CB021472

MEDICINA INTERNA EQUINA

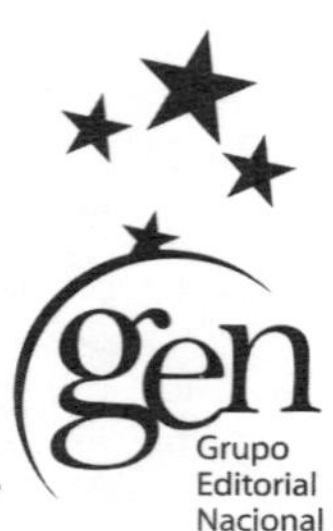

O GEN | Grupo Editorial Nacional – maior plataforma editorial brasileira no segmento científico, técnico e profissional – publica conteúdos nas áreas de ciências sociais aplicadas, exatas, humanas, jurídicas e da saúde, além de prover serviços direcionados à educação continuada e à preparação para concursos.

As editoras que integram o GEN, das mais respeitadas no mercado editorial, construíram catálogos inigualáveis, com obras decisivas para a formação acadêmica e o aperfeiçoamento de várias gerações de profissionais e estudantes, tendo se tornado sinônimo de qualidade e seriedade.

A missão do GEN e dos núcleos de conteúdo que o compõem é prover a melhor informação científica e distribuí-la de maneira flexível e conveniente, a preços justos, gerando benefícios e servindo a autores, docentes, livreiros, funcionários, colaboradores e acionistas.

Nosso comportamento ético incondicional e nossa responsabilidade social e ambiental são reforçados pela natureza educacional de nossa atividade e dão sustentabilidade ao crescimento contínuo e à rentabilidade do grupo.

MEDICINA INTERNA EQUINA

Stephen M. Reed, DVM, Dipl ACVIM

Rood & Riddle Equine Hospital, Lexington, Kentucky
Professor Emeritus, Department of Veterinary Clinical Sciences,
The Ohio State University, Columbus, Ohio.

Warwick M. Bayly, BVSc, MS, PhD, Dipl ACVIM

Professor, Department of Veterinary Clinical Sciences,
Washington State University, Pullman, Washington.

Debra C. Sellon, DVM, PhD, Dipl ACVIM

Professor, Department of Veterinary Clinical Sciences,
College of Veterinary Medicine,
Washington State University, Pullman, Washington.

Tradução e Revisão Técnica

Renata Scavone de Oliveira

Médica-Veterinária pela Faculdade de Medicina Veterinária e Zootecnia da Universidade de São Paulo (FMVZ-USP). Doutora em Ciências (Imunologia) pelo Instituto de Ciências Biomédicas da Universidade de São Paulo (ICB-USP).

Quarta edição

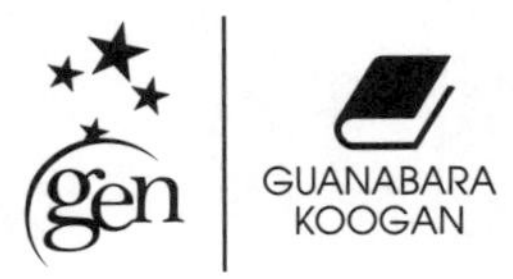

- Data do fechamento do livro: 09/07/2021

- **Atendimento ao cliente: (11) 5080-0751 | faleconosco@grupogen.com.br**

- Traduzido de:
  EQUINE INTERNAL MEDICINE, FOURTH EDITION
  Copyright © 2018 by Elsevier, Inc. All rights reserved.
  Previous editions copyrighted 2010, 2005, 1999.
  ISBN: 978-0-323-44329-6

- Direitos exclusivos para a língua portuguesa
  Copyright © 2021 by
  EDITORA GUANABARA KOOGAN LTDA.
  Uma editora integrante do GEN | Grupo Editorial Nacional
  Travessa do Ouvidor, 11
  Rio de Janeiro – RJ – CEP 20040-040
  www.grupogen.com.br

- Adaptação da capa: Bruno Sales

- Editoração eletrônica: Tikinet

R255m
4. ed.

Reed, Stephen M.
Medicina interna equina / Stephen M. Reed, Warwick M. Bayly, Debra C. Sellon ; tradução e revisão técnica Renata Scavone de Oliveira. - 4. ed. - Rio de Janeiro : Guanabara Koogan, 2021.
1576 p. ; 28 cm.

Tradução de: Equine internal medicine
Apêndice
Inclui bibliografia e índice
ISBN 978-85-277-3772-2

1. Medicina interna veterinária. 2. Cavalos - Doenças. I. Bayly, Warwick M. II. Sellon, Debra C. III. Oliveira, Renata Scavone de. IV. Título.

21-70704 CDD: 636.1089
CDU: 636.109

Meri Gleice Rodrigues de Souza - Bibliotecária - CRB-7/6439 29/04/2021

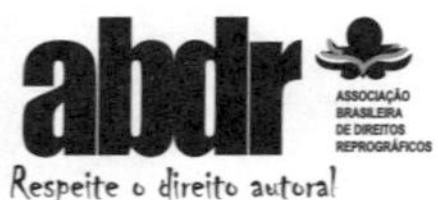

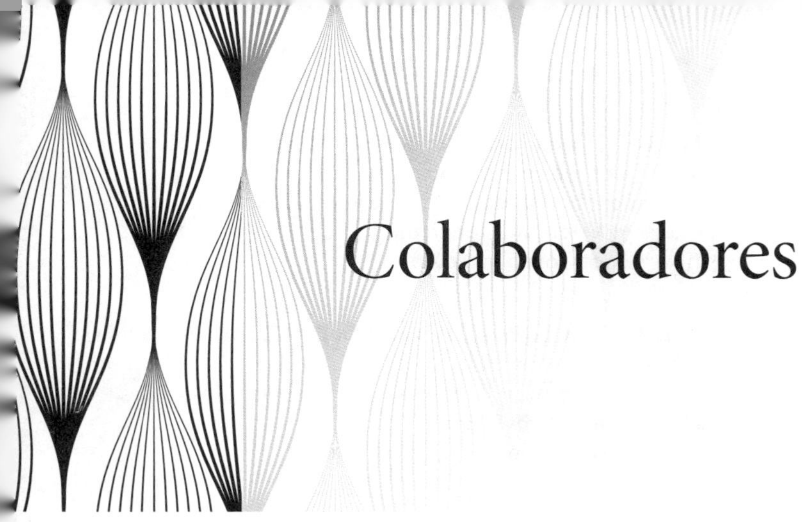

Colaboradores

Monica Aleman, MVZ Cert, PhD, DACVIM
Medicine and Epidemiology
University of California
Davis, California

Warwick M. Bayly, BVSc, MS, PhD, DACVIM
Professor
Department of Veterinary Clinical Sciences
Washington State University
Pullman, Washington

Michelle Henry Barton, DVM, PhD, DACVIM
Fuller E. Callaway Endowed Chair
Large Animal Medicine
University of Georgia
Athens, Georgia

Etta Agan Bradecamp, DVM, DACT, DABVP
Theriogenologist
Rood and Riddle Equine Hospital
Lexington, Kentucky

Teresa Ann Burns, DVM, MS, PhD, DACVIM
Veterinary Clinical Sciences
Clinical Assistant Professor, Equine Internal Medicine
The Ohio State University College of Veterinary Medicine
Columbus, Ohio

Jennifer L. Davis, DVM, MS, PhD
Associate Professor of Clinical Pharmacology
Department of Biomedical Sciences and Pathobiology
Virginia-Maryland College of Veterinary Medicine
Blacksburg, Virginia

Elizabeth Davis, DVM, PhD, DACVIM
Associate Professor
Clinical Sciences
Kansas State University
Manhattan, Kansas

Igor F. Canisso, DVM, MSc, PhD, DACT, DECAR
Assistant Professor of Theriogenology
Department of Veterinary Clinical Medicine
College of Veterinary Medicine
University of Illinois Urbana-Champaign
Urbana, IL

Katarzyna Dembek, DVM, PhD, DACVIM
Assistant Clinical Professor
Veterinary Clinical Sciences
Iowa State University
Ames, Iowa

Thomas J. Divers, DVM, DACVIM, DVECCS
Professor of Medicine
Clinical Sciences
Cornell University
Ithaca, New York

Bettina Dunkel, DVM, PhD, DACVIM, DECEIM, Dip ACVECC, FHEA, MRCVS
Senior Lecturer in Equine Medicine
Veterinary Clinical Sciences
The Royal Veterinary College
North Mymms, Hatfield, UK

Katherine S. Garrett, DVM, DACVS
Rood and Riddle Equine Hospital
Lexington, Kentucky

Ray Geor, BVSc, MVSc, PhD, DACVIM
Professor and Pro Vice-Chancellor College of Sciences
Massey University
Palmerston North, New Zealand

Tiffany L. Hall, DVM, DACVIM, DACVECC
Internal Medicine and Critical Care Associate
Equine Medical Center of Ocala
Ocala, Florida

Rachel C. Hector, DVM
Resident, Anesthesia and Pain Management
Clinical Sciences
Colorado State University
Fort Collins, Colorado

Kenneth W. Hinchcliff, BVSc, MS, PhD, DACVIM
Co-Editor-in-Chief of the
Journal of Veterinary Internal Medicine
Professor of the Faculty of Veterinary Science
University of Melbourne
Melbourne, Victoria, Australia
President and CEO of the Trinity College
Parkville, Victoria
Australia

Melissa T. Hines, DVM, PhD, DACVIM
Professor
Large Animal Clinical Sciences
University of Tennessee
Knoxville, Tennessee

Samuel D. Hurcombe, MS, DACVIM, DACVECC
Associate Professor-Clinical
Cornell Ruffian Equine Specialists
Cornell University
Elmont, New York

Mary Lassaline, DVM, PhD, MA, DACVO
Associate Professor of Clinical Equine Ophthalmology
Surgical and Radiological Sciences
University of California – Davis
Davis, California

Maureen T. Long, DVM, MS, PhD, DACVIM
Associate Professor
Infectious Diseases and Pathology
University of Florida
Gainesville, Florida

Khursheed R. Mama, DVM, DACVA
Professor of Anesthesiology
Clinical Sciences
Colorado State University
Fort Collins, Colorado

Dianne McFarlane, DVM, PhD, MS, DACVIM, CVSH, OSU
Center of Veterinary Health Sciences
Professor of Physiological Sciences
Oklahoma State Univeristy
Stillwater, Oklahoma

Harold C. McKenzie III, DVM, MS, DACVIM
Associate Professor
Large Animal Clinical Sciences
Virginia Maryland College of
Veterinary Medicine, Virginia Tech
Blacksburg, Virginia

Robert H. Mealey, DVM, PhD, DACVIM
Professor
Department of Veterinary Microbiology and Pathology
Washington State University
Pullman, Washington

Francisco J. Mendoza, DVM, PhD, MSc, DECEIM
Professor of Internal Medicine
Department of Animal Medicine and Surgery
College of Veterinary Medicine
University of Cordoba, Spain

Yvette S. Nout-Lomas, DVM, PhD, DACVIM, DACVECC
Assistant Professor
College of Veterinary Medicine and Biomedical Sciences
Colorado State University
Fort Collins, Colorado

Alejandro Perez-Ecija, DVM, MS, PhD, DECVP
Associate Professor of Internal Medicine
Department of Animal Medicine and Surgery
College of Veterinary Medicine
University of Cordoba, Spain

Ann M. Rashmir-Raven, DVM, MS, DACVS, PGCVE, FHEA
Associate Professor
Large Animal Clinical Sciences
Michigan State University
East Lansing, Michigan

Stephen M. Reed, DVM, DACVIM
Rood and Riddle Equine Hospital
Lexington, Kentucky
Professor Emeritus
The Ohio State University
Columbus, Ohio

Chris Sanchez, DVM, PhD, DACVIM
Associate Professor
Department of Large Animal Clinical Sciences
College of Veterinary Medicine, University of Florida
Gainesville, Florida

Debra C. Sellon, DVM, PhD, DACVIM
Professor
Department of Veterinary Clinical Sciences
College of Veterinary Medicine
Washington State University
Pullman, Washington

Maria R. Schnobrich, VMD, Dip ACT
Leblanc Reproduction Center
Theriogenologist
Rood and Riddle Equine Hospital
Lexington, Kentucky

Harold C. Schott II, DVM, PhD, DACVIM
Professor of Internal Medicine
Veterinary Clinical Sciences
Michigan State University
East Lansing, Michigan

Colin C. Schwarzwald, PhD, DACVIM, DECEIM
Professor of Equine Internal Medicine
Equine Department, Vetsuisse Faculty
University of Zurich
Zurich, Switzerland

Charlie Scoggin, DVM, MS, DACT
LeBlanc Reproduction Center
Associate Veterinarian
Rood and Riddle Equine Hospital
Lexington, Kentucky
Clinical Sciences Affiliate Faculty
Colorado State University
Fort Collings, Colorado

Sharon J. Spier, DVM, PhD, DACVIM
Professor
Department of Medicine and Epidemiology
University of California
Davis, California

Patricia Talcott, DVM, MS, PhD, DABVT
Professor of Toxicology
Washington Animal Disease Diagnostic Laboratory
Washington State University College of Veterinary Medicine
Pullman, Washington
Veterinary Diagnostic Toxicologist
Washington Animal Disease Diagnostic Laboratory
Pullman, Washington

Ramiro E. Toribio, DVM, MS, PhD, DACVIM
Professor
Veterinary Clinical Sciences
The Ohio State University
Columbus, Ohio

Stephanie J. Valberg, DVM, PhD, DACVIM
Professor and Mary Anne McPhail Dressage Chair in
Equine Sports Medicine
College of Veterinary Medicine
Michigan State University
East Lansing, Michigan

Bryan M. Waldridge, DVM, MS, DABVP, DACVIM
Veterinarian
Park Equine Hospital at Woodford
Versailles, Kentucky

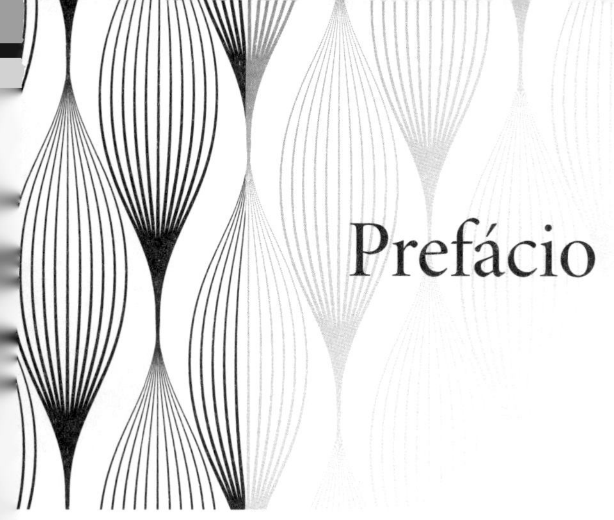

Prefácio

Esta quarta edição de *Medicina Interna Equina* foi escrita e editada com o objetivo de promover uma compreensão mais clara dos princípios de distúrbios e/ou condições clínicas, concentrando-se nos mecanismos fisiopatológicos básicos que fundamentam o desenvolvimento de várias doenças em equinos. Como nas edições anteriores, as informações básicas são apresentadas e relacionadas com as características clínicas, o tratamento e o manejo de cada patologia.

A maioria dos capítulos foi atualizada, alguns extensamente revisados ou reescritos. Embora a maior parte do conteúdo aborde doenças com base em sistemas, percebemos que o médico-veterinário é, em princípio, confrontado com um problema que pode ter origem em um ou mais sistemas corporais. Em razão disso, a primeira parte do livro é dedicada a uma discussão profunda sobre os mecanismos básicos que podem ser responsáveis pelo desenvolvimento de problemas e os princípios subjacentes ao tratamento de muitos deles. O leitor pode aproveitar esta base e ampliar seus conhecimentos sobre distúrbios específicos na segunda parte, dividida por capítulos que abordam problemas de determinado sistema corporal ou de uma natureza específica.

Muitos especialistas renomados contribuíram para este livro. A profundidade do conhecimento deles sobre todos os aspectos da medicina interna equina é enciclopédica e assustadora. Agradecemos seus esforços e sua diligência em nos ajudar a produzir o que esperamos que continue a ser considerada a referência definitiva sobre doenças em cavalos. Agradecemos por seus esforços, os quais acreditamos ser derivados do orgulho de sua atuação no que esperamos representar o padrão-ouro em livros-texto sobre medicina equina.

Nestes dias de globalização progressiva e crescimento do movimento internacional de equinos para fins reprodutivos, recreativos e competitivos, também aumentam as expectativas mundiais em relação aos padrões de cuidados veterinários e de avaliação de cavalos doentes. A sofisticação dos programas de treinamento especializado e o aumento do número de residentes que também aproveitam oportunidades em programas de pós-graduação produziram muitas novas informações, amadurecendo uma disciplina cada vez mais complexa e desafiadora – a medicina interna de equinos.

O atendimento veterinário de alta qualidade e o aumento das expectativas dos proprietários de cavalos em decorrência do crescimento dessa disciplina ocasionou o surgimento de clínicos gerais extremamente bem-informados e astutos em todos os lugares, além de especialistas em equinos na maioria dos continentes. Mais do que nunca, a medicina interna equina se destaca como uma especialidade autônoma na profissão veterinária. Por isso, temos confiança de que esta nova edição terá tanto apelo e aplicação universal quanto as que a precederam.

Por fim, seríamos negligentes se não agradecêssemos aos muitos profissionais da Elsevier por sua persistência e seu trabalho. Penny Rudolph, Lauren Harms, Radhika Sivalingam e Anna Miller merecem nossa gratidão. Assim como muitos outros, eles ajudaram na preparação dos manuscritos, na correspondência e em todas as outras tarefas que devem ser realizadas para que um livro como este seja impresso. Sem eles e a generosidade de nossos colegas, esta obra não seria publicada. Acreditamos que os esforços de todos valeram a pena.

Stephen M. Reed
Warwick M. Bayly
Debra C. Sellon

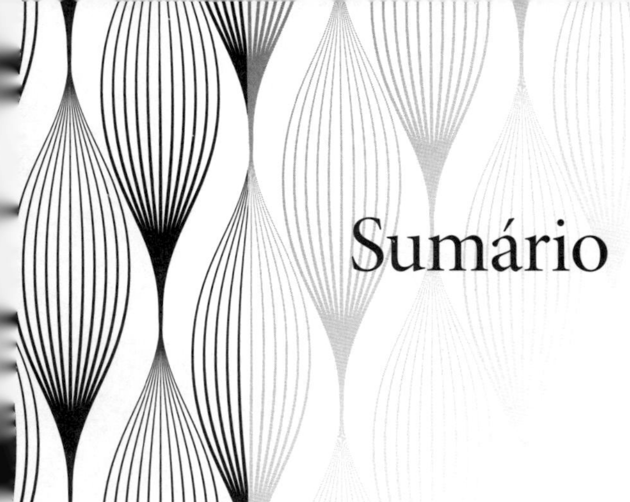

Sumário

PARTE 1
Mecanismos de Doença e Princípios de Tratamento, 1

PARTE 2
Distúrbios de Sistemas Específicos do Corpo, 321

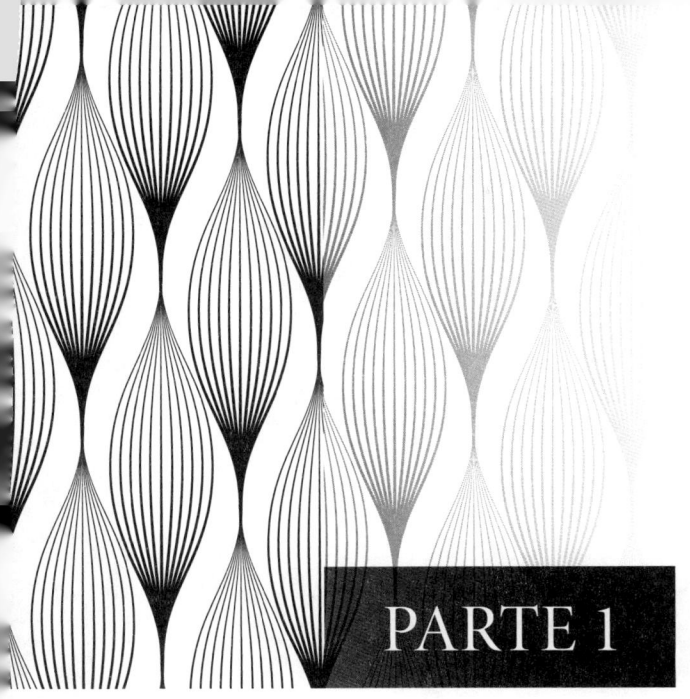

PARTE 1

Mecanismos de Doença e Princípios de Tratamento

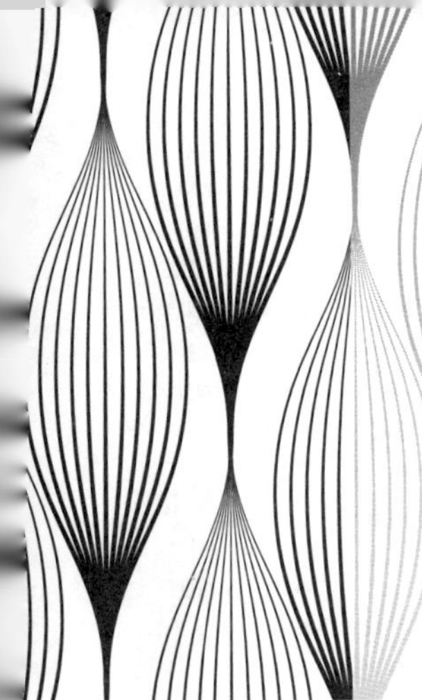

CAPÍTULO 1

Mecanismos de Doença e Imunidade

Robert H. Mealey e Maureen T. Long*

O microbioma

Maureen T. Long

As superfícies dérmicas e mucosas formam uma barreira protetora de preservação da vida composta por defesas físicas, químicas e microbianas.[1] Nos últimos 5 anos, o conceito de microbiota normal foi ampliado para a inclusão de toda a "microbiota" que coloniza a pele, o intestino e as superfícies mucosas. O microbioma é o número total de microrganismos em um ecossistema – em nosso caso, o animal. A aplicação prática dessa ciência para o profissional de saúde é que o microbioma difere entre os muitos nichos do corpo, varia conforme os indivíduos e tem papel interativo com os estados patológicos reais. A microbiota é a população microbiana de diferentes sítios do corpo. As *bactérias comensais* são aquelas que vivem sobre o hospedeiro ou em seu interior para benefício mútuo de ambos; a interrupção desta associação provoca o desenvolvimento anormal do hospedeiro ou doença franca. Tais bactérias representam a parte do microbioma de coevolução íntima com os diferentes nichos do corpo.[1]

O ambiente pode ser local, como nas diferentes áreas do intestino, ou externo, e ter efeitos positivos ou negativos sobre o microbioma. A má ventilação em criações de animais, por exemplo, não apenas é um irritante direto, mas alterações no pH, no metabolismo de particulados e na ativação do sistema imune mudam consideravelmente a estrutura do microbioma.

A idade também é um fator importante. A colonização da pele e das superfícies mucosas ocorre ao nascimento e é altamente variável no início da vida. As alterações de manejo do nascimento ao desmame são acompanhadas por mudanças na dieta e na criação dos equinos. Essas alterações criam um ambiente altamente dinâmico que pode vir a ser usado para prever as melhores práticas após a obtenção metódica e científica de dados sobre o microbioma de equinos saudáveis.

Microbioma cutâneo

A combinação da microbiota normal com a imunidade de mucosa forma uma barreira eficaz contra a colonização infecciosa de superfícies cutâneas intactas. Embora os equinos habitem um ambiente altamente contaminado pela microbiota fecal, sua microbiota dérmica normal é surpreendentemente livre de espécies de Enterobacteriaceae.[2] Entre os habitantes normais estão populações mistas de bactérias das espécies *Acinetobacter*, *Aerococcus*, *Aeromonas*, *Bacillus*, *Corynebacterium*, *Flavobacterium*, *Micrococcus*, *Nocardia*, *Staphylococcus* coagulase-negativo, *Staphylococcus aureus* e *Streptomyces*, bem como do gênero *Streptococcus* não hemolítico.[3] Determinados *Staphylococcus* spp., como *S. aureus*, *S. intermedius* e *S. hyicus*, foram associados à doença cutânea em equinos, enquanto espécies como *S. xylosus* e *S. sciuri* foram mais associadas à pele normal. Mais de 30 espécies de fungos podem habitar a pele, e *Alternaria*, *Aspergillus*, *Candida*, *Fusarium*, *Rhizopus* e *Trichophyton* spp. são comumente observadas.[2] Até recentemente, a presença de leveduras da espécie *Malassezia* era considerada patogênica. Recentes culturas fúngicas da pele de equinos normais e saudáveis confirmaram a colonização por uma nova espécie de *Malassezia* (provisoriamente chamada *M. equi*). Os sítios colonizados são a virilha, a axila e as regiões perineais.[4] Até agora, não há estudos que descrevam o microbioma da pele equina.

Microbioma oral

A mucosa oral e faríngea é ricamente povoada por muitas bactérias, inclusive aeróbias obrigatórias, anaeróbias e anaeróbias facultativas.[5] À cultura, as anaeróbias gram-positivas e gram-negativas são a microbiota predominante na boca e nas tonsilas faríngeas de equinos normais; *B. fragilis* e *Bacteroides* spp. são os microrganismos mais comumente encontrados. Os gêneros *Fusobacterium* spp., *Eubacterium* spp., *Clostridium* spp., *Veillonella* spp. e *Megasphaera* spp. também são cultivados. As populações aeróbicas e anaeróbicas facultativas são formadas principalmente por *S. zooepidemicus*, *Pasteurella* spp., *E. coli*, *Actinomyces* spp. e *Streptococcus* spp. Em uma análise metagenômica de 16S dos sítios subgengivais equinos, apesar da alta diversidade, muitas semelhanças com humanos e outras espécies foram observadas.[6] Os filos bacterianos mais comuns foram Gammaproteobacteria, Firmicutes, Bacteroidetes, Betaproteobacteria, Fusobacteria, Actinobacteria, Epsilonproteobacteria, TM7, Deltaproteobacteria, Synergistetes, GN02, Tenericutes, Spirochaetes, Chloroflexi e Alphaproteobacteria. O filo Gammaproteobacteria apresentou a maior população de espécies, representadas, principalmente, por *Moraxella* spp. e *Pasteurellaceae* spp. Na primeira, espécies de *Actinobacillus* e *Pasteurellaceae* sem classificação foram as bactérias mais comuns. O achado de espécies de *Actinobacillus* não é inesperado; porém, comparativamente, estes *taxa* são relativamente ausentes nos metagenomas orais de cães e gatos. Do filo altamente abundante Firmicutes, muitas

*Os editores e autores reconhecem e agradecem as contribuições de J. Lindsay Oaks, Thomas R. Klei, D. Paul Lunn e David W. Horohov nas versões anteriores deste capítulo. Parte de seu trabalho original foi incorporado nesta edição.

classes de *Bacilli* foram detectadas, assim como diversas bactérias similares a *Neisseria*. A população de espiroquetas orais que reside na boca equina é muito interessante, devido à sua relação com a doença periodontal em humanos e, apesar da presença abundante de *Treponema*, espiroquetas e leptospiras, os números de "periodontopatógenos" foram baixos. Comparativamente, *Actinobacillus* (Gammaproteobacteria) e *Gemella* sp. (Firmicutes) similar a *Neisseria* predominaram em equinos saudáveis, enquanto *Prevotella* (Bacteroidetes) e *Veillonella* (Firmicutes) foram mais observadas em indivíduos com doença oral.[7]

Microbioma faríngeo e respiratório

Uma vez que esses mesmos gêneros também são consistentemente encontrados em equinos com infecções do sistema respiratório inferior, a colonização oportunista pela microbiota faríngea é o provável mecanismo de doença.[5] A contaminação da traqueia do equino é uma ocorrência frequente, evidenciada pelo fato de que a aspiração transtraqueal gera culturas bacterianas positivas em aproximadamente 30% dos cavalos adultos e potros normais.[8] Como na microbiota cutânea, os equinos normais apresentam múltiplas espécies fúngicas que habitam a mucosa conjuntival, nasal e oral.[8] O estabulamento aumenta a frequência de fungos oculares em equinos normais.[9]

Microbioma intestinal

Em modelos animais e doenças humanas crônicas, a presença da microbiota normal é considerada importante para o amadurecimento intestinal e a contenção de patologias. Alterações no peso cecal, na razão entre vilos e cripta e na produção de ácidos graxos voláteis (VFA) e o desenvolvimento de respostas intestinais de imunoglobulina A (IgA) são afetados pela colonização cecal abaixo do ideal em animais gnotobióticos.[10] A relação entre a gravidade da doença mucosa e a microbiota normal também é demonstrada em modelos de doença inflamatória intestinal em humanos.[11]

As bactérias são encontradas em todas as partes do sistema intestinal equino, e a complexidade e densidade da fauna microbiana aumentam de forma aboral.[12] O estômago equino não é um ambiente estéril. Uma densa população de bastonetes gram-positivos, composta principalmente por *Lactobacillus* spp., coloniza a porção não espinocelular do estômago equino. A colonização do duodeno é substancial, com uma grande população de bactérias proteolíticas; no íleo, esta colonização se mostra 10 vezes maior.[13]

A degradação e a fermentação microbiana do material vegetal no intestino grosso são componentes importantes da aquisição nutricional em equídeos. O consumo de celulose e amido leva à produção de VFAs.[14] As principais cepas de bactérias celulolíticas em equinos geram produtos da fermentação diferentes daqueles observados em bovinos.[15] As primeiras técnicas genéticas também demonstraram que a microbiota predominante é composta por bactérias com baixo teor de guanina-citosina (GC), inclusive *Cytophaga-Flexibacter-Bacteroides* e *Clostridium*; as espécies em si são completamente novas.[16] As técnicas microbiológicas padrões demonstram especificamente a presença de Enterobacteriaceae, *Butyrivibrio* spp., *Streptococcus* spp., *Bacteroides* spp., *Lactobacillus* spp., *Selenomonas* spp., *Eubacterium* spp., *Propionibacterium* spp. e *Staphylococcus* spp.[17] Além disso, as composições de bactérias são completamente diferentes nos diversos segmentos do cólon, em especial entre o cólon ascendente e o ceco, o que indica a existência de funções digestórias altamente especializadas associadas ao intestino grosso em si.[16] As leveduras e os fungos da ordem Mucorales foram identificados no ceco de equinos normais e são capazes de digerir celulose e amido.[18] De acordo com o sequenciamento profundo, Firmicutes e Bacteroidetes (ou, em outro estudo, Verrucomicrobia) são os dois filos mais abundantes.[19] A bactéria comum do rúmen bovino, *Ruminococcus flavefaciens*, é uma das bactérias celulolíticas mais predominantes do ceco equino, segundo as técnicas microbiológicas comuns.[15]

Desde 2012, diversos estudos publicados investigaram o microbioma equino e foram recentemente revistos.[17] As técnicas empregadas em cada pesquisa podem influenciar muito seus resultados. Amostras de fezes ou de sítios gastrintestinais específicos foram usadas. A maioria dos estudos pretendia definir a microbiota da porção final do intestino equino.

A vigilância de rotina demonstra a relativa ausência de patógenos intestinais na microbiota de equinos normais. No maior estudo já realizado, a eliminação fecal de *Salmonella enteriditis* de acordo com a cultura de fezes em equinos normais de fazendas sem evidências de salmonelose foi de 0,8% nos animais residentes.[20] O diagnóstico molecular, que se esperava ser uma ferramenta para o entendimento da incidência de *Salmonella* spp. em equinos clinicamente normais, trouxe informações inconsistentes, e a reação em cadeia da polimerase (PCR) é mais utilizada na identificação dos eliminadores subclínicos e da contaminação ambiental durante surtos.[21,22] Com base em pesquisas limitadas, as taxas de carreamento de *C. difficile* em cavalos e potros normais parece baixa (inferior a 1,5%).[23]

A microbiota intestinal equina é uma importante fonte de patógenos extraintestinais. Em estudos acerca da taxa de carreamento de *Rhodococcus equi*, todos os equinos submetidos à cultura tinham as bactérias, independentemente de sua idade.[24,25] Se a fazenda apresentava endemia de *R. equi* e os isolados respiratórios continham o plasmídeo de 90 kDa associado à doença, os isolados fecais também apresentavam este. Em um estudo recente, houve pouca diferença na composição dos filos de bactérias fecais determinada por um sequenciamento profundo entre potros normais e aqueles com infecção subclínica ou clínica por *R. equi*.[26] No entanto, uma grande diferença na microbiota foi observada nas primeiras semanas de vida entre todos os potros, o que demonstra a transição do intestino juvenil para o intestino adulto. A microbiota passou de igual abundância de Firmicutes a Bacteroidetes nesse curto intervalo.

O cólon dorsal direito contém os maiores números e a maior diversidade de espécies de protozoários.[17] Quatro classes de espécies de protozoários, Rhizopoda, Mastigophora, Cliata e Suctoria, foram descritas com base na prevalência relativa nas partes ascendente e descendente do cólon maior. A importância dos protozoários na função gastrintestinal normal é debatida, mas se acredita que esses microrganismos tenham um papel crucial na degradação da fibra vegetal. Apesar dessa crença, uma pesquisa demonstrou pouco efeito dos protozoários na digestibilidade da matéria seca e na digestão da celulose.[27]

Microbioma urogenital

A maioria dos trabalhos que caracterizam a microbiota normal equina enfoca a microbiota urogenital para tratar a infertilidade e a perda fetal. Embora as mucosas vaginal e vestibular das éguas devam ser colonizadas com a microbiota normal local, o útero é considerado estéril. No entanto, com as técnicas comuns de cultura, há o isolamento frequente do que podem ser considerados patógenos, e a citologia e as contagens bacterianas são exames suplementares essenciais para a detecção da verdadeira infecção uterina. Contagens abaixo de dez unidades formadoras de colônias e a ausência de células inflamatórias indicam a contaminação uterina ou técnica.[28]

Muitas bactérias habitam a genitália externa dos garanhões, inclusive aquelas consideradas associadas à metrite em éguas. Os isolados aeróbios predominantes são *Staphylococcus* spp. coagulase-negativos, seguidos por *Corynebacterium* spp., *Streptococcus* spp. alfa-hemolíticos e *Lactobacillus* spp. Patógenos como *Streptococcus* spp. beta-hemolíticos, *Pseudomonas aeruginosa* e *Klebsiella* spp. podem ser frequentemente encontrados em machos reprodutores.[29,30] As taxas de gestação parecem as mesmas em éguas cruzadas com garanhões com sêmen infectado por *P. aeruginosa*.[31]

Microbioma fúngico

Essencialmente, os mesmos princípios acerca da microbiota normal, a imunidade do hospedeiro e os fatores específicos de virulência aplicam-se à patogênese da infecção fúngica. As infecções fúngicas podem ser causadas por patógenos primários ou oportunistas. Os patógenos verdadeiros dependem menos da condição do hospedeiro do que os patógenos oportunistas, embora até mesmo um patógeno verdadeiro possa precisar de algum grau de alteração da microbiota normal ou da imunidade do hospedeiro para se estabelecer. O uso prolongado de antibióticos, a imunossupressão e o comprometimento da função orgânica (sobretudo do sistema pulmonar ou endócrino) são os três fatores primários do hospedeiro que são altamente associados ao estabelecimento da infecção fúngica oportunista. Os fungos em particular podem adaptar-se ao ambiente mamífero por um período relativamente curto para se estabelecer. Geralmente, o estabelecimento requer uma alteração na faixa térmica, nos requerimentos de oxigênio e na resistência às defesas do hospedeiro.

Infecções nosocomiais

O desenvolvimento de colite em equinos foi associado a mudanças alimentares, antibióticos, cirurgia, anti-inflamatórios não esteroides (AINEs) e transporte, eventos que alteram a microbiota.[32,33] A rápida mudança da dieta de volumoso a concentrado provoca aumento de anaeróbios e redução de bactérias celulolíticas, da diversidade de protozoários cecais e do pH no ceco equino.[32] O isolamento de *Clostridium difficile* é mais provável em equinos tratados com antibióticos, e a doença clínica foi associada à administração de ampicilina, eritromicina, penicilina e sulfonamida potencializada em equinos adultos.[34,35] Em pôneis infectados com *Salmonella* spp., o transporte e a cirurgia reativaram a infecção e a diarreia, e a administração de antibióticos (oxitetraciclina) prolongou a eliminação da bactéria, mas não induziu recrudescência.[33] Em um estudo de caso-controle, o uso de sulfonamidas potencializadas não foi significativamente associado ao desenvolvimento de diarreia em equinos hospitalizados. No entanto, o uso geral de antibióticos foi altamente associado à ocorrência de diarreia.[36]

Os antibióticos alteram a microbiota e a função gastrintestinais normais,[37] e as mudanças no metabolismo de carboidrato ocorrem no intestino grosso como um evento secundário à menor redução microbiana de carboidratos a ácidos graxos de cadeia curta (AGCCs). Como o metabolismo e a absorção de AGCC provocam a absorção de fluido e eletrólitos, a diminuição súbita na concentração de AGCC causa diarreia osmótica com acúmulo intraluminal de ácidos orgânicos, cátions e carboidratos. A eritromicina e a amoxicilina afetam diretamente a motilidade do cólon.[37] A eritromicina é um agonista do receptor de motilina em repouso na contração da musculatura lisa antral e duodenal.[38] Em equinos, a eritromicina provoca o aumento dose-dependente do esvaziamento ileocecal.[39] Os efeitos de aumento de motilidade também foram observados em pacientes humanos tratados com amoxicilina.[37]

A ocorrência de infecção no sistema respiratório inferior de equinos adultos é um exemplo de como a contaminação de um sítio normalmente estéril com diversas bactérias comensais provoca doença. A mucosa tonsilar da orofaringe é altamente colonizada com *S. equi* subsp. *zooepidemicus*, e a necrose desse tecido durante a infecção viral é associada ao *spread* para o sistema respiratório inferior.[5] O transporte de equinos (principalmente por distâncias acima de 800 km) é um fator primário de risco para o desenvolvimento de pleuropneumonia, como mostra um estudo retrospectivo de grande porte.[40] É provável que a elevação da cabeça por períodos longos seja um fator contribuinte. Normalmente, os equinos pastam durante a maior parte do dia, e tal postura promove a limpeza eficaz da traqueia para a remoção de *debris* e partículas inaladas. *Pasteurella*, *Actinobacillus* e *Streptococcus* spp. são os colonizadores mais frequentes e prolíficos da traqueia após a elevação prolongada da cabeça.[41,42]

As infecções nosocomiais (infecções hospitalares) são definidas pelos Centers for Disease Control and Prevention como doenças localizadas/sistêmicas decorrentes de uma reação adversa à presença de um agente infeccioso ou sua toxina. Não deve haver evidências sobre a presença ou a incubação da infecção no momento da internação.[43] As infecções nosocomiais estão se tornando um problema grave em hospitais veterinários universitários e privados para grandes animais. As infecções por *Serratia marcescens*, *Acinetobacter baumannii*, *S. aureus*, *Staphylococcus* spp. resistente à meticilina, *Enterococcus* spp. e diversos sorotipos de *Salmonella enteritidis* foram relatadas em associação às infecções nosocomiais em pacientes equinos.[44,45] A infecção da incisão cirúrgica, a sepse articular, a flebite do cateter, as feridas e a diarreia representam as síndromes clínicas comuns relatadas em equinos.[44-46] Quando a infecção nosocomial envolve a aquisição de isolados do ambiente hospitalar, o tratamento é mais difícil, já que tais isolados frequentemente sofrem alto nível de pressão antibiótica e apresentam resistência a múltiplos fármacos (RMF). A salmonelose de transmissão nosocomial é cada vez mais relatada em hospitais equinos; os sorotipos Krefeld, Saint Paul, DT104 e Anatum de *Salmonella enteritidis* apresentaram aquisição de RMF durante o surto.[47,48] Apenas um estudo sobre a *S. enteritidis* (sorotipo Heidelberg) de transmissão nosocomial não demonstrou aquisição significativa de RMF ao longo do tempo.[49]

Patogênese das infecções bacterianas

A capacidade bacteriana de entrar no corpo e causar doença decorre de uma combinação de fatores do agente em si, das condições ambientais e das defesas do hospedeiro. Os mecanismos gerais que são específicos às bactérias e exacerbam a doença são os fatores de virulência que aumentam a entrada, a disseminação e a lesão nos tecidos do hospedeiro (Tabela 1.1). Os principais fatores de virulência dos patógenos equinos específicos são conhecidos. Os sistemas de secreção de proteína (SSPs) são um complexo

Tabela 1.1 Mecanismos gerais de patogênese bacteriana.

Ação	Mecanismo	Exemplos
Entrada de bactérias	Adesão Entrada	Adesinas fibrilares Adesinas não fibrilares Fímbrias do tipo *curli* Ácido lipoteicoico Proteínas de adesão ao biofilme Ondulação da membrana
Aumento da disseminação	Resistência aos mecanismos imunes Utilização de substratos do hospedeiro	Cápsula Lipopolissacarídeo Anticomplemento Resistência à fagocitose Sobrevida no fagolisossomo Aquisição de ferro
Dano às membranas do hospedeiro	Toxinas	Exotoxina Endotoxina Apoptose

estruturalmente diverso de fatores essenciais de virulência de bactérias que possibilitam interações especializadas entre as células.[50] Esses sistemas principais provocam a translocação de moléculas de diversos tamanhos e são importantes na formação de adesinas para a adesão às células do hospedeiro. As adesinas fibrilares (AFs) e as adesinas não fibrilares (ANFs) são os subgrupos mais importante de SSP não usados na conjugação bacteriana. Tais moléculas têm como alvos específicos as células do hospedeiro e os biofilmes, e aumentam a colonização e a invasão. Há múltiplos tipos de AFs em bactérias gram-positivas e gram-negativas; os tipos das bactérias gram-negativas são mais bem caracterizados (Tabela 1.2).[51,52] *Pili* ou fímbrias são estruturas lineares compostas por um conjunto ordenado de apenas uma proteína geralmente disposta em hélice, que forma um cilindro. A ponta das fímbrias medeia a ligação a moléculas de carboidrato nas superfícies celulares e é essencial para a invasão e a colonização bacteriana. As bactérias também podem conter múltiplos tipos de *pili*. Os *pili* bacterianos em si e as vias celulares usadas para a secreção e a formação dos *pili* são alvos de intervenções farmacológicas de múltiplas subclasses dependendo de sua configuração.[51]

As adesinas afimbriais são proteínas celulares que estimulam a ligação das bactérias às células do hospedeiro. Também são chamadas *moléculas da matriz adesiva de reconhecimento de componentes da superfície microbiana*.[53,54] Os microrganismos gram-positivos apresentam proteínas afimbriais em suas superfícies que supostamente auxiliam a ligação às células do hospedeiro. As três adesinas afibrilares mais comumente estudadas consistem naquelas que se ligam à glicoproteína salivar e à fibronectina ou são compostas por ácido lipoteicoico.[53,55] As proteínas de ligação salivar são comumente encontradas em patógenos e comensais da cavidade oral. Essas proteínas são encontradas em *Streptococcus* spp. e *Actinomyces* spp. A proteína ligante de fibronectina (PLF) é necessária para a invasão por *S. aureus* e se une à fibronectina e ao colágeno para formar uma ponte entre a PLF e a integrina da célula do hospedeiro (integrina $\alpha5\beta1$).[56,57] Heterólogos de PLF foram demonstrados em *S. pneumoniae* de humanos, *S. equi* subsp. *equi* e *S. equi* subsp. *zooepidemicus*. Outros possíveis patógenos equinos que apresentam PLFs em sua superfície são *Actinomyces* spp., *E. fecalis* e *L. monocytogenes*.[55,58] O ácido lipoteicoico, um fator ligante comum encontrado em *Streptococcus* do grupo A, é importante na adesão das bactérias às células.[59] Essa proteína também é importante na estimulação da secreção celular de citocinas durante a infecção e foi demonstrada em *Streptococcus* do grupo B, inclusive *S. equi* subsp. *equi*.[60] A adesina afibrilar menos comumente descrita compõe-se de cadeias polipeptídicas superficiais em *Corynebacterium* e liga-se à lectina.[61] Também se observam as adesinas afibrilares em microrganismos gram-negativos; as mais estudadas são as proteínas conservadas de adesão com alto peso molecular de *Haemophilus influenzae* e *Bordetella pertussis*.[59]

A ecologia bacteriana enfatizou a importância dos biofilmes na colonização de superfícies bióticas e abióticas por bactérias.[50] A formação de biofilme é necessária para a maior interação de adesinas bacterianas com receptores de superfície que aumentam a agregação dos microrganismos. A família mais importante de proteínas de adesão em biofilmes é encontrada em *Staphylococcus aureus*. Tais proteínas apresentam alta massa molecular e estruturas repetitivas de tamanho e número que podem variar ao longo da infecção, o que talvez torne possível a evasão imune.

Tabela 1.2 Principais tipos de adesinas bacterianas.

Adesina	Definição	Exemplo
Fímbrias do tipo 1	Estruturas da superfície celular, principalmente de bactérias gram-negativas, que se ligam à manose terminal das glicoproteínas das células	*Escherichia coli*
Pili do tipo 4	Estruturas da superfície celular, sobretudo de bactérias gram-negativas, que participam da adesão, da contração e da incorporação de DNA e se ligam à CD46 e a outros glicolipídios	*Pseudomonas aeruginosa*
Fímbrias do tipo *curli*	Estruturas fímbrias curvas e agregadas que se ligam à fibronectina, à laminina e ao plasminogênio e atuam na adesão, na agregação e na formação de biofilmes	*Escherichia coli* êntero-hemorrágica (EHEC) *Salmonella*
Fibrilas e bastonetes flexíveis	Adesinas curtas e finas, similares a bastonetes, que se ligam à fibronectina para a adesão a tecidos do hospedeiro	Espécies de *Streptococcus*
Ácido lipoteicoico	Parte da camada de peptideoglicana das paredes celulares	Bactérias gram-positivas
Biofilme	Exopolissacarídeo produzido por bactérias que possibilita a formação de matriz de material embebido	Bactérias gram-positivas e gram-negativas

As proteínas de virulência mais comuns em microrganismos gram-positivos e gram-negativos são as lectinas bacterianas.[53-62] Embora a ligação seja considerada o papel primário dessas proteínas, a interação provoca uma alteração intracelular, inclusive rearranjos de actina, regulação da sinalização celular ou secreção de substâncias bacterianas na célula do hospedeiro. Essas proteínas são altamente conservadas nas bactérias e são alvos importantes na imunoprofilaxia. A transformação da membrana pela incorporação de bactérias intracelulares, como *Yersinia* spp., *Listeria monocytogenes, Salmonella* spp. e *Shigella flexneri*, pode ser similar a um zíper ou desencadeada. Alternativamente, as bactérias dos gêneros *Salmonella* e *Shigella* aderem e secretam proteínas que são translocadas para o citoplasma da célula do hospedeiro e desencadeiam a polimerização da actina.[63] Além da ondulação da membrana, *Mycobacterium avium* e *Salmonella* spp. também ativam GTPases intracelulares, o que leva à fagocitose.[64,65]

Após a colonização, a multiplicação e a disseminação de bactérias são exacerbadas por meio dos fatores de virulência. Tais fatores auxiliam as bactérias a sobreviver no ambiente hostil do hospedeiro e a degradar as barreiras teciduais. Uma das estratégias mais comuns e potentes para evitar a fagocitose é a presença de uma cápsula. Apesar da incrível diversidade das bactérias, a montagem e a estrutura da cápsula são bastante similares entre as espécies. Os primeiros estudos com *S. equi* subsp. *equi* demonstraram que a resistência à fagocitose foi associada a um aumento das proteínas da cápsula e M[66] e, em um modelo de infecção por *S. equi* subsp. *zooepidemicus* em camundongos, a maior virulência foi relacionada com um aumento na quantidade de cápsula, o que aumenta a resistência à fagocitose.[67] Embora a colonização da bolsa gutural seja causada por cepas não encapsuladas de *S. equi* subsp. *equi*, a indução de linfadenopatia é associada às cepas capsulares.[68] Em estudos mais recentes da infecção por *S. equi* subsp. *equi*, a rápida colonização das tonsilas linguais e faríngeas depende de fatores de virulência geneticamente associados que controlam a morfologia da colônia, e a cepa mucoide apresenta a maior virulência.[69]

As cápsulas das bactérias anaeróbicas são únicas, e estas estruturas podem ser diretamente responsáveis pela formação de abscessos no hospedeiro. A cápsula de *B. fragilis* possui dois polissacarídeos distintos compostos por subunidades repetidas com grupos de cargas opostas (Zwitterion ou íon dipolar).[70] Este complexo polissacarídico injetado sozinho promove a indução de abscessos. A infecção de roedores com a forma encapsulada de *Bacteroides* e *Fusobacterium* spp. provoca a formação de abscessos intraperitoneais, mas não a infecção com bactérias não encapsuladas.[71-73] Há sinergia entre as bactérias anaeróbicas capsulares e outras bactérias; as bactérias não encapsuladas sobrevivem mais nos abscessos e produzem cápsulas ao serem cultivadas ou inoculadas com bactérias encapsuladas.[72]

As estruturais proteínas que bloqueiam o sistema complemento são similares às cápsulas. A cadeia lateral O do lipopolissacarídeo (LPS) das bactérias gram-negativas é um fator anticomplemento.[74] Quanto mais longa a cadeia lateral, maior a distância entre os fagócitos e as bactérias. O componente capsular, o ácido siálico, interage com o antígeno O e impede a formação de C3 convertase.[75] Enzimas bacterianas produzidas por *Streptococcus* spp. e outros microrganismos danificam o quimiotático polimórfico C5a.[76,77] A produção de uma proteína por *Salmonella* spp., codificada pelo gene *rck*, impede a inserção do fragmento C9 do sistema complemento na membrana bacteriana.[78] A proteína M de *S. equi* subsp. *equi* parece diminuir a deposição de sistema complemento na superfície das bactérias.[79]

Estudos recentes com estreptococos mostraram que, se o teor de proteína M for constante, a quantidade de cápsula correlaciona-se à resistência à fagocitose.[68] A resistência à fagocitose *in vitro* pode ser abolida com o tratamento com hialuronidase e indução de imunidade específica contra a proteína M de *S. equi* subsp. *equi* e *S. equi* subsp. *zooepidemicus*.[80] As proteínas M de *Streptococcus* spp. também são essenciais na resistência à fagocitose por bloqueio do sistema complemento.[66,81-83] Tal mecanismo de resistência ao sistema complemento parece ser mediado pela ligação do fibrinogênio às bactérias na presença da proteína M.[79,84,85]

A apoptose consiste em um processo morfológico distinto que causa a clivagem de material nuclear e a eliminação de células indesejadas sem ativação imune. A apoptose, ou morte celular programada, é uma via importante usada pelos organismos complexos para lidar com o tecido danificado e doente. A apoptose evita a liberação de enzimas que danificam o tecido e a eliminação tecidual inespecífica que ocorre na necrose celular. Diversas bactérias modulam as vias apoptóticas do hospedeiro para aumentar a sobrevida.[86] *Shigella flexneri, S. typhimurium* e toxinas de *S. aureus, Pseudomonas* spp. e *C. diphtheriae* causam morte celular programada em consequência à infecção celular ou à exposição.[87,88] A proteína de *S. flexneri*, IpaB, induz apoptose por meio da ligação e ativação da enzima celular caspase 1, que causa a apoptose de macrófagos.[89] Acredita-se que a alfatoxina de *Staphylococcus aureus*, que é similar à listeriolisina O, escapa do macrófago após a ingestão da bactéria e induz a apoptose da célula do hospedeiro.[90] A toxina TSST de *S. aureus* induz a apoptose de linfócitos B e bloqueia a produção de imunoglobulina.[91]

Patogênese das infecções fúngicas

Maureen T. Long

Das 250.000 espécies de fungos, menos de 200 são patógenos verdadeiros.[1] As micoses superficiais afetam a haste dos pelos e a epiderme superficial. As micoses cutâneas (dermatofitoses) infectam a epiderme, a derme, os pelos e as unhas dos animais, e *Microsporum, Trichophyton* e *Epidermophyton* spp. são os gêneros patogênicos mais comumente associados. Os tecidos subcutâneos podem ser infectados por *Sporothrix, Conidiobolus, Basidiobolus* spp. e membros da família Dematiaceae, inclusive *Chromoblastomycosis, Mycetoma* e *Phaeohyphomycosis* spp. Em sua maioria, tais infecções são introduzidas por penetração da pele ou invasão oportunista de superfícies cutâneas danificadas. *Histoplasma capsulatum, Coccidioides immitis, Blastomyces dermatitidis* e *Paracoccidioides brasiliensis* são os quatro patógenos fúngicos mais importantes que podem causar infecção sistêmica. As infecções oportunistas mais comuns são causadas por *Candida albicans, Aspergillus* spp., *Cryptococcus neoformans, Mucor* spp. e *Pneumocystis carinii*.

Os fatores de virulência fúngica podem ser mais complexos do que os bacterianos, devido ao maior grau de oportunismo decorrente da mudança na condição do hospedeiro. Podem existir fatores sutis que, combinados à condição do hospedeiro, fazem com que determinados fungos passem a ser virulentos. A parede fúngica típica, por exemplo, é composta por três polissacarídeos principais: manose; beta-1,3 e beta-1,6 glucanas; e quitina. A *C. albicans* com quitina mutante é menos virulenta em modelos de roedores do que os fungos sem mutação (*wild-type*).[92] Além disso, uma *C. albicans* mutante que não pode sintetizar oligossacarídeos complexos de manose não adere a outras leveduras e células epiteliais e perde a virulência em um modelo com cobaias.[93] Esses dois fungos mutantes podem proliferar normalmente *in vitro*, e não se sabe se a quitina é um verdadeiro fator de virulência.

Como nas bactérias, a adesão celular é um importante pré-requisito para a infecção e a colonização do hospedeiro. As adesinas foram identificadas em *C. albicans* e *B. dermatitidis*. Dois genes foram associados à adesão em *C. albicans*. O primeiro codifica uma glicoproteína com sequências consistentes com a atividade de aglutinação. A transfecção deste gene em outras espécies fúngicas não aderentes provoca a adesão das leveduras transformadas às células.[94] *Candida albicans* também possui proteínas semelhantes à integrina, e sua alteração diminui o crescimento das hifas e a adesão às células, além de causar perda de virulência em camundongos.[95,96] A adesina de *B. dermatitidis* medeia a ligação a monócitos-macrófagos humanos por meio do receptor CD14.[97]

Muitos fungos apresentam cápsulas de polissacarídeo que, como nas bactérias, ajudam a resistência à fagocitose e à ativação imune. A cápsula de *C. neoformans* inibe o acúmulo de leucócitos, a secreção de citocinas e a fagocitose por macrófago.[98] Os mutantes sem cápsula são altamente infecciosos e avirulentos. Conforme já discutido, vários fungos são fagocitados por macrófagos, e sua sobrevida intracelular é mediada por fatores de virulência. Os macrófagos matam *C. albicans*,[99] *H. capsulatum*[100] e *B. dermatitidis*. *In vivo*, o *Histoplasma capsulatum* é principalmente uma levedura, e tal forma infecta macrófagos. A fusão fagolisossomal ocorre em taxa normal,[101] mas há bloqueio da acidificação do fagolisossomo.[102]

A exposição a fungos patogênicos e saprófitas é uma ocorrência diária. A contaminação e a infecção respiratórias são importantes em muitas espécies pulmonares, mas a penetração cutânea e a disseminação do intestino necrótico também são portais importantes em grandes animais. A disseminação após a infecção inicial depende da lesão prévia dos tecidos do hospedeiro, da penetração mecânica mais profunda ou da invasão real de novos tecidos. Na verdade, *C. albicans* pode crescer e replicar-se em membranas celulares.[99] As hifas verdadeiras invadem os vasos sanguíneos e crescem na íntima dos vasos. Os fungos secretam muitas enzimas de degradação, inclusive proteinases, fosfatases e DNAses, para ultrapassar as barreiras estruturais.[103] O grupo dos genes de *aspartil proteinase secretada* (SAP) possibilita a colonização mais persistente das superfícies do hospedeiro e a penetração mais profunda.[104]

A *C. immitis* forma endosporos ao invadir o hospedeiro. Estes endosporos secretam proteinase e urease que, provavelmente, auxiliam a degradação dos tecidos pulmonares.[105-107] As duas proteinases de *A. fumigatus* degradam elastina, o principal componente dos tecidos do pulmão.[108,109] A atividade da fosfolipase foi demonstrada em *C. albicans*, *C. neoformans* e *A. fumigatus*.[110] Cepas de *Candida* spp. com altas quantidades dessa enzima apresentam virulência maior,[111] e a eliminação de tal atividade diminui a adesão do microrganismo.[112] Os eicosanoides do hospedeiro aumentam a colonização fúngica. Evidências recentes demonstram a produção de eicosanoides por dermatófitos e fungos sistêmicos.[113]

Os fungos induzem apoptose, que pode ser um efeito direto de uma toxina fúngica ou secundária a rearranjos do citoesqueleto da célula do hospedeiro.[114] A gliotoxina de *A. fumigatus* pode induzir a fragmentação do DNA e a apoptose em macrófagos.[115] Essa toxina também apresenta muitas outras qualidades imunossupressoras, como a inibição da explosão respiratória de neutrófilos e a ativação de linfócitos T.

Patogênese das infecções virais

As infecções virais, como a influenza equina (Orthomyxoviridae), a rinopneumonia, o aborto por herpes-vírus (Herpesviridae), a peste equina africana (Reoviridae), a anemia infecciosa equina (Retroviridae) e as diversas encefalites (Alphaviridae e Flaviviridae), são responsáveis por algumas das doenças de maior importância médica e econômica em cavalos. O tratamento específico das infecções virais ainda é um desafio significativo, pois os fármacos antivirais geralmente são ineficazes, impraticáveis ou muito caros para o uso em equinos. O tratamento da maioria das infecções virais enfoca o suporte dos sistemas orgânicos acometidos e o controle de complicações secundárias, como infecções bacterianas. Hoje, o controle da maioria das doenças virais clinicamente significativas em populações equinas baseia-se em vacinação, quarentena ou mesmo destruição dos animais infectados.

Apesar da grande importância de algumas infecções virais, também é preciso saber que muitos vírus equinos são ubíquos, pouco patogênicos ou não associados a qualquer doença conhecida em circunstâncias normais. Alguns exemplos são os adenovírus, reovírus respiratórios e entéricos. O termo *reo* deriva da sigla para órfão entérico respiratório (*respiratory enteric orphan*, em inglês). Isso indica que esses isolados não foram associados à doença e aos herpes-vírus equinos (EHV) do tipo 2. Algumas relações hospedeiro-vírus podem ser mútuas; nestes casos, acredita-se que elementos genéticos derivados do vírus beneficiam o hospedeiro ao facilitarem a variabilidade genética e a evolução.[116] Assim, muitos vírus não têm significado clínico prático, e não há necessidade de controle. Por isso, o veterinário nunca deve presumir que o isolamento de um vírus de uma amostra clínica é significativo sem provas de que o microrganismo pode causar a doença em questão.

Uma discussão profunda acerca da estrutura, da taxonomia e da replicação viral está fora do escopo deste capítulo, e o leitor deve consultar tratados de virologia veterinária ou humana para obter informações mais detalhadas.[117,118] Uma pequena introdução enfatiza as características com importância clínica.

A estrutura fundamental de todos os vírus é o genoma DNA ou RNA encerrado em um revestimento proteico chamado *capsídeo* (Figura 1.1). Nos vírus envelopados, o capsídeo está encerrado em uma membrana lipídica derivada da célula do hospedeiro e que contém proteínas virais. Além de proteger o genoma viral, o capsídeo e outras proteínas estruturais associadas (p. ex., as proteínas da matriz) são importantes na montagem do vírus, no envelopamento do genoma viral e na liberação do genoma em uma célula-alvo. Nos vírus não envelopados, fornecem os receptores de interação com as células do hospedeiro. Nos vírus envelopados, os receptores são incorporados à membrana lipídica. A importância clínica primária dessas características é que a membrana lipídica frágil faz com que os vírus envelopados sejam altamente suscetíveis à inativação por calor, desidratação ou detergentes, e sua transmissão normalmente requer a troca direta de fluidos corpóreos, aerossóis de curta distância ou vetores artrópodes. Por outro lado, os vírus não envelopados (p. ex., rotavírus equinos) são resistentes à inativação física, e é provável que a contaminação ambiental seja um fator significativo em sua transmissão.

Herpes-vírus
Envelope lipídico (derivado da célula hospedeira)
Capsídeo (icosaédrico)
Genoma
Tegumento
Glicoproteínas da superfície viral (com receptores)
Rotavírus
Genoma (11 segmentos)
Capsídeo (2 camadas de proteína)
Proteínas do capsídeo externo (com receptores)

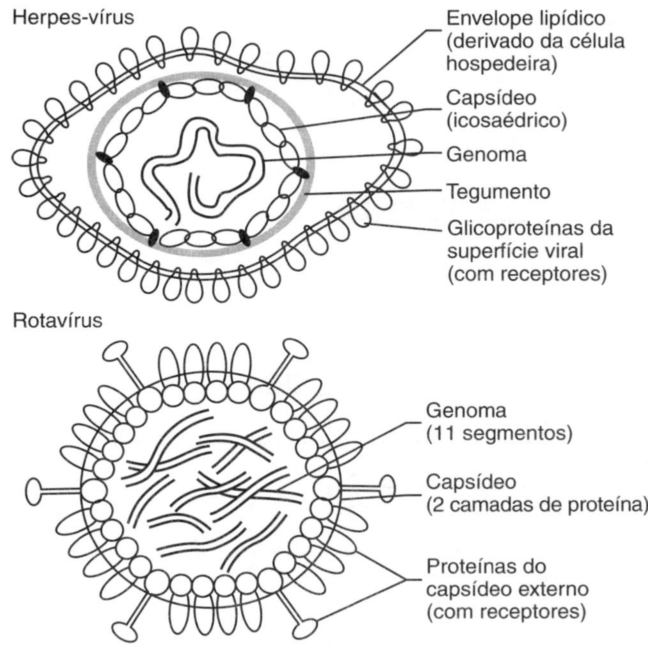

Figura 1.1 Representação esquemática da estrutura viral básica. A estrutura básica de um vírus envelopado é mostrada pelo desenho de um herpes-vírus. A estrutura básica de um vírus não envelopado é apresentada pelo desenho de um rotavírus.

A composição do genoma viral é uma importante base para a classificação dos vírus (Figura 1.2). O tipo de genoma viral também determina as estratégias necessárias para a replicação do genoma e a transcrição do ácido ribonucleico mensageiro (mRNA; Figura 1.3). Os genomas virais podem ser RNA de fita simples, RNA de dupla fita, ácido desoxirribonucleico (DNA) de fita simples ou DNA de dupla fita. Os genomas dos vírus de RNA de fita simples podem ter polaridade positiva, caso em que o genoma também serve diretamente como mRNA para a tradução de proteínas virais. Tais vírus primeiramente sintetizam uma fita de RNA complementar que pode ser usada como modelo para a replicação do genoma e a transcrição do novo mRNA. Os retrovírus são um subtipo de vírus de RNA de fita simples e polaridade positiva que usam seus genomas como modelos para a produção do DNA de dupla fita que, por sua vez, é utilizado para a transcrição do mRNA e de novos genomas virais. O vírus de RNA de fita simples também pode ter polaridade negativa, caso em que o genoma é em sentido contrário (*antisense*) ao mRNA e a síntese de uma fita complementar de RNA se mostra necessária para atuar como mRNA e modelo para os novos genomas. A importância clínica desses tipos de estratégia de replicação é o uso de polimerases e outras enzimas normalmente não encontradas nas células do hospedeiro eucariótico. Essas enzimas virais únicas são alvos importantes de fármacos antivirais, porque podem ser usadas de modo seletivo para inibir a replicação do patógeno.

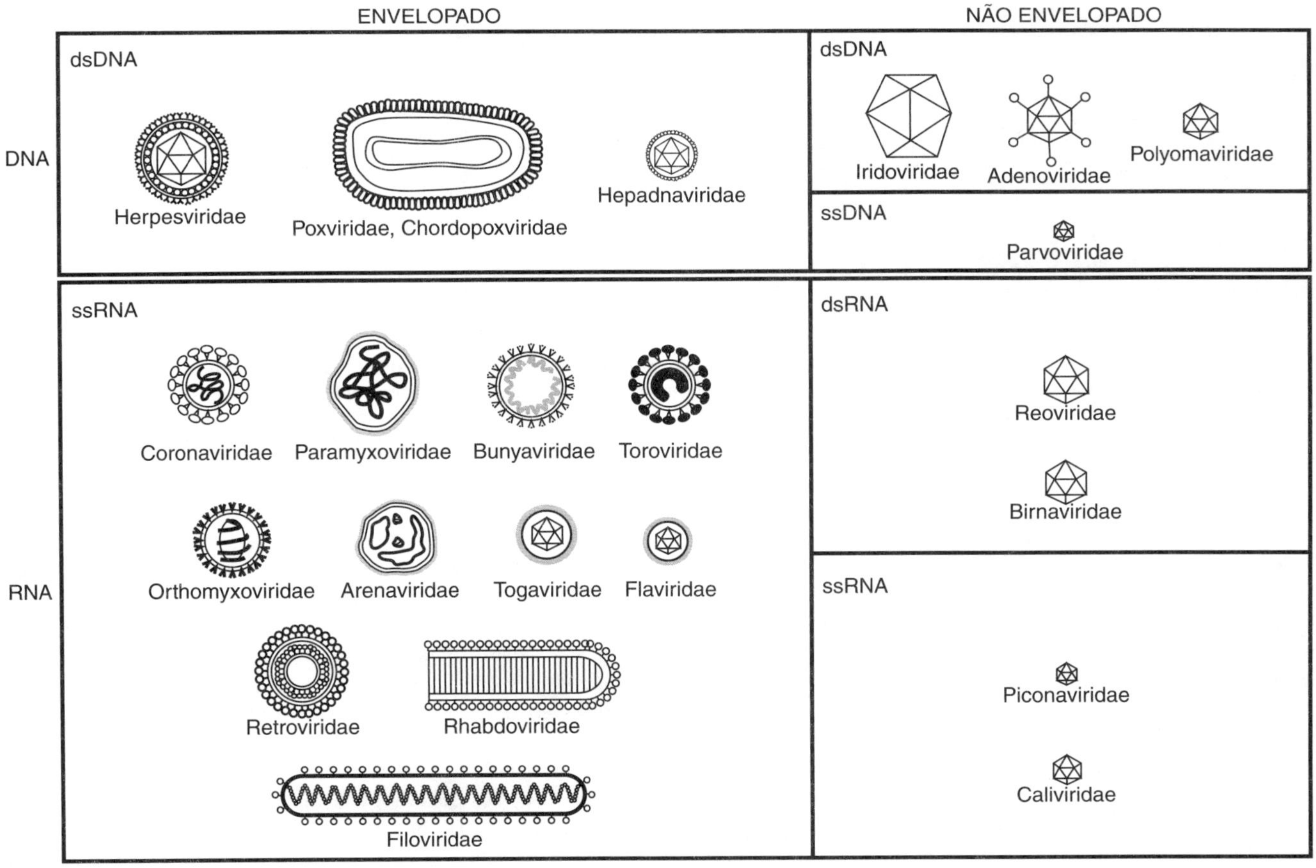

ENVELOPADO
NÃO ENVELOPADO
DNA
dsDNA
Herpesviridae
Poxviridae, Chordopoxviridae
Hepadnaviridae
dsDNA
Iridoviridae
Adenoviridae
Polyomaviridae
ssDNA
Parvoviridae
RNA
ssRNA
Coronaviridae
Paramyxoviridae
Bunyaviridae
Toroviridae
Orthomyxoviridae
Arenaviridae
Togaviridae
Flaviridae
Retroviridae
Rhabdoviridae
Filoviridae
dsRNA
Reoviridae
Birnaviridae
ssRNA
Piconaviridae
Caliviridae

Figura 1.2 Classificação das famílias dos vírus com base na composição do genoma e a presença ou ausência de envelope. O tamanho dos vírus com relação aos demais também é mostrado.

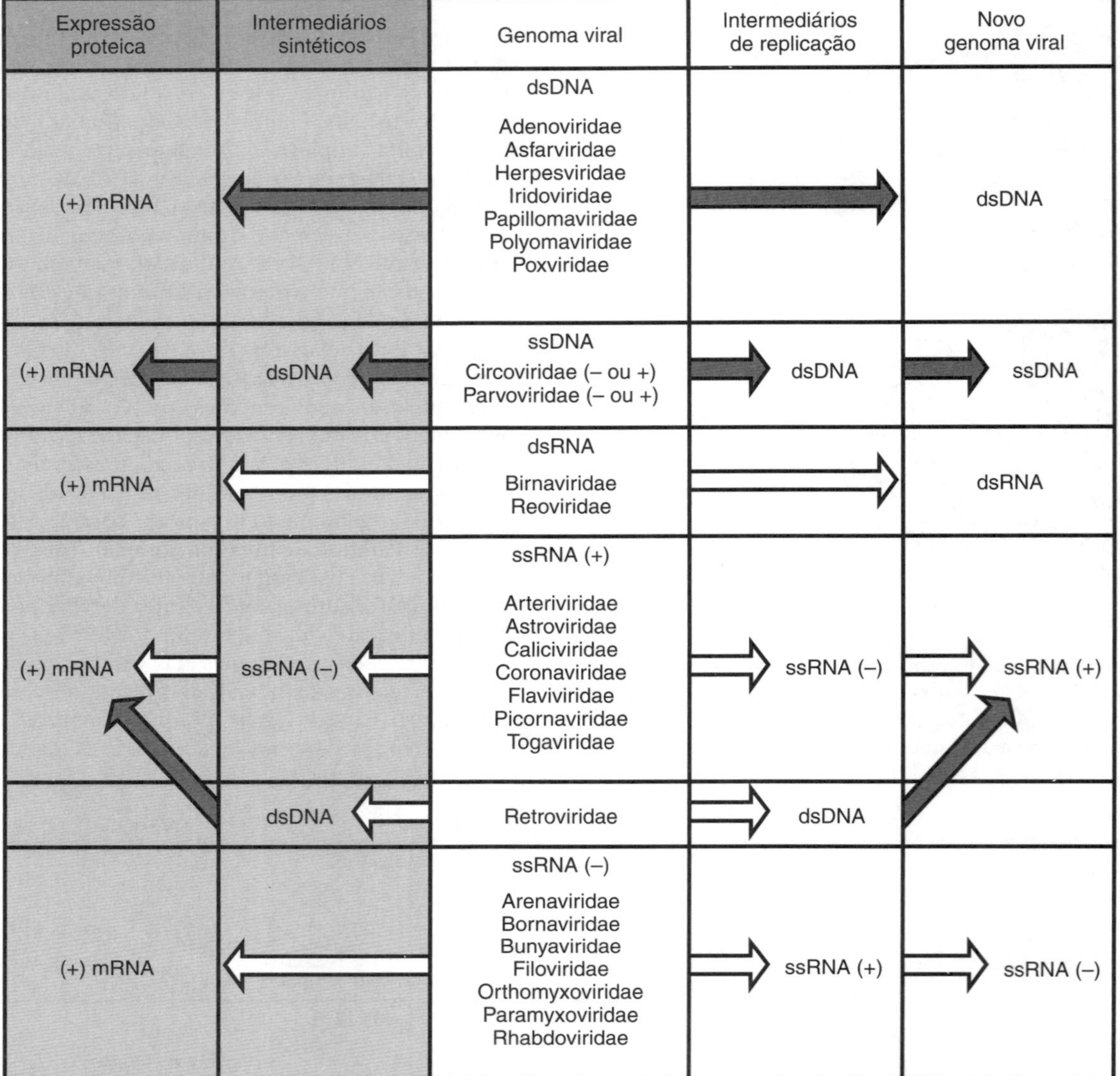

Figura 1.3 Resumo das principais famílias virais que infectam vertebrados e as estratégias gerais empregadas por esses vírus para a produção de mRNA para a expressão de proteínas e replicação dos genomas. As moléculas intermediárias necessárias estão indicadas. As *setas vazadas* apontam a necessidade de polimerases virais, inclusive RNA polimerase dependente de RNA e DNA polimerase dependente de RNA (transcriptase reversa). As *setas cinza* indicam o uso de polimerases celulares ou homólogos virais de polimerases celulares. ds, dupla fita; ss, fita simples; (+) para o RNA = polaridade positiva, polaridade do RNA usada na tradução da proteína; (+) para o DNA = fita de codificação, mesma sequência de (+) RNA; (– ou +) DNA = contém fitas simples de DNA de ambas as polaridades. (Adaptada de Baltimore D. Expression of animal virus genomes. Bacteriol Rev. 1971; 35(3):235-41.)

As RNA polimerases virais têm baixa fidelidade e não apresentam função de verificação de leitura; assim, introduzem erros aleatórios no novo RNA em taxa média de um nucleotídeo incorreto a cada 10.000 bases copiadas.[119] Em uma população de vírus, portanto, praticamente todos os indivíduos são ligeiramente diferentes; por isso, a população é considerada uma *quasiespécie*. Embora muitas dessas mutações sejam neutras ou mesmo prejudiciais, frente a pressões seletivas, como a resposta imune do hospedeiro ou fármacos antivirais, tal plasticidade genética possibilita o rápido desenvolvimento de populações de vírus resistentes.[120] Estruturas secundárias ou determinadas sequências no genoma viral podem facilitar os erros da polimerase em algumas regiões que são importantes para a evasão imune, como nas sequências que codificam os epítopos de neutralização.[119] O genoma de alguns vírus, como influenza, é composto por segmentos separados, que tornam possíveis a recombinação de segmentos gênicos inteiros e a alteração súbita e considerável da antigenicidade.[121]

Todos os vírus são parasitas intracelulares obrigatórios. A replicação viral pode ocorrer apenas em células vivas, e todos os vírus, em certa extensão, dependem da maquinaria sintética da célula do hospedeiro. O ciclo de vida de todos os vírus é formado pelas seguintes etapas: adesão à célula-alvo, entrada na célula, desnudamento e liberação do genoma viral, transcrição e tradução das proteínas virais, replicação do genoma viral, montagem de novos vírions e liberação dos vírions da progênie[117,118] (Figura 1.4). Embora a bioquímica de tais etapas esteja fora do escopo desta discussão, é importante reconhecer que todas são interações

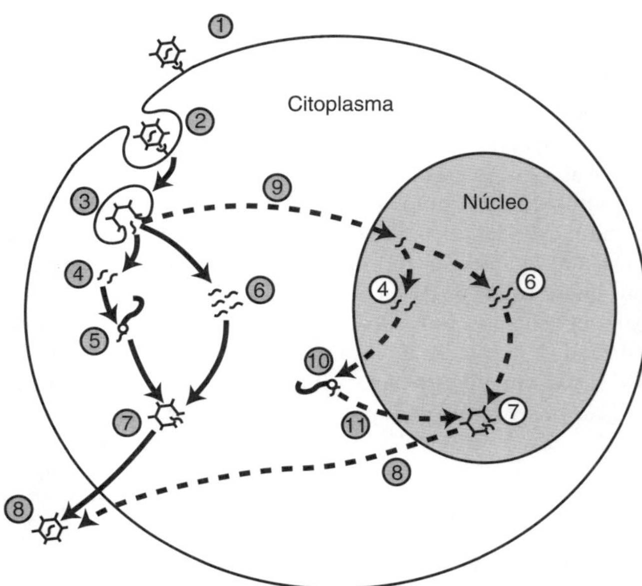

Figura 1.4 Representação esquemática do ciclo de vida geral do vírus. Os RNA e DNA vírus compartilham as primeiras etapas, inclusive a adesão (1); a entrada/fusão (2); e o desnudamento e a liberação do genoma viral na célula (3). As *setas contínuas* indicam as etapas remanescentes para os RNA vírus, que ocorrem no citoplasma, inclusive a transcrição do mRNA (4); a tradução das proteínas virais (5); a replicação do genoma viral (6); a montagem de novos vírions (7); e a liberação dos vírions da progênie (8). As *setas tracejadas* indicam as etapas para um DNA vírus. O ciclo de vida é similar, à exceção de que o genoma de DNA é translocado ao núcleo (9) para transcrição (4) e replicação dos genomas virais (6). O mRNA viral é, então, translocado para o citoplasma para tradução (10), e as proteínas virais recém-sintetizadas são translocadas para o núcleo (11) para montagem (7); os novos vírions são, então, liberados das membranas nucleares e citoplasmáticas (8).

específicas e requerem energia entre o vírus e a célula do hospedeiro. A incapacidade de interação adequada entre o vírus e a célula em qualquer uma dessas etapas impede a replicação naquele tipo celular e define o tropismo do vírus. Todas essas etapas também são possíveis alvos importantes para os fármacos antivirais e as respostas imunes do hospedeiro.

Depois da entrada do nucleocapsídeo viral no citosol da célula, o genoma viral é liberado pelo processo de desnudamento. Após o desnudamento, o genoma viral localiza-se nas regiões adequadas da célula para replicação e transcrição do mRNA. Os DNA vírus normalmente replicam os genomas e transcrevem o mRNA no núcleo e, então, transportam o mRNA para o citoplasma para tradução. Os RNA vírus geralmente se replicam, transcrevem o mRNA e traduzem as proteínas virais no citoplasma. Esses sítios de replicação são responsáveis, respectivamente, pela localização dos corpos de inclusão viral que auxiliam o diagnóstico em cortes histopatológicos.

As células que replicam os vírus costumam ser mortas como consequência direta da infecção. Um mecanismo pelos quais os vírus matam as células é a lise, normalmente associada à liberação de vírions da progênie. A inserção de proteínas virais nas membranas celulares, o brotamento, a toxicidade direta das proteínas virais e o desvio dos processos homeostáticos normais da célula do hospedeiro para a replicação viral podem causar a morte da célula.[117,118,122] Os vírus também podem ativar o mecanismo de autodestruição, a morte celular programada (apoptose). Embora as células possam induzir a apoptose na tentativa de impedir que o vírus complete seu ciclo de vida, os vírus também podem usar o mecanismo para matar a célula e facilitar a liberação dos vírions.[123]

A infecção viral pode causar a transformação neoplásica das células acometidas. Os exemplos mais comuns em equinos são as verrugas (papilomavírus equino) e os sarcoides (papilomavírus bovino). Doenças neoplásicas invasivas induzidas por vírus, como leucemia ou linfossarcoma, não foram reconhecidas em equinos. As proteínas virais que ativam o ciclo celular nas fases de crescimento e divisão podem provocar a transformação neoplásica se expressadas em uma célula que não é morta pela infecção. As infecções por papilomavírus induzem neoplasias epiteliais (fibropapiloma) por meio de uma proteína de codificação viral (oncoproteína E5) que induz a proliferação de células normalmente quiescentes e que supostamente é necessária para a replicação viral.[124] Os retrovírus oncogênicos, inclusive os vírus da leucemia e do sarcoma, induzem a transformação neoplásica por integração no genoma da célula do hospedeiro e ativação de oncogenes celulares.[125]

No hospedeiro, os vírus podem usar diversos mecanismos para estabelecer infecções persistentes e evitar a eliminação imune. Define-se a *latência virológica* pela presença de um genoma viral que não produz vírus infecciosos.[126] Nos vírus latentes, a transcrição do genoma é suprimida, e a tradução, silenciada. Assim, não há expressão de proteínas virais que podem mostrar para o sistema imune que a célula está infectada. A definição de *latência* também estipula que, à reativação, a expressão de genes virais e a produção de vírions infecciosos da progênie podem voltar a ocorrer, diferenciando as células com infecções latentes daquelas infectadas por vírus defeituosos. Por outro lado, algumas infecções virais persistentes são caracterizadas pela replicação contínua, apesar da presença de respostas imunes antivirais. Mesmo na ausência de sinais clínicos reconhecíveis, tais infecções não são realmente latentes. A infecção latente clássica é causada pelo herpes-vírus. As infecções latentes de alfa-herpes-vírus, como EHV1 e EHV4, são estabelecidas nos núcleos de neurônios sensoriais e podem ser mantidas por períodos indefinidos. Além disso, os animais infectados atuam como reservatório do vírus.[127-129] À reativação, os ácidos nucleicos virais são translocados pelas sinapses até as células epiteliais da nasofaringe, as quais produzem vírus infecciosos. Os estímulos que induzem a reativação são pouco definidos, mas o fenômeno pode ser provocado pela imunossupressão (p. ex., corticosteroides) e, supostamente, por outros fatores de estresse, como gestação, transporte e estresse social.[128,130]

A gravidade da doença em um equino infectado por vírus, ou mesmo o desenvolvimento de doença clínica devido à infecção, é o resultado de uma interação complexa entre a tríade formada por vírus, hospedeiro e ambiente. Os fatores essenciais são a virulência viral, a disseminação viral no animal, a intensidade da resposta patológica direta e imunomediada estimulada pelo vírus e a capacidade de escape do vírus das defesas do hospedeiro. Além da virulência do vírus, uma propriedade estrita do microrganismo, as outras interações entre o vírus e o hospedeiro podem ser influenciadas pela idade e pela genética do hospedeiro e por fatores ambientais, como estresse e nutrição. Tais fatores são responsáveis pela observação de que uma variação considerável nos sinais da doença pode ocorrer em um grupo de animais infectados com a mesma cepa viral.

Determinadas cepas de um vírus podem causar doença mais grave do que outras. As principais propriedades de um vírus que podem influenciar a virulência são o tropismo pela célula do hospedeiro e a taxa de replicação. Uma mudança no tropismo que leve ao acometimento de outros tecidos ou facilite a disseminação do vírus geralmente faz com que a doença seja mais grave. Surtos de aborto ou doença neurológica causada por EHV1 sugerem fortemente a existência de cepas do vírus com tropismo para esses tecidos em comparação com cepas que provocam doença respiratória. Um aumento na taxa de replicação viral tende a ser associado ao aumento da virulência, supostamente devido ao maior número de células infectadas e à quantidade de lesão tecidual. A virulência das cepas do vírus da anemia infecciosa equina pode ser correlacionada aos títulos plasmáticos de vírus e aos números de células infectadas, sem quaisquer alterações no tropismo.[131,132] A base molecular para o aumento da taxa de replicação não foi esclarecida, mas é provavelmente causada pela variação das sequências e proteínas reguladoras virais.[133,134]

As infecções virais costumam ser classificadas como localizadas ou sistêmicas. As infecções virais localizadas são aquelas restritas a apenas um sistema orgânico, normalmente no sítio de entrada. Como a infecção do tecido é direta, o período de incubação das infecções virais localizadas tende a ser curto, de alguns dias. Muitas infecções da pele ou das superfícies mucosas são localizadas, e são exemplos em equinos as infecções por rotavírus entérico e influenza. O vírus da influenza é inalado pela nasofaringe e replica-se nas células epiteliais do sistema respiratório superior e da traqueia. O vírus não é encontrado no sangue ou nos tecidos fora do sistema respiratório. Em geral, o vírus continua localizado por não ter receptores para a infecção de células de outros tecidos ou células circulantes, como monócitos ou linfócitos, que podem disseminá-lo. Alguns vírus são sensíveis à temperatura e continuam localizados, por não conseguirem se replicar de maneira eficiente nas temperaturas corpóreas centrais. O EHV3, que causa o exantema do coito, é restrito à superfície da genitália equina por causa de sua sensibilidade à temperatura.[135] No entanto, o EHV1 e o EHV4 não são sensíveis à temperatura e podem causar infecção sistêmica. A sensibilidade à temperatura também pode ser usada para a atenuação de alguns vírus, como da influenza equina e da rinotraqueíte bovina infecciosa, para a produção de vacinas vivas modificadas de administração intranasal. A infecção pela cepa vacinal limita-se às superfícies mucosas mais frias; a incapacidade de disseminação sistêmica impede sequelas, como aborto e pneumonia.[136,137]

As infecções sistêmicas são aquelas em que o vírus se dissemina por múltiplos tecidos via sangue ou linfa. Essa viremia pode existir na forma de vírions livres no plasma ou na linfa ou ser associada às células sanguíneas circulantes, geralmente monócitos ou linfócitos. O paradigma clássico da infecção sistêmica é a infecção de camundongos com o vírus da ectromelia[138] (Figura 1.5). A replicação viral localizada começa no sítio de entrada e nos linfonodos regionais. Dependendo do nível de replicação, pode haver doença clínica. O vírus, então, entra nos vasos sanguíneos ou linfáticos e dissemina-se por outros tecidos, como o baço e o fígado, onde a doença clínica pode ocorrer. O vírus é amplificado e novamente liberado em uma segunda viremia, geralmente de título maior, que o dissemina por outros órgãos. Cada episódio virêmico é associado à resposta febril e é a base da febre bifásica observada em algumas infecções virais. Como as infecções sistêmicas precisam de múltiplas etapas, os períodos de incubação são mais longos do que nas infecções localizadas, normalmente de uma a várias semanas. As infecções equinas pelo vírus da encefalite oriental, ocidental ou venezuelana seguem esse paradigma à risca. A replicação viral localizada ocorre no sítio de entrada (picada de mosquito) e, a seguir, há viremia e disseminação para o sistema nervoso central (SNC).[139] Na maioria dos equinos, mesmo não vacinados, a disseminação é controlada antes da infecção do cérebro, e a doença neurológica é um evento raro. Uma variação é a infecção de equinos pelo EHV1. A doença clínica mais comum associada à infecção pelo EHV1 é a rinopneumonia causada por infecção localizada da mucosa nasofaríngea.[140] Em quase todos os casos, a viremia associada à célula também ocorre nos linfócitos, mas, na maioria dos equinos infectados, não causa doença. No entanto, em alguns indivíduos, a viremia é associada à infecção de células endoteliais e, nas éguas prenhes, a lesão vascular no útero e na placenta pode causar aborto.[140,141] Da mesma maneira, a infecção do endotélio vascular do SNC provoca a doença neurológica.[142]

Alguns vírus também podem disseminar-se no hospedeiro por meio dos nervos. Em equinos, a raiva é a infecção mais conhecida que se baseia na disseminação neural. Após a replicação local nos miócitos do sítio de entrada, geralmente na ferida por mordedura, o vírus da raiva ascende os nervos periféricos até o SNC, onde se replica em neurônios e, então, sai pelos nervos cranianos e chega à glândula salivar.[143] O EHV1 e o EHV4 ficam latentes nos núcleos dos neurônios sensoriais que inervam a nasofaringe e chegam ao núcleo por axônios ascendentes. Da mesma maneira, à reativação, esses vírus voltam pelo axônio e infectam as células epiteliais.[127,144]

Depois que o vírus chega ao órgão-alvo, a morte celular mediada pelo micróbio é a fonte fundamental da resposta patológica, da doença e dos sinais clínicos observados pelo veterinário. Apesar da grande complexidade das interações vírus-hospedeiro e dos muitos fatores que influenciam a expressão da doença clínica, a patologia é criada, na verdade, de poucas formas. As células e os tecidos podem ser diretamente destruídos por infecções virais citolíticas ou que afetam a função diferenciada das células-alvos (p. ex., neoplasias e imunodeficiências). As infecções virais de sistemas orgânicos com microbiota bacteriana (p. ex., sistema intestinal e sistema respiratório) podem alterar as funções normais de barreira desses órgãos e levar ao desenvolvimento de infecções bacterianas secundárias e toxemia, que podem contribuir significativamente para a resposta patológica. A morte celular e a resposta patológica também podem ser causadas pelas respostas imunes do hospedeiro especificamente contra as células infectadas pelo vírus ou por respostas inflamatórias indiscriminadas. Doenças autoimunes induzidas por vírus não foram descritas em equinos, mas são outra possível fonte de resposta patológica a ser identificada no futuro.

Na maioria das doenças virais clinicamente importantes em equinos, a manifestação decorre de alguma combinação entre a infecção citolítica e a destruição imunomediada do tecido. A contribuição relativa desses mecanismos é, principalmente, uma função da virulência viral e de fatores do hospedeiro que influenciam o tipo e a intensidade das respostas imunes. O mecanismo predominante de resposta patológica também pode variar nos diferentes estágios da mesma doença, conforme observado em casos agudos e crônicos da anemia infecciosa equina. Na doença aguda, a manifestação principal é causada pela lesão viral direta e por citocinas; na doença crônica, a anemia e a glomerulonefrite mediadas por imunocomplexos são mais significativas.

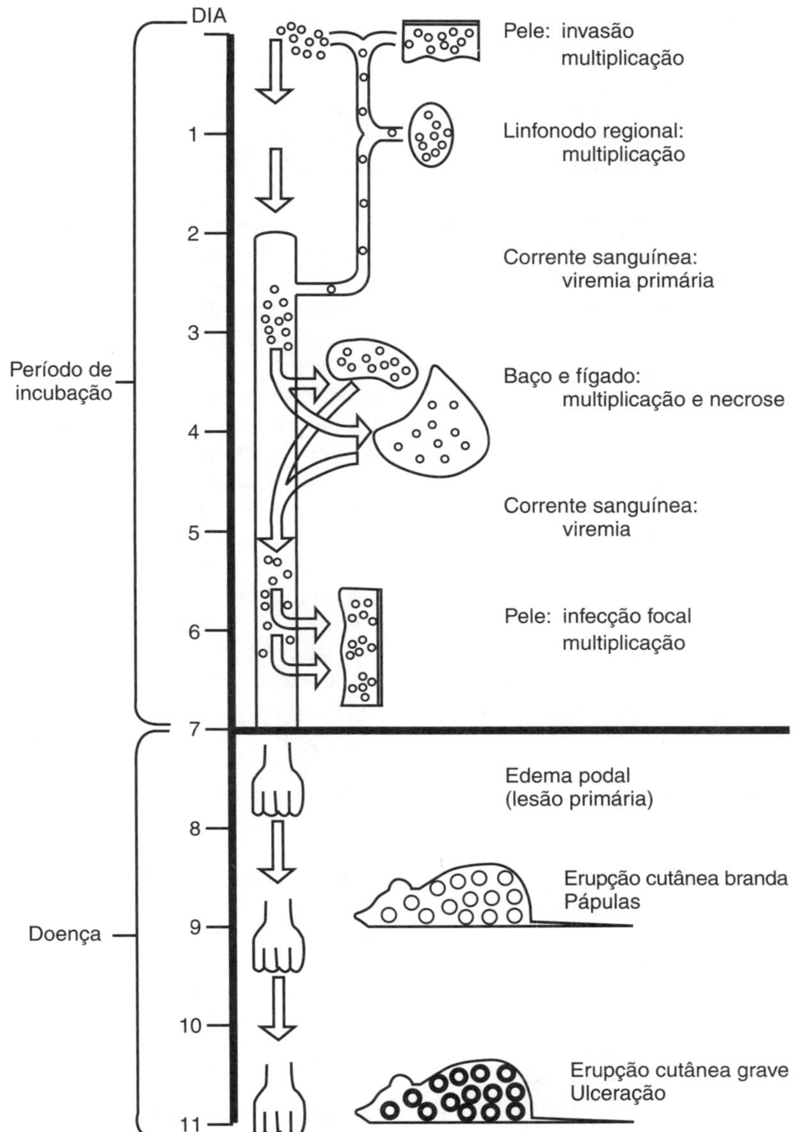

Figura 1.5 Representação esquemática da patogênese da varíola murina (ectromelia), ilustrando o paradigma clássico dos eventos em uma infecção sistêmica. (De Fenner F. The pathogenesis of the acute exanthems. Lancet. 1948; 252:915.)

A doença associada a uma determinada infecção viral é relacionada com o(s) sistema(s) orgânico(s) acometido(s), o número de células destruídas e a sensibilidade do sistema orgânico afetado à disfunção. Se o número de células infectadas não for suficiente para causar disfunção orgânica clinicamente significativa, a infecção é subclínica. A infecção de células suficientes para causar disfunção orgânica provoca doença clínica aparente. As infecções do epitélio respiratório por EHV1, com grande número de células com alta taxa de renovação (*turnover*), produzem doença clínica branda mesmo se maciças. Por outro lado, as manifestações clínicas muito mais significativas da infecção por EHV1, como aborto e doença neurológica, são causadas pela infecção de poucas células endoteliais, já que a lesão vascular mínima pode causar trombose, necrose isquêmica e lesão em grandes quantidades de tecido. Se a infecção viral provocar a transformação neoplásica de um tipo celular, a doença pode progredir de acordo com as características da neoplasia, independentemente de o vírus continuar ou não associado ao tumor.

Na maioria das infecções virais, a resposta patológica imunomediada contribui significativamente para o desenvolvimento da doença e, em alguns casos, pode ser a causa predominante de sua manifestação. As respostas imunes e inflamatórias equinas são discutidas em outras seções deste capítulo.

Embora não descritas em equinos, as infecções virais em outras espécies podem induzir respostas imunomediadas a antígenos das células do hospedeiro e doenças autoimunes. A doença autoimune humana mais bem documentada e suspeita de ser desencadeada por infecções virais é a síndrome de Guillain-Barré, em que a infecção por citomegalovírus ou herpes-vírus de Epstein-Barr estimula respostas imunes contra os gangliosídeos dos nervos e provoca desmielinização.[145] A miocardite pós-influenza é uma sequela ocasional em equinos e humanos e uma possível doença autoimune. Embora sem evidências diretas para sustentar tal teoria, o vírus da influenza não é identificado de modo consistente no miocárdio acometido, e a patogênese não é conhecida.[146]

A manutenção do vírus na natureza depende de sua boa persistência em um reservatório (se este for um animal infectado) e sua transmissão a outros hospedeiros suscetíveis. Um dos obstáculos mais importantes à persistência e à transmissão é a detecção e a eliminação pelo sistema imune do hospedeiro. No hospedeiro, um vírus de replicação rápida, como influenza, pode ser disseminado e transmitido antes do desenvolvimento de respostas imunes antivirais específicas. Os herpes-vírus evitam a detecção durante a latência ao não expressarem quaisquer proteínas virais. Os vírus de imunodeficiências podem prejudicar as respostas imunes antivirais por meio da infecção direta de linfócitos T $CD4^+$ imunorreguladores. Um dos mecanismos mais importantes de evasão imune é a variação antigênica, em que os antígenos virais neutralizantes são alterados para que não sejam mais reconhecidos ou acessíveis para as respostas imunes do hospedeiro. A variação antigênica é gerada por erros de nucleotídeos durante a transcrição ou a replicação que geram substituições de aminoácidos em epítopos relevantes. Outros mecanismos de modificação da antigenicidade viral são a recombinação/duplicação intramolecular e a recombinação de genomas segmentados (p. ex., influenza e peste equina africana).[120,121] Por causa da recombinação, a coinfecção de apenas uma célula com vírions geneticamente diferentes pode gerar uma progênie com segmentos derivados de ambos os vírions, o que provoca uma grande alteração na antigenicidade. Na influenza, tais eventos são chamados *variações antigênicas*, e a mudança radical na antigenicidade do vírus pode tornar a imunidade preexistente na população hospedeira ineficaz para a prevenção de surtos da doença com altas taxas de morbidade e mortalidade.[121]

As diferenças genéticas na suscetibilidade à doença foram bem documentadas. Em uma população não consanguínea, a variação considerável no tipo ou gravidade da doença clínica é bem conhecida, mesmo quando os animais são infectados com a mesma cepa viral e não apresentam diferenças reconhecíveis em outros fatores, como idade, dose do desafio, nutrição e estado geral. Por outro lado, populações com alta consanguinidade podem ser suscetíveis à doença viral de maneira mais uniforme.[147] Assim, a consanguinidade pode ser problemática em espécies em risco de extinção, como o cavalo-de-przewalski ou outras populações com variabilidade genética limitada, que podem apresentar altas taxas de morbidade ou mortalidade em caso de infecção por um vírus virulento. A genética do hospedeiro pode afetar o tropismo do vírus e influenciar o tipo e a intensidade das respostas imunes à infecção viral.

Patogênese das infecções parasitárias

Os equinos são hospedeiros de numerosos parasitas, que induzem várias respostas patológicas e imunológicas.[148,149] Muitas respostas imunes são de hipersensibilidade e também causam doenças. Existem respostas imunes que provocam resistência protetora contra a reinfecção, mas tal proteção tende a ser incompleta. Os mecanismos associados a essas respostas não foram extensamente investigados em equinos, mas há informações de outros sistemas hospedeiro-parasita que podem ser relevantes para os equídeos. O objetivo desta seção é familiarizar o leitor com as ideias contemporâneas sobre as interações hospedeiro-parasita. Por causa de sua prevalência, a grande importância em equídeos e as informações disponíveis, a discussão é limitada aos helmintos que ocorrem na maioria dos países desenvolvidos e não tropicais.

A infecção com a maioria dos metazoários parasitas provoca inflamação e alterações estruturais e funcionais dos órgãos invadidos. O resultado das alterações é a modificação do estado fisiológico do hospedeiro. O grau de alteração depende do estado fisiológico prévio do animal, que é determinado principalmente por sua idade, sua condição nutricional e sua experiência imunológica com o parasita. O número de parasitas introduzidos e sua espécie também afetam o grau de alteração fisiológica. Quando esses fatores favorecem alterações maiores, os resultados são facilmente identificados como sinais clínicos de infecção. As infecções subclínicas, embora menos aparentes, podem ser importantes para a saúde geral do animal e a transmissão contínua do agente. Os efeitos patofisiológicos da infecção por ectoparasitas, helmintos e microrganismos são, em muitos casos, similares.[150,151] A infecção por qualquer de tais agentes pode causar anomalias no ganho de peso, no crescimento esquelético, na reprodução e na lactação. As alterações tendem a ser diretamente relacionadas com a anorexia, a modificação de processos metabólicos e a anemia que são induzidas pelo parasita. A compreensão das lesões morfológicas e bioquímicas causadas por parasitas específicos esclarece o papel desses agentes em doenças clínicas e subclínicas associadas às infecções. A maioria dos estudos detalhados sobre a fisiopatologia das infecções parasitárias foi conduzida em modelos animais experimentais e espécies domésticas que não a equina.[151] No entanto, a patologia clássica das infecções parasitárias dos equinos foi revista.[149,152] A discussão a seguir traz algumas observações recentes sobre as interações hospedeiro-parasita que podem ser importantes na medicina equina. Exemplos de interações hospedeiro-parasita responsáveis por alterações homeostáticas são apresentados com relação ao sistema gastrintestinal, aos pulmões e à pele.

SISTEMA GASTRINTESTINAL

Os parasitas internos são mais importantes para a saúde equina como mediadores de problemas gastrintestinais, inclusive cólica e diarreia. Embora quase todos os parasitas internos tenham sido implicados por inferência como agentes etiológicos da cólica em algum momento, evidências experimentais significativas ou observações a campo sustentam essa contenda para alguns parasitas. Os helmintos parasitas podem ser grandes estrôngilos, principalmente *Strongylus vulgaris*, *Parascaris* spp. e *Anoplocephala perfoliata*, e o grupo dos ciatostomíneos.

A patogênese da cólica associada à migração de *Strongylus vulgaris* pelas artérias mesentéricas, que causa trombose, infartos e necrose do intestino, foi descrita em detalhes.[149,152,153] Os grandes estrôngilos são facilmente controlados com os atuais anti-helmínticos da classe das lactonas macrocíclicas e mostram-se raros em equinos de fazendas bem gerenciadas de países desenvolvidos. Os estudos histológicos de potros de pôneis livres de parasitas submetidos à infecção experimental durante os primeiros estágios da doença indicam que a gravidade das lesões intestinais não pode ser atribuída apenas à alteração mecânica causada pelas migrações larvais e que estes estágios larvais induzem algum sistema de amplificação biológica na mucosa. Isso leva ao grau de inflamação observada.[154] Embora os mecanismos envolvidos na resposta não tenham sido investigados, a natureza histológica da lesão é característica de uma reação de Arthus, o que sugere a participação da resposta imune. Outros estudos experimentais com o sistema pônei livre de parasitas *S. vulgaris* mostraram o papel da resposta imune na mediação e na regulação das lesões arteriais produzidas por este agente. A transferência passiva de soro imune, mas não de soro normal, reduziu a gravidade da arterite e dos sinais clínicos associados às infecções experimentais, mas não do número de parasitas desenvolvidos pelos pôneis.[155] No entanto, o tratamento com soro imune também induziu eosinofilia anamnéstica e infiltração eosinofílica perivascular intensa no ceco. A redução das lesões intravasculares pode ser associada à inativação de fatores inflamatórios secretados pelo parasita por anticorpos, enzimas séricas ou citocinas circulantes. Tal soro também pode conter substâncias anti-inflamatórias não específicas derivadas do hospedeiro. A exacerbação da resposta eosinofílica pode ser associada à formação de imunocomplexos. Embora os mecanismos sejam desconhecidos, os resultados sugerem que a resposta imune pode simultaneamente modular e potencializar a inflamação. Foi postulado que o tratamento larvicida de equinos infectados por *S. vulgaris* e a morte das larvas intravasculares pode liberar um bólus de fatores antigênicos na vasculatura mesentérica, o que exacerba as lesões arteriais e intestinais e a cólica. O teste experimental dessa hipótese indica que tal fenômeno não ocorre e que mais larvas viáveis são necessárias para manter a arterite e a eosinofilia observadas.[156] Estudos experimentais em pôneis livres de parasitas imunizados com antígenos brutos de vermes adultos e subsequentemente desafiados com larvas de *S. vulgaris* mostraram uma exacerbação das respostas patológicas observadas na vasculatura mesentérica, inclusive uma eosinofilia anamnéstica. Tal fato sugere o papel da resposta imune no desenvolvimento destas lesões.[157]

A cólica associada à infecção por *Parascaris* spp. em potros foi relacionada com a impactação e a ruptura intestinal e não é considerada de grande importância em equinos adultos.[158] Em potros, a doença pode ganhar importância devido à maior identificação de *Parascaris* spp. resistentes à ivermectina.[159] No entanto, os nematódeos ascarídeos são grandes fontes de alérgenos, e não é inconcebível que um equino maduro hipersensibilizado possa responder às infecções brandas por esse parasita. As observações feitas a esse respeito no laboratório do autor são dignas de nota. Dois cavalos maduros livres de *Parascaris* foram inoculados por via intradérmica com menos de 90 μg de extrato somático solúvel em soro fisiológico de *Parascaris* spp. adulto para análise da hipersensibilidade imediata a tal antígeno. Os dois animais apresentaram resposta sistêmica imediata e cólica. Um deles morreu 3 horas após a inoculação intradérmica. Os resultados da necropsia foram consistentes com o diagnóstico de colite aguda grave. Devido ao potencial alérgico dos nematódeos ascarídeos e à sensibilidade do intestino equino às reações de hipersensibilidade imediata, esse fenômeno merece mais caracterização e consideração.

As observações clínicas mantiveram o interesse e a preocupação acerca do potencial patogênico das infecções por *Anoplocephala perfoliata*. Os primeiros relatos de caso descreveram rupturas cecais e intussuscepções do ceco e do cólon associadas a essas infecções.[160,161] Diversos estudos de caso-controles registraram uma associação entre as cólicas na região ileal e a infecção por *A. perfoliata*.[162] Estes parasitas habitam a região da junção ileocecal e causam lesões ulceradas na mucosa e inflamação submucosa. Investigações experimentais detalhadas sobre tais infecções não foram conduzidas e, assim, os pormenores da patogênese e da relevância das lesões não são conhecidos. Observou-se uma associação entre a gravidade das lesões e a carga parasitária.[163,164]

Geralmente, os ciatostomíneos (também chamados pequenos estrôngilos) não são considerados de grande importância, em especial como agentes etiológicos de cólica. Nesse sentido, os estudos a campo de Uhlinger são fundamentais.[165,166] Em tais experimentos controlados, diferentes tratamentos anti-helmínticos foram usados para analisar sua eficácia na redução da incidência de cólica. Os tratamentos mais eficazes diminuíram significativamente a incidência de cólica em 2 a 13 vezes em comparação com os mesmos planteis antes da instituição dessas terapias. Por causa dos programas de manejo utilizados antes do início do estudo e dos resultados das culturas fecais, é possível presumir que os parasitas primários presentes nesses equinos eram ciatostomíneos. Os dados indicam fortemente o papel dos ciatostomíneos em uma proporção substancial das cólicas observadas a campo. Os fatores associados ao parasita ou ao hospedeiro desses casos de cólica são desconhecidos, mas podem estar relacionados com a renovação dinâmica dos vermes durante o ciclo de vida na mucosa e as respostas inflamatórias induzidas pelos microrganismos.

Os ciatostomíneos foram implicados em numerosos relatos de caso de diarreia sazonal em equinos adultos, uma doença chamada *ciatostominíase larval*. Tais casos são caracterizados pelo aparecimento súbito de diarreia ao final do inverno ou na primavera. Os equinos com menos de 5 anos de idade são os mais suscetíveis, embora os animais maduros também possam ser acometidos; a taxa de caso-fatalidade foi de 50%.[167] O diagnóstico desses casos é difícil, e os únicos sinais consistentes são perda de peso, hipoproteinemia e diarreia.[166] Grandes números de larvas de ciatostomíneos podem ser encontrados nas fezes, no conteúdo intestinal e na mucosa dos equinos. Tais sintomas são relacionados com o aparecimento concomitante de larvas em quarto estágio desses parasitas na mucosa. As larvas podem ser encontradas em grandes quantidades na mucosa, devido à interrupção de seu desenvolvimento. Hoje, a sazonalidade dessa doença não parece variar em diferentes regiões climáticas, como ocorre em uma doença bovina análoga, a ostertagiose de tipo II. Fatores específicos ao parasita ou ao hospedeiro e associados à regulação do estado hipobiótico das larvas ou à resposta inflamatória desencadeada pela infecção não foram descritos. Outros relatos clínicos sugeriram que a diarreia e a perda de peso relacionadas com os ciatostomíneos não estão associadas ao quadro sazonal anteriormente descrito.[168] Tal observação é sustentada por estudos experimentais demonstrando que os efeitos fisiopatológicos são provocados pela entrada e pela saída de grandes números de parasitas no intestino.[169]

Devido à escassez de informações específicas sobre os mecanismos dos efeitos fisiopatológicos dos parasitas gastrintestinais equinos, um resumo de dados relevantes de outros modelos experimentais é válido, principalmente para os nematódeos.[151,170] Os parasitas podem induzir mudanças na função gastrintestinal de maneira direta, por danos mecânicos em tecidos e células, ou por meio da liberação de fatores que alteram a função celular. A indução da resposta imune é um sistema de amplificação anamnéstica. O resultado dessas mudanças é a alteração da função da musculatura lisa e do epitélio do intestino.

Diversos helmintos, inclusive *Parascaris* spp., estimulam a hiperplasia da musculatura lisa intestinal. Essa resposta pode ser induzida pela inflamação intestinal ou pela estenose associada ao parasitismo. A contratilidade desses músculos pode ser induzida em uma reação de Schultz-Dale por estimulação com antígenos parasitários. Em ratos, a resposta é mediada pela 5-hidroxitriptamina (5-HT) derivada de mastócitos e, em cobaias, pela histamina. Uma relação reguladora dos neurônios mioentéricos nessas alterações induzidas pelo antígeno também é demonstrada por esse modelo experimental. Estes últimos experimentos sugerem que a estimulação da contratilidade da musculatura lisa induzida pelo antígeno pode ser bloqueada pelo ácido gama-aminobutírico, também estimulado por produtos de mastócitos. Esse sistema complexo pode ser uma adaptação para que o hospedeiro mantenha a homeostasia frente ao estímulo antigênico contínuo. É importante notar que as alterações induzidas pelos estrôngilos na atividade mioelétrica do intestino delgado e do cólon equino foram demonstradas *in vivo*.[171,172] Em alguns desses experimentos, larvas mortas de *S. vulgaris* desencadearam uma alteração na resposta da musculatura lisa de pôneis anteriormente expostos, sugerindo o papel da resposta imune na estimulação da hiperatividade.[173]

A literatura sobre as interações hospedeiro-parasita cresce rapidamente devido aos diversos modelos murinos de infecções por nematódeos gastrintestinais.[174-177] Entre eles, estão os modelos murinos de infecções por *Trichinella spiralis*, *Nippostrongylus brasiliensis*, *Heligmosomoides polygyrus* e *Trichuris muris*. O uso de camundongos levou ao desenvolvimento da maioria das técnicas contemporâneas imunológicas, genéticas, moleculares e de biologia celular que podem trazer informações importantes para explicar as respostas imunes e fisiopatológicas dos equinos aos nematódeos, principalmente os ciatostomíneos. Apesar da existência de diferenças específicas entre os modelos murinos, é evidente que esses vermes induzem uma resposta de linfócitos T auxiliares do tipo 2 (Th2) composta pelas interleucinas (ILs) IL-4, IL-5, IL-9 e IL-13. A indução da via Stat6 por IL-4 e IL-13 é central na maioria das respostas. Há uma mastocitose consistente e a infiltração eosinofílica do intestino. As respostas também envolvem células caliciformes, o sistema nervoso entérico (SNE), células epiteliais e macrófagos em ativação alternativa como células efetoras. Há perda de junções celulares, estimulação da hipercontratilidade da musculatura lisa, aumento da secreção das células epiteliais e estimulação da produção de muco pelas células caliciformes. Embora tais mecanismos sejam usados principalmente para explicar a expulsão dos nematódeos em questão, podem ser igualmente importantes na perda da homeostasia observada no intestino equino parasitado.

SISTEMA RESPIRATÓRIO

Diversos nematódeos infectam o pulmão equino. Entre eles, os estágios em migração de *Strongyloides westeri* e *Parascaris* spp. seguindo para o intestino delgado. Também há migração de parasitas aberrantes, como *Habronema* sp., *Draschia megastoma* e *Strongylus* spp., os quais induzem focos granulomatosos no parênquima pulmonar, e adultos e larvas de *Dictyocalus arnfieldi*, que habitam os brônquios. As respostas do hospedeiro a dois de tais patógenos são discutidas.

As migrações de larvas de *Parascaris* spp. nos pulmões de equinos de 1 ano de idade produzem sinais clínicos e respostas inflamatórias mais graves do que as observadas em potros criados na ausência do parasita. Essas infecções em animais jovens são acompanhadas por acúmulos focais de tecido linfoide, indicando a indução de uma resposta imune local ativa. Sugere-se que tal fenômeno seja relacionado com a idade.[178] No entanto, é provável que reações mais graves sejam decorrentes da sensibilização anterior a antígenos de *Parascaris* spp. O aumento de respostas dessa natureza foi descrito em fígados de suínos imunizados com antígenos de *Ascaris suum* após as infecções de desafio.

As infecções por *Dictyocalus arnfieldi* em asnos raramente produzem sinais clínicos, e sugeriu-se que estes equídeos são os hospedeiros naturais do parasita. As infecções de equinos causam resposta inflamatória brônquica mais grave e prolongada, similar à observada na infecção por *Dictyocalus* sp. em outros hospedeiros. Os mecanismos associados a essa resposta diferencial não foram definidos, mas não são incomuns em associações hospedeiro-parasita de baixa adaptação. É possível que a reação inflamatória mais intensa do equino a tais parasitas se deva à ausência de mecanismos de regulação negativa que são estabelecidos no hospedeiro natural mais adaptado, o asno.

PELE

Embora as infecções por *Onchocerca cervicalis* em equinos sejam raras nos locais com uso regular de anti-helmínticos da classe das lactonas macrocíclicas, as reações às filárias ilustram as variações observadas nas respostas às parasitoses crônicas. Lesões focais, alopécicas, despigmentadas e pruriginosas costumam ser observadas em equinos infectados. Nem todos os equinos infectados reagem a essa infecção, e o aparecimento de sinais clínicos tende a ser sazonal. Não há estudos detalhados sobre a patogênese dessas lesões em equinos. No entanto, doenças similares ocorrem na oncocercose humana,[179] e é provável que as respostas hospedeiro-parasita ativas em seres humanos também aconteçam em equinos. O desenvolvimento da lesão é associado à morte imunomediada de microfilárias na pele. Os parasitas parecem ser mortos por uma reação celular dependente de anticorpos. Nessa resposta contra as microfilárias, os anticorpos IgG e IgE de superfície medeiam a adesão e a desgranulação dos granulócitos, predominantemente eosinófilos. A proteína básica principal de eosinófilos foi encontrada em tecidos de pacientes com lesões dérmicas, e sugeriu-se que as enzimas e proteínas tóxicas dessas células são responsáveis por muitas das alterações observadas. Não se sabe por que a maioria dos equinos não apresenta essas lesões. A oncocercose humana e a filaríase são doenças espectrais. Nestas doenças, a regulação das respostas imunes foi associada à ausência de respostas patológicas aos parasitas.[180,181] Os mecanismos de regulação imune associados a tais infecções são tolerância, anergia, indução de regulação imune por linfócitos T reguladores (Treg) ou macrófagos, produção de IL-10 e fator transformador do crescimento beta (TGF-β), que alteram os subtipos de linfócitos T auxiliares, e síntese de citocinas específicas durante diferentes fases da doença. Estudos recentes também enfocaram o papel de um microrganismo intracelular comensal, *Wolbachia*, que é um parasita de *Onchocerca* e outras filárias. Tais bactérias medeiam lesões inflamatórias de tipo 1 em humanos e modelos murinos.[180]

A ocorrência desses tipos de eventos de regulação imune associados ao parasita ainda precisa ser estudada de maneira crítica em equinos. No entanto, a variabilidade sazonal das respostas cutâneas às microfilárias de *Onchocerca* em equinos de algumas regiões foi investigada. Nesse caso, o aparecimento de dermatite ventral-medial durante o verão pode ser relacionado com a flutuação sazonal nas cargas parasitárias da pele, que são máximas em tal período.[182] Os números totais aumentam, e as microfilárias são mais comumente encontradas nas camadas superficiais da pele. É interessante notar que esse período de abundância de microfilárias corresponde ao pico sazonal dos números do vetor *Culicoides varripennis*. Embora especulativas, as correlações entre os picos de microfilárias e vetores podem ser uma adaptação evolutiva desses parasitas, maximizando sua transmissão e sua sobrevida.

RESISTÊNCIA PROTETORA

A resistência à infecção pode ser inata ou adquirida. Em alguns casos, a resistência inata dos equinos a parasitas foi atribuída à idade, com os indivíduos mais velhos sendo resistentes. A maioria dos helmintos que acometem equinos se desenvolve apenas nestes animais que, por outro lado, apresentam resistência inata a grande parte dos parasitas de outras espécies. Exceções à regra são os parasitas com espectro maior de hospedeiros que ocasionalmente infectam equinos, como *Echinococcus granulosus* e *Fasciola hepatica*. O *Trichostrongylus axei*, um parasita de ruminantes, estabelece-se no estômago equino com facilidade e causa lesões significativas somente em grande número. Em alguns casos, os parasitas que se desenvolvem em equinos induzem lesões e sinais clínicos mais graves do que em seu aparente hospedeiro normal, conforme descrito com *D. arnfieldi*.

A resistência etária a *Parascaris* spp. e *S. vulgaris* foi descrita em equinos pela comparação da suscetibilidade de pôneis jovens e idosos criados na ausência de parasita. Aparentemente, a reação do pulmão à migração das larvas de *Parascaris* é mais intensa em equinos maduros e sugere a ocorrência de uma resposta imune nesse sítio.[160,161] Os primeiros relatos acerca da resistência adquirida com a idade à infecção por *S. vulgaris*[183] não foram substanciados, e as observações experimentais de nosso laboratório indicam que não ocorre.

A resistência adquirida a parasitas equinos pode ser inferida a partir da observação de que equinos mais velhos e submetidos à exposição crônica geralmente apresentam cargas parasitárias menores do que indivíduos jovens expostos da mesma maneira. Com base nestes critérios, a resistência adquirida é aparente em infecções por *S. westeri*, *Parascaris* spp., *Strongylus* spp. e espécies de ciatostomíneos. Os experimentos extensos, porém, são limitados a *S. vulgaris* e, em algum grau, aos ciatostomíneos.

Embora o *S. vulgaris* tenha sido praticamente eliminado das fazendas com bom gerenciamento, o exame dos detalhes da resposta imune ao parasita ilustra alguns mecanismos imunes equinos. A resistência adquirida a *S. vulgaris* é, na maioria dos casos, parcial e de um tipo concomitante, ou seja, alguns estágios do parasita, como as larvas arteriais de *S. vulgaris*, podem residir em equinos, apesar da resistência adquirida ativa contra os estágios infecciosos recém-contraídos.

A resistência à infecção com formas adultas de *S. westeri* é inferida pela curta duração de seu ciclo de vida no intestino delgado e pelo fato de as exposições subsequentes não conseguirem estabelecer infecções evidentes. As éguas, porém, continuam infectadas por larvas cujo desenvolvimento foi interrompido no terceiro estágio e que, a partir do quarto dia pós-parto, são transmitidas aos potros durante o aleitamento. Fenômenos similares ocorrem na estrongiloidíase suína. Nas infecções, há uma aparente resistência protetora contra L3 em migração, que é eficaz ao impedir o novo estabelecimento da infecção intestinal, mas não contra as L3 sequestradas na gordura abdominal da porca.[184] Fenômenos epidemiológicos similares ocorrem na infecção por *S. westeri* em equinos, e pode-se deduzir que mecanismos imunológicos semelhantes também estejam ativos.

Os mecanismos imunológicos associados à resistência protetora são apresentados principalmente de acordo com sua relação aos parasitas que habitam o lúmen do sistema gastrintestinal e, de forma secundária, àqueles que migram pelo tecido extraintestinal.

As respostas imunes contra os nematódeos gastrintestinais variam significativamente entre os hospedeiros e as diferentes espécies de parasitas em um determinado indivíduo. No entanto, algumas generalidades podem ajudar a entender tais respostas nos equinos. Um fenômeno chamado *autocura* foi descrito em ovinos, em que a ingestão de grandes números de larvas infecciosas induz a expulsão dos parasitas adultos existentes. Essa expulsão é iniciada por uma resposta de hipersensibilidade imediata espécie-específica que pode causar a eliminação de outras espécies de nematódeos. Embora o fenômeno não tenha sido analisado em equinos, as infecções experimentais de pôneis com parasitoses naturais por grandes números de L3 de *S. vulgaris* induziram uma considerável diminuição nas contagens preexistentes de ovos de estrôngilos nas fezes. Isso sugere a possível ocorrência de uma reação similar à autocura em algumas condições.

De modo geral, o estabelecimento de infecções primárias provoca, em algum momento, a expulsão espontânea desses vermes devido à senilidade ou, conforme demonstrado em modelos experimentais, a respostas imunes adquiridas ativas. O fenômeno ocorre experimentalmente na ausência de reinfecção e, assim, é separado do fenômeno de autocura. Diversos efetores imunes foram associados ao fenômeno em modelos experimentais, e é provável que alguns, se não todos, estejam ativos em algum momento no intestino equino. Os mecanismos envolvidos dependem de linfócitos T. Os anticorpos podem participar, mas não são suficientes para induzir a expulsão. A mastocitose mediada por linfócitos T, a eosinofilia e a hiperplasia de células caliciformes foram relacionadas com a expulsão em alguns sistemas. Tais células acessórias participam do braço eferente não específico da resposta. Os mediadores da inflamação, como as aminas vasoativas e as prostaglandinas, e o aumento da produção de muco foram associados à eliminação imune de infecções primárias em alguns, mas não todos os modelos experimentais. O aumento da secreção e a hiper-reatividade da musculatura lisa intestinal associada à expulsão dos vermes são chamados fenômenos de *weep and sweep* (do inglês, algo como "varrer com água"). É provável que vários eventos imunológicos específicos iniciem diversos mecanismos efetores não específicos que causem essa expulsão. Tais mecanismos variam conforme a espécie de parasita. A eliminação de formas adultas de *S. westeri* e *Parascaris* spp. de equinos maduros e a hipotética substituição sazonal de *Strongylus* spp. e espécies de ciatostomíneos spp. podem ser mediadas por tais respostas.

Além das respostas imunes durante as migrações pelo tecido, a resistência protetora à reinfecção por nematódeos gastrintestinais ocorre na superfície do epitélio. Tal reação, chamada *expulsão rápida* ou *exclusão imune*, é separada da autocura ou da expulsão imune da infecção primária. As larvas infecciosas são expelidas do intestino em questão de horas. Mais uma vez, os mecanismos de expulsão descritos variam conforme as espécies de parasitas e hospedeiros. No entanto, observaram-se reações anafiláticas e aprisionamento em muco. Alguns experimentos com ratos infectados com *T. spiralis* sugerem que alterações nas células epiteliais de animais imunes participam diretamente da exclusão dos parasitas. Embora tenha sido notada a lesão imunomediada de helmintos intestinais, com menor fecundidade, menor tamanho e alterações morfológicas, as larvas infecciosas expelidas pelos mecanismos rápidos continuam viáveis e íntegras. Pode-se especular que as reações dessa natureza são responsáveis, em parte, pela resistência à reinfecção de equinos com ciatostomíneos.

Algumas observações específicas foram feitas na aquisição de resistência à reinfecção por ciatostomíneos em equinos.[185] Tal resistência é adquirida com o passar do tempo em caso de exposição contínua a L3 nas pastagens (é incompleta) e, como em outras helmintíases, parece ser geneticamente regulada para que os números do parasita sejam bem dispersos em um plantel de animais adultos. O número limitado de estudos experimentais e a campo realizados até hoje sugere que a imunidade pode ser direcionada a todos os estágios do ciclo de vida do parasita. Os desafios de pôneis anteriormente expostos e não experimentados com infecções mistas por estrôngilos indicam a ocorrência de um fenômeno não específico de autocura, reduzindo os números de formas adultas e larvas em quarto estágio (L4) no lúmen e na mucosa.[157] As contagens de ovos nas fezes são significativamente menores em animais mais velhos em comparação com aqueles com 1 ano de idade, mesmo quando os números de parasitas adultos são similares. Tais observações sugerem que as respostas imunes são dirigidas à fecundidade da fêmea ou que as espécies de ciatostomíneos presentes nos animais mais velhos são inerentemente menos fecundas. Os números de L3 precoces (EL3) são menores após o desafio de pôneis adultos anteriormente expostos em comparação com animais jovens anteriormente expostos ou controles de idade compatível e não experimentados.[186] Outros estudos sugeriram que a resistência adquirida é importante na indução de hipobiose.[169,187] A resistência à aquisição de EL3 não foi observada quando os números foram comparados em pôneis jovens anteriormente expostos e de idade compatível criados na ausência de parasitas. No entanto, esses jovens já expostos demonstraram números significativamente menores de larvas em desenvolvimento (LD) na mucosa. Isso sugere que, quando EL3 começaram a crescer, ficaram suscetíveis ao ataque imune.[186] Provavelmente, tal resposta é determinada por citocinas produzidas por linfócitos T da linhagem Th2 com aumentos demonstrados em IL-4 e IL-5. Essa resposta mimetiza, de alguma maneira, os resultados descritos em estudos com nematódeos murinos.[177]

Diversos helmintos intestinais, assim como outros, migram pelos tecidos extraintestinais como parte de seu ciclo de vida. Entre eles estão *Parascaris* spp., *S. westeri* e *Strongylus* spp., que estimulam respostas imunes adquiridas em equinos. Durante a migração, as larvas são vulneráveis ao ataque por efetores imunes que podem encapsulá-las em uma resposta inflamatória imunomediada, prejudicar suas migrações ao interferirem em importantes processos metabólicos ou invasivos ou inibir a muda entre os estágios L3 e L4. Nesse sentido, o fenômeno mais estudado é a adesão mediada por anticorpos de células inflamatórias, que pode causar a morte das larvas. O fenômeno envolve muitos tipos celulares e isótipos de imunoglobulina em diferentes sistemas hospedeiro-parasita. Os estudos *in vitro* dessa natureza foram conduzidos com larvas em terceiro estágio de *S. vulgaris* e efetores imunes equinos.[188] Nos experimentos, a adesão celular dependente de anticorpos foi demonstrada como específica à espécie do parasita. A morte *in vitro* foi mediada por eosinófilos, e não por neutrófilos ou monócitos. Eosinófilos ativados foram necessários para mediar a resposta, e sabe-se que as infecções *S. vulgaris* ativam eosinófilos e neutrófilos *in vivo*.[189] Embora não se saiba se os eosinófilos são essenciais nessa resposta imune protetora, a eosinofilia anamnéstica é característica em pôneis imunes, mas não em pôneis não imunes após o desafio experimental com *S. vulgaris*.[157] Por causa de sua importância, dos convincentes dados *in vitro* e das correlações *in vivo*, o eosinófilo é considerado o principal efetor na morte imunomediada de helmintos. No entanto, estudos recentes em modelos experimentais murinos com bloqueio da eosinofilia pelo tratamento com anti-IL-5 sugerem que esse tipo de célula não é essencial à resistência protetora em alguns sistemas.[190] O aumento significativo da concentração de IL-5 foi observado em pôneis vacinados contra *S. vulgaris*. É possível que, *in vivo*, diversas células atuem como efetores e, em algumas circunstâncias, possam compensar a ausência de eosinófilos. Demonstrou-se *in vitro* a reatividade dos anticorpos com enzimas secretadas pelo parasita e fluidos de muda, fatores importantes para a homeostasia do micróbio; reações similares podem ser importantes *in vivo*.

As respostas de linfócitos T são essenciais para a indução de resistência protetora aos helmintos que migram pelos tecidos na maioria dos sistemas estudados, inclusive no modelo experimental de *S. vulgaris* em pôneis. Provavelmente, este papel importante dos linfócitos T é mediado por sua dependência da resposta anticórpica e pelas respostas secundárias das células efetoras. É provável que as substâncias antigênicas secretadas ou excretadas (ES) pelos nematódeos em migração sejam importantes na indução das respostas. Também é provável que uma combinação de respostas imunes desencadeadas por antígenos parasitários específicos, inclusive antígenos de superfície e produtos ES, seja necessária para o desenvolvimento da resistência protetora.

RESPOSTAS REGULADORAS INDUZIDAS PELO PARASITA

Os helmintos evoluíram mecanismos elaborados para escapar das respostas imunes do hospedeiro, enfrentar a resposta específica ativa do hospedeiro e ainda estabelecer infecções crônicas. Entre estas estratégias de evasão imune, estão a produção e a secreção de moléculas, como proteases, inibidores de protease, antioxidantes, prostaglandinas e antígenos de fosforilcolina, que prejudicam as respostas efetoras do hospedeiro.[191,192] Outras moléculas que mimetizam os fatores reguladores imunes do hospedeiro, como TGF-β e fator inibidor da migração de macrófagos (MIF), também foram identificadas nos genomas de helmintos.[191] É provável que tais moléculas regulem negativamente a resposta protetora contra o parasita e auxiliem a evasão imune.

Os helmintos podem induzir uma resposta imune reguladora que promove sua sobrevida, mas também tem efeitos secundários sobre as respostas do hospedeiro a outros agentes infecciosos, vacinas, respostas alérgicas e doenças autoimunes. Tais observações progrediram ao ponto em que uma terapia helmíntica está sendo desenvolvida para o tratamento da doença inflamatória intestinal e da colite ulcerativa humanas.[193,194] Nessa situação, a infecção de suínos com *T. suis* impede a regulação das respostas inflamatórias de tipo 1 responsáveis por essas doenças e reduz sua atividade. O modelo simples e geralmente aceito para este tipo de regulação induzida por helmintos é que fatores do parasita estimulam as células dendríticas, que ativam linfócitos T reguladores e macrófagos de ativação alternativa. Tais células, por meio da produção de TGF-β e IL-10, podem suprimir as respostas inflamatórias mediadas por Th1 e Th2.[195-197]

Estudos detalhados sobre os efeitos dos helmintos de equinos na regulação das respostas induzidas por parasitas ou imunógenos heterólogos não foram relatados. Os efeitos de diferentes níveis de infecção gastrintestinal por helmintos na resposta de pôneis à imunização com hemocianina de lapa californiana (KHL, do inglês *keyhole limpet hemocyanin*) foram quantificados.[198] Os níveis de anticorpos ao ensaio imunossorbente ligado à enzima (ELISA) mostraram que os animais com cargas parasitárias baixas tendiam a apresentar maior aumento dos títulos de imunoglobulina total, IgG(T) e IgA específicas a KLH em comparação com pôneis com altas cargas parasitárias. Os pôneis com cargas parasitárias moderadas e altas tendiam a apresentar menor resposta linfoproliferativa à KLH e que não foi restaurada após a adição de IL-2. As células desses pôneis também produziram níveis significativamente menores de IL-4 em comparação com pôneis com baixas cargas parasitárias. Tais dados indicam que os animais com altas cargas parasitárias apresentam redução uniforme das respostas imunes celulares e humorais à imunização com proteína solúvel. Os mecanismos envolvidos não são conhecidos. Um estudo recente avaliou a resposta inflamatória e imunológica a três antígenos diferentes administrados de forma simultânea a pôneis concomitantemente submetidos à vermifugação com ivermectina ou pamoato de pirantel ou mantidos como controles não tratados. O estudo não observou diferenças na expressão de citocinas, marcadores inflamatórios de fase aguda ou títulos de anticorpos antígeno-específicos entre os grupos de tratamento anti-helmíntico.[199] A possível interação entre os nematódeos intestinais residentes e as respostas a vacinação em equinos requer maior investigação.

Infecção e imunidade

Robert H. Mealey

PRINCÍPIOS BÁSICOS DAS DOENÇAS INFECCIOSAS

Os clínicos de equinos trabalham muito na prevenção, no diagnóstico e no tratamento de doenças infecciosas. Informações detalhadas e atuais sobre doenças infecciosas específicas no contexto de sistemas orgânicos são dadas em outras seções deste livro, e discussões profundas acerca das doenças infecciosas de equinos podem ser encontradas em um texto[200] e uma revisão recentes.[201] O campo das pesquisas em doenças infecciosas equinas cresce rapidamente, e técnicas genômicas modernas, como o sequenciamento paralelo profundo, possibilitaram a recente descoberta de patógenos equinos e possíveis agentes etiológicos anteriormente não conhecidos.[202,203] Além disso, a aplicação contínua de abordagens proteômicas[204] aumentou o conhecimento sobre a patogênese das doenças infecciosas, levou à descoberta de novas vacinas e alvos terapêuticos e melhorou o diagnóstico.

Em nível mais básico, os seguintes eventos ocorrem em todas as doenças infecciosas: encontro, entrada, disseminação, multiplicação, lesão e desfecho.[205] O encontro ocorre quando o hospedeiro entra em contato com um agente infeccioso. O encontro é endógeno quando as infecções são causadas pela microbiota microbiana normal. Um exemplo é a pneumonia causada por *Streptococcus zooepidemicus*, membro da microbiota normal da nasofaringe equina. As infecções de aquisição exógena decorrem do encontro com um agente infeccioso no ambiente ou com um agente transmitido por outros animais ou vetores, que podem ser insetos ou carrapatos. Há muitos exemplos de doenças infecciosas exógenas, e um importante é a pneumonia causada por *Rhodococcus equi*. A entrada no hospedeiro pode ocorrer por ingestão, inalação ou penetração pelas barreiras epiteliais, como a pele ou as superfícies mucosas. Na entrada dos microrganismos, o tamanho do inóculo é um fator essencial para determinar o desenvolvimento ou não da doença. Após a entrada, os microrganismos devem disseminar-se do sítio de entrada até os tecidos locais ou áreas distantes do corpo. Bactérias como *Staphylococcus aureus* produzem enzimas, como coagulase, protease e hialuronidase, que facilitam sua capacidade de disseminação pelos tecidos e de causar doença. As substâncias produzidas por microrganismos que aumentam sua capacidade de causar doença, assim como suas próprias estruturas microbianas, são coletivamente denominadas fatores de virulência. A próxima etapa no desenvolvimento da doença é a replicação do agente infeccioso a ponto de causar sinais clínicos. Tal fase de replicação antes do desenvolvimento da doença clinicamente aparente é o período de incubação. Os microrganismos que causam doença por meio da produção de toxinas, como a toxina botulínica de *Clostridium botulinum*, são uma exceção à regra. O hospedeiro fica doente quando a infecção provoca lesão tecidual. Há muitas possíveis formas de ocorrência de lesão. A morte celular causada por replicação do agente, toxinas extracelulares produzidas pelo micróbio e, mais importante, as respostas imunes inflamatórias e adaptativas do hospedeiro contra o patógeno provocam lesão tecidual e doença. A resposta inflamatória sistêmica gerada pela endotoxina durante infecções por bactérias gram-negativas é um excelente exemplo de lesão mediada pelo hospedeiro. O desfecho depende da interação entre fatores do agente infeccioso e fatores do hospedeiro, inclusive o tamanho do inóculo e a virulência do micróbio e o estado imunológico do hospedeiro. O hospedeiro pode montar uma boa resposta imune e eliminar o microrganismo, como ocorre na infecção pelo vírus da influenza equina. Alternativamente, a resposta imune pode controlar a replicação do agente para que a doença se resolva, mas o micróbio não é eliminado. Isso provoca uma infecção persistente, mas não aparente, como ocorre com o vírus da anemia infecciosa equina. Por fim, agentes altamente virulentos, como o vírus da raiva e o Hendra (henipavírus), matam o hospedeiro, enquanto agentes menos patogênicos podem matar hospedeiros com algum tipo de comprometimento imunológico.

Os agentes etiológicos mais patogênicos desenvolveram mecanismos eficientes de entrada, disseminação e replicação que aumentam sua capacidade de causar doença. É importante notar que cada uma dessas etapas requer superar ou evitar os mecanismos de defesa do hospedeiro, como barreiras físicas, respostas imunes inatas e respostas imunes adaptativas. Estas mesmas respostas imunes acabam por controlar a maioria dos agentes infecciosos, mas também participam da patogênese da doença. Assim, o conhecimento sobre o desenvolvimento das doenças infecciosas e seu controle requer o entendimento fundamental de imunologia, que é o foco primário deste capítulo.

IMUNOLOGIA EQUINA

Embora nosso entendimento moderno do sistema imune se baseie principalmente em humanos e modelos com roedores, os equinos contribuíram de maneira significativa para nosso conhecimento de muitos processos imunológicos. Entre as contribuições estão os primeiros trabalhos sobre soroterapia e transferência passiva de anticorpos, estrutura e função de anticorpos, imunidade a agentes infecciosos, imunodeficiências e imunologia reprodutiva.[206] As pesquisas com cavalos continuam em muitas dessas áreas de medicina equina e imunologia comparativa. Com algumas exceções, a organização geral e o funcionamento do sistema imune equino são similares aos observados em outras espécies mamíferas. Diversos textos trazem revisões profundas excelentes sobre imunologia básica e clínica, e grande parte das informações gerais deste capítulo foi obtida em tais fontes.[207-210] Este capítulo enfoca os aspectos do sistema imune que podem ser de maior interesse para os veterinários de equinos e pesquisadores, e as referências pertinentes ao trabalho em tal espécie são dadas sempre que possível.

Imunidade inata e a resposta inflamatória aguda

As defesas imunes envolvem as respostas inatas e as respostas adaptativas, que são mediadas por componentes celulares e solúveis. Embora fundamentalmente diferentes, os sistemas imunes inatos e adaptativos são intimamente relacionados e compartilham muitos dos mesmos processos e componentes. A imunidade inata é rápida, não é específica, provoca inflamação aguda e não tem memória. Por outro lado, a imunidade adaptativa precisa de tempo para se desenvolver, é antígeno-específica e tem memória. A especificidade das respostas adaptativas e a capacidade de memória imunológica possibilitam a proteção completa contra um determinado patógeno. No entanto, as respostas inatas são essenciais para o desencadeamento da resposta adaptativa, além de darem tempo valioso para seu desenvolvimento específico.

Os equinos, como diversas outras espécies, estão sob constante ataque de vários micróbios que compartilham seu habitat. Embora a maioria destes microrganismos seja considerada inofensiva, seu potencial causador de doença é evidente quando provocam infecções oportunistas em indivíduos com sistemas imunes comprometidos. De modo geral, os mamíferos evoluíram diversas medidas defensivas para impedir a ocorrência de infecções. Na primeira linha de defesa, estão as barreiras físicas formadas pela pele e pelas superfícies mucosas do sistema digestório, do sistema respiratório e do sistema urogenital. Além de formar uma barreira contra a penetração, a superfície cutânea contém diversas enzimas, ácidos graxos e óleos que inibem o crescimento de bactérias, fungos e vírus. As mucosas e suas secreções apresentam enzimas bacteriolíticas, polipeptídeos básicos bactericidas, mucopolissacarídeos e anticorpos que impedem a colonização e a penetração dessas superfícies. O muco também é uma barreira física que aprisiona os microrganismos invasores e provoca sua eliminação.[211] As partículas aprisionadas nas secreções de muco do sistema respiratório, por exemplo, são transportadas em sentido cranial pela ação das células ciliares até a traqueia, onde são deglutidas.[212] Após a deglutição, as secreções ácidas e enzimas digestivas do estômago destroem a maioria dos microrganismos. A arquitetura epitelial e tecidual normal é essencial à exclusão das bactérias e alterações nesse mecanismo tornam o hospedeiro suscetível à infecção por micróbios que geralmente colonizam as vias respiratórias superiores.[213,214] O papel protetor da acidez gástrica contra patógenos gastrintestinais é indicado pela observação de que fármacos antiácidos aumentam o risco de diarreia em potros neonatos internados em unidades de terapia intensiva (UTI).[215] Em humanos, a administração de inibidores de bombas de prótons a pacientes em estado crítico aumenta o risco de diarreia associada a *Clostridium difficile*.[216]

Citocinas pró-inflamatórias, proteínas de fase aguda e sistema complemento

Após a quebra das barreiras físicas, o sistema imune inato usa diversas defesas internas para conter e eliminar os microrganismos invasores. As respostas inflamatórias são iniciadas pela ativação direta de sistemas de proteases plasmáticas, como por componentes da parede celular bacteriana, ou pela estimulação decorrente da secreção de toxinas ou outras proteínas.[217] As paredes e membranas celulares das bactérias contêm diversas proteínas e polissacarídeos com estruturas moleculares características, geralmente repetidas. Entre esses padrões moleculares associados a patógenos (PAMPs) estão os LPSs, as peptideoglicanas, o ácido lipoteicoico e as flagelinas.[218] Outros PAMPs são os ácidos nucleicos virais e os dinucleotídeos não metilados de citosina-guanosina (CpG) das bactérias. Os PAMPs interagem com receptores de reconhecimento de padrão encontrados nas células do sistema imune, principalmente naquelas que participam do primeiro encontro com os micróbios invasores. Essas "células sentinelas" são os macrófagos, as células dendríticas e os mastócitos; os macrófagos são os mais importantes para o início da resposta inflamatória. Os receptores de reconhecimento de padrão estão localizados na superfície celular ou no meio intracelular; entre eles, há os receptores do tipo *Toll* (TLRs), os receptores similares ao gene 1 induzido por ácido retinoico (RIG-1) e os receptores similares ao domínio de oligomerização ligante de nucleotídeo. Os TLRs são muito importantes na indução de inflamação. Além disso, a interação com os PAMPs gera eventos de sinalização intracelular que levam à expressão de sinais coestimuladores para o desenvolvimento da resposta imune adaptativa. As células danificadas liberam produtos coletivamente chamados *padrões moleculares associados à lesão* (PMALs) que se ligam aos TLRs nos macrófagos e em outras células e provocam a síntese de citocinas pró-inflamatórias que aumentam o processo inflamatório. Os macrófagos residentes que encontram o invasor iniciam a resposta inflamatória por meio da produção de citocinas pró-inflamatórias, como a IL-1, a IL-6 e o fator de necrose tumoral alfa (TNF-α).[217] As citocinas são proteínas semelhantes a hormônios que medeiam diversas respostas celulares. Um vasto número de citocinas participa da regulação de respostas imunes inatas e adaptativas. A IL-1, por exemplo, é um mediador pleiotrópico da resposta do hospedeiro a infecções e à lesão tecidual (Tabela 1.3).

Muitos dos efeitos da IL-1 são mediados por sua capacidade de aumento da produção de outras citocinas, como fator estimulador de colônias de granulócitos (G-CSF), TNF-α, IL-6 e fator de crescimento derivado de plaquetas (PDGF). A IL-6 é responsável pelo aumento da síntese de proteínas de fase aguda pelos hepatócitos, inclusive proteínas do sistema complemento, proteína C-reativa e amiloide sérico A (SAA). Muitas destas proteínas e citocinas que as estimulam são responsáveis pelos sinais físicos característicos de inflamação, como o aumento do fluxo sanguíneo e da permeabilidade vascular, a migração de leucócitos do sangue periférico para os tecidos, o acúmulo de leucócitos no foco inflamatório e a ativação de leucócitos para a destruição de quaisquer microrganismos invasores.[219]

Durante as infecções virais, os receptores intracelulares de reconhecimento de padrão (como RIG-1) ligam-se a PAMPs virais (como o RNA de dupla fita) e induzem a produção de interferonas (IFNs) do tipo I, inclusive IFN-α e IFN-β. Tais moléculas são sintetizadas por células infectadas com vírus em horas e inibem a replicação viral por meio de diversos mecanismos. Além disso, as células *natural killer* (NK) são capazes de lisar as células infectadas por vírus por meio do reconhecimento de diferentes tipos de receptores em sua superfície e também do reconhecimento da menor quantidade de moléculas do complexo de histocompatibilidade principal (veja a discussão a seguir), cuja expressão pode ser negativamente regulada pela infecção viral. Por fim, as células NK apresentam receptores Fc de superfície (veja a discussão a seguir) que podem interagir com a porção Fc dos anticorpos ligados na superfície das células infectadas e, subsequentemente, matá-las por meio do processo de citotoxicidade celular dependente de anticorpos. As células NK são da linhagem linfocitária, mas não apresentam receptores antígeno-específicos como os linfócitos T e B (discutidos a seguir) e, assim, agem como células efetoras inatas.

O sistema complemento é composto por mais de 30 diferentes proteínas plasmáticas, que são produzidas principalmente no fígado. Essa complexa série interativa de proteases e seus substratos produz intermediários fisiologicamente ativos que podem danificar membranas, atrair neutrófilos e outras células, aumentar o fluxo sanguíneo e a permeabilidade vascular e opsonizar bactérias e outras partículas para a fagocitose.[220]

Tabela 1.3 Atividades biológicas da interleucina (IL) 1.

Ativa linfócitos T	Induz febre
Ativa linfócitos B	Citotóxica por algumas células tumorais
Aumenta a morte por células NK	Citostática para outras células tumorais
Fator de crescimento de fibroblastos	Estimula a produção de colágeno
Estimula a síntese de PGE	Estimula o crescimento de queratinócitos
Estimula a reabsorção óssea	Estimula o crescimento de células mesangiais
Quimiotático para neutrófilos	Ativa neutrófilos
Ativa osteoclastos	Induz a produção de IL-6

A cascata do sistema complemento pode ser ativada de três formas. A *via da lectina* começa com a interação entre proteínas solúveis ligantes de carboidrato (como a lectina ligante de manose) e estruturas nas superfícies microbianas. As proteases associadas a essas lectinas ligantes de carboidratos, então, iniciam a clivagem dos componentes do sistema complemento e ativam a via. Na *via clássica*, o C1q interage com anticorpos já ligados à superfície de um micróbio. O C1q ligado é proteolítico e cliva outros componentes do sistema complemento, ativando a via. A ativação do sistema complemento pela *via alternativa* não envolve anticorpos. Em vez disso, determinados produtos microbianos estimulam a associação do fator D, uma enzima proteolítica, ao complexo formado pelos fatores B e C3b, o que leva à geração de C3 convertase e à sua deposição na superfície microbiana. Todas as três vias convergem à geração de C3 convertase e clivagem de C3. O C3a solúvel, produzido pela clivagem de C3 pelas C3 convertases, pode ligar-se a mastócitos e causar sua desgranulação e, por isso, é chamado anafilatoxina, assim como C4a. O C3b age como opsonina em células fagocíticas com receptor de C3b. O C3b também é necessário para a formação do complexo de ataque à membrana pelos componentes terminais do sistema complemento, C5 a C9. No processo, há clivagem de C5 e geração de C5a que, assim como o C3a, é um fator quimiotático para neutrófilos e monócitos.[221] O C5b forma um complexo com C6, C7 e C8 nas superfícies celulares. Isso leva à inserção e à polimerização de C9, que forma um poro na membrana e provoca a lise celular. Um resumo das três vias do sistema complemento e os mecanismos efetores resultantes de destruição microbiana é mostrado na Figura 1.6.

Mediadores lipídicos. Os prostanoides são mediadores lipídicos que regulam a resposta inflamatória.[222,223] Entre os prostanoides estão as prostaglandinas (PGs), os leucotrienos (LTs) e a prostaciclina (PGI_2), os produtos da clivagem do ácido araquidônico pela cicloxigenase seguida por endoperoxidação. As principais fontes de prostanoides na inflamação aguda são os fagócitos, as células endoteliais e as plaquetas. Embora os prostanoides geralmente medeiem os efeitos cardeais de dor, febre e aumento de volume, característicos da resposta inflamatória aguda, seus papéis específicos são um pouco confusos e podem ser pró-inflamatórios ou anti-inflamatórios.[224] A produção de prostanoides depende da atividade das duas isoformas da enzima ciclo-oxigenase (COX) nas células: COX-1, presente na maioria das células e de expressão geralmente constitutiva; e COX-2, de expressão baixa ou indetectável na maioria das células, mas que aumenta de modo considerável após a estimulação, sobretudo em células do sistema imune. Provavelmente, o aumento da expressão de COX-2 por estímulos inflamatórios responde pelos altos níveis de prostanoides nas lesões inflamatórias e é a base para o desenvolvimento de AINEs COX-2-seletivos.[225] Como há diferenças específicas na farmacocinética e na seletividade de COX dos AINEs, a extrapolação de estudos realizados em outras espécies deve ser interpretada com cautela quanto à possível seletividade de COX e à sua eficácia em equinos.[226] O meloxicam é seletivo para COX-2 e eficaz em cavalos;[227-229] porém, no momento de redação deste texto, não é aprovado para o uso em equinos nos EUA, embora o seja na Europa. O firocoxibe é um inibidor seletivo de COX-2 com segurança e eficácia registradas[210-236] e, hoje, é o único fármaco desse tipo aprovado pela Food and Drug Administration (FDA) para o uso em equinos nos EUA.

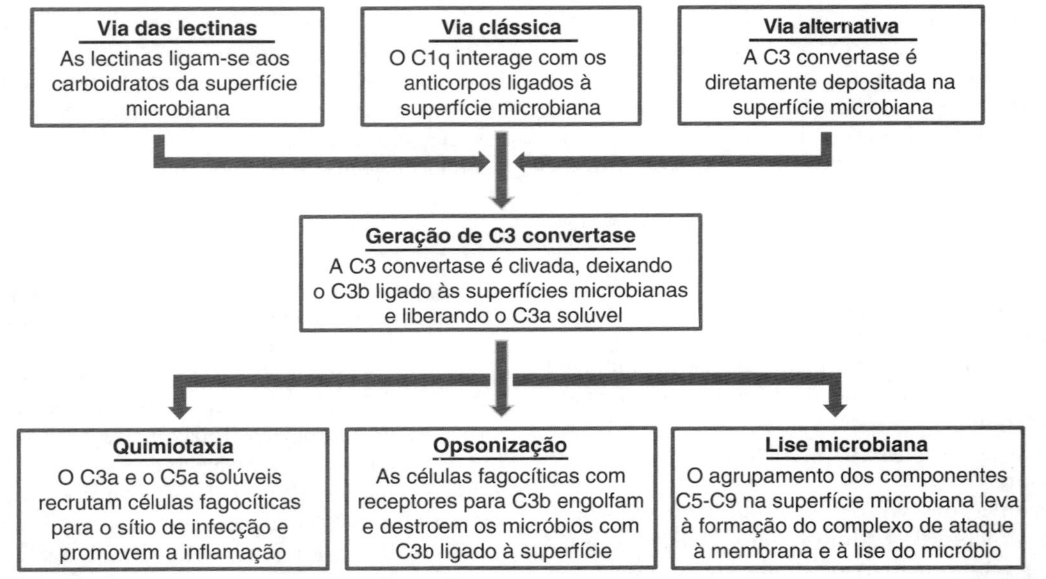

Via das lectinas
As lectinas ligam-se aos carboidratos da superfície microbiana
Via clássica
O C1q interage com os anticorpos ligados à superfície microbiana
Via alternativa
A C3 convertase é diretamente depositada na superfície microbiana
Geração de C3 convertase
A C3 convertase é clivada, deixando o C3b ligado às superfícies microbianas e liberando o C3a solúvel
Quimiotaxia
O C3a e o C5a solúveis recrutam células fagocíticas para o sítio de infecção e promovem a inflamação
Opsonização
As células fagocíticas com receptores para C3b engolfam e destroem os micróbios com C3b ligado à superfície
Lise microbiana
O agrupamento dos componentes C5-C9 na superfície microbiana leva à formação do complexo de ataque à membrana e à lise do micróbio

Figura 1.6 Vias simplificadas de ativação do sistema complemento e mecanismos efetores básicos de destruição microbiana.

As duas isoformas de COX produzem PGH_2, que é o substrato comum de uma série de enzimas sintases específicas que geram PGD_2, PGE_2, PGF_2, PGI_2 e tromboxano A_2 (TXA_2). A expressão diferencial destas enzimas nas células presentes nos sítios de inflamação determina o perfil de síntese de prostanoides. Da mesma maneira, o efeito biológico de um prostanoide depende da interação com receptores ligados à proteína G na superfície celular. Diversas células do sistema imune expressam múltiplos receptores que unem vias aparentemente opostas. O impacto dos prostanoides presentes em uma resposta inflamatória é, assim, determinado pela gama de receptores expressos pelas células e pelas vias intracelulares às quais estão ligadas. A ativação dos receptores, mesmo quando acoplados a vias similares, pode evocar diferentes respostas por causa de diferenças nos níveis de expressão (constitutiva ou induzida) ou nos padrões de dessensibilização. O papel dos prostanoides em uma determinada resposta inflamatória depende não apenas da presença dos mediadores lipídicos na lesão, mas também do perfil de receptores nas células imunes e das vias de sinalização bioquímica destes receptores.[237] Assim, a PGE_2 é considerada pró-inflamatória, pois promove a vasodilatação por ativação de receptores na musculatura lisa vascular e o aumento da permeabilidade vascular de maneira indireta, por aumento da liberação de histamina e outros mediadores de leucócitos teciduais, como mastócitos. A PGE_2 também é o prostanoide responsável pela produção de febre. No entanto, com a progressão da inflamação, a síntese de PGE_2 por macrófagos é estimulada pelo aumento da expressão de COX-2 e PGE-sintase. A elevação dos níveis de PGE_2 inibe a ativação de leucócitos e a desgranulação de mastócitos, além de relaxar as contrações da musculatura lisa. No pulmão, a PGE_2 promove broncodilatação. Assim, nessas situações, a PGE_2 pode ser considerada anti-inflamatória.

Quimiotaxia e tráfego de leucócitos. Um dos primeiros e mais importantes aspectos da resposta inflamatória aguda é o recrutamento de leucócitos (principalmente neutrófilos) para o sítio de lesão. Os neutrófilos constituem a primeira linha de defesa celular e são as primeiras células envolvidas em uma resposta inflamatória. Esses fagócitos derivam de células-tronco multipotentes localizadas, principalmente, na medula óssea. Sob a influência de diversos sinais vindos de dentro e fora da medula óssea, essas células-tronco se comprometem com o desenvolvimento de células da linhagem dos granulócitos. O sinal essencial é dado por uma família de fatores de crescimento chamados fatores estimuladores de colônias (FECs), que geram sinais de proliferação e diferenciação para o desenvolvimento dos granulócitos e outros leucócitos. Liberadas na circulação, estas células devem encontrar o caminho até o sítio da resposta inflamatória. A produção de diversos fatores quimiotáticos pelas células do hospedeiro, pelas bactérias e por outros invasores faz com que diversos leucócitos entrem na circulação e sejam carreados até o sítio da lesão.[238] As quimiocinas são citocinas quimiotáticas. Tais moléculas são proteínas solúveis sintetizadas pelas células do hospedeiro e induzem a migração direcional e a ativação de leucócitos, bem como outros tipos celulares somáticos e, assim, mostram-se essenciais na resposta inflamatória.[239] A quimiocina CXCL8 (anteriormente chamada IL-8) tem papel central na migração de neutrófilos, inclusive em equinos.[240,241] Outras quimiocinas promovem reações imunes humorais e celulares, regulam a adesão celular, a angiogênese, o tráfego de leucócitos e seu *homing* e participam da linfopoese e da hematopoese.[242]

O tráfego específico de leucócitos do sangue para os sítios inflamatórios depende da produção de fatores quimiotáticos e da interação de receptores leucocitários específicos com as correspondentes moléculas de adesão na superfície endotelial dos vasos sanguíneos. A adesão do neutrófilo é um processo em duas etapas com participação de moléculas de superfície das células endoteliais chamadas selectinas. O pequeno endotélio venular sobreposto ao sítio de inflamação é exposto a leucotrienos, fator ativador de plaquetas (PAF), IL-1, proteína C5a do sistema complemento, histamina, LPSs, TNF-α ou outros mediadores liberados pela coagulação, ativação de plaquetas ou ativação de mastócitos expressa P-selectina. A P-selectina medeia o processo em que os neutrófilos começam a interagir com a superfície endotelial por meio do fenômeno chamado "rolamento", em que o neutrófilo circulante se liga à célula endotelial antes da verdadeira adesão. A P-selectina surge na superfície das células endoteliais minutos após o estímulo inflamatório; depois de algumas horas, tais superfícies começam a expressar E-selectina. As selectinas endoteliais interagem com ligantes de carboidrato presentes na superfície do leucócito. No caso dos neutrófilos, o ligante é sialil-Lewis X, um oligossacarídeo presente nas glicoproteínas da superfície celular. A P-selectina equina liga-se à sialil-Lewis X dos leucócitos destes animais, mediando a adesão e estimulando a produção de CXCL8.[243] A segunda parte do processo de adesão é a forte ligação das integrinas na superfície dos neutrófilos às moléculas intercelulares de adesão na superfície endotelial celular. As integrinas dos leucócitos são proteínas heterodiméricas, e entre elas estão o antígeno funcional leucocitário 1 (LFA-1, também chamado CD11a:Cd18) e o receptor de tipo 3 do sistema complemento (CR3, também chamado CD11b:Cd18). Os neutrófilos podem ser ativados por diversas proteínas solúveis de bactérias, mas não de células eucarióticas. Os fatores do hospedeiro no sítio de inflamação também podem ativar os neutrófilos. Entre estes estão as proteínas do sistema complemento (C5a, C3a), a quimiocina CXCL8, as citocinas (principalmente TNF-α) e os imunocomplexos.[244] A expressão de integrinas pelo neutrófilo ativado possibilita sua ligação à superfície endotelial. A migração dos neutrófilos pela parede vascular é muito menos entendida do que estes primeiros eventos que levam à adesão firme. As integrinas LFA-1 e CR3, assim como PECAM-1 (CD31), outra molécula de adesão celular, parecem atuar no processo. A CXCL8 sintetizada por células endoteliais também é essencial em tal processo. Após atravessarem o endotélio, os fagócitos seguem os sinais quimiotáticos e migram até o ponto da lesão. Os fagócitos podem aderir-se a outras células durante a migração até o sítio de inflamação, e essas interações também dependem das integrinas.

Os neutrófilos recrutados e ativados dessa maneira fagocitam invasores microscópicos e tentam destruí-los com produtos reativos de oxigênio gerados pela explosão (*burst*) respiratória dependente de nicotinamida adenina dinucleotídeo fosfato (NADPH) oxidase. Durante o processo, os neutrófilos liberam outros mediadores pró-inflamatórios, amplificando a resposta. Uma das células atraídas para a área é a célula NK. A produção de IFN-α ou IFN-β por macrófagos e outros tipos celulares aumenta a atividade citolítica das células NK. As próprias células NK podem ser uma fonte de interferona gama (IFN-γ), outra citocina pró-inflamatória (discutida em detalhes a seguir). Dependendo da magnitude da lesão inicial e da suscetibilidade do invasor à destruição mediada pelos neutrófilos, a resposta inflamatória pode ser aguda ou crônica.

A inflamação aguda é, assim, uma resposta rápida a uma lesão e caracteriza-se por acúmulos de fluido, proteínas plasmáticas e neutrófilos que logo se resolvem após a remoção do estímulo inflamatório inicial. Entre os sinais de desativação, estão PGE_2, cortisol, IL-10 e TGF-β. Alguns destes agentes quimiotáticos responsáveis pelo início da resposta (CXCL8, FMLP, C5a, LTB4 e PAF) também regulam negativamente sua intensidade ao induzirem a eliminação dos receptores de IL-1 dos neutrófilos.[245] A eliminação desse receptor falso (*decoy*) pode ter efeitos anti-inflamatórios, devido à ligação e à neutralização da citocina. Da mesma maneira, acredita-se que muitas proteínas de fase aguda tenham atividade imunomoduladora por meio da regulação negativa da função neutrofílica.[246] As respostas inflamatórias agudas podem ser subclínicas e resolver-se sem complicações. No entanto, se o invasor for resistente à destruição mediada por neutrófilos ou se o grau de lesão for maior, a resposta pode tornar-se mais crônica, com o recrutamento de macrófagos e linfócitos e o crescimento de fibroblastos.

A característica essencial da resposta imune inata é a ausência de especificidade pelo microrganismo invasor. Assim, a indução de uma resposta imune inata não requer a exposição prévia ao microrganismo invasor nem é estimulada pela exposição repetida ao mesmo micróbio. Na maioria dos casos, tais mecanismos são adequados para a eliminação de invasores casuais. No entanto, os microrganismos patogênicos evoluíram diversos métodos para evitar sua eliminação. Em resposta aos patógenos, células especializadas e produtos da resposta imune adaptativa são mobilizados.

Imunidade adaptativa

A resposta imune adaptativa é desencadeada pelo encontro com um agente estranho e depende das reações antígeno-específicas mediadas por diferentes divisões da família dos linfócitos (Figura 1.7). Diferentemente da natureza não específica da resposta imune inata, uma característica importante da resposta imune adaptativa é a especificidade dessa interação. Assim, a exposição do hospedeiro a um determinado micróbio ou parasita leva à indução de respostas imunes direcionadas contra componentes específicos do invasor e que não afetam microrganismos não relacionados. A especificidade da resposta imune adaptativa é o resultado da interação entre estruturas moleculares específicas, ou *antígenos*, do invasor e receptores antígeno-específicos dos linfócitos. Todos os tipos de estruturas químicas podem ser antígenos, inclusive proteínas, ácidos nucleicos, lipídios e polissacarídeos. No entanto, as moléculas estranhas grandes, complexas e estáveis são as mais antigênicas. Antígenos grandes, como proteínas, contêm múltiplos *determinantes antigênicos* ou *epítopos* que interagem com os linfócitos por meio de seus receptores antígeno-específicos. Os *haptenos* são compostos por determinantes antigênicos únicos e podem interagir bem ao sítio de ligação das moléculas de anticorpo. No entanto, por apresentarem apenas um determinante antigênico, não podem se ligar de forma cruzada com receptores de linfócitos B (moléculas de anticorpos) e também não conseguem estimular respostas de linfócitos T. Portanto, os haptenos não podem estimular uma resposta imune a não ser que múltiplos haptenos estejam fisicamente ligados a uma molécula maior, chamada *carreadora*.

Como a resposta inata, a resposta imune adaptativa a um antígeno específico compõe-se de mecanismos efetores humorais e celulares. O componente humoral é mediado por imunoglobulinas ou *anticorpos* encontrados no plasma e nos fluidos teciduais. Os anticorpos são produzidos por linfócitos B, pequenas células linfoides caracterizadas pela expressão superficial de moléculas de imunoglobulina. Os linfócitos B representam menos de 15% das células mononucleares circulantes no sangue periférico, mas são observadas em maiores proporções nos linfonodos e no baço. Os linfócitos B são derivados do fígado fetal e da medula óssea de mamíferos e da bursa de Fabricius das aves. Na medula óssea, os linfócitos B são produtos de uma suposta célula-tronco linfoide derivada de células-tronco pluripotentes. Sob a influência de diversas citocinas produzidas pelas *células do estroma* da medula óssea, o precursor do linfócito B transforma-se, em 3 dias, em um linfócito B maduro. À estimulação com um antígeno específico, os linfócitos B diferenciam-se em *plasmócitos*, que produzem quantidades enormes de um anticorpo específico. A ativação,

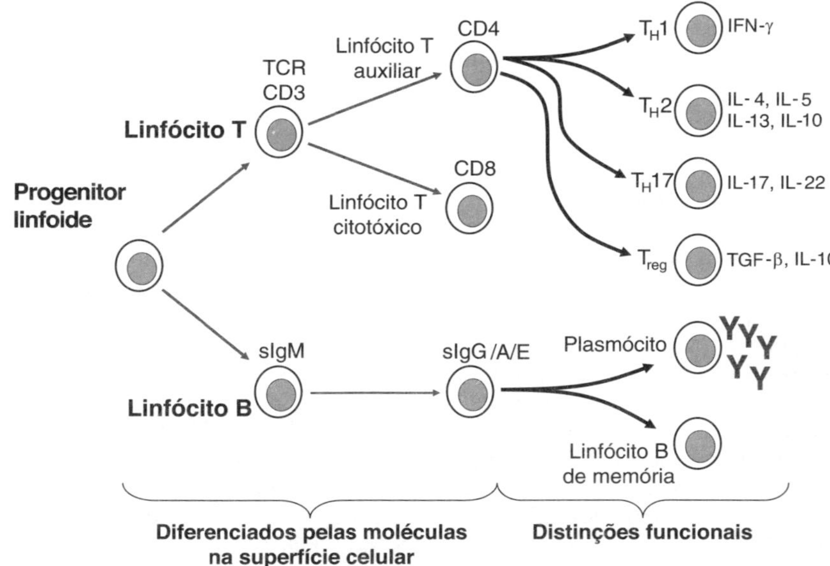

Figura 1.7 Principais divisões da família dos linfócitos. *À esquerda* do diagrama, as diferentes populações de linfócitos são distinguidas pela expressão de diferentes moléculas na superfície celular. *À direita*, as distinções são funcionais.

a proliferação e a diferenciação dos linfócitos B em plasmócitos dependem de outras células, inclusive linfócitos T, que representam o componente celular da resposta imune adaptativa. O linfócito T também é derivado da célula-tronco multipotente e do precursor linfoide da medula óssea, embora seu subsequente desenvolvimento em linfócito T maduro ocorra no *timo*. No ambiente tímico, o pró-timócito sofre um processo de desenvolvimento e seleção durante a migração do córtex até a região medular do timo. Menos de 3% de todos os timócitos imaturos do córtex sobrevivem e tornam-se linfócitos T periféricos.

Embora a indução de uma resposta anticórpica requeira a interação de linfócitos T e B, tais células reconhecem diferentes epítopos no mesmo antígeno. Na verdade, o reconhecimento do antígeno por linfócitos B e T é fundamentalmente muito diferente. Os linfócitos B e os anticorpos reconhecem os antígenos em solução ou nas superfícies celulares em sua conformação nativa, enquanto os linfócitos T reconhecem somente o antígeno em associação a moléculas próprias do chamado complexo de histocompatibilidade principal, presentes na maioria das superfícies celulares (veja a discussão a seguir). Assim, a resposta imune adaptativa difere da imunidade inata por ser determinada pelo antígeno e porque as células que a medeiam, os linfócitos T e B, expressam receptores específicos para o antígeno. Uma vez que o sistema imune responde aos antígenos de patógenos vivos e mortos, é possível estimular a imunidade sem causar infecção e/ou doença (a base da vacinação). Embora tal princípio pareça simples, a vacinação nem sempre gera o resultado esperado. Por que algumas vacinas funcionam e outras não é uma questão complexa. Um componente importante disso é a natureza dos receptores antígeno-específicos dos linfócitos.

Imunoglobulina: receptor antígeno-específico dos linfócitos B

O receptor antígeno-específico do linfócito B é a imunoglobulina ligada à superfície celular, também chamada anticorpo. Uma molécula de imunoglobulina compõe-se de duas cadeias leves idênticas e duas cadeias pesadas idênticas que formam uma estrutura em formato de Y com pontes dissulfídicas (Figura 1.8). A cadeia leve pode ser dividida em dois domínios, um domínio carboxiterminal conservado e um domínio aminoterminal altamente variável. A análise das cadeias pesadas revela uma estrutura similar, com alta variabilidade do domínio aminoterminal e a presença de três domínios constantes. A região de ligação ao antígeno de uma molécula de imunoglobulina é formada pela associação entre as extremidades aminoterminais de uma cadeia leve e uma cadeia pesada, e as extremidades carboxila da cadeia pesada determinam o isótipo da molécula. Como na maioria das espécies, cinco diferentes *isótipos* (classes) de imunoglobulina foram identificados em equinos: IgM, IgD, IgG, IgE e IgA (Tabela 1.4).[247-250] Antes da possibilidade de caracterização genética dos *loci* da cadeia pesada da imunoglobulina equina, pelo menos quatro subclasses de IgG foram identificadas por métodos físico-químicos e sorologicamente definidos por anticorpos monoclonais como IgGa, IgGb, IgGc e IgG(T).[251] Mais recentemente, sete subclasses de IgG foram definidas (IgG1-IgG7) e nomeadas de acordo com a designação dos genes da região constante da cadeia pesada correspondente.[248,250] A IgGa original corresponde a IgG1, IgGb a IgG4 e IgG7, IgGc a IgG6 e IgG(T) a IgG3 e IgG5.[247,250] Todas as sete subclasses de IgG são expressas e funcionais; IgG1, IgG3, IgG4, IgG5 e IgG7 são capazes de estimular a explosão respiratória em leucócitos do sangue periférico equino (o que prediz a ligação a receptores Fc), enquanto IgG1, IgG3, IgG4 e IgG7 interagem com C1q e ativam a via clássica do sistema complemento.[247] Há algumas discrepâncias funcionais entre a nova designação e a original. A IgG(T), por exemplo, não fixa complemento e inibe a fixação de complemento por IgGa (IgG1) e IgGb (IgG4/7).[252] Isso não condiz com as propriedades de fixação de complemento de IgG3 que, junto com IgG5, corresponde à IgG(T).[247] Novos reagentes talvez esclareçam a questão.

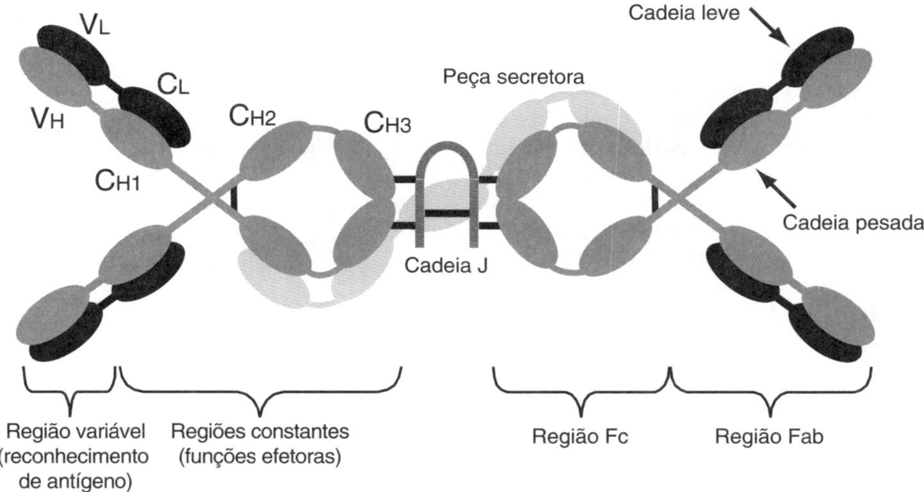

Figura 1.8 Estrutura molecular da IgA secretora. Este esquema ilustra as principais características das moléculas de imunoglobulina. Enquanto a molécula ilustrada de IgA é dimérica, com as duas unidades Ig unidas por uma "cadeia J" e uma série de pontes dissulfídicas, as moléculas de IgG são monoméricas. Cada unidade Ig é composta por duas cadeias pesadas e duas cadeias leves. As cadeias pesadas apresentam quatro subunidades; e as cadeias leves, duas. Uma ponta da unidade Ig tem estrutura proteica altamente variável e participa do reconhecimento do antígeno, e o restante da unidade Ig apresenta estrutura constante em cada classe e subclasse de Ig e determina as características funcionais da molécula, como a ligação ao sistema complemento ou o reconhecimento por receptores Fc de macrófagos ou neutrófilos. Essa molécula dimérica especializada de IgA também apresenta uma peça secretora que aumenta sua estabilidade no ambiente inóspito da mucosa. Neste diagrama, a porção Fc é mostrada como uma estrutura circular, consistente com as determinações radiográficas da estrutura cristalina real.

Tabela 1.4 Isótipos de imunoglobulina.

Isótipo	Função imunológica
IgM	A IgM de superfície é encontrada em linfócitos B não experimentados, ativados e de memória. A IgM secretada é um pentâmero e representa o principal anticorpo produzido durante a resposta primária. A IgM media a aglutinação, a neutralização, a opsonização e a ativação do sistema complemento de maneira eficiente
IgD	O receptor de antígenos de linfócitos B não experimentados. Um gene da cadeia pesada da IgD foi identificado em equinos e é expresso
IgG	A principal imunoglobulina encontrada no plasma, representando até 80% da concentração total de imunoglobulinas. Sete subclasses de IgG foram identificadas (ver o texto). As principais funções da IgG são a opsonização e as reações de neutralização. A IgG1, a IgG3 e a IgG4/7 são eficazes na fixação de complemento; a IgG1, a IgG4/7 e a IgG3/5 ligam-se a receptores Fc e, assim, podem atuar como opsoninas e mediar a citotoxicidade celular dependente de anticorpos. A IgG6 e a IgG5 podem ter um importante papel na neutralização de exotoxinas e na imunidade a parasitas
IgE	A maior parte da IgE está associada à superfície dos mastócitos e basófilos e apenas quantidades muito pequenas são encontradas no plasma. A ligação cruzada de duas moléculas de IgE com o antígeno específico provoca a desgranulação de mastócitos e basófilos. Assim, a IgE é o principal anticorpo responsável pelas reações de hipersensibilidade do tipo I e parece ter um papel central na imunidade a parasitas
IgA	O anticorpo mais abundante nas secreções (lágrimas, muco, saliva, colostro etc.) é um dímero composto por duas moléculas de IgA unidas por uma cadeia J. No plasma, a IgA mostra-se predominantemente monomérica. Os anticorpos IgA podem ser neutralizantes, mas não fixam complemento de maneira eficiente ou apresentam boa atividade de opsonização

A imunoglobulina ligada à membrana atua como receptor antígeno-específico dos linfócitos B (receptor de linfócitos B [BCR]). Assim, os anticorpos no soro são formas solúveis secretadas de BCRs. Cada BCR contém uma região transmembrânica próxima à sua extremidade carboxila, que se insere no mRNA durante o *splice* diferencial dos éxons da cadeia pesada. A IgM e a IgD de membrana formam os BCRs na superfície de linfócitos B não experimentados, embora a função de IgD não seja clara. O isótipo IgD é secretado em quantidades muito pequenas ou mesmo nulas e raramente detectado na circulação. Após a ativação, o linfócito B para de expressar IgD, mas continua a expressar a forma de membrana de IgM. Logo no início de uma resposta imune, o linfócito B secreta grandes quantidades da forma pentamérica de IgM. Com a continuação da resposta imune, o linfócito B muda o isótipo de sua cadeia pesada. A mudança de isótipo é feita por substituição de uma região constante da cadeia pesada por outra. Em equinos, os genes que codificam as 11 diferentes regiões constantes (C) (cinco isótipos primários, inclusive as sete subclasses de IgG) da cadeia pesada são sequencialmente dispostos no cromossomo 24 na seguinte ordem: Cμ(M), Cδ(D), Cγ1(G1), Cγ2(G2), Cγ3(G3), Cγ7(G7), Cγ4(G4), Cγ6(G6), Cγ5(G5),

Cε(E) e Cα(A).[250] A princípio, os dois primeiros genes da região constante, que codificam M e D, são usados na formação da cadeia pesada. Na mudança (*switch*) de classe, um novo segmento de região constante é escolhido, e os genes interpostos são removidos por *splicing* ou *looping out*. A mudança de isótipo afeta apenas os domínios constantes da cadeia pesada e não influencia a especificidade ao antígeno da molécula de imunoglobulina. A mudança de isótipo ocorre nos folículos linfoides dos linfonodos e do baço (e de outros órgãos linfoides secundários) durante a resposta imune primária e requer a interação com linfócitos T. As citocinas secretadas por estes linfócitos T auxiliares dão os sinais para a mudança de classe. A IL-4 e a IL-13, por exemplo, induzem a mudança de isótipo para a IgE; e o IFN-γ inibe essa indução e aumenta a produção de IgG. A IgA é sintetizada em resposta à combinação das citocinas IL-4, IL-5 e TGF-β.

A especificidade antigênica de certa molécula de anticorpo (e do linfócito B que a produz) é determinada pela combinação dos domínios variáveis das cadeias leves e pesadas. A associação desses dois domínios forma uma fenda de ligação ao antígeno que contém as regiões de hipervariabilidade que definem a especificidade de uma determinada molécula de anticorpo. Estima-se que mais de 10^8 diferentes especificidades anticórpicas sejam possíveis. A geração dessa grande quantidade de diversidade da especificidade anticórpica ocorre durante a ontogenia dos linfócitos B na medula óssea. Em um linfócito B, os genes que codificam as cadeias pesadas e leves de uma molécula de anticorpo são organizados em segmentos gênicos específicos. Assim, a cadeia leve é composta por segmentos gênicos variáveis (V_L), juncionais (J_L) e constantes (C_L) que, juntos, formam os domínios variáveis e constantes da cadeia leve. A linhagem germinativa de uma célula humana não diferenciada apresenta centenas de segmentos gênicos V_L e dezenas de J_L. Em equinos, há 204 genes V_L, 12 genes J_L e 8 genes C_L.[253] Da mesma maneira, a cadeia pesada de um linfócito B é composta por segmentos V_H, de diversidade (D) e J_H, que formam o domínio variável e se ligam aos genes da região constante (já discutidos) para formar a molécula completa da cadeia pesada. Da mesma maneira, a linhagem germinativa humana apresenta um grande número de segmentos gênicos V_H e um número menor de segmentos D_H e J_H. Há 54 genes V_H, 40 D_H e 8 J_H em equinos.[253] Durante a diferenciação de um linfócito B (Figura 1.9), há a seleção sequencial e o rearranjo de um segmento V_L com um segmento J_L, e a deleção dos segmentos V_L e J_L interpostos (Figura 1.10). O segmento VJ une-se a um gene C, e a sequência VJC rearranjada é, então, transcrita em mRNA e traduzida em cadeia leve. Uma sequência parecida ocorre nas cadeias pesadas, exceto que dois rearranjos são necessários, um rearranjo D a J e um rearranjo V a DJ. O segmento VDJ pronto é aproximado do segmento CH adequado e transcrito. Durante o rearranjo gênico, o DNA interposto passa pelo processo de *looping out* e é excisado, o que requer V(D)J recombinase.

Esta enzima é formada pelos componentes RAG-1 e RAG-2, codificados pelo gene de ativação da recombinação 1 e pelo gene de ativação da recombinação 2. A reconstituição do gene rearranjado requer a união das extremidades de corte do DNA, o que é feito pela enzima proteinoquinase dependente de DNA (DNA-PK). Nem todos os rearranjos de segmento gênico produzem genes funcionais. Uma vez que o linfócito B tem dois conjuntos de genes de cadeia pesada, um em cada cromossomo, e a maioria das espécies apresenta dois diferentes conjuntos de genes de cadeia leve, inclusive os equinos,[253-255] há diversas chances para formação das cadeias pesadas e leves adequadas. Após a recombinação dos segmentos gênicos da cadeia pesada e da cadeia leve, os genes no cromossomo irmão não se recombinam nem são expressos. Tal processo de exclusão alélica assegura que o linfócito B produza anticorpos de apenas uma especificidade. Embora essa seleção aleatória de segmentos gênicos seja responsável por grande parte da diversidade da especificidade anticórpica, outros mecanismos também estão envolvidos, inclusive a conversão gênica (inserção de pseudogenes), a diversidade juncional (decorrente da união imprecisa de segmentos gênicos) e as mutações somáticas. As mutações somáticas são mutações pontuais na região hipervariável da cadeia pesada ou da cadeia leve que ocorrem durante a proliferação de linfócitos B ativados por antígenos nos centros germinativos de linfonodos e outros órgãos e tecidos linfoides secundários. Estas mutações têm um papel importante no aumento da afinidade do anticorpo por seu antígeno. Assim, menos de 500 genes podem originar as mais de 10^8 moléculas de diversas especificidades necessárias ao reconhecimento do vasto número de antígenos que o hospedeiro pode encontrar.

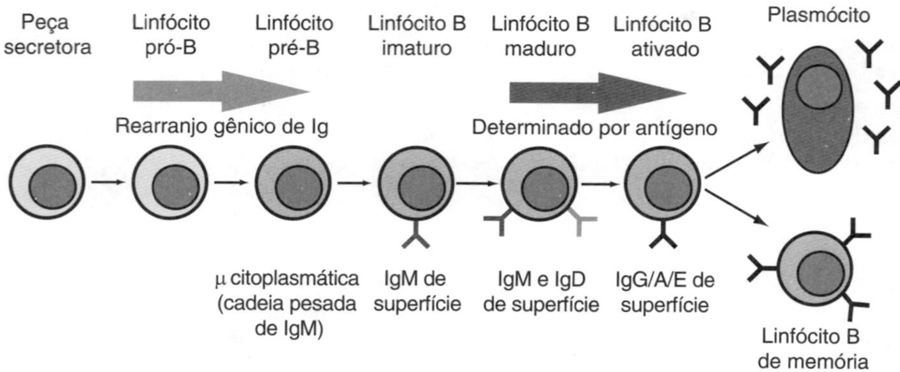

Figura 1.9 Diferenciação dos linfócitos B. Os diferentes estágios do desenvolvimento dos linfócitos B podem ser reconhecidos pela expressão de moléculas de imunoglobulina. Tal maturação requer uma série de rearranjos gênicos para seleção dos genes que codificam a parte da molécula de imunoglobulina (região variável) que interage com o antígeno e, subsequentemente, para a seleção dos genes que determinam a classe ou a subclasse da molécula de anticorpo. A princípio, os linfócitos B imaturos expressam IgM (a maioria dos linfócitos B do sangue periférico), mas, após a exposição ao antígeno, o linfócito B é ativado e pode expressar qualquer uma das classes ou subclasses de imunoglobulina. A decisão depende, em grande parte, dos sinais das citocinas dos linfócitos T auxiliares. Os linfócitos B ativados amadurecem em plasmócitos secretores de anticorpos, de vida curta, ou linfócitos B de memória, de vida longa.

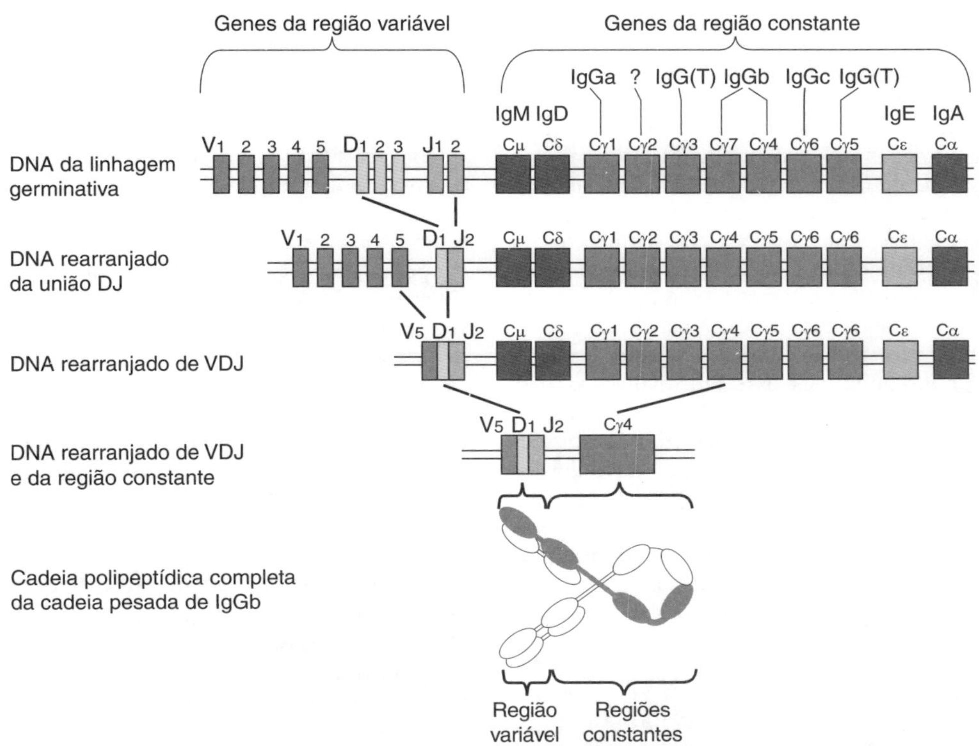

Figura 1.10 Rearranjo gênico das imunoglobulinas: processo de recombinação somática para a produção de uma cadeia pesada de imunoglobulina. A figura mostra uma série hipotética de genes V, D e J da porção variável da cadeia pesada, posicionada 5′ ao *loci* gênico conhecido da região constante da cadeia pesada equina. No primeiro passo da recombinação somática, um segmento gênico D e um J são unidos e, no segundo passo, um segmento gênico V é adicionado para completar a recombinação VDJ e formar um gene capaz de codificar a região variável. Subsequentemente, uma das sete regiões constantes γ da cadeia pesada equina, de nome correspondente à sua subclasse de IgG, é escolhida para completar o rearranjo gênico. Como o gene da região constante Cγ4 da cadeia pesada foi selecionado, ocorre a produção de uma cadeia pesada de IgG4.

Receptor de linfócitos T e complexo CD3: receptor antígeno-específico dos linfócitos T

Os linfócitos T podem ser diferenciados dos linfócitos B por não expressarem imunoglobulinas de superfície, mas sim o receptor de linfócito T (TCR). Os linfócitos T também expressam outra molécula de superfície, chamada CD3. (A designação CD significa agrupamento de diferenciação [em inglês, *cluster of differentiation*] e é o resultado de uma conferência internacional para a padronização da terminologia usada na descrição dos antígenos de superfície dos leucócitos, que são reconhecidos por anticorpos monoclonais.) O TCR e o CD3 formam um complexo multimérico na superfície do linfócito T, e este complexo participa do reconhecimento antígeno-específico. O TCR foi originalmente descrito como um heterodímero composto por uma cadeia α e uma cadeia β. Os estudos de mapeamento peptídico das cadeias α e β de diversas linhagens de linfócitos T demonstraram a presença de domínios variáveis e constantes reminiscentes da estrutura da imunoglobulina. Outras análises indicaram que, como os genes da imunoglobulina, os genes do TCR sofrem rearranjos gênicos durante o desenvolvimento do linfócito T para gerar a grande diversidade de especificidade antigênica. Subsequentemente, mais dois genes do TCR foram identificados, os genes da cadeia γ e da cadeia δ, correspondentes a um segundo heterodímero. Assim, há dois tipos de TCRs, um heterodímero αβ e um heterodímero γδ. Embora as porcentagens de linfócitos T que expressam o receptor γδ variem entre as espécies mamíferas (os ruminantes e os suínos apresentam maiores porcentagens de linfócitos T γδ do que outras espécies), a maioria dos linfócitos T é αβ, e menos de 5% de todas estas células expressam o receptor γδ. A função dos linfócitos T γδ é pouco compreendida. De modo geral, os linfócitos T γδ geram menor diversidade em seus TCRs, podem reconhecer antígenos não peptídicos, como lipídios, não precisam da apresentação pelo complexo de histocompatibilidade principal para o reconhecimento do antígeno (veja a discussão a seguir) e participam das respostas inflamatórias. Os linfócitos T secretam citocinas e podem ter atividade citotóxica e ser importantes no reconhecimento de antígenos frequentemente encontrados nas superfícies mucosas e nos limites epiteliais, na interface entre o hospedeiro e o ambiente externo.[207] Assim, acredita-se que tenham um papel importante na vigilância imunológica. Em equinos, linfócitos T $CD8^+$ que expressam o TCR γδ foram identificados no sangue periférico.[256]

A análise das sequências previstas de aminoácidos nas proteínas do TCR confirmou a semelhança estrutural com a molécula de anticorpo. Uma peculiaridade na estrutura do TCR foi observada na análise da sequência de aminoácidos. Embora as cadeias α e β do TCR apresentem uma região transmembrânica, também possuem caudas citoplasmáticas muito curtas. No entanto, o heterodímero do TCR é associado, de modo não covalente, ao complexo proteico CD3. As cinco proteínas do complexo CD3 participam da transdução de sinal após a ligação do TCR ao antígeno. Diferentemente das proteínas α e β do TCR, as proteínas de CD3 apresentam grandes domínios intracelulares, alguns fosforilados em resposta à estimulação do TCR (ver a discussão a seguir). Além de ser um mecanismo de sinalização para o TCR, o complexo CD3 também é necessário para a expressão do heterodímero de TCR na superfície celular.[257]

A geração da diversidade do TCR durante a ontogenia dos linfócitos T emprega um mecanismo similar ao usado na criação da diversidade de imunoglobulinas. As cadeias α do TCR lembram as cadeias leves da imunoglobulina por serem compostas por segmentos gênicos V, J e C. Os segmentos V, J e C utilizados são escolhidos de uma configuração de linhagem germinativa composta por alguns segmentos gênicos (região C) ou centenas deles (região V). A escolha e o rearranjo dos segmentos gênicos são similares aos que ocorrem na cadeia leve da imunoglobulina e parecem envolver as mesmas recombinases e DNA-PK. Da mesma maneira, as cadeias β lembram as cadeias pesadas. Cada uma é composta por segmentos gênicos V, D, J e C, e sua seleção e o rearranjo dos genes da linhagem germinativa também são paralelos aos que ocorrem na cadeia pesada da imunoglobulina. Assim, a geração de diversidade é o resultado da combinação de múltiplos segmentos gênicos e da diversidade juncional. No entanto, diferentemente das imunoglobulinas, os genes do TCR não sofrem conversão ou mutações somáticas.

Subtipos de linfócitos T

Os linfócitos T maduros podem ser divididos em duas populações distintas com base em sua expressão das moléculas CD4 ou CD8.[258] A expressão destas moléculas de superfície é diretamente correlacionada à especificidade do linfócito T (veja a discussão a seguir). A expressão de CD4 ou CD8 também se relaciona com a função do linfócito T. Assim, as células que expressam CD8 normalmente são células efetoras citotóxicas (linfócitos T citotóxicos [LTCs]), enquanto aquelas que expressam CD4 normalmente são células auxiliares que produzem citocinas para a estimulação das respostas imunes humorais e celulares. Enquanto os linfócitos T da periferia expressam CD4 ou CD8, os timócitos corticais (linfócitos T imaturos no timo) expressam os dois antígenos. Durante a maturação no timo, essas células se convertem a $CD4^+$ ou $CD8^+$ ou são eliminadas (Figura 1.11). No córtex do timo, os timócitos são expostos às células epiteliais tímicas que apresentam peptídeos próprios no contexto das moléculas do complexo de histocompatibilidade principal (MHC) (veja a discussão a seguir). O processo de seleção tímica é composto por seleção positiva e negativa. Durante a seleção positiva, os timócitos com TCRs que interagem com os complexos peptídeo próprio-MHC com baixa avidez (ligação fraca) têm sua sobrevida estimulada. Isso assegura que o timócito em desenvolvimento tenha um TCR funcional. Durante a seleção negativa, os timócitos que interagem com os complexos peptídeo próprio-MHC com alta avidez (ligação forte) são eliminados. Isso faz com que os linfócitos T maduros saiam do timo com TCRs funcionais capazes de se ligar às moléculas próprias do MHC sem autorreatividade.

Moléculas do complexo de histocompatibilidade principal e apresentação do antígeno

Diferentemente dos linfócitos B e dos anticorpos, que reconhecem antígenos em solução ou nas superfícies celulares em sua conformação nativa, os linfócitos T somente reconhecem o antígeno processado ligado a moléculas apresentadoras de antígenos na superfície das células apresentadoras de antígenos (CAAs). Tais moléculas apresentadoras de antígenos são glicoproteínas codificadas por genes de um grande agrupamento gênico chamado de *complexo de histocompatibilidade principal* (MHC), que também é a região gênica mais polimórfica conhecida em vertebrados. O MHC foi originalmente definido em termos de seu papel na rejeição do aloenxerto. Após a rejeição de um aloenxerto primário, os anticorpos que reagem com o aloenxerto podem ser encontrados no soro do receptor. Tais anticorpos podem ser usados na identificação ou na tipagem dos tecidos para determinar a adequação de um doador para o transplante. A análise genética da região

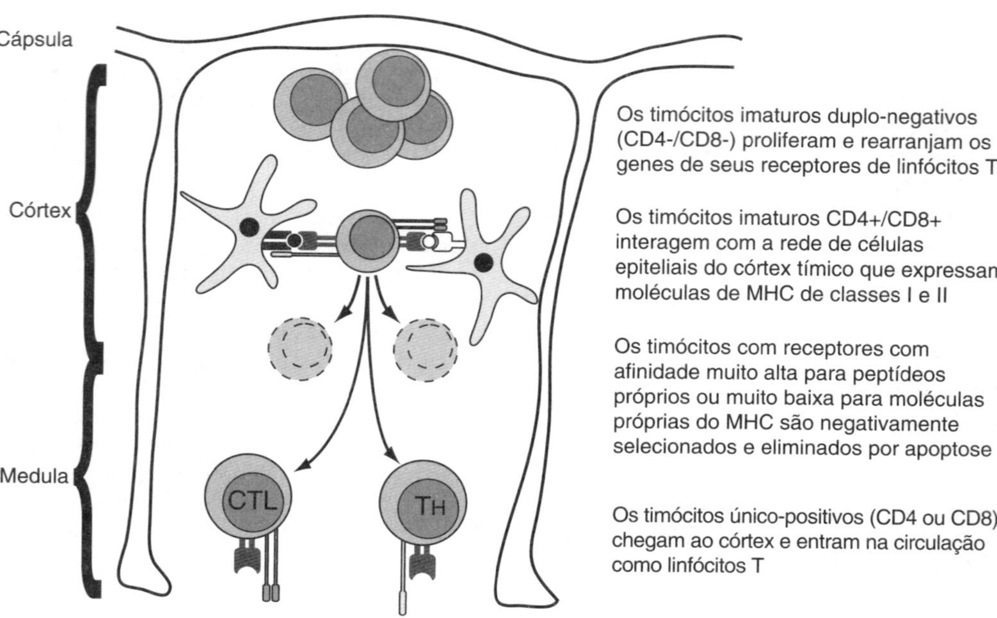

Figura 1.11 Maturação e seleção dos linfócitos T no timo.

do MHC demonstrou a existência de diversos genes similares que codificam diversas moléculas diferentes, embora parecidas, envolvidas na rejeição do aloenxerto. Esses genes muito similares são coletivamente denominados genes do MHC de classe I (MHC I), e seus produtos são as moléculas de MHC I. Como os anticorpos contra o MHC do doador nos receptores de aloenxerto, também foi demonstrado que éguas multíparas apresentam anticorpos séricos decorrentes da exposição a antígenos do MHC paterno no feto.[259,260] Estes soros foram a primeira maneira de definição sorológica dos haplótipos de MHC I (o complemento dos alelos de MHC em um determinado indivíduo) em equinos.[259] Os haplótipos de MHC I de equinos são designados pelo prefixo antígeno leucocitário equino (ELA), similar à nomenclatura usada em seres humanos e outras espécies (p. ex., "HLA" em humanos). Além das moléculas sorologicamente definidas de MHC I, outro grupo de moléculas foi identificado no MHC e implicado na estimulação de respostas linfocitárias mistas e no controle da responsividade imune. Tais moléculas de MHC de classe II (MHC II) são estrutural e funcionalmente distintas das moléculas de MHC I, mas ambas atuam no reconhecimento do antígeno pelo linfócito T.

As moléculas de MHC I são glicoproteínas da superfície celular compostas por duas proteínas associadas de forma não covalente, uma cadeia α codificada pelo MHC (formada por domínios α1, α2, α3, transmembrânicos e citoplasmáticos) e β2-microglobulina, a proteína codificada fora do MHC que estabiliza a molécula na superfície celular (Figura 1.12). Os domínios α1 e α2 são regiões variáveis codificadas por genes polimórficos e formam a fenda de ligação ao antígeno da molécula. As moléculas de MHC I são expressas na superfície da maioria das células nucleadas; observa-se o maior nível de expressão nas células linfoides e o menor, nos fibroblastos, miócitos e neurônios. As moléculas de MHC I não são detectáveis nas primeiras células embrionárias, nas células da placenta e em alguns carcinomas.

O nível de expressão de moléculas de MHC I pode ser modificado pelo tratamento com citocinas ou pela infecção viral, inclusive pelo herpes-vírus equino 1 (EHV-1), que o regula negativamente.[261] As interferonas e o TNF-α aumentam a expressão de MHC I. Esta maior expressão decorre do aumento da produção do mRNA de MHC I, e a região reguladora dos genes de MHC I contém elementos responsivos à interferona e ao TNF-α que controlam a atividade de transcrição de tais genes.

Na maioria das espécies, a região do MHC I apresenta um grande número de genes polimórficos em diferentes *loci* (locais no cromossomo). Em humanos, há três *loci* de MHC I (A, B e C) com 2.000 a 3.000 alelos expressos identificados em cada um (Banco de Dados de Polimorfismo Imune [*Immuno Polymorphism Database*]; http://www.ebi.ac.uk/ipd). Comparativamente, pouquíssimas sequências do gene do MHC I são conhecidas nos equinos. Uma recente pesquisa BLAST (fevereiro de 2016) revelou a existência de, aproximadamente, 100 sequências de MHC I equino e menos ainda foram publicadas (cerca de 60).[262-264] Embora sete *loci* tenham sido identificados em equinos com MHC I homozigótico (haplótipo ELA-A3),[264] um estudo mais recente nessa espécie, representando 10 diferentes haplótipos, revelou que o número de *loci* difere por haplótipo, com quatro confirmados e três suspeitos identificados.[263] Os métodos de tipagem de MHC I em equinos são a tipagem sorológica,[259] a clonagem por reação em cadeia de polimerase com transcriptase reversa (RT-PCR) e sequenciamento para identificação de alelos específicos expressos[263,265] e o microarranjo (*microarray*) de DNA.[63] Mais recentemente, os haplótipos de MHC foram identificados com marcadores microssatélites.[266,267]

O polimorfismo do MHC I está localizado, principalmente, nos domínios α1 e α2; o domínio α3 é o mais conservado. O polimorfismo destes dois domínios está relacionado com seu papel na apresentação do antígeno para os linfócitos T. O papel fisiológico das moléculas de MHC I foi definido pela descoberta de que a lise por LTC de células infectadas por vírus era restrita a células-alvos que expressavam as mesmas moléculas de MHC I que o LTC.[268] Tal observação fez com que se percebesse que os linfócitos T reconhecem a combinação de MHC próprio e antígeno estranho. Além disso,

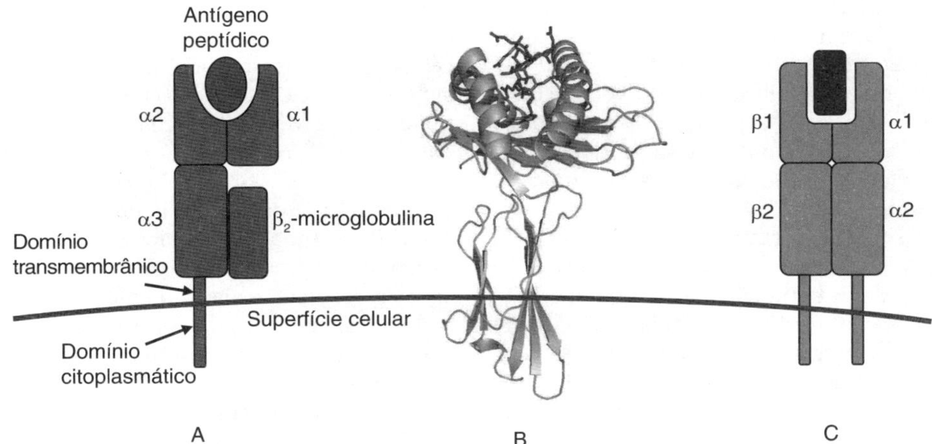

Figura 1.12 Moléculas de MHC de classe I e II. **A.** Ilustração esquemática de uma molécula de MHC expressa na superfície celular, com o peptídeo ligado na fenda formada pelos domínios α1 e α2. **B.** Modelo molecular da molécula equina de MHC de classe I 7 a 6 (Eqca-N*00602) apresentando o peptídeo Rev-QW11, um epítopo LTC conhecido da proteína Rev do vírus da anemia infecciosa equina. A β2 microglobulina não é mostrada. **C.** Diagrama esquemático de uma molécula de MHC de classe II expressa na superfície celular, com um peptídeo ligado na fenda formada pelos domínios α1 e β1.

os linfócitos T que reconhecem antígenos de MHC I invariavelmente expressam o correceptor CD8. A natureza da associação entre o MHC I e o antígeno estranho só foi esclarecida com os estudos de cristalografia de raios X do antígeno humano de MHC I.[269] Além de revelar a organização estrutural dos domínios do antígeno de MHC I, a imagem também mostrou a fenda que repousa entre os domínios α1 e α2. Propôs-se que a fenda se liga aos epítopos do peptídeo processado para a apresentação ao receptor do linfócito T. Na verdade, a fenda da proteína cristalizada usada nos estudos de difração de raios X continha um peptídeo contaminante.[269] Outros experimentos mostraram que a incubação das células com peptídeos virais purificados provocava a lise das células por LTC vírus-específicos restritos pelo MHC I.[270] Hoje, sabe-se que o processamento endógeno dos antígenos virais leva à associação dos peptídeos do vírus com os antígenos de MHC I na superfície da célula infectada, e isso é reconhecido pelo TCR combinado com o CD8. Os antígenos virais chegam à superfície celular por meio de um sistema de transporte de peptídeos cuja função é levá-los do citosol até o retículo endoplasmático (RE). As proteínas estranhas e outras proteínas citosólicas são marcadas para degradação pela ligação covalente a um pequeno polipeptídeo chamado ubiquitina. Essas proteínas ubiquinadas entram em um proteassomo, um complexo cilíndrico que as degrada em pequenos peptídeos. Os peptídeos são, então, levados para o ER pelo transportador associado ao processamento de antígeno (TAP). No ER, os peptídeos são entregues às moléculas recém-formadas de MHC I e estabilizam um complexo trimolecular com a β2-microglobulina. Este complexo é, então, transportado para a superfície celular, onde ocorre a apresentação do antígeno. Como se trata de um processo celular normal de eliminação das proteínas degradadas da célula, não é surpresa que as moléculas de MHC I geralmente apresentem esses peptídeos próprios. Na verdade, o encontro com as moléculas de MHC I ligadas a peptídeos próprios no timo é responsável pela deleção de clones autorreativos durante a ontogenia dos linfócitos T. Essa característica exclusiva de ligação ao peptídeo das moléculas de MHC I levou a seu uso como reagentes imunológicos (tetrâmeros) para a identificação e a enumeração de linfócitos T $CD8^+$ antígeno-específicos.[271] Em equinos, os tetrâmeros baseados na molécula equina de MHC I 7-6 (Eqca-N*00602), associada ao haplótipo ELA-A1, foram empregados na identificação e na quantificação de linfócitos T citotóxicos específicos contra o vírus da anemia infecciosa equina (VAIE).[272,273] Abordagens similares estão sendo desenvolvidas para a análise das respostas de LTC contra outros vírus e a obtenção de informações importantes sobre o papel dessas células na proteção contra tais infecções.

Os peptídeos que se ligam à fenda do MHC I normalmente têm oito a nove aminoácidos (aa) de comprimento. É interessante notar que três peptídeos do epítopo dos LTC VAIE-específicos que se ligam a duas moléculas muito parecidas do MHC I equino associado ao haplótipo ELA-A1 têm 11 a 12 aa de comprimento.[274] As duas moléculas de MHC I, 7-6 (Eqca-N*00602) e 141 (Eqca-N*00601), diferem em apenas um aa no domínio α2, mas apresentam os peptídeos aos LTC de forma diferente. Assim, o reconhecimento é diferencial. Modelos moleculares sugerem que tais peptídeos se ligam a uma conformação protuberante e explicam o reconhecimento diferencial pelos LTC observado experimentalmente.[274] Recentemente, um grupo independente dissolveu as estruturas cristalizadas dessas mesmas moléculas de MHC I com os peptídeos ligados.[275] Esse trabalho confirmou as conclusões do modelo molecular anterior[274] e demonstrou as primeiras estruturas cristalinas dos complexos MHC I equino-peptídeo. Além disso, um peptídeo mais curto (9 aa) com resíduos ancorados similares liga-se às fendas destas moléculas em uma conformação mais típica.[275] Apesar da interação com o MHC I, este peptídeo de 9 mer pode não ser o epítopo do LTC. O estudo original confirmou experimentalmente que, embora um dos peptídeos de 12 mer se ligasse à molécula Eqca-N*00601, não era reconhecido pelo LTC.[274] Trabalhos recentes com a molécula de MHC I Eqca-1*00101 (associada ao haplótipo ELA-A3) definiram melhor os motivos de ligação peptídica do MHC I equino e demonstraram um repertório restrito de interação com peptídeos.[276] Além disso, o reconhecimento por linfócitos T $CD8^+$ de um grande painel de peptídeos de EHV-1 que se ligaram a tal molécula foi restrito a apenas um peptídeo de 9 mer. Será interessante determinar se alguma outra molécula equina de MHC I compartilha a interação peptídica limitada e as propriedades de reconhecimento do epítopo de TCR de Eqca-1*00101, o que teria implicações no controle de infecções intracelulares em indivíduos com certos haplótipos de MHC I.

As moléculas de MHC II são glicoproteínas heterodiméricas transmembrânicas compostas por uma cadeia α e uma cadeia β (ver Figura 1.12). Uma terceira cadeia, a invariante, é associada à molécula de MHC II durante a montagem no RE, mas não expressa na superfície celular. Os polipeptídeos α e β são codificados pela região do MHC. Os dois polipeptídeos apresentam domínios citoplasmáticos, transmembrânicos e dois domínios extracelulares (α1, α2 e β1, β2). Os domínios α1 e β1 formam a fenda de ligação ao peptídeo. A cadeia α apresenta apenas uma ponte dissulfídica localizada em seu domínio membrânico proximal (α2) e a cadeia β tem uma ponte dissulfídica em seus dois domínios extracelulares. Estruturalmente, as moléculas de MHC II lembram os antígenos de MHC I e também são membros da superfamília da imunoglobulina, um grupo de proteínas com semelhanças estruturais às moléculas de imunoglobulina, inclusive domínios conservados e domínios variáveis de ligação ao antígeno.

Os genes do MHC II são funcional e estruturalmente distintos dos genes do MHC I. Diferentemente das moléculas de MHC I, as moléculas de MHC II são restritas em sua expressão a determinadas células do sistema imune: linfócitos B, células dendríticas, macrófagos e linfócitos T ativados de algumas espécies. Outras células também podem expressar moléculas de MHC II após o tratamento com diversas citocinas.[277-279] O IFN-γ, o TNF-α, a 1,25-di-hidroxivitamina-D3 e o fator estimulador de colônias de granulócitos e macrófagos (GM-CSF) podem induzir a expressão de moléculas de MHC II em monócitos, macrófagos e outras células. A IL-4 aumenta a expressão de MHC II nos linfócitos B. Diversos agentes regulam negativamente a expressão de MHC II, inclusive glicocorticoides, prostaglandinas e alfafetoproteína. Como o MHC I, a expressão de MHC II é regulada em sua transcrição. No entanto, as regiões reguladoras são bem distintas, e isso provavelmente é responsável pelas diferenças na distribuição tecidual dessas duas moléculas de MHC.

Como os genes do MHC I, a região do MHC II contém genes polimórficos que codificam múltiplas moléculas de MHC II. Há *loci* para genes que codificam a cadeia α (inclusive *loci* DRA e DQA) e a cadeia β (inclusive *loci* DRB e DQB), e a maioria apresenta múltiplos alelos. Na maioria das espécies, a diversidade dos genes da cadeia α é limitada, e os genes da cadeia β são os mais polimórficos. Apenas dois alelos expressos, por exemplo, ocorrem em um único *locus* DRA em humanos, mas existem múltiplos *loci* DRB, com mais de 1.400 alelos expressos. Embora os equinos também apresentem somente um *locus* DRA, a diversidade alélica neste *locus* é maior do que em qualquer outra espécie.[280-282] Além disso, há múltiplos *loci* DQA, DRB e DQB, cada um com diversos alelos, que contribuem para a diversidade do MHC II em equídeos.[282-285] Devido ao papel essencial das moléculas de MHC II na apresentação do antígeno para os linfócitos T auxiliares (veja a discussão a seguir), a suscetibilidade a algumas doenças é associada a determinados haplótipos de MHC II. A análise de marcadores microssatélites e o sequenciamento direto, por exemplo, demonstraram que o haplótipo do MHC II é um fator de risco para a hipersensibilidade a picadas de inseto em populações equinas definidas.[286]

Enquanto os antígenos intracelulares são processados pela via endógena e associados a moléculas de MHC I que os apresentam a linfócitos T $CD8^+$ citotóxicos, os antígenos extracelulares são processados pela via exógena e associados a moléculas de MHC II que os apresentam aos linfócitos T $CD4^+$ auxiliares (Figura 1.13). Aqui, antígenos endocitados, como aqueles fagocitados por um macrófago, são degradados em fragmentos peptídicos em um fagolisossomo. Os peptídeos processados, então, ligam-se à fenda de ligação peptídica na junção entre os domínios α1 e β1 da molécula do MHC II. Tal associação do epítopo com a molécula do MHC II o protege da maior degradação. Desse modo, a molécula do MHC II é transportada e expressa na superfície celular para a subsequente apresentação ao linfócito T auxiliar. O sistema imune contém um grupo distinto de células apresentadoras profissionais de antígenos, as células dendríticas, que são especializadas na captura de antígenos e no desencadeamento da imunidade mediada pelos linfócitos T. Além disso, tais células se movimentam livremente das superfícies epiteliais até os linfonodos adjacentes. As células dendríticas podem ser encontradas em diversos locais do corpo e, de modo geral, são nomeadas com base em sua aparência microscópica. Assim, as células interdigitais observadas nos linfonodos, as células veliformes dos vasos linfáticos e as células de Langerhans da pele são todas células dendríticas. As células dendríticas imaturas incorporam os antígenos por micropinocitose, usando seus processos celulares extensos, ou fagocitose mediada por receptor. Isso provoca a ativação e a migração para um linfonodo regional, em que o antígeno é apresentado para os linfócitos T. As células dendríticas do baço capturam os antígenos do sangue e, da mesma maneira, são ativadas, apresentando os antígenos a linfócitos T nas bainhas linfáticas periarteriolares da polpa branca. As células dendríticas maduras apresentam altos níveis de expressão de MHC II em sua superfície. Embora não mais fagocíticas, são estimuladores extremamente eficientes de respostas de linfócitos T com restrição pelo MHC I e pelo MHC II no linfonodo drenante ou outro tecido linfático secundário (Figura 1.14).

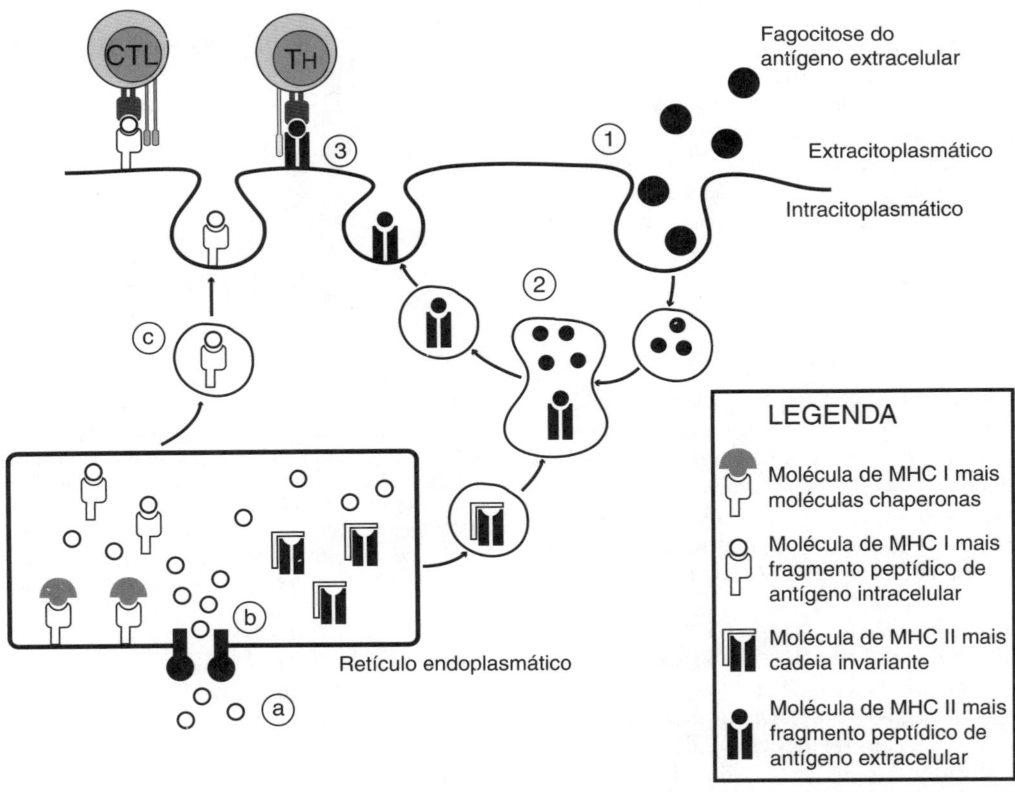

Figura 1.13 Vias de processamento de antígeno. Esta figura mostra a apresentação do antígeno no MHC I *à esquerda* do diagrama e a apresentação do antígeno no MHC II *à direita*. Na apresentação do antígeno no MHC I, (*a*) os peptídeos gerados pela degradação das proteínas no citoplasma são transportados até o RE por TAP (*b*). Neste local, as moléculas de MHC I ancoradas por calnexina ligam-se aos peptídeos antigênicos, o que possibilita a liberação do complexo MHC I-peptídeo e o transporte pelo Golgi até a superfície celular (*c*). Na apresentação do antígeno no MHC II, o antígeno é incorporado por fagocitose (*1*) no compartimento endossômico, que se funde aos lisossomos para degradação. As vesículas com as moléculas de MHC II produzidas no RE fundem-se aos endossomos (*2*), e as moléculas de MHC II ligam-se aos peptídeos degradados para transporte até a superfície celular (*3*). As moléculas de MHC II não podem interagir com os peptídeos endógenos no RE por causa da presença de uma cadeia invariante, que se perde no ambiente ácido do endossomo.

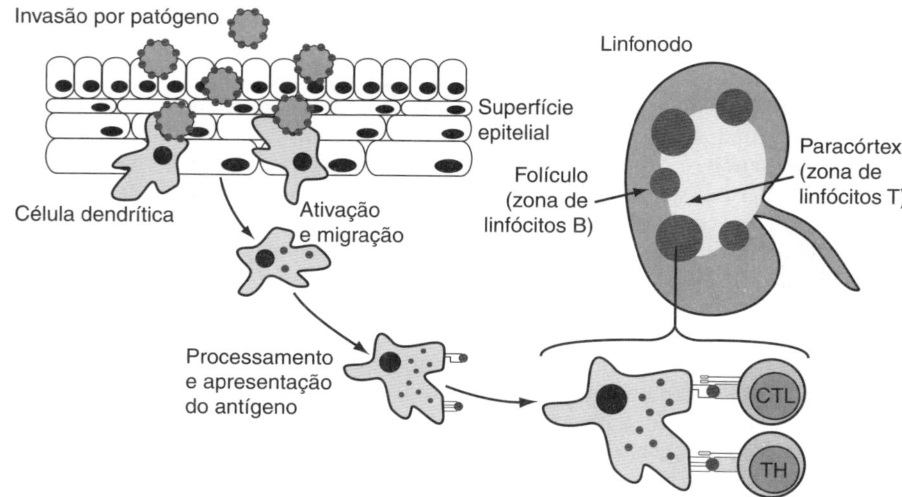

Figura 1.14 Papel das CAAs maduras. Nesta figura, ocorre a invasão pelo patógeno e, a seguir, incorporação do antígeno por uma célula dendrítica, a mais potente da família das CAAs. As células dendríticas são ativadas e migram para um linfonodo local, onde são extremamente eficazes na estimulação de linfócitos T não experimentados (*naive*) no paracórtex, inclusive linfócitos T auxiliares e LTCs.

Em um antígeno complexo, determinados epítopos são mais eficazes na estimulação de uma resposta anticórpica. Geralmente, os epítopos *imunodominantes* estão localizados nas áreas expostas do antígeno, como em alças polipeptídicas. Esses tipos de estrutura tendem a ser muito móveis e possibilitam o fácil acesso ao sítio de ligação do anticorpo. Os epítopos do linfócito T apresentam uma certa característica estrutural para formação de hélices anfipáticas. No entanto, a estrutura, sozinha, não determina a imunogenicidade de um certo antígeno; e o reconhecimento de uma molécula estranha pelo linfócito T requer mais do que apenas a expressão do antígeno processado na superfície da célula apresentadora. Outros sinais dados pela célula apresentadora de antígenos também são necessários para a ativação dos linfócitos T. Entre estes, estão os sinais advindos de outras moléculas acessórias presentes na célula apresentadora de antígenos e diversas citocinas do ambiente extracelular.

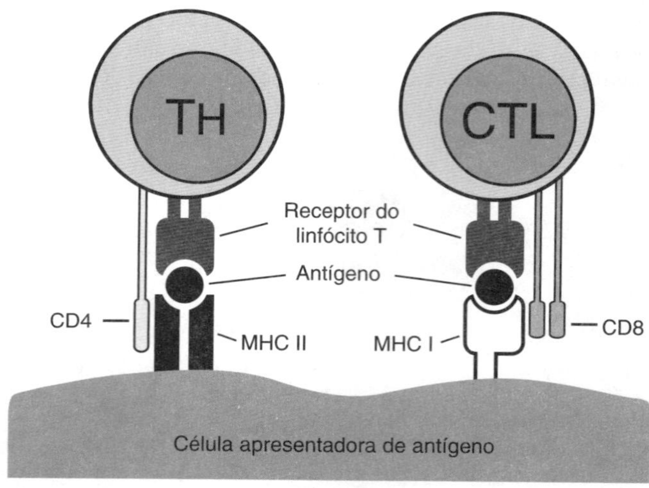

Figura 1.15 Reconhecimento dos linfócitos T restrito pelo MHC de classe I e classe II: o papel das moléculas CD4 e CD8 dos linfócitos T. Os linfócitos T usam seus TCRs para o reconhecimento do antígeno processado e apresentado em combinação com moléculas de MHC I ou MHC II. Os linfócitos T expressam exclusivamente CD4 (linfócitos T auxiliares) ou CD8 (linfócitos T citotóxicos [LTCs]). A molécula CD4 é necessária para a interação com as moléculas de MHC II, e a CD8, para a interação com MHC I. Consequentemente, os linfócitos T auxiliares somente reconhecem o antígeno apresentado pelas moléculas de MHC II e os LTCs apenas reconhecem o antígeno apresentado pelas moléculas de MHC I.

Sinalização por meio de receptores antígeno-específicos

A ligação de um antígeno específico ao TCR de um linfócito T ou o BCR de um linfócito B provoca uma cascata de sinalização intracelular que, por fim, leva à produção de diversas citocinas e à proliferação da célula estimulada. No reconhecimento do antígeno pelo linfócito T, há a interação entre um complexo TCR-CD4 ou TCR-CD8 e o peptídeo processado ligado a uma molécula de MHC II ou MHC I (Figura 1.15). A interação do TCR com o complexo MHC-peptídeo adequado também leva à ligação de CD4 (ou CD8) a uma determinada região do MHC II (ou MHC I). Nisso, a proteína tirosinoquinase lck associada à cauda citoplasmática de CD4 (ou CD8) fosforila as regiões citoplasmáticas das proteínas CD3 (associadas ao TCR) em regiões chamadas motivos do imunorreceptor ativador à base de tirosina (ITAM). Uma série de eventos subsequentes de fosforilação leva à liberação do cálcio (Ca) armazenado no RE. O aumento dos níveis intracelulares de Ca e a ativação da proteína quinase C provocam a fosforilação de diversos fatores de transcrição que regulam a expressão de genes de várias citocinas e/ou seus receptores. O processo é subsequentemente regulado de modo negativo por diversas fosfatases recrutadas para, depois, desfosforilarem os ITAMs de CD3. Um processo similar ocorre nos linfócitos B após a ligação cruzada de seu receptor de imunoglobulina de superfície a um antígeno específico. O leitor deve buscar mais informações acerca da sinalização intracelular em linfócitos.[207,209]

Sinais coestimuladores

Além da interação de TCR-CD3, CD4/CD8 e complexos MHC-peptídeo, outras moléculas da superfície celular participam das vias de sinalização. A mais importante é a interação entre o CD28 do linfócito T com o B7 (CD80/86) da CAA.

Na ausência de coestimulação CD28-CD80/86, os linfócitos T tornam-se funcionalmente inativos ou anérgicos. Em uma nova estimulação, os linfócitos T anérgicos não se proliferam nem produzem citocinas, como a IL-2 (a citocina necessária para a proliferação dos linfócitos T). A indução de anergia pode ser impedida pela adição de IL-2 exógena ou, mais importante, pela interação do antígeno CD28 da superfície celular com seus ligantes (CD80/86). A estimulação de CD28 parece ser necessária para os eventos subsequentes de sinalização intracelular após a estimulação do TCR. Isso porque a ligação cruzada de CD28 exacerba diversos eventos bioquímicos desencadeados pela sinalização mediada pelo TCR. Outras moléculas, inclusive o membro da família do receptor de TNF CD40, regulam o crescimento dos linfócitos T e a morte celular. A interação entre o CD40 do linfócito T e seu ligante, CD40L (na CAA), promove a sobrevida da célula e a progressão do ciclo celular. A interação de outros membros desta família, em especial TNF-α, com seus receptores nos linfócitos T ativados normalmente, desencadeia uma cascata bioquímica de caspases que provoca apoptose (morte celular programada). A atividade citocida destes receptores é causada pela presença de domínios efetores de morte em sua porção intracitoplasmática. Por outro lado, o CD40 não apresenta os domínios intracelulares de morte; ao invés disso, apresenta motivos de aminoácidos que promovem a ativação. Além de sua participação na ativação e no crescimento dos linfócitos T, as vias CD28-CD80/86 e do receptor de TNF também podem ter um papel dominante na indução de subtipos específicos de linfócitos T auxiliares (veja a discussão a seguir).

Citocinas e imunidade celular

Conforme já discutido, as citocinas são proteínas similares a hormônios que medeiam diversas respostas celulares. Mais de 100 diferentes citocinas e quimiocinas são conhecidas, e o leitor pode consultar listas abrangentes de suas designações e funções em outras fontes.[207,209] A Tabela 1.5 traz uma lista abreviada de citocinas com papéis essenciais nas respostas imunes inatas e adaptativas. Um número significativo de citocinas equinas foi clonado e sequenciado, e existem protocolos específicos para quantificar sua expressão. Os numerosos estudos que confirmam o papel das citocinas na sepse, na doença articular, nas doenças respiratórias e em várias doenças virais e bacterianas em cavalos enfatizam as semelhanças entre os sistemas imunes equino e humano.[206] Assim, o potencial de manipulação dessas respostas com citocinas recombinantes ou reagentes anticitocinas é tão aplicável à medicina equina quanto à medicina humana. O leitor pode consultar a Rede de Reagentes Imunológicos Veterinários [Veterinary Immune Reagent Network] dos EUA (http://www.umass.edu/vetimm/equine) para informações e *links* sobre as citocinas equinas clonadas e outros reagentes imunológicos equinos comercializados ou em desenvolvimento.

Tabela 1.5 Algumas citocinas.

Citocina	Atividades biológicas e fonte
IL-1	Múltiplos efeitos pró-inflamatórios. Produzida por macrófagos (ver Tabela 1.3)
TNF-α	Múltiplos efeitos pró-inflamatórios. Produzido por macrófagos
IL-2	Estimula o crescimento e a proliferação de linfócitos TProduzida por linfócitos T CD_4^+ ativados, linfócitos T_H1 e algumas células CD_8^+
IL-4	Ativa os linfócitos B e a mudança de isótipo para IgE e IgA. Produzida por linfócitos T_H2. Promove a diferenciação de linfócitos T_H2
IL-5	Ativa linfócitos B e é responsável pela mudança de isótipo para IgA. Recruta e estimula o crescimento de eosinófilos. Produzida por linfócitos T_H2
IL-6	Pró-inflamatória. Induz febre e produção de proteínas de fase aguda por hepatócitos. Produzida por macrófagos. Também ativa linfócitos B e estimula o crescimento de células do estroma, fibroblastos e diversos outros tipos celulares
IL-8	Agora chamada de CXCL8. A quimiocina que é quimiotática para neutrófilos. Produzida por macrófagos, células endoteliais e diversas outras células
IL-10	Inibe a produção de IL-12 por células dendríticas e IFN-γ por linfócitos T_H1. Suprime a função de macrófagos e linfócitos T. Produzida por linfócitos T_H2 e Tregs
TGF-β	Produzido por Tregs e outras células. Promove a diferenciação de Tregs. Inibe o crescimento celular. Anti-inflamatórios. Inibe a proliferação e a função de linfócitos T. Promove o reparo tecidual. Induz a mudança de isótipo dos linfócitos B para IgA
IL-12	Estimula a diferenciação de T_H1. Aumenta a função de células NK e LTC. Produzida por células dendríticas e macrófagos
IFN-γ	Aumenta a fagocitose e a morte por macrófagos. Produzido por linfócitos T_H1. Aumenta a expressão de MHC e apresentação do antígeno por CAAs. Suprime as respostas T_H2. Induz a mudança de isótipo dos linfócitos B para IgG
IL-13	Produzida por linfócitos T_H2. Ativa linfócitos B e a mudança de isótipo para IgE. Inibe linfócitos T_H1
IL-17	Pró-inflamatória. Produzida por linfócitos T_H17. Recruta neutrófilos por meio da indução da produção de citocinas e quimiocinas por outros leucócitos, epitélios, endotélios e fibroblastos
IL-21	Produzida por linfócitos T_H17 e amplifica as respostas T_H17. Promove as respostas de linfócitos B e linfócitos T
IL-22	Pró-inflamatória. Produzida por linfócitos T_H17. Induz a produção de quimiocinas pelos epitélios e promove a função da barreira epitelial. Induz a produção de defensinas
IL-23	Promove a diferenciação de T_H17. Produzida por células dendríticas e macrófagos

IL, interleucina; TNF-α, fator de necrose tumoral alfa; IgA, imunoglobulina A; IgE, imunoglobulina E; IFN-γ, interferona gama; Tregs, linfócitos T reguladores; TGF-β, fator transformador do crescimento beta; NK, *natural killer*; LTC, linfócitos T citotóxicos; MHC, complexo de histocompatibilidade principal; CAA, células apresentadoras de antígenos.

A imunidade celular é o componente da defesa imune adaptativa mediada por linfócitos T. Os linfócitos T auxiliares são essenciais a tais respostas porque, dependendo das citocinas sintetizadas, podem ativar macrófagos para matar micróbios fagocitados, promover respostas de LTC $CD8^+$, ajudar os linfócitos B na produção de anticorpos e, por outro lado, inibir todas essas respostas. Os linfócitos T auxiliares podem ser divididos em subtipos efetores distintos com base nas citocinas que produzem. Tais subtipos são os linfócitos T_H1, T_H2 e T_H17, além do Treg, que tem funções supressoras (veja a Figura 1.7).

Linfócitos T efetores $CD4^+$ T_H1

A citocina predominante produzida por linfócitos T_H1 é a IFN-γ, mas estas células também secretam IL-2 e TNF-α.[287] Embora classicamente considerada uma citocina T_H1, a IL-2 é sintetizada de maneira transiente pelos linfócitos T $CD4^+$ em geral, horas após sua primeira interação com a CAA, durante o reconhecimento do antígeno e a coestimulação. A IL-2 apoia a estimulação, a proliferação e a diferenciação de todos os linfócitos T ativados por antígeno bem no início da resposta imune. Assim, a produção de IFN-γ é a principal característica dos linfócitos T_H1. A função primária dos linfócitos T_H1 é a ativação de macrófagos para fagocitose e morte dos patógenos invasores e o apoio à ativação de respostas de LTC. Assim, os linfócitos T_H1 são essenciais ao controle das infecções intracelulares. Além de seu efeito primário na ativação de macrófagos para a destruição de micróbios, a IFN-γ produzida por linfócitos T_H1 aumenta a apresentação do antígeno pelo MHC e a coestimulação pelas CAA, promove a ativação de LTC $CD8^+$, proporciona a maior diferenciação de linfócitos T_H1, inibe a diferenciação de linfócitos T_H2 e T_H17 e atua sobre os linfócitos B para realizar a mudança de isótipo para subclasses de IgG, ao mesmo tempo que inibe a mudança para isótipos do tipo T_H2, como IgE (Figura 1.16). Durante a ativação pelo antígeno, os linfócitos T $CD4^+$ diferenciam-se em linfócitos T_H1, em especial em infecções intracelulares, sob a influência da IL-12 sintetizada por células dendríticas e macrófagos, além do IFN-γ produzido por outros linfócitos T_H1 e células NK.

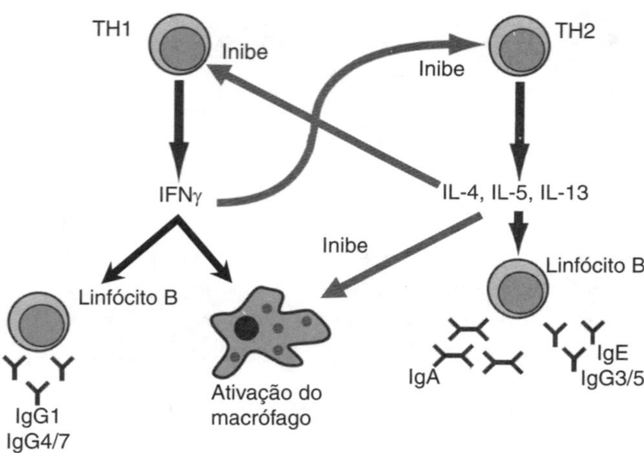

Figura 1.16 Regulação T_H1 e T_H2. Os linfócitos T_H1 auxiliam a ativação dos macrófagos, a atividade citolítica e a produção de um subgrupo de subclasses de IgG. Os linfócitos T_H2 promovem respostas anticórpicas, inclusive de IgA, IgE e demais subclasses de IgG. Isso é mediado pela produção de citocinas, que têm efeitos reguladores umas sobre as outras.

Linfócitos T efetores $CD4^+$ T_H2

Diferentemente dos linfócitos T_H1, os linfócitos T_H2 promovem respostas imunes independentes de fagócitos, inclusive aquelas mediadas por eosinófilos e mastócitos, e auxiliam os linfócitos B na indução de respostas anticórpicas. Tais respostas são importantes para a eliminação de infecções extracelulares, inclusive parasitoses e infecções microbianas nos tecidos da mucosa. Um efeito negativo das respostas T_H2 é sua participação no desenvolvimento de doenças alérgicas. Os linfócitos T $CD4^+$ ativados por antígenos diferenciam-se em linfócitos T_H2 na ausência de IL-12 e IFN-γ, sob a influência da IL-4 produzida por outras células T_H2 e, talvez, por mastócitos ou mesmo pelo próprio linfócito T $CD4^+$ no início da ativação. Independentemente disso, os linfócitos T_H2 são conhecidos por sua produção de IL-4, IL-5 e IL-13.[287] Os efeitos combinados dessas citocinas são a estimulação para mudança de isótipo em linfócitos B para a síntese de IgE (IL-4 e IL-13), IgA (IL-4 e IL-5) e algumas subclasses de IgG; maior diferenciação dos linfócitos T_H2 e supressão do desenvolvimento de linfócitos T_H1 (IL-4); recrutamento de eosinófilos e aumento da produção de muco no sistema gastrintestinal e nas vias respiratórias (IL-4 e IL-13); e supressão de ativação de macrófagos por IFN-γ e estimulação da ativação alternativa destas células, que passam a apresentar um fenótipo anti-inflamatório que promove síntese de colágeno e fibrose (IL-4 e IL-13).

Paradigmas dos linfócitos T

O papel dos subtipos de linfócitos T e das citocinas que produzem na promoção das respostas imunes celulares pode ser muito bem ilustrado em dois cenários: o primeiro envolvendo a indução de uma resposta imune T_H1 em uma infecção viral e o segundo, uma resposta alérgica aos antígenos da saliva de insetos sugadores. No primeiro cenário, o antígeno viral no sítio de uma infecção pulmonar em andamento é processado por células dendríticas residentes pela via endógena (proteínas virais citosólicas associadas à infecção intracelular) e pela via exógena (vírus endocitado e/ou partículas virais liberadas por células infectadas mortas ou à morte). O epítopo processado pela via exógena apresenta-se na superfície da célula dendrítica no contexto de uma molécula do MHC II a um linfócito T $CD4^+$ não experimentado em um linfonodo regional. A CAA produz IL-12, que induz as células NK atraídas para o sítio de infecção a produzir IFN-γ que, junto com a apresentação do antígeno e a síntese de IL-12 pela CAA, ativa o linfócito T e determina o fenótipo T_H1. Enquanto isso, os linfócitos T $CD8^+$ não experimentados encontram o antígeno viral processado pela via endógena na superfície da CAA no contexto das moléculas de MHC I e são ativados. Os linfócitos T $CD4^+$ auxiliares (inclusive linfócitos T_H1) recém-ativados produzem IL-2, e os linfócitos T_H1 diferenciados sintetizam IFN-γ. A IL-2 provoca a proliferação clonal dos linfócitos T $CD8^+$ ativados, e a IFN-γ estimula os linfócitos T $CD8^+$ a se transformar em LTCs ativados que sintetizam mais IFN-γ. As LTCs ativadas lisam as células-alvos infectadas pelo vírus por meio da produção de perforina e granzima, que provocam a apoptose da célula-alvo infectada por ativação das caspases citoplasmáticas. Além disso, o IFN-γ secretado pelos linfócitos T_H1 aumenta a fagocitose e a destruição de invasores microbianos pelos macrófagos. Enquanto isso, os linfócitos B vírus-específicos também encontram o antígeno e, nas áreas paracorticais do linfonodo regional, interagem com os linfócitos T_H1 durante sua apresentação no contexto das moléculas de MHC II. O linfócito B e o linfócito T_H1 também interagem via sinais coestimuladores, por CD28-CD80/86 e CD40-CD40L. Isso estimula ainda mais o linfócito T_H1 a secretar IFN-γ, induzindo o linfócito B a sofrer a mudança de isótipo para a síntese de IgG. Nos centros germinativos dos folículos linfoides no córtex do linfonodo, os linfócitos B ativados na presença de antígeno sofrem hipermutação somática nos genes da região variável de seu BCR como parte do processo de maturação de afinidade. Tal fato causa a seleção e a expansão de clones de linfócitos B que produzem anticorpos com a maior afinidade pelo antígeno viral. Por fim, esses linfócitos B se diferenciam em plasmócitos secretores de IgG de alta afinidade. Essa combinação de anticorpos IgG de alta afinidade e LTCs $CD8^+$ atua na eliminação do vírus.

No segundo cenário, a introdução de antígenos salivares na pele pelas picadas de mosquitos *Culicoides* leva ao processamento exógeno do antígeno por células dendríticas. No entanto, na ausência de IL-12 e IFN-γ e na provável presença de IL-4, há indução de linfócitos T_H2 que produzem mais IL-4, IL-5 e IL-13. Estas citocinas inibem as respostas T_H1 e fazem com que os linfócitos B antígeno-específicos mudem seu isótipo e passem a produzir anticorpos IgE, que se ligam aos mastócitos. A subsequente exposição ao antígeno causa a desgranulação desses mastócitos, devido à ligação cruzada do antígeno à IgE de superfície. O mastócito libera mediadores vasoativos, como a histamina, e mediadores lipídicos, como a PGE_2; além disso, sintetiza mais IL-4, o que exacerba a resposta e leva ao acúmulo de eosinófilos, aumentando o processo inflamatório. Em equinos, isso pode causar a dermatite alérgica de recorrência sazonal chamada hipersensibilidade a picadas de inseto (IBH, do inglês *insect bite hypersensitivity*; ver "Hipersensibilidade e autoimunidade", mais adiante neste capítulo). Fortes evidências da relação desse paradigma com a suscetibilidade à IBH foram obtidas em um estudo recente com pôneis hipersensíveis ou não.[288] Após a injeção intradérmica de antígeno de *Culicoides*, a expressão de IL-4 aumentou nas biopsias cutâneas de pôneis com IBH e a expressão de IFN-γ tornou-se maior nas amostras de pôneis não acometidos. Além disso, a estimulação antígeno-específica de linfócitos T $CD4^+$ do sangue periférico aumentou a porcentagem destas células produtoras de IFN-γ nos pôneis não acometidos. Por fim, o soro de todos os pôneis continha níveis similares de anticorpo antígeno-específicos, mas os animais acometidos apresentavam títulos maiores de IgE antígeno-específica. Tais resultados indicam que os pôneis com IBH tendem a apresentar respostas T_H2 ao antígeno de *Culicoides* e que a resposta T_H1 dos animais não acometidos é protetora contra a IBH. De modo geral, as respostas T_H1 e T_H2 e seus respectivos papéis na proteção imune e na suscetibilidade a doenças foram bem descritos em equinos.[206,208,249,289,290]

Linfócitos T efetores $CD4^+$ T_H17

A função dos linfócitos T_H17 é o recrutamento de neutrófilos e a indução da inflamação, principalmente para a destruição de bactérias e fungos extracelulares. Portanto, os linfócitos T_H17 representam uma interação entre o sistema imune inato e o sistema imune adaptativo. Embora as respostas T_H17 sejam importantes na resolução das infecções extracelulares, também contribuem de maneira significativa para a patogênese de doenças inflamatórias. Conforme já discutido no tópico sobre imunidade inata, os PAMPs associados aos micróbios invasores ligam-se a receptores de reconhecimento de padrão em macrófagos e células dendríticas, levando à produção de citocinas pró-inflamatórias. Durante uma dessas infecções, a combinação de citocinas sintetizadas por células dendríticas, inclusive IL-1, IL-6 e IL-23, junto com IL-21, promove a diferenciação de linfócitos T $CD4^+$ auxiliares ativados no fenótipo T_H17. As fortes respostas T_H1 e T_H2 tendem a inibir a diferenciação de T_H17. Depois de diferenciados, os linfócitos T_H17 produzem IL-17, um importante contribuinte da potente reação inflamatória aguda que é ocasionalmente observada em respostas de linfócitos T (inflamação imune). A IL-17 induz a inflamação neutrofílica por estimulação da produção de outras citocinas e quimiocinas (como TNF-α e CXCL8) que atraem neutrófilos para o sítio e também estimulam a produção de substâncias antimicrobianas (defensinas) por vários outros tipos celulares. Os linfócitos T_H17 também sintetizam IL-22 e IL-21, que exacerbam a inflamação, estimulam a produção de defensinas e melhoram a função de barreira nos tecidos epiteliais. Em humanos, os linfócitos T_H17 foram implicados em diversas doenças autoimunes e inflamatórias, inclusive na artrite reumatoide, na esclerose múltipla e na doença inflamatória intestinal.[291,292] Em equinos, os linfócitos T_H17 podem estar envolvidos na patogênese da doença inflamatória intestinal,[293] da uveíte recorrente[294] e da obstrução recorrente das vias respiratórias.[295,296] Por fim, as células mononucleares do sangue periférico (CMSPs) e as células do lavado broncoalveolar de potros nas primeiras 3 semanas de vida apresentam maior expressão do mRNA de IL-17 em resposta à estimulação *in vitro* por *Rhodococcus equi*.[297] Hoje, especula-se sobre a participação dos linfócitos T_H17 na patogênese da pneumonia por *R. equi*.

Linfócitos T reguladores

Os linfócitos Tregs são um subtipo especializado de linfócitos T $CD4^+$ com atuação importante na supressão das respostas imunes e na manutenção da autotolerância. Eles expressam altos níveis do receptor α de IL-2 (CD25) e do fator de transcrição FoxP3, que é essencial para seu desenvolvimento e seu funcionamento. Os Tregs tímicos (também chamados Tregs naturais) são gerados pelo reconhecimento próprio no timo. Embora tais células sejam dirigidas a antígenos próprios, não induzem respostas autoimunes. Em vez disso, inibem o reconhecimento de antígenos próprios por outros linfócitos T no mesmo tecido. Os linfócitos Tregs periféricos (Tregs induzíveis) são gerados por linfócitos T $CD4^+$ não experimentados em tecidos secundários periféricos em resposta a determinados antígenos. Estes antígenos podem ser próprios ou estranhos, e os Tregs periféricos antígeno-específicos inibem o reconhecimento da mesma molécula por outros linfócitos T. O desenvolvimento de alguns Tregs requer TGF-β, e estas células dependem da IL-2 para sua sobrevida e sua manutenção da função. Os linfócitos Tregs suprimem as respostas imunes por meio de síntese de citocinas inibidoras (TGF-β e IL-10), redução da capacidade de estimulação dos linfócitos T por CAAs (pelas interações CD80/86), desencadeamento da apoptose de linfócitos T efetores e alteração de vias metabólicas.[298] Embora o TGF-β tenha múltiplos efeitos no sistema imune, seus efeitos supressores se devem à sua capacidade de inibição da proliferação e da função dos linfócitos T e da ativação de macrófagos. A IL-10 apresenta diversas propriedades supressoras, inclusive a inibição da produção de IL-12 por células dendríticas e macrófagos e a redução da expressão de MHC e moléculas coestimuladoras nas CAAs.

Várias doenças autoimunes humanas são associadas à perda da função de Treg, inclusive o lúpus eritematoso sistêmico, a esclerose múltipla, o diabetes de tipo 1, a artrite reumatoide, a psoríase e a doença inflamatória intestinal.[298] Há reagentes e métodos para a identificação de Tregs em equinos.[299-301] Os Tregs equinos produzem IL-10 e TGF-β, apresentam função supressora[302] e podem atuar na tolerância dos linfócitos T aos trofoblastos durante a gestação da égua.[300] Em potros, os Tregs parecem ter maior atividade supressora do que em cavalos adultos.[303] Por fim, a ausência de supressão por Treg pode atuar em diversas doenças inflamatórias/alérgicas dos equinos, inclusive a IBH,[304-306] a doença inflamatória intestinal[293] e, talvez, a obstrução recorrente das vias respiratórias.[307] Em infecções persistentes, como pelo vírus da imunodeficiência adquirida 1 (HIV-1) em humanos, os Tregs podem promover a persistência por supressão de linfócitos T vírus-específicos.[308] A ocorrência de um fenômeno similar em infecções persistentes em equinos está sendo investigada.

Vias de tráfego de linfócitos

O tráfego de leucócitos já foi revisto, com particular ênfase na resposta imune inata e na migração de neutrófilos para os tecidos inflamados. Os linfócitos que participam das respostas imunes adaptativas migram de modo diferente da maioria das demais células, já que recirculam, em vez de fazerem trajetos de mão única. Os linfócitos T de memória e não experimentados, com suas diferentes capacidades de resposta a antígenos, também diferem em suas vias de migração pelo corpo. Duas vias gerais de recirculação de linfócitos foram demonstradas. Os linfócitos T não experimentados usam a via mais comum, com entrada no linfonodo por extravasamento das vênulas de endotélio alto (VEAs) e retorno à circulação periférica pelos vasos linfáticos eferentes. As células endoteliais das VEAs têm aparência distinta e receptores especializados; além disso, podem auxiliar grande parte da migração dos linfócitos. Isso possibilita a rápida circulação repetida de linfócitos não experimentados pelos linfonodos, em que há a maior chance de exposição a seu antígeno específico. Os linfócitos de memória, por outro lado, deixam a corrente sanguínea em leitos vasculares periféricos, principalmente nos tecidos inflamados, e voltam para os linfonodos pelos vasos linfáticos aferentes. Tal fato leva à exposição dos linfócitos ativados de memória aos sítios com maior probabilidade de encontro antigênico e torna possível a resposta rápida a esses antígenos. Assim, os linfócitos de memória são mais comuns em lesões inflamatórias e nas superfícies epiteliais do pulmão e da parede intestinal. A expressão diferencial de moléculas de adesão e *homing* pode ter papel importante na mediação dessas vias de migração.

Para que os linfócitos sigam a via de maturação e migração já descrita, o primeiro passo é a entrada do linfócito não experimentado no linfonodo para que encontre seu antígeno em uma CAA profissional. Para isso, o linfócito T precisa sair na VEA. O linfócito não experimentado expressa L-selectina, que pode se ligar às adressinas vasculares GlyCAM-1, CD34 e MAdCAM-1 expressas pelas VEAs. Tais moléculas promovem o rolamento similar àquele mediado por P-selectina e E-selectina na interação com os fagócitos. Estas moléculas são expressas por diversos tecidos, mas, nas VEAs, apresentam padrões específicos de glicosilação para que se liguem à L-selectina. As diferenças são essenciais para a especificidade da migração dos linfócitos pelas VEAs. A interação fraca inicia o processo de extravasamento, promovido pelas quimiocinas locais (p. ex., CXCL8), que aumentam a afinidade das integrinas do linfócito por seus ligantes.

Aproximadamente 25% dos linfócitos que passam por uma VEA saem, o que pode significar $1,4 \times 10^4$ células em apenas um linfonodo por segundo, e, no corpo, 5×10^6 linfócitos podem extravasar pelas VEAs a cada segundo (em humanos). O processo "adesivo" (rolamento, ativação, parada) leva alguns segundos, e a migração transendotelial e a passagem pela membrana basal da VEA ocorrem em cerca de 10 minutos. Depois de sair do sangue, a maioria dos linfócitos T atravessa o linfonodo e sai pelos vasos linfáticos eferentes; no entanto, em eventos raros, os linfócitos T não experimentados reconhecem seu complexo peptídeo/MHC específico e são ativados, o que leva à formação de linfócitos T efetores e de memória. O processo ocorre em 4 a 5 dias e, após a ativação, a via de migração dos linfócitos T de memória é bastante diferente daquela usada por células não experimentadas. Todos os linfócitos T ativados perdem as moléculas de L-selectina que medeiam o *homing* para os linfonodos e aumentam a expressão de outras moléculas de adesão. O *homing* de cada linfócito para sítios específicos é regulado pela expressão de determinadas moléculas de adesão. As células de memória são especificamente atraídas para as áreas de inflamação, devido ao aumento da expressão dos ligantes dos receptores de adesão do endotélio vascular destas regiões. Isso costuma ser causado pela produção de TNF-α pelos macrófagos regionais que encontram as infecções. Às vezes, as infecções não provocam a síntese de TNF-α, mas as células de memória também migram de forma aleatória pelo corpo. Ao encontrarem seu antígeno, podem produzir citocinas como o próprio TNF-α que, por sua vez, aumenta a expressão de E-selectinas nas células endoteliais locais. Isso, subsequentemente, recruta mais células efetoras e de memória para a região.

Imunidade de mucosa

O sistema imune de mucosa é composto por uma série de compartimentos distintos do sistema imune que são adaptados às respostas imunológicas em ambientes específicos, como o intestino, o sistema respiratório e o sistema urogenital. O sistema imune de mucosa talvez seja o componente mais importante do sistema imune adaptativo, e o leitor pode consultar uma descrição bem detalhada de suas características gerais[209] e de seu papel na imunidade equina no contexto da doença respiratória.[309] O sistema imune de mucosa pode representar o sistema imune vertebrado original e, certamente, protege a maior área vulnerável do corpo mamífero, compreendendo uma enorme proporção das populações linfocitárias totais e do *pool* de imunoglobulinas.[310,311]

O sistema imune de mucosa é composto por tecidos linfoides organizados e dispersos que são bastante associados às superfícies epiteliais e mucosas. As respostas imunes de mucosas geradas em um local são transferidas por todo esse sistema por linfócitos programados para a migração até os sítios efetores regionais. A principal imunoglobulina sintetizada pelo sistema imune de mucosa é a IgA secretora, que, em seres humanos, consiste na classe de imunoglobulina mais abundante no corpo. A IgA secretora apresenta adaptações exclusivas que promovem seu transporte até as superfícies mucosas, nas quais protege o corpo de bactérias e vírus principalmente por exclusão imune, ou seja, impedindo fisicamente sua adesão a tais áreas. A importância da IgA de mucosa já foi demonstrada na imunidade a numerosas doenças equinas.[309] A IgA secretora (sIgA) forma-se pela dimerização de dois monômeros de IgA, que são unidos por pontes dissulfídicas a uma cadeia J também produzida pelo mesmo plasmócito que secreta o anticorpo. Isso tem a vantagem de elevar a valência da sIgA, que pode se ligar a até quatro de seus alvos e, assim, apresenta maior capacidade de aglutinação. A IgA é relativamente "não inflamatória" (*i. e.*, não fixa complemento de maneira tão eficaz quanto IgG1 ou IgG4/7), o que condiz com seu papel na defesa por exclusão imune. Da mesma maneira, embora as células mieloides apresentem receptores de Fc para a IgA, não se sabe se é uma boa opsonina ou se promove a fagocitose.

A coordenação da resposta imune mucosa depende do tecido linfoide associado à mucosa (MALT, do inglês *mucosal-associated lymphoid tissue*) organizado, cujos principais exemplos são as tonsilas faríngeas e as placas de Peyer do intestino. No sistema gastrintestinal, o MALT distribui-se por todo o intestino; porém, no sistema respiratório, esses tecidos são encontrados apenas na nasofaringe e na orofaringe. O MALT é composto por folículos linfoides que apresentam linfócitos B comprometidos com a síntese de IgA e são cercados por áreas interfoliculares de linfócitos T, que também possuem CAAs e VEAs, e recobertos por um epitélio associado ao folículo (EAF). Os linfócitos não experimentados entram no MALT por extravasamento das VEAs (não há vasos linfáticos aferentes no MALT) e, depois do encontro com o antígeno, saem deste tecido por meio dos vasos linfáticos eferentes. O EAF é especializado na amostragem de antígenos por causa de sua menor secreção de muco e pela presença de células especializadas de incorporação antigênica, chamadas *células das micropregas* ou *células M*. Estas células M são bem associadas aos agregados subjacentes de linfócitos, geralmente em grandes bolsas de membrana basolateral, e têm papel essencial na vigilância imune da mucosa. As macromoléculas aderentes ou partículas ligadas à membrana apical das células M sofrem endocitose ou fagocitose e são liberadas na bolsa, onde a apresentação do antígeno é iniciada por células dendríticas, o que provoca a ativação de linfócitos B antígeno-específicos (Figura 1.17). O tráfego e a recirculação subsequentes de linfócitos B de memória IgA-positivos para outros componentes do sistema imune de mucosa (sistema respiratório, sistema intestinal etc.) são responsáveis pela disseminação das respostas locais desse anticorpo pelo chamado *sistema imune comum de mucosa*. Após o *homing* desses linfócitos B para os sítios efetores, como a lâmina própria do intestino e do sistema respiratório, e o extravasamento na lâmina própria das VEAs, os novos encontros com o antígeno e os segundos sinais das CAAs e dos linfócitos T auxiliares aumentam a diferenciação em plasmócitos produtores de IgA. A meia-vida curta dos plasmócitos secretores de IgA requer a geração constante de precursores nos sítios de indução e o fluxo para os sítios efetores. A amostragem e a apresentação de antígenos não são restritas ao MALT organizado, já que as células dendríticas são essenciais na incorporação e na apresentação de antígenos em todas as superfícies mucosas e, subsequentemente, migram até os linfonodos locais ou o MALT e iniciam as respostas imunes.

Após ser liberada pelos plasmócitos no interstício, a IgA secretora liga-se ao receptor polimérico de Ig na superfície abluminal das células epiteliais. Subsequentemente, a sIgA é transportada pela célula epitelial e liberada na superfície luminal junto com o componente secretor formado por clivagem de parte do receptor polimérico de Ig. O componente secretor também pode ser encontrado em forma livre nas secreções mucosas. O componente secretor confere resistência às enzimas proteolíticas do ambiente respiratório e gastroentérico. Algumas destas enzimas são secretadas por patógenos e, assim, o componente secretor prolonga a longevidade da sIgA. Durante seu trânsito pela célula epitelial, a sIgA pode neutralizar as infecções intracelulares encontradas nos compartimentos endossômicos. Além disso, a sIgA pode ligar-se a antígenos na submucosa e transportá-los ou excretá-los na mucosa por esse mecanismo. A maioria da IgA na mucosa forma-se por sIgA dimérica, enquanto a IgA da circulação, derivada da medula óssea, é predominantemente monomérica.

Em equinos, nosso conhecimento sobre a arquitetura e as funções do sistema linfoide de mucosa é maior nos tecidos linfoides respiratórios.[309] Embora os tecidos linfoides sejam distribuídos por todo o sistema respiratório, as massas maiores são formadas pelo tecido linfoide nodular da nasofaringe e da orofaringe, que pode ter um linfoepitélio sobrejacente especializado na incorporação e no processamento do antígeno, como nos tecidos tonsilares. Outros tecidos linfoides nodulares costumam ser encontrados nos sítios em que o muco rico em antígenos e as correntes de ar convergem pela traqueia e pelos brônquios e são chamados tecidos linfoides associados ao brônquio. As tonsilas representam os tecidos linfoides nodulares mais complexos da mucosa. Os equinos apresentam todos os tecidos tonsilares reconhecidos em outras espécies, e esses tecidos são anatomicamente complexos.[309] A tonsila nasofaríngea é a maior massa de tecido linfoide do sistema respiratório de equinos de todas as idades, e seu epitélio foi extensamente caracterizado.[312] Tal epitélio apresenta EAF clássico e muitas pregas, que formam criptas, e também contém células M. A tonsila nasofaríngea fica no recesso dorsal da nasofaringe e estende-se em sentido ventral até os opérculos de ambos os lados. Portanto, está no local ideal para a amostragem dos antígenos antes da entrada nas vias respiratórias ou no trato alimentar e pode ser um alvo importante para as vacinas intranasais. Esse tecido parece ser mais abundante em potros jovens e atrofia com a idade, embora muitos folículos linfoides permaneçam até a nasofaringe.

O epitélio nasofaríngeo também contém numerosos linfócitos. Estudos imuno-histoquímicos indicam que, em sua maioria, esses linfócitos são T $CD8^+$, embora os linfócitos B também estejam presentes.[312] A contribuição destes linfócitos para as defesas imunes celulares na mucosa do sistema respiratório superior foi pouco analisada. No entanto, após o desafio intranasal de equinos com 1 e 2 anos de idade com EHV-1, detecta-se a atividade citotóxica vírus-específica em diversos tecidos linfoides da mucosa do sistema respiratório superior, bem como nos linfonodos drenantes locais, e ela é muito evidente no revestimento nasofaríngeo.[313] Acredita-se que a resposta imune celular seja mediada por linfócitos T $CD8^+$ encontrados no epitélio nasofaríngeo e na lâmina própria subjacente e que possa ser uma contribuição importante para a eliminação de vírus infecciosos do sistema respiratório superior.

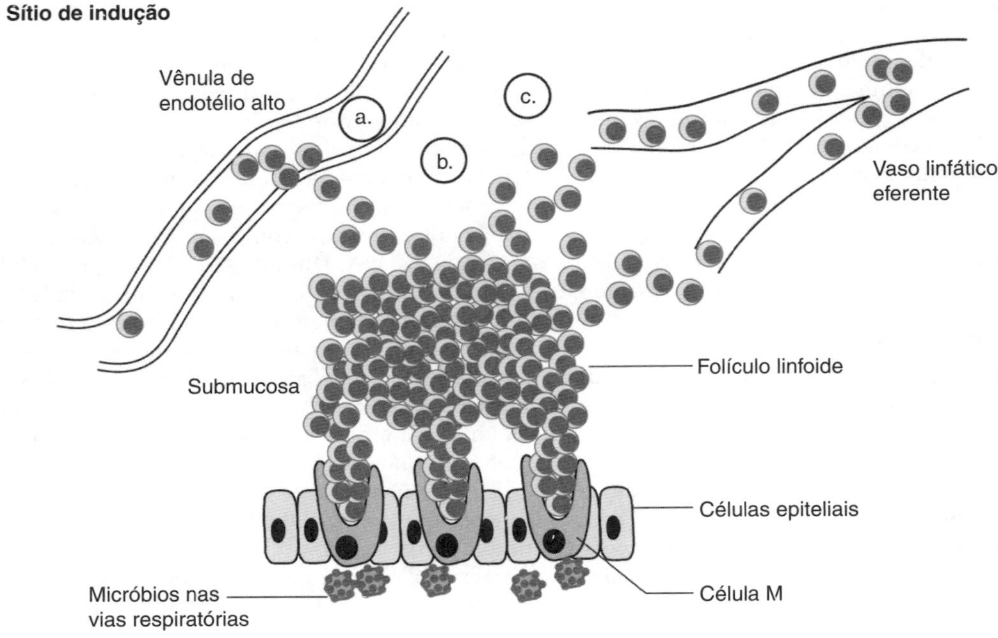

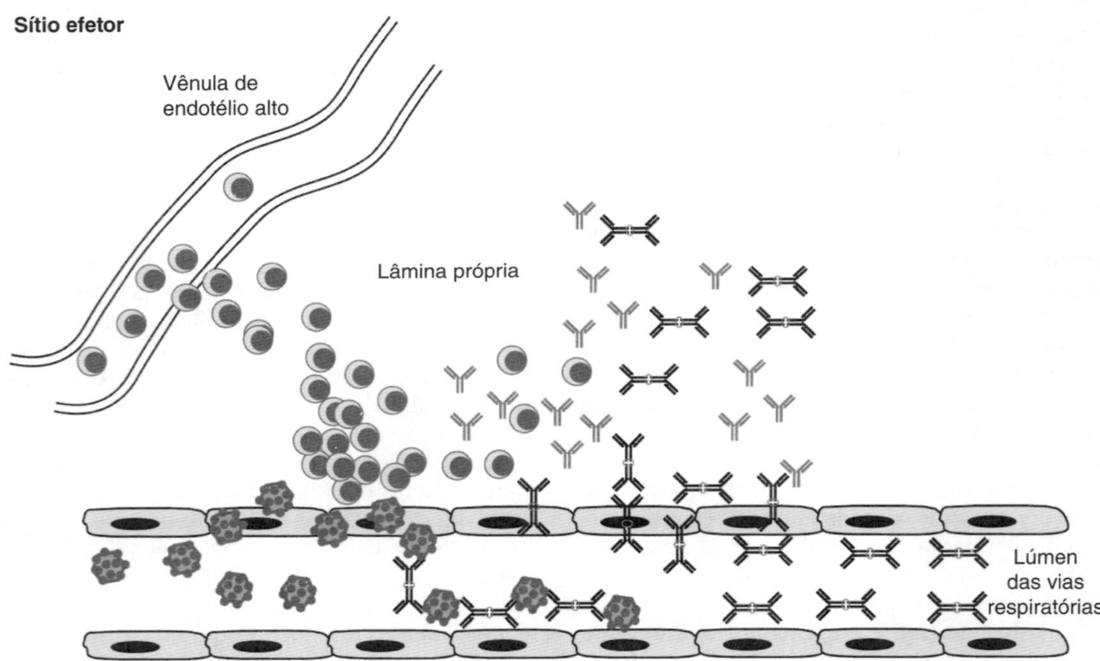

Figura 1.17 Início das respostas imunes nas mucosas. As respostas imunes na mucosa respiratória normalmente se originam após o encontro antigênico nos sítios de indução, que são as tonsilas da nasofaringe e da orofaringe dos equinos. Os linfócitos não experimentados entram nos sítios de indução a partir das vênulas de endotélio alto através do endotélio cuboide especializado daqueles vasos em resposta a sinais moleculares específicos. Os antígenos, como os micróbios, são incorporados por células de micropregas ou M, que são partes do epitélio associado ao folículo altamente especializado destes sítios. O material antigênico é transportado por meio da célula M; e a apresentação do antígeno aos linfócitos T e B é feita pelas células dendríticas dos tecidos subjacentes. O folículo linfoide subjacente é composto principalmente por linfócitos B, cercados por áreas de linfócitos T. Os linfócitos B antígeno-específicos são comprometidos, sobretudo, com a produção de IgA nesses sítios, embora alguns linfócitos B produtores de IgG também sejam gerados. Subsequentemente, as populações de linfócitos ativados saem do sítio de indução pelos vasos linfáticos eferentes e atingem a circulação sanguínea pelo ducto torácico. Tais células trafegam pelas VEAs dos sítios efetores de todo o epitélio respiratório e extravasam, formando a população de linfócitos intraepiteliais e da lâmina própria e gerando os agregados linfoides. O encontro subsequente com o antígeno provoca a diferenciação terminal de plasmócitos, principalmente produtores de IgA, embora alguns plasmócitos que sintetizam IgG também sejam formados. A IgG é restrita principalmente aos tecidos, mas a sIgA é transportada à superfície do epitélio respiratório, onde pode aglutinar e neutralizar microrganismos infecciosos. (De Lunn et al.,[309] com permissão.)

Ontogenia do sistema imune equino

Há poucos estudos sobre o desenvolvimento pré-natal do sistema imune equino. Como em outras espécies, o timo é o primeiro órgão linfoide a se desenvolver, e células responsivas a mitógenos podem ser identificadas neste local no 80º dia do período gestacional de 340 dias dos equinos.[314] Subsequentemente, tais células aparecem no sangue periférico aos 120 dias, nos linfonodos aos 160 dias e no baço aos 200 dias. As células responsivas em reações linfocitárias mistas são detectáveis no timo aos 100 dias e no baço aos 200 dias. A produção de imunoglobulina é detectável antes dos 200 dias de gestação, e potros neonatos apresentam IgM e IgG em seu soro.[314-317] Em neonatos, as concentrações séricas destas imunoglobulinas antes do aleitamento são baixas. A concentração média de IgM é de 31,7 mg/dℓ e de IgG (composta por IgG1 e IgG4/7) é de 7,5 mg/dℓ.[316] De modo geral, parece que os linfócitos T funcionais estão presentes no 100º dia, e os linfócitos B, no 200º dia de gestação. A competência imunológica do feto equino foi avaliada em termos das respostas anticórpicas específicas. A imunização *in utero* de potros ao final da gestação com hemocianina de lapa californiana em adjuvante de alúmen provoca a produção detectável de anticorpos específicos e a responsividade de linfócitos T no momento do nascimento.[318] Além disso, o feto equino pode responder ao colífago T2 aos 200 dias e ao vírus da encefalite equina venezuelana aos 230 dias.[319,320]

Apesar dos poucos estudos detalhados, há alguns dados sobre a maturação dos timócitos em equinos jovens. Conforme discutido, as células-tronco migram para o timo e amadurecem em linfócitos T sob a influência do microambiente epitelial. Neste processo, diferentes padrões de expressão de moléculas na superfície celular distinguem os estágios sucessivos de maturação dos timócitos. Em humanos, as primeiras células precursoras tímicas expressam baixos níveis de CD4. Tal expressão de CD4 se perde quando os primeiros timócitos passam a ser células duplo-negativas, $CD4^-CD8^-$; então, demonstram seu comprometimento com os linfócitos T pelo rearranjo gênico do TCR-β, um desencadeante essencial para os eventos subsequentes que reduz a expressão do complexo TCR-β-CD3 na superfície celular. Os timócitos intermediários são $CD4^{lo}CD8^{lo}$ (em que "lo" indica a baixa [*low*, em inglês] expressão da molécula), mas, depois do rearranjo gênico do TCR-α e a expressão do TCR αβ na superfície celular, rapidamente se tornam $CD4^{hi}CD8^{hi}TCR\text{-}CD3^{hi}$ (em que "hi" indica a alta [*high*, em inglês] expressão da molécula). Subsequentemente, os timócitos selecionados com base no rearranjo gênico produtivo do TCR e na ausência de autorreatividade tornam-se linfócitos T maduros, que expressam CD4 ou CD8 (único-positivos) e altos níveis de TCR-CD3. A maturação dos linfócitos T e padrões similares de expressão de CD3, CD4 e CD8 em tais células podem ser demonstrados no timo equino.[321-324]

Os linfócitos B e T maduros são encontrados no baço e nos linfonodos dos fetos equinos entre 90 e 120 dias de gestação.[316] Os linfócitos B são IgM^+, o que condiz com seu estado não experimentado, e não são observados nos centros germinativos. Tais tecidos apresentam linfócitos T $CD8^+$ e $CD4^+$. Ao nascimento, os linfócitos T $CD8^+$ e $CD4^+$ são abundantes nesses tecidos linfoides secundários do potro, assim como os linfócitos B IgM^+ nos centros germinativos bem-desenvolvidos.[316]

Imunocompetência em potros

Apesar de os potros normais serem imunocompetentes ao nascimento, são imunologicamente não experimentados; e as doenças infecciosas em neonatos associam-se à alta morbidade e à mortalidade. Embora a falha de transferência passiva seja a principal causa desse problema, conforme discutido a seguir, a imaturidade do sistema imune também é considerada um possível fator contribuinte. Consequentemente, numerosos estudos sobre a imunocompetência neonatal foram realizados e revistos.[249,325,326]

Respostas imunes inatas em potros

Vários estudos indicam que a expressão de TLRs, citocinas pró-inflamatórias e proteínas de fase aguda em potros é comparável com a observada em adultos.[326] Várias pesquisas relataram que os neutrófilos são completamente funcionais ao nascimento,[327-329] mas sua função é significativamente menor antes da absorção dos anticorpos do colostro, que são necessários para a opsonização.[329,330] A morte mediada pelos neutrófilos do potro é menor nas duas primeiras semanas de vida, assim como a capacidade fagocítica em ensaios com soro autólogo.[331] No entanto, em ensaios com soro de equinos adultos, a fagocitose e a explosão oxidativa dos neutrófilos são normais e similares às de adultos entre o nascimento e os 4 meses de idade.[331,332] Tais estudos indicam que a função dos neutrófilos em potros depende das imunoglobulinas e/ou do sistema complemento com atividade adequada de opsonização. Outro estudo com potros com menos de 7 dias de idade indica que a fagocitose e a explosão oxidativa dos neutrófilos são menores do que em adultos, mesmo com o uso de soro adulto.[333] Embora os ensaios sejam similares, os resultados aparentemente díspares podem ser decorrentes dos procedimentos utilizados. Independentemente disso, a importância do sistema complemento em potros é ilustrada pelo achado de que a capacidade de opsonização de bactérias pelo soro de potros cai à metade após a inativação por calor do sistema complemento.[220] Vale notar que a atividade do sistema complemento na primeira semana de vida é consideravelmente elevada em potros privados de colostro, talvez como um mecanismo alternativo de defesa.[334] Em potros que receberam colostro bovino, as concentrações séricas de componentes do sistema complemento chegam aos níveis adultos em 1 a 3 semanas de idade.[335] Por fim, os macrófagos alveolares recuperados de lavados broncoalveolares podem ser encontrados em números baixos até as 2 semanas de idade e apresentar menor função quimiotática.[336]

Juntos, os estudos realizados indicam que a imunidade inata é intacta em potros e gera respostas neutrofílicas funcionais similares às observadas em adultos, mas que níveis adequados de imunoglobulinas e sistema complemento com atividade de opsonização são essenciais.

Imunidade celular adaptativa em potros

Diversos estudos mediram os números e as subpopulações de linfócito em potros.[332,337,338] Os potros nascem com linfócitos T $CD4^+$ e $CD8^+$ e linfócitos B. As contagens de linfócitos aumentam nos 4 primeiros meses de vida, bem como a proporção de linfócitos B. Embora a proliferação de linfócitos T e B do sangue periférico T seja menor nas primeiras semanas de vida, aumenta a níveis adultos às 4 semanas de idade.[332] Durante os 3 primeiros meses de vida, o desenvolvimento folicular e a densidade das zonas de linfócitos T e B aumentam nos tecidos linfoides secundários.[336] Por outro lado, não há tecido linfoide organizado nos pulmões ao nascimento, e pouquíssimos linfócitos são recuperados de amostras de fluido broncoalveolar (FBA) durante a primeira semana de vida.[326,332] O aparecimento do tecido linfoide organizado nos pulmões, assim como de linfócitos T e B nas amostras de FBA, aumenta gradualmente ao longo dos 3 primeiros meses. Provavelmente, esses fatores aumentam a suscetibilidade dos potros às infecções respiratórias durante o período neonatal.

Em comparação com equinos adultos, os potros apresentam menor produção de IFN-γ nas células do FBA e CMSPs estimuladas nos 6 primeiros meses de vida; tal resposta T_H1 menor pode contribuir para sua suscetibilidade a *Rhodococcus equi* e outros patógenos intracelulares.[339] Os equinos adultos imunizados com uma vacina experimental de DNA de plasmídeo de VAIE desenvolveram anticorpos antígeno-específicos e respostas linfoproliferativas e de LTC, enquanto potros imunizados na primeira semana de vida com o mesmo construto (e que receberam reforço nos mesmos intervalos que os adultos) apresentaram anticorpos antígeno-específicos e respostas linfoproliferativas, mas não respostas de LTC.[273] Esses potros eram filhos de éguas VAIE-negativas; e, assim, não houve transferência passiva de anticorpos antivirais específicos. A soroconversão ocorreu mais tarde do que nos adultos, e os níveis de anticorpos caíram antes do que nos adultos. As células dendríticas de equinos adultos estimuladas com CpG-ODN (um PAMP que se liga a TLR-9) aumentam sua expressão de IL-12, mas as células dendríticas de potros não.[340] O estudo também demonstra que, embora as células dendríticas de potros expressem a molécula coestimuladora CD86 em concentrações similares aos adultos, a expressão de MHC II é menor ao nascimento e não chega aos níveis adultos até os 3 meses de idade. Um estudo de acompanhamento descobriu que as células dendríticas de potros infectados com *R. equi* produzem IL-12 e expressam moléculas coestimuladoras (CD40 e CD86) em níveis similares aos adultos; porém, como já observado, a expressão da molécula de MHC II é limitada.[341] Assim, as CAAs dos potros podem produzir os sinais coestimuladores e a IL-12 (ainda que de maneira variável, dependendo do estímulo) necessários para a diferenciação T_H1, mas a apresentação por MHC II pode ser comprometida.

Os potros com menos de 1 semana de idade apresentam expressão basal de IFN-γ e IL-4 no sangue total significativamente menor do que os equinos adultos e, diferentemente destes animais, não desenvolvem respostas linfoproliferativas antígeno-específicas após a imunização por uma vacina inativada bovina com adjuvante.[342,343] Da mesma maneira, os potros com menos de 1 semana de idade e entre 3 e 6 meses apresentam menor frequência de CMSPs secretoras de IFN-γ e IL-4 do que os cavalos adultos.[344] Os linfócitos do linfonodo brônquico de potros infectados com *R. equi* apresentam respostas proliferativas específicas significativamente menores do que as células de cavalos adultos; vale notar, porém, que sua expressão de IL-4 é menor, e a de IFN-γ, maior. Assim, as razões de IFN-γ/IL-4 à estimulação com *R. equi* são maiores do que nos adultos.[345] Embora quantitativamente menor do que em adultos, a produção de IFN-γ por linfócitos T_H1 (e por linfócitos T $CD8^+$) de potros depois da estimulação não específica é detectável poucos dias após o nascimento e aumenta com a idade, enquanto a síntese de IL-4 por linfócitos T_H2 se mostra praticamente nula nos 3 primeiros meses.[346] Além disso, a infecção com *R. equi* de células do FBA de potros de 10 dias de idade provoca o aumento da expressão de IFN-γ e IL-4 e, nas CMSPs, causa a expressão consistente de IFN-γ durante as 3 primeiras semanas de idade, mas menor expressão de IL-4 ao nascimento.[297] Por fim, os potros inoculados por via oral com *R. equi* nas 2 primeiras semanas de vida desenvolvem respostas específicas de LTC, e sua expressão de IFN-γ por CMSPs estimuladas pelo patógeno é similar à observada em equinos adultos, com menores níveis de expressão de IL-4.[347]

Juntas, tais observações indicam que os potros são capazes de montar respostas de linfócitos T, inclusive T_H1 e de LTC. Em algumas circunstâncias, estas respostas podem ser similares àquelas de equinos adultos. Com base nos últimos estudos que registram a menor expressão/produção de IL-4 com relação à síntese de IFN-γ, os potros parecem tender a respostas T_H1. Essas observações desafiam o conceito de que os potros apresentam uma tendência inerente a T_H2, como os neonatos de camundongos e humanos.[348] Deve-se notar que os estudos equinos avaliaram diferentes populações celulares, condições de estimulação, métodos para quantificação da expressão/produção de citocinas e, nas pesquisas sobre imunização, diferentes imunógenos e vias de administração, o que provavelmente contribui para alguns dos resultados díspares. Ainda assim, os estudos concordam em grande parte que, de modo geral, a expressão/produção de citocinas de linfócitos T auxiliares e as respostas de linfócitos T são quantitativamente menores do que as observadas em cavalos adultos. Embora os mecanismos subjacentes precisos dessas diferenças entre potros e adultos não tenham sido esclarecidos, os prováveis fatores contribuintes são a ausência de experimentação geral dos linfócitos T dos potros jovens e a relativa imaturidade das CAAs em termos de respostas a PAMP e apresentação de MHC II. Isso diminui a eficiência da ativação de linfócitos T não experimentados.

Imunidade humoral em potros

Transferência passiva de anticorpos maternos. Devido à placentação epiteliocorial dos equinos, não há transferência de anticorpos maternos *in utero*, e os potros nascem praticamente agamaglobulinêmicos. Os potros, portanto, dependem da ingestão de colostro e da absorção intestinal de anticorpos maternos nas primeiras 24 horas de vida para a proteção contra patógenos infecciosos. Veja a discussão sobre a falha de transferência de imunidade passiva em "Imunodeficiências secundárias", neste capítulo.

Produção *de novo* de anticorpo em potros. Alguns estudos sobre a produção *de novo* de anticorpos foram conduzidos em potros sem o efeito dos anticorpos maternos transferidos. Em um estudo com 10 potros de pôneis alimentados apenas com colostro bovino, a produção endógena de anticorpos equinos, medida por imunodifusão radial, gerou concentrações séricas de IgG de 200 mg/dℓ às 2 semanas de idade, 400 mg/dℓ em 1 mês e 1.000 mg/dl em 3 meses.[349] Em um estudo menor em que os níveis séricos de gamaglobulina, obtidos por imunoeletroforese, de dois potros de pôneis privados de colostro foram comparados com os de 18 indivíduos alimentados com colostro, os resultados foram muito similares. No entanto, os potros privados de colostro apresentaram níveis séricos de gamaglobulina entre 6 semanas e 3 meses de idade maiores do que os observados em animais que receberam o colostro.[350] Em um terceiro estudo, as concentrações de anticorpo em seis potros privados de colostro foram substancialmente maiores do que nos cinco controles com 3 a 5 meses de idade.[334] Os três estudos trazem evidências da produção endógena substancial de IgG no primeiro mês de vida de potros privados de colostro equino e sugerem que, nestes animais, o início da síntese é anterior e sua taxa é superior. Tal observação condiz com a imunossupressão não específica de potros alimentados com colostro ou a estimulação da produção de imunoglobulina em potros privados de colostro. Em outro estudo de potros mestiços alimentados apenas com colostro bovino, a produção endógena de IgG começou depois e foi detectada pela primeira vez em 1 mês de idade na maioria dos animais, chegando a níveis similares aos observados em potros que receberam o colostro equino aos 2 meses de idade.[351] Os potros imunizados com uma vacina experimental de DNA de plasmídeo de VAIE na primeira semana de vida, com reforço aos 15, 36 e 50 dias, apresentaram soroconversão entre o 47º e o 53º dia.[273] Comparativamente, três equinos adultos imunizados da mesma maneira apresentaram soroconversão no 29º dia. Os potros eram filhos de éguas VAIE-negativas; assim, não houve transferência passiva de anticorpos VAIE-específicos. A vacinação de potros de 3 dias de idade com uma vacina inativada bovina acrescida de adjuvante, sem interferência dos anticorpos maternos, gerou respostas anticórpicas consideravelmente menores às observadas em adultos.[343] Embora potros de 3 meses de idade tenham apresentado respostas anticórpicas melhores, sua magnitude foi menor do que em adultos. Por outro lado, um estudo com delineamento experimental similar demonstrou que a vacinação com bacilo de Calmette-Guérin (BCG; uma vacina viva modificada de *Mycobacterium bovis*) gerou respostas anticórpicas robustas, semelhantes às de potros de 4 meses de idade e um pouco inferior às dos adultos, embora nenhum dos dois grupos de potros tenha produzido anticorpos IgG4/7 vacina-específicos.[342] O último resultado foi condizente com os achados de outros estudos (ver a discussão a seguir). Segundo tais pesquisas, os potros neonatos são claramente capazes de produzir anticorpos de maneira endógena na ausência de anticorpos maternos, embora as respostas tendam a ser menos robustas do que em potros mais velhos e adultos. No entanto, a magnitude da resposta anticórpica em neonatos depende da natureza da estimulação antigênica. De modo geral, em potros vacinados com antígenos contra os quais não têm anticorpos transferidos de modo passivo, as respostas anticórpicas normais são registradas a partir de, pelo menos, 3 meses de idade.[352]

Em potros alimentados com colostro, a concentração sérica de IgG cai a seu nível mais baixo em 1 a 2 meses de idade, devido ao catabolismo das imunoglobulinas transferidas pela mãe, e, subsequentemente, sobe e chega aos níveis adultos graças à produção endógena.[331,332,338,353] Um estudo com cinco potros Quartos de Milha nas primeiras 9 semanas de vida mostrou que as concentrações de IgG (o equivalente à IgG1 mais IgG4/7) foram mínimas em 1 mês de idade. No entanto, o subsequente aumento da concentração de IgG foi devido à produção *de novo* de IgG1, não IgG4/7. Ao final do estudo (às 9 semanas de idade), ainda não havia evidências claras da produção de IgG4/7, embora as concentrações de IgG1 e IgG3/5 fossem iguais ou superiores aos níveis adultos. No soro de cavalos adultos, a IgG4/7 representa mais de 60% da IgG sérica total e é, de longe, a subclasse dominante no soro dos potros após a transferência passiva de imunidade.[249,317,326] A IgG4/7 também se mostra essencial na imunidade a diversos patógenos,[354,355] e é possível que o início naturalmente tardio da produção endógena possa contribuir para a suscetibilidade de potros a infecções respiratórias bacterianas nessa idade.[249,356,357] Um estudo que investigou tal possibilidade durante os primeiros 42 dias de vida mediu a capacidade de opsonização do soro de potros contra *Escherichia coli* e *Actinobacillus equuli*.[220] Nenhuma diferença foi detectada com o passar do tempo, e o soro dos potros mostrou-se tão eficaz quanto o soro de cavalos adultos. Como a IgG1, a IgG4/7 e a IgG3 ativam o sistema complemento, se ligam a receptores de Fc e interagem com as paredes celulares bacterianas,[247] a IgG1 e a IgG3 podem compensar funcionalmente o início tardio da síntese de IgG4/7 em potros jovens. Por fim, em um estudo sobre as concentrações de imunoglobulina em potros ao longo do primeiro ano de vida, os níveis séricos de todos os isótipos medidos caem às 4 semanas de idade e, a seguir, os títulos de todos os anticorpos, exceto IgG4/7, começam a subir. Tal padrão foi o resultado do catabolismo dos anticorpos maternos e dos diferentes tempos de início e taxa da produção endógena de anticorpos, da seguinte maneira: (1) os níveis de IgA e IgG3/5 estabilizaram-se entre 8 e 12 semanas de idade; (2) os níveis de IgG1 foram máximos às 8 semanas de idade e, então, caíram lentamente ao longo de todo o estudo; e (3) os níveis de IgG4/7 alcançaram seu ponto mais baixo entre 2 e 5 meses de idade e só começaram a subir após a 16ª semana de vida. Essas observações podem explicar a menor imunidade humoral endógena durante o primeiro ano de vida. O estudo também mostrou que, em 1 ano de idade, as concentrações séricas de imunoglobulina ainda não haviam alcançado os níveis adultos.

Um fator que afeta significativamente as respostas imunes *de novo* em potros é o efeito supressor dos anticorpos maternos antígeno-específicos transferidos de maneira passiva. A taxa de declínio desses anticorpos varia em cada indivíduo e diferentes agentes infecciosos. A meia-vida da IgG maternas em potros é estimada em 20 a 30 dias.[350] Estudos de anticorpos antígeno-específicos demonstram que os anticorpos contra o influenzavírus e antitetânicos têm meias-vidas similares, de 27 a 29 dias para IgG1, 35 a 39 dias para IgG4/7 e 35 dias para IgG3/5.[358] Em potros, a concentração de anticorpos maternos contra muitos patógenos importantes cai a níveis não protetores entre 2 e 3 meses de idade.[359,360] No entanto, os anticorpos remanescentes podem tornar o potro não responsivo à vacinação por semanas ou mesmo meses. No caso do influenzavírus equino[361,362] e do toxoide tetânico, os anticorpos maternos podem persistir até os 6 meses e inibir as respostas humorais de potros vacinados antes desta idade.[358] Por outro lado, um estudo recente indica que potros de 3 meses de idade imunizados com uma série de três doses de vacina multivalente apresentam respostas similares de linfócitos T e anticorpos antígeno-específicos em comparação com potros vacinados pela primeira vez aos 6 meses.[363] Com base em tal estudo, é razoável começar a vacinar os potros já aos 6 meses de idade, caso o risco de doença infecciosa seja alto.

Implicações para a imunocompetência dos potros

As evidências anteriormente apresentadas indicam que o sistema imune do potro é competente de muitas maneiras. Seu sistema imune inato é completamente funcional, pelo menos na segunda semana de vida; e todas as populações de linfócitos estão presentes ao nascimento. A princípio, os anticorpos são totalmente derivados da transferência passiva, mas imunoglobulinas de produção endógena são detectáveis em algumas semanas de vida e predominam entre 1 e 2 meses de idade. Ainda assim, há algumas características essenciais do sistema imune do potro que podem limitar sua capacidade de defesa contra uma infecção. Um fator importantíssimo é a interferência dos anticorpos maternos, que inibe a ligação de antígenos aos BCRs dos linfócitos B não experimentados dos potros, reduzindo as respostas anticórpicas endógenas. Durante o crescimento do potro, a continuidade do efeito imunomodulador dos anticorpos maternos pode limitar sua imunorresponsividade ao mesmo tempo que deixa de conferir proteção adequada. De importância similar é o fato de que, embora o sistema imune adaptativo esteja completo ao nascimento, não é experimentado. Além disso, as CAAs são imaturas.[364] Os neonatos podem montar respostas imunes normais, mas precisam da apresentação adequada do antígeno e de sinais coestimuladores. A menor apresentação do antígeno por CAAs ou sua ocorrência sem sinais coestimuladores podem impedir o desenvolvimento da resposta imune apropriada. Isso é um grande problema em neonatos. A ausência de respostas de memória e do repertório bem-desenvolvido de efetores imunes é uma deficiência grave que somente os encontros antigênicos adequados podem resolver. Apesar da menor robustez das respostas imunes humorais e celulares durante o primeiro ano de vida, a maioria dos potros sobrevive até a idade adulta. No entanto, o melhor entendimento da regulação imune nos potros e dos mecanismos subjacentes precisos das diferenças entre as respostas imunes de potros e adultos é necessário ao desenvolvimento de melhores estratégias imunológicas para a prevenção de doenças infecciosas importantes nesses animais, como a pneumonia por *R. equi*.

HIPERSENSIBILIDADE E AUTOIMUNIDADE

A hipersensibilidade refere-se a um estado alterado de imunorreatividade que causa lesão. Os quatro diferentes tipos de hipersensibilidade podem ser definidos pelo tipo de processo imunológico subjacente à lesão tecidual (Tabela 1.6). O tipo mais comum e importante de hipersensibilidade na maioria das espécies é a hipersensibilidade do tipo I, mediada por IgE. Em tais hipersensibilidades, alguns indivíduos produzem anticorpos IgE contra um antígeno normalmente inócuo, chamado *alérgeno*. A exposição ao alérgeno desencadeia a desgranulação de mastócitos, descrita a seguir, e uma série de respostas que são características da alergia. As doenças alérgicas são tão importantes que se sabe mais sobre a função da IgE na hipersensibilidade do que sobre seu papel normal na defesa do hospedeiro. Nessa definição e em todo este capítulo, o termo "alergia" refere-se apenas às doenças de hipersensibilidade do tipo I mediadas por IgE. Em outras definições, porém, alergia pode se referir a todo o espectro de doenças de hipersensibilidade.[365] Outras formas de doenças de hipersensibilidade dependem, principalmente, de anticorpos IgG (hipersensibilidades de tipo II e III) ou linfócitos T (hipersensibilidade do tipo IV). Todas essas hipersensibilidades podem atuar na imunopatogênese das doenças autoimunes, em que o corpo monta uma resposta imune adaptativa contra autoantígenos teciduais.

As doenças clínicas de hipersensibilidade, como a obstrução recorrente das vias respiratórias (RAO, do inglês *recurrent airway obstruction*) ou a uveíte recorrente equina (URE), podem envolver mais de um tipo de reação de hipersensibilidade simultaneamente, o que limita a utilidade dessa classificação no diagnóstico clínico. As estratégias alternativas de classificação de tais doenças podem ter maior utilidade clínica. As doenças de hipersensibilidade mediadas por anticorpos (tipos I, II e III), por exemplo, têm início imediato em caso de presença de anticorpos pré-formados na circulação ou nos tecidos, com alguma variação em sua progressão conforme o isótipo envolvido. As doenças de hipersensibilidade mediadas por células (tipo IV) são tardias, mesmo em indivíduos sensibilizados, e seu início leva de 1 a 3 dias, enquanto as células efetoras são recrutadas para o sítio de exposição ao antígeno.[365] Os objetivos deste tópico são:

- Rever os tipos clássicos de hipersensibilidade para explicar a imunopatogênese das doenças de hipersensibilidade
- Descrever as hipersensibilidades mediadas por anticorpos e células em equinos e sua base imunológica
- Identificar as doenças autoimunes de equinos com base imunológica conhecida.

Tabela 1.6 **Hipersensibilidade.**

	Tipo I	Tipo II	Tipo III	Tipo IV		
Mediador imune	**IgE**	**IgG**	**IgG, IgA**	**T_H1**	**T_H2**	**LTC**
Antígeno	Antígeno solúvel	Antígeno associado à célula ou à matriz	Formação de imunocomplexos	Antígeno solúvel	Antígeno solúvel	Antígeno associado à célula
Mecanismo efetor	Desgranulação de mastócitos	Células positivas para o receptor Fc (fagócitos do sistema reticuloendotelial)	Células positivas para o receptor Fc, sistema complemento	Ativação dos macrófagos	Ativação de eosinófilos	Citotoxicidade
Exemplos de reação de hipersensibilidade	Anafilaxia sistêmica, hipersensibilidade a *Culicoides*	Anemia hemolítica imunomediada, isoeritrólise neonatal	Púrpura hemorrágica, doença do soro	Uveíte recorrente equina	Hipersensibilidade crônica a *Culicoides*	Dermatite de contato

Os quatro tipos de hipersensibilidade podem ser diferenciados pelo mediador imunológico envolvido, pelo tipo de antígeno reconhecido e pelo mecanismo de efeitos provocado no desenvolvimento da doença. Exemplos de cada condição em equinos são dados quando disponíveis.

Descrições detalhadas dos aspectos clínicos da hipersensibilidade e das doenças autoimunes, seu diagnóstico e seu tratamento são apresentados em outras partes deste livro. Muitos dos mecanismos imunológicos envolvidos em tais doenças foram anteriormente explicados de modo minucioso neste capítulo.

Tipos clássicos de reação de hipersensibilidade

Hipersensibilidade do tipo I

Conforme já descrito, a hipersensibilidade do tipo I, também chamada hipersensibilidade imediata ou alergia, é mediada por anticorpos IgE específicos para os alérgenos, que são antígenos extrínsecos normalmente não reconhecidos pelo sistema imune saudável. A IgE é encontrada predominantemente nos tecidos, nos quais se liga aos mastócitos por meio do receptor de alta afinidade chamado FcεRI, que foi identificado em equinos.[366] Durante a interação do antígeno com a IgE na superfície dos mastócitos, a ligação cruzada de duas ou mais moléculas de IgE e seus receptores FcεRI desencadeia a liberação de mediadores químicos mastocitários que causam as reações de hipersensibilidade do tipo I. Os basófilos e os eosinófilos (quando ativados) também apresentam receptores FcεRI e, portanto, podem participar do mesmo processo. Além dos receptores FcεRI, há um receptor não relacionado de IgE de baixa afinidade, chamado CD23, presente em muitos linfócitos, monócitos, eosinófilos, plaquetas e células dendríticas foliculares. O CD23 parece exacerbar as respostas de IgE aos antígenos específicos que formam complexos com estes anticorpos. Assim, o CD23 das CAAs pode capturar os antígenos ligados à IgE. Em equinos, o CD23 foi identificado; e sua expressão é positivamente regulada pela IL-4.[367] Existem anticorpos monoclonais contra o CD23 equino, que são usados para a identificação da molécula, principalmente em uma subpopulação de linfócitos B.[368] Tais reagentes serão úteis à maior avaliação do papel desse receptor de baixa afinidade nas respostas mediadas por IgE em equinos.

A estimulação seletiva das respostas de IgE depende das características do antígeno (alérgeno), do indivíduo acometido (fatores genéticos, como o haplótipo do MHC) e do mecanismo de apresentação do antígeno. O antígeno deve ser capaz de desencadear uma resposta imune T_H2 para estimular a produção de IgE. Pequenas proteínas solúveis, frequentemente enzimas, que contêm peptídeos adequados à apresentação no contexto da molécula de MHC II, encontradas nas superfícies mucosas em baixas doses, são bastante eficientes na geração de respostas de IgE. As doses baixas de antígeno favorecem especificamente respostas T_H2 quanto à T_H1, e a exploração dessa relação é a base de algumas estratégias terapêuticas de hipossensibilização (ver em "Imunomoduladores"). Os processos são regulados por Tregs (discutidos anteriormente), que suprimem a produção de citocinas T_H2 em indivíduos saudáveis. A deficiência de Tregs pode causar atopia. O processo de diferenciação T_H2 é essencial à promoção das respostas de IgE e pode ser favorecido nas superfícies das mucosas entéricas e respiratórias ou na pele, onde a invasão parasitária normalmente ocorre. Do ponto de vista teleológico, isso faz sentido, já que as respostas de IgE são importantes na imunidade antiparasitária.[369] As células dendríticas de tais locais tendem a ser programadas a estimular respostas T_H2. A ligação cruzada de receptores FcεRI em granulócitos também provoca a expressão de CD40L e a secreção de IL-4, que aumentam a síntese de IgE pelos linfócitos B e mantêm as reações alérgicas.

Alguns indivíduos são predispostos à hiper-reatividade mediada por IgE a uma ampla gama de alérgenos ambientais; tal doença é denominada *atopia*.[370] Os indivíduos acometidos apresentam altos níveis de IgE no sangue e aumento das populações de eosinófilos. Em humanos, a doença depende parcialmente de fatores genéticos, inclusive de variações genéticas na sequência promotora de IL-4 ou da associação com certos genes do MHC II. Ainda assim, os fatores ambientais também são importantes, pois a atopia é cada vez mais comum em pessoas das áreas de bom desenvolvimento econômico do mundo. As quatro possíveis explicações para tal observação são a menor exposição a doenças infecciosas durante a infância, a poluição ambiental, os níveis de alérgenos e a mudança da dieta. A primeira explicação, chamada de "hipótese da higiene", apoia-se em evidências epidemiológicas e experimentais. A premissa é que, em áreas com mau saneamento básico, a exposição microbiana e as doenças infecciosas no início da vida fazem com que o sistema imune favoreça respostas T_H1 em vez de T_H2, o que reduz o posterior desenvolvimento de doenças alérgicas. Acredita-se que isso se deva, em grande parte, à composição da microbiota intestinal, inclusive com a presença de helmintos e a resultante indução de Tregs que modulam o equilíbrio T_H1/T_H2.[371] Nas sociedades desenvolvidas, a menor exposição microbiana no início da infância e a menor prevalência de doenças infecciosas reduzem a microbiota e aumentam a tendência ao desenvolvimento de respostas T_H2, o que pode ser a propensão natural do sistema imune neonatal.[348] Não se sabe se a atopia ocorre em equinos, nem se a hipótese da higiene se aplica ou não. É interessante notar que um estudo recente em 593 warmbloods na Suíça descobriu que alguns cavalos apresentavam múltiplas hipersensibilidades.[372] Os equinos com RAO, por exemplo, são 13,1 vezes mais suscetíveis à IBH, e os animais com IBH, 7,1 vezes mais suscetíveis à urticária. Além disso, o fenótipo de múltiplas hipersensibilidades foi associado à ausência de ovos de nematódeos nas fezes. Os cavalos da Islândia vivendo naquele país apresentaram altas cargas intestinais de helmintos e baixos números de linfócitos T produtores de IL-4, além de síntese significativamente maior de IL-10 e TGF-β por CMSPs do que animais da mesma raça que viviam na Suíça.[373] Tais cavalos não desenvolvem IBH na Islândia devido à ausência de mosquitos *Culicoides* no país, mas são suscetíveis à IBH quando importados para países em que esses vetores são endêmicos. A suscetibilidade é associada à vermifugação antes da importação, assim como ao aumento da produção de IL-4 e à menor síntese de citocinas reguladoras.[373] Juntos, os resultados desses estudos sugerem que alguns equinos apresentam atopia e que a doença pode ser associada à menor exposição a nematódeos intestinais, condizente com a hipótese da higiene.

Mecanismos efetores das reações alérgicas de hipersensibilidade do tipo I. Com a ligação cruzada do antígeno à IgE nos receptores FcεRI da superfície celular, os mastócitos ativados liberam os mediadores químicos armazenados em grânulos pré-formados e sintetizam leucotrienos e citocinas. O resultado das reações de hipersensibilidade do tipo I podem variar de choque anafilático a inflamação localizada de baixa gravidade. A desgranulação dos mastócitos provoca uma reação alérgica imediata, em segundos, mas também há uma resposta tardia que se desenvolve ao longo de 8 a 12 horas, devido ao recrutamento de linfócitos T_H2, eosinófilos e basófilos.

Os mastócitos são células altamente especializadas da linhagem mieloide e são comuns nas mucosas e nos tecidos epiteliais próximos aos pequenos vasos sanguíneos. A gama de mediadores inflamatórios liberados pelos mastócitos durante a desgranulação é ampla e inclui enzimas que podem remodelar tecidos conjuntivos; mediadores tóxicos, como a histamina e a heparina; citocinas, inclusive IL-4, IL-5, IL-13 e TNF-α; e mediadores lipídicos, como os leucotrienos e o PAF. A histamina aumenta o fluxo sanguíneo local e a permeabilidade capilar. As enzimas ativam as metaloproteinases de matriz, que causam destruição tecidual, e o TNF-α aumenta a expressão de moléculas de adesão e atrai os leucócitos inflamatórios. Tais reações são adequadas quando o mastócito reage a um patógeno invasivo, mas, na alergia, são a base da resposta inflamatória imediata e também o primeiro passo da resposta tardia.

O papel dos eosinófilos na inflamação é rigorosamente controlado em diversos níveis. A síntese na medula óssea depende da IL-5 produzida por linfócitos T_H2 frente à infecção ou a outro estímulo imune. O trânsito dos eosinófilos para os tecidos depende de duas quimiocinas, eotaxina 1 e eotaxina 2. A ativação dos eosinófilos por citocinas e quimiocinas induz a expressão de receptores FcεRI e de componentes do sistema complemento e prepara a célula para a desgranulação caso encontre o antígeno capaz de se ligar de maneira cruzada à IgE em sua superfície. A desgranulação dos mastócitos e a ativação T_H2 recrutam e ativam grandes números de eosinófilos no sítio de encontro com o antígeno. Os basófilos são igualmente recrutados, e sua presença conjunta é característica da inflamação alérgica crônica. Os eosinófilos podem desencadear a desgranulação de mastócitos e basófilos por meio da liberação de proteína básica principal. Essa resposta tardia é uma causa importante de enfermidades prolongadas, como a asma crônica, em seres humanos.

As manifestações clínicas das reações de hipersensibilidade do tipo I dependem de seu sítio. O desfecho clínico das reações de hipersensibilidade do tipo I depende da quantidade de IgE presente, da dose de alérgeno e do sítio de introdução do alérgeno. A introdução direta do alérgeno na corrente sanguínea ou a absorção entérica rápida podem levar à ativação disseminada dos mastócitos do tecido conjuntivo associado aos vasos sanguíneos. Esse pode ser um evento desastroso, chamado *anafilaxia sistêmica*, que causa queda catastrófica da pressão arterial e obstrução das vias respiratórias por broncoconstrição e edema laríngeo. Isso provoca choque anafilático e pode acontecer após a administração de fármacos contra os quais o indivíduo tem uma resposta estabelecida de IgE. O tratamento com epinefrina pode controlar esses eventos possivelmente fatais.

A penicilina é um exemplo de fármaco que pode causar reações de hipersensibilidade do tipo I em humanos e induzir esse tipo de reação de hipersensibilidade em equinos.[374] Ela pode atuar como hapteno (veja em "Imunologia equina"). A penicilina, sozinha, pode desencadear a formação de anticorpos por linfócitos B, mas não respostas de linfócitos T auxiliares, pois não é uma proteína. No entanto, o anel betalactâmico da penicilina pode reagir com grupos aminos das proteínas do hospedeiro e formar conjugados covalentes, e os peptídeos próprios modificados podem gerar respostas T_H2 em alguns indivíduos. Os linfócitos T_H2 podem, por sua vez, liberar citocinas, que ativam os linfócitos B ligados à penicilina para a produção de IgE. Nesse cenário, a penicilina é um antígeno para linfócitos B e passa a ser um antígeno para linfócitos T ao modificar peptídeos próprios. A administração intravenosa (IV) de penicilina provoca a modificação de proteínas, e o reconhecimento e a ligação cruzada à IgE dos mastócitos causam anafilaxia.

A inalação do alérgeno, por outro lado, induz a inflamação local do sistema respiratório – por exemplo, nas vias respiratórias superiores, como na rinite alérgica, ou nas vias respiratórias inferiores, na asma humana. Da mesma maneira, a introdução do alérgeno na pele provoca a liberação local de histamina e uma reação eritematosa que, horas depois, se converte em uma resposta tardia. Os alérgenos ingeridos que chegam à pele por meio da corrente sanguínea causam uma forma disseminada de reação eritematosa, chamada *urticária*. A inflamação prolongada da pele provoca eczema ou dermatite atópica em alguns indivíduos. A ingestão de alérgenos provoca a ativação de mastócitos gastrintestinais, o que causa perda de fluido pelo intestino e contração da musculatura lisa. O quadro clínico é composto por diarreia e vômito. Às vezes, a ingestão de alérgenos pode provocar anafilaxia sistêmica em caso de absorção rápida, ou urticária, como ocasionalmente observado em humanos após a administração oral de penicilina.

Hipersensibilidade do tipo II

Esta forma de doença de hipersensibilidade ocorre quando o antígeno causal é associado a células ou tecidos do corpo e há uma resposta de anticorpos IgG contra tal molécula. Fagócitos ou outras células que expressam receptores Fcγ medeiam a destruição do tecido afetado ou a remoção de hemácias ou plaquetas anticorpo-positivas da circulação pelo sistema reticuloendotelial. Além disso, o anticorpo ligado às hemácias pode ativar o sistema complemento, o que causa hemólise. As reações transfusionais e a isoeritrólise neonatal são exemplos de hipersensibilidades do tipo II. A anemia hemolítica e a trombocitopenia imunomediadas são exemplos de hipersensibilidades do tipo II associadas a fármacos. Em equinos, a penicilina é uma causa estabelecida de anemia hemolítica.[375] O diagnóstico pode ser determinado por um teste de Coombs (Figura 1.18). A penicilina liga-se à superfície da hemácia e é alvo de anticorpos antipenicilina do isótipo IgG. Vale notar que muitos cavalos apresentam anticorpos antipenicilina do isótipo IgM, mas que não causam a doença.

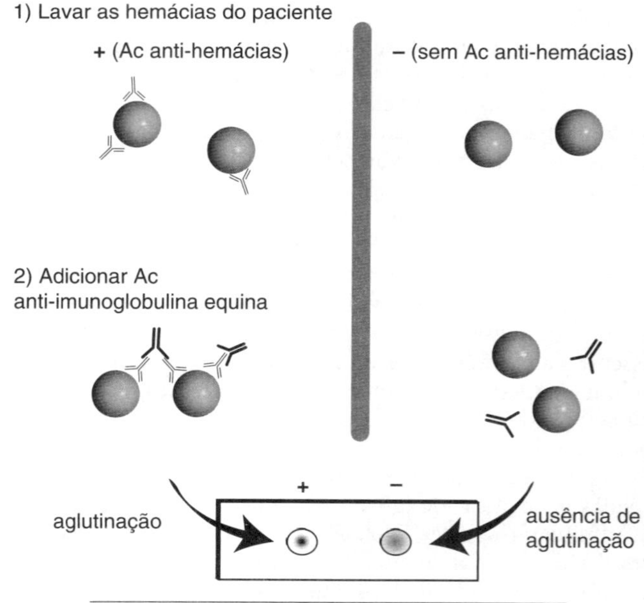

Figura 1.18 Teste direto de Coombs. Ac, anticorpo.

Hipersensibilidade do tipo III

Na hipersensibilidade do tipo III, o antígeno mostra-se solúvel e presente na circulação. A doença é causada pela formação de agregados de antígenos-anticorpos ou imunocomplexos em determinadas condições específicas. Os imunocomplexos, embora gerados em todas as respostas anticórpicas, normalmente são inofensivos. Os complexos grandes fixam complemento e são removidos da circulação pelo sistema reticuloendotelial. No entanto, em caso de excesso de antígeno, complexos pequenos podem se formar (Figura 1.19) e se depositar nas paredes dos vasos sanguíneos e nos tecidos, onde se ligam aos receptores Fc dos leucócitos. Isso causa uma resposta inflamatória, com aumento da permeabilidade vascular e lesão tecidual. A ativação do sistema complemento também contribui para tal processo. Ocasionalmente, a injeção local de antígeno provoca uma lesão cutânea necrótica decorrente da hipersensibilidade de tipo III, a chamada *reação de Arthus*.

O exemplo clássico de uma reação de hipersensibilidade do tipo III é a doença do soro, que pode ser observada após a administração de antissoro equino em humanos, como no tratamento de picadas de cobra. Depois da geração de uma resposta de IgG ao soro equino (7 a 10 dias), há sinais de febre, urticária, artrite e, ocasionalmente, glomerulonefrite. O antígeno estranho é removido como parte deste processo e, assim, a doença acaba sendo autolimitante. Outros cenários de indução de reações de hipersensibilidade do tipo III são as doenças infecciosas persistentes em que não há eliminação completa dos patógenos (ou de seus antígenos) dos tecidos ou as doenças autoimunes, em que há persistência do antígeno. A glomerulonefrite em equinos com anemia infecciosa crônica é um exemplo deste último cenário.[376] A púrpura hemorrágica após a infecção por *Streptococcus equi* é outro. Os antígenos inalados associados ao feno mofado que induzem respostas de IgG podem levar à formação de imunocomplexos na parede alveolar, como ocorre na pneumonia por hipersensibilidade em bovinos. A doença também ocorre em humanos, sendo denominada pulmão do fazendeiro. Qualquer deposição tecidual de imunocomplexos pode provocar esse tipo de patologia.

Hipersensibilidade do tipo IV

As hipersensibilidades do tipo IV são mediadas por células e causam reações tardias. Há diversas reações cutâneas de hipersensibilidade, como a hipersensibilidade de contato após a absorção de haptenos, como o pentadecacatecol da hera-venenosa, ou a resposta local T_H1 da reação diagnóstica de tuberculina. Caso a hipersensibilidade do tipo IV provoque uma resposta T_H2, os principais resultados são a ativação e o recrutamento de eosinófilos, como na asma crônica humana.

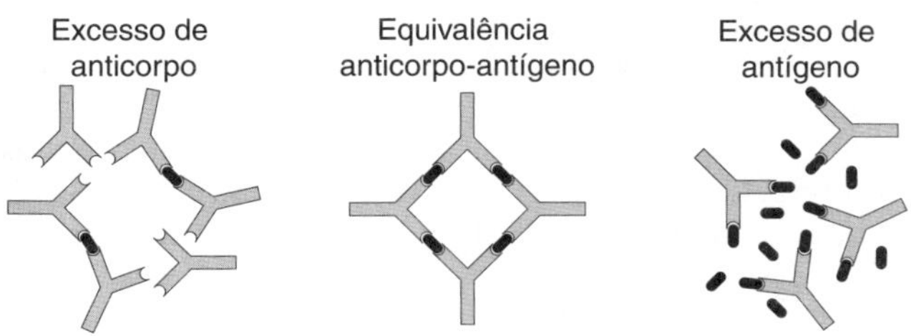

Figura 1.19 Precipitação anticorpo-antígeno. O anticorpo pode precipitar o antígeno solúvel na forma de imunocomplexos. Isso é mais eficiente quando as concentrações de anticorpos e antígenos atingem a equivalência e grandes imunocomplexos são formados. No entanto, em caso de excesso de antígeno, alguns imunocomplexos são muito pequenos para serem precipitados e podem produzir alterações patológicas como aquelas observadas nas hipersensibilidades de tipo III.

Doenças de hipersensibilidade mediadas por anticorpos em equinos

Em equinos, o estudo das doenças de hipersensibilidade foi prejudicado pela ausência de reagentes capazes de detectar a IgE equina. Embora a IgE equina seja conhecida há muito tempo[377,378] e sua sequência genética tenha sido determinada em 1995,[379-381] os únicos reagentes para seu estudo eram os antissoros policlonais produzidos por vacinação com IgE submetida à purificação físico-química[382,383] ou sintetizados em aves vacinadas com fragmentos recombinantes da cadeia pesada da IgE.[384] Embora muitos estudos valiosos tenham utilizado esses reagentes,[385-388] a disponibilidade de anticorpos monoclonais bem caracterizados que reconhecem a IgE equina impulsionou as pesquisas.[389,390] A transferência passiva de IgE materna pelo colostro ocorre em neonatos equinos, e a ligação cruzada desta IgE materna na superfície dos basófilos neonatais desencadeia a produção intracelular de IL-4.[391,392] Isso pode ajudar a promover as respostas adaptativas de linfócitos T em potros recém-nascidos. No entanto, o início da produção endógena de IgE em equinos não ocorre antes dos 9 a 11 meses de idade e não alcança níveis adultos antes dos 18 meses.[391] Tal fato pode explicar por que a doença de hipersensibilidade é incomum em equinos antes da puberdade.

O próximo tópico descreve uma série de doenças equinas com características de hipersensibilidade imediata. Esta não é uma lista abrangente de doenças de hipersensibilidade em equinos, e outros exemplos podem ser encontrados ao longo deste livro.

Anafilaxia sistêmica

A anafilaxia sistêmica consiste em uma grave reação de hipersensibilidade imediata do tipo I mediada por IgE. A incidência da anafilaxia sistêmica verdadeira em equinos é desconhecida, apesar dos relatos associados à administração de uma ampla gama de compostos, inclusive soro, vacinas, preparados de vitamina E e selênio, tiamina, ferro dextrano e antibióticos, inclusive a penicilina.[393,394] Os órgãos-alvos da anafilaxia equina experimental são o pulmão e o intestino.[393] Dispneia súbita, hipotensão (detectada pela redução do pulso periférico), rápido aparecimento de urticária e colapso são os sinais cardeais de anafilaxia sistêmica.

Os objetivos terapêuticos do tratamento da anafilaxia sistêmica são (1) impedir ou reverter as complicações causadas pela liberação de mediadores, (2) manter a integridade respiratória e (3) manter a estabilidade cardiovascular. Nem todas as reações anafiláticas precisam de tratamento. No entanto, o rápido reconhecimento daquelas que precisam é essencial à sobrevida do paciente. O acesso IV por cateter de longa permanência e o lúmen das vias respiratórias devem ser imediatamente estabelecidos, já que o colapso cardiovascular e a obstrução das vias respiratórias superiores causados pelo angioedema podem ocorrer com rapidez. O cavalo consciente não tolera a intubação traqueal e, assim, a traqueotomia de emergência pode ser necessária. O oxigênio deve ser administrado, se possível, porque a broncoconstrição e o colapso cardiovascular causam hipoxia. O requerimento de fluido de equinos com choque anafilático não é conhecido, mas grandes volumes de fluido poli-iônico equilibrado devem ser rapidamente administrados.

O principal agente terapêutico é a epinefrina, um potente estimulante simpático. A administração dessa substância pode causar excitação em equinos. A epinefrina deve ser administrada por via intramuscular (IM) (0,01 a 0,02 mg/kg, equivalentes a 4,5 a 9 mℓ de uma diluição 1:1.000 de epinefrina para um indivíduo de 450 kg) se a dispneia e a hipotensão não forem graves.[395] Ela não deve ser administrada por via subcutânea (SC), porque sua potente vasoconstrição pode causar má absorção e necrose tecidual. Se a dispneia ou a hipotensão forem graves, deve ser administrada de modo lento, por via IV, na mesma dose já citada. Na ausência de acesso venoso, uma dose 2 vezes maior do que a citada pode ser administrada por via IM, ou uma dose 5 vezes maior, por via intratraqueal (IT).[395] A administração de epinefrina pode ser repetida a cada 15 a 20 minutos até a melhora da hipotensão. Os efeitos colaterais do tratamento com essa substância são taquiarritmias e isquemia miocárdica, que podem ser fatais. Alternativamente, a administração de epinefrina ou norepinefrina em gotejamento pode ser instituída nos casos de hipotensão refratária. Outros agentes terapêuticos, como anti-histamínicos, beta-agonistas ou outros vasopressores, podem ser indicados, embora seu valor seja menos determinado. Apesar de seus efeitos poderem ser tardios, indica-se a terapia com glicocorticoide para ajudar a reverter o broncoespasmo persistente e o angioedema e romper o ciclo de inflamação induzida por mediadores que é desencadeada pelas reações de hipersensibilidade. O ideal é a administração de um glicocorticoide de ação rápida, como o succinato sódico de prednisolona (0,25 a 10,0 mg/kg por via IV), mas a dexametasona também pode ser usada (0,2 a 0,5 mg/kg por via IV). A administração de glicocorticoide durante a fase aguda auxilia a prevenção da reação tardia.

Hipersensibilidade a picadas de inseto

A *hipersensibilidade a picadas de inseto* (IBH) ocorre em resposta a alérgenos salivares de mosquitos *Culicoides*. É a doença cutânea alérgica mais comum em equinos e caracteriza-se por prurido sazonal intenso, alopecia e escoriação.[306,396] Os sinais clínicos, combinados com o aumento dos números de células IgE-positivas na pele e os altos níveis de IgE *Culicoides*-específica no soro, são evidências da participação da hipersensibilidade imediata (tipo I) na imunopatogênese da IBH.[385,386] Esta patogênese foi também indicada por estudos com anticorpos monoclonais contra a IgE equina[390] e confirmada pela transferência da reação alérgica intradérmica a cavalos normais com IgE de indivíduos com IBH.[397] Em algumas raças, a predisposição genética baseada em uma associação ao MHC II foi demonstrada.[286,398,399] É interessante notar que os cavalos islandeses, que são especialmente acometidos, não desenvolvem IBH na Islândia pela ausência de *Culicoides* spp. no país. No entanto, quando tais equinos nascidos na Islândia são depois exportados para países onde os *Culicoides* são endêmicos, uma alta porcentagem desenvolve IBH.[306,400] Em termos de ausência de exposição a antígenos de *Culicoides* no início da vida e altas cargas de nematódeos intestinais na Islândia,[373] tais observações são condizentes com a hipótese da higiene. Além disso, demonstrou-se que os equinos com IBH apresentam respostas menores de Treg em comparação com indivíduos não acometidos.[304-306,400]

Obstrução recorrente das vias respiratórias

A *obstrução recorrente das vias respiratórias* (RAO) é uma doença inflamatória grave de equinos de meia-idade e idosos induzida pela exposição de indivíduos suscetíveis à poeira orgânica inalada, geralmente do feno, embora uma forma associada às pastagens de verão também seja observada no sul dos EUA e na Europa.[296,401,402] A poeira do feno contém uma mistura de esporos fúngicos, ácaros de forrageiras, particulados e endotoxinas que pode induzir e exacerbar a inflamação das vias respiratórias. A remoção da poeira do feno com o retorno do cavalo ao pasto diminui a inflamação em alguns dias. Em equinos suscetíveis à RAO, a exposição à poeira do feno leva à invasão dos pulmões e das vias respiratórias por neutrófilos em 4 a 6 horas e à concomitante obstrução das vias respiratórias por broncoespasmo, inflamação e aumento da viscosidade do muco, principalmente nos bronquíolos. Os equinos com RAO desenvolvem hiper-responsividade não específica das vias respiratórias, que é um broncoespasmo em resposta a uma ampla gama de estímulos, inclusive mediadores inflamatórios e neurotransmissores. Os cavalos acometidos pela RAO apresentam aumento das lesões histológicas e piora da função das vias respiratórias com o aumento da idade. Além disso, há alterações histopatológicas significativas antes que a função anormal das vias respiratórias possa ser detectada.

A base imunológica da RAO ainda não é completamente compreendida. Duas evidências sugerem a participação da hipersensibilidade do tipo I em tal doença. A primeira é o aumento dos níveis de IgE no FBA de equinos com RAO;[382] e a segunda, o aumento dos títulos de IgE alérgeno-específica nos cavalos acometidos.[387,403,404] No entanto, o início imediato da obstrução das vias respiratórias, típico da hipersensibilidade do tipo I à exposição a alérgenos, raramente é observado, já que os sinais clínicos de RAO se desenvolvem diversas horas após a exposição antigênica.[405] Além disso, o influxo dos eosinófilos não é uma característica da RAO. Um estudo sobre as citocinas imunorreguladoras na RAO trouxe evidências de uma tendência a respostas T_H2, com aumento dos níveis de IL-4 e IL-5 e menor quantidade de mRNA de IFN-γ nas células do FBA.[406] No entanto, outros pesquisadores registraram o aumento dos níveis de IFN-γ na RAO e a ausência de respostas T_H2 polarizadas.[407,408] Parece provável que diversos processos imunológicos complexos participem da patogênese de RAO,[296,401] inclusive uma resposta T_H2 predominante ou, pelo menos, uma desregulação das respostas de citocinas associada à perda do equilíbrio T_H2/T_H1,[206,409] à patologia mediada por IgE e às respostas T_H17[295] e acompanhada por aumento da expressão de TLR-4 e CXCL8,[410] o que provoca inflamação neutrofílica. A inflamação mediada por neutrófilos predomina na RAO, e diversos estudos sugerem que as respostas de IL-17 e, consequentemente, as respostas T_H17, estão envolvidas em sua patogênese.[206,295,296] Por fim, a porcentagem de Tregs nas vias respiratórias dos equinos com RAO aumenta, e este pode ser um mecanismo para limitar a imunopatologia.[307]

Isoeritrólise neonatal e trombocitopenia aloimune

A isoeritrólise neonatal (IN) é uma doença comum em potros e extensamente revista em outras partes deste capítulo. A doença decorre da transferência passiva de anticorpos maternos pelo colostro, que reconhecem antígenos alogeneicos das hemácias do potro, principalmente dos grupos sanguíneos Aa e Qa, herdados da égua. Uma doença similar ocorre em mulas, devido à herança de um antígeno eritrocitário específico do asno.[411,412] Uma anemia grave e com risco de vida desenvolve-se devido à remoção das hemácias anticorpo-positivas pelo sistema reticuloendotelial ou à sua lise mediada por sistema complemento. Outra doença similar que causa trombocitopenia neonatal grave em equinos e mulas é menos comum e afeta as plaquetas.[413-415] Tais doenças são típicas das hipersensibilidades do tipo II e mediadas pela IgG circulante que reconhece antígenos nas superfícies celulares das hemácias. Nos potros recém-nascidos com risco de desenvolvimento de IN, antes de possibilitar a amamentação, o teste de aglutinação do animal ictérico pode ser realizado. Neste teste, diluições seriadas de 1 mℓ do colostro da égua em soro fisiológico (1:2 a 1:128) são misturadas a 1 gota de sangue total anticoagulado (em ácido etilenodiamino tetra-acético [EDTA]) do potro em cada tubo. Após a centrifugação em velocidade média (300-500 × g) por 2 a 3 minutos, observa-se a aglutinação das hemácias por inversão dos tubos. Em caso de aglutinação forte ou acima da diluição 1:16 (≥ 1:64 em potros de mulas), o filhote não deve ser amamentado pela égua. Para impedir o desenvolvimento de IN, coloca-se uma focinheira no potro, que não deve mamar nas primeiras 36 horas. Administra-se uma fonte alternativa de colostro (ou produto comercial de imunoglobulina equina) ao potro e ordenha-se a égua durante tal período. Seu colostro é descartado. O diagnóstico de IN pode ser confirmado por uma variação do teste de Coombs (Figura 1.20).

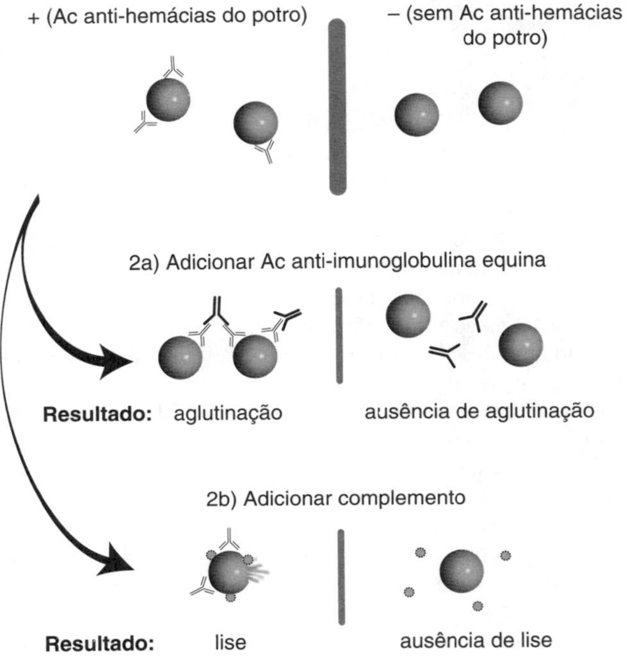

Figura 1.20 Teste de isoeritrólise neonatal. Ac, anticorpo.

Púrpura hemorrágica

A púrpura hemorrágica é uma hipersensibilidade aguda do tipo III (imunocomplexos) incomum em equinos caracterizada por edema da cabeça e dos membros, vasculite leucocitoclástica, hemorragias petequiais em mucosas, músculos e vísceras e, às vezes, glomerulonefrite.[416,417] É mais comumente associada à exposição ou à infecção por *Streptococcus equi*, mas também pode ocorrer após a infecção por *Corynebacterium pseudotuberculosis* ou a vacinação com proteína M de *S. equi* (SeM).[418] O soro dos equinos acometidos contém imunocomplexos de antígenos específicos de *S. equi* (SeM) com IgA.[416] Tais imunocomplexos se depositam nas paredes dos pequenos vasos sanguíneos, o que causa vasculite, conforme já discutido. A glomerulonefrite ocasionalmente observada em associação à púrpura foi atribuída à deposição de imunocomplexos similares formados por antígenos de estreptococos e IgG.[419]

Doenças de hipersensibilidade mediadas por células em equinos

Há relativamente poucas doenças registradas de hipersensibilidade de tipo IV (mediada por células ou tardia) em equinos com mecanismo imunológico confirmado, embora hipersensibilidades de contato sejam relatadas.[365] Uma exceção é a uveíte recorrente, um exemplo muito bem caracterizado de hipersensibilidade do tipo IV em equinos.

Uveíte recorrente equina

A *uveíte recorrente equina* (URE), também chamada cegueira da lua ou oftalmia periódica, é a causa mais importante de cegueira em equinos.[420] A doença provoca doença inflamatória ocular aguda e crônica e sequelas crônicas, como o desenvolvimento de sinéquias posteriores e anteriores, catarata, opacidade da lente, glaucoma secundário e cegueira. Os olhos dos equinos acometidos contêm anticorpos IgG e linfócitos T autorreativos específicos para antígenos da retina.[421] Embora a causa específica não tenha sido identificada, acredita-se que a sensibilização a diversos patógenos em particular *Leptospira* spp.,[422,423] induza a patologia imunomediada que é central à doença.[424] O tratamento precoce e agressivo com corticosteroides e outros agentes anti-inflamatórios é essencial para evitar a deficiência visual ou a cegueira.[425] Infelizmente, insucessos terapêuticos são comuns, e a doença tende a recidivar e causar novas lesões oculares meses após o primeiro evento, o que comumente leva à eutanásia.[420] Entre os equinos com URE, 56% ficam cegos de um ou ambos os olhos, e 20% ficam completamente cegos.[426]

O entendimento da base imunológica da URE foi estendido por estudos sobre os eventos imunorreguladores nos olhos dos indivíduos acometidos. Demonstrou-se que os linfócitos T que invadem a íris e o corpo ciliar durante esta doença têm um padrão de síntese de IFN-γ típico de uma resposta T_H1.[427] Mais recentemente, descobriu-se que as células mononucleares nos olhos de equinos com URE são positivas para IL-17 e IL-23, o que fortemente sugere a participação de linfócitos T_H17 na patogênese da doença.[294] Juntos, tais estudos indicam que a hipersensibilidade do tipo IV mediada por linfócitos T_H1 e, provavelmente, linfócitos T_H17 contribui para a imunopatogênese da URE.

Autoimunidade

As doenças autoimunes ocorrem quando os linfócitos T e/ou B respondem a antígenos próprios e causam lesão tecidual. As reações de hipersensibilidade já discutidas compreendem os mecanismos desta lesão mediada por anticorpos autorreativos e/ou linfócitos T. As doenças autoimunes são raras e surgem apenas em caso de falha na autotolerância. A falha de tolerância central deve-se à ausência de seleção negativa dos linfócitos B ou T autorreativos durante o processo de maturação na medula óssea e no timo, conforme discutido em "Imunologia equina". Os linfócitos autorreativos que escapam da deleção nos órgãos linfoides primários e são liberados na circulação estão sujeitos aos mecanismos de tolerância periférica para o controle da autorreatividade. Um destes mecanismos de tolerância periférica é a regulação negativa de linfócitos T autorreativos por Tregs. Como os linfócitos B apresentam outros mecanismos para gerar a diversidade do receptor (*i. e.*, hipermutação somática), têm maior probabilidade de desenvolvimento de autorreatividade do que os linfócitos T. Assim, muitas doenças autoimunes com mecanismos conhecidos envolvem autoanticorpos. Os linfócitos autorreativos podem responder a antígenos próprios devido ao mimetismo molecular, em que os antígenos estranhos são similares o suficiente a antígenos próprios para que os linfócitos ativados reajam de modo cruzado com tais moléculas. O mimetismo molecular participa da trombocitopenia associada à infecção por HIV-1 em humanos, em que os anticorpos contra as proteínas do envelope do vírus também reagem com glicoproteínas de superfície nas plaquetas.[428] É possível que um mecanismo similar contribua para a trombocitopenia em equinos infectados com VAIE. Os linfócitos autorreativos também podem causar lesão ao acessarem sítios de privilégio imunológico, dos quais são normalmente excluídos e onde os antígenos próprios são sequestrados. São exemplos destes sítios o SNC e os olhos. É provável que a base autoimune da URE envolva o mimetismo molecular entre os antígenos LruA e LruB de *Leptospira* e as proteínas intraoculares equinas[429] e o acesso de linfócitos T autorreativos aos sítios intraoculares de privilégio imunológico onde, então, causam lesão.

Diversas doenças equinas são consideradas autoimunes em etiologia, mas poucas foram estudadas de maneira extensa.[430] Grande parte das explicações anteriormente dadas para as imunopatologias envolvidas nas hipersensibilidades pode ser aplicada às doenças autoimunes. Entre as doenças equinas bem descritas com componentes autoimunes estão aquelas com características de hipersensibilidade do tipo II, como a anemia hemolítica imunomediada em adultos.[431,432] Doenças autoimunes com manifestações cutâneas, inclusive pênfigo foliáceo, pênfigo vulgar e lúpus eritematoso sistêmico (LES), foram bem caracterizadas em humanos e cães. No complexo do pênfigo, há autoanticorpos contra proteínas adesivas da pele (desmogleína 1 e desmogleína 3 no pênfigo foliáceo e no pênfigo vulgar, respectivamente) e, assim, características da hipersensibilidade do tipo II. O LES é multifatorial, com participação de autoanticorpos e imunocomplexos, e apresenta características de hipersensibilidades do tipo II e do tipo III. Embora raros, o pênfigo foliáceo, o pênfigo vulgar[433-436] e o LES[435,437] foram descritos em equinos. Conforme discutido, a uveíte recorrente equina tem características de hipersensibilidades do tipo II e do tipo IV, e há algumas evidências morfológicas e imunológicas para a classificação da polineurite equina (síndrome da cauda equina) como uma doença autoimune com imunopatologia condizente com a hipersensibilidade do tipo IV.[438-442]

À exceção de poucas doenças, inclusive algumas já discutidas, há um pequeno número de doenças autoimunes com causa bem compreendida. Uma das exceções é a anemia que pode se desenvolver após a administração de eritropoetina recombinante humana em equinos.[443,444] Há evidências substanciais de que os equinos montam uma resposta anticórpica à eritropoetina humana exógena, que reage de forma cruzada com o hormônio equino endógeno (mimetismo molecular) e provoca hipoplasia eritroide. Tal exemplo pode nos ensinar que, no mundo moderno, com o aumento da disponibilidade de fármacos recombinantes que mimetizam compostos biológicos naturais, convém lembrar que o sistema imune tem uma incrível capacidade de distinção do que não é próprio e de rejeitá-lo com vigor.

IMUNODEFICIÊNCIA

As imunodeficiências ocorrem em formas primárias e secundárias e foram extensamente revistas.[325,445-448] As imunodeficiências primárias são congênitas e têm base genética, enquanto as imunodeficiências secundárias decorrem de falha de transferência de imunidade passiva (FTIP) em potros, infecções imunossupressoras ou tratamentos medicamentosos, neoplasias, estresse ou desnutrição. As imunodeficiências podem afetar componentes específicos do sistema imune, como o sistema linfoide ou o fagocítico. Normalmente, suspeita-se de imunodeficiência em uma das seguintes circunstâncias:

- Aparecimento de infecções nas 6 primeiras semanas de vida
- Infecções repetidas que respondem mal à terapia
- Infecções causadas por microrganismos comensais ou microrganismos de baixa patogenicidade
- Retardo de crescimento
- História familiar de imunodeficiência
- Doença causada pelo uso de vacinas vivas atenuadas
- Ausência de resposta à vacinação
- Neutropenia ou linfopenia grave que persistem por vários dias.

De modo geral, a imunodeficiência equina é suspeita com base no aumento da suscetibilidade a infecções. A imunodeficiência mais comumente reconhecida na prática clínica é a FTIP em potros.[325,449-451] Outras causas de imunodeficiência variam de doenças bem definidas, como a imunodeficiência combinada grave de potros Árabes,[452,453] a casos em há suspeita de imunodeficiência devido ao quadro clínico, mas o estabelecimento da causa ou da natureza específica do problema é difícil ou impossível. Independentemente de sua causa, as imunodeficiências aumentam a suscetibilidade a infecções que, por sua vez, respondem mal ao tratamento adequado. Os defeitos na produção de anticorpos tendem a predispor o desenvolvimento de infecções bacterianas piogênicas, enquanto as deficiências de respostas celulares causam infecções por microrganismos normalmente não patogênicos em equinos, como *Candida albicans*, *Cryptosporidium* spp. ou adenovírus. Em caso de suspeita de imunodeficiência, exames diagnósticos específicos são indicados para defini-la. O objetivo da próxima seção é identificar os exames que os profissionais podem usar de maneira prática nesses casos e explicar seus méritos e limitações.

Análise da função imune equina

Os exames de componentes do sistema imune (p. ex., linfócitos, imunoglobulinas) geralmente podem quantificá-los ou medir sua capacidade funcional. Na Tabela 1.7, identificam-se os componentes do sistema imune que hoje podem ser analisados dessa maneira e listam-se os exames quantitativos e funcionais correspondentes. A tabela também identifica os exames provavelmente comercializados, e deve-se observar que poucos exames funcionais podem ser solicitados, a não ser que o clínico tenha acesso a laboratórios de pesquisas imunológicas em equinos. Apesar dessas limitações, os exames disponíveis possibilitam a identificação de muitas das causas bem-definidas de imunodeficiência em equinos.

Exames de imunidade humoral

Embora alguns estudos sobre a função e o número de linfócitos B sejam descritos a seguir, os principais exames da imunidade humoral são os ensaios quantitativos de concentração de imunoglobulina e as medidas de respostas anticórpicas específicas à vacinação. A variedade das classes de imunoglobulinas equinas é complexa, como já revisto neste capítulo. Por questões práticas, a atenção costuma ser devotada à IgG, à IgA e à IgM.

O atual "padrão-ouro" para medida das concentrações de classes de imunoglobulinas é o ensaio de imunodifusão radial (RID, do inglês *radial immunodiffusion*). As desvantagens deste teste são seu custo e o tempo necessário para sua realização (24 horas ou mais), que geralmente impossibilitam seu uso na detecção de FTIP em potros. Ainda assim, a RID ainda é o melhor exame para o profissional que precisa quantificar as concentrações de anticorpos totais em equinos. Hoje, há *kits* para IgG e IgM equina. A RID baseia-se na capacidade de precipitação equivalente do antígeno e do anticorpo combinados de modo proporcional em placas com gel de ágar. Coloca-se o soro testado em orifícios feitos no ágar, que foi impregnado com anticorpos contra a classe específica de imunoglobulina a ser medida. O soro difunde-se e interage com o antissoro anticlasse-específico. Há formação de um precipitado ao alcançar a equivalência, e a área do anel de precipitação é diretamente proporcional à concentração da classe de imunoglobulina do paciente. Também existem *kits* de ELISA para a quantificação de IgA, IgG3/5 (IgG[T]) e IgM equinas. Embora de forma não comercial, as concentrações séricas das subclasses de IgG (IgG1, IgG4/7 e IgG3/5) podem ser determinadas por ELISA em laboratórios de pesquisas imunológicas em equinos. Geralmente, os *kits* comerciais trazem os valores normais das concentrações séricas de imunoglobulina. Além disso, os títulos de imunoglobulinas equinas no soro normal, no leite e no colostro foram descritos em numerosos estudos publicados. Tais resultados foram recentemente resumidos e tabulados.[249,326] Um desses estudos representativos relatou que as concentrações de IgM, IgG e IgA no soro normal de equinos adultos são 103 ± 5 mg/dℓ, 1.913 ± 754 mg/mℓ e 225 ± 140 mg/dℓ, respectivamente.[316]

De longe, a questão clínica mais comum sobre o *status* imune é se houve transferência adequada de imunidade passiva para o potro, definida como a concentração sérica de IgG acima de 800 mg/dℓ. Concentrações séricas de IgG abaixo de 400 mg/dℓ e entre 400 e 800 mg/dℓ definem a FTIP completa e parcial, respectivamente. Apesar desses valores tradicionais de corte, um estudo recente com grande número de potros hospitalizados demonstrou que a probabilidade de morte naqueles com concentrações séricas de IgG abaixo de 800 mg/dℓ é maior do que nos indivíduos com concentrações séricas de IgG acima de 800 mg/dℓ.[454] A distinção entre a FTIP completa e parcial, portanto, não é muito relevante nas decisões terapêuticas, pelo menos na população de potros hospitalizados. Os exames usados na determinação da transferência de imunidade passiva devem ser rápidos para possibilitar o início precoce da terapia, o que diminui a utilidade da RID. Vários outros exames foram empregados com esse fim, como turbidez em sulfato de zinco, aglutinação em contas de látex, ELISA, análise turbidométrica, coagulação com glutaraldeído e espectroscopia com infravermelho.[455-460]

Tabela 1.7 Componentes do sistema imune que podem ser avaliados em equinos e os testes adequados para análise quantitativa ou funcional de cada componente.

Componente	Testes quantitativos	Testes funcionais
Imunoglobulina	Imunodifusão radial, ELISA em membrana, eletroforese, testes de precipitação/coagulação[a]	Resposta à vacinação
Linfócitos	Hemograma completo, avaliação genética de DNA-PKcs e SLA5A3,[b] avaliação por citometria de fluxo de subtipos de linfócitos	Resposta à vacinação, teste intradérmico com PHA, ensaios de linfoproliferação *in vitro*
Neutrófilos e macrófagos	Hemograma completo	Quimioluminescência e ensaios bactericidas, avaliação por citometria de fluxo da fagocitose e da explosão oxidativa
Eosinófilos e basófilos	Hemograma completo	Não há testes comuns à disposição
Sistema complemento	Não há testes comuns à disposição	Não há testes comuns à disposição
Proteínas de fase aguda	SAA,[c] eletroforese	Não há testes comuns à disposição

Observação: a lista de testes não é exaustiva, mas, sim, restrita àqueles com provável valor prático e disponibilidade de dados normais. Os testes em negrito são disponibilizados aos profissionais rotineiramente. [a]Turbidez em sulfato de zinco, coagulação com glutaraldeído. [b]Ver a descrição do teste genético de imunodeficiência combinada grave (SCID, do inglês *severe combined immunodeficiency*) e síndrome de imunodeficiência do potro (FIS, do inglês *foal immunodeficiency syndrome*). [c]Teste portátil de amiloide sérico A. ELISA, ensaio imunossorbente ligado à enzima; DNA-PKcs, subunidade catalítica da proteinoquinase dependente de DNA; SAA, amiloide sérico A.

Na coagulação com glutaraldeído, esta substância forma complexos insolúveis com as proteínas básicas do soro. A formação do coágulo em 5 minutos ou menos equivale à concentração sérica de IgG de 800 mg/dℓ ou mais. O exame é bom para a triagem inicial por ser simples, rápido, barato e preciso na confirmação da concentração de IgG ≥ 800 mg/dℓ (alta sensibilidade para descarte de FTIP). No entanto, a ausência de formação de coágulo em 5 minutos nem sempre indica a FTIP (a especificidade pode ser baixa) e, assim, exames para confirmação devem ser realizados.[461] Embora mais caro, a maior especificidade, a facilidade de uso e os resultados rápidos fazem com que o ELISA em membrana de filtro (p. ex., SNAP®, Idexx Laboratories, Westbrook, ME, EUA) seja a escolha preferida de muitos profissionais (Figura 1.21). Como a coagulação com glutaraldeído, esse exame pode ser realizado a campo com sangue total. Embora o ELISA em membrana de filtro seja mais específico na confirmação da FTIP, é um pouco menos sensível em sua detecção do que a coagulação com glutaraldeído.[461]

Outro exame que traz informações sobre o teor de imunoglobulinas no soro é a eletroforese de proteínas séricas. Este exame gera informações quantitativas sobre as concentrações de albumina, alfa e betaglobulinas (proteínas inflamatórias agudas) e gamaglobulina (imunoglobulina) (Figura 1.22). A utilidade da eletroforese de proteína é demonstrada pela detecção das gamopatias monoclonais que acompanham os mielomas de plasmócitos.[462] A hiperglobulinemia pode ocorrer durante a inflamação por aumento da produção de alfa e betaglobulinas e durante as infecções em equinos normais com produção policlonal de gamaglobulinas (imunoglobulinas). Ainda assim, no diagnóstico de imunodeficiências, a eletroforese deve ser vista como adjunto à RID, que é superior em termos de especificidade e sensibilidade.

Exames de imunidade celular

O exame mais simples do braço celular da resposta imune é o hemograma completo para determinar os números totais e diferenciais de leucócitos. Esse deve ser o ponto inicial de qualquer avaliação. A identificação de uma linfopenia absoluta, por exemplo, é um achado essencial em um caso com suspeita de SCID em um potro da raça Árabe, embora o resultado deva ser repetido em uma série de exames devido à variabilidade das contagens de linfócitos no sangue. Logicamente, tal achado levaria à realização de um teste genético para a confirmação do diagnóstico.[463] A avaliação de uma biopsia de linfonodo quanto à arquitetura normal, inclusive com a presença ou não de células em áreas dependentes de linfócitos B ou T, é outro exame poderoso do sistema imune. No entanto, nas imunodeficiências profundas, como a SCID, pode ser impossível localizar os órgãos linfoides *ante mortem*. Além dessas técnicas convencionais e de grande disponibilidade, três outros tipos mais complexos de avaliações podem ser importantes: a análise por citometria de fluxo (principalmente de linfócitos, embora outros tipos celulares possam ser avaliados), o teste da função linfocitária e a análise funcional de células fagocíticas.

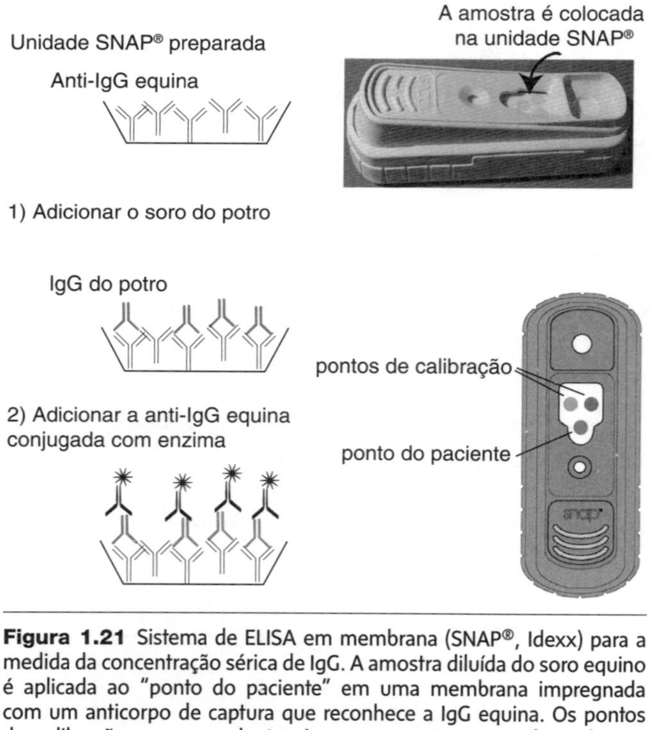

Unidade SNAP® preparada
Anti-IgG equina
A amostra é colocada na unidade SNAP®
1) Adicionar o soro do potro
IgG do potro
pontos de calibração
2) Adicionar a anti-IgG equina conjugada com enzima
ponto do paciente

Figura 1.21 Sistema de ELISA em membrana (SNAP®, Idexx) para a medida da concentração sérica de IgG. A amostra diluída do soro equino é aplicada ao "ponto do paciente" em uma membrana impregnada com um anticorpo de captura que reconhece a IgG equina. Os pontos de calibração, correspondentes às concentrações específicas de IgG equina (400 e 800 mg/dL), são adjacentes ao ponto do paciente. Aplica-se um segundo anticorpo conjugado com enzima contra a IgG equina em toda a membrana e, por fim, o dispositivo é acionado e libera o substrato enzimático que produz uma reação colorida correspondente à quantidade de anticorpo conjugado à enzima na membrana. Por comparação com os pontos de calibração, a concentração de IgG na amostra pode ser estimada.

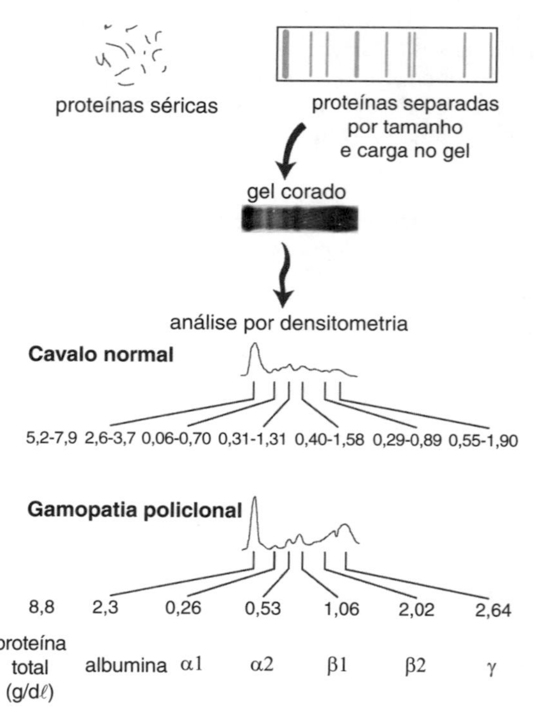

Figura 1.22 Eletroforese de proteínas séricas. Separa-se a mistura complexa de proteínas séricas por migração por um gel de agarose em resposta a um campo elétrico. As proteínas são coradas, e a intensidade da coloração de diferentes bandas é medida por escaneamento densitométrico. Tais medidas são usadas na identificação dos diferentes tipos de globulinas e albumina correspondentes às bandas coradas.

Citometria de fluxo. A citometria de fluxo obtém mais informações celulares por meio do uso de anticorpos monoclonais conjugados a fluorocromos para a diferenciação de linfócitos morfologicamente idênticos em subtipos distintos. Os citômetros de fluxo usam *lasers* para medir múltiplos parâmetros, inclusive a dispersão da luz e as características de fluorescência das células. O sistema fluídico do citômetro de fluxo faz com que as células passem uma a uma por um ponto intersectado por um feixe de *laser*. O feixe emite luz de um comprimento de onda definido que ilumina a célula. A luz dispersa do mesmo comprimento de onda e a luz fluorescente de outro comprimento de onda são coletadas por fotodetectores e convertidas em sinais eletrônicos. A filtração óptica separa a luz dispersa e a luz fluorescente para possibilitar sua quantificação independente. A dispersão lateral da luz depende da granularidade da célula, enquanto a dispersão frontal da luz depende do tamanho da célula. A luz fluorescente pode ser detectada de forma independente por diversos fluorocromos de diferentes comprimentos de onda. Os principais exemplos são a fluoresceína e a ficoeritrina. Os citômetros de fluxo mais modernos apresentam múltiplos *lasers* com diferentes comprimentos de onda e podem detectar um grande número de cores (p. ex., 5 *lasers* com detecção de 18 cores), além da dispersão lateral e frontal.

Os sinais são normalmente mostrados como histogramas ou gráficos de correlação de parâmetros duplos (*dot plots*) e a análise estatística é feita pelo computador. Os histogramas são analisados pela configuração de marcadores em determinados canais, e os *dot plots*, pelo desenho de retângulos ou polígonos ao redor dos pontos de dados. O *software* também possibilita a configuração de "portais" (em inglês, *gates*) para determinar quais eventos são coletados em primeira instância ou quais serão incluídos em análises posteriores. De modo geral, essas técnicas de *gating* são empregadas com a dispersão frontal e lateral para a diferenciação dos tipos celulares, como linfócitos, monócitos e granulócitos. Uma característica final importantíssima dos citômetros de fluxo é sua capacidade de análise de grandes números de células em tempo curto, o que torna possível a avaliação de milhares de células em segundos. Um exemplo de uma dessas análises é mostrado na Figura 1.23. Os painéis superiores em (A) mostram gráficos de dispersão lateral *versus* dispersão frontal de CMSPs isoladas de um potro normal (painel à esquerda) e de um potro com SCID (painel à direita). Observa-se a distribuição típica de linfócitos (*gate* vermelho), monócitos/blastos (*gate* azul) e granulócitos/neutrófilos (*gate* verde) no potro normal. Deve-se notar que o procedimento de centrifugação com Ficoll após o isolamento das CMSP remove a maioria dos neutrófilos. No potro com SCID, há pouquíssimas células no *gate* de linfócitos normais; a maioria das células é formada por monócitos e células granulares maiores, provavelmente células NK. Os *dot plots* padrões de duas cores com análise de todas as células nos *gates* de linfócitos e monócitos/blastos são mostrados nos próximos painéis (B). No potro normal, 43% das CMSPs são marcadas pelo anticorpo monoclonal anti-CD3 equino conjugado ao fluorocromo e, portanto, linfócitos T (quadrantes superior e inferior à direita, combinados). Destes linfócitos T, 26% (ou 11,2% de todas as CMSPs analisadas) são linfócitos T CD8$^+$ (quadrante superior à direita). Tais células são duplamente marcadas com o anticorpo monoclonal anti-CD3 e um anticorpo monoclonal anti-CD8 equino conjugado a um fluorocromo de cor diferente. As células do quadrante superior à esquerda são CD8$^+$, mas não são linfócitos T e, provavelmente, representam células NK CD8$^+$. Em comparação com o potro normal, o potro com SCID praticamente não apresenta linfócitos T, mas apresenta uma porcentagem similar de células CD8$^+$ que não são linfócitos T (células NK). Outra análise com anticorpos monoclonais conjugados a fluorocromos contra marcadores de linfócitos B e linfócitos T CD4$^+$ equinos revela a ausência similar destas populações de linfócitos no potro com SCID. Por fim, os painéis inferiores (C) mostram um *dot plot* padrão com uma cor e a análise do histograma correspondente das células CD8$^+$ no potro normal.

Exame da função linfocitária. Infelizmente, a disponibilidade dos exames de função linfocitária costuma ser limitada a campo. Entre os exames *in vitro* de função linfocitária estão as respostas de proliferação de linfócitos a mitógenos como *pokeweed*, forbol 12-miristato 13-acetato (PMA) com ionomicina, fitoemaglutinina (PHA) ou concanavalina A (ConA). Tais ensaios não costumam ser comercializados, mas são bastante realizados em pesquisas imunológicas. É essencial fazer estudos paralelos com cavalos controles de

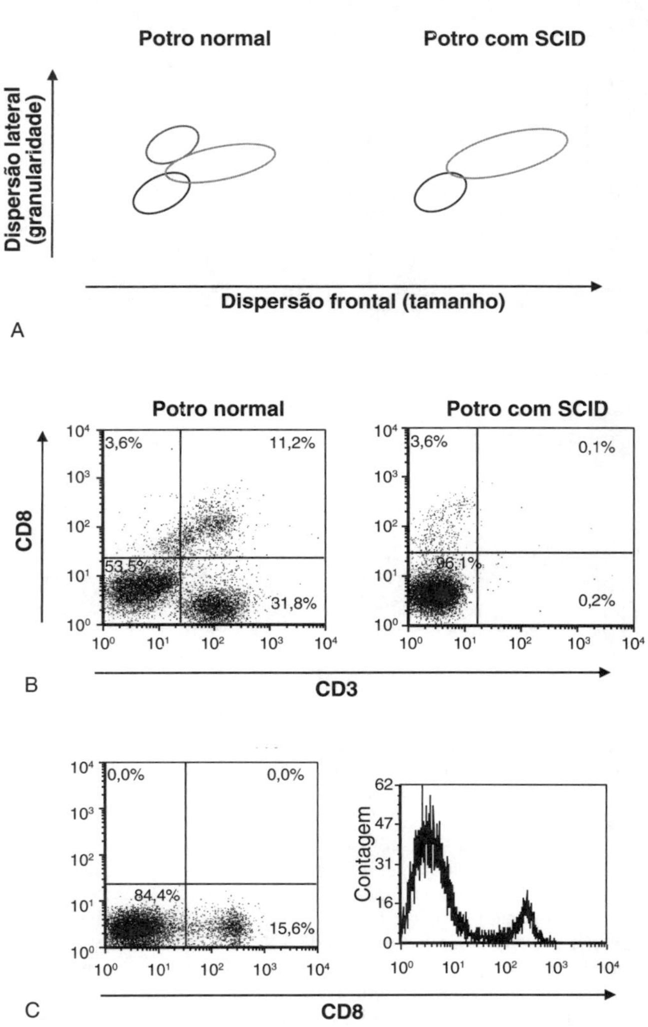

Figura 1.23 Análise por citometria de fluxo de CMSPs de um potro normal e um potro com SCID. Veja a descrição no texto.

idade compatível. O resultado desses exames normalmente é determinado pela incorporação de ^{3}H-timidina radioativa na população total de células em proliferação.[464] Existem alternativas não radioativas; uma estratégia utiliza o análogo de timidina 5-etinil-2'-desoxiuridina (EdU), que rapidamente se incorpora no DNA das células em replicação.[465] O grupo alcino de EdU interage com as azidas fluorescentes em uma reação Click catalisada por Cu(I) que pode, então, ser detectada à citometria de fluxo. Um *kit* de ensaio Click com incorporação de EdU é usado por pesquisadores para a detecção de respostas linfoproliferativas em equinos (Figura 1.24). Por fim, a citometria de fluxo pode ser utilizada na determinação de características funcionais de diversos subtipos de linfócitos equinos por meio da detecção da produção intracelular de citocinas após a estimulação não específica com mitógenos ou a estimulação antígeno-específica (Figura 1.24).

Dois exames que podem ser valiosos e facilmente realizados na prática são a resposta à vacinação, quantificada pelo aumento dos títulos séricos, e a resposta à PHA intradérmica, que depende de uma resposta de hipersensibilidade do tipo tardio dos linfócitos T e se desenvolve em animais normais sem sensibilização prévia.[466] Injeta-se por via intradérmica uma dose de 50 μg de PHA em 0,5 mL de salina tamponada com fosfato e administra-se uma alíquota de 0,5 mL de salina tamponada com fosfato, pela mesma via, em um sítio distante. No local de administração de PHA, um aumento no tamanho da lesão de 0,6 mm ou menos indica um defeito na imunidade celular. A resposta à vacinação provou ser uma forma eficiente de identificação da imunodeficiência em doenças como a síndrome de imunodeficiência juvenil em lhamas.[467] Da mesma maneira, a resposta imune equina à vacina polivalente inativada bovina foi usada para registrar os efeitos imunossupressores da administração de corticosteroides.[468] Para fins práticos, a resposta à vacinação contra a raiva ou o tétano pode ser o exame mais adequado desde que a vacinação de rotina não tenha sido feita logo antes. A determinação dos títulos de anticorpos contra raiva ou tétano em equinos costuma ser comercializada, e a maioria das vacinas é potente o suficiente para quadruplicar esses níveis em cavalos normais.

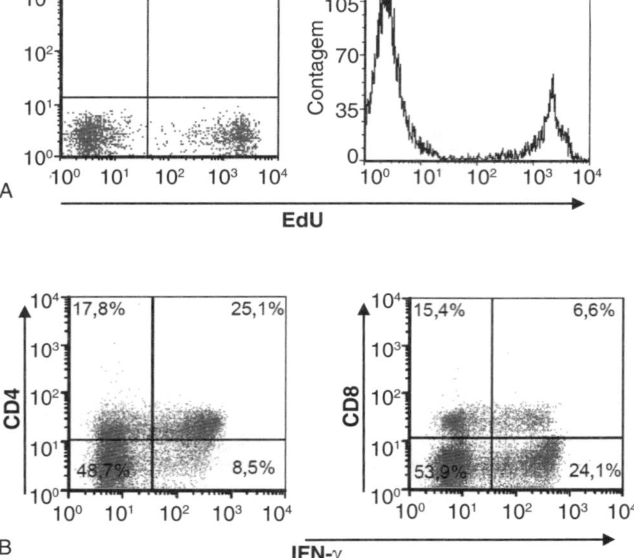

Figura 1.24 Avaliação por citometria de fluxo da linfoproliferação e da produção intracelular de citocinas. **A.** Gráfico de pontos (*dot plot*) (*painel à esquerda*) e histograma (*painel à direita*) mostrando a incorporação de 5-etinil-2'-desoxiuridina (EdU) por CMSPs equinas em proliferação após a estimulação *in vitro* com antígeno. Neste caso, as CMSPs foram isoladas de um equino infectado com *Theileria equi* e estimuladas com lisado de esporozoítos de *T. equi* por 4 dias. **B.** Análise em duas cores de linfócitos T CD_4^+ (*painel à esquerda*) e linfócitos T CD_8^+ (*painel à direita*) quanto à produção de IFN-γ. As CMSPs isoladas foram estimuladas por 24 h com PMA + ionomicina, marcadas com anticorpos monoclonais conjugados a fluorocromo contra CD4 ou CD8 equino e, então, submetidas à coloração intracelular com um diferente anticorpo monoclonal conjugado a fluorocromo contra IFN-γ equino. As células CD_4^+ (ou células CD_8^+) produtoras de IFN-γ aparecem no quadrante superior direito.

Análise da função de fagócitos. A avaliação da migração, da função fagocítica e da atividade bactericida dos neutrófilos equinos foi relatada por diversos estudiosos,[328,330,469,470] e mais informações quantitativas foram obtidas com a citometria de fluxo.[220,331,471] Normalmente, as técnicas empregadas são realizadas apenas em laboratórios de pesquisa.

Exames de imunidade inata

Entre os componentes da resposta imune inata analisados em equinos estão os números de granulócitos e monócitos no sangue periférico (hemograma completo) e sua função fagocítica (veja a discussão anterior), a citotoxicidade natural em termos da atividade das células matadoras ativadas por linfocina (LAK)[469,472-474] e a quantificação de fatores solúveis, inclusive diversas proteínas de fase aguda.[475-480] O SAA é uma proteína de fase aguda que pode atuar como indicador precoce da inflamação e, hoje, é detectado por meio de um teste rápido que pode ser realizado a campo. A atividade do sistema complemento equino pode ser analisada com ensaios hemolíticos ou citometria de fluxo.[481,482] À exceção do hemograma completo e da detecção de SAA, os exames da função imune inata têm disponibilidade muito limitada.

Imunodeficiências primárias

Imunodeficiência combinada grave

A *imunodeficiência combinada grave* (SCID) é uma imunodeficiência primária letal que afeta potros da raça Árabe, caracterizada por não produção de linfócitos T e B funcionais e que provoca ausência completa de respostas imunes adaptativas.[445,453,483,484] A maioria dos potros acometidos é da raça Árabe, em que a doença é herdada como traço autossômico recessivo[485] e causada pela ausência da atividade da DNA-PK, o que impede a recombinação V(D)J.[452,486] Em estudos conduzidos nos EUA e relatados em 1977, a incidência de SCID entre potros Árabes foi de, pelo menos, 2 a 3%.[487] Isso sugere que a prevalência do estado de carreador é de 25 a 26%. No entanto, em estudos mais recentes realizados nos EUA com diagnóstico molecular preciso do estado de carreador, a prevalência foi de 8%.[488,489]

Sinais clínicos e achados laboratoriais. Os potros acometidos são clinicamente normais ao nascimento, mas desenvolvem sinais de infecção durante os primeiros 1 a 3 meses de vida. A idade de aparecimento da infecção depende da adequação da transferência de imunidade passiva e do grau de desafio ambiental. Com a eliminação catabólica dos anticorpos maternos, os potros com SCID ficam cada vez mais suscetíveis a infecções por bactérias, vírus, fungos e protozoários. A broncopneumonia é uma doença proeminente, geralmente causada por adenovírus (o patógeno mais significativo em potros com SCID, afetando dois terços desses animais),[490] *Pneumocystis carinii* ou *Rhodococcus equi*. Enterite, frequentemente causada por *Cryptosporidium parvum*,[491] artrite e onfaloflebites são comuns. A infecção adenoviral tende a se estender até os sistemas gastrintestinal e urogenital e causar doença pancreática, com perda de tecido endócrino e exócrino, o que talvez contribua para a deficiência de crescimento e a perda de peso observadas em potros com SCID.[445]

Entre os sinais clínicos estão rinorreia, tosse, dispneia, diarreia, febre e perda de peso. Embora a administração de antibióticos e plasma e o cuidado de suporte prolonguem o curso da doença, a morte invariavelmente ocorre antes dos 5 meses de idade. A única exceção foi um potro submetido ao tratamento experimental com transplante de medula óssea de um doador histocompatível, que viveu até os 5 anos de idade e morreu por uma causa não relacionada.[492,493] Um achado hematológico consistente é a linfopenia absoluta (com menos de 1.000 células/μℓ; geralmente abaixo de 500/μℓ). A neutrofilia é um achado variável decorrente da infecção bacteriana. As concentrações séricas de globulinas totais e IgG podem ser normais nas primeiras semanas de vida em caso de transferência adequada da imunidade passiva, mas caem devido ao catabolismo das imunoglobulinas maternas. Os potros normais sintetizam IgM a partir dos 180 dias de gestação e apresentam-na de modo detectável ao nascimento, em amostras obtidas antes da amamentação. Potros com SCID, porém, não possuem IgM.[314] Após a ingestão do colostro, os potros com SCID também apresentam IgM, mas, por sua meia-vida relativamente curta, o anticorpo é indetectável por volta de 2 a 4 semanas de idade.[445]

Etiologia e patogênese. A maturação normal de linfócitos T e B requer o rearranjo dos genes V, D e J da linhagem germinativa para codificar a ampla diversidade necessária de TCRs e BCRs, por meio do processo de recombinação V(D)J (veja em "Imunologia equina"). Tal processo depende de dois grupos de enzimas, os produtos do gene ativador da recombinase (RAG), que cortam o DNA, e DNA-PK, essencial para o reparo do DNA de dupla fita. Na SCID equina, o defeito genético é uma deleção de cinco pares de base no gene que codifica a subunidade catalítica da DNA-PK (DNA-PKcs).[452] Esta mutação *frameshift* trunca a proteína, o que anula completamente a atividade da DNA-PK.[452,486] Como a DNA-PK é necessária para reparar a fita partida de DNA, não há recombinação V(D)J.[486] Consequentemente, os linfócitos T e B em desenvolvimento não produzem TCRs e BCRs funcionais. Desse modo, não passam pelo processo de seleção positiva nos órgãos linfoides primários.

Diagnóstico. Antigamente, o diagnóstico *ante mortem* da SCID era sugerido pelos sinais clínicos adequados em potros de raça Árabe com linfopenia intensa persistente (geralmente menor do que 500/μℓ) e ausência de IgM sérica à RID. Na ausência de soro obtido antes do aleitamento para análise, a IgM sérica não pode ser usada para auxiliar o diagnóstico até que o potro tenha mais de 3 semanas de idade. Todos os casos suspeitos precisavam ser confirmados pelo achado à necropsia de hipoplasia do baço, do timo e dos linfonodos e ausência de qualquer arquitetura linfoide normal. Com a identificação do defeito genético causador da SCID, o padrão atual para o diagnóstico definitivo é a demonstração da homozigose do potro para o gene SCID defeituoso. Esse teste depende da amplificação por PCR de uma determinada região do gene DNA-PKs e da avaliação do fragmento amplificado com sondas específicas para as sequências normais e mutantes.[463] Este teste é comercializado, pode ser realizado em sangue total, pelos avulsionados ou *swabs* vestibulares, e identifica animais homozigotos acometidos e heterozigotos carreadores e normais.

Tratamento. O tratamento de suporte pode prolongar o curso da doença, mas os potros acometidos morrem aos 5 meses. Hoje, a reconstituição imunológica é impraticável e eticamente questionável.

Esclarecimento do proprietário. As éguas e os garanhões Árabes destinados à reprodução devem ser submetidos ao exame para determinação de seu estado de carreadores da SCID. A progênie gerada pelo cruzamento de dois carreadores heterozigotos é formada por 25% de potros com SCID, 50% de carreadores e 25% de potros normais homozigotos. Portanto, a prevenção da SCID requer a identificação dos carreadores e sua remoção da população reprodutiva ou seu cruzamento exclusivamente com animais normais homozigotos, com análise subsequente da progênie antes do planejamento de seu próprio futuro reprodutivo.

Síndrome de imunodeficiência do potro

Ao final da década de 1990, uma síndrome de anemia, imunodeficiência e ganglionopatia periférica foi descrita em potros de pôneis da raça Fell e denominada *síndrome do pônei Fell*.[494,495] Tal síndrome também é identificada em potros de pôneis Dales e agora chamada de FIS.[496-498] Os potros acometidos adoecem 2 a 3 semanas após o nascimento e morrem por volta dos 3 meses de idade. Os casos foram descritos fora do Reino Unido[499] e nos EUA.[500]

Sinais clínicos e achados laboratoriais. Entre os sinais clínicos estão deficiência de crescimento, anemia, infecção respiratória, hiperqueratose glossal e diarreia. A anemia pode ser grave e é normocrômica e normocítica a macrocítica, com pequenos números de precursores eritroides tardios na medula óssea.[495,501] Embora a medula óssea apresente precursores eritroides ao nascimento, o desenvolvimento da eritroide hipoplásica é rápido e progride à aplasia, o que causa anemia não regenerativa progressiva grave.[502] Alguns potros são acometidos por enterite por *Cryptosporidium* e broncopneumonia e pancreatite por adenovírus. As concentrações de proteínas plasmáticas e as contagens de linfócitos no sangue podem ser normais ou baixas. A imunodeficiência deve-se à profunda linfopenia de linfócitos B,[503,504] com ausência destas células na medula óssea e nos linfonodos e pouquíssimas células nos centros germinativos do baço.[500,502] As concentrações de subclasses de IgG são significativamente menores em potros com FIS em comparação com controles de idade compatível, o que coincide com a redução dos anticorpos de origem materna e é correlacionado com a linfopenia B.[503] Alguns estudos descreveram concentrações normais de IgG em potros com FIS, embora uma diminuição provavelmente fosse observada caso os indivíduos sobrevivessem por mais tempo.[500,502] As concentrações de IgM caem de forma consistente em potros com FIS em comparação com os controles.[502,503] Juntas, tais observações indicam a ausência de produção endógena de imunoglobulinas em potros FIS causada pela falta de linfócitos B funcionais. Por outro lado, a quantificação de subtipos de linfócitos T por citometria de fluxo é normal, e as respostas linfoproliferativas também são normais.[500,505] No entanto, a expressão de MHC II é baixa,[500,505] há hipoplasia tímica[495,500] e a medula óssea pode não apresentar linfócitos T.[502] Assim, é possível que haja um defeito não identificado na função dos linfócitos T. Isso também é sugerido pela ocorrência de infecções oportunistas apesar dos níveis adequados de anticorpos maternos. À necropsia, os órgãos linfoides podem ser pequenos e há ausência de folículos linfoides secundários e plasmócitos.[495,500,502] As alterações neuronais caracterizam-se por cromatólise neuronal nos gânglios mesentéricos craniais, trigêmeos e da raiz dorsal.[495]

Etiologia e patogênese. A FIS é herdada como traço autossômico recessivo,[496] e uma mutação no gene do cotransportador de sódio/mioinositol (SLA5A3) no cromossomo 26 é fortemente associada à síndrome.[498] Este é um gene de resposta ao estresse osmótico que codifica uma proteína da membrana celular responsável pelo cotransporte de íons de sódio e mioinositol. Apesar da forte associação, o papel específico de tal gene no desenvolvimento de hemácias e linfócitos B é desconhecido e a prova formal que a mutação SLA5A3 se mostra a causa direta da FIS requer outros estudos funcionais.

Diagnóstico. A presença de anemia, diarreia, deficiência de crescimento e/ou infecções respiratórias e outras em potros jovens de pôneis Fells e Dales associada aos baixos níveis de IgM e à linfopenia B (determinada à citometria de fluxo) torna possível o diagnóstico presuntivo. A confirmação da FIS pode agora ser feita pela demonstração da homozigose para a mutação SLA5A3 com a análise do DNA. Tal análise à base de PCR é realizada em pelos avulsionados e identifica indivíduos homozigotos acometidos, carreadores heterozigotos e animais normais.

Tratamento. O tratamento das infecções secundárias específicas tem eficácia limitada nos potros acometidos, sobretudo naqueles com anemia grave e diarreia. Todos morrem por volta dos 3 meses de idade.

Esclarecimento do proprietário. Os pôneis das raças Fell e Dales perderam sua diversidade genética de forma significativa durante a Segunda Guerra Mundial. É provável que o uso excessivo de algumas fêmeas populares resultou na emergência de FIS, que até pouco tempo atrás afetava até 10 e 1% dos potros Fell e Dales, respectivamente.[498] As análises genéticas relatadas em 2011 indicaram que 38% dos pôneis Fells adultos e 18% dos pôneis Dales adultos eram carreadores do defeito da FIS.[497] Como na prevenção da SCID em cavalos Árabes, todos os pôneis Fells e Dales usados na reprodução devem ser submetidos ao exame para a detecção do estado de carreador da FIS, a fim de evitar o cruzamento entre os indivíduos positivos. Isso eliminará a produção de potros com a doença e, assim, reduzirá a prevalência do defeito gênico na população. A instituição dessa estratégia analítica diminui significativamente o número de potros acometidos pela FIS, mas requer tempo para a redução da frequência do gene mutante na população, devido ao grande número de carreadores.[506]

Imunodeficiência comum variável

Em humanos, as imunodeficiências comuns variáveis são um grupo heterogêneo de doenças que não são evidentes até o fim da infância ou a vida adulta e compreendem as formas mais comuns de imunodeficiência primária.[209] Em equinos, a imunodeficiência comum variável (IDCV) é uma doença fatal rara de aparecimento adulto caracterizada por depleção de linfócitos B e produção inadequada de anticorpos, devido a um problema na maturação dos linfócitos B na medula óssea.[448]

Sinais clínicos e achados laboratoriais. Mais de 30 casos de IDCV foram relatados nos últimos anos.[507-511] A idade ao aparecimento varia entre 2 e 23 anos, não há predisposição sexual ou racial e os casos são esporádicos. A hipogamaglobulinemia leva ao desenvolvimento de infecções recorrentes, normalmente causadas por *Streptococcus*, *Staphylococcus*, *Actinobacillus* e *Klebsiella* spp. Os equinos acometidos podem apresentar pneumonia, sinusite, meningite, ataxia, diarreia, peritonite, parasitas gastrintestinais, uveíte, conjuntivite, infecções cutâneas, perda de peso e atrofia muscular.[448] Neutrofilia e hiperfibrinogenemia são observadas durante as infecções, e a linfopenia transiente (menos de 1.200 células/μℓ) é comum. Os títulos séricos de IgG são uniformemente baixos nos equinos acometidos (menos de 800 g/dℓ), e as concentrações de IgM (abaixo de 25 mg/dℓ) e IgA (menos de 60 mg/dℓ) tendem a diminuir com a progressão da doença. A citometria de fluxo revela a presença de linfopenia B (menos de 2% das CMSPs) em todos os casos. A vacinação contra o toxoide tetânico não aumenta o título de anticorpos dos equinos acometidos. À necropsia, há lesões associadas à infecção nos sistemas orgânicos afetados. Os linfonodos são pequenos e não apresentam centros germinativos, há ausência de plasmócitos nos tecidos linfoides e mucosos e, normalmente, a medula óssea e o baço não apresentam linfócitos B.[448,511]

Etiologia e patogênese. Para manter as populações de linfócitos B nos tecidos linfoides secundários, as células-tronco hematopoéticas da medula óssea devem continuamente gerar linfócitos B ao longo da vida de um indivíduo. Embora a patogênese da IDCV ainda seja desconhecida, a depleção progressiva de linfócitos B indica um problema em seu desenvolvimento na medula óssea. A expressão dos primeiros genes relacionados com o comprometimento dos linfócitos B, inclusive E2A e PAX5, é menor na medula óssea de equinos com IDCV.[511] O gene E2A codifica um fator de transcrição que inicia a diferenciação dos linfócitos B, e o gene PAX5 codifica uma proteína ativadora específica da linhagem dos linfócitos B (BSAP) que não é expressa na medula óssea dos cavalos acometidos.[511] Assim, um problema no desenvolvimento de pró-linfócitos B durante a transição de pré-pró-linfócitos B pode ser a causa da IDCV, e mecanismos epigenéticos de silenciamento gênico podem estar envolvidos.[448,510,511]

Diagnóstico, tratamento e esclarecimento do proprietário. A IDCV é rara, mas deve ser suspeitada em equinos adultos com as infecções recorrentes anteriormente descritas, hipogamaglobulinemia, linfopenia B e ausência de respostas adequadas à vacinação. Os equinos acometidos com infecções brandas podem ser submetidos por períodos variáveis ao tratamento antimicrobiano oral contínuo ou intermitente, mas as infecções graves requerem a administração IV agressiva de antimicrobianos e a terapia adequada de suporte. Embora a reposição regular de imunoglobulinas seja usada em pacientes humanos, esse tratamento não é prático em equinos. Geralmente, os cavalos acometidos são submetidos à eutanásia 6 meses após o diagnóstico por causa das considerações financeiras e da má qualidade de vida.[448]

Deficiência seletiva de IgM

A deficiência seletiva de IgM caracteriza-se por títulos séricos substancialmente baixos ou nulos de IgM com concentrações normais ou aumentadas das demais imunoglobulinas e sem outras evidências de imunodeficiência.[445,512] As concentrações séricas de IgM são mais de dois desvios-padrões abaixo da média em animais controles de idade compatível. Todos os demais parâmetros imunológicos são normais, embora a ausência de resposta dos linfócitos B ao mitógeno lipopolissacarídeo tenha sido relatada em um potro Standardbred acometido.[513] A síndrome foi descrita com maior frequência em Árabes e Quartos de Milha, apesar de ter sido diagnosticada em outras raças.

Sinais clínicos e achados laboratoriais. Duas síndromes clínicas foram descritas. A primeira afeta potros com 2 a 8 meses de idade, que desenvolvem pneumonia, artrite e enterite graves com ou sem sepse. Muitos morrem antes dos 10 meses de idade. Infecções por bactérias gram-negativas são comuns (sobretudo por espécies de *Klebsiella*), e a idade ao aparecimento dos sinais costuma ser maior do que em potros com imunodeficiência combinada. Alguns potros acometidos sobrevivem, mas apresentam história de infecções bacterianas repetidas que respondem de maneira temporária ao tratamento, mas que recidivam após a interrupção da administração dos antimicrobianos. Tais potros apresentam retardo de crescimento e, em geral, morrem em 2 anos. Raramente se recuperam da deficiência de IgM. Isso sugere que esses casos podem, na verdade, ser imunodeficiências secundárias, e não primárias.[514]

A segunda síndrome acomete equinos entre 2 e 5 anos de idade, dos quais muitos têm linfoma ou o desenvolvem. Esses indivíduos podem apresentar linfadenopatia externa e/ou interna. Perda crônica de peso, depressão e outros sinais não específicos geralmente acompanham o linfoma. Nos casos associados ao linfoma, acredita-se que a deficiência de IgM seja uma imunodeficiência secundária, e não primária.

Os achados laboratoriais de rotina não são específicos ao diagnóstico. Anomalias hematológicas condizentes com a doença inflamatória crônica, como anemia, neutrofilia e hiperfibrinogenemia, são comumente observadas. A concentração total de proteínas plasmáticas e os títulos séricos de globulinas costumam ser normais.

Etiologia e patogênese. Apesar da suspeita da base genética, a patogênese da deficiência seletiva de IgM é desconhecida.[445] Parece provável que tal síndrome tenha formas primárias e secundárias. A patogênese da deficiência de IgM também não é clara em humanos, mas pode envolver a menor atividade de linfócitos T auxiliares, o aumento da atividade isótipo-específica dos linfócitos T supressores e os defeitos intrínsecos de linfócitos B.[515]

Diagnóstico. O diagnóstico definitivo da deficiência seletiva de IgM é estabelecido pela quantificação das principais imunoglobulinas séricas por RID e pela determinação da contagem absoluta de linfócitos. Os equinos com deficiência seletiva de IgM apresentam concentrações séricas deste isótipo persistentemente inferiores a dois desvios-padrões abaixo dos controles de idade compatível (menos de 15 mg/dℓ entre 4 e 8 meses; menos de 25 mg/dL com mais de 8 meses) associadas a concentrações normais de IgG (≥ 1.000 mg/dℓ) e contagem normal de linfócitos. A concentração normal de IgM em cavalos saudáveis é de 103 ± 40 mg/dL, e o ponto de corte da deficiência de IgM foi definido como ≤ 23 mg/dℓ.[516] Como potros com doenças graves podem apresentar depressão transiente da concentração sérica de IgM, os casos suspeitos devem ser analisados pelo menos duas vezes para registrar que esses níveis continuam baixos. Os títulos de todas as demais imunoglobulinas são normais.

Tratamento e esclarecimento do proprietário. Além do tratamento de suporte e da terapia antimicrobiana, não há tratamento eficaz para a deficiência seletiva de IgM. As concentrações plasmáticas da IgM transfundida são baixas, e a meia-vida destes anticorpos é muito curta. Assim, qualquer benefício seria apenas temporário. O prognóstico deve ser reservado, mas há relatos de recuperação.[514] Uma vez que a existência de uma imunodeficiência primária é provável nos potros acometidos durante o primeiro ano de vida, o novo cruzamento entre a égua e o garanhão pode não ser aconselhável.

Outras imunodeficiências primárias

Hipogamaglobulinemia e agamaglobulinemia transientes são relatadas como síndromes estabelecidas de imunodeficiência primária em equinos. No entanto, a frequência destes relatos é baixa e, consequentemente, tais doenças ainda são pouco definidas. As informações existentes são aqui apresentadas. Outro tipo de imunodeficiência que afeta a imunidade humoral foi descrita por Boy et al.[517] em um potro Árabe macho de 10 meses de idade. O animal apresentava ausência de IgM, IgA e IgG(T) no soro e concentração normal de IgG. A análise *in vitro* de CMSPs com mitógenos de linfócito T gerou respostas normais, enquanto as respostas a mitógenos de linfócitos B foram fracas. Ao exame *post mortem*, havia depleção generalizada de linfócitos nos órgãos linfoides.

Para aumentar nosso entendimento sobre essas e outras síndromes de imunodeficiência equina ainda não identificadas, é essencial fazer todo o possível para detectar tais casos e investigá-los de modo meticuloso. Os novos recursos imunológicos à disposição possibilitam a maior definição dessas doenças e o aumento dos nossos recursos diagnósticos e prognósticos desde que os casos sejam identificados.

A *hipogamaglobulinemia transiente* foi relatada em apenas dois potros, um Árabe e um Puro Sangue Inglês, e caracteriza-se pelo início tardio da síntese de imunoglobulina.[514,518] Os potros acometidos manifestam sinais condizentes com infecções bacterianas e virais quando as imunoglobulinas adquiridas de forma passiva são catabolizadas e alcançam concentrações não protetoras. Por motivos desconhecidos, o início da produção autóloga de imunoglobulinas, que geralmente ocorre ao nascimento, é retardado até que esses potros tenham cerca de 3 meses de idade. Os estudos hematológicos podem ser sugestivos de infecção crônica, embora a concentração total de proteína plasmática seja normal ou ligeiramente menor. O diagnóstico baseia-se na presença de baixos títulos séricos de IgG (abaixo de 200 mg/dℓ) e IgG3/5 (abaixo de 20 mg/dℓ) aos 2 a 4 meses de idade e concentrações séricas baixas a normais de IgM (acima de 15 mg/dℓ) e IgA (acima de 20 mg/dℓ). As contagens de linfócitos são normais. A terapia antimicrobiana e as transfusões de plasma são necessárias para minimizar a ocorrência de infecções. Os potros acometidos costumam sobreviver caso não apresentem FTIP concomitante e recebam suporte adequado entre 2 e 4 meses de idade. Como os potros se recuperam de forma espontânea, tal doença pode ser uma imunodeficiência secundária.

A *agamaglobulinemia* caracteriza-se pela ausência de linfócitos B e de produção de imunoglobulinas na presença de imunidade celular normal.[445] A doença foi descrita em cinco potros machos das raças Puro Sangue Inglês, Standardbred ou Quarto de Milha.[514,519,520] Os sinais clínicos começam entre 2 e 6 meses de idade e são causados por infecções bacterianas, como pneumonia, enterite e artrite. As infecções multissistêmicas que respondem mal à terapia são comuns, e as alterações laboratoriais refletem a doença inflamatória crônica. O fato de que tal síndrome foi descrita apenas em potros machos sugere a herança ligada ao cromossomo X, como na agamaglobulinemia ligada ao X em seres humanos, causada por uma mutação no gene da proteína tirosinoquinase, chamada de tirosinoquinase de Bruton (*btk*).[521] A ausência dessa atividade quinase impede o desenvolvimento dos pré-linfócitos B da medula óssea em linfócitos B maduros. O defeito de maturação das células-tronco em linfócitos B foi sugerido em equinos acometidos.[445] Os potros afetados apresentam concentrações séricas persistentemente abaixo do normal de todas as classes de imunoglobulina e contagens normais de linfócitos. Os títulos séricos de IgM e IgA normalmente são nulos no momento da avaliação, e os níveis de IgG e IgG3/5 derivadas da mãe caem com o passar do tempo. Aos 2 meses de idade, a concentração de IgG é menor do que 300 mg/dℓ e fica abaixo de 100 mg/dℓ aos 6 meses. Não há resposta sorológica à imunização e, à imunofluorescência, não há linfócitos B. Os exames da função imune celular, como a administração intradérmica de PHA e a blastogênese *in vitro*, são normais. A administração de plasma e a terapia antimicrobiana provocam melhora apenas transiente. Os equinos acometidos morrem por infecção disseminada entre 1 e 2 anos de idade.

Imunodeficiências secundárias

Falha de transferência de imunidade passiva

A FTIP é a imunodeficiência mais comum em equinos e foi extensamente revista.[325,446] Ocorre em todas as raças de maneira secundária à absorção inadequada de anticorpos do colostro. A FTIP é significativamente correlacionada ao aumento da suscetibilidade a doenças infecciosas e à morte em potros neonatos.[522,523] O potro recém-nascido consegue montar uma resposta imune normal, conforme já descrito neste capítulo. No entanto, tais indivíduos não têm experiência imunológica e, assim, não desenvolvem respostas de memória ou produzem respostas de linfócito T ou anticorpos antígeno-específicos.

Nos 2 primeiros meses de vida, os potros dependem da transferência de imunidade passiva para a proteção contra doenças infecciosas. A natureza epiteliocorial difusa da placenta equina não permite a transferência *in utero* das imunoglobulinas para os potros. Embora concentrações menores de IgM e IgG possam ser detectadas ao nascimento, nesse momento o potro é essencialmente agamaglobulinêmico e adquire a imunidade passiva pela ingestão e pela absorção do colostro da égua.[350,353,522] O colostro é um tipo especializado de leite com imunoglobulinas concentradas e produzido durante as 2 últimas semanas de gestação sob influências hormonais. O colostro contém principalmente IgG4/7, além de IgG1 e IgG3/5 e quantidades menores de IgA e IgM. Todos esses anticorpos do sangue da égua se concentram em suas secreções mamárias.[249,315,317,326,524] Embora ainda não identificado em potros, o receptor neonatal de Fc (FcRn) transporta a IgG materna do lúmen intestinal pelos enterócitos e até a circulação sistêmica em camundongos.[525] Tal receptor também é identificado na glândula mamária de vacas e outras espécies, mas seu papel funcional no transporte da IgG materna para o colostro não foi confirmado.[526-528] Não se sabe se há participação do FcRn em tal processo na égua. O colostro é produzido apenas uma vez a cada gestação e substituído pelo leite, que contém concentrações insignificantes de imunoglobulinas nas primeiras 24 horas de lactação.[350,524] Este declínio extremamente rápido das concentrações de imunoglobulina nas secreções mamárias condiz com o término da produção do colostro equino durante ou mesmo antes do parto.[317] A absorção intestinal de imunoglobulinas ocorre no intestino delgado, é maior nas 6 primeiras horas após o nascimento e, então, cai de maneira gradual até que os anticorpos não possam mais ser absorvidos, quando o potro tem 24 horas de vida.[529,530] A absorção não é seletiva para a imunoglobulina, já que outras macromoléculas são absorvidas,[529,530] talvez com os linfócitos T maternos presentes no colostro.[531] Assim, a absorção intestinal não específica de moléculas grandes nas primeiras 24 horas em potros e outras espécies herbívoras é o resultado da pinocitose por enterócitos especializados e independente de FcRn.[526] É provável que o "fechamento" do intestino decorra da substituição desses enterócitos especializados por células mais maduras no primeiro dia de vida.

A incidência de FTIP é muitíssimo variável entre grupos de equinos e parece depender, principalmente, dos fatores de manejo que asseguram a ingestão precoce do colostro.[532] As prevalências relatadas da FTIP, pelo menos parcial, variaram entre 3 e 37%.[514,522,532,533]

Sinais clínicos e achados laboratoriais. A FTIP diretamente não causa quaisquer sinais clínicos de doença. Suspeita-se de FTIP pelo desenvolvimento de infecções bacterianas generalizadas ou localizadas, como sepse, pneumonia, enterite e artrite, durante as primeiras 3 semanas de vida. Os achados laboratoriais de rotina podem ser sugestivos de sepse, mas a presença de infecção no período neonatal não é patognomônica de FTIP. Entre as anomalias comuns estão neutropenia ou neutrofilia, hipoglicemia e hiperfibrinogenemia. A concentração total de proteínas plasmáticas pode ser baixa, normal ou elevada em potros com FTIP, devido à grande variação no valor normal anterior à amamentação e aos efeitos da desidratação secundária à sepse, que confundem a análise.

Etiologia e patogênese. As causas da FTIP em potros são (1) não ingestão do volume adequado de colostro no início do período pós-parto; (2) perda de colostro por lactação prematura; (3) teor inadequado de imunoglobulinas no colostro; e (4) absorção insuficiente de imunoglobulinas pelo intestino.[325,446,534] Há uma correlação altamente negativa entre a concentração sérica de IgG no potro e a incidência de infecções graves;[522] no entanto, a quantidade mínima de IgG necessária para a proteção de um potro contra infecções varia conforme a quantidade e a virulência dos patógenos ambientais, os fatores concomitantes de estresse e os títulos de anticorpos contra micróbios específicos no colostro. Embora a concentração sérica de IgG de pelo menos 400 mg/dℓ seja considerada evidência de transferência adequada de imunidade passiva, a maioria dos potros normais alcança valores duas vezes mais altos[522,532] e é provável que a concentração sérica de IgG acima de 800 mg/dℓ seja necessária para a imunidade apropriada.[523] Um estudo recente em potros hospitalizados sustenta essa última conclusão.[454] Vários outros fatores relacionados com o colostro podem ser importantes para a proteção imune dos potros. Há demonstrações variáveis do colostro na regulação da imunidade celular, ativação de granulócitos, promoção da absorção intestinal de macromoléculas e diminuição da colonização intestinal por patógenos. Além disso, o colostro tem componentes da imunidade inata (p. ex., lactoferrina, sistema complemento) e leucócitos que têm papel protetor local no sistema digestório neonatal e podem ser sistemicamente absorvidos.[249,531,535,536] Hoje, a importância desses diversos fenômenos na saúde dos neonatos e de seu desenvolvimento imunológico é, em grande parte, desconhecida. Uma exceção é o achado de que a ingestão de colostro suprime as respostas anticórpicas *de novo* em potros de maneira antígeno-específica ou não.[350,358]

Fraqueza neonatal, problemas musculoesqueléticos ou ausência de cooperação materna (éguas jovens) são motivos comuns para a não ingestão do volume adequado de colostro. Se a ingestão do colostro for retardada por mais de 6 horas, a absorção de imunoglobulinas é significativamente menor. A lactação antes do parto é outro motivo comum para a FTIP, já que o colostro é produzido apenas uma vez a cada gestação. Hoje, os fatores responsáveis pela lactação prematura são desconhecidos, mas é provável que os potros de éguas com "extravasamento" de leite horas a dias antes do parto apresentem FTIP.[534]

O teor subnormal de imunoglobulinas no colostro (abaixo de 3.000 mg/dℓ) é raro em éguas sem lactação prematura,[532] mas há uma enorme variação individual nessa concentração de anticorpos.[532,537-539] O colostro de má qualidade causa, sem dúvida, FTIP. O teor de imunoglobulinas no colostro pode ser estimado por gravidade específica ou quantificado por RID.[534] Um refratômetro Brix é um método rápido e fácil para a estimativa precisa a campo do teor de imunoglobulinas no colostro. A leitura de 20 a 30% equivale à concentração de IgG entre 5.000 e 8.000 mg/dℓ.[540] A coagulação com glutaraldeído também pode medir a concentração de IgG no colostro. A formação do coágulo em 10 minutos indica uma concentração de IgG superior a 3.800 mg/dℓ. A má absorção é implicada como causa de FTIP quando se sabe que os potros ingeriram um volume adequado de colostro de boa qualidade nas primeiras 12 horas após o nascimento. Como os glicocorticoides aceleram a maturação de enterócitos especializados, a liberação de corticosteroides endógenos causada pelo estresse pode ser responsável pela menor absorção de imunoglobulinas. No entanto, fatores óbvios de estresse geralmente não são observados em potros com aparente diminuição da capacidade de absorção de IgG.[205]

Diagnóstico. A concentração sérica subnormal de IgG 24 horas após o nascimento é a base do diagnóstico da FTIP. O título sérico de IgG inferior a 400 mg/dℓ indica a FTIP completa, e o valor entre 400 a 800 mg/dℓ determina a FTIP parcial. À exceção dos potros hospitalizados,[454] muitos indivíduos sob boas condições de manejo podem continuar saudáveis se a concentração sérica de IgG for de, pelo menos, 400 mg/dℓ. Consequentemente, este ponto de corte é medido por diversos exames diagnósticos rápidos. O método quantitativamente mais preciso para determinar a concentração sérica de IgG é a RID, conforme já discutido. No entanto, esse ensaio é demorado e caro e, assim, inadequado para o diagnóstico de FTIP quando a intervenção terapêutica imediata é essencial. Vários procedimentos de triagem da IgG foram avaliados a campo.[446,455-457,459-461,541] Os critérios para a escolha de um exame para triagem da FTIP equina devem incluir sua precisão, o tempo necessário e a facilidade de sua realização e seu custo. A facilidade e a precisão do ELISA em membrana geralmente fazem com que seja a técnica de escolha em muitas situações práticas. Como a ausência de diagnóstico e tratamento pode provocar a morte de muitos potros, é necessário um exame sensível. No entanto, a especificidade também é importante, principalmente devido ao custo do tratamento e ao fato de não ser livre de complicações inerentes. De modo geral, todos os exames disponíveis para triagem são relativamente precisos na identificação de potros com FTIP completa. Sua capacidade de detecção de potros com deficiências marginais, porém, é variável.[325,446,461] A opinião clínica individual é, portanto, importante na escolha do exame. Como já discutido, a coagulação com glutaraldeído é boa na triagem inicial por ser simples, rápida, barata e sensível para descarte da FTIP (concentração de IgG ≥ 800 mg/dℓ). Contudo, esse teste tem baixa especificidade e, assim, o diagnóstico de FTIP deve ser confirmado com uma análise mais específica, como o ELISA em membrana de filtro (SNAP®).[325,461] De modo geral, o desempenho relativamente bom e a conveniência do SNAP® semiquantitativo fazem com que este continue a ser uma primeira escolha popular.

Tratamento. Se a FTIP for esperada devido a lactação prematura, fraqueza neonatal, morte da égua ou baixa gravidade específica do colostro, uma fonte alternativa de colostro ou um produto comercial de IgG equina concentrada devem ser administrados por via oral. No mínimo, 2 L de colostro equino são dados em incrementos de 500 mL durante as 8 primeiras horas após o nascimento. O colostro bovino pode ser usado com segurança na ausência de colostro equino ou produto comercial de IgG equina concentrada;[349,351] no entanto, os potros que recebem colostro bovino também podem precisar de uma transfusão de plasma, já que as imunoglobulinas bovinas têm meia-vida muito curta nesses animais e não são especificamente dirigidas contra patógenos equinos.

Se a FTIP for suspeita ou diagnosticada quando o potro tiver mais de 12 a 18 horas, a realização de uma transfusão IV de plasma é indicada. O Ministério da Agricultura dos EUA (U.S. Department of Agriculture [USDA]) aprovou várias fontes comerciais de plasma equino, e o uso destes produtos é conveniente, economiza tempo e é seguro, já que os doadores não apresentam aloanticorpos e são negativos para doenças infecciosas. A única possível desvantagem do uso de plasma comercial é a ausência de anticorpos específicos para patógenos do ambiente do potro. O plasma ideal é obtido de um doador local de tipagem sanguínea conhecida e sem aloanticorpos e aloantígenos séricos Aa e Qa. O volume de plasma necessário para que a concentração sérica de IgG fique na faixa aceitável não pode ser previsto com precisão porque depende da gravidade da FTIP, do teor de imunoglobulinas do plasma e de doenças concomitantes, que podem acelerar o catabolismo dos anticorpos. De modo geral, a administração de 1 L de plasma aumenta a concentração sérica de IgG de um potro de 50 kg em 200 a 300 mg/dℓ;[237] assim, 2 a 4 L podem ser necessários para que o título sérico de IgG seja maior do que 800 mg/dℓ. Uma dose terapêutica de plasma deve ser administrada e, então, a concentração sérica de IgG é reavaliada. Se a concentração desejada não for alcançada, uma quantidade maior de plasma é necessária. Alguns potros com FTIP parcial (IgG acima de 400 e abaixo de 800 mg/dℓ) podem ficar bem sem a terapia com plasma se não houver infecções preexistentes e a exposição a patógenos for minimizada. Os potros devem ser monitorados com cuidado quanto ao desenvolvimento de infecções. No entanto, potros hospitalizados com concentrações de IgG nessa faixa devem receber plasma.[454]

Esclarecimento do proprietário. O prognóstico dos potros com FTIP depende do grau da doença, do ambiente a que o animal é exposto, de sua idade ao diagnóstico e da presença e da gravidade das infecções secundárias. Os fatores de manejo que asseguram a ingestão de, pelo menos, 2 L de colostro de alta qualidade nas primeiras 6 horas após o nascimento são essenciais à prevenção da FTIP. O aleitamento deve ser testemunhado para que quaisquer problemas possam ser corrigidos, e os potros que não mamarem com facilidade nas primeiras 3 horas podem receber colostro ou substituto adequado por meio de sonda nasogástrica. A concentração de IgG no colostro pode ser usada para prever a FTIP. Quantificada por gravidade específica, a concentração de IgG no colostro de 3.000 mg/dℓ é o valor mínimo aceitável e, caso seja menor, algum grau de FTIP deve ser suspeito e corrigido.[534] A refratometria Brix,[542] ou o teste Gamma-Check C®, também pode ser usado para este fim. A triagem de rotina do título sérico de IgG do potro às 24 a 48 horas após o nascimento possibilita a instituição da terapia necessária com plasma antes do surgimento de infecções.

Os potros que nasceram prematuramente, que são fracos ou que são filhos de éguas que já estavam em lactação devem receber uma fonte alternativa de colostro ou produto comercial de IgG equina nas 6 primeiras horas após o nascimento. Um banco de colostro pode ser estabelecido por meio da coleta e do congelamento (–20 °C) de 250 mL de colostro de éguas que não apresentaram lactação prematura nas 6 horas após o parto, depois do aleitamento de seus próprios filhotes. O ideal é que o colostro do banco seja submetido à triagem para a detecção de aloanticorpos, embora sua presença seja improvável se o próprio potro da égua continuar saudável. As imunoglobulinas do colostro congelado armazenado são estáveis por pelo menos 1 ano.

Exercício

O exercício conduzido em nível estressante pode afetar significativamente a função imune equina.[543] O exercício extenuante suprime as respostas linfoproliferativas de maneira significativa e aumenta a atividade das células LAK.[544,545] Em cavalos de corrida, a redução das respostas linfoproliferativas pode ser demonstrada 12 a 16 horas após o evento.[546] O treinamento prolongado de alta intensidade diminui a fagocitose e a explosão oxidativa em neutrófilos e linfócitos, embora a função dos macrófagos alveolares pulmonares não seja alterada.[547] Outros estudos demonstraram a redução da função de neutrófilos e macrófagos alveolares pulmonares em resposta a episódios únicos de exercício intenso[548,549] e supressão prolongada de imunidade inata após exercícios de longa duração.[550] Incrementos de exercícios em éguas Standardbred em má forma física aumentam a expressão de citocinas inflamatórias no sangue (IFN-γ, TNF-α e IL-1) e no tecido muscular (IFN-γ, TNF-α e IL-6).[551] O exercício extenuante provoca neutrofilia, aumento da atividade apoptótica em leucócitos e redução da produção de espécies reativas de oxigênio por leucócitos em resposta à estimulação por PMA. Alguns desses efeitos persistiram por 72 horas após o exercício.[552] Em pôneis sem condicionamento físico, o exercício extenuante aumenta a suscetibilidade à infecção experimental com influenza equina por alterações na resposta imune celular vírus-específica.[553] Em um estudo sobre a infecção por influenza em cavalos treinados, os exercícios moderados aumentaram os sinais de doença clínica, embora a duração da enfermidade não tenha mudado.[554]

Esses diversos estudos demonstraram o efeito imunomodulador do exercício e algumas evidências específicas de aumento da suscetibilidade a doenças infecciosas. Alguns dos efeitos provavelmente se devem ao aumento da concentração plasmática de cortisol, que é correlacionado com a intensidade e a duração do exercício e a alteração da função imune em equinos.[555] De modo geral, o exercício moderado parece ser benéfico para o sistema imune, enquanto os esforços prolongados e intensos provavelmente prejudicam a função imune. O possível efeito imunossupressor do exercício em alta intensidade, sobretudo de duração prolongada ou em animais com mau condicionamento físico, deve ser reconhecido.

Idade

Há uma alta incidência de infecções respiratórias em potros e indivíduos recém-desmamados, que frequentemente recidivam ao término da antibioticoterapia.[556] Também é possível que o nível normal de imunocompetência nessa faixa etária aumente a suscetibilidade a infecções respiratórias, principalmente em alojamento conjunto. As características do sistema imune do potro que predispõem ao desenvolvimento destas infecções já foram discutidas neste capítulo. Os equinos geriátricos apresentam uma redução geral de função imune similar a humanos, um fenômeno chamado imunossenescência. Também como os humanos, os equinos idosos tendem a produzir respostas inflamatórias exageradas, chamadas *inflammaging* (união dos termos em inglês para inflamação [*inflammation*] e envelhecimento [*aging*]).[557,558] Em seres humanos, a imunossenescência é associada a defeitos relacionados com a idade no microambiente do timo e da medula óssea e à predominância de linfócitos T e B de memória com repertório de diversidade limitada.[559] Além disso, o aumento da morte celular em idosos, associado à desregulação hormonal, ao aumento do estresse oxidativo e à presença de doenças crônicas, contribui para a ativação em baixo grau de células inatas, como os macrófagos, que caracteriza o *inflammaging*.[559] É provável que muitos desses efeitos se devam à desregulação imune, e a causa subjacente pode envolver alterações relacionadas com a idade na composição da membrana e em moléculas essenciais de sinalização e regulação em células imunes como neutrófilos e linfócitos T.[560]

Equinos com mais de 20 anos de idade apresentam contagens totais menores de linfócitos e números menores de linfócitos B e linfócitos T $CD4^+$ e $CD8^+$, bem como redução das respostas linfoproliferativas a mitógenos.[561,562] Além disso, os cavalos idosos apresentam respostas imunológicas menores durante o exercício.[544] Embora as respostas linfoproliferativas sejam menores em equinos idosos, os linfócitos T ainda produzem IFN-γ e outras citocinas inflamatórias. No sangue periférico, há alta expressão de citocinas inflamatórias e níveis elevados de TNF-α no soro, o que condiz com o processo de *inflammaging*.[563] Provavelmente, a obesidade contribui para o estado pró-inflamatório relacionado com a idade, já que cavalos idosos e obesos apresentam frequências maiores de linfócitos e monócitos produtores de IFN-γ e TNF-α do que indivíduos idosos e magros.[564] É interessante notar que a tendência pró-inflamatória pode não ocorrer nos pulmões de equinos idosos. As evidências são a elevação da frequência de linfócitos produtores de IFN-γ nas CMSPs e células do FBA de cavalos idosos, mas a produção de TNF-α relacionada com a idade é observada apenas nas CMSPs.[565] Além disso, uma diminuição relacionada com a idade na expressão de citocinas pró-inflamatórias em células do FBA foi recentemente registrada em equinos.[566] Assim, nestes animais, o processo de *inflammaging* pode ser órgão-específico.

Os telômeros protegem as extremidades dos cromossomos e contribuem para a estabilidade do genoma. A manutenção do comprimento do telômero e a atividade da telomerase são inversamente correlacionadas à idade, e telômeros curtos são associados às doenças crônicas relacionadas com a idade.[567] O comprimento do telômero das CMSPs diminui com a idade em equinos, é inversamente correlacionado à expressão de citocinas inflamatórias e positivamente correlacionado às respostas linfoproliferativas e aos níveis totais de imunoglobulina.[568] Embora tais observações sugiram a importância do comprimento do telômero na imunossenescência e no *inflammaging* em equinos, as associações entre esse parâmetro e a função imune não se aplicam aos indivíduos mais idosos, indicando a participação de outros fatores.

Por fim, os cavalos idosos podem montar uma resposta imune humoral primária contra a vacina inativada de raiva que é similar à desenvolvida por equinos jovens, mas sua resposta de memória contra a vacina inativada do vírus da influenza gera títulos anticórpicos menores do que aqueles apresentados por indivíduos jovens.[569] Os títulos menores de anticorpos após a vacinação contra o influenzavírus em equinos idosos foram observados por outros.[544] Um estudo recente mediu as respostas humorais e celulares em equinos idosos após a administração da vacina recombinante contra influenza em vetor canarypox.[570] Em equinos jovens não experimentados, a vacina induziu a formação de anticorpos e respostas celulares, medidas por produção de IFN-γ e menor eliminação viral, que protegeram os indivíduos contra a doença clínica após o desafio com influenzavírus. Os cavalos idosos desse estudo não eram não experimentados, e a vacinação aumentou um pouco os títulos de anticorpos, mas as respostas celulares de memória estimuladas pela vacina não foram detectáveis. Ainda assim, a eliminação do vírus foi menor e os indivíduos idosos apresentaram proteção clínica.

A população geriátrica equina está aumentando,[557,558] o que requer maior conhecimento das doenças relacionadas com a idade e outros problemas exclusivamente apresentados por cavalos idosos. As respostas imunes são menores nestes indivíduos, que tendem a produzir respostas inflamatórias. Algumas estratégias vacinais eficazes em equinos mais jovens podem gerar respostas imunes menos robustas em indivíduos idosos. Isso reduz os níveis de proteção e aumenta a necessidade de administração de doses de reforço. Mais estudos nessa área irão melhorar o entendimento da regulação e da função imune em equinos idosos, o que se refletirá nas abordagens imunoprofiláticas e terapêuticas.

Imunodeficiência associada à doença leucoproliferativa

O linfoma costuma ser associado à deficiência de IgM[446,516,571] e também pode ser associado à menor blastogênese de linfócitos.[572,573] Alguns equinos acometidos apresentam pneumonia bacteriana, e um cavalo com leucemia mielomonocítica apresentou aspergilose pulmonar.[574] Tais casos mostram a importância de considerar a doença leucoproliferativa e, principalmente, o linfoma em casos de infecções persistentes e refratárias ao tratamento.

Imunodeficiência induzida por fármacos

A causa iatrogênica mais comum de imunossupressão é o tratamento com corticosteroides, em geral administrados em casos de hipersensibilidade. O modo de ação e os efeitos imunossupressores dos corticosteroides são revistos na próxima seção, mas há evidências de que os corticosteroides induzam a recrudescência de doenças virais, como a anemia infecciosa equina[575-577] ou a infecção por EHV-1,[578] e o desenvolvimento de infecções bacterianas com risco de vida.[579] Com base em estudos com VAIE, a administração de dexametasona provoca uma redução profunda nos números de linfócitos T e B no sangue periférico,[575] e a recrudescência da viremia provavelmente se deve à supressão das respostas de linfócitos T, pois os títulos de anticorpos neutralizantes vírus-específicos não mudam.[576] Há também evidências de que o tratamento com corticosteroides pode alterar as respostas imunes adaptativas à vacinação em equinos, especificamente por supressão de respostas de IgG1 e IgG4/7, sem afetar as respostas de IgG3/5.[468] Tal fenômeno pode ser condizente com a capacidade de supressão específica das respostas imunes T_H1 pelos corticosteroides, com efeito mínimo sobre as respostas T_H2.[580,581]

Doenças infecciosas

Diversas doenças infecciosas foram associadas à imunodeficiência em equinos. O exemplo mais bem caracterizado é a infecção perinatal por EHV-1.[582] Os potros infectados ao final da gestação pelo EHV-1 geralmente nascem fracos, apresentam pneumonia intersticial e desenvolvem diversas doenças bacterianas.[583] Os potros acometidos têm linfopenia profunda e, de modo geral, morrem apesar do tratamento. Acredita-se que a imunodeficiência se deva à lesão linfoide induzida pelo vírus, já que a necropsia revela extensa necrose do tecido linfoide no timo, no baço e nos linfonodos. Outro exemplo é a infecção por VAIE. Durante os episódios virêmicos agudos, há redução dos números de linfócitos T $CD4^+$ e $CD8^+$ no sangue periférico e supressão das respostas linfoproliferativas.[584,585]

Imunodeficiências não diferenciadas

Um grupo de potros com candidíase oral e sepse bacteriana entre 2 semanas e 4 meses de idade apresentou evidências laboratoriais ou histológicas de imunodeficiência que não atenderam aos critérios diagnósticos de nenhuma imunodeficiência primária conhecida.[586] As lesões orais variaram de placas brancas focais nas margens da língua a uma pseudomembrana branca e espessa generalizada que recobria a língua e a gengiva. Os potros acometidos apresentavam bruxismo, ptialismo, febre e depressão, além de pneumonia, artrite ou diarreia, combinados ou não. Geralmente, as contagens de linfócitos dos potros eram normais. Diversos potros apresentavam deficiência de IgM associada à depressão da blastogênese, o que sugere a presença de disfunção imune celular. Muitos dos potros apresentavam níveis séricos baixos ou marginalmente menores de IgG, além de deficiência de IgM ou redução da blastogênese. Não se sabe se os defeitos imunológicos eram primários ou secundários. Todos os potros morreram apesar da terapia extensa com antimicrobianos parenterais, antimicóticos tópicos e plasma IV.

Uma *imunodeficiência adquirida* foi identificada em um macho Appaloosa castrado de 7 anos de idade sem história de doença.[587] Os sinais clínicos eram letargia, anorexia e dispneia. A pneumonia e a sepse por *Rhodococcus equi* foram confirmadas por cultura do lavado traqueal e do sangue, respectivamente. A avaliação imunológica revelou linfopenia grave, títulos séricos subnormais de IgG e IgA com concentrações marginalmente baixas de IgG, ausência de resposta sorológica à imunização e redução da blastogênese *in vitro* de linfócitos. O exame histológico dos linfonodos e do baço mostrou a atrofia linfoide.

IMUNOMODULADORES

Os clínicos frequentemente tentam aumentar as respostas imunes normais do hospedeiro, restaurar aquelas deficientes e moderar as muito exuberantes. Por isso, a modulação do sistema imune continua a ser uma área de grande interesse na clínica médica. Os imunoestimulantes e imunossupressores são considerados imunomoduladores. Há diversas formas de classificar os imunomoduladores além dessa distinção, mas, para fins práticos, a melhor classificação pode ser baseada em sua origem: produtos fisiológicos (componentes normais da resposta imune), produtos microbianos e substâncias químicas. A imunomodulação também pode ser feita por abordagens terapêuticas não discutidas aqui, como o transplante de medula óssea e a irradiação.

Apesar da existência de uma justificativa científica para o uso de imunomoduladores, a principal limitação é a complexidade da resposta imune a ser modulada. Há diversos problemas importantes na aplicação clínica racional de imunomoduladores. Os métodos diagnósticos comumente usados não possibilitam a identificação precisa dos defeitos, deficiências ou excessos *in vivo* de substâncias ou reguladores da rede de imunorregulação. Consequentemente, as tentativas de intervenção com imunomoduladores geralmente são não específicas. Algumas das informações que fundamentam o uso de imunomoduladores vêm de estudos experimentais controlados, alguns realizados *in vitro* e outros *in vivo*. Em pacientes clínicos, as expectativas com base nesses tipos de estudo tendem a não ser atendidas. Os motivos para isso são o momento de administração do imunomodulador durante a progressão da doença e o fato de que a observação de apenas um fenômeno imunológico decorrente do uso de um imunomodulador – por exemplo, um aumento na contagem de linfócitos ou nas respostas linfoproliferativas – não necessariamente se traduz em melhora clínica frente a uma doença infecciosa. Devido à complexidade da rede imune, a utilização racional de imunomoduladores pode ser consideravelmente mais difícil do que o uso de agentes antimicrobianos. Um exemplo da importância do momento de intervenção imunomoduladora é o relativo sucesso da terapia imunossupressora no contexto de aloenxertos de órgão em comparação com os insucessos frequentes no tratamento de doenças autoimunes. No primeiro caso, a terapia é planejada antes da introdução do aloenxerto e, no caso da autoimunidade, a resposta imune e a doença resultante estão bem estabelecidas antes de serem detectadas e do início do tratamento.

Os imunomoduladores foram adotados pelos clínicos, e o conceito de seu uso ainda é atraente. O valor clínico dos fármacos imunossupressores, como os corticosteroides, e dos adjuvantes imunoestimulantes usados em vacinas é claro. Embora o corpo de trabalhos que avaliam os imunoestimulantes tenha crescido nos últimos anos, as evidências de valor clínico de muitos imunoestimulantes ainda são poucas e, às vezes, conflitantes. É importante analisar os fármacos imunomoduladores do mercado de maneira crítica e tentar avaliar os efeitos da terapia com objetividade.

Tal discussão é limitada aos fármacos hoje comercializados para uso como imunomoduladores ou com evidências publicadas de atividade. Os avanços em biologia molecular disponibilizaram formas recombinantes de muitas citocinas com potencial imunomodulador, mas apenas aquelas com algum valor estabelecido são discutidas.

Imunossupressores

Corticosteroides

Os corticosteroides são exemplos clássicos de agentes imunossupressores. Os corticosteroides apresentam uma ampla gama de efeitos em elementos da resposta imune inata (inflamatória) e adaptativa. Os corticosteroides derivam da família glicocorticoide dos hormônios esteroides e, depois de atravessarem a membrana celular, ligam-se aos receptores citoplasmáticos de glicocorticoide. Depois de ativados, os receptores de glicocorticoide são transportados para o núcleo, onde se ligam ao DNA e interagem com outros fatores de transcrição, o que leva à regulação de até 20% dos genes expressos pelos leucócitos.[209] Os efeitos anti-inflamatórios úteis dos corticosteroides são resumidos na Tabela 1.8. O efeito na resposta imune adaptativa é complexo.[588] Por exemplo, em casos de doença autoimune, como a anemia hemolítica autoimune, os corticosteroides podem reduzir a fagocitose de células revestidas por anticorpos pelo sistema reticuloendotelial em vez de diminuir a produção de anticorpos. Ainda assim, os corticosteroides têm efeitos sobre a síntese de anticorpos e, em equinos, podem suprimir as respostas antígeno-específicas *de novo* de IgG1 e IgG4/7 sem alterar as respostas de IgG3/5.[468] Isso pode ser condizente com a ação dos corticosteroides na supressão das respostas T_H1 sem ação sobre as respostas T_H2.[580,581,589,590] A migração celular é significativamente afetada pelos corticosteroides e, em equinos, tais fármacos suprimem a migração de neutrófilos, assim como a atividade fagocítica e bactericida destas células.[591] O mecanismo para a redução da migração envolve a menor expressão de moléculas de adesão, inclusive selectinas e integrinas.[592] Experimentalmente, a administração de doses altas de dexametasona (1,0 mg/kg por via IV, diariamente por 9 dias) reduz profundamente os números de linfócitos T e B no sangue periférico de equinos.[575] A administração IV de doses únicas menores de dexametasona (0,05, 0,1 ou 0,2 mg/kg) em um cavalo saudável provoca neutrofilia e redução dos números de linfócitos T $CD4^+$ no sangue periférico, com um correspondente aumento dos números de linfócitos T $CD8^+$ e linfócitos B.[593]

Tabela 1.8 Efeitos anti-inflamatórios do tratamento com corticosteroides, mediados pela regulação da transcrição gênica.

Ação dos corticosteroides	
Efeitos diretos	**Efeitos fisiológicos**
↓ IL-1, TNF-α, GM-CSF, IL-3, IL-4, IL-5, CXCL8	↓ Inflamação causada por citocinas
↓ Óxido nítrico sintetase	↓ Óxido nítrico
↓ Fosfolipase A2, ciclo-oxigenase de tipo 2	↓ Prostaglandinas, leucotrienos
↑ Anexina 1	↓ Migração de leucócitos dos vasos
↓ Moléculas de adesão	↑ Apoptose de linfócitos e eosinófilos
↑ Endonucleases	

IL, interleucina; TNF-α, fator de necrose tumoral alfa; GM-CSF, fator estimulador de colônias de granulócitos e macrófagos; CXCL8, quimiocina anteriormente chamada de IL-8. (De Murphy KP. Janeway's immunobiology. 8th ed. New York: Garland Science; 2012.)

Embora os corticosteroides sejam potentes imunossupressores, também podem predispor os pacientes a infecções oportunistas com risco de vida[579] ou recrudescência de infecções virais.[575,576,594] Outros efeitos colaterais indesejáveis e graves são a retenção de fluidos, a redução da cicatrização de feridas e o risco de que seu uso possa ser associado ao desenvolvimento de laminite em algumas circunstâncias.[595-598] Por isso, a terapia prolongada ou com doses altas de corticosteroides deve ser feita com cautela.

Fármacos citotóxicos

Os dois fármacos citotóxicos imunossupressores mais usados, a azatioprina e a ciclofosfamida, interferem na síntese de DNA e agem principalmente sobre células em divisão.[209] Tal atividade é importante no tratamento do câncer e na supressão da divisão dos linfócitos. A ciclofosfamida foi usada com a prednisolona em um protocolo quimioterápico para a remissão de um linfoma torácico em um cavalo.[599] A toxicidade limita o uso desses fármacos, mas, em doses menores, os agentes citotóxicos podem ser combinados com os corticosteroides. Estes fármacos foram usados em equinos para o tratamento da anemia hemolítica ou da trombocitopenia imunomediada com sucesso em alguns casos,[600-602] mas foram ineficazes no tratamento do pênfigo vulgar.[436]

Derivados bacterianos e fúngicos

Esta classe de fármacos inclui alternativas relativamente não tóxicas aos fármacos citotóxicos imunossupressores. A ciclosporina é um derivado fúngico e surgiu como o principal agente imunossupressor para a sobrevida do aloenxerto. Inibe seletivamente a proliferação, a citotoxicidade e a produção de linfocinas por linfócitos T ao se ligar a proteínas intracelulares chamadas imunofilinas e interferir em vias de sinalização que são importantes para a expansão clonal de linfócitos.[209] A ciclosporina é eficaz na supressão de respostas imunes específicas com efeitos tóxicos mínimos e não específicos sobre os leucócitos polimorfonucleares, os monócitos e os macrófagos. Assim, pacientes imunossuprimidos sofrem algumas graves infecções secundárias. O fármaco não é livre de riscos, já que, além de suprimir as respostas linfocitárias gerais, também é tóxico para os rins e outros órgãos.

Em equinos, o uso de ciclosporina foi limitado à terapia tópica e intravítrea da doença inflamatória ocular, inclusive ceratite[603] e uveíte.[604,605] No tratamento da uveíte, os números de linfócitos T infiltrantes e os níveis de IL-2 e IFN-γ foram suprimidos pela ciclosporina.[606] O uso de um implante supracoroide de ciclosporina leva à manutenção prolongada da visão em equinos com uveíte recorrente.[607]

 IMUNOESTIMULANTES

Produtos fisiológicos

Citocinas

Devido ao papel central das citocinas na imunorregulação (veja em "Imunologia equina"), seu potencial imunomodulador é evidente, e a discussão sobre o possível uso dessas moléculas como agentes terapêuticos em tal sentido seria extensa, mas, em grande parte, hipotética. Portanto, as considerações são limitadas às duas citocinas que hoje têm aplicação clínica em equinos.

Interferona-α. A aplicação clínica de interferona-α humana em equinos foi extensamente revista.[608-610] A interferona-α apresenta propriedades antivirais e imunoestimulantes, e sua administração oral reduziu a doença inflamatória das vias respiratórias[611] em cavalos de corrida.[612] O tratamento empregado foi a administração de interferona-α humana natural em dose baixa (50 a 150 IU), que diminuiu as contagens de células do FBA e gerou um perfil citológico não inflamatório.[613] Doses maiores (450 IU) foram menos eficazes, o que condiz com os resultados obtidos em outras espécies.[410] Provavelmente, a eficácia da terapia oral depende dos efeitos mediados pelo tecido linfoide orofaríngeo, já que o agente é destruído no estômago. A interferona-α humana recombinante teve efeitos terapêuticos similares à interferona-α humana natural.[614]

Fator estimulador de colônias de granulócitos. A aplicação clínica do G-CSF em equinos foi extensamente revista.[609,610] O tratamento com G-CSF de potros neonatos provoca um aumento contínuo e dose-dependente da contagem de neutrófilos, desvio à esquerda[615,616] por aumento da produção destas células na medula óssea e redução do tempo para a liberação na circulação sem alteração da meia-vida, que se mantém em 8 horas. O G-CSF humano recombinante foi eficaz no tratamento da neutropenia persistente em potros com neutropenia neonatal aloimune.[617,618] O G-CSF recombinante canino foi usado no tratamento da sepse e da endotoxemia em potros com algum sucesso.[609,610]

Produtos bacterianos, virais e vegetais

Diversos microrganismos bacterianos e fúngicos ou produtos microbianos com efeitos imunomoduladores foram identificados. Uma característica comum de muitos desses produtos é o efeito imunoestimulante não específico creditado à ativação de macrófagos e à liberação de citocinas, inclusive interferonas, IL-1, TNF-α ou IL-6.[609,619] Consequentemente, febre branda e mal-estar podem ser associados a tal forma de tratamento. Nos equinos, esses tratamentos são mais comumente usados em casos de infecção respiratória ou sarcoides. Revisões extensas sobre o uso desses e outros imunoestimulantes em equinos foram publicadas.[609,610,620]

Produtos micobacterianos

Diversas frações micobacterianas com capacidade imunomoduladora foram identificadas.[609,619] A estrutura mínima com atividade imunológica (adjuvante) é o muramil dipeptídeo, que é um adjuvante potente.[621] Preparados comerciais para uso em equinos são o BCG, uma vacina viva modificada para tuberculose humana, e o extrato de parede celular micobacteriana sem proteínas. Relata-se a eficácia no tratamento da doença respiratória equina (Equimune®; IV), dos sarcoides (Immunocidin®; via intralesional) e da endometrite (Settle®; IV ou intrauterina). A administração IV de MCWE® durante a inseminação artificial regula negativamente a expressão de IL-1 em éguas suscetíveis à endometrite pós-coito e, assim, pode ter valor terapêutico nesta população.[622] As reações adversas de hipersensibilidade foram relatadas após múltiplos tratamentos IV em equinos, com infiltração intersticial pulmonar e fibrose pulmonar progressiva. Em equinos, tais produtos foram eficazes no tratamento intralesional de sarcoides, principalmente dos sarcoides perioculares,[623] e isso é discutido em outras partes deste livro.

Propionibacterium acnes

Propionibacterium acnes é um anaeróbio comensal gram-positivo comercializado para uso em equinos como um preparado inativado sob o nome EqStim® para o tratamento da doença respiratória. Recomenda-se para a administração profilática antes do desmame, em caso de estresse por transporte ou mudança de ambiente, ou no tratamento da doença infecciosa respiratória crônica. Após a administração IV, o *P. acnes* é incorporado por macrófagos no fígado e no baço e degradado de modo lento, o que leva à ativação destas células. Além disso, os motivos CpG de *P. acnes* (ver a discussão a seguir) provocam a ativação imune por interação com TLR9 de macrófagos, células dendríticas e células NK.[610,620] Em equinos saudáveis, o *P. acnes* aumentou os números de linfócitos T $CD4^+$ e a atividade das células LAK no sangue periférico e no fluido do FBA, aumentou a fagocitose sem opsonização por leucócitos do sangue periférico e reduziu a celularidade pulmonar.[469] O tratamento de equinos com *P. acnes* também aumenta a expressão de IFN-γ e peptídeo antimicrobiano em CMSPs.[624] Em equinos adultos, dois ensaios controlados randomizados demonstraram que a adição do tratamento com *P. acnes* à terapia convencional aumentou a recuperação ou a melhora clínica da doença infecciosa respiratória de ocorrência espontânea.[620] Diversos outros estudos mostraram que o tratamento com *P. acnes* é benéfico na redução da prevalência da doença respiratória associada ao transporte por longas distâncias e na resolução da endometrite. Embora o tratamento com *P. acnes* não influencie a produção de IFN-γ por CMSPs estimuladas ou a expressão de IFN-γ no sangue periférico de potros neonatos com menos de 1 semana de idade, ambas aumentaram após uma segunda série de doses, quando os animais tinham 1 mês de vida.[625] Os macrófagos isolados de potros tratados com *P. acnes* a partir de 1 semana de idade apresentam menor proliferação intracelular de *R. equi* quando infectados *in vitro* em comparação com os macrófagos de potros controles não tratados.[626] De modo geral, tal agente é um dos imunoestimulantes mais populares em equinos. Com base na literatura publicada, parece ter benefício terapêutico em equinos adultos, mas é provável que sua eficácia seja menor em potros neonatos.

Parapoxvirus ovis

O *Parapoxvirus ovis* é um DNA vírus de pequenos ruminantes que produz diversos fatores moduladores que são mantidos após a inativação do microrganismo. Assim, o *Parapoxvirus ovis* inativado (iPPVO) ativa as CAAs, o que regula positivamente as citocinas pró-inflamatórias IL-6, TNF-α e CXCL8, a IL-12 indutora de T_H1 e a produção de IL-2, IFN-α e IFN-γ por linfócitos T.[610,620] Comercializado como Baypamun®, o iPPVO foi extensamente usado na Europa na profilaxia e no tratamento de doenças infecciosas em animais de companhia, equinos e suínos.[609] Nos EUA, o iPPVO foi comercializado como Zylexis® para aumentar a imunidade antes de eventos estressantes ou durante doenças, principalmente para melhorar a resolução de doenças virais respiratórias, inclusive EHV-1 e EHV-4.[620] No momento de redação deste texto, porém, a comercialização de Zylexis havia sido interrompida. A eficácia foi demonstrada contra doenças virais e bacterianas em diversas espécies,[609] e há evidências em equinos de que a administração profilática antes do desmame reduz os sinais de doença respiratória após o término do aleitamento.[627] Mais recentemente, porém, o tratamento com iPPVO não afetou a menor produção de IFN-γ, TNF-α e IL-10 por CMSPs associada ao estresse do desmame abrupto.[628] Em um modelo de estresse por transporte, o tratamento com Zylexis restaurou as respostas anticórpicas suprimidas à infecção por influenzavírus em equinos.[629] Mais recentemente, o tratamento com Zylexis foi associado à redução moderada dos sinais clínicos e à menor eliminação de EHV-1 e *S. equi*.[630] Em potros saudáveis de 1 ano, o tratamento com iPPVO aumentou a expressão de IFN-γ no sangue periférico.[631] Os neutrófilos de potros tratados com iPPVO em 1 semana de idade apresentavam maior atividade fagocítica e explosão oxidativa contra *R. equi in vitro* em comparação com os controles não tratados e os potros tratados com *P. acnes*.[626] Nos potros tratados com iPPVO, a indução de TNF-α foi maior em macrófagos derivados de monócitos, e a indução de IL-12 foi maior em macrófagos do FBA infectados com *R. equi in vitro* em comparação com os potros controles. Em um estudo separado com potros de uma fazenda com endemia de *R. equi*, o tratamento com iPPVO iniciado nos dois primeiros dias de vida aumentou os números de CMSP produtores de IFN-γ até 1 a 2 semanas de idade em comparação com potros controles, mas não houve diferença na proporção de potros que desenvolveram pneumonia causada por esse patógeno.[632] Por fim, o iPPVO não foi eficaz no tratamento de sarcoides.[633]

Imiquimod

O imiquimod (Aldara®) é uma imidazoquinolina imunomoduladora sintética em creme usada no tratamento tópico da queratose actínica e das verrugas genitais em humanos, e empregada com sucesso no tratamento de sarcoides e placas aurais em equinos.[610,623] Atua como agonista de TLR7, o que aumenta a produção de citocinas pró-inflamatórias e tem potentes atividades antiviral e antitumoral. Os estudos relatam que 56 a 82% dos sarcoides tratados alcançam remissão completa, e 80% apresentam uma redução de, pelo menos, 75% de tamanho. O tempo médio de tratamento é de 3,7 meses.[623]

Oligodesoxinucleotídeos de citosina-fosfato-guanosina

Nos últimos anos, um extenso corpo de literatura foi desenvolvido e descreveu os efeitos imunomoduladores de determinados motivos não metilados de DNA bacteriano.[634] Os motivos imunoestimulantes específicos do DNA são chamados sequências CpG, e os oligodesoxinucleotídeos (ODN) que contêm os motivos de CpG para imunoestimulação de espécies domésticas foram identificados.[635] Muitas pesquisas examinaram a eficácia de CpG-ODN como adjuvantes vacinais,[636] imunomoduladores para hipossensibilização (ver a discussão a seguir) ou tratamento do câncer.[637] O valor de CpG-ODN em equinos como adjuvantes vacinais[638] e possíveis imunomoduladores não específicos[340,639,640] foi demonstrado. Recentemente, a administração IM de uma formulação de CpG-ODN a potros recém-nascidos aumentou a produção de IFN-γ por neutrófilos e modulou a desgranulação destas células.[641] Embora os CpG-ODN sejam promissores como imunomoduladores, ainda não há produtos comerciais para uso clínico.

Substâncias químicas

Levamisol

O levamisol é um anti-helmíntico sintético usado no tratamento de infecções por nematódeos e também relacionado com o restauro das defesas imunes reduzidas do hospedeiro.[609] O levamisol parece ter pouco efeito sobre o sistema imune normal, mas parece estimular uma resposta subnormal e suprimir as respostas hiperativas. Os efeitos são relacionados com a dose. As doses baixas aumentam as respostas, enquanto as doses maiores as suprimem. Em bovinos, o levamisol aumentou as respostas linfoproliferativas *in vitro*, embora a administração concomitante *in vivo* com a vacina não tenha efeito imunoestimulante.[642] Da mesma maneira, o levamisol não impediu a imunossupressão mediada por corticosteroides em bovinos[643] nem aumentou as respostas linfoproliferativas pós-parto em suínos.[642] Além de relatos isolados, não há estudos controlados publicados sobre seu valor em equinos.

Imunomodulação antígeno-específica

Vacinação e adjuvantes

A vacinação é uma ferramenta essencial na prevenção de doenças infecciosas em seres humanos e animais; e as vacinações passiva e ativa são extensamente realizadas em equinos. Estratégias vacinais específicas são discutidas em outras partes deste livro, e os princípios científicos e a prática da vacinação equina foram extensamente revistos.[644-647] A vacinação implica imunização ativa, em que uma resposta imune antígeno-específica é induzida no animal vacinado por meio da administração de subunidade, antígeno inativado inteiro ou vivo atenuado ou DNA em um plasmídeo ou vetor viral recombinante capaz de expressar os antígenos proteicos *in vivo*. Cada uma dessas estratégias tem vantagens e desvantagens. As vacinas inativadas, por exemplo, não são associadas ao processamento e à apresentação eficientes no contexto de MHC I e, assim, não estimulam respostas robustas de LTC, o que limita sua eficácia contra patógenos predominantemente intracelulares. As vacinas vivas atenuadas podem causar doença em alguns indivíduos ou reverter a virulência. As vacinas com vetor viral recombinante provocam a expressão intracelular de antígenos sem o risco de causar doença ou de reversão da virulência. O sucesso de todos esses tipos de vacinas, em especial de subunidades e vacinas inativadas, geralmente depende do uso de um adjuvante eficaz.[648] Os adjuvantes são compostos capazes de potencializar as respostas imunes e contemplam substâncias que formam depósitos, induzem citocinas inflamatórias, recrutam leucócitos, aumentam a incorporação e a apresentação de antígenos ou aumentam a expressão de moléculas coestimuladoras. Assim, os adjuvantes são tipos importantes de agentes imunomoduladores em uso na medicina equina. A imunização passiva é conseguida pela administração de anticorpos pré-formados em uma transfusão de plasma ou de forma concentrada, como na antitoxina tetânica comercializada. Tal estratégia pode ser altamente eficaz em doenças sem vacina disponível (p. ex., *R. equi*) ou em situações de alto risco, em que há pouco tempo para gerar proteção pela imunização ativa. Embora os produtos comerciais à base de plasma e soro equino aprovados pelo USDA sejam derivados de doadores submetidos à triagem para detecção dos principais patógenos transmitidos pelo sangue, a imunização passiva é associada ao risco de transmissão de agentes infecciosos ainda não identificados. Os exemplos são necrose hepática aguda relacionada com a administração prévia de antitoxina tetânica[649] e, mais recentemente, um surto de doença hepática por transmissão do vírus associado à doença de Theiler (TDAV) pela administração de antitoxina botulínica.[202] Os hemoderivados equinos podem conter outros vírus recém-relatados associados à hepatite nesses animais, inclusive o hepacivírus e o pegivírus equinos.[650] Como na descoberta do TDAV,[202] as técnicas de sequenciamento profundo podem revelar outros patógenos infecciosos que contaminam os hemoderivados equinos.

Hipossensibilização

A imunossupressão antígeno-específica foi testada para o tratamento das diversas doenças de hipersensibilidade apresentadas pelos equinos. Entre tais doenças, estão a IBH e a RAO.[651] O princípio deste tipo de terapia é a possibilidade de redirecionamento da resposta imune contra um alérgeno para a redução da doença de hipersensibilidade.[652] Por exemplo, como a hipersensibilidade do tipo 1 é associada à resposta imune com tendência T_H2, os tratamentos que desviam a resposta para T_H1 podem eliminar ou controlar a hipersensibilidade ao mudarem a resposta anticórpica de IgE para IgG.[209] Normalmente, os tratamentos de hipossensibilização, também chamados de imunoterapia alérgeno-específica (ASIT, do inglês *allergen-specific immunotherapy*), usam injeções do alérgeno em si, começando com doses muito pequenas que são gradualmente aumentadas com o passar do tempo. Tal forma de tratamento depende da identificação correta do alérgeno contra o qual a hipersensibilidade é dirigida. A dificuldade de caracterização desses alérgenos com metodologias intradérmicas ou sorológicas, à base de ELISA para detecção de IgE,[396,653] pode explicar a eficácia mista da ASIT em equinos.[654,655] Recentemente, as perspectivas da ASIT melhoraram com o uso de alérgenos proteicos recombinantes puros, que são bem superiores em termos de sensibilidade (até 89%) e especificidade (até 97%) na detecção da IgE alérgeno-específica.[656,657] Um *microarray* de proteína com painel extenso de extratos complexos e proteínas puras e recombinantes e analisado por técnicas de modelos matemáticos foi recentemente descrito e tem alto rendimento na detecção de IgE alérgeno-específica.[658] Esse *microarray* apresentou sensibilidade e especificidade de 100 e 97%, respectivamente, no diagnóstico da IBH. Mesmo com a utilização prévia de métodos para a identificação do alérgeno, a ASIT pode ser eficaz no tratamento da doença cutânea atópica em equinos, conforme descrito em um recente estudo retrospectivo com 54 cavalos (1991-2008) com urticária e/ou prurido.[659] Técnicas intradérmicas e/ou sorológicas foram usadas para a identificação dos alérgenos, e 84% dos proprietários relataram que a ASIT diminuiu os sinais clínicos, com 59% tendo sido capazes de controlar os sinais clínicos sem o uso de imunossupressores. A maioria dos proprietários (75%) interrompeu a ASIT após, em média, 2,2 anos, principalmente devido à resolução dos sinais clínicos. A disponibilidade de estratégias cada vez mais sensíveis e específicas para a análise do alérgeno irá, sem dúvida, melhorar o sucesso da ASIT. Uma abordagem vacinal para a prevenção da IBH, bastante promissora, foi recentemente descrita e utiliza pequenas doses de alérgenos recombinantes de *Culicoides* inoculados com um adjuvante que promove respostas T_H1.[660] A imunização induz IgG alérgeno-específica sem síntese de IgE, não produz hipersensibilidade mediada por IgE e gera IgG capaz de bloquear parcialmente a ligação da IgE aos alérgenos da vacina.

A administração de CpG DNA foi avaliada para hipossensibilização por promover respostas imunes T_H1.[661-663] Em equinos com RAO, a inalação de CpG-ODN em nanopartículas diminuiu o esforço respiratório, a rinorreia, a secreção traqueal e sua viscosidade, reduziu a porcentagem traqueobrônquica de neutrófilos e aumentou a pressão arterial de oxigênio.[664] A administração de CpG-ODN foi avaliada por seu potencial de redução das reações de hipersensibilidade associadas à vacina em equinos. A administração de CpG-ODN com uma vacina inativada de vírus do oeste do Nilo aumentou a diferenciação de Tregs em resposta à albumina sérica bovina (BSA) e gerou uma correlação inversa entre os números de Tregs e a concentração de IgE BSA-específica.[665] Em conjunto, o progresso nesse campo indica o provável desenvolvimento futuro de estratégias e terapias profiláticas.

REFERÊNCIAS BIBLIOGRÁFICAS

1. Sharp SE. Commensal and pathogenic organisms. In: Murray PR, Barron EJ, Pfaller MA, et al., eds. *Manual of Clinical Microbiology*. 7th ed. Washington, D.C.: ASM Press; 1999:23–32.
2. Scott DW. Structure and function of the skin. In: Scott DW, ed. *Large Animal Dermatology*. Philadelphia: W.B. Saunders Company; 1988:1–28.
3. Scott DW. Bacteria and yeast on the surface and within noninflamed hair follicles of skin biopsies from dogs with nonneoplastic dermatoses. *Cornell Vet*. 1992;82:379–386.
4. Nell A, James SA, Bond CJ, et al. Identification and distribution of a novel *Malassezia* species yeast on normal equine skin. *Vet Rec*. 2002;150:395–398.
5. Bailey GD, Love DN. Oral associated bacterial infection in horses: studies on the normal anaerobic flora from the pharyngeal tonsillar surface and its association with lower respiratory tract and paraoral infections. *Vet Microbiol*. 1991;26:367–379.
6. Thompson H, Rybalka A, Moazzez R, et al. In vitro culture of previously uncultured oral bacterial phylotypes. *Appl Environ Microbiol*. 2015;81:8307–8314.
7. Kennedy R, Lappin DF, Dixon PM, et al. The microbiome associated with equine periodontitis and oral health. *Vet Res*. 2016;47:49.
8. Crane SA, Ziemer EL, Sweeney CR. Cytologic and bacteriologic evaluation of tracheobronchial aspirates from clinically normal foals. *Am J Vet Res*. 1989;50:2042–2048.
9. Moore CP, Heller N, Majors LJ, et al. Prevalence of ocular microorganisms in hospitalized and stabled horses. *Am J Vet Res*. 1988;49:773–777.
10. Koopman JP, Kennis HM, Mullink JW, et al. "Normalization" of germfree mice with anaerobically cultured caecal flora of "normal" mice. *Lab Anim*. 1984;18:188–194.
11. Blumberg RS, Saubermann LJ, Strober W. Animal models of mucosal inflammation and their relation to human inflammatory bowel disease. *Curr Opin Immunol*. 1999;11:648–656.
12. Mackie RI, Wilkins CA. Enumeration of anaerobic bacterial microflora of the equine gastrointestinal tract. *Appl Environ Microbiol*. 1988;54:2155–2160.
13. Yuki N, Shimazaki T, Kushiro A, et al. Colonization of the stratified squamous epithelium of the nonsecreting area of horse stomach by lactobacilli. *Appl Environ Microbiol*. 2000;66:5030–5034.
14. Davies MK. Studies on the microbial flora of the large intestine of the horse by continuous culture in an artificial colon. *Vet Sci Communications*. 1979;3:39–44.
15. Julliand V, de Vaux A, Millet L, et al. Identification of *Ruminococcus flavefaciens* as the predominant cellulolytic bacterial species of the equine cecum. *Appl Environ Microbiol*. 1999;65:3738–3741.
16. Daly K, Stewart CS, Flint HJ, et al. Bacterial diversity within the equine large intestine as revealed by molecular analysis of cloned 16S rRNA genes. *FEMS Microbiol Ecol*. 2001;38:141–151.
17. Julliand V, Grimm P. Horse species symposium: the microbiome of the horse hindgut: history and current knowledge. *J Anim Sci*. 2016;94:2262–2274.
18. Orpin CG. Isolation of cellulolytic phycomycete fungi from the caecum of the horse. *J Gen Microbiol*. 1981;123:287–296.
19. Ericsson AC, Johnson PJ, Lopes MA, et al. A Microbiological Map of the Healthy Equine Gastrointestinal Tract. *PLoS One*. 2016;11:e0166523.
20. Traub-Dargatz JL, Garber LP, Fedorka-Cray PJ, et al. Fecal shedding of *Salmonella* spp by horses in the United States during 1998 and 1999 and detection of *Salmonella* spp in grain and concentrate sources on equine operations. *J Am Vet Med Assoc*. 2000;217:226–230.
21. Alinovi CA, Ward MP, Couetil LL, et al. Detection of *Salmonella* organisms and assessment of a protocol for removal of contamination in horse stalls at a veterinary teaching hospital. *J Am Vet Med Assoc*. 2003;223:1640–1644.
22. Ward MP, Alinovi CA, Couetil LL, et al. Evaluation of a PCR to detect *Salmonella* in fecal samples of horses admitted to a veterinary teaching hospital. *J Vet Diagn Invest*. 2005;17:118–123.
23. Weese JS, Staempfli HR, Prescott JF. A prospective study of the roles of *Clostridium difficile* and enterotoxigenic *Clostridium perfringens* in equine diarrhoea. *Equine Vet J*. 2001;33:403–409.
24. Nakazawa M, Sugimoto C, Isayama Y. Quantitative culture of *Rhodococcus equi* from the feces of horse. *Natl Inst Anim Health Q (Tokyo)*. 1983;23:67–68.
25. Woolcock JB, Mutimer MD, Farmer AM. Epidemiology of *Corynebacterium equi* in horses. *Res Vet Sci*. 1980;28:87–90.
26. Bordin AI, Suchodolski JS, Markel ME, et al. Effects of administration of live or inactivated virulent *Rhodococccus equi* and age on the fecal microbiome of neonatal foals. *PLoS One*. 2013;8:e66640.
27. Moore BE, Dehority BA. Effects of diet and hindgut defaunation on diet digestibility and microbial concentrations in the cecum and colon of the horse. *J Anim Sci*. 1993;71:3350–3358.
28. Hinrichs K, Cummings MR, Sertich PL, et al. Clinical significance of aerobic bacterial flora of the uterus, vagina, vestibule, and clitoral fossa of clinically normal mares. *J Am Vet Med Assoc*. 1988;193:72–75.
29. Madsen M, Christensen P. Bacterial flora of semen collected from Danish Warmblood stallions by artificial vagina. *Acta Vet Scand*. 1995;36:1–7.
30. Platt H, Atherton JG, Orskov I. *Klebsiella* and *Enterobacter* organisms isolated from horses. *J Hyg (Lond)*. 1976;77:401–408.
31. Newcombe JR. Comparison of the bacterial flora of three sites in the genital tract of the mare. *Vet Rec*. 1978;102:169–170.
32. Goodson J, Tyznik WJ, Cline JH, et al. Effects of an abrupt diet change from hay to concentrate on microbial numbers and physical environment in the cecum of the pony. *Appl Environ Microbiol*. 1988;54:1946–1950.
33. Owen RA, Fullerton J, Barnum DA. Effects of transportation, surgery, and antibiotic therapy in ponies infected with *Salmonella*. *Am J Vet Res*. 1983;44:46–50.
34. Baverud V, Gustafsson A, Franklin A, et al. *Clostridium difficile* associated with acute colitis in mature horses treated with antibiotics. *Equine Vet J*. 1997;29:279–284.
35. Gustafsson A, Baverud V, Gunnarsson A, et al. The association of erythromycin ethylsuccinate with acute colitis in horses in Sweden. *Equine Vet J*. 1997;29:314–318.
36. Wilson DA, MacFadden KE, Green EM, et al. Case control and historical cohort study of diarrhea associated with administration of trimethoprim-potentiated sulphonamides to horses and ponies. *J Vet Intern Med*. 1996;10:258–264.
37. Hogenauer C, Hammer HF, Krejs GJ, et al. Mechanisms and management of antibiotic-associated diarrhea. *Clin Infect Dis*. 1998;27:702–710.
38. Peeters T, Matthijs G, Depoortere I, et al. Erythromycin is a motilin receptor agonist. *Am J Physiol*. 1989;257:G470–G474.
39. Lester GD, Merritt AM, Neuwirth L, et al. Effect of erythromycin lactobionate on myoelectric activity of ileum, cecum, and right ventral colon, and cecal emptying of radiolabeled markers in clinically normal ponies. *Am J Vet Res*. 1998;59:328–334.
40. Austin SM, Foreman JH, Hungerford LL. Case-control study of risk factors for development of pleuropneumonia in horses. *J Am Vet Med Assoc*. 1995;207:325–328.

41. Raidal SL, Bailey GD, Love DN. Effect of transportation on lower respiratory tract contamination and peripheral blood neutrophil function. *Aust Vet J*. 1997;75:433–438.
42. Raidal SL, Love DN, Bailey GD. Inflammation and increased numbers of bacteria in the lower respiratory tract of horses within 6 to 12 hours of confinement with the head elevated. *Aust Vet J*. 1995;72:45–50.
43. Gaynes R, Richards C, Edwards J, et al. Feeding back surveillance data to prevent hospital-acquired infections. *Emerg Infect Dis*. 2001;7:295–298.
44. Boerlin P, Eugster S, Gaschen F, et al. Transmission of opportunistic pathogens in a veterinary teaching hospital. *Vet Microbiol*. 2001;82:347–359.
45. Colahan PT, Peyton LC, Connelly MR, et al. *Serratia* spp infection in 21 horses. *J Am Vet Med Assoc*. 1984;185:209–211.
46. Weese JS, Baird JD, Poppe C, et al. Emergence of *Salmonella typhimurium* definitive type 104 (DT104) as an important cause of salmonellosis in horses in Ontario. *Can Vet J*. 2001;42:788–792.
47. Begg AP, Johnston KG, Hutchins DR, et al. Some aspects of the epidemiology of equine salmonellosis. *Aust Vet J*. 1988;65:221–223.
48. Ikeda JS, Hirsh DC. Common plasmid encoding resistance to ampicillin, chloramphenicol, gentamicin, and trimethoprim-sulfadiazine in two serotypes of *Salmonella* isolated during an outbreak of equine salmonellosis. *Am J Vet Res*. 1985;46:769–773.
49. Amavisit P, Markham PF, Lightfoot D, et al. Molecular epidemiology of *Salmonella Heidelberg* in an equine hospital. *Vet Microbiol*. 2001;80:85–98.
50. Gerlach RG, Hensel M. Protein secretion systems and adhesins: the molecular armory of Gram-negative pathogens. *Int J Med Microbiol*. 2007;297:401–415.
51. Fernandez LA, Berenguer J. Secretion and assembly of regular surface structures in gram-negative bacteria. *FEMS Microbiol Rev*. 2000;24:21–44.
52. Wu H, Fives-Taylor PM. Molecular strategies for fimbrial expression and assembly. *Crit Rev Oral Biol Med*. 2001;12:101–115.
53. van der Flier M, Chhun N, Wizemann TM, et al. Adherence of *Streptococcus pneumoniae* to immobilized fibronectin. *Infect Immun*. 1995;63:4317–4322.
54. Wizemann TM, Moskovitz J, Pearce BJ, et al. Peptide methionine sulfoxide reductase contributes to the maintenance of adhesins in three major pathogens. *Proc Natl Acad Sci U S A*. 1996;93:7985–7990.
55. Gilot P, Andre P, Content J. *Listeria monocytogenes* possesses adhesins for fibronectin. *Infect Immun*. 1999;67:6698–6701.
56. Sinha B, Francois P, Que YA, et al. Heterologously expressed *Staphylococcus aureus* fibronectin-binding proteins are sufficient for invasion of host cells. *Infect Immun*. 2000;68:6871–6878.
57. Sinha B, Francois PP, Nusse O, et al. Fibronectin-binding protein acts as *Staphylococcus aureus* invasin via fibronectin bridging to integrin alpha5beta1. *Cell Microbiol*. 1999;1:101–117.
58. Rich RL, Kreikemeyer B, Owens RT, et al. Ace is a collagen-binding MSCRAMM from *Enterococcus faecalis*. *J Biol Chem*. 1999;274:26939–26945.
59. Wizemann TM, Adamou JE, Langermann S. Adhesins as targets for vaccine development. *Emerg Infect Dis*. 1999;5:395–403.
60. Srivastava SK, Barnum DA. The role of lipoteichoic acids on the adherence of *Streptococcus equi* to epithelial cells. *Vet Microbiol*. 1983;8:485–492.
61. Colombo AV, Hirata Jr R, de Souza CM, et al. *Corynebacterium diphtheriae* surface proteins as adhesins to human erythrocytes. *FEMS Microbiol Lett*. 2001;197:235–239.
62. Smyth CJ, Marron MB, Twohig JM, et al. Fimbrial adhesins: similarities and variations in structure and biogenesis. *FEMS Immunol Med Microbiol*. 1996;16:127–139.
63. Zhou D, Mooseker MS, Galan JE. An invasion-associated *Salmonella* protein modulates the actin-bundling activity of plastin. *Proc Natl Acad Sci U S A*. 1999;96:10176–10181.
64. Reddy VM, Kumar B. Interaction of *Mycobacterium avium* complex with human respiratory epithelial cells. *J Infect Dis*. 2000;181:1189–1193.
65. Sangari FJ, Goodman J, Bermudez LE. *Mycobacterium avium* enters intestinal epithelial cells through the apical membrane, but not by the basolateral surface, activates small GTPase Rho and, once within epithelial cells, expresses an invasive phenotype. *Cell Microbiol*. 2000;2:561–568.
66. Srivastava SK, Barnum DA, Prescott JF. Production and biological properties of M-protein of *Streptococcus equi*. *Res Vet Sci*. 1985;38:184–188.
67. Gilmour MI, Park P, Selgrade MK. Ozone-enhanced pulmonary infection with *Streptococcus zooepidemicus* in mice. The role of alveolar macrophage function and capsular virulence factors. *Am Rev Respir Dis*. 1993;147:753–760.
68. Anzai T, Timoney JF, Kuwamoto Y, et al. In vivo pathogenicity and resistance to phagocytosis of *Streptococcus equi* strains with different levels of capsule expression. *Vet Microbiol*. 1999;67:277–286.
69. Timoney JF, Kumar P. Early pathogenesis of equine *Streptococcus equi* infection (strangles). *Equine Vet J*. 2008;40:637–642.
70. Tzianabos AO, Kasper DL, Onderdonk AB. Structure and function of *Bacteroides fragilis* capsular polysaccharides: relationship to induction and prevention of abscesses. *Clin Infect Dis*. 1995;20(suppl 2):S132–S140.
71. Brook I. Encapsulated anaerobic bacteria in clinical infections. *Zentralbl Bakteriol*. 1993;279:443–446.
72. Brook I. The role of encapsulated anaerobic bacteria in synergistic infections. *FEMS Microbiol Rev*. 1994;13:65–74.
73. Patrick S, Lutton DA, Crockard AD. Immune reactions to *Bacteroides fragilis* populations with three different types of capsule in a model of infection. *Microbiology*. 1995;141(Pt 8):1969–1976.
74. Tomas JM, Ciurana B, Benedi VJ, et al. Role of lipopolysaccharide and complement in susceptibility of *Escherichia coli* and *Salmonella typhimurium* to non-immune serum. *J Gen Microbiol*. 1988;134:1009–1016.
75. Morrison DC, Brown DE, Vukajlovich SW, et al. Ganglioside modulation of lipopolysaccharide-initiated complement activation. *Mol Immunol*. 1985;22:1169–1176.
76. Hill HR, Bohnsack JF, Morris EZ, et al. Group B streptococci inhibit the chemotactic activity of the fifth component of complement. *J Immunol*. 1988;141:3551–3556.
77. Jagels MA, Travis J, Potempa J, et al. Proteolytic inactivation of the leukocyte C5a receptor by proteinases derived from Porphyromonas gingivalis. *Infect Immun*. 1996;64:1984–1991.
78. Heffernan EJ, Reed S, Hackett J, et al. Mechanism of resistance to complement-mediated killing of bacteria encoded by the *Salmonella typhimurium* virulence plasmid gene rck. *J Clin Invest*. 1992;90:953–964.
79. Boschwitz JS, Timoney JF. Inhibition of C3 deposition on *Streptococcus equi* subsp. *equi* by M protein: a mechanism for survival in equine blood. *Infect Immun*. 1994;62:3515–3520.
80. Chanter N, Ward CL, Talbot NC, et al. Recombinant hyaluronate associated protein as a protective immunogen against *Streptococcus equi* and *Streptococcus* zooepidemicus challenge in mice. *Microb Pathog*. 1999;27:133–143.
81. Hoe NP, Kordari P, Cole R, et al. Human immune response to streptococcal inhibitor of complement, a serotype M1 group A *Streptococcus* extracellular protein involved in epidemics. *J Infect Dis*. 2000;182:1425–1436.
82. Johnsson E, Berggard K, Kotarsky H, et al. Role of the hypervariable region in streptococcal M proteins: binding of a human complement inhibitor. *J Immunol*. 1998;161:4894–4901.
83. Mitchell TJ. Virulence factors and the pathogenesis of disease caused by *Streptococcus pneumoniae*. *Res Microbiol*. 2000;151:413–419.

84. Boschwitz JS, Timoney JF. Characterization of the antiphagocytic activity of equine fibrinogen for *Streptococcus equi* subsp. *equi*. *Microb Pathog*. 1994;17:121–129.
85. Timoney JF, Artiushin SC, Boschwitz JS. Comparison of the sequences and functions of *Streptococcus equi* M-like proteins SeM and SzPSe. *Infect Immun*. 1997;65:3600–3605.
86. Gao LY, Kwaik YA. The modulation of host cell apoptosis by intracellular bacterial pathogens. *Trends Microbiol*. 2000;8:306–313.
87. Feltis BA, Wiesner SM, Kim AS, et al. *Clostridium difficile* toxins A and B can alter epithelial permeability and promote bacterial paracellular migration through HT-29 enterocytes. *Shock*. 2000;14:629–634.
88. Grassme H, Jendrossek V, Gulbins E. Molecular mechanisms of bacteria induced apoptosis. *Apoptosis*. 2001;6:441–445.
89. Schroeder GN, Jann NJ, Hilbi H. Intracellular type III secretion by cytoplasmic *Shigella flexneri* promotes caspase-1-dependent macrophage cell death. *Microbiology*. 2007;153:2862–2876.
90. Haslinger B, Strangfeld K, Peters G, et al. *Staphylococcus aureus* alpha-toxin induces apoptosis in peripheral blood mononuclear cells: role of endogenous tumour necrosis factor-alpha and the mitochondrial death pathway. *Cell Microbiol*. 2003;5:729–741.
91. Dinges MM, Orwin PM, Schlievert PM. Exotoxins of *Staphylococcus aureus*. *Clin Microbiol Rev*. 2000;13:16–34. table of contents.
92. Bulawa CE, Miller DW, Henry LK, et al. Attenuated virulence of chitin-deficient mutants of *Candida albicans*. *Proc Natl Acad Sci U S A*. 1995;92:10570–10574.
93. Buurman ET, Westwater C, Hube B, et al. Molecular analysis of CaMnt1p, a mannosyl transferase important for adhesion and virulence of *Candida albicans*. *Proc Natl Acad Sci U S A*. 1998;95:7670–7675.
94. Fu Y, Rieg G, Fonzi WA, et al. Expression of the *Candida albicans* gene ALS1 in *Saccharomyces cerevisiae* induces adherence to endothelial and epithelial cells. *Infect Immun*. 1998;66:1783–1786.
95. Gale CA, Bendel CM, McClellan M, et al. Linkage of adhesion, filamentous growth, and virulence in *Candida albicans* to a single gene, INT1. *Science*. 1998;279:1355–1358.
96. Kinneberg KM, Bendel CM, Jechorek RP, et al. Effect of INT1 gene on *Candida albicans* murine intestinal colonization. *J Surg Res*. 1999;87:245–251.
97. Newman SL, Chaturvedi S, Klein BS. The WI-1 antigen of *Blastomyces dermatitidis* yeasts mediates binding to human macrophage CD11b/CD18 (CR3) and CD14. *J Immunol*. 1995;154:753–761.
98. Fries BC, Taborda CP, Serfass E, et al. Phenotypic switching of *Cryptococcus neoformans* occurs in vivo and influences the outcome of infection. *J Clin Invest*. 2001;108:1639–1648.
99. Rotrosen D, Edwards Jr JE, Gibson TR, et al. Adherence of *Candida* to cultured vascular endothelial cells: mechanisms of attachment and endothelial cell penetration. *J Infect Dis*. 1985;152:1264–1274.
100. Eissenberg LG, Goldman WE. *Histoplasma capsulatum* fails to trigger release of superoxide from macrophages. *Infect Immun*. 1987;55:29–34.
101. Eissenberg LG, Schlesinger PH, Goldman WE. Phagosome-lysosome fusion in P388D1 macrophages infected with *Histoplasma capsulatum*. *J Leukoc Biol*. 1988;43:483–491.
102. Eissenberg LG, Poirier S, Goldman WE. Phenotypic variation and persistence of *Histoplasma capsulatum* yeasts in host cells. *Infect Immun*. 1996;64:5310–5314.
103. Woods JP, Heinecke EL, Luecke JW, et al. Pathogenesis of *Histoplasma capsulatum*. *Semin Respir Infect*. 2001;16:91–101.
104. Hube B. *Candida albicans* secreted aspartyl proteinases. *Curr Top Med Mycol*. 1996;7:55–69.
105. Resnick S, Pappagianis D, McKerrow JH. Proteinase production by the parasitic cycle of the pathogenic fungus *Coccidioides immitis*. *Infect Immun*. 1987;55:2807–2815.
106. Yu JJ, Smithson SL, Thomas PW, et al. Isolation and characterization of the urease gene (URE) from the pathogenic fungus *Coccidioides immitis*. *Gene*. 1997;198:387–391.
107. Yuan L, Cole GT. Isolation and characterization of an extracellular proteinase of *Coccidioides immitis*. *Infect Immun*. 1987;55:1970–1978.
108. Iadarola P, Lungarella G, Martorana PA, et al. Lung injury and degradation of extracellular matrix components by *Aspergillus fumigatus* serine proteinase. *Exp Lung Res*. 1998;24:233–251.
109. Rodriguez E, Boudard F, Mallie M, et al. Murine macrophage elastolytic activity induced by *Aspergillus fumigatus* strains in vitro: evidence of the expression of two macrophage-induced protease genes. *Can J Microbiol*. 1997;43:649–657.
110. Ghannoum MA. Potential role of phospholipases in virulence and fungal pathogenesis. *Clin Microbiol Rev*. 2000;13:122–143. table of contents.
111. Mitrovic S, Kranjcic-Zec I, Arsic V, et al. In vitro proteinase and phospholipase activity and pathogenicity of *Candida* species. *J Chemother*. 1995;7(suppl 4):43–45.
112. Prakobphol A, Leffler H, Hoover CI, et al. Palmitoyl carnitine, a lysophospholipase-transacylase inhibitor, prevents *Candida* adherence in vitro. *FEMS Microbiol Lett*. 1997;151:89–94.
113. Noverr MC, Toews GB, Huffnagle GB. Production of prostaglandins and leukotrienes by pathogenic fungi. *Infect Immun*. 2002;70:400–402.
114. Mendes-Giannini MJ, Taylor ML, Bouchara JB, et al. Pathogenesis II: fungal responses to host responses: interaction of host cells with fungi. *Med Mycol*. 2000;38(suppl 1): 113–123.
115. Golden MC, Hahm SJ, Elessar RE, et al. DNA damage by gliotoxin from *Aspergillus fumigatus*. An occupational and environmental propagule: adduct detection as measured by 32P DNA radiolabelling and two-dimensional thin-layer chromatography. *Mycoses*. 1998;41:97–104.
116. Bock M, Stoye JP. Endogenous retroviruses and the human germline. *Curr Opin Genet Dev*. 2000;10:651–655.
117. Flint SJ, Enquist LW, Krug RM, et al. *Principles of Virology: Molecular Biology, Pathogenesis, and Control*. Washington, D.C.: ASM Press; 1999.
118. Murphy FA, Gibbs EPJ, Horzinek MC, et al. *Veterinary Virology*. 3rd ed. San Diego: Academic Press; 1999.
119. Preston BD, Dougherty JP. Mechanisms of retroviral mutation. *Trends Microbiol*. 1996;4:16–21.
120. Domingo E, Baranowski E, Ruiz-Jarabo CM, et al. Quasispecies structure and persistence of RNA viruses. *Emerg Infect Dis*. 1998;4:521–527.
121. Scholtissek C. Molecular epidemiology of influenza. *Arch Virol Suppl*. 1997;13:99–103.
122. Puvion-Dutilleul F, Besse S, Pichard E, et al. Release of viruses and viral DNA from nucleus to cytoplasm of HeLa cells at late stages of productive adenovirus infection as revealed by electron microscope in situ hybridization. *Biol Cell*. 1998;90:5–38.
123. Thomson BJ. Viruses and apoptosis. *Int J Exp Pathol*. 2001;82:65–76.
124. Carr EA, Theon AP, Madewell BR, et al. Expression of a transforming gene (E5) of bovine papillomavirus in sarcoids obtained from horses. *Am J Vet Res*. 2001;62:1212–1217.
125. Burmeister T. Oncogenic retroviruses in animals and humans. *Rev Med Virol*. 2001;11:369–380.
126. Garcia-Blanco MA, Cullen BR. Molecular basis of latency in pathogenic human viruses. *Science*. 1991;254:815–820.
127. Borchers K, Wolfinger U, Lawrenz B, et al. Equine herpesvirus 4 DNA in trigeminal ganglia of naturally infected horses detected by direct in situ PCR. *J Gen Virol*. 1997;78(Pt 5):1109–1114.
128. Edington N, Bridges CG, Huckle A. Experimental reactivation of equid herpesvirus 1 (EHV 1) following the administration of corticosteroids. *Equine Vet J*. 1985;17:369–372.

129. Welch HM, Bridges CG, Lyon AM, et al. Latent equid herpesviruses 1 and 4: detection and distinction using the polymerase chain reaction and co-cultivation from lymphoid tissues. *J Gen Virol*. 1992;73(Pt 2):261–268.
130. Padgett DA, Sheridan JF, Dorne J, et al. Social stress and the reactivation of latent herpes simplex virus type 1. *Proc Natl Acad Sci U S A*. 1998;95:7231–7235.
131. Crawford TB, Wardrop KJ, Tornquist SJ, et al. A primary production deficit in the thrombocytopenia of equine infectious anemia. *J Virol*. 1996;70:7842–7850.
132. Oaks JL, McGuire TC, Ulibarri C, et al. Equine infectious anemia virus is found in tissue macrophages during subclinical infection. *J Virol*. 1998;72:7263–7269.
133. Belshan M, Baccam P, Oaks JL, et al. Genetic and biological variation in equine infectious anemia virus Rev correlates with variable stages of clinical disease in an experimentally infected pony. *Virology*. 2001;279:185–200.
134. Maury W, Perryman S, Oaks JL, et al. Localized sequence heterogeneity in the long terminal repeats of in vivo isolates of equine infectious anemia virus. *J Virol*. 1997;71:4929–4937.
135. Jacob RJ, Price R, Bouchey D, et al. Temperature sensitivity of equine herpesvirus isolates: a brief review. *SAAS Bull Biochem Biotechnol*. 1990;3:124–128.
136. Cravens RL, Ellsworth MA, Sorensen CD, et al. Efficacy of a temperature-sensitive modified-live bovine herpesvirus type-1 vaccine against abortion and stillbirth in pregnant heifers. *J Am Vet Med Assoc*. 1996;208:2031–2034.
137. Youngner JS, Whitaker-Dowling P, Chambers TM, et al. Derivation and characterization of a live attenuated equine influenza vaccine virus. *Am J Vet Res*. 2001;62:1290–1294.
138. Fenner F. Mouse-pox; infectious ectromelia of mice; a review. *J Immunol*. 1949;63:341–373.
139. Calisher CH. Medically important arboviruses of the United States and Canada. *Clin Microbiol Rev*. 1994;7:89–116.
140. Walker C, Love DN, Whalley JM. Comparison of the pathogenesis of acute equine herpesvirus 1 (EHV-1) infection in the horse and the mouse model: a review. *Vet Microbiol*. 1999;68:3–13.
141. Edington N, Smyth B, Griffiths L. The role of endothelial cell infection in the endometrium, placenta and foetus of equid herpesvirus 1 (EHV-1) abortions. *J Comp Pathol*. 1991;104:379–387.
142. Whitwell KE, Blunden AS. Pathological findings in horses dying during an outbreak of the paralytic form of equid herpesvirus type 1 (EHV-1) infection. *Equine Vet J*. 1992;24:13–19.
143. Green SL. Rabies. *Vet Clin North Am Equine Pract*. 1997;13:1–11.
144. Baxi MK, Efstathiou S, Lawrence G, et al. The detection of latency-associated transcripts of equine herpesvirus 1 in ganglionic neurons. *J Gen Virol*. 1995;76(Pt 12):3113–3118.
145. Winer JB. Guillain Barré syndrome. *Mol Pathol*. 2001;54:381–385.
146. Nolte KB, Alakija P, Oty G, et al. Influenza A virus infection complicated by fatal myocarditis. *Am J Forensic Med Pathol*. 2000;21:375–379.
147. Evermann JF, Heeney JL, Roelke ME, et al. Biological and pathological consequences of feline infectious peritonitis virus infection in the cheetah. *Arch Virol*. 1988;102:155–171.
148. Jacobs DE. *A Colour Atlas of Equine Parasites*. Philadelphia: Lea & Febiger; 1986.
149. Slocombe JO. Pathogenesis of helminths in equines. *Vet Parasitol*. 1985;18:139–153.
150. Fox MT. Pathophysiology of infection with gastrointestinal nematodes in domestic ruminants: recent developments. *Vet Parasitol*. 1997;72:285–297. discussion 297–308.
151. Symons LEA. *Pathophysiology of endoparasitic infection compared with ectoparasitic infestation and microbial infection*. London: Academic Press, Inc.; 1989.
152. Herd RP. Epidemiology and control of parasites in northern temperate regions. *Vet Clin North Am Equine Pract*. 1986;2:337–355.
153. Nielsen MK, Jacobsen S, Olsen SN, et al. Nonstrangulating intestinal infarction associated with *Strongylus vulgaris* in referred Danish equine cases. *Equine Vet J*. 2016;48:376–379.
154. McCraw BM, Slocombe JO. *Strongylus vulgaris* in the horse: a review. *Can Vet J*. 1976;17:150–157.
155. Klei TR. Recent observations on the epidemiology, pathogenesis and immunology of equine helminth infections. In: *Proceedings of the 6th International Conference on Equine Infectious Diseases*. Newmarket: R&W Publications; 1991:129–136.
156. Klei TR, Turk MA, McClure JR, et al. Effects of repeated *Strongylus vulgaris* inoculations and concurrent ivermectin treatments on mesenteric arterial lesions in pony foals. *Am J Vet Res*. 1990;51:654–660.
157. Monahan CM, Taylor HW, Chapman MR, et al. Experimental immunization of ponies with *Strongylus vulgaris* radiation-attenuated larvae or crude soluble somatic extracts from larval or adult stages. *J Parasitol*. 1994;80:911–923.
158. Clayton HM. Ascarids. Recent advances. *Vet Clin North Am Equine Pract*. 1986;2:313–328.
159. Lyons ET, Tolliver SC, Ionita M, et al. Evaluation of parasiticidal activity of fenbendazole, ivermectin, oxibendazole, and pyrantel pamoate in horse foals with emphasis on ascarids *(Parascaris equorum)* in field studies on five farms in Central Kentucky in 2007. *Parasitol Res*. 2008;103:287–291.
160. Barclay WP, Phillips TN, Foerner JJ. Intussusception associated with *Anoplocephala perfoliata* infection in five horses. *J Am Vet Med Assoc*. 1982;180:752–753.
161. Beroza GA, Barclay WP, Phillips TN, et al. Cecal perforation and peritonitis associated with *Anoplocephala perfoliata* infection in three horses. *J Am Vet Med Assoc*. 1983;183:804–806.
162. Nielsen MK. Equine tapeworm infections: disease, diagnosis, and control. *Equine Vet Educ*. 2016;28:388–395.
163. Kjaer LN, Lungholt MM, Nielsen MK, et al. Interpretation of serum antibody response to *Anoplocephala perfoliata* in relation to parasite burden and faecal egg count. *Equine Vet J*. 2007;39:529–533.
164. Williamson RM, Gasser RB, Middleton D, et al. The distribution of *Anoplocephala perfoliata* in the intestine of the horse and associated pathological changes. *Vet Parasitol*. 1997;73:225–241.
165. Uhlinger C. Effects of three anthelmintic schedules on the incidence of colic in horses. *Equine Vet J*. 1990;22:251–254.
166. Uhlinger C. Equine small strongyles: epidemiology, pathology and control. *Compend Contin Educ Pract Vet*. 1991;13:863–869.
167. Reid SW, Mair TS, Hillyer MH, et al. Epidemiological risk factors associated with a diagnosis of clinical cyathostomiasis in the horse. *Equine Vet J*. 1995;27:127–130.
168. Love S, Murphy D, Mellor D. Pathogenicity of cyathostome infection. *Vet Parasitol*. 1999;85:113–121. discussion 121-112, 215-125.
169. Murphy D, Love S. The pathogenic effects of experimental cyathostome infections in ponies. *Vet Parasitol*. 1997;70:99–110.
170. Castro GA. Immunophysiology of enteric parasitism. *Parasitol Today*. 1989;5:11–19.
171. Bueno L, Ruckebusch Y, Dorchies P. Disturbances of digestive motility in horses associated with strongyle infection. *Vet Parasitol*. 1979;5:253.
172. Lester GD, Bolton JR, Cambridge H, et al. The effect of *Strongylus vulgaris* larvae on equine intestinal myoelectrical activity. *Equine Vet J Suppl*. 1989:8–13.
173. Berry CR, Merritt AM, Burrows CF, et al. Evaluation of the myoelectrical activity of the equine ileum infected with *Strongylus vulgaris* larvae. *Am J Vet Res*. 1986;47:27–30.
174. Artis D. New weapons in the war on worms: identification of putative mechanisms of immune-mediated expulsion of gastrointestinal nematodes. *Int J Parasitol*. 2006;36:723–733.
175. Finkelman FD, Shea-Donohue T, Goldhill J, et al. Cytokine regulation of host defense against parasitic gastrointestinal

nematodes: lessons from studies with rodent models. *Annu Rev Immunol*. 1997;15:505–533.

176. Maizels RM, Yazdanbakhsh M. Immune regulation by helminth parasites: cellular and molecular mechanisms. *Nat Rev Immunol*. 2003;3:733–744.
177. Patel N, Kreider T, Urban Jr JF, et al. Characterisation of effector mechanisms at the host:parasite interface during the immune response to tissue-dwelling intestinal nematode parasites. *Int J Parasitol*. 2009;39:13–21.
178. Nielsen MK. Evidence-based considerations for control of *Parascaris* spp. infections in horses. *Equine Vet Educ*. 2016;28:224–231.
179. Soulsby EJL. *Immune Responses in Parasitic Infections: Immunology, Immunopathology and Immunoprophylaxis, Nematodes*. Boca Raton: CRC Press; 1987.
180. Allen JE, Adjei O, Bain O, et al. Of mice, cattle, and humans: the immunology and treatment of river blindness. *PLoS Negl Trop Dis*. 2008;2:e217.
181. King CL, Nutman TB. Regulation of the immune response in lymphatic filariasis and onchocerciasis. *Immunol Today*. 1991;12:A54–A58.
182. Foil LD, Klei TR, Miller RI, et al. Seasonal changes in density and tissue distribution of *Onchocerca cervicalis* microfilariae in ponies and related changes in *Culicoides variipennis* populations in Louisiana. *J Parasitol*. 1987;73:320–326.
183. Ogbourne CP. Studies on the epidemiology of *Strongylus vulgaris* infection of the horse. *Int J Parasitol*. 1975;5:423–426.
184. Murrell KD. Induction of protective immunity to *Strongyloides ransomi* in pigs. *Am J Vet Res*. 1981;42:1915–1919.
185. Klei TR, Chapman MR. Immunity in equine cyathostome infections. *Vet Parasitol*. 1999;85:123–133. discussion 133-126, 215-125.
186. Monahan CM, Chapman MR, Taylor HW, et al. Experimental cyathostome challenge of ponies maintained with or without benefit of daily pyrantel tartrate feed additive: comparison of parasite burdens, immunity and colonic pathology. *Vet Parasitol*. 1998;74:229–241.
187. Chapman MR, French DD, Taylor HW, et al. One season of pasture exposure fails to induce a protective resistance to cyathostomes but increases numbers of hypobiotic third-stage larvae. *J Parasitol*. 2002;88:678–683.
188. Klei TR, Chapman MR, Dennis VA. Role of the eosinophil in serum-mediated adherence of equine leukocytes to infective larvae of *Strongylus vulgaris*. *J Parasitol*. 1992;78:477–484.
189. Dennis VA, Klei TR, Chapman MR, et al. In vivo activation of equine eosinophils and neutrophils by experimental *Strongylus vulgaris* infections. *Vet Immunol Immunopathol*. 1988;20:61–74.
190. Finkelman FD, Pearce EJ, Urban Jr JF, et al. Regulation and biological function of helminth-induced cytokine responses. *Immunol Today*. 1991;12:A62–A66.
191. Maizels RM, Blaxter ML, Scott AL. Immunological genomics of *Brugia malayi*: filarial genes implicated in immune evasion and protective immunity. *Parasite Immunol*. 2001;23:327–344.
192. Maizels RM, Bundy DA, Selkirk ME, et al. Immunological modulation and evasion by helminth parasites in human populations. *Nature*. 1993;365:797–805.
193. Elliott DE, Summers RW, Weinstock JV. Helminths and the modulation of mucosal inflammation. *Curr Opin Gastroenterol*. 2005;21:51–58.
194. Summers RW, Elliott DE, Weinstock JV. Is there a role for helminths in the therapy of inflammatory bowel disease? *Nat Clin Pract Gastroenterol Hepatol*. 2005;2:62–63.
195. Hoerauf A, Satoguina J, Saeftel M, et al. Immunomodulation by filarial nematodes. *Parasite Immunol*. 2005;27:417–429.
196. Jackson JA, Friberg IM, Little S, et al. Review series on helminths, immune modulation and the hygiene hypothesis: immunity against helminths and immunological phenomena in modern human populations: coevolutionary legacies? *Immunology*. 2009;126:18–27.
197. van Riet E, Hartgers FC, Yazdanbakhsh M. Chronic helminth infections induce immunomodulation: consequences and mechanisms. *Immunobiology*. 2007;212:475–490.
198. Edmonds JD, Horohov DW, Chapmat MR, et al. Altered immune responses to a heterologous protein in ponies with heavy gastrointestinal parasite burdens. *Equine Vet J*. 2001;33:658–663.
199. Nielsen MK, Rubinson EF, Chambers TM, et al. Interaction between anthelmintic treatment and vaccine responses in ponies naturally infected with cyathostomins. *Vet Immunol Immunopathol*. 2015;164:110–117.
200. Sellon D, Long M. *Equine Infectious Diseases*. 2nd ed. Philadelphia, PA: Saunders Elsevier; 2014.
201. Mealey RH. New perspectives in infectious diseases. *Vet Clin North Am Equine Pract*. 2014;30. xv-xvi.
202. Chandriani S, Skewes-Cox P, Zhong W, et al. Identification of a previously undescribed divergent virus from the Flaviviridae family in an outbreak of equine serum hepatitis. *Proc Natl Acad Sci U S A*. 2013;110:E1407–E1415.
203. Li L, Giannitti F, Low J, et al. Exploring the virome of diseased horses. *J Gen Virol*. 2015;96:2721–2733.
204. Ceciliani F, Eckersall D, Burchmore R, et al. Proteomics in veterinary medicine: applications and trends in disease pathogenesis and diagnostics. *Vet Pathol*. 2014;51:351–362.
205. Engleberg N, DiRita V, Dermody T. *Schaechter's Mechanisms of Microbial Disease*. 5th ed. Baltimore, MD: Lippincott Williams & Wilkins; 2013.
206. Horohov DW. The equine immune responses to infectious and allergic disease: a model for humans? *Mol Immunol*. 2015;66:89–96.
207. Abbas A, Lichtman A, Pillai S. *Cellular and Molecular Immunology*. 8th ed. Philadelphia, PA: Elsevier Saunders; 2015.
208. Filippe M. *Equine Clinical Immunology*. Oxford, UK: John Wiley & Sons, Inc.; 2016.
209. Murphy K. *Janeway's Immunobiology*. 8th ed. New York, NY: Garland Science; 2012.
210. Tizard I. *Veterinary Immunology*. 9th ed. Philadelphia, PA: Elsevier Saunders; 2013.
211. Coombs SL, Webbon PM. Tracheal mucus transport in the horse following equine influenza vaccination. *Vet Rec*. 1986;119:601–602.
212. Dixon PM. Respiratory mucociliary clearance in the horse in health and disease, and its pharmaceutical modification. *Vet Rec*. 1992;131:229–235.
213. Oikawa M, Takagi S, Anzai R, et al. Pathology of equine respiratory disease occurring in association with transport. *J Comp Pathol*. 1995;113:29–43.
214. Nordengrahn A, Rusvai M, Merza M, et al. Equine herpesvirus type 2 (EHV-2) as a predisposing factor for *Rhodococcus equi* pneumonia in foals: prevention of the bifactorial disease with EHV-2 immunostimulating complexes. *Vet Microbiol*. 1996;51:55–68.
215. Furr M, Cohen ND, Axon JE, et al. Treatment with histamine-type 2 receptor antagonists and omeprazole increase the risk of diarrhoea in neonatal foals treated in intensive care units. *Equine Vet J Suppl*. 2012:80–86.
216. Buendgens L, Bruensing J, Matthes M, et al. Administration of proton pump inhibitors in critically ill medical patients is associated with increased risk of developing *Clostridium difficile*-associated diarrhea. *J Crit Care*. 2014;29. 696.e611-695.
217. MacKay RJ. Inflammation in horses. *Vet Clin North Am Equine Pract*. 2000;16:15–27. v.
218. Netea MG, van der Graaf C, Van der Meer JWM, et al. Toll-like receptors and the host defense against microbial pathogens: bringing specificity to the innate-immune system. *J Leukoc Biol*. 2004;75:749–755.

219. Petersen HH, Nielsen JP, Heegaard PM. Application of acute phase protein measurements in veterinary clinical chemistry. *Vet Res*. 2004;35:163–187.
220. Grondahl G, Sternberg S, Jensen-Waern M, et al. Opsonic capacity of foal serum for the two neonatal pathogens *Escherichia coli* and Actinobacillus equuli. *Equine Vet J*. 2001;33:670–675.
221. Camp CJ, Leid RW. Chemotaxis of radiolabeled equine neutrophils. *Am J Vet Res*. 1982;43:397–401.
222. Higgins AJ, Lees P. The acute inflammatory process, arachidonic acid metabolism and the mode of action of anti-inflammatory drugs. *Equine Vet J*. 1984;16:163–175.
223. Gibson KT, Hodge H, Whittem T. Inflammatory mediators in equine synovial fluid. *Aust Vet J*. 1996;73:148–151.
224. Verburg KM, Maziasz TJ, Weiner E, et al. COX-2-specific inhibitors: definition of a new therapeutic concept. *Am J Ther*. 2001;8:49–64.
225. Morton AJ, Campbell NB, Gayle JM, et al. Preferential and non-selective cyclooxygenase inhibitors reduce inflammation during lipopolysaccharide-induced synovitis. *Res Vet Sci*. 2005;78:189–192.
226. Lees P, Landoni MF, Giraudel J, et al. Pharmacodynamics and pharmacokinetics of nonsteroidal anti-inflammatory drugs in species of veterinary interest. *J Vet Pharmacol Ther*. 2004;27:479–490.
227. Beretta C, Garavaglia G, Cavalli M. COX-1 and COX-2 inhibition in horse blood by phenylbutazone, flunixin, carprofen and meloxicam: an in vitro analysis. *Pharmacol Res*. 2005;52:302–306.
228. Raidal SL, Edwards S, Pippia J, et al. Pharmacokinetics and safety of oral administration of meloxicam to foals. *J Vet Intern Med*. 2013;27:300–307.
229. Walliser U, Fenner A, Mohren N, et al. Evaluation of the efficacy of meloxicam for post-operative management of pain and inflammation in horses after orthopaedic surgery in a placebo controlled clinical field trial. *BMC Vet Res*. 2015;11:113.
230. Barton MH, Darden JE, Clifton S, et al. Effect of firocoxib on cyclooxygenase 2, microsomal prostaglandin E2 synthase 1, and cytosolic phospholipase A2 gene expression in equine mononuclear cells. *Am J Vet Res*. 2015;76:1051–1057.
231. Barton MH, Paske E, Norton N, et al. Efficacy of cyclo-oxygenase inhibition by two commercially available firocoxib products in horses. *Equine Vet J*. 2014;46:72–75.
232. Cook VL, Meyer CT, Campbell NB, et al. Effect of firocoxib or flunixin meglumine on recovery of ischemic-injured equine jejunum. *Am J Vet Res*. 2009;70:992–1000.
233. Doucet MY, Bertone AL, Hendrickson D, et al. Comparison of efficacy and safety of paste formulations of firocoxib and phenylbutazone in horses with naturally occurring osteoarthritis. *J Am Vet Med Assoc*. 2008;232:91–97.
234. Hovanessian N, Davis JL, McKenzie 3rd HC, et al. Pharmacokinetics and safety of firocoxib after oral administration of repeated consecutive doses to neonatal foals. *J Vet Pharmacol Ther*. 2014;37:243–251.
235. Kvaternick V, Pollmeier M, Fischer J, et al. Pharmacokinetics and metabolism of orally administered firocoxib, a novel second generation coxib, in horses. *J Vet Pharmacol Ther*. 2007;30: 208–217.
236. Letendre LT, Tessman RK, McClure SR, et al. Pharmacokinetics of firocoxib after administration of multiple consecutive daily doses to horses. *Am J Vet Res*. 2008;69:1399–1405.
237. Tilley SL, Coffman TM, Koller BH. Mixed messages: modulation of inflammation and immune responses by prostaglandins and thromboxanes. *J Clin Invest*. 2001;108:15–23.
238. Hardy J, Bertone AL, Weisbrode SE, et al. Cell trafficking, mediator release, and articular metabolism in acute inflammation of innervated or denervated isolated equine joints. *Am J Vet Res*. 1998;59:88–100.
239. Gangur V, Birmingham NP, Thanesvorakul S. Chemokines in health and disease. *Vet Immunol Immunopathol*. 2002;86:127–136.
240. Cook VL, Neuder LE, Blikslager AT, et al. The effect of lidocaine on in vitro adhesion and migration of equine neutrophils. *Vet Immunol Immunopathol*. 2009;129:137–142.
241. Brooks AC, Rickards KJ, Cunningham FM. CXCL8 attenuates chemoattractant-induced equine neutrophil migration. *Vet Immunol Immunopathol*. 2011;139:141–147.
242. Marr KA, Lees P, Cunningham FM. Agonist-induced adherence of equine neutrophils to fibronectin- and serum-coated plastic is CD18 dependent. *Vet Immunol Immunopathol*. 1999;71:77–88.
243. Xu J, Cai J, Anderson B, et al. Cloning and functional characterization of recombinant equine P-selectin. *Vet Immunol Immunopathol*. 2007;116:115–130.
244. Jones SL, Sharief Y, Chilcoat CD. Signaling mechanism for equine neutrophil activation by immune complexes. *Vet Immunol Immunopathol*. 2001;82:87–100.
245. Re F, Muzio M, De Rossi M, et al. The type II "receptor" as a decoy target for interleukin 1 in polymorphonuclear leukocytes: characterization of induction by dexamethasone and ligand binding properties of the released decoy receptor. *J Exp Med*. 1994;179:739–743.
246. Healy DP. New and emerging therapies for sepsis. *Ann Pharmacother*. 2002;36:648–654.
247. Lewis MJ, Wagner B, Woof JM. The different effector function capabilities of the seven equine IgG subclasses have implications for vaccine strategies. *Mol Immunol*. 2008;45:818–827.
248. Wagner B, Miller DC, Lear TL, et al. The complete map of the Ig heavy chain constant gene region reveals evidence for seven IgG isotypes and for IgD in the horse. *J Immunol*. 2004;173:3230–3242.
249. Perkins GA, Wagner B. The development of equine immunity: current knowledge on immunology in the young horse. *Equine Vet J*. 2015;47:267–274.
250. Wagner B. Immunoglobulins and immunoglobulin genes of the horse. *Dev Comp Immunol*. 2006;30:155–164.
251. Lunn DP, Holmes MA, Antczak DF, et al. Report of the Second Equine Leucocyte Antigen Workshop, Squaw valley, California, July 1995. *Vet Immunol Immunopathol*. 1998;62:101–143.
252. McGuire TC, Van Hoosier Jr GL, Henson JB. The complement-fixation reaction in eguine infectious anemia: demonstration of inhibition by IgG (T). *J Immunol*. 1971;107:1738–1744.
253. Sun Y, Wang C, Wang Y, et al. A comprehensive analysis of germline and expressed immunoglobulin repertoire in the horse. *Dev Comp Immunol*. 2010;34:1009–1020.
254. Ford J, Home W, Gibson D. Light chain isotype regulation in the horse. Characterization of Ig kappa genes. *J Immunol*. 1994;153:1099–1111.
255. Home W, Ford J, Gibson D. L chain isotype regulation in horse. I. Characterization of Ig lambda genes. *J Immunnol*. 1992;149:3927–3936.
256. Tschetter JR, Davis WC, Perryman LE, et al. CD8 dimer usage on alpha beta and gama delta T lymphocytes from equine lymphoid tissues. *Immunobiology*. 1998;198:424–438.
257. Alcover A, Alarcon B. Internalization and intracellular fate of TCR-CD3 complexes. *Crit Rev Immunol*. 2000;20:325–346.
258. Kisielow P, Miazek A. Thymic selection and tolerance. *Transplant Proc*. 1996;28:3429–3430.
259. Bailey E. Identification and genetics of horse lymphocyte alloantigens. *Immunogenetics*. 1980;11:499–506.
260. Antczak DF, Allen WR. Maternal immunological recognition of pregnancy in equids. *J Reprod Fertil Suppl*. 1989;37:69–78.
261. Huang T, Lehmann MJ, Said A, et al. Major histocompatibility complex class I downregulation induced by equine herpesvirus type 1 pUL56 is through dynamin-dependent endocytosis. *J Virol*. 2014;88:12802–12815.
262. Ramsay JD, Leib SR, Orfe L, et al. Development of a DNA microarray for detection of expressed equine classical MHC

class I sequences in a defined population. *Immunogenetics*. 2010;62:633–639.
263. Tallmadge RL, Campbell JA, Miller DC, et al. Analysis of MHC class I genes across horse MHC haplotypes. *Immunogenetics*. 2010;62:159–172.
264. Tallmadge RL, Lear TL, Antczak DF. Genomic characterization of MHC class I genes of the horse. *Immunogenetics*. 2005;57:763–774.
265. Chung C, Leib SR, Fraser DG, et al. Novel classical MHC class I alleles identified in horses by sequencing clones of reverse transcription-PCR products. *Eur J Immunogenet*. 2003;30:387–396.
266. Tseng CT, Miller D, Cassano J, et al. Identification of equine major histocompatibility complex haplotypes using polymorphic microsatellites. *Anim Genet*. 2010;41(suppl 2):150–153.
267. Brinkmeyer-Langford CL, Cai JJ, Gill CA, et al. Microsatellite variation in the equine MHC. *Anim Genet*. 2013;44:267–275.
268. Zinkernagel RM, Doherty PC. Immunological surveilance against altered self-components by sensitized T lymphocytes in lymphocytic choriomeningitis. *Nature*. 1974;251:547–548.
269. Bjorkman PJ, Saper MA, Samraoui B, et al. The foreign antigen binding site and T cell recognition regions of class I histocompatibility antigens. *Nature*. 1987;329:512–518.
270. Braciale TJ, Morrison LA, Sweetser MT, et al. Antigen presentation pathways to class I and class II MHC-restricted T lymphocytes. *Immunol Rev*. 1987;98:95–114.
271. Lechner F, Cuero AL, Kantzanou M, et al. Studies of human antiviral CD8+ lymphocytes using class I peptide tetramers. *Rev Med Virol*. 2001;11:11–22.
272. Mealey RH, Sharif A, Ellis SA, et al. Early detection of dominant Env-specific and subdominant Gag-specific CD8+ lymphocytes in equine infectious anemia virus-infected horses using major histocompatibility complex class I/peptide tetrameric complexes. *Virology*. 2005;339:110–126.
273. Mealey RH, Stone DM, Hines MT, et al. Experimental Rhodococcus equi and equine infectious anemia virus DNA vaccination in adult and neonatal horses: effect of IL-12, dose, and route. *Vaccine*. 2007;25:7582–7597.
274. Mealey RH, Lee JH, Leib SR, et al. A single amino acid difference within the alpha-2 domain of two naturally occurring equine MHC class I molecules alters the recognition of Gag and Rev epitopes by equine infectious anemia virus-specific CTL. *J Immunol*. 2006;177:7377–7390.
275. Yao S, Liu J, Qi J, et al. Structural Illumination of Equine MHC Class I Molecules Highlights Unconventional Epitope Presentation Manner That Is Evolved in Equine Leukocyte Antigen Alleles. *J Immunol*. 2016;196:1943–1954.
276. Bergmann T, Moore C, Sidney J, et al. The common equine class I molecule Eqca-1*00101 (ELA-A3.1) is characterized by narrow peptide binding and T cell epitope repertoires. *Immunogenetics*. 2015;67:675–689.
277. Crepaldi T, Crump A, Newman M, et al. Equine T lymphocytes express MHC class II antigens. *J Immunogenet*. 1986;13:349–360.
278. Lunn DP, Holmes MA, Duffus WP. Equine T-lymphocyte MHC II expression: variation with age and subset. *Vet Immunol Immunopathol*. 1993;35:225–238.
279. Frayne J, Stokes CR. MHC Class II positive cells and T cells in the equine endometrium throughout the oestrous cycle. *Vet Immunol Immunopathol*. 1994;41:55–72.
280. Albright-Fraser DG, Reid R, Gerber V, et al. Polymorphism of DRA among equids. *Immunogenetics*. 1996;43:315–317.
281. Arbanasic H, Galov A, Ambriovic-Ristov A, et al. Extensive polymorphism of the major histocompatibility complex DRA gene in Balkan donkeys: perspectives on selection and genealogy. *Anim Genet*. 2013;44:711–716.
282. Kamath PL, Getz WM. Adaptive molecular evolution of the Major Histocompatibility Complex genes, DRA and DQA, in the genus Equus. *BMC Evol Biol*. 2011;11:128.
283. Fraser DG, Bailey E. Polymorphism and multiple loci for the horse DQA gene. *Immunogenetics*. 1998;47:487–490.
284. Fraser DG, Bailey E. Demonstration of three DRB loci in a domestic horse family. *Immunogenetics*. 1996;44:441–445.
285. Horin P, Matiasovic J. A second locus and new alleles in the major histocompatibility complex class II (ELA-DQB) region in the horse. *Anim Genet*. 2002;33:196–200.
286. Andersson LS, Swinburne JE, Meadows JR, et al. The same ELA class II risk factors confer equine insect bite hypersensitivity in two distinct populations. *Immunogenetics*. 2012;64:201–208.
287. Raphael I, Nalawade S, Eagar TN, et al. T cell subsets and their signature cytokines in autoimmune and inflammatory diseases. *Cytokine*. 2015;74:5–17.
288. Meulenbroeks C, van der Lugt JJ, van der Meide NM, et al. Allergen-Specific Cytokine Polarization Protects Shetland Ponies against Culicoides obsoletus-Induced Insect Bite Hypersensitivity. *PloS one*. 2015;10:e0122090.
289. Horohov DW. Equine T-cell cytokines. Protection and pathology. *Vet Clin North Am Equine Pract*. 2000;16:1–14.
290. Aggarwal N, Holmes MA. Characterisation of equine T helper cells: demonstration of Th1- and Th2-like cells in long-term equine T-cell cultures. *Res Vet Sci*. 1999;66:277–279.
291. Noack M, Miossec P. Th17 and regulatory T cell balance in autoimmune and inflammatory diseases. *Autoimmun Rev*. 2014;13:668–677.
292. Ueno A, Ghosh A, Hung D, et al. Th17 plasticity and its changes associated with inflammatory bowel disease. *World J Gastroenterol*. 2015;21:12283–12295.
293. Olofsson KM, Hjertner B, Fossum C, et al. Expression of T helper type 17 (Th17)-associated cytokines and toll-like receptor 4 and their correlation with Foxp3 positive cells in rectal biopsies of horses with clinical signs of inflammatory bowel disease. *Vet J*. 2015;206:97–104.
294. Regan DP, Aarnio MC, Davis WS, et al. Characterization of cytokines associated with Th17 cells in the eyes of horses with recurrent uveitis. *Vet Ophthalmol*. 2012;15:145–152.
295. Korn A, Miller D, Dong L, et al. Differential Gene Expression Profiles and Selected Cytokine Protein Analysis of Mediastinal Lymph Nodes of Horses with Chronic Recurrent Airway Obstruction (RAO) Support an Interleukin-17 Immune Response. *PloS one*. 2015;10:e0142622.
296. Bullone M, Lavoie JP. Asthma "of horses and men"—how can equine heaves help us better understand human asthma immunopathology and its functional consequences? *Mol Immunol*. 2015;66:97–105.
297. Liu M, Bordin A, Liu T, et al. Gene expression of innate Th1-, Th2-, and Th17-type cytokines during early life of neonatal foals in response to *Rhodococcus equi*. *Cytokine*. 2011;56:356–364.
298. Grant CR, Liberal R, Mieli-Vergani G, et al. Regulatory T-cells in autoimmune diseases: challenges, controversies and yet-unanswered questions. *Autoimmun Rev*. 2015;14:105–116.
299. Wagner B, Hillegas JM, Brinker DR, et al. Characterization of monoclonal antibodies to equine interleukin-10 and detection of T regulatory 1 cells in horses. *Vet Immunol Immunopathol*. 2008;122:57–64.
300. de Mestre A, Noronha L, Wagner B, et al. Split immunological tolerance to trophoblast. *Int J Dev Biol*. 2010;54:445–455.
301. Robbin MG, Wagner B, Noronha LE, et al. Subpopulations of equine blood lymphocytes expressing regulatory T cell markers. *Vet Immunol Immunopathol*. 2011;140:90–101.
302. Hamza E, Gerber V, Steinbach F, et al. Equine CD4(+) CD25(high) T cells exhibit regulatory activity by close contact and cytokine-dependent mechanisms in vitro. *Immunology*. 2011;134:292–304.
303. Hamza E, Mirkovitch J, Steinbach F, et al. Regulatory T cells in early life: comparative study of CD4+CD25high T cells from foals and adult horses. *PloS one*. 2015;10:e0120661.

304. Hamza E, Akdis CA, Wagner B, et al. In vitro induction of functional allergen-specific CD4+ CD25high Treg cells in horses affected with insect bite hypersensitivity. *Clin Exp Allergy*. 2013;43:889–901.
305. Hamza E, Steinbach F, Marti E. CD4+CD25+ T cells expressing FoxP3 in Icelandic horses affected with insect bite hypersensitivity. *Vet Immunol Immunopathol*. 2012;148:139–144.
306. Schaffartzik A, Hamza E, Janda J, et al. Equine insect bite hypersensitivity: what do we know? *Vet Immunol Immunopathol*. 2012;147:113–126.
307. Henriquez C, Perez B, Morales N, et al. Participation of T regulatory cells in equine recurrent airway obstruction. *Vet Immunol Immunopathol*. 2014;158:128–134.
308. Chevalier MF, Weiss L. The split personality of regulatory T cells in HIV infection. *Blood*. 2013;121:29–37.
309. Lunn DP, Breathnach C, Soboll G. Immunology and immunopathology. In: McGorum BC, Dixon PM, Robinson NE, Schumacher J, eds. *Equine respiratory medicine and surgery*. 1st ed. Edinburgh: Sauders-Elsevier; 2007:71–81.
310. Ganusov VV, De Boer RJ. Tissue distribution of lymphocytes and plasma cells and the role of the gut: response to Pabst et al. *Trends Immunol*. 2008;29:209–210.
311. Pabst R, Russell MW, Brandtzaeg P. Tissue distribution of lymphocytes and plasma cells and the role of the gut. *Trends Immunol*. 2008;29:206–208.
312. Kumar P, Timoney JF, Sheoran AS. M cells and associated lymphoid tissue of the equine nasopharyngeal tonsil. *Equine Vet J*. 2001;33:224–230.
313. Breathnach CC, Yeargan MR, Timoney JF, et al. Detection of equine herpesvirus-specific effector and memory cytotoxic immunity in the equine upper respiratory tract. *Vet Immunol Immunopathol*. 2006;111:117–125.
314. Perryman LE, McGuire TC, Torbeck RL. Ontogeny of lymphocyte function in the equine fetus. *Am J Vet Res*. 1980;41:1197–1200.
315. McGuire TC, Crawford TB. Passive immunity in the foal: measurement of immunoglobulin classes and specific antibody. *Am J Vet Res*. 1973;34:1299–1303.
316. Tallmadge RL, McLaughlin K, Secor E, et al. Expression of essential B cell genes and immunoglobulin isotypes suggests active development and gene recombination during equine gestation. *Dev Comp Immunol*. 2009;33:1027–1038.
317. Sheoran AS, Timoney JF, Holmes MA, et al. Immunoglobulin isotypes in sera and nasal mucosal secretions and their neonatal transfer and distribution in horses. *Am J Vet Res*. 2000;61:1099–1105.
318. Hannant D, Rossdale PD, McGladdery AJ, et al. *Immune responses of the equine foetus to protein antigens. Proceedings of the Sixth International Conference on Equine Infectious Diseases*; 1991:86. Cambridge, UK.
319. Martin BR, Larson KA. Immune response of equine fetus to coliphage T2. *Am J Vet Res*. 1973;34:1363–1364.
320. Morgan DO, Bryans JT, Mock RE. Immunoglobulins produced by the antigenized equine fetus. *J Reprod Fertil Suppl*. 1975:735–738.
321. Blanchard-Channell M, Moore PF, Stott JL. Characterization of monoclonal antibodies specific for equine homologues of CD3 and CD5. *Immunology*. 1994;82:548–554.
322. Lunn DP, Holmes MA, Duffus WP. Three monoclonal antibodies identifying antigens on all equine T lymphocytes, and two mutually exclusive T-lymphocyte subsets. *Immunology*. 1991;74:251–257.
323. Wyatt CR, Davis WC, McGuire TC, et al. T lymphocyte development in horses. I. Characterization of monoclonal antibodies identifying three stages of T lymphocyte differentiation. *Vet Immunol Immunopathol*. 1988;18:3–18.
324. Perryman LE, Wyatt CR, Magnuson NS, et al. T lymphocyte development and maturation in horses. *Anim Genet*. 1988;19:343–348.
325. Giguere S, Polkes AC. Immunologic disorders in neonatal foals. *Vet Clin North Am Equine Pract*. 2005;21:241–272.
326. Tallmadge R. The immune system of the young horse. In: Filippe M, ed. *Equine Clinical Immunology*. Oxford, UK: John Wiley & Sons, Inc.; 2016.
327. Wichtel MG, Anderson KL, Johnson TV, et al. Influence of age on neutrophil function in foals. *Equine Vet J*. 1991;23:466–469.
328. Morris DD, Gaulin G, Strzemienski PJ, et al. Assessment of neutrophil migration, phagocytosis and bactericidal capacity in neonatal foals. *Vet Immunol Immunopathol*. 1987;16:173–184.
329. Hietala SK, Ardans AA. Neutrophil phagocytic and serum opsonic response of the foal to *Corynebacterium equi*. *Vet Immunol Immunopathol*. 1987;14:279–294.
330. Bernoco M, Liu IK, Wuest Ehlert CJ, et al. Chemotactic and phagocytic function of peripheral blood polymorphonuclear leucocytes in newborn foals. *J Reprod Fertil Suppl*. 1987;35:599–605.
331. Demmers S, Johannisson A, Grondahl G, et al. Neutrophil functions and serum IgG in growing foals. *Equine Vet J*. 2001;33:676–680.
332. Flaminio MJ, Rush BR, Davis EG, et al. Characterization of peripheral blood and pulmonary leukocyte function in healthy foals. *Vet Immunol Immunopathol*. 2000;73:267–285.
333. McTaggart C, Yovich JV, Penhale J, et al. A comparison of foal and adult horse neutrophil function using flow cytometric techniques. *Res Vet Sci*. 2001;71:73–79.
334. Bernoco MM, Liu IK, Willits NH. Hemolytic complement activity and concentrations of its third component during maturation of the immune response in colostrum-deprived foals. *Am J Vet Res*. 1994;55:928–933.
335. Lavoie JP, Spensley MS, Smith BP, et al. Complement activity and selected hematologic variables in newborn foals fed bovine colostrum. *Am J Vet Res*. 1989;50:1532–1536.
336. Liu IKM, Walsh EM, Bernoco M, et al. Bronchalveolar lavage in the newborn foal. *J Reprod Fert Suppl*. 1987;35:587–592.
337. Smith III R, Chaffin MK, Cohen ND, et al. Age-related changes in lymphocyte subsets of quarter horse foals. *Am J Vet Res*. 2002;63:531–537.
338. Flaminio MJ, Rush BR, Shuman W. Peripheral blood lymphocyte subpopulations and immunoglobulin concentrations in healthy foals and foals with *Rhodococcus equi* pneumonia. *J Vet Intern Med*. 1999;13:206–212.
339. Breathnach CC, Sturgill-Wright T, Stiltner JL, et al. Foals are interferon gamma-deficient at birth. *Vet Immunol Immunopathol*. 2006;112:199–209.
340. Flaminio MJ, Borges AS, Nydam DV, et al. The effect of CpG-ODN on antigen presenting cells of the foal. *J Immune Based Ther Vaccines*. 2007;5:1.
341. Flaminio MJ, Nydam DV, Marquis H, et al. Foal monocyte-derived dendritic cells become activated upon Rhodococcus equi infection. *Clin Vaccine Immunol*. 2009;16:176–183.
342. Sturgill TL, Giguere S, Berghaus LJ, et al. Comparison of antibody and cell-mediated immune responses of foals and adult horses after vaccination with live *Mycobacterium bovis* BCG. *Vaccine*. 2014;32:1362–1367.
343. Ryan C, Giguere S. Equine neonates have attenuated humoral and cell-mediated immune responses to a killed adjuvanted vaccine compared to adult horses. *Clin Vaccine Immunol*. 2010;17:1896–1902.
344. Ryan C, Giguere S, Hagen J, et al. Effect of age and mitogen on the frequency of interleukin-4 and interferon gamma secreting cells in foals and adult horses as assessed by an equine-specific ELISPOT assay. *Vet Immunol Immunopathol*. 2010;133:66–71.
345. Jacks S, Giguere S, Crawford PC, et al. Experimental infection of neonatal foals with Rhodococcus equi triggers adult-like gamma interferon induction. *Clin Vaccine Immunol*. 2007;14:669–677.

346. Wagner B, Burton A, Ainsworth D. Interferon-gamma, interleukin-4 and interleukin-10 production by T helper cells reveals intact Th1 and regulatory TR1 cell activation and a delay of the Th2 cell response in equine neonates and foals. *Vet Res.* 2010;41:47.
347. Harris SP, Hines MT, Mealey RH, et al. Early development of cytotoxic T lymphocytes in neonatal foals following oral inoculation with *Rhodococcus equi. Vet Immunol Immunopathol.* 2011;141:312–316.
348. Basha S, Surendran N, Pichichero M. Immune responses in neonates. *Expert Rev Clin Immunol.* 2014;10:1171–1184.
349. Holmes MA, Lunn DP. A study of bovine and equine immunoglobulin levels in pony foals fed bovine colostrum. *Equine Vet J.* 1991;23:116–118.
350. Jeffcott LB. Studies on passive immunity in the foal. 1. Gamma-globulin and antibody variations associated with the maternal transfer of immunity and the onset of active immunity. *J Comp Pathol.* 1974;84:93–101.
351. Lavoie JP, Spensley MS, Smith BP, et al. Absorption of bovine colostral immunoglobulins G and M in newborn foals. *Am J Vet Res.* 1989;50:1598–1603.
352. Wilson WD. Vaccination of foals. In: *British Equine Veterinary Association Conference.* ; 2001. Harrogate.
353. Rouse BT. The immunoglobulins of adult equine and foal sera: a quantitative study. *Vet J.* 1971;127:45–51.
354. Sheoran AS, Sponseller BT, Holmes MA, et al. Serum and mucosal antibody isotype responses to M-like protein (SeM) of *Streptococcus equi* in convalescent and vaccinated horses. *Vet Immunol Immunopathol.* 1997;59:239–251.
355. Nelson KM, Schram BR, McGregor MW, et al. Local and systemic isotype-specific antibody responses to equine influenza virus infection versus conventional vaccination. *Vaccine.* 1998;16:1306–1313.
356. Hoffman AM, Viel L, Juniper E, et al. Clinical and endoscopic study to estimate the incidence of distal respiratory tract infection in thoroughbred foals on Ontario breeding farms. *Am J Vet Res.* 1993;54:1602–1607.
357. Dawson TR, Horohov DW, Meijer WG, et al. Current understanding of the equine immune response to *Rhodococcus equi.* An immunological review of *R. equi* pneumonia. *Vet Immunol Immunopathol.* 2010;135:1–11.
358. Wilson WD, Mihalyi JE, Hussey S, et al. Passive transfer of maternal immunoglobulin isotype antibodies against tetanus and influenza and their effect on the response of foals to vaccination. *Equine Vet J.* 2001;33:644–650.
359. Gibbs E, Wilson J, All B. Studies on Passive Immunity and the Vaccination of foals against Eastern Equine Encephalitis in Florida. In: *Equine infectious Disease V: Proceedings of the Fifth International Conferance.* ;5. ; 1988:201–205.
360. Galan JE, Timoney JF, Lengemann FW. Passive transfer of mucosal antibody to *Streptococcus equi* in the foal. *Infect Immun.* 1986;54:202–206.
361. van Maanen C, Bruin G, de Boer-Luijtze E, et al. Interference of maternal antibodies with the immune response of foals after vaccination against equine influenza. *Vet Q.* 1992;14:13–17.
362. Van Oirschot JT, Bruin G, de Boer-Luytze E, et al. Maternal antibodies against equine influenza virus in foals and their interference with vaccination. *Zentralbl Veterinarmed [B].* 1991;38:391–396.
363. Davis EG, Bello NM, Bryan AJ, et al. Characterisation of immune responses in healthy foals when a multivalent vaccine protocol was initiated at age 90 or 180 days. *Equine Vet J.* 2015;47:667–674.
364. Merant C, Breathnach CC, Kohler K, et al. Young foal and adult horse monocyte-derived dendritic cells differ by their degree of phenotypic maturity. *Vet Immunol Immunopathol.* 2009;131:1–8.
365. Swiderski CE. Hypersensitivity disorders in horses. *Vet Clin North Am Equine Pract.* 2000;16:131–151. vii.
366. McAleese SM, Halliwell RE, Miller HR. Cloning and sequencing of the horse and sheep high-affinity IgE receptor alpha chain cDNA. *Immunogenetics.* 2000;51:878–881.
367. Watson JL, Jackson KA, King DP, et al. Molecular cloning and sequencing of the low-affinity IgE receptor (CD23) for horse and cattle. *Vet Immunol Immunopathol.* 2000;73:323–329.
368. Wagner B, Hillegas JM, Babasyan S. Monoclonal antibodies to equine CD23 identify the low-affinity receptor for IgE on subpopulations of IgM+ and IgG1+ B-cells in horses. *Vet Immunol Immunopathol.* 2012;146:125–134.
369. Klei TR. Equine immunity to parasites. *Vet Clin North Am Equine Pract.* 2000;16:69–78. vi.
370. Fadok VA. Update on equine allergies. *Vet Clin North Am Equine Pract.* 2013;29:541–550.
371. Brown EM, Arrieta MC, Finlay BB. A fresh look at the hygiene hypothesis: how intestinal microbial exposure drives immune effector responses in atopic disease. *Semin Immunol.* 2013;25:378–387.
372. Kehrli D, Jandova V, Fey K, et al. Multiple hypersensitivities including recurrent airway obstruction, insect bite hypersensitivity, and urticaria in 2 Warmblood horse populations. *J Vet Intern Med.* 2015;29:320–326.
373. Hamza E, Torsteinsdottir S, Eydal M, et al. Increased IL-4 and decreased regulatory cytokine production following relocation of Icelandic horses from a high to low endoparasite environment. *Vet Immunol Immunopathol.* 2010;133:40–50.
374. Olsen L, Ingvast-Larsson C, Brostrom H, et al. Clinical signs and etiology of adverse reactions to procaine benzylpenicillin and sodium/potassium benzylpenicillin in horses. *J Vet Pharmacol Ther.* 2007;30:201–207.
375. Blue JT, Dinsmore RP, Anderson KL. Immune-mediated hemolytic anemia induced by penicillin in horses. *Cornell Vet.* 1987;77:263–276.
376. Banks KL, Henson JB, McGuire TC. Immunologically mediated glomerulitis of horses. I. Pathogenesis in persistent infection by equine infectious anemia virus. *Lab Invest.* 1972;26:701–707.
377. Suter M, Fey H. Further purification and characterization of horse IgE. *Vet Immunol Immunopathol.* 1983;4:545–553.
378. Matthews AG, Imlah P, McPherson EA. A reagin-like antibody in horse serum: 1. Occurrence and some biological properties. *Vet Res Commun.* 1983;6:13–23.
379. Wagner B, Siebenkotten G, Radbruch A, et al. Nucleotide sequence and restriction fragment length polymorphisms of the equine Cvarepsilon gene. *Vet Immunol Immunopathol.* 2001;82:193–202.
380. Navarro P, Barbis DP, Antczak D, et al. The complete cDNA and deduced amino acid sequence of equine IgE. *Mol Immunol.* 1995;32:1–8.
381. Marti E, Szalai G, Bucher K, et al. Partial sequence of the equine immunoglobulin epsilon heavy chain cDNA. *Vet Immunol Immunopathol.* 1995;47:363–367.
382. Halliwell RE, McGorum BC, Irving P, et al. Local and systemic antibody production in horses affected with chronic obstructive pulmonary disease. *Vet Immunol Immunopathol.* 1993;38:201–215.
383. Halliwell RE, Hines MT. Studies on equine recurrent uveitis. I: Levels of immunoglobulin and albumin in the aqueous humor of horses with and without intraocular disease. *Current Eye Research.* 1985;4:1023–1031.
384. Marti E, Peveri P, Griot-Wenk M, et al. Chicken antibodies to a recombinant fragment of the equine immunoglobulin epsilon heavy-chain recognising native horse IgE. *Vet Immunol Immunopathol.* 1997;59:253–270.
385. van der Haegen A, Griot-Wenk M, Welle M, et al. Immunoglobulin-E-bearing cells in skin biopsies of horses with insect bite hypersensitivity. *Equine Vet J.* 2001;33:699–706.
386. Wilson AD, Harwood LJ, Bjornsdottir S, et al. Detection of IgG and IgE serum antibodies to *Culicoides* salivary gland

antigens in horses with insect dermal hypersensitivity (sweet itch). *Equine Vet J.* 2001;33:707–713.
387. Eder C, Crameri R, Mayer C, et al. Allergen-specific IgE levels against crude mould and storage mite extracts and recombinant mould allergens in sera from horses affected with chronic bronchitis. *Vet Immunol Immunopathol.* 2000;73:241–253.
388. Eder C, Curik I, Brem G, et al. Influence of environmental and genetic factors on allergen-specific immunoglobulin-E levels in sera from Lipizzan horses. *Equine Vet J.* 2001;33:714–720.
389. Wagner B, Radbruch A, Rohwer J, et al. Monoclonal anti-equine IgE antibodies with specificity for different epitopes on the immunoglobulin heavy chain of native IgE. *Vet Immunol Immunopathol.* 2003;92:45–60.
390. Wilson AD, Harwood L, Torsteinsdottir S, et al. Production of monoclonal antibodies specific for native equine IgE and their application to monitor total serum IgE responses in Icelandic and non-Icelandic horses with insect bite dermal hypersensitivity. *Vet Immunol Immunopathol.* 2006;112:156–170.
391. Wagner B, Flaminio JB, Hillegas J, et al. Occurrence of IgE in foals: evidence for transfer of maternal IgE by the colostrum and late onset of endogenous IgE production in the horse. *Vet Immunol Immunopathol.* 2006;110:269–278.
392. Wagner B, Stokol T, Ainsworth DM. Induction of interleukin-4 production in neonatal IgE+ cells after crosslinking of maternal IgE. *Dev Comp Immunol.* 2010;34:436–444.
393. Hanna CJ, Eyre P, Wells PW, et al. Equine immunology 2: immunopharmacology—biochemical basis of hypersensitivity. *Equine Vet J.* 1982;14:16–24.
394. Nielsen IL, Jacobs KA, Huntington PJ, et al. Adverse reaction to procaine penicillin G in horses. *Aust Vet J.* 1988;65:181–185.
395. Orsini J, Divers T. *Equine Emergencies Treatment and Procedures*. 4th ed. St. Louis, MO: Elsevier Saunders; 2014.
396. Wagner B. Allergy. In: Filippe M, ed. *Equine Clinical Immunology*. Oxford, UK: John Wiley & Sons, Inc.; 2016.
397. Wagner B, Miller WH, Morgan EE, et al. IgE and IgG antibodies in skin allergy of the horse. *Vet Res.* 2006;37:813–825.
398. Lazary S, Marti E, Szalai G, et al. Studies on the frequency and associations of equine leucocyte antigens in sarcoid and summer dermatitis. *Anim Genet.* 1994;25(suppl 1):75–80.
399. Marti E, Gerber H, Lazary S. On the genetic basis of equine allergic diseases: II. Insect bite dermal hypersensitivity. *Equine Vet J.* 1992;24:113–117.
400. Wilson AD. Immune responses to ectoparasites of horses, with a focus on insect bite hypersensitivity. *Parasite Immunol.* 2014;36:560–572.
401. Bullone M, JP L. Recurrent airway obstruction and summer pasture-associated obstructive pulmonart disease. In: Filippe M, ed. *Equine Clinical Immunology*. Oxford, UK: John Wiley & Sons, Inc.; 2016.
402. Leclere M, Lavoie-Lamoureux A, Lavoie JP. Heaves, an asthma-like disease of horses. *Respirology*. 2011;16:1027–1046.
403. Schmallenbach KH, Rahman I, Sasse HH, et al. Studies on pulmonary and systemic *Aspergillus fumigatus*-specific IgE and IgG antibodies in horses affected with chronic obstructive pulmonary disease (COPD). *Vet Immunol Immunopathol.* 1998;66:245–256.
404. Kunzle F, Gerber V, Van Der Haegen A, et al. IgE-bearing cells in bronchoalveolar lavage fluid and allergen-specific IgE levels in sera from RAO-affected horses. *J Vet Med A Physiol Pathol Clin Med.* 2007;54:40–47.
405. Robinson NE, Derksen FJ, Olszewski MA, et al. The pathogenesis of chronic obstructive pulmonary disease of horses. *Vet J.* 1995;152:283–306.
406. Cordeau M-E, Joubert P, Dewachi O, et al. IL-4, IL-5 and IFN-g mRNA expression in pulmonary lymphocytes in equine heaves. *Vet Immunol Immunopathol.* 2004;97:87–96.
407. Ainsworth DM, Grunig G, Matychak MB, et al. Recurrent airway obstruction (RAO) in horses is characterized by IFN-gamma and IL-8 production in bronchoalveolar lavage cells. *Vet Immunol Immunopathol.* 2003;96:83–91.
408. Kleiber C, McGorum BC, Horohov DW, et al. Cytokine profiles of peripheral blood and airway CD4 and CD8 T lymphocytes in horses with recurrent airway obstruction. *Vet Immunol Immunopathol.* 2005;104:91–97.
409. Horohov DW, Beadle RE, Mouch S, et al. Temporal regulation of cytokine mRNA expression in equine recurrent airway obstruction. *Vet Immunol Immunopathol.* 2005;108:237–245.
410. Berndt A, Derksen FJ, Venta PJ, et al. Elevated amount of Toll-like receptor 4 mRNA in bronchial epithelial cells is associated with airway inflammation in horses with recurrent airway obstruction. *Am J Physiol.* 2007;292:L936–L943.
411. Traub-Dargatz JL, McClure JJ, Koch C, et al. Neonatal isoerythrolysis in mule foals. *J Am Vet Med Assoc.* 1995;206:67–70.
412. McClure JJ, Koch C, Traub-Dargatz J. Characterization of a red blood cell antigen in donkeys and mules associated with neonatal isoerythrolysis. *Anim Genet.* 1994;25:119–120.
413. Buechner-Maxwell V, Scott MA, Godber L, et al. Neonatal alloimmune thrombocytopenia in a quarter horse foal. *J Vet Intern Med.* 1997;11:304–308.
414. Ramirez S, Gaunt SD, McClure JJ, et al. Detection and effects on platelet function of anti-platelet antibody in mule foals with experimentally induced neonatal alloimmune thrombocytopenia. *J Vet Intern Med.* 1999;13:534–539.
415. Perkins GA, Miller WH, Divers TJ, et al. Ulcerative dermatitis, thrombocytopenia, and neutropenia in neonatal foals. *J Vet Intern Med.* 2005;19:211–216.
416. Galan JE, Timoney JF. Immune complexes in purpura hemorrhagica of the horse contain IgA and M antigen of *Streptococcus equi*. *J Immunol.* 1985;135:3134–3137.
417. Hunyadi L, Pusterla N. Purpura hemorrhagica. In: Filippe M, ed. *Equine Clinical Immunology*. Oxford, UK: John Wiley & Sons, Inc.; 2016.
418. Pusterla N, Watson JL, Affolter VK, et al. Purpura haemorrhagica in 53 horses. *Vet Rec.* 2003;153:118–121.
419. Divers TJ, Timoney JF, Lewis RM, et al. Equine glomerulonephritis and renal failure associated with complexes of group-C streptococcal antigen and IgG antibody. *Vet Immunol Immunopathol.* 1992;32:93–102.
420. Hines MT. Immunologically mediated ocular disease in the horse. *Vet Clin North Am Large Anim Pract.* 1984;6:501–512.
421. Deeg CA, Kaspers B, Gerhards H, et al. Immune responses to retinal autoantigens and peptides in equine recurrent uveitis. *Invest Ophthalmol Vis Sci.* 2001;42:393–398.
422. Davidson MG, Nasisse MP, Roberts SM. Immunodiagnosis of leptospiral uveitis in two horses. *Equine Vet J.* 1987;19:155–157.
423. Faber NA, Crawford M, LeFebvre RB, et al. Detection of Leptospira spp. in the aqueous humor of horses with naturally acquired recurrent uveitis. *J Clin Microbiol.* 2000;38:2731–2733.
424. Parma AE, Fernandez AS, Santisteban CG, et al. Tears and aqueous humor from horses inoculated with Leptospira contain antibodies which bind to cornea. *Vet Immunol Immunopathol.* 1987;14:181–185.
425. Gilger B. Recurrent uveitis. In: Filippe M, ed. *Equine Clinical Immunology*. Oxford, UK: John Wiley & Sons, Inc.; 2016.
426. Dwyer AE, Crockett RS, Kalsow CM. Association of leptospiral seroreactivity and breed with uveitis and blindness in horses: 372 cases (1986–1993). *J Am Vet Med Assoc.* 1995;207:1327–1331.
427. Gilger BC, Malok E, Cutter KV, et al. Characterization of T-lymphocytes in the anterior uvea of eyes with chronic equine recurrent uveitis. *Vet Immunol Immunopathol.* 1999;71:17–28.
428. Cines DB, Liebman H, Stasi R. Pathobiology of secondary immune thrombocytopenia. *Semin Hematol.* 2009;46:S2–S14.
429. Verma A, Kumar P, Babb K, et al. Cross-reactivity of antibodies against leptospiral recurrent uveitis-associated proteins A

and B (LruA and LruB) with eye proteins. *PLoS neglected tropical diseases*. 2010;4:e778.
430. McClure JJ. Equine autoimmunity. *Vet Clin North Am Equine Pract*. 2000;16:153–164.
431. Wilkerson MJ, Davis E, Shuman W, et al. Isotype-specific antibodies in horses and dogs with immune-mediated hemolytic anemia. *J Vet Intern Med*. 2000;14:190–196.
432. Divers T. Immune-mediated cytopenias. In: Filippe M, ed. *Equine Clinical Immunology*. Oxford, UK: John Wiley & Sons, Inc.; 2016.
433. Pfeiffer CJ, Spurlock S, Ball M. Ultrastructural aspects of equine pemphigus foliaceus-like dermatitis. Report of cases. *J Submicrosc Cytol Pathol*. 1988;20:453–461.
434. Vandenabeele SI, White SD, Affolter VK, et al. Pemphigus foliaceus in the horse: a retrospective study of 20 cases. *Vet Dermatol*. 2004;15:381–388.
435. Scott D, Miller W. *Equine Dermatology*. 2nd ed. Philadelphia, PA: Elsevier Saunders; 2011.
436. Winfield LD, White SD, Affolter VK, et al. Pemphigus vulgaris in a Welsh pony stallion: case report and demonstration of antidesmoglein autoantibodies. *Vet Dermatol*. 2013;24. 269–e260.
437. Geor RJ, Clark EG, Haines DM, et al. Systemic lupus erythematosus in a filly. *J Am Vet Med Assoc*. 1990;197:1489–1492.
438. Fordyce PS, Edington N, Bridges GC, et al. Use of an ELISA in the differential diagnosis of cauda equina neuritis and other equine neuropathies. *Equine Vet J*. 1987;19:55–59.
439. Wright JA, Fordyce P, Edington N. Neuritis of the cauda equina in the horse. *J Comp Pathol*. 1987;97:667–675.
440. Kadlubowski M, Ingram PL. Circulating antibodies to the neuritogenic myelin protein, P2, in neuritis of the cauda equina of the horse. *Nature*. 1981;293:299–300.
441. van Galen G, Cassart D, Sandersen C, et al. The composition of the inflammatory infiltrate in three cases of polyneuritis equi. *Equine Vet J*. 2008;40:185–188.
442. Hahn CN. Polyneuritis equi: the role of T-lymphocytes and importance of differential clinical signs. *Equine Vet J*. 2008;40:100.
443. Piercy RJ, Swardson CJ, Hinchcliff KW. Erythroid hypoplasia and anemia following administration of recombinant human erythropoietin to two horses. *J Am Vet Med Assoc*. 1998;212:244–247.
444. Woods PR, Campbell G, Cowell RL. Nonregenerative anaemia associated with administration of recombinant human erythropoetin to a Thoroughbred racehorses. *Equine Vet J*. 1997;29:326–328.
445. Perryman LE. Primary immunodeficiencies of horses. *Vet Clin North Am Equine Pract*. 2000;16:105–116. vii.
446. Sellon DC. Secondary immunodeficiencies of horses. *Vet Clin North Am Equine Pract*. 2000;16:117–130.
447. Crisman MV, Scarratt WK. Immunodeficiency disorders in horses. *Vet Clin North Am Equine Pract*. 2008;24: 299–310. vi.
448. Filippe M. Immunodeficiencies. In: Filippe M, ed. *Equine Clinical Immunology*. Oxford, UK: John Wiley & Sons, Inc.; 2016.
449. Clabough DL, Levine JF, Grant GL, et al. Factors associated with failure of passive transfer of colostral antibodies in Standardbred foals. *J Vet Intern Med*. 1991;5:335–340.
450. Stoneham SJ, Digby NJ, Ricketts SW. Failure of passive transfer of colostral immunity in the foal: incidence, and the effect of stud management and plasma transfusions. *Vet Rec*. 1991;128:416–419.
451. Raidal SL. The incidence and consequences of failure of passive transfer of immunity on a thoroughbred breeding farm. *Aust Vet J*. 1996;73:201–206.
452. Shin EK, Perryman LE, Meek K. A kinase-negative mutation of DNA-PK(CS) in equine SCID results in defective coding and signal joint formation. *J Immunol*. 1997;158:3565–3569.
453. McGuire TC, Poppie MJ, Banks KL. Combined (B- and T-lymphocyte) immunodeficiency: a fatal genetic disease in Arabian foals. *J Am Vet Med Assoc*. 1974;164:70–76.
454. Liepman RS, Dembek KA, Slovis NM, et al. Validation of IgG cut-off values and their association with survival in neonatal foals. *Equine Vet J*. 2015;47:526–530.
455. Leblanc MM. Immunologic considerations. In: Koterba AM, Drummond WH, Kosch PC, eds. *Equine clinical neonatology*. 1st ed. Philadelphia: Lea and Febiger; 1990:275–295.
456. Clabough DL, Conboy HS, Roberts MC. Comparison of four screening techniques for the diagnosis of equine neonatal hypogammaglobulinemia. *J Am Vet Med Assoc*. 1989;194: 1717–1720.
457. McCue PM. Evaluation of a turbidimetric immunoassay for measurement of plasma IgG concentration in foals. *Am J Vet Res*. 2007;68:1005–1009.
458. Davis DG, Schaefer DM, Hinchcliff KW, et al. Measurement of serum IgG in foals by radial immunodiffusion and automated turbidimetric immunoassay. *J Vet Intern Med*. 2005;19:93–96.
459. Riley CB, McClure JT, Low-Ying S, et al. Use of Fourier-transform infrared spectroscopy for the diagnosis of failure of transfer of passive immunity and measurement of immunoglobulin concentrations in horses. *J Vet Intern Med*. 2007;21:828–834.
460. Pusterla N, Pusterla JB, Spier SJ, et al. Evaluation of the SNAP foal IgG test for the semiquantitative measurement of immunoglobulin G in foals. *Vet Rec*. 2002;151:258–260.
461. Davis R, Giguere S. Evaluation of five commercially available assays and measurement of serum total protein concentration via refractometry for the diagnosis of failure of passive transfer of immunity in foals. *J Am Vet Med Assoc*. 2005;227:1640–1645.
462. Edwards DF, Parker JW, Wilkinson JE, et al. Plasma cell myeloma in the horse. A case report and literature review. [Review]. *J Vet Intern Med*. 1993;7:169–176.
463. Shin EK, Perryman LE, Meek K. Evaluation of a test for identification of Arabian horses heterozygous for the severe combined immunodeficiency trait. *J Am Vet Med Assoc*. 1997;211:1268–1270.
464. Fraser DG, Mealey RH, McGuire TC. Selecting peptides to optimize Th1 responses to an equine lentivirus using HLA-DR binding motifs and defined HIV-1 Th peptides. *Immunogenetics*. 2003;55:508–514.
465. Yu Y, Arora A, Min W, et al. U incorporation is an alternative non-radioactive assay to [(3)H]thymidine uptake for in vitro measurement of mice T-cell proliferations. *J Immunol Methods*. 2009;350:29–35.
466. McClure JT, Lunn DP, McGuirk SM. Combined immunodeficiency in 3 foals. *Equine Vet Educ*. 1993;5:14–18.
467. Hutchison JM, Garry FB, Belknap EB, et al. Prospective characterization of the clinicopathologic and immunologic features of an immunodeficiency syndrome affecting juvenile llamas. *Vet Immunol Immunopathol*. 1995;49:209–227.
468. Slack JA, Risdahl JM, Valberg S, et al. Effects of corticosteroids on equine IgG sub-isotype responses to vaccination. *Am J Vet Res*. 1997;61:1530–1533.
469. Flaminio MJ, Rush BR, Shuman W. Immunologic function in horses after non-specific immunostimulant administration. *Vet Immunol Immunopathol*. 1998;63:303–315.
470. Zink MC, Yager JA, Prescott JF, et al. In vitro phagocytosis and killing of *Corynebacterium equi* by alveolar macrophages of foals. *Am J Vet Res*. 1985;46:2171–2174.
471. Flaminio MJ, Rush BR, Davis EG, et al. Simultaneous flow cytometric analysis of phagocytosis and oxidative burst activity in equine leukocytes. *Vet Res Commun*. 2002;26:85–92.
472. Hormanski CE, Truax R, Pourciau SS, et al. Induction of lymphokine-activated killer cells of equine origin: specificity for equine target cells. *Vet Immunol Immunopathol*. 1992;32:25–36.

473. Lunn DP, Schram BR, Vagnoni KE, et al. Positive selection of EqCD8+ precursors increases equine lymphokine-activated killing. *Vet Immunol Immunopathol.* 1996;53:1–13.
474. Liu C, Betancourt A, Cohen DA, et al. Granzyme B-mRNA expression by equine lymphokine activated killer (LAK) cells is associated with the induction of apoptosis in target cells. *Vet Immunol Immunopathol.* 2011;143:108–115.
475. Canisso IF, Ball BA, Cray C, et al. Serum amyloid A and haptoglobin concentrations are increased in plasma of mares with ascending placentitis in the absence of changes in peripheral leukocyte counts or fibrinogen concentration. *Am J Reprod Immunol.* 2014;72:376–385.
476. Hooijberg EH, van den Hoven R, Tichy A, et al. Diagnostic and predictive capability of routine laboratory tests for the diagnosis and staging of equine inflammatory disease. *J Vet Intern Med.* 2014;28:1587–1593.
477. Leclere M, Lavoie-Lamoureux A, Lavoie JP. Acute phase proteins in racehorses with inflammatory airway disease. *J Vet Intern Med.* 2015;29:940–945.
478. Passamonti F, Vardi DM, Stefanetti V, et al. *Rhodococcus equi* pneumonia in foals: an assessment of the early diagnostic value of serum amyloid A and plasma fibrinogen concentrations in equine clinical practice. *Vet J.* 2015;203:211–218.
479. Pihl TH, Scheepers E, Sanz M, et al. Influence of disease process and duration on acute phase proteins in serum and peritoneal fluid of horses with colic. *J Vet Intern Med.* 2015;29:651–658.
480. Zabrecky KA, Slovis NM, Constable PD, et al. Plasma C-reactive protein and haptoglobin concentrations in critically ill neonatal foals. *J Vet Intern Med.* 2015;29:673–677.
481. Reis KJ. A hemolytic assay for the measurement of equine complement. *Vet Immunol Immunopathol.* 1989;23:129–137.
482. Grondahl G, Johannisson A, Jensen-Waern M, et al. Opsonization of yeast cells with equine iC3b, C3b, and IgG. *Vet Immunol Immunopathol.* 2001;80:209–223.
483. McGuire TC, Poppie MJ. Hypogammaglobulinemia and thymic hypoplasia in horses: a primary combined immunodeficiency disorder. *Infect Immun.* 1973;8:272–277.
484. Perryman LE. Molecular pathology of severe combined immunodeficiency in mice, horses, and dogs. *Veterinary pathology.* 2004;41:95–100.
485. Perryman LE, Torbeck RL. Combined immunodeficiency of Arabian horses: confirmation of autosomal recessive mode of inheritance. *J Am Vet Med Assoc.* 1980;176:1250–1251.
486. Wiler R, Leber R, Moore BB, et al. Equine severe combined immunodeficiency: a defect in V(D)J recombination and DNA-dependent protein kinase activity. In: *Proceedings of the National Academy of Sciences of the United States of America.* ;92. ; 1995:11485–11489.
487. Poppie MJ, McGuire TC. Combined immunodeficiency in foals of Arabian breeding: evaluation of mode of inheritance and estimation of prevalence of affected foals and carrier mares and stallions. *J Am Vet Med Assoc.* 1977;170:31–33.
488. Bernoco D, Bailey E. Frequency of the SCID gene among Arabian horses in the USA. *Anim Genet.* 1998;29:41–42.
489. Ding Q, Bramble L, Yuzbasiyan-Gurkan V, et al. DNA-PKcs mutations in dogs and horses: allele frequency and association with neoplasia. *Gene.* 2002;283:263–269.
490. Perryman LE, McGuire TC, Crawford TB. Maintenance of foals with combined immunodeficiency: causes and control of secondary infections. *Am J Vet Res.* 1978;39:1043–1047.
491. Bjorneby JM, Leach DR, Perryman LE. Persistent cryptosporidiosis in horses with severe combined immunodeficiency. *Infect Immun.* 1991;59:3823–3826.
492. Bue CM, Davis WC, Magnuson NS, et al. Correction of equine severe combined immunodeficiency by bone marrow transplantation. *Transplantation.* 1986;42:14–19.
493. Perryman LE, Bue CM, Magnuson NS, et al. Immunologic reconstitution of foals with combined immunodeficiency. *Vet Immunol Immunopathol.* 1987;17:495–508.
494. Holliman A, Scholes SP. Possible immune deficiency in Fell ponies. *Vet Rec.* 1995;137:176.
495. Scholes SF, Holliman A, May PD, et al. A syndrome of anaemia, immunodeficiency and peripheral ganglionopathy in Fell pony foals. *Vet Rec.* 1998;142:128–134.
496. Fox-Clipsham L, Swinburne JE, Papoula-Pereira RI, et al. Immunodeficiency/anaemia syndrome in a Dales pony. *Vet Rec.* 2009;165:289–290.
497. Fox-Clipsham LY, Brown EE, Carter SD, et al. Population screening of endangered horse breeds for the foal immunodeficiency syndrome mutation. *Vet Rec.* 2011;169:655.
498. Fox-Clipsham LY, Carter SD, Goodhead I, et al. Identification of a mutation associated with fatal Foal Immunodeficiency Syndrome in the Fell and Dales pony. *PLoS genetics.* 2011;7:e1002133.
499. Butler CM, Westermann CM, Koeman JP, et al. The Fell pony immunodeficiency syndrome also occurs in the Netherlands: a review and six cases. *Tijdschr Diergeneeskd.* 2006;131:114–118.
500. Gardner RB, Hart KA, Stokol T, et al. Fell Pony syndrome in a pony in North America. *J Vet Intern Med.* 2006;20:198–203.
501. Richards AJ, Kelly DF, Knottenbelt DC, et al. Anaemia, diarrhoea and opportunistic infections in Fell ponies. *Equine Vet J.* 2000;32:386–391.
502. Tallmadge RL, Stokol T, Gould-Earley MJ, et al. Fell Pony syndrome: characterization of developmental hematopoiesis failure and associated gene expression profiles. *Clin Vaccine Immunol.* 2012;19:1054–1064.
503. Thomas GW, Bell SC, Carter SD. Immunoglobulin and peripheral B-lymphocyte concentrations in Fell pony foal syndrome. *Equine Vet J.* 2005;37:48–52.
504. Thomas GW, Bell SC, Phythian C, et al. Aid to the antemortem diagnosis of Fell pony foal syndrome by the analysis of B lymphocytes. *Vet Rec.* 2003;152:618–621.
505. Bell SC, Savidge C, Taylor P, et al. An immunodeficiency in Fell ponies: a preliminary study into cellular responses. *Equine Vet J.* 2001;33:687–692.
506. Carter SD, Fox-Clipsham LY, Christley R, et al. Foal immunodeficiency syndrome: carrier testing has markedly reduced disease incidence. *Vet Rec.* 2013;172:398.
507. Pellegrini-Masini A, Bentz AI, Johns IC, et al. Common variable immunodeficiency in three horses with presumptive bacterial meningitis. *J Am Vet Med Assoc.* 2005;227:114–122. 187.
508. Flaminio MJ, LaCombe V, Kohn CW, et al. Common variable immunodeficiency in a horse. *J Am Vet Med Assoc.* 2002;221:1296–1302.
509. Flaminio MJ, Tallmadge RL, Salles-Gomes CO, et al. Common variable immunodeficiency in horses is characterized by B cell depletion in primary and secondary lymphoid tissues. *J Clin Immunol.* 2009;29:107–116.
510. Tallmadge RL, Shen L, Tseng CT, et al. Bone marrow transcriptome and epigenome profiles of equine common variable immunodeficiency patients unveil block of B lymphocyte differentiation. *Clin Immunol.* 2015;160:261–276.
511. Tallmadge RL, Such KA, Miller KC, et al. Expression of essential B cell development genes in horses with common variable immunodeficiency. *Mol Immunol.* 2012;51:169–176.
512. Perryman LE, McGuire TC, Hilbert BJ. Selective immunoglobulin M deficiency in foals. *J Am Vet Med Assoc.* 1977;170:212–215.
513. Weldon AD, Zhang C, Antczak DF, et al. Selective IgM deficiency and abnormal B-cell response in a foal. *J Am Vet Med Assoc.* 1992;201:1396–1398.
514. Perryman LE, McGuire TC. Evaluation for immune system failures in horses and ponies. *J Am Vet Med Assoc.* 1980;176:1374–1377.
515. Louis AG, Gupta S. Primary selective IgM deficiency: an ignored immunodeficiency. *Clin Rev Allergy Immunol.* 2014;46:104–111.

516. Perkins GA, Nydam DV, Flaminio MJ, et al. Serum IgM concentrations in normal, fit horses and horses with lymphoma or other medical conditions. *J Vet Intern Med.* 2003;17:337–342.
517. Boy MG, Zhang C, Antczak DF, et al. Unusual selective immunoglobulin deficiency in an arabian foal. *J Vet Intern Med.* 1992;6:201–205.
518. McGuire TC, Poppie MJ, Banks KL. Hypogammaglobulinemia predisposing to infection in foals. *J Am Vet Med Assoc.* 1975;166:71–75.
519. Deem DA, Traver DS, Thacker HL, et al. Agammaglobulinaemia in a horse. *J Am Vet Med Assoc.* 1979;175:469–472.
520. Banks KL, McGuire TC, Jerrells R. Absence of B lymphocytes in a horse with primary agammaglobulinaemia. *Clin Immunol Immunopathol.* 1976;5:282–290.
521. Vetrie D, Vorechovsky I, Sideras P, et al. The gene involved in X-linked agammaglobulinaemia is a member of the src family of protein-tyrosine kinases. *Nature.* 1993;361:226–233.
522. McGuire TC, Crawford TB, Hallowell AL, et al. Failure of colostral immunoglobulin transfer as an explanation for most infections and deaths of neonatal foals. *J Am Vet Med Assoc.* 1977;170:1302–1304.
523. Koterba AM, Brewer BD, Tarplee FA. Clinical and clinicopathological characteristics of the septicaemic neonatal foal: review of 38 cases. *Equine Vet J.* 1984;16:376–382.
524. Rouse BT, Ingram DG. The total protein and immunoglobulin profile of equine colostrum and milk. *Immunology.* 1970;19:901–907.
525. Roopenian DC, Akilesh S. FcRn: the neonatal Fc receptor comes of age. *Nat Rev Immunol.* 2007;7:715–725.
526. Cervenak J, Kacskovics I. The neonatal Fc receptor plays a crucial role in the metabolism of IgG in livestock animals. *Vet Immunol Immunopathol.* 2009;128:171–177.
527. Kacskovics I. Fc receptors in livestock species. *Vet Immunol Immunopathol.* 2004;102:351–362.
528. Mayer B, Doleschall M, Bender B, et al. Expression of the neonatal Fc receptor (FcRn) in the bovine mammary gland. *J Dairy Res.* 2005;72:107–112. Spec No.
529. Jeffcott LB. Duration of permeability of the intestine to macromolecules in the newly-born foal. *Vet Rec.* 1971;88:340–341.
530. Jeffcott LB. Passive immunity and its transfer with special reference to the horse. *Biol Rev Camb Philos Soc.* 1972;47:439–464.
531. Perkins GA, Goodman LB, Wimer C, et al. Maternal T-lymphocytes in equine colostrum express a primarily inflammatory phenotype. *Vet Immunol Immunopathol.* 2014;161:141–150.
532. Morris DD, Meirs DA, Merryman GS. Passive transfer failure in horses: incidence and causative factors on a breeding farm. *Am J Vet Res.* 1985;46:2294–2299.
533. McClure JT, DeLuca JL, Miller J. Comparison of five screening tests for detection of failure of passive transfer in foals. *J Vet Intern Med: ACVIM 20th Annual Veterinary Medical Forum Abstract Program.* 2002;16:336.
534. LeBlanc MM, Tran T, Baldwin JL, et al. Factors that influence passive transfer of immunoglobulins in foals. *J Am Vet Med Assoc.* 1992;200:179–183.
535. Le Jan C. Cellular components of mammary secretions and neonatal immunity: a review. *Vet Res.* 1996;27:403–417.
536. Xu RJ. Development of the newborn GI tract and its relation to colostrum/milk intake: a review. *Reprod Fertil Dev.* 1996;8:35–48.
537. Pearson RC, Hallowell AL, Bayly WM, et al. Times of appearance and disappearance of colostral IgG in the mare. *Am J Vet Res.* 1984;45:186–190.
538. Townsend HG, Tabel H, Bristol FM. Induction of parturition in mares: effect on passive transfer of immunity to foals. *J Am Vet Med Assoc.* 1983;182:255–257.
539. Lavoie JP, Spensley MS, Smith BP, et al. Colostral volume and immunoglobulin G and M determinations in mares. *Am J Vet Res.* 1989;50:466–470.
540. Knottenbelt D, Holdstock N, Madigan J. *Equine Neonatology Medicine and Surgery.* Philadelphia, PA: Elsevier Saunders; 2004.
541. Rumbaugh GE, Ardans AA, Ginno D, et al. Measurement of neonatal equine immunoglobulins for assessment of colostral immunoglobulin transfer: comparison of single radial immunodiffusion with the zinc sulfate turbidity test, serum electrophoresis, refractometry for total serum protein, and the sodium sulfite precipitation test. *J Am Vet Med Assoc.* 1978;172:321–325.
542. Korosue K, Murase H, Sato F, et al. Correlation of serum IgG concentration in foals and refractometry index of the dam's pre- and post-parturient colostrums: an assessment for failure of passive transfer in foals. *J Vet Med Sci.* 2012;74:1387–1395.
543. Hines MT, Schott 2nd HC, Bayly WM, et al. Exercise and immunity: a review with emphasis on the horse. *J Vet Intern Med.* 1996;10:280–289.
544. Horohov DW, Dimock A, Guirnalda P, et al. Effect of exercise on the immune response of young and old horses. *Am J Vet Res.* 1999;60:643–647.
545. Horohov DW, Keadle TL, Pourciau SS, et al. Mechanism of exercise-induced augmentation of lymphokine activated killer (LAK) cell activity in the horse. *Vet Immunol Immunopathol.* 1996;53:221–233.
546. Nesse LL, Johansen GI, Blom AK. Effects of racing on lymphocyte proliferation in horses. *Am J Vet Res.* 2002;63:528–530.
547. Raidal SL, Rose RJ, Love DN. Effects of training on resting peripheral blood and BAL-derived leucocyte function in horses. *Equine Vet J.* 2001;33:238–243.
548. Wong CW, Smith SE, Thong YH, et al. Effects of exercise stress on various immune functions in horses. *Am J Vet Res.* 1992;53:1414–1417.
549. Wong CW, Thompson HL, Thong YH, et al. Effect of strenuous exercise stress on chemiluminescence response of equine alveolar macrophages. *Equine Vet J.* 1990;22:33–35.
550. Robson PJ, Alston TD, Myburgh KH. Prolonged suppression of the innate immune system in the horse following an 80 km endurance race. *Equine Vet J.* 2003;35:133–137.
551. Liburt NR, Adams AA, Betancourt A, et al. Exercise-induced increases in inflammatory cytokines in muscle and blood of horses. *Equine Vet J Suppl.* 2010:280–288.
552. Donovan DC, Jackson CA, Colahan PT, et al. Assessment of exercise-induced alterations in neutrophil function in horses. *Am J Vet Res.* 2007;68:1198–1204.
553. Folsom RW, Littlefield-Chabaud MA, French DD, et al. Exercise alters the immune response to equine influenza virus and increases susceptibility to infection. *Equine Vet J.* 2001;33:664–669.
554. Gross DK, Hinchcliff KW, French PS, et al. Effect of moderate exercise on the severity of clinical signs associated with influenza virus infection in horses. *Equine Vet J.* 1998;30:489–497.
555. Horohov DW. Is exercise bad for the immune system? *Equine Vet J.* 2003;35:113–116.
556. Hoffman AM, Viel L, Prescott JF. Microbiologic changes during antimicrobial treatment and rate of relapse of distal respiratory tract infections in foals. *Am J Vet Res.* 1993;54:1608–1614.
557. Hansen S, Baptiste KE, Fjeldborg J, et al. A review of the equine age-related changes in the immune system: comparisons between human and equine aging, with focus on lung-specific immune-aging. *Ageing Res Rev.* 2015;20:11–23.
558. Horohov DW, Adams AA, Chambers TM. Immunosenescence of the equine immune system. *J Comp Pathol.* 2010;142(suppl 1):S78–S84.
559. Boraschi D, Italiani P. Immunosenescence and vaccine failure in the elderly: strategies for improving response. *Immunol Lett.* 2014;162:346–353.
560. Fulop T, Le Page A, Fortin C, et al. Cellular signaling in the aging immune system. *Curr Opin Immunol.* 2014;29:105–111.

561. Horohov DW, Kydd JH, Hannant D. The effect of aging on T cell responses in the horse. *Dev Comp Immunol.* 2002;26:121–128.
562. McFarlane D, Sellon DC, Gibbs SA. Age-related quantitative alterations in lymphocyte subsets and immunoglobulin isotypes in healthy horses. *Am J Vet Res.* 2001;62:1413–1417.
563. Adams AA, Breathnach CC, Katepalli MP, et al. Advanced age in horses affects divisional history of T cells and inflammatory cytokine production. *Mech Ageing Dev.* 2008;129:656–664.
564. Adams AA, Katepalli MP, Kohler K, et al. Effect of body condition, body weight and adiposity on inflammatory cytokine responses in old horses. *Vet Immunol Immunopathol.* 2009;127:286–294.
565. Hansen S, Sun L, Baptiste KE, et al. Age-related changes in intracellular expression of IFN-gamma and TNF-alpha in equine lymphocytes measured in bronchoalveolar lavage and peripheral blood. *Dev Comp Immunol.* 2013;39:228–233.
566. Hansen S, Baptiste KE, Fjeldborg J, et al. A comparison of pro-inflammatory cytokine mRNA expression in equine bronchoalveolar lavage (BAL) and peripheral blood. *Vet Immunol Immunopathol.* 2014;158:238–243.
567. Franzke B, Neubauer O, Wagner KH. Super DNAging-New insights into DNA integrity, genome stability and telomeres in the oldest old. *Mutat Res Rev Mutat Res.* 2015;766:48–57.
568. Katepalli MP, Adams AA, Lear TL, et al. The effect of age and telomere length on immune function in the horse. *Dev Comp Immunol.* 2008;32:1409–1415.
569. Muirhead TL, McClure JT, Wichtel JJ, et al. The effect of age on serum antibody titers after rabies and influenza vaccination in healthy horses. *J Vet Intern Med.* 2008;22:654–661.
570. Adams AA, Sturgill TL, Breathnach CC, et al. Humoral and cell-mediated immune responses of old horses following recombinant canarypox virus vaccination and subsequent challenge infection. *Vet Immunol Immunopathol.* 2011;139:128–140.
571. Perryman LE, Wyatt CR, Magnuson NS. Biochemical and functional characterization of lymphocytes from a horse with lymphosarcoma and IgM deficiency. *Comp Immunol Microbiol Infect Dis.* 1984;7:53–62.
572. Furr MO, Crisman MV, Robertson J, et al. Immunodeficiency associated with lymphosarcoma in a horse. *J Am Vet Med Assoc.* 1992;201:307–309.
573. Dopson LC, Reed SM, Roth JA, et al. Immunosuppression associated with lymphosarcoma in two horses. *J Am Vet Med Assoc.* 1983;182:1239–1241.
574. Buechner-Maxwell V, Zhang C, Robertson J, et al. Intravascular leukostasis and systemic aspergillosis in a horse with subleukemic acute myelomonocytic leukemia. *J Vet Intern Med.* 1994;8:258–263.
575. Tumas DB, Hines MT, Perryman LE, et al. Corticosteroid immunosuppression and monoclonal antibody-mediated CD5+ T lymphocyte depletion in normal and equine infectious anaemia virus-carrier horses. *J Gen Virol.* 1994;75(Pt 5):959–968.
576. Kono Y, Hirasawa K, Fukunaga Y, et al. Recrudescence of equine infectious anemia by treatment with immunosuppressive drugs. *Natl Inst Anim Health Q (Tokyo).* 1976;16:8–15.
577. Craigo JK, Leroux C, Howe L, et al. Transient immune suppression of inapparent carriers infected with a principal neutralizing domain-deficient equine infectious anaemia virus induces neutralizing antibodies and lowers steady-state virus replication. *J Gen Virol.* 2002;83:1353–1359.
578. Gibson JS, Slater JD, Field HJ. The pathogenicity of Ab4p, the sequenced strain of equine herpesvirus-1, in specific pathogen-free foals. *Virology.* 1992;189:317–319.
579. Mair TS. Bacterial pneumonia associated with corticosteroid therapy in three horses. *Vet Rec.* 1996;138:205–207.
580. DeKruyff RH, Fang Y, Umetsu DT. Corticosteroids enhance the capacity of macrophages to induce Th2 cytokine synthesis in CD4+ lymphocytes by inhibiting IL-12 production. *J Immunol.* 1998;160:2231–2237.
581. Ramierz F, Fowell DJ, Puklavec M, et al. Glucocorticoids promote a TH2 cytokine response by CD4+ T cells in vitro. *J Immunol.* 1996;156:2406–2412.
582. Allen GP, Kydd JH, Slater JD, et al. Advances in understanding of the pathogenesis, epidemiology, and immunological control of equid herpesvirus) abortion. In: Wernery U, Wade JF, Mumford JA, Kaaden O-R, eds. *Equine infectious diseases VIII. Proceedings of the Eighth International Conference.* Dubai: 23rd-26th March, 1998, 1 ed. Newmarket: R & W Publications; 1999:129–146.
583. Bryans JT, Allen GP. Herpesviral diseases of the horse. In: Wittmann G, ed. *Herpesvirus diseases of cattle, horses, and pigs.* Boston: Kluwer Academic Publishers; 1989:176–229.
584. Newman MJ, Issel CJ, Truax RE, et al. Transient suppression of equine immune responses by equine infectious anemia virus (EIAV). *Virology.* 1991;184:55–66.
585. Murakami K, Sentsui H, Shibahara T, et al. Reduction of CD4+ and CD8+ T lymphocytes during febrile periods in horses experimentally infected with equine infectious anemia virus. *Vet Immunol Immunopathol.* 1999;67:131–140.
586. McClure JJ, Addison JD, Miller RI. Immunodeficiency manifested by oral candidiasis and bacterial septicemia in foals. *J Am Vet Med Assoc.* 1985;186:1195–1197.
587. Freestone JF, Hietala S, Moulton J, et al. Acquired immunodeficiency in a seven-year-old horse. *J Am Vet Med Assoc.* 1987;190:689–691.
588. Wilckens T, De Rijk R. Glucocorticoids and immune function: unknown dimensions and new frontiers. [Review] [74 refs]. *Immunol Today.* 1997;18:418–424.
589. Blotta MH, DeKruyff RH, Umetsu DT. Corticosteroids inhibit IL-12 production in human monocytes and enhance their capacity to induce IL-4 synthesis in CD4+ lymphocytes. *J Immunol.* 1997;158:5589–5595.
590. Franchimont D, Louis E, Dewe W, et al. Effects of dexamethasone on the profile of cytokine secretion in human whole blood cell cultures. *Regul Pept.* 1998;73:59–65.
591. Morris DD, Strzemienski PJ, Gaulin G, et al. The effects of corticosteroid administration on the migration, phagocytosis and bactericidal capacity of equine neutrophils. *Cornell Vet.* 1988;78:243–252.
592. Burton JL, Kehrli Jr ME, Kapil S, et al. Regulation of L-selectin and CD18 on bovine neutrophils by glucocorticoids: effects of cortisol and dexamethasone. *J Leukoc Biol.* 1995;57:317–325.
593. Filippe M. Immunosupressive therapy. In: Filippe M, ed. *Equine Clinical Immunology.* Oxford, UK: John Wiley & Sons, Inc.; 2016.
594. Gibson JS, Slater JD, Awan AR, et al. Pathogenesis of equine herpesvirus-1 in specific pathogen-free foals: primary and secondary infections and reactivation. *Arch Virol.* 1992;123:351–366.
595. Bathe AP. The corticosteroid laminitis story: 3. The clinician's viewpoint. *Equine Vet J.* 2007;39:12–13.
596. Bailey SR, Elliott J. The corticosteroid laminitis story: 2. Science of if, when and how. *Equine Vet J.* 2007;39:7–11.
597. Dutton H. The corticosteroid laminitis story: 1. Duty of care. *Equine Vet J.* 2007;39:5–6.
598. Johnson PJ, Slight SH, Ganjam VK, et al. Glucocorticoids and laminitis in the horse. *Vet Clin North Am Equine Pract.* 2002;18:219–236.
599. Saulez MN, Schlipf Jr JW, Cebra CK, et al. Use of chemotherapy for treatment of a mixed-cell thoracic lymphoma in a horse. *J Am Vet Med Assoc.* 2004;224:733–738. 699.
600. Messer NTt, Arnold K. Immune-mediated hemolytic anemia in a horse. *J Am Vet Med Assoc.* 1991;198:1415–1416.

601. Humber KA, Beech J, Cudd TA, et al. Azathioprine for treatment of immune-mediated thrombocytopenia in two horses. *J Am Vet Med Assoc*. 1991;199:591–594.
602. McGurrin MK, Arroyo LG, Bienzle D. Flow cytometric detection of platelet-bound antibody in three horses with immune-mediated thrombocytopenia. *J Am Vet Med Assoc*. 2004;224: 83–87. 53.
603. Gratzek AT, Kaswan RL, Martin CL, et al. Ophthalmic cyclosporine in equine keratitis and keratouveitis: 11 cases. *Equine Vet J*. 1995;27:327–333.
604. Gilger BC, Wilkie DA, Davidson MG, et al. Use of an intravitreal sustained-release cyclosporine delivery device for treatment of equine recurrent uveitis. *Am J Vet Res*. 2001;62: 1892–1896.
605. Gilger BC, Michau TM, Salmon JH. Immune-mediated keratitis in horses: 19 cases (1998–2004). *Vet Ophthalmol*. 2005;8:233–239.
606. Gilger BC, Malok E, Stewart T, et al. Effect of an intravitreal cyclosporine implant on experimental uveitis in horses. *Vet Immunol Immunopathol*. 2000;76:239–255.
607. Gilger BC, Wilkie DA, Clode AB, et al. Long-term outcome after implantation of a suprachoroidal cyclosporine drug delivery device in horses with recurrent uveitis. *Vet Ophthalmol*. 2010;13:294–300.
608. Moore BR. Clinical application of interferons in large animal medicine. *J Am Vet Med Assoc*. 1996;208:1711–1715.
609. Rush BR, Flaminio MJ. Immunomodulation in horses. *Vet Clin North Am Equine Pract*. 2000;16:183–197. viii.
610. Davis E. Immunomodulators. In: Filippe M, ed. *Equine Clinical Immunology*. Oxford, UK: John Wiley & Sons, Inc.; 2016.
611. Moore BR, Krakowka S, Robertson JT, et al. Cytologic evaluation of bronchoalveolar lavage fluid obtained from Standardbred racehorses with inflammatory airway disease. *Am J Vet Res*. 1995;56:562–567.
612. Moore BR, Krakowka S, Cummins JM, et al. Changes in airway inflammatory cell populations in standardbred racehorses after interferon-alpha administration. *Vet Immunol Immunopathol*. 1996;49:347–358.
613. Moore BR, Krakowka S, McVey DS, et al. Inflammatory markers in bronchoalveolar lavage fluid of standardbred racehorses with inflammatory airway disease: response to interferon-alpha. *Equine Vet J*. 1997;29:142–147.
614. Moore I, Horney B, Day K, et al. Treatment of inflammatory airway disease in young Standardbreds with interferon alpha. *Can Vet J*. 2004;45:594–601.
615. Zinkl JG, Madigan JE, Fridmann DM, et al. Haematological, bone marrow and clinical chemical changes in neonatal foals given canine recombinant granulocyte-colony stimulating factor. *Equine Vet J*. 1994;26:313–318.
616. Madigan JE, Zinkl JG, Fridmann DM, et al. Preliminary studies of recombinant bovine granulocyte-colony stimulating factor on haematological values in normal neonatal foals. *Equine Vet J*. 1994;26:159–161.
617. Wong DM, Alcott CJ, Clark SK, et al. Alloimmune neonatal neutropenia and neonatal isoerythrolysis in a Thoroughbred colt. *J Vet Diagn Invest*. 2012;24:219–226.
618. Davis EG, Rush B, Bain F, et al. Neonatal neutropenia in an Arabian foal. *Equine Vet J*. 2003;35:517–520.
619. Rush BR, Lunn DP. Immunomodulation in horses: indications and preparations. In: *Proceeding of the 50th Annual Convention of the American Association of Equine Practitioners*. Denver: Colorado; 2004:454–458.
620. Paillot R. A systematic review of the immune-modulators *Parapoxvirus ovis* and *Propionibacterium acnes* for the prevention of respiratory disease and other infections in the horse. *Vet Immunol Immunopathol*. 2013;153:1–9.
621. Audibert FM, Lise LD. Adjuvants: current status, clinical perspectives and future prospects. *Trends Pharmacol Sci*. 1993;14:174–178.
622. Fumuso E, Giguere S, Wade J, et al. Endometrial IL-1beta, IL-6 and TNF-alpha, mRNA expression in mares resistant or susceptible to post-breeding endometritis. Effects of estrous cycle, artificial insemination and immunomodulation. *Vet Immunol Immunopathol*. 2003;96:31–41.
623. Bergvall KE. Sarcoids. *Vet Clin North Am Equine Pract*. 2013;29:657–671.
624. Davis EG, Rush BR, Blecha F. Increases in cytokine and antimicrobial peptide gene expression in horses by immunomodulation with Propionibacterium acnes. *Vet Ther*. 2003;4:5–11.
625. Sturgill TL, Strong D, Rashid C, et al. Effect of Propionibacterium acnes-containing immunostimulant on interferon-gamma (IFNgamma) production in the neonatal foal. *Vet Immunol Immunopathol*. 2011;141:124–127.
626. Ryan C, Giguere S, Fultz L, et al. Effects of two commercially available immunostimulants on leukocyte function of foals following ex vivo exposure to *Rhodococcus equi*. *Vet Immunol Immunopathol*. 2010;138:198–205.
627. ZiebellKL,SteinmannH,KretzdornD,etal.TheuseofBaypamun N in crowding associated infectious respiratory disease: efficacy of Baypamun N (freeze dried product) in 4-10 month old horses. *Zentralbl Veterinarmedizin Reihe B J Vet Med Series B*. 1997;44:529–536.
628. Adams AA, Horohov DW. The effect of an immunomodulator (parapoxvirus ovis) on cell-mediated immunity (CMI) in abruptly weaned foals. *Vet Immunol Immunopathol*. 2013;153:118–122.
629. Lunn DP, Rush BR. Immunomodulation: Principles and Mechanisms. In: *Proceeding of the 50th Annual Convention of the American Association of Equine Practitioners*. Denver: Colorado; 2004:447–453.
630. Ons E, Van Brussel L, Lane S, et al. Efficacy of a *Parapoxvirus ovis*-based immunomodulator against equine herpesvirus type 1 and *Streptococcus equi equi* infections in horses. *Vet Microbiol*. 2014;173:232–240.
631. Horohov DW, Breathnach CC, Sturgill TL, et al. In vitro and in vivo modulation of the equine immune response by parapoxvirus ovis. *Equine Vet J*. 2008;40:468–472.
632. Sturgill TL, Giguere S, Franklin RP, et al. Effects of inactivated parapoxvirus ovis on the cumulative incidence of pneumonia and cytokine secretion in foals on a farm with endemic infections caused by *Rhodococcus equi*. *Vet Immunol Immunopathol*. 2011;140:237–243.
633. Studer U, Marti E, Stornetta D, et al. [The therapy of equine sarcoid with a non-specific immunostimulator—the epidemiology and spontaneous regression of sarcoids]. Schweizer Archiv fur Tierheilkunde|Sat. *Schweiz Arch Tierheilkd*. 1997;139:385–391.
634. Hacker G, Redecke V, Hacker H. Activation of the immune system by bacterial CpG-DNA. *Immunology*. 2002;105:245–251.
635. Rankin R, Pontarollo R, Ioannou X, et al. CpG motif identification for veterinary and laboratory species demonstrates that sequence recognition is highly conserved. *Antisense Nucleic Acid Drug Dev*. 2001;11:333–340.
636. Sato Y, Roman M, Tighe H, et al. Immunostimulatory DNA sequences necessary for effective intradermal gene immunization. *Science*. 1996;273:352–354.
637. Whitmore MM, Li S, Falo Jr L, et al. Systemic administration of LPD prepared with CpG oligonucleotides inhibits the growth of established pulmonary metastases by stimulating innate and acquired antitumor immune responses. *Cancer Immunol Immunother*. 2001;50:503–514.
638. Lopez AM, Hecker R, Mutwiri G, et al. Formulation with CpG ODN enhances antibody responses to an equine influenza virus vaccine. *Vet Immunol Immunopathol*. 2006;114:103–110.
639. Bordin AI, Liu M, Nerren JR, et al. Neutrophil function of neonatal foals is enhanced in vitro by CpG oligodeoxynucleotide stimulation. *Vet Immunol Immunopathol*. 2012;145:290–297.

640. Liu M, Liu T, Bordin A, et al. Activation of foal neutrophils at different ages by CpG oligodeoxynucleotides and *Rhodococcus equi*. *Cytokine*. 2009;48:280–289.
641. Cohen ND, Bourquin JR, Bordin AI, et al. Intramuscular administration of a synthetic CpG-oligodeoxynucleotide modulates functional responses of neutrophils of neonatal foals. *PloS one*. 2014;9:e109865.
642. Babiuk LA, Misra V. Levamisole and bovine immunity: in vitro and in vivo effects on immune responses to herpesvirus immunization. *Can J Microbiol*. 1981;27:1312–1319.
643. Roth JA, Kaeberle ML. Effect of levamisole on lymphocyte blastogenesis and neutrophil function in dexamethasone-treated cattle. *Am J Vet Res*. 1984;45:1781–1784.
644. Lunn DP, Townsend HGG. Equine vaccination. *Vet Clin North Am Equine Pract*. 2000;16:199–226.
645. Bordin A, Cohen N. Types of vaccines. In: Filippe M, ed. *Equine Clinical Immunology*. Oxford, UK: John Wiley & Sons, Inc.; 2016.
646. Cohen N, Bordin A. Principles of vaccination. In: Filippe M, ed. *Equine Clinical Immunology*. Oxford, UK: John Wiley & Sons, Inc.; 2016.
647. Wilson W, Pusturla N, Long M. Immunoprophylaxis. In: Sellon D, Long M, eds. *Equine Infectious Diseases*. 2nd ed. Philadelphia, PA: Saunders Elsevier; 2014.
648. Horohov DW, Dunham J, Liu C, et al. Characterization of the in situ immunological responses to vaccine adjuvants. *Vet Immunol Immunopathol*. 2015;164:24–29.
649. Savage CJ. Diseases of the liver. In: Moore J, ed. *Equine Medicine and Surgery*. 5th ed. St. Louis: Mosby Inc; 1999:816–833.
650. Ramsay JD, Evanoff R, Wilkinson Jr TE, et al. Experimental transmission of equine hepacivirus in horses as a model for hepatitis C virus. *Hepatology (Baltimore, Md)*. 2015;61:1533–1546.
651. Marti E, Horohov DW, Antzak DF, et al. Advances in equine immunology: Havemeyer workshop reports from Santa Fe, New Mexico, and Hortobagy, Hungary. *Vet Immunol Immunopathol*. 2003;91:233–243.
652. Crameri R. Allergy vaccines: dreams and reality. *Expert Rev Vaccines*. 2007;6:991–999.
653. Jose-Cunilleras E, Kohn CW, Hillier A, et al. Intradermal testing in healthy horses and horses with chronic obstructive pulmonary disease, recurrent urticaria, or allergic dermatitis. *J Am Vet Med Assoc*. 2001;219:1115–1121.
654. Barbet JL, Bevier D, Greiner EC. Specific immunotherapy in the treatment of *Culicoides* hypersensitive horses: a double-blind study. *Equine Vet J*. 1990;22:232–235.
655. Ginel PJ, Hernandez E, Lucena R, et al. Allergen-specific immunotherapy in horses with insect bite hypersensitivity: a double-blind, randomized, placebo-controlled study. *Vet Dermatol*. 2014;25. 29–e10.
656. Peeters LM, Janssens S, Goddeeris BM, et al. Evaluation of an IgE ELISA with Culicoides spp. extracts and recombinant salivary antigens for diagnosis of insect bite hypersensitivity in Warmblood horses. *Vet J*. 2013;198:141–147.
657. van der Meide NM, Savelkoul HF, Meulenbroeks C, et al. Evaluation of a diagnostic ELISA for insect bite hypersensitivity in horses using recombinant Obsoletus complex allergens. *Vet J*. 2014;200:31–37.
658. Marti E, Wang X, Jambari NN, et al. Novel in vitro diagnosis of equine allergies using a protein array and mathematical modelling approach: a proof of concept using insect bite hypersensitivity. *Vet Immunol Immunopathol*. 2015;167:171–177.
659. Stepnik CT, Outerbridge CA, White SD, et al. Equine atopic skin disease and response to allergen-specific immunotherapy: a retrospective study at the University of California–Davis (1991–2008). *Vet Dermatol*. 2012;23:29–35. e27.
660. Jonsdottir S, Hamza E, Janda J, et al. Developing a preventive immunization approach against insect bite hypersensitivity using recombinant allergens: A pilot study. *Vet Immunol Immunopathol*. 2015;166:8–21.
661. Jahn-Schmid B, Wiedermann U, Bohle B, et al. Oligodeoxynucleotides containing CpG motifs modulate the allergic TH2 response of BALB/c mice to Bet v 1, the major birch pollen allergen. *J Allergy Clin Immunol*. 1999;104:1015–1023.
662. Goodman JS, Van Uden JH, Kobayashi H, et al. DNA immunotherapeutics: new potential treatment modalities for allergic disease. *Int Arch Allergy Immunol*. 1998;116:177–187.
663. Broide D, Schwarze J, Tighe H, et al. Immunostimulatory DNA sequences inhibit IL-5, eosinophilic inflammation, and airway hyperresponsiveness in mice. *J Immunol*. 1998;161:7054–7062.
664. Klier J, Lehmann B, Fuchs S, et al. Nanoparticulate CpG immunotherapy in RAO-affected horses: phase I and IIa study. *J Vet Intern Med*. 2015;29:286–293.
665. Behrens NE, Gershwin LJ. Immune modulation of T regulatory cells and IgE responses in horses vaccinated with West Nile virus vaccine combined with a CpG ODN. *Vaccine*. 2015;33:5764–5771.

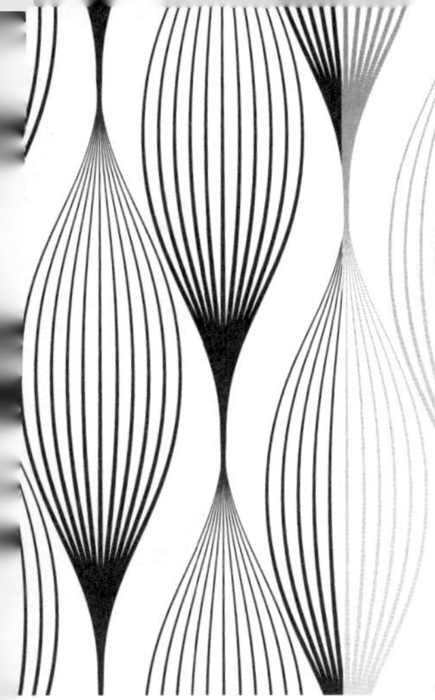

CAPÍTULO 2

Princípios Farmacológicos

Jennifer L. Davis*

Introdução à farmacologia clínica

A administração de fármacos na clínica de equinos baseia-se na escolha de um esquema terapêutico seguro e eficaz conforme a fisiologia individual do cavalo e a natureza e a formulação do medicamento. O veterinário é responsável por assegurar a eficácia do fármaco escolhido, com toxicidade ou reações adversas mínimas para o paciente. A resposta de animais de diversas idades e espécies a um fármaco administrado varia muito. O conhecimento básico de farmacocinética e dos efeitos da fisiopatologia sobre a disposição de fármacos em equinos possibilita que o profissional otimize a terapia e minimize o risco de efeitos adversos.

 FARMACOCINÉTICA

A farmacocinética descreve os efeitos do corpo sobre o fármaco, inclusive sua absorção, sua distribuição, seu metabolismo e sua excreção. De modo geral, os estudos farmacocinéticos básicos são realizados em animais saudáveis. Infelizmente, porém, os veterinários não costumam administrar fármacos a animais normais e saudáveis. Os esquemas de administração derivados de estudos em animais saudáveis podem não ser precisos em indivíduos doentes. A farmacocinética clínica é o estudo dos efeitos de doenças ou outras variáveis (idade, sexo, gestação) sobre a farmacocinética. A farmacocinética clínica orienta os veterinários no ajuste dos esquemas de administração determinados em animais saudáveis para otimizar o tratamento de indivíduos doentes.

 CONCENTRAÇÕES PLASMÁTICAS DE FÁRMACO COMO ORIENTAÇÕES TERAPÊUTICAS

A maioria das informações farmacocinéticas deriva das concentrações plasmáticas de fármaco, embora a ação farmacológica dependa da concentração da molécula em um determinado sítio efetor, geralmente o receptor específico do fármaco. Na verdade, a medida das concentrações de fármaco em seu sítio receptor não é prática. Em vez disso, as concentrações plasmáticas (ou séricas) de fármaco são medidas, e assume-se que representam as concentrações da molécula nos tecidos-alvos. A maioria das células do corpo é perfundida com fluidos teciduais ou plasma, e as concentrações de fármaco tendem a alcançar um equilíbrio entre estes fluidos e o sangue. Portanto, na maioria dos fármacos, a ação farmacológica é bem correlacionada à concentração plasmática da molécula.

 VARIAÇÃO ENTRE A DOSE DE FÁRMACO E SUA CONCENTRAÇÃO PLASMÁTICA

As doses de fármaco necessárias para o efeito terapêutico diferem muito entre os indivíduos. A dose "habitual" não tem efeito em alguns indivíduos, causa toxicidade grave em outros e produz o efeito ideal em poucos. A relação entre a dose de um fármaco e sua concentração no plasma é influenciada por sua biodisponibilidade, o tamanho do corpo do animal e a composição do fluido, a variabilidade da distribuição da molécula no organismo e a variabilidade das velocidades de metabolismo e excreção. Todos estes fatores são influenciados por diferenças genéticas no metabolismo e na excreção, fatores ambientais, alterações da função sistêmica pela doença e administração concomitante de outros fármacos. Portanto, a concentração plasmática de um fármaco não é um índice perfeito de resposta farmacológica. No entanto, a resposta farmacológica é mais relacionada à sua concentração plasmática da molécula do que à dose. O conhecimento desta concentração plasmática deve sempre ser combinado com a observação e a consideração médica cuidadosa para a determinação do melhor tratamento.

DEFINIÇÕES EM FARMACOCINÉTICA

As informações farmacocinéticas são usadas para determinar os esquemas de administração de medicamentos em pacientes clínicos. Para entender como os esquemas de administração são criados e como podem ser ajustados conforme as diferentes doenças, é preciso conhecer alguns termos básicos da farmacocinética. Os *modelos* matemáticos têm equações que descrevem a concentração de fármaco em função do tempo. Em um *modelo aberto*, o fármaco é eliminado do corpo. O modelo aberto descreve o destino da maioria dos

*Os editores e autores reconhecem e agradecem as contribuições de Patricia M. Dowling na edição anterior deste capítulo. Parte de seu trabalho original foi incorporado nesta edição.

fármacos. Em um *modelo fechado*, o fármaco recircula pelo corpo (p. ex., um fármaco que sofre recirculação êntero-hepática). Em modelos farmacocinéticos, o corpo é representado por uma série de *compartimentos* que se comunicam de maneira reversa entre si. Um *compartimento* é um tecido ou grupo de tecidos com fluxo sanguíneo e afinidade similares pelo fármaco. Presume-se que o fármaco apresente distribuição uniforme em um compartimento e possa se mover de forma dinâmica, entrando e saindo dos compartimentos. As constantes de velocidade representam a entrada e a saída dos fármacos de cada compartimento. O *compartimento central* é formado pelos tecidos de alta perfusão em que há rápido equilíbrio do fármaco. A eliminação geral do fármaco ocorre principalmente a partir do compartimento central, já que os rins e o fígado são tecidos de boa perfusão. O *compartimento periférico* é formado por tecidos menos perfundidos, como músculos e tecidos conjuntivos. O *compartimento profundo* é composto por tecidos de perfusão lenta ou que formam depósitos, como gordura e osso. A existência de um compartimento profundo para a distribuição do fármaco é importante em toxinas e resíduos de medicamentos. A maioria dos fármacos em uso clínico é descrita por modelos de um ou dois compartimentos. Geralmente, os modelos com mais de três compartimentos não têm relevância fisiológica. A descrição da disposição do fármaco com modelos de compartimentos cria equações diferenciais que mostram as alterações de sua concentração em cada compartimento e possibilitam a representação visual dos processos entre os compartimentos.

VELOCIDADE E ORDENS DE REAÇÕES

A velocidade de absorção ou eliminação do fármaco pode ser determinada. Se a quantidade de fármaco no corpo diminuir ao longo do tempo, a velocidade de eliminação é expressa como:

$$\Delta C/\Delta t$$

Determina-se a velocidade de absorção e eliminação de um fármaco experimentalmente pela medida da concentração plasmática da molécula em certos intervalos. As *constantes* relacionam a velocidade de um processo cinético com a concentração de fármaco que o controla. A constante de eliminação (K) é igual à velocidade de eliminação do fármaco dividida pela quantidade da molécula no corpo. A constante de absorção (Ka) descreve a velocidade de absorção do fármaco no compartimento central. A *ordem de reação* refere-se à forma que a concentração de fármaco influencia a velocidade da reação.

Na *reação de ordem zero*, a quantidade de fármaco muda em um intervalo constante, independentemente de sua concentração. A velocidade de eliminação do fármaco é:

$$\Delta C/\Delta t = -K_0$$

em que K_0 é a constante da velocidade em ordem zero em mg/mℓ/min. Um gráfico da relação entre a concentração de fármaco e o tempo de uma reação de ordem zero em um papel comum produz uma linha reta (Figura 2.1), descrita pela seguinte equação:

$$C = -K_0 t + C_0$$

em que C é a concentração de fármaco a qualquer momento t, e C_0 é sua concentração no tempo zero. Na maioria dos fármacos, a eliminação de ordem zero ocorre apenas após a saturação dos mecanismos responsáveis. A secreção tubular renal e a secreção biliar de fármacos são exemplos de processos que podem ser saturados. Em medicina veterinária, fármacos com eliminação de ordem zero bem conhecida são a fenilbutazona em equinos e o deracoxibe em cães. Após a saturação dos processos de eliminação, o aumento das doses desses fármacos gera concentrações plasmáticas completamente imprevisíveis, com alto risco de toxicidade.

Em uma reação de primeira ordem, a quantidade de fármaco muda em velocidade proporcional à quantidade remanescente da molécula. A velocidade de eliminação de primeira ordem é expressa como:

$$\Delta C/\Delta t = -KC$$

em que K é a constante da velocidade de primeira ordem, expressa em unidades de tempo^{-1} (min^{-1} ou h^{-1}), e define a fração de fármaco eliminada do corpo por unidade de tempo; C é a concentração plasmática do fármaco em qualquer tempo t. Embora K continue constante, a velocidade ($>C/>t$) sempre muda, já que C está sempre diminuindo. Um gráfico da relação entre a concentração de fármaco e o tempo de uma reação de primeira ordem produz uma curva exponencial em papel gráfico comum, mas uma linha reta no papel semilogarítmico (Figura 2.2), descrita pela seguinte equação:

$$C = C_0 e^{-Kt}$$

em que C é a concentração de fármaco em qualquer tempo t; K, a constante de velocidade de primeira ordem em minutos ou horas; e C_0, a concentração do fármaco no tempo zero (o momento da injeção). A maioria dos fármacos é absorvida e eliminada em processos de primeira ordem. A filtração glomerular pelo rim é um processo de primeira ordem.

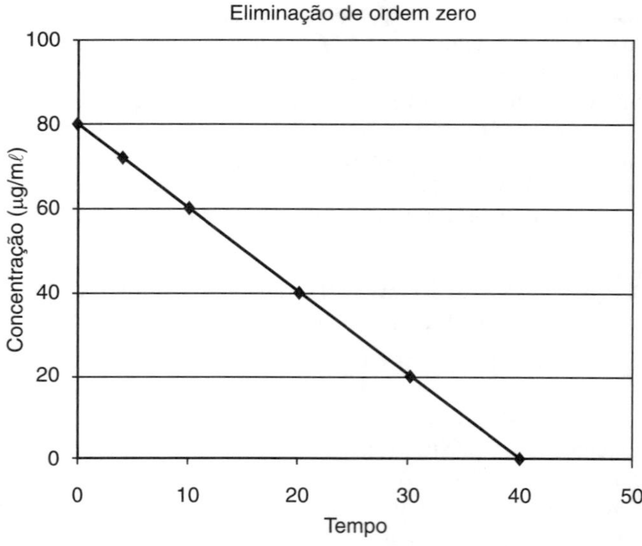

Figura 2.1 A relação entre a concentração de fármaco e o tempo em uma reação de ordem zero produz uma linha reta no papel gráfico comum.

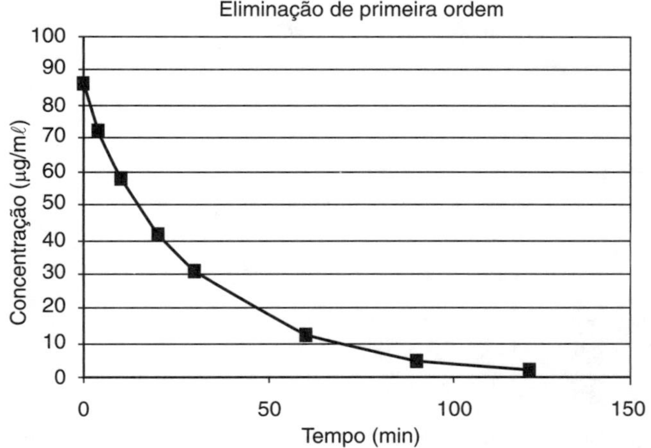

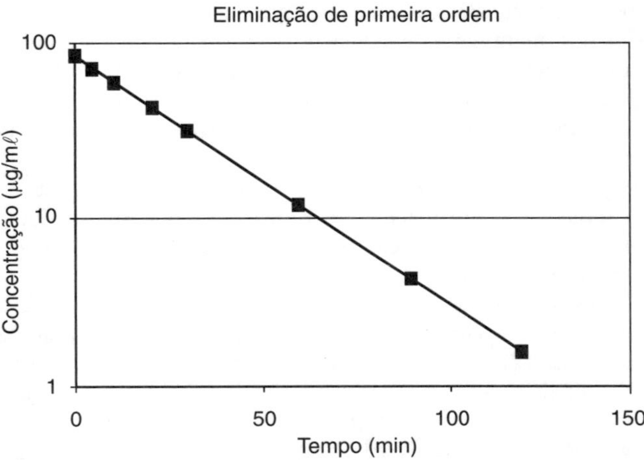

Figura 2.2 A relação entre a concentração de fármaco e o tempo em uma reação de primeira ordem produz uma curva exponencial no papel gráfico comum, mas uma linha reta no papel semilogarítmico.

APLICAÇÃO CLÍNICA DOS MODELOS COMPARTIMENTAIS, VELOCIDADES E ORDENS DE REAÇÕES

Os conceitos já mencionados podem ser combinados para matematicamente descrever as alterações na concentração de fármaco no corpo com o passar do tempo. A disposição de fármaco descrita por um modelo aberto de um compartimento com injeção intravenosa (IV) e eliminação de primeira ordem (Figura 2.3) indica que o corpo atua como um compartimento homogêneo. Presume-se que a concentração de um fármaco em uma parte do corpo seja proporcional à sua concentração em qualquer outra parte. A entrada e a saída de um fármaco do compartimento central são descritas pelas constantes de velocidade K_{01} e K_{10}.

Muitos fármacos administrados por vias que não IV, como oral (VO), subcutânea (SC), intramuscular (IM) ou intradérmica, são descritos por um modelo aberto de um compartimento com absorção (*K*a) e eliminação (*K*) de primeira ordem (Figura 2.4). O modelo aberto de dois compartimentos com injeção IV e eliminação de primeira ordem assume que o corpo atua como dois compartimentos: o central (sangue e tecidos altamente vascularizados) e o periférico (tecidos menos vascularizados). Muitos fármacos administrados em medicina veterinária são descritos por esse modelo (Figura 2.5). Considera-se que a eliminação ocorra apenas no compartimento central, já que o fígado e os rins são tecidos altamente vascularizados. O gráfico de concentração plasmática e tempo não produz uma linha reta no papel semilogarítmico, mas pode ser dividido em duas partes e descrito pela seguinte equação biexponencial:

$$C = Ae^{-\alpha t} + Be^{-\beta t}$$

em que *C* é a concentração em qualquer momento *t*; *A*, o intercepto y da primeira parte da curva extrapolada a zero; e α, a inclinação da reta; B, o intercepto y da última parte da curva extrapolada a zero; e β, sua inclinação. A movimentação do fármaco entre o compartimento central e o compartimento periférico é descrita pelas constantes de velocidade K_{12} e K_{21}.

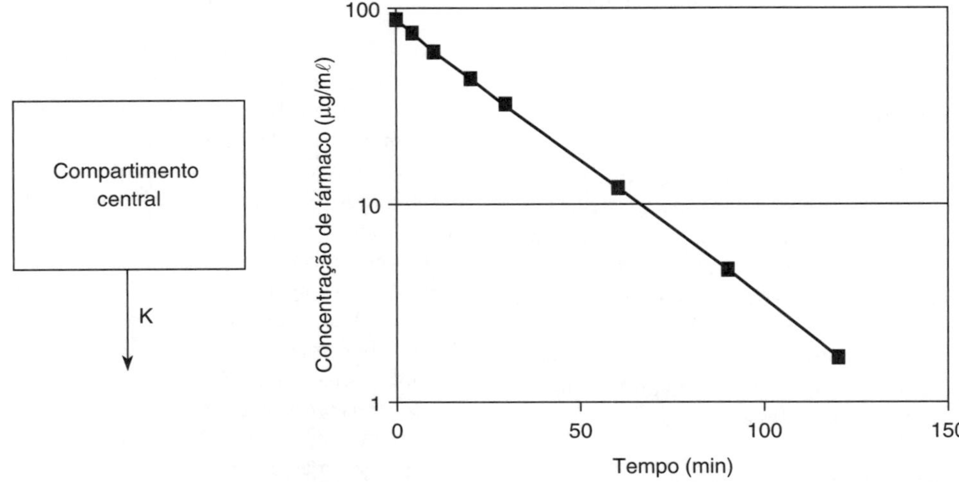

Figura 2.3 Representação gráfica de um modelo aberto de um compartimento com administração por via intravenosa (IV) e eliminação de primeira ordem.

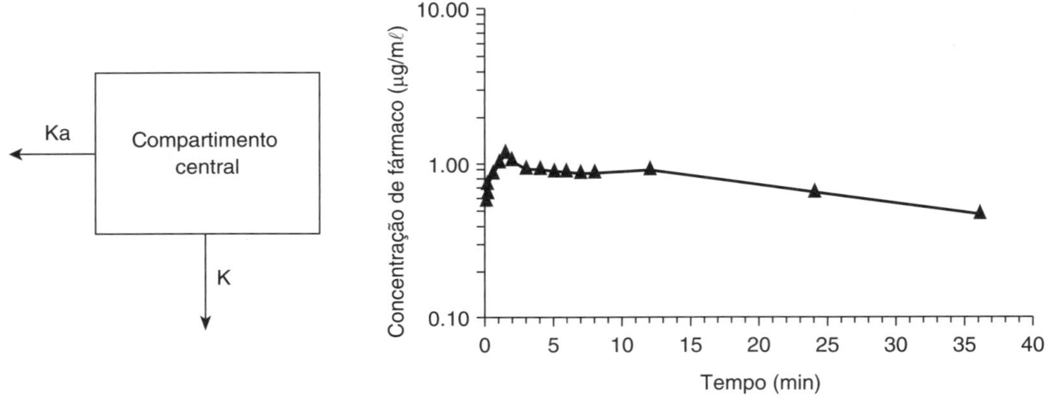

Figura 2.4 Gráfico de concentração plasmática e tempo após a administração intramuscular (IM) de oxitetraciclina (OTC) de longa duração a um equino, demonstrando um modelo aberto de um compartimento com absorção e eliminação de primeira ordem.

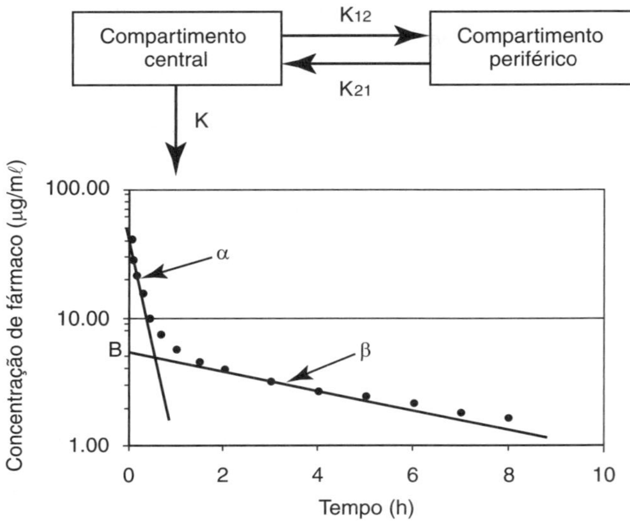

Figura 2.5 Gráfico de concentração plasmática e tempo após a administração IV de gentamicina a um equino, demonstrando um modelo aberto de dois compartimentos com a eliminação de primeira ordem do compartimento central. A equação da reta é biexponencial, em que $C = Ae^{-\alpha t} + Be^{-\beta t}$.

Em alguns dados de concentração por tempo, a reta pode ser dividida em três ou mais linhas retas e matematicamente descrita com três ou mais termos exponenciais. Teoricamente, a distribuição do fármaco no corpo pode ser descrita por tantos compartimentos quanto tecidos diferentes, mas, para fins práticos, modelos com mais de três compartimentos não são necessários. Geralmente os fármacos descritos por modelos de três compartimentos são sequestrados por algum sítio tecidual e eliminados do corpo de maneira lenta, como os aminoglicosídeos, sequestrados pelas células epiteliais tubulares renais, e a oxitetraciclina, sequestrada nos dentes e nos ossos.

DISTRIBUIÇÃO DOS FÁRMACOS NO CORPO

O volume de distribuição (Vd) de um fármaco é o termo matemático usado para descrever o volume aparente do corpo em que a substância se dissolve.[1] O Vd é o parâmetro usado para avaliar a quantidade de fármaco no corpo a partir da medida da concentração plasmática em um determinado momento. O valor numérico de Vd pode indicar a distribuição do fármaco no corpo. A distribuição de um fármaco é determinada por sua capacidade de atravessar as membranas biológicas e atingir tecidos fora do sistema vascular. As características da molécula do fármaco, como ionização, lipossolubilidade, tamanho e grau de ligação proteica, determinam sua capacidade de atravessar as membranas biológicas.

Três volumes de distribuição (Vd) são relatados na literatura veterinária: o volume do compartimento central, o volume de distribuição em estado estável e o volume de distribuição calculado pelo método da área. Conceitualmente, a maneira mais fácil de demonstrar o volume de distribuição é o volume do compartimento central (Vd_c). Depois de apenas uma dose IV, a concentração plasmática do fármaco é máxima (Figura 2.6). Levando em conta que a concentração instantânea do fármaco (C_0) resulta de sua mistura no sangue, o Vd_c é o volume aparente de sua eliminação, já que os rins e o fígado pertencem ao compartimento central. O Vd_c é calculado pela seguinte equação:

$$Vd_c = Dose/C_0$$

em que C_0 é a concentração no tempo zero, extrapolada do gráfico de concentração plasmática e tempo. Para entender o que o Vd_c de um fármaco representa, considere o corpo como um béquer cheio de fluido (Figura 2.7). O fluido representa o plasma e outros componentes da água extracelular. Um fármaco administrado por via IV distribui-se rapidamente pelo fluido extracelular (FEC). Se o fármaco não atravessar as membranas lipídicas com facilidade, fica confinado principalmente ao FEC e, assim, uma amostra de plasma apresenta alta concentração de fármaco. Quanto maior a concentração medida com relação à dose original, menor o valor numérico por Vd_c. Fármacos como os antibióticos betalactâmicos e aminoglicosídeos são pouco lipossolúveis e, assim, continuam predominantemente no FEC e apresentam baixos valores de Vd. Por outro lado, alguns fármacos atravessam as membranas lipídicas com facilidade e distribuem-se nos tecidos. Isso é representado pelo béquer à direita, onde as estrelas no fundo mostram as moléculas de fármaco que foram incorporadas pelos tecidos. A amostra de plasma apresenta baixa concentração de fármaco em proporção à dose original e, portanto, alto valor numérico de Vd_c.

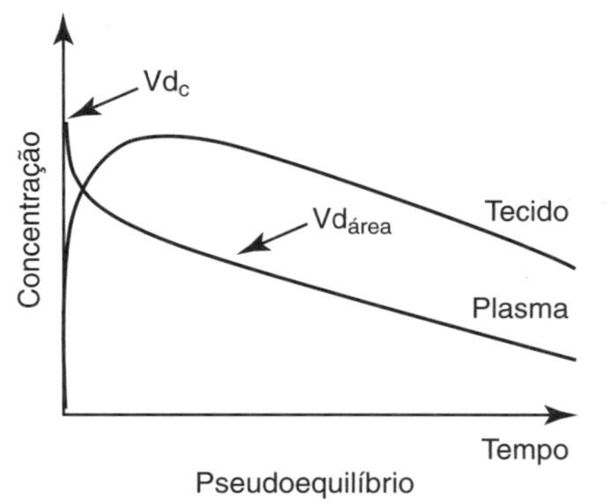

Figura 2.6 Representação gráfica da diferença entre o volume do compartimento central e o volume de distribuição por área.

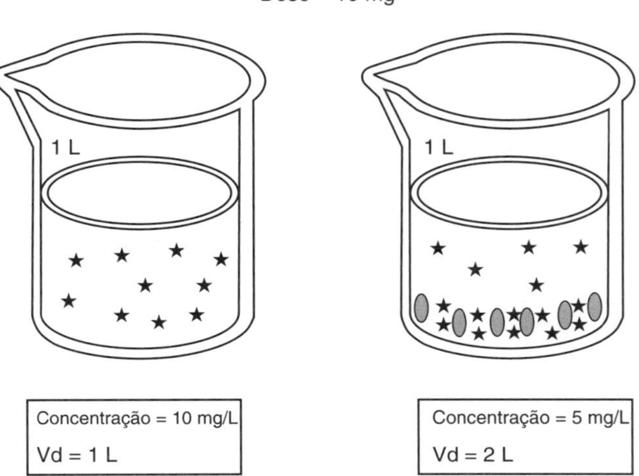

Figura 2.7 O béquer à esquerda representa um fármaco de Vd baixo que se distribui, principalmente, pelo fluido extracelular. A amostra do fluido apresenta alta concentração de fármaco e, portanto, baixo valor de Vd. O béquer à direita representa um fármaco de Vd alto que facilmente atravessa as membranas e passa do fluido extracelular para os tecidos. A amostra do fluido apresenta baixa concentração de fármaco e, portanto, alto valor de Vd.

Devido às limitações da quantificação das concentrações de fármaco no "tempo zero" com a fórmula já mencionada, a concentração de fármacos altamente lipossolúveis pode ser baixa o suficiente para que o valor de Vd_c seja superior a 1 ℓ/kg que, assim, é chamado *volume aparente de distribuição*. No exemplo à direita, o Vd "aparente" é de 2 ℓ/kg, embora o béquer contenha somente 1 ℓ de fluido.

Depois de apenas uma dose IV da maioria dos fármacos, a molécula distribui-se e começa a ser eliminada de forma espontânea. Quando se medem as concentrações e se representam os dados em um gráfico, há uma fase de distribuição em que a concentração plasmática do fármaco se deve à eliminação, e não à distribuição, e aumenta até chegar a um valor assintótico em que há pseudoequilíbrio (ver Figura 2.6). Nessa condição, a movimentação do fármaco entre o compartimento periférico e o central equilibra-se, e a diminuição das concentrações plasmáticas agora se deve somente à eliminação irreversível (descrita pela constante de eliminação, β). O valor aplicável de Vd nessa situação é o volume de distribuição por área ($Vd_{área}$):

$$Vd_{área} = Dose \div AUC_{0-\infty}/\beta$$

em que $AUC_{0-\infty}$ é a área sob a curva de concentração plasmática e tempo extrapolada ao infinito. Para ser calculada de maneira precisa, a quantidade de fármaco que entra na circulação sistêmica deve ser conhecida com exatidão e a fase terminal deve ser de eliminação pura. Geralmente fármacos de administração por via IM ou SC "de longa duração" apresentam $Vd_{área}$ impreciso, e sua eliminação prolongada deve-se à absorção tardia (cinética *flip-flop*).

Em uma infusão IV ou um esquema com múltiplas doses, a velocidade de entrada de fármaco no corpo é igual à sua velocidade de eliminação. O corpo, então, passa a ser um sistema fechado, sem depuração (*clearance*). Nessa situação, o Vd correto para descrever a distribuição é o Vd em estado estável (Vd_{ss}; Figura 2.8):

$$Vd_{ss} = \text{fármaco no corpo em equilíbrio estável/concentração no plasma}$$

Uso clínico dos diferentes valores do volume de distribuição

Usa-se o Vd_c para prever a concentração plasmática inicial do fármaco após um bólus IV quando uma dose de ataque é necessária para a obtenção rápida da concentração terapêutica. Emprega-se o Vd_{ss} para calcular a dose de ataque quando há a necessidade clínica de obtenção rápida de concentrações em estado estável. O $Vd_{área}$ é usado para prever a quantidade remanescente de fármaco no corpo. Em todos os fármacos, o valor de $Vd_{área}$ é maior do que Vd_{ss}, mas de modo geral a diferença é pequena, e os valores são utilizados de maneira intercambiável. No entanto, com a administração IV de fármacos rapidamente eliminados pela urina (p. ex., aminoglicosídeos), o $Vd_{área}$ pode ser muito maior do que Vd_{ss} porque uma grande fração da molécula é excretada antes de alcançar o pseudoequilíbrio.

É importante comparar o Vd de um fármaco à distribuição de água no corpo para entender sua distribuição. Fármacos com Vd inferior a 0,3 ℓ/kg são predominantemente confinados ao FEC, enquanto os fármacos com Vd maior do que 1 ℓ/kg são altamente lipossolúveis e tendem a se distribuir fora do FEC, nos compartimentos teciduais (Boxe 2.1). Embora o valor de Vd não confirme a penetração de um fármaco em tecidos específicos, de modo geral, quanto maior o valor do Vd, mais provável que o fármaco atinja sítios de sequestro, como o cérebro e o liquor,

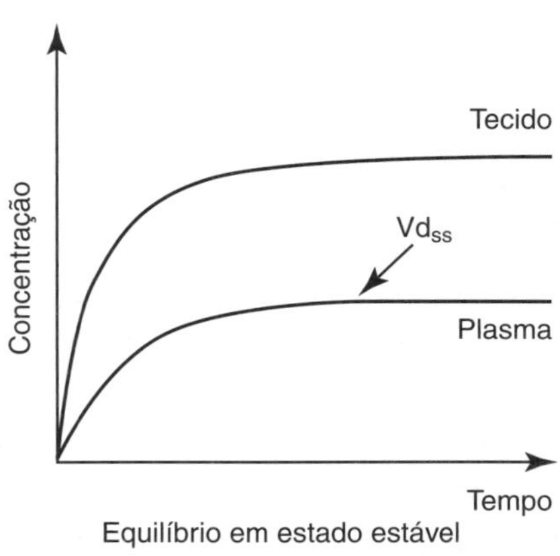

Figura 2.8 Representação gráfica do volume de distribuição quando concentrações plasmáticas são medidas em condições de estado estável.

BOXE 2.1 Volume de distribuição (Vd) de diversos fármacos.

Fármacos de Vd baixo (< 0,3 ℓ/kg)
Penicilinas
Cefalosporinas
Aminoglicosídeos
Anti-inflamatórios não esteroidais

Fármacos de Vd médio (> 0,3 a < 1 ℓ/kg)
Fenobarbital
Sulfonamidas
Prednisolona
Rifampicina

Fármacos de Vd alto (> 1 ℓ/kg)
Macrolídeos
Tetraciclinas
Fluoroquinolonas
Cloranfenicol
Metronidazol
Trimetoprima
Dexametasona
Furosemida
Quetamina
Diazepam
Firocoxibe

a próstata e outros órgãos sexuais, os olhos e a glândula mamária. Estudos devem ser realizados para confirmar a obtenção de concentrações terapêuticas nesses sítios.

Condições que afetam o volume de distribuição

O Vd é constante para qualquer fármaco e muda apenas em condições fisiológicas ou patológicas que alteram sua distribuição. Fármacos com Vd alto tendem a ser muito lipossolúveis e, de modo geral, não são significativamente influenciados por alterações no teor de água no corpo, e sua dose não precisa ser ajustada. No entanto, há muitas doenças que afetam a disposição de fármacos de Vd baixo em um paciente (p. ex., anti-inflamatórios não esteroidais e aminoglicosídeos); e tais fármacos precisam de ajuste na dosagem por causa de seu índice terapêutico limitado. Muitas doenças em equinos, como a cólica, caracterizam-se por contração volumétrica, desidratação e alterações no equilíbrio acidobásico que afetam o volume do FEC. Os potros neonatos apresentam maior porcentagem de água no corpo do que os cavalos adultos (80% *vs.* 60% de água corpórea total) e os 20% a mais estão confinados, principalmente, ao FEC. Assim, os valores de Vd de fármacos como a gentamicina são maiores em neonatos do que em potros mais velhos ou cavalos adultos.[2] Portanto, para alcançar as concentrações plasmáticas terapêuticas equivalentes de gentamicina em um potro recém-nascido, a dose deve ser maior do que a administrada a potros mais velhos ou cavalos adultos.

Biodisponibilidade

A *biodisponibilidade* (*F*) é uma medida da disponibilidade sistêmica de um fármaco administrado por uma via que não IV.[3] Determina-se a biodisponibilidade pela comparação da área sob a curva de concentração plasmática do fármaco por tempo (AUC, *area under the plasma drugconcentration curve versus time*) da formulação extravascular com a *AUC* da formulação IV. Calcula-se a *AUC* por computador ou pelo método trapezoidal, em que toda a curva é dividida em trapezoides. Então, a área de cada trapezoide é calculada e somada para dar a *AUC*. Para um fármaco administrado por via oral, use a seguinte equação:

$$F = (AUC_{oral} \div AUC_{IV}) \times 100 = \%\ \text{biodisponível}$$

Se *F* for significativamente menor do que 100%, a dose de fármaco deve ser aumentada para alcançar as concentrações sistêmicas similares às conseguidas com a formulação IV:

$$\text{Dose ajustada} = \text{Dose}_{IV}/F$$

Se a formulação oral de um fármaco apresenta biodisponibilidade média de 50%, sua dose deve ser dobrada para conseguir as mesmas concentrações plasmáticas obtidas com a formulação IV. No entanto, a variabilidade da biodisponibilidade na população é mais clinicamente significativa do que a média. Para ter certeza de que o cavalo com menor absorção seja tratado da maneira adequada, a dose deve ser aumentada de acordo com a menor biodisponibilidade, não a média. Por exemplo, se um fármaco apresenta *F* média de 50% com variação entre 20 e 70%, a exposição de 100% em todos os cavalos tratados requer a multiplicação da dose por 5, não apenas por 2. No entanto, ao fazer isso, os cavalos com *F* de 70% recebem dose 3,5 maior do que a necessária. Em um fármaco com janela terapêutica estreita e baixa biodisponibilidade, é possível que não haja uma dose ideal para todos os equinos da população. A baixa biodisponibilidade de antimicrobianos e anti-helmínticos é a principal causa de doses subterapêuticas que promovem a resistência a fármacos. A biodisponibilidade oral baixa é a principal limitação de muitos fármacos administrados a equinos.[4]

Lipossolubilidade e ionização do fármaco (a hipótese de partição por pH)

O grau de lipossolubilidade determina a facilidade com que um fármaco atravessa as membranas biológicas. Os fármacos classificam-se como lipossolúveis (ou não polares) e hidrossolúveis (ou polares). Os fármacos altamente lipofílicos difundem-se com facilidade por quase todas as membranas teciduais. A maioria dos fármacos usados na clínica equina existe como ácidos fracos ou bases fracas. Sua lipossolubilidade depende muito mais de seu grau de ionização (estado com carga elétrica). Um fármaco *ionizado* é hidrofílico e pouco lipossolúvel. Um fármaco *não ionizado* é lipofílico e pode atravessar as membranas biológicas. O grau de ionização de um ácido fraco ou base fraca depende do p*Ka* do fármaco e do pH do fluido adjacente. Em determinado pH, há equilíbrio entre as porções ionizadas e não ionizadas do fármaco. Quando o pH é igual ao p*Ka* do fármaco, 50% das moléculas são ionizadas e 50%, não ionizadas (log 1 = 0). A alteração do pH muda a proporção de fármaco ionizado e não ionizado de acordo com as equações de Henderson-Hasselbach:

Para um ácido fraco:

$$\text{pH} = \text{p}Ka + \log\ (\text{fármaco ionizado}/\text{fármaco não ionizado})$$

Para uma base fraca:

$$\text{pH} = \text{p}Ka + \log\ (\text{fármaco não ionizado}/\text{fármaco ionizado})$$

Enquanto as razões precisas de fármaco ionizado ou não ionizado podem ser calculadas pelas equações de Henderson-Hasselbalch, a relevância das equações pode ser compreendida pela simples lembrança da frase "similar é não ionizado em similar". Um ácido fraco, por exemplo, é, em sua maior parte, não ionizado em um ambiente ácido. Assim, o ácido acetilsalicílico tende a ser não ionizado no estômago e é facilmente absorvido. O fluido dos principais sítios de sequestro do corpo (liquor, fluido das glândulas sexuais acessórias, leite, abscessos) tem pH mais ácido do que o plasma. Em bovinos com mastite, os antibióticos ácidos fracos são normalmente administrados por infusão intramamária, enquanto as bases fracas são administradas por via parenteral. Isso faz sentido de acordo com o conceito de partição por pH. As bases fracas no plasma são altamente não ionizadas e chegam facilmente à glândula mamária. Então, com a mudança do equilíbrio, ficam "ionicamente aprisionadas" no leite mais ácido, mas a fração de fármaco não ionizado na glândula mamária pode atravessar a membrana celular bacteriana e exercer sua ação antimicrobiana. Os ácidos fracos, como as penicilinas e as cefalosporinas, são altamente ionizados no plasma. Portanto, não penetram muito bem na glândula mamária. Assim, são mais eficazes quando administrados por infusão local no úbere, já que as concentrações locais extremamente altas anulam os efeitos locais do pH.

Normalmente, os fármacos que são ácidos fracos apresentam valores baixos de Vd, e as bases fracas apresentam valores altos de Vd (Boxe 2.2). Os fármacos anfotéricos, como as fluoroquinolonas e as tetraciclinas, apresentam grupos ácidos e básicos em suas estruturas químicas. Há uma faixa de pH em que tais fármacos estão não ionizados ao máximo. O enrofloxacino, por exemplo, é mais lipossolúvel (não ionizado) em pH entre 6 e 8. Assim, é lipossolúvel na maioria dos pH fisiológicos. Na urina ácida, a ionização é significativa, o que reduz a atividade antibacteriana do enrofloxacino. Como tal redução de atividade é compensada pelas concentrações extremamente altas de enrofloxacino na urina, não tem importância clínica. Apesar de serem bases fracas, os aminoglicosídeos são moléculas hidrofílicas muito grandes, com altos valores de p*K*a e, assim, são altamente ionizados em pH fisiológico. Portanto, os aminoglicosídeos de administração parenteral não atravessam bem as membranas lipídicas e não alcançam concentrações terapêuticas no leite, no fluido das glândulas sexuais acessórias, nos abscessos ou no liquor.

BOXE 2.2 Fármacos classificados por pH.

Fármacos ácidos
Penicilinas
Cefalosporinas
Sulfonamidas
AINEs
Fármacos básicos
Macrolídeos
Trimetoprima
Cloranfenicol
Metronidazol
Aminoglicosídeos
Fármacos anfotéricos
Fluoroquinolonas
Tetraciclinas

Ligação proteica do fármaco

Os fármacos podem ligar-se a proteínas plasmáticas e proteínas teciduais extracelulares ou intracelulares. Na circulação, muitos fármacos estão ligados a proteínas plasmáticas e, como são muito grandes para atravessar as membranas biológicas, apenas as moléculas livres podem entrar nos tecidos e produzir a ação farmacológica desejada. Portanto, o grau de ligação proteica pode afetar muito a farmacocinética. Os fármacos ácidos, como os anti-inflamatórios não esteroides (AINEs), tendem a ligar-se predominantemente à albumina.[5] A albumina é a proteína plasmática mais abundante e essencial à manutenção da pressão oncótica coloidal no sistema vascular. Como uma proteína negativa de fase aguda, a concentração de albumina diminui durante a inflamação. A hipoalbuminemia é causada por menor produção, insuficiência hepática grave ou perda pelo aumento das taxas de excreção urinária, como na glomerulonefrite, ou pela presença de lesão mucosa, como nas enteropatias com perda proteica. Os fármacos básicos normalmente se ligam à glicoproteína ácida a-1, uma proteína de fase aguda cuja produção hepática aumenta significativamente nas doenças inflamatórias.[6] Outras proteínas, inclusive a globulina ligante de corticosteroide, são importantes na ligação de alguns fármacos específicos, mas são menos relevantes na ligação proteica geral a medicamentos.[7] Há um equilíbrio entre o fármaco livre e ligado, porém, como na relação entre moléculas ionizadas e não ionizadas. A ligação proteica tem maior importância clínica na terapia antimicrobiana, em que seu alto grau gera "depósitos" de fármacos, aumentando o tempo em que sua concentração fica acima da concentração inibidora mínima bacteriana, o que melhora a eficácia antimicrobiana.[8] Em outros fármacos, mudanças na ligação proteica no plasma podem influenciar os parâmetros farmacocinéticos, mas geralmente não afetam a exposição clínica do paciente à molécula. Acredita-se que as mudanças na ligação proteica causadas pelas interações medicamentosas afetem as concentrações de fármaco livre de maneira instantânea. Por isso, tais interações são frequentemente citadas como causas de reações adversas. No entanto, o aumento da concentração de fármaco livre é apenas transiente, já que sua distribuição e sua eliminação mudam para compensá-lo. O exemplo mais citado, de que a administração concomitante de fenilbutazona e varfarina causa sangramento por aumento das concentrações de varfarina livre, é errôneo. A verdadeira interação é a inibição do metabolismo hepático de varfarina induzida pela fenilbutazona, que aumenta as concentrações plasmáticas e o efeito anticoagulante.[7] Portanto, os ajustes nos esquemas terapêuticos por hipoproteinemia ou administração concomitante de fármacos de alta ligação não são necessários, exceto no raro caso de um medicamento com alta razão de extração hepática e índice terapêutico limitado que é administrado por via parenteral (p. ex., administração IV de lidocaína).[9]

ELIMINAÇÃO DO FÁRMACO DO CORPO

A *eliminação do fármaco* refere-se à sua remoção irreversível do corpo por todas as vias. A eliminação pode ser dividida em dois componentes principais: excreção e biotransformação. A excreção do fármaco é a remoção da molécula intacta. A maioria dos fármacos é excretada pelo rim na urina. Outras vias são a excreção do fármaco na bile, no suor, na saliva ou no leite. A biotransformação (metabolismo) converte o fármaco no corpo em um metabólito excretado com maior facilidade, geralmente pela adição de um grupo químico à molécula para aumentar sua hidrossolubilidade. As enzimas envolvidas na biotransformação estão localizadas, principalmente, no fígado. Outros tecidos, como os rins, os pulmões, o intestino delgado e a pele, também contêm enzimas de biotransformação.

CONSTANTE DE ELIMINAÇÃO E MEIA-VIDA DE ELIMINAÇÃO

A velocidade de eliminação da maioria dos fármacos é um processo de primeira ordem. A constante de eliminação (*K*) representa a soma da eliminação do fármaco por excreção e metabolismo. Considera-se que a eliminação do fármaco ocorra sempre a partir do compartimento central, já que o fígado e o rim são tecidos bem perfundidos. Usa-se a constante de eliminação para calcular a meia-vida do fármaco ($T_{½}$) ou o tempo necessário para que sua concentração caia pela metade (Figura 2.9). Nas reações de primeira ordem, $T_{½}$ é constante na curva de concentração plasmática por tempo e calculada como:

$$T_{½} = 0{,}693/K$$

em que 0,693 = ln2 (o logaritmo natural de 2). O tempo médio de residência (MRT, *mean residence time*) é praticamente equivalente a $T_{½}$ quando a farmacocinética é calculada segundo a teoria de momento estatístico. O MRT é uma estimativa do tempo médio que uma molécula do fármaco passa no corpo e costuma ser correlacionado ao tempo necessário para que sua concentração diminua em 63,2%. Portanto, o valor de MRT deve ser um pouco maior do que $T_{½}$. Se o valor calculado de MRT não for maior do que $T_{½}$, é provável que o número de amostras na fase de distribuição ou eliminação do estudo tenha sido inadequado. Embora tais parâmetros sejam similares, a $T_{½}$ é usada na determinação do intervalo de administração do fármaco, da persistência do efeito tóxico ou farmacológico e do período de carência em animais de produção ou equinos atletas. Note que 10 $T_{½}$ são necessárias para diminuir a concentração plasmática em 99,9% (Tabela 2.1). O conhecimento da $T_{½}$ plasmática de um fármaco pode dar ao profissional alguma ideia sobre seu intervalo de segurança em animais de produção ou competição. No entanto, em fármacos que sofrem metabolismo hepático (p. ex., fenilbutazona) ou são sequestrados em tecidos específicos (p. ex., aminoglicosídeos, isoxsuprina), a simples multiplicação de $T_{½}$ por um fator de 10 como intervalo de segurança pode não ser suficiente para impedir a presença de resíduos violatórios. Note também que dobrar a dose de fármaco não dobra o intervalo de segurança, apenas adiciona 1 meia-vida ao tempo necessário para alcançar a concentração limiar aceitável (Figura 2.10).

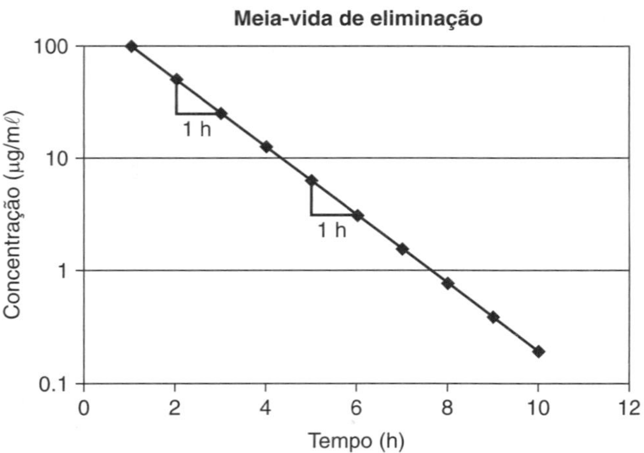

Figura 2.9 A concentração plasmática de um fármaco com eliminação de primeira ordem diminui 50% a cada hora e, assim, sua meia-vida de eliminação é de 1 h.

Cinética *flip-flop*

Geralmente, as formulações de longa duração são produtos com carreadores que reduzem sua velocidade de absorção do sítio de administração para a circulação sistêmica. Nesses casos, a velocidade de eliminação do fármaco é limitada por sua velocidade de absorção. O valor de *K* (constante de eliminação) calculado a partir da curva de concentração plasmática e tempo é, na verdade, o valor de *K*a (constante de absorção). A forma mais fácil de identificar a cinética *flip-flop* é a comparação da curva de concentração plasmática e tempo pela via de administração extravascular à curva após a administração pela IV (Figura 2.11). Se as fases de eliminação das curvas não forem paralelas, a absorção tardia prolongou a eliminação e houve um fenômeno *flip-flop*. A cinética *flip-flop* também é um possível motivo para a biodisponibilidade relatada superior a 100%.

Tabela 2.1 Meia-vida de eliminação de um fármaco.

Número de meias-vidas	Fração remanescente do fármaco (%)	Fração eliminada do fármaco (%)
0	100	0
1	50	50
2	25	75
3	12,5	87,5
4	6,25	93,75
5	3,125	96,875
6	1,56	98,44
7	0,78	99,22
8	0,39	99,61
9	0,195	99,805
10	0,0975	99,9025

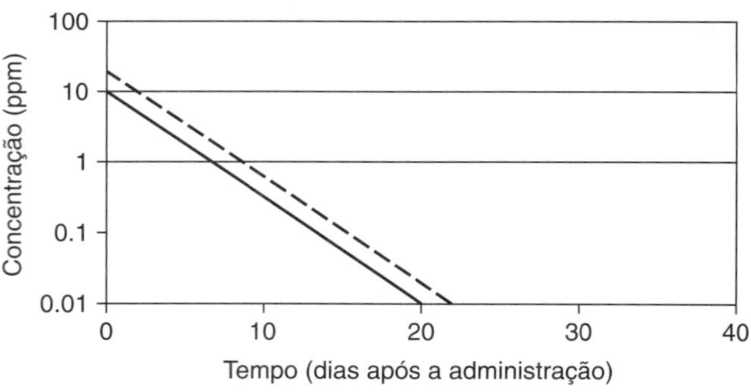

Figura 2.10 A administração da dose dobrada de um fármaco aumenta seu intervalo de segurança em apenas uma meia-vida. Em um fármaco com meia-vida de eliminação de 24 h, se a dose for dobrada para obter a concentração plasmática de 20 μg/mℓ, 21 dias, em vez de 20, são necessários para alcançar o limiar aceitável de 0,01 μg/mℓ.

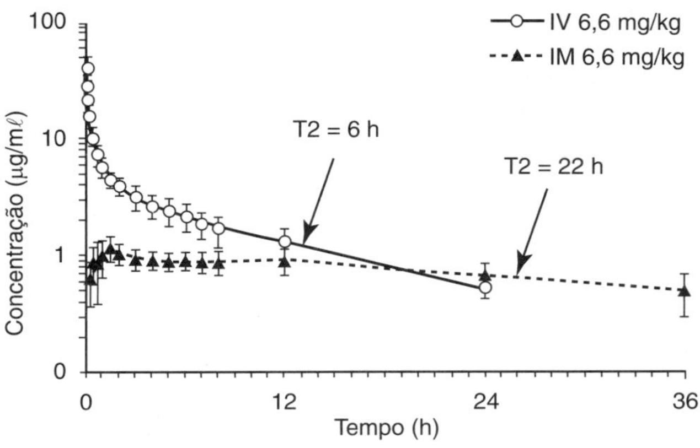

Figura 2.11 Gráfico de concentração plasmática e tempo da oxitetraciclina de longa duração em equinos, demonstrando a cinética *flip-flop*. A absorção tardia da injeção intramuscular (IM) faz com que a eliminação seja lenta e triplica o valor da meia-vida de eliminação.

Em um modelo de dois compartimentos, β (da equação $C = Ae^{-\alpha t} + Be^{-\beta t}$) é a constante de eliminação do fármaco de todo o corpo depois que a molécula alcança o equilíbrio entre os dois compartimentos. Portanto, β é usada no cálculo da meia-vida de eliminação:

$$T_{½} = 0{,}693/\beta$$

Depuração (*clearance*)

A depuração (*clearance*) é a medida de eliminação do fármaco do corpo sem referência a seu mecanismo. É sempre relatada em artigos de farmacocinética, mas sua importância raramente é explicada em estudos farmacocinéticos em equinos. O *clearance* consiste no parâmetro farmacocinético mais importante por ser o único que controla a exposição geral do fármaco, e é usado para calcular a dose necessária à manutenção de uma concentração média específica no estado estável.[10]

O *clearance* (Cl) é a depuração total de fármaco e a soma do *clearance* renal (Cl_R), do *clearance* hepático (Cl_H) e de todos os outros mecanismos de eliminação. Por definição, Cl é o volume de fluido com fármaco que perde essa molécula unidade de tempo (mℓ/kg/min). A principal técnica para determinação do Cl plasmático é administrar uma única dose IV de um fármaco e, então, medir as concentrações plasmáticas ao longo do tempo. Assim,

$$Cl = dose/AUC$$

em que *AUC* é a área sob a curva de concentração plasmática e tempo.

Se o corpo for considerado o sistema inteiro de depuração do fármaco, o Cl também pode ser determinado pelo débito cardíaco do animal e pela razão de extração (*E*), um valor numérico entre 0 e 1 que é a porcentagem do fármaco eliminado por apenas uma passagem pelo órgão de depuração:

$$Cl = \text{Débito cardíaco} \times E$$

Em um fármaco com razão de extração de 1 (100% de remoção pelo fígado e pelos rins na primeira passagem), o valor esperado de Cl é de cerca de 50% do débito cardíaco, já que o fluxo sanguíneo para o fígado e os rins representa aproximadamente metade do débito cardíaco.

Diferentemente dos valores de Vd, os valores de Cl precisam ser interpretados de acordo com o débito cardíaco da espécie envolvida. Como a maioria dos fármacos é extraída principalmente por mecanismos renais e hepáticos, considera-se a razão de extração alta se maior do que 0,7, média se for igual a 0,3 e baixa se for menor do que 0,1. Como o fígado e os rins recebem cerca de 50% do débito cardíaco, *E* é alta se for maior do que 0,35, média se for de aproximadamente 0,15 e baixa se for menor do que 0,05. A partir disso e do débito cardíaco da espécie, os valores podem ser atribuídos para a classificação dos fármacos em alto, médio e baixo *clearance*. Em equinos com débito cardíaco de 55 mℓ/kg/min, o Cl alto é de 19 mℓ/min/kg; o Cl médio, de 8,25 mℓ/min/kg; e o Cl baixo, de 3,6 mℓ/min/kg. Às vezes, é difícil entender a diferença entre a meia-vida de eliminação e o *clearance*. A relação é:

$$Cl = (Vd)\ (K) \text{ ou}$$

$$Cl = (Vd)\ (0{,}693/\ T_{½})$$

Considere os valores de *clearance* e $T_{½}$ de quatro fármacos antimicrobianos (Tabela 2.2). Note que os valores de *clearance* plasmático são similares, mas as meias-vidas de eliminação são muito diferentes. Como a $T_{½}$ é influenciada pela extensão de distribuição do fármaco, tais moléculas têm *clearance* similar, mas a oxitetraciclina apresenta o maior Vd e a maior $T_{½}$. Uma vez que $T_{½}$ deriva de constantes de velocidade e não possui uma base fisiológica, é influenciada pela sensibilidade do método analítico e por muitos parâmetros farmacocinéticos e, sozinha, mostra-se um mau parâmetro para a avaliação de alterações fisiológicas (p. ex., idade, sexo) ou patológicas (p. ex., insuficiência renal) que afetam a disposição dos fármacos.

Clearance renal de fármacos

A excreção renal é a principal via de eliminação da maioria dos fármacos do corpo. A disposição do fármaco pelos rins inclui a filtração glomerular, a secreção tubular ativa e a reabsorção tubular (Figura 2.12). Assim, o *clearance* renal de fármaco é definido pela seguinte equação:

$$Cl_R = Cl_F + Cl_S - FR$$

em que Cl_R é o *clearance* renal total, Cl_F é o *clearance* atribuído à filtração glomerular; Cl_S, o *clearance* atribuído à secreção tubular ativa; e FR, a fração de fármaco reabsorvida do túbulo que retorna à circulação.

A filtração glomerular ocorre com moléculas pequenas (com peso molecular inferior a 300) de fármacos livres (não ligados). Moléculas grandes ou fármacos ligados a proteínas não são filtrados no glomérulo por causa de seu tamanho e seu impedimento elétrico. Os rins recebem aproximadamente 25% do débito cardíaco; assim, a principal força determinante da filtração glomerular é a pressão hidrostática nos capilares glomerulares. Estima-se a taxa de filtração glomerular (TFG) pela medida de uma substância ou um fármaco eliminados somente por filtração glomerular, como a creatinina ou a inulina.

Tabela 2.2 Comparação entre *clearance* e meia-vida de eliminação.

	Penicilina	Gentamicina	Oxitetraciclina	Tilosina
Cl (mℓ/min/kg)	3,5	3,1	4	2,2
T½ (min)	30	75	360	54

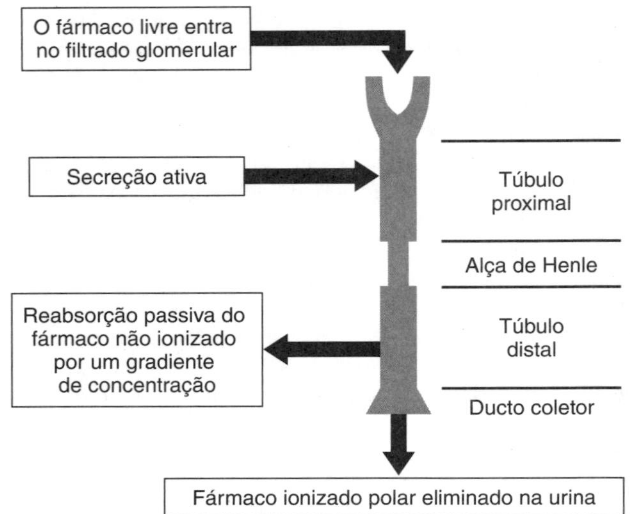

Figura 2.12 Movimentação dos fármacos no túbulo renal.

Se Cl_R for maior do que Cl_P, há algum grau de secreção tubular. A secreção tubular ativa é um sistema de transporte mediado por carreador, localizado no túbulo renal proximal. Tal processo requer uma fonte de energia, já que o fármaco se move contra um gradiente de concentração. Dois sistemas de secreção tubular ativa foram identificados: a secreção de ânions para os ácidos e a secreção de cátion para as bases. Os fármacos com estruturas similares podem competir entre si pelo mesmo sistema de transporte. A probenecida, por exemplo, compete com a penicilina ou as fluoroquinolonas pelo mesmo sistema de transporte, o que diminui o Cl_R desses antimicrobianos de maneira eficaz. Em pacientes com menor quantidade de tecido renal funcional, os sistemas remanescentes de transporte são facilmente saturados e há acúmulo de fármaco.

Se o Cl_R for menor do que a TFG, há reabsorção tubular de fármaco. A reabsorção tubular é um processo ativo para compostos endógenos (p. ex., vitaminas, eletrólitos, glicose). É um processo passivo para a maioria dos fármacos. Ocorre em todo o néfron, mas principalmente no túbulo renal distal. Os fatores que afetam a reabsorção são o p*K*a do fármaco e o pH da urina, que, por sua vez, influenciam a ionização do fármaco. De acordo com a equação de Henderson-Hasselbach, um fármaco que é uma base fraca mostra-se, em grande parte, não ionizado em urina alcalina, e um ácido fraco é, em grande parte, ionizado em urina alcalina. A forma não ionizada do fármaco é mais lipossolúvel e apresenta maior reabsorção (Tabela 2.3). O p*K*a de um fármaco é constante, mas o pH urinário é altamente variável nos animais e muda conforme a dieta, a ingestão de medicamentos, a hora do dia e a acidose/alcalose sistêmica. As diferenças entre as espécies são a maior influência na excreção renal de fármacos ionizados. Os carnívoros, com pH da urina entre 5,5 e 7, apresentam maior excreção renal de fármacos básicos do que os herbívoros, com pH da urina entre 7 e 8 e vice-versa. Outros fatores que afetam a reabsorção de fármacos são a lipossolubilidade, o tamanho da molécula e o fluxo de urina.

Tabela 2.3 *Clearance* **renal (mℓ/min/kg) em diferentes pHs urinários.**

			pH urinário		
		p*K*a	4,4	6,4	7,9
Penicilina	Ácido	2,4	0,001	0,1	3
Oxitetraciclina	Base	10,4	1.000	10	0,3

Clearance hepático de fármacos

Assume-se que a eliminação não renal do fármaco se deva principalmente à biotransformação (metabolismo hepático) e à excreção biliar. O *clearance* de um fármaco pelo fígado é determinado pelo fluxo sanguíneo hepático (Q_H) e pela capacidade intrínseca de extração da molécula pelo órgão (razão de extração ou ER_H):

$$Cl_H = (Q_H)\ (ER_H)$$

Os fármacos com alta razão de extração (próxima a 1) apresentam Cl_H igual ao fluxo sanguíneo hepático. Estes são os *fármacos de alto clearance*. São exemplos de fármacos com ER_H alta a lidocaína, o propranolol e o isoproterenol. O *clearance* de fármacos com ER_H alta é muito influenciado por alterações no fluxo sanguíneo hepático. Os fármacos administrados por via oral e absorvidos pela mucosa intestinal primeiro passam pelo fígado e pela circulação porta, antes de serem distribuídos ao restante do corpo. A maior parte de um fármaco com ER_H alta é depurada em uma passagem pelo fígado. Tal fenômeno é chamado *efeito de primeira passagem* e limita a administração oral do medicamento (p. ex., morfina). Os fármacos com baixa taxa de extração hepática ($ER_H \leq 0{,}2$) não são muito afetados por alterações no fluxo sanguíneo hepático. No entanto, seu *clearance* é influenciado por modificações nos sistemas enzimáticos microssomais hepáticos e na ligação proteica. O efeito de primeira passagem não interfere na disponibilidade sistêmica desses fármacos. Entre os fármacos com ER_H baixa estão o cloranfenicol, a fenilbutazona, o fenobarbital e a digoxina.

Biotransformação (metabolismo hepático) de fármacos

O metabolismo é necessário para a remoção dos fármacos lipofílicos do corpo (Figura 2.13). A biotransformação depende da composição química do fígado, da atividade das principais enzimas de metabolismo de fármacos, do volume hepático (velocidade de perfusão), da acessibilidade do fármaco à extração por sítios metabólicos hepáticos e das propriedades físico-químicas do fármaco. A biotransformação de um fármaco-mãe gera metabólitos que podem ser ativos ou inativos. Um *profármaco* é um fármaco administrado em forma inativa que deve ser biotransformado em sua forma ativa, como a prednisona em prednisolona. As vias metabólicas dos fármacos dividem-se em reações de *fase I* e *fase II*. As reações de fase I (oxidação, redução, hidrólise, hidratação, desacetilação, isomerização) normalmente adicionam grupos funcionais à molécula que são necessários para as reações de fase II. As reações de fase II (glicuronidação, glicosilação, sulfação, metilação, acetilação, conjugação com

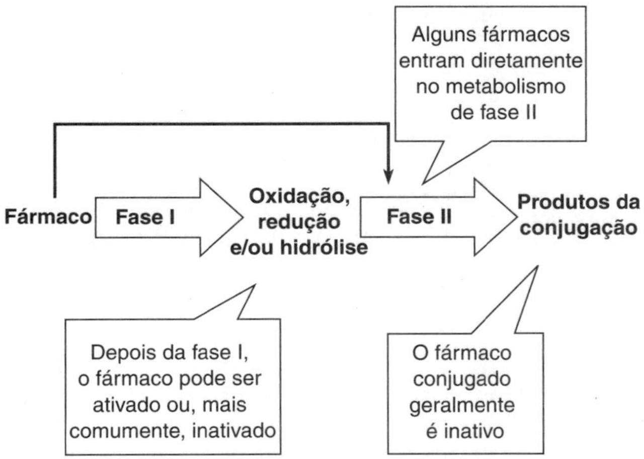

Figura 2.13 O metabolismo hepático aumenta a hidrossolubilidade dos fármacos, facilitando a excreção do corpo.

aminoácidos, conjugação com glutationa e conjugação com ácidos graxos) normalmente contemplam reações de conjugação que aumentam a hidrossolubilidade do fármaco, facilitando a excreção do corpo.

Entre as reações catalisadas pelas enzimas do metabolismo de fármacos, o sistema do citocromo P450 e da oxidase de função mista é o mais estudado. Tal reação catalisa a hidroxilação de centenas de fármacos estruturalmente diversos, cuja única característica comum é a alta lipossolubilidade. As diferenças entre as espécies nas taxas metabólicas dos fármacos são as principais fontes de variação da atividade e toxicidade dessas substâncias. Os gatos apresentam baixa capacidade de glicuronidação de fármacos, os suínos têm deficiência de conjugação com sulfato e, nos cães, a acetilação é relativamente baixa. Em comparação com outras espécies, as vias metabólicas dos equinos são relativamente desconhecidas.

Indução e inibição do metabolismo

O metabolismo de fármacos pode ser substancialmente afetado pela indução enzimática ou pela inibição por outros fármacos ou substâncias químicas (Boxe 2.3). Em alguns casos, o fármaco em si pode alterar seu próprio destino metabólico por indução ou inibição. Muitos fármacos conseguem induzir a atividade enzimática e, assim, aumentar a taxa metabólica e o *clearance* hepático de fármacos administrados de forma concomitante, o que normalmente reduz o efeito farmacológico. A indução enzimática costuma ser lenta e precisa de diversas semanas para alcançar o efeito máximo. A indução é acompanhada pelo aumento da síntese hepática de ácido ribonucleico (RNA) e proteínas e pelo aumento do peso do fígado. A indução enzimática é importante na patogênese da hepatotoxicidade e no insucesso terapêutico de muitos fármacos. O fenobarbital é um potente indutor enzimático conhecido por sua hepatotoxicidade e pela indução de seu próprio metabolismo. A rifampicina induz o metabolismo dos antifúngicos azólicos, e sua administração concomitante com o itraconazol faz com que as concentrações deste último sejam subterapêuticas.

BOXE 2.3 Fármacos que alteram a função enzimática.

Indutores enzimáticos
Organoclorados
Griseofulvina
Omeprazol
Fenobarbital
Fenitoína
Rifampicina

Inibidores enzimáticos
Cloranfenicol
Cimetidina
Dexametasona
Eritromicina
Fluoroquinolonas
Cetoconazol
Fenobarbital
Fenilbutazona
Prednisolona
Quinidina

A inibição enzimática induzida por fármacos também ocorre e normalmente aumenta o *clearance* de um fármaco administrado de maneira simultânea. O potencial de toxicidade ou resposta farmacológica exagerada é maior. Diferentemente da indução, a inibição ocorre de modo rápido. A eritromicina e o enrofloxacino são inibidores conhecidos do metabolismo da teofilina. A administração concomitante pode causar toxicidade do sistema nervoso central (SNC) e convulsões.[11,12]

Cinética do metabolismo dos fármacos

As enzimas que catalisam o metabolismo dos fármacos normalmente obedecem à cinética de Michaelis-Menten como uma *reação de primeira ordem*:

$$V = (V_{máx}\,[C])/(K_m + [C])$$

em que V é a taxa de metabolismo dos fármacos; K_m, a constante de Michaelis; e C, a concentração do fármaco. Na maioria das situações clínicas, a concentração de fármaco é muito menor do que a constante de Michaelis e, assim, a equação reduz-se à seguinte:

$$V = (V_{máx}\,[C])/K_m$$

Ou seja, a taxa de metabolismo dos fármacos é diretamente proporcional à concentração de fármaco livre, e as cinéticas de primeira ordem são observadas porque uma fração constante do fármaco é metabolizada por unidade de tempo. Com alguns fármacos, como fenilbutazona, etanol, deracoxibe e fenitoína, ou em caso de administração de doses muito altas, as concentrações obtidas são muito maiores do que K_m, e a equação é:

$$V = (V_{máx}\,[C])/[C] = V_{máx}$$

As enzimas são saturadas pelas altas concentrações de fármaco livre, e a velocidade do metabolismo continua constante ao longo do tempo. Esta é a *cinética de ordem zero* ou *cinética não linear*.

ACÚMULO DE FÁRMACO

De modo geral, os fármacos são administrados em esquemas com múltiplas doses. Para prever as concentrações plasmáticas do fármaco, é preciso decidir se as doses sucessivas têm qualquer efeito sobre a dose anterior. O *princípio de sobreposição* assume que as primeiras doses do fármaco não afetam a farmacocinética das doses subsequentes. Na maioria dos fármacos, a administração de doses iguais em intervalos constantes faz com que a curva de concentração plasmática e tempo apresente um platô e alcance o *estado estável*. No estado estável, a concentração plasmática de fármaco flutua entre a concentração máxima ($C_{máx}$ ou pico) e a concentração mínima ($C_{mín}$ ou vale). Após alcançar o estado estável, $C_{máx}$ e $C_{mín}$ são constantes e não se alteram de dose a dose (Figura 2.14). O tempo até o estado estável depende apenas da meia-vida de eliminação. Cerca de 5 a 6 $T_{½}$ são necessárias para alcançar níveis de 99% do estado estável. A dose de fármaco e a frequência de administração influenciam os valores de $C_{máx}$ e $C_{mín}$ no estado estável, e a frequência de administração e a $T½$ influenciam a flutuação entre $C_{máx}$ e $C_{mín}$.

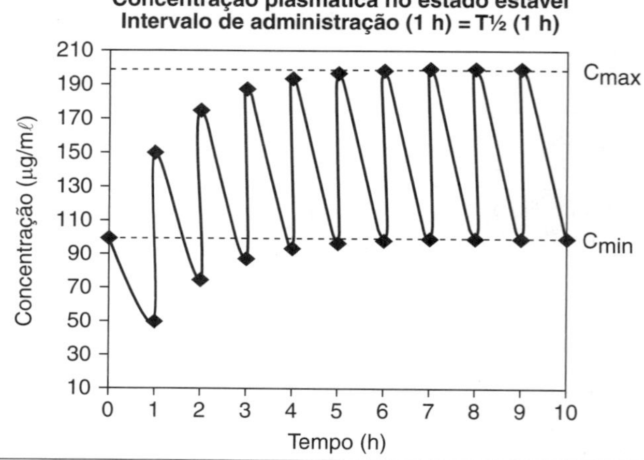

Figura 2.14 Gráfico de concentração plasmática e tempo de um fármaco IV que produz pico de concentração plasmática de 100 μg/mℓ após apenas uma dose. Depois de 6 h (o equivalente a 6 meias-vidas), as concentrações máximas e mínimas do fármaco passam a ser constantes e não há mais acúmulo de fármaco, que está em estado estável.

Consequências clínicas dos intervalos de administração menores do que a meia-vida

Fármacos como fenobarbital, brometo de potássio, fenilbutazona e digoxina são comumente administrados a intervalos muito menores do que sua $T_{½}$ (Figura 2.15).

Isso provoca o acúmulo de fármaco, e a $C_{máx}$ em estado estável é maior do que o pico de concentração após uma única dose. A razão de acúmulo (RA) prevista com a administração de múltiplas doses pode ser estimada pela seguinte equação:

$$RA = 1/1 - e^{-\lambda\zeta\tau}$$

em que $\lambda\zeta$ é a inclinação da fase de eliminação, e τ é o intervalo de administração. Há flutuação mínima entre $C_{máx}$ e $C_{mín}$ e a perda de apenas uma dose não afeta muito as concentrações plasmáticas. Há um período de latência para alcançar as concentrações plasmáticas desejadas no estado estável e outro período de latência para que as concentrações plasmáticas mudem em resposta a uma alteração da dose.

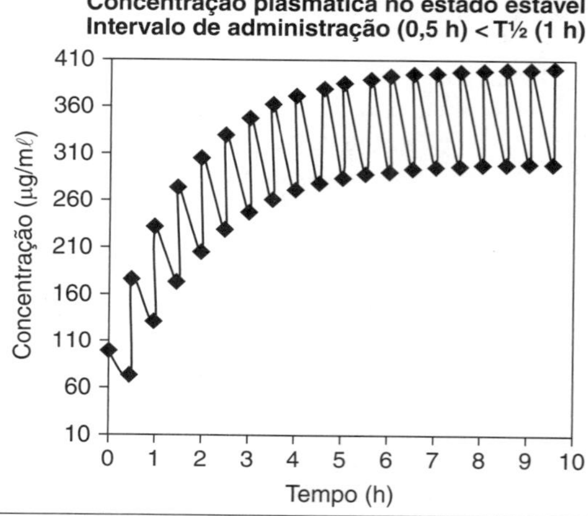

Figura 2.15 Gráfico de concentração plasmática e tempo de um fármaco com intervalo de administração (0,5 h) menor do que a meia-vida (1 h), demonstrando acúmulo significativo da molécula em estado estável.

Consequências clínicas dos intervalos de administração maiores do que a meia-vida

Fármacos como as formulações IV de penicilina e cefalosporinas são administrados a intervalos maiores do que a $T_{½}$ (Figura 2.16). Com o aumento do intervalo de administração, o valor de $C_{máx}$ no estado estável é mais próximo ao pico de concentração após uma única dose. Se o intervalo de administração for maior do que 10 $T_{½}$ (o tempo necessário para eliminação de 99,9% da dose anterior), praticamente não há acúmulo de fármaco. Há grande flutuação entre $C_{máx}$ e $C_{mín}$ (pico e vale), e a perda de uma dose afeta muito as concentrações plasmáticas. No entanto, há um período mínimo de latência para alcançar a concentração plasmática desejada.

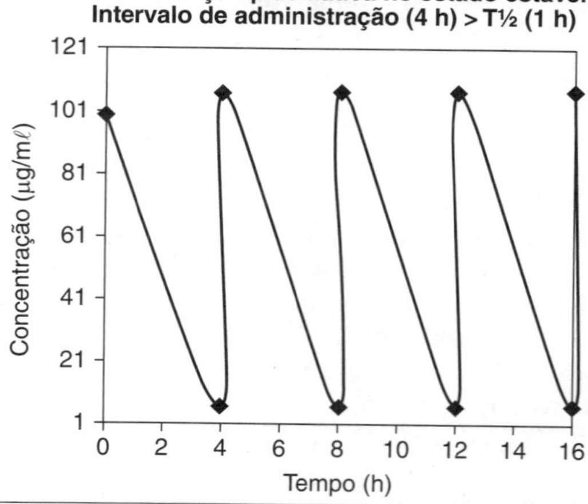

Figura 2.16 Gráfico de concentração plasmática e tempo de um fármaco com intervalo de administração (4 h) maior do que a meia-vida (1 h), o que impede o acúmulo significativo da molécula em estado estável.

DETERMINAÇÃO DOS ESQUEMAS DE ADMINISTRAÇÃO DE FÁRMACOS

O sucesso do tratamento farmacológico é altamente dependente de seu esquema de administração. Nem todos os fármacos precisam da individualização rígida do esquema de administração. No caso de antimicrobianos com ampla faixa de segurança, como as penicilinas e as cefalosporinas, a dose não é titulada de maneira precisa, mas, determinada com base na dose necessária para manter uma concentração plasmática eficaz, acima da concentração inibidora mínima do patógeno bacteriano. Nos fármacos com margem terapêutica limitada, como a digoxina, os aminoglicosídeos e a teofilina, a individualização do esquema de administração é muito importante. Nesses fármacos, o objetivo do esquema de administração é a produção de uma concentração plasmática terapêutica segura que não exceda a concentração tóxica mínima. Entre os fatores que influenciam a concentração de fármaco em seu sítio de ação estão a dose administrada, a via de administração, sua liberação e sua absorção na forma farmacêutica utilizada, a extensão de sua distribuição e a velocidade de sua eliminação.

A idade do cavalo pode ter um efeito profundo sobre a disposição do fármaco (Tabela 2.4).[13] A definição de *geriátrico* varia entre as espécies e até mesmo entre raças. O envelhecimento também pode ser influenciado por genética, ambiente, nutrição, atendimento médico básico e uso. De modo geral, os equinos com mais de 18 a 20 anos podem ser considerados geriátricos. Os pôneis tendem a envelhecer melhor do que os cavalos e podem ser considerados geriátricos entre 25 e 30 anos ou mais. A composição corpórea e o fluxo sanguíneo regional são diferentes nos equinos geriátricos. O débito cardíaco diminui e, assim, o fluxo sanguíneo regional e orgânico também caem. Tais mudanças influenciam a absorção, a distribuição e a eliminação do fármaco. O fluxo sanguíneo é preferencialmente redistribuído para o cérebro e o coração. Assim, há maior risco de toxicidade farmacológica nestes órgãos. A motilidade gastrintestinal (GI) e a capacidade de absorção são menores. O número e a função dos hepatócitos diminuem junto com o fluxo sanguíneo hepático e esplâncnico. Com a redução do fluxo sanguíneo renal, a TFG e a capacidade de secreção ativa do néfron diminuem, fazendo com que o *clearance* renal dos fármacos seja menor. A massa corpórea magra diminui e os tecidos adiposos aumentam. As concentrações plasmáticas de fármacos hidrossolúveis (baixo volume de distribuição) tendem a aumentar, enquanto as concentrações plasmáticas de fármacos lipossolúveis (alto volume de distribuição) tendem a diminuir. A concentração sérica de albumina diminui e o nível de gama globulinas aumenta. Assim, as concentrações plasmáticas de proteína total continuam praticamente as mesmas.

A definição de *neonato* também varia de acordo com a espécie e a idade, mas os determinantes da disposição de fármaco podem mudar conforme o potro cresce.[14] O fluxo sanguíneo para o coração e o cérebro é maior e mais rápido, o que torna o potro mais suscetível à cardiotoxicidade e à neurotoxicidade induzidas pelo fármaco. A absorção GI pode ser menor devido à redução do esvaziamento gástrico e do peristaltismo intestinal. A absorção pelo sistema GI também pode ser afetada por diferenças no pH gástrico entre neonatos e adultos. O pH gástrico dos potros é altamente variável (pH 1,5 a 7) e depende de sua alimentação. A absorção de sítios IM e SC muda conforme as alterações na massa muscular e no fluxo sanguíneo. Os neonatos apresentam menos gordura

Tabela 2.4 Alterações relacionadas com a idade em pacientes geriátricos e pediátricos.

Parte/função corpórea afetada	Pacientes geriátricos	Pacientes pediátricos
Fluxo sanguíneo em órgãos	Menor	Maior
Água corpórea total	Menor	Muito maior
Gordura corpórea	Maior	Menor
Proteínas séricas	Redução de albumina	Redução de albumina
	Aumento de globulinas	Redução de globulinas
Metabolismo hepático	Menor	Muito menor

e mais água corpórea total (principalmente FEC) do que os adultos. Portanto, os fármacos de Vd baixo (p. ex., gentamicina, cetoprofeno) distribuem-se em um volume maior. Assim, é necessário aumentar a dose para evitar o insucesso terapêutico. Como os depósitos de gordura corpórea são menores, as concentrações plasmáticas dos fármacos lipossolúveis são maiores em potros. A moxidectina, por exemplo, é muito mais lipossolúvel do que a ivermectina e, desse modo, sua superdosagem em potros é mais comum.[15] Em neonatos, a eliminação do fármaco pelo metabolismo hepático e pela excreção renal é limitada e, assim, pode ser necessário aumentar os intervalos de administração de alguns medicamentos, como os aminoglicosídeos e os AINEs. No entanto, nem todos os fármacos se comportam assim, e diferenças na farmacocinética diminuem o intervalo de administração de alguns medicamentos, como o firocoxibe e o meloxicam.

Por fim, as doenças podem alterar a farmacocinética. Geralmente, o cavalo doente tem menor capacidade de desintoxicação e eliminação de fármacos. A lesão hepática reduz o metabolismo dos fármacos e pode aumentar sua ação, enquanto a lesão renal e a menor excreção diminuem o *clearance*. As alterações na motilidade GI afetam a absorção do fármaco e são preocupantes em equinos com íleo pós-operatório. A circulação periférica diminui no choque, o que reduz a absorção de fármacos administrados por via IM ou SC.

Esquemas de administração baseados na farmacocinética

Um esquema terapêutico é composto por dose e frequência de administração. Alguns fármacos são administrados como doses únicas e, assim, há uma concentração plasmática específica a ser alcançada. No tratamento com múltiplas doses de um fármaco, a frequência de administração e o acúmulo da substância devem ser considerados. Cálculos simples podem ser usados para projetar o esquema terapêutico específico para o paciente.

Esquema terapêutico com dose única

A duração da ação de uma única dose de fármaco é determinada por seu tamanho, sua velocidade de eliminação e o volume de distribuição. Para calcular a dose única de um fármaco ou ao assumir a administração 1 vez/dia, apenas o Vd e a concentração plasmática desejada são necessários:

$$\text{Dose} = (\text{Vd})(C_0)$$

Em fármacos administrados por outra via que não a IV, a dose deve ser corrigida de acordo com a biodisponibilidade:

$$\text{Dose} = (\text{Vd})(C_0)/F$$

Taxa contínua de infusão

Quando a resposta desejada precisa ser constante, o fármaco pode ser infundido por via IV em uma taxa constante (R_0) após a primeira dose IV:

$$R = (C)(\text{Vd})(K)$$

Esta equação também pode ser escrita como

$$R_0 = C_{ss} \times \text{Cl}$$

A taxa de infusão é essencialmente a taxa de perda do fármaco pelo corpo (mg/min ou mg/h). Portanto, para manter a concentração estabelecida de fármaco no corpo, é necessário infundi-lo em taxa igual à sua perda (K = velocidade de eliminação). Os vasopressores dopamina e dobutamina, por exemplo, apresentam meias-vidas de eliminação extremamente curtas e, desse modo, devem ser administrados por infusão constante.

Esquema com múltiplas doses

A infusão IV contínua é o método mais preciso para controle dos níveis de fármaco no corpo e é essencial em medicamentos com margem de segurança estreita ou eliminação muito rápida, bem como naqueles com efeito tempo-dependente (p. ex., antibióticos betalactâmicos). Tal método não é exequível na maioria dos fármacos em medicina veterinária. É possível manter a concentração plasmática média desejada ao repetir a administração a intervalos constantes. Evidentemente, as maiores concentrações plasmáticas ocorrem logo após a administração do fármaco, e as menores concentrações são observadas imediatamente antes da administração da próxima dose. Desde que a menor concentração seja aceitável para o tratamento e a maior concentração não cause toxicidade, tais variações na concentração plasmática são admissíveis:

$$\text{Dose} = \frac{(C_{ave})(\text{Vd})(\tau)}{(1{,}44)\ T½}$$

em que τ = intervalo de administração e 1,44 é a constante para correção da escala log.

Esquema terapêutico com dose de ataque seguida por manutenção

Os fármacos com longas meias-vidas de eliminação, como o fenobarbital e o fluconazol, apresentam maior período de latência até alcançar as concentrações aceitáveis. Portanto, costumam ser administrados como uma grande dose de ataque (Dose_L) seguida por doses de manutenção (Dose_M).

$$\text{Dose}_L = \frac{\text{Dose}_M}{1 - e^{-K\tau}}$$

MONITORAMENTO TERAPÊUTICO DE FÁRMACOS

O monitoramento das concentrações plasmáticas de fármacos é importante caso seu valor tenha relação com o efeito clínico desejado ou um efeito adverso. É fundamental em equinos com doenças sistêmicas que podem afetar a farmacocinética. Também é importante caso muitos fármacos sejam administrados ao mesmo tempo, devido à ocorrência de interações. De modo geral, o monitoramento terapêutico de fármacos (TDM, do inglês *therapeutic drug monitoring*) é utilizado para a regulação da dose de fármacos administrados de forma crônica ou profilática. Nos fármacos em que a concentração plasmática e o efeito clínico não são relacionados, outros parâmetros farmacodinâmicos podem ser monitorados. Os tempos de coagulação, por exemplo, podem ser quantificados em pacientes submetidos à terapia anticoagulante.

O TDM é realizado principalmente em fármacos caracterizados por toxicidade grave (p. ex., digoxina, fenobarbital, aminoglicosídeos); uma curva abrupta de dose-resposta, em que um pequeno aumento da dose pode causar grande elevação ou diminuição da resposta (p. ex., teofilina); extensa variabilidade farmacocinética entre pacientes e, assim, a dose prediz pouco a concentração plasmática do fármaco (p. ex., ciclosporina); mecanismos de eliminação de fácil saturação, com cinética não linear; ou quando o custo da terapia justifica a confirmação da concentração plasmática desejada do fármaco (Tabela 2.5).

Tabela 2.5 **Recomendações para o monitoramento terapêutico de fármacos.**

Fármaco	Faixa terapêutica	Vd (ℓ/kg)	T½	Tempo até o equilíbrio estável	Coleta da amostra
Amicacina	40 μg/mℓ (pico) < 3 μg/mℓ (vale)	0,25	1 a 2 h	1 dia	Pico: 0,5 a 1 h após a administração Vale: imediatamente antes da próxima dose ou 8 h após a dosagem em caso de administração 1 vez/dia; a amostra deve ser coletada em frascos plásticos
Brometo	Monoterapia: 2 a 3 μg/mℓ (20 a 30 mmol/ℓ) Com fenobarbital: 1 a 2 g/mℓ (10 a 20 mmol/ℓ)		24 dias	4 meses	A qualquer momento
Digoxina	0,9 a 2 ng/mℓ	6,7	23 h	7 dias	2 a 5 h após a administração; a amostra deve ser coletada em frascos de vidro

(*continua*)

Tabela 2.5 Recomendações para o monitoramento terapêutico de fármacos (*continuação*).

Fármaco	Faixa terapêutica	Vd (ℓ/kg)	T½	Tempo até o equilíbrio estável	Coleta da amostra
Gentamicina	20 μg/mℓ (pico) < 2 μg/mℓ (vale)	0,3	1 h	1 dia	Pico: 0,5 a 1 h após a administração Vale: imediatamente antes da próxima dose ou 8 h após a dosagem em caso de administração 1 vez/dia; a amostra deve ser coletada em frascos plásticos
Fenobarbital	15 a 40 μg/mℓ (70 a 170 mmol/ℓ)	0,96	24 h	6 dias	A qualquer momento
Quinidina	2 a 6 μg/mℓ	3,10	6,65 h	40 h	Vale
Teofilina	10 a 20 μg/mℓ	0,8	13 h	3 dias	1 a 2 h após a administração

Realização do monitoramento terapêutico de fármacos

As amostras para TDM não devem ser enviadas até que as concentrações plasmáticas de fármaco tenham alcançado o estado estável no paciente (após cerca de 5 a 6 meias-vidas de eliminação). Caso as concentrações em estado estável devam ser alcançadas imediatamente, administre a dose de ataque. O risco de reações adversas evidentemente aumenta e, assim, o TDM pode ser usado na determinação proativa da dose adequada de manutenção. O TDM deve ser realizado após a administração da dose de ataque para estabelecimento do valor basal. Um segundo TDM deve ser feito depois de 1 meia-vida do fármaco para assegurar que a dose de manutenção consegue manter as concentrações alcançadas pela dose de ataque. Se as concentrações de fármaco na segunda amostra não forem compatíveis com as da primeira amostra, a dose de manutenção pode ser ajustada em vez de esperar pelo estado estável, com risco de insucesso terapêutico ou toxicidade. O terceiro momento de realização do TDM é durante o estado estável para assegurar a adequação do esquema de administração.

O número de amostras coletadas para o TDM depende do fármaco, de sua $T_{½}$ e do motivo do monitoramento. Para a determinação da terapia ideal com aminoglicosídeos, amostras das concentrações máxima e mínima são necessárias. Para possibilitar a fase de distribuição, as amostras de sangue da concentração máxima são coletadas 0,5 a 1 hora após a administração, e a amostra da concentração mínima é coletada antes da próxima dose. Em meias-vidas de eliminação muito longas e administração 2 vezes/dia, não há diferenças estatísticas significativas entre os valores de $C_{máx}$ e $C_{mín}$ do fenobarbital ou do brometo de potássio. Portanto, apenas uma amostra pode ser coletada para o TDM a qualquer momento durante o intervalo de administração. No entanto, as amostras de $C_{máx}$ e $C_{mín}$ devem ser coletadas em qualquer cavalo que não responda como esperado ao tratamento para determinar se o tempo de eliminação do fármaco é maior ou menor do que o normal naquele animal (Boxe 2.4).

Ajuste de esquemas de administração

O ajuste do esquema de administração costuma ser necessário no tratamento de cavalos doentes, já que a maioria destes esquemas foi estabelecida em um pequeno número de equinos normais. Indica-se o ajuste quando a eliminação ou a distribuição do fármaco são significativamente alteradas em um animal. De modo geral, as seguintes regras aplicam-se:

- Se o volume de distribuição mudar, mude a dose do fármaco
- Se a eliminação do fármaco mudar, mude o intervalo de administração.

BOXE 2.4 Interpretação dos resultados do monitoramento terapêutico de fármacos.

Concentrações plasmáticas menores do que as esperadas
Má adesão ao tratamento
Erro no esquema de administração
Produto errado (p. ex., liberação controlada em vez de liberação imediata)
Má biodisponibilidade
Eliminação rápida
Aumento do volume aparente de distribuição
Coleta da amostra de sangue no momento errado

Concentrações plasmáticas maiores do que as esperadas
Má adesão ao tratamento
Dose incorreta
Absorção muito rápida do fármaco
Menor volume aparente de distribuição
Eliminação lenta

Concentração plasmática correta, mas o paciente responde mal à terapia
Diagnóstico incorreto
Alteração da sensibilidade do receptor no tecido (tolerância)
Interação do fármaco com o receptor do sítio

Nos esquemas de administração determinados pelo TDM, as modificações são feitas com base na porcentagem:

$$\text{Dose nova} = \text{dose antiga} \times (\text{alvo} + \text{concentração} \div \text{concentração medida})$$

AJUSTES DE DOSE NA INSUFICIÊNCIA RENAL

A doença renal pode ter um impacto profundo na disposição de fármacos administrados a animais com insuficiência renal. Com o menor *clearance* renal, o fármaco mãe e/ou seus metabólitos podem acumular-se no paciente e causar toxicidade. A perda de proteínas e eletrólitos na urina e as alterações no equilíbrio acidobásico associadas à insuficiência renal afetam a farmacocinética e a farmacodinâmica. A atividade ou a toxicidade do fármaco podem aumentar devido à sinergia com as complicações urêmicas. Juntos, tais efeitos dificultam a determinação das doses seguras e eficazes de medicamentos em pacientes veterinários com insuficiência renal.

O objetivo do ajuste de dose é a obtenção do perfil de concentração de fármaco e tempo no cavalo com insuficiência renal que seja o mais similar possível à de um animal normal. A melhor abordagem para a modificação do tratamento farmacológico em equinos com insuficiência renal é a realização do monitoramento terapêutico e o ajuste de dose para cada paciente. Isto é possível com alguns fármacos, como o fenobarbital e a digoxina, mas impraticável, e tem custo proibitivo na maioria dos medicamentos usados na clínica veterinária. Na maioria dos fármacos, a melhor abordagem é a estimativa da dose correta a partir dos exames de função renal e, então, o monitoramento cuidadoso do paciente quanto às evidências de eficácia ou toxicidade. Nos fármacos eliminados principalmente por mecanismos renais, o *clearance* de creatinina (Cr) é bem correlacionado com o *clearance* dos medicamentos. A Cr é um produto endógeno do metabolismo do fosfato de creatinina nos músculos. É removida por filtração glomerular e suas concentrações séricas são relativamente constantes em pessoas e animais saudáveis. A meia-vida de eliminação de um fármaco excretado pela urina continua estável até que o *clearance* de Cr seja menor do que 30 a 40% do normal. É por isso que os esquemas terapêuticos normalmente não são ajustados até a perda de dois terços da função renal.[16] Em pacientes humanos, o *clearance* de Cr é quantificado para determinar sua excreção urinária em um período de 24 horas. O *clearance* medido de Cr é, então, usado em fórmulas para ajustes da dose de medicamentos. Diferentemente da medicina humana, os valores do *clearance* de Cr geralmente não são avaliados em pacientes veterinários. Na ausência de tal valor, a concentração sérica de creatinina do paciente pode substituí-lo nas fórmulas. No entanto, a relação com a concentração sérica de creatinina não é linear quando esse valor é superior a 4 mg/dℓ e, no caso, as fórmulas de ajuste são ainda menos precisas para o ajuste ideal da dose.[16] Essas fórmulas não consideram modificações no volume de distribuição, no grau de ligação proteica e nos mecanismos não renais de *clearance* do fármaco que podem ser causadas pela disfunção renal. Portanto, esses ajustes de dose devem ser considerados estimativas preliminares e refeitos conforme a resposta clínica observada.

Método de redução da dose

Com o método de redução da dose, o esquema terapêutico normal é ajustado pela diminuição da dosagem de fármaco e manutenção do intervalo de administração.

$$\text{Dose ajustada} = \text{dose normal} \times (\textit{clearance}\text{ de Cr do paciente} \div \textit{clearance}\text{ de Cr normal})$$

ou

$$\text{Dose ajustada} = \text{dose normal} \times (\text{Cr normal} \div \text{Cr do paciente})$$

Método de extensão do intervalo

Com o método de extensão do intervalo, mantém-se a dose de fármaco e aumenta-se seu intervalo de administração.

$$\text{Intervalo ajustado} = \text{intervalo normal}\ [1/(\textit{clearance}\text{ de Cr do paciente}/\textit{clearance}\text{ de Cr normal})]$$

ou

$$\text{Intervalo ajustado} = \text{intervalo normal}\ [1/(\text{Cr sérica normal}/\text{Cr sérica do paciente})]$$

Os dois métodos tentam manter as concentrações plasmáticas médias do fármaco constantes. O método de extensão do intervalo produz valores de $C_{máx}$ e $C_{mín}$ similares aos observados em pacientes saudáveis (Figura 2.17), mas também períodos substanciais em que as concentrações de fármaco podem ser subterapêuticas. Esse é o método preferido com os aminoglicosídeos, que têm efeito pós-antibiótico longo e em que a $C_{mín}$ baixa é desejável para a redução do risco de nefrotoxicidade. Dependendo da relação entre a meia-vida de eliminação e o intervalo de administração, o método de redução da dose pode causar acúmulo significativo do fármaco (Figura 2.18), mas, no estado estável, não há períodos em que as concentrações são subterapêuticas. Esse é o método preferido para a penicilina, e as cefalosporinas, em que a manutenção da concentração plasmática acima da concentração inibidora mínima (CIM) do patógeno é correlacionada à eficácia e os fármacos são relativamente não tóxicos mesmo em caso de acúmulo. Para decidir o método a usar, o profissional deve determinar se a eficácia e a toxicidade do fármaco são relacionadas com as concentrações plasmáticas máximas, mínimas ou médias e, então, escolher aquele com melhor equilíbrio entre eficácia e possível toxicidade. O método de extensão do intervalo é mais conveniente para o cliente, já que a dose recomendada normal é simplesmente administrada com menor frequência. Além disso, se os fármacos forem comercializados apenas em formas fixas (p. ex., cápsulas, comprimidos inquebráveis), é mais fácil ajustar o intervalo de administração.

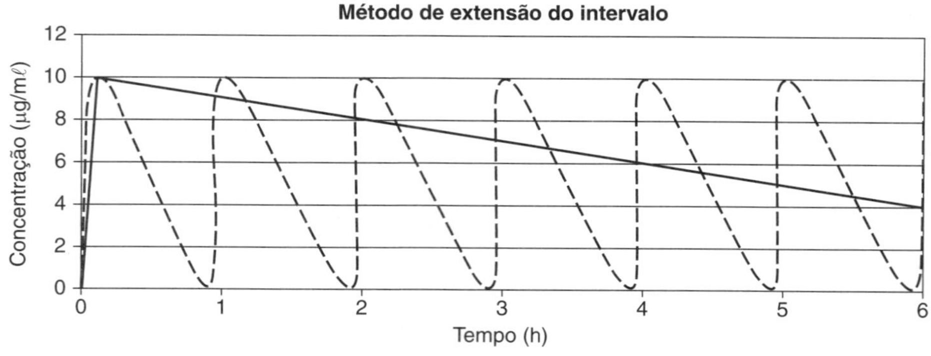

Figura 2.17 Comparação entre um esquema de administração com extensão do intervalo (*linha sólida*) em um paciente com insuficiência renal e um esquema normal de administração em um paciente saudável (*linha tracejada*). A meia-vida normal de eliminação foi de 15 min; no paciente com insuficiência renal, aumentou para 8 h.

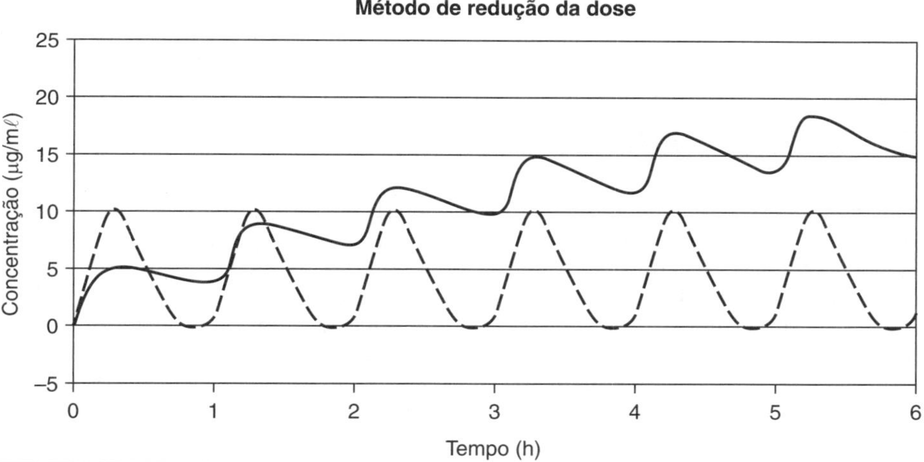

Figura 2.18 Comparação entre um esquema de administração com redução de dose em um paciente com insuficiência renal (*linha sólida*) e um esquema normal de administração em um paciente saudável (*linha tracejada*). A meia-vida normal de eliminação foi de 15 min. No paciente com insuficiência renal, aumentou para 8 h.

Como a meia-vida de eliminação é maior em pacientes com doença renal e seis meias-vidas de eliminação são sempre necessárias para alcançar 99% das concentrações em estado estável, os cavalos com insuficiência renal demoram mais a alcançar o estado estável do que os animais com função renal normal. Portanto, pode ser necessário administrar uma dose de ataque para a rápida obtenção das concentrações terapêuticas do fármaco. Ao usar o método de redução da dose, primeiro administre a dose habitual e, depois, a dose menor na próxima vez. Se o método de extensão do intervalo for utilizado, comece com uma dose dupla.

Nos pacientes com insuficiência renal, o profissional deve considerar o seguinte:

1. Evitar a administração de qualquer fármaco a não ser que as indicações terapêuticas sejam definitivas. Se o medicamento for absolutamente necessário, tentar escolher um de metabolismo hepático e a excreção biliar em vez de eliminação renal (p. ex., doxiciclina).
2. Se o monitoramento terapêutico de fármacos for possível, individualizar o esquema de administração conforme o paciente.
3. Se o monitoramento terapêutico de fármacos não for possível, verificar se há esquemas específicos ajustados com comprovação clínica. A bula de medicamentos destinados ao uso humano geralmente orienta o ajuste de doses.
4. Se o fármaco não foi estudado a ponto de ter recomendações para ajuste de dose, verificar se há informações suficientes sobre sua cinética para estimar a dose adequada em pacientes com insuficiência renal.
5. Monitorar cuidadosamente os pacientes tratados quanto aos sinais de eficácia e toxicidade.

Terapia antimicrobiana

O sucesso da terapia antimicrobiana depende da administração de doses suficientes para que os patógenos no sítio de infecção sejam mortos ou suprimidos de modo a poderem ser eliminados pelo sistema imune do hospedeiro. As relações farmacocinéticas (PK) e farmacodinâmicas (PD) entre o hospedeiro, as bactérias e os antimicrobianos são complexas. A farmacocinética é o que o corpo faz com um fármaco: os processos de absorção, a distribuição para os diversos órgãos e tecidos, o metabolismo e a eliminação. A farmacodinâmica é o que os antimicrobianos fazem com as bactérias. Descreve a ação, do fármaco e as respostas das bactérias. A farmacocinética e a farmacodinâmica são inter-relacionadas, já que os efeitos de PK determinam a quantidade de fármaco que atinge o sítio de ação, e a intensidade de um efeito PD é associada à concentração do medicamento no sítio de ação. Novas informações sobre as relações PK/PD de patógenos e antimicrobianos veterinários surgem rapidamente e mudam o modo de determinar a dose desses fármacos na clínica equina.

USO RACIONAL DE ANTIMICROBIANOS

As seguintes questões devem ser consideradas durante o desenvolvimento de um esquema antimicrobiano:

1. *O diagnóstico justifica a terapia antimicrobiana?* O uso de antimicrobianos no tratamento de infecções menores ou doenças puramente virais ou inflamatórias é irracional e caro, além de poder ser perigoso para o paciente. Também encoraja a resistência antimicrobiana. Os proprietários esperam a prescrição de antimicrobianos em infecções triviais ou caso haja a possibilidade de desenvolvimento de uma infecção. Os clínicos de equinos devem resistir à pressão do proprietário para usar ou prescrever fármacos desnecessários.
2. *Quais são os microrganismos provavelmente envolvidos?* Em muitas infecções, o microrganismo provável pode ser previsto com base na anamnese e nos sinais clínicos (p. ex., *Streptococcus zooepidemicus* e infecções respiratórias).
3. *Qual é a suscetibilidade antimicrobiana in vitro do microrganismo?* A suscetibilidade *in vitro* de muitos patógenos pode ser prevista. As espécies de *Streptococcus*, por exemplo, normalmente são suscetíveis à penicilina. No entanto, muitas bactérias gram-negativas apresentam

suscetibilidades imprevisíveis, e o antibiograma é essencial para a determinação do tratamento farmacológico adequado.

4. *A infecção está localizada em qual parte do corpo ou qual tecido? Os antimicrobianos conseguem chegar ao sítio infeccioso?* A consideração da fisiopatologia da infecção ajuda o profissional a escolher uma terapia eficaz. O tratamento de infecções sequestradas, como mastite ou meningite, requer antimicrobianos que atravessem as barreiras de membrana com facilidade. Os antimicrobianos caracterizados por baixos valores de Vd tendem a não alcançar concentrações terapêuticas nestes sítios.
5. *Os antimicrobianos serão eficazes no ambiente local do microrganismo?* O ambiente local da infecção reduz a eficácia de alguns antimicrobianos. As sulfonamidas são ineficazes em *debris* purulentos porque o ácido para-aminobenzoico (PABA) liberado pelos neutrófilos mortos é usado pelas bactérias e reduz o efeito competitivo dos fármacos. Os aminoglicosídeos são ineficazes em um abscesso devido ao ambiente anaeróbico ácido e à presença de ácido nucleico das células degradadas, que inativam tal classe de medicamentos.
6. *Qual formulação de fármaco e esquema terapêutico manterão a concentração antimicrobiana adequada pelo tempo necessário?* As doses da bula aplicam-se apenas aos patógenos descritos na bula. No uso extrabula, o esquema de administração deve ser ajustado dependendo da suscetibilidade do patógeno específico aos antimicrobianos.
7. *Quais reações adversas ou toxicidades podem ser esperadas? Os benefícios superam os riscos?* Os riscos de reações adversas de antimicrobianos geralmente são subestimados. Uma reação adversa grave pode complicar o tratamento do problema original e até mesmo ser fatal. A ausência de comunicação dos riscos de reações adversas aos proprietários é uma causa comum de litígio.
8. *Você pode escolher um produto aprovado? Ao usar antimicrobianos de maneira extrabula, você pode determinar os períodos adequados de carência para animais de produção? Você consegue determinar os períodos adequados de carência para equinos atletas?* Os antimicrobianos usados em equinos não são aprovados em animais destinados à alimentação, e não há informações sobre os períodos adequados de carência. Além disso, os cavalos atletas estão sujeitos às regras da associação esportiva sobre medicamentos, que variam de acordo com a organização, o estado ou a província e o país. O conhecimento dos princípios de eliminação do fármaco possibilita ao profissional determinar os períodos adequados de carência para cavalos de competição ou abate.

Documentação da infecção

O diagnóstico deve ser estabelecido antes da administração de qualquer terapia. Nem sempre é necessário cultivar amostras de todos os pacientes com doenças infecciosas para a identificação dos microrganismos envolvidos. De modo geral, o veterinário pode basear o diagnóstico em sua experiência clínica com casos similares. Os sinais de algumas doenças infecciosas são tão evidentes que a necessidade de identificação microbiológica é mínima. No entanto, nas doenças infecciosas de causa desconhecida ou atribuídas a microrganismos com suscetibilidade irregular a antimicrobianos, não há substituto para o isolamento e a identificação do agente etiológico. Para tais microrganismos, o primeiro tratamento, à espera dos resultados da cultura, deve incluir um antimicrobiano com amplo espectro de atividade. Sempre que possível, o veterinário deve obter uma amostra representativa de material de um paciente clínico. Cuidado ao obter amostras de sítios muito contaminados, como secreções nasais purulentas. O insucesso terapêutico também pode ser relacionado com a obtenção de amostras de uma área inadequada. Nos casos de pleuropneumonia, por exemplo, a ausência de cultura do fluido do lavado transtraqueal e do fluido pleural pode impedir a detecção de todos os microrganismos associados. Uma coloração de Gram imediata pode ser realizada em um esfregaço direto e orientar o início da terapia. As amostras são enviadas para cultura e identificação adequadas. Se o microrganismo identificado tiver padrões imprevisíveis de suscetibilidade, o profissional deverá solicitar um antibiograma, como Kirby-Bauer, teste E ou método CIM.

Em alguns casos clínicos, a identificação do patógeno pode ser feita pela demonstração sorológica de anticorpos (p. ex., anaplasmose, leptospirose, brucelose).

Determinação do esquema de administração de antimicrobianos

A relação entre o hospedeiro, as bactérias e o fármaco pode ser muito complexa. *Presume-se* que as altas concentrações plasmáticas de antimicrobianos sejam vantajosas porque uma grande quantidade de fármaco se difunde para o FEC de diversos tecidos. A concentração de fármaco no sítio de infecção é considerada muito importante na determinação de sua eficácia. Em muitas infecções, o sítio acometido é o FEC. No entanto, as infecções também podem ocorrer no interior de células ou outros locais protegidos. A movimentação do fármaco entre o plasma e os tecidos extravasculares depende do tamanho molecular, da lipossolubilidade, do p*K*a da molécula, do pH local, de mecanismos específicos de transporte celular e do grau de ligação proteica. No laboratório, a relação entre as bactérias e o fármaco é descrita por:

- CIM: a menor concentração de fármaco que inibe o crescimento bacteriano. De modo geral, é expressa como a concentração que inibe 50% (CIM50) ou 90% (CIM90) do crescimento bacteriano
- Concentração bactericida mínima (MBC): a menor concentração de fármaco que mata 99,9% de bactérias
- Concentração de prevenção de mutantes (MPC): concentração limiar acima da qual espera-se que a proliferação seletiva de mutantes resistentes ocorra apenas raramente.

As CIMs são usadas para determinar a dose de fármaco, em uma tentativa de alcançar concentrações sanguíneas e teciduais que excedam a CIM *in vitro* do patógeno.

Interpretação das concentrações inibidoras mínimas

De acordo com a definição do Clinical Laboratory Standards Institute (CLSI; antes chamado National Committee for Clinical Laboratory Standards [NCCLS]), os valores CIM são derivados de concentrações dobradas em série (em μg/mℓ). As designações suscetível (S), intermediária (I) e resistente (R) derivam dos pontos de corte (*breakpoints*) atribuídos pelos dados laboratoriais de

PK e PD, pela distribuição da CIM da população de patógeno e pelos resultados de ensaios clínicos.[17] O *breakpoint* aprovado pelo CLSI é específico para a espécie animal, a doença, o patógeno, o antimicrobiano e o esquema de administração. Quando o patógeno é relatado como *suscetível*, a dose recomendada do antimicrobiano alcança concentrações plasmáticas ou teciduais que inibem o crescimento bacteriano *in vivo*. Quando um patógeno é relatado como *resistente*, as concentrações inibidoras de antimicrobianos não são alcançadas no paciente com segurança. Se o patógeno for relatado como *intermediário*, a administração do antimicrobiano em doses maiores do que as recomendadas pode ser um tratamento eficaz.[18] Os patógenos com suscetibilidade intermediária também podem ser tratados com sucesso se a infecção for localizada em uma área de alta concentração de fármaco (p. ex., a urina em caso de fármacos de excreção renal) ou se vias locais de administração forem utilizadas (p. ex., administração tópica no olho para infecções de córnea).

Os resultados do antibiograma predizem que as bactérias têm mecanismos intrínsecos ou adquiridos de resistência para um determinado antimicrobiano. O teste *in vitro* faz isso porque a suscetibilidade bacteriana geralmente ocorre em uma pequena faixa de CIMs. Na Figura 2.19, a inibição de *E. coli* pela amoxicilina tem distribuição bimodal. Um grande grupo de *Escherichia coli* é inibido por concentrações de amoxicilina entre 0,5 e 16 μg/mℓ. Tais valores são considerados a *faixa normal*, e 16 μg/mℓ é o *breakpoint* de suscetibilidade.

É provável que a *E. coli* que precisa de uma concentração de amoxicilina de 16 μg/mℓ para ser inibida apresente mecanismos intrínsecos ou adquiridos de resistência; assim, é improvável que a amoxicilina seja um tratamento eficaz nos pacientes infectados com estes isolados. Os antibiogramas *in vitro* predizem o resultado do tratamento bastante bem, embora muitas variáveis na relação hospedeiro-patógeno não sejam consideradas.[17] Os dados de suscetibilidade a antimicrobianos não podem ser responsáveis por:

1. *Defesas do hospedeiro*: a interação entre o hospedeiro e o patógeno é complexa e não prevista por testes *in vitro*. A ação do antimicrobiano ocorre junto com as defesas do hospedeiro, como a imunidade humoral e celular, os componentes do sistema complemento e os fatores antibacterianos não específicos, como a lactoferrina, a lactoperoxidase e a lisozima.[19]
2. *Distribuição do fármaco no corpo*: as designações S, I e R atribuídas pelo laboratório de microbiologia normalmente são baseadas nas concentrações plasmáticas que podem ser obtidas com segurança. Isso não necessariamente considera as concentrações extremamente altas de antimicrobianos em órgãos e fluidos de excreção (rins, urina, bile) ou a administração local de altas concentrações de fármaco (p. ex., pomadas oftálmicas). Os antimicrobianos macrolídeos caracterizam-se por concentrações plasmáticas insignificantes apesar das altíssimas concentrações pulmonares e intracelulares.[20] A fisiopatologia pode alterar a distribuição do fármaco e alguns antimicrobianos, como as tetraciclinas, acumulam-se nos tecidos pulmonares pneumônicos.[21]
3. *Taxas de crescimento e tamanho do inóculo*: a estufa do laboratório de microbiologia é o local ideal para o crescimento bacteriano. As condições são determinadas para a promoção do crescimento, e as bactérias em divisão rápida são mais suscetíveis aos antimicrobianos. As taxas de replicação podem ser muito menores no sítio de infecção, e as CIMs geralmente não são confiáveis em bactérias de crescimento lento. Os inóculos padronizados usados no laboratório podem superestimar ou subestimar os números de patógenos nos tecidos infectados.[19]
4. *Infecções mistas*: os antibiogramas separados de patógenos em uma infecção mista não consideram a sinergia patológica entre as bactérias. Os metabólitos de uma bactéria podem facilitar o estabelecimento e o crescimento de outra.[22]
5. *Ambiente da infecção*: muitos antimicrobianos são inativos no exsudato purulento, que normalmente é anaeróbico, ácido e hiperosmolar. Alguns antimicrobianos apresentam atividade diferente nos fluidos corpóreos (p. ex., plasma, leite, bile) do que em meios de cultura ricos em nutrientes. A deposição de fibrina pode alterar a penetração tecidual dos antimicrobianos. Muitas bactérias são capazes de produzir uma cápsula polissacarídica viscosa para protegê-las de fatores do hospedeiro. Os patógenos da mastite normalmente aumentam sua taxa de replicação quando incubados no leite mastítico.[19]

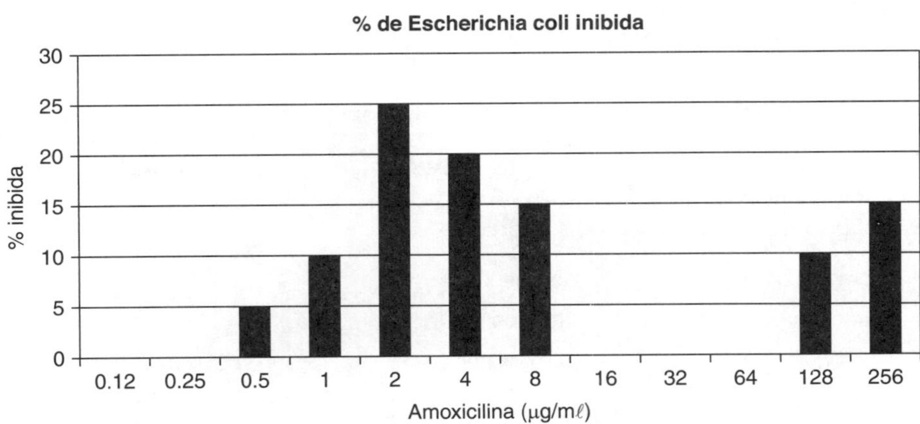

Figura 2.19 A porcentagem de *Escherichia coli* inibida pelo aumento das concentrações de amoxicilina tem distribuição bimodal. É provável que a *E. coli* que precise de mais de 16 μg/mℓ de amoxicilina para ter seu crescimento inibido apresente mecanismos intrínsecos ou adquiridos de resistência. O tratamento com amoxicilina de pacientes com este patógeno tende a ser ineficaz.

6. *Os antimicrobianos de administração tópica não são analisados*: os laboratórios de microbiologia veterinária podem não fazer antibiogramas de rotina de antimicrobianos usados apenas por via tópica. A polimixina B é um dos antimicrobianos mais eficazes nas infecções superficiais por *Pseudomonas*;[23] porém, por causar neurotoxicidade e nefrotoxicidade se administrada por via sistêmica, raramente se mostra incluída no antibiograma. A bacitracina e a mupirocina são outros exemplos de antimicrobianos tópicos raramente analisados em laboratórios diagnósticos.
7. *Combinações de antimicrobianos podem apresentar sinergia in vivo*: apesar das previsões de resistência do antibiograma, a terapia pode ser eficaz devido às combinações sinérgicas de antimicrobianos. A sinergia entre as penicilinas e os aminoglicosídeos foi reconhecida em infecções estreptocócicas, enterocócicas e estafilocócicas.[24] A sinergia é atribuída ao aumento da incorporação celular do aminoglicosídeo após a lesão da parede celular causada pela penicilina.
8. *Os* breakpoints *do CLSI podem ser inadequados*: os *breakpoints* do CLSI foram originalmente estabelecidos com isolados bacterianos de humanos, com o uso de dados de PK e ensaios clínicos realizados em nossa espécie. Um subcomitê veterinário foi estabelecido em 1993 e propôs orientações específicas para os antibiogramas de um número limitado de antimicrobianos.[25] Hoje, apenas o ceftiofur, a ampicilina, a amicacina e a gentamicina possuem *breakpoints* para patógenos equinos aprovados pelo CLSI. Os laboratórios diagnósticos usam *breakpoints* derivados de seres humanos para outras combinações de bactérias e fármacos. É importante saber se seu laboratório usa os *breakpoints* específicos para equinos, já que tais valores podem ser muito diferentes entre as espécies. O *breakpoint* da amicacina em humanos, por exemplo, é de 16 μg/mℓ, mas de 4 μg/mℓ em equinos adultos e 2 μg/mℓ em potros.

Portanto, a verdadeira relevância de qualquer CIM *in vitro* na previsão dos resultados *in vivo* do tratamento farmacológico é questionável. Os resultados da CIM não são uma ordem positiva para o uso de um antimicrobiano em particular. A escolha dos antimicrobianos ideais deve considerar outros fatores, como o sítio de infecção, a farmacocinética dos medicamentos e o efeito de doenças subjacentes. Considerando todos estes fatores, a maioria dos veterinários determina um esquema de administração que usa a concentração plasmática alvo de fármaco com base em múltiplos da CIM *in vitro* (geralmente 2 a 10).

Antimicrobianos bactericidas ou bacteriostáticos

É comum a classificar os antimicrobianos como *bactericidas* ou *bacteriostáticos* (Boxe 2.5). Se a razão entre MBC e CIM for pequena (menor do que 4 a 6), o fármaco é considerado bactericida e é possível obter concentrações da molécula que matem 99,9% dos microrganismos expostos. Se a razão entre MBC e CIM for grande, não se pode administrar, com segurança, doses do fármaco que matem 99,9% das bactérias e o medicamento é considerado bacteriostático.

Em muitos fármacos, a distinção entre bactericida e bacteriostático não é exata e depende da concentração de medicamento no tecido-alvo e do patógeno envolvido. Situações específicas em que um fármaco bactericida é preferido sobre um bacteriostático incluem pacientes imunocomprometidos, como neonatos, aqueles com infecções com risco de morte, como endocardite e meningite bacteriana, e casos com profilaxia cirúrgica.

Efeito pós-antibiótico

Em algumas interações de bactérias e antimicrobianos, o crescimento dos patógenos continua suprimido por um tempo depois que a concentração de fármaco fica abaixo da CIM.[26] Tal efeito pós-antibiótico (PAE, do inglês *postantibiotic effect*) pode explicar porque os esquemas de administração que não conseguem manter a concentração do fármaco acima da CIM ainda são eficazes. O PAE depende do antimicrobiano e do patógeno bacteriano (Tabela 2.6).

BOXE 2.5 Classificação dos antimicrobianos.

Bactericidas
Aminoglicosídeos
Betalactâmicos
Fluoroquinolonas
Sulfonamidas/trimetoprima

Bacteriostáticos
Cloranfenicol
Macrolídeos
Sulfonamidas
Tetraciclinas

Tabela 2.6 Duração do efeito pós-antibiótico de alguns antimicrobianos e antibióticos.

Micróbio	PAE longo (> 3 h)	PAE intermediário	PAE curto (< 1 h)
Gram-positivo	Fluoroquinolonas	Aminoglicosídeos	–
	Macrolídeos	Penicilinas	–
	Cloranfenicol	Cefalosporinas	–
	Tetraciclina	Carbapenens	
Gram-negativos	Fluoroquinolonas	Carbapenens	Penicilinas
	Aminoglicosídeos	–	Cefalosporinas
	–	–	Sulfonamidas/trimetoprima
Anaeróbios	Metronidazol	–	–

PAE, efeito pós-antibiótico.

Relações farmacocinéticas-farmacodinâmicas

A relação PK-PD entre um antimicrobiano e um patógeno determina a maneira de calcular o esquema de administração.[27] Os parâmetros PK usados na determinação da dose de fármaco são a área sob a curva de concentração plasmática e tempo de 0 a 24 h ($AUC_{0\text{-}24}$), a concentração plasmática máxima ($C_{máx}$) e o tempo em que a concentração do antimicrobiano excede o limiar PD definido (T > CIM). Ao relacionar os parâmetros PK e PD à eficácia clínica, a ação do antimicrobiano classifica-se como dependente de concentração ou de tempo (Boxe 2.6; Figuras 2.20 e 2.21). Nos antimicrobianos com eficácia dependente de concentração, as altas concentrações plasmáticas com relação à CIM do patógeno ($C_{máx}$:CIM) e a área sob a curva de concentração plasmática e tempo acima da CIM bacteriana durante o intervalo de administração ($AUC_{0\text{-}24}$:CIM) são os principais determinantes de eficácia clínica. Esses fármacos também apresentam PAEs prolongados, o que possibilita a administração 1 vez/dia com manutenção da eficácia clínica máxima.

Nas fluoroquinolonas (p. ex., enrofloxacino, orbifloxacina, marbofloxacino), a eficácia clínica é associada à $AUC_{0\text{-}24}$:CIM acima de 100 a 125 para microrganismos gram-negativos e $AUC_{0\text{-}24}$:CIM acima de 55 para microrganismos gram-positivos ou $C_{máx}$:CIM superior a 10. Nos aminoglicosídeos (p. ex., gentamicina, amicacina), a obtenção de $C_{máx}$:CIM acima de 10 é considerada ideal quanto à eficácia. Outros antimicrobianos que parecem ter atividade dependente de concentração são o metronidazol ($C_{máx}$:CIM > 10 a 25) e a azitromicina ($AUC_{0\text{-}24}$:CIM > 25). Em alguns patógenos com valores muito altos de CIM, como *Pseudomonas aeruginosa*, a obtenção de razões ideais de PK/PD pode ser impossível com as doses indicadas na bula ou até mesmo superiores. Nesses casos, a subdosagem é ineficaz e apenas contribui para a resistência antimicrobiana.

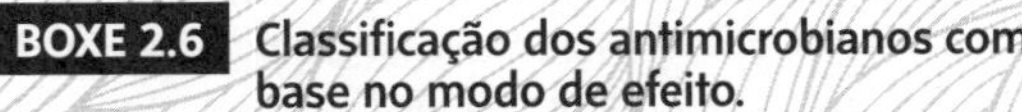

BOXE 2.6
Classificação dos antimicrobianos com base no modo de efeito.

Antimicrobianos dependentes de concentração
Aminoglicosídeos
Fluoroquinolonas
Metronidazol

Antimicrobianos dependentes de tempo
Cefalosporinas
Cloranfenicol
Macrolídeos
Penicilinas
Sulfonamidas
Tetraciclinas

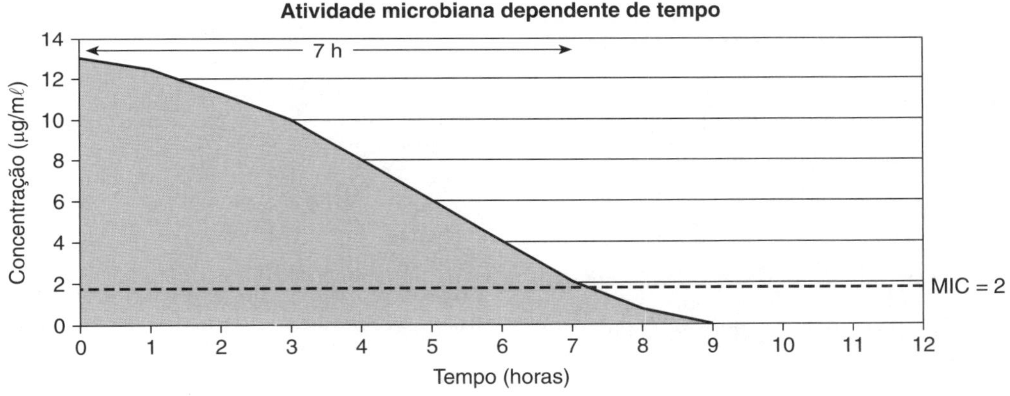

Figura 2.20 Nos antimicrobianos dependentes de tempo, o período em que a concentração dos fármacos excede a concentração inibidora mínima do patógeno determina a eficácia clínica.

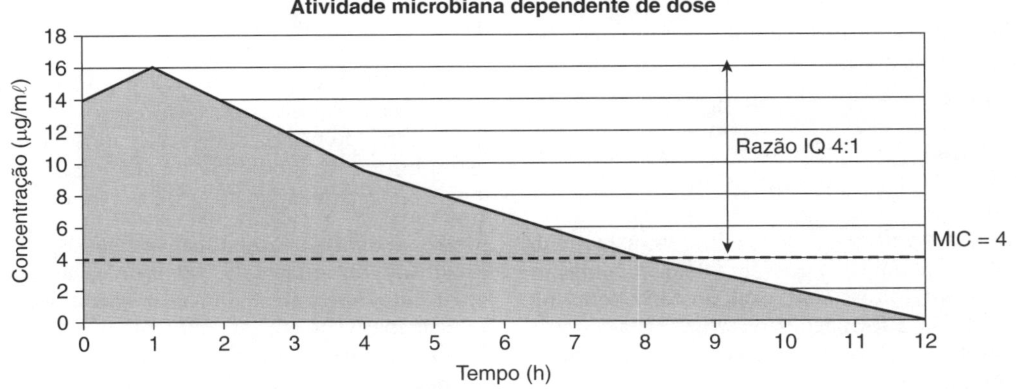

Figura 2.21 Nos antimicrobianos dependentes de concentração, o quociente inibidor (*QI*) e a área sob a curva inibidora são os principais determinantes da eficácia clínica.

Nos antimicrobianos com eficácia dependente de tempo, a concentração de fármaco no sítio de infecção deve ser mantida acima da CIM por parte do intervalo de administração. Ainda não se sabe quanto acima da CIM e por qual porcentagem do intervalo de administração as concentrações devem ser mantidas, e é provável que tais valores sejam específicos para cada combinação de bactérias e fármacos. Normalmente, os antibióticos dependentes de tempo são mantidos em concentrações 1 a 5 vezes acima da CIM por 40 a 100% do intervalo de administração. O valor de $T >$ CIM deve ser próximo a 100% para os antimicrobianos bacteriostáticos e em pacientes com imunossupressão. Em geral, esses fármacos precisam ser administrados de maneira frequente ou como infusões em taxa constante para que o tratamento seja adequado. Nas infecções sequestradas, a penetração dos antimicrobianos no sítio acometido pode requerer altas concentrações plasmáticas para que o gradiente seja suficiente. Nestes casos, $AUC_{0\text{-}24}$:CIM e/ou $C_{máx}$:CIM também podem ser importantes na determinação da eficácia de antimicrobianos dependentes de tempo.

DETERMINAÇÃO DOS ESQUEMAS DE ADMINISTRAÇÃO

Ao projetar esquemas específicos de administração de antimicrobianos, o profissional quer uma certa concentração plasmática de fármaco. *Presume-se* que as altas concentrações plasmáticas de antimicrobianos sejam vantajosas, já que uma alta concentração de fármaco se difunde nos diversos tecidos e fluidos corpóreos. À luz das informações anteriores, os esquemas de administração de antimicrobianos são projetados de uma de duas formas: para maximizar a concentração plasmática ou fazer com que a concentração plasmática fique acima da CIM bacteriana por certa porcentagem do intervalo de administração.

Nos *antibióticos dependentes de concentração* com PAE prolongado e cuja relação PK-PD é ter $C_{máx}$:CIM ideal e se o Vd do antimicrobiano for conhecido, o esquema preciso de administração de fármaco segundo o patógeno pode ser calculado com a seguinte equação:

$$\text{Dose} = (\text{Vd})(\text{concentração plasmática desejada})$$

em que a concentração plasmática desejada é alguns múltiplos da CIM (geralmente 8 a 10) e se adota a administração 1 vez/dia.

Nos *antibióticos dependentes de concentração* cuja relação PK-PD é ter $AUC_{0\text{-}24}$:CIM ideal, a seguinte equação pode ser usada no cálculo da dose diária:

$$\text{Dose} = (AUC_{0-24}\text{:CIM})(\text{CIM})(\text{Cl})(F)(24\ \text{h})$$

em que $AUC_{0\text{-}24}$:CIM é ^{3} 100, Cl é o *clearance* (volume de sangue depurado de fármaco por dia em mℓ/kg/dia); e F, a biodisponibilidade.

Nos *antibióticos dependentes de tempo*, o objetivo é manter a concentração plasmática média de fármaco acima da CIM do patógeno por todo o intervalo de administração. Novamente, usando as informações de Vd e meia-vida de eliminação, o profissional pode calcular precisamente o esquema terapêutico:

$$\text{Dose} = (\text{concentração plasmática média desejada})$$
$$(\text{Vd})(\text{intervalo de administração})\ 1{,}44\ (T_{½})$$

USO CONCOMITANTE DE OUTROS ANTIMICROBIANOS

A terapia antimicrobiana combinada é comum em medicina veterinária, mas raramente se mostra superior ao tratamento farmacológico único em ensaios clínicos. O uso de múltiplos antimicrobianos deve ser limitado aos seguintes casos:

1. Sinergia conhecida contra microrganismos específicos.[24]
2. Prevenção do desenvolvimento rápido de resistência bacteriana.[28]
3. Aumento do espectro antimicrobiano do tratamento inicial de doenças com risco de morte.[29]
4. Tratamento de infecções bacterianas mistas conhecidas.[30]

A terapia antimicrobiana múltipla é implicada como causa de diarreia em equinos, provavelmente devido aos efeitos antibacterianos aditivos contra a microbiota normal do sistema GI.[31] As combinações antagônicas, como cloranfenicol e um macrolídeo, devem ser evitadas. Essas duas classes de fármacos competem pelo mesmo sítio de ligação nos ribossomos bacterianos e se excluem mutuamente no local de ação.

USO PROFILÁTICO DE ANTIMICROBIANOS

Poucos relatos examinam a eficácia dos antimicrobianos profiláticos em medicina veterinária e especificamente em equinos.[32] Devido à ausência de estudos veterinários, as informações sobre profilaxia são, em grande parte, extrapoladas de estudos humanos. O risco relativo de infecção deve justificar o uso de antimicrobianos profiláticos. Os riscos de efeitos adversos do fármaco profilático devem ser menores do que o risco de desenvolvimento de doença e suas consequências. Em medicina veterinária, o risco de infecção depende, principalmente, da habilidade do cirurgião e das práticas de manejo do hospital.[33] Os microrganismos com maior probabilidade de causar a infecção e sua suscetibilidade aos antimicrobianos devem ser conhecidos ou previstos com precisão. Os antimicrobianos devem ser bactericidas e administrados e distribuídos no sítio da possível infecção antes de seu início. O veterinário deve considerar os fármacos que podem ser administrados por via IV e tenham alto volume de distribuição. Os fármacos usados na profilaxia não devem ser aqueles que seriam utilizados terapeuticamente. A duração da profilaxia antimicrobiana deve ser a menor possível. Na maioria das vezes, apenas uma dose pré-operatória é suficiente e tem bom custo-benefício.[34]

A revisão extensa do assunto gerou diversas recomendações acerca do uso de antimicrobianos na ausência de dados de cultura e sensibilidade ou um diagnóstico definitivo.[35] Entre tais recomendações estão as seguintes:

1. As combinações de antimicrobianos comumente usadas continuam o pilar do tratamento das infecções purulentas. Recomenda-se a escolha de um antibiótico que não seja inativado em um ambiente purulento.
2. O tratamento antimicrobiano de potros comprometidos deve ser instituído até que o diagnóstico de sepse seja confirmado ou descartado; no entanto, não deve se estender além da recuperação. A administração profilática de antimicrobianos a potros saudáveis não é recomendada.

3. A continuação da profilaxia com antimicrobianos por mais de 3 dias é, provavelmente, desnecessária após a cirurgia de cólica; períodos menores podem ser igualmente eficazes. As exceções podem ser o vólvulo do cólon maior, associado ao maior risco de peritonite séptica.
4. É improvável que a profilaxia antimicrobiana em cavalos adultos com diarreia seja benéfica, a não ser nos casos com suspeita extremamente alta de um agente etiológico específico com base no uso anterior de antibióticos (*Clostridium difficile/perfringens*), na estação do ano (*Neorickettsia risticii*) e na idade (*Lawsonia extracellularis*).

BETALACTÂMICOS: PENICILINAS E CEFALOSPORINAS

Os antibióticos betalactâmicos são as penicilinas, as cefalosporinas e os carbapenens. Estes fármacos apresentam excelente atividade contra a maioria das bactérias gram-positivas e pouquíssimos efeitos colaterais. São considerados bactericidas e dependentes de tempo. Os efeitos pós-antibióticos foram associados a alguns fármacos desta classe. De modo geral, os antibióticos betalactâmicos têm baixa ligação proteica no plasma, distribuem-se bem no FEC da maioria dos tecidos e são excretados por via renal. Com poucas exceções, têm meia-vida muito curta e precisam ser administrados com frequência. Os betalactâmicos não se distribuem bem em sítios protegidos, como o SNC, o olho ou a próstata.

Mecanismo de ação

Os antibióticos betalactâmicos agem em enzimas chamadas *proteínas ligantes de penicilina (PBPs, do inglês* penicillin-binding proteins), responsáveis pela construção da parede celular bacteriana.[18] Portanto, são ativos apenas contra microrganismos em multiplicação rápida, nos quais a ligação da penicilina na parede celular interfere na produção local de peptidoglicanas e provoca a lise da célula em ambiente hiposmótico ou iso-osmótico. Uma bactéria pode apresentar de 2 a 8 PBPs. A ligação covalente e irreversível dos antibióticos betalactâmicos às PBPs rompe a parede celular bacteriana e provoca lise. As diferenças no espectro e na atividade dos antibióticos betalactâmicos devem-se à sua afinidade relativa pelas diversas PBPs. Para se ligar às PBPs, o betalactâmico primeiro se difunde pela parede celular bacteriana. Os microrganismos gram-negativos apresentam uma camada lipopolissacarídica adicional que diminui a penetração do antibiótico. Portanto, as bactérias gram-positivas geralmente são mais suscetíveis à ação dos betalactâmicos do que as bactérias gram-negativas. Como as penicilinas penetram pouco nas células mamíferas, são ineficazes no tratamento de patógenos intracelulares.

Mecanismos de resistência

Entre os mecanismos de resistência aos betalactâmicos estão a ausência de penetração do antibiótico nas camadas externas da célula bacteriana e as alterações das PBPs que diminuem sua afinidade pelo antibiótico.[36-38] As alterações das PBPs para a PBP2a de baixa afinidade são observadas nos estafilococos resistentes à meticilina e mediadas pela presença do gene cromossômico *mecA*.[39] A presença deste gene impede o tratamento com qualquer betalactâmico hoje disponível e prevê a resistência a diversas classes de antibióticos. Um terceiro mecanismo de resistência é a produção de enzimas betalactamases.[40,41]

Pode haver até 50 betalactamases (penicilinases, cefalosporinases e carbapenemases) produzidas por bactérias. Tais enzimas hidrolisam a ligação amida cíclica do anel betalactâmico e inativam o antibiótico. As betalactamases estafilocóccicas são produzidas por *Staphylococcus* spp. coagulase-positivas. A síntese destas enzimas é codificada por plasmídeos, e as enzimas são exocelulares. Tais enzimas normalmente não inativam cefalosporinas e penicilinas antiestafilocócicas. A maioria destas betalactamases pode ser inativada por inibidores, como o ácido clavulânico e o sulbactam. Os inibidores de betalactamase são uma classe específica de fármacos que inibem esta enzima bacteriana e, assim, são administrados em combinação com antibióticos betalactâmicos.[42] Estes fármacos combinam-se às betalactamases produzidas por bactérias Gram-negativas e algumas bactérias Gram-positivas. Um complexo enzimático inativo é formado; e o antibiótico, coadministrado. Então, exerce seu efeito. Novas evidências sugerem que os inibidores de betalactamase, antes considerados de baixa atividade antimicrobiana, se ligam a diferentes PBPs, afetando a autólise e contribuindo para a atividade do betalactâmico administrado de maneira concomitante.[43] A maioria dos *B. fragilis* spp. clinicamente isolados é produtora de betalactamase. A maior parte destas enzimas é formada por cefalosporinases mediadas por cromossomos, com atividades contra muitas penicilinas e cefalosporinas de espectro limitado ou amplo.

As betalactamases Gram-negativas são um grupo diverso de enzimas que podem ser codificadas por cromossomos e/ou plasmídeos. As lactamases mediadas por cromossomos hidrolisam a penicilina e/ou as cefalosporinas. Nas últimas décadas, foram descobertas bactérias (principalmente *E. coli* e *Klebsiella* spp.) que produzem as chamadas betalactamases de espectro estendido (ESBLs). Estas enzimas hidrolisam as cefalosporinas de espectro maior com cadeia lateral oximino, inclusive fármacos de terceira e quarta gerações, como cefotaxima, ceftriaxona e ceftazidima. A expressão das ESBLs é mediada por plasmídeos, que geralmente codificam outros genes que conferem resistência a antimicrobianos de outras classes (p. ex., aminoglicosídeos, sulfametoxazol-trimetoprima e quinolonas). As cepas produtoras de ESBL são bastante temidas por serem resistentes a todas as penicilinas, às cefalosporinas e ao aztreonam.

PENICILINA G (BENZILPENICILINA)

A penicilina G foi o primeiro antibiótico desenvolvido e ainda é um dos mais eficazes. Continua a ser o primeiro fármaco de escolha em muitas infecções bacterianas.

Espectro de atividade

Entre as bactérias aeróbicas suscetíveis à penicilina G estão a maioria dos estreptococos beta-hemolíticos, os estafilococos betalactamase-negativos, os *Actinomyces* spp., alguns *Bacillus anthracis*, o *Corynebacterium* spp. e o *Erysipelothrix rhusiopathiae*.[44] A maioria das espécies de anaeróbios é suscetível, à exceção de *Bacteroides* spp. produtor de betalactamase.[45] A penicilina G é facilmente inativada por betalactamases e tem pouca eficácia contra microrganismos que podem sintetizar tais enzimas. Além disso, a penicilina G é ineficaz contra as bactérias resistentes por outros mecanismos, como a relativa impermeabilidade da parede celular. Portanto, a penicilina G tem pouca atividade contra muitos estafilococos e a maioria das bactérias Gram-negativas.[40]

Farmacocinética

Absorção

Como a penicilina se mostra um ácido fraco, com p*K*a de 2,7, é altamente ionizada no plasma. A absorção gástrica de penicilina G é baixa devido à rápida hidrólise no ambiente ácido do estômago. A fenoximetilpenicilina (penicilina V) pode ser administrada por via oral aos equinos e apresenta meia-vida de absorção de 0,2 h.[46] Os sais de sódio e potássio de penicilina G são as únicas formas adequadas à administração por via intravenosa e são absorvidas com maior rapidez após a administração por via intramuscular ou SC.[47] A penicilina G procaína é absorvida mais lentamente após a administração por via intramuscular do que os sais de sódio ou potássio. Assim, suas concentrações plasmáticas são menores, porém mais constantes. A taxa de absorção de injeções IM de penicilina G procaína varia, dependendo do sítio de inoculação. A administração no músculo do pescoço é associada à absorção mais rápida e às concentrações plasmáticas maiores do que as injeções nos membros posteriores.[48] A penicilina G benzatina é a menos solúvel das formulações; sua absorção é muito lenta, produzindo concentrações plasmáticas constantes, mas subterapêuticas.[47] Como a fração benzatina é pouco absorvida e as concentrações plasmáticas ficam abaixo das CIMs da maioria dos patógenos, não se recomenda o uso destes produtos em equinos.[49]

Distribuição

O Vd da penicilina G sódica é de 0,7 ℓ/kg,[50] e o grau de ligação proteica, moderado (52 a 54%).[35] Após a absorção, a penicilina distribui-se principalmente no FEC e pode não alcançar as concentrações terapêuticas em infecções sequestradas.[49]

Eliminação

A eliminação da penicilina é, principalmente, renal; e o fármaco inalterado, excretado por filtração glomerular e secreção tubular renal ativo. A meia-vida de eliminação da penicilina G é de 1 h,[49,51] e seu *clearance* total, de 8,5 ± 1,33 mℓ/min/kg.[50] A penicilina V oral tem meia-vida de eliminação de 3,7 h.[46]

Efeitos adversos e interações medicamentosas

Reações imunomediadas

A penicilina é associada à anemia hemolítica imunomediada (hipersensibilidade do tipo II)[52,53] e à anafilaxia (hipersensibilidade do tipo I) em equinos.[54] Em geral, resolve-se a anemia imunomediada após a interrupção do tratamento com penicilina. A anafilaxia normalmente ocorre após a exposição prévia à penicilina e pode ser fatal. Indicam-se a administração por via intravenosa de epinefrina, o tratamento com oxigênio e o suporte respiratório. Embora se acredite que a penicilina e as cefalosporinas reagem de forma cruzada em indivíduos sensíveis, a incidência real em humanos é extremamente baixa.[55]

Reações à procaína e uso em equinos atletas

A administração intravascular acidental de produtos à base de penicilina G procaína provoca estimulação extrema do SNC.[56,57] A maioria dos equinos sobrevive, a não ser que o animal sofra traumatismos fatais durante a reação. O diazepam atenua a reação caso dado antes da procaína, mas não tem efeito se administrado depois.[56] As formulações veterinárias contêm concentrações de procaína maiores do que as humanas, e altas temperaturas aumentam a solubilidade da procaína. Portanto, a penicilina procaína G deve ser mantida sob refrigeração e administrada cuidadosamente por injeção IM. Mesmo com a administração por via intramuscular cautelosa, ainda são relatadas reações adversas em equinos. Injeções repetidas aumentam a chance de administração intravascular e podem aumentar a sensibilidade à procaína, devido à sensibilização neuronal. Após ser absorvida na circulação, a procaína é hidrolisada por esterases plasmáticas e gera os metabólitos não tóxicos PABA e dietilaminoetanol.[58] A presença de PABA pode inativar as sulfonamidas.[59] Os equinos com reações adversas registradas a injeções IM de penicilina G procaína apresentaram capacidade de hidrólise significativamente menor de procaína em comparação com os indivíduos sem história de reações adversas.[60] A procaína é eliminada pela urina de maneira lenta e facilmente detectada por laboratórios de regulação, além de tender a ser associada a resíduos violatórios em cavalos de corrida e atletas tratados com penicilina G procaína.[61]

Desequilíbrios eletrolíticos

O teor de sódio ou potássio das formulações IV pode contribuir para os desequilíbrios eletrolíticos associados à insuficiência cardíaca congestiva e à perda da função renal. Um milhão de unidades de penicilina potássica contém 1,7 mEq de potássio e, assim, deve ser administrado por injeção IV lenta. A penicilina potássica não é recomendada em equinos com paralisia periódica hiperpotassêmica (HYPP, do inglês *hyperkalemic periodic paralysis*).

Fenilbutazona

Em equinos, a administração concomitante de fenilbutazona aumenta as concentrações plasmáticas de penicilina G, mas reduz seus níveis teciduais. É provável que tal efeito se deva à menor distribuição periférica.[50]

Formulações

Hoje, apenas a penicilina G procaína e os produtos com a combinação penicilina procaína/benzatina são usados em equinos. Tais formulações são administradas em dose de 3.000 UI/lb (6.600 UI/kg), muito menores do que aquelas consideradas terapêuticas. Os produtos de penicilina procaína são administrados por via IM 1 vez/dia. As formulações combinadas são administradas por via IM ou SC em dias alternados. As penicilinas Na^+ e K^+ (também chamadas *penicilinas cristalinas*) são fármacos de formulação humana usados de forma extrabula por via IV IM ou SC. As concentrações plasmáticas são alcançadas com rapidez, mas as meias-vidas de eliminação são muito curtas e, portanto, tais medicamentos devem ser administrados com frequência ou em taxa contínua de infusão. A penicilina potássica costuma ser mais barata do que a penicilina sódica, mas sua administração deve ser mais cuidadosa, já que a infusão IV rápida pode causar arritmias cardíacas. A penicilina G procaína é um sal pouco solúvel lentamente absorvido após a injeção IM. É a formulação mais comumente usada de penicilina em equinos. A penicilina G benzatina é um sal muito insolúvel usado em preparados de longa duração, que contêm uma mistura 50:50 de penicilina G procaína e benzatina.

Uso clínico

A penicilina ainda é o antimicrobiano de escolha em muitas doenças em equinos, como as infecções estreptocócicas e anaeróbicas. As feridas traumáticas tendem a ser infectadas por *Streptococcus zooepidemicus*, que geralmente é suscetível à penicilina.[29] No entanto, as feridas iatrogênicas normalmente são infectadas por *Staphylococcus aureus* ou outros estafilococos produtores de penicilinase. Assim, a realização de cultura e antibiograma é necessária antes do início do tratamento com penicilina.[29,62]

A dose de penicilina G costuma ser de 22.000 a 44.000 UI/kg. A frequência de administração é bastante variável, dependendo da formulação e da doença sendo tratada. A penicilina G procaína deve ser administrada a cada 12 a 24 h. Recomenda-se a administração a cada 24 h apenas no tratamento de estreptococos. As formulações com potássio ou sódio são administradas a cada 6 h, embora a administração a cada 3 h ou a infusão em taxa constante possa ser usada em pacientes imunossuprimidos ou indivíduos com sepse com risco de morte.

 AMINOPENICILINAS

Espectro de atividade

As aminopenicilinas conseguem penetrar a camada externa das bactérias gram-negativas melhor do que a penicilina G; portanto, têm atividade contra muitas bactérias gram-negativas (*E. coli*, *Salmonella*, *Pasteurella* spp.) e bactérias gram-positivas.[18] No entanto, a resistência às aminopenicilinas é facilmente adquirida por bactérias gram-negativas; assim, tais fármacos geralmente não são eficazes contra *Klebsiella*, *Proteus*, *Pseudomonas* e *S. aureus*. A maioria dos anaeróbios é sensível, à exceção das cepas produtoras de betalactamase de *Bacteroides*.[45] A amoxicilina penetra a célula gram-negativa com maior facilidade do que a ampicilina; logo, tem maior atividade contra bactérias Gram-negativas.[44]

Farmacocinética

Absorção

Em equinos, a ampicilina sódica é bem absorvida após a administração por via intramuscular ou SC; no entanto, as formas orais são mal absorvidas pelos animais adultos.[63] A administração por via intramuscular de ampicilina tri-hidratada produz menores concentrações sanguíneas do fármaco que se estendem por períodos maiores do que a ampicilina sódica IM.[63] A absorção oral de amoxicilina é de 5,3 a 10,4% em cavalos adultos,[64,65] mas entre 36 e 42% em potros.[66] Os profármacos de ampicilina são convertidos em ampicilina ao serem absorvidos do trato GI. Em comparação com a ampicilina oral (2%), os ésteres de ampicilina apresentam melhor biodisponibilidade oral em equinos adultos: pivampicilina (31%), bacampicilina (39%) e talampicilina (23%).[51,67] A baixa biodisponibilidade oral dos ésteres de ampicilina deve-se à hidrólise química no pH alto do íleo equino.

Distribuição

As aminopenicilinas distribuem-se de maneira rápida e ampla na maioria dos fluidos corpóreos. A distribuição no liquor é baixa, a não ser nas meninges inflamadas. O Vd da amoxicilina em equinos adultos é de 0,19[68] e de 0,27 ℓ/kg em potros neonatos.[66] O Vd da ampicilina em equinos varia de 0,18 a 0,7 ℓ/kg.[69,70] As concentrações séricas máximas de ampicilina são de 6,2 a 9,7 μg/mℓ 16 min após uma dose IM de 10 mg/kg de ampicilina sódica.[63] A penetração no fluido sinovial é alta,[63,71] e as concentrações são maiores e persistem em articulações infectadas.[72] Em um modelo de câmara tecidual subcutânea em pôneis, as concentrações de ampicilina sódica IV, pivampicilina oral e penicilina G procaína IM continuaram acima da CIM de *S. zooepidemicus* por 8, 12 e 24 h, respectivamente.[73] A ligação proteica da amoxicilina é moderada (37 a 38%),[74] mas a da ampicilina se mostra baixa (6 a 8%).[51]

Eliminação

A amoxicilina e a ampicilina são excretadas, principalmente, inalteradas na urina. A meia-vida de eliminação de amoxicilina é de cerca de 1 h em cavalos e potros.[65,66,72,74] A meia-vida de eliminação da ampicilina varia de 0,5 a 2,3 h.[63,69,70,75,76]

Efeitos adversos e interações medicamentosas

A amoxicilina e a ampicilina têm os mesmos efeitos adversos que a penicilina G. Seu espectro de ação é bastante aumentado pela combinação com inibidores de betalactamase, como o ácido clavulânico e o sulbactam.

Formulações

A ampicilina sódica é comercializada como formulação aquosa humana para as injeções IV IM e SC. As formulações aquosas reconstituídas são instáveis após algumas horas. A ampicilina tri-hidratada é uma suspensão aquosa pouco solúvel e de liberação lenta aprovada para uso em grandes animais. A absorção é irregular e produz concentrações plasmáticas prolongadas, mas baixas.

Uso clínico

As indicações para administração de ampicilina ou amoxicilina são poucas, já que têm poucas vantagens com relação às benzilpenicilinas por causa da resistência adquirida em bactérias Gram-negativas. Com base no modelo de inflamação em gaiola tecidual, uma dose IM de 15 mg/kg de ampicilina sódica a cada 6 h seria necessária para tratamento de bactérias suscetíveis ao fármaco.[70] A ampicilina sódica pode ser substituída por penicilina potássica na profilaxia cirúrgica em equinos com hiperpotassemia ou HYPP.

 PENICILINAS ANTIPSEUDOMONAS

Espectro de atividade

A carbenicilina, a ticarcilina e a piperacilina são as penicilinas antipseudomonas.[18] Este grupo de penicilinas pode penetrar a parede celular externa de *Pseudomonas* spp. e outras bactérias Gram-negativas. São suscetíveis à inativação de betalactamase por *Klebsiella* spp. Por isso, tais fármacos são geralmente combinados a inibidores de betalactamase. A combinação mais usada na medicina equina é a ticarcilina com ácido clavulânico (AC). Este grupo tem atividade contra bactérias gram-negativas à custa de sua atividade contra bactérias gram-positivas. Tais fármacos mantêm a atividade contra bactérias anaeróbicas e são sinérgicos quando administrados com aminoglicosídeos.

Farmacocinética

Absorção

A biodisponibilidade da ticarcilina IM é de 65%, e sua meia-vida de eliminação, inferior a 1 h em equinos.[77,78] A absorção de ticarcilina AC em potros depende da idade; os neonatos apresentam biodisponibilidade sistêmica maior após a administração por via intramuscular do que potros mais velhos (100 e 88% vs. 100 e 27%, respectivamente).[79] A ticarcilina administrada por via IM em combinação com o AC apresenta cinética *flip-flop*, em que a meia-vida de eliminação é maior após a injeção IM do que IV, devido à lenta absorção do sítio de inoculação.[80] A absorção sistêmica de ticarcilina e AC após a administração intrauterina é baixa.[81]

Distribuição

O pico das concentrações endometriais de ticarcilina após a administração por via intravenosa foi de 12,9 μg/g, mas foi superior a 150 μg/g quando 6 g foram diluídos em 250 mℓ de soro fisiológico e infundidos no útero.[77] O Vd da ticarcilina em potros mais velhos foi de 0,24 ℓ/kg e o Vd do AC foi de 0,48 ℓ/kg. Em potros neonatos, o Vd foi superior a 0,69 ℓ/kg, como esperado para um fármaco de Vd baixo nessa faixa etária, com maior volume do FEC.[79] Em éguas, o Vd da ticarcilina foi de 0,13 ℓ/kg e o Vd de AC foi de 0,18 ℓ/kg.[81]

Eliminação

A ticarcilina AC apresenta eliminação idade-dependente em potros. Em neonatos, o Vd e o *clearance* da ticarcilina foram aproximadamente o dobro dos valores relatados em potros mais velhos e éguas.[79] O mecanismo de eliminação renal de ticarcilina parece imaturo em um potro de 3 dias de idade, mas sua função é normal à adulta aos 28 dias de idade. Em éguas, a meia-vida de eliminação do AC é de 0,4 h.[81]

Efeitos adversos e interações medicamentosas

Em potros, a administração de ticarcilina por via IM nos membros posteriores em concentração de 400 mg/mℓ com 13,2 mg/mℓ de AC causou sinais de desconforto local significativo.[79] Concentração menores do fármaco não causaram sinais de desconforto em potros neonatos.

Formulações

A ticarcilina sódica é aprovada em equinos como solução de 240 mg/mℓ para a infusão intrauterina para o tratamento da endometrite causada por estreptococos beta-hemolíticos. Há formulações de ticarcilina dissódica AC para uso humano.

Uso clínico

Por causa de sua forte atividade antipseudomonas, a administração intrauterina de ticarcilina é usada no tratamento da endometrite em éguas. Os inibidores de betalactamase, como a ticarcilina, podem ser combinados com os aminoglicosídeos para obter um efeito sinérgico contra os patógenos comumente encontrados em potros com sepse.[82]

CEFALOSPORINAS

Espectro de atividade

As cefalosporinas são um grupo muito grande de antibióticos betalactâmicos. São mais comumente agrupados de acordo com "gerações", principalmente com base em sua atividade antibacteriana e sua suscetibilidade a betalactamases (Tabela 2.7).[18] Em inglês, por convenção, as cefalosporinas descobertas antes de 1975 são grafadas com *ph* e aquelas descobertas depois de 1975, com *f*.

Tabela 2.7 Farmacocinética das cefalosporinas em equinos.

Classificação das cefalosporinas		
	Características	**Exemplos**
Primeira geração	Eficazes contra quase todas as bactérias Gram-positivas, inclusive estafilococos betalactamases-positivas; os enterococos são resistentes; eficazes contra algumas bactérias Gram-negativas,[a] embora sensíveis à betalactamase enterobacteriana	Cefacetrila, cefaloridina, cefalotina, cefapirina, cefazolina,[a] cefadroxila, cefadrina, cefalexina
Segunda geração	Maior atividade contra bactérias Gram-negativas devido ao aumento da resistência às betalactamases;[b] espectro Gram-positivo similar aos dos fármacos da primeira geração	Cefaclor, cefotetana,[b] cefoxitina,[b] cefuroxima, cefuroxima axetila, cefamandol, cefmetazol, cefonocida, cefprozila
Terceira geração	Maior atividade contra microrganismos Gram-negativos; alguns fármacos são ativos contra *Pseudomonas aeruginosa*;[c] resistentes a muitas betalactamases; menos ativas contra cocos Gram-positivos, com algumas exceções[d]	Cefoperazona,[c] cefsulodina, ceftazidima,[c] cefotaxima,[d] ceftizoxima proxetila, ceftriaxona, ceftiofur,[d] cevofecina, cefdinir, latamoxef (moxalaxtam), cefetamet, cefixima, cefpodoxima, cefovicina
Quarta geração	Amplo espectro de atividade contra bactérias Gram-positivas e Gram-negativas; resistentes a betalactamases estafilocóccicas, enterobacterianas e de *Pseudomonas*	Cefepima, cefquinoma, cefpiroma

(*continua*)

Tabela 2.7 Farmacocinética das cefalosporinas em equinos (*continuação*).

		Atividade relativa das cefalosporinas contra bactérias comuns[e]					
Fármaco	**Geração**	***S. aureus*[f]**	***E. coli, Klebsiella, Proteus***	***Enterobacter***	***Pseudomonas aeruginosa***	**Bacteroides**	**Outros anaeróbios**
Cefalotina	1	+++	++	–	–	–	+
Cefuroxima	2	++	+++	–	–	–	+
Cefoxitina	2	+	+++	+	–	++	++
Cefotaxima	3	++	+++	+	–	+	++
Ceftriaxona	3	+	+++	+	–	–	+
Ceftazidima	3	+	+++	++	+++	–	–
Ceftiofur	3	++	++	+	–	–	+
Cefepima	4	++	+++	+++	+++	–	+
Fármaco		**Vd (ℓ/kg)**	**T½ ou MRT (h)**	**Ligação proteica (%)**	**Clearance (mℓ/min/kg)**	**F (%)**	**Dose (mg/kg)**
PRIMEIRA GERAÇÃO							
Cefazolina[111]		0,19	0,6 a 0,8	8	5,51		IV: 11
Cefalotina[112]		0,15	0,25	18	13,6		IV: 11
Cefapirina[113]		0,17	0,9		10	95	IV, IM: 20
Cefradina[114]		0,4	1,6		6,7		IV VO: 25
CEFADROXILA							
Adultos[87]		0,46	0,8		7		IV: 25
Potros[86]		0,52	1,4			37 a 100	IV: 5 VO: 5 a 20
SEGUNDA GERAÇÃO							
Cefoxitina[115]		0,12	0,8		4,32	77	IV, IM: 20
TERCEIRA GERAÇÃO							
Ceftriaxona[98]		0,15	0,81		2,81		IV: 14
Cefotaxima[99]		0,29	0,6		5,2		IV: 40
CEFTIOFUR							
Adultos[116]		0,43	5,11	99		42	IM: 2,2
Potros[91]		0,76			3		
Cefoperazona[117]		0,68	IV: 0,77 IM: 1,52		12	42	IV, IM: 30
QUARTA GERAÇÃO							
CEFEPIMA							
Adultos[100]	0,23	2,1			100	IV, IM: 2,2	
Potros[118]	0,18	1,65		1,33		IV: 14	

[a]Maior atividade contra bactérias gram-negativas nesta geração. [b]Maior atividade contra *Bacteroides fragilis*. [c]Maior atividade contra *Pseudomonas aeruginosa*. [d]Maior atividade contra cocos gram-positivos nesta geração. [e]+++, altamente ativo; ++, moderadamente ativo; +, atividade limitada; –, sem atividade clínica. As suscetibilidades dos isolados podem variar. [f]*Staphylococcus aureus* suscetível à meticilina. IM, intramuscular; IV, intravenosa.

As cefalosporinas são antibióticos de amplo espectro com uma ampla gama de atividade antimicrobiana.[18,83] De modo geral, são ativas contra os estreptococos beta-hemolíticos e estafilococos produtores de betalactamase, mas não contra *Staphylococcus aureus* resistente à meticilina (MRSA, do inglês *methicillin-resistant* Staphylococcus aureus) (resistente à oxacilina) ou micobactérias. A maioria dos enterococos é resistente. Na ausência de resistência adquirida, *E. coli* e *Salmonella* geralmente são suscetíveis, assim como alguns *Proteus* e *Klebsiella* spp. As cefalosporinas de quarta geração são eficazes contra Enterobacteriaceae e outras bactérias gram-negativas resistentes a gerações anteriores desses fármacos por causa da resistência adquirida à betalactamase. Patógenos respiratórios aeróbicos Gram-negativos comuns, como *Haemophilus* e *Pasteurella*, inclusive produtores de betalactamase, normalmente são suscetíveis às cefalosporinas. Embora a maioria das corinebactérias seja suscetível, a *Rhodococcus equi* geralmente é resistente. Apenas as cefalosporinas antipseudomonas (algumas de terceira e quarta geração) são eficazes contra a *P. aeruginosa*. A atividade contra bactérias anaeróbicas não formadoras de esporos é variável e similar à das aminopenicilinas. A cefoxitina é notavelmente resistente a anaeróbios produtores de betalactamase, inclusive *Bacteroides fragilis*. O ceftiofur é ativo contra patógenos respiratórios, como estreptococos, *Pasteurella* spp. e *Histophilus* spp. e a maioria dos anaeróbios, mas tem menor atividade contra *S. aureus* e Enterobacteriaceae do que os outros fármacos de terceira geração. *Bacteroides* spp. e *Pseudomonas* spp. são resistentes ao ceftiofur. O ceftiofur é rapidamente metabolizado no metabólito ativo desfuroilceftiofur. Este metabólito é menos ativo do que o ceftiofur contra *S. aureus* e *Proteus* spp. [84] Os laboratórios diagnósticos usam o disco de ceftiofur no antibiograma devido à instabilidade do desfuroilceftiofur; e, assim, os resultados da análise de estafilococos e *Proteus* spp. podem não prever a eficácia do tratamento com confiabilidade.

A atividade antibacteriana de amplo espectro das cefalosporinas pode causar o crescimento excessivo ("superinfecção") de bactérias com resistência inerente, inclusive *C. difficile*, que não precisam mais competir com a microbiota microbiana normal. A infecção nosocomial por enterococos resistentes à vancomicina (VRE, do inglês *vancomycin-resistant enterococci*) tornou-se um problema grave em hospitais humanos. Um dos maiores fatores de risco para desenvolvimento de uma infecção por VRE em um hospital humano é o tratamento com uma cefalosporina.[85]

Farmacocinética

Absorção, distribuição e eliminação

Diversos estudos farmacocinéticos foram realizados em equinos com diferentes cefalosporinas (ver Tabela 2.7). De modo geral, a administração por via intramuscular e SC das cefalosporinas provoca a rápida absorção do fármaco, mas a extensão varia conforme o medicamento e a espécie. A biodisponibilidade oral em neonatos é aceitável, mas rapidamente fica muito baixa para ser prática em potros mais velhos ou adultos.[86,87] Uma formulação éster de cefpodoxima, cefpodoxima proxetila, foi analisada em equinos. Em um estudo com potros, a absorção oral foi boa o suficiente para que a dose de 10 mg/kg a cada 6 a 12 h produzisse concentrações plasmáticas que pudessem tratar infecções.[88] Os valores de Vd das cefalosporinas em equinos costumam ser baixos (inferiores a 0,3 ℓ/kg), o que indica a distribuição principalmente no FEC. No entanto, têm boa distribuição no FEC da maioria dos tecidos, inclusive pleural, pericárdico e no fluido sinovial. A penetração em ossos corticais e esponjosos geralmente é adequada.[89] As cefalosporinas penetram pouco no humor ocular e, à exceção de alguns fármacos de terceira geração, não alcançam concentrações terapêuticas no SNC.[18] De modo geral, as cefalosporinas de terceira geração têm maior capacidade de penetração no SNC.[90] Os maiores valores de Vd em potros refletem o maior compartimento FEC do neonato.[86,91] A maioria das cefalosporinas é rapidamente eliminada de forma inalterada na urina. A excreção renal de cefalosporinas ocorre pela combinação de filtração glomerular e secreção tubular ativa. Portanto, pode ser necessário modificar o esquema de administração da maioria das cefalosporinas em pacientes com insuficiência renal, apesar do baixo risco de efeitos adversos em altas concentrações. A insuficiência hepática pode diminuir o metabolismo das cefalosporinas metabolizadas pelo fígado e aumentar o acúmulo de fármaco.

As duas novas cefalosporinas aprovadas para uso veterinário são exceções aos atributos farmacocinéticos gerais dessa classe de fármacos. O ácido livre cristalino de ceftiofur (CCFA, do inglês *ceftiofur crystalline free acid*) e a cefovicina são formulações de liberação contínua. Destes, a CCFA é aprovada para uso em equinos. Tal fármaco gera concentrações terapêuticas (com base em CIM ≤ 0,2 mg/mℓ para estreptococos) por até 4 dias após uma única dose e 10 dias com o esquema terapêutico de duas doses. Em comparação com o ceftiofur sódico, tem $C_{máx}$ menor e $T_{máx}$ maior, com biodisponibilidade absoluta de 100%.[92] A meia-vida do CCFA é aproximadamente 4 vezes maior do que a meia-vida do ceftiofur sódico (81 h *vs.* 21,5 h), que condiz com a cinética *flip-flop*. A farmacocinética não é significativamente diferente quando a dose é dividida e administrada em dois sítios distintos.[93] O CCFA penetra bem no endométrio e pode ser usado no tratamento da endometrite causada por *Streptococcus equi* subsp. *zooepidemicus*. No entanto, parece não atravessar a barreira hematoplacentária, já que a administração a éguas com placentite estreptocócica não melhorou a sobrevida do potro ou impediu o desenvolvimento de sepse nos filhotes.[94] Pesquisas em potros neonatos saudáveis mostraram que a administração subcutânea de CCFA apresentava AUC menor, menor tempo observado até a concentração máxima e maior $C_{máx}$ observada em comparação a cavalos adultos.[95] Potros em idade de desmame (4 a 6 meses) também apresentam farmacocinética diferente, inclusive maiores picos de concentrações plasmáticas e AUC em comparação a adultos; no entanto, estas diferenças não foram significativas o suficiente para modificação do esquema terapêutico.[96]

Efeitos adversos e interações medicamentosas

De modo geral, as cefalosporinas têm alto índice terapêutico. Os efeitos adversos das cefalosporinas são similares aos relatados para as penicilinas, inclusive reações alérgicas de hipersensibilidade. Diáteses hemorrágicas foram relatadas em humanos, mas não em animais.[97] A reação parece ser relacionada com o antagonismo da vitamina K e/ou a uma disfunção plaquetária e, de modo geral, só causa problemas caso o fármaco apresente uma cadeia lateral *N*-metiltiotetrazol (cefoperazona, cefotetana, cefamandol). Doses altas de ceftiofur e cefotaxima podem causar anemia e trombocitopenia. A ceftriaxona e a cefepima causam problemas GI após a administração a potros e cavalos adultos.[98-100] As cefalosporinas hoje comercializadas são consideradas possivelmente nefrotóxicas por deposição de imunocomplexos na membrana basal glomerular ou efeito tóxico direto que causa necrose tubular aguda, embora isso não pareça ser um problema em doses clinicamente relevantes.[101] Como as penicilinas, as cefalosporinas podem ter ação sinérgica com os aminoglicosídeos contra muitos patógenos.[102] Em medicina humana, recomenda-se que as cefalosporinas não sejam usadas junto com aminoglicosídeos; no entanto, estudos animais demonstram o efeito protetor das cefalosporinas contra a nefrotoxicidade.[103]

O ceftiofur é associado à diarreia causada por alteração da microbiota GI em equinos.[104,105] Estudos de toxicidade mostraram que os equinos toleram doses de ceftiofur até 11 mg/kg/dia IM. Com doses maiores, os efeitos adversos mais comuns foram dor no sítio de injeção e menor consumo de alimento. Os principais efeitos adversos associados ao CCFA foram as reações no sítio de injeção, que podem ser minimizadas pela divisão da dose em dois diferentes sítios de injeção. Cada sítio não recebe mais de 10 mℓ de medicamento, e a segunda dose é removida do frasco administrada com uma agulha nova, de calibre 16 e 4 cm de comprimento. A administração subcutânea de CCFA em equinos adultos parece aumentar o risco de reações no sítio de injeção, embora esta via seja considerada segura em potros neonatos.[95,106] As consequências relatadas das reações no sítio de injeção são febre (até 39,7°C), formação de abscessos e miosite por clostrídios.

Formulações

A cefadroxila é comercializada em comprimidos ou suspensão de uso veterinário para pequenos animais. Comercializa-se a cefalexina em comprimidos e suspensões para a administração oral em humanos. Já a cefpodoxima proxetila é comercializada em comprimidos de formulação veterinária (100 ou 200 mg) para cães. A cefepima (humana) e o ceftiofur (formulação animal "pronta para uso") são comercializados como cloridrato. O ceftiofur sódico é aprovado em equinos e comercializado como pó estéril com 1 g ou 4 g para reconstituição com água estéril à concentração final de 50 mg/mℓ. Após a reconstituição, o produto mostra-se estável por até 12 h à temperatura ambiente, 7 dias sob refrigeração e 6 meses quando congelado. Comercializa-se o CCFA como suspensão estéril equivalente a 200 mg/mℓ de ceftiofur em triglicerídeo caprílico/cáprico e óleo de semente de algodão.

Uso clínico

O ceftiofur sódico é aprovado para o tratamento da doença respiratória causada por *S. equi* subsp. *zooepidemicus* em dose de 2,2 a 4,4 mg/kg a cada 24 h por via IM. Doses maiores ou intervalos mais frequentes foram recomendados no tratamento de microrganismos Gram-negativos (p. ex., *Klebsiella*, *Enterobacter*, *Salmonella*). Como estes microrganismos apresentam resistência inerente maior, concentrações plasmáticas maiores são necessárias para que o tratamento seja eficaz. O *breakpoint* de suscetibilidade do ceftiofur em equinos é muito baixo (inferior a 0,25 μg/mℓ), e microrganismos que não os estreptococos podem ser classificados *in vitro* como resistentes. Em potros neonatos com sepse, doses altas, de 10 mg/kg IV a cada 6 h, foram usadas. No entanto, estudos mais recentes em potros mostraram que doses menores (5 mg/kg IV SC a cada 12 h) são suficientes para o tratamento da maioria das bactérias isoladas em neonatos com sepse (CIM_{90} < 0,5 μg/mℓ).[107] A infusão em taxa constante de ceftiofur também é segura em potros em doses até 20 mg/kg/dia.[108] Esta dose é adequada ao tratamento de bactérias com CIMs até 4 μg/mℓ.

O CCFA dá 10 dias de concentrações terapêuticas contra estreptococos (CIM < 0,2 μg/mℓ) após a administração do esquema terapêutico duplo (6,6 mg/kg IM, repetidos em 96 h). A dose extrabula foi usada na prática clínica, principalmente em esquemas terapêuticos prolongados. No tratamento de estreptococos, a dose recomendada de CCFA é de 6,6 mg/kg IM no 1º e no 4º dia e, então, a cada 7 dias.[109] Para as bactérias mais resistentes (CIM ≤ 1 μg/mℓ), a dose recomendada é de 6,6 mg/kg IM a cada 4 dias. Esquemas terapêuticos similares são recomendados em potros ao desmame. Em potros neonatos, a administração de uma dose de 6,6 mg/kg de peso corpóreo SC a cada 72 h confere proteção contra bactérias isoladas de potros neonatos, com base em uma CIM de 0,5 μg/mℓ.[95]

CARBAPENENS

Os carbapenens são a mais nova classe de antimicrobianos betalactâmicos. Estes fármacos apresentam maior espectro de atividade, inclusive muitas bactérias Gram-negativas. As únicas exceções notáveis são MRSA e *Enterococcus faecium* resistentes. A alta atividade desses fármacos se deve à capacidade de resistência às betalactamases (inclusive ESBL) e de penetração dos canais de porina que geralmente excluem outros medicamentos. Suas propriedades farmacocinéticas são similares às de outros betalactâmicos em equinos, inclusive baixa biodisponibilidade oral, meia-vida curta e Vd baixo a moderado, embora os carbapenens apresentem efeito pós-antibiótico longo. O uso clínico em equinos costuma ser limitado a neonatos com sepse, devido ao custo e à necessidade de um programa de gerenciamento para o uso racional do antibiótico, já que esses fármacos são considerados essenciais na medicina humana. Tal classe inclui o imipeném e o meropeném.

O imipeném foi usado em potros neonatos em dose de 5 mg/kg IV em infusão por 20 min a cada 6 a 8 h. Um estudo farmacocinético em cavalos adultos sugere que a dose de 10 a 20 mg/kg de imipeném por infusão IV lenta a cada 6 h seria necessária para manter as concentrações plasmáticas adequadas.[110] O imipeném é comercializado em formulações injetáveis humanas em combinação com a cilastatina. A cilastatina inibe as enzimas da borda em escova dos rins que converteriam o imipeném em um metabólito nefrotóxico. A prevenção desse metabolismo não apenas diminui a toxicidade do fármaco como também aumenta a concentração do fármaco principal ativo na urina.

O meropeném é um pouco mais barato do que o imipeném e menos irritante quando injetado por via IM ou SC. Não há dados farmacocinéticos sobre o meropeném; no entanto, com base no monitoramento terapêutico de fármacos em casos clínicos, o *clearance* foi alto (5,2 mℓ/min/kg) e a meia-vida foi curta (34,5 min). Por causa de sua meia-vida curta, recomenda-se a infusão em taxa constante de 10 μg/kg/min (15 mg/kg/dia). Esta dose é adequada para bactérias com CIMs ≤ 2 μg/mℓ. A farmacocinética parece ser linear entre 10 e 30 μg/kg/min sem efeitos adversos nos poucos casos clínicos em que foi usado.

AMINOGLICOSÍDEOS

Entre os aminoglicosídeos estão a estreptomicina, a neomicina, a gentamicina, a amicacina, a tobramicina e a canamicina. Sua estrutura química é composta por aminoaçúcares unidos por pontes glicosídicas. A importância deste grupo em medicina veterinária é o tratamento de infecções graves causadas por bactérias aeróbicas Gram-negativas e estafilococos. A amicacina e a tobramicina apresentam atividade excelente contra *P. aeruginosa*. Ainda assim, os aminoglicosídeos continuam importantes no tratamento da sepse Gram-negativa grave, embora sua natureza altamente catiônica e polar limite sua distribuição pelas membranas. A administração de uma dose diária é agora recomendada na maioria dos esquemas terapêuticos porque maximiza a eficácia e reduz a toxicidade.

Mecanismo de ação

Os aminoglicosídeos são moléculas grandes com vários grupos de aminoácidos e, assim, mostram-se policátions básicos altamente ionizados em pHs fisiológicos. Os aminoglicosídeos devem penetrar as bactérias para exercerem seu efeito. As bactérias aeróbicas Gram-negativas suscetíveis bombeiam ativamente o aminoglicosídeo para seu interior. Tal bombeamento começa com uma interação dependente de oxigênio entre os cátions do antibiótico e os íons de carga negativa dos polissacarídeos da membrana bacteriana. Essa interação desloca os cátions divalentes (Ca^{++}, Mg^{++}), o que afeta a permeabilidade da membrana.[119] Dentro da célula bacteriana, os aminoglicosídeos ligam-se à subunidade 30S do ribossomo e modificam a leitura do código genético, interrompendo a síntese proteica bacteriana normal. Isso muda a permeabilidade da membrana celular, o que aumenta a incorporação do antibiótico, rompe a célula e a mata.

A ação dos aminoglicosídeos é bactericida e dependente de concentração. As concentrações de gentamicina entre

0,5 e 5 μg/mℓ, por exemplo, são bactericidas para bactérias Gram-positivas e algumas Gram-negativas. Entre 10 e 15 μg/mℓ, a gentamicina é eficaz contra bactérias mais resistentes, como *Pseudomonas aeruginosa*, *Klebsiella pneumoniae* e *Proteus mirabilis*.[120] A implicação clínica é que altas doses iniciais de aminoglicosídeos aumentam a ligação iônica, o que exacerba a primeira fase dependente de concentração de internalização rápida do antibiótico e gera maior atividade bactericida imediata. Estudos clínicos em humanos demonstram que as doses terapêuticas iniciais adequadas de aminoglicosídeos são essenciais na redução da mortalidade por sepse gram-negativa. Nos antimicrobianos com eficácia dependente de concentração, os altos níveis plasmáticos com relação à CIM do patógeno (razão $C_{máx}$:CIM, também chamada de *quociente inibidor* ou *QI*) e a área sob a curva de concentração plasmática e tempo acima da CIM bacteriana durante o intervalo de administração (área sob a curva inibidora, AUIC = AUC/CIM) são os principais determinantes de eficácia clínica. Nos aminoglicosídeos, sugere-se a razão $C_{máx}$:CIM de 10 para obter a eficácia ideal.[27]

Os aminoglicosídeos apresentam PAE significativo, ou seja, o período em que suas concentrações são menores que a CIM bacteriana, mas as bactérias danificadas pelo fármaco são mais suscetíveis às defesas do hospedeiro. A duração do PAE tende a aumentar conforme a concentração inicial do aminoglicosídeo.[121]

A atividade antimicrobiana dos aminoglicosídeos é maior em ambiente alcalino (pH entre 6 e 8). Tais fármacos se ligam ao ácido nucleico liberado pelos leucócitos mortos e são inativados. Portanto, geralmente são ineficazes no ambiente anaeróbico ácido e hiperosmolar dos abscessos.

Espectro de atividade

Os aminoglicosídeos são eficazes contra a maioria das bactérias aeróbicas gram-negativas, inclusive *Pseudomonas*.[18] São um pouco eficazes contra estafilococos, embora possa ocorrer a resistência. De modo geral, são eficazes contra enterococos, mas o tratamento destes patógenos é melhor com a combinação com um antibiótico betalactâmico. *Salmonella* e *Brucella* spp. são patógenos intracelulares e normalmente resistentes. Alguns micoplasmas, micobactérias e espiroquetas são suscetíveis. Os aminoglicosídeos são ineficazes contra as bactérias anaeróbicas porque sua penetração nos microrganismos requer um mecanismo de transporte dependente de oxigênio. A amicacina foi desenvolvida a partir da canamicina e apresenta o maior espectro de atividade dos aminoglicosídeos. É eficaz contra cepas não suscetíveis a outros aminoglicosídeos por ser mais resistente à inativação enzimática bacteriana e considerada menos nefrotóxica.

Mecanismos de resistência

A resistência a aminoglicosídeos deve-se, principalmente, a enzimas codificadas por genes localizados em plasmídeos bacterianos. Tais fosfotransferases, acetiltransferases e adeniltransferases agem internamente, alteram o aminoglicosídeo e impedem sua ligação aos ribossomos.[18] A amicacina é o fármaco menos suscetível à inativação enzimática. A resistência mediada por plasmídeo aos aminoglicosídeos pode ser transferida entre as bactérias. Apenas um tipo de plasmídeo pode conferir resistência cruzada a múltiplos aminoglicosídeos e a outros antimicrobianos não relacionados. As bactérias também podem utilizar outros métodos que reduzem a eficácia dos aminoglicosídeos. Algumas cepas de bactérias são menos permeáveis aos aminoglicosídeos; assim, precisam de concentrações maiores para serem mortas e, portanto, podem ser selecionadas durante o tratamento. A resistência mediada por cromossomos é mínima e desenvolve-se de maneira mais lenta para a maioria dos aminoglicosídeos, à exceção da estreptomicina ou da di-hidroestreptomicina. A resistência à estreptomicina pode ser causada por uma única mutação.

Resistência adaptativa à primeira exposição

Concentrações subinibidoras ou inibidoras de aminoglicosídeos produzem resistência em células bacterianas que sobrevivem à primeira ligação iônica.[122] Tal resistência adaptativa se deve ao menor transporte de aminoglicosídeo para as bactérias. A exposição a uma dose de um aminoglicosídeo é suficiente para a produção de variantes resistentes de um microrganismo com metabolismo alterado e menor incorporação de aminoglicosídeo. Estudos *in vitro* e clínicos com animais mostram que a resistência ocorre 1 ou 2 h após a administração da primeira dose. A duração da resistência adaptativa é diretamente relacionada com a meia-vida de eliminação do aminoglicosídeo. Na farmacocinética normal, a resistência pode ser máxima por até 16 h após uma única dose de aminoglicosídeo, seguida pelo retorno parcial da suscetibilidade bacteriana em 24 h e recuperação completa em aproximadamente 40 h.[123] Em caso de administração do aminoglicosídeo várias vezes ao dia ou se a concentração do fármaco continuar constante, como em uma infusão contínua, a resistência adaptativa persiste e aumenta. É provável que a resistência adaptativa continue em compartimentos periféricos, geralmente o sítio de infecção, devido à persistência dos aminoglicosídeos nestes locais. A administração em intervalos de 24 h ou mais pode aumentar a eficácia por dar mais tempo para reversão da resistência adaptativa.[122–124]

Farmacocinética

Absorção

A farmacocinética da gentamicina, da amicacina e da tobramicina em equinos está na Tabela 2.8. A amicacina e a gentamicina são rapidamente e bem absorvidas pelas vias IM e SC, mas não pela via oral.[119]

Distribuição

Os aminoglicosídeos são antibióticos polares; portanto, a distribuição é limitada ao espaço do FEC. Na maioria das espécies, o Vd varia entre 0,15 e 0,3 ℓ/kg.[125,126] Após a administração parenteral, obtêm-se concentrações eficazes no fluido sinovial, na perilinfa, no fluido pleural, peritoneal e pericárdico.[127] As concentrações terapêuticas não são obtidas na bile, no liquor, nas secreções respiratórias e prostáticas e nos fluidos oculares.[119] A gentamicina não atravessa a placenta de éguas ao final da gestação; no entanto, as concentrações de gentamicina no tecido endometrial foram maiores do que as concentrações plasmáticas após 7 dias de terapia IM com a dose de 5 mg/kg a cada 8 h.[128,129] Na maioria das espécies, o sítio predominante de acúmulo do fármaco é o córtex renal. Na endotoxemia, as concentrações de gentamicina no soro aumentam devido à diminuição do volume do compartimento do FEC induzida pela febre.[130] A administração de fluidos terapêuticos, a cirurgia de cólica ou o lavado peritoneal não alteram significativamente a farmacocinética da gentamicina administrada de forma concomitante.[131-133]

Tabela 2.8 Farmacocinética dos aminoglicosídeos em equinos.

Fármaco	Volume de distribuição (ℓ/kg)	Meia-vida ou MRT (h)	*Clearance* (mℓ/min/kg)	Dose (mg/kg)
AMICACINA				
Potros, 3 dias de idade[2]	0,42	2,7	1,92	7
Potros, prematuros, com hipoxia[161]	0,60	5,4	1,9	7
Neonatal, alta pontuação de sepse[126]	0,34	4,10	1,17	IV:6,6
Equinos[187]	0,14 a 0,2	1,14 a 1,57	1,28 a 1,49	IV: 4,4, 6,6, 11
Equinos[188]	0,13	1,34	1,25	IV: 10
GENTAMICINA				
Potros, 1 dia de idade[125]	0,31	2,2	1,75	4
Potros, 1 mês de idade[125]	0,24	3,07	0,9	IV: 4
Éguas, final da gestação[128]	0,15	2,26	1,06	–
Equinos[130]	0,17	1,66	1,41	IV: 3
Equinos, com endotoxemia[130]	0,14	1,54	1,17	IV: 3
Equinos[158]	0,12	0,78	–	IV: 6,6
Equinos[127]	0,27	2,17	1,56	IV: 2,2
Equinos[159]	0,14	3	–	IV, IM: 6,6
Pôneis[129]	0,19	1,82	1,27	IV, IM: 5
Equinos, fluidos IV[131]	0,15	1,96	1,04	IV: 2,2
Equinos, período pós-operatório[132]	0,17	1,47	1,27	IV: 6,6
TOBRAMICINA				
Equinos[173]	0,55	4,02	2,17	IV: 4
Equinos[174]	0,18	4,61	1,18	IV, IM: 4

IM, intramuscular; IV, intravenosa; MRT, tempo médio de residência.

A gentamicina distribuiu-se no fluido sinovial de equinos normais e alcançou um pico de 6,4 μg/mℓ em 2 h com uma única dose IV de 4,4 mg/kg.[134] A administração intra-articular ou as técnicas de perfusão regional são excelentes métodos de liberação local de aminoglicosídeos e previnem os efeitos adversos da terapia sistêmica.[135-141] Na comparação entre a perfusão intraóssea e a perfusão IV, cada técnica produziu picos médios de concentrações de amicacina 5 a 50 vezes acima das concentrações séricas máximas recomendadas para a eficácia terapêutica.[142] Esferas de polimetilmetacrilato ou esponjas de colágeno impregnadas por gentamicina também podem ser usadas para obter concentrações locais extremamente altas de fármaco e evitam a ocorrência de toxicidade sistêmica.[143,144]

Eliminação

Os aminoglicosídeos são quase exclusivamente eliminados na urina por filtração glomerular.[119] As meias-vidas plasmáticas de eliminação variam de 1 a 3 h em animais adultos, mas são maiores em indivíduos com disfunção renal.[126] O acúmulo renal aumenta os períodos de carência em animais de produção.

Potros

A farmacocinética dos aminoglicosídeos em potros mostra-se diferente de adultos. A diferença mais consistente é em Vd, maior em neonatos devido ao maior volume do FEC. O *clearance* não costuma ser afetado, exceto por um discreto aumento em neonatos com sepse ou mau estado geral. Isso aumenta a meia-vida de eliminação em animais com menos de 2 semanas de idade.[126] Também faz com que $C_{máx}$ seja menor do que em cavalos adultos, necessitando de doses maiores e, talvez, intervalos de administração mais longos.

Efeitos adversos e interações medicamentosas

Nefrotoxicidade

Os aminoglicosídeos entram no túbulo renal após a filtração pelo glomérulo (Figura 2.22). Do fluido luminal, as moléculas catiônicas de aminoglicosídeo ligam-se aos fosfolipídios aniônicos nas células tubulares proximais.[145] O aminoglicosídeo é incorporado pela célula por pinocitose mediada por carreador e translocado para os vacúolos citoplasmáticos, que se fundem aos lisossomos.[146] O fármaco é sequestrado inalterado nos lisossomos. Com o aumento da pinocitose, o fármaco continua a acumular-se nos lisossomos. O aminoglicosídeo acumulado interfere na função lisossomal normal e, por fim, os lisossomos sobrecarregados ficam inchados e rompem-se. As enzimas lisossomais, os fosfolipídios e o aminoglicosídeo são liberados no citosol da célula tubular proximal, o que danifica outras organelas e causa morte celular.[147]

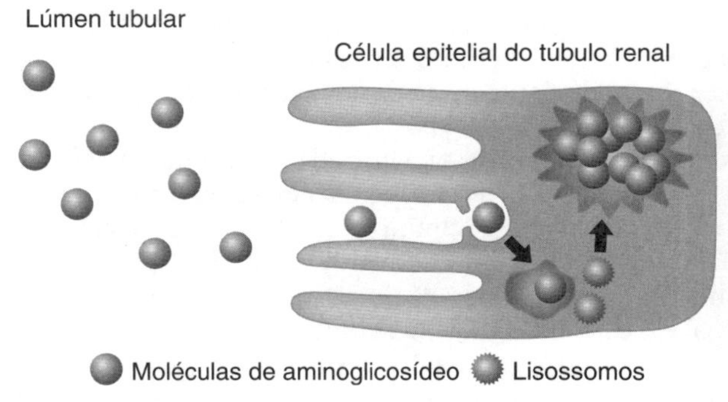

Figura 2.22 A nefrotoxicidade é causada pela ligação iônica de moléculas de aminoglicosídeo a cátions polissacarídicos no epitélio tubular proximal, seguida por pinocitose e acúmulo nos lisossomos.

Os fatores de risco para toxicidade por aminoglicosídeos são tratamento prolongado (por mais de 7 a 10 dias), acidose e distúrbios eletrolíticos (hipopotassemia, hiponatremia), depleção volumétrica (choque, endotoxemia), tratamento farmacológico nefrotóxico concomitante, doença renal preexistente e concentrações plasmáticas mínimas elevadas.[147-153] A suplementação com cálcio pode reduzir o risco de nefrotoxicidade.[154] A administração de antioxidantes, como silimarina e vitamina E, pode diminuir a nefrotoxicidade do aminoglicosídeo.[155] O risco de nefrotoxicidade também pode ser reduzido pela administração de uma dieta rica em proteína e cálcio, como feno de alfafa, pois os cátions das proteínas e do cálcio competem com os cátions do aminoglicosídeo na ligação às células epiteliais tubulares renais.[156] A dieta rica em proteínas também aumenta a TFG e o fluxo sanguíneo renal, reduzindo o acúmulo de aminoglicosídeo.[157]

A incorporação e o acúmulo de aminoglicosídeos no epitélio tubular renal demonstram a cinética saturável. Como a nefrotoxicidade é relacionada com o acúmulo de aminoglicosídeo nas células tubulares proximais renais, é lógico que o pico de concentrações não está ligado à toxicidade, e intervalos maiores de administração diminuem a exposição total do fármaco às membranas da borda em escova dos rins. A administração de aminoglicosídeos em dose alta e 1 vez/dia é agora comum em medicina humana e veterinária. Tal esquema aproveita a morte dependente de concentração e o PAE longo destes fármacos e impede o desenvolvimento de resistência adaptativa à primeira exposição e toxicidade.[132,158-160]

As concentrações séricas produzidos pelo mesmo esquema de administração de aminoglicosídeo podem ser muito variáveis em cada cavalo. Há uma tendência à subdosagem de pacientes neonatos, principalmente os submetidos à fluidoterapia agressiva.[161] Para maximizar a eficácia e minimizar a toxicidade, recomenda-se o monitoramento terapêutico de fármacos para assegurar a obtenção da razão $C_{máx}$:CIM de 10.[27,119,162] Como a concentração mínima é associada à nefrotoxicidade, recomenda-se que seja inferior a 2 μg/mℓ para a gentamicina e 5 μg/mℓ para a amicacina antes da administração da próxima dose.[119,162] Para possibilitar a fase de distribuição, a coleta da amostra de sangue para determinar o pico de concentração é realizada 0,5 a 1 h após a administração por via intravenosa, e a amostra para determinar a concentração mínima costuma ser obtida antes da próxima dose. As concentrações máximas e mínimas podem, então, ser usadas para estimar a meia-vida de eliminação no paciente. Um aumento na meia-vida de eliminação durante o tratamento é um indicador muito sensível do início da lesão tubular.[163] Com a administração 1 vez/dia, o nível de fármaco na amostra de sangue coletada imediatamente antes da próxima dose é bem menor do que as concentrações mínimas recomendadas e pode até mesmo ficar abaixo do limite de detecção do ensaio. Nesses pacientes, a coleta da amostra 8 h após a administração torna possível a estimativa mais precisa da meia-vida de eliminação.

Se o monitoramento terapêutico de fármacos não for possível, recomenda-se a administração de uma dose alta 1 vez/dia. O desenvolvimento de nefrotoxicidade é detectado pelo aumento do nível urinário da enzima gamaglutamil transferase (UGGT) e da razão UGGT:creatinina urinária (UCr). A razão UGGT:UCr pode ser 2 a 3 vezes maior do que o valor basal 3 dias após a administração de uma dose nefrotóxica.[148,163,164] Na ausência desses exames, o desenvolvimento de proteinúria é melhor indicador de nefrotoxicidade e facilmente determinado na clínica.[163,164] As elevações na concentração sérica de ureia e Cr confirmam a nefrotoxicidade, mas não são observadas por 7 dias após a ocorrência de lesão renal significativa.[126] Meias-vidas de eliminação de 24 a 45 h foram relatadas em equinos com toxicidade renal, o que prolonga a exposição tóxica ao fármaco.[151] Embora a diálise peritoneal ajude a diminuir a concentração sérica de creatinina e nitratos de ureia, pode não ser eficaz no aumento significativo da eliminação do aminoglicosídeo acumulado.[151] A capacidade de recuperação do animal depende mais do tipo de exposição ao medicamento e da quantidade de tecido renal saudável remanescente para compensação.

Ototoxicidade

A ototoxicidade dos aminoglicosídeos deve-se aos mesmos mecanismos de acúmulo responsáveis pela nefrotoxicidade. Na orelha interna, os aminoglicosídeos parecem gerar radicais livres que, subsequentemente, provocam lesão permanente de células sensoriais e neurônios.[165] A gentamicina danifica a divisão coclear do oitavo nervo craniano, o que causa vertigem, e a amicacina danifica a divisão auditiva desse nervo, o que provoca surdez permanente. Essa toxicidade fármaco-específica pode ser decorrente das características de distribuição de cada medicamento e da concentração obtida em cada órgão sensorial.[166]

Bloqueio neuromuscular

O bloqueio neuromuscular é um efeito raro e relacionado com o bloqueio de acetilcolina no receptor colinérgico nicotínico.[167] Observa-se, principalmente, em caso de administração concomitante de agentes anestésicos e aminoglicosídeos.[168,169] As doenças que afetam a junção neuromuscular, como o botulismo, também podem precipitar o bloqueio. Os pacientes acometidos devem ser imediatamente tratados com cloreto de cálcio parenteral em dose de 10 a 20 mg/kg por via IV ou gliconato de cálcio em dose de 30 a 60 mg/kg por via IV para a reversão da dispneia por depressão da resposta muscular. A administração por via intravenosa de edrofônio, em dose de 0,5 mg/kg, também reverte os efeitos do bloqueio neuromuscular.[168]

Interações medicamentosas

Os aminoglicosídeos são inativados se combinados *in vitro* com outros fármacos, devido às incompatibilidades de pH. *In vitro*, as penicilinas interagem quimicamente com os aminoglicosídeos e formam amidas sem atividade biológica por meio de uma reação entre os grupos aminos dos aminoglicosídeos e o anel betalactâmico das penicilinas. Isso inativa os dois antibióticos. *In vivo*, porém, os aminoglicosídeos são sinérgicos contra estreptococos, *Pseudomonas* e outras bactérias Gram-negativas se combinados com os antibióticos betalactâmicos, já que esses fármacos rompem a parede celular do patógeno. A anestesia com halotano altera a farmacocinética da gentamicina de forma significativa. O *clearance* corpóreo total e o volume de distribuição diminuem, e a meia-vida de eliminação aumenta.[169] O prolongamento do intervalo de administração da gentamicina após a anestesia pode ajudar a corrigir estas alterações, mas o profissional deve considerar seriamente a escolha de outro antimicrobiano. Bloqueadores neuromusculares ou fármacos com essa atividade não devem ser usados durante o tratamento com aminoglicosídeos porque podem aumentar o risco de bloqueio neuromuscular, sobretudo durante a anestesia.[168] Outros fármacos nefrotóxicos devem ser evitados quando possível durante a terapia com aminoglicosídeos. A administração concomitante de fenilbutazona com gentamicina diminui a meia-vida de eliminação desta última em 23% e o Vd em 26%; a farmacocinética da fenilbutazona não é afetada.[170] A flunixino não altera a farmacocinética da gentamicina administrada concomitantemente a equinos adultos.[132]

Formulações

A gentamicina e a amicacina são comercializadas como soluções com nomes comerciais ou genéricas para a infusão intrauterina em éguas. Os produtos destinados a seres humanos e pequenos animais à base de gentamicina, amicacina e tobramicina são administrados por via IV IM SC, intra-articular e intraóssea em equinos. A gentamicina também é comercializada em formulações oftálmicas para o tratamento da ceratite gram-negativa.

Uso clínico

A gentamicina e a amicacina são comumente usadas no tratamento de infecções Gram-negativas graves em equinos e da septicemia em potros, geralmente combinadas com betalactâmicos. A amicacina, ou a tobramicina, é usada em caso de desenvolvimento de resistência antimicrobiana à gentamicina em infecções por patógenos Gram-negativos, mas a gentamicina tem maior atividade contra estreptococos do que a amicacina.[29] O uso de aminoglicosídeos em equinos já foi limitado pela possível toxicidade, mas a administração em dose alta 1 vez/dia reduz muito os riscos. A utilização de aminoglicosídeos também é limitada por sua má penetração nas membranas celulares e pela inativação em ambientes purulentos.

 ANFENICÓIS

O cloranfenicol (CHPC) foi isolado em 1947 de um actinomiceto do solo da Venezuela. O florfenicol (FLF) é um derivado fluorado do CHPC. Embora o CHPC seja bem tolerado pelos equinos, o FLF altera a consistência fecal, a microbiota entérica e a suscetibilidade de *Salmonella* spp., *E. coli* e *Clostridium perfringens*, e seu uso não é recomendado.

Mecanismo de ação

O CHPC é um antibiótico bacteriostático que inibe a síntese proteica por ligação às subunidades ribossômicos de bactérias suscetíveis. Isso inibe a peptidil transferase e, assim, a transferência de aminoácidos para o crescimento das cadeias peptídicas e a subsequente formação da proteína.[175] Seu espectro de atividade é muito amplo, com estreptococos, estafilococos (inclusive muitos MRSA), anaeróbios, *Haemophilus*, *Salmonella*, *Pasteurella*, *Mycoplasma e Brucella* spp., além de riquétsias, clamídias e hemobartonelas.[2]

Mecanismos de resistência

A resistência bacteriana ao CHPC é causada pela produção mediada por plasmídeo de enzimas acetilases. A acetilação de grupos hidroxila impede a ligação do fármaco à subunidade ribossômico 50S.

Farmacocinética

Absorção

O CHPC é rapidamente absorvido após a administração oral. A biodisponibilidade oral do CHPC em potros é de 83%,[176] mas apenas 40% depois de apenas uma administração em éguas. A biodisponibilidade cai para 20% após cinco doses.[177] Devido à alta lipossolubilidade do CHPC, mesmo a administração tópica no olho pode resultar em absorção sistêmica significativa.

Distribuição

Devido à alta lipossolubilidade e à baixa ligação proteica, o CHPC distribui-se amplamente pelo corpo. Os maiores níveis de fármaco são obtidos no fígado e nos rins, mas as concentrações terapêuticas são alcançadas na maioria dos tecidos e fluidos, inclusive abscessos, humor ocular e fluido sinovial.[18] As concentrações de CHPC no liquor podem ser de até 50% das concentrações plasmáticas caso as meninges sejam normais e são ainda maiores na presença de inflamação.[178] O Vd do CHPC é de 2,83 ℓ/kg em cavalos[179] e 1,6 ℓ/kg em potros neonatos.[160] O grau de ligação proteica do CHPC nos equinos é de 30%.[180]

Eliminação

Na maioria das espécies, retira-se o CHPC por excreção renal do fármaco-mãe e conjugação hepática a glicuronida e eliminação nas fezes. A meia-vida de eliminação do CHPC em potros com mais de 7 dias e cavalos adultos é inferior a 1 h.[176,179-182] Em potros com 1 e 3 dias de idade, a meia-vida de eliminação é de 5,3 e 1,4 h, respectivamente, o que indica a imaturidade do metabolismo hepático destes animais.[181] A meia-vida de eliminação é bastante prolongada em potros prematuros, e o fármaco deve ser usado com cuidado.

Efeitos adversos e interações medicamentosas

À medida que tais fármacos são inibidores da síntese proteica, a anemia e a pancitopenia relacionadas com a dose são associadas ao tratamento crônico (por mais de 14 dias) e causadas pela redução da síntese proteica na medula óssea. O FLF é mais propenso a causar supressão reversível da medula óssea com a administração crônica ou superdosagem do que o CHPC.[183] Em humanos, há uma anemia aplásica idiossincrática por exposição ao CHPC.[184] A reação é rara (1 em 30.000) e não relacionada com a dose. Os efeitos tóxicos são associados à presença do grupo paranitro na molécula de CHPC. Se o tratamento for feito em casa, o proprietário deve ser adequadamente esclarecido, inclusive a dissolver o fármaco em vez de triturar os comprimidos, usar luvas durante a administração e lavar as mãos a seguir.

O CHPC é um inibidor enzimático microssomal hepático. Diminui o *clearance* de outros fármacos metabolizados pelas mesmas enzimas do citocromo P450, inclusive fenitoína, fenobarbital, pentobarbital, fenilbutazona, xilazina e ciclofosfamida.[185,186]

De modo geral, o CHPC não deve ser administrado concomitantemente com penicilinas, macrolídeos, aminoglicosídeos ou fluoroquinolonas. O CHPC pode antagonizar as atividades das penicilinas ou dos aminoglicosídeos e age no mesmo sítio ribossômico que os macrolídeos.[187,188] A inibição da síntese proteica pelo CHPC interfere na produção de autolisinas necessárias à lise celular depois que as fluoroquinolonas alteram o superenrolamento do DNA.[189]

Formulações

O succinato sódico de CHPC é uma formulação hidrossolúvel para uso IV e hidrolisado a CHPC no fígado. O CHPC em base livre e o palmitato de CHPC são comercializados para administração oral. O palmitato de CHPC é hidrolisado no sistema GI em CHPC. Formulações oftálmicas de CHPC também são comercializadas.

Uso clínico

O uso de CHPC é banido em qualquer tipo de animal de produção porque pode causar anemia aplásica idiossincrática em humanos. Nos países em que seu uso é permitido em equinos, emprega-se o CHPC no tratamento de diversas infecções bacterianas, principalmente quando a penetração em abscessos (p. ex., abscessos umbilicais) e no SNC é desejada, mas precauções adequadas devem ser tomadas durante a manipulação do produto para impedir a exposição humana. Por causa da meia-vida curta, recomendam-se altas doses em administração frequente (50 mg/kg VO a cada 6 a 8 h).

SULFONAMIDAS POTENCIALIZADAS

As sulfonamidas são um grupo de compostos orgânicos com atividade quimioterápica (assim, são antimicrobianos, não antibióticos). Estes fármacos apresentam um núcleo químico comum bastante relacionado com o PABA, um componente essencial na via do ácido fólico de síntese de ácido nucleico. As sulfonamidas são combinadas às diaminopirimidinas, como a trimetoprima (TMP) e a pirimetamina (PYM), que inibem um passo essencial mais adiante na via do folato. Como as sulfonamidas potencializadas se mostram bastante sinérgicas e não tóxicas, são comumente usadas em medicina equina. Sua utilização é complicada pelas diferenças na farmacocinética de TMP e PYM e pelas diversas sulfonamidas usadas nas combinações.

Mecanismo de ação

As sulfonamidas inibem a enzima bacteriana di-hidropteroato sintetase (DPS) na via do ácido fólico. Assim, bloqueiam a síntese de ácido nucleico dos microrganismos. As sulfonamidas substituem o PABA, impedindo sua conversão em ácido di-hidrofólico. Sozinha, tal ação é considerada bacteriostática. Como a atividade ocorre por substituição competitiva, a concentração tecidual de sulfonamida deve ser mantida alta o suficiente para impedir o acesso bacteriano ao PABA. Portanto, as sulfonamidas são ineficazes no pus e no tecido necrótico, que dão outras fontes de PABA para as bactérias. As sulfonamidas não são tóxicas para as células mamíferas porque usam o folato da dieta para a síntese de ácido di-hidrofólico e não precisam de PABA. A adição de TMP ou PYM a uma sulfonamida cria uma combinação bactericida. A TMP inibe a síntese bacteriana de ácido fólico no próximo passo da sequência, inibindo a conversão do ácido di-hidrofólico a ácido tetraidrofólico por inibição da di-hidrofolato redutase. Encontra-se esta enzima em bactérias e células mamíferas, mas sua forma bacteriana é bloqueada em concentrações muito menores do que as necessárias à inibição da enzima mamífera.[190] Geralmente, as CIMs contra bactérias suscetíveis específicas de cada fármaco diminuem quando os antimicrobianos são administrados na combinação de sulfonamida potencializada. A resistência desenvolvida às sulfonamidas potencializadas é menor do que contra cada fármaco individual. Este é um benefício importante, já que a resistência às sulfonamidas é muito comum e se desenvolve rapidamente às diaminopirimidinas usadas sozinhas.[191]

As sulfonamidas potencializadas têm amplo espectro de atividade. As seguintes bactérias costumam ser suscetíveis: *Streptococcus*, *Proteus*, *E. coli*, *Pasteurella*, *Haemophilus* e *Salmonella* spp. Estafilococos, anaeróbios, *Nocardia*, *Corynebacterium*, *Klebsiella* e *Enterobacter* são suscetíveis, mas podem se tornar resistentes. Em geral, *Pseudomonas* spp., *Bacteroides* spp. e enterococos são resistentes.[29,62,192] Outros microrganismos significativos suscetíveis às sulfonamidas potencializadas são protozoários (*Toxoplasma gondii*, *Sarcocystis neurona*) e coccídios. A PYM é mais eficaz do que a TMP contra os protozoários.[191] As sulfonamidas potencializadas são formuladas em razão fixa de 1:5 de TMP e sulfonamida. A concentração ideal para a ação bactericida é de 1:20.[190] É difícil prever quando e onde a concentração ideal será atingida *in vivo*, mas se usa a razão de 1:20 no antibiograma.[193]

Mecanismos de resistência

A resistência bacteriana às sulfonamidas é comum e pode ser mediada por mutações cromossômicas ou plasmídeos. As mutações cromossômicas podem provocar a hiperprodução bacteriana de PABA, que supera a substituição competitiva das sulfonamidas. A resistência codificada por plasmídeo desvia o passo sensível ao fármaco para a produção de formas alteradas da enzima DPS com menor afinidade pelas sulfonamidas. A resistência à TMP geralmente se deve à produção, codificada por plasmídeo, de di-hidrofolato redutase resistente ao fármaco. Outros mecanismos de resistência são a produção bacteriana excessiva de di-hidrofolato redutase (DHFR) e a redução da capacidade do fármaco de penetração da parede celular bacteriana. A resistência cruzada entre as sulfonamidas é considerada completa e geralmente ocorre com as pirimidinas.[190] A resistência às combinações de TMP-sulfonamida desenvolve-se de maneira lenta, mas agora é comum entre os isolados bacterianos equinos.[29,194]

Farmacocinética

A farmacocinética das sulfonamidas potencializadas é complicada pelas diferenças entre a disposição de TMP e PYM e as diversas sulfonamidas. Na administração concomitante de sulfonamidas e diaminopirimidinas a equinos, a farmacocinética de cada medicamento parece não ser afetada pela presença do outro. A Tabela 2.9 descreve a farmacocinética de combinações específicas de sulfonamida potencializada em equinos. Embora as sulfonamidas potencializadas sejam frequentemente usadas de maneira intercambiável, estudos farmacocinéticos mostram que não são bioequivalentes em equinos.

Absorção

De modo geral, as sulfonamidas potencializadas são logo absorvidas pelo sistema GI de equinos, mas a absorção pode ser influenciada pela alimentação.[195-197] Os picos de concentrações plasmáticas e as biodisponibilidades da TMP e da sulfaclorpiridazina são significativamente menores quando o medicamento é misturado ao concentrado em comparação com a administração nasogástrica.[198] Os dois fármacos também apresentam padrão bifásico de absorção e parece que isso se deve à ligação de parte da dose de TMP e sulfaclorpiridazina ao alimento, com ocorrência da segunda fase de absorção no intestino grosso.[199] A biodisponibilidade após a administração intrauterina foi de 23 a 43% de TMP e 29 a 34% de sulfadoxina; os dois medicamentos foram detectados no leite de éguas em lactação.[200] A biodisponibilidade oral de PYM em equinos é de 56%.[201]

Tabela 2.9 Farmacocinética de trimetoprima, pirimetamina e sulfonamidas em equinos.

Fármaco	Volume de distribuição (ℓ/kg)	Meia-vida ou MRT (h)	Ligação proteica (%)	*Clearance* (mℓ/min/kg)	Dose (mg/kg)
Trimetoprima	–	2,4	–	-	VO: 5
Sulfadiazina[196]		7,4			VO: 25
Trimetoprima	2	2,8	35	8,8	IV: 2,5
Sulfadiazina[218]	0,5	4,6	20	1,5	IV: 12,5
Trimetoprima	1,5	3	50	-	IV: 8
Sulfadoxina[206]	0,39	14	14 a 72		IV: 40
Trimetoprima	2,8	3,4	–	11	IV: 7,5
Sulfametoxazol[222]	0,5	4,8	–	1,4	IV: 36,5
Trimetoprima	1,6	1,9	–	13	IV: 2,5
Sulfametoxazol[202]	0,33	3,5	–	1,3	IV: 12,5
Trimetoprima	1,5	2,6	–	7,7	IV: 5
Sulfaclorpiridazina[198]	0,26	3,8	–	2,6	IV: 25
Pirimetamina[201]	1,5	12	–	1,6	IV VO: 1
Sulfadiazina[207]	0,4	3,8	43	2,3	IV: 20
Sulfamerazina[207]	0,49	3,2	44	1,8	IV: 20
Sulfametazina[197]	0,63	11,4	–	0,8	IV: 160
Sulfametazina[207]	0,33	5,4	69	0,9	IV: 20

IV, via intravenosa; MRT, tempo médio de residência; VO, via oral.

Distribuição

Como as sulfonamidas são ácidos fracos e relativamente hidrofílicos, distribuem-se bem no FEC e normalmente têm valores de Vd de 0,3 a 0,7 ℓ/kg. Em geral, as concentrações de sulfonamidas nos tecidos são menores do que no plasma. As diaminopirimidinas são bases fracas lipofílicas e penetram o meio intracelular melhor do que as sulfonamidas. Assim, os valores de Vd são de 1,5 a 2,7 ℓ/kg; e as concentrações teciduais são maiores do que as concentrações plasmáticas.[190] A distribuição de sulfonamidas potencializadas foi bastante investigada em equinos. A sulfadiazina com TMP e o sulfametoxazol com TMP distribuem-se bem no fluido peritoneal, no liquor, no fluido sinovial e na urina.[202-204] A inflamação nas meninges ou na sinóvia não afeta significativamente a distribuição nos respectivos fluidos. Após a administração de doses repetidas, o sulfametoxazol, diferentemente da TMP, acumula-se no liquor.[202] As concentrações de PYR no liquor chegam a 25 a 50% das concentrações séricas, mas não parecem se acumular em equinos submetidos ao tratamento diário.[205]

As sulfonamidas podem ser altamente ligadas a proteínas plasmáticas, mas a extensão dessa interação depende da espécie, do fármaco e da concentração. Em equinos, o grau de ligação proteica varia de 33% no sulfafenazol a 93% na sulfametoxina.[190] Aproximadamente 50% da TMP está ligada à proteína, e a interação independe da concentração plasmática.[206]

Metabolismo

As diaminopirimidinas e as sulfonamidas são metabolizadas pelo fígado, geralmente por acetilação, hidroxilação aromática e glicuronidação.[190] As formas acetiladas, hidroxiladas e conjugadas das sulfonamidas apresentam atividade microbiológica significativamente menor do que os compostos-mães. As vias metabólicas precisas de TMP ou PYR não foram elucidadas. Os metabólitos podem competir com o fármaco-mãe por envolvimento na síntese de ácido fólico. Tais moléculas têm poucos efeitos deletérios sobre as bactérias. Assim, sua presença pode diminuir a atividade do fármaco-mãe remanescente.[207,208]

Eliminação

As sulfonamidas são excretadas principalmente na urina, mas a eliminação nas fezes, na bile, no leite, no suor e nas lágrimas também ocorre. A excreção renal do fármaco inalterado e dos metabólitos ocorre por filtração glomerular e secreção tubular ativa.[190] A reabsorção ocorre no túbulo distal por difusão passiva. Como muitas sulfonamidas são ácidos fracos, a urina alcalina aumenta sua ionização e sua eliminação. A excreção renal de TMP ocorre por filtração glomerular, secreção tubular ativa e reabsorção. Em equinos, parece que uma grande porcentagem da TMP é metabolizada antes da eliminação na urina (46%) e nas fezes (52%). O *clearance* das diaminopirimidinas é afetado pelo pH da urina, pela concentração plasmática e pela extensão da diurese. Diferentemente do que ocorre com as sulfonamidas, a urina alcalina aumenta a reabsorção do TMP básico.[206]

Efeitos adversos e interações medicamentosas

As sulfonamidas potencializadas são conhecidas por seus efeitos adversos muito variáveis. Cristalúria, hematúria e obstrução tubular renal podem ser causadas por sulfonamidas pouco solúveis, principalmente em pacientes desidratados com urina ácida.[190] No entanto, as doses menores de sulfonamida nas combinações potencializadas fazem com que a cristalização seja menos provável do que com os fármacos sozinhos. A infusão local de sulfonamidas potencializadas no útero de éguas provocou irritação do endométrio e diminuiu a taxa gestacional.[200] A administração por via intramuscular não é recomendada devido à irritação tecidual causada pelos solventes orgânicos, pela alta concentração e pelo alto pH das formulações. A administração por via intravenosa deve ser feita de maneira lenta e cuidadosa. A administração rápida é associada à tromboflebite e à anafilaxia.[190,209] O uso concomitante IV de sulfonamidas potencializadas e detomidina é contraindicado, pois parece que a sulfonamida potencializada sensibiliza o miocárdio e provoca disritmias cardíacas e hipotensão, que podem ser fatais.[210,211]

A procaína associada à penicilina G é análoga ao PABA e pode reduzir a eficácia se usada concomitantemente com as sulfonamidas potencializadas.[18]

Efeitos do antagonismo de folato

Anemia, trombocitopenia e até mesmo pancitopenia podem ser observadas em resposta à administração prolongada de doses altas, como no tratamento da mieloencefalite protozoótica equina (MPE). A anemia pode ser relacionada com a deficiência de folato devido à inibição da produção da molécula por bactérias intestinais ou inibição de sua conversão a tetraidrofolato e di-hidrofolato. A coadministração de TMP e PYR não aumenta a eficácia contra protozoários, e suspeita-se que aumente a incidência de efeitos adversos causados por redução de folato. A suplementação oral com ácido fólico costuma ser recomendada em equinos submetidos ao tratamento prolongado com sulfonamidas potencializadas.[212] A administração oral de ácido fólico a éguas prenhes com MPE e tratadas com sulfonamidas potencializadas pode não proteger o feto dos efeitos da deficiência de folato. Há relatos de potros com defeitos congênitos cujas mães foram tratadas VO com sulfonamidas potencializadas, apesar da suplementação oral com ácido fólico durante o tratamento.[213] O tratamento com TMP-sulfametoxazol e PYM não afeta a qualidade do sêmen, o volume testicular, a eficiência da produção de espermatozoides, a ereção ou a libido de garanhões saudáveis. No entanto, o tratamento pode induzir alterações na forma e na agilidade da cópula e alterar o padrão e a força da ejaculação.[214] Os garanhões que desenvolvem sinais neurológicos durante o tratamento devem ser reproduzidos com cautela. A TMP-sulfametoxazol foi associada à anemia hemolítica imunomediada em um equino.[215]

Efeitos sobre a microbiota GI

Os efeitos das sulfonamidas potencializadas sobre a microbiota GI normal são controversos. Em alguns estudos, as sulfonamidas potencializadas sozinhas ou administradas de maneira concomitante à penicilina ou a aminoglicosídeos são associadas à diarreia em equinos.[216,217] Outros estudos mostram poucos efeitos sobre a microbiota fecal.[218,219] A probabilidade de que qualquer terapia antimicrobiana cause diarreia em um cavalo depende de diversos fatores, inclusive o espectro antibacteriano do fármaco e as concentrações de fármaco no sistema GI. A presença ou não de possíveis patógenos na composição da microbiota do indivíduo e a presença de patógenos resistentes a antimicrobianos no hospital ou na clínica também são fatores importantes na incidência de distúrbios GI. Apesar da baixa incidência de colite em equinos tratados com sulfonamidas potencializadas, o proprietário e o veterinário devem estar cientes de tal possibilidade, já que os casos podem ser rapidamente fatais.

Formulações

A TMP-sulfadiazina é comercializada como solução injetável a 48% para administração por via intravenosa em equinos. Também é comercializada em suspensão, pasta e pó para administração oral a equinos. Os comprimidos genéricos de TMP-sulfametoxazol para uso humano são comumente administrados a equinos. Usa-se uma formulação comercial de PYR-sulfadiazina no tratamento da MPE.

Uso clínico

É muito difícil aplicar os princípios farmacocinéticos para determinar os esquemas de administração das sulfonamidas potencializadas. Diferentes patógenos apresentam valores variáveis de CIM, e a razão ideal de TMP ou PYM à sulfonamida também varia entre as bactérias e os protozoários. O componente mais importante da formulação para a eficácia parece ser a diaminopirimidina, e a escolha da sulfonamida pode não ser tão significativa. Portanto, há considerável controvérsia acerca do esquema de administração destas combinações. A maioria dos produtos veterinários é administrada 1 vez/dia, mas estudos indicam que a administração 2 vezes/dia é melhor para obter as concentrações terapêuticas plasmáticas.[218,220] No entanto, a mais nova formulação aprovada nos EUA é a suspensão para a administração em dose de 24 mg/kg VO a cada 12 h. Os dados de farmacocinética desse produto mostraram que esta estratégia terapêutica produziu concentrações de fármaco livre acima da CIM_{90} de *Streptococcus equi* subsp. *zooepidemicus* (SDZ-TMP: 4,75/0,25) por todo o intervalo de administração de 24 h. Apesar do uso clínico frequente nas infecções estreptocócicas equinas, até mesmo a administração profilática não impediu o desenvolvimento de abscessos causados por *Streptococcus equi* subsp. *zooepidemicus*.[221]

TETRACICLINAS

A *tetraciclina* foi descoberta depois que uma equipe de pesquisadores analisou 100 mil amostras de solo de todo o mundo. Entre os derivados da tetraciclina, estão a *oxitetraciclina*, a *clortetraciclina*, a *doxiciclina* e a *minociclina*. A oxitetraciclina (OTC), a doxiciclina (DXC) e a minociclina (MNC) são usadas em equinos.

Mecanismo de ação

As tetraciclinas ligam-se à subunidade ribossômico 30S e interferem na síntese proteica bacteriana. São bacteriostáticos nas concentrações terapêuticas habituais, mas bactericidas em concentrações altas. A entrada do fármaco nas bactérias ocorre por um mecanismo dependente de energia. As células mamíferas não possuem o mecanismo de transporte de tetraciclina. As tetraciclinas são mais ativas em pH ácido e têm amplo espectro de atividade. São eficazes contra bactérias gram-positivas e gram-negativas, assim como *Chlamydia*, *Mycoplasma* e *Rickettsia* spp. e alguns protozoários (*Haemobartonella*, *Anaplasma* spp.). Sua atividade contra estafilococos é limitada, e as tetraciclinas não são ativas contra enterococos. *Pseudomonas*, *E. coli*, *Klebsiella* e *Proteus* geralmente são resistentes. A maioria dos anaeróbios é suscetível à DXC.[18] As concentrações *in vitro* de OTC acima de 0,01 μg/mℓ suprimem o crescimento de *Neorickettsia risticii*.[223] As tetraciclinas também são eficazes contra patógenos intracelulares de potros, como *Lawsonia intracellularis* e *Rhodococcus equi*.[224] Diversas ações foram atribuídas à DXC e à MNC, inclusive a atividade anticolagenolítica por inibição das metaloproteinases de matriz (MMPs, do inglês *matrix metalloproteinases*), a atividade anti-inflamatória e a capacidade de aumento do reparo da córnea.[225,226]

Mecanismos de resistência

A resistência adquirida disseminada em muitos patógenos limita a utilização clínica das tetraciclinas. A resistência é mediada por um plasmídeo, provocada por um problema no transporte ativo do fármaco para a célula bacteriana e pelo aumento de sua retirada da célula. Outro mecanismo importante de resistência é a produção citoplasmática de uma proteína que protege o ribossomo da ação da tetraciclina.[18]

Farmacocinética

Absorção

A absorção oral de OTC é irregular, e não se recomenda a administração oral em equinos, devido aos efeitos adversos sobre a microbiota GI.[219] A formulação de OTC de longa duração em polietileno glicol apresenta biodisponibilidade de 83% após a injeção IM em equinos.[227]

Em uma dose oral de 10 mg/kg em equinos alimentados, a DXC produziu concentrações no soro, no fluido sinovial, no fluido peritoneal e no tecido endometrial acima de 0,25 μg/mℓ, o que sugere sua eficácia no tratamento de infecções por microrganismos gram-positivos.[228] Em dose oral de 20 mg/kg em equinos em jejum, a concentração plasmática máxima média de DXC foi de 0,91 μg/mℓ após uma única dose e 1,74 μg/mℓ após múltiplas doses em intervalo de administração de 12 h.[229] A biodisponibilidade precisa não pode ser determinada porque a administração por via intravenosa de DXC causa toxicidade cardíaca.[230] No entanto, com a escala alométrica, a absorção sistêmica estimada da DXC após a administração oral em equinos é de apenas 2,7%.[229] A absorção oral de DXC em potros é maior, e uma única dose oral de 10 mg/kg produz concentrações plasmáticas máximas médias de 2,54 μg/mℓ e de 4,05 μg/mℓ após múltiplas doses com intervalo de administração de 12 h.[231] As concentrações plasmáticas médias em estado estável de minociclina após a administração de 4 mg/kg VO a cada 12 h foram de 0,67 μg/mℓ e ficaram acima de CIM_{50} e CIM_{90} de muitos patógenos Gram-positivos equinos (0,25 μg/mℓ).[232] Embora não analisada diretamente, com base em dados de diferentes estudos, a biodisponibilidade oral da MNC é de aproximadamente 23%.

Distribuição

As tetraciclinas distribuem-se bem na maioria dos tecidos, à exceção do SNC. Níveis terapêuticos podem ser alcançados, mas quando as meninges estão inflamadas. As tetraciclinas difundem-se rapidamente pelo leite.[18] A OTC atinge 50% das concentrações plasmáticas no fluido sinovial e no fluido peritoneal. As concentrações urinárias de OTC são relativamente altas, com picos acima de 1.500 μg/mℓ.[233] O Vd da OTC em potros neonatos é de 2 ℓ/kg[234] e de 0,34 a 0,95 ℓ/kg em equinos adultos.[227,235] O Vd aparente da DXC em equinos após a absorção oral é de 25 ℓ/kg, indicando as altas lipossolubilidade e penetração tecidual da DXC. Os fluidos sinovial e peritoneal apresentam as mesmas concentrações de DXC que o plasma, e as concentrações no tecido endometrial são mais do que o dobro dos níveis plasmáticos. A DXC não é detectável no liquor após a administração oral.[228] A DXC concentra-se no meio intracelular, com $C_{máx}$ média em células polimorfonucleares aproximadamente 17 vezes maior do que as concentrações observadas no plasma.[229] Em potros, a atividade da DXC no fluido peritoneal, no fluido sinovial e nas células do lavado broncoalveolar foi similar às concentrações plasmáticas; no entanto, a atividade no liquor foi significativamente menor; e a atividade no fluido do revestimento epitelial pulmonar e na urina foi significativamente maior.[231] A minociclina tem Vd de 1,53 ℓ/kg em adultos. As concentrações de minociclina no fluido sinovial foram de, aproximadamente, 74% das concentrações plasmáticas mínimas correspondentes. A minociclina penetra mais no liquor do que a OTC e a DXC e alcança a concentração média de 0,39 μg/mℓ no equilíbrio estável, que foi de 69,5% da concentração plasmática correspondente.

A penetração ocular da DXC e da MNC sistêmica foi estudada. As concentrações vítreas da DXC foram de 0,17 μg/mℓ após múltiplas doses de 10 mg/kg.[236] As concentrações no humor aquoso foram de, aproximadamente, 0,11 μg/mℓ após múltiplas doses de 20 mg/kg, representando 7,5% das concentrações plasmáticas correspondentes.[229] A DXC também foi detectável no filme lacrimal pré-ocular de equinos sem doença ocular após a administração 1 vez/dia de 20 mg/kg.[225] Como no liquor, a MNC penetrou mais no humor aquoso de equinos, com níveis de 17 a 20% da concentração plasmática em estado estável.[232]

A OTC apresenta 50% de ligação proteica em equinos.[237] A ligação proteica da DXC no plasma é alta (82%) e similar a outras espécies.[229] Isso prejudica a distribuição da DXC no FEC. A ligação proteica da MNC no plasma é de 68% em equinos.[238] O aumento da fração livre do fármaco pode explicar a melhor penetração no olho e no liquor da MNC em comparação com a DXC.

Eliminação

As tetraciclinas não sofrem biotransformação significativa antes da eliminação. A OTC é eliminada inalterada na urina, principalmente, por filtração glomerular. O fármaco não metabolizado também é eliminado pela bile no sistema GI e pode sofrer recirculação êntero-hepática, o que prolonga seus efeitos.[18] A DXC é excretada principalmente nas fezes, por vias não biliares em forma inativa. Portanto, a DXC não se acumula nos pacientes com insuficiência renal.[239] O *clearance* da OTC em potros é de 3,3 mℓ/min/kg[234] e de 2,2 mℓ/min/kg em equinos adultos.[227] Quando administrada por via IV, a meia-vida de eliminação é de 7 h em potros[234] e 6 h em cavalos.[227] Por causa da cinética *flip-flop*, a meia-vida de eliminação é de 22 h após a administração por via intramuscular de OTC em polietileno glicol.[227] O *clearance* da DXC não pode ser determinada de maneira precisa com a administração oral.[229] A meia-vida da MNC em equinos adultos é de 8 a 11 h e o *clearance* plasmático é de 2,7 mℓ/kg/min.[232,238]

Efeitos adversos e interações medicamentosas

Efeitos GI e interações

Os produtos com cálcio (p. ex., leite, antiácidos) ou outros cátions divalentes são quelados pelas tetraciclinas, o que interfere na absorção GI.[18] Como a DXC apresenta menor probabilidade de formar complexos de quelação com metais divalentes e trivalentes do que as tetraciclinas mais antigas, há menor interferência com a absorção oral de cálcio ou outras substâncias.[239]

O uso clínico da OTC em equinos é controverso, devido aos relatos de efeitos GI adversos. No entanto, os efeitos adversos também foram associados à dose excessiva,[240] ao uso concomitante de outros antimicrobianos e a fatores de estresse, como cirurgia e transporte.[241-244] Em relatos isolados, o tratamento com OTC foi usado com sucesso na clínica equina, e o reconhecimento das riquetsioses equinas aumentou sua utilização nesta espécie.[245-247] Em um estudo de administração crônica com uma formulação de OTC de longa duração, efeitos deletérios sobre a microbiota fecal não foram detectados e os equinos tratados continuaram clinicamente normais.[248] A DXC tem menor probabilidade de causar efeitos GI adversos por ser ligada em uma forma inativa nos intestinos; contudo, em doses maiores, o risco de efeitos adversos pode ser maior. Um estudo relatou que a administração de doses de 20 mg/kg VO 2 vezes/dia produziu sinais de desconforto abdominal em um cavalo e enterocolite grave em outro. Os outros quatro cavalos daquele estudo não foram afetados.[229] A administração de DXC em potros em dose de 10 mg/kg por VO 2 vezes/dia durante 8 a 17 dias para o tratamento da infecção por *Lawsonia intracellularis* não provocou quaisquer efeitos adversos.[224] Efeitos GI adversos da minociclina não foram relatados, embora o uso clínico tenha sido limitado em comparação com outros fármacos desta classe.

Efeitos renais

A necrose tubular renal causada pela OTC é associada a doses altas, produtos parenterais vencidos, endotoxemia, desidratação e hipovolemia e nefropatia pigmentar concomitante.[18,249] Em potros normais, apenas uma dose alta IV de OTC administrada para a correção de deformidades flexurais não causou toxicidade renal.[250] A administração de múltiplas doses em intervalos inferiores a 48 h pode aumentar o risco de nefrotoxicidade em potros. Houve o desenvolvimento de insuficiência renal oligúrica em um potro isoeritrólise neonatal concomitante e tratado com 70 mg/kg IV de OTC, devido à deformidade flexural.[249]

Efeitos cardiovasculares

A rápida administração por via intravenosa de OTC provoca hipotensão e colapso. Tal efeito é atribuído à quelação intravascular de cálcio e/ou à redução da pressão arterial pelo veículo do fármaco (propileno glicol). O pré-tratamento IV com borogliconato de cálcio impede o colapso.[251,252] A infusão rápida em bólus IV e a infusão lenta em taxa constante de DXC em equinos causa taquicardia, arritmias, hipertensão arterial sistêmica, colapso e morte.[230,253] Sugere-se que tal reação seja provocada pela quelação do cálcio intracelular, que provoca bloqueio neuromuscular do miocárdio. As concentrações plasmáticas de cálcio total e ionizado não são afetadas pela administração por via intravenosa de DXC.

Efeitos musculoesqueléticos

A injeção IM de formulações de longa duração de OTC causa dor localizada e aumento de volume no sítio de injeção.[18,248] A OTC relaxa o tendão flexor; este efeito foi usado no tratamento de potros com deformidades flexurais.[254,255] A OTC induz uma inibição dose-dependente da contração do gel de colágeno pelos miofibroblastos equinos. A inibição da organização normal do colágeno pode explicar os resultados observados após o tratamento farmacológico das deformidades flexurais por meio da administração de OTC.[256] Por causa de seus efeitos de bloqueio neuromuscular, as tetraciclinas não são recomendadas para o tratamento de doenças que acometem a junção neuromuscular, como o botulismo.

Terapia combinada com doxiciclina e rifampicina

A doxiciclina é um possível tratamento em potros com infecções por *R. equi* resistente a macrolídeos. No entanto, um estudo que analisou o uso de DXC combinada com rifampicina em potros com doença clínica de ocorrência natural observou que alguns animais desenvolveram anemia hemolítica e icterícia ou aumento dos níveis de enzimas hepáticas 17 a 20 dias após o início do tratamento. A causa dessas reações não é conhecida, e achados clínicos similares não foram observados em potros tratados com doxiciclina sozinha ou rifampicina combinada com macrolídeos.[257] Hoje, esta combinação deve apenas ser utilizada com cuidado e não como tratamento de primeira linha para *R. equi*.

Formulações

Os produtos injetáveis de OTC são formulações de ação curta ou longa. As soluções de ação curta são em propileno glicol e apresentam concentrações de 50 ou 100 mg/mℓ. As soluções de longa duração são em 2-pirrolidona ou polietileno glicol, e sua concentração é de 200 mg/mℓ. A formulação em polietileno glicol é menos irritante do que a formulação em 2-pirrolidona. As formulações de longa duração podem ser administradas por injeção IV lenta, mas o efeito prolongado é perdido.[210] Comprimidos de DXC e MNC são comercializados em diversas formulações genéricas e proprietárias.

Uso clínico

A OTC é o fármaco de escolha para o tratamento da febre do cavalo de (*Neorickettsia risticii*) e da anaplasmose equina (*Anaplasma phagocytophilum*). Também é usada no tratamento da contração dos tendões flexores em potros. Seu uso em outras infecções microbianas em equinos mostra-se controverso, devido aos riscos de efeitos GI adversos e à resistência antimicrobiana disseminada. A DXC e a MNC também são indicadas em riquetsioses em equinos e podem ser uma alternativa oral adequada à OTC. As tetraciclinas são comumente usadas no tratamento da enteropatia proliferativa causada por *Lawsonia intracellularis*. A DXC também é utilizada no tratamento da xeroftalmia em equinos por diminuir as proteinases córneas, como a metalopeptidase de matriz (MMP) 2 e MMP-9.[225]

 MACROLÍDEOS E AZALÍDEOS

Entre os antibióticos macrolídeos, estão a eritromicina, a claritromicina, a tilosina, a tilmicosina e a tiamulina. Os azalídeos, como a azitromicina e a gamitromicina, têm mecanismo de ação similar, mas apresentam um nitrogênio metilado no anel macrocíclico. As triamilidas, como a tulatromicina, são macrolídeos semissintéticos preparados por fermentação e síntese orgânica. Devido a seus efeitos GI adversos, tais fármacos são normalmente contraindicados em equinos adultos; no entanto, a eritromicina, a claritromicina e a azitromicina são comumente usadas em potros.

Mecanismo de ação

Os macrolídeos e seus derivados ligam-se à subunidade ribossômico 50S de maneira similar ao CHPC e interferem na síntese proteica. De modo geral, são considerados bacteriostáticos, mas podem ser bactericidas em altas concentrações. Os macrolídeos não são eficazes contra bactérias Gram-negativas, exceto algumas cepas de *Pasteurella* e *Haemophilus*.[18] A azitromicina é mais ativa do que os macrolídeos contra bactérias Gram-negativas e anaeróbios.[223,258] Entre as bactérias suscetíveis, estão estafilococos, estreptococos, *Campylobacter jejuni*, *Clostridium* spp., *Rhodococcus equi*, *Lawsonia intracellularis*, *Mycoplasma* spp. e *Chlamydia* spp. [259] A atividade antimicrobiana dessas bases fracas é ideal em pH alcalino; portanto, apresentam menor atividade em ambientes ácidos (p. ex., pus, abscessos), mas podem ser clinicamente eficazes por causa das altas concentrações, pelo aprisionamento iônico. A eritromicina tem efeitos não antimicrobianos sobre o metabolismo da célula do hospedeiro, os mediadores inflamatórios e a motilidade GI.[260,261]

Mecanismos de resistência

O uso de rotina de macrolídeos é limitado, devido ao rápido desenvolvimento de resistência bacteriana após a exposição repetida.[262] Entre os mecanismos de resistência estão a menor entrada de fármaco nas bactérias, a incapacidade de ligação à subunidade ribossômico 50S bacteriana e a produção de esterases mediada por plasmídeo.[18] A resistência à eritromicina foi relatada em 3,9% dos isolados de *R. equi*.[263] Há extensa resistência cruzada entre os macrolídeos.[18]

Farmacocinética

Absorção

A eritromicina é comercializada para administração oral como base com revestimento entérico, ésteres (etilsuccinato ou estolato) e sais (fosfato ou estearato). Por causa do custo, muitos profissionais administram-na na forma de comprimidos de eritromicina base de revestimento entérico esmagados. No entanto, a eritromicina base é degradada no estômago pelo ácido gástrico. As formulações esterificadas são absorvidas intactas e devem ser hidrolisadas em eritromicina ativa A. Os sais de eritromicina são absorvidos inalterados.[260] A biodisponibilidade oral da eritromicina base é de 17% em potros em jejum; a maior parte do fármaco degrada-se e absorve-se como anidroeritromicina A, que não tem atividade microbiológica.[264] A microencapsulação da base melhora a biodisponibilidade oral da eritromicina base a 26% em potros em jejum, que continua de apenas 7,7% em potros alimentados.[265] A biodisponibilidade oral do estolato de eritromicina em potros em jejum é de 36%, mas de somente 16% para o fosfato de eritromicina.[266] A formulação em estolato parece ter o melhor perfil farmacocinético em potros. Por causa da irritação do sítio de injeção, não se recomenda a administração por via intramuscular da eritromicina em equinos. A biodisponibilidade oral da azitromicina em potros varia entre 39 e 56%.[267,268] A biodisponibilidade oral da claritromicina em potros é similar (57%).[269] A telitromicina, um antibiótico cetolídeo oral usado no tratamento de *R. equi* resistente a macrolídeos em humanos, também é estudada em potros. Sua biodisponibilidade não foi determinada; no entanto, embora a absorção seja adequada para o tratamento de isolados suscetíveis de *R. equi*, não foi alta o suficiente para o tratamento da maioria dos isolados de *R. equi* resistentes a macrolídeos em potros.[270] A biodisponibilidade da tulatromicina não foi determinada; porém, após a administração por via intramuscular, o fármaco é rapidamente detectado no plasma de potros, com concentrações máximas de 0,41 μg/mℓ depois de 4 h.[271] A gamitromicina tem concentrações máximas de 0,33 μg/mℓ 1 h após a administração por via intramuscular em potros.[272]

Distribuição

Os macrolídeos concentram-se em leucócitos, tornando-os muito eficazes contra patógenos intracelulares, como o *R. equi*.[273] As concentrações de azitromicina e claritromicina em células do lavado broncoalveolar foram significativamente maiores do que a concentração de eritromicina. Além disso, a meia-vida de eliminação das células da azitromicina foi significativamente maior.[274] As concentrações de azitromicina no fluido de células broncoalveolares e do epitélio pulmonar são 15 a 170 vezes e 1 a 16 vezes maiores do que as concentrações séricas concomitantes, respectivamente, e não diminuem por até 48 h após a administração.[267] As concentrações de claritromicina no fluido de células broncoalveolares e do epitélio pulmonar são 91 a 105 vezes e 324 a 585 vezes maiores do que as concentrações séricas concomitantes, respectivamente. Contudo, diferentemente da azitromicina, as concentrações de claritromicina são significativamente menores 12 h após a administração.[269] A tulatromicina concentra-se em células broncoalveolares, e seus níveis são detectáveis por pelo menos 8 dias após somente uma administração, embora sejam ainda menores do que a CIM para *R. equi* (acima de 64 μg/mℓ).[271] A distribuição relativa dos macrolídeos no fluido de células broncoalveolares e do epitélio pulmonar foi revista em profundidade.[275]

Como são bases fracas, os macrolídeos são ionicamente aprisionados no leite, no liquor e nos fluidos gástricos. O Vd da eritromicina é de 2,7 ℓ/kg em potros.[264] A azitromicina é conhecida por seu alto grau de lipossolubilidade; e seu Vd em potros, de 11,6 a 18,6 ℓ/kg.[267,268] A claritromicina também apresenta grande volume de distribuição, com valores relatados de 10,4 ℓ/kg.[269] As concentrações no fluido peritoneal e no fluido sinovial da azitromicina e da claritromicina são paralelas às concentrações séricas.[269] O aparente Vd da tulatromicina após a administração por via intramuscular é de 15,2 ℓ/kg.[271]

Eliminação

A eritromicina é extensamente metabolizada, e grande parte do fármaco-mãe e do metabólito ativo é excretada na bile. Assim, a meia-vida de eliminação é de 1 a 2 h.[264-266,276] A eritromicina inibe o metabolismo de diversos outros fármacos por interferir nas enzimas do citocromo P450.[18] Além disso, o metabólito anidroeritromicina A é um inibidor potente do metabolismo mediado pelo citocromo P450.[277] A eritromicina passa pelo ciclo êntero-hepático.[18] A azitromicina não é muito metabolizada e eliminada, principalmente, na bile. A meia-vida de eliminação é de 16 a 20,3 h em potros.[267,268] A claritromicina é extensamente metabolizada em humanos, e o metabólito ativo, 14-hidroxiclaritromicina, é produzido em potros, embora sua farmacocinética não tenha sido quantificada.[269] A meia-vida de eliminação da claritromicina em potros é intermediária entre a eritromicina e a azitromicina, de 5,4 h.[269] A tulatromicina tem a maior meia-vida de eliminação, relatada em 117 h em potros.[271] A gamitromicina também tem uma fase extensa de eliminação, com meia-vida de 39,1 h.[272]

Efeitos adversos e interações medicamentosas

O uso de eritromicina em equinos é associado a diversos efeitos adversos. Desde que a eritromicina começou a ser usada, na década de 1950, ficou claro que a terapia era frequentemente acompanhada por efeitos GI adversos. Os antibióticos macrolídeos, inclusive a eritromicina e a claritromicina, são agonistas do receptor de motilina. Também parecem estimular a motilidade por vias neuronais colinérgicas e não colinérgicas. Em doses sem eficácia microbiana, estimulam os complexos de motilidade migratória e o peristaltismo anterógrado no sistema GI.[261,276,278,279] Em doses antimicrobianas, a eritromicina associa-se à colite por *Clostridium* spp. com risco de vida.[280-282]

A eritromicina é associada à síndrome do desconforto respiratório agudo, à gastrenterite e à hepatotoxicidade em potros.[277,283,284] A eritromicina também interfere no metabolismo da célula do hospedeiro e diminui as respostas inflamatórias das vias respiratórias, mas a importância clínica desse fato não foi determinada.[277]

A hipertermia após a administração de macrolídeos é mais associada à eritromicina, embora também possa ser ligada à azitromicina e à claritromicina em menor grau. O mecanismo da hipertermia associada aos macrolídeos é a anidrose induzida por fármacos, evidenciada pela redução significativa da sudorese em um teste intradérmico comparando potros tratados e controles que receberam placebo.[285] A anidrose começa logo após a instituição do tratamento e é recuperada parcialmente durante a terapia. Sua recuperação completa pode levar, pelo menos, 10 dias após a interrupção do fármaco. Para minimizar os riscos de hipertermia induzida por macrolídeos, recomenda-se diminuir o acesso à luz solar direta, deixar o animal em local com grande área sombreada, evitar saídas nos horários mais quentes do dia e possibilitar o acesso constante à água limpa e fresca. A eritromicina costuma ser administrada junto com a rifampicina devido à sinergia entre os antimicrobianos para a redução da chance de desenvolvimento de resistência.[28] A eritromicina pode interagir com outros fármacos metabolizados pelo mesmo sistema enzimático do citocromo P450. A administração concomitante de eritromicina e teofilina dobra as concentrações plasmáticas desta última e pode causar convulsões em potros.[18]

A claritromicina também é frequentemente combinada com a rifampicina devido aos efeitos sinérgicos contra *R. equi*.[286] No entanto, a coadministração de rifampicina reduz a biodisponibilidade de claritromicina em até 90%, gerando concentrações plasmáticas abaixo da CIM_{90} de *R. equi*.[287] As concentrações no fluido de células do lavado broncoalveolar e do epitélio pulmonar também foram menores, mas continuaram acima das concentrações terapêuticas. A causa exata da diminuição não é conhecida. Não parece ser provocada pela indução do metabolismo hepático pela rifampicina, já que a farmacocinética da claritromicina e de seu metabólito não é alterada. Especula-se que a menor biodisponibilidade é secundária às alterações na absorção oral, provavelmente por inibição de um transportador de incorporação intestinal desconhecido.[288] As concentrações de tulatromicina nos pulmões de potros também foram significativamente reduzidas pela coadministração com a rifampicina. Como a tulatromicina é apenas administrada por via IM, o mecanismo desta interação também continua desconhecido.[289]

A azitromicina associa-se a menos efeitos adversos do que a eritromicina em seres humanos. Nenhuma reação adversa foi detectada durante ou após a administração intragástrica repetida de azitromicina ou claritromicina em potros.[273,275] Um estudo com administração oral de várias doses de azitromicina em adultos (10 mg/kg VO a cada 24 h por 5 dias) mostrou uma pequena diminuição do apetite e alterações na consistência fecal em alguns equinos.[290] Há alguns relatos de colite associada a antimicrobianos em potros mais velhos desmamados, principalmente naqueles tratados com formulações compostas de azitromicina.

Em um estudo que avaliou o uso de tulatromicina em potros com evidências de formação de abscessos pulmonares, diarreia autolimitante, febre e reações no sítio de injeção foram os únicos efeitos adversos observados. Em um potro deste estudo, a reação no sítio de injeção foi grave e provocou claudicação temporária e tumefação intensa.[288] Reações no sítio de injeção e cólicas foram relatadas após a administração por via intramuscular de gamitromicina e podem limitar o uso desse antibiótico em potros.[291]

Formulações

Como a base de eritromicina se mostra instável em ácido gástrico, é formulada em comprimidos com revestimento entérico. O estearato de eritromicina e o fosfato de eritromicina são sais insolúveis que se disassociam no intestino, o que possibilita a absorção da eritromicina base livre. O etilsuccinato de eritromicina e o estolato de eritromicina são ésteres absorvidos intactos pelo intestino e, então, as esterases do plasma liberam o fármaco ativo. A eritromicina é comercializada como formulação IM aprovado para bovinos. Por sua natureza altamente irritante, tal formulação não é recomendada para o uso IM em equinos e pode ser fatal se injetada por via IV. Uma formulação de uso humano de lactobionato de eritromicina é comercializada para administração por via intravenosa. Comercializa-se a azitromicina em comprimidos de 250, 500 e 600 mg. A claritromicina é comercializada em comprimidos de liberação imediata e prolongada. As formulações de liberação prolongada não foram estudadas em equinos. Comercializa-se a tulatromicina como uma solução injetável de 100 mg/mℓ para bovinos e suínos. A gamitromicina é comercializada como solução injetável de 150 mg/mℓ para bovinos.

Uso clínico

Por causa de sua associação a efeitos adversos com risco de vida, a eritromicina costuma ser limitada ao tratamento de infecções por *R. equi* em potros. Também demonstrou ser uma terapia eficaz para a febre do cavalo de Potomac[292] e para a enteropatia proliferativa equina causada por *Lawsonia intracellularis*.[293] Sua atividade similar à motilina é explorada no tratamento do íleo adinâmico em equinos.[261] A azitromicina passou a ser uma alternativa atraente à eritromicina para o tratamento de infecções por *R. equi* em potros por causa de seu perfil farmacocinético, que possibilita a administração 1 vez/dia ou em dias alternados, e sua incidência aparentemente menor de efeitos adversos.[294] No entanto, em um estudo retrospectivo com 81 potros com infecção natural por *R. equi*, a combinação de claritromicina (10 mg/kg a cada 24 h) e rifampicina foi superior às combinações de azitromicina (7,5 mg/kg a cada 12 h) e rifampicina e eritromicina (25 mg/kg a cada 6 h, 25 mg/kg a cada 8 h ou 37,5 mg/kg a cada 12 h) e rifampicina.[273] Devido às interações medicamentosas entre a claritromicina e a rifampicina, mais pesquisas são necessárias para determinar se a monoterapia com claritromicina seria tão ou mais eficaz do que a terapia combinada. A azitromicina sozinha foi tão eficaz quanto a combinação de azitromicina e rifampicina.[295] A tulatromicina não é recomendada no tratamento de *R. equi* em potros, devido às altas CIMs (acima de 64 mg/mℓ). A gamitromicina é mais promissora no tratamento de *R. equi*. A administração por via intramuscular 1 vez/semana (6 mg/kg) pode ser uma alternativa terapêutica de custo menor, embora as reações adversas possam limitar o uso desse fármaco em equinos.

Embora mais frequentemente usados no tratamento da pneumonia por *R. equi*, os macrolídeos também são eficazes contra *Lawsonia intracellularis*, mesmo que o risco de efeitos GI adversos em potros em idade de desmame limite sua utilização. Por isso, foram substituídos pelas tetraciclinas na maioria dos casos. Alguns fármacos desta classe, inclusive a azitromicina e a gamitromicina, têm boa atividade contra estreptococos e podem ser empregados por tratamento de abscessos causados por *Streptococcus* spp. em potros.

FLUOROQUINOLONAS

As quinolonas são um grupo de antimicrobianos sintéticos. O primeiro foi o *ácido nalidíxico*, lançado em 1964. Esse fármaco tinha boa atividade contra bactérias gram-negativas, mas baixo Vd e numerosos efeitos adversos; por isso, foi limitado ao tratamento de infecções no sistema urinário. A maior manipulação química levou ao desenvolvimento das quinolonas fluoradas, com maior atividade antimicrobiana e melhor segurança. Tal grupo inclui a ciprofloxacino, a enrofloxacino, a danofloxacino, a difloxacino, a orbifloxacina, a marbofloxacino, a fleroxacino, a moxifloxacino e a levofloxacino. As fluoroquinolonas não são aprovadas para o uso em equinos, mas, por sua farmacocinética e sua atividade antimicrobiana, são comumente administradas em infecções Gram-negativas graves.

Mecanismo de ação

As fluoroquinolonas apresentam um mecanismo de ação único para a morte de bactérias. As fluoroquinolonas inibem a enzima ácido desoxirribonucleico (DNA) girase bacteriana (também chamada de *topisomerase II*). As bactérias têm um único cromossomo, composto por DNA de dupla fita. Na célula bacteriana, o cromossomo é dobrado em um centro de RNA e cada dobra é superenrolada. A DNA girase, encontrada em todos os microrganismos examinados, é responsável pelo superenrolamento da fita de DNA das bactérias. A estrutura da DNA girase tem quatro subunidades: dois monômeros A e dois monômeros B. A enzima forma uma molécula em formato de coração, em que os monômeros A são os átrios e os monômeros B são os ventrículos. O DNA bacteriano liga-se à girase na fenda entre as subunidades A e B. A DNA girase corta a dupla fita de DNA, introduz superbobinas negativas e lacra a molécula alterada. As fluoroquinolonas ligam-se ao complexo DNA-DNA girase e inibem o fechamento da molécula, que passa a ter configuração espacial anormal e é degradada por exonucleases.[296]

A atividade da fluoroquinolona depende de concentração, e a eficácia clínica é mais associada à obtenção de $AUC_{0\text{-}24}$:CIM superior a 125 ou $C_{máx}$:CIM acima de 10. Estas relações PK/PD são relatadas, e o aumento da dose para maior pico de concentração plasmática também eleva o valor de *AUC*.[18]

Todas as fluoroquinolonas são bactericidas, embora estes fármacos tenham uma concentração ideal para a morte de bactérias. Concentrações maiores ou menores do fármaco diminuem a atividade bactericida. Acredita-se que o complexo DNA-DNA girase tenha dois sítios de ligação para as fluoroquinolonas. Em baixas concentrações de fármaco, apenas um sítio de ligação é ocupado, provocando cortes na fita simples de DNA. Acredita-se que a menor morte em altas concentrações se deva à inibição dose-dependente da síntese de RNA ou proteínas. A síntese de RNA ou proteínas é necessária para a produção de autolisinas bacterianas, que são responsáveis pela lise celular induzida pela fluoroquinolona.[18,296]

As fluoroquinolonas têm amplo espectro de atividade, inclusive contra a maioria das bactérias Gram-negativas, algumas bactérias Gram-positivas e *Mycoplasma*, *Chlamydia* e *Rickettsia* spp. São bastante eficazes contra os patógenos entéricos Gram-negativos, inclusive algumas cepas resistentes a aminoglicosídeos e cefalosporinas. As CIMs relatadas mostram-se muito baixas, e, na maioria dos patógenos, as MBCs são 1 a 2 vezes a CIM. De modo geral, são ativas contra estafilococos, mas têm ação variável contra estreptococos e não são eficazes contra enterococos. A maioria dos laboratórios diagnósticos usa ciprofloxacino ou enrofloxacino para determinar a suscetibilidade do patógeno; no entanto, os valores de CIM das fluoroquinolonas são variáveis. A ciprofloxacino tem a maior atividade contra *Pseudomonas* spp. A orbifloxacina apresenta menores valores de CIM do que a enrofloxacino para as bactérias Gram-negativas *Actinobacillus equuli*, *E. coli*, *Pasteurella* spp. e *Salmonella* spp. A enrofloxacino apresenta valores menores de CIM para as bactérias Gram-positivas e *Pseudomonas* spp. [18] Mesmo com evidências *in vitro* de suscetibilidade, a enrofloxacino não é uma boa escolha no tratamento de infecções por *Pseudomonas* spp., devido ao rápido desenvolvimento de resistência.

A maioria das fluoroquinolonas não é ativa contra bactérias anaeróbicas.[297] Tal padrão de suscetibilidade pode ser uma vantagem terapêutica no tratamento de infecções entéricas em equinos, porque os anaeróbios GI raramente causam doença e, de modo geral, são protetores por inibição competitiva da colonização por microrganismos aeróbicos patogênicos.

As fluoroquinolonas concentram-se nas células fagocíticas. A incorporação ocorre por difusão simples, e as concentrações intracelulares podem ser várias vezes maiores do que as concentrações plasmáticas. O fármaco intracelular é microbiologicamente ativo contra patógenos intracelulares, como *Brucella* spp., *Mycoplasma* spp. e *Mycobacterium* spp. [18] A exposição de bactérias Gram-negativas às fluoroquinolonas em concentrações diversas vezes a CIM por 1 a 2 h provoca PAE com período de recuperação de 1 a 6 h. Tal efeito sugere que os esquemas de administração de fluoroquinolona podem tolerar concentrações plasmáticas abaixo da CIM do patógeno por períodos maiores sem redução de eficácia.[298]

Mecanismos de resistência

A resistência microbiana às fluoroquinolonas deve-se, principalmente, às mutações cromossômicas que alteram a DNA girase bacteriana, diminuem a permeabilidade da parede celular ou aumentam a saída de fluoroquinolona da célula. A resistência mediada por plasmídeo foi registrada há pouco tempo em fluoroquinolonas. Os plasmídeos de resistência à fluoroquinolona podem ser transmitidos de modo horizontal e conferir nível baixo de resistência que facilita o aparecimento de resistência maior em níveis terapêuticos.[299] As fluoroquinolonas precisam penetrar nas bactérias para alcançar seu alvo, a DNA girase. Para isso, difundem-se pelos canais de porina na membrana externa das bactérias Gram-negativas. A resistência de *Pseudomonas* spp. é associada a alterações em uma ampla gama de proteínas da membrana externa. Destas mutações, o aumento nas CIMs das fluoroquinolonas é relativamente baixo (de 2 a 32 vezes). No entanto, há resistência cruzada com antibióticos não relacionados, em especial a TMP, a tetraciclina, o CHPC e a cefoxitina.[300]

Como as fluoroquinolonas são utilizadas de maneira intensiva na medicina humana nas últimas três décadas, alguns patógenos apresentam resistência elevada. O uso crônico de fluoroquinolona incentiva o desenvolvimento da resistência mediada por cromossomos. Nas cepas bacterianas de alta resistência, um mecanismo sozinho geralmente não é responsável; em vez disso, dois ou três mecanismos de resistência operam juntos. Em *S. pneumoniae* resistentes, o aumento da saída da célula tende a ser associado a uma mutação na girase.[301] Na *E. coli* resistente, as mutações na girase normalmente são associadas a alterações nas proteínas da membrana externa.[302]

Farmacocinética

Absorção

As fluoroquinolonas são rapidamente bem absorvidas do sistema GI de monogástricos e bezerros pré-ruminantes. A enrofloxacino é mais lipossolúvel do que a ciprofloxacino e apresenta maior biodisponibilidade oral do que esta última em equinos e pequenos animais. A biodisponibilidade oral da ciprofloxacino é de apenas 6,8 a 10,5% em equinos adultos e pôneis.[303,304] A biodisponibilidade oral da enrofloxacino é de aproximadamente 60% em cavalos adultos e 42% em potros.[305–307] A absorção oral moderada da enrofloxacino deve-se ao efeito de primeira passagem hepática.[308] A absorção oral de enrofloxacino não é afetada pela alimentação.[309] Antiácidos com cátions divalentes (cálcio, magnésio) quelam as fluoroquinolonas e reduzem a biodisponibilidade oral.[18] A biodisponibilidade oral da marbofloxacino e da orbifloxacina é de 62 e 68%, respectivamente.[308,310] A administração intragástrica da formulação injetável de danofloxacino em equinos tem biodisponibilidade de somente 35,8%.[311] A biodisponibilidade da injeção IM é de quase 100% para todas as fluoroquinolonas, mas as administrações IM de enrofloxacino são irritantes aos tecidos.[312] Por motivos econômicos e conveniência do proprietário, os profissionais tentaram administrar a solução injetável de enrofloxacino para bovinos VO a equinos. Com isso, a biodisponibilidade é de aproximadamente 65% em equinos após a administração intragástrica.[313] Infelizmente, a formulação injetável é altamente irritante para a mucosa oral e pode causar ulceração com o uso repetido. A formulação em gel de metilcelulose do líquido injetável tem melhor absorção oral, mas também pode causar ulceração oral.[314]

Distribuição

As fluoroquinolonas costumam ser lipossolúveis e bem distribuídas na maioria dos tecidos. O Vd das fluoroquinolonas estudadas em equinos varia de 1,2 ℓ/kg para a marbofloxacina[315] a 4,9 ℓ/kg para a ciprofloxacino.[304] As concentrações teciduais normalmente excedem as concentrações plasmáticas durante a terapia. Concentrações extremamente altas são alcançadas nos rins, na urina, no fígado e na bile. As concentrações terapêuticas para bactérias Gram-negativas podem ser atingidas no fluido cerebroespinal e no fluido ocular.[303,306,316,317] As concentrações de enrofloxacino no humor aquoso após a administração por via intravenosa de três doses diárias de 7,5 mg/kg foram de 0,32 μg/mℓ.[318] A ligação proteica das fluoroquinolonas no plasma é baixa a moderada na maioria das espécies. Há dados de ligação proteica de ciprofloxacino, enrofloxacino, orbifloxacina e levofloxacino em equinos. A ligação é similar entre os fármacos e varia entre 21 e 28%.[310,319]

Eliminação

As fluoroquinolonas são predominantemente excretadas na urina por filtração glomerular e secreção tubular ativa.[18] Aproximadamente 40% da marbofloxacino é excretada inalterada na urina, mas apenas 3,4% da enrofloxacino.[308] A ciprofloxacino sofre certa sulfoxidação, e seus metabólitos também têm atividade antimicrobiana. A enrofloxacino é metabolizada (desetilada) em ciprofloxacino em equinos e asnos,[320] e as concentrações séricas de ciprofloxacino são 20 a 35% das concentrações de enrofloxacino.[312] O metabolismo da enrofloxacino em ciprofloxacino é insignificante em potros e esta última não foi detectada no plasma de potros tratados com enrofloxacino por via IV ou oral.[305] A meia-vida de eliminação da ciprofloxacino em pôneis é de 2,5 h e, em equinos, de 5 h.[303] A meia-vida de eliminação da enrofloxacino é de 4,4 h após a administração por via intravenosa e 10 h após a administração por via intramuscular, o que indica a cinética *flip-flop*.[312] Com a administração oral, a meia-vida de eliminação da enrofloxacino é de 8 h.[317] As meias-vidas de eliminação da danofloxacino, da orbifloxacina e da marbofloxacino são de 8, 5,1 e 4,14 h, respectivamente.

Efeitos adversos e interações medicamentosas

A toxicidade das fluoroquinolonas é branda na maioria das espécies, e a irritação GI é o efeito colateral mais comum.[18] A ciprofloxacino e a moxifloxacino foram associadas a efeitos GI em equinos.[304,321] Estes efeitos da ciprofloxacino variaram de diarreia branda transiente a colite grave, endotoxemia e laminite, com necessidade de eutanásia de três cavalos por motivos humanitários. Os efeitos adversos foram observados independentemente da via de administração, e sua alta incidência impede a administração oral e em bólus IV rápido de ciprofloxacino.

O efeito das fluoroquinolonas de maior preocupação clínica é a lesão cartilaginosa com artropatia subsequente. As artropatias foram relatadas em humanos, cães e potros, mas não em bovinos, suínos ou aves.[322-325] O risco de artropatia depende da idade e é maior em indivíduos jovens. A sustentação de peso e os exercícios também são associados ao aumento da gravidade da doença. As artropatias foram registradas em potros de 2 semanas de idade após o tratamento com 10 mg/kg de enrofloxacino VO.[325] A lesão caracterizou-se por efusão articular sinovial, claudicação e erosão e formação de fenda na cartilagem articular. As artropatias não foram observadas em cavalos adultos tratados com até 25 mg/kg de enrofloxacino por via IV diariamente por 3 semanas ou 15 mg/kg por VO a cada 12 h por 3 semanas.[316,326] Embora não sejam recomendadas em mulheres grávidas ou fêmeas prenhes, as fluoroquinolonas parecem ter pouco efeito sobre o feto em desenvolvimento.[327] A enrofloxacino foi usada com sucesso no tratamento da pleurite crônica em uma égua prenhe, sem efeitos prejudiciais aparentes no potro.[328]

A ciprofloxacino e a enrofloxacino interferem no metabolismo do sistema do citocromo P450 de metilxantinas, como a teofilina. As concentrações séricas de teofilina podem dobrar e causar toxicidade no SNC e no coração; assim, os níveis devem ser monitorados durante a terapia.[329] A coadministração de AINEs e enrofloxacino pode influenciar a farmacocinética desses medicamentos, dependendo da espécie estudada e dos fármacos administrados. A coadministração de firocoxibe e enrofloxacino não influenciou as concentrações do anti-inflamatório em equinos.[330]

As fluoroquinolonas podem causar efeitos adversos no SNC de humanos e animais, devido ao antagonismo do receptor do ácido gama-aminobutírico (GABA). Esse antagonismo foi associado a um aumento na incidência de convulsões em seres humanos e cães. A administração de enrofloxacino a humanos provoca alucinações.[18] A administração por via intravenosa rápida de doses altas de enrofloxacino em equinos causa sinais neurológicos transientes, inclusive excitabilidade e atividade convulsiva.[326] Estes sinais podem ser prevenidos pela injeção lenta ou pela diluição da dose. A diluição da dose deve ser realizada em soro fisiológico estéril, já que os cátions de outros fluidos, como a solução de lactato de Ringer, podem quelar e inativar o fármaco. Reações de fotossensibilidade e ruptura do tendão calcâneo foram associadas ao uso de fluoroquinolona em humanos, mas não foram relatadas em animais.[296]

As fluoroquinolonas foram combinadas com outros antimicrobianos para expandir o espectro terapêutico, suprimir o aparecimento de populações bacterianas resistentes ou explorar a sinergia inibidora ou bactericida contra populações resistentes. A sinergia entre as fluoroquinolonas e os betalactâmicos ou os aminoglicosídeos contra bactérias entéricas Gram-negativas é mínima por causa da suscetibilidade já alta destes microrganismos. As combinações com aminoglicosídeos, betalactâmicos ou vancomicina são aditivas ou indiferentes contra estafilococos. O antagonismo entre as fluoroquinolonas e o CHPC ou a rifampicina parece ser causado por inibição da produção bacteriana de autolisina por administração concomitante de inibidores da síntese proteica dos microrganismos.[18]

Formulações

A ciprofloxacino é comercializada em comprimidos para uso humano, solução diluída para administração por via intravenosa e solução oftálmica. A enrofloxacino é comercializada em comprimidos para administração oral e solução injetável a 50 mg/mℓ para o tratamento IM em cães e solução injetável a 100 mg/mℓ para administração por via subcutânea em bovinos. As duas soluções injetáveis podem ser administradas por via IV em equinos. A orbifloxacina e a marbofloxacino são comercializadas como comprimidos de administração oral para pequenos animais. Comercializa-se danofloxacino como formulação injetável a 180 mg/mℓ para bovinos.

Uso clínico

O uso de fluoroquinolonas em equinos foi limitado, devido ao risco de artropatias; no entanto, a enrofloxacino foi utilizada com sucesso em casos clínicos, e as fluoroquinolonas podem ser a única opção viável no tratamento de algumas infecções.[328,331–333] A assinatura do termo de consentimento livre e esclarecido do proprietário deve sempre ser obtida antes da administração de fluoroquinolonas em equinos jovens. Como as fluoroquinolonas são bactericidas dependentes de concentração com PAE longo, o esquema ideal é a administração de doses altas, 1 vez/dia. A enrofloxacino costuma ser administrada em doses de 7,5 a 10 mg/kg por VO ou IV, 1 vez/dia.

RIFAMPICINA

Mecanismo de ação

As rifamicinas são antibióticos produzidos por *Streptomyces mediterranei*. A rifampicina inibe a RNA polimerase dependente de DNA em microrganismos suscetíveis, suprimindo a síntese de RNA. Não atua sobre a enzima mamífera. Sua ação é bacteriostática ou bactericida, dependendo da suscetibilidade das bactérias e da concentração do fármaco. A rifampicina mostra-se eficaz contra diversas espécies de micobactérias e *S. aureus*, *Haemophilus* e *R. equi*. A rifampicina é considerada bastante ativa no tratamento de infecções estafilocócicas e rodocócicas e na erradicação de patógenos em áreas de difícil alcance, como o interior de células fagocíticas. É ativa em pH ácido e, assim, uma escolha racional para o tratamento de focos sépticos e infecções granulomatosas. Tem atividade moderada contra *Actinobacillus suis*, *Actinobacillus equuli*, *Bordetella bronchiseptica* e *Pasteurella* spp. Os isolados equinos de *P. aeruginosa*, *E. coli*, *Enterobacter cloacae*, *Klebsiella pneumoniae*, *Proteus* spp. e *Salmonella* spp. são resistentes. Como a rifampicina pode atingir bactérias intracelulares, a previsão dos resultados da terapia *in vivo* com base nos testes de sensibilidade *in vitro* pode ser difícil.[334] Devido ao rápido desenvolvimento de resistência bacteriana, a rifampicina costuma ser administrada com outro antimicrobiano.[335] Embora comumente administrada com eritromicina no tratamento de *R. equi*,[28] a resistência à combinação foi relatada.[262,336] A rifampicina também é comumente associada aos novos macrolídeos e seus derivados, como a claritromicina e a azitromicina.[273]

Farmacocinética

Absorção

A biodisponibilidade oral da rifampicina varia de 70% em equinos em jej1 a 26% quando administrada com alimento.[48,334,337] Como a rifampicina geralmente éadministrada com alimento, as doses recomendadas compensam a menor biodisponibilidade. A biodisponibilidade após a injeção IM é de 60%.[338] Em potros, as concentrações plasmáticas máximas chegam a aproximadamente 18 μg/mℓ em cerca de 3,5 h.

Distribuição

A rifampicina é altamente lipofílica e penetra a maioria dos tecidos, assim como o leite, os ossos, os abscessos e o SNC. O Vd da rifampicina em equinos é de 0,6 a 0,9 ℓ/kg.[337,338] A rifampicina apresenta 78% de ligação a proteínas plasmáticas.[337]

Eliminação

Em outras espécies, a rifampicina é desacetilada no fígado em um metabólito que também tem atividade antibacteriana. A desacetilrifampicina não foi detectada em amostras de soro equino após uma dose IV de 10 mg/kg ou doses orais de 10 mg/kg a cada 12 h após sete administrações.[337] A desacetilrifampicina foi medida na urina, mas a rifampicina foi muito mais predominante. No entanto, apenas 6,82% da dose total foi recuperada na urina como rifampicina ou desacetilrifampicina. Em potros, as concentrações do metabólito não foram maiores do que 0,1 μg/mℓ no plasma após uma única dose oral. A meia-vida de eliminação da rifampicina é de 6 a 8 h após a administração por via intravenosa e 12 a 14 h após a administração oral.[334,337] Devido ao metabolismo hepático imaturo, a eliminação da rifampicina é retardada em potros muito jovens.[339,340] O *clearance* plasmático varia entre 1,14 e 1,34 mℓ/min/kg.[337,338] Como indutor enzimático hepático, a rifampicina provoca seu próprio metabolismo; assim, a administração de múltiplas doses orais diminui significativamente a meia-vida de eliminação. A indução enzimática normalmente não é observada com menos de 5 dias de terapia, mas, ao ocorrer, o aumento na atividade enzimática pode durar por mais de 2 semanas após a interrupção do tratamento.[341]

Efeitos adversos e interações medicamentosas

Quando em contato com algo, a rifampicina mancha tudo de vermelho, e os animais tratados podem produzir urina, lágrimas, suor e saliva dessa cor. Tal efeito não tem consequências danosas. A maioria dos equinos não gosta do sabor da rifampicina; por isso, deve-se tomar cuidado para depositar a dose na parte mais posterior da língua e, depois, enxaguar a boca do cavalo. A administração combinada de rifampicina e doxiciclina em potros com pneumonia por *R. equi* provocou efeitos adversos graves o suficiente para justificar a interrupção do tratamento, inclusive icterícia e elevação das enzimas hepáticas.

A indução enzimática microssomal de rifampicina pode encurtar a meia-vida de eliminação e diminui as concentrações plasmáticas de CHPC, corticosteroides, teofilina, itraconazol, cetoconazol, varfarina e barbitúricos.[342] A rifampicina tem efeito significativo sobre a biodisponibilidade da claritromicina, diminuindo suas concentrações plasmáticas em 70 a 90%.[288]

Formulações

A rifampicina é comercializada na forma de cápsulas ou suspensão para a administração oral em humanos ou solução diluída para uso IV.

Uso clínico

A rifampicina é usada principalmente no tratamento de abscessos pulmonares causados por *R. equi* e enteropatia proliferativa por *L. intracellularis* em potros, combinada com um macrolídeo ou seu derivado.

METRONIDAZOL

Mecanismo de ação

O metronidazol é rapidamente incorporado pelas bactérias, onde se metaboliza por um processo de redução em um derivado citotóxico (radicais livres de vida curta). Estes compostos citotóxicos danificam o DNA e outras macromoléculas intracelulares essenciais. As bactérias aeróbicas não apresentam a via redutora necessária para a produção dos compostos radicais.[343] O metronidazol é altamente eficaz contra bactérias anaeróbicas, inclusive *Bacteroides fragilis* (resistente à penicilina), *Fusobacterium e Clostridium* spp. O *C. difficile* resistente ao metronidazol pode causar diarreia em potros.[344] O metronidazol tem boa atividade contra protozoários, inclusive *Giardia* e *Trichomonas* spp. [345] O metronidazol tem efeitos anti-inflamatórios em humanos, principalmente no sistema GI, e foi usado no tratamento de doenças inflamatórias intestinais crônicas.[346]

Farmacocinética

Absorção

O metronidazol é rapidamente bem absorvido após a administração oral em equinos, com biodisponibilidade oral de 75 a 85%.[345,347] Em equinos com íleo GI, o metronidazol pode ser administrado VR e é rapidamente absorvido; no entanto, a biodisponibilidade é de apenas 30%.[348] A biodisponibilidade em potros de 1 a 2,5 dias de idade é de 100%.[349]

Distribuição

O metronidazol é lipofílico e amplamente distribuído nos tecidos. Penetra em ossos, abscessos e no SNC. O Vd em éguas é de 0,7 a 1,7 ℓ/kg.[345,347] Em potros com menos de 2 semanas de idade, o Vd é de 0,87 ℓ/kg.

Eliminação

O metronidazol é metabolizado, principalmente, no fígado. Os metabólitos e o fármaco inalterado são eliminados na urina e nas fezes. O *clearance* plasmático é de 2,8 mℓ/min/kg, e a meia-vida de eliminação em equinos, de 3 a 4 h.[345,347,348,350] As diferenças de *clearance* relacionadas com a idade foram observadas em potros neonatos.[349] Em 1 a 2,5 dias de idade, o *clearance* é de 0,84 mℓ/min/kg e aumenta para 1,14 mℓ/min/kg em potros com 10 a 12 dias de idade. Isso aumenta significativamente a meia-vida em potros muito jovens, com valores de 11,8 e 9,1 h em potros de 1 a 2,5 e 10 a 12 dias de idade, respectivamente.

Efeitos adversos e interações medicamentosas

Durante o uso clínico em equinos, a anorexia e a salivação são os únicos efeitos adversos associados ao tratamento oral com metronidazol.[351] Evidências histopatológicas de neuropatia periférica e hepatopatia foram observadas em equinos que receberam doses altas por períodos prolongados (30 mg/kg VO a cada 12 h por 30 dias). O metronidazol causa mutações em bactérias e carcinogenicidade em camundongos de laboratório com exposição prolongada. Portanto, o metronidazol é banido em animais de produção. Por ter sido implicado como teratógeno em animais de laboratório, não se recomenda o uso em gestantes.[18] Em potros neonatos, a excitação do SNC pode ser observada com doses altas ou administrações frequentes. Neste caso, o tratamento deve ser imediatamente interrompido. Tal efeito parece mais comum durante o tratamento IV; portanto, recomenda-se a administração lenta por 30 min.

Formulações

O metronidazol é comercializado apenas em formulações para uso humano. É mais comumente administrado por VO como comprimidos e cápsulas. Por ser pouco solúvel, a formulação IV deve ser diluída em um grande volume para administração, e seu custo é proibitivo em equinos adultos.

Uso clínico

Usa-se o metronidazol no tratamento de infecções anaeróbicas, principalmente pleuropneumonia e abscessos pulmonares causados por *Bacteroides fragilis* resistente à penicilina e enterocolite por clostrídios.[30,351-353] Embora a absorção retal seja inferior à absorção oral, é uma opção viável para o tratamento quando a administração oral não se mostra exequível. Também se utiliza o metronidazol no tratamento de doenças intestinais infiltrativas em equinos.[354]

Anti-inflamatórios não esteroidais

Os fármacos mais usados no tratamento da dor e da inflamação em equinos são os anti-inflamatórios não esteroides (AINEs). Estes inibem a enzima ciclo-oxigenase (COX), que converte ácido araquidônico em prostaglandinas, tromboxano e prostaciclina (Figura 2.23). O bloqueio de tais eicosanoides tem efeitos anti-inflamatórios, analgésicos, antipiréticos e antitrombóticos.[355]

MECANISMO DE AÇÃO

Inibição da ciclo-oxigenase

Duas formas distintas de COX foram identificadas. Uma terceira forma (COX-3) foi identificada em outras espécies, mas sua importância em equinos é hoje desconhecida. Das

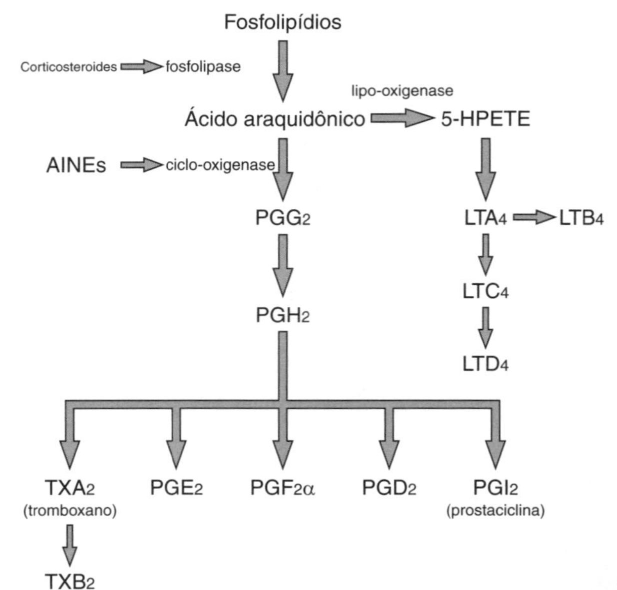

Figura 2.23 Na cascata do ácido araquidônico, a ciclo-oxigenase age sobre ele e produz prostaglandinas (*PG*), tromboxanos (*TX*) e prostaciclina, enquanto a lipo-oxigenase atua sobre o ácido araquidônico e produz leucotrienos (*LT*). AINEs, anti-inflamatórios não esteroides; HPETE, ácido hidroperoxieicosatetraenoico.

duas formas sabidamente existentes em equinos, considera-se a COX-1 a de expressão constitutiva e necessária para os mecanismos homeostáticos normais do corpo, enquanto a COX-2 é a forma induzível produzida em resposta à lesão.[356] Encontra-se a COX-1 em plaquetas, nos rins e no sistema GI. A COX-2 é identificada em fibroblastos, condrócitos, células endoteliais, macrófagos e células mesangiais. A COX-2 é induzida pela exposição a diversas citocinas, mitógenos e endotoxina e positivamente regulada nos sítios de inflamação.[357]

Infelizmente, tal classificação de COX "boa" ou "má" é simplista demais para explicar os papéis de suas diferentes formas.[358] A COX-2 é produzida constitutivamente no cérebro, na medula espinal, nos rins, nos ovários, no útero, na placenta, no timo, nos ossos, nas cartilagens, na sinóvia, nos endotélios, na próstata e nos pulmões. Além disso, a COX-2 participa de processos celulares, como expressão de genes, diferenciação, mitogênese, apoptose, remodelamento ósseo, cicatrização de feridas e neoplasias,[359] mas também pode ser induzida por hormônios, óxido nítrico, citocinas e produtos da lipo-oxigenase. As prostaglandinas produzidas pelo sistema GI e pelos rins que mantêm a integridade da mucosa do sistema GI superior e a perfusão renal, respectivamente, originalmente pareciam derivadas apenas da COX-1. Hoje, é amplamente aceito que a COX-1 e a COX-2 participam da defesa da mucosa do sistema GI.[360] Da mesma maneira, a COX-1 e a COX-2 participam da função renal normal, pois as prostaglandinas afetam a circulação renal por meio da vasodilatação, da secreção de renina e da excreção de sódio e água. Como no sistema GI, acreditava-se que as prostaglandinas derivadas de COX-1 estavam envolvidas na regulação das funções homeostáticas, e as prostaglandinas derivadas de COX-2 atuavam somente na inflamação ou na lesão tecidual. No entanto, a expressão constitutiva das duas isoformas foi demonstrada nos rins. Os AINEs também reduzem a excreção de sódio e podem causar insuficiência renal aguda quando a manutenção da perfusão adequada do órgão depende da prostaglandina.[361]

Inibidores seletivos e não seletivos de COX-2

Os novos AINEs provocam a inibição seletiva de COX-2, o que supostamente aumenta seu perfil de segurança. No entanto, conforme já mencionado, a teoria por trás disso pode ser simplista demais. Nenhuma das enzimas COX consegue produzir qualquer prostanoide. O perfil dos mediadores produzidos depende, principalmente, dos tipos celulares presentes. Além disso, as duas enzimas são responsáveis em parte pela resposta inflamatória. A COX-1, por ser constitutivamente expressa, é encontrada nos primeiros estágios da inflamação. A produção de COX-2 aumenta com o progresso do processo inflamatório, pois é uma enzima induzível. A COX-2 também participa da cicatrização da mucosa, sobretudo no caso de úlceras gástricas e colônicas. É constitutivamente expressa em alguns tecidos, como os rins. As respostas renais à furosemida, à dobutamina e ao exercício foram similares durante o tratamento com meloxicam, um inibidor preferencial de COX-2, e fenilbutazona. Tal fato sugeriu que a COX-2 foi a mediadora de alterações induzidas por prostanoides na função renal de equinos.[362] Portanto, a segurança dos inibidores seletivos e não seletivos de COX-2 foi colocada em dúvida.[363,364] Ainda assim, o uso destes inibidores seletivos na clínica veterinária parece benéfica.

Os inibidores de COX-2 exercem sua especificidade ao aproveitarem as diferenças na estrutura proteica entre as duas isoformas. Há uma substituição valina-leucina na COX-2 que não existe na COX-1. Isso cria uma bolsa lateral na estrutura terciária da molécula. Esta bolsa é o sítio preferencial de ligação dos inibidores de COX-2. A seletividade do fármaco pela COX-2 ou pela COX-1, portanto, depende de sua afinidade por esse sítio. Independentemente da afinidade, todos os inibidores de COX ligam-se às duas isoformas em alguma extensão. Assim, hoje não há fármacos inibidores especificamente de COX-2. Alguns fármacos escritos como seletivos para a COX-2 são o etodolaco, o meloxicam, o deracoxibe, o carprofeno e o firocoxibe. Destes, o firocoxibe é o único comercializado para o uso em equinos e tem a COX-2-seletiva em concentrações terapêuticas.

A afinidade ou a especificidade por COX-1 e COX-2 costumam ser avaliadas por técnicas *in vitro* com sangue total. A atividade contra COX-1 é mais comumente determinada pela quantificação de tromboxano B_2 (TXB_2), o metabólito estável de TXA_2, conhecido por ser específico à produção de COX-1 em plaquetas. Para a determinação da atividade de COX-2, os macrófagos são estimulados com lipopolissacarídeo (LPS) e a produção de prostaglandina E2 (PGE2) é medida. Ensaios imunosorbentes ligados à enzima (ELISAs) são usados na quantificação dos mediadores. Estes testes são mais importantes como ensaios comparativos realizados no mesmo laboratório, pelos mesmos pesquisadores, em uma classe de fármacos, como medida da potência da molécula contra enzimas COX específicas.

Efeitos anti-inflamatórios e analgésicos

Os AINEs são principalmente anti-inflamatórios, devido à inibição da produção de prostaglandinas. Portanto, os AINEs não resolvem a inflamação, mas impedem sua ocorrência contínua. Embora a produção de prostaglandina diminua rapidamente, qualquer prostaglandina anteriormente presente deve ser removida antes que a inflamação termine. As pesquisas em gaiola de tecido mostraram que a fenilbutazona, o cetoprofeno e o carprofeno apresentam picos tardios de concentração no sítio de inflamação e persistem nos exsudatos inflamatórios por longos períodos depois que as concentrações plasmáticas passam a ser insignificantes.[365-367] Isso explica o início tardio e a duração prolongada da ação dos anti-inflamatórios, que não são correlacionados à farmacocinética plasmática dos AINEs.

Os AINEs são comumente usados em equinos para a atenuação dos efeitos da endotoxina mediados por prostaglandinas.[368-370] A flunixino meglumina em doses baixas, como um quarto da dose recomendada, bloqueia a produção de prostaglandina quando administrada antes da exposição à endotoxina, sem obscurecer os sinais de dor da cólica e com menor risco de efeitos adversos. No entanto, em doses baixas, não altera a leucopenia induzida pela endotoxina e, na inflamação contínua, há pouco benefício ao usar a dose baixa em vez daquela recomendada.[371-377] A flunixino e a fenilbutazona inibem significativamente a movimentação de células polimorfonucleares e mononucleares e antagonizam os efeitos da endotoxina sobre a motilidade intestinal.[368,378]

A inibição de COX não explica toda a atividade anti-inflamatória dos AINEs. Os AINEs são mais lipofílicos em pH baixo, como nos tecidos inflamados. Parte da ação anti-inflamatória parece ser relacionada a sua capacidade de inserção na bicamada lipídica das células e alterar os sinais normais e as interações entre as proteínas nas membranas celulares. Na membrana celular dos neutrófilos, os AINEs inibem a agregação destas células, diminuem a liberação de enzimas e a geração de superóxido e inibem a lipo-oxigenase.[379,380]

Os AINEs atuam como analgésicos ao inibirem a COX e impedirem a produção de prostaglandinas que sensibilizam os nociceptores aferentes nos sítios periféricos de inflamação. No entanto, novas evidências sugerem que alguns AINEs têm um mecanismo central de ação na medula espinal que causa analgesia e não está relacionado com a inibição de COX.[381] Tal ação é sinérgica aos opioides e receptores beta-2-adrenérgicos.[381,382]

No tratamento da dor e da inflamação em equinos, os AINEs são mais eficazes como analgésicos quando a inflamação é parte do processo de dor e ao serem administrados antes do início do processo inflamatório ou da ocorrência do insulto. O tempo até o início e a duração da analgesia causada pelos AINEs não são bem correlacionados a suas propriedades anti-inflamatórias. Como o efeito analgésico começa mais rápido e dura menos do que a ação anti-inflamatória, é possível que os esquemas de administração precisem ser diferentes para a obtenção eficaz da analgesia ou dos efeitos anti-inflamatórios. Além disso, podem ser necessários analgésicos adjuntos.

QUIRALIDADE

Muitos AINEs são *estereoisômeros*. Os estereoisômeros são enantiômeros com a mesma fórmula molecular; no entanto, devido a grupos químicos de orientação assimétrica no carbono central, formam imagens tridimensionais especulares não sobrepostas e são chamados compostos *quirais*.[383] Nos AINEs, é comum usar as designações *S* (*sinister*) e *R* (*rectus*) em cada par de enantiômeros.[384] Embora cada membro de um par de enantiômeros difira em sua orientação tridimensional, suas propriedades físicas (p. ex., pontos de fusão e ebulição, índice de refração, solubilidade) são idênticas. Os sistemas biológicos são ambientes altamente quirais, e os efeitos farmacocinéticos e farmacodinâmicos de cada par de enantiômeros podem ser muito diferentes. A estereoespecificidade pode ocorrer nos processos farmacocinéticos de absorção, distribuição, metabolismo e excreção, sobretudo se houver a participação de uma proteína carreadora.[385] Se o encaixe de uma molécula de fármaco no sítio de ligação de uma proteína, enzima ou receptor envolver o centro quiral, a afinidade de interação é diferente em cada enantiômero do par. A eficácia terapêutica e/ou a toxicidade podem ser especificamente relacionadas com um enantiômero. Pesquisas com enantiômeros específicos de alguns AINEs mostraram que as formas S têm bons efeitos de inibição da COX, enquanto as formas R podem ter atividade fraca contra a enzima, mas ainda assim produzir analgesia.[383,386,387]

A maioria dos fármacos quirais é formulada como misturas racêmicas, contendo quantidades iguais de cada enantiômero, pois a produção de compostos puros de tal natureza é difícil e cara. Todos os AINEs derivados do ácido propiônico (p. ex., cetoprofeno, carprofeno, vedoprofeno, naproxeno) são compostos quirais e, à exceção do naproxeno, formulados como misturas racêmicas. Após a administração, alguns enantiômeros sofrem *inversão quiral*, ou seja, são convertidos em uma forma de enantiômero à outra pelas enzimas hepáticas. A inversão quiral de derivados do ácido propiônico é quase invariavelmente unidirecional, de R a S.[383] O grau de inversão quiral varia entre as espécies e não pode ser previsto de uma espécie a outra. Dessa maneira, a extrapolação das doses de AINEs é extremamente perigosa.

PROPRIEDADES FÍSICAS

Quase todos os AINEs são ácidos fracos e altamente ligados a proteínas plasmáticas, como a albumina.[355] Portanto, são bem absorvidos no estômago, e a maior parte do fármaco no plasma está ligada a proteínas. Por causa da ligação proteica, distribuem-se predominantemente no FEC, e somente baixas concentrações de AINEs são encontradas nos tecidos normais e no fluido articular. Em tecidos danificados e articulações, porém, as concentrações totais (ligadas ou não) de AINE aumentam e alcançam os níveis terapêuticos devido ao aumento do fluxo sanguíneo, da permeabilidade vascular e da penetração das proteínas de fase aguda nos sítios de inflamação. A maioria dos AINEs sofre metabolismo hepático por oxidação ou conjugação com glicuronídeo antes da eliminação na urina.[355]

INTERAÇÕES MEDICAMENTOSAS

A ocorrência e os possíveis riscos de interações medicamentosas devem ser considerados antes do início do uso terapêutico de AINEs. De modo geral, dois AINEs administrados juntos são aditivos em seu efeito.[388-391] A desvantagem dessa prática é o aumento do risco de toxicidade pela administração concomitante de AINEs. Equinos tratados com uma combinação de fenilbutazona e flunixino nas doses recomendadas por 5 dias apresentaram maior incidência de úlcera gástrica e diminuição significativa das concentrações sanguíneas de proteína em comparação com os indivíduos que receberam placebo ou apenas fenilbutazona.[391] É provável que os benefícios da administração de dois AINEs de uma vez sejam bem maiores do que os riscos. Como a maioria dos AINEs tem mecanismos similares de inibição de COX, a dose maior de apenas um AINE deve produzir a mesma resposta.

Antiácidos, agentes mucoprotetores e antidiarreicos adsorventes podem interferir na absorção de AINEs.[346] O uso concomitante de corticosteroides costuma ser contraindicado porque estes fármacos aumentam a secreção de ácido gástrico, pepsina e tripsina; alteram a estrutura da mucina gástrica; e diminuem a proliferação de células mucosas. Tal ação é sinérgica à lesão da mucosa GI induzida por AINE, mas os riscos da administração concomitante de AINE e corticosteroide são específicos.[392] Diversos antibióticos alteram a disposição de fenilbutazona. O cloranfenicol diminui a velocidade de eliminação, e a rifampicina aumenta significativamente a velocidade de eliminação da fenilbutazona.[393] Alternativamente, a fenilbutazona pode afetar a disposição de outros antibióticos. A coadministração de fenilbutazona e penicilina G procaína aumenta as concentrações séricas do antibiótico, por reduzir sua distribuição tecidual.[394] A administração concomitante de gentamicina e fenilbutazona aumenta a distribuição e retarda a eliminação do antibiótico.[395] A fenilbutazona também diminui a excreção urinária de furosemida e atenua o aumento da excreção urinária de sódio e cloreto induzido pelo diurético.[396,397]

EFEITOS ADVERSOS

Os efeitos adversos dos AINEs são relacionados principalmente com a inibição de COX nos tecidos em que as prostaglandinas são benéficas e protetoras. A incidência de toxicidade por AINEs em neonatos é maior porque a função renal e hepática não se mostra totalmente desenvolvida.[398-400] Quando indicados em neonatos, os AINEs devem ser administrados nas menores doses possíveis e com maiores intervalos de administração. Os AINEs devem ser administrados com muito cuidado a animais desidratados.[401,402] Como se distribuem principalmente na água extracelular, as concentrações plasmáticas são maiores do que as normais no animal desidratado, e há maior probabilidade de toxicidade. A menor ingestão de alimento também pode contribuir para a maior toxicidade ao aumentar o contato da mucosa com os fármacos que podem ser diretamente citotóxicos. As reações adversas comuns associadas ao uso de AINEs em equinos são necrose papilar renal (necrose da crista medular) e ulceração oral e GI.[397,401-408]

A toxicidade renal dos AINEs é a maior preocupação, principalmente no período perioperatório. Os AINEs costumam ter pouco efeito sobre a função renal de animais adultos normais.[409] No entanto, diminuem o fluxo sanguíneo renal e a TFG em pacientes com insuficiência cardíaca congestiva, com hipotensão ou hipovolemia (em especial durante a anestesia e a cirurgia) ou doença renal crônica.[361] A toxicidade dose-dependente mais grave comumente associada à fenilbutazona é a necrose papilar renal.[397,401,408] Embora atribuída ao menor fluxo sanguíneo renal, outros mecanismos, como a nefrotoxicidade direta do fármaco ou seus metabólitos, também podem estar envolvidos. O risco de nefrotoxicidade é maior em caso de administração concomitante de AINEs e outros fármacos nefrotóxicos, como a polimixina B ou antibióticos aminoglicosídeos.

A ulceração do sistema GI é mais comumente observada na cavidade oral, na mucosa glandular gástrica e no duodeno. O acometimento duodenal possibilita a formação de estenoses, e o *bypass* cirúrgico do duodeno proximal pode ser necessário para o tratamento. A úlcera no cólon dorsal direito também pode ocorrer e causar doença grave. O tratamento da colite dorsal direita é intensivo e, principalmente, sintomático.[403] A hipoproteinemia decorrente da perda de proteínas plasmáticas no trato GI ulcerado pode ser corrigida com a infusão IV de plasma. A perda de fluido e eletrólitos que acompanha a diarreia é tratada com a administração por via intravenosa de fluidos comerciais. Indicam-se antimicrobianos de amplo espectro em caso de suspeita de sepse bacteriana. A dor deve ser tratada com analgésicos opioides. Os medicamentos para tratamento específico da úlcera podem ser benéficos e acelerar a recuperação. A remoção cirúrgica de partes danificadas do cólon pode ser necessária em alguns casos.[403] A recuperação costuma ser lenta e, nos casos graves, o prognóstico é sempre reservado.

As reações adversas menos comuns são os efeitos hemostáticos e a alteração da síntese de proteoglicanas. Classicamente, os AINEs inibem a agregação plaquetária ao impedirem a produção de tromboxano via COX-1.[355] A recuperação da função plaquetária depende da farmacocinética do AINE e do mecanismo de inibição de COX.[410-414] O ácido acetilsalicílico modifica a COX de maneira permanente e, assim, a função plaquetária é restaurada apenas com a produção *de novo* de plaquetas.[410,414] Os efeitos de AINEs sobre a síntese de proteoglicanas devem ser considerados em seu uso clínico na doença articular equina. Muitos AINEs afetam o anabolismo da cartilagem além de suas ações anti-inflamatórias.[415,416] Alguns AINEs, como o carprofeno, aumentam a síntese de proteoglicana.[415,417] A fenilbutazona não afeta a síntese de proteoglicana ou a viabilidade dos condrócitos, mas protege contra o catabolismo mediado por estas células.[416] Os efeitos dos AINEs sobre a cicatrização óssea são hoje controversos. Alguns estudos em animais de laboratório mostram efeitos deletérios, e outros, pouca ou nenhuma influência sobre a cicatrização óssea.[418] Atualmente, o único AINE que demonstrou ter efeitos negativos sobre a cicatrização óssea em equinos é a fenilbutazona.[419] Os profissionais devem considerar os benefícios claros da analgesia em pacientes equinos contra os possíveis efeitos adversos.

 ÁCIDO ACETILSALICÍLICO

O ácido acetilsalicílico (salicilato de sódio) é comercializado apenas em formas orais. Por ser um ácido fraco, é mais bem absorvido no ambiente ácido do sistema GI superior, embora sua biodisponibilidade geral VO seja baixa (6%). A absorção mostra-se maior quando administrado VR (17%).[420] Durante a absorção, o ácido acetilsalicílico é parcialmente hidrolisado em ácido salicílico e distribuído pelo corpo. As maiores concentrações são obtidas no fígado, no coração, nos pulmões, no córtex renal e no plasma. A ligação proteica é moderada (cerca de 60%) e depende da espécie e das concentrações de fármaco e albumina.[355] O ácido acetilsalicílico é metabolizado no fígado por conjugação com glicina e glicuronídeo. Os salicilatos e seus metabólitos são rapidamente eliminados na urina pela filtração glomerular e pela excreção tubular ativa, com meia-vida de eliminação em equinos de aproximadamente 1 h.[420] Nos equinos, o ácido salicílico é o composto salicil primário encontrado na urina.[421] A reabsorção tubular é significativa e bastante dependente do pH.[355]

O ácido acetilsalicílico é o AINE mais eficaz na terapia antiplaquetária.[410,422,423] O ácido acetilsalicílico acetila a COX presente nas plaquetas de maneira irreversível, o que inibe a formação de tromboxano A_2, responsável pela vasoconstrição e pela agregação plaquetária.[410,422,423] Como as plaquetas não têm núcleo, são incapazes de sintetizar mais COX; portanto, a produção de tromboxano é inibida por toda a vida das plaquetas circulantes. A terapia antiplaquetária pode ser benéfica no tratamento da laminite equina, da coagulação intravascular disseminada e da arterite verminótica equina. A dose antiplaquetária precisa não foi estabelecida, mas a dose de 12 mg/kg prolonga o tempo de sangramento por 48 h.[410]

 CARPROFENO

O carprofeno é um derivado do ácido propiônico formulado como mistura racêmica e atualmente comercializado para o uso em equinos na Europa. O Vd do enantiômero R é de 0,1 ℓ/kg e do enantiômero S, 0,29 ℓ/kg.[365] Na dose recomendada de 0,7 mg/kg, o carprofeno apresenta meia-vida de eliminação em equinos mais longa do que a maioria dos demais AINEs, de 21 h para o enantiômero R e 17 h para o enantiômero S após a administração por via intravenosa. O enantiômero R predomina no plasma e nos exsudatos, devido à estereoespecificidade hepática pela glicuronidação do enantiômero S, acelerando seu *clearance*.[424] O carprofeno não sofre inversão quiral em equinos.[424] Como outros AINEs, o carprofeno acumula-se no exsudato inflamatório, mas produz reduções apenas modestas nas concentrações de eicosanoides em comparação com a flunixino ou a fenilbutazona.[386,425] Apesar disso, o carprofeno causa analgesia significativa, provavelmente devido às ações centrais do enantiômero R.[425] O carprofeno também pode ter outros efeitos anti-inflamatórios benéficos, inclusive a inibição de metaloproteinases de matriz em explantes de cartilagem e a inibição da ativação de genes dependentes de NF-κB, como óxido nítrico sintase induzível.[426,427]

 DICLOFENACO

Comercializa-se o diclofenaco na forma de creme de suspensão lipossomal a 1% para aplicação tópica em equinos. É usado no controle da dor e da inflamação associada à osteoartrite nas articulações de tarso, carpo, metacarpofalangianas, metatarsofalangianas e interfalangianas proximais em equinos. Uma faixa de 12 cm de creme tópico de diclofenaco pode ser aplicada 2 vezes/dia na articulação afetada por até 10 dias. Os proprietários devem usar luvas de borracha para impedir a absorção pelas mãos. Apenas uma aplicação tópica de diclofenaco em creme produziu concentrações mensuráveis do fármaco no transudato em 6 h e atenuou significativamente a produção local de PGE_2 induzida por carragenina.[428] No entanto, em um modelo de sinovite aguda por anfotericina B, não houve diferença geral entre o grupo tratado com diclofenaco e o grupo controle.[429] Em um estudo controlado a campo em equinos com osteoartrite, as pontuações médias de claudicação apresentam melhora estatisticamente significativa após o tratamento tópico com diclofenaco em creme.[430] A aplicação tópica nos sítios de injeção para a perfusão regional do membro também diminui a inflamação local e tem ação analgésica, o que talvez proporcione o maior uso deste procedimento.[431] A absorção sistêmica limitada do diclofenaco faz com que seja útil no tratamento da claudicação aguda em cavalos de competição.[432] No entanto, devido à sensibilização central e ao aumento fisiológico da sensibilização de neurônios excitatórios com a diminuição do limiar dos terminais aferentes de dor (*wind-up*), o diclofenaco de administração local é menos eficaz do que os AINEs de administração sistêmica no controle da dor crônica. O diclofenaco tópico pode ser usado simultaneamente à administração sistêmica de AINEs para efeito máximo.

FIROCOXIBE

O firocoxibe é um AINE da classe coxibe lançado nos EUA em 2005. É aprovado para o uso em equinos na forma de pasta para a administração oral em dose de 0,1 mg/kg por 14 dias para tratamento da osteoartrite. Em 2011, foi também aprovado como formulação injetável para administração por via intravenosa em dose de 0,09 mg/kg por 5 dias. Em ensaios clínicos de equinos com osteoartrite de ocorrência natural, a eficácia clínica geral do firocoxibe foi comparável com a da formulação em pasta de fenilbutazona após 14 dias de administração.[433] Também se comercializa uma formulação em comprimidos para cães; os dados sugerem que ela é absorvida em equinos e pode ser usada como agente anti-inflamatório eficaz.[434,435] O uso da formulação canina é controverso, já que geralmente se deve ao menor custo em comparação com a pasta. A American Veterinary Medical Association declarou não apoiar a prática, e tal uso extrabula não é justificável.[436]

O firocoxibe é altamente seletivo para a COX-2, com razões de inibição de 50% da atividade (IC50) de COX-1:COX-2 de 263 a 643 demonstradas *in vitro*.[437] Diversos estudos confirmaram tal observação em modelos equinos *ex vivo*, com inibição mínima ou nula de COX-1 após a administração oral ou IV.[434,438] Com base em experimentos *in vitro*, a concentração de firocoxibe que inibe 50% (IC50) ou 80% (IC80) da atividade de COX-2 no sangue total equino estimulado com LPS é de aproximadamente 30 ng/mℓ e 67 ng/mℓ, respectivamente.[439] O ajuste de tais valores em concentrações plasmáticas, presumindo que estas são 65% das observadas no sangue total, a IC80 é igual a 103 ng/mℓ.[435] Concentrações de 100 ng/mℓ firocoxibe reduzem a expressão dos genes COX-2 e mPGES1 em células mononucleares isoladas do sangue periférico equino.[440] Ao usar os perfis de concentração plasmática em modelos *ex vivo*, resultados similares foram observados, com IC80 relatada entre 96 e 110 ng/mℓ.[434,435] Esta IC80 é similar à obtida após a administração por via intravenosa de apenas uma dose[434] e a administração oral de múltiplas doses[435] da formulação em pasta ou comprimidos em outro estudo.

Em estudos de segurança, as úlceras orais foram detectadas em 3 e 5 vezes a dose recomendada, mas nenhum outro efeito adverso foi observado. No entanto, efeitos adversos ainda podem ocorrer, principalmente em pacientes com doença preexistente ou que recebem mais de um AINE. Um estudo acerca dos efeitos da coadministração de firocoxibe e fenilbutazona mostrou o aumento significativo da concentração sérica de creatinina, a diminuição significativa do nível total de proteína e a redução significativa da gravidade específica da urina após 10 dias de tratamento em doses comumente usadas.[441]

Em equinos, o firocoxibe é bem absorvido, com biodisponibilidade oral de 79%, embora o tempo até a concentração máxima após a primeira dose geralmente seja prolongado. O firocoxibe é eliminado lentamente, e os valores de Vd são de aproximadamente 2 ℓ/kg. As meias-vidas de eliminação são longas, de até 2 dias.[437,439] Com base na meia-vida longa, vários dias podem ser necessários para alcançar as concentrações estáveis e a eficácia máxima. Para resolver isso, uma dose de ataque de 0,3 mg/kg já foi recomendada[442] e possibilita a obtenção de concentrações médias em estado estável em 24 h. Após a dose de ataque, as doses de manutenção recomendadas na bula mantêm a concentração média relativamente constante, diminuindo a variabilidade do tempo até o início da ação e da eficácia.

Em potros de 4 a 6 semanas de idade, a farmacocinética é similar à observada em cavalos adultos;[443] no entanto, a farmacocinética mostra-se significativamente diferente em potros neonatos. Nos neonatos, o firocoxibe é absorvido com maior rapidez e apresenta concentração máxima maior, porém meia-vida mais curta. Assim, há menor acúmulo do fármaco.[444] O estado estável é alcançado após cerca de 3 doses. Em neonatos saudáveis, efeitos adversos clinicamente aparentes não foram observados após 9 dias de tratamento oral com firocoxibe em dose de 0,1 mg/kg. Os dados intravenosos em neonatos sugerem que a diferença na farmacocinética se deve a um aumento do *clearance*. Mesmo depois de múltiplas doses, os níveis de IC80 não foram alcançados em neonatos que receberam as doses recomendadas para equinos. Mais pesquisas são necessárias para determinar a IC80 necessária em potros e se o uso de doses maiores ou intervalos menores de administração é seguro e eficaz ou não. Contudo, a prática clínica atual é a administração de 0,2 mg/kg VO ou IV a cada 12 a 24 h.

FLUNIXINO MEGLUMINA

A flunixino meglumina é um inibidor muito potente de COX aprovado para o uso em equinos e comercializado em formulações injetáveis e orais. A flunixino é rapidamente absorvida após a administração oral, com biodisponibilidade de 86% e pico de níveis séricos em 30 min.[445] A absorção é retardada pela alimentação.[446] O Vd é de 0,1 a 0,3 ℓ/kg em equinos; e a meia-vida plasmática de eliminação, de 1 a 2 h.[445-447] Em potros recém-nascidos, a meia-vida de eliminação é prolongada em 13,4 h. O Vd também é aumentado no potro neonato, conforme esperado em um fármaco de Vd baixo.[448] A flunixino é altamente ligada às proteínas (86%), mas parece se distribuir com rapidez pelos tecidos, graças a seu volume relativamente alto de distribuição.[449,450] A meia-vida de eliminação no exsudato inflamatório é de 16 h.[451] O início da ação anti-inflamatória ocorre em 2 h, e o pico de resposta, entre 12 e 16 h. A duração da ação é de 36 h. Os efeitos analgésicos têm início mais rápido e duração menor. Apenas 14%

da dose é excretada na urina, mas, fora isso, sabe-se muito pouco sobre o metabolismo da flunixino.[355]

A flunixino é usada em equinos para o tratamento de diversas condições inflamatórias e dolorosas, inclusive cólica, colite, rabdomiólise por exercício, choque endotóxico, doença respiratória, doença ocular, cirurgia geral e laminite.[355] A flunixino é mais eficaz do que a fenilbutazona na prevenção dos sinais clínicos da endotoxemia, mas parece equivalente ao cetoprofeno.[452] A flunixino pode evitar o aborto em éguas com endotoxemia.[453] A flunixino é administrada em dose de 1,1 mg/kg a cada 12 a 24 h para o tratamento da dor musculoesquelética, mas pode ser dada com maior frequência em doses menores (0,5 mg/kg a cada 6 a 12 h) no tratamento da dor da cólica. A terapia com 0,25 mg/kg a cada 6 a 8 h é usada como a menor dose com efeitos antiprostaglandina, mas não muito analgésica. As doses extremamente altas de flunixino podem mascarar os sinais de dor de cólica cirúrgica e interferem nas decisões terapêuticas.

A flunixino tem bom perfil de segurança, mas doses altas ou a administração crônica podem causar anorexia, depressão e úlceras GI.[406,454] Em potros normais, a dose recomendada de flunixino administrada por 5 dias não produziu efeitos adversos; porém, a administração de 6 vezes a dose recomendada causou úlceras GI.[400] Em outro estudo, potros foram tratados com flunixino na dose recomendada por 30 dias; todos apresentaram úlceras gástricas.[398] A área sob a curva, o *clearance* e a meia-vida da flunixino são significativamente maiores em potros recém-nascidos em comparação com cavalos adultos.[448] A meia-vida aumenta de 1 a 2 h em adultos para 6 a 8 h em neonatos. Com base nisso, doses maiores em intervalos prolongados de administração devem ser usadas em potros neonatos.

As injeções IM de flunixino são altamente irritantes para o músculo e foram incriminadas em casos de mionecrose por clostrídios em equinos. Devem, portanto, ser evitadas quando possível, apesar das instruções da bula.[455,456] Se não tratada de maneira imediata e agressiva, a mionecrose por clostrídios causa lesão tecidual grave e pode ser rapidamente fatal. O tratamento com flunixino de equinos com doença GI isquêmica pode causar defeitos prolongados de permeabilidade na mucosa em recuperação.[495]

CETOPROFENO

O cetoprofeno é um derivado quiral do ácido propiônico aprovado para equinos como solução racêmica para injeção IV ou IM. A dose recomendada é de 2,2 mg/kg 1 vez/dia. A biodisponibilidade oral e retal é muito baixa para que essas vias sejam clinicamente utilizadas.[367,457,458] Em equinos, 92,8% do cetoprofeno está ligado a proteínas.[459] Os dois enantiômeros de cetoprofeno apresentam Vd moderado, de aproximadamente 0,5 ℓ/kg, e meias-vidas plasmáticas de eliminação curtas, de 1 a 1,5 h.[367,387,451,459,460] O cetoprofeno sofre metabolismo hepático por reações de conjugação, e somente 25% da dose é eliminada como fármaco inalterado na urina.[459] O enantiômero S é associado à atividade antiprostaglandina e à toxicidade, enquanto o enantiômero R se liga à analgesia e não produz úlceras GI.[367,461] Por causa da inversão quiral, o enantiômero S predomina em equinos.[367] O cetoprofeno acumula-se nos exsudatos inflamatórios de equinos, nos quais a meia-vida de eliminação do enantiômero S é de 23 h, e a do enantiômero R, de 20 h. Os efeitos anti-inflamatórios máximos do cetoprofeno ocorrem 4 h após a administração e perduram por 24 h, ilustrando que não são relacionados com as concentrações plasmáticas.[451] Como a flunixino, a farmacocinética do cetoprofeno é diferente em potros neonatos, e doses maiores, com intervalos maiores de administração, são recomendadas.[462] Em estudos de artrite não infecciosa, endotoxemia e cólica, o cetoprofeno é clinicamente similar à flunixino meglumina em eficácia.[451,452,461] Em um modelo de sinovite experimentalmente induzida, a fenilbutazona foi mais eficaz na redução da claudicação e das concentrações de prostaglandina no fluido sinovial.[463] Em equinos com laminite crônica, o cetoprofeno foi mais eficaz do que a fenilbutazona no alívio da dor, mas somente em doses maiores do que as recomendadas (3,63 mg/kg).[464] Em estudos comparativos de toxicidade em equinos e asnos, o cetoprofeno na dose recomendada apresentou potencial de toxicidade menor do que a flunixino meglumina ou a fenilbutazona.[406,465] Em estudos sobre a tolerância do fármaco, com dose 25 vezes superior à recomendada por 5 dias, os equinos desenvolveram depressão, icterícia, nefrite, hepatite e necrose hemorrágica da adrenal.[466]

MELOXICAM

O meloxicam é um ácido enólico pertencente à classe oxicam de AINEs. É ligeiramente seletivo para COX-2 em equinos, com IC50 COX-1:IC50 COX-2 de 3,8.[467] O meloxicam é aprovado para uso na Europa como fármaco anti-inflamatório em equinos, em formulações orais e injetáveis. A biodisponibilidade oral é quase completa, e a absorção não é influenciada pela alimentação.[468] O Vd é de 0,12 ℓ/kg, e a maior parte do fármaco é eliminada inalterada na urina. A meia-vida de eliminação é de 5,2 a 8,5 h.[468,469] O *clearance* é significativamente diferente entre equinos e asnos, com valores de 34,7 mℓ/kg/h e 187,9 mℓ/kg/h, respectivamente.[470] A análise farmacocinética-farmacodinâmica mostrou que o efeito máximo é alcançado em concentrações plasmáticas de aproximadamente 0,2 μg/mℓ, que se traduzem em uma dose diária de 0,6 mg/kg por via IV ou VO.

A dose provou ser eficaz em modelos de claudicação, assim como em modelos experimentais de cólica e dor abdominal. A comparação direta entre a flunixino e o meloxicam em casos pós-operatórios de obstruções por estrangulamento do intestino delgado mostrou que o meloxicam era tão eficaz quanto a flunixino nas principais variáveis clínicas, embora mais equinos no grupo tratado com meloxicam apresentassem sinais óbvios de dor.[471] Além disso, o tratamento com meloxicam não prejudicou a recuperação da mucosa após a lesão isquêmica em um modelo de estrangulamento do intestino delgado.[472] O meloxicam também não causou diferença detectável na permeabilidade à sacarose após a administração intragástrica, indicando o menor comprometimento da permeabilidade da mucosa gástrica em comparação com a fenilbutazona.[473] No entanto, a administração crônica com doses maiores (1,8 a 3 mg/kg) foi associada a efeitos adversos dose-dependentes típicos de tal classe de fármacos, inclusive hipoproteinemia e hipoalbuminemia, distúrbios GI, lesão renal e discrasias da medula óssea.[474] A administração por via intravenosa de meloxicam antes do procedimento, seguida pelo tratamento oral 1 vez/dia durante 4 dias consecutivos, é eficaz no controle da dor pós-operatória e da inflamação em equinos submetidos à cirurgia ortopédica.[475]

A farmacocinética do meloxicam é diferente em potros neonatos e adultos.[476] Como o firocoxibe, o meloxicam apresenta maior *clearance* em neonatos, com meia-vida de eliminação de aproximadamente 2,5 h. Com base em um estudo com múltiplas doses, a administração de 0,6 mg/kg por VO a cada 12 h em potros com menos de 7 semanas de vida produziu concentrações consideradas eficazes no tratamento da dor e da inflamação. Os efeitos adversos, inclusive úlceras gástricas, alterações nas contagens de leucócitos e nas concentrações séricas de albumina e proteína, não foram observados em potros tratados com meloxicam em tais doses por 21 dias consecutivos.

Outro AINE deste grupo, o piroxicam, recebeu alguma atenção na medicina equina, não para tratamento da claudicação ou da cólica, mas sim do carcinoma espinocelular (CEC). Alguns tumores, sobretudo o CEC, produzem COX-2.[477] O tratamento com piroxicam levou à remissão prolongada do CEC na bexiga, na uretra e nas estruturas perioculares.[478] Os efeitos adversos, mesmo nas baixas doses usadas (0,2 mg/kg VO a cada 24 h), foram observados e envolveram diarreia e dor abdominal. Hoje, não se sabe se o meloxicam tem ou não efeito similar e maior perfil de segurança.

FENILBUTAZONA

A fenilbutazona é o AINE mais usado em equinos e comercializado em muitas formulações genéricas IV e orais. Após a administração oral, a fenilbutazona mostra-se bem absorvida, mas o tempo até a obtenção do pico de concentração pode ser retardado pela alimentação.[479-481] O Vd é de 0,15 ℓ/kg, com maiores concentrações no fígado, no coração, nos rins, nos pulmões e no plasma.[482] A meia-vida de eliminação é de 3,5 a 7 h.[483] Em potros neonatos, o Vd é maior (0,27 ℓ/kg), e a meia-vida de eliminação, mais longa (6,4 a 22,1 h) do que em equinos adultos.[484] A ligação proteica no plasma em equinos é maior do que 99%.[483] A fenilbutazona é metabolizada no fígado em oxifenbutazona, um metabólito ativo eliminado mais lentamente do que a fenilbutazona. A oxifenbutazona inibe o metabolismo da fenilbutazona. A fenilbutazona e seu metabólito cruzam a placenta e são excretados no leite. Menos de 2% são excretados na urina como fármaco inalterado. A capacidade de metabolismo hepático da fenilbutazona é superada em doses relativamente baixas de fármacos; assim, a cinética mostra-se dose-dependente.[485] A meia-vida de eliminação aumenta conforme a dose e a idade.[485-487] A meia-vida de eliminação em exsudatos é de 24 h.[366] A eficácia terapêutica dura mais de 24 h devido à ligação irreversível da fenilbutazona à COX, à lenta eliminação dos tecidos inflamados e à longa meia-vida de eliminação da oxifenbutazona.[483] Portanto, a administração de doses altas ou frequentes de fenilbutazona leva ao aumento desproporcional das concentrações plasmáticas, o que facilmente causa toxicidade.

A fenilbutazona é usada extensamente em equinos com diversas doenças musculoesqueléticas. Embora a fenilbutazona também antagonize os efeitos nocivos da endotoxina sobre a motilidade intestinal, a flunixino meglumina costuma ser preferível no tratamento da cólica em equinos.[368] A fenilbutazona parece inibir a síntese de prostaglandinas em baixas concentrações plasmáticas em equinos (5 a 15 μg/mℓ), embora concentrações muito maiores do fármaco sejam necessárias em seres humanos (50 a 150 μg/mℓ).[483] Tal discrepância provavelmente se deve a diferenças na estrutura da COX entre as espécies. A dose inicial de 4,4 mg/kg a cada 12 h é administrada no primeiro dia de terapia e, a seguir, doses menores e intervalos maiores são usados no tratamento subsequente. Devido ao acúmulo decorrente da meia-vida longa de eliminação da fenilbutazona e da oxifenbutazona, a terapia crônica deve ser feita na menor dose possível e no maior intervalo de administração possível que ainda controle a dor.

A fenilbutazona apresenta margem estreita de segurança, sobretudo em potros, pôneis e cavalos desidratados.[400,401] A toxicidade da fenilbutazona provoca principalmente efeitos adversos GI, inclusive úlceras orais, esofágicas, gástricas, cecais e colônicas dorsais direitas e acompanhadas por enteropatia com perda proteica, hipoproteinemia, leucopenia e anemia.[401-405,488] A necrose papilar renal (necrose da crista medular renal) é causada pela inibição das prostaglandinas que mantêm o fluxo sanguíneo renal e pela toxicidade direta da fenilbutazona e dos metabólitos.[408] A cistite ulcerativa associada à administração prolongada de fenilbutazona também é relatada[489] e pode estar relacionada com os efeitos citotóxicos diretos do fármaco secretado na urina. Como a fenilbutazona pode mascarar os sintomas de claudicação em equinos por vários dias após a terapia, pode ser usada intencionalmente no exame andrológico ou em competições.[483] A administração extravascular provoca grave necrose tecidual. A fenilbutazona pode ter efeito negativo sobre a cicatrização óssea em equinos.[419] A fenilbutazona suprime significativamente as concentrações de T4 total e T4 livre em equinos por 10 dias.[490]

VEDAPROFENO

O vedaprofeno é estruturalmente similar ao cetoprofeno e ao carprofeno e também formulado como mistura racêmica de enantiômeros S e R. É comercializado em alguns países como solução injetável IV e gel palatável para a administração oral com dose de ataque de 2 mg/kg, seguida por 1 mg/kg a cada 12 h. A biodisponibilidade oral é de cerca de 100%, e a ligação proteica é alta (99%). Duas horas após a administração por via intravenosa, a razão da concentração plasmática de R:S é de 95:5. Isso se deve às grandes diferenças de distribuição e eliminação entre os enantiômeros e à ausência de inversão quiral. O enantiômero R tem meia-vida de eliminação de 2,2 h e Vd de 0,23 ℓ/kg; e o enantiômero S tem uma meia-vida de eliminação de 0,76 h e Vd de 0,5 ℓ/kg.[491] Os dois enantiômeros acumulam-se no exsudato inflamatório, de onde são eliminados de forma mais lenta do que do plasma. Em um modelo equino de inflamação não imune aguda, o vedaprofeno produziu inibição significativa do aumento de volume inflamatório e inibição parcial da migração de leucócitos para o exsudato. A inibição da migração dos leucócitos não foi observada nesse modelo com outros AINEs.[491] Com base nos modelos *in vitro*, o vedaprofeno é moderadamente seletivo para COX-1.

OUTROS FÁRMACOS

Vários outros AINEs foram estudados em equinos, embora seu uso clínico seja esporádico e as formulações não sejam aprovadas para esta espécie. O etodolaco é um inibidor relativamente seletivo de COX-2 em equinos. Foi usado clinicamente em equinos com história de úlcera gástrica ou colônica, assim como em alguns indivíduos com doença GI ativa, com benefícios aparentes. Doses de 20 mg/kg VO a cada 12 a 24 h foram relatadas, embora a seletividade de COX-2 pode ser perdida nestas doses altas.[492-495] O deracoxibe é um inibidor moderadamente seletivo de COX-2 em equinos, com meia-vida de eliminação longa e concentração plasmática máxima média de 0,54 μg/mℓ após a administração oral. Doses de 2 mg/kg VO a cada 12 h manteriam as concentrações acima da IC80 de COX-2.[496] O paracetamol, embora não considerado um AINE clássico devido a seus efeitos inibidores fracos sobre COX-1 e COX-2, é outro fármaco ocasionalmente utilizado como anti-inflamatório, analgésico e antipirético em equinos. É bem absorvido, com biodisponibilidade de aproximadamente 91%[497] e foi usado com sucesso em casos de laminite sem efeitos adversos específicos.[498] As doses variam de 20 a 25 mg/kg VO a cada 12 a 24 h.

REFERÊNCIAS BIBLIOGRÁFICAS

1. Toutain PL, Bousquet-Melou A. Volumes of distribution. *J Vet Pharmacol Ther*. 2004;27:441–453.
2. Baggot JD, Love DN, Stewart J, et al. Gentamicin dosage in foals aged one month and three months. *Equine Vet J*. 1986;18:113–116.
3. Toutain PL, Bousquet-Melou A. Bioavailability and its assessment. *J Vet Pharmacol Ther*. 2004;27:455–466.
4. Baggot JD. Bioavailability and bioequivalence of veterinary drug dosage forms, with particular reference to horses: an overview. *Vet Pharmacol Ther*. 1992;15:160–173.
5. Bertucci C, Domenici E. Reversible and covalent binding of drugs to human serum albumin: methodological approaches and physiological relevance. *Curr Med Chem*. 2002;9:1463–1481.
6. Bailey DN, Briggs JR. The binding of selected therapeutic drugs to human serum alpha-1 acid glycoprotein and to human serum albumin in vitro. *Ther Drug Monit*. 2004;26:40–43.
7. Toutain PL, Bousquet-Melou A. Free drug fraction vs free drug concentration: a matter of frequent confusion. *J Vet Pharmacol Ther*. 2002;25:460–463.
8. Craig WA, Ebert SC. Protein binding and its significance in antibacterial therapy. *Infect Dis Clin North Am*. 1989;3:407–414.
9. Benet LZ, Hoener BA. Changes in plasma protein binding have little clinical relevance. *Clin Pharmacol Ther*. 2002;71:115–121.
10. Toutain PL, Bousquet-Melou A. Plasma clearance. *J Vet Pharmacol Ther*. 2004;27:415–425.
11. Intorre L, Mengozzi G, Maccheroni M, et al. Enrofloxacin-theophylline interaction: influence of enrofloxacin on theophylline steady-state pharmacokinetics in the beagle dog. *J Vet Pharmacol Ther*. 1995;18:352–356.
12. von Rosensteil NA, Adam D. Macrolide antibacterials. Drug interactions of clinical significance. *Drug Saf*. 1995;13:105–122.
13. Boothe DM. *Drug disposition and extrapolation of dosing regimens*. St. Louis: Saunders; 2001.
14. Baggot JD, Short CR. Drug disposition in the neonatal animal, with particular reference to the foal. *Equine Vet J*. 1984;16:364–367.
15. Johnson PJ, Mrad DR, Schwartz AJ, et al. Presumed moxidectin toxicosis in three foals. *J Am Vet Med Assoc*. 1999;214:678–680.
16. Riviere JE. *Comparative pharmacokinetics: principles, techniques and applications*. Hoboken, NJ: Wiley-Blackwell; 2003.
17. Lorian V, Burns L. Predictive value of susceptibility tests for the outcome of antibacterial therapy. *J Antimicrob Chemother*. 1990;25:175–181.
18. Giguere S, Prescott JF, Baggot JD, et al. *Antimicrobial therapy in veterinary medicine*. 4th ed. Ames: Blackwell Publishing; 2006.
19. Sandholm M, Kaartinen L, Pyorala S. Bovine mastitis: why does antibiotic therapy not always work? An overview. *J Vet Pharmacol Ther*. 1990;13:248–260.
20. Clark C, Dowling PM, Ross S, et al. Pharmacokinetics of tilmicosin in equine tissues and plasma. *J Vet Pharmacol Ther*. 2008;31:66–70.
21. Ames TR, Patterson EB. Oxytetracycline concentrations in plasma and lung of healthy and pneumonic calves, using two oxytetracycline preparations. *Am J Vet Res*. 1985;46:2471–2473.
22. Kuriyama T, Nakagawa K, Kawashiri S, et al. The virulence of mixed infection with *Streptococcus constellatus* and *Fusobacterium nucleatum* in a murine orofacial infection model. *Microbes Infect*. 2000;2:1425–1430.
23. Hariharan H, McPhee L, Heaney S, et al. Antimicrobial drug susceptibility of clinical isolates of *Pseudomonas aeruginosa*. *Can Vet J*. 1995;36:166–168.
24. Fantin B, Carbon C. In vivo antibiotic synergism: contribution of animal models. *Antimicrob Agents Chemother*. 1992;36:907–912.
25. Marshall SA, Jones RN, Wanger A, et al. Proposed MIC quality control guidelines for National Committee for Clinical Laboratory Standards susceptibility tests using seven veterinary antimicrobial agents: ceftiofur, enrofloxacin, florfenicol, penicillin G-novobiocin, pirlimycin, premafloxacin, and spectinomycin. *J Clin Microbiol*. 1996;34:2027–2029.
26. Vogelman BS, Craig WA. Postantibiotic effects. *J Antimicrob Chemother*. 1985;15:A37–46.
27. McKellar QA, Sanchez Bruni SF. Jones DG: Pharmacokinetic/pharmacodynamic relationships of antimicrobial drugs used in veterinary medicine. *J Vet Pharmacol Ther*. 2004;27:503–514.
28. Prescott JF, Nicholson VM. The effects of combinations of selected antibiotics on the growth of *Corynebacterium equi*. *J Vet Pharmacol Ther*. 1984;7:61–64.
29. Clark C, Greenwood S, Boison JO, et al. Bacterial isolates from equine infections in western Canada. *Can Vet J*. 1998-2003;2008(49):153–160.
30. Sweeney CR, Holcombe SJ, Barningham SC, et al. Aerobic and anaerobic bacterial isolates from horses with pneumonia or pleuropneumonia and antimicrobial susceptibility patterns of the aerobes. *J Am Vet Med Assoc*. 1991;198:839–842.
31. Cohen ND, Woods AM. Characteristics and risk factors for failure of horses with acute diarrhea to survive: 122 cases (1990-1996). *J Am Vet Med Assoc*. 1999;214:382–390.
32. Raidal SL, Taplin RH, Bailey GD, et al. Antibiotic prophylaxis of lower respiratory tract contamination in horses confined with head elevation for 24 or 48 hours. *Aust Vet J*. 1997;75:126–131.
33. Whittem TL, Johnson AL, Smith CW, et al. Effect of perioperative prophylactic antimicrobial treatment in dogs undergoing elective orthopedic surgery. *J Am Vet Med Assoc*. 1999;215:212–216.
34. Haven ML, Wichtel JJ, Bristol DG, et al. Effects of antibiotic prophylaxis on postoperative complications after rumenotomy in cattle. *J Am Vet Med Assoc*. 1992;200:1332–1335.
35. Dunkel B, Johns IC. Antimicrobial use in critically ill horses. *J Vet Emerg Crit Care (San Antonio)*. 2015;25:89–100.
36. Dever LA, Dermody TS. Mechanisms of bacterial resistance to antibiotics. *Arch Intern Med*. 1991;151:886.
37. Gold HS, Moellering RC. Antimicrobial-drug resistance. *N Engl J Med*. 1996;335:1445–1453.
38. Ayala J, Quesada A, Vadillo S, et al. Penicillin-binding proteins of *Bacteroides fragilis* and their role in the resistance to imipenem of clinical isolates. *J Med Microbiol*. 2005;54:1055–1064.
39. de Lencastre H, Oliveira D, Tomasz A. Antibiotic resistant *Staphylococcus aureus:* a paradigm of adaptive power. *Curr Opin Microbiol*. 2007;10:428–435.
40. Geddes AM, Klugman KP, Rolinson GN. Introduction: historical perspective and development of amoxicillin/clavulanate. *Int J Antimicrob Agents*. 2007;30(suppl 2):S109–112.
41. Essack SY. The development of beta-lactam antibiotics in response to the evolution of beta-lactamases. *Pharm Res*. 2001;18:1391–1399.
42. Sandanayaka VP, Prashad AS. Resistance to beta-lactam antibiotics: structure and mechanism based design of beta-lactamase inhibitors. *Curr Med Chem*. 2002;9:1145–1165.
43. Finlay J, Miller L, Poupard JA. A review of the antimicrobial activity of clavulanate. *J Antimicrob Chemother*. 2003;52:18–23.
44. Papich MG. The beta-lactam antibiotics: clinical pharmacology and recent developments. *Compend Contin Educ Pract Vet*. 1987;9:68–74.
45. Falagas ME, Siakavellas E. *Bacteroides, Prevotella,* and *Porphyromonas* species: a review of antibiotic resistance and therapeutic options. *Int J Antimicrob Agents*. 2000;15:1–9.
46. Schwark WS, Ducharme NG, Shin SJ, et al. Absorption and distribution patterns of oral phenoxymethyl penicillin (penicillin V) in the horse. *Cornell Vet*. 1983;73:314–322.
47. Schipper IA, Filipovs D, Ebeltoft H, et al. Blood serum concentrations of various benzyl penicillins after their intramuscular administration to cattle. *J Am Vet Med Assoc*. 1971;158:494–500.
48. Baggot JD. Bioavailability and bioequivalence of veterinary drug dosage forms, with particular reference to horses: an overview. *J Vet Pharmacol Ther*. 1992;15:160–173.
49. Love DN, Rose RJ, Martin IC, et al. Serum concentrations of penicillin in the horse after administration of a variety of penicillin preparations. *Equine Vet J*. 1983;15:43–48.
50. Firth EC, Nouws JF, Klein WR, et al. The effect of phenylbutazone on the plasma disposition of penicillin G in the horse. *J Vet Pharmacol Ther*. 1990;13:179–185.
51. Durr A. Comparison of the pharmacokinetics of penicillin G and ampicillin in the horse. *Res Vet Sci*. 1976;20:24–29.
52. McConnico RS, Roberts MC, Tompkins M. Penicillin-induced immune-mediated hemolytic anemia in a horse. *J Am Vet Med Assoc*. 1992;201:1402–1403.
53. Wilkerson MJ, Davis E, Shuman W, et al. Isotype-specific antibodies in horses and dogs with immune-mediated hemolytic anemia. *J Vet Intern Med*. 2000;14:190–196.
54. Nielsen IL, Jacobs KA, Huntington PJ, et al. Adverse reaction to procaine penicillin G in horses. *Aust Vet J*. 1988;65:181–185.
55. Romano A, Mayorga C, Torres MJ, et al. Immediate allergic reactions to cephalosporins: cross-reactivity and selective responses. *J Allergy Clin Immunol*. 2000;106:1177–1183.
56. Chapman CB, Courage P, Nielsen IL, et al. The role of procaine in adverse reactions to procaine penicillin in horses. *Aust Vet J*. 1992;69:129–133.

57. Tobin T, Blake JW. The pharmacology of procaine in the horse: relationships between plasma and urinary concentrations of procaine. *J Equine Med Surg*. 1977;1:188–194.
58. Tobin T, Blake JW, Sturma L, et al. Pharmacology of procaine in the horse: procaine esterase properties of equine plasma and synovial fluid. *Am J Vet Res*. 1976;37:1165–1170.
59. Fischbach H, Welch H, King EQ, et al. Procaine penicillin and sulfonamide antagonism. *J Am Pharm Assoc Am Pharm Assoc*. 1949;38:544–546.
60. Olsen L, Ingvast-Larsson C, Brostrom H, et al. Clinical signs and etiology of adverse reactions to procaine benzylpenicillin and sodium/potassium benzylpenicillin in horses. *J Vet Pharmacol Ther*. 2007;30:201–207.
61. Stevenson AJ, Weber MP, Todi F, et al. Plasma elimination and urinary excretion of procaine after administration of different products to standardbred mares. *Equine Vet J*. 1992;24:118–124.
62. Adamson PJ, Wilson WD, Hirsh DC, et al. Susceptibility of equine bacterial isolates to antimicrobial agents. *Am J Vet Res*. 1985;46:447–450.
63. Firth EC, Klein WR, Nouws JF, et al. Effect of induced synovial inflammation on pharmacokinetics and synovial concentration of sodium ampicillin and kanamycin sulfate after systemic administration in ponies. *J Vet Pharmacol Ther*. 1988;11:556–562.
64. Ensink JM, Moi A, Vulto AG, et al: Bioavailability of pivampicillin and ampicillin trihydrate administered as an oral paste in horses. *Vet Q* 18:2s117–120.
65. Wilson WD, Spensley MS, Baggot JD, et al. Pharmacokinetics and estimated bioavailability of amoxicillin in mares after intravenous, intramuscular, and oral administration. *Am J Vet Res*. 1988;49:1688–1694.
66. Baggot JD, Love DN, Stewart J, et al. Bioavailability and disposition kinetics of amoxicillin in neonatal foals. *Equine Vet J*. 1988;20:125–127.
67. Ensink JM, Vulto AG, van Miert AS, et al. Oral bioavailability and in vitro stability of pivampicillin, bacampicillin, talampicillin, and ampicillin in horses. *Am J Vet Res*. 1996;57:1021–1024.
68. Ensink JM, Klein WR, Mevius DJ, et al. Bioavailability of oral penicillins in the horse: a comparison of pivampicillin and amoxicillin. *J Vet Pharmacol Ther*. 1992;15:221–230.
69. Sarasola P, McKellar QA. Pharmacokinetics and applications of ampicillin sodium as an intravenous infusion in the horse. *J Vet Pharmacol Ther*. 1993;16:63–69.
70. van den Hoven R, Hierweck B, Dobretsberger M, et al. Intramuscular dosing strategy for ampicillin sodium in horses, based on its distribution into tissue chambers before and after induction of inflammation. *J Vet Pharmacol Ther*. 2003;26:405–411.
71. Bowman KF, Dix LP, Riond JL, et al. Prediction of pharmacokinetic profiles of ampicillin sodium, gentamicin sulphate, and combination ampicillin sodium-gentamicin sulphate in serum and synovia of healthy horses. *Am J Vet Res*. 1986;47:1590–1596.
72. Errecalde JO, Carmely D, Marino EL, et al. Pharmacokinetics of amoxycillin in normal horses and horses with experimental arthritis. *J Vet Pharmacol Ther*. 2001;24:1–6.
73. Ensink JM, Klein WR, Barneveld A, et al. Distribution of penicillins into subcutaneous tissue chambers in ponies. *J Vet Pharmacol Ther*. 1996;19:439–444.
74. Montesissa C, Carli S, Sonzogni O, et al. Pharmacokinetics of sodium amoxicillin in horses. *Res Vet Sci*. 1988;44:233–236.
75. Beech J, Leitch M, Kohn CW, et al. Serum and synovial fluid levels of sodium ampicillin and ampicillin trihydrate in horses. *J Equine Med Surg*. 1979;3:3503–3504.
76. Traver DS, Riviere JE. Ampicillin in mares: a comparison of intramuscular sodium ampicillin or sodium ampicillin-ampicillin trihydrate injection. *Am J Vet Res*. 1982;43:402–404.
77. Spensley MS, Baggot JD, Wilson WD, et al. Pharmacokinetics and endometrial tissue concentrations of ticarcillin given to the horse by intravenous and intrauterine routes. *Am J Vet Res*. 1986;47:2587–2590.
78. Sweeney CR, Soma LR, Beech J, et al. Pharmacokinetics of ticarcillin in the horse after intravenous and intramuscular administration. *Am J Vet Res*. 1984;45:1000–1002.
79. Wilson WD, Spensley MS, Baggot JD, et al. Pharmacokinetics and bioavailability of ticarcillin and clavulanate in foals after intravenous and intramuscular administration. *J Vet Pharmacol Ther*. 1991;14:78–89.
80. Sweeney RW, Beech J, Simmons RD, et al. Pharmacokinetics of ticarcillin and clavulanic acid given in combination to adult horses by intravenous and intramuscular routes. *J Vet Pharmacol Ther*. 1988;11:103–108.
81. Van Camp SD, Papich MG, Whitacre MD. Administration of ticarcillin in combination with clavulanic acid intravenously and intrauterinely to clinically normal oestrous mares. *J Vet Pharmacol Ther*. 2000;23:373–378.
82. Hoffman AM, Viel L, Muckle CA, et al. Evaluation of sulbactam plus ampicillin for treatment of experimentally induced *Klebsiella pneumoniae* lung infection in foals. *Am J Vet Res*. 1992;53:1059–1067.
83. Hornish RE, Kotarski SF. Cephalosporins in veterinary medicine: ceftiofur use in food animals. *Curr Top Med Chem*. 2002;2:717–731.
84. Salmon SA, Watts JL, Yancey RJ. In vitro activity of ceftiofur and its primary metabolite, desfuroylceftiofur, against organisms of veterinary importance. *J Vet Diagn Invest*. 1996;8:332–336.
85. Rice LB. Emergence of vancomycin-resistant enterococci. *Emerg Infect Dis*. 2001;7:183–187.
86. Duffee NE, Christensen JM, Craig AM. The pharmacokinetics of cefadroxil in the foal. *J Vet Pharmacol Ther*. 1989;12:322–326.
87. Wilson WD, Baggot JD, Adamson PJ, et al. Cefadroxil in the horse: pharmacokinetics and in vitro antibacterial activity. *J Vet Pharmacol Ther*. 1985;8:246–253.
88. Carrillo NA, Giguère S, Gronwall RR, et al. Disposition of orally administered cefpodoxime proxetil in foals and adult horses and minimum inhibitory concentration of the drug against common bacterial pathogens of horses. *Am J Vet Res*. 2005;66:30–35.
89. Lovering AM, Walsh TR, Bannister GC, et al. The penetration of ceftriaxone and cefamandole into bone, fat and haematoma and relevance of serum protein binding to their penetration into bone. *J Antimicrob Chemother*. 2001;47:483–486.
90. Cunha BA. Third-generation cephalosporins: a review. *Clin Ther*. 1992;14:616–652, discussion 615.
91. Meyer JC, Brown MP, Gronwall RR, et al. Pharmacokinetics of ceftiofur sodium in neonatal foals after intramuscular injection. *Equine Vet J*. 1992;24:485–486.
92. Collard WT, Cox SR, Lesman SP, et al. Pharmacokinetics of ceftiofur crystalline-free acid sterile suspension in the equine. *J Vet Pharmacol Ther*. 2011;34:476–481.
93. Giguère S, Sturgill TL, Berghaus LJ, et al. Effects of two methods of administration on the pharmacokinetics of ceftiofur crystalline free acid in horses. *J Vet Pharmacol Ther*. 2011;34:193–196.
94. Macpherson ML, Giguère S, Hatzel JN, et al. Disposition of desfuroylceftiofur acetamide in serum, placental tissue, fetal fluids, and fetal tissues after administration of ceftiofur crystalline free acid (CCFA) to pony mares with placentitis. *J Vet Pharmacol Ther*. 2013;36:59–67.
95. Hall TL, Tell LA, Wetzlich SE, et al. Pharmacokinetics of ceftiofur sodium and ceftiofur crystalline free acid in neonatal foals. *J Vet Pharmacol Ther*. 2011;34:403–409.
96. Credille BC, Giguère S, Berghaus LJ, et al. Plasma and pulmonary disposition of ceftiofur and its metabolites after intramuscular administration of ceftiofur crystalline free acid in weanling foals. *J Vet Pharmacol Ther*. 2012;35:259–264.
97. Strom BL, Schinnar R, Gibson GA, et al. Risk of bleeding and hypoprothrombinaemia associated with NMTT side chain antibiotics: using cefoperazone as a test case. *Pharmacoepidemiol Drug Saf*. 1999;8:81–94.
98. Gardner SY, Aucoin DP. Pharmacokinetics of ceftriaxone in mares. *J Vet Pharmacol Ther*. 1994;17:155–156.
99. Gardner SY, Sweeney RW, Divers TJ. Pharmacokinetics of cefotaxime in neonatal pony foals. *Am J Vet Res*. 1993;54:576–579.
100. Guglick MA, MacAllister CG, Clarke CR, et al. Pharmacokinetics of cefepime and comparison with those of ceftiofur in horses. *Am J Vet Res*. 1998;59:458–463.
101. Fanos V, Cataldi L. Renal transport of antibiotics and nephrotoxicity: a review. *J Chemother*. 2001;13:461–472.
102. Miranda-Novales G, Leanos-Miranda BE, Vilchis-Perez M, et al. In vitro activity effects of combinations of cephalothin, dicloxacillin, imipenem, vancomycin and amikacin against methicillin-resistant *Staphylococcus* spp. strains. *Ann Clin Microbiol Antimicrob*. 2006;5:25.
103. Beauchamp D, Theriault G, Grenier L, et al. Ceftriaxone protects against tobramycin nephrotoxicity. *Antimicrob Agents Chemother*. 1994;38:750–756.
104. Foreman JH: Does ceftiofur cause diarrhea? AAEP 44th Annual Convention Proceedings. 1994;146–147.

105. Mahrt CR. Safety of ceftiofur sodium administered intramuscularly in horses. *Am J Vet Res*. 1992;53:2201–2205.
106. Fultz L, Giguère S, Berghaus LJ, et al. Comparative pharmacokinetics of desfuroylceftiofur acetamide after intramuscular versus subcutaneous administration of ceftiofur crystalline free acid to adult horses. *J Vet Pharmacol Ther*. 2013;36:309–312.
107. Meyer S, Giguère S, Rodriguez R, et al. Pharmacokinetics of intravenous ceftiofur sodium and concentration in body fluids of foals. *J Vet Pharmacol Ther*. 2009;32:309–316.
108. Wearn JM, Davis JL, Hodgson DR, et al. Pharmacokinetics of a continuous rate infusion of ceftiofur sodium in normal foals. *J Vet Pharmacol Ther*. 2013;36:99–101.
109. Fultz L, Giguère S, Berghaus LJ, et al. Plasma and pulmonary pharmacokinetics of desfuroylceftiofur acetamide after weekly administration of ceftiofur crystalline free acid to adult horses. *Equine Vet J*. 2014;46:252–255.
110. Orsini JA, Moate PJ, Boston RC, et al. Pharmacokinetics of imipenem-cilastatin following intravenous administration in healthy adult horses. *J Vet Pharmacol Ther*. 2005;28:355–361.
111. Sams RA, Ruoff WW. Pharmacokinetics and bioavailability of cefazolin in horses. *Am J Vet Res*. 1985;46:348–352.
112. Ruoff WW, Sams RA. Pharmacokinetics and bioavailability of cephalothin in horse mares. *Am J Vet Res*. 1985;46:2085–2090.
113. Brown MP, Gronwall RR, Houston AE. Pharmacokinetics and body fluid and endometrial concentrations of cephapirin in mares. *Am J Vet Res*. 1986;47:784–788.
114. Henry MM, Morris DD, Lakritz J, et al. Pharmacokinetics of cephradine in neonatal foals after single oral dosing. *Equine Vet J*. 1992;24:242–243.
115. Brown MP, Gronwall RR, Houston AE. Pharmacokinetics and body fluid and endometrial concentrations of cefoxitin in mares. *Am J Vet Res*. 1986;47:1734–1738.
116. Jaglan PS, Roof RD, Yein FS, et al. Concentration of ceftiofur metabolites in the plasma and lungs of horses following intramuscular treatment. *J Vet Pharmacol Ther*. 1994;17:24–30.
117. Soraci AL, Mestorino ON, Errecalde JO. Pharmacokinetics of cefoperazone in horses. *J Vet Pharmacol Ther*. 1996;19:39–43.
118. Gardner SY, Papich MG. Comparison of cefepime pharmacokinetics in neonatal foals and adult dogs. *J Vet Pharmacol Ther*. 2001;24:187–192.
119. Brown SA, Riviere JE. Comparative pharmacokinetics of aminoglycoside antibiotics. *J Vet Pharmacol Ther*. 1991;14:1–35.
120. Barclay ML, Begg EJ, Hickling KG. What is the evidence for once-daily aminoglycoside therapy? *Clin Pharmacokinet*. 1994;27:32–48.
121. Nestaas E, Bangstad HJ, Sandvik L, et al. Aminoglycoside extended interval dosing in neonates is safe and effective: a meta-analysis. *Arch Dis Child Fetal Neonatal Ed*. 2005;90:F294–300.
122. Barclay ML, Begg EJ. Aminoglycoside toxicity and relation to dose regimen. *Adverse Drug React Toxicol Rev*. 1994;13:207–234.
123. Daikos GL, Jackson GG, Lolans VT, et al. Adaptive resistance to aminoglycoside antibiotics from first-exposure down-regulation. *J Infect Dis*. 1990;162:414–420.
124. Daikos GL, Lolans VT, Jackson GG. First-exposure adaptive resistance to aminoglycoside antibiotics in vivo with meaning for optimal clinical use. *Antimicrob Agents Chemother*. 1991;35:117–123.
125. Cummings LE, Guthrie AJ, Harkins JD, et al. Pharmacokinetics of gentamicin in newborn to 30-day-old foals. *Am J Vet Res*. 1990;51:1988–1992.
126. Wichtel MG, Breuhaus BA, Aucoin D. Relation between pharmacokinetics of amikacin sulfate and sepsis score in clinically normal and hospitalized neonatal foals. *J Am Vet Med Assoc*. 1992;200:1339–1343.
127. Anderson BH, Firth EC, Whittem T. The disposition of gentamicin in equine plasma, synovial fluid and lymph. *J Vet Pharmacol Ther*. 1995;18:124–131.
128. Santschi EM, Papich MG. Pharmacokinetics of gentamicin in mares in late pregnancy and early lactation. *J Vet Pharmacol Ther*. 2000;23:359–363.
129. Haddad NS, Pedersoli WM, Ravis WR, et al. Pharmacokinetics of gentamicin at steady-state in ponies: serum, urine, and endometrial concentrations. *Am J Vet Res*. 1985;46:1268–1271.
130. Wilson RC, Moore JN, Eakle N. Gentamicin pharmacokinetics in horses given small doses of *Escherichia coli* endotoxin. *Am J Vet Res*. 1983;44:1746–1749.
131. Jones SL, Wilson WD, Milhalyi JE. Pharmacokinetics of gentamicin in healthy adult horses during intravenous fluid administration. *J Vet Pharmacol Ther*. 1998;21:247–249.
132. Tudor RA, Papich MG, Redding WR. Drug disposition and dosage determination of once daily administration of gentamicin sulfate in horses after abdominal surgery. *J Am Vet Med Assoc*. 1999;215:503–506.
133. Easter JL, Hague BA, Brumbaugh GW, et al. Effects of postoperative peritoneal lavage on pharmacokinetics of gentamicin in horses after celiotomy. *Am J Vet Res*. 1997;58:1166–1170.
134. Beech J, Kohn C, Leitch M, et al. Therapeutic use of gentamicin in horses: concentrations in serum, urine, and synovial fluid and evaluation of renal function. *Am J Vet Res*. 1977;38:1085–1087.
135. Lloyd KC, Stover SM, Pascoe JR, et al. Effect of gentamicin sulfate and sodium bicarbonate on the synovium of clinically normal equine antebrachiocarpal joints. *Am J Vet Res*. 1988;49:650–657.
136. Lescun TB, Adams SB, Wu CC, et al. Continuous infusion of gentamicin into the tarsocrural joint of horses. *Am J Vet Res*. 2000;61:407–412.
137. Murphey ED, Santschi EM, Papich MG. Regional intravenous perfusion of the distal limb of horses with amikacin sulfate. *J Vet Pharmacol Ther*. 1999;22:68–71.
138. Whitehair KJ, Blevins WE, Fessler JF, et al. Regional perfusion of the equine carpus for antibiotic delivery. *Vet Surg*. 1992;21:279–285.
139. Whitehair KJ, Bowersock TL, Blevins WE, et al. Regional limb perfusion for antibiotic treatment of experimentally induced septic arthritis. *Vet Surg*. 1992;21:367–373.
140. Errico JA, Trumble TN, Bueno AC, et al. Comparison of two indirect techniques for local delivery of a high dose of an antimicrobial in the distal portion of forelimbs of horses. *Am J Vet Res*. 2008;69:334–342.
141. Parra-Sanchez A, Lugo J, Boothe DM, et al. Pharmacokinetics and pharmacodynamics of enrofloxacin and a low dose of amikacin administered via regional intravenous limb perfusion in standing horses. *Am J Vet Res*. 2006;67:1687–1695.
142. Butt TD, Bailey JV, Dowling PM, et al. Comparison of 2 techniques for regional antibiotic delivery to the equine forelimb: intraosseous perfusion vs. intravenous perfusion. *Can Vet J*. 2001;42:617–622.
143. Booth TM, Butson RJ, Clegg PD, et al. Treatment of sepsis in the small tarsal joints of 11 horses with gentamicin-impregnated polymethylmethacrylate beads. *Vet Rec*. 2001;148:376–380.
144. Ivester KM, Adams SB, Moore GE, et al. Gentamicin concentrations in synovial fluid obtained from the tarsocrural joints of horses after implantation of gentamicin-impregnated collagen sponges. *Am J Vet Res*. 2006;67:1519–1526.
145. Kaloyanides GJ. Antibiotic-related nephrotoxicity. *Nephrol Dial Transplant*. 1994;9:4130–4134.
146. Tulkens PM. Nephrotoxicity of aminoglycoside antibiotics. *Toxicol Lett*. 1989;46:107–123.
147. Kaloyanides GJ. Drug-phospholipid interactions: role in aminoglycoside nephrotoxicity. *Ren Fail*. 1992;14:351–357.
148. van der Harst MR, Bull S, Laffont CM, et al. Gentamicin nephrotoxicity—a comparison of in vitro findings with in vivo experiments in equines. *Vet Res Commun*. 2005;29:247–261.
149. Molitoris BA, Meyer C, Dahl R, et al. Mechanism of ischemia-enhanced aminoglycoside binding and uptake by proximal tubule cells. *Am J Physiol*. 1993;264:F907–916.
150. Riviere JE, Coppoc GL, Hinsman EJ, et al. Species dependent gentamicin pharmacokinetics and nephrotoxicity in the young horse. *Fundam Appl Toxicol*. 1983;3:448–457.
151. Sweeney RW, MacDonald M, Hall J, et al. Kinetics of gentamicin elimination in two horses with acute renal failure. *Equine Vet J*. 1988;20:182–184.
152. Matzke GR, Frye RF. Drug administration in patients with renal insufficiency. Minimising renal and extrarenal toxicity. *Drug Saf*. 1997;16:205–231.
153. Thatte L, Vaamonde CA. Drug-induced nephrotoxicity: the crucial role of risk factors. *Postgrad Med*. 1996;100:83–84. 87–88, 91 passim.
154. Brashier MK, Geor RJ, Ames TR, et al. Effect of intravenous calcium administration on gentamicin-induced nephrotoxicosis in ponies. *Am J Vet Res*. 1998;59:1055–1062.
155. Varzi HN, Esmailzadeh S, Morovvati H, et al. Effect of silymarin and vitamin E on gentamicin-induced nephrotoxicity in dogs. *J Vet Pharmacol Ther*. 2007;30:477–481.

156. Schumacher J, Wilson RC, Spano JS, et al. Effect of diet on gentamicin-induced nephrotoxicosis in horses. *Am J Vet Res*. 1991;52:1274–1278.
157. Behrend EN, Grauer GF, Greco DS, et al. Effects of dietary protein conditioning on gentamicin pharmacokinetics in dogs. *J Vet Pharmacol Ther*. 1994;17:259–264.
158. Godber LM, Walker RD, Stein GE, et al. Pharmacokinetics, nephrotoxicosis, and in vitro antibacterial activity associated with single versus multiple (three times) daily gentamicin treatments in horses. *Am J Vet Res*. 1995;56:613–618.
159. Magdesian KG, Hogan PM, Cohen ND, et al. Pharmacokinetics of a high dose of gentamicin administered intravenously or intramuscularly to horses. *J Am Vet Med Assoc*. 1998;213:1007–1011.
160. Magdesian KG, Wilson WD, Mihalyi J. Pharmacokinetics of a high dose of amikacin administered at extended intervals to neonatal foals. *Am J Vet Res*. 2004;65:473–479.
161. Green SL, Conlon PD, Mama K, et al. Effects of hypoxia and azotaemia on the pharmacokinetics of amikacin in neonatal foals. *Equine Vet J*. 1992;24:475–479.
162. Barclay ML, Begg EJ. Aminoglycoside adaptive resistance: importance for effective dosage regimens. *Drugs*. 2001;61:713–721.
163. Brown SA, Garry FB. Comparison of serum and renal gentamicin concentrations with fractional urinary excretion tests as indicators of nephrotoxicity. *J Vet Pharmacol Ther*. 1988;11:330–337.
164. Whiting PH, Brown PA. The relationship between enzymuria and kidney enzyme activities in experimental gentamicin nephrotoxicity. *Ren Fail*. 1996;18:899–909.
165. Bates DE. Aminoglycoside ototoxicity. *Drugs Today (Barc)*. 2003;39:277–285.
166. Selimoglu E, Kalkandelen S, Erdogan F. Comparative vestibulotoxicity of different aminoglycosides in the Guinea pigs. *Yonsei Med J*. 2003;44:517–522.
167. Paradelis AG, Triantaphyllidis C, Giala MM. Neuromuscular blocking activity of aminoglycoside antibiotics. *Methods Find Exp Clin Pharmacol*. 1980;2:45–51.
168. Hildebrand SV, Hill 3rd T. Interaction of gentamycin and atracurium in anaesthetised horses. *Equine Vet J*. 1994;26:209–211.
169. Smith CM, Steffey EP, Baggot JD, et al. Effects of halothane anesthesia on the clearance of gentamicin sulfate in horses. *Am J Vet Res*. 1988;49:19–22.
170. Whittem T, Firth EC, Hodge H, et al. Pharmacokinetic interactions between repeated dose phenylbutazone and gentamicin in the horse. *J Vet Pharmacol Ther*. 1996;19:454–459.
171. Orsini JA, Soma LR, Rourke JE, et al. Pharmacokinetics of amikacin in the horse following intravenous and intramuscular administration. *J Vet Pharmacol Ther*. 1985;8:194–201.
172. Pinto N, Schumacher J, Taintor J, et al. Pharmacokinetics of amikacin in plasma and selected body fluids of healthy horses after a single intravenous dose. *Equine Vet J*. 2011;43:112–116.
173. Hubenov H, Bakalov D, Krastev S, et al. Pharmacokinetic studies on tobramycin in horses. *J Vet Pharmacol Ther*. 2007;30:353–357.
174. Newman JC, Prange T, Jennings S, et al. Pharmacokinetics of tobramycin following intravenous, intramuscular, and intra-articular administration in healthy horses. *J Vet Pharmacol Ther*. 2013;36:532–541.
175. Cannon M, Harford S, Davies J. A comparative study on the inhibitory actions of chloramphenicol, thiamphenicol and some fluorinated derivatives. *J Antimicrob Chemother*. 1990;26:307–317.
176. Brumbaugh GW, Martens RJ, Knight HD, et al. Pharmacokinetics of chloramphenicol in the neonatal horse. *J Vet Pharmacol Ther*. 1983;6:219–227.
177. Gronwall R, Brown MP, Merritt AM, et al. Body fluid concentrations and pharmacokinetics of chloramphenicol given to mares intravenously or by repeated gavage. *Am J Vet Res*. 1986;47:2591–2595.
178. Nau R, Sorgel F, Prange HW. Pharmacokinetic optimisation of the treatment of bacterial central nervous system infections. *Clin Pharmacokinet*. 1998;35:223–246.
179. Brown MP, Kelly RH, Gronwall RR, et al. Chloramphenicol sodium succinate in the horse: serum, synovial, peritoneal, and urine concentrations after single-dose intravenous administration. *Am J Vet Res*. 1984;45:578–580.
180. Sisodia CS, Kramer LL, Gupta VS, et al. A pharmacological study of chloramphenicol in horses. *Can J Comp Med*. 1975;39:216–223.
181. Adamson PJ, Wilson WD, Baggot JD, et al. Influence of age on the disposition kinetics of chloramphenicol in equine neonates. *Am J Vet Res*. 1991;52:426–431.
182. Varma KJ, Powers TE, Powers JD. Single- and repeat-dose pharmacokinetic studies of chloramphenicol in horses: values and limitations of pharmacokinetic studies in predicting dosage regimens. *Am J Vet Res*. 1987;48:403–406.
183. Tuttle AD, Papich MG, Wolfe BA. Bone marrow hypoplasia secondary to florfenicol toxicity in a Thomson's gazelle *(Gazella thomsonii)*. *J Vet Pharmacol Ther*. 2006;29:317–319.
184. Page SW. Chloramphenicol 1. Hazards of use and the current regulatory environment. *Aust Vet J*. 1991;68:1–2.
185. Burrows GE, MacAllister CG, Tripp P, et al. Interactions between chloramphenicol, acepromazine, phenylbutazone, rifampin and thiamylal in the horse. *Equine Vet J*. 1989;21:34–38.
186. Grubb TL, Muir WW, Bertone AL, et al. Use of yohimbine to reverse prolonged effects of xylazine hydrochloride in a horse being treated with chloramphenicol. *J Am Vet Med Assoc*. 1997;210:1771–1773.
187. Asmar BI, Prainito M, Dajani AS. Antagonistic effect of chloramphenicol in combination with cefotaxime or ceftriaxone. *Antimicrob Agents Chemother*. 1988;32:1375–1378.
188. Ruiz NM, Ramirez-Ronda CH. Tetracyclines, macrolides, lincosamides and chloramphenicol. Bol Asoc Med P R. 82:8–17.
189. Neu HC. Synergy of fluoroquinolones with other antimicrobial agents. *Rev Infect Dis*. 1989;11(suppl 5):S1025–1035.
190. Van Duijkeren E, Vulto AG, Van Miert AS. Trimethoprim/sulfonamide combinations in the horse: a review. *J Vet Pharmacol Ther*. 1994;17:64–73.
191. van Miert AS. The sulfonamide-diaminopyrimidine story. *J Vet Pharmacol Ther*. 1994;17:309–316.
192. van Duijkeren E, van Klingeren B, Vulto AG, et al. In vitro susceptibility of equine *Salmonella* strains to trimethoprim and sulfonamide alone or in combination. *Am J Vet Res*. 1994;55:1386–1390.
193. Grace ME, Bushby SR, Sigel CW. Diffusion of trimethoprim and sulfamethoxazole from susceptibility disks into agar medium. *Antimicrob Agents Chemother*. 1975;8:45–49.
194. Marsh PS, Palmer JE. Bacterial isolates from blood and their susceptibility patterns in critically ill foals: 543 cases. *J Am Vet Med Assoc*. 1991-1998;218:1608–1610. 2001.
195. Bogan JA, Galbraith A, Baxter P, et al. Effect of feeding on the fate of orally administered phenylbutazone, trimethoprim and sulphadiazine in the horse. *Vet Rec*. 1984;115:599–600.
196. Sigel CW, Byars TD, Divers TJ, et al. Serum concentrations of trimethoprim and sulfadiazine following oral paste administration to the horse. *Am J Vet Res*. 1981;42:2002–2005.
197. Wilson RC, Hammond LS, Clark CH, et al. Bioavailability and pharmacokinetics of sulfamethazine in the pony. *J Vet Pharmacol Ther*. 1989;12:99–102.
198. van Duijkeren E, Vulto AG, Sloet van Oldruitenborgh-Oosterbaan MM, et al. Pharmacokinetics of trimethoprim/sulphachlorpyridazine in horses after oral, nasogastric and intravenous administration. *J Vet Pharmacol Ther*. 1995;18:47–53.
199. Van Duijkeren E, Kessels BG, Sloet van Oldruitenborgh-Oosterbaan MM, et al. In vitro and in vivo binding of trimethoprim and sulphachlorpyridazine to equine food and digesta and their stability in caecal contents. *J Vet Pharmacol Ther*. 1996;19:281–287.
200. Boyd EH, Allen WE. Absorption of two trimethoprim/sulphonamide combinations from the uterus of pony mares. *J Vet Pharmacol Ther*. 1989;12:438–443.
201. Clarke CR, Burrows GE, MacAllister CG, et al. Pharmacokinetics of intravenously and orally administered pyrimethamine in horses. *Am J Vet Res*. 1992;53:2292–2295.
202. Brown MP, Gronwall R, Castro L. Pharmacokinetics and body fluid and endometrial concentrations of trimethoprim-sulfamethoxazole in mares. *Am J Vet Res*. 1988;49:918–922.
203. Brown MP, Kelly RH, Stover SM, et al. Trimethoprim-sulfadiazine in the horse: serum, synovial, peritoneal, and urine concentrations after single-dose intravenous administration. *Am J Vet Res*. 1983;44:540–543.
204. Brown MP, McCartney JH, Gronwall R, et al. Pharmacokinetics of trimethoprim-sulphamethoxazole in two-day-old foals after a single intravenous injection. *Equine Vet J*. 1990;22:51–53.
205. Clarke CR, MacAllister CG, Burrows GE, et al. Pharmacokinetics, penetration into cerebrospinal fluid, and hematologic effects after multiple oral administrations of pyrimethamine to horses. *Am J Vet Res*. 1992;53:2296–2299.
206. Rasmussen F, Gelsa H, Nielsen P. Pharmacokinetics of sulphadoxine and trimethoprim in horses. Half-life and volume of

distribution of sulphadoxine and trimethoprim and cumulative excretion of [14C]-trimethoprim. *J Vet Pharmacol Ther.* 1979;2:245–255.
207. Nouws JF, Firth EC, Vree TB, et al. Pharmacokinetics and renal clearance of sulfamethazine, sulfamerazine, and sulfadiazine and their N4-acetyl and hydroxy metabolites in horses. *Am J Vet Res.* 1987;48:392–402.
208. Nouws JF, Vree TB, Baakman M, et al. Disposition of sulfadimidine and its N4-acetyl and hydroxy metabolites in horse plasma. *J Vet Pharmacol Ther.* 1985;8:303–311.
209. Gray AK, Kidd AR, O'Brien J, et al. Suspected adverse reactions to medicines during 1988. *Vet Rec.* 1989;124:286–287.
210. Dick IG, White SK. Possible potentiated sulphonamide-associated fatality in an anaesthetised horse. *Vet Rec.* 1987;121:288.
211. Taylor PM, Rest RJ, Duckham TN, et al. Possible potentiated sulphonamide and detomidine interactions. *Vet Rec.* 1988;122:143.
212. Fenger CK, Granstrom DE, Langemeier JL, et al. Epizootic of equine protozoal myeloencephalitis on a farm. *J Am Vet Med Assoc.* 1997;210:923–927.
213. Toribio RE, Bain FT, Mrad DR, et al. Congenital defects in newborn foals of mares treated for equine protozoal myeloencephalitis during pregnancy. *J Am Vet Med Assoc.* 1998;212:697–701.
214. Bedford SJ, McDonnell SM. Measurements of reproductive function in stallions treated with trimethoprim-sulfamethoxazole and pyrimethamine. *J Am Vet Med Assoc.* 1999;215:1317–1319.
215. Thomas HL, Livesey MA. Immune-mediated hemolytic anemia associated with trimethoprim-sulphamethoxazole administration in a horse. *Can Vet J.* 1998;39:171–173.
216. Ensink JM, Klein WR, Barneveld A, et al. Side effects of oral antimicrobial agents in the horse: a comparison of pivampicillin and trimethoprim/sulphadiazine. *Vet Rec.* 1996;138:253–256.
217. Wilson DA, MacFadden KE, Green EM, et al. Case control and historical cohort study of diarrhea associated with administration of trimethoprim-potentiated sulphonamides to horses and ponies. *J Vet Intern Med.* 1996;10:258–264.
218. Gustafsson A, Baverud V, Franklin A, et al. Repeated administration of trimethoprim/sulfadiazine in the horse—pharmacokinetics, plasma protein binding and influence on the intestinal microflora. *J Vet Pharmacol Ther.* 1999;22:20–26.
219. White G, Prior SD. Comparative effects of oral administration of trimethoprim/sulphadiazine or oxytetracycline on the faecal flora of horses. *Vet Rec.* 1982;111:316–318.
220. Bertone AL, Jones RL, McIlwraith CW. Serum and synovial fluid steady-state concentrations of trimethoprim and sulfadiazine in horses with experimentally induced infectious arthritis. *Am J Vet Res.* 1988;49:1681–1687.
221. Ensink JM, Bosch G, van Duijkeren E. Clinical efficacy of prophylactic administration of trimethoprim/sulfadiazine in a *Streptococcus equi* subsp. zooepidemicus infection model in ponies. *J Vet Pharmacol Ther.* 2005;28:45–49.
222. Green SL, Mayhew IG, Brown MP, et al. Concentrations of trimethoprim and sulfamethoxazole in cerebrospinal fluid and serum in mares with and without a dimethyl sulfoxide pretreatment. *Can J Vet Res.* 1990;54:215–222.
223. Rikihisa Y, Jiang BM. In vitro susceptibilities of *Ehrlichia risticii* to eight antibiotics. *Antimicrob Agents Chemother.* 1988;32:986–991.
224. Sampieri F, Hinchcliff KW, Toribio RE. Tetracycline therapy of *Lawsonia intracellularis* enteropathy in foals. *Equine Vet J.* 2006;38:89–92.
225. Baker A, Plummer CE, Szabo NJ, et al. Doxycycline levels in preocular tear film of horses following oral administration. *Vet Ophthalmol.* 2008;11:381–385.
226. Fortier LA, Motta T, Greenwald RA, et al. Synoviocytes are more sensitive than cartilage to the effects of minocycline and doxycycline on IL-1alpha and MMP-13-induced catabolic gene responses. *J Orthop Res.* 2010;28:522–528.
227. Dowling PM, Russell AM. Pharmacokinetics of a long-acting oxytetracycline-polyethylene glycol formulation in horses. *J Vet Pharmacol Ther.* 2000;23:107–110.
228. Bryant JE, Brown MP, Gronwall RR, et al. Study of intragastric administration of doxycycline: pharmacokinetics including body fluid, endometrial and minimum inhibitory concentrations. *Equine Vet J.* 2000;32:233–238.
229. Davis JL, Salmon JH, Papich MG. Pharmacokinetics and tissue distribution of doxycycline after oral administration of single and multiple doses in horses. *Am J Vet Res.* 2006;67:310–316.
230. Riond JL, Riviere JE, Duckett WM, et al. Cardiovascular effects and fatalities associated with intravenous administration of doxycycline to horses and ponies. *Equine Vet J.* 1992;24:41–45.
231. Womble A, Giguere S, Lee EA. Pharmacokinetics of oral doxycycline and concentrations in body fluids and bronchoalveolar cells of foals. *J Vet Pharmacol Ther.* 2007;30:187–193.
232. Schnabel LV, Papich MG, Divers TJ, et al. Pharmacokinetics and distribution of minocycline in mature horses after oral administration of multiple doses and comparison with minimum inhibitory concentrations. *Equine Vet J.* 2012;44:453–458.
233. Brown MP, Stover SM, Kelly RH, et al. Oxytetracycline hydrochloride in the horse: serum, synovial, peritoneal and urine concentrations after single dose intravenous administration. *J Vet Pharmacol Ther.* 1981;4:7–10.
234. Papich MG, Wright AK, Petrie L, et al. Pharmacokinetics of oxytetracycline administered intravenously to 4- and 5-day-old foals. *J Vet Pharmacol Ther.* 1995;18:375–378.
235. Horspool LJ, McKellar QA. Disposition of oxytetracycline in horses, ponies and donkeys after intravenous administration. *Equine Vet J.* 1990;22:284–285.
236. Gilmour MA, Clarke CR, Macallister CG, et al. Ocular penetration of oral doxycycline in the horse. *Vet Ophthalmol.* 2005;8:331–335.
237. Pilloud M. Pharmacokinetics, plasma protein binding and dosage of oxytetracycline in cattle and horses. *Res Vet Sci.* 1973;15:224–230.
238. Nagata S, Yamashita S, Kurosawa M, et al. Pharmacokinetics and tissue distribution of minocycline hydrochloride in horses. *Am J Vet Res.* 2012;71:1062–1066.
239. Shaw DH, Rubin SI. Pharmacologic activity of doxycycline. *J Am Vet Med Assoc.* 1986;189:808–810.
240. Andersson G, Ekman L, Mansson I, et al. Lethal complications following administration of oxytetracycline in the horse. *Nord Vet Med.* 1971;23:9–22.
241. Baker JR, Leyland A. Diarrhoea in the horse associated with stress and tetracycline therapy. *Vet Rec.* 1973;93:583–584.
242. Cook W. Diarrhoea in the horse associated with stress and tetracycline therapy. *Vet Rec.* 1973;93:15–17.
243. Owen R. Post stress diarrhoea in the horse. *Vet Rec.* 1975;96: 267–270.
244. Owen RA, Fullerton J, Barnum DA. Effects of transportation, surgery, and antibiotic therapy in ponies infected with *Salmonella*. *Am J Vet Res.* 1983;44:46–50.
245. Palmer JE. Potomac horse fever. *Vet Clin North Am Equine Pract.* 1993;9:399–410.
246. Palmer JE, Benson CE, Whitlock RH. Effect of treatment with oxytetracycline during the acute stages of experimentally induced equine ehrlichial colitis in ponies. *Am J Vet Res.* 1992;53:2300–2304.
247. Palmer JE, Whitlock RH, Benson CE. Equine ehrlichial colitis: effect of oxytetracycline treatment during the incubation period of *Ehrlichia risticii* infection in ponies. *J Am Vet Med Assoc.* 1988;192:343–345.
248. Dowling PM: Long-acting oxytetracycline in horses, 17th Annual ACVIM Forum 217–219, 1999.
249. Vivrette S, Cowgill LD, Pascoe J, et al. Hemodialysis for treatment of oxytetracycline-induced acute renal failure in a neonatal foal. *J Am Vet Med Assoc.* 1993;203:105–107.
250. Wright AK, Petrie L, Papich MG, et al. Effect of high dose oxytetracycline on renal parameteres in neonatal foals: recommended dose for treatment of flexural limb deformities. *Proc Am Assoc Equine Practitioners.* 1993;38:297–298.
251. Gyrd-Hansen N, Rasmussen F, Smith M. Cardiovascular effects of intravenous administration of tetracycline in cattle. *J Vet Pharmacol Ther.* 1981;4:15–25.
252. Smith M, Gyrd-Hansen N, Rasmussen F. Tetracycline intravenously to cattle: cardiovascular side-effects. *Nord Vet Med.* 1981;33:272–273.
253. Riond JL, Duckett WM, Riviere JE, et al. Concerned about intravenous use of doxycycline in horses. *J Am Vet Med Assoc.* 1989;195(846):848.
254. Kasper CA, Clayton HM, Wright AK, et al. Effects of high doses of oxytetracycline on metacarpophalangeal joint kinematics in neonatal foals. *J Am Vet Med Assoc.* 1995;207:71–73.
255. Madison JB, Garber JL, Rice B, et al. Effect of oxytetracycline on metacarpophalangeal and distal interphalangeal joint angles in newborn foals. *J Am Vet Med Assoc.* 1994;204:246–249.
256. Arnoczky SP, Lavagnino M, Gardner KL, et al. In vitro effects of oxytetracycline on matrix metalloproteinase-1 mRNA expression

and on collagen gel contraction by cultured myofibroblasts obtained from the accessory ligament of foals. *Am J Vet Res.* 2004;65:491–496.

257. Venner M, Astheimer K, Lämmer M, et al. Efficacy of mass antimicrobial treatment of foals with subclinical pulmonary abscesses associated with *Rhodococcus equi. J Vet Intern Med.* 2013;27:171–176.
258. Neu HC. Clinical microbiology of azithromycin. *Am J Med.* 1991;91:12S–18S.
259. Jacks SS, Giguere S, Nguyen A. In vitro susceptibilities of *Rhodococcus equi* and other common equine pathogens to azithromycin, clarithromycin, and 20 other antimicrobials. *Antimicrob Agents Chemother.* 2003;47:1742–1745.
260. Lakritz J. Erythromycin: clinical uses, kinetics and mechanism of action. *15th Annual ACVIM Forum.* 1997:368–370.
261. Lester GD, Merritt AM, Neuwirth L, et al. Effect of erythromycin lactobionate on myoelectric activity of ileum, cecum, and right ventral colon, and cecal emptying of radiolabeled markers in clinically normal ponies. *Am J Vet Res.* 1998;59:328–334.
262. Kenney DG, Robbins SC, Prescott JF, et al. Development of reactive arthritis and resistance to erythromycin and rifampin in a foal during treatment for *Rhodococcus equi* pneumonia. *Equine Vet J.* 1994;26:246–248.
263. Giguère S, Lee E, Williams E, et al. Determination of the prevalence of antimicrobial resistance to macrolide antimicrobials or rifampin in *Rhodococcus equi* isolates and treatment outcome in foals infected with antimicrobial-resistant isolates of *R equi. J Am Vet Med Assoc.* 2010;237:74–81.
264. Lakritz J, Wilson WD, Mihalyi JE. Comparison of microbiologic and high-performance liquid chromatography assays to determine plasma concentrations, pharmacokinetics, and bioavailability of erythromycin base in plasma of foals after intravenous or intragastric administration. *Am J Vet Res.* 1999;60:414–419.
265. Lakritz J, Wilson WD, Marsh AE, et al. Effects of prior feeding on pharmacokinetics and estimated bioavailability after oral administration of a single dose of microencapsulated erythromycin base in healthy foals. *Am J Vet Res.* 2000;61:1011–1015.
266. Lakritz J, Wilson WD, Marsh AE, et al. Pharmacokinetics of erythromycin estolate and erythromycin phosphate after intragastric administration to healthy foals. *Am J Vet Res.* 2000;61:914–919.
267. Jacks S, Giguere S, Gronwall PR, et al. Pharmacokinetics of azithromycin and concentration in body fluids and bronchoalveolar cells in foals. *Am J Vet Res.* 2001;62:1870–1875.
268. Davis JL, Gardner SY, Jones SL, et al. Pharmacokinetics of azithromycin in foals after i.v. and oral dose and disposition into phagocytes. *J Vet Pharmacol Ther.* 2002;25:99–104.
269. Womble AY, Giguere S, Lee EA, et al. Pharmacokinetics of clarithromycin and concentrations in body fluids and bronchoalveolar cells of foals. *Am J Vet Res.* 2006;67:1681–1686.
270. Javsicas LH, Giguère S, Womble AY. Disposition of oral telithromycin in foals and in vitro activity of the drug against macrolide-susceptible and macrolide-resistant *Rhodococcus equi* isolates. *J Vet Pharmacol Ther.* 2010;33:383–388.
271. Scheuch E, Spieker J, Venner M, et al. Quantitative determination of the macrolide antibiotic tulathromycin in plasma and broncho-alveolar cells of foals using tandem mass spectrometry. *J Chromatogr B Analyt Technol Biomed Life Sci.* 2007;850:464–470.
272. Berghaus LJ, Giguère S, Sturgill TL, et al. Plasma pharmacokinetics, pulmonary distribution, and in vitro activity of gamithromycin in foals. *J Vet Pharmacol Ther.* 2012;35:59–66.
273. Giguere S, Jacks S, Roberts GD, et al. Retrospective comparison of azithromycin, clarithromycin, and erythromycin for the treatment of foals with *Rhodococcus equi* pneumonia. *J Vet Intern Med.* 2004;18:568–573.
274. Suarez-Mier G, Giguere S, Lee EA. Pulmonary disposition of erythromycin, azithromycin, and clarithromycin in foals. *J Vet Pharmacol Ther.* 2007;30:109–115.
275. Villarino N, Martín-Jiménez T. Pharmacokinetics of macrolides in foals. *J Vet Pharmacol Ther.* 2013;36:1–13.
276. Prescott JF, Hoover DJ, Dohoo IR. Pharmacokinetics of erythromycin in foals and in adult horses. *J Vet Pharmacol Ther.* 1983;6:67–73.
277. Lakritz J, Wilson WD, Watson JL, et al. Effect of treatment with erythromycin on bronchoalveolar lavage fluid cell populations in foals. *Am J Vet Res.* 1997;58:56–61.
278. Steiner A, Roussel AJ. Drugs coordinating and restoring gastrointestinal motility and their effect on selected hypodynamic gastrointestinal disorders in horses and cattle. *Zentralbl Veterinarmed A.* 1995;42:613–631.
279. Nieto JE, Rakestraw PC, Snyder JR, et al. In vitro effects of erythromycin, lidocaine, and metoclopramide on smooth muscle from the pyloric antrum, proximal portion of the duodenum, and middle portion of the jejunum of horses. *Am J Vet Res.* 2000;61:413–419.
280. Baverud V, Franklin A, Gunnarsson A, et al. *Clostridium difficile* associated with acute colitis in mares when their foals are treated with erythromycin and rifampicin for *Rhodococcus equi* pneumonia. *Equine Vet J.* 1998;30:482–488.
281. Gustafsson A, Baverud V, Gunnarsson A, et al. The association of erythromycin ethylsuccinate with acute colitis in horses in Sweden. *Equine Vet J.* 1997;29:314–318.
282. Larsen J, Dolvik NI, Teige J. Acute post-treatment enterocolitis in 13 horses treated in a Norwegian surgical ward. *Acta Vet Scand.* 1996;37:203–211.
283. Stratton-Phelps M, Wilson WD, Gardner IA. Risk of adverse effects in pneumonic foals treated with erythromycin versus other antibiotics: 143 cases. *J Am Vet Med Assoc.* 1986-1996;217:68–73. 2000.
284. Traub-Dargatz J, Wilson WD, Conboy HS, et al. Hyperthermia in foals treated with erythromycin alone or in combination with rifampin for respiratory disease during hot environmental conditions. *Proc Am Assoc Equine Pract.* 1996;42:243–244.
285. Stieler AL, Sanchez LC, Mallicote MF, et al. Macrolide-induced hyperthermia in foals: role of impaired sweat responses. *Equine Vet J.* 2016;48:590–594.
286. Berghaus LJ, Giguère S, Guldbech K. Mutant prevention concentration and mutant selection window for 10 antimicrobial agents against *Rhodococcus equi. Vet Microbiol.* 2013;166:670–675.
287. Peters J, Block W, Oswald S, et al. Oral absorption of clarithromycin is nearly abolished by chronic comedication of rifampicin in foals. *Drug Metab Dispos.* 2011;39:1643–1649.
288. Peters J, Eggers K, Oswald S, et al. Clarithromycin is absorbed by an intestinal uptake mechanism that is sensitive to major inhibition by rifampicin: results of a short-term drug interaction study in foals. *Drug Metab Dispos.* 2012;40:522–528.
289. Venner M, Peters J, Höhensteiger N, et al. Concentration of the macrolide antibiotic tulathromycin in broncho-alveolar cells is influenced by comedication of rifampicin in foals. *Naunyn Schmiedebergs Arch Pharmacol.* 2012;381:161–169.
290. Leclere M, Magdesian KG, Cole CA, et al. Pharmacokinetics and preliminary safety evaluation of azithromycin in adult horses. *J Vet Pharmacol Ther.* 2012;35:541–549.
291. Hildebrand F, Venner M, Giguère S. Efficacy of gamithromycin for the treatment of foals with mild to moderate bronchopneumonia. *J Vet Intern Med.* 2015;29:333–338.
292. Palmer JE, Benson CE. Effect of treatment with erythromycin and rifampin during the acute stages of experimentally induced equine ehrlichial colitis in ponies. *Am J Vet Res.* 1992;53:2071–2076.
293. Lavoie JP, Drolet R, Parsons D, et al. Equine proliferative enteropathy: a cause of weight loss, colic, diarrhoea and hypoproteinaemia in foals on three breeding farms in Canada. *Equine Vet J.* 2000;32:418–425.
294. Chaffin MK, Cohen ND, Martens RJ. Chemoprophylactic effects of azithromycin against *Rhodococcus equi*–induced pneumonia among foals at equine breeding farms with endemic infections. *J Am Vet Med Assoc.* 2008;232:1035–1047.
295. Venner M, Credner N, Lämmer M, et al. Comparison of tulathromycin, azithromycin and azithromycin-rifampin for the treatment of mild pneumonia associated with *Rhodococcus equi. Vet Rec.* 2013;173:397.
296. Brown SA. Fluoroquinolones in animal health. *J Vet Pharmacol Ther.* 1996;19:1–14.
297. Appelbaum PC. Quinolone activity against anaerobes. *Drugs.* 1999;58(suppl 2):60–64.
298. Nicolau DP. Predicting antibacterial response from pharmacodynamic and pharmacokinetic profiles. *Infection.* 2001;29 (suppl 2):11–15.
299. Robicsek A, Jacoby GA, Hooper DC. The worldwide emergence of plasmid-mediated quinolone resistance. *Lancet Infect Dis.* 2006;6:629–640.
300. Hooper DC. Mechanisms of fluoroquinolone resistance. *Drug Resist Updat.* 1999;2:38–55.
301. Schmitz FJ, Perdikouli M, Beeck A, et al. Molecular surveillance of macrolide, tetracycline and quinolone resistance mechanisms

in 1191 clinical European *Streptococcus pneumoniae* isolates. *Int J Antimicrob Agents*. 2001;18:433–436.
302. Webber M, Piddock LJ. Quinolone resistance in *Escherichia coli*. *Vet Res*. 2001;32:275–284.
303. Dowling PM, Wilson RC, Tyler JW, et al. Pharmacokinetics of ciprofloxacin in ponies. *J Vet Pharmacol Ther*. 1995;18:7–12.
304. Yamarik TA, Wilson WD, Wiebe VJ, et al. Pharmacokinetics and toxicity of ciprofloxacin in adult horses. *J Vet Pharmacol Ther*. 2010;33:587–594.
305. Bermingham EC, Papich MG, Vivrette SL. Pharmacokinetics of enrofloxacin administered intravenously and orally to foals. *Am J Vet Res*. 2000;61:706–709.
306. Giguere S, Belanger M. Concentration of enrofloxacin in equine tissues after long-term oral administration. *J Vet Pharmacol Ther*. 1997;20:402–404.
307. Giguere S, Sweeney RW, Belanger M. Pharmacokinetics of enrofloxacin in adult horses and concentration of the drug in serum, body fluids, and endometrial tissues after repeated intragastrically administered doses. *Am J Vet Res*. 1996;57:1025–1030.
308. Peyrou M, Bousquet-Melou A, Laroute V, et al. Enrofloxacin and marbofloxacin in horses: comparison of pharmacokinetic parameters, use of urinary and metabolite data to estimate first-pass effect and absorbed fraction. *J Vet Pharmacol Ther*. 2006;29:337–344.
309. Steinman A, Britzi M, Levi O, et al. Lack of effect of diet on the pharmacokinetics of enrofloxacin in horses. *J Vet Pharmacol Ther*. 2006;29:67–70.
310. Davis JL, Papich MG, Weingarten A. The pharmacokinetics of orbifloxacin in the horse following oral and intravenous administration. *J Vet Pharmacol Ther*. 2006;29:191–197.
311. Lopez BS, Giguère S, Berghaus LJ, et al. Pharmacokinetics of danofloxacin and *N*-desmethyldanofloxacin in adult horses and their concentration in synovial fluid. *J Vet Pharmacol Ther*. 2015;38:123–129.
312. Kaartinen L, Panu S, Pyorala S. Pharmacokinetics of enrofloxacin in horses after single intravenous and intramuscular administration. *Equine Vet J*. 1997;29:378–381.
313. Boeckh CBC, Boeckh A, Wilkie S, Davis C, Buchanan T, Boothe D. Pharmacokinetics of the bovine formulation of enrofloxacin (Baytril 100) in horses. *Vet Ther*. 2001;2:129–134.
314. Epstein K, Cohen N, Boothe D, et al. Pharmacokinetics, stability and retrospective analysis of use of an oral get formulation of the bovine injectable enrofloxacin in horses. *Vet Ther*. 2004;5:155–167.
315. Carretero M, Rodríguez C, San Andrés MI, et al. Pharmacokinetics of marbofloxacin in mature horses after single intravenous and intramuscular administration. *Equine Vet J*. 2002;34:360–365.
316. Giguere S, Sweeney RW, Habecker PL, et al. Tolerability of orally administered enrofloxacin in adult horses: a pilot study. *J Vet Pharmacol Ther*. 1999;22:343–347.
317. Langston VC, Sedrish S, Boothe DM. Disposition of single-dose oral enrofloxacin in the horse. *J Vet Pharmacol Ther*. 1996;19:316–319.
318. Divers TJ, Irby NL, Mohammed HO, et al. Ocular penetration of intravenously administered enrofloxacin in the horse. *Equine Vet J*. 2008;40:167–170.
319. Goudah A, Abo El-Sooud K, Shim JH, et al. Characterization of the pharmacokinetic disposition of levofloxacin in stallions after intravenous and intramuscular administration. *J Vet Pharmacol Ther*. 2008;31:399–405.
320. Sekkin S, Gokbulut C, Kum C, et al. Plasma disposition of enrofloxacin following intravenous and intramuscular administration in donkeys. *Vet Rec*. 2012;171:447.
321. Gardner SY, Davis JL, Jones SL, et al. Moxifloxacin pharmacokinetics in horses and disposition into phagocytes after oral dosing. *J Vet Pharmacol Ther*. 2004;27:57–60.
322. Alghasham AA, Nahata MC. Clinical use of fluoroquinolones in children. *Ann Pharmacother*. 2000;34:344–413, 347–359; quiz.
323. Burkhardt JE, Hill MA, Turek JJ, et al. Ultrastructural changes in articular cartilages of immature beagle dogs dosed with difloxacin, a fluoroquinolone. *Vet Pathol*. 1992;29:230–238.
324. Beluche LA, Bertone AL, Anderson DE, et al. In vitro dose-dependent effects of enrofloxacin on equine articular cartilage. *Am J Vet Res*. 1999;60:577–582.
325. Vivrette SL, Bostian A, Bermingham EC, et al. Quinolone-induced arthropathy in neonatal foals. *47th Annual American Association of Equine Practitioners Convention*. 2001:376–377.
326. Bertone AL, Tremaine WH, Macoris DG, et al. Effect of long-term administration of an injectable enrofloxacin solution on physical and musculoskeletal variables in adult horses. *J Am Vet Med Assoc*. 2000;217:1514–1521.
327. Larsen H, Nielsen GL, Schonheyder HC, et al. Birth outcome following maternal use of fluoroquinolones. *Int J Antimicrob Agents*. 2001;18:259–262.
328. Heath SE. Chronic pleuritis in a horse. *Can Vet J*. 1989;30:69.
329. Intorre L, Mengozzi G, Maccheroni M, et al. Enrofloxacin-theophylline interaction: influence of enrofloxacin on theophylline steady-state pharmacokinetics in the beagle dog. *J Vet Pharmacol Ther*. 1995;18:352–356.
330. Cox S, Dudenbostel L, Sommardahl C, et al. Pharmacokinetics of firocoxib and its interaction with enrofloxacin in horses. *J Vet Pharmacol Ther*. 2012;35:615–617.
331. Dechant J. Combination of medical and surgical therapy for pleuropneumonia in a horse. *Can Vet J*. 1997;38:499–501.
332. MacDonald DG, Bailey JV, Fowler JD. Arthrodesis of the scapulohumeral joint in a horse. *Can Vet J*. 1995;36:312–315.
333. Rodger LD, Carlson GP, Moran ME, et al. Resolution of a left ureteral stone using electrohydraulic lithotripsy in a thoroughbred colt. *J Vet Intern Med*. 1995;9:280–282.
334. Wilson WD, Spensley MS, Baggot JD, et al. Pharmacokinetics, bioavailability, and in vitro antibacterial activity of rifampin in the horse. *Am J Vet Res*. 1988;49:2041–2046.
335. Fines M, Pronost S, Maillard K, et al. Characterization of mutations in the rpoB gene associated with rifampin resistance in *Rhodococcus equi* isolated from foals. *J Clin Microbiol*. 2001;39:2784–2787.
336. Takai S, Takeda K, Nakano Y, et al. Emergence of rifampin-resistant *Rhodococcus equi* in an infected foal. *J Clin Microbiol*. 1997;35:1904–1908.
337. Kohn CW, Sams R, Kowalski JJ, et al. Pharmacokinetics of single intravenous and single and multiple dose oral administration of rifampin in mares. *J Vet Pharmacol Ther*. 1993;16:119–131.
338. Burrows GE, MacAllister CG, Beckstrom DA, et al. Rifampin in the horse: comparison of intravenous, intramuscular, and oral administrations. *Am J Vet Res*. 1985;46:442–446.
339. Burrows GE, MacAllister CG, Ewing P, et al. Rifampin disposition in the horse: effects of age and method of oral administration. *J Vet Pharmacol Ther*. 1992;15:124–132.
340. Castro LA, Brown MP, Gronwall R, et al. Pharmacokinetics of rifampin given as a single oral dose in foals. *Am J Vet Res*. 1986;47:2584–2586.
341. Burrows GE, MacAllister CG, Ewing P, et al. Rifampin disposition in the horse: effects of repeated dosage of rifampin or phenylbutazone. *J Vet Pharmacol Ther*. 1992;15:305–308.
342. Frank LA. Clinical pharmacology of rifampin. *J Am Vet Med Assoc*. 1990;197:114–117.
343. Baggot JD, Wilson WD, Hietala S. Clinical pharmacokinetics of metronidazole in horses. *J Vet Pharmacol Ther*. 1988;11:417–420.
344. Magdesian KG, Hirsh DC, Jang SS, et al. Characterization of *Clostridium difficile* isolates from foals with diarrhea: 28 cases (1993-1997). *J Am Vet Med Assoc*. 2002;220:67–73.
345. Sweeney RW, Sweeney CR, Soma LR, et al. Pharmacokinetics of metronidazole given to horses by intravenous and oral routes. *Am J Vet Res*. 1986;47:1726–1729.
346. Rubin DT, Kornbluth A. Role of antibiotics in the management of inflammatory bowel disease: a review. *Rev Gastroenterol Disord*. 2005;5(suppl 3):S10–S15.
347. Steinman A, Gips M, Lavy E, et al. Pharmacokinetics of metronidazole in horses after intravenous, rectal and oral administration. *J Vet Pharmacol Ther*. 2000;23:353–357.
348. Garber JL, Brown MP, Gronwall RR, et al. Pharmacokinetics of metronidazole after rectal administration in horses. *Am J Vet Res*. 1993;54:2060–2063.
349. Swain EA, Magdesian KG, Kass PH, et al. Pharmacokinetics of metronidazole in foals: influence of age within the neonatal period. *J Vet Pharmacol Ther*. 2015;38:227–234.
350. Specht TE, Brown MP, Gronwall RR, et al. Pharmacokinetics of metronidazole and its concentration in body fluids and endometrial tissues of mares. *Am J Vet Res*. 1992;53:1807–1812.
351. Sweeney RW, Sweeney CR, Weiher J. Clinical use of metronidazole in horses: 200 cases (1984-1989). *J Am Vet Med Assoc*. 1991;198:1045–1048.
352. Jones RL. Clostridial enterocolitis. *Vet Clin North Am Equine Pract*. 2000;16:471–485.

353. McGorum BC, Dixon PM, Smith DG. Use of metronidazole in equine acute idiopathic toxaemic colitis. *Vet Rec.* 1998;142:635–638.
354. Barr BS. Infiltrative intestinal disease. *Vet Clin North Am Equine Pract.* 2006;22:e1–e7.
355. Lees P, Higgins AJ. Clinical pharmacology and therapeutic uses of non-steroidal anti-inflammatory drugs in the horse. *Equine Vet J.* 1985;17:83–96.
356. Wallace JL. How do NSAIDs cause ulcer disease? *Baillieres Best Pract Res Clin Gastroenterol.* 2000;14:147–159.
357. Wallace JL. Distribution and expression of cyclooxygenase (COX) isoenzymes, their physiological roles, and the categorization of nonsteroidal anti-inflammatory drugs (NSAIDs). *Am J Med.* 1999;107:11S–16S, discussion 16S-17S.
358. Wallace JL, Ma L. Inflammatory mediators in gastrointestinal defense and injury. *Exp Biol Med (Maywood).* 2001;226:1003–1015.
359. Wallace JL. Selective cyclooxygenase-2 inhibitors: after the smoke has cleared. *Dig Liver Dis.* 2002;34:89–94.
360. Wallace JL. Prostaglandins, NSAIDs, and gastric mucosal protection: why doesn't the stomach digest itself? *Physiol Rev.* 2008;88:1547–1565.
361. Giovanni G, Giovanni P. Do non-steroidal anti-inflammatory drugs and COX-2 selective inhibitors have different renal effects? *J Nephrol.* 2002;15:480–488.
362. Raidal SL, Hughes KJ, Charman AL, et al. Effects of meloxicam and phenylbutazone on renal responses to furosemide, dobutamine, and exercise in horses. *Am J Vet Res.* 2014;75:668–679.
363. Wallace JL, Reuter BK, McKnight W, et al. Selective inhibitors of cyclooxygenase-2: are they really effective, selective, and GI-safe? *J Clin Gastroenterol.* 1998;27(suppl 1):S28–S34.
364. Wallace JL, Muscara MN. Selective cyclo-oxygenase-2 inhibitors: cardiovascular and gastrointestinal toxicity. *Dig Liver Dis.* 2001;33(suppl 2):S21–S28.
365. Armstrong S, Tricklebank P, Lake A, et al. Pharmacokinetics of carprofen enantiomers in equine plasma and synovial fluid—a comparison with ketoprofen. *J Vet Pharmacol Ther.* 1999;22:196–201.
366. Higgins AJ, Lees P, Sedgwick AD. Development of equine models of inflammation. The Ciba-Geigy Prize for Research in Animal Health. *Vet Rec.* 1987;120:517–522.
367. Landoni MF, Lees P. Pharmacokinetics and pharmacodynamics of ketoprofen enantiomers in the horse. *J Vet Pharmacol Ther.* 1996;19:466–474.
368. King JN, Gerring EL. Antagonism of endotoxin-induced disruption of equine bowel motility by flunixin and phenylbutazone. *Equine Vet J.* 1989;21(suppl 7):38–42.
369. Moses VS, Hardy J, Bertone AL, et al. Effects of anti-inflammatory drugs on lipopolysaccharide-challenged and unchallenged equine synovial explants. *Am J Vet Res.* 2001;62:54–60.
370. Danek J. Effects of flunixin meglumine on selected clinicopathologic variables, and serum testosterone concentration in stallions after endotoxin administration. *J Vet Med A Physiol Pathol Clin Med.* 2006;53:357–363.
371. Dunkle NJ, Bottoms GD, Fessler JF, et al. Effects of flunixin meglumine on blood pressure and fluid compartment volume changes in ponies given endotoxin. *Am J Vet Res.* 1985;46:1540–1544.
372. Olson NC, Meyer RE, Anderson DL. Effects of flunixin meglumine on cardiopulmonary responses to endotoxin in ponies. *J Appl Physiol.* 1985;59:1464–1471.
373. Semrad SD. Comparison of flunixin, prednisolone, dimethyl sulfoxide, and a lazaroid (U74389F) for treating endotoxemic neonatal calves. *Am J Vet Res.* 1993;54:1517–1522.
374. Semrad SD, Hardee GE, Hardee MM, et al. Flunixin meglumine given in small doses: pharmacokinetics and prostaglandin inhibition in healthy horses. *Am J Vet Res.* 1985;46:2474–2479.
375. Semrad SD, Hardee GE, Hardee MM, et al. Low dose flunixin meglumine: effects on eicosanoid production and clinical signs induced by experimental endotoxaemia in horses. *Equine Vet J.* 1987;19:201–206.
376. Semrad SD, Moore JN. Effects of multiple low doses of flunixin meglumine on repeated endotoxin challenge in the horse. *Prostaglandins Leukot Med.* 1987;27:169–181.
377. Templeton CB, Bottoms GD, Fessler JF, et al. Endotoxin-induced hemodynamic and prostaglandin changes in ponies: effects of flunixin meglumine, dexamethasone, and prednisolone. *Circ Shock.* 1987;23:231–240.
378. Dawson J, Lees P, Sedgwick AD. Actions of non-steroidal anti-inflammatory drugs on equine leucocyte movement in vitro. *J Vet Pharmacol Ther.* 1987;10:150–159.
379. Pillinger MH, Capodici C, Rosenthal P, et al. Modes of action of aspirin-like drugs: salicylates inhibit erk activation and integrin-dependent neutrophil adhesion. *Proc Natl Acad Sci U S A.* 1998;95:14540–14545.
380. Weissmann G, Montesinos MC, Pillinger M, et al. Non-prostaglandin effects of aspirin III and salicylate: inhibition of integrin-dependent human neutrophil aggregation and inflammation in COX 2- and NF kappa B (P105)-knockout mice. *Adv Exp Med Biol.* 2002;507:571–577.
381. Chambers JP, Waterman AE, Livingston A. The effects of opioid and alpha 2 adrenergic blockade on non-steroidal anti-inflammatory drug analgesia in sheep. *J Vet Pharmacol Ther.* 1995;18:161–166.
382. Johnson CB, Taylor PM, Young SS, et al. Postoperative analgesia using phenylbutazone, flunixin or carprofen in horses. *Vet Rec.* 1993;133:336–338.
383. Landoni MF, Soraci AL, Delatour P, et al. Enantioselective behaviour of drugs used in domestic animals: a review. *J Vet Pharmacol Ther.* 1997;20:1–16.
384. Landoni MF, Lees P. Chirality: a major issue in veterinary pharmacology. *J Vet Pharmacol Ther.* 1996;19:82–84.
385. Lapicque F, Muller N, Payan E, et al. Protein binding and stereoselectivity of nonsteroidal anti-inflammatory drugs. *Clin Pharmacokinet.* 1993;25:115–123.
386. Armstrong S, Lees P. Effects of R and S enantiomers and a racemic mixture of carprofen on the production and release of proteoglycan and prostaglandin E_2 from equine chondrocytes and cartilage explants. *Am J Vet Res.* 1999;60:98–104.
387. Verde CR, Simpson MI, Frigoli A, et al. Enantiospecific pharmacokinetics of ketoprofen in plasma and synovial fluid of horses with acute synovitis. *J Vet Pharmacol Ther.* 2001;24:179–185.
388. Brouwers JR, de Smet PA. Pharmacokinetic-pharmacodynamic drug interactions with nonsteroidal anti-inflammatory drugs. *Clin Pharmacokinet.* 1994;27:462–485.
389. Semrad SD, Sams RA, Harris ON, et al. Effects of concurrent administration of phenylbutazone and flunixin meglumine on pharmacokinetic variables and in vitro generation of thromboxane B_2 in mares. *Am J Vet Res.* 1993;54:1901–1905.
390. Keegan KG, Messer NT, Reed SK, et al. Effectiveness of administration of phenylbutazone alone or concurrent administration of phenylbutazone and flunixin meglumine to alleviate lameness in horses. *Am J Vet Res.* 2008;69:167–173.
391. Reed SK, Messer NT, Tessman RK, et al. Effects of phenylbutazone alone or in combination with flunixin meglumine on blood protein concentrations in horses. *Am J Vet Res.* 2006;67:398–402.
392. Peng S, Duggan A. Gastrointestinal adverse effects of non-steroidal anti-inflammatory drugs. *Expert Opin Drug Saf.* 2005;4:157–169.
393. Burrows GE, MacAllister CG, Tripp P, et al. Interactions between chloramphenicol, acepromazine, phenylbutazone, rifampin and thiamylal in the horse. *Equine Vet J.* 1989;21:34–38.
394. Firth EC, Nouws JF, Klein WR, et al. The effect of phenylbutazone on the plasma disposition of penicillin G in the horse. *J Vet Pharmacol Ther.* 1990;13:179–185.
395. Whittem T, Firth EC, Hodge H, et al. Pharmacokinetic interactions between repeated dose phenylbutazone and gentamicin in the horse. *J Vet Pharmacol Ther.* 1996;19:454–459.
396. Dyke TM, Hinchcliff KW, Sams RA. Attenuation by phenylbutazone of the renal effects and excretion of furosemide in horses. *Equine Vet J.* 1999;31:289–295.
397. Hinchcliff KW, McKeever KH, Muir 3rd WW, et al. Pharmacologic interaction of furosemide and phenylbutazone in horses. *Am J Vet Res.* 1995;56:1206–1212.
398. Carrick JB, Papich MG, Middleton DM, et al. Clinical and pathological effects of flunixin meglumine administration to neonatal foals. *Can J Vet Res.* 1989;53:195–201.
399. Traub JL, Gallina AM, Grant BD, et al. Phenylbutazone toxicosis in the foal. *Am J Vet Res.* 1983;44:1410–1418.
400. Traub-Dargatz JL, Bertone JJ, Gould DH, et al. Chronic flunixin meglumine therapy in foals. *Am J Vet Res.* 1988;49:7–12.
401. Gunson DE, Soma LR. Renal papillary necrosis in horses after phenylbutazone and water deprivation. *Vet Pathol.* 1983;20:603–610.
402. Karcher LF, Dill SG, Anderson WI, et al. Right dorsal colitis. *J Vet Intern Med.* 1990;4:247–253.

403. Cohen ND, Carter GK, Mealey RH, et al. Medical management of right dorsal colitis in 5 horses: a retrospective study. *J Vet Intern Med*. 1987-1993;1995(9):272–276.
404. Collins LG, Tyler DE. Experimentally induced phenylbutazone toxicosis in ponies: description of the syndrome and its prevention with synthetic prostaglandin E_2. *Am J Vet Res*. 1985;46:1605–1615.
405. Hough ME, Steel CM, Bolton JR, et al. Ulceration and stricture of the right dorsal colon after phenylbutazone administration in four horses. *Aust Vet J*. 1999;77:785–788.
406. MacAllister CG, Morgan SJ, Borne AT, et al. Comparison of adverse effects of phenylbutazone, flunixin meglumine, and ketoprofen in horses. *J Am Vet Med Assoc*. 1993;202:71–77.
407. Meschter CL, Gilbert M, Krook L, et al. The effects of phenylbutazone on the morphology and prostaglandin concentrations of the pyloric mucosa of the equine stomach. *Vet Pathol*. 1990;27:244–253.
408. Read WK. Renal medullary crest necrosis associated with phenylbutazone therapy in horses. *Vet Pathol*. 1983;20: 662–669.
409. Held JP, Daniel GB. Use of nonimaging nuclear medicine techniques to assess the effect of flunixin meglumine on effective renal plasma flow and effective renal blood flow in healthy horses. *Am J Vet Res*. 1991;52:1619–1621.
410. Cambridge H, Lees P, Hooke RE, et al. Antithrombotic actions of aspirin in the horse. *Equine Vet J*. 1991;23:123–127.
411. Hardee MM, Moore JN, Hardee GE. Effects of flunixin meglumine, phenylbutazone and a selective thromboxane synthetase inhibitor (UK-38,485) on thromboxane and prostacyclin production in healthy horses. *Res Vet Sci*. 1986;40:152–156.
412. Heath MF, Evans RJ, Poole AW, et al. The effects of aspirin and paracetamol on the aggregation of equine blood platelets. *J Vet Pharmacol Ther*. 1994;17:374–378.
413. Lees P, Ewins CP, Taylor JB, et al. Serum thromboxane in the horse and its inhibition by aspirin, phenylbutazone and flunixin. *Br Vet J*. 1987;143:462–476.
414. Baxter GM, Moore JN. Effect of aspirin on ex vivo generation of thromboxane in healthy horses. *Am J Vet Res*. 1987;48:13–16.
415. Frean SP, Cambridge H, Lees P. Effects of anti-arthritic drugs on proteoglycan synthesis by equine cartilage. *J Vet Pharmacol Ther*. 2002;25:289–298.
416. Jolly WT, Whittem T, Jolly AC, et al. The dose-related effects of phenylbutazone and a methylprednisolone acetate formulation (Depo-Medrol) on cultured explants of equine carpal articular cartilage. *J Vet Pharmacol Ther*. 1995;18:429–437.
417. Frean SP, Abraham LA, Lees P. In vitro stimulation of equine articular cartilage proteoglycan synthesis by hyaluronan and carprofen. *Res Vet Sci*. 1999;67:183–190.
418. Pountos I, Georgouli T, Blokhuis TJ, et al. Pharmacological agents and impairment of fracture healing: what is the evidence? *Injury*. 2008;39:384–394.
419. Rohde C, Anderson DE, Bertone AL, et al. Effects of phenylbutazone on bone activity and formation in horses. *Am J Vet Res*. 2000;61:537–543.
420. Broome TA, Brown MP, Gronwall RR, et al. Pharmacokinetics and plasma concentrations of acetylsalicylic acid after intravenous, rectal, and intragastric administration to horses. *Can J Vet Res*. 2003;67:297–302.
421. Murdick PW, Ray RS, Noonan JS. Salicylic acid concentration in plasma and urine of medicated and nonmedicated horses. *Am J Vet Res*. 1968;29:581–585.
422. Judson DG, Barton M. Effect of aspirin on haemostasis in the horse. *Res Vet Sci*. 1981;30:241–242.
423. Trujillo O, Rios A, Maldonado R, et al. Effect of oral administration of acetylsalicylic acid on haemostasis in the horse. *Equine Vet J*. 1981;13:205–206.
424. Soraci A, Benoit E, Jaussaud P, et al. Enantioselective glucuronidation and subsequent biliary excretion of carprofen in horses. *Am J Vet Res*. 1995;56:358–361.
425. Lees P, McKellar Q, May SA, et al. Pharmacodynamics and pharmacokinetics of carprofen in the horse. *Equine Vet J*. 1994;26:203–208.
426. Williams A, Smith JR, Allaway D, et al. Carprofen inhibits the release of matrix metalloproteinases 1, 3, and 13 in the secretome of an explant model of articular cartilage stimulated with interleukin 1. *Arthritis Res Ther*. 2013;15:R223.
427. Bryant CE, Farnfield BA, Janicke HJ. Evaluation of the ability of carprofen and flunixin meglumine to inhibit activation of nuclear factor kappa B. *Am J Vet Res*. 2003;64:211–215.
428. Caldwell FJ, Mueller PO, Lynn RC, et al. Effect of topical application of diclofenac liposomal suspension on experimentally induced subcutaneous inflammation in horses. *Am J Vet Res*. 2004;65:271–276.
429. Schleining JA, McClure SR, Evans RB, et al. Liposome-based diclofenac for the treatment of inflammation in an acute synovitis model in horses. *J Vet Pharmacol Ther*. 2008;31:554–561.
430. Lynn RC, Hepler DI, Kelch WJ, et al. Double-blinded placebo-controlled clinical field trial to evaluate the safety and efficacy of topically applied 1% diclofenac liposomal cream for the relief of lameness in horses. *Vet Ther*. 2004;5:128–138.
431. Levine DG, Epstein KL, Neelis DA, et al. Effect of topical application of 1% diclofenac sodium liposomal cream on inflammation in healthy horses undergoing intravenous regional limb perfusion with amikacin sulfate. *Am J Vet Res*. 2009;70:1323–1325.
432. Anderson D, Kollias-Baker C, Colahan P, et al. Urinary and serum concentrations of diclofenac after topical application to horses. *Vet Ther*. 2005;6:57–66.
433. Doucet MY, Bertone AL, Hendrickson D, et al. Comparison of efficacy and safety of paste formulations of firocoxib and phenylbutazone in horses with naturally occurring osteoarthritis. *J Am Vet Med Assoc*. 2008;232:91–97.
434. Holland B, Fogle C, Blikslager AT, et al. Pharmacokinetics and pharmacodynamics of three formulations of firocoxib in healthy horses. *J Vet Pharmacol Ther*. 2015;38:249–256.
435. Barton MH, Paske E, Norton N, et al. Efficacy of cyclo-oxygenase inhibition by two commercially available firocoxib products in horses. *Equine Vet J*. 2014;46:72–75.
436. American Veterinary Medical Foundation: Clarification regarding substitution of Previcox® for Equioxx®. May 11, 2010. Available at https://www.avma.org/KB/Resources/Reference/Pages/Previcox-for-Equioxx.aspx.
437. Letendre LT, Tessman RK, McClure SR, et al. Pharmacokinetics of firocoxib after administration of multiple consecutive daily doses to horses. *Am J Vet Res*. 2008;69:1399–1405.
438. Duz M, Parkin TD, Cullander RM, et al. Effect of flunixin meglumine and firocoxib on ex vivo cyclooxygenase activity in horses undergoing elective surgery. *Am J Vet Res*. 2015;76:208–215.
439. Kvaternick V, Pollmeier M, Fischer J, et al. Pharmacokinetics and metabolism of orally administered firocoxib, a novel second generation coxib, in horses. *J Vet Pharmacol Ther*. 2007;30:208–217.
440. Barton MH, Darden JE, Clifton S, et al. Effect of firocoxib on cyclooxygenase 2, microsomal prostaglandin E_2 synthase 1, and cytosolic phospholipase A_2 gene expression in equine mononuclear cells. *Am J Vet Res*. 2015;76:1051–1057.
441. Kivett L, Taintor J, Wright J. Evaluation of the safety of a combination of oral administration of phenylbutazone and firocoxib in horses. *J Vet Pharmacol Ther*. 2014;37:413–416.
442. Cox S, Villarino N, Sommardahl C, et al. Disposition of firocoxib in equine plasma after an oral loading dose and a multiple dose regimen. *Vet J*. 2013;198:382–385.
443. McConnico RS, Khodadad JL. Pharmacokinetics and clinical safety of oral paste firocoxib, a COX-1 sparing NSAID, in foals. *J Vet Int Med*. 2011;25:665.
444. Hovanessian N, Davis JL, McKenzie 3rd HC, et al. Pharmacokinetics and safety of firocoxib after oral administration of repeated consecutive doses to neonatal foals. *J Vet Pharmacol Ther*. 2014;37:243–251.
445. Soma LR, Behrend E, Rudy J, et al. Disposition and excretion of flunixin meglumine in horses. *Am J Vet Res*. 1988;49:1894–1898.
446. Welsh JC, Lees P, Stodulski G, et al. Influence of feeding schedule on the absorption of orally administered flunixin in the horse. *Equine Vet J*. 1992;11(suppl 1):62–65.
447. Coakley M, Peck KE, Taylor TS, et al. Pharmacokinetics of flunixin meglumine in donkeys, mules, and horses. *Am J Vet Res*. 1999;60:1441–1444.
448. Crisman MV, Wilcke JR, Sams RA. Pharmacokinetics of flunixin meglumine in healthy foals less than twenty-four hours old. *Am J Vet Res*. 1996;57:1759–1761.
449. Galbraith EA, McKellar QA. Protein binding and in vitro serum thromboxane B_2 inhibition by flunixin meglumine and meclofenamic acid in dog, goat and horse blood. *Res Vet Sci*. 1996;61:78–81.
450. Higgins AJ, Lees P, Sharma SC, et al. Measurement of flunixin in equine inflammatory exudate and plasma by high performance liquid chromatography. *Equine Vet J*. 1987;19:303–306.

451. Landoni MF, Lees P. Comparison of the anti-inflammatory actions of flunixin and ketoprofen in horses applying PK/PD modelling. *Equine Vet J*. 1995;27:247–256.
452. Jackman BR, Moore JN, Barton MH, et al. Comparison of the effects of ketoprofen and flunixin meglumine on the in vitro response of equine peripheral blood monocytes to bacterial endotoxin. *Can J Vet Res*. 1994;58:138–143.
453. Daels PF, Stabenfeldt GH, Hughes JP, et al. Effects of flunixin meglumine on endotoxin-induced prostaglandin F_2 alpha secretion during early pregnancy in mares. *Am J Vet Res*. 1991;52:276–281.
454. MacAllister CG, Sangiah S. Effect of ranitidine on healing of experimentally induced gastric ulcers in ponies. *Am J Vet Res*. 1993;54:1103–1107.
455. Brehaus BA, Brown CM, Scott EA, et al. Clostridial muscle infections following intramuscular injections. *Equine Vet Sci*. 1983;3:42–46.
456. Rebhun WC, Shin SJ, King JM, et al. Malignant edema in horses. *J Am Vet Med Assoc*. 1985;187:732–736.
457. Corveleyn S, Deprez P, Van der Weken G, et al. Bioavailability of ketoprofen in horses after rectal administration. *J Vet Pharmacol Ther*. 1996;19:359–363.
458. Corveleyn S, Henrist D, Remon JP, et al. Bioavailability of racemic ketoprofen in healthy horses following rectal administration. *Res Vet Sci*. 1999;67:203–204.
459. Sams R, Gerken DF, Ashcraft SM. Pharmacokinetics of ketoprofen after multiple intravenous doses to mares. *J Vet Pharmacol Ther*. 1995;18:108–116.
460. Landoni MF, Lees P. Influence of formulation on the pharmacokinetics and bioavailability of racemic ketoprofen in horses. *J Vet Pharmacol Ther*. 1995;18:446–450.
461. Landoni MF, Foot R, Frean S, et al. Effects of flunixin, tolfenamic acid, R(−) and S(+) ketoprofen on the response of equine synoviocytes to lipopolysaccharide stimulation. *Equine Vet J*. 1996;28:468–475.
462. Wilcke JR, Crisman MV, Scarratt WK, et al. Pharmacokinetics of ketoprofen in healthy foals less than twenty-four hours old. *Am J Vet Res*. 1998;59:290–292.
463. Owens JG, Kamerling SG, Stanton SR, et al. Effects of pretreatment with ketoprofen and phenylbutazone on experimentally induced synovitis in horses. *Am J Vet Res*. 1996;57:866–874.
464. Owens JG, Kamerling SG, Stanton SR, et al. Effects of ketoprofen and phenylbutazone on chronic hoof pain and lameness in the horse. *Equine Vet J*. 1995;27:296–300.
465. Mozaffari AA, Derakhshanfar A, Alinejad A, et al. A comparative study on the adverse effects of flunixin, ketoprofen and phenylbutazone in miniature donkeys: haematological, biochemical and pathological findings. *N Z Vet J*. 2010;58:224–228.
466. Ketofen. In: Arrioja A, ed. *Compendium of veterinary products*. 10th ed. Hensall, ON: North American Compendiums Ltd; 2007. p 1673.
467. Beretta C, Garavaglia G, Cavalli M. COX-1 and COX-2 inhibition in horse blood by phenylbutazone, flunixin, carprofen and meloxicam: an in vitro analysis. *Pharmacol Res*. 2005;52:302–306.
468. Toutain PL, Reymond N, Laroute V, et al. Pharmacokinetics of meloxicam in plasma and urine of horses. *Am J Vet Res*. 2004;65:1542–1547.
469. Toutain PL, Cester CC. Pharmacokinetic-pharmacodynamic relationships and dose response to meloxicam in horses with induced arthritis in the right carpal joint. *Am J Vet Res*. 2004;65:1533–1541.
470. Sinclair MD, Mealey KL, Matthews NS, et al. Comparative pharmacokinetics of meloxicam in clinically normal horses and donkeys. *Am J Vet Res*. 2006;67:1082–1085.
471. Naylor RJ, Taylor AH, Knowles EJ, et al. Comparison of flunixin meglumine and meloxicam for postoperative management of horses with strangulating small intestinal lesions. *Equine Vet J*. 2014;46:427–434.
472. Little D, Brown SA, Campbell NB, et al. Effects of the cyclooxygenase inhibitor meloxicam on recovery of ischemia-injured equine jejunum. *Am J Vet Res*. 2007;68:614–624.
473. D'Arcy-Moskwa E, Noble GK, Weston LA, et al. Effects of meloxicam and phenylbutazone on equine gastric mucosal permeability. *J Vet Intern Med*. 2012;26:1494–1499.
474. Noble G, Edwards S, Lievaart J, et al. Pharmacokinetics and safety of single and multiple oral doses of meloxicam in adult horses. *J Vet Intern Med*. 2012;26:1192–1201.
475. Walliser U, Fenner A, Mohren N, et al. Evaluation of the efficacy of meloxicam for post-operative management of pain and inflammation in horses after orthopaedic surgery in a placebo controlled clinical field trial. *BMC Vet Res*. 2015;11:113.
476. Raidal SL, Edwards S, Pippia J, et al. Pharmacokinetics and safety of oral administration of meloxicam to foals. *J Vet Intern Med*. 2013;27:300–307.
477. Thamm DH, Ehrhart 3rd EJ, Charles JB, et al. Cyclooxygenase-2 expression in equine tumors. *Vet Pathol*. 2008;45:825–828.
478. Moore AS, Beam SL, Rassnick KM, et al. Long-term control of mucocutaneous squamous cell carcinoma and metastases in a horse using piroxicam. *Equine Vet J*. 2003;35:715–718.
479. Rose RJ, Kohnke JR, Baggot JD. Bioavailability of phenylbutazone preparations in the horse. *Equine Vet J*. 1982;14:234–237.
480. Smith PB, Caldwell J, Smith RL, et al. The bioavailability of phenylbutazone in the horse. *Xenobiotica*. 1987;17:435–443.
481. Sullivan M, Snow DH. Factors affecting absorption of non-steroidal anti-inflammatory agents in the horse. *Vet Rec*. 1982;110:554–558.
482. Soma LR, Gallis DE, Davis WL, et al. Phenylbutazone kinetics and metabolite concentrations in the horse after five days of administration. *Am J Vet Res*. 1983;44:2104–2109.
483. Tobin T, Chay S, Kamerling S, et al. Phenylbutazone in the horse: a review. *J Vet Pharmacol Ther*. 1986;9:1–25.
484. Wilcke JR, Crisman MV, Sams RA, et al. Pharmacokinetics of phenylbutazone in neonatal foals. *Am J Vet Res*. 1993;54:2064–2067.
485. Tobin T, Blake JW, Valentine R. Drug interactions in the horse: effects of chloramphenicol, quinidine, and oxyphenbutazone on phenylbutazone metabolism. *Am J Vet Res*. 1977;38:123–127.
486. Lees P, Maitho TE, Taylor JB. Pharmacokinetics of phenylbutazone in two age groups of ponies: a preliminary study. *Vet Rec*. 1985;116:229–232.
487. Piperno E, Ellis DJ, Getty SM, et al. Plasma and urine levels of phenylbutazone in the horse. *J Am Vet Med Assoc*. 1968;153:195–198.
488. Hunt JM, Lees P, Edwards GB. Suspected non-steroidal anti-inflammatory drug toxicity in a horse. *Vet Rec*. 1985;117:581–582.
489. Aleman M, Nieto JE, Higgins JK. Ulcerative cystitis associated with phenylbutazone administration in two horses. *J Am Vet Med Assoc*. 2011;239:499–503.
490. Ramirez S, Wolfsheimer KJ, Moore RM, et al. Duration of effects of phenylbutazone on serum total thyroxine and free thyroxine concentrations in horses. *J Vet Intern Med*. 1997;11:371–374.
491. Lees P, May SA, Hoeijmakers M, et al. A pharmacodynamic and pharmacokinetic study with vedaprofen in an equine model of acute nonimmune inflammation. *J Vet Pharmacol Ther*. 1999;22:96–106.
492. Davis JL, Papich MG, Morton AJ, et al. Pharmacokinetics of etodolac in the horse following oral and intravenous administration. *J Vet Pharmacol Ther*. 2007;30:43–48.
493. Symonds KD, MacAllister CG, Erkert RS, et al. Use of force plate analysis to assess the analgesic effects of etodolac in horses with navicular syndrome. *Am J Vet Res*. 2006;67:557–561.
494. Morton AJ, Campbell NB, Gayle JM, et al. Preferential and non-selective cyclooxygenase inhibitors reduce inflammation during lipopolysaccharide-induced synovitis. *Res Vet Sci*. 2005;78:189–192.
495. Tomlinson JE, Wilder BO, Young KM, et al. Effects of flunixin meglumine or etodolac treatment on mucosal recovery of equine jejunum after ischemia. *Am J Vet Res*. 2004;65:761–769.
496. Davis JL, Marshall JF, Papich MG, et al. The pharmacokinetics and in vitro cyclooxygenase selectivity of deracoxib in horses. *J Vet Pharmacol Ther*. 2011;34:12–16.
497. Neirinckx E, Vervaet C, De Boever S, et al. Species comparison of oral bioavailability, first-pass metabolism and pharmacokinetics of acetaminophen. *Res Vet Sci*. 2010;89:113–119.
498. West E, Bardell D, Morgan R, et al. Use of acetaminophen (paracetamol) as a short-term adjunctive analgesic in a laminitic pony. *Vet Anaesth Analg*. 2011;38:521–522.

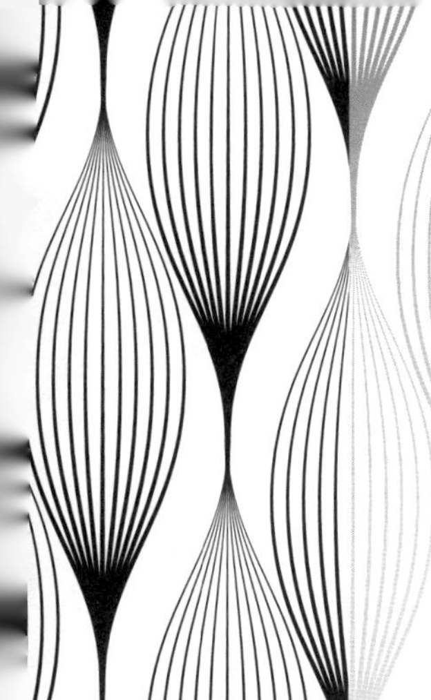

CAPÍTULO 3

Reconhecimento e Tratamento da Dor em Equinos

Rachel C. Hector e Khursheed R. Mama

INTRODUÇÃO

Após uma breve revisão dos conceitos gerais relacionados com a dor e sua avaliação em equinos, este capítulo discute as opções terapêuticas farmacológicas e, em menor extensão, complementares à disposição. O objetivo é proporcionar informações que os veterinários possam aplicar diretamente ao tratamento das dores aguda e crônica em equinos.

Fisiolopatologia da dor

A International Association for the Study of Pain define a dor como "uma experiência sensorial e emocional desagradável associada a uma lesão tecidual existente ou possível e descrita em termos desta lesão" (Boxe 3.1).[1] A nocicepção refere-se à ativação de receptores de limiar elevado (nociceptores) localizados nas extremidades distais de fibras nervosas não mielinizadas (C) ou pouco mielinizadas (Aδ). Os impulsos elétricos conduzidos por estas fibras aferentes chegam ao corno dorsal da medula espinal e, por meio de vias ascendentes (espinotalâmicas e talâmicas espinorreticulares), são transmitidos para o cérebro, no qual podem ser percebidos ou reconhecidos como dolorosos (Figura 3.1). A nocicepção pode ocorrer na ausência de percepção (como no equino anestesiado) e desencadear respostas neuroendócrinas (cortisol e catecolaminas), metabólicas (hiperglicemia) e fisiológicas (frequência cardíaca e frequência respiratória). A percepção, influenciada por fatores externos e relacionados com o animal, desencadeia respostas e comportamentos similares (p. ex., fuga, claudicação) destinados a protegê-lo de outras lesões. A boa avaliação de tais respostas auxilia na avaliação da gravidade, do estresse e do impacto da dor na qualidade de vida do cavalo.

Os estados dolorosos agudos podem resolver-se com a interrupção do estímulo e a intervenção adequada. A estimulação neuronal também pode ser modulada por vias descendentes inibidoras originárias do cérebro e pelo uso de estímulos nervosos aferentes não dolorosos alternativos (p. ex., gelo no sítio de lesão). Em sua ausência, a estimulação nociceptiva contínua pode levar ao desenvolvimento de uma patologia crônica no sistema nervoso em decorrência das sensibilizações periférica e central. Clinicamente, tais doenças são associadas à hipersensibilidade (ou à redução na intensidade do estímulo necessário para causar dor) e à alodinia (em que um estímulo normalmente não doloroso é, nesse momento, percebido como dor). As respostas exageradas a um estímulo nocivo (hiperalgesia) e a persistência da dor após a remoção de um estímulo nocivo (hiperpatia) também podem ser observadas.

A sensibilização periférica é causada pela produção, pela liberação e pelo acúmulo local de substâncias químicas (prostaglandinas, leucotrienos, neuropeptídeos e fatores de crescimento nervoso) que sensibilizam as fibras nervosas periféricas e ativam outros nociceptores (silenciosos) nas extremidades terminais das fibras Aδ e C.[2,3] A sensibilização central decorre dos efeitos cumulativos da estimulação nociceptiva repetitiva e contínua no corno dorsal da medula espinal e da subsequente liberação de glutamato e neuropeptídeos (substância P e neurocinina A) que ativam os receptores de *N*-metil-d-aspartato (NMDA) e taquicinina, o que provoca a "interrupção" gradual das vias neurais centrais.[2-4]

BOXE 3.1 **Definição dos termos usados para descrever a dor.**

1. **Dor:** experiência sensorial ou emocional associada a uma lesão tecidual real ou possível ou descrita em termos de tal lesão.
2. **Estímulo nocivo:** estímulo (mecânico, químico e térmico) de intensidade suficiente para ameaçar ou, de fato, causar lesão tecidual.
3. **Nocicepção:** processo de percepção da dor por receptores de dor (nociceptores) e transmissão de estímulos nocivos (dolorosos), inclusive transdução, transmissão, modulação e percepção.
4. **Hiperalgesia:** aumento da resposta (hipersensibilidade) a um estímulo nocivo, no sítio de lesão (hiperalgesia primária) ou no tecido adjacente não lesionado (hiperalgesia secundária).
5. **Hiperestesia:** aumento da sensibilidade a estímulos *não* nocivos.
6. **Hiperpatia:** sensação extremamente exagerada de dor a estímulos nociceptivos.
7. **Alodinia:** dor produzida por estímulos *não* nocivos.
8. **Analgesia preemptiva:** prevenção ou minimização da dor pela administração de analgésicos antes da produção de dor ou antes da introdução de um estímulo nocivo (cirurgia) se a dor já existe. O objetivo da analgesia preemptiva é a realização de uma intervenção terapêutica antes da dor para evitar ou minimizar a resposta do sistema nervoso central (SNC) a um estímulo nocivo.
9. **Terapia multimodal:** administração de múltiplos fármacos com diferentes mecanismos de ação para produção do efeito desejado (analgésico).

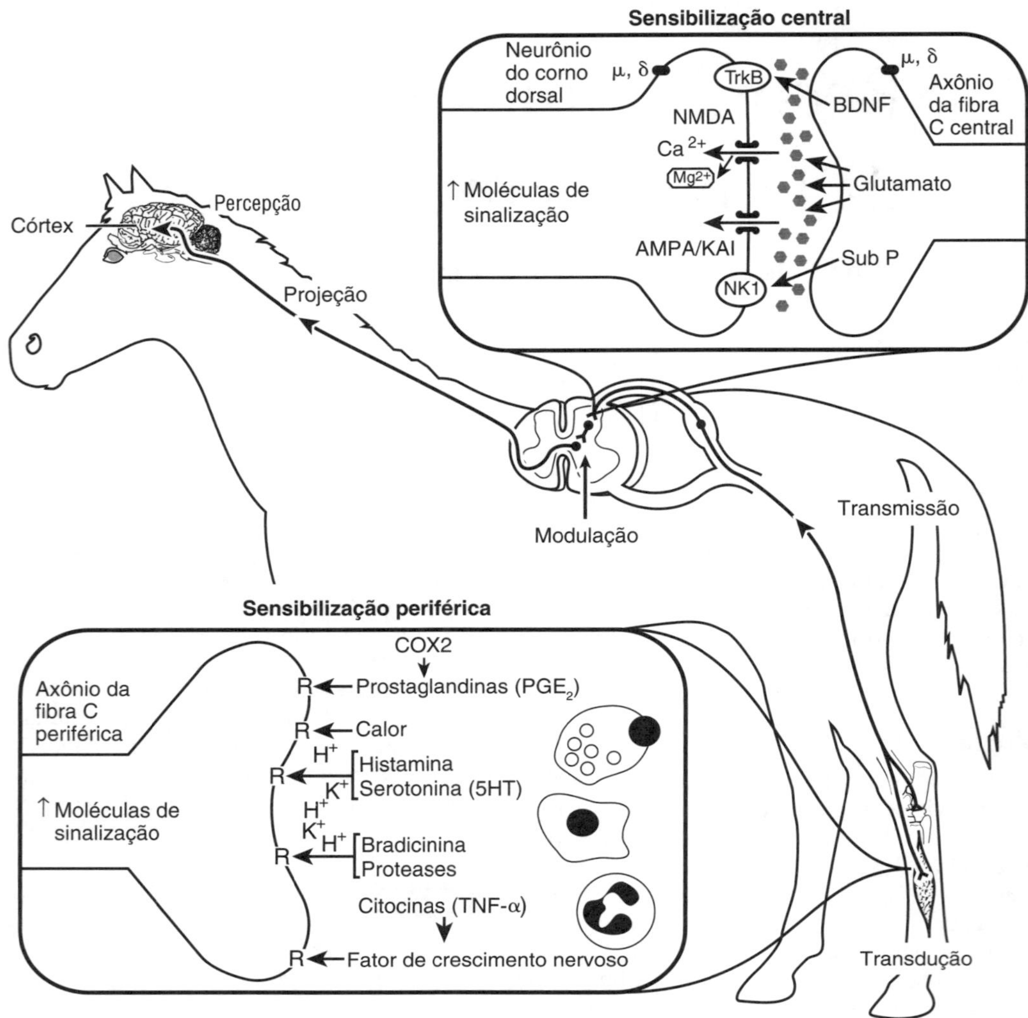

Figura 3.1 Nocicepção e percepção da dor. Os estímulos térmicos, mecânicos e químicos dolorosos são transduzidos como potenciais elétricos (potenciais de ação), transmitidos à medula espinal, onde são modulados e, então, projetados no cérebro (percepção). O principal neurotransmissor excitador na coluna é o glutamato, que normalmente ativa receptores de ácido alfa-amino-3-hidroxi-5-isoxazol propiônico (AMPA) e cainato (KAI). NMDA, *N*-metil-d-aspartato; NK1, neurocinina.

A dor visceral (p. ex., a dor no intestino, no fígado, no baço, nos rins ou na bexiga), diferentemente da dor somática, é transmitida por fibras nervosas aferentes esplâncnicas parassimpáticas (principalmente vagais) e simpáticas.[5,6] As fibras autônomas envolvidas na transmissão de estímulos nocivos dos órgãos viscerais mostram-se difusas e bastante sobrepostas, o que dificulta a localização do sítio de dor. A dor neuropática, ainda outra forma de dor, pode ser causada por lesão no sistema nervoso periférico (SNP) ou no SNC. Veja mais detalhes sobre a fisiopatologia da dor em McMahon *et al.* (2013) e Almeida *et al.* (2004).[7,8]

Avaliação da dor

Embora os equinos apresentem diversos indicadores comportamentais de dor (Boxe 3.2), a avaliação da dor nesses animais é historicamente considerada desafiadora.[9] Pode ser que isso se deva ao fato de que os equinos, como presas, não desejam parecer vulneráveis e, assim, não exibem completamente sinais de dor em ambientes não familiares ou ameaçadores até que ela seja intensa ou incessante. Consequentemente, os equinos podem não receber o tratamento adequado das condições dolorosas pelo observador inexperiente. Embora os primeiros relatos sugiram a ênfase em parâmetros comportamentais fisiológicos ou limitados para avaliação da dor, hoje se sabe que esta análise requer uma abordagem multifacetada e deve ser feita à luz da causa (p. ex., gastrintestinal, ortopédica, dentária). Além disso, reconhece-se a provável influência de fatores ambientais e relacionados ao animal sobre a experiência da dor.[10-12] Como parte das avaliações fisiológicas, os hormônios do estresse (p. ex., cortisol, betaendorfinas) e as catecolaminas (p. ex., epinefrina, norepinefrina) foram quantificados em ambientes clínicos e laboratoriais na tentativa de correlacionar estes "dados objetivos" aos estados dolorosos.[10,13] Sua utilidade, porém, é mista, já que, assim como outras medidas fisiológicas, como a frequência cardíaca, tais quantificações são influenciadas por choque, estresse e medicamentos. Ademais, não são contemporâneas à avaliação da dor e, assim, seu valor é apenas retrospectivo. Da mesma maneira, as análises de mediadores inflamatórios das articulações, como a prostaglandina E2 e a substância P, não são confiáveis como indicadores de dor, e os resultados não são imediatos.[14,15]

BOXE 3.2 Possíveis indicadores comportamentais da dor em equinos.

- Inquietação, agitação e ansiedade consideráveis
- Postura rígida e relutância de movimentação
- Andar com a cabeça baixa
- Olhar fixo, narinas dilatadas e mandíbula travada
- Agressividade contra o próprio potro
- Agressividade contra tratadores, outros equinos e objetos; automutilação
- Redução das interações com os tratadores
- Vocalização (gemidos grossos e grunhidos)
- Rolamento
- Chutes no abdome
- Proteção do flanco
- Alongamento
- Apatia e depressão
- Mudança de peso entre os membros
- Proteção do membro
- Distribuição anormal do peso
- Apontar, pendurar e girar os membros
- Movimentação anormal
- Relutância de movimentação
- Costas arqueadas
- Balançar de cabeça
- Comportamento anormal de mordedura
- Alteração alimentar; anorexia, descarte de alimento (*quidding*).

Na tentativa de superar esses desafios, alguns trabalhos recentes significativos enfocam o desenvolvimento de ferramentas multifacetadas para a avaliação da dor, considerando índices fisiológicos (p. ex., frequência cardíaca, pressão arterial) e comportamentais (espontâneos e em resposta à interação) específicos para equinos com diferentes quadros clínicos (p. ex., pós-artroscopia, cólica). Em muitas dessas escalas, ainda se categoriza cada parâmetro na tentativa de indicar a gravidade da dor. O parâmetro "chutar o abdome", por exemplo, caracteriza-se por sua frequência em um intervalo fixo, e a maior frequência recebe a pior pontuação (maior grau de dor). Assim, essas escalas não apenas avaliam a presença ou a ausência de dor, mas também sua gravidade (duas escalas são mostradas nas Figuras 3.2 e 3.3).[16-21] Uma delas, a escala de expressão facial de dor em equinos (também chamada escala *grimace*), tem uma abordagem única, que vale a pena ser destacada. Essa escala, modelada após trabalhos similares em roedores, correlaciona seis expressões faciais específicas ao grau de dor; os pavilhões auriculares eretos e voltados para trás, por exemplo, podem indicar o maior grau de dor em comparação com a ausência de dor caso os pavilhões auriculares estejam voltados para frente. Embora a escala tenha sido desenvolvida para equinos submetidos à castração, pode ter aplicabilidade ou ser uma boa ferramenta adjunta de avaliação em animais com outras doenças.[19] São mostrados exemplos de equinos com expressões faciais de dor na Figura 3.4.

Note que a maioria dessas escalas de dor é destinada à dor aguda ou nociceptiva em equinos adultos. A avaliação de dor crônica pode requer outras ferramentas diferentes (p. ex., plataforma de força, análise de marcha), informações do proprietário ou treinador e maior confiança na resposta à terapia. Da mesma maneira, os autores não conhecem etogramas ou escalas de dor para potros, mas, com base em suas impressões e na comunicação com veterinários que normalmente atendem a esses animais, outros sinais comportamentais devem ser considerados. O ranger dos dentes, por exemplo, é comumente associado a dor de úlceras estomacais em potros. Além disso, a relutância em se deitar, apesar do comprometimento dos membros anteriores, a elevação do membro posterior em direção ao abdome e o decúbito lateral com um ou ambos os membros em sentido cranial ou sobre a cabeça foram associados à dor em potros.

Embora a metodologia possa precisar ser alterada conforme a circunstância, a finalidade da avaliação da dor é sua categorização objetiva, repetível e consistente para que as terapias possam ser direcionadas e monitoradas. Em caso de avaliação de um animal por múltiplos indivíduos, o treinamento no uso da escala preferida ou dos comportamentos ajuda a minimizar a variação interobservador em parâmetros abertos à interpretação. A avaliação precisa da dor possibilita que os veterinários continuem a aperfeiçoar a analgesia em equinos.

Desenvolvimento de um plano terapêutico

Devido à natureza multifacetada da dor e à existência de muitas raças equinas e demais espécies de equídeos (p. ex., asnos, mulas), assim como a ampla faixa etária destes animais que os veterinários podem enfrentar ao tratar a dor, uma abordagem sistemática ao desenvolvimento e à modificação do plano terapêutico deve ser considerada. Por causa de sua importância no bem-estar, a dor é considerada o "quinto sinal vital" em pacientes humanos. Além da possível associação emocional e do subsequente comportamento de hesitação que os equinos apresentam nos locais em que podem ter sentido dor, as consequências fisiológicas, como o balanço energético negativo, a má cicatrização da ferida e a alteração da motilidade gastrintestinal, podem ser significativas.[22]

O tratamento da dor nociceptiva, como a dor cirúrgica ou associada à lesão aguda, é um cenário comum. Considera-se a dor nociceptiva uma estratégia adaptativa ou protetora, e a resposta inflamatória associada é considerada essencial ao processo de cicatrização. O objetivo da terapia consiste na normalização da sensibilidade à dor e impedir sua progressão a um estado de má adaptação ou que não é mais proporcional ao estímulo nocivo e à cicatrização do tecido.[23] Os anti-inflamatórios não esteroides (AINEs) ajudam a normalizar a resposta inflamatória gerada pela lesão tecidual e são comumente usados em equinos. Apesar da existência de relatos mistos acerca da vantagem geral do uso de AINEs de maneira profilática ou após um procedimento, é mais comum administrá-los de maneira preventiva para limitar a inflamação. Ademais, os medicamentos usados para sedação (p. ex., agonistas alfa-2-adrenérgicos) e anestesia geral (p. ex., quetamina) de equinos também são analgésicos e afetam diferentes sítios na via nociceptiva (p. ex., os agonistas alfa-2-adrenérgicos medeiam sua analgesia por inibição descendente), formando uma abordagem multimodal. As técnicas regionais (p. ex., intra-articulares, epidurais, perineurais) facilitam ainda mais a abordagem multimodal à analgesia e minimizam os efeitos adversos (p. ex., estase gastrintestinal) associados aos medicamentos sistêmicos.

Embora os potros também mereçam uma abordagem multimodal ao tratamento da dor, a segurança dos AINEs (p. ex., úlceras gastrintestinais) e os efeitos colaterais cardiovasculares dos alfa-2-adrenérgicos usados em doses similares às administradas a cavalos adultos merecem consideração. Por outro lado, algumas técnicas regionais (p. ex., epidural lombossacra) são mais exequíveis, e determinados fármacos (p. ex., opioides) podem não ser limitados pelos efeitos colaterais comportamentais em mesmo grau como em equinos adultos.

O objetivo da abordagem multimodal no tratamento precoce da dor é a minimização do desenvolvimento de uma condição crônica de avaliação e tratamento mais desafiadores. O texto a seguir traz informações sobre as modalidades terapêuticas e os medicamentos que o veterinário pode escolher para melhor tratamento da dor em pacientes equinos.

Dados fisiológicos	Critérios	Pontuação/12
Frequência cardíaca (em comparação ao valor inicial)	< 10% de aumento > 11 a 30% de aumento > 31 a 50% de aumento > 50% de aumento	0 1 2 3
Frequência respiratória (em comparação ao valor inicial)	< 10% de aumento > 11 a 30% de aumento > 31 a 50% de aumento > 50% de aumento	0 1 2 3
Sons digestórios	Motilidade normal Motilidade reduzida Motilidade ausente Hipermotilidade	0 1 2 3
Temperatura retal (em comparação ao valor inicial)	Variação < 0,5 °C Variação < 1 °C Variação < 2 °C Variação > 2 °C	0 1 2 3
Resposta à interação	**Critérios**	**Pontuação/6**
Comportamento interativo	Dá atenção a pessoas Resposta exagerada a estímulos auditivos Resposta excessiva e agressiva a estímulos auditivos Estupor, prostração, ausência de resposta a estímulos auditivos	0 1 2 3
Resposta à palpação da área afetada	Ausência de reação à palpação Reação branda à palpação Resistência à palpação Reação violenta à palpação	0 1 2 3
Comportamento	**Critérios**	**Pontuação/21**
Aparência (relutância de movimentação, inquietação, agitação, ansiedade)	Animado, com cabeça e pavilhões auriculares baixos, sem relutância à movimentação Animado, alerta, movimentação ocasional da cabeça, sem relutância à movimentação Inquieto, pavilhões auriculares empinados, expressões faciais anormais, pupilas dilatadas Excitado, movimentos corpóreos contínuos, expressões faciais anormais	0 1 2 3
Sudorese	Ausência de sinais óbvios de suor Úmido ao toque Molhado ao toque, gotas de suor aparentes pelo corpo Sudorese excessiva, gotas de suor escorrem pelo animal	0 1 2 3
Chutes no abdome	Parado em pé, sem chutar Chuta o abdome 1 a 2 vezes a cada 5 min Chuta o abdome 3 a 4 vezes a cada 5 min Chuta o abdome mais de 5 vezes a cada 5 min, tentativas intermitentes de rolar	0 1 2 3
Pateia o solo (inclui apontar ou suspender o membro)	Parado em pé, sem patear Patear ocasional (1 a 2 vezes a cada 5 min) Patear frequente (3 a 4 vezes a cada 5 min) Patear excessivo (mais de 5 vezes a cada 5 min)	0 1 2 3
Postura (distribuição de peso e conforto)	Parado em pé, andar normal Mudança de peso ocasional, tremores musculares leves Sem sustentação de peso, distribuição anormal do peso Postura analgésica, tentativas de urinar, prostração, tremores musculares	0 1 2 3
Movimentação da cabeça (movimentos laterais ou verticais da cabeça)	Sem evidências de desconforto, a cabeça tende a estar reta Movimentação intermitente da cabeça, olhando para os flancos ou torcendo a boca 1 a 2 vezes a cada 5 min Movimentação intermitente e rápida da cabeça, olhando para os flancos ou torcendo a boca mais de 5 vezes a cada 5 min Movimentação contínua da cabeça, olhando para os flancos ou torcendo a boca mais de 5 vezes a cada 5 min	0 1 2 3
Apetite	Come o volumoso com facilidade Hesita em comer o volumoso Pouco interesse no volumoso, apreende-o, mas não mastiga ou deglute Não demonstra interesse nem come o volumoso	0 1 2 3
CPS total		**39**

Figura 3.2 Escala multifatorial composta de dor (CPS) com pontuação numérica para avaliação da dor em equinos. (Reimpressa com permissão de Elsevier. Bussières G, Jacques C, Troncy E *et al*. Development of a composite orthopedic pain scale in horses. *Res Vet Sci*. 2008; 85(2):294-306.)

Colorado State University

Centro médico veterinário

Data ____________________

Horário ____________________

Escala de avaliação de conforto em equinos

*Esta escala é projetada para uso no contexto do quadro clínico de cada animal. Se você não acredita que os critérios de pontuação de dor sejam precisos para o paciente, explique na seção de comentários abaixo.

Pontuação de dor	Comportamento	Avaliação clínica	Características posturais
0	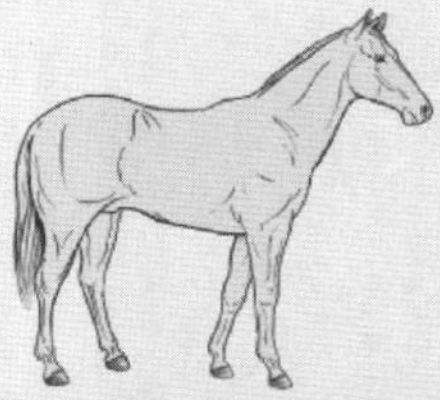 ☐ Responde com interesse à abertura da baia e à abordagem pelo observador ☐ Tem cuidado ao se movimentar perto de pessoas ☐ Cabeça acima da cernelha ☐ Atento ☐ Movimenta-se com liberdade e tranquilidade ☐ Descansa de maneira confortável	☐ Frequência cardíaca: ___ (geralmente ≤ 40 bpm) ☐ Olhos: relaxados, normalmente responsivos ☐ Tensão muscular normal ☐ Ausência de áreas focais de calor ☐ Palpação não aversiva	☐ Sem claudicação perceptível, distribuição igualitária de peso ☐ Movimenta-se com facilidade, a passos largos
1	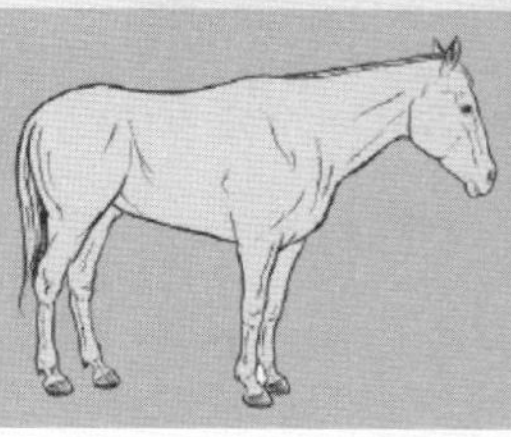 ☐ Cabeça à altura da cernelha ou acima ☐ Olha para frente e é observador ☐ Tem comportamentos normais com frequência menor do que a esperada ☐ Responde com interesse tranquilo à abertura da baia e à abordagem pelo observador ☐ Tem cuidado ao se movimentar perto de pessoas	☐ Frequência cardíaca: ___ (pode ser ≤ 40 bpm) ☐ Tensão muscular branda ☐ Áreas focais de calor brando ☐ Dá um pequeno passo ou discretamente se afasta ou se curva durante a palpação, +/- tremor muscular	☐ Claudicação de observação difícil, inconsistentemente aparente ☐ Lesão branda ou rigidez à movimentação
2	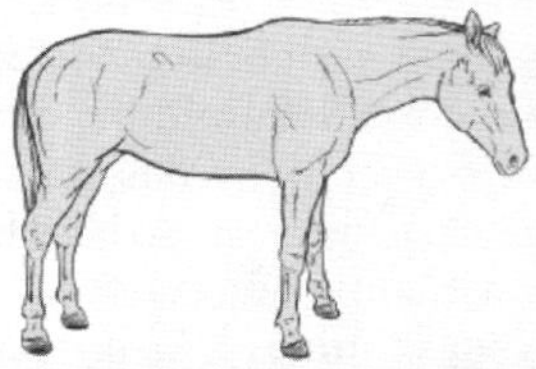 ☐ Cabeça à altura da cernelha ☐ Movimentação lenta, sem bagunçar a cama ☐ Inquietude branda, mas mais frequente ☐ Responde à abordagem ☐ Menor entusiasmo, interesse e interação ☐ Tem menos cuidado ao se movimentar perto de pessoas	☐ Frequência cardíaca: ___ (pode ser ≥ 48 bpm) ☐ Taquipneia +/- frequência respiratória: ___ ☐ Tensão muscular moderada ☐ Aumento das áreas de calor ☐ Maior aversão à palpação	☐ Claudicação aparente apenas em determinadas circunstâncias, ocasionalmente favorece o(s) membro(s) ☐ Rigidez óbvia à movimentação
3	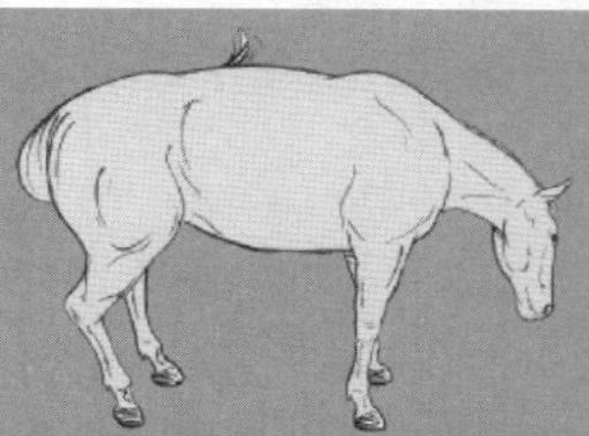 ☐ Cabeça à altura da cernelha ou mais baixa ☐ Pode ficar voltado para a parte posterior ou um canto da baia ☐ Sinais mais vigorosos de inquietude ☐ Olhar distraído, distante, enfastiado ☐ Reação mínima à interação ☐ Fica em uma só posição ☐ Começa a ficar internalizado ☐ Tem menos cuidado ao se movimentar perto de pessoas	☐ Frequência cardíaca: ___ (pode ser ≥ 60 bpm) ☐ Taquipneia +/- frequência respiratória: ___ ☐ Sudorese ☐ Tensão muscular intensa ☐ Áreas disseminadas de calor ☐ Resposta de aversão vigorosa à palpação	☐ Claudicação moderada, capaz de sustentar o peso, mas com claro favorecimento de um ou mais membros ☐ Desconforto óbvio, alternância na sustentação de peso ☐ Costas arqueadas ☐ Movimentos muito rígidos ☐ Postura anormal em pé
4	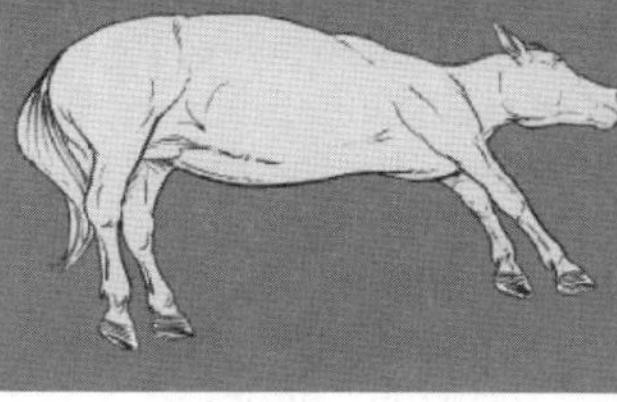 ☐ A cabeça normalmente fica abaixo da cernelha ☐ Fica em um canto ou voltado para a parede ☐ Pavilhões auriculares voltados para trás, olhar enfastiado ☐ Sinais frequentes de agitação intensa ☐ Extremamente desconfortável, assustado OU ☐ Extremamente internalizado/retraído ☐ Incapaz de se levantar ☐ Sem cuidado ao se movimentar perto de pessoas	☐ Frequência cardíaca: ___ (pode ser ≥ 70 bpm) ☐ Taquipneia +/- frequência respiratória: ___ ☐ Sudorese profusa ☐ Tensão muscular extrema/rigidez +/- fasciculação ☐ Áreas disseminadas de calor ☐ Resposta de aversão extrema à palpação, possível agressividade	☐ Incapacidade ou indisposição para sustentação do peso ☐ Possível incapacidade de movimentação ☐ Alternância constante na sustentação de peso ☐ Postura em pé muito anormal OU ☐ Em decúbito dorsal ou lateral

Tratamento(s) analgésico(s) atual(is):

Comentários ____________________

Figura 3.3 Escala multidimensional não validada de dor usada na instituição dos autores.

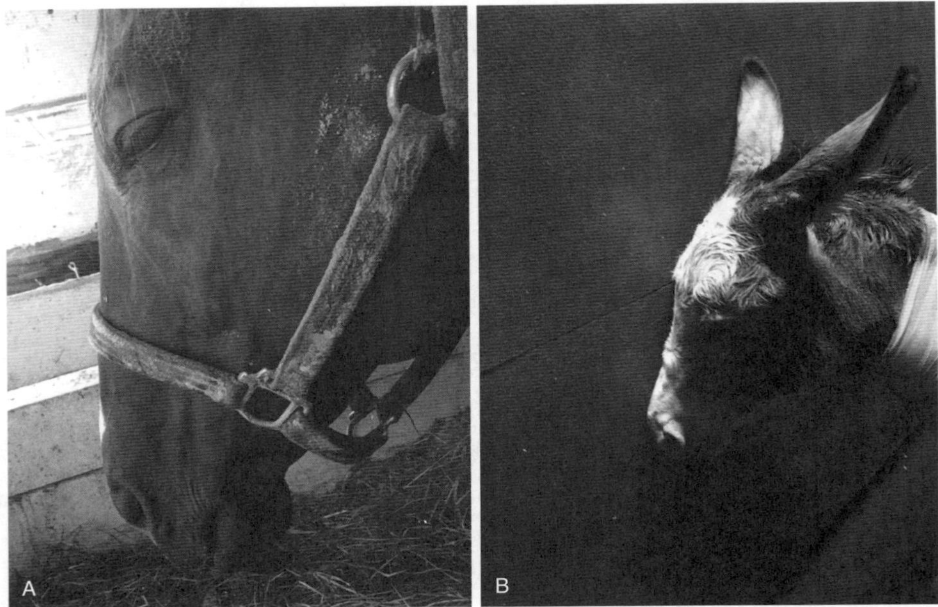

Figura 3.4 Exemplos de equídeos com expressões faciais de dor. **A.** Note que o cavalo apresenta olhos parcialmente fechados e lábio superior retraído. **B.** O asno apresenta os pavilhões auriculares apontados para trás e narinas tensas.

FÁRMACOS USADOS NO TRATAMENTO DA DOR

Quase todos os tipos de fármacos usados no tratamento da dor em pequenos animais também foram utilizados em equinos, embora existam menos ensaios controlados que avaliem sua eficácia. Esse pode ser um motivo para o número limitado de opções farmacológicas validadas para a analgesia de equinos em comparação com cães e gatos. Na prática, o uso de determinados fármacos em equinos também pode ser limitado pelo volume ou pelo custo do medicamento. Como em qualquer espécie, os analgésicos também têm possíveis efeitos adversos que limitam sua administração. As abordagens farmacológicas tendem a apresentar maior benefício e efeitos adversos em número ou gravidade menor quando os medicamentos são escolhidos com um objetivo específico, usados de maneira preventiva ou como parte de uma abordagem multimodal, e a dose é escalonada conforme a gravidade da dor.

As classes de fármaco mais comumente usadas em equinos são os anti-inflamatórios, os opioides, os agonistas alfa-2-adrenérgicos e os anestésicos locais. No entanto, diversos fármacos são utilizados no tratamento da dor em equinos e abordados aqui. Mais detalhes sobre alguns deles e vários outros recursos são discutidos no Capítulo 2.[24-26] Informações sobre dosagens são dadas na Tabela 3.1.

Anti-inflamatórios

Os anti-inflamatórios usados em equinos são os corticosteroides e os AINEs. Estes fármacos normalmente são a escolha de primeira linha no tratamento da dor relacionada com as doenças inflamatórias (p. ex., sinovite e osteoartrite)[27-29] e administradas por diversas vias, inclusive sistêmica, intra-articular e tópica.[30-32] De modo geral, os AINEs são os fármacos mais usados em equinos.[33] Encontrados com facilidade, são relativamente baratos e não requerem a manutenção de registros precisos.

Os corticosteroides agem na enzima fosfolipase A2 e impedem a degradação dos fosfolipídios de membrana em ácido araquidônico, o precursor das prostaglandinas e dos leucotrienos inflamatórios.[26] Os AINEs bloqueiam a ciclo-oxigenase (COX), a enzima que produz prostaglandinas a partir do ácido araquidônico.[34] As prostaglandinas e os leucotrienos têm importantes funções homeostáticas no corpo e papel significativo no desenvolvimento da dor, da inflamação e da febre.

Há pelo menos duas isoformas de ciclo-oxigenase, e as mais importantes são a COX-1 e a COX-2. A COX-1 é considerada constitutivamente expressa na maioria dos tecidos corpóreos e apresenta importante papel na manutenção do fluxo sanguíneo renal, na proteção da mucosa gástrica e na facilitação da agregação plaquetária (entre outros processos). A isoforma COX-2 tem maior atuação no desenvolvimento da inflamação e da dor e, tradicionalmente, os efeitos terapêuticos dos AINEs são atribuídos à inibição de COX-2.[35,36] No entanto, COX-2 também pode ter funções homeostáticas no sistema gastrintestinal e no rim, com efeitos maiores em doenças,[37] e a tradicional separação absoluta em constitutivo com relação à COX-1 e induzível quanto à COX-2 é uma simplificação excessiva das atuações das isoformas da molécula.[38,39] Relata-se na literatura, em cães, roedores e humanos, a existência de uma isoforma COX-3, originalmente descoberta como uma variante de COX-1 em cachorros.[40] A COX-3 é o suposto alvo do acetaminofeno (paracetamol), embora este tópico seja bastante debatido.[41,42] Não se sabe se há uma isoforma COX-3 em equinos. Independentemente disso, existem importantes diferenças específicas na expressão de diferentes isoformas de COX em diversos tecidos, e a extrapolação do que funciona em cães ou humanos não é uniformemente aplicável aos equinos.[43,44]

Tabela 3.1 Fármacos usados na analgesia de equinos.

Fármaco	Via	Dose	Comentários
ANTI-INFLAMATÓRIOS NÃO ESTEROIDES			
Fenilbutazona[28]	IV, VO	2,2 a 4,4 mg/kg a cada 12 a 24 h	Doses menores são sugeridas para uso crônico
Flunixina meglumina[230]	IV, VO	1,1 mg/kg a cada 12 a 24 h	Via IM descrita na bula, mas não recomendada devido à possibilidade de irritação tecidual local
Cetoprofeno[28,231]	IV	1,1 a 2,2 mg/kg a cada 12 a 24 h	–
Firocoxibe[57]	IV	0,09 mg/kg a cada 24 h	Solução não aquosa que não deve ser misturada a soluções aquosas em infusões IV
	VO	Dose de ataque: 0,3 mg/kg A seguir: 0,1 mg/kg a cada 24 h	–
Meloxicam[55,56]	VO	0,6 mg/kg a cada 24 h	O aumento da frequência de administração pode ser necessário em potros (a cada 12 h)
Diclofenaco[32]	Tópica	Creme lipossomal a 1% aplicado sobre a pele desnuda da área de interesse	–
OPIOIDES			
Podem ser combinados à acepromazina ou agonistas alfa-2-adrenérgicos. Dilua a dose epidural ao volume desejado			
Butorfanol[62,63,179,232-235]	IV, IM, SC	0,01 a 0,22 mg/kg	As doses comuns clinicamente usadas são menores do que as doses analgésicas relatadas
	IV CRI	CRI: 0,013 a 0,025 mg/kg/h	Dose de ataque recomendada
Nalbufina[236]	IV, IM	0,02 a 0,15 mg/kg	–
Buprenorfina[83,237-239]	IV, sublingual	0,005 a 0,01 mg/kg	–
	Epidural	0,005 mg/kg	–
Morfina[87-89,91,93,240,241]	IV, IM	0,05 a 0,2 mg/kg	–
	IV CRI	0,1 mg/kg/h	Dose de ataque recomendada
	Epidural	0,1 a 0,2 mg/kg	–
	Intra-articular	0,1 a 0,2 mg/kg	–
Fentanila[81,201,242]	IV CRI	Dose de ataque: 0,005 mg/kg CRI: 0,006 mg/kg/h	Analgésico menos eficaz em equinos em comparação com outras espécies
	Transdérmica	Adesivo de 20 a 30 mg aplicado na pele desnuda de um equino adulto com cerca de 500 kg	Como adjunto a outros analgésicos
Remifentanila[240,243,244]	IV CRI	Dose de ataque: 0,0005 mg/kg CRI: 0,002 a 0,006 mg/kg/h	Como adjunto à anestesia geral
Metadona[133,245,246]	IV, IM, VO	0,05 a 0,15 mg/kg	–
	Epidural	0,1 mg/kg	–
Meperidina (petidina)[62,247-249]	IV, IM	1 mg/kg	–
	Epidural	0,3 a 0,8 mg/kg	–
Hidromorfona[250]	Epidural	0,04 mg/kg	–
AGONISTAS ALFA-2-ADRENÉRGICOS			
As doses mostradas causam sedação. Doses menores podem ser eficazes na analgesia, principalmente em combinação com opioides. As doses de CRI são usadas em procedimentos padrões ou adjuntas à anestesia geral			
Xilazina[251-255]	IV, IM	0,2 a 1,1 mg/kg	–
	IV CRI	0,016 a 0,69 mg/kg/h	–
	Epidural	0,17 a 0,22 mg/kg	A fraqueza do membro posterior e o decúbito são possíveis efeitos colaterais
Detomidina[93,244,252,256-258]	IV, IM	0,01 a 0,03 mg/kg	–
	IV CRI	0,005 a 0,02 mg/kg/h	–
	Epidural	0,015 a 0,03 mg/kg	A absorção sistêmica é provável

(*continua*)

Tabela 3.1 Fármacos usados na analgesia de equinos (*continuação*).

Fármaco	Via	Dose	Comentários
Romifidina[235,252,259,260]	IV, IM	0,02 a 0,08 mg/kg	–
	IV CRI	0,03 a 0,04 mg/kg/h	–
	Epidural	0,03 a 0,06 mg/kg	–
Dexmedetomidina[240,241,261,262]	IV, IM	0,003 a 0,005 mg/kg	–
	IV CRI	0,001 a 0,008 mg/kg/h	–
Medetomidina[251,263,264]	IV, IM	0,007 a 0,01 mg/kg	–
	IV CRI	0,003 a 0,005 mg/kg/h	–
ANESTÉSICOS LOCAIS			
As doses epidurais podem ser combinadas a opioides ou agonistas alfa-2-adrenérgicos; recomenda-se que o volume de anestésicos locais não exceda 5 a 7 mℓ em um equino adulto			
Lidocaína[133,247,265,266]	IV CRI	Dose de ataque: 1,3 a 1,5 mg/kg CRI: 0,05 mg/kg/min	A dose de ataque é administrada em 10 a 20 min
	Epidural sacrococcígea	0,2 a 0,35 mg/kg	–
Mepivacaína[267,268]	Epidural sacrococcígea	0,16 a 0,2 mg/kg	–
Ropivacaína[269,270]	Epidural sacrococcígea	0,08 a 0,15 mg/kg	–
Bupivacaína[271,272]	Epidural sacrococcígea	0,02 a 0,06 mg/kg	–
OUTROS FÁRMACOS			
Quetamina[150-152]	IV CRI	0,4 a 0,8 mg/kg/h	Em equinos conscientes, doses mais elevadas podem ser usadas como adjuntos à anestesia geral
Gabapentina[160,161]	IV, VO	5 a 20 mg/kg a cada 8 a 12 h	Baixa biodisponibilidade oral; doses mais elevadas podem ser necessárias; titule a dose conforme o efeito
Metocarbamol[236]	VO	40 a 60 mg/kg a cada 12 a 24 h	–
N-butilescopolamina[179]	IV	0,3 mg/kg	Doses mais baixas podem conseguir o efeito clínico desejado

IV, via intravenosa; VO, via oral; IM, via intramuscular; SC, via subcutânea; CRI, infusão em taxa constante.

Os efeitos adversos mais comuns associados ao bloqueio das vias de COX são observados nos sistemas gastrintestinal e renal. Em equinos, o uso de AINEs é relacionado com úlceras gástricas, colite ulcerativa dorsal direita e necrose das papilas/cristas renais.[45-47] Os efeitos renais podem ser piorados pela desidratação concomitante.[48] O leitor deve saber que, embora a combinação de múltiplos AINEs ou corticosteroides e AINEs possa aumentar a analgesia, tal prática também é associada ao aumento da frequência e da gravidade dos efeitos adversos.[49-52] Nas circunstâncias em que uma combinação de fármacos dessas duas classes melhora o controle da dor, sugere-se a administração concomitante de protetores gastrintestinais.

A maioria dos AINEs de uso aprovado em equinos (p. ex., ácido acetilsalicílico, fenilbutazona, cetoprofeno, flunixino meglumina, diclofenaco) inibem a COX-1 e a COX-2. No entanto, os AINEs COX-2-seletivos (firocoxibe e meloxicam) foram desenvolvidos para equinos com o objetivo primário de redução dos efeitos colaterais gastrintestinais,[53-55] principalmente porque os AINEs podem ser usados de maneira crônica em alguns desses animais. O meloxicam pode, especificamente, ser mais benéfico em potros, nos quais os AINEs tradicionais têm maior risco de efeitos adversos por causa do *clearance* prolongado em comparação a equinos adultos. O meloxicam é eliminado de forma mais rápida em potros do que em adultos, o que pode melhorar a tolerância a tratamentos mais longos.[56]

O uso de uma formulação de firocoxibe em comprimidos mastigáveis para cães popularizou-se entre os proprietários de equinos, devido ao baixo custo e à facilidade de administração; no entanto, esse comprimido tem menor biodisponibilidade e menor inibição de COX-2 em equinos em comparação com a formulação oral para a espécie.[57] Além disso, os clínicos devem estar cientes de que a administração da formulação canina pode, dependendo de seu país, representar uso extrabula. O mesmo ocorre com o AINE COX-2-seletivo carprofeno, que é aprovado para cães, mas foi administrado a potros, em vez da fenilbutazona, devido à eficácia percebida e à menor toxicidade.

Opioides

Os opioides produzem seus efeitos pela ativação de receptores mi (μ), kappa (κ) ou delta (δ).[58] Os opioides podem ser agonistas μ puros (p. ex., morfina, metadona, fentanila), agonistas μ parciais (p. ex., buprenorfina) e agonistas κ/antagonistas μ (p. ex., butorfanol). A morfina é o agonista μ prototípico com o qual todos os outros opioides são comparados.[59,60] Embora os agonistas μ puros sejam tradicionalmente relacionados com os efeitos analgésicos mais potentes, o butorfanol apresenta eficácia igual ou maior (talvez com menos efeitos adversos) do que os agonistas μ no tratamento da dor gastrintestinal em equinos.[60-63] Os opioides, principalmente a morfina, têm efeitos sedativos profundos quando combinados aos alfa-2-agonistas. Essa combinação é comumente chamada de *neuroleptanalgesia* e pode ser utilizada em animais refratários à analgesia ou em caso de necessidade de intervenções em estação.[64,65]

O uso de opioides em equinos costuma ser limitado pelos possíveis efeitos adversos. Os agonistas μ em particular são conhecidos por causar excitação, agitação e aumento da atividade locomotora em equinos.[58,66,67] Isso pode ser explicado, em parte, pela localização, pela densidade e pela afinidade de ligação dos receptores opioides μ no cérebro equino.[68] Embora tal efeito seja bem documentado, sua importância clínica é confundida por múltiplas variáveis, inclusive possíveis observações tendenciosas, pois os estudos foram conduzidos em cavalos saudáveis e sem dor. As doses usadas em estudos investigativos também podem ser maiores do que aquelas administradas clinicamente, o que contribui para os efeitos de excitação.[69] Conforme já mencionado, a coadministração com fármacos sedativos melhora os possíveis efeitos excitatórios dos opioides e aumenta a sedação.[58,68] Em equinos com dor, doses baixas a moderadas de opioides têm efeito calmante e, em alguns estudos, são associadas à melhora da qualidade da recuperação anestésica,[70,71] mas as respostas comportamentais equinas aos opioides são variáveis. Em outras espécies com pesquisa extensas, as diferenças foram atribuídas a polimorfismos nos receptores de opioides. Um polimorfismo no receptor opioide μ foi recentemente demonstrado e afeta, de maneira significativa, as respostas locomotoras de equinos adultos à fentanila.[72] As pesquisas contínuas nessa área podem ajudar a esclarecer as observações clínicas variáveis acerca do uso de opioides em tal espécie.

Outro efeito adverso dos opioides é o possível retardo do esvaziamento gástrico e o prolongamento do tempo de trânsito intestinal. Por causa disso, os opioides podem predispor os equinos à constipação intestinal e à impactação do cólon, devido à absorção de água do conteúdo em movimentação lenta no lúmen intestinal.[73,74] Embora a experiência dos autores mostre que os equinos tratados com doses altas de opioides, como a morfina, podem apresentar estase gastrintestinal com necessidade de utilização de um tubo nasogástrico para remoção de gás, os estudos sobre o risco de cólica associada à administração de morfina em cavalos submetidos à anestesia geral são conflitantes.[69,75-77] A maioria não mostra uma relação entre o uso perioperatório de morfina e as complicações gastrintestinais. Além disso, a dor em si pode predispor os equinos ao desenvolvimento de íleo.[78,79] Embora a possibilidade de efeitos adversos não deva ser ignorada, é preciso notar que as complicações são mais prováveis quando os opioides são administrados por via sistêmica em doses altas.

Estudos experimentais sobre o uso de opioides em equinos continuam a emergir com o aumento do reconhecimento dos possíveis benefícios clínicos dessa classe de fármacos. Diversos novos estudos descrevem a farmacologia de determinados opioides em equinos, mas há uma grande necessidade de mais evidências para apoiar protocolos terapêuticos clínicos específicos. A fentanila de administração intravenosa (IV), por exemplo, parece ser um analgésico relativamente ineficaz com efeitos comportamentais indesejados nas doses estudadas em equinos adultos,[80,81] mas tem efeito sedativo em potros em doses relativamente baixas.[82] A buprenorfina mostra-se promissora como analgésico, devido à sua meia-vida plasmática longa em equinos e à sua eficácia após a administração sublingual.[83] No entanto, há relatos de aumento da atividade locomotora ou excitação significativa induzida por buprenorfina em equinos adultos e potros, mesmo quando se administra o fármaco combinado a um sedativo.[84-86] O uso de opioides sistêmicos em equinos continuará, portanto, a ser desafiado pela necessidade de seleção adequada dos casos e titulação da dose para que os benefícios clínicos sejam conseguidos sem efeitos indesejados.

Os efeitos adversos sistêmicos podem ser mitigados pelo uso de vias alternativas de administração. As vias estudadas em equinos com resultados promissores são intra-articular, transdérmica, perineural e epidural. A morfina intra-articular, por exemplo, tem efeitos analgésicos e anti-inflamatórios profundos e duradouros e provoca uma redução mais significativa da claudicação do que a morfina IV em equinos com sinovite.[87-90] A morfina epidural é associada à analgesia prolongada em diversos procedimentos cirúrgicos,[91-93] embora uma diminuição dose-dependente do tempo de trânsito gastrintestinal seja relatada.[79,91]

Agonistas alfa-2-adrenérgicos

Os agonistas alfa-2-adrenérgicos (p. ex., xilazina, detomidina, romifidina, medetomidina, dexmedetomidina) produzem sedação, relaxamento muscular e analgesia por meio da ativação de receptores alfa-2 centrais e periféricos. Embora os efeitos dos fármacos sejam praticamente os mesmos, há diferenças individuais quanto à seletividade de receptores alfa-1:alfa-2, a estrutura química, o metabolismo e a eliminação da molécula. A sedação é atribuída à ativação de receptores alfa-2 do SNC, em áreas do cérebro que são responsáveis pela consciência, pela estimulação e pela vigilância. A ativação de receptores alfa-2 no cérebro e na medula espinal diminui a liberação de neurotransmissores excitadores e interfere no processamento e na transmissão sensorial, produzindo analgesia.[94]

Os agonistas alfa-2-adrenérgicos são analgésicos viscerais profundos. Tal propriedade é fundamental no tratamento da cólica moderada a grave. O uso de agonistas alfa-2-adrenérgicos pode impedir a ocorrência de lesões no veterinário e no cavalo e possibilitar a realização de procedimentos diagnósticos e terapêuticos essenciais. Esses fármacos, porém, também podem mascarar os sinais de deterioração clínica,[95,96] principalmente em caso de administração de doses maiores ou fármacos com meias-vidas mais longas (p. ex., detomidina).[97] Os efeitos comportamentais e, talvez, analgésicos podem ser melhorados pela administração de agonistas alfa-2-adrenérgicos com opioides (p. ex., butorfanol ou morfina).[63]

O uso de agonistas alfa-2-adrenérgicos é associado a efeitos adversos significativos. Clinicamente, a administração de alfa-2-agonistas para analgesia é acompanhada por níveis variáveis de sedação, que podem ser indesejados. Os agonistas alfa-2-adrenérgicos também causam vasoconstrição periférica e subsequentes bradicardia reflexa e bradiarritmias mediadas por barorreceptores (p. ex., bloqueio atrioventricular de segundo grau).[98,99] O aumento da pós-carga associado à administração de agonista alfa-2-adrenérgico causa uma redução profunda do débito cardíaco,[99-101] que pode ser prejudicial em equinos com comprometimento cardiovascular. O desaparecimento gradual do efeito de vasoconstrição leva à diminuição da pressão arterial, causada por uma redução na estimulação simpática do SNC e pela bradicardia contínua.[94,102] A diminuição do débito cardíaco é relativamente independente da dose.[103] Em equinos com comprometimento hemodinâmico grave (p. ex., cólica com estrangulamento), os benefícios do uso de agonistas alfa-2-adrenérgicos devem ser cuidadosamente ponderados com relação ao risco de colapso cardiovascular.

Outros efeitos adversos dos agonistas alfa-2-adrenérgicos são excitação ou agressão paradoxal ocasional, alterações na frequência respiratória e no volume corrente, obstrução das vias respiratórias superiores por relaxamento dos músculos faríngeos, hiperglicemia, aumento da produção de urina, diminuição imediata e pronunciada do tônus gastrintestinal e motilidade que pode continuar bem além da duração do fármaco.[104-110] Estes efeitos são dose-dependentes, mas podem ser relacionados com o íleo e a cólica pós-operatória.[111] O aumento da produção de urina pode exacerbar a desidratação em um equino debilitado em caso de ausência de administração suplementar de fluidos. A taquipneia é ocasionalmente observada em equinos febris tratados com qualquer fármaco desta classe.

Os agonistas alfa-2-adrenérgicos podem ser administrados em bólus ou infusão em taxa constante.[110] Como os opioides, também podem ser administrados por via intra-articular, perineural e epidural. O uso intra-articular de agonistas alfa-2-a-drenérgicos causa analgesia por um mecanismo indeterminado; efeitos regionais e sistêmicos (de absorção do fármaco), no entanto, são possíveis.[112] O potencial de efeitos condrotóxicos dos agonistas alfa-2-adrenérgicos está sendo pesquisado, e os primeiros relatos indicam sua existência com alguns, mas não todos os fármacos dessa classe.[113,114] Os agonistas alfa-2-adrenérgicos aumentaram a duração de analgesia conferida pelos anestésicos locais perineurais.[115] A administração epidural de agonistas alfa-2-adrenérgicos provoca analgesia benéfica para procedimentos cirúrgicos.[93,116] Porém, alguns agonistas alfa-2-adrenérgicos (p. ex., detomidina) têm efeitos sistêmicos por serem rapidamente absorvidos no espaço epidural.[116,117] Os efeitos dos agonistas alfa-2-adrenérgicos podem ser revertidos pelos antagonistas alfa-2-adrenérgicos (p. ex., atipamezol, tolazolina, ioimbina, idazoxan).[111,118] A administração destes agentes de reversão abole todos os efeitos alfa-2, inclusive a analgesia. Ao usar antagonistas alfa-2-adrenérgicos em uma situação em que a dor é esperada, o clínico deve planejar a analgesia por um método alternativo. A administração de antagonistas alfa-2-adrenérgicos foi associada a efeitos adversos significativos em equinos, inclusive alterações comportamentais, taquicardia, hipotensão e morte. Os efeitos adversos costumam estar associados a doses altas e à administração rápida (p. ex., via IV).[119] Antagonistas alfa-2-adrenérgicos periféricos que retêm os efeitos centrais benéficos e reduzem os efeitos cardiovasculares negativos dos agonistas alfa-2-adrenérgicos estão sendo avaliados.[120,121]

Anestésicos locais

Os anestésicos locais (p. ex., lidocaína, mepivacaína, bupivacaína, ropivacaína) são frequentemente usados sozinhos ou combinados com outros analgésicos para causar perda de sensação. Tais fármacos podem ser administrados por via tópica, regional (perineural e epidural) ou sistêmica. A analgesia é causada pelo bloqueio de canais iônicos de sódio, o que impede o início e a condução da atividade elétrica (potenciais de ação) em fibras nervosas sensoriais de diâmetro pequeno (C, Aδ). Doses mais altas (clínicas) de anestésicos locais também bloqueiam a condução em fibras maiores (Aβ) e, quando administradas em determinados sítios (p. ex., epidural, perineural em um nervo misto), produzem perda de função motora e provocam paralisia motora temporária.

O anestésico local lidocaína administrado por via IV produz depressão nervosa central branda e tem efeitos antiarrítmicos, anti-inflamatórios, de remoção de radicais livres e promoção da motilidade gastrintestinal.[122-127] Também causa analgesia, diminui a necessidade de anestésicos inalatórios e potencializa as ações analgésicas de opioides ou agonistas alfa-2-adrenérgicos.[122,123,128,129] Devido à toxicidade cardíaca variável, a administração de outros anestésicos locais por essa via não é recomendada atualmente. A lidocaína produz efeitos cardiovasculares e respiratórios mínimos em equinos saudáveis e normais, mas pode diminuir o débito cardíaco, a pressão arterial e a frequência cardíaca quando administrada por via IV, pela redução da estimulação simpática pelo SNC, da força de contração do miocárdio e do retorno venoso.[123,128] A infusão de lidocaína não melhora a função cardiovascular em equinos anestesiados, apesar de diminuir a dose de anestésico inalatório e, em determinadas circunstâncias, pode predispor os equinos à má qualidade da recuperação da anestesia geral.[129-131]

Diferenças significativas no metabolismo, na eliminação e no potencial de produção de toxicidade do sistema nervoso central (desorientação, ataxia e convulsões) são observadas entre os vários anestésicos locais.[125] Os equinos parecem mais sensíveis aos efeitos neurotóxicos do que algumas outras espécies, e doses altas causam estimulação nervosa central caracterizada por nervosismo, agitação, sedação, ataxia e colapso.[132] Convulsões também foram observadas pelos autores em pacientes clínicos. Apesar da menor probabilidade de ocorrência em equinos adultos, já crescidos, doses tóxicas também podem ser alcançadas quando esses fármacos são administrados por via local ou regional.

Os anestésicos locais podem ser administrados por via epidural para diminuir a necessidade de outros analgésicos.[133] No entanto, conforme já mencionado, podem causar perda da função motora (paralisia), o que pode ser um problema em animais grandes, como os equinos. O cavalo pode se machucar por não conseguir controlar seus membros ou ficar em decúbito até o término do efeito do anestésico local. Os anestésicos locais também podem causar paralisia respiratória quando administrados por via epidural ou espinal (subaracnoide). Apesar de improvável, a não ser em caso de administração inadvertida de um volume excessivo de fármaco, a migração do anestésico local em sentido cranial, até a região cervical, pode paralisar o diafragma, o que causa hipoventilação e apneia. Para evitar esses efeitos adversos dos anestésicos locais epidurais, os autores recomendam que tais fármacos não sejam administrados com cateteres epidurais e que o volume de anestésico local no espaço epidural caudal seja limitado a 5 a 7 mℓ em um equino adulto.

O uso intra-articular de anestésicos locais é comum na clínica equina para diagnóstico e tratamento da claudicação e cirurgia articular. O potencial de condrotoxicidade induzida por anestésicos locais mostra-se preocupante e foi clinicamente reconhecido em humanos com o uso de bupivacaína.[134] Uma pesquisa *in vitro* em equinos demonstrou a condrotoxicidade associada à bupivacaína, à lidocaína e à mepivacaína; a mepivacaína foi considerada a menos tóxica para a cartilagem e mais segura para uso clínico.[135] Um estudo humano *in vitro* subsequente mostrou que os efeitos condrotóxicos foram piores em articulações com artrite.[136] Por outro lado, uma única injeção de bupivacaína e lidocaína não aumentou a degradação de biomarcadores de colágeno em um estudo *in vivo* em equinos saudáveis.[137] Mais dados são necessários antes que essa questão seja esclarecida em equinos, e os veterinários devem considerar os possíveis riscos e benefícios em cada caso clínico.

Quetamina

A quetamina é comumente usada na indução e na manutenção anestésica em equinos e também apresenta importantes propriedades analgésicas. A ativação do receptor de NMDA é essencial ao desenvolvimento de hiperalgesia e sensibilização central mediada pela interação com diversos outros receptores.[138,139] O antagonismo da quetamina nesse receptor ajuda a mitigar tais efeitos. A analgesia também pode ser parcialmente mediada pela via monoaminérgica, por meio da liberação de norepinefrina, dopamina e serotonina induzida pela quetamina.[138]

Em doses anestésicas, a quetamina aumenta a frequência cardíaca, o débito cardíaco e a pressão arterial em equinos.[140] Usada com o objetivo de prevenir a sensibilização central, como adjunta à anestesia inalatória, a infusão de quetamina reduz a dose necessária de anestésico e melhora o débito cardíaco.[141] Os efeitos cardiovasculares benéficos são atribuídos ao aumento das catecolaminas circulantes, embora a quetamina, sozinha, seja um depressor miocárdico direto.[142,143] Vias não sistêmicas de administração de quetamina também foram utilizadas com certo sucesso. A anestesia local de curta duração, por exemplo, é observada após a administração perineural de quetamina em equinos.[144] Da mesma maneira, administrada pela via epidural, a quetamina provoca analgesia, mas evidências de toxicidade neuronal localizada, principalmente com o uso crônico, limitam sua aplicação em pacientes clínicos.[145,146]

Os efeitos colaterais comportamentais associados à administração de quetamina em equinos devem ser considerados. Em humanos, a quetamina produz alucinações;[138] em equinos, o potencial de excitação ou delírio durante o uso da quetamina na anestesia é a uma realidade minimizada pela administração de outros fármacos (p. ex., agonistas alfa-2-adrenérgicos).[140,147] Doses subanestésicas de quetamina, usadas na prevenção da sensibilização central, não parecem associadas a efeitos comportamentais adversos em seres humanos, cães e gatos.[148,149] Em equinos, as infusões de baixas doses podem ser feitas com efeitos comportamentais mínimos ou nulos.[150] As evidências de efeito antinociceptivo com essas doses de quetamina em equinos são conflitantes, e os dados clínicos mostram-se esparsos, mas as infusões subanestésicas parecem ser adjuntos eficazes no tratamento da dor causada pela laminite.[150-153] As infusões prolongadas de quetamina aumentam o tempo de trânsito gastrintestinal e diminuem a produção fecal em equinos saudáveis;[154] porém, não há dados similares de pacientes clínicos.

Magnésio

Como a quetamina, os efeitos analgésicos do magnésio devem-se principalmente ao bloqueio dos receptores de NMDA. O magnésio também bloqueia os canais de cálcio e, embora tal atributo seja historicamente usado em casos de hipertensão e arritmias, também se apresenta como um mecanismo importante, pelo qual a sua administração sistêmica é feita para ajudar no tratamento da dor.[155] Embora o magnésio não tenha sido estudado como analgésico em equinos, foi extensamente analisado na medicina humana. Alguns dados são conflitantes, mas, de modo geral, parece que o magnésio reduz a dor pós-operatória e a necessidade de administração de opioides após diversos procedimentos cirúrgicos.[156,157] Experimentalmente, o magnésio também potencializa a analgesia conferida pela morfina e retarda o desenvolvimento de tolerância a este fármaco.[158] Os efeitos adversos parecem mínimos com a dosagem adequada, mas envolvem hipotensão, bradicardia e sedação.[157]

Anticonvulsivantes

A gabapentina é um anticonvulsivante que também tem efeitos analgésicos, provavelmente causados por sua interação com a subunidade $\alpha 2\delta$ dos canais de cálcio dependentes de voltagem, positivamente regulados na dor crônica e na dor neuropática. Em humanos, considera-se a gabapentina um fármaco de primeira linha para o tratamento da dor neuropática.[159] Tem baixa biodisponibilidade oral em equinos.[160] A administração oral de gabapentina por 2 semanas em doses clínicas comuns (5 a 10 mg/kg a cada 8 horas) não reduziu o nível de claudicação em equinos com quadros crônicos em comparação com o tratamento com placebo.[161] No entanto, uma dose oral relativamente baixa pareceu eficaz no tratamento da dor neuropática de um equino em um relato de caso.[162] A administração de 20 mg/kg de gabapentina IV foi associada apenas à sedação muito branda.[160] Isso sugeriu que essa dosagem mais elevada pode ser usada sem efeitos adversos significativos. Em humanos, a titulação adequada da dose pode levar semanas.[163] Mais dados clínicos são necessários para determinar se este é um fator na eficácia da gabapentina em equinos. O efeito adverso primário e limitante da dose da gabapentina em humanos é a sonolência.[163]

A pregabalina é um fármaco similar, com o mesmo mecanismo de ação, usado como anticonvulsivante e analgésico em humanos. Administrada via sonda nasogástrica a equinos saudáveis, sua biodisponibilidade foi alta, e a sedação, o efeito adverso mais comum.[164] O uso de pregabalina em pacientes clínicos da espécie equina não foi relatado.

Tramadol

O tramadol consiste em um agonista sintético fraco do receptor opioide μ e inibidor da recaptação de serotonina e norepinefrina. O tramadol não é um fármaco controlado em muitos países. Há diversos metabólitos de tramadol, mas se considera o O-desmetiltramadol (M1) o metabólito analgésico primário, por ter maior afinidade pelo receptor μ em comparação ao composto original.[165,166]

Em estudos farmacocinéticos, os equinos demonstram grande variabilidade individual na produção de M1, e este metabólito não foi detectado ou foi quantificado em concentrações muito baixas.[167-170] É possível que, nesses animais, a glucoronidação do metabólito M1 seja muito eficiente, o que influencia as concentrações da molécula.[167] Independentemente disso, o tramadol não teve efeito antinociceptivo em equinos em vários modelos experimentais e causou excitação com o aumento da dose.[171-173] Em pacientes clínicos, o tramadol teve eficácia branda na redução da dor de equinos com laminite em abordagens multimodais para controle da dor,[151,174] e nenhum efeito adverso foi observado durante seu uso adjunto a acepromazina, detomidina, quetamina, diazepam e flunixino meglumina para castração.[175] Mais estudos são necessários para determinar a utilidade clínica do tramadol em equinos, mas, hoje, não é promissor como analgésico único nessa espécie.

Inibidores de epóxido hidrolase solúvel

O metabolismo oxidativo dos ácidos graxos poli-insaturados consiste em um passo essencial na produção de mediadores importantes para o desenvolvimento da inflamação e da dor associadas à lesão tecidual. O mais conhecido grupo de fármacos que bloqueiam este processo é formado pelos AINEs, que impedem o metabolismo do ácido araquidônico por meio da inibição de COX, conforme discutido. No entanto, a via da COX é somente uma parte de um conjunto muito mais complexo de processos responsáveis pelas dores inflamatória e neuropática.

Recentemente, a inibição da transformação de ácidos graxos poli-insaturados em epóxidos, mediada pelo citocromo P450, foi explorada como um possível tratamento analgésico em equinos com laminite.[176] A atividade da epóxido hidrolase solúvel na lâmina digital é maior em equinos com laminite, e o tratamento experimental com o inibidor da epóxido hidrolase solúvel t-TUCB provocou a melhora moderada dos sinais clínicos (p. ex., elevação do membro) e das pontuações de dor em um pequeno grupo dos animais em um recente ensaio clínico.[177] A natureza inovadora desse tratamento faz com que mais pesquisas sejam necessárias antes de sua adoção disseminada, mas representa uma contribuição promissora na abordagem multimodal ao controle da dor em equinos com laminite.

Acepromazina

A acepromazina é um tranquilizante fenotiazínico que não apresenta propriedades analgésicas inerentes.[178,179] Assim, não deve ser usada como agente único para conferir analgesia, e seus efeitos calmantes não devem ser interpretados como eficácia analgésica. Embora não aprovada com tal finalidade, a acepromazina é usada por veterinários em combinação com agonistas alfa-2-adrenérgicos ou opioides para aumentar a sedação. A literatura também sugere que a administração da acepromazina melhora a atividade locomotora indesejada associada ao uso de opioides em equinos.[58]

N-butilescopolamina

A butilescopolamina consiste em um anticolinérgico e antiespasmódico com efeito de curta duração sobre a dor gastrintestinal; é usada no tratamento da cólica espasmódica[179-181] e pode ser combinada com outros analgésicos. Por sua ação muito curta (20 a 30 minutos), um benefício percebido é não mascarar a dor da cólica não espasmódica com deterioração, embora ainda traga alívio a equinos com dor por cólica não complicada. Deve-se observar que o efeito anticolinérgico desse fármaco aumenta a frequência cardíaca, o que pode complicar a avaliação fisiológica da dor.

Metocarbamol

O metocarbamol é um relaxante da musculatura esquelética usado em equinos há muitos anos para o tratamento do desconforto associado aos espasmos musculares; sua biodisponibilidade após a administração oral apresenta-se moderada.[182] Embora existam muitas evidências de seu uso no tratamento da dor lombar equina, não há dados científicos.

Bisfosfonatos

O tiludronato e o clodronato são bisfosfonatos usados no tratamento da dor óssea em equinos. Os bisfosfonatos distribuem-se, sobretudo, nos ossos e inibem a reabsorção óssea principalmente por meio de efeitos negativos em osteoclastos e macrófagos.[183,184] Esses fármacos são administrados por via IV e por via intramuscular (IM), respectivamente, e seu efeito dura muitos meses.

Estudos clínicos de pequeno porte com tiludronato mostraram certa melhora na claudicação causada pela doença navicular e pela artrite no jarrete distal,[185] e um ensaio duplo-cego controlado com placebo maior em cavalos com artrite no jarrete também demonstrou a eficácia desse fármaco.[186] O tiludronato também foi eficaz no tratamento da dor vertebral toracolombar em equinos.[187] Embora administrado durante a perfusão regional do membro, a segurança e a eficácia desta técnica não são conhecidas.[188] A cólica mostrou-se associada ao uso de tiludronato em equinos,[185] e graus variáveis de lesão renal foram demonstrados em humanos submetidos ao tratamento com diferentes bisfosfonatos.[189] Não há dados clínicos extensos acerca de sua toxicidade renal em equinos. No entanto, o potencial de efeitos adversos deve ser bastante considerado antes do tratamento, devido ao aumento dos relatos não comprovados de lesão renal. O pré-tratamento com flunixino meglumina para a prevenção dos sinais de cólica associados ao tiludronato é desencorajado, devido ao maior risco de nefrotoxicidade.

Soro autólogo condicionado (proteína antagonista do receptor de interleucina 1)

A proteína antagonista do receptor de interleucina 1 (IRAP) consiste em uma citocina anti-inflamatória usada no tratamento da osteoartrite equina. O sangue total é coletado e incubado com contas (*beads*) que aumentam a produção de IRAP.[190] O soro é, então, separado e injetado por via intra-articular. Clinicamente, a IRAP melhora as pontuações de claudicação em equinos com osteoartrite em comparação com o placebo.[191] Uma vez que o produto é autólogo e não possui fármacos, pode ser usado em cavalos atletas antes de competições.

TÉCNICAS ANALGÉSICAS ESPECÍFICAS

Cateteres epidurais

Os cateteres epidurais (Figura 3.5) podem ser uma forma segura e eficiente de administração de doses repetidas de analgésicos (p. ex., opioides, agonistas alfa-2-adrenérgicos) no espaço epidural de equinos. Os *kits* de cateter epidural que podem ser usados em equinos são comercializados (Figura 3.6). Estes cateteres podem ser mantidos com sucesso por vários dias a semanas. Em casos clínicos, complicações relacionadas com o paciente (p. ex., inflamação no sítio de inserção do cateter) parecem muito infrequentes quando a técnica asséptica adequada é usada para a colocação e a manutenção dos cateteres epidurais. As complicações mais comuns relacionadas com o cateter em equinos são o deslocamento do cateter ou do filtro, a perda de lúmen do cateter ou seu extravasamento.[192] Os cateteres permanentes causam inflamação e fibrose epidurais, que podem ser responsáveis pela perda de lúmen com o passar do tempo.[192,193] Tais problemas não impedem a substituição por um novo cateter, mas podem dificultá-la.

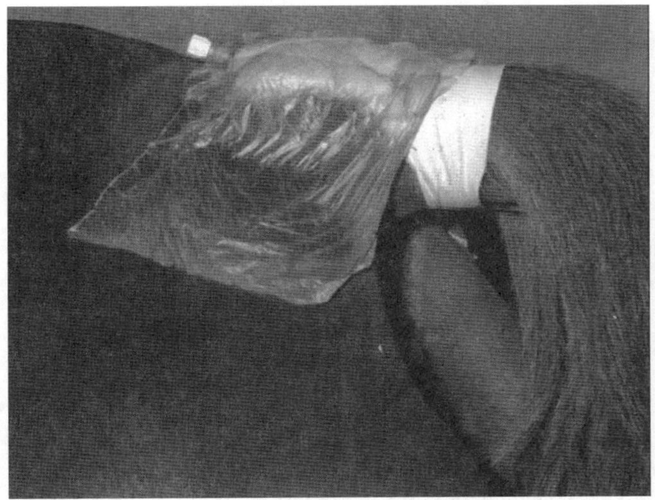

Figura 3.5 Um cateter epidural preso com esparadrapo, o que impede sua contaminação por *debris* (como palha ou lascas de madeira).

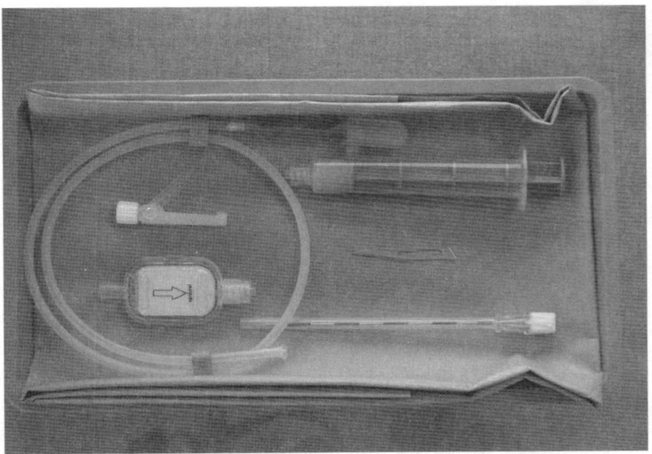

Figura 3.6 Componentes de um *kit* comercial de cateter epidural, composto por lâmina de bisturi, cateter, conector, filtro, seringa plástica de perda de resistência e agulha de Tuohy para colocação. (Cortesia de Gregg Griffenhagen, DVM, DACVAA.)

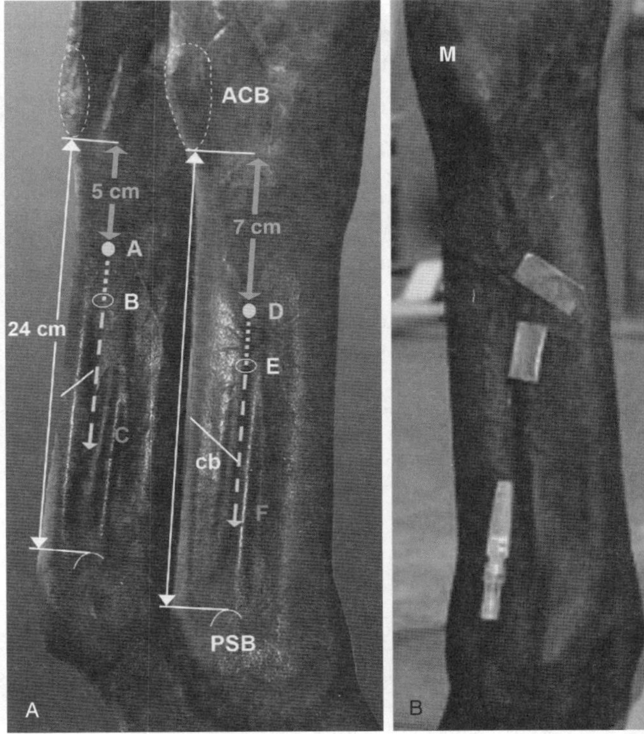

Figura 3.7 A. Diagrama anatômico mostrando a colocação correta de um cateter perineural no membro distal em equinos, a 5 cm distal ao carpo acessório (ACB) no aspecto medial do membro e a 7 cm distal ao ACB no aspecto lateral. As linhas pontilhadas entre os pontos A e B e D e E representam o trajeto esperado para o tunelamento subcutâneo do cateter. As linhas tracejadas entre os pontos B e C e E e F representam o trajeto esperado para a colocação subfascial do cateter, que termina distal ao ramo comunicante (cb) entre os nervos palmares medial e lateral e proximal aos sesamoides proximais (PSB). **B.** Cateter perineural fixado no aspecto lateral do membro anterior esquerdo de um equino. (Reimpressa com permissão de Elsevier. Driessen B, Scandella M, Zarucco L. Development of a technique for continuous perineural blockade of the palmar nerves in the distal equine thoracic limb. *Vet Anaesth Analg*. 2008; 35(5):432-48.)

Cateteres perineurais

O bloqueio contínuo do nervo periférico por meio do uso de cateteres perineurais foi realizado com sucesso em medicina humana em diversas aplicações, inclusive a analgesia pós-operatória. Esta técnica envolve a infusão contínua (ou em bólus intermitentes de volume baixo) de anestésicos locais em cateteres colocados adjacentes aos nervos periféricos. Uma vantagem significativa desta técnica é a capacidade de redução ou interrupção da administração sistêmica de analgésicos, o que evita os efeitos colaterais sistêmicos de tais fármacos.[194-197]

Em equinos, a técnica foi desenvolvida para uso no membro distal, em que um cateter perineural pode ser colocado em um paciente sedado em estação e, a seguir, mantido sob uma bandagem (Figura 3.7). As possíveis complicações são punção vascular ou sinovial inadvertida, infecção local, lesão nervosa e aumento de volume ou hematoma. As complicações podem ser evitadas pela adesão aos pontos de referência e à técnica asséptica estrita.[194,198]

Administração tópica e transdérmica de fármacos

A administração tópica de analgésicos tem vantagens sobre a administração sistêmica. A aplicação é direcionada ao sítio desejado de ação e, assim, as doses (e, portanto, os efeitos colaterais) podem ser menores. O AINE diclofenaco é comercializado nos EUA em uma formulação lipossomal que reduz os sinais clínicos de claudicação em equinos com osteoartrite, causando efeitos benéficos de modificação da doença em comparação com a fenilbutazona de administração sistêmica.[199] Essa formulação equina não é comercializada em todo o mundo e, assim, o uso de diclofenaco tópico em formulação humana foi adotado em muitos locais. Tais formulações, porém, não oferecem absorção e eficácia similares, provavelmente por causa das diferenças entre a pele humana e a pele equina, para a qual esses produtos não foram concebidos.[200]

A administração transdérmica de fármacos consiste em um método para a liberação contínua sistêmica por diversas horas ou dias. Essa via é bastante utilizada em fármacos com efeito de curta duração, o que evita a administração de múltiplas doses em bólus. O opioide fentanila, por exemplo, é amplamente comercializado como adesivo transdérmico para a liberação controlada do fármaco por 72 horas. A administração IV de fentanila foi associada a efeitos comportamentais adversos, e sua eficácia analgésica em equinos é questionável. Por outro lado, a fentanila transdérmica não foi associada a efeitos colaterais indesejados, e há relatos promissores de sua eficácia clínica em equinos com dor.[201] Os dados farmacológicos, porém, mostram a grande variação da absorção em equinos adultos e potros, e concentrações plasmáticas eficazes não foram alcançadas em todos os indivíduos.[202,203]

Diversos fatores podem afetar a eficácia do adesivo, inclusive sua colocação inadequada e a remoção prematura. As condições de aplicação do adesivo (p. ex., com tricotomia e limpeza da área) e sua localização anatômica no cavalo também podem influenciar a absorção. As diferenças locais de absorção podem ser relacionadas com as diferentes espessuras do estrato córneo ou do fluxo sanguíneo cutâneo. Pesquisas *in vitro* com pele equina sugerem que a absorção na virilha ou no tórax é superior à absorção na pele do membro distal.[204]

 TERAPIAS COMPLEMENTARES

As técnicas complementares podem ter um importante papel no tratamento analgésico multimodal de equinos. A acupuntura, as manipulações quiropráticas, a massagem e a terapia extracorpórea por ondas de choque foram adotadas e usadas com sucesso por veterinários de equinos.[205] A princípio, essas terapias eram usadas em equinos com evidências principalmente não comprovadas, mas dados científicos sobre estas modalidades estão surgindo, pois são cada vez mais populares entre os proprietários.

Acupuntura

Acredita-se que a ação da acupuntura seja decorrente do restauro do fluxo de energia por meio da estimulação de determinados pontos em canais ou "meridianos" do corpo.[206] Os pontos podem ser estimulados apenas com agulhas, substâncias injetadas ou eletricamente ("eletroacupuntura").[207] As pesquisas científicas modernas mostraram que a analgesia é produzida pela estimulação de pontos específicos (acupuntura), e não gerada pela estimulação similar de outros pontos do corpo.[208] O efeito analgésico é causado pela modulação da estimulação nociceptiva no corno dorsal da medula espinal por meio da ativação de vias antinociceptivas e da liberação de opioides endógenos.[209] A acupuntura é uma modalidade atraente por sua relativa segurança e pela ausência de níveis sistêmicos de fármaco, o que permite seu uso em equinos atletas durante competições.

Em equinos, a acupuntura e a eletroacupuntura têm efeitos positivos sobre a liberação de endorfina e a analgesia cutânea.[207,210] A eletroacupuntura também foi usada para aumentar o limiar de dor em um modelo experimental de distensão retal.[211] Os resultados clínicos, porém, foram inconsistentes. Em um estudo, a eletroacupuntura pode ter causado melhora clínica em equinos com claudicação crônica, mas as diferenças dos controles não foram significativas.[212] Em um estudo mais recente sobre a dor de ocorrência natural na porção palmar do casco, a acupuntura não teve eficácia consistente.[213] Novas pesquisas sobre o uso da acupuntura como modalidade clínica são necessárias para definir as doenças que podem ser mais beneficiadas por este tratamento.

Terapia extracorpórea por ondas de choque

A terapia extracorpórea por ondas de choque é usada no tratamento de diversas lesões musculoesqueléticas em equinos, inclusive osteoartrite, dor lombar, fraturas por estresse, tendinite e desmite.[214] Embora o mecanismo exato de ação não seja conhecido, o princípio básico é que a aplicação de ondas focadas, pulsadas e de alta energia na área de lesão provoca neovascularização e remodelamento tecidual.[214,215] Em alguns estudos, a terapia com ondas de choque produziu analgesia local aguda por 48 a 72 horas após a aplicação,[216,217] o que gerou preocupações sobre possíveis lesões catastróficas em equinos atletas submetidos ao trabalho após uma lesão menor e o subsequente tratamento. No entanto, em outros estudos com lesões específicas, a terapia com ondas de choque não reduziu a claudicação no período pós-terapêutico imediato, e seu efeito analgésico agudo nestes casos foi questionado.[15,218] Ainda assim, as ondas de choque ainda são uma potencial terapia adjunta viável na abordagem multimodal à analgesia.

Manipulações quiropráticas

As manipulações quiropráticas baseiam-se na pressão manual em "alta velocidade e baixa amplitude" que tenta restaurar a movimentação articular normal e melhorar a função tecidual da coluna equina.[219] Tais fatores podem ser negativamente alterados por uma doença subjacente, como a claudicação.[220] A resolução dessa outra possível fonte de dor pode, teoricamente, melhorar a condição clínica geral, principalmente se a doença subjacente também for tratada. As manipulações quiropráticas mudam a cinemática de equinos com dor lombar, aumentam os limiares nociceptivos mecânicos em equinos saudáveis em comparação a controles e reduzem a atividade da musculatura cervical.[219,221,222] A importância de tais achados com relação ao controle da dor aguda ou crônica é desconhecida.

Terapia com *laser* de baixa intensidade

Os *lasers* de baixa intensidade ("*lasers* frios") tornaram-se um adjunto terapêutico popular no mundo da medicina veterinária de equinos. Os *lasers* frios normalmente têm intensidade relativamente baixa e não são térmicos, o que evita a ocorrência de lesão tecidual enquanto os efeitos benéficos são alcançados. Há relatos não comprovados de proprietários de cavalos atletas acerca do uso da terapia com *laser* no tratamento da dor musculoesquelética aguda e crônica. Apesar do entusiasmo por essa modalidade, há poucos dados científicos potentes que sustentem a utilização de *laser* em equinos.[223] As evidências da terapia com *laser* como analgésico, anti-inflamatório e auxiliar à cicatrização da ferida estão emergindo na medicina humana e em modelos experimentais.[224-226] Os estudos sugerem que os possíveis mecanismos de ação envolvem a modulação de mediadores inflamatórios locais (p. ex., prostaglandinas, fator de necrose tumoral alfa [TNF-α]) e redução ou alteração da infiltração ou distribuição de células inflamatórias.[227]

Uma ampla gama de *lasers* frios são comercializados e podem ser diretamente adquiridos pelos proprietários de equinos.[228] Os *lasers* são classificados em uma escala de 1 a 4 pela Food and Drug Administration dos EUA, ou pela International Electrotechnical Commission com base no nível de possível risco operacional; os *lasers* de classes maiores são mais potentes e também mais prováveis de causar lesão em caso de uso incorreto.[229] Os *lasers* empregados na terapia equina são das duas maiores classes: a classe 3B ou a classe 4. Os *lasers* de classe 4 normalmente são mais caros, potentes e eficientes e podem tratar áreas extensas ou profundas. Os protocolos e tipos de *laser* usados em medicina humana variam entre os estudos, e não há consenso científico sobre o *laser* ou protocolo mais adequado à terapia equina. Os resultados positivos dos estudos humanos, porém, devem incentivar novas pesquisas sobre essa terapia em equinos, que ajudarão a esclarecer o papel dos *lasers* frios no controle da dor equina.

 RESUMO

Os clínicos de equinos nunca tiveram tantas ferramentas para avaliar e tratar a dor. Escalas detalhadas melhoram a avaliação clínica da dor, e estudos clínicos promissores mostraram os benefícios de diversos fármacos e técnicas analgésicas não tradicionais. Além disso, a importância do tratamento da dor e o uso de técnicas multimodais são cada vez mais aceitos. Embora o controle da dor em equinos continue a ser desafiador, a maior disponibilidade de opções farmacológicas e complementares abre espaço para o otimismo.

REFERÊNCIAS BIBLIOGRÁFICAS

1. Merskey HR, Bogduk N. *Classification of chronic pain, descriptions of chronic pain syndromes and definitions of pain terms*. 2nd ed. Seattle, WA: IASP Press; 1994.
2. Muir WW, Woolf CJ. Mechanisms of pain and their therapeutic implications. *J Am Vet Med Assoc*. 2001;219:1346.
3. Woolf CJ, Salter MW. Neuronal plasticity: increasing the gain in pain. *Science*. 2000;288:1765.
4. Woolf CJ, Decosted I. Implications of recent advances in the understanding of pain pathophysiology for the assessment of pain in patients. *Pain Suppl*. 1999;6:S141.
5. Blackshaw LA, Gabhart GF. The pharmacology of gastrointestinal nociceptive pathways. *Curr Opin Pharmacol*. 2002;2:642.
6. Bueno L, Fioramonti J, Delvaux M, et al. Mediators and pharmacology of visceral sensitivity: from basic to clinical investigations. *Gastroenterology*. 1997;112:1714.
7. McMahon S, Koltzenburg M, Tracey I, et al. *Wall and Melzack's textbook of pain*. 6th ed. Philadelphia: Saunders; 2013.
8. Almeida TF, Roizenblatt S, Tufik S. Afferent pain pathways: a neuroanatomical review. *Brain Res*. 2004;1000:40.
9. Love EJ, Taylor PM, Clark C, et al. Analgesic effect of butorphanol in ponies following castration. *Equine Vet J*. 2009;41:552.
10. Bussières G, Jacques C, Troncy E, et al. Development of a composite orthopaedic pain scale in horses. *Res Vet Sci*. 2008;85:294.
11. Ashley FH, Waterman-Pearson AE, Whay HR. Behavioural assessment of pain in horses and donkeys: application to clinical practice and future studies. *Equine Vet J*. 2005;37:565.
12. Van Loon JPAM, Back W, Hellebrekers LJ, et al. Application of a composite pain scale to objectively monitor horses with somatic and visceral pain under hospital conditions. *J Equine Vet Sci*. 2010;30:641.
13. Raekallio M, Taylor PM, Bennett RC. Preliminary investigations of pain and analgesia assessment in horses administered phenylbutazone or placebo after arthroscopic surgery. *Vet Surg*. 1997;26:150.
14. deGraue JC, van de Lest CH, van Weeren R, et al. Arthrogenic lameness of the fetlock: synovial fluid markers or inflammation and cartilage turnover in relation to clinical joint pain. *Equine Vet J*. 2006;38:305.
15. Kirker-Head CA, Chandna VK, Agarwal RK, et al. Concentrations of substance P and prostaglandin E2 in synovial fluid of normal and abnormal joints of horses. *Am J Vet Res*. 2000;61:714.
16. Taylor D, Hood DM, Wagner IP. Short-term effect of therapeutic shoeing on severity of lameness in horses with chronic laminitis. *Am J Vet Res*. 2002;63:1629.
17. Price J, Catriona S, Welsh EM, et al. Preliminary evaluation of a behaviour-based system for assessment of post-operative pain in horses following arthroscopic surgery. *Vet Anaesth Analg*. 2003;30:124.
18. Graubner C, Gerber V, Doherr M, et al. Clinical application and reliability of a post abdominal surgery pain assessment scale (PASPAS) in horses. *Vet J*. 2011;188:178.
19. Dalla Costa E, Minero M, Lebelt D, et al. Development of the Horse Grimace Scale (HGS) as a pain assessment tool in horses undergoing routine castration. *PLoS One*. 2014;9:e92281.
20. van Loon JP, Jonckheer-Sheehy VSM, Back W, et al. Monitoring equine visceral pain with a composite pain scale score and correlation with survival after emergency gastrointestinal surgery. *Vet J*. 2014;200:109.
21. Sutton GA, Dahan R, Turner D, et al. A behavior based pain scale for horses with acute colic: scale construction. *Vet J*. 2013;196:394.
22. Taylor PM, Pascoe PJ, Mama KR. Diagnosing and treating pain in the horse. Where are we today? *Vet Clin North Am Equine Pract*. 2002;18:1.
23. Woolf CJ. Pain: moving from symptom control toward mechanism-specific pharmacologic management. *Ann Internal Med*. 2004;140:441.
24. Riviere JE, Papich MG. *Veterinary pharmacology and therapeutics*. 9th ed. Somerset: John Wiley & Sons; 2013.
25. Cunningham FM. *Comparative and veterinary pharmacology*. 1st ed. Heidelberg: Springer; 2010.
26. Papich MG. *Saunders handbook of veterinary drugs: small and large animal*. 3rd ed. Philadelphia: Elsevier/Saunders; 2011.
27. Owens JG, Kamerling SG, Stanton SR, et al. Effects of pretreatment with ketoprofen and phenylbutazone on experimentally induced synovitis in horses. *Am J Vet Res*. 1996;57:866.
28. Soma LR, Uboh CE, Maylin GM. The use of phenylbutazone in the horse. *J Vet Pharmacol Ther*. 2012;35:1.
29. Hu HH, MacAllister CG, Payton ME, et al. Evaluation of the analgesic effects of phenylbutazone administered at a high or low dosage in horses with chronic lameness. *J Am Vet Med Assoc*. 2005;226:414.
30. Soma LR, Uboh CE, Liu Y, et al. Pharmacokinetics of dexamethasone following intra-articular, intravenous, intramuscular, and oral administration in horses and its effects on endogenous hydrocortisone. *J Vet Pharmacol Ther*. 2013;36:181.
31. de Grauw JC, Visser-Meijer MC, Lashley F, et al. Intra-articular treatment with triamcinolone compared with triamcinolone with hyaluronate: a randomised open-label multicentre clinical trial in 80 lame horses. *Equine Vet J*. 2016;48:152.
32. Levine DG, Epstein KL, Neelis DA, et al. Effect of topical application of 1% diclofenac sodium liposomal cream on inflammation in healthy horses undergoing intravenous regional limb perfusion with amikacin sulfate. *Am J Vet Res*. 2009;70:1323.
33. Goodrich LR, Nixon AJ. Medical treatment of osteoarthritis in the horse–a review. *Vet J*. 2006;171:51.
34. Lees P, May SA, McKellar QA. Pharmacology and therapeutics of non-steroidal anti-inflammatory drugs in the dog and cat: 1. General pharmacology. *J Small Anim Pract*. 1991;32:183.
35. Brune K, Patrignani P. New insights into the use of currently available non-steroidal anti-inflammatory drugs. *J Pain Res*. 2015;8:105.
36. Lees P, Landoni MF, Giraudel J, et al. Pharmacodynamics and pharmacokinetics of nonsteroidal anti-inflammatory drugs in species of veterinary interest. *J Vet Pharmacol Ther*. 2004;27:479.
37. DeMaria AN, Weir MR. Coxibs—beyond the GI tract: renal and cardiovascular issues. *J Pain Symptom Manage Suppl*. 2003;25:41.
38. Simmons DL, Botting RM, Hla T. Cyclooxygenase isozymes: the biology of prostaglandin synthesis and inhibition. *Pharmacol Rev*. 2004;56:387.
39. KuKanich B, Bidgood T, Knesl O. Clinical pharmacology of nonsteroidal anti-inflammatory drugs in dogs. *Vet Anaesth Analg*. 2012;39:69.
40. Kis B, Snipes JA, Busija DW. Acetaminophen and the cyclooxygenase-3 puzzle: sorting out facts, fictions, and uncertainties. *J Pharmacol Exp Ther*. 2005;315:1.

41. Botting R, Ayoub SS. COX-3 and the mechanism of action of paracetamol/acetaminophen. *Prostaglandins Leukot Essent Fatty Acids.* 2005;72:85.
42. Davies NM, Good RL, Roupe KA, et al. Cyclooxygenase-3: axiom, dogma, anomaly, enigma or splice error? Not as easy as 1, 2, 3. *J Pharm Pharm Sci.* 2004;7:217.
43. Radi ZA. Pathophysiology of cyclooxygenase inhibition in animal models. *Toxicol Pathol.* 2009;37:34.
44. Marshall JF, Blikslager AT. The effect of nonsteroidal anti-inflammatory drugs on the equine intestine. *Equine Vet J Suppl.* 2011;39:140.
45. McConnico RS, Morgan TW, Williams CC, et al. Pathophysiologic effects of phenylbutazone on the right dorsal colon in horses. *Am J Vet Res.* 2008;69:1496.
46. MacAllister CG, Morgan SJ, Borne AT, et al. Comparison of adverse effects of phenylbutazone, flunixin meglumine, and ketoprofen in horses. *J Am Vet Med Assoc.* 1993;202:71.
47. Read WK. Renal medullary crest necrosis associated with phenylbutazone therapy in horses. *Vet Pathol.* 1983;20:662.
48. Gunson DE, Soma LR. Renal papillary necrosis in horses after phenylbutazone and water deprivation. *Vet Pathol.* 1983;20:603.
49. Keegan KG, Messer NT, Reed SK, et al. Effectiveness of administration of phenylbutazone alone or concurrent administration of phenylbutazone and flunixin meglumine to alleviate lameness in horses. *Am J Vet Res.* 2008;69:167.
50. Boston SE, Moens NMM, Kruth SA, et al. Endoscopic evaluation of the gastroduodenal mucosa to determine the safety of short-term concurrent administration of meloxicam and dexamethasone in healthy dogs. *Am J Vet Res.* 2003;64:1369.
51. Kivett L, Taintor J, Wright J. Evaluation of the safety of a combination of oral administration of phenylbutazone and firocoxib in horses. *J Vet Pharmacol Ther.* 2014;37:413.
52. Reed SK, Messer NT, Tessman RK, et al. Effects of phenylbutazone alone or in combination with flunixin meglumine on blood protein concentrations in horses. *Am J Vet Res.* 2006;67:398.
53. Doucet MY, Bertone AL, Hendrickson D, et al. Comparison of efficacy and safety of paste formulations of firocoxib and phenylbutazone in horses with naturally occurring osteoarthritis. *J Am Vet Med Assoc.* 2008;232:91.
54. Orsini JA, Ryan WG, Carithers DS, et al. Evaluation of oral administration of firocoxib for the management of musculoskeletal pain and lameness associated with osteoarthritis in horses. *Am J Vet Res.* 2012;73:664.
55. D'Arcy-Moskwa E, Noble G, Weston L, et al. Effects of meloxicam and phenylbutazone on equine gastric mucosal permeability. *J Vet Intern Med.* 2012;26:1494.
56. Raidal SL, Edwards S, Pippia J, et al. Pharmacokinetics and safety of oral administration of meloxicam to foals. *J Vet Intern Med.* 2013;27:300.
57. Holland B, Fogle C, Blikslager AT, et al. Pharmacokinetics and pharmacodynamics of three formulations of firocoxib in healthy horses. *J Vet Pharmacol Ther.* 2015;38:249.
58. Combie J, Shults T, Nugent EC, et al. Pharmacology of narcotic analgesics in the horse: selective blockade of narcotic-induced locomotor activity. *Am J Vet Res.* 1981;42:716.
59. Combie J, Blake JW, Ramey BE, et al. Pharmacology of narcotic analgesics in the horse: quantitative detection of morphine in equine blood and urine and logit-log transformations of this data. *Am J Vet Res.* 1981;42:1523.
60. Combie J, Nugent TE, Tobin T. Pharmacokinetics and protein binding of morphine in horses. *Am J Vet Res.* 1983;44:870.
61. Kalpravidh M, Lumb WV, Wright M, et al. Effects of butorphanol, flunixin, levorphanol, morphine, and xylazine in ponies. *Am J Vet Res.* 1984;45:217.
62. Muir WW, Robertson JT. Visceral analgesia: effects of xylazine, butorphanol, meperidine, and pentazocine in horses. *Am J Vet Res.* 1985;46:2081.
63. Sellon DC, Roberts MC, Blikslager AT, et al. Effects of continuous rate intravenous infusion of butorphanol on physiologic and outcome variables in horses after celiotomy. *J Vet Intern Med.* 2004;18:555.
64. Robertson JT, Muir WW. A new analgesic drug combination in the horse. *Am J Vet Res.* 1983;44:1667.
65. Muir WW, Skarda RT, Sheehan W. Hemodynamic and respiratory effects of xylazine-morphine sulfate in horses. *Am J Vet Res.* 1979;40:1417.
66. Mama KR, Pascoe PJ, Steffey EP. Evaluation of the interaction of mu and kappa opioid agonists on locomotor behavior in the horse. *Can J Vet Res.* 1993;57:106.
67. Nugent TE, Combie JD, Weld JM, et al. Effects of enkephalins versus opiates on locomotor activity of the horse. *Res Commun Chem Pathol Pharmacol.* 1982;35:405.
68. Hellyer PW, Bai L, Supon J, et al. Comparison of opioid and alpha-2 adrenergic receptor binding in horse and dog brain using radioligand autoradiography. *Vet Anaesth Analg.* 2003;30:172.
69. Andersen MS, Clark L, Dyson SJ, et al. Risk factors for colic in horses after general anaesthesia for MRI or nonabdominal surgery: absence of evidence of effect from perianaesthetic morphine. *Equine Vet J.* 2006;38:368.
70. Taylor PM. Effect of postoperative pethidine on the anaesthetic recovery period in the horse. *Equine Vet J.* 1986;18:70.
71. Clark L, Clutton RE, Blissitt KJ, et al. The effects of morphine on the recovery of horses from halothane anaesthesia. *Vet Anaesth Analg.* 2005;35:22.
72. Wetmore L, Pascoe P, Shilo-Benjamini Y, et al. Effects of fentanyl administration on locomotor response in horses with the G57C μ-opioid receptor polymorphism. *Am J Vet Res.* 2016;77:828.
73. Boscan P, Van Hoogmoed LM, Farver TB, et al. Evaluation of the effects of the opioid agonist morphine on gastrointestinal tract function in horses. *Am J Vet Res.* 2006;67:992.
74. Sojka JE, Adams SB, Lamar CH, et al. Effect of butorphanol, pentazocine, meperidine, or metoclopramide on intestinal motility in female ponies. *Am J Vet Res.* 1988;49(4):527.
75. Senior JM, Pinchbeck GL, Dugdale AHA, et al. Retrospective study of the risk factors and prevalence of colic in horses after orthopaedic surgery. *Vet Rec.* 2004;155:321.
76. Nelson BB, Lordan EE, Hassel DM. Risk factors associated with gastrointestinal dysfunction in horses undergoing elective procedures under general anaesthesia. *Equine Vet J Suppl.* 2013;45:8.
77. Mircica E, Clutton RE, Kyles KW, et al. Problems associated with perioperative morphine in horses: a retrospective case analysis. *Vet Anaesth Analg.* 2003;30:147.
78. Koenig J, Cote N. Equine gastrointestinal motility—ileus and pharmacological modification. *Can Vet J.* 2006;47:551.
79. Sano H, Martin-Flores M, Santos LCP, et al. Effects of epidural morphine on gastrointestinal transit in unmedicated horses. *Vet Anaesth Analg.* 2011;38:121.
80. Sanchez L, Robertson S, Maxwell L, et al. Effect of fentanyl on visceral and somatic nociception in conscious horses. *J Vet Intern Med.* 2007;21:1067.
81. Ohta M, Wakuno A, Okada J, et al. Effects of intravenous fentanyl administration on end-tidal sevoflurane concentrations in thoroughbred racehorses undergoing orthopedic surgery. *J Vet Med Sci.* 2010;72:1107.
82. Knych HK, Steffey EP, Casbeer HC, et al. Disposition, behavioural and physiological effects of escalating doses of intravenously administered fentanyl to young foals. *Equine Vet J.* 2015;47:592.
83. Messenger KM, Davis JL, LaFevers DH, et al. Intravenous and sublingual buprenorphine in horses: pharmacokinetics and influence of sampling site. *Vet Anaesth Analg.* 2011;38:374.
84. Davis JL, Messenger KM, LaFevers DH, et al. Pharmacokinetics of intravenous and intramuscular buprenorphine in the horse. *J Vet Pharmacol Ther.* 2012;35:52.
85. Potter JJ, MacFarlane PD, Love EJ, et al. Preliminary investigation comparing a detomidine continuous rate infusion combined with either morphine or buprenorphine for standing sedation in horses. *Vet Anaesth Analg.* 2016;43:189.

86. Risberg ÅI, Spadavecchia C, Ranheim B, et al. Antinociceptive effect of buprenorphine and evaluation of the nociceptive withdrawal reflex in foals. *Vet Anaesth Analg.* 2015;42:329.
87. Santos LCP, De Moraes AN, Saito ME. Effects of intraarticular ropivacaine and morphine on lipopolysaccharide-induced synovitis in horses. *Vet Anaesth Analg.* 2009;36:280.
88. Lindegaard C, Thomsen MH, Larsen S, et al. Analgesic efficacy of intra-articular morphine in experimentally induced radiocarpal synovitis in horses. *Vet Anaesth Analg.* 2010;37:171.
89. van Loon JP, De Grauw JC, van Dierendonck M, et al. Intra-articular opioid analgesia is effective in reducing pain and inflammation in an equine LPS induced synovitis model. *Equine Vet J.* 2010;42:412.
90. Lindegaard C, Frost AB, Thomsen MH, et al. Pharmacokinetics of intra-articular morphine in horses with lipopolysaccharide-induced synovitis. *Vet Anaesth Analg.* 2010;37:186.
91. Martin-Flores M, Campoy L, Kinsley MA, et al. Analgesic and gastrointestinal effects of epidural morphine in horses after laparoscopic cryptorchidectomy under general anesthesia. *Vet Anaesth Analg.* 2014;41:430.
92. Van Hoogmoed LM, Galuppo LD. Laparoscopic ovariectomy using the endo-GIA stapling device and endo-catch pouches and evaluation of analgesic efficacy of epidural morphine sulfate in 10 mares. *Vet Surg.* 2005;34:646.
93. Goodrich LR, Nixon AJ, Fubini SL, et al. Epidural morphine and detomidine decreases postoperative hindlimb lameness in horses after bilateral stifle arthroscopy. *Vet Surg.* 2002;31:232.
94. England GCW, Clarke KW. Alpha2 adrenoceptor agonists in the horse: a review. *Br Vet J.* 1996;152:641.
95. Jochle W, Moore JN, Brown J, et al. Comparison of detomidine, butorphanol, flunixin meglumine and xylazine in clinical cases of equine colic. *Equine Vet J Suppl.* 1989;7:111.
96. Lowe JE, Hilfiger J. Analgesic and sedative effects of detomidine compared to xylazine in a colic model using IV and IM routes of administration. *Acta Vet Scand.* 1986;82:85.
97. Lowe JE, Hilfiger J. Analgesic and sedative effects of detomidine in a colic model: blind studies on efficacy and duration of effects. *Proc Annu Conv Am Equin.* 1984;30:225.
98. Muir WW, Skarda RT, Sheehan W. Hemodynamic and respiratory effects of a xylazine-acetylpromazine drug combination in horses. *Am J Vet Res.* 1979;40:1518.
99. Wagner AE, Muir WW, Hinchcliff KW. Cardiovascular effects of xylazine and detomidine in horses. *Am J Vet Res.* 1991;52:651.
100. Still J, Serteyn D, Van der Merwe CA. Cardiovascular and respiratory effects of detomidine in isoflurane-anaesthetised horses. *J S Afr Vet Assoc.* 1996;67:199.
101. Bettschart-Wolfensberger R, Freeman SL, Bowen I, et al. Cardiopulmonary effects and pharmacokinetics of i.v. dexmedetomidine in ponies. *Equine Vet J.* 2005;37:60.
102. Kamerling SG, Cravens WMT, Bagwell CA. Dose-related effects of detomidine on autonomic responses in the horse. *J Auton Pharmacol.* 1988;8:241.
103. Pypendop BH, Verstegen JP. Hemodynamic effects of medetomidine in the dog: a dose titration study. *Vet Surg.* 1998;27:612.
104. Lester GD, Merritt AM, Neuwirty L, et al. Effect of α2-adrenergic, cholinergic, and nonsteroidal anti-inflammatory drugs on myoelectric activity of ileum, cecum, and right ventral colon and on cecal emptying of radiolabeled markers in clinically normal ponies. *Am J Vet Res.* 1998;58:320.
105. Merritt AM, Burrows JA, Hartless CS. Effect of xylazine, detomidine, and a combination of xylazine and butorphanol on equine duodenal motility. *Am J Vet Res.* 1998;59:619.
106. Sutton DGM, Preston T, Christley RM, et al. The effects of xylazine, detomidine, acepromazine and butorphanol on equine solid phase gastric emptying rate. *Equine Vet J.* 2002;34:486.
107. Nuñez E, Steffey EP, Ocampo L, et al. Effects of alpha2-adrenergic receptor agonists on urine production in horses deprived of food and water. *Am J Vet Res.* 2004;65:1342.
108. Valdes-Vazquez MA, Aguilera-Tejero E, Mayer-Valor R. Effect of xylazine during endoscopic evaluation of functional upper respiratory disorders in horses. *J Equine Vet Sci.* 1993;13:84.
109. Ducharme NG, Hackett RP, Fubini SL, et al. The reliability of endoscopic examination in assessment of arytenoid cartilage movement in horses. Part II. Influence of side of examination, reexamination, and sedation. *Vet Surg.* 1991;20:180.
110. Ringer SK, Schwarzwald CC, Portier KG, et al. Effects on cardiopulmonary function and oxygen delivery of doses of romifidine and xylazine followed by constant rate infusions in standing horses. *Vet J.* 2013;195:228.
111. Grubb TL, Muir WW, Bertone AL, et al. Use of yohimbine to reverse prolonged effects of xylazine hydrochloride in a horse being treated with chloramphenicol. *J Am Vet Med Assoc.* 1997;210:1771.
112. Di Salvo A, Della Rocca G, Bazzica C, et al. A pharmacokinetic/clinical approach to postulate a local action of intra-articular xylazine administration in the horse: a preliminary study. *J Vet Pharmacol Ther.* 2014;37:464.
113. Ullmer J, Mama KR, Lee C, et al. *The effects of xylazine on normal and interleukin-1 conditioned equine articular cartilage explants.* CA: Proc 38th Am College Vet Anesth San Diego; 2013.
114. Mama KR, Ullmer J, King M, et al. *The effects of xylazine, dexmedetomidine and clonidine on normal and interleukin-1 conditioned equine cartilage explants.* Japan: Proc 12th World Congress of Vet Anaesth Kyoto; 2015.
115. Abdallah FW, Brull R. Facilitatory effects of perineural dexmedetomidine on neuraxial and peripheral nerve block: a systematic review and meta-analysis. *Br J Anaesth.* 2013;110(915):2013.
116. Skarda RT, Muir WW. Comparison of antinociceptive, cardiovascular, and respiratory effects, head ptosis, and position of pelvic limbs in mares after caudal epidural administration of xylazine and detomidine hydrochloride solution. *Am J Vet Res.* 1996;57:1338.
117. Skarda RT, Muir WW. Caudal analgesia induced by epidural or subarachnoid administration of detomidine hydrochloride solution in mares. *Am J Vet Res.* 1994;55:670.
118. Hubbell JAE, Muir WW. Antagonism of detomidine sedation in the horse using intravenous tolazoline or atipamezole. *Equine Vet J.* 2006;38:238.
119. Carroll GL, Matthews NS, Hartsfield SM, et al. The effect of detomidine and its antagonism with tolazoline on stress-related hormones, metabolites, physiologic responses, and behavior in awake ponies. *Vet Surg.* 1997;26:69.
120. Pakkanen SAE, Raekallio MR, Mykkänen AK, et al. Detomidine and the combination of detomidine and MK-467, a peripheral alpha-2 adrenoceptor antagonist, as premedication in horses anaesthetized with isoflurane. *Vet Anaesth Analg.* 2015;42:527.
121. Vainionpää MH, Raekallio MR, Pakkanen SA, et al. Plasma drug concentrations and clinical effects of a peripheral alpha-2-adrenoceptor antagonist, MK-467, in horses sedated with detomidine. *Vet Anaesth Analg.* 2013;40:257.
122. Doherty TJ, Frazier DL. Effect of intravenous lidocaine on halothane minimum alveolar concentration in ponies. *Equine Vet J.* 1998;30:300.
123. Robertson SA, Sanchez LC, Merritt AM, et al. Effect of systemic lidocaine on visceral and somatic nociception in conscious horses. *Equine Vet J.* 2005;37:122.
124. Harkins JD, Mundy GD, Woods WE, et al. Lidocaine in the horse: its pharmacological effects and their relationship to analytical findings. *J Vet Pharmacol Ther.* 1998;21:462.
125. Harkins JD, Stanley S, Mundy GD, et al. A review of the pharmacology, pharmacokinetics, and regulatory control in the US of local anaesthetics in the horse. *J Vet Pharmacol Ther.* 1995;18:397.
126. Brianceau P, Chevalier H, Karas A, et al. Intravenous lidocaine and small-intestinal size, abdominal fluid, and outcome after colic surgery in horses. *J Vet Intern Med.* 2002;16:736.

127. Guschlbauer M, Feige K, Geburek F, et al. Effects of in vivo lidocaine administration at the time of ischemia and reperfusion on in vitro contractility of equine jejunal smooth muscle. *Am J Vet Res*. 2011;72:1449.
128. Rezende ML, Wagner AE, Mama KR, et al. Effects of intravenous administration of lidocaine on the minimum alveolar concentration of sevoflurane in horses. *Am J Vet Res*. 2011;72:446.
129. Wagner AE, Mama KR, Steffey EP, et al. Comparison of the cardiovascular effects of equipotent anesthetic doses of sevoflurane alone and sevoflurane plus an intravenous infusion of lidocaine in horses. *Am J Vet Res*. 2011;72:452.
130. Valverde A, Gunkel C, Doherty TJ, et al. Effect of a constant rate infusion of lidocaine on the quality of recovery from sevoflurane or isoflurane general anaesthesia in horses. *Equine Vet J*. 2005;37:559.
131. Schuhbeck MM, Kuhn M, Spadavecchia C, et al. Continuous intravenous lidocaine infusion during isoflurane anaesthesia in horses undergoing surgical procedures. *Pferdeheilkunde*. 2012;28:252.
132. Meyer GA, Lin HC, Hanson RR, et al. Effects of intravenous lidocaine overdose on cardiac electrical activity and blood pressure in the horse. *Equine Vet J*. 2001;33:431.
133. Olbrich VH, Mosing M. A comparison of the analgesic effects of caudal epidural methadone and lidocaine in the horse. *Vet Anaesth Analg*. 2003;30:156.
134. Rapley JH, Beavis RC, Barber FA, et al. Glenohumeral chondrolysis after shoulder arthroscopy associated with continuous bupivacaine infusion. *Arthroscopy*. 2009;25:1367.
135. Park J, Sutradhar BC, Hong G, et al. Comparison of the cytotoxic effects of bupivacaine, lidocaine, and mepivacaine in equine articular chondrocytes. *Vet Anaesth Analg*. 2011;38:127.
136. Breu A, Rosenmeier K, Kujat R, et al. The cytotoxicity of bupivacaine, ropivacaine, and mepivacaine on human chondrocytes and cartilage. *Anesth Analg*. 2013;117:514.
137. Piat P, Richard H, Beauchamp G, et al. In vivo effects of a single intra-articular injection of 2% lidocaine or 0.5% bupivacaine on articular cartilage of normal horses. *Vet Surg*. 2012;41:1002.
138. Mion G, Villevieille T. Ketamine pharmacology: an update (pharmacodynamics and molecular aspects, recent findings). *CNS Neurosci Ther*. 2013;19:370.
139. De Kock MF, Lavand'homme PM. The clinical role of NMDA receptor antagonists for the treatment of postoperative pain. *Best Pract Res Clin Anaesthesiol*. 2007;21:85.
140. Muir WW, Skarda RT, Milne DW. Evaluation of xylazine and ketamine hydrochloride for anesthesia in horses. *Am J Vet Res*. 1977;38:195.
141. Muir WW, Sams R. Effects of ketamine infusion on halothane minimal alveolar concentration in horses. *Am J Vet Res*. 1802;53:1992.
142. Lin HC, Passler T, Wilborn RR, et al. A review of the general pharmacology of ketamine and its clinical use for injectable anaesthesia in horses. *Equine Vet Educ*. 2015;27:146.
143. Takki S, Nikki P, Jäättelä A, et al. Ketamine and plasma catecholamines. *Br J Anaesth*. 1972;44:1318.
144. López-Sanromán FJ, Cruz JM, Santos M, et al. Evaluation of the local analgesic effect of ketamine in the palmar digital nerve block at the base of the proximal sesamoid (abaxial sesamoid block) in horses. *Am J Vet Res*. 2003;64:475.
145. Gómez de Segura IA, De Rossi R, Santos M, et al. Epidural injection of ketamine for perineal analgesia in the horse. *Vet Surg*. 1998;27:384.
146. Braun S, Gaza N, Werdehausen R, et al. Ketamine induces apoptosis via the mitochondrial pathway in human lymphocytes and neuronal cells. *Br J Anaesth*. 2010;105:347.
147. Taylor PM, Bennett RC, Brearley JC, et al. Comparison of detomidine and romifidine as premedicants before ketamine and halothane anesthesia in horses undergoing elective surgery. *Am J Vet Res*. 2001;62:359.
148. Wagner AE, Walton JA, Hellyer P, et al. Use of low doses of ketamine administered by constant rate infusion as an adjunct for postoperative analgesia in dogs. *J Am Vet Med Assoc*. 2002;221:72.
149. Carstensen M, Møller AM. Adding ketamine to morphine for intravenous patient-controlled analgesia for acute postoperative pain: a qualitative review of randomized trials. *Br J Anaesth*. 2010;104:401.
150. Fielding CL, Brumbaugh GW, Matthews NS, et al. Pharmacokinetics and clinical effects of a subanesthetic continuous rate infusion of ketamine in awake horses. *Am J Vet Res*. 2006;67:1484.
151. Guedes AGP, Matthews NS, Hood DM. Effect of ketamine hydrochloride on the analgesic effects of tramadol hydrochloride in horses with signs of chronic laminitis-associated pain. *Am J Vet Res*. 2012;73:610.
152. Peterbauer C, Larenza PM, Knobloch M, et al. Effects of a low dose infusion of racemic and S-ketamine on the nociceptive withdrawal reflex in standing ponies. *Vet Anaesth Analg*. 2008;35:414.
153. Wagner AE, Mama KR, Contino EK, et al. Evaluation of sedation and analgesia in standing horses after administration of xylazine, butorphanol, and subanesthetic doses of ketamine. *J Am Vet Med Assoc*. 2011;238:1629.
154. Elfenbein JR, Robertson SA, Corser AA, et al. Systemic effects of a prolonged continuous infusion of ketamine in healthy horses. *J Vet Intern Med*. 2011;25:1134.
155. Tramer MR, Schneider J, Marti RA, et al. Role of magnesium sulfate in postoperative analgesia. *Anesthesiology*. 1997;84:340.
156. Stomatology FM, Yan Q. Effects of systemic magnesium on post-operative analgesia: is the current evidence strong enough? *Pain Physician*. 2015;18:405.
157. Albrecht E, Kirkham KR, Liu SS, et al. Peri-operative intravenous administration of magnesium sulphate and postoperative pain: a meta-analysis. *Anaesthesia*. 2013;68:79.
158. McCarthy RJ, Kroin JS, Tuman KJ, et al. Antinociceptive potentiation and attenuation of tolerance by intrathecal co-infusion of magnesium sulfate and morphine in rats. *Anesth Analg*. 1998;86(830):1998.
159. Finnerup NB, Attal N, Haroutounian S, et al. Pharmacotherapy for neuropathic pain in adults: a systematic review and meta-analysis. *Lancet Neurol*. 2015;14:162.
160. Terry RL, McDonnell SM, Van Eps AW, et al. Pharmacokinetic profile and behavioral effects of gabapentin in the horse. *J Vet Pharmacol Ther*. 2010;33:485.
161. Caldwell FJ, Taintor J, Waguespack RW, et al. Effect of PO administered gabapentin on chronic lameness in horses. *J Equine Vet Sci*. 2015;35:536.
162. Davis JL, Posner LP, Elce Y. Gabapentin for the treatment of neuropathic pain in a pregnant horse. *J Am Vet Med Assoc*. 2007;231:755.
163. Dworkin RH, O'Connor AB, Backonja M, et al. Pharmacologic management of neuropathic pain: evidence-based recommendations. *Pain*. 2007;132:237.
164. Mullen KR, Schwark W, Divers TJ. Pharmacokinetics of single-dose intragastric and intravenous pregabalin administration in clinically normal horses. *Am J Vet Res*. 2013;74:1043.
165. Grond S, Sablotzki A. Clinical pharmacology of tramadol. *Clin Pharmacokinet*. 2004;43:879.
166. Vettorato E, Zonca A, Cagnardi P, et al. Pharmacokinetics and efficacy of intravenous and extradural tramadol in dogs. *Vet J*. 2010;183:310.
167. Knych HK, Corado CR, McKemie DS, et al. Pharmacokinetics and selected pharmacodynamic effects of tramadol following intravenous administration to the horse. *Equine Vet J*. 2013;45:490.
168. Stewart AJ, Boothe DM, Cruz-Espindola C, et al. Pharmacokinetics of tramadol and metabolites *O*-desmethyltramadol and *N*-desmethyltramadol in adult horses. *Am J Vet Res*. 2011;72:967.
169. Shilo Y, Britzi M, Eytan B, et al. Pharmacokinetics of tramadol in horses after intravenous, intramuscular and oral administration. *J Vet Pharmacol Ther*. 2008;31:60.

170. Giorgi M, Soldani G, Manera C, et al. Pharmacokinetics of tramadol and its metabolites M1, M2 and M5 in horses following intravenous, immediate release (fasted/fed) and sustained release single dose administration. *J Equine Vet Sci*. 2007;27:481.
171. Dhanjal JK, Wilson DV, Robinson E, et al. Intravenous tramadol: effects, nociceptive properties, and pharmacokinetics in horses. *Vet Anaesth Analg*. 2009;36:581.
172. Carregaro AB, Freitas GC, Ribeiro MH, et al. Physiological and analgesic effects of continuous-rate infusion of morphine, butorphanol, tramadol or methadone in horses with lipopolysaccharide (LPS)-induced carpal synovitis. *BMC Vet Res*. 2014;10:1.
173. Milaré AS, De Oliveira FA, Luna SPL, et al. Intravenous tramadol injection has no antinociceptive effect in horses undergoing electrical and thermal stimuli. *J Equine Vet Sci*. 2013;33:823.
174. Guedes A, Knych H, Hood D. Plasma concentrations, analgesic and physiological assessments in horses with chronic laminitis treated with two doses of oral tramadol. *Equine Vet J*. 2016;48:528.
175. Cagnardi P, Ferraresi C, Zonca A, et al. Clinical pharmacokinetics of tramadol and main metabolites in horses undergoing orchiectomy. *Vet Q*. 2014;34:143.
176. Guedes A, Galuppo L, Hood D, et al. Soluble epoxide hydrolase activity and pharmacologic inhibition in horses with chronic severe laminitis. *Equine Vet J*. 2016.
177. Guedes AG, Morrisseau C, Sole A, et al. Use of a soluble epoxide hydrolase inhibitor as an adjunctive analgesic in a horse with laminitis. *Vet Anaesth Analg*. 2013;40:440.
178. Love EJ, Taylor PM, Murrell J, et al. Effects of acepromazine, butorphanol and buprenorphine on thermal and mechanical nociceptive thresholds in horses. *Equine Vet J*. 2012;44:221.
179. Sanchez LC, Elfenbein JR, Robertson SA. Effect of acepromazine, butorphanol, or *N*-butylscopolammonium bromide on visceral and somatic nociception and duodenal motility in conscious horses. *Am J Vet Res*. 2008;69:579.
180. Roelvink ME, Goossens L, Kalsbeek HC, et al. Analgesic and spasmolytic effects of dipyrone, hyoscine-*N*-butylbromide and a combination of the two in ponies. *Vet Rec*. 1991;129:378.
181. Boatwright CE, Fubini SL, Grohn YT, et al. A comparison of *N*-butylscopolammonium bromide and butorphanol tartrate for analgesia using a balloon model of abdominal pain in ponies. *Can J Vet Res*. 1996;60:65.
182. Rumpler MJ, Colahan P, Sams RA. The pharmacokinetics of methocarbamol and guaifenesin after single intravenous and multiple-dose oral administration of methocarbamol in the horse. *J Vet Pharmacol Ther*. 2014;37:25.
183. Cremers S, Papapoulos S. Pharmacology of bisphosphonates. *Bone*. 2011;49:42.
184. Catterall JB, Cawston TE. Drugs in development: bisphosphonates and metalloproteinase inhibitors. *Arthritis Res Ther*. 2003;5:12.
185. Kamm L, McIlwraith W, Kawcak C. A review of the efficacy of tiludronate in the horse. *J Equine Vet Sci*. 2008;28:209.
186. Gough MR, Thibaud D, Smith RKW. Tiludronate infusion in the treatment of bone spavin: a double blind placebo-controlled trial. *Equine Vet J*. 2010;42:381.
187. Coudry V, Thibaud D, Riccio B, et al. Efficacy of tiludronate in the treatment of horses with signs of pain associated with osteoarthritic lesions of the thoracolumbar vertebral column. *Am J Vet Res*. 2007;68:329.
188. Hunter BG, Duesterdieck-Zellmer KF, Larson MK. Tiludronate concentrations and cytologic findings in synovial fluid after intravenous regional limb perfusion with tiludronate in horses. *Peer J*. 2015;3:e889.
189. Body JJ, Pfister T, Bauss F, et al. Preclinical perspectives on bisphosphonate renal safety. *Oncologist*. 2005;10(suppl 1):3.
190. Meijer H, Reinecke J, Becker C, et al. The production of anti-inflammatory cytokines in whole blood by physico-chemical induction. *Inflamm Res*. 2003;52:404.
191. Frisbie DD, Kawcak CE, Werpy NM, et al. Clinical, biochemical, and histologic effects of intra-articular administration of autologous conditioned serum in horses with experimentally induced osteoarthritis. *Am J Vet Res*. 2007;68:290.
192. Martin CA, Kerr CL, Pearce SG, et al. Outcome of epidural catheterization for delivery of analgesics in horses: 43 cases (1998–2001). *J Am Vet Med Assoc*. 2003;222:1394.
193. Sysel AM, Pleasant RS, Jacobson JD, et al. Systemic and local effects associated with long-term epidural catheterization and morphine-detomidine administration in horses. *Vet Surg*. 1997;26:141.
194. Zarucco L, Driessen B, Scandella M, et al. Continuous perineural block of the palmar nerves: a new technique for pain relief in the distal equine forelimb. *Clin Tech Equine Pract*. 2007;6:154.
195. Chelly JE, Greger J, Casati A, et al. Continuous lateral sciatic blocks for acute postoperative pain management after major ankle and foot surgery. *Foot Ankle*. 2002;23:749.
196. Ganesh A, Rose JB, Wells T, et al. Continuous peripheral nerve blockade for inpatient and outpatient postoperative analgesia in children. *Anesth Analg*. 2007;105:1234.
197. Boezaart AP. Perineural infusion of local anesthetics. *Anesthesiology*. 2006;104:872.
198. Driessen B, Scandella M, Zarucco L. Development of a technique for continuous perineural blockade of the palmar nerves in the distal equine thoracic limb. *Vet Anaesth Analg*. 2008;35:432.
199. Frisbie DD, McIlwraith CW, Kawcak CE, et al. Evaluation of topically administered diclofenac liposomal cream for treatment of horses with experimentally induced osteoarthritis. *Am J Vet Res*. 2009;70:210.
200. Andreeta A, Verde C, Babusci M, et al. Comparison of diclofenac diethylamine permeation across horse skin from five commercial medical human formulations. *J Equine Vet Sci*. 2011;31:502.
201. Thomasy SM, Slovis N, Maxwell LK, et al. Transdermal fentanyl combined with nonsteroidal anti-inflammatory drugs for analgesia in horses. *J Vet Intern Med*. 2004;18:550.
202. Eberspächer E, Stanley SD, Rezende M, et al. Pharmacokinetics and tolerance of transdermal fentanyl administration in foals. *Vet Anaesth Analg*. 2008;35:249.
203. Orsini JA, Moate PJ, Kuersten K, et al. Pharmacokinetics of fentanyl delivered transdermally in healthy adult horses–variability among horses and its clinical implications. *J Vet Pharmacol Ther*. 2006;29:539.
204. Mills PC, Cross SE. Regional differences in transdermal penetration of fentanyl through equine skin. *Res Vet Sci*. 2007;82:252.
205. Hubbell JAE, Saville WJA, Bednarski RM, et al. The use of sedatives, analgesic and anaesthetic drugs in the horse: an electronic survey of members of the American Association of Equine Practitioners (AAEP). *Equine Vet J*. 2010;42:487.
206. Vincent CA, Richardson PH. The evaluation of therapeutic acupuncture: concepts and methods. *Pain*. 1986;24:1.
207. Skarda RT, Tejwani GA, Muir WW. Cutaneous analgesia, hemodynamic and respiratory effects, and beta-endorphin concentration in spinal fluid and plasma of horses after acupuncture and electroacupuncture. *Am J Vet Res*. 2002;63:1435.
208. Takeshige C, Oka K, Mizuno T, et al. The acupuncture point and its connecting central pathway for producing acupuncture analgesia. *Brain Res Bull*. 1993;30:53.
209. Tobaldini G, Aisengart B, Lima MMS, et al. Ascending nociceptive control contributes to the antinociceptive effect of acupuncture in a rat model of acute pain. *J Pain*. 2014;15:422.
210. Bossut DFB, Leshin LS, Stromberg MW, et al. Plasma cortisol and beta-endorphin in horses subjected to electro-acupuncture for cutaneous analgesia. *Peptides*. 1983;4:501.
211. Skarda RT, Muir WW. Comparison of electroacupuncture and butorphanol on respiratory and cardiovascular effects and rectal pain threshold after controlled rectal distention in mares. *Am J Vet Res*. 2003;64:137.
212. Steiss JE, White NA, Bowen JM. Electroacupuncture in the treatment of chronic lameness in horses and ponies: a controlled clinical trial. *Can J Vet Res*. 1989;53:239.

213. Robinson KA, Manning ST. Efficacy of a single-formula acupuncture treatment for horses with palmar heel pain. *Can Vet J*. 2015;56:1257.
214. Waguespack RW, Burba DJ, Hubert JD, et al. Effects of extracorporeal shock wave therapy on desmitis of the accessory ligament of the deep digital flexor tendon in the horse. *Vet Surg*. 2011;40:450.
215. Imboden I, Waldern NM, Wiestner T, et al. Short term analgesic effect of extracorporeal shock wave therapy in horses with proximal palmar metacarpal/plantar metatarsal pain. *Vet J*. 2009;179:50.
216. McClure SR, Sonea IM, Evans RB, et al. Evaluation of analgesia resulting from extracorporeal shock wave therapy and radial pressure wave therapy in the limbs of horses and sheep. *Am J Vet Res*. 2005;66:1702.
217. Dahlberg JA, McClure SR, Evans RB, et al. Force platform evaluation of lameness severity following extracorporeal shock wave therapy in horses with unilateral forelimb lameness. *J Am Vet Med Assoc*. 2006;229:100.
218. Brown KE, Nickels FA, Caron JP, et al. Investigation of the immediate analgesic effects of extracorporeal shock wave therapy for treatment of navicular disease in horses. *Vet Surg*. 2005;34:554.
219. Gomez Alvarez CBG, L'ami JJ, Moffat D, et al. Effect of chiropractic manipulations on the kinematics of back and limbs in horses with clinically diagnosed back problems. *Equine Vet J*. 2008;40:153.
220. Landman M, De Blaauw JA, Van Weeren PR, et al. Field study of the prevalence of lameness in horses with back problems. *Vet Rec*. 2004;155:165.
221. Langstone J, Ellis J, Cunliffe C. A preliminary study of the effect of manual chiropractic treatment on the splenius muscle in horses when measured by surface electromyography. *Equine Vet J*. 2015;47(18):2015.
222. Sullivan KA, Hill AE, Haussler KK. The effects of chiropractic, massage and phenylbutazone on spinal mechanical nociceptive thresholds in horses without clinical signs. *Equine Vet J*. 2008;40:14.
223. Klide AM. Treatment of chronic back pain in horses stimulation of acupuncture points with a low powered infrared laser. *Vet Surg*. 1987;16:106.
224. Hagiwara S, Iwasaka H, Okuda K, et al. GaAlAs (830 nm) low-level laser enhances peripheral endogenous opioid analgesia in rats. *Lasers Surg Med*. 2007;39:797.
225. Ginani F, Soares DM, Barboza CAG. Effect of low-level laser therapy on mesenchymal stem cell proliferation: a systematic review. *Lasers Med Sci*. 2015;30:2189.
226. Smoot B, Chiavola-Larson L, Lee J, et al. Effect of low-level laser therapy on pain and swelling in women with breast cancer-related lymphedema: a systematic review and meta-analysis. *J Cancer Surviv*. 2014;9:287.
227. Bjordal JM, Johnson MI, Iversen V, et al. Low-level laser therapy in acute pain: a systematic review of possible mechanisms of action and clinical effects in randomized placebo-controlled trials. *Photomed Laser Surg*. 2006;24:158.
228. ColdLasers.org: A guide to equine lasers. http://www.coldlasers.org/guide-to-equine-lasers; 2016.
229. U.S. Food and Drug Administration. Laser products and instruments. http://www.fda.gov/radiation-emittingproducts/radiationemittingproductsandprocedures/homebusinessandentertainment/laserproductsandinstruments/default.htm; 2016.
230. Lee CD, Maxwell LK. Effect of body weight on the pharmacokinetics of flunixin meglumine in miniature horses and quarter horses. *J Vet Pharmacol Ther*. 2014;37:35.
231. Landoni MF, Lees P. Pharmacokinetics and pharmacodynamics of ketoprofen enantiomers in the horse. *J Vet Pharmacol Ther*. 1996;19:466.
232. Spadavecchia C, Arendt-Nielsen L, Spadavecchia L, et al. Effects of butorphanol on the withdrawal reflex using threshold, suprathreshold and repeated subthreshold electrical stimuli in conscious horses. *Vet Anaesth Analg*. 2007;34:48.
233. Dias BP, Araújo MA, Deschk M, et al. Effects of a continuous rate infusion of butorphanol in isoflurane-anesthetized horses on cardiorespiratory parameters, recovery quality, gastrointestinal motility and serum cortisol concentrations. *Acta Cir Bras*. 2014;29:801.
234. Chiavaccini L, Claude AK, Lee JH, et al. Pharmacokinetics and pharmacodynamics comparison between subcutaneous and intravenous butorphanol administration in horses. *J Vet Pharmacol Ther*. 2015;38:365.
235. Marly C, Bettschart-Wolfensberger R, Nussbaumer P, et al. Evaluation of a romifidine constant rate infusion protocol with or without butorphanol for dentistry and ophthalmologic procedures in standing horses. *Vet Anaesth Analg*. 2014;41:491.
236. Orsini JA. *Equine emergencies: treatment and procedures*. 4th ed. St. Louis: Elsevier/Saunders; 2014.
237. Cruz FSF, Carregaro AB, Machado M, et al. Sedative and cardiopulmonary effects of buprenorphine and xylazine in horses. *Can J Vet Res*. 2011;75:35.
238. Taylor P, Coumbe K, Henson F, et al. Evaluation of sedation for standing clinical procedures in horses using detomidine combined with buprenorphine. *Vet Anaesth Analg*. 2014;41:14.
239. Fischer BL, Ludders JW, Asakawa M, et al. A comparison of epidural buprenorphine plus detomidine with morphine plus detomidine in horses undergoing bilateral stifle arthroscopy. *Vet Anaesth Analg*. 2009;36:67.
240. Benmansour P, Husulak ML, Bracamonte JL, et al. Cardiopulmonary effects of an infusion of remifentanil or morphine in horses anesthetized with isoflurane and dexmedetomidine. *Vet Anaesth Analg*. 2014;41:346.
241. Gozalo-Marcilla M, Steblaj B, Schauvliege S, et al. Comparison of the influence of two different constant-rate infusions (dexmedetomidine versus morphine) on anaesthetic requirements, cardiopulmonary function and recovery quality in isoflurane anaesthetized horses. *Res Vet Sci*. 2013;95:1186.
242. Thomasy SM, Steffey EP, Mama KR, et al. The effects of iv fentanyl administration on the minimum alveolar concentration of isoflurane in horses. *Br J Anaesth*. 2006;97:232.
243. Benmansour P, Duke-Novakovski T. Prolonged anesthesia using sevoflurane, remifentanil and dexmedetomidine in a horse. *Vet Anaesth Analg*. 2013;40:521.
244. Lamuraglia R, Kirkby P, Funcia JP. Cardiopulmonary effects and recovery quality of remifentanil–isoflurane anesthesia in horses. *J Equine Vet Sci*. 2015;35:271.
245. Nilsfors L, Kvart C, Kallings P, et al. Cardiorespiratory and sedative effects of a combination of acepromazine, xylazine and methadone in the horse. *Equine Vet J*. 1988;20:364.
246. Linardi RL, Stokes AM, Keowen ML, et al. Bioavailability and pharmacokinetics of oral and injectable formulations of methadone after intravenous, oral, and intragastric administration in horses. *Am J Vet Res*. 2012;73:290.
247. DeRossi R, Medeiros U, de Almeida RG, et al. Meperidine prolongs lidocaine caudal epidural anaesthesia in the horse. *Vet J*. 2008;178:294.
248. Foreman JH, Ruemmler R. Efficacy of intramuscular meperidine hydrochloride versus placebo in experimental foot lameness in horses. *Equine Vet J Suppl*. 2013;45:48.
249. Skarda RT, Muir WW. Analgesic, hemodynamic, and respiratory effects induced by caudal epidural administration of meperidine hydrochloride in mares. *Am J Vet Res*. 2001;62:1001.
250. Natalini CC, Linardi RL. Analgesic effects of epidural administration of hydromorphone in horses. *Am J Vet Res*. 2006;67:11.
251. Yamashita K, Muir WW, Tsubakishita S, et al. Clinical comparison of xylazine and medetomidine for premedication of horses. *J Am Vet Med Assoc*. 2002;221:1144.

252. López-Sanromán FJ, Holmbak-Petersen R, Varela M, et al. Accelerometric comparison of the locomotor pattern of horses sedated with xylazine hydrochloride, detomidine hydrochloride, or romifidine hydrochloride. *Am J Vet Res.* 2013;74:828.
253. Neto PIN, Luna SP, Queiroz-Williams P, et al. Cardiorespiratory and antinociceptive effects of two different doses of lidocaine administered to horses during a constant intravenous infusion of xylazine and ketamine. *BMC Vet Res.* 2013;9:1.
254. Moens Y, Lanz F, Doherr MG, et al. A comparison of the antinociceptive effects of xylazine, detomidine and romifidine on experimental pain in horses. *Vet Anaesth Analg.* 2003;30:183.
255. LeBlanc PH, Caron JP, Patterson JS, et al. Epidural injection of xylazine for perineal analgesia in horses. *J Am Vet Med Assoc.* 1988;193:1405.
256. Wilson DV, Bohart GV, Evans AT, et al. Retrospective analysis of detomidine infusion for standing chemical restraint in 51 horses. *Vet Anaesth Analg.* 2002;29:54.
257. da Silva Serpa PB, Natalini CC, Cavalcanti RL, et al. Effects of detomidine constant rate infusion on blood glucose and lactate in sevoflurane anesthetized horses. *Acta Sci Vet.* 2012;40:1051.
258. Serpa PB, Garbade P, Natalini CC, et al. Energy imbalance and physiological changes during detomidine hydrochloride constant rate infusion in standing horses. *J Equine Vet Sci.* 2015;35:232.
259. Ringer SK, Portier K, Torgerson PR, et al. The effects of a loading dose followed by constant rate infusion of xylazine compared with romifidine on sedation, ataxia and response to stimuli in horses. *Vet Anaesth Analg.* 2013;40:157.
260. Devisscher L, Schauvliege S, Dewulf J, et al. Romifidine as a constant rate infusion in isoflurane anaesthetized horses: a clinical study. *Vet Anaesth Analg.* 2010;37:425.
261. Rezende ML, Grimsrud KN, Stanley SD, et al. Pharmacokinetics and pharmacodynamics of intravenous dexmedetomidine in the horse. *J Vet Pharmacol Ther.* 2015;38:15.
262. Marcilla MG, Schauvliege S, Segaert S, et al. Influence of a constant rate infusion of dexmedetomidine on cardiopulmonary function and recovery quality in isoflurane anaesthetized horses. *Vet Anaesth Analg.* 2012;39:49.
263. Creighton CM, Lemke KA, Lamont LA, et al. Comparison of the effects of xylazine bolus versus medetomidine constant rate infusion on cardiopulmonary function and depth of anesthesia in horses anesthetized with isoflurane. *J Am Vet Med Assoc.* 2012;240:991.
264. Kempchen S, Kuhn M, Spadavecchia C, et al. Medetomidine continuous rate intravenous infusion in horses in which surgical anaesthesia is maintained with isoflurane and intravenous infusions of lidocaine and ketamine. *Vet Anaesth Analg.* 2012;39:245.
265. Nannarone S, Cenani A, Gialletti R, et al. Clinical comparison of two regimens of lidocaine infusion in horses undergoing laparotomy for colic. *Vet Anaesth Analg.* 2015;42:150.
266. Peiró JR, Barnabe PA, Cadioli FA, et al. Effects of lidocaine infusion during experimental endotoxemia in horses. *J Vet Intern Med.* 2010;24:940.
267. Skarda RT, Muir WW. Segmental epidural and subarachnoid analgesia in conscious horses: a comparative study. *Am J Vet Res.* 1870;44:1983.
268. Hendrickson DA, Wilson DG. Laparoscopic cryptorchid castration in standing horses. *Vet Surg.* 1997;26:335.
269. Skarda RT, Muir WW. Analgesic, hemodynamic and respiratory effects of caudal epidurally administered ropivacaine hydrochloride in mares. *Vet Anaesth Analg.* 2001;28:61.
270. van Loon JP, Menke ES, Doornenbal A, et al. Antinociceptive effects of low dose lumbosacral epidural ropivacaine in healthy ponies. *Vet J.* 2012;193:240.
271. DeRossi R, Módolo TJ, Pagliosa RC, et al. Comparison of analgesic effects of caudal epidural 0.25% bupivacaine with bupivacaine plus morphine or bupivacaine plus ketamine for analgesia in conscious horses. *J Equine Vet Sci.* 2012;32:190.
272. DeRossi R, Miguel GLS, Frazílio FO, et al. L-Bupivacaine 0.5% vs. racemic 0.5% bupivacaine for caudal epidural analgesia in horses. *J Vet Pharmacol Ther.* 2005;28:293.

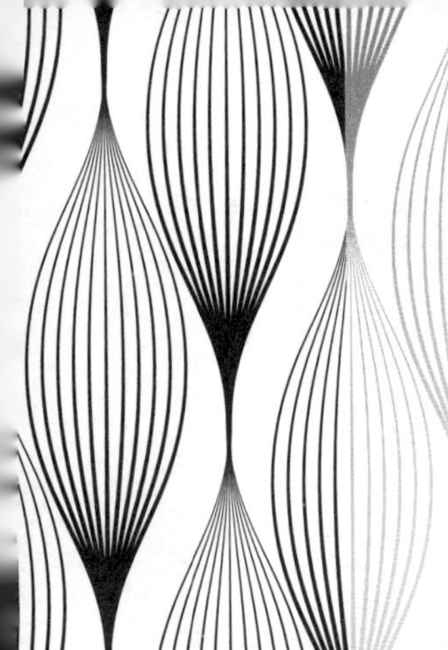

CAPÍTULO 4
Medicina Intensiva

Samuel D. Hurcombe*

INTRODUÇÃO

A medicina intensiva equina evoluiu muito nos últimos 20 anos quanto aos cuidados de alto nível voltados para os pacientes mais doentes, tanto cavalos adultos quanto potros. Para isso, transformou-se em uma especialidade distinta, com muitos dos principais hospitais e especialistas institucionais liderando os avanços dos cuidados de nossos pacientes equinos, o que culminou em resultados melhores. O desenvolvimento do grupo de grandes animais do American College of Veterinary Emergency and Critical Care (ACVECC) legitimou, de certo modo, a medicina intensiva equina como uma especialidade em si. Os especialistas do ACVECC, muitos também especialistas em medicina interna ou cirurgia, e outros clínicos de mentalidade parecida de todo o mundo são qualificados para administrar uma unidade de terapia intensiva (UTI) e prestar atendimento urgente e imediato. Embora ainda haja desafios significativos e obstáculos clínicos a superar, esse campo do conhecimento muda com rapidez e certamente continuará a se desenvolver.

A medicina intensiva trata animais com doença grave, aguda e com risco de vida. O reconhecimento precoce de uma doença ou um estado complexo é necessário para a execução de um plano diagnóstico ou terapêutico que muitas vezes tem impacto significativo no resultado. Em prontos-socorros humanos, por exemplo, a administração de antimicrobianos 60 a 180 minutos após o diagnóstico de sepse mostra-se significativamente associada à melhora da sobrevida.[1]

A terapia intensiva é um processo dinâmico. O estado do paciente pode mudar de minuto a minuto e, muitas vezes, ele exige um ajuste fino do plano terapêutico ao longo dos dias. Dessa maneira, é demorada, detalhista, cansativa e fisicamente exigente. Portanto, uma equipe de profissionais, composta por médicos veterinários, técnicos e tratadores, torna-se mais adequada à configuração da UTI para a otimização do atendimento do indivíduo.

Os pacientes da UTI devem ser segregados da população hospitalar geral. Isso tem dois efeitos positivos. Primeiro, geralmente eles estão doentes, imunocomprometidos e podem ser suscetíveis ao desenvolvimento de uma infecção oportunista. Segundo, certas populações da UTI podem ser mais propensas à disseminação de microrganismos infecciosos, como a salmonela. Cavalos jovens internados com doença gastrintestinal, para a administração de antibióticos e em jejum são exemplos desse tipo.[2]

Além de baias e equipes exclusivas, alguns equipamentos essenciais para fins diagnósticos e terapêuticos são necessários para oferecer o melhor atendimento. Bombas de fluido, recursos eletrocardiográficos (ECG), ultrassonografia e exames clinicopatológicos de realização local são alguns exemplos. No entanto, o principal recurso de uma UTI é a equipe metódica e detalhista para a avaliação contínua de seus pacientes e capaz de perceber as alterações mais sutis.

Não há estudos randomizados controlados que associem a medicina intensiva à maior sobrevida. O precedente foi estabelecido várias vezes na medicina humana, em que, em muitos casos, equipes exclusivas, atendimento personalizado, terapias específicas e precoces e novas abordagens terapêuticas aumentam a sobrevida e diminuem o tempo de hospitalização, a morbidade e os custos hospitalares. Mais estudos são necessários em medicina veterinária para sustentar resultados similares na clínica equina.

A prestação de cuidados críticos para equinos é da competência dos médicos veterinários especializados nestes animais. Entretanto, alguns critérios parecem ser universais entre os especialistas, inclusive em cavalos com necessidade de fluidoterapia parenteral para suporte ao sistema cardiovascular, síndrome de resposta inflamatória sistêmica ([SIRS, do inglês *systemic inflammatory response syndrome*] por causas sépticas e não sépticas), (poli)traumatismo, hemorragia, colapso cardiovascular, disritmia maligna, desconforto respiratório (principalmente disfunção do sistema respiratório inferior), doença abdominal aguda (cirúrgica e médica), transtorno convulsivo e descompensação neurológica aguda, entre outros.

Os objetivos terapêuticos em todos os pacientes envolvem o atendimento adequado aos problemas primários, a antecipação de complicações e a instituição do tratamento preventivo apropriado, além do suporte adequado a todos os sistemas vitais do corpo.

Neste capítulo, as principais características do perfil de pacientes em estado grave, as opções diagnósticas e os tratamentos imediatos que salvam vidas são discutidos para cada sistema corpóreo. Outras informações específicas sobre algumas doenças médicas serão abordadas no Capítulo 20, *Doenças dos Potros*.

*Os editores e autores reconhecem e agradecem as contribuições de J. Hardy, P. Marsh, P. Mooresey, B. Barr, B. Waldridge e Y. Nout nas versões anteriores deste capítulo. Parte de seu trabalho original foi incorporada a esta edição.

UNIDADE DE MEDICINA INTENSIVA EQUINA

As UTIs equinas são cada vez mais prevalentes na prática clínica. Entre suas características comuns estão o alojamento de pacientes de acordo com o tipo ou a gravidade da doença, com as precauções apropriadas de biossegurança; a pronta disponibilidade de equipamentos para diagnóstico, monitoramento e tratamento de cavalos em estado grave; e a equipe de profissionais com conhecimento e experiência para tratar desses pacientes, 24 horas à disposição. Os objetivos da UTI são o cuidado abrangente e a melhora dos resultados dos pacientes com uso de ferramentas e recursos que promovam a eficiência.

Diversos estudos descrevem a população geral de casos e os procedimentos e tratamentos comumente realizados em pacientes admitidos em caráter de emergência em grandes centros de referência universitária.[3,4] Como as emergências equinas são relativamente comuns entre pacientes que precisam de cuidados intensivos, essas informações formam um primeiro banco de dados para o entendimento da dinâmica populacional e dos conhecimentos necessários para o pessoal da UTI. A cólica, ou dor abdominal aguda, é o tipo de caso mais comum em centros de emergência/medicina intensiva, e estudos apontam que a especialização se mostra necessária para lidar com as necessidades médicas e cirúrgicas. No entanto, é fato que vários outros problemas se apresentam como emergência, e as habilidades necessárias para lidar com eles incluem a experiência com a disfunção da maioria dos sistemas corpóreos. Cada população de UTI reflete o tipo de população equina local, e a revisão regular das populações hospitalares auxilia a alocação adequada de recursos (equipes e equipamentos) para o atendimento às necessidades específicas da região.

O tratamento em UTI humana requer uma equipe multiprofissional composta por intensivistas (p. ex., médicos especializados em medicina intensiva), enfermeiros, terapeutas respiratórios, nutricionistas, farmacêuticos e outros profissionais de uma ampla gama de especialidades, como cirurgia, medicina interna e anestesiologia. Devido ao número de pacientes, aos custos da terapia e às limitações de certos aspectos na prática equina, os especialistas costumam ser consolidados em um número menor de indivíduos com múltiplas habilidades e amplo treinamento.

Os técnicos veterinários registrados que prestam cuidados intensivos e contínuos são essenciais à UTI. De modo geral, os bons cuidados de enfermagem são fundamentais para o sucesso dos resultados. As equipes técnicas são os "olhos e ouvidos" da UTI e treinadas para identificar mudanças sutis no estado do paciente e saber utilizar diversos equipamentos. A capacidade de realização de técnicas comuns e o rápido reconhecimento de mudanças no estado do paciente são essenciais.

O Boxe 4.1 lista os equipamentos básicos, intermediários e avançados que podem ser usados na UTI. Novamente, com base nas populações de pacientes, se uma clínica raramente atende potros em estado crítico, a compra de um ventilador mecânico seria uma opção econômica ruim. A revisão regular do equipamento para garantir que esteja em condições de funcionamento, bem como o treinamento de todo o pessoal em novos equipamentos, é fundamental.

BOXE 4.1 Lista de equipamentos para diferentes níveis de unidades de terapia intensiva equina.

Básica
- Sistema de administração de fluidos: conjuntos de bobinas e ganchos de fluido
- Eletrocardiograma
- Centrífuga
- Refratômetro
- Medidor de glicose
- Medidor de lactato
- Tiras para urinálise
- Microscópio para exame citológico/coloração de Gram
- Aparelho de ultrassonografia com Doppler
- Tanque de oxigênio e regulador
- Equipamentos de biossegurança e de proteção individual.

Intermediária
- Analisador de gases sanguíneos/eletrólitos/glicemia
- Equipamentos para realização de hemograma completo
- Análise de perfil de coagulação
- Monitor de pressão arterial (direta e indireta)
- Sistema de administração intravenosa de fluidos com bomba
- Equipamentos para levantar cavalos em decúbito.

Avançada
- Oxímetro de pulso
- Ventilador mecânico
- Osmômetro coloide
- Capnógrafo
- Telemetria eletrocardiográfica contínua
- Bombas para infusão com seringa.

Entre os procedimentos comumente realizados estão o monitoramento do paciente, a administração de fluidos e atenção e a administração de analgesia apropriada. O monitoramento inclui a observação cuidadosa e astuta e a realização seriada de exames físicos. O uso de técnicas de diagnóstico e o suporte laboratorial são medidas adjuntas que complementam a observação competente para monitorar a saúde sistêmica do equino. A administração de fluido parenteral engloba a administração rotineira de uma ampla gama de produtos, inclusive cristaloides, coloides sintéticos, sangue e hemoderivados. A escolha de analgesia na UTI depende do tipo e da gravidade da dor sentida pelo paciente (p. ex., dor inflamatória ou dor neuropática). O clínico precisa considerar os possíveis efeitos adversos que também podem influenciar o distúrbio primário (p. ex., limitar o uso de morfina no paciente com doença abdominal para minimizar a ocorrência de íleo). As técnicas de analgesia multimodal baseiam-se em vários mecanismos de ação e utilizam doses totais menores.

Os fármacos de uso emergencial devem estar à disposição e ser acessíveis em segundos a minutos em qualquer hospital. Recomenda-se o uso de carrinhos e sacos/bolsas de medicamentos estrategicamente localizados em todo o hospital. As datas de vencimento dos fármacos devem ser monitoradas regularmente, e os medicamentos vencidos, substituídos. A Tabela 4.1 lista vários fármacos de emergência e suas dosagens para cavalos adultos. A existência de listas de fármacos em várias áreas importantes, com volumes, vias e indicações, ajuda toda a equipe da UTI no tratamento seguro e apropriado em uma situação de emergência.

Tabela 4.1 Medicamentos de emergência usados em cavalos adultos.

Medicamento	Dose	Dose para 450 kg	Via	Comentário
Atropina	0,01 a 0,02 mg/kg	0,3 a 0,45 mℓ	IV	Bradicardia; terapia de resgate para broncoconstrição grave
Dobutamina (inotrópico positivo)	2 a 10 μg/kg/min (um frasco [250 mg] em 1.000 mℓ = 250 μg/mℓ)	900 a 4.500 μg/min	IV	Use a solução diluída em até 24 h; é compatível com a maioria dos fluidos IV; não misture com solução alcalina de cloreto de cálcio/gliconato
Doxapram (estimulante respiratório)	0,2 mg/kg	4,5 mℓ	IV ou tópica sob a língua	Não misture com substâncias alcalinas/fluidos
Epinefrina Para anafilaxia Para assístole	 0,01 a 0,02 mg/kg 0,1 a 0,5 mg/kg	4,5 a 9 mℓ	IV/IM/SC/ intratraqueal	Não dê com bicarbonato, salina hipertônica ou aminofilina Não precisa ser diluída para administração IV em adultos Dobre os volumes para administração intratraqueal
Furosemida	0,5 a 1,1 mg/kg	5 a 10 mℓ	IV	Edema pulmonar, diurese, insuficiência cardíaca congestiva
Glicopirrolato (para broncodilatação e bradicardia)	0,001 a 0,005 mg/kg	2,25 a 11,25 mℓ	IV/IM/SC	Não misture com substâncias alcalinas/fluidos
Lidocaína (tratamento de íleo)	1,3 mg/kg de ataque, lentamente ao longo de 5 min Infusão de 0,05 mg/kg/min	Ataque: 30 mℓ Infusão: 67 mℓ/h	IV	Certifique-se de que o produto não contém epinefrina
Lidocaína (tratamento de arritmias)	Bólus: 0,25 a 0,5 mg/kg (lentamente) Infusão: 20 a 50 μg/kg/min	Bólus: 5 a 10 mℓ Infusão: 30 a 60 mℓ/h	IV	Certifique-se de que o produto não contém epinefrina
Aminofilina	5 mg/kg	2,5 g	Nebulização	

IV, intravenosa; IM, intramuscular; SC, subcutânea.

Além disso, a montagem de pacotes para situações emergenciais específicas esperadas, como com todos os itens necessários para oxigenoterapia ou materiais para realização de traqueotomia urgente, e sua colocação em áreas importantes são recomendadas.

Os equipamentos essenciais de monitoramento comumente usados na UTI são um eletrocardiograma, um monitor de pressão arterial, aparelhos portáteis para aferição de glicemia e lactato, um analisador de eletrólitos e bioquímica clínica, uma unidade de ultrassonografia, uma centrífuga para determinação de hematócrito, um refratômetro para a determinação da concentração total de proteínas e da gravidade específica (SG, do inglês *specific gravity*) da urina e tiras reagentes para urinálise.

Outras ferramentas de monitoramento a considerar são hemocitômetro, microscópio com aumento de 100×, equipamento para exame citológico (inclusive coloração de Gram) e uma unidade de gasometria e determinação de eletrólitos. Um osmômetro coloide determina a pressão osmótica coloidal (COP, do inglês *colloid osmotic pressure*) em cavalos com hipoproteinemia.

Técnicas avançadas de diagnóstico por imagem estão se tornando mais comuns, e o uso da ultrassonografia passou a ser um componente essencial do diagnóstico e monitoramento de pacientes graves. A ultrassonografia pode ser empregada na identificação e no monitoramento de efusões, distensão e motilidade intestinal; na identificação de estruturas umbilicais; no monitoramento da prenhez; e na visualização de estruturas oculares, entre outras áreas anatômicas. Para a geração de imagens de diversas estruturas, recomenda-se o acesso a vários transdutores, de 2,5 a 10 MHz, bem como a uma sonda retal.

O fornecimento de oxigênio para suplementação por meio de insuflação nasal, válvula de demanda ou ventilação mecânica deve estar à disposição. Cilindros de gás comprimido podem ser usados, mas devem ser armazenados e manuseados de maneira adequada para evitar ferimentos. Os cilindros de oxigênio podem ser equipados com um sistema de segurança de índice de diâmetro para a conexão a uma válvula de demanda. No pico de fluxo, uma válvula de demanda pode fornecer até 160 ℓ/minuto de oxigênio. Para cada tipo de cilindro, o conhecimento da capacidade do cilindro e da vazão possibilita o cálculo do tempo de fornecimento. Os pequenos cilindros portáteis E contêm 655 ℓ de oxigênio quando cheios e podem fornecê-lo por 260 minutos em vazão de 5 ℓ/minuto. Em cavalos adultos, podem ser necessárias taxas de fluxo de 10 a 15 ℓ/minuto para que haja qualquer efeito significativo sobre a fração inspirada de oxigênio (Fio_2). Os cilindros G ou H maiores, com 5.290 ou 6.910 ℓ, respectivamente, tornam possível a suplementação de oxigênio por períodos maiores.

O projeto da UTI deve acomodar o cuidado de cavalos com vários problemas. Todas as baias devem ter o equipamento necessário para pendurar bolsas de fluidos de grande volume. As baias não devem apresentar objetos que possam causar ferimentos. Além disso, o projeto deve incluir uma ou duas baias para o descarregamento fácil de cavalos. Do mesmo modo, a estrutura deve ser capaz de suportar içamentos. Um sistema de pista para içar cavalos de um *trailer* e transportá-los para uma mesa cirúrgica ou baia de UTI é algo bem-vindo. Rampas comerciais também são essenciais para facilitar a movimentação segura de cavalos em decúbito. Se o atendimento de neonatos for rotineiro, grandes baias de parto devem estar à disposição. Tais baias podem ter separadores móveis para facilitar o tratamento de potros, possibilitando acesso a suas mães.

Um escritório central facilita a supervisão de toda a unidade. Uma estação de visualização central com câmeras ou a visualização direta das baias é o ideal. A UTI deve ter armazenamento adequado e ser organizada. O acesso aos desinfetantes para as mãos, às pias e às caixas de luva deve ser fácil; afinal, a lavagem de mãos entre os atendimentos é essencial para evitar a disseminação de infecções hospitalares.

As áreas de preparo de alimentos precisam ser separadas, e os técnicos devem sempre lavar as mãos para evitar a contaminação cruzada de patógenos na alimentação. A UTI deve ter protocolos rígidos de desinfecção e isolamento para a prevenção de infecções hospitalares e da disseminação de doenças infecciosas. A fricção das mãos com uma solução à base de álcool é mais eficaz do que a lavagem das mãos com antisséptico, provavelmente por não requerer enxágue e secagem.[5]

Diretrizes e procedimentos operacionais padrões (POPs) podem ser aplicados a vários aspectos da UTI; por exemplo, diretrizes para o uso de antibióticos, diretrizes para tratamento de patógenos multirresistentes, POPs para lesões pessoais e assim por diante. Recomenda-se que cada UTI estabeleça "esquemas de melhores práticas" para otimizar o atendimento, minimizar complicações e erros e maximizar a sobrevivência do paciente e a segurança da equipe.

O objetivo primordial da medicina intensiva é o suporte e o tratamento do paciente para que os mecanismos homeostáticos normais fiquem totalmente funcionais e independentes do suporte exógeno. O tratamento e a prevenção do choque, em todas as suas diversas formas, é um tema comum entre os pacientes. O atendimento que mantenha o fornecimento de oxigênio e o substrato metabólico celular para atender às demandas exclusivas do paciente é fundamental. O clínico geralmente se concentra em um processo específico da doença ou até mesmo em um sistema orgânico. No entanto, devido às consequências sistêmicas de vários processos patológicos (p. ex., inflamação, neoplasia), avaliações metódicas e seriadas de todo o paciente são importantes. Isso torna possível que o profissional identifique logo os problemas com a esperança de instituição rápida de intervenção precoce, evitando a morbidade. Os pacientes com doença grave exigem atenção especial. Seu estado é dinâmico e pode mudar rapidamente. Tais pacientes podem precisar de novas verificações dos principais índices, como perfis de coagulação ou concentrações de eletrólitos ionizados, a cada hora. A reavaliação do ritmo cardíaco ou a medição direta da pressão arterial podem ser necessárias minuto a minuto (a telemetria contínua é bastante benéfica para esses indivíduos).

Problemas esperados e inesperados podem ser encontrados no paciente da UTI. Cavalos com uma doença focal (p. ex., abscesso no sítio de injeção) que, por si só, tendem a não apresentar risco de vida, podem desenvolver consequências multissistêmicas graves (p. ex., anemia hemolítica, febre, hipoxia anêmica e nefropatia pigmentar). Muitas vezes, o desenvolvimento de problemas graves pode ser uma consequência da atividade excessiva do sistema imune e da SIRS. Na saúde, as vias inflamatórias podem ser reguladas por vias anti-inflamatórias. Quando a balança pende a favor das vias inflamatórias, a inflamação sistêmica ativada é avassaladora e pode ter consequências, como a coagulopatia ou a síndrome do desconforto respiratório agudo (ARDS), aparentemente não relacionadas com a doença primária.

Os erros de medicação podem ser divididos em duas categorias principais: efeitos adversos inesperados relacionados com a terapêutica no paciente; e erros de administração cometidos pela equipe da UTI. Um exemplo de efeito adverso é o desenvolvimento de colite associada a antibióticos (AAC, do inglês *antibiotic-associated colitis*). Cavalos com doença gastrintestinal aguda representam a internação mais comum na UTI. Em muitos casos, os equinos apresentam estresse e inapetência (muitas vezes, forçosa) e requerem cirurgia intestinal. Todos esses fatores são considerados pressões de seleção para a disbiose intestinal.[2] Esses animais também são frequentemente tratados com antibióticos no período perioperatório, o que, com as pressões preexistentes, pode levar ao desenvolvimento de colite com risco de vida. O clínico deve ser prudente no uso de antibióticos e tentar instituir a alimentação enteral precoce sempre que possível para ajudar a evitar a AAC.

Erros de administração de medicamentos também podem ocorrer. Um artigo recente destacou que a má adesão às recomendações terapêuticas é mais frequente do que o previsto.[6] Os erros podem ser minimizados por prontuários médicos claros que listem o nome genérico do medicamento, a dose (p. ex., o número de miligramas) e a quantidade de unidades administradas (p. ex., mililitros), a via de administração e a frequência de dosagem (p. ex., gentamicina, 3.000 mg (30 mℓ) por via intravenosa [IV], a cada 24 horas).

Os pedidos da UTI devem ser revistos por um médico veterinário supervisor e assinados como solicitados e executados, sobretudo quando vários usuários podem segui-los e realizá-los. Rondas diárias com o pessoal da UTI sobre o estado do paciente, o tratamento atual e o plano de monitoramento e a discussão de possíveis complicações são altamente informativas para a equipe e ajudam a manter uma linha aberta de comunicação para assegurar a clara compreensão das ordens.

Cavalo adulto: procedimentos básicos em medicina intensiva

Samuel D. Hurcombe

A rápida aquisição de importantes achados fisiológicos e físicos no cavalo em estado crítico é essencial para a formulação de um plano diagnóstico e/ou terapêutico inicial. Independentemente da natureza da doença apresentada ao clínico, o conhecimento de diversos procedimentos técnicos é necessário para facilitar os esforços diagnósticos e terapêuticos.

ACESSO VASCULAR E ADMINISTRAÇÃO DE FLUIDOS

O estabelecimento do acesso venoso costuma ser fundamental na medicina intensiva. De modo geral, o uso de veias grandes (ou seja, veias jugulares, veias torácicas laterais, veias cefálicas e, raramente, veias safenas) para o acesso facilita o cateterismo e a administração de medicamentos, fluidos, nutrição parenteral (PN) e a coleta de sangue para o acompanhamento clinicopatológico. Há cateteres IV de diversos materiais, construções, comprimentos e diâmetros (Tabelas 4.2 e 4.3). Ao escolher um cateter, o clínico deve considerar a taxa de fluido desejada, a viscosidade do fluido, o tempo de permanência do cateter na veia, a gravidade da doença sistêmica e o tamanho do animal. Os determinantes da taxa de fluxo do cateter seguem a lei de Poiseuille-Hagen: o maior diâmetro luminal (r), o menor comprimento (L) e as maiores diferenças de pressão (ΔP) entre o fluxo de entrada e saída do cateter geram os maiores volumes por unidade de tempo através do cateter (equação de Poiseuille-Hagen do fluxo através de um tubo [p. ex., o cateter]):

$$\text{Fluxo } \alpha = \text{gradiente de pressão } (\Delta P) \times \text{raio } (r)_4/\text{viscosidade } (\eta) \times \text{comprimento } (L)$$

Nos casos em que o fornecimento de volume é crítico, a colocação de cateteres curtos de calibre grande com bolsa pressurizada de fluido otimiza a fluidoterapia. A viscosidade (η) do fluido administrado também modula a taxa de fluxo, já que fluidos de maior viscosidade (ou seja, coloides naturais, sangue, hemoderivados) têm menor velocidade de administração. O uso cuidadoso de altas taxas de fluxo pode ser mais traumático para o endotélio vascular, aumentando o risco trombótico.

Os cateteres costumam ser feitos de teflon ou poliuretano. As propriedades trombogênicas de cada material devem ser consideradas de acordo com o estado clínico do paciente. Os cateteres de poliuretano (p. ex., Mila International®) são considerados menos trombogênicos do que os de teflon; portanto, recomenda-se a utilização desse material em pacientes com coagulopatia clínica ou com "risco" de seu desenvolvimento. Normalmente, esses pacientes são cavalos com hipoproteinemia; SIRS; aqueles que necessitam de hemoderivados, PN, com choque endotoxêmico/hemorrágico, sepse/bacteriemia; e cavalos com coagulopatia congênita ou adquirida. Os cateteres de teflon devem ser trocados a cada 3 dias, e os de poliuretano podem permanecer na veia por até 2 semanas. Independentemente do tipo de cateter, o sítio de acesso vascular deve ser cuidadosamente monitorado várias vezes ao dia para a detecção de sinais de distúrbio de fluxo, trombose e/ou infecção.

Na maioria das aplicações, os cateteres sobre agulha são mais fáceis e rápidos de colocar e alcançam os objetivos terapêuticos em cavalos adultos. Os cateteres sobre o fio (OTWs, do inglês *over-the-wire*) são tecnicamente mais difíceis de serem colocados; porém, tendem a ser mais bem tolerados a longo prazo e mostram-se menos traumáticos para o endotélio vascular. Os cateteres OTW são fornecidos em modelos de lúmen único e múltiplo e costumam ser usados em potros e cavalos adultos com alto risco de complicações trombóticas ou em pacientes que recebem várias soluções, principalmente hiperosmolares/hipertônicas. Os cateteres OTW são recomendados para o cateterismo da veia torácica lateral causada pela angulação aguda do trajeto do vaso pelo tórax. A orientação ultrassonográfica pode ajudar a colocação do cateter nesse local, em especial em cavalos obesos e edematosos.

Os cateteres podem vir em conjuntos de extensão curta e longa, bem como diâmetros pequenos ou grandes. O uso de um conjunto de extensão com trava Luer® que se encaixa no conector do cateter evita deslocamentos. Em equinos com pressão venosa central (PVC) baixa, a desconexão da linha pode provocar a aspiração significativa de ar e o colapso cardiovascular, notadamente de cateteres venosos jugulares. Além disso, há válvulas hemostáticas unidirecionais para ajudar a evitar o refluxo de sangue e a aspiração de ar.

Tabela 4.2 Lista de cateteres comerciais (por tipo de material).

Material	Exemplo	Comentário
Polipropileno	Tubo de polietileno, Medicut®	Altamente trombogênico não recomendado
Teflon	Angiocath®	Menos trombogênico
Poliuretano	Mila®	Muito menos trombogênico
Silastic	Centrasil®	Menos trombogênico

Tabela 4.3 Lista de cateteres comerciais (por tipo de construção).

Tipo	Descrição	Vantagem	Desvantagem
Agulhado (*butterfly*)	Agulha conectada à tubulação	Facilidade de uso	Laceração do vaso; punção do vaso e administração extravascular
Cateter sobre agulha	Estilete dentro do cateter para punção venosa	Disponível em diâmetro grande, facilidade de inserção	Comprimento limitado do cateter, não flexível, quebra no cateter e junção do conector
Cateter introduzido através de agulha	Agulha curta inserida; cateter inserido pela agulha	Todos os comprimentos disponíveis, agulha flexível e removível	Colocação tecnicamente mais difícil
Cateter sobre o fio (*over-the-wire*)	A agulha é um condutor para a inserção do fio, que serve como guia para cateter	Cateteres flexíveis e longos disponíveis; a colocação adequada dos cateteres é assegurada	Mais conhecimentos técnicos necessários para colocação do cateter, custo elevado

Nos cavalos que recebem múltiplas infusões (ou seja, cristaloides e infusões em taxa contínua [CRI, do inglês *continuous rate infusions*]), o uso de extensões duplas, em que cada tipo de fluido/medicamento entra individualmente no cateter central, é melhor do que a "diluição" de um fluido em outro.

Manutenção e cuidados com o cateter

Antes do uso de qualquer cateter colocado, aspire-o para assegurar a colocação intravascular. Os cateteres devem ser lavados com frequência com soro fisiológico heparinizado (10 unidades/mℓ) antes e após cada medicação administrada e a cada 4 a 6 horas depois de sua colocação. Em alguns cateteres pouco usados, a instilação de uma "trava de heparina", composta por 20 unidades/mℓ de soro fisiológico heparinizado, e a colocação de grampos de linha podem ajudar a preservar a integridade do fluxo. A administração de um antitrombótico, como o clopidogrel (4 mg/kg por via oral [VO] uma vez, depois 2 mg/kg VO a cada 24 horas), é usada para ajudar a prevenir complicações trombóticas, apesar da eficácia comprovada.

As tampas dos frascos de injetáveis devem ser trocadas todos os dias ou antes, caso excessivamente perfuradas. Antes da inserção da agulha, as tampas devem ser limpas com álcool isopropílico a 70% e deixadas secando.

Os cateteres e os conjuntos de extensão podem ser fixados com adesivo para permanência curta ou suturados diretamente na pele com fio não absorvível 2.0. Deve-se ter cuidado para garantir que nenhuma parte do cateter seja exposta durante a fixação.

Cada linha pode ser identificada, e convém ter o máximo cuidado para nunca quebrar o circuito de qualquer solução com glicose (p. ex., soluções cristaloides suplementadas ou PN) para ajudar a prevenir a sepse do cateter e da linha. Alguns clínicos aplicam pomada antibiótica tripla nos sítios de inserção para a prevenção de infecções, embora não existam evidências sobre a eficácia desse procedimento. Em caso de suspeita de infecção, o cateter deve ser removido, e sua ponta, submetida a cultura (aeróbica e anaeróbica).

Os conjuntos de bobinas são usados para a administração de fluidos na baia para a maioria dos cavalos adultos. Tais conjuntos são vantajosos porque possibilitam que o cavalo se mova, deite e coma sem restrições. Um sistema de polias suspensas com um gancho giratório impede que as linhas de fluido fiquem emaranhadas.

Os conjuntos de administração de solução são usados para a administração de fluidos ou medicamentos a curto prazo, normalmente em taxa de 10 gotas/mℓ. Os conjuntos de extensão longa com bobinas podem então ser utilizados para conectar fluidos ao cavalo.

As bombas calibradas proporcionam a administração regular e contínua de soluções em taxas determinadas (CRI). Ao usar uma bomba calibrada, deve-se ter o cuidado de usar o conjunto calibrado apropriado para a marca do dispositivo. Essas bombas têm alarmes que sinalizam a presença de ar na linha, a ausência de fluido na bolsa ou problemas no cateter. Na maioria das bombas comerciais, a taxa máxima de fluido é 999 mℓ/h, o que se mostra insuficiente para a administração de cristaloides em grande parte dos cavalos adultos. As bombas de infusão auxiliam a administração de PN, analgesia multimodal, terapias pró-cinéticas e medicamentos cardiovasculares, entre outros. Alguns clínicos defendem a administração em CRI de antibióticos dependentes de tempo (p. ex., betalactâmicos) para reduzir as concentrações farmacodinâmicas máximas e mínimas e os possíveis períodos de administração subterapêutica (concentração inibitória submínima).

Para a administração de grandes volumes de fluidos, as bombas de infusão peristáltica ou de oscilação podem liberar até 40 ℓ/h. Tais bombas precisam ser constantemente supervisionadas, pois continuam a funcionar mesmo depois do término dos fluidos. Os cateteres calibrosos devem ser usados para evitar o traumatismo decorrente do efeito de jato no endotélio da veia.

FUNDAMENTOS DA FLUIDOTERAPIA

A fluidoterapia em cavalos adultos é uma modalidade fundamental no tratamento do paciente em estado crítico. A desidratação é clinicamente detectável quando o déficit é de 5% ou mais. Os fluidos podem ser administrados por vários métodos, mas as vias enteral e IV são mais comuns. A administração intraperitoneal e a intraóssea são menos usadas, embora possíveis em indicações específicas. Os fluidos parenterais devem ser administrados a equinos que não tolerem fluidos enterais (p. ex., obstrução gastrintestinal, traumatismo esofágico, disfagia e/ou desidratação estimada em mais de 5%). A fluidoterapia enteral geralmente tem melhor relação custo-benefício, é indicada em casos com déficits volumétricos moderados (≤ 5%) e, em determinadas condições, pode ser mais eficaz do que a administração parenteral (p. ex., impactação do cólon) e na terapia de manutenção.

Planejamento racional da fluidoterapia

O conhecimento dos tipos de fluidos e de suas propriedades, bem como das necessidades do paciente, é essencial para o planejamento da fluidoterapia. O clínico deve considerar várias questões importantes que facilitam o desenvolvimento de um esquema de fluidos:

1. Qual é o volume necessário de fluido?
2. Qual é a taxa necessária de fluido?
3. Qual tipo de fluido é necessário?
4. Quais circunstâncias específicas (físicas e fisiológicas) precisam ser consideradas?

O volume de fluido necessário é determinado com base nos dados clínicos e clinicopatológicos obtidos por meio do exame clínico meticuloso e de um banco de dados laboratoriais mínimos. O turgor cutâneo, a frequência cardíaca, a cor e a textura das mucosas, a posição dos olhos, o estado neurológico, a concentração sérica de creatinina, o hematócrito e as estimativas de proteína total ajudam o médico veterinário a determinar o déficit, geralmente expresso como percentual do peso corpóreo. Os requerimentos de fluido para a manutenção devem ser combinados com a quantificação (ou seja, o número de litros de refluxo enterogástrico) ou as estimativas de perdas contínuas de fluido para o cálculo do déficit de volume total/necessidade para as primeiras 24 horas.

A taxa de administração de fluidos depende da gravidade da doença. Os cavalos com déficits profundos e comprometimento cardiovascular exigem a rápida administração de fluidos para a reanimação.

O tipo de fluido também varia conforme a natureza crítica. Os cristaloides de reposição geralmente têm concentrações maiores de sódio e cloreto do que as soluções de manutenção, que apresentam concentração menor de sódio e maior concentração de cálcio, potássio e magnésio. As soluções hiperosmolares e/ou coloides também podem ser indicadas e, junto com os cristaloides isotônicos, devem ser consideradas.

Entre as circunstâncias especiais a considerar durante a administração da fluidoterapia estão os pacientes com insuficiência renal. O volume e o tipo do fluido escolhido devem ser considerados dependendo da doença – por exemplo, insuficiência renal anúrica ou necrose tubular aguda do túbulo convoluto proximal (TCP) e eliminação fracionada anormal de eletrólitos. Cavalos com diminuição da pressão oncótica podem não tolerar a terapia cristaloide de alto volume sem suporte coloide adjuvante.

A parada cardiorrespiratória, embora de natureza extrema, é a forma final da insuficiência cardíaca congestiva, e indica-se a fluidoterapia limitada e cuidadosa para tornar possível a circulação suficiente dos tratamentos cardioativos sem a sobrecarga do circuito vascular.

Requisitos de manutenção

No cavalo adulto, as necessidades de fluidos de manutenção foram estimadas em 40 a 60 mℓ/kg/dia. Provavelmente, tal volume superestima as necessidades reais de um animal em repouso e jejum, mas parece ser seguro na maioria das situações. Nas raças de porte menor, a dose mais apropriada pode ser 60 mℓ/kg/dia e, nas de porte maior (p. ex., cavalos de tração), 40 mℓ/kg/dia. Em equinos com insuficiência renal, indica-se o monitoramento do peso corporal, da PVC e, a rigor, da produção de urina. Em caso de evidências de ganho de peso, edema ou aumento da PVC (> 12 mmHg), a taxa de administração de fluidos deve ser reduzida ou mesmo interrompida, e convém considerar outras terapias de substituição renal (TSR).

Déficit de fluido

A avaliação prática da hipovolemia causada pela desidratação é uma estimativa subjetiva que usa achados clínicos e clinicopatológicos. A Tabela 4.4 lista os parâmetros que auxiliam a avaliação da desidratação extracelular aguda.

Após estimar a desidratação, o médico veterinário pode calcular a quantidade de fluidos a ser administrada da seguinte maneira (Tabela 4.5):

Volume (litros) = peso corporal (quilogramas) × porcentagem de desidratação (expressa em decimal)

Tabela 4.4 Parâmetros utilizados para estimativa de desidratação em cavalos.

% de desidratação estimada	Frequência cardíaca (batimentos por minuto)	CRT (segundos)	PCV/TP (%/g/dℓ)	Creatinina (mg/dℓ)
6	40 a 60	2	40/7	1,5 a 2
8	61 a 80	3	45/7,5	2 a 3
10	81 a 100	4	50/8	3 a 4
12	> 100	> 4	> 50/> 8	> 4

CRT, tempo de preenchimento capilar; PCV, hematócrito; TP, proteína total.

Tabela 4.5 Equações comumente usadas em medicina intensiva.

Necessidade de fluidos de manutenção (mℓ)	40 a 60 mℓ/kg/dia
Cálculo do déficit de fluidos (ℓ)	Peso corporal (kg) × percentual de desidratação (expresso em decimal)
Déficit eletrolítico de eletrólitos monovalentes em abundância no espaço do ECF (p. ex., bicarbonato)	Peso corporal (kg) × 0,3 (coeficiente ECF) × ($[\text{Eletrólito}]_{desejado}$ – $[\text{Eletrólito}]_{medido}$)
Taxa de choque de cristaloides isotônicos (mℓ)	80 a 100 mℓ/kg nos primeiros 60 a 90 min
Volume de transfusão sanguínea (ℓ)	([$PCV_{desejado}$ – $PCV_{paciente}$] × peso corporal [kg] × 0,08 [coeficiente de volume sanguíneo])/PCV_{doador}
Osmolaridade (mOsm)	2 × [Na] + glicemia/18 + ureia/2,8 (quando glicemia e ureia são medidos em mg/dℓ)
Pressão arterial média (mmHg)	1/3 × (PAS – PAD) + PAD
Pressão de pulso (mmHg)	PAS – PAD
Pressão de perfusão cerebral (mmHg)	PAM – PIC
Pressão de perfusão abdominal (mmHg)	PAM – PIA
Teor de oxigênio no sangue arterial (Cao_2 [mLO_2/dℓ])	(1,34 × [hemoglobina] × Sao_2) + (0,0031 × Pao_2)
Transporte de oxigênio (mℓ/min)	Q (débito cardíaco) × Cao_2
Taxa de extração de oxigênio	(Cao_2 – Cvo_2)/Cao_2 ou (Sao_2 – Svo_2)/Sao_2
Po_2 alveolar (Pao_2)	Fio_2 × ($P_{atmosfera}$ – P_{H_2O}) – $Paco_2$/0,8
Gradiente Aa	Pao_2 – Pao_2

ECF, fluido extracelular; PCV, hematócrito; PAS, pressão arterial sistólica; PAD, pressão arterial diastólica; PAM, pressão arterial média; PIC, pressão intracraniana; PIA, pressão intra-abdominal.

Perdas contínuas

A quantificação objetiva das perdas contínuas é ideal, mas raramente reflete todos os déficits de volume com veracidade. Até mesmo a medição do volume de refluxo enterogástrico não considera o terceiro volume fluido que permanece no intestino. Este volume remanescente não contribui para o volume circulante efetivo; assim, a quantificação do refluxo em balde subestima o déficit real. Os cavalos com diarreia de alto volume também podem perder volumes significativos, bem como o volume do terceiro espaço no grande reservatório do cólon maior e do ceco.

Independentemente da natureza das perdas contínuas, a frequente reavaliação clínica e clinicopatológica do paciente é fundamental para minimizar a maior deterioração. A frequência cardíaca, o hematócrito e a concentração de proteína total e L-lactato são clinicamente importantes a cada 2 a 6 horas, dependendo da natureza da doença crítica.

A avaliação diária da concentração de creatinina e da urinálise é indicada em pacientes com azotemia até a normalização dos valores laboratoriais. Outros meios de monitoramento da administração adequada de fluidos podem ser a aferição da PVC, da pressão arterial e da produção de urina.

O princípio fundamental básico do estabelecimento de um esquema de fluidoterapia baseia-se na escolha de um volume apropriado, da seguinte maneira (ver Tabela 4.5):

Necessidade de fluido (primeiras 24 horas) = Σ (déficit de fluido + perdas estimadas + necessidades de manutenção)

Este é um ponto de partida sujeito a mudanças com base na resposta clínica do paciente.

Escolha do fluido

Os fluidos cristaloides isotônicos quase sempre constituem a base de qualquer esquema de fluidoterapia parenteral. O tipo de fluido cristaloide a ser administrado depende dos resultados de uma avaliação química e da doença do paciente. De modo geral, o volume apropriado é mais importante. No entanto, caso haja várias opções, deve-se decidir entre uma solução eletrolítica balanceada (BES, do inglês *balanced electrolyte solution*) ou o soro fisiológico isotônico (NaCl a 0,9%) como o fluido basal. Os aditivos podem, então, ser adicionados *à la carte* para o tratamento de desequilíbrios eletrolíticos e/ou metabólicos específicos.

A Tabela 4.6 relaciona a composição de vários fluidos comercializados. De modo geral, as BESs são escolhidas quando a concentração sérica de eletrólitos é próxima ao normal ou na ausência de análise química, já que são consideradas mais fisiológicas.

O soro fisiológico pode ser preferível caso a restrição de potássio seja indicada (p. ex., estados hiperpotassêmicos, como paralisia periódica hiperpotassêmica, uroperitônio, insuficiência renal), pois todas as BESs contêm um pouco de potássio. As BESs, por sua natureza, também têm capacidade de tamponamento. O lactato, na solução de lactato de Ringer (SLR), requer metabolismo hepático; assim, a SLR pode não ser uma escolha ideal em cavalos com disfunção hepática. Na fluidoterapia de manutenção a longo prazo (mais de 4 a 5 dias), se a administração oral não for possível, o médico veterinário deve considerar os fluidos básicos de meia potência (p. ex., NaCl a 0,45% e dextrose a 2,5%) com adição de potássio e cálcio. A fluidoterapia a longo prazo com BES de rotina pode causar hipernatremia, hipopotassemia, hipomagnesemia e hipocalcemia.

A suplementação eletrolítica de rotina geralmente inclui cálcio, potássio e magnésio. Isso é muito importante em caso de ingestão enteral limitada ou nula (p. ex., doença gastrintestinal). Esses eletrólitos são importantes para a função da musculatura lisa, o tônus vascular e a atividade da musculatura lisa intestinal.[7,8]

Tabela 4.6 Soluções cristaloides para fluidoterapia.

Produto	pH aproximado	mOsm/ℓ	Na (mEq/ℓ)	K (mEq/ℓ)	Ca (mEq/ℓ)	Mg (mEq/ℓ)	Cl (mEq/ℓ)	Tampão (mEq/ℓ)
Solução de lactato de Ringer	6,5	273	130	4	3	–	109	Lactato 28
Solução de lactato de Ringer e dextrose a 5%	5	525	130	4	3	–	109	Lactato 28
Plasma-Lyte A®	7,4	294	140	5	–	3	98	Acetato 27 Gliconato 23
Plasma-Lyte® 148	7,4	294	140	5	–	3	98	Acetato 27 Gliconato 23
Plasma-Lyte® 148	5,5	294	140	5	–	3	98	Acetato 27 Gliconato 23
Plasma-Lyte® 56 e dextrose a 5%	5	362	40	13	–	3	40	Acetato 16
Dextrose a 5%	4	252	–	–	–	–	–	–
NaCl a 0,9%	5	308	154	–	–	–	154	–
NaCl a 7%	–	2.400	1.196	–	–	–	1.196	–
Dextrose a 5% e NaCl a 0,9%	4	560	154	–	–	–	154	–
Dextrose a 5% e NaCl a 0,45%	4	280	77	–	–	–	77	–
$NaHCO_3$ a 5%	8	1.190	595	–	–	–	595	–
$NaHCO_3$ a 8,4%	–	2.000	1.000	–	–	–	1.000	–
$NaHCO_3$ a 1,3% (precisa ser misturado)	–	308	154	–	–	–	1.541	–

As doses sugeridas de cálcio dependem das concentrações de cálcio ionizado. A suplementação de rotina com 10 mℓ de gliconato de cálcio a 23% por litro de fluidos é usada pelo autor deste texto como ponto de partida. O cloreto de potássio pode ser suplementado em taxa parenteral máxima de até 0,5 mEq/kg por hora. O autor começa em 0,05 mEq/kg por hora na suplementação de rotina e 1 g de sulfato de magnésio por litro de fluidos.

Os equinos com acidose metabólica com hiato aniônico elevado (p. ex., acidose láctica) costumam apresentar hipobicarbonatemia, devido ao maior tamponamento pela produção de ácido orgânico. Na maioria dos casos, isso representa uma acidose láctica do tipo A, como a hiperlactatemia mediada por perfusão. Assim, o restauro volêmico para otimizar a perfusão sistêmica deve ser o primeiro passo no tratamento da acidose; no entanto, em casos extremos, o tratamento com suplementação de bicarbonato ($NaHCO_3$) também pode ser necessário.

Os equinos tratados com bicarbonato devem ser submetidos à avaliação da função respiratória, já que a remoção efetiva do dióxido de carbono (CO_2) gerado pela atividade da anidrase carbônica requer a ventilação alveolar normal. O comprometimento respiratório pode agravar a acidemia causada pela acidose metabólica e respiratória mista.

Para equinos com pH ≤ 7,2 decorrente de desequilíbrios metabólicos (não respiratórios) após a administração de cristaloides de choque (80 mℓ/kg em 1 h), indica-se a terapia com bicarbonato isotônico (1,3%). Primeiro, convém administrar rapidamente 50% do déficit de bicarbonato (ver adiante) durante 1 a 2 horas e dar os 50% restantes em 12 a 24 horas.

As soluções parenterais de bicarbonato são incompatíveis com soluções que contêm cálcio. As soluções de bicarbonato de sódio a 1,3% são isotônicas; e as soluções de bicarbonato de sódio a 8,4%, hipertônicas (1 mEq/mℓ). Para fazer uma solução de $NaHCO_3$ a 1,3%, retiram-se 130 mℓ de água de uma bolsa de água estéril de 1 ℓ. Adicionam-se 130 mℓ (130 mEq) de $NaHCO_3$ a 8,4% à bolsa de água estéril.

$$\text{Déficit de bicarbonato t} = (\text{bicarbonato}_{\text{desejado}} - \text{bicarbonato}_{\text{medido}}) \times \text{peso corporal (quilogramas)} \times 0{,}3$$

(coeficiente do compartimento de fluido extracelular [ECF]; ver Tabela 4.5)

Nas perdas contínuas de bicarbonato não associadas ao tamponamento excessivo do plasma (p. ex., diarreia hipersecretora, acidose tubular renal), a suplementação enteral é uma opção adequada. Calcula-se o déficit e converte-se o número de miliequivalentes em peso (em gramas):

$$1\text{ g } NaHCO_3 = 12\text{ mEq } NaHCO_3$$

Divide-se o número total de gramas em várias administrações por dia. O $NaHCO_3$ administrado por via oral pode causar pequenas lesões cáusticas na mucosa gengival. A mistura do $NaHCO_3$ com glicose de milho ou melaço e a lavagem da boca do cavalo após a deglutição podem ajudar a prevenir lesões.

Taxa de administração

Nos pacientes em choque grave, o profissional deve se esforçar para administrar uma dose de choque de fluidos cristaloides isotônicos na primeira hora (80 mℓ/kg), o que apenas pode ser feito com bolsas pressurizadas, uma bomba de fluido e/ou cateteres múltiplos. Em outras situações, o volume calculado para contabilizar as perdas, a reposição e a manutenção representa aquele para as necessidades de 24 horas e as estimativas (como volume por hora). A manutenção precisa de registros sobre a fluidoterapia é importante para garantir a administração da quantidade correta.

FLUIDOS DE ADMINISTRAÇÃO ORAL

Os fluidos orais são indicados para equinos com déficits volumétricos apenas brandos e com capacidade de tolerar fluidos enterais (p. ex., sem obstrução intestinal ou refluxo). A fluidoterapia oral deve ser administrada com a composição mostrada na Tabela 4.7. O cálcio deve ser administrado separadamente por se precipitar em solução. Esta solução eletrolítica atende às necessidades diárias de um cavalo adulto e pode ser administrada com uma pequena sonda nasogástrica alimentar pré-colocada ou intubação intermitente.

Fluidos parenterais

Cristaloides

A administração IV de cristaloides isotônicos reconstitui imediatamente o volume circulante efetivo. Os cristaloides (de todos os tipos) redistribuem-se rapidamente para fora do espaço vascular (VS, do inglês *vascular space*) para todo o espaço do ECF. O ECF tem aproximadamente 30% do peso corporal, e o VS corresponde a cerca de 8% do peso corporal. Assim, para manter o volume intravascular expandido desejado, 3 a 3,75 vezes mais volume são necessários para contabilizar a redistribuição por todo o ECF. Tanto a BES quanto a SLR costumam ser escolhidas. As doses de BES para a expansão volumétrica rápida (não requerimentos de fluidos de manutenção) são de 70 a 90 mℓ/kg por hora, com reavaliação frequente (a cada 20 minutos) das necessidades adicionais de volume.

Soluções de reposição

Solução de lactato de Ringer

A SLR tem menor concentração de sódio e maior concentração de cloreto do que o plasma equino. Deve ser evitada em casos de hiperpotassemia pelos baixos níveis de potássio e durante a administração de produtos com citrato ou bicarbonato, já que o cálcio na SLR pode precipitar. O lactato na SLR é metabolizado pelo fígado e, teoricamente, pode se acumular e contribuir para a acidose metabólica em pacientes com disfunção hepática.

Plasma-Lyte 148 e Normosol-R

O Plasma-Lyte 148 e o Normosol-R são semelhantes à SLR, mas têm uma razão sódio:cloreto mais fisiológica e contêm magnésio em vez de cálcio. Podem ser administrados concomitantemente com hemoderivados e bicarbonato, mas devem ser evitados em casos com possibilidade de bloqueio neuromuscular (p. ex., botulismo). Os agentes alcalinizantes nesses fluidos são o acetato e o gliconato, respectivamente.

Tabela 4.7 Composição de fluidos para a fluidoterapia oral.

Para cada litro de água, adicione:	
A CADA 21 ℓ DE ÁGUA	
Eletrólito	**Quantidade (g)**
NaCl	10
$NaHCO_3$	15
KCl	75
K_2HPO_4	60

Soro fisiológico (NaCl a 0,9%)

O soro fisiológico normal compõe-se apenas de sódio e cloreto em concentrações significativamente mais altas do que no plasma. O soro fisiológico é acidificante e auxilia o tratamento de pacientes com hiperpotassemia e alcalose metabólica. O uso de soro fisiológico normal em casos de hiponatremia deve ser feito com cuidado, pois a correção excessivamente rápida das concentrações de sódio pode levar à extração osmótica excessiva de água das células.

Salina hipertônica (NaCl a 7,2%)

A salina hipertônica (HSS) tem aproximadamente oito vezes a tonicidade do plasma e do ECF e o efeito imediato é a rápida expansão do volume vascular pela redistribuição de fluido dos espaços intersticiais e intracelulares. O aumento veloz do volume vascular melhora o débito cardíaco (CO, do inglês *cardiac output*) e a perfusão tecidual com a administração rápida de um volume relativamente pequeno de fluido. A princípio, essa é uma proporção aproximada de 1:3 – ou seja, para cada litro de HSS administrado, o paciente armazena até 3 ℓ de expansão de volume. Esse efeito tem curta duração (estimada em aproximadamente 20 minutos). Como os eletrólitos se redistribuem pelo ECF, há uma nova redistribuição de fluidos, e o paciente volta a apresentar hipovolemia. Como o principal efeito é a redistribuição de fluidos, ainda há um déficit corpóreo total que deve ser reposto. Por isso, simultânea ou imediatamente após a administração de HSS, os cristaloides isotônicos devem ser dados para corrigir o déficit volumétrico corpóreo total. A duração do efeito das soluções hipertônicas é diretamente proporcional à constante de distribuição, que é o CO indexado. A dose é de 2 a 4 mℓ/kg, administrada com a maior rapidez possível.

A administração de salina hipertônica pode causar acidose metabólica iatrogênica, hipernatremia e hipopotassemia; portanto, o ideal é que as concentrações plasmáticas de eletrólitos sejam avaliadas antes e depois da administração de salina hipertônica.

Soluções de manutenção

Os fluidos cristaloides de manutenção são fluidos poliônicos isotônicos ou hipotônicos formulados para uso prolongado em pacientes que necessitam de suporte crônico além da reanimação volumétrica. Tais fluidos contêm concentrações menores de sódio e maiores de potássio, cálcio e magnésio. São exemplos o Plasma-Lyte 56, o Normosol-M e o NaCl a 0,45%/2,5% de dextrose. Os fluidos não devem ser usados na expansão volumétrica rápida.

Coloides

Os fluidos coloides contêm partículas de grande peso molecular que não se difundem facilmente através de barreiras celulares saudáveis, mantendo ou aumentando a COP do espaço intravascular. Essas moléculas se redistribuem para o ECF, mas a uma taxa muito mais lenta do que os cristaloides. Assim, a duração do efeito é prolongada em comparação com os cristaloides. A Tabela 4.8 descreve os diferentes coloides. Os pacientes em estado grave geralmente desenvolvem disfunção endotelial, e a maior permeabilidade vascular associada pode melhorar alguns dos efeitos benéficos dos coloides, dependentes, em parte, do tamanho molecular médio do coloide administrado. O Hetastarch (hidroxietilamido a 6%), por exemplo, tem tamanho molecular médio de 450 kDa, e a albumina no plasma tem tamanho molecular de 70 kDa.

Tabela 4.8 Características das soluções coloides para fluidoterapia.

Características	5% Albumina	25% Albumina	Dextrana 40	Dextrana 70	Hetastarch (600/0,75) 6%	Tetrastarch (130/0,4) 6%
Peso molecular (d)	–	–	–	–	–	–
Média	69.000	69.000	40.000	70.000	450.000	130.000
Média numérica	69.000	69.000	25.000	39.000	70.000	–
Variação	–	–	10.000 a 80.000	15.000 a 160.000	10.000 a 3.400.000	110.000 a 150.000
Solvente	–	–	Soro fisiológico a 0,9% ou dextrose a 5%	Soro fisiológico a 0,9% ou dextrose a 5%	Soro fisiológico a 0,9% ou solução eletrolítica balanceada	Soro fisiológico a 0,9%
Ligação máxima à água (mℓ/g)	18	18	37	29	20	–
Concentração (%)	5	25	10	6	6	6
Meia-vida	14 a 16 dias	14 a 16 dias	2,5 h	6 h	25 h	12 h (humanos)
Porcentagem de plasma (após 24 h)	–	–	18	29	38	–
Porcentagem extravascular (após 24 h)	–	–	22	33	39	–
Sobrevida global no sangue	–	–	44 h	4 a 6 semanas	17 a 26 semanas	–
Pressão osmótica coloidal (mmHg)	20	100	40	–	30	36

Além disso, as metanálises em seres humanos não conseguiram sustentar a teoria de melhor reanimação por meio do uso de coloides em comparação com cristaloides.[9] No entanto, os coloides podem ser indicados em pacientes com hipoproteinemia, perda sanguínea grave ou com necessidade de fatores de coagulação ou imunoglobulinas.

Uma desvantagem dos coloides naturais (plasma ou albumina) é que são mais antigênicos e podem causar reações alérgicas. Os coloides sintéticos têm antigenicidade muito menor, mas podem causar distúrbios hemorrágicos devido à tendência de revestir as plaquetas ou diminuir os níveis de fatores de coagulação. Em cavalos, o Dextrana 40 pode causar reações anafilactoides. A administração de Hetastarch pode reduzir os fatores de coagulação e prolongar os tempos de coagulação, principalmente em doses altas (20 mℓ/kg).[10]

Os coloides sintéticos não são registrados pelo refratômetro. A avaliação precisa da pressão oncótica requer o uso de um osmômetro coloide. Na ausência deste equipamento, o veterinário deve usar a avaliação clínica (p. ex., a observação da presença de edema e do baixo volume e pressão circulatória).

Coloides sintéticos

O Hetastarch é o coloide sintético de melhor relação custo-benefício. As vantagens do Hetastarch são a manutenção do efeito oncótico plasmático por até 24 horas após a administração e a possibilidade de bólus rápido.[10,11] No entanto, diferentemente do plasma, as soluções de hidroxietilamido não apresentam proteínas funcionais, e um efeito negativo sobre a coagulação foi demonstrado em equídeos saudáveis.[10,12] Além disso, uma revisão de 2013 sobre o uso de coloides na reposição volumétrica em seres humanos em estado crítico detectou o maior risco de mortalidade e lesão renal aguda em pacientes tratados com Hetastarch.[13] Desse modo, o uso dele em cavalos com insuficiência renal deve ser feito com cuidado, e o produto é reservado aos animais com sinais clínicos de hipoproteinemia aguda. Recentemente, o Tetrastarch (6%) foi avaliado e demonstrou ter efeito mais prolongado sobre a COP, com menos efeitos adversos coagulopáticos do que o Hetastarch.[14] O Hetastarch e o Tetrastarch podem ser administrados em doses de 10 mℓ/kg.

Coloides naturais: plasma

O plasma contém não apenas albumina osmoticamente ativa, mas diversas proteínas essenciais, inclusive fatores de coagulação, imunoglobulinas e antitrombina III. A vantagem do plasma com relação aos coloides sintéticos é que essas proteínas são sítios de transporte para compostos exógenos (fármacos) e endógenos (hormônios). As desvantagens do plasma como fluido de reanimação em equinos são o tempo prolongado necessário para a administração, a duração relativamente curta do efeito oncótico, a possibilidade de reações adversas (incidência de 10%)[15] e o custo relativamente alto das reanimações com grande volume.

Sangue total

O sangue total pode ser considerado o melhor fluido de reposição coloide em casos de hemorragia.[16] A transfusão sanguínea pode restaurar o volume circulante, melhorar a atividade oncótica e aumentar a capacidade de transporte de oxigênio, além de ser um veículo para o transporte de fármacos e repor os fatores de coagulação. O sangue total é o fluido ideal em casos de perda de sangue ou plaquetas, desde que seja fresco e tenha sido submetido à prova cruzada. É importante lembrar que o sangue armazenado perde sua capacidade de transporte de oxigênio e pode levar várias horas para restaurá-la após a administração.

O acesso a doadores de sangue total sem determinantes antigênicos de hemácias, principalmente Aa e Qa, e isoanticorpos é muito importante. O clínico pode realizar provas cruzadas maiores e menores para a seleção do doador apropriado, contanto que haja adição de complemento para o teste de detecção de hemolisina. A interpretação da prova cruzada menor pode ser difícil quando há autoaglutinação. Se a realização da prova cruzada não for possível, recomenda-se o uso de um animal castrado não Puro Sangue. Cavalos adultos podem fornecer até 20 mℓ/kg a cada 3 semanas com segurança, e o sangue total pode ser coletado em citrato de sódio com técnica estéril desde que seja usado imediatamente.

Existem *kits* comerciais de coleta de sangue. A incidência relatada de reações transfusionais é de 16%,[17] e um estudo recente mostrou uma redução acentuada na meia-vida de hemácias incompatíveis transfundidas (4,7 dias *versus* 33,5 dias).[18] As complicações da transfusão sanguínea incluem reações anafiláticas agudas, reações alérgicas, hemólise, febre, taquipneia e hipocalcemia causada pela quelação por citrato.

Técnicas em medicina intensiva

Samuel D. Hurcombe

MONITORAMENTO DA PRESSÃO ARTERIAL

O objetivo da aferição da pressão arterial é a identificação da hipotensão e o acompanhamento da resposta terapêutica após as intervenções. Pressões arteriais médias (PAMs) acima de 70 mmHg são desejadas em adultos, e acima de 60 mmHg, em neonatos. A Tabela 4.9 mostra as pressões arteriais em cavalos saudáveis e conscientes. A hipertensão é incomum em cavalos. Feocromocitoma, dor e estados hipertensivos transitórios associados a vasopressores foram descritos.

A pressão arterial pode ser aferida por cateterismo direto de uma artéria periférica ou por medidas indiretas que dependem de um manguito colocado sobre uma artéria e sua insuflação até a oclusão do fluxo sanguíneo. A pressão arterial também pode ser calculada como o produto de CO e da resistência vascular sistêmica (RVS). A PAM é uma estimativa substituta da perfusão tecidual, mas não necessariamente correlacionada ao fluxo sanguíneo pelo tecido. Um paciente hipovolêmico com RVS alta, por exemplo, pode apresentar PAM dentro do intervalo aceitável; no entanto, o volume real de sangue por unidade de tempo que flui pelo tecido (p. ex., volume de perfusão) pode ser inadequado. Os cavalos podem apresentar PAM baixa devido a hipovolemia, SIRS, insuficiência cardíaca ou vários outros distúrbios.

Tabela 4.9 Parâmetros hemodinâmicos em cavalos adultos.

Tipo de pressão	Leitura de pressão arterial
Pressão arterial	
Pressão arterial média (indireta)	> 60 mmHg
Pressão arterial média (direta)	106 ± 12 mmHg
Sistólica (indireta)	111,8 ± 13,3 mmHg
Sistólica (direta)	142 ± 18 mmHg
Diastólica (indireto)	67,7 ± 13,8 mmHg
Diastólica (direto)	82 ± 12 mmHg
Pressão venosa central	8 a 12 mmHg (6 a 18 cm H_2O)

A maioria dos equipamentos de monitoramento dá uma estimativa da pressão arterial sistólica (PAS), da pressão arterial diastólica (PAD) e da PAM. Esta última é um valor calculado, determinado pela integração da área sob a onda de pressão e dividindo-a pela duração do ciclo cardíaco. A PAM também pode ser calculada por PAM = 1/3 × (PAS – PAD) + PAD (ver Tabela 4.5).

A pressão de pulso é a diferença entre a pressão sistólica e a pressão diastólica (PAS – PAD; ver Tabela 4.5). A oscilação da pressão de pulso é causada pelo aumento da pressão sistólica e/ou redução da pressão diastólica. Por outro lado, o pulso fraco ou ruim indica a pouca diferença entre PAS e PAD. Em última análise, a pressão de pulso não é um bom substituto da perfusão, e os marcadores clínicos de perfusão ou métodos quantitativos de CO são necessários para melhorar a precisão.

A oxigenação dos tecidos depende da perfusão adequada da densidade capilar funcional (DCF) dos tecidos. Recentemente, a DCF tornou-se um interesse de pesquisa em espécies veterinárias nas quais a microscopia de campo escuro é empregada na avaliação das perfusões gengival e colônica.[19] Clinicamente, as técnicas de quantificação de DCF são impraticáveis; assim, a pressão arterial é usada para estimar o fluxo sanguíneo e a perfusão tecidual. Como estimativa de perfusão, a PAM não considera a regulação local do fluxo sanguíneo no leito tecidual. *Shunts* regionais, diferenças regionais no tônus vasomotor, microtrombos e edema intersticial podem afetar o fluxo sanguíneo local. O fluxo sanguíneo por um vaso também depende da viscosidade do fluido (sangue) e do raio do vaso. A alta viscosidade pode prejudicar o fluxo sanguíneo. A vasoconstrição grave, embora com manutenção da pressão arterial, pode prejudicar o fluxo.

Medição direta (invasiva) da pressão arterial

Um cateter sobre agulha de calibre 20 ou 22 é mais comumente usado para a aferição direta ou invasiva da pressão arterial. Os melhores locais para cateterismo são as artérias transversas faciais, faciais e metatársicas maiores (Figura 4.1). No cavalo em pé, a artéria facial transversal ou a artéria facial são mais práticas. Os cateteres são colocados na direção do fluxo sanguíneo (ou seja, em direção ao coração), e tubos rígidos com soro fisiológico heparinizado conectam o cateter com um transdutor de pressão calibrado. É importante remover todo o ar do circuito para evitar a alteração da onda.

As pressões sanguíneas são aferidas em milímetros de mercúrio (mmHg), que medem a força exercida pelo sangue contra uma área da parede do vaso para a elevação de uma coluna de mercúrio em um certo número de milímetros. Ocasionalmente, são usados centímetros de água (cmH_2O), em que 1 mmHg = 1,36 cmH_2O. As leituras contínuas da pressão arterial são clinicamente mais importantes e podem ser exibidas em gráfico por um transdutor eletrônico que converte o sinal de pressão em informação eletrônica. O transdutor e o dispositivo de lavagem (*kit* de monitoramento de pressão com transdutor de pressão descartável TruWave® [*Pressure Monitoring Kit with TruWave disposable pressure transducer*]; Edwards Lifesciences, Irvine, CA, EUA) podem ser usados para a aferição contínua da pressão arterial. O transdutor deve ser mantido à altura da base do coração, estimada na ponta do ombro. Os sistemas de registro de pressão devem ser zerados com relação à atmosfera antes da aferição do paciente.

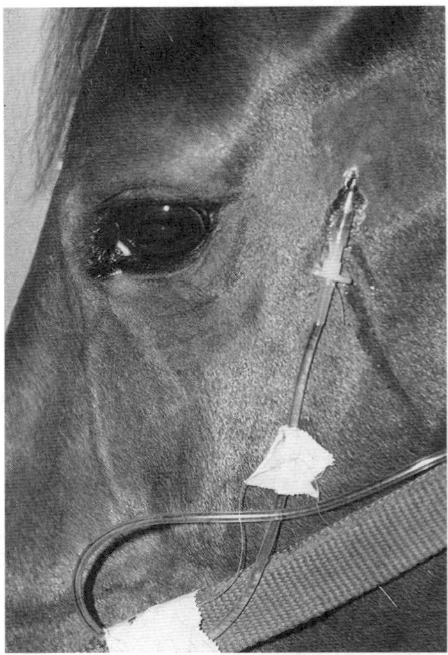

Figura 4.1 Cavalo adulto com cateter arterial na artéria facial transversa para o monitoramento direto da pressão arterial.

A linha e o cateter devem ser lavados, gerando uma "onda quadrada", quando a onda ficar plana ou achatada. Ao interromper o fluxo, a onda arterial deve ser retomada. Este teste também avalia as condições de amortecimento do circuito. Imediatamente após a lavagem, as ondas oscilam antes do início da próxima onda arterial. Duas oscilações são consideradas normais. O sistema com amortecimento excessivo (p. ex., coágulo no cateter, bolha de ar na tubulação de conexão) diminui as oscilações e a magnitude. Um sistema com amortecimento insuficiente (p. ex., tubos longos e rígidos) apresenta maior número de oscilações.

Medição indireta (não invasiva) da pressão arterial

As aferições indiretas da pressão arterial dependem de um manguito colocado ao redor da cauda (artéria coccígea) ou do metatarso (artéria metatársica). O diâmetro do manguito influencia a precisão da medição, e os manguitos muito largos subestimam a pressão arterial. A razão ideal entre a largura e a circunferência do manguito de 0,25 a 0,35 foi recomendada para uso na cauda ou nos membros dos cavalos. Há manguitos com larguras para equinos neonatos, pediátricos e adultos.

Doppler (pressão arterial sistólica)

O Doppler usa uma pequena sonda de ultrassom em uma artéria periférica; um cristal piezoelétrico dentro da sonda converte a onda de pulso em um sinal sonoro. A sonda deve ser colocada sobre uma área tricotomizada (geralmente sob a cauda do cavalo) após a aplicação de um gel de acoplamento. O Doppler mede apenas a pressão arterial sistólica.

Esfigmomanometria oscilométrica

A esfigmomanometria oscilométrica baseia-se na detecção de alterações nas oscilações geradas por alterações no fluxo sanguíneo durante a deflação gradual do manguito. A princípio, as oscilações são detectadas quando a pressão do manguito diminui e se iguala à pressão sistólica. As oscilações máximas são detectadas quando a pressão do manguito é igual à pressão média e, então, desaparecem quando o manguito alcança a pressão diastólica. O medidor registra e exibe as pressões sistólica, diastólica e média (Figura 4.2).

Fotopletismografia

A fotopletismografia baseia-se na detecção do volume arterial por atenuação da radiação infravermelha. A fotopletismografia foi originalmente projetada para o uso em dedos humanos e validada para o uso em cães e gatos de pequeno porte, mas não avaliada em cavalos.

PRESSÃO VENOSA CENTRAL

Monitoramento da pressão venosa central

A PVC é a pressão hidrostática em uma grande veia central, normalmente a veia cava cranial, e uma estimativa da pressão de enchimento do átrio direito. Ela é influenciada pelo volume vascular, pelo tônus venoso e pela função cardíaca. O monitoramento da PVC é mais importante em pacientes nos quais o veterinário tenta manter o volume vascular adequado sem sobrecarga de fluidos. A avaliação da PVC pode ser importante, por exemplo, em cavalos com insuficiência renal oligúrica ou anúrica, refluxo gástrico de grande volume e predispostos à formação de edema. O sistema venoso possui capacitância de alto volume e, assim, a PVC é bastante insensível à sobrecarga volumétrica subclínica. O aumento da PVC provavelmente reflete os desvios de fluidos transvenosos e a ocorrência de edema intersticial e sobrecarga de volume.

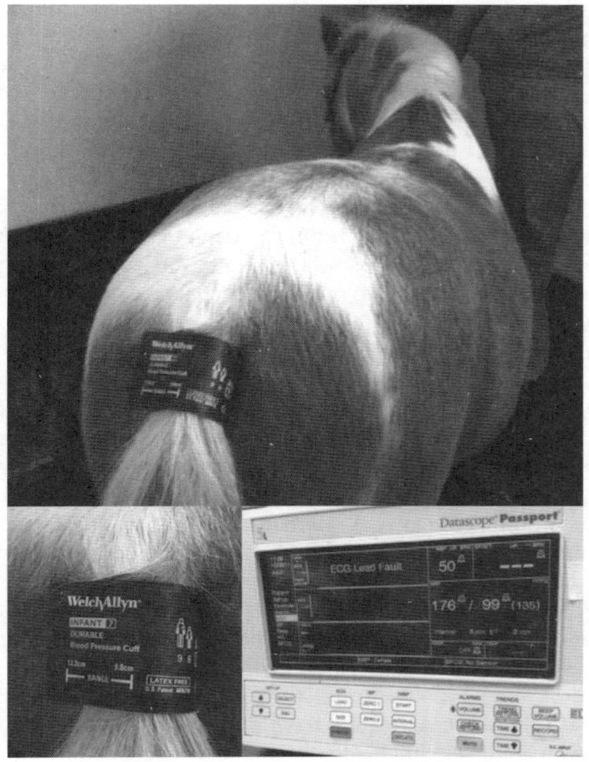

Figura 4.2 Manguito de aferição oscilométrica indireta da pressão arterial aplicado à cauda (artéria coccígea) deste Cavalo Miniatura de 27 anos de idade. O inserto inferior esquerdo mostra o manguito da cauda. O inserto inferior direito é a leitura indireta eletrônica da pressão arterial. Este animal tinha cegueira aparente e foi diagnosticado com cardiomiopatia hipertensiva à ecocardiografia.

Por outro lado, valores negativos de PVC podem refletir a hipovolemia e indicar a necessidade de fluidoterapia.[20] Como nas aferições da pressão arterial, a tendência da PVC no monitoramento repetido é mais informativa.

Mede-se a PVC com um cateter IV da veia jugular até a porção intratorácica da veia cava cranial. Conecta-se o cateter por meio de um conjunto de extensão a um manômetro de água posicionado de modo que a pressão esteja à altura da base do coração (ponta do ombro) ou a um transdutor eletrônico. Este último é preferido pelo autor porque a onda típica da PVC pode ser visualizada para confirmar a localização precisa da ponta do cateter. A PVC normal em cavalos adultos é de 8 a 12 mmHg (6 a 18 cmH_2O).

TRAQUEOSTOMIA DE EMERGÊNCIA

O desconforto respiratório agudo por obstrução do trato respiratório superior representa uma verdadeira emergência e a necessidade de estabelecimento de vias respiratórias desobstruídas. É importante que o clínico faça uma avaliação rápida desse paciente para determinar a localização anatômica (trato respiratório superior ou inferior) e decidir se a traqueostomia é indicada. O Boxe 4.2 mostra o equipamento normalmente necessário para a realização da traqueostomia.

Quando possível, o clínico deve tricotomizar e preparar o local da incisão planejada e infiltrá-la com anestésico local a 2%. Nos casos de obstrução respiratória aguda verdadeira, o paciente pode estar em tal sofrimento que o preparo cirúrgico é desnecessário. Neste momento, o cirurgião não deve perder tempo, realizando imediatamente a traqueostomia sem preparo. O médico veterinário faz uma incisão longitudinal de 8 a 10 cm na linha média na junção dos terços proximal e médio do pescoço, logo acima do V formado pela união dos músculos esternotireóideos. A dissecção romba com tesouras de Metzenbaum é usada para expor os anéis traqueais. Em seguida, faz-se uma incisão entre dois anéis traqueais, com cuidado para não danificar as cartilagens da traqueia. Tal incisão não deve ultrapassar 50% da circunferência da traqueia. Em situações de emergência, um tubo de traqueostomia do tipo J é usado devido à facilidade de inserção. Com o cavalo calmo ou se a situação não for crítica, o tubo metálico de autorretenção é preferível para manutenção, já que os tubos J tendem a cair. Há tubos com manguitos de silicone para ventilação em sistema fechado.

O tubo de traqueostomia deve ser limpo diariamente e trocado conforme necessário. O sítio cirúrgico deve ser limpo com antisséptico diluído, e aplica-se soro fisiológico com vaselina ao redor da incisão para evitar o escaldamento da pele. De modo geral, mas principalmente em potros, os tubos de traqueostomia devem ser removidos o mais cedo possível para evitar deformidade traqueal permanente. Para ajudar a decidir o momento de retirada do tubo, o profissional pode oclui-lo temporariamente para ver se o cavalo consegue respirar sem ele. Depois da remoção do tubo, o exsudato presente no local deve ser limpo 2 vezes/dia, e a ferida cicatriza por segunda intenção. O autor acredita que antibióticos de amplo espectro, como as sulfonamidas potenciadas, devem ser administrados para ajudar a evitar o desenvolvimento de celulite local e infecção dissecante pelos planos fasciais do pescoço. Geralmente, a ferida fecha em 10 a 14 dias e cicatriza em 3 semanas.

BOXE 4.2 Materiais necessários em uma caixa para traqueostomia de emergência.

- Anestésico local (a 2% sem epinefrina)
- Agulha de calibre 20 e seringa de 10 mℓ
- Lâminas de bisturi número 10, estéreis e descartáveis
- Tesouras de Metzenbaum
- Pinças hemostáticas
- Tubo de traqueostomia tipo J ou tubo de autorretenção.

TORACOCENTESE

A drenagem do fluido pleural é essencial em casos de doença efusiva e pode salvar vidas. O aumento prolongado das pressões pleurais pode causar colapso pulmonar, disfunção respiratória associada, dispneia e, em casos graves, tamponamento cardíaco. A ausculta e a percussão do tórax, o aumento do campo de ausculta cardíaca e ultrassonografia transtorácica podem identificar o derrame pleural. Diferentes ferramentas podem ser usadas para facilitar a drenagem, dependendo do volume, do estado de choque do paciente, da qualidade e da tenacidade do fluido e da probabilidade de necessidade de drenagem continuada. Volumes pequenos podem ser drenados com uma cânula mamária ou cateter de calibre 14 sem estilete. Volumes maiores, fluido hiperecoico (p. ex., piotórax), fluido proteináceo e cavalos com pleurite infecciosa costumam requerer a colocação de tubos torácicos. Os tubos permanentes utilizados normalmente são 20 a 32 Fr e estéreis. O ideal é identificar o local para colocação do tubo por ultrassom; no entanto, um guia aproximado para a colocação segura é uma das mãos caudal ao olécrano e a outra dorsal à veia torácica lateral. Sempre que possível, uma localização mais ventral que minimize o traumatismo do coração e da veia torácica lateral é a ideal.

O profissional tricotomiza e prepara o local com antisséptico e infiltra-o com anestésico local a 2%. Uma incisão é feita na pele dessensibilizada, ligeiramente cranial ao ponto de entrada proposto, e insere-se o trocarte na pele. O clínico move a incisão em direção caudal para a margem cranial da costela mais próxima. Com pressão controlada, avança-se o trocarte perpendicularmente à parede torácica e em direção ligeiramente caudal. O fluido enche o tubo, que sai do trocarte. Um aparelho de fluxo unidirecional deve ser colocado na extremidade livre do tubo (p. ex., válvula Heimlich, dedo de látex, preservativo) a fim de possibilitar a saída do fluido pleural, mas impedindo a entrada de ar no tórax. Fixa-se o tubo no ponto de entrada com sutura 0 ou 2.0 em um padrão de bolsa de tabaco ou ponto chinês.

O fluido pleural normal tem uma concentração de proteína < 2,5 g/dℓ e contagem total de células nucleadas < 5.000/μℓ.

O pneumotórax é classificado como aberto (p. ex., ferida externa) ou fechado (p. ex., fístula broncopleural). O equilíbrio entre a pressão pleural e a pressão atmosférica causa colapso pulmonar, que pode ser radiograficamente observado como retração cranioventral do campo pulmonar. O pneumotórax de tensão desenvolve-se quando o ar entra continuamente no peito sem evacuação e representa uma condição grave, que pode ser fatal, em que as pressões pleurais supra-atmosféricas causam morte cardiorrespiratória rápida.

O pneumotórax aberto deve ser rapidamente reconhecido para o fechamento da ferida aberta e a evacuação do ar. Um plástico transparente (p. ex., filme plástico de uso doméstico) é um selante temporário ideal que se ajusta ao peito e pode ser enrolado em torno do tórax. A aplicação de sulfadiazina de prata em creme ao redor da ferida antes da aplicação do plástico forma uma vedação hermética segura.

O ar pleural é, então, evacuado através da colocação de uma cânula ou um cateter de calibre 14 no campo pulmonar caudodorsal. O 12º ou o 13º espaços intercostais são locais adequados. O ar é gradualmente removido com seringas de 60 mℓ. O edema pulmonar de reexpansão mostra-se uma preocupação e pode ser evitado pela evacuação lenta e gradual do ar com pressões < 25 mmHg. À medida que o pulmão se expande, começa a "fazer cócegas" na ponta da cânula, o que se observa como uma contração da cânula durante a inspiração. Remove-se a cânula depois da evacuação satisfatória do ar. No pneumotórax fechado ou de tensão, o cateter deve ser mantido até que a fonte de entrada de ar possa ser fechada.

INTUBAÇÃO NASOGÁSTRICA

A intubação nasogástrica é um procedimento essencial e que pode salvar vidas de pacientes com cólica. A menos que contraindicada (p. ex., paciente perigoso, traumatismo craniano, no pescoço ou no esôfago), sua não realização pode ser interpretada como negligência.

O paciente deve ser adequadamente contido, com cachimbo e sedação se necessário. O profissional deve ficar em pé ao lado do cavalo, com a mão mais próxima ao animal no plano nasal e o polegar na narina. Com a outra mão, passa a sonda pelo meato ventral, utilizando o polegar para mantê-la em direção ventromedial. Caso haja alguma resistência ou o encontro de uma estrutura rígida (possivelmente os turbinados etmoidais), deve parar, recuar e redirecionar a sonda em sentido ventral. Ao chegar à faringe, deve sentir uma resistência macia. A sonda pode ser girada em 180° para o direcionamento dorsal de sua curvatura. O profissional estimula a deglutição com movimentos suaves para frente e para trás ou ao assoprar no tubo. A manutenção da flexão da cabeça do cavalo facilita a passagem pelo esôfago. Durante a deglutição, o profissional empurra a sonda para o esôfago. O ato de assoprar na sonda para dilatação do esôfago facilita a inserção. Se o cavalo tossir, retira-se a sonda e repete-se o procedimento até que esteja na posição correta. A determinação do posicionamento anatômico correto no esôfago e estômago é essencial. Esta posição é sinalizada pela sucção suave, que deve provocar pressão negativa; agitação da traqueia, que não deve causar estertoração; e confirmação visual da colocação correta (normalmente apenas dorsal ao sulco jugular esquerdo). A observação direta mostra-se o método mais seguro. A sonda é avançada até que esteja no estômago (14ª costela). Se houver dificuldade ao passar pelo cárdia, 60 mℓ de lidocaína podem ser injetados na sonda.

Depois da colocação, pode haver saída espontânea de fluido. Caso contrário, um sifão de água para esvaziamento do estômago pode ser criado enchendo a sonda com água, usando uma bomba ou um funil sob gravidade e direcionando imediatamente a extremidade da sonda para baixo. Um sinal do estômago vazio é a recuperação de espuma que se acumula na superfície do fluido gástrico acumulado. A perda de fluido durante o processo de refluxo não se mostra incomum em cavalos sem acúmulo considerável.

Medicamentos ou fluidos intragástricos nunca devem ser administrados por sonda nasogástrica a um cavalo com cólica e qualquer volume líquido positivo de acúmulo de fluido.

Para a remoção da sonda, oclua-a (colocando um polegar em sua ponta ou dobrando-a) a fim de evitar que seu conteúdo se espalhe na faringe e, talvez, na traqueia. A tração suave é, então, aplicada em direção paralela ao plano nasal. Em caso de sangramento, uma toalha pode ser colocada sobre o nariz do cavalo. A epistaxe, mesmo grave, costuma ser autolimitante. Em casos raros de hemorragia grave, a administração de ácido épsilon-aminocaproico e fenilefrina intranasal (10 mg em 10 mℓ de soro fisiológico) e a colocação de curativos podem ajudar a resolver o sangramento.

O refluxo nasogástrico não é normal. Ocasionalmente, obtém-se uma pequena quantidade de refluxo (≤ 1 ℓ) em caso de intubação prolongada.[21] O médico veterinário deve observar a quantidade, o caráter e a relação temporal entre o refluxo e o início da cólica. Além disso, deve observar a resposta à descompressão gástrica. O refluxo originário do intestino delgado é alcalino, enquanto o refluxo composto por secreções gástricas se mostra ácido. Normalmente, *refluxo* refere-se ao íleo funcional ou mecânico do intestino delgado. As lesões do intestino delgado proximal produzem grandes quantidades de refluxo no início do quadro de cólica. As lesões inflamatórias (p. ex., duodenite, jejunite proximal) normalmente são associadas a grandes volumes de refluxo causados pela natureza hipersecretora da doença. Nas lesões do intestino delgado distal (íleo) e em muitas obstruções mecânicas, a princípio não há refluxo e, se a doença persistir, ocorre refluxo, mas geralmente várias horas após o início da cólica. Às vezes, a doença do cólon maior pode estar associada ao refluxo, em especial o deslocamento dorsal esquerdo/aprisionamento nefrosplênico. A distensão do cólon pode exercer pressão extraluminal sobre o estômago e/ou o duodeno.

O profissional deve observar a quantidade de refluxo obtido, porque isso considera as perdas contínuas, e o volume de fluidos administrados por via IV deve ser ajustado como necessário. Cavalos com íleo funcional precisam de descompressão gástrica, geralmente a cada 2 a 4 horas. A sonda nasogástrica deve ser mantida apenas pelo tempo necessário, pois alguns cavalos desenvolvem irritação faríngea e laríngea associada à sua presença.[22] Estes animais podem apresentar dor à deglutição ao voltarem a se alimentar. A sinusite também pode ser causada pela colocação da sonda nasogástrica.[23] Para manutenção, a sonda de menor calibre que ainda viabilize o esvaziamento gástrico efetivo deve ser usada.

 ABDOMINOCENTESE

A abdominocentese é importante na avaliação da doença abdominal, seja cólica, perda de peso ou problemas pós-operatórios. O Boxe 4.3 mostra os materiais necessários para a execução de tal procedimento.

BOXE 4.3 Materiais necessários para abdominocentese.

- Agulha de calibre 18 e 2,5 cm
- Anestésico local (2% sem epinefrina)
- Cânula mamária
- Cateter urinário para cadela
- Cateter de diálise peritoneal
- Luvas estéreis
- Ácido etilenodiaminotetracético e tubos de cultura
- Lâmina de bisturi número 15, estéril e descartável
- Gaze estéril.

O profissional tricotomiza uma área de 5 × 5 cm aproximadamente 3 cm caudal ao xifoide e 1 a 2 cm à direita da linha média ou usa um ultrassom transabdominal para orientar a localização do fluido.[24] Há vários métodos descritos com diferentes instrumentos. Independentemente disso, o procedimento é realizado com técnica estéril. O uso de uma agulha estéril de calibre 18 e 3,8 cm não requer infiltração da pele e do tecido subcutâneo com anestésico local. A anestesia local é necessária em caso de utilização de uma cânula mamária ou urinária para cadela. O cirurgião faz uma incisão com uma lâmina de bisturi número 15 antes da entrada da cânula. Dois pontos de resistência são encontrados: ao atravessar a parede abdominal e ao passar pelo peritônio. Os cavalos podem ficar agitados quando o peritônio se distende antes da penetração.

O fluido deve ser coletado em ácido etilenodiaminotetracético (EDTA) e recipientes de cultura estéreis. As amostras de baixo rendimento devem ser coletadas em tubos com EDTA após a remoção do anticoagulante por agitação vigorosa para evitar interpretações errôneas da análise de fluidos.[25] A obtenção de fluido de cavalos com desidratação grave costuma ser difícil, principalmente em casos de obstrução simples.

Os valores e características normais do fluido abdominal são: cor amarela transparente (possibilita a leitura de um jornal através do fluido), baixa turbidez, concentração de proteína total menor que 2,5 g/dℓ e contagem total de leucócitos inferior a 5.000 células/μℓ. Ao exame citológico, os neutrófilos constituem aproximadamente 40 a 50% das células e as demais são linfócitos, macrófagos e células peritoneais. A concentração de L-lactato deve ser igual à da circulação sistêmica e à apresentada por equinos normais; o valor < 2 mmol/ℓ é apropriado.

Em caso de estrangulamento intestinal, a concentração de proteína total inicialmente aumenta (nas primeiras 1 a 2 horas) e, assim, o fluido é transparente, porém mais amarelo. Após 3 a 4 horas de estrangulamento, há extravasamento de hemácias, e o fluido fica mais alaranjado ou rosado. Depois de 6 horas ou mais, há um aumento gradual no número de leucócitos devido à progressão da necrose intestinal. O fluido serossanguinolento indica o estrangulamento do intestino delgado e, em conjunto com o restante do exame, provavelmente a necessidade de resseção intestinal, se possível. A concentração de L-lactato em equinos com lesões de estrangulamento do intestino delgado é maior que os níveis sistêmicos. A concentração de L-lactato ≥ 4 mmol/ℓ ou seu aumento em avaliações repetidas mostram-se altamente associados ao estrangulamento do intestino delgado.[26]

Enterocenteses acidentais podem ocorrer, sobretudo em casos com aumento da pressão abdominal e/ou grandes compactações intestinais. A enterocentese deve ser diferenciada da ruptura intestinal. As características citológicas da enterocentese são material vegetal, bactérias e *debris*, mas não células polimorfonucleares. Além disso, o estado clínico do equino não condiz com a ruptura (choque séptico). As evidências clínicas de ruptura podem levar horas até serem óbvias. O exame citológico do fluido abdominal de pacientes com ruptura intestinal mostra neutrófilos, bactérias e bactérias fagocitadas por neutrófilos.

A peritonite pode ser classificada como primária ou secundária. A peritonite primária costuma ser idiopática ou associada a *Actinobacillus equuli* e é discutida em mais detalhes em outros textos.[27] A peritonite secundária normalmente é associada a espécies polimicrobianas após a análise citológica ou coloração de Gram do fluido. Neutrófilos degenerados (> 90%), presença de múltiplas bactérias e, certamente, espécies entéricas Gram-negativas devem alertar o profissional sobre a possibilidade de comprometimento intestinal e podem justificar a exploração cirúrgica.

A contaminação com sangue deve ser diferenciada da hemorragia interna ou do intestino gravemente desvitalizado. O sangue dos vasos cutâneos ou da parede corpórea ou de uma esplenocentese inadvertida pode ser responsável pela contaminação. Após a centrifugação, a amostra geralmente fica transparente com menor contaminação de sangue da pele. Como o baço é um reservatório de hemácias, a esplenocentese inadvertida associa-se ao hematócrito maior do que o sangue periférico. Toda a contaminação por sangue fresco tem plaquetas, que não são observadas no sangue com mais de 12 horas. Na hemorragia interna, o sangue sofre hemólise e, assim, o sobrenadante fica avermelhado após a centrifugação; a amostra não tem plaquetas, e há eritrofagocitose. A ultrassonografia também revela um turbilhão de fluido no abdome, principalmente na hemorragia interna aguda por várias causas.

O excesso de EDTA em uma amostra de baixo volume provoca um falso aumento na concentração de proteína total à refratometria (geralmente de mais 0,9 a 1,0 g/dℓ). Ao realizar uma abdominocentese, o médico veterinário deve sacudir o tubo para a remoção do EDTA e evitar esse erro de amostragem.

A cirurgia abdominal aumenta o nível de proteína total e a contagem de leucócitos no período pós-operatório.[28] De modo geral, na ausência de enterotomia, a contagem de leucócitos aumenta por 4 a 7 dias e normaliza-se em 14 dias. O nível de proteína total pode continuar elevado por 3 a 4 semanas após a cirurgia. Os neutrófilos parecem não ser degenerados. Após enterotomia ou anastomose, neutrófilos degenerados e bactérias ocasionais podem ser observados nas primeiras 12 a 24 horas.[29] Subsequentemente, a contagem de leucócitos permanece elevada por cerca de 2 semanas, mas, ao exame citológico, os neutrófilos parecem não degenerados, e não há bactérias aparentes. O nível de proteína total continua elevado por 1 mês após a cirurgia.

TROCATERIZAÇÃO

A trocaterização do ceco ou, ocasionalmente, do cólon ascendente, auxilia a descompressão do intestino e melhora a pressão de perfusão abdominal (APP; ver Tabela 4.5). Ao diminuir a pressão intra-abdominal, a APP pode melhorar nos casos com diagnóstico de distúrbios obstrutivos do intestino grosso. A trocaterização proporciona alívio analgésico por redução da distensão visceral e pode reduzir a dispneia caso o inchaço abdominal significativo seja aparente. O Boxe 4.4 lista os materiais necessários para tal procedimento.

BOXE 4.4 Materiais necessários para trocaterização

- Cateter de calibre 14 e 12 cm
- Anestésico local (a 2%, sem epinefrina)
- Luvas estéreis
- Tubos de extensão
- Recipiente pequeno com água (para uso com estojo de seringa).

Indica-se a trocaterização apenas para a distensão do intestino grosso. A palpação retal, a ausculta e percussão abdominal e a ultrassonografia transabdominal podem ajudar a decifrar qual segmento do intestino está distendido. Os segmentos do intestino grosso adjacentes à parede corpórea são casos adequados. A fossa paralombar direita e a trocaterização cecal são ideais devido à localização fixa da cúpula cecal no abdome dorsal direito. Geralmente, o timpanismo cecal acompanha as obstruções do cólon ascendente por causa da obstrução do fluxo do ceco. Estes são os candidatos ideais para a trocaterização.

O profissional tricotomiza e prepara o local com antisséptico, infiltrando uma área de 4 × 4 cm de pele com um anestésico local. Com a mão enluvada, insere um cateter de calibre 14 com um tubo de extensão perpendicular à pele. Ele coloca a extremidade da extensão em água para que as bolhas de gás sejam visíveis quando a ponta do cateter estiver corretamente posicionada. Quando o gás for obtido, a parte do trocarte do cateter deve ser levemente retraída ou removida para evitar a laceração do intestino. O cateter pode precisar ser reposicionado várias vezes caso o gás não seja obtido. A conexão do cateter a um conjunto de extensão em água pode ajudar a visualizar a saída de gás (Figura 4.3). Ocasionalmente, um segundo profissional pode aplicar uma pressão suave no reto para facilitar a saída de gás. Após a descompressão, o médico remove o trocarte e infunde um antibiótico (p. ex., gentamicina ou penicilina procaína), enquanto retira o cateter da parede corpórea.

As complicações da trocaterização são peritonite e formação de abscesso local. O cavalo deve ser observado por 24 horas quanto a sinais de peritonite. Em caso de suspeita de peritonite, a confirmação é feita com abdominocentese, e antibióticos sistêmico de amplo espectro devem ser administrados até a resolução do quadro. As concentrações séricas de amiloide A podem auxiliar o monitoramento da resposta ao tratamento e a determinação do momento ideal para interrupção da terapia. Em caso de desenvolvimento de um abscesso local, recomendam-se a drenagem externa percutânea e a lavagem com fluidos estéreis.

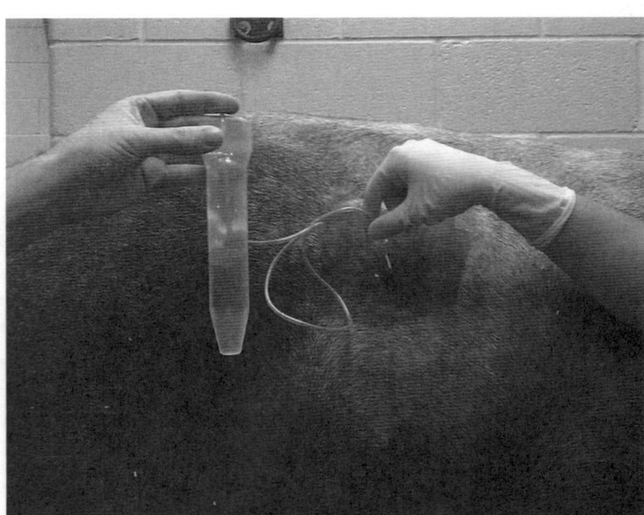

Figura 4.3 Trocaterização cecal com cateter de calibre 14 conectado com uma extensão de seringa de água.

CATETERISMO URINÁRIO

Os distúrbios miccionais (incontinência urinária por lesão do neurônio motor inferior ou superior e dissinergia do detrusor uretral) podem exigir evacuação manual para aliviar o paciente e proporcionar conforto. Indica-se a medida do débito urinário em cavalos adultos em casos de insuficiência renal oligúrica ou necessidade de determinação do volume em 24 horas. A limpeza completa da fossa uretral e da glande do pênis em machos e da região da vulva e do períneo em éguas é indicada antes da colocação do cateter. Água com sabão suave ou soro fisiológico com algodão em rolo são boas opções. A urina das éguas é facilmente coletada com um cateter de Foley conectado ao tubo específico. Um sistema fechado pode ser construído com um conjunto de administração de solução e uma bolsa vazia de fluido. Em animais castrados, é possível inserir um cateter urinário masculino e suturá-lo com pontos chineses. Se o cavalo estiver em decúbito e se debatendo, é importante deixar o mínimo possível do cateter para fora para evitar que seja retirado. Cavalos normais produzem 1 a 2 mℓ/kg por hora de urina.

Medicina intensiva cardiovascular

Tiffany L. Hall

REVISÃO DA FISIOLOGIA CARDIOVASCULAR

O sistema cardiovascular é responsável pelo fornecimento de oxigênio e nutrientes para os tecidos de todo o corpo e por levar dióxido de carbono para os pulmões para eliminação e outros metabólitos para os tecidos para desintoxicação e excreção do corpo. É composto por coração, circulação pulmonar e circulação sistêmica, que agem de maneira coordenada para transportar o sangue e seus constituintes para os tecidos. Por meio da interação complexa de vias neuroendócrinas, o sistema cardiovascular consegue se adaptar a diferentes estados fisiológicos e patológicos para atender às necessidades de oxigênio e nutrientes do organismo. Quando o sistema cardiovascular não consegue atender às demandas de oxigênio dos tecidos, o animal entra em estado de choque. O suporte à função cardiovascular pode ser feito pela administração de fluidos IV, antiarrítmicos, inotrópicos e/ou vasopressores, dependendo da natureza da disfunção.

O volume de sangue e, portanto, a quantidade de oxigênio transportada para os tecidos dependem do conteúdo arterial de oxigênio e do CO, definido como a quantidade de sangue bombeada pelo coração por minuto e o produto da frequência cardíaca e do volume sistólico. A frequência cardíaca pode ser influenciada por vários fatores neurológicos, endócrinos e físicos. O volume sistólico consiste na quantidade de sangue ejetado do coração a cada contração e é influenciado pelo retorno venoso do sangue para este órgão (pré-carga), pela força/duração da contração cardíaca (inotropia) e pela resistência ao fluxo para frente (pós-carga).

O CO não se distribui uniformemente para todos os tecidos do corpo devido à resistência variável ao fluxo sanguíneo arterial que depende das demandas teciduais. A contração da musculatura lisa arteriolar mantém um gradiente de pressão que possibilita que o sangue flua das arteríolas para os leitos capilares do tecido, para as vênulas e, então, de volta para o coração. A RVS está relacionada com a pressão arterial e é determinada pelo tônus vasomotor, ou grau de constrição dos vasos, na circulação sistêmica. Quanto maior a RVS, menor o fluxo sanguíneo do coração até a circulação sistêmica e maior o trabalho do coração para alcançar o mesmo CO conseguido em RVS menor.

INSUFICIÊNCIA CARDIOVASCULAR: ESTADOS DE CHOQUE

Quando o sistema cardiovascular não consegue fornecer oxigênio suficiente para atender às demandas dos tecidos, há o desenvolvimento de choque e o metabolismo celular passa a ser anaeróbico. Se não corrigido, o estado de choque pode provocar disfunção celular irreversível. Existem quatro categorias principais de choque que são diferenciadas por sua fisiopatologia subjacente: hipovolêmico, cardiogênico, obstrutivo e distributivo.[30]

O choque hipovolêmico é o tipo mais comum de choque em equinos e causado por reduções no volume sanguíneo circulante efetivo, que podem ocorrer por perda externa (p. ex., diarreia, refluxo), alteração no terceiro espaço de volume plasmático ou hemorragia. A diminuição do volume sanguíneo reduz o retorno venoso ao coração (diminuição da pré-carga), o volume sistólico e o CO, se a frequência cardíaca não puder compensá-la. A base da intervenção é o restauro do volume circulante por meio da administração de fluidos intravasculares.

O choque cardiogênico está associado à redução da função ventricular por miocardite, disritmias ventriculares ou patologia valvar, que causa aumento da câmara cardíaca.[31] A diminuição da contratilidade (inotropia) reduz o volume sistólico e o CO. O tratamento tenta melhorar o bombeamento cardíaco por meio da resolução da doença subjacente e do uso de inotrópicos quando indicado.

O choque obstrutivo é causado pela ausência de fluxo sanguíneo pelo coração ou por grandes vasos em decorrência de trombose (atrial ou pulmonar), pericardite constritiva, tamponamento cardíaco ou doença do espaço pleural (p. ex., pneumotórax).[32] Esta doença se caracteriza pela diminuição da pré-carga ou pelo aumento da pós-carga e provoca insuficiência circulatória.[33] O tratamento direciona-se à resolução da causa subjacente.

O choque distributivo (vasodilatador) decorre do desvio anormal de sangue pela microcirculação na presença de CO normal, o que provoca hipoxia tecidual e desarranjo metabólico. Suas causas podem ser sépticas, anafiláticas ou neurogênicas.[33] A patogênese do choque distributivo é a disfunção endotelial em resposta a citocinas, proteases, mediadores lipídicos e radicais livres de oxigênio gerados por neutrófilos.[34] O tratamento dirige-se à causa subjacente e à redução da inflamação sistêmica e usa vasopressores para melhorar a RVS.

Independentemente da causa incitante, no choque prolongado e grave, o distúrbio fisiológico terminal manifesta-se como choque distributivo.[35] O tratamento bem-sucedido do choque depende de seu reconhecimento rápido e da intervenção agressiva.[36]

TERAPIAS DE SUPORTE CARDIOVASCULAR

Princípios terapêuticos

O objetivo da terapia em pacientes com comprometimento cardiovascular é o restauro da perfusão tecidual e a oferta de oxigênio. O tratamento é composto por reanimação com fluidos para restauro do volume sanguíneo circulante, administração de medicamentos vasoativos (inotrópicos/vasopressores) para melhora do CO e do tônus vascular, e resolução da doença subjacente. A fluidoterapia já foi discutida, e o restante deste tópico enfoca as terapias cardiovasculares específicas.

Fármacos vasoativos

Os fármacos vasoativos (p. ex., inotrópicos e/ou vasopressores) podem ser administrados caso a perfusão tecidual seja inadequada após a reanimação com fluidos IV. As qualidades desejáveis dos fármacos vasoativos são o início da ação e o metabolismo rápidos, para que logo possam ser titulados em resposta a mudanças no estado do paciente e administrados em CRI. Os vasopressores e os inotrópicos exercem seus efeitos por meio da interação com receptores adrenérgicos e não adrenérgicos.

Os alvos da terapia vasoativa são os receptores alfa-1, alfa-2, beta-1 e beta-2-adrenérgicos e os receptores dopaminérgicos. A estimulação de receptores alfa-1-adrenérgicos causa vasoconstrição arterial periférica, altera o metabolismo e aumenta a contratilidade cardíaca.[37-39] A estimulação pós-sináptica do receptor alfa-2 provoca vasodilatação.[40] A estimulação do receptor beta-1-adrenérgico tem efeitos principalmente cardíacos e aumenta a frequência cardíaca (efeito cronotrópico) e a contratilidade (efeito inotrópico). A estimulação do receptor beta-2 provoca vasodilatação das artérias coronárias e dos vasos de órgãos viscerais e músculos esqueléticos. A estimulação beta-2 também causa uma ligeira melhora cronotrópica e inotrópica.[41] A estimulação dopaminérgica melhora a contratilidade miocárdica, aumenta a frequência cardíaca e provoca vasoconstrição periférica.[42] Os mecanismos não adrenérgicos são a ativação de receptores específicos de vasopressina (principalmente V1) e os efeitos sobre a atividade da fosfodiesterase.[31] Os receptores de vasopressina (V1) são encontrados em todo o sistema vascular, e sua estimulação causa vasoconstrição, principalmente das arteríolas periféricas.[43,44] Durante o choque hipovolêmico, o grande aumento dos níveis de estimulação V1 eleva a resistência vascular de maneira significativa, em um mecanismo importante para o restauro da pressão arterial.[45]

Inotrópicos

Os inotrópicos aumentam a contratilidade miocárdica, o volume sistólico e o CO. O trabalho cardíaco e o consumo de oxigênio aumentam, o que é preocupante em pacientes com hipoxia ou disóxia. Em caso de resposta inadequada à reanimação com fluidos, os inotrópicos são outra forma de aumento da perfusão tecidual; entretanto, tais fármacos aumentam o consumo cardíaco de oxigênio e, assim, a oxigenação deve ser monitorada.[31]

Dobutamina

A dobutamina é uma catecolamina sintética com atividade principalmente beta-1-adrenérgica agonista e afinidade fraca por receptores alfa e beta-2. Usa-se a dobutamina em pacientes com diminuição do CO ou da tensão venosa central apesar do restauro adequado do volume fluido. Os efeitos benéficos são o aumento do volume sistólico e a diminuição da frequência cardíaca com melhora da perfusão esplâncnica e da produção de urina. A administração de dobutamina a potros com hipotensão induzida pela anestesia aumentou o índice cardíaco e a pressão arterial, diminuiu o consumo e a taxa de extração de oxigênio e causou a aparente manutenção da perfusão esplâncnica.[46]

Vasopressores

Os vasopressores aumentam o tônus vasomotor (RVS), o que se reflete como um aumento na PAM. Além disso, a diminuição da complacência venosa/capacitância aumenta o retorno venoso (pré-carga), o que melhora o CO.[37,38] Tais fármacos devem ser cuidadosamente monitorados e titulados para evitar a vasoconstrição excessiva. Isso aumentaria a RVS (pós-carga) e a carga de trabalho cardíaco, o que pode reduzir o volume sistólico e o CO.

Norepinefrina

A norepinefrina (NE) tem atividade predominantemente alfa-1-adrenérgica agonista e melhora a pressão de perfusão orgânica durante o choque distributivo e vasodilatador em pacientes não responsivos à reanimação com fluidos e à administração de inotrópicos. A vasoconstrição resultante aumenta a pós-carga cardíaca, o que pode diminuir o CO. No entanto, esse efeito é combatido por sua ação beta-1, o que facilita o aumento do volume sistólico. Em comparação com a dopamina, a NE parece ter maior benefício na sepse, demonstrando melhores resultados e aumento da perfusão esplâncnica em humanos e aumento do débito urinário em potros sépticos ao ser combinada com a dobutamina.[47,48]

Epinefrina

A epinefrina é um forte agonista alfa e beta-adrenérgico e, assim, um potente vasopressor. O fluxo sanguíneo esplâncnico, renal e coronário é menor em comparação com a NE.[49] O aumento do risco de disritmia associa-se a um aumento da irritabilidade miocárdica, e também se relata a depressão miocárdica pós-reanimação com maior consumo miocárdico de oxigênio.[50]

Dopamina

A dopamina é ativa em receptores adrenérgicos (alfa e beta) e dopaminérgicos de maneira dose-dependente. Altas taxas de infusão de dopamina tendem a causar predominância de efeitos alfa-adrenérgicos e uma resposta vasopressora acentuada, enquanto os efeitos beta-adrenérgicos (inotropia) predominam em taxas menores de infusão. Há muita controvérsia acerca da utilidade da dopamina. As evidências experimentais sobre seus efeitos de "proteção renal" são mistas, e dados de metanálises mostram o aumento da mortalidade em alguns subgrupos de pacientes.[3,51-53]

Fenilefrina

A fenilefrina é primariamente um alfa-agonista e aumenta a RVS e a PAM e diminui o CO. Ao usar a fenilefrina como vasopressor, a administração concomitante de um beta-agonista (p. ex., NE, dobutamina) costuma ser benéfica.

Vasopressina

A vasopressina, ou hormônio antidiurético, é um peptídeo regulador essencial para o balanço hídrico do corpo e promove a conservação de água no túbulo coletor dos néfrons (receptor V2) em resposta à detecção central da desidratação (osmorreceptores). Além disso, a vasopressina induz vasoconstrição por meio de receptores V1, principalmente durante a sepse, e as pesquisas em seres humanos demonstram os efeitos benéficos desse fármaco usado com catecolaminas, como a NE.[37,50,54,55] A vasopressina atua por mecanismos não adrenérgicos, mesmo na presença de acidose moderada. Isso é muito diferente das catecolaminas, que não funcionam tão bem em condições semelhantes. Como outros vasopressores, os agonistas V1 podem não ser adequados em equinos não submetidos à reanimação volumétrica antes de sua administração, devido à redução da perfusão esplâncnica.[56] Pesquisas clínicas em equinos indicam que as concentrações endógenas de vasopressina são maiores em animais doentes ou com sepse em comparação com controles saudáveis e que os não sobreviventes apresentam concentrações maiores à internação em comparação com os sobreviventes.[55,57-62]

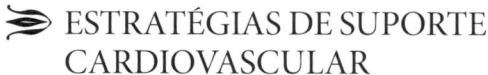

ESTRATÉGIAS DE SUPORTE CARDIOVASCULAR

Abordagem prática à fluidoterapia para reanimação

O objetivo da reanimação com fluidos é o restauro da perfusão tecidual por meio do aumento do volume sistólico e a melhora da pressão arterial, decorrentes da correção dos déficits de volume sanguíneo. O aspecto mais importante da reanimação com fluidos é, portanto, o equilíbrio da rápida expansão do volume e o monitoramento para evitar a sobrecarga de fluidos e evitar os efeitos negativos da suplementação excessiva.

Há poucas evidências para apoiar um protocolo de reanimação com fluidos em detrimento de outro em equinos. Portanto, a seleção do tipo de fluido é altamente subjetiva na maioria das situações, e as recomendações são extrapoladas da medicina intensiva humana. A maioria dos profissionais escolhe um fluido cristaloide isotônico poliônico (p. ex., SLR ou Plasma-Lyte A®) administrado sozinho ou combinado com a salina hipertônica quando há sintomas clínicos de choque. O uso de salina hipertônica deve ser cuidadosamente considerado ou evitado em casos de hemorragia não controlada ou com probabilidade de desidratação intersticial intensa; entretanto, leva ao retorno mais rápido da frequência cardíaca e da micção normais em cavalos de enduro que necessitam de suporte fluido IV em comparação com o soro fisiológico.[63,64] Considerando os riscos/benefícios dos coloides, sua administração concomitante com cristaloides pode ser indicada em caso de sintomas de diminuição da pressão oncótica plasmática (p. ex., edema, efusões) ou de redução crítica na capacidade de transporte de oxigênio.

O ideal é que os volumes a serem administrados e as taxas de administração se baseiem em estimativas dos déficits de fluidos; no entanto, a interpretação clínica da desidratação percentual e do grau de hipovolemia é insensível e pode levar à suplementação excessiva ou insuficiente. Portanto, um método de desafio de fluido é mais comumente usado na prática; nele, administra-se um bólus de 10 a 20 mℓ/kg de cristaloide isotônico durante 30 a 60 minutos com monitoramento dos parâmetros de perfusão entre bólus sequenciais. A administração de bólus é interrompida quando os parâmetros de perfusão se normalizam ou alcançam um platô, ou quando os limites para a reanimação fluida (p. ex., 60 a 80 mℓ/kg de volume total, PVC > 15 mmHg, redução da Pao_2, edema periférico) são atingidos. Na maioria das situações, o aumento no volume circulante para obtenção de valores subnormais de pressão arterial é adequado para equilibrar a perfusão tecidual crítica, ao mesmo tempo que limita o risco de sobrecarga fluida, síndrome compartimental secundária e edema tecidual. Depois da correção da hipovolemia, os fluidos podem ser administrados em 1 a 2 vezes a manutenção para a resolução dos déficits remanescentes e o atendimento das necessidades/perdas contínuas. Se os limites da reanimação fluida forem alcançados antes da melhora dos parâmetros de perfusão, medicamentos vasoativos podem ser administrados para aumentar a contratilidade cardíaca ou a RVS.

Uso prático de medicamentos vasoativos

Caso a normalização do volume de fluidos não consiga corrigir as anomalias de perfusão ou atinja os limites para a reanimação volêmica, o profissional deve considerar o uso de medicamentos vasoativos (Tabela 4.10). Inotrópicos e vasopressores não devem ser administrados em pacientes hipovolêmicos devido ao risco de taquicardia, aumento da demanda miocárdica de oxigênio na presença de diminuição da perfusão coronariana e vasoconstrição acentuada que eleva a pós-carga e reduz o CO.[53,65] A escolha da medicação mais apropriada depende do caso e, às vezes, do paciente; entretanto, todos os medicamentos devem ser titulados conforme seu efeito com base no monitoramento cardiovascular seriado, incluindo frequência cardíaca/ECG, pressão arterial, volume de urina e, quando possível, determinação de CO. Há poucos dados científicos sobre o uso de inotrópicos/vasopressores em condições clínicas em equinos; nosso conhecimento, portanto, baseia-se em dados humanos e na pesquisa experimental limitada em cavalos.

Hoje, a administração de um inotrópico, como a dobutamina, é a primeira escolha de medicação vasoativa em pacientes equinos, sobretudo quando o CO adequado não pode ser confirmado. A administração de um vasopressor na presença de função cardíaca inadequada diminuiria mais o CO associado ao aumento da RVS; no entanto, se a administração de uma dose baixa de dobutamina (2 a 5 μg/kg/min) não melhorar os índices de perfusão, um vasopressor pode ser adicionado. Clinicamente, tal situação tende a ser limitada a potros neonatos com sepse ou adultos com choque vasodilatador. A NE parece ser o melhor vasopressor para equinos com base nos dados existentes e na experiência clínica; os dados sugerem que a administração concomitante de dobutamina tem um efeito favorável sobre a pressão arterial e a perfusão renal, preservando a circulação esplâncnica.[47,53,66] Se o estado cardiovascular do paciente continuar ruim, a administração de vasopressina pode ser considerada, principalmente em pacientes com choque séptico, em que a resposta do organismo às catecolaminas pode ser menor.[37,67] As pesquisas relacionadas com a administração exógena de vasopressina em pacientes equinos são limitadas, mas dados preliminares sustentam seu uso.[68]

Tabela 4.10 Medicamentos utilizados em medicina intensiva cardiovascular.

Tipo	Dose	Comentários
Vasopressores		
Norepinefrina	0,05 a 1 μg/kg/min IV	–
Epinefrina	0,02 a 0,05 mg/kg IV	–
Dopamina	1 a 5 μg/kg/min IV	Receptores dopaminérgicos 1 renais
	5 a 10 μg/kg/min IV	Estimulação beta-1-adrenérgica
	> 10 μg/kg/min IV	Estimulação alfa-adrenérgica
Fenilefrina	3 μg/kg/min IV por 15 min	–
Vasopressina	0,4 a 0,8 unidades/kg IV	–
Inotrópicos		–
Dobutamina	1 a 20 μg/kg/min IV	–
Expansão do volume plasmático		–
Cristaloides		
Isotônico	50 a 100 mℓ/kg IV	–
Salina hipertônica (7,2%)	4 a 8 mℓ/kg IV	–
Coloides		–
Plasma		–
Hetastarch 6%	5 a 10 mℓ/kg IV	–
Tetrastarch 6%	5 a 10 mℓ/kg IV	–

IV, intravenosa.

Objetivos terapêuticos e monitoramento

O principal objetivo do intensivista relacionado com o sistema cardiovascular é o restauro da perfusão tecidual e da oferta de oxigênio. O tratamento precoce guiado por metas (EGDT, do inglês *early goal-directed therapy*) delineia procedimentos terapêuticos para otimizar a perfusão e a oxigenação tecidual global em pacientes críticos e já foi considerado revolucionário no manejo da sepse humana para melhorar os resultados dos pacientes. No entanto, ensaios clínicos recentes não mostraram nenhum benefício quanto aos cuidados de rotina.[69] Há poucas pesquisas relacionadas com o EGDT em pacientes veterinários.[70,71]

A disfunção do sistema cardiovascular pode ser clinicamente identificada por anomalia comportamental ou fraqueza anormal, aumento da frequência cardíaca, qualidade fraca do pulso periférico, extremidades frias, aumento do tempo de preenchimento jugular, alteração da cor de mucosas ou do tempo de preenchimento capilar e/ou diminuição da produção de urina. As anomalias clinicopatológicas que refletem a má perfusão tecidual são aumento das concentrações de L-lactato, aumento da atividade da troponina I cardíaca, diminuição da oxigenação venosa central e aumento da SG da urina. Esta seção descreve a avaliação de cada uma dessas e outras modalidades de monitoramento cardíaco.

Parâmetros do exame físico

Indica-se a resposta clínica positiva às terapias por melhor orientação e responsividade do paciente ao ambiente, normalização da frequência cardíaca, cor rosada das mucosas e tempo de preenchimento capilar de 1 a 2 segundos. Outros indicadores clínicos de perfusão tecidual adequada são o aquecimento das extremidades, a palpação de pulsos periféricos fortes e a melhora do turgor jugular. No cavalo normal em pé, a veia jugular deve encher-se rapidamente em resposta à oclusão no meio do pescoço. A presença de pulso jugular pode ser um indicador grosseiro da PVC elevada e, portanto, da sobrecarga hídrica, quando a oclusão da veia elimina a pulsação jugular.[72] Outras evidências clínicas de sobrecarga fluida são o aumento da frequência respiratória, o ganho de peso e o edema subcutâneo-dependente.

Produção de urina

A produção de urina é considerada um reflexo do fluxo sanguíneo renal e, portanto, do CO, além de indicar a perfusão adequada de órgãos e tecidos.[73] Assim, em caso de baixa produção de urina (inferior a dois terços do volume fluido administrado) em um cavalo euvolêmico hipotenso, a administração de inotrópicos/vasopressores deve ser considerada. No entanto, a produção de urina e a taxa de filtração glomerular não são indicadores confiáveis da função renal em seres humanos tratados com vasopressores. Consulte o tópico "Medicina intensiva renal", neste capítulo, para mais informações.

L-lactato

O L-lactato é o produto terminal da glicólise anaeróbica, e o aumento de sua concentração em equinos costuma ser causado pela oxigenação inadequada dos tecidos periféricos em decorrência de hipovolemia, hipoxemia, anemia ou diminuição da pressão de perfusão (acidose láctica do tipo A).[74,75] Outras causas de hiperlactatemia são a utilização anormal de oxigênio pelo tecido, inclusive disfunção mitocondrial, ou depuração anormal de lactato (acidose láctica do tipo B).

A dosagem de lactato é clinicamente importante no monitoramento da resposta à fluidoterapia e aos fármacos vasoativos em pacientes com disfunção cardiovascular. Diminuições na concentração plasmática de lactato acompanham temporariamente as melhoras no desempenho cardiovascular. Portanto, a tendência observada na concentração plasmática seriada de lactato tem valor clínico. Nas situações de restauro volêmico adequado, em que a concentração de lactato continua aumentada, estímulos inflamatórios não resolvidos ou sepse não controlada devem ser considerados.

Pressão arterial

A pressão arterial consiste no produto de CO e RVS. A PAM, e não a PAS ou a PAD, é considerada a pressão responsável pela perfusão de tecidos e órgãos.[73] A pressão arterial pode ser aferida por meios diretos (invasivos) e indiretos (não invasivos), conforme já descrito neste capítulo. As tendências observadas na pressão arterial, ao contrário de leituras individuais, combinadas com outros indicadores de perfusão (exame e micção) devem ser usadas na orientação do tratamento.

Pressão venosa central

Determina-se a PVC pelo volume sanguíneo venoso central, pelo tônus muscular do sistema venoso e pelo equilíbrio entre o retorno venoso e o CO. Trata-se de uma estimativa da pressão atrial direita e da pré-carga cardíaca, usada para orientar a fluidoterapia porque sua normalização pode refletir o sucesso da reanimação volêmica, enquanto as elevações da PVC podem indicar a sobrecarga de volume e os limites da reanimação fluida. Como nas aferições da pressão arterial, a tendência da PVC observada no monitoramento repetido é muito informativa.

Gasometria venosa

Os valores de gasometria arterial são necessários para a avaliação das trocas gasosas pulmonares, conforme descrito na seção "Medicina intensiva respiratória". Entretanto, em pacientes com comprometimento cardiovascular e que podem apresentar hipoperfusão grave, a hipoxemia, a hipercapnia e a acidemia tecidual são representadas com mais precisão no sangue venoso central. A saturação venosa central de oxigênio reflete o transporte e o consumo do gás pelos tecidos e é usada no monitoramento da eficácia do sistema cardiovascular. As reduções na saturação venosa de oxigênio podem refletir a diminuição da função respiratória, do CO e da perfusão tecidual ou o aumento da demanda de oxigênio. No tratamento orientado por metas, a normalização da oxigenação venosa central é um alvo terapêutico.

Pressão osmótica coloidal

A pressão osmótica coloidal (POC), também chamada pressão oncótica, decorre da força osmótica criada por macromoléculas do compartimento intravascular e é essencial para a retenção do volume intravascular adequado. As proteínas e moléculas coloides têm massa suficientemente grande para limitar a permeabilidade pelo endotélio vascular e reter a água na vasculatura em virtude de sua tração osmótica. Além disso, o efeito de Gibbs-Donnan, em que cátions de sódio são atraídos por resíduos negativos em proteínas (albumina), aumenta ainda mais a tração osmótica intravascular.

A POC pode ser medida ou calculada, com concordância razoável em equinos saudáveis, mas não hospitalizados. Como a albumina é o principal contribuinte para a POC, alterações na relação albumina-globulina a modificam em qualquer concentração plasmática total de proteína. A aferição direta da POC deve ser feita após a administração de coloide sintético (Hetastarch), porque essas moléculas de amido têm efeito osmótico considerável, mas não são mensuráveis pela refratometria.

Eletrocardiograma

As indicações para o monitoramento por ECG de pacientes equinos com comprometimento cardiovascular são disritmias, anomalias eletrolíticas acentuadas (p. ex., hiperpotassemia) e durante o tratamento com fármacos vasoativos. O sistema de eletrodos base-ápice é mais comumente usado em medicina equina, e as unidades de telemetria possibilitam o monitoramento remoto de cavalos soltos em baias. Uma revisão mais completa do sistema cardiovascular e de seu monitoramento é encontrada no Capítulo 9, *Doenças do Sistema Cardiovascular*.

Medidas do débito cardíaco

O uso de tecnologias avançadas, como a diluição de lítio, a diluição de indicador, a bioimpedância e a análise de contorno de pulso para avaliação do CO, foi extensamente revisto em outros trabalhos.[76] Essas técnicas são impraticáveis no cenário clínico ou não foram validadas em equinos; no entanto, a ecocardiografia (ver Capítulo 9) pode ser usada no cálculo do CO. A determinação volumétrica (métodos de quatro câmaras e *bullet*) e o Doppler do trato de saída do ventrículo direito são maneiras confiáveis, precisas e não invasivas de determinação do CO em equinos.[77]

Medicina intensiva respiratória

Tiffany L. Hall

REVISÃO DA FISIOLOGIA RESPIRATÓRIA

A principal função do sistema respiratório é a troca gasosa e, junto ao sistema cardiovascular, transportar o oxigênio aos tecidos e facilitar a eliminação do dióxido de carbono. A Tabela 4.11 mostra os índices esperados da gasometria arterial em equinos normais. O centro de controle respiratório mantém a Pao_2 e a $Paco_2$ em uma estreita faixa homeostática, apesar das diversas demandas do corpo. Em condições normais, a força determinante primária da ventilação alveolar é a alteração da $Paco_2$, detectada por quimiorreceptores do tronco cerebral.[78] As alterações da Pao_2 são detectadas por quimiorreceptores periféricos na carótida e nos órgãos aórticos e também influenciam a ventilação alveolar, mas normalmente modificam a frequência respiratória ou o esforço respiratório apenas em estados de hipoxemia acentuada.[78]

Os componentes básicos do sistema respiratório são as vias respiratórias superiores, as vias respiratórias de ramificação sequencial e a membrana alveolar-capilar. As vias respiratórias superiores e as passagens respiratórias não participam das trocas gasosas; portanto, são chamadas de *espaços mortos anatômicos*.[78] A membrana alveolar-capilar é a região primária que participa das trocas gasosas, embora algumas áreas possam não ser igualmente perfundidas e ventiladas, gerando *espaços mortos fisiológicos*.[78]

Tabela 4.11 Valores normais de gasometria arterial em cavalos adultos.

Variável	Faixa normal
pH	7,4 ± 0,2
$Paco_2$	40 ± 3 mmHg
Pao_2	94 ± 3 mmHg
Excesso de base	0 ± 1 mmHg
Spo_2	98 a 99%

Fonte: Aguilera-Tejero E, Estepa JC, Lopez I *et al*. Arterial blood gases and acidbase balance in healthy young and old horses. *Equine Vet J*. 1998;30(4):352.

As membranas alveolares-capilares formam uma rede densa dentro dos alvéolos, possibilitando a troca máxima de oxigênio e dióxido de carbono. Os fatores que influenciam a taxa de difusão do gás são a espessura e a área superficial das membranas, o coeficiente de difusão do gás e a diferença de pressão gasosa entre os dois lados da membrana.[78,79]

No corpo, o oxigênio difunde-se por um gradiente de pressão do espaço alveolar para os capilares pulmonares e é liberado nos leitos capilares dos tecidos. O oxigênio do sangue está ligado à hemoglobina (Sao_2) das hemácias ou dissolvido (Pao_2) no plasma. Em condições normais, cerca de 97% do teor total de oxigênio no sangue (Cao_2) está ligado à hemoglobina.[78,79] A curva de dissociação oxigênio-hemoglobina descreve a associação entre a pressão parcial de oxigênio no sangue (Pao_2) representada no eixo *x* e a porcentagem (%) de saturação de oxigênio da hemoglobina (Sao_2) no eixo *y*. Fatores como pH, temperatura, níveis de dióxido de carbono e concentração de 2,3-difosfoglicerato alteram a afinidade da hemoglobina pelo oxigênio e, portanto, sua capacidade de transporte e liberação nos tecidos.[78,79] Os distúrbios que afetam a ligação do oxigênio à hemoglobina têm impacto enorme no transporte do gás para os tecidos associados a uma redução acentuada no teor total de oxigênio (Cao_2). Assim, a Pao_2 é, principalmente, um indicador da troca gasosa pulmonar, enquanto as razões de extração e os índices venoso de oxigênio são fatores preditivos melhores da oxigenação tecidual.

INSUFICIÊNCIA RESPIRATÓRIA: HIPOXEMIA E HIPERCAPNIA

A insuficiência respiratória que causa hipoxemia, uma diminuição no teor de oxigênio no sangue arterial (Pao_2 baixa), ocorre por uma de cinco razões: diminuição da fração inspirada de oxigênio (Fio_2), comprometimento da barreira de difusão nos pulmões, hipoventilação alveolar, *shunt* de sangue da direita para a esquerda e/ou incompatibilidade ventilação/perfusão (V/Q). A hipercapnia ($Paco_2$ elevada) é causada pela eliminação insuficiente de dióxido de carbono do sangue para os alvéolos ou dos alvéolos para a atmosfera e é comumente observada em casos de hipoventilação e incompatibilidade V/Q. Para fins práticos, a redução do oxigênio inspirado mostra-se uma causa primária muito rara de hipoxemia, já que os cavalos que respiram ar ambiente inspiram quantidades suficientes de oxigênio para manter as frações adequadas do gás dissolvido.

O comprometimento da difusão é uma causa incomum de hipoxemia ou hipercapnia em equinos em repouso, pois a doença pulmonar deve ser muito grave para que a troca gasosa seja limitada, graças à alta capacidade residual funcional dos pulmões. A difusão é prejudicada pela diminuição da área superficial ou pelo aumento da espessura da membrana alveolar-capilar, como pode ocorrer na fibrose pulmonar. O dióxido de carbono difunde-se mais rapidamente que o oxigênio (20 vezes). Assim, observa-se a hipoxemia antes da hipercapnia.

A hipoventilação causa hipoxemia e hipercapnia e ocorre quando há uma redução no volume de ar que entra e sai dos alvéolos por minuto (diminuição da ventilação alveolar), o que reduz as trocas gasosas. A produção metabólica de CO_2 mostra-se razoavelmente constante em circunstâncias metabólicas normais, de modo que a $Paco_2$ é primariamente controlada por sua taxa de eliminação pelos pulmões. Portanto, trata-se de um reflexo preciso da ventilação alveolar. A hipoventilação pode ser associada a distúrbios do sistema nervoso central (SNC; por exemplo, traumatismo, encefalopatia isquêmica hipóxica [HIE], medicamentos), cavidade torácica (p. ex., doença do espaço pleural, dor), sistema respiratório (p. ex., obstrução) ou doença neuromuscular (p. ex., botulismo).[78,79]

A hipoxemia causada por um *shunt* da direita para a esquerda ocorre quando o sangue não entra na circulação pulmonar e, portanto, não é oxigenado pelos pulmões. Esse sangue desoxigenado mistura-se ao sangue oxigenado no lado esquerdo do coração, causando hipoxemia. O *shunt* pode ser extrapulmonar, como no *shunt* cardíaco da direita para a esquerda (p. ex., tetralogia de Fallot), ou intrapulmonar, como na incompatibilidade V/Q grave (p. ex., ARDS).

A incompatibilidade V/Q é a causa mais comum de hipoxemia em equinos e ocorre quando a ventilação alveolar e o fluxo sanguíneo não são compatíveis, o que diminui a eficiência da troca gasosa. A incompatibilidade V/Q pode ser provocada por todas as formas de doença pulmonar. Observa-se a incompatibilidade V/Q alta quando regiões do pulmão são ventiladas, mas não perfundidas, como ocorre no tromboembolismo pulmonar.[78,79] Por outro lado, a incompatibilidade V/Q baixa ocorre quando as regiões do pulmão são perfundidas, mas não ventiladas, como na broncopneumonia e na consolidação.[78,79] A incompatibilidade V/Q grave causa *shunt* intrapulmonar da direita para a esquerda.[78,79]

A hipoxemia é apenas uma das várias causas possíveis de deficiência tecidual de oxigênio, como uma doença conhecida como *hipoxia*. A hipoxia tecidual pode ocorrer na presença de função respiratória normal em decorrência de qualquer condição que diminua o transporte de oxigênio para os tecidos ou da utilização anormal de oxigênio nos tecidos, inclusive diminuição de CO, redução da capacidade de transporte de oxigênio no sangue, *shunt* arteriovenoso periférico, disfunção mitocondrial e aumento do consumo periférico de oxigênio e/ou doenças hipermetabólicas (p. ex., hipertermia, convulsões, sepse).[78,79]

ABORDAGEM AO PACIENTE COM DESCONFORTO RESPIRATÓRIO

A disfunção respiratória pode ser a principal razão para chamar o veterinário ou pode ocorrer durante o tratamento de outro problema. Define-se *desconforto respiratório* como um grau inadequado de esforço respiratório baseado em uma avaliação da frequência, do ritmo e do caráter respiratório. As causas de desconforto respiratório podem ser de origem respiratória ou não respiratória. A fisiologia desta doença será discutida no Capítulo 8, *Distúrbios do Sistema Respiratório*.

Geralmente, os distúrbios respiratórios superiores que causam desconforto na respiração devem-se à obstrução do sistema respiratório (Boxe 4.5). A obstrução completa das vias respiratórias superiores é uma emergência verdadeira porque a inspiração contra uma via respiratória fechada não é possível e as pressões intratorácicas são significativamente negativas, levando ao desenvolvimento de edema pulmonar, que pode ser fatal.[84] O diagnóstico costuma ser pautado no exame físico e na endoscopia das vias respiratórias superiores.

BOXE 4.5 Distúrbios das vias respiratórias superiores que podem ser associados à angústia respiratória em cavalos adultos.

Distúrbios nasais
- Traumatismo, corpo estranho
- Hemorragia ou hematoma
- Neoplasia
- Abscesso
- Granuloma
- Amiloidose.

Distúrbios faríngeos
- Neoplasia
- Cisto subepiglótico ou faríngeo
- Deslocamento dorsal persistente do palato mole
- Traumatismo, corpo estranho
- Abscesso.

Distúrbios laríngeos
- Paralisia laríngea
- Hemiplegia laríngea
- Traumatismo, corpo estranho
- Edema
- Condrite aritenoide
- Epiglotite e granuloma epiglótico.

Diversos
- Aumento de volume da bolsa gutural
- Empiema
- Timpanismo
- Micose e hemorragia
- Aumento de volume craniano: edema, celulite, choque anafilático, oclusão jugular bilateral.

Equinos com obstrução das vias respiratórias superiores podem precisar de uma traqueotomia de emergência e outras terapias, dependendo da causa primária da obstrução. As doenças das vias respiratórias inferiores que podem estar associadas ao desconforto respiratório são listadas no Boxe 4.6. O diagnóstico baseia-se no exame físico completo, em técnicas de diagnóstico por imagem torácica, aspirado transtraqueal e gasometria arterial. O tratamento depende da natureza do distúrbio primário e pode incluir agentes antimicrobianos, agentes anti-inflamatórios, administração de oxigênio ou drenagem torácica, conforme indicado. O diagnóstico e o tratamento de distúrbios específicos são descritos no Capítulo 8.

Entre as causas não pulmonares de desconforto respiratório, estão anemia, compensação da acidose metabólica, dor, ansiedade e hipertermia. A avaliação de causas não pulmonares de dificuldade respiratória é composta por anamnese meticulosa, exame físico e exames de sangue. Após a primeira avaliação, outros testes diagnósticos podem incluir endoscopia, ultrassonografia ou radiografias.

Oxigenoterapia

A administração nasofaríngea de oxigênio é a forma mais comum de suporte respiratório em equinos com hipoxemia (Figura 4.4). Indica-se a suplementação com oxigênio quando a Pao_2 é inferior a 60 mmHg ou a Sao_2 se apresenta superior a 90%.[80] A pesquisa mostra um aumento significativo e dose-dependente de Pao_2 e Sao_2 com o aumento das taxas de fluxo de oxigênio ao máximo de 10 a 20 ℓ/minuto; acima disso, há irritação das vias respiratórias.[81,82]

BOXE 4.6 Distúrbios das vias respiratórias inferiores que podem estar associados à angústia respiratória em cavalos adultos.

Distúrbios pulmonares
- Edema pulmonar (cardiogênico ou neurogênico)
- Pneumonia intersticial aguda
- Pneumonia intersticial crônica, inclusive por fibrose pulmonar multinodular equina (infecção por herpesvírus equino 5)
- Pneumonia por aspiração
- Abscedação ou broncopneumonia coalescente
- Síndrome do desconforto respiratório agudo/lesão pulmonar aguda
- Silicose
- Inalação de fumaça
- Corpo estranho traqueal/brônquico.

Distúrbios extrapulmonares
- Derrame pleural (hidrotórax, piotórax, quilotórax e hemotórax)
- Traumatismo torácico
- Pneumotórax (aberto, fechado e de tensão).

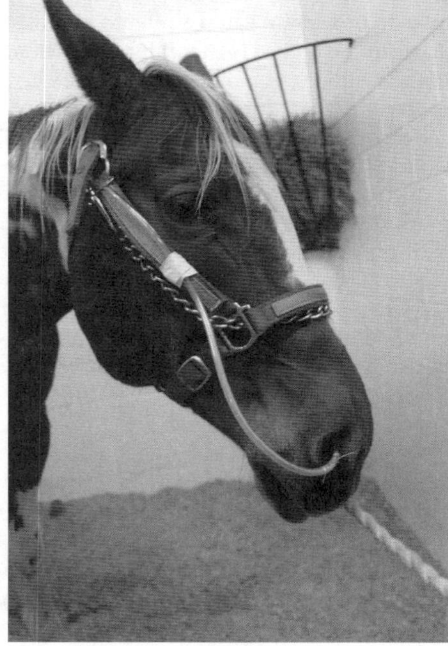

Figura 4.4 Cavalo com cânula nasal de oxigênio. A sutura à narina e a fixação do tubo ao cabresto ajudam a manter a cânula no lugar.

Embora o transporte adequado de oxigênio para os tecidos seja essencial, tal gás também é tóxico quando em excesso, devido à produção de espécies reativas. As gasometrias arteriais seriadas auxiliam a determinação da resposta ao tratamento e da capacidade de diminuição da suplementação, com o objetivo de administrar as menores taxas de fluxo (menor Fio_2) possíveis para conseguir a oxigenação adequada.

Terapia inalatória

Indica-se a terapia inalatória em distúrbios das vias respiratórias inferiores, inclusive broncopneumonia e doenças inflamatórias. Mucolíticos, broncodilatadores e antimicrobianos (inclusive amicacina, gentamicina e ceftiofur sódico [Naxcel®]) podem ser administrados por nebulização ultrassônica.[83,84] Os inaladores podem ser usados para a administração de broncodilatadores, estabilizadores de mastócitos e corticosteroides (CSs) em equinos com inflamação respiratória, como a doença inflamatória das vias respiratórias ou a obstrução recorrente das vias respiratórias (RAO, do inglês *recurrent airway obstruction*).[85,86] As vantagens da terapia inalatória são o transporte direto até o sítio-alvo, gerando concentrações maiores com administração de doses menores, e a menor incidência de efeitos adversos sistêmicos.

Ventilação farmacológica

A hipoxemia e a hipercapnia decorrentes da hipoventilação podem responder à administração de medicamentos que estimulam a respiração de maneira central. A cafeína, o doxapram e a teofilina são três desses medicamentos que podem ser usados em pacientes equinos com hipoventilação secundária a traumatismo craniano, encefalite ou encefalopatia isquêmica hipóxica. A cafeína é mais utilizada na prática por causa da facilidade de administração, custo e amplo índice terapêutico. O doxapram tem uma ação curta e requer administração frequente ou CRI, o que limita o uso apesar da evidência de melhor ventilação em comparação com a cafeína.[87] As desvantagens do uso do doxapram são o aumento no consumo miocárdico de oxigênio e o custo. A teofilina é semelhante à cafeína, mas tem um índice terapêutico estreito e efeitos adversos, como cólica, convulsão, taquicardia e morte súbita.[80]

A broncoconstrição e a descompensação aguda podem ser observadas em casos de RAO grave e inalação de gases nocivos ou outros irritantes químicos e tratadas com agentes broncodilatadores. Os beta-2-agonistas (p. ex., albuterol por inalação [720 μg por cavalo de 450 kg]) e os anticolinérgicos (p. ex., glicopirrolato IV) são boas escolhas. A atropina só pode ser usada como terapia de resgate. A inflamação brônquica pode desencadear e perpetuar a broncoconstrição e justifica o uso de glicocorticoides inalatórios ou sistêmicos em alguns casos.

Ventilação mecânica

A ventilação mecânica, feita em ambiente hospitalar por profissionais experientes, melhorou os resultados em potros[80] e pode ser benéfica em adultos.[88] As indicações para ventilação mecânica são hipoxemia ou hipoventilação acentuadas (pHa $< 7,3$ com $Paco_2 > 65$ mmHg ou $Pao_2 < 60$ mmHg), apesar de terapia médica máxima e fadiga ou trabalho respiratório excessivo. Os diagnósticos clínicos de pacientes equinos que podem ser beneficiados pela ventilação mecânica são botulismo, encefalopatia isquêmica hipoxêmica e ARDS. As técnicas de ventilação mecânica de longa duração em equinos adultos são pouco descritas e representam um desafio significativo para a medicina intensiva nesta espécie.

Objetivos terapêuticos e monitoramento

Os objetivos do apoio à função respiratória são o reconhecimento da melhora da frequência e do esforço respiratório, a melhora dos índices de oxigenação e a normalização das concentrações sanguíneas de oxigênio e dióxido de carbono.

Gasometria

A gasometria é o método mais comum para a avaliação da função pulmonar e do *status* acidobásico em equinos com doença grave. As amostras arteriais podem ser obtidas da artéria facial, da artéria facial transversa ou da artéria metatársica lateral.[89] No cenário clínico, a melhor maneira de coletar amostras venosas é com um cateter colocado na veia cava cranial ou na veia jugular. A interpretação correta das informações obtidas na gasometria possibilita que o médico veterinário tome as decisões apropriadas quanto ao diagnóstico, à terapia e ao prognóstico relacionados com a função respiratória e o *status* acidobásico.

As amostras para gasometria devem ser coletadas e manuseadas da maneira adequada para assegurar resultados precisos. Uma pequena quantidade de heparina é usada para revestir o canhão da agulha antes da aspiração da amostra, que deve ser armazenada em condições anaeróbicas após a coleta, com remoção da agulha e colocação da tampa sobre a ponta da seringa. A exposição prolongada ao ar ou a presença de bolhas na seringa podem diminuir a $Paco_2$ e aumentar a Pao_2 à medida que a amostra se equilibra com o ar ambiente na bolha.[79,89] Uma amostra armazenada à temperatura ambiente deve ser analisada em 10 a 15 minutos. A análise tardia pode aumentar $Paco_2$, diminuir o pH e a glicemia e elevar a concentração de lactato, pois as células sanguíneas continuam a metabolizar os nutrientes.[90]

Interpretação da gasometria

Função respiratória

Uma avaliação sistemática dos valores de gasometria inclui a consideração de pH, Pao_2, saturação arterial e venosa de oxigênio da hemoglobina (Sao_2, Svo_2), $Paco_2$ e concentração de bicarbonato. A pressão parcial do oxigênio dissolvido no sangue arterial (Pao_2) reflete a capacidade de oxigenação pulmonar e não é afetada pelo oxigênio ligado à hemoglobina. As causas de Pao_2 baixa (hipoxemia) são discutidas nas seções anteriores. A pressão parcial do CO_2 dissolvido no sangue arterial ($Paco_2$) reflete o equilíbrio entre a ventilação alveolar por minuto e a produção metabólica de CO_2.[78,79,89]

O primeiro passo para interpretação da gasometria com relação à função pulmonar é a avaliação do estado ventilatório. A maior $Paco_2$ indica hipoventilação, enquanto a menor $Paco_2$ indica hiperventilação, cuja presença não pode ser avaliada com precisão com base apenas no exame físico. A hipoventilação pode ser causada por apneia central (doença do SNC), apneia obstrutiva (doença do sistema respiratório superior), aumento da ventilação do espaço morto (*shunt* e diminuição do CO), redução da complacência pulmonar (baixo volume pulmonar), fraqueza ou fadiga muscular respiratória, baixo controle da ventilação mecânica usada, dor torácica ou distensão abdominal. A hiperventilação, com diminuição do $Paco_2$, pode ser causada por dor, hipoxemia por qualquer causa, doença pulmonar ou doença neurológica.

O estado de oxigenação é, então, determinado pela avaliação de Pao_2 e Sao_2 à luz da pressão parcial de oxigênio alveolar (Pao_2) e dos níveis de hemoglobina. A Pao_2 é influenciada pela fração de oxigênio inspirado (Fio_2), pela pressão atmosférica e pela $Paco_2$. A Pao_2 costuma ser 5 vezes a Fio_2 no cavalo saudável em estação; portanto, em um paciente que respira ar ambiente ao nível do mar ($Fio_2 = 21\%$), a Pao_2 esperada é de aproximadamente 100 mmHg com um Sao_2 acima de 93%.

O cálculo do gradiente alveolar-arterial de oxigênio (gradiente A-a) auxilia a avaliação das causas de hipoxemia e hipercapnia.[78,79] No ar ambiente normal do cavalo, a Pao_2 deve ser apenas um pouco menor que a Pao_2, com uma diferença de 5 a 10 mmHg. Em pacientes com gradiente A-a normal, a hipoxemia e/ou a hipercapnia decorrem da hipoventilação alveolar. A hipoxemia e a hipercapnia em pacientes com maior gradiente A-a podem estar associadas a incompatibilidade V/Q, *shunt* da direita para a esquerda ou comprometimento da difusão. No entanto, causas não pulmonares também podem estar presentes, inclusive um desequilíbrio na demanda e no suprimento de oxigênio, hipermetabolismo ou superalimentação.

As causas de hipoxemia podem ser ainda mais diferenciadas pela administração de oxigênio suplementar e pela avaliação das taxas de saturação e extração de oxigênio. Quando a administração de oxigênio não aumenta a Pao_2 para 100 mmHg, deve-se suspeitar de *shunt* da direita para a esquerda ou tromboembolismo pulmonar maciço, e os exames diagnósticos apropriados devem ser realizados. A melhora da Pao_2 acima de 100 mmHg com a oxigenoterapia sugere hipoxemia associada à incompatibilidade V/Q ou distúrbio de difusão. A gasometria venosa tem utilidade limitada na avaliação de doenças do sistema respiratório; no entanto, a Svo_2 pode ser usada no cálculo da taxa de extração de oxigênio, que traz algumas informações sobre a oxigenação tecidual em equinos. As razões de extração de oxigênio maiores que 30% podem refletir o aumento do consumo do gás (p. ex., exercício, hipermetabolismo) ou seu transporte inadequado até os tecidos, que é associado a hipoxia, anemia ou disfunção cardiovascular.

Status acidobásico

Uma interpretação da gasometria não está completa sem a avaliação do *status* acidobásico do paciente. Em uma abordagem simplificada do *status* acidobásico, o profissional primeiro determina se o pH do sangue está normal (aproximadamente 7,40) ou se há acidemia (pH < 7,36) ou a alcalemia (pH > 7,44). Quatro distúrbios acidobásicos podem ocorrer em um paciente com base na interpretação da gasometria: acidose respiratória, decorrente da hipoventilação e refletida pelo aumento da $Paco_2$; alcalose respiratória, decorrente da hiperventilação e refletida pela diminuição de $Paco_2$; acidose metabólica (diminuição de HCO_3^-); e alcalose metabólica (aumento de HCO_3^-). Tais distúrbios podem ser únicos ou combinados (mistos). Uma discussão completa sobre os distúrbios acidobásicos e a abordagem para a avaliação crítica do *status* acidobásico está fora do escopo deste texto. Assim, o leitor deve consultar outros recursos acerca da abordagem físico-química em animais.[91,92]

Oximetria de pulso

Um importante complemento para a análise de gasometria arterial é a oximetria de pulso, uma técnica baseada no reflexo da luz de diferentes comprimentos de onda para a diferenciação entre as hemoglobinas oxigenada e desoxigenada relatadas como uma porcentagem da hemoglobina oxigenada (Spo_2). De modo geral, a Spo_2 acima de 91% é considerada indicativa de um nível arterial de oxigênio dentro dos limites fisiologicamente normais.[79,93] A oximetria de pulso tem sensibilidade limitada para determinar mudanças nas trocas gasosas pulmonares em intervalos acima de 90% de saturação de hemoglobina; no entanto, a Spo_2 abaixo de 91% representa reduções cada vez mais graves nos níveis arteriais de oxigênio.[79,93] A precisão de Spo_2 pode ser influenciada por vários fatores, inclusive pigmentação cutânea, hipoperfusão no local de medição, anemia, hipotermia e movimentação. As leituras falsas de Spo_2 podem ser associadas à presença de carboxi-hemoglobina e metemoglobina, em que a cooximetria é o método analítico preferido. Devido às limitações da oximetria de pulso, a resposta ao tratamento em um paciente com hipoxemia crítica é mais bem monitorada por meio da gasometria arterial.

Medicina intensiva gastrintestinal

Tiffany L. Hall

O papel principal do sistema gastrintestinal é a digestão dos alimentos para que os nutrientes, inclusive proteínas, vitaminas, minerais e fluidos, possam ser absorvidos pela circulação sistêmica para o uso em todo o corpo. A função normal do sistema gastrintestinal inclui motilidade adequada, microbiota equilibrada, digestão e absorção por meio de interações complexas entre o sistema nervoso, o sistema nervoso entérico, o sistema endócrino e a musculatura do sistema gastrintestinal. A mucosa gastrintestinal forma uma barreira entre o corpo e o ambiente luminal, que não apenas contém nutrientes, mas também microrganismos que podem ser hostis e toxinas. Assim, a função normal também exige que os nutrientes sejam transportados pelo epitélio, mas não as moléculas e os microrganismos prejudiciais.

DISFUNÇÃO GASTRINTESTINAL

As complicações relacionadas com o sistema gastrintestinal são comuns em equinos com doenças graves e envolvem inapetência, dor, endotoxemia/SIRS, íleo, enterite ou colite, má assimilação (má absorção/má digestão) e enteropatia com perda de proteínas. Os detalhes de muitas destas doenças são discutidos no Capítulo 12. A inapetência provavelmente é a complicação mais comum no paciente equino crítico e será o foco do restante desta seção. A diminuição do consumo de alimento pode ser causada por incapacidade mecânica de comer (disfagia) ou perda de apetite associada a diversas condições e doenças, como dor, estresse, infecção sistêmica ou perda de palatabilidade associada a medicamentos. A regulação do apetite é um processo imensamente complexo com participação do sistema gastrintestinal, dos sistemas nervoso central e autônomo e de muitos hormônios.

A doença ou lesão grave foi associada ao hipermetabolismo caracterizado por um estado catabólico acentuado e agravado pela inapetência do paciente. Os mediadores inflamatórios aumentam a taxa metabólica basal, contribuindo para o uso ineficiente de oxigênio e calorias, e também podem modular a resposta do corpo ao jejum.[94,95] O balanço energético negativo, em que a ingesta nutricional não atende às demandas energéticas do corpo, esgota as proteínas estruturais e funcionais, prejudicando a cicatrização de feridas, diminuindo a função imunológica e alterando muitas outras funções fisiológicas normais. Os efeitos de um balanço energético negativo contínuo e profundo podem se manifestar como fraqueza musculoesquelética, ruptura da barreira gastrintestinal (embotamento viloso), sepse, falência múltipla de órgãos e até morte.

AVALIAÇÃO DA FUNÇÃO GASTRINTESTINAL

Os métodos usados para reconhecimento da disfunção gastrintestinal em cavalos com doenças graves são as alterações no exame físico, na ultrassonografia abdominal e nos exames clinicopatológicos. Os exames físicos seriados identificam mudanças em parâmetros vitais, consciência, comportamento, produção fecal e tamanho abdominal. A ultrassonografia transabdominal (com transdutor de 2,5 a 3,5 MHz) pode ser usada para avaliar a localização anatômica, o conteúdo, a espessura da parede e a motilidade de várias regiões do intestino. Os padrões clássicos identificados pela ultrassonografia auxiliam a reduzir a lista de diagnósticos diferenciais dos distúrbios gastrintestinais. A identificação do fluido peritoneal à ultrassonografia justifica a abdominocentese e sua análise para melhor avaliação da doença e pode ajudar a orientar a terapia e as decisões relativas ao prognóstico. Geralmente, as anomalias clinicopatológicas são inespecíficas com relação às doenças gastrintestinais, mas podem refletir a presença de inflamação sistêmica, grandes alterações ou déficits de fluidos, diminuição da perfusão tecidual, perda proteica aguda, balanço energético negativo (p. ex., distúrbios de glicose e triglicerídeos) e/ou distúrbios eletrolíticos. O Capítulo 12, *Distúrbios do Sistema Gastrintestinal*, traz uma discussão mais aprofundada sobre a utilização do hemograma completo, da bioquímica, da ultrassonografia e da radiografia em distúrbios do sistema gastrintestinal.

A avaliação do estado nutricional do paciente equino com doença grave quando da internação e em intervalos regulares durante a hospitalização é necessária para identificar os indivíduos que se beneficiariam do suporte nutricional precoce. Os métodos mais práticos para avaliação do estado nutricional e da composição corpórea de gordura em equinos são o monitoramento do peso corpóreo (p. ex., balança ou estimativa do peso com fita métrica) e a pontuação de condição corporal (BCS, do inglês *body condition score*), método semiquantitativo subjetivo de avaliação da gordura corporal e da massa muscular por inspeção visual e palpação de certas áreas do corpo. A BCS é positivamente correlacionada à gordura corporal, mas não ao peso ou à altura. Uma escala de nove pontos foi descrita por Henneke, em que 1 é magreza extrema; 9, obesidade; e 4 a 6 são ideais.[96] A avaliação e o monitoramento apropriados do estado nutricional devem incluir o peso corpóreo e a BCS.

SUPORTE NUTRICIONAL

Indica-se o suporte nutricional precoce em cavalos com baixo peso ou obesos e com doenças de alto catabolismo (p. ex., pleuropneumonia) ou que não conseguem se alimentar (p. ex., disfagia, problemas no íleo). Cavalos saudáveis em repouso podem ficar em jejum por 2 a 3 dias sem consequências significativas; no entanto, todos os cavalos hospitalizados podem ser beneficiados pela intervenção nutricional precoce. Numerosos relatos em medicina intensiva humana registram os benefícios do suporte nutricional precoce por aceleração da recuperação, diminuição das complicações em pacientes críticos e redução do tempo de hospitalização.[94,95,97] Os objetivos do suporte nutricional precoce são a manutenção das defesas do hospedeiro e a preservação da massa magra corpórea, evitando-se a suplementação excessiva.

Os requerimentos nutricionais do cavalo adulto com doença grave não foram determinados e são influenciados por tamanho, idade, estado geral e estresse metabólico. Estimam-se requerimentos de manutenção em equinos adultos saudáveis em repouso em 30 a 40 kcal/kg/dia.[98-100] Há mais pesquisas em potros com doenças graves, cujas necessidades energéticas em repouso são de aproximadamente 50 kcal/kg/dia e aumentam à medida que sua condição clínica melhora.[101]

A alimentação enteral é preferível à nutrição parenteral (PN) se o sistema gastrintestinal for até mesmo parcialmente funcional, porque a distribuição local de alimentos e nutrientes melhora a motilidade intestinal, mantém a integridade da mucosa, protege contra a translocação bacteriana e sustenta as funções imunológica e orgânica.[94,95,97] Mesmo que o cavalo não possa tolerar a alimentação enteral o suficiente para atender às demandas energéticas de manutenção, menores quantidades de nutrição enteral são benéficas, enquanto o restante dos requerimentos energéticos é atendido por meios parenterais (às vezes denominado *alimentação trófica*). Pode ser difícil estabelecer a ingestão calórica de um cavalo em um plano alimentar voluntário, mas a determinação do peso da ração e do feno oferecidos para comparação ao que é deixado pelo paciente ajuda a estimar o número de calorias ingeridas. Se o consumo for inferior a 75% dos requerimentos de manutenção por 48 horas, ou se o animal apresentar anorexia ou disfagia, recomenda-se alimentação por sonda nasogástrica.[99,100] O Capítulo 5, *Medicina Interna e Nutrição Clínica*, discute os diferentes esquemas de dieta enteral e os métodos de administração. Recomenda-se o início gradual da alimentação enteral, com o objetivo de alcançar os requerimentos de manutenção em 3 a 7 dias, já que as mudanças rápidas podem causar cólica ou diarreia.[99,100]

Indica-se a PN para animais idosos e éguas prenhes ou lactantes que se alimentem de modo insuficiente, cavalos com BCS < 4, reprodutores com doenças graves e risco de hiperlipidemia/hiperlipemia e pacientes em estado crítico que não tolerem a alimentação enteral por causa de disfunção gastrintestinal.[102-104] A PN é uma combinação de nutrientes projetada para satisfazer os requerimentos energéticos do indivíduo por administração IV e pode ser composta por suplementação com dextrose sozinha ou combinada com aminoácidos e/ou lipídios. Outros componentes adicionados às soluções de PN são vitaminas (A, D, E e do complexo B) e minerais. Macrominerais, como potássio, cálcio e magnésio, devem ser adicionados aos fluidos cristaloides. O leitor deve consultar o Capítulo 5 para uma discussão completa sobre a PN.

As complicações associadas à administração de PN são hiperglicemia, hiperlipidemia, hipopotassemia, hipofosfatemia, hipomagnesemia e tromboflebite.[105,106] A hiperglicemia é a complicação mais comum relatada em cavalos e potros que recebem PN e pode ser evitada pela introdução lenta de fluido, começando-se em 25% do valor-alvo. Isso possibilita a resposta endógena apropriada da insulina à suplementação de dextrose. A glicemia deve ser monitorada a cada 4 a 6 horas para evitar hiperglicemia, glicosúria e diurese osmótica. O início súbito de hiperglicemia em um paciente que estava tolerando a PN pode indicar complicações, como infecção ou sepse. Se a hiperglicemia persistir, deve ser considerada a terapia com insulina exógena. As formulações parenterais com lipídios devem ser evitadas em equinos com hiperlipidemia, hiperlipemia ou doença hepática grave e usadas com cautela em indivíduos com endotoxemia grave ou SIRS. A hipopotassemia pode ser causada pela diminuição da ingestão de alimentos e da oferta de uma alta concentração de dextrose, que provoca a liberação de insulina pancreática. Assim, equinos submetidos à PN devem receber suplementação de potássio.

SUPORTE À MOTILIDADE GASTRINTESTINAL

A promoção da motilidade e da função gastrintestinal no período pós-operatório será abordada no Capítulo 12; contudo, a manutenção do volume sanguíneo normal, das concentrações fisiológicas de eletrólitos e do fluxo sanguíneo gastrintestinal auxilia na conservação da integridade e da função gastrintestinal. O leitor deve consultar outras seções deste texto para obter mais informações sobre o suporte da função normal do sistema gastrintestinal.

Medicina intensiva renal

Samuel D. Hurcombe

A doença renal primária pode ser subdiagnosticada em equinos adultos. Os resultados de exames comuns, em especial de sangue (concentração sérica de ureia e creatinina), só são anormais quando a doença é avançada ou aguda e grave. Cavalos em estado crítico são excelentes candidatos à doença renal secundária, pois, em muitos casos, esses animais apresentam perfusão baixa e vários estados de choque e recebem medicamentos nefrotóxicos.

Os equinos com déficits fluidos, miopatias graves, hemólise e choque séptico/endotoxêmico apresentam alto risco de doença renal. A otimização da perfusão renal, da perfusão glomerular e do fluxo tubular deve ser da maior importância no suporte da função renal. Desequilíbrios eletrolíticos, distúrbios acidobásicos, volumes de diurese e regulação neuro-hormonal do fluxo sanguíneo esplâncnico devem ser avaliados e considerados no desenvolvimento de todas as estratégias de fluidoterapia no paciente renal.

A avaliação da função renal por meio de exames clinicopatológicos de sangue e urina deve ser realizada antes da fluidoterapia. A administração IV de fluidos pode alterar a composição eletrolítica do sangue e os achados de SG.[107]

PRINCÍPIOS GERAIS

Os equinos com doença renal devem ser avaliados quanto à capacidade de produção de urina antes da instituição da fluidoterapia. A reanimação de baixo volume (< 40 mℓ/kg/dia) deve ser usada até que se saiba que o paciente pode tolerar a manutenção e as taxas de fluido IV mencionadas anteriormente. O monitoramento do peso corpóreo e/ou dos volumes de produção de urina é o método mais prático para determinar a tolerância à infusão volumétrica.

Deve-se ter cuidado no paciente anúrico e com insuficiência renal oligúrica de baixo volume. Os pacientes com encefalopatia urêmica e intolerância a fluidos IV têm prognóstico ruim.

Caso o paciente demonstre tolerância a volume, taxas de manutenção (40 a 60 mℓ/kg/dia) de cristaloides isotônicos e/ou infusões em bólus de soluções hiperosmolares (salina hipertônica a 7,2% [2 a 4 mℓ/kg], a solução de manitol a 20% [0,25 a 1 g/kg]) podem auxiliar a promoção da perfusão renal, do fluxo tubular e do recrutamento de néfrons.

O tratamento específico e o diagnóstico da insuficiência renal aguda e crônica são discutidos em mais detalhes em outras partes deste texto.

SUBSTÂNCIAS NEFROTÓXICAS COMUNS NA UNIDADE DE TERAPIA INTENSIVA

Anti-inflamatórios não esteroides

Os anti-inflamatórios não esteroides (AINEs) são comumente usados na clínica equina. A perfusão renal, notadamente para a medula interna e as pirâmides medulares, depende da perfusão dos vasos retos. O fluxo intrínseco pelos vasos retos é influenciado pelo estado volumétrico do paciente e pelo tônus vasomotor. O tônus vasomotor é regulado, em parte, pelas prostaglandinas. A prostaglandina E_2 (PGE_2) e a prostaciclina (PGI_2) promovem a vasodilatação, a perfusão e a saúde dos tecidos internos. Tais moléculas são produzidas de forma constitutiva pelo metabolismo do ácido araquidônico com atividade da ciclo-oxigenase 1 (COX-1).[108] À exceção do firocoxibe, os demais AINEs usados em equinos não são seletivos para a COX-2, que é induzida por estímulos inflamatórios.[108] Portanto, a maioria dos AINEs inibe a atividade das duas enzimas em algum grau, o que bloqueia a produção renal de prostaglandinas e impede o aumento compensatório do fluxo sanguíneo renal durante a desidratação e pode provocar nefropatia vasomotora e necrose papilar renal (também denominada *necrose isquêmica renal*). O mecanismo de ação e toxicidade dos AINEs é discutido em outras partes deste texto.

Antibióticos aminoglicosídeos

Os antibióticos aminoglicosídeos (p. ex., gentamicina, amicacina) são filtrados livremente pelo glomérulo e excretados na urina.[109] Em estados de fluxo tubular baixo (p. ex., desidratação), os aminoglicosídeos são absorvidos ativamente por células tubulares convolutas proximais e armazenados em lisossomos. O acúmulo de fármaco excede seu metabolismo, provocando ruptura das células tubulares convolutas proximais e necrose tubular aguda.[109] Medicamentos alternativos aos aminoglicosídeos sistêmicos devem ser considerados no paciente com hipovolemia e/ou azotemia.

Toxinas endógenas: mioglobina e hemoglobina

A liberação de mioglobina (miopatias; por exemplo, rabdomiólise, miosite) ou hemoglobina (hemólise intravascular; por exemplo, anemia hemolítica imunemediada, intoxicação por bordo vermelho [*Acer rubrum*]) pode causar lesão renal aguda por vários mecanismos, inclusive tamponamento físico dos túbulos dos néfrons por polimerização, vasoconstrição renal reflexa e consequente isquemia e lesão por radicais livres via reações de redução-oxidação de pigmentos à base de ferro e gênese de espécies reativas (p. ex., radical hidroxila).

IDENTIFICAÇÃO DA DISFUNÇÃO RENAL

O reconhecimento da disfunção renal é facilmente ignorado em pacientes em estado crítico. Aconselha-se o monitoramento das concentrações séricas de ureia e creatinina pelo menos a cada 48 horas para avaliar a filtração glomerular e da função renal. A medição regular das concentrações de ureia e creatinina e a avaliação dos resultados à luz dos achados do exame físico (p. ex., evidências de desidratação) e dos resultados da urinálise são os métodos mais fáceis para monitoramento da função renal em pacientes equinos em estado crítico. Pequenos aumentos na concentração de creatinina, de 0,3 mg/dℓ, podem ser significativos.[110]

As amostras diagnósticas para a avaliação da função renal são sangue (hemograma, bioquímica sérica e sorologia para detecção de leptospirose por microaglutinação), urina (citologia, avaliação de cilindros, microscopia de campo escuro, SG e cultura quantitativa) e tecido renal (histopatologia com ou sem colorações especiais e cultura).

A urina diluída (SG ≤ 1,012) concomitante à azotemia costuma indicar a diminuição da função renal. A azotemia com isostenúria (SG 1,008 a 1,012) indica insuficiência renal. Os indicadores urinários de lesão tubular são cilindros granulares na urina, aumento da razão entre gamaglutamil transferase e creatinina (> 25), depuração (*clearance*) fracional anormal de eletrólitos, como sódio e potássio,[110] e glicosúria. A presença de leucócitos e bactérias e a alta concentração de proteína, determinadas por tiras reagentes ou outros métodos, bem como o aumento da razão proteína/creatinina na urina, são achados anormais e devem levar à investigação mais aprofundada.

Para entender e determinar melhor o prognóstico da gravidade da lesão renal e as chances de recuperação tecidual, recomendam-se a realização de biopsia e a histopatologia guiadas por ultrassom.

O Capítulo 14, *Distúrbios do Sistema Urinário*, traz uma discussão mais completa dos métodos laboratoriais de avaliação da função renal.

TRATAMENTO DA DISFUNÇÃO RENAL

Muitos casos de lesão renal aguda respondem bem à fluidoterapia e à não administração de fármacos nefrotóxicos. Em alguns casos, o estabelecimento de um estado poliúrico pode ser benéfico durante o tratamento com as taxas de fluido de manutenção já mencionadas em animais que podem tolerar fluidos IV. A alta taxa de fluxo tubular é essencial para estabelecer o *clearance* de metabólitos endógenos (p. ex., creatinina) e outras substâncias nocivas (p. ex., mioglobina). A diurese pode ser induzida pela administração de soluções isotônicas poli-iônicas em taxas maiores do que os requerimentos de manutenção (> 60 mℓ/kg/dia) ou soluções hipertônicas e uso de terapias diuréticas. A azotemia que diminui em ≥ 50% em 24 horas em resposta à fluidoterapia (geralmente em taxas > 80 a 100 mℓ/kg/dia) é pré-renal.

Se a fluidoterapia não produzir o aumento esperado na produção de urina, diuréticos (furosemida, 1 mg/kg IV) poderão ser administrados. A micção deve ocorrer em até 30 minutos após a administração de furosemida. As CRIs de furosemida podem produzir respostas diuréticas mais consistentes.[111] As bolsas e linhas de infusão devem ser cobertas para evitar a exposição à luz, já que a furosemida é fotossensível.

A reposição volêmica deve sempre ser tentada antes da terapia diurética, pois o aumento resultante da micção à custa do volume sanguíneo agrava a desidratação, reduz a perfusão sistêmica e exacerba a lesão renal.

O tratamento ativo da hipotensão refratária (hipotensão não responsiva à fluidoterapia) é importante para a resolução ou prevenção das causas de lesão renal aguda mediada por perfusão. A autorregulação começa a falhar em uma PAM < 60 mmHg. Recomenda-se a manutenção da PAM ≥ 65 mmHg para minimizar a redução do débito urinário e a lesão renal.[53]

Terapias vasoativas, como a dobutamina (1 a 5 µg/kg/min), têm sido recomendadas para melhorar a pressão arterial. A terapia com baixas doses de dopamina (2 a 5 µg/kg/min) e fenoldopam (0,04 a 0,4 µg/kg/min) tem supostos benefícios sobre o fluxo sanguíneo renal de indivíduos saudáveis. Os efeitos da dopamina ou do fenoldopam sobre o fluxo sanguíneo renal em pacientes equinos em estado crítico não são conhecidos.[110,53] A pressão arterial deve ser aferida em pacientes com risco de hipotensão e naqueles que não produzem urina apesar da terapia adequada.

Em cavalos com disfunção renal oligúrica e, certamente, disfunção renal anúrica, a PVC pode ser monitorada para avaliar a possibilidade de sobrecarga de fluidos e formação de edema. A PVC normal em equinos em estação é < 12 mmHg. Valores acima de 12 mmHg devem levar o profissional a reavaliar a tolerância do paciente à fluidoterapia.

A melhor maneira de prevenir a intoxicação por aminoglicosídeos é assegurar a administração em doses adequadas e limitar seu uso a animais hidratados sem disfunção renal preexistente.[111] A administração de antibióticos aminoglicosídeos a cada 24 horas diminui o tempo de exposição das células tubulares renais a concentrações mais altas do fármaco. O pico de concentração ($C_{máx}$) determina a eficácia do fármaco; contudo, a concentração mínima determina sua segurança. O monitoramento terapêutico de fármacos possibilita a detecção de concentrações mínimas elevadas (em geral, 24 horas após a dose anterior) com maior probabilidade de toxicidade. Os ajustes de dosagem devem ser baseados nas concentrações mínimas, seja como redução da dose administrada ou maior intervalo de dosagem.[109]

Terapia de substituição renal

A TSR, como a diálise peritoneal (DP) ou a hemodiálise, é tecnicamente possível em cavalos. A DP mostra-se tecnicamente mais fácil, porém menos eficaz que a hemodiálise. Recentemente, a hemodiafiltração venovenosa foi descrita em equinos adultos saudáveis e bem tolerada.[112] A necessidade de equipamentos especializados e a familiaridade com a cinética do *clearance* de creatinina, entre outros motivos, limitam a atual aplicação da hemodiálise em pacientes clínicos.

Em equinos, a DP tem sido descrita como intermitente ou contínua. O conceito envolve o uso do peritônio como um rim acessório para a diálise do sangue. Em um relato clínico, a DP de fluxo contínuo (DPFC) foi mais eficaz do que a DP intermitente.[113] A SLR com 1,5% de dextrose e 1 unidade de heparina não fracionada por mililitro é uma solução de dialisato de fácil obtenção e uso. Na DP intermitente, infunde-se o dialisato em dose de 40 mℓ/kg, deixado por 30 a 60 minutos e, depois, drenado. Repete-se isso de 2 a 6 vezes/dia. Na DPFC, coloca-se um cateter de entrada no flanco esquerdo e conecta-se um cateter de saída na linha média ventral com um sistema de coleta de bolsa fechada para a avaliação volumétrica. Administra-se o dialisato em taxa de aproximadamente 3 ℓ/h. No sistema de coleta deve ser recuperado 80% do volume administrado. Melhoras acentuadas na azotemia foram observadas nas primeiras 24 horas após o início da DPFC; o tratamento é continuado com base nas respostas de *clearance* de creatinina.

A TSR deve ser considerada nos casos em que a azotemia não responde à fluidoterapia e/ou aos medicamentos diuréticos ou em caso de oliguria grave à anuria. A lesão renal aguda tende a melhorar mais com a TSR do que a doença crônica.

Medicina intensiva neurológica

Samuel D. Hurcombe

Qualquer doença neurológica pode representar uma emergência verdadeira, exigindo rápida avaliação, estabilização e terapia específica. As manifestações graves de doenças comuns podem ser casos de difícil tratamento, e cavalos com quadros agudos e/ou deterioração, apesar do tratamento, requerem atenção veterinária imediata. Os distúrbios do prosencéfalo (atividade convulsiva e alterações comportamentais), da medula espinal (ataxia e decúbito), do sistema nervoso periférico (incapacidade de deambulação ou fraqueza generalizada grave) e do sistema nervoso autônomo (incontinência urinária/fecal) podem exigir atendimento emergencial. As causas extracranianas de disfunção neurológica também podem ser desafiadoras e representam um distúrbio multissistêmico (p. ex., encefalopatias hepáticas e outras metabólicas).

Determinadas doenças podem apresentar-se como distúrbios neurológicos, mas ter outras causas sistêmicas. As doenças cardiovasculares ou respiratórias e as anomalias de marcha, por exemplo, podem ser causadas por doenças musculoesqueléticas, como fraturas ósseas, rabdomiólise ou laminite.

A lesão nervosa periférica em equinos não é incomum e, na maioria das vezes, acomete os nervos supraescapular, radial, ulnar, femoral e alguns nervos cranianos. Ocasionalmente, o plexo braquial pode ser danificado após uma colisão acidental. A lesão do nervo periférico é comumente traumática e associada a outras anomalias musculoesqueléticas (p. ex., fratura).

O traumatismo craniano com lesão cerebral traumática (TBI, do inglês *traumatic brain injury*) representa uma emergência neurológica dinâmica. Dependendo da natureza da lesão, as TBIs primária e secundária podem fazer com que o quadro clínico do paciente mude frequentemente, devido à ocorrência de processos como edema, inflamação e alterações na pressão intracraniana (PIC).

A função neurológica anormal pode causar excitação secundária, agitação e estresse no paciente e preocupação para o proprietário ou o cuidador. Cavalos com alterações de consciência e mudanças comportamentais podem ser imprevisíveis, oscilando entre a sonolência e a raiva. É prudente garantir a segurança não só do paciente, para evitar outras lesões, mas também de qualquer tratador ou profissional. Em casos de deterioração neurológica inexplicável, em especial de causas não aparentes, a análise completa da história de vacinação do paciente e do uso de estratégias protetoras de barreira (p. ex., luvas de procedimento, macacões) deve ser realizada. O registro de qualquer profissional "em contato" é importante em caso de suspeita de zoonoses (p. ex., raiva).

DIAGNÓSTICO

O exame neurológico completo é fundamental. Para chegar a um diagnóstico, o profissional realiza um exame neurológico cuidadoso e solicita os exames diagnósticos auxiliares apropriados. Em situações de emergência, tais exames geralmente são hematologia, bioquímica sérica, radiografias e, talvez, análise do liquor. Esses pacientes devem ser submetidos, se possível, a outros exames diagnósticos, como tomografia computadorizada, ressonância magnética, endoscopia e eletrodiagnóstico ou a uma combinação de exames.

A localização neuroanatômica da doença deve ser determinada pelo exame completo,[114,115] conforme descrito no Capítulo 11, *Distúrbios do Sistema Neurológico*. A localização neuroanatômica pode ser simplificada pela determinação da doença no SNC, em nervo periférico ou multifocal. No caso de doença do SNC, é importante determinar se a lesão é cranial ou caudal ao forame magno (ou seja, se há acometimento cerebral). Se houver acometimento cerebral, pode ser possível diferenciar a doença cerebral, cerebelar, vestibular ou do tronco cerebral. Se a doença for caudal ao forame magno, a doença pode estar localizada na medula espinal cervical ou na medula espinal caudal à T2.

A estabilização e o tratamento sintomático são os principais objetivos do atendimento de emergência de doenças neurológicas. O diagnóstico definitivo pode não ser conhecido por vários dias após o início do quadro neurológico – por exemplo, à espera de diagnósticos de agentes infecciosos (p. ex., mielite protozoótica, vírus do oeste do Nilo etc.). Desse modo, o exame neurológico completo realizado pelo clínico estrutura uma lista de possíveis diagnósticos diferenciais. Os tratamentos empíricos, muitas vezes para vários diagnósticos diferenciais de uma só vez, são geralmente realizados até que novos exames indiquem um diagnóstico definitivo.

TRATAMENTO

O objetivo do tratamento deve ser a otimização da perfusão do SNC e o fornecimento de substratos neurotrópicos. A perfusão para o SNC é modulada pela pressão de perfusão (PAM) e pela PIC local. Para promover a perfusão global do SNC, o aumento da PAM e/ou a diminuição da PIC são desejáveis.

O uso cuidadoso de sedação pode ser necessário para facilitar o exame seguro do paciente neurológico. Fármacos de ação curta e em doses baixas, como o cloridrato de xilazina, são recomendados. No entanto, para pacientes mais irascíveis e refratários, infusões contínuas de ação mais prolongada e agentes anestésicos podem ser necessários. A estabilização de condições hemorrágicas e hipovolêmicas é necessária em pacientes com traumatismo. O tratamento médico de doenças primárias específicas é descrito em detalhes no Capítulo 11. Esta seção discute alguns grupos de medicamentos comumente usados em equinos com doença neurológica aguda.

Analgésicos

Os analgésicos são indicados em caso de dor (p. ex., em doença traumática). Os AINEs são os principais fármacos da medicina equina, devido às suas propriedades anti-inflamatórias e analgésicas. A flunixino meglumina (0,5 a 1 mg/kg IV, a cada 12 a 24 horas) é adequada. A administração de opioides deve ser considerada em caso de necessidade de maior analgesia, suspeita de toxicidade por AINEs ou risco alto de desenvolvimento de toxicidade por AINEs (p. ex., desidratação). Os opioides não têm efeitos anti-inflamatórios específicos e, teoricamente, os kappa-agonistas são considerados melhores do que os miagonistas. A naloxona, um miagonista, melhora o fluxo sanguíneo da medula espinal. A analgesia multimodal, inclusive o uso de quetamina, pode oferecer vantagens no bloqueio da neuroexcitação por meio da ação sobre o *N*-metil-d-aspartato.

Corticosteroides

Os CSs são anti-inflamatórios potentes e podem ser indicados em certos tipos de doença neurológica. A doença inflamatória conhecida e o traumatismo agudo ainda parecem ser indicações para a terapia corticosteroide de curta duração. O fosfato sódico de dexametasona é comumente administrado (0,05 a 0,1 mg/kg IV, a cada 12 a 24 horas) por até 48 horas. A resposta favorável deve ocorrer até 4 a 8 horas após a administração de CS. Os equinos tratados com CSs devem ser cuidadosamente monitorados quanto ao desenvolvimento de laminite ou infecção secundária. Em caso de melhora dos sinais clínicos, indica-se a transição para o tratamento oral com prednisolona (0,5 a 1,0 mg/kg VO, por dia, com diminuição gradual da dose por 3 a 5 dias) para a redução da probabilidade de efeitos adversos. Acredita-se que o efeito neuroprotetor dos CSs seja mediado, principalmente, pela eliminação de radicais livres.[116] Recentemente, demonstrou-se que, como a metilprednisolona, a dexametasona diminui a morte celular por apoptose em ratos submetidos a lesão medular traumática.[117] Outros possíveis benefícios dos CSs são a redução na disseminação de lesão morfológica, a prevenção da perda de condução axonal e a atividade reflexa, a preservação da integridade da membrana vascular e a estabilização das membranas celulares neuronais da substância branca na presença de lesões hemorrágicas centrais. Além disso, suas propriedades anti-inflamatórias podem auxiliar a redução do edema e da deposição de fibrina, bem como a reversão do desequilíbrio de sódio e potássio causado pelo edema e pela necrose.

O succinato sódico de metilprednisolona (MPSS, do inglês *methylprednisolone sodium succinate*) é um glicocorticoide sintético com atividade anti-inflamatória quatro vezes maior e ação mineralocorticoide 0,8 vez menor em comparação com o cortisol. Os efeitos benéficos da MPSS no tecido nervoso são a inibição da peroxidação lipídica, da formação de eicosanoides e da hidrólise lipídica, inclusive da liberação de ácido araquidônico; a manutenção do fluxo sanguíneo tecidual e do metabolismo aeróbico; a maior eliminação do acúmulo intracelular de cálcio; a redução da degradação dos neurofilamentos; e a melhora da excitabilidade neuronal e da transmissão sináptica. A dose de MPSS usada em estudos humanos (30 mg/kg) é superior à necessária para a ativação de receptores de esteroides. Isso sugere que tal fármaco atue por mecanismos não relacionados com os receptores de esteroides. Alguns pesquisadores concluíram que o tratamento com alta dose de MPSS nas primeiras 8 horas após a lesão medular melhorou a recuperação neurológica.[118,119] A controvérsia acerca dos efeitos benéficos da MPSS e de outros esteroides continua.[120,121] A dose sugerida para equinos é de 25 mg/kg em bólus IV e 5 a 8 mg/kg por hora durante 23 horas.

Redução da pressão intracraniana

Os diuréticos osmóticos, como o manitol a 20% (0,25 a 2,0 mg/kg IV durante 20 minutos) e a salina hipertônica a 7,2% (2 a 4 mℓ/kg em bólus IV), são eficazes no combate ao edema cerebral e ao aumento da PIC. Tais diuréticos têm início rápido de ação (10 a 20 minutos) e são as terapias ideais, porque reduzem a PIC por atração de volume para o compartimento vascular e aumentam a PAM. Os animais que recebem diuréticos osmóticos devem ser adequadamente hidratados. O manitol mostra-se muito eficaz na redução da PIC e, apesar de algumas limitações técnicas em sua administração, doses múltiplas desse diurético osmótico podem causar desidratação intravascular, hipotensão, redução do fluxo sanguíneo cerebral (FSC) e elevação da osmolaridade do fluido medular.[122,123]

A salina hipertônica administrada no início do tratamento do choque associado ao traumatismo craniano pode aumentar o retorno do FSC e a função da membrana celular. A salina hipertônica pode ser o fluido de manutenção de escolha nos casos de traumatismo craniano.[124] É associada a reduções significativas da PIC e do teor de água no cérebro em comparação com o tratamento com fluido isotônico. Outro estudo que compara os efeitos da administração de salina hipertônica com hidroxietilamido ou manitol no aumento da PIC descobriu que a primeira solução reduziu a PIC de maneira mais eficaz do que o manitol sozinho.[125] A indução de hipernatremia prolongada com salina hipertônica a 3% administrada como infusão contínua parece ser uma terapia promissora para o controle do edema cerebral.[126]

A elevação da cabeça e do pescoço pelo menos 30° acima da altura do ombro também é aconselhada para minimizar o acúmulo venoso na cabeça. O aumento das pressões venosas eleva a PIC por meio do fenômeno de Queckenstedt. Essa técnica utiliza um sistema de fios e polias conectados a um cabresto (Figura 4.5). A administração IV de dimetilsulfóxido (DMSO) em dose de 1 g/kg, em solução a 10 a 20% por 3 dias consecutivos, seguida por três tratamentos em dias alternados, pode ser benéfica na doença neurológica aguda. O DMSO aumenta o fluxo sanguíneo cerebral e medular, diminui o edema cerebral e medular, aumenta a concentração de PGE_1 vasodilatadora, diminui a agregação plaquetária, reduz a concentração de PGE_2 e PGF_2, protege as membranas celulares e aprisiona radicais hidroxila. O mecanismo exato do DMSO não é conhecido e há controvérsias, já que os supostos efeitos positivos não foram substanciados.[127] Os antioxidantes, como a vitamina E e o selênio, demonstraram ser benéficos em certas doenças neurológicas. Seus supostos efeitos benéficos são a redução da peroxidação lipídica e a eliminação de radicais livres;[116] no entanto, os antioxidantes não se mostraram benéficos em casos de lesão aguda, devido ao tempo necessário para alcançar as concentrações terapêuticas no SNC.

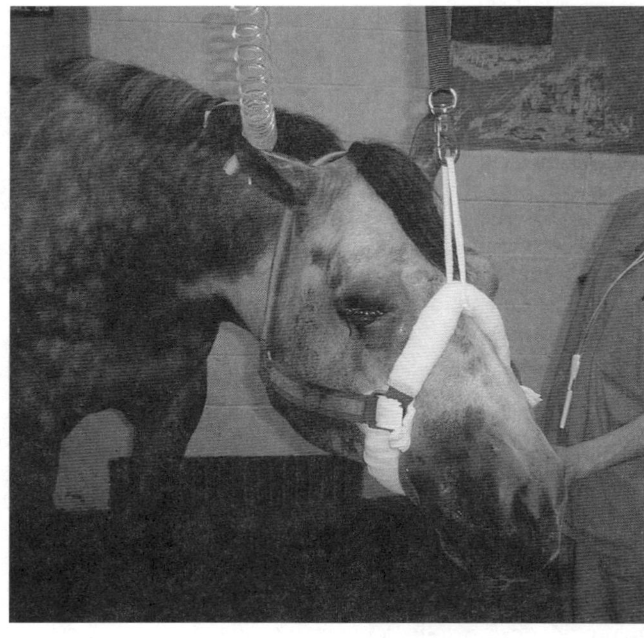

Figura 4.5 Este cavalo sofreu traumatismo craniano (e corporal). A cabeça e o pescoço são mantidos elevados para reduzir o acúmulo venoso no sistema nervoso central (SNC) e a pressão intracraniana (PIC).

Antibióticos

Medicamentos antimicrobianos podem ser necessários no tratamento do processo primário da doença (p. ex., na meningite bacteriana) ou no tratamento/prevenção de complicações secundárias, como úlceras profundas de decúbito, pneumonia e cistite. Os equinos em decúbito prolongado ou com disfagia são bastante suscetíveis à pneumonia por aspiração e devem ser submetidos à antibioticoterapia de amplo espectro.

O ideal é que a escolha do antibiótico seja baseada nos resultados da cultura e do antibiograma; contudo, a cobertura empírica à espera dos resultados deve incluir fármacos que penetrem no local de ação desejada (p. ex., meninges) e sejam tolerados pelo paciente (p. ex., medicamentos parenterais em indivíduos com disfagia).

Para a penetração no SNC, as fluoroquinolonas parenterais (enrofloxacino 7,5 mg/kg IV, a cada 24 horas) ou o cloranfenicol entérico (50 mg/kg VO, a cada 6 horas) parecem ser uma boa escolha. As sulfonamidas potencializadas e as cefalosporinas de terceira geração também alcançam concentrações terapêuticas no liquor. Na terapia empírica de sítios secundários de infecção, a sulfametoxazol-trimetoprima (20 a 30 mg/kg VO, a cada 12 horas), a penicilina procaína (22 mg/kg IM, a cada 12 horas) ou a penicilina cristalina (22.000 UI/kg IV, a cada 6 horas) combinada à gentamicina (6,6 mg/kg IV, a cada 24 horas) podem ser usadas. Para a cobertura anaeróbica, indica-se o metronidazol (15 mg/kg PO, a cada 8 horas). A gentamicina e as tetraciclinas têm baixa penetração no liquor.

SUPORTE AO CAVALO EM DECÚBITO

O estabelecimento do acesso venoso, o controle da dor e da ansiedade do paciente, um exame completo e sua repetição frequente devem ser realizados. Deve-se ter cuidado, e as práticas de manejo seguro são essenciais ao lidar com pacientes violentos e/ou em casos de suspeita de raiva. O manejo do cavalo em decúbito requer cuidado intensivo de suporte e tratamento específico das doenças subjacentes ou complicações.[128,129] O cuidado de suporte direciona-se, principalmente, à proteção do animal e à manutenção da hidratação e do estado nutricional adequado. O cuidado de cavalos em decúbito é demorado e mais difícil se o indivíduo for muito grande.

Os cavalos em decúbito devem ser virados com segurança a cada 4 a 6 horas para ajudar a evitar o desenvolvimento de lesões compartimentais musculares, lesões de nervos periféricos e úlceras de decúbito. O tratamento e a prevenção destas úlceras são essenciais em animais em decúbito[130] porque as pressões cutâneas prolongadas ou repetidas podem causar lesões e isquemia em tecidos subjacentes e subsequente formação de úlceras teciduais.[131] As úlceras de pressão costumam ocorrer em proeminências ósseas e, em equinos, seus sítios comuns são as tuberosidades da coxa, as pontas do ombro e a região caudal à protuberância do olho. Além disso, as úlceras de pressão podem ocorrer na porção distal dos membros. Nos cavalos, as estratégias preventivas são a forração e a cama adequadas, as mudanças frequentes no posicionamento do corpo (ou seja, mudanças de lado), os esforços para a melhora da mobilidade, o exame frequente da pele, o oferecimento de uma dieta bem balanceada e a manutenção da pele seca. Em geral, as úlceras de pressão cicatrizam bem quando o cavalo consegue se levantar. Raramente, a infecção do osso subjacente pode ocorrer após o decúbito grave e prolongado e requer debridamento e tratamento local.

A intervenção cirúrgica pode ser necessária em alguns casos – por exemplo, traumatismo craniano com fragmentação instável. O sucesso do tratamento desses casos tem sido relatado em equinos.[132]

A cama deve ser absorvente, não abrasiva e confortável. Pode ser necessário ajustar o tipo de cama quando o cavalo tenta (com sucesso) ficar em pé ou durante o uso de *sling*. Quando o paciente começar a tentar ficar em pé, a cama deve ser firme. Nessas situações, camas profundas podem atrapalhar as tentativas do cavalo de ficar em pé ou deambular, e a palha pode ficar escorregadia. Se possível, convém manter o animal em decúbito dorsal para ajudar a resolução da incompatibilidade V/Q e diminuir o esforço respiratório. Os fardos de palha podem auxiliar o posicionamento do paciente. Capacetes acolchoados e bandagens de cabeça ajudam a proteger a cabeça e os olhos. As lesões oculares podem ser diretas, por pressão nos olhos, ou ser causadas pelo material de cama. Além disso, doenças específicas podem impedir o cavalo de piscar (p. ex., botulismo, síndrome de Horner, paralisia do nervo facial). Os distúrbios oftalmológicos mais comuns observados em cavalos em decúbito são as úlceras de córnea e a ceratite. Os olhos devem ser diariamente examinados, avaliados e tratados com cuidado. Pomadas antibióticas triplas sem corticosteroide devem ser aplicadas diariamente nos olhos do paciente para ajudar a prevenir o desenvolvimento de ceratopatia.

Manutenção da nutrição e da hidratação

Os fluidos parenterais são indicados nos casos em que a deglutição é impossível ou o paciente está em estado crítico. Os fluidos de manutenção (40 a 60 mℓ/kg/dia) costumam ser adequados. Caso a terapia enteral possa ser tolerada, os fluidos intragástricos são preferíveis e mais fisiológicos. A colocação de sonda nasogástrica intermitente ou uma pequena sonda de alimentação enteral é uma boa opção. Dependendo do protocolo dietético utilizado, eletrólitos e glicose podem ser adicionados aos fluidos. Os animais em decúbito perdem rapidamente sua condição corporal se não alimentados. Em geral, alterações consideráveis são visíveis em 1 semana, por causa da desnutrição proteica e calórica. Para prevenir a perda de peso e manter a força muscular e a imunidade, a nutrição é essencial. Uma discussão mais completa sobre a nutrição em equinos com doenças graves pode ser encontrada nos Capítulos 5 e 20.

Os cavalos em decúbito são suscetíveis ao desenvolvimento de impactações de ceco, cólon maior ou cólon menor. Os equinos com botulismo são casos notáveis. A redução da defecação é um sinal precoce, e indica-se o uso criterioso de laxantes (sulfato de magnésio ou sulfato de sódio; 1 g/kg, por via intragástrica) e/ou lubrificantes (2 a 4 ℓ de óleo mineral por cavalo de 500 kg, por via intragástrica).

Outras considerações

Os equinos com disfunção autonômica (p. ex., retenção urinária e/ou fecal) requerem o esvaziamento frequente do reto e da bexiga. O uso de laxantes e a evacuação retal manual frequente devem ser realizados várias vezes ao dia. Convém ter muito cuidado ao esvaziar o reto, principalmente em cavalos em decúbito, para evitar lacerações traumáticas.

Um cateter urinário permanente com válvula unidirecional ou sistema de coleta fechada deve ser colocado para auxiliar o esvaziamento da bexiga. Os sistemas fechados são recomendados para evitar o desenvolvimento de cistite ascendente. O uso empírico de sulfonamidas potencializadas pode auxiliar a prevenção da sepse da bexiga relacionada com o cateter. A fisioterapia é aconselhada para facilitar o processo de reabilitação de cavalos doentes. A fisioterapia pode ser realizada em animais em decúbito, com manipulação dos membros, dependendo da atitude do cavalo, ou ajudando-o a ficar em pé com um *sling*. O exercício controlado possibilita que as partes não acometidas do sistema nervoso compensem as afetadas, aumentando a força e a propriocepção consciente. O exercício é muito importante para melhorar os déficits da medula espinal (p. ex., fraqueza, ataxia e espasticidade).

O uso do *sling* no tratamento do cavalo em decúbito pode reduzir muito os problemas relacionadas com esta postura. A colocação do paciente neurológico consciente em um *sling* pode facilitar o exame mais completo dos déficits individuais do membro. A presença de claudicação, fraqueza e ataxia, bem como o número de membros acometidos, é avaliada de modo muito mais fácil quando o cavalo está em posição ereta. Nesta posição, o cavalo pode ficar em pé livremente e demonstrar sinais clínicos que podem ajudar no estabelecimento do diagnóstico.

A deterioração ou a melhora da doença podem ser determinadas com relativa facilidade pela assistência diária com *sling* para dar recomendações e prognósticos a curto prazo. No manejo a longo prazo, o *sling* pode ser útil, dependendo da doença primária e da complacência do cavalo. Os cavalos podem se acostumar a usar o *sling* e ser tratados de maneira confortável até recuperarem controle e força suficientes para a deambulação livre. O uso do *sling* também pode ajudar a fisioterapia, em que sessões periódicas em estação parcial ou assistida podem facilitar a manipulação dos membros.

REFERÊNCIAS BIBLIOGRÁFICAS

1. Dellinger RP, Levy MM, Carlet JM, et al. Surviving sepsis campaign: international guidelines for management of severe sepsis and septic shock. *Crit Care Med.* 2008;36:296–327.
2. Ernst NS, Hernandez JA, MacKay RJ, et al. Risk factors associated with fecal *Salmonella* shedding among hospitalized horses with signs of gastrointestinal tract disease. *J Am Vet Med Assoc.* 2004;225:275–281.
3. Hardy J, Burkhardt HA, Beard W. Equine emergency and intensive care: case survey and assessment of needs (1992–1994). *Proc Am Assoc Equine Pract.* 1996;42:182–183.
4. Dolente B, Lindberg S, Russell G, et al. Emergency case admissions at a large tertiary university referral hospital during a 12-month period. *J Vet Emerg Crit Care.* 2008;18:298–305.
5. Girou E, Loyeau S, Legrand P, et al. Efficacy of handrubbing with alcohol based solution versus standard handwashing with antiseptic soap: randomized clinical trial. *Br Med J.* 2002;325:362.
6. Dallap-Shaer BL, Linton JK, Aceto H: Antimicrobial use in horses undergoing colic surgery. *J Vet Intern Med.* 2012, Nov-Dec; 26:1449–1456.
7. Sevinga M, Barkema HW, Hesselink JW. Serum calcium and magnesium concentrations and the use of a calcium-magnesium-borogluconate solution in the treatment of Friesian mares with retained placenta. *Theriogenology.* 2002;57:941–947.
8. Garcia-Lopez JM, Provost PJ, Rush JE, et al. Prevalence and prognostic importance of hypomagnesemia and hypocalcemia in horses that have colic surgery. *Am J Vet Res.* 2001;62:7–12.
9. Perel P, Roberts I. Colloids versus crystalloids for fluid resuscitation in critically ill patients. *Cochrane Database Syst Rev.* 2012;13(6). CD000567.
10. Jones PA, Tomasic M, Gentry PA. Oncotic, hemodilutional, and hemostatic effects of isotonic saline and hydroxyethyl starch solutions in clinically normal ponies. *Am J Vet Res.* 1997;58: 541–548.
11. Jones PA, Bain FT, Byars TD, et al. Effect of hydroxyethyl starch infusion on colloid oncotic pressure in hypoproteinemic horses. *J Am Vet Med Assoc.* 2001;218:1130–1135.
12. Reickhoff K, Forster H, Weidhase R, et al. Administration of 10% hydroxyethyl starch 200/0.5 solution in normovolaemic horses, *Scientific Proc. 7th International Equine Colic Research Symposium.* Manchester, UK. 2002.
13. Zarychanski R, About-Setta AH, Turgeon AF, et al. Association of hydroxyethyl starch administration with mortality and acute kidney injury in critically ill patients requiring volume resuscitation: a systematic review and metanalysis. *J Amer Med Assoc.* 2013;309:678–688.
14. Epstein KL, Bergren A, Giguere S, et al. Cardiovascular, colloid osmotic pressure, and hemostatic effects of 2 formulations of hydroxyethyl starch in healthy horses. *J Vet Intern Med.* 2014;28:223–233.
15. Wilson EM, Holcombe SJ, Lamar A, et al. Incidence of transfusion reactions and retention of procoagulant and anticoagulant factor activities in equine plasma. *J Vet Intern Med.* 2009;23:323–328.
16. Mugde MC. Acute hemorrhage and blood transfusion in horses. *Vet Clin North Am Equine Pract.* 2014;30:427–436.
17. Hurcombe SD, Mudge MC, Hinchcliff KW. Clinical and clinicopathologic variables in adult horses receiving blood transfusions: 31 cases (1999–2005). *J Am Vet Med Assoc.* 2007;231: 267–274.
18. Tomlinson JE, Taberner E, Boston RC, et al. Survival time of cross-match incompatible red cells in adult horses. *J Vet Intern Med.* 2015;29:1683–1688.
19. Hurcombe SD, Welch BR, Williams JM, et al. Dark-field microscopy in the assessment of large colon microperfusion and mucosal injury in naturally occurring surgical disease of the equine large colon. *Equine Vet J.* 2014;46:674–680.
20. Fielding L. Crystalloid and colloid therapy. *Vet Clin North Am Equine Pract.* 2014;30:415–425.
21. Cruz AM, Li R, Kenney DG, et al. Effects of indwelling nasogastric intubation on gastric emptying of a liquid marker in horses. *Am J Vet Res.* 2006;67:1100–1104.
22. Hardy J, Stewart RH, Beard WL, et al. Complications of nasogastric intubation in horses: nine cases (1987-1989). *J Am Vet Med Assoc.* 1992;201:483–486.
23. Nieto JE, Yamout S, Dechant JE. Sinusitis associated with nasogastric intubation in 3 horses. *Can Vet J.* 2014;55:554–558.
24. Beccati F, Nannarone S, Gialletti R, et al. Evaluation of transabdominal ultrasound as a tool for predicting the success of abdominocentesis in horses. *Vet Rec.* 2014;174:251.
25. Estepa JC, Lopez I, Mayer-Valor R, et al. The influence of anticoagulants on the measurement of total protein concentration in equine peritoneal fluid. *Res Vet Sci.* 2006;80:5–10.
26. Peloso JG, Cohen ND. Use of serial measurements of peritoneal fluid lactate concentration to identify strangulating intestinal lesions in referred horses with signs of colic. *J Am Vet Med Assoc.* 2012;240:1208–1217.
27. Matthews S, Dart AJ, Dowling BA, et al. Peritonitis associated with *Actinobacillus equuli* in horses: 51 cases. *Aust Vet J.* 2001;79:536–539.
28. Santschi EM, Grindem CB, Tate Jr LP, et al. Peritoneal fluid analysis in ponies after abdominal surgery. *Vet Surg.* 1988;17:6–9.
29. Hanson RR, Nixon AJ, Gronwall R, et al. Evaluation of peritoneal fluid following intestinal resection and anastomosis in horses. *Am J Vet Res.* 1992;53:216–221.
30. Weil MH, Shubin H. Proposed reclassification of shock states with special reference to distributive defects. *Adv Exp Med Biol.* 1971;23:13–23.
31. Ellender TJ, Skinner JC. The use of vasopressors and inotropes in the emergency medical treatment of shock. *Emerg Med Clin North Am.* 2008;26:759–786.
32. Rodgers KG. Cardiovascular shock. *Emerg Med Clin North Am.* 1995;13:793–810.

33. Spaniol JR, Knight AR, Zebley JL, et al. Fluid resuscitation therapy for hemorrhagic shock. *J Trauma Nurs.* 2007;14:152–160.
34. Lefer AM, Lefer DJ. Pharmacology of the endothelium in ischemia-reperfusion and circulatory shock. *Annu Rev Pharmacol Toxicol.* 1993;33:71–90.
35. Landry DW, Oliver JA. The pathogenesis of vasodilatory shock. *N Engl J Med.* 2001;345:588–595.
36. Tuite PK. Recognition and management of shock in the pediatric patient. *Crit Care Nurs Q.* 1997;20:52–61.
37. Holmes CL. Vasoactive drugs in the intensive care unit. *Curr Opin Crit Care.* 2005;11:413–417.
38. Ruffolo Jr RR, Nichols AJ, Stadel JM, et al. Pharmacologic and therapeutic applications of alpha 2-adrenoceptor subtypes. *Annu Rev Pharmacol Toxicol.* 1993;33:243–279.
39. Nagashima M, Hattori Y, Akaishi Y, et al. Alpha 1-adrenoceptor subtypes mediating inotropic and electrophysiological effects in mammalian myocardium. *Am J Physiol.* 1996;271:H1423–H1432.
40. Huang L, Tang W. Vasopressor agents: old and new components. *Curr Opin Crit Care.* 2004;10:183–187.
41. Steel A, Bihari D. Choice of catecholamine: does it matter? *Curr Opin Crit Care.* 2000;6:347–353.
42. Girault JA, Greengard P. The neurobiology of dopamine signaling. *Arch Neurol.* 2004;61:641–644.
43. Holmes CL, Landry DW, Granton JT. Science review: vasopressin and the cardiovascular system part 1: receptor physiology. *Crit Care.* 2003;7:427–434.
44. Vincent JL. Vasopressin in hypotensive and shock states. *Crit Care Clin.* 2006;22:187–197.
45. Holmes CL, Landry DW, Granton JT. Science review: vasopressin and the cardiovascular system part 2: clinical physiology. *Crit Care.* 2004;8:15–23.
46. Valverde A, Giguere S, Sanchez LC, et al. Effects of dobutamine, norepinephrine, and vasopressin on cardiovascular function in anesthetized neonatal foals with induced hypotension. *Am J Vet Res.* 2006;67(10):1730–1737.
47. Corley KT, McKenzie HC, Amoroso LM, et al. Initial experience with norepinephrine infusion in critically ill foals. *J Vet Emerg Crit Care.* 2000;10(4):267–276.
48. Martin C, Viviand X, Leone M, et al. Effect of norepinephrine on the outcome of septic shock. *Crit Care Med.* 2000;28(8):2758–2765.
49. Woolsey CA, Coopersmith CM. Vasoactive drugs and the gut: is there anything new? *Curr Opin Crit Care.* 2006;12:155–159.
50. Zhong JQ, Dorian P. Epinephrine and vasopressin during cardiopulmonary resuscitation. *Resuscitation.* 2005;66:263–269.
51. Kellum JA, Pinsky MR. Use of vasopressor agents in critically ill patients. *Curr Opin Crit Care.* 2002;8:236–241.
52. Smit AJ. Dopamine in heart failure and critical care. *Clin Exp Hypertens.* 2000;22:269–276.
53. Corley KTT. Inotropes and vasopressors in adults and foals. *Vet Clin North Amer.* 2004;20:77–106.
54. Patel BM, Chittock DR, Russell JA, et al. Beneficial effects of short-term vasopressin infusion during severe septic shock. *Anesthesiology.* 2002;96:576–582.
55. Malay MB, Ashton Jr RC, Landry DW, et al. Low-dose vasopressin in the treatment of vasodilatory septic shock. *J Trauma.* 1999;47:699–703.
56. Asfar P, De Backer D, Meier-Hellmann A, et al. Clinical review: influence of vasoactive and other therapies on intestinal and hepatic circulations in patients with septic shock. *Crit Care.* 2004;8:170–179.
57. Wong DM, Vo DT, Alcott CJ, et al. Plasma vasopressin concentrations in healthy foals from birth to 3 months of age. *J Vet Intern Med.* 2008;22:1259–1261.
58. Hurcombe SD, Toribio RE, Slovis N, et al. Blood arginine vasopressin, adrenocorticotropin hormone, and cortisol concentrations at admission in septic and critically ill foals and their association with survival. *J Vet Intern Med.* 2008;22:639–647.
59. Hollis AR, Boston RC, Corley KT. Plasma aldosterone, vasopressin and atrial natriuretic peptide in hypovolaemia: a preliminary comparative study of neonatal and mature horses. *Equine Vet J.* 2008;40:64–69.
60. Dembek KA, Hurcombe SD, Stewart AJ, et al. Association of aldosterone and arginine vasopressin concentrations and clinical markers of hypoperfusion in neonatal foals. *Equine Vet J.* 2016;48:176–181.
61. Borchers A, Magdesian KG, Schenck PA, Kass PH. Serial plasma vasopressin concentration in healthy and hospitalized neonatal foals. *Equine Vet J.* 2014;46:306–310.
62. Ludders JW, Palos HM, Erb HN, et al. Plasma arginine vasopressin concentration in horses undergoing surgery for colic. *J Vet Emerg Crit Care.* 2009;19:528–535.
63. Krausz MM. Controversies in shock research: hypertonic resuscitation-pros and cons. *Shock.* 1995;3:69–72.
64. Fielding CL, Magdesian KG. A comparison of hypertonic (7.2%) and isotonic (0.9%) saline for fluid resuscitation in horses: a randomized, double-blinded, clinical trial. *J Vet Intern Med.* 2011;25:1138–1143.
65. Corley KTT. Monitoring and treating hemodynamic disturbances in critically ill foals. *Equine Vet Educ.* 2002;14:270–279.
66. Hollis AR, Ousey JC, Palmer L, et al. Effects of norepinephrine and a combined norepinephrine and dobutamine infusion on systemic hemodynamics and indices of renal function in normotensive neonatal thoroughbred foals. *J Vet Intern Med.* 2006;20:1437–1442.
67. Landry DW, Levin HR, Gallant EM, et al. Vasopressin deficiency contributes to the vasodilation of septic shock. *Circulation.* 1997;95:1122–1125.
68. Dickey EJ, McKenzie H, Johnson A, Furr MO. Use of pressor therapy in 24 hypotensive critically ill neonatal foals. *Aust Vet J.* 2010;88:472–477.
69. Rivers MD, Nguyen B, Havstad S, et al. Early goal-directed therapy in the treatment of severe sepsis and septic shock. *N Engl J Med.* 2001;345:1368–1377.
70. ARISE Investigators. Goal-directed resuscitation for patients with early septic shock. *N Engl J Med.* 2014;371:1496–1506.
71. ProCESS Investigators. A randomized trial of protocol-based care for early septic shock. *N Engl J Med.* 2014;370:1683–1693.
72. Corley KTT, Marr CM. Cardiac monitoring in the ICU patient. *Clin Tech Equine Pract.* 2003;2:145–155.
73. Magdesian KG. Monitoring the critically ill equine patient. *Vet Clin North Am Equine Pract.* 2004;20:11–39.
74. Magdesian KG, Fielding CL, Rhodes DM, et al. Changes in central venous pressure and blood lactate concentration in response to acute blood loss in horses. *J Am Vet Med Assoc.* 2006;229:1458–1462.
75. Allen SE, Holm JL. Lactate: physiology and clinical utility. *J Vet Emer Crit Care.* 2008;18:123–132.
76. Corley KT, Donaldson LL, Durando MM, et al. Cardiac output technologies with special reference to the horse. *J Vet Intern Med.* 2003;17:262–272.
77. McConachie E, Barton MH, Rapoport G, et al. Doppler and volumetric echocardiographic methods for cardiac output measurement in standing adult horses. *J Vet Intern Med.* 2013;27:324–330.
78. West JB. *Respiratory physiology: the essentials.* 8th ed. Baltimore, MD: Lippincott Williams & Wilkins; 2008.
79. Wingfield WE, Raffe MR, eds. *The veterinary ICU book.* Jackson Hole, WY: Teton New Media; 2002.
80. Palmer JE. Ventilatory support of the critically ill foal. *Vet Clin North Am Equine Pract.* 2005;21:457–486.
81. Wong DM, Alcott CJ, Wang C, et al. Physiologic effects of nasopharyngeal administration of supplemental oxygen at various flow rates in neonatal foals. *Am J Vet Res.* 2010;71:1081–1088.
82. Wilson DV, Schott HC, Robinson NE, et al. Response to nasopharyngeal oxygen administration in horses with lung disease. *Equine Vet J.* 2006;38:219–223.

83. McKenzie HC. Characterization of antimicrobial aerosols for administration to horses. *Vet Ther.* 2003;4:110–119.
84. McKenzie HC, Murray MJ. Concentrations of gentamicin in serum and bronchial lavage fluid after intravenous and aerosol administration to horses. *Am J Vet Res.* 2000;61:1185.
85. Duvivier DH, Votion D, Roberts CA, et al. Inhalation therapy of equine respiratory disorders. *Equine Vet Educ.* 1999;11:124.
86. Coutiel LL, Cardwell JM, Gerber V, et al. Inflammatory airway disease of horses–revised consensus statement. *J Vet Intern Med.* 2016;30(2):503–515.
87. Giguere S, Slade JK, Sanchez LC. Retrospective comparison of caffeine and doxapram for the treatment of hypercapnia in foals with hypoxic ischemic encephalopathy. *J Vet Intern Med.* 2008;22:401–405.
88. Taylor SD, Toth B, Townsend WM, et al. Mechanical ventilation and management of an adult horse with presumptive botulism. *J Vet Emerg Crit Care.* 2014;24:594–601.
89. Aguilera-Tejero E, Estepa JC, Lopez I, et al. Arterial blood gases and acid-base balance in healthy young and old horses. *Equine Vet J.* 1998;30:352.
90. Picandet V, Jeanneret S, Jean-Pierre L. Effects of syringe type and storage temperature on results of blood gas analysis in arterial blood of horses. *J Vet Intern Med.* 2007;21:476.
91. Viu J, Armengou L, Rios J, Cesarini Latorre Carlota, Jose Cunilleras Eduardo. Acid base imbalances in ill neonatal foals and their association with survival. *Equine Vet J.* 2015;49(1):51–57.
92. Stampfli HR, Schoster A, Constable PD. Clinical utility of serum biochemical variables for predicting acid-base balance in critically ill horses. *Vet Clin Pathol.* 2014;43:547–556.
93. Matthews NS, Hartke S, Allen Jr JC. An evaluation of pulse oximeters in dogs, cats and horses. *Vet Anaesth Anal.* 2003;30:3.
94. Souba WW. Nutritional support. *N Engl J Med.* 1997;336:41.
95. Weissman C. Nutrition in the intensive care unit. *Crit Care.* 1999;3:R67.
96. Henneke DR, Potter GD, Kreider JL, et al. Relationship between condition score, physical measurements and body fat percentages in mares. *Equine Vet J.* 1983;15:371.
97. Heidegger CP, Darmon P, Pichard C. Enteral vs parenteral nutrition for the critically ill patient: a combined support should be preferred. *Curr Opin Crit Care.* 2008;14:408.
98. National Research Council. *Nutrient requirements of horses.* Washington, DC: National Academies Press; 2007.
99. Robinson NE, ed. *Current therapy in equine medicine.* 6th ed. St. Louis, MO: Saunders; 2009.
100. Carr EA, Holcombe SJ. Nutrition of critically ill horses. *Vet Clin North Am Equine Pract.* 2009;25:93–108.
101. Jose-Cunilleras E, Viu J, Corradini I, et al. Energy expenditure of critically ill neonatal foals. *Equine Vet J Supp.* 2012;41:48–51.
102. Hansen TO, White NA, Kemp DT. Total parenteral nutrition in four healthy adult horses. *Am J Vet Res.* 1988;49:122.
103. Spurlock SL, Ward MV. Parenteral nutrition in equine patients: principles and theory. *Compend Cont Educ Pract Vet.* 1991;13:461.
104. Furr M. Intravenous nutrition in horses: clinical applications. *Proc Am Coll Vet Intern Med.* 2002;20:186.
105. Myers CJ, Magdesian KG, Kass PH, et al. Parenteral nutrition in neonatal foals: clinical description, complications, and outcome in 53 foals (1995-2005). *Vet J.* 2009;181:137–144.
106. Krause JB, McKenzie HC. Parenteral nutrition in foals: a retrospective study of 45 cases (2000-2004). *Equine Vet J.* 2007;39:74–78.
107. Dunkel B, Palmer JE, Olson KN, et al. Uroperitoneum in 32 foals: influence of intravenous fluid therapy, infection, and sepsis. *J Vet Intern Med.* 2005;19:889–893.
108. Doucet MY, Bertone AL, Hendrickson D, et al. Comparison of efficacy and safety of paste formulations of firocoxib and phenylbutazone in horses with naturally occurring osteoarthritis. *J Am Vet Med Assoc.* 2008;232:91–97.
109. Brashier MK, Geor RJ, Ames TR, et al. Effect of intravenous calcium administration on gentamicin-induced nephrotoxicosis in ponies. *Am J Vet Res.* 1988;59:1055–1062.
110. Divers TJ. Urine production, renal function, and drug monitoring in the equine intensive care unit. *Clin Tech Equine Pract.* 2003;2:188–192.
111. Johansson AM, Gardner SY, Levine JF, et al. Furosemide continuous rate infusion in the horse: evaluation of enhanced efficacy and reduced side effects. *J Vet Intern Med.* 2003;17:887–895.
112. Wong DM, Witty D, Alcott CJ, et al. Renal replacement therapy in healthy adult horses. *J Vet Intern Med.* 2013;27:308–316.
113. Gallatin LL, Couteil LL, Ash SR. Use of continuous-flow peritoneal dialysis for the treatment of acute renal failure in an adult horse. *J Am Vet Med Assoc.* 2005;226:756–759.
114. De Lahunta A, Glass EN. *Veterinary neuroanatomy and clinical neurology.* 3rd ed. St. Louis, MO: Saunders; 2009.
115. Matthews HK, Andrews FM. Performing a neurologic examination in a standing or recumbent horse. *Vet Med.* 1990;85:1229–1240.
116. Olby N. Current concepts in the management of acute spinal cord injury. *J Vet Intern Med.* 1999;13:399–407.
117. Zurita M, Vaquero J, Oya S, Morales C. Effects of dexamethasone on apoptosis-related cell death after spinal cord injury. *J Neurosurg.* 2002;96:83–89.
118. Bracken MB. Methylprednisolone in the management of acute spinal cord injuries. *Med J Austr.* 1990;153:368.
119. Bracken MB. Treatment of acute spinal cord injury with methylprednisolone: results of a multicenter, randomized clinical trial. *J Neurotrauma.* 1991;1(suppl 8):S47–S50, discussion S51–S42.
120. Hugenholtz H. Methylprednisolone for acute spinal cord injury: not a standard of care. *CMAJ.* 2003;168:1145–1146.
121. Hugenholtz H, Cass DE, Dvorak MF, et al. High-dose methylprednisolone for acute closed spinal cord injury—only a treatment option. *Can J Neurol Sci.* 2002;29:227–235.
122. Arai T, Tsukahara I, Nitta K, Watanabe T. Effects of mannitol on cerebral circulation after transient complete cerebral ischemia in dogs. *Crit Care Med.* 1986;14:634–637.
123. Polderman KH, van de Kraats G, Dixon JM, et al. Increases in spinal fluid osmolarity induced by mannitol. *Crit Care Med.* 2003;31:584–590.
124. Qureshi AI, Suarez JI. Use of hypertonic saline solutions in treatment of cerebral edema and intracranial hypertension. *Crit Care Med.* 2000;28:3301–3313.
125. Schwarz S, Schwab S, Bertram M, et al. Effects of hypertonic saline hydroxyethyl starch solution and mannitol in patients with increased intracranial pressure after stroke. *Stroke.* 1998;29:1550–1555.
126. Peterson B, Khanna S, Fisher B, Marshall L. Prolonged hypernatremia controls elevated intracranial pressure in head-injured pediatric patients. *Crit Care Med.* 2000;28:1136–1143.
127. Hoerlein BF, Redding RW, Hoff EJ, et al. Evaluation of dexamethasone, DMSO, mannitol and solcoseryl in acute spinal cord trauma. *J Am Anim Hosp Assoc.* 1983;19:216.
128. McConnico RS, Clem MF, DeBowes RM. Supportive medical care of recumbent horses. *Compend Cont Educ Pract Vet.* 1991;13:1287–1295.
129. Nout YS, Reed SM. Management and treatment of the recumbent horse. *Equine Vet Educ.* 2005;7:416–432.
130. Thomas DR. Issues and dilemmas in the prevention and treatment of pressure ulcers: a review. *J Gerontol A Biol Sci Med Sci.* 2001;56:M328–M340.
131. Thomas DR. Prevention and treatment of pressure ulcers: what works? what doesn't? *Cleve Clin J Med.* 2001;68:704–722.
132. Rayner SG. Traumatic cerebral partial lobotomy in a Thoroughbred stallion. *Austr Vet J.* 2005;83:674–677.

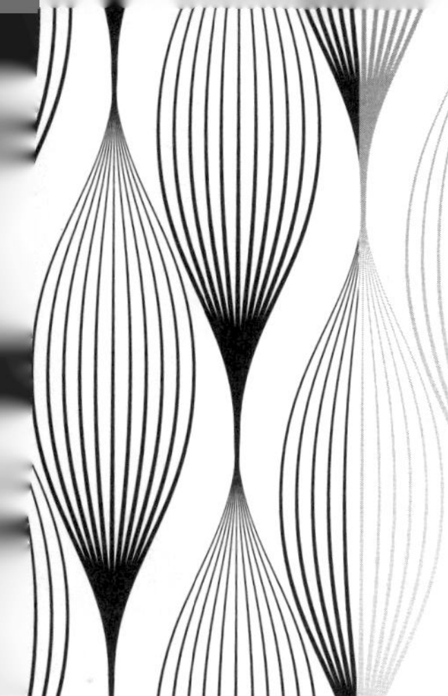

CAPÍTULO 5

Medicina Interna e Nutrição Clínica

Raymond J. Geor*

Os médicos-veterinários são a fonte primária de informações e orientações nutricionais para os proprietários de equinos. Portanto, convém esperar que esses profissionais tenham algum conhecimento sobre a avaliação clínica do estado nutricional e dos programas de alimentação para que auxiliem os proprietários na escolha de rações para um cavalo ou um plantel. Além disso, como a composição da dieta pode contribuir para a fisiopatologia e as manifestações clínicas de certas doenças crônicas (p. ex., alguns tipos de rabdomiólise por esforço crônico), o veterinário é muitas vezes consultado para recomendar dietas especiais. Considerações dietéticas especiais também são necessárias em potros neonatos ou cavalos adultos doentes. Este capítulo traz uma introdução sobre os princípios da avaliação clínica do estado nutricional e dos programas de alimentação, revisa a nutrição com carboidratos em cavalos (inclusive os tipos de carboidratos fornecidos, a terminologia e os métodos de análise de carboidratos em alimentos e as estratégias para redução dos distúrbios gastrintestinais associados ao consumo destas substâncias) e resume as recomendações atuais para o suporte nutricional de cavalos neonatos ou adultos com doenças agudas. Outros tópicos são o manejo alimentar de cavalos magros e desnutridos e as recomendações dietéticas para o controle da obesidade, que está se tornando um problema importante na medicina equina. O leitor deve consultar a edição mais recente dos Nutrient Requirements of Horses [Requerimentos Nutricionais de Equinos], do National Research Council para uma discussão completa sobre nutrição equina.[1]

AVALIAÇÃO DO ESTADO NUTRICIONAL E DOS PROGRAMAS DE ALIMENTAÇÃO

A avaliação clínica de um programa de alimentação para um indivíduo ou grupo de equinos é composta por três elementos básicos: avaliação da saúde geral e da história dietética, exame clínico e avaliação da dieta atual e método de alimentação (ou seja, tipos e quantidades de alimentos e como são oferecidos). O estado fisiológico e o uso pretendido do cavalo (p. ex., prenhe, em lactação, trabalho atlético) influenciam seus requerimentos nutricionais; portanto, são vitais para a avaliação do programa de alimentação e a realização dos ajustes necessários. Também é importante inspecionar as instalações de alojamento e alimentação, inclusive cochos, local de armazenamento de feno e sistema de distribuição de água. *Softwares* disponíveis comercialmente auxiliam a avaliação dos requerimentos nutricionais da alimentação.[2] A Figura 5.1 mostra o exemplo de um formulário simples que pode ser usado na coleta de dados clínicos, inclusive idade, sexo e raça, peso corporal (PC), condição corporal e detalhes sobre a alimentação atual e recomendada do cavalo. O Boxe 5.1 explica vários termos nutricionais usados para descrever os nutrientes e as frações das rações, cujo conhecimento é relevante para a interpretação dos dados de análise de alimentos.

Exame clínico

A *pontuação de condição corporal* (BCS, do inglês *body condition score*) e a determinação de CP são os pilares da avaliação clínica do estado nutricional. Em algumas situações, a análise laboratorial de amostras de sangue ou outros tecidos pode ser indicada como parte da avaliação nutricional (p. ex., medida da concentração de selênio no sangue total). Deve-se reconhecer que nenhum valor laboratorial único é um indicador confiável do estado nutricional de um indivíduo. No entanto, as medidas em sangue ou tecido podem auxiliar a avaliação de problemas de rebanho, em que as amostras devem ser obtidas de um número representativo de animais.

A CP e a BCS, que avaliam a deposição de gordura subcutânea, são indicadores do balanço energético a longo prazo ou do aporte energético (calorias) com relação às necessidades do cavalo. De modo geral, os equinos com aporte energético dietético inadequado perdem CP e condição corporal, enquanto o ganho de peso e o desenvolvimento de supercondicionamento (BCS alta) indicam o aporte energético acima dos requerimentos. Embora vários sistemas tenham sido usados para determinar a BCS, o método mais aplicado é o desenvolvido por Henneke.[3] O sistema de Henneke usa uma escala de 1 a 9 pontos e requer a avaliação da deposição de gordura subcutânea em seis áreas: sobre crista do pescoço, cernelhas, atrás do ombro, sobre as costelas, ao longo das costas e ao redor da base da cauda. O padrão de deposição de gordura pode variar de forma considerável em equinos; alguns cavalos, por exemplo, têm pouca gordura depositada sobre as costelas, mesmo quando outras áreas do corpo estão bem cobertas. Além disso, os depósitos de gordura às vezes se distribuem de maneira assimétrica. Portanto, é importante avaliar todas as seis áreas do corpo em ambos os lados. É atribuída uma pontuação entre 1 e 9, em que 1 indica emaciação grave e 9,

*Os editores e autores reconhecem e agradecem as contribuições de Debra K. Rooney nas versões anteriores deste capítulo. Parte de seu trabalho original foi incorporado nesta edição.

adiposidade extrema (Tabela 5.1). As pontuações de condição corporal de 4 a 6 são consideradas ideais, dependendo do uso do cavalo. Estudos de ganho e perda de peso em equinos de condicionamento moderado (BCS = 4 a 7) em cavalos das raças Puro Sangue Inglês, Quarto de Milha e Árabe indicam que uma unidade de BCS representa, aproximadamente, 25 a 35 kg PC.[4,5] O PC associado a cada unidade de condição corporal pode ser maior em cavalos obesos ou magros.

FORMULÁRIO DE AVALIAÇÃO DO ESTADO NUTRICIONAL E DO PROGRAMA DE ALIMENTAÇÃO

INFORMAÇÕES SOBRE O CAVALO Data ________

Proprietário ______________________ Nome do cavalo ______________________

Descrição ______________________
(p. ex., idade, sexo, raça)

Uso/estado fisiológico

Alojamento/ambiente ______________________

História clínica ______________________
____

AVALIAÇÃO FÍSICA

Dentição _______ Normal _________ Ruim

Cascos _______ Normal _________ Linhas de afundamento (laminite)

Pelame _______ Normal _________ Longo _________Outro

Pontuação atual de condição corporal _________

(1 = muito magro; 5 = moderado; 9 = muito obeso)

Observações: ______________________
(p. ex., depósitos anormais de gordura)

Opcional: circunferência do pescoço (cm ou polegadas)____________

ESTIMATIVA DO APORTE ENERGÉTICO COM A DIETA ATUAL

Consumo de feno

Feno excelente (1,1 Mcal/lb) × ____________ lb/d = ________ Mcal de energia digestível (ED)

Feno muito bom (0,9 Mcal/lb) × ____________ lb/d = ________ Mcal

Feno comum (0,8 Mcal/lb) × ____________ lb/d = ________ Mcal

Feno de baixa qualidade (0,7 Mcal/lb) × ____________ lb/d = ________ Mcal

Consumo de concentrado

Grão de aveia (1,3 Mcal/lb) × ____________ lb/d = ________ Mcal

Mistura de grãos (1,4 Mcal/lb) × ____________ lb/d = ________ Mcal

Mistura de grãos rica em gordura (1,5 Mcal/lb) × ____________ lb/d = ________ Mcal

Outros alimentos (p. ex., suplementos proteicos, polpa de beterraba)

____________ (____Mcal/lb) × ____________ lb/d = ____________ Mcal

____________ (____Mcal/lb) × ____________ lb/d = ____________ Mcal

____________ (____Mcal/lb) × ____________ lb/d = ____________ Mcal

Aporte energético total atual ____________ **Mcal/d**

(OBSERVAÇÃO: a adequação do aporte de outros nutrientes deve ser verificada.)

Figura 5.1 Planilha para a avaliação do estado nutricional e do programa de alimentação. BCS, pontuação de condição corporal, do inglês *body condition score*. (Adaptada de Dra. Laurie Lawrence, University of Kentucky, Lexington, Kentucky, EUA.) (*continua*)

ESTIMATIVA DO APORTE ENERGÉTICO DIÁRIO ADEQUADO

Pontuação de condição corporal (BCS) desejada ________________

Alteração recomendada na BCS ____________________

(+1, +2, −1, −2 etc.)

Peso atual do cavalo _____________ **Peso desejado do cavalo** _____________

Orientação: para um cavalo de 1.100 a 1.200 lb (aproximadamente 500 a 545 kg), a alteração em 1 unidade de BCS = 45 a 70 lb (20 a 32 kg), mas a redução maior do peso pode ser necessária para mudar a BCS de indivíduos muito magros ou muito obesos. Além disso, note que a alteração da ingesta pode ter efeito rápido sobre o peso corpóreo por aumento ou diminuição do enchimento intestinal. Assim, a mudança do enchimento intestinal pode afetar o peso corpóreo em 10 a 20 lb (4,5 a 9,0 kg) sem alterar a pontuação de condição corporal.

Aporte energético recomendado para o peso desejado __________________ **Mcal/d**

(ver Boxe 5.2)

Ajustes sugeridos para a alteração do peso (estimativas)

Aumento de 1 unidade da BCS em 60 dias (adição de 6 a 7 Mcal/d)

Aumento de 2 unidades da BCS em 90 dias (adição de 9 a 10 Mcal/d)

Diminuição de 1 unidade da BCS em 60 dias (subtração de 6 a 7 Mcal/d)

Diminuição de 2 unidades da BCS em 120 dias (subtração de 6 a 7 Mcal/d)

Aporte energético diário recomendado ajustado ______________ **Mcal/d**

DIETA RECOMENDADA

Nível atual da energia dietética

Adequado _______ Insuficiente _________ Excessivo __________

A dieta atual pode incluir pequenas modificações: ______________________

A dieta atual pode ser ajustada da seguinte maneira:

Sugestões:

Para a perda de peso: primeiro, reduza as quantidades de concentrado

Para o ganho de peso: primeiro, ajuste a ingesta e a qualidade do feno

APORTE ENERGÉTICO COM A DIETA SUGERIDA

Consumo de volumoso

Feno excelente (1,1 Mcal/lb) × _____________ lb/d = ________ Mcal ED

Feno muito bom (0,9 Mcal/lb) × _____________ lb/d = ________ Mcal

Feno comum (0,8 Mcal/lb) × _____________ lb/d = ________ Mcal

Feno de baixa qualidade (0,7 Mcal/lb) × _____________ lb/d = ________ Mcal

Consumo de concentrado

Grão de aveia (1,3 Mcal/lb) × _____________ lb/d = ________ Mcal

Mistura de grãos (1,4 Mcal/lb) × _____________ lb/d = ________ Mcal

Mistura de grãos rica em gordura (1,5 Mcal/lb) × _____________ lb/d = ________ Mcal

Outros alimentos (p. ex., suplementos proteicos, polpa de beterraba)

_______________ (____Mcal/lb) × ____________ lb/d = _________ Mcal

_______________ (____Mcal/lb) × ____________ lb/d = _________ Mcal

_______________ (____Mcal/lb) × ____________ lb/d = _________ Mcal

Aporte energético total atual __________________ **Mcal/d**

Figura 5.1 (*continuação*)

BOXE 5.1 Terminologia nutricional relevante para a interpretação de dados de composição de alimentos.

Umidade: porcentagem de água no alimento

Matéria seca (DM, do inglês *dry matter*):
100% menos a água no alimento
A maioria dos fenos e concentrados tem, aproximadamente, 90% de água.
O pasto fresco pode conter 60 a 80% de água.
As composições das rações são geralmente comparadas com a *base em DM* (100% de DM), mas as rações com concentrações similares de DM podem ser comparadas com a *base em matéria natural*.

Proteína bruta (CP, do inglês *crude protein*): também chamada de *proteína total*; este valor é calculado pela medida de nitrogênio total.

Fibra em detergente ácido (ADF, do inglês *acid detergente fiber*): uma fração quimicamente determinada que contém celulose e lignina. A ADF é inversamente relacionada com a digestibilidade e é usada para estimar o teor de energia digestível de rações para equinos.

Fibra em detergente neutro (NDF, do inglês *neutral detergent fiber*): fração quimicamente determinada que contém celulose, lignina e hemicelulose. A NDF possui a maioria dos carboidratos estruturais nas plantas. Conforme crescem, as plantas apresentam mais caule (mais estrutura); portanto, a fibra em detergente aumenta com o amadurecimento. A fração de NDF inclui a fração de ADF. Existe uma relação inversa geral entre NDF em forragens e sua ingestão voluntária por equinos, ou seja, ao comparar dois fenos de variedade similar, aquele com menor NDF será consumido em maior quantidade pelos cavalos.

Carboidratos não fibrosos (NFCs, do inglês *nonfiber carbohydrates*): esta não é uma fração medida. Calcula-se a NFC pela diferença entre a DM total e a soma da NDF, a gordura bruta, as cinzas e CP. Os tipos de carboidratos da fração NFC são os carboidratos não fibrosos verdadeiros, como os monossacarídeos e o amido, mas também alguns carboidratos resistentes à digestão enzimática de mamíferos, como a pectina (encontrada na polpa de beterraba e no feno de alfafa) e o frutano (encontrado em algumas gramíneas).

Carboidratos solúveis em etanol (ESCs, do inglês *ethanol-soluble carbohydrates*): parte da fração de carboidratos não estruturais. A fração ESC contém, principalmente, açúcares simples (dissacarídeos). Alguns laboratórios categorizam essa fração como *açúcares*.

Amido: contém amilose e amilopectina. A análise não separa o amido facilmente digerido e o amido resistente à digestão no intestino delgado.

Carboidrato não estrutural (NSC, do inglês *nonstructural carbohydrate*): anteriormente, a fração NSC incluía todos os carboidratos não pertencentes à fração NDF; hoje, porém, é definida como amido mais ESC. Portanto, o NSC em uma ração representa os carboidratos que se espera que sejam digeridos e absorvidos pelo intestino delgado, como a glicose ou outros açúcares simples.

Carboidratos hidrossolúveis (WSCs, do inglês *water-soluble carbohydrates*): tal fração inclui os carboidratos simples que aparecem na fração ESC e *alguns* carboidratos de cadeia mais longa, inclusive os frutanos. Os frutanos são carboidratos de armazenamento sintetizados por algumas plantas, especialmente gramíneas de estação fria. Alguns nutricionistas calculam o frutano como a diferença entre WSC e ESC, mas essa estimativa não foi validada.

Energia digestível (ED): este não é um valor medido. A ED é calculada a partir de outras frações analisadas, inclusive ADF e CP. A quantidade de gordura na ração influencia o valor verdadeiro ED de um alimento, mas, se a gordura bruta não for um item solicitado na análise, o ED pode ser calculado a partir de um valor médio de gordura bruta. Nas forragens comuns (p. ex., feno e pastagem), a ED calculada por um laboratório é uma avaliação relativamente precisa de seu valor verdadeiro. Nos alimentos concentrados, a ED calculada pode não representar seu valor verdadeiro.

CP ajustada, % de nutrientes digestíveis totais (TDN, do inglês *total digestible nutrients*), energia líquida de lactação (NEL, do inglês *net energy of lactation*), energia líquida de manutenção (NEM, do inglês *net energy of maintenance*), energia líquida de ganho (NEG, do inglês *net energy of gain*), valor relativo do alimento: não relevantes nas análises da dieta de equinos.

Tabela 5.1 Descrição das pontuações de condição corporal em cavalos.

Pontuação da condição	Condição geral	Pescoço	Ombro	Cernelha	Costelas	Lombo	Base da cauda
1	Muito ruim	Estrutura óssea individual visível; os ossos são bem salientes à palpação	Estrutura óssea muito visível e saliente ao toque	Ossos facilmente visíveis; sem gordura; ossos muito salientes	Costelas muito visíveis e sulcos de pele entre as costelas	Ossos da coluna visíveis; as extremidades são pontudas à palpação	Base da cauda e quadris muito visíveis
Animal extremamente emaciado; não há tecido adiposo à palpação							
2	Muito magra	Ossos bem visíveis; animal emaciado	A estrutura óssea pode ser delineada	Cernelha óbvia, cobertura de gordura mínima	Costelas proeminentes, ligeira depressão entre as costelas	Pequena cobertura adiposa sobre projeções de rotação vertical e plana; as extremidades são arredondadas	Os ossos da base da cauda e do quadril são bastante óbvios à inspeção visual

(*continua*)

Tabela 5.1 Descrição das pontuações de condição corporal em cavalos. (*continuação*)

Pontuação da condição	Condição geral	Pescoço	Ombro	Cernelha	Costelas	Lombo	Base da cauda
3	Magra	Animal magro, baixa cobertura muscular, sem aumento de músculo ou gordura	Ombro acentuado; alguma cobertura de gordura, mas menor do que desejável	Cernelha fina e acentuada, com baixa cobertura adiposa	Pequena cobertura adiposa sobre as costelas; o contorno das costelas é óbvio à inspeção visual	Acúmulo de gordura na metade dos processos espinhosos verticais, mas facilmente visível; os ossos chatos da coluna não são palpados	Base da cauda proeminente; os ossos do quadril são arredondados, mas facilmente visíveis; ilíaco coberto
4	Magreza moderada	Pescoço com certa quantidade de gordura; o cavalo não é obviamente magro	O ombro não obviamente magro e há alguma cobertura de gordura	A cernelha não é obviamente magra; bordas lisas, mas proeminentes	Contorno tênue à inspeção visual	Crista externa discreta ao longo das costas	Gordura palpável
5	Moderada	O pescoço se une suavemente ao corpo e apresenta certa cobertura de gordura	O ombro se une suavemente ao corpo	A parte superior da cernelha é ligeiramente arredondada	As costelas não podem ser vistas, mas são facilmente palpadas	Alturas das costas	A gordura ao redor da base das costas começa a parecer esponjosa
6	Sobrepeso moderado	Gordura facilmente palpável	Camada de gordura palpável	Gordura palpável	A gordura sobre as costelas parece esponjosa	Pode apresentar um vinco discreto	A gordura ao redor da cauda é macia e palpável
7	Sobrepeso	Depósitos de gordura visíveis ou caroços ao longo do pescoço	Acúmulo de gordura atrás do ombro	A cobertura adiposa sobre a cernelha é firme	As costelas ainda são palpáveis	Pode apresentar um vinco nas costas	A gordura ao redor da cauda é macia e arredondada
8	Obesa	Espessamento perceptível do pescoço	A área atrás do ombro mescla-se ao corpo	A área da cernelha é preenchida por gordura	A palpação das costelas é difícil	O vinco nas costas é evidente	A gordura da base da cauda é muito macia e flácida
Gordura depositada na porção interna das nádegas							
9	Obesidade extrema	Gordura protuberante	Gordura protuberante	Gordura protuberante	Gordura abundante sobre costelas	Vinco profundo e óbvio nas costas	Acúmulo de gordura ao redor da base da cauda
As nádegas internas podem se roçar devido à gordura; grande acúmulo de gordura no flanco							

O sistema BCS de Henneke, originalmente desenvolvido para uso em éguas reprodutoras Quarto de Milha,[3] é mais apropriado para raças leves, como Puro Sangue Inglês, Árabe e Standardbred. Esse sistema pode não ser adequado em pôneis e cavalos de raças maiores (p. ex., animais de tração) com padrão diferente de distribuição de gordura. Um sistema BCS de 9 pontos para cavalos Warmbloods foi desenvolvido para explicar as diferenças de conformação e padrões de deposição de gordura em comparação a Quartos de Milha.[6] Por exemplo, os ossos do quadril de Quartos de Milha começam a ser recobertos por gordura em BCS 4, enquanto os ossos do quadril de Warmbloods continuam proeminentes em BCS 6 (usando o sistema desenvolvido para esta raça).

Também deve ser notado que o sistema BCS não registra diferenças na adiposidade regional que podem significar aumento do risco de doença. Em humanos, a adiposidade visceral (abdominal) está mais associada ao risco de diabetes e doença cardiovascular do que a obesidade generalizada, e a medida da circunferência da cintura é um indicador melhor do acúmulo de gordura abdominal do que o índice de massa corporal (IMC).[7] É possível que haja uma associação similar entre a adiposidade regional e o risco de doença em cavalos e pôneis. Em estudos com cavalos e pôneis com predisposição à laminite associada ao pastoreio, alguns animais acometidos não são obesos com base na BCS (ou seja, BCS < 7) e não apresentam evidências externas de adiposidade regional, mas outros têm depósitos de gordura maiores na região do pescoço (pescoço "cristado", *cresty neck* em inglês), do tórax e da cauda. Às vezes, esses adipócitos se distribuem de maneira assimétrica.[8,9] A adiposidade da crista cervical, avaliada pela relação entre a circunferência média do pescoço e a altura da cernelha (NCHR, do inglês *neck circumference to height at the withers*), é negativamente associada à sensibilidade à insulina em cavalos e pôneis.[9,10] Embora os valores de corte de NCHR com relação à obesidade e ao risco de doença não tenham sido definidos, a medida repetida da circunferência média do pescoço auxilia o monitoramento da eficácia do programa de perda de peso.

O conhecimento da CP de um equino é necessário para o cálculo preciso dos requerimentos nutricionais e alimentares. Convém notar que a CP de um cavalo pode variar entre 5 e 15% dependendo do estado de hidratação e alimentação e do preenchimento gastrintestinal. Assim, é importante padronizar o horário de alimentação com relação à medida da CP. A CP pode ser medida diretamente com uma balança de plataforma ou, em animais adultos, estimada pelas medidas corporais, como o perímetro torácico e o comprimento do corpo.[11,12] O perímetro torácico é medido imediatamente atrás dos cotovelos; e o comprimento do corpo, da ponta do ombro até a tuberosidade do ísquio:

$$\text{PC (kg)} = [\text{perímetro torácico (cm)}^2 \times \text{comprimento (cm)}]/11.800$$

A CP também pode ser estimada a partir da medida do perímetro torácico com uma fita de especial calibrada para equinos. As medidas devem ser feitas de maneira consistente, com o cavalo em pé sobre uma superfície plana, e com cuidado para não forçar demais a fita. Os profissionais devem obter a média de várias medidas (p. ex., três ou quatro). A precisão dessas medidas é influenciada por uma série de fatores, como raça, conformação, nível de condicionamento físico, espessura do pelame, preenchimento gastrintestinal e estado gestacional.[12] A CP baseada no perímetro torácico é mais precisa em cavalos adultos com BCS média (ou seja, 5 a 7). A CP pode ser subestimada ou superestimada em caso de uso dessas fitas em cavalos com pontuações baixas ou altas de condição.

Avaliação da dieta e da ração

É importante examinar primeiro as características físicas dos alimentos (p. ex., aparência visual [cor, presença de material estranho, como mofo e poeira] e odor). As forragens conservadas (p. ex., feno) devem ser avaliadas quanto a tipo (gramínea ou leguminosa), relação folha/caule e presença de sementes. Os fenos com bom valor nutricional caracterizam-se por uma grande proporção de folhas; em comparação com os caules, as folhas apresentam maior quantidade de carboidratos não estruturais (NSCs, do inglês *nonstructural carbohydrate*, amidos, açúcares e frutanos), menor quantidade de carboidratos estruturais (SCs, do inglês *structural carbohydrates*; hemicelulose, celulose e lignina) e maior teor proteico.[1] Portanto, os fenos de segundo e terceiro cortes, que geralmente têm maior proporção entre caule e folha, tendem a apresentar valor nutricional maior do que os fenos de primeiro corte. Este último costuma ser coletado em um estágio mais maduro. A presença de sementes e a aparência grosseira e fibrosa também são indicações de maturidade avançada ao corte. Alguns estudos relatam uma relação inversa entre a fibra em detergente neutro (NDF, do inglês *neutral detergent fiber*; a fração que contém celulose, hemicelulose e lignina) e a ingestão voluntária de feno (ou seja, a ingestão voluntária de fenos ricos em caules e alto teor de NDF é menor em comparação com fenos com alta relação entre folhas e caules).[1,13]

O próximo passo na avaliação é a estimativa do consumo diário de ração. Os proprietários ou tratadores devem ser questionados para determinar as quantidades fornecidas de feno, concentrados e suplementos (e se o cavalo regularmente recusa um desses alimentos). Todos os alimentos, inclusive vários flocos ou pedaços de fardos de feno, devem ser pesados para estimar a quantidade real de alimento fornecido ao cavalo. O uso de medidas de volume (p. ex., "uma lata de café, cheia") em vez de peso na estimativa da oferta de ração pode gerar erros significativos, pois grãos, concentrados e fenos apresentam grande variação de peso por unidade de volume. Uma balança doméstica portátil ou similar funciona bem para essa tarefa. É difícil medir o consumo real de ração, principalmente quando a forragem é dada no chão, onde o desperdício pode chegar a 25%, ou oferecida a grupos de cavalos. Outro desafio é a estimativa do consumo de volumoso no pasto, geralmente considerado a diferença entre o consumo médio de energia digestível (ED), levando em conta o peso, a idade e a condição fisiológica do cavalo, e a ingestão diária efetiva de feno e grãos. Conforme já mencionado, a avaliação regular de CP e BCS ao longo do tempo é o melhor guia da adequação da ingestão de energia. Os valores relatados de consumo diário de matéria seca (DMI, do inglês *daily dry matter intake*) por equinos, pôneis e burros variam entre 0,8 e 5,2% da CP.[1] Em cavalos jovens e adultos, o DMI máximo parece ser 3 a 3,2% da CP, mas ingestões entre 2 e 2,5% da CP são mais comuns (isso inclui cavalos mantidos apenas com volumoso). Algumas evidências sugerem que pôneis podem ter DMI maior do que cavalos.[1]

O profissional também deve avaliar o manejo alimentar, sobretudo quando o problema sob investigação pode ser causado por práticas inadequadas (p. ex., perda de peso, cólica). Por exemplo, quais são as proporções relativas de forragem e grãos/concentrado? A ração contém a quantidade adequada de forragem de alta qualidade? Quantas vezes por dia o cavalo é alimentado? Qual a frequência de alteração da dieta, e essas mudanças são feitas de maneira gradual (a rigor por 7 a 10 dias) ou súbita? Diversos estudos epidemiológicos relatam que mudanças na dieta (grãos/concentrado ou feno, mesmo em caso de mudança para feno do mesmo tipo) aumentam significativamente o risco de cólica.[14-16] O risco de problemas gastrintestinais também aumenta quando os equinos recebem grandes quantidades de grãos, concentrados ricos em amido ou volumosos inadequados, com caules longos.[14,16] Como guia geral, todos os equinos devem receber um *mínimo* de 1% da CP por dia como feno ou equivalente; é preferível oferecer forragem a 1,5% da CP por dia. Para um cavalo de 450 a 500 kg, as refeições com grãos ou concentrados não devem ter mais de 2,5 kg para reduzir o risco de distúrbios do intestino grosso associados à presença de amido não digerido no ceco. As rações diárias com mais de 5 kg de grãos ou concentrado devem ser divididas em mais de duas refeições por dia (ver a seção "Carboidratos em nutrição equina").[16]

Informações sobre o teor de nutrientes da dieta são necessárias para determinar a adequação da ração. Diversas abordagens podem ser usadas para estimar o conteúdo de nutrientes dos alimentos. As embalagens dos alimentos comerciais trazem algumas informações nutricionais, inclusive a lista de ingredientes e dados sobre alguns nutrientes. No entanto, os fabricantes de alimentos precisam apenas garantir que os valores mínimos foram atendidos e os máximos não foram excedidos. Em outras palavras, o conteúdo real dos nutrientes listados não é mostrado. Uma fonte alternativa de dados sobre o conteúdo de nutrientes dos alimentos são os bancos de dados publicados (p. ex., publicações do National Research Council [NRC], *websites* de empresas de alimentos para animais). Embora os perfis nutricionais de tais bancos de dados sejam bons guias, podem não corresponder exatamente ao alimento fornecido ao cavalo, sendo avaliado devido a diferenças geográficas, condições de crescimento e colheita e outros fatores. A abordagem ideal, embora nem sempre prática, é o envio de amostras de alimentos e forragens (amostras de feno do núcleo do fardo e cortes de pastagens) para a análise laboratorial do teor de nutrientes. Pelo menos duas amostras (com aproximadamente 250 g cada) de cada grão ou concentrado devem ser obtidas. Esses materiais devem ser completamente misturados à amostra composta submetida para análise. Cerca de 10% do estoque de feno deve ser amostrado com o uso de uma sonda específica. Mais uma vez, tais amostras devem ser bem misturadas, e o material composto deve ser enviado para o laboratório em saco plástico lacrado. Tesouras de jardinagem podem ser usadas para obter as amostras do pasto, que devem ser colhidas em padrão Z e cortadas até a altura de pastoreio. A obtenção de amostras de cortes de vários pastos pode ser necessária para determinar a variedade de nutrientes na fazenda. O perfil nutricional básico da análise é composto por matéria seca (DM, do inglês *dry matter*), ED, CP, fibra em detergente ácido (ADF, do inglês *acid detergente fiber*), NDF, gordura (extrato etéreo), cinza, cálcio, magnésio, fósforo, sódio e potássio (ver Boxe 5.1). As análises de oligoelementos e vitaminas podem ser solicitadas conforme a necessidade e o custo. Alguns laboratórios realizam análises e outros cálculos para estimativas de algumas das frações de carboidratos. O Equi-Analytical Laboratories analisa amido e carboidratos solúveis em etanol (ESCs, do inglês *ethanol-soluble carbohydrates*, que são principalmente açúcares simples). Mais informações sobre os carboidratos na dieta são apresentadas mais adiante neste capítulo.

Com os dados sobre a composição dos alimentos (e seu consumo estimado), é possível realizar a avaliação formal da ração com relação aos padrões publicados (p. ex., NRC 2007[1]). O NRC desenvolveu um programa simples de base *web* para cálculo dos requerimentos nutricionais derivados da edição de 2007 dos *Nutrient Requirements of Horses* (http://nrc88.nas.edu/nrh/). Tal programa também pode ser baixado em computador pessoal. Primeiramente, o usuário insere informações básicas, como idade, PC e estado fisiológico (p. ex., garanhão, égua em lactação, cavalo de trabalho) e dados sobre a ração do cavalo, especificamente, a quantidade e o perfil nutricional de cada alimento e suplemento administrado. O programa usa esses dados para calcular os requerimentos nutricionais, o suprimento dietético e a diferença entre os dois valores. Infelizmente, poucos nutrientes são avaliados: ED, CP, lisina, Ca, P, Na, Cl e K. As recomendações do NRC também são baseadas em requerimentos nutricionais mínimos, embora muitos nutricionistas prefiram padrões alimentares fundamentados em faixas ideais. Várias empresas de nutrição desenvolveram *softwares* mais abrangentes. O MicroSteed, desenvolvido pela Kentucky Equine Research, Inc., por exemplo, pode avaliar a relação entre os níveis mínimos do NRC e um conjunto de valores ideais recomendados pelos nutricionistas da empresa.[17]

O processo descrito nos parágrafos anteriores facilita as decisões sobre a adequação da ração atual. A identificação de deficiências ou excessos brutos possibilita a recomendação e a instituição de ajustes. Outro aspecto importante é a necessidade de acompanhamento, principalmente após o estabelecimento de um objetivo de perda ou ganho de peso. A Figura 5.1 descreve uma maneira simples de estimar as necessidades e o aporte energético e calcular os ajustes necessários para facilitar a perda ou o ganho de peso. Uma discussão mais detalhada sobre o manejo dietético de cavalos magros ou obesos é apresentada mais adiante neste capítulo.

CARBOIDRATOS EM NUTRIÇÃO EQUINA

Os carboidratos são a principal fonte de energia na dieta dos cavalos. Como herbívoros não ruminantes, os equinos evoluíram para utilizar forragens ricas em SCs e sua fermentação bacteriana e produção de ácidos graxos voláteis (VFAs, do inglês *volatile fatty acids*) no intestino grosso são altamente desenvolvidas. No entanto, cavalos modernos, sobretudo aqueles em treinamento esportivo, recebem grãos de cereais ou outros alimentos ricos em amido para atender às necessidades energéticas. Alguns estudos, por exemplo, indicam que cavalos de corrida com 450 a 550 kg normalmente recebem de 3 a 6 kg de ração por dia; alguns cavalos podem receber mais de 8 kg/dia.[18,19] Estas altas ingestões de grãos por cavalos (ou uma baixa proporção entre forragem e grãos, como 30:70) tem sido implicada no desenvolvimento de problemas gastrintestinais, principalmente cólica associada a distúrbios da função do intestino grosso[20,21] e úlcera gástrica.[22,23] Além disso, dietas ricas em amido e açúcar contribuem para a expressão clínica de doenças musculares crônicas (miopatia por armazenamento de polissacarídeos e rabdomiólise por esforço recorrente) em equinos com suscetibilidade genética[24] e, provavelmente, exacerbam a resistência à insulina e a suscetibilidade a laminite em cavalos e pôneis com o fenótipo da síndrome metabólica.[25] Portanto, os veterinários de equinos devem ter conhecimento prático da digestão e do metabolismo de carboidratos e dos métodos para avaliação de suas frações em alimentos. Essas informações podem ser usadas na formulação de dietas e programas alimentares que controlam a ingestão de certos carboidratos e podem reduzir o risco de desenvolvimento de tais doenças.

Classificação e nomenclatura

Os carboidratos vegetais dos alimentos para equinos podem ser subdivididos em SCs, que compõem a porção fibrosa da dieta e são originários da parede celular da planta, e NSCs, provenientes do conteúdo celular. As dietas para cavalos, sejam baseadas em pastagens, forragens conservadas, concentrados ou uma combinação destes três elementos, contêm SC e NSCs.[26]

Todos os carboidratos da dieta contêm quantidades semelhantes de energia bruta. No entanto, quando usados pelo cavalo, fornecem quantidades variáveis de ED, energia metabolizável e energia líquida.[27] Os carboidratos digeridos e absorvidos como monossacarídeos no intestino delgado produzem mais energia do que aqueles digeridos pela ação microbiana (predominantemente fermentação), e há tendência à ocorrência de resposta glicêmica à ingestão desses carboidratos.[28] O tipo de ligação entre os resíduos de monossacarídeos no carboidrato também influencia o local de digestão desses compostos e, portanto, seu valor nutricional. A hidrólise das ligações α1-6 e α1-4 do amido e da maltose, por exemplo, pode ocorrer no intestino delgado equino, mas os cavalos não produzem as enzimas necessárias para digestão das ligações β1-4 da celulose ou as ligações mistas encontradas na hemicelulose.[28] Portanto, a digestão da celulose e da hemicelulose deve ser o resultado da fermentação microbiana, que não gera respostas glicêmicas acentuadas. Estaquiose, rafinose, betaglucanos, frutoligossacarídeos (ou frutanos) e pectina também são considerados resistentes à hidrólise enzimática. Assim, o conhecimento das várias frações de carboidratos nas plantas (inclusive dos meios de digestão) é necessário para determinar o potencial de geração de uma resposta glicêmico-insulinêmica por um alimento.

Açúcares simples

Tal fração é composta por monossacarídeos e dissacarídeos (p. ex., glicose, frutose, sacarose). O teor de açúcar simples em plantas é baixo; os açúcares produzidos pela fotossíntese podem ser usados imediatamente pela planta para fornecer energia para o metabolismo, a síntese proteica e o crescimento ou ainda podem ser elaborados em *oligossacarídeos* mais complexos (p. ex., rafinose e estaquiose) ou *polissacarídeos estruturais* da parede da célula vegetal (p. ex., celulose, hemicelulose, pectina). Quando a produção de açúcar excede os requerimentos imediatos para o metabolismo, as moléculas em excesso são polimerizadas para formar carboidratos de "armazenamento" ou "reserva". Os carboidratos de armazenamento são encontrados, principalmente, na forma de amido ou frutanos. Os amidos e frutanos, junto com os açúcares simples e os oligossacarídeos, compõem a fração NSC da dieta.[26]

Oligossacarídeos

Os oligossacarídeos da família da rafinose são derivados alfagalactosil da sacarose. Os mais comuns são o trissacarídeo rafinose (composto por galactose, frutose e glicose) e o tetrassacarídeo estaquiose. Estes oligossacarídeos são encontrados no melaço de beterraba e em grãos integrais. Os oligossacarídeos da soja constituem aproximadamente 5% da DM em grãos inteiros e até 8% da DM no farelo de soja. Juntas, a rafinose e a estaquiose figuram em segundo lugar com relação à abundância, perdendo apenas para a sacarose, como carboidratos hidrossolúveis (WSCs). No entanto, a rafinose e a estaquiose não podem ser diretamente digeridas pelo cavalo, devido à ausência da enzima alfagalactosidase.

Polissacarídeos estruturais

Esta fração inclui as fibras alimentares compostas por celulose, pectina e hemiceluloses, junto com mananas, galactanas e xiloglucanos.[26] Os polissacarídeos totais não amiláceos (NSPs, do inglês *total nonstarch polysaccharides*) são a soma das NSPs hidrossolúveis e não hidrossolúveis, como os polissacarídeos celulósicos e não celulósicos. Embora alguns NSPs sejam hidrossolúveis, não são digeríveis pelas enzimas mamíferas. Portanto, a digestão só pode ocorrer por meio da fermentação, que é proximal ao ceco.

Amido

O amido consiste no principal polissacarídeo de armazenamento em várias plantas superiores, inclusive em leguminosas forrageiras (p. ex., trevo, alfafa). O amido é armazenado tanto nos tecidos vegetativos (ou seja, tecidos não reprodutivos, como folhas e caules) quanto nos tecidos reprodutivos (ou seja, flores, sementes). O teor de amido nas sementes de gramíneas varia de aproximadamente 300 a 400 g de amido/kg de DM, enquanto a aveia, a cevada e o milho contêm cerca de 400, 550 e 700 g de amido/kg de DM, respectivamente.[26] A quantidade de amido armazenada nas folhas de leguminosas raramente excede 75 g de amido/kg de DM.

O amido é composto por polímeros de glicose, que ocorrem em duas formas: amilose e amilopectina. A amilose é uma molécula linear com ligação α-(1-4) e a amilopectina é uma molécula maior, altamente ramificada, com ligações α-(1-4) e α-(1-6). A proporção de amilose para amilopectina depende, principalmente, da origem botânica do amido. Na farinha de trigo, por exemplo, a amilose corresponde a cerca de 30% do amido total, enquanto o milho pode conter até 70% de amilose. A extensão da digestão pré-cecal do amido depende de muitos fatores, inclusive a disponibilidade do amido para as enzimas mamíferas (p. ex., a quantidade de casca externa íntegra), a razão de amilose e amilopectina no grânulo de amido, o efeito do processamento (o tratamento térmico, por exemplo, melhora a digestibilidade do amido de milho e da cevada) e a taxa de passagem intestinal.[29] A disponibilidade de glicose no intestino delgado tende a ser maior em amidos com alto teor de amilopectina. Conforme discutido em detalhes mais adiante, a ingestão de quantidades elevadas de amido pode exceder a capacidade amilolítica relativamente limitada do intestino equino. Qualquer amido não digerido (inclusive o amido resistente) que não tenha sido fermentado no estômago e no intestino delgado por micróbios residentes passa para o intestino grosso, onde é fermentado e produz menos energia líquida do que ao ser absorvido como glicose.[29]

Frutano

O frutano é o principal carboidrato de armazenamento dos tecidos vegetativos das gramíneas de clima temperado. Dependendo do número de moléculas de frutose, os frutanos podem ser descritos como oligossacarídeos (menos de 10 unidades de monossacarídeos) ou polissacarídeos (mais de 10 unidades). Altos níveis de frutanos podem acumular-se nos tecidos vegetativos das pastagens, com implicações no desenvolvimento de laminite associada ao pastoreio.[26] Em um estudo de 3 anos conduzido no norte da Europa sobre os componentes WSC (açúcar e frutano) nas estruturas vegetativas de gramíneas temperadas, teores de frutano de até 279 g/kg de DM foram registrados.[26] O acúmulo de frutanos (diferentemente do amido) pode ocorrer abaixo do limite de temperatura para o crescimento vegetal (aproximadamente 6°C).[30] Portanto, dias frios e ensolarados, que resultam em altas taxas da fotossíntese, mas crescimento vegetal mínimo, podem gerar grandes quantidades de sacarose em excesso e, por sua vez, acúmulo substancial de frutanos.

Avaliação do teor de carboidratos em alimentos

Diversas técnicas e termos analíticos foram usados para descrever as frações de carboidratos nos alimentos. Convém entender o significado dos diferentes termos e reconhecer a variação entre os laboratórios no que diz respeito aos métodos e às definições analíticas (ver Boxe 5.1).

Carboidratos hidrossolúveis

A fração WSC inclui os açúcares simples (glicose, sacarose e frutose) e mais complexos (oligossacarídeos e frutanos). Embora nem todos esses componentes possam ser digeridos por enzimas mamíferas, a maioria pode ser rapidamente fermentada por bactérias Gram-positivas, o que leva à produção de ácido láctico. No entanto, é importante notar que o amido, que também pode ser fermentado dessa maneira, não está incluído em tal categoria. Alguns laboratórios comerciais medem WSC (ou seja, açúcares livres mais oligossacarídeos e frutanos), mas o relatam simplesmente como açúcar, enquanto outros usam o termo *açúcar* para descrever apenas a fração de açúcar livre.

Carboidratos solúveis em etanol

O termo *carboidratos solúveis em etanol* (ESCs) refere-se ao componente dos WSC que é digerível pelas enzimas mamíferas e provoca uma resposta glicêmica (ou seja, açúcares simples). A diferença entre as frações WSC e ESC é utilizada para aproximar a quantidade de frutanos em um determinado alimento, embora a precisão desse cálculo não tenha sido confirmada.

Carboidratos não estruturais

A fração NSC inclui monossacarídeos e dissacarídeos, oligossacarídeos (inclusive frutanos), polissacarídeos de frutanos e amido. Vários métodos foram usados para estimar o conteúdo de NSC dos alimentos. O sistema desenvolvido por Van Soest[31] estima a NSC *por diferença*, em que um alimento é separado em substâncias solúveis em detergente neutro e NDF. A fração NDF contém celulose, a maior parte da hemicelulose e lignina. Até recentemente, o conteúdo NSC de um alimento era determinado com base em sua análise e no "método de diferença", de acordo com a seguinte equação:

$$\text{NSC} = 100 - (\text{CP}\ \% + \text{NDF}\ \% + \text{umidade}\ \% + \text{gordura}\ \% + \text{cinzas}\ \%)$$

Esta estimativa foi feita para representar o conteúdo combinado de açúcar, amido e frutanos do alimento. No entanto, também inclui pectinas, gomas e mucilagens que, diferentemente do amido, do açúcar e do frutano, não estão sujeitas à fermentação muito rápida. Portanto, não induzem as mudanças extensas nas concentrações de ácido láctico e pH no intestino grosso que podem ocorrer com a ingestão excessiva de açúcares, amido ou frutanos. Assim, a fração de diferença por NSC é hoje chamada agora *carboidrato não fibroso* ou *NFC*. A diferença quantitativa entre o NSC medido e o NFC é pequena em alguns alimentos (p. ex., cereais em grãos), mas pode ser muito grande em outros alimentos (p. ex., aqueles com quantidades substanciais de pectina, como a polpa de beterraba; Tabela 5.2).

A maioria dos laboratórios comerciais de análise de alimentos não fraciona completamente os carboidratos que compõem o NSC, mas, em muitos alimentos, a quantidade de NSC pode ser aproximada pela soma da quantidade de amido e WSC. A extensão em que a soma do amido e da WSC é responsável por todos os NSCs depende dos procedimentos analíticos usados para medir essas frações. É provável que essa determinação reflita, com maior precisão, o potencial de fermentação rápida de um alimento para produção de ácido láctico.

Nutrição de carboidratos e cólica

A cólica tem muitas causas, e cada uma delas pode estar relacionada com fatores de risco específicos, como mudanças na dieta, manejo alimentar, padrões de exercícios, alojamento e programas inadequados de controle de parasitas. Há tempos uma hipótese associa as práticas alimentares a distúrbios na função gastrintestinal,[32,33] mas os mecanismos que relacionam a dieta ao desenvolvimento de disfunção intestinal são pouco compreendidos. Na verdade, é difícil determinar a relação exata entre a dieta e a cólica, devido à variedade de alimentos e práticas alimentares usadas em todo o mundo, bem como às diferenças nas populações estudadas. Além disso, de modo geral, é difícil separar os efeitos da dieta e do esquema alimentar de outras práticas de manejo, que muitas vezes dependem da raça e do uso do cavalo. No entanto, os resultados de estudos epidemiológicos recentes sustentam a ideia de que a composição da dieta e mudanças dietéticas recentes são importantes fatores de risco para o desenvolvimento de cólica.[34-39] Tinker *et al.*[37] examinaram prospectivamente o risco de cólica em 31 fazendas de equinos durante 1 ano. A mudança na alimentação concentrada (razão de possibilidades [OR] = 3,6 com relação à ausência de cólica) e a alimentação com grandes quantidades de concentrado (> 2,5 kg/dia DM, OR = 4,8, > 5 kg/dia DM, OR = 6,3, com relação à alimentação sem concentrado) foram identificadas como fatores de risco para cólica. Além disso, o risco de cólica aumentou quando alimentos processados, como *pellets*, foram oferecidos. Hudson *et al.*[36] relataram que uma mudança recente (em 2 semanas) no tipo de grão ou concentrado oferecido (OR = 2,6), o consumo de mais de 2,7 kg de aveia por dia (OR = 5,9) e a mudança no lote de feno (OR = 4,9) foram fatores de risco significativos para um episódio de cólica. Em outro estudo caso-controle prospectivo, a quantidade e o tipo de concentrado não foram associados ao risco de cólica, embora os pesquisadores concluíssem que cavalos em pastagem podem ter menor risco de cólica.[38] Por outro lado, uma mudança recente (em 2 semanas) na dieta, sobretudo no tipo de feno oferecido (inclusive feno de

Tabela 5.2 Composição de fibras em detergente neutro, carboidratos não fibrosos e carboidratos não estruturais em alguns alimentos com base na matéria seca.[a]

Percentual de alimento	NDF %	NFC %[b]	NSC %[c]
Feno de alfafa	43,1	22	12,5
Polpa de beterraba	47,3	36,2	19,5
Farinha de glúten de milho	7	17,3	12
Misto, principalmente feno de capim	60,9	16,6	13,6
Farelo de soja (48% CP)	9,6	34,4	17,2
Casca de soja	66,6	14,1	5,3

[a]Uma variação entre os valores mostrados aqui e em outras partes deste capítulo pode ser observada. Isso ilustra as diferenças entre as categorias de alimentos e carboidratos. Os valores reais de cada alimento podem variar de acordo com o estágio de amadurecimento, a variedade e a origem. [b]NFC % = (100% – CP % – EE % – cinzas % – NDF %). [c]NSC % é determinado por medição direta. CP, proteína bruta; EE, extrato etéreo; NDF, fibra em detergente neutro; NFC, carboidrato não fibroso; NSC, carboidrato não estrutural.

fonte diferente ou corte diferente, mas de mesmo tipo) foi um fator significativo de risco para cólica.[38] Em tal estudo, o oferecimento de feno não costal/Bermuda ou alfafa aumentou significativamente o risco de cólica, mas esse achado pode ter refletido a qualidade e a digestibilidade do feno, e não o tipo em si. A mudança para um feno de qualidade inferior ou menos digerível ou ainda o oferecimento de palhas de trigo ou milho pode predispor os cavalos à maior compactação do cólon.[38] Em um estudo de cólica feito por profissionais no Reino Unido, uma mudança recente no manejo foi associada a pelo menos 43% dos casos de cólica espasmódica ou branda não diagnosticada. A mudança de manejo mais comum foi a troca para a pastagem verdejante na primavera.[39] Ao rever os resultados dos estudos epidemiológicos, Cohen estimou que aproximadamente um terço dos casos de cólica tinha história de mudança recente na dieta.[40] A ingestão de dietas ricas em concentrado e com baixa quantidade de volumoso também foi implicada no desenvolvimento de úlceras gástricas, que, por sua vez, podem causar sinais de cólica.[23]

Tais observações levantam várias questões sobre os efeitos da composição da dieta e suas mudanças sobre a função gastrintestinal. Isso contempla, inclusive, a capacidade de digestão de grãos (amido) pelo sistema digestivo equino, possíveis motivos para o aumento do risco de cólica associado à alimentação rica em grãos e o efeito da alteração repentina da dieta (grãos ou forragem) sobre a função gastrintestinal.

Digestão de carboidratos e função do intestino grosso

Do ponto de vista digestivo, os carboidratos dos alimentos para cavalos podem ser divididos em três frações principais: (1) carboidratos hidrolisáveis (CHO-H), que podem ser digeridos no intestino delgado por enzimas mamíferas (ou fermentados no intestino delgado ou grosso); (2) carboidratos rapidamente fermentados (CHO-FR), que não podem ser metabolizados por enzimas digestivas mamíferas, mas são logo submetidos à fermentação microbiana; e (3) carboidratos de fermentação lenta (CHO-FS). A fração hidrolisável é composta por hexoses, dissacarídeos, alguns oligossacarídeos e amidos não resistentes. Embora parte destes compostos possa fermentar no estômago, os produtos primários de sua digestão são os monossacarídeos que podem ser absorvidos no intestino com rendimento energético relativamente alto. A fração de fermentação rápida é formada por pectina, frutano e alguns oligossacarídeos não digeridos no intestino delgado. O amido resistente e a hemicelulose solúvel em detergente neutro também podem ser incluídos na fração de fermentação rápida. A fração de carboidratos de fermentação lenta é composta por celulose, hemicelulose e lignocelulose, que levam à produção principalmente de acetato no intestino grosso.

Digestão no intestino delgado

A digestão de carboidratos começa no estômago, que, em equinos, é relativamente pequeno e inelástico (capacidade de 9 a 15 ℓ em um indivíduo de 500 kg). A fermentação bacteriana do alimento ingerido começa na porção cranial (espinocelular) do estômago, com a conversão de alguns açúcares simples ou amidos em ácido láctico.[41] Essa atividade microbiana e a degradação do amido/açúcar diminuem quando o conteúdo gástrico passa para a região da glândula fúndica e é misturado a secreções gástricas com pepsinogênio. A saliva equina contém atividade mínima de amilase, e há pouca digestão enzimática de carboidratos no estômago.

O intestino delgado e o intestino grosso são os principais locais de digestão de carboidratos. A digestão de amido no intestino delgado começa com sua degradação em unidades de dissacarídeo (maltose), trissacarídeo (maltotriose) e alfadextrina pela alfa-amilase. Subsequentemente, há hidrólise de maltose, maltotriose e unidades de alfadextrina pelas glicanases da borda em escova do intestino delgado, principalmente amiloglicosidase, para formação de glicose livre.[42] As dissacaridases sucrase, lactase e maltase são expressas por todo o intestino delgado.[43] A d-glicose e a d-galactose são transportadas pela membrana da borda em escova do intestino equino por um cotransportador de Na^+/glicose de tipo 1 (SGLT1),[43] e a frutose é absorvida através de um transportador GLUT-5 específico para equinos.[15] A atividade das duas proteínas transportadoras é maior no duodeno e menor no íleo.[15] Os açúcares absorvidos pelos enterócitos são transportados a favor dos gradientes de concentração na circulação por meio do transportador GLUT-2. Estudos preliminares demonstraram a regulação positiva da expressão de SGLT1 no intestino delgado pelo aumento do teor de amido na dieta.[44]

Propôs-se que a digestão do amido no intestino delgado é limitada pela atividade amilolítica (p. ex., a disponibilidade e atividade da alfa-amilase). A atividade da alfa-amilase no tecido pancreático equino é baixa em comparação com outras espécies,[45] embora as atividades das glicanas da borda em escova pareçam ser comparáveis com aquelas observadas em seres humanos, suínos e cães.[46,47] A alfa-amilase no tecido pancreático de equinos alimentados com feno ou feno e concentrado por pelo menos 8 semanas não foi afetada pela dieta.[46] Entretanto, em um estudo similar, a atividade amilásica do quimo jejunal foi modestamente maior em equinos que receberam dieta com adição de milho, aveia ou cevada em comparação com a alimentação apenas com feno.[47]

A extensão da digestão do amido no intestino delgado é influenciada pelo tipo e pela quantidade de amido digerido (ver a seção "Recomendações para redução de distúrbios digestivos").[48] Em níveis baixos de ingestão de amido (< 100 g/100 kg CP de aveia, cevada ou milho como apenas uma refeição), cerca de 80% da molécula é digerida no intestino delgado. Ao dobrar a quantidade de amido (250 a 270 g/100 kg CP), sua digestibilidade pré-cecal caiu para 50% a 55%.[49] Portanto, a maioria dos nutricionistas recomenda que um determinado grão ou concentrado não contenha mais de 2 g amido/kg CP. Se um concentrado de grãos tiver 50% de amido, por exemplo, não se deve oferecer mais de 4 g/kg CP, ou cerca de 2 kg, para um cavalo de 500 kg. Ingestões mais altas em uma única refeição, principalmente de milho ou cevada não processada, são associadas ao risco de sobrecarga substancial de amido no intestino grosso, com fermentação rápida.

Digestão no intestino grosso

O intestino grosso equino (ceco e cólon) é uma grande câmara fermentativa que contém uma comunidade extremamente abundante e altamente complexa de microrganismos. Embora alguns alimentos sejam fermentados no estômago e no intestino delgado, a maior parte da fermentação ocorre no intestino grosso. A hidrólise microbiana da fibra vegetal da dieta no intestino grosso leva à liberação de açúcares solúveis que são subsequentemente fermentados nos VFAs acetato, propionato e butirato, importantes fontes de energia. Além disso, os VFAs (principalmente o butirato) regulam a expressão de genes que controlam a proliferação, a apoptose e a diferenciação das células epiteliais do intestino.[50]

A taxa de fermentação e os conteúdos microbianos e bioquímicos do intestino grosso são influenciados pela composição da dieta e pelo padrão alimentar (ou seja, pastoreio contínuo, refeições pequenas e frequentes ou refeições grandes administradas 2 vezes/dia). A mudança da alimentação apenas com volumoso para volumoso com concentrado aumenta a taxa de fermentação e provoca grandes alterações na população microbiana, no pH luminal e nos teores de VFA e lactato.[51] É provável que a extensão dessas alterações dependa da natureza e da mudança brusca na dieta. Com o aumento súbito do consumo de grãos (ou seja, amido), parte do amido ingerido chega não digerido ao ceco, onde sofre fermentação rápida com maior produção de lactato e gás e diminuição do pH do ceco e do cólon. Proporções crescentes de grãos reduzem a concentração de acetato e aumentam os níveis de propionato e lactato no ceco e no cólon.[51] Outras alterações bioquímicas decorrentes da fermentação rápida do amido (ou outro CHO-FR, como o frutano) no intestino grosso podem ser o aumento na produção de monoaminas vasoativas (p. ex., tiramina, triptamina), endotoxinas e exotoxinas, implicadas na patogênese da laminite.[52]

Após maior ingestão de amido, o número de lactobacilos e bactérias anaeróbicas totais aumenta, enquanto o número de bactérias xilanolíticas e pectinolíticas diminui.[53] No geral, há um aumento de bactérias amilolíticas e produtoras de ácido láctico e diminuições nas proporções de bactérias que utilizam ácidos (principalmente lactato) e celulolíticas (ou seja, que degradam fibras). A menor eficiência da utilização de fibras e a diminuição do rendimento energético podem ser causadas pelo declínio de bactérias celulolíticas decorrente do alto consumo de grãos. Em cavalos alimentados apenas com forragem, o pH no ceco e no cólon varia de 6,7 a 7. O consumo de quantidades crescentes de amido de milho ou cevada está associado a diminuições proporcionais no pH cecal, com valores próximos a 6 após a ingestão de 3 a 4 g/kg de CP em uma única refeição.[51,54,55] Uma dose semelhante de amido de aveia não foi associada a uma diminuição significativa do pH, o que condiz com outros dados que demonstram sua maior digestibilidade pré-cecal em comparação com o amido de cevada e milho.[55] Alguns nutricionistas sugeriram que o pH cecal de 6 representa a acidose subclínica e que o risco de disfunção intestinal clinicamente aparente (p. ex., aumento da permeabilidade) é bastante maior quando o pH do intestino grosso se mostra inferior a 6.[2,55] É provável que alterações similares no ambiente do intestino grosso sejam causadas por outros substratos de fermentação rápida, como o frutano, que pode compor 5% a 40% da DM de gramíneas,[26] principalmente de espécies temperadas, como azevém-perene (*Lolium perenne*) e capim-timóteo (*Phleum pratense*). Experimentos *in vitro* demonstraram que o frutano induz uma diminuição mais rápida do pH do conteúdo cecal em comparação com o amido de milho,[56] e um tipo de frutano (raftilose) tem sido usado na indução de sobrecarga de carboidratos e laminite.[57]

Tais alterações no ambiente do intestino grosso aumentam o risco de distúrbios digestivos, como cólicas, diarreia osmótica e laminite.[32,33] As circunstâncias que favorecem a presença de grandes cargas de substrato de fermentação rápida no intestino grosso são (1) a introdução súbita da alimentação com grãos ou um aumento abrupto na quantidade de concentrado de grãos; (2) o consumo de grandes refeições de grãos que, mesmo em cavalos adaptados a tais alimentos, sobrecarregam a capacidade hidrolítica ou de absorção do intestino delgado; e (3) o consumo de pastagem verdejante ou forrageira com altos níveis de substratos de fermentação rápida, como frutanos e açúcares simples. É, portanto, evidente que as estratégias alimentares projetadas para a redução dos distúrbios intestinais devem se concentrar na redução do fluxo de substratos de fermentação rápida no ceco e no cólon maior.

Recomendações para a redução de distúrbios digestivos

Frequência de alimentação

Idealmente, as estratégias alimentares para cavalos mantidos em condições intensivas simulam o padrão de um animal em pastoreio. Portanto, é um padrão alimentar quase contínuo que minimiza as flutuações de substrato no intestino grosso e, caso a maior parte da dieta seja composta por volumoso, garante certa estabilidade do ecossistema do intestino grosso. Um padrão alimentar mais contínuo também pode reduzir as flutuações na acidez gástrica e, portanto, ser benéfico em equinos suscetíveis ao desenvolvimento de úlcera na mucosa espinocelular. Em cavalos estabulados alimentados com duas grandes refeições diárias, o comportamento de forrageio deve ser incentivado pelo aumento da disponibilidade de feno (ou mesmo de várias forragens diferentes) e da alternância de pastagem ou forragem. O oferecimento mais frequente (p. ex., três, em vez de 2 vezes/dia) de refeições menores com concentrados também é recomendado para minimizar a quantidade de carboidratos hidrolisáveis não digeridos no intestino grosso. É possível aumentar o período de alimentação por meio da diluição da densidade energética da refeição (p. ex., mistura de feno picado ao concentrado) ou do oferecimento de volumoso antes dos grãos ou concentrados. Para alguns comedores ávidos, a colocação de várias pedras grandes no cocho pode diminuir a velocidade de ingestão.

Forragem e fibras adequadas

Em equinos que trabalham muito e têm altos requerimentos de ED, o fornecimento de volumosos costuma ser restrito em favor de concentrados de grãos para assegurar o aporte adequado de ED nos limites do consumo normal de DM. No entanto, há evidências circunstanciais consideráveis que associam dietas de baixo teor de fibras a distúrbios digestivos (p. ex., acidose no intestino grosso, cólicas, úlceras gástricas) e problemas comportamentais. Há também evidências de que os efeitos adversos do alto consumo de amido na função do intestino são mitigados quando a ração tem, pelo menos, 50% de NDF.[58] Isso justifica os programas alimentares que promovem o maior consumo de volumosos. O requerimento absoluto de fibra não foi definido, mas um mínimo de 1 kg de forragem de haste longa por 100 kg PC (ou seja, 5 kg de matéria natural para um cavalo de 500 kg) foi recomendado. Alguns nutricionistas sugeriram que uma taxa de 1,5 kg por 100 kg PC é preferível. Alternativamente, o consumo de fibras pode ser aumentado por outras fontes, como polpa de beterraba ou casca de soja, ambas altamente digeríveis (ou seja, com rendimento de ED maior em comparação com o feno) e comumente adicionadas a suplementos energéticos para equinos. Tal abordagem também facilita a diminuição da dependência de grãos ou alimentos doces para energia, diminuindo o risco de distúrbios digestivos associados à alta ingestão de amido.

A qualidade da forragem é outro aspecto importante. A alimentação com fontes de fibras altamente lignificadas (p. ex., palha), que são pouco degradadas no intestino grosso, pode aumentar o risco de cólica por impactação. A alta ingestão de palha pode decorrer de seu uso como cama, principalmente se o feno for oferecido em quantidade inadequada (ou o volumoso tiver baixa palatabilidade). Nesses casos, pode-se aumentar a oferta de forragem palatável ou trocar o material da cama. A forragem mofada não deve ser fornecida a equídeos.

Limite da quantidade de substrato de fermentação rápida no intestino grosso

Tamanho das refeições concentradas de grãos. O consumo de grandes refeições ricas em amido e açúcar pode sobrecarregar a capacidade digestiva do intestino delgado e desestabilizar o intestino grosso, devido à fermentação rápida desses substratos. Não mais do que 2 g de amido/kg CP devem ser oferecidos em uma refeição. Para grãos ou misturas de grãos com 40 a 50% de amido, esse limite equivale a aproximadamente 2 kg por refeição para um cavalo de 500 kg.

Fontes de amido com alta digestibilidade pré-cecal. A digestibilidade pré-cecal do amido varia conforme o tipo de grão e a natureza de qualquer processamento mecânico ou térmico. Embora a digestibilidade pré-cecal do amido de aveia seja de cerca de 80 a 90%, aproximadamente 35% das doses equivalentes de amido cevada ou de milho (de grãos não processados) chegam não digeridas ao ceco. A maior digestibilidade pré-cecal do amido de aveia pode estar relacionada com o tamanho pequeno dos grânulos de amido em comparação com outros grãos, formando uma grande área superficial para a exposição à amilase intestinal. A moagem, a trituração e os diversos tratamentos térmicos (p. ex., floculação a vapor, micronização, extrusão) melhoram a digestibilidade pré-cecal da aveia, da cevada e do milho. Em um estudo, a digestibilidade pré-ileal da aveia moída foi de 97% e da aveia integral, 83%. O rolamento, ou quebra, não melhorou a digestibilidade pré-ileal da aveia. A digestibilidade pré-ileal do amido de milho e cevada é substancialmente maior após o tratamento com calor (p. ex., milho floculado a vapor, cevada micronizada), mas não depois do tratamento mecânico. De modo geral, a aveia parece ser a fonte mais segura de amido para cavalos, embora a cevada e o milho sejam aceitáveis *se* submetidos a algum tipo de tratamento térmico.

Use fontes alternativas de energia. As demandas de energia para crescimento, lactação e desempenho podem ser facilmente atendidas pelo fornecimento de fontes energéticas alternativas, como óleo vegetal (gordura) e carboidratos não amiláceos (p. ex., polpa de beterraba, cascas de soja). Concentrados comerciais feitos com estes ingredientes contêm quantidades variáveis de amido e açúcar, mas que, de modo geral, são substancialmente menores em comparação com cereais simples ou misturas de grãos. Comparadas com fontes de fibras mais tradicionais, como feno, a casca de soja e a polpa de beterraba apresentam nível menor de material não digerível (p. ex., lignina) e quantidades maiores de NSPs, pectinas e gomas, que podem ser bem digeridas enquanto estão no sistema gastrintestinal. Isso se traduz em um maior rendimento energético. Diversos óleos vegetais (p. ex., milho, soja, cártamo ou semente de linhaça) e outras fontes de gordura (p. ex., farelo de arroz estabilizado; aproximadamente 20% de gordura) podem ser adicionados às dietas equinas. O óleo de milho tende a ser o mais saboroso; porém, a maioria dos óleos tem palatabilidade aceitável, desde que frescos e não rançosos. Uma recomendação é o oferecimento de até 100 g de óleo/100 kg CP por dia. Para fins de referência, 450 mℓ de óleo (aproximadamente 420 g) fornecem cerca de 3,4 megacalorias (Mcal) de ED. Tal quantidade diária deve ser dividida em duas ou três refeições e introduzida de maneira gradual (p. ex., começando em 50 mℓ/dia). A vitamina E (100 a 200 UI/100 mℓ de óleo) deve ser adicionada à ração em caso de suplementação com óleo vegetal.

Pastoreio. Um problema não resolvido é o manejo da ingestão de substrato de fermentação rápida (p. ex., frutanos) pelos cavalos no pasto, sobretudo por animais com história de laminite associada à pastagem ou aqueles com fatores conhecidos de risco para essa doença (ou seja, obesidade, resistência à insulina). A estratégia mais óbvia é impedir o acesso a pastos e forrageiras com baixo teor de NSC (p. ex., < 10% NSC). Abordagens alternativas são a restrição do acesso ao pasto em determinados momentos do dia, evitando os picos do teor de NSC nas forragens que podem aumentar o risco de laminite, ou a colocação de uma focinheira que limita o consumo de forragem (mas possibilita a ingestão de água). Vários fatores afetam o acúmulo de frutanos e outras formas de NSC no pasto, inclusive a velocidade de crescimento da planta, a temperatura e a intensidade de luz. Há também uma grande variação diurna, com picos de concentração no período da tarde e valores mínimos durante a noite e o início da manhã. Assim, sugeriu-se que os cavalos que pastam à tarde podem ingerir duas a quatro vezes mais NSC em comparação com aqueles que pastam à noite ou no começo da manhã. Tais observações baseiam a recomendação de restrição do pastoreio até tarde da noite e de manhã cedo, com remoção do cavalo ou pônei do pasto no meio da manhã.

Mudanças dietéticas graduais

O aumento do risco de cólica nas primeiras 2 semanas após a mudança na alimentação com feno ou grãos sugere que todas as alterações na dieta e no padrão alimentar devem ser graduais. Os equinos devem receber uma mistura de fenos velhos e novos durante a transição de lotes (p. ex., em 7 a 10 dias, com aumento gradual na proporção da nova forragem), e a introdução de concentrados ou modificações no tipo de grão ou concentrado deve ser feita de maneira conservadora. Uma sugestão é começar com cerca de 0,5 kg/dia (dividido em duas refeições) para um cavalo de 450 a 500 kg, com incrementos crescentes de não mais que 0,5 kg/dia até alcançar a taxa desejada de alimentação.

Eficácia da suplementação probiótica e dos aditivos alimentares destinados à estabilização do ambiente do intestino grosso

Há um interesse considerável no uso de aditivos alimentares. como culturas de leveduras vivas, probióticos (espécies bacterianas) e tampões (p. ex., bicarbonato de sódio) como uma estratégia para minimizar os efeitos negativos das dietas à base de cereais. As culturas de leveduras podem auxiliar a estabilização do ambiente do intestino grosso frente à alta ingestão de cereais. Em cavalos que recebem alimentos ricos em amido (3,4 g/kg CP por refeição, como cevada), a suplementação diária com 10 g de um preparado de cultura de leveduras vivas (*Saccharomyces cerevisiae*) atenuou as diminuições pós-alimentares no pH do ceco e do cólon e as alterações nas populações microbianas do intestino grosso.[59] Assim, a suplementação com culturas de leveduras vivas pode ser benéfica em cavalos alimentados com uma alta proporção de grãos. Do ponto de vista prático, pode ser mais importante assegurar a quantidade adequada de fibra na dieta, diminuir a quantidade de grãos e enfatizar o uso de fontes de energia que não sejam amiláceas e não afetem adversamente o ambiente do intestino grosso.

Os probióticos foram definidos como microrganismos vivos que, quando ingeridos ou administrados por via oral (VO), têm efeito benéfico além de seu valor nutricional.[60] Muitos probióticos são comercializados para uso em cavalos. A justificativa primária é o tratamento ou a prevenção de doenças gastrintestinais (p. ex., como adjuntos no tratamento da diarreia aguda ou crônica) ou a administração profilática para a prevenção de cólica associada a distúrbios da microbiota intestinal (p. ex., em equinos alimentados com altas quantidades de cereais). Dados observacionais sugerem que o uso de probióticos em equinos é generalizado. No entanto, como acontece com muitos suplementos nutricionais, há uma escassez de dados científicos sobre sua segurança e sua eficácia. Um organismo probiótico eficaz deve ser resistente à destruição por ácido gástrico, secreções pancreáticas e sais biliares e conseguir colonizar o sistema intestinal. Weese e Rousseau[60] examinaram a microbiota intestinal equina quanto aos microrganismos que satisfazem esses critérios e, a princípio, identificaram o *Lactobacillus pentosus* (WE7) como possível probiótico equino. No entanto, em um ensaio clínico controlado randomizado com 153 potros recém-nascidos (24 a 48 horas de idade), a administração de *L. pentosus* WE7 liofilizado por 7 dias foi significativamente associada ao desenvolvimento de sinais de depressão, anorexia e cólica e mais dias com diarreia em comparação com o tratamento com placebo.[60] Por outro lado, a suplementação com *S. boulardii* reduziu significativamente a duração da diarreia em cavalos com enterocolite.[61]

A administração de um produto de bicarbonato de sódio protegido foi relatada como moderadora da diminuição do pH fecal associado à alimentação com grãos em equinos,[62] talvez devido ao tamponamento do ácido láctico produzido no ceco e no cólon. Tal abordagem pode auxiliar a mitigação dos distúrbios do intestino grosso associados ao consumo de grãos ou pastagens exuberantes.

SUPORTE NUTRICIONAL PARA CAVALOS DOENTES

Existem poucos dados sobre os efeitos de diferentes práticas de alimentação nos desfechos a curto e longo prazos de equinos doentes. Além disso, muitas recomendações referentes ao manejo nutricional baseiam-se em evidências observacionais ou experiência clínica, e não resultados de estudos controlados. Na medicina humana, o estado nutricional é um determinante independente de morbidade em pacientes hospitalizados.[63,64] A privação de nutrientes está associada à imunossupressão e a alterações na função gastrintestinal, inclusive diminuição da motilidade, atrofia das vilosidades e diminuição da função da barreira intestinal decorrente do aumento da permeabilidade intestinal, sobretudo em pacientes com desnutrição preexistente.[65] Consequentemente, o suporte nutricional é uma prática padrão no cuidado de pessoas doentes.

Os cavalos adultos saudáveis podem tolerar 2 a 3 dias em jejum sem efeitos negativos. A inanição invoca respostas neuroendócrinas que diminuem a taxa metabólica, conservam os tecidos magros (ou seja, a musculatura esquelética) e promovem o uso de reservas de gordura para atender às demandas de energia.[66] Essa estratégia prolonga a vida diante da privação de nutrientes. A resposta metabólica à doença grave (p. ex., sepse) contrasta com a da simples inanição. O aumento da atividade do sistema nervoso simpático (SNP), as citocinas inflamatórias (p. ex., interleucina 1 [IL-1], IL-2, IL-6, o fator de necrose tumoral alfa [TNF-α]) e os hormônios catabólicos (catecolaminas, cortisol e glucagon) combinam-se para elevar a taxa metabólica e induzir um estado de hipercatabolismo.[67] A estimulação das vias proteolíticas no músculo esquelético fornece aminoácidos para a gliconeogênese hepática e a síntese de proteínas de fase aguda. Os aminoácidos (do catabolismo dos tecidos magros), e não os ácidos graxos, são as principais fontes de substrato energético. Há também a interrupção da regulação da glicose com o desenvolvimento de grave resistência à insulina. Caso continue, esse estado hipercatabólico provoca grandes perdas de nitrogênio, perda muscular grave e comprometimento da função imunológica e da cicatrização tecidual.[66-68]

A hiperlipidemia grave foi descrita em equinos com cólica e/ou colite e evidências clínicas e laboratoriais de síndrome da resposta inflamatória sistêmica (SIRS, do inglês *systemic inflammatory response syndrome*).[69] Provavelmente, o aumento dos lipídios circulantes reflete um aumento na mobilização de reservas de gordura (lipólise) e uma diminuição na depuração lipídica do sangue. É possível que estes dois processos sejam modulados pela SIRS e/ou pela endotoxemia. Estudos em outras espécies demonstraram que a atividade da lipase lipoproteica endotelial, a enzima responsável pela absorção tecidual de lipídios circulantes, é diminuída pelo TNF-α, enquanto a atividade da lipase sensível a hormônios se mostra maior durante a endotoxemia.[68,70,71] Em equinos com hipertrigliceridemia grave, o tratamento com solução intravenosa (IV) de dextrose ou nutrição parenteral (PN, do inglês *parenteral nutrition*) parcial diminuiu as concentrações séricas de triglicerídios para os limites de referência e o apetite melhorou coincidente à redução dos lipídios circulantes.[69]

Candidatos ao apoio nutricional

Diversos fatores influenciam a decisão de dar suporte nutricional a um cavalo doente, inclusive a duração da inapetência ou da anorexia, o estado nutricional antes da doença (p. ex., condição corporal ruim ou boa), o estado fisiológico (p. ex., animais em crescimento, último trimestre de gravidez, lactação) e a presença de indicadores clínicos de estado hipercatabólico (p. ex., hiperlipidemia ou lipemia).[72,73] Como guia geral, cavalos que não se alimentam por 48 a 72 horas são candidatos ao suporte nutricional. Entretanto, a intervenção mais precoce deve ser considerada na presença de evidências de comprometimento do estado nutricional, como equinos com condição corporal magra (BCS < 3); aqueles com história de perda de peso e/ou ingestão inadequada de alimentos por mais de 48 horas antes do exame; e aqueles com evidências de sepse, SIRS ou hiperlipidemia grave (p. ex., triglicerídios > 500 mg/dℓ). O suporte nutricional agressivo também é indicado para animais obesos (BCS > 7), principalmente raças de pôneis, Cavalos Miniaturas, burros e éguas em lactação, que apresentam alto risco de desenvolvimento de hiperlipemia e lipidose hepática durante períodos de balanço energético negativo. Os cavalos idosos ou com evidências de disfunção endócrina (disfunção da parte intermediária da hipófise, doença de Cushing equina) e doença metabólica (síndrome metabólica equina) também são candidatos à intervenção nutricional precoce.

Estimativa dos requerimentos nutricionais e alimentares

Os requerimentos nutricionais de equinos doentes não foram determinados. Assim, as recomendações são amplamente pautadas em dados de indivíduos saudáveis, com certa extrapolação de dados de outras espécies. Em animais saudáveis, porém, a primeira consideração é a energia (calorias). Conforme discutido, o balanço energético negativo causado pela inanição ou pela subalimentação pode comprometer a função imunológica, retardar a cicatrização e causar uma grande diminuição da massa magra (p. ex., músculo esquelético). Este último efeito decorre da degradação de proteínas endógenas para o uso em processos que requerem energia. Por outro lado, estudos em humanos e outras espécies mostraram que o excesso de oferta de energia (*hiperalimentação*) também é prejudicial, com complicações como hiperglicemia, hiperinsulinemia, hipertrigliceridemia, resistência à insulina e aumento do risco de complicações sépticas.[74] Um mecanismo proposto para o aumento de complicações induzidas pela hiperalimentação é a maior expressão de receptores de TNF associada à maior ligação do fator nuclear kB ao núcleo.[75] Além disso, em animais sépticos, a alta ingestão calórica aumenta a mortalidade.[76,77] Por isso, o pensamento atual na medicina humana é a subalimentação de calorias não proteicas (15 a 25 kcal/kg/dia ou não mais que 66% dos requerimentos energéticos calculados) para diminuir o risco de complicações sépticas.[74]

A sexta edição de *Nutrient Requirements of Horses*[1] relatou que as necessidades de ED de equinos maduros em manutenção variam entre 30,3 e 36,3 kcal/kg CP por dia. A extremidade inferior desta faixa é adequada para animais minimamente ativos com tendência a ganhar peso (animais de "manutenção fácil", *easy keeper*), e o valor maior deve ser aplicado a animais com temperamento nervoso (animais de "manutenção difícil", *hard keeper*). É provável que os requerimentos diários de energia de cavalos saudáveis confinados em baia sejam 25 a 40% menores em comparação com cavalos mantidos em pastagens ou em circunstâncias semelhantes que exijam certa atividade voluntária. Pagan e Hintz[78] relataram que o requerimento de ED em equinos sadios mantidos em baias foi de aproximadamente 22 a 23 kcal/kg CP por dia ou 30% menor em comparação com cavalos mantidos no pasto. Tal requerimento calórico para *manutenção em baia* pode ser estimado pela seguinte equação:

$$RER = [21\ kcal \times PC\ (kg)] + 975\ kcal$$

em que RER é o requerimento energético em repouso. Os requerimentos de energia também são influenciados pelo nível de ingestão de alimentos. A termogênese associada à digestão, à fermentação e ao metabolismo do alimento pode responder por 15 a 25% do gasto energético diário. Como os cavalos em recuperação de doenças geralmente consomem menos alimento, espera-se certa redução nas perdas energéticas associadas à digestão e ao processamento de nutrientes.

Outra consideração na estimativa dos requerimentos energéticos é o efeito de doenças ou intervenções cirúrgicas na taxa metabólica. Estudos em seres humanos sobre os efeitos de cirurgias, lesões ou doenças (p. ex., sepse) na taxa metabólica e nos requerimentos de energia geraram evidências conflitantes. Alguns estudos demonstraram que a cirurgia abdominal aumenta as necessidades energéticas em até 30%, enquanto outras relataram mudanças mínimas nas necessidades energéticas após a cirurgia gastrintestinal, talvez um reflexo da diminuição da atividade física durante a hospitalização.[79,80] Em média, parece que as necessidades de energia são minimamente alteradas por cirurgia ou lesão, a menos que haja complicações importantes, como queimaduras generalizadas ou sepse, em que podem aumentar em 40 a 100%.[80] Os possíveis efeitos de doenças subjacentes (p. ex., endotoxemia ou SIRS) sobre as necessidades energéticas de equinos não são conhecidos. No entanto, a taxa metabólica e as necessidades energéticas em repouso de potros neonatos doentes foram consideravelmente menores às de potros saudáveis da mesma idade.[81,82] Além disso, cavalos submetidos à ressecção do intestino delgado ganharam peso quando alimentados conforme a taxa de manutenção verdadeira (ou seja, 32 a 33 kcal/kg/dia) durante o período pós-operatório.[83] O autor recomenda que os requerimentos calóricos de equinos doentes sejam inicialmente baseados na equação de manutenção em RER ou baia (*i. e.*, 22 a 23 kcal/kg/dia). Depois disso, deve haver um aumento gradual na ração, embora a ED verdadeira de manutenção possa não ser necessária até a volta do manejo normal (p. ex., rotação de pastos). Os profissionais devem lembrar de realizar a medição de CP ou a avaliação da BCS de maneira regular durante a convalescença para determinar a adequação do fornecimento de energia e basear os ajustes alimentares.

A proteína tem papel importante na manutenção do tecido, na função imune, na cicatrização de feridas e na redução da velocidade do catabolismo proteico endógeno. Os requerimentos de proteína devem ser considerados conforme a ingestão calórica e a doença subjacente. Caso o fornecimento de energia de carboidratos e gorduras seja limitado, usa-se a proteína endógena para energia, o que contribui para a perda de massa magra. Portanto, ao desenvolver um plano nutricional, o profissional deve primeiramente garantir o atendimento das necessidades mínimas de energia e, então, calcular os requerimentos de proteína. Em seres humanos, os requerimentos proteicos variam entre 1,2 e 2 g/kg/dia, e recomenda-se o limite superior a pacientes submetidos a cirurgias intestinais de grande porte.[84] O requerimento de CP de equinos adultos saudáveis em manutenção é de aproximadamente 1,25 g CP/kg CP por dia. Tal valor é um bom ponto de partida no desenvolvimento de um plano nutricional para cavalos doentes: como a eficiência da digestão da maioria das proteínas dietéticas nos alimentos para cavalos é de cerca de 70%, esse nível de CP fornece cerca de 0,9 g de proteína disponível por quilograma de CP. Na alimentação parenteral, uma ligeira diminuição no fornecimento de proteína é razoável, devido à maior disponibilidade metabólica de aminoácidos administrados por via IV. Em relatos recentes de alimentação parenteral em equinos, 0,6 a 0,8 g de proteína/kg/dia (1 g a cada 40 a 50 kcal) foi administrado (como uma solução balanceada de aminoácidos).[83,85] Quantidades maiores de proteína dietética (p. ex., 2 g de CP/kg/dia) podem ser justificadas, principalmente em equinos em más condições corporais (BCS < 3) ou com SIRS, hipoproteinemia ou hipoalbuminemia.[85]

Modos de terapia nutricional

O modo de terapia nutricional depende da doença subjacente, do apetite do cavalo e das complicações surgidas durante a convalescença. A frase popular na nutrição clínica humana "se o intestino funciona, use-o" aplica-se à discussão dos prós e contras da nutrição enteral (em, do inglês *enteral nutrition*) com relação à PN. Historicamente, a PN foi associada a várias complicações, inclusive atrofia intestinal, perda da função de barreira intestinal, translocação bacteriana, maior incidência de sepse e hiperglicemia. Em modelos com roedores, a atrofia das vilosidades intestinais desenvolve-se poucos dias após o início da PN, e a retirada da alimentação enteral tem sido associada à translocação bacteriana, à inflamação sistêmica e à sepse.[86-88] Os primeiros estudos em seres humanos também sugeriram que as taxas de complicações (sobretudo sepse) e a mortalidade eram maiores em pacientes que recebiam PN em comparação com aqueles submetidos à EN. No entanto, a revisão crítica de estudos humanos indicou que a PN (*i. e.*, o repouso intestinal completo) não está associada à atrofia intestinal, enquanto a incidência de translocação bacteriana é a mesma em pacientes tratados com PN e EN.[74] Embora a EN seja preferível quando o sistema gastrintestinal é funcional, o peso da evidência de estudos em humanos indica que a PN se mostra uma alternativa importante à EN caso haja risco de desnutrição, ausência de tolerância ou impossibilidade por causa da má função gastrintestinal. Esses mesmos princípios podem ser aplicados ao desenvolvimento de um plano para o manejo nutricional de cavalos doentes. A PN deve ser considerada em cavalos com íleo e outras doenças intestinais que impedem a alimentação voluntária ou enteral, sobretudo em caso de suspensão esperada da alimentação oral por mais de 48 horas.

Alimentação enteral assistida

A alimentação enteral assistida (AEF, do inglês *assisted enteral feeding*) é realizada pela infusão de dieta líquida por meio de uma sonda nasogástrica. As opções de AEF são produtos entéricos comercializados para seres humanos, rações comerciais peletizadas e receitas caseiras.[89,90] Entre as formulações comercializadas para humanos que foram administradas a cavalos adultos estão a Vital HN® e a Osmolite HN® (Ross Laboratories, Columbus, Ohio, EUA). Essas duas formulações não possuem fibras, o que é uma vantagem, porque facilita a administração pela sonda nasogástrica de diâmetro pequeno. No entanto, há uma desvantagem: podem causar diarreia em equinos. Também há relatos de laminite em cavalos submetidos a essas dietas. O risco dessas complicações pode ser mitigado pela introdução gradual da dieta líquida em um período de 3 a 4 dias, mas a diarreia continua a ser comum, o que talvez indique a importância da fibra dietética para a manutenção da função normal do intestino grosso. Do mesmo modo, é preciso saber que a mistura de substratos energéticos nessas fórmulas entéricas sem fibras para uso em humanos é diferente daquela encontrada nas rações comuns para equinos. A Osmolite® contém aproximadamente 29% de calorias de lipídios e 54% de calorias de CHO-H (principalmente açúcares), enquanto a Vital HN® tem cerca de 10% de calorias de lipídios e 74% de carboidratos. O alto conteúdo lipídico da Osmolite® pode contribuir para o desenvolvimento de distúrbios digestivos em equinos não adaptados a rações suplementadas com gordura; e a administração de uma dieta rica em carboidratos, como a Vital HN®, pode ser contraindicada em equinos com metabolismo anormal da glicose (resistência à insulina). De modo geral, isso desaconselha o uso de produtos entéricos sem fibras destinados a humanos em cavalos. As dietas com quantidade moderada de fibra (10 a 20% de fibra bruta [CF, do inglês *crude fiber*] com base em DM) parecem ser uma escolha mais adequada para a AEF em equinos.

Uma abordagem simples é o uso de uma ração peletizada comercial com uma fonte de fibra, como Equine Senior® (Land O'Lakes-Purina Feed, St. Louis, MO, EUA) ou "rações completas" similares com adição de fibra e que podem ser dadas sem feno. Tais produtos contêm cerca de 14 a 25% de CF e fornecem 2,6 a 3,1 Mcal ED/kg de dieta (matéria natural). Portanto, 3,5 a 4 kg de dieta seriam necessários para atender aos requerimentos energéticos de um cavalo estabulado de 500 kg. Óleos vegetais (75 a 375 mℓ/dia) podem ser adicionados para aumentar a densidade calórica da dieta (Tabela 5.3). Uma xícara padrão (aproximadamente 225 mℓ[210 g]) de óleo tem cerca de 1,7 Mcal de ED. A vitamina E (100 a 200 UI por 100 mℓ de óleo) deve ser adicionada à ração em caso de suplementação com óleo vegetal. A suplementação de gordura para um cavalo doente (450 a 500 kg PC) deve começar com 75 a 125 mℓ/dia (¼ a ½ xícara). Depois, tal quantidade é gradualmente aumentada se não houver resposta adversa (p. ex., diarreia, esteatorreia, lipemia). A administração de óleo vegetal pode ser contraindicada em equinos e pôneis com hipertrigliceridemia (concentração de triglicerídios > 40 a 500 mg/dℓ) ou lipidose hepática.

As variações na formulação enteral de alfafa/dextrose/caseína, descritas pela primeira vez por Naylor *et al.*,[90] também podem ser usadas na AEF (Tabela 5.4). A receita de Naylor *et al.*[90] fornece cerca de 3 Mcal ED/kg de ração e é 33% CP e 12% CF. O maior teor de proteína em comparação com as dietas equinas comuns pode ser benéfico para equinos debilitados ou com hipoproteinemia. Em cavalos saudáveis, essa dieta manteve a CP e os parâmetros bioquímicos séricos dentro dos limites de referência. No entanto, a diarreia e a laminite foram complicações ocasionais. Protocolos alimentares sugeridos para a alimentação peletizada completa com óleo vegetal suplementar e para a formulação de alfafa/dextrose/caseína são mostrados nas Tabelas 5.3 e 5.4, respectivamente. A frequência de administração da dieta deve aumentar gradualmente por 3 a 5 dias. A frequência inicial sugerida é a administração de ¼ do volume final de alimento no 1º dia, ½ do volume total no 2º dia, ¾ do volume total no 3º dia e o volume total no 4º ou 5º dias. Os sinais clínicos de intolerância à alimentação enteral determinam a redução da frequência inicial. Em ambientes hospitalares, a dieta enteral deve ser administrada em um mínimo de quatro e, preferencialmente, seis refeições por dia, com não mais de 6 a 8 ℓ por refeição para um cavalo de 450 a 500 kg (incluindo o volume de água usado para lavagem da sonda). Tal volume deve ser administrado durante um período de 10 a 15 minutos. Em campo, uma abordagem mais prática é a administração de dois tratamentos por dia, embora este esquema não possibilite o atendimento dos requerimentos nutricionais de manutenção em baia.

As rações peletizadas devem ser amolecidas em água morna antes de batidas no liquidificador (proporção de 1 kg de ração peletizada para 6 ℓ de água). Um novo lote de dieta deve ser feito antes de cada administração. Uma sonda com diâmetro interno de ½ polegada (12 mm) mostra-se adequada para a maioria das dietas enterais com fibras. A extremidade da sonda deve ser aberta, e não fenestrada, para evitar entupimentos. A intubação nasogástrica intermitente ou a colocação de sonda nasogástrica de demora podem facilitar a alimentação. Em equinos hospitalizados, as sondas de alimentação podem ser mantidas por até 8 dias, embora a irritação nasofaríngea e a rinorreia mucoide sejam esperadas (em caso de AEF a longo prazo, recomenda-se a colocação da sonda por esofagostomia cervical). Sondas macias de silicone são menos irritantes em comparação com as de policloreto de vinila, não tendem a endurecer durante o período de manutenção e, de modo geral, são recomendadas para cavalos que precisam de AEF por vários dias. O profissional deve estabelecer seu fluxo adequado da dieta pela sonda antes de sua colocação.

Tabela 5.3 Formulação enteral baseada em uma ração peletizada completa e programa alimentar recomendado para um cavalo[a] de 500 kg.

Ingrediente	Dia 1 (¼ de ração)	Dia 2 (½ de ração)	Dia 3 (¾ de ração)	Dia 4 (ração completa)
Ração peletizada completa para equinos (g)[b]	885	1.770	2.650	3.530
Óleo vegetal (mℓ)	100	177	265	354
Água (ℓ)	8	16	24	24
Energia digestível (Mcal)	3	6	9	12

[a]Requerimentos energéticos para um cavalo de 500 kg *mantido em baia* (~ 12 Mcal ED/dia). Estes valores devem ser divididos e administrados em um mínimo de quatro refeições diárias. [b]Equine Senior® (Land O'Lakes-Purina Feed, St. Louis, Missouri, EUA), 2,6 Mcal ED/kg (matéria natural).

Tabela 5.4 Formulação enteral de alfafa/dextrose/caseína e esquema alimentar recomendado para um cavalo[a] de 500 kg.

	Dia						
Parâmetro	1	2	3	4	5	6	7
Mistura eletrolítica (g)[b]	230	230	230	230	230	230	230
Água (ℓ)	21	21	21	21	21	21	21
Dextrose (g)	300	400	500	600	800	900	900
Queijo *cottage* desidratado ou caseína (g)	300	450	600	750	900	900	900
Farinha de alfafa desidratada (g)	2.000	2.000	2.000	2.000	2.000	2.000	2.000
Energia digestível (Mcal)	7,4	8,4	9,4	10,4	11,8	11,8	12,2

[a]Estes valores devem ser divididos e administrados em três ou quatro refeições diárias. Os requerimentos de manutenção de um cavalo de 500 kg são 12 Mcal ED/dia. [b]Composição da mistura eletrolítica: cloreto de sódio (NaCl) 10 g; bicarbonato de sódio ($NaHCO_3$) 15 g; cloreto de potássio (KCl) 75 g; fosfato de potássio (anidro dibásico, K_2HPO_4) 60 g; cloreto de cálcio ($CaCl_2$ 2 H_2O) 45 g; óxido de magnésio (MgO) 25 g. (Adaptada de Naylor JM, Freeman DE, Kronfeld DS. Alimentation of hypophagic horses. Compend Cont Educ Pract Vet. 1984; 6:S93-S99.

Pode ser necessário adicionar mais água ou bater o alimento no liquidificador uma segunda vez. A sonda deve ser posicionada no estômago, e não no esôfago distal, para minimizar o risco de refluxo alimentar a seu redor. A sonda deve ser presa ao cabresto. Entre as alimentações, a colocação de uma focinheira pode ser necessária para evitar que o cavalo desaloje a sonda. Recomenda-se o uso de uma bomba de rescaldo para a infusão de dietas com fibras. Após a administração da dieta, a sonda deve ser lavada com cerca de 1 ℓ de água e, a seguir, um pequeno volume de ar para assegurar a retirada de todo alimento. A extremidade da sonda deve ser coberta com uma tampa de seringa entre as alimentações.

O acompanhamento clínico rigoroso, principalmente da função gastrintestinal, é imprescindível para os equinos submetidos à AEF. Exames ultrassonográficos repetidos podem auxiliar a avaliação da distensão gástrica e da motilidade intestinal. A presença de líquido gástrico residual deve ser avaliada (por sifonagem) antes de cada alimentação. O refluxo gástrico substancial (> 1 a 2 ℓ) é uma indicação para a retenção da alimentação enteral por pelo menos 1 a 2 horas, com reavaliação antes do reinício da administração da dieta. O refluxo gástrico persistente indica a intolerância à alimentação enteral e a necessidade de alimentação parenteral. Da mesma maneira, sinais de cólica, íleo, distensão abdominal e aumento dos pulsos digitais sugerem a intolerância à alimentação enteral e indicam a interrupção do tratamento ou a diminuição do volume e da frequência de administração. A redução da consistência fecal não se mostra incomum em equinos submetidos à AEF e é pouco preocupante se não acompanhada por sinais clínicos de depressão, desidratação, íleo ou cólica.

É importante medir o volume total de água administrada através da sonda nasogástrica. Geralmente, os requerimentos diários de água (cerca de 50 mℓ/kg/dia) podem ser atendidos durante a AEF se o cavalo for alimentado 4 a 5 vezes/dia. As avaliações frequentes do hematócrito e da concentração plasmática total de proteína também auxiliam o monitoramento da hidratação e a adequação da administração de água. Hipopotassemia, hipomagnesemia ionizada e hipocalcemia ionizada podem ocorrer em equinos com doença gastrintestinal. Assim, recomendam-se medições frequentes de eletrólitos séricos e de cálcio e magnésio ionizado durante a AEF nesses pacientes. A suplementação com potássio, cálcio e/ou magnésio pode ser necessária. Os equinos também devem ser monitorados quanto ao desenvolvimento de complicações associadas à intubação nasogástrica repetida ou permanente, como rinite, faringite e ulceração esofágica. A CP deve ser aferida diariamente para avaliar a adequação do suporte nutricional, embora suas mudanças possam refletir alterações no balanço hídrico, e não o efeito da alimentação.

Suporte nutricional parenteral

Indica-se a PN para equinos com disfunção do sistema gastrintestinal (p. ex., íleo, refluxo gástrico) ou condições que exigem repouso intestinal completo (p. ex., ressecção do intestino delgado, duodenite proximal). Durham *et al.*[83,85] examinaram os efeitos da PN pós-operatória em 15 equinos (em comparação com 15 controles) em recuperação de ressecção e anastomose do intestino delgado e não relataram nenhum efeito benéfico da PN quanto ao momento da primeira alimentação oral, à duração da hospitalização, a custos do tratamento ou à sobrevida a curto prazo (até 5 meses após a alta). O protocolo de PN melhorou o estado nutricional, conforme refletido pelas menores concentrações séricas de triglicerídios e bilirrubina total e maior glicemia. No entanto, a duração e o volume de refluxo gástrico pós-operatório foram maiores no grupo submetido à PN do que no grupo controle, talvez devido às alterações na motilidade do estômago ou do intestino delgado. Além disso, houve uma tendência não significativa à ocorrência de complicações no sítio de cateterismo no grupo PN.[83] Os autores concluíram que um estudo mais aprofundado, com um número maior de cavalos, é necessário para determinar os benefícios clínicos e possíveis efeitos colaterais da PN em equinos submetidos à cirurgia do intestino delgado. Estudos sobre os efeitos da PN em pacientes humanos também produziram resultados controversos. Várias pesquisas demonstraram que a PN perioperatória está associada à redução da morbidade e da mortalidade em pacientes desnutridos.[91-93] Por outro lado, a PN perioperatória em pacientes humanos bem nutridos tem sido associada à maior morbidade, principalmente por complicações sépticas.[94,95] No entanto, conforme discutido, o consenso atual na nutrição clínica humana é que a PN se apresenta como um componente importante do tratamento geral, em especial em pacientes com evidências de desnutrição, insuficiência intestinal e aumento dos requerimentos nutricionais (p. ex., gravidez, lactação, crescimento).

Os parágrafos a seguir fazem uma breve introdução sobre a composição das soluções de PN, os métodos de administração e as possíveis complicações. Como no suporte com EN, o objetivo da PN é a administração de calorias e aminoácidos de modo a minimizar a perda de proteína corporal (e massa corporal magra).[73] Os carboidratos, na forma de uma solução de dextrose a 50% (3,4 kcal/g ou 1,7 kcal/mℓ; osmolaridade, 2525 mOsm/ℓ), e os lipídios, como emulsão a 10 a 20% (emulsão a 20%: 9 kcal/g ou 2 kcal/mℓ; osmolaridade 260 mOsm/ℓ), são as fontes primárias de energia em soluções de PN, enquanto uma solução de aminoácidos (p. ex., Travasol® 8,5% ou 10%; Baxter Health Care Corporation, Deerfield, IL, EUA) é utilizada para atender aos requerimentos proteicos (p. ex., síntese proteica, função imune). As emulsões lipídicas comerciais (p. ex., Intralipid® 20%; Baxter Health Care Corporation, Deerfield, IL, EUA) são compostas por óleo de soja, fosfolipídio de gema de ovo e glicerina. Essas emulsões fornecem, principalmente, ácidos graxos insaturados (linoleico, 44 a 62%; oleico, 19 a 30%; linolênico, 4 a 11%; palmítico, 7 a 14%). As soluções de PN utilizadas podem ou não conter lipídio, ou seja, misturas de dextrose/aminoácido ou dextrose/lipídio/aminoácidos. A adição de lipídios à fórmula de PN gera uma solução com menor osmolaridade em comparação com uma mistura de dextrose/aminoácido de densidade calórica similar. Assim, a solução com lipídios deve ser menos irritante para as veias periféricas. As soluções lipídicas devem ser incluídas na fórmula se o fornecimento desejado de calorias for próximo à manutenção real (32 a 33 kcal/kg/dia), pois esse nível de fornecimento de calorias de uma solução PN de dextrose/aminoácido geralmente causa hiperglicemia e glicosúria acentuadas. No entanto, quando o fornecimento desejado de energia é de 20 a 22 kcal/kg/dia, misturas de dextrose/aminoácidos podem ser usadas. Na medicina humana, tal abordagem é chamada *PN parcial* e usada principalmente no pós-operatório de pacientes que precisam de apenas alguns dias de suporte nutricional IV;[74] da mesma maneira, recomenda-se a PN parcial aos equinos que necessitam de alimentação IV de curta duração (3 a 7 dias). A administração de lipídios não é recomendada a pacientes com alto risco de hipertrigliceridemia ou hiperlipemia grave (p. ex., pôneis, Cavalos Miniaturas, burros). As concentrações séricas de triglicerídios devem ser regularmente monitoradas em caso de administração de soluções lipídicas a esses pacientes. Conforme discutido, o fornecimento de aminoácidos (proteína) a uma taxa de 0,6 a 0,8 g/kg CP por dia é uma diretriz para atender aos requerimentos proteicos em cavalos adultos, embora alguns autores tenham recomendado 1 a 1,5 g/kg/dia; e a administração de aminoácidos em dose de 0,6 a 2 g/kg/dia foi usada em equinos doentes sem complicações aparentes.

Uma fórmula sugerida de PN (Tabela 5.5) compreende 1 ℓ de dextrose a 50% (0,5 g/mℓ de dextrose × 3,4 kcal/g × 1.000 mℓ = 1.700 kcal), 1 ℓ de uma solução de aminoácidos a 10% (0,1 g/mℓ de aminoácidos × 4 kcal/g × 1.000 mℓ = 400 kcal) e 500 mℓ de emulsão lipídica a 20% (0,2 g/mℓ de lipídios × 9 kcal/g × 500 mℓ = 900 kcal). Esses componentes são diluídos com 4 l de fluido isotônico, produzindo um volume final de 6,5 ℓ com densidade calórica de, aproximadamente, 0,45 kcal/mℓ. Um suplemento multivitamínico pode ser adicionado a tal mistura. A solução pode ser preparada até 24 horas antes da administração e armazenada a 4°C até sua utilização.

Tabela 5.5 **Fórmula de nutrição parenteral e taxa de administração recomendada para um cavalo[a] de 500 kg.**

Variável da fórmula	Primeiras 12 h	Segundas 12 h	2° dia
Dextrose a 50%	1.000 mℓ	1.000 mℓ	1.000 mℓ
Lipídios a 20%	500 mℓ	500 mℓ	500 mℓ
Aminoácidos a 10%	1.000 mℓ	1.000 mℓ	1.000 mℓ
Fluidos isotônicos	4.000 mℓ	4.000 mℓ	4.000 mℓ
Volume total	6.500 mℓ	6.500 mℓ	6.500 mℓ
Kcal por bolsa	3.000	3.000	3.000
Kcal/h	210	333	480
Taxa (mℓ/h)	–	470	740
Bolsas necessárias	0,90 por 12 h	1,4 por 12 h	4 por 24 h
Kcals por dia	–	–	11.500

[a]Para a nutrição parenteral, as necessidades diárias de energia são estimadas em 23 kcal/kg/dia (11,5 Mcal por dia para um cavalo de 500 kg). (Adaptada de Robinson NE, Sprayberry K, eds. Current therapy in equine medicine. 6th ed. St. Louis, MO: Saunders; 2009.)

A administração de soluções de PN deve ser feita por meio de um cateter IV exclusivo (ou seja, sem administração de outros medicamentos por este cateter), de preferência inserido em uma veia grande, como a jugular, para minimizar o risco de complicações associadas à infusão de soluções hiperosmóticas. Alternativamente, um cateter de lúmen duplo pode ser usado, permitindo a administração da solução de PN por uma porta e de medicamentos e outros fluidos pela outra porta. Para minimizar o risco de tromboflebite, recomenda-se o uso de cateteres não trombogênicos, como os de poliuretano. É preciso ter atenção meticulosa à técnica estéril durante a colocação do cateter para minimizar ainda mais o risco de tromboflebite e outras complicações sépticas. As linhas de fluido usadas para a administração da solução PN devem ser trocadas a cada 24 horas. Uma bomba de infusão é necessária para assegurar a administração precisa da solução PN. A bolsa com a solução de PN deve ser coberta com um plástico marrom durante a administração para protegê-la da luz, que pode degradar os aminoácidos da solução.

A Tabela 5.5 mostra a taxa recomendada de alimentação parenteral para um cavalo de 500 kg. A taxa inicial de administração da solução de PN deve ser de, aproximadamente, 35% da oferta calórica desejada, aumentando para 60 a 65% após 12 horas e 100% (23 kcal/kg/dia) às 24 horas, desde que não haja complicações, como o desenvolvimento de hiperglicemia, glicosúria ou hiperlipemia acentuada. A hiperglicemia e a hiperlipemia foram as complicações mais comuns da PN pós-operatória em cavalos submetidos à cirurgia intestinal. Em um relato, a hiperglicemia foi observada em 52 dos 79 cavalos que receberam PN,[96] talvez por causa da resistência à insulina e/ou da frequência excessiva de administração. A glicemia deve ser determinada a cada 4 a 8 horas em equinos submetidos à PN, e a taxa de administração de dextrose deve ser reduzida caso a glicemia exceda o limiar renal (aproximadamente 180 a 200 mg/dℓ). A infusão constante de insulina (p. ex., insulina regular em dose inicial de 0,05 a 0,1 UI/kg/h) pode ser instituída se a redução da frequência de administração de dextrose não corrigir a hiperglicemia. A glicemia deve ser monitorada com cuidado (p. ex., a cada 2 a 6 horas). Ajustes na dose de insulina podem ser necessários para alcançar o controle glicêmico. A concentração sérica de ureia, triglicerídios e eletrólitos deve ser monitorada, pelo menos, 1 vez/dia. Hipopotassemia, hipocalcemia e hipomagnesemia foram relatadas em cavalos submetidos à PN; e a suplementação destes nutrientes pode ser necessária em caso de alimentação parenteral por mais de 48 horas. Por fim, o PC deve ser registrado diariamente ou em dias alternados.

Transição para a alimentação voluntária

A diminuição da AEF ou PN é indicada quando o apetite retornar (ou quando a alimentação oral voluntária não for mais contraindicada). A princípio, pequenas quantidades de alimento palatável (p. ex., capim fresco ou feno folhoso) devem ser oferecidas. Se estes alimentos forem tolerados, o nível de alimentação por sonda ou parenteral pode ser gradualmente reduzido à medida que a oferta de alimento para consumo voluntário aumentar. O suporte nutricional pode ser interrompido quando a ingestão voluntária de alimento fornecer, pelo menos, 75% dos requerimentos de ED e proteína para manutenção. Como com qualquer programa alimentar, todas as mudanças na dieta devem ser graduais. O feno deve ser o componente principal, se não único, da dieta de convalescença, preferencialmente se for folhoso e tiver aroma fresco. Grãos ou rações comerciais concentradas devem ser oferecidos apenas se o feno sozinho não atender aos requerimentos. Uma alternativa aos grãos é a administração de 0,45 a 0,9 kg/dia de um produto rico em proteínas (aproximadamente 20 a 25% de CP, normalmente com adição de minerais e vitaminas) como suplemento ao feno.

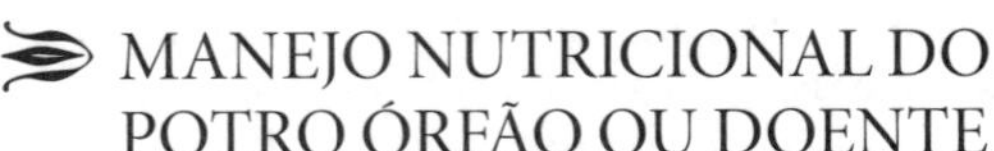

MANEJO NUTRICIONAL DO POTRO ÓRFÃO OU DOENTE

Metabolismo e requerimentos nutricionais do potro

Os requerimentos nutricionais do potro e a composição da dieta mudam substancialmente durante a transição gradual do neonato ao desmame. Ao nascer, o potro deve passar do fornecimento contínuo de nutrientes pela mãe, através da placenta, para a absorção intermitente de nutrientes ingeridos. Ao mesmo tempo, o metabolismo do recém-nascido não é mais capaz de depender da concentração materna de glicose para manter a normoglicemia, e o pâncreas assume a responsabilidade pela regulação da homeostase da glicose.[97] Essas consideráveis alterações no metabolismo energético nem sempre são tranquilas, e o potro neonato apresenta reservas energéticas limitadas na forma de glicogênio e gordura. Por isso, a hipoglicemia é frequente mesmo em neonatos normais, e potros doentes são suscetíveis à hipoglicemia profunda em caso de privação de aporte energético por algumas horas.[97]

O potro neonato tem alta taxa metabólica e precisa da ingestão frequente de grandes volumes de leite para atender a seus requerimentos energéticos de manutenção e crescimento. Em raças leves, a taxa média de ganho diário no primeiro mês de vida é de 1 a 1,5 kg/dia. Durante a primeira semana de vida, as necessidades calóricas são de aproximadamente 150 kcal/kg/dia. Tal valor diminui de modo gradual para cerca de 120 kcal/kg/dia às 3 semanas de idade e, depois, para 80 a 100 kcal/kg/dia entre 1 e 2 meses de idade.[81,82] Os potros neonatos saudáveis (< 7 dias de idade) mamam até 7 vezes por hora; cada mamada tem 1 a 2 minutos de duração. Posteriormente, há uma diminuição gradual na frequência de mamadas, mas um aumento em sua duração. Nas primeiras 24 horas de vida, os potros consomem aproximadamente 15% do CP como leite (ou seja, 8 ℓ em um potro de 50 kg); este volume aumenta para 23 a 25% da CP (15 ℓ) no 3º ou no 4º dia.[98] Com base em DM, o leite de égua apresenta, em média, 64, 22 e 13% de açúcar (como lactose), proteína e gordura, respectivamente. Por outro lado, o leite de vaca contém 38, 26 e 30% de açúcar, proteína e gordura, respectivamente. Por isso, a glicose (da lactose) é a principal fonte de energia para o potro.

Logo no 2º dia de vida, os potros começam a ingerir pequenas quantidades de feno, grama e grãos, além das fezes maternas, que provavelmente fornecem a microbiota microbiana inicial necessária para auxiliar a digestão desses alimentos. É improvável que os grãos e as fibras sejam bem digeridos até, pelo menos, várias semanas de idade, quando o potro começa a transição gradual da dieta à base de leite para a dieta à base de volumoso. A quantidade de leite produzido pela égua é máxima em cerca de 2 meses de lactação e, então, começa um declínio constante, que continua até o momento do desmame, quando o potro deve passar a depender de alimentos sólidos por uma proporção crescente de suas necessidades nutricionais. A função do intestino grosso amadurece completamente aos 3 a 4 meses de idade.

Suporte nutricional de potros órfãos

As opções primárias para o manejo de potros órfãos são a criação manual ou a obtenção de uma égua adotiva.[98,99] As mães adotivas são a melhor opção para potros com menos de 6 a 8 semanas de idade. As éguas Draft ou mestiças de temperamento calmo são boas mães adotivas. Qualquer disparidade entre o estágio da lactação e a idade do potro deve ser observada. O leite de uma égua com 4 a 6 semanas de lactação pode não ter a qualidade necessária para sustentar um recém-nascido. A administração de um suplemento mineral para o potro recém-nascido adotado por uma égua de lactação média a tardia pode ser necessária.

A criação manual tem várias desvantagens, inclusive o excesso de trabalho, o custo do sucedâneo e a alta incidência de problemas comportamentais. O risco de problemas comportamentais pode ser reduzido pela presença de uma companhia equina (p. ex., um cavalo ou um pônei calmo ou até mesmo outro potro órfão). Ensinar o potro a beber de um balde é preferível à mamadeira por ser menos trabalhoso para o proprietário e possibilitar o aleitamento em livre demanda. A alimentação no balde também ajuda a evitar alguns dos problemas comportamentais que se desenvolvem em potros com forte conexão emocional a pessoas. A mamadeira pode ser a única opção em potros recém-nascidos, mas se recomenda a transição rápida para a alimentação com balde. Também é importante assegurar a ingestão adequada de colostro (e a aquisição de imunidade passiva) em potros que são órfãos ao nascimento.

O leite de vaca enriquecido (pela adição de 20 g/ℓ de dextrose a leite semidesnatado), o leite de cabra e os sucedâneos para bezerros, cordeiros e cabritos têm sido usados na criação de potros, mas uma fórmula de leite de égua de alta qualidade é preferível. Com base na DM, os sucedâneos para potros devem conter aproximadamente 15% de gordura e 22% de CP, com teor de fibra inferior a 0,5%.[99] Os sucedâneos são administrados como soluções a 10 a 15% após a diluição em água e costumam ter cerca de 500 kcal/ℓ ao serem preparados de acordo com as instruções do fabricante. O volume de leite deve ser dado por 7 a 10 dias. Uma recomendação é começar em 5 a 10% CP, aumentando para 20 a 25% CP no 10º dia. A ingestão de 20 a 25% CP/dia como sucedâneo atende aos requerimentos de energia e nutrientes para o crescimento. Como guia geral, a maioria dos potros de raças leves precisa de 14 a 17,5 ℓ de leite por dia durante as primeiras 2 a 3 semanas de vida, enquanto os potros de raças de tração necessitam de 21 a 28 ℓ. Os potros podem ser alimentados com pouca frequência, 2 a 4 vezes/dia, embora refeições mais constantes (6 a 9 por dia) sejam recomendadas em potros jovens e durante a fase inicial da criação manual para evitar a sobrecarga do sistema digestório. Os baldes de alimentação devem ser cuidadosamente limpos todos os dias. Da mesma maneira, a higiene rigorosa é necessária durante a preparação do sucedâneo. A água fresca deve estar sempre à disposição.

A CP ou as medidas lineares que preveem ganho de peso e altura[100] devem ser monitoradas com regularidade (p. ex., semanalmente). As taxas esperadas de crescimento e ganho de peso de algumas raças equinas foram descritas. Estudos com potros criados à mão demonstraram taxas de crescimento similares àquelas observadas em indivíduos criados por suas mães.[101] A alimentação sólida deve ser introduzida às 2 a 3 semanas de idade (p. ex., pequenas quantidades de feno de alta qualidade e/ou *pellets* à base de leite). Até 1 kg de *pellets* de leite por dia pode ser dado, com uma redução concomitante no fornecimento de leite líquido. Os potros órfãos podem ser desmamados entre 10 e 12 semanas de idade, com transição para a dieta com forragem e ração específica equilibrada (16 a 18% CP).

Nutrição do potro neonato doente

Os requerimentos energéticos (calóricos) de potros doentes e em decúbito são menores do que os de potros saudáveis, em parte devido à menor atividade física e à diminuição temporária na taxa de crescimento em comparação com neonatos saudáveis. Em um estudo, a taxa metabólica de potros sadios foi de 130 a 140 kcal/kg CP por dia, enquanto a taxa metabólica de potros imaturos e com síndrome de asfixia perinatal se mostrou de aproximadamente 62 a 69 kcal/kg CP por dia.[81] É possível que a sepse e a endotoxemia aumentem a taxa metabólica, embora estudos em neonatos humanos indiquem que a doença grave não é acompanhada por um estado hipermetabólico. Atualmente, recomenda-se a administração de aproximadamente 45 a 50 kcal/kg PC por dia a potros em estado grave e em decúbito.[98,102] Tal abordagem "hipocalórica" ao suporte nutricional pode evitar complicações associadas à superalimentação, como hiperglicemia e glicosúria, principalmente em potros com sepse, nos quais a resposta inflamatória sistêmica contribui para a resistência à insulina e a intolerância a carboidratos. Os potros neonatos requerem aproximadamente 1,5 g de proteína/kg CP por dia.

O adágio "se o intestino funciona, use-o" também se aplica ao suporte nutricional de potros neonatos doentes. O leite contém substâncias tróficas que promovem o crescimento e o desenvolvimento do sistema gastrintestinal. Além disso, acredita-se que a nutrição enteral reduz o risco de sepse associada à translocação bacteriana. No entanto, a alimentação parenteral é necessária em potros com disfunção do sistema gastrintestinal.

Nutrição enteral

A avaliação completa da função gastrintestinal é necessária antes da instituição do suporte com EN, inclusive ausculta abdominal e determinação da presença de distensão abdominal e refluxo gástrico. Radiografias e exame ultrassonográfico do abdome para a avaliação das dimensões e da motilidade do intestino também podem ser indicados. Potros com evidências de disfunção gastrintestinal, como refluxo gástrico, distensão intestinal, aumento da espessura da parede intestinal e íleo geralmente não toleram a alimentação enteral. Uma abordagem conservadora à alimentação enteral também é indicada em potros prematuros ou imaturos, cujo sistema gastrintestinal pode não estar completamente desenvolvido. Potros com síndrome de asfixia perinatal ou sepse grave podem ser intolerantes à alimentação enteral, devido à lesão isquêmica intestinal.

O leite de égua apresenta-se como o substrato preferível para a alimentação enteral. Ele é altamente digerível e, evidentemente, tem o equilíbrio correto de nutrientes para o crescimento e o desenvolvimento normais. Sucedâneos comerciais podem ser usados, mas os profissionais devem ter em mente que esses produtos são de origem bovina e têm digestibilidade menor em comparação com o leite de égua. Isso pode aumentar o risco de disfunção intestinal associada à alimentação enteral. O leite de vaca semidesnatado (2% de gordura) com 20 g/ℓ de dextrose (açúcar de milho) pode ser usado na ausência de leite de égua (ou seu sucedâneo). Os potros que não conseguem mamar na égua (ou quando não há égua à disposição) podem ser alimentados com mamadeira, tigela ou sonda nasogástrica. Recomenda-se a alimentação com mamadeira em caso de futura transferência do potro para uma égua em um curto período de tempo. O profissional deve lembrar, porém, que a mamadeira é muito trabalhosa e associada a certo risco de aspiração de leite se a taxa de fluxo exceder a capacidade do potro de mamar adequadamente. O risco de aspiração é menor com a alimentação em tigela porque a cabeça está posicionada com o focinho para baixo durante a ingestão.

Muitos potros doentes e em decúbito têm reflexo de sucção fraco ou descoordenado e são suscetíveis à aspiração de leite e pneumonia. Tais pacientes devem receber o leite por meio de uma sonda de alimentação. As sondas nasogástricas de demora e calibre pequeno (p. ex., NG1243-12Fr® × 108 cm, MILA International, Erlanger, KY, EUA) e a administração de volumes pequenos em intervalos frequentes (p. ex., a cada 20 minutos) são preferíveis às sondas nasogástricas de passagem repetida em intervalos de 1 a 2 horas. As alimentações em bólus grandes podem sobrecarregar a capacidade digestiva, e a passagem repetida da sonda gástrica é um estresse desnecessário para o potro. Outra vantagem das sondas de diâmetro pequeno é a não interferência na resposta de sucção. Portanto, a sonda pode ser mantida enquanto o potro é transferido para a amamentação na égua. A sonda alimentar deve ser inserida com o potro em decúbito ventral, e sua colocação correta no esôfago deve ser confirmada por meio de radiografia ou endoscopia. A sonda deve ser fixada às narinas externas por meio de suturas ou com uma bandagem elástica circunferencial em torno do focinho. É importante verificar o posicionamento da sonda a cada alimentação e a ausência de refluxo gástrico. O potro deve estar em decúbito ventral ou em estação durante a alimentação. O leite deve ser administrado por fluxo de gravidade e seguido por uma pequena quantidade de água limpa para lavagem da sonda. A sonda deve ser tampada entre as alimentações para evitar a aspiração de ar. As sondas de alimentação devem ser substituídas a cada 1 ou 2 dias para a redução do risco de infecção do sistema gastrintestinal.

A taxa inicial sugerida de administração de leite é de 2 a 3 mℓ/kg CP por hora ou 100 a 150 mℓ/h para um potro de 50 kg, o que fornece 2,4 a 3,6 ℓ de leite a um potro de 50 kg durante as primeiras 24 horas de alimentação enteral (Tabela 5.6). Os fluidos com dextrose podem ser administrados por via IV para o aumento do aporte calórico durante a transição ao nível adequado de alimentação enteral. A taxa de alimentação pode aumentar gradualmente nos próximos 2 a 3 dias (p. ex., passando a 4 a 5 mℓ/kg/h no 2º dia e, depois, 6 a 8 mℓ/kg/h no 3º dia), o que representa uma ingestão diária total de 10 a 15% CP. Com o aumento da taxa de alimentação enteral, o suporte calórico IV (dextrose) pode ser gradualmente interrompido. Esse nível de alimentação provavelmente atende aos requerimentos energéticos de manutenção de potros hospitalizados. Dependendo da velocidade da melhora clínica e do tempo de internação, é possível aumentar o volume da alimentação para 22 a 23% CP por dia, o que se aproxima do consumo de leite por potros neonatos saudáveis. O monitoramento clínico deve incluir avaliações frequentes da função gastrintestinal, com atenção a refluxo gástrico, sons intestinais, distensão abdominal e quantidade e qualidade das fezes. Refluxo gástrico, distensão abdominal, cólicas, diarreia ou constipação intestinal podem indicar intolerância à alimentação enteral e necessidade de ajustes no programa de alimentação. Os ajustes podem envolver a diminuição no volume ou na frequência de alimentação enteral. Os potros alimentados com sucedâneos parecem mais propensos à redução da consistência das fezes do que aqueles alimentados com leite de égua. Em alguns casos, observa-se a melhora clínica após a suplementação com 6.000 unidades de lactase (Lactaid®; McNeil Nutritionals, LLC, Ft. Washington, PA, EUA) por potro de 50 kg a cada 3 a 8 horas, misturadas ao sucedâneo antes da alimentação.[103]

Nutrição parenteral

Indica-se o suporte com PN para potros com função gastrintestinal deficiente e intolerância à alimentação enteral. A suplementação parenteral a curto prazo (menos de 24 horas) não requer o uso de uma solução PN balanceada com fontes de carboidratos, aminoácidos e lipídios. No entanto, a administração da PN por um período maior requer uma fórmula mais completa.

A suplementação calórica a curto prazo pode ser realizada com a administração de fluido IV com 5% de dextrose (p. ex., água com dextrose a 5% [D5W], solução de lactato de Ringer com dextrose a 5%, soro fisiológico a 0,45% com dextrose a 5%) e soluções eletrolíticas hipotônicas de manutenção com 5% de dextrose.[97] Os fluidos com dextrose não devem ser usados na reanimação inicial em grande volume porque geralmente causam hiperglicemia grave. Após a reanimação inicial, as soluções com eletrólitos, bem como dextrose, podem ser usadas como fluidos primários na terapia de manutenção de potros com perdas contínuas mínimas de fluidos. A D5W não é uma boa escolha como solução de manutenção porque não possui eletrólitos. É mais utilizada no fornecimento de água livre a pacientes com condições hiperosmolares. O teor calórico de uma solução de dextrose a 5% é de 0,17 kcal/mℓ. Assim, uma taxa de infusão de 10 mℓ/kg por hora fornece, aproximadamente, 40 kcal/kg/dia (0,17 kcal/kg/h × 24 h/dia = 41 kcal/kg/dia). No entanto, essa taxa de infusão é mais do que o dobro dos requerimentos de manutenção de fluidos de potros recém-nascidos (4 a 5 mℓ/kg/h). Portanto, uma taxa de infusão de 5 mℓ/kg por hora (que fornece cerca de 20 kcal/kg/dia) é mais apropriada para o suporte calórico parcial com soluções de dextrose a 5%.[97] Deve-se ter cuidado ao ajustar a taxa de infusão em resposta a mudanças no estado de hidratação para evitar a administração excessiva

Tabela 5.6 Recomendações alimentares para potros neonatos e em crescimento.

Idade do potro (dias)	Requerimento energético	Volume de leite de égua ou sucedâneo	Percentual de peso corporal alimentado
0 a 1	150 kcal/kg/dia	2 a 3 mℓ/kg/h	5 a 7%
2 a 3	150 kcal/kg/dia	4 a 5 mℓ/kg/h	10 a 12%
4 a 7	150 kcal/kg/dia	6 a 8 mℓ/kg/h	14 a 20%
8 a 30	120 kcal/kg/dia	9 a 10 mℓ/kg/h	22%
30 a desmame	80 a 100 kcal/kg/dia	Diminuição gradual e substituição por alimento sólido	–

de dextrose, sobretudo em potros prematuros ou muito doentes que podem ser intolerantes à glicose.

Uma abordagem alternativa é a administração de uma solução de dextrose a 50% com bomba de infusão, desde que fluidos isotônicos sejam dados ao mesmo tempo para minimizar o risco de lesão endotelial vascular pela hiperosmolaridade. A solução de dextrose a 50% não é recomendada, a menos que uma bomba de infusão esteja à disposição. O teor calórico da solução de dextrose a 50% é de 1,7 kcal/mℓ; portanto, a taxa de infusão de 1 mℓ/kg por hora fornece cerca de 40 kcal/kg/dia (1,7 kcal/kg/h × 24 h/dia = 41 kcal/kg/dia). Nessa baixa taxa de infusão, as necessidades primárias do paciente podem ser atendidas com um fluido eletrolítico isotônico sem dextrose. A taxa de infusão pode ser alterada conforme a hidratação do paciente, sem preocupações relacionadas com os requerimentos do plano nutricional.[97]

Duas abordagens são utilizadas na formulação de soluções de PN para potros.[97,98,104] A primeira envolve a determinação exata das necessidades metabólicas previstas do paciente, seguida pelo desenvolvimento de uma formulação que atenda a todas elas com uma mistura de dextrose, aminoácidos e lipídios. A segunda abordagem é mais simples e prática e usa uma das duas fórmulas básicas de PN (Tabela 5.7):

1. Solução I: uma mistura de volumes iguais de solução de dextrose a 50 e 8,5% de aminoácidos, destinada ao uso a curto prazo (densidade calórica = 1,02 kcal/mℓ).
2. Solução II: uma mistura de três partes de solução de dextrose a 50%, quatro partes de aminoácidos a 8,5% e uma parte de lipídios a 20%; prefere-se esta solução em potros com baixa tolerância à dextrose infundida (densidade calórica = 1,08 kcal/mℓ).

Conforme já discutido, há degradação de proteínas no tecido muscular durante doenças graves, como a sepse. Assim, o fornecimento adequado de energia e aminoácidos para combater essa resposta catabólica é um objetivo importante do suporte por PN. A proporção recomendada é de 100 a 200 calorias não proteicas por grama de nitrogênio.[105] Em um relato, a quantidade de proteína afetou o ganho de peso de potros recém-nascidos, com uma associação negativa entre a razão de calorias não nitrogenadas por gramas de nitrogênio (NPC/g N) e a taxa de ganho de peso.[106] A solução I fornece 125 NPC/g N e a solução II contém 131 NPC/g N.

A inclusão de lipídios na formulação PN possibilita o fornecimento de um número maior de calorias por unidade de volume em comparação com soluções contendo apenas dextrose. Outra vantagem das emulsões lipídicas é sua isotonicidade, o que modera a hipertonicidade da formulação PN e pode diminuir o risco de tromboflebite. Em um relato recente, o uso de soluções de PN com lipídios tornou possível o fornecimento de 40 a 92 kcal/kg/dia (média = 63 kcal/kg/dia) para os potros, em comparação com 25 a 66 kcal/kg/dia = 41 kcal/kg/dia) da solução à base de dextrose.[104]

Os métodos de administração de soluções de PN foram discutidos (ver a seção anterior, "Suporte nutricional para cavalos doentes"). O cateter e seu sítio de inserção devem ser monitorados, pelo menos, 2 vezes/dia quanto ao aumento de temperatura e volume ou exsudação. A maior resistência ao fluxo de fluido no cateter pode ser uma indicação de trombose mais profunda da vasculatura e costuma requerer o cateterismo alternativo, como na veia jugular oposta, em uma veia cefálica ou em uma veia torácica lateral. Calcula-se a taxa de infusão (em mℓ/h) com base no valor desejado de kcal/kg/dia a ser administrado. Uma meta inicial razoável é 40 a 50 kcal/kg/dia; taxas mais altas de aporte energético geralmente causam hiperglicemia e hiperlipidemia. A taxa inicial de infusão das soluções de PN deve ser 50% da taxa final calculada e aumentar gradualmente a cada 1 a 3 horas após o monitoramento da glicemia para assegurar a ausência de hiperglicemia (glicemia > 180 mg/dℓ).

A temperatura retal deve ser cuidadosamente monitorada durante o suporte com PN porque a febre é uma manifestação precoce comum de infecção sistêmica. A glicemia também deve ser monitorada com cuidado e em frequência dependente de sua estabilidade. A glicemia deve ser mantida entre 90 e 180 mg/dℓ. Embora o limiar renal da glicose não seja bem descrito em potros, muitos indivíduos apresentam glicosúria e diurese caso a glicemia seja superior a 180 mg/dℓ. A produção de urina deve ser continuamente monitorada, bem como a concentração urinária de glicose, pelo risco de diurese e glicosúria induzida pela hiperglicemia. O monitoramento clinicopatológico deve ser composto por hemogramas completos e bioquímicas séricas diárias em casos críticos. Tais exames podem ser realizados a cada 48 a 72 horas em pacientes mais estáveis. O CP deve ser avaliado diariamente para garantir que o potro esteja, pelo menos, mantendo-o durante o suporte com PN.

Alguns potros em estado grave são intolerantes mesmo com uma taxa conservadora de administração de dextrose por causa da resistência à insulina. A administração de insulina é necessária para controlar a hiperglicemia e possibilitar a obtenção do nível desejado de suporte com PN.[97] O uso da taxa de infusão contínua (CRI, do inglês *continuous rate infusion*) para a administração de insulina é preferível à administração intermitente em bólus. Uma taxa inicial de infusão de insulina de 0,07 UI/kg por hora costuma ser bem tolerada. Se possível, alterações simultâneas na taxa de infusão de insulina e PN devem ser evitadas, pois isso pode causar flutuações acentuadas na glicemia. O monitoramento da glicemia deve ser realizado, pelo menos, 1 vez por hora nas primeiras 2 a 3 horas após o início da administração de insulina em CRI. Em caso de persistência da hiperglicemia (glicemia > 150 mg/dℓ) além das 2 primeiras horas de tratamento com insulina, a taxa de infusão pode ser aumentada em 50%, seguida pelo monitoramento horário da

Tabela 5.7 Formulação de soluções de nutrição parenteral para potros neonatos.

Formulação	Composição	Densidade calórica (kcal/mℓ)	Calorias não proteicas/g nitrogênio
Fórmula I	1.500 mℓ de dextrose a 50%, 1.500 mℓ de aminoácidos a 8,5%	1,02	125
Fórmula II	1.500 mℓ de dextrose a 50%, 500 mℓ de lipídios a 20%, 2.000 mℓ de aminoácidos a 8,5%	1,08	131

glicemia por mais 2 ou 3 horas. Este procedimento para o aumento da taxa de infusão de insulina pode ser repetido se a hiperglicemia persistir. Por outro lado, em caso de hipoglicemia (glicemia < 60 mg/dℓ), um bólus de 0,25 a 0,5 mℓ/kg de solução de dextrose a 50% deve ser administrado por via IV por 3 a 5 minutos. A glicemia deve, então, ser reavaliada a cada 30 minutos por, pelo menos, 90 minutos. Em caso de recidiva da hipoglicemia, um segundo bólus de dextrose deve ser administrado, e a taxa de infusão de insulina, reduzida em 50%. O monitoramento cuidadoso é, então, necessário por mais 60 a 90 minutos para avaliar a estabilidade da glicemia. Em geral, outras alterações na taxa de infusão de insulina não são necessárias após a obtenção do estado estacionário, em que a glicemia é estável e a taxa desejada de administração de PN foi conseguida.

Para interromper o suporte com PN, recomenda-se a redução gradual da taxa de infusão em 25 a 50% a cada 4 a 6 horas, acompanhada pela introdução também gradual da alimentação enteral. O monitoramento da glicemia deve continuar durante esse processo de interrupção para evitar a hipoglicemia grave.

CONTROLE DA OBESIDADE

A obesidade é um novo problema em populações equinas de companhia. Tem sido associada à resistência à insulina em cavalos e pôneis. Tanto a obesidade quanto a resistência à insulina são relacionadas com o aumento do risco de laminite, principalmente da forma associada à pastagem.[8,9,107] Não há uma definição universal de obesidade em cavalos e pôneis. De acordo com o sistema de Henneke, os equinos com BCS de 8 (obeso) ou 9 (obesidade extrema) podem ser definidos como obesos e aqueles com BCS 7 podem ser considerados como sobrepeso, se não obesos. Poucos estudos examinaram a prevalência de obesidade em populações de cavalos e pôneis. O estudo do National Animal Health Monitoring System (NAHMS) de 1998 estimou que 4,5% da população equina dos EUA apresentava sobrepeso ou obesidade.[108] No entanto, a precisão dessa estimativa pode ser questionada por ter sido baseada em relatos de proprietários e não nos resultados do exame físico. Observações feitas por veterinários de equinos sugerem que a prevalência de obesidade é muito maior do que a estimativa do NAHMS. Em apoio a tal afirmação, um estudo transversal prospectivo recente com 300 cavalos adultos (sem pôneis) no sudoeste da Virgínia, EUA, relatou obesidade (BCS de 8 ou 9) em 56 animais (ou seja, uma prevalência de 19%).[109] Em um estudo com 319 animais de equitação de entretenimento na Escócia, 32% eram obesos e outros 35% foram considerados gordos.[110]

É provável que a causa da obesidade em cavalos e pôneis seja multifatorial. No entanto, a superalimentação e a falta de atividade física são fatores contribuintes. Muitos cavalos são mantidos em confinamento (p. ex., baias, estábulos pequenos) durante grande parte do dia e, mesmo que participem em atividades de equitação 2 ou 3 dias por semana, podem não exigir mais do que o aporte energético de manutenção. No entanto, muitos desses cavalos recebem muito mais do que seus requerimentos energéticos de manutenção, o que é um problema composto pelo fornecimento de grãos puros ou em misturas e outros alimentos com alta densidade calórica. A obesidade também pode ser um problema em alguns cavalos e pôneis com acesso irrestrito ao pasto, principalmente durante a primavera e o outono, quando a forragem cresce ativamente e é abundante e rica em energia. Em um estudo de Thatcher *et al.*, mais de 60% dos equinos pesquisados foram mantidos em pasto durante todo o ano e não foram usados em nenhum tipo de atividade de equitação.[109]

Os requisitos de manutenção de ED de equinos variam entre 30 e 36 kcal/kg PC (Tabela 5.8), com variação entre os indivíduos devido a diferenças na composição da dieta, idade, raça, ambiente e composição corporal, entre outros fatores.[1] Assim, para um cavalo de 500 kg, as necessidades energéticas mínimas de manutenção são de 15,2 Mcal ED/dia. Este requerimento pode ser atendido em cerca de 7 kg de feno de alta qualidade (ou seja, não há necessidade de suplementação com grãos). Para ilustrar o impacto da superalimentação moderada na CP, convém considerar o efeito da adição de 1 kg de grãos puros ou em mistura por dia à ração de tal cavalo por um período de 1 ano (ou seja, mais 3 Mcal/dia ou > 1.000 Mcal em 1 ano). Presumindo que 20 a 25 Mcal de ED *acima da manutenção* são necessários para 1 kg de ganho de peso, o cavalo desse exemplo engordará mais de 40 kg neste período (com um aumento de 1 a 1½ unidade no BCS).

Tabela 5.8 Aporte recomendado de energia digestível em cavalos maduros (Mcal/dia).[a]

	Peso corporal desejado		
Tipo de cavalo	**400 kg (880 lb)**	**500 kg (1.100 lb)**	**600 kg (1.320 lb)**
Adulto sedentário[b]			
Atividade voluntária mínima	12,1	15,2	18,2
Atividade voluntária média	13,3	16,7	20
Atividade voluntária elevada	14,5	18,2	21,8
Adulto, exercício leve	16	20,3	24
Adulto, exercício moderado	18,6	23,3	28
Adulto, exercício intenso	21,3	26,6	32
Adulto, exercício muito intenso	27,6	35,6	41,4
Prenhe: 0 a 4 meses	13,3	16,7	20
5 meses	13,7	17,1	20,5
6 meses	13,9	17,4	20,9
7 meses	14,3	17,9	21,5
8 meses	14,8	18,5	22,2
9 meses	15,4	19,2	23,1
10 meses	16,2	20,2	24,2
11 meses	17,1	21,4	25,7
Lactação: 1º mês	25,4	31,7	38,1
2º mês	25,3	31,7	38
3º mês	24,5	30,6	36,7
4º mês	23,6	29,4	35,3
5º mês	22,7	28,3	34
6º mês	21,8	27,2	32,7

[a]Os aportes recomendados para garanhões e equinos em crescimento podem ser encontrados na publicação do NRC. [b]Adultos sedentários: mínimo = muito inativo na baia/*paddock*, fácil manutenção; elevado = muito ativo na baia/*paddock*, difícil manutenção. Exercício leve: 1 a 3 h/semana; passo, trote. Exercício moderado: 3 a 5 h/semana; passo, trote, algum galope; atividades fáceis. Exercício intenso: 4 a 5 h/semana; trote, galope; atividades difíceis. Muito intenso: corrida; competição de elite de 3 dias; enduro. (De Committee on Nutrient Requirements of Horses, National Research Council. Nutrient Requirements of Horses. 6th ed. rev. Washington, DC: National Academies Press; 2007.)

A genética pode ser outro fator na predisposição à obesidade. Muitas vezes, os proprietários e os veterinários usam o termo *easy keeper* (animal de fácil manutenção) para descrever um cavalo ou pônei com tendência a estar acima do peso e que parece exigir menos calorias do que a maioria dos indivíduos para manter sua condição corporal. Os pôneis e cavalos de determinadas raças (p. ex., Morgans, Árabes, Pasos Finos) parecem se encaixar nessa descrição. Uma hipótese é que certas linhagens de cavalos e pôneis herdaram características genéticas que facilitaram a sobrevida com forrageiras de baixa qualidade ou frente à disponibilidade limitada de alimento: o chamado genótipo econômico.[8,111] Esses animais, ao serem alimentados de modo abundante, principalmente com grãos ou volumosos ricos em NSC, ganham peso e ficam obesos.

A obesidade em cavalos e pôneis é um fator de risco para o desenvolvimento de laminite. Os traumatismos mecânicos causados pelo aumento da carga nos membros são um possível motivo para a associação entre obesidade e laminite. No entanto, o maior risco de laminite em equinos obesos é mais provavelmente relacionado com a resistência insulínica concomitante. Em um estudo recente com pôneis, um fenótipo caracterizado por adiposidade generalizada ou regional (sobretudo o pescoço "cristado"), hiperinsulinemia e hipertrigliceridemia foi relacionado com um risco 10 vezes maior de desenvolvimento de laminite associada a pastagem. O agrupamento desses fatores de risco para laminite é denominado *síndrome pré-laminítica*.[8] Associações semelhantes entre obesidade, resistência à insulina e laminite foram observadas em cavalos, levando ao uso do termo *síndrome metabólica equina*.[112] Pôneis, burros e cavalos miniaturas obesos são propensos ao desenvolvimento de hiperlipemia durante períodos de estresse ou balanço energético negativo (p. ex., doença concomitante, lactação). Outros efeitos propostos da obesidade são a má termorregulação em clima quente, a redução do desempenho atlético e o aumento do risco de lesões articulares, mas não há evidências. Em éguas reprodutoras, a obesidade e a resistência à insulina são associadas ao prolongamento da fase lútea e dos intervalos interovulatórios,[112] mas o impacto dessas alterações no ciclo estral sobre o desempenho reprodutivo não foi extensivamente estudado.

Programas de controle de peso

Em equinos, como em humanos, comer menos e se exercitar mais são as principais estratégias para melhorar o CP e a condição corporal. As etapas importantes no desenvolvimento de um programa de controle de peso são:

- Reconhecimento do proprietário/instrutor de que o cavalo ou pônei está acima do peso ou obeso: segundo o velho ditado, "a beleza está nos olhos de quem vê", e diferentes disciplinas equestres e raças adotaram padrões diferentes para a avaliação da condição corporal. No entanto, a eficácia de qualquer programa de perda de peso depende muito da disposição do proprietário ou do tratador em cumprir o plano
- Avaliação do atual programa de alimentação e alojamento: uma avaliação completa do tipo de alimento fornecido (inclusive da alimentação suplementar, feno, qualidade de pastagem e tempo permitido de pastoreio) e de suas quantidades
- Avaliação da carga de trabalho semanal e da aptidão ao exercício: o cavalo ou pônei participa de atividade física estruturada (p. ex., montaria)? Se sim, quanto? Muitos equídeos obesos fazem pouco exercício estruturado. Informações sobre o nível de atividade atual e a aptidão ao exercício são a base para recomendações relacionadas com a atividade física
- Estabelecimento de metas realistas para a perda de peso e monitoramento regular do progresso: na experiência do autor, há uma grande variação na resposta de cavalos e pôneis obesos aos programas de perda de peso. Alguns indivíduos sofrem perda substancial de CP e adiposidade depois de 2 a 3 meses de restrição alimentar e aumento da atividade física. Em outros, o progresso pode ser lento e frustrante, e outros ajustes na dieta e no nível de atividade física podem ser necessários para a melhora satisfatória. Como guia, um regime eficaz deve levar à perda de aproximadamente 25 a 30 kg em 4 a 6 semanas. Tal diminuição do CP pode ser acompanhada pela perda de, aproximadamente, 1 unidade de BCS. No entanto, a perda de peso inicial pode ser causada pela diminuição na gordura abdominal ou na massa gorda abdominal; e a maior perda de peso pode ser necessária antes da ocorrência de mudanças perceptíveis no BCS. O CP e a condição corporal devem ser regularmente avaliados (p. ex., a cada 2 a 4 semanas) durante o programa de *redução de peso* para que o progresso possa ser monitorado e o esquema ajustado como necessário
- Mudanças na dieta de maneira gradual, além de evitar períodos prolongados de jejum: a inanição abrupta em pôneis, burros e cavalos miniaturas obesos é associada ao risco de hiperlipemia e lipidose hepática e renal
- Desenvolvimento de um programa adequado de *manutenção de peso* depois de alcançar a CP e a condição corporal desejados: isso inclui a avaliação mensal da CP e da condição corporal para assegurar que o programa alimentar seja adequado ao nível atual de atividade física e outras influências ambientais sobre os requerimentos energéticos (p. ex., condições ambientais).

Em pessoas obesas, a combinação de restrição calórica e atividade física regular pode levar à perda de peso mais substancial do que qualquer estratégia isolada. No entanto, os estudos em seres humanos também demonstraram que a atividade física é benéfica mesmo na ausência de perda de peso, conforme mostra a melhora na resistência à insulina, no perfil lipídico no sangue e nos marcadores de inflamação, que são fatores de risco para o desenvolvimento de doença cardiovascular. Da mesma maneira, um estudo em um pequeno número de éguas obesas demonstrou a melhora na sensibilidade à insulina sem mudança no CP após 7 dias de exercício em redondel (15 a 20 minutos/dia).[113] Assim, um programa de exercício regular tende a ser benéfico no manejo de cavalos e pôneis obesos (mas sadios). Na experiência do autor, a redução de peso e o subsequente controle são melhores quando a restrição alimentar é combinada com um programa de equitação ou exercícios. Sugere-se um regime de exercícios começando com 2 ou 3 sessões por semana (20 a 30 minutos por sessão) e o subsequente aumento para 4 ou 5 vezes/semana com elevação gradual da intensidade e da duração da atividade física.

Alimentação de cavalos obesos

A restrição calórica é de suma importância no manejo de equinos obesos. A criação de um estado de balanço energético negativo mostra-se necessária para alcançar a perda de peso. Diversas estratégias dietéticas podem ser aplicadas dependendo da condição corporal atual e desejada do cavalo e de outras circunstâncias individuais. Uma certa quantidade de tentativa e reavaliação é invariavelmente necessária para alcançar o objetivo de peso e condição em um animal. As principais considerações são a quantidade e a composição da alimentação. A remoção do pasto (p. ex., para um grande terreno seco) é necessária para o controle adequado da ingestão alimentar. Alguns nutricionistas e veterinários recomendam o pastoreio restritivo como meio de diminuição da ingestão calórica em equinos com excesso de peso. Contudo, um estudo em pôneis obesas não relatou nenhuma mudança no CP com o acesso ao pasto por 12 horas diárias (durante o dia ou a noite),[114] talvez devido ao aumento do consumo de volumoso no período restrito de pastejo. Outro estudo estimou que os pôneis podem consumir 40% de sua ingestão diária de DM durante 3 horas de pastoreio.[115] São estratégias que possibilitam o pastoreio com minimização da ingestão de volumoso: a aplicação de focinheiras, o pastoreio depois de outros cavalos, o corte da pastagem e a remoção do capim cortado antes do acesso, a colocação de uma camada grossa de lascas de madeira em um piquete pequeno e o uso de terrenos secos ou áreas cobertas. É importante garantir que os cavalos com focinheiras possam consumir água. Para alguns cavalos e pôneis obesos, o retorno ao acesso menos restrito às pastagens é possível após a obtenção do CP e da condição desejada. Mesmo assim, o pastoreio reduzido pode ser justificado durante períodos de crescimento rápido (ou seja, primavera e outono), devido à probabilidade de ganho de peso e exacerbação da resistência à insulina, com consequente aumento do risco de laminite.

De modo geral, as rações para equinos com excesso de peso e obesos devem ser ricas em fibra e ter baixo teor de NSC. Os cavalos em manutenção precisam de, aproximadamente, 2% do CP como volumoso suplementado ou não para atender aos requerimentos diários de nutrientes. O primeiro passo para a restrição de calorias e a perda de peso é a redução (em animais com excesso de peso) ou a remoção total (em animais obesos) de grãos e outras fontes concentradas de calorias (p. ex., misturas comerciais de grãos, alimentos com adição de gorduras) da dieta. O consumo excessivo de outros alimentos, como cenouras e maçãs, também deve ser reduzido. A forragem (feno ou substituto, como capim cortado, palha ou *haylage* [pré-secado]) deve ser a fonte primária, senão a única, de energia. Em algumas áreas em que a alimentação se baseia em volumosos, há alimentos com baixo valor calórico e suplementados com vitaminas e minerais. Este tipo de alimento é conveniente e pode ser usado como substituto do feno ou fornecido junto com ele. Em um estudo com pôneis obesos submetidos a uma dieta com volumoso de livre escolha (palha) durante o inverno e o verão, a ingestão voluntária (com base na DM) foi de cerca de 2% do PC, e a BCS permaneceu inalterada durante o período de avaliação.[116] Como um guia geral, portanto, o feno ou seu substituto devem ser inicialmente fornecidos a não mais do que 1,5% da CP atual por dia (os proprietários devem ser instruídos a pesar a ração), com posteriores reduções na alimentação conforme a perda de peso (p. ex., 1% da CP *alvo*). É preferível não diminuir o fornecimento de volumoso abaixo de 1% da CP. O consumo de quantidades menores de forragem pode aumentar o risco de disfunção do intestino grosso, comportamentos estereotipados (p. ex., mastigar madeira), ingestão de cama e coprofagia. O alimento deve ser dividido em 3 a 4 refeições por dia.

O feno de capim maduro (ou seja, com sementes visíveis e uma alta proporção caule/folha) tem mais fibra e menos energia e NSC do que feno imaturo e é um bom volumoso para cavalos ou pôneis obesos. O feno de alfafa ou outras leguminosas, como o trevo, é menos preferível porque, em média, tem mais energia e NSC do que o feno de capim. As forragens ensiladas costumam apresentar teores menores de NSC do que o feno da mesma cultura. No entanto, apesar do teor de NSC geralmente mais baixo da *haylage* em comparação com o feno, a alta palatabilidade de alguns tipos desta silagem pode resultar em maior ingestão total de NSC. Idealmente, os resultados da análise nutricional imediata, com medição direta de amido e ESC, devem ser revistos antes da escolha do feno. Recomenda-se que o teor de NSC seja inferior a 10%. As forragens de baixa digestibilidade e com alto teor de sílica devem ser usadas com cautela; afinal, de acordo com relatos observacionais, essa prática aumenta o risco de cólica por impactação em alguns animais.

As dietas compostas apenas por forragem não têm as quantidades necessárias de proteínas, sais minerais ou vitaminas. É possível que a falta de proteína a longo prazo leve à perda de massa muscular em vez de gordura. Portanto, a dieta forrageira deve ser complementada com uma ração comercial de baixa caloria com fontes de proteína de alta qualidade e uma mistura de vitaminas e sais minerais para equilibrar o baixo teor de vitamina E, cobre, zinco, selênio e outros oligoelementos dos fenos de capim maduro. De modo geral, tais produtos são feitos para fornecimento em pequenas quantidades (p. ex., 0,5 a 1 kg/dia); podem ser misturados à palha (capim cortado) para aumentar o tamanho da refeição e prolongar o tempo de alimentação, o que pode diminuir o tédio de animais submetidos a uma dieta restrita.

Pôneis, burros e cavalos miniaturas não devem ser abruptamente privados de alimento para a redução do CP ou ficar em jejum por períodos prolongados. Tais estratégias têm sido associadas ao desenvolvimento de hiperlipemia. Esse risco aumenta em momentos de estresse, como transporte, lactação, prenhez e mudanças de manejo. Conforme já mencionado, a perda de peso deve ocorrer em semanas a meses em vez de dias.

Outros fatores devem ser considerados no planejamento do programa de redução de peso, inclusive estratégias para o aumento do tempo de alimentação e a diminuição do tédio diante da oferta limitada de alimento, a necessidade de alimentação individual e não em grupo, a possível necessidade de mudança no tipo de cama e o possível uso de agentes farmacológicos (p. ex., levotiroxina) para maior perda de peso ou redução de comorbidades, como a resistência à insulina. Estudos recentes demonstraram que a levotiroxina sódica (48 mg/dia para um cavalo adulto) pode aumentar a perda de peso em equinos saudáveis.[117]

O uso de redes de feno com pequenas aberturas ou redes duplas de feno pode prolongar o tempo de alimentação em alguns cavalos. O tamanho da refeição e a duração da alimentação podem ser aumentados pela mistura com palha ou capim cortado. Em situações de alojamento em grupo, pode ser necessário separar o cavalo ou pônei obeso para proporcionar o controle rigoroso do consumo de alimento. Nos animais alojados em baias, a restrição alimentar pode promover a ingestão da cama. Como algumas palhas retêm partes de cereais, a ingestão da cama pode aumentar substancialmente a ingestão calórica diária (e, talvez, o risco de cólica). Nessa situação, recomenda-se o uso de maravalha, papel ou outras alternativas que não a palha na cama.

ALIMENTAÇÃO DE CAVALOS MAGROS E DESNUTRIDOS

O não atendimento dos requerimentos energéticos (ED) de um cavalo leva à perda de peso. A restrição nutricional prolongada (energia e proteína) provoca emaciação e, em casos graves, morte. Os cavalos com desnutrição crônica têm baixa condição corporal (BCS de 2 ou menos), com quantidade mínima de gordura subcutânea e menor massa muscular. O pelo costuma ter má aparência, e a fraqueza muscular pode fazer o animal ficar em decúbito. Os cavalos saudáveis mal alimentados demoram cerca de 60 a 90 dias para ficar em decúbito. Após 36 a 48 horas de decúbito, geralmente os cavalos ficam em decúbito lateral e podem não conseguir levantar a cabeça e apresentar atividade convulsiva. O prognóstico de sobrevida é muito ruim em cavalos em decúbito por mais de 72 horas, mesmo após a instituição de suporte nutricional e cuidados adequados.[118]

Os achados laboratoriais em cavalos com desnutrição crônica podem ser anemia, hipertrigliceridemia, hiperbilirrubinemia (principalmente bilirrubina não conjugada), altas concentrações de ácidos graxos não esterificados, linfopenia, hipofosfatemia e hipomagnesemia. A deficiência proteica pode causar hipoalbuminemia e baixa concentração sérica de ureia. Ao examinar um cavalo magro ou emaciado, primeiramente o profissional deve determinar a causa (p. ex., restrição alimentar ou problemas médicos, como parasitas intestinais, síndromes de má absorção, problemas odontológicos e velhice). A avaliação clínica completa é, portanto, necessária para identificar a causa da perda de peso e do emagrecimento. Em caso de negligência, a obtenção da história precisa da dieta e do programa de alimentação pode ser difícil. No entanto, a observação do ambiente e de outros cavalos na propriedade pode indicar restrição alimentar como causa de condição corporal magra ou desnutrição. É possível observar outros cavalos também em más condições corporais, pastagens inadequadas, baixa qualidade do feno ou fornecimento de alimentos em quantidades insuficientes para atender aos requerimentos do indivíduo ou do plantel. Más condições ambientais adversas (p. ex., verão seco, inverno frio) podem contribuir para a restrição alimentar em cavalos mantidos em pastagens.

As recomendações para o manejo alimentar de equinos magros e emaciados variam dependendo da gravidade e da cronicidade da inanição e do apetite. Os cavalos severamente debilitados com pouco apetite podem necessitar de AEF com uma suspensão feita a partir de alimentos comerciais completos ou suporte de PN (conforme já descrito neste capítulo). Em cavalos em condição corporal moderadamente baixa (BCS 3 ou 4) e bom apetite, o simples aumento do aporte energético leva ao ganho de peso. O primeiro passo é avaliar minuciosamente a alimentação atual, em especial a adequação da ED e da ingestão proteica (ver Figura 5.1 e a Tabela 5.8). Os requerimentos para ganho de peso podem, então, ser estimados. As relações entre o aporte energético e a mudança na CP e no BCS não foram bem descritas. No entanto, em equinos de raças leves, parece que cada unidade de aumento da condição corporal requer, pelo menos, 20 kg de ganho de peso. Alguns especialistas sugerem que 16 a 24 Mcal de ED são necessários por quilograma de ganho em cavalos maduros de cerca de 500 kg CP.[1] Com um valor médio de 20 Mcal ED/kg de ganho de peso, o aumento de 1 unidade de BCS (ganho de 20 kg) exige 400 Mcal de ED acima dos requerimentos de manutenção ou um adicional de 6 a 7 Mcal por dia para um cavalo de 500 kg ao longo de um período de 60 dias. Usando suposições similares, um aumento de 2 unidades na BCS (aproximadamente 40 kg) pode ser alcançado em um período de 90 dias pela administração adicional de 9 a 10 Mcal de ED por dia (ver Figura 5.1). Convém notar que essas estimativas foram derivadas de dados limitados, e é provável que as respostas individuais variem. Vale lembrar também que a eficiência de conversão de ED em energia utilizável para a deposição de tecido (energia líquida) varia entre as fontes energéticas. Uma quantidade menor de ED pode ser necessária por unidade de ganho em caso de fornecimento de ração com alto teor de gordura em comparação com uma ração rica em fibras, como o feno de capim. A adição de 3 kg de feno de boa qualidade (p. ex., alfafa, ED 2,4 Mcal/kg com base em DM) ou polpa de beterraba (2,8 Mcal ED/kg de DM) à ração fornece o ED extra necessário para o aumento de uma unidade de BCS durante um período de 60 dias. Alternativamente, uma quantidade menor de feno ou polpa de beterraba pode ser combinada com óleo vegetal (1,7 Mcal ED por xícara comum [225 mℓ]). O fornecimento de 2 a 2,5 kg/dia de ração comercial suplementada com gordura (8 a 10% de gordura; ED normal de 3 a 3,5 Mcal/kg) é outra opção.

Indica-se uma abordagem mais conservadora para o suporte nutricional inicial de cavalos desnutridos. Em pacientes humanos desnutridos, a reinstituição agressiva da alimentação pode causar mudanças fatais em fluidos e eletrólitos, devido às respostas hormonais e metabólicas ao fornecimento rápido de alimentos, seja por via enteral ou parenteral. Esse problema foi denominado *síndrome de realimentação*. A principal característica bioquímica da síndrome de realimentação é a hipofosfatemia, mas outras anomalias eletrolíticas podem ser observadas, como hipopotassemia e hipomagnesemia.[119] A deficiência de tiamina é outra possível característica da síndrome de realimentação. Durante a privação prolongada, as concentrações intracelulares dessas substâncias são bastante reduzidas, embora as concentrações séricas possam permanecer dentro dos limites de referência. Com a realimentação, a glicemia aumenta a insulina circulante, o que estimula o glicogênio e a síntese de gordura e proteína. Tais processos exigem cofatores, como fosfato, magnésio e tiamina. A insulina estimula a captação celular de potássio, e o magnésio e o fosfato também entram nas células. A água segue por osmose. Consequentemente, as concentrações séricas de fosfato, magnésio e potássio podem ser muito reduzidas, o que pode levar ao desenvolvimento de disfunção cardíaca (p. ex., arritmias, parada cardíaca) e complicações neuromusculares.

A incidência de síndrome de realimentação em cavalos com desnutrição crônica é desconhecida. Curiosamente, porém, distúrbios metabólicos e eletrolíticos semelhantes aos observados em humanos com síndrome de realimentação foram observados em equinos desnutridos submetidos a uma dieta rica em amidos e açúcares (ou seja, rica em NSC). Portanto, alguns especialistas recomendam a restrição de NSC na dieta fornecida a cavalos com desnutrição crônica, especificamente menos de 20% de NSC na dieta total.[73] Um estudo avaliou as respostas metabólicas de cavalos com desnutrição crônica submetidos à realimentação com uma de três dietas: feno de alfafa, feno de aveia ou uma dieta de metade de feno de aveia e metade de ração extrusada (comercial).[120] A princípio, as dietas foram oferecidas a 50% dos requerimentos diários estimados de ED, com aumento gradual para 100% das necessidades diárias nos 10 dias subsequentes. Houve diferenças mínimas entre os tratamentos com relação às respostas metabólicas (p. ex., glicemia e concentrações sanguíneas de ácido graxo não esterificado e minerais), mas as concentrações séricas de insulina foram maiores em equinos alimentados com feno e ração extrusada. O ganho de peso ao longo do período de 10 dias não diferiu entre os tratamentos. Outro estudo comparou cavalos desnutridos alimentados apenas com alfafa ou alfafa e óleo de milho.[121] A ingestão de fósforo e as concentrações séricas de tal elemento foram menores nos equinos que receberam alfafa e óleo de milho.

De modo geral, recomenda-se uma dieta composta principalmente por volumoso (p. ex., feno) durante a reabilitação de cavalos com desnutrição crônica. O feno fornecido deve ser de gramíneas e/ou leguminosas. O teor de NSC dessas forragens costuma ser inferior a 15% de DM. O feno de alfafa é uma boa escolha para a realimentação inicial porque apresentar teor mineral maior do que o feno de capim. Grãos (p. ex., aveia, milho, cevada) e misturas de grãos não são recomendados, devido ao alto teor de NSC. Aconselha-se adicionar um suplemento vitamínico ou mineral ou um *pellet* balanceador ao feno. A densidade energética da ração pode ser elevada pela adição de óleo vegetal (p. ex., ¼ a 1 xícara por dia, começando no valor inferior dessa faixa) ou pela administração de uma ração comercial suplementada com gordura (8 a 12% de gordura, com NSC < 20%). Conforme mencionado, acredita-se que a deficiência de tiamina participe da fisiopatologia da síndrome de realimentação em humanos. Por isso, a administração de um preparado de vitamina B pode ser justificada.

Os requerimentos de ED (calóricos) devem ser calculados com base nos RERs na CP atual (22 a 23 kcal/kg/dia) e nos requerimentos reais de manutenção na CP ideal (30 a 36 kcal/kg/dia; ver Tabela 5.8). Cavalos desnutridos e emaciados podem ter perdido 25 a 30% da CP. Portanto, as necessidades de ED de manutenção para a CP ideal baseiam-se em 125 a 130% da CP medida no primeiro exame. Um aumento gradual na ingestão diária de ED foi recomendado,[73] começando com 25 a 50% das necessidades em repouso na CP atual, passando para 100% das necessidades em repouso nos próximos 2 a 3 dias e, a seguir, a transição (em mais de 7 a 10 dias) para os requerimentos energéticos de manutenção para a CP ideal. O aporte energético não deve exceder 100% dos requerimentos em repouso em caso de uso de AEF, com transição para a manutenção real após o início do consumo voluntário de alimento. Independentemente do método de alimentação (voluntária ou AEF), o alimento deve ser dividido em 4 a 6 refeições diárias durante os primeiros 10 a 14 dias de reabilitação. Posteriormente, a ração pode ser fornecida em duas a três refeições por dia.

Determinações regulares (a cada 1 a 2 dias) da glicemia e das concentrações séricas de magnésio, fósforo e potássio são aconselhadas durante os primeiros 7 a 10 dias de realimentação. A avaliação frequente da hidratação e da função gastrintestinal (p. ex., borborigmos, quantidade e características das fezes) também é recomendada. A administração de fluidos IV e/ou preparados orais com eletrólitos e minerais pode ser necessária para corrigir os desequilíbrios eletrolíticos.

REFERÊNCIAS BIBLIOGRÁFICAS

1. National Research Council. *Nutrient requirements of horses*. 6th ed. Washington, DC: National Academies Press; 2007.
2. Pagan JD, Geor RJ, eds. *Advances in equine nutrition II*. Nottingham, UK: Nottingham University Press; 2001.
3. Henneke DR, Potter GD, Kreider JL, et al. Relationship between condition score, physical measurements and body fat percentage in mares. *Equine Vet J*. 1983;15:371–372.
4. Pratt SE, Geor RJ, McCutcheon LJ. Effect of dietary energy source and physical conditioning on insulin sensitivity and glucose tolerance in standardbred horses. *Equine Vet J*. 2006;(suppl 36):579–584.
5. Suagee JK, Burk AO, Quinn JK, et al. Effects of diet and weight gain on body condition scoring in Thoroughbred geldings. *J Equine Vet Sci*. 2008;28:156–166.
6. Kienzle E, Schramme S. Body condition scoring and prediction of bodyweight in adult warm-blooded horses. *Pferdeheilkunde*. 2004;20:517–524.
7. Lee S, Bacha F, Gungor N, et al. Waist circumference is an independent predictor of insulin resistance in black and white youths. *J Pediatr*. 2006;148:188–194.
8. Treiber KH, Kronfeld DS, Hess TM, et al. Evaluation of genetic and metabolic predispositions and nutritional risk factors for pasture-associated laminitis in ponies. *J Am Vet Med Assoc*. 2006;228:1538–1545.
9. Carter RA, Treiber KH, Geor RJ, et al. Prediction of incipient pasture-associated laminitis from hyperinsulinemia, hyperleptinemia, and generalized and localized obesity in a cohort of ponies. *Equine Vet J*. 2009;41:171–178.
10. Frank N, Elliott SB, Brandt LE, et al. Physical characteristics, blood hormone concentrations, and plasma lipid concentrations in obese horses with insulin resistance. *J Am Vet Med Assoc*. 2006;228:1383–1390.
11. Caroll C, Huntington P. Body condition scoring and weight estimation of horses. *Equine Vet J*. 1988;20:41–45.
12. Ellis JM, Hollands T. Accuracy of different methods of estimating the weight of horses. *Vet Rec*. 1998;143:335–336.
13. St. Lawrence AC, Lawrence LM, Coleman R. Using an empirical equation to predict the voluntary intake of grass hays by mature equids. In: *Proceedings of the 17th Equine Nutrition and Physiological Society Symposium*. 2001:99–100.
14. Archer DC, Proudman CJ. Epidemiological clues to preventing colic. *Vet J*. 2006;172:29–39.
15. Shirazi-Beechey SP. Molecular insights into dietary induced colic. *Equine Vet J*. 2008;40:414–421.
16. Geor RJ, Harris PA. How to minimize gastrointestinal disease associated with carbohydrate nutrition in horses. In: *Proceedings of the 53rd Annual Convention of the American Association of Equine Practitioners*. 2007:178–185.
17. Pagan JD, Jackson S, Duren S. Computing horse nutrition: how to properly conduct an equine nutrition evaluation using MicroSteed equine ration evaluation software. *World Equine Vet Rev*. 1996;1:11–17.
18. Gallagher K, Leech J, Stowe H. Protein, energy and dry matter consumption by racing Thoroughbreds: a field study. *J Equine Vet Sci*. 1988;12:43–47.
19. Southwood LL, Evans DL, Bryden WL, et al. Nutrient intake of horses in Thoroughbred and Standardbred stables. *Aust Vet J*. 1993;70:164–168.
20. White NA. Equine colic. II. Causes and risk factors for colic. In: *Proceedings of the 52nd Annual Convention of the American Association of Equine Practitioners*. 2006:115–119.
21. Richards N, Hinch GN, Rowe JB. The effect of current grain feeding practices on hindgut starch fermentation and acidosis in the Australian racing Thoroughbred. *Aust Vet J*. 2006;84:402–407.
22. Nadeau JA, Andrews FM, Mathew AG, et al. Evaluation of diet as a cause of gastric ulcers in horses. *Am J Vet Res*. 2000;61:784–790.
23. Reese RE, Andrews FM. Nutrition and dietary management of equine gastric ulcer syndrome. *Vet Clin Nth Am Equine Pract*. 2009;25:79–92.
24. McKenzie EC, Valberg SJ, Godden SM, et al. Effect of dietary starch, fat and bicarbonate content on exercise responses and serum creatine kinase activity in equine recurrent exertional rhabdomyolysis. *J Vet Intern Med*. 2003;17:693–701.
25. Geor RJ. Metabolic predispositions to laminitis in horses and ponies: obesity, insulin resistance and metabolic syndromes. *J Equine Vet Sci*. 2008;28:753–759.
26. Longland AC. Starch, sugar and fructans, what are they and how important are they in diets for horses. In: *Proceedings of the 1st WALTHAM-RVC Laminitis Conference*. 2007:7–14.
27. Harris PA. Energy requirements of the exercising horse. *Ann Rev Nutr*. 1997;17:185–210.

28. Harris PA, Geor RJ. Primer on dietary carbohydrates and utility of the glycemic index in equine nutrition. *Vet Clin Nth Am Equine Pract.* 2009;25:23–37.
29. de Fombelle A, Veiga L, Drogoul C, et al. Effect of diet composition and feeding pattern on the prececal digestibility of starches from diverse botanical origins measured with the mobile nylon bag technique. *J Anim Sci.* 2004;82:3625–3634.
30. Pollock CJ, Lloyd EJ. The effect of low temperature upon starch, sucrose and fructan synthesis in leaves. *Ann Bot.* 1987;60:231–235.
31. Van Soest PJ. *Nutritional ecology of the ruminant.* 2nd ed. Ithaca, NY: Comstock Publishing; 1995.
32. Argenzio RA. Functions of the equine large intestine and their interrelationship in disease. *Cornell Vet.* 1979;65:303–330.
33. Clarke LL, Roberts MC, Argenzio RA. Feeding and digestive problems in horses. Physiologic responses to a concentrated meal. *Vet Clin North Am Equine Pract.* 1990;6:433–450.
34. Cohen ND, Gibbs PG. Dietary and other management factors associated with colic in horses. *J Am Vet Med Assoc.* 1999;215:53–60.
35. Hillyer MH, Taylor FGR, Proudman CJ, et al. Case control study to identify risk factors for simple colonic obstruction and distension colic in horses. *Equine Vet J.* 2002;34:55–463.
36. Hudson JM, Cohen ND, Gibbs PG, et al. Feeding practices associated with colic in horses. *J Am Vet Med Assoc.* 2001;219:1419–1425.
37. Tinker MK, White NA, Lessard P, et al. Retrospective study of equine colic risk factors. *Equine Vet J.* 1997;29:454–458.
38. Cohen ND, Peloso JG. Risk factors for history of previous colic and for chronic, intermittent colic in a population of horses. *J Am Vet Med Assoc.* 1995;208:607–703.
39. Proudman CJ. A two year, prospective survey of equine colic in general practice. *Equine Vet J.* 1992;24:90–93.
40. Cohen ND. The John Hickman Memorial Lecture: colic by numbers. *Equine Vet J.* 2003;35:343–349.
41. Varloud M, Goachet AG, de Fombelle A, et al. Effect of the diet on prececal digestibility of dietary starch measured in horses with acid insoluble ash as an internal marker. In: *Proceedings of the 18th Equine Nutrition and Physiological Society Symposium.* 2003:117–118.
42. Cummings JH, Englyst HN. Gastrointestinal effects of food carbohydrate. *Am J Clin Nutr.* 1995;(suppl 61):S938–S945.
43. Dyer J, Fernandez-Castano E, Salmon KS, et al. Molecular characterisation of carbohydrate digestion and absorption in equine small intestine. *Equine Vet J.* 2002;34:349–358.
44. Dyer J, Al Rammahi M, Waterfall L, et al. Adaptive response of equine intestinal Na(+)/glucose co-transporter (SGLT1) to an increase in dietary soluble carbohydrate. *Pflugers Arch.* 2009;458:419–430.
45. Lorenzo-Figueras M, Morisset SM, Morriset J, et al. Digestive enzyme concentrations and activities in healthy pancreatic tissue. *Am J Vet Res.* 2007;68:1070–1072.
46. Kienzle E. Small intestinal digestion of starch in the horse. *Revue Med Vet.* 1993;145:199–204.
47. Kienzle E, Radicke S, Wilke W, et al. Activity of amylase in the gastrointestinal tract of the horse. *J Anim Physiol Am Nutr.* 1994;72:234–241.
48. Meyer H, Radicke S, Kienzle E, et al. Investigations on preileal digestion of oats, corn and barley starch in relation to grain processing. In: *Proceedings of the 13th Equine Nutrition and Physiological Society Symposium.* 1993:92–97.
49. Potter GD, Arnold FF, Householder DD, et al. Digestion of starch in the small or large intestine of the equine. *Pferdeheilkunde.* 1992;1:107–111.
50. Bugaut M, Bentejec M. Biological effects of short chain fatty acids in nonruminant mammals. *Annu Rev Nutr.* 1993;13:217–241.
51. De Fombelle A, Julliand V, Drogoul C, et al. Feeding and microbial disorders in horses: part 1—effects of an abrupt incorporation of two levels of barley in a hay diet on microbial profile and activities. *J Equine Vet Sci.* 2001;21:439–445.
52. Bailey SR, Marr CM, Elliott J. Current research and theories on the pathogenesis of acute laminitis in the horse. *Vet J.* 2004;167:129–142.
53. Goodson J, Tyznik WJ, Cline JH, et al. Effects of an abrupt diet change from hay to concentrate on microbial numbers and physical environment in the cecum of the pony. *Appl Environ Microbiol.* 1988;54:1946–1950.
54. Willard JG, Willard JC, Wolfram SA, et al. Effect of diet on cecal pH and feeding behavior of horses. *J Anim Sci.* 1977;45:87–93.
55. Radicke S, Kienzle E, Meyer H. Preileal apparent digestibility of oat and corn starch and consequences for cecal metabolism. In: *Proceedings of the 13th Equine Nutrition and Physiological Society Symposium.* 1991:43–48.
56. Bailey SR, Rycroft A, Elliott J. Production of amines in equine cecal contents in an *in vitro* model of carbohydrate overload. *J Anim Sci.* 2002;51:1930–1934.
57. French KR, Pollitt CC. Equine laminitis: loss of hemidesmosomes in hoof secondary epidermal lamellae correlates to dose in an oligofructose induction model: an ultrastructural study. *Equine Vet J.* 2004;(suppl 36):230–235.
58. Drogoul C, de Fombelle A, Julliand V. Feeding and microbial disorders in horses. 2: effect of three hay:grain ratios on digesta passage rate and digestibility in ponies. *J Equine Vet Sci.* 2001;21:487–490.
59. Medina B, Girard ID, Jacotot E, et al. Effect of preparation of *Saccharomyces cerevisiae* on microbial profiles and fermentation patterns in the large intestine of horses fed a high fiber or a high starch diet. *J Anim Sci.* 2002;80:2600–2609.
60. Weese JS, Rousseau J. Evaluation of *Lactobacillus pentosus* WE7 for prevention of diarrhea in neonatal foals. *J Am Vet Med Assoc.* 2005;226:2031–2034.
61. Desrochers AM, Dolente BA, Roy MF, et al. Efficacy of *Saccharomyces boulardii* for treatment of horses with acute enterocolitis. *J Am Vet Med Assoc.* 2005;227:954–959.
62. Pagan JD, Lawrence TJ. LA: Feeding protected sodium bicarbonate attenuates hindgut acidosis in horses fed a high-grain ration. In: *Proceedings of the 54th Annual Convention of the American Association of Equine Practitioners.* 2007:530–533.
63. Heyland DK. Nutritional support in the critically ill patient: a critical review of the evidence. *Critical Care Clinics.* 1998;14:423–440.
64. Silk DBA, Gow NM. Postoperative starvation after gastrointestinal surgery: early feeding is beneficial. *Br Med J.* 2001;323:761–766.
65. Shukla VK, Roy SK, Kumar J, Vaida MP. Correlation of immune and nutritional status with wound complications in patients undergoing abdominal surgery. *Ann Surg.* 1985;51:442–445.
66. Hasselgren PO, Fischer JE. Counter-regulatory hormones and mechanisms in amino acid metabolism with special reference to the catabolic response in skeletal muscle. *Curr Opin Clin Nutr Metab Care.* 1999;2:9–14.
67. Romijn JA. Substrate metabolism in the metabolic response to injury. *Proc Nutr Soc.* 2000;59:447–449.
68. Leverve X. Inter-organ substrate exchanges in the critically ill. *Curr Opin Clin Nutr Metab Care.* 2001;4:137–142.
69. Dunkel B, McKenzie HC. Severe hypertriglyceridemia in clinically ill horses: diagnosis, treatment and outcome. *Equine Vet J.* 2003;35:590–595.
70. GelfandRA, MathewsDE, BierD, etal. Roleofcounter-regulatory hormones in the catabolic response to stress. *J Clin invest.* 1984; 74:2238–2248.
71. Langhans W. Peripheral mechanisms involved with catabolism. *Curr Opin Clin Nutr Metab Care.* 2002;5:419–426.
72. Magdesian KG. Nutrition for critical gastrointestinal illness: feeding horses with diarrhea or colic. *Vet Clin Equine.* 2003;19:617–644.
73. Robinson NE, Sprayberry K, eds. *Current therapy in equine medicine.* 6th ed. St. Louis, MO: Saunders; 2009.
74. Jeejeebhoy KN. Enteral and parenteral nutrition: evidence-based approach. *Proc Nutr Soc.* 2001;60:399–402.

75. Raina N, LaMarre J, Liew C-C, et al. Effect of nutrition on the expression of plasma soluble tumor necrosis factor (TNF) receptors, membrane TNF receptors and MRNA of TNF receptors in rats receiving oral and parenteral nutrition. *Am J Physiol.* 1999;277:E464–E473.
76. Yamazaki K, Maiz A, Moldaver LL, et al. Complications associated with overfeeding of infected animals. *J Surg Res.* 1986;40:152–158.
77. Matsui J, Cameron RG, Kurian R, et al. Nutritional, hepatic, and metabolic effects of cachetin/tumor necrosis factor in rats receiving parenteral nutrition. *Gastroenterology.* 1993;104:235–243.
78. Pagan JD, Hintz HF. Equine energetics. I. Relationship between body weight and energy requirements in horses. *J Anim Sci.* 1986;63:815–821.
79. Stapleton RD, Jones N, Heyland KD, et al. Feeding critically ill patients: what is the optimal amount of energy? *Crit Care Med.* 2007;35:S535–S540.
80. Jeejeebhoy KN. Permissive underfeeding of the critically ill patient. *Nutr Clin Pract.* 2004;19:477–480.
81. Ousey JC, Holdstock NB, Rossdale PD, et al. How much energy do sick neonatal foals require compared to healthy foals? *Pferdeheilkunde.* 1996;12:231–237.
82. Ousey JC, Prandi S, Zimmer J, et al. Effects of various feeding regimens on the energy balance of equine neonates. *Am J Vet Res.* 1997;58:1243–1251.
83. Durham AE, Phillips TJ, Walmsley JP, et al. Study of the clinical effects of postoperative parenteral nutrition in 15 horses. *Vet Rec.* 2003;153:493–498.
84. Adam S, Forrest S. ABC of intensive care. *Br Med J.* 1999;319:175–178.
85. Durham AE, Phillips TJ, Walmsley JP, et al. Nutritional and clinicopathological effects of post operative parenteral nutrition following small intestinal resection and anastomosis in the mature horse. *Equine Vet J.* 2004;36:390–396.
86. Frost P, Bihari D. The role of nutritional support in the critically ill: physiological and economic considerations. *Nutrition.* 1997;(suppl 13):58–63.
87. Miura S, Tanaka S, Yoshioka M, et al. Changes in intestinal absorption of nutrients and brush border glycoproteins after total parenteral nutrition in rats. *Gut.* 1992;33:484–489.
88. Mosenthal AC, Xu D, Deitch EA. Elemental and intravenous total parenteral nutrition diet-induced gut barrier failure is intestinal site specific and can be prevented by feeding nonfermentable fiber. *Crit Care Med.* 2002;30:396–402.
89. Buechner-Maxwell VA, Elvinger F, Thatcher CD, et al. Physiologic response of normal adult horses to a low residue liquid diet. *J Equine Vet Sci.* 2003;23:310–317.
90. Naylor JM, Freeman DE, Kronfeld DS. Alimentation of hypophagic horses. *Comp Cont Educ Pract Vet.* 1984;6:S03–S99.
91. Detsky AS, Baker JP, O'Rouke K, Goel V. Perioperative parenteral nutrition: a meta-analysis. *Ann Intern Med.* 1987;107:195–203.
92. Silk DB, Green CJ. Perioperative nutrition: parenteral versus enteral. *Curr Opin Clin Nutr Metab Care.* 1998;1:21–27.
93. Bozzetti F, Gavazzi C, Miceli R, et al. Perioperative total parenteral nutrition in malnourished gastrointestinal cancer patients: a randomized, clinical trial. *J Parenter Enteral Nutr.* 2000;24: 7–14.
94. Klein S, Kinney J, Jeejeebhoy K, et al. Nutrition support in clinical practice: review of published data and recommendations for future research directions. *J Parenter Enteral Nutr.* 1997;21:133–156.
95. Farinas-Alvarez C, Farinas MC, Fernandez-Mazarrasa C, et al. Analysis of risk factors for nosocomial sepsis in surgical patients. *Br J Surg.* 2000;87:1076–1081.
96. Lopes MA, White NA. Parenteral nutrition for horses with gastrointestinal disease: a retrospective study of 79 cases. *Equine Vet J.* 2002;34:250–257.
97. McKenzie III HC, Geor RJ. Feeding management of sick neonatal foals. *Vet Clin North Am Equine Pract.* 2009;25:109–119.
98. Stoneham S. How to feed the sick neonatal foal. In: *Proceedings of the 1st British Equine Veterinary Association and Waltham Nutrition Symposia.* Suffolk, UK: Equine Veterinary Journal Limited; 2005:33–37.
99. Naylor JM, Bell R. Raising the orphan foal. *Vet Clin N Am Equine Pract.* 1985;1:169–178.
100. Staniar WB, Kronfeld DS, Hoffman RM, et al. Weight prediction from linear measures of growing thoroughbreds. *Equine Vet J.* 2004;36:149–154.
101. Cymbaluk NF, Smart ME, Bristol F, et al. Importance of milk replacer intake and composition in rearing orphan foals. *Can Vet J.* 1993;34:479–486.
102. Ousey JC. Feeding the newborn foal in health and disease. *Equine Vet Educ.* 2003;6:50–54.
103. Magdesian KG. Neonatal foal diarrhea. *Vet Clin N Am Equine Pract.* 2005;21:295–312.
104. Krause JB, McKenzie III HC. Parenteral nutrition in foals: a retrospective study of 45 cases. *Equine Vet J.* 2000-2004;(39): 74–78.
105. Koterba AM, Drummond WH, Kosch PC, eds. *Equine clinical neonatology.* Philadelphia: Saunders; 1990.
106. Spurlock SL, Donaghue S. Weight gains in foals on parenteral nutrition. In: *Proceedings of the 2nd Conference of the International Society of Perinatology.* 1990:61.
107. Geor R, Frank N. Metabolic syndrome: from human organ disease to laminar failure in equids. *Vet Immunol Immunopathol.* 2009;129:151–154.
108. United States Department of Agriculture. NAHMS Equine '98. Part III. Management and health of horses. https://www.aphis.usda.gov/animal_health/nahms/equine/downloads/equine98/Equine98_dr_PartIII.pdf; accessed 28 March 2017.
109. Thatcher C, Pleasant RS, Geor RJ, et al. Prevalence of overconditioning in mature horses in southwest Virginia during the summer. *J Vet Intern Med.* 2012;26:1413–1418.
110. Wyse CA, McNie KA, Tannahil VJ, et al. Prevalence of obesity in riding horses in Scotland. *Vet Rec.* 2008;162:590–591.
111. Treiber KH, Kronfeld DS, Geor RJ. Insulin resistance in equids: possible role in laminitis. *J Nutr.* 2006;136:S2094–S2098.
112. Johnson PJ. The equine metabolic syndrome: peripheral Cushing's syndrome. *Vet Clin N Am Equine Pract.* 2002; 18:271–293.
113. Powell DM, Reedy SE, Sessions DR, et al. Effect of short-term exercise training on insulin sensitivity in obese and lean mares. *Equine Vet J.* 2002;(suppl 34):81–84.
114. Buff PR, Johnson PJ, Wiedmeyer CE, et al. Modulation of leptin, insulin and growth hormone in obese pony mares under chronic nutritional restriction and supplementation with ractopamine hydrochloride. *Vet Ther.* 2007;7:64–72.
115. Ince JC, Longland AC, Moore-Colyer M, et al. A pilot study to estimate the intake of grass by ponies with restricted access to pasture. In: *Proceedings of the British Society of Animal Science.* 2005:109.
116. Dugdale AHA, Curtis GC, Knottenbelt DC, et al. Changes in body condition and fat deposition in ponies offered an *ad libitum* chaff-based diet. In: *Proceedings of the 12th Congress of the European Society of Veterinary Clinical Nutrition.* 2008:39. [abstract].
117. Frank N, Elliott SB, Boston RC. Effects of long-term oral administration of levothyroxine sodium on glucose dynamics in healthy adult horses. *Am J Vet Res.* 2008;69:76–81.
118. Whiting TL, Salmon RH, Wruck GC. Chronically starved horses: predicting survival, economic, and ethical considerations. *Can Vet J.* 2005;46:320–324.
119. Stanga Z, Brunner A, Leuenberger M, et al. Nutrition in clinical practice: the refeeding syndrome: illustrative cases and guidelines for prevention and treatment. *Eur J Clin Nutr.* 2008;62:687–694.
120. Witham CL, Stull CL. Metabolic responses of chronically starved horses to refeeding with three isoenergetic diets. *J Am Vet Med Assoc.* 1998;212:691–696.
121. Stull CL. Nutrition for rehabilitating the starved horse. *J Equine Vet Sci.* 2003;23:456–459.

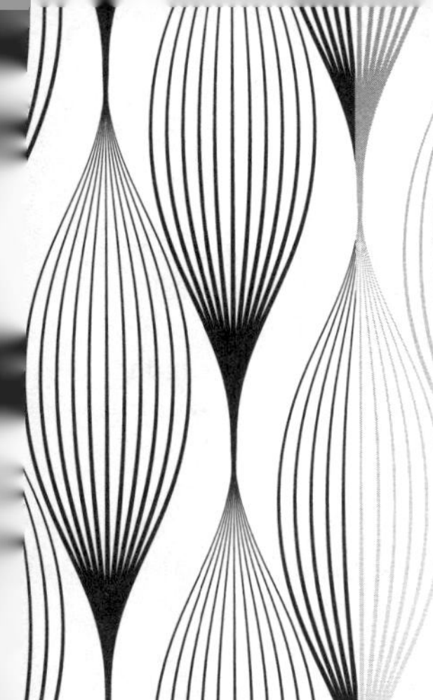

CAPÍTULO 6

Epidemiologia Clínica e Medicina Baseada em Evidências

Kenneth W. Hinchcliff

INTRODUÇÃO

A clínica veterinária contemporânea é a arte e a ciência de prestar o atendimento ideal ao paciente em um contexto condizente com o consentimento informado do responsável (proprietário) para o cuidado, o bem-estar e o uso desse animal. São considerações importantes o atendimento ideal, que implica o conhecimento do que é a melhor prática, e sua prestação em um contexto no qual se respeitam os desejos e recursos do proprietário. A melhor prática depende cada vez mais do conhecimento da literatura científica e clínica sobre um tópico específico e da capacidade de avaliação da confiabilidade dessas informações. Tal processo tem sido chamado de "medicina veterinária baseada em evidências" (EBVM) e é subjacente a grande parte da clínica veterinária moderna. O tópico já foi discutido em edições anteriores deste livro.

A EBVM pode ser definida amplamente como a avaliação desapaixonada das evidências subjacentes às nossas abordagens de diagnóstico, tratamento e controle de doenças. Essa consideração das evidências tem base científica e possibilita a avaliação objetiva daquelas que levam a um achado da melhor intervenção, do método diagnóstico ou do meio de controle de uma doença. O termo *medicina baseada em evidências (EBM)* foi proposto na medicina humana no início da década de 1990, e logo o conceito se estendeu à medicina veterinária, inclusive à equina. Hoje, há um corpo substancial de literatura sobre a EBM humana e uma quantidade menor, mas ainda importante, de literatura sobre a EBVM.[1-7]

A base da EBM e da EBVM é científica, pois tanto a evidência quanto o método de avaliação são fundamentados na ciência. A EBVM é uma avaliação das evidências científicas publicadas na literatura por meio de metodologias e critérios prescritos e predeterminados, discutidos mais adiante neste capítulo. O que muitas vezes não se mostra claro é o papel da experiência clínica na avaliação da evidência científica. As primeiras definições da EBM em medicina humana incluíam explicitamente a consideração de experiência clínica individual, mas uma definição de EBM veterinária se referia ao "uso da melhor evidência atual". Isso sugere que a experiência clínica individual ou coletiva não é uma base para a aplicação da evidência.[7] Embora talvez não seja a abordagem pretendida, a exclusão da experiência clínica pareceria uma limitação da abordagem puramente com base em evidências para a prática, e tal fato é reconhecido em definições mais atuais.[1]

A prática emergente na medicina humana mostra-se mais holística e considera as evidências e sua qualidade no contexto em que serão usadas. Tal abordagem, capturada no processo de Análise, Desenvolvimento e Avaliação da Graduação de Recomendações (GRADE, do inglês *Grading of Recommendations Assessment, Development and Evaluation*), reconhece explicitamente que a boa prática clínica é complexa e não baseada apenas no uso de evidências de alta qualidade. A boa prática clínica considera vários fatores, como a gravidade do desfecho, o risco de eventos adversos e as preferências do proprietário ou treinador (ou, na medicina humana, do paciente; veja adiante). O processo GRADE consiste em uma estrutura conceitual com abordagem sistemática e transparente para passagem das evidências para uma recomendação ou decisão, embora se reconheça que a alta qualidade das evidências é uma base fundamental, mas não única, para recomendações fortes na prática clínica.[8,9]

Medicina veterinária baseada em evidências: como se chegar a uma recomendação

Existem três fatores principais e cinco etapas para se chegar a uma recomendação usando a EBVM.[1] Os componentes fundamentais da EBM são: a identificação e a declaração clara da pergunta, a reunião e a avaliação das evidências por meio de uma revisão sistemática e a consideração das evidências ao se fazer uma recomendação.[10] Esses objetivos podem ser divididos em cinco etapas, descritas a seguir.[1]

Fazer a pergunta certa

Toda EBVM começa com a pergunta certa. O início de qualquer busca por evidências deve começar com uma resposta clara e concisa à pergunta. Um método comum de formular a questão chama-se PICO (do inglês, *patient, intervention, comparator and outcome of interest*): paciente (animal, incluindo espécie, idade, sexo, doença e outras características demográficas ou clínicas); intervenção (ou método diagnóstico ou profilático); comparador (a situação à qual a intervenção está sendo aplicada, como placebo, técnica cirúrgica ou diagnóstica diferente); e desfecho de interesse.[10] A pergunta relevante considera o cenário (consultório ou hospital de referência), a população de interesse (p. ex., potros < 5 meses de idade em um haras com pneumonia endêmica por *Rhodococcus [Prescottella] equi*), a intervenção aplicada (p. ex., administração de azitromicina), o comparador (p. ex., administração de placebo) e desfechos bem definidos e mensuráveis (p. ex., sobrevida aos 300 dias de idade).[11]

A pergunta deve ser feita em um contexto muito utilitarista: a população, a intervenção, o comparador e os desfechos devem ser praticáveis e disponíveis para a pessoa que busca aplicar as recomendações decorrentes da evidência em seu contexto particular. Em particular, o desfecho deve ser importante para o paciente, o proprietário ou o treinador. Um resultado irrelevante ou trivial produz apenas evidências de baixo grau e, na melhor das hipóteses, possibilita recomendações fracas ou ineficazes.

Adquirir a evidência

Essencialmente, há duas maneiras de obter evidências para responder à pergunta sendo considerada: encontrar evidências geradas por outra pessoa ou gerar a evidência (p. ex., pesquisa). A última abordagem geralmente, mas nem sempre, é restrita a instituições acadêmicas ou clínicas grandes e tende a levar meses a anos. A primeira abordagem envolve consultar a literatura para encontrar as evidências criadas por outra pessoa. Tal abordagem pode ser muito eficiente em comparação com a realização de um estudo de pesquisa, mas há necessidade de se encontrar a literatura relevante, avaliar sua aplicabilidade à sua situação e avaliar sua qualidade.

Avaliar a qualidade da evidência

De modo geral, a força de uma recomendação para uma determinada intervenção é bastante correlacionada à qualidade da evidência usada para seu desenvolvimento.[12] As evidências de alta qualidade (definidas mais adiante neste capítulo) fornecem indicações claras da magnitude do efeito da intervenção sobre o desfecho principal na população de interesse.[10] Também deve haver evidências de alta qualidade de efeitos ou desfechos adversos. Isso torna possível a formulação de recomendações fortes. As evidências fracas ou duvidosas de uma população que não é relevante para a pergunta não dão confiança para fazer recomendações fortes.

Aplicar a evidência à prática

A conversão da evidência em uma situação prática não é tão fácil quanto parece. Para qualquer pergunta pode haver um corpo de evidências, algumas delas conflitantes e, muitas vezes, com lacunas importantes. Essas complexidades significam que, em vez de confiar nos resultados de um estudo (uma situação muito inferior à ideal), é preciso considerar a diversidade de evidências ao formular uma resposta para a pergunta. A resposta do autor, a recomendação, deve ser uma síntese das evidências e, idealmente, considera outros fatores além da qualidade da evidência. A recomendação, por exemplo, também deve considerar o custo da intervenção, sua disponibilidade para uso na população em questão, as preferências dos proprietários e treinadores, e o risco e a gravidade dos efeitos ou desfechos adversos.

As revisões sistemáticas de evidências não fazem, ou não devem fazer, recomendações. Outro processo para a avaliação da qualidade da evidência é necessário para fazer recomendações aplicáveis à prática clínica. Ele foi formalizado como GRADE, em que se considera a qualidade da evidência, junto com vários outros fatores (ver adiante), para se chegar a uma recomendação sobre uma intervenção.[13]

Avaliar a eficácia da intervenção

Um componente importante de qualquer abordagem baseada em evidências para a prática clínica é avaliar se a intervenção, a técnica diagnóstica ou a profilaxia foram eficazes. O ideal é que isso seja feito de maneira prospectiva, com métricas que evidenciem o efeito da intervenção no desfecho de interesse. Este capítulo discute o que representa a evidência na clínica veterinária, como a qualidade dessa evidência é avaliada e como essa evidência pode ser usada para informar a prática.

Evidência e qualidade de evidência

A evidência consiste em uma observação, um fato ou um corpo organizado de informações que sustentam ou justificam inferências ou crenças na demonstração de alguma proposição ou algum assunto em questão.[14] A evidência avaliada na EBVM costuma estar em formato escrito, como um artigo ou um relatório científico. No entanto, pode estar contido em um banco de dados, como um grupo *on-line*,[15] prontuários hospitalares ou bancos de dados clínicos semelhantes.

Nem todas as evidências têm a mesma utilidade (valor probatório) para informar nossa decisão. Assim, um aspecto importante da EBM é a decisão do valor probatório da evidência no contexto necessário. Há evidências de alta qualidade em publicações que descrevem estudos de alta qualidade, caso em que temos maior grau de confiança de que os resultados refletem nossa realidade com precisão. A evidência de alta qualidade dá a convicção de que os resultados são repetíveis e estima o efeito da intervenção de maneira bem específica e condizente com outros estudos de alta qualidade que abordam a mesma pergunta. Mais importante ainda: as informações de alto valor probatório são relevantes para a situação prática e a questão a que desejamos responder. Por isso, mesmo a evidência de eficácia de mais alta qualidade de uma intervenção em, por exemplo, humanos, cães ou gatos, tem valor probatório limitado em equídeos.

Literatura científica veterinária

Talvez o maior avanço individual na medicina veterinária tenha sido o aumento na quantidade de informações e, presumivelmente, o aumento proporcional do conhecimento. Essa maior quantidade de informações é claramente demonstrada pelo aumento de 2,3 vezes no número de artigos publicados a cada ano na literatura científica veterinária (de 8.815 em 1996 para 20.549 em 2014).[16,17] Não só o número de artigos aumentou, mas também o número de periódicos veterinários indexados pela Scopus (de 109 em 1996 para 211 em 2014), embora não inclua todos os periódicos que publicam material veterinário.[16-18] Esses aumentos são representativos da maior quantidade de informações disponíveis sobre a ciência veterinária voltada para equinos, com 123.146 artigos relacionados com estes animais publicados entre 1996 e 2014, passando de 2.534 em 1996 para 7.722 em 2014.[19] Há claramente uma abundância de literatura científica em que podemos buscar respostas para importantes questões clínicas.

O grande aumento no volume de informações leva a alguns desafios importantes para os profissionais da área e veterinários que desejam usá-las. Entre esses desafios, estão os seguintes:

- Identificação da existência da informação: como descobrir a existência de publicações relevantes?
- Determinação da fonte da informação: tendo identificado a existência da informação, como acessar essas publicações?
- Avaliação da informação: a informação é confiável, válida e aplica-se a essa circunstância específica?
- Uso da informação: como entender e aplicar a informação relacionada com determinado problema?

Identificação da existência da informação

O primeiro desafio enfrentado pelo veterinário é a localização de informações atuais sobre o assunto. Existem várias maneiras de fazer isso, inclusive com o auxílio de colegas, eventos ou notas de educação continuada, revistas científicas ou clínicas, livros didáticos e fontes da internet.[20]

Ao atenderem um caso difícil, 44% dos veterinários no Reino Unido primeiro procuraram aconselhamento de um colega (não especialista) e 23% consultaram um livro.[20] O acesso à informação em publicações foi menos importante para os veterinários, com menos de 5% de busca em artigos científicos. Os veterinários de equinos do Reino Unido leem com mais frequência a revista *In Practice* (81%), que publica apenas artigos comissionados e revistos por pares; a *Veterinary Record* (75%) e a *Equine Veterinary Education* (43%); além de material não revisto por pares em *Veterinary Times* (79%) e *UK Vet* (49%). Provavelmente, esse uso reflete a disponibilidade dessas publicações; a *Veterinary Times* e a *UK Vet* são gratuitas, o acesso à *Veterinary Record* e à *In Practice* é concedido pela British Veterinary Association (BVA), e o acesso à *Equine Veterinary Education*, pela British Equine Veterinary Association.[20] A incerteza sobre a identificação das informações adequadas por meio de buscas na internet, o acesso limitado a publicações e o conteúdo obscuro (para os clínicos) de muitos artigos científicos podem ser os motivos para as limitações na captação de informações em revistas científicas.

Banco de dados de literatura veterinária

Até o fim do século passado, as informações da literatura científica ou revista por pares só eram obtidas por meio de visita física a bibliotecas eruditas, consulta de índices impressos (*Index veterinarius*), livros ou tratados especializados e busca em índices de periódicos científicos. As fontes de informação mudaram de maneira significativa com o advento de bancos de dados eletrônicos veterinários especializados e o acesso quase universal à internet e aos mecanismos de busca. No entanto, o acesso a bancos de dados especializados e a muitas revistas científicas é limitado a acadêmicos e àqueles que escolhem e têm recursos financeiros para assiná-los. Apesar do aumento da disponibilidade de periódicos de acesso aberto, em que a consulta aos artigos publicados não precisa ser paga pelos leitores, a maioria dos veterinários confia em fontes não especializadas identificadas pelos mecanismos de busca.[20] Por exemplo, 71% dos veterinários do Reino Unido confiam nas pesquisas do Google como sua principal fonte de informação veterinária eletrônica, embora não seja surpreendente que os veterinários acadêmicos prefiram o PubMed (que também está disponível ao público).[20] O problema de acessar informações da internet é que a fonte, embora ostensivamente autoritativa, pode eventualmente não ser. Isso é equilibrado pela facilidade com que as informações podem ser acessadas. Encontrar a resposta requer o uso de fontes que forneçam informações ou orientações confiáveis, contemporâneas e atuais.

Há diversos bancos de dados que cobrem tópicos em medicina veterinária e áreas afins.[21,22] Muitos desses bancos de dados restringem o acesso exigindo uma assinatura, como por meio de uma biblioteca ou instituição universitária, e não são facilmente acessíveis pelos clínicos. No entanto, várias organizações profissionais, como o American College of Veterinary Internal Medicine,[23] têm acordos que permitem o acesso a esses bancos de dados por seus membros. O acesso dos veterinários a bancos de dados relevantes limita a utilização da EBVM na prática clínica fora das universidades.[24]

Os bancos de dados que indexam os periódicos que publicam artigos relevantes para a medicina veterinária são:[21,22]

- Agricola: indexa a literatura agrícola, incluindo tópicos como ciência animal, citologia, ciência dos alimentos, microbiologia e parasitologia. O Agricola é de acesso aberto[25]
- Biological Abstracts: como principal índice da literatura sobre ciências da vida, o Biological Abstracts abrange bioengenharia, biotecnologia, microbiologia e outras áreas da biologia[26]
- CAB Abstracts: indexa a literatura médica veterinária de modo mais completo do que qualquer outro banco de dados.[18] Contém registros de mais de 8.000 periódicos, anais de congressos e livros. Pode ser acessado por meio das seguintes plataformas: CAB Direct (plataforma própria do Center for Biosciences and Agriculture International [CABI]), Dialog, Dimdi, EBSCO, OvidSP, STN International e Thomson Web of Knowledge. Em 2012, a CAB Abstracts indexava quase todos os principais periódicos veterinários (98%) e 90% dos periódicos com qualquer conteúdo veterinário[18,27]
- Consultant: este é um banco de dados de doenças animais indexadas e pesquisáveis por diagnóstico ou sinais clínicos. Os resultados da busca incluem citações de artigos científicos selecionados. O Consultant é de acesso aberto[28]
- Embase: é um produto da Elsevier que oferece outras ferramentas para compilação de revisões sistemáticas. Em 2012, indexava 85% dos principais periódicos veterinários e 38% dos periódicos que publicavam qualquer conteúdo veterinário[18,29]
- Google Acadêmico: é um mecanismo do Google de pesquisa na literatura acadêmica. O Google e o Google Acadêmico são fontes de informação frequentemente usadas por estudantes de medicina veterinária e clínicos veterinários.[20,30] As pesquisas do fornecem resultados diferentes das buscas no PubMed na literatura humana, muitas vezes perdendo a literatura "cinza" de resumos e anais de congressos.[31-35] Seu uso é gratuito, mas não há informações sobre a proporção de revistas veterinárias indexadas ou localizadas. O Google Acadêmico tem acesso aberto[36]
- Medline: indexa cerca de 100 revistas médicas veterinárias, mas a cobertura geral da ciência veterinária é restrita, com aproximadamente 82% dos principais periódicos veterinários e apenas 37% dos periódicos que publicam qualquer conteúdo veterinário.[18] *Advances in Veterinary Dermatology*, *Equine Veterinary Education*, *Veterinary Economics* e *Veterinary Medicine* são algumas das revistas importantes não cobertas pelo Medline[37]
- PubMed: a sobreposição entre PubMed e Medline é de aproximadamente 98%; o PubMed inclui revistas de ciências biológicas que enviam textos completos para o PubMed Central e outros artigos em revistas seletivamente indexadas pelo Medline.[21] O PubMed Central é um arquivo *on-line* gratuito de literatura biomédica e biológica[38]
- Scopus: este banco de dados, pertencente à Elsevier, em 2012 cobria quase todos os principais periódicos veterinários (98%), mas apenas 58% dos periódicos que publicam qualquer conteúdo veterinário[18,39]
- SportDiscus: este é o principal banco de dados de medicina esportiva. Abrange biomecânica, medicina e fisiologia equina
- VetMed Resource: produzido pela CABI Abstracts, este banco de dados e centro de recursos tem todos os CAB Abstracts de relatos veterinários em periódicos e anais de congresso. O VetMed Resource destina-se a clínicos e

apresenta página inicial atraente, alertas contínuos de artigos recentes, acesso rápido a fontes de texto completo e informações sobre educação continuada, além de permitir a criação de perfis de usuário (assim como outros *sites*)[40]

- VetSRev: consiste em um banco de dados de revisões sistemáticas da literatura veterinária. É bom para identificar comentários sobre tópicos específicos[41]
- Web of Science: indexa os principais periódicos em biomedicina, ciências e engenharia, incluindo, a partir de 2012, 93% dos principais periódicos veterinários e 53% dos periódicos que publicam qualquer conteúdo veterinário[18,42]
- Wikipédia: também contém artigos que tratam de tópicos veterinários. Os artigos não são pesquisas de fontes primárias, não apresentam um autor único identificado ou grupos de autores identificados e, às vezes, não se mostram confiáveis ou suas afirmações não são verificadas. A curadoria dos artigos é pública.[43]

Pesquisa da literatura

Independentemente do banco de dados utilizado, a formulação de uma boa estratégia de busca é essencial para a identificação da literatura relevante. Resumidamente, uma boa estratégia de busca envolve a definição clara de seu propósito, que, de modo geral, pode ser enquadrado em termos de PICO.[22] A busca de artigos sobre a eficácia do ponazurila em comparação com a pirimetamina no tratamento de equinos com sinais clínicos compatíveis com mieloencefalite protozoótica, por exemplo, pode ser enquadrada como P, equino; I, ponazurila; C, pirimetamina; e O, mieloencefalite protozoótica. Tal pesquisa produz quatro artigos sobre o uso de ponazurila no tratamento da mieloencefalite protozoótica equina. Mais detalhes sobre boas estratégias de busca em medicina veterinária são encontrados em publicações que discutem esse tópico importante.[1,2,7,22,44] As melhores técnicas de busca para a identificação das evidências na literatura médica humana não são sensíveis o suficiente (ou seja, não detectam uma proporção suficiente dos artigos) para o uso em medicina veterinária.[45]

Fonte da informação

O acesso às informações em publicações científicas pode ser um desafio para os veterinários não associados a universidades ou instituições similares que tenham assinaturas de um grande número de revistas veterinárias ou não. A maioria dos periódicos científicos exige uma assinatura para o acesso aos artigos publicados ou permite o acesso a artigos a um custo individual (geralmente US$ 25 ou mais). Outras revistas cobram a publicação dos autores e disponibilizam seus artigos gratuitamente aos leitores (isso é chamado publicação de acesso aberto). A disponibilidade de periódicos que publicam artigos de acesso aberto de interesse para clínicos veterinários está aumentando, e um catálogo de revistas de acesso gratuito aos leitores pode ser encontrado no Directory of Open Access Journals (Diretório de Revistas de Acesso Aberto).[46]

Entre os periódicos que publicam tópicos veterinários e são de acesso aberto, estão *Acta Vet Scandinavica, BMC Veterinary Research, Equine Disease Quarterly, Frontiers in Veterinary Science, Irish Veterinary Journal, Journal of Veterinary Internal Medicine, PLoS One, Veterinary Record Open* e *Veterinary Research*. Os artigos disponibilizados por acesso aberto podem ser encontrados por meio de pesquisas em bancos de dados, inclusive o VetSRev e o Consultant. O PubMed Central é um repositório de artigos de acesso aberto com muitas publicações veterinárias.

O International Veterinary Information Service (IVIS) é um editor *on-line* de livros e anais da área de veterinária. Atualmente, o *website* do IVIS possui 1.673 capítulos de livros e artigos, com acesso gratuito.[47] O IVIS não publica artigos de pesquisas científicas primárias. Da mesma maneira, a *Veterinary Information Network* (VIN) indexa mais de 150 revistas veterinárias importantes e publica os anais de, pelo menos, 21 conferências veterinárias, como o Fórum do American College of Veterinary Internal Medicine (ACVIM). A VIN é um produto comercializado para clínicos veterinários.[48] Uma lista de bibliotecas com coleções de literatura veterinária pode ser encontrada no Veterinary Medical and Related Libraries: An International Directory (Bibliotecas Médicas Veterinárias e Bibliotecas Relacionadas: Um Diretório Internacional; http://vmls.mlanet.org/libraries).

Avaliação da qualidade da evidência

A confiança em uma abordagem baseada em evidências para a clínica veterinária depende de nossa avaliação da qualidade (valor probatório) da evidência disponível.[49] Quanto maior a qualidade da evidência, maior a confiança que temos nas recomendações derivadas dessa evidência. A avaliação da qualidade das evidências não é simples e deve considerar uma combinação de fatores, inclusive o delineamento experimental, que pode aumentar a probabilidade de geração de alta qualidade (p. ex., um estudo randomizado controlado [RCT] tende a produzir evidências melhores do que um relato de caso); o rigor do delineamento, da condução e do relato dos estudos, em que estudos com probabilidade de geração de evidência de alta qualidade "perdem posições" por falhas nesse quesito; e o periódico ou formato de publicação do estudo, já que alguns periódicos científicos têm maior reputação do que outros e, por isso, apresentam artigos de maior valor probatório.

Classificação da qualidade da evidência. Há várias metodologias e escalas de relatos que são usadas para a classificação da qualidade das evidências. Todas as escalas são ordinais. Assim, classificam a qualidade da evidência. Uma série relativamente simples, mas eficaz, de definições da qualidade variável das evidências é o GRADE:[13]

- Alta: é muito improvável que pesquisas posteriores mudem nossa confiança na estimativa do efeito (*i. e.*, a magnitude, a precisão e a direção do efeito de uma intervenção)
- Moderada: é provável que mais pesquisas influenciem nossa confiança na estimativa do efeito (magnitude, precisão e direção) e possam mudá-la
- Baixa: é muito provável que novas pesquisas tenham influência importante sobre nossa confiança na estimativa do efeito e possam alterá-la
- Muito baixa: qualquer estimativa do efeito é muito incerta.

Essa metodologia para a classificação da qualidade das evidências é muito importante em revisões sistemáticas e na formação de diretrizes para a prática.

Reputação do periódico e métricas do artigo. Nem todas as revistas científicas veterinárias têm a mesma reputação; acredita-se que algumas publiquem artigos de maior mérito científico. Tal reputação baseia-se no "fator de impacto" desenvolvido e anualmente relatado pela Thomson Reuters como Journal Citation Reports.[50-52] O Scopus tem uma classificação semelhante do fator de impacto de periódicos (análise de periódicos) que usa métodos de cálculo um pouco diferentes.[53] Calcula-se o fator de impacto pela divisão do número de citações de artigos publicados em um período de 2 anos, 3 anos ou 5 anos por um periódico pelo número de artigos publicados por esse periódico durante um período definido. Por exemplo, se um periódico recebeu 800 citações de artigos publicados em 2 anos e, durante esse período, a revista publicou 400 artigos, o fator de impacto é 800/400 = 2. Este consiste no número médio de citações por artigo publicado nesse periódico e é considerado uma métrica de sua influência. Não é uma medida do impacto de artigos individuais ou do valor probatório de cada artigo. Alguns índices mais sofisticados consideram a qualidade dos periódicos que citam artigos de uma determinada revista (avaliação da qualidade de um periódico por sua companhia), enquanto outros tentam normalizar ou explicar as variações nas taxas de citação entre disciplinas. A utilidade dessas métricas como substitutas da qualidade de artigos individuais ou específicos em um periódico é bastante limitada.

Há uma série de deficiências na utilização do fator de impacto para a avaliação da qualidade das evidências de um artigo. É importante ressaltar que os artigos em áreas clínicas da medicina humana, especialmente aqueles que descrevem intervenções terapêuticas, recebem menos citações do que artigos sobre pesquisas biomédicas básicas ou testes diagnósticos.[54] A contagem de citações não é evidência de impacto da pesquisa em aplicações clínicas, desfechos de saúde pública ou melhora significativa em medicina humana. Da mesma maneira, as altas contagens de citação não são evidências de maior qualidade da pesquisa ou maior influência.[50] É provável que exista uma situação semelhante na medicina veterinária e que artigos com alta utilidade clínica e evidências de alta qualidade sobre tópicos importantes nem sempre sejam citados com mais frequência. Além disso, nos artigos em periódicos veterinários, não há associação entre o número de citações e o nível de evidência do delineamento experimental em tal artigo.[55] A classificação do fator de impacto da revista e o número de citações a um determinado artigo geralmente não são fatores importantes a serem considerados na determinação de seu valor probatório.

As métricas de artigo, como o número de vezes que um artigo é baixado ou visualizado *on-line*, a quantidade de comentários nas mídias sociais e o número de *links* para serviços de referência *on-line* podem indicar sua influência.[50] No entanto, a associação entre essas métricas e a qualidade da evidência é desconhecida. Os artigos mais baixados ou comentados podem não ter evidências de maior qualidade.

Avaliação do valor probatório de um artigo. Considera-se que os artigos têm um certo valor probatório em virtude de seu delineamento experimental (ver o tópico "Delineamento experimental e valor probatório", neste capítulo). Essa primeira classificação de valor probatório baseia-se na suposição de que o artigo obedece aos mais altos padrões em termos de conduta e relato e que os pacientes do estudo, a intervenção, o comparador e os resultados sejam aqueles de interesse para quem busca a evidência. Infelizmente, muitas vezes – na verdade, em quase todas – isso não acontece e o valor probatório dos artigos deve ser considerado no contexto das características daquele estudo. De modo geral, isso diminui o valor probatório de um artigo, embora o GRADE seja um mecanismo para aumentar o valor probatório de alguns estudos observacionais muito bem conduzidos e relatados.

A avaliação crítica de um artigo é um processo sistemático que visa identificar os pontos fortes e fracos da publicação.[56] Trata-se ainda da base para decidir sobre o uso do artigo pelos clínicos. A avaliação da qualidade de determinado artigo costuma requerer alguma compreensão sobre o delineamento experimental e da estatística e o reconhecimento de que diferentes delineamentos experimentais são propensos a fraquezas específicas (Tabela 6.1). Uma série de "filtros" pode ser aplicada para decidir a utilidade de um determinado artigo. Tais filtros baseiam-se nas seguintes questões: (1) O estudo é válido? (2) Quais são os resultados? (3) Os resultados têm utilidade para mim?[57-59]

1. Decida a pergunta, de preferência com o formato PICO, e conduza a pesquisa bibliográfica.
2. Revise o título e o resumo de cada artigo para decidir se o tópico é relevante para sua pergunta. Se o tópico for relevante, prossiga para a próxima etapa; se não, descarte o artigo.
3. Reveja os resultados do estudo. Se estiverem corretos, mudarão sua prática atual ou informarão sua decisão de maneira significativa? Caso contrário, descarte o artigo. Se assim for, prossiga para a próxima etapa.
4. Reveja os materiais e métodos para avaliar o delineamento experimental (controles, randomização, intervenções, cegamento etc.) e o controle de viés e fatores de equívoco. Se não forem adequados, descarte o artigo. Se forem de padrões aceitáveis, prossiga para a próxima etapa.
5. Analise o tratamento estatístico e o relato de dados. Se forem adequados, prossiga para a próxima etapa.
6. Interprete os resultados do estudo à luz de seu contexto clínico particular.

Os seis pontos anteriores formam um guia rudimentar para a avaliação de apenas um artigo. Existem orientações mais detalhadas para a avaliação da qualidade de estudos, inclusive um conjunto abrangente de ferramentas e guias do Programa de Qualificações Críticas (CASP, do inglês *Critical Appraisal Skills Programme*).[59]

Qualidade dos relatos dos estudos. O relato do estudo em detalhes suficientes é fundamental para a avaliação de sua qualidade. Tal percepção levou ao desenvolvimento e ao uso de diretrizes de relato. Essas diretrizes, adaptadas para projetos específicos, orientam a melhor forma de relato do estudo. Há evidências na literatura veterinária de que o relato inadequado ou deficiente dos detalhes dos estudos está significativamente associado a desfechos positivos da pesquisa.[60] Isso implica que estudos com relatos imperfeitos ou inadequados têm maior probabilidade de apresentar efeitos ou estimativas positivas não confiáveis. As diretrizes de relato são utilizadas por editores, revisores e leitores para a avaliação da abrangência dos relatos e, portanto, da qualidade do artigo e de suas evidências.[61,62] Por exemplo, a lista de verificação CONSORT é um meio de avaliação da qualidade e da integridade do relato de estudos clínicos randomizados (Tabela 6.2),[63] e as orientações de Preferred Reporting Items for Systematic Reviews and Meta-Analysis (Itens de Relatórios Preferenciais para Revisões Sistemáticas e Metanálises [PRISMA]) formam uma estrutura para a condução e o relato das revisões sistemáticas (Figura 6.1).[64]

Há um grande número de diretrizes de notificação (> 317), mas poucas são adaptadas para a literatura veterinária (REFLECT[65] e STROBE-vet). As diretrizes estão disponíveis no *site* da rede EQUATOR.[66]

Tabela 6.1 Resumo dos pontos fortes e limitações de vários tipos de estudo incluídos na literatura veterinária.

Tipo de estudo	Pontos fortes	Pontos fracos
Revisão sistemática ou metanálise de estudos randomizados controlados	Uso de todo o corpo de literatura para a estimativa da direção e da magnitude do efeito de possíveis fatores de risco, fatores de proteção e intervenções Fornece métodos analíticos para estimativa da magnitude do efeito e do grau de certeza	Restrito à combinação de estudos similares quanto ao delineamento experimental e à duração de acompanhamento (metanálise) Os resultados são sujeitos a viés de publicação
Estudos randomizados controlados	Possibilitam o bom controle de viés e equívocos Fornecem as evidências mais fortes de relações de causa e efeito	A população e o ambiente de estudo são restritos, o que pode limitar a generalização dos resultados a situações reais Possibilitam a análise de poucas variáveis De modo geral, há um breve período de acompanhamento entre as intervenções e a avaliação dos resultados Em algumas situações, a doença é induzida experimentalmente (não natural)
Estudo de coorte retrospectiva ou prospectiva	Uso de população e ambiente do mundo real Capaz de testar um grande número de fatores de risco, desde que a população do estudo seja suficientemente grande Capaz de testar o efeito de fatores de risco incomuns Possibilita o acompanhamento prolongado entre fatores ou exposições e resultados	Pode ser propenso a viés de seleção, viés de informação e equívocos A condução prospectiva pode ser dispendiosa devido ao longo período de acompanhamento entre fatores ou exposições e resultados Os pacientes podem ser perdidos ao acompanhamento quando conduzidos prospectivamente Depende da qualidade dos prontuários médicos
Estudo de caso-controle	Uso de pacientes de populações e ambientes do mundo real Pode ser usado para investigar fatores de risco para doenças incomuns, com poucos animais Custo de realização menor em comparação com estudos randomizados controlados e estudos de coorte prospectiva Pode gerar questões a serem investigadas com tipos de estudo de melhor controle de viés e equívoco	Altamente propenso a viés de seleção, viés de informação e equívocos Depende da precisão e da integridade dos prontuários médicos Não fornece evidência de causas, já que o momento de exposição a fatores de risco é diferente do desfecho de interesse A ocorrência de fatores de risco e desfechos não é clara
Estudo transversal	Uso de pacientes de populações e ambientes do mundo real A execução geralmente é barata Os resultados podem ser usados para gerar hipóteses ou objetivos que podem ser investigados em outros estudos	Pode ser propenso a viés de seleção, viés de informação e equívocos Não fornece evidência de causalidade porque a cronologia da exposição ao(s) fator(es) de risco difere daquela do resultado
Relatos ou séries de casos	Utilizados no relato de doenças raras ou novos possíveis tratamentos ou intervenções São baratos Os resultados podem gerar questões a serem estudadas em outros formatos, com populações maiores ou condições mais controladas	Relato descritivo de achados clínicos O formato inconsistente faz com que a qualidade dos relatos seja variável Não controla vieses ou equívocos Não fornece evidências de prova; a intervenção pode não ter tido o efeito observado
Doença induzida em espécie de interesse	Demonstra sinais clínicos e características diagnósticas da doença Possibilita a análise da precisão de exames diagnósticos ou da eficácia das intervenções terapêuticas em condições controladas	Não replica toda a gama de condições observadas durante a doença natural que podem influenciar a eficácia do tratamento, a progressão da doença ou a precisão dos exames diagnósticos Condução cara Preocupações sobre o bem-estar animal
Estudos fisiológicos ou estudos *in vitro*	Possibilitam a compreensão dos mecanismos da doença Geralmente têm alta qualidade com validade interna (bom delineamento experimental) Fácil reprodução	Não fornecem evidências de fatores de risco ou desfechos de doenças de ocorrência natural A extrapolação a doenças de ocorrência natural deve ser cautelosa

(*continua*)

Tabela 6.1 Resumo dos pontos fortes e limitações de vários tipos de estudos incluídos na literatura veterinária (*continuação*).

Tipo de estudo	Pontos fortes	Pontos fracos
Declaração de consenso e diretrizes	Resumo narrativo de um tópico compilado por um painel de especialistas Traz orientação sobre tópicos controversos Possibilita a melhor avaliação das evidências disponíveis	Qualidade variável de relato de metodologia; portanto, as evidências ou recomendações têm qualidade variável O painel de especialistas geralmente é nomeado de modo automático Sujeito ao viés de pensamento de grupo De modo geral, não diferencia revisões sistemáticas, que não devem fornecer recomendações, de diretrizes
Opinião de especialista	Opinião considerada de um especialista, nomeado automaticamente ou não, da área	A base de evidências não é confiável ou conhecida e mostra-se sujeita a viés Não sujeita à revisão ou à crítica por pares

Adaptada de Larson RL, White BJ. Importance of the role of the scientific literature in clinical decision making. *J Am Vet Med Assoc*. 2015;247(1):58-64.

Tabela 6.2 Lista de verificação CONSORT para o relato de estudos clínicos randomizados e controlados.[63]

Seção/tópico	Número	Item de lista de verificação	Relatado na página de número
TÍTULO			
Título	1	Identificação do relato como revisão sistemática e/ou metanálise	
RESUMO			
Resumo estruturado	2	Resumo estruturado, incluindo, conforme aplicável, introdução; objetivos; fontes de dados; critérios de elegibilidade do estudo, participantes e intervenções; métodos de avaliação e síntese do estudo; resultados; limitações; conclusões e implicações dos principais achados; e número de registro da revisão sistemática	
INTRODUÇÃO			
Justificativa	3	Descrição da justificativa da revisão no contexto do que já é conhecido	
Objetivos	4	Declaração explícita das questões a serem abordadas com referência a participantes, intervenções, comparações, resultados e delineamento experimental (PICO)	
MÉTODOS			
Protocolo e registro	5	Indicação da existência de um protocolo de revisão, se e onde pode ser acessado (p. ex., endereço da *web*) e, caso disponível, declaração das informações de registro, inclusive do número de registro	
Critérios de elegibilidade	6	Especificação das características do estudo (p. ex., PICO, duração do acompanhamento) e das características do relato (p. ex., anos considerados, idioma, *status* da publicação) utilizadas como critérios de elegibilidade, com justificativa	
Fontes de informação	7	Descrição de todas as fontes de informação da pesquisa (p. ex., bancos de dados com datas de cobertura, contato com autores do estudo para a identificação de outros estudos) e a data da última pesquisa	
Busca	8	Apresentação da estratégia completa de busca eletrônica em, pelo menos, um banco de dados, inclusive quaisquer limites utilizados, de modo que possa ser repetida	
Escolha de estudos	9	Declaração do processo de escolha dos estudos (ou seja, triagem, elegibilidade, inclusão na revisão sistemática e, se aplicável, inclusão na metanálise)	
Processo de coleta de dados	10	Descrição do método de extração de dados dos relatos (p. ex., formulários padronizados, independente, em duplicata) e quaisquer processos para a obtenção e a confirmação dos dados dos pesquisadores	
Itens de dados	11	Lista e definição de todas as variáveis de busca de dados (p. ex., PICO, fontes de financiamento) e quaisquer suposições e simplificações feitas	
Risco de viés em cada estudo	12	Descrição dos métodos usados para avaliação do risco de viés de cada estudo (inclusive a especificação de sua realização conforme o estudo ou o desfecho) e da forma de utilização desta informação em qualquer síntese de dados	

(*continua*)

Tabela 6.2 Lista de verificação CONSORT para o relato de estudos clínicos randomizados e controlados (*continuação*).

Seção/tópico	Número	Item de lista de verificação	Relatado na página de número
Resumo das medidas	13	Declaração das principais medidas resumidas (p. ex., razão de risco, diferença de médias)	
Síntese dos resultados	14	Descrição dos métodos de tratamento de dados e combinação dos resultados dos estudos, se realizados, inclusive medidas de consistência (p. ex., I^2) para cada metanálise	
Risco de viés entre estudos	15	Especificação de qualquer avaliação do risco de viés que possa influenciar a evidência cumulativa (p. ex., viés de publicação, relatos seletivos nos estudos)	
Outras análises	16	Descrição dos métodos de outras análises (p. ex., análises de sensibilidade ou subgrupos, metarregressão), se feitas, indicando quais foram pré-especificadas	
RESULTADOS			
Escolha de estudos	17	Informação do número de estudos escolhidos, submetidos à avaliação de elegibilidade e incluídos na revisão, com os motivos para exclusões em cada estágio, idealmente com um fluxograma	
Características do estudo	18	Para cada estudo, apresentação das características de extração de dados (p. ex., tamanho do estudo, PICO, período de acompanhamento) e das citações	
Risco de viés nos estudos	19	Apresentação dos dados sobre o risco de viés de cada estudo e, se disponível, qualquer avaliação do nível de desfecho (ver o Item 12)	
Resultados de cada estudo	20	Para todos os desfechos considerados (benefícios ou malefícios) de cada estudo, apresentação de (a) dados resumidos simples de cada grupo de intervenção; e (b) estimativas de efeito e intervalos de confiança, idealmente com um gráfico em floresta	
Síntese dos resultados	21	Apresentação dos principais resultados da revisão. Em caso de realização de metanálises, inclusão dos intervalos de confiança e das medidas de consistência de cada uma	
Risco de viés entre estudos	22	Apresentação dos resultados de qualquer avaliação do risco de viés entre os estudos (ver o Item 15)	
Outras análises	23	Apresentação dos resultados de outras análises, caso realizadas (p. ex., análises de sensibilidade ou subgrupos, metarregressão [veja o Item 16])	
DISCUSSÃO			
Resumo das evidências	24	Resumo dos principais achados, inclusive da força da evidência de cada desfecho principal; consideração de sua relevância para grupos importantes (p. ex., profissionais de saúde, usuários e formuladores de políticas)	
Limitações	25	Discussão das limitações conforme o estudo e os desfechos (p. ex., risco de viés) e conforme a revisão (p. ex., recuperação incompleta da pesquisa identificada, viés de relato)	
Conclusões	26	Interpretação geral dos resultados no contexto de outras evidências e implicações para pesquisas futuras	
FINANCIAMENTO			
Financiamento	27	Descrição das fontes de financiamento da revisão sistemática e outros apoios (p. ex., fornecimento de dados) e do papel dos financiadores na revisão sistemática	

Delineamento experimental e valor probatório. O delineamento experimental dos estudos relatados na literatura veterinária é variável, mas pode ser amplamente agrupado em uma de nove categorias (ver Tabela 6.1). A visão convencional é que nem todos os delineamentos experimentais têm igual mérito ou utilidade e que o tipo de delineamento experimental deve ser considerado durante a avaliação da qualidade das evidências derivadas daquele artigo. Esta visão, firmemente mantida por algumas autoridades, gera uma hierarquia de qualidade de evidências com base no delineamento experimental do estudo (Tabela 6.3).[7] Outros afirmam que a evidência pode ser entendida não como sendo ordenada pela metodologia, mas sim no contexto de sua utilização e do método de sua produção.[14] Uma visão intermediária é apresentada pelo processo GRADE, que, ao alocar uma classificação *a priori* (alta, moderada, baixa e muito baixa) com base no delineamento experimental, possibilita a revisão da qualidade das evidências de determinado estudo ou grupo de estudos, para cima ou para baixo (Tabela 6.4). Os RCTs, por exemplo, a princípio são classificados como "alta qualidade", e os estudos observacionais mostram-se inicialmente categorizados como "baixa qualidade".[67] A classificação de um RCT pode ser reduzida em, pelo menos, um nível (para "moderada") se houver algum problema metodológico específico, enquanto a classificação de um estudo observacional aumenta em até dois níveis (para "alta") se as evidências forem bastante fortes. Com a abordagem GRADE, alguns estudos observacionais podem fornecer evidências de qualidade maior do que alguns RCTs.

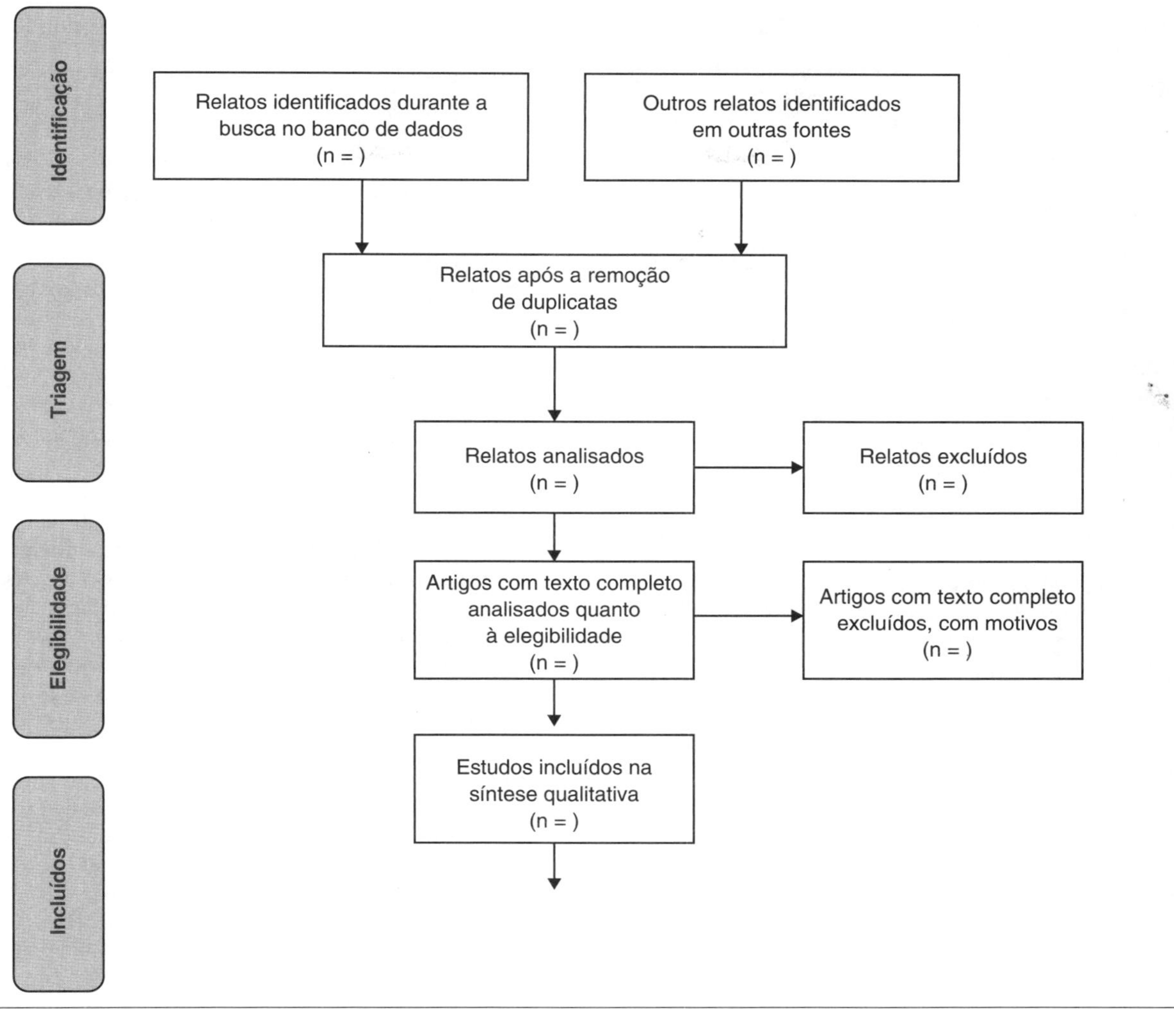

Figura 6.1 Fluxograma de itens preferenciais de relato em revisões sistemáticas e metanálises (PRISMA) para a inclusão de artigos em revisões sistemáticas.[74]

Tabela 6.3 Níveis de qualidade da evidência.

Nível de evidência	Método
1a	Revisão sistemática (com homogeneidade de desfechos e intervalos de confiança estreitos em torno de efeitos consistentes da intervenção) de RCTs
1b	RCT individual (com intervalo de confiança estreito sobre o efeito da intervenção)
1c	Tudo ou nada: atendido quando todos os pacientes morreram antes da disponibilização da intervenção, mas alguns agora sobrevivem, ou quando alguns indivíduos morreram antes da disponibilização da intervenção, mas agora nenhum morreu
2a	Revisão sistemática de estudos de coorte que demonstram a homogeneidade das medidas de desfecho ou efeito
2b	Estudo de coorte individual ou RCT de baixa qualidade
2c	Pesquisa de "resultados", como estudos de auditoria
3a	Revisão sistemática de estudos de caso-controle que demonstram a homogeneidade das medidas de desfecho ou efeito
3b	Estudo individual de caso-controle
4	Séries de caso ou estudos de coorte e caso-controle de má qualidade
5	Opinião de especialista sem avaliação crítica explícita ou baseada em fisiologia, trabalho experimental ou "primeiros princípios"

RCT, estudo randomizado controlado. Ligeiramente adaptada da hierarquia de evidências de Oxford Centre for Evidence-based Medicine. Anon. Oxford Centre for Evidence-Based Medicine: levels of evidence (March 2009). Disponível em: https://www.cebm.ox.ac.uk/resources/levels-of-evidence/oxford-centre-for-evidence-based-medicine-levels-of-evidence-march-2009.

Tabela 6.4 Metodologia para atribuição do grau de qualidade da evidência para indivíduos ou grupos de estudos.[13]

Grau *a priori* de evidências com base no delineamento experimental: • Estudo randomizado = alto • Estudo observacional = baixo • Todos os outros = muito baixo O grau de evidência é diminuído por: • Limitações graves (-1 grau) ou muito graves (-2) à qualidade do estudo • Inconsistência importante com outros estudos (-1) • Incerteza pequena (-1) ou importante (-2) sobre a retidão • Dados imprecisos ou esparsos • Alta probabilidade de viés de relato (-1) O grau de evidência é aumentado por: • Evidências de uma forte associação – risco relativo significativo de > 2 ou < 0,5 com base em dois ou mais estudos observacionais sem equívocos plausíveis (+1) • Evidência de associação muito forte – risco relativo significativo de > 5 ou < 0,2 com base em evidências diretas, sem grandes ameaças à validade (+2) • Observação de dose: gradiente de resposta evidente (+1) • Se todos os fatores plausíveis de equívoco tivessem reduzido o efeito (+1)

Observações: a inconsistência refere-se à ausência de similaridade de estimativas em vários estudos, o que reduz a confiança nas estimativas de efeito para aquele desfecho. A retidão refere-se à extensão em que pacientes, intervenções e desfechos são semelhantes àqueles de interesse.[13]

A hierarquia de evidências de Oxford foi modificada e revista por inúmeros autores para se adequar ao contexto veterinário e pode ser reapresentada da seguinte maneira:[1,7]

- Revisão sistemática, inclusive metanálise
- Revisão sistemática de RCTs
- RCTs realizados em condições de campo
- Estudos não randomizados, estudos de coorte ou modelos de doença induzida na espécie de interesse
- Estudos de caso-controle ou transversais
- Relatos de casos e séries de casos
- Opinião de especialistas/editoriais
- Modelos animais da doença de interesse (doença induzida em espécie diferente daquela de ocorrência natural, como, por exemplo, modelo murino de uma doença equina)
- Estudos *in vitro* com grupo controle apropriado.

As características e o valor probatório das publicações em medicina veterinária e ciências veterinárias são variáveis e podem ser categorizados conforme descrito na Tabela 6.1. Os artigos ainda podem ser diferenciados como experimentais ou observacionais.[7,68]

Estudos observacionais

Os estudos observacionais são aqueles em que não há intervenção dos pesquisadores. Os dados são obtidos simplesmente por observação e registro dos eventos, sem qualquer tentativa de impor intervenções que possam alterar seu curso. Os estudos observacionais não apresentam nenhum aspecto experimental, pois não há teste de hipótese. Eles baseiam-se apenas na observação de detalhes sobre um caso ou uma série de casos, ou grupos de animais, e no resumo de associações entre variáveis. Os estudos observacionais podem ser descritivos ou analíticos.

Os estudos descritivos fornecem informações sobre o quadro clínico da doença, inclusive sinais clínicos, desfechos ou simplesmente sua ocorrência. Para tanto, observam eventos e registram fatos, muitas vezes de maneira retrospectiva, usando prontuários médicos ou outros ou, com menos frequência, estudos prospectivos. Os estudos observacionais descritivos não incluem análise numérica ou estatística e não podem relatar avaliações formais de fatores de risco ou efeitos de intervenções. São exemplos de estudos descritivos os relatos de casos e as séries de casos e alguns tipos de estudos transversais.

Estudos observacionais descritivos (relatos de casos e séries de casos). Os *relatos de casos* são uma descrição detalhada de um número pequeno (geralmente 1 a 3) de casos, sem nenhuma tentativa de identificação formal de características comuns além de um fator (como o diagnóstico ou o quadro clínico). Os relatos de uma série de casos (geralmente mais de 3) podem tentar identificar subjetivamente as características comuns, como raça, sexo, predisposição à doença ou desfecho, em uma série de casos escolhidos de forma não aleatória. Tais relatos podem ajudar a identificação de novas doenças ou efeitos adversos raros de tratamentos, mas sem fornecer evidências definitivas dessas associações.

As deficiências dos estudos observacionais descritivos são o alto risco de viés de seleção ou equívocos causados pela disponibilidade não aleatória de casos e relatos de casos. O viés de seleção ocorre porque os investigadores não podem tomar medidas para aumentar a probabilidade de que os casos incluídos no estudo reflitam a população maior de casos. Por exemplo, os relatos de desfechos de casos tratados em um hospital de referência podem ter pouca semelhança com os de casos da mesma doença tratados em ambulatório. A qualidade dos estudos observacionais também pode ser prejudicada pela qualidade da manutenção de registros, sobretudo em estudos retrospectivos, e a frequência geralmente alta de dados ausentes. Os resultados de relatos ou séries de casos normalmente não podem ser generalizados a uma população animal maior ou diferente, e sua validade externa é limitada. Na verdade, as características do caso ou dos casos podem não ser representativas das manifestações mais comuns ou importantes ou dos desfechos da doença.

Um tipo especial de estudo observacional é a descrição transversal dos casos em uma população em um único ponto no tempo. Esses estudos estimam a prevalência em um ponto no tempo e podem tentar identificar fatores de risco se incluírem casos e controles. No entanto, existe um risco considerável de viés de seleção e equívocos (em que uma terceira variável, talvez não identificada, influencie o efeito de outra variável no resultado de interesse). Os estudos transversais podem ser baratos. As pesquisas de opinião são um modo de estudo transversal.[7]

Estudos observacionais analíticos. Estes delineamentos experimentais costumam ser utilizados no estudo de doenças de ocorrência natural. Os delineamentos experimentais comuns em medicina veterinária são os estudos de coorte e os estudos de caso-controle.

Um *estudo de coorte* é um tipo de estudo longitudinal comumente usado na análise de associações entre a exposição natural a um suposto fator de risco para doença e seu subsequente desenvolvimento. Outra variação consiste na observação de respostas a diferentes intervenções terapêuticas. Nos dois casos, uma população é identificada e, em seguida, os animais que a compõem são classificados como expostos ao fator de risco de interesse ou não, e determina-se sua progressão à doença. Da mesma maneira, uma população de animais com uma determinada doença pode ser dividida em dois ou mais grupos, cada um submetido a um tratamento diferente.

Os desfechos em cada grupo são, então, comparados. Os estudos de coorte podem ser retrospectivos ou prospectivos.

Os estudos de coorte prospectiva podem ser demorados, caso haja um grande período entre a exposição e o surgimento da doença. Os estudos de coorte retrospectiva são relativamente baratos porque utilizam dados já coletados, em geral na forma de prontuários médicos. No entanto, uma desvantagem é que os dados foram coletados para outros fins que não a pesquisa. Assim, as informações relevantes para o estudo podem não ter sido registradas. Os estudos de coorte não possibilitam o cegamento, e a combinação de animais em cada grupo de fatores, além do fator de risco de interesse, pode ser difícil. Os resultados do estudo de coorte prospectiva devem ser relatados como risco relativo, e os resultados dos estudos de coorte retrospectiva, como razões de probabilidade.

O *estudo de caso-controle* é retrospectivo, já que os casos são identificados e, então, combinados a animais que não desenvolveram a doença. Os registros de cada grupo são examinados para a identificação dos fatores de risco que diferem entre casos e controles. Os estudos de caso-controle são relativamente baratos e fáceis de realizar, mas geralmente não possibilitam o controle de variáveis confusas, devido à dificuldade de aproximação de casos e controles. Como em outros estudos observacionais retrospectivos, a qualidade dos dados pode ser limitante.

Estudos experimentais

Os estudos experimentais são aqueles em que o pesquisador escolhe os animais a serem analisados e atribui a intervenção a uma parte da população do estudo. Ao manipular uma variável, o objetivo consiste em estabelecer uma relação causal por meio da medida do desfecho ou de uma variável dependente. Normalmente, os estudos experimentais são realizados com animais submetidos a uma nova intervenção e um grupo controle que pode receber uma intervenção alternativa ou nenhuma intervenção ativa (placebo). A atribuição de animais para cada grupo é aleatória. Esse delineamento experimental tenta minimizar o efeito de fatores conhecidos ou desconhecidos, além das intervenções, sobre o desfecho. A melhor justificativa para colocar RCTs no topo das hierarquias de evidências para estudos individuais é a minimização de certas formas de viés, especialmente do viés de seleção, produzindo, portanto, a melhor evidência de um efeito terapêutico ou causalidade.

Em equídeos, os RCTs podem ser conduzidos em condições de laboratório, geralmente com doença induzida, ou como estudos clínicos usando animais com doenças de ocorrência natural.[7] Ao avaliar a qualidade da evidência de um RCT, é importante considerar a relevância da intervenção, a população estudada (sobretudo em caso de doença induzida em vez de natural) e o cenário (serviço de campo ou clínica especializada). Os RCTs com animais experimentais são eficientes e eficazes e possibilitam o controle rigoroso de fatores que podem causar equívocos. Esses estudos experimentais podem não mimetizar ou replicar a condição ou doença a campo, e deve-se ter cuidado para extrapolar seus resultados a animais com doença natural. Por outro lado, os RCTs conduzidos no campo tendem a ser altamente relevantes para animais com doenças de ocorrência natural, mas são mais difíceis de realizar do que os estudos laboratoriais.[7]

Os RCTs devem incluir cegamento (mascaramento) dos pesquisadores que determinam qual é o tratamento recebido por um animal, daqueles que administram os tratamentos e daqueles que avaliam os resultados da intervenção para minimizar a probabilidade de viés consciente ou inconsciente. Também podem obter respostas relacionadas com a eficácia da intervenção sobre o resultado, que geralmente é o tratamento de uma doença. Por isso, os RCTs e as metanálises que os utilizam tendem a ser insuficientes para detectar efeitos adversos incomuns ou raros.[69]

Síntese da evidência: revisões

A riqueza e o volume da literatura científica veterinária estimularam e possibilitaram que indivíduos ou grupos tentassem sintetizar as informações sobre um determinado tópico. O propósito de tais revisões é pegar a literatura primária e criar uma compreensão generalizada da doença ou uma intervenção partindo do pressuposto de que a compilação de dados de vários estudos gera informações mais confiáveis do que as de um estudo isolado. Embora haja pelo menos 14 formas de revisão identificadas na literatura bibliotecária, a maioria das revisões na literatura veterinária é narrativa (integrativa) ou sistemática (agregativa) ou são metanálises.[70,71] A forma mais comum dessa síntese de informações na literatura médica veterinária consiste na revisão narrativa (integrativa). Descrições detalhadas desses tipos de revisão, inclusive pontos fortes e fracos, podem ser encontradas em outras fontes.[70]

Revisão narrativa. As revisões narrativas, também conhecidas como integrativas, buscam reunir a literatura sobre um determinado tema não com a intenção de responder a uma ou mais questões específicas, mas, sim, comentar os resultados dos estudos primários existentes. Esses tipos de revisão, típicos de livros didáticos ou artigos de revisão em periódicos, geralmente são bons resumos de um corpo de literatura. Tais revisões normalmente não envolvem uma metodologia explícita, como o modo de conduzir a pesquisa bibliográfica, de avaliar as evidências e de inclusão ou exclusão dos artigos. Assim, as revisões narrativas podem não considerar toda a literatura existente sobre um tópico. A ausência de uma metodologia predeterminada também aumenta a possibilidade de viés consciente ou inconsciente na inclusão de estudos primários na revisão ou na interpretação dos resultados. Os autores de revisões narrativas geralmente são autoescolhidos e podem ou não ser especialistas no assunto. Os motivos para o autor escrever a revisão podem não ser revelados aos leitores.

Revisões sistemáticas. A evidência da mais alta qualidade é fornecida por revisões sistemáticas, que podem incluir uma metanálise. As revisões sistemáticas diferem das revisões narrativas, as quais têm valor probatório muito menor, em que as revisões sistemáticas são abordadas de uma maneira e com uma metodologia projetada para assegurar a validade das conclusões.[70] As revisões sistemáticas devem ser baseadas em uma pergunta claramente definida e em critérios pré-especificados para inclusão e avaliação da literatura, entre outros fatores. Há critérios e metodologia para a realização de revisões sistemáticas.[44,72,73] A declaração PRISMA tem uma metodologia de uso amplo, embora não universal, para o relato de revisões sistemáticas, inclusive um fluxograma e uma lista de verificação (ver Figura 6.1).[64,74,75]

As revisões sistemáticas devem ser avaliações de metodologia rigorosa da literatura; no entanto, não devem fazer recomendações sobre a prática clínica.[12] As características fundamentais das revisões sistemáticas são:[76]

1. Um conjunto de objetivos claramente definidos com critérios predefinidos de elegibilidade para a inclusão de estudos.
2. Uma metodologia explícita e passível de reprodução.
3. Uso de busca sistemática e completa que tenta identificar todos os relatos de estudos que atendem aos critérios de elegibilidade.
4. Uma avaliação sistemática da validade dos achados dos estudos incluídos na revisão.

- Uma avaliação sistemática das características e dos achados dos estudos incluídos e uma apresentação sistemática destes achados.

Uma revisão sistemática, portanto, é uma avaliação desapaixonada das evidências publicadas sobre uma questão. Analisa a qualidade das evidências e, ao fazê-lo, possibilita que os leitores ponderem o uso da evidência ao decidirem a resposta à sua questão clínica. As revisões sistemáticas consideram apenas a qualidade das evidências e não dão uma metodologia para dar o próximo passo, que é fazer uma recomendação sobre o uso da evidência.

Da evidência à recomendação: orientações práticas

A abordagem para o uso de evidências na orientação da tomada de decisão clínica foi formalizada nas últimas duas décadas na medicina humana e está ganhando força na clínica veterinária. Como médicos veterinários, temos obrigações éticas e legais de usar métodos e práticas com maior probabilidade de fornecer os "melhores" desfechos para os animais que tratamos e seus proprietários. Um modo tradicional para a decisão dos "melhores" tratamentos, exames ou métodos diagnósticos e medidas preventivas tem sido a identificação de evidências de eficácia da mais alta qualidade e a adoção da abordagem com a mais forte evidência de eficácia. A colaboração e as revisões da Cochrane exemplificam e conduzem essa abordagem na medicina humana.[76]

Esta abordagem "baseada em evidências" tem a suposição implícita de que se deve confiar na evidência da mais alta qualidade e que evidência de eficácia necessariamente leva à adoção desse tratamento, do exame diagnóstico ou da profilaxia. No entanto, a abordagem é insuficiente para formular recomendações para a prática clínica. Os profissionais de saúde precisam de recomendações baseadas nas evidências existentes, mas que também considerem outros fatores, para aconselhar um proprietário ou um treinador sobre a "melhor" abordagem para lidar com o problema de seu animal. As diretrizes de prática clínica são recomendações destinadas a otimizar o atendimento ao paciente e baseadas em uma revisão sistemática de evidências e uma avaliação dos benefícios e riscos das opções terapêuticas alternativas.[77] É importante ressaltar que o desenvolvimento de diretrizes práticas (recomendações) inclui tanto uma revisão sistemática quanto uma consideração das relações de custo-benefício.[77]

Embora uma análise da literatura quantitativa, como RCTs, seja importante, também é relevante considerar a literatura que descreve resultados mais qualitativos. Essa literatura pode ser avaliada de acordo com quatro critérios, cada um com cinco graus (Tabela 6.5). Os critérios são viabilidade, adequação, importância e eficácia.[78]

O reconhecimento de que revisões sistemáticas da literatura são um meio essencial, mas não o único, ou o melhor, para fazer recomendações para intervenções levou ao desenvolvimento do processo GRADE.[79] O GRADE tem uma estrutura para determinar uma recomendação final sobre uma intervenção, composta por:

1. Qualidade da evidência (Cochrane e avaliações semelhantes de qualidade de evidência param por aqui).
2. Seriedade do desfecho.
3. Magnitude do efeito terapêutico.
4. Precisão do efeito terapêutico.
5. Risco do evento alvo (com que frequência).
6. Risco de eventos adversos associados à intervenção.
7. Custo da intervenção.
8. Valores e preferências dos usuários finais.

Todos esses critérios têm, pelo menos, alguma aplicação em medicina veterinária. Resumidamente, os julgamentos sobre a qualidade das recomendações requerem a consideração de:

- Qualidade da evidência em que a recomendação se baseia: a qualidade da evidência é avaliada pelo tipo de estudo, pela imprecisão dos resultados ao longo de vários estudos, pela inconsistência dos estudos, de forma indireta, pelo viés de relato, pela magnitude do efeito, pela plausibilidade biológica e pela força de associação.[67,80-83] As revisões sistemáticas da literatura são fundamentais para o desenvolvimento de recomendações apropriadas
- Equilíbrio entre benefícios e danos: a intervenção fará mais bem do que mal? Qual é a extensão do benefício e do possível dano?
- Viabilidade de tradução das evidências em circunstância de realização da intervenção: posso aplicar isso em minha clínica? É acessível?
- Certeza do risco basal (ou seja, qual a importância do problema?)
- Custo (monetário e em termos de recursos).

Tabela 6.5 Exemplo de elementos de avaliação qualitativa e níveis de instrumentos de revisão de aplicabilidade de evidências.

Viabilidade	Adequação	Importância	Eficácia
Praticável imediatamente	Aceitável, justificável e dentro das diretrizes éticas	Justifica o desenvolvimento da prática	Efetividade estabelecida em grau que merece aplicação na prática clínica
Praticável com treinamento local limitado ou poucos recursos adicionais	Aceitável após pequena revisão	Justifica a reforma local, regional ou nacional	Efetividade estabelecida em grau que sugere a aplicação em algumas situações clínicas
Praticável com treinamento ou recursos adicionais extensos	Aceitável após uma revisão importante	Justifica a pesquisa relevante para a prática	Eficácia estabelecida em grau que justifica a consideração da aplicação dos resultados
Praticável com reformas nacionais ou reguladoras significativas	Aceitável após o desenvolvimento de novas diretrizes éticas	Justifica a defesa da mudança	Eficácia estabelecida em grau limitado e benefícios desconhecidos
Impraticável para os profissionais	Eticamente inaceitável	É improvável que as evidências façam sentido	Eficácia não estabelecida

Adaptada de Pearson A. Balancing the evidence: incorporating the synthesis of qualitative data into systematic reviews. *JBI Rep.* 2004; 2(2):45-64.

O equilíbrio entre benefício e dano (a relação custo-benefício) pode ser classificado da seguinte maneira:

- Benefícios líquidos: a intervenção claramente faz mais bem do que mal
- Compensação: existem compensações importantes entre os benefícios e danos
- Compensações incertas: não está claro se a intervenção faz mais bem do que mal
- Ausência de benefícios líquidos: a intervenção claramente faz mais mal do que bem.

Por fim, essas considerações podem ser resumidas nas recomendações a seguir, sendo "um julgamento que a maioria das pessoas bem-informadas faria":[12]

- "Faça": há evidências de alta qualidade de benefícios líquidos em limites apropriados de recursos (custos) para um problema com importância significativa (um julgamento que a maioria das pessoas bem-informadas faria)
- "Provavelmente faça": quando a força da evidência é moderada ou quando a relação custo-benefício se mostra incerta ou marginal
- "Provavelmente não faça": quando a força da evidência é baixa ou muito baixa, a relação custo-benefício se mostra incerta ou marginal ou o risco basal se revela baixo
- "Não faça": há evidências de alta qualidade de danos que claramente excedem os benefícios, o custo é muito alto em comparação com os benefícios ou o risco basal é muito baixo (ou seja, o problema não é importante).

As diretrizes GRADE, embora não sejam bem estabelecidas para medicina veterinária, têm sido usadas e possibilitam fazer recomendações baseadas em evidências para os profissionais.[84]

CONCLUSÕES

As técnicas relacionadas à EBVM auxiliam a resolver os problemas da medicina equina. As técnicas possibilitam-nos fazer a pergunta relevante, buscar as informações e avaliar sua qualidade. Podemos, então, decidir como aplicar melhor essas informações ao problema. A etapa final é mais do que apenas uma avaliação da qualidade das evidências. Exige a consideração de vários outros fatores para chegar a uma recomendação e determinar sua força. Essa etapa é essencial para a aplicação sensata dos princípios da EBVM.

REFERÊNCIAS BIBLIOGRÁFICAS

1. Anon. *Evidence-based veterinary medicine*. Nottingham, UK: University of Nottingham.
2. Cockcroft P, Holmes M. Evidence-based veterinary medicine 2. Identifying information needs and finding the evidence. *In Practice*. 2004;26:96–102.
3. Holmes M, Cockcroft P. Evidence-based veterinary medicine 3. Appraising the evidence. *In Practice*. 2004;26:154–164.
4. Holmes M, Cockcroft P. Evidence-based veterinary medicine 1. Why is it important and what skills are needed? *In Practice*. 2004;26:28–33.
5. Malynicz G. Evidence-based medicine. *Vet Rec*. 1998 Nov 28; 143(22):619.
6. More SJ. Evidence is at the core of scientific method: a challenge for clinicians. *Vet J*. 2012;191:11–12.
7. Cockcroft P, Holmes MA. *Handbook of evidence-based veterinary medicine*. Oxford: Blackwell Publishing; 2003.
8. Guyatt GH, Oxman AD, Schuenemann HJ, et al. GRADE guidelines: a new series of articles in the *Journal of Clinical Epidemiology*. *Journal of Clinical Epidemiology*. 2011;64:380–382.
9. Djulbegovic B, Kumar A, Kaufman RM, et al. Quality of evidence is a key determinant for making a strong GRADE guidelines recommendation. *Journal of Clinical Epidemiology*. 2015;68:727–732.
10. Larson RL, White BJ. First steps to efficient use of the scientific literature in veterinary practice. *Javma-Journal of the American Veterinary Medical Association*. 2015;247:254–258.
11. Guyatt GH, Oxman AD, Kunz R, et al. GRADE guidelines: 2. Framing the question and deciding on important outcomes. *Journal of Clinical Epidemiology*. 2011;64:395–400.
12. Guyatt GH, Oxman AD, Kunz R, et al. GRADE: going from evidence to recommendations. *British Medical Journal*. 2008;336:1049–1051.
13. Atkins D, Best D, Briss PA, et al. Grading quality of evidence and strength of recommendations. *British Medical Journal*. 2004;328:1490–1494.
14. Upshur REG, VanDenKerkhof EG, Goel V. Meaning and measurement: an inclusive model of evidence in health care. *Journal of Evaluation in Clinical Practice*. 2001;7:91–96.
15. Nicholas F, Online Mendelian Inheritance in Animals (OMIA). *Online Mendelian Inheritance in Animals (OMIA)*. Faculty of Veterinary Science, University of Sydney; 2012.
16. Christopher MM, Marusic A. Geographic trends in research output and citations in veterinary medicine: insight into global research capacity, species specialization, and interdisciplinary relationships. *BMC Veterinary Research*. 2013:9.
17. Anon. SJR–SCImago Journal & Country Rank: SCImago. (2007), 2016.
18. Grindlay DJC, Brennan ML, Dean RS. Searching the veterinary literature: a comparison of the coverage of veterinary journals by nine bibliographic databases. *Journal of Veterinary Medical Education*. 2012;39:404–412.
19. Anon. Web of Science: Thomson Reuters, 2016.
20. Nielsen TD, Dean RS, Massey A, et al. Survey of the UK veterinary profession 2: sources of information used by veterinarians. *Veterinary Record*. 2015 Aug 15;177(7):172.
21. Buchanan RA, Wooldridge AA. Staying current by searching the veterinary literature. *Journal of Veterinary Medical Education*. 2011;38:10–15.
22. Murphy SA. Searching for veterinary evidence: strategies and resources for locating clinical research. *Veterinary Clinics of North America-Small Animal Practice*. 2007;37:433ff.
23. ACVIM. Access to information: American College of Veterinary Internal Medicine. http://www.acvim.org/Diplomates/Membership; 2016.
24. Vandeweerd JM, Kirschvink N, Clegg P, et al. Is evidence-based medicine so evident in veterinary research and practice? History, obstacles and perspectives. *Veterinary Journal*. 2012;191:28–34.
25. AGRICOLA: https://www.ebscohost.com/academic/agricola; 2016.
26. Biological Abstracts: http://thomsonreuters.com/en/products-services/scholarly-scientific-research/scholarly-search-and-discovery/biosis-citation-index.html; 2016.
27. CABI Abstracts: www.cabi.org/publishing-products/online-information-resources/cab-abstracts/; 2016.
28. White ME. CONSULTANT, 2016.
29. Embase: www.elsevier.com/solutions/embase-biomedical-research; 2016.
30. Weiner SA, Stephens G, Nour AYM. Information-seeking behaviors of first-semester veterinary students: a preliminary report. *Journal of Veterinary Medical Education*. 2011;38: 21–32.
31. Anders ME, Evans DP. Comparison of PubMed and Google Scholar literature searches. *Respiratory Care*. 2010;55:578–583.
32. Boeker M, Vach W, Motschall E. Google Scholar as replacement for systematic literature searches: good relative recall and precision are not enough. *BMC Medical Research Methodology*. 2013:13.
33. Haddaway NR, Collins AM, Coughlin D, Kirk S, et al. The role of Google Scholar in evidence reviews and its applicability to Grey literature searching. *PLoS One*. 2015 Sep 17;10(9).

34. Nourbakhsh E, Nugent R, Wang HL, et al. Medical literature searches: a comparison of PubMed and Google Scholar. *Health Information and Libraries Journal*. 2012;29:214–222.
35. Shariff SZ, Bejaimal SAD, Sontrop JM, et al. Retrieving clinical evidence: a comparison of PubMed and Google Scholar for quick clinical searches. *Journal of Medical Internet Research*. 2013 Aug 15; 15(8).
36. Google Scholar: https://scholar.google.com; 2016.
37. MEDLINE: https://www.nlm.nih.gov/bsd/pmresources.html; 2016.
38. Pubmed Central: https://www.ncbi.nlm.nih.gov/pmc/; 2016.
39. Scopus: https://www.elsevier.com/solutions/scopus; 2016.
40. VetMed Resource: www.cabi.org/vetmedresource/; 2016.
41. VetSRev: http://webapps.nottingham.ac.uk/refbase/index.php; 2016.
42. Web of Science: http://thomsonreuters.com/en/products-services/scholarly-scientific-research/scholarly-search-and-discovery/web-of-science.html; 2016.
43. Wikipedia: https://www.wikipedia.org; 2016.
44. O'Connor AM, Anderson KM, Goodell CK, et al. Conducting systematic reviews of intervention questions I: writing the review protocol, formulating the question and searching the literature. *Zoonoses and Public Health*. 2014;61:28–38.
45. Murphy SA. Research methodology search filters: are they effective for locating research for evidence-based veterinary medicine in PubMed? *Journal of the Medical Library Association*. 2003;91:484–489.
46. Directory of Open Access Journals: https://doaj.org; 2016.
47. International Veterinary Information Service: www.ivis.org/home.asp; 2016.
48. Anon. Veterinary Information Network. http://www.vin.com; 2016.
49. Sargeant JM, Kelton DF, O'Connor AM. Study designs and systematic reviews of interventions: building evidence across study designs. *Zoonoses and Public Health*. 2014;61:10–17.
50. Carpenter CR, Cone DC, Sarli CC. Using publication metrics to highlight academic productivity and research impact. *Academic Emergency Medicine*. 2014;21:1160–1172.
51. Neylon C, Wu S. Article-level metrics and the evolution of scientific impact. *PLoS Biol*. 2009 Nov;7(11).
52. Christopher MM. Weighing the impact (factor) of publishing in veterinary journals. *Journal of Veterinary Cardiology*. 2015;17:77–82.
53. Lab S. Scimago Journal and Country Rank: SCOPUS, 2016.
54. van Eck NJ, Waltman L, van Raan AFJ, et al. Citation analysis may severely underestimate the impact of clinical research as compared to basic research. *PLoS One*. 2013 Apr 24;8(4).
55. Giuffrida MA, Brown DC. Association between article citation rate and level of evidence in the companion animal literature. *journal of veterinary internal medicine*. 2012;26:252–258.
56. Young JM, Solomon MJ. How to critically appraise an article. *Nature Clinical Practice Gastroenterology & Hepatology*. 2009;6:82–91.
57. White BJ, Larson RL. Systematic evaluation of scientific research for appropriateness of data analysis to improve clinical decision making. *Javma-Journal of the American Veterinary Medical Association*. 2015;247:759–762.
58. White BJ, Larson RL. Systematic evaluation of scientific research for clinical relevance and control of bias to improve clinical decision making. *Javma-Journal of the American Veterinary Medical Association*. 2015;247:496–500.
59. CASP. Critical Appraisal Skills Programme. http://www.casp-uk.net/; 2013.
60. Sargeant JM, Thompson A, Valcour J, et al. Quality of reporting of clinical trials of dogs and cats and associations with treatment effects. *Journal of Veterinary Internal Medicine*. 2010;24:44–50.
61. Grindlay D. Reporting guidelines: how can they be implemented by veterinary journals? *Equine Veterinary Journal*. 2015;47:133–134.
62. Grindlay DJ, Dean RS, Christopher MM, Brennan ML. A survey of the awareness, knowledge, policies and views of veterinary journal editors-in-chief on reporting guidelines for publication of research. *BMC Vet Res*. 2014 Jan 10;10:10.
63. Schulz KF, Altman DG, Moher D, et al. CONSORT 2010 statement: updated guidelines for reporting parallel group randomised trials. *Journal of Clinical Epidemiology*. 2010;63:834–840.
64. Liberati A, Altman DG, Tetzlaff J, Mulrow C, Gøtzsche PC, et al. The PRISMA statement for reporting systematic reviews and meta-analyses of studies that evaluate health care interventions: explanation and elaboration. *PLoS Med*. 2009 Jul 21;6(7).
65. O'Connor AM, Sargeant JM, Gardner IA, et al. The REFLECT statement: methods and processes of creating reporting guidelines for randomized controlled trials for livestock and food safety. *Journal of Veterinary Internal Medicine*. 2010;24:57–64.
66. Network E. EQUATOR network: enhancing the quality and transparency of health research, www.equator-network.org; 2016.
67. Guyatt GH, Oxman AD, Sultan S, et al. GRADE guidelines: 9. Rating up the quality of evidence. *Journal of Clinical Epidemiology*. 2011;64:1311–1316.
68. Institute TJB. *Joanna Briggs Institute reviewers' manual: 2014 edition*. The University of Adelaide, South Australia 5005: The Joanna Briggs Institute; 2014.
69. Upshur REG. Looking for rules in a world of exceptions–reflections on evidence-based practice. *Perspectives in Biology and Medicine*. 2005;48:477–489.
70. O'Connor A, Sargeant J. Research synthesis in veterinary science: Narrative reviews, systematic reviews and meta-analysis. *Veterinary Journal*. 2015;206:261–267.
71. Grant MJ, Booth A. A typology of reviews: an analysis of 14 review types and associated methodologies. *Health Information and Libraries Journal*. 2009;26:91–108.
72. O'Connor AM, Sargeant JM, Wang C. Conducting systematic reviews of intervention questions III: synthesizing data from intervention studies using meta-analysis. *Zoonoses and Public Health*. 2014;61:52–63.
73. Sargeant JM, O'Connor AM. Conducting systematic reviews of intervention questions II: relevance screening, data extraction, assessing risk of bias, presenting the results and interpreting the findings. *Zoonoses and Public Health*. 2014;61:39–51.
74. Moher D, Liberati A, Tetzlaff J, Altman DG; PRISMA Group, et al. Preferred reporting items for systematic reviews and meta-analyses: the PRISMA statement. *PLoS Med*. 2009 Jul 21;6(7).
75. Tao KM, Li XQ, Zhou QH, Moher D, Ling CQ, Yu WF, et al. From QUOROM to PRISMA: A survey of high-impact medical journals' instructions to authors and a review of systematic reviews in anesthesia literature. *PLoS One*. 2011;6(11).
76. Higgins JPT, Green S. *Cochrane handbook for systematic reviews of interventions*. 1st ed. Hoboken: Wiley; 2008.
77. Sox HC. Do clinical guidelines still make sense? *Yes. The Annals of Family Medicine*. 2014;12:200–201.
78. Pearson A. Balancing the evidence: incorporating the synthesis of qualitative data into systematic reviews. *JBI REPORTS*. 2004;2:45–64.
79. Guyatt G, Oxman AD, Akl EA, et al. GRADE guidelines: 1. Introduction—GRADE evidence profiles and summary of findings tables. *Journal of Clinical Epidemiology*. 2011;64:383–394.
80. Guyatt GH, Oxman AD, Kunz R, et al. GRADE guidelines 6. Rating the quality of evidence—imprecision. *Journal of Clinical Epidemiology*. 2011;64:1283–1293.
81. Guyatt GH, Oxman AD, Kunz R, et al. GRADE guidelines: 8. Rating the quality of evidence—indirectness. *Journal of Clinical Epidemiology*. 2011;64:1303–1310.
82. Guyatt GH, Oxman AD, Kunz R, et al. GRADE guidelines: 7. Rating the quality of evidence—inconsistency. *Journal of Clinical Epidemiology*. 2011;64:1294–1302.
83. Guyatt GH, Oxman AD, Vist G, et al. GRADE guidelines: 4. Rating the quality of evidence—study limitations (risk of bias). *Journal of Clinical Epidemiology*. 2011;64:407–415.
84. Hinchcliff KW, Couetil LL, Knight PK, et al. Exercise induced pulmonary hemorrhage in horses: American College of Veterinary Internal Medicine consensus statement. *Journal of Veterinary Internal Medicine*. 2015;29:743–758.

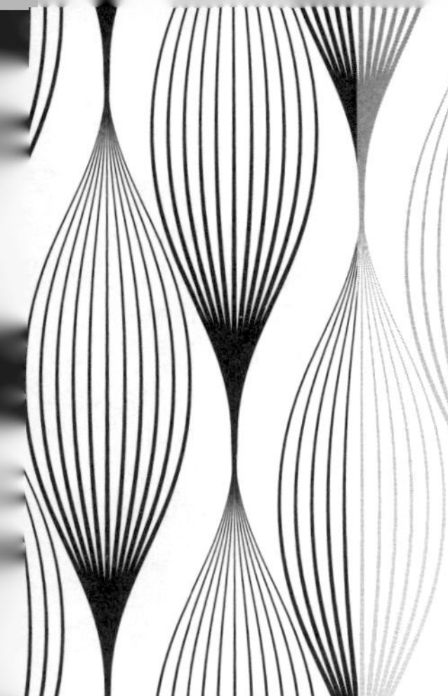

CAPÍTULO 7

Abordagem Clínica a Problemas Comuns

Melissa T. Hines*

MUDANÇAS NA TEMPERATURA CORPÓREA

A avaliação da temperatura corpórea é uma parte essencial de todo exame físico. Como em todas as espécies de mamíferos, os cavalos costumam manter a temperatura corpórea central em uma faixa estreita, apesar dos extremos nas condições ambientais.[1,2] As temperaturas centrais podem variar em, aproximadamente, 1°C entre os indivíduos. Em cavalos adultos, a temperatura corpórea normal varia de 37,2 a 38,3°C e, em neonatos, a temperatura tende a ser um pouco mais alta, entre 37,8 e 38,9°C. Uma variação diurna de até 1°C pode ser observada. De modo geral, o ponto mais baixo ocorre pela manhã, e o mais alto, ao final da tarde.

Mecanismos de controle da temperatura corpórea

O *set point* (ponto de ajuste), a temperatura crucial que o corpo tenta manter, é regulado principalmente pelo controle neuronal dos centros de temperatura no hipotálamo.[3-5] Os termorreceptores periféricos e centrais detectam alterações nas temperaturas ambientais e corpóreas e ativam mecanismos de *feedback* que fazem a temperatura voltar ao *set point*. Especificamente, os termorreceptores periféricos, que tendem a ser mais sensíveis a baixas temperaturas, estão localizados na pele e ao redor de algumas grandes veias, bem como em alguns tecidos profundos, como a medula espinal e as vísceras abdominais. Os termorreceptores centrais são formados por muitos neurônios sensíveis ao calor e uma quantidade menor de neurônios sensíveis ao frio na área pré-óptica (POA, do inglês *preoptic area*) do hipotálamo anterior. Em resposta a mudanças de temperatura, os termorreceptores periféricos e centrais enviam sinais para a área hipotalâmica posterior, ativando respostas efetoras autônomas e comportamentais para regular a temperatura corpórea. Essas respostas afetam o equilíbrio entre perda e produção de calor.

Existem vários mecanismos de resfriamento em resposta a elevações da temperatura corpórea, com meios para aumentar a perda e diminuir a produção de calor.[3-5] Um meio de aumentar a perda de calor é transferir o calor do núcleo do corpo para a superfície, aumentando o fluxo sanguíneo na pele. Alterações na temperatura corpórea central e na temperatura ambiente fazem com que o sistema nervoso simpático regule o grau de vasoconstrição e, portanto, o fluxo sanguíneo. O aumento da temperatura provoca vasodilatação cutânea e aumento do fluxo sanguíneo na pele. As superfícies do corpo perdem calor para o ambiente por vários mecanismos físicos, como irradiação, condução e convecção. A evaporação também é um importante mecanismo de perda de calor em cavalos.[5] Até certo ponto, controla-se a quantidade de perda de calor por evaporação pela taxa de transpiração. No entanto, mesmo quando o animal não sua, há evaporação da água da pele e dos pulmões, causando perda contínua de calor. Nos equinos, a perda de calor por evaporação, principalmente em função do aumento da transpiração, mas também do aumento da respiração, torna-se mais importante conforme a elevação da temperatura ambiente e durante o exercício.[5,6] Além do aumento da perda de calor com a elevação da temperatura corpórea, os equinos também diminuem ainda mais a temperatura por meio da inibição dos meios de produção de calor, como tremores, e respostas comportamentais, como procurar sombra e correntes de vento e entrar na água.[6-8]

Os mecanismos de aumento da temperatura corpórea são acionados quando esta é muito baixa.[2] Conserva-se o calor pela estimulação dos centros simpáticos hipotalâmicos posteriores, que causa vasoconstrição e piloereção cutânea. A produção de calor também aumenta e pode ser provocada pela elevação da atividade muscular, variando de contrações inadequadas a tremores generalizados. Os tremores podem aumentar a produção de calor em 4 a 5 vezes o valor basal. O principal centro motor do tremor é o hipotálamo posterior, normalmente estimulado por sinais dos receptores periféricos de frio e, em certa medida, dos receptores centrais na POA. A digestão dos alimentos também contribui para o calor total do corpo. A estimulação simpática pode aumentar o metabolismo celular, elevando a produção de calor por termogênese química. O resfriamento também aumenta a produção do hormônio liberador de tirotrofina, elevando a concentração de hormônios da tireoide e o metabolismo celular e contribuindo ainda mais para a termogênese química. Além dessas adaptações fisiológicas, também há respostas comportamentais para conservação do calor, como a adoção de uma postura contida, a formação de grupos e a procura de abrigo.[9-11] Os equinos selecionam o abrigo de maneira voluntária, especialmente em condições de vento e umidade. Além disso, a escolha do abrigo é influenciada pela raça, pelo índice de condição corpórea e pelo peso do pelame.[9]

*Os editores e autores reconhecem e agradecem as contribuições de Bonnie R. Rush, Kenneth W. Hinchcliff e Siddra A. Hinesas como colaboradores anteriores deste capítulo. Parte do trabalho original deles foi incorporado a esta edição.

Aumento da temperatura corpórea: hipertermia e febre

A elevação da temperatura corpórea acima do normal é um dos problemas clínicos mais comuns. Embora classicamente associada à infecção, vários distúrbios podem elevar a temperatura corpórea.[3-5] Os veterinários devem diferenciar a hipertermia, em que o *set point* é inalterado, e a febre verdadeira, em que o *set point* realmente aumenta.

Hipertermia

Mecanismos de hipertermia. A temperatura do corpo pode elevar-se sem aumento no *set point* quando há uma perda de equilíbrio na equação do balanço de calor.[4] A produção ou a absorção de calor podem aumentar além da capacidade corpórea de dissipação. Em alguns casos, a perda de calor pode ser prejudicada.

Condições associadas à hipertermia. A hipertermia pode ser relacionada com o exercício ou causada por insolação, anidrose, hipertermia maligna, distúrbios do sistema nervoso central (SNC) e reações a certas toxinas ou medicamentos (Boxe 7.1). De modo geral, essas condições não respondem ao tratamento com antipiréticos.

Hipertermia relacionada com o exercício. Durante exercícios prolongados ou de alta intensidade, o aumento da produção de calor está associado à atividade muscular.[5,6,12,13] O calor produzido pode exceder a capacidade corpórea de perda de calor, levando à elevação da temperatura corpórea central. Normalmente, a temperatura volta ao normal com o repouso, pois os mecanismos de perda de calor permanecem ativos. Há evidências de que o envelhecimento compromete a capacidade de termorregulação dos cavalos durante o exercício.[14] A alta temperatura também pode ser decorrente da atividade muscular intensa associada a convulsões generalizadas.

BOXE 7.1 Causas de alterações na temperatura corpórea

Hipertermia
Hipertermia relacionada com o exercício
Choque térmico
Anidrose
Hipertermia maligna
Doenças do SNC
Toxinas ou medicamentos
Hipertermia induzida por macrolídeos
Febre
Infecção
Neoplasia
Doenças imunomediadas
Outras
- Hepatopatia tóxica
- Doença intestinal inflamatória
- Outras

Hipotermia
Hipotermia acidental
Exposição a condições ambientais inóspitas
Procedimentos cirúrgicos/anestesia
Hipotermia patológica
Sepse/inflamação (resposta de má adaptação)
Doença intracraniana
Hipotireoidismo (neonatos)

Insolação. A insolação ocorre quando a temperatura do corpo fica acima de um ponto crítico e causa problemas multissistêmicos. Em cavalos, os sinais de insolação podem ser observados em temperaturas corpóreas acima de 41,5°C, o que é geralmente associado a exercícios em condições de estresse ambiental.[13,15] Embora os cavalos possam se aclimatar a várias condições climáticas, a eficiência da perda de calor por evaporação pode ser comprometida de maneira significativa em clima quente e úmido.[6,12,13,15] A suscetibilidade à insolação pode aumentar caso a transpiração cause desidratação e desequilíbrios eletrolíticos. Quando a temperatura corpórea alcança o ponto crítico, há falência dos mecanismos homeostáticos de termorregulação, o que causa vasoconstrição periférica, diminuição do débito cardíaco e redução da pressão arterial. Os cavalos acometidos apresentam letargia, além de flacidez e fraqueza muscular. Podem ocorrer prostração, choque circulatório, coagulação intravascular disseminada, falência múltipla de órgãos e morte.

Anidrose. A anidrose é uma resposta inadequada ao estresse climático prolongado, caracterizada por perda parcial ou total da sudorese.[16-18] Ocorre, principalmente, em cavalos que vivem em ambientes quentes e úmidos e foi registrada em cerca de 2 a 6% dos cavalos da Flórida, nos EUA.[16,19] A redução da sudorese diminui a perda de calor, o que frequentemente causa hipertermia. Outros sinais clínicos são taquipneia, redução do desempenho e má qualidade do pelame.

Hipertermia maligna. A hipertermia maligna (HM) abrange um grupo de distúrbios musculares esqueléticos hereditários de alteração do metabolismo de cálcio. Embora mais comum em seres humanos e suínos, foi relatada em várias espécies, inclusive cães e cavalos.[20-23] A HM caracteriza-se por um estado hipermetabólico muscular que costuma ser induzido por anestésicos inalatórios halogenados, relaxantes musculares esqueléticos despolarizantes e, às vezes, anestésicos ou fatores locais de estresse, como calor ou exercícios intensos. Entre os sinais clínicos há rápido aumento da temperatura corpórea central, rigidez da musculatura esquelética e taquicardia. Os animais acometidos podem desenvolver acidose significativa e necrose muscular. A HM pode ser fatal. É mais frequentemente associada a um defeito no receptor de rianodina.[20,23] Em Quartos de Milha e American Paint Horses, a HM é herdada como uma característica dominante autossômica ligada a uma única mutação pontual no gene do receptor 1 de rianodina (RyR1) do músculo esquelético, no nucleotídio C7360 G.[23,24] Essa mutação pode ser identificada por exames genéticos. Cavalos com miopatia por armazenamento de polissacarídeos tendem a apresentar fenótipo clínico mais grave caso também apresentem a mutação da HM.[24]

Sistema nervoso central. Alterações na temperatura corpórea foram registradas em diversos distúrbios que afetam as áreas do hipotálamo envolvidas na termorregulação; a hipertermia é mais comum do que a hipotermia.[1,3,4,25] A hipertermia central tem sido associada a hemorragia, lesão encefálica traumática, neoplasias ou abscessos, alterações infecciosas/inflamatórias e distúrbios degenerativos. De modo geral, caracteriza-se por ausência de variação diurna, ausência de sudorese, resistência a medicamentos antipiréticos e resposta excessiva ao resfriamento externo. Em alguns casos, a lesão hipotalâmica altera o *set point* nominal, o que causa febre neurogênica em vez de hipertermia verdadeira.[25]

Toxinas ou medicamentos. Ocasionalmente, a hipertermia associa-se a algumas toxinas ou medicamentos.[26-28] A exposição a compostos que alteram a fosforilação oxidativa, como o pentaclorofenol usado como conservante de madeira, pode causar um aumento significativo da temperatura corpórea.[27] Potros tratados com antibióticos macrolídeos são suscetíveis ao desenvolvimento de hipertermia.[28,29] A eritromicina provoca anidrose, uma causa provável de hipertermia.[29] Devido à alteração da resposta ao suor, os potros tratados são bastante suscetíveis à hipertermia quando expostos a ambientes quentes e úmidos e à luz solar direta.

Febre

Mecanismos da febre. Na febre verdadeira, o *set point* da temperatura corpórea central desejada aumenta e é mantido pelos mesmos mecanismos responsáveis pela temperatura corpórea normal. A febre faz parte da resposta da fase aguda à infecção ou à inflamação. A patogênese da febre é complexa, e há várias vias de sinalização integrada (Figura 7.1).[3,4,30,31] Atualmente, acredita-se que mecanismos neuronais e humorais participem da indução da febre. Os mecanismos neuronais envolvem, em parte, a estimulação de aferentes vagais, enquanto os mecanismos humorais envolvem várias citocinas pró-inflamatórias que atuam como pirógenos endógenos.[32,33] Considera-se a prostaglandina E2 (PGE2), de produção periférica ou central, o principal mediador a jusante da febre, agindo sobre os neurônios hipotalâmicos termossensíveis para influenciar a resposta febril.[34,35] Outros mediadores, como a orexina, também podem atuar na termorregulação.[36,37]

A substância mais usada em experimentos sobre a resposta febril é o lipopolissacarídeo (LPS) bacteriano.[38-40] Como muitos produtos microbianos que atuam como pirógenos exógenos, o LPS inicia a febre pela ativação do sistema imune inato, especificamente por meio da cascata do sistema complemento e de receptores *Toll-like* (TLRs). A resposta costuma ser bifásica, com fases iniciais e tardias. Na fase inicial da febre, o LPS absorvido pelas células Kupffer do fígado ativa a cascata do sistema complemento e a C5a rapidamente estimula a produção de PGE2 por essas células. Esta PGE2 de produção periférica pode, então, atuar principalmente por meio de duas vias para influenciar a termorregulação. Na primeira via, a PGE2 pode ser transportada pela corrente sanguínea para a POA ventromedial, na qual atua nos neurônios termorreguladores para aumentar o *set point*. Na segunda via, a PGE2 pode interagir com os receptores nos aferentes vagais hepáticos, levando à ativação de vias que se projetam até o bulbo e a POA por meio do feixe noradrenérgico ventral. Consequentemente, há secreção de norepinefrina, o que estimula os receptores alfa-1-adrenérgicos nos neurônios termorreguladores, aumentando a temperatura central. Na fase tardia da febre, a produção de PGE2 aumenta devido à indução direta de suas enzimas sintetizadoras via sinalização por TLR e à produção de pirógenos endógenos, o que leva à síntese central da molécula.

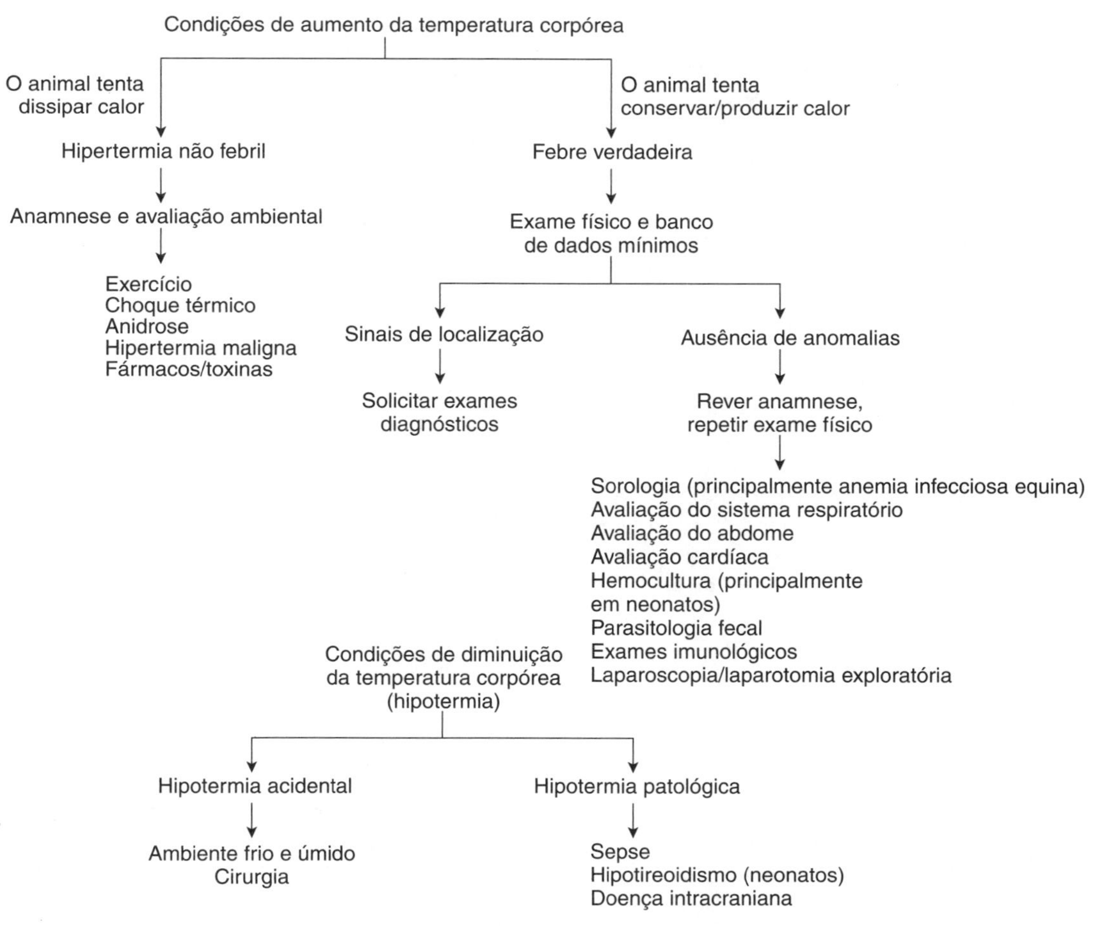

Figura 7.1 Abordagem às alterações na temperatura corpórea.

A princípio, o pirógeno endógeno era considerado apenas uma molécula produzida por leucócitos, chamada *pirógeno leucocítico* ou *granulocítico*. Hoje, pelo menos 11 citocinas demonstraram ter atividade pirogênica intrínseca.[30,32,33] Essas citocinas são produzidas predominantemente por monócitos e macrófagos. Entre os mais potentes pirógenos endógenos estão a interleucina 1 (IL-1) α e β e o fator de necrose tumoral alfa (TNF-α). Outros pirógenos são TNF-β, IL-6 e interferona-alfa. Os meios precisos pelos quais essas citocinas influenciam a termorregulação são complexos e ainda precisam ser elucidados por completo. Parece que os pirógenos endógenos têm mecanismos de ação periféricos e centrais, inclusive a estimulação das vias neuronais aferentes, indução da síntese de PGE2 nas células endoteliais da periferia e do encéfalo e ação direta deste último por meio de receptores de citocinas nos neurônios.

O órgão vascular da lâmina terminal (OVLT, do inglês *organum vasculosum laminae terminalis*) é uma rica rede vascular associada a neurônios da POA que tem papel importante na geração de febre.[33,35,41,42] Essa região faz parte dos órgãos circunventriculares, estruturas cerebrais únicas com vasculatura extensa e barreira hematencefálica mínima. Assim, as células endoteliais que revestem esta região possibilitam o movimento direto de pirógenos exógenos ou endógenos e PGE2 produzidos na periferia até o encéfalo. Além disso, os pirógenos exógenos e endógenos podem interagir com receptores específicos nas células endoteliais do OVLT para produzir ainda mais PGE2. A ablação do OVLT evita a febre após uma injeção periférica de pirógenos endógenos, mas não tem efeito em caso de injeção direta dos pirógenos endógenos no tecido encefálico.[42]

A produção periférica e central de PGE2 é fundamental na patogênese da febre. A PGE2 é basicamente sintetizada em três etapas, com participação de fosfolipase A2, ciclo-oxigenase e PGE sintetase terminal. Essas enzimas são reguladas de maneira positiva pela febre.[34] A via da ciclo-oxigenase 2 (COX-2) é claramente importante na patogênese da febre, pois os inibidores da COX, e especificamente os inibidores da COX-2, reduzem a resposta febril de forma eficaz, mas não afetam a temperatura corpórea normal.[43,44] Ao mesmo tempo que existe uma regulação positiva das proteínas participantes na síntese de prostaglandinas, há uma regulação negativa da transcrição das proteínas envolvidas na inativação de PGE2, como a 15-hidroxiprostaglandina desidrogenase. Depois de ser produzida, a PGE2 interage com os receptores de prostaglandina do tipo E (receptores EP). Hoje, há quatro subtipos identificados desses receptores, com expressão diferencial em várias áreas do hipotálamo e do tronco encefálico.[45] Parece que o receptor EP3 no núcleo pré-óptico mediano na POA do hipotálamo é particularmente importante na resposta febril. A interação das prostaglandinas com seus receptores inicia a sinalização neuronal, produzindo uma cascata de alterações nos nucleotídios cíclicos, cálcio e monoaminas e aumentando o *set point* no centro termorregulador hipotalâmico. A interação com o receptor EP3, por exemplo, medeia reduções no teor intracelular de monofosfato cíclico de adenosina (cAMP, do inglês *cyclic adenosine monophosphate*), o que diminui o disparo de neurônios sensíveis ao aquecimento, aumenta o disparo de neurônios sensíveis ao frio e, por fim, causa febre.

Mecanismos de *feedback* evitam o aumento excessivo da temperatura corpórea. Várias substâncias antipiréticas, às vezes chamadas de *criógenos endógenos* ou *autógenos*, podem ser liberadas de maneira sistêmica ou no encéfalo durante a febre.[31,46-50] Alguns dos efeitos antipiréticos se devem à inibição da formação ou da ação ou pirógenos endógenos ou efeitos nos circuitos termorreguladores neuronais que são ativados durante a febre. As interações entre pirógenos e criógenos são complexas, e algumas citocinas funcionam como um ou outro, dependendo das circunstâncias. Entre as substâncias antipiréticas endógenas estão os glicocorticoides neuropeptídeos/hormônios (arginina vasopressina, hormônio adrenocorticotrófico, hormônio estimulador de melanócitos alfa [α-MSH], γ-MSH), citocinas (TNF-α, IL-10), lipocortina, óxido nítrico e epoxieicosanoides.[31,47,49] Um dos principais antipiréticos é a IL-10. Após a indução por citocinas pirogênicas, a IL-10 inibe a produção adicional de IL-1 e TNF. Além disso, o α-MSH tem efeitos antipiréticos significativos, sendo mais eficaz no controle da febre do que o paracetamol administrado a seres humanos.[49] O óxido nítrico também tem ação antipirética, mediada pelo monofosfato de guanosina cíclico na POA.[50] Mesmo a PGE2, cujo principal papel é a indução de febre, pode produzir respostas hipotérmicas ao interagir com o receptor EP4.[45]

Em geral, as citocinas que atuam como pirógenos endógenos são pró-inflamatórias, com vários efeitos biológicos além da febre.[1,4,30,33,40,51] Assim, a febre é normalmente acompanhada por outras alterações hematológicas, imunológicas e metabólicas, conhecidas como a *resposta de fase aguda*. Um desses efeitos é a síntese de proteínas de fase aguda pelos hepatócitos, como fibrinogênio, proteína C reativa, haptoglobina, amiloide sérico A e outras. Além disso, a hipoferremia, a hipozincemia e a hipercupremia são mediadas por citocinas, assim como a ativação de linfócitos, que por sua vez produzem mais citocinas.

As prostaglandinas induzidas por pirógenos endógenos estimulam o catabolismo muscular associado à febre e induzem a síntese de colagenase a partir de células sinoviais, contribuindo para a dor muscular e articular frequentemente observadas em indivíduos febris. As respostas teciduais locais a IL-1β e TNF-α podem estimular impulsos neurais aferentes que provocam as respostas comportamentais associadas à febre, como letargia e anorexia. Conforme esperado, o tratamento com inibidores da COX pode diminuir muitos dos sinais de febre.

A febre é um mecanismo de defesa do hospedeiro que foi preservado no reino animal. Embora muita atenção esteja voltada para os efeitos adversos da febre, inclusive o desconforto do paciente, há evidências de que ela pode ser benéfica.[52-58] Alguns estudos demonstraram uma associação entre o aumento da temperatura corpórea e a diminuição da mortalidade e da morbidade durante a infecção. Embora a elevação da temperatura possa prejudicar o crescimento do organismo de forma direta em alguns casos, acredita-se que os efeitos benéficos estejam principalmente associados ao aprimoramento das defesas do hospedeiro.[40,52-57] A febre tem efeitos benéficos em vários aspectos da resposta imune inata e adaptativa. Como parte da resposta de fase aguda associada à febre, a concentração de ferro, exigida por muitas bactérias para a multiplicação, diminui.[59-61] No entanto, efeitos benéficos da febre não são universais e muitos dos deles se revertem quando a temperatura se torna extremamente alta.[43,62] Em coelhos experimentalmente infectados com *Pasteurella multocida*, a taxa de sobrevida aumentou de acordo com elevações na temperatura corpórea até 2,25°C acima do normal, mas diminuiu com elevações superiores a esse nível.[63] O aumento do catabolismo, a anorexia variável e a maior taxa metabólica podem causar perda e fraqueza muscular em caso de febre prolongada. Embora convulsões induzidas pela febre sejam incomuns em cavalos, podem ser observadas em neonatos com temperatura acima de 42°C.[2]

Em animais debilitados, a febre prolongada tem sido associada à insuficiência cardiovascular.

Condições associadas à febre. A febre faz parte da resposta fisiológica a infecções e inflamações (ver Boxe 7.1). Considera-se um sinal fundamental de infecção e tem sido associada a infecções causadas por praticamente todos os tipos de microrganismos. Apesar da variação considerável, as infecções virais são frequentemente associadas à febre alta. Além da infecção, a febre pode ser um componente proeminente de muitas doenças inflamatórias, neoplásicas e imunológicas. Nas unidades de terapia intensiva de hospitais humanos, a incidência de febre varia de 23 a 70% e está relacionada com um processo infeccioso em aproximadamente metade dos casos.[64,65]

Febre de origem desconhecida. Na medicina humana, a *febre de origem desconhecida* é definida especificamente como aquela que ocorre em várias ocasiões durante, pelo menos, 3 semanas e com diagnóstico incerto após a análise diagnóstica inicial. Em medicina veterinária, o termo *febre de origem desconhecida* tende a ser usado de maneira mais vaga e refere-se a qualquer febre prolongada e inexplicável. Em muitos casos, a causa da febre de origem desconhecida é uma doença comum com quadro clínico incomum. Em uma revisão de 63 casos de febre de origem desconhecida em equinos, os critérios específicos utilizados para sua definição foram (1) doença de pelo menos 3 semanas de duração associada a sinais não específicos; (2) temperatura corpórea de pelo menos 38,6 °C em várias ocasiões; e (3) ausência de diagnóstico claro após a realização de hemograma completo e bioquímica sérica.[66] A causa mais comum foi infecção, responsável por 43% dos casos. Outras causas foram neoplasias, em 22% dos casos; doenças imunomediadas, em 6,5%; e doenças diversas, como hepatopatia tóxica, parasitismo e outras, em 19%. Em 9,5% dos casos, não houve diagnóstico. As doenças mais comuns identificadas foram infecções abdominais (peritonite/abscesso abdominal) e linfossarcoma, cada uma com aproximadamente 16% dos casos. Pneumonia e/ou pleuropneumonia foram observadas em 11% dos casos. Três cavalos (aproximadamente 5%) apresentavam endocardite bacteriana sem identificação inicial de sopro, que se desenvolveu algumas semanas depois do início da doença. Assim, o diagnóstico de febre de origem desconhecida requer uma abordagem sistemática com ênfase na avaliação de doenças infecciosas.

Abordagem diagnóstica às elevações da temperatura corpórea

O aumento da temperatura corpórea é um sinal clínico comum com diversas causas. Felizmente, em muitos casos, a causa pode ser facilmente aparente com base nos achados à anamnese e ao exame físico. Nos demais casos, outros exames diagnósticos podem ser necessários (ver Figura 7.1).

Hipertermia. Muitas causas de hipertermia, como hipertermia relacionada com o exercício e hipertermia maligna, podem ser distinguidas da febre com base principalmente nos achados à anamnese. Cavalos mais velhos podem ser mais suscetíveis à hipertermia relacionada com o exercício.[14] O tratamento com antibióticos macrolídeos é significativo, já que esses fármacos podem causar hipertermia.[28,29] Um teste de suor, como o teste quantitativo com administração intradérmica de terbutalina, pode ajudar a confirmar a anidrose.[18,67] Há um exame genético para a detecção da mutação RyR1 em casos de suspeita de hipertermia maligna.[23,24]

Febre. Várias doenças podem provocar febre. As doenças infecciosas continuam sendo a causa mais comum, embora outras doenças inflamatórias, como neoplasias e doenças imunomediadas, também possam causar febre. Muitas vezes a localização dos sinais clínicos, como rinorreia ou diarreia, ajuda a determinar a etiologia específica. Se a doença subjacente responsável pela febre não estiver imediatamente aparente, outros exames diagnósticos são necessários.

Registro da febre. Medir a temperatura corpórea 2 vezes/dia durante um período pode ajudar a registrar a febre e identificar qualquer padrão existente. As febres podem ser categorizadas como intermitentes, remitentes, bifásicas ou prolongadas, embora existam algumas inconsistências nas definições precisas desses padrões. De modo geral, as febres intermitentes caracterizam-se por paroxismos recorrentes de temperatura elevada seguidos por períodos de temperatura normal, como nas febres com variação diurna. Na maioria dos casos de febre intermitente, a temperatura tende a alcançar um pico ao final da tarde ou à noite. As febres intermitentes costumam estar associadas a causas infecciosas, principalmente infecções virais, embora possam ser observadas em diversas outras doenças. As febres remitentes são aquelas em que a variação diurna é exagerada e não há retorno à temperatura corpórea normal ou aquelas com padrão cíclico, em que a elevação da temperatura dura vários dias, como na doença causada pelo vírus da anemia infecciosa dos equídeos. As febres bifásicas, em que o aumento inicial da temperatura corpórea precede um período de temperatura normal e, em seguida, um segundo aumento, são características de certas doenças, como a neoriquetsiose equina (febre do cavalo de Potomac). Febres prolongadas são aquelas em que a elevação da temperatura é consistente.

Achados à anamnese. Os achados à anamnese devem ser considerados na investigação da febre. Algumas causas da febre podem ser mais comuns em determinadas faixas etárias. Por exemplo, embora não seja um achado consistente, a febre costuma ser observada em neonatos com septicemia, onfaloflebite ou artrite séptica. O *Rhodococcus equi* é predominantemente observado em potros de 1 a 6 meses de idade e frequentemente associado à febre. Cavalos jovens, especialmente aqueles que foram expostos recentemente a novos cavalos, podem estar particularmente em risco de infecções do sistema respiratório. Qualquer exposição ao *Streptococcus equi* subespécie *equi* (garrotilho) pode ser significativa, devido à associação deste microrganismo a abscessos internos. A localização geográfica e a história de viagens podem ser relevantes, pois algumas doenças, como neoriquetsiose equina, piroplasmose e coccidioidomicose, são mais comuns em determinadas regiões.

Exame físico. Indica-se um exame físico completo, inclusive ausculta do tórax com bolsa respiratória e palpação retal, na avaliação da febre. A repetição do exame físico pode gerar novas informações. Um exame neurológico também pode ser realizado, pois distúrbios do SNC podem causar aberrações de temperatura por citocinas pirogênicas ou, em alguns casos, efeitos diretos nos centros termorreguladores.

Exames diagnósticos auxiliares. Exames auxiliares são comumente usados no diagnóstico da febre, sobretudo nos casos de febre de origem desconhecida. Sinais localizados podem auxiliar a escolha direta dos exames mais adequados, mas nem sempre estão presentes.

Patologia clínica/exames laboratoriais. Um banco de dados, inclusive hemograma completo, fibrinogênio, perfil bioquímico com ácidos biliares e exame de urina, deve ser obtido. Ocasionalmente, hemoparasitas podem ser observados no esfregaço de sangue, mas a aparente ausência de microrganismos não exclui uma parasitemia que esteja abaixo dos limites detectáveis. Anomalias consistentes com infecção ou inflamação crônica, inclusive anemia, hiperfibrinogenemia, hiperglobulinemia e trombocitose, são achados comuns, mas inespecíficos. Embora a inflamação seja a causa mais comum de hiperglobulinemia, uma avaliação mais profunda, com eletroforese de proteínas séricas e quantificação específica de imunoglobulinas, pode ser indicada em alguns casos. A gamopatia monoclonal é característica do mieloma de plasmócitos, mas também pode ser observada em outros tumores do sistema reticuloendotelial e, às vezes, em outras doenças. As imunodeficiências, que em alguns casos estão associadas a baixas contagens de linfócitos ou baixas concentrações de imunoglobulinas, podem predispor os cavalos acometidos a infecções crônicas. Nos casos de hipoalbuminemia, deve-se investigar perda gastrintestinal ou renal, perda do terceiro espaço e diminuição da produção associada a doença hepática significativa. A presença de hipercalcemia pode auxiliar o diagnóstico da doença, pois é mais frequentemente associada a doenças renais ou determinadas neoplasias em cavalos. A aspiração da medula óssea pode se revelar útil, sobretudo em equinos com anomalias persistentes nas populações celulares circulantes.

As infecções do sistema respiratório e do abdome costumam ser associadas à febre em equinos; portanto, esses sistemas devem ser avaliados de maneira cuidadosa. Em muitos casos, a avaliação inclui citologia e cultura e/ou reação em cadeia da polimerase (PCR , do inglês *polymerase chain reaction*) de amostras do sistema respiratório e do abdome. Em geral, amostras das vias respiratórias superiores são obtidas com *swabs* nasais, lavados nasais ou lavado da bolsa gutural. Nas vias respiratórias inferiores, as amostras podem ser obtidas por lavado broncoalveolar ou aspiração transtraqueal. A toracocentese pode ser considerada devido à presença ocasional de anomalias do fluido pleural, mesmo sem aumentos de volume. Do mesmo modo, anomalias no fluido peritoneal podem ser encontradas sem aumentos de volume, e a abdominocentese deve ser considerada como parte do plano diagnóstico. Vale lembrar que as células neoplásicas muitas vezes não são observadas no fluido. Portanto, não é possível excluir o diagnóstico de tumores com base na avaliação citológica do fluido.

Embora apenas ocasionalmente associada à febre, a presença de parasitas gastrintestinais é tão comum que as fezes de cavalos com febre de origem desconhecida devem ser examinadas quanto à existência de seus ovos. Nos casos de suspeita de perda proteica gastrintestinal, diarreia ou melena, deve-se considerar procedimentos diagnósticos, como cultura fecal e análise de toxinas de clostrídios, cultura e PCR de *Salmonella*, biopsia da mucosa retal ou testes de absorção.

De modo geral, as hemoculturas são mais úteis em neonatos, mas também podem fornecer informações valiosas em cavalos adultos com febre. A rigor, três a cinco amostras devem ser coletadas com intervalo de, pelo menos, 45 minutos em cavalos não submetidos à antibioticoterapia. Amostras coletadas imediatamente antes e durante um aumento de temperatura provavelmente serão positivas à cultura.

A avaliação sorológica pode auxiliar a avaliação da febre, e exames específicos podem ser priorizados com base no paciente e na área geográfica. Devido à variabilidade no quadro clínico e às questões regulatórias, a anemia infecciosa equina deve ser considerada um diagnóstico diferencial de cavalos com febre de origem desconhecida, e o exame, realizado. O exame sorológico para a detecção de anticorpos contra a proteína M de *Streptococcus equi* subespécie *equi* foi desenvolvido e pode auxiliar o diagnóstico de abscesso metastático associado ao garrotilho.[68] Também há exames sorológicos para várias outras doenças infecciosas, como *Corynebacterium pseudotuberculosis*, piroplasmose equina, brucelose e coccidioidomicose, entre outros.

Distúrbios imunomediados, como anemia hemolítica imunomediada, trombocitopenia imunomediada, lúpus eritematoso sistêmico (LES), vasculites e artrite reumatoide, têm sido implicados como causas de febre de origem desconhecida, porém com maior frequência em seres humanos e animais de pequeno porte do que em equinos. Exames diagnósticos apropriados, como o teste de Coombs, biopsia de pele e detecção de anticorpos antinucleares, podem ser úteis em alguns pacientes.

Endoscopia. A endoscopia é comumente usada para a avaliação do sistema respiratório, especialmente do sistema respiratório superior, inclusive das bolsas guturais. A pleuroscopia possibilita o exame visual direto do espaço pleural e pode facilitar a biopsia de qualquer massa. Além disso, a endoscopia pode auxiliar a avaliação do esôfago, do estômago e do sistema urinário.

Técnicas de diagnóstico por imagem. A ultrassonografia é um meio prático e não invasivo de avaliação do tórax e partes do abdome. Pode ajudar a identificação de anomalias que precisam de maior avaliação, como consolidação pulmonar, massas abdominais ou alterações hepáticas e renais. Também pode ajudar a identificar fluidos para coleta. O ecocardiograma pode auxiliar o diagnóstico de endocardite bacteriana.

As radiografias do tórax auxiliam a avaliação da doença pulmonar. Embora a praticidade e a utilidade das radiografias abdominais sejam limitadas, em especial em cavalos adultos, podem ser úteis em alguns casos, sobretudo em neonatos. A imagem nuclear usando leucócitos marcados pode identificar um sítio de infecção ou inflamação.

Outros exames. Indicam-se a laparoscopia ou a laparotomia exploratória quando há suspeita de envolvimento abdominal ou debilidade progressiva. Em cavalos sem diagnóstico específico, os ensaios terapêuticos com antimicrobianos podem ajudar e, nos casos de suspeita de doença imunomediada, corticosteroides podem ser administrados.

Diminuição da temperatura corpórea: hipotermia

Mecanismos de hipotermia

A hipotermia ocorre quando a temperatura corpórea central cai abaixo dos valores normais aceitos.[4] Clinicamente, a hipotermia pode ser caracterizada como acidental ou patológica. Na hipotermia acidental, a capacidade corpórea de produção de calor é sobrecarregada, geralmente devido a condições ambientais adversas. Há uma diminuição espontânea na temperatura corpórea central, independentemente da ocorrência de alterações reais no sistema termorregulador.

As causas patológicas da hipotermia devem ser consideradas quando não houver uma razão evidente para a hipotermia acidental. A hipotermia patológica é associada a distúrbios que diminuem a atividade metabólica ou afetam diretamente o centro termorregulador, como doenças endócrinos, sepse e doença intracraniana. A hipotermia relacionada com a inflamação sistêmica é frequentemente considerada uma resposta termorreguladora mal adaptada. Os mecanismos envolvidos na produção da hipotermia não são totalmente compreendidos, mas há participação de várias citocinas (inclusive TNF-α, interleucinas e interferona gama [IFN-γ]).[69] Algumas dessas mesmas citocinas também podem atuar como pirógenos sob outras condições.

A capacidade de geração de calor por meio do tremor é prejudicada ou perdida quando a temperatura corpórea fica muito baixa. O animal apresenta uma diminuição na taxa metabólica da maioria dos tecidos. A frequência cardíaca, o débito cardíaco, a filtração glomerular e a pressão sanguínea podem diminuir.

Condições associadas à hipotermia

Hipotermia acidental. A hipotermia acidental é mais frequentemente associada ao frio ou a ambientes frios, úmidos e com vento (ver Boxe 7.1). Ocasionalmente, há situações extremas, como um animal que cai no gelo. Às vezes, há hipotermia acidental branda associada a procedimentos cirúrgicos. A hipotermia acidental é particularmente comum em neonatos e cavalos idosos ou debilitados. Embora a termorregulação central pelo hipotálamo seja normal em recém-nascidos, os potros apresentam uma proporção maior de área superficial e peso corpóreo, o que aumenta a perda de calor.[2] Animais doentes ou debilitados geralmente apresentam diminuição da atividade e da ingestão nutricional, além de alterações circulatórias que podem contribuir para a hipotermia. A hipotermia grave pode provocar alterações metabólicas significativas e morte.

Hipotermia patológica. A hipotermia patológica pode estar associada a sepse e a distúrbios neurológicos e endócrinos (ver Boxe 7.1). A hipotermia com sepse e choque foi observada sobretudo em neonatos, entre os quais 24% dos animais com sepse apresentaram diminuição da temperatura corpórea.[2]

O hipotireoidismo é um problema clínico incomum em cavalos. No entanto, a alteração da termorregulação foi observada em potros com hipotireoidismo congênito.[70,71] A hipotermia pode ser mais comum em burros do que em cavalos. Em um estudo, quatro de cinco burros hipotérmicos apresentaram lesões histológicas na tireoide.[72]

Abordagem à hipotermia

Hipotermia acidental. Geralmente, a hipotermia acidental pode ser identificada a partir dos achados à anamnese (ver Figura 7.1). É importante avaliar as condições ambientais para determinar se o estresse ambiental, especialmente as condições de frio, umidade e vento, contribui para a hipotermia. Pacientes neonatos, geriátricos e debilitados são mais suscetíveis.

Hipotermia patológica

Achados à anamnese. Os achados à anamnese devem ser considerados ao avaliar casos de possível hipotermia patológica (ver Figura 7.1). É importante considerar as condições ambientais, pois, em alguns casos, causas acidentais e patológicas podem contribuir para a hipotermia, como em neonatos com sepse nascidos em ambientes frios e úmidos.

Exame físico. Os cavalos com hipotermia devem ser submetidos a um exame físico completo. Os pacientes devem ser avaliados quanto a possíveis doenças subjacentes, como sepse ou inflamação e transtornos neurológicos ou distúrbios endócrinos. Um exame neurológico pode ser útil.

Exames diagnósticos auxiliares. Hemograma completo, bioquímica sérica, fibrinogênio e exame de urina podem auxiliar a determinação da causa subjacente da hipotermia. As hemoculturas são indicadas em possíveis casos de sepse. O hipotireoidismo é incomum, mas, se houver suspeita, o exame diagnóstico pode incluir a resposta à administração de hormônio estimulador da tireoide ou ao hormônio liberador de tirotrofina (TRH , do inglês *thyrotropin-releasing hormone*). A ultrassonografia e a aspiração ou biopsia da tireoide também podem ser úteis, especialmente em potros com suspeita de hipotireoidismo congênito ou nutricional.

MUDANÇAS NO PESO CORPORAL

Alterações no peso e na condição corpórea são problemas clínicos comuns em cavalos. Tanto a perda de peso quanto a obesidade têm o potencial de afetar adversamente a saúde do cavalo. A perda de peso pode variar da leve perda fisiológica, como a observada com o aumento do exercício, à considerável perda de peso com risco de vida.[73,74] A desnutrição grave, independentemente da causa subjacente, pode provocar fome e os sinais que acompanham a fraqueza acentuada e debilitação, conhecidos como *inanição*. Em última análise, a fome pode levar à falência de órgãos e à morte. A obesidade parece estar aumentando em prevalência na população equina e tem sido associada a graves problemas de saúde, sobretudo laminite.[75-78] Alguns cavalos propensos à obesidade têm um distúrbio endocrinológico conhecido como *síndrome metabólica equina* (SME).[79-81]

O meio mais preciso de avaliar o peso corpóreo e monitorar as mudanças de peso é com uma balança, mas isso tem limitações práticas. Assim, diversas fitas e equações baseadas em medidas morfométricas foram desenvolvidas para estimativa do peso corpóreo.[82,83] Algumas equações específicas explicam diferenças no tipo de corpo entre as raças.[82] O peso corpóreo ideal depende do tipo e do uso do cavalo, e há equações para seu cálculo em animais de determinadas raças. Além disso, existem várias ferramentas *on-line* para o cálculo do peso corpóreo real e ideal.

O peso por si só não reflete necessariamente a condição corpórea do cavalo. Como os músculos pesam mais que a gordura, os cavalos atléticos podem ser mais pesados que os cavalos não atléticos de tamanho semelhante. Para melhor avaliação da condição corpórea, vários sistemas de pontuação foram desenvolvidos para estimar a extensão da adiposidade.[83-87] Um sistema comumente utilizado para determinar a pontuação de condição corpórea (BCS, do inglês *body condition score*) é o sistema Henneke, que usa uma escala de 1 a 9, em que 1 representa um cavalo extremamente emaciado, 9 representa um animal muito gordo e 5 é a pontuação perto de ideal[86,87] (Tabela 7.1). Um sistema BCS que varia de 0 a 5 também é ocasionalmente usado, em que 0 é emaciado, 3, bom e 5, muito gordo. Além da pontuação da condição corpórea, várias medidas morfométricas podem ser usadas para ajudar a estimar a adiposidade e algumas delas podem ser bastante úteis na avaliação da adiposidade localizada.[83,88,89] A proporção perímetro-altura é bem correlacionada com a BCS e uma medida morfométrica adequada para a avaliação da adiposidade geral.[83] O escore da crista do pescoço, que varia de 0 a 5, pode ser usado para avaliação da adiposidade dessa região, em que um escore igual ou superior a 3 é considerado ideal (Tabela 7.2). Algumas outras medidas usadas para avaliar a adiposidade do pescoço são a altura da crina, a circunferência do pescoço e a relação circunferência/altura do pescoço. Em pôneis, medidas de obesidade generalizada e localizada, inclusive BCS de 7 ou mais, pontuação do pescoço igual ou superior a 4 e razão de circunferência/altura do pescoço maior que 0,71, são úteis na previsão de laminite.[88] Um meio mais quantitativo de medir a adiposidade é a ultrassonografia.[90] Um método é a medição 5 cm lateral à linha média no ponto médio do osso pélvico e o cálculo da porcentagem de gordura corpórea pela seguinte equação: % de gordura corpórea = 2,47 + 5,47 (gordura na garupa em cm). A maioria dos cavalos magros tem aproximadamente 8 a 14% de gordura corpórea, enquanto os cavalos com excesso de peso apresentam 16 a 30%. A ultrassonografia também pode ser usada para avaliar a gordura retroperitoneal. O escore superior pode ser usado para avaliar a musculatura epaxial. A pontuação da condição corpórea também é valiosa na avaliação de cavalos magros e frequentemente usada para a análise de casos de bem-estar animal.

Mecanismos de controle do peso corpóreo

A estabilidade do peso e da composição corpórea está relacionada com o equilíbrio entre consumo e gasto energético.[73] Os carboidratos, as gorduras e as proteínas da dieta fornecem energia para sustentar as necessidades metabólicas do corpo. Quando a ingestão de energia é superior ao gasto, o excesso de energia é armazenado, principalmente como gordura, aumentando o peso corpóreo. Quando a ingestão de energia é insuficiente para atender às necessidades metabólicas, os estoques de energia são utilizados e há perda de peso corpóreo. Tanto a perda de peso quanto a obesidade podem ser graves problemas clínicos.

Tabela 7.1 Pontuações de condição corpórea equina na Escala de Henneke.[86]

Pontuação	Descrição
1. Má condição	Extremamente emaciado; sem tecido adiposo; vértebras, costelas, cabeça da cauda e ossos de cernelha, ombro e pescoço são visíveis
2. Magreza extrema	Emaciado; ligeira cobertura de tecido sobre os ossos; vértebras, costelas, cabeça da cauda e ossos de cernelha, ombro e pescoço são visíveis
3. Magreza	Ligeira cobertura de gordura sobre o corpo; as vértebras e costelas não são mais visivelmente discerníveis; cernelha, ombros e pescoço não parecem excessivamente finos
4. Magreza moderada	Cume da coluna vertebral e contorno das costelas são visíveis; cabeça da cauda pode ou não ser visível dependendo da raça; cernelha, ombros e pescoço não parecem excessivamente finos
5. Peso moderado	A coluna vertebral e as costelas não podem ser vistas, mas as costelas podem ser sentidas; a cabeça da cauda é esponjosa; cernelha, ombros e pescoço são arredondados e suaves
6. Sobrepeso moderado	Ligeira dobra na coluna; as costelas e a cabeça da cauda parecem esponjosas; depósitos de gordura na cernelha e no pescoço e atrás dos ombros
7. Sobrepeso	Vinco na coluna; há recheio de gordura entre as costelas; cabeça de cauda esponjosa; depósitos de gordura na cernelha e no pescoço e atrás dos ombros
8. Obeso	Aparente dobra na coluna; costelas difíceis de sentir; gordura suave ao redor da cabeça da cauda; depósitos de gordura junto à cernelha, atrás dos ombros e na parte interna das coxas; pescoço largo
9. Extremamente obeso	Vinco óbvio na coluna; gordura irregular nas costelas; gordura inchada na cabeça da cauda, cernelha, atrás dos ombros e no pescoço; a gordura preenche o flanco e na parte interna das coxas

Tabela 7.2 Pontuação da crista do pescoço (*cresty neck score*) usada na avaliação da adiposidade.[83]

Pontuação	Descrição
0	A crista não é palpável
1	A crista não é observada à inspeção visual, mas um volume discreto é percebido à palpação
2	A crista é aparente A gordura está depositada de maneira uniforme da nuca à cernelha A crista facilmente enche a mão em concha e pode se mover de um lado para outro
3	A crista é maior e mais espessa O depósito de gordura é maior no meio do pescoço, dando uma aparência protuberante A crista enche a mão em concha e começa a perder flexibilidade lateral
4	A crista é bem maior e mais espessa Pode ter rugas perpendiculares à linha superior A crista não pode mais ser pega em concha com uma mão ou dobrada facilmente de um lado para o outro
5	A crista é tão grande que cai para o lado

Ganho de peso/obesidade

A obesidade é cada vez mais reconhecida na população equina. Na década de 1990, um estudo do Sistema Nacional de Monitoramento de Saúde Animal (National Animal Health Monitoring System) do Ministério da Agricultura dos EUA (USDA) estimou que aproximadamente 5% da população equina era obesa. Vários estudos mais recentes nos EUA e na Europa descobriram que 45 a 50% dos cavalos apresentam excesso de peso, com 10 a 35% de animais obesos.[75-78,91-93] A raça é fortemente associada ao risco de obesidade. Em muitos casos, os proprietários não reconhecem seus cavalos como obesos. Cavalos que não são montados ou usados em atividades recreativas parecem mais suscetíveis à obesidade do que animais de competição.[75,76] Em um estudo de cavalos que vivem ao ar livre no Reino Unido, uma variação sazonal na BCS foi registrada e a prevalência de obesidade aumentou de 27% ao final do inverno para 35% ao final do verão.[76] Neste estudo, o fornecimento de ração suplementar não foi um forte fator preditivo de obesidade, o que sustenta a crença de que o consumo de volumoso é um fator importante que influencia a obesidade de cavalos que vivem ao ar livre.

A obesidade tem sido associada a efeitos adversos à saúde em muitas espécies. Em equinos, o aumento do risco de laminite associada à obesidade é uma grande preocupação.[81,94] Outros possíveis problemas observados com a obesidade são ineficiência termorreguladora, intolerância ao exercício, alteração do desempenho reprodutivo, síndrome de hiperlipemia e desenvolvimento de lipomas no tecido adiposo mesentérico.

Mecanismos de ganho de peso

O ganho de peso ocorre quando a ingestão de energia excede o gasto de energia. Embora este seja um conceito bastante direto, a etiologia real da obesidade pode ser complexa, envolvendo interações entre fatores genéticos, hormonais e de controle. Em muitos casos, fatores de manejo, inclusive dietas ricas em açúcar e amido, junto com a falta de exercício suficiente, contribuem para a obesidade. Mesmo quando os cavalos são montados regularmente em atividades recreativas, o exercício de intensidade relativamente baixa não costuma consumir energia significativa.[75,76]

Alguns cavalos são particularmente suscetíveis à obesidade. Essa suscetibilidade já foi atribuída ao hipotireoidismo, mas as evidências não apoiam essa associação. Em 2002, a SME foi introduzida como um distúrbio metabólico e endócrino que contribui para a obesidade.[79] A SME é um problema complexo que compartilha algumas características da síndrome metabólica humana.[79-81,94,95] As principais características fenotípicas da SME são obesidade e/ou adiposidade regional, resistência à insulina e predisposição ao desenvolvimento de laminite.

Os mecanismos fisiopatológicos da obesidade em geral e da SME são complexos, envolvendo interações entre múltiplos fatores, inclusive genéticos. Parece que alguns indivíduos podem herdar características que facilitam a sobrevida em ambientes hostis, tornando-os especialmente frugais. A SME pode ser observada em qualquer raça equina, porém a maior suscetibilidade foi reconhecida em determinadas raças, inclusive várias raças de pônei, Morgan, Paso Finos, Árabes, Saddlebreds, Mustangs espanhóis e Warmbloods.[81] Estudos para ajudar a definir melhor o papel da genética na SME estão em andamento.

A desregulação da insulina é um fator essencial nos diversos processos fisiológicos que contribuem para o desenvolvimento de SME.[79-81,96,97] A desregulação da insulina refere-se coletivamente a anomalias do metabolismo da molécula, inclusive respostas excessivas aos açúcares, hiperinsulinemia em jejum e resistência à insulina (RI). A relação entre RI e obesidade pode ser descrita como um círculo vicioso, pois uma pode promover a outra. Em um estudo que demonstrou diferenças na resposta da insulina à glicose entre pôneis e cavalos, todos os animais estavam em condição corpórea moderada. Isso sugere que as diferenças raciais relacionadas com a dinâmica da insulina eram independentes da obesidade.[98] Além de genética, SME e obesidade em si, alguns fatores que podem causar RI são respostas fisiológicas a estresse ou prenhez, inflamação sistêmica e disfunção da *pars intermedia* da hipófise (PPID, do inglês *pituitary pars intermedia dysfunction*).

Há uma conscientização crescente do papel desempenhado pela própria gordura no desenvolvimento de doenças metabólicas e inflamações.[99-101] Antes, o tecido adiposo era considerado apenas um depósito de armazenamento de energia com um número fixo de adipócitos. Acreditava-se que qualquer aumento na massa adiposa ocorria devido ao aumento do armazenamento de gordura nas células existentes, que causava hipertrofia. No entanto, hoje se sabe que o tecido adiposo é um órgão endócrino complexo com um grande conjunto de células-tronco e pré-adipócitos que podem ser recrutados quando os adipócitos existentes alcançam um nível crítico de hipertrofia. Assim, a obesidade costuma ser acompanhada por hipertrofia e proliferação de adipócitos. Os adipócitos são biologicamente ativos e influenciam múltiplos processos fisiológicos, inclusive o metabolismo energético, a função cardiovascular, a função reprodutiva, a inflamação e a imunidade. As células secretam uma grande variedade de proteínas de sinalização celular, ou citocinas, conhecidas como *adipocinas*, que funcionam de maneira autócrina/parácrina e endócrina.[100] Devido às influências locais, os adipócitos de diferentes localizações anatômicas podem variar em seu padrão específico de expressão dessas adipocinas. Atualmente, acredita-se que pelo menos 100 substâncias sejam secretadas por adipócitos. Alguns hormônios importantes derivados do tecido adiposo são leptina, adiponectina, resistina, visfatina e angiotensinogênio. Entre as adipocinas que atuam como citocinas pró-inflamatórias e mediadores inflamatórios estão TNF-α, IL-1α e IL-1β, IL-6 e IL-8, além da proteína quimiotática de monócitos 1 e do inibidor do ativador do plasminogênio. A expressão alterada de adipocinas na obesidade pode influenciar vários processos metabólicos e contribuir para o desenvolvimento de SME.[101-107] As adipocinas podem inibir as vias de transdução de sinal de insulina, contribuindo para a resistência à insulina. A leptina, envolvida na saciedade e na regulação da obesidade, é observada em níveis elevados em cavalos com RI, sugerindo resistência à leptina. A concentração de adiponectina, um hormônio sensibilizante à insulina, pode ser menor em cavalos obesos. Em humanos e roedores, a obesidade está ligada à regulação positiva de citocinas pró-inflamatórias secretadas por adipócitos. Isso gera um estado inflamatório crônico e contribui para a desregulação da insulina. Estudos em equinos, no entanto, produziram resultados variáveis com relação à expressão de mediadores inflamatórios em animais obesos, e mais pesquisas são necessárias para entender seu papel na SME.[95,104-106]

Vários outros fatores podem influenciar o desenvolvimento da obesidade, além da desregulação da insulina e da ação das adipocinas. Os mecanismos de controle central do peso corpóreo permanecem um tanto obscuros, e propôs-se a existência de um *set point* para o peso corpóreo, regulado por uma região do hipotálamo.[108] A miostatina, a mioquina e o regulador negativo da massa muscular esquelética têm sido implicados na obesidade em outras espécies. Dados limitados em equinos sugerem um possível papel da miostatina e seu receptor na obesidade desses animais.[109] Recentemente, o papel central da microbiota intestinal na progressão e na prevenção da disfunção metabólica tornou-se aparente, e o papel da microbiota intestinal na obesidade e na desregulação da insulina está sob investigação em várias espécies, inclusive em equinos.[110-112]

Um aumento do risco de desenvolvimento de laminite é uma característica importante da SME.[79-81,113] Os mecanismos envolvidos na relação entre obesidade e desregulação da insulina e laminite não são totalmente compreendidos e ainda são uma área ativa de pesquisa. É provável que a patogênese seja multifatorial; e alguns mecanismos propostos são a menor incorporação de glicose pelas células laminares epidérmicas, a alteração da função das células epidérmicas, a disfunção de células endoteliais na vasculatura do pé, a vasoconstrição digital e a ativação da metaloproteinase por privação de glicose ou espécies reativas de oxigênio.

Condições associadas ao ganho de peso

O peso corpóreo aumenta quando a ingestão de energia é maior que o gasto. O excesso de peso deve ser diferenciado do ganho de peso fisiológico normal associado à prenhez e das doenças que causam distensão abdominal, como ascite ou peritonite (Boxe 7.2).

O excesso de condicionamento e a obesidade geralmente estão relacionados com problemas de manejo associados à alimentação suplementar ou ao consumo excessivo de volumoso, muitas vezes combinados com a ausência de exercícios significativos. Cavalos com SME são particularmente suscetíveis ao ganho de peso e a síndrome é uma causa importante de obesidade e adiposidade regional. A PPID pode ter efeitos variáveis no peso corpóreo. Enquanto muitos cavalos com PPID podem apresentar perda de peso e massa muscular, outros podem exibir obesidade ou adiposidade regional, especialmente em caso de presença concomitante de RI.

Abordagem diagnóstica ao ganho de peso

Achados à anamnese. Qualquer raça pode desenvolver SME, mas algumas parecem ser mais suscetíveis, inclusive raças de pôneis, cavalos Morgan, Paso Finos, Árabes, Saddlebreds, Mustangs espanhóis e Warmbloods.[81] A condição também é comumente observada em Cavalos em Miniatura, raças de tração e Norwegian Fjords, além de burros e mulas. Parece ser menos comum em Puros-Sangues e Standardbreds. A prevalência de PPID aumenta com a idade.

BOXE 7.2 Causas de ganho de peso/obesidade

Ganho de peso fisiológico
Crescimento
Gestação
Manejo
Superalimentação/consumo excessivo de volumoso
Falta de exercícios
Distúrbios endócrinos/metabólicos
Síndrome metabólica equina
Disfunção da *pars intermedia* da hipófise
Geralmente causa perda de peso

A anamnese completa é importante. Deve ser dada atenção especial às práticas de alimentação, bem como à quantidade e ao tipo de exercício que o cavalo faz. Episódios anteriores de laminite podem apontar para uma maior probabilidade de SME ou PPID. A história de aumento da espessura do pelame ou poliúria/polidipsia aumenta a suspeita de PPID. A história reprodutiva deve ser estabelecida. Em alguns casos, a história reprodutiva pode ser desconhecida, especialmente se o cavalo mudou de propriedade.

Exame físico. Um exame físico completo deve ser realizado nos casos de ganho de peso. Isso pode ajudar a descartar doenças relacionadas com a distensão abdominal, como ascite, timpanismo, uroperitônio, hemoabdome ou peritonite. A palpação retal pode ser indicada para descartar a prenhez, especialmente em cavalos com história reprodutiva desconhecida.

O peso corpóreo, a BCS e a adiposidade regional devem ser avaliados.[82-87] Diversas medidas morfométricas podem auxiliar a avaliação do peso e da condição corpórea. É importante palpar cuidadosamente sobre ombro, cotovelo, costelas, cernelha, esterno, lombo e cauda. A relação cintura:altura pode auxiliar a avaliação da adiposidade geral.[83] O escore do pescoço e a altura da crina e a razão circunferência/altura, auxiliam a avaliação da adiposidade nessa região.[83] Muitos casos requerem a análise cuidadosa da claudicação, do aumento dos pulsos digitais e da sensibilidade às pinças de cascos devido à associação da obesidade à laminite.

Exames diagnósticos auxiliares. Geralmente, os exames de sangue de rotina não têm achados dignos de nota nos casos de ganho de peso. Como os valores normais podem variar entre os laboratórios, é ideal usar intervalos de referência específicos da instituição, especialmente na análise de RI e PPID. Além disso, qualquer dor ou estresse contínuo significativo devem ser levados em consideração, pois podem afetar a dinâmica da glicose e da insulina, bem como do hormônio adrenocorticotrófico (ACTH) e do cortisol. Cavalos com suspeita de SME e PPID devem ser submetidos a exames para detecção de RI. Os exames atuais para avaliação da RI concentram-se, principalmente, nas medidas de glicose e insulina.[80,81] De modo geral, recomenda-se limitar a alimentação antes da coleta da amostra a um fardo de feno de capim com baixo teor de carboidratos não estruturais por 500 kg de peso corpóreo, o mais tardar às 22 horas da noite anterior. Como a RI tende a ser bem compensada, as concentrações basais de glicose e insulina podem ser normais ou, em muitos casos, a glicemia é normal e o nível de insulina, elevado. Às vezes, há redução do controle glicêmico e hiperglicemia (glicemia superior a 150 mg/dℓ), consistentes com o diabetes melito de tipo 2. Há vários cálculos matemáticos, como a razão glicose:insulina e o quadrado inverso recíproco de insulina (RISQI, do inglês *reciprocal inverse square of insulin*), para ajudar a avaliar a sensibilidade à insulina.[114] Como as concentrações de glicose e insulina em repouso podem ser normais na RI, o teste dinâmico é frequentemente indicado. Entre os testes dinâmicos práticos estão a curva glicêmica com administração oral de açúcar (OST, do inglês *oral sugar test*) e o teste combinado com administração por via intravenosa de glicose e insulina (CGIT, do inglês *combined intravenous glucose-insulin test*). Outros exames diagnósticos que podem auxiliar a avaliação da RI incluem a medida das concentrações de triglicerídeos e leptina, que podem estar elevadas na RI.

A avaliação da PPID deve ser considerada em cavalos com ganho de peso ou adiposidade regional, bem como naqueles com perda de condição corpórea.[115,116] Existem várias opções para o exame diagnóstico. Atualmente, os exames mais recomendados são a medida da concentração basal de ACTH, o teste de supressão com baixa dose de dexametasona e o teste de estimulação de TRH com medida de ACTH.

Perda de peso

Mecanismos da perda de peso

Há perda de peso quando a ingestão de energia é menor do que o gasto. Portanto, existem basicamente dois mecanismos gerais de perda de peso: a diminuição da ingestão de energia e o aumento da demanda energética. Esses dois mecanismos entram em ação em muitos cavalos com perda de peso. A perda muscular frequentemente acompanha a perda de peso, mas também pode ser causada pela atrofia muscular neurogênica ou por desuso. Nesse caso, a perda muscular pode ser independente da perda de peso generalizada.

Causas de menor ingestão calórica

1. *Acesso limitado ao alimento ou alimento de má qualidade*: a causa mais direta de desnutrição proteico-calórica e perda de peso é a inadequação do volume ou da qualidade da ração para atender aos requisitos alimentares do animal. Isso pode ser provocado por subnutrição real ou outros fatores, como competição excessiva entre cavalos ou claudicação, que impede que o cavalo chegue facilmente ao alimento.[117] Além disso, o valor nutricional da ração, sobretudo do volumoso, pode variar bastante; e a alimentação de baixa qualidade, ser um fator significativo na desnutrição.
2. *Disfagia*: a disfagia, dificuldade de preensão, mastigação ou deglutição, pode ter muitas causas em equinos e provocar diminuição da ingestão de alimentos e perda de peso. Uma causa comum de disfagia, principalmente em cavalos mais velhos, é a doença odontológica.
3. *Má absorção/má assimilação*: a má absorção é a assimilação inadequada de substâncias da dieta devido a defeitos na digestão, na absorção ou no transporte.[118] Tanto os macronutrientes (carboidratos, gorduras e proteínas) quanto os micronutrientes (vitaminas e minerais) podem ser afetados. A absorção normal é um processo complexo que envolve múltiplos órgãos, enzimas e hormônios, além de mecanismos de transporte e secreção. O comprometimento de qualquer etapa de tal processo pode provocar má absorção. O trânsito gastrintestinal rápido também pode contribuir para a má absorção. Nos cavalos, a má absorção está frequentemente associada a lesões na parede intestinal, como em doenças inflamatórias intestinais, neoplasias infiltrativas, parasitismo e certas infecções gastrintestinais.[119] Nos potros, as deficiências primária e secundária de lactase foram identificadas como causas da má absorção.[120] Dependendo da causa subjacente da má absorção, a perda de peso pode ser associada à ingestão alimentar normal.
4. *Anorexia*: a anorexia, perda de apetite, frequentemente contribui para a perda de peso, principalmente quando prolongada. A anorexia pode ser parcial ou completa, e ocasionalmente o termo *hiporexia* é usado para descrever a anorexia parcial. Diversas doenças são associadas à anorexia, e em muitos casos a diminuição do apetite é combinada com o aumento do gasto energético, levando à perda significativa de peso. Os mecanismos fisiopatológicos envolvidos na anorexia não são totalmente compreendidos, mas parece que há distúrbios das vias hipotalâmicas que controlam a homeostase energética e a participação de vários mediadores, inclusive hormônios, neuropeptídeos e citocinas, como IL-1 e TNF-α.[121,122]

Causas de aumento da demanda energética. De modo geral, as causas do aumento da demanda de energia podem ser categorizadas como fisiológicas ou patológicas.

1. *Causas fisiológicas de aumento da demanda energética*: a perda fisiológica de peso pode ser observada em condições que requerem aumento de energia, como o fim da prenhez, o início da lactação e os exercícios intensos. O estresse ambiental, especialmente a diminuição da temperatura ambiente, também pode ter um impacto significativo nas necessidades calóricas.[123-125] Em cavalos adultos, a temperatura crítica menor, que é a temperatura abaixo da qual o cavalo deve aumentar a produção metabólica de calor para manter a temperatura corpórea normal, varia de 5°C a –15°C, dependendo da adaptação do animal ao ambiente. Estima-se que os requerimentos de energia digestível aumentem 2,5% para cada grau Celsius abaixo da temperatura crítica menor. Os requerimentos de energia aumentam ainda mais em condições de vento e umidade. Estima-se que, em baixas temperaturas, com o pelame úmido, a necessidade de energia digestível para a manutenção pode aumentar em até 50%.
2. *Causas patológicas do aumento da demanda energética*: muitas doenças causam perda de peso, não apenas porque a anorexia é comum, mas pelo aumento concomitante no gasto de energia.[126] A própria febre parece aumentar as necessidades de energia. Em pacientes humanos, estima-se que a necessidade de energia em repouso aumente em aproximadamente 14% para cada 1 °C acrescido à temperatura corpórea. No entanto, o aumento na necessidade de energia associada à doença não é consistente. A necessidade de energia em repouso de neonatos gravemente enfermos (40 a 50 kcal/kg de peso corpóreo por dia), por exemplo, era menor em comparação com os potros controles (60 a 80 kcal/kg de peso corpóreo por dia).[127] A regulação dos requerimentos energéticos nas doenças é complexa e ainda pouco compreendida.
3. A caquexia é uma síndrome multifatorial específica associada à doença subjacente, definida pela perda de músculo esquelético com ou sem a perda de massa gorda.[128-130] Caracteriza-se por um balanço negativo de proteínas e energia impulsionado por uma combinação variável de ingestão reduzida de alimentos e anomalias metabólicas, e não pode ser totalmente revertida pelo suporte nutricional. A fisiopatologia dessa síndrome envolve múltiplos mecanismos.[130-133] É em parte mediada por citocinas, inclusive TNF-α, IL-6, IL-1β, IFN-γ e fator indutor de proteólise. O TNF-α foi originalmente chamado caquexina devido a seus efeitos catabólicos. Em pacientes humanos, o catabolismo muscular tem sido associado ao TNF-α em diversas doenças, como câncer, insuficiência cardíaca congestiva e doença pulmonar obstrutiva crônica. Com base em estudos em culturas de células musculares, parece que o aumento do catabolismo muscular associado ao TNF-α é mediado por espécies reativas de oxigênio e pelo fator nuclear κβ, que regulamenta positivamente a atividade de ubiquitina/proteassoma.[134] Existem vários outros mecanismos de caquexia mediada por citocinas, inclusive a ativação do sistema hipotalâmico da melanocortina e regulação positiva do fator de transcrição ativado por citocina STAT3.[128,129,132-134] O sistema endócrino também atua na caquexia. De modo geral, há uma redução nos hormônios anabólicos circulantes associados à doença. Em pacientes com câncer, a proteína relacionada com o hormônio da paratireoide derivada do tumor (PTHrP) parece atuar

na caquexia.[131] Em doenças crônicas, como insuficiência cardíaca congestiva e doença renal crônica, o sistema renina-angiotensina parece ter um papel importante na produção de caquexia.[133] As concentrações de angiotensina II tendem a ser elevadas em doenças crônicas, e o tratamento com inibidores da enzima conversora de angiotensina pode melhorar a perda de peso.

4. Diversos outros mecanismos podem contribuir para o aumento das necessidades energéticas durante doenças sistêmicas.[126,128-130] O estresse associado à doença pode alterar o metabolismo devido ao aumento da atividade simpática e hormonal. A dor crônica também pode provocar concentrações sistêmicas elevadas de catecolamina e cortisol, levando a um estado catabólico. Na obstrução recorrente das vias respiratórias, o trabalho respiratório pode aumentar os requerimentos energéticos. Um aumento na demanda nutricional pode ser observado em associação à perda proteica em doenças como peritonite, pleurite, colite, doença inflamatória intestinal e queimaduras. Além disso, embora a doença da tireoide seja incomum em cavalos, a perda de peso foi associada ao hipertireoidismo e ao aumento da taxa metabólica basal.[135,136]
5. Em várias espécies, o envelhecimento tem sido associado à perda de peso não intencional e à sarcopenia, uma perda de massa, qualidade e força muscular associada especificamente à idade. Os mecanismos por trás desse declínio estrutural e funcional do músculo esquelético são complexos.[137] Em cavalos, o envelhecimento sozinho tem sido associado à perda de peso e músculos.[138,139] Os cavalos com PPID podem ser particularmente suscetíveis à perda muscular devido à atrofia de fibras musculares de tipo 2A e 2B e à perda de fibras de tipo 2B.[115,140] Os mecanismos propostos para miopatia relacionada com esteroides em cavalos com PPID são apoptose miocítica, regulação negativa da ativação e função do fator nuclear kappa B (NF-kB) e estresse oxidativo.
6. Não é incomum que a perda de peso envolva múltiplos mecanismos ao mesmo tempo. Além da presença simultânea de diminuição da ingestão de energia e o aumento da demanda energética, vários mecanismos que contribuem para essas alterações podem ser observados. Na obstrução recorrente das vias respiratórias, por exemplo, pode haver um aumento da demanda do trabalho respiratório e da presença de citocinas inflamatórias. No parasitismo, há competição por nutrientes no sistema gastrintestinal, além de danos à parede gastrintestinal, que causam inflamação e má absorção de macronutrientes e micronutrientes.

Condições associadas à perda de peso

Diversos problemas podem estar associados à perda de peso (Boxe 7.3). A quantidade ou qualidade inadequada de alimento para a idade e o uso do cavalo é uma causa importante que não deve ser negligenciada. Em alguns casos, a alimentação fornecida é adequada, mas o cavalo não consegue comer a quantidade suficiente devido à competição com outros animais ou a um *déficit* na marcha que limita a capacidade de acesso à ração. Além disso, a disfagia real pode contribuir para a perda de peso se prolongada. Alguns dos problemas mais comuns que causam disfagia são distúrbios dentários, corpos estranhos orais ou faríngeos, distúrbios esofágicos, miopatia do masseter e várias doenças neurológicas, como neuropatia associada à doença das bolsas guturais, encefalomalácia nigropálida, mielite protozoária equina e botulismo.

BOXE 7.3 Mecanismos e alguns diagnósticos diferenciais para a redução do peso corpóreo

Mecanismo	Diagnósticos diferenciais
Ausência de acesso apropriado ao alimento	Alimentos não palatáveis ou inadequados Alimentos de má qualidade Alimento em quantidade insuficiente Incapacidade de acesso ao alimento: Claudicação, outra anomalia musculoesquelética Fatores sociais no plantel (hierarquia)
Não ingestão dos nutrientes à disposição	Falta de apetite Preensão inadequada Encefalomalácia nigropálida Miodegeneração do masseter Mastigação anormal Má dentição Miodegeneração do masseter Deglutição anormal Disfagia Trânsito esofágico anormal Anomalias esofágicas
Anomalias na digestão, na absorção ou no metabolismo de nutrientes	Disfunção gastrintestinal Úlcera gastrintestinal Doença inflamatória intestinal Neoplasia Parasitismo Disfunção hepática Intoxicações
Transporte inadequado de nutrientes para os tecidos periféricos	Doença cardiovascular Insuficiência cardíaca Doença respiratória Obstrução recorrente das vias respiratórias (doença pulmonar obstrutiva crônica) Doença hepática
Aumento da taxa de uso ou perda de proteína e energia	Níveis incomuns de atividade física Fim da gestação, início da lactação Adaptação às condições ambientais (p. ex., frio) Neoplasia Infecção, inflamação Pneumonia Pleurite Peritonite Anemia infecciosa equina Dor Insuficiência cardíaca Distúrbio endócrino Disfunção da *pars intermedia* da hipófise Doença gastrintestinal Doença renal
Distúrbios primários de atrofia muscular	Atrofia muscular neurogênica Doença muscular primária Doença do neurônio motor equino Miopatia imunomediada Miopatia por armazenamento de polissacarídeo

Praticamente qualquer doença, inclusive parasitismo, doenças infecciosas, neoplasias, distúrbios imunológicos, intoxicações, disfunções orgânicas crônicas e endocrinopatias, pode provocar perda de peso. Em alguns casos, a causa subjacente da perda de peso é logo aparente, como nos casos de pleuropneumonia ou diarreia. A perda de peso é comum em muitas doenças gastrintestinais, sobretudo nas enteropatias com perda proteica. Em um estudo retrospectivo com 40 cavalos com perda de peso apesar do bom apetite, um diagnóstico definitivo foi estabelecido em 24 de 40 casos (60%), enquanto 16 de 40 casos (40%) eram idiopáticos.[141] Os diagnósticos mais comuns foram doença inflamatória intestinal (13 de 40, 32,5%) e linfossarcoma intestinal (4 de 40, 10%). A hipoalbuminemia foi identificada em 58% dos casos, e sua gravidade foi relacionada com a não sobrevida. Uma revisão das doenças inflamatórias intestinais do cavalo identificou casos de enterite granulomatosa, doença epiteliotrópica eosinofílica multissistêmica, enterocolite linfocítica-plasmocítica e enterocolite eosinofílica idiopática.[142] Algumas outras possíveis causas gastrintestinais de perda de peso e hipoproteinemia em cavalos são parasitismo, colite dorsal direita e enteropatia proliferativa por *Lawsonia intracellularis*.

Outras causas importantes de perda de peso são abscessos internos, neoplasias e disfunções orgânicas crônicas.[141,143-149] O diagnóstico de abscessos internos pode ser difícil. Embora muitos microrganismos possam estar envolvidos, *Streptococcus equi* subespécie *equi* (garrotilho) e *Corynebacterium pseudotuberculosis* (febre de pombo) são bastante importantes. A perda de peso é um achado clínico comum em cavalos com doença hepática ou renal crônica e foi observada em indivíduos com insuficiência cardíaca. Em alguns casos, a obstrução recorrente das vias respiratórias também pode estar associada a uma perda significativa de peso. Várias neoplasias podem causar perda de peso e, em cavalos, o linfossarcoma é particularmente comum.

Os distúrbios endócrinos também foram associados a alterações no peso corpóreo. Em cavalos, a PPID é um distúrbio comum que pode estar associado à deposição anormal de gordura ou perda de peso e de massa muscular.[115,140] Embora incomum, o hipertireoidismo foi registrado em cavalos. Além disso, a perda de peso foi uma característica importante.[135,136,150,151] O diabetes melito é raramente diagnosticado em cavalos.[152]

A perda de peso pode ser um componente de várias outras doenças. A infecção persistente pelo vírus da anemia infecciosa equina pode provocar perda de peso, embora muitos casos sejam subclínicos.[153] Várias toxinas foram associadas à perda de peso por meio de diversos mecanismos. A intoxicação por cardo-estrelado amarelo (*Centaurea solstitialis*), por exemplo, causa disfagia significativa, e os alcaloides de pirrolizidina e o trevo (*Trifolium hybridum*) provocam doença hepática. Algumas outras causas tóxicas da perda de peso são selênio, chumbo, jasmim-selvagem (*Cestrum diurnum*) e ervilhaca (*Vicia villosa*), entre outras. A dor crônica também pode provocar perda de peso.

A atrofia muscular pode ser um componente da perda de peso generalizada, como na inanição e na caquexia, ou uma entidade separada. A perda muscular costuma ser proeminente em associação ao envelhecimento e à PPID. Algumas causas diretas de atrofia muscular são desuso e atrofia muscular neurogênica. A perda muscular progressiva e a perda de peso são características proeminentes da doença dos neurônios motores dos equídeos, um distúrbio neurodegenerativo associado à deficiência de vitamina E.[154] Outros sinais são fraqueza, fasciculações musculares, mudança de peso e aumento do período em decúbito. Além disso, a atrofia muscular rápida que afeta principalmente os músculos epaxiais e glúteos tem sido associada à miosite imunomediada, sobretudo em Quartos de Milha.[155]

Abordagem diagnóstica à perda de peso

Achados à anamnese. Os achados à anamnese devem ser considerados na avaliação de um cavalo com perda de peso. Algumas doenças, como certos distúrbios dentários e PPID, são mais comuns em cavalos mais velhos. A infecção por *Lawsonia intracellularis* acomete, principalmente, potros em idade de desmame.

A história precisa da dieta é muito importante. O tipo, a quantidade e a qualidade da alimentação devem ser registrados, assim como o oferecimento de micronutrientes ou suplementos. É importante assegurar que a avaliação da quantidade seja precisa em peso, pois muitos proprietários se referem ao alimento em volume. A idade, o uso e a condição do cavalo devem ser considerados na análise do programa de alimentação, pois podem afetar os requerimentos nutricionais. O alimento deve ser avaliado quanto à presença de mofo ou plantas tóxicas. A disponibilidade de vitamina E na dieta deve ser considerada. Em geral, a análise de ração auxilia a avaliação qualitativa. Os detalhes do manejo alimentar devem ser determinados, como a programação, os tipos de comedouros, o possível acesso à areia e a fonte de água. A existência de outros cavalos na propriedade deve ser estabelecida e, em caso positivo, é preciso determinar se há concorrência entre os animais por ração e se a perda de peso afeta mais de um indivíduo. Além disso, o apetite do cavalo deve ser analisado.

Informações gerais também são importantes na avaliação da perda de peso. Entre elas, a história de vermifugação, o atendimento odontológico e qualquer uso de medicamentos, como anti-inflamatórios não esteroides (AINEs). Qualquer história de alterações no pelame, assim como de doença anterior, como garrotilho, febre de pombo ou laminite, pode ser relevante.

Exame físico. O exame físico geral completo deve ser realizado. A BCS e o peso corpóreo, se possível, devem ser determinados. A observação do animal durante a alimentação pode ser importante para estabelecer sua capacidade normal de preensão, mastigação e deglutição. Os neonatos devem ser observados durante a amamentação e avaliados quanto à presença de leite nas narinas. O úbere da égua e o leite devem ser examinados. O exame clínico deve incluir um exame oral completo, ausculta com reinalação e palpação retal. Um exame neurológico também pode fornecer informações valiosas. A presença de sinais clínicos simultâneos, como febre, diarreia, tosse, rinorreia, sopro cardíaco, poliúria/polidipsia, icterícia e perda de pelame ou hipertricose anormal, pode indicar rapidamente uma causa específica para a perda de peso e ajudar o direcionamento dos exames adicionais.

Exames diagnósticos auxiliares. Vários exames podem auxiliar o diagnóstico de perda de peso e devem ser priorizados com base nos achados à anamnese e no exame físico.

Patologia clínica/exames laboratoriais. Hemograma, determinação de fibrinogênio e bioquímica sérica podem ser úteis e geralmente fazem parte do banco de dados mínimo. O número de leucócitos e a concentração de fibrinogênio podem estar elevados em caso de infecção ativa. Diversos parâmetros podem apoiar um diagnóstico de inflamação crônica, inclusive anemia, hiperfibrinogenemia, hiperglobulinemia e trombocitose. Tais alterações podem indicar a presença de um abscesso interno. Observa-se a hipoproteinemia, sobretudo a hipoalbuminemia, em doenças com perda proteica, como doença gastrintestinal ou renal e perda do terceiro espaço, ou ainda em caso de diminuição da produção de proteínas, que pode ser vista em indivíduos com doença hepática significativa. Uma causa comum de hipoalbuminemia em cavalos com perda de peso é a enteropatia com perda proteica. Os achados da bioquímica sérica podem apoiar um diagnóstico de doença renal ou hepática, e o exame de urina pode ajudar a avaliação da doença renal. A presença de hipercalcemia indica possível doença renal, hiperparatireoidismo ou neoplasia. No entanto, lembre-se de que a hipercalcemia maligna é um achado inconsistente em cavalos com neoplasia.

O parasitismo pode contribuir para a perda de peso, mesmo que não seja o problema principal. A avaliação da presença de parasitas deve incluir a flutuação fecal com contagem de ovos. Uma análise de Baermann e um ensaio imunossorvente ligado à enzima (ELISA, do inglês *enzyme-linked immunosorbent assay*) para detecção de tênias devem ser considerados. As fezes também devem ser avaliadas quanto à consistência e ao comprimento de fibras, bem como à presença de areia.

A amostragem das vias respiratórias por meio de aspirado transtraqueal ou lavado broncoalveolar pode auxiliar a avaliação da doença pulmonar. A cultura e a citologia do fluido pleural ou peritoneal também podem ser úteis. No entanto, lembre-se de que não há esfoliação de um número significativo de células em muitas neoplasias, o que pode dificultar o diagnóstico dessas doenças. A aspiração ou a biopsia de tecidos apropriados podem ser indicadas quando possível.

Outros exames diagnósticos, como análise de minerais no soro ou sangue total, determinação das concentrações de vitamina E e exames para detecção de doenças da tireoide e PPID, podem ser indicados em alguns cavalos com perda de peso. As concentrações basais dos hormônios tireoidianos não costumam refletir com precisão o estado do órgão, devido às diversas variáveis confusas. Assim, de modo geral, recomendam-se exames adicionais.[150,151,156-158]

Endoscopia. A avaliação endoscópica pode auxiliar a avaliação da função faríngea e da doença da bolsa gutural. Também pode ser útil na avaliação do esôfago e no exame do estômago quanto à presença da síndrome de úlcera gástrica equina ou carcinoma espinocelular gástrico.

Técnicas de diagnóstico por imagem. A obtenção de imagens do tórax por ultrassonografia e radiografias pode auxiliar a avaliação da doença torácica. A ultrassonografia pode ser usada para a avaliação do abdome e do volume e do caráter do fluido, da espessura da parede intestinal e das massas abdominais. As radiografias abdominais podem ser úteis em potros, porém muitas vezes são impraticáveis em cavalos adultos, e sua utilidade diagnóstica é geralmente limitada à identificação de enterólitos ou acúmulo excessivo de areia. A ecocardiografia pode ser indicada especialmente nos casos de identificação de sopro ou arritmia no exame físico.

Outros exames. Testes de absorção oral com D(+)-xilose ou glicose para a identificação de má absorção podem auxiliar a avaliação da perda inexplicada de peso.[142,159,160] Embora a xilose seja menos afetada por fatores metabólicos, a absorção de glicose é um meio válido e prático de avaliação da má absorção. A biopsia intestinal é frequentemente necessária para identificar a causa específica da má absorção.

 TOSSE

A tosse é uma expulsão repentina e forçada de ar pela glote e gera um som característico. Embora a tosse seja um mecanismo reflexo normal que se mostra importante na proteção das vias respiratórias, também é um sinal comum de doença em várias espécies. A tosse promove a atividade ciliar e gera os altos fluxos de ar necessários para remover o muco das paredes das vias respiratórias. Assim, remove secreções e partículas estranhas do sistema respiratório e impede a aspiração pulmonar. Há poucos dados específicos relacionados com a importância da integridade do mecanismo da tosse em cavalos, porém, em pacientes humanos, a ineficiência do reflexo de tosse tem sido associada a atelectasias e pneumonias recorrentes.[161-163] Embora a tosse seja um importante mecanismo de proteção, a tosse excessiva é um sinal comum de doença e pode ter efeitos deletérios. Na medicina humana, estima-se que a tosse represente até 40% dos atendimentos ambulatoriais.[164-166] A tosse também é um problema clínico comum em cavalos. Mesmo quando não associada à doença sistêmica significativa, a tosse pode limitar o desempenho dos equinos atletas.

Mecanismos da tosse

A tosse é uma ação reflexa altamente coordenada que pode ser modulada por estímulos voluntários. Todas as espécies de mamíferos estudadas tossem ou apresentam reflexo respiratório semelhante.[167] Apesar da prevalência e da importância clínica da tosse, os mecanismos precisos envolvidos não são compreendidos completamente. Muitas das informações relatadas sobre o mecanismo da tosse em cavalos foram extrapoladas de outras espécies. Sabe-se, contudo, que existem algumas diferenças relacionadas com espécies.[167] A idade e o sexo também influenciam a tosse. O reflexo da tosse pode ser pouco desenvolvido em neonatos e estar comprometido em idosos.[168,169] Essas diferenças relacionadas com a idade podem contribuir para um aumento da suscetibilidade à aspiração e ao desenvolvimento de infecções respiratórias nessas faixas etárias. Curiosamente, em seres humanos, observou-se a maior sensibilidade do reflexo da tosse em mulheres após a puberdade. Além disso, as mulheres são mais propensas a desenvolver tosse crônica.[170-172]

Ciclo da tosse

Existem três fases do ciclo da tosse: inspiratória, compressiva e expiratória.[173-175] Em geral, essas fases são seguidas por um período de relaxamento. Na fase inspiratória, a inalação gera o volume necessário para a tosse eficaz. Uma quantidade variável de ar é inalada e alonga os músculos expiratórios, otimizando a relação comprimento-tensão. Tal expansão do volume pulmonar possibilita o subsequente aumento na velocidade do fluxo respiratório expiratório, devido a maior força de contração dos músculos alongados e maior pressão de recuo elástico.

A fase compressiva da tosse consiste no fechamento muito breve (200 ms) da glote para manter o volume pulmonar durante a contração isométrica dos músculos expiratórios. Os músculos da parede torácica, do diafragma e da parede abdominal contraem-se contra a glote fechada, o que leva ao rápido aumento da pressão intratorácica.

A fase expiratória começa com a abertura da glote, enquanto os músculos expiratórios continuam a se contrair, o que leva à liberação de ar. Há um breve período de fluxo expiratório supramáximo, às vezes chamado de *pico da tosse*, que é seguido por fluxos expiratórios menores. As mudanças relativas nas pressões pleurais e das vias respiratórias provocam uma compressão dinâmica das vias respiratórias maiores durante a expiração, o que ajuda a maximizar a velocidade do fluxo de ar por diminuir o diâmetro das vias respiratórias. O fluxo de ar turbulento de alta velocidade causa a vibração das vias respiratórias, que é amplamente responsável pelo som reconhecido como tosse. É importante ressaltar que os altos fluxos gerados na fase expiratória desalojam o muco e facilitam a remoção de muco e detritos da árvore traqueobrônquica. Ao final da tosse, os músculos expiratórios relaxam, a pressão intrapleural diminui e pode ocorrer broncodilatação transitória.

O padrão específico de tosse pode variar e é amplamente classificado em dois tipos.[173] A tosse laríngea, cuja principal função é proteger as vias respiratórias da aspiração, desencadeia-se pela estimulação mecânica dos receptores laríngeos, além de ser um verdadeiro reflexo, às vezes chamado de *reflexo expiratório*. A fase inspiratória é mínima; e a expiração, rápida. A tosse traqueobrônquica é estimulada principalmente por receptores distais à laringe e apresenta uma fase inspiratória mais proeminente para a geração dos maiores fluxos de ar necessários para remover secreções e detritos da árvore traqueobrônquica. Pode ocorrer como reflexo ou por controle voluntário.

Neurofisiologia da tosse

A tosse é um reflexo visceral complexo que pode ser regulado de modo voluntário e involuntário.[176-179] O controle neurológico da tosse ainda está sob investigação, e seu melhor entendimento tem implicações terapêuticas no controle da tosse. Basicamente, a tosse pode ser dividida em três componentes: (1) estimulação dos nervos aferentes sensoriais; (2) integração das informações no tronco encefálico e nos centros cerebrais superiores; e (3) ativação de vias eferentes para os músculos envolvidos na geração da tosse[176-179] (Figura 7.2).

Vias aferentes de regulação da tosse. A tosse é iniciada pela ativação dos nervos aferentes vagais sensoriais que inervam principalmente o sistema respiratório, embora possam ser encontrados em outros locais, como a orelha, em algumas espécies.[178-182] Embora de origem vagal, essa população de nervos aferentes não é homogênea, e vários subtipos foram identificados. Algumas das diferenças entre os subtipos são sua distribuição no sistema respiratório, bem como a presença de mielinização, os tipos de receptor e sensibilidade a vários estímulos e a localização dos corpos celulares, que podem estar no interior dos gânglios nodosos e/ou jugulares. De modo geral, esses nervos respondem a estímulos químicos e/ou mecânicos, com limiares diferentes para os vários estímulos. Não existe um esquema único de classificação, mas os subtipos geralmente são classificados funcionalmente como de sensibilidade *primária* a estímulos mecânicos (mecanossensores) ou a estímulos químicos (quimiossensores, às vezes chamados de nociceptores). Embora os dois tipos possam estar localizados nas vias respiratórias, os mecanossensores tendem a predominar na laringe e nas vias respiratórias maiores. Entre os subtipos mais estudados de aferentes sensoriais estão os receptores de adaptação rápida (receptores de estiramento que se adaptam com rapidez), os receptores de adaptação lenta (receptores de estiramento que se adaptam de forma lenta) e as fibras C. Vários outros receptores, inclusive um possível receptor específico da tosse, foram descritos. A contribuição relativa dos vários subtipos na geração de tosse ainda é incerta e pode depender das espécies. Esses nervos costumam participar de outras funções no sistema respiratório, como melhorar a secreção de muco, iniciar a broncoconstrição e influenciar a frequência e a profundidade da respiração.

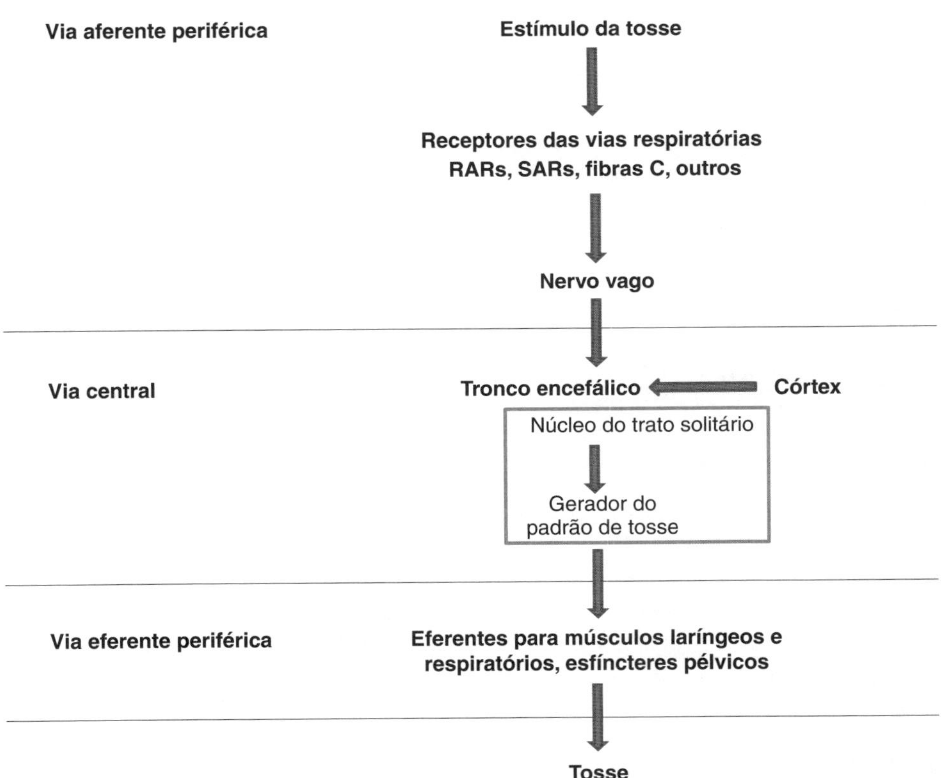

Figura 7.2 Esquema simplificado da neurofisiologia da tosse. RARs, receptores de adaptação rápida; SARs, receptores de adaptação lenta.

Receptores de adaptação rápida e receptores de adaptação lenta. Os receptores de adaptação rápida (RARs, do inglês *rapid-adapting receptors*) e os receptores de adaptação lenta (SARs, do inglês *slow-adapting receptors*) são nervos mielinizados originários principalmente do gânglio nodoso.[178-181] Os RARs estão presentes nas vias respiratórias extrapulmonares e intrapulmonares, enquanto os SARs predominam nas vias respiratórias intrapulmonares e no parênquima pulmonar e são escassos nas vias respiratórias extrapulmonares. Embora existam algumas diferenças nos estímulos exatos a que respondem, ambos são mecanossensores de limiar predominantemente baixo que podem responder a diversos estímulos, como alterações no volume pulmonar e no diâmetro das vias respiratórias devido a constrição da musculatura lisa, edema da parede das vias respiratórias ou presença de muco.

Fibras C. A maioria dos nervos aferentes das vias respiratórias vagais é de fibras C não mielinizadas originárias, principalmente, do gânglio jugular.[178-181] Essas fibras inervam a camada epitelial de todo o sistema respiratório extrapulmonar e intrapulmonar. Espécies de nociceptores, as fibras C são predominantemente quimiossensores que respondem a uma ampla variedade de estímulos, inclusive altas e baixas temperaturas, não isotonicidade, pH baixo, irritantes e mediadores inflamatórios. Podem ter múltiplos receptores, inclusive canais de potencial de receptor transitório neuronal (TRP), como a anquirina 1 (TRPA1) e o vaniloide 1 (TRPV1).[183,184] Sabe-se que a maioria das fibras C reage com a capsaicina, aparentemente por meio do receptor TRPV1. Além disso, os receptores TRP podem ser importantes em doenças, pois podem ser ativados por espécies reativas de oxigênio geradas durante a inflamação. Os antagonistas dos canais TRP também estão sendo investigados como possíveis antitussígenos.[185-187] A PGE2 liberada durante a inflamação das vias respiratórias age diretamente nas fibras C pulmonares para aumentar sua sensibilidade e diminuir o limiar da tosse.[188]

O início da tosse é uma atividade complexa com múltiplas interações entre os subtipos de nervos aferentes.[178-181,189] Por exemplo, as fibras C ativadas liberam neuropeptídeos, inclusive a substância P, a neurocinina A e o peptídeo relacionado com o gene da calcitonina. Esses neuropeptídeos podem causar broncospasmo, formação de edema e secreção de muco, que por sua vez podem ativar os RARs. Sem a atividade dos RARs e SARs, a capacidade de geração de tosse das fibras C é limitada.

A broncoconstrição e a tosse estão intimamente relacionadas, mas também podem ter caminhos distintos.[190,191] Alguns estímulos para a tosse, mas não todos, também causam broncoconstrição reflexa, que geralmente tem início mais lento e duração maior do que a tosse. A broncoconstrição em si pode ser um estímulo para a tosse e, até certo ponto, melhorar sua eficiência, diminuindo o diâmetro das vias respiratórias e, assim, aumentando a velocidade do fluxo de ar. Alguns tratamentos afetam a broncoconstrição ou a tosse, enquanto outros afetam as duas. Alguns medicamentos broncodilatadores, por exemplo, também podem diminuir a tosse por dessensibilização dos receptores das vias respiratórias que a desencadeiam.

Regulação central da tosse. Os mecanismos que controlam a regulação central da tosse são complexos, envolvendo o tronco encefálico e os centros cerebrais superiores.[177,179,192-194] A estimulação nervosa sensorial aferente vinda do sistema respiratório é integrada centralmente, sobretudo no núcleo do trato solitário (nTS) do bulbo do tronco encefálico. Os neurônios do nTS comunicam-se com outros neurônios do tronco encefálico como parte de uma rede neural dinâmica e multifuncional que atua tanto na geração do padrão respiratório normal quanto na tosse. Essa rede neural tem sido chamada de gerador de padrão de tosse, bem como gerador de padrão respiratório ou controlador central. Na tosse, há uma reformulação dos padrões de disparo dos neurônios respiratórios dessa rede neural, levando à transmissão do estímulo para os neurônios motores envolvidos na tosse. As projeções entre o tronco encefálico e os centros corticais aumentam a complexidade da regulação da respiração e da tosse. Devido à modulação cortical, a tosse pode ser, em parte, iniciada e suprimida de maneira voluntária. Entre os receptores envolvidos na geração de tosse no tronco encefálico estão os receptores N-metil-d-aspartato (NMDA) e, em várias espécies, antagonistas dos receptores de glutamato do tipo NMDA, como o dextrometorfano, são antitussígenos eficazes.[195,196]

Ativação de vias eferentes. Os sinais do tronco e do córtex encefálicos são transmitidos por vários nervos eferentes aos músculos envolvidos na tosse.[173,178] Os nervos eferentes importantes são os nervos vagos, frênicos, intercostais e lombares. Além do vago, vários outros nervos cranianos são atuantes, inclusive os nervos trigêmeos, faciais, hipoglossos e acessórios. Os nervos eferentes envolvidos na tosse suprem os músculos da laringe e da árvore traqueobrônquica, o diafragma e os músculos intercostais, abdominais e pélvicos, além de glândulas secretoras do sistema respiratório. A atividade coordenada desses músculos provoca a tosse.

Eficácia/efeitos adversos da tosse. A eficácia da tosse depende da capacidade de gerar altas velocidades de fluxo e da interação do ar que flui com as secreções das vias respiratórias.[173] De modo geral, a tosse é mais eficaz na limpeza das grandes vias respiratórias do que das vias periféricas menores. A eficiência da tosse é afetada pela integridade de sua via neurofisiológica, bem como por aspectos físicos, como força muscular respiratória e qualidade do muco. O muco normal melhora a limpeza das vias respiratórias e protege os receptores de substâncias irritantes. Assim, alterações na quantidade ou viscosidade do muco podem estimular mecanicamente os receptores da tosse e limitar o fluxo.[173,197,198] A tosse costuma ser menos eficaz como mecanismo de limpeza em caso de doença das vias respiratórias.

Em algumas doenças, a tosse não apenas perde sua função defensiva, mas também pode ter efeitos deletérios.[173,199] A expansão pulmonar durante a fase inspiratória pode proporcionar a disseminação de agentes infecciosos e partículas pelas vias respiratórias menores. A tosse paroxística ou persistente pode causar fadiga e diminuir a ingestão de alimentos, principalmente em potros. A tosse crônica pode provocar hipertrofia muscular brônquica. A tosse também pode ter efeitos cardiovasculares significativos, devido a alterações nas pressões abdominais e intratorácicas.[199,200] Durante a fase expiratória da tosse, ocorre um aumento inicial da pressão arterial sistêmica e um aumento simultâneo das pressões venosas cerebrais e do liquor. A seguir, há um período de hipotensão, que pode reduzir a pressão efetiva de perfusão do encéfalo, especialmente quando a pressão venosa encefálica é alta. A hipoperfusão e a anoxia cerebrais resultantes têm sido associadas à síncope induzida pela tosse em cães e seres humanos.[201,202] Alguns outros possíveis efeitos adversos da tosse relatados em pequenos animais e seres humanos são pneumotórax, pneumomediastino e torção do lobo pulmonar, bem como fraturas de costelas e vértebras.[199,202]

Condições associadas à tosse

A tosse pode ter diversas causas, pois seus receptores podem responder a vários estímulos mecânicos e irritantes.[173-181,183,203] Alguns estímulos gerais da tosse são partículas ou substâncias irritantes inaladas, mediadores inflamatórios, broncoconstrição, muco excessivo, exposição ao ar frio ou quente, descamação das células epiteliais das vias respiratórias e edema pulmonar. A tensão intramural ou extramural nas vias respiratórias, como aquela associada a massas ou diminuição da complacência pulmonar, pode provocar tosse. A sensibilidade dos receptores da tosse é influenciada por vários fatores, como genética, idade e presença de doenças. Na maioria das vezes, o reflexo da tosse é hiper-responsivo em caso de doença respiratória estabelecida, devido a aumento da exposição dos receptores da tosse, perda da integridade do revestimento epitelial e maior sensibilidade dos receptores em resposta à inflamação. É importante lembrar, no entanto, que doenças respiratórias significativas podem não ser acompanhadas por tosse.

As causas específicas da tosse foram categorizadas de várias maneiras, como a duração dos sinais (agudos ou crônicos), a presença ou a ausência de febre, a produtividade da tosse (úmida ou seca) e sua origem nas vias respiratórias superiores ou inferiores. A categorização da tosse pode auxiliar o estabelecimento de uma lista de diagnósticos diferenciais, embora a sobreposição de categorias possa ser considerável. A presença ou a ausência de febre podem ser muito importantes ao considerar as causas da tosse (Boxe 7.4).

Causas da tosse associada à febre

A tosse com febre é mais frequentemente associada à infecção do sistema respiratório, embora algumas doenças não infecciosas, como neoplasias, também possam causar febre. A infecção do sistema respiratório pode ser primária ou secundária a uma doença subjacente, como inflamação das vias respiratórias. As infecções virais do sistema respiratório são uma causa comum de tosse em cavalos e são particularmente importantes, pois podem causar surtos de doenças respiratórias.[203,204] Em geral, os cavalos acometidos apresentam início agudo de tosse seca em conjunto com febre, letargia e anorexia. Alguns vírus respiratórios equinos importantes são o influenzavírus equino, os herpesvírus equinos (EHVs), o vírus da rinite equina A e B e o da arterite viral equina. Com relação aos herpesvírus equinos, o EHV-4 e o EHV-1 são os principais patógenos associados à doença respiratória aguda na população equina doméstica.[204,205] Os vírus respiratórios costumam causar exposição e sensibilização dos receptores da tosse, além de lesões nas células epiteliais e diminuição da depuração mucociliar, o que pode predispor o cavalo acometido a uma infecção bacteriana secundária. Além dos vírus, bactérias e fungos podem causar infecção do sistema respiratório e são frequentemente associados a uma tosse úmida periódica devido ao aumento da produção de muco e acúmulo de neutrófilos. A infecção bacteriana é particularmente comum no sistema respiratório inferior e pode causar bronquite, pneumonia ou pleuropneumonia.[206,207] Vários microrganismos foram isolados, e as infecções podem ser polimicrobianas. Alguns patógenos comuns são: *Streptococcus equi* subespécie *zooepidemicus*, *Pasteurella*, *Actinobacillus* spp., *Escherichia coli* e *Klebsiella pneumoniae*. O *Rhodococcus equi* é uma importante causa de pneumonia em potros. Microrganismos anaeróbicos, como *Bacteroides fragilis* e *Peptostreptococcus anaerobius*, também podem infectar as vias respiratórias inferiores dos cavalos. *Mycobacterium* e *Mycoplasma* spp. são ocasionalmente isolados de cavalos com doença do sistema respiratório.[206,208] A doença respiratória fúngica em cavalos é incomum e tende a acometer seios paranasais, bolsas guturais e pulmões.[209,210] Alguns fungos primários associados à doença respiratória equina são *Coccidioides immitis*, *Cryptococcus neoformans*, *Histoplasma capsulatum*, *Blastomyces dermatitidis* e *Conidiobolus coronatus*. Fungos oportunistas, como *Aspergillus* spp., *Candida* spp. e *Pneumocystis carinii*, também podem causar doenças do sistema respiratório. Depois da recuperação da doença infecciosa do sistema respiratório por qualquer causa, os cavalos geralmente apresentam tosse úmida ou seca persistente, devido à hipersensibilidade persistente dos receptores de tosse.

BOXE 7.4 Causas de tosse com febre

Causas comuns	Principais exames diagnósticos
Doença viral do sistema respiratório Influenzavírus equino Herpesvírus equino (EHV) Vírus da rinite equina A e B Arterite viral equina Adenovírus Outra	*Swab* nasal ou nasofaríngeo Reação em cadeia de polimerase (PCR) Isolamento viral Detecção de antígeno viral Sorologia
Pneumonia/pleuropneumonia bacteriana (inclusive pneumonia por aspiração, abscessos pulmonares)	Radiografias/ultrassonografia Aspirado transtraqueal/toracocentese Citologia Cultura e antibiograma PCR
Causas menos comuns	**Principais exames diagnósticos**
Pneumonia fúngica	Radiografias/ultrassonografia Aspirado transtraqueal/toracocentese Citologia Cultura de fungo Sorologia
Pneumonia intersticial Fibrose pulmonar multinodular equina Síndromes de lesão pulmonar aguda, desconforto respiratório agudo	Radiografias PCR – EHV 5 Biopsia de pulmão
Neoplasia	Radiografias/ultrassonografia Endoscopia Aspirado transtraqueal/toracocentese Citologia (geralmente de baixo rendimento) Biopsia
Inalação de fumaça	Anamnese
Outras – pneumonia parasitária, tosse cardiogênica	

A pneumonia intersticial foi relatada em cavalos de todas as idades, associada a doenças respiratórias agudas e crônicas.[211,212] Os cavalos com pneumonia intersticial costumam apresentar taquipneia acentuada com maior esforço respiratório, podendo também ter tosse e febre. Alguns tipos específicos de pneumonias intersticiais são a fibrose pulmonar multinodular equina e as síndromes de lesão pulmonar aguda e desconforto respiratório agudo. Embora a pneumonia intersticial tenha sido associada a várias causas, a lesão subjacente não é identificada em muitos casos. A fibrose pulmonar multinodular equina tem sido associada à infecção pelo EHV-5.[212]

Outras doenças podem ocasionalmente provocar tosse e febre. A neoplasia torácica é incomum em cavalos e seus sinais clínicos são variáveis, podendo incluir tosse com ou sem febre.[213] A inalação de fumaça pode causar uma resposta inflamatória significativa e edema, provocando taquipneia, tosse e febre.[214] Às vezes, parasitoses e tosse cardiogênica podem ser acompanhadas por febre.

Causas de tosse sem febre

Entre as causas mais comuns de tosse sem febre em cavalos está um espectro de doenças inflamatórias crônicas das vias respiratórias, agora chamado de síndrome da asma equina.[215-218] Essa síndrome inclui a doença inflamatória das vias respiratórias (asma equina leve a moderada [IAD, do inglês *inflammatory airway disease*]) e obstrução recorrente das vias respiratórias (asma equina grave [RAO, do inglês *recurrent airway obstruction*]). A RAO associada à pastagem de verão (SPARAO, do inglês *summer pasture-associated RAO*) e a doença pulmonar obstrutiva associada à pastagem de verão (SPAOPD, do inglês *summer pasture-associated obstructive pulmonary disease*) formam um subconjunto caracterizado pela ocorrência de sinais após a exposição ao pasto nos meses quentes do verão. A RAO afeta, sobretudo, cavalos com mais de 7 anos de idade. A prevalência de RAO é de aproximadamente 10 a 20%, e uma predisposição familiar foi identificada.[219-222] Os cavalos acometidos geralmente apresentam tosse frequente, aumento do esforço respiratório em repouso e intolerância ao exercício. A IAD pode ser observada em cavalos de qualquer idade, e os sinais clínicos são mais sutis. Tanto a RAO quanto a IAD são caracterizadas pelo aumento da quantidade de muco nas vias respiratórias. Com relação às anomalias citológicas específicas no fluido do lavado broncoalveolar (BALF, do inglês *bronchoalveolar lavage fluid*), a RAO é tipicamente caracterizada por neutrofilia pronunciada (maior que 25%), enquanto a IAD tende a apresentar anomalias mais brandas e variáveis. Outras doenças que podem se assemelhar clinicamente à asma equina são silicose, infecção por vermes pulmonares e pneumonia eosinofílica idiopática.[223-226]

Não é incomum que os cavalos tussam ocasionalmente, em especial no início do exercício. Às vezes, essas tosses são chamadas de *tosse de arena*, *tosse de aquecimento* ou *tosse incômoda*, dependendo das circunstâncias exatas. Esse tipo de tosse pode refletir sua função como parte dos mecanismos normais de defesa do sistema respiratório, pois não é incomum que cavalos clinicamente hígidos tenham certa quantidade de muco acumulado atrás da laringe, esperando para ser expelido. Além disso, os cavalos respiram mais profundamente durante o exercício, e o ambiente de algumas arenas pode ser poeirento. Embora esse tipo de tosse seja relativamente inócuo, pode indicar má qualidade do ar e ser um primeiro sinal de doença. Assim, todos os cavalos com tosse devem ser monitorados com cuidado.

A pneumonia parasitária é outra causa de tosse geralmente afebril, embora possa ser acompanhada por febre. Nos potros, as larvas de *Parascaris equorum* migram pelos pulmões e podem causar uma resposta inflamatória significativa, que provoca tosse e secreção nasal.[203] Cavalos infectados com o verme pulmonar *Dictyocaulus arnfeldi* podem apresentar tosse crônica e secreção nasal mucoide.[224,225] Os cavalos acometidos geralmente têm história de contato com burros ou mulas. Em burros e mulas, a infecção costuma ser assintomática, mas é patente, e os ovos do parasita são expelidos nas fezes. Em cavalos e pôneis, a infecção tende a causar resposta inflamatória e tosse e, de modo geral, não se mostra patente e o desenvolvimento larval é interrompido nos pulmões.

A hemorragia pulmonar induzida pelo exercício (EIPH, do inglês *exercise-induced pulmonary hemorrhage*) é definida pela presença de hemorragia nas vias respiratórias de um cavalo após o exercício.[227,228] É comum em cavalos Puro-Sangues de corrida e Standardbreds e em outros animais que realizam exercícios extenuantes, como provas de barril. As anomalias clínicas associadas à EIPH não são consistentes, mas podem incluir epistaxe, aumento da frequência respiratória, baixo desempenho e tosse.

A insuficiência cardíaca congestiva, embora não seja comum em cavalos, pode provocar tosse.[229,230] Em particular, na insuficiência cardíaca do lado esquerdo, o sangue não é bombeado do lado esquerdo do coração de maneira eficaz, aumentando a quantidade de sangue na circulação pulmonar e a pressão vascular pulmonar. Há o desenvolvimento de congestão vascular e edema pulmonar, com estimulação dos receptores da tosse. Em um estudo com 14 cavalos com insuficiência cardíaca congestiva, todos apresentaram sopro cardíaco e taquicardia.[229] Outros sinais clínicos comuns são tosse, crepitações, taquipneia, edema ventral e distensão ou pulsação jugular. As causas subjacentes à insuficiência cardíaca são defeitos congênitos, ruptura vascular traumática, pericardite, hipertensão pulmonar secundária à RAO e displasia valvar. Em geral, a febre não está associada à tosse cardiogênica, mas pode ser observada em alguns cavalos, em especial naqueles com pericardite ou endocardite.

Vários distúrbios das vias respiratórias superiores podem causar tosse. A faringite, também chamada de *hiperplasia faríngea ou linfoide folicular*, é relativamente comum e observada principalmente em cavalos jovens.[203,231,232] É provavelmente o resultado da resposta linfoide a diversos estímulos irritantes ou infecciosos. Embora muitos casos sejam subclínicos, tosse, rinorreia e linfadenopatia submandibular leve podem ser observadas. A compressão dinâmica ou estática das vias respiratórias superiores, vista com o deslocamento dorsal do palato mole, defeito do quarto arco branquial (deslocamento rostral do arco palatofaríngeo, displasia da laringe), encarceramento das pregas ariepiglóticas, cisto subepiglótico, condrite/condrose aritenoide e hemiplegia laríngea, também pode estar associada à tosse, geralmente de natureza seca.[203] Embora os sinais clínicos variem, esses distúrbios costumam ser caracterizados por sons respiratórios anormais, como estridor ou estertor em repouso ou durante o exercício, bem como sons pulmonares normais e secreção mucopurulenta ausente ou mínima. Problemas no palato mole, inclusive paresia do palato mole, deslocamento dorsal do palato mole e fenda palatina, e outras causas de disfagia podem causar tosse associada à alimentação. Em alguns casos, distúrbios como sinusite e micose da bolsa gutural ou empiema causam tosse devido à presença de exsudato nas vias respiratórias superiores.

Anomalias traqueais também podem causar tosse. Entre elas estão estenose traqueal, colapso e obstrução parcial, conforme observado em casos de corpo estranho ou neoplasia. O colapso traqueal é tipicamente associado a um som inspiratório de buzina. É diagnosticado com mais frequência em Cavalos em Miniatura, mas também pode ser observado em outras raças e foi associado à pneumonia.[233-235]

Abordagem diagnóstica à tosse

A tosse é um problema clínico comum que pode estar associado a vários distúrbios. O diagnóstico da causa específica da tosse baseia-se nos achados à anamnese e nos sinais clínicos, bem como no uso de exames diagnósticos auxiliares adequados.

Achados à anamnese

Os achados à anamnese podem ajudar a priorizar os diagnósticos diferenciais em um cavalo com tosse. A pneumonia causada por *Rhodococcus equi* é mais comum em potros de 1 a 6 meses de idade.[207] Embora as doenças respiratórias virais possam ser observadas em animais de qualquer idade, são particularmente comuns após o desmame e em potros de até 1 ano de idade.[204] A faringite também é mais comum em cavalos jovens.[231,232] Em geral, cavalos com RAO têm mais de 7 anos de idade, e uma predisposição familiar foi identificada.[215-218] O risco de desenvolvimento de RAO é triplo quando um dos pais é afetado e quase cinco vezes quando pai e mãe têm a doença.[221,222]

Vários componentes da anamnese são importantes na avaliação de um cavalo com tosse. Fatores da rotina de manejo, como vacinação, vermifugação, tipo de estábulo e cama, tipo de alimento, qualidade e práticas alimentares, são muito importantes. Os fatores de risco para doenças respiratórias infecciosas são a exposição a novos cavalos, seja em um evento ou recém-chegados à propriedade, e estresse, como transporte recente, cirurgia, desmame ou atividade extenuante. A história de outros sinais clínicos, como febre, letargia e anorexia, bem como o acometimento de outros animais, pode aumentar a suspeita de doença respiratória infecciosa. O risco de infecção por vermes pulmonares aumenta pela exposição a burros ou mulas.[224,225] A EIPH está associada a exercícios extenuantes.[227] A área geográfica pode levar à suspeita de algumas doenças, como a silicose, relatada principalmente na Califórnia, e certas infecções fúngicas, como *Coccidioides immitis*, observada especialmente no sudoeste dos EUA.[209,210,223] Qualquer história de doença ou sinais, como estridor ou intolerância ao exercício, também pode ser importante.

Os aspectos históricos da tosse podem auxiliar a avaliação dos cavalos acometidos. Isso inclui se a tosse é aguda ou crônica, qualquer padrão sazonal, a frequência da tosse e a associação à alimentação ou ao exercício. A determinação da produtividade da tosse pode ser útil, porém essa diferenciação pode ser difícil.

Exame físico

Um exame físico completo, com exame detalhado do sistema respiratório, deve ser realizado em cavalos com tosse. O caráter de qualquer secreção nasal deve ser observado. A presença de febre aumenta a probabilidade de doença infecciosa do sistema respiratório, embora doenças não infecciosas possam causar febre. Lembre-se de que a febre pode ser intermitente e suprimida pela administração de AINEs. A ausculta do tórax deve ser cuidadosa. A presença de sopro cardíaco e taquicardia pode sugerir o diagnóstico de insuficiência cardíaca congestiva, especialmente se houver distensão ou pulsação jugular.[229] Se o cavalo puder tolerar, um exame de reinalação deve ser realizado, especialmente se não houver sons anormais óbvios durante a respiração silenciosa. O exame de reinalação, realizado colocando um saco plástico sobre as narinas, aumenta o volume corrente, acentuando os sons da respiração. A tosse pode ser induzida, sobretudo se houver exsudato nas vias respiratórias. A presença de crepitações e/ou chiado à ausculta sugere doença do parênquima pulmonar. Em caso de consolidação pulmonar, atelectasia ou líquido pleural, os sons respiratórios são diminuídos ou ausentes na região ventral, embora possam ser acentuados devido à referência dos sons para o pulmão aerado. A percussão pode ser usada para identificar áreas consolidadas. Em cavalos com RAO significativa, a percussão pode ser usada para identificar uma alteração na borda caudal do pulmão.[236]

Exames diagnósticos auxiliares

Patologia clínica. Um hemograma completo e a determinação de fibrinogênio são frequentemente indicados na avaliação de cavalos com tosse e, em alguns casos, a bioquímica sérica também pode ser útil. A infecção viral aguda pode estar associada à leucopenia caracterizada principalmente por linfopenia.[204] Uma anemia transitória também pode ser observada. A neutrofilia e a hiperfibrinogenemia são vistas em muitas doenças inflamatórias, especialmente pneumonia bacteriana ou fúngica.[206] As doenças inflamatórias também podem estar associadas a anemia, hiperglobulinemia e trombocitose, principalmente se forem crônicas. Os valores hematológicos geralmente não são dignos de nota em indivíduos com asma equina não complicada.[216] Embora não seja consistente, a eosinofilia periférica pode ser observada em casos de pneumonia eosinofílica idiopática, pneumonia parasitária e, às vezes, IAD eosinofílica.[216,224-226] Alguns cavalos com câncer podem apresentar hipercalcemia.

A gasometria arterial avalia as trocas respiratórias e ajuda a monitorar a gravidade das doenças respiratórias. Em alguns cavalos com doença infecciosa crônica ou recorrente, a medição das concentrações de imunoglobulinas pode ajudar a identificar uma imunodeficiência subjacente. Há um interesse crescente no uso de biomarcadores para avaliação de doenças. Embora os achados tendam a ser inespecíficos, o amiloide sérico A e o fibrinogênio são dois biomarcadores comumente usados na avaliação de doenças inflamatórias.[237] Cavalos de corrida com IAD apresentaram maiores concentrações de proteína surfactante D (SP-D) e, em cavalos com RAO, as concentrações de CD14 solúvel são maiores em comparação aos controles.[238,239]

Citologia das vias respiratórias. Várias técnicas foram descritas para obter amostras do sistema respiratório equino.[240-246] Os principais meios de obtenção de amostras do sistema respiratório inferior são o lavado broncoalveolar e o lavado traqueal. O lavado traqueal é frequentemente usado para o diagnóstico de pneumonia infecciosa. Recomenda-se a análise do BALF para o diagnóstico de asma equina.[215,216] A RAO caracteriza-se por uma neutrofilia moderada a grave (acima de 25%), enquanto as alterações da IAD são mais variadas e podem incluir um aumento leve a moderado de neutrófilos (acima de 10%), eosinófilos (acima de 5%) e/ou mastócitos (acima de 5%). A citologia do fluido do BALF também auxilia o diagnóstico de EIPH, caracterizada pela presença de hemácias e hemossiderófagos.

Avaliação de infecção. Atualmente, um *swab* nasal ou nasofaríngeo é a técnica preferível de obtenção de amostras para o diagnóstico da maioria das infecções respiratórias virais.[204] Prefere-se um *swab* Dacron ou de *rayon* em comparação com o de algodão. A detecção de material genético por PCR é um meio comum de identificação de vírus, embora o isolamento viral também possa ser realizado. Existem também vários meios de detecção de antígenos virais. A imunofluorescência direta, por exemplo, pode ser usada para a demonstração de antígenos de EHV, e há vários ensaios imunossorventes ligados a enzimas (ELISA) para a detecção da nucleoproteína do influenzavírus.

Amostras apropriadas para a identificação de bactérias ou fungos na doença do sistema respiratório dependem do local suspeito de infecção e do microrganismo. As técnicas comuns para obtenção de amostras das vias respiratórias superiores são *swab* nasal ou nasofaríngeo, lavado nasal, lavado da bolsa gutural e trefinação sinusal. A aspiração traqueal é comumente usada para obter amostras das vias respiratórias inferiores em casos de suspeita de pneumonia. Outras técnicas são aspiração ou escovação endoscópica da traqueia e obtenção de BALF em condições estéreis. Amostras de fluido pleural podem ser obtidas por toracocentese. A citologia e a coloração de Gram das amostras podem indicar a presença de infecção. Cultura e PCR são utilizados para identificar patógenos específicos. Muitos laboratórios agora oferecem painéis de diagnóstico para doenças respiratórias com inclusão de vários patógenos comuns.

Há exames sorológicos para detecção da resposta do hospedeiro a vários agentes infecciosos. Dependendo do microrganismo, no entanto, pode ser difícil distinguir a infecção ativa da exposição ou vacinação. A sorologia pode auxiliar o diagnóstico de várias infecções fúngicas, como criptococose, coccidiomicose, blastomicose e conidiobolomicose.[209,210]

A técnica de flutuação fecal de Baermann pode ser usada em cavalos com suspeita de infecção por vermes pulmonares. No entanto, como as infecções equinas não costumam ser patentes, os resultados negativos não descartam a presença de vermes pulmonares.[224,225] A flutuação fecal de rotina pode ser usada para a detecção de *Parascaris equorum* em potros com suspeita de pneumonia parasitária, mas, em alguns casos, a infecção ainda pode não ser patente.

Endoscopia. O exame endoscópico é particularmente valioso na avaliação das vias respiratórias superiores e traqueia. Como a sedação pode alterar a função das vias respiratórias, a endoscopia deve, se possível, ser realizada sem sedação. A endoscopia pode identificar exsudato, anomalias anatômicas ou funcionais, lesões em massa e obstrução das vias respiratórias. Às vezes, larvas de vermes pulmonares podem ser vistas na traqueia. A pleuroscopia pode ser usada para avaliação do espaço pleural.

Um sistema endoscópico de pontuação de muco foi desenvolvido para quantificação do muco na traqueia (0 – muco não visível, 1 – pequenas a múltiplas bolhas de muco, 2 – bolhas maiores, mas não confluentes, 3 – muco confluente ou com formação de corrente, 4 – formação de acúmulos de muco, 5 – quantidades abundantes de muco).[247] Cavalos normais tendem a apresentar grau 0 ou 1, enquanto aqueles com asma equina têm de 2 a 5.[216,248] Estudos demonstraram associações entre a quantidade de muco presente nas vias respiratórias e tosse e mau desempenho.[232,249-251]

Técnicas de diagnóstico por imagem. As radiografias e a ultrassonografia auxiliam a avaliação de cavalos com tosse e suspeita de alterações nas vias respiratórias superiores ou inferiores.[246] As radiografias das vias respiratórias superiores podem demonstrar acúmulo de fluidos, massas de tecidos moles e anomalias nas estruturas faríngeas e laríngeas. A ultrassonografia pode ser usada para avaliar problemas laríngeos, como hemiplegia laríngea esquerda, displasia laríngea, condrite aritenoide e malformações congênitas. A ultrassonografia torácica é um meio prático de avaliação do tórax e pode fornecer informações diagnósticas sobre a cavidade pleural, os pulmões e o mediastino. A presença e o caráter do fluido pleural podem ser determinados, e anomalias como consolidação e abscesso na periferia dos pulmões podem ser identificadas. Além disso, as bordas caudais dos pulmões podem ser analisadas. Se houver suspeita de insuficiência cardíaca congestiva, o coração pode ser avaliado por ecocardiografia. A radiografia torácica torna possível identificar anomalias do espaço pleural, parênquima pulmonar, mediastino e diafragma. Nos pulmões, consolidação pulmonar, abscessos, doença peribrônquica e doença intersticial podem ser evidentes.

Outros exames diagnósticos. Vários outros exames diagnósticos adicionais podem auxiliar a avaliação da asma equina, sobretudo na função pulmonar.[215-218,249,252] Outros exames que podem ser úteis são um desafio com feno para a indução de doenças, testes de provocação com histamina para avaliar a reatividade das vias respiratórias e testes de resposta a broncodilatadores, normalmente com atropina, brometo de *N*-butilescopolamina ou albuterol. Embora o teste de alergênios tenha limitações em cavalos, pode ser útil em alguns casos para identificar gatilhos específicos. Amostras de biopsia endobrônquica também foram utilizadas na avaliação de cavalos com asma.[253] A biopsia pulmonar percutânea, embora não seja comumente realizada, pode ser usada para avaliação de doenças respiratórias.[254] A avaliação histológica e microbiológica do tecido pode ser útil. A biopsia pulmonar pode auxiliar bastante o diagnóstico de neoplasia pulmonar, fibrose pulmonar multinodular equina e silicose.

DESCONFORTO RESPIRATÓRIO

Define-se *desconforto respiratório* como a respiração difícil e caracterizada por um grau inadequado de esforço para respirar com base em frequência, ritmo e avaliação subjetiva do esforço respiratório.[255] *Dispneia* refere-se à sensação de respiração árdua, desconfortável ou difícil que ocorre quando a demanda por ventilação excede a capacidade de resposta do paciente.[256] Como a dispneia descreve um sentimento subjetivo, é tecnicamente um sintoma, e não um sinal clínico. Portanto, não é estritamente aplicável à medicina veterinária, embora o termo seja usado com frequência. Os sinais clínicos de dificuldade respiratória variam conforme a gravidade e a origem do comprometimento das trocas gasosas. Os sinais clínicos comumente observados em cavalos com dificuldade respiratória são dilatação das narinas, intolerância ao exercício, inatividade, esforço abdominal exagerado, ruído respiratório anormal (estertor ou estridor), expressão ansiosa, extensão de cabeça e pescoço e bombeamento anal sincronizado ao ciclo respiratório.[255,257,217] Casos graves podem ser acompanhados por cianose. Os cavalos com problemas respiratórios crônicos podem desenvolver uma linha de elevação resultante da hipertrofia dos músculos cutâneos do tronco e do abdome, que auxiliam a expiração forçada.[257,217] A perda de peso pode ser observada em associação à diminuição da ingestão de alimentos e à alta demanda de energia para a respiração. Em cavalos com obstrução recorrente das vias respiratórias (RAO), que faz parte da síndrome da asma equina, o trabalho da respiração pode aproximar-se do gasto energético de um cavalo que trota 12 horas por dia.[258,216]

Mecanismos do desconforto respiratório

Problemas com a ventilação, o processo de entrada e saída de ar nos pulmões, e a respiração, o processo de troca de gases, podem prejudicar a troca eficiente de oxigênio e dióxido de carbono, causando desconforto respiratório. As causas comuns de desconforto respiratório são doença pulmonar primária, obstrução das vias respiratórias ou comprometimento dos músculos e estruturas de suporte necessárias para a ventilação.[255,256,259] Em alguns cavalos, o desconforto respiratório pode ocorrer na ausência de alteração da troca gasosa em resposta a dor, acidose metabólica ou alta temperatura ambiental. A familiaridade com a mecânica da respiração e o controle da ventilação nos pulmões saudáveis e doentes facilita o diagnóstico e o tratamento dos desconfortos respiratórios.[217,257]

Controle da ventilação

A pressão parcial de oxigênio (Pao_2) e a pressão parcial de dióxido de carbono ($Paco_2$) no sangue arterial são mantidas em uma faixa estreita por meio do controle rígido das trocas gasosas.[256] O controle da ventilação é complexo, mas envolve principalmente três componentes: (1) estimulação dos aferentes sensoriais via quimiorreceptores e mecanorreceptores; (2) integração das informações no tronco encefálico; e (3) envio de sinais eferentes para os músculos da respiração[256,260-262] (Figura 7.3). No tronco encefálico, a ventilação é controlada por uma complexa rede neuronal conhecida como controlador central ou gerador de padrões respiratórios – a mesma rede neuronal envolvida no reflexo da tosse. Em resposta aos sinais aferentes, o controlador central altera a frequência e a profundidade da respiração por meio de sinais eferentes para os músculos da respiração. O controlador central, portanto, ajusta a ventilação alveolar à taxa metabólica do indivíduo. Embora esse processo seja involuntário, os centros cerebrais superiores podem influenciar a ventilação, que pode ser controlada de forma consciente e voluntária.

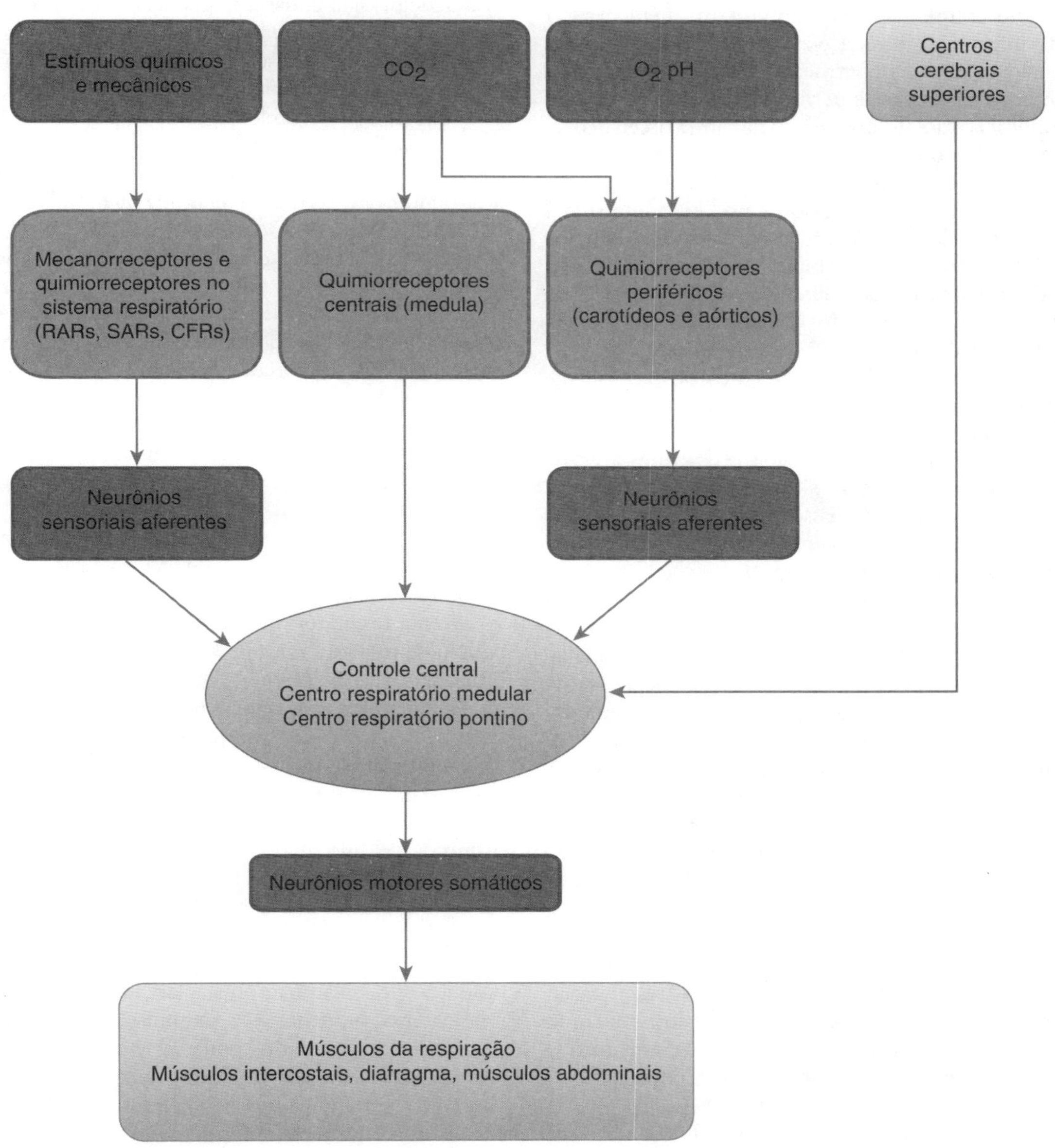

Figura 7.3 Esquema simplificado do controle da ventilação. CFRs, receptores de fibras C; RARs, receptores de adaptação rápida; SARs, receptores de adaptação lenta.

Fisiologia neuromuscular da ventilação

Aferentes sensoriais. A estimulação aferente nos centros respiratórios do tronco encefálico decorre, principalmente, de três grupos de receptores neurais: (1) quimiorreceptores arteriais periféricos; (2) quimiorreceptores centrais no tronco encefálico; e (3) quimiorreceptores e mecanorreceptores no sistema respiratório[260-264] (ver Figura 7.3). Além disso, os mecanorreceptores no diafragma e na parede torácica têm alguma influência no nível e no tempo da atividade ventilatória em resposta a mudanças em comprimento, tensão ou movimento. Coletivamente, todos esses receptores dão informações para o controlador central, levando à modificação da ventilação.

Quimiorreceptores arteriais centrais e periféricos. Os quimiorreceptores principais são os quimiorreceptores centrais na medula ventral do tronco encefálico e os quimiorreceptores periféricos na vasculatura arterial.[256] Esses quimiorreceptores identificam alterações no metabolismo e na oxigenação, dando *feedback* ao controlador central e influenciando a ventilação.

Os quimiorreceptores centrais monitoram alterações no pH do fluido intersticial intraencefálico e do liquor. Como a barreira hematencefálica é impermeável aos íons bicarbonato e hidrogênio, mas é livremente permeável ao dióxido de carbono, a acidificação do fluido intersticial intraencefálico e, portanto, a estimulação dos quimiorreceptores centrais ocorrem predominantemente em resposta à hipercapnia e à acidose respiratória. A gravidade da acidose no fluido intersticial intraencefálico causada pela hipercapnia é amplificada por duas características do SNC: (1) a hipercapnia produz vasodilatação encefálica, aumentando a liberação de CO_2 no SNC; e (2) a capacidade de tamponamento do liquor, devido às baixas concentrações totais de proteínas.[256]

Os quimiorreceptores periféricos são os corpos carotídeos, situados na bifurcação da artéria carótida comum, e os corpos aórticos, localizados próximos ao arco aórtico.[256] Os corpos carotídeos são geralmente considerados os quimiorreceptores periféricos primários, mas os corpos aórticos também podem influenciar a ventilação. Esses receptores transmitem informações para o controlador central sobre as tensões dos gases arteriais por meio dos nervos glossofaríngeos e vagos. Sua responsividade às alterações na $Paco_2$ é menos consequente em comparação com os quimiorreceptores centrais. Também podem responder de modo brando à acidose metabólica. Os quimiorreceptores periféricos são altamente sensíveis a mudanças na pressão parcial de oxigênio e, no entanto, são os únicos responsáveis pelo impulso ventilatório hipóxico. Os quimiorreceptores periféricos demonstram uma resposta não linear à baixa tensão arterial de oxigênio. São insensíveis a alterações na Pao_2 acima de 100 mmHg, exibem resposta moderada às tensões arteriais de O_2 entre 50 e 100 mmHg e apresentam um aumento considerável na capacidade de resposta quando a pressão parcial de oxigênio fica abaixo de 50 mmHg na circulação arterial.[256] O padrão respiratório desencadeado pela hipoxia difere daquele estimulado pela hipercapnia.[265,266] A hipoxia evoca um aumento na frequência respiratória, enquanto a hipercapnia desencadeia uma elevação no volume corrente. Além disso, a hipoxia estimula o recrutamento dos músculos inspiratórios, enquanto a hipercapnia potencializa a atividade dos músculos inspiratórios e expiratórios.

A sensibilidade dos quimiorreceptores periféricos deve ser considerada no tratamento de pacientes com anomalias acidobásicas e gasométricas complexas. Um paciente simultaneamente acometido por alteração da troca gasosa causada por doença pulmonar e acidose metabólica decorrente de choque pode apresentar desconforto respiratório em resposta a hipoxia, hipercapnia e acidose. É provável que a suplementação de oxigênio melhore a tensão arterial de oxigênio do paciente. No entanto, esse tratamento pode abolir o impulso ventilatório hipóxico e, consequentemente, diminuir a frequência ventilatória. Essa diminuição da ventilação pode exacerbar a acidose respiratória e levar à descompensação do paciente.[259] Embora o tratamento da acidose metabólica possa ser indicado, também pode contribuir para a acidose respiratória, aumentando CO_2. Desse modo, para evitar o desenvolvimento de acidose com risco de morte, o tratamento da acidose respiratória, geralmente por ventilação assistida, pode ser indicado dependendo das especificidades do caso.

Receptores no trato respiratório. Os receptores localizados no sistema respiratório superior e inferior respondem a estímulos mecânicos e químicos e transmitem informações aferentes ao controlador central da respiração pelo nervo vago.[255,256,263,264] O bloqueio vagal abole a taquipneia em cavalos com doença pulmonar. Portanto, é provável que esses receptores tenham um papel importante no desenvolvimento de desconforto respiratório associado à doença pulmonar primária.[267-269]

Conforme já discutido, alguns dos principais receptores do sistema respiratório que influenciam a ventilação são os *receptores de adaptação lenta* (SARs, receptores de estiramento de adaptação lenta), *receptores de adaptação rápida* (RARs, receptores de estiramento de adaptação rápida) e *receptores de fibras C* (CFRs, do inglês *C-fiber receptors*).[261,263,264] Esses receptores também atuam na secreção de muco, broncoconstrição e geração de tosse.[180] Os SARs, também conhecidos como receptores de estiramento pulmonar, estão localizados principalmente nas fibras musculares lisas das paredes da traqueia e brônquios e são escassos nas vias respiratórias extrapulmonares.[256,259,263] Os SARs são principalmente mecanossensores e estimulados em parte pela insuflação pulmonar, inibindo a insuflação adicional do pulmão (reflexo de Hering-Breuer). Por outro lado, ao final da expiração, esses receptores estimulam a atividade inspiratória. Esses receptores são considerados parcialmente responsáveis pelo controle da profundidade e da velocidade da respiração.

Os RARs são encontrados no interior e abaixo do epitélio do sistema respiratório da nasofaringe até os brônquios, e seu padrão de resposta varia de acordo com sua localização.[256,264] Embora sejam altamente sensíveis a estímulos mecânicos, os RARs brônquicos são mais quimiossensíveis e às vezes chamados de *receptores irritantes*. Eles podem responder a vários estímulos, inclusive agentes exógenos, como fumaça, gases irritantes e poeira, além de mediadores inflamatórios de produção endógena, como histamina e prostaglandinas. É improvável que os RARs atuem na regulação da respiração em um cavalo normal em repouso.[259] Estímulos nocivos sobre esses receptores desencadeiam broncoconstrição, tosse, taquipneia, produção de muco e liberação de mediadores inflamatórios.[255,256,180] Em cavalos com RAO (asma equina grave), a produção de histamina, prostaglandinas e outros mediadores inflamatórios aumenta, e a estimulação dos RARs por esses mediadores inflamatórios pode ser em parte responsável pela broncoconstrição, pela produção de muco e pela taquipneia observada em indivíduos acometidos.[217,270-272] Além de seu papel como quimiorreceptores, os RARs ou receptores irritantes também funcionam como mecanorreceptores nas vias respiratórias.[263,264] Uma mudança abrupta no volume pulmonar expiratório final, como ocorre com pneumotórax ou derrame pleural, pode produzir taquipneia em resposta à estimulação desses receptores. O aumento da pressão negativa (obstrução das vias respiratórias superiores) nas vias respiratórias estimula os receptores mecânicos da laringe e produz prolongamento do tempo inspiratório e ativação dos músculos dilatadores das vias respiratórias superiores.[273,274]

As fibras C não mielinizadas inervam os receptores encontrados na camada epitelial em todo o sistema respiratório intrapulmonar e extrapulmonar.[256,263] Os receptores de fibra C são predominantemente quimiossensores, embora também possam responder à hiperinsuflação pulmonar. Esses receptores respondem a edema pulmonar, congestão e mediadores inflamatórios, e sua estimulação leva ao desenvolvimento de taquipneia. Além disso, os receptores de fibra C podem estimular a liberação de neuropeptídeos pulmonares, que causam broncoconstrição, vasodilatação, extravasamento de proteínas e produção de citocinas. Os receptores de fibra C localizados no interior das paredes alveolares em justaposição aos capilares pulmonares são às vezes referidos como receptores justacapilares. Informações de outras espécies sugerem que esses receptores podem responder ao aumento do volume de fluido intersticial e estar envolvidos na sensação de desconforto respiratório.[256]

Controle central da ventilação

Controle do tronco encefálico. Os mecanismos envolvidos no controle central da ventilação ainda não foram completamente esclarecidos. O controlador central do tronco encefálico integra sinais dos neurônios sensoriais aferentes e, em seguida, inicia a atividade fásica dos músculos respiratórios diafragmáticos, intercostais e abdominais.[256] Embora seja uma rede neuronal complexa, o controlador central consiste em duas regiões básicas com várias sub-regiões: (1) o centro respiratório medular na formação reticular, que inclui os grupos respiratório ventral e dorsal; e (2) o centro respiratório pontino, que inclui os centros pneumotáxicos e apnêusticos. O centro respiratório medular controla o padrão rítmico da respiração. O grupo respiratório dorsal ajuda a coordenar a atividade inspiratória, assimilando informações aferentes dos nervos glossofaríngeos e vagos e transmitindo sinais eferentes aos músculos da inspiração e neurônios do grupo respiratório ventral. O grupo respiratório ventral consiste em neurônios motores inspiratórios e expiratórios. Uma sub-região, o complexo pré-Botzinger, parece ter um papel importante na geração do ritmo respiratório básico.[260-262,275] Neurônios intimamente associados no núcleo retrotrapezoide e no grupo respiratório parafacial são importantes na regulação da expiração.[275,276] O grupo respiratório ventral também ajuda a regular a ventilação durante o exercício. No centro respiratório pontino, o centro apnêustico dá estímulos aos neurônios motores inspiratórios, ativando e prolongando a inalação.[260-262] Lesões nessa região, que podem ser decorrentes de traumatismo ou encefalopatia neonatal, causam suspiros inspiratórios prolongados, interrompidos por esforços expiratórios transientes.[259] O centro pneumotáxico, também na ponte, inibe os centros inspiratórios e ajuda a regular o volume e a frequência respiratória. O centro pneumotáxico não é necessário para manter o ritmo respiratório normal. Em vez disso, esse centro ajusta o ritmo respiratório, recebendo informações aferentes do nervo vago com relação à $Pa{O_2}$, à $Pa{CO_2}$ e à insuflação pulmonar.

Estimulação por centros cerebrais superiores. A ventilação fica principalmente sob controle involuntário do tronco encefálico, mas também é determinada pelos centros cerebrais superiores.[260-262] As condições que influenciam a ventilação por meio de centros cerebrais mais elevados são o estado emocional, por estimulação do sistema límbico, e a temperatura, por estimulação do hipotálamo, bem como o controle consciente. O controle consciente ou voluntário da ventilação, centralizado no córtex encefálico, pode ser substituído pelo reflexo quimiorreceptor.

Efetores da ventilação. Os músculos necessários para a ventilação são o diafragma, os músculos intercostais externos e internos e os músculos abdominais.[256] Os cavalos têm um padrão de fluxo de ar inspiratório e expiratório bifásico único, em que há uma fase passiva e uma fase ativa de inspiração e expiração.[277] O músculo mais importante para a fase inspiratória do ciclo respiratório é o diafragma.[278] O volume de relaxamento é o volume de equilíbrio estático do sistema respiratório relaxado em que a pressão líquida de recuo elástico se mostra zero. Nos cavalos, a primeira parte da inspiração após a expiração é passiva até o volume de relaxamento ser alcançado, quando o diafragma e os músculos intercostais externos completam a fase inspiratória. A contração do diafragma força o conteúdo abdominal para trás, aumentando o comprimento da cavidade torácica e puxa as costelas em sentido abaxial, aumentando a largura da cavidade abdominal. Além disso, os músculos intercostais externos participam da inspiração puxando as costelas em sentido abaxial para aumentar a largura da cavidade torácica. O efeito líquido é um aumento no tamanho da cavidade torácica, produzindo pressão intratorácica subatmosférica que impulsiona a inspiração e a insuflação pulmonar. Na maioria das espécies, a expiração em repouso é um processo passivo e depende do recuo elástico dos pulmões para a criação de pressão intratorácica positiva.[256] Isso ocorre durante a primeira parte da expiração equina, que depende do recuo elástico ao ponto do volume de relaxamento, quando a tendência ao colapso pulmonar é igual à tendência de expansão da parede torácica. Os cavalos diminuem ainda mais o volume pulmonar pela compressão ativa da parede torácica por meio da contração dos músculos intercostais internos e da parede abdominal.[278] A seguir, vem a fase passiva da inalação. A disfunção dos músculos diafragmáticos e intercostais por problemas mecânicos (distensão abdominal, traumatismo na parede torácica) ou neuromusculares (botulismo, lesão do nervo frênico, miodegeneração nutricional) impede a expansão da parede torácica e pode produzir hipoventilação, hipoxia e desconforto respiratório.[255,257] Cavalos com torção do cólon maior podem desenvolver distensão abdominal significativa e desconforto respiratório. A insuficiência respiratória causada por diminuição da função diafragmática pode ter papel importante na fisiopatologia e mortalidade associadas a esse acidente intestinal.

Controle do diâmetro das vias respiratórias

O diâmetro das vias respiratórias condutoras, controlado principalmente pelo sistema nervoso autônomo (SNA), é um determinante importante do grau de resistência pulmonar e do trabalho respiratório.[256] O controle do diâmetro das vias respiratórias pelo SNA envolve as inervações simpática e parassimpática com ativação dos receptores adrenérgicos e muscarínicos, respectivamente.[256,279-281] De modo geral, os receptores são amplamente expressos no pulmão, embora seu padrão específico de expressão possa variar entre as espécies. O controle da função normal e do diâmetro das vias respiratórias é complexo, exigindo interações entre os receptores. A estimulação parassimpática mediada pelo nervo vago é importante na regulação do tônus da musculatura lisa das vias respiratórias, e a estimulação pode causar broncoconstrição, secreção de muco e vasodilatação brônquica. Especificamente, a broncoconstrição pode ocorrer devido à ação da acetilcolina das fibras parassimpáticas nos receptores muscarínicos M3 localizados no músculo liso das vias respiratórias. Tal mecanismo de broncoconstrição tem sido associado a doenças alérgicas das vias respiratórias em várias espécies. A administração de anticolinérgicos como atropina ou brometo de *N*-butilescopolamina pode provocar alívio rápido da broncoconstrição em alguns equinos com RAO, demonstrando o importante papel da broncoconstrição parassimpática na patogênese desse distúrbio.[257,259,282,283] No que diz respeito aos efeitos simpáticos, os pulmões apresentam receptores alfa e beta-adrenérgicos.[28-30] No entanto, a inervação simpática direta do músculo liso das vias respiratórias é mínima ou nula. Assim, os receptores adrenérgicos são estimulados, principalmente, por catecolaminas circulantes.[279-281] Os receptores beta-2-adrenérgicos são abundantes em todo o pulmão, em vários tipos de células, inclusive na musculatura lisa brônquica, nas células epiteliais brônquicas e em várias células imunes. Portanto, sua ativação pode ter vários efeitos. A estimulação dos receptores β_2 no músculo liso das vias respiratórias pode causar seu relaxamento e broncodilatação. As vias respiratórias devem ser comprimidas para que a estimulação de receptores β_2 ou a ação anticolinérgica da atropina aumentem seu diâmetro.[284,285] Os receptores β_2 parecem estar presentes em números normais ou aumentados no músculo liso das vias respiratórias de indivíduos asmáticos, mas parecem ser hiporresponsivos, possibilitando a broncoconstrição.[281,286] Os receptores beta-1-adrenérgicos são menos abundantes que os receptores β_2 nas vias respiratórias. Os efeitos dos receptores beta-1 e alfa-adrenérgicos na regulação do diâmetro das vias respiratórias equinas parecem ser mínimos.[285-287]

A inervação não adrenérgica e não colinérgica (NANC, do inglês *nonadrenergic-noncholinergic*), com componentes de excitação e inibição, também contribui para o grande diâmetro das vias respiratórias.[288,289] A estimulação dos nervos NANC excitatórios inicia um processo de inflamação neurogênica que envolve broncoconstrição, secreção de muco, aumento da permeabilidade vascular, vasodilatação e tosse. Os nervos NANC inibidores parecem ser importantes vias neurais para a broncodilatação, e sua ativação provoca o relaxamento dos músculos lisos da traqueia e dos brônquios. A disfunção do sistema NANC pode atuar na asma tanto em seres humanos quanto em equinos, embora seu papel preciso ainda deva ser elucidado. Em cavalos acometidos por RAO e sinais clínicos de obstrução das vias respiratórias, há ausência da função inibidora de NANC.[290] Um problema no sistema NANC inibidor pode desencadear uma resposta inflamatória durante a RAO aguda ou ser uma disfunção autônoma inerente às vias respiratórias de condução em animais com RAO.

Papel da hipoxia e da hipercapnia no desconforto respiratório

O desconforto respiratório costuma ser causado pela inadequação das trocas gasosas pulmonares para atender às demandas metabólicas do indivíduo, o que provoca hipoxia e hipercapnia. A hipoxia decorre de um ou mais dos cinco mecanismos fisiopatológicos básicos: hipoventilação, incompatibilidade ventilação-perfusão, *shunt* de sangue da direita para a esquerda, comprometimento da difusão e diminuição da concentração de oxigênio inspirado.[256] O grau de hipercapnia associada e a resposta à suplementação de oxigênio variam dependendo do mecanismo de redução da troca gasosa, e a determinação desses dois parâmetros auxilia a definição do processo fisiopatológico predominantemente responsável pelo desenvolvimento de hipoxia.[256]

Hipoventilação. Define-se *hipoventilação alveolar* como a ventilação insuficiente que leva à hipercapnia.[256] A elevação da Pa_{CO_2} é inversamente proporcional à redução da ventilação alveolar; a redução da ventilação alveolar pela metade dobra a Pa_{CO_2}.[256] A redução na tensão arterial de oxigênio é quase diretamente proporcional ao aumento de CO_2. No aumento da Pa_{CO_2} de 40 para 80 mmHg, por exemplo, a Pa_{O_2} cai de 100 para 60 mmHg. Portanto, a hipoxia resultante da hipoventilação raramente é fatal. Além disso, a suplementação de oxigênio logo elimina a hipoxia causada por hipoventilação pura. A acidose causada pela hipercapnia é a característica clinicamente mais significativa da hipoventilação e pode ser fatal.[256] A alcalose metabólica ou a depressão do SNC (p. ex., traumatismo craniano, encefalite, narcóticos) pode causar hipoventilação. No entanto, cavalos com esses distúrbios podem não apresentar sinais clínicos de desconforto respiratório. Os distúrbios que podem causar hipoventilação alveolar e costumam ser associados a sinais clínicos de angústia respiratória são a disfunção dos músculos respiratórios por causas mecânicas (distensão abdominal, traumatismo na parede torácica) ou neuromusculares (botulismo, lesão do nervo frênico, miodegeneração nutricional), doenças pulmonares restritivas (silicose, fibrose pulmonar, pneumotórax, derrame pleural) e obstrução das vias respiratórias superiores.[255,257,259]

Incompatibilidade ventilação-perfusão. A incompatibilidade ventilação-perfusão (V-Q) é a causa mais comum de hipoxia e caracterizada pela distribuição desigual da ventilação alveolar e do fluxo sanguíneo.[256,259] Uma relação V-Q baixa ou alta pode provocar hipoxia. As regiões pulmonares superperfundidas com relação à ventilação (baixa razão V-Q) contribuem com quantidades desproporcionais de sangue com baixo teor de oxigênio arterial para a circulação sistêmica.[256] Entre as doenças respiratórias caracterizadas por baixas relações V-Q estão RAO, atelectasia pulmonar e consolidação.[259] Se a ventilação exceder perfusão (alta relação V-Q), há ineficiência das unidades pulmonares ventiladas para a eliminação de CO_2 e a captação de O_2. A ventilação de unidades com perfusão baixa ou ausente é desperdiçada e denominada *espaço morto alveolar*.[256] As condições associadas a altas relações V-Q são tromboembolismo pulmonar e choque (baixa pressão arterial pulmonar). Pacientes com incompatibilidade V-Q geralmente apresentam P_{CO_2} arterial normal. O acionamento ventilatório para manter o Pa_{CO_2} normal é poderoso e, como a curva de dissociação de CO_2 se mostra basicamente uma linha reta (relação direta), o aumento da ventilação diminui eficientemente a Pa_{CO_2} em proporções V e Q altas e baixas. No entanto, também devido à forma quase plana da curva de dissociação de O_2, o aumento da ventilação é ineficiente para o aumento proporcional da P_{O_2} arterial. Apenas unidades pulmonares com relações V-Q moderadas a baixas beneficiam-se do aumento da ventilação. Portanto, o aumento do esforço ventilatório para a manutenção da normalidade de Pa_{CO_2} é desperdiçado e aumenta desnecessariamente o trabalho respiratório. A suplementação de oxigênio tende a aumentar a Pa_{CO_2} em pacientes com incompatibilidade V-Q. Além disso, a elevação de O_2 arterial é tardia em comparação com a hipoventilação e, em alguns casos, pode ser incompleta.[256] Existem mecanismos compensadores para minimizar a distribuição desigual de ventilação e perfusão nos pulmões doentes, impedindo o desenvolvimento de hipoxia até que a doença pulmonar seja grave.[256] A constrição arterial pulmonar reflexa (vasoconstrição hipóxica) impede a perfusão de unidades alveolares não ventiladas e tenta redirecionar o fluxo sanguíneo para os alvéolos que com ventilação adequada. A hipocapnia causa broncoconstrição das vias respiratórias que conduzem a unidades alveolares não perfundidas, redirecionando o fluxo de ar para alvéolos com perfusão melhor.

***Shunt*.** O *shunt* é definido pelo sangue não exposto a áreas ventiladas do pulmão e adicionado às artérias da circulação sistêmica.[256] O *shunt* pode ser uma forma extrema de incompatibilidade V-Q ou adição direta de sangue não oxigenado ao sistema arterial. Define-se *shunt fisiológico* como a perfusão de regiões não ventiladas ou colapsadas dos pulmões que ocorre em casos de consolidação pulmonar, atelectasia e edema. Certas doenças cardíacas congênitas, como a tetralogia de Fallot e alguns defeitos do septo cardíaco, são exemplos de *shunts* diretos da direita para a esquerda em que o sangue não oxigenado do lado direito do coração é adicionado ao sangue oxigenado do lado esquerdo do coração. O *shunt* da direita para a esquerda também pode contribuir para a hipoxia em alguns casos de hipertensão pulmonar persistente. Nessas condições, a hipoxia não pode ser abolida pelo aumento do teor de oxigênio do ar inspirado. O sangue do *shunt* nunca é exposto à maior concentração de oxigênio inspirado no alvéolo, e a adição de uma pequena quantidade de sangue do *shunt* com seu baixo teor de O_2 reduz bastante a Po_2 do sangue arterial. Comparado com a respiração do ar ambiente, o decréscimo da Po_2 é muito maior nos níveis de Po_2 associado à inalação de ar enriquecido com O_2, pois a curva de dissociação de O_2 é muito plana em altos níveis de Po_2. Somente a hipoxia causada pelo *shunt* da direita para a esquerda comporta-se dessa maneira quando o paciente pode inspirar altas porcentagens de oxigênio (70 a 100%). Geralmente, os *shunts* não causam hipercapnia.[256] Os quimiorreceptores detectam o excesso de CO_2 arterial, e a ventilação aumenta para reduzir o teor de CO_2 no sangue não submetido ao *shunt* até que a Pco_2 arterial alcance a faixa normal. Em alguns casos de *shunt*, a Pco_2 arterial está abaixo do normal, devido à hiperventilação estimulada pelo impulso ventilatório hipóxico.

Alteração da difusão. As trocas gasosas entre o alvéolo e o capilar ocorrem por difusão passiva, decorrente da propriedade das moléculas de se moverem de maneira aleatória de uma área de alta concentração para uma área de baixa concentração.[256] São fatores que determinam a taxa de troca de gases o gradiente de concentração entre alvéolo e sangue capilar, a solubilidade do gás, a área superficial disponível para difusão e a largura da barreira ar-sangue. As doenças caracterizadas por comprometimento puro da difusão são raras na medicina veterinária.[259] No entanto, pode ocorrer algum grau de comprometimento da difusão em distúrbios como fibrose pulmonar, pneumonia intersticial, silicose ou edema pulmonar; e o comprometimento da difusão geralmente está associado ao aumento da largura da barreira ou à diminuição da área superficial disponível para troca gasosa. Embora o principal componente da hipoxia nessas condições seja uma incompatibilidade V-Q, o comprometimento da difusão pode contribuir para a gravidade da hipoxia. A oxigenoterapia suplementar é eficaz no tratamento da hipoxia causada pelo comprometimento da difusão, pois cria um gradiente de concentração mais favorável e aumenta a pressão motriz do oxigênio para passar do alvéolo para o sangue. O transporte de CO_2 é menos afetado por doenças de comprometimento da difusão, devido à sua maior solubilidade em comparação com o O_2.[256]

Redução do oxigênio inspirado. A hipoxia causada pela diminuição do teor de oxigênio inspirado é incomum e ocorre apenas em circunstâncias especiais. Altitudes elevadas e ventilação iatrogênica com baixa concentração de oxigênio são as circunstâncias mais comuns de hipoxia e atribuídas à redução do teor de oxigênio inspirado.[256]

A maioria das doenças pulmonares equinas incorpora mais de um desses mecanismos fisiopatológicos para o desenvolvimento de hipoxia. Os cavalos com pleuropneumonia, por exemplo, podem desenvolver hipoxia causada por hipoventilação (restrição extrapulmonar por derrame pleural), incompatibilidade V-Q (acúmulo de exsudato e edema nos alvéolos e vias respiratórias) e comprometimento da difusão (exsudato e edema nos espaços intersticiais).

Papel da doença obstrutiva no desconforto respiratório

A obstrução das vias respiratórias pode limitar o fluxo de ar e contribuir para problemas respiratórios. A localização (intratorácica ou extratorácica) e a natureza (fixa ou dinâmica) da obstrução das vias respiratórias determinam se a impedância ao fluxo de ar ocorre durante a inspiração e/ou a expiração.[257] A fase do ciclo respiratório afetada pela obstrução do fluxo de ar é prolongada e pode ser associada a um ruído respiratório (estertor, estridor ou chiado).[256,257,291]

O cavalo é um respirador nasal obrigatório e só pode respirar eficientemente pelas narinas.[259] Portanto, a obstrução das vias respiratórias superiores nas passagens nasais não pode ser contornada pela respiração bucal. Além disso, aproximadamente 80% da resistência total das vias respiratórias ao fluxo de ar está localizada nas vias respiratórias superiores.[291] Uma diminuição de 50% no raio de uma das vias respiratórias aumenta sua resistência em 16 vezes (lei de Poiseuille).[256] Portanto, pequenas alterações no diâmetro das vias respiratórias superiores afetam drasticamente a resistência geral ao fluxo de ar e o trabalho respiratório do cavalo. As pressões extratorácicas das vias respiratórias são subatmosféricas durante a inspiração. Assim, estruturas mal suportadas nas vias respiratórias superiores sofrem estenose ou colapso durante a inspiração (colapso dinâmico). Existem várias causas de obstrução das vias respiratórias superiores em cavalos. A mais comum é a hemiplegia laríngea.

Da resistência total das vias respiratórias, 20% é atribuível às pequenas vias respiratórias.[291] Embora o raio de cada bronquíolo seja pequeno, há muitos deles, e a soma ou raio coletivo é grande, o que resulta em uma baixa contribuição geral à resistência pulmonar.[256] Como a resistência dos bronquíolos é baixa, a detecção de anomalias nas medições de rotina da resistência das vias respiratórias apenas ocorre em doenças avançadas. Além disso, a obstrução dessas vias respiratórias deve ser extensa antes que o cavalo apresente problemas respiratórios. Durante a insuflação pulmonar, as pressões intratorácicas são subatmosféricas. As vias respiratórias pequenas são abertas pela pressão intratorácica negativa e pelo estiramento das conexões parenquimatosas pelos altos volumes pulmonares. Desse modo, a resistência ao fluxo de ar nas pequenas vias respiratórias é baixa durante a fase inspiratória da respiração.[256] Durante a expiração, a pressão intratorácica é positiva e o diâmetro das pequenas vias respiratórias diminui; os bronquíolos podem até se fechar com baixos volumes pulmonares. Portanto, a resistência ao fluxo de ar nas pequenas vias respiratórias é maior durante a fase expiratória. Em cavalos com RAO, o diâmetro das vias respiratórias é reduzido por exsudato inflamatório, edema e broncoconstrição.[257,259,290] À medida em que o volume pulmonar diminui durante a expiração, os bronquíolos estreitos são compactados e fechados (colapso dinâmico das vias respiratórias) e prendem o ar distal ao local de fechamento.[259] Esse é um exemplo de grave limitação do fluxo, que pode levar ao desenvolvimento de enfisema. A limitação do fluxo força os cavalos com RAO a respirar com volumes pulmonares mais altos e manter uma capacidade residual funcional maior para reduzir ou evitar o colapso dinâmico das vias respiratórias. Os cavalos acometidos tentam reduzir o volume pulmonar expiratório final por meio do recrutamento dos músculos abdominais para aumentar as pressões intratorácicas durante a expiração. No entanto, quanto maior a pressão expiratória final, maior a probabilidade de compressão e colapso das pequenas vias respiratórias. A hipertrofia dos músculos cutâneos do tronco e músculos abdominais expiratórios, especialmente o oblíquo abdominal externo, produz a característica "linha de elevação" associada à RAO.[259] Como a estenose e o colapso dinâmico das vias respiratórias ocorrem durante a expiração, os chiados são geralmente mais altos ao final da expiração em cavalos com RAO.[257,259]

Papel da doença restritiva no desconforto respiratório

A doença restritiva é menos comum que a doença pulmonar obstrutiva em cavalos.[259] Por definição, a doença restritiva inibe a expansão pulmonar e causa desconforto respiratório à inspiração.[256] A capacidade vital e a complacência (da parede pulmonar ou da parede torácica) diminuem, as taxas de fluxo expiratório e o recuo elástico aumentam e a resistência das vias respiratórias é normal. O padrão respiratório característico em cavalos com doença pulmonar restritiva é a respiração rápida e superficial em baixos volumes pulmonares.[259] Tal estratégia aproveita a alta complacência pulmonar em baixos volumes pulmonares e diminui o trabalho respiratório. Esse padrão respiratório tem a desvantagem do aumento da ventilação do espaço morto anatômico.[256] As doenças restritivas podem ser classificadas como intrapulmonares (fibrose pulmonar, silicose e pneumonia intersticial) e extrapulmonares (derrame pleural, pneumotórax, massa mediastinal, botulismo e miodegeneração nutricional).[255,259] Em grande parte, a hipoxia observada em cavalos com doença restritiva intrapulmonar é atribuída à incompatibilidade de V-Q e ao comprometimento da difusão, embora a hipoventilação também possa ser responsável por esse quadro. A estimulação dos receptores justacapilares pode contribuir para o desconforto respiratório observado nesses pacientes.[256] O mecanismo fisiopatológico da hipoxia em cavalos com restrição extrapulmonar é a hipoventilação.[259] Em cavalos com derrame pleural e pneumotórax, é provável que o desconforto respiratório seja exacerbado pela dor torácica.

Desconforto respiratório não pulmonar

O desconforto respiratório nem sempre é originário da disfunção do sistema pulmonar e de suas estruturas de suporte. O desconforto respiratório não pulmonar pode ocorrer devido à capacidade inadequada de transporte de oxigênio do sangue, dor, hipertermia ou compensação pela acidose metabólica.[255-257]

A diminuição da capacidade de transporte de oxigênio do sangue pode ser causada por anemia (perda de sangue, anemia hemolítica ou aplásica) ou disfunção de hemácias (metaemoglobinemia, intoxicação por monóxido de carbono). Nesses casos, a tensão arterial de Po_2 (quantidade de oxigênio dissolvido) é normal. No entanto, o teor total de oxigênio no sangue é bastante reduzido.[256] A taquipneia e o desconforto respiratório são uma resposta à oferta reduzida de oxigênio e à hipoxia tecidual.

O sistema respiratório pode compensar a acidose metabólica aumentando a ventilação para diminuir a $Paco_2$ e atenuar a acidose.[256] O impulso ventilatório aumenta em resposta à estimulação de quimiorreceptores periféricos por íons de hidrogênio na circulação. A compensação hipocárbica da acidose metabólica leve a moderada é eficaz na normalização do pH do sangue até o estabelecimento dos mecanismos compensatórios renais.[256]

Dor e ansiedade são causas fisiológicas de taquipneia e hiperpneia. É improvável que cavalos com dor musculoesquelética demonstrem desconforto respiratório significativo. No entanto, rabdomiólise e laminite são alterações osteomusculares dolorosas que podem produzir taquipneia.[257] O estresse respiratório acentuado é frequentemente observado em cavalos com dor abdominal. No entanto, o desconforto respiratório não é causado apenas pela dor e se exacerba por distensão abdominal, choque, acidose e endotoxemia.

Elevações na temperatura corpórea, causadas por febre ou hipertermia associadas a exercícios, insolação, anidrose ou hipertermia induzida por macrolídeos, podem produzir problemas respiratórios em cavalos. A hiperpneia é um meio eficaz de dissipação de calor em seres humanos, cães e ruminantes.[257] Infelizmente, em equinos, o aumento da ventilação é um mecanismo ineficiente para a dissipação de calor.[257,259]

Condições associadas ao desconforto respiratório

Várias condições, de origem respiratória ou não, podem causar algum grau de desconforto respiratório em cavalos (Boxe 7.5). Entre as causas respiratórias mais comuns estão as doenças infecciosas. Em particular, as infecções bacterianas do sistema respiratório, como pneumonia bacteriana, pneumonia por aspiração, pleuropneumonia, pleurite e abscesso pulmonar, podem causar desconforto respiratório.[206,207] O garrotilho pode causar desconforto respiratório associado à obstrução das vias respiratórias por abscesso em linfonodos e, com menor frequência, pela pneumonia. As infecções do sistema respiratório viral, que são comuns em cavalos, às vezes podem causar desconforto respiratório.[204] A pneumonia fúngica pode provocar desconforto respiratório significativo em alguns pacientes, mas é incomum em cavalos.[209,210] O desconforto respiratório costuma ser uma característica proeminente das síndromes de pneumonia intersticial, inclusive lesão pulmonar aguda, angústia respiratória aguda e fibrose pulmonar multinodular equina.[211,212,292,293] Em neonatos, os pulmões imaturos e a ausência de surfactante podem contribuir para a angústia respiratória. A taquipneia idiopática ou transitória foi relatada em neonatos, especialmente em Clydesdales, Puros-Sangues e Árabes.[294] A RAO é uma doença comum em cavalos e pode causar desconforto respiratório significativo, tanto em associação a exacerbações agudas da doença quanto na doença crônica.[215,216,217,218.290] Alguns outros problemas respiratórios que podem ser associados ao desconforto respiratório são hemorragia pulmonar induzida por exercício, doença pulmonar eosinofílica, silicose, inalação de fumaça e neoplasia.[213,214,223,226,227,295-297]

BOXE 7.5 Causas de desconforto respiratório

Causas respiratórias
Infecção do sistema respiratório
 Pneumonia, pleuropneumonia bacteriana (inclusive aspiração, abscessos pulmonares)
 Garrotilho
 Infecção viral do sistema respiratório
 Infecção fúngica do sistema respiratório
Pneumonia intersticial
 Fibrose pulmonar multinodular equina
 Síndromes de lesão pulmonar aguda, desconforto respiratório agudo
Obstrução recorrente das vias respiratórias (asma grave)
Obstrução das vias respiratórias superiores
 Hemiplegia laríngea esquerda
 Condrite aritenoide
 Defeito do quarto arco branquial
 Cisto subepiglótico
 Deslocamento dorsal do palato mole
 Encarceramento da prega ariepiglótica
 Massas intraluminais, abscessos (garrotilho, outros)
 Disfunção laríngea e faríngea associada à HYPP
 Atresia coanal
 Síndrome da cicatriz nasofaríngea
Hemorragia pulmonar induzida por exercício
Pneumotórax
Hérnia diafragmática
Anomalias traqueais
 Colapso, estenose traqueal
 Corpo estranho
 Massa intraluminal
Doença cardíaca
 Edema pulmonar
 Shunt da direita para a esquerda
Outras
 Silicose
 Inalação de fumaça
 Neoplasia
 Doença pulmonar eosinofílica
 Intoxicação por alcaloide pirrolizidina de Crotalaria equorum
Outras causas em potros
 Quantidade inadequada de surfactante, imaturidade pulmonar
 Taquipneia idiopática (transiente)
Causas não respiratórias
Síndrome de resposta inflamatória sistêmica
Dor
Temperatura corpórea elevada
Febre
Hipertermia
 Hipertermia relacionada com o exercício
 Choque térmico
 Anidrose
 Doenças do SNC
 Hipertermia induzida por macrolídeos
Anemia
Monensina
Picada de cobra
Neuroborreliose

A obstrução das vias respiratórias superiores é outra causa importante de desconforto respiratório nos cavalos, especialmente quando a demanda por oxigênio aumenta pelo exercício.[255,257,259] A causa mais comum de obstrução não fixa das vias respiratórias superiores nos cavalos é a hemiplegia da laringe, que produz estridor inspiratório durante o exercício.[257,298-300] As massas intraluminais e a condrite aritenoide causam obstrução fixa das vias respiratórias superiores e produzem desconforto inspiratório e expiratório.[257] Várias outras anomalias das vias respiratórias superiores foram registradas, como defeito do quarto arco branquial, cisto subepiglótico, encarceramento das pregas ariepiglóticas e deslocamento dorsal do palato mole.[257,301] A disfunção laríngea e faríngea tem sido relatada em equinos homozigotos para paralisia periódica hipercalêmica.[302,303] A paralisia da laringe é raramente associada à disfunção hepática.[304] Diversas outras condições foram associadas a problemas respiratórios, como pneumotórax, hérnia diafragmática, atresia coanal, síndrome da cicatriz nasofaríngea, colapso traqueal e outros.[233-235,305,306] Embora a doença cardíaca seja relativamente incomum em cavalos, pode provocar desconforto respiratório por edema pulmonar ou *shunt* da direita para a esquerda.[229,230] O desconforto respiratório é um sinal proeminente de uma forma rara de intoxicação por alcaloide pela pirolizidina associada à *Crotalaria equorum*.[307]

Várias condições não respiratórias também podem causar problemas respiratórios. O desconforto respiratório costuma ser uma característica da síndrome da resposta inflamatória sistêmica.[255,257] Dor, febre ou hipertermia podem causar desconforto respiratório. A taquipneia e a elevação da temperatura corpórea são os sinais clínicos mais importantes em cavalos com anidrose.[16] Outras causas não respiratórias de angústia respiratória são distúrbios que causam anemia, como perda de sangue, atividade hemolítica autoimune, isoeritrólise neonatal e intoxicação por bordo-vermelho. Além do bordo-vermelho, outras toxinas que podem afetar a respiração são a monensina e as peçonhas de serpentes. O desconforto respiratório episódico foi observado em 5 de 16 cavalos diagnosticados com neuroborreliose.[308]

Abordagem ao desconforto respiratório

Achados à anamnese

Tanto a raça quanto a idade têm sido associadas a causas específicas de problemas respiratórios. Os Cavalos em Miniatura, por exemplo, são mais suscetíveis ao colapso traqueal.[233] A hemiplegia idiopática da laringe é mais comum em cavalos grandes e de pescoço comprido, como cavalos de tração, Puros-Sangues e Warmblood.[298,299] Em Quartos de Milha e raças relacionadas, alguns potros afetados pela paralisia periódica hiperpotassêmica apresentam sinais de estertoração respiratória, em geral na primeira semana de vida, devido à disfunção laríngea, especialmente se forem homozigotos.[302,303] O desenvolvimento pulmonar inadequado, a deficiência de surfactante, a hipertensão pulmonar persistente e a aspiração de mecônio são problemas exclusivos dos neonatos.[294] Problemas congênitos, como atresia coanal e defeitos cardíacos, também devem ser considerados em neonatos. A pneumonia por *Rhodococcus* é principalmente uma doença de potros de 1 a 6 meses de idade.[207] Em geral, os cavalos com RAO têm mais de 7 anos de idade, e identificou-se uma predisposição familiar.[215,216]

Algumas considerações importantes à anamnese são as condições ambientais, como calor e umidade, e a realocação para grandes altitudes. A história de transporte recente pode aumentar o índice de suspeita de pleuropneumonia. Os detalhes relacionados com o desconforto respiratório também podem ser úteis, como velocidade de início, progressão dos sinais, história de episódios anteriores e associação a exercícios ou locais/alojamentos específicos. Qualquer história de traumatismo recente ou possível exposição a toxinas deve ser determinada. Uma história de outros problemas, como tosse, rinorreia, disfagia, anorexia ou letargia, também pode ser importante.

Nos neonatos, as circunstâncias da gestação e do parto podem ajudar a estabelecer a probabilidade de problemas como imaturidade, fraturas nas costelas, aspiração de mecônio e sepse.

Exame físico

Um exame físico completo é essencial para determinar a origem do desconforto respiratório, identificar doenças concomitantes e direcionar novos exames diagnósticos. A inspiração prolongada é consistente com a doença obstrutiva restritiva ou extratorácica, não fixa, enquanto os cavalos com obstrução intratorácica das vias respiratórias apresentam dificuldade expiratória.[256,257] O desconforto respiratório associado à inspiração e à expiração pode indicar uma obstrução extratorácica fixa. O estertor é um ruído respiratório baixo, semelhante ao ronco, causado por obstrução parcial acima da laringe, além de ser inspiratório. Em comparação, estridor é um som mais musical gerado pela obstrução da laringe e, com menor frequência, da traqueia ou brônquios. O estridor pode ser ouvido durante a inspiração e/ou a expiração, mas geralmente é audível durante a inspiração.[257]

A ausculta torácica identifica sons respiratórios anormais (crepitações e sibilos) ou regiões de sons respiratórios diminuídos causados por derrame pleural, pneumotórax ou consolidação pulmonar.[259,308] A percussão da parede torácica gera um som ressonante e oco quando realizada sobre regiões do pulmão normal. O derrame pleural e a consolidação pulmonar soam atenuados e monótonos durante a percussão torácica, enquanto o pneumotórax produz um som hiper-ressonante.[246,259]

O fluxo normal de ar é laminar. Portanto, cavalos normais em repouso não geram sons facilmente audíveis.[259] Se o cavalo não estiver em perigo significativo, a ausculta com uma bolsa de reinalação pode ajudar a melhorar os sons por aumentar o volume corrente. Os sons respiratórios são gerados pela vibração do tecido e pelas mudanças repentinas na pressão do gás que se move dentro do lúmen das vias respiratórias. A estenose e o exsudato das vias respiratórias geram sons audíveis, criando distúrbios no fluxo laminar, turbulência e mudanças repentinas na pressão dos gases em movimento.[256] Os estertores são sons intermitentes ou explosivos, gerados pelo borbulho do ar, pelas secreções ou pelo equilíbrio das pressões das vias respiratórias após a abertura súbita das pequenas vias colapsadas. A geração de crepitações requer uma interface fluido-ar, e esses sons pulmonares anormais são observados em cavalos com pneumonia, fibrose intersticial, RAO, edema pulmonar e atelectasia.[246,259] Os sibilos são sons musicais contínuos que se originam da oscilação de pequenas paredes das vias respiratórias antes do fechamento (sibilância expiratória) ou abertura (sibilância inspiratória) completa.[256] Os sibilos expiratórios são a marca registrada da doença pulmonar obstrutiva.[256]

Os cavalos com desconforto respiratório não pulmonar demonstram o aumento da frequência e/ou da profundidade da respiração sem produção de ruído respiratório anormal. Não há estertor e estridor, e a ausculta do tórax é normal.

Exames diagnósticos auxiliares

Patologia clínica

EXAMES DE SANGUE. Um hemograma completo e a determinação de fibrinogênio podem ajudar a avaliação da hemoconcentração, da anemia e da existência de inflamação. O amiloide sérico A também pode ser usado na avaliação da inflamação.

A gasometria arterial possibilita a avaliação quantitativa da função pulmonar, da ventilação alveolar e do *status* acidobásico, além de poder identificar a origem do desconforto respiratório (hipercapnia, hipoxia ou acidose).[256] O profissional pode determinar o mecanismo fisiopatológico da hipoxia por meio da análise do nível de $Pa{CO_2}$ e da investigação da resposta da $Pa{O_2}$ à oxigenoterapia suplementar. Além disso, o monitoramento seriado da gasometria pode determinar a resposta às terapias broncodilatadora, parassimpaticomimética ou anti-inflamatória.

Citologia das vias respiratórias/avaliação de infecção. Amostras apropriadas para avaliação citológica e cultura podem ser obtidas do sistema respiratório, dependendo dos diagnósticos diferenciais primários.[240,241,246] O grau de desconforto respiratório deve ser considerado, pois alguns procedimentos diagnósticos podem ser estressantes em cavalos com alteração significativa, sobretudo potros. Hoje, o meio mais comum de diagnóstico da maioria das infecções virais do sistema respiratório é a detecção de material genético viral por PCR a partir de um *swab* nasal ou nasofaríngeo. No garrotilho, a PCR e/ou a cultura de *swab* nasal ou nasofaríngeo, lavado nasal, lavado de bolsa gutural ou abscesso podem ser diagnósticas. Há várias técnicas descritas para obter amostras das vias respiratórias inferiores de equinos, inclusive aspiração transtraqueal, lavado broncoalveolar e diversos procedimentos transendoscópicos. A toracocentese pode ser realizada em casos de suspeita de pleuropneumonia e em alguns outros de suspeita de neoplasia. Para o diagnóstico de RAO, recomenda-se a análise citológica do fluido do lavado broncoalveolar, tipicamente caracterizada por um aumento significativo de neutrófilos (superior a 25%). O lavado broncoalveolar também pode auxiliar a avaliação da suspeita de EIPH.

Endoscopia. Indica-se um exame endoscópico das vias respiratórias superiores em cavalos com estertor ou estridor e suspeita de obstrução das vias respiratórias superiores.[246,259] A endoscopia pode ser usada para avaliar a traqueia e ajudar a identificar colapso traqueal, presença de corpos estranhos, muco ou hemorragia. Cavalos com desconforto respiratório extremo podem se opor ao exame endoscópico. Forçar sua realização pode precipitar uma crise respiratória.

Técnicas de diagnóstico por imagem. Os achados durante a ausculta e a percussão torácicas são valiosos para determinar se a ultrassonografia, em vez da radiografia, é indicada.[246,259] De modo geral, a visualização de consolidação pulmonar, abscesso, fibrose, pneumonia intersticial, infiltração peribrônquica e massas mediastinais é melhor que a radiografia torácica. Em equinos, a ultrassonografia torácica mostra-se superior à radiografia na detecção e na caracterização de fluido e abscessos pleurais e na consolidação pulmonar periférica.[309] O ar reflete o feixe de ultrassom. Portanto, a ultrassonografia não mostra lesões pulmonares profundas em caso de aeração do pulmão subjacente.

Outros exames diagnósticos. A administração de atropina ou brometo de *N*-butilescopolamina em cavalos com RAO pode proporcionar alívio rápido do desconforto respiratório se o principal componente da obstrução das vias respiratórias for a broncoconstrição reversível.[282] As propriedades broncodilatadoras do brometo de *N*-butilescopolamina parecem ser semelhantes às da atropina, embora de menor duração e associadas a menos efeitos colaterais sistêmicos.[283] É provável que os cavalos que respondem a um desafio com atropina ou brometo de *N*-butilescopolamina respondam de maneira favorável à terapia com broncodilatador. A resposta incompleta de cavalos com RAO a esses broncodilatadores indica a contribuição de exsudato ou fibrose para a obstrução das vias respiratórias, limitando a eficácia terapêutica.[257,259] Outros exames que podem auxiliar a avaliação da asma equina são o desafio com feno, o teste de provocação com histamina e a avaliação da função pulmonar.

As biopsias pulmonares endobrônquicas e percutâneas podem ser usadas no diagnóstico de doenças respiratórias, mas, de modo geral, não são realizadas.[253,254] A suspeita de anidrose pode ser confirmada ou excluída com um teste de suor com terbutalina.[67]

EDEMA

Define-se *edema* como o acúmulo excessivo e anormal de fluido no interstício, o tecido conjuntivo entre os elementos celulares dos tecidos.[310,311] O acúmulo de fluido intersticial decorre de desequilíbrios entre as taxas de entrada e saída do fluido do interstício. Os fatores que aumentam a taxa de fluxo do fluido nos capilares ou prejudicam a reabsorção e a drenagem linfática a ponto de sobrepujar os mecanismos compensatórios normais levam ao acúmulo de fluido no espaço intersticial e ao desenvolvimento de edema.

O edema costuma ser classificado de acordo com a localização anatômica. O tipo de edema mais observado em cavalos é o periférico, nos membros ou no ventre. A maioria dos edemas periféricos apresenta sinal de Godet positivo, o que significa a persistência de uma depressão após a aplicação e a liberação de pressão a uma área usando, por exemplo, a ponta do dedo. Às vezes, o edema periférico não se mostra positivo ao sinal de Godet. Em equinos, esse edema é mais frequentemente associado ao linfedema, com retenção no interstício devido à diminuição da drenagem linfática. O edema específico de um órgão, como edema encefálico, pulmonar e de córnea, também ocorre e, de modo geral, tem importância clínica. O edema generalizado ocorre tanto na periferia quanto em múltiplos órgãos.

Fisiologia geral do movimento de fluidos

O volume de fluidos intersticial e linfático em equinos normais é de 8 a 10% da massa corpórea[310] ou 36 a 45 ℓ em um animal de 450 kg. O fluido intersticial consiste, principalmente, de água, proteína e eletrólitos. Em comparação com o plasma, o fluido intersticial apresenta concentração ligeiramente menor de eletrólitos catiônicos, concentração ligeiramente maior de cloreto e concentração muito menor de proteína (1,2 *versus* 0,2 mOsm/ℓ de água).[311] A quantidade e a função geral das proteínas no espaço intersticial não são inconsequentes. As proteínas plasmáticas circulam de maneira constante entre o espaço vascular e o espaço intersticial. Cerca de metade das proteínas circula a cada 24 horas nos seres humanos. Mais da metade do teor de proteínas plasmáticas do corpo está contido no espaço intersticial em um dado momento. As proteínas plasmáticas no espaço intersticial são importantes no transporte de substâncias insolúveis em água do espaço vascular e na resistência à infecção.[312]

O tecido extracelular do interstício, exceto nos ossos, é composto por uma rede tridimensional de fibras de colágeno embutida em uma matriz proteoglicana gelatinosa.[313] Normalmente, a maior parte da água intersticial está contida no gel proteoglicano intersticial; e uma pequena parte existe como água livre. No entanto, nos edemas, a proporção de fluido como água livre dentro do interstício aumenta.[311]

A fonte de fluido intersticial é o espaço intravascular. Determina-se o volume de fluido intersticial pelas relações funcionais de três estruturas anatômicas principais: o capilar, o espaço intersticial e os vasos linfáticos.[314] Funcionalmente, o volume de fluido que se acumula no espaço intersticial é determinado pela taxa de entrada de fluido do espaço vascular, pela complacência do interstício e pela taxa de saída do fluido do interstício.

Tradicionalmente, o princípio fundamental da filtração microvascular e das mudanças transcapilares de fluido foi definido pela equação de Starling, de 1896. Nesse modelo, o movimento do fluido é passivo e depende de gradientes de pressão no endotélio, que são determinados por pressões osmóticas hidrostáticas e coloides.[311,315] No entanto, hoje sabemos que a regulação do fluxo de fluido não se mostra simplesmente governada por diferenças de pressão hidrostática e oncótica transcapilar, mas é muito mais complexa. O papel dos mecanismos não Starling de regulação de barreira e movimento de fluidos é uma área de investigação ativa. Fatores importantes que medeiam os processos centrais ao desenvolvimento do edema são a camada endotelial do glicocálice, a membrana basal endotelial e os canais de água seletivos, conhecidos como *aquaporinas*.[312,316-319]

Equação de Starling

Determina-se a taxa líquida de entrada de fluido dos capilares no interstício por vários fatores que agem por meio da membrana capilar, cujos efeitos estão relacionados pela equação de Starling:

$$J = Kf([P_c - P_t] - s\,[\pi_p - \pi_t])$$

em que J é o volume de fluxo pela parede capilar; Kf, o coeficiente de filtração da parede capilar (volume de fluxo por unidade de tempo por 100 g de tecido por unidade de pressão); P_c, a pressão hidrostática capilar; P_t, a pressão hidrostática do fluido intersticial; s, o coeficiente de reflexão osmótica; π_p, a pressão osmótica coloide (oncótica) do plasma; e π_t, a pressão osmótica coloide (oncótica) do fluido intersticial.[315] Embora todos esses fatores ajam em conjunto para determinar a taxa de efluxo fluido do capilar, sua consideração individual é mais fácil do ponto de vista conceitual.

Coeficientes de filtração (*Kf*) e reflexão (s). Juntos, os coeficientes de filtração e reflexão descrevem as propriedades da membrana capilar que determinam a facilidade com que a água, a proteína e outros constituintes do plasma se deslocam do espaço vascular para o interstício. O coeficiente de filtração, o produto da permeabilidade hidráulica e da área superficial do capilar, é uma medida da facilidade com que a água atravessa a membrana capilar. O coeficiente de reflexão mostra-se uma expressão matemática da permeabilidade capilar de uma substância específica e varia de 0, indicando que a substância atravessa a membrana com a mesma facilidade que a água, até 1, apontando que a substância não atravessa a membrana. O coeficiente de reflexão depende da substância em questão e do leito tecidual.[311,320,321] No endotélio pulmonar, por exemplo, os coeficientes de reflexão de ureia, glicose e albumina são aproximadamente 0,3, 0,5 e 0,7. Os coeficientes de reflexão da albumina variam entre os tecidos, sendo 0,1 nos sinusoides hepáticos, 0,9 no músculo e 0,99 no encéfalo.

Juntos, os coeficientes de filtração e reflexão determinam parcialmente a taxa de fluxo de fluido pela parede capilar e a composição do fluido. Para uma determinada diferença de pressão hidrostática e oncótica, tecidos com maiores coeficientes de filtração (seja porque a área de superfície capilar é maior ou os capilares são mais porosos) apresentam maior fluxo de fluido. Por outro lado, nas mesmas circunstâncias, os aumentos no coeficiente de reflexão reduzem o movimento do soluto pela parede capilar, afetando o gradiente de pressão osmótica e reduzindo o fluxo de fluido. A permeabilidade diferencial da membrana capilar à água e às proteínas tem consequências importantes na manutenção da diferença de pressão oncótica entre plasma e fluido intersticial. Vários fatores influenciam o movimento de fluidos e solutos através do endotélio, inclusive a concentração dos solutos em ambos os lados da membrana, a carga do soluto, a interação com outros solutos e a configuração dos poros capilares.[322]

Pressões osmóticas hidrostáticas e coloides (forças de Starling). O fluxo transcapilar de fluido decorre do desequilíbrio entre as forças hidráulicas que favorecem o movimento da água do capilar para o interstício e as forças que favorecem o movimento da água na direção reversa. As forças que contribuem para o movimento do fluido para fora do capilar são a pressão hidrostática intracapilar e a pressão osmótica coloide intersticial, enquanto as forças que favorecem o movimento do fluido do interstício para o capilar são a pressão hidrostática intersticial (caso positiva) e pressão osmótica coloide do plasma[323] (Figura 7.4).

A principal força que favorece a saída de fluido do capilar é a pressão hidrostática no interior do vaso. A pressão hidrostática capilar varia nos diferentes tecidos e diminui ao longo do comprimento do capilar. A pressão hidrostática dentro de um capilar é estabelecida pelas pressões arteriais e venosas e pelas resistências pré-capilar e pós-capilar.[324] Especificamente, determina-se a pressão capilar (*Pc*) pela razão entre a resistência pós-capilar (*Ra*) e a resistência pré-capilar (*Rv*), pela pressão arterial (*Pa*) e pela pressão venosa (*Pv*):

$$Pc = [(Rv/Ra)\ Pa + Pv]/[1 + (Rv/Ra)]$$

Assim, embora uma elevação na pressão arterial ou venosa aumente a pressão capilar, um pequeno aumento na pressão venosa tem um efeito muito maior do que um aumento na pressão arterial. Por isso, a pressão hidrostática é maior nos capilares abaixo do coração (p. ex., pernas) do que naqueles acima do coração (p. ex., cabeça).

A pressão osmótica coloide do plasma mostra-se a principal força que minimiza a saída de fluido do capilar. A pressão osmótica coloide deve-se à separação do plasma e do fluido intersticial por uma membrana semipermeável, o endotélio, e pela variação ligeira, porém significativa, de suas composições. Conforme já observado, o fluido intersticial apresenta uma concentração proteica menor que o plasma, mas uma concentração eletrolítica praticamente idêntica. A diferença na concentração de proteínas no endotélio semipermeável gera uma força osmótica que tende a extrair água do interstício para o plasma.

Além da pressão hidrostática capilar, a pressão osmótica coloide e a pressão hidrostática negativa do fluido intersticial favorecem o movimento do fluido para fora do capilar. O fluxo de fluido através do capilar resulta da soma dessas forças (ver Figura 7.4). Esses números devem ser reconhecidos como representações das forças no ponto médio de um capilar idealizado. As forças são dinâmicas, mudando entre os tecidos e até ao longo do comprimento do capilar. Na verdade, há um grande fluxo líquido de fluido na extremidade arteriolar do capilar, na qual as forças hidrostáticas são maiores e o gradiente oncótico é menor, enquanto há um fluxo líquido de fluido em direção à extremidade venosa do capilar, onde as forças hidrostáticas são menores e o gradiente de pressão oncótica que favorece a reabsorção é maior após a diluição das proteínas no interstício (Figura 7.5).

O pequeno desequilíbrio nas forças de filtração leva à saída líquida de fluido do capilar para o tecido intersticial. Normalmente, não há acúmulo desse fluido no interstício devido à remoção pelos vasos linfáticos.

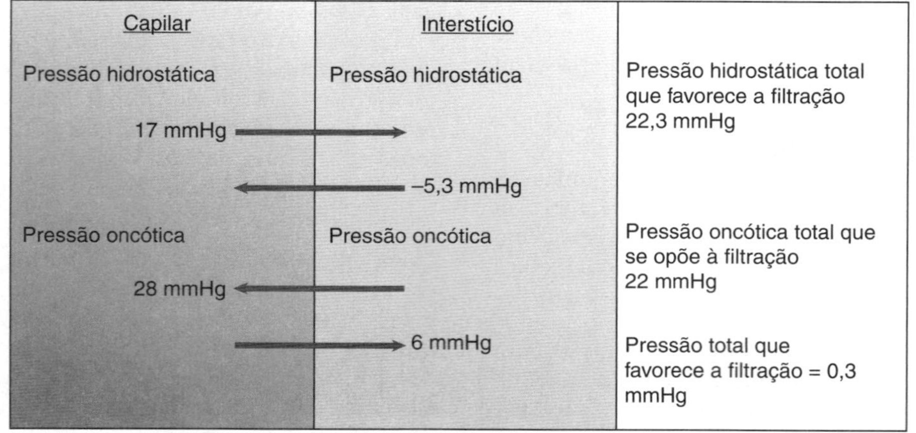

Figura 7.4 Forças básicas de Starling – forças médias que influenciam o movimento do fluido para dentro e fora do capilar. (De Guyton AC, Hall JE. The microcirculation and the lymphatic system: capillary fluid exchange, interstitial fluid and lymph flow. The body fluid compartments: extracellular and intracellular fluids; interstitial fluid and edema. In: Guyton AC, Hall JE (Eds.). Textbook of medical physiology, 11 ed. Philadelphia: Elsevier/Saunders; 2006.)

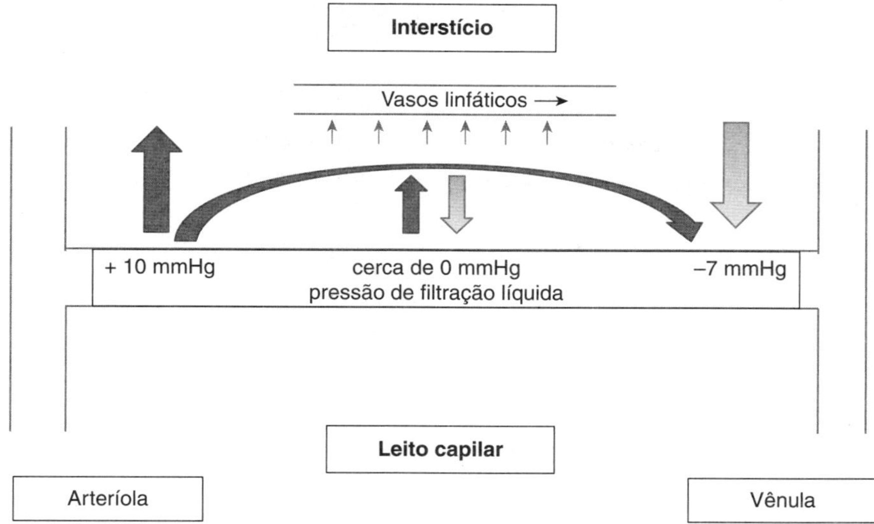

Figura 7.5 Esquema do movimento normal de fluidos em um leito capilar. A filtração ocorre na extremidade arterial, onde a pressão hidrostática capilar é mais alta, e a absorção dá-se na extremidade venosa, em que a pressão hidrostática capilar é mais baixa e possibilita o predomínio da pressão oncótica coloide plasmática. O excesso de fluido é removido pelos vasos linfáticos.

Outros fatores que influenciam o movimento de fluidos e solutos

Endotélio vascular. O endotélio forma uma barreira dinâmica entre o sangue e o tecido. Embora as células endoteliais possam ter morfologias e funções distintas, dependendo do tecido e até do vaso específico, sua função geral é restringir o extravasamento de moléculas e células maiores da vasculatura ao interstício.[325] O glicocálix endotelial, uma camada de macromoléculas na superfície luminal do endotélio vascular, tem papel importante na homeostase dos fluidos e na troca de solutos.[317,325,326] A composição do glicocálix endotelial é dinâmica, mas os principais constituintes são o ácido hialurônico e os proteoglicanos de sulfato de heparina com carga negativa. As alterações no glicocálix endotelial parecem fundamentais na disfunção endotelial e na formação de edema. Além disso, a permeabilidade endotelial é em parte regulada pela abertura e pelo fechamento dinâmicos das junções aderentes intercelulares, compostas principalmente por caderina vascular endotelial.[318,327,328]

Aquaporinas. As aquaporinas são uma família diversificada de proteínas da membrana expressas predominantemente em tecidos mais suscetíveis a desequilíbrios hídricos e formação de edema.[319,329] O movimento da água através das membranas celulares é impulsionado por forças osmóticas e hidrostáticas, mas a velocidade desse processo pode ser influenciada pela presença de canais específicos de aquaporina. Esses canais são principalmente de água, embora alguns também sejam permeáveis a pequenos solutos. Os canais de água da aquaporina-4 são essenciais na regulação da água no encéfalo em distúrbios neurológicos.[330-332] A modulação farmacológica da expressão e da atividade de várias aquaporinas pode gerar novos tratamentos para vários distúrbios, como o edema encefálico.

Vasos linfáticos. Os vasos linfáticos drenam fluidos e substâncias do interstício, sobretudo proteínas, que não são absorvidos pelos capilares.[311] Os vasos linfáticos representam o único meio de devolução de proteínas intersticiais para a circulação. O fluido intersticial (e, com ele, as proteínas) segue um gradiente de pressão para os capilares linfáticos por meio de fendas entre as células endoteliais linfáticas. Filamentos de ancoragem que ligam as células endoteliais ao tecido conjuntivo circundante sustentam as células endoteliais linfáticas e mantêm o lúmen dos capilares linfáticos. O fluido linfático progride em direção centrípeta por vasos progressivamente maiores antes de ser drenado nas grandes veias do tórax. As válvulas linfáticas impedem o fluxo retrógrado de fluido dos vasos linfáticos. A linfa é impulsionada por fatores extrínsecos aos vasos linfáticos, inclusive atividade muscular, movimento ativo e passivo, postura, respiração e pulsação dos vasos sanguíneos. O exercício aumenta o fluxo linfático, pelo menos em parte devido ao aumento da pressão do tecido associado à contração muscular, embora o movimento passivo também aumente o fluxo linfático. Nos seres humanos, a permanência em pé provoca diminuição significativa ou interrupção do fluxo linfático nos membros inferiores, o que pode causar acúmulo de fluido intersticial e edema. Além dos fatores extrínsecos que afetam o fluxo linfático, as contrações coordenadas dos vasos linfáticos contribuem de maneira substancial para o fluxo centrípeto da linfa.[313]

Mecanismos de formação de edema

Em termos simples, o acúmulo de fluido excessivo nos espaços intersticiais – o edema – decorre de um desequilíbrio nas taxas de filtração de fluidos dos capilares e drenagem pelos vasos linfáticos. Os mecanismos fisiopatológicos exatos envolvidos na formação do edema são complexos; e alguns mecanismos, específicos ao tecido. Entre os mecanismos básicos de edema estão alterações nas forças de Starling, mudanças na permeabilidade vascular e diminuição da drenagem linfática.

Alterações nas forças de Starling

Alterações em uma ou mais das forças que afetam a filtração por meio do capilar modificam a taxa de entrada de fluido no interstício.[311,312] Aumentos na pressão hidrostática capilar, diminuições na pressão oncótica plasmática e elevações na pressão oncótica intersticial favorecem a filtração de fluidos. Por outro lado, o aumento da pressão hidrostática intersticial e a redução da pressão oncótica intersticial inibem a filtração de fluidos.

Há diversos mecanismos fundamentais que levam ao acúmulo de fluido intersticial (Boxe 7.6). Elevações na pressão hidrostática capilar, associadas à obstrução venosa ou dilatação arteriolar, como em casos de inflamação, aumentam a saída líquida de fluido. É provável que o edema associado à insuficiência cardíaca congestiva seja também causado por uma elevação na pressão hidrostática capilar, embora o mecanismo seja complexo.[313] A postura também influencia a pressão hidrostática capilar. Os capilares abaixo da altura do coração têm pressões hidrostáticas maiores do que os capilares acima do coração.

Uma diminuição no gradiente oncótico por meio do endotélio capilar, associada à redução da pressão oncótica plasmática ou à elevação da pressão oncótica intersticial, aumenta a saída de fluido do capilar. Uma diminuição na pressão oncótica do plasma reduz o gradiente oncótico que favorece o movimento de fluido no capilar. Consequentemente, a pressão hidrostática capilar, que favorece a filtração, predomina, e há acúmulo de fluido no interstício. A redução da concentração de proteínas plasmáticas diminui a pressão oncótica do plasma. A albumina é a proteína plasmática mais responsável pela força oncótica, e o edema geralmente está associado à hipoalbuminemia.[311,321]

BOXE 7.6 Forças médias (mmHg) que influenciam a entrada e saída de fluidos do capilar

Tipo de pressão	Força média
PRESSÕES HIDROSTÁTICA	
Pressão capilar média	17
Pressão intersticial	–5,3
Pressão hidrostática total que favorece a filtração	22,3
PRESSÕES ONCÓTICAS COLOIDES	
Pressão oncótica plasmática	28
Pressão oncótica intersticial	6
Pressão oncótica total que se opõe à filtração	22
Pressão oncótica total que favorece a filtração	0,3

Dados de Guyton AC. Textbook of medical physiology. 11. ed. Philadelphia: Saunders, 2005.

Alterações na permeabilidade vascular

A elevação da permeabilidade da membrana capilar pode aumentar o transporte de fluidos e proteínas para o interstício e diminuir a capacidade da membrana de manter uma diferença na pressão oncótica entre o plasma e o interstício.[314] Assim, mudanças na permeabilidade vascular podem afetar o fluxo de fluido tanto de maneira direta quanto por meio de alterações nas forças de Starling.

A regulação da permeabilidade vascular é complexa; e múltiplos gatilhos fisiopatológicos contribuem para o aumento da permeabilidade.[325-327] A microvasculatura é sensível a danos por diversos mecanismos, inclusive forças mecânicas, lesão por isquemia-reperfusão, sepse e inflamação. A vasodilatação e o aumento do fluxo sanguíneo por si só podem aumentar a permeabilidade vascular. Inúmeros reguladores moleculares influenciam a permeabilidade vascular, inclusive hormônios, citocinas inflamatórias e outros constituintes plasmáticos. O fator de crescimento endotelial vascular é um potente fator angiogênico que pode afetar a regulação da barreira vascular.[325,333,334] Além disso, várias citocinas inflamatórias contribuem para a vasculite. Entre elas estão a histamina e a bradicinina, que podem aumentar a geração de óxido nítrico.[325]

Os meios precisos de aumento da permeabilidade vascular após o estresse no endotélio são complicados e ainda estão sob investigação. Mediadores e hormônios inflamatórios podem afetar a integridade e a função da camada de glicocálix endotelial, e essas alterações geralmente aumentam a permeabilidade e a formação de edema.[317,325,326] A organização e a função da caderina vascular endotelial e outras proteínas nas junções aderentes também podem ser afetadas.[318,325,327,328] Além disso, há mudanças na regulação da transcrição, na tradução e na pós-tradução de transportadores e canais de íons e água, inclusive aquaporinas.[325,329-332] A complexidade da regulação da permeabilidade vascular e outros fatores que contribuem para a formação do edema podem explicar, em parte, algumas das limitações da terapia coloide. Uma melhor compreensão dos mecanismos que controlam a permeabilidade vascular pode levar à formulação de estratégias farmacológicas para o controle da função de barreira do endotélio.

Redução da drenagem linfática

A obstrução linfática impede a remoção de fluidos e proteínas intersticiais.[311] A filtração do fluido e a passagem de pequenas quantidades de proteína para o espaço intersticial continuam na presença de obstrução linfática. O fluido intersticial é reabsorvido pelos capilares, mas as proteínas, não. Consequentemente, o teor de proteínas do fluido intersticial aumenta gradualmente. Isso eleva a pressão oncótica intersticial que favorece a filtração do fluido. O aumento da pressão oncótica intersticial provoca o acúmulo de fluido no interstício, exacerbando o edema.

Mecanismos de compensação que limitam a formação de edema

Alterações na magnitude de uma ou mais forças de Starling podem ser compensadas por mudanças no fluxo linfático e em outras forças de Starling.[311] Em conjunto, as forças e o fluxo linfático de Starling agem como "fatores de segurança do edema" para evitar o acúmulo excessivo de fluido intersticial e o desenvolvimento de edema franco. O fluxo linfático, por exemplo, aumenta com a maior filtração associada à elevação da pressão hidrostática capilar. Assim, um volume maior de fluido entra e é removido do espaço intersticial. A concentração de proteína intersticial diminui conforme o aumento do fluxo de fluido retira as proteínas do espaço intersticial. A menor concentração de proteínas no espaço intersticial minimiza as forças oncóticas que retiram o fluido do capilar para o espaço intersticial.[315]

Condições associadas ao edema

O edema não é uma doença em si, mas sim um sinal de doença. Portanto, a identificação das condições que levam ao edema baseia-se na compreensão de sua patogênese. A forma mais comum de edema em cavalos é o edema periférico, que tem várias causas (Tabela 7.3). Algumas causas específicas de edema periférico são discutidas posteriormente.

Um edema não doloroso dos membros costuma ser observado em cavalos e associado à imobilidade. Esse edema está aparentemente associado à congestão venosa e à diminuição do fluxo linfático. Pode afetar todos os quatro membros, porém é mais comum nos posteriores.

Tabela 7.3 Causas comuns de edema periférico ou ventral em cavalos.

Insuficiência cardíaca congestiva	Doença valvular Miocardite Intoxicação por monensina
Vasculite	Arterite viral equina Erliquiose equina Púrpura hemorrágica Anemia infecciosa equina
Obstrução e congestão venosa	Tromboflebite relacionada com o uso de cateter Coagulação intravascular disseminada Bandagens apertadas Tumores Imobilidade
Celulite	Causada por estafilococos Causada por clostrídios Aplicação de contrairritante
Obstrução linfática	Linfangite ulcerativa Linfadenite (*Streptococcus equi, Corynebacterium pseudotuberculosis*) Linfossarcoma Tumores
Hipoalbuminemia	Parasitismo Derrames pleurais e peritoneais Perda proteica (gastrintestinal, renal ou por feridas) Produção inadequada (fome) Hemodiluição (após hemorragia)
Choque	Hemorrágico Endotóxico
Pleurite	Fim da gestação Ruptura do tendão pré-púbico Fome (ingestão inadequada; má absorção)

A hipoproteinemia, em especial a hipoalbuminemia, mostra-se uma causa importante de edema.[311] Em equinos, a causa mais comum de hipoalbuminemia é a perda de proteínas, sobretudo pelo sistema gastrintestinal. Além da colite aguda, algumas doenças gastrintestinais específicas associadas à perda proteica são a colite dorsal direita, a enteropatia proliferativa por *Lawsonia intracellularis* e a doença intestinal inflamatória.[142,335,336] Outras possíveis causas de perda proteica são doença renal, especialmente insuficiência renal crônica, amiloidose, feridas cutâneas extensas (queimaduras) e perda do terceiro espaço, observada em alguns casos de pleurite ou peritonite. Às vezes, a hipoalbuminemia pode ser associada à diminuição da produção de albumina por uma doença hepática.[337] As queimaduras graves podem induzir edema generalizado, independentemente da perda proteica, provavelmente secundário à lesão endotelial.[214,338]

A vasculite é outra causa importante de edema em cavalos.[339-343] Algumas doenças infecciosas acompanhadas por vasculite proeminente são a arterite viral equina, a anemia infecciosa equina, a peste equina africana e a anaplasmose granulocítica equina (*Anaplasma phagocytophilum*). A púrpura hemorrágica é uma vasculite imunomediada, frequentemente associada a edema acentuado.[343] Muitos, porém não todos os cavalos com púrpura hemorrágica foram expostos ou infectados com *Streptococcus equi* subespécie *equi*.

Várias outras causas de edema foram reconhecidas em cavalos. A insuficiência cardíaca congestiva é relativamente incomum em equinos, mas, quando ocorre, o edema ventral é um dos sinais clínicos mais comuns, junto com o sopro cardíaco acompanhado por distensão ou pulsação jugular, taquicardia e taquipneia.[229] A linfangite é uma inflamação dos vasos linfáticos que prejudica a drenagem linfática e provoca edema. Pode ocorrer em qualquer membro, porém se mostra mais comum nos posteriores. De modo geral, é causada por uma infecção bacteriana, embora as culturas tendam a ser negativas. Alguns casos de infecção por *Corynebacterium pseudotuberculosis* manifestam-se como linfangite ulcerativa.[344] Observa-se o linfedema progressivo crônico em algumas raças equinas, como Clydesdales, Shires e Belgas.[345] Acredita-se que o linfedema progressivo crônico seja causado por uma alteração no metabolismo da elastina, que prejudica a função linfática. Os cavalos acometidos apresentam linfedema crônico com inchaço dos membros distais e desenvolvimento de fibrose. O envenenamento em massa por abelhas (por picadas) causa edema generalizado em cavalos.[346] Picadas de serpentes também podem causar edema.[347]

Abordagem diagnóstica ao paciente com edema

A abordagem diagnóstica do paciente com edema depende da compreensão dos mecanismos de formação de edema e do conhecimento das doenças provavelmente envolvidas. A abordagem diagnóstica a um animal com edema não deve ser diferente daquela realizada em qualquer outro sinal de doença. Um exame clínico, composto por anamnese e exame físico, possibilita o desenvolvimento de uma lista de possíveis diagnósticos e determina as etapas subsequentes apropriadas para a confirmação do diagnóstico. O leitor deve consultar os tópicos do texto que tratam de doenças específicas para uma descrição mais aprofundada desses distúrbios e seu diagnóstico.

Achados à anamnese

A anamnese pode ser importante ao considerar doenças específicas associadas ao edema. A infecção por *Lawsonia intracellularis*, por exemplo, é observada principalmente em potros em idade de desmame.[335] O linfedema progressivo crônico mostra-se bastante comum em certas raças, como Shires, Clydesdales e Belgas.[229]

Durante a anamnese de um cavalo com edema, o veterinário deve concentrar-se na aquisição de informações que tenham maior uso diagnóstico na diferenciação entre as doenças que apresentam edema como sinal. O veterinário deve considerar os seguintes aspectos: alojamento, estação do ano e região geográfica; administração de vacinas e parasiticidas; exposição a outros cavalos e doenças presentes no plantel; a duração do edema e sua distribuição; e a presença de outros sinais clínicos. O restante da anamnese deve ser investigado de acordo com as respostas às primeiras perguntas.

Exame físico

O exame físico deve começar com uma avaliação visual do comportamento e da condição física do cavalo. A temperatura, a frequência de pulso e a frequência respiratória devem ser registradas. Embora o exame físico deva ser completo, convém atenção especial aos sistemas corpóreos com indicação de acometimento ao exame preliminar. O exame físico revela a distribuição e a gravidade do edema. O edema localizado em um membro ou sem simetria bilateral é mais provavelmente causado por fatores locais (p. ex., linfangite, obstrução venosa) do que por doença sistêmica. Por outro lado, é provável que o edema em várias áreas do corpo, com distribuição simétrica, esteja associado a doenças sistêmicas, como o edema ventral da insuficiência cardíaca congestiva. É importante observar que a distribuição do edema associado à hipoproteinemia pode variar e ser generalizada ou limitada ao ventre, aos membros ou à área submandibular.

Exames diagnósticos auxiliares

O profissional terá desenvolvido uma lista ordenada de possíveis diagnósticos após o exame clínico inicial que o ajudará a determinar os exames diagnósticos auxiliares mais adequados. A confirmação ou a eliminação dos possíveis diagnósticos podem depender dos procedimentos diagnósticos subsequentes, inclusive a resposta à terapia. Um hemograma e a bioquímica sérica são bastante úteis no banco de dados mínimo e estabelecem a presença de hipoproteinemia. Os tópicos deste texto discutem doenças específicas e procedimentos diagnósticos apropriados.

COLAPSO EM EQUINOS: SÍNCOPE, CONVULSÕES E TRANSTORNOS DO SONO

O colapso caracteriza-se por uma perda do tônus postural com ou sem progressão para decúbito e com ou sem perda de consciência. O colapso em cavalos é incomum, mas tem sérias implicações para o bem-estar dos animais e a segurança humana. Nos equinos, o colapso parece mais frequente em repouso, porém os episódios podem ocorrer durante exercícios.[348]

O colapso pode ser categorizado como síncope ou não síncope. A síncope, às vezes chamada *desmaio*, é uma perda autolimitada de consciência e tônus postural decorrente da hipoperfusão encefálica.[349,350] O colapso não síncope inclui vários distúrbios que podem ser subdivididos naqueles associados a algum grau de perda de consciência, como convulsões, transtornos do sono e hipoglicemia, e sem perda de consciência, como problemas musculoesqueléticos e metabólicos, como paralisia periódica hiperpotassêmica.

Mecanismos do colapso

Síncope

Define-se *síncope* como uma interrupção temporária da perfusão encefálica que leva à perda súbita e transitória de consciência e tônus postural.[349,350] O encéfalo tem uma alta demanda metabólica e é altamente sensível a alterações na perfusão. Em condições normais, o fluxo sanguíneo encefálico mostra-se fortemente regulado por um sistema complexo de autorregulação encefálica com componentes metabólicos, miogênicos e neurológicos. Esse sistema mantém o fluxo sanguíneo encefálico apesar das mudanças na pressão arterial, e falhas nesse sistema podem causar síncope. Como a síncope é incomum em cavalos, muitas das informações sobre ela são extrapoladas de outras espécies.

As causas da síncope podem ser amplamente classificadas como cardiovasculares, não cardiovasculares e desconhecidas.[350,351] A síncope cardiovascular é provocada pela redução do débito cardíaco e tem sido associada a doenças cardíacas estruturais, arritmias e, em seres humanos, coronariopatias. As causas de síncope não cardiovascular são, principalmente, distúrbios neurológicos e metabólicos. Uma causa da síncope não cardiogênica em seres humanos é a hipotensão ortostática ou postural, definida por uma diminuição de 20 mmHg na pressão arterial sistólica ou 10 mmHg na pressão arterial diastólica em até 3 minutos ao se levantar da posição sentada ou em decúbito dorsal.[352] A hipotensão ortostática é provocada pela inadequação da resposta fisiológica às alterações posturais e tem sido associada a um comprometimento da vasoconstrição periférica ou à redução do volume intravascular. As causas específicas da síncope relacionadas com a hipotensão ortostática são desidratação ou perda de sangue, bem como diversos distúrbios neurológicos, cardiovasculares e endócrinos. Outro tipo de síncope não cardiogênica é a neuromediada, associada a distúrbios do controle cardiovascular reflexo.[350,351,353,354] Alguns casos de síncope neuromediada estão associados a dor, estresse ou gatilhos específicos. Embora a patogênese desse fenômeno não seja totalmente compreendida, caracteriza-se por vasodilatação periférica e/ou bradicardia transitória, associada ao desencadeamento inadequado de reflexos neurais. Em alguns casos, mas não todos, a síncope neuromediada está associada a doenças cardíacas concomitantes. A forma mais comum de síncope neuromediada é a neurocardiogênica ou vasovagal, em que há aumento do tônus parassimpático vagal e diminuição do tônus simpático, levando à bradicardia e à hipotensão associada à vasodilatação periférica.[353,354] Em dois casos de possível síncope neurocardiogênica em cavalos, não houve bradicardia antes do colapso, o que sugere uma resposta puramente vasodepressora.[348] Outros tipos de síncope neuromediada reconhecidas em seres humanos são a síndrome do seio carotídeo, a síncope pós-micção e a síncope da deglutição.

A síncope é comum em humanos, e aproximadamente um terço da população apresenta síncope pelo menos uma vez na vida.[350,351] Nos seres humanos, os sinais pré-sincopais, como fraqueza, visão turva e náuseas, frequentemente precedem o colapso. A recuperação é espontânea e, após o episódio, os humanos podem apresentar sonolência persistente, tontura, dor de cabeça ou náuseas, mas, de modo geral, não confusão. Em equinos, sinais como tropeços, elevação da cabeça ou ansiedade podem preceder o colapso, porém, na maioria dos casos, os sinais de alerta premonitório são poucos ou nulos.[355] O colapso está associado a um estado comatoso transiente seguido por recuperação. Os equinos podem ficar agitados durante a recuperação, mas, depois, são normais – a menos que sofram traumatismo significativo durante o episódio. Uma síndrome de síncope convulsiva de difícil diferenciação da atividade convulsiva foi descrita em seres humanos, mas não se sabe se ocorre em equinos.[356,357]

Convulsões

As convulsões são a manifestação da descarga excessiva e/ou hipersincronizada de neurônios do córtex encefálico que leva a alterações voluntárias da atividade motora, da consciência e das funções autônomas ou sensoriais.[349,355,358-360] A função neuronal normal reflete um equilíbrio entre a atividade de excitação e inibição. Em caso de excitação excessiva ou perda de inibição (desinibição) dos neurônios intracranianos, a despolarização excessiva pode provocar atividade convulsiva. O limiar convulsivo reflete o nível de inibição neuronal que deve ser excedido para que ocorra descarga descontrolada de uma população de neurônios.

Normalmente, existem despolarizações espontâneas e esporádicas de baixa frequência no encéfalo, contidas por um processo conhecido como *inibição circundante*. No entanto, em alguns casos, grupos de células são despolarizados por picos recorrentes de alta frequência de potenciais de ação que podem se manifestar como atividade focal das crises. Despolarizações de magnitude suficiente podem superar a zona de inibição circundante e chegar a uma área maior por meio de conexões anatômicas normais entre neurônios, propagando a atividade convulsiva, que pode acometer todo o córtex. Embora despolarizações no tronco encefálico e no tálamo possam causar convulsões, tais despolarizações são projetadas no córtex. Os mecanismos de interrupção das crises não são totalmente compreendidos, mas, entre os fatores participantes, podem estar a exaustão metabólica dos neurônios e a atividade de centros inibidores extracorticais dentro do cerebelo. Outras regiões do encéfalo, como o núcleo caudado e a formação reticular, também podem influenciar a atividade convulsiva.

Vários fatores podem desencadear a atividade neuronal sincronizada não controlada envolvida na geração de convulsões, refletindo a complexidade do ambiente neuronal.[358-361] Entre os fatores que influenciam esse ambiente estão a membrana celular lipoproteica dos neurônios, com seus canais iônicos e enzimas. Além disso, a função neuronal é influenciada pelo ambiente iônico, inclusive pelas concentrações de sódio, cloreto, cálcio e potássio. Há diversos neurotransmissores, inclusive neurotransmissores excitatórios, como glutamato, aspartato e acetilcolina, e neurotransmissores inibidores, como ácido gama-aminobutírico, glicina, taurina e norepinefrina. Vários hormônios e neuroesteroides podem influenciar a epileptogênese, com efeitos variáveis dependendo da substância.[361] Quaisquer alterações no complexo ambiente neuronal podem potencializar as convulsões. A hipoglicemia, por exemplo, pode provocar perda de substrato energético para a bomba de Na^+-K^+-ATPase, fazendo com que a positividade celular diminua e possibilitando a excitação excessiva. A hepatoencefalopatia pode ser associada à diminuição na função dos neurotransmissores inibidores, levando à ausência de inibição e à desregulação da despolarização. Vários fatores contribuem para o desenvolvimento de convulsões associadas a lesões traumáticas, infecções ou neoplasias cerebrais, inclusive perda neuronal, alteração do metabolismo celular e do fluxo sanguíneo e neuroinflamação, entre outros.[358-362]

As convulsões podem ter diversas formas e gravidades. Sua classificação e terminologia podem ser confusas. Em humanos, a Comissão de Classificação e Terminologia (Commission on Classification and Terminology) da Liga Internacional contra Epilepsia (International League Against Epilepsy) desenvolveu um esquema abrangente para a classificação de crises convulsivas para descrevê-las de maneira mais precisa e desenvolver uma abordagem sistemática para seu diagnóstico e seu tratamento.[363] Houve uma tentativa de classificação similar das convulsões equinas.[364,365] Define-se o termo *epilepsia* como duas ou mais convulsões que ocorrem em mais de 24 horas, independentemente da causa. As convulsões podem ser descritas como focais ou generalizadas, as quais foram observadas em cavalos. As convulsões focais, já chamadas de parciais, representam uma área focal de descarga anormal no encéfalo e provocam sinais ou sensações motoras localizadas. As convulsões focais podem ser categorizadas como simples, em caso de manutenção normal da atenção e da consciência, e complexas, se houver o comprometimento da consciência. As crises generalizadas envolvem todo o córtex encefálico e tendem a provocar atividade motora bilateral generalizada e perda de consciência. As convulsões generalizadas podem ser primárias, isso significa que são generalizadas desde o início; ou secundárias, o que indica que progridem a partir de uma convulsão focal. As convulsões também podem ser classificadas por sua causa. As convulsões reativas são aquelas decorrentes de uma doença sistêmica temporária com função encefálica normal, como as convulsões associadas à hemorragia aguda ou hipoglicemia. Outras causas de convulsões foram agrupadas do seguinte modo: (1) sintomática, em que há um distúrbio encefálico estrutural registrado, como lesão encefálica por traumatismo ou hipoxia, anomalias congênitas, neoplasia e infecção, inclusive meningite, encefalite e abscesso; (2) criptogênica, em que as causas sintomáticas são suspeitas, mas não podem ser registradas; e (3) idiopática, em que não há anomalias estruturais ou metabólicas subjacentes e existe a suspeita de predisposição genética.

O quadro clínico das convulsões em cavalos assemelha-se ao observado em outras espécies.[355,364] Em um estudo de 104 cavalos com mais de 3 semanas de idade com convulsões, fatores precipitantes foram identificados em aproximadamente 11% dos casos e incluíram xilazina, ruído, aparagem da crina, toques no pescoço e estro.[364] Os sinais prodrômicos ou preditivos não são reconhecidos de maneira consistente, porém podem ser observados em alguns cavalos com convulsões focais ou generalizadas e envolvem comportamento ansioso, isolamento de outros cavalos, ficar parado em um canto, agitação da cauda e mudanças de personalidade. As convulsões focais podem envolver a face ou o corpo, e alguns de seus sinais mais comuns são espasmos em orelhas ou lábios, prolapso da língua, abertura e fechamento da mandíbula, chutes compulsivos, virar a cabeça para o lado e tremores.[364] Em alguns casos, relataram-se redução da consciência e mudanças comportamentais também. As convulsões generalizadas são tipicamente caracterizadas por atividade motora tônico-clônica. O desvio do globo ocular e o nistagmo são comuns. Vocalização e distúrbios autônomos, como midríase, micção, defecação e sudorese profusa também foram relatados. Os cavalos acometidos podem apresentar rigidez ou perda generalizada de tônus muscular. Sinais pós-ictais também foram relatados em equinos. No estudo de 104 cavalos com convulsões, 31% dos animais acometidos por crises complexas focais ou generalizadas apresentaram sinais pós-ictais com duração de minutos a horas.[364] Esses sinais foram ataxia, desorientação, letargia, agitação, cegueira, hipersensibilidade e respiração superficial.

Transtornos do sono

Define-se *sono* como a inconsciência da qual se pode despertar por estímulos sensoriais ou outros.[349,355] O sono foi investigado em cavalos domésticos, e identificaram-se quatro estágios de vigilância: vigília, sonolência, sono de ondas lentas (SWS, do inglês *slow wave sleep*) e sono com movimento rápido dos olhos (REM, do inglês *rapid eye movement*), também conhecido como *sono paradoxal* ou *dessincronizado*.[366-369] O sono REM parece ser uma parte regenerativa importante do ciclo do sono. Em geral, os cavalos adultos precisam de 3 a 5 hora por dia de sono, com aproximadamente 0,5 hora por dia de sono REM. A maior parte do sono REM em cavalos parece ocorrer em decúbito dorsal, embora tenha sido ocasionalmente observado em cavalos em estação que não estão habituados a seu ambiente.[368]

A narcolepsia é um transtorno do sono caracterizado principalmente por sonolência excessiva e ataques de sono com ou sem cataplexia – perda repentina de tônus muscular e de arreflexia somática.[355,371,372] Em seres humanos, a narcolepsia também altera o sono noturno e provoca alucinações hipnagógicas e paralisia do sono. O ciclo do sono é interrompido, e as pessoas com narcolepsia tendem a entrar em sono REM no início do sono e não mais tarde no ciclo do sono. Formas esporádicas e familiares de narcolepsia foram identificadas em humanos, cães e equinos.[370-379] A fisiopatologia da narcolepsia ainda é incerta e pode variar entre espécies e indivíduos. Parece ser um distúrbio bioquímico complexo que afeta várias regiões do encéfalo (tronco encefálico, hipotálamo, sistema límbico e, talvez, núcleo estriado e córtex) com disfunção de neurotransmissores dopaminérgicos, colinérgicos e noradrenérgicos.[372,381] Defeitos na sinalização de hipocretina foram descritos na narcolepsia familiar e esporádica de algumas espécies.[371-373,382] As hipocretinas 1 e 2, também conhecidas como *orexinas*, são neuropeptídeos que parecem ser expressos especificamente em certos neurônios hipotalâmicos. Aparentemente, têm papel importante na regulação dos estados de sono e excitação, bem como no apetite. Em algumas raças de cães, um tipo familiar de narcolepsia foi identificado em associação a uma mutação no gene do receptor da hipocretina 2.[374] Nesses cães, a concentração de hipocretina no liquor é normal. Nos seres humanos, a narcolepsia mostra-se raramente associada a mutações no gene do receptor da hipocretina. Tanto em humanos quanto em cães, a forma esporádica de narcolepsia tem sido associada à diminuição da concentração de hipocretina no liquor. Muitos casos de narcolepsia humana estão ligados ao antígeno leucocitário humano, e um componente autoimune pode atuar no desenvolvimento da doença. Acredita-se que haja uma destruição imunomediada dos neurônios hipotalâmicos que produzem hipocretina, levando ao declínio progressivo na concentração dessa molécula. Hoje, o papel da hipocretina na narcolepsia equina é incerto. A concentração de hipocretina no liquor de um potro islandês com narcolepsia sem cataplexia foi semelhante à observada em controles, embora tenha sido especulado que as concentrações possam diminuir com o tempo.[377] Às vezes, a narcolepsia secundária pode desenvolver-se após uma doença ou um insulto orgânico ao encéfalo, como depois de lesões cerebrais traumáticas.[383,384]

A maioria dos casos de narcolepsia em cavalos foi diagnosticada em potros, mas casos esporádicos foram observados em adultos.[355,374-380] Devido às dificuldades no diagnóstico de narcolepsia, alguns desses casos podem representar privação de sono em decúbito ou hipersonia idiopática, outro distúrbio do SNC caracterizado por sonolência excessiva. Os transtornos do sono em cavalos precisam ser mais bem caracterizados.

Os transtornos do sono em cavalos são geralmente caracterizados por sonolência, com abaixamento gradual da cabeça e colapso, principalmente para frente. Em alguns casos, o colapso é completo. Os casos de narcolepsia com cataplexia são caracterizados por atonia e arreflexia dos membros. Ocasionalmente, oscilação e tropeços ao caminhar foram descritos em cavalos narcolépticos. Em casos de narcolepsia em outras espécies, a cataplexia pode às vezes ser induzida por brincadeiras ou pela alimentação. Gatilhos semelhantes já foram descritos na narcolepsia equina. Muitos potros recém-nascidos normais podem ser induzidos a um estado catapléctico, semelhante ao sono, por contenção firme do corpo inteiro.[355]

Condições que causam colapso

Várias condições foram associadas ao colapso em cavalos, mas as informações são um pouco limitadas (Boxe 7.7). O diagnóstico definitivo da causa do colapso pode ser desafiador. Em um estudo retrospectivo de 25 cavalos com colapso episódico, um diagnóstico final foi estabelecido em 11 animais e um diagnóstico presuntivo em oito, com seis casos não diagnosticados.[348] De modo geral, a causa mais comum de colapso nessa série foi a síncope, responsável por 63% dos casos com diagnóstico definitivo ou presuntivo. Nos 11 cavalos com diagnóstico final específico, as causas incluíram doenças cardíacas (5 de 11), convulsões generalizadas (2 de 11), hipoglicemia secundária a neoplasia (2 de 11) e transtornos do sono (2 de 11). Nos oito cavalos com diagnóstico presuntivo, as causas foram síncope neurocardiogênica (5 de 8), síncope associada a EIPH grave (2 de 8) e convulsões (1 de 8).

Síncope

A síncope equina tem sido associada a causas cardiovasculares, não cardiovasculares e inexplicáveis, sendo a síncope cardiovascular e neurocardiogênica presumida as mais comuns. Entre os problemas cardiovasculares específicos associados à síncope em cavalos estão arritmias cardíacas, inclusive bloqueio atrioventricular (AV) de terceiro grau, taquicardia atrial com bloqueio AV avançado de segundo grau e fibrilação atrial.[348,355,385,386] A insuficiência cardíaca do lado direito, a ruptura de cordas tendíneas, o infarto do miocárdio, a fibrose miocárdica, a endocardite aórtica e a pericardite também foram associados à síncope.[355,385,386] Em alguns casos, a confirmação de uma doença cardíaca definitiva pode ser difícil. Dependendo do problema subjacente, alguns cavalos com síncope cardiovascular podem ter outros sinais de insuficiência cardíaca, mas isso não é consistente. A síncope neurocardiogênica presuntiva foi diagnosticada em cavalos sem achados anormais em exames clínicos, neurológicos ou cardíacos.[348,355] De modo geral, o colapso ocorreu em repouso, sem aviso, e os cavalos caíram de maneira abrupta ou levantaram a cabeça e caíram para trás no chão. A confirmação da síncope neurocardiogênica exigiria monitoramento de eletrocardiograma (ECG) e pressão arterial. A policitemia e a obstrução das vias respiratórias superiores também foram relatadas como causadoras de episódios de síncope.[387,388]

BOXE 7.7 Causas de colapso

Síncope
Cardiovascular
- Arritmia
- Bloqueio atrioventricular (AV) de terceiro grau
- Taquicardia atrial com bloqueio AV de segundo grau
- Fibrilação atrial
- Outra
- Insuficiência cardíaca do lado direito
- Ruptura de cordas tendíneas
- Infarto do miocárdio, fibrose miocárdica
- Endocardite
- Pericardite

Não cardiovascular
- Síncope neurocardiogênica (vasovagal)
- Policitemia
- Obstrução das vias respiratórias
- Indeterminada

Convulsões
Reativas (sem lesão encefálica estrutural)
- Hepatoencefalopatia
- Hemorragia
- Anomalias eletrolíticas
- Hipoglicemia

Sintomáticas
- Lesão encefálica traumática (fratura de crânio, hemorragia encefálica)
- Edema encefálico
- Encefalopatia neonatal
- Neoplasia
- Granuloma de colesterol (pode ser incidental)
- Vasculite
- Meningoencefalite viral, bacteriana ou verminótica
- Abscesso
- Mieloencefalite protozoótica equina
- Eventos vasculares intracranianos
- Leucoencefalomalácia
- Anomalias congênitas
- Carrapatos de orelha

Criptogênicas
- Lesão suspeita, mas que não pode ser identificada

Idiopáticas
- Epilepsia idiopática juvenil de potros Árabes

Transtornos do sono
Privação de sono em decúbito
Narcolepsia

Outras
Paralisia periódica hiperpotassêmica
Hipoglicemia
Hipertermia
Indeterminada

Convulsões

Vários distúrbios foram associados a convulsões em cavalos. O quadro clínico da convulsão parece ser independente da causa subjacente, refletindo a área e a extensão do acometimento do córtex encefálico.[364] No estudo que avaliou 104 cavalos com convulsões, dois cavalos tiveram convulsões reativas não associadas à função encefálica anormal. Tais cavalos foram diagnosticados com insuficiência hepática e hemorragia sistêmica aguda grave. Os 102 cavalos restantes foram considerados portadores de doença encefálica subjacente, embora um diagnóstico específico nem sempre pudesse ser estabelecido. Desses, 28% tiveram apenas um episódio de convulsão e 70% tiveram duas ou mais crises e foram diagnosticados com epilepsia. Nos cavalos com um único episódio de convulsão, uma lesão encefálica estrutural subjacente foi confirmada ou suspeita em 16 de 29 animais. O traumatismo craniano agudo foi a lesão mais comum (6 de 16). Nos cavalos com epilepsia, a convulsão foi classificada como sintomática em 35,6% dos casos e criptogênica em 54,8%. Além disso, dois potros foram diagnosticados com epilepsia idiopática. De modo geral, não houve associação de raça, idade ou sexo em cavalos com epilepsia, embora a epilepsia idiopática juvenil seja observada em potros Árabes. As causas específicas de convulsões sintomáticas identificadas foram fratura de crânio, hemorragia encefálica, edema encefálico, neoplasia, granuloma de colesterol, vasculite, meningoencefalite, abscesso, eventos vasculares intracranianos, leucoencefalomalácia, anomalias congênitas e mieloencefalite protozoária equina (EPM, do inglês *equine protozoal myeloencephalitis*). A presença de carrapatos de orelhas foi raramente associada a convulsões.[355] A meningoencefalite por infecção pelo nematoide *Halicephalobus gingivalis* foi associada a múltiplos déficits neurológicos, inclusive convulsões.[389] Os neonatos têm limiar convulsivo mais baixo do que os adultos e, nesses animais, as convulsões foram associadas a sepse, encefalopatia neonatal e anomalias eletrolíticas, inclusive hiponatremia.[355,390-392] A hipoglicemia pode causar convulsões, porém é mais frequentemente associada à fraqueza e à letargia. A encefalopatia hiperbilirrubinêmica (kernicterus) é rara em potros.

Transtornos do sono

A privação do sono pode ser induzida ao impedir que os cavalos se deitem, como ao mantê-los amarrados para impedir a exacerbação de uma lesão musculoesquelética por deitarem e levantarem.[355,370] Outras condições em que os cavalos não se deitam para dormir são problemas musculoesqueléticos, abdominais, torácicos ou neurológicos que causam dor ou dificuldades mecânicas na tentativa de deitar e/ou levantar-se. A insegurança ambiental, inclusive dinâmicas de rebanho, tamanho do estábulo e ruído excessivo, pode impedir que o animal se sinta confortável o suficiente para se deitar. Também foi proposto que a monotonia, como a imobilização prolongada, pode fazer com que os cavalos exibam sonolência, abaixando a cabeça ao ponto de quase colapso à transição do sono SWS para o REM.

A narcolepsia familiar foi identificada em Cavalos em Miniatura, pôneis de Shetland e Lipizzanos.[355,375,376,378] A genética precisa ainda não foi determinada. A narcolepsia esporádica, geralmente sem cataplexia, foi identificada em várias raças, inclusive Warmbloods, Islandeses e Puros-Sangues.[355,378]

Outros exames diagnósticos

Vários outros distúrbios podem causar colapso. A paralisia periódica hiperpotassêmica pode provocar fraqueza, fasciculações musculares e colapso sem alterações da consciência.[302] Outras anomalias eletrolíticas, além da hiperpotassemia, podem causar colapso, como hipocalcemia, hiponatremia e hipopotassemia.[355] A hipoglicemia pode estar relacionada com a fraqueza e o colapso e, em alguns casos, a convulsões. Alguns outros distúrbios que podem causar colapso são traumatismos nas vias motoras, botulismo e hipertermia.[355]

Abordagem diagnóstica ao colapso

O diagnóstico da causa do colapso pode ser desafiador e, em muitos casos, a causa definitiva não é determinada. Com frequência, o profissional não testemunha o episódio e, embora o relato do proprietário seja útil, também pode ser impreciso e omitir informações importantes caso este último não saiba seu significado. O estabelecimento de um diagnóstico final é mais provável em cavalos que sofreram múltiplos episódios de colapso do que naqueles que apresentaram colapso apenas uma vez.[348] Isso pode ocorrer devido à maior probabilidade de apresentar sinais contínuos da doença e ao aprimoramento da sensibilidade dos procedimentos diagnósticos por sua realização durante ou logo após um episódio de colapso. Algumas arritmias cardíacas, por exemplo, são paroxísticas e podem não ser observadas entre os episódios.

Achados à anamnese

Algumas causas de colapso são associadas a idade, raça e sexo. De modo geral, os neonatos são mais suscetíveis a convulsões do que os cavalos adultos e podem apresentá-las em resposta a várias doenças metabólicas e sistêmicas.[355,390-392] A epilepsia idiopática juvenil é uma doença dos potros Árabes egípcios com idade de início entre 2 dias e 6 meses.[355,393] Formas familiares de narcolepsia foram identificadas em Cavalos em Miniatura, pôneis de Shetland e Lipizzanos.[355,375,376,378] A paralisia periódica hiperpotassêmica deve ser considerada uma possível causa de colapso em Quartos de Milha e raças relacionadas.[302] No estudo de 104 cavalos com convulsões, o tipo de convulsão foi significativamente associado ao sexo. As fêmeas foram mais propensas a convulsões generalizadas, e uma égua apresentou convulsões generalizadas durante o estro.[364] As concentrações de estrógeno e progesterona estão relacionadas com alterações no limiar convulsivo em mulheres e cadelas. Um fator de risco semelhante pode estar presente em éguas.[361,394]

A anamnese deve ser detalhada, com inclusão da história de desempenho e da ocorrência de outros problemas, como EIPH ou claudicação. No que diz respeito aos episódios de colapso, o início e a duração, bem como quaisquer gatilhos específicos e as características do episódio, devem ser determinados. Possíveis razões para a privação de sono em decúbito devem ser investigadas, inclusive problemas médicos subjacentes e mudanças no manejo, como a mudança do cavalo para um novo ambiente com animais diferentes, ruído excessivo ou espaço limitado.

Exame físico

Um exame físico completo deve ser realizado. Em alguns casos, outros sinais clínicos podem estar presentes, dependendo da doença subjacente. Febre e letargia, por exemplo, podem ser observadas em cavalos com encefalite viral ou bacteriana e icterícia, enquanto se nota a perda de peso em cavalos com hepatoencefalopatia. Cavalos com transtornos do sono podem sofrer abrasões nos flancos devido à curvatura repetida para frente. Convém atenção especial aos sistemas cardiovascular e neurológico. Em alguns casos de possível doença cardíaca, a avaliação do cavalo após o exercício pode ser útil.

A videovigilância pode ser necessária para proporcionar a observação do episódio real de colapso. Embora a diferenciação das condições seja difícil, os aspectos clínicos podem variar entre síncope, convulsões e transtornos do sono. As convulsões generalizadas tendem a diferir da síncope, pois envolvem atividade convulsiva tônico-clônica e podem estar associadas a opistótonos ou nistagmo, além de micção e defecação. As convulsões também são frequentemente seguidas por uma fase pós-ictal que não é vista na síncope ou na narcolepsia. Em cavalos com transtornos do sono, o colapso costuma ser precedido pela inclinação gradual da cabeça, e o animal cai para frente. O movimento dos olhos pode ser visto em associação ao sono REM durante um episódio de narcolepsia, mas isso parece incomum em cavalos.

Exames diagnósticos auxiliares

Patologia clínica. Hemograma completo, determinação de fibrinogênio e bioquímica sérica podem auxiliar a identificação de anomalias metabólicas ou sistêmicas, como sepse, doença hepática ou anomalias eletrolíticas. Em alguns cavalos, como aqueles com paralisia periódica hiperpotassêmica (HYPP, do inglês *hyperkalemic periodic paralysis*), a anomalia pode estar presente apenas durante o episódio. A medição da troponina cardíaca pode ajudar a identificação de doenças cardíacas.[395,396] A análise do liquor e o exame para diagnóstico de EPM podem fornecer informações importantes.

Exame eletrodiagnóstico. Um ECG é valioso na avaliação do ritmo cardíaco em cavalos com episódios de colapso. Como algumas arritmias são intermitentes, o monitoramento contínuo do ECG pode ser necessário para identificar a arritmia. Isso costuma ser feito com um monitor Holter de 24 horas. Um *monitor cardíaco (looper) implantável* foi usado em cavalos para registro do ECG durante os episódios de colapso e pode facilitar o diagnóstico.[348] O monitoramento da pressão arterial durante um episódio pode ser útil, mas não foi feito em cavalos. Um eletroencefalograma (EEG) avalia a atividade elétrica do encéfalo e pode auxiliar a identificação de convulsões. No entanto, devido à natureza paroxística da atividade epileptiforme, um EEG normal não descarta a presença de convulsões, sobretudo se realizado durante o período interictal. Em potros Árabes com epilepsia idiopática juvenil, a atividade epileptiforme foi observada ao EEG de 9 entre 13 potros.[393] O monitoramento contínuo do EEG melhora a chance de detecção de atividade encefálica anormal. Um dispositivo para EEG ambulatorial tem sido usado em cavalos para registro de longa duração e identificou anomalias na atividade encefálica.[397,398] O EEG também pode avaliar a atividade elétrica no ciclo do sono e auxiliar a avaliação da narcolepsia.

Técnicas de diagnóstico por imagem. O ecocardiograma pode auxiliar a avaliação de doenças cardíacas. Também pode ser usado para avaliar o fígado de cavalos com suspeita de doença hepática e hepatoencefalopatia.

Radiografias, tomografia computadorizada (TC) e ressonância magnética (RM) podem auxiliar a avaliação diagnóstica de cavalos com colapso, especialmente naqueles com suspeita de atividade convulsiva.[348,364,399,400] As radiografias e a TC do crânio são bastante úteis em cavalos com traumatismo craniano. Também podem ser usadas para identificar outras lesões. Contudo, têm algumas limitações na identificação de doenças inflamatórias e lesões parenquimatosas pequenas ou difusas. A RM demonstrou ser uma valiosa ferramenta de diagnóstico, especialmente na avaliação da epilepsia sintomática.[364,399] Houve uma boa correlação entre os achados da RM e os resultados intraoperatórios ou *post mortem*. Convém lembrar, no entanto, que a ocorrência de convulsões na ausência de uma lesão encefálica estrutural não é incomum.

Outros exames. O teste de desafio foi usado na avaliação de possível narcolepsia em cavalos, porém os resultados não foram consistentes.[374-377] A fisostigmina pode induzir episódios narcolépticos; e a atropina, eliminar os sinais. Em humanos e cães, a concentração de hipocretina no liquor pode ser usada na avaliação da narcolepsia, mas hoje o valor desse exame em equinos é incerto.[377,382]

DISFAGIA

A *disfagia* é a dificuldade de deglutição. A deglutição normal é uma sequência complexa em três fases: oral, faríngea e esofágica.[401] Na medicina equina, a disfagia é um termo frequentemente usado de maneira ampla para se referir a qualquer dificuldade na preensão e na ingestão de alimentos, como bem como na deglutição real. Os sinais clínicos da disfagia variam de acordo com a causa, mas envolvem queda do alimento no chão ou seu acúmulo entre os dentes vestibulares e a mucosa bucal, ptialismo, extensão do pescoço, engasgos, tosse e presença de secreção nasal tingida pela ração. A disfagia pode ser um problema significativo para o paciente devido a risco de aspiração e possível comprometimento do estado nutricional e de hidratação.

Mecanismos da disfagia

Comer e beber são atividades neuromusculares complexas iniciadas pela entrada do material na cavidade oral.[401-403] O processo de deglutição torna possível o transporte desse material da cavidade oral para o estômago ao mesmo tempo que protege as vias respiratórias. O estágio inicial da deglutição é a fase oral, que engloba a formação e o posicionamento de um bolo alimentar, definido como alimento de tamanho e consistência adequados para ser engolido. A mastigação e o umedecimento pela saliva levam à formação do bolo e iniciam a digestão por degradação mecânica do alimento e adição de enzimas digestivas salivares. O bolo é movido para a base da língua, na qual movimentos coordenados da língua e da faringe iniciam a fase faríngea da deglutição. A orofaringe relaxa e o palato mole eleva-se para vedar o arco palatofaríngeo e a nasofaringe. À medida em que o bolo entra na orofaringe, o aparelho hioide move-se em direção rostrodorsal, puxando a laringe e a faringe comum para frente e, ao mesmo tempo, a epiglote inclina-se caudalmente para impedir a entrada do bolo na laringe. O bolo é movido pela faringe por meio de contração sequencial de seus músculos, junto com alguma força motriz da língua. A porção inferior do músculo constritivo inferior da faringe, conhecida como *cricofaríngeo*, é o principal músculo do esfíncter superior do esôfago. Ao final do estágio faríngeo da deglutição, esse músculo relaxa, possibilitando a entrada do bolo no esôfago. Depois, contrai-se para impedir o refluxo oroesofágico e a aerofagia. Com a entrada do bolo, o esôfago, inclusive seu esfíncter inferior, relaxa; e o bolo é impulsionado para o estômago pelas ondas peristálticas primárias. A gravidade pode ajudar a movimentação do bolo fluido em direção ao estômago. Depois da entrada do bolo no estômago, o esfíncter esofágico inferior contrai-se para evitar o refluxo gastresofágico. Qualquer refluxo menor é normalmente eliminado por ondas peristálticas secundárias, que ocorrem no esôfago torácico e sem contração faríngea associada. Em condições normais, cavalos não apresentam antiperistaltismo ativo e, portanto, esses animais não vomitam. Toda a atividade de deglutição é relativamente rápida. Nos herbívoros, a respiração pode continuar ininterrupta durante a deglutição.

Várias estruturas anatômicas e pelo menos 30 músculos, inclusive estriados e lisos, estão envolvidos no processo de comer e beber.[401,402] Entre os músculos utilizados estão o masseter, o temporal e pterigoide medial e lateral, geralmente chamados de *músculos da mastigação*. Os músculos dos lábios, da cavidade oral, da faringe, da laringe e do esôfago também participam desse processo. A deglutição normal requer a integração sofisticada desses músculos ao SNC e ao sistema nervoso periférico (SNP).

Cada fase da deglutição está sob controle neurológico complexo, com estímulos voluntários (somáticos) e involuntários (autônomos).[401-403] Os nervos cranianos (NCs) importantes na preensão e na deglutição são o trigêmeo (NC V), o facial (NC VII), o glossofaríngeo (NC IX), o vago (NC X), o acessório espinal (NC XI) e o hipoglosso (NC XII). A atividade desses seis NCs é mediada centralmente pelo bulbo do tronco encefálico, em que uma rede de núcleos sensoriais e motores e interneurônios forma o centro da deglutição. Além do tronco encefálico, as regiões corticais e subcorticais do encéfalo têm papel essencial na mediação da deglutição, principalmente na fase oral.

Tanto a função sensorial quanto a motora atuam na obtenção do alimento, bem como durante a deglutição.[403] No que diz respeito à obtenção do alimento, a estimulação sensorial dos nervos olfatórios e ópticos é importante para o olfato e a visão, enquanto o nervo trigêmeo responde pela sensibilidade da mucosa oral rostral e dos lábios. Com o alimento na cavidade oral e na orofaringe, os receptores periféricos estimulam os nervos trigêmeo, facial e glossofaríngeo, que transmitem informações sensoriais ao tronco encefálico, o que leva à ativação do reflexo da deglutição. Nesse reflexo, descargas padronizadas de excitação e inibição são enviadas dos neurônios no centro da deglutição para os núcleos motores dos nervos cranianos. A deglutição também pode ser iniciada pela estimulação dos neurônios corticais e, muitas vezes, as entradas corticais e periféricas atuam juntas na deglutição. Após o início da deglutição, a estimulação sensorial contínua modula a atividade motora.

Diversos problemas, congênitos ou adquiridos, podem prejudicar a deglutição.[404-406] As causas de disfagia podem ser agrupadas por localização anatômica como orais, faríngeas ou esofágicas. Além disso, os mecanismos gerais de disfagia podem ser classificados como morfológicos ou funcionais. Entre as causas morfológicas estão dor e doenças inflamatórias, além de problemas mecânicos, como anomalias e obstruções anatômicas. Entre as causas funcionais estão vários distúrbios neurológicos, neuromusculares e musculares que podem interferir na atividade altamente regulada da deglutição. Os distúrbios funcionais podem afetar qualquer fase do processo de comer e beber, mas, de modo geral, prejudicam as fases oral e faríngea da deglutição. Alguns distúrbios, como o empiema da bolsa gutural, podem causar obstrução física e comprometimento neurológico.

Condições associadas à disfagia

Causas morfológicas

Várias causas morfológicas da disfagia foram identificadas em cavalos (Boxe 7.8). As anomalias anatômicas associadas à disfagia são fenda palatina, desvio de septo, cistos branquiais e cistos subepiglóticos.[405-408] Em geral, a dor e a inflamação de várias causas subjacentes contribuem para a disfagia. Problemas dentários podem causar dor e alterações mecânicas na mastigação.[409,410] Algumas doenças odontológicas dolorosas são ulcerações em pontas ou ganchos, periodontite, cárie infundibular, fratura dentária e síndrome de reabsorção e hipercementose dos dentes odontoblásticos equinos (EOTRH, do inglês *equine odontoclastic tooth resorption and hypercementosis syndrome*).

A retenção de pré-molares decíduos retidos, bem como a boca em ondas, afiada ou em degraus e, ocasionalmente, as más oclusões graves podem dificultar mecanicamente a mastigação. A ulceração oral associada ao desconforto pode ser causada por fragmentos de vegetais, vírus da estomatite vesicular, intoxicação por cantaridina e exposição a substâncias cáusticas ou alguns medicamentos, como fenilbutazona ou enrofloxacina.[404-406] Relatou-se disfagia em potro com infecção por herpesvírus equino 2 e ulceração esofágica.[411] Outras causas de dor são epiglotite, corpos estranhos, doença da articulação temporomandibular, fraturas mandibulares ou maxilares e demais lesões traumáticas, como lesão hioide ou laceração da língua.[405,406,412,413] Embora incomum, a sialoadenite séptica com acometimento da glândula parótida ou salivar mandibular pode ser uma causa significativa de dor, incapacidade e disfagia.[414]

BOXE 7.8 Causas morfológicas de disfagia

- Anomalias anatômicas
  - Fenda palatina
  - Desvio de septo nasal, má oclusão grave
  - Cistos branquiais
  - Cistos subepiglóticos
- Doenças dentárias
  - Pontas, ganchos
  - Retenção de pré-molares decíduos
  - Boca em onda, degrau ou afiada
  - Periodontite
  - Fratura dentária
  - Reabsorção e hipercementose dos dentes odontoblásticos equinos
  - Outras
- Doença da articulação temporomandibular
  - Úlcera oral
  - Problemas dentários
  - Vírus da estomatite vesicular
  - Fragmentos vegetais
  - Substâncias cáusticas, medicamentos
  - Intoxicação por cantaridina
- Traumatismo
  - Fraturas de crânio, mandíbula ou maxila
  - Lacerações na língua
- Corpos estranhos
- Neoplasia
  - Oral, esofágica – carcinoma espinocelular, dentário
- Epiglotite
- Massas retrofaríngeas que causam compressão
  - Abscessos
  - Aumento de volume da bolsa gutural
  - Empiema, micose
  - Timpanismo
  - Hemorragia associada à ruptura do músculo longo da cabeça
  - Neoplasia
  - Sialoadenite séptica
- Doenças esofágicas
  - Obstrução (engasgo)
  - Esofagite
  - Perfuração, fístula
  - Estenose
  - Divertículos, megaesôfago
  - Anomalias congênitas – cistos
  - Neoplasia
- Picada de cobra

O problema obstrutivo mais comum que causa disfagia é a obstrução esofágica ou o estrangulamento.[404-406,415] Isso costuma ser causado por uma compactação alimentar, embora corpos estranhos esofágicos também sejam observados. Além da obstrução, outras doenças esofágicas que podem causar disfagia são esofagite, ruptura esofágica, fístula, estenoses, divertículos, megaesôfago e distúrbios congênitos, como cistos esofágicos.[415,416] Os tumores esofágicos são incomuns, mas o carcinoma espinocelular esofágico primário tem sido relatado.[415,417-419] Observou-se que o carcinoma espinocelular e o liomiossarcoma se estendem do estômago para o esôfago. A hipertrofia muscular idiopática do esôfago distal foi reconhecida, mas, em muitos casos, não tem significado clínico.[420]

A compressão externa da faringe ou esôfago também pode provocar obstrução. O colapso da faringe pode ser observado com o aumento de volume dos linfonodos retrofaríngeos, na maioria das vezes devido a abscessos associados a *Streptococcus equi* subespécie *equi*, bem como doença grave da bolsa gutural, inclusive empiema, micose ou timpanismo e, ocasionalmente, neoplasia.[405,406,421-424] O colapso faríngeo é frequentemente associado à dispneia e à disfagia. As neoplasias orais de origem dentária ou não são relativamente incomuns, mas podem causar dor ou agir como uma massa que ocupa espaço, o que provoca disfagia.[405,406,425,426] Vários tumores dentários foram descritos, assim como tumores osteogênicos de origem não dentária, como osteomas, fibromas ossificantes e osteocondromas. O carcinoma espinocelular é a neoplasia de tecidos moles mais comum na cavidade oral, porém outras foram identificadas, inclusive melanoma e linfossarcoma. O adenocarcinoma da língua e da epiglote foi relatado como causa de disfagia grave em um cavalo.[427] A picada de cobra pode causar edema grave da cabeça e disfagia.[347,428]

Causas funcionais

As doenças da bolsa gutural que afetam os nervos cranianos em seu interior são um dos problemas funcionais mais comuns que causam disfagia[404-406,424,429-431] (Boxe 7.9). A parede dorsolateral do compartimento medial da bolsa gutural contém vários nervos, como o glossofaríngeo (IX); os ramos do nervo vago (X), acessório espinal (XI) e hipoglosso (XII); e o gânglio cervical craniano. Além disso, uma pequena parte do nervo facial (VII) está localizada na parede dorsal do compartimento lateral. Assim, a doença da bolsa gutural pode provocar disfunção faríngea, disfagia e, ocasionalmente, outros sinais neurológicos, como paralisia laríngea, síndrome de Horner e paralisia facial.[404-406,424,429-431] As doenças importantes da bolsa gutural que causam disfagia são empiema e micose. O traumatismo craniano com ruptura do músculo longo da cabeça no local de fixação ao osso basiesfenoide pode provocar hemorragia significativa na bolsa gutural e afetar os nervos cranianos.[429]

Às vezes, a lavagem da bolsa gutural e sua correção cirúrgica causam lesões nos nervos cranianos que a percorrem, com consequente disfunção neurológica.[405,406,431] Embora a osteoartropatia temporal hioide geralmente provoque *déficits* dos nervos facial (NC VII) e vestibulococlear (NC VIII), o glossofaríngeo (NC IX) e o vago (NC X) podem ser acometidos, causando disfagia.[432,433] A intoxicação por chumbo pode provocar neuropatia periférica com disfagia.[434] Alguns cavalos com polineurite equina, uma doença inflamatória que afeta principalmente a cauda equina, apresentam acometimento dos nervos cranianos e disfagia, às vezes antes do desenvolvimento de sinais relacionados com a disfunção da cauda equina.[435,436]

BOXE 7.9 Causas funcionais de disfagia

Doença neurológica periférica
- Doença da bolsa gutural com acometimento de nervos cranianos
- Empiema, micose
- Timpanismo
- Hemorragia associada à ruptura do músculo longo da cabeça
- Neoplasia

Osteoartropatia temporoioide
Envenenamento por chumbo
Polineurite equina

Doença neurológica central
Encefalite/encefalomielite viral
- Raiva
- Encefalite equina do Leste, do Oeste e venezuelana (EEE, WEE, VEE)
- Vírus do Oeste do Nilo (WNV)
- Mieloencefalopatia herpética equina

Mieloencefalite protozoótica equina
Intoxicação
- Encefalomalacia nigropálida
- Leucoencefalomalacia

Traumatismo
Tétano
Parasitas em migração
Disautonomia equina
- Afeta os sistemas nervosos central, periférico e entérico

Disfunção faríngea em neonatos

Doença neuromuscular
Botulismo
Tétano
Intoxicação por organofosfato
- Sinais principalmente colinérgicos agudos; disfagia rara

Paralisia por carrapato

Doença muscular
Miodegeneração nutricional (doença do músculo branco)
Paralisia periódica hiperpotassêmica

As doenças neurológicas centrais e os distúrbios neuromusculares ou musculares que podem causar disfagia geralmente provocam outros sinais concomitantes, além de problemas alimentares. Algumas doenças neurológicas centrais importantes que podem estar associadas à disfagia são a encefalite viral (raiva, encefalite oriental e ocidental, vírus do Nilo Ocidental, herpesvírus equino), a mieloencefalite protozoária equina, as neuropatias tóxicas (leucoencefalomalácia e encefalomalácia nigropálida), o tétano, o traumatismo encefálico e, raramente, os parasitas em migração.[404-406,437-441] A disfagia é um achado relativamente comum em cavalos com raiva.[404] Equinos com encefalomalacia nigropálida apresentam lesões nos gânglios da base e conseguem engolir, mas não apreender o alimento, pois não têm coordenação dos lábios e da língua. A toxina tetânica atua em vários locais do sistema nervoso, inclusive nos interneurônios inibidores no SNC e na junção neuromuscular, causando paralisia muscular.[442] De modo geral, a toxina aumenta o tônus dos músculos mastigatórios, causando *trismo*, além de disfagia. A abertura da boca pode ser difícil. Alguns casos de hipocalcemia acentuada podem causar tetania e disfagia. Uma síndrome de disfagia relacionada com a disfunção faríngea presumida foi relatada em neonatos.[443] Embora a patogênese não seja totalmente compreendida, alguns potros afetados eram prematuros e/ou diagnosticados com encefalopatia neonatal. Outros problemas neurológicos centrais que podem causar disfagia são meningite bacteriana ou fúngica e massas intracranianas.

Os problemas neuromusculares que podem causar disfagia são a intoxicação por organofosfato, a paralisia por picada de carrapatos, o botulismo e, em certa medida, o tétano, que também apresenta um componente central.[404-406,442,444,445] Um dos primeiros sinais do botulismo pode ser a redução da velocidade de alimentação. A *disautonomia equina* é uma doença neurodegenerativa com alta taxa de mortalidade que afeta os sistemas nervosos periférico, central e entérico dos equídeos em pastoreio.[446-448] O sistema gastrintestinal é o sistema corpóreo mais acometido, e os sinais clínicos predominantes são cólicas, perda de peso e disfagia. Embora ocorra principalmente na Grã-Bretanha, a doença foi identificada em regiões da Europa continental e, raramente, em outros locais, inclusive nos EUA. Uma possível ligação com os tipos C e D de *Clostridium botulinum* foi proposta, mas a causa da disautonomia equina continua não esclarecida.[446]

A doença muscular primária que provoca disfagia é a miodegeneração nutricional (distrofia muscular nutricional, doença do músculo branco) associada à deficiência de selênio.[449-451] Embora relatada com mais frequência em potros, a miodegeneração nutricional pode afetar cavalos de qualquer idade. Embora possa acometer vários músculos, a miodegeneração pode estar limitada ao músculo masseter e/ou à língua em alguns casos, nos quais a disfagia é o sinal predominante. Potros com HYPP podem apresentar disfagia, sobretudo quando homozigotos.[302]

Abordagem diagnóstica à disfagia

A avaliação da disfagia baseia-se na determinação da presença de anomalias morfológicas e/ou funcionais. A avaliação inicial deve incluir os achados à anamnese e um exame físico completo, com observação da alimentação. Outros exames, como o neurológico, são frequentemente indicados.

Achados à anamnese

Há algumas associações de idade e raça à disfagia. Em geral, anomalias anatômicas como a fenda palatina ou o desvio de septo são aparentes em animais jovens. Alguns distúrbios dentários podem estar relacionados com a idade.[409,410] Os pré-molares decíduos caem entre 2 e 5 anos de idade e podem ficar retidos como tampões. Os cavalos mais velhos têm mais chances de apresentar boca com ondas graves, ausência de dentes ou EOTRH e podem ser mais suscetíveis à obstrução esofágica. A disfagia por disfunção faríngea pode ser observada em neonatos, às vezes em associação à prematuridade ou à encefalopatia neonatal.[443] A HYPP pode ser uma causa de disfagia nos potros Quarto de Milha.[302] Os cavalos Frísios são mais suscetíveis a distúrbios esofágicos, especificamente megaesôfago.[452]

A história geral completa é importante na avaliação da disfagia. Ela pode ajudar a diferenciar a disfagia de uma diminuição no apetite. A dieta, a história dentária e quaisquer doenças e tratamentos recentes devem ser determinados. Uma história de queda da ração durante a mastigação pode sugerir uma doença odontológica. A possibilidade de exposição a toxinas, como chumbo, organofosforados ou cardo-estrelado-amarelo e trepadeira-russa (*Rhaponticum repens*), deve ser avaliada. O estado vacinal do cavalo deve ser estabelecido, especialmente com relação a tétano, vírus do Nilo Ocidental, vírus da encefalite equina oriental (EEE, do inglês *eastern equine encephalitis*), vírus da encefalite equina ocidental (WEE, do inglês *western equine encephalitis*), herpesvírus equino e raiva. O estado de saúde de outros animais da fazenda deve ser determinado, já que doenças como o garrotilho e o botulismo podem afetar mais de um indivíduo. O traumatismo é frequentemente associado ao início agudo de disfagia. Em alguns casos, há uma história conhecida de um evento traumático, como queda ou chute, mas, em outros, a causa do traumatismo é desconhecida. Podem ocorrer traumatismos durante a administração de medicamentos ou a passagem de uma sonda nasogástrica. Além disso, o relato de lavagem da bolsa gutural pode ser importante, pois o procedimento raramente causa inflamação e lesão tecidual.

Exame físico

Os procedimentos de biossegurança devem ser seguidos durante a avaliação inicial de cavalos com disfagia, pois a raiva é um diagnóstico diferencial. O ideal é que veterinários e assistentes tenham título adequado de anticorpos contra a raiva.

O exame físico deve ser completo. A presença de febre sugere um processo infeccioso ou inflamatório. A observação do cavalo ao comer e, se possível, beber pode ser valiosa. Alguns cavalos podem continuar a beber apesar da dificuldade em engolir alimentos, enquanto outros não. A oferta de alimentos pode ajudar a distinguir a disfagia da anorexia. Dependendo da causa subjacente, muitos cavalos disfágicos estão com fome e tentam comer. Alguns cavalos, como aqueles com abscesso retrofaríngeo causado pelo garrotilho, podem apresentar disfagia e diminuição do apetite. A observação da alimentação também pode ajudar a determinar a fase da deglutição afetada, o que pode ajudar a priorizar os diagnósticos diferenciais. Nos casos em que a preensão é mais afetada, a encefalomalacia nigropálida deve ser considerada em áreas com presença de cardo-estrelado-amarelo ou trepadeira-russa. A observação de queda de alimento no chão durante a refeição indica uma anomalia de mastigação, geralmente associada a doenças dentárias. A regurgitação do alimento pelas narinas durante a refeição costuma estar associada a distúrbios da faringe ou esôfago, e não a problemas da cavidade oral. Os cavalos com alimento nas narinas são mais suscetíveis à aspiração do material e podem apresentar tosse ou aumento de frequência e esforço respiratórios. A ausculta do tórax deve ser cuidadosa, inclusive com avaliação de reinalação.

Um exame oral completo com um abre-bocas costuma ser indicado. Os dentes devem ser examinados quanto à presença de problemas, como retenção de dentes decíduos, pontas ou ganchos afiados, boca em ondas ou degrau, ausência de dentes, diastema, periodontite, cáries infundibulares, fraturas dentárias e EOTRH.[409,410] A cavidade oral e a língua devem ser examinadas quanto à presença de úlceras ou outras anomalias, como lacerações, corpos estranhos e massas. Corpos estranhos podem ficar presos entre os molares ou debaixo da língua ou, no caso de arames e fragmentos vegetais, perfurar o tecido. A área submandibular e o pescoço devem ser examinados quanto a evidências de linfadenopatia ou aumento da bolsa gutural. Às vezes, uma obstrução esofágica pode ser palpada no pescoço. Uma perfuração esofágica deve ser considerada se houver aumento de temperatura ou volume no pescoço. Em caso de ptialismo sem disfagia, a ingestão de trevo contaminado com *Rhizoctonia leguminicola*, um fungo que produz a micotoxina *eslaframina*, deve ser considerada.[453] O excesso de salivação para quando o cavalo não está mais exposto à toxina.

Intubação nasogástrica

A obstrução completa do esôfago pode ser descartada se uma sonda nasogástrica puder ser introduzida até o estômago. Os locais mais comuns de obstrução esofágica são o esôfago proximal, distal à laringe, na entrada torácica e na base do coração.

Exame neurológico

Indica-se um exame neurológico completo para a avaliação da disfagia, especialmente após o descarte de causas morfológicas. O exame neurológico ajuda a estabelecer a localização neuroanatômica. De modo geral, cavalos com disfagia por doença neurológica periférica apresentam apenas disfagia, enquanto aqueles com doença neurológica ou neuromuscular central tendem a ter outros *déficits*. A presença de fraqueza generalizada associada à disfagia, por exemplo, sugere um problema neuromuscular, como botulismo ou intoxicação por organofosfato.[404-406,444,445] A doença dos neurônios motores equinos causa fraqueza generalizada e atrofia muscular, porém os cavalos acometidos não apresentam déficits relacionados com nervos cranianos ou disfagia.[454] O tétano provoca paralisia espástica e diversos sinais, como disfagia, hiperestesia e prolapso da terceira pálpebra, além de marcha rígida, que pode progredir ao decúbito.[442] A ataxia espinal associada à disfagia sugere uma doença difusa ou multifocal com acometimento da medula espinal e do tronco encefálico, como mielite protozoária equina, raiva, mieloencefalopatia por herpesvírus equino ou parasita em migração.[437-440] A encefalite viral deve ser considerada em equinos com disfagia e alterações do estado mental, sobretudo em animais com febre. Ocasionalmente, a polineurite equina acomete os nervos cranianos, além de causar os sinais clássicos relacionados com a cauda equina, com paralisia de progressão lenta da cauda, do reto, do ânus e da bexiga.[435,436] Os cavalos acometidos também podem apresentar ataxia e fraqueza nos membros posteriores.

Exames diagnósticos auxiliares

Patologia clínica/exames laboratoriais. O hemograma, a determinação de fibrinogênio e a bioquímica sérica podem auxiliar o registro de um processo inflamatório. Em casos de suspeita de miodegeneração nutricional, a medida da concentração de selênio e glutationa peroxidase deve ser solicitada.

Outros exames diagnósticos são frequentemente indicados em casos de suspeita de doença neurológica. Entre eles estão a avaliação do liquor quanto a anomalias citológicas e bioquímicas, bem como testes específicos para a detecção de anticorpos contra *Sarcocystis neurona* ou *Neospora hughsei*.[440] Nos casos de suspeita de infecção pelo vírus do Nilo Ocidental, o ELISA de captura de imunoglobulina M (IgM) pode ser usado. O acometimento de nervos cranianos é pouco frequente nos casos de mieloencefalopatia por herpesvírus equino, mas os testes por PCR ou o isolamento de vírus em *swabs* nasais e/ou sangue devem ser considerados, se apropriados.[438,439] O botulismo pode ser uma doença de difícil diagnóstico, que geralmente se baseia na anamnese e nos sinais clínicos, junto com a exclusão de outras doenças.[444,445] Há vários exames para o diagnóstico definitivo, inclusive detecção de toxinas por bioensaio em camundongos ou PCR em alimentos, esterco, conteúdo gastrintestinal, soro ou exsudato de feridas. O diagnóstico *ante mortem* da polineurite equina pode ser difícil, mas uma biopsia do músculo esquelético inervado por nervos advindos da cauda equina pode demonstrar infiltrados celulares extensos nas fibras nervosas intramusculares.[435,436]

Endoscopia. O exame endoscópico torna possível a visualização das vias nasais, da nasofaringe, da faringe, da laringe e das bolsas guturais. As funções faríngeas e laríngeas podem ser avaliadas, embora o uso de sedação deva ser considerado, pois pode afetá-las. O exame endoscópico da bolsa gutural pode identificar a presença de empiema ou micose, bem como outras doenças menos comuns, como hemorragia relacionada com traumatismo e neoplasia. O osso estiloioide deve ser cuidadosamente avaliado. A osteoartropatia temporoioide é acompanhada por proliferação óssea principalmente na porção proximal do estiloioide.[432,433] Dependendo do comprimento do endoscópio, o esôfago também pode ser avaliado quanto a evidências de esofagite, obstrução, estenose, divertículo, perfuração ou outras anomalias.

Técnicas de diagnóstico por imagem. O diagnóstico por imagem pode fornecer informações úteis para a avaliação da disfagia. Radiografias, TC ou RM de crânio podem ajudar o diagnóstico de fraturas, doença dentária, osteoartropatia temporoioide, doença da articulação temporomandibular, doença da bolsa gutural e massas retrofaríngeas.[405,406,409,409,410,412,421] Corpos estranhos radiopacos, como arame, na cavidade oral, na faringe ou no esôfago podem ser identificado às radiografias.[413] Nos casos de perfuração esofágica, radiotransparências extraluminais consistentes com ar subcutâneo podem ser visualizadas. A radiografia com contraste de sulfato de bário pode auxiliar o diagnóstico de certos distúrbios esofágicos, como estenoses, divertículos ou megaesôfago.[415] Devido ao risco de aspiração em cavalos com disfagia, radiografias e ultrassonografia do tórax são frequentemente indicadas, em especial em animais com anomalias à ausculta torácica, secreção nasal, tosse, aumento da frequência respiratória ou do esforço respiratório, evidenciado por maior esforço abdominal ou alargamento nasal. A ultrassonografia também pode auxiliar a detecção de corpos estranhos e a avaliação de aumento de volume na região do pescoço.

CÓLICA

Define-se *cólica* como a manifestação de dor abdominal. Nos cavalos, as cólicas são um grave problema médico e econômico em todo o mundo. Nos EUA, a incidência anual de cólica equina varia entre 3,5 e 26%.[455-458] Um estudo realizado pelo National Animal Health Monitoring System dos EUA em 1998 determinou a incidência anual de cólica em 4,2%, com custo total estimado de cerca de US$ 115 milhões.[455] Nesse estudo, apenas 1,4% dos episódios de cólica levaram à realização de cirurgias, porém a taxa de mortalidade geral para todas as cólicas foi de 11%. Ao avaliar as causas gerais de mortalidade em cavalos com mais de 6 meses de idade, inclusive eutanásia, a cólica foi responsável por 22,2% das mortes de equinos em 1998 e 15,2% em 2005.[459] Isso faz com que as cólicas sejam as causas mais comuns de morte em cavalos, junto com a velhice (24,8 e 30,4% das mortes) e as lesões (12,7 e 16% das mortes). Mesmo em casos menos graves, as cólicas podem estar associadas a uma perda significativa de uso. Em um estudo sobre cavalos de trabalho no Egito, a prevalência de cólica foi de 54,6%.[460] Esses números ilustram o enorme impacto da cólica sobre a população equina.

Os cavalos expressam sinais clínicos de cólica de várias maneiras.[461,462] Muitas vezes, o primeiro sinal reconhecido pelos proprietários é a inapetência, mas outros sinais iniciais podem ser inquietação geral e longos períodos de decúbito. Sinais mais evidentes, como chutes ou mordidas no abdome, bater de patas no chão e alongamento como se fosse urinar, também podem ser observados. Ocasionalmente, o bruxismo é visto. Com o aumento do nível de desconforto, os cavalos podem deitar e levantar repetidas vezes e tentar rolar, às vezes de forma violenta.[461] Em alguns casos, a dor pode ser muito aguda. O nível de tolerância à dor varia muito entre os cavalos e a gravidade dos sinais nem sempre é correlacionada com a gravidade da lesão.

Mecanismos de cólica

Os mecanismos fisiopatológicos precisos envolvidos nos casos de cólica podem variar devido às inúmeras causas de cólicas em cavalos. A maioria dos casos de cólica, às vezes denominada cólica "verdadeira", tem origem gastrintestinal. No entanto, distúrbios de outros sistemas corpóreos, como colelitíase e torção uterina, também podem se manifestar como cólicas. A cólica verdadeira pode ser classificada com base em distúrbios do intestino delgado ou grosso, distúrbios físicos ou funcionais, lesões obstrutivas ou não obstrutivas e lesões por estrangulamento ou não. Em todas essas classificações de cólica, as etiologias básicas mais simples de lesões no sistema gastrintestinal são a inflamação e a isquemia.[462-464] A distensão gastrintestinal, o íleo (também chamado íleo paralítico ou adinâmico), a isquemia mesentérica e a endotoxemia também atuam no desenvolvimento da doença em muitos casos.

A isquemia intestinal pode ser causada por uma lesão por estrangulamento ou mesmo uma obstrução simples. As lesões por estrangulamento causam oclusão direta aguda de vasos, levando ao rápido desenvolvimento de hipoxia tecidual, isquemia e, por fim, necrose. Nas obstruções, a pressão significativa no intestino distendido pode levar ao colapso venoso que, com o tempo, pode provocar isquemia devido ao comprometimento progressivo da vasculatura intestinal.[462-464] A mucosa é a camada mais sensível à hipoxia, devido à sua alta atividade metabólica. As lesões mucosas podem ser avaliadas em uma escala de Grau I a Grau V, sendo este último o mais grave.[462] As pontas das vilosidades são especialmente sensíveis à isquemia e ao local em que a lesão normalmente começa. As células da cripta são afetadas depois, com o aumento da extensão e da duração da isquemia. No cólon equino, a isquemia completa leva à necrose e ao descolamento das células epiteliais da superfície e com maior probabilidade de trombose e oclusão capilar.[462] O músculo liso é menos sensível à hipoxia e, portanto, a destruição da mucosa mostra-se o principal fator que leva às alterações patológicas associadas à cólica.

A distensão intestinal prolongada proximal a uma lesão obstrutiva pode levar à isquemia do tecido. A distensão também causa edema e aumento da secreção de fluido no lúmen intestinal nos casos de colapso venoso.[462-464] A obstrução das veias eleva a pressão hidrostática nos capilares, o que aumenta a filtração. A drenagem linfática também é frequentemente prejudicada, e o excesso de fluido resultante torna-se edema e fluido intestinal secretado. A distensão é uma das principais causas de dor associada à cólica devido à estimulação dos receptores de dor e ao estiramento na parede do intestino.[462]

A inflamação tem papel importante em quase todos os tipos de cólica e costuma ser secundária à isquemia. A resposta inflamatória visa a proteger o intestino contra danos a longo prazo. A fisiopatologia da inflamação é complexa e está além do escopo deste tópico, mas o processo básico no trato gastrintestinal se assemelha ao de outros sistemas corpóreos. Quase todas as células do intestino podem atuar no desenvolvimento da inflamação pela produção de citocinas ou pela ativação celular. Alguns tipos específicos de células envolvidas no início da inflamação intestinal são as células da mucosa, as células endoteliais, os fibroblastos, os neutrófilos, os macrófagos, os neurônios, os eosinófilos e os mastócitos.[463] Citocinas, fatores de crescimento e moléculas de adesão produzidas por essas células são importantes no início da inflamação. Algumas citocinas importantes são IL-1, TNF-α, fator de ativação plaquetária, proteínas do complemento, interferona e histamina.[463]

As células endoteliais são estimuladas pela isquemia ou por citocinas de macrófagos para atrair neutrófilos que, posteriormente, migram para o tecido afetado em um processo facilitado pelas moléculas de adesão. A permeabilidade vascular também aumenta, levando à formação de edema e facilitando a migração de células inflamatórias. Neurônios, fibroblastos e células musculares detectam e liberam outras citocinas, ativando muitos tipos de células efetoras.[463,464]

Por fim, há comprometimento da barreira intestinal devido ao extravasamento de endotoxina para a circulação sistêmica. A endotoxemia (discutida em detalhes no Capítulo 12) é mais comum na colite e, em menor grau, nas lesões por estrangulamento. A resposta à endotoxina mostra-se complexa, com liberação de grandes quantidades de citocinas e mediadores que levam ao desenvolvimento de inflamação e febre sistêmica. Recentemente, a endotoxemia clássica foi descrita como *síndrome da resposta inflamatória sistêmica* (SIRS, do inglês *systemic inflammatory response syndrome*), devido à probabilidade de participação de outras moléculas além da endotoxina.[463] Consequentemente, há respostas hemodinâmicas, como vasodilatação e vasoconstrição, agregação plaquetária e, por fim, desenvolvimento de um estado de hipercoagulação e coagulopatia de consumo.[462,463]

Além disso, o íleo deve ser tratado como um componente importante da fisiopatologia da cólica. A isquemia intestinal diminuiu a motilidade, embora o intestino mais proximal à lesão tenda a apresentar motilidade maior até ficar tão distendido que não pode mais se contrair de maneira normal. O íleo pós-operatório parece ser associado às estimulações dopaminérgica e adrenérgica. Também foi sugerido que as prostaglandinas E1 e E2, bem como o óxido nítrico, atuam na alteração dos padrões de motilidade intestinal.[462]

Os proprietários frequentemente questionam por que os cavalos têm cólica, e vários estudos tentaram identificar fatores de risco para a doença, com resultados variados.[465-473] Alguns fatores que podem aumentar o risco de cólica em cavalos são o confinamento em estábulo, o excesso de concentrado na alimentação, as refeições grandes e pouco frequentes, mudanças recentes na alimentação, diminuição do consumo de água ou falta de acesso à água, mesmo ao ar livre, alimentação com feno de capim *coast-cross* e alimentação fora do solo. Outros fatores de risco são vermifugação ou cuidados odontológicos inadequados, exposição a areia, transporte, mudanças de atividade, episódios anteriores de cólicas e uso de AINEs. A cólica também tem sido associada a comportamentos estereotipados, como morder o comedouro, que alguns estudos demonstraram estar associados a um risco maior de cólica e de encarceramento do forame epiploico.[470,474-476] É importante lembrar que as cólicas podem ocorrer de maneira independente das práticas de manejo.

Condições associadas à cólica

A cólica abrange diversas alterações, de origem gastrintestinal e não gastrintestinal (Tabela 7.4). A incidência real de distúrbios específicos que causam cólicas na população equina geral não é conhecida, em parte porque nem sempre se estabelece um diagnóstico definitivo. A maioria das cólicas tem origem gastrintestinal, e as cólicas espasmódicas ou gasosas são as mais comuns.[456,477-479] Outras causas comuns são compactação e deslocamento do cólon maior. Em um estudo com 604 cavalos *encaminhados* para a avaliação de cólica, 327 casos eram médicos (54,1%) e 277, cirúrgicos (45,9%).[479] Dos casos médicos, os problemas mais comuns foram compactação do cólon maior (39,6%) e cólica espasmódica (20,8%). Dos casos cirúrgicos, os problemas mais comuns foram deslocamento do cólon maior (24,5%), seguido por torção do cólon maior (14,3%) e estrangulamento por lipoma (13,5%).[479]

Tabela 7.4 Causas gastrintestinais de cólica.

Gasosa e espasmódica	
Compactações	Flexura pélvica
Alimento	Cólon maior
Areia (principalmente flexura pélvica, cólon maior)	Ceco Cólon menor
Outras obstruções intraluminais	Ileal Gástrica Compactação de mecônio (potros) Enterólitos Fecálitos Corpo estranho
Deslocamentos do cólon maior	Deslocamento dorsal direito Deslocamento dorsal esquerdo (encarceramento nefroesplênico) Outro
Torção e vólvulo do cólon maior	
Vólvulo do cólon menor	
Lipoma com estrangulamento	
Encarceramento do intestino delgado	Forame epiploico Ruptura do mesentério
Intussuscepção	
Ulceração	Gástrica Colite dorsal direita
Enterite/colite	Duodenite/jejunite proximal (enterite anterior)
Doença intestinal inflamatória	Colite
Parasites	Compactações por ascarídeos Tênias *Strongylus vulgaris* Ciatostomíneos
Hérnia	Inguinal Umbilical Diafragmática
Abscesso abdominal	
Hemoperitônio	
Toxinas	Cantaridina Monensina Outras
Outras	Íleo Síndrome letal do overo branco Anomalias congênitas Neoplasia

Distúrbios de vários sistemas corpóreos, além do sistema gastrintestinal, podem provocar sinais de cólica.[480-484] As causas de cólica por acometimento do sistema reprodutivo são torção ou laceração uterina em éguas e torção testicular em garanhões. Ocasionalmente, a atividade ovariana pode causar cólicas transitórias. Algumas outras possíveis causas não gastrintestinais de cólica são colelitíase, torção do lobo hepático, urolitíase e feocromocitoma.

Abordagem diagnóstica à cólica

A cólica pode ter diferentes causas. Vários outros problemas clínicos podem ser confundidos com cólica, como pleurite, rabdomiólise por esforço, laminite, paralisia periódica hiperpotassêmica, doença renal e até anomalias neurológicas.[485] Nos casos de cólica, é importante determinar se o cavalo apresenta sinais de dor abdominal e, em seguida, chegar a um diagnóstico específico, se possível. Em alguns casos, a avaliação de um cavalo com cólica pode ser direta, mas outros podem ser mais desafiadores. Felizmente, embora um diagnóstico específico possa não ser feito, muitos casos de cólica resolvem-se de maneira espontânea ou com intervenção mínima. No entanto, em alguns animais, a doença pode ser fatal, e um retardo na exploração cirúrgica pode aumentar a mortalidade. Assim, o primeiro objetivo na avaliação de um cavalo com cólica consiste em determinar se o caso não é complicado, como em uma cólica gasosa ou espasmódica, ou exige tratamento médico extenso ou exploração cirúrgica. A anamnese, o exame físico, os dados clinicopatológicos, os achados em técnicas de diagnóstico por imagem e a endoscopia podem contribuir para a avaliação de um paciente com cólica.[485,486] Vários estudos têm se concentrado na identificação de meios para auxiliar a classificação precoce de casos de cólica como médicos ou cirúrgicos e determinar um prognóstico. A maioria desses estudos avaliou diversas variáveis dos exames físicos e laboratoriais.[486-492]

Achados à anamnese

A anamnese do cavalo pode fornecer informações que aumentam o grau de suspeita de uma causa específica de cólica. Os potros em idade de desmame são mais propensos a compactação por ascarídeos, enquanto os potros mais jovens são mais suscetíveis a vólvulo ou intussuscepção no intestino delgado.[485,486,493,494] Os cavalos mais idosos têm probabilidade muito maior de desenvolver estrangulamento por lipomas.[462,477]

A cólica pode afetar cavalos de qualquer raça, mas algumas predisposições raciais foram identificadas. Um aumento da incidência de cólica foi reconhecido em Árabes e Puros-Sangues.[455,457,485,495] Os árabes são especificamente predispostos a compactação de íleo, compactação do cólon menor e formação de enterólitos. Os cavalos em miniatura, sobretudo quando jovens, são suscetíveis a compactações do cólon menor e fecalitos.[462,485] Os garanhões das raças Standardbred, Tennessee Walking Horse e Warmblood têm maior risco de desenvolvimento de hérnias inguinais do que os garanhões de outras raças. Essa suscetibilidade parece relacionada com o maior tamanho dos anéis inguinais.[462,485] A síndrome letal do overo branco é uma doença genética recessiva fatal que causa aganglionose ileocolônica em neonatos.[496] Os potros afetados são brancos ou predominantemente brancos com pequenas marcas escuras e desenvolvem sinais de cólica logo após o nascimento. Encontra-se o gene defeituoso predominantemente em American Paint Horses, mas também foi observado em animais de outras raças com coloração overo, como Cavalos em Miniatura e mestiços Árabes.

Também é importante considerar o sexo em casos de cólica. Além das hérnias inguinais, a torção testicular pode ser uma causa de cólica nos garanhões.[462] No período pós-parto, as éguas estão predispostas à torção do cólon maior, enquanto as cólicas em uma égua de gestação tardia podem estar associadas a partos normais ou distocias.[462,485] Éguas prenhes apresentam sinais de cólica com torção uterina.[480,485] Éguas não prenhes podem apresentar sinais transitórios leves de cólica associados à atividade ovariana.

A anamnese do paciente pode fornecer pistas vitais sobre a gravidade e a possível etiologia da cólica.[485,486] No que diz respeito ao episódio atual, convém determinar duração e gravidade da dor, defecação recente e caráter das fezes, apetite, tratamento e resposta a ele. A história de cólica, inclusive seu tratamento cirúrgico, a história de outras cirurgias, mudanças recentes no manejo, área geográfica, história reprodutiva e prenhez são componentes importantes na anamnese de um cavalo com cólica. Além disso, detalhes específicos sobre alimentação, acesso à areia, fonte de água, vermifugação, odontologia, história de medicamentos (p. ex., AINEs, antibióticos), nível de atividade e comportamento estereotipado, como morder o comedouro/aerofagia, também podem dar informações diagnósticas valiosas.

Exame físico

Um exame físico completo é essencial para a avaliação da cólica. Convém avaliar o grau de dor e, em alguns casos, o cavalo pode sentir-se tão desconfortável inicialmente que a sedação será necessária para a conclusão segura do exame. Se possível, a frequência cardíaca, a frequência respiratória e a ausculta dos sons intestinais devem ser avaliadas antes da sedação, que pode mudá-las de maneira significativa.[497,498] Como a temperatura retal também pode ser bastante reduzida após a palpação retal, a temperatura corpórea deve ser determinada antes da palpação.[461] A febre pode aumentar a suspeita de colite, enterite, peritonite ou abscesso intra-abdominal, embora a administração anterior de um AINE possa mascarar esse achado clínico.[462,485,486] A taquicardia pode ser um indicador de dor, hipovolemia, taquiarritmia ou endotoxemia, e frequências acima de 80 bpm geralmente indicam doença grave.[462,485,486] Durante a ausculta, o paciente deve ser avaliado quanto à presença de anomalias cardíacas que possam colocar o cavalo em risco maior sob sedação. A frequência respiratória dos cavalos com cólica pode aumentar em resposta a alguma combinação de dor, febre e/ou acidose metabólica. As mucosas e o tempo de preenchimento capilar (CRT, do inglês *capillary refill time*) fazem uma avaliação aproximada do *status* cardiovascular e da perfusão periférica. As mucosas normais devem ser rosadas e úmidas, com CRT inferior a 2 s. As mucosas são pegajosas devido à desidratação de, pelo menos, 5 a 7%.[485,486] O aumento do CRT e as mucosas de cor acinzentada ou vermelha escura indicam comprometimento do estado cardiovascular e má perfusão. A má perfusão também pode fazer com que os membros fiquem frios e reduz o preenchimento jugular. Alterações significativas na cor da mucosa, geralmente com uma linha escura "tóxica" adjacente aos dentes, podem acompanhar a endotoxemia, comum em doenças gastrintestinais, em especial em cavalos com colite, enterite proximal e lesões por estrangulamento. A icterícia é relativamente comum em cavalos sem se alimentar por mais de 48 horas, devido à hiperbilirrubinemia do jejum. No entanto, a icterícia também pode ser associada à doença hepatobiliar ou à hemólise. Outras considerações importantes durante o exame físico são avaliação do estado de hidratação, comportamento, distensão abdominal e presença de lesões que indicam traumatismo autoinflingido, o que geralmente reflete o grau de dor. Conforme já mencionado, em garanhões, deve-se realizar uma palpação cuidadosa da região inguinal para identificar uma hérnia inguinal ou uma torção testicular. A distensão abdominal grave pode aumentar muito o esforço respiratório e, por fim, provocar desconforto respiratório. A ausculta dos quadrantes abdominais (dorsal esquerdo, ventral esquerdo, dorsal direito, ventral direito) pode fornecer uma estimativa da motilidade gastrintestinal.[485,486] A avaliação de áreas ressonantes no abdome pode ajudar a localização do gás. A ausculta da parte mais ventral do abdome também deve ser realizada para avaliar a presença de areia.[499] Embora nem sempre presente, um som característico de "ondas na praia" pode às vezes ser ouvido, indicando a existência de areia no cólon. A presença de areia pode ser avaliada nas fezes do cavalo, se a coleta for possível. Uma maneira simples de detectar areia é misturar algumas bolas fecais com água morna em uma luva de palpação e pendurá-la com os dedos para baixo. Após cerca de 5 minutos, a areia presente nas fezes deve sedimentar nas pontas dos dedos da luva.[485]

Outros exames diagnósticos em cavalos com cólica são palpação retal, intubação nasogástrica e, em muitos casos, abdominocentese. A contenção adequada é importante para a realização desses procedimentos, porque não apenas o veterinário se mostra mais suscetível a lesões por um cavalo não cooperativo, mas o animal também é mais suscetível a lesões retais, epistaxe significativa e complicações na abdominocentese, como enterocentese ou contaminação do sítio de coleta. O meio de contenção mais adequado depende do paciente e pode incluir sedação e/ou uso de cachimbo. Ao escolher o método de contenção, a segurança do examinador e do cavalo deve ser considerada. Ao mesmo tempo, é importante não comprometer ainda mais um paciente instável ou afetar consideravelmente a avaliação do nível de dor do cavalo. O uso de cloridrato de xilazina por via intravenosa (IV) de 0,2 a 0,5 mg/kg (geralmente 100 a 250 mg para um cavalo de 500 kg) costuma ser adequado, mas o tartarato de butorfanol, 0,01 a 0,08 mg/kg por via IV, pode ser adicionado quando necessário.[461] Desencoraja-se o uso de detomidina no manejo inicial da cólica, devido à sua ação de longa duração e à maior capacidade de mascarar a dor mais significativa. Isso pode afetar a determinação do tratamento.[465,466] No entanto, se indicada, a detomidina pode ser administrada em dose de 0,01 a 0,04 mg/kg por via IV ou intramuscular (IM).[461] É mais comumente usada quando a sedação precisa ser mais longa, para manter o cavalo quieto durante o transporte para um centro de referência.

A intubação nasogástrica deve ser realizada como parte de um exame completo em animais com cólica. Se o cavalo apresentar dor significativa ou frequência cardíaca superior a 60 bpm à primeira avaliação, a intubação nasogástrica deve ser realizada antes de outros procedimentos diagnósticos, pois pode ter valor diagnóstico e terapêutico. Em um cavalo com distensão gástrica significativa, a descompressão gástrica pode ajudar a evitar a ruptura gástrica e diminuir a dor, possibilitando o exame físico mais completo. A sonda nasogástrica pode ser mantida em caso de obtenção de uma quantidade significativa de refluxo fluido permitir a descompressão repetida. Na ausência de refluxo e se houver suspeita de cólica simples, fluidos orais com ou sem eletrólitos ou sulfato de magnésio (sal de Epsom) podem ser administrados através da sonda. Embora o óleo mineral tenha sido considerado parte do tratamento padrão para cólica, seu uso mostra-se controverso. O óleo mineral pode ser valioso como uma ferramenta diagnóstica ao estimar o tempo de trânsito gastrintestinal. Em um cavalo normal, o óleo mineral pode ser observado nas fezes, no períneo e na cauda em 12 a 24 horas.[500] A ausência de óleo mineral após esse período pode indicar retardo no trânsito gastrintestinal. No entanto, às vezes o óleo mineral pode passar por uma compactação, sugerindo falsamente a adequação do trânsito gastrintestinal quando, na verdade, a movimentação da digesta é anormal.[500] Além disso, se houver necessidade de cirurgia abdominal, a presença de óleo mineral pode complicar a enterotomia.[501]

A palpação retal pode ser importante na avaliação da cólica. Mesmo com a sedação adequada, alguns cavalos são resistentes ao exame retal e mais suscetíveis à ruptura retal. Para melhorar a qualidade e a segurança da palpação retal, a administração IV de *N*-butilescopolamina pode ajudar a diminuir a pressão retal e o peristaltismo.[502] A aplicação de lidocaína no lúmen retal também tem sido usada para facilitar a palpação. Embora a palpação retal possa fornecer informações diagnósticas valiosas, a presença ou a ausência de uma lesão específica nem sempre podem ser determinadas de maneira definitiva. Por exemplo, embora a flexura pélvica ou a compactação cecal possam ser palpadas, a ausência de palpação não descarta sua presença. Além disso, a distensão gasosa pode ser palpável na cólica gasosa, mas também pode refletir um problema mais grave, como deslocamento ou torção. A palpação retal, portanto, pode fornecer evidências para sustentar um diagnóstico, mas muitas vezes não é um diagnóstico em si. O deslocamento medial do baço ou a palpação do intestino entre o baço e o rim podem levar à suspeita de encarceramento nefroesplênico.[485,486] Outro achado importante é a identificação da distensão do intestino delgado. Embora seja ocasionalmente secundária a um problema do intestino grosso, como um deslocamento, essa distensão costuma indicar uma doença do intestino delgado. Mesmo a palpação retal não conseguindo diferenciar um problema cirúrgico do intestino delgado, como uma lesão por estrangulamento, e um problema clínico, como a enterite proximal, a doença do intestino delgado é quase sempre uma indicação de encaminhamento.[485,486,503] Portanto, a palpação de alças distendidas do intestino delgado constitui um achado significativo no exame retal. A palpação retal também pode ajudar a identificar massas no abdome, que podem ser uma causa de cólica crônica.

Exames diagnósticos auxiliares

Patologia clínica. A rigor, o hematócrito e a concentração de proteína total devem ser avaliados para determinar o estado de hidratação e da possível perda proteica. Esses valores podem ser afetados pelo estresse, que pode aumentar o hematócrito, a anemia, a perda proteica ou a hiperproteinemia, que confundem os efeitos da desidratação.[462,504] Portanto, devem ser avaliados no contexto da anamnese e do exame físico do paciente, assim como pelas relações entre si. De modo geral, o maior indicador negativo é o aumento significativo do hematócrito (ou seja, superior a 65%) associado à redução significativa da concentração plasmática de proteínas (ou seja, inferior a 4 g/dℓ), especialmente se valores seriados tenderem para esses extremos.[462,485,486,504]

Embora outros exames de sangue geralmente não sejam solicitados em uma cólica simples comum, o hemograma e a bioquímica sérica podem fornecer informações valiosas em casos que não respondem ao tratamento inicial e exigem cuidados mais avançados.[504,505] Na cólica aguda, os valores do hemograma são normais ou refletem estresse, mas, em doenças mais crônicas, sinais inespecíficos de inflamação, como leucocitose e hiperfibrinogenemia, podem ser observados, além de uma possível anemia normocítica normocrômica. Se ocorrer comprometimento significativo da parede do cólon, leucopenia com neutropenia, desvio à esquerda e alterações tóxicas podem decorrer da endotoxemia.[461,485,504] A trombocitopenia também pode ser observada em casos de endotoxemia.

Anomalias eletrolíticas, especialmente hipopotassemia e hipocalcemia, são relativamente comuns na bioquímica sérica de cavalos com cólicas.[505] Anorexia, desidratação, diarreia e refluxo nasogástrico excessivo podem contribuir para o desequilíbrio eletrolítico. Além de cálcio e potássio, sódio, cloreto, magnésio e bicarbonato podem ser perdidos nos casos de diarreia ou refluxo gástrico significativo.[472] O extravasamento de células danificadas pode aumentar a concentração sérica de fosfato. A acidose metabólica causada por elevação de lactato e/ou perda de bicarbonato também pode ser observada. A hiperglicemia é relativamente comum em cavalos com doença gastrintestinal aguda em associação à perda da regulação da homeostase da glicose. Elevações significativas na glicemia têm sido associadas a um prognóstico ruim para a alta hospitalar.[506] Às vezes, há elevação das atividades das enzimas hepáticas, principalmente gamaglutamiltransferase (GGT). Isso é mais comum no deslocamento dorsal direito do cólon maior ou na enterite proximal.[507,508] Em um estudo em cavalos com deslocamento do cólon maior, 49% dos indivíduos com deslocamento dorsal direito apresentaram concentrações de GGT acima do intervalo de referência, em comparação com 1% dos cavalos com deslocamentos dorsais esquerdos.[508] Geralmente, a desidratação aumenta a concentração sérica de creatinina e ureia, e esses parâmetros devem ser monitorados, especialmente durante o tratamento com AINEs ou antibióticos aminoglicosídeos. Elevações nas concentrações de enzimas musculares são comuns em cavalos com cólica. Em um estudo em cavalos submetidos à celiotomia por dor gastrintestinal aguda, elevações na atividade da creatinoquinase (CK) e da aspartato aminotransferase (AST) foram significativamente associadas à presença de lesões com desenvolvimento de isquemia intestinal.[509]

A abdominocentese pode ser realizada a campo ou em hospital. Na maioria das vezes, realiza-se o procedimento com uma agulha de 18 g e 1,5 polegada ou uma cânula mamária para a coleta de fluido. O sítio típico de realização do procedimento é à direita da linha média (para evitar esplenocentese) no ponto mais ventral do abdome, pelo menos várias polegadas caudais ao xifoide.[462,485] No entanto, outros locais, como a linha média ventral, são usados. Além disso, a ultrassonografia abdominal pode identificar bolsas de fluido, mas convém lembrar que o fluido ainda pode ser obtido, mesmo quando um volume significativo não é aparente durante o exame. Em caso de distensão grave por gases ou do intestino delgado ou ainda se houver suspeita de enterocolite por areia, pode ser aconselhável renunciar à abdominocentese para evitar a punção de uma víscera comprometida e distendida ou pesada e cheia de areia nivelada à parede ventral. Embora o profissional possa não ter acesso à análise e à citologia completas de fluidos, a avaliação básica do fluido abdominal pode ser feita por inspeção visual de cor e transparência, e a concentração de proteína total pode ser avaliada com um refratômetro. O fluido normal deve ser inodoro, não turvo e com cor amarelo-clara a pálida.[462,510,511] A maior turbidez pode indicar aumento da concentração de proteínas e/ou do número total de células nucleadas. A concentração de proteína total deve ser inferior a 2,5 g/dℓ. O número normal de células é inferior a 5.000 células/mℓ, embora o valor até 10.000/mℓ seja aceito.[458,475] O fluido serossanguinolento costuma refletir uma obstrução por estrangulamento ou comprometimento significativo da parede intestinal. Em caso de ruptura da estrutura gastrintestinal, geralmente o fluido fica escuro e cheira a ingesta. No entanto, esses resultados devem ser confirmados, pois podem ser os mesmos em uma enterocentese acidental.[462] Na perfuração acidental do baço, o fluido parece sangue franco e, de modo geral, seu hematócrito será igual ou superior ao hematócrito periférico.[511]

A medição das concentrações de lactato na circulação e no fluido peritoneal auxilia a avaliação das cólicas.[512-516] Há vários analisadores para uso a campo, facilitando a medida da concentração de lactato.[516,517] De modo geral, em cavalos com cólica, uma elevação na concentração de lactato na circulação ou no fluido peritoneal sugere hipoperfusão intestinal e correlaciona-se com doenças mais graves. Elevações na concentração de lactato no fluido peritoneal, especialmente se o valor for superior ao lactato sanguíneo em uma medida simultânea, bem como aumentos no lactato do fluido peritoneal ao longo do tempo, são fatores preditivos de isquemia intestinal secundária a uma obstrução por estrangulamento.[512,515,516] Há algumas evidências de que pôneis e raças em miniatura com doenças gastrintestinais apresentam concentrações mais elevadas de lactato no sangue em comparação com cavalos de raças de porte grande. Isso sugere que diferentes valores de corte devem ser usados ao determinar a necessidade de cirurgia e o prognóstico nesses animais.[518]

Técnicas de diagnóstico por imagem. O exame ultrassonográfico do abdome auxilia a avaliação de cavalos com cólica.[519-525] O exame ultrassonográfico transabdominal adequado deve ser realizado com um transdutor linear curvo de 2,5 a 5 MHz. No entanto, o exame também pode ser feito com transdutor transretal.[519,520,525] Há um protocolo para ultrassonografia abdominal localizada rápida em cavalos com cólica (FLASH).[524] Esse protocolo torna possível a avaliação rápida de regiões abdominais específicas de particular importância na avaliação da cólica. No lado esquerdo do cavalo, as regiões avaliadas são o abdome ventral, a janela gástrica, a janela esplenorrenal e o terço médio esquerdo do abdome. No lado direito, as regiões avaliadas são a janela duodenal, o terço médio direito do abdome e o tórax ventral cranial.

A ultrassonografia é muito valiosa na avaliação da distensão e da motilidade do intestino delgado.[519,520,522,524] O intestino delgado pode ser observado na região inguinal ou no abdome ventral e, normalmente, deve estar colapsado ou ter diâmetro muito pequeno e peristaltismo frequente. O intestino delgado pode ser avaliado quanto à dilatação, à motilidade e ao espessamento de sua parede. A presença de alças intestinais túrgidas dilatadas é altamente sensível e específica (80 e 96,15%) para a obstrução do intestino delgado, embora a enterite não possa ser totalmente descartada. Uma intussuscepção pode ser identificada como uma lesão em forma de alvo em corte transversal.[519,520,526] A ultrassonografia também pode ser usada para identificar um deslocamento dorsal esquerdo do cólon maior, também conhecido como encarceramento nefroesplênico.[519,520,527] Nessa doença, o baço não pode ser visualizado contra a parede corpórea ou o rim não pode ser visualizado no lado esquerdo devido à interferência do cólon maior. A visualização da vasculatura mesentérica colônica no lado direito do abdome pode ser um fator preditivo do deslocamento dorsal direito do cólon maior e/ou um vólvulo do cólon maior a 180°, embora essa alteração não esteja presente em todos os casos.[528] A análise ultrassonográfica do volume e a do caráter do fluido peritoneal podem auxiliar a avaliação do paciente e a identificação de bolsas representativas de fluido para a abdominocentese.[519,520] A espessura da parede intestinal deve ser avaliada em vários locais, especialmente no cólon dorsal direito, que pode apresentar espessamento extraordinário em casos de colite dorsal direita.[519,520] A investigação de massas abdominais também é frequentemente realizada por ultrassonografia associada à palpação retal.

Um estudo comparando achados do exame retal e ultrassonográfico em cavalos com cólica demonstrou que a ultrassonografia era uma técnica diagnóstica mais sensível do que o exame retal em cavalos com obstrução do intestino delgado, deslocamento dorsal esquerdo do cólon maior (encarceramento nefroesplênico) e torção do cólon maior em seu eixo longo. Contudo, era menos sensível que o exame retal em cavalos em casos de compactação e deslocamento do cólon maior.[521] O estudo concluiu que, embora a ultrassonografia seja aconselhável na avaliação do abdome agudo dos equinos, não deve substituir a palpação retal tradicional.

As radiografias abdominais têm utilidade limitada, mas podem diagnosticar dois problemas associados à cólica no cavalo adulto: acúmulo de areia e enterolitíase.[529,530] A areia geralmente é mais bem visualizada no cólon ventral. É importante ter em mente que uma pequena quantidade de areia pode ser visualizada em muitos cavalos normais. Portanto, a presença de areia por si só não tem relevância diagnóstica. As radiografias podem, porém, dar algumas informações sobre o volume de areia presente.[504] Os enterólitos representam outra lesão principal identificável por meio de radiografias, embora, dependendo da localização, sua visualização possa ser difícil. Em um estudo com 141 cavalos com enterolitíase, a radiografia abdominal teve sensibilidade de 76,9% e especificidade de 94,4%.[530] O abdome pode ser avaliado de maneira mais precisa por meio de radiografias em neonatos do que em um cavalo adulto, embora os resultados ainda não possam ser considerados conclusivamente diagnósticos. Em potros, as radiografias abdominais podem identificar a distensão gasosa do estômago, do intestino delgado ou do cólon maior, que são achados inespecíficos, mas geralmente patológicos.[494,531] As radiografias podem auxiliar o diagnóstico de compactação de mecônio. Um padrão radiográfico conhecido como *pneumatose intestinal*, caracterizado por áreas radiotransparentes lineares dentro da parede intestinal, é típico da enterocolite necrótica.[494] O excesso de fluido peritoneal e o pneumoperitônio também podem ser identificados.

Endoscopia/outros exames. A gastroscopia mostra-se importante nos casos de cólica com suspeita de síndrome da úlcera gástrica equina. O ideal é examinar as regiões espinocelulares e glandulares do estômago, bem como o antro pilórico.

A avaliação de parasitas pode ser indicada em alguns pacientes. A flutuação fecal e a contagem de ovos nas fezes devem ser realizadas. Como os métodos padrões de flutuação e contagem de ovos nas fezes não são confiáveis no diagnóstico da infestação por tênia, o ELISA, que detecta anticorpos contra esses parasitas, deve ser considerado.

A causa subjacente não é encontrada em alguns cavalos com cólica crônica após a avaliação diagnóstica de rotina. Nestes casos, uma laparotomia ou uma laparoscopia exploratória podem ser indicadas.

Indicações de encaminhamento

Indica-se o encaminhamento para um centro secundário nos casos de grande probabilidade de necessidade de cirurgia ou cuidados médicos mais extensos. A base mais comum para o encaminhamento é dor intensa ou persistente, sem resposta a analgésicos.[485,486,503] Os cavalos com dor intratável ou que precisam de doses repetidas de analgésicos devem ser encaminhados. O encaminhamento também é indicado em caso de ausência de resolução dos sinais de cólica 24 a 48 horas após o início do quadro ou quando uma dose de 1,1 mg/kg de flunixino meglumina não mantém o animal confortável por, pelo menos, 8 a 12 horas.[503] A elevação persistente da frequência cardíaca pode ser um bom indicador de dor ou endotoxemia e requer encaminhamento. Outras indicações de endotoxemia ou comprometimento do estado cardiovascular são pulsos fracos, mucosas de cor anormal (pálidas, hiperêmicas, injetadas, arroxeadas ou cianóticas) e aumento do tempo de preenchimento capilar. A palpação retal de lesões potencialmente cirúrgicas ou distensão do intestino delgado, resultados anormais à abdominocentese, obtenção de mais de 2 a 3 ℓ de fluido de refluxo nasogástrico ou depressão significativa são achados que também favorecerem o encaminhamento.[485,486,503] Além disso, a desidratação significativa pode exigir um tratamento extenso com fluidos IV e/ou orais, já que ela pode agravar até mesmo cólicas aparentemente simples e afeta a saúde sistêmica do paciente. A desidratação pode agravar uma compactação já presente ou contribuir para o desenvolvimento de uma compactação quando associada ao íleo e a uma cólica primária incitante, como o deslocamento do cólon.

DIARREIA

A *diarreia*, definida como o aumento na fluidez, na frequência ou no volume das fezes, é um problema clínico comum em cavalos. De modo geral, decorre de uma doença gastrintestinal primária, mas também pode ser uma resposta secundária a outro distúrbio, como sepse, endotoxemia ou doença hepática. Em alguns casos, a diarreia pode evoluir rapidamente e ser associada a risco de morte.

A função do sistema gastrintestinal equino é complexa e envolve a manutenção do equilíbrio fluido normal e da digestão e da absorção.[532-534] Devido à ingestão alimentar e às secreções endógenas, normalmente há entrada de um grande volume de fluido no sistema gastrintestinal, com reabsorção da maior parte. Nos cavalos adultos, a absorção ocorre predominantemente no intestino grosso, em que um volume de água similar ao volume total de fluido extracelular do animal, ou cerca de 100 ℓ, é recuperado ao longo do dia. O cólon maior é o principal local de reabsorção da água, e seu acometimento patológico leva às diarreias mais significativas em cavalos adultos. Em potros jovens, no entanto, distúrbios do intestino delgado, como infecções por rotavírus, também podem causar diarreia.[535]

Uma segunda função crítica do intestino grosso é a digestão microbiana de carboidratos e, até certo ponto, do nitrogênio proteico ou não.[532-534] A fermentação microbiana de carboidratos no ceco e no cólon mostra-se a principal responsável pela produção de ácidos graxos voláteis (AGVs), que são absorvidos rapidamente e fornecem até 75% dos requerimentos energéticos do cavalo. O microbioma intestinal é um ecossistema polimicrobiano complexo que parece ter papel importante na manutenção da saúde.[534,536,537] Portanto, é preciso manter um ambiente estável para a população microbiana. De modo geral, a função eficiente do intestino grosso exige mecanismos que limitem a taxa de passagem da digesta, forneçam condições ideais para a digestão microbiana e possibilitem o transporte eficiente de solutos e água.

As características das fezes equinas normais e a frequência de defecação podem variar um pouco com a dieta, a idade e o sexo do animal.[538] Em média, os cavalos adultos defecam cerca de 8 a 10 vezes/dia. A frequência de defecação tende a ser um pouco maior em garanhões e potros. De modo geral, as fezes equinas são castanhas, marrons ou esverdeadas e, apesar do conteúdo de água de cerca de 75%, são bem formadas. Um cavalo adulto de tamanho médio com dieta típica de feno e grãos produz cerca de 20 a 28 g de fezes por quilograma de peso corpóreo por dia ou cerca de 11 a 13 kg de fezes por dia.[538] Em casos de diarreia, a quantidade de fezes pode aumentar até 10 vezes, e alguns cavalos produzem mais de 200 g/kg/dia, o que pode equivaler a mais de 90 ℓ de diarreia. Assim, a diarreia pode causar perdas significativas de eletrólitos e água. Especialmente nos casos de diarreia aguda, essas perdas podem causar desidratação grave, desequilíbrios eletrolíticos e anomalias acidobásicas. No entanto, os cavalos com diarreia crônica raramente desenvolvem essas anomalias, pois costumam compensar as maiores perdas fecais. A perda de proteínas pode ser observada na diarreia aguda e crônica.

Mecanismos da diarreia

Vários mecanismos básicos de diarreia foram descritos e, em muitas doenças diarreicas, há mais de um mecanismo envolvido. Geralmente, a inflamação no intestino tem papel central na patogênese da diarreia e pode contribuir para seu desenvolvimento por vários mecanismos. Entre os mecanismos básicos da diarreia estão os seguintes:

1. *Má absorção*: a má absorção decorre de uma diminuição na área da superfície de absorção funcional do sistema gastrintestinal. No intestino delgado, a atrofia das vilosidades, como a observada com enterite por rotavírus, enteropatia proliferativa equina (*Lawsonia intracellularis*) e doença intestinal infiltrativa, pode provocar má absorção devido à perda de epitélio funcional e má digestão causada pela diminuição da produção de enzimas digestivas.[142,535,539-577] No cólon, vários insultos podem causar inflamação e alteração das células de absorção e junções de oclusão, diminuindo a capacidade de absorção e de retenção do fluido absorvido (ou seja, aumento da perda). Vários mediadores inflamatórios, como TNF-α, histaminas e prostaglandinas, podem contribuir para a inflamação colônica. Esses mediadores são produzidos, principalmente, por células inflamatórias na lâmina própria e inibem a absorção por meio de diversos mecanismos.[542-546]
2. *Aumento da secreção*: a maior secreção de solutos e água pelo cólon inflamado pode contribuir significativamente para o desenvolvimento de diarreia. Embora os mecanismos precisos de secreção no cólon equino não sejam totalmente compreendidos, ocorrem a secreção ativa e a perda passiva de líquidos.[542-549] O controle da secreção ativa é complexo, envolvendo duas vias primárias: a ativação da adenilciclase, o que aumenta as concentrações intracelulares de monofosfato cíclico de adenosina; e a ativação dos canais de cálcio, o que eleva as concentrações intracelulares desse íon.[547,548] O monofosfato cíclico de adenosina e o cálcio estimulam atividades secretórias específicas, sobretudo através dos canais de cloreto. Em alguns casos de diarreia, enterotoxinas bacterianas, como as produzidas por certas cepas de *Escherichia coli* e *Salmonella* spp., estimulam a atividade da adenilciclase, aumentando a secreção ativa. Esta é a verdadeira diarreia hipersecretória. Além disso, vários mediadores inflamatórios produzidos pelo cólon inflamado, sobretudo a prostaglandina E2, elevam as concentrações intracelulares de monofosfato cíclico de adenosina e, em certa medida, de cálcio, aumentando a secreção ativa pelas células da mucosa.[547-549] A inflamação também aumenta a perda passiva de fluidos por meio de diversos fatores, como alterações na pressão hidrostática nos capilares do cólon, lesões nas mucosas e perda de junções de oclusão. Em cavalos com lesão mucosa grave, a perda proteica pode diminuir a pressão oncótica vascular e aumentar ainda mais a troca de fluidos pelo endotélio.
3. *Diminuição do tempo de trânsito (motilidade anormal)*: a digestão e a absorção de nutrientes e líquidos requerem tempo de retenção suficiente e mistura completa. Portanto, a diminuição do tempo de trânsito intestinal pode contribuir para a diarreia.[532-534,550] Os distúrbios da motilidade primária que causam diarreia não são bem reconhecidos, embora a diarreia associada a estresse ou excitação possa representar esse fenômeno. No entanto, parece que os distúrbios da motilidade secundária são comuns em resposta a diversos problemas gastrintestinais, mas o papel exato desempenhado por essas alterações de motilidade na patogênese da diarreia não foi esclarecido completamente. As doenças inflamatórias e infecciosas podem influenciar a motilidade, além de alterar a absorção e a secreção. A absorção de endotoxina e a liberação de mediadores inflamatórios, inclusive prostaglandinas, modificam os padrões normais de motilidade.[551] De modo geral, tais alterações causam hipermotilidade e diminuição do tempo de trânsito intestinal, embora a hipomotilidade também tenha sido observada. A diarreia depende da presença de alguma motilidade progressiva. Em alguns casos de colite aguda, o íleo pode ocorrer sem diarreia. Isso costuma ser transitório, e há desenvolvimento de diarreia, embora às vezes o íleo persista. Nas doenças diarreicas, a eliminação do conteúdo gastrintestinal faz parte do mecanismo normal de defesa do hospedeiro. Assim, tratamentos especificamente voltados para a diminuição da motilidade não são indicados na maioria dos casos.
4. *Sobrecarga osmótica*: qualquer aumento na concentração de partículas osmoticamente ativas no lúmen intestinal pode provocar diarreia. O aumento pode estar associado à administração ou à ingestão de substâncias com atividade osmótica, como o sulfato de magnésio. O aumento também pode estar associado a sobrecarga do intestino com carboidratos ou, ocasionalmente, lipídios, além da quantidade que pode ser digerida e absorvida. Portanto, mudanças repentinas na dieta que provocam alterações significativas na microbiota intestinal e na fermentação ou doenças gastrintestinais que causam má absorção ou má digestão também podem levar ao desenvolvimento de diarreia osmótica. Em potros, a perda de células epiteliais das vilosidades do intestino delgado associada a distúrbios, como a infecção por rotavírus e a clostridiose, pode causar não apenas má absorção, mas também má digestão por diminuição da produção de lactase e desenvolvimento de intolerância secundária à lactose.[535,539,552] Embora incomum, a intolerância primária à lactose também foi relatada em potros.[553] A intolerância à lactose possibilita a

entrada de uma grande quantidade da molécula no intestino grosso, aumentando a carga osmótica.

5. *Aumento da pressão hidráulica do sangue no lúmen*: a mudança de pressão pode aumentar o movimento do fluido para o lúmen e diminuir a absorção líquida de fluido. Esse mecanismo de diarreia é mais comum em doenças crônicas, como insuficiência cardíaca congestiva ou doença inflamatória intestinal. A doença pode ser causada por diminuição da pressão oncótica associada à hipoproteinemia, aumento da pressão hidrostática capilar (como na insuficiência cardíaca) ou redução da drenagem linfática associada à inflamação dos vasos linfáticos e linfonodos.

A microbiota fecal equina normal é muito complexa. Em cavalos com diarreia, a diversidade bacteriana da microbiota intestinal pode ser menor do que naqueles com fezes normais.[537] Esse desequilíbrio microbiano, referido como *disbiose do microbioma*, pode ser causa e consequência da doença intestinal e da diarreia. A caracterização do microbioma e de seu papel na saúde e na doença é uma área de pesquisa muito ativa.

A compreensão dos mecanismos da diarreia pode auxiliar o direcionamento da terapia. Convém lembrar que a maioria dos distúrbios que causam diarreia, infecciosos ou não, o faz por meio de mecanismos inflamatórios, os quais provocam múltiplas alterações funcionais.

Condições associadas à diarreia

A diarreia é um problema clínico comum e às vezes fatal de cavalos adultos e potros. Várias causas específicas de diarreia aguda e crônica foram identificadas (Tabelas 7.5 a 7.7). Em alguns casos, mudanças rápidas na dieta ou estresse podem causar diarreia, geralmente leve e transitória. Além disso, embora a ingestão de areia esteja frequentemente associada à compactação, também pode provocar diarreia devido à irritação mecânica do sistema gastrintestinal.

Tabela 7.5 Diagnósticos diferenciais de diarreia aguda em cavalos adultos.

Causas comuns	Principais exames diagnósticos
Salmonelose	Cultura de fezes ou reação em cadeia de polimerase (PCR), cultura de biopsia da mucosa retal
Febre do cavalo do Potomac (*Neorickettsia risticii*)	PCR (fezes, sangue periférico), sorologia pareada
Clostridiose (*Clostridium difficile*, *C. perfringens*)	Cultura de fezes, análise de toxinas
Diarreia associada a antibióticos	Anamnese
Intoxicação por anti-inflamatórios não esteroidais (principalmente colite dorsal direita)	Anamnese e achados clinicopatológicos de suporte, ultrassonografia, cirurgia exploratória com biopsia
Não diagnosticada	Descarte de outras doenças
Menos comuns	
Intoxicação por cantaridina	
Parasitismo (estrongilose, ciatostomíneos, outros)	
Aeromonas, *Campylobacter* spp.	
Areia	
Sobrecarga de carboidratos	
Intoxicação por arsênico, outras intoxicações	
Doença tromboembólica	
Anafilaxia	

Tabela 7.6 Diagnósticos diferenciais de diarreia crônica em cavalos adultos.

Causa de diarreia	Principais exames diagnósticos
Salmonelose crônica	Cultura de fezes ou reação em cadeia de polimerase, cultura
Areia	Sedimentação fecal
Parasitismo (estrongilose, ciatostomíneos)	Contagem de ovos nas fezes, vermifugação empírica
Intoxicação por anti-inflamatórios não esteroidais (principalmente colite dorsal direita)	Anamnese e achados clinicopatológicos de suporte, ultrassonografia, cirurgia exploratória com biopsia
Doenças inflamatórias ou infiltrativas	Exame histopatológico, testes de absorção (de suporte, mas não específicos)
Doença intestinal inflamatória (enterite granulomatosa, linfocitoplasmocitária ou eosinofílica)	
Linfossarcoma mucoso	
Amiloidose	
Dietética: fermentação anormal	Anamnese
Neoplasias: linfossarcoma, carcinoma espinocelular	Exame histopatológico
Peritonite, abscesso abdominal	Análise do fluido peritoneal, ultrassonografia, cirurgia exploratória
Causas não gastrintestinais (doença hepática crônica, insuficiência cardíaca congestiva, doença renal)	Exame físico, achados clinicopatológicos

Tabela 7.7 Diagnósticos diferenciais da diarreia em potros.

Causa da diarreia	Principais exames diagnósticos
Salmonelose	Cultura de fezes ou PCR
Clostridiose (*Clostridium difficile*, *C. perfringens*)	Cultura de fezes, análise de toxinas
Endotoxemia, sepse Gram-negativa	Hemocultura, exame físico, hemograma completo, pontuação de sepse
Diarreia associada a antibióticos	Anamnese
Diarreia por calor do potro	Anamnese, exame físico
Viral: rotavírus; raramente coronavírus ou adenovírus	Microscopia eletrônica, ensaio imunoenzimático
Protozoótica: criptosporidiose	Exame de fezes
Intolerância secundária à lactose	Teste de tolerância oral à lactose, resposta ao tratamento
Rhodococcus equi	Cultura, PCR
Lawsonia intracellularis	PCR em fezes, sorologia
Síndrome de úlcera gástrica	Endoscopia gástrica
Strongyloides westeri	Contagem de ovos nas fezes
Areia	Sedimentação fecal

PCR, reação em cadeia de polimerase.

Vários agentes infecciosos estão associados à diarreia em cavalos. As espécies de *Salmonella* e *Clostridium* estão entre as causas mais comuns de diarreia infecciosa em cavalos de qualquer idade.[554,555] A *Salmonella* é de particular importância porque, em certas circunstâncias, pode ser altamente contagiosa, causando surtos significativos de doenças, especialmente em pacientes hospitalizados.[556] *Clostridium difficile* e *Clostridium perfringens* são os clostrídios mais associados à colite em cavalos, embora ocasionalmente outras espécies possam ser observadas.[552,557-561] Em certas áreas geográficas, a neoriquetsiose equina (febre do cavalo do Potomac), causada por *Neorickettsia risticii*, é comum.[562] A infecção por *Lawsonia intracellularis* pode causar enteropatia proliferativa equina, com diarreia, cólica, edema e perda de peso.[335,601-565] A *Lawsonia intracellularis* pode afetar cavalos de qualquer idade, porém é mais comum em potros ao desmame. Embora seja principalmente um patógeno respiratório, *Rhodococcus equi* também pode causar diarreia, sobretudo em potros de 2 a 4 meses de idade.[566] *Escherichia coli* é uma causa incomum de diarreia em potros, diferentemente do observado em bezerros e leitões. No entanto, cepas enterotoxigênicas, caracterizadas pela presença de fatores de virulência, foram identificadas em potros.[567] Outros agentes bacterianos menos comuns associados à diarreia são *Campylobacter* spp. e *Aeromonas* spp. [568,569]

O rotavírus e o coronavírus equino podem ser importantes enteropatógenos. A infecção por rotavírus mostra-se uma causa comum de diarreia em potros, principalmente entre 1 e 4 semanas de idade.[535,539,570,571] O coronavírus equino, também conhecido como coronavírus entérico equino, foi identificado em potros e cavalos adultos.[571-575] Desde 2011, vários surtos de coronavírus equino foram identificados em cavalos adultos, fazendo com que fosse nomeado um patógeno emergente. Os sinais mais comuns são anorexia, letargia e febre. Diarreia e cólica são menos frequentes.

Os sinais associados aos parasitas internos podem variar dependendo do tipo e da gravidade da infestação, mas a diarreia pode ser observada. A diarreia costuma ser crônica, mas pode ser aguda. As larvas encistadas de ciatostomíneos são onipresentes nos cavalos de pastoreio, porém o grande número de larvas encistadas eleva o risco de desenvolvimento de doença.[576,577] A emergência em massa dessas larvas provoca tiflocolite aguda. As respostas inflamatórias desencadeiam diarreia, principalmente em indivíduos com alta carga parasitária. A taxa de mortalidade pode chegar a 50%. A maioria das infecções por *Strongyloides westeri* é subclínica, mas, às vezes, potros com alta carga de vermes podem apresentar diarreia.[578,579] Um estudo de 2014 realizado em potros Puros-Sangues no centro de Kentucky, EUA, encontrou uma prevalência média de infecção por *S. westeri* de 30%, maior que os relatos anteriores locais.[579] Os *Cryptosporidium* spp. são parasitas coccídeos que foram associados à diarreia em potros e, às vezes, em cavalos adultos.[580-582]

Os medicamentos podem participar na patogênese da diarreia – as duas classes farmacológicas mais incriminadas são os antibióticos e os AINEs. Qualquer antibiótico sistêmico pode causar diarreia, mas o risco parece ser maior com certos antibióticos, como sulfonamidas com trimetoprima e eritromicina.[28,583,584] Embora os mecanismos da diarreia associada a antibióticos possam ser multifatoriais, um fator importante é que o uso de antimicrobianos sistêmicos altera a microbiota intestinal.[585,586] O uso de AINEs tem sido associado a efeitos gastrintestinais adversos, como úlceras gástricas, colite dorsal direita e inibição da cicatrização da barreira mucosa.[336,587,588,589,526,626] A fenilbutazona causa alterações no fluxo sanguíneo do cólon dorsal direito e alterações na produção de AGVs.[589]

A diarreia é um componente da síndrome clínica associada a várias toxinas. A cantaridina (toxina de besouros) pode causar colite grave em cavalos.[590] Algumas plantas associadas à diarreia são cuscuta (*Cuscuta campestris*), bolotas (nozes dos gêneros *Quercus* e *Lithocarpus*) e oleandros (*Nerium oleander*).[591-593] Outras toxinas que podem causar diarreia são chumbo, selênio e arsênico.[594,595]

Os distúrbios infiltrativos celulares, como a doença inflamatória intestinal e as neoplasias, podem causar diarreia, geralmente de natureza crônica. O linfossarcoma alimentar é a neoplasia intestinal mais comum dos cavalos e pode causar infiltração celular significativa do intestino e linfonodos associados.[596] Foi identificado em uma ampla faixa etária, inclusive em cavalos relativamente jovens. Várias doenças inflamatórias intestinais foram detectadas em equinos, como enterite granulomatosa, enterocolite linfocítico-plasmocítica, enterocolite eosinofílica e doença epiteliotrópica eosinofílica multissistêmica.[142]

Outras causas de diarreia são observadas em neonatos. A diarreia por calor do potro é uma diarreia fisiológica normal que ocorre normalmente entre 5 e 15 dias de idade.[597] Os potros são saudáveis, e a diarreia geralmente é leve e autolimitada. Com relação aos agentes infecciosos, coinfecções parecem ser comuns em neonatos.[571] A intolerância secundária à lactose foi registrada em potros com infecções gastrintestinais. A intolerância primária à lactose também foi relatada.[539,552,553] Observaram-se diarreia em neonatos em associação ao dano gastrintestinal hipóxico-isquêmico, sepse, e, raramente, pancreatite aguda.[598]

Abordagem diagnóstica à diarreia

Uma avaliação abrangente pode ajudar a estabelecer um diagnóstico e a desenvolver um plano terapêutico para os casos de diarreia (Boxe 7.10). No entanto, mesmo em casos graves, muitas vezes não há um diagnóstico definitivo, o que torna o problema bem frustrante.[554,555,568,571,599]

Achados à anamnese

O veterinário deve considerar cuidadosamente os achados à anamnese ao avaliar um paciente com diarreia. A idade é muito importante porque vários distúrbios, como a diarreia por calor do potro, a diarreia por rotavírus e a enteropatia proliferativa equina, estão relacionados com a idade. O contexto genético também pode ser significativo, pois a diarreia foi associada a certas imunodeficiências hereditárias; e a doença intestinal granulomatosa, identificada em três cavalos irmãos.[600-602] É importante determinar se a diarreia é aguda ou crônica. Outras questões históricas de particular relevância são o tipo e a fonte de alimentação, bem como quaisquer mudanças na dieta; o programa de vermifugação; o acometimento de um único animal ou de múltiplos indivíduos; a exposição à areia; e o uso de medicamentos, em especial antibióticos e AINEs. Outras doenças concomitantes, estresse, possível exposição a toxinas, perda de peso, consumo de água e disponibilidade de sal também podem ser significativos. As informações obtidas ajudam o veterinário a priorizar diagnósticos diferenciais e direcionar novos exames.

Exame físico

O profissional deve realizar um exame físico completo. Convém atenção às boas medidas de biossegurança, especialmente porque algumas causas de diarreia equina são zoonoses, além de serem transmissíveis entre os cavalos. A condição corpórea do cavalo e a presença de qualquer edema devem ser observadas. A existência de febre, desidratação ou sinais de endotoxemia pode auxiliar a avaliação da gravidade da doença e a diferenciação etiológica, pois algumas causas de diarreia não costumam estar associadas a sinais sistêmicos de doença. Úlceras orais e *flutter* diafragmático síncrono aumentam a probabilidade de intoxicação por cantaridina, especialmente em cavalos alimentados com alfafa.[590] Em cavalos com diarreia e arritmia simultânea, a intoxicação por oleandro deve ser considerada caso a exposição seja possível.[593] A avaliação do abdome deve ser cuidadosa. A distensão abdominal visível é frequentemente uma indicação de distensão do intestino grosso, que pode ser associada à colite aguda. No entanto, a distensão também pode ser visível em caso de dilatação extrema de múltiplas alças do intestino delgado. A ausculta cuidadosa do abdome pode auxiliar a avaliação da motilidade. Embora a frequência de borborigmos seja variável em equinos, os indivíduos com motilidade normal geralmente têm 1 a 3 borborigmos em um período de 60 s. A auscultação por trás do processo xifoide pode ajudar a identificar a presença de areia ou cascalho. É possível ouvir as partículas sendo trituradas pelas contrações do cólon.[499] A percussão do abdome durante a ausculta pode ajudar a identificar sons ressonantes agudos associados à distensão intestinal por gás. Especialmente em potros, a palpação transabdominal e o balotamento podem ajudar a identificação do aumento do fluido abdominal ou grandes massas próximas à parede corpórea. A palpação transretal pode auxiliar a avaliação do tamanho dos segmentos intestinais, da consistência do conteúdo e da espessura da parede, bem como a identificação de massas, linfonodos aumentados ou arterite mesentérica.

BOXE 7.10 Resumo da abordagem diagnóstica à diarreia.

I. Anamnese e exame físico

II. Patologia clínica

1. Banco de dados mínimo: hemograma completo, determinação de fibrinogênio e bioquímica sérica
   a. Avaliação da hidratação, *status* acidobásico, anomalias eletrolíticas e *status* proteico
   b. Avaliação da função renal e da função hepática
   c. Avaliação da endotoxemia
2. Eletroforese de proteínas séricas e quantificação de imunoglobulinas
3. Sorologia: *Neorickettsia risticii* e *Lawsonia intracellularis*
4. Análise do fluido peritoneal

III. Avaliação das fezes

1. Aparência macroscópica: gravidade, hemorragia, odor e presença de areia
2. Esfregaço direto: avaliação de populações de protozoários e presença de leucócitos e células epiteliais
3. Avaliação parasitária: inclusive avaliação de *Cryptosporidium parvum*, sobretudo em potros
4. Avaliação de patógenos bacterianos
   a. Coloração de Gram e de esporos
   b. Cultura de aeróbios e anaeróbios (cultura de múltiplas amostras ou biopsia de mucosa retal e pesquisa de *Salmonella* spp.)
   c. Análise de toxinas de clostrídios
   d. Reação em cadeia de polimerase: *Salmonella* spp., *N. risticii* e *L. intracellularis*
5. Potros: avaliação de patógenos virais, sobretudo rotavírus (microscopia eletrônica e ensaio imunoenzimático)

IV. Técnicas de diagnóstico por imagem: radiografia e ultrassonografia

V. Endoscopia: estômago, reto e cólon descendente

VI. Testes de absorção (absorção de glicose ou xilose): principalmente em casos de enteropatia com perda de proteínas

VII. Exame histopatológico

VIII. Avaliação de toxinas: cantaridina na urina ou no conteúdo gastrintestinal e arsênico no fígado, entre outras

IX. Resposta ao tratamento

Exames diagnósticos auxiliares

Patologia clínica. Em geral, a análise de rotina do exame de sangue não identifica uma causa específica de diarreia, embora, ocasionalmente, *N. risticii* possa ser encontrado nos monócitos da circulação. No entanto, os exames de sangue são frequentemente importantes na orientação de cuidados de suporte adequados e podem ajudar a determinar se a diarreia é causada por outro distúrbio, como doença hepática ou renal. Alguns parâmetros importantes a serem avaliados são a presença de leucopenia, sobretudo neutropenia com desvio à esquerda, e alterações tóxicas nos leucócitos. Essas anomalias sugerem uma resposta inflamatória sistêmica, frequentemente associada à endotoxemia. Trombocitopenia e coagulopatias também podem estar presentes. O profissional também deve avaliar a concentração de proteínas, bem como a proporção de albumina e globulina. A diarreia aguda e crônica pode causar perda proteica significativa, levando à hipoproteinemia e particularmente hipoalbuminemia. A hiperglobulinemia pode indicar uma doença inflamatória crônica. Distúrbios no equilíbrio acidobásico, especialmente acidose metabólica e anomalias eletrolíticas, são frequentes em cavalos com diarreia aguda, porém incomuns na diarreia crônica. Embora a hipocalcemia seja relativamente comum em cavalos com colite, a hipocalcemia acentuada talvez sugira uma possível intoxicação por cantaridina.[63] Por causa da desidratação frequentemente observada em indivíduos com diarreia aguda, a azotemia pré-renal é comum e convém reconhecê-la porque alguns medicamentos, em especial os AINEs, podem piorá-la. Em um estudo com 122 cavalos com diarreia aguda, a probabilidade de sobrevida foi menor nos indivíduos com azotemia e achados clinicopatológicos consistentes com hemoconcentração e hipoproteinemia.[599]

Os valores diagnóstico e prognóstico da eletroforese de proteínas séricas foram avaliados em cavalos com diarreia crônica.[603] Níveis significativamente maiores de beta-1-globulina foram encontrados em cavalos com larvas de ciatostomíneos em comparação com outros cavalos. Tais valores, associados à diminuição da concentração de albumina, auxiliaram o diagnóstico de parasitismo intestinal. No entanto, a concentração normal de beta-1-globulina não foi um indicador confiável da ausência da doença. Concentrações significativamente menores de albumina e maiores de alfa-2-globulina foram observadas nos animais que não sobreviveram. Isso sugere que esses parâmetros são indicadores inespecíficos da gravidade das alterações inflamatórias na parede intestinal. As infecções parasitárias, sobretudo a estrongilose, também podem estar associadas a concentrações séricas elevadas do isótipo IgG.[604]

Como as imunodeficiências podem ser associadas à diarreia,[600,601] outras avaliações do estado imunológico são indicadas em alguns cavalos. Tal avaliação pode incluir a quantificação específica de imunoglobulinas, a análise de subconjuntos específicos de linfócitos ou ensaios funcionais. O profissional deve considerar o teste genético para a imunodeficiência combinada grave em potros Árabes doentes.

A análise do fluido peritoneal pode ser útil em alguns cavalos com diarreia. Anomalias no fluido peritoneal podem refletir a gravidade da inflamação e, em alguns casos, ajudar a estabelecer um diagnóstico específico. Aumentos na concentração de proteínas e, às vezes, no número de células nucleadas podem ser associados à colite ulcerosa. Em cavalos com peritonite bacteriana, o veterinário pode encontrar microrganismos no exame citológico ou na cultura. Às vezes, o veterinário pode identificar células neoplásicas no fluido peritoneal, embora sua ausência não descarte a presença de tumores.

Avaliação das fezes. A avaliação das fezes pode fornecer informações importantes em cavalos com diarreia. Até a aparência macroscópica das fezes pode ser útil. A diarreia aquosa profusa, por exemplo, não costuma ser consistente com um diagnóstico de colite dorsal direita, mais frequentemente associada a fezes moles e malformadas. O sangue franco nas fezes sugere sangramento no cólon distal devido a lesões mucosas. Fezes hemorrágicas e fétidas são associadas à diarreia por clostrídios. O profissional também pode avaliar as fezes quanto à presença de sangue oculto, o que indica sangramento por qualquer fonte. Embora o excesso de areia nas fezes seja bastante aparente em alguns casos, outros requerem a mistura das fezes em uma luva de palpação com água e esperar o assentamento do material. Cascas de bolota podem ser observadas nas fezes de cavalos com intoxicação por essas castanhas. Os exames menos utilizados são a avaliação da osmolaridade fecal e das concentrações de eletrólitos (sódio e potássio). Se a soma das concentrações de sódio e potássio for muito menor que a osmolaridade, há presença de não eletrólitos de atividade osmótica, confirmando o diagnóstico de diarreia osmótica.

O exame microscópico das fezes em busca de evidências de parasitismo e avaliação de populações viáveis de protozoários também pode ser útil. Um esfregaço direto de fezes frescas permite observar a motilidade dos ciliados e pode ser usado para a detecção inicial de ovos e oocistos. A rigor, a avaliação do parasitismo deve incluir a flutuação fecal e um método quantitativo que possibilite a estimativa do número de ovos por volume de fezes, como McMaster ou Stolley. A identificação de oocistos de *Cryptosporidium* é normalmente difícil na flutuação fecal de rotina, mas a detecção pode ser facilitada pela coloração álcool-ácido resistente ou laranja de acridina, bem como pela coloração imunofluorescente ou pela citometria de fluxo.[579-582] É importante lembrar que o exame fecal para detecção de parasitas às vezes pode ser enganoso, com resultados falso-negativos.

As amostras fecais também podem ser examinadas microscopicamente em busca de leucócitos e células epiteliais. De modo geral, a celularidade aumenta com a gravidade da diarreia. Os números de leucócitos e células epiteliais nas fezes são maiores na salmonelose, porém não específicos para essa doença.[605] A presença de mais de 10 leucócitos por campo em aumento maior tem sido associada à salmonelose.

A avaliação da presença de agentes infecciosos nas fezes é essencial na avaliação diagnóstica de equinos com diarreia. A coloração de Gram e para esporos em esfregaços fecais pode ajudar a identificar e quantificar as populações bacterianas presentes, sobretudo as espécies de clostrídios. No entanto, embora um grande número de bastonetes ou esporos gram-positivos tenha sido identificado em cavalos com enterocolite por clostrídios, os resultados da coloração direta podem ser enganosos.[557-561] O *Clostridium perfringens* foi cultivado em 59% das amostras em que bastonetes não gram-positivos foram visualizados. É provável que algumas cepas de clostrídios sejam parte da microflora normal.[561,606] O grande número de leveduras nas fezes deve alertar o profissional sobre a possibilidade de candidíase, especialmente em neonatos comprometidos.

A cultura fecal costuma ser usada para estabelecer o diagnóstico de diarreia bacteriana. Nesse procedimento, principalmente se realizado em laboratório externo, o veterinário deve considerar o manuseio adequado das amostras, em especial nos casos de clostrídios anaeróbicos.[607] *Salmonella* spp. é um dos patógenos bacterianos mais significativos nas fezes equinas.[556] Embora o número de microrganismos *Salmonella* isolados das fezes de cavalos com doença clínica geralmente seja maior que o de cavalos com infecções assintomáticas, o volume de fezes em cavalos com diarreia profusa pode diminuir a probabilidade de cultura positiva. Recomenda-se a cultura de várias amostras fecais, normalmente cinco, para aumentar a sensibilidade do procedimento.[608] A cultura de uma biopsia da mucosa retal ou a raspagem retal são alternativas às culturas fecais e podem aumentar a sensibilidade porque *Salmonella* spp. são microrganismos intracelulares. A identificação de espécies de clostrídios requer cultura anaeróbica. No entanto, a avaliação da presença de toxina em casos de suspeita de diarreia por clostrídios também é fundamental, pois a *Clostridium* spp., em especial *C. perfringens* do tipo A, pode estar presente em fezes equinas normais.[557-561,606] Dependendo da espécie de clostrídios e do laboratório, a toxina pode ser avaliada por meio da detecção da toxina pré-formada nas fezes, produzida pelo isolado em cultura ou isolamento do gene da toxina.

Há um número crescente de ensaios de reação em cadeia da polimerase (PCR) para a detecção de agentes causadores de diarreia equina. Ao ser comparado com a cultura microbiana para a detecção de salmonelas em fezes de equinos e amostras ambientais, o método de PCR foi mais sensível e rápido e exigiu o envio de menos amostras.[609,610] No diagnóstico de neoriquetsiose equina (febre do cavalo do Potomac), a PCR é hoje recomendada para a detecção do patógeno nas fezes e no sangue periférico.[562,611,612] A análise de PCR fecal também auxilia o registro de *Clostridium*, *Lawsonia intracellularis* e *Cryptosporidium* spp., além de rotavírus e coronavírus equino.[335,539,563,572,613,614] Tanto rotavírus quanto coronavírus também podem ser identificados nas fezes por microscopia eletrônica.[539,572,615] Também há vários ensaios comerciais para a detecção de antígenos de rotavírus.[539,616]

Métodos sorológicos para a avaliação da presença de anticorpos têm sido utilizados no diagnóstico de *Neorickettsia risticii* e *Lawsonia intracellularis*.[562-564,612,614] Os exames sorológicos têm valor limitado no diagnóstico da doença por *N. risticii*.[562] Para o diagnóstico de *L. intracellularis*, recomenda-se o uso de exames diagnósticos por PCR e sorológicos, pois tais ensaios têm alta especificidade analítica, mas sensibilidade variável, dependendo das circunstâncias.[563,614]

As coinfecções foram registradas em cavalos adultos e potros com diarreia. Em um estudo com neonatos, as coinfecções foram significativamente associadas ao risco de doença gastrintestinal.[571] O uso de painéis diagnósticos, em vez de exames individuais, em combinação com a análise quantitativa dos genes de toxinas, pode auxiliar o diagnóstico de coinfecções.

Técnicas de diagnóstico por imagem. As técnicas de diagnóstico por imagem, embora importantes em potros, também podem ser valiosas em cavalos adultos. Nos potros, as radiografias podem detectar a distensão gasosa no lúmen do sistema gastrintestinal. Além disso, o padrão gasoso pode ajudar a diferenciar o íleo da obstrução mecânica. Ocasionalmente, é possível ver o gás no interior da parede intestinal em casos graves de enterocolite necrótica por clostrídios. Em cavalos adultos, a radiografia abdominal é um pouco limitada pela necessidade de instalações e equipamentos adequados para a execução do procedimento com segurança. No entanto, as radiografias podem ser eficazes na identificação de material radiodenso, como enterólitos e areia. A ultrassonografia pode ser usada em cavalos de todas as idades para avaliar a quantidade e o caráter do fluido peritoneal, de massas, da motilidade do intestino delgado, da distensão intestinal e da espessura da parede. Em cavalos com colite dorsal direita, o diagnóstico tem sido apoiado por evidências ultrassonográficas de aumento da espessura mural do cólon dorsal direito.[617] O cólon dorsal direito pode apresentar uma camada hipoecoica proeminente, provavelmente associada a edema submucoso e infiltrados inflamatórios. Embora as cintilografias de leucócitos marcadas com isótopos também possam ajudar a identificar ulcerações do cólon, a disponibilidade e a sensibilidade do procedimento são limitadas.[618] Nos casos de *L. intracellularis*, a ultrassonografia pode revelar o espessamento de alças do intestino delgado e, às vezes, o excesso de fluido abdominal.[335,563]

Endoscopia. O exame endoscópico do estômago e do duodeno proximal pode revelar a presença de neoplasias ou ulceração. Diarreia e inapetência podem ser observadas em potros sintomáticos com ulceração da mucosa gástrica espinocelular. A endoscopia também pode ser usada para a inspeção da mucosa do reto e do cólon descendente, possibilitando a avaliação de massas murais ou inflamação da mucosa.

Outros exames diagnósticos. Os exames de absorção são utilizados principalmente em cavalos com diarreia crônica ou perda de peso para avaliar a capacidade de absorção do intestino delgado. Utilizaram-se testes de absorção oral de glicose e xilose.[160,619] Embora a glicemia plasmática possa refletir o metabolismo da glicose e a absorção pelo sistema gastrintestinal, o ensaio é confiável no diagnóstico de condições significativas de má absorção. A xilose é menos influenciada pelo *status* metabólico do cavalo, mas o composto se mostra mais caro que a glicose. Além disso, nem todos os laboratórios realizam esse exame. Os resultados dos dois exames são inespecíficos, porém anomalias sustentam a hipótese de má absorção e podem indicar a necessidade de biopsia.

O diagnóstico de neoplasias e distúrbios inflamatórios ou infiltrativos crônicos geralmente requer exame histopatológico. Uma biopsia da mucosa retal é fácil de coletar e pode ser enviada para cultura, porém a área que pode ser alcançada se mostra limitada. A laparoscopia possibilita a visualização do abdome e certas biopsias. O veterinário pode obter uma biopsia intestinal de espessura total durante a celiotomia exploratória.

O diagnóstico da intoxicação por cantaridina pode ser feito em casos suspeitos pela identificação de besouros na fonte de alimentação e pela detecção da substância na urina ou no conteúdo gastrintestinal.[590] Se houver suspeita de intoxicação por metais pesados ou minerais, o chumbo e o selênio podem ser medidos no sangue e no fígado; e o arsênico pode ser medido no sangue, na urina, no fígado ou nos rins, conforme apropriado.[594,595] A oleandrina é detectável na urina e no conteúdo gastrintestinal.[593]

Avaliação da resposta ao tratamento

A avaliação da resposta à terapia empírica pode auxiliar alguns casos de diarreia não diagnosticada, sobretudo os crônicos. As mudanças na dieta podem diminuir a diarreia em alguns indivíduos e, de modo geral, recomenda-se uma dieta apenas com feno de capim. Nos casos com suspeita de colite dorsal direita, mas sem confirmação, o oferecimento de ração em *pellets* e a adição de muciloide de *Psyllium* e óleo de milho à dieta podem ser benéficos. O muciloide de *Psyllium* também tem sido utilizado no tratamento de cavalos com suspeita de diarreia por areia. A administração de quaisquer medicamentos, em especial AINEs ou antibióticos, deve ser interrompida caso contribua para a diarreia.

O transplante de microbiota fecal (FMT, do inglês *fecal microbiota transplant*), também conhecido como *transfaunação*, pode ser usado na tentativa de restauro da microbiota normal.[620] Embora não seja um conceito novo, houve um interesse renovado na FMT. Isso se deve, em parte, ao aumento da conscientização sobre a importância da microbiota e ao sucesso da FMT no manejo da infecção por *Clostridium difficile* em humanos. Hoje, há poucos dados sobre FMT em cavalos. Algumas diretrizes para o uso da FMT em cavalos, inclusive a escolha de casos e o procedimento em si, foram propostas.[620] Há vários prebióticos e probióticos comerciais, e sua eficácia está sob investigação.[621] A levedura

Saccharomyces boulardii pode diminuir a gravidade e a duração dos sinais em cavalos com enterocolite aguda.[622]

A administração de corticosteroides pode ser feita em casos de diarreia crônica após a exclusão das causas infecciosas. O tratamento com um anti-helmíntico larvicida pode ser benéfico em alguns casos e, às vezes, é associado aos corticosteroides. Alguns cavalos com diarreia crônica responderam ao iodocloro-hidroxiquina (10 g/450 kg/dia durante 2 semanas). Este medicamento é às vezes combinado à trimetoprima-sulfa. Ocasionalmente, a transfusão com plasma parece suprimir a diarreia em cavalos jovens.

POLIÚRIA E POLIDIPSIA

A poliúria e a polidipsia são problemas clínicos pouco frequentes em cavalos que podem ser fontes de inconveniência para os proprietários, indicar uma anomalia importante nos mecanismos de controle do balanço hídrico e estar associados a uma doença significativa. Como a ingestão de água e a produção de urina estão intimamente ligadas, a polidipsia e a poliúria tendem a ocorrer juntas. Estabelecer se o problema principal é a poliúria ou a polidipsia pode auxiliar o desenvolvimento de uma estratégia de manejo e a formulação de um prognóstico preciso.

Em cavalos, a ingestão normal de líquidos e a produção de urina são influenciadas por vários fatores, como idade, dieta, demandas fisiológicas (p. ex., exercício ou lactação), temperatura e umidade do ambiente e absorção gastrintestinal da água.[623-630] Em cavalos adultos, as necessidades de água variam de 25 a 70 mℓ/kg/dia. Tais requisitos são proporcionais ao tamanho corpóreo metabólico e não à massa corpórea. Cavalos maiores exigem menos água por quilograma do que cavalos menores ou pôneis. Como a gordura tem baixo teor de água em comparação com o tecido magro, os cavalos com gordura corpórea significativa requerem menos água que os cavalos magros. As necessidades de fluidos são mais altas nos neonatos do que nos cavalos adultos, devido a seu alto teor de água corpórea total.

Obtém-se água de três fontes: água potável, água na ração e água metabólica do catabolismo de gorduras, carboidratos e proteínas. A água é perdida na urina e nas fezes, bem como por meio da evaporação na pele e no sistema respiratório. Em cavalos adultos, a ingestão normal de água por bebida é de aproximadamente 50 a 60 mℓ/kg/dia (20 a 30 ℓ/dia para um cavalo adulto médio); e a produção normal de urina fica em torno de 15 a 30 mℓ/kg/dia (5 a 15 ℓ/dia para um cavalo adulto médio).[623-627] A dieta é uma grande influência no consumo de álcool e na produção de urina. Em neonatos em amamentação, a ingestão de líquidos é de cerca de 250 mℓ/kg/dia para atender às suas necessidades calóricas.[631-633] Assim, os rins excretam água de forma ativa, e a produção de urina aproxima-se de 148 mℓ/kg/dia – quase o quíntuplo do observado em adultos. Em cavalos adultos, a ingestão de água é correlacionada com a ingestão de matéria seca.[628,629] Dependendo das condições climáticas, o consumo de água pode ser mínimo em cavalos em pastagens de boa qualidade devido ao alto teor de umidade do volumoso. As necessidades de água são maiores em cavalos que consomem feno em comparação com as pastagens ou os grãos e variam conforme o tipo de feno. Cavalos alimentados com feno de leguminosas têm produção de urina significativamente maior do que aqueles que recebem feno de capim. A ingestão voluntária de água também é afetada pela temperatura ambiente e aumenta quando as temperaturas e as perdas de água no suor se elevam (Tabela 7.8).[623,625,634,635] O consumo de água pode aumentar significativamente em cavalos em rotinas intensas de exercícios, como os participantes de enduro, para a reposição da perda de fluido pelo suor.[634,635] Cavalos com diarreia também podem apresentar consumo significativamente maior de água.

A poliúria e a polidipsia podem ser claramente evidentes em alguns cavalos acometidos, mas, em outros, podem ser mais sutis. Às vezes, é difícil que os proprietários as reconheçam, sobretudo em cavalos em pasto e acompanhados por outros cavalos. Alguns proprietários podem interpretar mal a micção frequente, ou polaciúria, como poliúria. O registro objetivo da poliúria e polidipsia requer a medição do consumo de água e da produção de urina por 12 a 24 horas. Em cavalos adultos, a polidipsia foi definida como ingestão de água superior a 100 mℓ/kg/dia e poliúria como débito urinário superior a 50 mℓ/kg/dia. Outros fatores que podem influenciar o consumo de água e a produção de urina, como dieta, condições climáticas e nível de exercício, devem ser considerados no registro de poliúria e polidipsia.

Tabela 7.8 **Causas de poliúria e polidipsia.**

Diurese por soluto	Insuficiência renal primária Glucosúria (PPID) Consumo psicogênico de sal Diabetes melito Diurese pós-obstrutiva
Diurese por água	Insuficiência de hormônio antidiurético (diabetes insípido central) PPID Traumatismo craniano (Depleção de potássio)[a] Resposta insuficiente dos ductos coletores ao hormônio antidiurético Diabetes insípido nefrogênico adquirido Hiperadrenocorticismo (excesso de glicocorticoides na PPID) Endotoxemia (Medicamentos: gentamicina, lítio, metoxiflurano, anfotericina B, propoxifeno etc.) (Diabetes insípido nefrogênico congênito) *Washout* medular renal Diurese crônica por qualquer causa Alteração do metabolismo tubular renal de sódio Polidipsia psicogênica aparente (Doença hepática crônica) (Policitemia) (Piometra) (Hipercalcemia) (Depleção de potássio)
Iatrogênicas	Fluidoterapia IV Excesso de sal na dieta Medicamentos Diuréticos Glicocorticoides (Medicamentos que causam diabetes insípido adquirido)

[a]Não relatada em equinos. PPID, disfunção da *pars intermedia* da hipófise. (Adaptada de Fenner WR. Quick reference to veterinary medicine. 3. ed. Philadelphia: Wiley-Blackwell, 2001.)

Mecanismos de poliúria e polidipsia

Manutenção do balanço hídrico normal

A manutenção de água corpórea adequada, com uma concentração relativamente constante de eletrólitos e outros solutos, é essencial para a função celular normal. Sob condições normais, a osmolaridade plasmática mostra-se relativamente constante, com variação de apenas cerca de 2%.[636] Controla-se a água corpórea por dois mecanismos gerais: (1) ingestão de fluidos, regulada por fatores que influenciam a sede; e (2) excreção renal de água, regulada por fatores que afetam a filtração glomerular e a reabsorção tubular. Em cavalos normais, a filtração glomerular excede 1.000 ℓ/dia, mas 99% desse volume são reabsorvidos nos túbulos renais e nos ductos coletores. A urina normal é 3 a 4 vezes mais concentrada que o plasma, com osmolaridade de 900 a 1.200 mOsm/kg e gravidade específica de 1,025 a 1,050. A capacidade de concentração de urina depende, principalmente, de três fatores: (1) a produção de arginina vasopressina (AVP), também conhecida como *hormônio antidiurético (ADH)*; (2) a presença de um número suficiente de néfrons sensíveis à AVP; e (3) a presença de um interstício medular renal hiperosmótico.[636,637]

Papel da arginina vasopressina. A arginina vasopressina é um importante hormônio peptídico altamente conservado entre as espécies.[636-639] A princípio, duas funções da AVP foram reconhecidas: antidiurese e vasoconstrição. Sabe-se agora que a molécula tem diversos efeitos, como modulação das funções da hipófise, respostas imunes e comportamento. Pequeno peptídeo de nove aminoácidos, a AVP mostra-se sintetizada principalmente nos núcleos supraóptico e paraventricular do hipotálamo (quantidades menores são produzidas por vários tecidos fora do hipotálamo). A AVP é produzida como precursor, a pré-vasopressina – empacotada em grânulos neurossecretores e transportada pelos axônios pelo pedúnculo da hipófise (infundíbulo) até a hipófise posterior (neuro-hipófise). Durante o transporte, a pré-provasopressina é processada no hormônio ativo, armazenado para a secreção na hipófise posterior.

A AVP é liberada principalmente em resposta a sinais de osmorreceptores localizados no hipotálamo anterior, próximo ao núcleo supraóptico e na região anteroventral do terceiro ventrículo.[636-639] Esses osmorreceptores respondem rapidamente a pequenos aumentos na osmolaridade do fluido extracelular, determinados sobretudo pela concentração de sódio. Uma vez estimulados, os osmorreceptores enviam sinais para as células nervosas no núcleo supraóptico, que retransmitem os sinais do pedúnculo hipofisário para a hipófise posterior, estimulando a liberação de AVP dos grânulos secretores nas terminações nervosas. Embora o limiar exato para a liberação de AVP em equinos não seja conhecido, em indivíduos saudáveis, um aumento de aproximadamente 8 mOsm/kg na osmolalidade plasmática (cerca de 3%) após a privação de água foi associado a maior concentração plasmática de AVP de 1,53 ± 0,36 pg/mℓ a 4,32 ± 1,12 pg/mℓ.[640] Quando o fluido extracelular se torna hipo-osmolar, a liberação de AVP diminui, assim como a reabsorção de água. Embora as mudanças na osmolaridade sejam o principal estímulo para a liberação de AVP, a estimulação dos barorreceptores arteriais e cardiopulmonares por redução no volume circulante e hipotensão também pode provocar a liberação de AVP.[636,638] Outros estímulos para liberação de AVP relatados em algumas espécies são estresse, dor, náuseas, hipoglicemia e certos medicamentos, como a morfina.

Existem três receptores diferentes para AVP: V1a, V1b e V2. O V2 é o receptor encontrado nas células epiteliais do túbulo contorcido distal e no ducto coletor do rim.[638] Os receptores extrarrenais V2 estão no endotélio. No rim, um mecanismo de ação da AVP é influenciar as aquaporinas, proteínas integrais da membrana que podem formar poros na membrana celular que atuam principalmente como canais de água. A ligação da AVP ao receptor V2 renal aumenta a síntese de aquaporina 2 e leva à inserção de seu canal de água na membrana apical. Esse canal de aquaporina possibilita que a água siga o gradiente osmótico e saia do néfron, aumentando a reabsorção de água pelo rim. A AVP também aumenta a permeabilidade da ureia no ducto coletor medular interno terminal, regulando os transportadores de ureia e elevando a concentração de ureia no interstício medular.[641] Além disso, os receptores V2 são ativos na alça de Henle, em que a ativação estimula a reabsorção de sódio.

Papel do interstício medular hiperosmótico renal. A osmolaridade do fluido intersticial na medula renal é de cerca de 1.200 a 1.400 mOsm/ℓ em comparação com os 300 mOsm/ℓ em outros locais. Essa alta osmolaridade do interstício medular renal ao redor dos ductos coletores é responsável pelo gradiente osmótico necessário para a reabsorção da água quando as concentrações de AVP são altas. O mecanismo primário que mantém a hiperosmolaridade do interstício é a multiplicação em contracorrente, que depende da estrutura e função da alça de Henle[636] (Figura 7.6). Em resumo, a reabsorção ativa contínua de íons na porção ascendente espessa da alça de Henle, combinada com o fluxo contínuo de novos íons para a alça de Henle, acaba por multiplicar a concentração medular do soluto. Devido à presença de canais de aquaporina, a porção descendente da alça de Henle é permeável à água, mas relativamente impermeável ao soluto. Assim, o fluido tubular entra na alça descendente e move-se em direção à medula interna, tornando-se gradualmente mais hipertônico à medida que a água se desloca para o interstício. Na porção delgada ascendente da alça de Henle, os íons começam a se mover para o interstício por difusão passiva. Com a entrada do fluido na porção ascendente espessa da alça de Henle, sódio, potássio e cloreto são reabsorvidos de forma ativa pelo cotransportador apical de $Na^+/K^+/2Cl^-$. Esse transporte ativo de íons, combinado com a impermeabilidade de tal parte à água, aumenta a osmolaridade no interstício medular renal. Isso cria um gradiente de pressão osmótica, extraindo água do membro descendente e elevando a osmolaridade do fluido tubular. Tal processo é repetido conforme o fluido continua a passar pelos túbulos, com o efeito final de adição constante de sódio ao interstício medular até que a osmolaridade chegue a 1.200 a 1.400 mOsm/ℓ. Os ductos coletores também contribuem para o interstício hiperosmolar com o transporte ativo de íons e a difusão facilitada da ureia no interstício. O fluxo sanguíneo relativamente baixo na medula renal e as características únicas dos vasos retos ajudam a manutenção da hiperosmolaridade do interstício.

A multiplicação contracorrente e a manutenção da hiperosmolaridade do interstício desempenham papéis importantes na concentração da urina. Quando o fluido luminal entra na porção ascendente espessa da alça de Henle, aproximadamente 80% do filtrado glomerular foi reabsorvido. A reabsorção ativa de NaCl na porção ascendente espessa da alça de Henle, impermeável à água, faz com que o fluido que entra no túbulo distal do córtex renal seja hipotônico. Assim, a água é reabsorvida pelos túbulos distais e porções corticais dos ductos coletores sob a ação de AVP. A água reabsorvida é rapidamente retirada do interstício pela extensa rede capilar cortical, preservando a hipertonia intersticial.

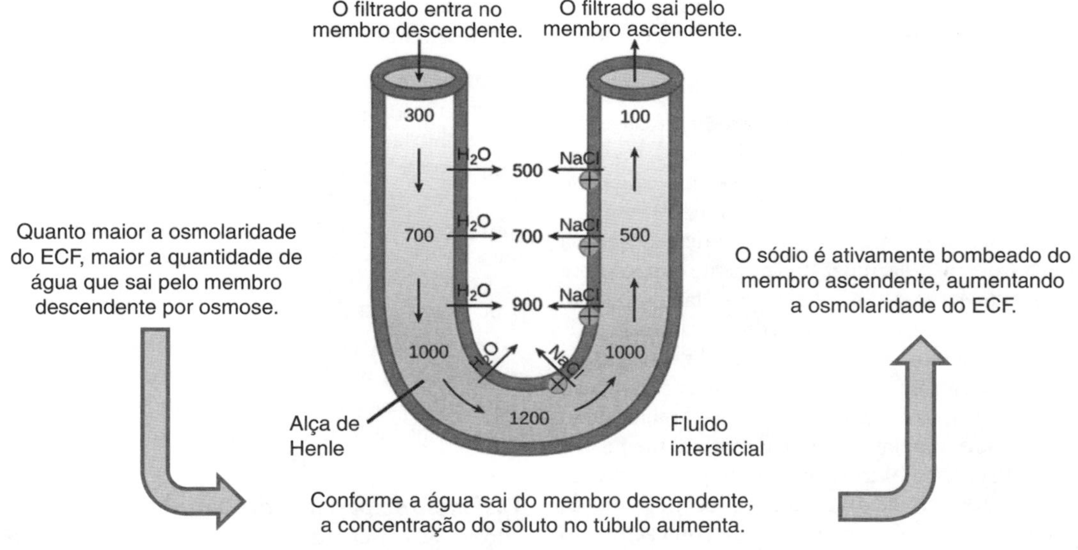

Figura 7.6 Esquema simplificado do multiplicador de contracorrente na alça de Henle. ECF, fluido extracelular, concentrações em mOsm/ℓ.

Sede. A ingestão adequada de líquidos, regulada pela sede, contribui para a manutenção do balanço hídrico, junto com a excreção renal de água.[630,634,636,642] O centro da sede no hipotálamo consiste em osmorreceptores na parede anteroventral do terceiro ventrículo e no núcleo pré-óptico anterolateral, que são bastante próximos daqueles que regulam a secreção de AVP. Um grande estímulo para a sede é o aumento da osmolaridade do fluido extracelular, que causa desidratação intracelular nos centros de sede, estimulando a sensação de sede. Nos seres humanos, o limiar para a estimulação da sede é aproximadamente 2 a 5 mOsm/kg acima do valor para estimulação da liberação de AVP. Além disso, reduções no volume de fluido extracelular e pressão arterial podem estimular a sede por mecanismos distintos da osmolaridade. Entre esses mecanismos estão a estimulação nervosa de barorreceptores cardiopulmonares e sistêmicos e a liberação de angiotensina II, que pode estimular a sede e diminuir a excreção de líquidos renais. Periféricos, os mecanorreceptores da orofaringe podem sentir a secura da boca, o que estimula a sede. Depois da privação experimental de água, pôneis beberam quando suas osmolalidades plasmáticas aumentaram 3%, enquanto as concentrações plasmáticas de Na se elevaram aproximadamente 5% e após a indução de um déficit de volume plasmático de 6%.[8]

Mecanismos gerais de poliúria e polidipsia

Os mecanismos gerais de poliúria e polidipsia são diurese por água ou soluto. Em alguns casos, há atuação dos dois mecanismos.[625,630,634,636] A diurese por água é causada pela diminuição da absorção de água nos túbulos coletores ou da ingestão voluntária excessiva de água. Na diurese por água, a poliúria e a polidipsia podem ser primárias. A diurese por soluto é causada pela excreção renal excessiva de um soluto não absorvido, como glicose ou sódio, e causa poliúria primária.

Polidipsia como problema primário. A ingestão excessiva de água provoca diurese por água.[636] Ao expandir o volume de fluido extracelular e diminuir a osmolaridade plasmática, a ingestão excessiva de fluido suprime a secreção de AVP. Isso torna os ductos coletores menos permeáveis à água, aumentando a produção de urina.

Poliúria como problema primário. A poliúria pode decorrer de doença renal ou vários distúrbios sistêmicos. Embora a poliúria seja comumente associada à insuficiência renal, os mecanismos precisos não são compreendidos por completo e é provável que sejam múltiplos.[643] Na insuficiência renal primária, há uma diminuição de néfrons funcionais. Isso pode provocar diurese por soluto, conforme quantidades crescentes de filtrado glomerular chegam aos túbulos remanescentes, muitas vezes excedendo sua capacidade de reabsorção. O aumento resultante no soluto urinário é acompanhado por maior perda de água. Além disso, o aumento da taxa de fluxo tubular nos túbulos restantes pode simplesmente dar menos tempo para a reabsorção da água. Ademais, a diurese pode ser provocada pela diminuição da hipertonia do interstício medular associada à diminuição do transporte de sódio e cloreto para fora da alça de Henle em caso de comprometimento renal. Outro fator que pode contribuir para a poliúria na insuficiência renal é o diabetes insípido nefrogênico adquirido devido à incapacidade de resposta dos ductos coletores doentes à AVP.

A síndrome de diabetes insípido, caracterizada pela excreção de grandes volumes de urina diluída associada a anomalias relacionadas com a AVP, tem várias causas fundamentais.[644,645] Na polidipsia primária, a secreção de AVP é suprimida pela ingestão excessiva de líquidos. Além disso, em pacientes humanos, o diabetes insípido gestacional pode ocorrer devido à degradação da AVP por uma enzima placentária. O diabetes insípido central ou neurogênico é causado pela produção ou secreção inadequada de AVP. Essa forma de diabetes ou doença inflamatória envolve o hipotálamo ou a hipófise posterior. No diabetes insípido nefrogênico, que pode ser primário ou adquirido, há insensibilidade das células epiteliais do ducto coletor renal à AVP. O diabetes insípido nefrogênico primário implica uma disfunção isolada da resposta à AVP não associada a problemas estruturais ou metabólicos renais reais. Em humanos, é um distúrbio familiar com herança autossômica semirrecessiva ligada ao X.

Há algumas evidências de que também seja um problema familiar em cavalos. O diabetes insípido nefrogênico adquirido pode estar associado à doença renal ou à alteração da sensibilidade dos néfrons à AVP devido a endotoxemia ou excesso de cortisol. Além disso, em algumas espécies, a hipercalcemia, a depleção de potássio e a administração de certos medicamentos, como a gentamicina, foram relatadas como causas de insensibilidade dos receptores do ducto coletor à AVP.

O *washout* medular renal é uma síndrome de redução da hipertonia relativa da medula renal, tipicamente por diurese prolongada de qualquer causa.[636,643] As maiores taxas de fluxo tubulares durante a diurese podem impedir a absorção suficiente de sódio e ureia do lúmen tubular. A diminuição da hipertonia medular compromete a capacidade de concentração renal e causa poliúria com polidipsia secundária. O maior fluxo sanguíneo medular pode esgotar ainda mais o soluto medular.

A poliúria decorrente da diurese por soluto pode ser associada ao consumo excessivo de sal e à hiperglicemia, além da insuficiência renal.[643,646-649] O aumento da glicemia acima do limiar renal de aproximadamente 150 a 200 mg/dℓ em equinos, a glicosúria, eleva o fluxo de urina. A diurese por soluto também pode ocorrer após a doença obstrutiva do sistema urinário, mas isso não é comumente relatado em cavalos.

Condições associadas à poliúria e à polidipsia

Existem várias possíveis causas de poliúria e polidipsia em cavalos.[650,651] As causas mais comuns são insuficiência renal, PPID e polidipsia psicogênica primária. Outras causas menos comuns são consumo excessivo de sal, diabetes insípido central e nefrogênico e diabetes melito. A poliúria e a polidipsia também podem ser secundárias a sepse e endotoxemia ou iatrogênicas e associadas ao uso de alfa-2-agonistas, corticosteroides ou diuréticos.[650-652]

Polidipsia

O motivo mais comum para a ingestão excessiva de água em cavalos é o consumo psicogênico de água. A extensão da polidipsia e, portanto, da poliúria observada no consumo psicogênico de água pode ser substancial. O consumo psicogênico de água pode ser um vício estável associado ao confinamento e ao tédio.[642,653] O comportamento também tem sido associado a mudanças nas condições ambientais, no estábulo e na dieta. Sugeriu-se que a polidipsia primária é bastante comum em cavalos do sul dos EUA, onde a temperatura e a umidade ambiente são altas.

O consumo excessivo de sal também pode aumentar a sede, embora uma quantidade significativa de sal deva ser ingerida para estimular a sede em cavalos.[648] Em pacientes humanos, a polidipsia foi associada a distúrbios que afetam os osmorreceptores envolvidos na regulação da sede, como em doenças neurológicas com acometimento do centro da sede hipotalâmica.[654,655] Isso pode ocorrer em cavalos. O aumento de volume da hipófise em cavalos com PPID, por exemplo, pode comprimir o hipotálamo.

A capacidade de concentração de urina é mantida nos casos de polidipsia primária. No entanto, ocasionalmente, a diurese de longa data pode provocar *washout* medular e diminuição da capacidade de concentração.

Poliúria

As causas importantes da poliúria primária em cavalos são insuficiência renal e disfunção da *pars intermedia* da hipófise.[650,651] O diabetes insípido e o diabetes melito são causas menos comuns.

Insuficiência renal. No estágio agudo da insuficiência renal, frequentemente há um período de oliguria ou anuria, seguido por poliúria.[643,646] A cicatrização dos túbulos após uma lesão aguda pode levar várias semanas e, em alguns casos, não ser completa, o que provoca insuficiência renal crônica e diminuição persistente da capacidade de concentração.[643,647] Algumas possíveis causas de insuficiência renal em cavalos são ausência de cicatrização de lesões renais isquêmicas, pigmentúria, infecção crônica, obstrução urinária e exposição a nefrotoxinas, como AINEs, gentamicina e polimixina.[646,647,656,657] Outras possíveis causas são doenças imunomediadas, glomerulonefrite, anomalias congênitas, helmintíase renal e amiloidose. Em alguns cavalos, a identificação da causa incitante de insuficiência renal crônica pode ser difícil.

Disfunção da *pars intermedia* da hipófise. A poliúria e a polidipsia são observadas em aproximadamente 30% dos cavalos com disfunção da PPID, embora os números variem entre os estudos.[658-660] Outros sinais clínicos comumente associados ao PPID são hipertricose, laminite, atrofia muscular, deposição anormal de gordura e infecções recorrentes. A patogênese da poliúria e da polidipsia no PPID não se mostra completamente compreendida e é provável que envolva múltiplos fatores. Como alguns cavalos com PPID apresentam hiperglicemia, a diurese osmótica associada à glicosúria pode ser relevante. Embora não tenha sido registrado, o aumento de volume da *pars intermedia* pode afetar a hipófise posterior e/ou o hipotálamo e causar diabetes insípido neurogênico secundário, o que interfere na produção ou na liberação de AVP ou osmorreceptores envolvidos na sede. Além disso, um aumento na concentração plasmática de cortisol associado à PPID pode provocar antagonismo à ação da AVP no túbulo renal.

Diabetes insípido. O diabetes insípido neurogênico parece ser raro em cavalos, com dois casos relatados na literatura.[661,662] Nos dois casos, os cavalos não conseguiam concentrar a urina em resposta à privação de água, mas responderam à administração de vasopressina exógena com diminuição no volume e aumento na concentração urinária. Em um caso, a doença foi considerada idiopática e, no outro, adquirida, secundária à encefalite.

O diabetes insípido nefrogênico primário também parece ser raro em cavalos, tendo sido relatado em três potros e um cavalo de 14 anos.[663-665] Dois dos potros eram irmãos da raça Puro-Sangue – isso sugere que uma forma hereditária de diabetes insípido nefrogênica semelhante àquela observada em humanos pode ocorrer em cavalos.[664] Além dos sinais de poliúria e polidipsia, dois dos três potros estavam abaixo do peso. Após a privação de água, os potros afetados não conseguiram aumentar a concentração de urina, embora os níveis plasmáticos de AVP tenham aumentado. Além disso, os cavalos acometidos apresentaram resposta mínima à administração de vasopressina exógena, confirmando a resistência dos ductos coletores à ação antidiurética da molécula.

Com alguma frequência, o diabetes insípido nefrogênico foi reconhecido em cavalos como um problema secundário de diminuição adquirida da responsividade renal à AVP.[645] Esse diabetes insípido nefrogênico adquirido foi associado a diversas doenças, inclusive renais. Também foi descrito após terapia medicamentosa, bem como associado a vários distúrbios endócrinos, metabólicos, infecciosos, neoplásicos e pós-obstrutivos.

Diabetes melito. O diabetes melito caracteriza-se por hiperglicemia crônica. No diabetes melito de tipo 1 ou insulinodependente, há ausência de insulina, enquanto no diabetes melito tipo 2 ou não insulinodependente, há insulina adequada, mas a sensibilidade do tecido à insulina é menor. Embora seja uma causa relativamente comum de hiperglicemia e glicosúria em outras espécies, o diabetes melito de tipo 1 tem sido pouco diagnosticado em cavalos.[152,666-671] O diabetes melito de tipo 2 foi identificado em cavalos em associação a diversas doenças, especialmente PPID e síndrome metabólica equina.[80,672-676] O diabetes melito também foi relatada em cavalos com tumores bilaterais de células da granulosa.[672]

Outras. Em equinos, o *washout* medular pode provocar diurese crônica de qualquer causa e ser uma complicação mais comum de doenças primárias e seu tratamento do que o relatado até o momento. A poliúria e a polidipsia foram ocasionalmente associadas à sepse e à endotoxemia em várias espécies, inclusive cavalos. Os mecanismos não são claros, mas podem envolver a produção de PGE_2 induzida por endotoxina, que pode causar vasodilatação renal e inibir as ações da AVP. Embora pouco relatadas em cavalos, a poliúria e a polidipsia foram associadas à doença hepática grave. Alguns distúrbios associados à poliúria e à polidipsia em outras espécies são policitemia primária, hipercalcemia e depleção de potássio.

Abordagem diagnóstica à poliúria e à polidipsia

Achados à anamnese

Os achados à anamnese podem ser valiosos na avaliação da poliúria e da polidipsia. Problemas congênitos, como anomalias renais, são geralmente identificados em animais jovens, enquanto a prevalência de PPID aumenta com a idade. O diabetes insípido nefrogênico primário foi descrito em dois potros Puros-Sangues da mesma família. A anamnese deve ser detalhada, com ênfase na duração dos sinais, em qualquer mudança no manejo, na dieta (inclusive suplementos) e no uso atual ou anterior de medicamentos. Em alguns cavalos, as causas iatrogênicas de poliúria e polidipsia podem ser descartadas à anamnese e à normalização do débito urinário e da ingestão de água após interrupção das medicações, fluidos IV ou excesso de sal na dieta.

Exame físico

Um exame físico completo deve ser realizado com muita atenção ao estado de hidratação. A palpação retal pode auxiliar a avaliação do sistema urinário. Cavalos com polidipsia psicogênica geralmente são normais no exame físico. A insuficiência renal crônica costuma ser associada à má condição corpórea e, em alguns casos, o apetite pode diminuir. Os sinais clínicos de PPID podem ser bastante variáveis, dependendo do indivíduo e do estágio da doença, mas os sinais geralmente são hipertricose, atrofia muscular, deposição anormal de gordura, infecções crônicas e laminite.

Medida do consumo de água e do volume de urina

A medição da ingestão de água em 24 horas e da produção de urina pode auxiliar a confirmação do problema, especialmente nos casos em que a poliúria e a polidipsia são menos óbvias.[677-680] Também pode estabelecer a gravidade, ajudando a priorizar os diagnósticos diferenciais. De modo geral, o grau de polidipsia e poliúria tende a ser mais pronunciado na polidipsia psicogênica e no diabetes insípido do que na insuficiência renal ou na PPID. Há vários meios de coleta de urina. De modo geral, a observação cuidadosa e a imobilização são necessárias para manter o dispositivo no lugar e aumentar a precisão das medidas. A ingestão de água acima de 100 mℓ/kg/dia e a produção de urina acima de 50 mℓ/kg/dia são consistentes com o diagnóstico de polidipsia e poliúria em cavalos adultos. Os fatores que podem influenciar a ingestão de água e a produção de urina, como dieta e condições ambientais, devem ser considerados. Ao se medir o consumo de água, convém levar em consideração as tendências comportamentais de derramar ou brincar com ela.

Exames diagnósticos auxiliares

Patologia clínica. Hemograma, bioquímica sérica e urinálise devem ser avaliados em cavalos com poliúria e polidipsia. A gravidade específica da urina (USG, do inglês *urine specific gravity*) é menor em cavalos com poliúria e polidipsia. A extensão da diminuição da USG, junto com a presença ou a ausência de outras anomalias nos exames laboratoriais, pode ajudar a priorizar os diagnósticos diferenciais e orientar a solicitação de novos exames. Cavalos com polidipsia psicogênica tendem a apresentar hipoestenúria (USG menor que 1,008 e osmolalidade menor que 260 mOsm/kg) sem outras anomalias laboratoriais. Como a hipostenúria indica que a capacidade de diluição renal está intacta, é improvável que cavalos com insuficiência renal ou *washout* medular completo tenham hipostenúria, embora seja observada em animais em recuperação de insuficiência renal aguda. A insuficiência renal crônica é sugerida pela presença de isotenúria (USG entre 1,008 e 1,014 e osmolalidade entre 260 e 300 mOsm/kg) com azotemia concomitante.[681-683] Outras anomalias laboratoriais observadas em animais com insuficiência renal crônica são anemia discreta, hipoalbuminemia, hiponatremia, hipocloridemia, hiperpotassemia, hipercalcemia e hipofosfatemia. Alguns exames laboratoriais usados na avaliação da função renal são a excreção fracionada de eletrólitos, razão urinária de proteína e creatinina, o *clearance* da creatinina e a determinação de enzimas urinárias. A medida da taxa de filtração glomerular mostra-se um indicador sensível da disfunção renal, mas raramente realizada, principalmente por motivos práticos. A medição da dimetilarginina simétrica, uma forma metilada da arginina de excreção principalmente renal, auxilia a avaliação da função renal em pequenos animais e está sendo investigada em cavalos.[684]

Não há anomalias laboratoriais consistentes em cavalos com PPID, embora possam ser observadas neutrofilia, linfopenia, hiperglicemia e glicosúria.[658-660] Outros exames endócrinos são necessários para confirmar a presença de PPID. Alguns exames recomendados são a medida da concentração inicial de ACTH, a medida da concentração de ACTH após a administração de hormônio liberador de tireotrofina ou um teste de supressão com dose baixa de dexametasona. A hiperglicemia e a glicosúria também podem ser observadas na síndrome metabólica equina, na doença sistêmica subjacente e no diabetes melito.

Teste de privação de água. O teste de privação de água avalia a capacidade de conservação de água e é mais frequentemente utilizado para diferenciar a polidipsia psicogênica do diabetes insípido.[624,685,686] É mais indicado em cavalos com hipostenúria, não isostenúria. O teste de privação de água mostra-se contraindicado em animais com desidratação ou azotemia. Em animais normais, o aumento da osmolaridade plasmática associado à privação de água provoca a liberação de AVP, que atua nos túbulos renais e nos ductos coletores para a conservação de água, aumentando a USG. Antes de iniciar o teste, os valores basais de USG, ureia sérica, creatinina sérica e peso corpóreo devem ser obtidos e a bexiga, esvaziada por cateterismo. Depois da remoção da água, a USG e o peso corpóreo devem ser monitorados a cada 6 a 12 horas. A concentração sérica de ureia e creatinina também pode ser monitorada. Em resposta a 24 a 72 horas de privação de água, cavalos normais apresentam aumento da USG acima de 1,045 e osmolalidade acima de 1.500 mOsm/kg. Para fins práticos, o aumento de USG acima de 1,025 em 24 horas ou no momento de perda de 5% do peso corpóreo indica a adequação da capacidade de concentração, e o teste pode ser interrompido. O teste deve ser encerrado se houver uma perda superior a 5% do peso corpóreo ou sinais clínicos de desidratação ou azotemia. Normalmente, os cavalos com polidipsia psicogênica podem concentrar sua urina em resposta à privação de água, mas não aqueles com diabetes insípido. Às vezes, cavalos com polidipsia psicogênica apresentam capacidade incompleta de concentração devido ao *washout* medular e perda do gradiente osmótico intersticial medular. Esses cavalos podem responder a um teste modificado de privação de água, em que a ingestão de água é gradualmente restrita por vários dias. Isso torna possível a restauração do gradiente osmótico intersticial medular.[687] Cavalos com diabetes insípido central ou nefrogênico não têm boa capacidade de concentração de urina em resposta à privação de água; e a distinção dessas doenças requer outros exames, como a medição das concentrações endógenas de AVP e a avaliação da resposta à AVP exógena.

Medida de arginina vasopressina e resposta a arginina vasopressina exógena ou análogos. A concentração plasmática de AVP pode ser medida durante o teste de privação de água ou após a administração de solução de cloreto de sódio a 7,5% para aumentar a osmolalidade plasmática. Em pôneis normais, as concentrações de AVP elevaram os valores basais de 1,53 ± 0,36 pg/mℓ para 4,32 ± 1,12 pg/mℓ após 24 horas de privação de água.[13] As concentrações plasmáticas de AVP elevam-se em cavalos com polidipsia psicogênica ou diabetes insípido nefrogênico, mas, em animais com diabetes insípido central, qualquer aumento observado é mínimo. No diabetes insípido nefrogênico, a elevação da AVP não se acompanha por um aumento na USG. A capacidade dos túbulos renais de responder à AVP pode ser avaliada por um teste de desafio.[688] A USG é monitorada após a administração de vasopressina sintética exógena ou acetato de desmopressina, um análogo sintético da vasopressina. Espera-se que a USG fique acima de 1,020; caso contrário, o achado é consistente com o diagnóstico de diabetes insípido nefrogênico, desde que na ausência de *washout* medular.

Técnicas de diagnóstico por imagem

A ultrassonografia transabdominal e transretal pode auxiliar a avaliação do sistema urinário. Embora não sejam consistentes, alterações no tamanho e/ou arquitetura dos rins podem ser observadas tanto na insuficiência renal aguda quanto na crônica. A ultrassonografia também pode auxiliar o diagnóstico de urolitíase.

DIMINUIÇÃO DE DESEMPENHO

Define-se o baixo desempenho pela incapacidade de atuação em nível razoavelmente esperado de acordo com as características físicas do indivíduo, seu nível de treinamento e/ou desempenho anterior. Qualquer diminuição no desempenho pode ser crítica para o atleta equino. Em alguns casos, o baixo desempenho pode ser facilmente documentado, como em problemas graves ou quando a queda no desempenho pode ser objetivamente medida (p. ex., em uma disciplina como a corrida). No entanto, em outros casos, o mau desempenho pode ser sutil e de difícil documentação.

Mecanismos que afetam o desempenho

Inúmeros fatores influenciam o desempenho, inclusive genética, treinamento, vontade, composição corpórea e saúde geral. O desempenho atlético máximo requer a função ideal de todos os sistemas do corpo, sobretudo aqueles envolvidos na locomoção e no transporte de oxigênio.

Fatores genéticos

Fatores genéticos atuam em vários aspectos do desempenho. Em diversas espécies, sabe-se que a genética influencia o potencial atlético. A expansão do conhecimento sobre a genômica equina aumentará a compreensão da herdabilidade de características específicas associadas ao desempenho atlético de elite.[689-691] Verificou-se, por exemplo, que a variação no *locus* do gene da miostatina está associada à melhor distância de corrida de um cavalo.[690] Além de influenciar a capacidade atlética inerente, os traços genéticos podem prejudicar o desempenho, seja por efeitos diretos na saúde do indivíduo ou pelo aumento da probabilidade de desenvolvimento de problemas secundários. Distúrbios musculares hereditários, por exemplo, podem afetar diretamente o desempenho; e a má conformação estrutural pode aumentar o risco de lesão.[3,4] Da mesma maneira, sugeriu-se que os cavalos Warmbloods que precisam trabalhar mais para alcançar as velocidades necessárias para os níveis superiores em eventos de 3 dias são mais propensos a lesões.[692]

Locomoção

O movimento é um componente essencial do desempenho atlético. Portanto, os distúrbios musculoesqueléticos, neurológicos e neuromusculares podem ter um impacto negativo sobre o desempenho.[691-695] Os mecanismos pelos quais afetam o desempenho são múltiplos, como dor, restrições mecânicas, incoordenação e fraqueza. A dor pode causar relutância ao exercício e limitar a quantidade de treinamento, fazendo com que o cavalo não alcance o nível de condicionamento físico necessário para o desempenho ideal. Qualquer *déficit* de marcha pode dificultar a mecânica dos movimentos eficientes. Além disso, a claudicação pode contribuir para o desenvolvimento de problemas secundários, como dores nas costas ou miopatia crônica, prejudicando ainda mais o desempenho. A doença neurológica pode causar ataxia e fraqueza, que afetam o desempenho de maneira adversa.

A atividade física requer músculos para gerar e sustentar a força para o movimento. De modo geral, os cavalos são considerados uma espécie altamente atlética, e várias adaptações no músculo esquelético equino contribuem para essa capacidade atlética, inclusive a maior massa muscular com relação ao peso corpóreo, a alta eficiência locomotora baseada na arquitetura dos tendões musculares, as elevadas velocidades intrínsecas de encurtamento e a eficiência da energia muscular.[696,697] Em cavalos, o tecido muscular compreende cerca de 45% do peso corpóreo na maioria das raças equinas e até 55% do peso corpóreo de Puros-Sangues, em comparação com 30 a 40% em muitas outras espécies. Cavalos com capacidade de correr rápido tendem a apresentar grande massa muscular esquelética geral, fascículos musculares mais longos, alta porcentagem de fibras musculares de contração rápida e baixa porcentagem de gordura corpórea.[90] Qualquer alteração na massa muscular, na arquitetura ou na função pode ter um impacto profundo no desempenho. Em caso de fadiga muscular precoce ou dolorosa, como na rabdomiólise, o cavalo pode não ser capaz de gerar a força necessária para o movimento eficiente.

Incorporação e transporte de oxigênio

Qualquer processo que prejudique a captação ou o transporte de oxigênio pode limitar a capacidade de produção da energia necessária para o desempenho ideal. Assim, doenças do sistema respiratório superior e inferior e, com menor frequência, do sistema cardiovascular, são importantes causas de baixo desempenho. Há vários distúrbios obstrutivos das vias respiratórias superiores que restringem o movimento do ar para dentro e/ou para fora do pulmão.[301,698-702,739] A doença do sistema respiratório inferior pode aumentar o trabalho da respiração e impedir a troca normal de gases no pulmão. A IAD, por exemplo, altera a mecânica pulmonar por modificar a complacência pulmonar e aumentar a resistência pulmonar viscosa e o trabalho dinâmico da respiração.[703] O aumento da carga ventilatória eleva significativamente a energia necessária para a respiração nos cavalos acometidos, o que pode limitar seu desempenho. Além disso, uma porcentagem maior de neutrófilos no fluido do lavado broncoalveolar de cavalos com baixo desempenho em corridas foi correlacionada com a redução significativa dos fluxos relativos de gases durante a inspiração e a expiração.[704] Embora os efeitos da hemorragia pulmonar induzida por exercício (EIPH) no desempenho não tenham sido totalmente esclarecidos, em um estudo com 132 cavalos com história de baixo desempenho, indivíduos com IAD e EIPH apresentaram hipoxia induzida pelo exercício.[705] As trocas gasosas foram significativamente mais prejudicadas nos cavalos com EIPH concomitante à obstrução das vias respiratórias superiores. Após a absorção pela circulação do pulmão, o oxigênio deve ser levado para o tecido, especialmente ao músculo em funcionamento, para que o desempenho seja ideal. Assim, as doenças cardiovasculares podem prejudicar o desempenho por diminuição da eficácia do transporte de oxigênio até os tecidos.

Outras causas

Quase qualquer doença sistêmica ou fonte de dor pode fazer com que o cavalo relute em se exercitar. O baixo desempenho foi associado, por exemplo, à síndrome da úlcera gástrica equina e, talvez, à doença dentária.[700,706,707] Além disso, em cavalos com anidrose, a menor capacidade de manutenção da temperatura corpórea normal pode limitar o desempenho em ambientes quentes.[708]

Condições associadas à diminuição do desempenho

Não é possível listar todas as causas de baixo desempenho, pois muitos fatores o influenciam (Boxe 7.11). Certamente quase todas as doenças sistêmicas, assim como vontade e treinamento, podem afetar o desempenho. Ao avaliar os cavalos com queixa específica de mau desempenho, as doenças identificadas com maior frequência foram as anomalias dos sistemas respiratório e musculoesquelético.[695,699,700,709,710] Não é incomum que múltiplos problemas ocorram de maneira simultânea. Em um estudo de 275 cavalos de corrida com história de desempenho ruim, 84% apresentavam mais de uma anomalia.[699] Do mesmo modo, em um estudo de 27 cavalos de resistência com mau desempenho, 66,7% apresentaram vários distúrbios concomitantes.[710]

Distúrbios da locomoção

Um número surpreendente de cavalos com baixo desempenho apresenta claudicação, mesmo quando o proprietário ou instrutor não a relatam. Muitas doenças musculoesqueléticas foram associadas ao mau desempenho.[692,695,699,700,709-712] Além dos cavalos com claudicação anterior ou posterior, aqueles com dor musculoesquelética em outros locais, como pescoço, costas ou articulações sacroilíacas, também podem apresentar mau desempenho.[693,694,712] Os *déficits* neurológicos também podem afetar o desempenho de maneira adversa.

BOXE 7.11 Causas de mau desempenho

Doença sistêmica
Condição corpórea
Supercondicionamento
Subcondicionamento
Treinamento
Inadequado
Excessivo
Musculoesqueléticas
Claudicação
Dor nas costas
Dor no pescoço
Distúrbios musculares
- Rabdomiólise esporádica por exercício
- Rabdomiólise subclínica por exercício
- Miopatia por armazenamento de polissacarídeos
- Rabdomiólise recorrente por exercício
- Miopatia por deficiência de vitamina E
- Lesão/contusão muscular
- Miopatia mitocondrial
- Miopatia miofibrilar

Doença neurológica
Doença do trato respiratório
Obstrução das vias respiratórias superiores
- Deslocamento dorsal do palato mole
- Neuropatia laríngea recorrente
- Desvio axial das pregas ariepiglóticas
- Colapso faríngeo dinâmico
- Encarceramento epiglótico
- Cisto subepiglótico
- Deslocamento rostral do arco palatofaríngeo
- Redundâncias das pregas alares

Doença das vias respiratórias inferiores
- Doença inflamatória das vias respiratórias; obstrução recorrente das vias respiratórias
- Hemorragia pulmonar induzida por exercício

Doença cardiovascular
Arritmia cardíaca
Disfunção miocárdica
Sopros (em geral, sem significado clínico)
Outras
Doenças dentárias
Síndrome de úlcera gástrica equina
Anidrose
Encaixe da sela; interação cavalo-sela-cavaleiro
Doença no início do período neonatal

Vários distúrbios musculares têm sido associados ao mau desempenho, inclusive rabdomiólise esporádica e recorrente.[698,700,713,714] Em muitos casos, os cavalos acometidos não apresentam os sinais clínicos clássicos da rabdomiólise, mas há aumento da concentração de enzimas musculares em resposta ao exercício. Em um estudo, 53 de 348 cavalos com baixo desempenho tiveram esse tipo de miopatia subclínica identificada apenas pelo aumento das concentrações de creatinoquinase após o exercício; e 10 de 348 apresentaram rabdomiólise clínica por esforço.[700]

A miopatia por armazenamento de polissacarídeos (PSSM, do inglês *polysaccharide storage myopathy*) é um distúrbio hereditário de armazenamento de glicogênio e uma importante causa de doença muscular em várias raças, inclusive Quartos de Milha e similares, muitas raças de tração e Warmbloods.[714] Os sinais clínicos variam dependendo do indivíduo e da raça, e os cavalos acometidos podem ser assintomáticos ou apresentar atrofia e fraqueza muscular progressiva, dor muscular e anomalias na marcha ou rabdomiólise aguda. Em Quartos de Milha e raças similares, parece haver uma segunda mutação, a hipertermia maligna, que piora os sinais de PSSM.[24]

Vários outros distúrbios musculares foram identificados em cavalos. A rabdomiólise por esforço recorrente (RER) é uma anomalia hereditária da regulação intramuscular do cálcio observada principalmente em Puros-Sangues e, em menor grau, Standardbreds e, talvez, Árabes.[715] Uma miopatia mitocondrial do músculo esquelético foi descrita em um Árabe em associação à alteração do metabolismo energético oxidativo. Rigidez muscular e intolerância ao exercício por suspeita de miopatia miofibrilar também foram relatadas em cavalos Árabes.[716,717] A deficiência de vitamina E tem sido associada a vários problemas clínicos, um dos quais é uma miopatia.[718] Cavalos com miopatia relacionada com a deficiência de vitamina E podem apresentar sinais de atrofia muscular, fraqueza, arrastamento de patas e fasciculações musculares, além de mau desempenho.

A tensão ou dor muscular também pode ser uma causa de diminuição do desempenho.[698] As atividades equinas podem ser desafios atléticos e exigir alta intensidade ou esforço prolongado. Algumas disciplinas requerem uma combinação de atividades e podem exigir movimentos bruscos ou a manutenção precisa da posição corpórea. Em alguns casos, o cavalo não está adequadamente condicionado, o que aumenta o risco de lesão muscular. Qualquer grupo muscular pode ser afetado, e os sinais clínicos variam, dependendo do músculo envolvido e da gravidade da lesão.

Doenças respiratórias

A doença respiratória tem sido a causa mais comum de baixo desempenho em vários estudos. Entre os problemas respiratórios mais comuns associados ao mau desempenho no atleta equino está a obstrução dinâmica das vias respiratórias, que também afeta cavalos de corrida.[300,699,700,702,709,719] No estudo de 275 cavalos de corrida avaliados por mau desempenho, 110 (40%) apresentaram obstrução dinâmica das vias respiratórias.[699] Da mesma maneira, no estudo de 348 cavalos de corrida e exibição com baixo desempenho, 148 (42,6%) apresentaram obstrução dinâmica das vias respiratórias.[700] Desses 148 cavalos acometidos, 39 tinham múltiplas anomalias nas vias respiratórias e outros 22 apresentavam arritmia cardíaca concomitante. As causas mais comuns de obstrução das vias respiratórias são deslocamento dorsal do palato mole e hemiplegia laríngea esquerda idiopática com colapso da aritenoide, também conhecida como neuropatia laríngea recorrente. Outros diagnósticos são desvio axial das pregas ariepiglóticas, colapso dinâmico da faringe, encarceramento epiglótico, cisto subepiglótico, defeito do quarto arco branquial (deslocamento rostral do arco palatofaríngeo, displasia laríngea) e redundância das pregas alares. Quartos de Milha com paralisia periódica hiperpotassêmica (HYPP) podem sofrer colapso dinâmico das vias respiratórias durante o exercício.[720]

A doença do sistema respiratório inferior também é uma causa comum de diminuição do desempenho.[227,251,710,721,722,755] No estudo de 27 cavalos de resistência com baixo desempenho, anomalias do sistema respiratório, especificamente neutrofilia do fluido traqueal e IAD, foram os problemas mais comumente identificados.[710] A IAD foi observada em 70% dos cavalos de caça nacionais com baixo desempenho atlético.[721] O acúmulo excessivo de muco nas vias respiratórias tem sido associado à redução do desempenho em cavalos atletas.[251,721] Além da IAD, outros subtipos de asma equina, como obstrução recorrente das vias respiratórias (RAO) e doença pulmonar obstrutiva associada à pastagem de verão, podem limitar o desempenho atlético. A medida dos efeitos de EIPH no desempenho é difícil, pois existem muitos fatores de confusão, mas as evidências atuais sugerem que a doença moderada a grave prejudica a capacidade atlética.[227,722] A infecção bacteriana ou viral clínica do sistema respiratório afeta significativamente o desempenho, mas o papel das infecções subclínicas é menos claro. Os estudos em Standardbreds trotadores não encontraram associação entre infecção viral subclínica e baixo desempenho.[723,724]

Doenças cardiovasculares

As doenças cardiovasculares também podem reduzir o desempenho, embora sejam menos comuns que as doenças musculoesqueléticas ou respiratórias.[699,700,709,710] A prevalência e a relevância clínica das arritmias cardíacas variaram entre os estudos.[699,700,709,710,725-727] No estudo de 348 cavalos avaliados por mau desempenho, uma arritmia cardíaca clinicamente significativa foi a única anomalia encontrada em 33 cavalos; e observou-se arritmia com obstrução dinâmica das vias respiratórias em 22 cavalos.[700] As arritmias mais frequentes foram as despolarizações prematuras atriais e ventriculares. No entanto, no estudo de 275 cavalos de corrida, apenas dois cavalos apresentaram arritmias.[699] Despolarizações prematuras isoladas foram comuns em um estudo com 88 Puros-Sangues com baixo desempenho; e 55 cavalos apresentaram, pelo menos, uma despolarização ventricular ou supraventricular prematura.[727] O significado dessas despolarizações era incerto. A taquicardia ventricular e a fibrilação atrial paroxística também foram identificadas em cavalos com baixo desempenho. Alterações na onda T, antes consideradas relacionadas com o baixo desempenho, e o bloqueio atrioventricular de segundo grau não afetam a capacidade de exercício.[728]

Muitos cavalos têm sopros de pouco significado clínico.[699,700,709,710,729,730] No estudo de 348 cavalos com baixo desempenho, 102 apresentavam sopros, sobretudo regurgitação mitral.[700] Em todos os casos, o sopro foi considerado clinicamente sem importância. Da mesma maneira, no estudo de cavalos de resistência, nem a prevalência nem o grau de regurgitação valvar foram significativamente diferentes entre cavalos de bom desempenho e aqueles com desempenho menor.[710] Embora muitos sopros pareçam clinicamente sem importância, em alguns casos individuais, o sopro pode estar associado à doença cardíaca mais significativa e ao baixo desempenho.

O ecocardiograma tem sido utilizado para avaliar a função cardíaca em casos de baixo desempenho. No estudo com 348 cavalos, observou-se a redução da fração de ejeção, indicando uma disfunção no miocárdio do ventrículo esquerdo após o exercício em 19 animais, dos quais apenas 8 apresentavam alterações ecocardiográficas em repouso.[700] Seis dos 19 cavalos apresentaram uma suposta arritmia ventricular clinicamente significativa.

Outras causas

Muitos outros distúrbios têm sido associados ao mau desempenho. A condição corpórea influencia o desempenho, e cavalos supercondicionados e subcondicionados podem apresentar desempenho abaixo do ideal.[90,697,731,732] Um estudo em cavalos de resistência demonstrou que a pontuação de condição corpórea no início da corrida teve um efeito significativo no desempenho. Cavalos com pontuações mais baixas apresentavam menor probabilidade de conclusão do percurso.[732] Alguns outros problemas associados ao mau desempenho são doenças dentárias, úlceras gástricas, anidrose e treinamento excessivo ou insuficiente.[706-708,733] O mau ajuste da sela pode causar áreas focais de aumento da pressão, o que gera desconforto. A interação dinâmica de cavalo, sela e cavaleiro pode não ser a ideal.[734] Alguns potros doentes nas primeiras 18 horas após o nascimento podem ter menor desempenho na idade adulta.[735]

Abordagem diagnóstica à diminuição de desempenho

A determinação da causa do baixo desempenho em cavalos sem doença clínica evidente pode ser um desafio.[695,698,699-701] No estudo de 348 cavalos com baixo desempenho, o diagnóstico definitivo foi estabelecido em 73,5% dos casos após um exame aprofundado, que incluiu o uso de uma esteira de alta velocidade.[700] Vários fatores podem contribuir para a dificuldade em estabelecer um diagnóstico definitivo. Primeiro, pode até ser difícil determinar se o cavalo tem um desempenho realmente baixo ou se simplesmente não está atendendo a expectativas que não são realistas para sua capacidade inerente ou nível atual de treinamento. As doenças certamente podem influenciar a vontade de trabalhar, mas pode haver um componente comportamental de difícil avaliação. As anomalias suficientes para prejudicar o desempenho podem ser bastante sutis e evidentes apenas durante o exercício. Vários problemas podem estar presentes de maneira simultânea, o que dificulta a determinação do significado clínico real de qualquer problema.

Atletas equinos com mau desempenho devem passar por uma avaliação abrangente, cujos componentes básicos são anamnese, exame físico detalhado e exames laboratoriais. O profissional deve enfatizar o exame dos sistemas respiratório, musculoesquelético e cardiovascular, que costumam estar relacionados com problemas de desempenho. Em muitos casos, testes ergométricos padronizados, geralmente em uma esteira de alta velocidade, são fundamentais para identificar o problema. O exame endoscópico das vias respiratórias superiores durante o exercício mostrou-se bastante útil. Também pode ser bom avaliar o cavalo enquanto está sendo montado.

Achados à anamnese

A anamnese pode auxiliar a avaliação de alguns casos de baixo desempenho. Em cavalos jovens, há maior probabilidade de doença hereditária ou congênita ou potencial genético limitado. As doenças hereditárias são mais frequentemente observadas em certas raças. A PSSM é observada em muitas raças, mas se mostra comum em Quartos de Milha e similares, bem como em alguns cavalos de tração e Warmbloods, enquanto a RER ocorre principalmente em Puros-Sangues e, em menor extensão, em Standardbreds e, talvez, Árabes. A RER é mais comum em fêmeas e animais de temperamento nervoso. A neuropatia laríngea recorrente parece ser mais comum em cavalos grandes e de pescoço longo, especialmente Puros-Sangues ou raças de tração.[736]

A anamnese completa é uma parte fundamental da avaliação do mau desempenho. O clínico deve estabelecer o uso do cavalo, o tempo de treinamento e as especificidades do programa de treinamento. Mostra-se essencial determinar se o cavalo nunca teve o desempenho esperado ou se houve um declínio no nível de desempenho. Se o cavalo nunca teve o desempenho esperado, o veterinário deve considerar falta de habilidade, anomalias congênitas e problemas de treinamento. Uma mudança no desempenho, repentina ou insidiosa, geralmente está associada a um problema adquirido. O profissional deve caracterizar especificamente o declínio no desempenho, inclusive a intensidade do exercício em que os sinais são observados e se o desempenho é anormal desde o início do exercício ou diminui durante uma sessão de exercícios. Nos casos em que o desempenho diminui durante o exercício, o profissional deve determinar se o declínio é agudo ou gradual e a associação de outros sinais, como o estridor.

Outros elementos da anamnese com particular relevância para o desempenho atlético são qualquer doença respiratória anterior, ruído respiratório, tosse ou desconforto respiratório associado ao exercício. Qualquer mudança na marcha também pode ser significativa. É importante estabelecer o ambiente de confinamento, as práticas alimentares, as mudanças no apetite ou nas condições corporais, o tipo de arreio usado e a adequação da transpiração. O veterinário deve determinar a resposta a quaisquer medicamentos que tenham sido prescritos, como fenilbutazona ou furosemida. As informações obtidas à anamnese podem ajudar a direcionar a investigação.

Exame físico

O profissional deve realizar um exame físico completo em todos os casos. O escore de condição corpórea deve ser determinado. A avaliação profunda da marcha, bem como dos sistemas respiratório e cardiovascular, costuma ser indicada.

Exame respiratório. O exame deve incluir a avaliação do fluxo de ar das narinas e a percussão dos seios nasais, bem como a avaliação de qualquer tosse ou secreção nasal. A palpação cuidadosa da laringe pode revelar um aumento na proeminência do processo muscular da cartilagem aritenoide esquerda, decorrente da perda de massa do músculo cricoaritenoide dorsal esquerdo associado à hemiplegia idiopática. O profissional pode usar o teste de resposta do adutor da laringe para a avaliação da adução das cartilagens aritenoides, batendo na cernelha durante a expiração e avaliando o movimento da aritenoide contralateral por endoscopia ou palpação. É importante notar que muitos dos cavalos com obstrução das vias respiratórias não apresentavam história de ruído respiratório anormal ou anomalias em repouso.[300,699,700,702,709,719] Ao mesmo tempo, nem todas as anomalias observadas em repouso causavam obstrução. Tais achados enfatizam a importância da videoendoscopia durante o exercício como componente de uma avaliação de desempenho.

A ausculta da traqueia e dos pulmões deve ser completa. A colocação de um saco plástico sobre as narinas aumenta a frequência respiratória e o volume corrente, acentuando os sons. Além da ausculta, o profissional deve observar o caráter e o padrão da respiração, inclusive a presença de qualquer componente abdominal e o tempo de recuperação. A percussão do tórax pode auxiliar o estabelecimento da borda pulmonar e de qualquer área alterada ou hiper-ressonante, bem como a detecção de dor pleural.

Exame cardiovascular. Qualquer redução no débito cardíaco pode limitar o desempenho, tornando essencial a avaliação minuciosa do sistema cardiovascular. No exame físico básico, o profissional deve avaliar a cor das mucosas, o tempo de preenchimento capilar e os pulsos periféricos arteriais e venosos, embora seja incomum encontrar anomalias nesses parâmetros em cavalos com diminuição do desempenho. O veterinário deve realizar uma ausculta cuidadosa do coração em ambos os lados do tórax para avaliar o ritmo cardíaco e os sopros. A eletrocardiografia pode ser usada para melhor avaliação do ritmo cardíaco. A rigor, deve ser realizada antes, durante e após o exercício por meio de radiotelemetria.

Exame musculoesquelético e neurológico. Todos os cavalos submetidos à avaliação por mau desempenho devem passar por um exame de claudicação, não apenas porque essa é uma causa comum de desempenho insatisfatório, mas também pela importância de estabelecer a segurança da realização, se indicado, de um teste ergométrico. Em alguns cavalos com baixo desempenho, a assimetria da marcha pode ser sutil e discernível em alta velocidade, dificultando o diagnóstico por métodos tradicionais. Nesses casos, o uso de um sistema de análise de movimento com sensores, a análise de marcha na esteira, e técnicas avançadas de diagnóstico, como cintilografia nuclear, termografia e TC ou RM, podem ser úteis. Em alguns casos, uma avaliação montada pode ser útil. A palpação cuidadosa dos músculos deve ser realizada para identificar qualquer aumento de temperatura, volume ou reatividade. Em muitos casos, indica-se um exame neurológico para identificar quaisquer *déficits* neurológicos que possam contribuir para o mau desempenho.

Exames diagnósticos auxiliares

Patologia clínica/exames laboratoriais selecionados. Os exames hematológicos e a bioquímica sérica são indicados, embora na maioria dos cavalos com mau desempenho e sem anomalias clínicas óbvias a avaliação de rotina de apenas uma amostra gere resultados dentro dos limites normais. Como o exercício pode induzir algumas alterações nos parâmetros laboratoriais, como um aumento no hematócrito e no número de neutrófilos, é importante considerar o tempo de coleta de amostras com relação ao exercício.[737-739] Os achados mais significativos são alterações consistentes com a inflamação crônica, como anemia, hiperglobulinemia e, talvez, hiperfibrinogenemia ou trombocitose. As infecções subclínicas podem causar somente pequenas alterações nos valores absolutos e relativos de leucócitos. As infecções virais, especialmente nos estágios iniciais, podem estar associadas a leucopenia e neutropenia. Uma diminuição na proporção de neutrófilos/linfócitos tem sido associada ao treinamento excessivo, embora essa não seja uma correlação confiável.[739] Alterações na resposta hormonal ao exercício foram relatadas com o treinamento excessivo, sobretudo uma redução na concentração de cortisol.[740]

Normalmente, os cavalos em repouso mantêm uma proporção significativa de hemácias e hemoglobina na reserva esplênica.[737,738,741] Embora a concentração total de hemoglobina aumente em resposta ao treinamento e possa ser correlacionada com o desempenho, isso não pode ser determinado em uma amostra obtida em repouso. Técnicas especiais devem ser usadas para registrar a massa total de hemácias ou a hemoglobina.[741,792] A anemia pode diminuir a capacidade de transporte de oxigênio durante o exercício, fazendo com que o desempenho fique abaixo do ideal.

Sinais de disfunção orgânica em cavalos com baixo desempenho não são achados comuns, mas estão ocasionalmente presentes. Muita atenção foi dada à importância dos eletrólitos e do exercício. No entanto, raramente há anomalias. De modo geral, as concentrações de eletrólitos circulantes são reguladas com rigor e podem não refletir bem o *status* total de eletrólitos.[628] Contudo, uma concentração de potássio consistentemente abaixo de 3 mEq/ℓ pode sugerir um *déficit* desse mineral. A excreção fracionária renal de eletrólitos pode ajudar a detecção de deficiências crônicas desses íons.

A miopatia pode diminuir o desempenho, e a concentração de enzimas musculares pode estar elevada, embora muitos casos de miopatia sejam subclínicos e exijam avaliação das enzimas musculares após o exercício.[700,713] A creatinoquinase é medida antes do exercício e, a rigor, de 4 a 6 horas após uma sessão de 15 a 30 minutos de trote. Em cavalos normais, tal exercício leve raramente causa mais que um aumento de três vezes na creatinoquinase. Um aumento de cinco vezes ou mais indica rabdomiólise por esforço. Exames genéticos, biopsias musculares e medida da concentração de vitamina E e selênio também podem auxiliar a definição de miopatias.

A doença do miocárdio pode contribuir para disfunção e arritmias do ventrículo esquerdo. Elevações nas frações miocárdicas da creatinoquinase, lactato desidrogenase e troponina indicam o diagnóstico de doença do miocárdio, mas não ocorrem em todos os casos.

A análise do fluido das vias respiratórias inferiores é importante no diagnóstico de doença. Embora as técnicas exatas de amostragem possam variar, a avaliação citológica do fluido do lavado broncoalveolar é usada na maioria dos casos para auxiliar o diagnóstico de EIPH e formas de asma equina, como IAD e RAO.

Endoscopia. O exame endoscópico das vias respiratórias superiores é uma parte importante da avaliação do mau desempenho. Como muitas das anomalias associadas ao mau desempenho estão relacionadas com a obstrução dinâmica das vias respiratórias, a videoendoscopia em esteira ou no solo costuma ser indicada, independentemente dos achados à anamnese e ao exame físico.[300,719,743-745] A endoscopia também pode auxiliar a identificação de problemas respiratórios que não sejam o colapso dinâmico das vias respiratórias. Por exemplo, o profissional pode identificar o estreitamento do conduto nasal ventral associado a sinusite, massas nasais e faringite. Em alguns casos, evidências de inflamação e linfadenopatia retrofaríngea no exame endoscópico das bolsas guturais têm sido associadas ao deslocamento dorsal do palato mole, que pode ser causado por uma neuropatia do ramo faríngeo do nervo vago.[746]

Lesões e secreções traqueais no sistema respiratório inferior podem ser visualizadas se o endoscópio for longo o suficiente. As secreções das vias respiratórias podem ser coletadas por meio do endoscópio ou um cateter de lavado broncoalveolar. A endoscopia também pode auxiliar o diagnóstico da síndrome da úlcera gástrica equina.

Técnicas de diagnóstico por imagem. O diagnóstico por imagem pode auxiliar a avaliação de cavalos com baixo desempenho. Radiografias e ultrassonografias são rotineiramente utilizadas na avaliação de problemas musculoesqueléticos. Em alguns casos, outras técnicas de diagnóstico por imagem podem ser indicadas, como cintilografia nuclear, termografia, TC ou RM.

A radiografia e a ultrassonografia também podem auxiliar a avaliação do sistema respiratório. A ultrassonografia e as radiografias torácicas são frequentemente usadas na avaliação da doença do sistema respiratório inferior, mas podem ter resultados normais em doenças comumente associadas ao mau desempenho, como a IAD. As radiografias das vias respiratórias superiores possibilitam a avaliação de massas de tecidos moles ou acúmulo de fluidos. Além disso, anomalias das estruturas faríngeas e laríngeas podem ser observadas, como espessamento do palato mole ou hipoplasia da epiglote. A ultrassonografia das vias respiratórias superiores também pode ser útil, principalmente na avaliação da neuropatia laríngea recorrente.[747] Os músculos laríngeos sem inervação são hiperecogênicos e mais homogêneos que o músculo normal. Outras doenças que podem ser diagnosticadas pela ultrassonografia são condrite aritenoide, displasia da laringe e malformações congênitas da laringe. A TC e a RM também foram utilizadas na avaliação das vias respiratórias superiores.

O ecocardiograma pode ser usado em adição à eletrocardiografia para melhor avaliação do coração.[698,748] Na avaliação da função cardíaca, o ideal é medir a fração de ejeção percentual e índices de movimentação da parede, tanto antes quanto após o exercício. A variação normal considerável nos índices pós-exercício deve ser considerada.[749]

Teste ergométrico. O teste ergométrico é um meio de avaliação de vários sistemas corpóreos sob condições padronizadas de exercício.[695,698,750,751] Em particular, medidas da função cardiorrespiratória e metabólica durante o teste ergométrico fornecem informações sobre a capacidade e a eficiência dos principais sistemas corpóreos envolvidos na produção de energia. Do ponto de vista clínico, o teste ergométrico tende a ser mais importante na avaliação do significado das anomalias encontradas no exame físico. No entanto, também pode ajudar a estabelecer o motivo da redução da capacidade atlética em cavalos sem anomalias nos exames básicos. O teste ergométrico pode ser feito a campo, imitando as condições reais de exercício. No entanto, hoje, a maioria dos testes é realizada em esteira, em condições mais consistentes, com oportunidade de realização de maior número de medições. O protocolo específico usado no teste ergométrico pode variar um pouco.[695,698,750-752] Às vezes, realiza-se o teste em alta velocidade, com aceleração rápida até a velocidade máxima e corrida até a fadiga. Contudo, o tipo mais comum de avaliação é o teste em incrementos, com aumento da velocidade a cada 1 a 2 minutos até o cavalo alcançar a fadiga, o que possibilita gerar dados durante o exercício submáximo e máximo. Na maioria dos casos, realiza-se o teste com a esteira em inclinação de 10%. Tal inclinação não é tão íngreme a ponto de não representar totalmente o exercício normal, mas garante a realização do exercício com intensidade máxima sem alcançar velocidades que podem ser altas demais para a segurança dos cavalos. Alguns parâmetros que podem ser avaliados em um teste ergométrico são frequência cardíaca, nível de lactato sanguíneo, gasometria arterial, volume total de hemácias, comprimento da passada e captação de oxigênio. Vários espirômetros, que são máscaras para medida da ventilação pulmonar, podem ser usados para a análise de parâmetros como taxas de fluxo de ar, volume corrente e as durações das fases do ciclo respiratório.[698] Conforme já discutido, a videoendoscopia na esteira geralmente é valiosa.

Frequência cardíaca durante o exercício. A avaliação da frequência cardíaca durante o exercício fornece um índice indireto de capacidade e função cardiovascular. Há vários monitores de frequência cardíaca.[753] A radiotelemetria também pode ser usada para avaliar a frequência e o ritmo cardíaco, sobretudo ao final do exercício. Como o volume sistólico não muda muito com o aumento da velocidade do exercício, a frequência cardíaca orienta as alterações no débito cardíaco. Em geral, a frequência cardíaca aumenta de modo linear com o aumento da velocidade do exercício até alcançar seu valor máximo.[752,754-756] A frequência cardíaca máxima ($FC_{máx}$) é identificada quando não há maior frequência cardíaca, apesar do aumento na velocidade do exercício. A $FC_{máx}$ não muda com o estado de treinamento, embora a velocidade com que é alcançada aumente conforme maior aptidão.

Um ponto de referência para comparação da capacidade cardiovascular é a velocidade da esteira em uma frequência cardíaca de 200 bpm (V_{200}). A uma frequência cardíaca de 200 bpm, a maioria dos cavalos está perto do ponto de início do acúmulo de lactato no sangue. A V_{200} pode ser calculada por análise de regressão linear ou plotada por meio de medições realizadas em três a quatro velocidades submáximas de exercício, sem que o cavalo alcance o exercício máximo. O profissional deve tomar cuidado ao usar a V_{200} para avaliar a capacidade de exercício, porque a uma frequência cardíaca de 200 bpm os cavalos podem se exercitar em diferentes proporções de sua $FC_{máx}$ e, portanto, de sua captação máxima de oxigênio ($Vo_{2\ máx}$). De modo geral, no entanto, os cavalos com as maiores capacidades cardiovasculares e metabólicas têm os maiores valores de V_{200}. Ou seja, os melhores cavalos conseguem uma frequência cardíaca de 200 bpm em velocidades mais altas do que aqueles com menor capacidade de exercício. A V_{200} aumenta com o treinamento e pode ser usada no monitoramento de mudanças no condicionamento físico. Os Puros-Sangues de melhor qualidade têm V_{200} de 8 a 9 m/s em um teste ergométrico com a esteira em 10% de inclinação. Valores inferiores a 7 m/s são anormais e, se encontrados em um cavalo em forma, indicam diminuição da capacidade cardíaca.

Outra medida da capacidade cardiovascular é a velocidade da esteira em que o cavalo atinge a $FC_{máx}$, conhecida como $V_{FCmáx}$. Esse valor correlaciona-se com o $Vo_{2\ máx}$ e a capacidade de exercício, mas exige que o cavalo se exercite até velocidades máximas para a identificação de um platô na frequência cardíaca.

As medidas da frequência cardíaca auxiliam a determinação do significado real das anomalias cardíacas, como sopros e arritmias. Em cavalos com doença cardíaca funcional, a redução do volume sistólico requer frequências cardíacas mais altas para manter um débito cardíaco adequado. Deve-se levar em consideração que uma frequência cardíaca alta nem sempre indica um problema cardíaco. Por exemplo, estudos em cavalos de corrida Standardbred sugeriram que cavalos com problemas musculoesqueléticos têm maior V_{200} e que o monitoramento de V_{200} pode ajudar a identificar a claudicação subclínica.

Medida de lactato em sangue ou plasma. Os músculos em exercício produzem lactato até certo ponto durante todas as intensidades do exercício, mas a síntese aumenta de maneira exponencial com a intensidade do exercício.[756-758] Conforme o exercício se torna mais intenso, a contribuição da energia aeróbica torna-se insuficiente para atender às necessidades energéticas totais, e o aumento do metabolismo anaeróbico eleva a produção de lactato. O lactato difunde-se do músculo para o sangue e, portanto, as concentrações de lactato no sangue ou no plasma refletem o lactato muscular. Algumas evidências sugerem que as concentrações de sangue total medem com mais precisão o acúmulo de lactato, pois as hemácias absorvem o lactato de forma ativa.[758-761]

A taxa de aumento da concentração de lactato no sangue pode ser usada como um indicador indireto da capacidade cardiovascular e metabólica. Cavalos com as maiores capacidades aeróbicas devido ao alto débito cardíaco máximo tendem a apresentar valores menores de lactato em intensidades submáximas de exercício do que aqueles com capacidades aeróbias mais baixas. Os valores de lactato podem ser usados para comparar indivíduos ou avaliar o treinamento no mesmo cavalo. A velocidade da esteira ao alcançar a concentração plasmática de lactato de 4 mmol/ℓ (V_{LA4}) é uma medida da produção de lactato, e o valor alto reflete uma boa capacidade aeróbica. A V_{LA4} foi usada no monitoramento de mudanças no condicionamento físico. Em cavalos Puros-Sangues com 3 anos de idade ou mais, a V_{LA4} varia de 8 a 9,5 m/s. Cavalos que não estão em boa forma ou têm doenças respiratórias apresentam valores menores. Outra boa referência é a concentração sanguínea ou plasmática de lactato na conclusão da etapa de exercício de 10 m/s do teste em incrementos; e cavalos atléticos de alto condicionamento geralmente apresentam valores abaixo de 5 mmol/ℓ. Cavalos de corrida de alta qualidade, com desempenho em grande parte sob condições anaeróbicas e que têm alta capacidade anaeróbica, podem apresentar picos elevados de lactato.

Captação de oxigênio. A medida da captação de oxigênio (Vo_2) é fundamental para a avaliação do desempenho atlético.[754,755] O $Vo_{2\ máx}$ tem sido utilizado como um indicador importante da capacidade de exercício em atletas humanos desde a década de 1950. Conforme o Vo_2 aumenta linearmente com o aumento da velocidade da esteira, o $Vo_{2\ máx}$ pode ser identificado quando há um platô de Vo_2 apesar do aumento na velocidade. Os cavalos Puros-Sangues apresentam valores de $Vo_{2\ máx}$ mais altos que os de muitas outras espécies de mamíferos, quando expressos em uma base específica de massa. O principal fator responsável pelo alto $Vo_{2\ máx}$ em cavalos atléticos é sua alta capacidade de transporte de oxigênio, que resulta de um alto volume sistólico máximo e, até certo ponto, de uma grande diferença no conteúdo de oxigênio arteriovenoso. O $Vo_{2\ máx}$ é um bom índice de alterações no condicionamento físico e uma medida da capacidade de exercício em cavalos de desempenho.

Pulso máximo de oxigênio. O pulso de oxigênio é definido como Vo_2/frequência cardíaca e expresso em mℓ/kg/batimento. Tal valor fornece uma indicação do volume sistólico máximo e, em cavalos de alta qualidade, os valores variam de 0,66 a 0,76 mℓ/kg/batimento. Os equinos com problemas cardíacos associados ao baixo débito e indivíduos com baixos valores de $Vo_{2\ máx}$ geralmente apresentam valores na faixa de 0,5 a 0,56 mℓ/kg/batimento. Também foi demonstrado que o pulso máximo de oxigênio é correlacionado com o tempo total de exercício na esteira.

Gasometria arterial durante o exercício. A análise da gasometria arterial durante o exercício pode ser indicada, especialmente em cavalos em que distúrbios respiratórios são a causa suspeita de mau desempenho. Para a análise precisa, o profissional deve levar em consideração a temperatura do sangue, que pode alcançar 42 °C durante o exercício máximo. Em intensidades de exercício acima de 65% de $Vo_{2\ máx}$, os cavalos atléticos apresentam hipoxia, embora a extensão varie entre os indivíduos.[762-765] Cavalos com baixos valores de $Vo_{2\ máx}$ não necessariamente apresentam uma diminuição significativa na tensão arterial de oxigênio.

Outras avaliações da função pulmonar. A avaliação da ventilação pulmonar pode ser facilitada por medidas de resistência respiratória, fluxos de ar, volume corrente e durações das fases do ciclo respiratório. Os exames podem ser realizados durante e após o exercício e, de modo geral, requerem equipamentos especializados, como espirômetros e ergoespirômetros, cuja disponibilidade pode aumentar.

Hematócrito e volume total de hemácias durante o exercício. O volume total de hemácias é um dos principais determinantes da capacidade de transporte de oxigênio. Portanto, sua medida pode fornecer algum índice da capacidade de exercício. O hematócrito após o exercício não é um indicador confiável do volume total de hemácias, sobretudo devido às variações do volume plasmático, mas torna possível uma estimativa aproximada do total dessas células na circulação.

O profissional pode determinar com precisão o volume de hemácias por técnicas de diluição de corante após a mobilização do *pool* esplênico para medir o volume plasmático. Embora o volume total de hemácias aumente com o treinamento, algumas evidências indicam que os cavalos de corrida Standardbred com síndrome de treinamento excessivo podem desenvolver hipervolemia anormal de hemácias que contribui para o mau desempenho.[792]

Pico de velocidade e tempo total de corrida. A velocidade máxima e o tempo total de corrida na esteira podem indicar a capacidade de exercício. Em alguns estudos com atletas humanos, o pico de velocidade da corrida em esteira durante um teste ergométrico mostrou prever o desempenho. Os cavalos Puros-Sangues de corrida podem completar 60 s a 13 m/s durante um teste de exercício em incrementos em inclinação de 10%.

Comprimento da passada. Acredita-se que os cavalos atléticos tenham passadas de características melhores.[701,766] Alguns estudos mostraram uma correlação entre o comprimento máximo da passada e o tempo de corrida na esteira. Um dispositivo acelerométrico forneceu informações quantitativas sobre variáveis locomotoras que podem auxiliar a avaliação de desempenho.[766]

Convém lembrar que, embora o teste ergométrico auxilie a avaliação do mau desempenho, não é possível fazer um diagnóstico com base em apenas uma medida. De modo geral, necessita-se de uma abordagem integrada que considere a anamnese, os achados clínicos e todos os exames diagnósticos auxiliares.

REFERÊNCIAS BIBLIOGRÁFICAS

1. Klein BG. Thermoregulation. In: Klein BG, ed. *Cunningham's textbook of veterinary physiology*. 5th ed. St. Louis: Elsevier; 2012.
2. Koterba AM. Physical examination, neonatal infection. In: Koterba AM, Drummond WH, Kosch PC, eds. *Equine clinical neonatology*. Philadelphia: Lea and Febiger; 1990.
3. Dinarello CA. Thermoregulation and the pathogenesis of fever. *Infect Dis Clin North Am*. 1996;10:433.
4. Guyton AC, Hall JE. Body temperature, temperature regulation, and fever. In: Guyton AC, Hall JE, eds. *Textbook of medical physiology*. 11th ed. Philadelphia: Elsevier/Saunders; 2006.
5. Guthrie AJ, Lund RJ. Thermoregulation: base mechanisms and hyperthermia. *Vet Clin North Am Equine Pract*. 1998;14:45.

6. Marlin DJ, Schroter RC, White SL, et al. Recovery from transport and acclimatisation of competition horses in a hot humid environment. *Equine Vet J*. 2001;33:371.
7. Holcomb KE, Tucker CB, Stull CL. Preference of domestic horses for shade in a hot, sunny environment. *J Anim Sci*. 2014;92:1708.
8. Holcomb KE, Stull CL. Effect of time and weather on preference, frequency and duration of shade use by horses. *J Anim Sci*. 2016;94:1653.
9. Jorgensen GH, Aanensen L, Mejdell CM, et al. Preference for shelter and additional heat in horses exposed to Nordic winter conditions. *Equine Vet J*. 2015. http://dx.doi.org/10.1111/evj.12522.
10. Stachurska A, Robovsky J, Bocian K, et al. Changes of coat cover in primitive horses living on a reserve. *J Anim Sci*. 2015;93:1411.
11. Brinkmann L, Gerken M, Hambly C, et al. Saving energy during hard times: energetic adaptations of Shetland pony mares. *Exp Biol*. 2014;217(Pt 24):4320.
12. Geor RJ, McCutcheon LJ, Ecker GL, et al. Heat storage in horses during submaximal exercise before and after humid heat acclimation. *J Appl Physiol*. 2000;89:2283.
13. Geor RJ, McCutcheon LJ. Thermoregulatory adaptations associated with training and heat acclimation. *Vet Clin North Am Equine Pract*. 1998;14:97.
14. McKeever KH, Eaton TL, Geiser S, et al. Age related decreases in thermoregulation and cardiovascular function in horses. *Equine Vet J Suppl*. 2010;38:220.
15. Lindinger MI. Exercise in the heat: thermoregulatory limitations to performance in humans and horses. *Can J Appl Physiol*. 1999;24:152.
16. Mayhew IG, Ferguson HO. Clinical, clinicopathological, and epidemiological features of anhidrosis in central Florida Thoroughbred horses. *J Vet Intern Med*. 1987;1:136.
17. McEwan Jenkinson D, Elder HY, Bovell DL. Equine sweating and anhidrosis part 1—equine sweating. *Vet Dermatol*. 2006;17:361.
18. McEwan Jenkinson D, Elder HY, Bovell DL. Equine sweating and anhidrosis part 2: anhidrosis. *Vet Dermatol*. 2007;18:2.
19. Johnson EB, MacKay RJ, Hernandez JA. An epidemiologic study of anhidrosis in horses in Florida. *J Am Vet Med Assoc*. 2010;236:1091.
20. Fujii J, Otsu K, Zorzato F, et al. Identification of a mutation in porcine ryanodine receptor associated with malignant hyperthermia. *Science*. 1991;253:448.
21. Manley SV, Kelly AB, Hodgson D. Malignant hyperthermia-like reactions in three anesthetized horses. *J Am Vet Med Assoc*. 1983;183:85.
22. Smyth GB. Spinal cord decompression and stabilization of a comminuted axis fracture complicated by intraoperative malignant hyperthermia-like reaction in a filly. *Aust Equine Vet*. 1992;10:133.
23. Aleman M, Nieto JE, Magdesian KG. Malignant hyperthermia associated with ryanodine receptor 1 (C7360G) mutation in Quarter Horses. *J Vet Intern Med*. 2009;23:329.
24. McCue ME, Valberg SJ, Jackson M, et al. Polysaccharide storage myopathy phenotype in quarter horse-related breeds is modified by the presence of an RYR1 mutation. *Neuromuscul Disord*. 2009;19:37.
25. Agrawal A, Timothy J, Thapa A. Neurogenic fever. *Singapore Med*. 2007;48:492.
26. Cuddy ML. The effects of drugs on thermoregulation. *AACN Clin Issues*. 2004;15:238.
27. Exon JH. A review of chlorinated phenols. *Vet Hum Toxicol*. 1984;26:508.
28. Stratton-Phelps M, Wilson WD, Gardner IA. Risk of adverse effects in pneumonic foals treated with erythromycin versus other antibiotics: 143 cases (1986–1996). *J Am Vet Med Assoc*. 2000;68:217.
29. Stieler AL, Sanchez LC, Mallicote MF, et al. Macrolide-induced hyperthermia in foals: role of impaired sweat responses. *Equine Vet J*. 2015. http://dx.doi.org/10.1111/evj.12481.
30. Dinarello CA. Infection, fever, and exogenous and endogenous pyrogens: some concepts have changed. *J Endotoxin Res*. 2004;10:201.
31. Kozak W, Kluger MJ, Tesfaigzi J, et al. Molecular mechanisms of fever and endogenous antipyresis. *Ann N Y Acad Sci*. 2000;917:121.
32. Dinarello CA. Cytokines as endogenous pyrogens. *J Infect Dis*. 1999;179(suppl 2):S294.
33. Luheshi GN. Cytokines and fever: mechanisms and sites of action. *Ann N Y Acad Sci*. 1998;856:83.
34. Ivanov AI, Romanovsky AA. Prostaglandin E2 as a mediator of fever: synthesis and catabolism, Front Biosci. 1977;9:2004.
35. Simm B, Ott D, Pollatzek E, et al. Effects of prostaglandin E2 on cells cultured from the rat organum vasculosum laminae terminalis and median preoptic nucleus. *Neuroscience*. 2016;28:313.
36. Rusyniak DE, Zaretsky DV, Zaretskaia, et al. The role of Orexin-1 receptors in physiologic responses evoked by microinjection of PgE2 or muscimol into the medial preoptic area. *Neurosci Lett*. 2011;498:162.
37. Kozak W, Fraifeld V. Non-prostaglandin eicosanoids in fever and anapyrexia. *Front Biosci*. 2004;9:3339.
38. Roth J, Blatteis CM. Mechanisms of fever production and lysis: lessons learned from experimental LPS fever. *Compr Physiol*. 2014;4:1563.
39. Blatteis CM, Li S, Feleder C, et al. Cytokines, PGE2 and endotoxic fever: a re-assessment. *Prostglandins Other Lipid Mediat*. 2005;76:1.
40. Evans SS, Repasky EA, Fisher DT. Fever and the thermal regulation of immunity: the immune system feels the heat. *Nature Reviews Immunol*. 2015;15:335.
41. Still JT. Evidence for the involvement of the organum vasculosum laminae terminalis in the febrile response of rabbits and rats. *J Physiol*. 1985;368:501.
42. Blatteis CM, Bealer SL, Hunter WS, et al. Suppression of fever after lesions of the anteroventral third ventricle in guinea pigs. *Brain Res Bull*. 1983;11:519.
43. Plaisacne KI, Mackowiak PA. Antipyretic therapy: physiologic rationale, diagnostic implications and clinical consequences. *Arch Intern Med*. 2000;160:449.
44. Aronoff DM, Neilson EG. Antipyretics: mechanisms of action and clinical use in fever suppression. *Am J Med*. 2001;111:304.
45. Lazarus M. The differential role of prostaglandin E2 receptors EP3 and EP4 in regulation of fever. *Mol Nutr Food Res*. 2006;50:451.
46. Tatro JB. Endogenous antipyretics. *Clin Infect Dis*. 2000;5 (suppl):S190.
47. Roth J. Endogenous antipyretics. *Clinica Chimica Acta*. 2006;371:13.
48. Catania A, Lipton JM. Peptide modulation of fever and inflammation within the brain. *Ann N Y Acad Sci*. 1998;856:62.
49. Lipton JM, Catania A. Anti-inflammatory actions of the neuroimmunomodulator alpha-MSH. *Immunol Today*. 1997;18:140.
50. Steiner AA, Antunes-Rodrigues J, McCann SM, et al. Antipyretic role of the NP-cGMP pathway in the anteroventral preoptic region of the rat brain. *Am J Physiol Regul Integr Comp Physiol*. 2002;282:R584.
51. Morimota A, Sakata Y, Watanabe N, et al. Charactistics of fever and acute-phase response induced in rabbits by IL-1 and TNF. *Am J Physiol*. 1989;256:R35.
52. Soszynski D. The pathogenesis and adaptive value of fever. *Postepy Hig Med Dosw*. 2003;57:531.
53. Repasky EA, Evans SS, Dewhirst MW. Temperature matters! And why it should matter to tumor immunologists. *Cancer Immunol Res*. 2013;1:210.
54. Lee CT, Zhong L, Mace TA, et al. Elevation in body temperature to fever range enhances and prolongs subsequent respon-

siveness of macrophages to endotoxin challenge. *PLoS One.* 2012;7:e30077.
55. Jiang Q, Cross AS, Singh IS, et al. Febrile core temperature is essential for optimal host defense in bacterial peritonitis. *Infect Immun.* 2000;68:1265.
56. Weinstein MP, Iannini PB, Stratton CW, Eickhoff TC. Spontaneous bacterial peritonitis: a review of 28 cases with emphasis on improved survival and factors influencing prognosis. *Am J Med.* 1978;64:592.
57. Banet M. Fever and survival in the rat: the effect of enhancing fever. *Pflugers Arch.* 1979;381:35.
58. Launey Y, Nesseler N, Malledant, et al. Clinical review: fever in septic ICU patients—friend or foe? *Critical Care.* 2011;15:222.
59. Grieger TA, Kluger MJ. Fever and survival: the role of serum iron. *J Physiol.* 1978;279:187.
60. Kluger MJ, Rothenburg BA. Fever and reduced iron: their interaction as a host defense response to bacterial infection. *Science.* 1979;203:374.
61. Ballantyne GH. Rapid drop in serum iron concentrations as a host defense mechanism: a review of experimental and clinical evidence. *Am Surg.* 1984;50:405.
62. Mackowiak PA, Plaisacne KI. Benefits and risks of antipyretic therapy. *Ann N Y Acad Sci.* 1998;856:214.
63. Kluger MJ, Vaughn LK. Fever and survival in rabbits infected with *Pasteurella multocida. J Physiol.* 1978;282:243.
64. Laupland KB. Fever in the critically ill medical patient. *Crit Care Med.* 2009;37:S273.
65. Circiumara B, Baldock G, Cohen J. A prospective study of fever in the intensive care unit. *Intensive Care Med.* 1999;25:668.
66. Mair TS, Taylor FG, Pinsent PJ. Fever of unknown origin in the horse: a review of 63 cases. *Equine Vet J.* 1989;21:260.
67. MacKay RJ. Quantitative intradermal terbutaline sweat test in horses. *Equine Vet J.* 2008;40:518.
68. Sheoran AS, Sponseller BT, Holmes N, et al. Serum and mucosal antibody isotype responses to M-like protein (SeM) of *Streptococcus equi* in convalescent and vaccinated horses. *Vet Immunol Immunopathol.* 1997;59:239.
69. Leon LR. Hypothermia in systemic inflammation: role of cytokines. *Front Biosci.* 1877;9:2004.
70. Irvine CH. Hypothyroidism in the foal. *Equine Vet J.* 1984;16:302.
71. Murray MJ. Hypothyroidism and respiratory insufficiency in a neonatal foal. *J Am Vet Med Assoc.* 1990;197:1635.
72. Stephen JO, Baptiste KE, Townsend HG. Clinical and pathologic findings in donkeys with hypothermia: 10 cases (1988–1998). *J Am Vet Med Assoc.* 2000;216(725).
73. Guyton AC, Hall JE. Dietary balances; regulation of feeding; obesity and starvation; vitamins and minerals. In: Guyton AC, Hall JE, eds. *Textbook of medical physiology.* 11th ed. Philadelphia: Elsevier/Saunders; 2006.
74. Kronfeld DS. Starvation and malnutrition of horses: recognition and treatment. *J Equine Vet Sci.* 1993;13:298.
75. Robin CA, Ireland JL, Wylie CE, et al. Prevalence of and risk factors for equine obesity in Great Britain based on owner-reported body condition scores. *Equine Vet J.* 2015;47:196.
76. Giles SL, Rands SA, Nicol CJ, et al. Obesity prevalence and associated risk factors in outdoor living domestic horses and ponies. *PeerJ.* 2014;2:e299.
77. Ireland JL, Wylie CE, Collins SN, et al. Preventive health care and owner-reported disease prevalence of horses and ponies in Great Britain. *Res Vet Sci.* 2013;95:418.
78. Thatcher CD, Pleasant RS, Geor RJ, et al. Prevalence of overconditioning in mature horses in southwest Virginia during the summer. *J Vet Intern Med.* 2012;26:1413.
79. Johnson PJ. The equine metabolic syndrome peripheral Cushing's syndrome. *Vet Clin North Am Equine Pract.* 2002;18:271.
80. Johnson PJ, Wiedmeyer CE, LaCarrubba A, et al. Diabetes, insulin resistance and metabolic syndrome in horses. *J Diabetes Sci Technol.* 2012;6:534.
81. Frank N, Geor RJ, Bailey SR, et al. Equine metabolic syndrome. *J Vet Intern Med.* 2010;24:467.
82. Martinson KL, Coleman RC, Rendahl AK, et al. Estimation of body weight and development of a body weight score for adult equids using morphometric measurements. *J Anim Sci.* 2014;92:2230.
83. Carter RA, Geor RJ, Burton Staniar W, et al. Apparent adiposity assessed by standardized scoring systems and morphometric measurements in horses and ponies. *Vet J.* 2009;179:204.
84. Hallebeek JM. The body condition score in horses. *Tijdschr Diergeneeskd.* 2014;139:30.
85. Dugdale AH, Grove-White D, Curtis GC, et al. Body condition scoring as a predictor of body fat in horses and ponies. *Vet J.* 2012;194.
86. Henneke DR, Potter GD, Kreider JL, et al. Relationship between condition score, physical measurements and body fat percentage in mares. *Equine Vet J.* 1983;15:371.
87. Mottet R, Onan G, Hiney K. Revisiting the Henneke body condition scoring system: 25 years later. *J Equine Vet Sci.* 1983;29:417.
88. Carter RA, Treiber KH, Geor RJ, et al. Prediction of incipient pasture-associated laminitis from hyperinsulinaemia, hyperleptinaemia and generalized and localized obesity in a cohort of ponies. *Equine Vet J.* 2009;41:171.
89. Giles SL, Nicol CJ, Rands SA, et al. Assessing the seasonal prevalence and risk factors for nuchal crest adiposity in domestic horses and ponies using the cresty neck score. *BMC Vet Res.* 2015;11:13.
90. Kearns CF, McKeever KH, Kumagai K, et al. Fat-free mass is related to one-mile race performance in elite Standardbred horses. *Vet J.* 2002;163:260.
91. Wyse CA, McNie KA, Tannahill VJ, et al: Prevalence of obesity in riding horses in Scotland. 162:590, 2008.
92. Thatcher CD, Pleasant RS, Geor RJ, et al. Prevalence of obesity in mature horses: an equine body condition study. *J Anim Physiol Anim Nutr.* 2008;92:222.
93. Stephenson HM, Green MJ, Freeman SL. Prevalence of obesity in a population of horses in the UK. *Vet Rec.* 2011;168:131.
94. Johnson PJ, Wiedmeyer CE, Messer NT, et al. Medical implications of obesity in horses—lessons for human obesity. *J Diabetes Sci Technol.* 2009;3:163.
95. Ertelt A, Barton AK, Schmitz RR, et al. Metabolic syndrome: is equine disease comparable to what we know in humans? *Endocr Connect.* 2014;3:R81.
96. de Graaf-Roelfsema E. Glucose homeostasis and the entero-insular axis in the horse: a possible role in equine metabolic syndrome. *Vet J.* 2014;199:11.
97. Frank N, Tadros EM. Insulin dysregulation. *Equine Vet J.* 2014;46:103.
98. Bamford NJ, Potter SJ, Harris PA, et al. Breed differences in insulin sensitivity and insulinemic responses to oral glucose in horses and ponies of moderate body condition score. *Domest Anim Endocrinol.* 2014;47:101.
99. Fischer-Posovszky P, Wabitsch M, Hochberg Z. Endocrinology of adipose tissue—an update. *Horm Metab Res.* 2007;39:314.
100. Radin MJ, Sharkey LC, Holycross BJ. Adipokines: a review of biological and analytical principles and an update in dogs, cats, and horses. *Vet Clin Pathol.* 2009;38:136.
101. Bamford NJ, Potter SJ, Harris PA, et al. Effect of increased adiposity on insulin sensitivity and adipokine concentrations in horses and ponies fed a high fat diet, with or without a once daily high glycaemic meal. *Equine Vet J.* 2015. doi: 10:111/evj.12434.
102. Kearns CF, McKeever KH, Roegner V, et al. Adiponectin and leptin are related to fat mass in horses. *Vet J.* 2006;172:460.
103. Pleasant RS, Suagee JK, Thatcher CD, et al. Adiposity, plasma insulin, leptin, lipids, and oxidative stress in mature light breed horses. *J Vet Intern Med.* 2013;27:576.
104. Suagee JK, Corl BA, Crisman MV, et al. Relationships between body condition score and plasma inflammatory cytokines, insulin, and lipids in a mixed population of light-breed horses. *J Vet Intern Med.* 2013;27:157.

105. Suagee JK, Corl BA, Geor RJ. A potential role for pro-inflammatory cytokines in the development of insulin resistance in horses. *Animals (Basel).* 2012;2:243.
106. Holbrook TC, Tipton T, McFarlane D. Neutrophil and cytokine dysregulation in hyperinsulinemic obese horses. *Vet Immunol Immunopathol.* 2012;145:283.
107. Tadros EM, Frank N, Donnell RL. Effects of equine metabolic syndrome on inflammatory responses of horses to intravenous lipopolysaccharide infusion. *Am J Vet Res.* 2013;74:1010.
108. Farr OM, Li CS, Mantzoros CS. Central nervous system regulation of eating: insight from human brain imaging. *Metabolism.* 2016;65:699.
109. Morrison PK, Bing C, Harris PA, et al. Preliminary investigation into a potential role for myostatin and its receptor (ActRIIB) in lean and obese horses and ponies. *PLos One.* 2014;9:e112621.
110. Raoult D. Microbiota, obesity and malnutrition. *Microb Pathog.* 2016. doi: 10.1016.
111. Shepherd ML, Ponder MA, Burk AO, et al. Fibre digestibility, abundance of faecal bacteria and plasma acetate concentrations in overweight adult mares. *J Nutr Sci.* 2014;3:e10.
112. Patterson E, Ryan PM, Cryan JF, et al. Gut microbiota, obesity and diabetes. *Postgrad Med J.* 2015. http://dx.doi.org/10.1136/ppostgrad medj.
113. Treiber KH, Kronfeld DS, Hess TM, et al. Evaluation of genetic and metabolic predispositions and nutritional risk factors for pasture-associated laminitis in ponies. *J Am Vet Med Assoc.* 2006;228:1538.
114. Treiber KH, Kronfeld DS, Hess TM, et al. Use of proxies and reference quintiles obtained from minimal model analysis for determination of insulin sensitivity and pancreatic beta-cell responsiveness in horses. *Am J Vet Res.* 2005;66:2114.
115. Schott HC. Pituitary pars intermedia dysfunction: challenges of diagnosis and treatment. *Proc Am Assoc Equine Pract.* 2006;52:60.
116. Beech J, Boston R, Lindborg S. Comparison of cortisol and ACTH responses after administration of thyrotropin releasing hormone in normal horses and those with pituitary pars intermedia dysfunction. *J Vet Intern Med.* 2011;25:1431.
117. Giles SL, Nicol CJ, Harris PA, et al. Dominance rank is associated with body condition in outdoor-living domestic horses *(Equus caballus). Appl Anim Behav Sci.* 2015;166:71.
118. Kiela PR, Ghishan FK. Physiology of intestinal absorption and secretion. *Best Pract Res Clin Gastroenterol.* 2016;30:145.
119. Roberts MC. Malabsorption syndromes in the horse. *Compend Cont Educ Pract Vet.* 1985;7:S637.
120. Sloet van Oldruitenborgh-Oosterbaan MM. Lactose intolerance in foals. *Equine Vet Educ.* 2008;20:252.
121. Laviano A, Inui A, Marks DL, et al. Neural control of the anorexia-cachexia syndrome. *Am J Physiol Endocrinol Metab.* 2008;295:E1000–E1008.
122. Ramos EJ, Suzuki S, Marks D, et al. Cancer anorexia-cachexia syndrome: cytokines and neuropeptides. *Curr Opin Clin Nutr Metab Care.* 2004;7:427.
123. Cymbaluk NE, Christison GI. Environmental effects on thermoregulation and nutrition of horses. *Vet Clin North Am Equine Pract.* 1990;6:355.
124. Morgan K. Thermoneutral zone and critical temperatures of horses. *J Thermal Biol.* 1998;23:59.
125. Ott EA. Influence of temperature stress on the energy and protein metabolism and requirements of the working horse. *Livestock Proc Sci.* 2005;92:123.
126. Plank LD, Hill GL. Energy balance in critical illness. *Proc Nutr Soc.* 2003;62:545.
127. Jose-Cunilleras E, Viu J, Corradini I, et al. Energy expenditure of critically ill neonatal foals. *Equine Vet J Suppl.* 2012;41:48.
128. Evans WJ, Morley JE, Argiles J, et al. Cachexia: a new definition. *Clin Nutr.* 2008;27:793.
129. Fearon K, Strasser F, Anker SD, et al. Definition and classification of cancer cachexia. *The Lancet.* 2011;12:489.
130. Anker SD, Morleoy JE. Cachexia: a nutritional syndrome? *J Cachexia Sarcopenia Muscle.* 2015;6:269.
131. Kir S, Komaba H, Garcia AP, et al. PTH/PTHrP receptor mediates cachexia in models of kidney failure and cancer. *Cell Metab.* 2015. http://dx.doi.org/10.1016/jcmet.
132. Burfeind KG, Michaelis KA, Marks DL. The central role of hypothalamic inflammation in the acute illness response and cachexia. *Semin Cell Dev Biol.* 2015. doi: 10:1016/jsemcbd.
133. Yoshida T, Delafontaine P. Mechanisms of cachexia in chronic disease states. *Am J Med Sci.* 2015;350:250.
134. Reid MB, Yi-Ping L. Tumor necrosis factor-α and muscle wasting: a cellular perspective. *Respir Rec.* 2001;2:269.
135. Ramirez S, McClure JJ, Moore RM, et al. Hyperthyroidism associated with a thyroid adenocarcinoma in a 21-year-old gelding. *J Vet Intern Med.* 1998;12:475.
136. Frank N, Sojka J, Messer NT. Equine thyroid dysfunction. *Vet Clin North Am Equine Pract.* 2002;18:305.
137. Rygiel KA, Piccard M, Turnbull DM. The ageing neuromuscular system and sarcopenia—a mitochondrial perspective. *J Physiol.* 2016. doi: 10.1113.
138. Lehnhard KA, McKeever KH, Kearns CF, et al. Myosin heavy chain profiles and body composition are different in old versus young Standardbred mares. *Vet J.* 2004;167:59.
139. Kim J, Hinchcliff KW, Yamaguchi M, et al. Age-related changes in metabolic properties of equine skeletal muscle associated with muscle plasticity. *Vet J.* 2005;169:397.
140. Aleman M, Watson JK, Williams DC, et al. Myopathy in horses with pituitary pars intermedia dysfunction (Cushing's disease). *Neuromusc Disord.* 2006;16:737.
141. Metcalfe LVA, More SJ, Duggan V, et al. A retrospective study of horses investigated for weight loss despite a good appetite (2002–2011). *Equine Vet J.* 2013;45:340.
142. Schumacher J, Edwards JF, Cohen ND. Chronic inflammatory bowel diseases of the horse. *J Vet Intern Med.* 2000;14:258.
143. Traub JL, Bayly WM, Reed SM, et al. Intra-abdominal neoplasia as a cause of chronic weight loss in the horse. *Compend Cont Educ Pract Vet.* 1983;5:S526.
144. Rumbaugh GE, Smith BP, Carlson GP. Internal abdominal abscesses in the horse: a study of 25 cases. *J Am Vet Med Assoc.* 1978;172:304.
145. Foreman JH, Weidner JP, Parry BA, et al. Pleural effusion secondary to thoracic metastatic mammary adenocarcinoma in a mare. *J Am Vet Med Assoc.* 1990;197:1193.
146. McGorum BC, Murphy D, Love S, et al. Clinicopathological features of equine primary hepatic disease: a review of 50 cases. *Vet Rec.* 1999;145:134.
147. Moore BR, Abood AS, Hinchcliff KW. Hyperlipemia in 9 miniature horses and miniature donkeys. *J Vet Intern Med.* 1994;8:376.
148. West HJ. Clinical and pathological studies in horses with hepatic disease. *Equine Vet J.* 1996;28:146.
149. McLeland S. Diseases of the equine urinary system. *Vet Clin North Am Equine Pract.* 2015;31:377.
150. Tan RH, Davies SE, Crisman MV, et al. Propylthiouracil for treatment of hyperthyroidism in a horse. *J Vet Intern Med.* 2008;22:1253.
151. Alberts MK, McCann JP, Woods PR. Hemithyroidectomy in a horse with confirmed hyperthyroidism. *J Am Vet Med Assoc.* 2000;217:1051.
152. Johnson PJ, Scotty NC, Wiedmeyer C, et al. Diabetes mellitus in a domesticated Spanish Mustang. *J Am Vet Med Assoc.* 2005;226:584.
153. Clabough DL. Equine infectious anemia: the clinical signs, transmission, and diagnostic procedures. *Vet Med.* 1990;85:1007.
154. Divers TJ, Mohammed HO, Hintz HF, et al. Equine motor neuron disease: a review of clinical and experimental studies. *Clin Techniques Equine Pract.* 2006;5:24.
155. Lewis SS, Valberg SJ, Nielsen IL. Suspected immune-mediated myositis in horses. *J Vet Intern Med.* 2007;21:495.
156. Meredith TB, Dobrinski I. Thyroid function and pregnancy status in broodmares. *J Am Vet Med Assoc.* 2004;224:892.
157. Breuhaus BA. Thyroid-stimulating hormone in adult euthyroid and hypothyroid horses. *J Vet Intern Med.* 2002;16:109.

158. Morris DD, Garcia M. Thyroid-stimulating hormone response test in healthy horses, and effect of phenylbutazone on equine thyroid hormones. *Am J Vet Res*. 1983;44:503.
159. Jacobs KA, Bolton JR. Effect of diet on the oral D-xylose absorption test in the horse. *Am J Vet Res*. 1856;43:1982.
160. Mair TS, Hillyer MH, Taylor FG, et al. Small intestinal malabsorption in the horse: an assessment of the specificity of the oral glucose tolerance test. *Equine Vet J*. 1991;23:334.
161. Perrin C, Unterborn JN, Ambrosio CD, Hill NS. Pulmonary complications of chronic neuromuscular diseases and their management. *Muscle Nerve*. 2004;29:5.
162. Schramm CM. Current concepts of respiratory complications of neuromuscular disease in children. *Curr Opin Pediatr*. 2000;12:203.
163. Niimi A, Matsumoto H, Ueda T, et al. Impaired cough reflex in patients with recurrent pneumonia. *Thorax*. 2003;58:152.
164. Irwin RS, Curley FJ, French CL. Chronic cough. The spectrum and frequency of causes, key components of the diagnostic evaluation, and outcome of specific therapy. *Am Rev Respir Dis*. 1990;141:640.
165. Irwin RS, Baumann MH, Bolser DC, et al. Diagnosis and management of cough executive summary: ACCP evidence-based clinical practice guidelines. *Chest*. 2006;129:1S.
166. Schappert SM, Burt CW. Ambulatory care visits to physicians' offices, hospital outpatient departments, and emergency departments: United States, 2001–02. *Vital Health Stat*. 2006;13:1.
167. Canning BJ. The cough reflex in animals: relevance to human cough research. *Lung*. 2008;186:S23.
168. Chang AB, Widdicombe JG. Cough throughout life: children, adults and the senile. *Pulm Pharmacol Ther*. 2007;20:371.
169. Chang AB. Pediatric cough: children are not miniature adults. *Lung*. 2010;1:S33.
170. Fujjimura M, Sakamoto S, Kamio Y, et al. Female gender as a determinant of cough threshold to inhaled capsaicin. *Eur Resp J*. 1996;9:1624.
171. Kavlcikova-Bogdanova N, Buday T, Plevkova J, Song WJ. Chronic cough as a female gender issue. *Adv Exp Med Biol*. 2016;905:69.
172. Morice AH. Chronic cough hypersensitivity syndrome. *Cough*. 2013;9:14.
173. Chang AB. The physiology of cough. *Paed Resp Rev*. 2006;7:2.
174. McCool FD. Global physiology and pathophysiology of cough. *Chest*. 2006;129:48S.
175. Robinson NE. Pathophysiology of coughing. *Proceedings of the thirty-second convention of the American Association of Equine Practitioners*. Nashville. 1986;291.
176. Canning BJ, Chang AB, Bolser DC, et al. Anatomy and neurophysiology of cough: CHEST guideline and expert panel report. *Chest*. 2014;146:1633.
177. Canning BJ. Encoding of the cough reflex. *Pulm Pharmacol Ther*. 2007;20:396.
178. Polverino M, Polverino F, Fasolino, et al. Anatomy and neuropathophysiology of the cough reflex arc. *Multidisciplinary Resp Med*. 2012;7:5.
179. Canning BJ. Anatomy and neurophysiology of the cough reflex: ACCP evidence-based clinical practice guidelines. *Chest*. 2006;129:33S.
180. Canning BJ, Mori N, Mazzone SB. Vagal afferent nerves regulating the cough reflex. *Respir Physiol Neurobiol*. 2006;152:223.
181. Mazzone SB. An overview of the sensory receptors regulating cough. *Cough*. 2005;1:2.
182. Bloustine S, Langston L, Miller T. Ear-cough (Arnold's) reflex. *Ann Otol Rhinol Laryngol*. 1976;85:496.
183. Zholos AV. TRP channels in respiratory pathophysiology: the role of oxidative, chemical irritant and temperature stimuli. *Curr Neuropharmacol*. 2015;13:279.
184. Geppetti P, Patacchini R, Nassini R, et al. Cough: the emerging role of the TRPA1 channel. *Lung*. 2010;1:S63.
185. Taylor-Clark TE. Role of reactive oxygen species and TRP channels in the cough reflex. *Cell Calcium*. 2016. doi.org/10.1016.
186. Bonvini SJ, Birrell MA, Smith JA, Belvisi MG. Targeting TRP channels for chronic cough: from bench to bedside. *Naunyn Schmiedebergs Arch Pharmacol*. 2015;388:401.
187. Grace MS, Dubuis E, Birrell MA, Belvisi MG. TRP channel antagonists as potential antitussives. *Lung*. 2012;190:11.
188. Lee LY, Kwong K, Lin YS, et al. Hypersensitivity of bronchopulmonary C-fibers induced by airway mucosal inflammation: cellular mechanisms. *Pulm Pharmacol Ther*. 2002;15:199.
189. Canning BJ. Interactions between vagal afferent nerve subtypes mediating cough. *Pulm Pharmacol Ther*. 2002;15:187.
190. Karlsson JA, Sant'Ambrogio G, Widdicombe J. Afferent neuronal pathways in cough and reflex bronchoconstriction. *J Appl Physiol*. 1988;65:1007.
191. Pounsford J. Cough and bronchoconstriction. *Bull Eur Physiopathol Respir*. 1987;23(S10):37s.
192. Pantaleo T, Bongianni F, Mutolo D. Central nervous mechanisms of cough. *Pulm Pharmacol Ther*. 2002;15:227.
193. Haji A, Kimura S, Ohi Y. A model of the central regulatory system for cough reflex. *Biol Pharm Bull*. 2013;36:501.
194. Shannon R, Baekey DM, Morris KF, et al. Production of reflex cough by brainstem respiratory networks. *Pulm Pharmacol Ther*. 2004;17:369.
195. Canning BJ. Central regulation of the cough reflex: therapeutic implications. *Pulm Pharmacol Ther*. 2009;22:75.
196. Allain H, Bentue-Ferrer D, Daval G, et al. Mechanisms of chronic cough pathophysiology. *Rev Mal Respir*. 2004;21:763.
197. Foster WM. Mucociliary transport and cough in humans. *Pulm Pharmacol Ther*. 2002;15:277.
198. Rubin BK. Secretion properties, clearance and therapy in airway disease. *Transl Respir Med*. 2014;2:6.
199. Irwin RS. Complications of cough: Evidence-based clinical practice guidelines. *Chest*. 2006;129:55S.
200. Johansson AM, Gardner SY, Atkins CE, et al. Cardiovascular effects of acute pulmonary obstruction in horses with recurrent airway obstruction. *J Vet Intern Med*. 2007;21:302.
201. Dicpinigaitis PV, Lim L, Farmakidis C. Cough syncope. *Respir Med*. 2014;108:244.
202. Nelson RW, Couto CG, eds. *Essentials of small animal internal medicine*. 2nd ed. St. Louis: Mosby; 1992.
203. Clayton H, Murphy J. The coughing horse. *In Practice*. 1980;2:25.
204. Gilkerson JR, Bailey KE, Diaz-Mendez A, Hartley CA. Update on viral diseases of the equine respiratory tract. *Vet Clin North Am Equine Pract*. 2015;31:91.
205. Ma G, Azab W, Osterrieder N. Equine herpes viruses type 1 (EHV-1) and 4 (EHV-4)—masters of co-evolution and a constant threat to equids and beyond. *Vet Microbiol*. 2013;167:123.
206. Reuss SM, Giguere S. Update on bacterial pneumonia and pleuropneumonia in the adult horse. *Vet Clin North Am Equine Pract*. 2015;31:105.
207. Reuss SM, Cohen ND. Update on bacterial pneumonia in the foal and weanling. *Vet Clin North Am Equine Pract*. 2015;31:121.
208. Ogilvie TH, Rosendal S, Blackwell TE, et al. *Mycoplasma felis* as a cause of pleuritis in horses. *J Am Vet Med Assoc*. 1983;192:1374.
209. Stewart AJ, Cuming RS. Update on fungal respiratory disease in horses. *Vet Clin North Am Equine Pract*. 2015;31:43.
210. Cafarchia C, Figueredo LA, Otranto D. Fungal diseases of horses. *Vet Microbiol*. 2013;167:215.
211. Wilkins PA, Lascola KM. Update on interstitial pneumonia. *Vet Clin North Am Equine Pract*. 2015;31:137.
212. Williams KJ, Maes R, Del Piero F, et al. Equine multinodular pulmonary fibrosis: a newly recognized herpesvirus-associated fibrotic lung disease. *Vet Pathol*. 2007;44:849.
213. Scarrett WK, Crisman MV. Neoplasia of the respiratory tract. *Vet Clin North Am Equine Pract*. 1998;14:451.
214. Marsh PS. Fire and smoke inhalation injury in horses. *Vet Clin North Am Equine Pract*. 2007;23:19.
215. Couetil LL, Hoffman AM, Hodgson J, et al. Inflammatory airway disease of horses. *J Am Vet Intern Med*. 2007;21:356.
216. Couetil LL, Cardwell JM, Gerber V, et al. Inflammatory airway disease of horses—revised consensus statement. *J Vet Intern Med*. 2016;30:503.

217. Mazan MR. Update on noninfectious inflammatory diseases of the lower airway. *Vet Clin North Am Equine Pract.* 2015;31:159.
218. Pirie RS. Recurrent airway obstruction: a review. *Equine Vet J.* 2014;46:276.
219. Ireland JL, Christley RM, McGowan CM, et al. Prevalence of and risk factors for recurrent airway obstruction in geriatric horses and ponies. *Equine Vet J.* 2015;47:25.
220. Hotchkiss JW, Reid SW, Christley RM. A survey of horse owners in Great Britain regarding horses in their care. Part 2: risk factors for recurrent airway obstruction. *Equine Vet J.* 2007;39:301.
221. Gerber V, Swinburne JE, Blott SE, et al. Genetics of recurrent airway obstruction (RAO). *Dtsch Tierarztl Wochenschr.* 2008;115:271.
222. Gerber V, Tessier C, Marti E. Genetics of upper and lower airway diseases in the horse. *Equine Vet J.* 2015;47:390.
223. Schwartz LW, Knight HD, Whittig LD, et al. Silicate pneumoconiosis and pulmonary fibrosis in horses from the Monterey-Carmel peninsula. *Chest.* 1981;80:82.
224. Lyons ET, Tolliver SC, Drudge JH, et al. Lungworms *(Dictyocaulus arnfeldi)*: prevalence in live equids in Kentucky. *Am J Vet Res.* 1985;46:921.
225. Goetz TE. *Dictyocaulus arnfeldi* as a possible cause of chronic cough in 14 horses. *Equine Pract.* 1984;6:33.
226. Bell SA, Drew CP, Wilson WD, Pusterla N. Idiopathic chronic eosinophilic pneumonia in 7 horses. *J Vet Intern Med.* 2008;22:648.
227. Hinchcliff KW, Couetil LL, Knight PK, et al. Exercise induced pulmonary hemorrhage in horses: American College of Veterinary Internal Medicine consensus statement. *J Am Vet Intern Med.* 2015;29:743.
228. Leguillette R, Steinmann M, Bond SL, Stanton B. Tracheobronchoscopic assessment of exercise-induced pulmonary hemorrhage and airway inflammation in barrel racing horses. *J Vet Intern Med.* doi:10.1111/jvim. 2016;13959.
229. Davis JL, Gardner SY, Schwabenton B, et al. Congestive heart failure in horses: 14 cases (1984–2001). *J Am Vet Med Assoc.* 2002;220:1512.
230. Leroux AA, Detilleux J, Sandersen CF, et al. Prevalence and risk factors for cardiac diseases in a hospital-based population of 3,434 horses (1994–2011). *J Vet Intern Med.* 2013;27:1563.
231. Auer DE, Wilson RG, Groenendyk S. Pharyngeal lymphoid hyperplasia in Thoroughbred racehorses in training. *Aust Vet J.* 1985;62:124.
232. Christley RM, Hodgson DR, Rose RJ, et al. Coughing in Thoroughbred racehorses: risk factors and tracheal endoscopic and cytological findings. *Vet Rec.* 2001;148:99.
233. Aleman M, Nieto JE, Benak J, et al: Tracheal collapse in American Miniature Horses: 13 cases (1985–2007). 2008;233:1302.
234. Tetens J, Hubert JD, Eddy AL, et al. Dynamic tracheal collapse as a cause of exercise intolerance in a Thoroughbred. *J Am Vet Med Assoc.* 2000;216:722.
235. Fenger CK, Kohn CW. Tracheal obstruction from tracheal collapse associated with pneumonia in a horse. *J Am Vet Med Assoc.* 1992;200:1698.
236. Bakos Z, Voros K, Kellokoski H, Reiczigel J. Comparison of the caudal lung borders determined by percussion and ultrasonography in horses with recurrent airway obstruction. *Acta Vet Hung.* 2003;51:249.
237. Kusano K, Hobo S, Ode H, Ishikawa Y. Tracheal endoscopic and cytologic findings and blood examination results in Thoroughbred racehorses suspected to have lower respiratory tract disease. *J Equine Sci.* 2008;19:97.
238. Richard EA, Pitel PH, Christmann U, et al. Serum concentration of surfactant protein D in horses with lower airway inflammation. *Equine Vet J.* 2012;44:277.
239. Wagner B, Ainsworth DM, Freer H. Analysis of soluble CD14 and its use as a biomarker in neonatal foals with septicemia and horses with recurrent airway obstruction. *Vet Immunol Immunopathol.* 2013;155:124.
240. Hoffman AM, Viel L. Techniques for sampling the respiratory tract of horses. *Vet Clin North Am Equine Pract.* 1997;13:463.
241. Hoffman AM. Bronchoalveolar lavage: sampling technique and guidelines for cytologic preparation and interpretation. *Vet Clin North Am Equine Pract.* 2008;24:423.
242. Wysocka B, Klusinski W. Cytological evaluation of tracheal aspirate and broncho-alveolar lavage fluid in comparison to endoscopic assessment of lower airways in horses with recurrent airways obstruction or inflammatory airway disease. *Pol J Vet Sci.* 2015;18:587.
243. Sweeney CR, Sweeney RW, Benson CE. Comparison of bacteria isolated from specimens obtained by use of endoscopic guarded tracheal swabbing and percutaneous tracheal aspiration in horses. *J Am Vet Med Assoc.* 1989;195:1225.
244. Moore BR, Dradowka S, Robertson JT, et al. Cytologic evaluation of bronchoalveolar lavage fluid obtained from Standardbred racehorses with inflammatory airway disease. *Am J Vet Res.* 1995;56:562.
245. Rossier Y, Sweeney CR, Ziemer EL. Bronchoalveolar lavage fluid cytologic findings in horses with pneumonia or pleuropneumonia. *J Am Vet Med Assoc.* 1991;198:1001.
246. Hewson J, Arroyo LG. Respiratory disease: diagnostic approaches in the horse. *Vet Clin North Am Equine Pract.* 2015; 31:307.
247. Gerber V, Straub R, Marti E, et al. Endoscopic scoring of mucus quantity and quality: observer and horse variance and relationship to inflammation, mucus viscoelasticity and volume. *Equine Vet J.* 2004;36:576.
248. Koblinger K, Nicol J, McDonald K, et al. Endoscopic assessment of airway inflammation in horses. *J Vet Intern Med.* 2011;25:1118.
249. Rettmer H, Hoffman AM, Lanz S, et al. Owner-reported coughing and nasal discharge are associated with clinical findings, arterial oxygen tension, mucus score and bronchoprovocation in horses with recurrent airway obstruction in a field setting. *Equine Vet J.* 2015;47:291.
250. Holcombe SJ, Robinson NE, Derksen FJ, et al. Effect of tracheal mucus and tracheal cytology on racing performance in Thoroughbred racehorses. *Equine Vet J.* 2006;38:300.
251. Widmer A, Doherr MG, Tessier C, et al. Association of increased tracheal mucus accumulation with poor willingness to perform in show-jumpers and dressage horses. *Vet J.* 2009;182:430.
252. Bedenice D, Mazan MR, Hoffman AM. Association between cough and cytology of bronchoalveolar lavage fluid and pulmonary function in horses diagnosed with inflammatory airway disease. *J Vet Intern Med.* 2008;22:1022.
253. Bullone M, Helie P, Joubert P, Lavoie JP. Development of a semi-quantitative histological score for the diagnosis of heaves using endobronchial biopsy specimens of horses. *J Vet Intern Med.* 2016;14556. http://dx.doi.org/10.111/jvim.
254. Venner M, Schmidbauer S, Drommer W, Deegen E. Percutaneous lung biopsy in the horse: comparsion of two instruments and repeated biopsy in horses with induced acute interstitial pneumopathy. *J Vet Intern Med.* 2006;20:968.
255. Ainsworth DM, Davidow E. Respiratory distress in large animals. *Proc Forum ACVIM.* 1994;12:589.
256. West JB. *Respiratory physiology: the essentials.* 9th ed. Baltimore: Lippincott, Williams & Wilkins; 2012.
257. Wilson WD, Lakritz J. Alterations in respiratory function. In: Smith BP, ed. *Large animal internal medicine.* 5th ed. St. Louis: Elsevier Mosby; 2015.
258. Mazan MR, Deveney EF, DeWitt S, et al. Energetic cost of breathing, body composition, and pulmonary function in horses with recurrent airway obstruction. *J Appl Physiol.* 2004;97:91.
259. Beech J, ed. *Equine respiratory disorders.* Philadelphia: Lea & Febiger; 1991.
260. Garcia AJ, Zanella S, Koch H, et al. Chapter 3—networks within networks: the neuronal control of breathing. *Prog Brain Res.* 2011;188:31.
261. Dempsey JA, Smith CA. Pathophysiology of human ventilatory control. *Eur Respir J.* 2014;44:495.
262. McCrimmon DR, Ramirez JM, Alford S, Zuperku EJ. Unraveling the mechanism for respiratory rhythm generation. *Bioessays.* 2000;22:6.

263. Widdicombe J. Reflexes from the lungs and airways: historical perspective. *J Appl Physiol.* 2006;102:268.
264. Widdicombe J. Functional morphology and physiology of pulmonary rapidly reacting receptors (RARs). *Anat Rec A Discov Mol Cell Evol Biol.* 2003;270:2.
265. Ainsworth DM, Ducharme NG, Hackett RP. Regulation of equine respiratory muscles during acute hypoxia and hypercapnia. *Am Rev Respir Dis.* 1993;147:A700.
266. Muir WW, Moore CA, Hamlin RL. Ventilatory alterations in normal horses in response to changes in inspired oxygen and carbon dioxide. *Am J Vet Res.* 1975;36:155.
267. Derksen FJ, Robinson NE, Slocombe RF. Ovalbumin induced allergic lung disease in the pony: role of vagal mechanisms. *J Appl Physiol.* 1982;53:719.
268. Derksen F, Robinson N, Slocombe R. 3-Methylindole-induced pulmonary toxicosis in ponies. *Am J Vet Res.* 1982;43:603.
269. Derksen FJ, Robinson NE, Stick JA. Technique for reversible vagal blockade in the standing conscious pony. *Am J Vet Res.* 1981;42:523.
270. McGorum BC. Quantification of histamine in plasma and pulmonary fluids from horses with chronic obstructive pulmonary disease, before and after "natural" (hay and straw) challenges. *Vet Immunol Immunopathol.* 1993;36:223.
271. Watson E, Sweeney C, Steensma K. Arachidonate metabolites in bronchoalveolar lavage fluid from horses with and without COPD. *Equine Vet J.* 1992;24:379.
272. Grunig G, Hermann M, Winder C, et al. Procoagulant activity in respiratory tract secretions from horses with chronic pulmonary disease. *Am J Vet Res.* 1988;49:705.
273. Sant'Ambrogio G, Mathew OP, Fisher JT. Laryngeal receptors responding to transmural pressure, airflow, and local muscle activity. *J Appl Physiol.* 1983;65:317.
274. Sant'Ambrogio G, Mathew OP. Laryngeal receptors and their reflex responses. *Clin Chest Med.* 1986;7:211.
275. Feldman JL. Chapter 14—Looking forward to breathing. *Prog Brain Res.* 2011;188:213.
276. Silva JN, Tanabe FM, Moreira TS, Takura AC. Neuroanatomical and physiological evidence that the retrotrapezoid nucleus/parafacial region regulates expiration in adult rats. *Respir Physiol Neurobiol.* 2016;227:9.
277. Koterba AM, Kosch PC, Beech J. The breathing strategy of the adult horse *(Equus caballus)* at rest. *J Appl Physiol.* 1988;64:337.
278. Lessa TB, de Abreu DK, Bertasoli BM, Ambrosio CE. Diaphragm: a vital respiratory muscle in mammals. *Ann Anat.* 2016;205:122.
279. Nijkampf FP. β-adrenergic receptors in the lung: an introduction. *Life Sci.* 1993;52:2073.
280. Proskocil BJ, Fryer AD. Beta2-agonist and anticholinergic drugs in the treatment of lung disease. *Proc Am Thorac Soc.* 2005;3:395.
281. Bai TR. Beta 2 adrenergic receptors in asthma: a current perspective. *Lung.* 1992;170:125.
282. Couetil L, Hammer J, Miscovis Feutz M, et al. Effects of N-butylscopolammonium bromide on lung function in horses with recurrent airway obstruction. *J Vet Intern Med.* 2012;26:1433.
283. De Lagarde M, Rodrigues N, Chevigny M, et al. N-butylscopolammonium bromide causes fewer side effects than atropine when assessing bronchoconstriction reversibility in horses with heaves. *Eq Vet J.* 2014;46:474.
284. Derksen FJ, Scott JS, Slocombe RF, et al. Effect of clenbuterol on histamine-induced airway obstruction in ponies. *Am J Vet Res.* 1987;48:423.
285. Scott J, Broadstone R, Derksen F, et al. Beta-adrenergic blockade in ponies with recurrent obstructive pulmonary disease. *J Appl Physiol.* 1988;64:2324.
286. Scott JS, Berney CE, Derksen FJ, Robinson NE. Beta-adrenergic receptor activity in ponies with recurrent obstructive pulmonary disease. *Am J Vet Res.* 1991;52:1416.
287. Scott JS, Garon HE, Broadstone RV, et al. Alpha 1 adrenergic induced airway obstruction in ponies with recurrent pulmonary disease. *J Appl Physiol.* 1988;65:686.
288. van der Veldenr VH, Hulsmann AR. Autonomic innervation of human airways: structure, function, and pathophysiology in asthma. *Neuroimmunomodulation.* 1999;6:145.
289. Andersson RG, Grundstrom N. Innervation of airway smooth muscle. Efferent mechanisms. *Pharmacol Ther.* 1987;32:107.
290. Robinson NE, Derksen FJ, Olszewski MA, et al. The pathogenesis of chronic obstructive pulmonary disease of horses. *Br Vet J.* 1996;152:283.
291. Macklem PT, Mead J. Resistance of central and peripheral airways measured by retrograde catheter. *J Appl Physiol.* 1967;22:395.
292. Buergelt CD, Hines SA, Cantor G, et al. A retrospective study of proliferative interstitial lung disease of horses in Florida. *Vet Pathol.* 1986;23:750.
293. Lakritz J, Wilson WD, Berry CR, et al. Bronchointerstitial pneumonia and respiratory distress in young horses: clinical, clinicopathologic, radiographic, and pathological findings in 23 cases. *J Vet Intern Med.* 1984–1989;7(277):1993.
294. Wilkins PA. Lower respiratory problems of the neonate. *Vet Clin North Am Equine Pract.* 2003;19:19.
295. Berry CR, O'Brien TR, Madigan JE, et al. Thoracic radiographic features of silicosis in 19 horses. *J Vet Intern Med.* 1991;5:248.
296. Marques FJ, Hehenberger E, Dickinson R, et al. Respiratory distress due to retropharyngeal and neck swelling in a horse with mediastinal lymphosarcoma. *Compend Contin Educ Vet.* 2012;34:E5.
297. Singh K, Holbrook TC, Gilliam LL, et al. Severe pulmonary disease due to multisystemic eosinophilic epitheliotropic disease in a horse. *Vet Pathol.* 2006;43:189.
298. Brakenhoff JE, Holcombe SJ, Hauptman JG, et al. The prevalence of laryngeal disease in a large population of competition draft horses. *Vet Surg.* 2006;35:579.
299. Dixon PM, McGorum BC, Railton DI, et al. Laryngeal paralysis: a study of 375 cases in a mixed-breed population of horses. *Equine Vet J.* 2001;33:452.
300. Davidson EJ, Martin BB, Boston RC, et al. Exercising upper respiratory videoendoscopic evaluation of 100 nonracing performance horses with abnormal respiratory noise and/or poor performance. *Equine Vet J.* 2011;43:3.
301. Franklin SH, Naylor JR, Lane JG. Effect of dorsal displacement of the soft palate on ventilation and airflow during high-intensity exercise. *Equine Vet J Suppl.* 2002;34:379.
302. Naylor JM, Nickel DD, Trimino G, et al. Hyperkalemic periodic paralysis in homozygous and heterozygous horses: a co-dominant genetic condition. *Equine Vet J.* 1999;31:153.
303. Carr EA, Spier SJ, Kortz GD, Hoffman EP. Laryngeal and pharyngeal dysfunction in horses homozygous for hyperkalemic periodic paralysis. *J Am Vet Med Assoc.* 1996;209:798.
304. Hughes KJ, McGorum BC, Love S, Dixon PM. Bilateral laryngeal paralysis associated with hepatic dysfunction and hepatic encephalopathy in six ponies and four horses. *Vet Rec.* 2009;164:142.
305. Norman TE, Chaffin MK, Bisset WT, Thompson JA. Association of clinical signs with endoscopic findings in horses with nasopharyngeal cicatrix syndrome: 118 cases (2003–2008). *J Am Vet Med Assoc.* 2012;240:734.
306. James FM, Parente EJ, Palmer JE. Management of bilateral choanal atresia in a foal. *J Am Vet Med Assoc.* 2006;229:1784.
307. Botha CJ, Lewis A, du Plessis EC, et al. Crotalariosis equorum ("jaagsiekte") in horses in southern Mozambique, a rare form of pyrrolizidine alkaloid poisoning. *J Vet Diagn Invest.* 2012;24:1099.
308. Johnstone LK, Engiles JB, Aceto H, et al. Retrospective evaluation of horses diagnosed with neuroborreliosis on postmortem examination: 16 cases (2004–2015). *J Vet Intern Med.* 2016;30:1350.
309. Reimer JM. Diagnostic ultrasonography of the equine thorax. *Compend Cont Educ Pract Vet.* 1990;12:1321.
310. Carlson GP. Blood chemistry, body fluids, and hematology. In: Gillespie JR, Robinson NE, eds. *Equine exercise physiology.* 2nd ed. Davis, CA: ICEEP Publications; 1987.
311. Guyton AC, Hall JE. The microcirculation and the lymphatic system: capillary fluid exchange, interstitial fluid and lymph flow. The body fluid compartments: extracellular and intracellular fluids; interstitial fluid and edema. In: Guyton AC, Hall JE, eds.

Textbook of medical physiology. 11th ed. Philadelphia: Elsevier/Saunders; 2006.
312. Renkin EM. Some consequences of capillary permeability to macromolecules: Starling's hypothesis revisited. *Am J Physiol*. 1986;250:H706.
313. Staub NC, Taylor AE, eds. *Edema*. New York: Raven Press; 1984.
314. Demling RH. Effect of plasma and interstitial protein content on tissue edema formation. *Curr Stud Hematol Blood Transfus*. 1986;53:36.
315. Taylor AE. Capillary fluid filtration: Starling forces and lymph flow. *Circ Res*. 1981;49:557.
316. Levick JR, Michel CC. Microvascular fluid exchange and the revised Starling principle. *Cardiovasc Res*. 2010;87:198.
317. Collins SR, Blank RS, Deatherage LS, et al. The endothelial glycocalyx: emerging concepts in pulmonary edema and acute lung injury. *Anesth Analg*. 2013;117:664.
318. Dejana E, Orsenigo F, Lampugnani MG. The role of adherens junctions and VE-cadherin in the control of vascular permeability. *J Cell Sci*. 2008;121:2115.
319. Frigeri A, Nicchia GP, Svelto M. Aquaporins as targets for drug discovery. *Curr Pharm Des*. 2007;13:2421.
320. Renkin EM, Michel CC, eds. *Handbook of physiology*. New York: Oxford University Press; 1984.
321. Raj JU, Anderson J. Regional differences in interstitial fluid albumin concentration in edematous lamb lungs. *J Appl Physiol*. 1992;72:699.
322. Costanzo L, ed. *Physiology*. 3rd ed. St. Louis: Saunders; 2006.
323. Michel CC. Microvascular permeability, venous stasis and oedema. *Inter Angiol*. 1984;8:9–13.
324. Green JF. *Fundamental cardiovascular and pulmonary physiology*. Philadelphia: Lea & Febiger; 1987.
325. Claesson-Welsh L. Vascular permeability—the essentials. *Ups J Med Sci*. 2015;120:135.
326. Golden MH. Nutritional and other types of oedema, albumin, complex carbohydrates and the interstitium—a response to Malcom Coulthard's hypothesis: oedema in kwashiorkor is caused by hypoalbuminemia. *Paediatr Int Child Health*. 2015;35:90.
327. Trani M, Dejana E. New insights in the control of vascular permeability: vascular endothelial-cadherin and other players. *Curr Opin Hematol*. 2015;22:267.
328. Vestweber D. VE-cadherin: the major endothelial adhesion molecule controlling cellular junctions and blood vessel formation. *Arterioscler Thromb Vasc Biol*. 2008;28:223.
329. Verkman AS. Mammalian aquaporins: diverse physiological roles and potential clinical significance. *Expert Rev Mol Med*. 2008;10:e13.
330. Stokum JA, Kurland DB, Gerzanich V, et al. Mechanisms of astrocyte-mediated cerebral edema. *Neurochem Res*. 2015;40:317.
331. Stokum JA, Gerzanich V, Simard JM. Molecular pathophysiology of cerebral edema. *J Cereb Blood Flow Metab*. 2016;36:513.
332. Hsu Y, Tran M, Linninger AA. Dynamic regulation of aquaporin-4 water channels in neurological disorders. *Croat Med J*. 2015;56:401.
333. Sun Z, Li X, Massena S, et al. VEGFR2 induces c-Src signaling and vascular permeability in vivo via the adaptor protein TSAd. *J Exp Med*. 2012;209:1363.
334. Eliceiri BP, Paul R, Schwartzberg PL, et al. Selective requirement for Src kinases during VEGF-induced angiogenesis and vascular permeability. *Mol Cell*. 1999;4:915.
335. Page AE, Slovis NM, Horohov DW. *Lawsonia intracellularis* and equine proliferative enteropathy. *Vet Clin North Am Equine Pract*. 2014;30:641.
336. Galvin N, Dillon H, McGovern F. Right dorsal colitis in the horse: minireview and reports on three cases in Ireland. *Ir Vet J*. 2004;57:467.
337. Parraga ME, Carlson GP, Thurmon M. Serum protein concentrations in horses with severe liver disease: a retrospective study and review of the literature. *J Vet Intern Med*. 1995;9:154.
338. Demling RH. The burn edema process: current concepts. *J Burn Care Rehabil*. 2005;26:207.
339. Morris DD. Cutaneous vasculitis in horses: 19 cases (1978–1985). *J Am Vet Med Assoc*. 1987;191:460.
340. White SD, Affolter VK, Dewey J, et al. Cutaneous vasculitis in equines: a retrospective study of 72 cases. *Vet Dermatol*. 2009;20:600.
341. Balasuriya UB. Equine viral arteritis. *Vet Clin North Am Equine Pract*. 2014;30:543.
342. Cook RF, Leroux C, Issel CJ. Equine infectious anemia and equine infectious anemia virus in 2013: a review. *Vet Microbiol*. 2013;29:167.
343. Pusterla N, Watson JL, Affolter VK, et al. Purpura haemorrhagica in 53 horses. *Vet Rec*. 2003;153:118.
344. Kilcoyne I, Spier SJ, Carter CN, et al. Frequency of *Corynebacterium pseudotuberculosis* infection in horses across the United States during a 10-year period. *J Am Vet Med Assoc*. 2014;245:309.
345. Affolter VK. Chronic progressive lymphedema in draft horses. *Vet Clin North Am Equine Pract*. 2013;29:589.
346. Lewis N, Racklyeft DJ. Mass envenomation of a mare and foal by bees. *Aust Vet J*. 2014;92:141.
347. Fielding CL, Pusterla N, Magdesian KG, et al. Rattlesnake envenomation in horses: 58 cases (1992–2009). *J Am Vet Med Assoc*. 2011;238:631.
348. Lyle CH, Turley G, Blissitt KJ, et al. Retrospective evaluation of episodic collapse in the horse in a referred population: 25 cases (1995–2009). *J Vet Intern Med*. 2010;24:1498.
349. Guyton AC, Hall JE. *Textbook of medical physiology*. 11th ed. Philadelphia: Elsevier; 2006.
350. Gauer RL. Evaluation of syncope. *Am Fam Physician*. 2011;84:640.
351. Hilz MJ, Marthol H, Neundorfer B. Syncope—a systematic overview of classification, pathogenesis, diagnosis and management. *Fortschr Neurol Psychiatr*. 2002;70:95.
352. Lanier JB, Mote MB, Clay EC. Evaluation and management of orthostatic hypotension. *Am Fam Physician*. 2011;84:527.
353. Benditt DG. Neurally mediated syncopal syndromes: pathophysiological concepts and clinical evaluation. *Pacing Clin Electrophysiol*. 1997;20:572.
354. Gatzoulis KA, Toutouzas PK. Neurocardiogenic syncope: aetiology and management. *Drugs*. 2001;61:1415.
355. Mayhew J. *Large animal neurology*. 2nd ed. Sussex, UK: Wiley Blackwell; 2009.
356. Sabu J, Regeti K, Mallappallil M, et al. Convulsive syncope induced by ventricular arrhythmia masquerading as epileptic seizures: case report and review of the literature. *J Clin Med Res*. 2016;8:610.
357. Kanjwal K, Karabin B, Kanjwal Y, et al. Differentiation of convulsive syncope from epilepsy with an implantable loop recorder. *Int J Med Sci*. 2009;6:296.
358. Jefferys JGR. Advances in understanding basic mechanisms of epilepsy and seizures. *Seizure*. 2010;19:638.
359. McNamara JO. Cellular and molecular basis of epilepsy. *J Neurosci*. 1994;14:3413.
360. Staley K. Molecular mechanisms of epilepsy. *Nature*. 2015; 18:367.
361. Reddy DS. Role of hormones and neurosteroids in epileptogenesis. *Front Cell Neurosci*. 2013;7:115.
362. Lucke-Wold BP, Nguyen L, Turner RC, et al. Traumatic brain injury and epilepsy: underlying mechanisms leading to seizure. *Seizure*. 2015;33:13.
363. Engel J. A proposal diagnostic scheme for people with epileptic seizures and with epilepsy: report of the ILAE Task Force on classification and terminology, ILAE Commission Report. *Epilepsia*. 2001;42:796.
364. Lacombe VA, Mayes M, Mosseri S, et al. Distribution and predictive factors of seizure types in 104 cases. *Equine Vet J*. 2013;46:441.
365. Lacombe VA, Mayes M, Mosseri S, et al. Epilepsy in horses: aetiological classification and predictive factors. *Equine Vet J*. 2012;44:646.
366. Zepelin H. Mammalian sleep. In: Kryger MH, Roth T, Dement WC, eds. *Principles and practice of sleep medicine*. 3rd ed. Philadelphia: WB Saunders Co; 2000.

367. Ruckebusch Y. The relevance of drowsiness in the circadian cycle of farm animals. *Anim Behav*. 1972;20:637.
368. Williams DC, Aleman M, Holliday TA, et al. Qualitative and quantitative characteristics of the electroencephalogram in normal horses during spontaneous drowsiness and sleep. *J Vet Intern Med*. 2008;22:630.
369. Hendricks JC, Morrison AR. Normal and abnormal sleep in mammals. *J Am Vet Med Assoc*. 1981;178:121.
370. Bertone JJ. Excessive drowsiness secondary to recumbent sleep deprivation in two horses. *Vet Clin North Am Equine Pract*. 2006;22:157.
371. Mignot EJ, Dement WC. Narcolepsy in animals and man. *Equine Vet*. 1993;25:476.
372. Scammell TE. Narcolepsy. *N Engl J Med*. 2015;373:2654.
373. Ripley B, Fujiki N, Okura M, et al. Hypocretin levels in sporadic and familial cases of canine narcolepsy. *Neurobiol Dis*. 2001;8:525.
374. Lin L, Faraco J, Li R, et al. The sleep disorder canine narcolepsy is caused by a mutation in the hypocretin (orexin) receptor 2 gene. *Cell*. 1999;98:365.
375. Lunn DP, Cuddon PA, Shaftoe S, et al. Familial occurrence of narcolepsy in miniature horses. *Equine Vet J*. 1993;25:483.
376. Ludvikova E, Nishino S, Sakai N, et al. Familial narcolepsy in the Lipizzaner horse: a report of three fillies born to the same sire. *Vet Q*. 2012;32:99.
377. Bathen-Nothen A, Heider C, Fernandez AJ, et al. Hypocretin measurement in an Icelandic foal with narcolepsy. *J Vet Intern Med*. 2009;23:1299.
378. van Nieuwstadt RA, van der Want CJ, Binkhorst GJ. Narcolepsy in horses. *Tijdschr Diergeneeskd*. 1993;118:765.
379. Dreifuss FE, Flynn DV. Narcolepsy in a horse. *J Am Vet Med Assoc*. 1984;184:131.
380. Sweeney CR, Hendricks JC, Beech J, et al. Narcolepsy in a horse. *J Am Vet Med Assoc*. 1983;183:126.
381. Faull KF, Guillemainault C, Berger PA, et al. Cerebrospinal fluid monoamine metabolites in narcolepsy and hypersomnia. *Ann Neurol*. 1983;13:258.
382. Mignot E, Lammers GJ, Ripley B, et al. The role of cerebrospinal fluid hypocretin measurement in the diagnosis of narcolepsy and other hypersomnias. *Arch Neurol*. 2002;59:1553.
383. Viola-Saltzman M, Watson MD. Traumatic brain injury and sleep disorders. *Neurol Clin*. 2012;30:1299.
384. Baumann CR, Bassetti CL, Scammell TE. Loss of hypocretin (orexin) neurons with traumatic brain injury. *Ann Neurol*. 2010;66:555.
385. Jesty SA, Reef VB. Evaluation of the horse with acute cardiac crisis. *Clin Tech Equine Pract*. 2006;5:93.
386. Reef VB, Clark ES, Oliver JA, et al. Implantation of a permanent transvenous pacing catheter in a horse with a complete heart block and syncope. *J Am Vet Med Assoc*. 1986;189:449.
387. Hay WP, Baskett A, Abdy MJ. Complete upper airway obstruction and syncope caused by a subepiglottic cyst in a horse. *Equine Vet J*. 1997;29:75.
388. Steiger R, Feige K. Case report: polycythemia in a horse. *Schweiz Arch Tierheilkd*. 1995;137:306.
389. Bryant UK, Lyons ET, Bain FT, et al. *Halicephalobus gingivalis*-associated meningoencephalitis in a Thoroughbred foal. *J Vet Diagn Invest*. 2006;18:612.
390. Hardefeldt LY. Hyponatremic encephalopathy in azotaemic neonatal foals: four cases. *Aust Vet J*. 2014;92:488.
391. Viu J, Monreal L, Jose-Cunilleras E, et al. Clinical findings in 10 foals with bacterial meningoencephalitis. *Equine Vet J Suppl*. 2012;41:100.
392. Wong D, Wilkins PA, Bain FT, et al. Neonatal encephalopathy in foals. *Compend Contin Educ Vet*. 2011;33:E5.
393. Aleman M, Gray LC, Williams DC, et al. Juvenile idiopathic epilepsy in Egyptian Arabian foals: 22 cases (1985–2005). *J Vet Intern Med*. 2006;20:1443.
394. Berendt M, Gredal H, Pedersen LG, et al. A cross-sectional study in Danish Labrador Retrievers: prevalence and selected risk factors. *J Vet Intern Med*. 2002;16:262.
395. Cornelisse CJ, Schott HC, Olivier NB, et al. Concentration of cardiac troponin I in horse with a ruptured aortic regurgitation jet lesion and ventricular tachycardia. *J Am Vet Med Assoc*. 2000;217:231.
396. Nath LC, Anderson GA, Hinchcliff KW, et al. Serum cardiac troponin I concentrations in horses with cardiac disease. *Aust Vet J*. 2012;90:351.
397. Wijnberg ID, van der Ree M, van Someren P. The applicability of ambulatory electroencephalography (AEEG) in healthy horses and horses with abnormal behavior or clinical signs of epilepsy. *Vet Q*. 2013;33:121.
398. van der Ree M, Wijnberg I. A review on epilepsy in the horse and the potential of ambulatory EEG as a diagnostic tool, 332:159, 2012.
399. Manso-Diaz G, Dyson SJ, Dennis R, et al. Magnetic resonance imaging characteristics of equine head disorders: 84 cases (2000–2013). *Vet Radiol Ultrasound*. 2015;56:176.
400. Sogaro-Robinson C, Lacombe VA, Reed SM, et al. Factors predictive of abnormal results for computed tomography of the head in horses affected by neurologic disorders. *J Am Vet Med Assoc*. 2009;235:176.
401. Goyal RK, Mashimo H. Physiology of oral, pharyngeal, and esophageal motility. *GI Motility online*. 2006. http://dx.doi.org/10.1038/gimo1.
402. Shaw S, Martino R. The normal swallow: muscular and neurophysiological control. *Otolaryngol Clin N Am*. 2013;46:937.
403. Steele CM, Miller AJ. Sensory input pathways and mechanisms in swallowing: a review. *Dysphagia*. 2010;25:323.
404. Aleman M. Dysphagia of neurogenic origin. In: Robinson NE, Sprayberry KA, eds. *Current therapy in equine medicine 6*. St. Louis: Saunders/Elsevier; 2009.
405. Baum KH, Modransky PD, Halpern NE, et al. Dysphagia in horses: the differential diagnosis, part I. *Compend Cont Educ Pract Vet*. 1988;10:1301.
406. Baum GH, Halpern NE, Banish LD, et al. Dysphagia in horses: the differential diagnosis, part II. *Compend Cont Educ Pract Vet*. 1988;10:1405.
407. Stick JA, Boles C. Subepiglottic cyst in three foals. *J Am Vet Med Assoc*. 1980;177:62.
408. Nolen-Walston RD, Parente EJ, Madigan JE, et al. Branchial remnant cysts of mature and juvenile horses. *Equine Vet J*. 2009;41:918.
409. Dixon PM, Dacre I. A review of equine dental disorders. *Vet J*. 2005;169:165.
410. Staszyk C, Bienert A, Kreutzer R. Equine odontoclastic tooth resorption and hypercementosis. *Vet J*. 2008;178:372.
411. Vengust M, Baird JD, van Dreumel T, et al. Equid herpesvirus 2-associated oral and esophageal ulceration in a foal. *J Vet Diag Invest*. 2008;20:811.
412. Baker GJ. Equine temporomandibular joints (TMJ): morphology, function, and clinical disease. *Proc Am Assoc Equine Pract*. 2002;48:442.
413. Pusterla N, Latson KM, Wilson WD, et al. Metallic foreign bodies in the tongues of 16 horses. *Vet Rec*. 2006;159:485.
414. Kilcoyne I, Watson JL, Spier SJ, et al. Septic sialoadenitis in equids: a retrospective study of 18 cases (1998–2010). *Equine Vet J*. 2010;47:54.
415. Bezdekova B. Esophageal disorders in horses—a review of the literature. *Pferdeheilkunde*. 2012;28:187.
416. Broekamn LE, Kuiper D. Megaesophagus in the horse. A short review of the literature and 18 own cases. *Vet Q*. 2002;24:199.
417. Booth TM, Marmion WJ, Cullimore AM, et al. Esophageal obstruction in an aged pony associated with squamous cell carcinoma. *Equine Vet Educ*. 2008;20:627.
418. Brazil TJ. Recurrent esophageal obstruction caused by gastroesophageal squamous cell carcinoma: a diagnostic challenge? *Equine Vet Educ*. 2008;20:633.
419. Green S, Green EM, Aronson E. Squamous cell carcinoma: an unusual case of esophageal choke in a horse. *Mod Vet Pract*. 1986;65:870.

420. Benders NA, Velduis Kroez EJ, van der Kolk JH. Idiopathic muscular hypertrophy of the esophagus in the horse: a retrospective study of 31 cases. *Equine Vet J.* 2004;36:46.
421. Todhunter RJ, Brown CM, Stickle R. Retropharyngeal infections in five horses. *J Vet Med Assoc.* 1985;187:600.
422. Sweeney CR, Timoney JF, Newton JR, et al. *Streptococcus equi* infections in horses: guidelines for treatment, control and prevention of strangles. *J Vet Intern Med.* 2005;19:123.
423. McCue PM, Freeman DE, Donawick WJ. Guttural pouch tympany: 15 cases (1977–1986). *J Am Vet Med Assoc.* 1989;12:1761.
424. Greet TRC. Outcome of treatment in 35 cases of guttural pouch mycosis. *Equine Vet J.* 1987;19:483.
425. Tremaine WH: Oral cavity neoplasia, ivis.org. AAEP Focus Meeting, Indianapolis, 2006.
426. Casey M. A new understanding of the oral and dental pathology of the equine cheek teeth. *Vet Clin North Am Equine Pract.* 2013;29:301.
427. Laus F, Rossi G, Paggi E, et al. Adenocarcinoma involving the tongue and epiglottis in a horse. *J Vet Med Sci.* 2014;76:467.
428. Anlen KG. Effects of bites by the European adder *(Vipera berus)* in seven Swedish horses. *Vet Rec.* 2008;162:652.
429. Sweeny CR, Freeman DE, Sweeny RW, et al. Hemorrhage into the guttural pouch (auditory tube diverticulum) associated with rupture of the longus capitis muscle in three horses. *J Am Vet Med Assoc.* 1993;202:1129.
430. Dobesova O, Schwarz B, Velde K, et al. Guttural pouch mycosis in horses: a retrospective study of 28 cases. *Vet Rec.* 2012;171:561.
431. Bell C. Pharyngeal neuromuscular dysfunction associated with bilateral guttural pouch tympany in a foal. *Can Vet J.* 2007;48:192.
432. Koch C, Witte T. Temporohyoid osteoarthropathy in the horse. *Equine Vet Ed.* 2014;26:121.
433. Walker AM, Sellon DC, Cornelisse CJ, et al. Temporohyoid osteoarthropathy in 33 horses. *J Vet Intern Med.* 2002;16:697.
434. Burrows GE, Borchard RE. Experimental lead toxicosis in ponies: comparison of the effects of smelter effluent-contaminated hay and lead acetate. *Am J Vet Res.* 1982;43:2129.
435. Yvorchuk-St. Jean K. Neuritis of the cauda equina. *Vet Clin North Am Equine Pract.* 1987;3:421–426.
436. Hahn CN. Polyneuritis equi: the role of T-lymphocytes and importance of differential clinical signs. *Equine Vet J.* 2008;40:100.
437. Long MT. West Nile virus and equine encephalitis viruses: new perspectives. *Vet Clin North Am Equine Pract.* 2014;30:523.
438. Pusterla N, Hussey GS. Equine herpesvirus 1 myeloencephalopathy. *Vet Clin North Am Equine Pract.* 2014;30:489.
439. Kohn CW, Fenner WR. Equine herpes myeloencephalopathy. *Vet Clin North Am Equine Pract.* 1987;3:405.
440. Howe DK, MacKay RJ, Reed SM. Equine protozoal myeloencephalitis. *Vet Clin North Am Equine Pract.* 2014;30:659.
441. Uhlinger C. Clinical and epidemiologic features of an epizootic of equine leukoencephalomalacia. *J Am Vet Med Assoc.* 1991;198:126.
442. van Galen G, Delguste C, Sandersen C, et al. Tetanus in the equine species: a retrospective study of 31 cases. *Tijdschr Diergeneeskd.* 2008;133:512.
443. Holcombe SJ, Hurcombe SD, Barr BS, et al. Dysphagia associated with presumed pharyngeal dysfunction in 16 neonatal foals. *Equine Vet J Suppl.* 2012;41:105.
444. Swerczek TW. Toxicoinfectious botulism in foals and adult horses. *J Am Vet Med Assoc.* 1980;176:217.
445. Wilkins PA, Palmer JE. Botulism in foals less than 6 months of age: 30 cases (1989–2002). *J Vet Intern Med.* 2003;17:702.
446. Doxey DL, Milne EM, Gilmour JS, et al. Clinical and biochemical features of grass sickness (equine dysautonomia). *Equine Vet J.* 1991;23:360.
447. Wylei CE, Proudman CJ. Equine grass sickness: epidemiology, diagnosis, and global distribution. *Vet Clin North Am Equine Pract.* 2009;25:381.
448. McGorum BC, Scholes S, Milne EM, et al. Equine grass sickness, but not botulism, causes autonomic and enteric neurodegeneration and increases soluble N-ethylmaleimide-sensitive factor attachment receptor protein expression within neuronal perikarya. *Equine Vet J.* 2016. http://dx.doi.org/10.1111/evj.13543.
449. Moore RM, Kohn CW. Nutritional muscular dystrophy in foals. *Compend Cont Educ Pract Vet.* 1991;13:476.
450. Step DL, Divers TJ, Cooper B, et al. Severe masseter myonecrosis in a horse. *J Am Vet Med Assoc.* 1991;198:117.
451. Pearson EG, Snyder SP, Saulez MN. Masseter myodegeneration as a cause of trismus or dysphagia in adult horses. *Vet Rec.* 2005;156:642.
452. Komine M, Langohr IM, Kiupel M. Megaesophagus in Friesian horses associated with muscular hypertrophy of the caudal esophagus. *Vet Pathol.* 2014;51:979.
453. Sockett DC, Baker JC, Stowe CM. Slaframine *(Rhizoctonia leguminicola)* intoxication in horses. *J Am Vet Med Assoc.* 1982;181:606.
454. Divers TJ, Mohammed HO, Cummings JR, et al. Equine lower motor neuron disease: findings in 28 horses and proposal of a pathophysiological mechanism. *Equine Vet J.* 1994;26:409.
455. USDA-APHIS: Incidence of colic in U.S. horses. Available at http://www.aphis.usda.gov/vs/ceah/ncahs/nahms/equine/equine98/colic.PDF. Accessed Mar 4, 2009.
456. Tinker MK, White NA, Lessard P, et al. Prospective study of equine colic incidence and mortality. *Equine Vet J.* 1997;29:448.
457. Traub-Dargatz JL, Kopral CA, Seitzinger AH, et al. Estimate of the national incidence of and operation-level risk factors for colic among horses in the United States, spring 1998 to spring 1999. *J Am Vet Med Assoc.* 2001;219:67.
458. Uhlinger C. Investigations into the incidence of field colic. *Equine Vet J.* 1992;13:11.
459. USDA-APHIS: Trends in equine mortality, 1998–2005. Available at http://www.aphis.usda.gov/animal_health/nahms/equine/download/equine05/Equine05_ is_Mortality.PDF
460. Salem SE, Scantlebury CE, Ezzat E, et al. Colic in a working horse population in Egypt: prevalence and risk factors. *Equine Vet J.* 2016. http://dx.doi.org/10.1111/wvj.12573.
461. Orsini JA, Divers TJ, eds. *Equine emergencies: treatment and procedures.* St. Louis: Saunders; 2008.
462. Mair T, Divers T, Ducharme N, eds. *Manual of equine gastroenterology.* St. Louis: Saunders; 2002.
463. White NA. II: Intestinal response to injury. *Proc Ann Conv AAEP.* 2006;52:115.
464. Snyder JR. The pathophysiology of intestinal damage: effects of luminal distention and ischemia. *Vet Clin North Am Equine Pract.* 1989;5:247.
465. Kaya G, Sommerfeld-Stur I, Iben C. Risk factors of colic in horses in Austria. *J Anim Physiol Anim Nutr (Berl).* 2009;93:339.
466. Cohen ND, Gibbs PG, Woods AM. Dietary and other management factors associated with colic in horses. *J Am Vet Med Assoc.* 1999;215:53.
467. Tinker MK, White NA, Lessard P. Prospective study of equine colic risk factors. *Equine Vet J.* 1997;29:454.
468. Hudson JM, Cohen ND, Gibbs PG, et al. Feeding practices associated with colic in horses. *J Am Vet Med Assoc.* 2001;219:1419.
469. Archer DC, Proudman CJ. Epidemiological clues to preventing colic. *Vet J.* 2006;172:29.
470. Scantlebury CE, Archer DC, Proudman CJ, et al. Management and horse-level risk factors for recurrent colic in the UK general equine practice population. *Equine Vet J.* 2015;47:202.
471. Suthers JM, Pinchbeck GL, Proudman CJ, et al. Risk factors for large colon volvulus in the UK. *Equine Vet J.* 2013;45:558.
472. Scantlebury CE, Archer DC, Proudman CJ, et al. Recurrent colic in the horse: incidence and risk factors for recurrence in the general practice population. *Equine Vet J Suppl.* 2011;39:81.
473. White NA. II: Causes and risks for colic. *Proc Ann Conv AAEP.* 2006;52:115.
474. Malamed R, Berger J, Bain MJ, et al. Retrospective evaluation of crib-biting and windsucking behaviours and owner-perceived behavioural traits as risk factors for colic in horses. *Equine Vet J.* 2010;42:686.

475. Escalona EE, Okell CN, Archer DC. Prevalence of and risk factors for colic in horses that display crib-biting behavior. *BMC Vet Res.* 2014;1:S3.
476. Archer DC, Pinchbeck GK, French NP, et al. Risk factors for epiploic foramen entrapment colic: an international study. *Equine Vet J.* 2008;40:224.
477. Proudman CJ. A two year, prospective study of equine colic in general practice. *Equine Vet J.* 1992;24:90.
478. Voigt A, Saulex MN, Donnellan CM, et al. Causes of gastrointestinal colic at an equine referral hospital in South Africa (1998–2007). *J S Afr Vet Assoc.* 2009;80:92.
479. Abutarbush SM, Carmalt JL, Shoemaker JL. Causes of gastrointestinal colic in horses in western Canada: 604 cases (1992–2002). *Can Vet J.* 2005;46:800.
480. Yorke EH, Caldwell FJ, Johnson AK. Uterine torsion in mares. *Compend Contin Educ Vet.* 2012;34:E2.
481. Duesterdieck-Zellmer KF. Equine urolithiasis. *Vet Clin North Am Equine Pract.* 2007;23:613.
482. Johnston JK, Divers TJ, Reef VB, et al. Cholelithiasis in horses: ten cases (1982–1986). *J Am Vet Med Assoc.* 1989;194:405.
483. Tennent-Brown BS, Mudge MC, Hardy J, et al. Liver lobe torsion in six horses. *J Am Vet Med Assoc.* 2012;241:615.
484. Luethy D, Habecker P, Murphy B, et al. Clinical and pathological features of pheochromocytoma in the horse: a multi-center retrospective study of 37 cases (2007–2014). *J Vet Intern Med.* 2016;30:309.
485. Moore BR, Moore RM. Examination of the equine patient with gastrointestinal emergency. *Vet Clin North Am Equine Pract.* 1994;10:549.
486. Cook VL, Hassel DM. Evaluation of the colic in horses: decision for referral. *Vet Clin North Am Equine Pract.* 2014;30:383.
487. Furr MO, Lessard P, White 2nd NA. Development of a colic severity score for predicting the outcome of equine colic. *Vet Surg.* 1995;24:97.
488. Ebert R. Prognostic parameters in equine colic. *Tiearztl Prax.* 1994;22:256.
489. Orsini JA, Elser AH, Galligan DT, et al. Prognostic index for acute abdominal crisis (colic) in horses. *Am J Vet Res.* 1969;49:1988.
490. Parry BW, Anderson GA, Gay CC. Prognosis in equine colic: a study of individual variables used in case assessment. *Equine Vet J.* 1983;15:337.
491. Parry BW, Anderson GA, Gay CC. Prognosis in equine colic: a comparative study of variables used to assess individual cases. *Equine Vet J.* 1983;15:211.
492. Parry BW, Gay CC, Anderson GA. Assessment of the necessity for surgical intervention in cases of equine colic: a retrospective study. *Equine Vet J.* 1983;15:216.
493. Cribb NC, Cote NM, Boure LP, et al. Acute small intestinal obstruction associated with *Parascaris equorum* infection in young horses: 25 cases (1985–2004). *N Z Vet J.* 2006;54:338.
494. Chaffin MK, Cohen ND. Diagnostic assessment of foals with colic. *Proc Ann Conv AAEP.* 1999;45:235.
495. Cohen ND, Matejka PL, Honnas CM, et al. Case-control study of the association between various management factors and the development of colic in horses. Texas Equine Colic Study Group. *J Vet Med Assoc.* 1995;206:667.
496. Santschi EM, Purdy AK, Valberg SJ, et al. Endothelin receptor B polymorphism associated with lethal white foal syndrome in horses. *Mamm Genome.* 1998;9:306.
497. Wagner AE, Muir 3rd WW, Hinchcliff KW. Cardiovascular effects of xylazine and detomidine in horses. *Am J Vet Res.* 1991;52:651.
498. Daunt DA, Steffey EP. Alpha-2 adrenergic agonists as analgesics in horses. *Vet Clin North Am Equine Pract.* 2002;18:39.
499. Ragle CA, Meagher DM, Schrader JL, et al. Abdominal auscultation in the detection of experimentally induced gastrointestinal sand accumulation. *J Vet Intern Med.* 1989;3:12.
500. Tillotson K, Traub-Dargatz JL. Gastrointestinal protectants and cathartics. *Vet Clin North Am Equine Pract.* 2003;19:599.
501. White NA, ed. *The equine acute abdomen.* Malvern: Lea & Febiger; 1990.
502. Luo T, Bertone JJ, Greene HM, et al. A comparison of N-butylscopolammonium and lidocaine for control of rectal pressure in horses. *Vet Ther.* 2006;7:243.
503. White NA. Equine colic: how to make the decision for surgery. In: *AAEP Focus Proceedings.* Philadelphia; 2005.
504. Parry BW. Use of clinical pathology in evaluation of horses with colic. *Vet Clin North Am Equine Pract.* 1987;3:529.
505. Navarro M, Monreal L, Segura D, et al. A comparison of traditional and quantitative analysis of acid-base and electrolyte imbalances in horses with gastrointestinal disorders. *J Vet Intern Med.* 2005;19:871.
506. Hassel DM, Hill AE, Rorabeck RA. Association between hyperglycemia and survival in 228 horses with acute gastrointestinal disease. *J Vet Intern Med.* 2009;23:1261.
507. Davis JL, Blikslager AT, Catto K, et al. A retrospective analysis of hepatic injury in horses with proximal enteritis (1984–2002). *J Vet Intern Med.* 2003;17:896.
508. Gardner RB, Nydam DV, Mohammed HO, et al. Serum gamma glutamyl transferase activity in horses with right or left dorsal displacements of the large colon. *J Vet Intern Med.* 2005;19:761.
509. Krueger CR, Ruple-Czerniak A, Hackett ES. Evaluation of plasma muscle enzyme activity as an indicator of lesion characteristics and prognosis in horses undergoing celiotomy for acute gastrointestinal pain. *BMC Vet Res.* 2014;1:S7.
510. Fischer Jr AT. Advances in diagnostic techniques for horses with colic. *Vet Clin North Am Equine Pract.* 1997;13:203.
511. Cowell RL, Tyler RD, eds. *Diagnostic cytology and hematology of the horse.* 2nd ed. St. Louis: Mosby; 2007.
512. Peloso JG, Cohen ND. Use of serial measurements of peritoneal fluid lactate concentration to identify strangulating intestinal lesions in referred horse with signs of colic. *J Am Vet Med Assoc.* 2012;240:1208.
513. Radcliffe RM, Divers TJ, Fletcher DJ, et al. Evaluation of L-lactate and cardiac troponin I in horses undergoing emergency abdominal surgery. *J Vet Emerg Crit Care (San Antonio).* 2012;22:313.
514. Yamout SZ, Nieto JE, Beldomenico PM, et al. Peritoneal and plasma D-lactate concentrations in horses with colic. *Vet Surg.* 2011;40:817.
515. Latson KM, Nieto JE, Beldomenico PM, et al. Evaluation of peritoneal fluid lactate as a marker of intestinal ischemia in equine colic. *Equine Vet J.* 2005;37:342.
516. Tennent-Brown BS. Interpreting lactate measurement in critically ill horses: diagnosis, treatment, and prognosis. *Compend Contin Educ Vet.* 2012;34:E2.
517. Nieto JE, Dechant JE, le Jeune SS, et al. Evaluation of 3 handheld portable analyzers for measurement of L-lactate concentrations in blood and peritoneal fluid of horses with colic. *Vet Surg.* 2015;44:366.
518. Dunkel B, Kapff JE, Naylor RJ, et al. Blood lactate concentrations in ponies and Miniature Horses with gastrointestinal disease. *Equine Vet J.* 2013;45:666.
519. Freeman SL. Diagnostic ultrasonography of the mature equine abdomen. *Equine Vet Educ.* 2003;15:319.
520. le Jeune S, Whitcomb MB: Ultrasound of the equine acute abdomen. *Vet Clin North Am Equine Pract.* 2014;30:353.
521. Scharner D, Bankert J, Brehm W. Comparison of the findings of rectal examination and ultrasonographic findings in horses with colic. *Tieraztl Prax Ausg G Grosstiere Nutztiere.* 2015;43:278.
522. Cavalleri JM, Biernert-Zeit A, Feige K. Examination of horses with acute colic—clinical pathology and diagnostic imaging. *Tierarztl Prax Ausg G Grosstiere Nutztiere.* 2013;41:124.
523. Beccati F, Pepe M, Gialletti R, et al. Is there a statistical correlation between ultrasonographic findings and definitive diagnosis in horses with acute abdominal pain? *Equine Vet J Suppl.* 2011;39:98.
524. Busoni V, De Busscher V, Lopez D, et al. Evaluation of a protocol for fast localized abdominal sonography of horses (FLASH) admitted for colic. *Vet J.* 2011;188:77.
525. Bradecamp EA. How to image the adult equine abdomen and thorax in ambulatory practice using a 5-mHz rectal probe. *Proc Ann Conv AAEP.* 2007;53:537.

526. Bernard WV, Reef VB, Reimer JM, et al. Ultrasonographic diagnosis of small-intestinal intussusception in three foals. *J Am Vet Med Assoc.* 1989;194:395.
527. Santschi EM, Slone DE, Frank WM. Use of ultrasound in horses for diagnosis of left dorsal displacement of the large colon and monitoring its nonsurgical correction. *Vet Surg.* 1993;22:281.
528. Ness SL, Bain FT, Zantingh AJ, et al. Ultrasonographic visualization of colonic mesenteric vasculature as an indicator of large colon right dorsal displacement or 180° volvulus (or both) in horses. *Can Vet J.* 2012;53:378.
529. Keppie NJ, Rosensein DS, Holcombe SJ, et al. Objective radiographic assessment of abdominal sand accumulation in horses. *Vet Radiol Ultrasound.* 2008;49:122.
530. Yarbrough TB, Langer DL, Snyder JL, et al. Abdominal radiography for diagnosis of enterolithiasis in horses: 141 cases (1990–1992). *J Am Vet Med Assoc.* 1994;205:592.
531. Gerhards H, Klein HJ, Offeney F. Radiographic diagnosis of abdominal diseases in foals and ponys. II. Pathologic findings in 60 cases. *Tierarztl Prax.* 1990;18:383.
532. Argenzio RA, Lowe JE, Pickard DW, et al. Digesta passage and water exchange in the equine large intestine. *Am J Physiol.* 1974;226:1035.
533. Argenzio RA, Stevens CE. Cyclic changes in ionic composition of digesta in the equine intestinal tract. *Am J Physiol.* 1975;228:1224.
534. Argenzio RA. Functions of the large intestine and their interrelationship with disease. *Cornell Vet.* 1975;65:303.
535. Conner ME, Darlington RW. Rotavirus infection in foals. *Am J Vet Res.* 1980;41:1699.
536. Costa MC, Stampfli HR, Allen-Vercoe E, et al. Development of the faecal microbiota in foals. *Equine Vet J.* 2015. doi: 10.1111.
537. Rodriguez C, Taminiau B, Brevers B, et al. Faecal microbiota characterization of horses using rdna barcoded pyrosequencing, and carriage rate of *Clostridium difficile* at hospital admission. *BMC Microbiol.* 2015;15:181.
538. Holland JL, Kronfeld DS, Sklan D, et al. Calculation of fecal kinetics in horses fed hay or hay and concentrate. *J Anim Sci.* 1934;76:1998.
539. Bailey KE, Gilkerson JR, Browning GF, et al. Equine rotaviruses—current understanding and continuing challenges. *Vet Microbiol.* 2013;167:135.
540. Vannucci FA, Gebhart CJ. Recent advances in understanding the pathogenesis of *Lawsonia intracellularis* infections. *Vet Pathol.* 2014;51:465.
541. Wong DM, Alcott CJ, Sponseller BA, et al. Impaired intestinal absorption of glucose in 4 foals with *Lawsonis intracellularis* infection. *J Vet Intern Med.* 2009;23:940.
542. O'Louglin EV, Scott RB, Gall DG. Pathophysiology of infectious diarrhea: changes in intestinal structure and function. *J Pediatr Gastroenterol Nutr.* 1991;12:5.
543. Rachmilewitz D. Prostaglandins and diarrhea. *Dig Dis Sci.* 1980;25:897.
544. Hardcastle J, Hardcastle PT. Involvement of prostaglandin in histamine-induced fluid and electrolyte secretion by rat colon. *J Pharm Pharmacol.* 1988;40:106.
545. Wang YZ, Su HC, Cooke, et al. Histamine augments colonic secretion in guinea pig distal colon. *Am J Physiol.* 1990;258: G432.
546. Clarke LL, Argenzio RA. NaCl transport across equine proximal colon and the effect of endogenous prostaglandins. *Am J Physiol.* 1990;259:G62.
547. Halm DR, Rechkemmer GR, Schoumache RA, et al. Apical membrane chloride channels in a colonic cell line activated by secretory agonists. *Am J Physiol.* 1988;254:C505.
548. Cliff WH, Frizzell RA. Separate Cl^- conductances activated by cAMP and Ca2 in Cl(–)-secreting epithelial cells. *Proc Natl Acad Sci USA.* 1990;87:4956.
549. Ling BN, Kokko KE, Eaton DC. Prostaglandin E2 activates clusters of apical Cl^- channels in principal cells via a cyclic adenosine monophosphate-dependent pathway. *J Clin Invest.* 1994;93:829.
550. Guirl MJ, Hogenauer C, Santa Ana CA, et al. Rapid intestinal transit as a primary cause of severe chronic diarrhea in patients with amyloidosis. *Am J Gastroenterol.* 2003;98:2219.
551. King JN, Gerring EL. The action of low dose endotoxin on equine bowel motility. *Equine Vet J.* 1991;23:11.
552. Weese JS, Parsons DA, Staempfli HR. Association of *Clostridium difficile* with enterocolitis and lactose intolerance in a foal. *J Am Vet Med Assoc.* 1999;214:229.
553. Roberts VLH, Knottenbelt DC, Williams A, et al. Suspected primary lactose intolerance in neonatal foals. *Equine Vet Educ.* 2008;20:249.
554. Larsen J. Acute colitis in adult horses. A review with emphasis on aetiology and pathogenesis. *Vet Q.* 1997;19:72.
555. Stewart MC, Hodgson JL, Kim H, et al. Acute febrile diarrhoea in horses: 86 cases (1986–1991). *Aust Vet J.* 1995;72:41.
556. Smith BP. *Salmonella* infection in horses. *Compend Cont Educ Pract Vet.* 1981;3:S4.
557. Jones RL. Clostridial enterocolitis. *Vet Clin North Am Eq Pract16.* 2000;471.
558. Diab SS, Songer G, Uzal FA. *Clostridium difficile* infection in horses: a review. *Vet Microbiol.* 2013;167:42.
559. East LM, Savage CJ, Traub-Dargatz JL, et al. Enterocolitis associated with *Clostridium perfringens* infection in neonatal foals: 54 cases (1988–1997). *J Am Vet Med Assoc.* 1998;212:1751.
560. Magdesian KG, Hirsh DC, Jang SS, et al. Characterization of *Clostridium difficile* isolates from foals with diarrhea: 28 cases (1993–1997). *J Am Vet Med Assoc.* 2002;220:67.
561. Tillotson K, Traub-Dargatz JL, Dickinson CE, et al. Population-based study of fecal shedding of *Clostridium perfringens* in broodmares and foals. *J Am Vet Med Assoc.* 2002;220:342.
562. Berlin FR, Reising A, Slovis NM, et al. Clinical and clinicopathological findings associated with survival in 44 horses with equine neorickettsiosis (Potomac horse fever). *J Vet Intern Med.* 2013;27:1528.
563. Pusterla N, Gebhart CJ. Equine proliferative enteropathy—a review of recent developments. *Equine Vet J.* 2013;45:403.
564. Platell JL, Gibson JS. Proliferative enteropathy in foals: disease, diagnostics and transmission. *Vet J.* 2013;195:135.
565. Lavoie JP, Drolet R, Parsons D, et al. Equine proliferative enteropathy: a cause of weight loss, colic, diarrhoea and hypoproteinemia in foals on three breeding farms in Canada. *Equine Vet J.* 2000;32:418.
566. Cimprich RE, Rooney JR. *Corynebacterium equi* enteritis in foals. *Vet Pathol.* 1977;14:95.
567. Holland RE, Sriranganathan N, Dupont L. Isolation of enterotoxigenic *Escherichia coli* from a foal with diarrhea. *J Am Vet Med Assoc.* 1989;194:389.
568. Hurcombe SD, Fox JG, Kohn CW. Isolation of *Campylobacter fetus* subspecies *fetus* in a 2-year-old quarter horse with chronic diarrhea of an undetermined etiology. *J Vet Diagn Invest.* 2009;21:266.
569. Hathcock TL, Schumacher J, Wright JC, et al. The prevalence of *Aeromonas* species in feces of horses with diarrhea. *J Vet Intern Med.* 1999;13:357.
570. Browning GF, Chalmers RM, Snodgrass DR, et al. The prevalence of enteric pathogens in diarrhoeic Thoroughbred foals in Britain and Ireland. *Equine Vet J.* 1991;23:397.
571. Slovis NM, Elam J, Estrada M, et al. Infectious agents associated with diarrhoea in neonatal foals in central Kentucky: a comprehensive molecular study. *Equine Vet J.* 2014;46:311.
572. Pusterla N, Mapes S, Wademan C, et al. Emerging outbreaks associated with equine coronavirus in adult horses. *Vet Microbiol* 2013;162:228.
573. Fielding CL, Higgins JK, Higgins JC, et al. Disease associated with equine coronavirus infection and high case fatality rate. *J Vet Intern Med.* 2015;29:307.
574. Oue Y, Morita Y, Kondo T, et al. Epidemic of equine coronavirus at Obihiro Racecourse, Hokkaido, Japan in 2012. *J Vet Med Sci.* 2013;75:1261.
575. Guy JS, Breslin JJ, Breuhaus B, et al. Characterization of a coronavirus isolated from a diarrheic foal. *J Clin Microbiol.* 2000;38:4523.

576. Corning S. Equine cyathostomins: a review of biology, clinical significance and therapy. *Parasit Vectors Suppl*. 2009;2:S1.
577. Nielsen MK, Loynachan AT, Jacobsen S, et al. Local and systemic inflammatory and immunologic reactions to cyathostomin larvicidal therapy in horses. *Vet Immunol and Immunopathol*. 2015;168:203.
578. Netherwood T, Wood JL, Townsend HG, et al. Foal diarrhoea between 1991 and 1994 in the United Kingdom associated with *Clostridium perfringens*, rotavirus, *Strongyloides westeri* and *Cryptosporidium* spp. *Epidemiol Infect*. 1996;117:375.
579. Lyons ET, Tolliver SC. Prevalence of patent *Strongyloides westeri* infections in Thoroughbred foals in 2014. *Parasitol Res*. 2014;113:4163.
580. Galuppi R, Piva S, Castagnetti C, et al. *Cryptosporidium parvum*: from foal to veterinary students. *Vet Parasitol*. 2016;219:53.
581. Liu A, Zhang J, Zhao, et al. The first report of *Cryptosporidium andersoni* in horses with diarrhea and multilocus subtype analysis. *Parasit Vectors*. 2015;8:483.
582. Cole DJ, Cohen ND, Snowden K, et al. Prevalence of and risk factors for fecal shedding of *Cryptosporidium parvum* oocysts in horses. *J Am Vet Med Assoc*. 1998;213:1296.
583. Wilson DA, MacFadden KE, Green EM, et al. Case control and historical cohort study of diarrhea associated with administration of trimethoprim-potentiated sulphonamides to horses and ponies. *J Vet Intern Med*. 1996;10:258.
584. Baverud V, Franklin A, Gunnarson A, et al. *Clostridium difficile* associated with acute colitis in mares when their foals are treated with erythromycin and rifampin for *Rhodococcus equi* pneumonia. *Equine Vet J*. 1998;30:482.
585. Costa MC, Stampfli HR, Arroyo LG, et al. Changes in the equine fecal microbiota associated with the use of systemic antimicrobial drugs. *BMC Vet Res*. 2015;11:19.
586. Harlow BE, Lawrence LM, Flythe MD. Diarrhea-associated pathogens, lactobacilli and cellulolytic bacteria in equine feces: responses to antibiotic challenge. *Vet Microbiol*. 2013;166:225.
587. Karcher LF, Dill SG, Anderson WI, et al. Right dorsal colitis. *J Vet Intern Med*. 1990;4:247.
588. Marshall JF, Blikslager AT. The effect of nonsteroidal anti-inflammatory drugs on the equine intestine. *Equine Vet J Suppl*. 2011;39:140.
589. McConnico RS, Morgan TW, Williams CC, et al. Pathophysiologic effects of phenylbutazone on the right dorsal colon in horses. *Am J Vet Res*. 2008;69:1496.
590. Schmitz DG. Cantharidin toxicosis in horses. *J Vet Intern Med*. 1989;3:208.
591. Abutarbush SM. Alfalfa dodder *(Cuscuta campestris)* toxicity in horses: clinical, haematological and serum biochemical findings. *Vet Rec*. 2013;173:95.
592. Smith S, Naylor RJ, Knowles EJ, et al. Suspected acorn toxicity in nine horses. *Equine Vet J*. 2015;47:568.
593. Renier AC, Kass PH, Magdesian KG, et al. Oleander toxicosis in equids: 30 cases (1995–2010). *J Am Vet Med Assoc*. 2013;242:540.
594. Pace LW, Turnquist SE, Casteel SW, et al. Acute arsenic toxicosis in five horses. *Vet Pathol*. 1997;34:160.
595. Casteel SW. Metal toxicosis in horses. *Vet Clin North Am Equine Pract*. 2001;17:517.
596. Taylor SD, Pusterla N, Vaugan B, et al. Intestinal neoplasia in horses. *J Vet Intern Med*. 2006;20:1429.
597. Gianini M, Sutter O, Burger D, et al. Gastrointestinal and endocrine function during "foal heat diarrhea" in healthy foals. *J Reprod Fertil Suppl*. 2000;56:717.
598. Olivett TL, Divers TJ, Cushing T, et al. Acute pancreatitis in two 5-day-old Appaloosa foals. *Equine Vet J Suppl*. 2012;41:96.
599. Cohen ND, Woods AM. Characteristics and risk factors for failure of horses with acute diarrhea to survive: 122 cases (1990–1996). *J Am Vet Med Assoc*. 1999;214:382.
600. Mair TS, Taylor FG, Harbour DA, Pearson GR. Concurrent cryptosporidium and coronavirus infections in an Arabian foal with combined immunodeficiency syndrome. *Vet Rec*. 1990;126:127.
601. Richards AF, Kelly DF, Knottenbelt DC, et al. Anaemia, diarrhoea and opportunistic infections in Fell ponies. *Equine Vet J*. 2000;32:386.
602. Sweeney RW, Sweeney CR, Saik J, et al. Chronic granulomatous bowel disease in three sibling horses. *J Am Vet Med Assoc*. 1986;188:1192.
603. Mair TS, Cripps PJ, Ricketts SW. Diagnostic and prognostic value of serum protein electrophoresis in horses with chronic diarrhoea. *Equine Vet J*. 1993;25:324.
604. Patton S, Mock RE, Drudge JH, et al. Increase of immunoglobulin T concentrations in ponies as a response to experimental infection with the nematode *Strongylus vulgaris*. *Am J Vet Res*. 1978;39:19.
605. Morris DD, Whitlock RH, Palmer JE. Fecal leukocytes and epithelial cells in horses with diarrhea. *Cornell Vet*. 1983;73:265.
606. Schoster A, Arroyo LG, Staempfli HR, et al. Presence and molecular characterization of *Clostridium difficile* and *Clostridium perfringens* in intestinal compartments of healthy horses. *BMC Vet Res*. 2012;8:94.
607. Weese JS, Staemplfi HR, Prescott JF. Test selections and interpretation in the diagnosis of *Clostridium difficile*–associated colitis. *Proc Ann AAEP Conv*. 1999;45:502.
608. Hyatt DR, Weese JS. *Salmonella* culture: sampling procedures and laboratory techniques. *Vet Clin North Am Equine Pract*. 2004;20:577.
609. Cohen ND, Neibergs HL, Wallis DE, et al. Genus-specific detection of salmonellae in equine feces by use of the polymerase chain reaction. *Am J Vet Res*. 1994;55:1049.
610. Cohen ND, Martin LJ, Simpson RB, et al. Comparison of polymerase chain reaction and microbiological culture for detection of salmonellae in equine feces and environmental samples. *Am J Vet Res*. 1996;57:780.
611. Barlough JE, Rikihisa Y, Madigan JE. Nested polymerase chain reaction for detection of *Ehrlichia risticii* genomic DNA in infected horses. *Vet Parasitol*. 1997;68:367.
612. Mott F, Rikihisa T, Zhang Y, et al. Comparison of PCR and culture to the indirect fluorescent-antibody test for diagnosis of Potomac horse fever. *J Clin Microbiol*. 1997;35:2215.
613. Magdesian KG, Leutenegger CM. Real-time PCR and typing of *Clostridium difficile* isolates colonizing mare foal pairs. *Vet J*. 2011;190:119.
614. Page AE, Slovis NM, Gebhart CJ, et al. Serial use of serologic assays and fecal PCR assays to aid in identification of subclinical *Lawsonia intracellularis* infection for targeted treatment of Thoroughbred foals and weanlings. *J Am Vet Med Assoc*. 2011;238:1482.
615. Ellis GR, Daniels E. Comparison of direct electron microscopy and enzyme immunoassay for the detection of rotaviruses in calves, lambs, piglets and foals. *Aust Vet J*. 1988;65:133.
616. Mino S, Kern A, Barrandeguy M, et al. Comparison of two commercial kits and an in-house ELISA for the detection of equine rotavirus in foal feces. *J Virol Methods*. 2015;222:1.
617. Jones SL, Davis J, Rowlingson K. Ultrasonographic findings in horses with right dorsal colitis: five cases (2000–2001). *J Am Vet Med Assoc*. 2003;222:1248.
618. East LM, Trumble TN, Steyn PF, et al. The application of technetium-99m hexamethylpropyleneamine oxime (99mTc-HMPAO) labeled white blood cells for the diagnosis of right dorsal ulcerative colitis in two horses. *Vet Radiol Ultrasound*. 2000;41:360.
619. Roberts MC, Norman P. A re-evaluation of the D (+) xylose absorption test in the horse. *Equine Vet J*. 1979;11:239.
620. Mullen KR, Yasuda K, Divers TJ, et al. Equine faecal microbiota transplant: current knowledge, proposed guidelines and future directions. *Equine Vet Educ*. 2016. http://dx.doi.org/10.1111/eve. 12559.
621. Schoster A, Weese JS, Guardabassi L. Probiotic use in horses—what is the evidence for their clinical efficacy? *J Vet Intern Med*. 2014;28:1640.
622. Desrochers AM, Dolente BA, Roy MF, et al. Efficacy of *Saccharomyces boulardii* for treatment of horses with acute enterocolitis. *J Am Vet Med Assoc*. 2005;227:954.
623. Groenendyk S, English PB, Abetz I. External balance of water and electrolytes in the horse. *Equine Vet J*. 1988;20:189.

624. Rumbaugh GE, Carlson GP, Harrold D. Urinary production in the healthy horse and in horses deprived of feed and water. *Am J Vet Res*. 1982;43:735.
625. Tasker JB. Fluid and electrolyte studies in the horses. III. Intake and output of water, sodium and potassium in normal horses. *Cornell Vet*. 1967;57:649.
626. Morris DD, Divers TJ, Whitlock RH. Renal clearance and fractional excretion of electrolytes over a 24-hour period in horses. *Am J Vet Res*. 1984;45:2431.
627. Kohn CW, Strasser SL. 24-hour renal clearance and excretion of endogenous substances in the mare. *Am J Vet Res*. 1986;47:1332.
628. Rose RJ. Electrolytes: clinical application. *Vet Clin North Am Equine Pract*. 1990;6:281.
629. Cymbaluk NF. Water balance of horses fed various diets. *Equine Pract*. 1989;11:19.
630. Sufit E, Houpt KA, Sweeting M. Physiological stimuli of thirst and drinking patterns in ponies. *Equine Vet J*. 1985;17:12.
631. Brewer BD, Clement SF, Lotz WS, et al. Renal clearance, urinary excretion of endogenous substances and urinary diagnostic indices in healthy neonatal foals. *J Vet Intern Med*. 1991;5:28.
632. Edwards DJ, Brownlow MA, Hutchins DR. Indices of renal function; values in eight normal foals from birth to 56 days. *Aust Vet J*. 1990;67:251.
633. Martin RG, McMeniman NP, Dowsett KF. Milk and water intakes of foals sucking grazing mares. *Equine Vet J*. 1992;24:295.
634. Rose BD. *Clinical physiology of acid-base and electrolyte disorders*. New York: McGraw-Hill Information Services; 1989.
635. McCutcheon LJ, Geor RJ. Sweat fluid and ion losses in horses during training and competition in cool vs. hot ambient conditions: implications for ion supplementation. *Equine Vet J*. 1996;22(S):54.
636. Guyton AC, Hall J. Regulation of extracellular fluid osmolarity and sodium concentration. In: *Textbook of medical physiology*. Philadelphia: Elsevier Saunders; 2006.
637. Jamison RL, Maffly RH. The urinary concentrating mechanism. *N Engl J Med*. 1976;295:1059.
638. Rotondo F, Butz H, Syro LV, et al. Arginine vasopressin (AVP): a review of its historical perspectives, current research and multifunctional role in the hypothalmo-hypophysial system. *Pituitary*. 2016;19:345.
639. Boone M, Deen PM. Physiology and pathophysiology of the vasopressin-regulated renal water reabsorption. *Pflugers Arch*. 2008;456:1005.
640. Houpt KA, Thornton SN, Allen WR. Vasopressin in dehydrated and rehydrated ponies. *Physiol Behav*. 1989;45:659.
641. Sands JM, Blount MA, Klein JD. Regulation of renal urea transport by vasopressin. *Trans Am Clin Climatol Assoc*. 2011;122:82.
642. Houpt KA. Thirst in horses: the physiological and psychological causes. *Equine Pract*. 1987;9:28.
643. Guyton AC, Hall J. Kidney diseases and diuretics. In: *Textbook of Medical Physiology*. Philadelphia: Elsevier Saunders; 2006.
644. Robertson GL. Diabetes insipidus: differential diagnosis and management. *Best Pract Red Clin Endocrinol Metab*. 2016;30:205.
645. Schott HC. Water homeostasis and diabetes insipidus in horses. *Vet Clin North Am Equine Pract*. 2011;27:175.
646. Geor RJ. Acute renal failure in horses. *Vet Clin North Am Equine Pract*. 2007;23:577.
647. Schott HC. Chronic renal failure in horses. *Vet Clin North Am Equine Pract*. 2007;23:593.
648. Buntain BJ, Coffman JR. Polyuria and polydipsia in a horse induced by psychogenic salt consumption. *Equine Vet J*. 1981;13:266.
649. Taylor FGR, Hillyer MH. The differential diagnosis of hyperglycaemia in horses. *Equine Vet Educ*. 1992;4:135.
650. Knottenbelt DC. Polyuria-polydipsia in the horse. *Equine Vet Educ*. 2000;12:179.
651. McKenzie EC. Polyuria and polydipsia in horses. *Vet Clin North Am Equine Pract*. 2007;23:641.
652. Rye SH, Kim BS, Lee CW, et al. Glucocorticoid-induced laminitis with hepatopathy in a Thoroughbred filly. *J Vet Sci*. 2004;5:271.
653. Browning AP. Polydipsia and polyuria in two horses caused by psychogenic polydipsia. *Equine Vet Educ*. 2000;12:175.
654. Andersson B, Rundgren M. Thirst and its disorders. *Ann Rev Med*. 1982;33:231.
655. Robertson GL. Abnormalities of thirst regulation. *Kidney International*. 1984;25:460.
656. Sturgeon BP, Bassett H. Polydipsia in a foal with renal helminthiasis. *Vet Rec*. 2000;147:23.
657. Wooldridge AA, Seahorn TL, Williams J, et al. Chronic renal failure associated with nephrolithiasis, ureterolithiasis, and renal dysplasia in a 2-year-old Quarter Horse gelding. *Vet Radiol Ultrasound*. 1999;40:361.
658. McGowan TW, Pinchbeck GP, McGowan CM. Prevalence, risk factors and clinical signs predictive for equine pituitary pars intermedia dysfunction in aged horses. *Equine Vet J*. 2013;45:74.
659. McFarlane D. Equine pituitary pars intermedia dysfunction. *Vet Clin North Am Equine Pract*. 2011;27:93.
660. Schott HC. Pituitary pars intermedia dysfunction: equine Cushing's disease. *Vet Clin North Am Equine Pract*. 2002;18:237.
661. Breukink HJ, Van Wegen P, Schotman AJH. Idiopathic diabetes insipidus in a Welsh pony. *Equine Vet J*. 1983;15:284.
662. Filar J, Ziolo T, Szalecki J. Diabetes insipidus in the course of encephalitis in the horse. *Med Weter*. 1971;27:205.
663. Morgan RA, Malalana F, McGowan CM. Nephrogenic diabetes insipidus in a 14-year-old gelding. *N Z Vet J*. 2012;60:254.
664. Schott HC, Bayly WM, Reed SM, et al. Nephrogenic diabetes insipidus in sibling colts. *J Vet Intern Med*. 1993;7:68.
665. Brashier M. Polydipsia and polyuria in a weanling colt caused by nephrogenic diabetes insipidus. *Vet Clin North Am Equine Pract*. 2006;22:219.
666. Corke MJ. Diabetes mellitus: the tip of the iceberg. *Equine Vet J*. 1986;18:87.
667. Menzies-Gow N. Diabetes in the horse: a condition of increasing clinical awareness for differential diagnosis and interpretation of tests. *Equine Vet J*. 2009;41:841.
668. Collobert C, Gillet JP, Sorel P, Minnelo J. Chronic pancreatitis associated with diabetes mellitus in a Standardbred racehorse: a case report. *J Eq Vet Sci*. 1990;10:58.
669. Giri JK, Magdesian KG, Gaffney PM. Insulin-dependent diabetes mellitus associated with presumed autoimmune polyendocrine syndrome in a mare. *Can Vet J*. 2011;52:506.
670. Navas de Solis C. Foreman JH: Transient diabetes mellitus in a neonatal Thoroughbred foal. *J Vet Emerg Critical Care*. 2010;20:611.
671. Jeffrey JR. Diabetes mellitus secondary to chronic pancreatitis in a pony. *J Am Vet Med Assoc*. 1968;153:1168.
672. McCoy DJ. Diabetes mellitus associated with bilateral granulosa cell tumors in a mare. *J Am Vet Med Assoc*. 1986;188:733.
673. Ruoff WW, Baker DC, Morgan SJ. Type II diabetes mellitus in a horse. *Equine Vet J*. 1986;18:143.
674. Baker JR, Ritchie HE. Diabetes mellitus in the horse: a case report and review of the literature. *Equine Vet J*. 1974;6:7.
675. Durham AE, Hughes KJ, Cottle HJ, et al. Type 2 diabetes mellitus with pancreatic beta cell dysfunction in 3 horses confirmed with minimal model analysis. *Equine Vet J*. 2009;41:924.
676. Muylle E, van den Hende C, et al. Non–insulin dependent diabetes mellitus in a horse. *Equine Vet J*. 1986;18:145.
677. Sneddon JC, Colyn P. A practical system for measuring water intake in stabled horses. *Equine Vet Sci*. 1991;11:141.
678. Harris P. Collection of urine. *Equine Vet J*. 1988;20:86.
679. van den Berg IS. Modified apparatus for collection of free-flow urine from mares. *J S Afr Vet Assoc*. 1996;67:214.
680. Tasker JB. Fluid and electrolyte studies in the horse. II. An apparatus for the collection of total daily urine and feces from horses. *Cornell Vet*. 1966;56:77.
681. Kohn CW, Chew DJ. Laboratory diagnosis and characterization of renal disease in horses. *Vet Clin North Am Equine Pract*. 1987;3:585.
682. Bickhardt K, Deegen E, Espelage W. Kidney function tests in horses—methods and reference values in healthy animals. *Dtsch Tierarztl Wochenschr*. 1996;103:117.
683. Satoh H, Abe S, Kato M, et al. Optimum conditions for serum clearance of iodixanol, applicable to the estimation of glomerular filtration rate in horses. *Vet Res Commun*. 2011;35:463.

684. Nabity MB, Lees GE, Boggess MM, et al. Symmetric dimethylarginine assay validation, stability and evaluation as a marker for the early detection of chronic kidney disease in dogs. *J Vet Intern Med*. 2015;29:1036.
685. Brobst DF, Bayly WM. Responses of horses to a water deprivation test. *J Equine Vet Sci*. 1982;2:51.
686. Genetzky RM, Loparco FV, Ledet AE. Clinical pathologic alterations in horses during a water deprivation test. *Am J Vet Res*. 1987;48:1007.
687. Brown CM. *Problems in equine medicine*. Philadelphia: Lea & Febiger; 1989.
688. Zimmer EL. Water deprivation test and vasopressin challenge. In: *Equine medicine and surgery*. Goleta, CA: American Veterinary Publications; 1991.
689. Velie BD, Hamilton NA, Wade CM. Heritability of racing performance in the Australian Thoroughbred racing population. *Anim Genet*. 2015;46:23.
690. Hill EW, McGivney BA, Gu J, et al. A genome-wide SNP-association study confirms a sequence variant (g.66493737C>T) in the equine myostatin (MSTN) gene as the most powerful predictor of optimum racing distance for Thoroughbred racehorses. *BMC Genomics*. 2010;11:552.
691. Jonsson L, Egenvall A, Roepstorff L, et al. Associations of health status and conformation with longevity and lifetime competition performance in young Swedish Warmblood riding horses. *J Am Vet Med Assoc*. 2014;244:1449.
692. Dyson S. Lameness and poor performance in the sports horse: dressage, show jumping and horse trials (eventing). *AAEP Proceedings*. 2000;46:308.
693. Dyson SJ. Lesions of the equine neck resulting in lameness or poor performance. *Vet Clin North Am Equine Pract*. 2011;27:417.
694. Girodroux M, Dyson S, Murray R. Osteoarthritis of the thoracolumbar synovial intervertebral articulations: clinical and radiographic features in 77 horses with poor performance and back pain. *Equine Vet J*. 2009;41:130.
695. Rose RJ. Poor performance: a clinical and physiological perspective. *Proceedings of the 19th American College of Veterinary Internal Medicine Forum*. 2001;224.
696. Rivero JL, Hill EW. Skeletal muscle adaptations and muscle genomics of performance horses. *Vet J*. 2016;209:5.
697. Kearns CF, McKeever KH, Abe T. Overview of horse body composition and muscle architecture: implications for performance. *Vet J*. 2002;164:224.
698. Evans DL. Physiology of equine performance and associated tests of function. *Equine Vet J*. 2007;39:373.
699. Morris EA, Seeherman HJ. Clinical evaluation of poor performance in the racehorse: the results of 275 evaluations. *Equine Vet J*. 1991;23:169.
700. Martin BB, Reef VB, Parente EJ, et al. Causes of poor performance of horses during training, racing or showing: 348 cases (1992–1996). *J Am Vet Med Assoc*. 2000;216:554.
701. Seeherman HJ, Morris E, O'Callaghan MW. The use of sports medicine techniques in evaluating the problem equine athlete. *Vet Clin North Am Equine Pract*. 1991;7:259.
702. Brown JA, Hinchcliff KW, Jackson MA, et al. Prevalence of pharyngeal and laryngeal abnormalities in Thoroughbreds racing in Australia, and their association with performance. *Equine Vet J*. 2005;37:397.
703. Pirrone F, Albertini M, Clement MG, et al. Respiratory mechanics in Standardbred horses with sub-clinical inflammatory airway disease and poor athletic performance. *Vet J*. 2007;173:144.
704. Evans DL, Kiddell L, Smith CL. Pulmonary function measurements immediately after exercise are correlated with neutrophil percentage in tracheal aspirates in horses with poor racing performance. *Res Vet Sci*. 2011;90:510.
705. Sanchez A, Couetil LL, Ward MP, et al. Effect of airway disease on blood gas exchange in racehorses. *J Vet Intern Med*. 2005;19:87.
706. Tamzali Y, Marguet C, Priymenko N, et al. Prevalence of gastric ulcer syndrome in high-level endurance horses. *Equine Vet J*. 2011;43:141.
707. Leahy ER, Burk AO, Greene EA, et al. Nutrition-associated problems facing elite level three-day eventing horses. *Equine Vet J Suppl*. 2010;38:370.
708. Hubert JD, Beadle RE, Norwood G. Equine anhidrosis. *Vet Clin North Am Equine Pract*. 2002;18:355.
709. Richard EA, Fortier GD, Pitel PH, et al. Sub-clinical diseases affecting performance in Standardbred trotters: diagnostic methods and predictive parameters. *Vet J*. 2010;184:282.
710. Fraipont A, Van Erck E, Ramery E, et al. Subclinical diseases underlying poor performance in endurance horses: diagnostic methods and predictive tests. *Vet Rec*. 2011;169:154.
711. Dabareiner RM, Cohen ND, Carter GK, et al. Lameness and poor performance in horses used for team roping: 118 cases (2000–2003). *J Am Vet Med Assoc*. 2005;226:1694.
712. Gorgas D, Luder P, Lang J, et al. Scintigraphic and radiographic appearance of the sacroiliac region in horses with gait abnormalities or poor performance. *Vet Radiol Ultrasound*. 2009;50:208.
713. Aleman M. A review of equine muscle disorders. *Neuromuscul Disord*. 2008;18:277.
714. McCue ME, Valberg SJ, Lucio M, et al. Glycogen synthase (GYS1) mutation in diverse breeds with polysaccharide storage myopathy. *J Vet Intern Med*. 2008;22:1228.
715. Fritz KL, McCue ME, Valberg SJ, et al. Genetic mapping of recurrent exertional rhabdomyolysis in a population of North American Thoroughbreds. *Anim Genet*. 2012;43:730.
716. Valberg SJ, Carlson GP, Cardinet GH, et al. Skeletal muscle myopathy as a cause of exercise intolerance in a horse. *Muscle Nerve*. 1994;17:305.
717. Valberg SJ, McKenzie EC, Eyrich LV, et al. Suspected myofibrillar myopathy in Arabian horses with a history of exertional rhabdomyolysis. *Equine Vet J*. 2015. http://dx.doi.org/10.1111/evj.12493.
718. Bedford HE, Valberg SJ, Firshman AM, et al. Histopathologic findings in the sacrocaudalis dorsalis medialis muscle of horses with vitamin E–responsive muscle atrophy and weakness. *J Am Vet Med Assoc*. 2013;242:1127.
719. Tan RH, Dowling BA, Dart AJ. High-speed treadmill videoendoscopic examination of the upper respiratory tract in the horse: the results of 291 clinical cases. *Vet J*. 2005;170:243.
720. Maxson-Sage A, Parente EJ, Beech J, et al. Effect of high-intensity exercise on arterial blood gas tensions and upper airway and cardiac function in clinically normal Quarter Horses and horses heterozygous and homozygous for hyperkalemic periodic paralysis. *Am J Vet Res*. 1998;59:615.
721. Allen KJ, Tremaine WH, Franklin SH. Prevalence of inflammatory airway disease in national hunt horses referred for investigation of poor athletic performance. *Equine Vet J Suppl*. 2006;36:529.
722. Salz RO, Ahern BJ, Boston R, et al. Association of tracheal mucus or blood and airway neutrophilia with racing performance in Thoroughbred horses in an Australian racing yard. *Aust Vet J*. 2016;94:96.
723. Back H, Penell J, Pringle J, et al. A longitudinal study of poor performance and subclinical respiratory viral activity in Standardbred trotters. *Vet Rec Open*. 2015;2:e000107.
724. Back H, Ullman K, Treiberg Berndtsson L, et al. Viral load of equine herpesviruses 2 and 5 in nasal swabs of actively racing Standardbred trotters: temporal relationship of shedding to clinical findings and poor performance. *Vet Microbiol*. 2015;179:142.
725. Barbesgaard L, Buhl R, Meldgaard C. Prevalence of exercise-associated arrhythmias in normal performing dressage horses. *Equine Vet J Suppl*. 2010;38:202.
726. Buhl R, Meldgaard C, Barbesgaard L. Cardiac arrhythmias in clinically healthy showjumping horses. *Equine Vet J Suppl*. 2010;38:196.
727. Jose-Cunilleras E, Young LE, Newton JR, et al. Cardiac arrhythymias during and after treadmill exercise in poorly performing Thoroughbred racehorses. *Equine Vet J Suppl*. 2006;36:163.
728. King CM, Evans DL, Rose RJ. Significance for exercise capacity of some electrocardiographic findings in racehorses. *Aust Vet J*. 1994;71:200.

729. Kriz NG, Hodgson DR, Rose RJ. Prevalence and clinical importance of heart murmurs in racehorses. *J Am Vet Med Assoc.* 2000;216:1441.
730. Zucca E, Ferrucci F, Stancari G, et al. The prevalence of cardiac murmurs among Standardbred racehorses presented with poor performance. *J Vet Med Sci.* 2010;72:781.
731. Leleu C, Cotrel C. Body composition in young Standardbreds in training: relationships to body condition score, physiologic and locomotor variables during exercise. *Equine Vet J Suppl.* 2006;36:98.
732. Garlinghouse SE, Burrill MJ. Relationship of body condition score to completion rate during 160 km endurance races. *Equine Vet J Suppl.* 1999;30:591.
733. McGowan CM, Golland LC, Evans DL, et al. Effects of prolonged training, overtraining and detraining on skeletal muscle metabolites and enzymes. *Equine Vet J Suppl.* 2002;34:257.
734. Greve L, Dyson S. The horse-saddle-rider interaction. *Vet J.* 2013;195:275.
735. Hemberg E, Kindahl H, Lundeheim N, et al. Relationships between early foal health, future performance and their dams reproductive health. *Reprod Domest Anim.* 2010;45:817.
736. Boyko AR, Brooks SA, Behan-Braman A, et al. Genomic association establishes correlation between growth and laryngeal neuropathy in Thoroughbreds. *BMC Genomics.* 2014;15:259.
737. Rose RJ, Allen JR, Hodgson DR, et al. Response to submaximal treadmill exercise and training in the horse: changes in haematology, arterial blood gas and acid base measurements, plasma biochemical values and heart rate. *Vet Rec.* 1983;113:612.
738. Rose RJ, Allen JR. Hematologic responses to exercise and training. *Vet Clin North Am Equine Pract.* 1985;1:461.
739. Tyler-McGowan CM, Golland LS, Evans DL, et al. Haematological and biochemical responses to training and overtraining. *Equine Exerc Physiol Suppl.* 1999;30:621.
740. Hamlin MJ, Shearman JP, Hopkins WG. Changes in physiologic parameters in overtrained Standardbred racehorses. *Equine Vet J.* 2002;34:383.
741. McKeever KH, Hinchcliff KW, Reed SM, et al. Role of decreased plasma volume in hematocrit alterations during incremental treadmill exercise in horses. *Am J Physiol.* 1993;265:R404.
742. Persson SGB, Osterberg I. Racing performance in red blood cell hypervolaemic Standardbred trotters. *Equine Vet J Suppl.* 1999;30:617.
743. Dart AJ, Dowling BA, Hodgson DR, et al. Evaluation of high-speed treadmill videoscopy for diagnosis of upper respiratory tract dysfunction in horses. *Aust Vet J.* 2001;79:109.
744. Christley RM, Hodgson DR, Evans DL, et al. Cardiorespiratory responses to exercise in horses with different grades of idiopathic laryngeal hemiplegia. *Equine Vet J.* 1997;29:6.
745. King CM, Evans DL, Rose RJ. Cardiorespiratory and metabolic responses to exercise in horses with various abnormalities of the upper respiratory tract. *Equine Vet J.* 1994;71:200.
746. Holcombe SJ, Derksen FJ, Stick JA, et al. Pathophysiology of dorsal displacement of the soft palate in horses. *Equine Vet J Suppl.* 1999;30:45.
747. Chalmers HJ, Cheetham J, Yeager AE, et al. Ultrasonography of the equine larynx. *Vet Radiol Ultrasound.* 2006;47:476.
748. Meyer C, Gerber R, Guthrie AJ. The use of the standard exercise test to establish the clinical significance of mild echocardiographic changes in a Thoroughbred poor performer. *J S Afr Vet Assoc.* 2004;75:100.
749. Durando MM, Reef VB, Birks EK. Right ventricular pressure dynamics during exercise: relationship to stress echocardiography. *Equine Vet J Suppl.* 2002;34:472.
750. Seeherman HJ, Morris EA. Methodology and repeatability of a standardized treadmill exercise test for clinical evaluation of fitness in horses. *Equine Vet J Suppl.* 1990;9:20.
751. Seeherman HJ. Treadmill exercise testing: treadmill installation and training protocols used for clinical evaluations of equine athletes. *Vet Clin North Am Equine Pract.* 1991;7:259.
752. Leleu C, Cotrel C, Courouce-Malblanc A. Relationships between physiological variables and race performance in French Standardbred trotters. *Vet Rec.* 2005;156:339.
753. Evans DL, Rose RJ. Method of investigation of the accuracy of four digital-display heart rate meters suitable for use in the exercising horse. *Equine Vet J.* 1986;18:129.
754. Evans DL, Rose RJ. Cardiovascular and respiratory responses in Thoroughbred horses during treadmill exercise. *J Exp Biol.* 1988;134:397.
755. Evans DL, Rose RJ. Determination and repeatability of maximum oxygen uptake and other cardiorespiratory measurements in the exercising horse. *Equine Vet J.* 1988;20:94.
756. Rose RJ, Hendrickson DK, Knight PK. Clinical exercise testing in the normal Thoroughbred racehorse. *Aust Vet J.* 1990;67:345.
757. Evans DL, Harris RC, Snow DH. Correlation of racing performance with blood lactate and heart rate after exercise in Thoroughbred horses. *Equine Vet J.* 1993;25:441.
758. Rasanen, Lampinen KF, Poso AR. Responses of blood and plasma lactate and plasma purine concentrations to maximal exercise and their relation to performance in Standardbred trotters. *Am J Vet Res.* 1995;56:1651.
759. Vaihkonen LK. Hyyppa, Poso AR. Factors affecting accumulation of lactate in red blood cells. *Equine Vet J Suppl.* 1999;30:443.
760. Rainger JE, Evans DL, Hodgson DR, et al. Distribution of lactate in plasma and erythrocytes during and after exercise in horses. *Br Vet J.* 1995;151:299.
761. Poso AR, Lampinen KJ, Rasanen LA. Distribution of lactate between red blood cells and plasma after exercise. *Equine Vet J Suppl.* 1995;18:231.
762. Bayly WM, Shultz DA, Hodgson DR, et al. Ventilatory responses of the horse to exercise: effect of gas collection systems. *J Appl Physiol.* 1987;63:1210.
763. Christley RM, Evans DL, Hodgson DR, et al. Blood gas changes during incremental and sprint exercise. *Equine Vet J Suppl.* 1999;30:24.
764. Bayly WM, Hodgson DR, Schulz DA, et al. Exercise-induced hypercapnia in the horse. *J Appl Physiol.* 1989;67:958.
765. Christley RM, Hodgson DR, Evans DL, et al. Effects of training on the development of exercise-induced arterial hypoxemia in horses. *Am J Vet Res.* 1997;58:653.
766. Barrey E, Evans SE, Evans DL, et al. Locomotion evaluation for racing in Thoroughbreds. *Equine Vet J Suppl.* 2001;33:99.

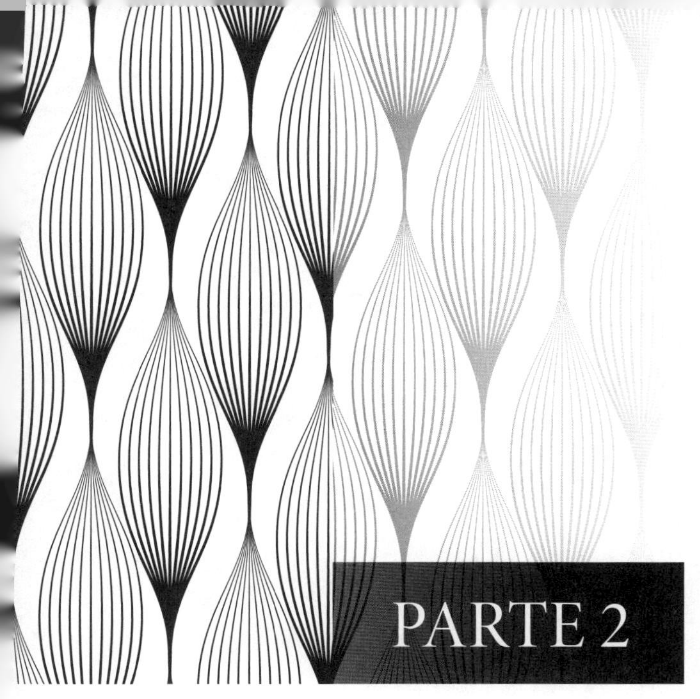

PARTE 2

Distúrbios de Sistemas Específicos do Corpo

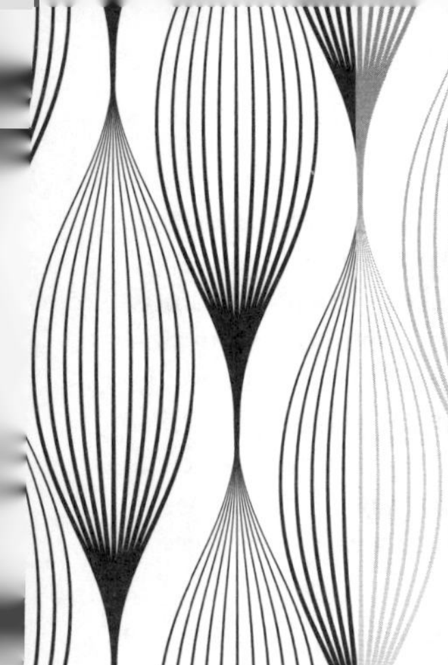

CAPÍTULO **8**

Distúrbios do Sistema Respiratório

Elizabeth Davis*

A doença respiratória equina é a segunda causa mais comum de comprometimento do desempenho de equinos, ficando atrás apenas da doença musculoesquelética.[1,2] Especificamente, as demandas metabólicas do sistema pulmonar são a transferência de oxigênio do ar inspirado para o sistema arterial e sua posterior liberação para os tecidos. Concomitantemente, o dióxido de carbono gerado durante o metabolismo celular precisa ser transportado para os pulmões pelo sistema venoso e, depois, exalado. As necessidades funcionais pulmonares aumentam consideravelmente durante o exercício, e é por isso que os cavalos são considerados atletas de elite, o que pode ser comprovado pelas amplas flutuações na capacidade de troca gasosa durante o exercício. Embora seja altamente integrado a outros sistemas do corpo, como os sistemas musculoesquelético, nervoso central e endócrino, o sistema respiratório é reconhecido como o fator limitante decisivo do desempenho atlético. Por essa razão, até mesmo a doença respiratória em sua fase inicial, leve ou subclínica, é capaz de reduzir o rendimento dos equinos. Portanto, o ideal é identificar equinos que sofrem de doença respiratória no início dos eventos, para que o profissional providencie o tratamento específico e eficaz que possibilite um prognóstico favorável. Isso é facilitado pelo fato de que, do ponto de vista diagnóstico, muitos aspectos do sistema respiratório equino são bastante acessíveis e facilmente examinados e, quando existe patologia, essas doenças geralmente respondem a várias modalidades terapêuticas.

A defesa primária do sistema respiratório é formada por uma combinação de mecanismos protetores inespecíficos, generalizados e altamente especializados. A proteção inespecífica é proporcionada pela organização anatômica, por microrganismos e por mecanismos imunológicos inespecíficos. A proteção anatômica constitui-se pela organização de vias respiratórias superiores, vias nasais, tecido linfoide e mecanismos de depuração pulmonar. Em caso de inalação de material particulado, por exemplo, as barreiras anatômicas das vias respiratórias superiores são um valioso mecanismo de remoção por meio da retenção local na mucosa respiratória nasal. Partículas suspensas presentes no ar inalado são amplamente removidas pelo fluxo de ar turbulento que redireciona seu movimento para a superfície epitelial recoberta de muco. A corrente de ar mostra-se turbulenta devido à conformação de cornetos, traqueia e brônquios. A combinação de turbulência e organização anatômica é eficaz na remoção de partículas pequenas, de até 5 μm, de modo que apenas partículas ainda menores chegam aos alvéolos.

Depois que o material ultrapassa esse nível de proteção e adentra a traqueia proximal, o mecanismo de escada rolante mucociliar oferece proteção por meio do aprisionamento, do reflexo de tosse e da expulsão de partículas das vias respiratórias. A secreção mucosa do sistema respiratório é um processo contínuo que auxilia na remoção de resíduos e de partículas das vias respiratórias. O fluxo mucoso move-se rostralmente dos bronquíolos em direção aos brônquios e traqueia pelo movimento ondulatório do epitélio respiratório ciliado. O movimento de passagem de material das vias nasais para a faringe mostra-se similar, mas em direção oposta. O mecanismo de escada rolante mucociliar é altamente eficaz devido à composição da dupla camada de muco que se estende da faringe até os bronquíolos. O muco carregado de partículas é engolido e, provavelmente, digerido nos intestinos.

As secreções mucosas respiratórias são produzidas pelas células caliciformes que revestem a mucosa das vias respiratórias. O gel mucoso mostra-se altamente efetivo na adsorção de moléculas solúveis do hospedeiro, inclusive os peptídeos de defensinas do hospedeiro, as catelicidinas, as lactoferrinas, a lisozima e as proteínas surfactantes.[3,4] A maioria dos microrganismos que encontram essa barreira é rapidamente destruída. As partículas que escapam do mecanismo de depuração mucociliar chegam aos alvéolos e são eliminadas por fagocitose pelos macrófagos alveolares, que também passam pelo mecanismo de depuração mucociliar.

Existem quatro principais proteínas surfactantes produzidas pelas células alveolares de tipo II nas secreções dos fluidos pulmonares: proteína surfactante (SP) A, SP-B, SP-C e SP-D. A SP-B e a SP-C são altamente hidrofóbicas e responsáveis pela baixa tensão superficial no interior dos alvéolos, evitando o colapso pulmonar. Por outro lado, a SP-A e a SP-D são antimicrobianas por causa de sua natureza hidrofílica. Essas proteínas pertencem à família de peptídeos antimicrobianos das colectinas e formam um mecanismo de defesa inato contra patógenos.[5] Sua natureza hidrofílica possibilita sua ligação à superfície dos patógenos por meio de suas porções de carboidratos e sua atuação como opsoninas. Outras propriedades imunológicas das proteínas SP-A e SP-D são ativação de macrófagos, estimulação de quimiotaxia, aumento da atividade de explosão (*burst*) respiratória e expressão de citocinas inflamatórias. As SPs facilitam a remoção de células apoptóticas das vias respiratórias inferiores, o que é muito importante na resolução da inflamação pulmonar. A redução da efetividade da fagocitose mediada por macrófagos leva à

*Os editores e a autora agradecem as contribuições de Dorothy M. Ainsworth e de Jonathan Cheetham como colaboradores anteriores deste capítulo. Parte de seus trabalhos originais foi incorporada nesta edição.

permanência de restos celulares e de neutrófilos que sofreram apoptose ou degradação, o que pode funcionar como um foco para a inflamação persistente das vias respiratórias.

O sistema respiratório apresenta um arranjo abundante de estruturas linfoides e linfócitos em distribuição difusa por todo o pulmão e ao longo das vias respiratórias. A mucosa da laringe proximal contém um grande repertório de linfócitos T. As células multifenestradas (células M) localizam-se ao longo de nódulos linfoides e em associação aos tecidos linfoides nasais. A molécula de imunoglobulina (Ig) predominante nesse local é a IgA secretora, com as maiores concentrações nas vias respiratórias superiores. A IgA secretora permanece ligada à camada mucosa por meio do componente secretor, o que facilita a eliminação de bactérias aderentes. Regiões mais distais do sistema respiratório têm maiores concentrações de IgG, em especial os bronquíolos e os alvéolos. A IgE é outra molécula de anticorpo encontrada nas vias respiratórias superiores. De maneira notável, a IgA facilita a proteção do hospedeiro por meio do processo de exclusão imune, o que impede a entrada de possíveis patógenos através do epitélio respiratório. Em contrapartida, outros anticorpos geralmente fornecem imunidade efetiva pelo processo de eliminação imunológica, que visa a direcionar o patógeno para a destruição e a remoção por meio do processo de opsonização.

Muitas células residentes podem ser encontradas nas vias respiratórias inferiores. Em equinos saudáveis, aproximadamente 50% das células do lavado broncoalveolar (BAL) são macrófagos. Enquanto isso, aproximadamente 40% são linfócitos, e menos de 5%, neutrófilos. Com base nessa composição celular (preponderância de linfócitos T pulmonares e de macrófagos alveolares), a ativação celular imunomediada pode ser induzida nas vias respiratórias inferiores sob determinadas condições de estimulação. Além disso, os cavalos são uma espécie animal que expressa macrófagos intravasculares pulmonares (PIMs, do inglês *pulmonary intravascular macrophages*), que conferem ao hospedeiro equino a capacidade de eliminação de patógenos transmitidos pelo sangue. Assim, o pulmão é um possível órgão de choque. Nas bacteriemias intensas ou outros desafios patogênicos durante a passagem do sangue pelos leitos capilares pulmonares, por exemplo, a ativação dos PIMs pode contribuir para o desencadeamento de mecanismos acentuados de resposta inflamatória sistêmica.

Embora o sistema respiratório possa ser considerado um ambiente relativamente estéril, contém, na realidade, uma microbiota abundante, ou microbioma, que é uma importante barreira de proteção endógena. Semelhantemente a outras superfícies, a mucosa do sistema respiratório está longe de ser uma superfície estéril por causa da presença da microbiota extensa, que apresenta microrganismos benéficos destinados à manutenção da homeostase microbiana. A relação simbiótica proporcionada pela microbiota diversificada é bem conservada no hospedeiro saudável. No entanto, a perturbação dessa população microbiana, o dano aos mecanismos de depuração normais ou o dano epitelial mecânico podem alterar as populações microbianas, levando à proliferação ou à invasão de patógenos.

As vias respiratórias superiores apresentam uma abundante microbiota constituída por bactérias aeróbias e anaeróbias, que estabelecem uma barreira competitiva essencial para a colonização patogênica.[3] A infecção das vias respiratórias inferiores dos equinos costuma ser causada pela colonização das vias respiratórias superiores por um microrganismo oportunista. Entre as bactérias isoladas associadas à microbiota saudável das vias respiratórias superiores estão *Streptococcus* spp., *Pasteurella* spp., *Escherichia coli* e *Actinomyces* spp. Além dos aeróbios comumente isolados, as bactérias anaeróbias predominam na cavidade bucal equina saudável, inclusive *Bacteroides fragilis*, *Fusobacterium* spp., *Eubacterium* spp., *Clostridium* spp., *Veillonella* spp. e *Megasphaera* spp.[4] Embora os mecanismos patogênicos associados à doença das vias respiratórias inferiores sejam complexos e comumente multifatoriais, há fatores de risco que contribuem para a colonização das vias respiratórias inferiores por comensais das vias respiratórias superiores e da cavidade oral, como estresse, transporte de longa distância, obstrução esofágica e elevação prolongada da cabeça.[5-7]

AVALIAÇÃO DO PACIENTE

Anamnese

Detalhes específicos do paciente podem fornecer informações detalhadas sobre a possibilidade de desenvolvimento de certas doenças. É mais provável que os distúrbios congênitos ou de desenvolvimento se manifestem como distúrbios clínicos em animais jovens. São exemplos de tais anomalias congênitas a atresia coanal, os cistos subepiglóticos (Figura 8.1), a hipoplasia pulmonar ou a expressão de distúrbios das vias respiratórias superiores associados à paralisia periódica hiperpotassêmica (HYPP, do inglês *hyperkalemic periodic paralysis*). Distúrbios adquiridos, como infecções por *Rhodococcus* (*Prescottia*[8]) *equi* ou *S. equi* subespécie *zooepidemicus*, são geralmente observados aos 2 a 3 meses de idade.

Da mesma maneira, distúrbios associados ao desempenho, como a epistaxe em corridas de galope ou provas de barril, podem aumentar o índice de suspeita de hemorragia pulmonar induzida por exercício (EIPH, do inglês *exercise-induced pulmonar hemorrhage*), enquanto o acesso a informações, como a existência de alojamento coberto em condições climáticas adversas e sua associação ao desenvolvimento de tosse em um cavalo de corrida, pode aumentar a suspeita de inflamação alérgica das vias respiratórias.

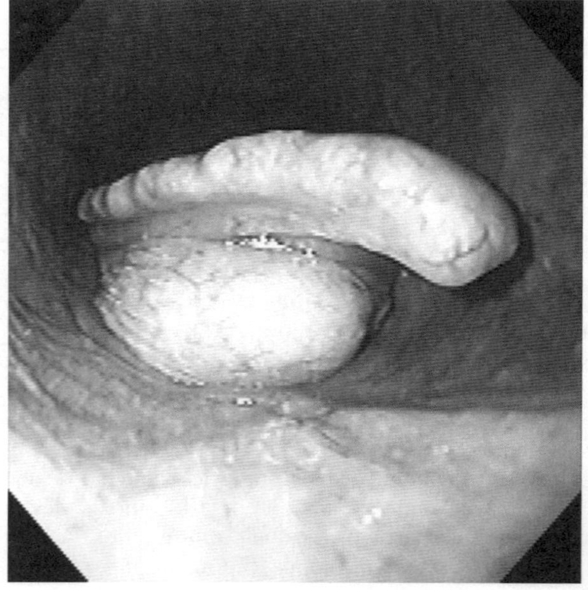

Figura 8.1 Um cavalo da raça Saddlebred de 7 anos de idade com ruído das vias respiratórias superiores por 2 anos. A endoscopia revelou um cisto subepiglótico.

Considerações diagnósticas

No primeiro exame, é fundamental que o veterinário faça a anamnese completa e pertinente, embora fatores externos influenciem a queixa principal. As informações da anamnese, combinadas com o exame completo imediato, devem ajudar o profissional a determinar a origem do problema. Várias ferramentas diagnósticas podem ser usadas no sistema respiratório, como endoscopia, ultrassonografia, radiografia e avaliação de secreção respiratória com aspiração transtraqueal e/ou BAL para coleta de amostras para cultura ou análise celular, respectivamente. Entre as técnicas avançadas de imagem, estão tomografia computadorizada (TC) ou ressonância magnética (RM), as quais podem ser usadas no exame das vias respiratórias superiores em equinos adultos ou de todo o sistema respiratório em cavalos pequenos/pôneis ou potros.

As doenças respiratórias nos equinos normalmente são categorizadas como doenças das vias respiratórias superiores ou inferiores e infecciosas ou não infecciosas. Alguns autores preferem classificar essas doenças como contagiosas ou não ou ainda infecciosas e inflamatórias ou outros distúrbios independentes. A Figura 8.2 mostra uma maneira de classificar essas doenças.

Exame físico

O exame físico deve começar pelo exame da frequência, do esforço e do padrão respiratórios em repouso. O profissional deve observar o equino em um ambiente natural e descontraído. O ideal é que o veterinário possa observar o animal a partir de vários ângulos para determinação específica dos esforços inspiratórios e expiratórios, evidências de alargamento das narinas, contração da musculatura abdominal ou outra alteração dos parâmetros respiratórios normais. A frequência respiratória normal é de 8 a 12 incursões por minuto. Ansiedade, dor, acidose, hipertermia e estresse estão entre as razões mais comuns pelas quais os equinos podem apresentar aumento na frequência respiratória. Portanto, o veterinário deve examinar todos os aspectos do paciente antes de fazer o diagnóstico de doença respiratória primária.

Os sinais clínicos consistentes com desconforto respiratório em equinos são narinas dilatadas, expressão facial ansiosa e extensão da cabeça e do pescoço. Em geral, a determinação da fase anormal da respiração ajuda o veterinário a ter uma ideia da origem do distúrbio do sistema respiratório. Doenças obstrutivas e restritivas das vias respiratórias geralmente podem ser distinguidas pelos esforços respiratórios. A dificuldade inspiratória acentuada, sobretudo em combinação com um ruído audível, é consistente com uma doença obstrutiva das vias respiratórias superiores. A pressão muito baixa das vias respiratórias superiores exacerba-se durante a inspiração devido ao movimento das estruturas de tecidos moles para o lúmen de maneira dinâmica, agravando a obstrução das vias respiratórias superiores. Por outro lado, o prolongamento da fase expiratória da respiração, combinada com o esforço respiratório expiratório acentuado, constitui sinais de obstrução das vias respiratórias inferiores. Durante a expiração, a pressão intratorácica mostra-se positiva, o que reduz o diâmetro das pequenas vias respiratórias. A presença de contração da musculatura lisa, produção de muco e aumento da celularidade das vias respiratórias contribui coletivamente para o desenvolvimento de obstrução das vias respiratórias inferiores.

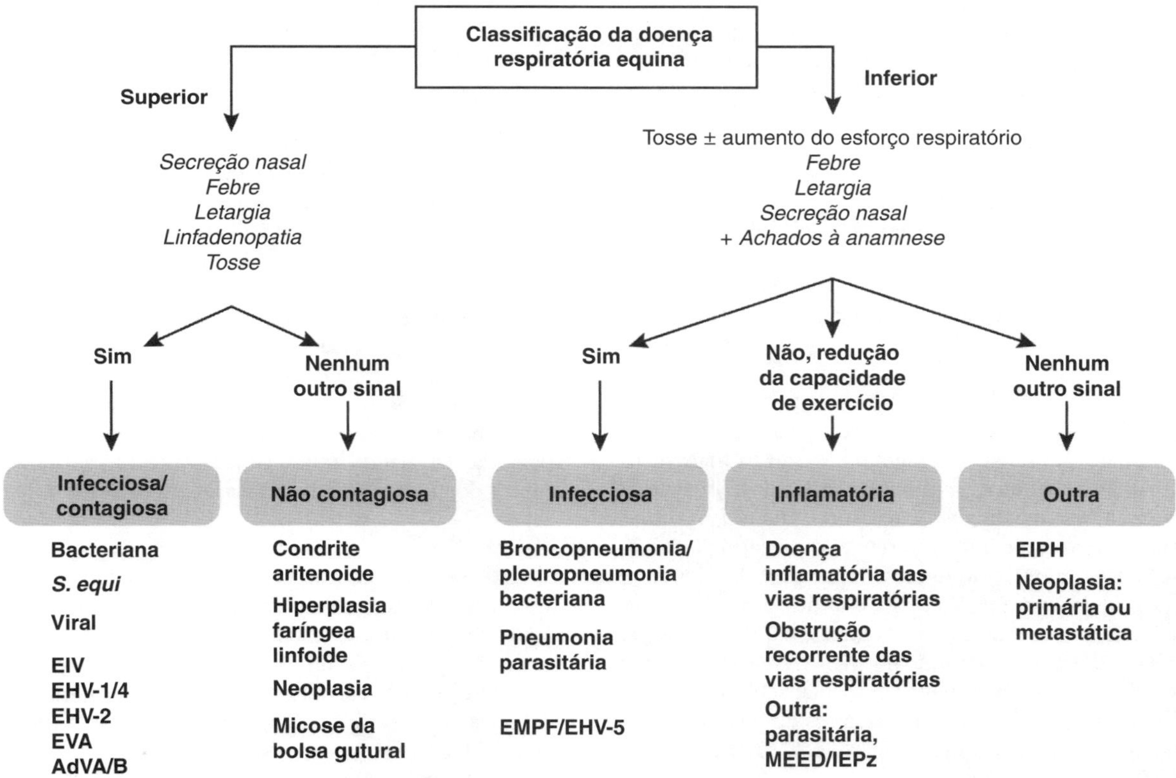

Figura 8.2 Fluxograma para diferenciação das várias classificações de doenças respiratórias equinas. EHV, herpes-vírus equino; EIV, vírus da influenza equina; EMPF, fibrose pulmonar multinodular equina; EVA, arterite viral equina; MEED, doença eosinofílica epiteliotrópica multissistêmica.

O exame físico do sistema respiratório começa pela cabeça. A observação das características, da frequência e da lateralização da secreção nasal pode refletir a origem da doença. O ruído inspiratório é característico de obstrução das vias respiratórias superiores. A sinusite maxilar pode causar secreção unilateral, deformidade facial e/ou epífora. Os componentes rostrais do sistema respiratório devem ser cuidadosamente examinados quanto à dilatação das narinas dilatadas, à presença de secreção nasal e à adequação do fluxo de ar. O sinal de narinas dilatadas não é específico de nenhuma doença, uma vez que pode ocorrer em doenças das vias respiratórias superiores ou inferiores. No entanto, a dilatação das narinas, combinada com a inspiração prolongada e um som audível, justifica a suspeita de possíveis obstruções das vias respiratórias superiores. Os ruídos originários das vias respiratórias superiores são classificados como estridor, estertor ou ronco. Os estritores caracterizam-se por ruído inspiratório agudo. Entre as doenças caracterizadas por estridor inspiratório, estão paralisia laríngea bilateral, massa volumosa faríngea ou retrofaríngea ou linfadenopatia/abscesso, condrite aritenoide e colapso faríngeo, observado em Quarto de Milha com HYPP. O estertor é um som muito característico que ocorre durante o exercício em cavalos com hemiplegia laríngea esquerda e produz um ruído de baixa frequência. Esses cavalos não emitem nenhum ruído audível em repouso. Obstruções unilaterais das vias nasais provocam o desenvolvimento de roncos. No exame físico, esses cavalos apresentam assimetria do fluxo de ar assimétrico pelas narinas e, consequentemente, um ruído de baixa frequência provocado pela obstrução das vias nasais. Um som de vibração de baixa frequência associado ao exercício pode ser ouvido em casos de deslocamento dorsal do palato mole (DDSP, do inglês *dorsal displacement of the soft palate*). O DDSP pode estar associado à intolerância ao exercício, sobretudo em cavalos como o Puro-Sangue Inglês, os quais trabalham em alta velocidade. Na maioria dos casos, a origem do ruído das vias respiratórias pode ser identificada à endoscopia em estação e/ou dinâmica.

EXAME DAS VIAS RESPIRATÓRIAS INFERIORES

O cavalo deve ser examinado durante a respiração eupneica e hiperpneica (usando uma bolsa de reinalação). Os ruídos respiratórios normais são aqueles produzidos pelo movimento turbulento do ar através da árvore traqueobrônquica e variam em intensidade e qualidade, dependendo da porção do campo pulmonar auscultado. Ruídos vesiculares, auscultados nos lobos pulmonares centrais e diafragmáticos, são os mais silenciosos. Os ruídos brônquicos, audíveis na região da traqueia e da base do pulmão, são os mais altos. No equino saudável, os ruídos da respiração são mais facilmente auscultados no lado direito do que no lado esquerdo. Existe uma variação considerável entre pacientes saudáveis com relação à intensidade dos ruídos respiratórios. Os ruídos vesiculares, por exemplo, são quase sempre pouco audíveis durante a respiração normal, mas descritos como sons suaves de farfalhar no paciente obeso. A ausculta dos ruídos respiratórios é mais fácil em animais magros ou jovens, devido à menor atenuação dos ruídos pulmonares pela parede torácica. A intensidade dos ruídos respiratórios também aumenta conforme o fluxo de ar. Dessa maneira, os ruídos respiratórios mostram-se acentuados em animais febris ou excitados ou em animais com hiperpneia por causas diversas (exercício, hipoxia e dor). Entretanto, os achados auscultatórios nem sempre são bem correlacionados ao grau de ventilação alveolar.[9] Em equinos com consolidação pulmonar, por exemplo, o movimento de ar por grandes vias respiratórias adjacentes a áreas doentes dá a falsa indicação ao examinador de que uma determinada região pulmonar é bem ventilada. A ausculta dos ruídos respiratórios também pode ser mais difícil em casos de hiperinsuflação alveolar, em que o tecido aerado do pulmão funciona como um meio de condução ruim para o som, ou de pneumotórax e derrames pleurais, em que o som se reflete na superfície pleural (impedância acústica).[9] Os ruídos pulmonares adventícios caracterizam-se pela sobreposição de ruídos anormais e normais e descritos como crepitações ou sibilos. As crepitações são ruídos curtos, explosivos e descontínuos que se parecem com o som do celofane sendo amassado. De modo geral, são de baixa intensidade e audíveis durante a fase inspiratória da respiração. Sua produção foi atribuída à equalização súbita de pressão em dois compartimentos após a reabertura das vias respiratórias. As crepitações costumam ser audíveis em animais com pneumonia, edema pulmonar ou obstrução recorrente das vias respiratórias (RAO, do inglês *recurrent airway obstruction*). A respiração de oxigênio a 100% também pode produzir crepitações, pois elimina o nitrogênio que mantém a distensão alveolar.[10] As crepitações também são audíveis em equinos com enfisema subcutâneo. Os sibilos são sons musicais de alta frequência considerados oriundos da vibração das paredes das vias respiratórias ou de massas de tecido em contato próximo com as paredes das vias respiratórias e podem ser audíveis durante a inspiração ou a expiração. As fricções provenientes do atrito pleural são sons parecidos com lixas, gerados pelos movimentos pleurais visceral e parietal. A percussão do tórax é realizada pela avaliação dos tipos de sons produzidos quando se bate sistematicamente os espaços intercostais (EIC) usando um plexor e plexímetro (potros) ou uma colher grande e um martelo neurológico (adultos). Os tecidos aerados produzem um som ressonante, enquanto as estruturas cheias de fluidos (intestino, coração, abscessos pulmonares e pulmão consolidado) produzem um som maciço. O examinador deve identificar o local de transição da qualidade do som durante a percussão para estabelecer os limites dos campos pulmonares. A definição das bordas pulmonares caudais com a percussão torácica é compatível com os limites identificados pela ultrassonografia torácica.[11] Em condições normais, a realização de percussão torácica não deve produzir dor ou desconforto ao paciente. Se o cavalo parecer desconfortável ou aflito, isso pode indicar dor pleural ou a presença de fraturas de costela. A percussão que revela sons maciços ventrais sugere derrame pleural, espessamento pleural, consolidação pulmonar, massas ou derrame pericárdico. Às vezes, as bordas caudais podem estar expandidas, sugerindo hiperinsuflação alveolar, que pode acompanhar a doença recorrente das vias respiratórias.

Endoscopia

O exame endoscópico apresenta-se como uma modalidade diagnóstica de boa relação custo-benefício que possibilita a visualização de muitas estruturas importantes das vias respiratórias superiores e inferiores. Os equinos toleram bem o exame endoscópico e, em alguns casos, não precisam de sedação, o que pode ser altamente desejável durante o exame da função laríngea. Em algumas situações clínicas, a sedação leve a moderada proporciona a realização de um exame endoscópico completo. O exame endoscópico do sistema respiratório é uma ferramenta diagnóstica que pode ser facilmente adaptada a diversos pacientes equinos, independentemente do tamanho ou da idade. A ampla utilidade da endoscopia é extremamente útil para o diagnóstico de DDSP, encarceramento epiglótico, deslocamento rostral dos arcos palatofaríngeos, condrite aritenoide (Figura 8.3), colapso ou estenose traqueal e doença faríngea com possível estenose (Figura 8.4). Anomalias congênitas ou de desenvolvimento podem ser identificadas com a endoscopia das vias respiratórias superiores, como fenda palatina, cisto subepiglótico (ver Figura 8.1) ou atresia coanal. A endoscopia pode ajudar a determinar a origem de exsudato ou hemorragia. São exemplos a micose da bolsa gutural, o empiema da bolsa gutural, o hematoma etmoidal progressivo, a linfadenopatia retrofaríngea, a hemorragia pulmonar (Figura 8.5) e o exsudato ou muco (Figura 8.6).

O exame deve incluir inspeção traqueal e uma avaliação completa das vias respiratórias inferiores. São áreas de particular interesse a mucosa e a presença de exsudato ou massas. A obtenção de amostras para fins diagnósticos pode incluir uma coleta de secreções traqueais ou brônquicas, dependendo da finalidade do exame. A coleta de secreção traqueal é mais apropriada para cultura, enquanto o lavado broncoalveolar das vias respiratórias distais pode ser realizado para o exame de sua celularidade. Nos casos em que a esterilidade do endoscópio é duvidosa, a rigor realiza-se o lavado transtraqueal (TTW, do inglês *transtracheal wash*) por abordagem percutânea à altura do terço médio cervical para evitar a contaminação bacteriana inadvertida (o TTW será descrito mais adiante).

O exame videoendoscópico das vias respiratórias superiores em esteira de alta velocidade e o uso da endoscopia dinâmica com animal montado em sela tornaram-se métodos comuns para avaliar vários distúrbios das vias respiratórias. Embora muitas anomalias associadas às vias respiratórias superiores possam ser identificadas em repouso, algumas doenças são idealmente diagnosticadas pelo uso de avaliação dinâmica em sela ou em esteira de alta velocidade.[12,13]

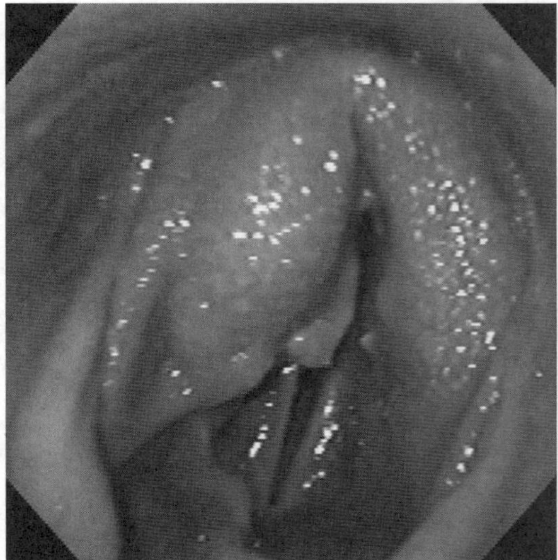

Figura 8.3 Uma matriz da raça Paint de 24 anos apresentou dificuldade respiratória caracterizada por aumento do esforço inspiratório. A endoscopia das vias respiratórias superiores revelou condrite aritenoide. A condrite do lado direito é acompanhada por paralisia ipsilateral. Observe o exsudato que sai da aritenoide direita. O desconforto respiratório foi decorrente da inflamação grave das vias respiratórias, com obstrução quase completa.

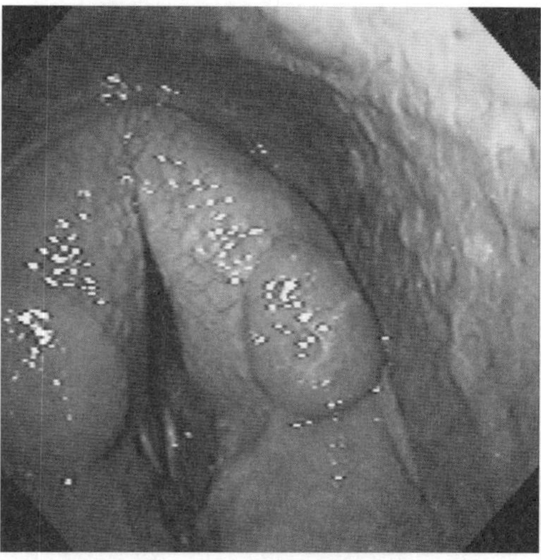

Figura 8.4 Endoscopia das vias respiratórias superiores deste cavalo Puro-Sangue Inglês, de 14 anos de idade, castrado, com relinchar anormal e ruído rouco ao exercício. Uma hiperplasia linfoide acentuada foi identificada como tecido linfoide neoplásico, diagnosticado como linfoma de células B.

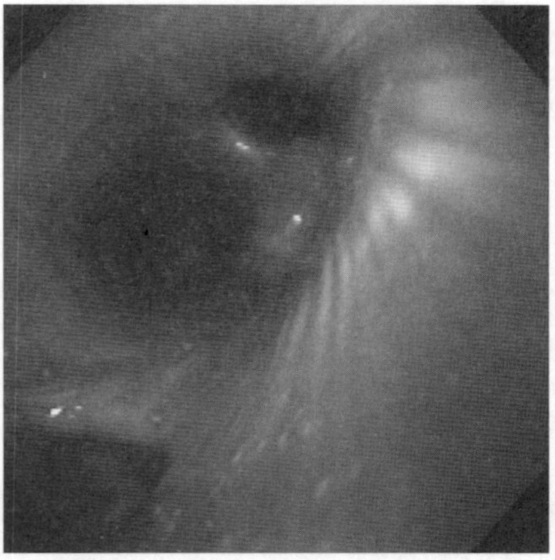

Figura 8.5 Hemorragia traqueal acentuada, com origem nas vias respiratórias inferiores, em um equino com hemorragia pulmonar induzida por exercício.

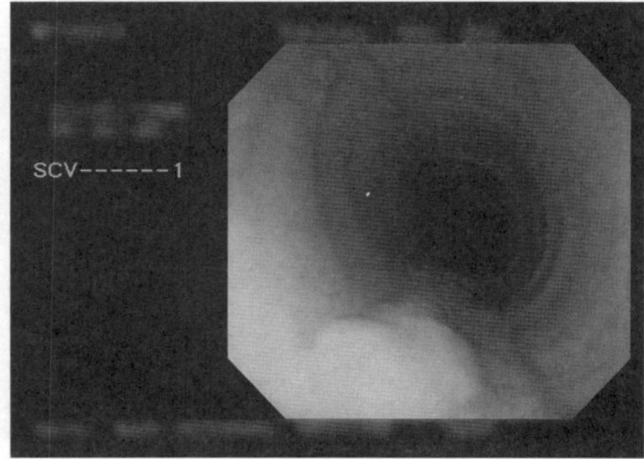

Figura 8.6 Uma égua Holsteiner de 5 anos com queixa de tosse no início do exercício. A endoscopia das vias respiratórias revelou um exsudato traqueal extenso ao longo do comprimento do órgão.

Radiografia

A radiografia convencional do crânio equino pode ser diagnóstica para condições rotineiras de doença dentária, presença de massa, linhas de fluido ou fratura. No entanto, a interpretação da radiografia do crânio equino pode ser difícil por causa das múltiplas interfaces das densidades radiográficas e da anatomia altamente complexa de estruturas detalhadas. Embora o exame radiográfico e a radiografia convencional possam fornecer algumas informações sobre a origem da doença, modalidades adicionais frequentemente são necessárias para a avaliação completa das estruturas na cabeça equina. A TC é uma modalidade que produz imagens detalhadas de estruturas complexas, sobretudo na presença de doença.[14] Do ponto de vista metodológico, a TC usa um feixe radiográfico altamente colimado em rotação para gerar imagens transversais digitais.[15] Para o profissional, essas imagens transversais em série fornecem, coletivamente, mais informações e detalhes em comparação com a radiografia convencional isolada (Figura 8.7). Algumas limitações das técnicas avançadas de diagnóstico por imagem são custo e necessidade de anestesia geral. No entanto, a imagiologia da cabeça equina por TC está se tornando mais comum e, em muitos casos, o tempo real de captura da imagem é menor em comparação com a radioagrafia convencional.

Outras evidências que sustentam o uso de TC no crânio equino são estruturas complexas, como cornetos nasais, seios paranasais, dentição,[16] nasofaringe, laringe e bolsas guturais.

A RM é outra modalidade de imagem que pode ser usada para investigar distúrbios nas vias respiratórias superiores. As imagens de ressonância magnética representam um mapa de prótons teciduais que, sob a influência de um campo magnético, são excitados por breves pulsos de ondas de radiofrequência.[15] À medida que os prótons excitados relaxam e voltam a seu estado magnético original, emite-se um sinal; e sua intensidade é convertida em uma imagem em escala de cinza. A ressonância magnética proporciona excelentes avaliações transversais das estruturas dos tecidos moles, embora também forneça boas informações sobre as estruturas ósseas. O contraste pode ser obtido pela injeção intravenosa (IV) de um derivado de gadolínio durante as imagens ponderadas em T1.[15] Evidências recentes confirmam a utilidade da RM em equinos. Existe uma correlação favorável com estudos de imagem e achados identificados com cirurgia ou exame pós-morte. A disponibilidade crescente dá suporte à aplicação de tal modalidade diagnóstica em pacientes equinos com doenças estruturais que acometem a cabeça.[17]

COLETA DE AMOSTRAS DAS VIAS RESPIRATÓRIAS INFERIORES

Aspiração traqueobrônquica

A aspiração transtraqueal consiste em um procedimento diagnóstico de rotina realizado na investigação de doenças respiratórias equinas. A principal indicação para a realização da aspiração transtraqueal é a identificação de bactérias patogênicas que colonizam as vias respiratórias em equinos com broncopneumonia. Depois da sedação de rotina e da preparação estéril, realiza-se a infiltração subcutânea de anestésico local para facilitar o procedimento. Faz-se uma incisão vertical de 3 a 5 mm através da pele e do tecido subcutâneo, utilizando-se uma lâmina de bisturi nº 15. Um trocater de TTW é inserido entre os anéis traqueais, perpendicularmente à pele, durante a estabilização manual da traqueia. Após a penetração do lúmen traqueal, remove-se o trocater da bainha, inserindo-o mais profundamente na traqueia. Introduz-se, então, um cateter de lavado, através da bainha, na via respiratória até a entrada torácica. Aproximadamente 30 a 50 mℓ de solução cristalina isotônica aquecida são instilados no lúmen traqueal e imediatamente aspirados. As amostras podem ser usadas para colorações de Gram e cultura aeróbia e anaeróbia.

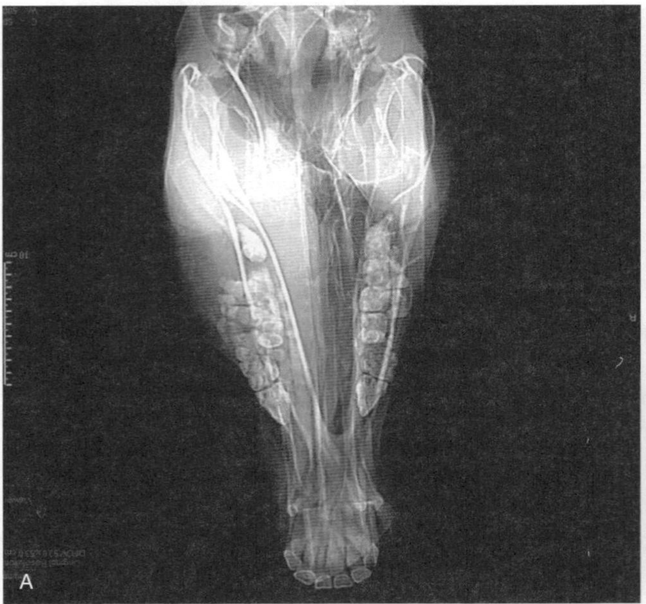

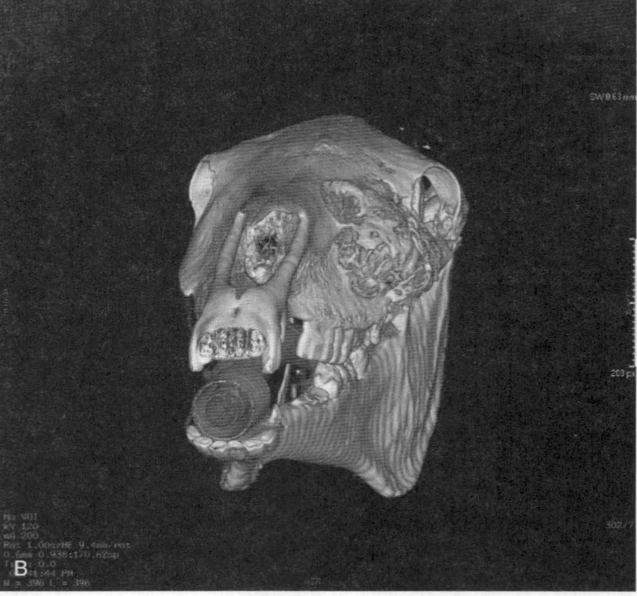

Figura 8.7 Um cavalo Árabe de 31 anos de idade apresentava uma massa do lado esquerdo, de natureza rapidamente progressiva. Embora a radiografia dorsoventral mostre evidências substanciais de uma massa de tecido mole (**A**), a tomografia computadorizada com reconstrução fornece detalhes notáveis com relação à natureza e à extensão da massa (**B**).

Tabela 8.1 Contagens diferenciais no fluido do lavado broncoalveolar.*

Neutrófilos	Macrófagos	Linfócitos	Eosinófilos	Mastócitos	Células epiteliais
A 8,9 ± 1,2	45 ± 2,8	43 ± 2,7	± 1	1,2 ± 0,3	3,5 ± 0,7
B 5 ± 4	72 ± 10	18 ± 3	2 ± 4	1 ± 1,4	–
C 6,2 ± 5	70,3 ± 15,2	7,6 ± 3,9	1 ± 1,4	0,6 ± 1,4	14,3 ± 13,4
D 6,2 ± 2,4	48,5 ± 2,5	35,3 ± 2,5	2,5 ± 0,9	5,2 ± 0,8	2,3 ± 1,4

*Porcentagem da contagem total de leucócitos mais ou menos erro-padrão ou desvio-padrão. Dados de: **A.** Derksen FJ, Brown CM, Sonea I et al. Comparison of transtracheal aspirate and bronchoalveolar lavage cytology in 50 horses with chronic lung disease. *Equine Vet J.* 1989; 21:23; **B.** Fogarty U. Evaluation of a bronchoalveolar lavage technique. *Equine Vet J.* 1990; 22:174; **C.** Mair TS, Stokes CR, Bourne FJ. Cellular content of secretions obtained by lavage from different levels of the equine respiratory tract. *Equine Vet J.* 1987; 19:458; **D.** Deegan E, Beedle RE (Eds.) Lung function and respiratory diseases in the horse. Stuttgart: Hippiatrika, 1986.

Coleta de amostras por lavado broncoalveolar

O BAL pode ser realizado por um endoscópio de 3 m ou usando um tubo Bivona® (BAL equino) projetado especificamente para a coleta de amostras das vias inferiores equinas. Administra-se sedação de rotina em combinação com procedimentos de restrição apropriados. O tubo de BAL é inicialmente preparado com solução salina a 0,9% estéril contendo 2% de lidocaína. Após adentrar a via nasal, o tubo de BAL é posicionado no meato ventral e movido caudalmente para dentro da traqueia e introduzido até as vias respiratórias inferiores, na altura aproximada da localização dos brônquios de terceira a quarta ordens. Uma vez encunhado nos brônquios de terceira a quarta ordens, o balonete (*cuff*) é totalmente insuflado, e o tubo, instilado com 200 a 500 mℓ de soro fisiológico estéril. Após a instilação, aspira-se o líquido com pressão suave, mas constante. Deve-se evitar a aspiração intensa para minimizar a chance de traumatismo iatrogênico e contaminação sanguínea associada, que podem complicar a interpretação citológica. Além disso, há maior probabilidade de ocorrência de colapso brônquico em equinos com inflamação acentuada nas vias respiratórias inferiores; deve-se, portanto, tomar cuidado para evitar aspiração exuberante.[18,19] Após o término da coleta da amostra (aproximadamente 50 a 70% de recuperação do líquido instilado), o balonete (*cuff*) é desinsuflado, e o tubo, removido. A coleta de amostras do BAL fornece informações diagnósticas valiosas em equinos que apresentam inflamação das vias respiratórias inferiores. Os achados citológicos representativos dos estudos de lavado broncoalveolar de equinos saudáveis são mostrados na Tabela 8.1.

Toracocentese

Observa-se o acúmulo de fluido pleural em equinos com pleuropneumonia, feridas penetrantes que adentram a cavidade torácica, neoplasia torácica e cistos hidáticos.[20] Realiza-se a coleta percutânea de amostra do fluido pleural para fins diagnósticos e terapêuticos. De preferência, a localização anatômica escolhida para toracocentese baseia-se na identificação ultrassonográfica do ponto mais ventral de maior acúmulo de fluido pleural. A localização ventral é muito importante quando se pretende introduzir um dreno torácico permanente, pois viabiliza a retirada do maior volume possível de fluido do espaço pleural. Deve-se atentar para a identificação da localização do diafragma e do coração, observando que o fluido de grande volume pode, em algum momento, provocar o deslocamento caudal do coração. O preparo da pele geralmente compreende tricotomia e preparação asséptica de rotina. A pele e o periósteo da costela são submetidos ao bloqueio local com lidocaína a 2%. Faz-se uma pequena incisão para a colocação de uma cânula mamária ou um dreno torácico permanente. Após a realização da incisão, pode-se posicionar um tubo torácico com trocanter para facilitar a drenagem do fluido pleural. Durante a drenagem do espaço pleural, o fluido de grande volume deve ser removido lentamente com a administração concomitante de fluidoterapia isotônica IV. A drenagem rápida de grande volume do fluido pleural pode levar à descompensação do paciente, provocada por hipotensão de reexpansão e possível desenvolvimento de edema pulmonar.[21,22] A fluidoterapia IV concomitante ajuda a manutenção do estado fisiológico. Em caso de fraqueza ou ansiedade, recomenda-se a fixação transitória do dreno torácico enquanto a administração contínua de fluidos IV for necessária para manter a estabilidade do paciente. No início do curso da doença ou em condições com baixo acúmulo de fibrina, a remoção de fluido pleural pode ser unilateral, mas de forma eficaz, de ambos os hemitórax, pois os equinos não têm mediastino completo. No entanto, na presença de acúmulo acentuado de fibrina, é improvável que a evacuação de fluido de um lado elimine o fluido presente no hemitórax contralateral. Assim, é necessária a colocação bilateral de dreno torácico. O exame ultrassonográfico possibilita que o profissional determine a necessidade e a frequência da remoção de líquidos e da colocação do dreno torácico. Após a inserção do dreno torácico interno, pode-se colocar uma válvula unidirecional (de Heimlich) na extremidade para facilitar o fluxo unidirecional de fluido do espaço pleural e evitar a introdução ascendente de microrganismos no espaço pleural (Figura 8.8).

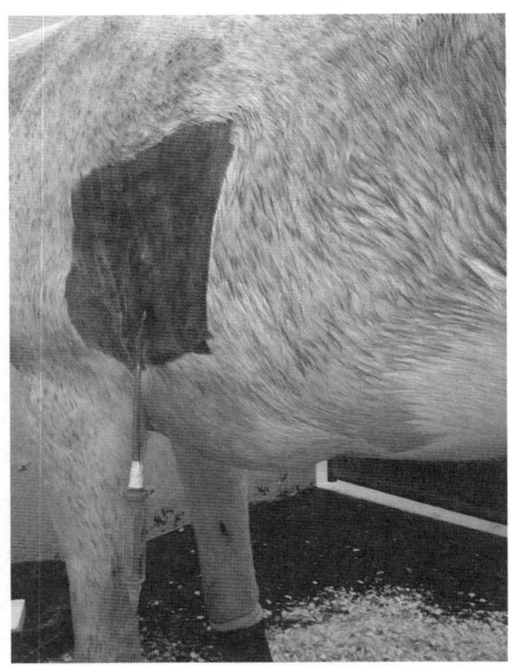

Figura 8.8 Uso de uma válvula unidirecional de Heimlich na extremidade de um tubo de toracotomia de longa permanência para a eliminação efetiva do fluido pleural, o que evita, ao mesmo tempo, a contaminação ascendente do espaço pleural com materiais ambientais ou micróbios.

Na ausência de ultrassonografia e se uma abordagem cega para toracocentese for escolhida, os pontos de referência devem incluir o sexto ou sétimo EIC no hemitórax direito e o sétimo ou oitavo EIC no hemitórax esquerdo. A coleta de amostra deve ser realizada a cerca de 10 cm dorsais ao olecrano, dorsalmente à junção costocondral.

Ultrassonografia torácica

A ultrassonografia do tórax equino é um procedimento diagnóstico de rotina. A ultrassonografia torácica revela informações valiosas sobre o pulmão e a cavidade pleural. O exame auxilia o veterinário na avaliação de possível consolidação pulmonar, atelectasia, pleuropneumonia, formação de abscessos, massas e integridade do diafragma.

A preparação do paciente deve incluir a limpeza da superfície pilosa. Preferencialmente, a área deve ser tricotomizada com lâminas de tosa nº 40.[23] Em alguns pacientes, esse procedimento não é adequado, seja por uma questão de manejo ou porque os pelos são muito finos, e a aplicação de gel condutor ou álcool isopropílico tópico mostra-se suficiente para possibilitar a aquisição da imagem.

Em um equino saudável, os campos pulmonares podem ser visualizados de ambos os lados do tórax, logo abaixo da musculatura epaxial, até a área em que os campos pulmonares se juntam ao diafragma. A borda ventral do campo pulmonar costuma ser identificada como uma linha inclinada que se origina à altura da tuberosidade coxal no 17º EIC; depois, à altura da tuberosidade isquiática no 15º EIC; e aproximadamente à altura da ponta do olécrano no 5º EIC.[24] Os campos pulmonares podem ser facilmente visualizados de forma bilateral do 5º ao 16º e ao 17º EICs. Os campos pulmonares mais craniais também podem ser visualizados no terceiro e no quarto EICs, mas nesses locais o músculo tríceps se sobrepõe aos campos pulmonares e, por isso, a profundidade do transdutor deve ser ajustada para considerar o foco do ponto de interesse. O exame inicial deve ser realizado com um transdutor de 5 mHz e profundidade ajustada em aproximadamente 10 a 15 cm.[25] Se for necessária a aquisição de uma imagem mais superficial, sua clareza pode ser melhorada com um transdutor de 7,5 a 10 mHz. A configuração de profundidade para um transdutor de frequência maior precisa ser ajustada para aproximadamente 5 a 10 cm. Sondas de frequência mais alta são mais apropriadas para a imagem do tórax do potro, desde recém-nascidos até indivíduos em idade de desmame.[26] Em equinos de tamanho adulto, com parede corporal bastante espessa, a configuração de frequência mais baixa pode ser necessária para obter uma imagem de qualidade diagnóstica. As configurações ideais do transdutor podem ficar na faixa de 2,5 a 3,5 mHz. Além disso, em equinos com doença pulmonar grave, como uma pleuropneumonia acentuada, pode ser necessário aumentar o ajuste de profundidade de 25 a 35 cm, para que toda a área doente seja bem examinada. Normalmente, os aparelhos de ultrassonografia com transdutor setorial têm melhor capacidade de geração de imagens, pois a cabeça do transdutor é pequena e pode ser colocada no EIC da maioria dos cavalos. O uso de transdutores com arranjo linear mostra-se limitado, porque a profundidade é fixada em 10 cm em alguns aparelhos e o transdutor não fica por inteiro em contato com a superfície cutânea, restringindo a qualidade do exame. Os campos pulmonares devem ser examinados do 3º EIC (lado direito) ou do 4º EIC (lado esquerdo) ao 17º EIC, movendo-se em direção dorsoventral e no sentido craniocaudal para assegurar o exame completo de todas as áreas dos campos pulmonares.[26] O transdutor deve ser colocado com cuidado no EIC para evitar a formação inadvertida de sombra acústica das costelas, que prejudica a avaliação da imagem.

Radiografia torácica

A radiografia torácica é um componente valioso da avaliação do paciente, frequentemente combinada com outras modalidades diagnósticas, como a ultrassonografia torácica. A radiografia torácica padrão requer aparelho de 1.000 mA e 150 kV para obter imagens com qualidade diagnóstica.[27] De modo geral, uma série de três a quatro projeções laterais sobrepostas deve ser realizada para obter imagens de todo o tórax. A distância de rotina entre o ponto focal e o filme é de, aproximadamente, 100 cm. A cavidade torácica dos potros pode ser bem visualizada com um equipamento radiográfico portátil. A radiografia torácica fornece informações diagnósticas superiores em comparação com a ultrassonografia quanto ao exame de lesões do parênquima pulmonar, estruturas mediastinais e anomalias da parede torácica. As indicações clínicas específicas para a radiografia torácica são doença pulmonar não responsiva à terapia padrão; desconforto respiratório grave; traumatismo torácico; doença respiratória combinada com perda de peso, aspiração ou outras formas de broncopneumonia; doença esofágica intratorácica; ou suspeita de ruptura diafragmática.[27] A radiografia torácica é indicada em casos de abscessos pulmonares, consolidação pulmonar, pneumonia intersticial, pneumotórax, linfadenopatia mediastinal e fibrose pulmonar, fornecendo informações diagnósticas complementares quando combinada com a ultrassonografia torácica.[26,27] As estruturas abaixo da superfície pulmonar e que envolvem o parênquima pulmonar não podem ser examinadas detalhadamente apenas à ultrassonografia.

Há quatro padrões radiográficos em imagens torácicas: intersticial, alveolar, bronquiolar e vascular. Embora a classificação do padrão radiográfico possa dar uma ideia da etiologia da doença primária, nenhum deles é patognomônico e, muitas vezes, há sobreposição de padrões. O achado de alterações radiográficas características ajuda a formular e, talvez, reduzir a lista de diagnósticos diferenciais. Em pacientes equinos, como em outras espécies, o padrão intersticial é o mais identificado. Alterações no tecido intersticial aumentam a opacidade de fundo nas radiografias. Embora o aumento do padrão intersticial seja característico em equinos idosos e, por isso, às vezes considerado um achado normal, alterações marcantes ou doença intersticial em um equino jovem são anormais. O padrão intersticial costuma ser identificado no início da doença e é muito inespecífico. Alterações intersticiais podem ser observadas no início de pneumonia infecciosa, neoplasia pulmonar, doença pulmonar associada à doença cardiogênica e doenças alérgicas das vias respiratórias. A doença intersticial nodular representa uma doença infiltrativa celular, cuja forma mais grave é a neoplasia metastática ou pneumonia fúngica (Figura 8.9). O padrão radiográfico alveolar é irregular e frequentemente apresenta áreas densas de tecido mole que prejudicam a visualização de estruturas vasculares e vias respiratórias. A principal característica do padrão alveolar é a presença de broncogramas aéreos, que caracterizam as pequenas vias respiratórias.

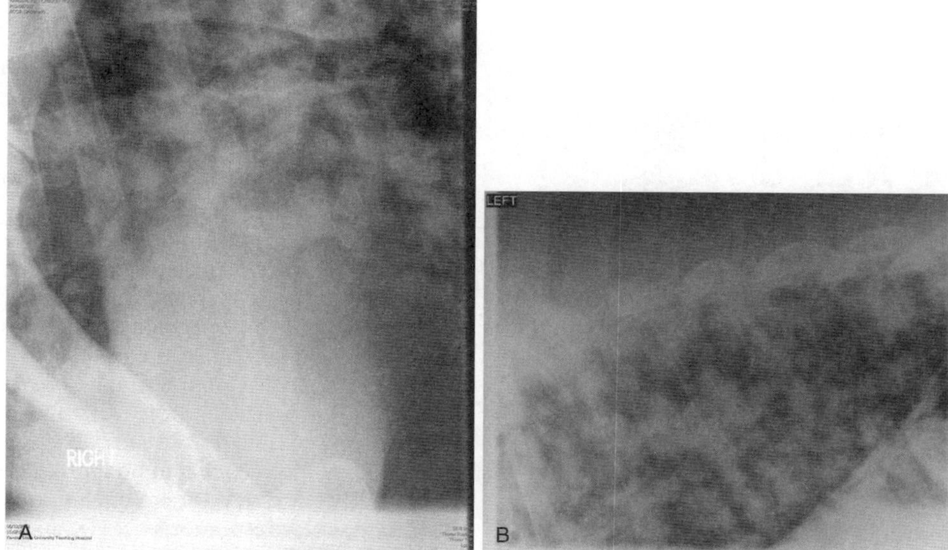

Figura 8.9 Um cavalo Puro-Sangue Inglês de 15 anos, castrado, com perda de peso e diagnóstico de fibrose pulmonar multinodular equina. **A.** Padrão radiográfico intersticial nodular em radiografia torácica ventral centralizada sobre a silhueta cardíaca caudal. **B.** Vista caudodorsal do padrão radiográfico intersticial nodular.

Visualiza-se o broncograma aéreo como uma transparência ramificada em que as paredes das vias respiratórias não são visíveis, mas os campos pulmonares são opacos devido à presença de alvéolos cheios de fluido. Observam-se broncogramas aéreos em pacientes com edema pulmonar, hemorragia, consolidação ou atelectasia. A identificação de um broncograma aéreo em uma determinada distribuição ajuda a estabelecer o diagnóstico diferencial; a distribuição cranioventral, por exemplo, é associada à broncopneumonia (Figura 8.10), enquanto uma distribuição caudodorsal pode indicar a presença de edema pulmonar cardiogênico, doença hemorrágica ou disseminação hematogênica e sepse. O espessamento das vias respiratórias leva à identificação de um padrão bronquiolar (Figura 8.11). Esse padrão sugere doença grave das vias respiratórias e é gerado pelo espessamento das estruturas bronquiolares com maior visibilidade dos brônquios. O aumento da opacidade das paredes brônquicas pode decorrer da infiltração peribronquiolar ou do exsudato intraluminal que, às vezes, é chamado de membrana diftérica. O padrão bronquiolar pode ser categorizado com base em boa definição dos brônquios ou menor definição das paredes espessadas como *padrão peribronquiolar*. O padrão bronquiolar indica doença crônica com mineralizações da parede bronquiolar. Por outro lado, um padrão peribronquiolar indica doença inflamatória nos brônquios, que pode se desenvolver no início de um quadro de broncopneumonia ou após doença alérgica crônica das vias respiratórias, como a RAO. O padrão menos comum é o vascular, caracterizado por vascularidade pronunciada, que ocorre principalmente após hiperfluxo pulmonar associado a um *shunt* da esquerda para a direita.

Exame de função pulmonar

As medidas das propriedades mecânicas do sistema respiratório, a reatividade das vias respiratórias e a gasometria arterial têm sido usadas para determinar a função pulmonar em equinos e, de modo geral, são realizadas apenas em alguns centros de referência. As técnicas convencionais de provas de função pulmonar exigem o uso de um aparelho de respiração que mede o fluxo de ar. As alterações de pressão na pleura são medidas por um balão esofágico, conectado a um transdutor de pressão. A integração do fluxo de ar global com relação ao tempo fornece um índice de fluxo que auxilia a medição do volume inspiratório e expiratório. Outros parâmetros obtidos com tal método de avaliação da função pulmonar são tempo inspiratório e expiratório, frequência respiratória e pico de fluxo aéreo. Do ponto de vista prático, a simples medição do volume corrente, da frequência respiratória ou do volume-minuto (= volume corrente × frequência respiratória) gera informações limitadas sobre a função pulmonar, pois esses valores são extremamente bem conservados até que doença respiratória grave leve ao comprometimento pulmonar acentuado.[28,29]

Figura 8.10 Um cavalo Árabe castrado, de 20 anos de idade, com desconforto respiratório de início agudo após a administração de óleo mineral devido a sinais de cólica. Observa-se o padrão alveolar cranioventral representado por broncogramas aéreos causados por acúmulo acentuado de fluido pulmonar em associação à pneumonia grave por aspiração de óleo mineral.

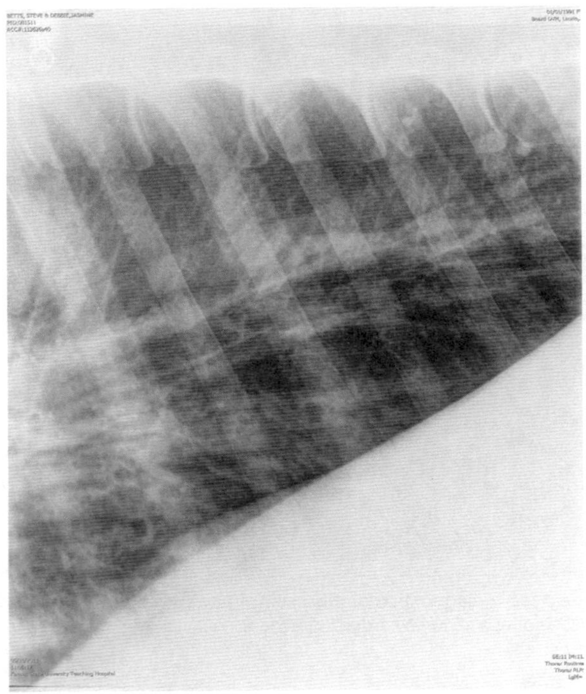

Figura 8.11 Uma égua de 15 anos de idade, da raça Árabe, com desconforto respiratório, evidenciado por dilatação nasal e aumento do esforço expiratório. Observa-se o padrão broncointersticial intenso, de presença difusa em todos os campos pulmonares. Um componente bronquiolar visível é consistente com a presença de inflamação crônica peribronquiolar em associação à obstrução recorrente das vias respiratórias.

As medidas do movimento pulmonar definidas como complacência e obstrução das vias respiratórias, caracterizadas pela resistência pulmonar, fornecem informações significativas sobre a função pulmonar geral. Calcula-se a complacência dinâmica (C_{dyn}) dividindo-se o volume corrente pela alteração na pressão pleural no início e no final da inalação. A resistência pulmonar pode ser medida por diversas técnicas diferentes, seja como resistência ao pico de fluxo de ar seja a volumes ventilatórios específicos (como volume isovolumétrico; p. ex., volume corrente de 50%), e é dividida pela alteração na pressão pleural (balão esofágico) no mesmo intervalo. Alterações nessas medidas podem fornecer informações sobre o impacto fisiológico da doença pulmonar. Equinos com doença obstrutiva da árvore traqueobrônquica apresentam menor complacência dinâmica e aumento da resistência pulmonar. A redução da complacência dinâmica sem alteração da resistência pulmonar indica o enrijecimento do parênquima pulmonar por doença alveolar ou obstrução dos bronquíolos periféricos. Particularmente, por causa da grande área superficial dos bronquíolos periféricos, a função global das vias respiratórias inferiores muda pouco até que a doença se torne terminal e grave. A enorme área transversal tem impacto mínimo na resistência geral da respiração até que o distúrbio esteja bem avançado. Por outro lado, o aumento da resistência pulmonar sem alteração na complacência dinâmica indica que há obstrução no sistema respiratório, mas não faz distinção entre as vias respiratórias superiores, a traqueia ou o brônquio.[28]

Uma técnica alternativa e menos invasiva de determinação da função pulmonar usa o método de oscilação forçada (ou sua modificação, o método de oscilação de impulso). Em tal método, coloca-se uma máscara facial hermética no cavalo e impõe-se um sinal externo aos esforços respiratórios do animal, gerando respostas de fluxo de pressão provenientes do sistema respiratório. As propriedades mecânicas derivadas dessa técnica em uma ampla faixa de frequências são a impedância total do sistema respiratório (Z_{rs}), a resistência do sistema respiratório (R_{rs}) e a reatividade do sistema respiratório (X_{rs}).[30,31] A impedância indica o *impedimento* que o sistema apresenta para o fluxo oscilatório e consiste em R_{rs} (propriedades resistivas do sistema respiratório) e X_{rs} (propriedades elásticas e inerciais do sistema respiratório).

As medidas de hiper-responsividade das vias respiratórias são obtidas em combinação com provas de função pulmonar.[32-35] Essa técnica emprega uma dose de um agente broncoconstritor nebulizado, como histamina ou metacolina, que provoca um aumento de 35% na R_{rs} basal ou uma diminuição de 35% na complacência pulmonar basal. A dose necessária para se alcançar esse valor em um equino com doença inflamatória das vias respiratórias (IAD, do inglês *inflammatory airway disease*) ou RAO é consideravelmente menor do que a dose utilizada para induzir a reatividade das vias respiratórias em um animal saudável. O teste de broncoprovocação de histamina exige sedação do equino e uso de uma máscara hermética de respiração. Os assistentes devem usar máscaras protetoras para evitar a inalação inadvertida do agente broncoconstritor, que pode provocar danos à equipe.

As provas de função pulmonar de equinos em exercício e seu uso na avaliação do baixo desempenho esportivo continuam a ser uma valiosa abordagem diagnóstica oferecida em alguns centros de referência. Com a disponibilidade de esteiras de alta velocidade e a capacidade de medir o fluxo de ar durante o exercício,[36] a análise de volume corrente, frequência respiratória, complacência dinâmica, resistência pulmonar, volume pulmonar expiratório final e circuitos de fluxo-volume e pressão-volume continua a fornecer informações complementares para investigar a causa do mau desempenho, o reconhecimento da limitação do fluxo expiratório e a influência da EIPH na mecânica respiratória.

Biopsia pulmonar

Um diagnóstico histopatológico pode auxiliar o manejo terapêutico de determinados distúrbios pulmonares. A biopsia pulmonar percutânea tem sido usada para investigar distúrbios caracterizados radiograficamente por padrão miliar pulmonar ou com resultados radiográficos ou ultrassonográficos compatíveis com neoplasia ou granuloma pulmonar. O uso rotineiro de ultrassonografia durante a coleta da amostra levou à modificação dos métodos utilizados, embora a descrição original refira-se a uma abordagem percutânea.[37] Após a sedação de rotina, os locais de biopsia são escolhidos após confirmação ultrassonográfica dos pontos de referência (coração e diafragma) e avaliação da acessibilidade tecidual. O instrumento de biopsia é avançado assepticamente através do EIC (cranial à costela) até a profundidade dos tecidos desejados e, depois, amostras são obtidas para cultura e para fixação em formalina a 10%. Em um estudo comparando instrumentos de biopsia (tipo tru-cut manual *versus* agulha de biopsia automatizada), os pesquisadores observaram sangramento das vias respiratórias em aproximadamente um terço dos casos que utilizaram o dispositivo manual e em um décimo dos casos de biopsia com o instrumento automatizado.[38] Essa técnica não é recomendada em pacientes com taquipneia, dificuldade respiratória, tosse incontrolável ou distúrbios hemorrágicos. Também não é indicada em equinos com abscesso pulmonar, pleuropneumonia ou pneumonia.[39] Em uma revisão de biopsias pulmonares percutâneas realizadas em 66 equinos, essa técnica resultou em um diagnóstico histológico definitivo *ante mortem* de doença pulmonar em 82% dos casos.[40] No mesmo estudo, 91% dos animais submetidos ao procedimento não apresentaram complicações. As complicações mais comuns observadas na biopsia pulmonar são tosse, epistaxe, hemorragia pulmonar, taquipneia e angústia respiratória. Pode ocorrer a formação de hemotórax ou a amostragem acidental de órgãos abdominais (fígado e estômago).[38,40] Durante a obtenção de amostras de cavalos em angústia respiratória por meio de um instrumento automatizado, houve epistaxe em 13%, sangramento das vias respiratórias em 39% e pneumotórax em 4% dos pacientes.[38]

Toracoscopia

A toracoscopia, ou pleuroscopia, é uma técnica diagnóstica realizada em animais sedados e utilizada para visualizar as estruturas intratorácicas, como aorta, esôfago, vasos intercostais, tronco simpático, nervo vago, linfonodos, brônquios principais, veias pulmonares e ázigos (hemitórax direito) e diafragma, além das superfícies dorsais e laterais dos pulmões. Usa-se o procedimento para coleta de amostras de massas ou nódulos torácicos, transecção de aderências pleurais, posicionamento de drenos para o tratamento de abscessos pleurais, reparação de hérnias diafragmáticas e remoção de segmentos pulmonares para fins terapêuticos ou diagnósticos. A toracoscopia é um método superior para a obtenção de amostras de biopsia maiores e, portanto, uma forma de avaliação precisa da morfologia das vias respiratórias parenquimatosas e periféricas.

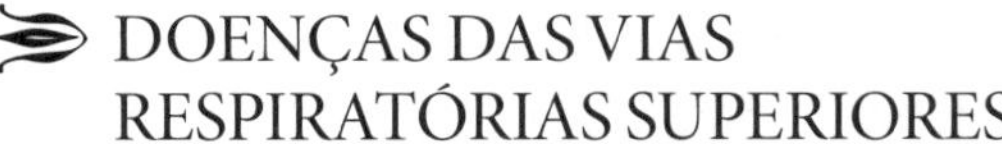

DOENÇAS DAS VIAS RESPIRATÓRIAS SUPERIORES

Sinusite

As vias nasais podem ser infectadas por vários agentes virais, bacterianos, fúngicos e parasitários que levam ao desenvolvimento de sinusite e/ou rinite. A rinite é definida como infecção da via nasal independentemente do seio. A infecção pode afetar também a concha nasal, mas não os seios da concha, a menos que seja causada por agentes virais. Entre os agentes virais específicos, estão o vírus da influenza equina (EIV), os herpes-vírus equinos 1 e 4 (EHV-1 e EHV-4), o rinovírus equino e o adenovírus. A rinite bacteriana não é comum e costuma decorrer de traumatismo ou corpo estranho. Espécies de *Mycoplasma* spp. foram isoladas no exame *post mortem* de equinos com rinite.[41] Vários agentes micóticos, como *Aspergillus* spp., *Conidiobolus* spp. (geralmente *C. coronatus*) e *Cryptococcus neoformans* podem causar rinite em equinos.[42] A causa mais comum de rinite parasitária é a miíase causada por *Habronema*, *Draschia* e moscardo-russo (*Rhinoestrus purpureus*). A linfangite enzoótica ou mormo, causada por *Burkholderia mallei*, produz um granuloma específico nos seios paranasais.[43,44] Os equinos com sinusite geralmente apresentam doença unilateral, a menos que a infecção seja viral ou haja acometimento extenso dos septos nasais. A maioria dos equinos apresenta estridor respiratório e secreção nasal com redução do fluxo de ar no lado afetado.[41,45-47] A terapia costuma ser composta por desbridamento cirúrgico, remoção do granuloma nasal e tratamento local conforme o agente específico.[47] A administração oral de itraconazol tem sido descrita para o tratamento de micoses nasais recorrentes.[46] Apesar do sucesso obtido em tal indicação, a farmacocinética desse agente é variável, sugerindo que um agente antifúngico com maior biodisponibilidade, como o fluconazol, pode ser apropriado se o antibiograma indicar sua eficácia.

A doença nasossinusal é muito comum em equinos e, provavelmente, decorrente da extensa rede de seis pares de seios, incluindo os seios conchais, que fazem a troca de ar com a via respiratória nasal. Os seios frontais podem ser afetados por massas granulomatosas de etiologias fúngicas ou parasitárias ou pelo empiema bacteriano. As bactérias mais comumente isoladas são *Streptococcus* spp., como *S. equi* subespécie *zooepidemicus* e *S. equi* subespécie *equi*. Os *Staphylococcus* spp. constituem a segunda população mais frequentemente isolada.[48] A infecção polimicrobiana também é identificada entre as doenças sinusais equinas. *C. neoformans* e *Coccidioides immitis* também podem formar granuloma dentro dos seios paranasais.[49,50] Em um estudo com 277 equinos com sinusite, 24% dos animais apresentaram sinusite primária sem história de traumatismo predisponente ou infecção dentária.[51] A doença dentária vestibular do terceiro ao sexto dentes maxilares foi o fator predisponente mais comum para sinusite secundária (22% dos equinos), seguido de cisto sinusal, neoplasia, hematoma etmoidal progressivo, traumatismo, infecção micótica, pólipos nasossinusais e cistos de inclusão epidérmica nasal. A infecção primária da raiz vestibular maxilar rostral foi identificada em apenas 4% dos casos, embora a TC não tenha sido utilizada para o diagnóstico de muitos desses casos. A secreção nasal (mais frequentemente unilateral, mas, às vezes, bilateral) e o edema facial foram os sinais clínicos mais comuns associados à sinusite em equinos. A secreção nasal pode ser mucopurulenta a serossanguinolenta. Normalmente, o odor é fétido e atribuído à presença de bactérias anaeróbias. Os sinais clínicos tendem a persistir por várias semanas, e muitas vezes uma resposta favorável inicial aos antibióticos de amplo espectro é apenas transitória. A interrupção da antibioticoterapia geralmente leva ao retorno dos sinais clínicos. Outros sinais de acometimento do seio frontal e maxilar podem ser secreção lacrimal e exoftalmia. A síndrome de sacudir a cabeça é uma manifestação clínica incomum de sinusite fúngica em equinos.[52]

Endoscopia, radiografia, TC e RM são técnicas diagnósticas que podem facilitar a identificação e a caracterização de sinusite em equinos.[53-55] A endoscopia pode detectar alterações na estrutura das vias respiratórias (84% dos casos) e descartar o hematoma etmoidal.[51,56] A sinuscopia também pode ser realizada por meio de um espaço criado no crânio por meio de trepanação no animal em pé.[44,51,56,57]

A radiografia é essencial para a identificação de fluidos e massas no interior dos seios e avaliação preliminar da dentição (Figura 8.12). Imagens de radiografia computadorizada de alto detalhamento proporcionam ao profissional um bom nível de detalhes radiográficos que podem fornecer valiosas informações diagnósticas para a identificação de sinusite ou de doença dentária.[58] O acometimento do primeiro molar, em associação ao desenvolvimento de sinusite, não é incomum. A TC e a RM[59] são excepcionalmente valiosas para a detecção do envolvimento da raiz dentária e das alterações ósseas, que frequentemente afetam o osso maxilar e a crista facial.

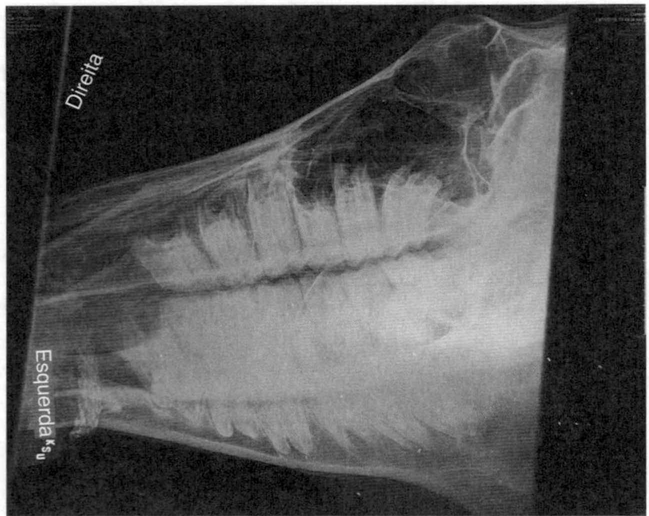

Figura 8.12 As radiografias de crânio podem ser diagnósticas de doenças dentárias e possíveis sinusopatias associadas. Esta égua Quarto de Milha de 5 anos de idade apresentava queixa de deformidade facial rostral à crista facial direita. A radiografia demonstra evidência de doença periodontal, sobretudo na região do quarto pré-molar direito.

O tratamento adequado e efetivo da sinusite requer a identificação e o tratamento das doenças subjacentes ou predisponentes, a remoção de resíduos do seio e a devida determinação dos agentes infecciosos associados. Em caso de presença de fluido em um seio, é improvável que o tratamento médico isolado com antibióticos seja bem-sucedido. Recomenda-se a realização de trepanação e lavagens ou desbridamento cirúrgico e drenagem através de um retalho sinusal.[60] O estabelecimento de drenagem ventral dos seios acometidos pode ser necessário. É provável que a lavagem local seja o componente mais importante do tratamento, embora a antibioticoterapia sistêmica possa ser indicada a qualquer animal com sinais de osteomielite. O prognóstico é reservado para a resolução completa dos sinais clínicos, especialmente nos casos de doença dentária apical. Frequentemente, há indicação de remoção do dente. As recidivas são mais comuns em casos de hematoma e neoplasia.[61]

HEMATOMA ETMOIDAL PROGRESSIVO

Definição e epidemiologia

O hematoma etmoidal progressivo (PEH, do inglês *progressive ethmoidal hematoma*) caracteriza-se por massas encapsuladas e expansivas geralmente originárias da submucosa do labirinto etmoidal.[62,63] A massa compõe-se por sangue e tecido fibroso, é encapsulada pelo epitélio respiratório e pode estender-se para os seios paranasais.[64]

O PEH ocorre em 4 a 6% dos equinos com doenças nasais e sinusais.[50,65] O fator desencadeante de seu desenvolvimento não é conhecido, embora se suponha que esteja associado a repetidos episódios de hemorragia submucosa. O PEH é bilateral em 50% dos casos e mais prevalente em equinos idosos.[66]

Sinais clínicos

O sinal clínico mais comum provocado pelo PEH é a secreção serossanguinolenta intermitente da via nasal acometida. Outros sinais clínicos são edema facial, halitose, dificuldade respiratória e tosse.[58,64]

Diagnóstico

O diagnóstico baseia-se em sinais clínicos, exame endoscópico, avaliação radiográfica[51] e, em alguns casos, achados tomográficos para determinar a extensão da lesão.[67] A endoscopia revela uma massa brilhante e lisa, de coloração verde, com origem na região etmoidal. A massa pode projetar-se além do septo nasal (e, nesses casos, produzir uma secreção nasal bilateral). As radiografias revelam um espaço ocupado por uma densidade de tecido mole com margens lisas e que pode se estender para o interior dos seios paranasais. Confirma-se o diagnóstico pelo estudo histopatológico do tecido retirado,[58] embora a aparência clínica seja altamente sugestiva.

Tratamento

As opções terapêuticas são injeção de formalina, ressecção cirúrgica e ablação a *laser*. Lesões menores (com menos de 10 cm de diâmetro) podem ser tratadas de forma eficaz pela injeção intralesional de formalina a 4 a 10%.[68] A maior parte dos casos requer múltiplas injeções para alcançar resolução completa.[68a,68b] Esse procedimento pode ser realizado em equinos em pé, apresenta baixo índice de complicações e está associado a uma resolução de 60% após uma mediana de cinco injeções.[64] No entanto, podem ocorrer complicações neurológicas graves em caso de fenestração da placa cribriforme pela pressão crônica de um grande PEH.[69] A TC pode ser indicada para determinar a extensão da lesão antes do tratamento.[67]

A remoção cirúrgica por meio de retalho de seio frontal está associada à hemorragia extensa e pode requerer transfusões sanguíneas pré ou pós-operatórias.[64,70] É preciso fazer uma prova cruzada pré-operatória, e o animal também pode precisar de uma traqueotomia no pós-operatório, caso seja necessário fazer um curativo extenso da cavidade nasal para conseguir a hemostasia. Após a remoção cirúrgica, cerca de 20 a 50% dos hematomas etmoidais recidivam.[70,71] As complicações pós-operatórias podem ser deiscência incisional facial, periostite por sutura, sequestro ósseo facial, secreções nasais persistentes, formação de placa sinusal fúngica e encefalite.[63,64] A excisão com *laser* também tem sido utilizada no tratamento do PEH, com índice de recidiva de 20% em um relato.[72] A recidiva é maior no PEH bilateral do que em outras formas.

ANATOMIA DA BOLSA GUTURAL

As bolsas guturais pareadas são divertículos dos meatos auditivos externos. Alguns pesquisadores sugerem que as bolsas atuam no resfriamento do suprimento sanguíneo arterial para o encéfalo.[73] Cada bolsa tem cerca de 475 mℓ de capacidade e é dividida em compartimentos medial e lateral pelo osso estilo-hióideo.[74] A bolsa enche-se na inspiração por meio da prega salpingofaríngea. O revestimento mucoso de cada bolsa é secretor e coberto por epitélio pseudoestratificado ciliado com células caliciformes e glândulas.[74] O compartimento medial é três vezes maior que o compartimento lateral e contém a artéria carótida interna e uma dobra que envolve os nervos cranianos IX, XI e XII. O ramo faríngeo do nervo vago (nervo craniano X) atravessa o assoalho da bolsa medial, e os gânglios simpáticos cranianos também são encontrados no interior desse compartimento. O músculo reto ventral da cabeça e o músculo longo da cabeça são imediatamente mediais à bolsa gutural, e o rompimento desses músculos após uma lesão na nuca pode ser identificado à endoscopia pela presença de sangue na bolsa associada. O compartimento lateral da bolsa gutural contém a artéria carótida externa e a artéria maxilar. Ramos dos nervos facial (VII), vestibulococlear (VIII) e mandibular do nervo trigêmeo (V) correm próximos à parede do compartimento lateral.

Timpanismo da bolsa gutural

Define-se timpanismo da bolsa gutural como a distensão das bolsas guturais com ar pressurizado. Em alguns casos, o acúmulo de ar é acompanhado por acúmulo de fluido. A doença costuma afetar apenas uma bolsa, mas pode ser bilateral. Diversos relatos descrevem a maior frequência da doença em potros do sexo feminino em comparação com potros do sexo masculino.[75-78] Além disso, observou-se uma predileção racial em potros das raças Árabe e Paint Horse.[76] Entre os potros árabes afetados, muitos tinham relações genéticas próximas. Exames de hereditariedade revelaram modelos poligênicos e monogênicos mistos a poligênicos com melhor capacidade de descrição da condição em potros Árabes.[79] De modo interessante e consistente com essas observações anteriores, a análise ampla do genoma inteiro para timpanismo de bolsa gutural em equinos das raças Árabe e Warmblood Alemão revelou um *locus* de traço quantitativo gênero-específico, o que condiz por completo com a observação de que os filhotes de sexo feminino são mais comumente afetados do que os de sexo masculino.[80]

Sinais clínicos

O timpanismo da bolsa gutural é mais diagnosticado em potros jovens, embora possa ocorrer a qualquer momento no primeiro ano de vida. Os achados clínicos característicos são uma área claramente aumentada na região do freio de garganta. Essa área pode apresentar aumento de volume visível e é mais unilateral, embora o acometimento bilateral seja possível. Em casos com acometimento unilateral grave, pode ser um pouco difícil determinar se um ou ambos os lados estão envolvidos, pois a área aumentada pode ser grande o suficiente para cruzar a linha média ventral, dando a impressão de doença bilateral. A área acometida não é dolorosa à palpação, e outros sinais clínicos podem não ser aparentes. Nos casos em que há aumento grave da bolsa gutural, podem-se observar obstrução das vias respiratórias ou disfagia. Em caso de déficits neurológicos (p. ex., em casos de disfagia), convém realizar um exame completo para determinar se há evidência de pneumonia por aspiração.

Patogenia

Embora a etiopatogenia exata não seja compreendida por completo, fatores anatômicos e fisiológicos para o desenvolvimento da doença devem ser considerados. Acredita-se que um retalho mucoso (prega salpingofaríngea) possa servir como uma válvula unidirecional que impede a liberação de ar e/ou de fluido da bolsa gutural afetada.[81] Outras etiologias propostas são infecção de vias respiratórias superiores (viral ou bacteriana), tosse persistente ou disfunção metabólica.[82] Na maioria dos casos, não há anomalias anatômicas evidentes que possam ser identificadas em associação ao acometimento ou abertura da bolsa gutural.[76]

Diagnóstico

A anamnese detalhada e os achados clínicos frequentemente fornecem evidências fortes para o diagnóstico de timpanismo em bolsa gutural em potros. A endoscopia possibilita o exame minucioso desse local, bem como das vias nasais, das bolsas guturais e de toda a região laríngea. Embora as aberturas da bolsa gutural possam parecer normais, a compressão dorsal da faringe é bastante observada em decorrência do aprisionamento de ar dentro da bolsa. Outras opções diagnósticas são radiografias de crânio, que revelam o aumento de volume da bolsa gutural e seu preenchimento por gás. A despeito da possível dificuldade de interpretação das radiografias de potros com doença bilateral, a combinação de endoscopia e radiografia auxilia a determinação precisa do diagnóstico.

Tratamento

Se a inflamação das vias respiratórias superiores for identificada na endoscopia como uma hiperplasia linfoide folicular da faringe, o tratamento clínico pode, a princípio, ser conservador. O tratamento pode incluir anti-inflamatórios não esteroides (AINEs) (p. ex., flunixino meglumina) combinados com antibióticos de amplo espectro (p. ex., sulfametoxazol-trimetoprima, doxiciclina ou minociclina). A terapia deve ser mantida por 10 a 14 dias. Em caso de insucesso ou progressão da doença, opções cirúrgicas devem ser consideradas.

Entre as abordagens cirúrgicas, estão descompressão com agulha e fenestração cirúrgica. Devido à intrincada rede vascular e nervosa da região afetada, o mais adequado é procurar um cirurgião experiente para cuidar desses pacientes.[81]

De modo geral, o prognóstico de recuperação e retorno à função é favorável com o tratamento cirúrgico. Em alguns casos, a descompressão cirúrgica individual não se mostra bem-sucedida, e recomenda-se a repetição do procedimento. No entanto, quando a cirurgia é adequadamente realizada, mesmo que precise ser repetida, o prognóstico de recuperação é bom.[76]

As doenças que podem ser secundárias ao timpanismo da bolsa gutural são empiema de bolsa gutural e pneumonia por aspiração. A resolução da doença primária do timpanismo da bolsa gutural é o foco principal do tratamento, mas a administração de antibióticos e a lavagem da bolsa gutural podem ser necessárias no período pós-operatório. Em alguns casos, o procedimento cirúrgico pode causar danos neurológicos permanentes devido à aspiração causada pela disfagia persistente. Nesses casos, o prognóstico para a recuperação completa é reservado.[75]

MICOSE DA BOLSA GUTURAL

A micose da bolsa gutural consiste em uma doença que pode causar hemorragia fatal em equinos. As placas micóticas normalmente estão localizadas no teto do compartimento medial, associadas à artéria carótida interna e, com menor frequência, na parede lateral do compartimento lateral da bolsa, ligadas à carótida externa ou à artéria maxilar externa. Não há aparente relação entre idade, sexo, raça ou predisposição geográfica e essa condição. Ainda se conhece pouco a etiopatogenia desse distúrbio, porém o patógeno mais comumente envolvido é o *Aspergillus (Emericella) fumigatus*, identificado com maior frequência à biopsia do que na cultura fúngica.[83] Descreve-se a placa fúngica como uma membrana diftérica com detritos necróticos, uma infinidade de isolados bacterianos e fungos.

Embora, caracteristicamente, seja uma doença observada em cavalos criados em sistema intensivo na América do Norte, a micose da bolsa gutural também foi diagnosticada em equinos que vivem em pastos no Hemisfério Sul.[84]

Sinais clínicos

A queixa mais comum em equinos é epistaxe, que pode ser grave. A hemorragia tem origem no foco de colonização da placa fúngica, mais comumente na artéria carótida interna, porém pode envolver a artéria maxilar em cerca de um terço dos casos.[73,85-88] Entre os sinais clínicos alternativos, há disfagia evidenciada pela saída de alimentos e saliva com material particulado pelas narinas, neuropatia laríngea recorrente (RLN, *recurrent laryngeal neuropathy*) decorrente do fluxo de ar turbulento e alteração na mecânica das vias respiratórias, síndrome de Horner, extensão da cabeça, aumento de volume da parótida, paralisia do nervo craniano VII (facial), encefalite micótica e infecções articulares atlanto-occipitais.[87,89-92] Mesmo a micose da bolsa gutural sendo mais comum em equinos adultos, também foi relatada em potros.[93,94] A epistaxe pode ser de natureza recorrente e fatal em aproximadamente 48% dos equinos; recomenda-se, portanto, o tratamento cirúrgico imediato.[87,95]

Patogenia

A etiopatogenia da micose da bolsa gutural ainda não foi esclarecida. Postulou-se que as dilatações aneurismáticas da vasculatura proporcionam um ambiente adequado para a proliferação de fungos.[96] A colonização fúngica da mucosa da bolsa gutural e das estruturas vasculares e neurais subjacentes provoca inflamação acentuada, necrose e erosão, o que leva à manifestação clínica de hemorragia e de uma possível neuropatia. Os sinais clínicos refletem a gravidade da doença e as estruturas anatômicas específicas colonizadas pelo fungo.

Diagnóstico

A confirmação diagnóstica da micose da bolsa gutural baseia-se na observação endoscópica de uma placa fúngica na localização anatômica apropriada. Em alguns casos, o exame completo da bolsa gutural não pode ser feito devido à gravidade da hemorragia e à obstrução da visão. Nesses casos, o exame endoscópico fornece evidências diagnósticas confirmatórias com relação à área de hemorragia, embora o local exato da placa fúngica possa não ser observado durante o exame inicial. Com base nos sinais clínicos e nos achados endoscópicos, o diagnóstico de hemorragia da bolsa gutural pode ser estabelecido, o que possibilita a instituição de um plano terapêutico. Uma importante consideração à endoscopia é evitar o deslocamento do coágulo existente em uma lesão hemorrágica. Por isso, deve-se ter cautela ao realizar a endoscopia das vias respiratórias superiores em pacientes com suspeita de micose na bolsa gutural.[97]

A neuropatia pode causar disfagia ou paralisia laríngea. A formação de placa fúngica envolvendo os ramos faríngeos do nervo vago e do nervo glossofaríngeo causa disfagia e pode levar ao desenvolvimento de pneumonia aspirativa.[73,98] Enquanto isso, uma lesão micótica localizada no compartimento medial da bolsa gutural pode danificar o gânglio cervical craniano, o que talvez provoque sinais ipsilaterais de síndrome de Horner. Alterações na vocalização ou no ruído respiratório podem decorrer de RLN ou paresia faríngea.[87] A presença de paralisia laríngea ou disfagia deve ser registrada no exame inicial, pois ambas estão associadas a um prognóstico mais reservado.[99] Em equinos com evidências de disfagia, o prognóstico é mais favorável. A recuperação pode ser observada em 6 a 18 meses. Os equinos também podem se recuperar da paralisia do nervo facial e da síndrome de Horner. As radiografias da bolsa gutural podem evidenciar acúmulo de fluido ou alterações osteolíticas no osso estilo-hióideo ou sugerir a formação de placa micótica.

Tratamento

As opções atuais para o tratamento clínico de doenças fúngicas em equinos são dificultadas pela ausência de um fármaco biodisponível e de baixo custo que possa ser administrado com eficácia. Nos casos de hemorragia acentuada, a terapia eficiente é fundamental. Independentemente do tratamento clínico escolhido, de modo geral, semanas de tratamento são necessárias para que o benefício terapêutico seja alcançado. Por essas razões, o tratamento medicamentoso pode não ser a opção terapêutica preferencial para a micose da bolsa gutural. Possíveis protocolos antifúngicos foram aplicados em alguns casos.[73] A anfotericina tem sido administrada por até 40 dias, porém a falta de eficácia confirmada, além de questões de segurança, limitam sua aplicação.[100,101] O itraconazol (5 mg/kg por via oral [VO] por dia) pode alcançar concentrações plasmáticas superiores à concentração inibitória mínima em equinos e, embora tenha um espectro de atividade semelhante ao do fluconazol, é eficaz contra *Aspergillus* spp. [102] Em um relato separado, uma combinação de itraconazol de administração sistêmica e enilconazol tópico (60 mℓ de solução aquosa a 33,3 mg/mℓ) foi bem-sucedida em um caso de micose de bolsa gutural.[103] O cetoconazol e o fluconazol foram considerados possíveis opções terapêuticas, mas, devido à falta de eficácia e de absorção, respectivamente, não são recomendados no tratamento da micose da bolsa gutural. Em outro artigo de terapia tópica, a lavagem da bolsa gutural com emulsão de clotrimazol a 0,08% em 500 mℓ de água por 14 dias preveniu a recidiva de uma lesão solitária em um relato individual. Sugere-se que um tratamento com formulação de ação prolongada de 3 dias de clotrimazol, com atividade antimicótica residual no interior da bolsa, possa ser uma opção melhor.

A terapia médica complementar também deve incluir as necessidades do paciente. A gravidade da anemia, o estado de hidratação e o grau de desconforto devem ser adequadamente avaliados. Pacientes disfágicos precisam de suporte nutricional. A inserção de uma sonda alimentar de permanência prolongada pode ser necessária para suporte até a resolução da doença ser suficiente para melhorar a função neurológica.

Tratamento cirúrgico

Normalmente, o tratamento da micose da bolsa gutural só é eficaz com terapia medicamentosa intensiva, voltada à perda de sangue e à manifestação da doença sistêmica, em combinação com a oclusão cirúrgica do(s) vaso(s) acometido(s). As atuais opções terapêuticas intervencionistas usam uma micromola ou um tampão de nitinol para a oclusão do fluxo arterial proximal e distal à lesão fúngica.[81] A colocação de micromolas transarteriais por meio de uma incisão na artéria carótida comum sob orientação fluoroscópica está associada a 84% de sobrevida e 71% de retorno ao desempenho atlético.[99,99a] Historicamente, a orientação fluoroscópica tem sido um componente importante do procedimento de colocação precisa da micromola. Relatos mais recentes descrevem a embolização transarterial com micromolas sob fluoroscopia em equinos em pé.[104] O risco de complicação é maior na presença de vasos aberrantes e, por isso, a orientação fluoroscópica mostra-se importante durante a oclusão vascular.[105,106] Os vasos aberrantes podem dificultar o posicionamento correto do dispositivo.[105,106]

Prognóstico

Equinos com hemorragia moderada a grave submetidos a procedimentos de oclusão tendem a apresentar prognóstico melhor com relação à sobrevida. A despeito dos relatos originais sugerirem um índice de sobrevida aproximada de 50%, essa informação é anterior à aplicação generalizada e rotineira de terapias intervencionistas.[73] O tempo de recuperação da micose da bolsa gutural normalmente é longo e, por isso, os déficits podem persistir por períodos prolongados e, em alguns casos, até ser permanentes. A paralisia laríngea mostra-se uma complicação residual comum dessa doença,[99] mas sua resolução já foi relatada em alguns casos.[89] A disfagia é um dos fatores complicadores mais graves no longo prazo e, embora alguns animais apresentem melhora parcial, o desfecho final pode não ser aparente por até 18 meses.[87,89] A neuropatia por acometimento do nervo facial ou do gânglio cervical craniano, que provoca paralisia do nervo facial ou síndrome de Horner, respectivamente, geralmente se resolve por completo.[73,107]

EMPIEMA DA BOLSA GUTURAL

O empiema da bolsa gutural é provocado pelo acúmulo de material purulento no interior de uma ou ambas as bolsas guturais. O exsudato acumulado pode juntar-se e tornar-se espesso, formando condroides.[108] Mais frequentemente, o empiema decorre de infecção das vias respiratórias superiores por *S. equi* subespécie *equi*. A formação de abscesso dos linfonodos retrofaríngeos leva à ruptura e à drenagem em uma ou ambas as bolsas guturais. A persistência de material purulento pode levar ao desenvolvimento de condroides, que ocorrem em aproximadamente 20% dos cavalos que desenvolvem empiema de bolsa gutural.[108] Menos comumente, o empiema pode ser um fator complicador resultante da lesão traumática do osso estilo-hióideo, resultando potencialmente em fratura. A infusão iatrogênica de materiais irritantes ou traumatismo secundário à colocação inadvertida de uma sonda nasoesofágica pode resultar em traumatismo da bolsa gutural. Raramente, a estenose congênita ou adquirida da abertura da bolsa gutural pode levar ao comprometimento da drenagem, o que resulta em acúmulo de fluido e exsudato.[82,109]

Sinais clínicos

Equinos com empiema de bolsa gutural frequentemente apresentam secreção nasal crônica e intermitente.[108] Além disso, também é possível observar linfadenopatia submandibular e aumento de parótida. Frequentemente, ausculta-se ruído respiratório aumentado, como resultado do aumento da resistência das vias respiratórias superiores causada pela compressão faríngea. Neuropatia e disfagia são incomuns, mas podem se desenvolver se a inflamação da bolsa gutural for grave. Ocasionalmente, o empiema da bolsa gutural é acompanhado por hemorragia ou secreção serossanguinolenta.[73]

Diagnóstico

A endoscopia das vias respiratórias superiores fornecerá confirmação diagnóstica da existência de exsudato nas bolsas guturais. O exame possibilitará que o veterinário determine a extensão do acúmulo de fluido e exsudato e estabeleça conclusivamente se a doença é unilateral ou bilateral. A investigação diagnóstica em amostras coletadas por endoscopia geralmente inclui cultura microbiológica e reação em cadeia da polimerase (PCR) para *S. equi* subespécie *equi*. A radiografia também possibilita a avaliação de outras estruturas nas vias respiratórias superiores. Linhas de líquidos na bolsa gutural sugerem a presença de fluido e exsudato no interior deste órgão. A ultrassonografia torna possível a avaliação diagnóstica complementar das estruturas de tecido mole periférico e da extensão da linfadenomegalia.

Tratamento

Com base na probabilidade de que o *S. equi* subespécie *equi* se associa ao desenvolvimento do empiema da bolsa gutural, deve-se adotar protocolos apropriados de biossegurança para se reduzir o risco de disseminação bacteriana para instrumentos ou para a equipe. Os protocolos de manejo específicos costumam contemplar o tratamento médico para a remoção física de exsudado, preferencialmente enquanto o material está fluido, em vez de após os acumulados de mucoides firmes terem se desenvolvido em condroides. Rotineiramente, o animal deve ser sedado para facilitar uma posição baixa da cabeça, o que irá melhorar a drenagem do fluido de lavagem. Em casos agudos, a lavagem diária com soro fisiológico estéril geralmente é eficaz para remover o exsudato.[108] A administração local de penicilina pode melhorar a eficácia do tratamento.[110] Uma mistura de penicilina e gelatina pode ser instilada por um cateter inserido sob orientação endoscópica na bolsa gutural.[111] Uma mistura de 50 mℓ é preparada por meio da dissolução de 2 g de gelatina em 40 mℓ de água estéril. A mistura deve ser resfriada até 45°C e 50°C. Em seguida, 10 milhões de unidades de benzilpenicilina sódica, reconstituídas previamente em 10 mℓ de água estéril, são adicionadas. A mistura deve ser armazenada por 12 a 16 horas a 4°C, a fim de possibilitar a solidificação da gelatina. Cerca de 25 mℓ da mistura são instilados em cada bolsa para tratamento.

Os condroides podem ser removidos com um laço endoscópico, o que previne o risco de complicações cirúrgicas e minimiza os custos do tratamento. Entretanto, a remoção completa dos condroides pode ser difícil, sobretudo se forem numerosos.[111,112] Em caso de remoção endoscópica malsucedida ou alto número de condroides, a remoção cirúrgica pode ser realizada por meio de uma abordagem de Whitehouse modificada ou *laser* transendoscópico para a criação de uma fístula faríngea permanente na bolsa gutural.[81,113,114]

HIPERPLASIA LINFOIDE FARÍNGEA

A hiperplasia linfoide faríngea é uma doença comum das vias respiratórias superiores de cavalos de corrida de 2 e 3 anos de idade. A maioria dos casos brandos responde de maneira favorável à redução da atividade atlética em combinação com a terapia anti-inflamatória sistêmica e tópica. A dexametasona pode ser administrada em dose de 0,02 a 0,05 mg/kg por VO por 1 semana, seguida pela metade da dose original por VO durante 1 semana e, depois, a cada 2 dias por mais 1 semana. Considerou-se benéfico um *spray* para a garganta, composto por nitrofurazona, dexametasona e dimetilsulfóxido, após a administração tópica.[115] A modulação imunológica sistêmica foi considerada eficaz no tratamento de equinos com inflamação das vias respiratórias inferiores e pode também ter algum benefício em cavalos com inflamação das vias respiratórias superiores.[115-117] Ocasionalmente, a doença é crônica; há relatos de que esses equinos podem responder bem à cauterização do teto dorsal da faringe.[118]

Os microrganismos associados a um curso mais prolongado de hiperplasia faríngea são *S. equi* subespécie *equi*, vírus da influenza equina e EHV-1, EHV-2 e EHV-4. Acredita-se que a doença seja provocada pela inflamação crônica dos tecidos linfoides localizados, principalmente devido à distribuição difusa dessas estruturas na mucosa equina. Embora alguns pesquisadores tenham cultivado material da orofaringe de equinos acometidos, nenhum agente etiológico foi identificado de maneira consistente. Populações normais das vias respiratórias superiores equinas, como *S. equi* subespécie *zooepidemicus*, *Bordetella bronchiseptica* e *Moraxella* foram isolados. No entanto, uma associação direta entre esses microrganismos e a doença clínica não foi determinada. Há um sistema de classificação para essa doença (Tabela 8.2). Animais com inflamação mais grave têm maior número de bactérias isoladas das vias respiratórias superiores.[119]

Tabela 8.2 Esquema de classificação da hiperplasia linfoide faríngea.

Grau 1: pequeno número de folículos brancos inativos espalhados pela parede dorsal da faringe. Os folículos são pequenos e inativos; a aparência é normal em cavalos de todas as idades.
Grau 2: folículos brancos inativos muitos pequenos sobre as paredes dorsais e laterais da faringe, à altura das bolsas guturais. Os inúmeros folículos são grandes, róseos, edematosos e bem entremeados.
Grau 3: muitos folículos grandes e róseos e alguns folículos brancos atrofiados estão distribuídos ao longo das paredes dorsais e laterais da faringe. Em alguns indivíduos, os folículos estendem-se sobre a superfície dorsal do palato mole e nos divertículos dorsais da faringe.
Grau 4: folículos róseos e edematosos mais numerosos, aglomerados, recobrindo toda a faringe, a superfície dorsal do palato mole, a epiglote e o revestimento das bolsas guturais. Grandes aglomerados formam pólipos.

Adaptada de Raker CW. The nasopharynx. In: Mansmann RA, McAllister ES (Eds.). Equine medicine and surgery. Santa Barbara: Veterinary Publications, 1982.

DESLOCAMENTO DORSAL DO PALATO MOLE

O DDSP provoca obstrução expiratória das vias respiratórias superiores durante o exercício. É uma causa comum de mau desempenho em cavalos de corrida, com prevalência de 10 a 20%.[120-123] Os animais mais acometidos fazem um ruído respiratório alto e vibratório, conhecido como *choking down* (engasgos),[124,125] embora alguns deslocamentos sejam silenciosos.[11,125] O exame endoscópico das vias respiratórias superiores em repouso é um mau indicador de DDSP.[126] O diagnóstico definitivo pode ser estabelecido durante o exame em alta velocidade se a borda caudal do palato mole for visível dorsalmente à epiglote por mais de 8 segundos.[127]

Anatomia

O equino é um respirador intranasal obrigatório e a epiglote costuma ser dorsal à borda caudal do palato mole. Uma analogia comum é a de um *botão através de sua casa*.[128] A anatomia dessa área mostra-se complexa. A laringe é suspensa pela parte petrosa do osso temporal por uma cadeia de ossos hióideos pareados, o estilo-hióideo, o cerato-hióideo, o baso-hióideo e o tíreo-hióideo, que se articulam com o aspecto rostral da cartilagem tireoidiana. Os músculos infra-hióideos (esterno-hióideo, esternotireóideo e omo-hióideo) contraem-se durante o exercício e tracionam a laringe em sentido caudal. Da mesma maneira, os músculos genioglosso, gênio-hióideo e estiloglosso (por meio de suas inserções diretas ou indiretas ao aparelho hióideo) puxam a laringe em direção rostral.[129,130] O tônus do palato mole é determinado por quatro pares de músculos (Tabela 8.3). O músculo estilofaríngeo é inervado pelo nervo glossofaríngeo e tensiona a parede dorsal da nasofaringe.[131]

Tabela 8.3 Função e inervação dos músculos que controlam o tônus do palato mole equino.

Músculo	Função	Inervação
Tensor do véu palatino	Tensiona o aspecto rostral do palato mole	Ramo mandibular do nervo trigêmeo
Elevador do véu palatino	Eleva o palato durante a deglutição e fecha a nasofaringe	Ramo faríngeo do nervo vago
Palatino	Encurta e deprime o palato	Ramo faríngeo do nervo vago
Palatofaríngeo	Encurta e deprime o palato	Ramo faríngeo do nervo vago

Etiologia

Os fatores etiológicos de DDSP não são completamente conhecidos e podem ser divididos em causas intrínsecas e extrínsecas. As disfunções intrínsecas estão associadas à diminuição do tônus na musculatura do palato. A disfunção dos músculos palatino e palatofaríngeo provoca DDSP.[132] Essa causa está intimamente ligada à hiperplasia linfoide faríngea em equinos jovens. Já o ramo faríngeo do nervo vago percorre o assoalho da bolsa gutural, que também é o teto da faringe. A transecção isolada do tendão do tensor do véu palatino desestabiliza o aspecto rostral do palato mole, levando à obstrução das vias respiratórias inspiratórias, mas não ao DDSP.[133] A disfunção do músculo estilofaríngeo caudal desestabiliza a nasofaringe, mas não causa DDSP.[131]

As causas extrínsecas estão relacionadas com a musculatura que controla a posição da laringe e do aparelho hióideo. A transecção dos músculos tireo-hióideos pareados produz DDSP,[134] presumivelmente porque esses músculos são inervados pelo nervo hipoglosso e impedem a retração caudal da laringe durante o exercício. A ressecção parcial dos tendões esternotireóideos e esterno-hióideos causa obstrução inspiratória das vias respiratórias, mas não DDSP.[135]

Há pouca pesquisa a respeito do papel dos músculos hióideos rostrais (gênio-hióideo, estilo-hióideo e estiloglosso) em equinos, mas, em humanos, esses músculos são essenciais para a estabilidade da faringe.[136,137] Indiretamente, os dispositivos para anquiloglossia, projetados para evitar a retração caudal do aparelho hioide durante o exercício, têm-se mostrado capazes de evitar o DDSP em alguns animais.[138] Além dessas disfunções neuromusculares, anomalias estruturais, como massas ou granulomas associados à cartilagem epiglótica ou ao palato mole, podem induzir DDSP.[139]

Tratamento

Técnicas cirúrgicas que visam à prevenção da retração caudal da laringe, como a ressecção da musculatura infraioide e o procedimento de Llewellyn (transecção do tendão de inserção do músculo esternotireóideo), estão associadas os índices de sucesso entre 58 e 73%.[125,140,141] Os tratamentos que têm como alvo as causas intrínsecas envolvem estafilectomia[141] e técnicas de enrijecimento dos tecidos moles, como a palatoplastia rostral.[142] O tratamento conservador do DDSP, incorporando repouso, melhora da condição física, uso de dispositivo para anquiloglossia ou qualquer combinação, também foi eficaz em até 61% dos casos.[138,143] Um estudo caso-controle demonstrou que a cirurgia composta, incluindo estafilectomia, miectomia do esternotireoioide e ventriculocordectomia, produziu aumento no ganho de corridas em 60% dos equinos tratados, mas em 40% dos controles.[124]

O avanço cirúrgico da laringe (procedimento de elevação e avanço da laringe) tem um índice de sucesso de 80 a 82% em cavalos de corrida.[144] O mecanismo proposto desse procedimento é a substituição da ação dos músculos tireo-hióideos, que impede a descida ventral e a retração caudal da laringe durante o exercício. Esse procedimento mostra-se bem descrito.[144] Os equinos submetidos a esse procedimento apresentam maior probabilidade de voltar às corridas no pós-operatório do que os controles pareados. O procedimento restaura o rendimento da corrida para os níveis basais pré-operatórios e similares aos dos controles pareados.

Além disso, um dispositivo externo (Cornell Collar®, Vet-Aire, Inc., Ithaca, NY, EUA) que aplica pressão para frente e para cima no aparelho hióideo e incorpora uma focinheira em forma de oito também previne o DDSP induzido experimentalmente durante exercícios extenuantes.[145]

NEUROPATIA LARÍNGEA RECORRENTE

A RLN é uma das principais causas de mau desempenho em cavalos de corrida e afeta 1,6 a 8% dos animais da raça Puro-Sangue Inglês.[146-149] A prevalência em cavalos de tração é de quase 42%,[150] e o risco de RLN aumenta com a elevação da altura em Belgas e Percherons, mas não em Clydesdales.[150] Cavalos a partir dos 6 meses podem ser acometidos.[151] A doença produz um ruído inspiratório durante o exercício, que tem sido descrito como *rugido* e de *serra*. O termo *neuropatia laríngea recorrente* é preferível a *hemiplegia laríngea idiopática*.[152]

Diagnóstico

O diagnóstico pode ser feito na maioria dos cavalos com base em um exame endoscópico em repouso das cartilagens aritenoides. Alguma confusão surgiu de diferentes sistemas de categorização usados para diagnosticar o grau de disfunção aritenoide observado ao exame. Um encontro recente de pesquisadores chegou a um consenso sobre um sistema de classificação de quatro níveis (Tabela 8.4).[152] Esse sistema de gradação em repouso é mais útil em sua capacidade de prever a função das aritenoides em exercícios de alta velocidade. A Tabela 8.5 mostra a posição da aritenoide durante o exercício.[153]

Todos os cavalos de grau 1 são normais (grau A) durante o exercício, e todos os cavalos de grau 4 apresentam colapso dinâmico (grau C).[154] Durante o exercício, 4% dos cavalos de grau 3 são normais (grau A); 19%, de grau B; e 77%, de grau C.[155] Nos equinos de grau 2, 4% são de grau B ou C durante o exercício.[154] Recentemente, uma técnica para examinar o músculo cricoaritenoide lateral por ultrassonografia foi descrita e se mostrou um bom indicador da função das aritenoides no exercício.[156] É bastante útil caso a realização de um teste ergométrico em esteira de alta velocidade não seja possível.

Tabela 8.4 Sistema de classificação da função laríngea no cavalo em pé sem sedação.[152]

Grau	Descrição
I	Todos os movimentos da cartilagem aritenoide são síncronos e simétricos, e a abdução completa da aritenoide pode ser realizada e mantida.
II	Os movimentos da cartilagem aritenoide são ocasionalmente assíncronos, mas a abdução completa da aritenoide pode ser realizada e mantida.
III	Os movimentos da cartilagem aritenoide são assíncronos e/ou assimétricos. A abdução completa da cartilagem aritenoide *não pode* ser realizada, nem mantida.
IV	Imobilidade completa da cartilagem aritenoide e da prega vocal.

Os graus II e III contêm vários subgraus. Os leitores devem consultar a monografia citada[152] para obter mais informações.

Tabela 8.5 Sistema de classificação da função laríngea durante a endoscopia em esteira.[153]

Grau	Descrição
A	Abdução completa da cartilagem aritenoide durante a inspiração
B	Abdução parcial da cartilagem aritenoide esquerda (entre abdução completa e posição de repouso)
C	Abdução menos que na posição de repouso, com colapso da metade contralateral da rima glótica durante a inspiração

Anatomia e etiologia

O nervo laríngeo recorrente esquerdo curva-se medialmente ao arco aórtico durante o desenvolvimento e tem aproximadamente 1 m de comprimento.[157] Por outro lado, o nervo laríngeo recorrente direito passa ao redor da artéria subclávia direita e é cerca de 25% mais curto.[157] A alta prevalência de neuropatia periférica desmielinizante crônica no nervo laríngeo recorrente esquerdo tem sido atribuída a seu comprimento.[158,159] A perda de mielina é mais grave distalmente[160,161] e está associada à perda axonal.[161a,161b] A RLN provoca atrofia progressiva do músculo cricoaritenóideo dorsal esquerdo e, depois, perda da abdução da cartilagem aritenóidea.[158,160,162] O nervo laríngeo recorrente direito raramente é acometido, embora traumatismos diretos possam induzir disfunção.

Durante o exercício, a disfunção aritenóidea estreita a rima glótica e aumenta a impedância e o ruído inspiratório.[163,164] Isso, por sua vez, limita o fluxo de ar e aumenta a pressão motora durante a inspiração, causando hipoxia grave induzida por exercícios e diminuição do desempenho.[163,165-167]

Tratamento

O padrão-ouro atual para o tratamento da RLN em cavalos é a laringoplastia protética, com ou sem cordectomia ou ventriculectomia vocal.[168-171] Nessa técnica, uma sutura não absorvível abduz as aritenoides. Uma limitação desta técnica é a perda frequente e significativa de abdução da cartilagem aritenóidea, que pode ser observada no período pós-operatório.[171,172] Essa perda de abdução reduz a área transversal da rima glótica e provoca o retorno da intolerância ao exercício e dos ruídos respiratórios anormais.[171-173] A perda de abdução também pode contribuir para o modesto índice de sucesso pós-operatório de 48 a 68% observado em cavalos de corrida.[168,169,174-177] Um índice de sucesso muito maior (73 a 91%) foi relatado em equinos em exercício submáximo.[171]

Em raças de tração, o grau de abdução necessário para a laringoplastia é menor do que o de um cavalo de corrida, já que o objetivo consiste em evitar o colapso dinâmico da aritenoide em vez de normalizar a área transversal normal da rima glótica. Alguns veterinários recomendam a cordectomia vocal apenas em raças de tração. Nos cavalos de corrida ou não, as principais complicações são intolerância ao exercício, ruído respiratório e tosse.[169,170,177]

O restauro da função fisiológica por meio da reinervação e de técnicas de transplante de pedículo neuromuscular também tem produzido resultados positivos,[178-180] embora vários meses se passem antes que qualquer melhora na função aritenóidea seja observada. A aritenoidectomia parcial está associada a um prognóstico razoável para o tratamento do RLN em equinos[174,181] e, de modo geral, não é recomendada como opção cirúrgica de primeira linha.

ENCARCERAMENTO EPIGLÓTICO

A prega ariepiglótica é a mucosa que se estende do aspecto lateral das cartilagens aritenoides até o aspecto ventrolateral da epiglote, onde se funde com a mucosa subepiglótica e a prega glossoepiglótica. No encarceramento epiglótico, essa membrana envolve a borda livre da epiglote.[182] A ondulação das membranas encarceradas durante a respiração diminui a área transversal da faringe e obstrui o fluxo de ar, sobretudo durante a expiração.

A causa do encarceramento epiglótico não é completamente compreendida. Na maioria dos casos, a cartilagem epiglótica e os tecidos moles associados parecem normais. Às vezes, a hipoplasia epiglótica congênita ou a inflamação das estruturas das vias respiratórias superiores parecem contribuir para o encarceramento. O encarceramento epiglótico é responsável por 1 a 3% dos problemas obstrutivos das vias respiratórias superiores em equinos.[121,149]

Sinais clínicos

A maioria dos cavalos apresenta intolerância ao exercício e ao estertor respiratório. Os animais podem tossir durante o exercício ou enquanto comem.

Diagnóstico

O diagnóstico baseia-se no exame endoscópico. A membrana obscurece a margem serrilhada normal da epiglote e sua vasculatura dorsal. Em oposição ao DDSP, a forma da epiglote ainda pode ser visualizada. A ulceração da margem livre da dobra e a erosão da epiglote encarcerada podem ser aparentes.[183]

Tratamento

O encarceramento requer correção cirúrgica. Diversas abordagens têm sido utilizadas, como a divisão axial transoral[182,184-186] ou transnasal[187] com bisturi curvo e a divisão transendoscópica com *laser*.[188-190] O prognóstico após a cirurgia é bom, apesar da possibilidade de novo encarceramento e desenvolvimento de DDSP.[182,190,191]

CONDRITE ARITENOIDE

A condrite aritenoide é uma doença inflamatória progressiva, de origem infecciosa, das cartilagens aritenoides de equinos adultos. Mais comumente, a disfunção das vias respiratórias superiores diminui o desempenho atlético e causa estridor respiratório. O diagnóstico baseia-se na endoscopia das vias respiratórias superiores. Uma manifestação da condrite é o desenvolvimento de granulomas na superfície axial das cartilagens aritenoides. O tratamento dos pacientes acometidos pode ser clínico ou cirúrgico. Embora a antibioticoterapia de amplo espectro tenha sido tentada em muitos casos, raramente é curativa. A realização de traqueostomia também é importante no tratamento de alguns desses casos. Há diversas técnicas descritas para a realização de uma traqueostomia permanente.[192]

DESLOCAMENTO ROSTRAL DO ARCO PALATOFARÍNGEO

Nos equinos, o palato mole termina caudalmente na confluência dos pilares caudais para formar o arco palatofaríngeo que cobre o orifício esofágico.[193] Com o deslocamento rostral do arco palatofaríngeo, essa dobra de tecido parece ser deslocada para frente, sobrepondo-se aos ápices das cartilagens aritenoides. A doença é incomum, com inúmeros relatos de pequenas séries de casos e casos individuais.[120,194-197] O deslocamento do arco palatofaríngeo pode estar associado à malformação das cartilagens laríngeas e dos músculos cricofaríngeo e cricotireóideo.[120] A doença pode estar presente desde o nascimento. Na maioria dos casos, o ruído respiratório anormal e o baixo desempenho atlético são as queixas principais. A conformação faríngea anormal impede a deglutição normal, predispondo os equinos ao desenvolvimento de pneumonia por aspiração. Em casos graves, os animais podem apresentar disfagia, secreção nasal de material alimentar e tosse persistente.[128,196] O diagnóstico baseia-se nos sinais clínicos e na anamnese e confirmado à endoscopia. O arco palatofaríngeo em deslocamento rostral obscurece a visualização normal dos ápices das cartilagens aritenoides. O deslocamento rostral do arco palatofaríngeo representa uma importante deformação das estruturas laríngeas e está associado a um prognóstico reservado. A ressecção do arco por cirurgia convencional ou a *laser* não melhorou o desempenho atlético de maneira significativa.[194]

CICATRIZ NASOFARÍNGEA

A cicatriz nasofaríngea é uma inflamação das vias respiratórias superiores com subsequente cicatrização da faringe. Outras estruturas comumente afetadas são as aberturas para as bolsas guturais, a epiglote e as cartilagens aritenoides. Nos EUA, essa doença está associada a uma região geográfica muito específica, em especial a Costa do Golfo do centro e do sudeste do Texas.[198-201] A doença também foi relatada no Mississippi, em Louisiana e na Flórida, mas em casos raros.[183,198] Essa é uma doença das vias respiratórias superiores conhecida há aproximadamente três décadas, mas, nos centros de referência, se tornou um dos distúrbios mais frequentemente diagnosticados em equinos que precisam de traqueostomia permanente.[200] Os sinais clínicos costumam ser ruído das vias respiratórias superiores, intolerância ao exercício e raramente disfagia. Durante os estágios agudos da doença, pode haver rinorreia.[202] Animais com queixa de desconforto respiratório geralmente apresentam a doença aguda. A obstrução das vias respiratórias de até 50% leva a um aumento acentuado da resistência das vias respiratórias, de 16 vezes (ou mais), dependendo da gravidade da cicatrização e da estenose faríngea. Como a doença está localizada nas vias respiratórias superiores e a disfagia é incomum, a tosse não costuma ser associada à cicatriz nasofaríngea.[202]

Confirma-se o diagnóstico pela endoscopia das vias respiratórias superiores. O diagnóstico precoce é importante para a modificação dos fatores ambientais para limitar a progressão da doença. A remoção da pastagem e a mudança para um estábulo ou lote seco estão associadas à progressão limitada da doença. Embora diversos procedimentos cirúrgicos tenham sido usados para remover o tecido cicatricial formado, o procedimento atualmente recomendado é a traqueostomia permanente.[199]

Um recente estudo retrospectivo de caso-controle, com o objetivo de determinar os fatores de risco para o desenvolvimento da cicatriz nasofaríngea, avaliou 242 equinos, 121 com cicatriz nasofaríngea e 121 controles. No total, 1.236 cavalos foram examinados. Tanto os animais acometidos quanto os controles obedeciam aos critérios de inclusão exigidos da pesquisa. Os fatores de risco associados ao desenvolvimento da doença foram o alojamento exclusivo em pasto ou o acesso a pasto e a idade do animal.[202] Não houve associação de raça ou sexo com o desenvolvimento da doença, diferentemente de uma pesquisa anterior que sugeria que as éguas poderiam ser mais suscetíveis à cicatriz nasofaríngea.[198] Acredita-se que a idade esteja associada à progressão crônica da doença ou ainda que a doença seja decorrente de episódios repetidos de exposição a um alergênio ou irritante localizado no pasto. Além disso, acredita-se que os repetidos períodos de exposição provoquem contínuas crises de inflamação e de remodelação fibrosa das vias respiratórias superiores dos equinos acometidos.[202] Com base nos dados publicados sobre a doença, parece que a proporção de casos é estável desde a divulgação dos relatos originais, sendo de 0,64% nas regiões geográficas de alto risco.[198,202] A doença foi reconhecida como sazonal, com animais examinados nos meses de verão. A probabilidade de ocorrência de surto agudo da doença foi maior nos meses de primavera, verão ou outono. Isso sugere que a exposição a um irritante, como o pólen ou a toxina de algas, tendia a acontecer nos meses mais quentes.

De modo geral, parece que a probabilidade de ocorrência dessa doença é maior em cavalos idosos que vivem predominantemente em pastagens, em especial durante os meses mais quentes no sudeste e no centro do Texas, EUA. A etiologia exata ainda não foi determinada, o que dificulta a prevenção. Em equinos diagnosticados com cicatriz nasofaríngea que causa acentuada estenose das vias respiratórias e dificuldade respiratória, a traqueostomia permanente é o tratamento de escolha, com prognóstico favorável (89%) para o desfecho clínico e o retorno à função.[200]

INFECÇÃO POR *STREPTOCOCCUS EQUI* SUBESPÉCIE *EQUI* (ADENITE EQUINA)

As infecções bacterianas das vias respiratórias superiores geralmente são causadas por *S. equi* subespécie *equi*. O *S. equi* subespécie *equi* é um coco gram-positivo beta-hemolítico pertencente ao grupo C de Lancefield e há séculos apontado como responsável por doenças respiratórias primárias em equinos.[203] Ele se mostra um patógeno bacteriano primário altamente contagioso das vias respiratórias superiores e atua como agente causador da adenite equina, também chamada garrotilho, uma das doenças infecciosas mais comuns em cavalos. O *S. equi* é facilmente cultivado em ágar-sangue e produz colônias mucoides, não pigmentadas ("pingo de mel") que aparecem em pares ou cadeias circundadas por uma zona proeminente de beta-hemólise. Embora muito semelhantes geneticamente, o *S. equi* subespécie *equi* distingue-se do *S. equi* subespécie *zooepidemicus*, e este último é um habitante normal das vias respiratórias superiores de equinos saudáveis. Apesar da grande semelhança morfológica das colônias, o *S. equi* costuma ser diferenciado do *S. zooepidemicus* por sua incapacidade de fermentar açúcares carboidratos, em especial lactose, sorbitol ou trealose.[204] Os isolados típicos de *S. equi* não fermentam açúcares, enquanto seus isolados atípicos podem fermentar lactose ou trealose, mas não sorbitol.[205] Além das características bioquímicas, os exames que diferenciam essas bactérias por seu DNA podem fornecer informações diagnósticas sobre os dados de sequência genética que são exclusivos de *S. equi*, aumentando a sensibilidade diagnóstica.[110] De preferência, a PCR deve ser realizada com *primers* fundamentados na sequência de nucleotídios do gene que codifica a proteína M do *S. equi* (SeM).

A avaliação molecular com eletroforese de enzimas *multilocus* confirmou a forte relação genética de *S. equi* subespécie *equi* e *S. equi* subespécie *zooepidemicus*. Isso indica que o primeiro é, na verdade, um clone de maior diversidade genética derivado de *S. equi* subespécie *zooepidemicus*.[206] Tal achado levou à recomendação de reclassificação de *S. equi* subespécie *equi* como um biovar de *S. equi* subespécie *zooepidemicus*.[207] Ainda que os isolados dessas duas bactérias apresentem mais de 92% de homologia (similaridade) de DNA, a imunidade é espécie-específica. A imunização com *S. equi* subespécie *zooepidemicus* não protege contra *S. equi* subespécie *equi*. No entanto, do ponto de vista imunológico, a resposta do hospedeiro a esse patógeno pode ser complexa devido à reatividade antigênica dessas duas bactérias tão semelhantes.

Como o *S. equi* é um patógeno primário das vias respiratórias superiores equinas, diferentemente do *S. zooepidemicus*, que é patológico apenas como invasor secundário, não requer ruptura epitelial das vias respiratórias ou infecção viral prévia para colonização bacteriana efetiva e subsequente infecção.[208] Existem três tipos de colônias para o *S. equi*, e suas diferenças morfológicas são diretamente associadas à virulência bacteriana. A cepa mais reconhecida com patogenicidade marcante em equinos produz colônias bastante encapsuladas e de tom dourado-claro em ágar-sangue, enquanto as colônias atípicas de *S. equi* exibem aparência fosca após 24 horas de incubação e suas colônias não são encapsuladas, além de serem secas e pequenas.[209] As diferenças morfológicas observadas entre as cepas de *S. equi* resultam da variabilidade no teor de ácido hialurônico da cápsula bacteriana.

Epidemiologia

A infecção por *S. equi* é mais observada em equinos jovens, com 1 a 5 anos de idade, mas pode ocorrer em animais de qualquer faixa etária, principalmente em caso de ausência de imunidade específica para o antígeno ou se a contaminação for forte. Sabe-se que potros com até 3 meses de idade nascidos de mães imunes são resistentes ao desenvolvimento de adenite equina.[210] Portanto, em áreas endêmicas, os potros apresentam maior suscetibilidade à infecção após o desaparecimento dos anticorpos maternos, geralmente no momento do desmame ou depois, no primeiro ano de vida. Os indivíduos sem exposição prévia à infecção são altamente suscetíveis, com taxas de morbidade de cerca de 100% e baixas taxas de mortalidade (até 10%).[211] Estima-se que, após a infecção, cerca de 75% dos equinos mantenham imunidade contra invasões bacterianas por mais de 5 anos.[212,213] No entanto, curiosamente, os 25% restantes não conseguem manter a imunidade específica ao patógeno e, portanto, são suscetíveis à reinfecção meses depois, o que pode representar uma falha na produção ou na manutenção de um nível adequado de anticorpos mucosos e sistêmicos.[213] Em um estudo com cavalos jovens com adenite equina clínica enquanto ainda eram potros, os pesquisadores descobriram que 83% desses animais se tornaram resistentes à exposição por contato no plantel até 6 meses depois.[214] Conforme esperado, porém, a imunidade não é vitalícia. Estudos epidemiológicos históricos relatam índices de surtos em equinos com mais de 3 anos de idade de 18, 29 e 35%.[211,215,216]

O *S. equi* subespécie *equi* pode ser transmitido por contato direto com a secreção purulenta de um animal infectado ou a contaminação de fômites, como tratadores de cavalos, equipamentos de escovação e limpeza, arreios, áreas de alimentação, fontes de água ou outros itens com secreções mucosas ricas em bactérias de um equino doente. Não raro, a introdução de um cavalo que está se recuperando da infecção em um grupo de animais não previamente expostos pode desencadear um surto. Embora a manifestação clínica da doença possa se resolver em cerca de 14 dias, a eliminação de bactérias geralmente continua por 4 a 6 semanas. Em alguns casos, o surto pode ser causado por um animal aparentemente saudável que atua como portador crônico assintomático. Os equinos podem manter o microrganismo dentro do material purulento congesto das bolsas guturais por períodos prolongados, sob a forma de condroides (Figura 8.13). Um estudo recente sugeriu que a endoscopia da bolsa gutural pode ser o método mais eficiente e preciso de diagnóstico em um cavalo portador aparentemente saudável. Esse estudo de caso-controle foi realizado por 8 anos e incluiu 8.308 cavalos examinados pelo serviço ambulatorial de um grande hospital-escola. De modo geral, houve 108 (1,3%) casos de adenite equina, e 215 (2,6%) animais apresentaram febre, mas não infecção por *S. equi* e, por isso, serviram como controles. O estudo confirmou as observações anteriores[217-219] de que equinos com secreção nasal mucopurulenta bilateral (Figura 8.14) e formação de abscesso externo na região faríngea provavelmente apresentavam infecção por *S. equi*.[220] Além disso, determinou que nem todos os equinos demonstraram evidências clínicas para sustentar a suspeita de infecção por *S. equi* e que, no exame de animais suspeitos, a endoscopia de vias respiratórias superiores pode ser o método mais eficiente e preciso para exame dessa área e coleta de amostras para cultura microbiana e diagnóstico molecular. Relatos anteriores forneceram evidências de que os equinos podem abrigar o microrganismo nas bolsas guturais por períodos longos, com um relato indicando 39 meses sem sinais clínicos.[216,221] A etiopatogenia do estado de portador com condroides não é completamente compreendida, mas se acredita que essa doença seja uma consequência da drenagem incompleta do material mucoide das bolsas guturais. Propôs-se que o esvaziamento incompleto das bolsas guturais causa a retenção de material, que leva ao desenvolvimento de condroide. A presença persistente desse material na bolsa gutural pode manter um ciclo perpétuo de inflamação em um sítio anatômico relativamente fechado. Animais portadores alojados na população geral têm papel essencial na manutenção de bactérias entre os surtos aparentes.[222] A identificação do animal portador é fundamental para diminuir surtos futuros da doença.

Embora não existam estudos de campo controlados em grande escala de registro da capacidade de sobrevida do *S. equi* no ambiente, suspeita-se que o microrganismo persista por longos períodos.[223] As recomendações para o manejo de ambientes contaminados foram baseadas em pesquisas originais destinadas a determinar a sobrevida ambiental de *S. equi*, sugerindo que a persistência bacteriana prolongada seja um risco substancial por até 63 dias.[224] No entanto, e diferentemente dessas observações originais, evidências mais contemporâneas sugerem a sobrevida mais limitada de *S. equi* em ambiente externo.[225] Nesse estudo, a luz do sol foi associada à sobrevida inferior a 24 horas, enquanto a sobrevida global se mostrou inferior a 72 horas.[225] As implicações dessa pesquisa não devem ser superestimadas, mas vale notar que, ao ar livre, principalmente com muita luz solar, é improvável que a interdição prolongada das instalações seja necessária. Na limpeza de superfícies não porosas, o microrganismo é suscetível a uma diluição de fenol a 1:200, e desinfetantes como iodopovidona, clorexidina e glutaraldeído matam a bactéria em 90 min.

O *S. equi* tem sido tradicionalmente definido como um patógeno restrito ao hospedeiro equino. No entanto, a pneumonia fatal atribuída ao microrganismo foi relatada e caracterizada em nível molecular em camelos.[226,227] Embora a infecção por *S. equi* possa ocorrer em humanos e existam descrições de bacteriemia e meningite por *S. equi*, elas são raras e podem ser associadas a uma contaminação realmente grande ou a comprometimento da imunidade do hospedeiro.[228]

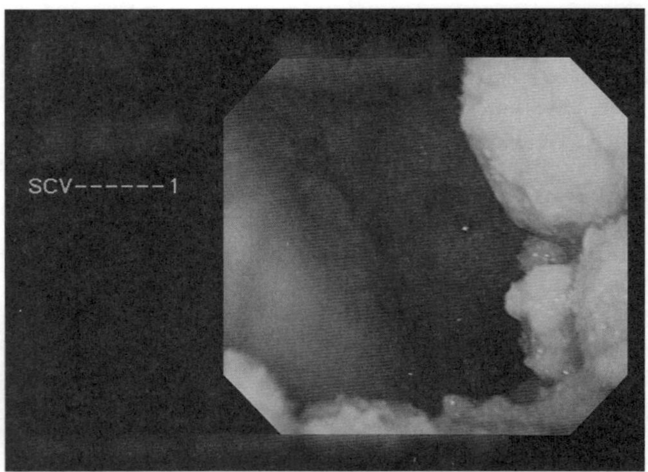

Figura 8.13 Um cavalo Quarto de Milha de 12 anos de idade, castrado, com história de infecção por *Streptococcus equi* aproximadamente 6 meses antes. A secreção mucopurulenta unilateral intermitente era observada desde o início da infecção. A endoscopia das vias respiratórias superiores revelou o desenvolvimento acentuado de condroides na bolsa gutural esquerda.

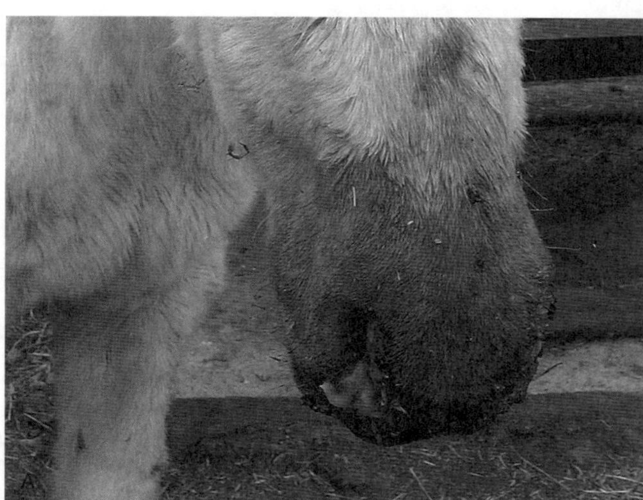

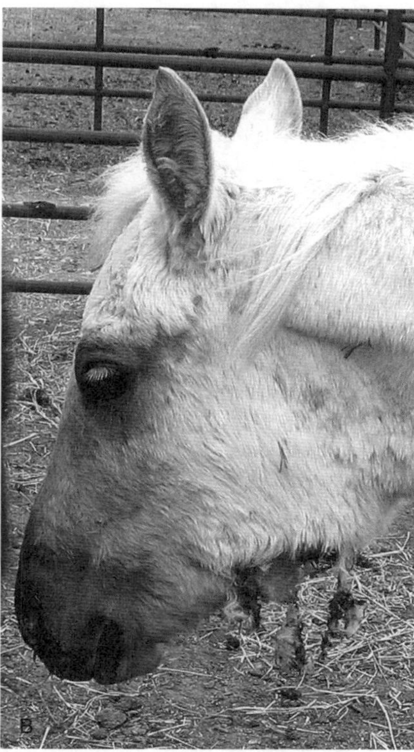

Figura 8.14 A. Potranca mestiça de Quarto de Milha de 1 ano de idade com evidência de linfadenopatia submandibular e secreção nasal mucopurulenta bilateral consistente com cultura microbiológica de *Streptococcus equi* subespécie *equi*. **B.** Ruptura subsequente de linfonodos submandibulares.

Patogenia

Depois que as gotículas infecciosas são inaladas ou ingeridas, o microrganismo adere às células epiteliais da mucosa bucal e nasal do equino, mas não coloniza a superfície mucosa dos tecidos tonsilares da nasofaringe. O período de incubação da exposição bacteriana à manifestação clínica de formação de abscesso de linfonodo é de cerca de 10 a 14 dias. Curiosamente, o *S. equi* não pode ser detectado por cultura bacteriana ou *swabs* nasofaríngeos obtidos 24 horas após a infecção ou a contaminação. O mecanismo de aderência bacteriana ainda não foi compreendido completmente, mas pode envolver exposição de proteínas de superfície bacteriana, como SzPSe, Se73.0 e Se51.9.[223] Sugere-se que as diferenças entre *S. equi* e *S. zooepidemicus* tenham relação com a sequência genética de *S. equi*, que pode rapidamente atravessar o epitélio da mucosa e levar ao desenvolvimento de grandes abscessos no linfonodo. De particular relevância para a estrutura molecular de *S. equi* é o fato de que o genoma codifica 29 proteínas de superfície que são caracterizadas por um fator proteico específico de LPXTG que, sob a influência de enzimas sortases, se liga ao peptidoglicano da parede celular.[222,229] De modo similar, o *S. zooepidemicus* também codifica proteínas processadas pela sortase, e uma cepa, denominada *H70*, codifica 39 proteínas. Tais proteínas são definidas como *loci* de *pili*. Os *pili* são projeções semelhantes a pelos que se estendem a partir da superfície bacteriana. Acredita-se que tenham um papel importante na ligação aos tecidos epiteliais do hospedeiro.[222] O *S. equi* expressa um repertório mais limitado dessas proteínas, o que pode limitar a diversidade de adesão dessa linhagem bacteriana ao hospedeiro e, assim, a translocação epitelial é mais rápida.

Uma das características de *S. equi* é sua capacidade de escapar dos mecanismos de defesa do hospedeiro. A proteína M processada por sortase dos estreptococos confere propriedades antifagocíticas. Especificamente, as moléculas fibrilares acidorresistentes que se projetam da superfície bacteriana são expressas em pares que se entrelaçam em uma estrutura coesa espiralada na superfície. As proteínas M expressas pelo *S. equi* subespécie *equi* têm cerca de 58 kDa. Acredita-se que a região C-terminal da SeM tenha uma estrutura espiralada disposta em alfa-hélice com alto grau de similaridade de sequência com SzM expressa por *S. zooepidemicus*. Em contrapartida, no entanto, a porção N-terminal de SeM não é enrolada, expressando cadeias simples que são exclusivas de *S. equi*. Com relação à evasão da imunidade do hospedeiro, a atividade antifagocítica está associada à capacidade de ligação ao fibrinogênio dessas porções proteicas, além da capacidade de ligação aos isótipos de imunoglobulinas IgG4 e IgG7. A interação com o fibrinogênio e as imunoglobulinas na superfície bacteriana bloqueia os sítios de ligação de C3b, o que inibe a atividade das convertases C3 e C5 da via alternativa do sistema complemento. Essa região de SeM apresenta alto grau de diversidade.

Existem muitas diferenças entre *S. equi* e *S. zooepidemicus*, e uma das principais diz respeito à fermentação de carboidratos – principalmente ribose, lactose e sorbitol.[204,222] A colonização da mucosa está diretamente relacionada com o metabolismo dos carboidratos, e acredita-se que, embora o *S. zooepidemicus* tenha mantido essa capacidade, o *S. equi* a perdeu ao longo da evolução.

Como muitas cepas de bactérias, o *S. equi* produz uma cápsula de ácido hialurônico. Essa cápsula é um mecanismo de evasão imune que limita a capacidade de destruição da bactéria pelo hospedeiro. Tal cápsula mimetiza a molécula presente nos tecidos dos hospedeiros mamíferos e forma um escudo protetor para a bactéria. O *S. equi* não encapsulado foi comparado com uma cepa produtora média de cápsula, chamada de *matt*, além de uma cepa com cápsula espessa ou mucoide. Comparadas *in vitro*, as cepas foram semelhantes com relação à expressão da proteína M, da atividade citotóxica e da expressão mitogênica. No entanto, a cepa não encapsulada não demonstrou qualquer resistência à fagocitose por neutrófilos *in vitro*, independentemente da presença de opsoninas. Por outro lado, cepas com diferentes níveis de formação de cápsula, *matt* ou mucoide demonstraram resistência quase completa à fagocitose. Além disso, ao considerar a influência da cápsula na patogenicidade em hospedeiros equinos, a cepa não encapsulada não causou doença clínica após o desafio, embora tenha havido soroconversão, enquanto cepas encapsuladas de *S. equi* provocaram repetidamente a doença consistente com essa infecção.[230]

Após algumas horas de adesão, a bactéria atravessa a mucosa para chegar aos vasos linfáticos e linfonodos locais, nos quais ocorre a replicação extracelular.[222,231] Fatores quimiotáticos derivados de proteínas do sistema complemento, geradas após a interação de C1 com o peptidoglicano bacteriano, atraem grande número de neutrófilos que contribuem para a formação de linfadenite e abscesso.[213] A disseminação bacteriana metastática, além dos tecidos linfoides das vias respiratórias superiores, pode ocorrer por vias hematogênicas ou linfáticas. Embora incomum e relatado em apenas uma investigação, o *S. equi* pode ser cultivado a partir do sangue, 6 a 12 dias após a inoculação intranasal.[232]

Inúmeros fatores de virulência de *S. equi* contribuem para sua patogenicidade, inclusive a cápsula de ácido hialurônico, a proteína SeM, uma proteína antifagocítica (Se18.9), uma toxina leucocida (toxina do tipo estreptolisina S [SLS]) e lipoproteínas da membrana celular.[205,232a-c] A síntese da cápsula de ácido hialurônico é controlada pelo óperon *has*, composto por *hasA* (que codifica a hialuronato sintase), *hasB* (que codifica UDP-glicose desidrogenase) e *hasC* (que codifica UDP-glicose pirofosforilase). A cápsula é antifagocítica, reduzindo ao máximo o número de bactérias que subsequentemente são ingeridas e mortas. A cápsula, em virtude de sua carga negativa e de sua hidrofilicidade, também produz um ambiente redutor localizado que protege a atividade de proteases e toxinas sensíveis ao oxigênio (SLS). Por fim, a cápsula é necessária para a atividade de SeM. Em cepas não encapsuladas de *S. equi*, a SeM agrega-se e não forma a estrutura tridimensional necessária para sua função.[213] Embora cepas não encapsuladas de *S. equi* sejam capazes de colonizar a superfície das vias respiratórias superiores e estimular a produção de anticorpos séricos, não conseguem induzir alterações histopatológicas detectáveis nos linfonodos retrofaríngeos e mandibulares. O segundo fator de virulência, a proteína SeM, é um antígeno da parede celular de 58 kDa, também antifagocítico. Em sua extremidade N-terminal, a SeM liga-se ao fibrinogênio; em sua região central, liga-se à IgG. Ao fazê-lo, mascara a superfície de ligação ao C3b na parede da célula bacteriana e inibe a C3-convertase da via alternativa e a C5-convertase da via clássica.[213] O sequenciamento do gene SeM entre os códons 38 e 143 de 142 cepas de *S. equi* identificou 43 alelos de SeM. Cada alelo foi característico de um determinado surto em uma localização geográfica.[232d] Assim, a análise da sequência SeM pode ser usada para complementar investigações epidemiológicas de surtos de adenite equina. A perda da expressão de SeM leva à perda de virulência, mas não diminui a infectividade do microrganismo. Outra proteína M de *S. equi*, a SzPSe, exibe reatividade cruzada antigênica com as proteínas do tipo M de *S. zooepidemicus*, mas sua contribuição para a virulência de *S. equi* é desconhecida.[206] Recentemente, uma proteína exclusiva de *S. equi*, a Se18.9, também demonstrou ter propriedades antifagocíticas.[232c] O efeito líquido de Se18.9 é diminuir a deposição de C3 (e, portanto, da opsonina C3b) na superfície bacteriana, reduzindo a fagocitose. Acredita-se que a proteína SLS represente um quarto fator de virulência por suas propriedades citotóxicas. Essa proteína danifica os macrófagos e neutrófilos do hospedeiro, possibilitando a evasão imunológica e o acesso a nutrientes essenciais liberados.[205] Um quinto fator de virulência reside nos componentes da lipoproteína da membrana celular de *S. equi*. A infecção de pôneis suscetíveis com microrganismos mutantes para uma lipoproteína específica (PrtM) caracteriza-se por sinais clínicos bastante atenuados (0 de 5 pôneis infectados desenvolveram sinais em comparação aos controles). Esses dados sugerem que essa lipoproteína é um importante fator de virulência e pode ser alvo de desenvolvimento de vacinas.[232b] Outros fatores que contribuem para a patogenicidade de *S. equi* são proteínas extracelulares ou exotoxinas, que são mitogênicas para células mononucleares do sangue periférico.[230] Esses fatores mitogênicos (SePEH, SePE-I, SePE-K e SePE-L) ligam-se de modo simultâneo a moléculas do complexo de histocompatibilidade principal (MHC) de classe II, em células apresentadoras de antígeno, e ao receptor de antígenos do linfócito T para induzir a estimulação inespecífica desses últimos, sua proliferação e a liberação de citocinas. Assim, há uma resposta de fase aguda, caracterizada pela liberação de interleucina 1 (IL-1), fator de necrose tumoral α (TNF-α) e IL-6 pelas células mononucleares, o que contribui para o desenvolvimento de febre, mal-estar, neutrofilia e hiperfibrinogenemia.[213,232a]

As respostas imunes humorais a muitos desses fatores de virulência são aparentes em equinos infectados. Durante os primeiros estágios da infecção, há indução de IgGa sérica específica contra a proteína SeM, seguida pelo aparecimento de IgA e IgGb contra SeM nas superfícies mucosas.[232e] Durante a convalescença, surge a forte resposta de IgGb contra SeM e outras proteínas de superfícies expostas (Se44.2, Se46.8, Se45.5 e Se42.0).[213]

Sinais clínicos

O período de incubação para a infecção típica por *S. equi* varia entre 2 e 12 dias. De modo geral, os animais ficam febris (39,5°C ou mais) e letárgicos e podem apresentar redução do apetite. Além disso, a secreção nasal inicialmente serosa passa a ser mucopurulenta com a progressão da doença. As mucosas oculares e nasais normalmente são hiperêmicas, e pode-se observar uma secreção ocular mucopurulenta. A princípio, os linfonodos mandibulares e retrofaríngeos são firmes, mas se tornam flutuantes antes de se romperem 7 a 14 dias após o início dos sinais. Os linfonodos retrofaríngeos podem romper-se nas bolsas guturais, causando neuropatia (disfagia), empiema e formação de condroides. A linfadenopatia, um dos principais sinais de infecções por *S. equi*, pode ser assimétrica e tornar-se bastante grave, sendo seguida por disfagia, estridor e desconforto respiratório. O aumento de volume da área cervical ou do triângulo de Viborg pode ser aparente, e a palpação dessa área, provocar dor. O animal acometido pode ficar com o pescoço esticado e apresentar relutância à deglutição. A tosse é úmida e branda. O curso médio da síndrome é de 23 dias.[208] Nas infecções atípicas por *S. equi*, ocorre leve inflamação das vias respiratórias superiores, caracterizada por secreção nasal branda, tosse e febre. A formação de abscesso de linfonodo ocorre apenas em um pequeno número de casos.[209,233,234] Na maioria dos equinos, os sinais clínicos desaparecem, e a eliminação bacteriana cessa em 4 a 6 semanas. Estima-se que a eliminação intermitente de *S. equi* persista por várias semanas em 10% dos animais acometidos.

Patologia clínica

Os casos típicos de adenite equina caracterizam-se por leucocitose neutrofílica, hiperfibrinogenemia, hiperglobulinemia e anemia decorrente de infecção crônica. Em casos complicados por pneumonia concomitante (aspiração), desvio à esquerda e presença de neutrófilos com sinais tóxicos podem ser observados. Equinos com púrpura hemorrágica apresentam elevações moderadas a acentuadas nas enzimas musculares. Os animais com púrpura hemorrágica infartiva podem apresentar elevação acentuada de enzimas musculares.[235]

Diagnóstico

O diagnóstico de adenite equina baseia-se nos sinais clínicos e no isolamento (cultura) ou na detecção (via PCR) de *S. equi* proveniente de um linfonodo, um *swab* de via nasal ou um lavado nasofaríngeo ou das bolsas guturais. De maneira geral, a identificação de *S. equi* por meio da cultura ou PCR pode ser obtida 2 a 3 dias após o início da febre. A eliminação bacteriana pode ser normalmente detectada durante muitas semanas e, com frequência, até mesmo após a resolução dos sinais clínicos. Como o *S. equi* não coloniza a mucosa das vias respiratórias superiores, a PCR de um equino com infecção aguda pode ser inicialmente negativa.[110] Amostras de lavado nasofaríngeo apresentam maior probabilidade de produzir resultados positivos em comparação com amostras obtidas com *swab*. O fluido do lavado entra em contato com uma área superficial maior, elevando a probabilidade de detecção de bactérias, caso presentes. Após a sedação de rotina, realiza-se o lavado por meio da instilação de cerca de 50 mℓ de soro fisiológico estéril aquecido na cavidade nasal com uma sonda de borracha macia de 15 cm previamente inserida à altura do canto medial. O fluido é coletado por gravidade, colocado em um tubo cônico de 50 mℓ e centrifugado; o sedimento pode ser usado para cultura. O lavado da bolsa gutural é preferencialmente realizado com endoscópio, o que possibilita a inspeção dos compartimentos medial e lateral em busca de evidências de linfadenopatia, empiema ou (em infecções mais crônicas) formação de condroides. Para o lavado, cerca de 50 mℓ de soro fisiológico estéril aquecido são instilados por meio da câmara de biopsia e cuidadosamente aspirados para cultura, PCR ou (frequentemente) ambos. Na ausência de um endoscópio, ainda é possível obter o lavado de bolsa gutural por meio do avanço às cegas de um cateter de Chambers no cavalo sedado. Em casos incomuns, as hemoculturas podem ser positivas para *S. equi* 6 a 12 dias após a infecção.[232] A PCR baseia-se na sequência de DNA da SeM e é usada em conjunto com a cultura bacteriana em investigações diagnósticas. A PCR tem maior sensibilidade diagnóstica em comparação com a cultura bacteriana e pode detectar DNA de SeM em lavados de bolsa gutural por semanas após o desaparecimento de microrganismos vivos.[236] A endoscopia das vias respiratórias superiores tornou-se comum em situações de campo e pode ter capacidade diagnóstica superior no exame e na coleta de amostras, sobretudo para a identificação de animais portadores.[220] É um método útil na detecção de portadores assintomáticos, no estabelecimento do estado de infecção por *S. equi* antes ou depois do transporte ou na introdução de animais no plantel e na determinação do sucesso do tratamento.[223]

A triagem de equinos com suspeita de complicações da infecção por *S. equi* é feita por avaliação sorológica de anticorpos específicos para SeM. Nos animais com título de anticorpos contra SeM acima de 1:12.800, há suspeita de fatores complicadores da infecção por *S. equi*, como púrpura hemorrágica ou disseminação metastática do agente etiológico.[223] O exame sorológico também pode determinar a necessidade de vacinação ou a identificação de animais que possam ser hiper-respondedores e predispostos ao desenvolvimento de púrpura hemorrágica (título de anticorpos específicos para SeM acima de 1:1.600). Dois laboratórios comercializam um ensaio imunoadsorvente ligado a enzima (ELISA) baseado em anticorpos específicos para SeM (Equine Diagnostic Solutions [EDS] Lexington, KY, e IDEXX Laboratories, Westbrook, ME, EUA). A sorologia pode não detectar com segurança portadores subclínicos, devido à sobreposição de pontos críticos entre animais normais e convalescentes.[237,238]

A endoscopia de vias respiratórias superiores é um componente importante do exame de equinos infectados por *S. equi*. A inspeção visual das bolsas guturais possibilita a identificar evidências de linfadenopatia, empiema ou condroides, o que pode ser fundamental para o diagnóstico de infecções por *S. equi*. Também pode auxiliar a identificação de portadores assintomáticos, pois esses animais frequentemente ainda apresentam anomalias endoscópicas.[220,221] É importante notar que a ausência de patologia visível em um portador assintomático enfatiza a necessidade de obter amostras para cultura e análise de PCR convencional (direto).[110,220,239]

Tratamento

Na maioria dos casos de infecção por *S. equi*, os cuidados de suporte, com oferecimento de alimento macio e palatável, administração de AINEs e manutenção da hidratação, são suficientes. No entanto, existem algumas diferenças de opinião quanto à administração de antibióticos em animais com adenite equina.[223] O tratamento deve estar de acordo com o estágio da doença, e as recomendações gerais listadas aqui são aquelas incluídas na Declaração de Consenso do American College of Veterinary Internal Medicine (ACVIM).[223] Recomenda-se a leitura desta excelente revisão. No tratamento de cavalos com *S. equi*, a penicilina é o fármaco de escolha, embora o microrganismo seja sensível à oxitetraciclina e às sulfonamidas potencializadas.[211,231]

Tratamento clínico de equinos com *S. equi* e prevenção da progressão da doença

Os cavalos com os primeiros sinais clínicos de infecção (pico inicial de febre e letargia) sem abscesso em linfonodo devem ser tratados com penicilina G por 5 dias, o que pode deter a progressão da doença. Os animais devem ser isolados durante o protocolo de tratamento. É provável que os equinos tratados continuem suscetíveis à infecção porque não houve produção suficiente de antígeno bacteriano para desencadear uma resposta imune protetora em decorrência do tratamento. Não há nenhuma evidência de que o uso de antibióticos durante esse estágio pode promover o desenvolvimento de adenite equina metastática.[240]

Nos animais alerta e clinicamente estáveis com abscesso em linfonodo, a administração de penicilina retarda a progressão da lesão e, de modo geral, é contraindicada. Compressas quentes promovem a maturação do abscesso. O abscesso maduro deve ser lancetado e lavado com uma solução de iodopovidona de 3 a 5%. Se desejável, a antibioticoterapia pode ser instituída. A administração de fenilbutazona ou flunixino meglumina pode ser benéfica, pois reduz a febre e o desconforto faríngeo associado à linfadenite e melhora o estado geral. Equinos com infecção por *S. equi* devem ser mantidos em uma área de isolamento com estrita adesão à biossegurança.

Equinos com doença sistêmica ou que desenvolvem complicações, como disfagia, pneumonia por aspiração ou dificuldade respiratória (principalmente se houver necessidade de traqueostomia), requerem tratamento de suporte, além de altas concentrações de penicilina IV e antimicrobianos de amplo espectro eficazes contra microrganismos gram-negativos (aminoglicosídeos) e/ou anaeróbios (metronidazol). Os animais também podem precisar de soluções IV, AINEs e suporte nutricional enteral.

Sequelas

O índice de complicação geral em animais com adenite equina é estimado em 20%; as complicações são frequentemente decorrentes da metástase do microrganismo para outros sistemas orgânicos, com formação de focos purulentos.[241] As complicações serão detalhadas nos tópicos a seguir.

Abscesso interno de mesentério ou órgãos parenquimatosos

A patogenia exata do desenvolvimento de abscessos internos não se mostra conhecida.[242] Embora relatos informais sugiram que a antibioticoterapia administrada no início da infecção pode predispor os equinos ao desenvolvimento de doença metastática, não há evidências que sustentem essa ideia. Além disso, como os protocolos para tratamento de equinos com abscessos internos são antibioticoterapia de longa duração e, em alguns casos, alta dose, não parece provável considerar os antibióticos como um fator de risco para o desenvolvimento de doença metastática. A prevalência de formação de abscesso metastático é baixa, com estimativas de 28% baseadas em surtos em duas fazendas.[243]

Púrpura hemorrágica

A hipersensibilidade imunemediada do tipo III que provoca vasculite pode ocorrer após a reexposição a *S. equi* por infecção natural ou vacinação. O desenvolvimento de púrpura hemorrágica geralmente se dá durante a fase de recuperação da doença, 2 a 4 semanas após as manifestações graves. A deposição de imunocomplexos na íntima vascular causa edema e necrose acentuados. A manifestação clínica da púrpura hemorrágica envolve o desenvolvimento de edema ventral, que pode ser de origem assimétrica. Sua prevalência após surtos naturais não é conhecida. Em um estudo retrospectivo com 53 cavalos diagnosticados com púrpura hemorrágica em um hospital universitário,[244] 17 animais tiveram exposição ou infecção por *S. equi* confirmada e cinco haviam sido vacinados com proteína SeM. Os animais hipersensíveis a *S. equi* têm maior risco de desenvolver púrpura hemorrágica, definida pelo título de proteína SeM acima de 1:1.600.[110] Especificamente, a deposição de imunocomplexos com IgA está associada à manifestação clínica de púrpura hemorrágica, embora em um relato tenha ocorrido o aumento nos títulos de IgG específica para *S. equi* na fase de recuperação clínica de púrpura hemorrágica.[171,172] Animais com evidências clínicas de púrpura hemorrágica apresentaram títulos de IgA muito elevados contra proteínas do tipo SeM e no sobrenadante de cultura em comparação com os títulos de IgA em cavalos com adenite equina não complicada.[245] O isolamento de imunocomplexos, compostos por IgA e proteínas do tipo SeM, nos soros de equinos com púrpura hemorrágica levou à sugestão de que a IgA está diretamente envolvida no desenvolvimento da púrpura.[245,246] A base imunológica para o aumento dos níveis séricos de IgA não é conhecida, mas possíveis explicações são a expansão clonal de populações de plasmócitos secretores de IgA específica para *S. equi*, a redução da produção de IgG e a neutralização ou a utilização de IgG. A púrpura equina hemorrágica apresenta alguma semelhança e, portanto, às vezes é comparada com a púrpura de Henoch-Schönlein, uma doença humana mediada por imunocomplexos de IgA, em termos de patogenia e manifestação da doença,.[246]

Empiema da bolsa gutural e condroides

Foram descritos anteriormente (ver "Empiema da bolsa gutural").

Sepse e desenvolvimento de artrite infecciosa e pneumonia

Essas doenças são associadas ao mau prognóstico.[247]

Formação de abscesso retrofaríngeo

A translocação bacteriana de *S. equi* pelo epitélio faríngeo causa linfadenite e formação de abscesso em diversos linfonodos regionais. O acometimento dos linfonodos retrofaríngeos pode provocar compressão faríngea acentuada e obstrução das vias respiratórias. A linfadenopatia e a inflamação nas bolsas guturais podem causar neuropatia e disfagia, além de aspiração. A endoscopia das vias respiratórias superiores revela colapso nasofaríngeo, que é um desvio da laringe, com grande potencial de drenagem de material purulento para a nasofaringe em caso de aplicação de pressão externa à região parótida.[248]

As radiografias de crânio normalmente revelam uma opacidade de tecido mole na área retrofaríngea; espessamento do teto da faringe; redução do diâmetro da faringe; e distorção ou compressão das bolsas guturais, faringe e traqueia.[249] A avaliação ultrassonográfica da região acometida caudal à mandíbula, dorsal à traqueia e entre a veia lingofacial e a veia maxilar pode ser usada para identificar a posição do linfonodo retrofaríngeo abscedido.[250,251] A maturação e a ruptura do abscesso ocorrem na faringe e podem levar ao desenvolvimento de pneumonia secundária. O abscesso também pode romper-se na região dorsal às bolsas guturais. Isso pode causar neurite e subsequente disfagia caso a ruptura seja acompanhada por inflamação acentuada.[241,248,249]

Complicações respiratórias e sistêmicas dos abscessos

Há um relato de caso de hemiplegia laríngea, que ocorre quando os linfonodos abscedidos prejudicam a condução normal do nervo laríngeo recorrente, causando paralisia laríngea.[252] No mesmo relato, outro fator de complicação foi a compressão traqueal provocada pela formação do abscesso na região dos linfonodos mediastinais do crânio.[252]

Outras complicações

Outras complicações da infecção por *S. equi* são endocardite, miocardite ou anomalias de condução cardíaca. Essas doenças podem decorrer da colonização primária ou de distúrbios inflamatórios secundários imunomediados. Outra complicação que pode ocorrer em fêmeas periparturientes é a agalactia. Mesmo não sendo um resultado de infecção bacteriana primária, a doença sistêmica e o balanço energético negativo podem ter papel importante nas fêmeas, reduzindo ou eliminando sua capacidade lactogênica. As matrizes com filhote e infecção concomitante por *S. equi* devem ser cuidadosamente monitoradas quanto à lactação adequada para que a suplementação nutricional do potro seja realizada conforme indicado.

Doença do sistema nervoso central[243,253,254]

A manifestação clínica da doença do SNC depende da localização do abscesso formado de *S. equi*. Lesões corticais cerebrais podem levar à queixa clínica de andar compulsivo em círculos, alteração comportamental, cegueira cortical, letargia acentuada e/ou redução do consumo de alimentos. Pacientes com sinais clínicos sugestivos de acometimento do SNC devem ser submetidos a exames avançados de diagnóstico por imagem. Em um relato anterior, imagens de RM ponderada em T2 forneceram informações diagnósticas valiosas sobre a localização e a gravidade da lesão. Além da aquisição de imagens do crânio, o exame também definiu a gravidade da lesão na região dos linfonodos retrofaríngeos e o acometimento sinusal. Nesse relato, o uso de RM em dois dos quatro casos positivos confirmados revelou imagens de alta qualidade dos tecidos moles do SNC. As lesões identificadas à RM foram bem correlacionadas às lesões observadas no exame *post mortem*. A RM é uma excelente ferramenta diagnóstica para a caracterização de lesões em pacientes acometidos.[243] Em um caso de meningoencefalomielite por *S. equi* em um potro de 4 meses de idade, a análise do liquor revelou elevação acentuada do número total de células nucleadas e da concentração total de proteína, e a PCR foi positiva para *S. equi*.[254]

Miopatia associada a *Streptococcus*. A miosite pode desenvolver-se como uma complicação da infecção por *S. equi*. Uma forma grave e com risco de morte de miosite tem sido chamada de púrpura hemorrágica infartiva. Nesta doença, os equinos podem, a princípio, apresentar sinais clínicos de púrpura hemorrágica, mas, além de letargia, febre e edema assimétrico, há o desenvolvimento de dor, evidenciada por relutância de movimentação, edema ventral acentuado e sinais de cólica. O hemograma completo e a bioquímica sérica revelam leucocitose neutrofílica com desvio à esquerda. A hiperproteinemia e a hipoalbuminemia são achados característicos. A bioquímica sérica também identifica elevação mais marcante da creatina (fosfo)quinase e da aspartato-aminotransferase. Se o quadro clínico for consistente com hemorragia púrpura infartiva e houver acometimento muscular acentuado, o profissional deve atentar para a probabilidade de dano muscular extenso e necrose. O exame *post mortem* revela infartos musculares, bem como infartos na pele, tubo gastrintestinal, pâncreas e tromboembolismo pulmonar; coletivamente, todos os achados são compatíveis com púrpura hemorrágica infartiva. O prognóstico é reservado, e os cavalos acometidos precisam de tratamento clínico intensivo: controle da dor, soluções IV, penicilina e altas doses de corticoterapia.[235]

A ocorrência de miosite imunomediada foi descrita em equinos.[255] Entre os animais diagnosticados com essa doença, a raça mais comum foi a Quarto de Milha, além dos similares.[255] A queixa principal nos equinos acometidos é a atrofia muscular rápida e acentuada (geralmente simétrica), sobretudo dos músculos epaxiais e glúteos. Outros sinais clínicos são letargia, relutância de movimentação, fraqueza e febre. A concentração das enzimas musculares creatinoquinase e aspartato-aminotransferase costuma ser elevada. A avaliação histopatológica dos grupos musculares acometidos revela infiltração das miofibras por macrófagos e linfócitos. A classificação fenotípica dos linfócitos revelou a predominância de linfócitos $CD4^+$, com poucos linfócitos B, plasmócitos e linfócitos $CD8^+$. Embora 39% dos cavalos do relato original tivessem história de exposição recente a *Streptococcus* spp., um gatilho específico não foi determinado em todos os casos.[255] O diagnóstico de miosite imunomediada baseia-se em achados clínicos característicos de atrofia muscular acentuada combinada com os achados histopatológicos de miosite linfocítica do tecido muscular afetado. O tratamento é feito com penicilina e corticosteroides. A resposta à terapia é rápida e clara na maioria dos casos, mas pode ser necessário reduzir paulatinamente a dose de corticosteroides no decorrer de várias semanas para a resolução completa dos infiltrados linfocitários dentro do tecido muscular. Raramente, a resposta à terapia é fraca ou incompleta.[255]

Controle de surtos

O principal objetivo ao lidar com um surto de *S. equi* é o manejo eficaz dos animais acometidos e a minimização da disseminação da doença para indivíduos sem exposição prévia, na tentativa de redução do risco de novos surtos de doenças e possíveis fatores complicadores.[223,256] Recomenda-se a leitura da Declaração de Consenso da ACVIM[223] para obter diretrizes completas de manejo, as quais são resumidas a seguir:

1. *Quarentena imediata dos locais, com interrupção do transporte de equinos dentro ou fora das instalações afetadas, para eliminar a disseminação de novas doenças*. Os equinos com doença confirmada por *S. equi* devem permanecer em uma área de isolamento adequadamente identificada como tal ("área suja" ou "de casos de adenite equina"). Isso possibilita que os tratadores tenham áreas distintas para o manejo de cavalos doentes ou sadios.
2. *Determinar se os cavalos em recuperação são infectantes*. Fazer três lavados nasofaríngeos (preferencialmente), com coletas em intervalos semanais por 3 semanas; as amostras devem ser submetidas à cultura microbiológica e PCR. Os animais com resultados negativos nos testes são considerados não infectados.
3. *Determinar se cavalos aparentemente saudáveis são positivos para S. equi*. Realizar endoscopia das vias respiratórias superiores para determinar a presença de doença.
4. *Eliminar S. equi das bolsas guturais dos animais acometidos*. Lavado de bolsa gutural sob orientação endoscópica com fluido estéril isotônico para remover o acúmulo de muco ou condroides; a remoção manual de condroides pode ser

necessária caso esse procedimento não seja bem-sucedido. Adota-se antibioticoterapia sistêmica e local para eliminar a infecção por *S. equi*.

5. *Estabelecimento de uma área de isolamento e protocolos para evitar a infecção cruzada indireta de S. equi para áreas limpas*. Os tratadores devem ter roupas e instrumentos de barreira adequados. Evitar o contato simultâneo com equinos. Cuidar dos animais acometidos depois de tratar dos sadios e das áreas limpas. Remover detritos orgânicos; limpar e desinfetar todas as áreas. A compostagem de estrume e do lixo geral deve ser realizada em uma área isolada. Limpar diariamente bebedouros. Limpar veículos de transporte de animais após cada uso.

Prevenção da doença

Entre as vacinas atualmente produzidas, existe uma vacina inativada de subunidade de proteína M e uma vacina viva atenuada de *S. equi*. A vacina de subunidade é um produto ácido rico em proteína e extrato de enzima administrado por via parenteral (p. ex., Strepvax II®, BIVI). A vacina viva atenuada de *S. equi* é administrada por via intranasal (Pinnacle I.N.®, Zoetis Inc.). Na Europa, a vacina mutante de deleção é aprovada para administração submucosa. Recomenda-se a injeção no lábio superior (Equilis StrepE®, Intervet). As vacinas comercializadas hoje não garantem a prevenção da adenite equina nos animais imunizados.

As vacinas inativadas administradas por via parenteral induzem atividade bactericida sérica, mas os anticorpos circulantes não são necessariamente protetores, porque a imunidade local da mucosa exerce um papel significativo na resistência à infecção.[256] Cavalos adultos e potros sem exposição prévia devem receber duas a três doses de vacina em intervalos de 2 a 3 semanas, seguidas de reforços anuais, enquanto houver risco de exposição a *S. equi*. A administração de vacinas não é recomendada em animais com altos títulos de SeM (> 1:1.600) devido à possibilidade de um evento adverso, como o desenvolvimento de púrpura hemorrágica.[223]

O objetivo da administração da vacina de *S. equi* por via intranasal é mimetizar a exposição natural ao microrganismo, induzindo imunidade local endógena com produção de imunoglobulinas sistêmicas, sobretudo IgA, específicas para esse patógeno problemático. Os fabricantes de vacinas afirmam haver uma redução significativa no número de cavalos que desenvolvem sinais clínicos da doença após o desafio quando animais vacinados e controles são comparados. Cerca de 40% dos vacinados desenvolvem sinais clínicos de adenite equina, enquanto aproximadamente 60% dos animais controle não vacinados desenvolvem a doença. Embora seja esperado que as vacinas intranasais produzam menos reações adversas do que as vacinas parenterais, letargia, inapetência, febre, linfadenopatia, formação de abscesso em linfonodo, púrpura hemorrágica e abscessos intramusculares ocorreram após a vacinação.[213] Além disso, os médicos podem considerar a administração da vacina viva atenuada em animais jovens (com até 1 ano de idade). Em um relato, sugeriu-se a possibilidade de manifestação da doença após a vacinação nessa faixa etária e, de fato, ela foi observada, mas convém notar que o tamanho da amostra desse estudo foi pequeno.[257]

As vacinas de submucosa também foram associadas à produção de reações adversas, inclusive a formação de abscessos no pescoço e no linfonodo mandibular.[258]

As vacinas vivas atenuadas devem ser administradas a animais afebris saudáveis, sem evidências de doença. Para a vacina intranasal, recomenda-se a administração de duas doses em intervalos de 2 semanas, seguidas de um reforço anual. A vacinação do potro deve ser considerada de acordo com a condição vacinal da mãe no momento do parto. Em potros nascidos de mães não vacinadas que estão em situações de alto risco, a vacinação pode ser iniciada com 1 a 2 meses de idade, porém há o risco de ocorrência de manifestações semelhantes à doença após a imunização.

Para a vacina submucosa comercializada na Europa (Equilis StrepE®), duas doses (0,2 mℓ) de vacina são aplicadas em intervalos de 4 semanas em equinos saudáveis com mais de 4 meses de idade. Como a duração da imunidade conferida pela vacina submucosa é limitada, recomenda-se que animais de alto risco recebam um reforço a cada 3 meses, embora um relato sugira o reforço de cavalos vacinados até 6 meses antes de uma situação de surto.[237]

Ao se administrar qualquer tipo de vacina viva atenuada (vacinas intranasais ou submucosas), deve-se ter cautela quanto ao estado de saúde e a quaisquer procedimentos invasivos realizados no momento da imunização contra *S. equi*. Especificamente, deve-se ter cuidado em caso de administração concomitante de outras vacinas, porque pode haver formação de abscesso no local de injeção intramuscular. A vacina deve ser manuseada de acordo com medidas completas de higiene, inclusive a lavagem cuidadosa das mãos, para minimizar a transferência de bactérias para outros locais ou instrumentos.

Outras áreas de preocupação com relação à vacinação contra *S. equi* são o risco de complicações, como a púrpura hemorrágica. Por essa razão, há controvérsia a respeito da vacinação no momento do surto da doença, e a decisão precisa ser considerada com cuidado. Os únicos cavalos que devem ser vacinados são aqueles que não tiveram nenhuma chance de exposição bacteriana e aqueles com um título de SeM inferior a 1:1.600. O desenvolvimento de uma resposta imune anamnéstica apropriada requer aproximadamente 10 dias e, portanto, a exposição a indivíduos em risco não deve ocorrer antes desse prazo. Nenhuma vacina de *S. equi* tem qualquer pretensão de conferir proteção contra a doença respiratória (ou não) associada a *S. zooepidemicus*.

Medidas de controle geral

A introdução de recém-chegados ao plantel deve incluir protocolos cuidadosos de biossegurança, inclusive um período de quarentena de 3 a 4 semanas. As áreas de quarentena devem ser projetadas de modo a não haver contato direto dos recém-chegados com animais residentes e que a equipe faça a higiene adequada após trabalhar com os recém-chegados. Durante esse período de quarentena, os recém-chegados devem ser monitorados para a notificação de qualquer evidência de doença infecciosa contagiosa, inclusive estado geral, presença de secreção nasal, linfadenopatia e monitoramento da temperatura retal, 1 a 2 vezes/dia. O monitoramento abrangente de possíveis portadores de *S. equi* deve incluir endoscopia das vias respiratórias superiores com lavagem da bolsa gutural. A coleta de fluido do lavado para PCR de *S. equi* auxilia a determinação de animais portadores de *S. equi*. As medidas devem ser instituídas para evitar o contato de animais ou pessoas entre cavalos recém-chegados e residentes.

Embora relatos anteriores tenham sugerido que a erradicação de *S. equi* é possível, isso não ocorreu. Entre os fatores que favorecem a erradicação, estão a existência de apenas um hospedeiro para infecção, a baixa sobrevida do patógeno no ambiente, sua variabilidade antigênica mínima, a disponibilidade de PCR para diagnóstico e o baixo número de indivíduos portadores.[259] A principal advertência é que, embora existam vacinas contra *S. equi*, a proteção conferida por elas não se mostra universal. Prevê-se que, com o advento de vacinas mais eficazes, a erradicação de bactérias mais patogênicas seja possível. Se bem-sucedida, os casos de adenite equina podem tornar-se casos de notificação obrigatória, com a instituição de medidas rigorosas de controle regulatório para evitar a reintrodução desse patógeno.

VÍRUS DA INFLUENZA EQUINA

O vírus da influenza equina (EIV) classifica-se como um ortomixovírus com genoma segmentado de fita simples de RNA.[260] Os vírus da influenza são classificados em três tipos (A, B e C), com base em antígenos proteicos superficiais e internos; apenas o vírus da influenza do tipo A é relatado em infecções equinas. Os principais antígenos virais são neuraminidase e hemaglutinina (HA). Há dois subtipos de vírus do tipo A que causam doença em equinos: H7N7 e H3N8.[260] A cepa H7N7 foi isolada pela primeira vez em 1956, em Praga, e designada A/equine/Prague/56. Essa variante do H7N7, denominada Equi-1, não é isolada desde 1980; e acredita-se que tenha desaparecido da população equina.[119] O EIV H3N8, denominado Equi-2, é uma cepa isolada pela primeira vez em Miami, em 1963, e designada A/equine/Miami/63.[261-263] Subsequentemente, a derivação (*drift*) antigênica gerou muitos subtipos da variante Equi-2 em cavalos, inclusive A/equine/Fontainebleau/79, A/equine/Kentucky/81, A/equine/Saskatoon/90 e A/equine/Newmarket 2/93. Embora a derivação antigênica tenha sido observada por muitos anos, não foi registrada uma mudança de escala maior na natureza antigênica dos EIVs.

A influenza equina é endêmica na Europa, na América do Norte e do Sul, no norte da África, no Oriente Médio e na Ásia. Devido à natureza altamente contagiosa desse vírus, há risco de grandes surtos nas populações equinas suscetíveis em caso de introdução do vírus. Isso ocorreu em 2007, quando garanhões reprodutores do Japão foram levados para a Austrália e estavam infectados com uma linhagem denominada Florida Clade I da cepa viral H3N8.[264,265] A Austrália estava livre da influenza no momento da introdução, e o surto da doença levou ao contágio de 76.000 cavalos que desenvolveram a infecção viral. O surto ocorreu durante um período de 18 semanas. Medidas de controle foram rapidamente instituídas, inclusive a vacinação; o surto foi resolvido com sucesso e a Austrália voltou a ser negativa para influenza.

A influenza é mais comum em cavalos que entram em contato sob condições estressantes, como treinamento de corrida. A disseminação viral ocorre pela formação de aerossóis carregados de partículas virais de um cavalo contaminado para indivíduos suscetíveis. Fômites também podem atuar nessa transmissão; a contaminação da equipe de trabalho também pode contribuir para a disseminação viral.[266] A infecção ocorre por inalação de partículas virais. O vírus infecta o epitélio ciliar respiratório, levando à perda do mecanismo de escada rolante mucociliar para a eliminação de patógenos e partículas. Portanto, a doença viral predispõe os indivíduos acometidos à infecção bacteriana secundária.

Sinais clínicos

As características clínicas da influenza equina são um curto período de incubação de 1 a 3 dias, febre alta, depressão e tosse paroxística, que pode ser grave. A secreção nasal pode começar como um fluido seroso e mudar para um caráter mais mucopurulento com a progressão da doença e a contaminação bacteriana. A linfadenopatia submandibular é comumente associada à doença viral. Miosite, anorexia e tosse persistente não são sinais incomuns associados à infecção por influenza. O estado imunológico e a vacinação prévia influenciam diretamente o curso da doença; animais não vacinados ou não previamente expostos ao vírus tendem a apresentar doença mais grave. Os equinos com influenza são mais suscetíveis a infecções bacterianas secundárias, que podem evoluir para broncopneumonia e/ou pleuropneumonia.

Diagnóstico e tratamento

Uma infecção respiratória de rápida disseminação em um grupo de equinos caracteriza-se por início rápido, febre alta, depressão e, em especial, tosse, que é fortemente indicativa da infecção por influenza equina.[267] Os animais vacinados podem não apresentar manifestação clínica da doença, como em um surto em cavalos de corrida em Hong Kong, em que a variedade de sinais clínicos retardou o diagnóstico definitivo.[268,269] Além disso, com base em dados experimentais, existe uma relação inversa entre o nível de desafio e o tempo de progressão da doença até a manifestação clínica.[270] Coletivamente, diversos fatores, inclusive a imunidade e a saúde do hospedeiro, a imunidade específica ao patógeno e a dose infectante, podem influenciar a presença e a gravidade da manifestação clínica da doença. Por essas razões, todos os fatores devem ser considerados ao avaliar um possível surto, com a realização dos exames diagnósticos apropriados para determinar o agente etiológico específico responsável pela doença.

Vários exames diagnósticos foram desenvolvidos para determinar a presença de tal vírus no hospedeiro equino, como o isolamento de vírus, a detecção de antígeno de influenza A, a inibição de HA (pareamento de valores iniciais e à convalescença) e a PCR quantitativa (qPCR) em tempo real. O diagnóstico definitivo de um surto baseia-se na detecção viral em amostras de secreções nasofaríngeas ou no aumento do título de neutralização viral (NV). É importante notar que há evidências de que a sensibilidade dos exames é maior quando as amostras são obtidas do lavado nasofaríngeo, em vez de *swab* nasal, sobretudo em situações de vigilância epidemiológica, nas quais os indivíduos positivos são colocados em quarentena.[271] A PCR de amostras coletadas com *swab* sintético é um método diagnóstico econômico e eficiente na maioria das situações clínicas de rotina.[268,272]

Embora o tratamento antiviral específico em humanos com influenza tenha se tornado comum, o mesmo não pode ser dito quanto aos pacientes equinos. O principal objetivo da prevenção, realizada por meio da aplicação de medidas eficazes de biossegurança e estratégias de vacinação, continua sendo o foco para evitar a doença em cavalos. Entre as diretrizes de vacinação baseada em risco da American Association of Equine Practitioners (AAEP), a prevenção da influenza por meio da imunização é um objetivo alcançável em muitas situações. As vacinas comercializadas são vivas atenuadas, adaptadas ao frio, inativadas e recombinantes. A maioria dos estudos sobre a eficácia da vacina baseia-se em investigações em escala relativamente pequena com identificação consistente de uma correlação entre a proteção da doença e os níveis de anticorpos, em especial quando há grande similaridade entre a cepa da vacina e o isolado de desafio. Na maioria das populações de cavalos atletas, independentemente da disciplina, a vacinação é feita para ajudar a aumentar a imunidade do hospedeiro. Em alguns casos, os organizadores das corridas exigiram protocolos de imunização para dar suporte à vacinação para aumento da imunidade. Um estudo recente, com o objetivo de determinar o momento ideal de administração da vacina, comparou diferentes intervalos para estimular os protocolos estabelecidos por várias autoridades equestres. Concluiu-se que intervalos mais longos entre as vacinas podem resultar em períodos de suscetibilidade, em que a imunidade induzida pela imunização pode não ser protetora; a redução dos intervalos, porém, pode conferir proteção em situações de alto risco de exposição.[273] Na época em que este artigo foi redigido, a United States Equine Federation (Usef) passou a exigir que todos os cavalos participantes de seus eventos apresentem comprovante de vacinação para EIV e EHV nos 6 meses anteriores. Protocolos vacinais acelerados, com utilização da vacina recombinante de influenza vetorizada com o vírus da varíola aviária, aumentaram os níveis séricos de anticorpos no ensaio de hemólise radial única. Nesse estudo, o tempo entre a primeira e a segunda doses de vacina foi de 14 dias, com reforço aos 105 dias.[274] Tais protocolos vacinais acelerados podem ser usados em caso de necessidade de aumento da imunidade viral específica. A instituição de um protocolo com a vacina vetorizada com o vírus da varíola aviária durante o surto australiano não apenas conferiu maior proteção ao hospedeiro, mas usou uma vacina com capacidade de diferenciação de animais infectados e imunizados – outra vantagem desse protocolo nesse contexto.[268]

INFECÇÃO PELO HERPES-VÍRUS EQUINO

Os herpes-vírus são vírus de fita dupla de DNA, onipresentes na natureza e bem reconhecidos por infectarem uma variedade de hospedeiros. Há relatos de que os equídeos podem ser infectados por nove herpes-vírus diferentes.[275] Entre os vírus com relevância clínica para o hospedeiro equino, estão os alfa-herpes-vírus (EHV-1, EHV-3 e EHV-4) e os gama-herpes-vírus (EHV-2 e -5).

Entre os alfa-herpes-vírus, o EHV-1 e o EHV-4 são mais conhecidos pela morbidade em equinos.[276] Ambos são bem conhecidos na indução de doença na porção superior do sistema respiratório equino, enquanto o EHV-1 também está associado a aborto e, em casos raros, pode causar doença neurológica grave. Há relação entre a infecção por EHV-1 e a viremia associada a células, em que os leucócitos do hospedeiro infectado disseminam o vírus por todo o corpo do animal. Acredita-se que as pequenas diferenças entre esses vírus influenciem a manifestação clínica da doença. Embora ambos sejam capazes de replicação nas vias respiratórias superiores, o EHV-1 está bem adaptado para a translocação pelo epitélio respiratório, enquanto o EHV-4 parece estar restrito às vias respiratórias superiores, conforme indica um modelo de explante das vias respiratórias;[277] acredita-se que isso tenha influência direta sobre a restrição anatômica desse vírus, causando rinofaringite e/ou traqueobronquite.[268] No entanto, devido à disseminação viral, o EHV-1 é conhecido não apenas pela doença respiratória superior, mas também por aborto, doença neonatal e doença neurológica.[278,279] O aborto e a mielite são um resultado direto da vasculite induzida pela disseminação sistêmica do vírus. Como o EHV se mostra neurotrópico, é provável fique latente no gânglio trigêmeo (nervo craniano V) ou no tecido linfoide.[280] Durante períodos de estresse grave ou supressão imunológica, a reativação do vírus latente pode levar ao recrudescimento viral e a eliminação para o ambiente. Embora a doença associada ao EHV-1 tenha sido relatada em diversas situações, inclusive eventos de Western Performance e corridas, os cavalos avaliados em um ambiente hospitalar veterinário não demonstraram essa disseminação do vírus com relação à possível eliminação de EHV-1.[281]

Patogenia

Os herpes-vírus são bem conhecidos por sua manutenção no hospedeiro em forma latente – isso vale para o EHV-1/4.[282] Provavelmente, um ciclo contínuo de latência e reativação viral é importante na manutenção do patógeno em grupos de equinos. A imunossupressão está associada à atenuação da imunidade mediada por células, que leva à eliminação viral entre indivíduos com infecção latente.[283,284] Os animais com infecção latente são portadores do vírus por toda a vida.[268] Em uma pesquisa em pequena escala para a detecção viral em um grupo de cavalos submetidos à infecção experimental, os equinos desafiados 5 anos antes mantiveram a mesma cepa viral primária usada no desafio.[285]

Sinais clínicos

Os sinais clínicos da doença causada por EHV-1/4 são febre, rinorreia serosa acentuada e, ocasionalmente, tosse. A colonização bacteriana secundária faz com que as secreções nasais passem de mucoides para mucopurulentas. A linfadenopatia e a secreção ocular serosa também podem ser observadas na infecção por EHV-1/4. A disseminação da doença não costuma ser tão rápida quanto na influenza equina, porém a morbidade entre os equinos suscetíveis pode ser muito alta.[286,287] A manifestação clínica de doença respiratória tende a ser pior em equinos mais jovens comparados com adultos maduros, e os relatos comumente envolvem surtos em potros recém-desmamados. Isso pode, em parte, ser influenciado pelo nível de imunidade em populações de equinos jovens. O diagnóstico em animais acometidos geralmente revela EHV-4 como o principal patógeno associado à doença.[276,288] O EHV-1/4 é bem conhecido por causar doença respiratória em equinos adultos. Um relato descreveu um surto de EHV-1 entre um grupo de cavalos de corrida em treinamento durante os meses de inverno, enquanto o EHV-4 não teve uma aparente associação à idade ou à estação com surto de doença.[289]

A infecção de fêmeas prenhes provoca aborto em cerca de 2 a 12 semanas, normalmente durante os meses finais da gestação. Os fetos abortados costumam ser frescos ou apresentam autólise mínima, enquanto a placenta é expelida logo depois. As fêmeas infectadas com EHV-1 raramente apresentam evidências clínicas de doença, em especial antes da expulsão do feto. Não há evidências de lesão do sistema genital da fêmea ou comprometimento da fertilidade subsequente. Os abortos podem ser casos individuais ou observados em grande quantidade em um plantel. As fêmeas infectadas por vírus durante o fim da gestação podem dar à luz um potro vivo, porém com doença grave causada pela infecção viral. Os sinais clínicos observados nos potros infectados pelo EHV são pneumonia grave, icterícia por acometimento hepático e neutropenia intensa devido a necrose e destruição grave da medula óssea.

Algumas cepas virais de EHV-1 apresentam uma mutação no ponto de inicialização (*open reading frame*, ORF) do gene da DNA polimerase (DNApol). A mutação foi especificamente identificada como um polimorfismo de nucleotídio único (SNP) em (A2254 > G2254),[290] que está associado ao aumento da virulência e à possibilidade de manifestação da doença neurológica.[291] Após sinais de doença respiratória alta e febre, os animais acometidos podem progredir com sinais de incoordenação leve, paresia posterior, paralisia posterior e decúbito. De modo geral, os sinais clínicos são problemas no esvaziamento urinário, que provocam gotejamento pronunciado de urina. A sensibilidade da região perineal também pode ser reduzida. O prognóstico é influenciado pela gravidade da doença e pela progressão ao decúbito.

O exame *post mortem* de potros abortados revela edema pulmonar interlobar, derrame pleural e necrose dos tecidos linforreticulares, inclusive fígado, medula óssea e timo. A formação de petéquias em miocárdio, adrenais e baço é comumente observada. O exame histopatológico revela inclusões intranucleares, sobretudo em fígado, pulmão e adrenais.

Equinos adultos que sucumbem à mielite associada ao EHV-1 podem não apresentar lesões macroscópicas ou podem ter hemorragia branda nas meninges, no encéfalo e na medula espinal. A histopatologia revela vasculite linfocítica com lesão endotelial e infiltrado perivascular, formação de trombo, hemorragia e, possivelmente, malácia. As lesões são mais observadas na medula espinal, mas podem ocorrer no encéfalo e no tronco encefálico.

Diagnóstico e tratamento

Os animais com doença respiratória infecciosa contagiosa devem ser mantidos em isolamento. Na maioria dos casos, a confirmação diagnóstica requer dias ou mais tempo. Devido à natureza inerente dos patógenos respiratórios, os animais não devem ter contato com outros equinos, sobretudo em um ambiente hospitalar ou em uma fazenda com indivíduos de alto risco, como reprodutores e indivíduos que viajam frequentemente para atividades esportivas. Por causa da similaridade nos sinais clínicos, a doença respiratória viral requer confirmação diagnóstica para a identificação do patógeno. Exames sorológicos para a detecção de anticorpos neutralizantes do vírus em amostras coletadas durante a fase aguda e de convalescença (4 semanas), com um aumento de quatro vezes no título de imunoglobulinas, indicam o diagnóstico de infecção recente por EHV. No entanto, ao considerar a frequência de equinos adultos com infecção latente, a interpretação da sorologia pode ser difícil. Além disso, as fêmeas que abortam apresentam uma resposta sorológica à infecção viral muito antes do parto, complicando ainda mais a interpretação desse método diagnóstico. O diagnóstico definitivo (padrão-ouro) baseia-se no isolamento do vírus em amostras obtidas por meio de lavado nasofaríngeo das vias respiratórias superiores ou isolamento de leucócitos do sangue periférico, por meio da coleta da camada leucoplaquetária, no início da infecção. A PCR tornou-se o método diagnóstico de escolha porque apresenta sensibilidade e especificidade elevadas. A PCR pode ser positiva quando as técnicas de cultura não são bem-sucedidas por causa da liberação viral em baixo nível. As amostras podem ser coletadas do sistema respiratório com *swab* nasal ou lavado nasofaríngeo. Além disso, devido à associação do vírus aos leucócitos, a camada leucoplaquetária de sangue total (com anticoagulante) constitui outra amostra para PCR viral. Nos primeiros casos, as amostras de *swab* nasal e sangue total devem ser analisadas de forma simultânea (paralela) para melhorar ainda mais a sensibilidade diagnóstica.[292] O *swab* nasal é mais recomendado do que o lavado faríngeo devido à maior sensibilidade diagnóstica.[293] Exames diagnósticos moleculares contemporâneos foram projetados para a detecção de EHV-1 e do polimorfismo de DNApol em aminoácidos (D752/N752); o D752 é mais comumente associado à doença neurológica.[290] O exame diagnóstico deve ser interpretado com cuidado, conforme descrito na Declaração de Consenso de 2009 do ACVIM sobre o patógeno e a doença; o leitor interessado deve consultar essa referência muito valiosa para um delineamento diagnóstico mais detalhado.[292] O exame cuidadoso do paciente é o primeiro passo para determinar o curso da avaliação diagnóstica. Em pacientes com suspeita de doença associada ao EHV-1, as amostras diagnósticas apropriadas devem ser coletadas para análise por PCR. Em amostras positivas para a sequência de EHV-1, outro passo na caracterização molecular é determinar a presença do biovar EHV-1 mutante. Sua presença no ambiente clínico apropriado deve levar à instituição imediata das medidas adequadas de biossegurança e quarentena. Por outro lado, a identificação deste biovar EHV-1 D752 em um indivíduo assintomático (cavalo saudável sem sinais de doença respiratória ou outra patologia) não deve ser superestimada. Deve-se lembrar que a infecção equina por EHV-1 é comum e que a simples identificação do vírus em um animal saudável não confirma a presença de futuras manifestações da doença, sobretudo doença neurológica. Não há evidências suficientes para determinar as implicações subsequentes da infecção de um indivíduo por esse vírus. Além disso, a ausência de EHV-1 D752 não impede o desenvolvimento de mieloencefalopatia por herpes-vírus equino (EHM) em um indivíduo com sinais clínicos de doença respiratória ou neurológica. Segundo a Declaração de Consenso do ACVIM, as recomendações relativas aos exames diagnósticos em animais com sinais clínicos sugestivos de EHV-1 são:[292]

- Amostra de sangue total com anticoagulante (ácido etilenodiaminotetracético) e *swab* nasal (material sintético) para PCR quantitativa em tempo real
- Sangue com anticoagulante e *swab* nasal para isolamento do vírus EHV-1 em caso de grande suspeita de que um animal é positivo para a doença com base em sinais clínicos e PCR
- Amostras de soro pareadas coletadas com 12 a 21 dias de intervalo para NV e ELISA para antígeno específico do vírus, quando possível
- *Evitar* a realização de exames diagnósticos em equinos saudáveis sem risco de manifestação da doença; a triagem de animais saudáveis não é recomendada.

Não existe um tratamento antiviral específico recomendado para equinos com doença respiratória associada à infecção por EHV-1/4. Repouso e tratamento de suporte adequado são indicados para facilitar a recuperação da doença. Recomenda-se oferecer alimentos palatáveis de alta qualidade para facilitar a ingestão nutricional adequada. Os animais devem ser mantidos em um ambiente confortável e coberto para minimizar o risco de manifestações secundárias da doença, como a colonização bacteriana. Equinos com febre intensa, acima de 39°C, podem ser submetidos à terapia anti-inflamatória não esteroide caso bem hidratados.

Indica-se a antibioticoterapia se os sinais clínicos forem consistentes com a colonização bacteriana, como secreção oculonasal mucopurulenta ou doença pulmonar evidente.

É improvável que potros infectados com EHV-1 ainda no útero sobrevivam, a despeito da terapia intensiva. Nesses animais, a terapia antiviral com aciclovir ou valaciclovir pode ser considerada. Os equinos adultos com manifestação clínica de doença neurológica consistente com mieloencefalopatia herpética são bons candidatos à terapia antiviral com valaciclovir. Geralmente, os cavalos com encefalopatia herpética precisam de cuidados intensivos, como a colocação de cateter vesical de longa permanência para evitar a ruptura da bexiga. A recuperação pode ser satisfatória, embora déficits neurológicos leves, mas persistentes, possam ainda ser identificáveis 6 a 12 meses depois. Mesmo assim, de modo geral, esses equinos podem participar de competições. Os animais que permanecem em decúbito por longos períodos têm um prognóstico de sobrevida mais reservado.

Gama-herpes-vírus

O EHV-2 é onipresente na população equina, embora seu significado exato como patógeno respiratório primário ainda não tenha sido completamente elucidado. Alguns dos sinais clínicos da infecção por EHV-2 são inflamação pulmonar, ceratoconjuntivite, febre, faringite, inapetência, imunossupressão, linfoma e linfadenopatia.[294,295] O EHV-2 foi identificado em leucócitos circulantes, secreções nasais e *swabs* nasofaríngeos, rins, medula óssea, baço e tecidos reprodutivos e oculares.[296-298] Além disso, identificou-se o EHV-2 em células linfoides e tecidos neurais coletados de equinos com infecção natural. Em uma pesquisa sobre a doença respiratória equina, a positividade dos aspirados traqueais para EHV-2 foi menor (1/20 potros; 5%) em animais indivíduos saudáveis do que naqueles com doença respiratória clínica (20/30; 67%).[299] De maneira surpreendente, no mesmo estudo, o EHV-2 foi identificado em leucócitos circulantes coletados dos dois grupos de potros. Uma investigação científica subsequente, destinada a demonstrar uma relação causal entre esse agente viral e a doença, utilizou secreções respiratórias coletadas de um equino infectado por EHV-2 com sinais clínicos. Tais secreções foram, então, administradas a dois pôneis imunossuprimidos, que subsequentemente desenvolveram doença respiratória (tosse e secreções nasais), conjuntivite, disseminação viral e resposta humoral de anticorpos contra o EHV-2.[296] Além da doença respiratória primária, sugeriu-se que o EHV-2 pode ter papel importante na patogenia da doença causada por outros microrganismos respiratórios, como o EHV-1. É plausível que a alteração da função imune induzida pela infecção pelo EHV-2 possa reativar o EHV-1, levando ao desenvolvimento de doença respiratória evidente.[298]

Herpes-vírus equino 5 e fibrose pulmonar multinodular equina

Os primeiros estudos a respeito da relevância do EHV-5 em associação à pneumonia intersticial em equinos adultos decorreram da identificação de herpes-vírus 5 de asininos (AHV-5) e AHV-2 em casos de pneumonia intersticial em burros.[300] Além da identificação de AHV-2/5 em burros com inflamação pulmonar e fibrose, cavalos adultos com baixa tolerância ao exercício e fibrose pulmonar multinodular foram identificados como portadores de EHV-5.[301] Após as primeiras observações, inúmeros relatos confirmaram que o EHV-5 foi identificado em quase todos os casos de fibrose pulmonar multinodular equina (EMPF, do inglês *equine multinodular pulmonar fibrosis*). Além da identificação de EHV-5 em equinos com EMPF, Williams *et al.* administraram o vírus por instilação brônquica em seis equinos saudáveis que, subsequentemente, apresentaram maior quantidade total de colágeno e miofibroblastos no pulmão. Isso indica que o EHV-5 é o agente causador de EMPF.[302] É possível que a infecção com EHV-5 também provoque, de modo independente, o desenvolvimento de fibrose pulmonar, embora seja também razoável considerar a ocorrência de um efeito sinérgico em equinos coinfectados com EHV-5 e EHV-2 ou AHV-5. A identificação dos dois gama-herpes-vírus em aproximadamente 30% dos casos EMPF também sustenta a ideia de sinergia EHV-2/5.[298]

Os pacientes equinos com EMPF normalmente são adultos (Figura 8.15 A). Os principais sinais clínicos são perda de peso, mau estado geral e aumento da frequência e do esforço respiratório. O exame físico leva à localização da doença no sistema respiratório, caracterizada por febre, ruídos pulmonares anormais, inclusive estertores traqueais, e aumento dos ruídos broncovesiculares com sibilos. Outros sinais clínicos são linfadenopatia, relutância ao caminhar (dor), ulcerações da cavidade oral e ceratoconjuntivite.[303-305] O exame hematológico tende a revelar leucocitose, neutrofilia, linfopenia, anemia, hiperfibrinogenemia, hipoxia e hipoalbuminemia.[302] Consistente com a pronunciada resposta inflamatória dos indivíduos acometidos, a elevação da concentração sérica de amiloide A também pode ser esperada em pacientes com EMPF. Diversos pesquisadores suspeitam que, em alguns casos de infecção, há uma destruição imunomediada de células maduras da circulação periférica e a possível destruição de precursores hematopoéticos do interior da medula óssea, o que pode causar citopenia acentuada.[306] Embora esse mecanismo não tenha sido elucidado por completo, o autor observou que a elevação dos números de leucócitos nos casos de EMPF é bastante frequente, mas raros indivíduos apresentaram citopenia acentuada. O EHV-5 foi identificado de maneira conclusiva na medula óssea de um indivíduo com pancitopenia.[306]

Diagnóstico

A avaliação diagnóstica dos casos suspeitos de EHV-5 deve incluir uma avaliação completa do sistema respiratório. O exame físico seguido por ultrassonografia torácica gera evidências de doença pulmonar primária. A gravidade das anomalias ultrassonográficas relaciona-se com a cronicidade da doença pulmonar, demonstrada por irregularidade e espessamento pleural, além de formação de nódulos e abscessos periféricos, que muitas vezes podem ser visualizados em casos não agudos (ver Figura 8.15 B). O exame subsequente do sistema respiratório geralmente inclui radiografias torácicas, que revelam nódulos pulmonares intersticiais moderados a graves (Figura 8.15 C). A aparência radiográfica dos nódulos pulmonares pode ser similar àqueles causados por neoplasia metastática ou granulomas fúngicos. Portanto, outros exames são necessários para o diagnóstico definitivo de EMPF. Entre esses exames diagnósticos, está o BAL, que torna possível o exame da celularidade pulmonar das vias respiratórias inferiores. São achados característicos a inflamação neutrofílica e o acúmulo acentuado de muco. Em alguns casos, as características citológicas podem assemelhar-se a RAO (doença do feno). A distinção clínica dessas doenças é importante. Deve-se suspeitar de EMPF em um paciente equino com RAO que não responde à terapia e ao manejo ambiental adequados. Além disso, os equinos com EMPF têm doença progressiva crônica, inflamação sistêmica e resposta baixa ou incompleta à terapia com corticosteroides.

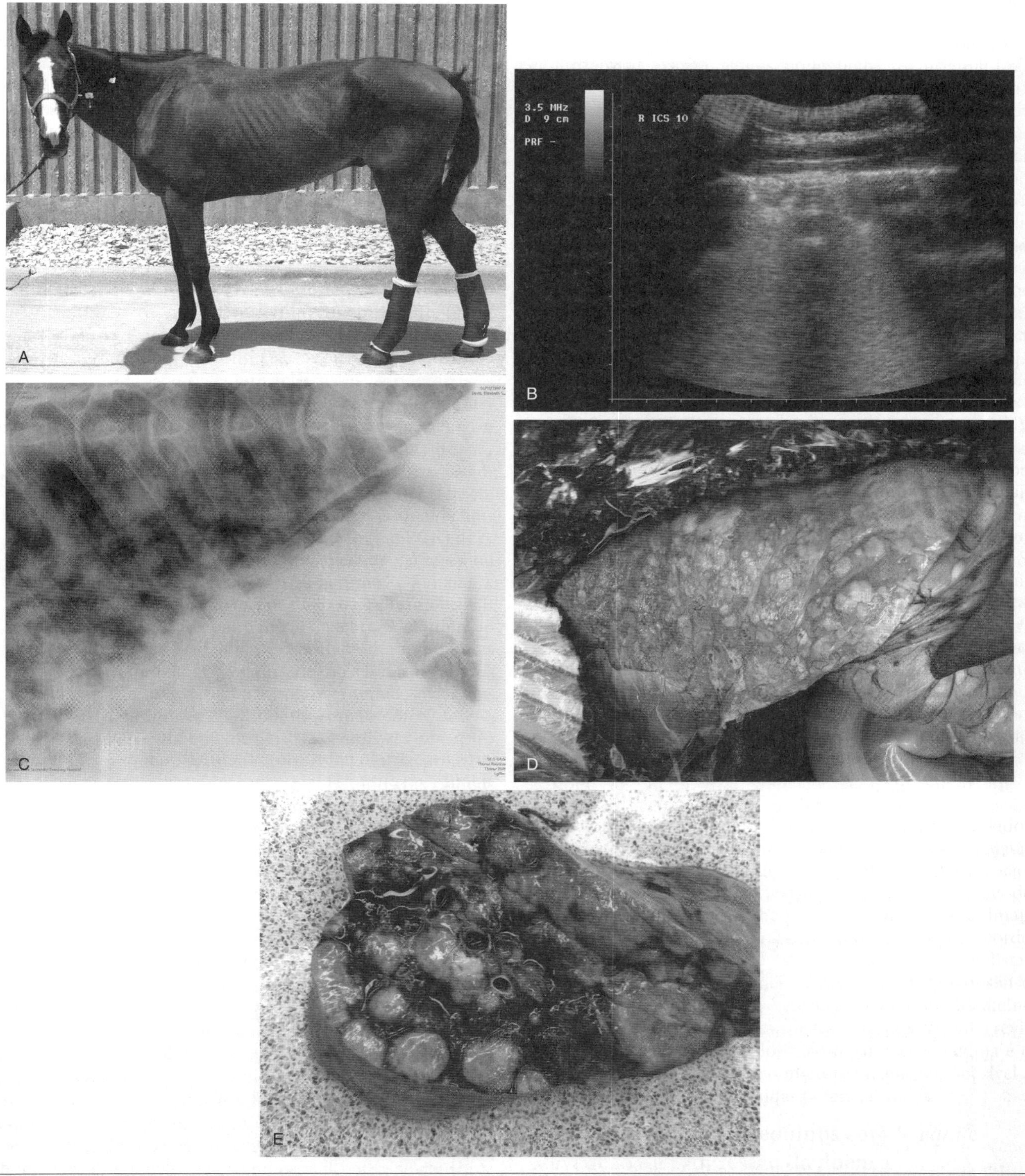

Figura 8.15 **A.** Um cavalo Puro-Sangue Inglês castrado de 15 anos de idade, com perda de peso e falta de apetite, foi diagnosticado com fibrose pulmonar multinodular equina associada ao herpes-vírus equino 5 (EHV-5). **B.** A ultrassonografia torácica revelou múltiplas lesões nodulares, de localização periférica e diâmetro de, aproximadamente, 2 a 4 cm. **C.** A radiografia torácica confirmou a presença de um padrão radiográfico intersticial nodular difuso. **D.** A ausência de resposta à terapia exigiu a eutanásia, e o exame *post mortem* revelou alterações brônquicas pulmonares macroscópicas consistentes com aquelas identificadas à ultrassonografia e à radiografia torácica *ante mortem*. **E.** Corte transversal da fibrose pulmonar nodular associada à infecção por EHV-5.

O exame *post mortem* dos equinos com EMPF revela evidências de doença pulmonar primária, caracterizada por pulmões com aumento de volume que não colapsam, espessamento pleural difuso e inúmeros nódulos fibrosos de tamanho variável, em alguns casos com até 5 cm (ou mais) de diâmetro. A linfadenopatia brônquica e mediastinal é comumente associada à presença de granulomas pulmonares (Figura 8.15 D a E). Dois tipos de granulomas pulmonares foram descritos em pacientes com EMPF com base no tamanho e na distribuição da lesão. A forma mais comum é chamada de forma nodular disseminada e caracterizada por nódulos fibróticos coalescentes e multifocais em todos os campos pulmonares, com lesões de 1 a 5 cm de tamanho. Nesse tipo de EMPF, há uma quantidade mínima de parênquima pulmonar saudável, e aproximadamente 80% dos pulmões são compostos por granulomas fibrosos. Por outro lado, há a descrição de uma forma nodular distinta, com grandes nódulos circunscritos, separados por parênquima pulmonar aparentemente normal. Nessa forma de doença, os nódulos são muito maiores, às vezes medindo 8 a 10 cm de diâmetro. Independentemente da forma da doença no exame histológico, as lesões caracterizam-se por fibrose intersticial acentuada e hiperplasia de pneumócitos do tipo 2. Os alvéolos costumam ser infiltrados por neutrófilos, poucos macrófagos alveolares e células gigantes multinucleadas com material proteináceo eosinofílico. Inclusões intranucleares, consistentes com infecção por herpes-vírus, podem ser observadas em macrófagos e/ou células epiteliais.[302,307]

O diagnóstico definitivo de EMPF baseia-se em evidências histopatológicas no tecido pulmonar obtido por biopsia ou na coleta de amostra *post mortem*. De modo geral, há grande suspeita do diagnóstico com base na anamnese, na avaliação ultrassonográfica, nos achados radiográficos torácicos e na citologia das vias respiratórias pulmonares, principalmente em caso de identificação de células com inclusões intranucleares. Outras evidências para o diagnóstico de EMPF baseiam-se na detecção de EHV-5 por exames moleculares, como o PCR e, preferencialmente, o qPCR. As amostras ideais para análise são fluido do BAL e/ou tecido pulmonar. Outras amostras que devem paralelamente analisadas são sangue periférico (leucócitos) e secreções nasais (*swab* sintético, de náilon ou dácron). A avaliação de outros vírus, como EHV-2 e AHV-5, também deve ser analisada. Embora possam não ter um papel principal, sua presença pode potencializar o desenvolvimento da doença nos equinos acometidos.

Tratamento

O tratamento de pacientes com EMPF direciona-se à eliminação do patógeno e à provisão de cuidados de suporte adequados. Especificamente, a terapia deve incluir antimicrobianos de amplo espectro, corticosteroides, como a dexametasona, e oxigenoterapia intranasal em indivíduos com hipoxia. Agentes antivirais são recomendados como componentes do tratamento. Embora o aciclovir[308] tenha baixa biodisponibilidade, os níveis plasmáticos de valaciclovir melhoraram após a administração oral.[309] O medicamento deve ser administrado no limite superior da faixa de dosagem, com base em evidências limitadas de tratamento bem-sucedido de tais casos. O valaciclovir deve ser administrado em dose de 30 a 40 mg/kg VO 3 vezes/dia.[310] Embora tal protocolo terapêutico ainda esteja sob investigação para esta infecção viral específica, há evidências que sustentam a dose proposta para essa doença em particular. Um fator complicador grave e com risco de morte em equinos com EMPF é o desenvolvimento de hipertensão pulmonar, que pode ser suspeitado com base nas avaliações ultrassonográfica e radiográfica. A presença de hipertensão pulmonar é considerada um indicador de mau prognóstico nos animais com EMPF e foi observada no exame *post mortem* de um cavalo com a doença.[311]

Nos casos com suspeita de elevação da pressão arterial pulmonar, o diâmetro da artéria pulmonar deve ser medido e comparado com o diâmetro da aorta durante a avaliação ecocardiográfica para auxiliar a detecção de hipertensão pulmonar.[311] Além disso, nesses casos, a pressão arterial pulmonar deve ser aferida sempre que possível. Em um relato de tratamento de um equino com EMPF e hipertensão pulmonar, a sildenafila, um inibidor da fosfodiesterase de tipo V, foi administrada com furosemida.[312] Outros medicamentos incluídos no protocolo de tratamento da EMPF são N-acetilcisteína nebulizada, pentoxifilina e doxiciclina.

Com base na literatura atual sobre EHV-5 em equinos, este vírus parece ser um patógeno importante que, pelo menos em parte, atua no desenvolvimento da fibrose pulmonar, enquanto o AHV-5 parece ter papel similar no desenvolvimento da doença em burros. A EMPF é um processo patológico distinto que causa doença pulmonar nodular em equídeos; há acentuado remodelamento da arquitetura pulmonar, além de corpos intranucleares eosinofílicos de inclusão viral, que podem ser observados em macrófagos intraluminais.[304] O diagnóstico precoce e o tratamento agressivo melhoram o prognóstico. Grave ou avançada, a EMPF continua a ser uma doença infecciosa importante em equinos.

INFECÇÃO PELO VÍRUS DA ARTERITE EQUINA

Embora mais conhecido por sua associação ao sistema genital equino, o vírus da arterite equina (EAV, do inglês *equine arteritis virus*) provoca vasculite branda a moderada e doença respiratória; a doença é denominada *arterite viral dos equinos* (EVA, do inglês *equine viral arteritis*). O vírus mantém-se nas populações equinas em reprodutores carreadores porque a testosterona é necessária para sua persistência *in vivo*. Nos reprodutores carreadores, o vírus persiste na ampola e no ducto deferente.

Sinais clínicos e transmissão viral

As manifestações clínicas da EVA são semelhantes às de outras doenças virais do sistema respiratório. A gravidade dos sinais clínicos varia devido a diferenças na virulência, na dose do agente patogênico e na função imune do hospedeiro. A incubação requer vários dias a 2 semanas, e o curso da doença é mais rápido após a transmissão venérea. Os sinais clínicos associados à infecção do sistema respiratório são secreção nasal serosa, linfadenopatia submandibular, tosse branda a moderada e edema ventral. A vasculite é evidenciada pelos sinais clínicos de edema e decorrente de lesões na camada média de pequenas artérias e de vênulas causadas pelo vírus. Com frequência, há edema de prepúcio, escroto e membros. As duas consequências mais importantes da infecção por EVA são aborto em fêmeas gestantes e a indução da condição de portador em garanhões reprodutores. Os sinais clínicos podem persistir por 2 a 9 dias. A maior parte das infecções é autolimitante, embora o edema possa ser grave e o desconforto respiratório seja evidente. O aborto normalmente acontece 1 mês após a exposição, durante fases tardias da doença clínica ou o início da convalescença. Normalmente, o feto é inviável no momento do aborto e está em autólise no momento da expulsão. Em casos raros, os neonatos infectados apresentam dificuldade respiratória e dificilmente se recuperam da infecção viral.[313-315] As evidências hematológicas da EVA são leucopenia, caracterizada por linfopenia, e trombocitopenia, que pode ser grave.

A EVA é transmitida por aerossóis formados a partir de secreções respiratórias e por transmissão venérea. As gotículas carregadas de vírus podem ser disseminadas no ambiente por até 2 semanas após a recuperação da doença. Os reprodutores sem exposição prévia ao vírus após a maturidade sexual mantêm o agente viral na ampola do ducto deferente. Os reprodutores portadores permanecem soropositivos; e seu sêmen contém vírus vivos, quer sejam utilizados para reprodução natural, inseminação artificial ou congelados. O vírus pode ser mantido por muitos anos no sêmen congelado, com pouca influência negativa na fertilidade.

Fêmeas suscetíveis cruzadas com reprodutores EAV-positivos geralmente desenvolvem doença respiratória (80 a 100% dos casos) e morte embrionária precoce, mas não há infecção persistente. A maioria dos casos de EVA é autolimitante, com baixo risco de fatores complicadores. Os cavalos Standardbred têm alta frequência de soropositividade e condição de carreador em comparação com outras raças equinas.

Prevenção

O maior desafio para a prevenção de doenças é a presença de um reprodutor com infecção persistente. A prevenção da infecção e a indução do estado de portador podem ser conseguidas por meio da vacinação criteriosa. Após a confirmação da sorologia negativa (exigência para o transporte internacional de equinos), os reprodutores podem receber a vacina comercial para prevenir o estado de portador. Os potros devem ser vacinados com até 280 dias de idade e isolados por aproximadamente 21 dias para minimizar o risco de disseminação viral, possibilitar o desenvolvimento de imunidade e evitar a exposição viral antes que a imunidade seja induzida ao máximo. Todos os equinos vacinados devem ser separados dos não vacinados por aproximadamente 21 dias após a imunização. Os animais infectados devem ser separados do plantel por cerca de 3 semanas após a infecção para a redução do risco de disseminação viral. Da mesma maneira, qualquer indivíduo que tenha sido infectado com o vírus não deve ter contato com equinos jovens ou matrizes. Todos os indivíduos suscetíveis devem ser vacinados anualmente para minimizar o risco de doença. As matrizes devem ser vacinadas antes da reprodução; a vacina viva modificada não é recomendada para fêmeas gestantes.

INFECÇÃO POR PICORNAVÍRUS EQUINO

Os picornavírus equinos são categorizados em dois sorogrupos: vírus da rinite equina A e B (ERAV e ERBV). A antiga classificação referia-se a esses vírus como rinovírus. O ERAV (anteriormente denominado rinovírus equino 1) é agrupado no gênero *Aphtovirus* com base no genótipo e na similaridade com outros membros deste gênero, como o vírus da febre aftosa, bem como a viremia característica e a eliminação persistente após a infecção.[316,317] O ERBV1 (anteriormente denominado rinovírus equino 2), o ERBV2 (anteriormente rinovírus equino 3) e o ERBV3 (anteriormente picornavírus acidoestável) são membros do gênero *Erbovirus*.[318,319] O ERAV e o ERBV foram associados à doença respiratória em equinos.[268,320,321] Estudos mais recentes mostraram a capacidade de neutralização viral dos anticorpos específicos para esses patógenos e seu impacto na doença respiratória clínica em equinos.[322] A eliminação persistente foi identificada nas secreções respiratórias e urinárias.[323]

O picornavírus foi detectado em equinos com doença respiratória e em animais saudáveis.[324,325] Sugeriu-se que a infecção ocorre no início da vida, por meio da transmissão por aerossol. Notadamente, o ERAV é eliminado em secreções respiratórias e urina,[326] ao passo que o ERAB1 e o ERAB2 parecem estar restritos apenas ao sistema respiratório (secreções). A doença respiratória induzida experimentalmente com ERAV causou doença das vias respiratórias superiores e inferiores e viremia, com duração de 4 a 5 dias.[268] Outros sinais clínicos após o desafio experimental foram febre, linfadenopatia, alterações na ausculta torácica, evidências de inflamação das vias respiratórias com hiperemia da mucosa e acúmulo de muco na traqueia, que persistiu por 21 dias.[327]

As manifestações clínicas da doença são febre, secreção nasal serosa a seromucosa, tosse, depressão, anorexia, faringite e linfadenopatia submandibular.[327] Foram relatados linfopenia branda e aumento das concentrações plasmáticas de fibrinogênio em equinos acometidos.[319,328] O diagnóstico baseia-se na sorologia ou na detecção molecular do vírus. O emprego de PCR e PCR em tempo real tornou-se mais comum devido à variabilidade nos títulos sorológicos e ao longo tempo de resposta para o isolamento do vírus.

As estratégias preventivas concentraram-se, sobretudo, na higiene e na manutenção da saúde geral. Recentemente, uma vacina comercial para ERAV foi aprovada para o uso em equinos e pode ser considerada em situações de alto risco.

PESTE EQUINA AFRICANA

A peste equina (AHS, do inglês *african horse sickness*) é uma doença animal nunca relatada nos EUA. De uma perspectiva global, a doença tem implicações importantes na indústria equina. Historicamente, é uma doença viral de equinos da África Subsaariana, mas há relatos de surtos na Índia e no Oriente Médio, que ocorreram em meados da década de 1950,[329] e relatos de casos na Espanha, na década de 1980.[330]

O principal vetor para transmissão viral é o *Culicoides imicola*. Este é um patógeno importante em todo o mundo porque a morbidade e a mortalidade continuam altas nas populações equinas sem contato prévio. A manifestação da doença varia desde edema pulmonar fulminante, edema subcutâneo e insuficiência miocárdica a peste equina, dependendo do nível de imunidade do hospedeiro no momento do desafio viral.

Existem quatro síndromes clínicas: peraguda, aguda, subaguda e leve. A AHS é causada por um vírus que pertence à família Reoviridae, gênero *Orbivirus* (vírus de RNA de fita dupla), relacionado com o agente causador da febre catarral ovina.

Embora endêmica em partes da África, todos os equídeos são suscetíveis; os cavalos apresentam a maior sensibilidade ao vírus, seguidos por mulas, burros e zebras.[331]

A disseminação viral é diretamente influenciada pelo inseto *C. imicola*. Este mosquito sugador prefere solos que retêm umidade, como argila. Em anos de chuvas abundantes, o número de insetos aumenta consideravelmente. O vetor está movendo-se para o norte, chegando ao Oriente Médio e a partes da Europa.

Conforme já afirmado, a manifestação da doença é um reflexo da imunidade do hospedeiro. A síndrome peraguda consiste na forma pulmonar com taxa de mortalidade de cerca de 95%. Nessa doença, há um breve período de incubação, de até 5 dias. Os sinais clínicos são febre e exsudato fluido pulmonar hemorrágico, característico de edema pulmonar. O exame *post mortem* revela evidências de edema pulmonar e hidrotórax acentuados. A AHS aguda ou mista é a manifestação mais comum, com anomalias pulmonares e cardíacas. O período de incubação é ligeiramente maior e pode chegar a 7 dias. A taxa de mortalidade da forma aguda é de 50 a 95%. Os sinais clínicos são uma combinação de manifestações de doença cardíaca (edema da cabeça e pescoço) e doença pulmonar (tosse, desconforto respiratório e edema pulmonar). O exame *post mortem* revela acentuado edema subcutâneo da cabeça e do pescoço. A AHS subaguda demonstra sinais clínicos de disfunção miocárdica, febre, edema e letargia. O edema da fossa supraorbital é altamente característico da AHS. A incubação da forma subaguda é de 50%. A febre da peste equina é a forma mais branda da doença e observada em equinos com imunidade preexistente e naquelas espécies com resistência inerente à doença, como burros e zebras. A mortalidade dessa forma da doença tende a ser baixa.

O diagnóstico baseia-se na sorologia e no isolamento do vírus.[332] Há uma vacina inativada que é usada em áreas endêmicas para minimizar a perda em regiões de alto risco.[333] Durante uma epidemia, o objetivo principal é erradicar a doença por meio da instituição de quarentena, controle de vetores[334] e eutanásia de animais expostos. Em caso de insucesso dessa abordagem, realiza-se a vacinação perimetral para limitar a disseminação da doença.[13]

INFECÇÃO PELO HENDRAVÍRUS

O hendravírus, anteriormente conhecido como morbilivírus equino, foi identificado pela primeira vez em Hendra, na Austrália, em 1995, e causa doença zoonótica em cavalos.[335] Ele provoca pneumonia e encefalite fatais em equinos e seres humanos.[336] Os sinais clínicos da infecção pelo hendravírus são semelhantes aos da AHS. Morcegos frugívoros são o reservatório da infecção. A transmissão da doença requer contato próximo com equinos infectados ou excrementos de morcegos. O hendravírus é classificado como um patógeno do grupo de risco 4, que requer o mais alto nível de procedimentos de biossegurança.

No primeiro surto inicial do hendravírus, 14 de 21 equinos morreram.[337] Dois tratadores primários dos animais adoeceram e um não sobreviveu.[338] O morbilivírus foi identificado no tecido renal de uma das pessoas que não sobreviveu e era idêntico ao vírus cultivado a partir dos pulmões de cinco equinos acometidos.[339] Todos os casos humanos foram associados aos casos equinos. Embora o hendravírus não seja considerado diretamente contagioso, o contato muito próximo com cavalos, sobretudo no ambiente em que foram infectados, aumenta o risco de doença humana. Entre 157 seres humanos com contato casual com equinos e humanos infectados, não houve evidências de soroconversão. Os morcegos frugívoros chamados de raposa-voadora de cabeça cinzenta (*Pteropus poliocephalus*) apresentam soroconversão e doença clínica branda após a infecção experimental.[340] No entanto, equinos expostos ao vírus não apresentaram doença subclínica ou soroconversão. A exposição equina ocorre pela cavidade oral ou pelo sistema respiratório superior e, após a infecção, os cavalos excretam o vírus na urina, na saliva e nas secreções respiratórias.[341] Os vírions são altamente lábeis e podem ser destruídos por calor, solventes lipídicos, detergentes, formaldeídos e agentes oxidantes.

Equinos infectados com o vírus desenvolvem doença respiratória grave e geralmente fatal, caracterizada por dispneia, vasculite e edema pulmonar grave. Sinais inespecíficos são letargia, anorexia, febre, desconforto respiratório, ataxia, taquicardia e secreção nasal espumosa. Edema encefálico e subcutâneo grave podem ser observados em alguns casos. O período de incubação é de 8 a 12 dias, com evolução clínica caracterizada como peraguda. Normalmente, a morte ocorre 1 a 3 dias após o início dos sinais clínicos. A manifestação clínica assemelha-se à da AHS e o diagnóstico baseia-se na sorologia para detecção de anticorpos neutralizantes e na imunofluorescência. Realiza-se o isolamento do vírus em cultura de células Vero com detecção de antígenos virais em tecidos infectados por meio de imunofluorescência. Devido ao grande perigo e potencial zoonótico deste vírus, a coleta de amostras deve ser realizada em condições de nível de biossegurança (NB) 4, o mais elevado.

PNEUMONIA E PLEUROPNEUMONIA BACTERIANA

A pneumonia bacteriana não costuma ser uma doença espontânea em equinos adultos. Na maioria das vezes, é uma doença primária ou decorrente de um fator de risco para o desenvolvimento de broncopneumonia em equinos adultos. Os eventos que suprimem a imunidade endógena podem resultar em colonização bacteriana das vias respiratórias inferiores. Uma infecção primária das vias respiratórias superiores talvez leve à perda do mecanismo de depuração mucociliar, levando à colonização bacteriana das vias respiratórias inferiores ou à aspiração acentuada, que pode ser combinada com alguns dos mecanismos já mencionados. A anestesia geral pode contribuir para a imunossupressão e, em alguns casos, causar aspiração de baixo grau (ou intensa). O transporte de longa distância, particularmente com a elevação da cabeça por longos períodos ou obstrução esofágica, pode provocar vários níveis de aspiração nas vias respiratórias inferiores. Embora os mecanismos anatômicos e imunoprotetores provavelmente ajudem a impedir a colonização das vias respiratórias inferiores, em alguns casos, o desafio bacteriano pode sobrepujar os mecanismos de proteção do hospedeiro, com o consequente desenvolvimento de broncopneumonia.

Nunca é demais enfatizar a importância dos fatores de risco, visto que patógenos bacterianos isolados das vias respiratórias inferiores são microrganismos oportunistas, ambientais ou comensais, incapazes de iniciar a invasão primária. O microrganismo mais frequentemente isolado de equinos portadores de pneumonia primária é o *S. equi* subespécie *zooepidemicus*. A princípio, a colonização ocorre nas vias respiratórias primárias, causando bronquite, e a progressão da doença leva à extensão das vias respiratórias para o parênquima pulmonar circundante. A progressão da doença leva ao avanço da colonização bacteriana, com extensão ao espaço pleural e às estruturas associadas, provocando *pleuropneumonia*. Em casos brandos ou iniciais de colonização das vias respiratórias, a resolução da doença pode ser conseguida com a administração de antibióticos de amplo espectro e cuidados gerais para melhorar a função imunológica. No entanto, em caso de doença grave ou crônica ou ainda imunossupressão intensa, o prognóstico pode ser reservado. A identificação dos fatores de risco e a gravidade da doença ajudam a determinar as opções diagnósticas e terapêuticas ideais.

A pleurite primária é um evento raro em equinos. Feridas traumáticas penetrantes que contaminam a cavidade pleural geralmente provocam pleurite séptica. A pneumonia não é um evento secundário comum após feridas traumáticas, mas pode ocorrer caso a pleurite primária não seja tratada de maneira efetiva. A abordagem clínica em pacientes equinos com derrame pleural evidente deve considerar causas sépticas, traumáticas (hemorragia) ou neoplásicas; a possibilidade de ser secundária à insuficiência cardíaca congestiva; e causas parasitárias (cisto hidático). Na América do Norte, a pleuropneumonia ainda é a doença mais comum; porém, em outras partes do mundo, a frequência dela é menor. No Reino Unido, em especial, alguns relatos indicam que a pleuropneumonia constitui apenas cerca de 30% dos casos de doença infecciosa das vias respiratórias inferiores.

No momento do diagnóstico de pneumonia ou de pleuropneumonia, a anamnese relevante inclui informações que podem indicar a etiologia primária, como infecção respiratória viral recente, transporte por longa distância, exercício extenuante, terapia imunossupressora, hemorragia pulmonar induzida por exercício, obstrução esofágica grave ou idade avançada. Os mecanismos endógenos de defesa pulmonar são tosse, depuração mucociliar, tecido linfoide associado ao sistema respiratório (ou brônquico) e macrófagos alveolares.

O movimento de escada rolante mucociliar é um mecanismo ativo para a remoção de material particulado do sistema respiratório, além de ser um componente importante dos mecanismos endógenos inespecíficos do hospedeiro para a eliminação de patógenos. A escada rolante mucociliar vai desde a faringe até os bronquíolos respiratórios. As partículas acumuladas na superfície epitelial são levadas em direção oral sob a ação de ondas ciliares que movem a dupla camada superficial sol-gel de muco. Na faringe, os constituintes são deglutidos. A divisão anatômica, ou tamanho, das vias respiratórias afeta a eficiência da depuração respiratória, já que a frequência de batimento ciliar é maior nas grandes vias respiratórias em comparação com os bronquíolos inferiores; tal efeito impede o acúmulo excessivo de muco na traqueia e nas grandes vias de condução aérea. Esse efeito também explica a influência da posição da cabeça na depuração do muco; a elevação prolongada da cabeça prejudica os mecanismos de depuração respiratória mediados principalmente pela escada rolante mucociliar. Nas grandes vias respiratórias, o muco origina-se das células caliciformes e, nos bronquíolos, o muco é produzido pelas células claras não ciliadas. Nos brônquios, as glândulas brônquicas submucosas produzem secreções serosas e mucosas. A secreção mucosa está sob regulação autônoma; é importante ressaltar que a água transepitelial e os constituintes eletrolíticos podem flutuar, modificando a composição do muco. Alterações no volume e na composição do muco podem provocar doenças respiratórias ou ser causadas pela exposição a patógenos ou toxinas. A tosse é um importante mecanismo de depuração mediado, em parte, pela estimulação dos receptores subepiteliais de irritação ou estiramento, localizados principalmente nos brônquios maiores. A tosse é uma maneira eficaz de limpar as secreções mucoides da traqueia intratorácica e dos grandes brônquios, mas não dos brônquios e dos bronquíolos periféricos. Os macrófagos alveolares constituem uma camada essencial de proteção intra-alveolar. Os macrófagos alveolares podem mover-se pelo sistema mucociliar ou deixar os alvéolos e entrar na rede linfática. Nos tecidos linfoides, esses macrófagos têm papel importante na apresentação de antígenos. São fatores fisiológicos que prejudicam a função macrofágica a hipoxia ambiental provocada pela doença, a redução da expressão do receptor de Fc e a subsequente diminuição da fagocitose secundária à administração terapêutica de corticosteroides. A função alveolar é suprimida pela infecção viral. Portanto, além da doença respiratória viral, que compromete a função dos mecanismos de depuração mucociliar, os vírus também prejudicam a função dos macrófagos alveolares, seja a morte direta seja a apresentação de antígenos.

Agentes etiológicos

Como a maioria dos casos de pneumonia bacteriana equina é resultado de aspiração, a microbiota bacteriana das vias respiratórias superiores está comumente envolvida na colonização das vias respiratórias inferiores. Em especial, o *S. equi* subespécie *zooepidemicus* continua a ser a principal bactéria patogênica das vias respiratórias inferiores de equinos adultos com pneumonia.[342,343] Além do *S. equi* subespécie *zooepidemicus*, outros patógenos podem também colonizar as vias respiratórias inferiores. Conforme já mencionado, vários fatores fisiológicos e de estresse podem tornar os equinos suscetíveis à infecção de vias respiratórias inferiores.

Os patógenos que podem colonizar as vias respiratórias inferiores são classificados como aeróbios e anaeróbios gram-positivos e gram-negativos. Além do *S. equi* subespécie *zooepidemicus*, *Staphylococcus* spp. também podem causar broncopneumonia. Em casos raros, normalmente associados à imunodeficiência, o *Rhodococcus equi* pode ser identificado. Os patógenos humanos são incomuns nas vias respiratórias equinas; e o *Streptococcus pneumoniae* é o mais identificado entre cavalos de corrida no Reino Unido e, ocasionalmente, nos EUA.[344,345] Devido à patogenia da broncopneumonia equina, a aspiração pode levar à colonização com isolados mistos. Entre as bactérias anaeróbias, estão a *Bacteroides fragilis*, a *Prevotella heparinolytica*, o *Clostridium* spp., o *Peptostreptococcus* spp. e o *Fusobacterium* spp. Historicamente, as bactérias anaeróbias compõem cerca de 30% dos isolados identificados em equinos com pneumonia.[346,347] A identificação da população bacteriana presente pode fornecer informações prognósticas; os anaeróbios são associados a uma mortalidade global mais alta, sobretudo em caso de demora desde o início da doença até o momento do diagnóstico e do tratamento.[348]

Manifestação clínica da doença

A manifestação clínica da infecção das vias respiratórias inferiores tende a indicar o acometimento sistêmico grave. Embora um tanto inespecífico, quando combinado com os achados da anamnese e os resultados de exames, o diagnóstico geralmente não é muito difícil. Os sinais clínicos costumam ser letargia, redução do apetite, febre e aumento do esforço respiratório. Os animais acometidos podem apresentar tosse, que pode ser diminuída pela dor torácica sentida na indução do reflexo da tosse.

Diagnóstico

Os pacientes equinos com pleuropneumonia comumente apresentam febre e letargia. Os sinais clínicos variam conforme a gravidade e a cronicidade da doença. No início da infecção, além de febre e letargia, os equinos podem apresentar dor pleural demonstrada pela abdução do membro anterior à altura do cotovelo. O exame físico deve incluir ausculta torácica completa, com atenção especial à identificação dos ruídos respiratórios em todos os campos pulmonares. Em caso de atenuação dos ruídos pulmonares, em especial nos campos pulmonares ventrais, o exame deve incluir a ultrassonografia torácica. Embora o exame de respiração possa ser uma abordagem razoável, o procedimento é contraindicado se houver qualquer evidência de dificuldade ou comprometimento respiratório.

A ultrassonografia torácica deve ser realizada de maneira completa e abrangente, com especial atenção à avaliação bilateral de todo o tórax. O exame deve ser realizado no sentido dorsal a ventral e cranial a caudal ou vice-versa. A região do mediastino pode ser visualizada através do músculo tríceps e é um aspecto importante a ser examinado, especialmente se houver identificação de fluido abundante e fibrina na ultrassonografia (US). Esse exame é vantajoso por tornar possível a identificação da localização e do volume aproximado (profundidade) do fluido pleural. Além disso, a US possibilita o exame minucioso dos campos pulmonares periféricos. Na presença de fluido pleural, após sua remoção, se houver fluido, a radiografia torácica gera mais informações para auxiliar a avaliação da gravidade da doença. A doença axial, como formação de abscesso ou linfadenopatia, não é aparente apenas à ultrassonografia.

A ultrassonografia torácica possibilita a identificação não apenas do acúmulo de fluido, mas também de ecos gasosos, fibrina, loculação ou fluidos altamente celulares, gerando informações prognósticas sobre a gravidade da doença. O fluido pleural, com alto conteúdo proteico e baixa celularidade, tem aparência anecoica (Figura 8.16), enquanto o fluido de maior celularidade apresenta maior grau de ecogenicidade. A identificação de ecos gasosos no espaço pleural pode ser identificada em pacientes com fluido com contaminação anaeróbia, ruptura de fístula broncopleural ou introdução iatrogênica de ar, que pode ocorrer durante a toracocentese. Atelectasias, consolidação ou formação de abscessos nos pulmões podem ser identificados se localizados em campos pulmonares periféricos. As ondas de ultrassom não conseguem penetrar o gás. Portanto, as áreas pulmonares cheias de ar, assim como o pulmão sobreposto às áreas doentes, não são visíveis apenas à ultrassonografia. A consolidação pulmonar importante, combinada com o fluido pleural serossanguinolento, em especial nos casos de epistaxe, sugere a presença de infarto pulmonar, com prognóstico reservado.[349] Além disso, a ultrassonografia torácica torna possível a determinação da presença de aderências pleurais. É importante determinar a localização delas para evitá-las durante a toracocentese ou a colocação de drenos torácicos de longa permanência. A ultrassonografia torácica pode levar ao diagnóstico de pneumotórax, mas não é capaz de determinar toda a extensão da doença. Após o diagnóstico de pneumotórax pela ultrassonografia, a avaliação do paciente deve ser concluída com a radiografia torácica. A imagem torácica cranial deve ser feita para determinar a existência de fluido mediastinal ou abscessos. A imagem através do músculo tríceps pode ser obtida com a maioria dos transdutores de 3 a 5 MHz. Ao término do exame do paciente equino com pleuropneumonia, a vantagem da ultrassonografia é determinar não apenas a presença e o caráter do fluido pleural, mas também o local ideal para a realização de pleurocentese e o possível posicionamento do dreno torácico. Para a coleta de amostras e o posicionamento do dreno, é preciso determinar a área de maior profundidade (volume) e um local seguro que minimize a possibilidade de resultados adversos, como a punção cardíaca ou diafragmática. Após o estabelecimento do diagnóstico de pleuropneumonia e a remoção do fluido pleural, a ultrassonografia torácica diária consiste em um dos pilares do monitoramento do paciente. A ultrassonografia diária possibilita a determinação de evidências de progressão ou de resolução da doença conforme o volume de fluido presente, a efetividade dos drenos torácicos de longa permanência, a presença e a extensão da produção pleural de fibrina e a avaliação da doença parenquimatosa periférica pulmonar.

Após a identificação de fluido no espaço pleural, a toracocentese é indicada para fins terapêuticos e diagnósticos caso o volume seja superior a 3 cm de profundidade (Figura 8.17). O local para coleta de fluidos deve ser determinado com base no local mais acessível do ponto de vista ventral. As localizações anatômicas podem ser alteradas pelo acúmulo de grandes volumes de fluido, e isso deve ser considerado no planejamento do local de toracocentese ou na colocação de dreno. O procedimento de toracocentese deve ser realizado com técnica estéril. Uma vez determinada a localização, realiza-se a infiltração subcutânea de lidocaína a 2%. Uma lâmina de bisturi número 15 é ideal para fazer uma pequena incisão na pele, geralmente com 0,5 cm de comprimento. Uma cânula mamária romba é o instrumento ideal para a coleta de fluidos. Na presença de um grande volume de fluido, um dreno torácico de longa permanência, geralmente com tamanho entre 16 e 32 Fr, pode ser colocado. O fluido pleural coletado é uma amostra diagnóstica para coloração de Gram e cultura aeróbica e anaeróbica. Após a colocação de um dreno de longa permanência, a remoção de fluidos melhora a estabilidade do paciente e possibilita a coleta de amostras diagnósticas (Figura 8.18). A remoção de fluidos em grandes volumes deve ser feita com cautela durante um período de 30 a 45 minutos com a administração concomitante de cristaloides isotônicos. A remoção rápida de fluido do espaço pleural pode causar edema pulmonar e hipotensão.

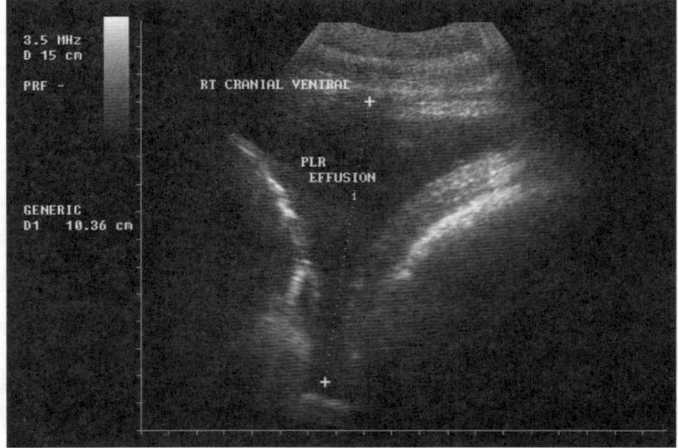

Figura 8.16 Um cavalo Árabe castrado de 25 anos de idade, com pleuropneumonia grave após obstrução esofágica e pneumonia por aspiração associada. A ultrassonografia torácica com transdutor de 3,5 mHz revelou a presença de derrame pleural anecoico acentuado, adjacente ao parênquima pulmonar consolidado, com mais de 10 cm de profundidade.

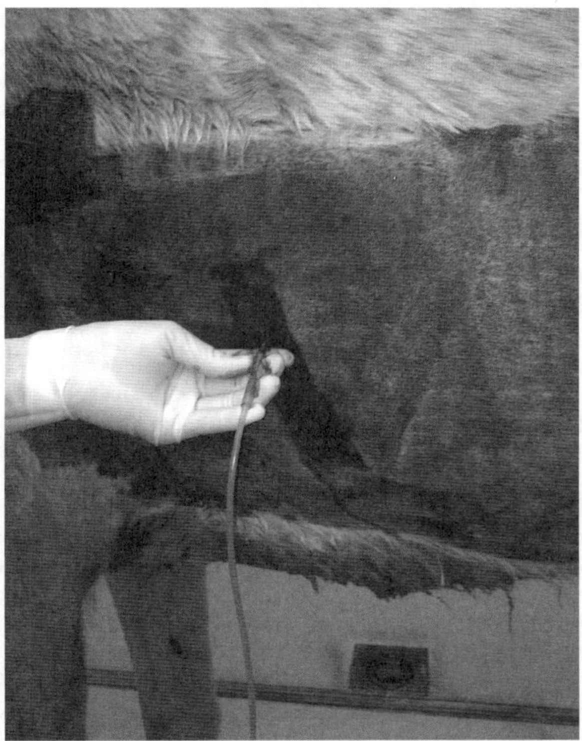

Figura 8.17 Colocação de cânula mamária com um conjunto de extensão de polietileno para a evacuação de fluido pleural purulento associado à pleuropneumonia em uma égua Árabe de 13 anos de idade que havia sido transportada recentemente por aproximadamente 2.500 Km.

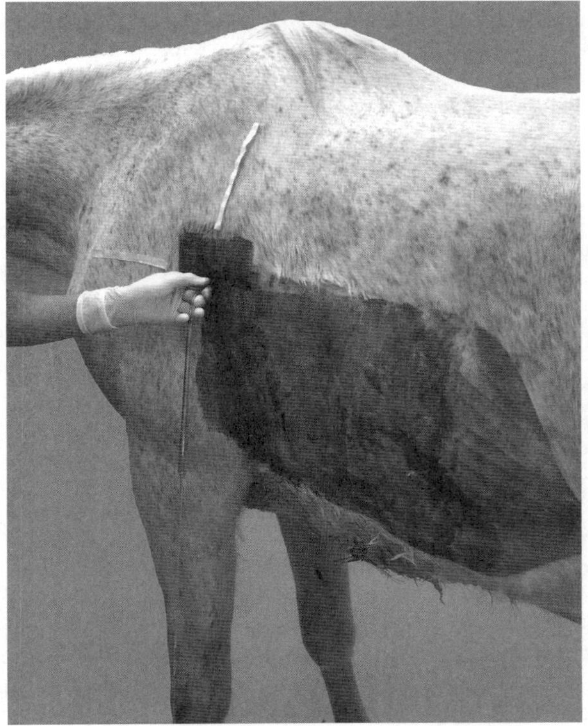

Figura 8.18 A colocação de dreno torácico de longa permanência deve ser guiada por ultrassonografia, conforme indicado pelo posicionamento do dreno neste indivíduo com bolsa loculada de localização dorsal de acúmulo de fluido pleural. Observa-se a localização dorsal não habitual da colocação do dreno neste indivíduo. O preenchimento desse dreno torácico pelo fluido pleural séptico abundante pode ser observado.

O fluido pleural equino normal é transparente, com cor clara a amarela pálida. É inodoro e apresenta concentração de proteína inferior a 2,5 g/dℓ e número de células nucleadas inferior a 8.000/μℓ.[350] A pleuropneumonia bacteriana geralmente aumenta a concentração de proteínas e os números de células nucleadas. Conforme já mencionado, o infarto pulmonar faz com que o fluido pleural seja serossanguinolento. No exame citológico do fluido pleural, geralmente há uma grande porcentagem (> 80%) de neutrófilos, caracterizados por alterações degenerativas. A visualização de bactérias intracelulares e extracelulares é frequente. Outras evidências de doença séptica são a elevação da concentração de lactato no fluido pleural (maior que a observada na circulação), o pH inferior a 7,1 e a baixa concentração de glicose (< 40 mg/dℓ). Geralmente, o odor fétido do fluido pleural sugere a presença de bactérias anaeróbicas. Um relato recente com descrição de cinco casos de ruptura esofágica intratorácica e desenvolvimento de pleuropneumonia fibrinosa grave[351] destaca a importância da análise citológica completa do fluido pleural. A presença de alimentos no fluido pleural não é um achado normal e deve alertar o veterinário para possíveis lesões e ruptura do esôfago. Um detalhe específico que pode indicar a possível ruptura esofágica é história inconsistente com o desenvolvimento de pleuropneumonia, como a ausência de transporte recente de longa distância ou a obstrução esofágica. O exame do fluido pleural também deve incluir a coloração de Gram para a determinação da classe de bactérias presentes, o que pode direcionar as primeiras estratégias terapêuticas até que os resultados da cultura bacteriana estejam prontos.

Além da cultura do fluido pleural para patógenos bacterianos aeróbios e anaeróbios, a aspiração transtraqueal percutânea deve ser realizada. Embora o fluido pleural seja uma amostra obtida com facilidade, com base na patogenia da doença resultante da aspiração, é provável que a coleta da amostra do sítio primário gere informações diagnósticas superiores, que podem diferir da análise do fluido pleural.[13] O exame citológico, caracterizado pela predominância de neutrófilos degenerados, indica a presença de inflamação séptica. A avaliação da coloração de Gram traz informações diagnósticas que podem auxiliar a tomada de decisão terapêutica enquanto se aguarda pelos resultados finais da cultura.

Agentes etiológicos associados à pleuropneumonia equina comumente são originários das vias respiratórias superiores, e a infecção polimicrobiana é uma característica predominante e consistente da pneumonia equina.[280,342,348,352] Embora o microrganismo isolado mais comum continue a ser *S. equi* subespécie *zooepidemicus*, patógenos gram-negativos, como *Escherichia coli*, também são observados.[353] O isolamento de *Klebsiella* spp. das vias respiratórias inferiores de equinos adultos com pneumonia pode indicar o prognóstico reservado e, provavelmente, reflete o alto grau de resistência a antibióticos.[354] Os anaeróbios obrigatórios são habitantes normais da cavidade oral e dos intestinos de equinos e, assim, podem ser isolados das vias respiratórias inferiores de equinos com pneumonia aspirativa. Uma investigação recente que utilizou um novo método molecular de detecção (chamado de sequenciamento do gene 16S rRNA) descobriu que o *Bacteroides* spp. e a *Prevotella* spp. são anaeróbios dominantes das vias respiratórias inferiores e sensíveis a antibióticos como metronidazol, imipeném e clindamicina.[355]

A pleuropneumonia pode ser bem controlada com a evacuação do espaço pleural por meio da colocação de cânula mamária, seguida pelo fechamento primário do acesso à cavidade torácica. Alternativamente, e sobretudo em caso de grande volume de fluido pleural, os drenos torácicos de longa permanência são comumente mantidos até uma melhora acentuada ou a resolução completa do processo séptico. Após a colocação, o dreno torácico pode ser fixado com um padrão de sutura contínua fenestrada ao longo dos 3 a 5 cm que saem da parede corpórea. Uma válvula unidirecional (Heimlich) possibilita a saída de líquidos e reduz a possibilidade de introdução de ar ou patógenos no espaço pleural. A avaliação do paciente deve incluir a ultrassonografia torácica diária para determinar a eficácia da drenagem pleural e identificar quaisquer alterações, como o acúmulo de fibrina na cavidade pleural. O derrame parapneumônico loculado, com deposição de fibrina, tem prognóstico mais reservado em equinos com pleuropneumonia e é uma característica importante que deve ser cuidadosamente monitorada durante o tratamento.[356] Uma amostra de fluido pleural deve ser enviada para cultura a cada 10 a 14 dias para a identificação de alterações nas populações microbianas e nos resultados do antibiograma. A fibrina e os detritos celulares podem ocluir a extremidade do dreno torácico, e a ultrassonografia pode auxiliar a determinação da eficácia da drenagem torácica com base na quantidade de fluido removido e remanescente no espaço pleural. Se necessário, uma seringa com bico cateter de 60 mℓ pode ser usada de maneira estéril para a remoção emergencial de detritos do dreno. Além disso, fluidos isotônicos estéreis podem ser introduzidos pelo dreno torácico para a lavagem do espaço pleural. Aproximadamente 5 a 10 ℓ de fluido estéril aquecido podem ser introduzidos e removidos por fluxo de gravidade. O paciente deve ser monitorado durante a instilação de fluido. Se, em algum momento, o paciente parecer desconfortável ou ansioso, o fluido deve ser drenado para o alívio de qualquer pressão acumulada. A observação de fluido, instilado ou pleural, saindo pelas narinas, ou tosse deve levar à interrupção imediata do procedimento, e convém considerar a presença de uma fístula broncopleural. A lavagem pleural na presença de fístula broncopleural pode levar à disseminação de material séptico para regiões previamente saudáveis do pulmão. A suspeita de fístula broncopleural pode ser confirmada pela instilação de corante com fluoresceína no espaço pleural. A existência de corante nas narinas confirma a comunicação aberta entre o espaço pleural séptico e as vias respiratórias centrais. Outras complicações são torção do dreno interno ou celulite adjacente ao dreno. Nos casos de desenvolvimento local de celulite, a aplicação de uma compressa quente pode ajudar a reduzir o inchaço e a inflamação. Dor intensa ou edema indicam doença mais grave, exigindo a remoção do dreno.

A ultrassonografia torácica é uma modalidade diagnóstica essencial para o manejo contínuo de um paciente equino com pleuropneumonia. Além de estabelecer um diagnóstico, a determinação do local ideal para a drenagem pleural pela ultrassonografia torácica é essencial para a avaliação contínua do progresso do paciente e da resposta à terapia. Além da ultrassonografia torácica, a radiografia torácica é uma importante modalidade de imagem para determinar a gravidade da doença. É fundamental que o fluido pleural seja drenado de maneira eficaz antes da radiografia torácica, para que haja ótima visualização da doença parenquimatosa pulmonar. A radiografia torácica traz mais informações para a avaliação do paciente, pois é mais capaz de detectar doenças centrais, como linfadenopatia mediastinal ou abscessos, lesões parenquimatosas profundas, doença mediastinal e a existência e a gravidade de pneumotórax. As radiografias seriadas trazem informações diagnósticas sobre a resposta à terapia e a progressão da doença. A distribuição da doença é diferente conforme a etiologia da pneumonia, pois a maioria dos casos de broncopneumonia se mostra consequência da aspiração. A alveolarização pulmonar cranioventral costuma ser identificada. Por outro lado, a doença decorrente de disseminação hematogênica caracteriza-se por distribuição pulmonar caudodorsal.

Tratamento

O tratamento clínico da pleuropneumonia requer antibioticoterapia efetiva, drenagem pleural, manejo adequado de suporte e, em alguns casos, intervenção cirúrgica para a remoção de focos pulmonares necróticos. A antibioticoterapia de amplo espectro é a base do tratamento do paciente devido à frequência da infecção polimicrobiana. Além da terapia antimicrobiana, o monitoramento frequente do paciente mostra-se essencial para determinar o estado geral e a resposta à terapia. O estado do paciente costuma ser dinâmico, em especial no início do curso da doença. Por isso, as mudanças no estado geral devem ser tratadas rapidamente para minimizar complicações e morbidade. Em muitos casos, a deposição de fibrina provoca floculação acentuada do fluido pleural. A toracocentese pode ser eficaz em determinadas regiões da doença e deve ser modificada para abordar o estado atual do paciente. Não é incomum que vários drenos torácicos sejam necessários para a drenagem de um hemitórax causado pela presença de loculações de fibrina e pela organização de inúmeras bolsas de fluido. Além da antibioticoterapia e da drenagem pleural efetiva, o excelente tratamento de suporte é fundamental e pode ser realizado por meio da manutenção da euidratação com fluidoterapia IV, avaliação do estado acidobásico, oxigenoterapia suplementar em casos graves, suporte nutricional adequado e terapia anti-inflamatória analgésica por meio da administração criteriosa de AINEs. Nos casos em que o tratamento médico não leva à resolução completa da doença, a intervenção cirúrgica pode ser indicada para a remoção de tecido pulmonar necrótico, bem como para facilitar a drenagem que pode ser prejudicada pelo uso isolado de drenos torácicos.

Quando há identificação e diagnóstico corretos de equinos com pleuropneumonia no início da doença, o tratamento eficaz pode levar à resolução da doença; a toracocentese limitada ou individual pode facilitar a drenagem pleural. Mais comumente, a doença já está avançada à primeira consulta e a drenagem pleural é necessária para o tratamento de um ou mais indivíduos; às vezes, convém a colocação bilateral de tubos de drenagem torácica de longa permanência.

A drenagem torácica combinada e a antibioticoterapia sistêmica são os principais tratamentos necessários para a resolução da pleuropneumonia em equinos. A terapia medicamentosa eficaz requer conhecimento sobre o(s) microrganismo(s) presente(s) e sua suscetibilidade a vários agentes antimicrobianos. A cobertura antibiótica de amplo espectro é necessária devido às várias classes de patógenos bacterianos que podem ser observadas. Uma abordagem racional para o tratamento inicial inclui a combinação de penicilina (ou outro agente betalactâmico), gentamicina e metronidazol. Essa combinação fornece um amplo nível de proteção antibiótica contra microrganismos gram-positivos (p. ex., *Streptococcus* spp.), microrganismos entéricos gram-negativos e bactérias anaeróbias, respectivamente. Embora a penicilina tenha boa eficácia contra muitos organismos anaeróbios, a síntese de betalactamase por *Bacteroides* spp. justifica a adição de metronidazol para uma cobertura mais completa. Eventos adversos ou redução da estabilidade do paciente podem exigir modificação desse primeiro protocolo. A identificação do(s) isolado(s) bacteriano(s) e de seus perfis de suscetibilidade a antibióticos pode modificar o tratamento (Tabela 8.6).

É essencial que equinos com pleuropneumonia sejam submetidos à terapia analgésica e anti-inflamatória. Nos primeiros estágios de tratamento, a administração de AINEs é indicada devido a inflamação sistêmica, febre, dor (causada pela doença e pela colocação de dreno torácico) e endotoxemia decorrentes da infecção por patógenos gram-negativos e subsequente liberação de lipopolissacarídeo (LPS). Os AINEs comumente escolhidos para analgesia em equinos com pleuropneumonia são flunixino meglumina, fenilbutazona, firocoxibe e meloxicam (Tabela 8.7).[357-361]

Tabela 8.6 Antibioticoterapia.

Antimicrobiano	Dose
Amicacina	10 a 185 mg/kg IV, a cada 24 h
Ampicilina sódica	11 a 22 mg/kg IV ou IM, a cada 6 a 8 h
Ceftiofur sódico	2,2 mg/kg IV ou IM, a cada 12 h
Ceftiofur ácido livre cristalino	6,6 mg/kg IM, a cada 96 h
Cloranfenicol	50 mg/kg VO, a cada 6 h
Doxiciclina	10 mg/kg VO, a cada 12 h
Enrofloxacino	7,5 mg/kg VO ou IV, a cada 24 h 5 mg/kg VO ou IV, a cada 12 h
Gentamicina	6,6 mg/kg IV ou IM, a cada 24 h
Metronidazol	15 a 25 mg/kg VO, a cada 6 a 8 h
Minociclina	4 mg/kg VO, a cada 12 h
Oxitetraciclina	6,6 mg/kg IV, a cada 12 a 24 h
Penicilina G potássica	22.000 IU/kg IV, a cada 6 h
Penicilina G procaína	22.000 IU/kg, IM, a cada 12 h
Rifampicina	5 a 10 mg/kg VO, a cada 12 h
Penicilina G sódica	22.000 IU/kg IV, a cada 6 h
Sulfonamida- trimetoprima	15 a 30 mg/kg VO ou IV, a cada 12 h

IM, via intramuscular; IV, via intravenosa; VO, via oral.

Tabela 8.7 Doses de anti-inflamatórios não esteroides (AINEs) utilizados no tratamento da pleuropneumonia e de outras infecções pulmonares graves em que a administração de corticosteroides pode ser contraindicada.

Inibidores inespecíficos de COX	
Flunixino meglumina	0,5 a 1,1 mg/kg IV ou VO, a cada 12 a 24 h
Fenilbutazona	2,2 a 4,4 mg/kg IV ou VO, a cada 12 a 24 h
Inibidores seletivos específicos de COX-2	
Firocoxibe	0,1 mg/kg IV, a cada 24 h
Meloxicam	0,6 mg/kg VO, a cada 24 h

IV, via intravenosa; VO, via oral.

Deve-se ter cautela em equinos com evidências de hipovolemia, insuficiência renal ou perda de integridade do epitélio gastrintestinal. Embora os AINEs sejam a base do tratamento clínico de equinos com diversos distúrbios inflamatórios e dolorosos, o risco de um evento adverso deve ser reconhecido. A necrose papilar renal, a ulceração gástrica e a colite ulcerativa dorsal direita foram bem relatadas como eventos consequentes que podem se desenvolver em equinos.[362] Atenção especial deve ser dada aos medicamentos que tenham sido administrados antes da avaliação veterinária para minimizar a possibilidade de uso simultâneo de AINEs, o que potencializaria eventos adversos.[363,364]

O suporte nutricional deve ser cuidadosamente monitorado em equinos com pleuropneumonia grave. Não é incomum que equinos com dor e sepse entrem em um balanço energético negativo, o que pode ser potencializado pela redução do consumo de ração. O monitoramento periódico do peso corporal ajuda a determinar o declínio do estado geral. Além disso, o monitoramento de certos parâmetros bioquímicos também pode auxiliar a determinação do estado nutricional geral. O monitoramento da glicemia e das concentrações séricas de eletrólitos e triglicerídios ajuda a determinar se o cavalo está entrando em um balanço energético negativo. Atenção especial deve ser dada aos equinos de raças com risco de mobilização de lipídios, como pôneis, cavalos miniatura ou aqueles com evidência (ou risco) de resistência à insulina ou disfunção da *pars intermedia* da hipófise. Alimentos palatáveis e volumoso fresco podem ajudar a incentivar o apetite de equinos doentes. A suplementação nutricional, quando indicada, pode ser feita com a adição de dextrose a fluidos IV ou a introdução de nutrição parenteral (parcial ou completa). A nutrição enteral pode ser feita com suplementos comerciais de aminoácidos com alto teor proteico (Purina Well Gel, Purina Mills, Inc., St. Louis, MO, EUA).

Geralmente, a doença complicada e refratária requer toracotomia cirúrgica para facilitar a remoção do material fibroso e do tecido pulmonar necrosado, a fim de facilitar a drenagem pleural. Indica-se a doença refratária pela ausência de resolução do fluido pleural ao longo de várias semanas, apesar da terapia antimicrobiana apropriada e da drenagem pleural repetida. A escolha do caso para toracotomia é um componente essencial para o desfecho. Segundo um relato, o tempo médio entre o desenvolvimento da pleuropneumonia equina e a toracotomia foi de 60 dias. A intervenção cirúrgica cedo demais pode causar complicações como pneumotórax bilateral, hemorragia e/ou remoção de pulmão viável, o que pode ser catastrófico. Na seleção do caso, o momento para a realização da toracotomia deve ser baseado em vários fatores, como a estabilidade do paciente e o tempo aproximado de 45 a 60 dias de terapia medicamentosa. Em um cenário ideal, o abscesso pleural é isolado pela formação de uma bolsa completa entre o tecido pleural e parietal que o separa de outras regiões do tórax. No mínimo, é importante determinar a integridade do mediastino com base na capacidade de o paciente tolerar a introdução de ar no hemitórax cirúrgico proposto. O dreno torácico de longa permanência deve ser deixado aberto, sem válvula unidirecional, por no mínimo 2 horas para determinar se o paciente consegue lidar fisiologicamente com o pneumotórax unilateral. Se o paciente estiver ansioso e apresentar alteração na frequência e no padrão respiratório ou outros sinais de desconforto, o acesso deve ser fechado; o ar, removido; e o procedimento não deve ser realizado até que o paciente esteja anatomicamente preparado, com fechamento do mediastino, para a intervenção cirúrgica.

O procedimento de toracostomia pode ser realizado com dois métodos diferentes: uma abordagem intercostal, com acesso pelo EIC, ou uma ressecção parcial da costela, que remove parte da costela adjacente ao abscesso. A abordagem intercostal tem a vantagem de ser menor, o que limita o desconforto pós-operatório. Em casos brandos, a toracotomia intercostal pode gerar uma área funcional para drenagem pleural e remoção de fibrina e de tecido pulmonar necrótico. Em casos mais graves, a ressecção parcial da costela tem a vantagem de uma janela cirúrgica maior para a remoção de tecido pulmonar necrótico e detritos. A recuperação pós-operatória do paciente é ainda mais demorada nos casos de ressecção da costela, devido ao tamanho e à extensão da remoção do tecido, o que retarda a cicatrização da ferida. No pós-operatório imediato, a lavagem diária deve ser realizada com fluidos isotônicos estéreis aquecidos. A lavagem facilita a remoção de detritos e coágulos sanguíneos após a cirurgia. Após o estabelecimento da granulação tecidual (em 7 a 10 dias), fluidos não estéreis (água da torneira) podem ser usados para a drenagem pleural contínua. A drenagem deve continuar até a resolução da sepse e o fechamento do sítio cirúrgico. O período de convalescença após a cirurgia depende do procedimento cirúrgico escolhido e do grau de sepse em curso no momento da cirurgia. De modo geral, a cicatrização tecidual é completa, e a sepse resolve-se em 60 dias após a toracotomia.

Fatores complicadores podem prolongar ou impedir a resolução da doença. As doenças pulmonares primárias que podem complicar o tratamento da doença são o desenvolvimento de pneumotórax, aderências pleurais, formação de abscesso pulmonar, infarto pulmonar, fístula broncopleural ou formação de abscesso mediastinal cranial. O pneumotórax é uma complicação relativamente comum da pleuropneumonia. Suas causas são a introdução iatrogênica de ar no momento da toracocentese, a colocação do dreno torácico de permanência longa ou seu desenvolvimento secundário a uma fístula broncopleural. O pneumotórax brando é comumente bem tolerado e pode não ter consequências clínicas. No entanto, o pneumotórax mais grave requer a evacuação do ar para restabelecimento da função pulmonar adequada e do fornecimento de oxigênio. Os sinais clínicos que indicam a necessidade de evacuação do ar em um paciente com pneumotórax são desconforto respiratório e aumento da frequência e esforço respiratório. A colocação de um dreno torácico interno no campo pulmonar caudodorsal após a confirmação radiográfica de pneumotórax possibilita a remoção do ar pleural para o restabelecimento da pressão intratorácica negativa. Há relato de infarto pulmonar após exercício extenuante, associado à doença pulmonar grave caracterizada por epistaxe, consolidação pulmonar e presença de fluido pleural serossanguinolento fétido.[349] As fístulas broncopleurais podem ser observadas em equinos com necrose pulmonar extensa, o que forma uma comunicação aberta entre a cavidade pleural e as vias respiratórias centrais. A fístula broncopleural não compromete o prognóstico de sobrevida, mas impede o lavado torácico e pode afetar o desempenho atlético futuro. Ocasionalmente, a doença pleural séptica tem disseminação cranial, levando à organização de um abscesso mediastinal. Podem existir sinais clínicos sugestivos de abscesso mediastinal, inclusive a aparente preferência de se posicionar com os membros anteriores esticados, além de evidências de oclusão da veia jugular, com pulsação jugular pronunciada e edema peitoral acentuado. Ultrassonografia e radiografias de tórax podem fornecer mais evidências de abscesso mediastinal com base no acúmulo de fluido na área cranial ao coração. Em tais casos, há também evidências de deslocamento caudal da silhueta cardíaca. O tratamento do abscesso mediastinal pode ser particularmente difícil, muitas vezes exigindo anestesia geral para facilitar a drenagem efetiva cranial ao coração.

As complicações extratorácicas podem ser associadas à pleuropneumonia e envolvem laminite, tromboflebite da veia jugular e colite associada a antibióticos. Como outras manifestações de laminite, dependendo da gravidade da lesão, a recuperação pode ser prolongada e limitar o desempenho atlético apesar da resolução da doença pulmonar. Geralmente, equinos com pleuropneumonia apresentam doença grave no momento do diagnóstico, e os parâmetros hematológicos podem indicar o início da coagulopatia intravascular disseminada (DIC, do inglês *disseminated intravascular coagulopathy*). Seja clínica ou subclínica, a DIC aumenta o risco de tromboflebite. Em alguns casos, a celulite no local de introdução do cateter pode progredir para tromboflebite e, por isso, o cateter escolhido deve ser confeccionado com materiais com baixa probabilidade de trombogenicidade, e sua colocação e manutenção têm prioridade clínica. A punção venosa jugular inadvertida ou frequente deve ser evitada em equinos com alto risco de distúrbios trombóticos. Na maioria dos casos, em caso de identificação oportuna da doença da veia jugular, a recuperação pode ser favorável após a mudança do sítio de acesso, e a trombose não é grave. A colite associada a antibióticos mostra-se sempre possível em equinos submetidos à antibioticoterapia. Com base na natureza e gravidade da doença, tal possibilidade deve ser monitorada durante todo o tratamento. Se houver evidências de distúrbio gastrintestinal, a hidratação, o estado acidobásico e as concentrações de eletrólitos devem ser corrigidos. Como a administração de antibióticos é necessária durante todo o tratamento da pleuropneumonia, uma terapia alternativa deve ser escolhida para alvejar o(s) patógeno(s) pulmonar(es) primário(s).

Prognóstico e desfecho clínico

O prognóstico geral de recuperação e retomada do desempenho atlético melhorou nas últimas três décadas. Evidências que sugerem um prognóstico mais reservado são a presença de acúmulo acentuado de fibrina, com sobrevida global de 68%. A sobrevida foi de 100% nos equinos sem acúmulo de fibrina e de apenas 62% naqueles com acúmulo fibrinoso.[21] Nessa população, apenas 18% dos pacientes sem acúmulo de fibrina apresentavam necrose do parênquima pulmonar, enquanto 60% dos pacientes com doença fibrinosa revelavam parênquima pulmonar necrótico. Nesse estudo, os isolados bacterianos foram semelhantes aos anteriormente relatados, e o patógeno mais comum foi o *S. equi* subespécie *zooepidemicus*, seguido por *E. coli*, *Actinobacillus equuli*, *Enterococcus* e *Klebsiella*. Os anaeróbios mais comuns foram *Prevotella* spp. e *Bacteroides* spp. [21] Em um estudo anterior, a sobrevida global de equinos com pleuropneumonia ou pneumonia foi de 75%.[342] Nesse relato, 38% dos cavalos com bactérias anaeróbias cultivadas das vias respiratórias inferiores sobreviveram, o que é similar a 35% de sobrevida em estudo recente, independentemente da presença de acúmulo acentuado de fibrina.[21,46] Em um estudo sobre a pneumonia secundária a feridas torácicas penetrantes, não houve associação entre a redução da sobrevida e a existência de bactérias anaeróbias. Tal achado pode decorrer, em parte, da diferente patogenia da doença, e não da ausência de associação a bactérias anaeróbias, o que torna o prognóstico mais reservado.[365] Entre os relatos publicados sobre o prognóstico de equinos com pleuropneumonia, os números variam de 43,3 a 95,7%.[353,366,367] Não apenas o prognóstico global de sobrevida à pleuropneumonia é favorável, como também a probabilidade de retorno ao nível anterior de desempenho. Com tratamento adequado, o prognóstico é de aproximadamente 90%, com cerca de 60% de retorno ao desempenho. Conforme já mencionado, a demora na instituição da terapia e a presença de bactérias anaeróbias e loculações acentuadas de fibrina estão associadas a um prognóstico mais reservado. Equinos suscetíveis ao desenvolvimento de doença das vias respiratórias inferiores e colonização bacteriana devem ser submetidos à terapia antimicrobiana adequada, monitorados com cuidado e ter o tratamento modificado conforme as bactérias isoladas da região. Fatores complicadores, como pneumotórax, laminite ou colite, podem prolongar a hospitalização e os custos do tratamento, o que também pode limitar a capacidade de recuperação da doença primária.

FORMAÇÃO DE ABSCESSO PULMONAR

A formação de abscessos pulmonares é mais comum em potros da idade do desmame em associação à infecção por *R. equi* (ver Capítulo 20, *Doenças dos Potros*). O *S. equi* subespécie *zooepidemicus* é o microrganismo mais comumente cultivado nos pulmões de equinos com pneumonia generalizada e raramente provoca a formação de abscesso. As complicações da infecção por *S. equi* são disseminação metastática para vários órgãos, com possível formação de abscesso pulmonar. A aspiração é outra causa de infecção pulmonar focal e abscesso. A pneumonia aspirativa é uma possível complicação da obstrução esofágica ou disfagia em equinos. Neonatos podem apresentar disfagia associada à encefalopatia isquêmica hipóxica ou distrofia muscular nutricional, enquanto animais adultos podem desenvolver pneumonia por aspiração após obstrução esofágica completa.

DOENÇA PULMONAR INTERSTICIAL

A pneumonia intersticial é um distúrbio pulmonar que pode afetar equinos de várias faixas etárias. Equinos adultos com pneumonia intersticial têm um prognóstico mais reservado de recuperação e sobrevida[280] em comparação com potros e recém-nascidos. Equinos com menos de 1 ano de idade submetidos ao tratamento apropriado e cuidados de suporte tendem a apresentar prognóstico favorável para a recuperação completa.[368]

Etiologia

Alguns casos de pneumonia intersticial são provocados por um insulto tóxico ou infeccioso primário, mas, à primeira consulta, a determinação da etiologia exata pode ser difícil.[300,368-370] A doença pulmonar tóxica tem sido associada à ingestão de plantas daninhas, como inça-muito (*Ageratina adenophora*), alcaloides pirrolizidínicos (*Crotalaria*, *Trichodesma* e *Senecio*), cetonas de *Perilla*, silicose e oxigenoterapia prolongada. Os metabólitos hepáticos dos alcaloides pirrolizidínicos causam lesão celular e morte no endotélio pulmonar.[370,371] Substâncias irritantes ou toxinas inaladas podem causar lesão pulmonar direta, como na inalação de fumaça ou produtos agroquímicos.[372-374] A silicose é uma pneumonia granulomatosa crônica altamente específica de equinos e deve ser considerada em animais com sinais clínicos compatíveis originários de Carmel Valley, na Califórnia, EUA.[280]

A evidência mais recente de etiologia infecciosa associada à doença intersticial em equinos é a fibrose pulmonar multinodular associada ao EHV-5. Recentemente, foram descritas evidências de suporte para a associação; os pesquisadores caracterizaram achados de 24 cavalos adultos com doença pulmonar fibrótica nodular progressiva associada ao EHV-5.[302] O DNA do herpes-vírus foi identificado em 79,2% dos indivíduos acometidos, mas apenas em 8,7% dos controles.[302] Da mesma maneira, em uma série de casos de cinco cavalos com desconforto respiratório e evidências clínicas de doença intersticial, o EHV-5 foi confirmado em tecido ou secreções pulmonares, o que sustenta achados anteriores acerca da fibrose pulmonar multinodular secundária a doença viral.[311] Outro relato de dois equinos também confirmou a manifestação clínica similar da doença, as evidências radiográficas e histopatológicas de doença granulomatosa multinodular e a presença de EHV-5.[304] Deve-se observar que a associação exata do envolvimento viral ainda é especulativa em algumas circunstâncias. Em um estudo prospectivo de fêmeas e potros no centro de Kentucky, nos EUA, até 88% dos potros foram positivos para o vírus no sangue periférico, mas continuaram clinicamente saudáveis.[375] Embora o EHV-5 tenha sido isolado das vias respiratórias superiores de equinos com problemas respiratórios, tal como um gama herpes-vírus relacionado, EHV-2, sugeriu-se que a doença clínica associada ao EHV-5 provoca linfadenopatia, imunossupressão, depressão e doença primária do sistema respiratório. O aparecimento da doença respiratória grave, caracterizada por lesões pulmonares granulomatosas multinodulares, na idade adulta deve levar à suspeita de associação à infecção por EHV-5.

O agente infeccioso ou tóxico inicial causa lesão alveolar, morte celular e aumento da permeabilidade dos alvéolos. Ocorrem congestão pulmonar, edema intersticial, extravasamento de eritrócitos e edema alveolar durante a fase exsudativa da doença. Subsequentemente, infiltrados alveolares com leucócitos inflamatórios e fibrina e aumento da permeabilidade levam ao acúmulo de fluido, prejudicando os mecanismos normais de troca gasosa, a formação de membrana hialina e o desconforto respiratório clínico. Geralmente, os pacientes com a doença aguda apresentam desconforto respiratório, mucosas injetadas e comprometimento da função pulmonar. A doença subaguda a crônica provoca regeneração alveolar com proliferação de pneumócitos alveolares de tipo II para a substituição dos pneumócitos de tipo I que sofreram lesão. A fibroplasia causa proliferação celular e espessamento septal, desenvolvimento de fibrose e, por fim, redução da complacência pulmonar.

Achados clínicos

Os equinos com pneumonia intersticial costumam apresentar desconforto respiratório grave, dispneia, mucosas escuras, pulso de má qualidade e taquicardia. Alguns pacientes são erroneamente diagnosticados com doença obstrutiva, como a RAO, mas a pneumonia intersticial se caracteriza por um padrão restritivo de respiração rápida e superficial. Outras características clínicas da doença são hipoxia, leucograma de estresse ou inflamatório e hiperfibrinogenemia, que podem ser graves. A doença mais crônica pode ser observada em indivíduos com acometimento brando, intolerância ao exercício e tosse crônica.

Diagnóstico

O diagnóstico definitivo de pneumonia intersticial em equinos baseia-se na avaliação histopatológica de uma biopsia pulmonar. A detecção do DNA viral de EHV-5 pode ser realizada em uma amostra de tecido ou BAL. As radiografias torácicas podem auxiliar o estabelecimento de um diagnóstico preliminar de pneumonia intersticial. Dois padrões de doença intersticial foram descritos em equinos com pneumonia intersticial: nódulos discretos ou difusos sugestivos de neoplasia ou micose ou aumento difuso do padrão intersticial radiográfico (Figura 8.19). Os títulos séricos podem indicar exposição recente ou infecção respiratória viral. A avaliação histopatológica de biopsias pulmonares ou amostras obtidas após a morte confirma o diagnóstico de pneumonia intersticial. Em caso de suspeita de silicose, o diagnóstico baseia-se em técnicas de difração de raios X em preparações de tecido pulmonar.[280]

Tratamento

O prognóstico de cavalos adultos com pneumonia intersticial continua reservado. Em cavalos com doença branda a moderada, o tratamento deve ser direcionado à melhora da oxigenação. A administração intranasal de oxigênio deve ser realizada em pacientes com hipoxia grave. A princípio, a terapia anti-inflamatória deve incluir corticosteroides sistêmicos (dexametasona, 0,05 a 0,1 mg/kg IV por dia), com transição para corticosteroides em aerossol (beclometasona, 1.500 µg por via intranasal, 2 a 3 vezes/dia),[376] conforme a melhora clínica observada. A terapia com corticosteroides deve ser mantida até a observação de resolução clínica ou ausência de melhora. A terapia prolongada com corticosteroides, por semanas a meses, deve ser antecipada devido à gravidade da inflamação das vias respiratórias inferiores associada a essa doença. Indica-se a administração de broncodilatadores em pacientes com broncoconstrição grave. Os agonistas do receptor beta-2-adrenérgico são os fármacos de escolha para broncodilatação imediata e subsequente melhora do movimento do ar para as vias respiratórias inferiores (albuterol, 360 a 720 mg/kg a cada 3 a 12 horas).[377,378] A terapia broncodilatadora enteral com clembuterol em dose de 0,8 a 3,0 µg/kg VO a cada 12 horas (Ventipulmin®, BIVI) pode dar maior suporte em casos com broncoconstrição grave. Após a estabilização inicial, outra opção terapêutica é o uso de um agente parassimpatolítico (ipratrópio, 360 a 470 µg/kg a cada 6 a 12 h)[379] combinado a um agonista do receptor beta-2-adrenérgico (albuterol; Combivent®, 3 M Pharmaceuticals e Boehringer Ingelheim) para a melhora da distribuição de oxigênio nas vias respiratórias inferiores, com a vantagem de ter meia-vida maior em comparação com a administração isolada de um agonista beta-2-adrenérgico.

Além dos cuidados de suporte e do tratamento anti-inflamatório, a terapia antiviral específica pode ser realizada em casos de fibrose pulmonar multinodular associada ao EHV-5. O valaciclovir tem a maior biodisponibilidade oral com o protocolo de administração de 27 mg/kg VO a cada 8 por 48 horas, passando, então, para 20 mg/kg a cada 12 horas.[309,380,381] A duração do tratamento deve ser baseada na resposta clínica. Em algumas circunstâncias, tal protocolo terapêutico pode ter um custo proibitivo ou ser possível por um tempo limitado. A otimização de protocolos terapêuticos antivirais para cavalos com infecção por herpes-vírus está sendo investigada. São fornecidas evidências de suporte pelo uso de tais agentes em pacientes humanos que correm risco de infecção grave por citomegalovírus após o transplante de órgãos.[382,383]

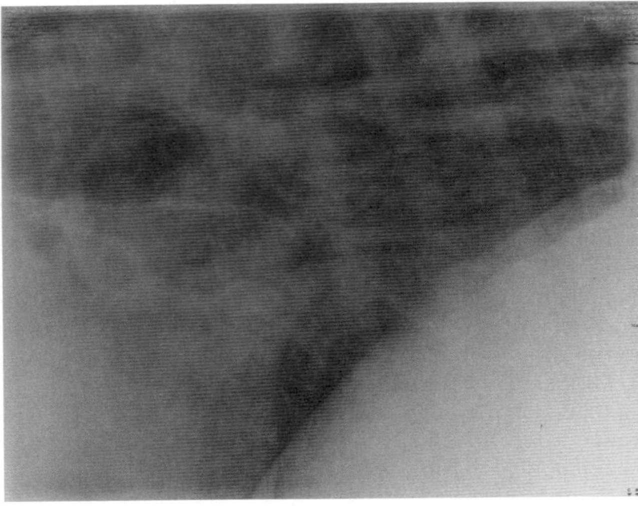

Figura 8.19 Uma égua Quarto de Milha, de 19 anos de idade, com história clínica de febre, anorexia e desconforto respiratório por 5 dias. A égua não respondeu à terapia de medicamentos antibióticos e anti-inflamatórios. As radiografias torácicas revelaram pneumonia intersticial generalizada.

Prognóstico

O prognóstico para o retorno à função é reservado em cavalos adultos e favorável em potros submetidos ao tratamento adequado. A terapia de apoio e anti-inflamatória pode melhorar o estado clínico, mas a atividade atlética de alto nível pode ser prejudicada.

PNEUMONIA FÚNGICA

A doença fúngica respiratória é mais comumente causada pela inalação de fungos em aerossol. Após a inalação, os fungos, por serem muito pequenos, conseguem penetrar nas vias respiratórias inferiores e nos alvéolos pulmonares. Curiosamente, mais de 90% das partículas presentes em amostras de ar estável visualizadas à microscopia óptica são esporos de fungos ou *Actinomyces*.[384,385] No entanto, em alguns casos de pneumonia fúngica, a penetração pode ocorrer pelo sistema gastrintestinal comprometido de um paciente com imunossupressão. Em um relato, 86% dos equinos diagnosticados com pneumonia micótica desenvolveram doença secundária a um distúrbio gastrintestinal com perda da integridade epitelial.[386] Por esse motivo, a pneumonia fúngica deve ser considerada em cavalos com evidências de doença pulmonar e fatores de risco apropriados, como doença gastrintestinal, sobretudo em indivíduos imunocomprometidos (com neutropenia grave).

O isolado mais comum em equinos com pneumonia fúngica é *Aspergillus* spp., comumente presente no ambiente do animal,[387] em especial em alimentos e cama mofados, como palha. O principal fator predisponente para o desenvolvimento da doença equina é a imunossupressão, já que os *Aspergillus* spp. são patógenos oportunistas. A função anatômica e imunológica adequada confere proteção eficaz contra a colonização e a doença em indivíduos saudáveis. A imunossupressão pode ser causada por uma doença endógena que prejudica a imunidade ou é secundária à administração de terapia imunossupressora.[388-392]

Patogenia

As enterites, colites e tiflocolites são consideradas fatores predisponentes ao desenvolvimento de disseminação fúngica sistêmica em equinos. A inflamação gastrintestinal rompe a barreira epitelial, possibilitando a translocação de fungos e a subsequente disseminação sistêmica. As lesões foram descritas como centralizadas em torno de grandes vasos sanguíneos, o que leva à propagação sistêmica dos micróbios. Entre os casos retrospectivos relatados de aspergilose pulmonar invasiva, aproximadamente 84% estavam associados à enterocolite.[388,392] A disseminação hematogênica leva à deposição de fungos no pulmão.

Entre os fatores de risco para a distribuição micótica do sistema gastrintestinal, a terapia com AINEs pode contribuir para a ruptura epitelial, aumentando a permeabilidade da mucosa aos microrganismos luminais. Além disso, a neutropenia é um importante fator de risco para o desenvolvimento de pneumonia micótica em seres humanos. Do mesmo modo, em cavalos, a maioria dos casos apresenta neutropenia, embora o papel exato que a neutropenia desempenha com relação à manifestação da doença não esteja completamente elucidado. A disseminação da doença é um componente importante da patogênese; 40% dos cavalos com pneumonia fúngica têm evidências de doença fúngica invasiva em outros órgãos, inclusive rins e cérebro.[347,388]

A exposição extrema a esporos inalados pode causar doença fúngica pulmonar, principalmente em indivíduos imunossuprimidos. A imunidade alterada pode decorrer da administração iatrogênica de corticosteroides, da disfunção da *pars intermedia* da hipófise ou de outras doenças extremamente debilitantes. Alguns fungos invasivos podem causar doença primária e não requerem um fator predisponente para a colonização; entre eles estão *Blastomyces dermatitidis*, *Coccidioides immitis*, *Histoplasma capsulatum* e *Cryptococcus neoformans*.

A inalação direta de conídios de *B. dermatitidis* pode causar colonização pulmonar. Estes são fungos saprófitas dimórficos que podem ser detectados no exame citológico das secreções das vias respiratórias. Relatou-se que a infecção provoca formação de abscesso pulmonar, peritonite, abscessos subcutâneos e mastite.[393-395] O *Histoplasma capsulatum* é mais comumente associado a regiões úmidas, em especial aquelas contaminadas com fezes de aves ou morcegos. A levedura tem 2 a 4 μm de diâmetro e um halo circular definitivo ao redor do citoplasma de localização central e forma crescêntica. Embora os equinos sejam considerados resistentes à infecção, a doença causada por *H. capsulatum* foi associada a granuloma pulmonar,[396] pneumonia e aborto.[397] A coccidioidomicose é incomum em equinos, mas pode ocorrer entre os cavalos que vivem em regiões de solo arenoso e alcalino após a inalação do patógeno. A princípio, há inflamação pulmonar acentuada, seguida por doença pulmonar e linfoide. Os sinais clínicos inespecíficos podem envolver múltiplos sistemas orgânicos, como fígado, pulmões, rins ou baço, e o prognóstico é reservado. Da mesma maneira, é improvável que cavalos com doença pulmonar grave associada a *C. immitis* sobrevivam.

Pacientes imunossuprimidos

A *Candida albicans* é um patógeno oportunista incomum observado como um fator complicador em neonatos com sepse e raramente identificada na avaliação diagnóstica do sistema respiratório. Em casos suspeitos, a cultura fúngica de amostras de aspirado transtraqueal pode ser indicada. O *Pneumocystis jirovecii* é atualmente classificado como um fungo saprófito com base na informação da sequência de DNA da subunidade ribossômica 16S-*like*. A infecção por *P. jirovecii* caracteriza-se pela pneumonia intersticial que não responde à terapêutica convencional. Relatos históricos descreveram que os potros Árabes com imunodeficiência grave combinada são os mais suscetíveis à infecção. Do mesmo modo, em humanos, esta é uma doença de indivíduos imunossuprimidos, comumente infectados pelo HIV e com progressão à AIDS. O diagnóstico baseia-se no exame citológico de secreções das vias respiratórias inferiores obtidas por BAL. Este microrganismo não pode ser cultivado.

Sinais clínicos

São sinais clínicos de pneumonia fúngica equina taquipneia, febre, secreção nasal, epistaxe, placas ou erosões nasais, ruídos pulmonares anormais e atrito de fricção pleural. A maioria dos cavalos tem história de progressão da doença respiratória apesar da terapia antimicrobiana agressiva. A inspeção das vias nasais pode revelar formação de placas ou ulceração. Embora essas lesões possam ser detectadas em uma minoria dos casos, estimada em 10% dos equinos, são altamente preditivas de aspergilose pulmonar invasiva concomitante ou subsequente.

Diagnóstico

O derrame pleural de baixo volume pode ser detectado pela ultrassonografia torácica que também torna possível a visualização de placas de fibrina nas superfícies pleurais viscerais e parietais. Se houver derrame pleural, devem ser submetidas amostras do fluido à análise citológica e cultura. A observação de esporos fúngicos na avaliação citológica e/ou a cultura de amostras de aspirado transtraqueal não são fortes indicadores de um diagnóstico de pneumonia fúngica em equinos. A cultura e a avaliação histológica de amostras de biopsia pulmonar fornecem evidências definitivas de pneumonia fúngica e diferenciação da neoplasia. O granuloma fúngico do mediastino parece semelhante ao linfoma mediastinal no exame radiográfico.[398] Nesse local, a biopsia percutânea é difícil, e a lesão, mais bem identificada por meio de toracoscopia.

A aparência radiográfica da pneumonia fúngica pode ser semelhante à neoplasia pulmonar disseminada. Um padrão intersticial miliar ou reticulonodular é comum, com visualização de nódulos coalescentes e multifocais em campos pulmonares periféricos tanto na pneumonia fúngica quanto na neoplasia metastática (Figura 8.9).

O exame do paciente possibilita a determinação da amostra ideal para o exame diagnóstico. A toracocentese pode ser realizada em casos com evidências de fluido pleural. No entanto, nos casos de doença das vias respiratórias inferiores, sem acúmulo de fluido pleural, o aspirado transtraqueal é a amostra diagnóstica preferencial para coleta. O exame citológico do fluido pleural ou aspirado traqueal revela fungos. Os *Aspergillus* spp. caracterizam-se por grandes hifas septadas de lados paralelos e ramificações distintas a 90° que podem ser identificadas no exame citológico ou histopatológico. As amostras devem ser enviadas para cultura fúngica em casos suspeitos. A avaliação sorológica pode dar evidências de suporte, mas a especificidade é influenciada pela frequência de exposição a fungos entre equinos. A coloração da amostra pode fornecer evidências diagnósticas melhores; a imuno-histoquímica e a imunofluorescência são opções diagnósticas à disposição.

Amostras de lesões nas vias respiratórias superiores podem ser obtidas por meio de técnicas comuns de biopsia. Os instrumentos de biopsia uterina são boas ferramentas para aquisição de amostras, porque, em alguns casos, o tamanho da alíquota pode dificultar o diagnóstico definitivo. Nas lesões em estruturas sinusais, a amostra costuma ser coletada com um retalho sinusal. A pneumonia fúngica pode ser diagnosticada por amostragem de TTW ou BAL ou biopsia pulmonar. A lesão vascular pulmonar é um risco associado à biopsia, e a hemorragia deve ser cuidadosamente monitorada por ultrassonografia e exame físico (epistaxe).[385] A coloração de rotina com hematoxilina e eosina pode não fornecer informações diagnósticas de todos os fungos, sobretudo em lesões crônicas, com fibrose acentuada. Portanto, em casos suspeitos, a coloração especial para fungos deve ser solicitada. Entre essas técnicas de coloração, estão ácido periódico de Schiff, método de fungo de Gridley e coloração de nitrato de prata com metenamina, chamada de Grocott-Gomori.[385]

A presença de elementos fúngicos pode ser identificada em amostras de fluido citológico ou esfregaços por impressão de amostras de biopsia de tecidos, embora a interpretação de tais achados deva ser cuidadosamente considerada. A presença de fungos em amostras biológicas deve ser correlacionada à queixa principal e ao estado geral do paciente. As amostras de aspirado traqueal e vias respiratórias inferiores comumente contêm *Alternaria* spp. (*fungo de celeiro* não patogênico), mas tal achado não tem correlação clínica e é combinado com achados citológicos normais em equinos saudáveis.[399] Se o diagnóstico se basear no exame citológico, deve ser confirmado à histopatologia pelo achado histopatológicos de fungos abundantes e inflamação acentuada, caracterizada por altos números de neutrófilos (> 20%) degenerados. São também achados clinicamente relevantes microrganismos intracelulares e extracelulares quando há inflamação acentuada.

O crescimento *in vitro* de fungos pode ser demorado devido à sua cinética de crescimento naturalmente lenta. Amostras suspeitas devem ser semeadas em meios de cultura e transportadas para um laboratório de microbiologia em temperatura ambiente. Os meios de cultura de rotina são ágar Sabouraud dextrose, ágar inibidor de bolor ou micobioticol com ciclo-heximida e cloranfenicol, que aumentam o potencial de crescimento fúngico positivo. A interpretação da cultura deve considerar cuidadosamente a condição do paciente, devido à frequência de fungos no ambiente equino. Como os achados da citologia das vias respiratórias, a especificidade do teste é baixa, e podem ser observados resultados falsos positivos.[385,400]

A sorologia pode fornecer informações diagnósticas valiosas e possibilitar o monitoramento da progressão da doença e a resposta à terapia antifúngica. As opções hoje disponíveis são imunodifusões, radioimunoensaios, fixação de complemento e ELISA. Tais exames auxiliam a quantificação dos títulos de anticorpos antifúngicos circulantes. Por esse motivo, têm benefícios diagnósticos e de monitoramento do paciente. Imuno-histoquímica, hibridização *in situ* por fluorescência e sondas de DNA são métodos para detecção de antígeno. Além disso, uma PCR em tempo real comercial pode ser usada para detecção de DNA fúngico em amostras biológicas. A seguir, uma PCR em tempo real específica para a espécie pode ser realizada para determinar o patógeno desencadeador.[401]

Embora nem todos os fungos sejam de natureza oportunista, com base no potencial de atenuação da atividade imunológica endógena, os casos suspeitos sem risco adequado para o desenvolvimento de doença fúngica devem ser submetidos à avaliação imunológica. As concentrações globais de linfócitos podem ser determinadas no hemograma completo, mas a determinação de subconjuntos de linfócitos e a análise funcional possibilitam a melhor avaliação da função imune do hospedeiro. O exame deve incluir a imunofenotipagem de subgrupos de linfócitos e a avaliação da concentração de imunoglobulinas.[402-407]

Tratamento e prognóstico

O desoxicolato de anfotericina B é um antibiótico poliênico que se combina com o ergosterol na parede celular fúngica para aumentar a permeabilidade da membrana. Os riscos associados à sua administração são numerosos, e deve-se ter cautela no tratamento de pacientes equinos. Por via IV, a anfotericina B é nefrotóxica e bastante irritante, o que pode levar ao desenvolvimento de flebite. Outros eventos adversos são anorexia, anemia, arritmias cardíacas, disfunção hepática e reações de hipersensibilidade.[408] Apesar do potencial de eventos adversos em alguns casos, considera-se a anfotericina B uma opção terapêutica razoável e ela tem sido usada com sucesso no tratamento de doenças sistêmicas, como histoplasmose, aspergilose pulmonar e criptococose, e na terapia tópica da infecção nasal por *Conidiobolus coronatus*.[100,387,409-412]

Os medicamentos derivados do benzimidazol, classificados como azólicos, são antimicrobianos eficazes contra patógenos fúngicos, inibindo a síntese de ergosterol na membrana celular. Tais fármacos têm sido usados com sucesso no tratamento tópico e sistêmico (Tabela 8.8).

Embora as evidências de eficácia dos agentes iodados contra patógenos fúngicos sejam limitadas, esses medicamentos parecem efetivos contra algumas doenças granulomatosas, e acredita-se que tenham propriedades anti-inflamatórias. Uma desvantagem dos compostos iodados é seu baixo custo; por isso, são frequentemente administrados a pacientes equinos com doença fúngica e combinados com outras terapias (ver Tabela 8.8).

O prognóstico geral para cavalos com doença fúngica do sistema respiratório depende de diversos fatores, como agente infeccioso, estado imunológico do hospedeiro, doença primária, estágio da doença no momento do diagnóstico e compromisso do proprietário em investir em agentes antifúngicos de nova geração, quando indicados. Coletivamente, em alguns casos, os equinos com doença pulmonar micótica podem responder de maneira positiva às terapêuticas apropriadas, mas os múltiplos fatores que podem estar envolvidos com a condição do hospedeiro também devem ser considerados. Nos casos de doença avançada, fatores complicadores marcantes e/ou opções terapêuticas limitadas, o prognóstico de resolução da doença pode ser mais reservado.

PNEUMONIA PARASITÁRIA

A pneumonia parasitária pode afetar potros ou cavalos adultos. Os parasitas associados à pneumonia são larvas de *Parascaris equorum* ou *Dictyocaulus arnfieldi* adultos. Os cavalos com doença clínica apresentam evidências de doença respiratória, como intolerância ao exercício e tosse, que podem ser acompanhadas por secreção nasal, febre e depressão, em especial quando há infecção bacteriana secundária. A infecção por *P. equorum* é mais comum em potros e animais desmamados, sobretudo naqueles criados em fazendas contaminadas pelo parasita, que se instala no ambiente e no solo. A infecção por *Dictyocaulus* pode ocorrer em cavalos de qualquer idade, mas este parasita requer um burro como hospedeiro primário para completar o ciclo de vida.

Tabela 8.8 Agentes antifúngicos para consideração em pacientes equinos.

Fármaco	Dose	Comentários
Anfotericina B	0,3 a 0,6 mg/kg em 1 ℓ de dextrose 5%[1]	Nefrotoxicidade, flebite, hipersensibilidade Requer cautela
AZÓLICOS		
Miconazol 2% tópico	Tópico[2]	Micose da bolsa gutural
Enilconazol	Tópico[3]	Micose da bolsa gutural Nebulização para pneumonia fúngica, *Scopulariopsis* spp.
Cetoconazol	30 mg/kg em sonda NG por dia[4,5]	Acidificar com HCl a 0,2 N
Itraconazol (Sporonox®)	5 mg/kg VO por dia[6]	*Aspergillus* spp., *Histoplasma* spp., *Blastomyces* spp. A formulação manipulada não é recomendada
Fluconazol	Dose de ataque, 14 mg/kg VO A seguir, 5 mg/kg VO por dia[7-9]	Não efetivo contra *Aspergillus* spp. e *Fusarium* spp. A formulação manipulada é estável
Voriconazol	4 mg/kg em sonda VO por dia[10]	Fármaco de escolha para pneumonia invasiva por *Aspergillus* spp. em humanos
TERAPIA IODADA		Não administrar a éguas gestantes, hipotiroidismo congênito
Iodeto sódico (20%)	20 a 40 mg/kg/dia 7 a 10 dias[11-13]	Monitorar sinais de iodonismo: lacrimejamento, dermatite
Formulações orais de iodeto potássico inorgânico	10 a 40 mg/kg/dia[12,13]	Somente grau químico, instável a luz, calor e umidade
Etilenodiamina di-hidroiodo orgânica	0,86 a 1,72 mg/kg/dia[13]	Produto comercial

NG, nasogástrica; VO, via oral.
Fonte:

1. Begg LM, Hughes KJ, Kessell A et al. Successful treatment of cryptococcal pneumonia in a pony mare. *Aust Vet J.* 2004; 82:686-692.
2. Davis PR, Meyer GA, Hanson RR et al. Pseudallescheria boydii infection of the nasal cavity of a horse. *J Am Vet Med Assoc.* 2000; 217(674):707-709.
3. Stewart AJ, Cuming RS. Update on fungal respiratory disease in horses. *Vet Clin North Am Equine Pract.* 2015; 31:43-62.
4. Weinstein WL, Moore PA, Sanchez S et al. *In vitro* efficacy of a buffered chelating solution as an antimicrobial potentiator for antifungal drugs against fungal pathogens obtained from horses with mycotic keratitis. *Am J Vet Res.* 2006; 67:562-568.
5. Ziemer EL, Pappagianis D, Madigan JE et al. Coccidioidomycosis in horses: 15 cases (1975-1984). *J Am Vet Med Assoc.* 1992; 201:910-916.
6. Davis JL, Salmon JH, Papich MG. Pharmacokinetics and tissue distribution of itraconazole after oral and intravenous administration to horses. *Am J Vet Res.* 2005; 66:1694-1701.
7. Davis JL, Little D, Blikslager AT et al. Mucosal permeability of water-soluble drugs in the equine jejunum: a preliminary investigation. *J Vet Pharmacol Ther.* 2006; 29:379-385.
8. Latimer FG, Colitz CM, Campbell NB et al. Pharmacokinetics of fluconazole following intravenous and oral administration and body fluid concentrations of fluconazole following repeated oral dosing in horses. *Am J Vet Res.* 2001; 62:1606-1611.
9. Reilly LK, Palmer JE, Systemic candidiasis in four foals. *J Am Vet Med Assoc.* 1994; 205:464-466.
10. Davis JL, Salmon JH, Papich MG. Pharmacokinetics of voriconazole after oral and intravenous administration to horses. *Am J Vet Res.* 2006; 67:1070-1075.
11. French DD, Haynes PF, Miller RI. Surgical and medical management of rhinophycomycosis (conidiobolomycosis) in a horse. *J Am Vet Med Assoc.* 1985; 186:1105-1107.
12. Zamos DT, Schumacher J, Loy JK. Nasopharyngeal conidiobolomycosis in a horse. *J Am Vet Med Assoc.* 1996; 208:100-101.
13. Scott DW. Fungal skin diseases. In: *Equine dermatology.* 2. ed. St. Louis: Saunders-Elsevier, 2003. p. 311-312.)

Achados clínicos

Tosse crônica, secreção nasal mucoide a mucopurulenta, desconforto respiratório e mau estado geral são evidências não específicas de doença parasitária em potros. Além do mau estado geral, os ruídos pulmonares anormais representados por aumento dos ruídos broncovesiculares, as crepitações e os sibilos são achados comuns na ausculta torácica de equinos com pneumonia parasitária. O mau estado geral é um achado comum, devido ao envolvimento intestinal da infecção parasitária. A cólica pode ser citada à anamnese ou decorrer do tratamento anti-helmíntico em indivíduos gravemente acometidos. Em geral, a anamnese também revela a baixa resposta à terapia antimicrobiana administrada por suspeita de broncopneumonia.

Diagnóstico

A avaliação hematológica normalmente revela um leucograma inflamatório, com neutrofilia sem desvio à esquerda, hiperfibrinogenemia e hiperglobulinemia. Em alguns casos, sobretudo no início da doença, a avaliação hematológica revela poucas anomalias. A migração hepática de *P. equorum* pode causar elevação branda a moderada de enzimas hepáticas.[413] A radiografia torácica é um bom exame diagnóstico em indivíduos afetados. O padrão broncointersticial moderado a grave é um achado comum, enquanto granulomas ou abscessos podem ser detectados por radiografias em animais com doença avançada. O exame ultrassonográfico torácico torna possível a detecção de fluido pleural ou a consolidação pulmonar periférica.

O exame citológico de um aspirado traqueobrônquico obtido de maneira estéril costuma revelar eosinófilos abundantes (5 a 50%; normal, < 2%) e inflamação neutrofílica concomitante, em especial quando houver infecção bacteriana secundária. Os microrganismos são aparentes nos casos de infecção bacteriana significativa; recomenda-se a realização de cultura para determinar a presença de infecção bacteriana e o padrão de sensibilidade antimicrobiana dos patógenos preocupantes. A flutuação fecal é indicada para a identificação de ovos de parasitas que são eliminados do hospedeiro. O *D. arnfieldi* requer um burro ou uma mula para completar o ciclo de vida; portanto, os ovos do parasita raramente são detectados em equinos adultos com infecção por vermes pulmonares. O diagnóstico de *P. equorum* por flutuação fecal é difícil, pois há migração tecidual durante o período pré-patente. Portanto, o diagnóstico baseia-se em sinais clínicos, falta de evidências de infecção bacteriana e achados à citologia do lavado traqueal que indiquem pneumonia eosinofílica. A resposta à terapia dá suporte ao diagnóstico, embora a terapia antibiótica possa ser necessária em combinação com terapia anti-helmíntica.

Tratamento

Os pacientes com hipoxia grave podem necessitar de insuflação de oxigênio. A inflamação pulmonar grave é induzida por infiltrados eosinofílicos e requer a administração de broncodilatadores e corticosteroides em aerossol (ver as recomendações anteriores sobre a terapia com aerossóis). Entre os anti-helmínticos orais usados no tratamento da infecção por *P. equorum*, está o fembendazol em dose inicial baixa (5 mg/kg). Recomenda-se um monitoramento cuidadoso por aproximadamente 24 horas para observar o potro quanto a evidências de deterioração ou desconforto gastrintestinal. A administração de um laxante pode ser necessária se houver suspeita de compactação gastrintestinal por ascarídeos. Depois que o potro recebeu uma dose baixa inicial de fembendazol sem complicação, a dosagem pode ser aumentada (10 mg/kg VO por dia). O tratamento pode ser repetido diariamente por 5 dias. Essa terapia é eficaz na morte de larvas adultas e migratórias. Como esse é um problema local, outros indivíduos da mesma propriedade e em idade semelhante devem ser submetidos ao tratamento, mesmo na ausência de evidências clínicas da doença. Outros anti-helmínticos utilizados são pamoato de pirantel (6,6 mg/kg) e ivermectina (200 μg/kg). A infecção por *D. arnfieldi* pode ser tratada com sucesso com ivermectina (200 μg/kg), moxidectina (apenas cavalos adultos, 400 μg/kg), tiabendazol (440 mg/kg/dia, 2 vezes) ou levamisol (10 mg/kg).

Os anti-helmínticos da classe dos benzimidazóis inibem a formação de microtúbulos, o que prejudica a capacidade de movimentação e alimentação do parasita. O metabolismo energético também é prejudicado pela inibição da fumarato redutase.[414] Embora muitos benzimidazóis sejam eficazes contra as larvas intestinais, não têm eficácia uniforme contra larvas migratórias. No entanto, em doses mais altas, o fembendazol é seguro e eficaz na eliminação de larvas intestinais e teciduais. Observações informais e pessoais sugerem que esse anti-helmíntico é altamente eficaz, sobretudo nos casos em que há suspeita de resistência à ivermectina.

O pamoato de pirantel é um agonista da acetilcolina que provoca paralisia do parasita.[415] Na dose recomendada, esse agente mostra-se eficaz em matar as larvas intestinais, mas não larvas migratórias.[413,414] As avermectinas atuam por meio da ligação a canais de cloreto controlados por glutamato e são eficazes contra *P. equorum* e *D. arnfieldi* adultos e larvas em migração. A ivermectina tem eficácia relatada de 76,9% contra *P. equorum* intestinal e de 100% na remoção de larvas do pulmão.[414,416] De modo geral, a ivermectina e a moxidectina têm eficácia semelhante à de outros anti-helmínticos usados em cavalos para muitos parasitas gastrintestinais que não *Anoplocephala perfoliata*. Com base nesses relatos, as recomendações envolvem a combinação de agentes terapêuticos para manter a eficácia anti-helmíntica máxima. O tratamento inicial com fembendazol (10 mg/kg VO por dia durante 5 dias), seguido pela administração de uma avermectina na dose apropriada por 14 dias, deve levar à eliminação de parasitas intestinais e pulmonares.

Prognóstico

Potros ou equinos adultos com pneumonia parasitária primária e infecção bacteriana secundária precisam de terapia antibiótica e anti-helmíntica concomitante. O prognóstico para recuperação da pneumonia parasitária mostra-se excelente. É importante enfatizar a necessidade de vermifugação completa, inclusive de burros e mulas, que abrigam os parasitas *Dictyocaulus* adultos e são uma fonte para a contaminação e a infecção de cavalos no ambiente.

OBSTRUÇÃO RECORRENTE DAS VIAS RESPIRATÓRIAS

Quadro clínico

A RAO equina (doença do feno e asma equina grave[418]) produz uma série reprodutível de sinais clínicos. Ela é uma causa comum de redução do desempenho atlético, caracterizada por tosse crônica, secreção nasal serosa a mucoide e desconforto respiratório episódico. Os sinais clínicos são frequentemente sazonais e mais intensos quando os animais são mantidos em ambientes fechados e expostos a poeira, feno de má qualidade, vapores de amônia, esporos fúngicos e outros estímulos inespecíficos.[418-420] Geralmente, os cavalos com RAO são adultos, com média de idade superior a 7 anos.[421]

Não há predileção de raça ou sexo, mas há um componente hereditário aparente no desenvolvimento da doença, sobretudo em certas raças, como Warmblood, na Europa.[422-424] Embora esses estudos tenham demonstrado a definição clara da hereditariedade da RAO em algumas linhagens, o cômputo geral de herança da doença não é entendido completamente, e acredita-se que seja complexo. Uma questão que tem desafiado os especialistas em equinos por muitos anos é a possível relação entre a inflamação pulmonar, na forma de IAD, levando ao desenvolvimento subsequente da RAO. Outras informações que podem contribuir para a complexidade e compreensão dessas doenças são relacionadas com a terminologia atual de inflamação das vias respiratórias em equinos, classificada como asma leve a moderada em equinos portadores de IAD e asma equina grave em equinos com RAO. A compreensão incompleta da fisiopatologia da doença pode levar um indivíduo a presumir que essas doenças estão diretamente ligadas. Na realidade, não há evidências suficientes de que um cavalo com IAD desenvolverá RAO mais tarde na vida. Evidências atuais indicam que cavalos com tosse, muco e acúmulo de células inflamatórias nos pulmões são suscetíveis ao desenvolvimento de RAO,[425] mas não há evidências que demonstrem a clara transição de IAD para a RAO.[418] A doença pulmonar obstrutiva associada ao pasto de verão (SPAOPD, do inglês *summer pasture-associated obstructive pulmonary disease*) é uma síndrome semelhante ao complexo bronquiolite-enfisema crônico (doença do feno) ou asma equina grave. No entanto, os sinais clínicos são desencadeados pela exposição a polens do fim do verão no sudeste dos EUA. A principal diferença entre a RAO e as doenças associadas ao verão é o clima local, com exposição a alergênios específicos que induzem sinais clínicos de obstrução das vias respiratórias. A queixa principal em cavalos com asma equina grave varia, porém muitas vezes inclui tosse crônica. Intolerância ao exercício, desconforto respiratório, secreção nasal mucopurulenta, ruídos pulmonares anormais e aumento do campo de percussão também podem ser identificados.

Diagnóstico

Normalmente, o diagnóstico de RAO baseia-se em achados à anamnese e ao exame físico. Em geral, os achados do hemograma completo e da bioquímica sérica não são notáveis em cavalos sem comorbidades. A radiografia torácica não é indicada para o diagnóstico rotineiro de RAO; porém, em caso de ausência da melhora clínica esperada com a terapia farmacológica apropriada e a modificação ambiental, deve ser realizada. A radiografia torácica é uma importante modalidade diagnóstica para determinar a presença de doença intersticial grave. Portanto, em cavalos com suspeita de pneumonia broncointersticial ou fibrose pulmonar multinodular, indica-se a radiografia torácica. Características do padrão respiratório podem indicar fibrose acentuada ou doença intersticial associada à doença pulmonar restritiva, caracterizada por grave desconforto inspiratório. Os animais com RAO, porém, apresentam esforço expiratório acentuado causado pelo aprisionamento de ar e pela expansão dos campos pulmonares.

A análise citológica do BAL confirma o diagnóstico de inflamação pulmonar em cavalos com doença branda a moderada. Recomenda-se essa análise como método diagnóstico apropriado. Em comparação com o TTW, o BAL fornece informações diagnósticas mais representativas sobre a infiltração celular nas secreções das vias respiratórias inferiores. Existe uma pequena correlação fraca usando os critérios para o diagnóstico de RAO de menos de 5% de neutrófilos na amostra de BAL em comparação com menos de 20% de neutrófilos em uma amostra de TTW. Sabe-se bem que a composição celular do fluido traqueal é bastante variável, o que contrasta com as amostras das vias respiratórias inferiores obtidas por BAL.[426] As amostras obtidas com o protocolo de BAL, especificamente quando há inflamação acentuada, podem ter volume menor devido ao colapso da via respiratória distal ao tubo ou ao endoscópio.[17] Nesses casos, as baixas pressões de aspiração devem ser aplicadas na tentativa de reduzir o colapso da via respiratória distal. Além da dificuldade na coleta de amostras, a qualidade da amostra coletada deve ser inspecionada. Nos animais com colapso das vias respiratórias, o volume e a qualidade do surfactante coletado podem ser reduzidos. A interpretação dos achados citológicos indica o diagnóstico de RAO em caso de observação de inflamação neutrofílica (> 5% de neutrófilos) no BAL. A morfologia celular costuma ser normal e classificada como não degenerada sem evidências de sepse. O muco é comumente abundante na análise citológica de equinos que sofrem de RAO e pode apresentar fibrilas de coloração escura (classificados como espirais de Curschmann). No entanto, o muco pode ser identificado com outras doenças caracterizadas por inflamação pulmonar, reduzindo a especificidade desse achado independente. O diagnóstico de RAO é mais difícil quando os sinais clínicos são brandos, como uma tosse ocasional ou um esforço abdominal mínimo. A reinalação é um procedimento simples que aumenta os ruídos pulmonares à ausculta, mas, em cavalos com doença menos grave, diagnósticos auxiliares são necessários. As provas de função pulmonar em cavalos com asma grave normalmente demostram aumento da pressão pleural $\Delta P_{Pmáx}$ (> 15 cm H_2O), maior resistência pulmonar (R_P) e diminuição da complacência pulmonar dinâmica (C_{din}).[427-430] Embora a prova de função pulmonar padrão não seja sensível o suficiente para detectar a obstrução branda das vias respiratórias em pacientes com RAO em remissão, os equinos com a doença apresentam evidências histológicas de doença pulmonar. Tais achados indicam que, embora os sinais clínicos sejam recorrentes e o paciente possa estar em remissão, a doença pulmonar é permanente, e a função pulmonar, afetada de maneira negativa, em especial quando há exacerbação.

Os objetivos terapêuticos em equinos com RAO são a melhora da função pulmonar por meio da atenuação da inflamação das vias respiratórias e da hiper-responsividade da parede brônquica, responsável pela broncoconstrição acentuada. O fator central para o controle da doença é a modificação ambiental para limitar (de preferência, eliminar) a exposição ao alergênio. A remoção do alergênio ambiental é fundamental para a remissão da doença em cavalos com RAO. A terapia médica destinada a atenuar os sinais clínicos associados à inflamação pulmonar e à broncoconstrição tem benefício clínico temporário. Em caso de modificação ambiental insuficiente, a redução das dosagens dos medicamentos provoca a exacerbação da doença. Os corticosteroides sintéticos reduzem a inflamação pulmonar, e a administração de broncodilatador abre as vias respiratórias, melhorando a função pulmonar como terapia de resgate. Essa associação medicamentosa deve ser mantida até ser obtida a broncodilatação.

O objetivo da terapia é reduzir a inflamação das vias respiratórias e a broncoconstrição, reforçando simultaneamente os mecanismos de depuração mucociliar. Os corticosteroides e a terapia broncodilatadora são usados regularmente para o tratamento da RAO. Os alergênios ambientais mais comuns que levam à exacerbação dos sinais da RAO são o material particulado transportado pelo ar que está em concentrações extraordinariamente altas na maioria dos ambientes estáveis. O feno de aparência limpa e fresca normalmente contém esporos de fungos, como os de *Aspergillosis fumigatus*, *Faenia rectivirgula* e *Thermoactinomyces vulgaris*.[419,431] Além dos mofos ambientais, a endotoxina ambiental e a amônia contribuem para a indução da inflamação das vias respiratórias.[432,433] O feno em rolo é repetidamente exposto à umidade ambiental e contém altos níveis de alergênios das vias respiratórias quando oferecidos a cavalos com RAO mantidos em pastagem. Para os cavalos estabulados, o ambiente deve ser bem ventilado, com baia limpa e cama com pouco pó e ração comercial peletizada (com pouca formação de poeira) com quantidade mínima de alergênios e materiais particulados. Fragmentos ou cubos úmidos de feno e silagem podem ser fontes alternativas de volumoso para cavalos com inflamação das vias respiratórias. Volumosos comerciais, como o Hydration Hay®, são cada vez mais comuns e podem ser molhados e oferecidos com balde de cinco galões. Esses produtos são volumosos de alta qualidade e limitam a introdução de alergênios e partículas no ar. A imersão do feno de caule comprido é uma opção para o manejo de cavalos com a doença branda, mas não proporciona a redução suficiente da exposição a alergênios em indivíduos altamente sensíveis. O manejo de cavalos acometidos deve considerar todos os fatores desencadeantes. Embora as partículas de poeira não sejam um alergênio específico, podem prejudicar cavalos com inflamação das vias respiratórias.[434] Arenas internas, abrigos próximos de rochas ou estradas de terra e a lotes secos devem ser evitados em um esforço de remoção de todas as partículas da zona de respiração dos animais acometidos.

Terapia anti-inflamatória

O fundamental da remissão dos sinais clínicos em equinos que sofrem de RAO é a redução da inflamação. É bem conhecido que as citocinas inflamatórias liberadas pelos linfócitos T ativados aumentam a concentração pulmonar de IL-4 e IL-8.[435,436] O recrutamento de neutrófilos, em especial em resposta à potente quimiocina IL-8, mantém um nível elevado de reatividade imunológica neste ambiente, contribuindo para aumentar a produção de muco, o broncospasmo e a tosse. Os corticosteroides atuam como inibidores diretos desse ciclo inflamatório, melhorando os sinais clínicos. A combinação de corticosteroides e broncodilatadores mostra-se o método mais eficaz para induzir a remissão da doença. É importante considerar que os corticosteroides potentes de ação prolongada têm maior probabilidade de produzir efeitos prejudiciais, como laminite e imunossupressão. Portanto, as recomendações terapêuticas envolvem o uso da menor dose efetiva e a prevenção da administração terapêutica prolongada. Em muitos casos, o tratamento por aproximadamente 2 semanas é suficiente para induzir a remissão clínica.

A administração sistêmica de corticosteroides potentes melhora os sinais clínicos, reduz a inflamação das vias respiratórias e melhora a função pulmonar em equinos com RAO. O acetonido de triancinolona (0,09 mg/kg por via intramuscular [IM]), em dose única, diminui a obstrução das vias respiratórias inferiores por até 4 semanas. No entanto, esse protocolo também provoca supressão adrenal por até 4 semanas.[437] A triancinolona também induz hiperglicemia e hipertrigliceridemia por até 4 dias após a administração.[438] A dexametasona (0,1 mg/kg IV a cada 24 h) reduz a obstrução das vias respiratórias e a inflamação em 3 a 7 dias, com benefício clínico evidente por até 7 dias.[439] A administração de dexametasona também produz supressão adrenal, porém esse efeito dura aproximadamente 3 dias após a interrupção do tratamento.[18] A prednisolona oral tem biodisponibilidade favorável e melhora os sinais clínicos da inflamação das vias respiratórias, mas, comparada com a dexametasona IV, não tem o mesmo efeito anti-inflamatório, conforme mostra o exame citológico do BAL.[440] A prednisona oral tem eficácia limitada na resolução de sinais clínicos associados a RAO. Esse fármaco também não reduz a inflamação pulmonar em equinos com doença moderada a grave.[441] Os AINEs e os anti-histamínicos não são efetivos no tratamento da RAO.[442]

Os corticosteroides inalatórios são uma alternativa terapêutica eficaz em equinos com RAO e alterações brandas a moderadas. A beclometasona (500 a 1.500 μg, 2 vezes/dia) reduz a inflamação pulmonar e melhora a função pulmonar e a imagem de ventilação de equinos com RAO.[443] Diferentemente da terapia broncodilatadora de resgate, os corticosteroides em aerossol não têm efeito imediato.[18] As medicações em aerossol podem ser bem administradas com um dispositivo espaçador, como o Equine Haler® (Jorgensen Labs, Inc.) ou o AeroHippus® (Trudell Medical International). Estudos que compararam sistemas de liberação revelaram eficácia semelhante.[444] A melhora clínica é aparente cerca de 24 horas após o início do tratamento. A administração de beclometasona (3.200 μg, 2 vezes/dia) com o dispositivo Equine Haler® melhora os parâmetros da função pulmonar e a tensão arterial de oxigênio aproximadamente 3 a 4 dias após o início da terapia.[1] Entre os diversos corticosteroides inalatórios comercializados, a fluticasona é a mais potente e provoca menos efeitos adrenossupressores.[9,11,13] A redução da neutrofilia pulmonar, a melhora da função pulmonar e a diminuição da hiper-responsividade das vias respiratórias ocorreram de maneira significativa após a administração de fluticasona (2.000 μg, 3 vezes ao dia).[445-447] Embora os corticosteroides inalatórios sejam muito bons na resolução da obstrução das vias respiratórias, a menos que haja modificação ambiental, os sinais clínicos da doença obstrutiva retornam 2 a 4 dias após a interrupção da terapia.

Os corticosteroides em aerossol são eficazes em equinos com obstrução branda a moderada das vias respiratórias, com sinais clínicos que vão desde a intolerância ao exercício até o desconforto respiratório em repouso. Os fármacos em aerossol possibilitam a administração direta no sistema respiratório, porém representam um investimento financeiro mais substancial e podem ser reservados para equinos valiosos ou atletas. Hoje, existem três preparações de corticosteroides em aerossol com espaçador: dipropionato de beclometasona, propionato de fluticasona e flunisolida. A potência relativa desses corticosteroides de atuação superficial é fluticasona > beclometasona > flunisolida = triancinolona. Consideramos a dexametasona como padrão de 1; a flunisolida = 1,9; a triancinolona = 2,0; a beclometasona = 13,5; e a fluticasona = 18,0. Ao compararmos os corticosteroides comercializados, a fluticasona é a mais potente e mais cara. A fluticasona é altamente lipofílica, o que aumenta o tempo de permanência pulmonar. Como a fluticasona tem biodisponibilidade oral extremamente baixa (< 2%) e um extenso metabolismo de primeira passagem (99%), é associada ao menor potencial de efeitos colaterais sistêmicos adversos e ao índice terapêutico mais favorável dos corticosteroides em aerossol à venda. Equinos com RAO tratados com fluticasona (2.000 μg, 3 vezes/dia) apresentam redução da neutrofilia pulmonar, melhor avaliação da função pulmonar e diminuição da resposta ao desafio com histamina durante episódios de obstrução das vias respiratórias.[29] Em equinos saudáveis submetidos à administração de fluticasona, os níveis séricos de cortisol são reduzidos 40% após o 1º dia de tratamento e 65% depois de 1 semana de tratamento. As concentrações séricas de cortisol voltam aos valores pré-terapêuticos cerca de 24 a 48 horas após a interrupção do tratamento. A beclometasona é a primeira linha de terapia com corticosteroides em aerossol para a doença alérgica moderada a grave das vias respiratórias em pacientes humanos. A beclometasona (500 a 1.500 μg, 3 vezes/dia) reduz a inflamação pulmonar e melhora os parâmetros da função pulmonar e a ventilação de equinos com RAO.[1,11,13,18] Embora não sejam observados efeitos imediatos após a administração de beclometasona, os sinais clínicos e a função pulmonar começam a melhorar 24 horas após o tratamento. A administração de beclometasona (3.750 μg, 3 vezes/dia) melhora a função pulmonar e a tensão arterial de oxigênio por cerca de 2 semanas. Em animais alojados em ambiente rico em alergênios, os parâmetros de função pulmonar retornam aos valores pré-terapêuticos 3 a 7 dias após a interrupção da terapia medicamentosa.[18] Assim, pode-se concluir que a resolução clínica não será mantida pelo tratamento com beclometasona sem modificação ambiental.

Apesar de os pacientes humanos com asma continuarem o tratamento com corticosteroides inalatórios por períodos prolongados, sem adrenossupressão, os equinos são mais sensíveis aos efeitos adrenossupressores desses medicamentos. A produção endógena de cortisol é menor em equinos tratados com beclometasona (> 1.000 μg, 2 vezes/dia)[18] ou fluticasona (2.000 μg, 2 vezes/dia);[29] o limiar da beclometasona é de, aproximadamente, 500 μg, 2 vezes/dia. Os efeitos adrenossupressores foram observados por cerca de 2 dias após a interrupção da terapia medicamentosa. Curiosamente, a eficácia terapêutica da beclometasona (500 μg, 2 vezes/dia) é praticamente igual com doses maiores. Isso sugere que os equinos podem ser tratados com uma dose efetiva, com indução de menor supressão adrenal durante a modificação ambiental.[18]

Terapia broncodilatadora

A broncoconstrição pulmonar associada à RAO requer terapia específica para o alívio imediato da contração da musculatura lisa nas vias respiratórias inferiores. A terapia broncodilatadora sintomática melhora os sinais clínicos, mas não altera a inflamação das vias respiratórias inferiores. Indica-se a terapia broncodilatadora principalmente para o alívio imediato da broncoconstrição (terapia de resgate).[2,5,19,24] O rápido início de ação de um broncodilatador em aerossol proporciona alívio imediato da broncoconstrição. Os broncodilatadores mais eficazes são os agonistas beta-2-adrenérgicos e os agentes parassimpatolíticos.

Nos equinos acometidos, a melhora clínica associada ao tratamento com broncodilatadores caracteriza-se pela redução da resistência pulmonar, pelo aumento da complacência pulmonar e pela diminuição da alteração máxima da pressão pleural.[2,5,19] Os broncodilatadores mais consistentes são os agonistas beta-2-adrenérgicos e os agentes anticolinérgicos. As metilxantinas são menos confiáveis para gerar resultados positivos e têm índice terapêutico estreito. Os equinos acometidos, estabulados em um ambiente livre de poeira, respondem bem à terapia com broncodilatadores. Tal fato sugere que o manejo ambiental, por si só, não resolve por completo o componente broncoconstritor da RAO.[15]

A patogenia do broncospasmo em equinos com doença recorrente das vias respiratórias parece ser mediada, sobretudo, pelo nervo vago e pode envolver mediadores solúveis, como serotonina, histamina e leucotrieno D4.[12,15] Acredita-se que as vias inibidoras defeituosas na musculatura lisa das vias respiratórias atuem no desenvolvimento de broncospasmo. Os agonistas beta-adrenérgicos inibem a contração da musculatura lisa por meio da liberação de óxido nítrico pelos nervos inibidores não adrenérgicos não colinérgicos (iNANC) e a liberação de prostanoides inibidores, como a prostaglandina 2 (PGE_2) da mucosa das vias respiratórias. Durante episódios de RAO aguda, não ocorre o relaxamento mediado pelos iNANC, e o perfil prostanoide passa de inibidor a estimulador.[15]

A contração e a hipertrofia da musculatura lisa e a espessura da mucosa contribuem para o estreitamento das vias respiratórias e a subsequente retenção de ar. O remodelamento pulmonar em equinos acometidos por RAO inclui hiperplasia e metaplasia das células mucosas, que contribuem para a cascata de contração do músculo liso e levam à contração e à estenose luminal. A terapia com broncodilatadores continua a ser um dos pilares do tratamento de doença obstrutiva recorrente, e a resolução do sofrimento grave das vias respiratórias requer a administração de broncodilatadores de ação rápida.[9,11,13]

O aumento do diâmetro luminal não deve ser o único foco do tratamento. A terapia anti-inflamatória é necessária para reduzir o exsudato e evitar a broncoconstrição. A inflamação é reconhecida como o processo fisiopatológico subjacente em todos os casos de broncoconstrição, e a terapia anti-inflamatória diária mitiga a possível exacerbação da doença e reduz os requisitos da terapia broncodilatadora. Os corticosteroides são os únicos medicamentos que agem na doença alérgica das vias respiratórias de humanos asmáticos de maneira substancial. A administração crônica de agonistas beta-2-adrenérgicos produz deterioração da função pulmonar, aumento da capacidade de resposta das vias respiratórias e exacerbações mais frequentes da broncoconstrição.

Os agonistas beta-2-adrenérgicos de ação curta (albuteral, pirbuterol e fenoterol) em aerossóis são broncodilatadores rapidamente eficazes, indicados para a "terapia de resgate" em equinos com dificuldade respiratória em repouso.[2,5,19,24] O sulfato de albuterol (360 μg) melhora a função pulmonar em 70% em até 5 minutos após a administração.[5,19] Em caso de obstrução grave das vias respiratórias, a administração de medicamentos a cada 15 minutos por até 2 horas pode ser implementada para a broncodilatação sequencial. Os efeitos benéficos dos agonistas beta-2-adrenérgicos de curta duração são observados por cerca de 1 hora em equinos com doença grave, e há necessidade de preparações de ação mais prolongada. A terapia combinada com corticosteroides reduz o desenvolvimento de tolerância a esses agentes, além de aumentar a expressão proteica do receptor beta-2-adrenérgico.[11,13,18]

As preparações broncodilatadoras de ação prolongada não são efetivas como tratamento de resgate em pacientes com obstrução grave das vias respiratórias causada pelo início tardio da atividade e atividade máxima ligeiramente reduzida em comparação com o sulfato de albuterol.[10,20] O xinafoato de salmeterol é um análogo químico do albuterol com uma cadeia lateral alongada e ação de duração mais longa. O xinafoato de salmeterol (210 μg) melhora a função pulmonar em 55% em 60 minutos após a administração, com eficácia por até 8 horas, mesmo em equinos com doença grave.[10,11] O brometo de ipratrópio é um agente antimuscarínico de ação superficial com pouca ou nenhuma absorção sistêmica (estrutura de amônio quaternário) pelo sistema respiratório ou gastrintestinal. O ipratrópio (90 a 180 μg) melhora a função pulmonar em 50% em 1 hora; e este efeito perdura por aproximadamente 4 a 6 horas em pacientes com doença grave. O clembuterol oral (0,8 μg/kg VO, 2 vezes/dia) é uma alternativa sistêmica aos broncodilatadores de ação prolongada em aerossol para o tratamento de equinos com RAO. Prepara-se o clembuterol para administração oral como xarope (Ventipulmin®, BIVI). Uma vantagem significativa do clembuterol é a ação mais longa (12 h). O clembuterol é aprovado pela Food and Drug Administration (FDA) dos EUA para uso em equinos com constrição das vias respiratórias. Deve-se notar que a administração de clembuterol em animais produtores de alimentos é proibida.[1,2] Os protocolos de dosagem para o clembuterol devem ser seguidos cuidadosamente e de acordo com as recomendações do fabricante. O início do tratamento com as menores doses recomendadas costuma ser bem tolerado, e a dosagem pode ser aumentada de maneira gradual. No entanto, o início do tratamento com doses inadvertidamente altas (3,2 μg/kg) pode causar taquicardia, tremores, sudorese e aparente ansiedade. Indica-se a administração de clembuterol para o relaxamento temporário da musculatura lisa das vias respiratórias. O tratamento prolongado não é recomendado e pode ter efeitos adversos.

Outras opções broncodilatadoras

O brometo de *N*-butilescopolamina (NBB, do inglês *N-butylscopolammonium bromide*) é um amônio quaternário que atua como agente anticolinérgico de ação periférica e tem ação similar à da atropina. O NBB é aprovado pela FDA dos EUA para o uso em equinos com sinais cólicos resultantes de gases, espasmos ou impactações brandas. Trabalhos recentes enfocaram a utilidade da administração de NBB para o tratamento de obstrução acentuada das vias respiratórias em caso de inflamação local, como a RAO. As evidências atuais sustentam o uso de NBB como broncodilatador imediato.[429,448] Embora a taquicardia e a redução da motilidade gastrintestinal sejam considerações válidas baseadas na curta duração da atividade, há evidências de melhora da função ventilatória e, assim, o NBB é considerado uma boa opção terapêutica para pacientes equinos com obstrução grave das vias respiratórias.

Outras evidências para suporte ao uso de NBB em equinos com obstrução das vias respiratórias derivam de um estudo cruzado em cavalos com RAO, nos quais a atropina e o NBB tiveram efeitos broncodilatadores similares, mas os efeitos sistêmicos, como dilatação pupilar, e o desenvolvimento de sinais de cólica por um animal só foram observados após a administração de atropina.[449] Como esse estudo concluiu que o NBB estava associado a menos efeitos colaterais sistêmicos, esse é o tratamento preferencial para a obstrução reversível das vias respiratórias em equinos. A atropina (0,005 a 0,01 mg/kg IV) é um broncodilatador rápido e potente em equinos com RAO. Como a administração de atropina é associada a vários efeitos adversos (íleo, efeitos tóxicos no SNC, taquicardia, aumento da viscosidade das secreções mucosas e comprometimento da depuração mucociliar), recomenda-se o uso desse agente como terapia de resgate para a obstrução grave das vias respiratórias.

A SPAOPD é uma doença similar à RAO com relação aos sinais clínicos e ao tratamento; entretanto, uma diferença marcante no desenvolvimento da doença é o aeroalergênio desencadeador, como fungos e polens de gramíneas. O desenvolvimento de SPAOPD assemelha-se ao desenvolvimento de hipersensibilidade, porém, o estímulo antigênico envolve polens de forrageiras dos estados da Costa do Golfo nos EUA e na Inglaterra.[450,451] As condições que favorecem a exacerbação em equinos sensibilizados são o clima quente e úmido do fim do verão.[452,453] Há evidências de que as condições ambientais específicas que contribuem para a exacerbação de SPAOPD são não apenas a temperatura, mas também a umidade, que afeta a concentração de esporos de fungos, o crescimento vegetativo sazonal e a polinização das gramíneas dos pastos.[453,454]

Recomenda-se o tratamento com broncodilatador e anti-inflamatórios em combinação com a realocação para um ambiente limpo e com pouca poeira. A eliminação ou a redução do contato com um antígeno geralmente exigem ambiente estável e bem ventilado. Os sinais clínicos são semelhantes aos associados à RAO tradicional. No tratamento clínico da SPAOPD, o cavalo deve ser removido do pasto, mas, na RAO tradicional, o acesso em tempo integral à pastagem é preferível. Curiosamente, alguns equinos manifestam a obstrução das vias respiratórias sob condições ambientais específicas, como na RAO tradicional, em que a permanência em estábulo fechado favorece a exacerbação da doença, enquanto no sudeste dos EUA um ambiente externo úmido e quente provoca sinais clínicos de desconforto respiratório. O componente mais desafiador do tratamento de qualquer equino com doença alérgica das vias respiratórias é a determinação específica do desencadeante da doença para que o contato com o antígeno possa ser prevenido. Nos cavalos que reagem a uma infinidade de ambientes com sinais clínicos de obstrução das vias respiratórias, a manutenção do estado de remissão consistente da doença pode ser muito difícil. As semelhanças no desenvolvimento da doença e o reconhecimento de que a SPAOPD também podem ser associados à sensibilidade a alergênios em um ambiente confinado, como poeira de feno e palha e mofos, sugerem que essas exposições também devem ser evitadas.

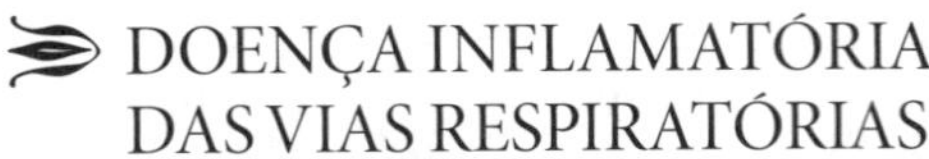

DOENÇA INFLAMATÓRIA DAS VIAS RESPIRATÓRIAS

Quadro clínico

A IAD (asma equina branda a moderada[418]) pode desenvolver-se em indivíduos de todas as idades. Diferentemente da RAO, os sinais clínicos de IAD tendem a ser sutis, sobretudo em repouso. Os equinos com IAD geralmente são mais jovens em comparação com aqueles com RAO, mas os sinais clínicos de IAD dependem da extensão do esforço fisiológico. A queixa principal pode ser a redução do desempenho, principalmente ao esforço, com tosse ocasional. A frequência de tosse em equinos com IAD mostra-se variável. Em alguns relatos, a tosse faz parte dos critérios de inclusão,[455] o que complica a determinação da frequência geral de tosse em equinos com IAD confirmada.[419] Em repouso, os equinos com IAD não apresentam qualquer evidência discernível de disfunção respiratória. A inflamação pulmonar em equinos com IAD é branda e requer a realização de provas avançadas de função pulmonar para a detecção de alterações nos mecanismos de troca gasosa. No entanto, tal como a RAO, os equinos com IAD geralmente têm acúmulo de muco nas vias respiratórias, que pode ser marcante em casos graves. As recomendações atuais têm se concentrado na identificação de características citológicas das vias respiratórias inferiores que definem seu *millieu* inflamatório em combinação com as provas de função pulmonar.[418] Coletivamente, esses critérios fornecem ao veterinário evidências diretas relacionadas com a origem da redução do desempenho.[32,456-458] Diferentes fenótipos da inflamação das vias respiratórias foram descritos em equinos com IAD e têm aparente correlação com a gravidade da doença. A inflamação com mastócitos tem sido associada a hiper-reatividade[459] e obstrução subclínica das vias respiratórias, enquanto a neutrofilia das vias respiratórias tem sido associada a tosse e acúmulo local de muco.[418,459]

Diagnóstico

O diagnóstico de IAD (asma branda a moderada) baseia-se em sinais clínicos, inflamação das vias respiratórias com excesso de muco e anomalias à avaliação citológica das vias respiratórias inferiores ou da função pulmonar. Deve ser confirmado que os equinos com IAD não apresentam RAO ou doença pulmonar infecciosa. Os sinais clínicos consistentes com a inflamação das vias respiratórias inferiores são redução do desempenho atlético e tosse branda, além de muco nas vias respiratórias, que é identificado na endoscopia (Tabela 8.9). Outras causas de mau desempenho devem ser consideradas, como doença das vias respiratórias superiores e doença ou lesão musculoesquelética.

Tabela 8.9 Classificação do muco traqueal.

Grau	Acúmulo de muco
0	Ausente
1	Pequenos e múltiplos
2	Maiores e moderados, não confluentes
3	Muco acentuado Acentuado – confluente Acentuado – formando fluxo
4	Formação de grandes aglomerados
5	Extremo, quantidades profusas

Fonte: Gerber V, Lindberg A, Berney C et al. Airway mucus in recurrent airway obstruction – short-term response to environmental challenge. *J Vet Intern Med.* 2004; 18(1):92-97.
Couetil LL, Cardwell JM, Gerber V et al. Inflammatory airway disease of horses – revised consensus statement. *J Vet Intern Med.* 2016; 30(2):503-15.

A citologia de BAL é o procedimento diagnóstico de escolha para confirmar o diagnóstico de IAD. Embora o perfil citológico do BAL em equinos com RAO seja bastante neutrofílico, os indivíduos com IAD costumam apresentar aumento discreto a moderado das porcentagens de neutrófilos, eosinófilos e/ou mastócitos.[418,457,460] A variabilidade entre técnicas de amostragem e instrumentação impede a aplicação de valores de corte universais para a classificação de IAD. Com base na literatura atual, após a infusão de 250 mℓ de soro fisiológico estéril, os achados aproximados devem ter número total de células ≤ 530 células/μℓ, neutrófilos ≤ 5%, eosinófilos ≤ 1% e células metacromáticas (mastócitos) ≤ 2 %. Em caso de interpretação dos valores citológicos com base em porcentagens totais, independentemente do volume de fluido instilado, os achados consistentes com IAD são neutrófilos > 10%, mastócitos > 5% e eosinófilos > 5%.[418,460-463] Coletivamente, a interpretação da citologia do BAL precisa ser baseada nos achados à anamnese, nos sinais clínicos, no exame físico e nos resultados do exame endoscópico das vias respiratórias.

É importante notar que a interpretação dos achados citológicos deve ser cuidadosamente considerada de acordo com o paciente. Há muito se reconhece que a idade, a função do animal e o meio ambiente podem atuar nas mudanças celulares no sistema respiratório. Em um estudo recente, equinos jovens em transição para o ambiente de corrida apresentaram anomalias na análise citológica do BAL após 4 semanas de treinamento.[433] Embora alterações na função pulmonar não tenham sido avaliadas, as reais implicações clínicas dessas mudanças celulares não podem ser estimadas. Tal pesquisa destaca a importância do ambiente, sobretudo em equinos jovens em início de treinamento de corrida e que podem não apresentar mudanças mensuráveis no desempenho esportivo, mas podem mostrar alterações citológicas em suas vias respiratórias inferiores. Em outras palavras, a análise da citologia do BAL das vias respiratórias de maneira independente de outros fatores pode levar à interpretação excessiva da associação clínica. A coleta de amostras também é uma consideração importante e bem relatada na literatura. Durante o exame de um equino com suspeita de IAD, a coleta de amostra deve ser restrita ao BAL. Embora, em algumas situações, a coleta de um aspirado transtraqueal possa ser mais fácil e eficiente, com base na ausência de correlação entre a citologia do TTW e do BAL,[426,464,465] não se recomenda a coleta de amostras do TTW para análise citológica e diagnóstico de IAD.[418]

Outras ferramentas diagnósticas em equinos com suspeita de IAD podem ser hemograma completo e bioquímica sérica, provas de função pulmonar e obtenção de imagens torácicas, inclusive ultrassonografia e radiografia. Os achados hematológicos raramente são anormais em equinos com IAD, à exceção de equinos com eosinofilia, que também pode estar associada à eosinofilia periférica,[466] principalmente nos casos de pneumonia eosinofílica idiopática. No entanto, cavalos com eosinofilia nas vias respiratórias nem sempre apresentam eosinofilia no sangue periférico.[433] A prova de função pulmonar sensível, com expiração forçada e oscilometria de impulso, gera evidências de obstrução das vias respiratórias em cavalos com IAD.[33,460] Como as provas avançadas de função pulmonar requerem instrumentação e treinamento especializado, sua disponibilidade é limitada. As características reprodutíveis da IAD eosinofílica e associada a mastócitos são as evidências clínicas de hiper-responsividade das vias respiratórias às partículas em suspensão aérea. A manifestação clínica da reatividade das vias respiratórias inclui broncoconstrição e tosse, que representam a resposta fisiológica aos irritantes que alteram a homeostase pulmonar, reduzindo a função do órgão, sobretudo em velocidade. No reconhecimento das semelhanças e diferenças entre IAD e RAO, a RAO auxilia o profissional a discriminar esses distúrbios das vias respiratórias.[418] Especificamente, um equino com doença das vias respiratórias pode ser colocado em um ambiente inóspito, com feno mofado, e observado em busca de evidências de dificuldade ou angústia respiratória. Embora os equinos com IAD tenham alterações citológicas e aumento da produção de muco nas vias respiratórias inferiores, não sofrem desconforto respiratório. Por outro lado, o animal com asma grave apresentará aumento do esforço expiratório, tosse e dilatação das narinas ao ser colocado no ambiente inóspito.

Tratamento

O tratamento clínico de equinos com IAD é semelhante ao instituído em animais com RAO. Curiosamente, evidências publicadas para dar suporte aos protocolos terapêuticos são mais limitadas quando a eficácia do tratamento da IAD é comparada com a do tratamento da RAO.[418,419] Como já afirmado, a IAD mostra-se uma doença mais branda; os equinos não apresentam desconforto respiratório e parecem normais em repouso. Por isso, a caracterização da doença pode ser mais difícil; assim, há poucas medidas objetivas que definam o desfecho da doença e a resposta à terapia. No entanto, o tratamento clínico tem como objetivo reduzir a inflamação pulmonar por meio da administração de anti-inflamatórios e do manejo ambiental.

Uma vez estabelecido o diagnóstico de IAD, a terapia anti-inflamatória associada ao manejo ambiental[467] tem como objetivo reduzir os infiltrados celulares pulmonares e a hiper-responsividade das vias respiratórias.[467]

Os objetivos do tratamento dos equinos com IAD são o controle imediato da broncoconstrição e da tosse que reduzem o desempenho, a produção de muco e a obstrução das vias respiratórias, além de manter a quiescência pulmonar para tornar possível o desempenho atlético contínuo. Apesar das evidências limitadas sobre a eficácia dos corticosteroides para a melhoria da IAD em equinos, relatos confirmam as recomendações de que a terapia anti-inflamatória é um componente importante do tratamento de equinos com limitação de desempenho causada por IAD. Os corticosteroides de administração sistêmica têm um efeito profundo e global na inflamação e na expressão de eicosanoides. A decisão pela via de administração do fármaco, seja sistêmica ou em aerossol, baseia-se em fatores como a gravidade da doença e a disponibilidade financeira, pois os medicamentos em aerossol podem ter alto custo em alguns contextos. Além disso, as possíveis consequências associadas à administração de corticosteroides devem ser consideradas na tomada de decisão. As respostas sistêmicas após a administração de corticosteroides envolvem algum grau de imunossupressão, alteração da síntese proteica e redução da responsividade adrenal. Reações idiossincráticas imprevisíveis podem ter efeitos danosos para o paciente, como o desenvolvimento de laminite.

Usando a RAO como modelo, vários estudos foram desenvolvidos para avaliar a eficácia de medicamentos com base nos sinais clínicos, na citologia do BAL e na função pulmonar. A administração sistêmica de dexametasona parece proporcionar efeitos anti-inflamatórios superiores, com melhora do infiltrado celular pulmonar, em comparação com a prednisolona[468] em um estudo com controle antigênico. Em um estudo independente, com o objetivo de determinar a eficácia de medicamentos em um ambiente rico em antígenos, a prednisolona e a dexametasona de administração oral foram comparadas e os sinais clínicos de todos os equinos tratados melhoraram; entretanto, os cavalos que receberam dexametasona também apresentaram melhora na função pulmonar. Embora a prednisolona seja o tratamento de escolha devido à facilidade da administração oral, a resposta terapêutica não foi consistente e, provavelmente, está relacionada com a variabilidade na biodisponibilidade em equinos. Os eventos adversos parecem ser mais comuns após a administração sistêmica de triancinolona e, por isso, esse agente não é recomendado para o tratamento da inflamação das vias respiratórias. Uma pesquisa demonstrou que a eficácia clínica da isoflupredona se mostra similar à da dexametasona, mas, como esse fármaco também se associa à hipopotassemia, é considerado abaixo do ideal.[469]

O uso de corticosteroides em aerossol tornou-se comum no tratamento de pacientes equinos com inflamação das vias respiratórias inferiores (Tabela 8.10). Na maioria das situações clínicas, em um paciente com inflamação das vias respiratórias associada à IAD (semelhante ao tratamento da RAO), em todos os casos, exceto os mais brandos, a terapia inicial inclui a administração sistêmica de medicamentos. Com a redução da inflamação das vias respiratórias, os fármacos podem passar a ser usados em aerossol. Conforme mencionado, as finanças podem afetar a capacidade de utilização das vias respiratórias para a administração de medicamentos. Entre os corticosteroides sintéticos, as opções são a beclometasona e a fluticasona. Os dispositivos espaçadores comercializados são o AeroHippus® e o Equine Haler®, cuja liberação de fármaco e cuja eficácia são semelhantes.[444]

A eficácia da terapia com corticosteroides em aerossol em equinos com RAO foi comprovada pela melhora dos sinais clínicos e da função pulmonar, sem evidência de comprometimento da função do sistema imune, após a administração de propionato de fluticasona (2.000 μg a cada 12 h).[446] A beclometasona em doses moderadas (≥ 500 μg) provoca supressão adrenal.[470] Do mesmo modo, a administração de fluticasona (1.500 μg, 2 vezes/dia) atenuou as concentrações séricas de cortisol após 1 semana de tratamento.[471] Notadamente, não há relatos que descrevam manifestação clínica de crise addisoniana ou evidência de disfunção adrenal em equinos após o tratamento, mas, devido aos efeitos sistêmicos, a administração dos medicamentos deve ser feita de maneira criteriosa.

As recomendações de uma revisão recente sugerem que o tratamento deve ser iniciado com corticosteroides sistêmicos, usando um protocolo de dose gradual por aproximadamente 4 semanas.[419] As doses de medicamentos são normalmente reduzidas em 25% em intervalos semanais ou conforme a resposta clínica à terapia. A determinação subjetiva da melhora clínica da IAD pode ser difícil, pois os sinais clínicos geralmente são brandos, sobretudo em repouso. Portanto, um protocolo de administração sistêmica de corticosteroides, com redução gradual ao longo de 4 semanas, e seguido pela terapia com aerossol, é uma abordagem racional para melhorar a inflamação pulmonar. A transição da administração sistêmica de fluticasona ou beclometasona é determinada pela gravidade da doença e pela resposta à terapia. Alguns indivíduos aparentemente respondem de maneira mais favorável a um preparado em detrimento de outro, e esse fator deve ser considerado à escolha dos fármacos e dos exames de acompanhamento para determinar a resposta à terapia.

O objetivo global do tratamento de equinos com hiperresponsividade das vias respiratórias é a redução da inflamação pulmonar e a atenuação do remodelamento das vias respiratórias, uma consequência da inflamação crônica. A modificação ambiental combinada com a terapia anti-inflamatória com fluticasona aumenta a probabilidade de alcançar esses objetivos terapêuticos.

A terapia broncodilatadora tem como objetivo melhorar a mecânica das vias respiratórias e o fluxo de ar, sobretudo nos casos de obstrução grave das vias respiratórias. Os fármacos utilizados são os agonistas do receptor beta-adrenérgico de tipo 2 e os agentes parassimpatolíticos. Entre os agonistas do receptor beta-adrenérgico de tipo 2, o albuterol em aerossol e o xarope de clembuterol de administração oral (Ventipulmin®, BIVI) são os preferidos. Entre os fármacos que têm como alvo os receptores muscarínicos, o ipratrópio em aerossol ou o NBB IV[429,449] (Buscopan®, BIVI) são os preferidos. A atropina em doses baixas causa broncodilatação, mas se associa ao risco de ileíte iatrogênica e, por isso, não é recomendada para uso rotineiro. Indica-se o albuterol no tratamento de resgate imediato da broncoconstrição, enquanto o clembuterol é recomendado na broncodilatação prolongada. O tratamento prolongado com clembuterol (0,8 μg/kg VO, 2 vezes/dia) causou taquifilaxia em um estudo que determinou que sua administração por 21 dias levou ao aumento da hipersensibilidade das vias respiratórias e ao comprometimento da atividade broncodilatadora.[472] Conforme afirmado, indica-se a administração de clembuterol no tratamento da broncodilatação; não se recomenda a terapia prolongada.

Tabela 8.10 Medicamentos de administração sistêmica para o tratamento de doença não infecciosa das vias respiratórias.[1]

Medicamento	Dose
Corticosteroides	
Dexametasona	0,04 a 0,1 mg/kg IV ou IM, a cada 24 h 0,05 mg/kg VO, a cada 24 a 48 h[2]
Prednisona	1 a 2 mg/kg VO, a cada 24 h
Broncodilatadores	
Clembuterol	0,8 a 3,2 μg/kg VO, a cada 12 h[3]
Aminofilina	2 a 5 mg/kg IV, a cada 12 h 5 a 10 mg/kg VO, a cada 12 h
Teofilina	5 a 10 mg/kg VO, a cada 12 h
Outros	
Interferona-alfa	50 a 150 U VO, a cada 24 h × 5 dias[4]
Aminoácidos poli-insaturados ômega-3	1,5 g DHA VO, a cada 24 h × 60 dias[5]

(continua)

Tabela 8.10 Medicamentos de administração sistêmica para o tratamento de doença não infecciosa das vias respiratórias (*continuação*).[1]

Medicamentos em aerossóis para o tratamento de doença não infecciosa das vias respiratórias[1]		
Medicamento	**Dispositivo**	**Dose**
Corticosteroides		
Fluticasona	AeroHippus®, Equine Haler®	1 a 6 μg/kg, a cada 12 h[6-11]
Beclometasona	AeroHippus®, Equine Haler®	1 a 8 μg/kg, a cada 12 h[12-17]
Broncodilatadores		
Albuterol	AeroHippus®, Equine Haler®	1 a 2 μg/kg, a cada 1 a 3 h[18,19]
Ipratrópio	AeroHippus®, Equine Haler®	0,2 a 0,4 μg/kg, a cada 8 a 12 h[18,20,21]
	Nebulizador ultrassônico	2 a 3 μg/kg da solução para nebulização a 0,02%, a cada 24 h
Cromonas		
Cromolina sódica	Nebulizador a jato	200 mg da solução para nebulização a 0,02%, a cada 12 h[22-26]
	Nebulizador ultrassônico	80 mg da solução para nebulização a 0,02%, a cada 24 h

Fonte: 1. Couetil LL, Cardwell JM, Gerber V et al. Inflammatory airway disease of horses – revised consensus statement. *J Vet Intern Med.* 2016; 30(2):503-15. 2. Grady JA, Davis EG, Kukanich B et al. Pharmacokinetics and pharmacodynamics of dexamethasone after oral administration in apparently healthy horses. *Am J Vet Res.* 2010; 71:831-839. 3. Erichsen DF, Aviad AD, Schultz RH et al. Clinical efficacy and safety of clenbuterol HCl when administered to effect in horses with chronic obstructive pulmonary disease (COPD). *Equine Vet J.* 1994; 26:331-336. 4. Moore BR, Krakowka S, Cummins JM et al. Changes in airway inflammatory cell populations in standardbred racehorses after interferon-alpha administration. *Vet Immunol Immunopathol.* 1996; 49:347-358. 5. Nogradi N, Couetil LL, Messick J et al. Omega-3 fatty acid supplementation provides an additional benefit to a low-dust diet in the management of horses with chronic lower airway inflammatory disease. *J Vet Intern Med.* 2015; 29:299-306. 6. Couetil LL, Chilcoat CD, DeNicola DB et al. Randomized, controlled study of inhaled fluticasone propionate, oral administration of prednisone, and environmental management of horses with recurrent airway obstruction. *Am J Vet Res.* 2005; 66:1665-1674. 7. Couetil LL, Chilcoat CD, DeNicola DB et al. Randomized, controlled study of inhaled fluticasone propionate, oral administration of prednisone, and environmental management of horses with recurrent airway obstruction. *Am J Vet Res.* 2005; 66:1665-1674. 8. Dauvillier J, Felippe MJ, Lunn DP et al. Effect of long-term fluticasone treatment on immune function in horses with heaves. *J Vet Intern Med.* 2011; 25:549-557. 9. Giguere S, Viel L, Lee E et al. Cytokine induction in pulmonary airways of horses with heaves and effect of therapy with inhaled fluticasone propionate. *Vet Immunol Immunopathol.* 2002; 85:147-158. 10. Laan TT, Westermann CM, Dijkstra AV et al. Biological availability of inhaled fluticasone propionate in horses. *Vet Rec.* 2004; 155:361-364. 11. Robinson NE, Berney C, Behan A et al. Fluticasone propionate aerosol is more effective for prevention than treatment of recurrent airway obstruction. *J Vet Intern Med.* 2009; 23(6):1247-53. 12. Couetil LL, Art T, de MB et al. Effect of beclomethasone dipropionate and dexamethasone isonicotinate on lung function, bronchoalveolar lavage fluid cytology, and transcription factor expression in airways of horses with recurrent airway obstruction. *J Vet Intern Med.* 2006; 20:399-406. 13. Rush BR, Raub ES, Thomsen MM et al. Pulmonary function and adrenal gland suppression with incremental doses of aerosolized beclomethasone dipropionate in horses with recurrent airway obstruction. *J Am Vet Med Assoc.* 2000; 217:359-364. 14. Rush BR, Trevino IC, Matson CJ et al. Serum cortisol concentrations in response to incremental doses of inhaled beclomethasone dipropionate. *Equine Vet J.* 1999; 31:258-261. 15. Rush BR, Worster AA, Flaminio MJ et al. Alteration in adrenocortical function in horses with recurrent airway obstruction after aerossol and parenteral administration of beclomethasone dipropionate and dexamethasone, respectively. *Am J Vet Res.* 1998; 59:1044-1047. 16. Rush BR, Raub ES, Rhoads WS et al. Pulmonary function in horses with recurrent airway obstruction after aerosol and parenteral administration of beclomethasone dipropionate and dexamethasone, respectively. *Am J Vet Res.* 1998; 59:1039-1043. 17. Rush BR, Flaminio MJ, Matson CJ et al. Cytologic evaluation of bronchoalveolar lavage fluid from horses with recurrent airway obstruction after aerosol and parenteral administration of beclomethasone dipropionate and dexamethasone, respectively. *Am J Vet Res.* 1998; 59:1033-1038. 18. Bayly WM, Slocombe RF, Schott HC et al. Effects of inhalation of albuterol sulphate, ipratroprium bromide and frusemide on breathing mechanics and gas exchange in healthy exercising horses. *Equine Vet J.* 2001; 33:302-310. 19. Bertin FR, Ivester KM, Couetil LL, Comparative efficacy of inhaled albuterol between two hand-held delivery devices in horses with recurrent airway obstruction. *Equine Vet J.* 2011; 43:393-398. 20. Bayly WM, Duvivier DH, Votion D et al. Effects of inhaled ipratropium bromide on breathing mechanics and gas exchange in exercising horses with chronic obstructive pulmonary disease. *Equine Vet J.* 2002; 34:36-43. 21. Robinson NE, Derksen FJ, Berney C et al. The airway response of horses with recurrent airway obstruction (heaves) to aerosol administration of ipratropium bromide. *Equine Vet J.* 1993; 25:299-303. 22. Beech J. Principles of therapy. *Vet Clin North Am Large Anim Pract.* 1979; 1:73-88. 23. Hare JE, Viel L, O'Byrne PM et al. Effect of sodium cromoglycate on light racehorses with elevated metachromatic cell numbers on bronchoalveolar lavage and reduced exercise tolerance. *J Vet Pharmacol Ther.* 1994; 17:237-244. 24. Murphy JR, McPherson EA, Lawson GH. The effects of sodium cromoglycate on antigen inhalation challenge in two horses affected with chronic obstructive pulmonary disease (COPD). *Vet Immunol Immunopathol.* 1979; 1:89-95. 25. Soma LR, Beech J, Gerber NH, Jr. Effects of cromolyn in horses with chronic obstructive pulmonary disease. *Vet Res Commun.* 1987; 11:339-351. 26. Thomson JR, McPherson EA. Prophylactic effects of sodium cromoglycate on chronic obstructive pulmonary disease in the horse. *Equine Vet J.* 1981; 13:243-246.

O albuterol em aerossol é indicado para a broncoconstrição observada em equinos com doença grave das vias respiratórias. Embora a terapia de resgate não seja comumente necessária em pacientes com IAD, em alguns casos, a broncodilatação pode melhorar a obstrução das vias respiratórias. Além da broncodilatação, as estratégias terapêuticas também devem incorporar a administração de corticosteroides e a modificação ambiental para reduzir a poeira e os alergênios no ar. O albuterol tem boa relação custo-benefício e é facilmente encontrado para uso em pacientes equinos. Eventos incomuns, como a broncoconstrição paradoxal, podem ser causados pela resposta do paciente à mistura racêmica de preparações de albuterol. Nos casos em que se deseja uma abordagem alternativa, o enantiômero (R) pode ser administrado sob a forma de levalbuterol. Embora o levalbuterol tivesse alto custo para uso em pacientes equinos, atualmente os valores diminuíram de maneira considerável. A terapia agonista beta-2-adrenérgica de duração mais longa pode ser feita com salmeterol. Com uma modificação do arranjo molecular, este agonista tem atividade mais longa em comparação com o albuterol. A administração é feita a cada 8 horas.[473] Outras classes de broncodilatadores em aerossol podem ser benéficas em pacientes com menor sensibilidade aos agonistas do receptor beta-2-adrenérgico. O ipratrópio é um agente parassimpatolítico de ação superficial de atividade semelhante à atropina. A biodisponibilidade baixa a insignificante proporciona a vantagem de não induzir efeitos colaterais indesejáveis de agentes parassimpaticolíticos de administração sistêmica. Os equinos com IAD mastocitária podem beneficiar-se da administração de cromoglicato de sódio, que bloqueia os canais de cálcio. Isso leva à estabilização dos mastócitos em vez da degranulação e inibe a liberação de histamina e de triptase, que potencializam a expressão de leucotrieno e de PGE e, assim, a broncoconstrição. A adesão do proprietário é essencial, já que o medicamento deve ser administrado por 1 a 2 semanas para haver benefício clínico. Para alguns tratadores, esse protocolo terapêutico não é prático.

Embora a asma equina branda a moderada não seja tão debilitante quanto a forma grave da doença, as influências ambientais que podem potencializar a reatividade e a hiper-responsividade das vias respiratórias devem ser consideradas. A quantidade de poeira no ambiente deve ser reduzida, e é preciso evitar a alimentação de redes de feno ou coxos elevados. As áreas com poeira devem ser molhadas antes da limpeza e, sempre que possível, convém remover os equinos do ambiente antes da limpeza. A cama deve ter pouca poeira, e deve-se evitar o confinamento em arenas internas e o armazenamento de feno ou palha junto ao teto do estábulo.

HEMORRAGIA PULMONAR INDUZIDA POR EXERCÍCIO

Definição

Define-se hemorragia pulmonar induzida por exercício (EIPH) como a presença de sangue nas vias respiratórias após exercício extenuante. A hemorragia origina-se da vasculatura capilar pulmonar nos espaços alveolares. As regiões predominantes da hemorragia estão localizadas nos campos pulmonares caudodorsais. À microscopia, as alterações teciduais são edema, hemorragia capilar pulmonar e hemorragia alveolar.

O sangue pode ser identificado pelo exame macroscópico, por traqueobroncoscopia das vias respiratórias ou pela detecção de hemácias ou hemossiderófagos na citologia de traqueia ou BAL. A EIPH pode causar hemorragia oculta, em que o sangue não é obviamente visível no exame, mas pode ser identificado à endoscopia das vias respiratórias ou evidenciado por epistaxe após exercício de esforço. Uma recente revisão sistemática sobre tal assunto foi publicada como uma declaração de consenso do ACVIM e é uma referência valiosa sobre a doença.[474]

Epidemiologia

A EIPH mostra-se uma doença que afeta todas as disciplinas equestres de alta intensidade. A caracterização da frequência de EIPH entre cavalos atletas é um pouco prejudicada pelo uso de diferentes critérios para a definição da doença. Quando se fez o diagnóstico por traqueobroncoscopia após 2 horas da corrida, aproximadamente 43 a 75% dos cavalos Puros-Sangues apresentaram sangue no lúmen traqueal.[475-478] No entanto, à repetição do exame, a frequência da doença aumentou para 85%.[478,479] As consideráveis mudanças na pressão pulmonar são um efeito direto do débito cardíaco gerado durante o exercício de alta intensidade em equinos atléticos. Em eventos não competitivos, a prevalência da doença é variável, de 10 a 70%, sendo mais frequente em equinos que trabalham em velocidade, como Quartos de Milha, e menos em cavalos que trabalham em menor intensidade, como pôneis de recreação. A relevância do uso está associada à intensidade do exercício, e não à duração do trabalho. Em um estudo, os pôneis de polo foram examinados quanto à presença de hemorragia traqueal, e aproximadamente 11 a 46% dos animais apresentaram evidências de hemorragia pulmonar.[480] A lesão primária associada à hemorragia pulmonar é a insuficiência por estresse capilar pulmonar. Graus mais graves (3 a 4) de EIPH estão associados à redução do tempo de carreira em corrida.

Patogenia

O mecanismo fisiopatológico que leva à insuficiência por estresse resulta da alta pressão capilar pulmonar e das pressões alveolares inspiratórias muito baixas que ocorrem durante o exercício intenso.[481] Consequentemente, a pressão transmural capilar pulmonar é extrema e extenuante nos momentos de exercício intenso, levando à insuficiência tecidual e à hemorragia. A pressão capilar pulmonar em repouso mostra-se muito baixa, porém as pressões em exercício de alta intensidade podem exceder 95 mmHg durante o esforço máximo.[482,483] O ponto crítico para ocorrência de insuficiência por estresse parece ser quando a pressão capilar excede 75 a 100 mmHg. Há boas evidências indiretas de que esses números são excedidos pela maioria dos equinos em galope.[484] A insuficiência por estresse capilar pulmonar ultraestrutural e outras alterações foram identificadas em equinos submetidos a teste ergométrico em esteira e em um modelo de perfusão pulmonar. As alterações características associadas à EIPH são ruptura do endotélio capilar e do epitélio alveolar, com entrada de hemácias nos alvéolos e espaços intersticiais pulmonares e, então, hemácias, plaquetas e macrófagos na região de insuficiência tecidual. Uma alteração característica observada em alguns cavalos com EIPH é desenvolvimento de remodelamento veno-oclusivo associado a veias pulmonares. Esse remodelamento ocorre nas veias pulmonares intralobares, com deposição de colágeno, hipertrofia de músculo liso e hiperplasia da camada íntima. O resultado deste remodelamento veno-oclusivo consiste no aumento da rigidez e na redução da complacência vascular. Acredita-se que essas alterações são a consequência fisiológica de episódios repetidos de exercícios extenuantes. O efeito patológico em equinos sob exercício contínuo de alta intensidade é que, com o aumento do débito cardíaco e a pressão alta contínua da vasculatura arterial pulmonar, a insuficiência tecidual pode continuar e piorar com o tempo, levando à propagação de insuficiência tecidual e à hemorragia para os espaços alveolares e intersticiais adjacentes. As evidências que sustentam essa série de eventos postulados são, em parte, um reflexo do achado de que os cavalos de corrida com EIPH podem ter maior fibrose em seus campos pulmonares caudodorsais.[485] A quantidade específica de exercício necessária para levar a essas mudanças teciduais não foi definida. O completo entendimento do impacto do remodelamento veno-oclusivo sobre o desenvolvimento e propagação da EIPH continua a ser investigado.

Entre os fatores de risco históricos propostos para o desenvolvimento de EIPH, sugere-se que a inflamação das vias respiratórias inferiores atue no desenvolvimento da doença. A via sugerida inclui a inflamação pulmonar persistente associada à broncoconstrição, que aumenta a pressão alveolar negativa e potencializa ainda mais a hemorragia pulmonar.[486,487] Estudos mais recentes, entretanto, não dão suporte a essa sugestão,[488] e a inflamação das vias respiratórias como mecanismo proposto para o desenvolvimento da EIPH não é um consenso. Embora esteja claro que, após um episódio de hemorragia pulmonar, há recrutamento de leucócitos para infiltração, em especial macrófagos, responsáveis pela fagocitose necessária à remoção dos detritos eritrocitários, não existem evidências que demonstrem que essa inflamação foi o mediador proximal da cascata de indução do evento primário de hemorragia. A instilação de sangue total nas vias respiratórias induz inflamação e ativação de macrófagos alveolares para eliminar os produtos de catabolismo eritrocitário, evidenciados pela presença de hemossiderófagos, que limpam a região da hemorragia em 14 dias.[489,490] Outras evidências de suporte para a ausência de inflamação primária como um fator desencadeante de EIPH são advindas de um modelo de instilação de sangue para determinação dos mecanismos de depuração. Nesse modelo, a remoção do sangue foi eficiente, e lesões pulmonares caudodorsais características de equinos com EIPH não foram observadas.[491,492] Apesar de algumas investigações terem examinado o papel da inflamação das vias respiratórias por indução experimental na propensão de ocorrência de hemorragia pulmonar, não há evidências suficientes de pesquisas de grande porte em cavalos de corrida para estabelecer uma correlação direta entre a tosse, como medida da inflamação, e os hemossiderófagos[493] ou ainda entre o escore endoscópico de muco traqueal e a hemorragia traqueal.[494] Coletivamente, ao considerar eventos patogênicos que provocam hemorragia pulmonar durante o exercício intenso, o entendimento atual é que o nível de evidências que indicam a inflamação das vias respiratórias ou do parênquima pulmonar como causa de EIPH se mostra baixo.[474]

Sinais clínicos

A identificação de um animal que sofreu um ataque de EIPH deve ser feita por meio de endoscopia das vias respiratórias. Uma pequena proporção de cavalos de corrida (aproximadamente 5%) pode apresentar epistaxe.[475,476,495,496] Os achados ao exame físico de cavalos com EIPH estão dentro dos limites normais para a maioria dos parâmetros avaliados. Em um estudo de pequeno porte (n = 10), houve alterações identificadas à percussão torácica em 50% dos cavalos com EIPH, mas não anomalias auscultáveis nos campos pulmonares caudodorsais.[497] A recente revisão sistemática informou que não havia evidências de alterações em parâmetros do exame, como frequência respiratória, esforço respiratório ou angústia, ou mudanças comportamentais que indicassem EIPH após o exercício. A qualidade das evidências sugerindo que anomalias clínicas consistentes possam ser detectadas em equinos com EIPH (à exceção da epistaxe após o exercício) também é baixa.[474]

Embora a epistaxe seja um achado incomum, quando presente é uma indicação da gravidade da hemorragia. O profissional pode considerar possíveis diagnósticos diferenciais para a epistaxe após o exercício, mas as evidências atuais sugerem que, em caso de observação de epistaxe logo após o exercício, a EIPH é a causa provável.[474] Diversos estudos retrospectivos caracterizaram ainda mais a frequência de epistaxe entre cavalos atletas com EIPH. No Japão, o exame de cavalos 30 minutos após a conclusão de uma corrida em áreas planas e com obstáculos identificou a epistaxe em 0,13% dos Puros-Sangues e 0,10% dos Anglo-Árabes.[498] Uma frequência semelhante de epistaxe foi identificada em competições de Puros-Sangues na África do Sul.[499] A taxa de recidiva de epistaxe é de 13%, o que indica a natureza persistente da doença. Em um estudo, houve uma aparente associação em cavalos mais velhos e participantes de competições de salto. Ainda não há evidências acerca da associação à idade. Embora a idade possa atuar no desenvolvimento da doença, o número de competições precisa ser reconhecido, pois isso afeta diretamente o número de eventos de alta intensidade do cavalo e, portanto, o grau de remodelamento da vasculatura pulmonar.

Alguns dos primeiros indicadores sugeriram que a morte aguda pode estar associada à EIPH em cavalos de corrida. No entanto, a frequência geral de EIPH é bastante alta entre os cavalos de corrida, chegando a 85% ou mais em algumas populações. Por outro lado, a frequência de morte aguda entre cavalos de corrida mostra-se baixa, de 0,08 a 0,29 cavalos por 1.000 corridas.[500] Embora alguns relatos sugiram que a hemorragia pulmonar possa ser responsável por até 35% dos óbitos agudos de causa confirmada ao exame *post mortem*,[501] outros estudos não forneceram evidências consistentes para sustentar tal achado. Hoje, o nível de evidências da associação causal entre EIPH e morte aguda em cavalos de corrida é baixo.[474]

A influência geral da EIPH no desempenho dos cavalos tem sido questionada. Embora os padrões de desempenho atlético difiram entre as raças, quando se analisa a longevidade da carreira de cavalos de corrida, as evidências demonstram que animais com EIPH branda a moderada (graus 1 a 3/4) não apresentam carreira mais curta.[502] Por outro lado, os cavalos competidores com EIPH grave são mais propensos a terem sua carreira encurtada.[474] Ao considerar o impacto da EIPH no desempenho em corridas, medida conforme a posição final,[477,503] equinos de grau 1 ou inferior (sem sangue) ao exame endoscópico são mais propensos a vencer ou pelo menos terminar entre os três primeiros lugares.[504] Com as evidências atualmente disponíveis e analisadas, o consenso é que os equinos com EIPH mais grave têm desempenho inferior em comparação com os cavalos com hemorragia pulmonar mínima ou ausente.[474] Os animais com formas mais graves de EIPH apresentaram carreira mais curta em comparação com cavalos com hemorragia menor associada à EIPH.

Diagnóstico

O diagnóstico de EIPH baseia-se na identificação de hemorragia nas vias respiratórias. Embora a endoscopia traqueobrônquica possa ser realizada 30 a 90 minutos após o esforço e identificar hemorragia franca na maioria dos equinos com EIPH, o BAL continua a ser uma valiosa técnica diagnóstica. Um sistema de escore endoscópico foi estabelecido para refletir a presença de sangue traqueal após o exercício (Tabela 8.11). Sua interpretação é consistente entre os observadores.[477]

Normalmente, o exame traqueobroncoscópico após exercício intenso confirma a hemorragia pulmonar. No entanto, a ausência de sangue não elimina a possibilidade de hemorragia pulmonar. A presença de hemorragia é evidente após o exercício, mas a depuração dos constituintes das hemácias pode levar até 14 dias. Por essa razão, o BAL pode ser valioso para o diagnóstico de EIPH.

Tabela 8.11 **Escala de classificação para o exame endoscópico de EIPH.**

0	Ausência de sangue na faringe, na laringe ou em qualquer lugar ao longo do lúmen traqueal
1	Menos esputos de sangue, menos que duas áreas curtas
2	Esputos disseminados por menos de 10% do fluxo da superfície traqueal
3	Múltiplas correntes distintas cobrem mais de 30% da superfície traqueal, mas não sem aglomeração na entrada torácica
4	Múltiplos fluxos de coalescência, cobrem mais de 90% da superfície traqueal com aglomeração evidente na entrada torácica

Fonte: Hinchcliff KW, Jackson MA, Brown JA et al. Tracheobronchoscopic assessment of exercise-induced pulmonary hemorrhage in horses. *Am J Vet Res.* 2005; 66:596-598.

A avaliação citológica do BAL pode auxiliar o diagnóstico da EIPH. Embora as contagens totais de células nucleadas no BAL sejam semelhantes entre os cavalos em treinamento de corrida e os potros que sem treinamento,[505] as hemácias e os hemossiderófagos no BAL são maiores nos animais treinados em comparação com os não treinados. Embora a identificação de hemácias no BAL seja usada para confirmar o diagnóstico de EIPH, a variabilidade entre as amostras levou à preocupação de que a contagem isolada dessas células não fornecesse evidência suficiente para a classificação da gravidade da EIPH.[506] Quando os equinos com EIPH confirmada são comparados com indivíduos saudáveis, o escore total de hemossiderina (cálculo da quantidade citoplasmática de ferro no interior de macrófagos alveolares) é correlacionado à EIPH. O escore total de hemossiderina superior a 75 tem 94% de sensibilidade e 88% de especificidade.[507] Os escores de hemossiderina devem ser interpretados com cautela porque a hemorragia pulmonar, independentemente da etiologia, como pneumonia/pleuropneumonia ou formação de abscessos, aumenta a concentração de hemossiderina.

As radiografias torácicas de equinos com EIPH revelam alterações características nos campos pulmonares caudodorsais. As alterações radiográficas podem incluir opacidades intersticiais alveolares ou mistas nos campos pulmonares caudodorsais. É improvável que o controle clínico de cavalos com EIPH seja afetado pela identificação de alterações radiográficas. As lesões podem ser identificadas à radiografia e foram consistentemente identificadas no *post mortem*.

Tratamento

A furosemida é a terapia recomendada para a profilaxia da hemorragia associada à EIPH. Embora a hemorragia não seja eliminada, é evidente que a administração de furosemida (0,5 a 1,0 mg/kg IV), aproximadamente 4 horas antes do esforço, reduz a gravidade da hemorragia pulmonar em cavalos de corrida.[477] Acredita-se que a eficácia da furosemida na redução da gravidade da hemorragia pulmonar seja efeito da diminuição da pressão arterial pulmonar e da pressão do átrio esquerdo (pressão pulmonar em cunha).[508-515] A redução da pressão arterial pulmonar diminui a pressão capilar e transmural durante o exercício, o que reduz o impacto na interface alveolar-capilar, a insuficiência por estresse e a ruptura do tecido associado. Há fortes evidências de que a furosemida é uma boa estratégia terapêutica em equinos com EIPH.

Além da administração de furosemida como tratamento profilático para a atenuação da hemorragia pulmonar associada à EIPH, outros medicamentos foram analisados quanto à sua eficácia como profilaxia ou tratamento da hemorragia pulmonar. Entre eles, estão anti-inflamatórios, broncodilatadores, inibidores de fosfodiesterase, pró-coagulantes (sintéticos e fitoterápicos) e aplicação de tiras de dilatação nasal.

Dois estudos independentes tiveram como objetivo determinar a eficácia do ácido aminocaproico no tratamento de EIPH. Ambos foram estudos randomizados controlados em um modelo de esteira para a indução de exercícios de alta intensidade. Tais estudos não identificaram diferença entre a administração de ácido aminocaproico e soro fisiológico como placebo 2 a 4 horas antes do exercício de alta intensidade. Não houve diferença no número de hemácias no BAL entre os grupos de tratamento. Os dois estudos eram investigações de baixo poder devido ao tamanho da amostra e aos métodos aplicados para a avaliação de resultados.[516,517] Não há evidências suficientes para sustentar a recomendação de uso de ácido aminocaproico em equinos com EIPH.[474] Os broncodilatadores também foram considerados para o tratamento de EIPH, devido à possibilidade de broncoconstrição subclínica, que pode reduzir ainda mais a pressão alveolar negativa. A administração independente (IV) de clembuterol ou combinada com a furosemida não influenciou a hemodinâmica dos indivíduos do estudo.[508,518] Além disso, o clembuterol foi investigado quanto ao possível efeito benéfico de aumento da depuração pulmonar dos resíduos após a inoculação experimental, mas não se observou esse fenômeno.[519] A atropina e o ipratrópio também foram investigados por seu possível benefício em pacientes com EIPH, mas não se investigou nenhum efeito claro.[520] Com base nessas investigações sem qualquer demonstração de benefício, os broncodilatadores não são recomendados para o tratamento de cavalos com EIPH. Entre os possíveis tratamentos benéficos, intuitivamente, os corticosteroides têm sido considerados por reduzirem a inflamação e o remodelamento subsequente, o que pode contribuir para o desenvolvimento da rigidez das vias respiratórias inferiores. Alguns estudos foram realizados com dexametasona, beclometasona e prednisolona oral, mas não houve evidência de benefício ou melhora da gravidade da EIPH.[519,521] Agentes não esteroides também foram investigados em estudos de pequeno porte em esteira. Nem a fenilbutazona com a furosemida nem a flunixino meglumina demonstraram qualquer melhora, e houve observação de sangue à endoscopia.[514,522] A terapia vasodilatadora e a modificação das propriedades reológicas das hemácias foram postuladas como influentes na gravidade da EIPH. Por isso, dois estudos em esteira analisaram a eficácia da pentoxifilina como uma estratégia terapêutica na EIPH. A administração isolada de pentoxifilina ou combinada com a furosemida não gerou evidências de alteração da hemodinâmica pulmonar.[511,523] O uso de tiras de dilatação nasal para a prevenção da hemorragia pulmonar foi objeto de várias pesquisas. Um estudo em esteira descobriu que o uso de tiras de dilatação nasal não melhorava a quantidade de sangue nas vias respiratórias após o exercício. Outros quatro estudos, com um número limitado de equinos, revelaram que a aplicação de tiras nasais reduziu o número de hemácias no BAL após o exercício.[524-527] Tais dados são evidências de baixa qualidade acerca da eficácia das tiras de dilatação nasal na prevenção de EIPH.[474]

 TUMORES DO SISTEMA RESPIRATÓRIO

Pacientes equinos com neoplasia pulmonar apresentam sinais inespecíficos que podem não indicar claramente a doença primária. A anamnese cuidadosa e o exame físico, combinados com uma avaliação diagnóstica completa, possibilitam o estabelecimento do diagnóstico de neoplasia pulmonar.

Neoplasia torácica primária

Os tumores primários de pulmão são menos comuns que metástases pulmonares e constituem menos de 10% de todas as neoplasias nesse órgão.[528] O tumor de células granulares é a neoplasia pulmonar primária mais frequente em equinos.[529] Apesar de ser o tipo mais comum, apenas cerca de 30 casos foram encontrados e relatados na literatura.[530-537] Esses tumores foram descritos como mioblastomas e parecem originários de células de Schwann.[538] Ocorrem como massas únicas ou múltiplas adjacentes aos brônquios e bronquíolos e são localmente invasivos, sem relatos de metástase. Normalmente, a massa estende-se em uma via respiratória de grande calibre e provoca oclusão parcial ou completa do lúmen. Embora alguns autores sugiram a maior frequência no hemitórax direito, não há predisposição aparente para lesões dos lados direito ou esquerdo.[537] A doença bilateral é incomum e ocorre em menos de 20% dos casos relatados. Não há predileção de raça, mas as fêmeas são mais acometidas por esses tumores. Apesar de seu tamanho e sua propensão à oclusão de grandes vias respiratórias, os tumores de células granulares podem causar sinais clínicos mínimos e representam um achado acidental de necropsia em alguns equinos.

Em cavalos clinicamente acometidos, as queixas são tosse crônica, intolerância ao exercício, taquipneia e perda de peso. Animais com doença avançada demonstram maior esforço respiratório durante a expiração. Dependendo do tamanho do tumor, a ausculta pode revelar diminuição dos ruídos respiratórios em um hemitórax. Com base na idade (idade média de início, 13 anos) e nos sinais clínicos, os equinos com tumor de células granulares tendem a receber o diagnóstico presuntivo de doença recorrente das vias respiratórias (complexo bronquiolite-enfisema crônico).[537] A ausência de resposta à terapia apropriada leva à realização de outros exames diagnósticos. O parênquima pulmonar distal à massa pode apresentar pneumonia focal devido à baixa depuração das secreções respiratórias e ao material particulado inalado. Cavalos com pneumonia focal apresentam febre, depressão, ruídos pulmonares anormais e leucocitose, além da tosse. Não há relatos de derrame pleural, epistaxe ou linfadenopatia mediastinal em equinos com tumor de células granulares. A osteopatia hipertrófica (OH) tem sido relatada como uma complicação paraneoplásica do tumor de células granulares em alguns equinos.[535,539-541]

O exame de sangue de rotina fornece poucas evidências para o diagnóstico do tumor de células granulares. A radiografia torácica identifica uma massa única, grande, ou múltiplas massas pulmonares próximas ou caudais ao hilo.[529] A avaliação da ampliação nas projeções radiográficas esquerda e direita pode identificar o hemitórax afetado pelo tumor. Raramente, o tumor não pode ser visualizado à radiografia torácica. Em alguns casos, a massa pode ser obscurecida pelo pulmão com pneumonia focal. A pneumonia focal em localização atípica (como os campos pulmonares centrais ou dorsais) deve levar à suspeita de tumor ou inalação de corpo estranho. Um mapa traqueobrônquico do pulmão[542] pode ser usado para determinar a localização aproximada do tumor na árvore pulmonar para exame endoscópico.

Não há relato de visualização da massa tumoral à ultrassonografia. No entanto, o movimento diminuído da superfície pleural sobre o hemitórax acometido foi relatado em equinos com grandes massas celulares granulares.[537]

A avaliação macroscópica dos tumores de células granulares revela sua coloração rósea a branca e a oclusão total ou parcial de uma via respiratória de grande calibre. Um brônquio principal é a via respiratória mais frequentemente acometida.[543] A confirmação por biopsia mostra-se difícil e pode não ser necessária, já que a aparência endoscópica do tumor é distinta. A superfície externa da massa consiste em epitélio respiratório normal. Portanto, uma amostra de biopsia obtida por endoscopia pode não ser diagnóstica devido a tamanho e profundidade insuficientes.[537,544] Para obter uma amostra de tecido maior, com maior chance de confirmação do diagnóstico, um instrumento de biopsia (como pinça de biopsia uterina) pode ser introduzido por uma incisão de traqueotomia à altura da entrada torácica.[544]

Ao exame histopatológico, as células neoplásicas são benignas e parecem arredondadas a poliédricas, com núcleos hipercromáticos, inúmeros grânulos citoplasmáticos eosinofílicos e margens citoplasmáticas indistintas.[537,543] Os resultados histoquímicos e imuno-histoquímicos desses tumores são bem descritos e sugerem que são compostos principalmente por células da crista neural, os quais são provavelmente células de Schwann mielinizantes.[538] As características morfológicas dos tumores de células granulares pulmonares equinas são similares àquelas dos tumores endobrônquicos de células granulares de humanos.[538,543] Em outras espécies (cães, gatos e humanos), relatam-se tumores de células granulares em muitos outros locais junto à cavidade torácica, inclusive a cavidade oral e o SNC.

Acredita-se que os tumores de células granulares sejam de crescimento lento e podem ser um achado incidental em exames *post mortem*. O tratamento conservador pode produzir um resultado clínico aceitável por anos em equinos com sinais clínicos estáveis.[537] A queixa é indicativa de pneumonia focal e inclui tosse, febre e depressão. Nesse caso relatado, o tumor de células granulares obscureceu um brônquio de terceira geração e comprimiu apenas uma pequena parte do parênquima pulmonar. A égua foi tratada por 2 semanas com antibióticos de amplo espectro e manejada por vários anos com sinais clínicos mínimos. Ohnesorge *et al.*[545] removeram a porção intraluminal de uma massa tumoral de células granulares por meio de eletrocirurgia transendoscópica. A superfície do tumor restante foi irradiada com *laser* de Nd-YAG para a coagulação e a morte das células tumorais residuais. Na maioria dos casos, o tumor observado na via respiratória representa apenas uma pequena parte da massa neoplásica total. Equinos com grandes massas tumorais requerem terapia mais agressiva. Facemire *et al.*[544] removeram todo o pulmão direito afetado por múltiplas massas grandes. Nos relatos de Ohnesorge *et al.*[545] e Facemire *et al.*,[544] não houve recidiva tumoral após um período de acompanhamento de 2 anos.

O exame necroscópico revela apenas uma grande massa ou, mais comumente, uma grande massa com múltiplas pequenas massas nodulares, que comprime o parênquima circundante e invade o lúmen de uma grande via respiratória. Não há relatos de metástase para outros órgãos, neoplasia primária com origem em outros locais, metástase para linfonodos regionais ou invasão de tecido não pulmonar.[529]

Tumores tímicos

Os tumores do timo são classificados como benignos ou metastáticos com base em evidências de invasividade tecidual, apesar da aparência histológica benigna. Esses tumores derivam de células reticulares epiteliais do timo. Historicamente, a classificação do tumor inclui componentes linfocíticos, epiteliais ou mistos. Mais recentemente, a Organização Mundial da Saúde (OMS) fez recomendações de classificação em A, AB, B1, B2 e B3.[546] O relato de caso equino que usou tal esquema de classificação descreve um tumor de tipo A caracterizado pela proliferação de células fusiformes sem atipias nucleares, que não contêm mais do que alguns linfócitos não neoplásicos e núcleos inconspícuos.[547] Os tumores do timo são raros em equinos. Em um relato original de dois casos, foram descritos como achados incidentais de exame *post mortem* sem evidência de metástase.[548]

O timoma maligno foi raramente relatado em equinos.[499,547,549] Uma massa mediastinal com linfadenopatia associada e acometimento pericárdico acentuado foi relatada em um caso.[499] Além da doença torácica cranial, a fêmea afetada, da raça Percheron, tinha evidência de comprometimento de linfonodos pulmonares, doença pulmonar parenquimatosa extensa e lesões abdominais e retroperitoneais. Um relato separado descreveu uma égua mestiça com um timoma espinocelular de natureza bem mais agressiva.[549] Este último relato descreveu as lesões que se estendiam do espaço intermandibular até a entrada torácica. O exame *post mortem* revelou que a massa envolvia o mediastino e o saco pericárdico. Nódulos pulmonares difusos foram confirmados à histopatologia.

Um relato recente descreve um cavalo da raça Tennessee Walking, de 18 anos, que sofreu morte súbita durante um passeio de trilha.[547] O exame *post mortem* revelou que a cavidade pleural e o saco pericárdico continham um volume combinado de 300 a 500 mℓ de fluido serossanguinolento. Uma grande massa foi encontrada na cavidade torácica cranial e era aderente à parede torácica. A arquitetura do átrio direito estava significativamente distorcida, inclusive a valva tricúspide. A avaliação histopatológica da massa revelou poucas características de neoplasia consistentes com relatos prévios de tumores do timo em equinos. O tumor foi classificado de acordo com o sistema da OMS como um timoma de tipo A, com proliferação de células fusiformes com núcleos ovais a alongados, falta de atipias nucleares e ausência de linfócitos neoplásicos com núcleos distintos. Uma característica predominante desse tumor e dos achados deste relato de caso foi a falta de uma natureza neoplásica identificada à histopatologia, ainda que houvesse comportamento agressivo no hospedeiro. No caso relatado, a invasão cardíaca foi atribuída à drenagem linfática ou à invasão local direta, embora a disseminação hematogênica também fosse considerada uma possibilidade.[547]

Outros tipos de tumor

Outras neoplasias torácicas primárias são originárias de vários tecidos pulmonares e relatadas, principalmente, de forma isolada: carcinoma pulmonar e brônquico e adenocarcinoma,[550-554] carcinoma epidermoide broncogênico,[555] mixoma brônquico,[556] condrossarcoma pulmonar,[557] liomiossarcoma pulmonar[558] e blastoma pleuropulmonar.[559]

Os sinais clínicos de neoplasias pulmonares primárias dependem do tipo e da localização do tumor. Tosse crônica, perda de peso, anorexia, febre e dificuldade respiratória são achados clínicos comuns em equinos com neoplasia pulmonar, independentemente do tecido de origem. Edema ventral, derrame pleural e epistaxe não são incomuns em equinos com neoplasia pulmonar. A maioria dos relatos de casos envolve equinos idosos (> 12 anos de idade), embora o blastoma pleuropulmonar tenha sido relatado em um recém-nascido e em um cavalo adulto jovem.[559] Como em humanos, esse tumor caracteriza-se por elementos epiteliais e mesenquimatosos mistos e comportamento maligno agressivo. O quadro clínico do liomiossarcoma pulmonar é semelhante ao do tumor de células granulares, à exceção da presença de epistaxe.[558]

O mesotelioma é um tumor pleural primário raro originário do mesotélio da pleura, do pericárdio e do peritônio. Em humanos, tal neoplasia maligna está associada à exposição ao amianto. O quadro clínico em equinos inclui perda de peso, dificuldade respiratória e derrame pleural de grande volume.

A diferenciação entre células mesoteliais neoplásicas e células mesoteliais reativas com base no exame citológico do derrame pleural pode difícil. À ultrassonografia, observa-se o tumor como múltiplos pequenos nódulos em uma superfície espessa da serosa, e a biopsia pleural é diagnóstica. Não há tratamento e o prognóstico é ruim.[560-567]

A maioria dos casos de neoplasia torácica primária tem longa história de tosse e sinais inespecíficos de perda de peso e anorexia.[529] O diagnóstico de primeira opinião mais comum em equinos com neoplasia pulmonar é a RAO, seguido por pneumonia de baixo grau e pleuropneumonia. Em alguns casos, o diagnóstico definitivo não é estabelecido por meses a anos. À exceção do tumor de células granulares, as opções para intervenção terapêutica são limitadas, e o prognóstico é ruim no momento do diagnóstico.[528]

Neoplasia pulmonar metastática

O linfoma é a neoplasia hematopoética mais comum em equinos e pode causar diversos sinais clínicos já descritos.[554,568-573] A classificação baseia-se nas quatro manifestações principais das lesões: mediastinal, multicêntrica, alimentar e cutânea. Na cavidade torácica, essa manifestação de linfoma não é considerada uma verdadeira neoplasia primária, já que tem origem extratorácica.[554] O linfoma costuma ser uma doença de equinos adultos, sem predileção específica por raça ou sexo.[572]

Em geral, os sinais clínicos de linfoma referem-se ao acometimento de sistemas orgânicos primários. As características clínicas comuns da doença são perda crônica de peso, letargia, anorexia, edema subcutâneo, linfadenopatia, cólica, tendência a sangramento e diarreia.[574-576] Embora a doença tenha progressão insidiosa, alterações agudas ou deterioração do estado geral não são incomuns. É provável que a primeira consulta ocorra em um estágio da doença em que a manifestação clínica se tornou pronunciada.

O edema ventral, sobretudo na região peitoral, é um achado clínico comum associado ao linfoma, decorrente da obstrução linfática. Tosse e esforço respiratório laborioso são frequentemente aparentes em indivíduos com massas mediastinais. Em tais casos, o derrame pleural pode causar atelectasia pulmonar grave e a função pulmonar está comprometida de maneira significativa.

Os exames hematológicos e bioquímicos séricos são inespecíficos com relação às evidências diagnósticas da presença de linfoma torácico. A radiografia torácica pode identificar uma linha de fluido pleural e, em alguns casos, revela a presença de massa mediastinal. A ultrassonografia torácica gera evidências específicas quanto a presença, profundidade e caráter do fluido pleural. A toracocentese é um procedimento diagnóstico importante que revela a natureza do fluido. O exame citológico indica o diagnóstico de linfoma quando o tumor é esfoliativo. Em alguns casos, a sepse concomitante pode ser identificada. Assim, recomenda-se a realização de um exame cuidadoso da morfologia linfocitária. Nos casos de sobreposição, como a sepse com linfoma mediastinal, a ausência de resposta à terapia medicamentosa adequada deve alertar o veterinário para o potencial de fatores complicadores, em vez de uma pleuropneumonia primária. A toracoscopia pode ser muito importante nesses casos. Em caso de aumento de volume dos linfonodos periféricos, a biopsia é fortemente recomendada para auxiliar a confirmação diagnóstica do linfoma. Os aspirados por agulha fina normalmente não fornecem informações diagnósticas sobre a arquitetura do linfonodo, e sua diferenciação citológica de linfonodos reativos é difícil.

A linfadenopatia periférica é uma característica clínica incomum da doença;[577] porém, caso presente, geralmente há aumento de volume dos linfonodos pré-escapulares ou submandibulares. O exame *post mortem* revela evidências conclusivas de patologia linfoide. Em um paciente com suspeita de linfoma, a palpação retal é um componente importante do exame físico para determinar a presença de linfadenopatia abdominal. Um relato recente de linfoma descreveu uma égua de 18 anos de idade com queixa de prurido grave, alopecia, febre, aumento de volume da glândula mamária e linfadenopatia.[578] Esse animal apresentava linfoma primário de células T com acometimento, principalmente, da glândula mamária. As discrasias hematológicas que podem ser observadas em casos de linfoma são hiperglobulinemia, hipercalcemia e anemia. Em casos raros, há identificação de leucemia, que normalmente representa o acometimento da medula óssea. A égua do relato mencionado apresentava febre e anemia em decorrência de complicações paraneoplásicas. O prurido já foi descrito como um distúrbio paraneoplásico em equinos[579] e identificado em cerca de 25% dos humanos com linfoma de Hodgkin.

Um relato recente descreveu uma égua com linfadenopatia submandibular significativa e desconforto respiratório que foi posteriormente diagnosticada com granulomatose linfomatoide.[580] Embora os achados clínicos sugerissem um caso mais típico de linfoma, a égua apresentava evidências de linfocitose acentuada ao exame hematológico. A avaliação morfológica dessas células revelou que aproximadamente 98% das células eram linfócitos T atípicos. Outros achados clínicos foram anemia e trombocitopenia. No exame *post mortem* nódulos não encapsulados estavam espalhados por todos os lobos pulmonares, sem acometimento óbvio de outros órgãos. No entanto, o exame microscópico da pele revelou infiltrados perivasculares e murais de células mononucleares neoplásicas em íntima associação a elementos vasculares. As células neoplásicas apresentavam núcleos ovais ou clivados, com características de neoplasia representadas por múltiplos nucléolos e evidências de mitose. A granulomatose linfomatoide é uma forma rara de linfoma já identificada em humanos,[581] cães[582-586] e gatos.[587] Os achados desse relato indicaram esse diagnóstico pela primeira vez em um equino. Curiosamente, suas lesões acometiam, sobretudo, os linfonodos submandibulares, o tecido pulmonar e a pele. Acredita-se que a natureza leucêmica da doença neste animal seja uma consequência da progressão angioinvasiva da doença. Essa característica diferencial deve ser considerada na doença com quadro clínico semelhante, com os achados clínicos e histopatológicos que dão suporte a tal diagnóstico.

A classificação do tipo tumoral tornou-se um componente de rotina na avaliação clínica do linfoma. Especificamente, as modalidades diagnósticas usadas para a classificação do tumor são a imunofenotipagem por citometria de fluxo e a coloração imuno-histoquímica em amostras de tecido. A avaliação imunofenotípica do fluido pleural pode ser realizada para determinar a expressão do marcador de superfície de linfócitos, o que pode ajudar a estabelecer a natureza da neoplasia. A citometria de fluxo das efusões fluidas analisa a expressão das moléculas de superfície MHC II, CD4, CD5, CD8α ou CD8/α/β.[588] Quando há amostras de tecido à disposição, a imuno-histoquímica é usada para estabelecer a expressão de marcadores da superfície celular, que fornece critérios para a classificação do tumor.[577,589] A coloração celular fornece evidências diagnósticas para a distinção entre as neoplasias de linhagens de células T e B. Os protocolos comuns de coloração possibilitam a identificação de CD3 em lesões de linfócitos T e CD20, CD21 e/ou CD79α como marcadores de superfície de linfócitos B. Vários laboratórios veterinários oferecem serviços diagnósticos que podem auxiliar a identificação específica do tipo de tumor. O exame da ploidia do DNA pode auxiliar a caracterização de populações de células neoplásicas em alguns estudos clínicos.[403,590]

A classificação do linfoma equino foi dificultada pelo registro de um número relativamente pequeno de casos. Um relato de caso original examinou 31 cavalos com confirmação diagnóstica de linfoma. Entre esses casos, 24 (77%) equinos apresentavam linfoma derivado de linfócitos B, com infiltração de linfócitos T não neoplásicos, denominado *linfoma de células B rico em células T* (TCRBCL, do inglês *T-cell-rich B-cell lymphoma*).[589] Este estudo concluiu que nem todos os linfomas equinos podem ser classificados. No entanto, entre os tumores equinos que podem ser classificados, há uma tendência aparente para TCRBCL.

Por outro lado, um estudo mais recente de imunofenotipagem classificou 37 casos de linfoma equino.[577] Entre todos os tumores, 34 (91%) das neoplasias envolviam múltiplos tecidos linfoides, além de órgãos abdominais ou torácicos. Vinte e seis (70%) casos foram identificados como originários de células T; 7 com origem em células B; e 4 não puderam ser classificados. A imunofenotipagem foi realizada em efusões e considerada consistente com os achados imuno-histoquímicos em seis tumores.[577] A investigação dessa população concluiu que a maioria dos equinos apresentava tumores de células T grandes, uma resposta inflamatória concomitante era comum e muitos animais tinham massas mediastinais. Estranhamente, tal população de cavalos acometidos era jovem, com menos de 5 anos de idade. A anemia foi a citopenia mais comum e foi frequentemente associada à aglutinação e à hiperglobulinemia. Trombocitopenia e neutropenia foram associadas à mieloftise.[577] Embora o linfoma equino seja relativamente incomum, seria esperado que o estabelecimento precoce do diagnóstico aumentasse a chance de um desfecho favorável, caso a quimioterapia fosse uma opção terapêutica.

O exame *post mortem* normalmente revela derrame pleural de grande volume e atelectasia pulmonar ventral associada. As massas mediastinais craniais são comumente observadas e compostas por linfonodos aumentados em coalescência. Tais massas podem ocluir a entrada torácica, o que contribui para a obstrução do fluxo sanguíneo e da drenagem linfática. Em geral, os linfonodos regionais e locais apresentam aumento de volume. Em alguns casos, o parênquima pulmonar pode ser infiltrado por lesões neoplásicas, assim como outros órgãos acometidos, como fígado, rim, baço e, talvez, o sistema gastrintestinal.[554,591]

O hemangiossarcoma parece ser a segunda neoplasia torácica metastática mais comum em equinos. Em uma série de 35 casos, o parênquima pulmonar e a pleura estavam acometidos em 77% dos cavalos.[592] A maioria dos animais afetados era composta por adultos de meia-idade (idade média de 12 anos, variando de 3 a 27 anos). O hemangiossarcoma pulmonar não é incomum em equinos de 6 a 7 anos de idade.[593-595] O hemangiossarcoma disseminado mostra-se agressivo e rapidamente progressivo. A maioria dos cavalos apresenta boa condição corporal com uma história breve de anorexia e depressão. O quadro clínico costuma envolver taquipneia, mucosas pálidas ou ictéricas, dificuldade respiratória, epistaxe e massas subcutâneas, cutâneas ou intramusculares.[596] Anemia, trombocitopenia e neutrofilia são as anomalias mais comuns em exames de sangue de rotina.[592] Observa-se um grande volume de derrame pleural hemorrágico em aproximadamente 20% dos casos, acompanhado por edema ventral e dificuldade respiratória. A toracocentese proporciona alívio em cavalos com derrame pleural de grande volume. O fluido pleural é tipicamente serossanguinolento e pode ser caracterizado como hemotórax. O exame citológico pode ou não revelar células neoplásicas. O traumatismo é o diagnóstico de primeira opinião mais comum em cavalos com hemotórax causado por hemangiossarcoma.[592]

O diagnóstico *ante mortem* é incomum,[592] mas tem sido estabelecido por meio da avaliação citológica do fluido pleural e da biopsia guiada por pleuroscópio.[595] A biopsia de uma massa hemangiossarcomatosa pode causar maior hemorragia. A manutenção da hemostasia deve ser planejada antes da biopsia em casos de suspeita de hemangiossarcoma. No exame *post mortem*, o tecido neoplásico distribui-se de forma ampla em muitos tecidos, inclusive coração, baço, rins, músculo esquelético e SNC. O baço é o órgão de origem mais comum, embora muitos outros tecidos tenham sido relatados como os locais de formação do tumor primário. Ocasionalmente, a cavidade torácica é considerada o tumor primário com metástase disseminada para locais distantes.

O hemangiossarcoma disseminado deve ser diferenciado do hemangiossarcoma focal do membro distal em equinos com menos de 3 anos de idade.[597] Esses tumores não demonstram a mesma atividade biológica agressiva, e é improvável que causem metástase na mesma proporção. A ressecção cirúrgica pode ser curativa e, em alguns casos, o tumor pode resolver-se de maneira espontânea.

Outros tipos de tumores com metástase para a cavidade torácica são adenocarcinoma,[598,599] carcinoma espinocelular,[600] fibrossarcoma,[601] melanoma metastático,[602,603] mastocitoma[604] e sarcoma indiferenciado.[528,554] Geralmente, as características clínicas desses tumores são inespecíficas e mais relacionadas com o local primário de formação do tumor. Alguns tumores metastáticos causam derrame neoplásico e/ou lesões em estruturas intratorácicas.[601,602] A avaliação citológica pode ou não identificar células neoplásicas. A toracoscopia é uma importante ferramenta diagnóstica para a obtenção de uma amostra de tecido para confirmar a neoplasia e identificar o tipo de tecido.[605,606]

Doença paraneoplásica

As doenças paraneoplásicas são associadas às neoplasias, mas muitas vezes não estão relacionadas com o local primário de desenvolvimento do tumor. Revisões recentes dão ao leitor uma compreensão abrangente dessa condição e de manifestações específicas em pacientes equinos.[607]

A febre é um distúrbio paraneoplásico comum associado ao linfoma equino e decorrente da produção de citocinas pelo tumor. IL-1, IL-6 e TNF são pirógenos que, acredita-se, aumentam a produção de PGE pelas células endoteliais hipotalâmicas. Em caso de febre e anemia, a lista de diagnósticos diferenciais deve incluir possíveis etiologias infecciosas, como anemia infecciosa e piroplasmose equina. Os distúrbios imunomediados também devem ser considerados como doença primária ou manifestação de doença paraneoplásica, que também pode provocar febres intermitentes ou persistentes.

O prurido foi claramente demonstrado como distúrbio paraneoplásico associado ao linfoma equino.[579] Acredita-se que a alteração da função dos linfócitos T modifique a síntese e a secreção de citocinas. Outras etiologias para o prurido são encarceramento aprisionamento ou compressão do nervo, crescimento tumoral e acometimento hepático com obstrução do ducto biliar.[607]

A anemia pode resultar de mecanismos imunomediados ou redução da produção pela medula óssea, como na mieloftise. A anemia de doença crônica é bem reconhecida e secundária a diversas doenças. Alterações na função da medula óssea são decorrência da síntese alterada de citocinas. As citocinas implicadas em tal mecanismo são o fator transformador de crescimento beta (TGF-β), a IL-11, a IL-6 e a interferona gama, que regulam positivamente a síntese de hepcidina. A hepcidina antagoniza a absorção e a utilização do ferro gastrintestinal. Além disso, o TNF é antagonista da eritropoetina, o que afeta a produção e a função da medula óssea.[607]

A hipercalcemia (concentração de cálcio inferior a 14 mg/dℓ) pode decorrer da síndrome paraneoplásica, embora o profissional deva considerar outras possibilidades, como insuficiência renal crônica, hipervitaminose D iatrogênica, consumo de jasmim-silvestre (*Cestrum diurnum*), principalmente no sudeste dos EUA, administração rápida de soluções com cálcio, erro laboratorial e hiperparatireoidismo.

Os mecanismos de hipercalcemia em pacientes com doença neoplásica podem ser metástases ósseas líticas, hiperparatireoidismo maligno, tumor ectópico produtor de hormônio semelhante ao hormônio da paratireoide (PTHLH, PTHLP), síntese tumoral de PGEs (PGE_1 e PGE_2) e de fator de ativação de osteoclastos.[608-610] Relatou-se a sequência de DNAc do PTHLP equino (acesso NP_001157453). Embora tal proteína tenha sido claramente definida como causa de hipercalcemia associada a tumores caninos, como linfoma e adenocarcinoma do saco anal,[611] mais investigações são necessárias para melhor definição da relação de PTHLH em equinos. Casos relatados de hipercalcemia em pacientes equinos com neoplasia são, de certo modo, limitados devido à inclusão de linfoma disseminado e leucemia linfoide.[579,612,613]

A osteopatia hipertrófica (OH; também conhecida como doença de Marie) foi relatada em espécies domésticas e é mais comumente associada a tumores pulmonares primários e metastáticos.[614-616] A patogenia da OH ainda não é compreendida completamente. A síndrome primária envolve proliferação perióstea nos córtices dos ossos longos. A doença é classicamente descrita como secundária a uma massa intratorácica, mas também pode ser secundária a lesões extratorácicas. Embora a OH seja mais comum em humanos e cães, também ocorre em cavalos. Nos equinos, é relatada em associação a diversas doenças pulmonares, além de infecção, neoplasia e traumatismo.[540,617] A neoplasia torácica é uma doença incomum em equinos com OH e raramente relatada em indivíduos afetados. Tal achado contrasta com as observações em humanos, nos quais até 10% dos pacientes com neoplasia torácica desenvolvem OH, muitas vezes caracterizada por uma deformação dos dedos denominada baqueteamento digital, além de alterações dérmicas, edema de membros e artropatia.[616] Em pacientes caninos com osteopatia hipertrófica, o fator predisponente mais comum é a neoplasia pulmonar.[614] A presença de OH em um paciente equino deve alertar o profissional para a possibilidade de doença intratorácica.

Embora a OH seja relativamente incomum em equinos, foi associada às doenças pulmonar e extrapulmonar. Há relatos retrospectivos sobre 42 casos de OH em equinos.[540,617,618] Esses estudos são divididos entre relatos de casos individuais que datam de 1944 e uma retrospectiva mais recente que descreve as características clínicas de 24 casos.[540] Nesta retrospectiva, 71% dos cavalos apresentaram diagnóstico definitivo de doença pulmonar. Entre aqueles com lesões pulmonares, 40% eram de origem neoplásica. Em casos com uma doença pulmonar tratável, a resolução da OH ocorreu após a eliminação da doença pulmonar primária. O edema de extremidades era observado nos quatro membros e era normalmente bilateral e simétrico. Em alguns casos, os membros apresentavam-se frios e indolores, enquanto em outros eram quentes e sensíveis à palpação. Observaram-se lesões de cabeça em dois dos casos com acometimento de mandíbula e maxila.[540] Rigidez e dor foram comumente relatadas em indivíduos acometidos. Nos casos de doença intratorácica, os sinais clínicos também envolveram tosse e dispneia. Os achados radiográficos associados à OH envolveram neoformação óssea periosteal de forma paliçada. Tal como os achados em humanos e cães, naqueles indivíduos com doença tratável, os sinais clínicos desapareceram após a resolução do distúrbio primário. Curiosamente, nesse relato, um distúrbio primário não foi identificado em três casos, mas os sinais clínicos se resolveram após o tratamento sintomático com fenilbutazona. Em humanos, a indometacina é um AINE considerado benéfico no tratamento primário da OH.[619]

Outras considerações

A distinção de um tumor torácico das inúmeras doenças infecciosas do tórax pode ser surpreendentemente difícil. Cavalos de meia-idade e idosos com tumores pulmonares sólidos são frequentemente confundidos como portadores de complexos bronquiolite-enfisema crônicos. Cistos hidáticos e pneumonia fúngica são doenças menos comuns que podem mimetizar sinais de neoplasia torácica.

Casos equinos de cisto hidático podem apresentar grande volume de derrame pleural. Na Europa, a hidatidose (*Echinococcus equinus*) costuma ser bem tolerada em equinos, e os cistos no fígado e nos pulmões podem ser um achado incidental no exame *post mortem*.[19] Nos EUA, o *Echinococcus* spp. e um metacestódeo acefálico, aberrante e não identificável foram observados no fígado e nos pulmões de cavalos. Ocasionalmente, o cisto rompe-se, o que causa dificuldade respiratória clínica devido ao derrame pleural de grande volume. No mesmo país, essa síndrome clínica tem sido associada ao metacestódeo acefálico.

Os equinos acometidos podem apresentar febre intermitente, depressão, respiração rápida e superficial, edema peitoral e achados laboratoriais inespecíficos indicativos de inflamação.[19] Um grande volume de derrame pleural é um achado consistente em cavalos com infecção de metacestódios pulmonares e pleurais. A efusão apresenta celularidade baixa a moderada (5.000 a 80.000 células/$\mu\ell$), 20 a 80% de neutrófilos e concentração de proteínas acentuadamente aumentada (5 a 8 g/dℓ) e pode ser difícil de diferenciar de derrame neoplásico.[529] A cultura do fluido pleural é negativa para bactérias e fungos. O exame ultrassonográfico pode revelar um grande cisto cheio de fluido no parênquima pulmonar, na superfície do diafragma e/ou no interior do parênquima hepático. Os metacestódios podem estar aderidos a uma superfície pleural espessa, ou cistos hipoecoicos (1 × 4 mm) podem ser vistos flutuando dentro do fluido pleural ou peritoneal.

O tratamento de um cavalo com um metacestódeo acefálico aberrante e não identificado utilizou albendazol (10 mg/kg VO, 1 vez/dia durante 30 dias), drenagem torácica e desbridamento cirúrgico da pleura e do cisto (10 × 10 × 17) na superfície do diafragma. A ruptura de um cisto por centese ou cirurgia pode levar ao desenvolvimento de uma reação anafilática ou à disseminação de metacestódios-filhos dentro da cavidade torácica. Nesse caso, realizou-se a intervenção cirúrgica após 2 semanas de terapia antiparasitária. O animal estava assintomático 6 semanas após o tratamento e retornou ao desempenho atlético por vários anos.

REFERÊNCIAS BIBLIOGRÁFICAS

1. Rossdale PD, Hopes R, Digby NJ, et al. Epidemiological study of wastage among racehorses 1982 and 1983. *Vet Rec.* 1985;116: 66–69.
2. Perkins NR, Reid SWJ, Morris RS. Profiling the New Zealand Thoroughbred racing industry. 2. Conditions interfering with training and racing. *New Zeal Vet J.* 2005;53:69–76.
3. Long MT. Mechanisms of Infectious Disease. In: Reed SM BW, Sellon DC, eds. *Equine Internal Medicine*. 2nd ed. St. Louis: Saunders; 2004:59–74.
4. Bailey GD, Love DN. Oral associated bacterial infection in horses: studies on the normal anaerobic flora from the pharyngeal tonsillar surface and its association with lower respiratory tract and paraoral infections. *Vet Microbiol.* 1991;26:367–379.
5. Raidal SL, Love DN, Bailey GD. Inflammation and increased numbers of bacteria in the lower respiratory tract of horses within 6 to 12 hours of confinement with the head elevated. *Aust Vet J.* 1995;72:45–50.
6. Raidal SL, Love DN, Bailey GD. Effect of a single bout of high intensity exercise on lower respiratory tract contamination in the horse. *Aust Vet J.* 1997;75:293–295.
7. Raidal SL, Love DN, Bailey GD. Effects of posture and accumulated airway secretions on tracheal mucociliary transport in the horse. *Aust Vet J.* 1996;73:45–49.
8. Jones AL, Sutcliffe IC, Goodfellow M. Prescottia equi gen. nov., comb. Nov.: a new home for an old pathogen Antonie Van Leeuwenhoek. *Int J Gen Microbiol Biotechnol.* 2013;103: 655–671.
9. Kotlikoff MI, Gillespie JR. Lung sounds in veterinary medicine part II. Deriving clinical information from lung sounds. *Compend Contin Educ Pract Vet.* 1984;6:462.
10. Forgacs P. *Lung Sounds*. London: Bailliere Tindall; 1978.
11. Bakos Z, Voros K. Thoracic percussion to determine the caudal lung border in healthy horses. *J Vet Intern Med.* 2007;21: 504–507.
12. Allen KJ, Franklin SH. Comparisons of overground endoscopy and treadmill endoscopy in UK Thoroughbred racehorses. *Equine Vet J.* 2010;42:186–191.
13. Franklin SH, Naylor JR, Lane JG. Videoendoscopic evaluation of the upper respiratory tract in 93 sport horses during exercise testing on a high-speed treadmill. *Equine Vet J Suppl.* 2006: 540–545.
14. Morrow KL, Park RD, Spurgeon TL, et al. Computed tomographic imaging of the equine head. *Vet Radiol Ultrasound.* 2000;41:491–497.
15. Kraft SL, Gavin PR. Physical principles and technical considerations for equine computed tomography and magnetic resonance imaging of equine musculoskeletal conditions. *Vet Clin North Am Equine Pract.* 2001;17:115–121.
16. Barakzai SZ, Barnett TP. Computed tomography and scintigraphy for evaluation of dental disease in the horse. *Equine Vet Educ.* 2015;27:323–331.
17. Manso-Diaz G, Dyson SJ, Dennis R, et al. Magnetic resonance imaging characteristics of equine head disorders: 84 cases (2000-2013). *Vet Radiol Ultrasound.* 2015;56:176–187.
18. Koblinger K, Hecker K, Nicol J, et al. Bronchial collapse during bronchoalveolar lavage in horses is an indicator of lung inflammation. *Equine Vet J.* 2014;46:50–55.
19. Koblinger K, Nicol J, McDonald K, et al. Endoscopic assessment of airway inflammation in horses. *J Vet Intern Med.* 2011;25:1118–1126.
20. Blutke A, Hamel D, Huttner M, et al. Cystic echinococcosis due to Echinococcus equinus in a horse from southern Germany. *J Vet Diagn Invest.* 2010;22:458–462.
21. Perricone G, Mazzarelli C. Images in clinical medicine. Reexpansion pulmonary edema after thoracentesis. *N Engl J Med.* 2014;370:e19.

22. Tomlinson JE, Reef VB, Boston RC, et al. The Association of Fibrinous Pleural Effusion with Survival and Complications in Horses with Pleuropneumonia (2002-2012): 74 Cases. *J Vet Intern Med*. 2015;29:1410–1417.
23. Reef VB. Advances in diagnostic ultrasonography. *Vet Clin North Am Equine Pract*. 1991;7:451–466.
24. Reef VB, Whittier M, Allam LG. Thoracic ultrasonography. *Clin Tech Equine Pract*. 2004;3:284–293.
25. Reef VB. *Thoracic ultrasonography. Equine Diagnostic Ultrasound*. Philadelphia: W. B. Saunders; 1998:187–214.
26. Reef VB. Thoracic ultrasonography: noncardiac imaging. In: Reef VB, ed. *Equine Diagnostic Ultrasound*. Philadelphia: W. B. Saunders; 1998:187–214.
27. Dunkel B, Gibbs C, Weller R. A fresh approach to equine thoracic radiography. In *Practice*. 2013;35:589–596.
28. Robinson NE. Tests of equine airway function. in *Proc Am Coll Vet Intern Med Forum*. 1992:284.
29. Robinson NE. The physiologic basis of pulmonary function tests. *Proc Am Coll Vet Intern Med*. 1992:403.
30. Young SS, Hall LW. A rapid, non-invasive method for measuring total respiratory impedance in the horse. *Equine Vet J*. 1989;21:99–105.
31. van EE, Votion D, Art T, et al. Measurement of respiratory function by impulse oscillometry in horses. *Equine Vet J*. 2004;36:21–28.
32. Hare JE, Viel L. Pulmonary eosinophilia associated with increased airway responsiveness in young racing horses. *J Vet Intern Med*. 1998;12:163–170.
33. Hoffman AM, Mazan MR, Ellenberg S. Association between bronchoalveolar lavage cytologic features and airway reactivity in horses with a history of exercise intolerance. *Am J Vet Res*. 1998;59:176–181.
34. Couetil LL, Rosenthal FS, DeNicola DB, et al. Clinical signs, evaluation of bronchoalveolar lavage fluid, and assessment of pulmonary function in horses with inflammatory respiratory disease. *Am J Vet Res*. 2001;62:538–546.
35. Mazan MR, Hoffman AM, Manjerovic N. Comparison of forced oscillation with the conventional method for histamine bronchoprovocation testing in horses. *Am J Vet Res*. 1999;60: 174–180.
36. Art T, Anderson L, Woakes AJ. Mechanics of breathing during strenuous exercise in Thoroughbred horses. *Respir Physiol*. 1990;82:279.
37. Raphel CF, Gunson DE. Percutaneous lung biopsy in the horse. *Cornell Vet*. 1981;71:439–448.
38. Venner M, Schmidbauer S, Drommer W, et al. Percutaneous lung biopsy in the horse: comparison of two instruments and repeated biopsy in horses with induced acute interstitial pneumopathy. *J Vet Intern Med*. 2006;20:968–973.
39. Savage CJ, Traub-Dargatz JL, Mumford EL. Survey of the large animal diplomates of the American College of Veterinary Internal Medicine regarding percutaneous lung biopsy in the horse. *J Vet Intern Med*. 1998;12:456–464.
40. Pusterla N, Watson JL, Madigan JE. Technique and diagnostic value of percutaneous lung biopsy in 66 horses with diffuse pulmoanry diseases using an automated biopsy device. *Equine Vet Educ*. 2007;19:157–202.
41. Moorthy AR, Spradbrow PB. Isolation of mycoplasmas from the respiratory tract of horses in Australia. *Vet Rec*. 1976;98: 235–237.
42. Tan RM, DeFrancisco AL, Singh K. Pathology in practice. Severe chronic diffuse pyogranulomatous, necrohemorrhagic and eosinophilic rhinitis caused by Conidiobolus. *J Am Vet Med Assoc*. 2010;236:831–833.
43. Arun S, Neubauer H, Gurel A, et al. Equine glanders in Turkey. *Vet Rec*. 1999;144:255–258.
44. Malik P, Singha H, Goyal SK, et al. Incidence of Burkholderia mallei infection among indigenous equines in India. *Vet Rec Open*. 2015;2:e000129.
45. Greet T. Differential diagnosis of nasal discharge in the horse. In *Practice*. 1986;8:49–57.
46. Korenek NL, Legendre AM, Andrews FM, et al. Treatment of mycotic rhinitis with itraconazole in three horses. *J Vet Intern Med*. 1994;8:224–227.
47. Cruz VC, Sommardahl CS, Chapman EA, et al. Successful treatment of a sinonasal cryptococcal granuloma in a horse. *J Am Vet Med Assoc*. 2009;234:509–513.
48. Deegen E. The causes of rhinorrhea in horses. *Tierarztl Prax*. 1973;1:169–176.
49. Riley CB, Bolton JR, Mills JN, et al. Cryptococcosis in seven horses. *Aust Vet J*. 1992;69:135–139.
50. Ziemer EL, Pappagianis D, Madigan JE, et al. Coccidioidomycosis in horses: 15 cases (1975-1984). *J Am Vet Med Assoc*. 1992;201:910–916.
51. Tremaine WH, Dixon PM. A long-term study of 277 cases of equine sinonasal disease. Part 1: details of horses, historical, clinical and ancillary diagnostic findings. *Equine Vet J*. 2001;33:274–282.
52. Fiske-Jackson AR, Pollock PJ, Witte TH, et al. Fungal sinusitis resulting in suspected trigeminal neuropathy as a cause of headshaking in 5 horses. *Equine Vet Educ*. 2012;24:126–133.
53. Henninger W, Frame EM, Willmann M, et al. CT features of alveolitis and sinusitis in horses. *Vet Radiol Ultrasound*. 2003;44:269–276.
54. Probst A, Henninger W, Willmann M. Communications of normal nasal and paranasal cavities in computed tomography of horses. *Vet Radiol Ultrasound*. 2005;46:44–48.
55. Swor TM, Skirpstunas RT, Hines MT, et al. What is your diagnosis? Soft tissue opacification of the right maxillary sinus and lysis of the maxillary bone. *J Am Vet Med Assoc*. 2001;218: 347–348.
56. Freeman DE. Sinus disease. *Vet Clin North Am Equine Pract*. 2003;19:209–243. viii.
57. Davis PR, Meyer GA, Hanson RR, et al. Pseudallescheria boydii infection of the nasal cavity of a horse. *J Am Vet Med Assoc*. 2000;217:707–709. 674.
58. Dixon PM, Parkin TD, Collins N, et al. Equine paranasal sinus disease: a long-term study of 200 cases (1997-2009): ancillary diagnostic findings and involvement of the various sinus compartments. *Equine Vet J*. 2012;44:267–271.
59. Tessier C, Bruhschwein A, Lang J, et al. Magnetic resonance imaging features of sinonasal disorders in horses. *Vet Radiol Ultrasound*. 2013;54:54–60.
60. Perkins JD, Windley Z, Dixon PM, et al. Sinoscopic treatment of rostral maxillary and ventral conchal sinusitis in 60 horses. *Vet Surg*. 2009;38:613–619.
61. Dixon PM, Parkin TD, Collins N, et al. Historical and clinical features of 200 cases of equine sinus disease. *Vet Rec*. 2011;169:439.
62. Sullivan M, Burrell MH, McCandlish IA. Progressive haematoma of the maxillary sinus in a horse. *Vet Rec*. 1984;114:191–192.
63. Laing JA, Hutchins DR. Progressive ethmoidal haematoma in horses. *Aust Vet J*. 1992;69:57–58.
64. Greet TR. Outcome of treatment in 23 horses with progressive ethmoidal haematoma. *Equine Vet J*. 1992;24:468–471.
65. Tremaine WH, Dixon PM. A long-term study of 277 cases of equine sinonasal disease. Part 2: treatments and results of treatments. *Equine Vet J*. 2001;33:283–289.
66. Dixon PM, Parkin TD, Collins N, et al. Equine paranasal sinus disease: a long-term study of 200 cases (1997-2009): ancillary diagnostic findings and involvement of the various sinus compartments. *Equine Vet J*. 2012;44:267–271.
67. Tucker R, Windley ZE, Abernethy AD, et al. Radiographic, computed tomographic and surgical anatomy of the equine sphenopalatine sinus in normal and diseased horses. *Equine Vet J*. 2016;48:578–584.

68. Marriott MR, Dart AJ, Hodgson DR. Treatment of progressive ethmoidal haematoma using intralesional injections of formalin in three horses. *Aust Vet J*. 1999;77:371–373.
68a Blazyczek I, Hamann H, Ohnesorge B, et al. Population genetic analysis of the heritability of gutteral pouch tympany in Arabian purebred foals. *Dtsch Tierarztl Wochenschr*. 2003;110:417–419.
68b Dixon PM, Rowlands AC. Atlanto-occipital joint infection associated with guttural pouch mycosis in a horse. *Equine Vet J*. 1981;13:260–262.
69. Frees KE, Gaughan EM, Lillich JD, et al. Severe complication after administration of formalin for treatment of progressive ethmoidal hematoma in a horse. *J Am Vet Med Assoc*. 2001;219:950–952. 939.
70. Specht TE, Colahan PT, Nixon AJ, et al. Ethmoidal hematoma in nine horses. *J Am Vet Med Assoc*. 1990;197:613–616.
71. Hanselka DV, Young MF. Ethmoidal hematoma in the horse. *Vet Med Small Anim Clin*. 1975;70:1289–1291.
72. Schumacher J, Yarbrough T, Pascoe J, et al. Transendoscopic chemical ablation of progressive ethmoidal hematomas in standing horses. *Vet Surg*. 1998;27:175–181.
73. Freeman DE. Update on disorders and treatment of the guttural pouch. *Vet Clin North Am Equine Pract*. 2015;31:63–89.
74. Dyce KM, Sack WO, Wensing T. The head and ventral neck of the horse: the guttural pouch. In Textbook of Veterinary Anatomy. 2nd ed. Philadelphia: W. B. Saunders; 1996:501–504.
75. McCue PM, Freeman DE, Donawick WJ. Guttural pouch tympany: 15 cases (1977-1986). *J Am Vet Med Assoc*. 1989;194:1761–1763.
76. Blazyczek I, Hamann H, Deegen E, et al. Retrospective analysis of 50 cases of guttural pouch tympany in foals. *Vet Rec*. 2004;154:261–264.
77. Blazyczek I, Hamann H, Ohnesorge B, et al. Population genetic analysis of the heritability of gutteral pouch tympany in Arabian purebred foals. *Dtsch Tierarztl Wochenschr*. 2003;110:417–419.
78. Blazyczek I, Hamann H, Ohnesorge B, et al. Gutteral pouch tympany in German warmblood foals: influence of sex, inbreeding and blood proportions of founding breeds as well as estimation of heritability. *Berl Munch Tierarztl Wochenschr*. 2003;116:346–351.
79. Blazyczek I, Hamann H, Ohnesorge B, et al. Inheritance of guttural pouch tympany in the arabian horse. *J Hered*. 2004;95:195–199.
80. Zeitz A, Spotter A, Blazyczek I, et al. Whole-genome scan for guttural pouch tympany in Arabian and German warmblood horses. *Anim Genet*. 2009;40:917–924.
81. Freeman DE, Hardy J. Guttural Pouch. In: Auer JA, Stick JA, eds. *Equine Surgery*. 4th ed. St. Louis: Elsevier Saunders; 2012: 623–642.
82. Cook W. *Diseases of the Ear, Nose and Throat in the Horse*. Bristol, UK: John Wright and Sons; 1971:12.
83. Ludwig A, Gatineau S, Reynaud MC, et al. Fungal isolation and identification in 21 cases of guttural pouch mycosis in horses (1998-2002). *Vet J*. 2005;169:457–461.
84. Archer RM, Knight CG, Bishop WJ. Guttural pouch mycosis in six horses in New Zealand. *N Z Vet J*. 2012;60:203–209.
85. Caron JP, Fretz PB, Bailey JV, et al. Balloon-tipped catheter arterial occlusion for prevention of hemorrhage caused by guttural pouch mycosis: 13 cases (1982-1985). *J Am Vet Med Assoc*. 1987;191:345–349.
86. Church S, Wyn-Jones G, Parks AH, et al. Treatment of guttural pouch mycosis. *Equine Vet J*. 1986;18:362–365.
87. Cook WR, Campbell RS, Dawson C. The pathology and aetiology of guttural pouch mycosis in the horse. *Vet Rec*. 1968;83: 422–428.
88. Freeman DE, Ross MW, Donawick WJ, et al. Occlusion of the external carotid and maxillary arteries in the horse to prevent hemorrhage from guttural pouch mycosis. *Vet Surg*. 1989;18:39–47.
89. Greet TR. Outcome of treatment in 35 cases of guttural pouch mycosis. *Equine Vet J*. 1987;19:483–487.
90. Freeman DE, Long-term. follow-up on a large number of horses that underwent transarterial coil embolisation (TCE) for guttural pouch mycosis (GPM). *Equine Vet J*. 2006;38:271.
91. Walmsley JP. A case of atlanto-occipital arthropathy following guttural pouch mycosis in a horse. The use of radioisotope bone scanning as an aid to diagnosis. *Equine Vet J*. 1988;20: 219–220.
92. Dixon PM, Rowlands AC. Atlanto-occipital joint infection associated with guttural pouch mycosis in a horse. *Equine Vet J*. 1981;13:260–262.
93. Millar H. Guttural pouch mycosis in a 6-month-old filly. *Can Vet J*. 2006;47:259–261.
94. Ryan JA, Modransky PD, Welker B. Guttural pouch mycosis in a 3-month old foal. *Equine Practice*. 1992;14:21–22.
95. Cook WR. The clinical features of guttural pouch mycosis in the horse. *Vet Rec*. 1968;83:336–345.
96. Colles CM, Cook WR. Carotid and cerebral angiography in the horse. *Vet Rec*. 1983;113:483–489.
97. Lane JG. The management of guttural pouch mycosis. *Equine Vet J*. 1989;21:321–324.
98. Eichentopf A, Snyder A, Recknagel S, et al. Dysphagia caused by focal guttural pouch mycosis: mononeuropathy of the pharyngeal ramus of the vagal nerve in a 20-year-old pony mare. *Ir Vet J*. 2013;66:13.
99. Lepage OM, Piccot-Crezollet C. Transarterial coil embolisation in 31 horses (1999-2002) with guttural pouch mycosis: a 2-year follow-up. *Equine Vet J*. 2005;37:430–434.
99a. Holcombe SJ. Medical Treatment of Upper Airway Dysfunction. In: Robinson NE, ed. *Current Therapy in Equine Medicine*. 5th ed. Philadelphia: Saunders; 2003:398–400.
100. McMullan WC, Joyce JR, Hanselka DV, et al. Amphotericin B for the treatment of localized subcutaneous phycomycosis in the horse. *J Am Vet Med Assoc*. 1977;170:1293–1298.
101. Davis JL. The use of antifungals. *Comp Equine*. 2008;3:128–133.
102. Davis JL, Salmon JH, Papich MG. Pharmacokinetics and tissue distribution of itraconazole after oral and intravenous administration to horses. *Am J Vet Res*. 2005;66:1694–1701.
103. Davis EW, Legendre AM. Successful treatment of guttural pouch mycosis with itraconazole and topical enilconazole in a horse. *J Vet Intern Med*. 1994;8:304–305.
104. Benredouane K, Lepage O. Trans-arterial coil embolization of the internal carotid artery in standing horses. *Vet Surg*. 2012;41:404–409.
105. Freeman DE, Staller GS, Maxson AD, et al. Unusual internal carotid artery branching that prevented arterial occlusion with a balloon-tipped catheter in a horse. *Vet Surg*. 1993;22:531–534.
106. Bacon MC, Wilson DA, Martin DD, et al. Complications of balloon catheterization associated with aberrant cerebral arterial anatomy in a horse with guttural pouch mycosis. *Vet Surg*. 1998;27:450–453.
107. Lepage OM, Piccot-Crezollet C. Transarterial coil embolisation in 31 horses (1999-2002) with guttural pouch mycosis: a 2-year follow-up. *Equine Vet J*. 2005;37:430–434.
108. Judy CE, Chaffin MK, Cohen ND. Empyema of the guttural pouch (auditory tube diverticulum) in horses: 91 cases (1977-1997). *J Am Vet Med Assoc*. 1999;215:1666–1670.
109. Rashmir-Raven AM, DeBowes RM, Gift LJ. What's your diagnosis? Upper airway obstruction in a horse caused by pharyngeal perforation during nasogastric intubation. *J Am Vet Med Assoc*. 1991;198:1991–1992.
110. Sweeney CR, Timoney JF, Newton JR, et al. Streptococcus equi infections in horses: guidelines for treatment, control, and prevention of strangles. *J Vet Intern Med*. 2005;19:123–134.
111. Verheyen K, Newton JR, Talbot NC, et al. Elimination of guttural pouch infection and inflammation in asymptomatic carriers of Streptococcus equi. *Equine Vet J*. 2000;32:527–532.

112. Seahorn TL, Schumacher J. Nonsurgical removal of chondroid masses from the guttural pouches of two horses. *J Am Vet Med Assoc.* 1991;199:368–369.
113. Gehlen H, Ohnesorge B. Laser fenestration of the mesial septum for treatment of guttural pouch chondroids in a pony. *Vet Surg.* 2005;34:383–386.
114. Hawkins JF, Frank N, Sojka JE, et al. Fistulation of the auditory tube diverticulum (guttural pouch) with a neodymium: yttrium-aluminum-garnet laser for treatment of chronic empyema in two horses. *J Am Vet Med Assoc.* 2001;218:405–407. 361.
115. Holcombe SJ. Medical Treatment of Upper Airway Dysfunction. In: Robinson NE, ed. *Current Therapy in Equine Medicine*. 5th ed. Philadelphia: Saunders; 2003:398–400.
116. Moore BR, Krakowka S, Cummins JM, et al. Changes in airway inflammatory cell populations in standardbred racehorses after interferon-alpha administration. *Vet Immunol Immunopathol.* 1996;49:347–358.
117. Moore BR. Clinical application of interferons in large animal medicine. *J Am Vet Med Assoc.* 1996;208:1711–1715.
118. Palmer SE. The use of lasers for treatment of upper respiratory tract disorders. *Vet Clin North Am Equine Pract.* 2003;19:245–263.
119. Ainsworth D, Hackett RP. Disorders of the respiratory system. In: Fathman L, Merchant T, eds. *Reed, Bayly and Sellon: Equine Internal Medicine*. 2nd ed. St. Louis: Saunders; 2004:289–353.
120. Lane JG, Bladon B, Little DR, et al. Dynamic obstructions of the equine upper respiratory tract. Part 1: observations during high-speed treadmill endoscopy of 600 Thoroughbred racehorses. *Equine Vet J.* 2006;38:393–399.
121. Tan RH, Dowling BA, Dart AJ. High-speed treadmill videoendoscopic examination of the upper respiratory tract in the horse: the results of 291 clinical cases. *Vet J.* 2005;170:243–248.
122. Ducharme NG. *Larynx. Equine Surgery*. 3rd ed. St. Louis (MO): Elsevier Saunders; 2006:592–622.
123. Dart AJ, Dowling BA, Hodgson DR, et al. Evaluation of high-speed treadmill videoendoscopy for diagnosis of upper respiratory tract dysfunction in horses. *Aust Vet J.* 2001;79:109–112.
124. Barakzai SZ, Johnson VS, Baird DH, et al. Assessment of the efficacy of composite surgery for the treatment of dorsal displacement of the soft palate in a group of 53 racing Thoroughbreds (1990-1996). *Equine Vet J.* 2004;36:175–179.
125. Parente EJ, Martin BB, Tulleners EP, et al. Dorsal displacement of the soft palate in 92 horses during high-speed treadmill examination (1993-1998). *Vet Surg.* 2002;31:507–512.
126. Lane JG, Bladon B, Little DR, et al. Dynamic obstructions of the equine upper respiratory tract. Part 2: comparison of endoscopic findings at rest and during high-speed treadmill exercise of 600 Thoroughbred racehorses. *Equine Vet J.* 2006;38:401–407.
127. Rehder RS, Ducharme NG, Hackett RP, et al. Measurement of upper airway pressures in exercising horses with dorsal displacement of the soft palate. *Am J Vet Res.* 1995;56:269–274.
128. Cook WR. Some observations on form and function on the upper airway in health and disease. *Proc Am Assoc Eq Pract.* 1981:355–392.
129. Fogel RB, Trinder J, White DP. The effect of sleep onset on upper airway muscle activity in patients with sleep apena versus controls. *J Physiol.* 2005;564:549.
130. Gumery PY, Roux-Buisson H, Meignen S, et al. An adaptive detector of genioglossus EMG reflex using Berkner transform for time latency measurement in OSA pathophysiological studies. *IEEE Trans Biomed Eng.* 2005;52:1382–1389.
131. Tessier C, Holcombe SJ, Derksen FJ, et al. Effects of stylopharyngeus muscle dysfunction on the nasopharynx in exercising horses. *Equine Vet J.* 2004;36:318–323.
132. Holcombe SJ, Derksen FJ, Stick JA, et al. Effect of bilateral blockade of the pharyngeal branch of the vagus nerve on soft palate function in horses. *Am J Vet Res.* 1998;59:504–508.
133. Holcombe SJ, Derksen FJ, Stick JA, et al. Effect of bilateral tenectomy of the tensor veli palatini muscle on soft palate function in horses. *Am J Vet Res.* 1997;58:317–321.
134. Ducharme NG, Hackett RP, Woodie JB, et al. Investigations into the role of the thyrohyoid muscles in the pathogenesis of dorsal displacement of the soft palate in horses. *Equine Vet J.* 2003;35:258–263.
135. Holcombe SJ, Beard WL, Hinchcliff KW, et al. Effect of sternothyrohyoid myectomy on upper airway mechanics in normal horses. *J Appl Physiol (1985).* 1994;77:2812–2816.
136. Malhotra A, Pillar G, Fogel RB, et al. Pharyngeal pressure and flow effects on genioglossus activation in normal subjects. *Am J Respir Crit Care Med.* 2002;165:71–77.
137. Brennick MJ, Ogilvie MD, Margulies SS, et al. MRI study of regional variations of pharyngeal wall compliance in cats. *J Appl Physiol (1985).* 1998;85:1884–1897.
138. Franklin SH, Naylor JR, Lane JG. The effect of a tongue-tie in horses with dorsal displacement of the soft palate. *Equine Vet J Suppl.* 2002;34:430–433.
139. Ducharme NG. *Pharynx. Equine Surgery*. 3rd ed. St. Louis (MO): Elsevier Saunders; 2006:569–591.
140. Harrison IW, Raker CW. Sternothyrohyoideus myectomy in horses: 17 cases (1984-1985). *J Am Vet Med Assoc.* 1988;193:1299–1302.
141. Anderson JD, Tulleners EP, Johnston JK, et al. Sternothyrohyoideus myectomy or staphylectomy for treatment of intermittent dorsal displacement of the soft palate in racehorses: 209 cases (1986-1991). *J Am Vet Med Assoc.* 1995;206:1909–1912.
142. Ahren TJ. Oral palatopharyngoplasty. *J Equine Vet Sci.* 1993;13:670–672.
143. Barakzai SZ, Dixon PM. Conservative treatment for thoroughbred racehorses with intermittent dorsal displacement of the soft palate. *Vet Rec.* 2005;157:337–340.
144. Woodie JB, Ducharme NG, Kanter P, et al. Surgical advancement of the larynx (laryngeal tie-forward) as a treatment for dorsal displacement of the soft palate in horses: a prospective study 2001-2004. *Equine Vet J.* 2005;37:418–423.
145. Woodie JB, Ducharme NG, Hackett RP, et al. Can an external device prevent dorsal displacement of the soft palate during strenuous exercise? *Equine Vet J.* 2005;37:425–429.
146. Goulden BE, Anderson LG. Equine laryngeal hemiplegia. Part III. Treatment by laryngoplasty *N Z Vet J.* 1982;30:1–5.
147. Lane JG, Ellis DR, Greet TR. Observations on the examination of Thoroughbred yearlings for idiopathic laryngeal hemiplegia. *Equine Vet J.* 1987;19:531–536.
148. Dixon PM, McGorum BC, Railton DI, et al. Laryngeal paralysis: a study of 375 cases in a mixed-breed population of horses. *Equine Vet J.* 2001;33:452–458.
149. Brown JA, Hinchcliff KW, Jackson MA, et al. Prevalence of pharyngeal and laryngeal abnormalities in Thoroughbreds racing in Australia, and their association with performance. *Equine Vet J.* 2005;37:397–401.
150. Brakenhoff JE, Holcombe SJ, Hauptman JG, et al. The prevalence of laryngeal disease in a large population of competition draft horses. *Vet Surg.* 2006;35:579–583.
151. Harrison GD, Duncan ID, Clayton MK. Determination of the early age of onset of equine recurrent laryngeal neuropathy. 1. Muscle pathology. *Acta Neuropathol.* 1992;84:307–315.
152. Dixon P, Robinson NE, Wade JF. *Workshop summary* Proceedings of a workshop on Equine Recurrent Laryngeal Neuropathy. Stratford-upon-Avon, United Kingdom, R & W Publications (Newmarket) Ltd; 2003.
153. Rakestraw PC, Hackett RP, Ducharme NG, et al. Arytenoid cartilage movement in resting and exercising horses. *Vet Surg.* 1991;20:122–127.
154. Ducharme NG. *Four-grade system of equine laryngeal function*. Proceedings of a Workshop on Equine Recurrent Laryngeal Neuropathy. Stratford-upon-Avon, United Kingdom R & W Publications (Newmarket) Ltd; 2003.

155. Hammer EJ, Tulleners EP, Parente EJ, et al. Videoendoscopic assessment of dynamic laryngeal function during exercise in horses with grade-III left laryngeal hemiparesis at rest: 26 cases (1992-1995). *J Am Vet Med Assoc.* 1998;212:399–403.
156. Chalmers HJ, Cheetham J, Yeager AE, et al. Ultrasonography of the equine larynx. *Vet Radiol Ultrasound.* 2006;47: 476–481.
157. Quinlan TJ, Goulden BE, Barnes GR, et al. Innervation of the equine intrinsic laryngeal muscles. *N Z Vet J.* 1982;30:43–45.
158. Duncan ID, Griffths IR, McQueen A, et al. The pathology of equine laryngeal hemiplegia. *Acta Neuropathol.* 1974;27: 337–348.
159. Gunn HM. Histochemical observations on laryngeal skeletal muscle fibers in "normal" horses. *Equine Vet J.* 1972;4:144.
160. Cahill JI, Goulden BE. The pathogenesis of equine laryngeal hemiplegia—a review. *N Z Vet J.* 1987;35:82–90.
161. Dattilo DJ, Drooger SA. Outcome assessment of patients undergoing maxillofacial procedures for the treatment of sleep apnea: comparison of subjective and objective results. *J Oral Maxillofac Surg.* 2004;62:164–168.
161a. Ducharme NG, Horney FD, Partlow GD, et al. Attempts to restore abduction of the paralyzed equine arytenoid cartilage. I. Nerve-muscle pedicle transplants. *Can J Vet Res.* 1989;53: 202–209.
161b. Fulton IC, Derksen FJ, Stick JA, et al. Treatment of left laryngeal hemiplegia in standardbreds, using a nerve muscle pedicle graft. *Am J Vet Res.* 1991;52:1461–1467.
162. COLE CR. Changes in the equine larynx associated with laryngeal hemiplegia. *Am J Vet Res.* 1946;7:69–77.
163. Derksen FJ, Stick JA, Scott EA, et al. Effect of laryngeal hemiplegia and laryngoplasty on airway flow mechanics in exercising horses. *Am J Vet Res.* 1986;47:16–20.
164. Brown JA, Derksen FJ, Stick JA, et al. Laser vocal cordectomy fails to effectively reduce respiratory noise in horses with laryngeal hemiplegia. *Vet Surg.* 2005;34:247–252.
165. Shappell KK, Derksen FJ, Stick JA, et al. Effects of ventriculectomy, prosthetic laryngoplasty, and exercise on upper airway function in horses with induced left laryngeal hemiplegia. *Am J Vet Res.* 1988;49:1760–1765.
166. Tetens J, Derksen FJ, Stick JA, et al. Efficacy of prosthetic laryngoplasty with and without bilateral ventriculocordectomy as treatments for laryngeal hemiplegia in horses. *Am J Vet Res.* 1996;57:1668–1673.
167. Ehrlich PJ, Seeherman HJ, Morris E, et al. The effect of reversible left recurrent laryngeal neuropathy on the metabolic cost of locomotion and peak aerobic power in thoroughbred racehorses. *Vet Surg.* 1995;24:36–48.
168. Kidd JA, Slone DE. Treatment of laryngeal hemiplegia in horses by prosthetic laryngoplasty, ventriculectomy and vocal cordectomy. *Vet Rec.* 2002;150:481–484.
169. Hawkins JF, Tulleners EP, Ross MW, et al. Laryngoplasty with or without ventriculectomy for treatment of left laryngeal hemiplegia in 230 racehorses. *Vet Surg.* 1997;26:484–491.
170. Kraus BM, Parente EJ, Tulleners EP. Laryngoplasty with ventriculectomy or ventriculocordectomy in 104 draft horses (1992-2000). *Vet Surg.* 2003;32:530–538.
171. Dixon PM, McGorum BC, Railton DI, et al. Long-term survey of laryngoplasty and ventriculocordectomy in an older, mixed-breed population of 200 horses. Part 2: owners' assessment of the value of surgery. *Equine Vet J.* 2003;35:397–401.
172. Brown JA, Derksen FJ, Stick JA, et al. Effect of laryngoplasty on respiratory noise reduction in horses with laryngeal hemiplegia. *Equine Vet J.* 2004;36:420–425.
173. Schumacher J, Wilson AM, Pardoe C, et al. In vitro evaluation of a novel prosthesis for laryngoplasty of horses with recurrent laryngeal neuropathy. *Equine Vet J.* 2000;32:43–46.
174. Radcliffe CH, Woodie JB, Hackett RP, et al. A comparison of laryngoplasty and modified partial arytenoidectomy as treatments for laryngeal hemiplegia in exercising horses. *Vet Surg.* 2006;35:643–652.
175. Davenport CL, Tulleners EP, Parente EJ. The effect of recurrent laryngeal neurectomy in conjunction with laryngoplasty and unilateral ventriculocordectomy in thoroughbred racehorses. *Vet Surg.* 2001;30:417–421.
176. Strand E, Martin GS, Haynes PF, et al. Career racing performance in Thoroughbreds treated with prosthetic laryngoplasty for laryngeal neuropathy: 52 cases (1981-1989). *J Am Vet Med Assoc.* 2000;217:1689–1696.
177. Russell AP, Slone DE. Performance analysis after prosthetic laryngoplasty and bilateral ventriculectomy for laryngeal hemiplegia in horses: 70 cases (1986-1991). *J Am Vet Med Assoc.* 1994;204:1235–1241.
178. Ducharme NG, Horney FD, Partlow GD, et al. Attempts to restore abduction of the paralyzed equine arytenoid cartilage. I. Nerve-muscle pedicle transplants. *Can J Vet Res.* 1989;53:202–209.
179. Fulton IC, Derksen FJ, Stick JA, et al. Treatment of left laryngeal hemiplegia in standardbreds, using a nerve muscle pedicle graft. *Am J Vet Res.* 1991;52:1461–1467.
180. Fulton IC, Derksen FJ, Stick JA, et al. Histologic evaluation of nerve muscle pedicle graft used as a treatment for left laryngeal hemiplegia in standardbreds. *Am J Vet Res.* 1992;53:592–596.
181. Barnes AJ, Slone DE, Lynch TM. Performance after partial arytenoidectomy without mucosal closure in 27 Thoroughbred racehorses. *Vet Surg.* 2004;33:398–403.
182. Russell T, Wainscott M. Treatment in the field of 27 horses with epiglottic entrapment. *Vet Rec.* 2007;161:187–189.
183. McClure SR, Schumacher J, Snyder JR. Transnasal incision of restrictive nasopharyngeal cicatrix in three horses. *J Am Vet Med Assoc.* 1994;205:461–463.
184. Perkins JD, Hughes TK, Brain B. Endoscope-guided, transoral axial division of an entrapping epiglottic fold in fifteen standing horses. *Vet Surg.* 2007;36:800–803.
185. Lumsden JM, Stick JA, Caron JP, et al. Surgical treatment for epiglottic entrapment in horses: 51 cases (1981-1992). *J Am Vet Med Assoc.* 1994;205:729–735.
186. Ross MW, Gentile DG, Evans LE. Transoral axial division, under endoscopic guidance, for correction of epiglottic entrapment in horses. *J Am Vet Med Assoc.* 1993;203:416–420.
187. Greet TR. Experiences in treatment of epiglottal entrapment using a hook knife per nasum. *Equine Vet J.* 1995;27:122–126.
188. Tate LP, Sweeney CL, Bowman KF, et al. Transendoscopic Nd: YAG laser surgery for treatment of epiglottal entrapment and dorsal displacement of the soft palate in the horse. *Vet Surg.* 1990;19:356–363.
189. Tulleners EP. Correlation of performance with endoscopic and radiographic assessment of epiglottic hypoplasia in racehorses with epiglottic entrapment corrected by use of contact neodymium: yttrium aluminum garnet laser. *J Am Vet Med Assoc.* 1991;198:621–626.
190. Tulleners EP. Transendoscopic contact neodymium: yttrium aluminum garnet laser correction of epiglottic entrapment in standing horses. *J Am Vet Med Assoc.* 1990;196:1971–1980.
191. Ross MW, Gentile DG, Evans LE. Transoral axial division, under endoscopic guidance, for correction of epiglottic entrapment in horses. *J Am Vet Med Assoc.* 1993;203:416–420.
192. Kemper T, Spier S, Barratt-Boyes SM, et al. Treatment of smoke inhalation in five horses. *J Am Vet Med Assoc.* 1993;202:91–94.
193. Haynes PF. Dorsal displacement of the soft palate and epiglottic entrapment: diagnosis, management and interrelationships. *Compend Contin Educ Pract Vet.* 1983;5:379.
194. Blikslager AT, Tate LP, Tudor R. Transendoscopic laser treatment of rostral displacement of the palatopharyngeal arch in four horses. *J Clin Laser Med Surg.* 1999;17:49–52.

195. Klein HJ, Deegen E, Stockhofe N, et al. Rostral displacement of the palatopharyngeal arch in a seven-month-old Hanoverian colt. *Equine Vet J.* 1989;21:382–383.
196. Goulden BE, Anderson LJ, Davies AS, et al. Rostral displacement of the palatopharyngeal arch: a case report. *Equine Vet J.* 1976;8:95–98.
197. Crabill M, Schumacher J, Walker M. What is your diagnosis? Rostral displacement of the palatopharyngeal arch. *J Am Vet Med Assoc.* 1994;204:1347–1348.
198. Schumacher J, Hanselka DV. Nasopharyngeal cicatrices in horses: 47 cases (1972-1985). *J Am Vet Med Assoc.* 1987;191:239–242.
199. Chesen AB, Whitfield-Cargile C. Update on diseases and treatment of the pharynx. *Vet Clin North Am Equine Pract.* 2015;31:1–11.
200. Chesen AB, Rakestraw PC. Indications for and short- and long-term outcome of permanent tracheostomy performed in standing horses: 82 cases (1995-2005). *J Am Vet Med Assoc.* 2008;232:1352–1356.
201. Dean PW, Cohen ND. Arytenoidectomy for advanced unilateral chondropathy with accompanying lesions. *Vet Surg.* 1990;19:364–370.
202. Norman TE, Chaffin MK, Bisset WT, et al. Association of clinical signs with endoscopic findings in horses with nasopharyngeal cicatrix syndrome: 118 cases (2003-2008). *J Am Vet Med Assoc.* 2012;240:734–739.
203. Slater JD. Strangles, bastard strangles, vives and glanders: archaeological relics in a genomic age. *Equine Vet J.* 2003;35:118–120.
204. Bannister MF, Benson CE, Sweeney CR. Rapid species identification of group C streptococci isolated from horses. *J Clin Microbiol.* 1985;21:524–526.
205. Harrington DJ, Sutcliffe IC, Chanter N. The molecular basis of Streptococcus equi infection and disease. *Microbes Infect.* 2002;4:501–510.
206. Timoney JF, Artiushin SC, Boschwitz JS. Comparison of the sequences and functions of Streptococcus equi M-like proteins SeM and SzPSe. *Infect Immun.* 1997;65:3600–3605.
207. Jorm LR, Love DN, Bailey GD, et al. Genetic structure of populations of beta-haemolytic Lancefield group C streptococci from horses and their association with disease. *Res Vet Sci.* 1994;57:292–299.
208. Sweeney CR, Whitlock RH. Streptococcus equi infection in horses: part I. *Compend Contin Educ Pract Vet.* 1987;9:689.
209. Prescott JF, Srivastava SK, deGannes R, et al. A mild form of strangles caused by an atypical Streptococcus equi. *J Am Vet Med Assoc.* 1982;180:293–299.
210. Galan JE, Timoney JF, Lengemann FW. Passive transfer of mucosal antibody to Streptococcus equi in the foal. *Infect Immun.* 1986;54:202–206.
211. Sweeney CR, Benson CE, Whitlock RH, et al. Description of an epizootic and persistence of Streptococcus equi infections in horses. *J Am Vet Med Assoc.* 1989;194:1281–1286.
212. Todd TG. Strangles. *J Comp Pathol Ther.* 1910;23:212.
213. Timoney JF. The pathogenic equine streptococci. *Vet Res.* 2004;35:397–409.
214. Hamlen HJ, Timoney JF, Bell RJ. Epidemiologic and immunologic characteristics of Streptococcus equi infection in foals. *J Am Vet Med Assoc.* 1994;204:768–775.
215. Piche CA. Clinical observations on an outbreak of strangles. *Can Vet J.* 1984;25:7–11.
216. George JL, Reif JS, Shideler RK, et al. Identification of carriers of Streptococcus equi in a naturally infected herd. *J Am Vet Med Assoc.* 1983;183:80–84.
217. Whelchel DD, Chaffin MK. Sequelae and complications of Streptococcus equi subspecies equi infections in the horse. *Equine Vet Educ.* 2009;21:135–141.
218. Lindahl S, Baverud V, Egenvall A, et al. Comparison of sampling sites and laboratory diagnostic tests for S. equi subsp. equi in horses from confirmed strangles outbreaks. *J Vet Intern Med.* 2013;27:542–547.
219. Taylor SD, Wilson WD. Streptococcus equi subsp. equi (strangles) infection. *Clin Tech Equine Pract.* 2006;5:211–217.
220. Duffee LR, Stefanovski D, Boston RC, et al. Predictor variables for and complications associated with Streptococcus equi subsp equi infection in horses. *J Am Vet Med Assoc.* 2015;247:1161–1168.
221. Newton JR, Wood JL, Dunn KA, et al. Naturally occurring persistent and asymptomatic infection of the guttural pouches of horses with Streptococcus equi. *Vet Rec.* 1997;140:84–90.
222. Waller AS, Sellon DC, Sweeney CR, et al. Streptococcal infections. In: Sellon DC, Long MT, eds. *Equine Infectious Diseases.* 2nd ed. St. Louis: Elsevier; 2014:265–277.
223. Sweeney CR, Timoney JF, Newton JR, et al. Streptococcus equi infections in horses: guidelines for treatment, control, and prevention of strangles. *J Vet Intern Med.* 2005;19:123–134.
224. Jorm LR. Factors affecting the survival of Streptococcus equi subsp equi on surfaces. *Proc 6th Intnatl Conf Equine Infectious Diseases.* 1991:39–43.
225. Weese JS, Jarlot C, Morley PS. Survival of Streptococcus equi on surfaces in an outdoor environment. *Can Vet J.* 2009;50:968–970.
226. Sechi LA, Roger F, Diallo A, et al. Molecular characterization of Streptococcus equi subspecies equi isolated from an Ethiopian camel by ribotyping and PCR-ribotyping. *New Microbiol.* 1999;22:383–387.
227. Yigezu LM, Roger F, Kiredjian M, et al. Isolation of Streptococcus equi subspecies equi (strangles agent) from an Ethiopian camel. *Vet Rec.* 1997;140:608.
228. Breiman RF, Silverblatt FJ. Systemic Streptococcus equi infection in a horse handler—a case of human strangles. *West J Med.* 1986;145:385–386.
229. Holden MT, Heather Z, Paillot R, et al. Genomic evidence for the evolution of Streptococcus equi: host restriction, increased virulence, and genetic exchange with human pathogens. *PLoS Pathog.* 2009;5:e1000346.
230. Anzai T, Sheoran AS, Kuwamoto Y, et al. Streptococcus equi but not Streptococcus zooepidemicus produces potent mitogenic responses from equine peripheral blood mononuclear cells. *Vet Immunol Immunopathol.* 1999;67:235–246.
231. Timoney JF. Strangles. *Vet Clin North Am Equine Pract.* 1993;9:365–374.
232. Evers WD. Effect of furaltadone on strangles in horses. *J Am Vet Med Assoc.* 1968;152:1394–1398.
232a. Muhktar MM, Timoney JF. Chemotactic response of equine polymorphonuclear leucocytes to Streptococcus equi. *Res Vet Sci.* 1988;45:225.
232b. Hamilton A, Robinson C, Sutcliffe IC, et al. Mutation of the maturase lipoprotein attenuates the virulence of Streptococcus equi to a greater extent than does loss of general lipoprotein lipidation. *Infect Immun.* 2006;74:6907.
232c. Tiwari R, Qin A, Artiushin S, et al. Se18.9, an anti-phagocytic factor H binding protein of Streptococcus equi. *Vet Microbiol.* 2007;121:105.
232d. Kelly C, Bugg M, Robinson C, et al. Sequence variation of the SeM gene of Streptococcus equi allows discrimination of the source of strangles outbreaks. *J Clin Microbiol.* 2006;44:480.
232e. Sheoran AS, Sponseller BT, Holmes MA, et al. Serum and mucosal antibody isotype responses to M-like protein (SeM) of Streptococcus equi in convalescent and vaccinated horses. *Vet Immunol Immunopathol.* 1997;59:239.
233. Grant ST, Efstratiou A, Chanter N. Laboratory diagnosis of strangles and the isolation of atypical Streptococcus equi. *Vet Rec.* 1993;133:215–216.
234. Timoney JF, Timoney PJ, Strickland KL. Lysogeny and the immunologically reactive proteins of Streptococcus equi. *Vet Rec.* 1984;115:148.

235. Kaese HJ, Valberg SJ, Hayden DW, et al. Infarctive purpura hemorrhagica in five horses. *J Am Vet Med Assoc.* 2005;226:1893–1898. 1845.
236. Newton JR, Verheyen K, Talbot NC, et al. Control of strangles outbreaks by isolation of guttural pouch carriers identified using PCR and culture of Streptococcus equi. *Equine Vet J.* 2000;32: 515–526.
237. Waller AS, Jolley KA. Getting a grip on strangles: recent progress towards improved diagnostics and vaccines. *Vet J.* 2007;173:492–501.
238. Davidson A, Traub-Dargatz JL, Magnuson R, et al. Lack of correlation between antibody titers to fibrinogen-binding protein of Streptococcus equi and persistent carriers of strangles. *J Vet Diagn Invest.* 2008;20:457–462.
239. Boyle AG, Rankin SC, Duffee L, et al. Streptococcus equi Detection Polymerase Chain Reaction Assay for Equine Nasopharyngeal and Guttural Pouch Wash Samples. *J Vet Intern Med.* 2016;30:276–281.
240. Ramey D. Does early antibiotic use in horses with "strangles" cause metastatic Streptococcus equi bacterial infections? *Equine Vet Educ.* 2007;19:14.
241. Sweeney CR, Benson CE, Whitlock RH. Streptococcus equi infection in horses. Part 2. *Compend Contin Educ Pract Vet.* 1987;9:845–850.
242. Rumbaugh GE, Smith BP, Carlson GP. Internal abdominal abscesses in the horse: a study of 25 cases. *J Am Vet Med Assoc.* 1978;172:304–309.
243. Spoormakers TJ, Ensink JM, Goehring LS, et al. Brain abscesses as a metastatic manifestation of strangles: symptomatology and the use of magnetic resonance imaging as a diagnostic aid. *Equine Vet J.* 2003;35:146–151.
244. Pusterla N, Watson JL, Affolter VK, et al. Purpura haemorrhagica in 53 horses. *Vet Rec.* 2003;153:118–121.
245. Heath SE, Geor RJ, Tabel H, et al. Unusual patterns of serum antibodies to Streptococcus equi in two horses with purpura hemorrhagica. *J Vet Intern Med.* 1991;5:263–267.
246. Galan JE, Timoney JF. Immune complexes in purpura hemorrhagica of the horse contain IgA and M antigen of Streptococcus equi. *J Immunol.* 1985;135:3134–3137.
247. Yelle MT. Clinical aspects of Streptococcus equi infection. *Equine Vet J.* 1987;19:158–162.
248. Todhunter RJ, Brown CM, Stickle R. Retropharyngeal infections in five horses. *J Am Vet Med Assoc.* 1985;187:600–604.
249. Golland LC, Hodgson DR, Davis RE, et al. Retropharyngeal lymph node infection in horses: 46 cases (1977-1992). *Aust Vet J.* 1995;72:161–164.
250. De CD, van LG, Nollet H, et al. Percutaneous puncture technique for treating persistent retropharyngeal lymph node infections in seven horses. *Vet Rec.* 2003;152:169–172.
251. Todhunter RJ, Brown CM, Stickle R. Retropharyngeal infections in five horses. *J Am Vet Med Assoc.* 1985;187:600–604.
252. Rigg DL, Ramey DW, Reinertson EL. Tracheal compression secondary to abscessation of cranial mediastinal lymph nodes in a horse. *J Am Vet Med Assoc.* 1985;186:283–284.
253. Bell RJ, Smart ME. An unusual complication of strangles in a pony. *Can Vet J.* 1992;33:400–401.
254. Finno C, Pusterla N, Aleman M, et al. Streptococcus equi meningoencephalomyelitis in a foal. *J Am Vet Med Assoc.* 2006;229:721–724.
255. Lewis SS, Valberg SJ, Nielsen IL. Suspected immune-mediated myositis in horses. *J Vet Intern Med.* 2007;21:495–503.
256. Galan JE, Timoney JF. Mucosal nasopharyngeal immune responses of horses to protein antigens of Streptococcus equi. *Infect Immun.* 1985;47:623–628.
257. Borst LB, Patterson SK, Lanka S, et al. Evaluation of a commercially available modified-live Streptococcus equi subsp equi vaccine in ponies. *Am J Vet Res.* 2011;72:1130–1138.
258. Kemp-Symonds J, Kemble T, Waller A. Modified live Streptococcus equi ('strangles') vaccination followed by clinically adverse reactions associated with bacterial replication. *Equine Vet J.* 2007;39:284–286.
259. Prescott JF, Timoney JF. Could we eradicate strangles in equids? *J Am Vet Med Assoc.* 2007;231:377–378.
260. Timoney JF, Gillespie JH, Scott FW, et al. The Orthomyxoviridae. In: Timoney JF, Gillespie JH, Scott FW, et al., eds. *Hagan and Bruner's Microbioloby and Infectious Diseases of Domestic Animals.* 8th ed. Ithaca: Comstock Publishing Associates; 1988:775–789.
261. Wood JM. Antigenic variation of equine influenza: a stable virus. *Equine Vet J.* 1988;20:316–318.
262. Morley PS, Townsend HG, Bogdan JR, et al. Descriptive epidemiologic study of disease associated with influenza virus infections during three epidemics in horses. *J Am Vet Med Assoc.* 2000;216:535–544.
263. Newton JR, Verheyen K, Wood JL, et al. Equine influenza in the United Kingdom in 1998. *Vet Rec.* 1999;145:449–452.
264. Sovinova O, Tumova B, Pouska F, et al. Isolation of a virus causing respiratory disease in horses. *Acta Virol.* 1958;2:52–61.
265. Waddell GH, Teigland MB, Sigel MM. A new influenza virus associated with equine respiratory disease. *J Am Vet Med Assoc.* 1963;143:587–590.
266. Mumford JA, Hannant D, Jessett DM. Experimental infection of ponies with equine influenza (H3N8) viruses by intranasal inoculation or exposure to aerosols. *Equine Vet J.* 1990;22:93–98.
267. Willoughby R, Ecker G, McKee S, et al. The effects of equine rhinovirus, influenza virus and herpesvirus infection on tracheal clearance rate in horses. *Can J Vet Res.* 1992;56:115–121.
268. Gilkerson JR, Bailey KE, Diaz-Mendez A, et al. Update on viral diseases of the equine respiratory tract. *Vet Clin North Am Equine Pract.* 2015;31:91–104.
269. Livesay GJ, O'Neill T, Hannant D, et al. The outbreak of equine influenza (H3N8) in the United Kingdom in 1989: diagnostic use of an antigen capture ELISA. *Vet Rec.* 1993;133:515–519.
270. Mumford JA, Rossdale PD. Virus and its relationship to the "poor performance" syndrome. *Equine Vet J.* 1980;12:3–9.
271. Kirkland PD, Davis RJ, Gu X, et al. Application of high-throughput systems for the rapid detection of DNA and RNA viruses during the Australian equine influenza outbreak. *Aust Vet J.* 2011;89(suppl 1):38–39.
272. Quinlivan M, Dempsey E, Ryan F, et al. Real-time reverse transcription PCR for detection and quantitative analysis of equine influenza virus. *J Clin Microbiol.* 2005;43:5055–5057.
273. Cullinane A, Gildea S, Weldon E. Comparison of primary vaccination regimes for equine influenza: working towards an evidence-based regime. *Equine Vet J.* 2014;46:669–673.
274. El-Hage CM, Savage CJ, Minke JM, et al. Accelerated vaccination schedule provides protective levels of antibody and complete herd immunity to equine influenza. *Equine Vet J.* 2013;45:235–239.
275. Davison AJ, Eberle R, Ehlers B, et al. The order Herpesvirales. *Arch Virol.* 2009;154:171–177.
276. Allen GP, Bryans JT. Molecular epizootiology, pathogenesis, and prophylaxis of equine herpesvirus-1 infections. *Prog Vet Microbiol Immunol.* 1986;2:78–144.
277. Vandekerckhove AP, Glorieux S, Gryspeerdt AC, et al. Equine alphaherpesviruses (EHV-1 and EHV-4) differ in their efficiency to infect mononuclear cells during early steps of infection in nasal mucosal explants. *Vet Microbiol.* 2011;152:21–28.
278. Patel JR, Heldens J. Equine herpesviruses 1 (EHV-1) and 4 (EHV-4) - epidemiology, disease and immunoprophylaxis: a brief review. *Vet J.* 2005;170:14–23.
279. O'Keefe JS, Alley MR, Jones D, et al. Neonatal mortality due to equid herpesvirus 4 (EHV-4) in a foal. *Aust Vet J.* 1995;72:353–354.
280. Wilkins PA. Lower airway diseases of the adult horse. *Vet Clin North Am Equine Pract.* 2003;19:101–121. vii.

281. Carr E, Schott H, Pusterla N. Absence of equid herpesvirus-1 reactivation and viremia in hospitalized critically ill horses. *J Vet Intern Med*. 2011;25:1190–1193.
282. Foote CE, Love DN, Gilkerson JR, et al. Detection of EHV-1 and EHV-4 DNA in unweaned Thoroughbred foals from vaccinated mares on a large stud farm. *Equine Vet J*. 2004;36:341–345.
283. Slater JD, Borchers K, Field HJ. Equine herpesvirus-1: a neurotropic alphaherpesvirus. *Vet Rec*. 1994;135:239–240.
284. Slater JD, Borchers K, Thackray AM, et al. The trigeminal ganglion is a location for equine herpesvirus 1 latency and reactivation in the horse. *J Gen Virol*. 1994;75:2007–2016.
285. Allen GP. Antemortem detection of latent infection with neuropathogenic strains of equine herpesvirus-1 in horses. *Am J Vet Res*. 2006;67:1401–1405.
286. Gilkerson JR, Whalley JM, Drummer HE, et al. Epidemiology of EHV-1 and EHV-4 in the mare and foal populations on a Hunter Valley stud farm: are mares the source of EHV-1 for unweaned foals. *Vet Microbiol*. 1999;68:27–34.
287. Gilkerson JR, Whalley JM, Drummer HE, et al. Epidemiological studies of equine herpesvirus 1 (EHV-1) in Thoroughbred foals: a review of studies conducted in the Hunter Valley of New South Wales between 1995 and 1997. *Vet Microbiol*. 1999;68:15–25.
288. Burrows R, Goodridge D. Experimental studies on equine herpesvirus type 1 infections. *J Reprod Fertil Suppl*. 1975:611–615.
289. Foote CE, Gilkerson JR, Whalley JM, et al. Seroprevalence of equine herpesvirus 1 in mares and foals on a large Hunter Valley stud farm in years pre- and postvaccination. *Aust Vet J*. 2003;81:283–288.
290. Nugent J, Birch-Machin I, Smith KC, et al. Analysis of equid herpesvirus 1 strain variation reveals a point mutation of the DNA polymerase strongly associated with neuropathogenic versus nonneuropathogenic disease outbreaks. *J Virol*. 2006;80:4047–4060.
291. Perkins GA, Goodman LB, Tsujimura K, et al. Investigation of the prevalence of neurologic equine herpes virus type 1 (EHV-1) in a 23-year retrospective analysis (1984-2007). *Vet Microbiol*. 2009;139:375–378.
292. Lunn DP, vis-Poynter N, Flaminio MJ, et al. Equine herpesvirus-1 consensus statement. *J Vet Intern Med*. 2009;23:450–461.
293. Pusterla N, Mapes S, Wilson WD. Diagnostic sensitivity of nasopharyngeal and nasal swabs for the molecular detection of EHV-1. *Vet Rec*. 2008;162:520–521.
294. Browning GF, Bulach DM, Ficorilli N, et al. Latency of equine herpesvirus 4 (equine rhinopneumonitis virus). *Vet Rec*. 1988; 123:518–519.
295. Palfi V, Christensen LS. Analyses of restriction fragment patterns (RFPs) and pathogenicity in baby mice of equine herpesvirus 1 and 4 (EHV-1 and EHV-4) strains circulating in Danish horses. *Vet Microbiol*. 1995;47:199–204.
296. Borchers K, Wolfinger U, Ludwig H, et al. Virological and molecular biological investigations into equine herpes virus type 2 (EHV-2) experimental infections. *Virus Res*. 1998;55: 101–106.
297. Craig MI, Barrandeguy ME, Fernandez FM. Equine herpesvirus 2 (EHV-2) infection in thoroughbred horses in Argentina. *BMC Vet Res*. 2005;1:9.
298. Johnson PJ. An emerging role for the equine and asinine gamma-herpesviruses? 2013.
299. Murray MJ, Eichorn ES, Dubovi EJ, et al. Equine herpesvirus type 2: prevalence and seroepidemiology in foals. *Equine Vet J*. 1996;28:432–436.
300. Kleiboeker SB, Schommer SK, Johnson PJ, et al. Association of two newly recognized herpesviruses with interstitial pneumonia in donkeys (Equus asinus). *J Vet Diagn Invest*. 2002;14:273–280.
301. Fortier G, van EE, Fortier C, et al. Herpesviruses in respiratory liquids of horses: putative implication in airway inflammation and association with cytological features. *Vet Microbiol*. 2009;139:34–41.
302. Williams KJ, Maes R, Del PF, et al. Equine multinodular pulmonary fibrosis: a newly recognized herpesvirus-associated fibrotic lung disease. *Vet Pathol*. 2007;44:849–862.
303. Wong D, Scarratt WK. Equine herpes myeloencephalopathy in a 12-year-old American quarter horse. *Vet Clin North Am Equine Pract*. 2006;22:177–191.
304. Niedermaier G, Poth T, Gehlen H. Clinical aspects of multinodular pulmonary fibrosis in two warmblood horses. *Vet Rec*. 2010;166:426–430.
305. Vengust M, Wen X, Bienzle D. Herpesvirus-associated neurological disease in a donkey. *J Vet Diagn Invest*. 2008;20:820–823.
306. Hart KA, Barton MH, Williams KJ, et al. Multinodular pulmonary fibrosis, pancytopenia and equine herpes virus 5 in the Thoroughbred gelding. *Equine Verterinary Education*. 2008;20:470–475.
307. Marenzoni ML, Passamonti F, Lepri E, et al. Quantification of Equid herpesvirus 5 DNA in clinical and necropsy specimens collected from a horse with equine multinodular pulmonary fibrosis. *J Vet Diagn Invest*. 2011;23:802–806.
308. Bentz BG, Maxwell LK, Erkert RS, et al. Pharmacokinetics of acyclovir after single intravenous and oral administration to adult horses. *J Vet Intern Med*. 2006;20:589–594.
309. Maxwell LK, Bentz BG, Bourne DW, et al. Pharmacokinetics of valacyclovir in the adult horse. *J Vet Pharmacol Ther*. 2008;31:312–320.
310. Schwarz B, Schwendenwein I, van den Hoven R. Successful outcome in a case of equine multinodular pulmonary fibrosis (EMPF) treated with valacyclovir. *Equine Vet Educ*. 2012;2:1–4.
311. Wong DM, Belgrave RL, Williams KJ, et al. Multinodular pulmonary fibrosis in five horses. *J Am Vet Med Assoc*. 2008;232:898–905.
312. Wilkins PA. Equine multinodular pulmonary fibrosis. 2004;178–180.
313. Timoney PJ, McCollum WH. Equine viral arteritis. *Vet Clin North Am Equine Pract*. 1993;9:295–309.
314. Timoney PJ. Equine viral arteritis: a disease of emerging significance? *Equine Vet J*. 1986;18:166–168.
315. Del Piero F, Wilkins PA, Lopez JW, et al. Equine viral arteritis in newborn foals: clinical, pathological, serological, microbiological and immunohistochemical observations. *Equine Vet J*. 1997;29:178–185.
316. Li F, Browning GF, Studdert MJ, et al. Equine rhinovirus 1 is more closely related to foot-and-mouth disease virus than to other picornaviruses. *Proc Natl Acad Sci U S A*. 1996;93: 990–995.
317. Hartley CA, Ficorilli N, Dynon K, et al. Equine rhinitis A virus: structural proteins and immune response. *J Gen Virol*. 2001;82: 1725–1728.
318. Diaz-Mendez A, Viel L, Hewson J, et al. Surveillance of equine respiratory viruses in Ontario. *Can J Vet Res*. 2010;74:271–278.
319. Diaz-Mendez A, Hewson J, Shewen P, et al. Characteristics of respiratory tract disease in horses inoculated with equine rhinitis A virus. *Am J Vet Res*. 2014;75:169–178.
320. Quinlivan M, Maxwell G, Lyons P, et al. Real-time RT-PCR for the detection and quantitative analysis of equine rhinitis viruses. *Equine Vet J*. 2010;42:98–104.
321. Plummer G. An equine respiratory virus with enterovirus properties. *Nature*. 1962;195:519–520.
322. Black WD, Wilcox RS, Stevenson RA, et al. Prevalence of serum neutralising antibody to equine rhinitis A virus (ERAV), equine rhinitis B virus 1 (ERBV1) and ERBV2. *Vet Microbiol*. 2007;119:65–71.
323. Dynon K, Varrasso A, Ficorilli N, et al. Identification of equine herpesvirus 3 (equine coital exanthema virus), equine gammaherpesviruses 2 and 5, equine adenoviruses 1 and 2, equine arteritis virus and equine rhinitis A virus by polymerase chain reaction. *Aust Vet J*. 2001;79:695–702.

324. Fukunaga Y, Kumanomido T, Imagawa H, et al. Isolation of picornavirus from horses associated with Getah virus infection, Nihon Juigaku. *Zasshi*. 1981;43:569–572.
325. Fukunaga Y, Kumanomido T, Kamada M. Equine Picornavirus Isolation of Virus from the Oral Cavity of Healthy Horses. 1983;20:103–109. Bulletin of Equine Research Institute.
326. Lynch SE, Gilkerson JR, Symes SJ, et al. Persistence and chronic urinary shedding of the aphthovirus equine rhinitis A virus. *Comp Immunol Microbiol Infect Dis*. 2013;36:95–103.
327. Klaey M, Sanchez-Higgins M, Leadon DP, et al. Field case study of equine rhinovirus 1 infection: clinical signs and clinicopathology. *Equine Vet J*. 1998;30:267–269.
328. Diaz-Mendez A, Viel L, Shewen P, et al. Genomic analysis of a Canadian equine rhinitis A virus reveals low diversity among field isolates. *Virus Genes*. 2013;46:280–286.
329. Howell PG. The 1960 epizootic of African Horse Sickness in the Middle East and S. W. Asia. *J S Afr Vet Assoc*. 1960;31:329–334.
330. Lubroth J. African horse sickness and the epizootic in Spain 1987. *Equine Practice*. 1988;10:26–33.
331. Mellor PS, Hamblin C. African horse sickness. *Vet Res*. 2004;35:445–466.
332. Rubio C, Cubillo MA, Hooghuis H, et al. Validation of ELISA for the detection of African horse sickness virus antigens and antibodies. *Arch Virol Suppl*. 1998;14:311–315.
333. Lelli R, Molini U, Ronchi GF, et al. Inactivated and adjuvanted vaccine for the control of the African horse sickness virus serotype 9 infection: evaluation of efficacy in horses and guinea-pig model. *Vet Ital*. 2013;49:89–98.
334. Lincoln VJ, Page PC, Kopp C, et al. Protection of horses against Culicoides biting midges in different housing systems in Switzerland. *Vet Parasitol*. 2015;210:206–214.
335. Middleton D. Hendra virus. *Vet Clin North Am Equine Pract*. 2014;30:579–589.
336. Mahalingam S, Herrero LJ, Playford EG, et al. Hendra virus: an emerging paramyxovirus in Australia. *Lancet Infect Dis*. 2012;12:799–807.
337. Tulsiani SM, Graham GC, Moore PR, et al. Emerging tropical diseases in Australia. Part 5. Hendra virus. *Ann Trop Med Parasitol*. 2011;105:1–11.
338. Playford EG, McCall B, Smith G, et al. Human Hendra virus encephalitis associated with equine outbreak, Australia, 2008. *Emerg Infect Dis*. 2010;16:219–223.
339. Field H, Schaaf K, Kung N, et al. Hendra virus outbreak with novel clinical features, Australia. *Emerg Infect Dis*. 2010;16:338–340.
340. Field H, de JC, Melville D, et al. Hendra virus infection dynamics in Australian fruit bats. *PLoS One*. 2011;6:e28678.
341. Martin G, Plowright R, Chen C, et al. Hendra virus survival does not explain spillover patterns and implicates relatively direct transmission routes from flying foxes to horses. *J Gen Virol*. 2015;96:1229–1237.
342. Sweeney CR, Holcombe SJ, Barningham SC, et al. Aerobic and anaerobic bacterial isolates from horses with pneumonia or pleuropneumonia and antimicrobial susceptibility patterns of the aerobes. *J Am Vet Med Assoc*. 1991;198:839–842.
343. Davis E, Rush BR, Herr LG, et al. Enrofloxacin use in a long-distance transport model of equine respiratory disease. *Vet Ther*. 2006;7:232–242.
344. Wood JL, Newton JR, Chanter N, et al. Association between respiratory disease and bacterial and viral infections in British racehorses. *J Clin Microbiol*. 2005;43:120–126.
345. Blunden AS, Hannant D, Livesay G, et al. Susceptibility of ponies to infection with Streptococcus pneumoniae (capsular type 3). *Equine Vet J*. 1994;26:22–28.
346. Sweeney CR, Holcombe SJ, Barningham SC, et al. Aerobic and anaerobic bacterial isolates from horses with pneumonia or pleuropneumonia and antimicrobial susceptibility patterns of the aerobes. *J Am Vet Med Assoc*. 1991;198:839–842.
347. Sweeney CR, Divers TJ, Benson CE. Anaerobic bacteria in 21 horses with pleuropneumonia. *J Am Vet Med Assoc*. 1985;187:721–724.
348. Racklyeft DJ, Love DN. Bacterial infection of the lower respiratory tract in 34 horses. *Aust Vet J*. 2000;78:549–559.
349. Carr EA, Carlson GP, Wilson WD, et al. Acute hemorrhagic pulmonary infarction and necrotizing pneumonia in horses: 21 cases (1967-1993). *J Am Vet Med Assoc*. 1997;210: 1774–1778.
350. Wagner AE, Bennett DG. Analysis of equine thoracic fluid. *Vet Clin Pathol*. 1982;11:13–17.
351. Hepworth-Warren KL, Wilgenbusch CM, Wong DM, et al. Intrathoracic oesophageal perforation and secondary pleuropneumonia: five cases. *Equine Vet Educ*. 2015;27:283–290.
352. Sweeney CR, Divers TJ, Benson CE. Anaerobic bacteria in 21 horses with pleuropneumonia. *J Am Vet Med Assoc*. 1985;187:721–724.
353. Reuss S, Giguere S. Update on Bacterial Pneumonia and Peuropneumonia in the Adult Horse. *Vet Clin North Am Equine Pract*. 2015;31:105–120.
354. Estell KE, Young A, Kozikowski T, et al. Pneumonia Caused by Klebsiella spp. in 46 Horses. *J Vet Intern Med*. 2016;30:314–321.
355. Kinoshita Y, Niwa H, Katayama Y. Use of loop-mediated isothermal amplification to detect six groups of pathogens causing secondary lower respiratory bacterial infections in horses. *Microbiol Immunol*. 2015;59:365–370.
356. Tomlinson JE, Reef VB, Boston RC, et al. The Association of Fibrinous Pleural Effusion with Survival and Complications in Horses with Pleuropneumonia (2002-2012): 74 Cases. *J Vet Intern Med*. 2015;29:1410–1417.
357. Knych HK, Stanley SD, Arthur RM, et al. Detection and pharmacokinetics of three formulations of firocoxib following multiple administrations to horses. *Equine Vet J*. 2014;46:734–738.
358. Kvaternick V, Pollmeier M, Fischer J, et al. Pharmacokinetics and metabolism of orally administered firocoxib, a novel second generation coxib, in horses. *J Vet Pharmacol Ther*. 2007;30:208–217.
359. Vander Werf KA, Davis EG, Kukanich B. Pharmacokinetics and adverse effects of oral meloxicam tablets in healthy adult horses. *J Vet Pharmacol Ther*. 2013;36:376–381.
360. Vivancos M, Barker J, Engbers S, et al. Pharmacokinetics and bioequivalence of 2 meloxicam oral dosage formulations in healthy adult horses. *Can Vet J*. 2015;56:730–736.
361. Foreman JH, Ruemmler R. Phenylbutazone and flunixin meglumine used singly or in combination in experimental lameness in horses. *Equine Vet J Suppl*. 2011:12–17.
362. McConnico RS, Morgan TW, Williams CC, et al. Pathophysiologic effects of phenylbutazone on the right dorsal colon in horses. *Am J Vet Res*. 2008;69:1496–1505.
363. Reed SK, Messer NT, Tessman RK, et al. Effects of phenylbutazone alone or in combination with flunixin meglumine on blood protein concentrations in horses. *Am J Vet Res*. 2006;67: 398–402.
364. Keegan KG, Wilson DA, Wilson DJ, et al. Evaluation of mild lameness in horses trotting on a treadmill by clinicians and interns or residents and correlation of their assessments with kinematic gait analysis. *Am J Vet Res*. 1998;59:1370–1377.
365. Collins MB, Hodgson DR, Hutchins DR. Pleural effusion associated with acute and chronic pleuropneumonia and pleuritis secondary to thoracic wounds in horses: 43 cases (1982-1992). *J Am Vet Med Assoc*. 1994;205:1753–1758.
366. Raphel CF, Beech J. Pleuritis secondary to pneumonia or lung abscessation in 90 horses. *J Am Vet Med Assoc*. 1982;181:808–810.
367. Seltzer KL, Byars TD. Prognosis for return to racing after recovery from infectious pleuropneumonia in thoroughbred racehorses: 70 cases (1984-1989). *J Am Vet Med Assoc*. 1996;208:1300–1301.

368. Nout YS, Hinchcliff KW, Samii VF, et al. Chronic pulmonary disease with radiographic interstitial opacity (interstitial pneumonia) in foals. *Equine Vet J*. 2002;34:542–548.
369. Britton AP, Robinson JH. Isolation of influenza A virus from a 7-day-old foal with bronchointerstitial pneumonia. *Can Vet J*. 2002;43:55–56.
370. Buergelt CD, Hines SA, Cantor G, et al. A retrospective study of proliferative interstitial lung disease of horses in Florida. *Vet Pathol*. 1986;23:750–756.
371. Nobre D, Dagli ML, Haraguchi M. Crotalaria juncea intoxication in horses. *Vet Hum Toxicol*. 1994;36:445–448.
372. Buergelt CD. Interstitial pneumonia in the horse: a fledgling morphological entity with mysterious causes. *Equine Vet J*. 1995;27:4–5.
373. Donaldson MT, Beech J, Ennulat D, et al. Interstitial pneumonia and pulmonary fibrosis in a horse. *Equine Vet J*. 1998;30: 173–175.
374. Dungworth DL. Interstitial pulmonary disease. *Adv Vet Sci Comp Med*. 1982;26:173–200.
375. Bell SA, Balasuriya UB, Gardner IA, et al. Temporal detection of equine herpesvirus infections of a cohort of mares and their foals. *Vet Microbiol*. 2006;116:249–257.
376. Rush BR, Raub ES, Thomsen MM, et al. Pulmonary function and adrenal gland suppression with incremental doses of aerosolized beclomethasone dipropionate in horses with recurrent airway obstruction. *J Am Vet Med Assoc*. 2000;217:359–364.
377. Derksen FJ, Olszewski MA, Robinson NE, et al. Aerosolized albuterol sulfate used as a bronchodilator in horses with recurrent airway obstruction. *Am J Vet Res*. 1999;60:689–693.
378. Rush BR, Hoskinson JJ, Davis EG, et al. Pulmonary distribution of aerosolized technetium Tc 99m pentetate after administration of a single dose of aerosolized albuterol sulfate in horses with recurrent airway obstruction. *Am J Vet Res*. 1999;60: 764–769.
379. Leguillette R. Recurrent airway obstruction—heaves. *Vet Clin North Am Equine Pract*. 2003;19:63–86, vi.
380. Garre B, Baert K, Nauwynck H, et al. Multiple oral dosing of valacyclovir in horses and ponies. *J Vet Pharmacol Ther*. 2009;32:207–212.
381. Garre B, Gryspeerdt A, Croubels S, et al. Evaluation of orally administered valacyclovir in experimentally EHV1-infected ponies. *Vet Microbiol*. 2009;135:214–221.
382. Razonable RR. Cytomegalovirus infection after liver transplantation: current concepts and challenges. *World J Gastroenterol*. 2008;14:4849–4860.
383. Razonable RR, Emery VC. Management of CMV infection and disease in transplant patients. 27-29 February 2004. *Herpes*. 2004;11:77–86.
384. Clarke AF. A review of environmental and host factors in relation to equine respiratory disease. *Equine Vet J*. 1987;19: 435–441.
385. Stewart AJ, Cuming RS. Update on fungal respiratory disease in horses. *Vet Clin North Am Equine Pract*. 2015;31:43–62.
386. Sweeney CR, Habecker PL. Pulmonary aspergillosis in horses: 29 cases (1974-1997). *J Am Vet Med Assoc*. 1999;214:808–811.
387. Guillot J, Sarfati J, de BM, et al. Comparative study of serological tests for the diagnosis of equine aspergillosis. *Vet Rec*. 1999;145:348–349.
388. Slocombe RF, Slauson DO. Invasive pulmonary aspergillosis of horses: an association with acute enteritis. *Vet Pathol*. 1988;25:277–281.
389. Blomme E, Del Piero F, La Perle KM. Aspirgillosis in horses: a review. *Equine Vet Educ*. 1998;10:86–93.
390. Johnson PJ, Moore LA, Mrad DR, et al. Sudden death of two horses associated with pulmonary aspergillosis. *Vet Rec*. 1999;145:16–20.
391. Tunev SS, Ehrhart EJ, Jensen HE, et al. Necrotizing mycotic vasculitis with cerebral infarction caused by Aspergillus niger in a horse with acute typholocolitis. *Vet Pathol*. 1999;36: 347–351.
392. Sweeney CR, Habecker PL. Pulmonary aspergillosis in horses: 29 cases (1974-1997). *J Am Vet Med Assoc*. 1999;214:808–811.
393. Toribio RE, Kohn CW, Lawrence AE, et al. Thoracic and abdominal blastomycosis in a horse. *J Am Vet Med Assoc*. 1999;214:1357–1360, 1335.
394. Dolente BA, Habecker P, Chope K. Disseminated blastomycosis in a miniature horse. *Equine Vet Educ*. 2003;15:139–142.
395. Wilson JH, Olson EJ, Haugen EW, et al. Systemic blastomycosis in a horse. *J Vet Diagn Invest*. 2006;18:615–619.
396. Katayama Y, Kuwano A, Yoshihara T. Histoplasmosis in the lung of a race horse with yersiniosis. *J Vet Med Sci*. 2001;63: 1229–1231.
397. Rezabek GB, Donahue JM, Giles RC, et al. Histoplasmosis in horses. *J Comp Pathol*. 1993;109:47–55.
398. Rush Moore B, Reed S, Kowalski JJ, et al. Aspergillosis granuloma in the mediastinum of a nonimmunocompromised horse. *Cornell Vet*. 1993;83:97–104.
399. Sweeney CR, Humber KA, Roby KA. Cytologic findings of tracheobronchial aspirates from 66 thoroughbred racehorses. *Am J Vet Res*. 1992;53:1172–1175.
400. Sweeney CR, Beech J, Roby KA. Bacterial isolates from tracheobronchial aspirates of healthy horses. *Am J Vet Res*. 1985;46:2562–2565.
401. Pusterla N, Holmberg TA, Lorenzo-Figueras M, et al. Acremonium strictum pulmonary infection in a horse. *Vet Clin Pathol*. 2005;34:413–416.
402. Flaminio MJ, Rush BR, Cox JH, et al. CD4+ and CD8+ T-lymphocytopenia in a filly with Pneumocystis carinii pneumonia. *Aust Vet J*. 1998;76:399–402.
403. Davis EG, Wilkerson MJ, Rush BR. Flow cytometry: clinical applications in equine medicine. *J Vet Intern Med*. 2002;16: 404–410.
404. Perron Lepage MF, Gerber V, Suter MM. A case of interstitial pneumonia associated with Pneumocystis carinii in a foal. *Vet Pathol*. 1999;36:621–624.
405. Franklin RP, Long MT, MacNeill A, et al. Proliferative interstitial pneumonia, Pneumocystis carinii infection, and immunodeficiency in an adult Paso Fino horse. *J Vet Intern Med*. 2002;16:607–611.
406. MacNeill AL, Alleman AR, Franklin RP, et al. Pneumonia in a Paso-Fino mare. *Vet Clin Pathol*. 2003;32:73–76.
407. Perryman LE, McGuire TC, Crawford TB. Maintenance of foals with combined immunodeficiency: causes and control of secondary infections. *Am J Vet Res*. 1978;39:1043–1047.
408. Chandna VK, Morris E, Gliatto JM, et al. Localised subcutaneous cryptococcal granuloma in a horse. *Equine Vet J*. 1993;25: 166–168.
409. Begg LM, Hughes KJ, Kessell A, et al. Successful treatment of cryptococcal pneumonia in a pony mare. *Aust Vet J*. 2004;82:686–692.
410. Cornick JL. Diagnosis and treatment of pulmonary histoplasmosis in a horse. *Cornell Vet*. 1990;80:97–103.
411. French DD, Haynes PF, Miller RI. Surgical and medical management of rhinophycomycosis (conidiobolomycosis) in a horse. *J Am Vet Med Assoc*. 1985;186:1105–1107.
412. Zamos DT, Schumacher J, Loy JK. Nasopharyngeal conidiobolomycosis in a horse. *J Am Vet Med Assoc*. 1996;208: 100–101.
413. Burks BS. Parastitic Pneumonitis in Horses. *Compend Contin Educ Pract Vet*. 1998;20:378–383.
414. Austin SM, DiPietro JA, Foreman JH, et al. Comparison of the efficacy of ivermectin, oxibendazole, and pyrantel pamoate against 28-day Parascaris equorum larvae in the intestine of pony foals. *J Am Vet Med Assoc*. 1991;198:1946–1949.

415. Pardridge WM. Blood-brain barrier drug targeting enables neuroprotection in brain ischemia following delayed intravenous administration of neurotrophins. *Adv Exp Med Biol.* 2002;513:397–430.
416. DiPietro JA, Todd Jr KS. Anthelmintics used in treatment of parasitic infections of horses. *Vet Clin North Am Equine Pract.* 1987;3:1–14.
417. Costa AJ, Barbosa OF, Moraes FR, et al. Comparative efficacy evaluation of moxidectin gel and ivermectin paste against internal parasites of equines in Brazil. *Vet Parasitol.* 1998;80:29–36.
418. Couetil LL, Cardwell JM, Gerber V, et al. Inflammatory Airway Disease of Horses-Revised Consensus Statement. *J Vet Intern Med.* 2016;30:503–515.
419. Mazan MR. Update on noninfectious inflammatory diseases of the lower airway. *Vet Clin North Am Equine Pract.* 2015;31:159–185.
420. Davis E, Rush BR. Equine recurrent airway obstruction: pathogenesis, diagnosis, and patient management. *Vet Clin North Am Equine Pract.* 2002;18:453–467, vi.
421. Couetil LL, Ward MP. Analysis of risk factors for recurrent airway obstruction in North American horses: 1,444 cases (1990-1999). *J Am Vet Med Assoc.* 2003;223:1645–1650.
422. Gerber V, Bailey E. Genetics and disease in the horse. *Equine Vet J.* 1995;27:400–401.
423. Marti E, Gerber H, Essich G, et al. The genetic basis of equine allergic diseases. 1. Chronic hypersensitivity bronchitis. *Equine Vet J.* 1991;23:457–460.
424. Gerber V, Baleri D, Klukowska-Rotzler J, et al. Mixed inheritance of equine recurrent airway obstruction. *J Vet Intern Med.* 2009;23:626–630.
425. Bosshard S, Gerber V. Evaluation of coughing and nasal discharge as early indicators for an increased risk to develop equine recurrent airway obstruction (RAO). *J Vet Intern Med.* 2014;28:618–623.
426. Derksen FJ, Brown CM, Sonea I, et al. Comparison of transtracheal aspirate and bronchoalveolar lavage cytology in 50 horses with chronic lung disease. *Equine Vet J.* 1989;21:23–26.
427. Tesarowski DB, Viel L, McDonell WN. Pulmonary function measurements during repeated environmental challenge of horses with recurrent airway obstruction (heaves). *Am J Vet Res.* 1996;57:1214–1219.
428. Robinson NE, Olszewski MA, Boehler D, et al. Relationship between clinical signs and lung function in horses with recurrent airway obstruction (heaves) during a bronchodilator trial. *Equine Vet J.* 2000;32:393–400.
429. Couetil L, Hammer J, Miskovic FM, et al. Effects of N-butylscopolammonium bromide on lung function in horses with recurrent airway obstruction. *J Vet Intern Med.* 2012;26:1433–1438.
430. Couetil LL, Rosenthal FS, Simpson CM. Forced expiration: a test for airflow obstruction in horses. *J Appl Physiol (1985).* 2000;88:1870–1879.
431. Pirie RS, McLachlan G, McGorum BC. Evaluation of nebulised hay dust suspensions (HDS) for the diagnosis and investigation of heaves. 1: preparation and composition of HDS. *Equine Vet J.* 2002;34:332–336.
432. Pirie RS, Dixon PM, McGorum BC. Endotoxin contamination contributes to the pulmonary inflammatory and functional response to Aspergillus fumigatus extract inhalation in heaves horses. *Clin Exp Allergy.* 2003;33:1289–1296.
433. Ivester KM, Couetil LL, Moore GE, et al. Environmental exposures and airway inflammation in young thoroughbred horses. *J Vet Intern Med.* 2014;28:918–924.
434. Millerick-May ML, Karmaus W, Derksen FJ, et al. Local airborne particulate concentration is associated with visible tracheal mucus in Thoroughbred racehorses. *Equine Vet J.* 2013;45:85–90.
435. Ainsworth DM, Grunig G, Matychak MB, et al. Recurrent airway obstruction (RAO) in horses is characterized by IFN-gamma and IL-8 production in bronchoalveolar lavage cells. *Vet Immunol Immunopathol.* 2003;96:83–91.
436. Cordeau ME, Joubert P, Dewachi O, et al. IL-4, IL-5 and IFN-gamma mRNA expression in pulmonary lymphocytes in equine heaves. *Vet Immunol Immunopathol.* 2004;97:87–96.
437. Chen CL, Goldberg J, Gronwall RR. Pharmacokinetics of intravenously administration of prednisolone in the horse as determined by radioimmunoassay. *Chin J Physiol.* 1995;38:1–6.
438. French K, Pollitt CC, Pass MA. Pharmacokinetics and metabolic effects of triamcinolone acetonide and their possible relationships to glucocorticoid-induced laminitis in horses. *J Vet Pharmacol Ther.* 2000;23:287–292.
439. Rush BR, Worster AA, Flaminio MJ, et al. Alteration in adrenocortical function in horses with recurrent airway obstruction after aerosol and parenteral administration of beclomethasone dipropionate and dexamethasone, respectively. *Am J Vet Res.* 1998;59:1044–1047.
440. Courouce-Malblanc A, Fortier G, Pronost S, et al. Comparison of prednisolone and dexamethasone effects in the presence of environmental control in heaves-affected horses. *Vet J.* 2008;175:227–233.
441. Peroni DL, Stanley S, Kollias-Baker C, et al. Prednisone per os is likely to have limited efficacy in horses. *Equine Vet J.* 2002;34:283–287.
442. Gray PR, Derksen FJ, Robinson NE, et al. The role of cyclooxygenase products in the acute airway obstruction and airway hyperreactivity of ponies with heaves. *Am Rev Respir Dis.* 1989;140:154–160.
443. Rush BR, Raub ES, Rhoads WS, et al. Pulmonary function in horses with recurrent airway obstruction after aerosol and parenteral administration of beclomethasone dipropionate and dexamethasone, respectively. *Am J Vet Res.* 1998;59:1039–1043.
444. Bertin FR, Ivester KM, Couetil LL. Comparative efficacy of inhaled albuterol between two hand-held delivery devices in horses with recurrent airway obstruction. *Equine Vet J.* 2011;43:393–398.
445. Couetil LL, Chilcoat CD, DeNicola DB, et al. Randomized, controlled study of inhaled fluticasone propionate, oral administration of prednisone, and environmental management of horses with recurrent airway obstruction. *Am J Vet Res.* 2005;66:1665–1674.
446. Dauvillier J, Felippe MJ, Lunn DP, et al. Effect of long-term fluticasone treatment on immune function in horses with heaves. *J Vet Intern Med.* 2011;25:549–557.
447. Giguere S, Viel L, Lee E, et al. Cytokine induction in pulmonary airways of horses with heaves and effect of therapy with inhaled fluticasone propionate. *Vet Immunol Immunopathol.* 2002;85:147–158.
448. Couetil L, Hammer J, Miskovic FM, et al. Effects of N-butylscopolammonium bromide on lung function in horses with recurrent airway obstruction. *J Vet Intern Med.* 2012;26:1433–1438.
449. de LM, Rodrigues N, Chevigny M, et al. N-butylscopolammonium bromide causes fewer side effects than atropine when assessing bronchoconstriction reversibility in horses with heaves. *Equine Vet J.* 2014;46:474–478.
450. Seahorn TL, Beadle RE, McGorum BC, et al. Quantification of antigen-specific antibody concentrations in tracheal lavage fluid of horses with summer pasture-associated obstructive pulmonary disease. *Am J Vet Res.* 1997;58:1408–1411.
451. Mair TS. Obstructive pulmonary disease in 18 horses at summer pasture. *Vet Rec.* 1996;138:89–91.
452. Seahorn TL, Groves MG, Harrington KS, et al. Chronic obstructive pulmonary disease in horses in Louisiana. *J Am Vet Med Assoc.* 1996;208:248–251.

453. Costa LR, Johnson JR, Baur ME, et al. Temporal clinical exacerbation of summer pasture-associated recurrent airway obstruction and relationship with climate and aeroallergens in horses. *Am J Vet Res*. 2006;67:1635–1642.
454. Ward MP, Couetil LL. Climatic and aeroallergen risk factors for chronic obstructive pulmonary disease in horses. *Am J Vet Res*. 2005;66:818–824.
455. Christley RM, Hodgson DR, Rose RJ, et al. A case-control study of respiratory disease in Thoroughbred racehorses in Sydney, Australia. *Equine Vet J*. 2001;33:256–264.
456. Sanchez A, Couetil LL, Ward MP, et al. Effect of airway disease on blood gas exchange in racehorses. *J Vet Intern Med*. 2005;19:87–92.
457. Couetil LL, Rosenthal FS, DeNicola DB, et al. Clinical signs, evaluation of bronchoalveolar lavage fluid, and assessment of pulmonary function in horses with inflammatory respiratory disease. *Am J Vet Res*. 2001;62:538–546.
458. Couetil LL, DeNicola DB. Blood gas, plasma lactate and bronchoalveolar lavage cytology analyses in racehorses with respiratory disease. *Equine Vet J Suppl*. 1999:77–82.
459. Bedenice D, Mazan MR, Hoffman AM. Association between cough and cytology of bronchoalveolar lavage fluid and pulmonary function in horses diagnosed with inflammatory airway disease. *J Vet Intern Med*. 2008;22:1022–1028.
460. Richard EA, Fortier GD, Denoix JM, et al. Influence of subclinical inflammatory airway disease on equine respiratory function evaluated by impulse oscillometry. *Equine Vet J*. 2009;41:384–389.
461. Robinson NE, Berney C, Eberhart S, et al. Coughing, mucus accumulation, airway obstruction, and airway inflammation in control horses and horses affected with recurrent airway obstruction. *Am J Vet Res*. 2003;64:550–557.
462. Fogarty U, Buckley T. Bronchoalveolar lavage findings in horses with exercise intolerance. *Equine Vet J*. 1991;23:434–437.
463. Moore BR, Krakowka S, Robertson JT, et al. Cytologic evaluation of bronchoalveolar lavage fluid obtained from standardbred racehorses with inflammatory airway disease. *Am J Vet Res*. 1995;56:562–567.
464. Fraipont A, van EE, Ramery E, et al. Subclinical diseases underlying poor performance in endurance horses: diagnostic methods and predictive tests. *Vet Rec*. 2011;169:154.
465. Malikides N, Hughes KJ, Hodgson DR, et al. Comparison of tracheal aspirates and bronchoalveolar lavage in racehorses. 2. Evaluation of the diagnostic significance of neutrophil percentage. *Aust Vet J*. 2003;81:685–687.
466. Hare JE, Viel L. Pulmonary eosinophilia associated with increased airway responsiveness in young racing horses. *J Vet Intern Med*. 1998;12:163–170.
467. Ivester KM, Couetil LL. Management of chronic airway inflammation in the horse: a systematic review. *Equine Vet Educ*. 2014;26:647–656.
468. Courouce-Malblanc A, Fortier G, Pronost S, et al. Comparison of prednisolone and dexamethasone effects in the presence of environmental control in heaves-affected horses. *Vet J*. 2008;175:227–233.
469. Picandet V, Leguillette R, Lavoie JP. Comparison of efficacy and tolerability of isoflupredone and dexamethasone in the treatment of horses affected with recurrent airway obstruction ('heaves'). *Equine Vet J*. 2003;35:419–424.
470. Rush BR, Worster AA, Flaminio MJ, et al. Alteration in adrenocortical function in horses with recurrent airway obstruction after aerosol and parenteral administration of beclomethasone dipropionate and dexamethasone, respectively. *Am J Vet Res*. 1998;59:1044–1047.
471. Laan TT, Bull S, van Nieuwstadt RA, et al. The effect of aerosolized and intravenously administered clenbuterol and aerosolized fluticasone propionate on horses challenged with Aspergillus fumigatus antigen. *Vet Res Commun*. 2006;30:623–635.
472. Read JR, Boston RC, Abraham G, et al. Effect of prolonged administration of clenbuterol on airway reactivity and sweating in horses with inflammatory airway disease. *Am J Vet Res*. 2012;73:140–145.
473. Henrikson SL, Rush BR. Efficacy of salmeterol xinafoate in horses with recurrent airway obstruction. *J Am Vet Med Assoc*. 2001;218:1961–1965.
474. Hinchcliff KW, Couetil LL, Knight PK, et al. Exercise induced pulmonary hemorrhage in horses: American College of Veterinary Internal Medicine consensus statement. *J Vet Intern Med*. 2015;29:743–758.
475. Pascoe JR, Ferraro GL, Cannon JH, et al. Exercise-induced pulmonary hemorrhage in racing thoroughbreds: a preliminary study. *Am J Vet Res*. 1981;42:703–707.
476. Raphel CF, Soma LR. Exercise-induced pulmonary hemorrhage in Thoroughbreds after racing and breezing. *Am J Vet Res*. 1982;43:1123–1127.
477. Hinchcliff KW, Jackson MA, Morley PS, et al. Association between exercise-induced pulmonary hemorrhage and performance in Thoroughbred racehorses. *J Am Vet Med Assoc*. 2005;227:768–774.
478. Hinchcliff KW, Morley PS, Guthrie AJ. Efficacy of furosemide for prevention of exercise-induced pulmonary hemorrhage in Thoroughbred racehorses. *J Am Vet Med Assoc*. 2009;235:76–82.
479. Sweeney CR, Soma LR, Maxson AD, et al. Effects of furosemide on the racing times of Thoroughbreds. *Am J Vet Res*. 1990;51:772–778.
480. Voynick BT, Sweeney CR. Exercised-induced pulmonary hemorrhage in polo and racing horses. *J Am Vet Med Assoc*. 1986;188:301–302.
481. West JB, Mathieu-Costello O, Jones JH, et al. Stress failure of pulmonary capillaries in racehorses with exercise-induced pulmonary hemorrhage. *J Appl Physiol (1985)*. 1993;75:1097–1109.
482. Manohar M, Goetz TE. Pulmonary vascular pressures of strenuously exercising Thoroughbreds during intravenous infusion of nitroglycerin. *Am J Vet Res*. 1999;60:1436–1440.
483. Manohar M, Goetz TE. Pulmonary vascular pressures of exercising thoroughbred horses with and without endoscopic evidence of EIPH. *J Appl Physiol (1985)*. 1996;81:1589–1593.
484. Birks EK, Mathieu-Costello O, Fu Z, et al. Very high pressures are required to cause stress failure of pulmonary capillaries in thoroughbred racehorses. *J Appl Physiol (1985)*. 1997;82:1584–1592.
485. Stack A, Derksen FJ, Sordillo LM, et al. Effects of exercise on markers of venous remodeling in lungs of horses. *Am J Vet Res*. 2013;74:1231–1238.
486. O'Callaghan MW, Pascoe JR, Tyler WS, et al. Exercise-induced pulmonary haemorrhage in the horse: results of a detailed clinical, post mortem and imaging study. VIII. Conclusions and implications. *Equine Vet J*. 1987;19:428–434.
487. O'Callaghan MW, Hornof WJ, Fisher PE, et al. Exercise-induced pulmonary haemorrhage in the horses: results of a detailed clinical, post mortem and imaging study. VII. Ventilation/perfusion scintigraphy in horses with EIPH. *Equine Vet J*. 1987;19:423–427.
488. Williams KJ, Derksen FJ, De Feijter-Rupp H, et al. Regional pulmonary veno-occlusion: a newly identified lesion of equine exercise-induced pulmonary hemorrhage. *Vet Pathol*. 2008;45:316–326.
489. Derksen FJ, Williams KJ, Uhal BD, et al. Pulmonary response to airway instillation of autologous blood in horses. *Equine Vet J*. 2007;39:334–339.
490. McKane SA, Slocombe RF. Sequential changes in bronchoalveolar cytology after autologous blood inoculation. *Equine Vet J Suppl*. 1999:126–130.
491. McKane SA, Slocombe RF. Alveolar fibrosis and changes in equine lung morphometry in response to intrapulmonary blood. *Equine Vet J Suppl*. 2002:451–458.

492. Williams KJ, Derksen FJ, Defeijter-Rupp HL, et al. Repeated blood instillation into the airway of the horse does not cause pulmonary fibrosis. *Equine Vet J.* 2011;43:354–358.
493. Christley RM, Hodgson DR, Rose RJ, et al. Coughing in thoroughbred racehorses: risk factors and tracheal endoscopic and cytological findings. *Vet Rec.* 2001;148:99–104.
494. Chapman PS, Green C, Main JP, et al. Retrospective study of the relationships between age, inflammation and the isolation of bacteria from the lower respiratory tract of thoroughbred horses. *Vet Rec.* 2000;146:91–95.
495. Speirs VC, van Veenendaal JC, Harrison IW, et al. Pulmonary haemorrhage in standardbred horses after racing. *Aust Vet J.* 1982;59:38–40.
496. Hillidge CJ, Whitlock TW. Sex variation in the prevalence of exercise-induced pulmonary haemorrhage in racing quarter horses. *Res Vet Sci.* 1986;40:406–407.
497. Doucet MY, Viel L. Clinical, radiographic, endoscopic, bronchoalveolar lavage and lung biopsy findings in horses with exercise-induced pulmonary hemorrhage. *Can Vet J.* 2002;43: 195–202.
498. Takahashi T, Hiraga A, Ohmura H, et al. Frequency of and risk factors for epistaxis associated with exercise-induced pulmonary hemorrhage in horses: 251,609 race starts (1992-1997). *J Am Vet Med Assoc.* 2001;218:1462–1464.
499. Furuoka H, Taniyama H, Matsui T, et al. Malignant thymoma with multiple metastases in a mare, Nippon Juigaku. *Zasshi.* 1987;49:577–579.
500. Boden LA, Charles JA, Slocombe RF, et al. Sudden death in racing Thoroughbreds in Victoria, Australia. *Equine Vet J.* 2005;37:269–271.
501. Lyle CH, Uzal FA, McGorum BC, et al. Sudden death in racing Thoroughbred horses: an international multicentre study of post mortem findings. *Equine Vet J.* 2011;43:324–331.
502. Sullivan SL, Anderson GA, Morley PS, et al. Prospective study of the association between exercise-induced pulmonary haemorrhage and long-term performance in Thoroughbred racehorses. *Equine Vet J.* 2015;47:350–357.
503. de Mello Costa MF, Thomassian A, Gomes TS. Study of exercise induced pulmonary hemorrhage (EIPH) in flat racing Thoroughbred horses through 1889 respiratory endoscopies after races. *Rev Bras Cien Vet.* 2005;12:89–91.
504. Hinchcliff KW, Jackson MA, Brown JA, et al. Tracheobronchoscopic assessment of exercise-induced pulmonary hemorrhage in horses. *Am J Vet Res.* 2005;66:596–598.
505. McKane SA, Canfield PJ, Rose RJ. Equine bronchoalveolar lavage cytology: survey of thoroughbred racehorses in training. *Aust Vet J.* 1993;70:401–404.
506. Hinchcliff KW. Counting red cells—is it an answer to EIPH? *Equine Vet J.* 2000;32:362–363.
507. Doucet MY, Viel L. Alveolar macrophage graded hemosiderin score from bronchoalveolar lavage in horses with exercise-induced pulmonary hemorrhage and controls. *J Vet Intern Med.* 2002;16:281–286.
508. Manohar M, Goetz TE, Rothenbaum P, et al. Clenbuterol administration does not enhance the efficacy of furosemide in attenuating the exercise-induced pulmonary capillary hypertension in Thoroughbred horses. *J Vet Pharmacol Ther.* 2000;23:389–395.
509. Manohar M, Goetz TE, Sullivan E, et al. Pulmonary vascular pressures of strenuously exercising Thoroughbreds after administration of varying doses of frusemide. *Equine Vet J.* 1997;29:298–304.
510. Manohar M. Furosemide attenuates the exercise-induced increase in pulmonary artery wedge pressure in horses. *Am J Vet Res.* 1993;54:952–958.
511. Manohar M, Goetz TE, Rothenbaum P, et al. Intravenous pentoxifylline does not enhance the pulmonary haemodynamic efficacy of frusemide in strenuously exercising thoroughbred horses. *Equine Vet J.* 2001;33:354–359.
512. Magid JH, Manohar M, Goetz TE, et al. Pulmonary vascular pressures of thoroughbred horses exercised 1, 2, 3 and 4 h after furosemide administration. *J Vet Pharmacol Ther.* 2000;23:81–89.
513. Gleed FD, Ducharme NG, Hackett RP, et al. Effects of frusemide on pulmonary capillary pressure in horses exercising on a treadmill. *Equine Vet J Suppl.* 1999:102–106.
514. Manohar M. Pulmonary vascular pressures of strenuously exercising thoroughbreds after administration of flunixin meglumine and furosemide. *Am J Vet Res.* 1994;55:1308–1312.
515. Olsen SC, Coyne CP, Lowe BS, et al. Influence of furosemide on hemodynamic responses during exercise in horses. *Am J Vet Res.* 1992;53:742–747.
516. Buchholz BM, Murdock A, Bayly WM, et al. Effects of intravenous aminocaproic acid on exercise-induced pulmonary haemorrhage (EIPH). *Equine Vet J Suppl.* 2010:256–260.
517. Epp TS, Edwards KL, Poole DC. Effects of conjugated oestrogens and aminocaproic acid upon exercise induced pulmonary hemorrhage (EIPH). *Compative Exerc Physiol.* 2008;5:95–103.
518. Manohar M, Goetz TE, Rothenbaum P, et al. Clenbuterol administration does not attenuate the exercise-induced pulmonary arterial, capillary or venous hypertension in strenuously exercising Thoroughbred horses. *Equine Vet J.* 2000;32:546–550.
519. Walker HJ, Evans DL, Slocombe RF, et al. Effect of corticosteroid and bronchodilator therapy on bronchoalveolar lavage cytology following intrapulmonary blood inoculation. *Equine Vet J Suppl.* 2006:516–522.
520. Sweeney CR, Soma LR, Bucan CA, et al. Exercise-induced pulmonary hemorrhage in exercising Thoroughbreds: preliminary results with pre-exercise medication. *Cornell Vet.* 1984;74: 263–268.
521. Manohar M, Goetz TE, Hassan AS, et al. Anti-inflammatory agent, dexamethasone, does not affect exercise-induced arterial hypoxemia in Thoroughbreds. *J Appl Physiol (1985).* 2002;93:99–106.
522. Manohar M, Goetz TE, Griffin R, et al. Pulmonary vascular pressures of strenuously exercising thoroughbreds after administration of phenylbutazone. *Am J Vet Res.* 1996;57:1354–1358.
523. Manohar M, Goetz TE, Rothenbaum P, et al. Intravenous pentoxifylline does not affect the exercise-induced pulmonary arterial, capillary or venous hypertension in Thoroughbred horses. *J Vet Pharmacol Ther.* 2000;23:317–322.
524. Geor RJ, Ommundson L, Fenton G, et al. Effects of an external nasal strip and frusemide on pulmonary haemorrhage in Thoroughbreds following high-intensity exercise. *Equine Vet J.* 2001;33:577–584.
525. Kindig CA, McDonough P, Fenton G, et al. Efficacy of nasal strip and furosemide in mitigating EIPH in Thoroughbred horses. *J Appl Physiol (1985).* 2001;91:1396–1400.
526. Kindig CA, Poole DC, McDonough P, et al. Nasal strips and EIPH in the exercising Thoroughbred racehorse. *J Appl Physiol (1985).* 2001;91:1908–1910.
527. Valdez SC, Nieto JE, Spier SJ, et al. Effect of an external nasal dilator strip on cytologic characteristics of bronchoalveolar lavage fluid in Thoroughbred racehorses. *J Am Vet Med Assoc.* 2004;224:558–561.
528. Sweeney CR, Gillette DM. Thoracic neoplasia in equids: 35 cases (1967-1987). *J Am Vet Med Assoc.* 1989;195:374–377.
529. Mair T, Rush BR, Tucker RL. Clinical and diagnostic features of thoracic neoplasia in the horse. *Equine Vet Educ.* 2004;16:30–36.
530. Misdorp W, Nauta-van Gelder HL. Granular-cell myoblastoma' in the horse. A report of 4 cases *Pathol Vet.* 1968;5:385–394.
531. Parker GA, Novilla MN, Brown AC, et al. Granular cell tumour (myeloblastoma) in the lung of a horse. *J Comp Pathol.* 1979;89:421–430.
532. Nickels FA, Brown CM, Breeze RG. Myoblastoma. Equine granular cell tumor. *Mod Vet Pract.* 1980;61:593–596.

533. Turk RHH, Breeze RG. Histochemical and ultrastructural features of an equine pulmonary granular cell tumour. *J Comp Pathol*. 1981;91:471–481.
534. Scarratt WK, Crisman MV, Sponenberg DP, et al. Pulmonary granular cell tumour in 2 horses. *Equine Vet J*. 1993;25:244–247.
535. Sutton RH, Coleman GT. A pulmonary granular cell tumour with associated hypertrophic osteopathy in a horse. *N Z Vet J*. 1995;43:123.
536. Goodchild LM, Dart AJ, Collins MB, et al. Granular cell tumour in the bronchus of a horse. *Aust Vet J*. 1997;75:16–18.
537. Pusterla N, Pesavento PA, Smith P, et al. Idiopathic granulomatous pneumonia in seven horses. *Vet Rec*. 2003;153:653–655.
538. Bouchard PR, Fortna CH, Rowland PH, et al. An immunohistochemical study of three equine pulmonary granular cell tumors. *Vet Pathol*. 1995;32:730–734.
539. Alexander JE, Keown GH, Palotay JL. Granular cell myoblastoma with hypertrophic pulmonary osteoarthropathy in a mare. *J Am Vet Med Assoc*. 1965;146:703–708.
540. Mair TS, Dyson SJ, Fraser JA, et al. Hypertrophic osteopathy (Marie's disease) in equidae: a review of twenty-four cases. *Equine Vet J*. 1996;28:256–262.
541. Heinola T, Heikkila M, Ruohoniemi M, et al. Hypertrophic pulmonary osteopathy associated with granular cell tumour in a mare. *Vet Rec*. 2001;149:307–308.
542. Smith BL, Aguilera-Tejero E, Tyler WS, et al. Endoscopic anatomy and map of the equine bronchial tree. *Equine Vet J*. 1994;26:283–290.
543. Kelley LC, Hill JE, Hafner S, et al. Spontaneous equine pulmonary granular cell tumors: morphologic, histochemical, and immunohistochemical characterization. *Vet Pathol*. 1995;32:101–106.
544. Facemire PR, Chilcoat CD, Sojka JE, et al. Treatment of granular cell tumor via complete right lung resection in a horse. *J Am Vet Med Assoc*. 2000;217:1522–1525.
545. Ohnesorge B, Gehlen H, Wohlsein P. Transendoscopic electrosurgery of an equine pulmonary granular cell tumor. *Vet Surg*. 2002;31:375–378.
546. Dadmanesh F, Sekihara T, Rosai J. Histologic typing of thymoma according to the new World Health Organization classification. *Chest Surg Clin N Am*. 2001;11:407–420.
547. Shahriar F, Moore J. Thymic epithelial tumor with heart metastasis in a horse. *Vet Med Int*. 2010;2010.
548. Migaki G. Hematopoietic neoplasms of slaughter animals. *Natl Cancer Inst Monogr*. 1969;32:121–151.
549. Whiteley LO, Leininger JR, Wolf CB, et al. Malignant squamous cell thymoma in a horse. *Vet Pathol*. 1986;23:627–629.
550. Dill SG, Moise NS, Meschter CL. Cardiac failure in a stallion secondary to metastasis of an anaplastic pulmonary carcinoma. *Equine Vet J*. 1986;18:414–417.
551. Uphoff CS, Lyncoln JA. A primary pulmonary tumour in a horse. *Equine Pract*. 1987;9:19–20.
552. van Rensburg IB, Stadler P, Soley J. Bronchiolo-alveolar adenocarcinoma in a horse. *J S Afr Vet Assoc*. 1989;60:212–214.
553. Anderson JD, Leonard JM, Zeliff JA, et al. Primary pulmonary neoplasm in a horse. *J Am Vet Med Assoc*. 1992;201:1399–1401.
554. Mair TS, Brown PJ. Clinical and pathological features of thoracic neoplasia in the horse. *Equine Vet J*. 1993;25:220–223.
555. Schultze AE, Sonea I, Bell TG. Primary malignant pulmonary neoplasia in two horses. *J Am Vet Med Assoc*. 1988;193:477–480.
556. Murphy JR, Breeze RG, McPherson EA. Myxoma of the equine respiratory tract. *Mod Vet Pract*. 1978;59:529–532.
557. Clem MF, O'Brien TD, Christopher MM. Pulmonary chondrosarcoma in a horse. *Compend Contin Educ Pract Vet*. 1986;8:964–969.
558. Rossdale PD, Greet TR, McGladdery AJ. Pulmonary leiomyosarcoma in a 13-year-old Thoroughbred stallion presenting as a differential diagnosis recurrent airway obstruction (RAO). *Equine Vet Educ*. 2004;16:21–28.
559. Perez-Ecija RA, Mendoza FJ, Zafra R, et al. Clinical, pathological and immunohistochemical features of a pulmonary blastoma in a horse. *Vet Rec*. 2009;164:182–183.
560. Straub R, von TC, Pauli B, et al. Pleural mesothelioma in a horse. *Schweiz Arch Tierheilkd*. 1974;116:207–211.
561. Kramer JW, Nickels FA, Bell T. Cytology of diffuse mesothelioma in the thorax of a horse. *Equine Vet J*. 1976;8:81–83.
562. Carnine BL, Schneider G, Cook JE, et al. Pericardial mesothelioma in a horse. *Vet Pathol*. 1977;14:513–515.
563. Wallace SS, Jayo MJ, Maddux JM, et al. Mesothelioma in a horse. *Compend Contin Educ Pract Vet*. 1987;9:210–216.
564. Colbourne CM, Bolton JR, Mills JN, et al. Mesothelioma in horses. *Aust Vet J*. 1992;69:275–278.
565. Mair T, Hillyer MH, Brown PJ. Mesothelioma of the pleural cavity in a horse: diagnostic features. *Equine Vet Educ*. 1992;4:59–61.
566. Frye FL, Knight HD, Brown SI. Hemangiosarcoma in a horse. *J Am Vet Med Assoc*. 1983;182:287–289.
567. Fry MM, Magdesian KG, Judy CE, et al. Antemortem diagnosis of equine mesothelioma by pleural biopsy. *Equine Vet J*. 2003;35:723–727.
568. Cotchin E. A general survey of tumours in the horse. *Equine Vet J*. 1977;9:16–21.
569. East LM, Savage CJ. Abdominal neoplasia (excluding urogenital tract). *Vet Clin North Am Equine Pract*. 1998;14:475–4vi.
570. Neufeld JL. Lymphosarcoma in a mare and review of cases at the Ontario Veterinary College. *Can Vet J*. 1973;14:149–153.
571. Neufeld JL. Lymphosarcoma in the horse: a review. *Can Vet J*. 1973;14:129–135.
572. Platt H. Observations on the pathology of non-alimentary lymphomas in the horse. *J Comp Pathol*. 1988;98:177–194.
573. van den Hoven R, Franken P. Clinical aspects of lymphosarcoma in the horse: a clinical report of 16 cases. *Equine Vet J*. 1983;15:49–53.
574. Reef VB, Dyson SS, Beech J. Lymphosarcoma and associated immune-mediated hemolytic anemia and thrombocytopenia in horses. *J Am Vet Med Assoc*. 1984;184:313–317.
575. Rebhun WC, Bertone A. Equine lymphosarcoma. *J Am Vet Med Assoc*. 1984;184:720–721.
576. Adams R, Calderwood-Mays MB, Peyton LC. Malignant lymphoma in three horses with ulcerative pharyngitis. *J Am Vet Med Assoc*. 1988;193:674–676.
577. Meyer J, DeLay J, Bienzle D. Clinical, laboratory, and histopathologic features of equine lymphoma. *Vet Pathol*. 2006;43:914–924.
578. Mendes LCN, de Araujo MA, Bovino F, et al. Clinical, histological and immunophenotypic findins in a mare with ammary lymphoma associated with anemia and pruritis. *Equine Vet Educ*. 2011;23:177–183.
579. Finley MR, Rebhun WC, Dee A, et al. Paraneoplastic pruritus and alopecia in a horse with diffuse lymphoma. *J Am Vet Med Assoc*. 1998;213:102–104.
580. Keen JA, Swain JM, Rhind SM, et al. Lymphoproliferative disease resembling lymphomatoid granulomatosis in a thoroughbred mare. *J Vet Intern Med*. 2004;18:904–906.
581. Liebow AA, Carrington CR, Friedman PJ. Lymphomatoid granulomatosis. *Hum Pathol*. 1972;3:457–558.
582. Lucke VM, Kelly DF, Harrington GA, et al. A lymphomatoid granulomatosisofthelungsinyoungdogs. *VetPathol*.1979;16:405–412.
583. Postorino NC, Wheeler SL, Park RD, et al. A syndrome resembling lymphomatoid granulomatosis in the dog. *J Vet Intern Med*. 1989;3:15–19.
584. Berry CR, Moore PF, Thomas WP, et al. Pulmonary lymphomatoid granulomatosis in seven dogs (1976-1987). *J Vet Intern Med*. 1990;4:157–166.
585. Leblanc B, Masson MT, Andreu M, et al. Lymphomatoid granulomatosis in a beagle dog. *Vet Pathol*. 1990;27:287–289.

586. Fitzgerald SD, Wolf DC, Carlton WW. Eight cases of canine lymphomatoid granulomatosis. *Vet Pathol.* 1991;28:241–245.
587. Valentine BA, Blue JT, Zimmer JF, et al. Pulmonary lymphomatoid granulomatosis in a cat. *J Vet Diagn Invest.* 2000;12:465–467.
588. Roberts MC. Equine lymphoma: What are the prospects for cellular differentiation, early daignosis and intervention strategies? *Equine Vet Educ.* 2008;20:464–466.
589. Kelley LC, Mahaffey EA. Equine malignant lymphomas: morphologic and immunohistochemical classification. *Vet Pathol.* 1998;35:241–252.
590. Ross JS. DNA ploidy and cell cycle analysis in cancer diagnosis and prognosis. *Oncology (Williston Park).* 1996;10:867–882, 887.
591. Scarratt WK, Crisman MV. Neoplasia of the respiratory tract. *Vet Clin North Am Equine Pract.* 1998;14:451–473, v.
592. Southwood LL, Schott HC, Henry CJ, et al. Disseminated hemangiosarcoma in the horse: 35 cases. *J Vet Intern Med.* 2000;14:105–109.
593. Valentine BA, Weinstock D. Metastatic testicular embryonal carcinoma in a horse. *Vet Pathol.* 1986;23:92–96.
594. Johnson JE, Beech J, Saik JE. Disseminated hemangiosarcoma in a horse. *J Am Vet Med Assoc.* 1988;193:1429–1431.
595. Rossier Y, Sweeney CR, Heyer G, et al. Pleuroscopic diagnosis of disseminated hemangiosarcoma in a horse. *J Am Vet Med Assoc.* 1990;196:1639–1640.
596. Jean D, Lavoie JP, Nunez L, et al. Cutaneous hemangiosarcoma with pulmonary metastasis in a horse. *J Am Vet Med Assoc.* 1994;204:776–778.
597. Johns I, Stephen JO, Del PF, et al. Hemangiosarcoma in 11 young horses. *J Vet Intern Med.* 2005;19:564–570.
598. Prater PE, Patton CS, Held JP. Pleural effusion resulting from malignant hepatoblastoma in a horse. *J Am Vet Med Assoc.* 1989;194:383–385.
599. East LM, Steyn PF, Dickinson CE, et al. Occult osseous metastasis of a colonic adenocarcinoma visualized with technetium tc 99m hydroxymethylene diphosphate scintigraphy in a horse. *J Am Vet Med Assoc.* 1998;213:1167–1173.
600. Ford TS, Vaala WE, Sweeney CR, et al. Pleuroscopic diagnosis of gastroesophageal squamous cell carcinoma in a horse. *J Am Vet Med Assoc.* 1987;190:1556–1558.
601. Jorgensen JS, Geoly FJ, Berry CR, et al. Lameness and pleural effusion associated with an aggressive fibrosarcoma in a horse. *J Am Vet Med Assoc.* 1997;210:1328–1331.
602. Murray MJ, Cavey DM, Feldman BF, et al. Signs of sympathetic denervation associated with a thoracic melanoma in a horse. *J Vet Intern Med.* 1997;11:199–203.
603. MacGillivray KC, Sweeney RW, Del PF. Metastatic melanoma in horses. *J Vet Intern Med.* 2002;16:452–456.
604. Tan RH, Crisman MV, Clark SP, et al. Multicentric mastocytoma in a horse. *J Vet Intern Med.* 2007;21:340–343.
605. Peroni JF, Robinson NE, Stick JA, et al. Pleuropulmonary and cardiovascular consequences of thoracoscopy performed in healthy standing horses. *Equine Vet J.* 2000;32:280–286.
606. Vachon AM, Fischer AT. Thoracoscopy in the horse: diagnostic and therapeutic indications in 28 cases. *Equine Vet J.* 1998;30:467–475.
607. Hollis AR. Paraneoplastic syndromes. *Equine Vet Educ.* 2011;23:184–185.
608. Blackman MR, Rosen SW, Weintraub BD. Ectopic hormones. *Adv Intern Med.* 1978;23:85–113.
609. Dascanio JJ, Zhang CH, Antczak DF, et al. Differentiation of chronic lymphocytic leukemia in the horse. A report of two cases. *J Vet Intern Med.* 1992;6:225–229.
610. Weir EC, Burtis WJ, Morris CA, et al. Isolation of 16,000-dalton parathyroid hormone-like proteins from two animal tumors causing humoral hypercalcemia of malignancy. *Endocrinology.* 1988;123:2744–2751.
611. Weir EC, Norrdin RW, Barthold SW, et al. Primary hyperparathyroidism in a dog: biochemical, bone histomorphometric, and pathologic findings. *J Am Vet Med Assoc.* 1986;189: 1471–1474.
612. Jaeschke G, Rudolph R. Clinical diagnostic keys and special manifestations in equine leukosis. *Berl Munch Tierarztl Wochenschr.* 1991;104:303–307.
613. Jaeschke G, Rudolph R. Clinical chemistry in leukosis of horses (review). *Berl Munch Tierarztl Wochenschr.* 1992;105:114–122.
614. Brodey RS. Hypertrophic osteoarthropathy in the dog: a clinicopathologic survey of 60 cases. *J Am Vet Med Assoc.* 1971;159:1242–1256.
615. Brodey RS, Craig PH, Rhodes WH. Hypertrophic osteoarthropathy in a dog with pulmonary metastases arising from a renal adenocarcinoma. *J Am Vet Med Assoc.* 1958;132: 232–237.
616. Fawthrop FW, Russell RGG. Hypertrophic pulmonary osteoarthropathy. In: Nordin BEC, Need AG, Morris HA, eds. *Metabolic Bone and Stone Disease.* 3rd ed. Edinburgh: Churchill Livingstone; 1993;330.
617. Mair TS, Tucker AL. Hypertrophic osteopathy (Marie's disease) in horses. *Equine Vet Educ.* 2004;16:308–311.
618. Sweeney CR, Stebbins KE, Schelling CG, et al. Hypertrophic osteopathy in a pony with a pituitary adenoma. *J Am Vet Med Assoc.* 1989;195:103–105.
619. Leung FW, Williams AJ, Fan P. Indomethacin therapy for hypertrophicpulmonaryosteoarthropathyinpatientswithbronchogenic carcinoma. *West J Med.* 1985;142:345–347.

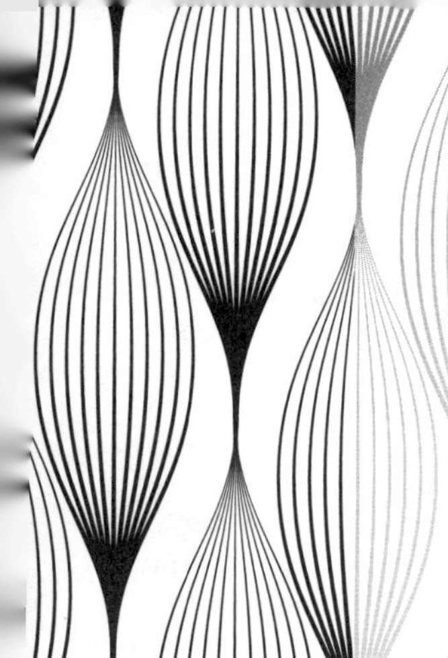

CAPÍTULO **9**

Distúrbios do Sistema Cardiovascular

Colin C. Schwarzwald*

A função do sistema cardiovascular (CV) é fundamental para o exercício, a termorregulação e as funções dependentes do fluxo sanguíneo do cérebro, coração, pulmões, rins, intestino e sistema reprodutivo. Os distúrbios cardíacos e vasculares são comuns em cavalos, mas, felizmente, a lesão subjacente costuma ser menor e bem tolerada. No entanto, a doença cardiovascular clinicamente significativa pode ser observada em cavalos e causar sinais clínicos, como arritmia, intolerância ao exercício, insuficiência cardíaca congestiva, fraqueza ou colapso, infecção sistêmica ou morte súbita.

Em geral, a avaliação clínica do sistema CV equino é desconcertante. Os cavalos são famosos por diversos sopros fisiológicos e arritmias. Além disso, o sistema CV equino tem uma enorme capacidade compensatória, e os limites da função CV normal só podem ser alcançados por cavalos submetidos a exercícios em níveis mais intensos. A avaliação clínica é melhor quando o veterinário conhece a variação normal, valoriza as doenças relevantes, os métodos diagnósticos e os indicadores prognósticos, e entende as opções terapêuticas disponíveis. Este capítulo tem enfoque nessas questões.

A cardiologia equina avançou de um estudo de variação e especulação fisiológica para um diagnóstico preciso e terapia focada, embora muitos problemas clínicos não sejam resolvidos. Grande parte da base da cardiologia clínica equina pode ser atribuída aos estudos de Detweiler *et al.*,[1-4] Hamlin, Smith e Smetzer[5-20] e Holmes *et al.*[21-51] As primeiras informações obtidas por esses cardiologistas sobre a fisiologia CV normal, o cateterismo cardíaco, a patologia, a ausculta cardíaca e a eletrocardiografia foram fundamentais, e ainda tomamos decisões clínicas com base nesses dados. As últimas décadas viram um progresso constante na avaliação cardíaca graças a muitos outros pesquisadores. Muitos desses avanços estão relacionados às várias modalidades de ecocardiografia, que (juntamente com a ausculta) são os mais importantes estudos diagnósticos à disposição. Outros exames importantes para a avaliação CV são a eletrocardiografia ambulatorial, os testes ergométricos e os exames bioquímicos da lesão cardíaca. A escolha e a interpretação apropriadas desses exames possibilitam a identificação e a quantificação da maioria dos distúrbios cardíacos e vasculares.

Diversas fontes mostram uma visão abrangente do conhecimento atual sobre as doenças cardiovasculares em cavalos.[52-67] Uma recente declaração de consenso, formulada por um grupo de especialistas em medicina CV equina, resume as recomendações atuais para o tratamento de atletas equinos com anomalias CV.[68] Essas recomendações são discutidas nas respectivas seções neste capítulo.

Sopros e arritmias cardíacas são comumente detectados em equinos, mesmo na ausência de sinais clínicos de doença cardiovascular.[69-82] Diversos estudos descrevem a prevalência de doença cardiovascular em cavalos, indicando que a regurgitação mitral, a regurgitação aórtica, a regurgitação tricúspide e a fibrilação atrial são as anomalias cardíacas mais detectadas.[33,83,84] Else e Holmes observaram fibrose miocárdica em 14,3% dos cavalos submetidos à necropsia e evidências de doença valvar crônica em cerca de 25% dos corações examinados.[27-29] Várias lesões CV foram consideradas importantes em 8,5% das 480 perdas consecutivas em um estudo necroscópico realizado por Baker e Ellis.[85] As doenças cardiovasculares são provavelmente a terceira causa mais comum de baixo desempenho após as doenças musculoesqueléticas e respiratórias.[86-90] Doenças cardíacas ocultas, arritmias cardíacas e lesões vasculares são consideradas importantes causas de morte súbita inexplicada.[85,91-106] É óbvio que as anomalias CV são clinicamente relevantes, e a maioria dos veterinários encontra manifestações de doença ou disfunção CV com regularidade.

A avaliação da doença cardiovascular em cavalos é embasada em um bom exame clínico, no conhecimento do veterinário e na capacidade de solicitar e avaliar exames diagnósticos. Informações incompletas podem impedir o diagnóstico preciso, promover a falta de comunicação de riscos para o proprietário ou retardar a instituição do tratamento adequado. Os fundamentos da anatomia, fisiologia e eletrofisiologia CV são revistos em outras publicações.[9,20,53,57,107-117] Este capítulo oferece uma estrutura para a compreensão das lesões, fisiopatologia, diagnóstico e tratamento de importantes doenças congênitas e adquiridas do coração e dos grandes vasos. Os aspectos clínicos do choque circulatório são descritos neste volume. O leitor deve consultar o tratamento da parada cardiopulmonar em outras fontes.[58,118]

CORRELATOS ANATÔMICOS DAS DOENÇAS CARDIOVASCULARES

A maioria das técnicas diagnósticas, inclusive ausculta cardíaca, eletrocardiografia, cateterismo cardíaco e ecocardiografia, tem como base a compreensão da anatomia e da fisiologia cardíaca. O sistema CV é dividido em duas circulações separadas: sistêmica e pulmonar. A circulação sistêmica tem maior capacitância venosa, pressão de bombeamento ventricular, pressão arterial e resistência vascular.[57,110,112-114,116] Apesar dessas diferenças, as funções das

*Os editores e o autor reconhecem e agradecem as contribuições de John D. Bonagura e Virginia B. Reef como colaboradores anteriores deste capítulo. Parte de seu trabalho original foi incorporado a esta edição.

duas circulações são interdependentes, como ilustram os exemplos a seguir. As circulações sistêmica e pulmonar são organizadas em série; portanto, o débito cardíaco (DC) do ventrículo esquerdo (VE) deve ser equivalente ao ventrículo direito (VD). Consequentemente, problemas em qualquer um dos ventrículos limitam o DC. A insuficiência ventricular esquerda isolada, como na insuficiência mitral grave, pode causar insuficiência do lado direito. Isso ocorre por causa do aumento da pressão venosa pulmonar, causando remodelamento vascular pulmonar, hipertensão pulmonar e transmissão da carga de pressão para o VD. Um terceiro exemplo é a insuficiência isolada e a dilatação acentuada do VD. Aqui, o abaulamento do septo ventricular para a esquerda prejudica o enchimento do VE. Esta última situação também pode ser observada na pericardite crônica. As arritmias também afetam os dois lados do coração; assim, o desenvolvimento de fibrilação atrial (FA) em situações de cardiopatia estrutural grave em geral promove insuficiência cardíaca biventricular.

O coração apresenta componentes ativos e passivos únicos, e diferentes métodos de diagnóstico são necessários para avaliar essas estruturas e suas funções. A ação normal do coração requer coordenação da atividade elétrica, contração e relaxamento muscular e movimento valvar. Ao rever a anatomia do coração e, depois, a patologia cardíaca, é bom considerar a integridade anatômica do pericárdio, miocárdio, endocárdio e valvas, sistemas especializados de formação e condução de impulsos e vasos sanguíneos.[107,109,111] Com essa abordagem, as causas da doença cardiovascular podem ser convenientemente subdivididas em diagnósticos anatômicos, fisiológicos (funcionais) e etiológicos (Boxes 9.1 e 9.2).

Doença pericárdica

O pericárdio limita a dilatação cardíaca, atua como uma barreira contra infecções contíguas e contribui para as propriedades diastólicas do coração. O espaço pericárdico é formado pela reflexão das duas principais membranas pericárdicas, o pericárdio parietal e o pericárdio visceral (epicárdio) e normalmente contém uma quantidade tão pequena de líquido seroso que não pode ser visto pela ecocardiografia. A efusão pericárdica, que causa a compressão cardíaca (tamponamento), prejudica o enchimento ventricular e a função diastólica e, de modo geral, causa insuficiência cardíaca congestiva (ICC) do lado direito. Alguns casos de pericardite evoluem para doença pericárdica constritiva, com grande limitação do enchimento ventricular.

A efusão pericárdica pode se desenvolver como um distúrbio primário ou secundário à pleuropneumonia. A pericardite infecciosa pode produzir efusão suficiente para causar tamponamento cardíaco ou constrição do coração.[88,119-137] Efusões pericárdicas estéreis e idiopáticas também foram relatadas em equinos. O volume de efusão pode ser substancial e causar descompensação cardíaca.[126] Lesões cardíacas em massa e tumores intrapericárdicos foram relatados esporadicamente.[128,131,138,139] Os tumores do mediastino cranial (linfossarcoma) ou abscessos secundários à pleuropneumonia também podem comprimir o coração e imitar a doença pericárdica.[140] Os aspectos clínicos da doença pericárdica serão discutidos mais adiante neste capítulo.

Doença miocárdica

O miocárdio forma a maior parte das paredes musculares atriais e ventriculares. O átrio direito (AD) se comunica com a entrada do VD através da valva atrioventricular (AV) direita ou tricúspide. O VD aparece em forma de crescente no exame ecocardiográfico transversal e, funcionalmente, tem forma de U. A entrada do VD está localizada no hemitórax direito e a saída, a valva pulmonar e a artéria pulmonar principal (AP), no lado esquerdo do tórax. O átrio esquerdo (AE) é caudal ao AD e separado pelo septo atrial. O AE é dorsal ao VE, com quem se comunica pela valva AV (mitral) esquerda. O VE é circular em corte transversal quando visualizado à ecocardiografia e separado do VD pelo septo ventricular. O septo e as paredes livres são mais espessos que a parede livre do VD (aproximadamente 2,5 a 3 vezes). A persistência das aberturas embriológicas nos septos cardíacos é conhecida como defeitos septais; o defeito do septo ventricular (DSV) representa a anomalia cardíaca mais comum na maioria das clínicas equinas (ver Boxe 9.2). Funcionalmente, o VE tem formato de V, com uma entrada e uma saída separadas pelo folheto cranioventral (septal ou, de acordo com a nomenclatura humana, "anterior") da valva mitral (Figura 9.1). A aorta se origina na saída do VE, contínua ao septo ventricular em sentido cranial e em continuidade fibrosa com o folheto mitral septal caudalmente. Esse grande vaso se afasta do centro do coração e vai em direção à direita da AP principal.

BOXE 9.1 Diagnósticos cardíacos

Diagnóstico anatômico
Malformação cardíaca
Doença valvar (endocárdica)
Doença pericárdica
Cor pulmonale (doença pulmonar que causa doença cardíaca secundária)
Distúrbio do sistema de formação ou condução de impulsos
Doença vascular

Diagnóstico fisiológico
Sistêmico: *shunt* pulmonar
- Esquerda para a direita
- Direita para esquerda

Insuficiência valvar
Estenose valvar
Disfunção miocárdica (sistólica)
Disfunção diastólica
Alteração do ritmo cardíaco
Síncope cardíaca
Insuficiência cardíaca (débito cardíaco limitado)
Insuficiência cardíaca congestiva
Choque
Morte cardíaca súbita
Parada cardiopulmonar

Diagnóstico etiológico
Malformação (genética)
Doença degenerativa
Doença metabólica ou endócrina
Neoplasia
Distúrbio nutricional
Doença inflamatória
- Infecciosa ou parasitária
- Não infecciosa
  - Imunomediada
  - Idiopática

Lesão isquêmica
Distúrbio idiopático
Doença iatrogênica
Lesão tóxica
Lesão traumática

BOXE 9.2 Causas de doenças cardiovasculares

Malformação cardíaca congênita
Shunts sistêmico-pulmonares simples (da esquerda para a direita)
Defeito do septo atrial
Defeito do septo ventricular
- Defeito paramembranoso
- Defeito na entrada ventricular
- Defeito subarterial (subpulmonar)
- Defeito muscular

Persistência do ducto arterioso
Persistência do forame oval (permitindo *shunt* da direita para a esquerda)
Displasia valvar
Estenose/atresia mitral
Atresia pulmonar (levando a *shunt* da direita para a esquerda)
Estenose/atresia tricúspide (levando a *shunt* da direita para a esquerda)
Estenose/insuficiência aórtica (valva bicúspide ou quadricúspide)
Anéis subaórticos com estenose
Tetralogia de Fallot
Atresia pulmonar com comunicação interventricular (*pseudotruncus arteriosus*)
Ventrículo direito de saída dupla
Estenose subaórtica
Hipoplasia do lado esquerdo do coração
Outras malformações complexas

Doença cardíaca valvar que causa insuficiência ou estenose valvar
Malformação congênita da valva
Fenestrações da valva semilunar que causam insuficiência valvar
Doença degenerativa (fibrose) ou mixomatosa que causa insuficiência valvar
Prolapso valvar
Endocardite bacteriana que causa insuficiência valvar com ou sem estenose
Ruptura de uma corda tendínea que causa insuficiência valvar mitral ou tricúspide
Ruptura de uma cúspide valvar que causa eversão da borda da cúspide (*flail*) e insuficiência valvar
Valvulite não infecciosa
Regurgitação valvar após dilatação do coração ou de um grande vaso
Disfunção do músculo papilar que causa insuficiência valvar

Doença miocárdica
Cardiomiopatia dilatada idiopática: dilatação ventricular e diminuição da contratilidade do miocárdio
Miocardite
Fibrose miocárdica
Fibrose miocárdica isquêmica (embólica?)
Embolização parasitária (*Strongylus*)
Degeneração/necrose miocárdica
Isquemia/hipoxia do miocárdio
Lesão tóxica (p. ex., ionóforos, toxinas vegetais, cantaridina, veneno de cobra)
Deficiências nutricionais (p. ex., vitamina E, selênio)
Miopatia atípica
Trauma
Doença miocárdica infiltrativa (p. ex., neoplasia do miocárdio, amiloidose)
Cardiomiopatia induzida por taquicardia
Hipertensão crônica (p. ex., dor crônica, laminite, síndrome metabólica, doença renal crônica)

Doença pericárdica
Efusão pericárdica com ou sem tamponamento cardíaco
Infeccioso: bacteriano, viral ou fúngico
Imunomediada
Trauma
Neoplasia
Efusão pericárdica idiopática
Doença pericárdica constritiva
Lesão em massa (intrapericárdica ou extrapericárdica) que comprime o coração

Hipertensão pulmonar e *cor pulmonale*
Hipertensão pulmonar após doença cardíaca do lado esquerdo
Doença vascular pulmonar após *shunt* da esquerda para a direita
Circulação pulmonar imatura
Doença vascular broncopulmonar ou pulmonar primária
Hipoxia alveolar com vasoconstrição arterial pulmonar reativa
Acidose grave
Tromboembolia pulmonar

Arritmias cardíacas (ver Boxe 9.12)
Arritmias atriais
Arritmias juncionais (nodais)
Arritmias ventriculares
Distúrbios de condução

Doenças vasculares
Lesões vasculares congênitas
Ruptura da aorta, artéria pulmonar ou artéria sistêmica
Aneurisma do seio aórtico de Valsalva
Fístula aortopulmonar
Doença degenerativa aórtica ou aortoilíaca
Arterite
Infecciosa
Imunomediada
Trombose venosa (jugular)/tromboflebite
Embolia pulmonar
Lesão em massa ou tumor que obstrui o fluxo sanguíneo

O miocárdio pode se dilatar ou hipertrofiar em resposta ao exercício,[141,142] ao aumento do trabalho causado por uma doença cardíaca estrutural ou como consequência de um distúrbio não cardíaco. A dilatação ventricular ou atrial é reconhecida à ecocardiografia ou necropsia pela distensão e arredondamento das câmaras acometidas, inclusive com um sinal de "ápice duplo" em caso de aumento acentuado do VD. As lesões que causam sobrecarga de pressão sistólica provocam hipertrofia concêntrica.[143] Em cavalos, as lesões mais comuns são as incompetências valvares ou os *shunts* que causam sobrecarga de volume ventricular com dilatação e hipertrofia ventricular excêntrica. O aumento do trabalho cardíaco também ocorre em resposta ao exercício, anemia grave e infecções. Nessas situações, há aumentos compensatórios no DC, ativação simpática e vasodilatação periférica para manter o fornecimento de oxigênio aos tecidos.[57,110,112-114,116,117,144]

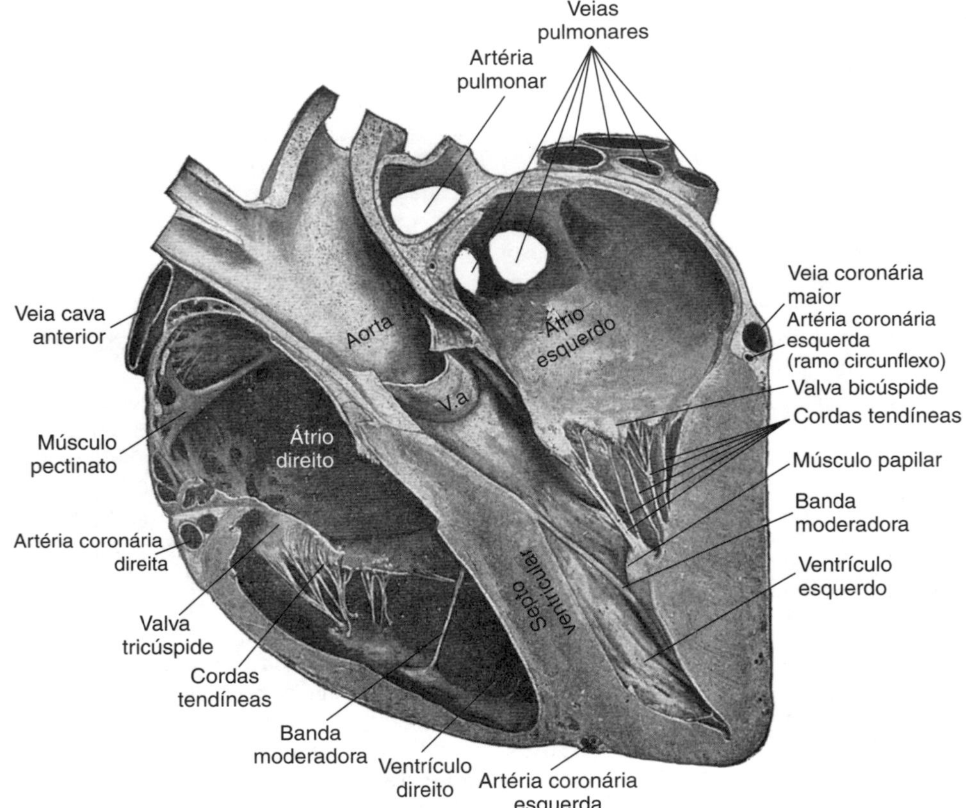

Figura 9.1 Vista sagital do coração equino. As espessuras dos ventrículos, a posição dos átrios em relação aos ventrículos e a relação da entrada e saída do ventrículo esquerdo (VE) são evidentes. A valva bicúspide referida nesta figura é a valva mitral. O aspecto circular do átrio esquerdo (AE) e a relação da cúspide septal da valva mitral com as entradas e saídas do VE são notáveis. Esses aspectos são importantes ao examinar o coração por ecocardiografia. *V.a.*, segmento da valva aórtica. (De Sisson e Grossman JD. *Anatomy of the domestic animals*. 4th ed. Philadelphia: WB Saunders; 1953.)

A prevalência geral das doenças do miocárdio é desconhecida; no entanto, é comum o encontro de áreas multifocais de fibrose à necropsia.[28,29,97,145-150] Não se sabe se essas áreas indicam inflamação prévia, lesão tóxica ou necrose isquêmica causada por doença coronariana intramural. Casos de miocardite multifocal ou difusa foram observados. A inflamação do miocárdio e a insuficiência miocárdica podem causar arritmias e insuficiência cardíaca.[4,151,152] A cardiomiopatia dilatada idiopática é esporadicamente detectada e reconhecida à ecocardiografia como hipocinesia e dilatação do ventrículo esquerdo ou do direito.[129] Como em outras espécies, as características ecocardiográficas da cardiomiopatia dilatada também podem ser induzidas por taquicardia e se resolver após o bom controle da frequência cardíaca (FC) e do ritmo cardíaco.[153] A ingestão de monensina ou outros ionóforos pode causar lesão miocárdica branda a grave.[154-163] A deficiência de vitamina E e selênio tem sido descrita como causas de degeneração e disfunção do miocárdio.[164,165] A infiltração neoplásica é considerada rara.[93,138,139,166] A redução da função miocárdica decorrente da isquemia regional vem sendo pesquisada por meio da ecocardiografia sob estresse imediatamente após o exercício em esteira ou estresse farmacológico, mas esse diagnóstico requer uma definição mais detalhada[167,168] (ver a discussão posterior). A contração miocárdica é ditada pela atividade elétrica do miocárdio; consequentemente, arritmias cardíacas – em especial a fibrilação atrial ou taquicardia ventricular (TV) – podem limitar o DC e causar intolerância ao exercício em animais atletas (ver discussão posterior). Os aspectos clínicos da doença do miocárdio são discutidos mais adiante neste capítulo.

Doenças valvares e endocárdicas

As câmaras cardíacas são revestidas pelo endocárdio, que também cobre as quatro valvas cardíacas e é contínuo com o endotélio dos grandes vasos. As valvas normais controlam o fluxo de sangue unidirecional pelo coração, impedindo a regurgitação significativa de sangue das zonas de pressão mais alta para as zonas de pressão menor. As valvas AV de entrada – tricúspide e mitral – são ancoradas pelas cordas tendíneas colagenosas e pelos músculos papilares e sustentadas por um anel valvar e pelas paredes atriais caudais (Figura 9.2; ver também Figura 9.1).[107,109,111] A valva mitral é composta por duas cúspides principais e várias cúspides acessórias.[45] A valva tricúspide é a maior e formada por três folhetos bem definidos. Lesões em qualquer parte do aparelho das valvas AV ou a dilatação do ventrículo podem causar insuficiência valvar (ver Boxe 9.2). As valvas aórtica e pulmonar são compostas por três folhetos semilunares que se fecham durante a diástole para proteger os ventrículos da pressão arterial (PA) mais alta. O tecido valvar aórtico equino não é simplesmente passivo e se contrai em resposta a vários agonistas adrenérgicos e vasculares, como angiotensina II e endotelina.[169] As artérias coronárias principais esquerda e direita se originam nos seios valvares aórticos (de Valsalva).

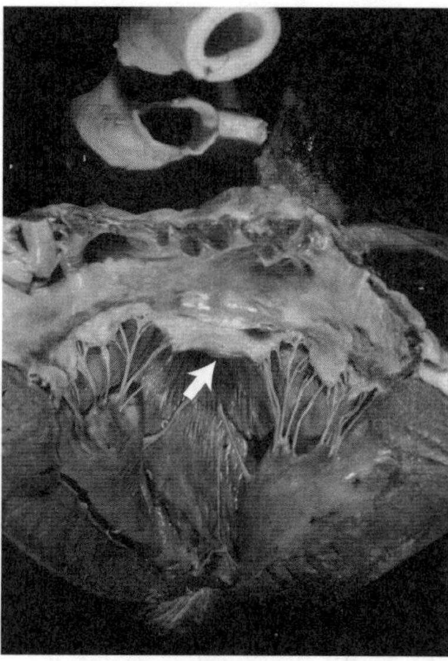

Figura 9.2 Anatomia da valva atrioventricular esquerda (mitral). Átrio esquerdo (AE) aberto e ventrículo esquerdo (VE) vistos da perspectiva caudal. A grande cúspide anterior (cranioventral ou septal) no centro da figura é notável. As cordas tendíneas ligam a valva aos músculos papilares. O ventrículo foi cortado para que as múltiplas protuberâncias da cúspide posterior (caudodorsal ou mural) sejam visíveis à esquerda e à direita da cúspide anterior.

Distúrbios valvares são comuns em cavalos. Estenose, displasia ou atresia valvar congênita são esporadicamente reconhecidas em potros.[4,151,170-190] As doenças degenerativas das valvas aórtica, mitral e tricúspide são muito comuns em cavalos adultos,[4,123,148,151,191,192] e qualquer valva cardíaca pode apresentar endocardite[4,31,129,151,191,193-206] (ver Boxe 9.2). Lesões valvares de etiologia obscura, inclusive valvulite não séptica, foram observadas em poucos casos. A regurgitação tricúspide e a mitral, de etiologia não especificada, costumam ser detectadas em animais de alto desempenho, inclusive cavalos Standardbred e National Hunt.[70,72,75,207-211] A regurgitação mitral (RM) por ruptura de uma corda tendínea é reconhecida em potros e animais adultos.[38,212-214] Os aspectos clínicos da doença cardíaca valvar são discutidos mais adiante neste capítulo.

Distúrbios dos sistemas de formação e condução de impulso

Os tecidos cardíacos especializados são o nodo sinoatrial (SA), vias internodais, nodo AV, feixe de His, ramos, fascículos e sistema de Purkinje (Figura 9.3). O nodo SA, uma estrutura relativamente grande, em forma de crescente, está localizada no subepicárdio, na junção da aurícula direita e da veia cava cranial. A doença do nodo sinusal bem documentada, embora sugerida,[215] é rara; por outro lado, arritmias sinusais de indução vagal são comuns.[9,215-217] A massa muscular atrial equina é grande e predispõe o cavalo ao desenvolvimento de ritmos de reentrada e condução fibrilatória.[218] O nodo AV, situado no septo atrial ventral, e o feixe de His, que continua nos ramos, são locais de bloqueio AV, tanto de natureza fisiológica (vagal) quanto, raramente, patológica. A condução é lenta no nodo AV normal.[112,219-221] O sistema de His-Purkinje no septo ventricular e no miocárdio ventricular pode atuar como substrato para impulsos ectópicos juncionais e ventriculares e taquicardias. Como o cavalo tem uma penetração relativamente completa das fibras de Purkinje nos ventrículos, à exceção de uma pequena porção da parede livre do VE, os ventrículos equinos sofrem ativação elétrica substancial em um tempo relativamente curto (cerca de 110 ms).[7]

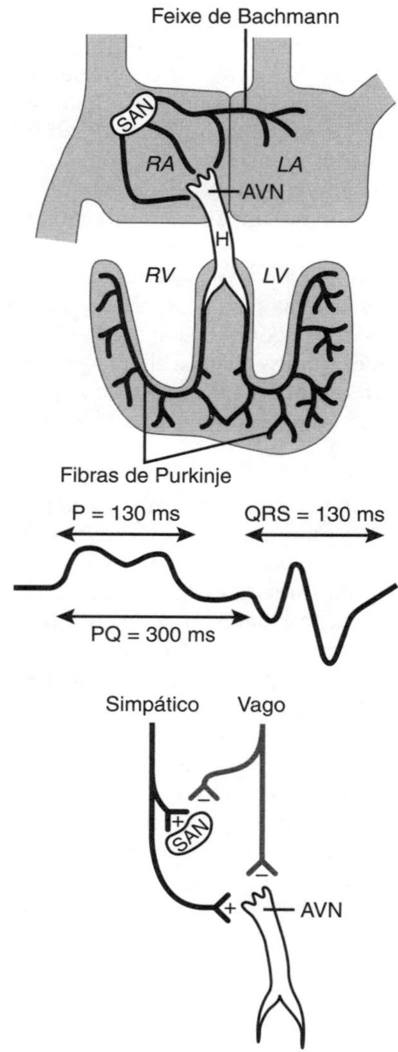

Figura 9.3 Sistemas de formação e condução do impulso do coração. O impulso se origina no nodo sinoatrial (SAN) e é propagado pelo átrio direito (RA) e átrio esquerdo (LA), gerando a onda P. As vias internodais e interatriais (feixe de Bachmann) especializadas facilitam a condução de impulsos. O impulso é retardado no nodo atrioventricular (AVN) e conduzido rapidamente através do feixe de His (H), ramos e rede de Purkinje (*superior*). A ativação elétrica dos miócitos ventriculares gera o complexo QRS. A automação do nodo SA e a condução pelo nodo AV são moduladas pelo sistema nervoso autônomo (*inferior*). (Cortesia do Dr. Robert L. Hamlin. De Schwarzwald CC, Bonagura JD, Muir WW. The cardiovascular system. In: Muir WW, Hubbell JA, editors. *Equine anesthesia: monitoring and emergency therapy*. 2nd ed. St. Louis: WB Saunders; 2009.)

O sistema nervoso autônomo inerva extensivamente o coração e influencia os ritmos cardíacos.[4,151,222-227] A interação entre os ramos simpático e parassimpático normalmente controla a FC e o ritmo cardíaco em resposta a alterações na pressão arterial.[9,228] O vago inerva extensamente os tecidos supraventriculares e é provável que afete os tecidos ventriculares proximais em grau menor. A influência vagal tende a diminuir a FC (cronotropismo), a condução AV (dromotropismo), a excitabilidade (batmotropismo) e o estado contrátil do miocárdio (inotropismo). No entanto, como a vagotonia também reduz o potencial de ação e o período refratário dos miócitos atriais, a alta atividade vagal é um fator predisponente para o desenvolvimento de FA.[112,229] A inervação estimuladora do sistema nervoso simpático é extensa em todo o coração e em geral tem efeitos opostos aos do sistema parassimpático. Os receptores adrenérgicos β_1 são predominantes no coração equino,[230] mas acredita-se que existam outros receptores de subtipos autônomos, inclusive receptores alfa-adrenérgicos e pequeno número de adrenorreceptores β_2.[112,231] O aumento notável da FC durante o exercício está relacionado ao aumento da atividade eferente simpática e à retirada do tônus parassimpático.[9] Aumentos na FC de 220 a 240 batimentos/minuto (bpm) não são incomuns durante o exercício máximo.[232-236] O papel exato da disautonomia na gênese das arritmias cardíacas não foi determinado; no entanto, a infusão de agonistas e antagonistas de receptores autônomos pode estar associada a alterações diretas ou induzidas por barorreceptores na FC e no ritmo cardíaco.[237-247] As arritmias cardíacas são discutidas mais adiante neste capítulo.

Doenças vasculares

Existem três subdivisões principais da circulação: sistêmica, coronária e pulmonar. As artérias e veias apresentam três camadas: adventícia, média e íntima. A estrutura geral e a função de cada camada variam de acordo com o vaso e o local. Receptores vasculares[20,112,114,116] e lesões anatômicas influenciam a resistência vascular e o fluxo sanguíneo. Os receptores alfa-adrenérgicos são predominantes na vasculatura sistêmica, e a PA em geral é aumentada por vasoconstrição após a estimulação dos receptores alfa-adrenérgicos pós-sinápticos por norepinefrina, epinefrina ou agonistas de receptores alfa-adrenérgicos, como a fenilefrina.[246,248-254] A existência de receptores β_2-adrenérgicos vasodilatadores é clinicamente relevante, já que os β_2-agonistas infundidos causam vasodilatação em leitos circulatórios com alta densidade de receptores adrenérgicos β-agonistas. Muitos leitos vasculares também se dilatam após a produção local de substâncias vasodilatadoras, como óxido nítrico, liberadas durante o exercício, estresse ou atividade metabólica.[112,114,116] Os receptores dopaminérgicos, quando presentes nas paredes vasculares, podem ser estimulados e causar vasodilatação desde que a atividade alfa-adrenérgica vasoconstritora não seja dominante. A estimulação de receptores de histamina (H1) ou de serotonina (5-HT) causa dilatação arteriolar, constrição venular e aumento da permeabilidade capilar.[112,114,116] A infusão de endotelina[255-257] ou de sais de cálcio causa vasoconstrição arterial,[258] enquanto a administração de antagonistas dos canais de cálcio (p. ex., verapamil, diltiazem) provoca vasodilatação na musculatura lisa vascular.[259]

Várias lesões vasculares foram relatadas em cavalos (ver Boxe 9.2). A ruptura da aorta, AP ou artéria uterina média é devastadora e costuma ser letal.[4,34,92,151,260-262] A aorta também pode se romper no coração, criando uma fístula até ele.[263,264] A fístula aortopulmonar associada à ruptura aórtica é relativamente comum em Frísios e talvez seja causada por um distúrbio do tecido conjuntivo.[265,266] Embora a arterite parasitária possa predispor à lesão vascular, a causa da maioria das lesões vasculares, inclusive trombose aortoilíaca, é desconhecida.[267-272] As causas da vasculite são infestação por *Strongylus vulgaris* da artéria mesentérica cranial, tromboflebite infecciosa das veias jugulares, arterite viral equina e suspeita de doença imunemediada.[145,147,273] As neoplasias podem obstruir o fluxo sanguíneo por compressão externa ou invasão e tendem a afetar mais o lado direito da circulação. Exemplos são obstrução da AP por um tumor pulmonar e obstrução do retorno venoso por compressão neoplásica ou invasão da veia cava. As características clínicas da doença vascular serão discutidas mais adiante neste capítulo.

FISIOLOGIA CARDIOVASCULAR CLÍNICA

O veterinário deve conhecer os aspectos elementares da função cardíaca normal para realizar um exame clínico do sistema CV e entender as anomalias associadas a doenças cardíacas e à ICC. Para isso, deve entender os correlatos eletromecânicos do ciclo cardíaco de Wiggers.

Ciclo cardíaco

A associação entre eventos elétricos e mecânicos do coração, descrita pela primeira vez por Wiggers, foi revista nos tratados de fisiologia (Figura 9.4).[57,110,112-115] Ao estudar esse ciclo, é evidente que a atividade elétrica cardíaca precede alterações de pressão e volume; portanto, as arritmias podem exercer efeitos hemodinâmicos deletérios, em especial durante exercícios, doenças ou anestesia. Aspectos relevantes desse ciclo são agora considerados.

A onda P do eletrocardiograma (ECG) decorre da ativação elétrica dos átrios, no final da diástole ventricular e após o preenchimento dos ventrículos. Durante a contração atrial subsequente, o *som atrial* (quarta bulha cardíaca ou S4) é gerado e o ventrículo é preenchido até o seu volume diastólico final. O aumento da pressão atrial, a *onda a*, se reflete como um *pulso jugular* normal na região cervical ventral. A magnitude da contribuição atrial para o enchimento ventricular em geral é de 15 a 20% em repouso, mas aumenta drasticamente durante altas FCs. Portanto, as taquiarritmias atriais, como a FA, têm maior impacto no DC durante o exercício ou taquicardia.

O complexo QRS anuncia a sístole ventricular. Após a despolarização dos miócitos ventriculares, há entrada de cálcio na célula para desencadear a liberação dos estoques de cálcio no retículo sarcoplasmático. Aumenta a concentração citosólica de cálcio, que interage com o complexo cardíaco da troponina nos filamentos de actina e miosina para encurtá-los e desenvolver tensão. Esses eventos são potencializados pela atividade simpática ou medicamentos, como a digoxina ou a dobutamina, e deprimidos por anestésicos e medicamentos que prejudicam a entrada de cálcio nas células. O aumento abrupto da tensão da parede ventricular e da pressão da câmara fecha as valvas AV (coincidindo com as vibrações da *primeira bulha cardíaca*; S_1) e aumenta a pressão intraventricular (*período isovolumétrico*) até que as valvas semilunares se abram.[23,25] Nesse instante, as paredes ventriculares se movem para dentro e o sangue é ejetado para o interior do grande vaso, enquanto a pressão ventricular aumenta, chega ao máximo e cria um pico de PA semelhante (Figuras 9.5 C e D e 9.6; ver também Figura 9.4 A). O coração em contração se torce durante a sístole, e o ventrículo esquerdo alcança a parede torácica caudal até o olécrano esquerdo, causando o *impulso apical*. Esse primeiro movimento sistólico, coincidente com a abertura da valva aórtica, é uma boa indicação para identificação da área da valva mitral à ausculta. O atraso entre o início do QRS e a abertura das valvas semilunares, denominado *período de pré-ejeção*, pode ser medido pelo ecocardiograma com Doppler e é um índice de contratilidade miocárdica ventricular; assim, a ativação simpática e os medicamentos inotrópicos positivos encurtam o período de pré-ejeção.[46,241,274-279] O sangue é ejetado na aorta e na AP com velocidade inicial, que geralmente alcança um pico próximo a 1 m/s e pode ser medido pelo ecocardiograma com Doppler (Figura 9.5 D).[280,281]

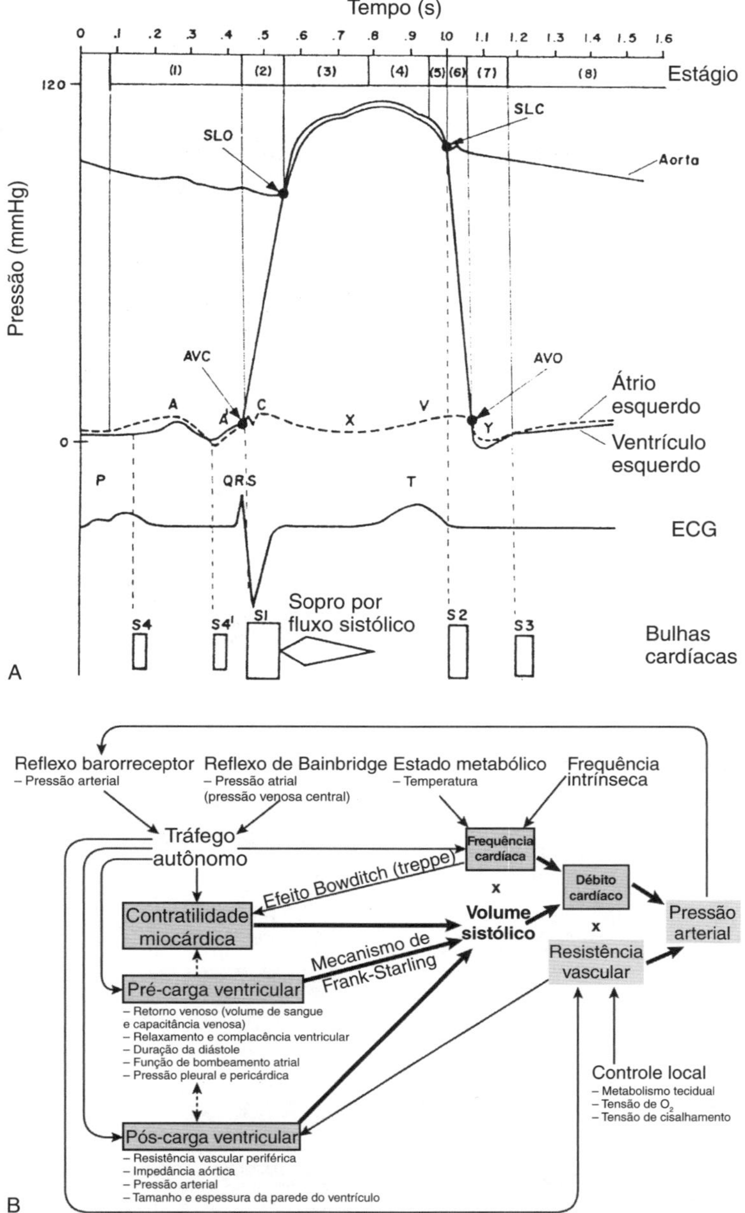

Figura 9.4 A. O ciclo cardíaco (Wiggers) do cavalo. Esse desenho integra os eventos elétricos, de pressão, mecânicos e de fluxo da diástole e da sístole e demonstra as origens das bulhas cardíacas. A atividade elétrica precede os eventos mecânicos. Veja a descrição completa no texto. **B.** Determinantes do débito cardíaco (DC) e pressão arterial (PA). AVC, fechamento da valva mitral (atrioventricular); AVO, abertura da valva mitral (atrioventricular); SLO, abertura da valva aórtica (semilunar); SLC, fechamento da valva aórtica (semilunar). (**A.** Modificada de Detweiler DK, Patterson DF. The cardiovascular system. In: Cattcott EJ, Smithcors JF, editores. *Equine medicine and surgery*. 2nd ed. Santa Barbara, CA: American Veterinary Publications; 1972. **B.** De Muir WW, Hubbell JA. *Equine anesthesia*. 2nd ed. St. Louis: Saunders; 2009.)

O tempo de ejeção da aorta quase sempre excede 400 ms em um cavalo em repouso, e reduções na velocidade ou no tempo de ejeção são sugestivas de redução da função do VE. Um *sopro de ejeção sistólica funcional* é com frequência auscultado durante a ejeção (ver Figura 9.4 A). Tais sopros, por definição, devem começar após a primeira bulha e terminar antes da segunda bulha. A diferença entre a pressão diastólica e a sistólica (pressão de pulso) e a taxa de aumento de pressão contribuem para um *pulso arterial* palpável durante o meio da sístole (Figura 9.6; ver também Figura 9.4 A). O tempo preciso do pulso depende da proximidade do local da palpação em relação ao coração. No final do *período de ejeção*, conforme as pressões ventriculares caem abaixo das pressões arteriais correspondentes, as valvas semilunares se fecham de maneira coincidente com a *segunda bulha cardíaca* (S_2) de alta frequência e a incisura das curvas de pressão arterial (Figura 9.6; ver também Figura 9.4 A).[19,23,25] A valva pulmonar pode fechar antes ou depois da valva aórtica.[3,4,282] O fechamento valvar assíncrono pode provocar uma divisão audível de S_2, o que é normal, mas pode ser extremo em alguns cavalos com doença pulmonar e hipertensão pulmonar. Durante o período de ejeção, o volume ventricular é bastante reduzido a partir do volume diastólico final: esse volume ejetado é definido como *volume sistólico*. A razão entre o volume sistólico e o volume diastólico final é a *fração de ejeção*, um índice de função cardíaca sistólica habitualmente usado e correlacionado à *fração de encurtamento*, utilizada no ecocardiograma em modo M (Figura 9.5 C). A contração dos ventrículos faz com que as valvas AV formem uma protuberância em direção ao átrio, levando à *onda c* positiva do início da sístole na curva de pressão atrial, e é acompanhada por um movimento descendente do anel mitral e tricúspide em direção ao ápice, causando a subsequente *descida* × da curva de pressão atrial e um breve colapso sistólico da veia jugular. Após o enchimento atrial durante a sístole ventricular, uma onda de pressão positiva, a *onda v*, ocorre nas curvas de pressão atrial e venosa. A regurgitação tricúspide (RT) grave acentua essa onda e pode provocar pulsações sistólicas patológicas que se estendem até o sulco jugular. Por fim, há um declínio na pressão ventricular (*relaxamento isovolumétrico*) relacionado à saída do cálcio do aparelho da troponina e ao seu reestabelecimento no retículo sarcoplasmático. A princípio, esse relaxamento ventricular ativo está associado ao fechamento das valvas semilunares e, por fim, à abertura das valvas AV (ver Figura 9.4 A). Em corações saudáveis, o relaxamento é exacerbado pela atividade simpática. Por outro lado, a isquemia do miocárdio pode prejudicar o relaxamento ativo e é provável que a isquemia subendocárdica combinada à redução do tempo de enchimento diastólico contribua para as elevações acentuadas nas pressões do átrio esquerdo observadas durante o galope ou outro exercício de alta intensidade.[283,284]

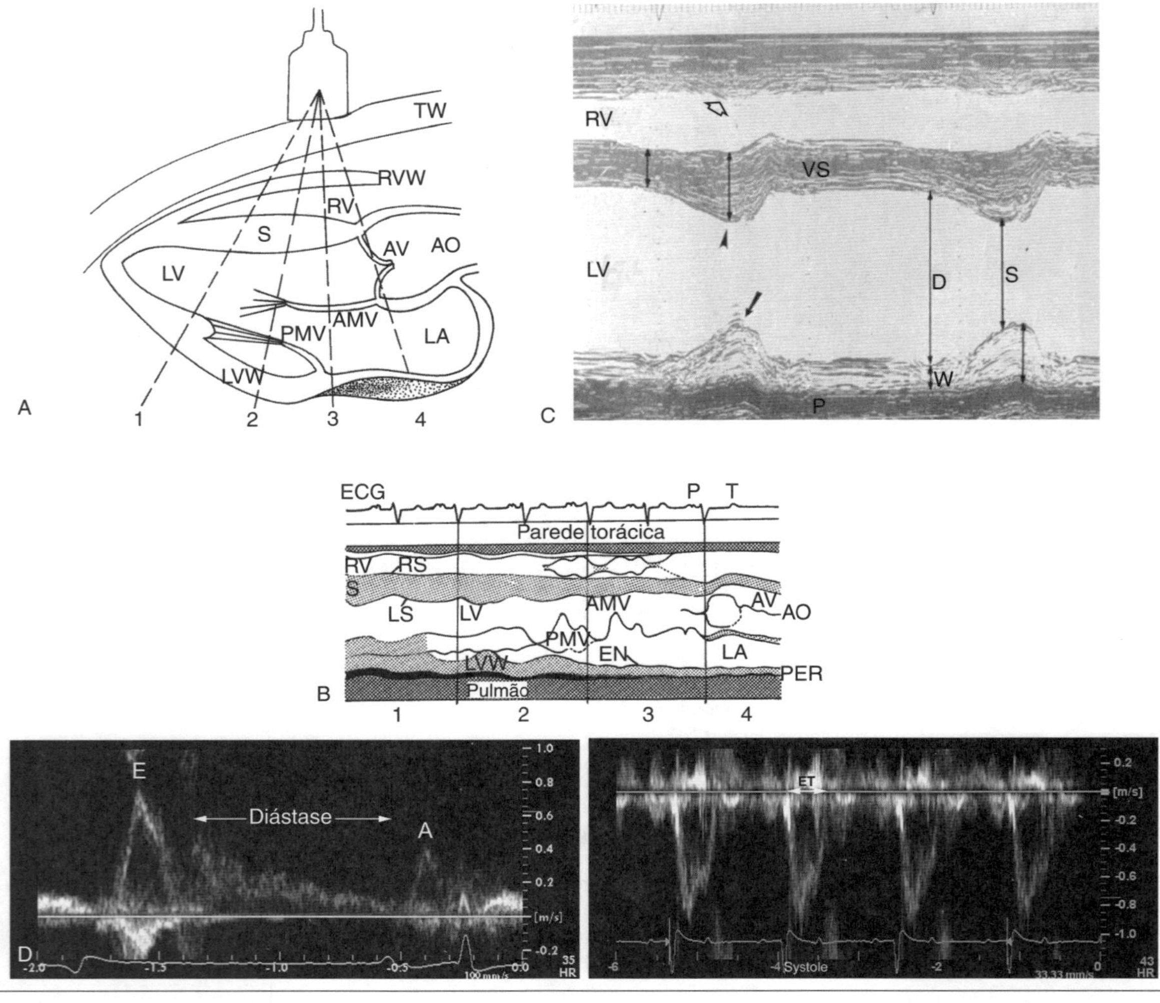

Figura 9.5 Função ventricular e ecocardiografia. **A.** Derivação do ecocardiograma em modo M. As linhas mostram as trajetórias típicas dos planos de gravação no modo M (*1*, músculo ventricular/papilar; *2*, cordas tendíneas; *3*, valva mitral anterior [AMV]; *4*, raiz da aorta e átrio esquerdo [LA]/aurícula esquerda. TW, parede torácica; RVW, parede do ventrículo direito; RV, ventrículo direito; *S*, septo; LV, ventrículo esquerdo; *AV*, valva aórtica; AO, trato de saída aórtica; LVW, parede ventricular esquerda; PMV, valva mitral posterior; LA, átrio esquerdo). **B.** O desenho mostra o aspecto do ecocardiograma do modo M em cada nível (PER, pericárdio; RS, lado direito do septo ventricular; LS, lado esquerdo do septo ventricular; EN, endocárdio). **C.** O ecocardiograma em modo M mostra o método de mensuração da fração de encurtamento do ventrículo esquerdo (LVSF), em que *D* é a dimensão diastólica e *S* é a dimensão sistólica (LVSF = D – S/D). O espessamento proeminente das paredes durante a sístole é notável. A excursão sistólica final da parede do LV é visível (*seta*). Na prática, as dimensões sistólicas do septo ventricular e da parede do VE geralmente são medidas ao longo da mesma linha, demonstrada para o lúmen do LV na sístole (*S*) (W, parede do LV; VS, septo ventricular). **D.** *Porção esquerda*: registros ecocardiográficos Doppler de enchimento (*esquerda*) e ejeção (*direita*) do LV. O influxo transmitral é caracterizado por uma onda diastólica inicial de enchimento rápido (*E*), enchimento médio diastólico de baixa velocidade (diástase) e uma onda de enchimento atrial pré-sistólico (*A*). *Porção direita*: o perfil de velocidade da ejeção da aorta é caracterizado por um aspecto quase triangular, com rápida aceleração do fluxo sanguíneo na aorta ascendente entre o início e o meio da sístole e término do fluxo no momento do fechamento da valva aórtica. A área sob a curva do espectro de velocidade (velocidade-tempo-integral) é diretamente correlacionada ao volume sistólico ventricular. O período de pré-ejeção (o tempo entre o início do QRS e o início da ejeção) e o tempo de ejeção (*ET*, *setas*) são índices dependentes da carga da função VE.

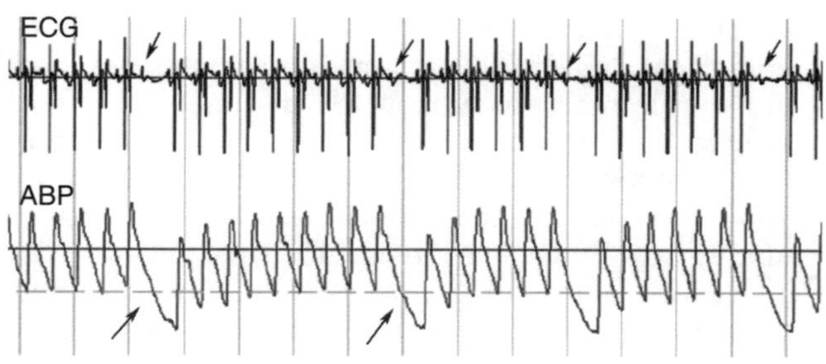

Figura 9.6 Eletrocardiograma (ECG) comprimido com registro simultâneo da pressão arterial (ABP) em um cavalo com bloqueio atrioventricular de segundo grau. O aumento progressivo da ABP ativa um reflexo barorreceptor, que bloqueia a condução atrioventricular (*setas superiores*) e causa uma queda correspondente na ABP (*setas inferiores*). Acredita-se que esse mecanismo, juntamente com a arritmia sinusal e a parada sinusal, representa eventos induzidos pelo nervo vago para controle da ABP no cavalo em pé.

O enchimento ventricular começa assim que as valvas AV se abrem. Como mostrado na Figura 9.5 D, a diástole ventricular pode ser subdividida em três fases gerais: enchimento ventricular rápido, diástase e contração atrial.[110,112,113,115] Essas fases são prontamente observadas ao ecocardiograma com Doppler de onda pulsada ou imagem tecidual com Doppler.[168,285-287] Quando os ventrículos relaxam e a pressão atrial excede a pressão ventricular correspondente, as valvas AV se abrem. Nesse instante, ocorre um enchimento rápido, com velocidade de pico de cerca de 0,5 a 1 m/s, mas que varia conforme a FC.[280] As pressões ventriculares aumentam pouco durante essa fase, enquanto as curvas de volume ventricular mudam drasticamente a partir do retorno venoso. O enchimento rápido pode estar associado a um *sopro protodiastólico funcional*, que é concluído pela *terceira bulha cardíaca* (S_3), as vibrações de baixa frequência que ocorrem perto do término do enchimento ventricular rápido (ver Figura 9.4 A). A perda de volume atrial e o correspondente declínio na pressão atrial (a *descida y*) são refletidos no sulco jugular à medida que a veia entra em colapso. Após o enchimento rápido, ocorre um período de enchimento de baixíssima velocidade, a diástase. Esse período pode durar segundos durante arritmias vagais, como bradicardia sinusal, arritmia sinusal pronunciada ou bloqueio AV de segundo grau. Com pausas acentuadas, a veia jugular pode começar a encher de modo proeminente. A última fase da diástole é a contribuição para o preenchimento ventricular causado pela contração atrial. Um *sopro pré-sistólico* funcional tem sido associado a esse período entre a quarta e a primeira bulha cardíaca.

Durante o ciclo cardíaco, o átrio funciona como um reservatório de sangue (sístole ventricular), um canal de retorno venoso (início ao meio da diástole) e como uma bomba de pressão (sístole atrial).[288] A função mecânica do AE pode ser estudada por um ecocardiograma bidimensional (2D) e métodos ecocardiográficos Doppler avançados. A redução da função elétrica e mecânica dos átrios pode predispor ao desenvolvimento de arritmias atriais recorrentes, como a FA.[218,287,289-291]

Função ventricular

A capacidade de ejeção de sangue pelos ventrículos depende das funções ventriculares sistólica e diastólica, bem como da FC e do ritmo cardíaco (Boxe 9.3; ver também Figura 9.4 B). As medidas mais utilizadas do desempenho ventricular geral e da função circulatória são FC, PA determinada de forma invasiva ou não invasiva, taxa de alteração da pressão ventricular (dp/dt), débito cardíaco (DC), volume sistólico (VS), fração de ejeção do VE, fração de encurtamento do VE, intervalos sistólicos, pressão venosa central, pressão arterial

BOXE 9.3 Determinantes da função cardíaca

Função sistólica: determinantes do volume sistólico ventricular (ver Figura 9.4 B)

Pré-carga [+]: volume ventricular no final da diástole
- Volume de plasma (sangue)
- Determinantes da função diastólica (ver a seguir)

Contratilidade [+]: capacidade intrínseca de contração do miocárdio
- Atividade simpática
- Condições de carga
- Perfusão do miocárdio (isquemia)
- Doença do miocárdio
- Medicamentos (agentes inotrópicos positivos ou negativos)

Pós-carga [–]: tensão da parede necessária à ejeção de sangue
- Impedância aórtica
- Resistência vascular
- Volume ventricular (a tensão aumenta com a dilatação)
- Espessura da parede ventricular (paredes finas têm maior tensão)

Lesões cardíacas que aumentam a carga de trabalho [–]
- Regurgitação valvar (comum)
- Estenose valvar (rara)
- Defeitos septais e *shunts*

Função diastólica: determinantes do enchimento ventricular

Fatores pleurais/mediastinais
- Pressão intrapleural (ventilação, efusão)
- Lesões em massa

Função pericárdica
- Pressão intrapericárdica (efusão)
- Constrição

Recuo miocárdico (propriedades elásticas passivas)

Relaxamento miocárdico (processo ativo)
- Perfusão do miocárdio (isquemia)

Distensibilidade da parede ventricular (complacência de câmara e miócitos)

Pressão venosa e retorno venoso (devem corresponder à complacência)
- Volume plasmático
- Capacitância venosa

Tempo de enchimento diastólico
- Frequência cardíaca

Contribuição atrial para o enchimento ("bomba de reforço")
- Frequência cardíaca
- Arritmias cardíacas (fibrilação atrial)

Sequência da contração atrioventricular
- Arritmias cardíacas

Função da valva atrioventricular
- Estenose

sistólica e pressão capilar pulmonar e diferença arteriovenosa de oxigênio (A-V DO_2).[57]

O *débito cardíaco*, a quantidade de sangue bombeado pelo ventrículo esquerdo (ou direito) em 1 minuto (ℓ/minuto), é o produto do VS ventricular (mℓ/batimento) multiplicado pela FC (bpm) (ver Figura 9.4 B). O índice cardíaco se refere ao DC dividido pela área de superfície corpórea (ou massa corpórea). O DC associado à resistência vascular sistêmica determina a pressão arterial média; um aumento em qualquer variável aumenta a pressão arterial média. Os valores para o DC variam bastante conforme o tamanho e a atividade do cavalo e, de modo geral, são influenciados por medicamentos ou anestesia.[292,293] O *volume sistólico ventricular* depende da contratilidade do miocárdio, da pré-carga e da pós-carga (ver Figura 9.4 B e Boxe 9.3).[24,26,110,112-115] Embora tradicionalmente sejam considerados determinantes independentes da função miocárdica, essas três variáveis estão interconectadas e influenciam a força, a velocidade e a duração da contração ventricular e, portanto, o VS.[110,112,114] Estimativas invasivas e não invasivas de VS e DC podem ser obtidas em cavalos em pé e anestesiados com diversas metodologias.[276,294-318] Nas clínicas, o VS é muitas vezes estimado de maneira não invasiva pelo ecocardiograma 2D e Doppler (veja a discussão posterior).[168,297,306,307,309,311-313]

A *contratilidade do miocárdio* (*inotropia*) é definida como a velocidade máxima de encurtamento da fibra com carga zero.[110,112-115] Por fim, é determinada pela disponibilidade de cálcio no sarcômero e pela sensibilidade da troponina C ao cálcio, que são moduladas pela estimulação autônoma, pelo alongamento inicial do miocárdio (pré-carga; veja a discussão posterior) e pela FC (fenômeno "treppe" ou efeito Bowditch) (ver Figura 9.4 B). A contratilidade é aumentada por catecolaminas, cálcio, glicosídeos digitálicos e inibidores da fosfodiesterase. [237,238,241,246,249-251,253,258,277,319-339] A contratilidade verdadeira é difícil de ser mensurada no cenário clínico por causa da influência da FC e das condições de carga nas determinações ambulatoriais da função ventricular sistólica. A função ventricular sistólica geral pode ser estimada de maneira não invasiva, por meio da observação de alterações direcionais nos índices de pré-ejeção dependente de carga ou fase de ejeção da função ventricular, como frações de encurtamento e ejeção do VE por ecocardiograma em modo M e 2D; período de pré-ejeção, tempo de ejeção, aceleração do fluxo, tempo integral de velocidade da ejeção pulmonar ou aórtica e pico de velocidade do miocárdio por ecocardiografia com Doppler tecidual; e deformação miocárdica ou taxa de deformação por análise computadorizada de ecocardiogramas 2D ou estudos de Doppler tecidual (ver Figura 9.5).[49-51,56,168,279,286,340-349] As variáveis medidas serão influenciadas pelo estado fisiológico e sutilmente alteradas pela variação diária[350,351] ou pelos sedativos,[274] e bastante afetadas pelo exercício[168] e pela anestesia geral.[292]

O comprimento do sarcômero ventricular antes da contração ou *pré-carga* é um determinante positivo da função sistólica ventricular, dependente do enchimento ventricular (ver Boxe 9.3). O ventrículo saudável é altamente dependente da pré-carga, de modo que aumentos na pré-carga aumentam o VS. Essa capacidade do coração de mudar sua força de contração e, portanto, o VS em resposta a mudanças na pré-carga, é chamada de *mecanismo de Frank-Starling* (ou lei de Starling do coração).[110,112-115] Desidratação, acúmulo venoso, redução do relaxamento e da complacência ventricular, aumento das pressões intrapleurais ou intrapericárdicas, perda da função da bomba de reforço atrial (p. ex., com FA ou atordoamento [*stunning*] atrial após FA) e certas taquiarritmias (com diminuição do tempo de enchimento e alteração da sequência de condução atrioventricular) reduzem o enchimento ventricular e diminuem o VS. O aumento da pré-carga pode ser observado em cavalos com doença cardíaca por causa do comprometimento da função da bomba e da retenção de líquidos secundária à ativação do sistema renina-angiotensina-aldosterona.[117] A insuficiência valvar moderada a grave aumenta a pressão de enchimento ventricular e a pré-carga.[144,352-355] O aumento das dimensões ventriculares à diástole é um mecanismo compensatório para manutenção do volume sistólico no início de um distúrbio ventricular ou regurgitação valvar. A pré-carga ventricular pode ser estimada pelas dimensões ventriculares finais (volume, área ou diâmetro) à diástole por ecocardiografia[168,344,345,355] ou medida da pressão venosa de enchimento com cateteres intracardíacos.[353,354] A medida das pressões venosas de enchimento (pressão venosa central, pressão diastólica pulmonar ou pressão capilar pulmonar em cunha)[353-358] estima a pré-carga de maneira precisa desde que a FC e a complacência ventricular (distensibilidade) sejam normais e a ventilação seja relativamente estável. A isquemia miocárdica, que prejudica o relaxamento do miocárdio, e as doenças pericárdicas, que contraem os ventrículos, reduzem a complacência ventricular; nesses casos, as pressões venosas de enchimento podem não refletir com acurácia alterações crônicas na pré-carga ventricular.

A *pós-carga* ventricular está relacionada às forças que impedem a ejeção do sangue e está intimamente associada à pressão aórtica.[110,112-115] A impedância vascular durante a ejeção é determinada pelas propriedades elásticas, resistivas e dinâmicas dos grandes vasos e da árvore vascular. No entanto, a pós-carga não é apenas determinada pela pressão arterial. A ejeção contra uma carga de pressão causa estresse na parede que, de acordo com a lei de Laplace, é proporcional à pressão (P) × raio (r) e inversamente proporcional à espessura da parede (h). A pós-carga pode ser expressa como tensão da parede do VE durante a ejeção. Embora a equação exata dependa da forma da câmara cardíaca, que está sujeita a alterações durante o ciclo cardíaco, a relação simplificada já citada destaca como a pressão, o raio e a espessura da parede contribuem para a pós-carga. O pico de tensão na parede ocorre imediatamente antes da abertura da valva aórtica. A medida clínica da pós-carga é difícil e, embora a PA não seja idêntica a ela, pode ser usada para estimar alterações direcionais na pós-carga. Além disso, a espessura relativa da parede do VE pode ser medida por ecocardiografia e deve ser considerada.[168,344] Aumentos no tamanho da câmara ventricular, afinamento das paredes ventriculares, estenose aórtica, rigidez ou resistência arterial (ocasionando aumento das pressões), bem como elevações acentuadas no hematócrito, aumentam a impedância à ejeção ventricular e reduzem o VS. A hipertrofia ventricular, ao aumentar a espessura relativa da parede, pode ser vista como um mecanismo que reduz o estresse da parede a uma determinada pressão e raio.[114] A insuficiência cardíaca é caracterizada por pouca contratilidade miocárdica, uma reserva exaurida de pré-carga e aumento da sensibilidade à pós-carga ventricular.

Vasodilatadores arteriais, como acepromazina, hidralazina e inibidores da enzima conversora de angiotensina, diminuem a pós-carga e são componentes importantes do tratamento da insuficiência cardíaca.[55,58,359-363]

A *sinergia* ventricular se refere ao método normal de ativação e contração ventricular. A ativação elétrica normal causa uma explosão de grande vantagem mecânica. Arritmias cardíacas, sobretudo distúrbios do ritmo ventricular, podem causar dissinergia (dissincronia), com consequente diminuição do VS. Oclusões coronárias que ocasionam isquemia miocárdica transitória ou necrose isquêmica do miocárdio também causam dissinergia, mas são consideradas relativamente raras.[91,147,364]

A *competência estrutural e funcional das valvas cardíacas e dos septos ventriculares* influencia a função sistólica ventricular. A insuficiência valvar (ou a rara estenose) reduz o volume sistólico ventricular, a menos que haja compensação adequada da dilatação e da hipertrofia ventricular. O remodelamento ventricular, combinado à reserva de FC, geralmente torna possível que pequenos defeitos septais ou lesões valvares brandas a moderadas sejam bem tolerados, mesmo durante o exercício. No entanto, grandes defeitos ou lesões valvares graves podem criar sobrecarga volumétrica significativa do lado esquerdo do coração, disfunção miocárdica progressiva e insuficiência cardíaca. O desenvolvimento de ICC é bastante provável em caso de sobreposição de uma arritmia, como a FA, a uma lesão estrutural grave.

A *função diastólica* ventricular determina o enchimento e a pré-carga ventriculares.[110,112-115] Os fatores que afetam a função diastólica são mostrados no Boxe 9.3. Em caso de anomalia da função diastólica, a FC tende a ser maior e há mais dependência da pressão venosa para manutenção do DC. Uma causa bem conhecida de disfunção diastólica é a constrição ou compressão do coração pela doença pericárdica. A dilatação ou hipertrofia acentuada da câmara ventricular também diminui a complacência ventricular e requer pressões distensoras ventriculares mais elevadas para o enchimento. A disfunção diastólica do ventrículo esquerdo, como consequência de dilatação ou hipertrofia grave do VD, pode ser explicada pela protuberância do septo ventricular no ventrículo esquerdo, o que impede o enchimento do lado esquerdo. Esse impacto da *interdependência ventricular* é observado clinicamente em casos de doença pericárdica crônica e hipertensão pulmonar grave. A função diastólica ventricular também é afetada por arritmias. A taquicardia persistente reduz a diástole, o tempo de enchimento cardíaco e a perfusão coronariana. A FA provoca a perda da contribuição atrial para o enchimento. Arritmias juncionais e ventriculares provocam dissociação AV, impedindo o sequenciamento AV normal, e podem criar dissincronia acentuada da contração ventricular. As medidas objetivas da função diastólica são muito complicadas e, atualmente, não existe um bom indicador clínico da função diastólica equina. No entanto, a disfunção diastólica pode ser assumida quando uma das condições já mencionadas é reconhecida. É possível medir o influxo transmitral e tricúspide com a utilização de técnicas de Doppler, mas esses métodos não são confiáveis ou precisos e dependem da pressão atrial.[280,281,287,344,365] A avaliação das velocidades de movimento da parede diastólica por Doppler tecidual também pode fornecer mais informações sobre a função cardíaca diastólica.[161,164,286,349,366]

O desequilíbrio entre o fornecimento e a *demanda de oxigênio no miocárdio* pode reduzir tanto a função sistólica quanto diastólica do ventrículo, além de afetar o ritmo cardíaco. Essa relação também é relevante em caso de obstrução das vias respiratórias ou doença broncopulmonar, que pode reduzir a oxigenação arterial.[90] A demanda de oxigênio no miocárdio é maior em caso de aumento do estado inotrópico do miocárdio, da FC e do estresse na parede ventricular (relacionado à pré-carga e pós-carga).[110,112-115] O fornecimento de oxigênio depende da anatomia coronária e da vasomoção (grau de constrição vascular), pressão arterial diastólica, tempo diastólico (perfusão coronária) e atividade metabólica do miocárdio.[10,367-373] O fluxo coronariano normal é maior no miocárdio do VE, no septo ventricular e na parede do VE.[373] É provável que a camada subendocárdica imediata do miocárdio seja a mais vulnerável à lesão isquêmica,[367] e um desequilíbrio no fornecimento de oxigênio pode alterar a despolarização ventricular. É provável que isso explique, em parte, a depressão de ST-T e as mudanças nas ondas T observadas em animais hipotensos e em cavalos normais durante a taquicardia sinusal. A vasomoção coronariana é eficiente no aumento da perfusão coronária, mesmo em altas FCs (até 200 bpm em pôneis); no entanto, a autorregulação coronariana não é tão eficaz em caso de diminuição da pressão de perfusão diastólica na aorta.[368,369] O veterinário pode usar o "produto duplo" de PA × FC como uma estimativa geral da demanda de oxigênio no miocárdio.[112] A depressão ou elevação persistente do segmento ST, especialmente em repouso e FCs normais, sugere deficiência da perfusão miocárdica. No entanto, alterações acentuadas do segmento ST e da onda T são normais em cavalos examinados durante o teste ergométrico em esteira e, portanto, são de difícil interpretação.

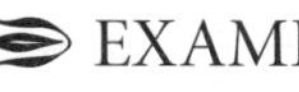

EXAME CARDIOVASCULAR DO CAVALO

Abordagem geral

A abordagem geral para a identificação e o diagnóstico de doenças cardíacas e a avaliação de sua gravidade estão resumidas no Boxe 9.4.[61,62] Sem dúvida, a anamnese e o exame físico são os procedimentos de avaliação inicial mais importantes no exame CV do cavalo. À exceção de anomalias brandas na estrutura e na função cardíaca, o exame físico normal e a ausculta cardíaca em um cavalo com boa tolerância ao exercício praticamente descartam a existência de doenças cardíacas clinicamente relevantes. O exame físico inicial do sistema CV deve incluir o registro preciso da FC e da frequência respiratória em repouso, a avaliação dos pulsos arteriais (cabeça e membros), a inspeção das veias (sobretudo das veias jugulares), avaliação das mucosas quanto à palidez, tempo de enchimento capilar e cianose (que pode ser secundária a um *shunt* cardíaco da direita para a esquerda ou doença respiratória grave), avaliação do acúmulo anormal de líquidos, inspeção de padrões ventilatórios anormais, palpação do precórdio, ausculta completa do coração em todas as áreas valvares e ausculta de ambos os campos pulmonares. A medida não invasiva da PA pode objetivar os achados à palpação dos pulsos arteriais e identificar o aumento da pressão de pulso.[52,68]

BOXE 9.4 Exames diagnósticos para avaliação de doenças cardíacas

Anamnese[a]
- Identificação, queixas principais, histórico médico geral, doenças passadas, medicação passada e atual, perda de peso, histórico de trabalho e tolerância ao exercício.

Exame físico[a]
- Condição corpórea
- Frequência e ritmo cardíaco
- Pulsos arteriais e venosos, distensão venosa, enchimento venoso
- Cor das mucosas e tempo de enchimento capilar
- Avaliação do acúmulo anormal de líquidos: edema subcutâneo, efusão pleural (por percussão torácica)
- Ausculta do coração (bulhas, sopros, ritmo) e pulmões
- Aferição da pressão arterial e pressão de pulso (não invasiva)

Eletrocardiografia
- Eletrocardiograma em repouso – frequência cardíaca, ritmo, configuração de P-QRS-T, sequência de condução, associação de P e QRS-T, tempos do ECG e eixo elétrico (o eixo tem valor limitado em cavalos)
- Eletrocardiografia em exercício e pós-exercício[b]
- Eletrocardiografia ambulatorial de 24 horas (Holter)[b]

Ecocardiografia
- Ecocardiografia bidimensional – anatomia cardíaca, tamanho das câmaras e dimensões dos vasos; anatomia e movimento valvar; função sistólica atrial e ventricular; identificação de lesões cardíacas ou líquido livre; estimativa do débito cardíaco
- Ecocardiografia em modo M – dimensões ventriculares e função ventricular sistólica; anatomia cardíaca e movimento valvar; estimativa do débito cardíaco
- Ecocardiograma com Doppler – identificação de fluxo normal e anormal; estimativa de pressões intracardíacas e gradientes de pressão; estimativa de débito cardíaco; avaliação da função ventricular sistólica e diastólica
- Ecocardiografia pós-exercício[c] – identificação de disfunção de parede regional ou global ou disfunção valvar exacerbada pelo exercício

Radiografia torácica
- Avaliação do espaço pleural, parênquima pulmonar, vascularização pulmonar
- Estimativa do tamanho do coração

Ultrassonografia torácica e abdominal
- Avaliação do acúmulo anormal de líquidos: efusão pleural, ascite

Exames laboratoriais
- Hemograma completo, amiloide sérico A (SAA) e fibrinogênio para identificação de anemia e inflamação
- Bioquímica sérica, inclusive eletrólitos (principalmente K^+, Mg^{2+}, Ca^{2+}), exames de função renal e enzimas musculares: esses exames podem auxiliar a avaliação de arritmias, a identificação de baixo débito cardíaco (azotemia) e o reconhecimento de lesão celular do miocárdio (CK e AST, inespecífica)
- Troponina cardíaca T ou I (cTnT, cTnI): pode ser medida em repouso e após o teste ergométrico para identificar lesões no miocárdio
- Proteínas séricas para identificação de hipoalbuminemia e hiperglobulinemia
- Gasometria arterial para avaliação da função pulmonar (alternativamente, oximetria de pulso)
- Gasometria venosa (ou preferencialmente venosa mista) para avaliação do *status* acidobásico, transporte e extração de oxigênio nos tecidos
- Lactato sanguíneo para identificação do metabolismo anaeróbico associado à má oxigenação tecidual ou menor utilização de oxigênio pelos tecidos
- Hemoculturas em casos de tromboflebite ou suspeita de endocardite
- Citologia e cultura de efusões pericárdicas
- Exame de urina para identificar lesão renal por insuficiência cardíaca ou endocardite
- Detecção de digoxina, quinidina e outros medicamentos cardioativos em soro/plasma (monitoramento terapêutico)

Cateterismo cardíaco e angiocardiografia[c]
- Diagnóstico de fluxo sanguíneo anormal e identificação de anomalias de pressões intracardíacas e intravasculares

Estudos com radionuclídeos[c]
- Detecção de anomalias de fluxo sanguíneo ou perfusão pulmonar; avaliação da função ventricular

[a]Parte mais importante da avaliação cardíaca. [b]Pode ser necessária para identificar arritmias paroxísticas. [c]Não faz(em) parte da avaliação de rotina.

Vale ressaltar que os distúrbios cardíacos mais *graves* podem, a princípio, ser detectados por meio do exame físico com estetoscópio. A existência de sopro cardíaco é o achado essencial, que provoca suspeita de doença valvar degenerativa ou infecciosa ou malformação cardíaca congênita. Arritmias cardíacas sustentadas ou recorrentes são descobertas com facilidade por meio da ausculta cardíaca e da palpação do pulso arterial. A pericardite e o tamponamento cardíaco são caracterizados por sons cardíacos abafados ou atrito pericárdico, distensão jugular e, com frequência, insuficiência do VD. Em geral, a doença miocárdica significativa é associada a insuficiência cardíaca, arritmias ou sopro cardíaco, sobretudo quando a dilatação ou a disfunção ventricular causa insuficiência mitral ou tricúspide. A doença cardiovascular branda, sutil ou oculta pode ser subclínica em repouso e requer um exame detalhado, inclusive teste ergométrico, antes da detecção objetiva das anomalias. Estudos laboratoriais, eletrocardiografia, ecocardiografia e cateterismo cardíaco são exames bastante úteis para identificar ou confirmar a base da doença cardiovascular e avaliar sua gravidade.

Anamnese

A anamnese ou um achado acidental durante um exame de rotina pode provocar suspeita de doença cardiovascular. O cavalo com ICC pode apresentar distensão venosa generalizada, pulsações jugulares, edema ou, raramente, no caso de insuficiência cardíaca aguda do lado esquerdo, dificuldade respiratória e edema pulmonar.[148,374] Em contrapartida, outros problemas cardíacos, como arritmias ou sopros, podem ser achados incidentais, detectados durante um exame físico de rotina, anterior à compra do animal ou seguro. O cavalo com doença CV clinicamente aparente pode ter problemas sutis de desempenho apenas observados em intensidade máxima. Em muitos casos, o desempenho pode diminuir um pouco. Em outros cavalos, sobretudo nos casos de FA, o desempenho em corridas pode diminuir bastante, de 20 a 30 segundos ou mais. Cavalos com FA repentina ou com taquicardia ventricular (TV) maligna podem parar abruptamente ou até cair. Cavalos com doença cardiovascular também podem apresentar frequências cardíacas e respiratórias excessivamente altas durante e após o exercício ou levar mais tempo que o normal para voltar aos valores de repouso (ou "desaquecimento"). Tosse, em repouso ou durante o exercício, taquipneia e hemorragia pulmonar induzida por exercício são sinais respiratórios relatados em alguns cavalos com doença cardíaca. A doença cardiovascular sempre deve ser considerada junto com os problemas musculoesqueléticos, respiratórios, metabólicos e neurológicos no diagnóstico diferencial de baixo desempenho (Boxe 9.5).[87-90,375-377] Outros problemas relacionados ao desempenho e à doença cardiovascular são fraqueza, ataxia, colapso e morte súbita (Boxe 9.6).[85,91-106,261]

Uma vez encontrada uma anomalia, um exame completo do sistema CV visa determinar a lesão e a relevância clínica da doença em termos de segurança de cavalos e cavaleiros, capacidade de desempenho e longevidade esperada.

BOXE 9.5 Distúrbios cardiovasculares associados a baixo desempenho

Arritmias
Complexos atriais prematuros
Complexos ventriculares prematuros
Fibrilação atrial
Taquicardia supraventricular
Taquicardia ventricular
Bloqueio atrioventricular avançado de segundo grau
Bloqueio atrioventricular de terceiro grau completo

Doenças cardíacas congênitas, valvares, miocárdicas ou pericárdicas associadas a sopros
Defeitos do septo ventricular ou outras malformações congênitas
Insuficiência mitral
Regurgitação tricúspide
Regurgitação aórtica
Cardiomiopatia com insuficiência valvar atrioventricular secundária
Doença pericárdica com fricção

Doença cardíaca oculta
Doença pericárdica
Doença miocárdica

Distúrbios vasculares
Trombose aortoilíaca
Trombose da veia jugular/tromboflebite (bilateral)
Ruptura da raiz da aorta (fístula aortocardíaca)
Trombose venosa periférica/tromboflebite

BOXE 9.6 Causas de morte súbita cardiovascular

Distúrbios cardíacos (arritmias)
Taquicardia, *flutter* ou fibrilação ventricular
Bloqueio atrioventricular completo
Assístole

Hemorragia
Ruptura do coração (com tamponamento cardíaco)
Ruptura da aorta ou artéria pulmonar (com ou sem tamponamento cardíaco)
Ruptura arterial
- Artéria uterina média
- Artérias mesentéricas, do omento ou outras artérias grandes

Hemorragia pulmonar grave
Ruptura do baço ou fígado
Hemorragia cerebral

Insuficiência miocárdica aguda
Descompensação aguda de insuficiência cardíaca crônica
Início agudo de insuficiência valvar grave
Isquemia/necrose miocárdica aguda (rara)

Lesões cardíacas tóxicas
Arritmia induzida por drogas ou toxinas
Anestésicos
Plantas tóxicas
Toxinas do miocárdio
Toxina sistêmica com acometimento secundário do coração

Tamponamento cardíaco
Pericardite bacteriana
Pericardite idiopática
Pericardite viral
Trauma

Embolia
Embolia carotídea
Embolia ou trombose coronária

Eletrocussão
Raio
Eletrocussão por corrente alternada

Trauma cardíaco
Cateterismo cardíaco ou perfuração com agulha de um ventrículo e desenvolvimento de fibrilação ventricular
Ferida torácica penetrante

Ausculta

Método clínico

A ausculta cardíaca é o exame sistêmico do coração com um estetoscópio. É simples e relativamente sensível na detecção de doenças cardíacas graves quando realizada por um examinador experiente. Fornece informações sobre FC, arritmias persistentes e existência ou ausência de doenças cardíacas congênitas e adquiridas. A ausculta deve ser associada à anamnese e ao exame físico geral.

A ausculta eficaz requer a compreensão de anatomia, fisiologia, fisiopatologia e som. Há uma vasta experiência clínica em relação à ausculta cardíaca em cavalos[3,16,19,23,25,57,72,73,75,152,223,282,378-389] e a experiência com o ecocardiograma com Doppler refinou o entendimento sobre sons e sopros cardíacos.[71,208,209,211,390,391] A experiência e o treinamento também são fatores significativos para a boa ausculta cardíaca[392,393] e esse método de exame deve ser considerado uma habilidade adquirida que pode ser constantemente aperfeiçoada. A sensibilidade geral da ausculta é alta para identificação de cardiopatias congênitas, doença valvar *significativa* e arritmias cardíacas *persistentes*. A sensibilidade é menor para doenças primárias do miocárdio ou pericárdio, exceto na existência de anomalias associadas óbvias, como sopro, arritmia ou atrito proeminente. A especificidade da ausculta no cavalo (p. ex., a capacidade de distinguir um sopro funcional de um patológico ou identificar um distúrbio específico do fluxo) não foi suficientemente estudada, mas com certeza depende do conhecimento e da experiência do veterinário,[392] bem como da opinião sobre a natureza fisiológica ou patológica da insuficiência valvar em alguns animais de alto desempenho.

Um pré-requisito para a ausculta é o conhecimento das bulhas cardíacas normais, cuja gênese já foi descrita (ver "Fisiologia Cardiovascular Clínica", anteriormente, neste capítulo). O veterinário deve estar familiarizado com as causas e as características clínicas das arritmias e dos sopros (Tabelas 9.1 a 9.3) e das áreas de ausculta (Figura 9.7).[3,19,57,73,379-382,385,386,393,394] A ausculta deve ser realizada em uma área silenciosa, já que barulhos externos dificultam muito a detecção de sopros brandos a moderados. O cavalo ou potro deve ser suficientemente contido para que o veterinário possa se concentrar em ouvir. O pulso venoso deve ser inspecionado e, em seguida, o pulso arterial e o precórdio palpados antes de iniciar a ausculta. Embora pouco comum, atualmente, a percussão da área precordial para identificar a região de embotamento cardíaco pode ser usada por veterinários experientes para identificação do tamanho do coração.[395]

Tabela 9.1 Identificação de bulhas e sopros cardíacos comuns.

Achado à ausculta	Momento*		Ponto de intensidade máxima (área valvar)**
BULHAS CARDÍACAS NORMAIS			
Primeira bulha cardíaca (S_1)	Início de S		Ápice esquerdo (valva mitral)
Segunda bulha cardíaca (S_2)	Fim de S	S_4 S_1 S_2 S_3	Base esquerda (valva aórtica)
Componente pulmonar	Fim de S		Base esquerda (valva pulmonar)
Terceira bulha cardíaca (S_3)	Início de D		Ápice esquerdo (valva mitral)
Quarta bulha (atrial; S_4)	Fim de D		Entrada do ventrículo ou base (esquerda)
SOPROS FUNCIONAIS* **			
Sopro de ejeção sistólica	S		Base esquerda (valva aórtica/pulmonar)
Início da diástole (protodiastólico)	D		Entradas ventriculares (esquerda/direita)§
Final da diástole (pré-sistólico)	D		Entradas ventriculares (esquerda/direita) §
REGURGITAÇÃO VALVULAR§§			
Regurgitação mitral	S		Ápice esquerdo (valva mitral)
Regurgitação tricúspide	S		Hemitórax direito (valva tricúspide)
Regurgitação aórtica	D		Base esquerda (valva aórtica)
Insuficiência pulmonar	D		Base esquerda (valva pulmonar)
Defeito do septo ventricular#	S		Borda direita do esterno/base cardíaca esquerda
Persistência do ducto arterioso	S + D		Base esquerda dorsal sobre a artéria pulmonar

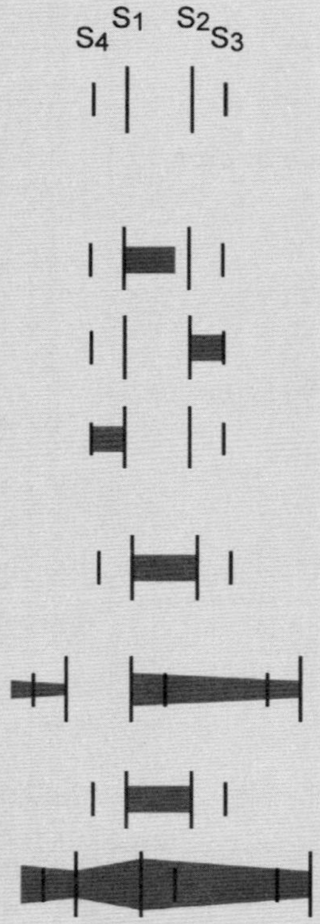

*S – sístole, o intervalo entre S_1 e S_2; D – diástole, o intervalo entre S_2 e S_1 (Figuras 9.8 e 9.9). **Somente as características típicas são consideradas; "ápice" se refere à parte ventral do coração, no ponto do impulso cardíaco palpável (batimento apical); "base" se refere à parte craniodorsal do coração sobre as valvas de saída (aórtica, pulmonar), onde a segunda bulha cardíaca é mais intensa (Figura 9.7). ***As causas exatas dos sopros funcionais (fluxo) não foram comprovadas. O sopro de ejeção sistólica, que começa após a primeira bulha cardíaca e termina antes da segunda bulha cardíaca, é o sopro mais comum identificado em cavalos; o sopro protodiastólico se estende da segunda à terceira bulha cardíaca; o sopro pré-sistólico é bastante curto, abrangendo a quarta e a primeira bulha cardíaca. Os sopros funcionais podem ser musicais. §As entradas ventriculares se referem às partes do tórax acima das vias de entrada ventricular. São as áreas imediatamente dorsais às áreas da valva mitral e da valva tricúspide e se estendem em sentido ventral até as regiões apicais dos ventrículos. §§Os sopros de insuficiência da valva atrioventricular geralmente são ouvidos sobre a estrutura acometida, se projetam de forma proeminente em sentido ao respectivo ápice ventricular e irradiam dorsalmente, seguindo o jato regurgitante no átrio. Às vezes, os sopros da doença da valva tricúspide são proeminentes na borda esquerda cranial do coração. Os sopros de regurgitação valvar são evidentes por toda a sístole ou diástole e se estendem até a segunda bulha cardíaca (sopro holossistólico ou pansistólico) ou a primeira bulha cardíaca (sopro holodiastólico ou pandiastólico); no entanto, sopros sistólicos tardios, que podem ser relacionados ao prolapso da valva, foram identificados em pacientes com insuficiência valvar mitral ou tricúspide; além disso, o sopro da insuficiência aórtica nem sempre é holodiastólico. Relatos de estenose valvar são bastante raros. #Os sopros causados por defeitos no septo de entrada do ventrículo direito (defeito paramembranoso, comum) são mais bem auscultados acima da borda esternal direita; sopros de defeitos no septo de saída do ventrículo direito (defeito subpulmonar, raro) podem ser mais altos sobre a valva pulmonar. O aumento do fluxo pela valva pulmonar pode causar sopros sistólicos basilares esquerdos de estenose pulmonar relativa na ausência de patologia da valva pulmonar; o fluxo por extensos defeitos não restritivos pode ser relativamente tranquilo. De Schwarzwald CC, Bonagura JD, Muir WW. The cardiovascular system. In: Muir III WW, Hubbell JAE (eds.). *Equine Anesthesia: Monitoring and Emergency Therapy*. 2nd ed. St. Louis: Saunders Elsevier; 2009. p. 65.

Tabela 9.2 Ausculta de arritmias cardíacas.

Ritmo	Frequência cardíaca por minuto	Bulhas cardíacas[a]	Ausculta
RITMOS SINUSAIS			
Ritmo sinusal	Variável	S_4-S_1-S_2 (S_3)	Frequência e ritmo dependentes do tônus autônomo
Parada/bloqueio sinusal	< 26	S_4-S_1-S_2 (S_3)	Pausas longas e irregulares
Bradicardia sinusal	< 26	S_4-S_1-S_2 (S_3)	Geralmente regular, a menos que haja desenvolvimento de ritmo de escape
Arritmia sinusal	25 a 50	S_4-S_1-S_2 (S_3)	Alteração irregular e cíclica da frequência cardíaca; geralmente há um intervalo variável entre S_4 e S_1; geralmente associada a bloqueio atrioventricular de segundo grau ou bradicardia sinusal
Taquicardia sinusal	> 50	S_4-S_1-S_2 (S_3)	Normalmente regular, mas pode haver desenvolvimento de bloqueio atrioventricular de segundo grau em caso de diminuição do tônus simpático (p. ex., durante a recuperação do exercício)
TAQUIARRITMIAS ATRIAIS SUSTENTADAS			
Taquicardia atrial e *flutter* atrial	> 30	S_1-S_2 (S_3)	Regularidade e frequência ventricular dependentes da sequência de condução atrioventricular e do tônus simpático; S_4 sempre ausente; S_1 de intensidade variável; sons atriais independentes podem ser detectados
Fibrilação atrial	> 30	S_1-S_2 (S_3)	Resposta ventricular irregular; frequência relacionada ao tônus simpático; batimentos cardíacos sempre acima de 60 bpm, sugestivos de doença cardíaca subjacente significativa ou insuficiência cardíaca; ausência de S_4 consistente
RITMOS ECTÓPICOS			
Ritmo juncional	26 a 200	S_1-S_2 (S_3)	Frequência cardíaca geralmente regular com ritmos idionodais ou taquicardia juncional; frequência cardíaca dependente do mecanismo e tônus simpático; S_4 independente e inconsistente em frequências menores, talvez audível
Ritmo ventricular	26 a 200	S_1-S_2 (S_3)	Frequência cardíaca possivelmente regular durante ritmo ectópico monomórfico, uniforme ou irregular durante atividade ectópica polimórfica ou multiforme; frequência cardíaca dependente do mecanismo (p. ex., ritmo de escape ou taquicardia ventricular); variação de intensidade e divisão das bulhas cardíacas podem ser audíveis
Batimentos atriais e juncionais prematuros	Variável	Início de S_1-S_2	A intensidade de S_1 pode ser maior ou menor que o normal; as bulhas geralmente não são divididas; uma pausa menos que compensatória geralmente ocorre após o batimento prematuro; complexos atriais prematuros não conduzidos geram pausas, mas não prematuridade da primeira bulha cardíaca
Batimentos ventriculares prematuros	Variável	Início de S_1-S_2	A intensidade de S_1 geralmente é variável e os batimentos ventriculares podem ser mais suaves que o normal; as bulhas cardíacas podem se separar das bulhas cardíacas de ativação ventricular assíncrona; pausa compensatória normalmente após um batimento prematuro
BLOQUEIOS ATRIOVENTRICULARES (AV)			
Incompletos (bloqueios de primeiro e segundo graus)	< 50	S_4-S_1-S_2 (S_3) S_4 isolada	Frequência cardíaca variável; arritmia cíclica, intervalo S_4-S_1 variável; alguma variação nas bulhas cardíacas; S_4 isolada no bloqueio AV de segundo grau
Completos (bloqueios de terceiro grau)	< 26	S_4/S_1-S_2 (S_3)	Ritmo de escape ventricular, geralmente regular; bulhas atriais independentes (S_4); bulhas cardíacas de intensidade variável

[a]As bulhas cardíacas entre parênteses podem não ser audíveis.

Tabela 9.3 Causas de sopros cardíacos.

Sopro cardíaco	Lesão identificada por ecocardiografia, cateterismo cardíaco ou necropsia
Sopros funcionais[a]	Sem lesões identificáveis; às vezes, o fluxo sanguíneo sistólico muito turbulento é identificado nos grandes vasos na ecocardiografia com Doppler colorido
Sopros de doença cardíaca congênita	Defeito(s) em septos atriais ou ventriculares; persistência do ducto arterioso; atresia/estenose da valva tricúspide ou pulmonar; estenose valvar; malformações complexas do coração
Regurgitação mitral[b]	Nenhuma lesão identificável (treinamento em alto nível); espessamento degenerativo da valva; endocardite bacteriana; prolapso da valva mitral no átrio esquerdo; ruptura de uma corda tendínea; dilatação e hipocinesia ventricular (cardiomiopatia dilatada, regurgitação aórtica grave); lesão ou disfunção do músculo papilar; valvulite não infecciosa; malformação
Regurgitação tricúspide[b]	Idem regurgitação mitral; também hipertensão pulmonar por insuficiência cardíaca esquerda grave ou doença respiratória crônica
Regurgitação aórtica[b]	Espessamento degenerativo e/ou prolapso da valva; fenestração congênita da valva; endocardite bacteriana[c]; prolapso da aorta em defeito do septo ventricular; eversão da borda da cúspide da valva aórtica; valvulite não infecciosa; malformação; ruptura da aorta ou seio aórtico de Valsalva
Regurgitação pulmonar[b]	Não há lesão identificável; endocardite bacteriana[c]; hipertensão pulmonar; eversão da borda da cúspide da valva pulmonar; valvulite não infecciosa; malformação; ruptura da artéria pulmonar

[a]Os sopros funcionais podem ser inocentes (causa desconhecida) ou fisiológicos (causa fisiológica suspeita); sopros funcionais são muito comuns em potros, atletas treinados (sopro atlético) e cavalos com alta atividade do sistema nervoso simpático (dor, estresse, sepse); são associados à febre e geralmente auscultados em cavalos anêmicos. Os sopros funcionais dependem muito do estado fisiológico e podem ser alterados (acentuados ou diminuídos) pela frequência cardíaca. Essa ausculta dinâmica auxilia muito a detecção de sopros funcionais. [b]A regurgitação trivial ou branda "silenciosa" nas valvas cardíacas do lado direito (mais comum) ou do lado esquerdo (menos comum) pode ser identificada em alguns cavalos pela ecocardiografia com Doppler; esse é provavelmente um achado normal sem relevância clínica, desde que nada mais indique a existência de doença cardíaca. A insuficiência pulmonar geralmente é silenciosa. Muitos atletas treinados apresentam sopros audíveis de regurgitação tricúspide e/ou mitral que não estão associados a baixo desempenho ou sinais de doença cardíaca (ao exame físico e ecocardiograma) e não são considerados clinicamente relevantes. [c]Grandes vegetações podem causar estenose anatômica, que provoca sopro sistólico, geralmente um sopro diastólico de insuficiência valvar; o aumento do fluxo por uma valva normal pode gerar um sopro de estenose valvar relativa (p. ex., na insuficiência aórtica, pode haver um sopro de ejeção sistólica decorrente do aumento do volume sistólico).

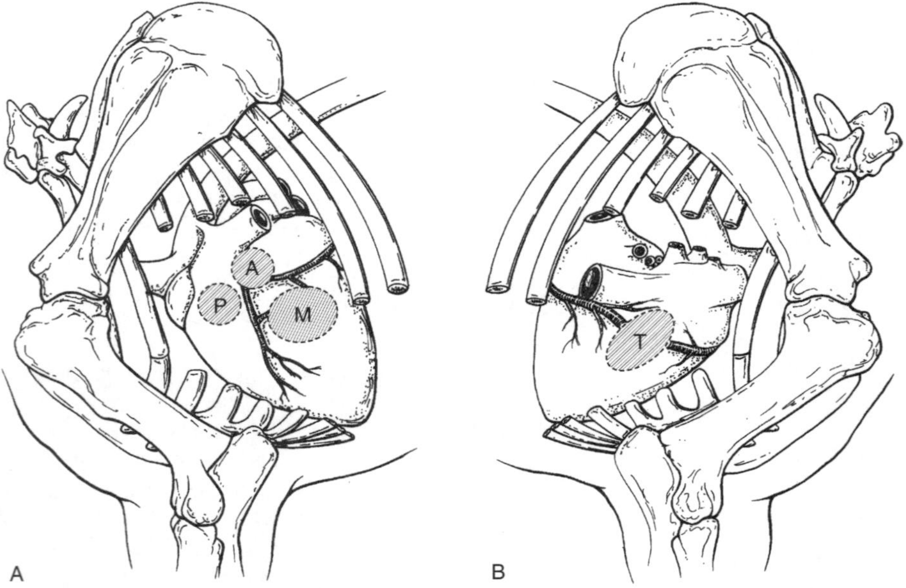

Figura 9.7 Áreas de ausculta cardíaca no cavalo do lado esquerdo (**A**) e do lado direito (**B**) do tórax. Observe o tamanho e a posição anatômica do coração no tórax. O ápice cardíaco (área apical) geralmente está localizado um pouco acima do olécrano e pode ser identificado pela palpação do batimento apical. A base cardíaca (área basilar) é mais cranial, à altura da articulação escapuloumeral. As áreas sombreadas representam as respectivas áreas valvares. P, pulmonar; A, aórtica; M, mitral; T, tricúspide. O átrio direito (AD) (*acima de T*), a valva tricúspide e a entrada do ventrículo direito (VD) (região de entrada, *abaixo de T*) estão localizados no lado direito do tórax. Defeitos septais ventriculares (DSVs) paramembranosos que se comunicam com a entrada do VD (abaixo da valva tricúspide) geralmente são auscultados melhor ao longo do hemitórax inferior direito (*abaixo de T*) e irradiam do ventrículo direito (VD) para a artéria pulmonar (hemitórax esquerdo). A maioria (mas não todos) dos sopros da doença da valva tricúspide é auscultada melhor sobre a parede torácica direita, geralmente na região mais dorsal por causa da irradiação para o AD (*acima de T*). A saída do VD se projeta para o lado esquerdo do tórax e continua na artéria pulmonar, localizada na base cardíaca dorsal esquerda (*acima de P*). Assim, sopros originados na saída do VD (p. ex., sopros de DSVs subpulmonares), sopros sistólicos de estenose pulmonar relativa (por *shunt* cardíaco), sopros de insuficiência pulmonar (raros) e sopros arteriais pulmonares funcionais são auscultados melhor sobre a parede torácica esquerda (*P*) A valva aórtica tem localização central e os sopros diastólicos de insuficiência aórtica podem ser ouvidos nos dois hemitórax, embora geralmente sejam mais altos à esquerda (*A*). Os sopros funcionais gerados na aorta ascendente são auscultados sobre a região basilar cranial do coração. O sopro sistólico da regurgitação mitral (RM) irradia para o ápice esquerdo e é geralmente ouvido na entrada do ventrículo esquerdo (VE) (área caudoventral de M). O jato da regurgitação mitral pode ser direcionado craniodorsal ou caudodorsal para o átrio esquerdo (AE) e pode explicar a variabilidade na irradiação do sopro. Os sopros protodiastólicos funcionais associados ao enchimento ventricular são geralmente evidentes nas entradas ventriculares e podem ser ouvidos em ambos os lados do tórax. (De Reef VB. Cardiovascular system. In: Orsini JA, Divers TJ, editors. *Manual of equine emergencies: treatment and procedures*. 2nd ed. Philadelphia: WB Saunders; 2003.)

O exame com estetoscópio costuma começar do lado esquerdo. As peças torácicas do estetoscópio – o diafragma (aplicado firmemente para detecção de sons e sopros de alta frequência) e a campânula (aplicada levemente para detecção de sons e sopros de baixa frequência) – devem ser usadas. Ao utilizar um diafragma ajustável de peça única, a pressão na peça torácica deve ser aumentada de modo gradativo para otimizar os sons de interesse. Atualmente, há vários estetoscópios digitais, capazes de amplificar sons e sopros cardíacos em faixas selecionadas de frequência, reduzir ou eliminar ruídos e artefatos externos, gravar sons e exibir fonocardiogramas em computador ou *smartphone*. Esses dispositivos podem ser úteis para fins diagnósticos e didáticos. No entanto, o veterinário deve estar ciente de que a qualidade do som processado digitalmente é diferente em comparação aos estetoscópios tradicionais. A concordância diagnóstica pode ser apenas moderada, e a sensibilidade para detecção de sons e sopros anormais pode não ser necessariamente melhor com técnicas digitais.[396,397] Portanto, é aconselhável usar estetoscópios digitais complementares e não no lugar dos estetoscópios convencionais.

Todas as áreas auscultatórias devem ser examinadas (ver Figura 9.7). As áreas das valvas cardíacas podem ser identificadas pelo seguinte método:

- O impulso apical esquerdo localizado na parede torácica esquerda é adjacente ou abaixo do olécrano, perto do quinto espaço intercostal; essa é a região ventral da entrada do VE. A valva mitral é dorsal ao impulso apical, mas os sons e sopros mitrais em geral se projetam bem no ápice enquanto irradiam no sentido dorsal para o átrio esquerdo. A primeira bulha cardíaca (S_1) é mais bem ouvida nesse local e o enchimento ventricular ou a terceira bulha cardíaca (S_3) também é bem auscultada nesse ponto
- A área valvar aórtica está localizada um (ou dois) espaço(s) intercostal(is) em sentido cranial e é dorsal ao impulso apical esquerdo. A segunda bulha (S_2) é mais alta nesse momento e esse é o local em que os sopros da valva aórtica são mais bem ouvidos. O sopro da regurgitação mitral também pode irradiar em sentido dorsal e cranial para essa área. Por causa da localização central da valva aórtica e da orientação da aorta ascendente para a direita, os sopros do fluxo aórtico e da regurgitação aórtica em geral podem ser ouvidos nos dois lados, imediatamente medial aos músculos tríceps
- A valva pulmonar está localizada levemente cranioventral (em geral, um espaço intercostal) à valva aórtica, e o componente pulmonar de S_2 é mais alto nesse momento. Esse também é o local em que a divisão da segunda bulha é mais óbvia. A AP principal se estende no sentido dorsal a partir da valva pulmonar, no alto da base cranial esquerda. Os sopros que irradiam para a AP são mais bem ouvidos nesse local, inclusive alguns sopros funcionais e o sopro relacionado à persistência do ducto arterioso. O sopro associado a um DSV subarterial (subpulmonar), bem como os raros sopros de um defeito do septo atrial ou estenose pulmonar, é tipicamente mais alto sobre a valva pulmonar e a AP
- A área valvar tricúspide é ampla e localizada no hemitórax direito, dorsal ao esterno e imediatamente cranial à valva mitral; sons e sopros associados à valvopatia tricúspide em geral são mais bem ouvidos no hemitórax direito. Com frequência, sopros de DSVs paramembranosos são detectados ventral e levemente cranial à área valvar tricúspide, dorsal ao esterno.

Na avaliação do ritmo cardíaco, vale a pena se concentrar primeiro em cada bulha cardíaca, porque sua geração depende do ritmo elétrico subjacente e os sopros cardíacos são cronometrados em relação às bulhas (Figura 9.8). A bulha atrial (S_4) é ouvida após a onda P. A primeira e a segunda bulha cardíaca (S_1 e S_2) abrangem sístole, indicando a existência de um complexo QRS. Um sopro detectado entre a primeira e a segunda bulha é denominado *sistólico*. Por outro lado, um sopro ouvido após S_2 é chamado de *diastólico*. A bulha atrial distinta (S_4) está ausente na FA. A variação normal no intervalo PR causa mudanças graduais no intervalo S_4-S_1. A ausência de um complexo QRS, que ocorre no bloqueio AV de segundo grau e nos complexos atriais prematuros não conduzidos, causa uma pausa, com ausência da primeira e da segunda bulha cardíaca. As bulhas cardíacas e os movimentos precordiais podem ser palpados, principalmente sobre a parede torácica esquerda. Os movimentos cardíacos e as vibrações de baixa frequência correspondentes à contração atrial (S_4), ao início da contração ventricular (S_1) e ao fechamento das valvas semilunares (S_2) podem ser detectados. Na sobrecarga de volume ventricular ou no enchimento normal vigoroso, um batimento apical acentuado e uma terceira bulha (S_3) são palpáveis. O aumento ou o deslocamento cardíaco do coração por uma massa intratorácica pode alterar a localização do impulso apical. Um sopro cardíaco alto é com frequência associado a uma vibração palpável ou *"thrill" precordial*.

Bulhas cardíacas

As bulhas cardíacas devem ser facilmente ouvidas em cada lado do tórax, embora exista alguma variabilidade com base no tipo de corpo, e os sons sejam mais altos sobre a parede torácica esquerda. Todas as quatro bulhas cardíacas podem ser detectadas em cavalos saudáveis, mas podem não estar presentes ou evidentes no mesmo local (Figura 9.9; ver também Figura 9.8 e Tabela 9.1).[3,23,25,382] A intensidade das bulhas cardíacas deve ser consistente quando o ritmo é regular, mas é variável nas arritmias (enchimento cardíaco irregular). As bulhas cardíacas são abafadas na existência de efusões pericárdicas ou abscessos pericárdicos (o abafamento pode ocorrer em apenas um lado do tórax), mas isso também é observado em alguns cavalos com efusões pleurais extensos e massas mediastinais craniais. A acentuação de todas as bulhas cardíacas, sobretudo da terceira, pode ser detectada com os ventrículos cheios ou atividade simpática elevada. A projeção de bulhas cardíacas em uma área mais ampla às vezes é evidente em casos de pleuropneumonia com consolidação pulmonar.

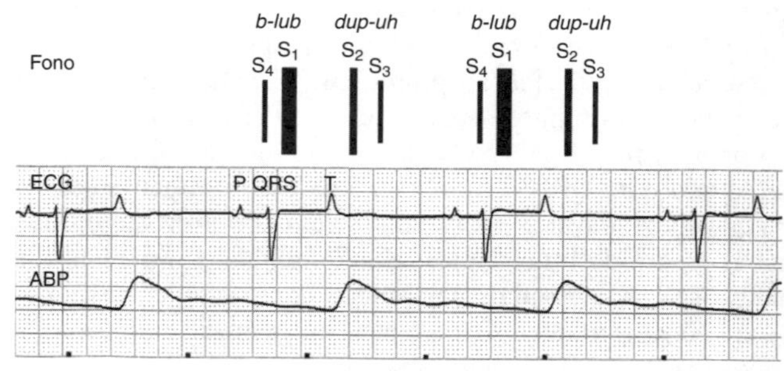

Figura 9.8 Diagrama esquemático das bulhas cardíacas normais (Fono) em relação a um eletrocardiograma (ECG) de superfície e um traçado de pressão arterial (PA) registrado na artéria facial transversal. S_1, primeira bulha cardíaca (sistólica); S_2, segunda bulha cardíaca (diastólica); S_3, terceira bulha cardíaca; S_4, quarta bulha cardíaca (atrial). *B-lub dup-uh* descreve os sons ouvidos na ausculta. Observe o tempo das bulhas cardíacas e a onda de pressão de pulso (periférica) em relação ao ECG. (De Orsini JA, Divers TJ, editors. *Manual of equine emergencies: treatment and procedures*. 2nd ed. Philadelphia: Saunders; 2003.)

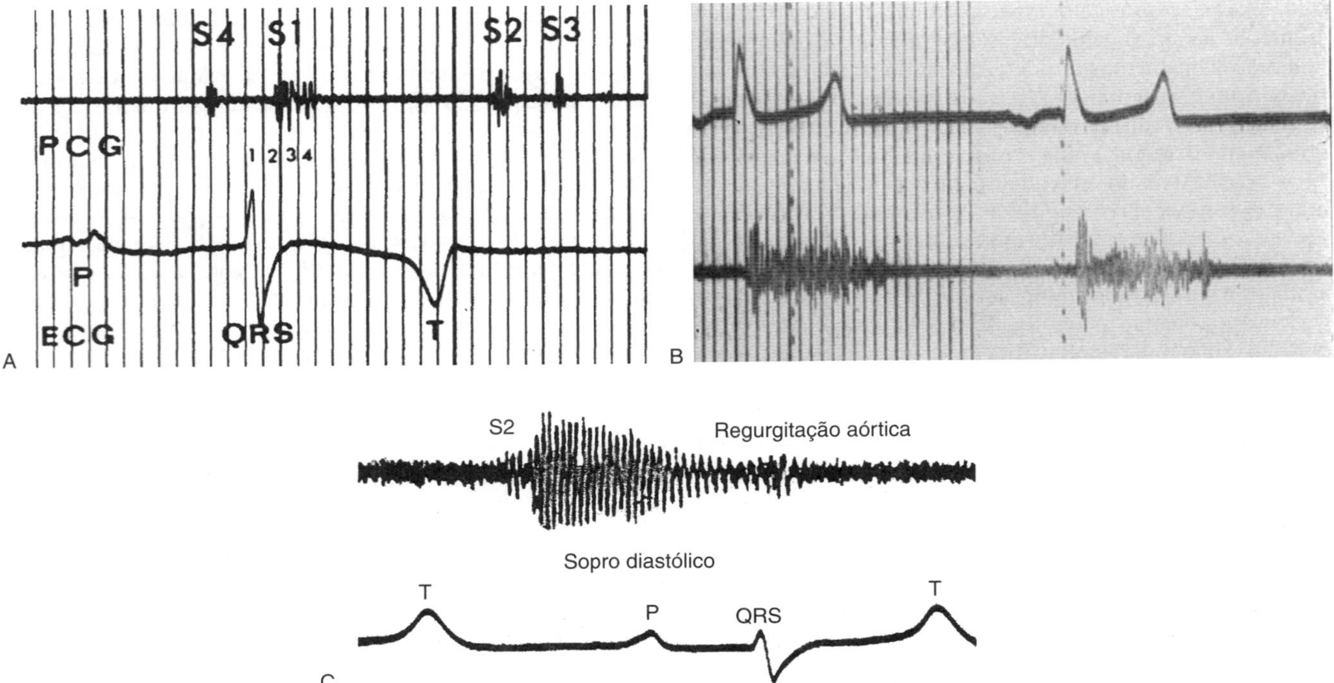

Figura 9.9 Fonocardiogramas (PCG). **A.** As quatro bulhas cardíacas normais (S_1 a S_4) são evidentes nesta gravação. (Os números de 1 a 4 indicam os vários componentes da primeira bulha cardíaca; *ECG*, eletrocardiograma.) **B.** Sopro sistólico registrado em um potro de 1 ano, com defeito do septo ventricular (DSV) (as ondas P são negativas nesse traçado de eletrocardiograma). **C.** Sopro musical *decrescendo*, holodiastólico, registrado em cavalo com regurgitação aórtica (AR). O sopro começa no início da diástole (após a onda T) e termina no complexo QRS. (**A.** Gravação cortesia de D. Smetzer, R.L. Hamlin e C.R. Smith.).

A primeira bulha cardíaca (S_1) varia nas arritmias e em geral se torna mais alta (ou, às vezes, mais suave) após períodos diastólicos prolongados. Isso, por si só, não é diagnóstico de uma anomalia. A divisão da primeira bulha cardíaca, se pronunciada, pode indicar ativação elétrica ventricular anormal ou complexos ventriculares prematuros.[3,282] A divisão aproximada da primeira bulha pode ser mais óbvia na existência de FA e, na ausência de uma bulha atrial (S_4), a divisão S_1 pode ser mal interpretada como um complexo S_4–S_1.

A segunda bulha (S_2) normalmente é mais alta sobre a área valvar aórtica e pode ser dividida sobre a área valvar pulmonar.[3,282] Essa bulha pode ser muito suave ou ausente após um batimento prematuro e ser obscurecida por um sopro holossistólico. A divisão audível de S_2 é comum em cavalos normais, varia conforme a FC ou a respiração e raramente é associada à hipertensão pulmonar. O fechamento relativo das valvas semilunares provavelmente varia conforme a FC e a pressão na AP,[3,282] embora o componente pulmonar seja detectado com mais frequência após o componente aórtico no cavalo saudável e em repouso. Se o componente pulmonar da segunda bulha apresentar qualidade timpânica, tornando-se igual ou mais alto que o componente aórtico de S_2, o veterinário deve suspeitar de hipertensão pulmonar. A identificação de um S_2 pulmonar alto é um achado clínico útil em casos de insuficiência cardíaca do lado direito, porque ele costuma indicar que uma lesão no lado *esquerdo* do coração provocou hipertensão pulmonar e ICC do lado direito.

As bulhas transitórias diastólicas são normais.[3,16,17,19,387] A bulha atrial (S_4) deve ser detectada em praticamente todos os cavalos e pode ser bastante alta em alguns casos. Bulhas atriais isoladas em geral são auscultadas em FCs baixas, de repouso, por causa do bloqueio AV de segundo grau; no entanto, múltiplas S_4 isoladas indicam bloqueio AV de grau elevado. A bulha de enchimento ventricular (S_3) é mais localizada e variável e sua detecção pode ser difícil, a menos que a campânula seja colocada levemente sobre o ápice esquerdo. Essa bulha é normal e apresenta um som agudo que em geral aumenta de maneira transitória em caso de taquicardia sinusal e enchimento muito rápido. Essa bulha também alcança maior intensidade quando há dilatação ventricular e pressões elevadas de enchimento, como na insuficiência cardíaca.

Outros sons podem ser detectados com doenças cardíacas. Cliques sistólicos são raramente ouvidos nos grandes vasos, onde são considerados benignos. Um clique sistólico mais alto sobre a área mitral pode ser um marcador de doença valvar mitral ou prolapso da valva no átrio esquerdo. A doença pericárdica constritiva pode criar um som alto de enchimento ventricular no início da diástole, um "batimento ventricular", indicando o término abrupto do enchimento rápido sob altas pressões venosas. Além de abafar os sons, a pericardite é com frequência associada ao atrito pericárdico. Esses atritos são classicamente detectados durante três partes do ciclo cardíaco (sístole, início da diástole, fim da diástole). Esses sons devem ser diferenciados dos atritos pleurais ou dos sons respiratórios, que são ocasionalmente associados ao ciclo cardíaco. Os atritos pleurais e pulmonares tendem a ser ouvidos apenas durante uma ou duas fases do ciclo cardíaco e podem não ser bem correlacionados.

Frequência e ritmo cardíaco

A FC pode mudar de madeira rápida e drástica de acordo com o tráfego eferente autônomo e o nível de atividade física. Alterações na frequência e no ritmo são refletidas na ausculta cardíaca e palpação do pulso (ver Tabela 9.2).

Tabela 9.4 Algoritmo diagnóstico para ausculta cardíaca no cavalo.

Ausculta		Considerações		Outras observações		Avaliação provável		Outros exames
Ritmo irregular	→	Ritmo mediado pelo nervo vago ou anormal	→	Induzir aumento do tônus simpático[a] ↓				
				↑ Frequência e ritmo *regulares*	→	Ritmo mediado pelo nervo vago (fisiológico)[b]	→	Nenhum
				↑ Frequência e ritmo *irregulares*	→	Ritmo cardíaco anormal (ver detalhes na Tabela 9.2)	→	ECG, ± eco, eletrólitos, troponina cardíaca I (cTnI)
Taquicardia regular < 90 bpm[c]	→	Ativação simpática (estresse/ansiedade, dor, depleção de volume, infecção, anemia, insuficiência cardíaca etc.) ou ritmo cardíaco ectópico	→	Tratar distúrbio subjacente ↓				
				Redução adequada da FC com bulhas cardíacas normais	→	Taquicardia sinusal fisiológica	→	Nenhum
				Taquicardia persistente, bulhas ou sopros cardíacos anormais	→	Taquicardia sinusal persistente ou ectópica,[d] subjacente a doença cardíaca orgânica	→	ECG, ± eco, eletrólitos, troponina I cardíaca (cTnI)
Sopro cardíaco alto com vibração precordial	→	Doença cardíaca orgânica	→	Determinar o tempo e o PMI (ver abaixo)	→	Doença cardíaca congênita ou adquirida	→	Eco
PMI de sopro sistólico: tórax esquerdo	→	Funcional ou orgânico	→	PMI: valva pulmonar ou aórtica *Crescendo-decrescendo*				
				Grau: 1 a 3/6[e]	→	Sopro de ejeção funcional	→	Nenhum[g]
				Grau: 4 a 6/6	→	Cardiopatias congênitas[f]	→	Eco
				PMI: valva mitral ou ápice esquerdo	→	Insuficiência mitral	→	Eco[g,h]
PMI de sopro sistólico: tórax direito	→	Sopro orgânico	→	PMI: valva tricúspide Qualquer grau ou configuração	→	Regurgitação tricúspide	→	Eco[g,h]
				PMI: tórax cranioventral Holossistólico	→	Defeito do septo ventricular (DSV)	→	Eco

(continua)

Tabela 9.4 Algoritmo diagnóstico para ausculta cardíaca no cavalo (*continuação*).

Ausculta		Considerações		Outras observações		Avaliação provável		Outros exames
PMI de sopro diastólico: tórax esquerdo ou direito	→	Funcional ou orgânico	→	Breve (protodiastólico ou pré-sistólico)	→	Sopro funcional (ou regurgitação aórtica trivial)	→	Nenhum[g]
				PMI: valva aórtica ou pulmonar Holodiastólico	→	Regurgitação aórtica ou insuficiência pulmonar com hipertensão pulmonar	→	Eco[g,h]
PMI de sopro contínuo: tórax esquerdo ou direito	→	Sopro orgânico	→	PMI: artéria pulmonar; Potro ou outros sinais de ICC	→	Persistência do ducto arterioso (PDA) ou *shunt* sistêmico-pulmonar	→	Eco
				Cavalo adulto	→	Fístula aortocardíaca ou fístula entre a aorta e a artéria pulmonar	→	Eco
Atrito pericárdico[i]	→	Sopro orgânico	→	Sistólico ou multifásico Bulhas cardíacas distantes (abafadas) Distensão venosa jugular	→	Pericardite	→	Eco

[a]A atividade simpática endógena pode ser aumentada de forma transitória pela súbita condução do cavalo por quatro ou cinco círculos curtos ou em trote ou golpe; o cavalo deve ser examinado *imediatamente* após a interrupção da atividade. [b]Os ritmos induzidos pelo nervo vago são bradicardia sinusal, pausa ou parada, bloqueio sinoatrial, arritmia sinusal e bloqueio atrioventricular de segundo grau. [c]A taquicardia em repouso superior a 90 bpm deve ser avaliada com um eletrocardiograma para qualificar o ritmo; os valores de corte são arbitrários, mas clinicamente úteis. [d]Os ritmos ectópicos são taquicardia atrial ectópica, taquicardia juncional (nodal) e taquicardia ventricular. [e]Os sopros funcionais por causa da ejeção de sangue nos grandes vasos tendem a ser transitoriamente mais altos após um aumento na atividade simpática. [f]Sopros de ejeção altos sobre as valvas semilunares e grandes vasos podem indicar estenose pulmonar ou defeitos complexos, como a tetralogia de Fallot. [g]A necessidade de ecocardiografia deve ser avaliada. Um ecocardiograma pode ser indicado no exame de pré-compra de qualquer potro ou cavalo valioso com sopro cardíaco; no entanto, a ecocardiografia pode não ser indicada em um cavalo mais velho com sopro suave de regurgitação aórtica e pulsos arteriais normais ou em um cavalo de corrida condicionado com sopro típico de regurgitação tricúspide. [h]De acordo com a Declaração Consensual ACVIM/ECEIM de 2014, sobre recomendações para o tratamento de atletas equinos com anomalias cardiovasculares (Reef VB *et al. J Vet Intern Med*. 2014; 28:749-761), o ecocardiograma é especificamente indicado se o sopro do lado esquerdo for compatível com a regurgitação mitral ou a regurgitação aórtica e tiver grau 3 a 6/6 ou o sopro sistólico do lado direito for compatível com regurgitação tricúspide e tiver grau 4 a 6/6. [i]Os sons clássicos do atrito pericárdico são auscultados durante a sístole, o início da diástole e o final da diástole. Às vezes, um sopro pré-sistólico funcional tem frequência semelhante a um atrito breve.

Abreviações e terminologia: ***Configuração***: a "forma" fonocardiográfica de um sopro; por exemplo, um sopro "em formato de platô", que se estende da primeira à segunda bulha é denominado ***holossistólico*** ou ***pansistólico*** (p. ex., regurgitação mitral ou DSV); um sopro "em formato de diamante" tem configuração ***crescendo-decrescendo*** (p. ex., ejeção funcional); um sopro "em apito", que começa subitamente, mas se dissipa de forma gradual, é denominado ***decrescendo*** (p. ex., regurgitação aórtica); e o sopro que se torna progressivamente mais alto até parar tem configuração ***crescendo*** (p. ex., regurgitação mitral por prolapso da valva mitral). ***ECG***: realização de um eletrocardiograma para determinar o ritmo cardíaco. ***Eco***: realização de um ecocardiograma para identificar anomalias de estrutura, tamanho ou função cardíaca; estudos com Doppler são adicionados para avaliação dos padrões de fluxo sanguíneo normais e anormais e são excelentes para análise de cavalos com sopros cardíacos; os estudos com Doppler devem ser interpretados em relação aos achados auscultatórios. ***Grau***: intensidade do sopro em escala de 1 a 6; na maioria dos sistemas, um sopro de grau 5 ou 6 é acompanhado por uma vibração precordial. ***FC***: frequência cardíaca. ***Orgânico***: relacionado a uma lesão estrutural no coração ou grandes vasos. ***PMI***: ponto de intensidade máxima do sopro. ***Vibração precordial***: vibração torácica palpável associada a um sopro cardíaco alto. ***Troponina I***: concentração sérica/plasmática de troponina cardíaca inibidora ou cTnI, um biomarcador usado para detecção de lesão ou necrose de cardiomiócitos. ***Valva***: área geral da ausculta da valva (ver detalhes no texto).

O pulso arterial e o ritmo cardíaco normais são regulares ou ciclicamente irregulares. Em cavalos adultos, a FC varia entre 28 e 44 bpm, embora frequências um pouco menores possam ser detectadas em alguns animais de corrida muito condicionados; frequências mais altas costumam ser observadas em potros,[386] animais de 1 ano de idade, cavalos de tração,[398] pôneis[399] e cavalos saudáveis, mas nervosos. A FC elevada em repouso geralmente é detectada no final da gestação, febre, dor, hipovolemia, anemia grave, infecção ou choque. A taquicardia persistente e inexplicável também é típica de insuficiência cardíaca, em que a FC em pé é superior a 60 bpm.

As arritmias fisiológicas associadas ao alto tônus vagal em repouso devem ser diferenciadas das arritmias patológicas. As arritmias de indução vagal são mais observadas em cavalos relaxados e saudáveis. As mais comuns são a arritmia sinusal e o bloqueio AV de segundo grau (ver Figura 9.6), relatado em 15 a 18% dos cavalos normais em repouso e detectado em até 44% dos cavalos normais ao monitoramento eletrocardiográfico contínuo por 24 horas.[222,227,400] Essa arritmia é mais comum em cavalos de corrida bem condicionados ou outros animais de alto desempenho e desaparece com a estimulação da atividade do sistema nervoso simpático. A arritmia sinusal também é comum em cavalos e é associada à bradicardia sinusal e FCs em repouso de 24 a 28 bpm. A arritmia sinusal pode aumentar e diminuir com a respiração; no entanto, a sincronização com a ventilação não é um achado consistente em equinos e é mais provável que esteja relacionada a alterações na atividade dos barorreceptores. O bloqueio sinoatrial (AS) e a parada ou a pausa SA são esporadicamente identificados em cavalos bem condicionados. Como essas arritmias fisiológicas estão associadas ao tônus vagal elevado, a FC varia de um valor normal baixo à bradicardia franca. Manobras de redução da atividade vagal e aumento do tônus simpático podem ser realizadas para a normalização do ritmo. Os métodos bem-sucedidos são andar com o cavalo por três ou quatro círculos, correr ou deixá-lo se movimentar com rédeas longas. Deve-se reconhecer, no entanto, que alguns cavalos voltam a apresentar o bloqueio AV fisiológico 10 a 60 segundos após essas manobras. Em caso de persistência da arritmia após o exercício, ou se os achados auscultatórios sugerirem outra arritmia, um eletrocardiograma deve ser solicitado (Tabela 9.4; ver também Tabela 9.2).

As arritmias associadas à doença cardíaca tendem a ocorrer com FCs normais a aumentadas, à exceção do bloqueio AV de segundo grau avançado e completo (terceiro grau).[33,84,383,401,402] Os batimentos atriais prematuros são caracterizados pelo ritmo cardíaco regular, que é subitamente interrompido por batimentos anteriores ao normal. Como o nodo sinusal é reiniciado durante um batimento atrial prematuro, a pausa a seguir geralmente é incompleta ou menos que compensatória (desde que o ritmo sinusal subjacente seja regular). Os batimentos atriais prematuros também podem ser bloqueados no nodo AV, o que causa uma pausa repentina no ritmo, sem prematuridade da primeira bulha cardíaca. O batimento ventricular prematuro é quase sempre seguido por uma pausa totalmente compensatória, a menos que a extrassístole seja interpolada por dois batimentos sinusais normais. Déficits de pulso (mais sons cardíacos do que pulsos arteriais) são comuns em batimentos prematuros por causa do enchimento ventricular inadequado e subsequente baixo volume sistólico.

A fibrilação atrial é caracterizada por pulso e ritmo ventriculares irregulares, com alguns batimentos mais cedo do que o esperado e pausas no ritmo, demonstrando a ausência de intervalo diastólico consistente. A contração atrial e, portanto, a quarta bulha (S_4) estão ausentes na FA. Com pouca frequência, a FA se desenvolve com periodicidade recorrente durante o ciclo, o que pode dificultar sua diferenciação do bloqueio AV de segundo grau.[219,221,229,403] Em frequências mais altas, como durante o exercício ou em um cavalo com insuficiência cardíaca, a duração do ciclo diminui e o ritmo parece se tornar (mais) regular. No entanto, ao ouvir atentamente, o ritmo irregular ainda é evidente, distinguindo a FA do bloqueio AV de segundo grau. Outra armadilha diagnóstica consiste na existência de uma primeira bulha dividida, que pode ser confundida com um complexo S_4–S_1 rápido.

A taquicardia atrial é passível de ocorrer em padrões de ritmo cardíaco rápido, mas regular. No entanto, a maioria dos cavalos com taquicardia atrial desenvolve ritmos irregulares por causa do bloqueio frequente de impulsos atriais no nodo AV, principalmente em repouso. Em geral, as FCs são maiores que o normal em repouso. A ausculta do cavalo em uma área tranquila pode revelar sons cardíacos isolados, associados ao bloqueio AV de segundo grau.

A taquicardia juncional ou nodal e a taquicardia ventricular (TV) costumam manifestar-se por um ritmo regular rápido, embora algumas TVs (sobretudo a TV polimórfica ou multiforme) causem um ritmo irregular. Por causa da dissociação AV concomitante ou ativação ventricular anormal, as bulhas cardíacas podem parecer divididas ou com intensidade variável.

Sopros cardíacos

Os sopros cardíacos são vibrações audíveis prolongadas, que se desenvolvem em uma parte geralmente silenciosa do ciclo cardíaco. De modo geral, os sopros são manifestações do fluxo sanguíneo normal (funcional) ou anormal (patológico) no coração e nos vasos sanguíneos. Embora muitos sopros cardíacos sejam funcionais (fisiológicos, atléticos, inocentes), outros sopros fornecem evidências de doenças cardíacas e podem exigir maior investigação (ver Tabelas 9.1, 9.3 e 9.4). Um dos desafios do diagnóstico físico é a determinação da causa e da relevância clínica de um sopro cardíaco. Com conhecimento e experiência, o veterinário pode determinar com acurácia a *probabilidade* de um sopro ter origem fisiológica ou patológica e escolher bem os animais que precisam de mais exames. O veterinário deve descrever *tempo, duração, qualidade* ou *tom, grau, ponto de intensidade máxima do sopro* e *irradiação* de um sopro (Boxe 9.7), bem como o efeito da alteração da FC nos sons. A determinação do tempo é feita em relação às bulhas cardíacas, para que os sopros sejam designados como sistólicos, diastólicos ou contínuos. Quando o tempo geral não é óbvio, o veterinário pode palpar o impulso apical, que ocorre no início da sístole, ou o pulso sistólico na artéria braquial ou mediana para identificar o tempo do sopro (considere o pequeno atraso entre a contração ventricular e a ocorrência de uma onda de pulso periférico). Também é bom lembrar que, em uma FC normal (baixa), a diástole ventricular (ou seja, o intervalo entre S_2 e a S_1 seguinte) é muito maior que a sístole ventricular (ou seja, o intervalo entre S_1 e a S_2 seguinte) (ver Figura 9.8). Portanto, sopros duradouros ou breves durante o longo intervalo S_2–S_1 provavelmente são diastólicos. Os veterinários habilidosos subdividem o tempo dos sopros em *proto* (início da), *meso* (meio da) ou *tele* (fim da) sístole ou diástole, porque o tempo e a duração do sopro em geral são correlacionados a distúrbios específicos de fluxo. Sopros mais curtos, sobretudo aqueles que ocorrem no início da sístole ou protodiástole, têm maior probabilidade de serem funcionais, embora isso nem sempre ocorra. A experiência também ensina que sopros relativamente altos ou longos têm maior probabilidade de estar associados à patologia cardíaca, mas, novamente, há exceções. O tom ou a qualidade do sopro fornece mais informações. Sopros de frequência mista (alta), por exemplo, são típicos de doenças cardíacas. Um sopro vibratório

BOXE 9.7 Caracterização dos sopros cardíacos

Tempo e duração (ver Figuras 9.8 e 9.9 e Tabelas 9.1 e 9.4)

- Sistólico, diastólico ou contínuo
- Início, meio ou fim da sístole ou da diástole
- Holossistólico (S_1 para S_2), holodiastólico (S_2 para S_1)

Qualidade

- Frequência do som – alta, baixa ou mista
- Caráter do sopro – áspero, rude, estrondoso, musical, buzina, sopro

Grau

- Grau 1/6 – muito baixo, só ouvido em uma área muito localizada após ausculta cuidadosa em ambiente silencioso, pode ser inconsistente
- Grau 2/6 – baixo, ouvido consistentemente sobre o ponto de intensidade máxima
- Grau 3/6 – altura moderada, ouvido de forma imediata e consistente, pequena área de irradiação
- Grau 4/6 – alto, com irradiação por uma área mais ampla, sem vibração palpável
- Grau 5/6 – muito alto, com irradiação por uma área generalizada, vibração precordial palpável
- Grau 6/6 – extremamente alto, também ouvido com o estetoscópio colocado logo acima da superfície da pele
- Variações de grau podem ser descritas como *crescendo* (aumento de grau), *decrescendo* (diminuição de grau), ou *crescendo-decrescendo* ("forma de diamante")

Ponto de intensidade máxima

- Apical – impulso cardíaco (batimento apical) localizado na parede torácica, perto ou ligeiramente acima do cotovelo (região ventral da entrada ventricular esquerda)
- Basilar – área acima do cotovelo e um pouco mais cranial, abaixo do músculo tríceps (região dos tratos de saída ventricular, valvas semilunares e grandes vasos)
- Área da valva mitral, aórtica, pulmonar e tricúspide (ver Figura 9.7)

Irradiação

- Dorsoventral, craniocaudal, esquerda-direita

ou musical breve é tipicamente funcional; no entanto, um sopro musical prolongado é sugestivo de lesão valvar. A aplicação das características dos sopros ao cenário clínico requer estudo, um esquema organizado (ver Tabela 9.4) e prática.

Os *sopros cardíacos funcionais, inocentes ou fisiológicos* são muito comuns e não são atribuídos à patologia cardíaca. Tais sopros podem estar relacionados ao grande tamanho e enormes volumes de entrada e saída do coração equino. São causados por vibrações que acompanham a *ejeção* de sangue do coração durante a sístole ou o *rápido enchimento* dos ventrículos no início da diástole.[3,18,19,32,72,207,223,380,382,384,388,404-407] As causas fisiológicas dos sopros funcionais são febre, atividade simpática elevada (p. ex., cólica, exercício, dor), anemia moderada a grave e vasodilatação periférica. Esses sopros tendem a ser baixos (graus 1 a 3/6), localizados, relativamente curtos, de tempo *crescendo-decrescendo* e instáveis. O aumento da FC geralmente eleva a intensidade e a duração de um sopro funcional, mas, em alguns cavalos, diminui sua intensidade. Os sopros funcionais não são holossistólicos nem holodiastólicos; portanto, as bulhas cardíacas ainda devem ser evidentes.

O sopro funcional mais comum é o de ejeção sistólica ouvido sobre as valvas aórtica e pulmonar e que se projeta em suas respectivas artérias na base cardíaca esquerda (ver Figura 9.7 e Tabela 9.1).[3] O sopro de ejeção funcional é gerado pelo fluxo para os grandes vasos e, por definição, deve começar após S_1 e terminar antes de S_2. No entanto, em alguns cavalos, o sopro de ejeção funcional pode alcançar intensidade substancial (raramente, grau 4 a 5/6) e pode parecer holossistólico nas FCs mais altas. Às vezes, há uma mudança notável na intensidade funcional do sopro de um dia para outro. Um exemplo disso são os variados sopros identificados em alguns cavalos com cólica emergente. Como um sopro funcional alto pode se irradiar em sentido caudal, pode ser confundido com regurgitação mitral. Em termos de considerações diagnósticas, o veterinário não deve confundir um sopro de ejeção funcional com o sopro de estenose aórtica ou pulmonar. A estenose pulmonar é rara em cavalos e a estenose aórtica é ainda menos comum. Por isso, essas malformações valvares raramente são consideradas no diagnóstico diferencial. Os sopros resultantes de DSVs subpulmonares (subarteriais) ou da estenose associada à tetralogia de Fallot podem ser mais altos nos grandes vasos, mas costumam ser muito intensos e devem levar à investigação ecocardiográfica imediata.

Os sopros diastólicos funcionais também são comuns, sobretudo em cavalos jovens e Puros-Sangues. Em geral, esses sopros são baixos e detectados nas entradas do VE ou do VD – do átrio dorsal ao ápice ventricular. O sopro protodiastólico funcional ocorre no início da diástole, detectado entre S_2 e S_3. O sopro pode ser musical, vibratório ou "estridente" e tende a ser acentuado pelo aumento da FC.[3] Representa o rápido enchimento precoce dos ventrículos. O sopro funcional pré-sistólico é ouvido entre S_4 e S_1 e as vibrações podem soar como um "atrito" ou bulha cardíaca longa após a contração atrial. Pode ser confundido com um sopro no início da sístole ou atrito.

As causas de *sopros anormais (patológicos)* são *doenças cardíacas estruturais ou orgânicas*, como incompetências de valvas cardíacas, defeitos septais, lesões vasculares e (muito raramente) estenose valvar. O sopro contínuo da persistência do ducto arterioso é um achado normal em potros a termo por até 3 dias após o parto, mas ocasionalmente continua por quase 1 semana após o parto.[382,386,408,409] Os sopros patológicos detectados com mais frequência em equinos são aqueles gerados por regurgitação tricúspide, regurgitação mitral, regurgitação aórtica e comunicação interventricular. As causas típicas e as características auscultatórias desses sopros são mostradas nas Tabelas 9.1, 9.3 e 9.4 e descritas em detalhes posteriormente neste capítulo.

Quando se acredita que o sopro representa uma patologia cardíaca subjacente, uma investigação mais aprofundada é necessária. A relevância geral da anomalia hemodinâmica deve incluir a consideração do histórico de trabalho, exame físico geral, existência ou ausência de aumento cardíaco ou insuficiência cardíaca e resultados de exames complementares, como ecocardiografia, eletrocardiografia e desempenho (ou testes ergométricos). Certamente, os achados à anamnese devem ser considerados, porque é improvável que o cavalo com excelente desempenho e boa tolerância ao exercício tenha doenças cardíacas graves. A ausculta, no entanto, é insuficiente para distinguir doenças cardíacas triviais e significativas em cavalos com baixo desempenho ou com arritmia cardíaca. Nesses casos, a ecocardiografia auxilia a quantificação do tamanho do coração e a avaliação objetiva da função ventricular. Lesões subjacentes, como vegetação valvar, ruptura de cordas tendíneas ou cardiomiopatia dilatada, podem ser identificadas ou descartadas. Embora não haja uma correlação bem definida dos achados à ecocardiografia ou Doppler com os sopros cardíacos funcionais, esses exames podem documentar o fluxo sanguíneo anormal e identificar a causa de um sopro patológico.

Ausculta pulmonar

A ausculta dos pulmões deve revelar sons normais da respiração com o cavalo em repouso, com uso de máscara e após o exercício. A diminuição ou a ausência de sons das vias respiratórias ou a maior intensidade dos sons das grandes vias respiratórias nas porções ventrais do tórax indicam efusão pleural, um achado comum na insuficiência cardíaca biventricular ou do lado direito. Sons úmidos ou borbulhantes (líquidos) ou ainda estertores são raramente auscultados nos pulmões de cavalos com edema pulmonar e insuficiência cardíaca do lado esquerdo. Em vez disso, a taquipneia é quase sempre associada a sons intensos de respiração broncovesicular, já que cavalos com ICC crônica à esquerda parecem desenvolver mais edema pulmonar intersticial que alveolar. Em caso de edema alveolar, o desconforto respiratório pode ser grave, os estertores podem ser evidentes e o líquido livre pode ser auscultado na traqueia. Em raras ocasiões, principalmente na insuficiência cardíaca aguda do lado esquerdo, vizualiza-se espuma nas narinas e o cavalo tosse e expele grandes quantidades de edema pulmonar (Figura 9.10). Esses cavalos apresentam dificuldade respiratória grave (taquipneia e dispneia acentuadas), ansiedade e agitação.

Exame da vasculatura periférica e medida da pressão arterial

A avaliação da vasculatura periférica faz parte de um exame do sistema CV e deve incluir a avaliação das artérias e veias da cabeça, dos membros anteriores e posteriores e das mucosas. Se houver equipamento à disposição, a pressão arterial também deve ser medida. A gênese dos pulsos arteriais e venosos já foi descrita. As bulhas cardíacas devem ser correlacionadas aos pulsos jugulares e arteriais.

Pulsos arteriais e medida da pressão arterial

Os *pulsos arteriais* de qualidade normal devem ser palpáveis nas artérias facial, mediana, carótida, metatársica maior, coccígea e digital. O pulso arterial representa a pressão de pulso (*i. e.*, a diferença entre o pico de pressão sistólica e diastólica), a taxa de elevação da pressão arterial e as características físicas da artéria e dos tecidos circundantes. A FC e o ritmo cardíaco, assim como os estados hemodinâmicos alterados, podem ser identificados pela palpação do pulso da artéria facial. O pulso arterial pode ser descrito como normal, hipocinético (fraco), hipercinético ou variável. A irregularidade geralmente indica uma arritmia cardíaca.

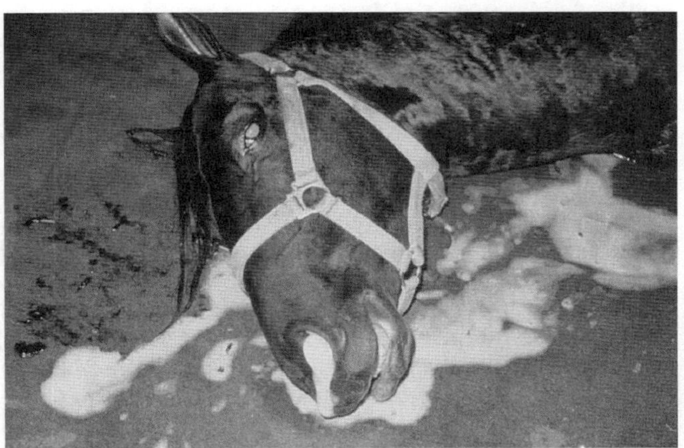

Figura 9.10 Edema pulmonar agudo em um cavalo com ruptura de corda tendínea. A foto foi tirada logo após a eutanásia. Uma observação importante é que a espuma traqueal em geral é um artefato *postmortem*, principalmente horas depois.

Os pulsos arteriais já existentes ou hipocinéticos estão associados à redução do volume sistólico e à vasoconstrição periférica e, portanto, podem ser detectados na ICC e em doenças associadas à depleção de volume ou hemorragia abundante. Os pulsos arteriais fracos também podem ser detectados apenas nos membros posteriores com trombose aortoilíaca. O pulso em animais com sepse pode ser fraco, por causa da pressão reduzida, ou normal a rápido declínio se houver vasodilatação periférica. Os pulsos arteriais hipercinéticos são palpáveis em pacientes com regurgitação aórtica clinicamente relevante, persistência do ducto arterioso e fístulas aorticopulmonares ou entre a aorta e o lado direito do coração. A intensidade do pulso varia de modo acentuado nas arritmias, sobretudo na FA e TV rápida ou multiforme. Um *déficit* de pulso (primeira bolha cardíaca sem pulso palpável) é observado quando a pressão do VE não excede a pressão aórtica. É provável que os déficits sejam palpados em associação a arritmias patológicas, principalmente batimentos prematuros ou após períodos diastólicos muito curtos de taquiarritmias, quando o enchimento ventricular é insuficiente para gerar um volume sistólico significativo.

A pressão arterial é determinada pela interação entre VS, FC e resistência vascular (ver Boxe 9.3 e Figura 9.4 B). A palpação do pulso arterial fornece sobretudo informações sobre a pressão de pulso, mas não pode quantificar a *pressão arterial* real, que (se necessária) deve ser medida diretamente por punção arterial ou canulação (pressão arterial invasiva [IBP]) ou indiretamente com várias técnicas de ausculta, Doppler ou oscilometria (pressão arterial não invasiva [NIPB]).[259,410-440] A colocação percutânea de um cateter arterial na artéria facial, transversal, tibial transversal ou metatársica é muito utilizada para o monitoramento invasivo da pressão em cavalos e potros com doença grave ou anestesiados. Métodos indiretos têm sido utilizados com sucesso para monitorar a pressão nas artérias coccígea, metacárpica, metatársica e mediana. No entanto, as medidas de NIPB são menos confiáveis em comparação à IBP. Embora diferentes protocolos experimentais (inclusive diferentes populações de pacientes, intervenções hemodinâmicas, dispositivos, tamanhos e posicionamentos dos manguitos e fatores de correção) dificultem a comparação direta, a concordância geral entre as medidas de IBP e NIBP tende a ser melhor em animais anestesiados do que em cavalos conscientes. A pressão arterial média (PAM), derivada da amplitude máxima de oscilação, é detectada com mais acurácia por monitores oscilométricos do que a pressão arterial sistólica (PAS) e a pressão arterial diastólica (PAD) dependentes de algoritmo.[441,442] Não há informações acerca da acurácia e confiabilidade das medidas não invasivas da pressão de pulso, embora, na prática clínica, sua quantificação seja considerada muito útil para detectar ou confirmar pulsos hipercinéticos, principalmente em cavalos com RA (ver a discussão posterior).[406]

Deve-se dar atenção à colocação e ao diâmetro do manguito de oclusão durante o uso de métodos indiretos.[427] Uma relação entre a largura do manguito e a circunferência da cauda de 0,4 a 0,6 é, em muitos casos, recomendada pelos fabricantes e tem sido usada em cavalos para aferição da pressão na artéria coccígea média.[412,436,437,439,440] No entanto, diversas razões, de 0,2 a 0,9, foram descritas na literatura[412,434-440,443] e alguns autores recomendam que a largura ideal do manguito é entre 0,2 e 0,35 da circunferência da cauda.[421,425,444] De modo geral, se os manguitos grandes tendem a subestimar a pressão, os manguitos pequenos tendem a superestimar a NIPB.[427,443]

O efeito da gravidade e a distância vertical entre o local da colocação do manguito e a base do coração também precisam ser considerados. As medidas da NIPB em cavalos em pé, usando um manguito de cauda, subestimam as pressões verdadeiras porque a artéria coccígea está acima da base do coração. De modo geral, um fator de correção de 0,77 mmHg/cm de distância vertical entre a base da cauda e a ponta do ombro é aplicado ou, caso contrário, as medidas devem ser descritas como valores "não corrigidos".[427]

As medidas da NIPB podem ser menos sensíveis em animais hipotensos e apresentar respostas tardias a mudanças rápidas na pressão arterial.[413,415,417] A FC baixa em cavalos pode representar outra fonte de imprecisão para as medidas da NIPB, porque a taxa de deflação do manguito pode ser uma fonte de erro se muito rápida ou se a FC for muito baixa.[445] A própria onda de pulso arterial varia, dependendo do local da medição, por causa da sua reflexão ao passar do centro para a periferia. A pressão sistólica arterial distal pode ser mais alta e a pressão diastólica mais baixa que as correspondentes pressões aórticas centrais. No entanto, devido à compensação do aumento do pico de pressão sistólica pelo estreitamento da onda de pressão, em geral a PAM não é afetada pela reflexão da onda.[444,446]

O monitoramento da pressão arterial inclui a determinação de PAS, PAD, PAM e pressão de pulso (diferença entre PAS e PAD). Os valores normais relatados para NIPB em cavalos adultos em pé conscientes (corrigidos para a distância vertical da posição do manguito acima da base do coração) são de cerca de 135 ± 15, 110 ± 15 e 90 ± 15 mmHg (média ± desvio-padrão [SD]) para PAS, PAM e PAD, respectivamente, com uma pressão de pulso calculada de aproximadamente 45 ± 6 mmHg.[423,431,436,439] A PA é mais baixa em neonatos e aumenta durante o primeiro mês de vida para a faixa normal de adultos.[409,415,426] Há alguma variação entre as raças. As raças de tração tendem a apresentar pressões mais baixas do que os cavalos de corrida e Standardbreds têm pressões menores que os Puros-Sangues.[431] A postura influencia a pressão arterial de maneira significativa, pois levantar a cabeça da posição de alimentação requer uma pressão aórtica maior para manutenção da perfusão cerebral. Obviamente, com a cabeça abaixada, a pressão hidrostática imposta pela elevação é minimizada. A PAM medida na artéria coccígea média pode variar em torno de 20 mmHg com a mudança da posição da cabeça.[428] Aumentos marcantes no DC podem elevar muito a pressão arterial, com pressões sistólicas superiores a 200 mmHg.[447-449] Sedativos, anestésicos e fármacos adrenérgicos causam aumentos ou reduções significativos, dependentes da dose e do tempo nas PAs sistêmicas.[292]

A *pressão arterial sistólica* é gerada pelo ventrículo esquerdo e, consequentemente, afetada pela interação entre o volume sistólico, a FC, a complacência aórtica e a PA diastólica prévia.[46] A *pressão arterial de pulso* é altamente dependente do volume sistólico e da resistência arteriolar periférica, que determina o escoamento da pressão diastólica. A insuficiência ventricular ou a redução do retorno venoso diminui a pressão de pulso, tornando-o hipocinético, enquanto o escoamento diastólico anormal (regurgitação aórtica, vasodilatação generalizada) aumenta a pressão de pulso, tornando-o mais forte na periferia. As *pressões diastólicas* e *médias* são melhores estimativas da pressão de perfusão em equinos anestesiados ou em estado crítico; essas variáveis são aumentadas por vasoconstrição arteriolar ou maior DC.[57] As pressões arteriais flutuam levemente com a ventilação e significativamente sob ventilação com pressão positiva ou durante mudanças cíclicas na FC (ver Figura 9.6) relacionadas à variação no enchimento ventricular. No entanto, diferenças marcantes podem ser associadas ao tamponamento cardíaco e a queda drástica da pressão durante a inspiração é denominada *pulso paradoxal*.

Mucosas

A cor das mucosas e o tempo de preenchimento capilar (TPC) são determinados pelo débito cardíaco, pressão arterial sistêmica, tônus vasomotor periférico, hematócrito e concentrações plasmáticas de hemoglobina e bilirrubina. Embora a avaliação seja bastante subjetiva, as mucosas normais devem ser úmidas e rosadas, com TPC inferior a 2 segundos. Membranas secas e congestionadas sugerem desidratação e distúrbios CV. As membranas pálidas indicam anemia ou má perfusão e vasoconstrição periférica, enquanto membranas de cor vermelho-escuro (injetadas) ou azul- acinzentada podem indicar septicemia ou endotoxemia e vasodilatação ou vasoconstrição periférica, respectivamente. O TPC é prolongado em caso de DC baixo, hipovolemia, hipotensão ou vasoconstrição periférica; por outro lado, pode ser reduzido quando houver vasodilatação. A cianose por *shunt* cardíaco ou vascular da direita para a esquerda é um achado raro. É importante perceber que a detecção de hipoxia por inspeção das mucosas é influenciada pela concentração de hemoglobina no sangue, já que a cor azulada é diretamente relacionada ao nível absoluto de hemoglobina desoxigenada. Portanto, cavalos anêmicos podem apresentar hipoxia sem mostrar cianose, enquanto cavalos com policitemia podem parecer cianóticos sem hipoxia grave.

Veias periféricas

As veias cutâneas devem ser examinadas quanto a distensibilidade, preenchimento, existência de trombose e pressão venosa estimada. As veias jugulares em cavalos normais estão em colapso, mas as veias dos membros e do tronco são visíveis e um pouco cheias. A pressão venosa na veia jugular é normalmente inferior a 10 cm de água acima do ponto flebostático (ou seja, ponto de referência 0 [zero], em geral considerado o átrio direito) e as *pulsações jugulares* são normalmente confinadas à entrada torácica e ao terço ventral (10 cm) do pescoço. Essas pulsações são reflexos das alterações da pressão atrial direita, que varia de positiva a subatmosférica durante o ciclo cardíaco (já discutido). As pulsações costumam ser visíveis por todo o comprimento da veia jugular quando a cabeça fica abaixo da altura do coração e não devem ser mal interpretadas. O pulso jugular patológico também pode ser diagnosticado de maneira incorreta se houver transmissão da pressão arterial carotídea no sulco jugular. A oclusão ventral da veia jugular pode demonstrar se os pulsos realmente se originam no átrio direito ou não, porque a transmissão do pulso venoso ou o colapso proeminente são impedidos pela leve pressão digital sobre a veia. Pulsos jugulares pronunciados são ocasionalmente observados em cavalos excitados, mas normais, com tônus simpático alto. Isso pode ser decorrente da contração atrial direita vigorosa. Por outro lado, o colapso venoso exagerado pode criar um "pulso jugular", que é apenas um reflexo do preenchimento venoso normal em períodos de pressão atrial direita positiva. Quando houver dúvida, esse achado pode ser verificado pela simples imagem ultrassonográfica da porção ventral da veia.

Dentre as anomalias jugulares, estão os pulsos anormais e a pressão venosa elevada. Um pulso jugular anormal é aquele que se estende proximalmente pela veia jugular por mais de 10 cm na sístole (com a cabeça do cavalo em posição normal) ou com preenchimento retrógrado ao coração após a oclusão dorsal da veia. Os estudos de Doppler dúplex da veia jugular podem distinguir o pulso proeminente causado por fluxo retrógrado do pulso aparente provocado por colapso proeminente e preenchimento normal. Pulsos jugulares anormais são observados em arritmias com dissociação AV (batimentos atriais prematuros não conduzidos, taquicardia juncional, TV); doenças da valva tricúspide (regurgitação tricúspide moderada a grave; estenose tricúspide) e insuficiência do VD por qualquer causa, inclusive tamponamento cardíaco ou doença pericárdica constritiva. Geralmente, a pressão venosa jugular elevada indica ICC do lado direito, doença pericárdica ou hipervolemia. A distensão venosa generalizada, sobretudo quando acompanhada de edema subcutâneo, é característica da ICC (Figuras 9.11 e 9.12). A distensão isolada das veias craniais à entrada torácica é sugestiva de massa (ou abscesso) mediastinal ou pulmonar cranial, com obstrução da veia cava cranial.[140] O preenchimento prolongado da veia safena indica a possibilidade de trombose aortoilíaca e diminuição do suprimento arterial para o membro acometido.[267-272,450-455] A veia distendida, firme à palpação e associada a uma distensão acentuada das veias adjacentes, indica a existência de um trombo venoso. Dor ou calor associado ao inchaço venoso sugere tromboflebite.[456-458]

Exames diagnósticos e laboratoriais

Teste ergométrico

Como a maioria dos cavalos é atleta, o teste ergométrico representa um método importante para identificar distúrbios

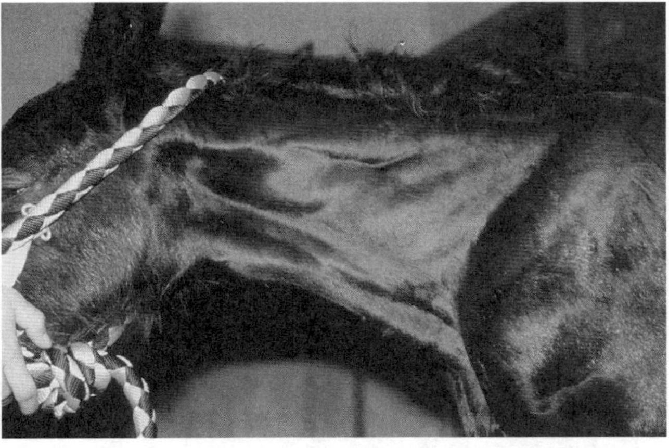

Figura 9.11 Distensão venosa jugular em potro Shire com insuficiência cardíaca congestiva (ICC) biventricular, causada por cardiopatia congênita.

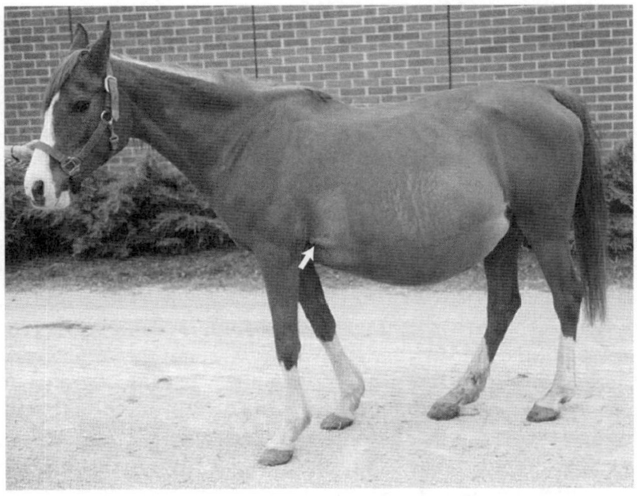

Figura 9.12 Ascites, edema ventral e perda de peso são evidentes nesta égua com insuficiência cardíaca congestiva (ICC) do lado direito. A distensão da veia torácica lateral (*seta*) é evidente caudal ao tríceps.

CV e de outra natureza em animais com intolerância ao exercício ou baixo desempenho. Em cavalos com lesões estruturais clinicamente significativas, complexos prematuros intermitentes ou FA, o teste ergométrico pode determinar se a FC é apropriada para o trabalho realizado ou se há uma arritmia com deterioração ao longo do exame.[53,54,61,68,459] O teste ergométrico também é indicado durante um exame de pré-compra após a identificação de um sopro cardíaco não funcional ou arritmia esporádica. Avançando essa recomendação, deve-se reconhecer que a confiabilidade, sensibilidade, especificidade e valores preditivos do teste ergométrico (no que diz respeito à detecção de arritmia e doenças cardíacas orgânicas) não foram definidos por completo, e mais dados e informações são necessários para estabelecer sua importância clínica na doença cardiovascular. Contraindicações ao teste ergométrico são ICC, insuficiência valvar grave com FA secundária, hipertensão pulmonar (HTP) ou redução grave da função sistólica ou, ainda, existência de arritmia ventricular de alta complexidade.[68]

O exercício em esteira de alta velocidade e as várias formas de teste ergométrico em campo são cada vez mais usados para detecção de anomalias clínicas sutis, que limitam o desempenho máximo ou podem causar colapso, síncope ou morte súbita.[53,460,461] O exercício em esteira é bastante útil na avaliação do cavalo em risco de colapso, porque a resposta cardíaca ao esforço pode ser analisada sem problemas para o cavaleiro. Embora o teste ergométrico em níveis menores de esforço (p. ex., com rédeas longas) ainda possa fornecer algumas informações valiosas, em geral a intensidade do trabalho durante o teste ergométrico deve ser similar ou levemente superior às atividades habituais ou previstas do cavalo. Isso é muito importante quando a anamnese indica problemas de desempenho apenas no pico de esforço. O teste ergométrico deve incluir algum método de indução de ativação simpática para identificação de FC inadequada, condução aberrante ou ectopia associada à estimulação adrenérgica.[68] Se o animal for muito jovem para a realização de um teste ergométrico regular, recomenda-se a avaliação após um período de exercício livre.

O exame do exercício gera informações valiosas sobre doenças musculoesqueléticas, doenças das vias respiratórias e distúrbios cardiovasculares. O exame padronizado em esteira tem diversos componentes, inclusive o registro contínuo do ECG em dispositivo com recursos permanentes de armazenamento e reprodução.[54,68,462] Avaliações cardíacas específicas são: (1) os efeitos do exercício na ausculta (frequência, ritmo e sopros); (2) pico de FC durante o exercício; e (3) FC e ritmo cardíaco nas diferentes fases do teste ergométrico e durante a recuperação. Opcionalmente, a ecocardiografia pode ser realizada antes e após o exercício (ecocardiograma de estresse). Outros exames indicados são análises da marcha, avaliação da dinâmica das vias respiratórias por videoendoscopia, avaliação da função pulmonar por gasometria arterial e exames laboratoriais, como atividades séricas de creatinoquinase (CK) antes e após o exercício para identificação de miopatia subclínica. O teste ergométrico "padronizado" pode não ser idêntico nos centros de medicina equina e, assim, a comparação de resultados pode ser difícil. A própria referência do veterinário das variações normais qualifica ainda mais os resultados do exame.

Alterações na FC e no ECG durante o exercício foram bem estudadas.[53,54,61,233,448,459-461,463-471] O cavalo normal desenvolve taquicardia sinusal, encurtamento dos intervalos de condução e alterações acentuadas no segmento ST-T associadas ao exercício. A FC máxima alcançada depende do nível de esforço realizado. Em FCs inferiores a 100 a 120 bpm, a descarga do nodo SA é muito instável e sujeita a influências psicológicas. Após o início do exercício, a FC deve aumentar e estabilizar em um valor apropriado para o esforço sendo executado. Como orientação geral: em terreno plano, FCs de 70 a 140 bpm são normais no trote, 120 a 160 bpm no meio-galope, 150 a 180 bpm no galope e mais de 180 bpm no galope intenso. Ao se exercitar em terreno acidentado, as frequências mais altas associadas a cada marcha aumentam e é possível aproximar-se dos valores máximos em trote em inclinações superiores a 20%. A FC máxima para a maioria dos cavalos é de 210 a 240 bpm, embora alguns indivíduos mais jovens apresentem frequências maiores e idosos possam ter frequências máximas abaixo de 210 bpm. Existe uma relação linear entre a FC e a velocidade ou intensidade do exercício quando a FC está entre 120 e 210 bpm. A FC tende a se recuperar rapidamente e cai para menos de 100 bpm 2 a 5 minutos após a interrupção do exercício. A recuperação da FC para o nível de repouso é influenciada por muitos fatores, inclusive umidade, temperatura ambiente, condicionamento físico, trabalho realizado, fatores psicológicos e estado de saúde CV. Após o esforço máximo, como uma corrida, a recuperação completa da FC para o valor de repouso pode levar uma hora. A FC alta demais para um determinado nível de exercício pode simplesmente indicar um cavalo saudável, mas sem condicionamento adequado; no entanto, esse achado também pode indicar a existência de doença pulmonar, musculoesquelética ou cardiovascular.[68,472] Informações sobre a FC são bastante úteis quando monitorada de forma rotineira durante o exercício.

Arritmias induzidas pelo exercício podem ser observadas durante ou após a atividade física. Um ECG de esforço é necessário para determinar a existência de uma arritmia durante o exercício. Um monitor de FC pode dar alguma indicação sobre arritmias durante o exercício; no entanto, a FC máxima detectável (ou o menor intervalo R-R) pode ser limitada por algoritmos inerentes de filtro, e a detecção de "blips" ou "bipes" erráticos do coração não caracteriza bem a alteração do ritmo. O exercício pode induzir complexos supraventriculares prematuros, FA, complexos ventriculares prematuros ou TV. A FA induzida por exercício (paroxística) deve ser incluída no diagnóstico diferencial de cavalos com baixo desempenho durante exercícios de alta intensidade.[39,54,68,88,472-474] As arritmias ventriculares induzidas pelo exercício (VAs) são uma preocupação importante porque os distúrbios do ritmo ventricular podem diminuir o desempenho, causar parada repentina ou até queda e acredita-se que sejam causas comuns de morte súbita. [54,94,96-99,104,106,150,475] A atividade ventricular repetitiva (taquicardia ventricular paroxística) com intervalos R-R curtos ou fenômeno R sobre T são muito preocupantes e podem indicar doença miocárdica preexistente ou isquemia miocárdica com alteração da atividade elétrica cardíaca. Embora a FA em si não seja um ritmo fatal, a FA de início súbito durante o exercício máximo pode causar o colapso de um cavalo, ainda que raramente. Um estudo recente mostrou ainda que a prevalência do alargamento do QRS e do fenômeno R sobre T era alta em cavalos com FA, mesmo em exercício de intensidade menor, indicando que alguns cavalos com FA podem, de fato, estar em risco de ritmos ventriculares fatais.[472] A FA associada à VA induzida por exercício, que causa a morte cardíaca súbita, foi documentada em pelo menos um cavalo.[54]

Sem dúvida, os distúrbios cardiovasculares podem ser induzidos ou agravados pelo estresse do exercício e a probabilidade de detecção de doenças aumenta. No entanto, essa avaliação é dificultada pelo aumento da variabilidade fisiológica. Os cavalos apresentam flutuações acentuadas no tônus simpático e parassimpático durante o período de recuperação após o exercício, um fenômeno geralmente denominado *instabilidade autônoma*.[471,475-478] As arritmias são muito comuns nesse período, [54,77-80,82,90,475,478,479] mesmo quando os ritmos cardíacos em repouso e no pico do exercício são normais. Arritmia sinusal acentuada, bloqueio AV de segundo grau, ectopia supraventricular e complexos ventriculares prematuros podem ser evidentes logo após o exercício. À exceção das arritmias de mediação vagal, as arritmias pós-exercício devem ser consideradas suspeitas. A fibrilação atrial, taquicardias supraventriculares ectópicas e taquicardias ventriculares são consideradas anormais em qualquer ponto do teste ergométrico. Entretanto, a importância de complexos ectópicos únicos (isolados) identificados apenas na fase pós-exercício imediato é menos óbvia,[54,77-80,82,90,475,478,479] o que não é surpreendente, já que há questões semelhantes na avaliação de atletas humanos. Na análise desses cavalos, a primeira ausculta e exames ecocardiográficos, o ritmo cardíaco durante o exercício e medidas das concentrações plasmáticas de troponina cardíaca I (cTnI) antes e após o exercício também devem ser considerados. A existência de doença respiratória coexistente e hipoxia arterial associada precisa ser considerada, pois pode causar distúrbios rítmicos secundários, não relacionados à doença cardíaca primária.[90]

A ecocardiografia logo após o estresse do exercício (o chamado eco de estresse) pode ser utilizada na tentativa de identificar a disfunção miocárdica global e regional.[90,167,168,459,480-482] O exame deve ser realizado 2 a 3 minutos após o exercício de alta intensidade e com FC superior a 100 bpm.[168] No entanto, as FCs ideais e a influência de FCs que diminuem rapidamente nas medidas ecocardiográficas, como a fração de encurtamento, precisam ser mais bem definidas.[168] Alterações dinâmicas podem ser visualizadas em tomogramas de eixo curto, e o espessamento proeminente do septo ventricular e da parede livre do VE são identificados em de imagens de eixo longo. Anomalias persistentes na contração miocárdica regional são sugestivas de doença vascular com isquemia, fibrose miocárdica preexistente ou distúrbio de condução localizado. A fração de encurtamento do ventrículo esquerdo e a alteração da área fracionária do VE – duas estimativas da função sistólica dessa câmara cardíaca – costumam ser medidas durante o ecocardiograma de estresse, mas há pouco tempo foi demonstrado que rastreiam mal as alterações induzidas pelo estresse na função do VE.[168] Erros no posicionamento do cursor (p. ex., dorsal demais) ou a orientação inconsistente do posicionamento do cursor em modo M entre exames podem produzir achados enganosos. As estimativas do volume sistólico e da fração de ejeção do VE pelo ecocardiograma 2D são mais confiáveis na avaliação da função sistólica global do VE após o exercício.[168] Outros métodos utilizados para avaliação ecocardiográfica da função do VE sob estresse são o rastreamento manual do movimento endocárdico e a análise subjetiva do movimento regional da parede. Modalidades ecocardiográficas mais recentes, como as imagens de deformação em 2D (*speckle tracking* em 2D), podem ter algumas vantagens em comparação aos métodos convencionais e auxiliar a avaliação quantitativa da função regional e global do VE durante a ecocardiografia de estresse.[168] No entanto, a detecção quantitativa e objetiva de hipocinesia, acinesia e dissincronia induzida por estresse em cavalos doentes requer outras investigações e mais dados, e padronizações são necessárias antes que os métodos possam ser totalmente aceitos. Por fim, a avaliação da função da valva cardíaca após o exercício exige a definição muito melhor antes de se tirar quaisquer conclusões.

Embora o exame padronizado em esteira seja o "teste ergométrico" cardíaco mais utilizado em centros de medicina equina, alguma atenção foi dada aos testes com estresse farmacológico. Nesse exame, o aumento da FC e da força contrátil do miocárdio é induzido por dobutamina, com ou sem atropina ou glicopirrolato e, a seguir, a contração ventricular é avaliada por ecocardiografia.[243,247,481,483,484] O ecocardiograma de estresse farmacológico é empregado para identificar regiões de menor perfusão miocárdica ou lesão miocárdica isquêmica em humanos com doença cardíaca coronária; o estudo é realizado em indivíduos que não podem praticar exercícios físicos para estressar o coração e aumentar a demanda de oxigênio no miocárdio. O uso desse tipo de exame em cavalos está sujeito a debate. Primeiro, é preciso enfatizar que não há evidências convincentes de estudos patológicos acerca do desenvolvimento de doença arterial coronariana significativa em equinos. É certo que a fibrose miocárdica é observada em alguns cavalos à necropsia;[29,485] no entanto, a patogênese ou relevância clínica dessas lesões, geralmente microscópicas, não foi esclarecida. Em pacientes humanos, o alvo diagnóstico é a doença arterial coronariana extramural bem definida, e o ecocardiograma de estresse em muitos casos prediz achados normais ou anormais na arteriografia coronária. Atualmente, não há evidências de uma situação semelhante em equinos, o que representa uma questão contextual importante ao considerar o "eco de estresse", tanto com o trabalho cardíaco induzido por exercício ou farmacológico. Além disso, o teste de estresse farmacológico pode não alcançar os mesmos objetivos finais do exercício em termos de FC ou alteração de resistências vasculares. A combinação de dobutamina e atropina envolve o uso de fármacos pró-arrítmicos, tornando a avaliação do ritmo cardíaco, um componente essencial do teste ergométrico, bastante problemática. O teste de estresse farmacológico não permite a análise dinâmica da marcha e das vias respiratórias.[482] Por fim, a avaliação da função da valva cardíaca esquerda é complicada por alterações na PA sistêmica, que podem se desenvolver durante a taquicardia induzida por medicamentos (mas que foram pouco caracterizadas nos estudos realizados até agora). Assim, embora o teste de estresse farmacológico permita o diagnóstico estacionário, sem esteira, vários problemas pendentes devem ser abordados antes que possa ser preconizado de maneira mais ampla.

Eletrocardiografia

Atividade elétrica normal das células cardíacas. Os cardiomiócitos são excitáveis e capazes de responder a estímulos elétricos, independentemente da inervação extrínseca. Tecidos cardíacos especializados, como o nodo sinoatrial e o sistema His-Purkinje, sofrem despolarização espontânea e podem atuar como marca-passos do coração. Os processos elétricos responsáveis pelo ECG são causados por fluxos de íons pela membrana celular (Figura 9.13).[57,110,112-114,116] A interpretação do ECG equino requer a compreensão geral da atividade celular, geração e disseminação do impulso elétrico cardíaco, dos efeitos da inervação autônoma e dos sistemas eletrocardiográficos de derivação.

A natureza parcialmente seletiva da membrana das células cardíacas e a existência de várias bombas de membrana celular fazem com que a distribuição iônica transmembrânica seja desigual.[57,110,112-114,116] Com isso, as concentrações de potássio são muito altas, enquanto os níveis de sódio são relativamente baixos no interior da célula em comparação ao líquido extracelular. Outros íons, como cloreto e magnésio, sobretudo cálcio, são importantes para a atividade elétrica celular. O cálcio também é essencial para a contração dos cardiomiócitos. Mudanças repentinas na permeabilidade ou na condutividade da membrana celular cardíaca a sódio, cálcio, potássio e cloreto são responsáveis pelos processos de despolarização, contração muscular e repolarização (ver Figura 9.13). Esses processos, por sua vez, são influenciados pela concentração sérica de eletrólitos, *status* acidobásico, tráfego autônomo, perfusão e oxigenação do miocárdio, doenças cardíacas e medicamentos. Os processos básicos de despolarização celular, o influxo de cálcio e a repolarização celular formam a base, respectivamente, dos complexos P e QRS do ECG, contração miocárdica e onda ST-T do ECG.

O potencial da membrana em repouso é determinado principalmente pela partição de íons de potássio e proteínas através da membrana celular e pela relativa impermeabilidade da membrana ao sódio. A *despolarização* dos miócitos atriais e ventriculares e das fibras de Purkinje é causada pelo rápido influxo de sódio extracelular na célula.[57,110,112-114,116] Essa corrente é representada pela fase 0 do registro do potencial de ação das células cardíacas. Os tecidos cardíacos normais assim despolarizados conduzem impulsos elétricos em alta velocidade. Por outro lado, as células dos nodos SA e AV, bem como as células isquêmicas, apresentam potenciais de membrana menos negativos à diástole. As células nodais dependem de uma corrente lenta de despolarização, que é transportada principalmente por íons cálcio através dos canais de cálcio transitórios e de longa duração. Nas células isquêmicas, como o potencial de repouso é menos negativo, alguns canais de sódio permanecem em estado inativado e, portanto, não participam da ativação e despolarização da membrana durante a fase 0. Portanto, as células no nodo SA, no nodo AV e no tecido isquêmico conduzem impulsos elétricos de modo muito lento e podem participar de bloqueios, mecanismos autônomos anormais ou vias de reentrada, que promovem arritmias cardíacas. Os fármacos antiarrítmicos e os bloqueadores dos canais de cálcio agem de maneira diferente nos tecidos que dependem de corrente "rápida" ou "lenta" (consulte Arritmias Cardíacas, mais adiante neste capítulo).

O influxo de cálcio extracelular na célula durante a *fase de platô* (fase 2) do potencial de ação desencadeia a liberação de cálcio intracelular do retículo sarcoplasmático. Aumentos no cálcio citosólico causam contração miocárdica. Hipoxia, acidose, anestésicos e muitos outros medicamentos podem afetar a contratilidade do miocárdio, interferindo na entrada de cálcio nas células, na liberação de cálcio do retículo sarcoplasmático ou na ligação do cálcio aos filamentos contráteis.[57,110,112-114,116] Por outro lado, os glicosídeos digitálicos e a dobutamina aumentam o influxo de cálcio e a contratilidade miocárdica.

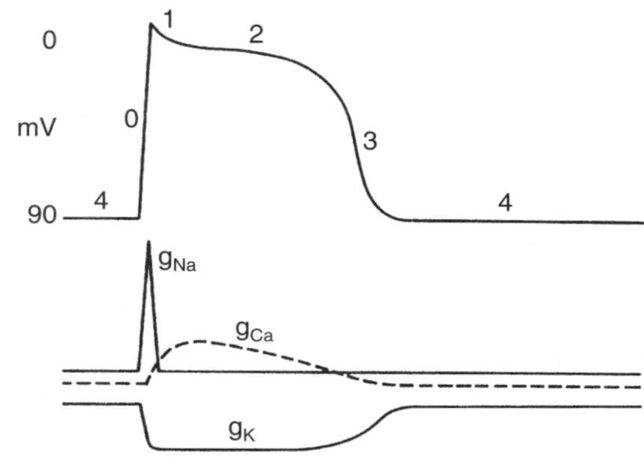

Figura 9.13 O potencial de ação cardíaco. O diagrama mostra as fases de despolarização e repolarização, bem como a condutância da membrana (g) para íons importantes (ver detalhes no texto). (De Berne RM, Levy MN. *Cardiovascular physiology*. St. Louis: CV Mosby; 1986.)

A *repolarização* celular é iniciada por reduções na condutância da membrana celular ao sódio e ao cálcio coincidentes com o aumento da condutância ao potássio. À medida que o potássio intracelular sai da célula, ao longo de seu gradiente de concentração, ocorre a fase 3 do potencial de ação cardíaca. A repolarização é complexa, envolve várias correntes de íons[486] e é afetada por fatores genéticos e fármacos, como quinidina ou amiodarona. A estimulação simpática pode ativar correntes, que facilitam a repolarização em altas FCs, explicando o encurtamento do potencial de ação sob impulso simpático. Paradoxalmente, a vagotonia também *aumenta* a repolarização ao abrir os canais de potássio, um efeito que é muito proeminente nos átrios e pode predispor ao desenvolvimento de FA. Hipoxia e anomalias nas concentrações séricas de potássio ou cálcio também alteram a repolarização. A hiperpotassemia acelera a repolarização e encurta a onda ST-T do ECG. Isso ocorre porque a hiperpotassemia aumenta a permeabilidade da membrana ao potássio e a alta concentração intracelular do íon (superior a 100 mmol/ℓ) é mais do que suficiente para expulsá-lo da célula (já que o nível extracelular de potássio raramente é superior a 10 mmol/ℓ).

A despolarização espontânea ou automaticidade é uma propriedade de alguns tecidos cardíacos. Essa atividade é mais proeminente no nodo SA, mas também pode ser observada nas células ao redor do nodo AV e na rede de His-Purkinje. Essas células apresentam automaticidade normal durante a fase 4 do potencial de ação cardíaco. A *atividade* espontânea *do marca-passo* é gerada nos tecidos correspondentes normais pela corrente basal de sódio para dentro da célula, por uma diminuição relacionada com o tempo na permeabilidade da membrana ao efluxo de íons de potássio e por uma corrente interna transitória de cálcio.[57,110,112-114,116] Ao alcançar o limiar de membrana, o fluxo de íons através dos canais de cálcio de longa duração ("corrente lenta") predomina e provoca a despolarização celular (fase 0). A despolarização espontânea é modificada acentuadamente pelo tráfego autônomo. A atividade vagal abre os canais de potássio e provoca a hiperpolarização da membrana, diminuindo a automação. Com a estimulação simpática ou a hiperpolarização da membrana, a corrente do marca-passo (*funny current*, I_F) despolarizante é ativada, aumentando a atividade do marca-passo.

A inervação autônoma tem efeitos profundos na atividade elétrica,[9,217,487] mas não se distribui pelo coração de maneira regular. O nervo vago direito e nervo vago esquerdo têm inervação preferencial nos nodos SA e AV, e o tráfego parassimpático é mais extenso no miocárdio supraventricular do que ventricular. A atividade simpática derivada dos pares de gânglios também não é bilateralmente simétrica, mas inerva os átrios e os ventrículos de maneira extensa. A atividade parassimpática diminui a atividade nodal da SA, melhora a condução intra-atrial, encurtando a duração do potencial de ação atrial, e diminui a condução nodal da AV. Por outro lado, o tráfego simpático eferente aumenta a FC e diminui o tempo de condução AV.[112] A atividade simpática também aumenta a excitabilidade celular, predispõe a algumas arritmias cardíacas e aumenta o consumo de oxigênio no miocárdio, aumentando a FC, a força da contração miocárdica e a tensão da parede do miocárdio. O tráfego eferente parassimpático é predominante em cavalos em repouso e em pé, e tende a flutuar com as alterações na pressão arterial. A arritmia sinusal pronunciada, o bloqueio sinoatrial e o bloqueio AV de segundo grau, tão frequentemente observados em cavalos normais, são causados pela alteração do tônus vagal e regulam a PA em repouso (ver Figura 9.6).[108]

A depressão da automaticidade normal da SA ou o aumento da atividade em outros tecidos dos átrios, no sistema de Purkinje ou nas células ao redor do nodo AV pode causar um ritmo cardíaco anormal ou *ectópico*. Essa situação é frequentemente observada em cavalos saudáveis sob anestesia geral. Caso a principal anomalia seja a depressão da função do nodo SA ou no bloqueio do impulso no nodo AV, a descarga lenta de um marca-passo subsidiário é denominada mecanismo de *escape*. O objetivo desses marca-passos cardíacos latentes é resgatar o coração de bradicardia extrema ou assístole. No entanto, os marca-passos ectópicos também podem ser aumentados de maneira anormal por medicamentos, mediadores inflamatórios, alterações da atividade simpática, distúrbios eletrolíticos ou isquemia, causando ritmos ectópicos, que se manifestam como complexos prematuros ou taquicardias. Outros mecanismos eletrofisiológicos anormais, inclusive a automaticidade anormal em outros tecidos que não os tecidos nodais e de condução (*i. e.*, miocárdio isquêmico), pós-despolarizações e reentradas são responsáveis pelo desenvolvimento de outras arritmias.[57,110,112-114,116]

Gênese do eletrocardiograma. O nodo SA está localizado perto da aurícula direita; portanto, a despolarização do músculo cardíaco começa atravessando o átrio direito (ver Figura 9.3). As ondas de ativação se espalham pelas células atriais do miocárdio para o átrio esquerdo e também no sentido do nodo AV. Células musculares atriais especializadas, compreendendo as vias internodais e o feixe de Bachman, facilitam a transmissão da corrente pelos átrios.[8,488] Essas vias especializadas, assim como o nodo AS, são relativamente resistentes a altas concentrações séricas de potássio e podem funcionar durante a hipercalemia e causar um ritmo sinoventricular, mesmo quando os miócitos atriais normais não podem ser excitados (parada atrial).

A condução continua pelos tecidos AV e entra no nodo AV. A transmissão da corrente pelas células nodais AV é bastante lenta porque esse tecido depende das correntes de cálcio para o interior da célula e está sujeito a bloqueio fisiológico do tráfego eferente vagal.[220] A condução prossegue a uma velocidade maior pelo feixe de His e seus ramos. A propagação do impulso pelos ventrículos é aprimorada por um sistema de Purkinje de condução rápida, que penetra de maneira relativamente completa no miocárdio ventricular.[6,7]

O ECG é a representação gráfica da atividade de voltagem em relação ao tempo no coração. O potencial elétrico médio gerado pelo músculo cardíaco é registrado ao longo das fases do ciclo cardíaco e o tempo é exibido ao longo do eixo X e o potencial elétrico, no eixo vertical (Figura 9.14). As ondas normais são a onda P (despolarização atrial), o intervalo PR (ou PQ) devido principalmente à condução lenta no nodo AV, o complexo QRS (despolarização ventricular) e a onda ST-T (repolarização ventricular). Uma onda de repolarização atrial proeminente (onda Ta) é observada com frequência no segmento PR do ECG equino, sobretudo em FCs mais altas. O intervalo QT representa o tempo total de ativação-repolarização elétrica.

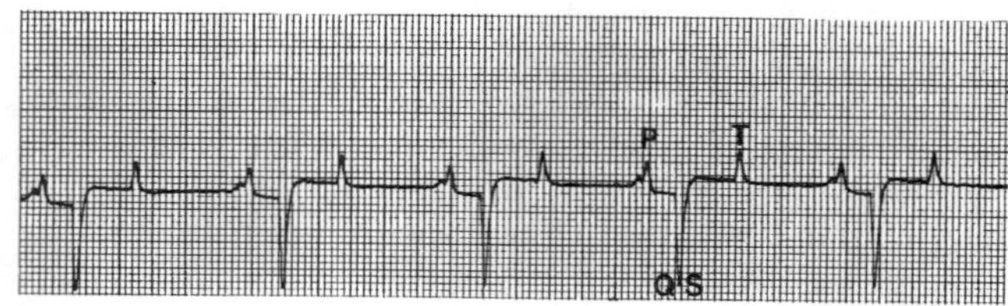

Figura 9.14 Eletrocardiograma (ECG) equino normal com derivação base-ápice (25 mm/s; 1 cm = 1 mV). As ondas são indicadas. A onda P normal nesse eletrodo é positiva e entalhada (bífida) e há uma depressão basal após a onda P que indica repolarização atrial (onda T_a). O complexo QRS geralmente não apresenta onda R nesse eletrodo (complexo QS). A onda T é instável e pode ser negativa, bifásica ou positiva. Aumentos na frequência cardíaca ou no tônus simpático normalmente geram ondas T positivas nesse eletrodo.

Eletrocardiografia clínica. A aplicação clínica da *eletrocardiografia* em cavalos foi bastante estudada.[1,6-8,11,30,35,40,43,44,57,77-79,82,216,222,224,378,383,399,426,470,479,489-541] Os princípios de registro e interpretação do ECG equino são semelhantes aos usados em humanos, cães e outras espécies. Os sistemas de eletrodos são idênticos, embora alguns eletrodos modificados, como o eletrodo base-ápice, sejam mais utilizados para o monitoramento do ritmo cardíaco. Vários sistemas de eletrodos semiortogonais foram avaliados experimentalmente, mas são pouco usados na prática clínica. O sistema modificado de Einthoven, constituído por eletrodos nos planos frontais I, II, III, $_{a}$VR, $_{a}$VL e $_{a}$VF e a derivação precordial V_{10}, é bastante aplicável aos estudos de ECG em cavalos (Boxe 9.8). A derivação ápice-base e as derivações torácicas são mais utilizadas para análise de ritmo.

O valor do monitoramento contínuo *ambulatorial de ECG (Holter)* é óbvio para a identificação de distúrbios rítmicos pouco frequentes, quantificando a gravidade de uma arritmia ou avaliando a terapia medicamentosa de maneira objetiva (Figura 9.15). Em um estudo, observou-se que muitos cavalos, sem evidência histórica e clínica de doença cardíaca, apresentavam arritmias supraventriculares ou (com menos frequência) ventriculares no ECG Holter.[400,541] O monitoramento ambulatorial pode ser realizado com eletrodos de contato autoadesivos, utilizando um sistema de derivação bipolar semelhante ao usado nos monitores de FC para equinos. Os eletrodos costumam ser colocados sobre o lado esquerdo da área da sela (eletrodo positivo [braço direito]), esterno (eletrodo negativo [braço esquerdo]) e tórax direito (eletrodo neutro [perna esquerda]), com o eletrodo de aterramento (perna direita) colocado em qualquer lugar da cintura. No entanto, os eletrodos podem ser colocados de maneiras alternativas para o registro de ECG ambulatorial com qualidade diagnóstica (p. ex., braço direito, lado direito da área da sela; braço esquerdo e perna esquerda, tórax esquerdo 20 cm e 5 cm, respectivamente, acima do olécrano; perna direita (neutro), lado esquerdo da área da sela). Para facilitar a leitura do padrão de ECG e otimizar o exame com processamento automatizado em *software*, as derivações devem gerar complexo QRS negativo distinto e ondas P e T positivas (ver Figura 9.14). Em caso de análise em um sistema de Holter humano, pode ser melhor registrar o ECG com complexos QRS positivos. De todo modo, as ondas T não devem ser maiores que os complexos QRS. A tricotomia pode não ser necessária, desde que o pelo não seja muito longo e os eletrodos autoadesivos possam ser mantidos úmidos (p. ex., com adição de uma gota de soro fisiológico a 0,9% ou gel de contato) e em contato firme com o cavalo usando barrigueira ou material de acolchoamento. Esse tipo de monitor de ritmo contínuo de 24 horas pode auxiliar a avaliação de um cavalo com histórico de síncope ou arritmia, mas cuja arritmia não pode ser induzida durante os exames de ECG em repouso, exercício e pós-exercício. Uma alternativa é o gravador de ECG, que registra continuamente o ritmo e armazena os resultados após a observação de um evento, como uma queda repentina. Esses gravadores de eventos podem ser usados por períodos mais longos.

As gravações de *ECG com telemetria* são comumente usadas em testes ergométricos (consulte Teste Ergométrico no início deste capítulo) e no monitoramento de pacientes críticos em

BOXE 9.8 Derivações eletrocardiográficas

Derivação base-ápice (mais usada)

Eletrodo [+] sobre o ápice esquerdo (peito esquerdo, à altura do olécrano)

Eletrodo [–] sobre o sulco jugular direito

O método mais comum para obter a derivação base-ápice é colocar o eletrodo do braço esquerdo (LA) sobre o ápice esquerdo, o eletrodo do braço direito (RA) sobre o sulco jugular e selecionar "derivação I" no eletrocardiograma.

Essa derivação é a escolha preferida para o monitoramento do ritmo cardíaco

Derivações bipolares (EINTHOVEN)[a]

Derivação I = Membro anterior esquerdo (LA) [+] – Membro anterior direito (RA) [–]

Derivação II = Membro posterior esquerdo (LL) [+] – Membro anterior direito (RA) [–]

Derivação III = Membro posterior esquerdo (LL) [+] – Membro anterior esquerdo (LA) [–]

Derivações unipolares de membros (GOLDBERGER)[a]

Derivação aVR = Membro anterior direito [+] – Membro anterior esquerdo e membro posterior esquerdo [–]

Derivação aVL = Membro anterior esquerdo [+] – Membro anterior direito e membro posterior esquerdo [–]

Derivação aVF = Membro posterior esquerdo [+] – Membro anterior direito e membro anterior esquerdo [–]

Derivações unipolares torácicas precordiais

[+] Eletrodo sobre o sítio precordial selecionado

[–] Derivação composta por eletrodos nos membros anteriores esquerdo e direito e no membro posterior esquerdo (terminal central de Wilson)

A derivação é nomeada com base na localização do eletrodo de exploração (V ou C)

V_{10} = [+] sobre a coluna dorsal. As derivações precordiais, à excepção de V_{10}, geralmente não são usadas

Sistema de derivação ortogonal modificado

Derivação X = Derivação I, da direita [–] para a esquerda [+]

Derivação Y = Derivação aVF, de cranial [–] a caudal [+]

Derivação Z = Derivação V_{10}, de ventral [–] para dorsal [+]

[a]Eletrodos do plano frontal.

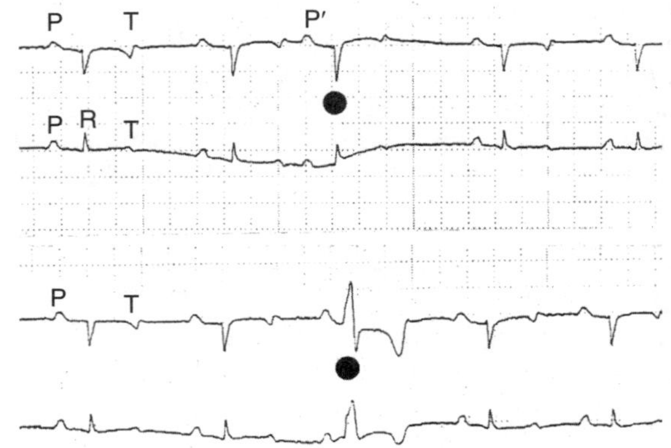

Figura 9.15 Exemplos de extrassístoles. Extrassístoles atriais (P', *superior*) e ventriculares (*inferior*) em uma égua com insuficiência cardíaca, taquicardia sinusal e batimentos prematuros. As gravações são de um eletrocardiograma (ECG) de 24 horas (Holter) registrado em fita. Duas derivações transtorácicas foram registradas ao mesmo tempo. As ondas são indicadas. Os *círculos escuros* indicam os complexos prematuros. O intervalo P-R do complexo atrial prematuro é mais longo por causa da refratariedade fisiológica do nodo atrioventricular. O ectópico ventricular segue a onda P sinusal (final da diástole), mas estimula o ventrículo antes que o impulso sinusal possa causar um complexo QRS normal. A onda T da extrassístole ventricular é anormal (alteração secundária da onda T). A velocidade do papel é de 25 mm/s.

ambiente hospitalar.[58,90,459,534] Em geral, sistemas de eletrodos utilizados são semelhantes aos empregados nas gravações de ECG Holter. No entanto, a ocorrência de artefatos durante o exercício é considerável. Os interessados em registros consistentes de ECG de estresse devem experimentar vários posicionamentos e sistemas de derivações. Uma possibilidade comprovada é a colocação dos eletrodos do braço direito e terra um ao lado do outro no dorso esquerdo, acima da escápula, cranial à sela ou à circunferência do pulmão, e os eletrodos do braço esquerdo e da perna esquerda um ao lado do outro no tórax esquerdo ventral, caudal à circunferência da sela ou à cintura. Os eletrodos devem estar suficientemente afastados de metais e das pernas do cavaleiro para minimizar artefatos de movimento.

A orientação, amplitude e duração das ondas do ECG dependem de muitos fatores, inclusive a idade e o tamanho do cavalo,[386,399,519] a derivação analisada, o tamanho das câmaras cardíacas, o grau de treinamento e até a fase de ventilação.[492,493] O principal uso do ECG é o diagnóstico do ritmo cardíaco, porque em cavalos esse exame é insensível para a detecção de cardiomegalia, sobretudo em cavalos com aumento cardíaco brando a moderado. Um ECG normal não exclui doenças cardíacas; além disso, não é um exame de função miocárdica. A análise do ECG deve ser realizada por meio de uma abordagem sistemática (Boxe 9.9) e comparada a valores de referência (Tabela 9.5). Embora a magnitude das diferenças absolutas possa ser pequena, o peso corpóreo deve ser considerado ao comparar os intervalos de tempo da FC e ECG aos valores de referência, já que equinos de raças de pequeno porte têm FCs um pouco mais altas e tempos mais curtos no ECG (intervalo PR, duração de QRS, intervalo QT) que cavalos de raças de porte maior (Figura 9.16).[399] Além disso, a dependência da repolarização da FC precisa ser considerada na medida dos intervalos QT,[399,536,537,539] reconhecendo que o melhor método para sua correção em equinos não foi bem definido.

A despolarização atrial gera a onda P. A ativação normal prossegue da direita para a esquerda e de cranial a caudal, gerando ondas P positivas na derivação esquerda-direita I e nas derivações craniocaudais II e $_aVF$.[8,11] A onda P normal é entalhada ou bífida; no entanto, ondas P únicas, difásicas e polifásicas podem ser observadas em cavalos normais. Uma onda P negativa/positiva é frequentemente registrada se o foco da atividade do marca-passo mudar para o átrio direito caudal, perto do seio coronário (Figura 9.17). O pico inicial da onda P bífida comum é causado pela despolarização do terço médio e caudal do átrio direito.[6,8] O segundo pico representa a ativação do septo atrial e da superfície medial do átrio esquerdo. Os picos da onda P podem ser subdivididos, com P_1 de até 0,25 mV (média, 0,14 mV) e o segundo pico, P_2, de até 0,5 mV (média, 0,28 mV).[499] Existem diferenças ainda mais sutis entre raças equinas. A morfologia da onda P pode mudar de maneira cíclica com o aumento e a diminuição do tônus vagal durante a arritmia sinusal. Durante a taquicardia, a onda P encurta, fica mais alta e é seguida por uma onda de repolarização atrial proeminente (T_a), que desvia o segmento PQ para baixo. Tais características dificultam o diagnóstico de aumento de volume atrial por eletrocardiografia.

BOXE 9.9 Avaliação do eletrocardiograma

Aspectos técnicos
- Velocidade do papel – padrão: 25 ou 50 mm/s
- Calibração – padrão: 1 cm/mV
- Derivação(ões) – ver Boxe 9.8

Artefatos
- Elétricos, de movimento, espasmos, tremor muscular, equipamento (ventilador)

Frequência cardíaca
- Frequência atrial e ventricular

Ritmo cardíaco
- Regular, regularmente irregular, irregularmente irregular
- Atrial, sequência de condução AV, ventricular, condução ventricular
- Arritmias
  - Local ou câmara de formação anormal de impulso, fibrilação miocárdica ou distúrbio de condução
  - Anomalia na taxa de formação do impulso
  - Anomalia na condução do impulso
  - Padrões ou ciclos de repetição

Ondas e complexos
- Onda P – morfologia, duração, amplitude, variação
- Intervalo PQ (PR) – duração, variação, bloqueio de condução (da onda P)
- QRS – morfologia, duração, amplitude, eixo elétrico médio do plano frontal
- Segmento ST – depressão ou elevação
- Onda T – alterações na morfologia ou no tamanho
- Intervalo QT – duração (considere a frequência cardíaca)

Diversos
- Alternância elétrica, contração diafragmática sincronizada

Tabela 9.5 Frequências cardíacas normais e tempos de ECG em cavalos em repouso.

Raça	FC (bpm)	PQ (ms)[a]	QRS (ms)[b]	QT (ms)[c]
ADULTOS[399,470,499,500,512,532,533]				
Raças de porte grande	26 a 50	200 a 500	80 a 140	360 a 600
Raças de porte pequeno, pôneis	30 a 54	160 a 320	60 a 120	320 a 560
POTROS[426,519,546]				
Raças de porte grande				
1 a 7 dias	100 a 140	100 a 180	50 a 80	200 a 350
14 dias	80 a 130	100 a 190	60 a 80	230 a 350
Pôneis				
1 a 30 dias	70 a 145	90 a 130	25 a 70	180 a 370
60 dias	60 a 95	110 a 150	30 a 70	220 a 420
90 dias	50 a 85	130 a 170	50 a 80	310 a 390

[a]Também denominado PR, porque a onda Q geralmente não é visível. O intervalo varia conforme a estimulação autônoma e é maior quando o tônus vagal é alto. [b]A determinação da duração do QRS é geralmente difícil por causa da modulação normal do segmento ST. A duração pode variar de acordo com o tamanho do coração e o posicionamento do eletrodo (tende a ser maior na derivação base-ápice). [c]Inversamente relacionado à frequência cardíaca.

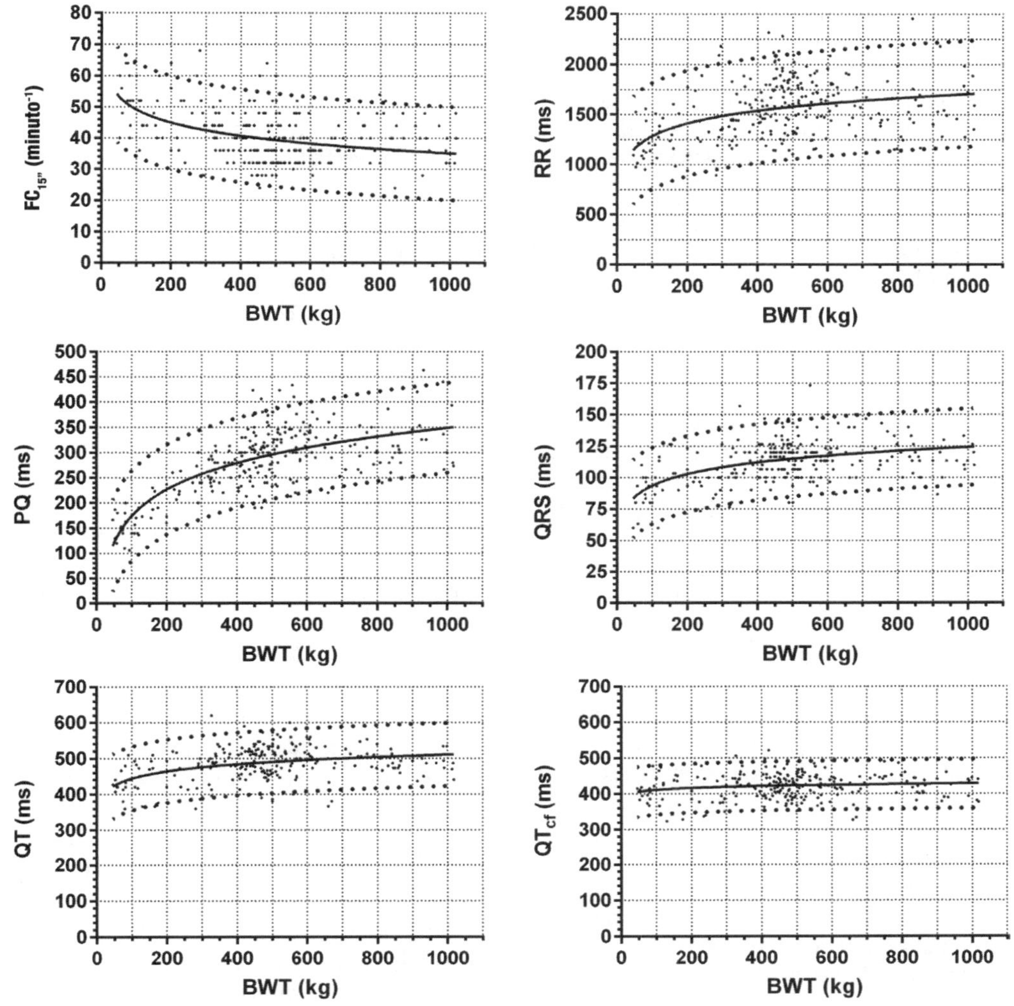

Figura 9.16 Gráficos de dispersão mostrando a relação entre o peso corpóreo (BWT), a frequência cardíaca (FC) e os tempos do eletrocardiograma (ECG) em cavalos adultos saudáveis de raças diferentes (n = 250). Os intervalos de referência para a FC e os tempos de ECG para um BWT específico podem ser estimados com base na banda de previsão (linha pontilhada). $FC_{15''}$, FC média calculada em 15 segundos; RR, intervalo RR; PQ, intervalo PQ (PR); QRS, duração do QRS; QT, intervalo QT; QT_{cf}, intervalo QT corrigido pela frequência, correção de Fridericia. (Modificada de Schwarzwald CC et al. Relationship of heart rate and electrocardiographic time intervals to body mass in horses and ponies. *J Vet Cardiol*. 2012; 14:343-350.)

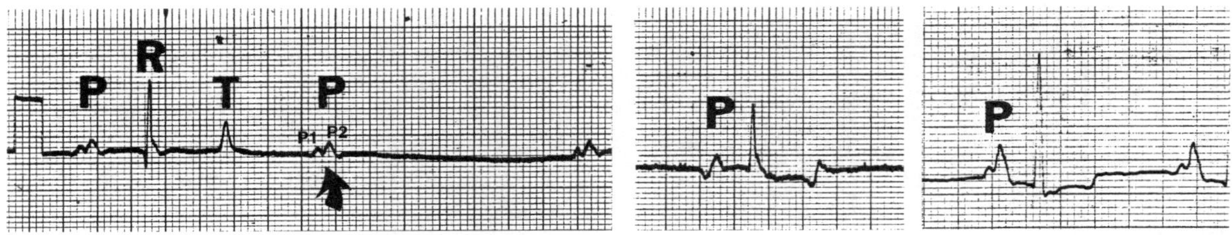

Figura 9.17 Ondas P do cavalo. À esquerda, uma onda P normal de morfologia bífida, com dois picos distintos (P_1 e P_2) e um bloqueio atrioventricular fisiológico de segundo grau (*seta*). O painel central mostra uma onda P negativa/positiva originária do seio coronário. Essa é uma variação normal. O painel direito mostra ondas P de amplitude maior, registradas em um cavalo após a conversão da fibrilação atrial (FA). O segundo pico é bastante grande e pode indicar aumento atrial; no entanto, esses critérios de voltagem são mal correlacionados à cardiomegalia em cavalos. O ecocardiograma é um método mais preciso para avaliação do tamanho do átrio. A velocidade do papel da derivação 2 é de 25 mm/s.

O tempo necessário para a condução através do nodo AV e do sistema His-Purkinje é estimado pela medida do intervalo PR. Como o bloqueio AV fisiológico é tão comum, há uma variação significativa no intervalo PR até no mesmo cavalo; portanto, é difícil afirmar os valores máximos normais do intervalo PR. É provável que valores persistentemente superiores a 0,5 segundo sejam anormais (ver Tabela 9.5). A variação no intervalo PR em geral não está relacionada com alterações na ventilação,[42] mas tende a ser correlacionada com modificações na pressão arterial e na ativação de barorreceptores.[108]

A morfologia do complexo QRS é variável. A penetração relativamente completa do sistema de condução nas paredes livres do ventrículo faz com que essas câmaras sejam ativadas de maneira simultânea por uma explosão de despolarização, que cancela grande parte das forças eletromotoras divergentes.[6,7] Consequentemente, o eixo elétrico normal pode variar e a amplitude do complexo QRS pode ser bem pequena nas derivações do plano frontal. Um vetor de orientação dorsal substancial causa uma deflexão terminal positiva proeminente na derivação V_{10}, enquanto a derivação da base direita (eletrodo negativo) para o ápice esquerdo (eletrodo positivo) exibe uma onda S proeminente (Figura 9.18; ver também Figura 9.14). A modulação normal do segmento ST dificulta a determinação da duração de QRS em muitos cavalos.[6,35,542] A amplitude média da onda R na derivação II é de cerca de 0,8 a 1,1 mV em cavalos de corrida normais.[1,4,151,499-501,522] A experiência clínica sugere que ondas R com amplitudes superiores a 2,2 mV na derivação II ou 1,7 mV na derivação I costumam ser anormais. Mas, às vezes, a amplitude da onda R em um cavalo normal excede tais limites. Os eletrodos do plano frontal podem ser analisados para estimativa do eixo elétrico médio da despolarização, ou seja, a onda "média" de despolarização. Desvios anormais do eixo foram observados em casos de cardiomegalia, *cor pulmonale*, distúrbios de condução e desequilíbrio eletrolítico.[522]

Após a ativação ventricular, a repolarização dos ventrículos é registrada. Esse período é medido a partir do final do complexo QRS (o "ponto J") até o final da onda T.[35,505,543] O vetor da onda T tende a ser direcionado para o quadrante caudal direito, gerando uma onda T positiva na derivação III e uma onda T negativa ou isoelétrica na derivação I em cavalos em repouso (ver Figura 9.18).[499] Embora algumas pesquisas clínicas tenham sugerido que anomalias no segmento ST-T indiquem disfunção cardíaca em animais atletas, desvios acentuados do segmento ST e aumento da amplitude da onda T são esperados em cavalos saudáveis durante o exercício ou mesmo com taquicardia induzida por excitação. Simplesmente não há evidências convincentes de que anomalias da onda T possam ser interpretadas de modo consistente. O desvio progressivo do ponto J ou do segmento ST em cavalos com hipovolemia ou choque pode indicar isquemia do miocárdio, enquanto o aumento da onda T pode ser observado em indivíduos com hipóxia miocárdica ou hipercalemia.

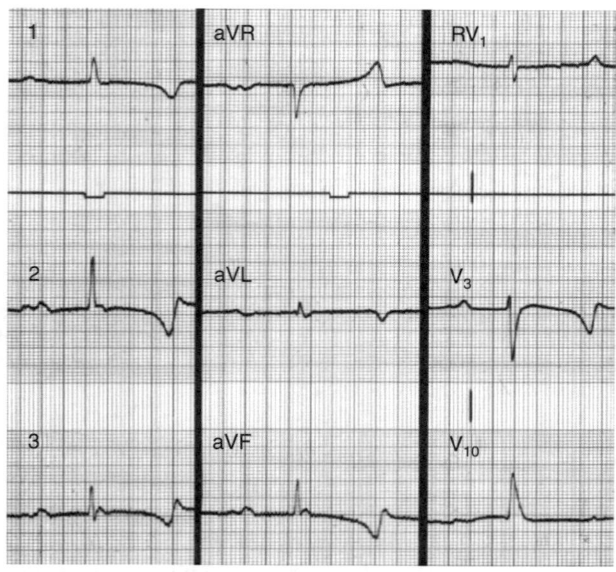

Figura 9.18 Registros de múltiplos eletrodos em um cavalo normal. A configuração variável dos complexos P-QRS-T nas derivações é notável.

O diagnóstico e o tratamento das arritmias cardíacas serão discutidos mais adiante neste capítulo.

Radiografia de tórax

O uso da radiografia torácica na avaliação do coração equino é bastante limitado por causa do grande tamanho do cavalo adulto e da capacidade de obter apenas uma radiografia torácica em perfil em pé em todos esses animais, exceto em potros bem pequenos.[544] Embora projeções laterais e, por vezes, ventrodorsais ou dorsoventrais em decúbito possam ser obtidas em neonatos, o estresse da contenção e a necessidade de sedação intensa podem tornar esse posicionamento contraindicado em potros com doença cardíaca. As radiografias torácicas podem auxiliar a identificação de áreas de doença pulmonar ou pleural e o diagnóstico diferencial de problemas respiratórios.

Alterações no tamanho e na forma do coração podem ser detectadas em uma radiografia torácica em perfil de um potro ou cavalo com cardiomegalia significativa.[544-548] Uma radiografia torácica normal não necessariamente indica o tamanho normal do coração. Aumentos brandos a moderados no tamanho das câmaras cardíacas podem não ser detectados, sobretudo em cavalos adultos. O aumento generalizado da silhueta cardíaca é observado em casos de efusão pericárdica significativa ou ICC (Figura 9.19). O deslocamento dorsal da traqueia pode ser detectado em alguns cavalos, com aumento do AE e do VE. Em alguns cavalos com aumento do AE, a borda caudodorsal da silhueta cardíaca aumenta em sentido caudal. O aumento do contato entre a borda ventral do coração e o esterno pode ser detectado em caso de aumento do VD, mas a sua avaliação em geral é difícil. Uma diminuição de 50% no ângulo espinotraqueal (o ângulo entre a borda dorsal da traqueia e a borda ventral das vértebras torácicas adjacentes) foi demonstrada em cavalos jovens com cardiomegalia causada por doença cardíaca congênita.[544]

A avaliação da vasculatura pulmonar e do parênquima pulmonar também é difícil e muito dependente da técnica radiográfica. Vasos pulmonares aumentados associados à circulação pulmonar aumentada podem ocasionalmente ser observados nos *shunts* da esquerda para a direita; o oposto também ocorre nos *shunts* congênitos da direita para a esquerda. O edema pulmonar causa aumento generalizado da radiopacidade, sobretudo nas regiões hilares; os broncogramas aéreos característicos são identificados com mais facilidade na existência de edema alveolar.

A angiocardiografia é prática apenas em potros com menos de 115 kg e geralmente requer anestesia geral, que pode ser contraindicada em cavalos com grave comprometimento do sistema cardiovascular. Os angiocardiogramas de contraste positivo seletivo e não seletivo foram realizados em potros e cavalos adultos (ver Figura 9.19 D),[171,545,549] mas essas técnicas foram quase exclusivamente substituídas pela ecocardiografia.

Técnicas de medicina nuclear foram desenvolvidas em algumas instituições de referência em equinos e têm sido usadas para avaliação da função cardíaca. A angiocardiografia nuclear de primeira passagem permite a visualização das câmaras cardíacas durante as fases sequenciais do ciclo cardíaco.[544] A aplicação de estudos de primeira passagem pode auxiliar a identificação de *shunts* cardíacos, mas, novamente, esse diagnóstico é estabelecido com mais facilidade pela ecocardiografia.

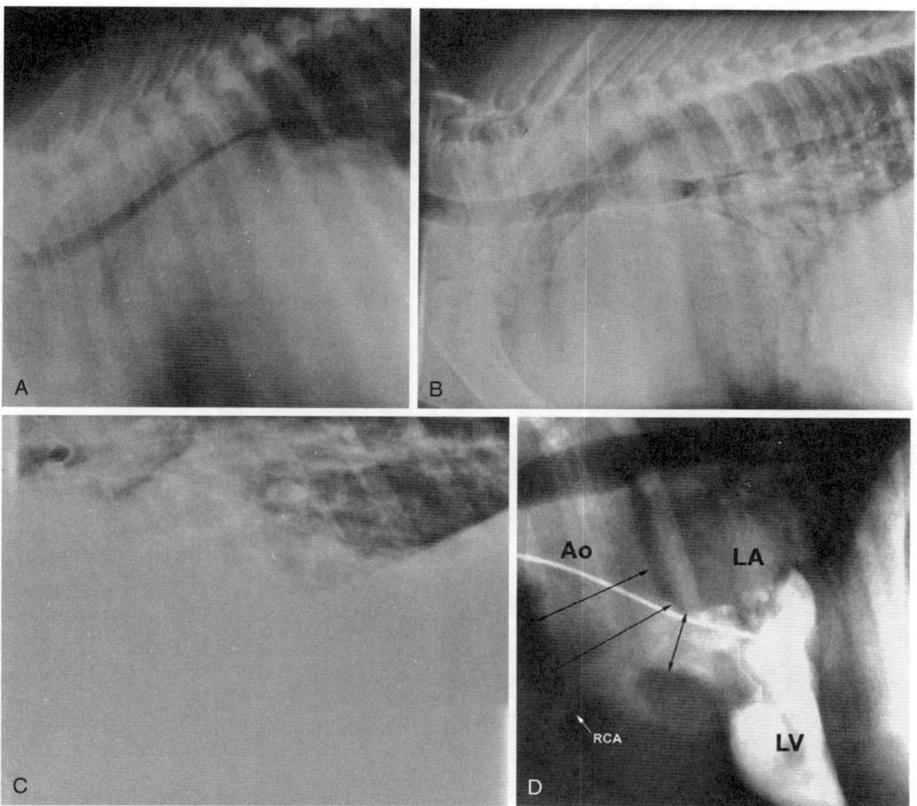

Figura 9.19 Radiografia torácica. **A.** Cardiomegalia significativa em um potro Quarto de Milha com doença cardíaca congênita complexa, inclusive múltiplos defeitos do septo ventricular (DSV). **B.** Cardiomegalia e edema pulmonar alveolar em um potro com regurgitação mitral (RM) e insuficiência cardíaca congestiva do lado esquerdo (ICC). **C.** Aumento da densidade pulmonar e efusão pleural em um Standardbred macho castrado com fibrilação atrial (FA), regurgitação da valva atrioventricular, insuficiência miocárdica e ICC biventricular. **D.** Angiocardiograma de um potro Árabe com atresia pulmonar e um grande DSV (*pseudotruncus arteriosus*). O contraste foi injetado no ventrículo esquerdo (LV) e opacifica a aorta dilatada alterada. O *shunt* da direita para a esquerda no DSV dilui o contraste. A seta à direita mostra o trato de saída subaórtico do LV; a aorta alargada é delineada pelas setas à esquerda. Ao, aorta; LA, átrio esquerdo; LV, ventrículo esquerdo; RCA, artéria coronária direita.

Ecocardiografia

Nos últimos 35 anos, a ecocardiografia evoluiu para se tornar o exame diagnóstico mais importante para a avaliação do coração equino. O ecocardiograma transtorácico, inclusive estudos 2D, em modo M e Doppler, é a base para uma avaliação abrangente das estruturas cardíacas internas, dimensões da câmara e dos vasos, características do fluxo sanguíneo, função mecânica do coração, existência e natureza das lesões cardíacas e hemodinâmica relevante de uma lesão cardíaca.[14,49,51,56,70,71,74-76,122,124,129,130,142,148,161,167,168,209,211,243,244,274,276,280,281,285-287,289,297,306,311-313,340-350,365,390,391,426,481,484,550-593] O ecocardiograma transesofágico (TEE) foi usado em cavalos,[241,276,277,309,312,566] mas (exceto em potros) requer transdutores feitos sob medida e só é prático em cavalos anestesiados ou fortemente sedados por causa da natureza frágil (e cara) do equipamento.

Apesar dos recentes avanços técnicos que permitiram grande melhoria na qualidade da imagem e na resolução temporal das imagens ecocardiográficas, a avaliação precisa e confiável das dimensões da câmara e da função mecânica do coração ainda é difícil e é limitada por diversas questões técnicas, anatômicas e fisiológicas, que precisam ser consideradas durante a realização de exames ecocardiográficos.[344,594,595] Conhecimentos dos princípios técnicos da ultrassonografia, habilidades técnicas com imagem e instrumentação, adesão estrita a um protocolo de rotina para obtenção de imagens ultrassonográficas de alta qualidade, conhecimento abrangente da anatomia e fisiologia cardíacas normais e das doenças cardíacas em equinos são pré-requisitos ao bom uso da ecocardiografia.

O exame ecocardiográfico deve ser realizado em um local onde o cavalo possa ser contido com segurança. Se possível, o paciente não deve ser sedado antes do exame, porque as dimensões cardíacas, os índices de função cardíaca e os sinais de Doppler colorido de fluxo regurgitante ou fluxo de *shunt* podem ser alterados por causa dos efeitos dos medicamentos na pré-carga, pós-carga, contratilidade, FC e ritmo.[274,584,587,596] No entanto, alguns cavalos não toleram o procedimento ecocardiográfico e a sedação é necessária à realização do exame com segurança, qualidade suficiente e em FCs normais.

Os achados do exame são relativamente consistentes quando realizados por veterinários experientes, mas há variações diárias, individuais e profissionais, que podem ser significativas (acima de 10%) em algumas variáveis e que devem ser consideradas ao realizar exames seriados.[286,287,340,341,346,350,351,567,569,577,592,593] Infelizmente, hoje não há um padrão de imagem para ecocardiografia equina que seja reconhecido com unanimidade e seguido por todos os centros e veterinários. A maioria dos profissionais segue algum tipo de padrão, mas os métodos diferem. Do mesmo modo, os métodos descritos na literatura variam e, em geral, não descrevem detalhes técnicos, configurações do equipamento, planos de imagem, marcos anatômicos exatos e, o mais importante, tempo das medições de maneira suficiente. Os valores de referência para as medidas ecocardiográficas tendem a ser mal definidos e embasados em trabalhos individuais ou pequenos estudos em populações selecionadas. Alguns dados representativos são mostrados na Tabela 9.6.

Tabela 9.6 Valores de referência de algumas medidas ecocardiográficas em cavalos adultos.

Tempo e medida	Modo de visualização	Valores normais		População	N	BWT (kg)	Ref.
		Média ± DP	Intervalo			Média ± DP ou Mín-Máx	
ESTUDO DO VE – MEDIDAS LINEARES EM EIXO CURTO							
$LVID_d$ (cm)	Modo M	11,2 ± 0,9	(9,9-13,4)[a]	WB, Salto/Adestramento	15	589 ± 47	19
Diâmetro interno do VE no final da diástole	Projeção em eixo curto paraesternal direito – altura das cordas tendíneas	11,6 ± 0,7		WB, Adestramento	15	602 ± 38	1
		12,1 ± 1		WB, Salto	14	587 ± 40	1
		11,5 ± 0,7		WB, Sem Treinamento	15	549 ± 44	1
		11,6 ± 1	(10,3-12,5)[a]	WB, Prova	5	529 ± 48	16
		11,1 ± 0,9	(9,3-12,9)[c]	WB	31	500[§]	20
			(9,9-12,9)[d]	WB	13	550 ± 59	22
		12 ± 0,9	(9,7-13,4)[c]	WB	30	570 ± 53	23
		11,2 ± 0,7	(9,8-12,6)[b]	30 WB, 1 THB, 1 STB	32	563 ± 49	26
		12,6-14[f]		TBH (treinados, vários níveis)	483	446-497	9
		11,9 ± 0,7	(10,5-13,4)[a]	THB e mestiços	21	432-648	2
		11,3 ± 1,4	(8,0-14)[a]	THB e mestiços	18	482 ± 45	3
		11,9 ± 0,8	(9,7-13,1)[a]	THB	37	420-617	4
		11,5 ± 0,7	(10,3-13)[a]	THB (não treinados/treinados)	8	560 ± 50	7
			(10,9-13,6)[d]	THB	7	548 ± 59	22
		11,5 ± 0,9	(9,8-13,2)[b]	THB	26	n/d	11
		11,5 ± 0,7	(10,1-12,9)[b]	STB (não treinados)	8	477-540	5
		10,9 ± 0,8	(9,4-12,4)[b]	STB (não treinados)	103	441 ± 42	6
		12,2 ± 0,8	(10,6-13,8)[b]	STB (treinados)	103	481 ± 36	6
		11,5 ± 1,1	(10-13,3)[a]	STB (não treinados)	9	510 ± 37	7
		11,7 ± 0,6	(10,8-12,4)[a]	STB (treinados)	7	490 ± 33	7
			(10,2-13,2)[d]	STB	15	539 ± 31	22
		11,8 ± 0,7	(10,4-13,1)[b]	STB (em treinamento)	13	411 ± 10	27
		10,5 ± 0,5	(9,6-11,5)[b]	STB (não condicionados)	13	411 ± 10	27
		10,7 ± 0,9	(8,9-12,5)[b]	Árabes, Enduro	24	423 ± 31	25

$LVID_s$ (cm)	6,8 ± 0,9	(5,9-9,2)[a]	WB, Salto/Adestramento	15	589 ± 47	19
Diâmetro interno do VE no pico da sístole	8,2 ± 0,6		WB, Adestramento	15	602 ± 38	1
	8,6 ± 0,8		WB, Salto	14	587 ± 40	1
	8,2 ± 0,7		WB, Sem Treinamento	15	549 ± 44	1
	7,4 ± 1,5	(5,9-8,9)[a]	WB, Prova	5	529 ± 48	16
	6,7 ± 0,8	(5-8,4)[c]	WB	31	500[§]	20
		(5,5-8,3)[d]	WB	13	550 ± 59	22
	6,9 ± 1,1	(4,7-9,1)[c]	WB	30	570 ± 53	23
	6,4 ± 0,8	(4,8-8)[b]	30 WB, 1 THB, 1 STB	32	563 ± 49	26
	7,6-9[f]		TBH (treinados, vários níveis)	483	446-497	9
	7,4 ± 0,7	(6,1-8,7)[a]	THB e mestiços	26	432-648	2
	7,3 ± 0,8	(5,9-9,1)[a]	THB e mestiços	18	482 ± 45	3
	7,5 ± 0,6	(5,8-8,8)[a]	THB	37	420-617	4
	7 ± 1	(5,1-8,7)[a]	THB (não treinados/treinados)	8	560 ± 50	7
		(6,6-8,7)[d]	THB	7	548 ± 59	22
	7,2 ± 0,7	(5,7-8,9)[b]	THB	26	n/d	11
	7,7 ± 0,6	(6,5-8,8)[b]	STB (não treinados)	8	477-540	5
	7,5 ± 1,2	(5,4-8,8)[a]	STB (não treinados)	9	510 ± 37	7
	7,5 ± 0,7	(6,9-8,7)[a]	STB (treinados)	7	490 ± 33	7
		(5,3-8,9)[d]	STB	15	539 ± 31	22
	8,1 ± 0,7	(6,7-9,5)[b]	STB (em treinamento)	13	411 ± 10	27
	7,1 ± 0,6	(5,8-8,3)[b]	STB (não condicionados)	13	411 ± 10	27
	6,8 ± 0,7	(5,4-8,2)[b]	Árabe, Enduro	24	423 ± 31	25

(*continua*)

Tabela 9.6 Valores de referência de algumas medidas ecocardiográficas em cavalos adultos (*continuação*).

Tempo e medida	Modo de visualização	Valores normais		População	N	BWT (kg)	Ref.
		Média ± DP	Intervalo			Média ± DP ou Mín-Máx	
IVS_d (cm)		3,2 ± 0,4	(2,6-4,1)[a]	WB, Salto/Adestramento	15	589 ± 47	19
Espessura do septo interventricular no final da diástole		3,5 ± 0,4		WB, Adestramento	15	602 ± 38	1
		3 ± 0,3		WB, Salto	14	587 ± 40	1
		3,3 ± 0,5		WB, Sem Treinamento	15	549 ± 44	1
		3,4 ± 0,3	(2,9-3,6)[a]	WB, Prova	5	529 ± 48	16
		3 ± 0,3	(2,3-3,7)[c]	WB	31	500[§]	20
			(2,7-3,8)[d]	WB	13	550 ± 59	22
		3 ± 0,3	(2,4-3,5)[c]	WB	30	570 ± 53	23
		2,6-2,8[f]		TBH (treinados, vários níveis)	483	446-497	9
		3 ± 0,4	(2,4-3,7)[a]	THB e mestiços	26	432-64	2
		3,8 ± 0,3	(3,4-4,4)[a]	THB e mestiços	18	482 ± 45	3
		2,9 ± 0,3	(2,3-3,4)[a]	THB	38	420-617	4
		3,3 ± 0,3	(2,9-3,6)[a]	THB (não treinados/treinados)	8	560 ± 50	7
			(3-3,7)[d]	THB	7	548 ± 59	22
		2,6 ± 0,3	(2-3,2)[b]	THB	26	n/d	11
		2,6 ± 0,1	(2,3-2,8)[b]	STB (não treinados)	8	477-540	5
		3,1 ± 0,3	(2,4-3,5)[a]	STB (não treinados)	9	510 ± 37	7
		3,3 ± 0,5	(2,5-3,8)[a]	STB (treinados)	7	490 ± 33	7
			(2,5-3,8)[d]	STB	15	539 ± 31	22
		3,2 ± 0,3	(2,5-3,9)[b]	STB (em treinamento)	13	411 ± 10	27
		2,9 ± 0,3	(2,3-3,5)[b]	STB (não condicionados)	13	411 ± 10	27
		3,1 ± 0,3	(2,5-3,7)[b]	Árabe, Enduro	24	423 ± 31	25

IVS_s (cm)	4,4 ± 0,4	(3,6-5,2)[a]	WB, Salto/Adestramento	15	589 ± 47	19
Espessura do septo interventricular no pico da sístole	4,3 ± 0,7		WB, Adestramento	15	602 ± 38	1
	4 ± 0,5		WB, Salto	14	587 ± 40	1
	4 ± 0,6		WB, Sem Treinamento	15	549 ± 44	1
	4,5 ± 0,7	(3,5-5,2)[a]	WB, Prova	5	529 ± 48	16
	4,4 ± 0,4	(3,5-5,2)[c]	WB	31	500[§]	20
		(4,5-5,2)[d]	WB	13	550 ± 59	22
	4,5 ± 0,4	(3,6-5,4)[c]	WB	30	570 ± 53	23
	3,9-4,3[f]		TBH (treinados, vários níveis)	483	446-497	9
	4,6 ± 0,6	(3,3-5,6)[a]	THB e mestiços	26	432-648	2
	4,7 ± 0,5	(3,9-5,7)[a]	THB e mestiços	18	482 ± 45	3
	4,2 ± 0,5	(3,2-5,2)[a]	THB	38	420-617	4
	4,6 ± 0,3	(3,9-4,9)[a]	THB (não treinados/treinados)	8	560 ± 50	7
		(4-5,2)[d]	THB	7	548 ± 59	22
	4 ± 0,3	(3,4-4,5)[b]	THB	26	n/d	11
	3,5 ± 0,3	(2,9-4,1)[b]	STB (não treinados)	8	477-540	5
	4,3 ± 0,4	(3,5-4,9)[a]	STB (não treinados)	9	510 ± 37	7
	4,4 ± 0,5	(3,4-5)[a]	STB (treinados)	7	490 ± 33	7
		(3,8-5,5)[d]	STB	15	539 ± 31	22
	4,3 ± 0,3	(3,7-5)[b]	STB (em treinamento)	13	411 ± 10	27
	4,3 ± 0,4	(3,5-5,1)[b]	STB (não condicionados)	13	411 ± 10	27
	4,2 ± 0,6	(3-5,4)[b]	Árabe, Enduro	24	423 ± 31	25

(*continua*)

Tabela 9.6 Valores de referência de algumas medidas ecocardiográficas em cavalos adultos (*continuação*).

Tempo e medida	Modo de visualização	Valores normais		População	N	BWT (kg)	Ref.
		Média ± DP	Intervalo			Média ± DP ou Mín-Máx	
$LVFW_d$ (cm)		2,5 ± 0,4	(1,6-3)[a]	WB, Salto/Adestramento	15	589 ± 47	19
Parede livre de VE no final da diástole		3 ± 0,3		WB, Adestramento	15	602 ± 38	1
		2,6 ± 0,4		WB, Salto	14	587 ± 40	1
		2,7 ± 0,6		WB, Sem Treinamento	15	549 ± 44	1
		2,7 ± 0,2	(2,4-2,8)[a]	WB, Prova	5	529 ± 48	16
		2,5 ± 0,3	(1,9-3,1)[c]	WB	30	500[§]	20
			(1,9-2,9)[d]	WB	13	550 ± 59	22
		2,6 ± 0,4	(1,8-3,4)[c]	WB	30	570 ± 53	23
		2,5 ± 0,3	(1,8-3,1)[b]	30 WB, 1 THB, 1 STB	32	563 ± 49	26
		2,2-2,3[f]		TBH (treinados, vários níveis)	483	446-497	9
		2,3 ± 0,4	(1,7-3,4)[a]	THB	37	420-617	4
		2,7 ± 0,3	(2,2-3,1)[a]	THB (não treinados/treinados)	8	560 ± 50	7
			(2,2-2,7)[d]	THB	7	548 ± 59	22
		2 ± 0,2	(1,6-2,4)[b]	THB	26	n/d	11
		2,4 ± 0,1	(2,1-2,7)[b]	STB (não treinados)	8	477-540	5
		2,3 ± 0,2	(2-2,5)[a]	STB (não treinados)	9	510 ± 37	7
		2,8 ± 0,4	(2,2-3,2)[a]	STB (treinados)	7	490 ± 33	7
			(1,7-3,1)[d]	STB	15	539 ± 31	22
		2,5 ± 0,3	(1,9-3,2)[b]	STB (em treinamento)	13	411 ± 10	27
		2,2 ± 0,2	(1,8-2,6)[b]	STB (não condicionados)	13	411 ± 10	27
		2,4 ± 0,3	(1,8-3)[b]	Árabe, Enduro	24	423 ± 31	25

$LVFW_s$ (cm)	4,5 ± 0,6	(3-5,7)[a]	WB, Salto/Adestramento	15	589 ± 47	19
Parede livre do VE no pico da sístole	3,6 ± 0,5		WB, Adestramento	15	602 ± 38	1
	3,2 ± 0,5		WB, Salto	14	587 ± 40	1
	3,2 ± 0,6		WB, Sem Treinamento	15	549 ± 44	1
	4,4 ± 0,3	(4,1-4,8)[a]	WB, Prova	5	529 ± 48	16
	4,4 ± 0,4	(3,7-5,1)[c]	WB	31	500[§]	20
		(3,5-4,9)[d]	WB	13	550 ± 59	22
	4,7 ± 0,5	(3,6-5,8)[c]	WB	30	570 ± 53	23
	4,5 ± 0,5	(3,4-5,5)[b]	30 WB, 1 THB, 1 STB	32	563 ± 49	26
	4 ± 0,6	(3-5,4)[a]	THB e mestiços	9	432-648	2
	3,9 ± 0,4	(3-4,6)[a]	THB	37	420-617	4
	4,4 ± 0,3	(3,9-4,8)[a]	THB (não treinados/treinados)	8	560 ± 50	7
		(3,9-4,7)[d]	THB	7	548 ± 59	22
	3,7 ± 0,4	(3-4,2)[b]	THB	26	n/d	11
	3,5 ± 0,3	(2,9-4)[b]	STB (não treinados)	8	477-540	5
	3,8 ± 0,4	(3,1-4,4)[a]	STB (não treinados)	9	510 ± 37	7
	4,2 ± 0,4	(3,7-4,9)[a]	STB (treinados)	7	490 ± 33	7
		(2,7-4,3)[d]	STB	15	539 ± 31	22
	3,7 ± 0,5	(2,7-4,8)[b]	STB (em treinamento)	13	411 ± 10	27
	4 ± 0,4	(3,2-4,9)[b]	STB (não condicionados)	13	411 ± 10	27
	3,7 ± 0,4	(2,9-4,5)[b]	Árabe, Enduro	24	423 ± 31	25
$LVID_d$/AAD	1,7 ± 0,1	(1,5-1,9)[a]	WB, Salto/Adestramento	15	589 ± 47	19
$LVID_d$ normalizado conforme o diâmetro do ânulo aórtico	1,7 ± 0,2	(1,4-2,1)[c]	WB	31	574 ± 58	20
	1,7 ± 0,2	(1,3-2)[c]	WB	30	570 ± 53	23

(continua)

Tabela 9.6 Valores de referência de algumas medidas ecocardiográficas em cavalos adultos (*continuação*).

Tempo e medida	Modo de visualização	Valores normais		População	N	BWT (kg)	Ref.
		Média ± DP	Intervalo			Média ± DP ou Mín-Máx	
RWT_d		0,51 ± 0,07	(0,35-0,63)[a]	WB, Salto/Adestramento	15	589 ± 47	19
Espessura relativa da parede		0,53 ± 0,05	(0,49-0,61)[a]	WB, Prova	5	529 ± 48	16
do VE no final da diástole =		0,51 ± 0,05	(0,40-0,62)[c]	WB	31	574 ± 58	20
$(LVFW_d + IVS_d)/LVID_d$			(0,41-0,63)[d]	WB	13	550 ± 59	22
		0,49 ± 0,06	(0,36-0,62)[c]	WB	29	570 ± 53	23
		0,36-0,38[f]		TBH (treinados, vários níveis)	483	446-497	9
		0,40 ± 0,05		THB (não treinados)	7	463 ± 28	8
		0,45 ± 0,08		THB (treinados)	7	461 ± 22	8
		0,52 ± 0,05	(0,44-0,56)[a]	THB (não treinados/treinados)	8	560 ± 50	7
			(0,40-0,56)[d]	THB	7	548 ± 59	22
		0,43 ± 0,04	(0,35-0,51)[b]	STB (não treinados)	8	477-540	5
		0,40 ± 0,04	(0,32-0,48)[b]	STB (não treinados)	103	441 ± 42	6
		0,40 ± 0,04	(0,32-0,48)[b]	STB (treinados)	103	481 ± 36	6
		0,46 ± 0,02	(0,43-0,50)[a]	STB (não treinados)	9	510 ± 37	7
		0,53 ± 0,07	(0,42-0,62)[a]	STB (treinados)	7	490 ± 33	7
			(0,39-0,56)[d]	STB	15	539 ± 31	22
		0,5 ± 0,1		Árabe, Enduro	24	423 ± 31	25
MWT_d (cm)		2,9 ± 0,3	(2,1-3,2)[a]	WB, Salto/Adestramento	15	589 ± 47	19
Espessura média da parede		2,9 ± 0,3	(2,3-3,5)[b]	WB, Prova	5	529 ± 48	18
do VE no final da diástole =		2,8 ± 0,2	(2,4-3,2)[c]	WB	31	500[§]	20
$(LVFW_d + IVS_d)/2$			(2,4-3,2)[d]	WB	13	550 ± 59	22
		2,8 ± 0,2	(2,3-3,3)[c]	WB	30	570 ± 53	23
		2,4-2,5[f]		TBH (treinados, vários níveis)	483	446-497	9
		2,4 ± 0,2		THB (não treinados)	7	463 ± 28	8
		2,7 ± 0,1		THB (treinados)	7	461 ± 22	8
		3 ± 0,2	(2,7-3,2)[a]	THB (não treinados/treinados)	8	560 ± 50	7
			(2,7-3,2)[d]	THB	7	548 ± 59	22
		2,2 ± 0,2	(1,8-2,6)[b]	STB (não treinados)	103	441 ± 42	6
		2,4 ± 0,2	(2,1-2,8)[b]	STB (treinados)	103	481 ± 36	6
		2,7 ± 0,2	(2,2-2,9)[a]	STB (não treinados)	9	510 ± 37	7
		3,1 ± 0,4	(2,4-3,4)[a]	STB (treinados)	6	490 ± 33	7
			(2,2-3,5)[d]	STB	15	539 ± 31	22
		2,7 ± 0,2	(2,3-3,1)[b]	Árabe, Enduro	24	423 ± 31	25

Massa do VE (g)	3575 ± 677	(2539-5225)[a]	WB, Salto/Adestramento	15	589 ± 47	19
Massa do VE = 1,04 × [($LVID_d$ +	4087 ± 727	(3175-4878)[a]	WB, Prova	5	529 ± 48	16
$LVFW_d$ + $IVS_d)^3$ – $LVID_d^3$] – 13,6		(2482-4649)[d]	WB	13	550 ± 59	22
(veja a referência 9)	3567 ± 490	(2546-4589)[c]	WB	29	570 ± 53	23
	3358-4322[f]		TBH (treinados, vários níveis)	483	446-497	9
	2866 ± 333		THB (não treinados)	7	463 ± 28	8
	3783 ± 240		THB (treinados)	7	461 ± 22	8
		(3262-4733)[d]	THB	7	548 ± 59	22
	2350 ± 383	(1584-3116)[b]	STB (não treinados)	103	441 ± 42	6
	3263 ± 478	(2307-4219)[b]	STB (treinados)	103	481 ± 36	6
		(2100-5477)[d]	STB	15	539 ± 31	22
FS VE (%)	40 ± 5	(32-49)[a]	WB, Salto/Adestramento	15	589 ± 47	19
Fração de encurtamento do VE	29 ± 5		WB, Adestramento	15	602 ± 38	1
= ($LVID_d$ – $LVID_s$)/$LVID_d$	29 ± 5		WB, Salto	14	587 ± 40	1
	28 ± 5		WB, Sem Treinamento	15	549 ± 44	1
	36 ± 9	(24-46)[a]	WB, Prova	5	529 ± 48	16
	40 ± 5	(40-50)[c]	WB	31	574 ± 58	20
		(33-46)[d]	WB	13	550 ± 59	22
	40 ± 6	(27-54)[c]	WB	30	570 ± 53	23
	43 ± 6	(31-55)[b]	30 WB, 1 THB, 1 STB	32	563 ± 49	26
	39 ± 5	(29-47)[a]	THB e mestiços	21	432-648	2
	36 ± 4	(26-44)[a]	THB e mestiços	18	482 ± 45	3
	37 ± 4	(29-45)[a]	THB	37	420-617	4
	40 ± 9		THB (não treinados)	7	463 ± 28	8
	31 ± 3		THB (treinados)	7	461 ± 22	8
	39 ± 6	(33-50)[a]	THB (não treinados/treinados)	8	560 ± 50	7
		(32-42)[d]	THB	7	548 ± 59	22
	37 ± 4	(30-45)[b]	THB	26	n/d	11
	34 ± 5	(24-44)[b]	STB (não treinados)	103	441 ± 42	6
	31 ± 4	(23-39)[b]	STB (treinados)	103	481 ± 36	6
	36 ± 6	(29-47)[a]	STB (não treinados)	9	510 ± 37	7
	35 ± 4	(30-39)[a]	STB (treinados)	7	490 ± 33	7
		(31-49)[d]	STB	15	539 ± 31	22
	31 ± 4	(24-39)[b]	STB (em treinamento)	13	411 ± 10	27
	33 ± 4	(24-42)[b]	STB (não condicionados)	13	411 ± 10	27
	37 ± 5	(25-49)[b]	Árabe, Enduro	24	423 ± 31	25

(*continua*)

Tabela 9.6 Valores de referência de algumas medidas ecocardiográficas em cavalos adultos (*continuação*).

Tempo e medida	Modo de visualização	Valores normais		População	N	BWT (kg)	Ref.
		Média ± DP	Intervalo			Média ± DP ou Mín-Máx	
ESTUDO DO VE – MEDIDAS DE ÁREA EM EIXO CURTO							
$LVI_{sx}A_d$ (cm²)	2DE	102 ± 18	(66-137)[b]	WB, Prova	5	529 ± 48	18
Área interna do VE no final da diástole	Projeção em eixo curto paraesternal direito – altura das cordas tendíneas	95 ± 12	(70-119)[c]	WB	28	570 ± 53	23
		94 ± 12	(70-119)[b]	30 WB, 1 THB, 1 STB	32	563 ± 49	26
		97-120[f]		TBH (treinados, vários níveis)	483	446-497	9
		101 ± 11	(81-124)[a]	THB	37	420-617	4
		102 ± 13	(77-127)[b]	THB	26	n/d	11
		84 ± 9	(67-101)[b]	STB (em treinamento)	13	411 ± 10	27
		70 ± 7	(56-83)[b]	STB (não condicionados)	13	411 ± 10	27
$LVI_{sx}A_d/AAD^2$		2 ± 0,35	(1,27-2,73)[c]	WB	29	570 ± 53	23
$LVI_{sx}A_d$ normalizado segundo o quadrado do diâmetro do ânulo aórtico							
LVI_{sx} A_s (cm²)		33 ± 11	(12-54)[b]	WB, Prova	5	18	
Área interna do VE no pico da sístole		32 ± 8	(15-49)[c]	WB	28	23	
		33 ± 8	(18-48)[b]	30 WB, 1 THB, 1 STB	32	26	
		68 ± 10		THB e mestiços	18	3	
		41 ± 7	(29-57)[a]	THB	37	4	
		38 ± 9	(21-55)[b]	THB	26	11	
		37 ± 7	(24-51)[b]	STB (em treinamento)	13	27	
		29 ± 6	(18-40)[b]	STB (não condicionados)	13	27	
$LV_{sx}MyoA_d$ (cm²)		107 ± 9	(89-125)[b]	WB, Prova	5	18	
Área miocárdica do VE no final da diástole		116 ± 9	(97-134)[c]	WB	28	23	
		223 ± 15	(193-260)[a]	THB	37	4	
		137 ± 10	(113-158)[b]	STB (em treinamento)	13	27	
		120 ± 7	(105-135)[b]	STB (não condicionados)	13	27	
$LV_{sx}MyoA_s$ (cm²)		148 ± 7	(135-161)[b]	WB, Prova	5	529 ± 48	18
Área miocárdica do VE no pico da sístole		152 ± 11	(129-176)[c]	WB	29	570 ± 53	23
		191 ± 17	(157-244)[a]	THB	37	420-617	4
		142 ± 12	(118-166)[b]	STB (em treinamento)	13	411 ± 10	27
		130 ± 11	(109-151)[b]	STB (não condicionados)	13	411 ± 10	27
$RWT_{sx}A_d$		0,44 ± 0,05	(0,34-0,54)[b]	WB, Prova	5	529 ± 48	18
Espessura relativa da parede do VE com base na área no final da diástole = $[\sqrt{(LVE_{sx}A_d/\pi)} - \sqrt{(LVI_{sx}A_d/\pi)}]/\sqrt{(LVI_{sx}A_d/\pi)}$		0,50 ± 0,06	(0,37-0,63)[c]	WB	30	570 ± 53	23

$MWT_{sx}A_d$		2,5 ± 0,1	(2,3-2,7)[b]	WB, Prova	5	529 ± 48	18
Espessura média da parede do VE com base na área no final da diástole = $\sqrt{(LVE_{sx}A_d/\pi)} - \sqrt{(LVI_{sx}A_d/\pi)}$		2,7 ± 0,2	(2,3-3,2)[c]	WB	30	570 ± 53	23
LV_{sx} FAC (%)		69 ± 6	(56-81)[b]	WB, Prova	5	529 ± 48	18
Alteração da área fracionária do VE = $(LVI_{sx}A_d - LVI_{sx}A_s)/LVI_{sx}A_d$		67 ± 6	(54-79)[c]	WB	30	570 ± 53	23
		65 ± 7	(51-78)[b]	30 WB, 1 THB, 1 STB	32	563 ± 49	26
		60 ± 5	(47-69)[a]	THB	37	420-617	4
		63 ± 6	(51-75)[b]	THB	26	n/d	11
ESTUDO DO VE – MEDIDAS DE ÁREA EM EIXO LONGO E ESTIMATIVAS DE VOLUME							
$LVIA_d$ (cm²)	2DE	159 ± 16	(127-191)[b]	8 WB, 2 STB	10	541 ± 49	17
Área interna do VE no final da diástole	Projeção paraesternal direita em eixo longo de 4 câmaras otimizada para o VE	145 ± 20	(106-185)[b]	30 WB, 1 THB, 1 STB	32	563 ± 49	26
		167 ± 12	(149-197)[a]	WB, Salto/Adestramento	13	589 ± 47	19
		184 ± 15	(152-216)[c]	WB	29	570 ± 53	23
$LVIA_d/AAD^2$		3,75 ± 0,47	(3,07-4,69)[a]	WB, Salto/Adestramento	13	589 ± 47	19
Área do VE normalizada segundo o quadrado do diâmetro do ânulo aórtico		3,86 ± 0,49	(2,85-4,87)[c]	WB	30	570 ± 53	23
$LVIA_s$ (cm²)		76 ± 14	(48-104)[b]	8 WB, 2 STB	10	541 ± 49	17
Área interna do VE no pico da sístole		68 ± 12	(43-93)[b]	30 WB, 1 THB, 1 STB	32	563 ± 49	26
		72 ± 10	(58-102)[a]	WB, Salto/Adestramento	13	589 ± 47	19
		81 ± 12	(57-106)[c]	WB	29	570 ± 53	23
VE FAC (%)		57 ± 4	(48-66)[a]	WB, Salto/Adestramento	13	589 ± 47	19
Alteração da área fracionária do VE = $(LVIA_d - LVIA_s)/LVIA_d$		55 ± 5	(45-66)[c]	WB	30	570 ± 53	23
		53 ± 6	(41-66)[b]	30 WB, 1 THB, 1 STB	32	563 ± 49	26
LVIV_d (cm³)	2DE	1195 ± 52	(1091-1299)[b]	8 WB, 2 STB	10	541 ± 49	17
Volume interno do VE no final da diástole	Projeção paraesternal direita em eixo longo de 4 câmaras, otimizada para o VE	1288 ± 229	(829-1746)[b]	WB, Prova	5	529 ± 48	18
		1283 ± 176	(1041-1729)[a]	WB, Salto/Adestramento	13	589 ± 47	19
		1475 ± 201	(1057-1893)[c]	WB	29	570 ± 53	23
	Método dos discos de Simpson, plano único	1108 ± 134	(840-1376)[b]	Árabe, Enduro	26	423 ± 31	25
$LVIV_d/AAD^3$		4,30 ± 0,75	(3,26-5,58)[a]	WB, Salto/Adestramento	13	589 ± 47	19
LVIV_d normalizado segundo o cubo do diâmetro do ânulo aórtico		4,50 ± 0,89	(2,65-6,36)[c]	WB	30	570 ± 53	23

(continua)

Tabela 9.6 Valores de referência de algumas medidas ecocardiográficas em cavalos adultos (*continuação*).

Tempo e medida	Modo de visualização	Valores normais		População	N	BWT (kg)	Ref.
		Média ± DP	Intervalo			Média ± DP ou Mín-Máx	
LVIV_s (cm^3)		318 ± 101	(116-520)[b]	8 WB, 2 STB	10	541 ± 49	17
Volume interno do VE no pico da sístole		337 ± 87	(162-511)[b]	WB, Prova	5	529 ± 48	18
		352 ± 86	(278-615)[a]	WB, Salto/Adestramento	13	589 ± 47	19
		412 ± 82	(241-582)[c]	WB	28	570 ± 53	23
		389 ± 80	(229-549)[b]	Árabe, Enduro	26	423 ± 31	25
EF VE (%)		68 ± 2	(64-72)[b]	8 WB, 2 STB	10	541 ± 49	17
Fração de ejeção do VE = $(LVIV_d - LVIV_s)/LVIV_d$		74 ± 4	(67-81)[b]	WB, Prova	5	529 ± 48	18
		73 ± 4	(64-79)[a]	WB, Salto/Adestramento	13	589 ± 47	19
		71 ± 5	(61-81)[c]	WB	30	570 ± 53	23
		65 ± 5	(55-75)[b]	Árabe, Enduro	26	423 ± 31	25
VS VE (mL)		838 ± 123	(592-1084)[b]	8 WB, 2 STB	10	541 ± 49	17
Volume sistólico do VE = $LVIV_d - LVIV_s$		951 ± 159	(633-1269)[b]	WB, Prova	5	529 ± 48	18
		931 ± 120	(711-1139)[a]	WB, Salto/Adestramento	13	589 ± 47	19
		1065 ± 139	(774-1356)[c]	WB	28	570 ± 53	23
		719 ± 93	(533-905)[b]	Árabe, Enduro	26	423 ± 31	25
DC (L)		32,9 ± 3,2	(26,5-39,3)[b]	WB, Prova	5	529 ± 48	18
Débito cardíaco = $(LVIV_d - LVIV_s) \times FC$		40 ± 11,2	(25,2-59,3)[a]	WB, Salto/Adestramento	13	589 ± 47	19
		41,8 ± 7,9	(25,1-58,4)[c]	WB	25	570 ± 53	23
		27,2 ± 4	(19,2-35,2)[b]	Árabe, Enduro	26	423 ± 31	25

ESTUDO DO VE – TEMPOS SISTÓLICOS								
LVPEP (ms)	Refs. 11, 15, 22, 27:		(37-61)[d]	MM	WB	8	550 ± 59	22
Período de pré-rejeição	Modo M	76 ± 18	(40-112)[b]	MM	THB e mestiços	24	n/d	11
Ref. 11 = tempo (R-O)	Projeção paraesternal direita em eixo curto, altura da valva aórtica	75 ± 18	(40-110)[a]	PWD	THB e mestiços	40	428-648	12
R – pico da onda R eletrocardiográfica	Refs. 12, 13, 15:	70 ± 10	(50-90)[b]	PWD	THB	7	490-600	13
O – ponto em que a valva aórtica se abre por completo	PWD	71 ± 10	(50-90)[a]	MM	THB e mestiços	112	308-480	14
Outros: = tempo (Q – abertura da valva) ou tempo (Q – início do fluxo)	Projeção paraesternal esquerda em eixo longo – fluxo aórtico	68 ± 9	(58-88)[a]	PWD	THB e mestiços	112	308-480	14
Q – Início da onda Q eletrocardiográfica	Ref. 14:		(52-104)[d]	MM	THB	4	548 ± 59	22
	Modo M e PWD		(50-110)[d]	MM	STB	4	539 ± 31	22
	Paraesternal esquerdo	44 ± 13		MM	STB	13	411 ± 36	15
		35 ± 6		PWD	STB	13	411 ± 36	15
		44 ± 12		MM	STB (em treinamento)	13	411 ± 10	27
		75 ± 7		MM	STB (não condicionados)	13	411 ± 10	27
LVET (ms)			(388-532)[d]	MM	WB	8	550 ± 59	22
Tempo de ejeção		407 ± 30	(347-467)[b]	MM	THB e mestiços	24	n/d	11
Ref. 11:		467 ± 31	(410-550)[a]	PWD	THB e mestiços	40	428-648	12
= tempo (O-C)		480 ± 19	(442-518)[b]	PWD	THB	7	490-600	13
O – ponto em que a valva aórtica se abre por completo		532 ± 97	(550-790)[a]	MM	THB e mestiços	112	308-480	14
C – ponto de fechamento		527 ± 76	(400-700)[a]	PWD	THB e mestiços	112	308-480	14
Outros:			(458-538)[d]	MM	THB	4	548 ± 59	22
= tempo (abertura-fechamento da valva) ou tempo (início-fim do fluxo)			(386-547)[d]	MM	STB	4	539 ± 31	22
		448 ± 16		MM	STB	13	411 ± 36	15
		467 ± 25		PWD	STB	15	411 ± 36	15
		448 ± 14		MM	STB (em treinamento)	13	411 ± 10	27
		432 ± 17		MM	STB (não condicionados)	13	411 ± 10	27

(*continua*)

Tabela 9.6 Valores de referência de algumas medidas ecocardiográficas em cavalos adultos (*continuação*).

Tempo e medida	Modo de visualização	Valores normais		Modo°	População	N	BWT (kg)	Ref.
		Média ± DP	Intervalo				Média ± DP ou Mín-Máx	
LVET (ms)			(388-532)[d]	MM	WB	8	550 ± 59	22
Tempo de ejeção		407 ± 30	(347-467)[b]	MM	THB e mestiços	24	n/d	11
Ref. 11:		467 ± 31	(410-550)[a]	PWD	THB e mestiços	40	428-648	12
= tempo (O-C)		480 ± 19	(442-518)[b]	PWD	THB	7	490-600	13
O – ponto em que a valva aórtica se abre por completo		532 ± 97	(550-790)[a]	MM	THB e mestiços	112	308-480	14
		527 ± 76	(400-700)[a]	PWD	THB e mestiços	112	308-480	14
C – ponto de fechamento			(458-538)[d]	MM	THB	4	548 ± 59	22
Outros:			(386-547)[d]	MM	STB	4	539 ± 31	22
= tempo (abertura-fechamento da valva) ou tempo (início-fim do fluxo)		448 ± 16		MM	STB	13	411 ± 36	15
		467 ± 25		PWD	STB	15	411 ± 36	15
		448 ± 14		MM	STB (em treinamento)	13	411 ± 10	27
		432 ± 17		MM	STB (não condicionados)	13	411 ± 10	27
LVPEP/LVET			(0,07-0,13)[d]	MM	WB	8	550 ± 59	22
Razão LVPEP: LVET		0,19 ± 0,04	(0,11-0,27)[b]	MM	THB e mestiços	24	n/d	11
		0,14 ± 0,03	(0,09-0,24)[a]	MM	THB e mestiços	112	308-480	14
		0,13 ± 0,01	(0,09-0,31)[a]	PWD	THB e mestiços	112	308-480	14
			(0,10-0,23)[d]	MM	THB	4	548 ± 59	22
			(0,10-0,29)[d]	MM	STB	4	539 ± 31	22
		0,10 ± 0,03		MM	STB	13	411 ± 36	15
		0,08 ± 0,01		PWD	STB	13	411 ± 36	15
		0,10 ± 0,03		MM	STB (em treinamento)	13	411 ± 10	27
		0,17 ± 0		MM	STB (não condicionados)	13	411 ± 10	27
ESTUDO DO VE – DOPPLER TECIDUAL								
PEP_m (ms)	PW TDI	96 ± 15	(72-123)[a]					
Período de pré-ejeção	Projeção paraesternal direita em eixo curto – altura das cordas tendíneas – parede livre do VE (movimento radial)	121 ± 14	(96-149)[e]					
		127 ± 25						
$IVCT_m$ (ms)		88 ± 18	(58-123)[a]		WB	6	517-606	24
Tempo de contração isovolumérica		87 ± 16	(65-107)[e]		WB	30	570 ± 53	21
		91 ± 25			STB, THB	5	517-606	24

ET_m (ms)	420 ± 28	(365-482)[a]	WB	14	589 ± 47	19
Tempo de ejeção	421 ± 25	(374-475)[e]	WB	30	570 ± 53	21
	404 ± 19		STB, THB	6	517-606	24
PEP_m/ET_m	0,23 ± 0,03	(0,17-0,29)[a]	WB	14	589 ± 47	19
Razão $PEP_m:ET_m$	0,29 ± 0,03	(0,24-0,36)[e]	WB	30	570 ± 53	21
	0,32 ± 0,07		STB, THB	6	517-606	24
$IVCT_m/ET_m$	0,21 ± 0,04	(0,15-0,28)[a]	WB	14	589 ± 47	19
Razão $IVCT_m:ET_m$	0,21 ± 0,03	(0,15-0,26)[e]	WB	30	570 ± 53	21
	0,23 ± 0,07		STB, THB	5	517-606	24
$IVRT_m$ (ms)	60 ± 19	(29-92)[a]	WB	14	589 ± 47	19
Tempo de relaxamento	52 ± 15	(36-90)e	WB	30	570 ± 53	21
isovolumétrico	48 ± 17		STB, THB	6	517-606	24
IMP_m	0,35 ± 0,07	(0,24-0,47)[a]	WB	14	589 ± 47	19
Índice de desempenho miocárdico	0,33 ± 0,05	(0,25-0,42)[e]	WB	30	570 ± 53	21
(Tei)	0,35 ± 0,09		STB, THB	5	517-606	24
S_1 (cm/s)	9 ± 2	(5-15)[a]	WB	14	589 ± 47	19
Velocidade de movimentação	9 ± 3	(6-18)[e]	WB	30	570 ± 53	21
da parede durante contração isovolumétrica	10 ± 1		STB, THB	5	517-606	24
S_m (cm/s)	12 ± 2	(10-14)[a]	WB	14	589 ± 47	19
Velocidade de movimento da	12 ± 1	(10-15)[e]	WB	30	570 ± 53	21
parede durante a ejeção do VE	12 ± 2		STB, THB	6	517-606	24
E_1 (cm/s)	7 ± 2	(4-10)[a]	WB	14	589 ± 47	19
Velocidade de movimento da parede durante o relaxamento isovolumétrico	8 ± 2	(4-13)[e]	WB	30	570 ± 53	21

(*continua*)

Tabela 9.6 Valores de referência de algumas medidas ecocardiográficas em cavalos adultos (*continuação*).

Tempo e medida	Modo de visualização	Valores normais		População	N	BWT (kg)	Ref.
		Média ± DP	Intervalo			Média ± DP ou Mín-Máx	
E_m (cm/s)		33 ± 6	(25-44)[a]	WB	14	589 ± 47	19
Velocidade de movimento da parede durante o início da diástole (enchimento passivo)		33 ± 4	(24-41)[c]	WB	28	574 ± 58	20
		35 ± 6	(27-45)[e]	WB	30	570 ± 53	21
		29 ± 3		STB, THB	6	517-606	24
A_m (cm/s)		11 ± 3	(4-18)[a]	WB	14	589 ± 47	19
Velocidade de movimento da parede durante o final da diástole (contração atrial)		11 ± 2	(7-14)[c]	WB	28	574 ± 58	20
		12 ± 3	(8-20)[e]	WB	30	570 ± 53	21
		10 ± 2		STB, THB	6	517-606	24
E_m/A_m		3,4 ± 1,4	(1,6-7,1)[a]	WB	14	589 ± 47	19
Razão E_m:A_m		3,1 ± 0,8	(1,4-4,7)[c]	WB	28	574 ± 58	20
		3,1 ± 0,8	(2-4,6)[e]	WB	30	570 ± 53	21
		3 ± 0,8		STB, THB	6	517-606	24
ESTUDO DO AE – MEDIDAS LINEARES E DE ÁREA							
$LA_{LLX}D_{MIN}$ (CM)	2DE	11 ± 0,8	(9,4-12,3)[a]	THB e mestiços	18	482 ± 45	3
Diâmetro do AE no final da diástole	Projeção paraesternal **esquerda** em eixo longo	12,8 ± 0,8	(11,3-14,5)[a]	THB	36	420-617	4
	Meio do átrio	12,4 ± 0,7	(10-13,8)[b]	THB	26	n/d	11
		máx, 13,5		THB e STB	n/d	n/d	10
		máx, 14		Cavalos de porte maior	n/d	n/d	10
$LA_{llx}D_{máx}$ (cm)		13,6 ± 1,1	(11,6-14,6)[a]	WB, Salto/Adestramento	15	589 ± 47	19
Diâmetro do AE no final da sístole		13,1 ± 0,5	(12,7-13,6)[a]	WB, Prova	5	529 ± 48	16
		12,9 ± 0,5	(11,8-14)[c]	WB	31	500[§]	20
		12,6 ± 1,3	(10,8-15,7)[a]	THB e mestiços	18	482 ± 45	3
		12,9 ± 0,8	(11,2-14,5)[a]	THB	28	420-617	4
LAD_{max} (cm)	2DE	12,3 ± 0,7	(10,9-13,5)[a]	WB, Salto/Adestramento	15	589 ± 47	19
Diâmetro do AE na sístole final (antes da abertura da valva mitral)	Projeção paraesternal **direita** em eixo longo das 4 câmaras, otimizada para o AE	12,7 ± 0,9	(11,4-13,8)[a]	WB, Prova	5	529 ± 48	16
		11,9 ± 0,7	(10,5-13,2)[c]	WB	31	500[§]	20
	Meio do átrio	12,7 ± 0,7	(11,4-14,1)[c]	WB	29	570 ± 53	23
	$_{máx}$ = final da sístole (antes da abertura da valva mitral)	12,6 ± 1,3	(10,9-14,6)[a]	THB (não treinados/treinados)	8	560 ± 50	7
		12,1 ± 0,9	(10,8-13,7)[a]	STB (não treinado, velho)	9	510 ± 37	7
	$_{a}$ = início da contração atrial (onda P)	12,4 ± 1,4	(10,4-13,8)[a]	STB (treinado, jovem)	5	490 ± 33	7
	$_{min}$ = final da diástole (fechamento da valva mitral)	11,3 ± 0,8	(9,7-12,9)[b]	Árabe, Enduro	21	423 ± 31	25

LAD_{max}/AAD	1,8 ± 0,1	(1,7-2)[a]	WB, Salto/Adestramento	15	589 ± 47	19
$LAD_{máx}$ normalizado segundo o diâmetro do ânulo aórtico	1,9 ± 0,2	(1,7-2,1)[a]	WB, Prova	5	529 ± 48	16
	1,9 ± 0,1	(1,6-2,1)[c]	WB	31	574 ± 58	20
	1,8 ± 0,1	(1,6-2,1)[c]	WB	29	570 ± 53	23
	1,8 ± 0,2	(1,5-2,1)[a]	THB (não treinados/treinados)	8	560 ± 50	7
	1,9 ± 0,2	(1,7-2,1)[a]	STB (não treinado, idoso)	9	510 ± 37	7
	1,9 ± 0,2	(1,6-2,1)[a]	STB (treinado, jovem)	5	490 ± 33	7
LAD_{max}/$LVID_d$	1,1 ± 0,1	(1-1,3)[a]	WB, Salto/Adestramento	15	589 ± 47	19
Razão $LAD_{máx}$:$LVID_d$	1,1 ± 0,1	(0,9-1,3)[c]	WB	31	574 ± 58	20
	1,1 ± 0,1	(0,9-1,3)[c]	WB	30	570 ± 53	23
LAA_{max} (cm^2)	102,8 ± 8,5	(90,6-117,4)[a]	WB, Salto/Adestramento	15	589 ± 47	19
Área do átrio esquerdo no final da sístole (antes da abertura da valva mitral)	103,5 ± 13,4	(82,1-117,6)[a]	WB, Prova	5	529 ± 48	16
	92,8 ± 5	(82,3-103,2)[c]	WB	31	500[§]	20
	109,7 ± 7,1	(94,7-124,6)[c]	WB	29	570 ± 53	23
	99,5 ± 11,3	(87,2-121,2)[a]	THB (não treinados/treinados)	8	560 ± 50	7
	92,7 ± 9,1	(79,9-108,8)[a]	STB (não treinado, idoso)	9	510 ± 37	7
	94,5 ± 12,6	(73,8-105,9)[a]	STB (treinado, jovem)	5	490 ± 33	7
	82,3 ± 11,1	(60,1-104,5)[b]	Árabe, Enduro	21	423 ± 31	25
LAAmáx/AAD2	2,7 ± 0,4	(2,2-3,4)[a]	WB, Salto/Adestramento	15	589 ± 47	19
$LAA_{máx}$ normalizado segundo o quadrado do diâmetro do ânulo aórtico	2,6 ± 0,4	(2,1-3,1)[a]	WB, Prova	5	529 ± 48	16
	2,3 ± 0,3	(1,7-2,8)[c]	WB	30	574 ± 58	20
	2,3 ± 0,2	(1,8-2,8)[c]	WB	29	570 ± 53	23
	2 ± 0,3	(1,6-2,5)[a]	THB (não treinados/treinados)	8	560 ± 50	7
	2,3 ± 0,4	(1,8-3)[a]	STB (não treinado, idoso)	9	510 ± 37	7
	2,2 ± 0,3	(1,9-2,5)[a]	STB (treinado, jovem)	5	490 ± 33	7
LAAmax/LVIAd	0,61 ± 0,05	(0,53-0,70)[a]	WB, Salto/Adestramento	15	589 ± 47	19
Razão $LAA_{máx}$:$LVIA_d$	0,59 ± 0,06	(0,47-0,72)[c]	WB	30	570 ± 53	23

(*continua*)

Tabela 9.6 Valores de referência de algumas medidas ecocardiográficas em cavalos adultos (*continuação*).

Tempo e medida	Modo de visualização	Valores normais		População	N	BWT (kg)	Ref.
		Média ± DP	Intervalo			Média ± DP ou Mín-Máx	
AE FAC Passiva (%)		25 ± 5	(15-32)[a]	WB, Salto/Adestramento	15	589 ± 47	19
Alteração da área fracionária passiva do AE = $(LAA_{máx} - LAA_{a})/LAA_{máx}$		24 ± 5	(18-30)[a]	WB, Prova	5	529 ± 48	16
		23 ± 5	(13-33)[c]	WB	31	574 ± 58	20
		24 ± 4	(17-29)[a]	THB (não treinados/treinados)	7	560 ± 50	7
		27 ± 5	(17-32)[a]	STB (não treinado, idoso)	9	510 ± 37	7
		20 ± 5	(11-24)[a]	STB (treinado, jovem)	5	490 ± 33	7
		24 ± 6	(12-36)[b]	Árabe, Enduro	21	423 ± 31	25
AE FAC Ativa (%)		18 ± 7	(10-29)[a]	WB, Salto/Adestramento	15	589 ± 47	19
Alteração da área fracionária ativa do AE = $(LAA_{a} - LAA_{mín})/LAA_{a}$		15 ± 5	(9-21)[a]	WB, Prova	5	529 ± 48	16
		20 ± 7	(6-33)[c]	WB	31	574 ± 58	20
		19 ± 3	(14-23)[a]	THB (não treinados/treinados)	7	560 ± 50	7
		20 ± 5	(11-28)[a]	STB (não treinado, idoso)	9	510 ± 37	7
		14 ± 6	(8-22)[a]	STB (treinado, jovem)	5	490 ± 33	7
		17 ± 6	(5-29)[b]	Árabe, Enduro	21	423 ± 31	25
AE FAC total (%)		39 ± 4	(33-48)[a]	WB, Salto/Adestramento	15	589 ± 47	19
Alteração da área fracionária total do AE = $(LAA_{máx} - LAA_{mín})/LAA_{máx}$		35 ± 5	(29-42)	WB, Prova	5	529 ± 48	16
		38 ± 3	(35-43)[a]	THB (não treinados/treinados)	7	560 ± 50	7
		41 ± 4	(35-49)[a]	STB (não treinado, idoso)	9	510 ± 37	7
		32 ± 2	(30-35)[a]	STB (treinado, jovem)	5	490 ± 33	7
		37 ± 5	(27-47)[b]	Árabe, Enduro	21	423 ± 31	25
AE AC ativo:total		0,35 ± 0,13	(0,18-0,60)[a]	WB, Salto/Adestramento	15	589 ± 47	19
Razão da alteração da área ativo/total do AE		0,33 ± 0,11	(0,17-0,48)[a]	WB, Prova	5	529 ± 48	16
		0,39 ± 0,12	(0,13-0,65)[c]	WB	31	574 ± 58	20
		0,38 ± 0,08	(0,27-0,53)[a]	THB (não treinados/treinados)	7	560 ± 50	7
		0,35 ± 0,12	(0,19-0,54)[a]	STB (não treinado, idoso)	9	510 ± 37	7
		0,37 ± 0,18	(0,20-0,64)[a]	STB (treinado, jovem)	5	490 ± 33	7

AE RI (%)		64 ± 12	(48-92)[a]	WB, Salto/Adestramento	15	589 ± 47	19
Índice de reservatório do AE = $(LAA_{máx} - LAA_{mín})/LAA_{mín}$		55 ± 11	(40-72)[a]	WB, Prova	5	529 ± 48	16
		62 ± 11	(39-86)[c]	WB	30	574 ± 58	20
		63 ± 7	(54-76)[a]	THB (não treinados/treinados)	7	560 ± 50	7
		72 ± 12	(55-96)[a]	STB (não treinado, idoso)	9		7
		47 ± 4	(44-53)[a]	STB (treinado, jovem)	5		7
LAsxAmáx (cm2)	2DE	123,6 ± 19,3	(92,4-149,5)[a]	WB, Salto/Adestramento	15	589 ± 47	19
Área de AE no final da sístole (fechamento da valva aórtica)	Projeção paraesternal direita em eixo curto – altura da aorta, otimizada para o átrio esquerdo e o apêndice atrial esquerdo	113,4 ± 18,1	(95-138,8)[a]	WB, Prova	5	529 ± 48	16
		108,8 ± 12,2	(83,5-134,1)[c]	WB	31	500[§]	20
		118,4 ± 10,4	(99,3-131,7)[a]	THB (não treinados/treinados)	8	560 ± 50	7
		106,2 ± 17,5	(65,5-125)[a]	STB (não treinado, idoso)	9	510 ± 37	7
		110,2 ± 8,8	(97,4-118,1)[a]	STB (treinado, jovem)	5	490 ± 33	7
LAsxAmáx/AosxA		2,6 ± 0,3	(2,1-3)[a]	WB, Salto/Adestramento	15	589 ± 47	19
$LA_{sx}A_{max}$ normalizada segundo a área aórtica		2,3 ± 0,3	(2,1-2,7)[a]	WB, Prova	5	529 ± 48	16
		2,5 ± 0,3	(2-3,2)[c]	WB	31	574 ± 58	20
		2,3 ± 0,3	(1,9-2,7)[a]	THB (não treinados/treinados)	8	560 ± 50	7
		2,6 ± 0,5	(2-3,7)[a]	STB (não treinado, idoso)	9	510 ± 37	7
		2,4 ± 0,2	(2,1-2,6)[a]	STB (treinado, jovem)	5	490 ± 33	7
GRANDES VASOS	2DE						
DAA (cm)	Projeção paraesternal direita em eixo longo do trato de saída do ventrículo esquerdo	6,8 ± 0,5	(6,1-8)[a]	WB, Salto/Adestramento	15	589 ± 47	19
Diâmetro do ânulo aórtico durante a sístole		6,7 ± 0,6	(6-7,6)[a]	WB, Prova	5	529 ± 48	16
		6,4 ± 0,4	(5,6-7,2)[c]	WB	31	500[§]	20
		6,9 ± 0,4	(6,1-7,7)[c]	WB	29	570 ± 53	23
		7 ± 0,5	(6,4-7,8)[a]	THB (não treinados/treinados)	8	560 ± 50	7
		6,4 ± 0,5	(5,4-6,9)[a]	STB (não treinados)	9	510 ± 37	7
		6,5 ± 0,2	(6,2-6,8)[a]	STB (treinados)	5	490 ± 33	7

(*continua*)

Tabela 9.6 Valores de referência de algumas medidas ecocardiográficas em cavalos adultos (*continuação*).

Tempo e medida	Modo de visualização	Valores normais		População	N	BWT (kg)	Ref.
		Média ± DP	Intervalo			Média ± DP ou Mín-Máx	
AoD (cm)		8 ± 0,7	(7,1-9)[a]	WB, Salto/Adestramento	15	589 ± 47	19
Diâmetro do seio aórtico (seio de Valsalva) no final da diástole		7,8 ± 0,7	(7,2-9)[a]	WB, Prova	5	529 ± 48	16
		7,6 ± 0,5	(6,5-8,7)[c]	WB	31	500[§]	20
		8,7 ± 0,5	(7,8-9,9)[a]	THB	37	420-617	4
		8,3 ± 0,7	(6,9-9,7)[b]	THB	25	n/d	11
		8,2 ± 0,7	(7,3-9,5)[a]	THB (não treinados/treinados)	8	560 ± 50	7
		7,4 ± 0,7	(6,2-8,4)[a]	STB (não treinados)	9	510 ± 37	7
		7,5 ± 0,6	(7,2-8,5)[a]	STB (treinados)	5	490 ± 33	7
		7,7 ± 0,3	(7,1-8,3)[b]	STB (em treinamento)	13	411 ± 10	27
		7,5 ± 0,3	(6,9-8,1)[b]	STB (não condicionados)	13	411 ± 10	27
AosxA (cm2)	2DE	44,8 ± 5,5	(33,5-56,2)[c]	WB	31	500[§]	20
Área aórtica interna no final da sístole (fechamento da valva aórtica)	Projeção paraesternal direita em eixo curto à altura da aorta						
PAD (cm)	2DE	6,9 ± 0,5	(6-7,7)[a]	WB, Salto/Adestramento	15	589 ± 47	19
Diâmetro do seio pulmonar no final da diástole	Projeção paraesternal direita em eixo longo do trato de saída do ventrículo direito	6,6 ± 0,6	(5,9-7,4)[a]	WB, Prova	5	529 ± 48	16
		6,5 ± 0,4	(5,6-7,4)[c]	WB	30	500[§]	20
		6,1 ± 0,5	(5,2-6,9)[a]	THB	37	420-617	4
		6,4 ± 0,4	(5,5-6,8)[a]	THB (não treinados/treinados)	8	560 ± 50	7
		6,1 ± 0,4	(5,6-6,8)[a]	STB (não treinados)	9	510 ± 37	7
		6,5 ± 0,5	(5,9-6,9)[a]	STB (treinados)	5	490 ± 33	7
PADann (cm)	2DE	5,5 ± 0,3	(4,9-6,1)[b]	STB (não treinados)	8	477-540	5
Diâmetro anular da artéria pulmonar (na inserção da veia pulmonar) no final da sístole	Projeção paraesternal direita em eixo longo do trato de saída do ventrículo direito						
AoD/PAD	2DE	1,2 ± 0,1	(1-1,3)[a]	WB, Salto/Adestramento	15	589 ± 47	19
Razão AoD:PAD	Projeções paraesternais direitas em eixo longo	1,2 ± 0,1	(1-1,3)[a]	WB, Prova	5	529 ± 48	16
		1,2 ± 0,1	(1-1,4)[c]	WB	31	574 ± 58	20
		1,3 ± 0,1	(1,1-1,6)[a]	THB (não treinados/treinados)	8	560 ± 50	7
		1,2 ± 0,1	(1-1,5)[a]	STB (não treinados)	9	510 ± 37	7
		1,2 ± 0,1	(1,1-1,4)[a]	STB (treinados)	5	490 ± 33	7

AoD/PAD$_{sx}$	2DE	1,6 ± 0,2	(1,4-1,8)[a]	WB, Salto/Adestramento	15	589 ± 47	19
Razão entre AoD e PAD em eixo curto medida no mesmo plano de imagem do trato de saída do ventrículo esquerdo no final da diástole	Projeção paraesternal direita em eixo longo do trato de saída do ventrículo esquerdo	1,5 ± 0,1	(1,3-1,8)[c]	WB	31	574 ± 58	20

Intervalos de referência:
[a]Intervalo (mínimo-máximo).
[b](média – 2 desvios-padrões [DP]) – (média + 2DP).
[c]Intervalo de referência dos limites inferiores e superiores (Reference Value Advisor v2.1, National Veterinary School, Toulouse, França; uso de métodos padronizados).
[d]2,5° a 97,5° percentil.
[e]5° a 95° percentil.
[f]Gama de médias.
BWT, peso corpóreo; 2DE, ecocardiografia bidimensional; AE, átrio esquerdo; VE, ventrículo esquerdo; MM, modo M; N, número de cavalos; DPP, Doppler de ondas pulsadas; PW TDI, Doppler tecidual em onda pulsada; STB, Standardbred; THB, Puros-Sangues; WB, Warmblood.
[§]Os valores são escalados de maneira alométrica para um peso corpóreo de 500 kg.
Observação: Este resumo não é uma revisão sistemática da literatura atual. Destina-se a ser um guia geral para a avaliação de alguns dos índices ecocardiográficos mais usados de dimensões e funções cardíacas em cavalos. As medidas individuais podem diferir, dependendo das técnicas ecocardiográficas e raça, idade, peso corpóreo e condição atlética do animal. (De: 1. Stadler P, Rewel A, Deegen E. M-mode echocardiography in dressage- and show-jumping horses of class "S" and in untrained horses. *J Vet Med A.* 1993; 40:292-306. 2. Long K, Bonagura JD, Darke PGG. Standardized imaging technique for guided M-mode and Doppler echocardiography in the horse. *Equine Vet J.* 1992; 24:226-235. 3. Voros K, Holmes JR, Gibbs C. Measurement of cardiac dimensions with two dimensional echocardiography in the living horse. *Equine Vet J.* 1991; 23:461-465. 4. Patteson MW, Gibbs C, Wotton PR et al. Echocardiographic measurements of cardiac dimensions and indices of cardiac function in normal adult Thoroughbred horses. *Equine Vet J.* 1995; Suppl 19:18-27. 5. Buhl R, Ersboll AK, Eriksen L et al. Sources and magnitude of variation of echocardiographic measurements in normal standardbred horses. *Vet Radiol Ultrasound.* 2004; 45:505-512. 6. Buhl R, Ersboll AK, Eriksen L et al. Changes over time in echocardiographic measurements in young Standardbred racehorses undergoing training and racing and association with racing performance. *J Am Vet Med Assoc.* 2005; 226:1881-1887. 7. Schwarzwald CC. Unpublished data. 2006. Techniques see. In: Schwarzwald CC, Schober KE, Bonagura JD. Methods and reliability of echocardiographic assessment of left atrial size and mechanical function in horses. *Am J Vet Res.* 2007; 68:735-747. 8. Young LE. Cardiac responses to training in 2-year-old Thoroughbreds: an echocardiographic study. *Equine Vet J Suppl.* 1999; 30:195-198. 9. Young LE, Rogers K, Wood JL. Left ventricular size and systolic function in Thoroughbred racehorses and their relationships to race performance. *J Appl Physiol.* 2005; 99:1278-1285. 10. Reef VB. Cardiovascular ultrasonography. In: Reef VB, ed. Equine diagnostic ultrasound. 1st ed. WB Saunders: Philadelphia; 1998. p. 215-272. 11. Patteson MW, Gibbs C, Wotton PR et al. Effects of sedation with detomidine hydrochloride on echocardiographic measurements of cardiac dimensions and indices of cardiac function in horses. *Equine Vet J Suppl.* 1995; 33-37. 12. Blissitt KJ, Bonagura JD. Pulsed wave Doppler echocardiography in normal horses. *Equine Vet J Suppl.* 1995; 38-46. 13. Young LE, Scott GR. Measurement of cardiac function by transthoracic echocardiography: day to day variability and repeatability in normal Thoroughbred horses. *Equine Vet J.* 1998; 30:117-122. 14. Lightowler C, Piccione G, Fazio F et al. Systolic time intervals assessed by 2-D echocardiography and spectral Doppler in the horse. *Animal Science Journal.* 2003; 74:505-510. 15. Kriz NG, Rose RJ. Repeatability of standard transthoracic echocardiographic measurements in horses. *Aust Vet J.* 2002; 80:362-370. 16. Schwarzwald CC et al. Unpublished data, 2008. Techniques see. In: Schefer KD, Bitschnau C, Weishaupt MA, Schwarzwald CC. Quantitative analysis of stress echocardiograms in healthy horses with 2-dimensional (2D) echocardiography, anatomical M-mode, tissue Doppler imaging, and 2D Speckle Tracking. *J Vet Int Med.* 2010; 24:918-931. 17. Gehlen H, Marnette S, Stadler P. The influence of adrenaline on echocardiographic parameters of left ventricular function in the horse. *Equine and Comparative Exercise Physiology.* 2005; 2:89-96. 18. Schefer KD, Bitschnau C, Weishaupt MA, Schwarzwald CC. Quantitative analysis of stress echocardiograms in healthy horses with 2-dimensional (2D) echocardiography, anatomical M-mode, tissue Doppler imaging, and 2D Speckle Tracking. *J Vet Int Med.* 2010; 24:918-931. 19. Trachsel DS, Schwarzwald CC, Bitschnau C et al. Atrial natriuretic peptide and cardiac troponin I concentrations in healthy WB horses and in WB horses with mitral regurgitation at rest and after exercise. *J Vet Cardio.* 2013; 15:105-121 (supplementary unpublished data included). 20. Huesler IM, Mitchell KM, Schwarzwald CC. Echocardiographic assessment of left atrial size and function in WB horses: reference intervals, allometric scaling and agreement of different echocardiographic variables. *J Vet Intern Med.* 2016; 30:1241-1252. 21. Koenig TR, Mitchell KM, Schwarzwald CC. Echocardiographic assessment of left ventricular function in healthy horses and in horses with heart disease using pulsed-wave tissue Doppler imaging. *J Vet Intern Med.* 2016, submitted. 22. Grenacher PA, Schwarzwald CC. Assessment of left ventricular size and function in horses using anatomical M-mode echocardiography. *J Vet Cardio.* 2010; 12:111-121. 23. Berthoud DJ, Schwarzwald CC. Echocardiographic assessment of left ventricular size and systolic function in horses using linear measurements and area-based volume estimates. 2016, in progress. 24. Schwarzwald CC, Bonagura JD, Schober KE. Methods and reliability of tissue Doppler imaging for assessment of left ventricular radial wall motion in horses. *J Vet Intern Med.* 2009; 23:643-652. 25. Flethoj M, Schwarzwald CC, Haugaard MM et al. Left ventricular function after prolonged exercise in equine endurance athletes. *J Vet Intern Med.* 2016; 30:1260-1269. 26. Ven S, Decloedt A, Van Der Vekens N et al. Assessing aortic regurgitation severity from 2D, M-mode and pulsed wave Doppler echocardiographic measurements in horses. *Vet J.* 2016; 210:34-38. 27. Kriz NG, Hodgson DR, Rose RJ. Changes in cardiac dimensions and indices of cardiac function during deconditioning in horses. Am J Vet Res. 2000; 61:1553-1560.

Uma pesquisa recente mostrou que, apesar do grande número de publicações e da grande experiência coletiva dos especialistas, não há quase nada na ecocardiografia equina que todos façam da mesma maneira no que se refere a modalidades, planos de imagem, pontos de referência, tempo e compensação de diferenças na massa corpórea.[597] É importante, em um futuro próximo, definir diretrizes de imagem com base no consenso de especialistas, caracterizar melhor a repetibilidade e a reprodutibilidade dos métodos e medidas ecocardiográficas, além de fornecer intervalos de referência normais para medidas ecocardiográficas, considerando as diferenças de raça, tamanho e peso corpóreo. Dito isso, é importante perceber que, apesar da disponibilidade de métodos quantitativos de imagem, a avaliação subjetiva dos achados é uma pedra angular da ecocardiografia e não deve ser negligenciada. Por fim, seja qual for o método utilizado, os achados obtidos à ecocardiografia devem ser avaliados criticamente à luz dos achados à anamnese e ao exame físico.

Indicações e uso clínico da ecocardiografia em cavalos. A ecocardiografia pode ser usada para identificar distúrbios cardíacos, avaliar consequências hemodinâmicas e estruturais da doença e monitorar a resposta ao tratamento e a progressão da doença. A ecocardiografia é indicada principalmente em cavalos com sopro cardíaco e permite a diferenciação dos sopros fisiológicos de fluxo dos sopros patológicos e a avaliação de sua relevância clínica. No entanto, existem outras situações clínicas em que o ecocardiograma também fornece informações valiosas (Boxe 9.10).[68] Além disso, a ultrassonografia pode identificar outras lesões do pulmão, espaço pleural ou mediastino, que podem ser confundidas com uma doença cardíaca.[140,598]

Um estudo ecocardiográfico completo deve abordar lesões morfológicas, anomalias de movimento, tamanho da câmara cardíaca e dos grandes vasos, função das valvas cardíacas, distúrbios do fluxo sanguíneo, função sistólica ventricular global e regional, estimativas de variáveis hemodinâmicas, inclusive gradientes de pressão e fluxo volumétrico, função diastólica ventricular e pressões de enchimento (esses dois últimos itens, porém, são difíceis de medir em cavalos adultos).[68] Um estudo normal de ecocardiograma e Doppler em um cavalo com sopro cardíaco é um achado favorável, sugerindo que o sopro tem base funcional. Por outro lado, a identificação de um padrão de fluxo anormal associado à cardiomegalia ou anomalia da função ventricular pode indicar alto risco ou limitação para o trabalho. Como em todos os estudos diagnósticos, resultados ambíguos podem ser observados, sobretudo em relação à valva tricúspide, porque a regurgitação tricúspide fisiológica, silenciosa à ausculta, é detectável pelos estudos com Doppler em muitos cavalos clinicamente normais. O Boxe 9.11 traz uma visão geral sobre a interpretação dos estudos ecocardiográficos e de Doppler. As aplicações clínicas da ecocardiografia são ilustradas mais adiante neste capítulo.

BOXE 9.10 Indicações para ecocardiografia

Avaliação dos sopros do coração
- Sopro "funcional" previamente diagnosticado, mais alto em exames seriados[a]
- Sopro de grau 3-6/6 no lado esquerdo, compatível com regurgitação mitral (RM) ou aórtica (RA)[a]
- Sopro sistólico de grau 4-6/6 no lado direito, compatível com regurgitação tricúspide (RT)[a]
- Suspeita de defeito no septo interventricular (DSV) ou outra lesão cardíaca congênita
- Sopros sistólicos-diastólicos contínuos ou combinados
- Sopro associado a baixo desempenho
- Sopro detectado no exame pré-compra.

Avaliação das arritmias
- Arritmias clinicamente importantes, com sopro ou não.

Outras indicações
- Suspeita de doença miocárdica (taquicardia inexplicada, ectopia supraventricular ou ventricular, aumento das concentrações de troponina I cardíaca)
- Intolerância inexplicável ao exercício, baixo desempenho, colapso ou fraqueza episódica
- Febre de origem desconhecida ou suspeita específica de endocardite ou pericardite
- Bulhas cardíacas abafados (para detecção de efusão)
- Suspeita de insuficiência cardíaca congestiva
- Doença respiratória grave (para detecção de hipertensão pulmonar).

[a]Por causa da alta prevalência de sopros cardíacos na população equina saudável, um exame ecocardiográfico não é estritamente recomendado em todos os cavalos com sopros. Uma vez que o grau do sopro pode não estar diretamente relacionado à relevância clínica ou gravidade da doença, as recomendações atuais são baseadas no grau do sopro e na suposição que os sopros de grau 1-2/6 têm menor probabilidade de serem clinicamente importantes. Em caso de dúvida, o ecocardiograma é sempre indicado em cavalos com sopros.

BOXE 9.11 Interpretação dos estudos ecocardiográficos e de Doppler

Princípios gerais de interpretação
- Avalie o eletrocardiograma em relação aos movimentos cardíacos e distúrbios do ritmo cardíaco; as arritmias podem alterar as medidas da função ventricular, causar insuficiência valvar aórtica e modificar fluxos e gradientes de pressão
- Lembre-se de que as taquiarritmias persistentes podem causar uma forma reversível de cardiomiopatia dilatada (cardiomiopatia induzida por taquicardia)
- Determine os planos iniciais necessários para o exame com base no exame clínico e nos procedimentos operacionais padrões
- Identifique a localização geral do coração e das estruturas cardíacas; identifique os átrios, ventrículos, septos cardíacos, grandes vasos e valvas cardíacas
- Observe qualquer dilatação, atenuação ou ausência da aorta ou artéria pulmonar e identifique suas origens e relações com as valvas atrioventriculares e os ventrículos
- Observe a existência ou ausência de estruturas esperadas ou não
- Identifique efusão pleural
- Descarte lesões extrapericárdicas pulmonares ou torácicas em massa

(continua)

BOXE 9.11 Interpretação dos estudos ecocardiográficos e de Doppler (*continuação*)

Pericárdio e espaço pericárdico

- Descarte efusão pericárdica e lesão pericárdica em massa
- Efusões ecoicas mistas ou marcações estranhas podem indicar efusão altamente celular ou inflamatória
- Na efusão pericárdica: identifique o colapso diastólico do átrio direito ou ventrículo direito, indicando tamponamento cardíaco ou uma grande efusão pleural bilateral; o colapso prolongado ou a inversão ventricular ou atrial são sinais mais confiáveis de tamponamento. A movimentação cardíaca exuberante pode ser observada
- Na efusão pericárdica: identifique qualquer lesão relacionada ao coração usando vários planos complementares
- Se houver suspeita de doença pericárdica constritiva, avalie o movimento do septo ventricular (para *flutter* acentuado ou "salto septal") e realize estudos com Doppler nos lados esquerdo e direito das entradas ventriculares; ondas E grandes e terminação abrupta do enchimento podem ser observadas; avalie os efeitos da ventilação, pois variações acentuadas podem ser observadas nas ondas E; o Doppler tecidual também pode ser instrutivo em casos de doença constritiva.

Átrio esquerdo, veias pulmonares e septo atrial

- Identifique veias pulmonares e entrada venosa pulmonar
- Verifique se há atenuação ou tamanho pequeno: descarte a depleção de volume, *shunt* da direita para a esquerda ou baixo débito cardíaco
- Verifique se há aumento ou aspecto arredondado/túrgido: descarte o *shunt* da esquerda para a direita, doença valvar mitral, insuficiência sistólica ou diastólica do ventrículo esquerdo, arritmia crônica (p. ex., fibrilação atrial)
- Meça o diâmetro do átrio esquerdo e/ou a área do átrio esquerdo em imagens 2D
- Examine o septo atrial para detecção de curvatura anormal no átrio esquerdo ou direito (pressão atrial alta)
- Examine o septo atrial em busca de defeitos septais ou persistência do forame oval (realize estudos de contraste com Doppler e "bolha", se necessário)
- Examine a amostra de sangue em busca de contraste espontâneo
- Examine o sulco atrioventricular para detecção de dilatação da estrutura vascular: descarte dilatação do seio coronário e da veia cava cranial esquerda
- O ecocardiograma 2D e o Doppler tecidual podem ser utilizados para avaliação do movimento e da função da parede atrial

Valva mitral

- Identifique os dois folhetos e cúspides da valva em planos de eixo longo e eixo curto; se houver evidência de insuficiência mitral, examine também a valva mitral nas janelas caudais esquerdas em dois ou mais planos de imagem
- Observe o movimento durante o ciclo cardíaco no ecocardiograma em modo 2D e M
- Examine o aparelho de sustentação (cordas tendíneas, músculos papilares)
- Aumento da ecogenicidade valvar: descarte espessamento degenerativo, valvulite, vegetação (endocardite infecciosa), malformação (rara)
- Fissura ou folheto septal comum: descarte defeito do coxim endocárdico/defeito do septo atrial primário (defeitos raros)
- Modo M: redução da inclinação diastólica (E-F) sugere diminuição do fluxo transvalvar
- Ausência de separação diastólica ou aumento da distância entre o ponto E mitral e o septo: descarte regurgitação aórtica (jato regurgitante que atinge a valva), dilatação ventricular esquerda com insuficiência ventricular esquerda (redução do fluxo transmitral) ou estenose/*tethering* mitral (defeitos raros ou secundários à endocardite)
- Prolapso do folheto mitral no átrio esquerdo: descarte doença degenerativa, alongamento ou ruptura das cordas tendíneas, lesão do músculo papilar
- Eversão da borda da cúspide (*flail*): descarte ruptura das cordas tendíneas ou avulsão do músculo papilar
- Linha dupla de fechamento mitral (móvel): descarte ruptura das cordas tendíneas (folheto)
- Tremulação diastólica da valva mitral: descarte regurgitação aórtica
- Tremulação sistólica da valva mitral: descarte regurgitação mitral (musical)
- Movimento caótico da valva: exclua arritmia (*flutter* atrial, complexos ventriculares prematuros), ruptura das cordas tendíneas
- Fechamento prematuro (diastólico): descarte insuficiência valvar semilunar grave, intervalo P-R longo ou bloqueio atrioventricular
- Fechamento tardio (sistólico) (*B-shoulder*): descarte insuficiência ventricular esquerda e elevação da pressão atrial
- Movimento anterior sistólico da valva mitral (movimento anterior sistólico, contato mitral-septal sistólico): descarte obstrução dinâmica do trato de saída do ventrículo esquerdo por causa da malformação da valva, estenose subaórtica, depleção de volume, estenose pulmonar ou cardiopatia hipertrófica ou infiltrativa (todas muito raras)
- Os estudos com Doppler podem ser usados para interrogação da valva mitral e detecção de regurgitação ou fluxo anormal; vários planos devem ser obtidos, inclusive imagens de eixo curto à altura do átrio esquerdo, imediatamente dorsal à valva mitral
- A regurgitação mitral é comum. Jatos excêntricos são frequentemente observados. Não confunda ruído colorido de "refluxo" com uma regurgitação verdadeira. Os cavalos podem desenvolver insuficiência mitral no meio ou fim da sístole (como no prolapso mitral). Vários jatos de regurgitação mitral são comuns
- Sempre cronometre os eventos de fluxo da regurgitação mitral (modo M colorido e Doppler espectral); não diagnostique a insuficiência mitral diastólica de maneira incorreta. Não enfatize demais o código de cores da câmara receptora na regurgitação mitral porque o aprisionamento de hemácias e um "efeito de *spray*" podem superestimar a gravidade

(*continua*)

BOXE 9.11 Interpretação dos estudos ecocardiográficos e de Doppler (*continuação*).

do distúrbio, enquanto jatos que abraçam a parede a subestimam. Tente medir a largura do jato na origem e correlacioná-lo ao tamanho do átrio esquerdo e do ventrículo esquerdo

Ventrículo esquerdo

- Avalie os tomogramas em eixo longo e eixo curto; inspecione o contorno e as paredes; o septo dorsal normalmente é um pouco mais espesso que a parede livre de ventrículo esquerdo
- Fumaça/contraste ecogênico: algum contraste espontâneo pode ser normal; descarte estados de baixo débito, bradicardia, inflamação sistêmica(?)
- Avalie as dimensões do ventrículo esquerdo (dimensões internas, espessura do septo interventricular e parede livre) e sua função sistólica (fração de encurtamento, fração de ejeção) com imagens em modo M ou 2D
- Dilatação ventricular esquerda: descarte causas de sobrecarga de volume ou insuficiência ventricular esquerda, inclusive regurgitação valvar mitral ou aórtica, cardiomiopatia dilatada, miocardite, *shunt* da esquerda para a direita, taquiarritmia persistente
- Afinamento da parede do ventrículo esquerdo: descarte infarto, miocardite prévia, aneurisma congênito (raro)
- Espessamento da parede do ventrículo esquerdo: considere "coração de atleta"; exclua pseudo-hipertrofia por depleção de volume, miocardite aguda (necrose/edema; viral, bacteriana, tóxica, idiopática), cardiomiopatia infiltrativa (amiloide, linfoma, outras neoplasias), hipertensão sistêmica crônica (doença renal crônica, síndrome metabólica, laminite, dor crônica), envenenamento crônico por digitálicos (dedaleira [*Digitalis purpurea*], oleandro [*Nerium oleander*], teixo [*Taxus baccata*]) ou obstrução do trato de saída do ventrículo esquerdo (muito rara)
- Hipercinesia do ventrículo esquerdo: descarte insuficiência mitral ou aórtica, bradicardia, estimulação simpática
- Hipocinesia ou discinesia do ventrículo esquerdo: descarte cardiomiopatia ou outra doença do miocárdio, isquemia, infarto, arritmia, infiltração da parede regional ou miocardite
- Miocárdio ou subendocárdio hiperecoico: descarte isquemia recorrente, fibrose, infiltração, infarto, miocardite, amiloidose
- Doppler tecidual e *speckle tracking* em 2D (deformação 2D) podem ser usados para avaliação da função ventricular esquerda regional e global; o Doppler tecidual (razão E_m/A_m) auxilia a avaliação da função diastólica do ventrículo esquerdo; o fluxo transmitral também pode ser determinado, mas é limitado em relação à avaliação da função diastólica do ventrículo esquerdo.

Trato de saída do ventrículo esquerdo, valva aórtica e aorta

- Identifique as cúspides da valva aórtica e o seu movimento durante o ciclo cardíaco: identifique anomalias morfológicas (p. ex., espessamentos, fenestrações) ou de movimento nas cúspides. Examine nos planos em eixo longo e eixo curto para ver todas as cúspides.
- Cúspides espessadas (difusas ou nodulares): descarte degeneração, endocardite
- Prolapso da valva aórtica no ventrículo esquerdo: descarte doença valvar semilunar degenerativa (comum), comunicação interventricular ou endocardite bacteriana com laceração de cúspide
- Tremulação diastólica da valva aórtica: descarte insuficiência aórtica
- Tremulação sistólica da valva aórtica: estado de fluxo normal ou alto
- Ausência de separação sistólica: descarte débito cardíaco valvar, arritmia, estenose (rara)
- Diminuição do diâmetro aórtico: baixo débito cardíaco, hipotensão
- Dilatação aórtica: descarte insuficiência aórtica por tetralogia de Fallot, atresia da artéria pulmonar, *truncus arteriosus*, persistência do ducto arterioso (raro)
- Aneurisma no seio aórtico de Valsalva (dilatação focal ou balonamento do seio acometido): verifique se há ruptura no septo ventricular ou no átrio direito
- Os estudos com Doppler podem ser utilizados para identificar padrões de fluxo sanguíneo no trato de saída do ventrículo esquerdo, regurgitação aórtica, comunicação septal ventricular paramembranosa e casos raros de estenose aórtica. Os estudos com Doppler também podem identificar os caminhos anormais do fluxo sanguíneo em casos raros de ruptura do seio aórtico no coração

Septo ventricular

- Hipercinesia septal: como no ventrículo esquerdo
- Hipocinesia septal: como no ventrículo esquerdo; também descarte pressão ventricular direita ou sobrecarga de volume
- Movimento paradoxal do septo ventricular: descarte sobrecarga volumétrica ventricular direita moderada a grave, como defeito do septo atrial, regurgitação tricúspide grave, hipertensão pulmonar grave com regurgitação tricúspide
- Septo ventricular plano: descarte sobrecarga volumétrica ventricular direita (achatamento diastólico) ou a sobrecarga de pressão ventricular direita (achatamento sistólico)
- Taxas exageradas e díspares de enchimento ventricular com tremulação do septo diastólico: descarte doença pericárdica constritiva
- Examine os defeitos do septo ventricular nos planos em eixo longo e eixo curto (realize estudos com Doppler, se necessário)
- Perda de sinal ou descontinuidade do septo ventricular: descarte defeito do septo ventricular (peri/paramembranoso adjacente às cúspides direitas/não coronárias da valva aórtica e cúspide septal da valva tricúspide; defeito do septo interventricular na entrada do ventrículo (ventral à valva tricúspide); comunicação interventricular muscular ou trabecular; comunicação interventricular subpulmonar (também denominada comunicação interventricular supracristal, subarterial ou duplamente comprometida; diretamente

(*continua*)

BOXE 9.11 Interpretação dos estudos ecocardiográficos e de Doppler (*continuação*).

abaixo das valvas pulmonares e aórticas); tetralogia de Fallot; atresia da artéria pulmonar; *truncus arteriosus*; ou um defeito falso causado pelo ângulo da aorta ascendente ou dilatação da aorta
- Desalinhamento do septo ventricular e da raiz aórtica anterior: descarte tetralogia de Fallot, defeito do septo ventricular do tipo desalinhamento
- Examine se há dissecção ou uma "faixa" que possa sugerir ruptura da aorta no septo ventricular com subsequente formação de fístula
- Tremulação de alta frequência do septo ventricular: descarte regurgitação aórtica
- Os estudos com Doppler, especialmente o Doppler colorido, auxiliam o reconhecimento de defeitos do septo ventricular; o Doppler de ondas contínuas deve ser usado para medir a velocidade nos *shunts* e avaliar defeitos septais "restritivos" ou não. O fluxo de alta velocidade por um defeito do septo ventricular (> 4,5 m/s) geralmente sugere um defeito restritivo com maior probabilidade de ser bem tolerado

Átrio direito e septo atrial
- Verifique a atenuação: se pequena, exclua depleção de volume, compressão externa ou lesão em massa que comprometa o retorno venoso
- Verifique se há aumento de volume: se sim, exclua regurgitação tricúspide, estenose ou atresia tricúspide (rara), insuficiência cardíaca direita, comunicação interatrial, anemia moderada a grave ou arritmia crônica
- Examine o septo atrial para detecção de curvatura anormal no átrio esquerdo ou direito (pressão atrial alta)
- Examine o septo atrial em busca de defeitos septais ou persistência do forame oval (linhas móveis duplas em potros)
- Os estudos com Doppler podem ser usados para identificar a comunicação interatrial, mas os padrões de fluxo normais (ou seja, o fluxo de veia cava caudal) são confusos
- "Estudos com microbolhas" (injeção de soro fisiológico agitado na veia jugular) devem ser usados para identificar *shunts* da direita para a esquerda. *Cuidado*: como os estudos com Doppler, o fluxo de sangue normal da veia cava caudal pode produzir contraste negativo no átrio direito, sugerindo falsamente o *shunt* da esquerda para a direita

Valva tricúspide
- Identifique os folhetos e as cúspides das valvas nos planos em eixo longo e eixo curto
- Observe o movimento durante o ciclo cardíaco
- Identifique o aparelho de sustentação (cordas tendíneas, músculos papilares)
- Maior ecogenicidade valvar: descarte espessamento degenerativo, vegetação, malformação, trombo valvar
- Cúspide septal comum: descarte defeito no coxim endocárdico/comunicação intra-atrial primária (rara)
- Eversão da borda da cúspide: descarte ruptura ou avulsão das cordas tendíneas e do músculo papilar; descarte endocardite infecciosa
- Movimento valvar caótico: exclua arritmia, ruptura das cordas tendíneas
- Fechamento prematuro (diastólico): descarte insuficiência pulmonar grave, intervalo P-R longo ou bloqueio atrioventricular
- Os estudos com Doppler podem determinar a existência de fluxo anormal ou regurgitação na valva tricúspide; a maioria dos cavalos apresenta alguns pequenos jatos de regurgitação tricúspide à avaliação com Doppler colorido; use o modo M colorido e o Doppler espectral para avaliar o tempo e a velocidade de pico. Regurgitação tricúspide de alta velocidade (> 3,2 m/s): também exclua hipertensão pulmonar, defeito extenso do septo ventricular, obstrução do fluxo ventricular direito

Ventrículo direito
- Dilatação: descarte insuficiência tricúspide grave, sobrecarga crônica de pressão no ventrículo direito, insuficiência cardíaca congestiva biventricular, comunicação interatrial, comunicação interventricular extensa, insuficiência pulmonar grave, taquiarritmia persistente
- Hipertrofia: descarte defeito extenso do septo ventricular (irrestrito), hipertensão pulmonar, estenose pulmonar (rara), tetralogia de Fallot (rara) ou cardiopatia congênita complexa
- Bandas ventriculares médias: descarte o ventrículo direito de duas câmaras (verifique se há defeito do septo ventricular); lembre-se de que a banda moderadora do ventrículo direito pode ser muito proeminente em cavalos
- Tecido hiperecoico: descarte fibrose miocárdica.

Trato de saída do ventrículo direito, valva pulmonar e artéria pulmonar
- Identifique as cúspides valvares e o seu movimento durante o ciclo cardíaco; se houver suspeita de lesão da valva pulmonar, também interrogue com o transdutor em posição cranial esquerda
- Cúspides espessas, fundidas ou hipoplásicas: descarte estenose ou displasia congênita (rara)
- Tremulação diastólica da valva pulmonar: descarte insuficiência valvar
- Tremulação sistólica da valva pulmonar: estado de fluxo normal ou alto
- Ausência de separação sistólica da valva pulmonar: descarte baixo débito cardíaco, arritmia, estenose
- Ausência ou dilatação da artéria pulmonar: descarte atresia pulmonar ou hipoplasia da artéria pulmonar
- Dilatação da artéria pulmonar: descarte hipertensão pulmonar, *shunt* da esquerda para a direita, dilatação pós-estenótica por estenose pulmonar (rara), ruptura da aorta no lado direito do coração ou da artéria pulmonar (rara)
- Os estudos com Doppler podem ser usados para identificar fluxo anormal na artéria pulmonar, inclusive a rara estenose pulmonar (alta velocidade), aumento da velocidade do fluxo em um *shunt* da esquerda para a direita e persistência do ducto arterioso em neonatos. A regurgitação pulmonar é normal; a regurgitação pulmonar de alta velocidade indica hipertensão pulmonar

Considerações técnicas. O equipamento ultrassonográfico deve ter um transdutor *phased array* que trabalhe em frequências de 1,5 a 3,5 MHz. De modo geral, o exame harmônico do tecido melhora a qualidade da imagem, sobretudo em campo distante e cavalos grandes, com maior relação sinal-ruído, melhor contraste e maior resolução espacial. A profundidade de penetração deve ser de pelo menos 25 a 30 cm para exame do coração de um cavalo adulto. Por convenção, a imagem é geralmente com a parte do coração mais próxima do transdutor na parte superior da tela. A gravação simultânea de um ECG de superfície é necessária e permite a determinação do tempo exato dos eventos de fluxo e das medidas ecocardiográficas. Os sistemas modernos de ecocardiografia permitem o armazenamento digital de dados brutos de quadros estáticos e *cine loop*. Isso é muito importante, pois reduz o tempo de contato com o paciente e permite o pós-processamento e a análise *off-line* dos dados armazenados.

Duas modalidades de imagem, os modos de movimento (modo M) e bidimensional (2D, modo B ou corte transversal), são amplamente utilizados. Com a adição de estudos de Doppler ou ecocardiografia com contraste, o fluxo sanguíneo pode ser detectado em relação às imagens nos modos 2D e M (Boxe 9.11, Figuras 9.20 a 9.25; ver também Figura 9.5).[56,344,590,591]

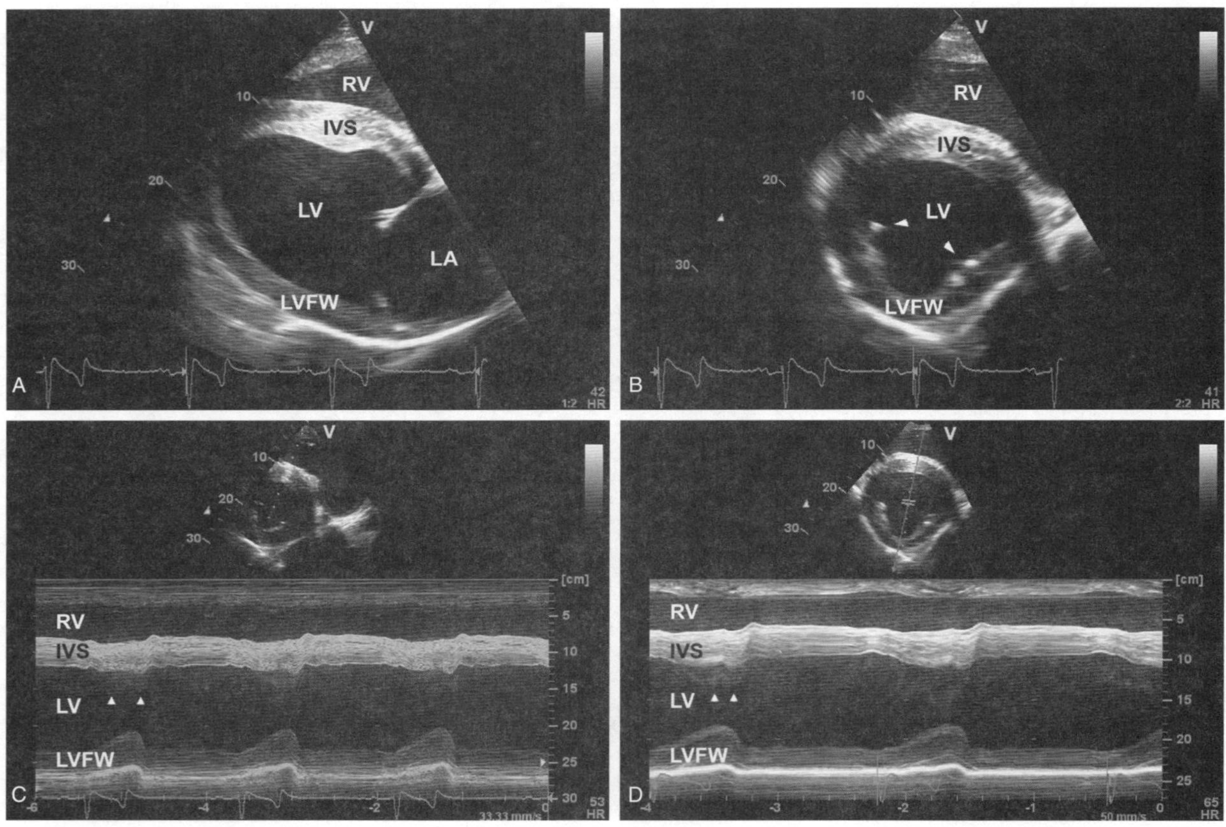

Figura 9.20 Projeções ecocardiográficas padrões para avaliação do tamanho e função do ventrículo esquerdo. **A.** Projeção lateral direita de quatro câmaras em eixo longo centralizado no ventrículo esquerdo (LV). O transdutor é posicionado no quarto espaço intercostal direito, um pouco acima do olécrano, em ângulo caudal e girado em sentido horário até a posição de 1 hora. Pequenas alterações na colocação do transdutor podem ser necessárias para otimização do plano da imagem. Essa projeção é mais adequada para avaliação das estruturas, dimensões e função mecânica do LV. Como essa imagem está centralizada no LV, o átrio esquerdo (LA) pode não ser visualizado por completo durante todo o ciclo cardíaco. A avaliação do lado direito do coração é limitada por causa da sua posição anatômica, sua geometria complexa e sua visualização em campo estreito e próximo do setor de imagem. **B.** Projeção paraesternal direita em eixo curto do LV à altura das cordas tendíneas (*pontas de seta*). Essa visualização é obtida girando o transdutor em 90 graus em sentido horário a partir da visualização de quatro câmaras. É comumente usada para medir o diâmetro e a área, respectivamente, do LV e avaliar sua função sistólica. **C.** Projeção paraesternal direita em eixo curto (*superior*) e modo M correspondente (*inferior*) do LV à altura das cordas tendíneas. O movimento do septo interventricular (IVS) e da parede livre do ventrículo esquerdo (LVFW) é exibido ao longo do tempo. O ventrículo direito (RV) e a parede livre do ventrículo direito são exibidos no campo próximo. Uma pequena quantidade de contraste de eco espontâneo é frequentemente vista no lúmen ventricular (*pontas de seta*). A medida da espessura da parede e das dimensões internas do LV, a avaliação do movimento septal e o cálculo da fração de encurtamento do LV permitem a determinação do tamanho do LV e sua função sistólica. D, Imagem anatômica em modo M (AMM) do LV (*inferior*), reconstruída a partir de uma gravação em *cine loop* 2D armazenada digitalmente de uma projeção paraesternal direita em eixo curto à altura das cordas tendíneas (*superior*). Observe que o cursor da AMM (*linha verde*) pode ser posicionado livremente na imagem 2D, independente do ápice do setor, para dividir o IVS, a cavidade do LV e o LVPW em duas partes iguais ao longo do ciclo cardíaco. (De Schwarzwald CC. Ultrasonography of the heart. In: Kidd JA, Lu KG, Frazer ML et al. *Atlas of equine ultrasonography*. Wiley, Oxford, UK; 2014. Reproduzida com permissão de John Wiley & Sons, Ltd.)

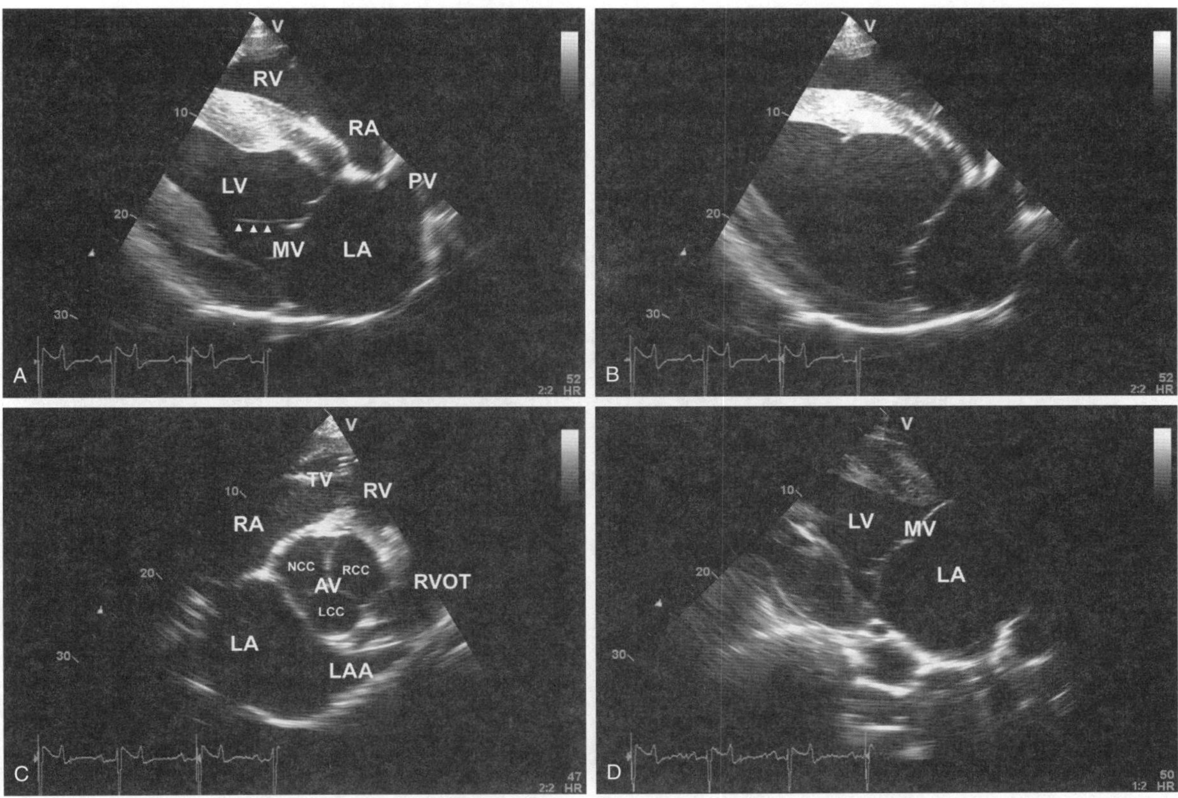

Figura 9.21 Projeções ecocardiográficas padrão para avaliação do tamanho e função do átrio esquerdo. **A** e **B.** Projeção paraesternal direita de quatro câmaras, centralizada no átrio esquerdo (*LA*), para visualização dessa estrutura em sua totalidade por todo o ciclo cardíaco. A uma profundidade de imagem de 30 cm, essa projeção é mais adequada para avaliação do aparelho da valva mitral (*MV*), as dimensões do LA e sua função mecânica. Somente em casos raros (p. ex., raças gigantes de tração, cavalos com cardiomegalia grave), o AL não pode ser exibido na íntegra nessa janela. **A.** Imagem gravada no final da sístole ventricular, um quadro antes da abertura da MV, quando o LA está em suas dimensões máximas. As cordas tendíneas são vistas na cavidade do ventrículo esquerdo (*LV*) (*pontas de seta*). **B.** Imagem registrada no final da diástole, logo após o fechamento da MV, quando o LA está em suas dimensões mínimas. Observe a mudança óbvia nas dimensões do LA em um único ciclo cardíaco (ou seja, entre **A** e **B**), indicando a importância do momento das medidas das dimensões do LA. De modo geral, as dimensões do LA devem ser avaliadas ao final da sístole ventricular (**A**). **C.** Projeção paraesternal direita em eixo curto à altura da valva aórtica. Essa projeção é obtida girando o transdutor em 90 graus em sentido horário a partir da projeção paraesternal direita do trato de saída do ventrículo esquerdo (Figura 9.22 A). Nessa projeção, a valva aórtica (*AV*) com suas três cúspides é visível no centro da imagem. As estruturas circundantes são o átrio direito (*RA*), a valva tricúspide, o ventrículo direito (*RV*), o trato de saída do ventrículo direito (*RVOT*), o LA e apêndice atrial esquerdo (*LAA*). A aparente separação triangular (na posição de 12 horas), evidente entre a cúspide não coronária (*NCC*) e a cúspide coronária direita (*RCC*), é um achado normal e não representa uma anomalia. Nessa projeção, o tamanho sistólico final do LA e do LAA pode ser medido e comparado com a área aórtica. **D.** Projeção paraesternal esquerda em eixo longo de LA, MV e LV. O transdutor está posicionado no 5° espaço intercostal, ligeiramente acima do olécrano, perpendicular à parede torácica e em ângulo dorsal. Essa projeção é tradicionalmente usada para avaliação das dimensões do LA. No entanto, ao contrário das projeções paraesternais direitas (**A** e **B**), geralmente não permite a obtenção de imagens do AL em sua totalidade por causa da interferência da borda pulmonar ventral. A geração de imagens de LA e MV de uma janela torácica esquerda, porém, fornece mais informações e deve complementar as projeções paraesternais direitas. LCC, cúspide coronária esquerda da valva aórtica; PV, veia pulmonar; TV, valva tricúspide. (De Schwarzwald CC. Ultrasonography of the heart. In: Kidd JA, Lu KG, Frazer ML et al. *Atlas of equine ultrasonography*. Wiley, Oxford, UK; 2014. Reproduzida com permissão de John Wiley & Sons, Ltd.)

O *ecocardiograma em modo M* é uma imagem única transversal do coração (ver Figuras 9.5, 9.20 e 9.23).[56,344,590,591] O movimento das estruturas cardíacas (eixo vertical) é exibido ao longo do tempo, no eixo horizontal. O ECG é gravado para fornecer uma referência de tempo, e a profundidade das estruturas cardíacas em relação ao transdutor é exibida em centímetros. A visualização dos movimentos característicos das estruturas cardíacas permite que o profissional experiente avalie e quantifique a anatomia e a função cardíaca. A alta taxa de amostragem do estudo no modo M o torna excelente para visualização de estruturas em vibração rápida, como a cúspide mitral oscilante na regurgitação aórtica (ver Figura 9.23 D).[554]

O *ecocardiograma bidimensional (2DE)* gera uma imagem de varredura do feixe de ultrassom pelo coração para a produção de quadros setorizados (ver Figuras 9.20 a 9.22).[56,344,590,591] Na ecocardiografia transtorácica convencional, o profissional direciona manualmente o transdutor de imagem para obter um plano tomográfico adequado. A imagem em formato de torta apresenta profundidade e largura, mas não espessura significativa. Consequentemente, diferentes planos de imagem devem ser usados para avaliação tridimensional do coração. Esses planos de imagem são designados como projeções de eixo longo (sagitais), eixo curto (coronais), apicais (quando o transdutor está próximo ao ápice esquerdo) e angulares (híbridas). Devido a restrições anatômicas, a obtenção de imagens apicais é difícil ou impossível, exceto em potros. Por convenção, nos registros em eixo longo e eixo curto, as regiões dorsais do coração (átrios, base) e as regiões craniais do coração (trato de saída do ventrículo direito), respectivamente, são exibidas à direita da tela.

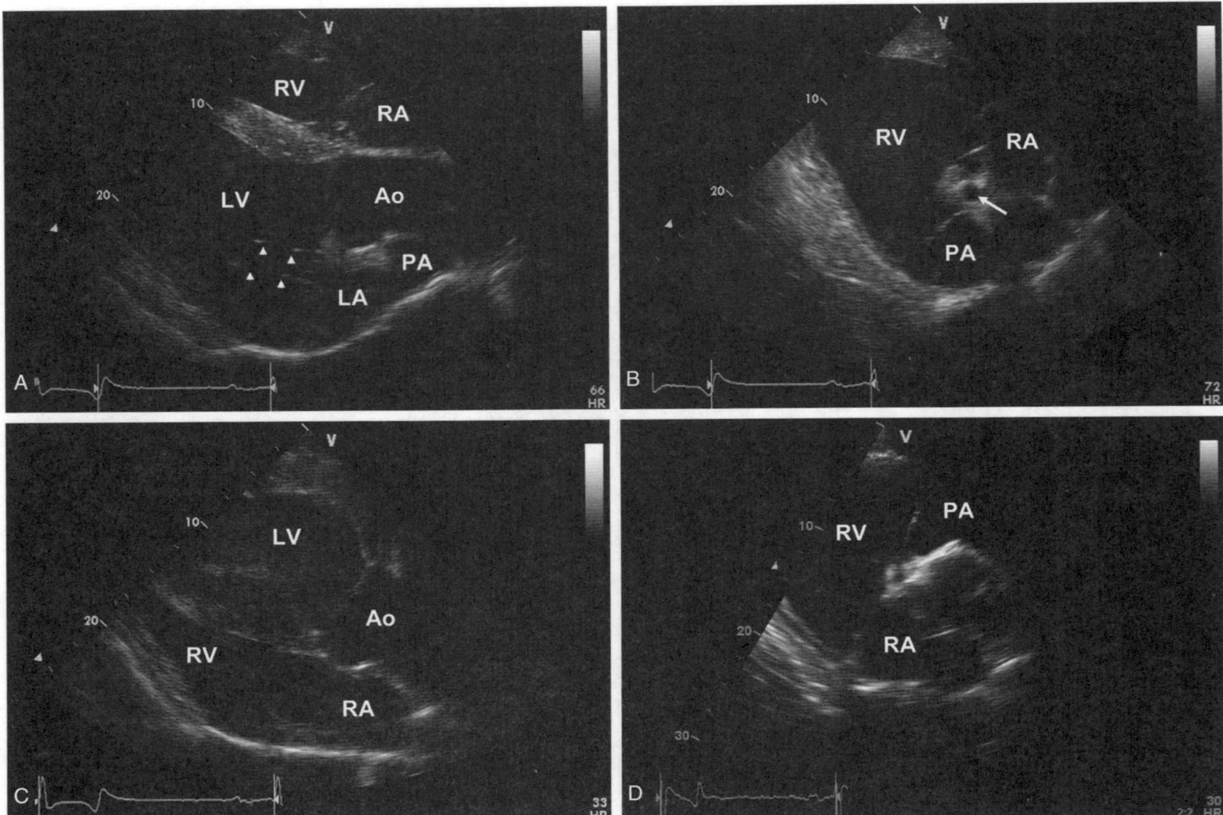

Figura 9.22 Projeções ecocardiográficas padrão para avaliação dos grandes vasos. **A.** Projeção paraesternal direita em eixo longo do trato de saída do ventrículo esquerdo (*LVOT*). A partir de uma projeção em quatro câmaras, o transdutor é angulado de forma mais cranial, inclinado em sentido dorsal e girado até a posição de 2 horas para obter essa projeção. É mais adequada para avaliação das estruturas, dimensões e função da valva aórtica, do seio de Valsalva, da aorta ascendente (*Ao*) e da artéria pulmonar (*PA*). O tamanho da PA deve ser menor que o diâmetro da aorta. **B.** Projeção paraesternal direita em eixo longo do trato de saída do ventrículo direito (*RVOT*). A partir da projeção LVOT (**A**), o transdutor é inclinado em sentido cranial para obtenção dessa projeção; ocasionalmente, o transdutor deve ser movido para um espaço intercostal mais cranial. O átrio direito (*RA*), a valva tricúspide, o ventrículo direito (*RV*), o RVOT, a valva pulmonar, a artéria pulmonar (*PA*) e a artéria coronária direita em corte transversal (*seta*) podem ser visualizados. **C.** Projeção paraesternal esquerda em eixo longo do LVOT. O transdutor está posicionado no 5° ou 4° espaço intercostal, um pouco acima do olécrano e em leve ângulo cranial. **D.** Projeção paraesternal esquerda em eixo longo do RVOT. A partir da projeção do LVOT (**C**), o transdutor é movido para um espaço intercostal mais cranial para obtenção desta imagem. LA, átrio esquerdo; LV, ventrículo esquerdo. (De Schwarzwald CC. Ultrasonography of the heart. In: Kidd JA, Lu KG, Frazer ML. et al. *Atlas of equine ultrasonography*. Wiley, Oxford, UK; 2014. Reproduzida com permissão de John Wiley & Sons, Ltd.)

O campo 2D é constantemente atualizado para a visualização do movimento cardíaco em tempo real, em taxas (*frame rates*) típicas de amostragem de 20 a 40 quadros/s; a taxa de atualização é inversamente relacionada à profundidade da penetração e ao ângulo de campo. Nas ecocardiografias totalmente digitais, a quantidade de quadros por segundo é muito maior, em geral superior a 60/s. Aplicações mais recentes, como o modo M anatômico com base em 2DE[345] ou o *speckle tracing* 2D,[161,168,346-348] exigem *frame rate* entre 40 e 90 Hz para a obtenção de resolução temporal suficiente. A interpretação humana costuma ser limitada a 32 quadros/s, de modo que os registros feitos em *frame rates* maiores exigem reprodução em câmera lenta para análise detalhada. O ecocardiograma 2D permite avaliação da anatomia cardíaca, detecção de lesões estruturais macroscópicas, avaliação subjetiva e mensuração das dimensões da câmara e dos vasos e avaliação da função atrial esquerda e ventricular esquerda.

O *ecocardiograma de contraste*,[599] em que soro fisiológico é usado para delinear o caminho do fluxo sanguíneo, é especialmente útil para a detecção de *shunts* da direita para a esquerda em potros, inclusive persistência do forame oval (ver Figura 9.24 D).

O *ecocardiograma com Doppler* tem como base o princípio do Doppler para medir o sentido e a velocidade das hemácias que passam pelo coração (ver Figuras 9.5 e 9.25).[56,71,208,279-281,285,297,311,313,340,344,391,558,560,563,590,591,600-602] Na ecocardiografia com Doppler, uma parte do ultrassom emitido pelo transdutor alcança as hemácias. Esses alvos fazem com que o ultrassom seja refletido de volta para o transdutor. Como as hemácias constituem uma "fonte" móvel de ultrassom (refletido), as ondas sonoras que voltam alcançam uma frequência um pouco diferente das originais (a "frequência de carreamento"). O equipamento de ecocardiografia registra a mudança da frequência de Doppler, o que permite o cálculo da velocidade e do sentido das hemácias em relação ao transdutor. As informações são exibidas como um espectro Doppler, com o tempo no eixo horizontal, o sentido do fluxo em relação ao transdutor acima (aproximação) ou abaixo (distanciamento) de uma linha basal zero e a velocidade calculada da hemácia no eixo vertical. A alteração de fluxo, como por um orifício de regurgitação ou defeito do septo ventricular, gera um espectro de alta velocidade e com maior variação de velocidade. Em todas as modalidades de Doppler, o alinhamento paralelo ao sentido de movimentação do alvo é crucial, porque o ângulo excessivo de interrogação (ou seja, superior a 20 graus) subestima as velocidades. Portanto, tecnicamente, as velocidades só podem ser medidas com acurácia se o sangue fluir paralelamente ao feixe de ultrassom (isto é, se aproximando ou se distanciando do transdutor), mas não se o sangue se mover no sentido perpendicular ao feixe de ultrassom. A maioria dos equipamentos de ecocardiografia oferece correção digital do ângulo, que pode ser aplicada ao vivo ou no pós-processamento para a correção matemática das velocidades medidas. No entanto, essa função não deve ser aplicada para medições com Doppler do fluxo sanguíneo intracardíaco, porque o sentido exato do fluxo nas câmaras cardíacas é desconhecido e não pode ser derivado dos sinais de Doppler; além disso, a correção do ângulo pode superestimar a velocidade e a gravidade da lesão.

Os métodos com *Doppler de ondas pulsadas (PW)* medem o sentido e a velocidade das hemácias em uma certa área do coração ou da circulação, que pode ser determinada pelo veterinário por meio da colocação do volume da amostra nas câmaras ou nos vasos cardíacos. A *imagem de Doppler colorido* é um exemplo mais refinado da tecnologia de ondas pulsadas, em que o fluxo em direção ao transdutor é codificado em vermelho e o fluxo que se afasta do transdutor é representado em azul. A velocidade calculada é exibida em tons relativos dessas cores, e verde ou amarelo são adicionados ao mapeamento de fluxo para identificar "turbulência". As cores permitem a sobreposição de informações de fluxo na imagem em modo 2D ou M (ver Figura 9.25). Embora existam desafios técnicos substanciais em termos de penetração e número de quadros por segundo, a imagem com Doppler colorido é útil em cavalos, porque uma grande área do coração pode ser analisada quanto a distúrbios no fluxo; isso também é chamado de "mapeamento colorido do fluxo" (CFM). É muito mais fácil, por exemplo, encontrar um jato de regurgitação mitral com imagens em Doppler colorido do que com outros métodos de Doppler. Uma limitação importante do Doppler colorido diz respeito à resolução temporal. Dependendo do sistema utilizado, o número de quadros por segundo à interrogação pode ser muito baixo (em geral menor que 10/s). Portanto, é obrigatório cronometrar os eventos de fluxo com Doppler espectral ou colocar o cursor no modo M para registro do evento pela ecocardiografia em modo M. Em muitos casos, o exame no modo M em cores é mais simples e oferece excelente resolução temporal, reduzindo erros de interpretação. Essa cronometragem do fluxo sanguíneo impede a má interpretação de sinais normais de "refluxo" relacionados ao fechamento da valva ou o diagnóstico de um evento de fluxo diastólico como sistólico.

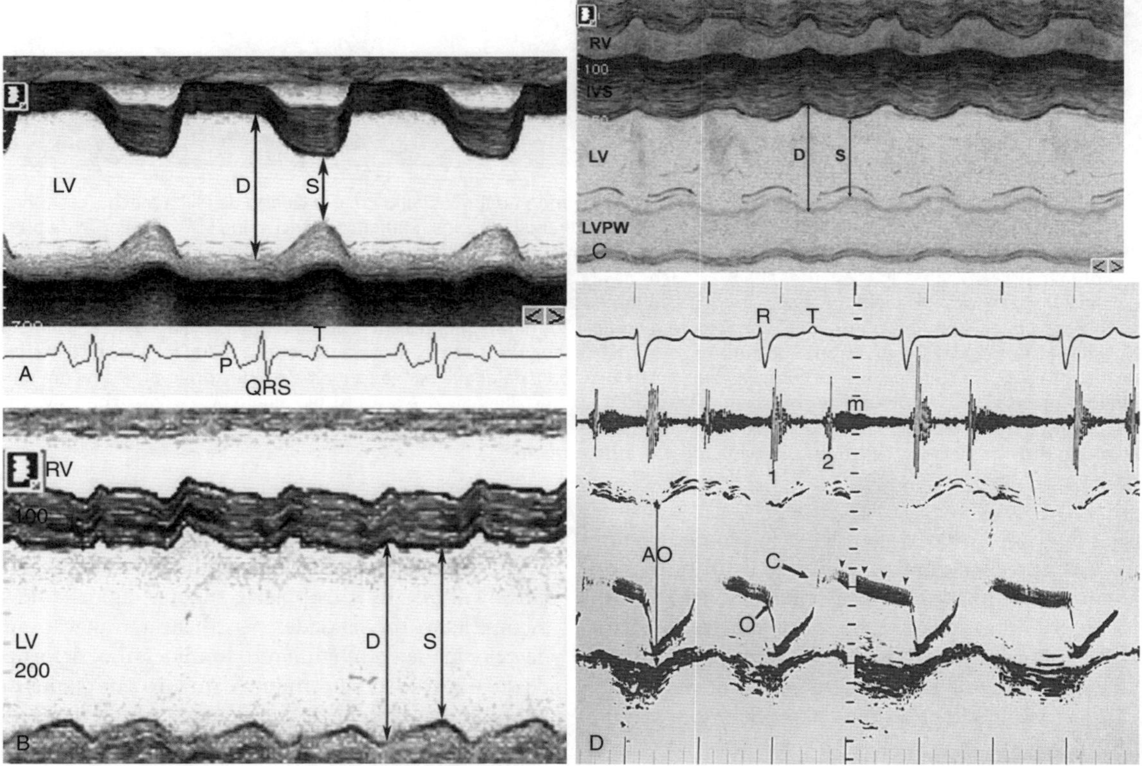

Figura 9.23 Ecocardiografia em modo M. **A.** O modo M mostra um ventrículo esquerdo (*LV*) hiperdinâmico em um cavalo com regurgitação mitral (*MR*) aguda. A mudança significativa nas dimensões do LV entre a diástole (*D*) e a sístole (*S*) é notável e típica de sobrecarga volumétrica com função ventricular preservada. Além disso, a menor resistência à ejeção de sangue no átrio esquerdo (*LA*) exacerba o encurtamento ventricular. A calibração da profundidade em milímetros é mostrada à esquerda. **B.** Registro pelos ventrículos, demonstrando diminuição da função sistólica e da fração de encurtamento do LV. Esse padrão de contração pode ser causado por miocardite, lesão miocárdica (p. ex., monensina), cardiomiopatia dilatada idiopática, sobrecarga volumétrica crônica, taquicardia ventricular (*VT*) prolongada ou administração de inotrópicos negativos. A calibração da profundidade em milímetros é mostrada à esquerda. **C.** Ecocardiograma em modo M dos ventrículos em um cavalo com amiloidose cardíaca. A função sistólica global do LV é ligeiramente menor. O IVS e a LVPW são espessados. O IVS também parece hiperecoico em relação à parede do RV. A LVPW no campo distante é menos ecogênica devido à atenuação de ecos. O ventrículo direito (*RV*) continha ecocontraste espontâneo. A calibração da profundidade em milímetros é mostrada à esquerda. **D.** Exame de um cavalo com regurgitação aórtica (*AR*) e fibrilação atrial (*AF*), demonstrando vibração diastólica fina em uma cúspide da valva aórtica (*setas pequenas*). A raiz da aorta (*AO*) e a abertura (*O*) da valva e o seu fechamento (*C*) são indicados. O sopro (*m*) da AR é evidente no fonocardiograma anterior. A primeira (*1*) e a segunda (*2*) bulhas cardíacas estão marcadas. A vibração diastólica da valva mitral (mais comum), da valva aórtica, do septo ventricular ou das paredes da raiz da aorta pode ser observada em cavalos com essa anomalia hemodinâmica. A taxa de amostragem no modo M (aproximadamente 1.000 pulsos/s) é ideal para detecção desses eventos de alta frequência. RV, ventrículo direito; IVS, septo interventricular; LV, ventrículo esquerdo; LVPW, parede periférica do ventrículo esquerdo.

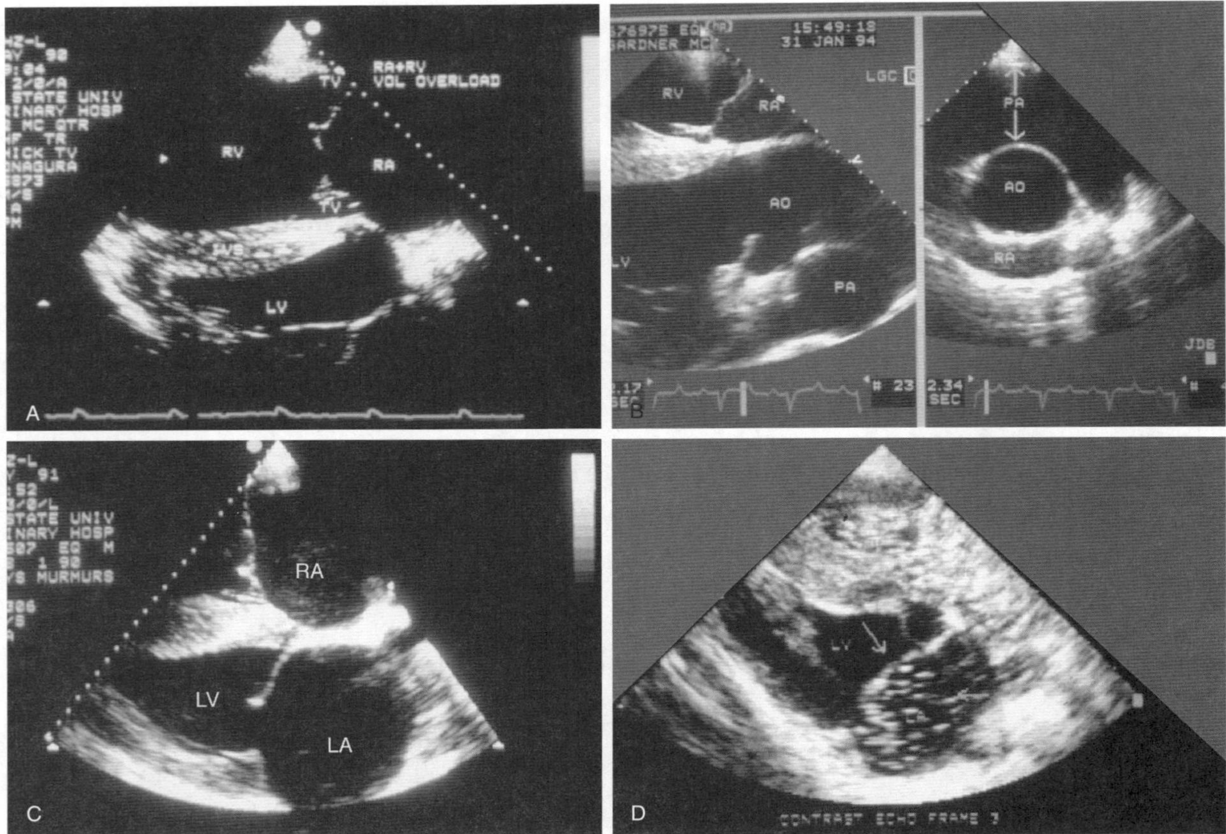

Figura 9.24 Ecocardiogramas bidimensionais (2D). **A.** Imagem do eixo longo do tórax direito em um Quarto de Milha macho, castrado, de 12 anos de idade, com dilatação significativa do ventrículo direito (*RV*) e do átrio direito (*RA*) após regurgitação tricúspide (*TR*) e elevação da pressão arterial pulmonar. Nesse caso, um tumor que obstruiu o fluxo na artéria pulmonar principal causou hipertensão pulmonar. O septo ventricular é plano e ligeiramente protuberante no ventrículo esquerdo (*LV*). **B.** Imagens da aorta ascendente e da artéria pulmonar no hemitórax direito (*painel esquerdo*) e na porção cranial do hemitórax esquerdo. A avaliação do diâmetro da artéria pulmonar em relação à aorta auxilia a identificação da hipertensão pulmonar. **C.** Dilatação biatrial em um potro Puro-Sangue com regurgitação mitral (*MR*), hipertensão pulmonar, fibrilação atrial (*AF*) e insuficiência cardíaca congestiva (*ICC*). Os dois átrios são arredondados e parecem túrgidos. Nesse caso, a causa da doença mitral foi a valvulite mitral linfocítica-plasmocitária idiopática. **D.** Ecocardiograma de contraste demonstrando *shunt* da direita para a esquerda à altura do forame oval em um potro com doença respiratória grave. O soro fisiológico gera ecocontraste, opacifica o átrio direito (*RA*) e o ventrículo direito (*RV*) e preenche visivelmente o átrio esquerdo (*LA*) (*setas*), embora o LV ainda não tenha sido opacificado. Essa técnica é fácil e prática para demonstrar *shunts* da direita para a esquerda em septos cardíacos. RA, átrio direito; LV, ventrículo esquerdo; LA, átrio esquerdo.

As técnicas de Doppler PW espectral e colorido podem fornecer informações precisas sobre a localização de distúrbios de fluxo, mas não medem o fluxo de alta velocidade de maneira fidedigna. O fluxo de alta velocidade ocorre quando as hemácias são ejetadas das zonas de pressão alta para zonas de pressão baixa por valvas incompetentes ou estenóticas e *shunts* intracardíacos e extracardíacos (desde que haja uma diferença de pressão no defeito). De modo geral, uma vez que as velocidades são superiores a 2,5 m/s em qualquer sentido, parte do sinal de retorno é exibida no sentido incorreto. Esse problema é chamado de sinal de "*alias*" (frequência fantasma; ver Figura 9.25).[56,344,590,591] A quantificação do fluxo em alta velocidade requer uma terceira modalidade, o *Doppler de alta frequência de repetição de pulso (HPRF)* ou o *Doppler de ondas contínuas (CW)*. O Doppler de ondas contínuas tem capacidade praticamente ilimitada para registro de velocidades muito altas, mas não permite a discriminação espacial obtida com as modalidades de Doppler PW.

Nos últimos anos, métodos ecocardiográficos mais avançados, como *Doppler tecidual*[161,168,286,289,349,572,574,575,603,604] e *speckle tracking em 2D (2D strain)*[161,168,346-348,575,603] (com base em registros convencionais 2DE *cine loop* e independentes do princípio de Doppler), foram investigados em cavalos para complementar os métodos tradicionais ecocardiográficos em 2D, modo M e Doppler e superar algumas de suas limitações. Essas modalidades permitem a avaliação quantitativa da velocidade de movimento do miocárdio, deformação, taxa de deformação, deslocamento e rotação nos planos de imagem longitudinal, radial e circunferencial e podem ser mais sensíveis para avaliação da função miocárdica regional ou global em equinos. O Doppler tecidual é uma ferramenta promissora para avaliação da função diastólica do VE[164,366,575] e o *speckle tracking* em 2D pode auxiliar a detecção e quantificação da disfunção sistólica do VE em cavalos com doença miocárdica (Figura 9.49, adiante neste capítulo)[161,164,575] e a quantificação em ecocardiogramas de estresse.[168] No entanto, as aplicações clínicas e o valor agregado em relação aos métodos ecocardiográficos tradicionais precisam de mais definições.

Avaliação das dimensões da câmara. Um dos principais objetivos da ecocardiografia é a detecção da dilatação ou hipertrofia da câmara cardíaca e a classificação do aumento (se presente) como brando, moderado ou grave. As dimensões da câmara fornecem informações importantes sobre hemodinâmica, remodelamento da câmara e gravidade da doença cardíaca. A avaliação das dimensões do AE e do VE deve ter como base uma abordagem integrativa que combine a avaliação subjetiva e de múltiplas medidas da ecocardiografia em 2D e modo M (ver Figuras 9.20 a 9.23).[168,287,289,344,345,576,591,595]

As dimensões internas do VE e a espessura de sua parede, respectivamente, são medidas a partir de uma projeção de eixo curto paraesternal direito ou de quatro câmaras paraesternais à direita usando gravações no modo 2DE ou M (ver Figura 9.20).[344] As medidas lineares da dimensão menor do VE podem não descrever muito bem o tamanho e a geometria reais dessa câmara cardíaca, pois a dilatação assimétrica do VE e as alterações dimensionais ao longo do eixo principal do ventrículo são negligenciadas. Do mesmo modo, a medida linear da espessura da parede pode não ser uma estimativa precisa da massa do VE, principalmente do espessamento assimétrico, ou se o cursor do modo M cruzar um músculo papilar ou não conseguir obter informações da parte mais espessa da parede. Além disso, o posicionamento padronizado do cursor no modo M pode ser desafiador e difícil de verificar em três dimensões. Essa limitação pode ser parcialmente superada pelo uso da tecnologia anatômica do modo M, que permite a orientação livre da linha do cursor dentro do plano de imagem de maneira independente do ápice do setor (ver Figura 9.20 D).[345] Medidas que consideram a área do eixo curto (em vez de diâmetro) e o comprimento do VE (ou seja, vários modelos de comprimento da área e o método de discos de Simpson) podem ser estimativas mais precisas das dimensões internas e da massa do VE (ver Figura 9.20 A e B).[168,297,306,344] A acurácia desses métodos, por outro lado, é limitada pela dificuldade de medida do eixo longo verdadeiro do VE por 2DE devido à forma da câmara cardíaca e ao movimento de translação do VE durante a contração e o relaxamento. Além disso, todos os índices volumétricos convencionais são calculados com base em várias suposições e aproximações geométricas e, portanto, podem estar sujeitos a erros. No entanto, além das medições lineares convencionais, deve-se considerar o uso de medições de área e estimativas de volume para quantificação das dimensões da câmara, principalmente nos casos em que a avaliação subjetiva e as medições convencionais geram resultados ambíguos.

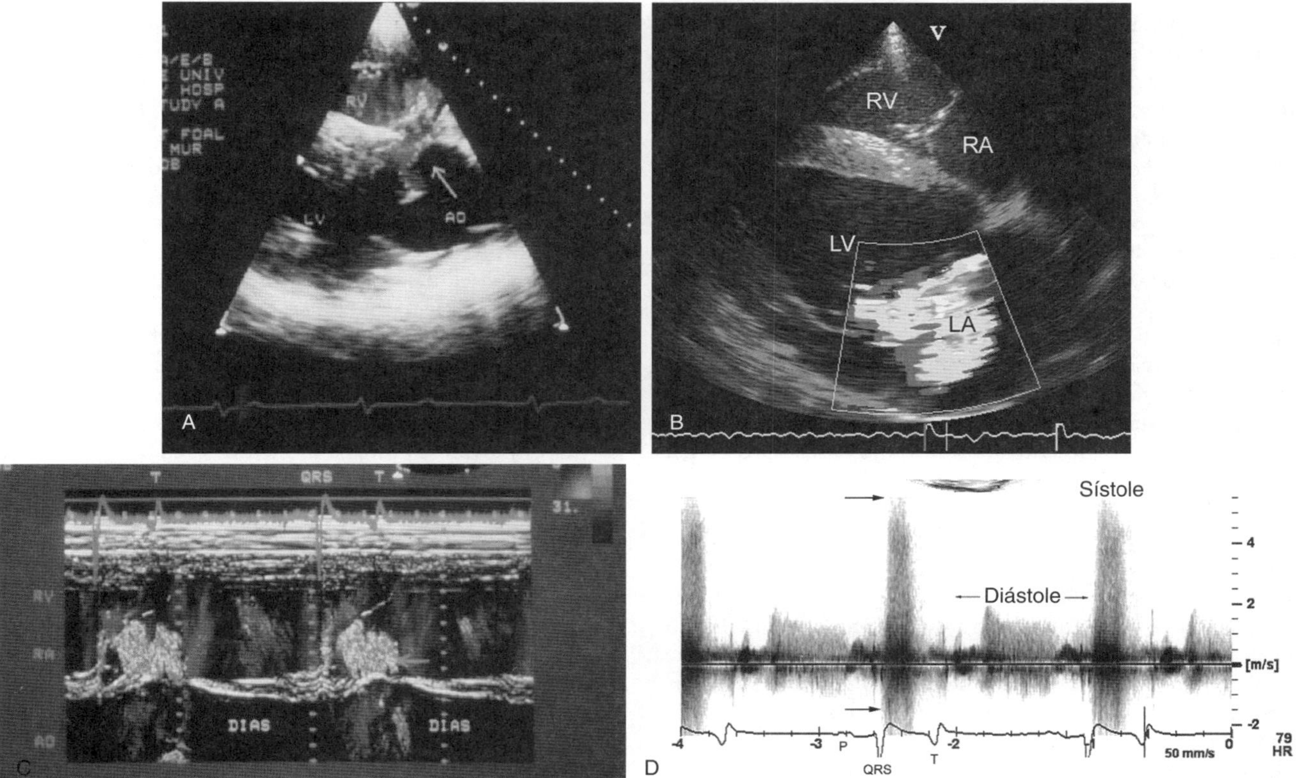

Figura 9.25 Representações em preto e branco dos ecocardiogramas com Doppler colorido, demonstrando o mapeamento do sangue pelo coração. **A.** Defeito do septo ventricular (*DSV*) perimembranoso em um potro (*seta*). O padrão de fluxo foi codificado em vermelho e apresenta artefato de *alias* conforme o aumento da velocidade pelo defeito. **B.** *Spray* amplo de regurgitação mitral (*MR*) com movimento do fluxo do ventrículo esquerdo (*LV*) para o átrio esquerdo (*LA*) em um cavalo com prolapso da valva mitral. **C.** Estudo colorido em modo M de um cavalo com regurgitação tricúspide (*TR*). O padrão brilhante de fluxo sistólico, seguindo o QRS do eletrocardiograma (*ECG*), foi mapeado como turbulência no estudo colorido. Esse é um excelente método para cronometrar eventos anormais de fluxo. **D.** Exemplo de ecocardiograma com Doppler espectral de ondas contínuas (*CW*) de um cavalo com DSV e regurgitação aórtica (*AR*) branda. O tempo e as ondas do ECG são mostrados no eixo x, e a velocidade do fluxo é mostrada no eixo y em uma escala de metros por segundo (m/s). O sentido do fluxo em relação ao transdutor também é mostrado; esse fluxo é exibido como um sinal positivo (em relação à velocidade basal zero), enquanto o fluxo que se distancia do transdutor é exibido como um sinal negativo. Um padrão de fluxo em baixa velocidade é evidente na diástole e relacionado ao *shunt* diastólico pelo DSV, com movimentação do fluxo de regurgitação aórtica "fora do ângulo" na linha do cursor (com alinhamento paralelo, a velocidade da AR seria maior [ou seja, > 3,75 m/s]) ou como fluxo transtricúspide contaminado. Na sístole, há um sinal positivo de alta velocidade (> 5 m/s), compatível com um pequeno *shunt* (restritivo) da esquerda para a direita. No entanto, a velocidade máxima não é evidente porque o sinal alcança o limite superior da escala de velocidade (*seta*). O sinal negativo (*seta inferior*) é um sinal de *alias* (caso os filtros de suavização de borda estejam desativados) ou turbulência do DSV no outro sentido. A movimentação da linha de base para baixo ou o aumento da escala de velocidade teria permitido um registro fiel da velocidade de pico. RV, ventrículo direito; RA, átrio direito.

A avaliação do tamanho do AE tem sido tradicionalmente limitada a uma análise subjetiva e à medida do diâmetro da câmara cardíaca a partir de uma projeção de eixo longo paraesternal esquerdo (ver Figura 9.21 D). No entanto, essa projeção geralmente não permite a imagem do AE em sua totalidade por causa da interferência na borda pulmonar ventral. Isso tende a gerar medidas do diâmetro do AE que não são paralelas ao anel da valva mitral ou que são feitas muito próximas ao anel e, portanto, subestimam o verdadeiro diâmetro atrial máximo. Além disso, de modo geral, o momento das medições do AE não é especificado na literatura equina, o que provoca incertezas na comparação de resultados de diferentes estudos. Nos sistemas ecocardiográficos contemporâneos, as projeções em eixo longo e eixo curto paraesternal direito (ver Figura 9.21 A a C) são preferidas porque permitem a visualização do AE em sua totalidade e fornecem marcos anatômicos suficientes para uma medição consistente e confiável das dimensões da câmara.[287,289,576] Além do diâmetro do AE, a avaliação de sua área deve ser considerada porque o aumento pode não ocorrer de maneira uniforme e a geometria da câmara cardíaca pode mudar ao longo do tempo. O tamanho do AE deve ser medido no final da sístole ventricular, um quadro antes da abertura da valva mitral, quando a câmara cardíaca está em sua maior dimensão.

A quantificação objetiva das dimensões do AD e do VD é difícil, porque a forma geométrica do coração direito é complexa e as dimensões internas da AD e da cavidade do VD dependem bastante da localização do transdutor e do plano de imagem. A avaliação subjetiva das câmaras cardíacas direitas em vários planos de imagem é, portanto, importante.

Avaliação da função ventricular esquerda sistólica. A detecção ecocardiográfica da insuficiência miocárdica e a deterioração da função sistólica têm grandes implicações prognósticas. A maioria dos índices utilizados na prática clínica avalia a função sistólica global do VE. É importante perceber que os índices ecocardiográficos da função ventricular sistólica em geral não refletem a contratilidade em si, mas são (em uma extensão variável) influenciados por pré-carga, pós-carga, FC e ritmo cardíaco (ver Figura 9.4).[344,595] De modo geral, é aconselhável usar diversas variáveis ecocardiográficas para avaliar a função sistólica do VE e interpretá-las no contexto dos achados clínicos.

Os índices da fase de ejeção 2D são embasados em medições das dimensões do VE. A fração de ejeção do ventrículo esquerdo (FE VE = VS/VDFVE × 100, onde VS é o volume sistólico e VDFVE é o volume diastólico final do VE) é fundamentada em estimativas geométricas dos volumes ventriculares e tradicionalmente é o índice padrão da função sistólica do VE. A fração de encurtamento do VE (EF VE = [LVIDd – LVIDs]/LVIDd × 100; em que LVIDd e LVIDs são os diâmetros internos de eixo curto do VE no final da diástole e no pico da sístole, respectivamente), é uma aproximação da FE VE e é o índice mais utilizado da função sistólica do VE em equinos. De fato, muitas vezes é o único índice utilizado na ecocardiografia de rotina, já que pode ser facilmente calculado a partir de gravações no modo M (ver Figura 9.23).[306,344,595] No entanto, a dependência desse índice como uma única medida da função do VE pode ser um problema.[168] O EF VE representa, na verdade, o encurtamento relativo do eixo curto do VE em uma única dimensão, desconsiderando o fato de o VE se contrair nas três dimensões. Além disso, pode não ter acurácia quando o movimento do septo interventricular (IVS) e da parede livre do VE (LVFW) não se contraem de modo sincronizado ou quando a linha do cursor não está posicionada de maneira ideal. Em cavalos com insuficiência mitral e função miocárdica normal, o EF VE pode realmente ser elevado por causa do aumento da pré-carga e diminuição da pós-carga. Por outro lado, um EF VE normal na existência de RM grave pode indicar (mas não necessariamente comprova) insuficiência miocárdica.

Medidas com base em área, como a alteração da área fracionária do VE (VE FAC), podem ser menos sensíveis ao movimento assíncrono da parede e permitir a avaliação do encurtamento em duas dimensões. As medidas com base em volume (FE VE, volume sistólico, débito cardíaco) podem ser calculadas com base em estimativas do volume do VE, como já descrito.[168] De modo geral, são consideradas mais precisas e menos influenciadas pela alteração da geometria da câmara. No entanto, existem diferenças e limitações relacionadas ao modelo geométrico usado.[297,306,344,595] Como foi dito, as medidas com base em área e volume da função sistólica do VE devem ser consideradas nos casos em que a avaliação subjetiva e as medidas convencionais fornecem resultados ambíguos.

As estimativas com base em Doppler do volume sistólico (VS) e do débito cardíaco (DC) também são índices da função ventricular global. O VS é calculado pela multiplicação da integral velocidade-tempo (VTI) do sinal de fluxo aórtico ou pulmonar pela área de corte transversal do respectivo vaso.[297,306,307,311,313,344] Essa estimativa ecocardiográfica do VS é bastante limitada, inclusive pela dependência do ângulo das medições de fluxo em Doppler, imprecisões na determinação da área de fluxo e incertezas sobre como medir com exatidão o fluxo e a área de corte transversal (ou diâmetro) de um vaso.[311] Em cavalos adultos, o alinhamento adequado do feixe de Doppler com o fluxo sanguíneo durante a ecocardiografia transtorácica é difícil, e as estimativas de Doppler do VS não são consideradas muito precisas nem confiáveis. O ecocardiograma transesofágico (ETE) permite o alinhamento paralelo entre o feixe de Doppler e o fluxo sanguíneo aórtico em cavalos adultos, e as medidas de DC pelo ETE nesses animais anestesiados apresentaram melhor concordância com a termodiluição do que com a ecocardiografia transtorácica.[309,311,312] Em potros, o alinhamento do feixe de ultrassom com o fluxo sanguíneo pode ser conseguido em planos apicais. Embora isso possa melhorar a acurácia das medidas de DC pelo ecocardiograma com Doppler, foi demonstrado que as medidas volumétricas de 2DE pelo método *bullet* têm melhor concordância com o DC por diluição de lítio do que as estimativas por Doppler.[306] De modo geral, as medidas ecocardiográficas de DC podem ser mais precisas na detecção de alterações agudas ao longo do tempo do que na obtenção de medidas absolutas. A avaliação do VS e do DC pelo Doppler não é realizada rotineiramente em cavalos com doença cardíaca. Na verdade, de modo geral, a disfunção miocárdica deve ser grave para que os índices de fluxo sanguíneo sejam afetados, já que o coração com insuficiência mantém o DC até que os mecanismos de compensação sejam superados. Portanto, as estimativas de VS e DC podem ter relevância limitada na maioria dos cavalos com doença cardíaca.

Os intervalos sistólicos (STIs), inclusive o período de pré-ejeção do VE (PEP), o tempo de ejeção do VE (LVET) e a razão entre os períodos de pré-ejeção e ejeção do VE (PEP/LVET), podem ser medidos a partir de imagens no modo M do movimento da valva aórtica e dos traçados de Doppler do fluxo sanguíneo aórtico, respectivamente.[344,605] Os STIs podem ser indicadores alternativos da função do VE, independentemente da forma e da geometria ventricular, e superiores para o cálculo do FS do VE. No entanto, também são influenciados pela FC e pelas condições de carga de maneira variável.[344] A obtenção de intervalos precisos pode ser difícil por causa da incapacidade de identificação clara do início e do fim da ejeção nos traçados em modo M ou Doppler. Essa limitação pode ser superada pelo uso do Doppler tecidual para medida de STIs.[164,286] O valor clínico dos STIs não foi bem estabelecido em cavalos com doença cardiovascular.

Avaliação da função diastólica. A função ventricular diastólica é mais complexa que a função sistólica. O enchimento ventricular é decorrente da interação dinâmica de relaxamento ventricular ativo, complacência ventricular, pressões de enchimento, restrição pericárdica, interação ventricular e função atrial (ver a discussão anterior). A pós-carga e a contratilidade influenciam ainda mais a função diastólica. Portanto, a avaliação ecocardiográfica da função ventricular diastólica e das pressões de enchimento (em geral, avaliadas em conjunto) é difícil. Em cavalos, a disfunção ventricular diastólica pode certamente atuar na doença pericárdica e miocárdica,[161,164,366] mas a relevância clínica da disfunção diastólica em outros tipos de doenças cardíacas não foi esclarecida e a prevalência de insuficiência cardíaca diastólica é desconhecida.

As velocidades de fluxo transmitral ao Doppler (onda E, onda A, razão E/A, tempo de desaceleração da onda E e inclinação da desaceleração) costumam ser usadas em humanos e pequenos animais para avaliação da função diastólica do VE e pressões de enchimento. No entanto, a utilidade das velocidades de fluxo transmitral é limitada, porque o relaxamento menor associado ao aumento da pressão de enchimento pode provocar "pseudonormalização" dos padrões de enchimento.[594] Além disso, os registros de Doppler PW das velocidades de fluxo transmitral dependem muito do alinhamento com o fluxo sanguíneo e são sensíveis à colocação do volume da amostra em relação à posição da valva mitral. Os perfis de velocidade do fluxo transmitral podem ser registrados em equinos, mas o alinhamento ideal com o fluxo sanguíneo de uma janela apical não é possível em adultos. As medidas da velocidade do fluxo transmitral em cavalos não são confiáveis e podem não ser adequadas para a detecção de pequenas alterações na função diastólica do VE.[281,287,289] No entanto, se houver diminuição ou reversão acentuada da razão E/A, deve-se suspeitar de disfunção diastólica.[164] O Doppler tecidual pode fornecer outros índices embasados em velocidade e tempo, de obtenção mais fácil, capazes de auxiliar a avaliação da função diastólica do VE em cavalos.[161,164,286,366]

Avaliação da função atrial esquerda. A função do AE é raramente considerada durante a ecocardiografia de rotina, e a relevância clínica da disfunção dessa câmara cardíaca em cavalos não é bem conhecida. No entanto, a função do AE é menor em cavalos com fibrilação atrial (FA), e a disfunção contrátil persistente dessa câmara cardíaca pode ser detectada em equinos após a conversão da FA em ritmo sinusal, provavelmente por causa do remodelamento atrial induzido pela FA.[289-291] O tamanho e a função mecânica do AE podem ser facilmente avaliados em equinos com variáveis 2DE, inclusive alterações em sua área e área fracionária (ver Figura 9.21).[287,289-291] Mais estudos são necessários para determinar a relevância clínica da disfunção mecânica do AE na existência de doença cardíaca em cavalos.[576]

Avaliação da regurgitação valvar. A tecnologia Doppler dos atuais sistemas ecocardiográficos é muito sensível para detectar regurgitação valvar e deve-se tomar cuidado para não interpretar demais os achados do exame, principalmente em animais saudáveis, sem anomalias clínicas ou sopros cardíacos. A avaliação da regurgitação valvar deve ser realizada por uma abordagem qualitativa e quantitativa integrada, combinando exame clínico (inclusive ausculta de um sopro típico) e achados ecocardiográficos. A medida das dimensões da câmara cardíaca fornece informações sobre a relevância hemodinâmica da insuficiência valvar crônica. O tempo e o sentido anormais do fluxo transvalvar, bem como as turbulências do fluxo, podem ser detectados pelo ecocardiograma com Doppler colorido 2D, modo M colorido e Doppler espectral. O sinal regurgitante na "câmara receptora" pode ser interrogado em vários planos para identificação da origem, extensão, tempo e duração da regurgitação.[74] No entanto, é importante perceber que o ecocardiograma com Doppler colorido apenas descreve o sentido e a velocidade do fluxo sanguíneo, mas não o fluxo volumétrico absoluto. O sinal regurgitante derivado do Doppler é bastante influenciado pelas configurações de ganho, sentido do fluxo, tamanho e forma do orifício, pressão motriz e características da câmara receptora. A quantificação da regurgitação por avaliação da intensidade do sinal regurgitante ao Doppler espectral ou a medida da área de regurgitação dentro da câmara receptora não é, portanto, muito precisa nem confiável.

Avaliação hemodinâmica. A carga hemodinâmica imposta ao coração por distúrbios cardíacos pode ser estimada pela combinação de informações ecocardiográficas sobre o tamanho da câmara, a espessura da parede, o movimento miocárdico, a função sistólica e diastólica do VE e o fluxo sanguíneo intracardíaco. Os estudos com Doppler podem ser usados para avaliação das pressões intracardíacas e dos gradientes de pressão. Os gradientes de pressão normais que conduzem o fluxo sanguíneo pelo coração, valvas e vasos grandes variam de 0,25 a 1,5 m/s. Velocidades anormalmente altas podem ser observadas em muitas doenças cardíacas, inclusive defeitos do septo ventricular e regurgitações valvares, nas quais os gradientes de pressão direcionam o sangue por um orifício restritivo. Os gradientes de pressão são reflexos das pressões intracardíacas normais ou consequências de pressões patologicamente aumentadas. Eles podem ser estimados por ecocardiograma com Doppler, empregando-se a equação simplificada de Bernoulli ($dp = 4 \times v_{máx}^2$, em que dp é o gradiente de pressão em mmHg e $v_{máx}$ é a velocidade de pico em m/s). As principais indicações para medir os gradientes de pressão em equinos são a avaliação de defeitos do septo ventricular (por meio de interrogação do fluxo de derivação) e o diagnóstico de hipertensão pulmonar (por interrogação do fluxo regurgitante nas valvas tricúspide e pulmonar).

Se, por exemplo, um pico de velocidade de 4,8 m/s for registrado em um defeito do septo ventricular e se a PA sistêmica sistólica for determinada de maneira não invasiva como 125 mmHg, a pressão sistólica estimada do VD será calculada do seguinte modo:

- Queda de pressão no defeito = $4 \times 4{,}8^2 = 92$ mmHg
- Pressão sistólica estimada do VE = 125 mmHg
- Pressão sistólica estimada do VD = 125 a 92 = 33 mmHg.

Esses achados indicam um defeito septal restritivo, uma lesão que não deve causar problemas para o cavalo, exceto em desempenho muito elevado.

Uma abordagem quantitativa semelhante é usada para estimar a existência ou não de hipertensão pulmonar em caso de identificação de insuficiência tricúspide na ausência de obstrução do trato de saída do ventrículo direito (*i. e.*, velocidade de ejeção da AP inferior a 1,5 m/s). Supondo que o jato possa ser interrogado quase paralelamente ao fluxo, velocidades de pico de regurgitação superiores a 3,2 a 3,4 m/s são sugestivas de pressão sistólica elevada na AP. Esse cálculo requer a estimativa da pressão atrial direita máxima (cerca de 10 mmHg em cavalos sem ICC). Por exemplo, um pico de velocidade regurgitante de 3,8 m/s resultaria em queda de pressão calculada de VD para AD de $4 \times 3{,}8^2 = 58$ mmHg. Quando a estimativa da pressão do AD (10 mmHg) é adicionada, a pressão sistólica estimada da AP é de 68 mmHg. Nos casos de ICC do lado direito, a pressão do AD pode ser assumida como pelo menos 20 mmHg ou medida com mais acurácia com um cateter.

Pressões intravasculares e cateterismo cardíaco

Há uma grande quantidade de literatura derivada de estudos de cateterismo em cavalos e pôneis anestesiados, saudáveis e em pé e anestesiados, além de dados limitados de cateterismo em cavalos com doenças cardíacas.[42,46,47,248,259,298,304,308,309,311-314,317,318,321,352,354,355,367-370,409,410,414,418,419,428,561,606-632] Os dados normais publicados se referem em parte à população e aos métodos de estudo; consequentemente, os intervalos de referência são muito variáveis.[57] Os valores normais também dependem da posição da cabeça e do corpo do cavalo, da influência de tranquilizantes, sedativos ou anestésicos administrados e do tamanho do animal. As variáveis hemodinâmicas que podem ser medidas ou calculadas pelas técnicas de cateterismo são pressão arterial sistólica, diastólica e média nas circulações sistêmica e pulmonar, pressão de oclusão da AP (ou pressão capilar pulmonar em cunha), pressão venosa central (nas veias cavas, perto do átrio direito), pressões intracardíacas (atriais e ventriculares), DC, resistências vasculares sistêmicas e pulmonares e diferença arteriovenosa de oxigênio.[633]

O cateterismo cardíaco no cenário clínico foi amplamente substituído pelo ecocardiograma com Doppler. No entanto, ainda há indicações para o cateterismo cardíaco, especialmente para fins de pesquisa ou na prática clínica, para medida precisa da pressão da AP, determinação da origem da hipertensão pulmonar e diagnóstico de doença pericárdica constritiva oculta. O conhecimento dos princípios gerais dos dados hemodinâmicos e de cateterismo em indivíduos saudáveis e doentes cria uma boa estrutura para entender a avaliação clínica do sistema CV.

As pressões no lado esquerdo da circulação são arteriais sistêmicas, ventriculares esquerdas e atriais esquerdas. A medida da PA sistêmica já foi descrita neste capítulo. As pressões ventriculares esquerdas podem ser medidas por cateterismo percutâneo retrógrado do VE pela artéria carótida, aorta e valva aórtica.[47,259,449,634,635] O cateterismo carotídeo pode ser facilitado pela orientação ultrassonográfica. A translocação subcutânea da artéria carótida foi descrita com fins experimentais para permitir a repetição do cateterismo.[636] As pressões do ventrículo esquerdo em geral são medidas com cateteres *microtip* com sensor de pressão para evitar os artefatos observados durante a utilização de sistemas de cateteres com líquido.[47,259,449,635] A pressão do átrio esquerdo raramente é medida de maneira direta, mas pode ser estimada durante o cateterismo cardíaco do lado direito por meio da pressão capilar pulmonar em cunha, como descrito mais adiante.

A pressão arterial sistêmica está relacionada de maneira diretamente positiva à função sistólica do ventrículo esquerdo, impedância ao fluxo sanguíneo na aorta, resistência vascular sistêmica e FC. As pressões sistólicas na aorta e no ventrículo esquerdo no cavalo em pé geralmente alcançam um pico de cerca de 110 a 130 mmHg (com variação individual).[57,259] A pressão aórtica diastólica tende a ser próxima de 75 mmHg. Um aumento pequeno na FC, de 10 bpm, pode elevar a PA sistêmica em 20 mmHg ou mais acima desses valores. Um gradiente de pressão sistólica de pico entre o VE e o centro da aorta indica uma obstrução na saída do ventrículo esquerdo, algo muito raro em equinos. A pressão diastólica do ventrículo esquerdo reflete a função ventricular diastólica e as pressões de enchimento, bem como o esvaziamento ventricular durante a sístole. A pressão diastólica mais relatada é a final do VE (PDFVE), que é mais alta que a pressão mínima (muitas vezes subatmosférica) do VE no início da sístole. A PDFVE normalmente varia entre 12 e 24 mmHg em cavalos e pôneis em pé e é maior que a PDFVE em humanos ou cães.[21,24,57,259,449,615] O exercício aumenta a pressão diastólica final do átrio e do ventrículo esquerdo.[53,283,284,370,608,610,637] A elevação patológica da PDFVE em repouso indica redução da contratilidade miocárdica, insuficiência ventricular, sobrecarga volumétrica do VE (DSV extenso, regurgitação mitral ou regurgitação aórtica), infiltração miocárdica (linfoma, amiloide), restrição pericárdica ou aumento da rigidez da parede ventricular.

A análise detalhada por computador da pressão do VE permite a derivação de vários índices de função sistólica e diastólica dessa câmara cardíaca. A taxa máxima (*i. e.*, a primeira derivada) da mudança de pressão positiva durante a contração isovolumétrica ($+\, dp/dt_{máx}$) é um índice invasivo clássico da função sistólica ventricular. Do mesmo modo, a taxa máxima de mudança de pressão negativa durante a fase de relaxamento isovolumétrico ($-\, dp/dt_{máx}$) e a constante de tempo do relaxamento isovolumétrico (τ) são considerados os índices de relaxamento ventricular mais confiáveis e menos dependentes da carga.[57,259,633,638] Embora esses índices não sejam obtidos rotineiramente em casos clínicos, são bastante usados para fins de pesquisa.

O cateterismo cardíaco do lado direito é realizado com facilidade na maioria dos cavalos por meio de uma técnica percutânea com anestesia local, colocação de uma bainha de introdução 8 Fr na veia jugular e inserção de um cateter 7 Fr com ponta em balão (Swan-Ganz) de 110 a 120 cm de comprimento pela veia jugular e veia cava cranial até o AD, o VD e a AP. Cateteres mais longos são necessários para toda medida da pressão capilar pulmonar em cunha em cavalos de grande porte, mas devem ser feitos sob medida e não são comercializados. As pressões no AD, VD e AE podem ser aferidas pelo avanço lento do cateter da veia jugular para um ramo lobar da AP. Em geral, isso é realizado em cavalos de pé e guiado pela pressão e, às vezes, ultrassonografia 2D. A colocação do cateter no VD e na AP é bem mais difícil em cavalos em decúbito (p. ex., anestesiados) e, caso as pressões intracardíacas devam ser medidas durante a anestesia, é aconselhável colocar todos os cateteres antes da indução anestésica. Com a ponta do cateter na PA, é possível insuflar brevemente o balão para ocluir o fluxo na artéria e "calçar" a ponta distal do cateter. Essa pressão capilar pulmonar em cunha (PCWP, também chamada de pressão de oclusão da artéria pulmonar) pode ser utilizada para estimar as pressões de enchimento do VE nas veias pulmonares e no átrio esquerdo.[355,356,409,633,637,639]

As pressões médias no AD e venosas centrais estimam as pressões de enchimento do VD e são influenciadas por volume plasmático, tônus venomotor, posição corpórea e função cardíaca. A pressão venosa central costuma variar de 5 a 10 mmHg, mas aumenta de maneira significativa em cavalos em decúbito, sobretudo durante a anestesia geral.[57,259] Os valores tendem a dobrar a partir da medição pré-anestésica em pé, e valores de pressão venosa central de 20 mmHg não são incomuns.[612,640] Uma única medida da pressão venosa central ou da pressão no AD é de difícil interpretação, a menos que o valor seja muito elevado. As tendências são mais importantes na avaliação do volume plasmático e da função cardíaca. Pressões muito altas no AD são observadas em indivíduos com tamponamento cardíaco, doença pericárdica constritiva (juntamente com uma descida abrupta em "y"; ver Figura 9.4 A) e ICC do lado direito. A descida "x" da onda da pressão do AD pode ser substituída por uma onda "c-v" positiva no caso de regurgitação tricúspide grave. Essa onda de pressão corresponde ao pulso jugular proeminente observado durante a inspeção do pescoço.

O pico da pressão sistólica do VD é menor que o do ventrículo esquerdo e em geral é de cerca de 40 mmHg (até 60 mmHg) em cavalos em pé.[52,57,641] Um pequeno gradiente (em geral, de 10 a 15 mmHg) pode ser medido entre o ápice ventricular e a artéria pulmonar proximal durante a sístole em animais normais e é parcialmente relacionado a influências gravitacionais. A pressão diastólica final do VD costuma ser de 10 a 14 mmHg, mas valores altos, de 20 a 28 mmHg, foram relatados.[52,57,484,585,642] Efeitos hidrostáticos podem afetar o AD e a pressão diastólica final do VD em caso de elevação ou abaixamento da cabeça do cavalo.[427] Assim como no ventrículo esquerdo, a depressão da contratilidade reduz a taxa de desenvolvimento da pressão sistólica ($+ dp/dt_{máx}$).[352] A elevação da pressão sistólica do VD é observada na hipertensão pulmonar por qualquer causa, DSV extenso e obstrução da saída do VD em caso de estenose pulmonar, tetralogia de Fallot ou lesão vegetativa obstrutiva na valva pulmonar.[200] Elevações patológicas na pressão diastólica do VD são associadas à doença pericárdica, hipertensão pulmonar, doença valvar grave do lado direito e ICC (Figura 9.26).

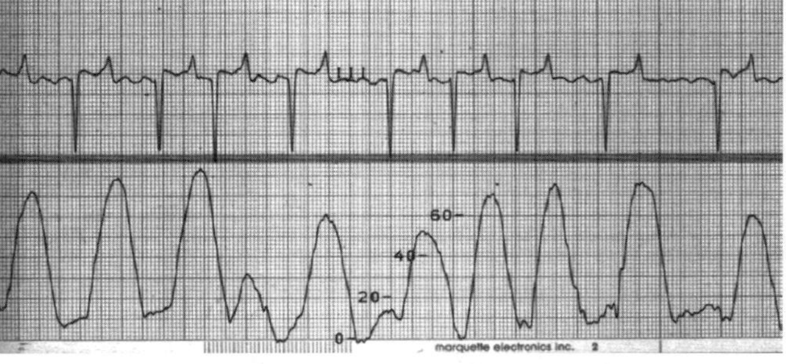

Figura 9.26 Registro da pressão intravascular durante o cateterismo cardíaco. Registros de pressão do ventrículo direito (VD) de um Puro-Sangue de 1 ano de idade com fibrilação atrial (FA), hipertensão pulmonar e insuficiência cardíaca congestiva biventricular (ICC). As ondas de pressão variam devido à ventilação e à arritmia. O pico de pressão é superior a 70 mmHg. A ausência de estenose pulmonar ou um grande defeito do septo ventricular (DSV) indica hipertensão pulmonar. A pressão diastólica final do ventrículo também é alta e compatível com insuficiência cardíaca.

As pressões da artéria pulmonar em cavalos adultos são consideravelmente inferiores aos valores registrados na aorta por causa da menor resistência da árvore vascular pulmonar. A pressão da AP é mais alta no potro recém-nascido e diminui de maneira significativa durante as primeiras 2 semanas de vida por causa da diminuição da resistência arteriolar pulmonar.[409] As pressões sistólicas na AP de cavalos e pôneis saudáveis são em torno de 35 a 45 mmHg (mas podem ser maiores ou menores, dependendo do DC). As pressões médias na AP variam de 25 a 30 mmHg e as pressões diastólicas são de cerca de 20 a 25 mmHg, mas mostrando novamente que há alguma variação.[52,57,259] As pressões vasculares pulmonares aumentam de modo exponencial com o aumento do DC, como observado na taquicardia sinusal, e a pressão média na AP pode alcançar (ou até exceder) 80 a 90 mmHg durante o exercício em alta intensidade.[53,414,448,608,610,637,643,644] A pressão desenvolvida na AP depende não apenas do DC e da resistência arteriolar pulmonar, mas (diferentemente da circulação sistêmica) da resistência capilar pulmonar e da complacência e pressão no átrio esquerdo. A doença pulmonar pode influenciar essas variáveis; além de alterações vasculares e parenquimatosas estruturais,[645] a hipoxia e a acidose alveolar podem induzir vasoconstrição reativa, elevando as pressões na AP.[646] A função ventricular esquerda também influencia diretamente as pressões na AP, já que a elevação da pressão do AE e da pressão venosa pulmonar sobrecarrega diretamente a AP e o ventrículo direito.[449] A insuficiência ventricular esquerda em geral provoca hipertensão pulmonar secundária, que pode ser muito grave. Em outros casos, a causa da hipertensão pulmonar pode não ser evidente.[647] Consequentemente, pressões elevadas na AP devem ser avaliadas à luz da FC, DC e pressão capilar pulmonar em cunha ou pressão diastólica final do AE e do VE.[352,353] O aumento da pressão na AP eleva a pressão sistólica do VD para atender à carga de pressão. A hipertensão pulmonar crônica pode causar aumento cardíaco do lado direito, regurgitação tricúspide e insuficiência cardíaca do lado direito. A hipertensão pulmonar é discutida mais adiante neste capítulo.

Em geral, a origem da hipertensão pulmonar pode ser determinada pela realização de um exame cardiorrespiratório completo, com avaliação ecocardiográfica e Doppler dos lados esquerdo e direito do coração. No entanto, o cateterismo da AP pode ser instrutivo em casos confusos, sobretudo se a insuficiência cardíaca do lado esquerdo não puder ser excluída. A PCWP estima a pressão de enchimento do VE e deve se aproximar da PDFVE, desde que não haja obstruções nas veias pulmonares ou na valva mitral. A pressão diastólica da AP também pode estimar a PCWP, desde que a FC seja normal e a resistência vascular pulmonar não aumente. Aumentos na PCWP (ou na pressão diastólica pulmonar) são medidos durante o exercício conforme a elevação da pressão atrial esquerda,[283,356,637] na ICC do lado esquerdo,[353,639] RM moderada a grave[354,355] e em alguns cavalos com FA.[357] A infusão excessiva de soluções cristaloides e a depressão acentuada da função do VE são outras razões para a elevação da PCWP; por outro lado, a pressão em cunha é menor em caso de hipovolemia. Quando a hipertensão pulmonar não é resultante de insuficiência cardíaca esquerda, a pressão em cunha é quase normal e a pressão diastólica da AP, elevada. Isso indica o aumento da resistência vascular das pequenas artérias decorrente de vasoconstrição pulmonar ou de lesões vasculares pulmonares. Uma ressalva é que um gradiente de pressão entre a pressão diastólica da AP e a PCWP pode ser observado em cavalos normais com taquicardia em repouso.

O débito cardíaco (DC) é o volume de sangue bombeado pelo ventrículo esquerdo (ou direito) em 1 minuto. Esse valor pode ser dividido pelo peso corpóreo ou pela área de superfície corpórea para o cálculo do índice cardíaco. O DC pode ser medido por técnicas de termodiluição, diluição de lítio, diferença arteriovenosa de oxigênio (método de Fick), estudos ecocardiográficos 2D e Doppler (consulte a discussão anterior), além de outras metodologias.[168,276,294-318,409,628] O DC em cavalos adultos de tamanho médio (500 kg) em pé é de cerca de 30 a 40 ℓ/minuto e o índice cardíaco em cavalos ou pôneis em pé varia de 60 a 80 mℓ/minuto/kg.[57] A medida do DC é realizada com mais frequência para monitoramento dos efeitos dos agentes anestésicos ou durante a fluidoterapia e administração de medicamentos em situações de cuidados intensivos, em que o DC está relacionado à liberação de oxigênio no tecido.[57] No entanto, métodos invasivos, com cateterismo cardíaco, são bastante limitados à pesquisa. Tradicionalmente, a técnica de termodiluição é o método mais usado para a medida invasiva do DC em cavalos.[259,296,301,304,307-309,311,312,314,317,648] Assim, um cateter Swan-Ganz com ponta de termistor é colocado na artéria pulmonar. Uma solução indicadora fria é injetada no átrio direito ou na veia cava pela porta de injeção proximal do cateter Swan-Ganz (em potros), ou um segundo cateter de injeção colocado no AD pela veia jugular (em animais maiores). A solução indicadora é geralmente dextrose a 5% ou soro fisiológico resfriado a cerca de 4°C ou, em potros, à temperatura ambiente. A mudança na temperatura do sangue é detectada pelo termistor a jusante do coração, e o DC pode ser calculado a partir da área sob a curva da mudança de temperatura ao longo do tempo.

O cateterismo da AP também pode ser usado para coleta de amostras de sangue misto. O conteúdo de oxigênio venoso misto (CvO_2 em mℓ de oxigênio/dℓ de sangue), determinado pela concentração de hemoglobina (Hb), saturação de hemoglobina venosa mista (SvO2) e pressão parcial venosa mista de oxigênio (PvO2), pode ser utilizado como uma estimativa indireta de DC.[57,307,628,630] Com o aumento do DC, os tecidos extraem menos oxigênio de cada alíquota de sangue que passa pelos capilares; consequentemente, CvO2, SvO2 e PvO2 aumentam. Com a redução do DC, a extração tecidual de oxigênio aumenta, CvO2, SvO2 e PvO2 diminuem e a diferença sistêmica-venosa de O_2 aumenta.

As resistências vasculares sistêmicas e pulmonares influenciam bastante as pressões médias em seus respectivos sistemas vasculares. A vasoconstrição eleva a pressão arterial. No entanto, as resistências não podem ser medidas diretamente no animal intacto e, de modo geral, são calculadas usando-se uma variação das leis de Poiseuille ou de Ohm. A fórmula geral para o cálculo da resistência vascular estática é a seguinte: Resistência vascular = (Pressão arterial média − Pressão atrial média)/DC, em que a pressão é medida em mmHg e o DC é medido em mℓ/minuto. As pressões utilizadas são a aórtica média e a atrial direita média para o cálculo da resistência vascular sistêmica, e a pressão média da AP e a pressão capilar pulmonar em cunha média para o cálculo da resistência vascular pulmonar. As unidades de resistência vascular são mmHg × minuto × $m\ell^{-1}$, às vezes abreviadas como unidades de resistência periférica (PRU). Alternativamente, a resistência é expressa em unidades de centímetro-grama-segundo (cgs) como dines × s × cm^{-5}, onde 1 mmHg = 1.330 dines/cm^2 e DC é expresso como cm^3/s. O valor da resistência na PRU pode ser multiplicado por 80 para conversão em um valor correspondente de cgs.[114] É importante notar que a resistência vascular sistêmica (SVR) pode ser calculada a partir das pressões e do DC, mas não é determinada por nenhuma dessas variáveis. Fisiologicamente, SVR e DC são variáveis independentes e PAM é uma variável dependente.[114] A SVR normal em cavalos adultos de tamanho médio (500 kg) é de cerca de 265 dines × s × cm^{-5}. É consideravelmente maior em cavalos menores, pôneis e potros, porque o comprimento total da circulação e a área transversal total dos vasos de resistência que, segundo a lei de Poiseuille, determinam a resistência vascular, estão diretamente relacionados ao tamanho do corpo.[57,259] Isso explica por que a pressão arterial sistêmica é bastante independente do tamanho do corpo, apesar das diferenças de DC entre indivíduos de porte maior e menor. A resistência vascular pulmonar deve ser cerca de um quinto da SVR, mas os valores relatados são muito variáveis.[57] Mecanismos que aumentam a SVR são a ativação simpática, a ativação do sistema renina-angiotensina e a liberação de outros hormônios vasoativos no sangue, inclusive arginina vasopressina (hormônio antidiurético) e a epinefrina. A resistência vascular pulmonar está ligada a anatomia vascular pulmonar, idade, resistência capilar pulmonar total, pressão do átrio esquerdo e grau de constrição vascular pulmonar. Este último é controlado pela tensão alveolar de oxigênio e mediadores locais, inclusive óxido nítrico e endotelina.[57,110,112-117,255-257]

Exames laboratoriais

Os distúrbios cardiovasculares podem ser consequência de doenças sistêmicas ou metabólicas, como alterações eletrolíticas ou septicemia. Por outro lado, infecções CV, lesão miocárdica ou insuficiência circulatória podem alterar os resultados de exames laboratoriais de rotina. Portanto, a realização desses exames pode ser indicada durante a avaliação de cavalos com distúrbios CV. O Boxe 9.4 mostra os exames laboratoriais que auxiliam a avaliação e o tratamento das doenças cardiovasculares.

Um hemograma completo, medida das concentrações séricas de amiloide A e fibrinogênio, bioquímica sérica e exame de urina são indicados em cavalos com arritmias, insuficiência cardíaca ou evidências clínicas ou suspeita de endocardite, pericardite, vasculite, doença miocárdica ou efusão pleural. Azotemia pré-renal e distúrbios eletrolíticos (hiponatremia, hipopotassemia, hipomagnesemia) podem ser detectados no cavalo com ICC, principalmente após a terapia diurética. Outros exames, inclusive gasometria arterial e venosa e saturação de oxigênio, concentrações sanguíneas de lactato, hemoculturas e citologia e cultura de efusões pericárdicas são indicados em alguns casos. O monitoramento das concentrações séricas ou plasmáticas de medicamentos, em especial quinidina e digoxina, é indicado.

As troponinas cardíacas são biomarcadores diagnósticos sensíveis e seletivos de lesão miocárdica em mamíferos.[649,650] Elas podem ser liberadas na circulação por lesões musculares cardíacas primárias ou secundárias, como em casos de infarto do miocárdio, miocardite, cardiomiopatia, lesão miocárdica tóxica, nutricional, mecânica ou elétrica, hipotensão, isquemia, lesão endotelial, coagulação intravascular disseminada, endotoxemia e septicemia.[161-164,575,651-668] O exercício em alta intensidade ou prolongado também induz um pequeno aumento na concentração plasmática de troponina cardíaca

I (cTnI), mas não necessariamente indica doença cardíaca estrutural subjacente e pode ser observado em cavalos saudáveis.[355,484,669-673] Tanto cTnI quanto a troponina cardíaca T (cTnT) auxiliam a detecção de lesão miocárdica em cavalos[674-677] e substituíram as isoenzimas LDH e CK-MB, menos específicas, na prática clínica. As concentrações de troponina podem ser determinadas pela maioria dos laboratórios comerciais ou com o uso de analisadores portáteis.[650,656] As concentrações plasmáticas normais de troponina cardíaca variam de acordo com o ensaio e o laboratório, mas de modo geral estão perto ou abaixo do limite de detecção do respectivo método.[656,674,676-679] A meia-vida média de cTnI em cavalos é inferior a 1 hora.[680] A não observação de um declínio nas concentrações plasmáticas de cTnI por várias horas, portanto, sugere lesão miocárdica contínua, em oposição à lesão miocárdica aguda e transitória.

Os peptídeos natriuréticos são liberados no sangue em resposta a diversos estímulos, inclusive o estiramento do miocárdio resultante de sobrecarga volumétrica e aumentos nas pressões intracardíacas.[110,112-114,116,664,681] As concentrações plasmáticas de peptídeo natriurético atrial (ANP) aumentam durante o exercício[355,682-687] e podem ser elevadas em cavalos com doença cardíaca, sobretudo na existência de aumento ou disfunção do AE.[355,688-690] Até o momento, não há ensaios para a medida precisa e confiável da ANP no sangue de equinos na prática clínica de rotina.[664,691] Portanto, atualmente o uso de ANP como biomarcador cardíaco é limitado a ambientes experimentais, e mais pesquisas são necessárias para a elucidação do seu valor clínico em cavalos com doença cardíaca.

Há diversos biomarcadores cardíacos indicativos de estresse e lesão de miócitos, ativação neuro-hormonal, remodelamento do miocárdio, inflamação ou estresse oxidativo, mas atualmente não são utilizados com fins diagnósticos de rotina em cavalos com doença cardíaca.[664] A aplicação de outros exames laboratoriais é discutida com doenças específicas, mais adiante neste capítulo.

HIPERTENSÃO PULMONAR E *COR PULMONALE*

A *hipertensão pulmonar* (HTP) é hemodinamicamente caracterizada por pressões na artéria pulmonar que excedem o limite superior normal em mais de 10 mmHg.[692] As classificações atuais de hipertensão pulmonar humana são: (1) hipertensão arterial pulmonar (inclusive idiopática, induzida por drogas e toxinas e HTP persistente do recém-nascido); (2) HTP causada por doença cardíaca do lado esquerdo (inclusive doença cardíaca congênita e adquirida); (3) HTP causada por doença pulmonar e/ou hipoxia; (4) HTP tromboembólica crônica; e (5) HTP com mecanismos multifatoriais pouco claros (inclusive distúrbios hematológicos, sistêmicos, metabólicos e outros).[693,694]

Em cavalos, a HTP clinicamente significativa costuma ser causada por doença valvar mitral grave, supercirculação pulmonar decorrente de *shunts* congênitos da esquerda para a direita (p. ex., DSV) ou insuficiência cardíaca crônica do lado esquerdo. Nesses casos, a HTP pode ser muito grave, com pressões sistólicas na artéria pulmonar superiores a 80 mmHg. Acredita-se que fatores como a vasoconstrição reativa ou alterações anatômicas (remodelamento estrutural) na árvore vascular pulmonar sejam consequência de pressões atriais esquerdas elevadas para sustentar essas altas pressões em repouso.

A hipertensão pulmonar é, em alguns casos, diagnosticada em potros e cavalos adultos com doença respiratória grave.[695-699] Além das alterações vasculares e parenquimatosas estruturais,[645] a baixa tensão alveolar de oxigênio é considerada um desencadeante muito potente da vasoconstrição pulmonar (reversível), ocasionando um aumento na resistência vascular pulmonar.[700,701] A hipoxia é um fator contribuinte da hipertensão pulmonar (relativamente branda) em cavalos com obstrução recorrente das vias respiratórias.[646,697-699] A vasoconstrição hipóxica também pode ser muito importante em potros recém-nascidos, nos quais a resistência vascular já é alta.[409]

A hipertensão pulmonar persistente do neonato (também chamada de persistência da circulação fetal ou reversão à circulação fetal) é causada por erros na transição cardiorrespiratória para a vida extrauterina ou pela reversão para os padrões circulatórios fetais em resposta à hipoxia ou acidose.[609,702,703] Nesses casos, há manutenção do padrão circulatório fetal com HTP e *shunt* da direita para a esquerda pela persistência do forame oval (PFO) e do ducto arterioso, e os potros acometidos apresentam insuficiência respiratória com hipoxia. Os fatores que contribuem para a HTP persistente em recém-nascidos são hipoxia ou acidose uterina crônica, asfixia e aspiração de mecônio, mas, de modo geral, o fator desencadeante é desconhecido.[702]

A tromboembolia pulmonar raramente é diagnosticada em cavalos,[193,704-709] mas é possível que, na verdade, seja pouco reconhecida na prática clínica e que sua incidência seja maior do que o suposto.[705] A HTP idiopática tem sido relatada como causa de FA em equinos; no entanto, a disfunção cardíaca do lado esquerdo não foi completamente excluída nos casos relatados.[96]

A HTP induzida por exercício, com pressões médias da artéria pulmonar superiores a 80 a 90 mmHg, é uma característica única de cavalos e pôneis. É provavelmente causada pelo aumento maciço (até dez vezes) do fluxo sanguíneo pulmonar, associado a altas pressões de enchimento do VE (necessárias para assegurar o enchimento ventricular rápido nas FCs máximas), compressão dos vasos pulmonares durante a expiração e inspiração forçadas, maior viscosidade sanguínea por causa do aumento do hematócrito induzido pelo exercício e, talvez, vasoconstrição arteriolar.[53,414,448,608,610,637,643,644,710-716] Acredita-se que as pressões vasculares pulmonares elevadas durante o exercício extenuante sejam um dos principais fatores que contribuem para o estresse capilar e a ocorrência de hemorragia pulmonar induzida pelo exercício.[53,210,644,717]

A hipertensão pulmonar aumenta a pós-carga no VD e eleva as pressões venosas centrais e diastólicas finais. A HTP aguda pode causar dilatação do VD porque não há tempo suficiente para o desenvolvimento de mecanismos adaptativos (p. ex., hipertrofia do VD). Com o passar do tempo, a hipertensão pulmonar crônica provoca desenvolvimento de hipertrofia do VD. O aumento das pressões do VD e alterações na geometria dessa câmara cardíaca causam regurgitação tricúspide. Em casos graves, o septo interventricular forma uma protuberância no VE, interferindo no preenchimento e causando disfunção diastólica dessa câmara cardíaca. Isso pode provocar insuficiência cardíaca do lado direito ou biventricular.

O *cor pulmonale* é caracterizado por aumento do VD secundário à HTP por causa da doença vascular ou parenquimatosa pulmonar na ausência de insuficiência ventricular esquerda, malformação congênita (p. ex., DSV) ou distúrbio valvar adquirido. O diagnóstico de *cor pulmonale* requer evidências de hipertensão pulmonar e exclusão de uma doença cardíaca primária.[57,692] O *cor pulmonale* é incomum em cavalos.[374,695,718–721] Embora a obstrução aguda e a crônica das vias respiratórias possam afetar de maneira negativa o coração direito e a função cardíaca geral,[646,696,720,721] não há evidências convincentes neste momento para incriminar o *cor pulmonale* como causa comum de doença cardíaca clinicamente significativa em cavalos.

No exame físico, uma bulha cardíaca de uma fração de segundo com um componente pulmonar alto e um sopro cardíaco sistólico do lado direito consistente com a RT pode ser detectada em cavalos com HTP. Nos casos de HTP grave, sinais de insuficiência cardíaca congestiva do lado direito, inclusive distensão das veias jugulares e edema periférico, são evidentes. As pressões da artéria pulmonar podem ser estimadas à ecocardiografia com Doppler da velocidade tricúspide ou de regurgitação pulmonar. O aumento da artéria pulmonar (excedendo o diâmetro da raiz da aorta) é considerado um indicador bastante específico (mas não sensível) da hipertensão pulmonar. O cateterismo cardíaco permite a medida invasiva das pressões da artéria pulmonar e da pressão capilar pulmonar em cunha e pode auxiliar o diagnóstico de hipertensão pulmonar e *cor pulmonale*. Mais detalhes sobre os procedimentos necessários para diagnóstico da HTP já foram discutidos neste capítulo.

Cavalos com HTP não devem ser usados para equitação ou trabalho.[68] O tratamento da HTP deve incluir alívio da hipoxia e acidose para minimizar a vasoconstrição hipóxica funcional. A causa subjacente pode ser eliminada em cavalos e potros com doença pulmonar grave, mas tratável. Cavalos com HTP secundária à doença cardíaca esquerda grave requerem tratamento sintomático da insuficiência cardíaca (ver a discussão posterior). Observe que os diuréticos podem ser prejudiciais em cavalos com *cor pulmonale* porque pequenas reduções na pré-carga em geral pioram os sinais clínicos. O óxido nítrico (NO) é um vasodilatador seletivo e potente da circulação pulmonar e, inalado, pode ter valor terapêutico em potros com HTP.[702,722] O uso de outros vasodilatadores pulmonares ou de bloqueadores dos receptores da endotelina no tratamento da HTP equina não foi estabelecido.

INSUFICIÊNCIA CARDÍACA CONGESTIVA

A insuficiência cardíaca é uma síndrome clínica, caracterizada por doença cardíaca, que provoca disfunção sistólica e/ou diastólica, DC limitado com pressões venosas normais a altas, aumento da atividade neuro-hormonal, retenção renal de sódio, edema tecidual e transudação de líquidos em cavidades serosas. As anomalias neuro-hormonais e renais que caracterizam a insuficiência cardíaca não foram bem estudadas em cavalos, mas é provável que sejam semelhantes às relatadas em outras espécies e são: aumento do tônus simpático, ativação do sistema renina-angiotensina-aldosterona e aumento da liberação do hormônio antidiurético (vasopressina) e peptídeo natriurético atrial.[53,414,448,608,610,637,643,644,710-716] O sinal mais sensível de insuficiência cardíaca é a redução da tolerância ao exercício, mas esse é um parâmetro pouco específico em cavalos. As principais características clínicas da insuficiência cardíaca são taquicardia, aumento da pressão venosa e acúmulo de líquidos. O cavalo típico com insuficiência cardíaca é diagnosticado na fase de congestão franca, denominada *insuficiência cardíaca congestiva* (ICC) (ver Figuras 9.11 e 9.12).

No entanto, a maioria das lesões cardíacas em cavalos é insuficiente para causar ICC e essa síndrome não é comum na clínica de equinos. No entanto, a ICC se desenvolve em potros e cavalos adultos como consequência de diversos distúrbios, inclusive os seguintes: malformação congênita, doença valvar degenerativa grave, ruptura de cordas tendíneas, valvulite, endocardite bacteriana, cardiomiopatia dilatada ou infiltrativa, miocardite, necrose miocárdica, doença pericárdica, ruptura vascular, hipertensão pulmonar, obstrução da artéria ou taquiarritmia persistente.[83,125-127,144,148,152,192,204,212,213,262,265,352,374,546,563,724-735] A causa mais comum de ICC em cavalos é a doença cardíaca valvar, em geral complicada por fibrilação atrial, cujo início pode desencadear a transição da fase compensada para descompensada da insuficiência cardíaca (Figura 9.27). Além das lesões estruturais do coração e dos vasos sanguíneos, os distúrbios elétricos primários, sobretudo a dissociação AV sustentada, provocada por taquicardia juncional ou ventricular intratável, podem causar cardiomiopatia induzida por taquicardia, reduzir a função miocárdica e o DC e causar o desenvolvimento de ICC.[736] Isso é bastante provável quando a FC é superior a 100 bpm por muitos dias. Nesses casos, a ICC pode ser resolvida se a terapia antiarrítmica e o controle da frequência forem bem-sucedidos.[153]

Reconhecimento clínico da insuficiência cardíaca

O desenvolvimento da ICC pode ser súbito ou gradual. A insuficiência cardíaca aguda pode ocorrer após a regurgitação mitral de início agudo, resultante de ruptura das cordas tendíneas, ou isquemia ou infarto do músculo papilar, decorrente de endocardite aguda de uma valva cardíaca ou de ruptura vascular aguda, com formação de uma fístula aortocárdica.[262,265,374] A insuficiência cardíaca pode progredir rapidamente em potros, com grande defeito do septo ventricular por causa da diminuição da resistência vascular pulmonar nas primeiras semanas de vida.[117,728] Após muitos anos, a insuficiência valvar crônica pode causar ICC, embora apenas um pequeno número de cavalos com doença valvar degenerativa a desenvolva.[583] Algumas lesões, que poderiam ser bem toleradas, podem causar insuficiência cardíaca em caso de demanda maior por DC. Exemplos são trabalho extenuante,

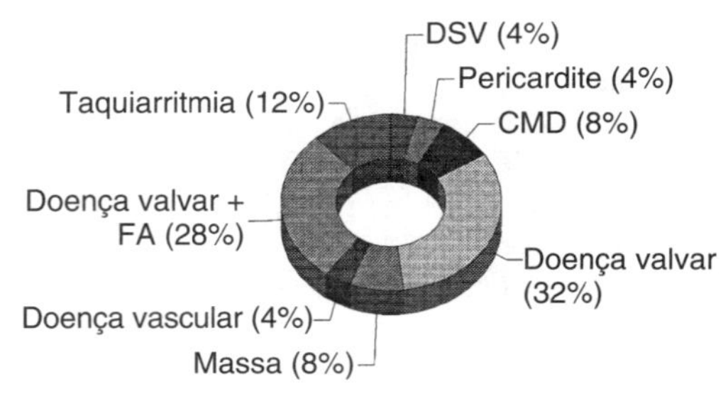

Figura 9.27 Gráfico das causas gerais de insuficiência cardíaca congestiva (ICC) em 25 equinos em um hospital de referência, mostradas como porcentagem do número total de casos de ICC equina. *DSV*, Defeito do septo interventricular; *CMD*, cardiomiopatia dilatada; *Massa*, lesão em massa; *FA*, fibrilação atrial. Dados do Veterinary Hospital da Ohio State University, EUA.

anemia grave ou febre persistente. A gestação é outro exemplo: a expansão do volume e o aumento da demanda por DC em seus últimos estágios podem precipitar a ICC em uma égua com doença cardíaca previamente compensada. O desenvolvimento de FA em um cavalo com doença estrutural subjacente, como regurgitação mitral ou aórtica grave, pode precipitar a ICC. Tais casos são diferenciados da FA mais típica pela presença de taquicardia persistente em repouso e identificação de lesões estruturais e cardiomegalia à ecocardiografia.

As características clínicas da ICC são facilmente reconhecidas,[724] mas a determinação da causa subjacente da doença cardíaca pode ser mais difícil. A etiologia pode ser estabelecida se a ausculta cuidadosa for combinada com ecocardiografia, ECG, exames laboratoriais e ultrassonografia de outras cavidades corpóreas.[83,125-127,144,148,152,192,204,212,213,262,265,352,374,546,563,725-735] Os sinais clínicos podem variar, mas em geral incluem intolerância ao exercício, má recuperação após o exercício, letargia, anorexia, perda de peso, perda de condição corpórea, tosse, taquipneia, edema ventral e sinais semelhantes à cólica.

As características clínicas da ICC do lado direito são taquicardia em repouso (em geral, a 60 bpm ou mais) e terceira bulha proeminente (ventricular), juntamente com edema generalizado ventral, prepucial, peitoral e dos membros. O exame minucioso das veias jugulares e de outras veias superficiais costuma facilitar o reconhecimento da ICC do lado direito, porque os cavalos acometidos apresentam elevação da pressão venosa e do pulso, e preenchimento patológico da jugular (ver Figuras 9.11 e 9.12). Edema isolado de membros, comum em cavalos hospitalizados, ou edema ventral na ausência de distensão venosa generalizada não são sinais de ICC e devem levar à consideração de outros distúrbios que causam edema, inclusive hipoproteinemia, vasculite ou efusão pleural ou abdominal grave.

As causas mais comuns de ICC "isolada" do lado direito são lesões valvares tricúspides ou pulmonares, como na endocardite valvar, doença vascular pulmonar difusa e doença pericárdica. Na maioria dos casos, um sopro proeminente de regurgitação tricúspide será evidente sobre o tórax direito. Em caso de hipertensão pulmonar subjacente à insuficiência do lado direito, o sopro tricúspide pode ser bastante alto e o componente pulmonar da segunda bulha cardíaca soa timpânico. Como a insuficiência cardíaca do lado direito, de modo geral, é consequência da hipertensão pulmonar causada pela insuficiência cardíaca do lado esquerdo, sopros simultâneos do lado esquerdo não são raros. Outra associação comum de ICC do lado direito é a arritmia cardíaca persistente, como a FA, sobreposta a doenças cardíacas estruturais de qualquer forma. O linfoma mediastino cranial e as massas torácicas craniais, inclusive grandes abscessos pulmonares, devem ser diferenciados da insuficiência do VD.[140,737] O diagnóstico diferencial é facilitado pelo exame com ecocardiografia 2D e ultrassonografia torácica.

O reconhecimento de insuficiência cardíaca isolada do lado esquerdo, causadora de congestão venosa pulmonar e edema intersticial pulmonar ou alveolar (incomum), é mais difícil em equinos. Taquipneia e dificuldade respiratória são sinais clínicos predominantes. Nesses casos, a identificação de sons e sopros cardíacos pode ser difícil por causa dos sons altos das vias respiratórias ou mesmo das crepitações pulmonares. Na existência de sopro cardíaco não identificado, um diagnóstico incorreto de pneumonia ou asma equina grave (obstrução recorrente das vias respiratórias) pode ser considerado. Novamente, nesses casos a taquicardia em repouso e a terceira bulha cardíaca alta são típicas, e o exame ecocardiográfico do cavalo é muito importante. Os principais achados da ICC aguda do lado esquerdo são a dilatação e o arredondamento do átrio e do ventrículo esquerdo e, em muitos casos, a dilatação da AP causada por hipertensão pulmonar. O exame cuidadoso pode revelar lesões anatômicas na raiz aórtica, septo ventricular, valvas cardíacas esquerdas, músculos papilares ou cordas tendíneas. A ICC fulminante do lado esquerdo pode causar tosse e expectoração de edema – um sinal grave na maioria dos cavalos (ver Figura 9.10).

A ICC biventricular é mais comum quando a doença do lado esquerdo grave causa ICC crônica e é complicada pela FA. Os sinais clínicos de insuficiência cardíaca biventricular avançada são taquicardia em repouso (em geral, superior a 60 bpm), som alto de enchimento ventricular, edema subcutâneo, taquipneia (por congestão pulmonar ou efusão pleural), quantidades variadas de ascites e efusão pleural, uma pequena efusão pericárdica, distensão jugular e pulsações jugulares anormais. A ICC biventricular crônica é caracterizada por letargia e perda de condição corpórea. Na maioria dos casos, há um sopro cardíaco do lado esquerdo típico de regurgitação mitral ou aórtica e um sopro de regurgitação tricúspide à direita que, em casos avançados, pode se tornar mais proeminente do que os sopros do lado esquerdo. Raramente, a ICC biventricular é causada por doenças cardíacas congênitas, como DSV ou uma malformação complexa.

É importante entender que, nos equinos, é provável que a ICC *crônica* do lado esquerdo cause edema intersticial pulmonar e hipertensão pulmonar na ausência de sinais clínicos evidentes de insuficiência cardíaca do lado esquerdo. A magnitude da hipertensão pulmonar é impressionante, com PA sistólica superior a 80 mmHg em muitos casos. Os mecanismos de acomodação de elevações tão graves e crônicas nas pressões venosas pulmonares sem desenvolvimento de edema alveolar são especulativos. É provável que a resistência arterial pulmonar aumente, talvez relacionada ao remodelamento das artérias pulmonares por causa da elevação crônica da pressão do AE. Posteriormente, a hipertensão pulmonar crônica provoca dilatação e hipertrofia do VD, regurgitação tricúspide e insuficiência do VD, o que limita o DC e causa sinais clínicos predominantes de ICC à direita. Assim, o veterinário deve antecipar sinais de ICC à direita, mesmo quando a lesão cardíaca primária estiver localizada no lado esquerdo do coração. Os achados clínicos de hipertensão pulmonar grave causada por ICC do lado esquerdo são um componente pulmonar alto, timpânico, da segunda bulha cardíaca (ouvido cranioventral à área valvar aórtica), sopro sistólico e pulso jugular de insuficiência tricúspide e dilatação da AP, que pode ser identificada à ecocardiografia 2D. As radiografias torácicas podem revelar aumento da vascularização pulmonar, infiltração próxima ao hilo pulmonar, efusão pleural e arredondamento ou aumento da silhueta cardíaca. Um exame mais aprofundado do ecocardiograma identifica a dilatação do AE e as lesões que afetam o VE e, de modo geral, a valva mitral, a valva aórtica ou a aorta. O ecocardiograma com Doppler pode documentar padrões anormais de fluxo, como regurgitação valvar, e prever pressões da PA (por meio da relação de Bernoulli, já discutida). Um ECG é necessário para a avaliação das arritmias cardíacas.

Tratamento da insuficiência cardíaca congestiva

O tratamento da ICC é realista em distúrbios que podem ser reversíveis, como isquemia/disfunção aguda do músculo papilar, miocardite, pericardite ou taquiarritmia ventricular sustentada. Também pode ser viável em garanhões e éguas valiosos, éguas que desenvolvem ICC durante a gestação ou cavalos e pôneis mantidos como animais de estimação.[724,727] O objetivo do tratamento é reduzir as consequências hemodinâmicas da insuficiência cardíaca, restaurar o débito cardíaco e diminuir a congestão. Antes do início do tratamento, o diagnóstico preciso deve ser estabelecido. A pericardiocentese (e não a administração de medicamentos cardíacos), por exemplo, seria o tratamento inicial apropriado do tamponamento cardíaco; a seguir, a drenagem cirúrgica da efusão (com drenos) ou uma pericardiectomia poderia ser considerada.[125-127,133,137,738-742] Antibióticos seriam essenciais no tratamento de endocardite bacteriana ou pericardite infecciosa. Taquiarritmias juncionais e ventriculares sustentadas podem diminuir o DC e causar cardiomiopatia dilatada potencialmente reversível. A terapia antiarrítmica com lidocaína, solução de sulfato de magnésio, quinidina, procainamida, propafenona, sotalol ou amiodarona pode ser eficaz[55,58] e, com a retomada do ritmo normal, a ICC pode ser revertida.[153]

Os cavalos com ICC devem ser mantidos em ambiente silencioso, e qualquer tipo de estresse deve ser evitado ou pelo menos minimizado o quanto possível. Isso também significa que as intervenções diagnósticas, embora necessárias, devem ser limitadas àquelas essenciais para tomar decisões sobre o tratamento inicial mais apropriado.

Os diuréticos são utilizados no tratamento da ICC não associada ao tamponamento cardíaco para reduzir a sobrecarga volumétrica e o edema e prevenir sua recorrência. Os diuréticos de alça, como a furosemida, são preferidos devido à maior depuração de líquidos e aos efeitos dependentes da dose. Esses fármacos inibem o cotransportador $Na^+/K^+/2\ Cl^-$ no membro ascendente da alça de Henle.[743] A furosemida é administrada a cavalos com ICC em doses iniciais de 1 a 2 mg/kg IV em *bolus* repetidos até a obtenção do efeito desejado.[55,58,327,744-748] Como o local de ação é intraluminal, alcançado após a excreção da furosemida pelo túbulo proximal, doses mais altas ou mais frequentes podem ser necessárias em caso de comprometimento da função renal.[743] Acredita-se que a administração em *bolus*, seguida pela infusão em taxa constante, é mais eficaz que a administração intermitente em *bolus* e pode ser escolhida quando houver necessidade de diurese profunda[747] (Tabela 9.7). O esforço respiratório deve melhorar nos casos com edema pulmonar evidente e as doses devem ser adaptadas conforme a frequência e o esforço respiratórios. Depleção de volume, azotemia e desequilíbrios eletrolíticos são os efeitos adversos mais comuns do tratamento com furosemida. A função renal deve ser acompanhada e a dose controlada para minimizar a ocorrência de azotemia pré-renal. A terapia diurética pode ser interrompida em alguns cavalos, mas outros precisam de tratamento a campo 1 ou 2 vezes/dia para impedir a retenção hídrica. A disponibilidade sistêmica da furosemida administrada por via oral é baixa e variável;[745] portanto, o tratamento oral não é recomendado. A diurese prolongada pode causar perda de potência diurética e resistência diurética, que pode ser neutralizada pela coadministração de inibidores da enzima conversora de angiotensina.[743]

A oxigenoterapia intranasal a curto prazo, a uma taxa de 5 a 10 ℓ/minuto com uma ou duas cânulas nasais, pode ser realizada em cavalos com dificuldade respiratória.

Cavalos com ICC podem ser sedados com cautela por meio da administração de acepromazina para minimizar o estresse. Além de seus efeitos ansiolíticos, a acepromazina também atua como antiarrítmico e é um vasodilatador potente. Assim, reduz a pós-carga, diminuindo a fração regurgitante valvar e facilitando a ejeção ventricular. A acepromazina deve ser titulada até o efeito desejado e, se possível, a pressão arterial sistêmica deve ser monitorada para evitar hipotensão grave (ver Tabela 9.7).[58] Observe que os agonistas α_2-adrenérgicos, como xilazina e detomidina, não devem ser usados na sedação de cavalos com ICC porque agem como vasoconstritores, que aumentam a pós-carga e, em consequência, a fração regurgitante e a carga de trabalho do coração.

Se houver necessidade de suporte inotrópico positivo agudo para estabilização da ICC ou tratamento do choque cardiogênico, a dobutamina pode ser administrada como infusão em taxa contínua (IRC), levando em consideração seus efeitos pró-arrítmicos e vasoconstritores (ver Tabela 9.7).[55,57,58,743] A digoxina é habitualmente utilizada para suporte inotrópico crônico. A administração de digoxina é indicada na ICC não associada a doença pericárdica ou ectopia ventricular grave. É bastante benéfica em caso de FA simultânea à doença cardíaca valvar estrutural, pois, além de seus efeitos inotrópicos, também provoca sensibilização de barorreceptores e aumenta o tônus vagal, reduzindo a FC (efeitos cronotrópicos negativos) e controlando a taxa de resposta ventricular à FA (efeitos dromotrópicos negativos).[743] O tratamento é iniciado pela via intravenosa; a maioria dos cavalos (450 a 550 kg) recebe uma dose total de cerca de 1 mg IV (ver Tabela 9.7). A meia-vida de eliminação da digoxina não foi relatada de maneira consistente (7,2 a 28 horas) e é provável que esteja relacionada ao estado clínico dos animais estudados.[319,320,322,327,328,330-332,334,727,749-752] Para tratamento a longo prazo, a digoxina é administrada por via oral 1 ou 2 vezes/dia. As doses orais de digoxina são relativamente mais elevadas por causa da menor biodisponibilidade (20%).[320,330,331,334] A terapia crônica com digoxina é monitorada pela medida da concentração sérica do fármaco (obtida 8 a 12 horas após a dose anterior). Os valores terapêuticos alvos variam entre 0,8 e 1,2 (2) ng/mℓ (1 a 1,5 [2,6] nmol/ℓ), dependendo do tempo até a coleta da amostra de sangue. O tratamento medicamentoso que alcança essas concentrações séricas de modo geral é bem tolerado em termos de apetite e ritmo cardíaco. Exames cardíacos, bioquímica sérica (creatinina, eletrólitos) e ECGs periódicos são necessários durante qualquer tratamento a longo prazo.

O uso da acepromazina como sedativo e redutor de pós-carga em cavalos com ICC já foi descrito neste capítulo. Há poucos dados publicados de outros vasodilatadores em cavalos com ICC (ver Tabela 9.7). A hidralazina[359,743] pode ser considerada no tratamento inicial da RM grave, causada por rupturas das cordas tendíneas ou endocardite, já que a dilatação arterial sistêmica pode reduzir a fração regurgitante mitral. A nitroglicerina é um vasodilatador venoso, que reduz a pré-carga e pode ser eficaz como tratamento adjuvante hospitalar da insuficiência cardíaca congestiva grave e do edema pulmonar.[743,753] No entanto, a experiência clínica com a nitroglicerina é limitada em equinos e o medicamento deve ser usado com cautela. Até o momento, pomadas, comprimidos sublinguais ou adesivos transdérmicos não foram utilizados em cavalos para o tratamento da insuficiência cardíaca. A milrinona é um inibidor da fosfodiesterase III, que aumenta a contratilidade do miocárdio e causa vasodilatação sistêmica.[328,336,743] Pode ser usada no tratamento agudo da insuficiência cardíaca para dar suporte inotrópico e reduzir a pós-carga. Embora, em alguns casos, seja recomendada em cavalos, os seus custos são proibitivos e a farmacologia, os efeitos e os efeitos adversos na insuficiência cardíaca equina não foram bem estudados.

Tabela 9.7 Terapia medicamentosa para doenças cardíacas.

Fármaco	Dose recomendada	Comentários Monitoramento terapêutico Efeitos adversos/tóxicos	Indicações (I) Contraindicações (CI)
ANTIARRÍTMICOS			
Bloqueadores de canal de sódio (Classe IA)			
Sulfato (VO) ou gliconato (IV) de quinidina	22 mg/kg de sulfato de quinidina VO por NGT a cada 2 h por 4 (-6) doses até conversão ou surgimento de efeitos adversos ou tóxicos ou ainda concentração plasmática de quinidina > 4 μg/mℓ. Não exceder 6 doses VO a cada 2 h. Continue a cada 6 h até conversão ou surgimento de efeitos adversos ou tóxicos ou dose total de 180 mg/kg. 1 a 2,2 mg/kg de gliconato de quinidina IV a cada 10 min ou 0,1 a 0,22 mg/kg/min em CRI até a dose total de 12 (-24*) mg/kg (*Cuidado: pode provocar efeitos adversos graves!)	Administração IV para FA de início súbito (< 2 semanas) sem doença cardíaca estrutural subjacente ou FA durante a anestesia. A administração por via oral é preferida na FA prolongada (> 2 a 4 semanas). Monitoramento terapêutico: intervalo terapêutico: 2 a 5 μg/mℓ [6,2 a 15,4 μmol/ℓ] 1 a 2 h após a administração por via oral. Principais efeitos adversos: depressão, diarreia, cólica, edema da mucosa nasal e ataxia. Raramente, há parafimose, urticária e laminite. Os efeitos cardiovasculares são aceleração da condução AV e taquicardia (mais comuns), prolongamento do intervalo QRS e QT, TV ou *torsade de pointes*, hipotensão, inotropismo negativo, exacerbação de insuficiência cardíaca, colapso cardiovascular, morte súbita.	I: FA, SVT (arritmias ventriculares). CI: taquiarritmias ventriculares, *torsade de pointes*, insuficiência cardíaca não tratada, prolongamento preexistente do intervalo QRS ou QT, bloqueio AV completo, intoxicação por digitálicos. Use com cautela em pacientes com hipopotassemia, hipomagnesemia, hipoxia ou distúrbios acidobásicos não corrigidos.
Procainamida	25 a 35 mg/kg VO a cada 8 h 1 mg/kg/minuto IV, até a dose total de 20 mg/kg	Efeitos adversos: hipotensão, prolongamento do QRS e QT, inotropismo negativo, arritmias, distúrbios gastrintestinais e neurológicos. Similares, mas geralmente menos graves em comparação à quinidina.	I: arritmias ventriculares e supraventriculares. CI: veja quinidina.
Bloqueadores de canal de sódio (Classe IB)			
Lidocaína	0,25 a 0,5 mg/kg IV lenta, repetir em 5 a 10 min até o efeito desejado, até a dose total de 1,5 mg/kg; a seguir, 0,03 a 0,05 mg/kg/min em CRI	Efeitos adversos: baixa incidência em doses terapêuticas. Ocasionalmente, depressão e fasciculações musculares. Superdosagens podem causar ataxia, excitação do SNC, convulsões, hipotensão, TV, colapso e morte súbita.	I: arritmias ventriculares (talvez FA sustentada de indução vagal). CI: bloqueio SA, AV ou intraventricular, bradicardia. Cuidado com hipovolemia, doença hepática, choque e insuficiência cardíaca.
Fenitoína	20 mg/kg VO a cada 12 h por 3 a 4 doses ou até sinais de sedação; a seguir, 10 a 15 mg/kg VO a cada 12 h como dose de manutenção 5 a 10 mg/kg IV, seguidos por 1 a 5 mg/kg IM a cada 12 h ou 10 a 15 mg/kg VO a cada 12 h	A dose de manutenção é muito variável. Monitoramento terapêutico: intervalo terapêutico de 5 a 10 μg/mℓ [19,8 a 39,6 μmol/ℓ]. Efeitos adversos: sedação, espasmos labiais e faciais, déficits na marcha, convulsões por excitação, arritmias. Hepatotoxicidade durante a terapia crônica. Hipotensão e depressão respiratória em altas doses.	I: arritmias induzidas por digoxina, outras arritmias ventriculares. CI: bloqueio SA ou AV, bradicardia sinusal.

(*continua*)

Tabela 9.7 Terapia medicamentosa para doenças cardíacas (*continuação*).

Fármaco	Dose recomendada	Comentários Monitoramento terapêutico Efeitos adversos/tóxicos	Indicações (I) Contraindicações (CI)
Bloqueadores de canal de sódio (Classe IC)			
Flecainida	1 a 2 mg/kg IV, infundidos em taxa de 0,2 mg/kg/min 4 mg/kg VO a cada 2 h por 4 a 6 doses, seguidos por 4 mg/kg VO a cada 4 h; ajuste os intervalos de dose em caso de sinais de toxicidade	Use com cuidado. De modo geral, não é recomendada no tratamento da FA. Não é considerada eficaz na FA crônica. Efeitos adversos: depressão, cólica, sinais neurológicos, inotropismo negativo, prolongamento do QRS e QT, arritmias ventriculares graves, morte súbita.	I: FA aguda, arritmias supraventriculares e ventriculares resistentes a outros tratamentos. CI: cardiopatia estrutural, insuficiência cardíaca, disfunção do nodo SA ou AV.
Propafenona	0,5 a 2 mg/kg em dextrose a 5% em IV lenta por 10 a 15 min 2 mg/kg VO a cada 8 h	Não é comumente usada. Efeitos adversos: distúrbios gastrintestinais e neurológicos, broncospasmo, inotropismo negativo, exacerbação de insuficiência cardíaca, bloqueio AV, prolongamento de QRS e QT, arritmias.	I: arritmias supraventriculares e ventriculares resistentes a outros tratamentos. CI: cardiopatia estrutural, insuficiência cardíaca, disfunção do nodo SA ou AV.
Bloqueador de β-adrenorreceptores (Classe II)			
Propranolol	0,03 a 0,16 mg/kg IV lenta a cada 12 h 0,38 a 0,78 mg/kg VO a cada 8 h	Bloqueador β_1/β_2 inespecífico. Biodisponibilidade oral variável. A dose deve ser ajustada individualmente. Efeitos adversos: depressão, letargia, fraqueza, bradicardia, bloqueio AV, hipotensão, inotropismo negativo, exacerbação de insuficiência cardíaca, broncoconstrição (agravamento da obstrução recorrente das vias respiratórias).	I: TSV e FA (controle de frequência, geralmente em combinação à digoxina), arritmias induzidas por catecolamina, arritmias supraventriculares e ventriculares não responsivas. CI: bradicardia, bloqueio AV de alto grau, insuficiência cardíaca não tratada, doença broncopulmonar.
Bloqueadores de canais de potássio (Classe III)			
Sotalol	1 mg/kg VO a cada 12 h por 1 dia, continue com 2 a 3 mg/kg VO a cada 12 h	Também tem efeitos de classe II. Boa biodisponibilidade oral. De modo geral, é bem tolerado, mesmo com administração oral crônica. A dose deve ser reduzida de maneira gradual antes da interrupção do tratamento. Efeitos adversos: prolongamento do intervalo QT, arritmias ventriculares.	I: prevenção de FA recorrente, arritmias supraventriculares e ventriculares CI: prolongamento preexistente de QT. Use com cuidado em pacientes com hipopotassemia ou hipomagnesemia não corrigidas.

Amiodarona	5 mg/kg/h IV por 1 h, seguidos por 0,83 mg/kg/h por 23 h e, depois, 1,9 mg/kg/h por 30 h ou até o efeito desejado	Também tem efeitos de classe I, II e IV. Biodisponibilidade oral baixa e variável, meia-vida longa (16 dias). Reações adversas: fraqueza dos membros posteriores, mudança do centro de gravidade, *torsade de pointes* (incidência supostamente baixa), inibição dos nodos SA e AV, bradicardia, hipotensão. O tratamento prolongado pode afetar os pulmões, fígado, coração, tireoide, trato gastrintestinal, olhos, pele e nervos.	I: FA, arritmias ventriculares (não investigadas). CI: disfunção do nodo sinusal, bradicardia, bloqueio AV, choque cardiogênico.
Tosilato de bretílio	3 a 5 mg/kg IV, repetir até 10 mg/kg	Também tem efeitos antiadrenérgicos indiretos. Efeitos adversos: excitação, distúrbios gastrintestinais, hipotensão, taquicardia, arritmias.	I: taquicardia ventricular refratária e com risco de morte, fibrilação ventricular.
Bloqueadores de Canal de Cálcio (Classe IV)			
Diltiazem	0,125 mg/kg ao longo de 2 min IV, repetir a cada 10 min até obter o efeito desejado, até a dose total de 1,25 mg/kg	Titular até o efeito desejado. Doses de diltiazem > 0,5 a 1 mg/kg devem ser usadas com cautela. Efeitos adversos: hipotensão, taquicardia, arritmia sinusal, bradicardia, parada sinusal, bloqueio AV de alto grau, inotropismo negativo, exacerbação de insuficiência cardíaca (a menos que seja secundária a TSV ou FA com taxa alta de resposta ventricular).	I: arritmias supraventriculares (controle da frequência ventricular na FA e interrupção da TSV dependente dos nodos SA/AV). CI: hipotensão, bradicardia, bloqueio SA ou AV, disfunção sistólica ventricular, insuficiência cardíaca grave, choque cardiogênico, betabloqueador.
Verapamil	0,025 a 0,05 mg/kg IV a cada 30 min até a dose total de 0,2 mg/kg		
Bloqueadores Fisiológicos de Canal de Cálcio, Ativador de Na+/K+-ATPase de Membrana			
Sulfato de magnésio	2 a 6 mg/kg/min IV até o efeito desejado, até a dose total de 55 (-100) mg/kg	Efeitos adversos: superdosagens (raras) podem causar depressão do SNC, fraqueza, tremores, bradicardia, hipotensão. Doses muito altas causam bloqueio neuromuscular com depressão respiratória e parada cardíaca.	I: arritmias ventriculares (especialmente *torsade de pointes* e TV refratária), hipomagnesemia associada a doença cardiovascular. CI: bradicardia, bloqueio SA e AV, insuficiência renal.
GLICOSÍDEOS DIGITÁLICOS			
Digoxina	Dose de ataque IV: 0,0022 mg/kg IV a cada 12 h, por 2 doses Dose de manutenção IV: 0,0022 mg/kg IV a cada 24 h Dose de manutenção VO: 0,011 mg/kg VO a cada 12 h	Monitoramento terapêutico: as concentrações máximas (1 a 2 h) e mínimas (12 h) no estado estacionário devem cair para 0,8 a 1,2 (2) ng/mℓ (1 a 1,5 [2,6] nmol/ℓ). Efeitos adversos: depressão, anorexia, cólica, diarreia, bradicardia sinusal, bloqueio AV, arritmias supraventriculares e ventriculares (bigeminia).	I: insuficiência cardíaca, controle da frequência ventricular na TSV ou FA. CI: bloqueio AV, disfunção ventricular diastólica, intoxicação preexistente por digitálicos, miocardite, arritmias ventriculares.

(*continua*)

Tabela 9.7 Terapia medicamentosa para doenças cardíacas (*continuação*).

Fármaco	Dose recomendada	Comentários Monitoramento terapêutico Efeitos adversos/tóxicos	Indicações (I) Contraindicações (CI)
AGENTES ADRENÉRGICOS (SIMPATOMIMÉTICOS)			
Inotrópicos			
Dopamina	1 a 5 μg/kg/min CRI, titulação até o efeito desejado ou desenvolvimento de reações adversas	β_1-adrenérgico, também dopaminérgico dose-dependente e α_1-adrenérgico. Reações adversas: Taquicardia, arritmias ventriculares, vasoconstrição e hipertensão podem ocorrer em doses > 4 a 5 μg/kg/minuto.	I: hipotensão, insuficiência cardíaca aguda, choque cardiogênico, choque não cardiogênico (após administração adequada de líquidos), parada sinusal, bradicardia, bloqueio AV de grau alto ou completo, bradiarritmias por indução vagal. CI: arritmias ventriculares, taquicardia, fibrilação atrial (risco de taquicardia grave por causa do aceleramento da condução atrioventricular).
Dobutamina	1 a 5 μg/kg/min CRI, titulação até o efeito desejado ou desenvolvimento de reações adversas	β_1-adrenérgico, também β_2 e α_1-adrenérgico. Preferida à dopamina. Reações adversas: taquicardia, arritmias ventriculares, vasoconstrição.	
Epinefrina	0,01 a 0,05 mg/kg IV 0,1 a 0,5 mg/kg IT Observe concentrações diferentes: 1: 1.000 = 1 mg/mℓ 1: 10.000 = 0,1 mg/mℓ	beta-adrenérgico, α_1-adrenérgico em doses mais altas. Efeitos adversos: tremor, excitabilidade, arritmias, fibrilação ventricular. Superdosagens podem causar hipertensão, arritmias, insuficiência renal, edema pulmonar, hemorragia cerebral.	I: assístole ventricular, reanimação cardiopulmonar. CI: choque não anafilático, arritmias, hipertensão.
Vasopressores			
Norepinefrina	0,05 a 1 μg/kg/minuto CRI, titulação até o efeito desejado	α_1-adrenérgico, com efeitos β_1-adrenérgicos. É geralmente administrada com fluidoterapia e dobutamina. Efeitos adversos: hipertensão, bradicardia reflexa, redução do débito cardíaco por causa do aumento da pós-carga, efeitos do SNC (excitação, inquietação), raramente arritmias. A superdosagem pode causar convulsões, arritmias ventriculares, hemorragia cerebral.	I: hipotensão e choque associados à vasodilatação periférica excessiva (ou seja, choque séptico ou endotóxico, intoxicação por quinidina; após fluidoterapia adequada). CI: hipertensão, bradicardia, baixo débito cardíaco, doença cardíaca, taquicardia ventricular.
AGENTES ANTICOLINÉRGICOS (VAGOLÍTICOS)			
Atropina Glicopirrolato	0,01 a 0,02 mg/kg IV, IM 0,005 a 0,01 mg/kg IV	Efeitos adversos: constipação intestinal, íleo, cólica, bradicardia (inicialmente ou em doses muito baixas), taquicardia, arritmias, efeitos no SNC (estimulação, sonolência, ataxia, convulsões, depressão respiratória). O glicopirrolato é um pouco menos arritmogênico e raramente provoca efeitos no SNC.	I: bradiarritmias de indução vagal, bradicardia sinusal, parada sinusal, bloqueio AV de grau alto ou completo. CI: Taquicardia, taquiarritmias, insuficiência cardíaca, doença gastrintestinal, cólica.

INIBIDORES DA ENZIMA CONVERSORA DE ANGIOTENSINA (ECA)			
Benazepril Ramipril Quinapril Enalapril	0,5 a 1 mg/kg VO a cada 24 h 0,05 a 0,2 mg/kg VO a cada 24 h 0,25 mg/kg VO a cada 24 h 0,5 mg/kg VO a cada 12 h	Os possíveis efeitos são vasodilatação, redução da sobrecarga volumétrica, perda do mecanismo de resistência diurética, cardioproteção por diminuição do remodelamento e da fibrose do miocárdio. As doses ideais, segurança e eficácia em cavalos são praticamente desconhecidas. O benazepril parece ser mais eficaz na inibição da atividade da ECA no soro. Monitorar a função renal e a concentração sérica de potássio. Efeitos adversos: tosse, comprometimento da função renal, hipotensão, hiperpotassemia.	I: proteção cardiovascular em casos de RA ou RM, tratamento da insuficiência cardíaca. CI: insuficiência renal grave, hiperpotassemia, hipotensão, gestação.
VASODILATADORES E INODILATADORES			
Acepromazina	0,02 a 0,06 mg/kg IM a cada 6 a 8 h, titulação até o efeito desejado 0,3 a 1 mg/kg VO a cada 12 h, titulação até o efeito desejado	Sedativo/tranquilizante, ansiolítico, antiarrítmico, vasodilatador (diminui a pós-carga). Comece com uma dose mais baixa e titule até obter o efeito desejado. Monitore a pressão arterial sistêmica. Efeitos adversos: hipotensão, protrusão do pênis (risco muito baixo de disfunção peniana permanente em garanhões).	I: tratamento de ICC CI: hipotensão, hipovolemia, uso cauteloso e em doses menores em animais com disfunção hepática.
Hidralazina	0,5 a 1,5 mg/kg VO a cada 12 h 0,5 mg/kg IV a cada 12 h	Vasodilatador arterial (reduz a pós-carga). Efeitos adversos: fraqueza transitória, letargia, hipotensão, taquicardia, retenção de sódio/água (a menos que administrado com diuréticos).	I: ICC, insuficiência mitral. CI: hipotensão, hipovolemia, doença renal grave.
Nitroglicerina	5 a 20 μg/kg/minuto CRI, titulação até o efeito desejado	Vasodilatador venoso (reduz a pré-carga). Tolerância com tratamento prolongado (12 a 24 h). Efeitos adversos: hipotensão grave, taquicardia reflexa, fraqueza.	I: tratamento agudo de ICC. CI: hipotensão, hipovolemia.
Milrinona	*Bolus* IV de 0,2 μg/kg, seguido de 10 μg/kg/min de CRI 0,5 a 1 mg/kg VO a cada 12 h	Inibidor da fosfodiesterase (inodilatador). Efeitos adversos: arritmias, hipotensão, taquicardia, condução AV acelerada.	I: tratamento agudo de ICC. CI: pressão de enchimento normal ou baixa, insuficiência renal grave.
DIURÉTICOS			
Furosemida	Dose inicial para ICC: 1 a 3 mg/kg IV ou IM a cada 8 a 12 h, como necessário, para produção de efeito diurético Como alternativa: 1 a 2 mg/kg de dose de ataque IV, seguido por 0,12 mg/kg/h CRI Dose de manutenção: 1 mg/kg IV ou IM a cada 12 h	Comece com doses mais altas/mais frequentes e reduza a uma dose mínima eficaz, determinada por frequência e esforço respiratórios. A administração oral não é eficaz. Efeitos adversos: em doses elevadas, risco de hipovolemia, insuficiência renal, desequilíbrio eletrolítico e acidobásico.	I: insuficiência cardíaca congestiva, edema. CI: desidratação, distúrbios eletrolíticos graves.

FA, *flutter*/fibrilação atrial; *RA*, regurgitação aórtica; *AV*, atrioventricular; *ICC*, insuficiência cardíaca congestiva; *IRC*, infusão em taxa constante; *IC*, insuficiência cardíaca; *IT*, intratraqueal; *IV* IV; *RM*, regurgitação mitral; *NGT*, sonda nasogástrica; *SA*, sinoatrial; *SNC*, sistema nervoso central; *TSV*, taquicardia supraventricular; *TV*, taquicardia ventricular; *VO* VO.

A insuficiência cardíaca ativa o sistema renina-angiotensina-aldosterona (RAAS). Os inibidores da enzima conversora de angiotensina (ECA) atuam no RAAS, impedindo a conversão de angiotensina I em angiotensina II (AT-II). Portanto, os inibidores da ECA diminuem a reabsorção renal de sódio e água, reduzem a sobrecarga de volume, atenuam os mecanismos responsáveis pela resistência diurética, causam vasodilatação e diminuem a demanda miocárdica de oxigênio. Além disso, são considerados cardioprotetores por causa da diminuição do remodelamento e fibrose do miocárdio.[743] Em humanos, os inibidores da ECA demonstraram reduzir a mortalidade da insuficiência cardíaca. No entanto, os benefícios dos inibidores da ECA não foram bem estudados na insuficiência cardíaca equina. Há alguns dados em cavalos sobre enalapril,[360,754-757] ramipril,[361,363,756,758,759] quinapril,[362,363,756,760] perindopril[363] e benazepril (ver Tabela 9.7).[363,756,761] Embora eficaz por via intravenosa,[360] o enalapril oral em dose de 0,5 mg/kg VO a cada 12 horas não tem disponibilidade significativa nem efeito farmacodinâmico ou supressão da atividade da ECA.[754-757] O ramipril, administrado a 0,1 a 0,3 mg/kg VO por dia,[363,756,758,759] e o quinapril, em doses entre 0,125 e 0,5 mg/kg VO,[363,756,760] suprimem a atividade da ECA e reduzem a PA indireta em cavalos saudáveis em repouso e durante o exercício. O ramipril foi usado no tratamento da ICC em um cavalo[361] e um estudo clínico aberto de quinapril em cavalos com RM, mas sem ICC, mostrou algumas evidências de aumento do volume sistólico e redução da fração de regurgitação.[362] Os dados atuais sugerem que o benazepril, em doses de 0,5 a 1 mg/kg VO em equinos saudáveis, causa inibição sérica da ECA muito maior em comparação a outros fármacos dessa classe.[363,756,761] A farmacocinética não é afetada pela alimentação e a administração de doses múltiplas não gera efeito cumulativo do medicamento na inibição da ECA sérica. Infelizmente, o uso de benazepril é proibitivo em alguns países. Mais estudos são necessários para a avaliação da farmacodinâmica, da eficácia clínica e da segurança do benazepril e outros inibidores da ECA em cavalos com sobrecarga de volume ou sinais de ICC. Tosse, comprometimento da função renal, hipotensão e hiperpotassemia são possíveis efeitos adversos dos inibidores da ECA que devem ser considerados. A maioria dos inibidores da ECA é contraindicada em humanos durante a gestação; portanto, até serem adequadamente estudados, todos os inibidores da ECA devem ser considerados contraindicados em éguas prenhes devido a possíveis efeitos nocivos no feto.

O pimobendam é um agente sensibilizante ao cálcio, com efeitos de inibição da fosfodiesterase semelhantes aos da milrinona. Por causa dos seus efeitos inotrópicos positivos e vasodilatadores, é cada vez mais utilizado no tratamento de insuficiência cardíaca em pequenos animais.[762-767] Um estudo recente com cinco cavalos adultos saudáveis indicou que o pimobendam administrado por via intravenosa a 0,25 mg/kg de peso corpóreo tem efeitos cronotrópicos e inotrópicos positivos sem reações adversas aparentes. Atualmente, não existem dados suficientes para permitir o uso clínico do pimobendam em cavalos, mas esse medicamento merece uma investigação mais profunda no tratamento da insuficiência cardíaca equina.[339]

Nos cavalos com doença valvar ou cardiomiopatia, o desenvolvimento de FA pode precipitar a ICC. A furosemida e a digoxina podem controlar bem a ICC em muitos desses casos, e os inibidores da ECA são frequentemente adicionados ao protocolo terapêutico. A quinidina é em geral contraindicada nesses casos, embora os cavalos às vezes possam apresentar conversão em ritmo sinusal após a resolução da ICC com o tratamento medicamentoso. O controle razoável a longo prazo dos sinais clínicos pode ser alcançado em alguns casos de ICC crônica, dando conforto ao animal e permitindo a utilização contínua de animais reprodutores.

O prognóstico da ICC causada por doença cardíaca estrutural irreversível é, na melhor das hipóteses, reservado; assim, a sobrevida a longo prazo é baixa. Obviamente, o cavalo com ICC precisa de repouso para reduzir as demandas cardíacas e nunca deve ser usado em trabalho ou equitação devido ao risco de ruptura da AP, síncope ou arritmia fatal.[68] Cavalos valiosos podem ser usados como reprodutores; no entanto, nas éguas, é provável que o controle da doença seja mais difícil nos estágios mais avançados da gestação devido à expansão de volume que os acompanha.

DOENÇA CARDÍACA CONGESTIVA

A prevalência de doença cardíaca congênita (DCC) na população equina geral é desconhecida. Em uma pesquisa de causas de morte neonatal ou eutanásia em 608 casos, a prevalência de cardiopatia congênita foi de 3,5%.[176] A doença cardíaca congênita é frequentemente considerada quando um potro, animal recém-desmamado ou cavalo jovem apresenta sopro cardíaco proeminente, cianose ou sinais de insuficiência cardíaca congestiva.[405] Alguns defeitos são letais para o recém-nascido, enquanto outras malformações são compatíveis com a vida, mas limitam o desempenho ou o valor reprodutivo.

Uma grande variedade de malformações cardíacas foi identificada.[27,28,59,170-186,188,408,546,552,556,563,599,728,731-733,768-796] Teoricamente, um grande número de malformações cardíacas pode ser observado, inclusive anomalias de (1) drenagem venosa, (2) *situs* ou septação atrial, (3) conexão atrioventricular, (4) desenvolvimento atrial ou ventricular (inclusive a formação das duas valvas e do septo), (5) tratos de saída ventricular, (6) alvas semilunares e (7) grandes vasos.[797-800] Além disso, as conexões segmentares podem ser anormais, gerando uma "discordância" no caminho do retorno venoso sistêmico ou pulmonar em relação à artéria ou aorta pulmonar. Essas anomalias são a transposição dos grandes vasos e ventrículo de dupla saída, em que os dois grandes vasos saem da cavidade ventricular direita ou esquerda.

Portanto, malformações congênitas complexas são, em muitos casos, caracterizadas por um arranjo incomum das câmaras cardíacas e grandes artérias e por uma grande alteração da anatomia cardiovascular topográfica. O diagnóstico ecocardiográfico de malformações cardíacas congênitas complexas é considerado uma tarefa difícil por muitos veterinários e pode ser desafiador até mesmo para os cardiologistas mais experientes. Mesmo à necropsia, o diagnóstico correto e completo da cardiopatia congênita em geral parece difícil e requer esforço considerável. A análise segmentar sequencial oferece uma abordagem sistemática para as malformações congênitas complexas do coração, facilitando o diagnóstico *in vivo* (por meio de ecocardiografia, angiografia, tomografia computadorizada ou ressonância magnética) e descrição *post mortem*.[797,799-802]

Apesar da grande variedade de possíveis defeitos congênitos, na prática, as malformações cardíacas mais comuns em cavalos são o desvio de sangue em átrios ou ventrículos, principalmente o defeito do septo ventricular (DSV) (Figura 9.28). Malformações isoladas que provocam estenose ou incompetência valvar são incomuns. Lesões raras, como ventrículo direito de dupla saída,[769,803,804] transposição dos grandes vasos,[173,182,805,806] persistência do arco aórtico direito,[807-809] defeito septal aorticopulmonar,[810] valva pulmonar bicúspide,[772] estenose pulmonar,[173,184,188,772] estenose subaórtica,[780] malformação da valva mitral,[187,793] persistência da circulação fetal,[811] síndrome da hipoplasia do coração esquerdo,[174,175] fibroelastose endocárdica,[95,812] retorno venoso pulmonar anômalo total,[813] origem aórtica da artéria pulmonar,[731] ventrículo esquerdo de entrada dupla[814] e outros foram relatados, mas não serão discutidos adiante. Alguns dos defeitos mais frequentes[59,176,546] são descritos neste capítulo.

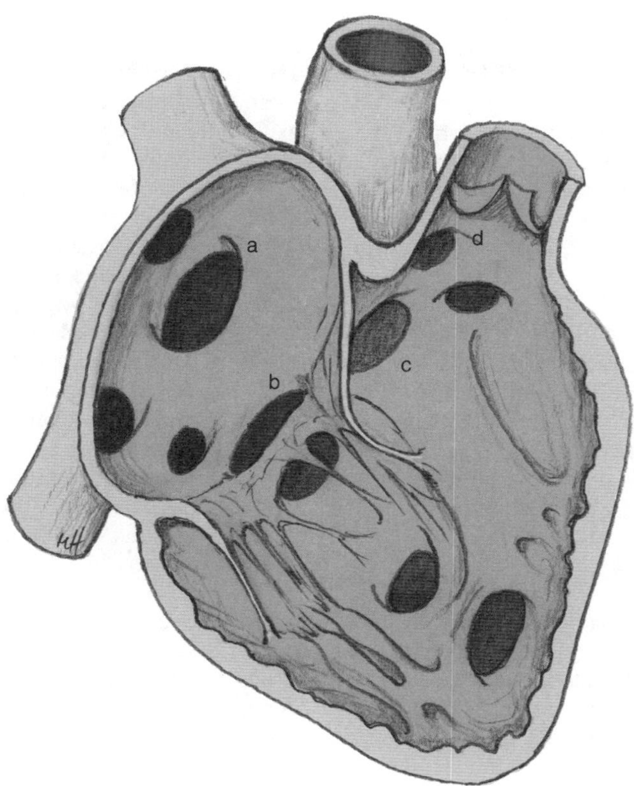

Figura 9.28 O desenho mostra os locais comuns de defeitos do septo atrial (DSAs) e defeitos do septo ventricular (DSVs). Defeitos localizados na região da fossa oval são denominados DSAs de *ostium secundum* ou defeitos de fossa oval *(a)*. Outros possíveis locais de comunicação interatrial são *ostium primum (b)*, seio venoso e seio coronário. As comunicações interventriculares mais comuns em cavalos são os DSV perimembranosos (também denominados membranosos ou paramembranosos) *(c)*, localizados na área membranosa do septo ventricular, adjacente à raiz da aorta e à valva tricúspide. Com menos frequência, os DSVs podem estar localizados na região subpulmonar adjacente às valvas pulmonares e aórticas *(d)*, denominados DSVs subpulmonares, subarteriais, supracristais ou duplamente comprometidos) ou na entrada, apical e saída do septo (DSVs musculares). (Desenho: Matthias Haab, Equine Department, Vetsuisse Faculty, University of Zurich, Suíça.).

Patogênese da cardiopatia congênita

Os fatores genéticos subjacentes ou outros fatores etiológicos responsáveis pelas malformações cardíacas em cavalos não foram estudados. Causas possíveis, mas não comprovadas, são substâncias químicas, infecções virais, toxinas ambientais e distúrbios nutricionais. Há suspeita de predisposição racial para defeitos do septo ventricular em cavalos Árabes, pôneis Welsh Mountain e Standardbreds.[190,405,563] A morfogênese cardíaca é complicada, mas é bom entender os aspectos elementares do desenvolvimento cardíaco, em especial no que se refere à DCC.[802,815-819] Entre eles, estão a septação dos átrios, os componentes anatômicos que formam o septo ventricular, a separação dos grandes vasos e a circulação fetal normal.

Os átrios direito e esquerdo são separados pela incorporação do corno direito do seio venoso e pelo desenvolvimento e pela fusão de duas membranas proeminentes, o septo primário e o septo secundário. Os coxins endocárdicos fecham a lacuna entre os septos atrial e ventricular. Esses tecidos também contribuem para a formação do septo atrioventricular, o segmento septal, que vai da inserção septal da valva mitral à esquerda até a inserção da valva tricúspide à direita. O forame oval, uma estrutura atrial normal, está aproximadamente no meio do septo atrial, continua de maneira quase direta a partir da entrada da veia cava caudal e cria uma passagem para o fluxo de sangue do átrio direito para o átrio esquerdo no feto normal.[820] O forame oval equino é semelhante a uma dedeira fenestrada e pode ser observada à ecocardiografia como uma membrana septal móvel, mesmo em potros saudáveis a termo. Esse caminho interatrial pode persistir em potros com hipertensão pulmonar e elevação das pressões atriais direitas. Problemas no desenvolvimento normal podem causar um defeito do septo atrial (DSA), normalmente designado conforme a localização da membrana defeituosa (ver Figura 9.28).

O septo ventricular é uma partição complicada, que inclui uma pequena porção membranosa adjacente à raiz aórtica e à valva tricúspide, um septo de entrada logo abaixo da cúspide tricúspide septal, um septo muscular ou trabecular de localização apical e um segmento de saída dorsal que separa os infundíbulos subaórtico e subpulmonar (ver Figura 9.28). O septo atrial ventral se conecta ao septo ventricular dorsal por crescimento e diferenciação de coxins endocárdicos. Essas protuberâncias também formam as principais partes das valvas atrioventriculares. O desenvolvimento insuficiente de qualquer um desses componentes embrionários pode provocar um defeito do septo ventricular (DSV), a malformação cardíaca mais comum em cavalos. Problemas na diferenciação dos coxins endocárdicos causam várias combinações de DSA do tipo *ostium primum* (ventral), DSV de entrada, malformação das valvas atrioventriculares ou átrio comum com uma única valva atrioventricular (Figura 9.32 B, adiante neste capítulo).

Durante a morfogênese cardíaca, a aorta e a artéria pulmonar começam como um único vaso no cone arterioso.

Esse tronco comum, ou *truncus arteriosus*, acaba sendo dividido pela migração do cone e pelo desenvolvimento dos septos conotruncais e espirais. A torção do septo em espiral produz o alinhamento (concordância) apropriado dos grandes vasos com suas respectivas câmaras ventriculares. A aorta descendente e a artéria pulmonar são conectadas pelo ducto arterioso de Botalli, que transporta sangue fetal da artéria pulmonar para a aorta descendente. O desenvolvimento inadequado de tecidos septais conotruncais ou espirais provoca defeitos cardíacos congênitos complexos, que podem ser ocasionalmente observados em equinos, inclusive persistência do *truncus arteriosus*,[181,785,792,821,822] ventrículo direito de dupla saída,[769,803,804] transposição dos grandes vasos[173,182,805,806] e defeito septal aorticopulmonar.[810] A persistência do arco aórtico direito[807-809] e do ducto arterioso (PDA)[408,731,768,774,809] são raras em cavalos.

Existem duas circulações fetais: uma serve ao feto e outra que se comunica com a placenta.[816] No entanto, de modo distinto das circulações sistêmicas e pulmonares dispostas de maneira sequencial no indivíduo nascido e totalmente desenvolvido, as circulações fetais não são separadas por completo. Sob o aspecto funcional, existem dois *shunts* da direita para a esquerda: um pelo forame oval e outro pelo ducto arterioso. Os pulmões fetais estão em colapso, a resistência vascular pulmonar é alta e o fluxo sanguíneo pulmonar é mínimo. O sangue dessaturado que volta dos tecidos fetais entra no sistema venoso cardinal e penetra no seio venoso e no átrio direito. Esse sangue vai principalmente para o ventrículo direito e a artéria pulmonar. A maior parte do fluxo arterial pulmonar é desviada pelo ducto arterioso para a aorta descendente, artérias umbilicais e placenta, onde é oxigenada. O sangue bem saturado que retorna pelas veias umbilicais é liberado pela veia cava caudal para o átrio direito, onde atravessa preferencialmente o forame oval para entrar no átrio esquerdo, ventrículo esquerdo e na aorta ascendente, de onde passa para os tecidos fetais. Observe que o sangue bem oxigenado da aorta ascendente vai para o coração (pelas artérias coronárias) e para o cérebro (pelo tronco braquiocefálico), enquanto os tecidos nas partes caudais do corpo recebem uma mistura de sangue oxigenado da parte ascendente da aorta e sangue dessaturado que entra na aorta descendente pelo ducto arterioso. Esses padrões mudam de modo considerável no potro. Com a expansão pulmonar, a resistência vascular pulmonar diminui e o fluxo sanguíneo pulmonar aumenta. O aumento da pressão do átrio esquerdo provoca o fechamento funcional do forame oval nas primeiras 24 a 48 horas de vida.[820] Da mesma maneira, a inibição de prostaglandinas locais provoca o fechamento funcional do ducto arterioso 72 horas após o nascimento na maioria dos potros a termo.[408] A persistência dos *shunts* da direita para a esquerda, principalmente à altura do forame oval, pode ocorrer em potros prematuros ou com doença pulmonar grave e hipertensão pulmonar. Nesses casos, o *shunt* pelo forame oval representa outro mecanismo para dessaturação arterial e hipoxia tecidual.

Fisiopatologia clínica dos *shunts*

O conhecimento da fisiologia do *shunt* e das respostas do coração e da circulação à lesão são fundamentais para a compreensão das malformações cardíacas.[59,816,817] O *shunt* pode ser definido como um desvio anormal do fluxo sanguíneo entre a circulação sistêmica (esquerda) e a circulação pulmonar (direita). O *shunt* pode ser da esquerda para a direita, da direita para a esquerda e bidirecional. O *shunt* sistêmico para pulmonar (da esquerda para a direita) é a consequência esperada de um DSA, DSV e PDA, desde que as pressões e resistências sistêmicas excedam as do lado direito e não haja estenose que limite o fluxo de AF. Mesmo em casos de desenvolvimento ventricular-arterial anormal, como na persistência do *truncus arteriosus*, ventrículo direito de dupla saída ou coração univentricular, os achados clínicos de um *shunt* da esquerda para a direita podem ser predominantes, a menos que haja obstrução ao fluxo sanguíneo ou aumento da resistência vascular pulmonar.

O volume real do *shunt* transportado para os pulmões depende do calibre (ou natureza "restritiva") do orifício da lesão e das resistências vasculares relativas entre a circulação sistêmica e a circulação pulmonar. O *shunt* pode não ser significativo por algumas semanas após o parto porque a resistência vascular pulmonar é relativamente alta e as pressões arteriais e ventriculares sistêmicas são relativamente baixas. Por fim, os *shunts* da esquerda para a direita aumentam o fluxo arterial pulmonar e o retorno venoso pulmonar. *Shunts* pequenos são facilmente compensados à custa de branda dilatação e hipertrofia do lado esquerdo. Caso a taxa de fluxo pulmonar/sistêmico (Qp:Qs) seja superior a cerca de 1,8:1, o *shunt* é considerado clinicamente relevante e as consequências são sobrecargas volumétricas óbvias no AE e VE. Quanto maior o volume do *shunt*, maior a possibilidade de desenvolvimento de ICC à esquerda ou biventricular devido à disfunção ventricular. A hipertensão pulmonar pode ocorrer em indivíduos com *shunt* da esquerda para a direita devido a combinações de aumento do fluxo da PA, remodelamento das pequenas artérias pulmonares e insuficiência ventricular esquerda. Portanto, as consequências do *shunt* significativo da esquerda para a direita podem incluir: intolerância ao exercício, taquipneia, edema pulmonar, dificuldade respiratória, hipertensão pulmonar, FA, efusão pleural, distensão venosa jugular ou edema ventral. O potro pode ser menor do que o esperado e ter um histórico de antibioticoterapia para supostos ataques de "pneumonia".

O *shunt* da direita para a esquerda produz um quadro clínico diferente. Se complicado por uma obstrução do lado direito a jusante do defeito, o *shunt* da direita para a esquerda ocorre quando as pressões do lado direito excederem as do lado esquerdo. Isso pode ser observado em um potro com atresia valvar tricúspide e DSA ou atresia valvar pulmonar e DSV. Por outro lado, a alta resistência do lado direito pode se desenvolver de maneira mais crônica a partir da doença vascular pulmonar ou remodelamento vascular. Um grande *shunt* da esquerda para a direita, por exemplo, pode induzir hipertrofia medial e espessamento da camada íntima das pequenas artérias pulmonares, com elevação da resistência vascular pulmonar.[645] Embora muito incomum, a hipertensão pulmonar resultante pode se agravar e reverter o *shunt* da direita para a esquerda (fisiologia de Eisenmenger). Nesses casos, as câmaras cardíacas esquerdas são pequenas e o ventrículo direito é hipertrofiado para gerar a PA sistêmica. A entrada de sangue dessaturado no lado esquerdo da circulação causa hipoxia arterial, com possíveis consequências de hipoxia tecidual, cianose, intolerância ao exercício, policitemia branda a moderada, hiperviscosidade sanguínea e retardo do crescimento. A ICC é rara, mas pode ocorrer morte súbita, presumivelmente por arritmia. Os graus de hipoxia e cianose em um *shunt* da direita para a esquerda dependem do fluxo sanguíneo pulmonar geral e do grau de mistura sanguínea entre as circulações. Assim, se o fluxo pulmonar estiver muito diminuído, como na atresia tricúspide, o desenvolvimento de cianose grave é provável. No entanto, o impacto do *shunt* da direita para a esquerda pode ser mitigado por aumentos gerais no fluxo sanguíneo pulmonar, como no *truncus arteriosus* ou no ventrículo direito de dupla saída sem obstrução pulmonar. Essas lesões causam menos hipoxia devido ao maior volume de sangue oxigenado que chega ao ventrículo esquerdo. A localização ou o "comprometimento" de uma DSV em relação à região subaórtica ou subpulmonar também influencia os sinais clínicos, já que o sangue oxigenado do VE pode realmente fluir de maneira preferencial por um DSV até a aorta. Nessas situações, a cianose relacionada a qualquer mistura de sangue no VD pode ser desprezível, e o quadro clínico é caracterizado principalmente por ICC do lado esquerdo ou biventricular. Se o aumento do fluxo pulmonar for suficiente para minimizar a hipoxia arterial, mas não criar insuficiência cardíaca, o animal pode sobreviver até 5 anos de idade.

Defeitos do septo ventricular

O defeito do septo ventricular (DSV) é a DCC mais importante dos equinos.[59,68,178,190,390,405,552,556,563,732,775,782,794,823-827] É provável que haja uma base genética em Árabes[190,563] e pôneis Welsh Mountain.[405] Na experiência dos autores, o DSV também é regularmente observado em Standardbreds[563] e Quartos de Milha. Em geral, o DSV acompanha malformações cardíacas mais complexas.[171-173,178,182,190,556,772,773,784-787,803,806,809,814,828]

A localização do DSV depende da embriogênese da lesão e influencia a designação e até as manifestações clínicas do defeito. A nomenclatura do DSV é confusa, mas pode ser lembrada considerando-se os principais componentes do septo ventricular normal (Figuras 9.28 a 9.30). Na maioria dos casos, o DSV tem localização dorsal ("alta") no septo ventricular, abaixo da cúspide direita e não coronária da valva aórtica no lado esquerdo, cranial à cúspide tricúspide septal no lado direito e englobando ou contíguo à parte fibrosa do septo ventricular.[563,782] Tais defeitos são geralmente chamados de "perimembranosos", "membranosos" ou, talvez de maneira mais correta, "paramembranosos". A maioria desses orifícios também é "subcristal" por ser caudoventral à crista supraventricular, que separa a entrada e a saída do ventrículo direito. No entanto, um defeito paramembranoso muito grande também pode se estender sob a valva tricúspide em direção ao septo de entrada ou avançar pela crista supraventricular em direção ao septo de saída. Os defeitos do septo (conotruncal) associados à tetralogia de Fallot (Figura 9.34, adiante) e à atresia pulmonar costumam ser muito grandes e se enquadram nessa última denominação. Às vezes, a raiz aórtica é deslocada em sentido ventrocranial e atravessa (ou "anula") o defeito, criando um DSV de "desalinhamento". Isso é característico da tetralogia de Fallot, mas também pode ser observado em grandes defeitos paramembranosos isolados. Um local menos comum para o DSV é imediatamente ventral à valva tricúspide septal no septo muscular. Esses DSVs de "entrada" são típicos de um defeito completo do coxim endocárdico e comumente relacionados a um DSA do septo primário, folheto valvar atrioventricular comum ou persistência do canal atrioventricular, que cria uma lacuna entre as quatro câmaras cardíacas (Figura 9.32 B, adiante).[773,829,830] Um DSV subaórtico que se comunica com a saída do septo ventricular diretamente abaixo da valva pulmonar pode ser denominado DSV "subpulmonar", "subarterial", "supracristal" ou "duplamente comprometido". Essa lesão também aumenta o risco de prolapso da valva aórtica. Por fim, defeitos musculares apicais (trabeculares) ou múltiplos DSVs são raros, mas foram observados em cavalos. Alguns são pequenos, enquanto outros são enormes.

Em seres humanos, muitos DSVs se fecham de maneira espontânea. Isso também foi observado em cavalos, mas não se sabe se é comum nessa espécie.[826] No entanto, o fluxo por um DSV pode ser diminuído pela imposição de uma valva cardíaca. A borda ou mesmo a parte principal de um DSV, por exemplo, pode ser ocluída por tecido fibrótico que envolve o folheto tricúspide septal, tornando o defeito funcionalmente menor e, talvez, criando um aneurisma hiperecoico na superfície septal direita. Grandes defeitos associados ao desalinhamento da aorta ascendente até a borda superior do septo remanescente são frequentemente relacionados ao prolapso da cúspide direita ou não coronária da valva aórtica (ou da raiz da aorta) no defeito. O prolapso da aorta pode efetivamente fechar até mesmo um DSV extenso, mas com o risco de desenvolvimento de insuficiência crônica da valva aórtica com o passar do tempo (ver Figura 9.30 B).[563]

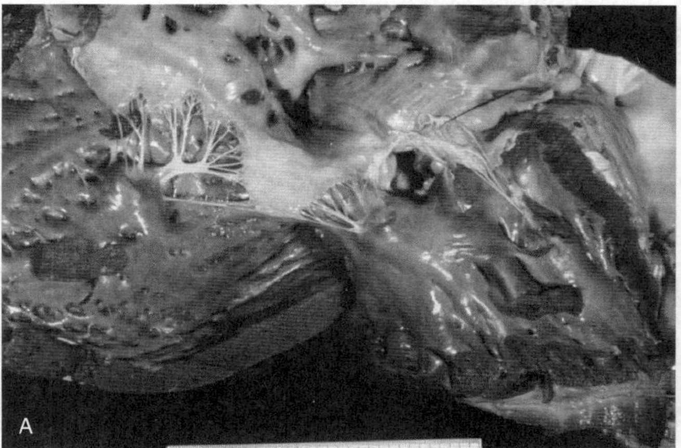

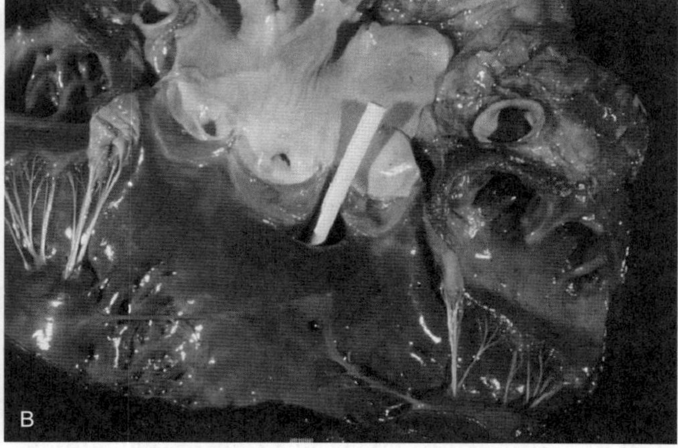

Figura 9.29 Avaliação patológica de defeitos do septo ventricular (DSVs). **A.** Ventrículo direito (VD) aberto de uma égua com defeito septal perimembranoso, logo abaixo do folheto septal da valva tricúspide. As cúspides da valva aórtica são visíveis através do defeito. A insuficiência cardíaca congestiva (ICC) ocorreu no final da vida, após o desenvolvimento de fibrilação atrial (FA). **B.** DSV extenso em um cavalo. Uma sonda é inserida pelo defeito. A localização dorsal, logo abaixo das cúspides direitas e não coronárias da valva aórtica, é notável. Os óstios das duas artérias coronárias também são evidentes.

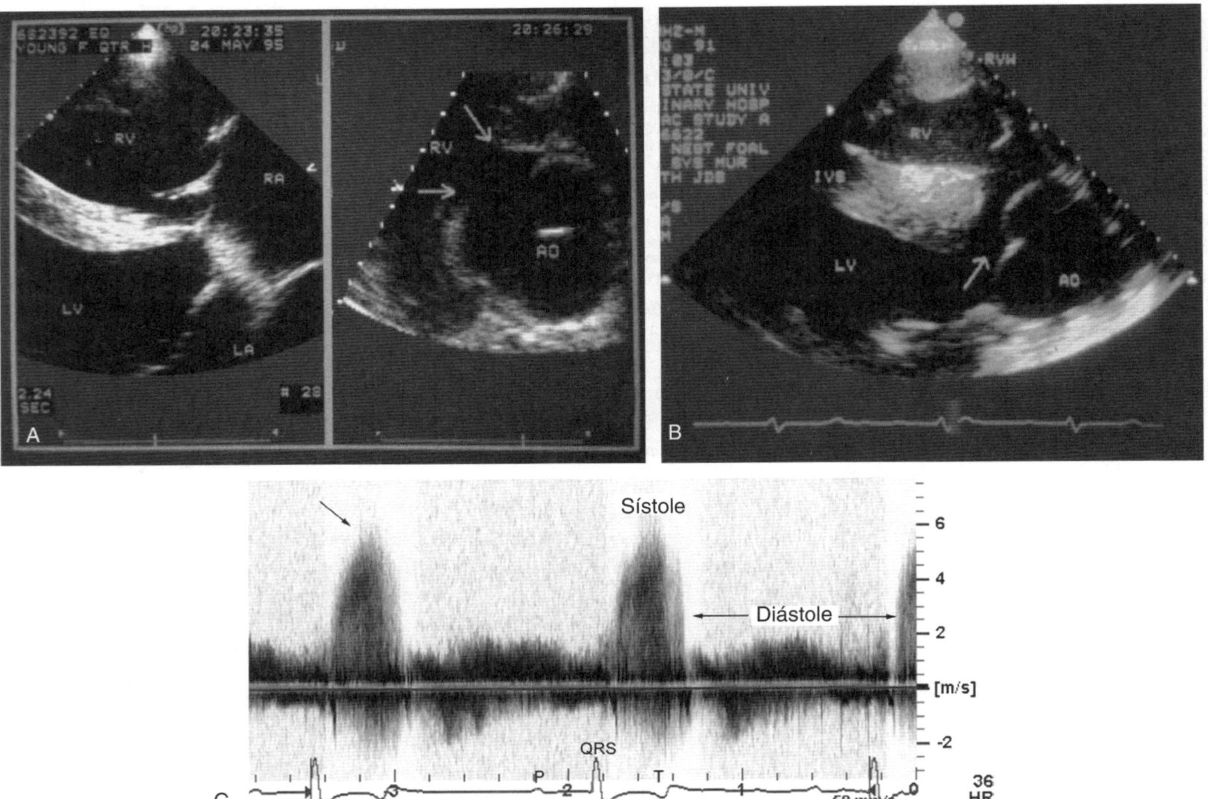

Figura 9.30 Ecocardiogramas mostrando defeitos do septo ventricular (DSV). A, Esse DSV subaórtico não é evidente na imagem em eixo longo (*painel esquerdo*), mas é visível no tomograma em eixo curto (*setas*). Esse cavalo castrado também apresentava estenose pulmonar. As pressões elevadas do ventrículo direito (RV) provocaram aumento significativo dessa câmara cardíaca, com abaulamento do septo em direção ao ventrículo esquerdo (LV). B, Desalinhamento e defeito do septo perimembranoso associado ao prolapso de um folheto valvar aórtico através do defeito (*seta*). C, estudo com Doppler de ondas contínuas de um potro com pequeno DSV restritivo. A velocidade máxima de quase 6 m/s (*seta*) prevê uma diferença de pressão de até 144 mmHg entre os ventrículos esquerdo e direito. RVW, parede do ventrículo direito.

A fisiopatologia do DSV não complicado é a de um *shunt* da esquerda para a direita, como já descrito (Figura 9.31). Grande parte do volume do *shunt* bombeado pelo ventrículo esquerdo é ejetada diretamente na artéria pulmonar. Com a ampliação do fluxo pulmonar, há aumento do retorno venoso para o átrio esquerdo e o ventrículo esquerdo, o que causa aumento do átrio esquerdo e dilatação e hipertrofia do ventrículo esquerdo, que podem ser reconhecidos à ecocardiografia. Assim, o ventrículo esquerdo (e não o direito) realiza a maior parte do trabalho volumétrico extra. Isso se agrava na existência de prolapso da valva aórtica com insuficiência aórtica ou regurgitação mitral por aumento do ventrículo esquerdo. Se o *shunt* for grande e a resistência arteriolar pulmonar não aumentar de maneira significativa, pode ocorrer insuficiência ventricular esquerda. É mais provável que isso ocorra no início da vida por causa da diminuição da alta resistência vascular pulmonar fetal, mas casos tardios de ICC (com FA) também foram observados. O grau de hipertrofia e de aumento do VD varia, dependendo da localização e do tamanho do defeito septal e da resistência vascular pulmonar. Defeitos não restritivos extensos criam uma câmara comum funcional, permitindo o equilíbrio das pressões ventriculares e o desenvolvimento de hipertrofia acentuada do VD, bem como de hipertensão pulmonar.

As características clínicas do DSV são variáveis.[59,190,563,775,782,827] Os sinais clínicos podem estar ausentes e o defeito identificado de maneira incidental. Um cavalo adulto pode apresentar baixo desempenho ou FA. Os potros podem apresentar edema pulmonar ou insuficiência cardíaca biventricular. De modo geral, um sopro é detectado de maneira acidental durante o exame físico para outro problema ou durante um exame de pré-compra (ver Figura 9.7 B e Tabelas 9.1 e 9.4). Como a maioria dos defeitos gera comunicações perto da valva tricúspide, o principal achado do exame físico é o sopro holossistólico ou pansistólico mais alto, logo abaixo da região da valva tricúspide e acima da borda esternal direita. Um sopro de ejeção um pouco menos intenso por causa do aumento do fluxo na saída do VD é em geral evidente sobre a base esquerda (ver Figura 9.31). A segunda bulha cardíaca pode ser mais dividida do que o normal em virtude da disparidade dos tempos de ejeção ventricular; o componente pulmonar de S_2 é timpânico nos casos de hipertensão pulmonar. Por outro lado, o sopro de um DSV subpulmonar (subarterial ou supracristal) é mais alto sobre a base cranial esquerda por causa do fluxo de alta velocidade que entra na AP principal. Em DSVs associados a uma malformação cardíaca complexa, é provável que o sopro seja alto nos dois lados do tórax. A gravidade do defeito não pode ser determinada com base na intensidade do sopro. Em alguns casos, um pequeno defeito pode ser bastante alto, enquanto um defeito grande e menos restritivo pode causar um sopro relacionado inteiramente ao aumento do fluxo (estenose pulmonar relativa). Um sopro holodiastólico de regurgitação aórtica indica prolapso de uma cúspide aórtica e aumenta a probabilidade de a lesão ser relativamente grande. A insuficiência aórtica substancial está associada a um pulso arterial hiperdinâmico e a um aumento da pressão de pulso. Se houver uma sobrecarga significativa do volume do ventrículo esquerdo, a valva mitral pode se tornar incompetente, com sopro holossistólico de regurgitação mitral evidente sobre o ápice esquerdo. O raro DSV trabecular (muscular) também pode criar um sopro sistólico sobre o ápice esquerdo ou direito. O DSV associado à atresia pulmonar ou persistência do *truncus arteriosus* pode não criar um sopro substancial, mas o aumento do fluxo através do vaso único dilatado costuma provocar um sopro de ejeção alto nos dois lados do tórax. Em caso de desenvolvimento de cardiomegalia significativa, complexos atriais e ventriculares prematuros, ou até FA, podem ser observados.

Exames diagnósticos são necessários para confirmar a lesão e determinar a sua gravidade. O histórico de desempenho é um bom indicador geral e é improvável que o cavalo com excelente histórico de trabalho apresente um defeito extenso. O ECG não é confiável para o diagnóstico de cardiomegalia em cavalos, mas é indicado em casos de arritmia. A radiografia torácica pode auxiliar a avaliação de cardiomegalia (ver Figura 9.19 A), circulação pulmonar, pulmões e espaço pleural em potros. A ecocardiografia 2D e o Doppler colorido estabelecem o diagnóstico, e o Doppler espectral auxilia a avaliação da carga hemodinâmica do defeito.[344,552,563,590,819] A doença congênita complexa deve ser excluída.

O ecocardiograma 2D delineia bem o DSV em quase todos os casos, desde que os planos de imagem sejam suficientes (ver Figuras 9.25 e 9.30). É importante obter imagens em eixo longo do trato de saída do ventrículo esquerdo e da valva aórtica, bem como imagens em eixo curto à altura do trato de saída do ventrículo esquerdo, das cúspides aórticas e da região imediatamente ventral. O defeito paramembranoso típico é observado sob a valva aórtica e adjacente ao folheto septal da valva tricúspide. Um defeito verdadeiro é caracterizado por uma interface de tecido relativamente ecogênica, enquanto a área de falsa evasão de eco tende a ser gradual. A maioria dos defeitos pode ser visualizada em planos ortogonais (eixo longo/eixo curto). O óstio da artéria coronária direita equina é relativamente grande e pode ser confundido com um DSV subpulmonar nos planos de imagem em eixo curto. Também deve-se notar que o verdadeiro DSV de entrada por defeito do coxim endocárdico, localizado imediatamente ventral à valva tricúspide septal, pode não ser visualizado com facilidade nos planos comuns. Projeções inclinadas ou oblíquas, mostrando as duas valvas AV, podem ser necessárias. Do mesmo modo, a observação de um defeito subpulmonar muscular, apical ou pequeno requer mais experiência e planos incomuns. Esse diagnóstico pode ser facilitado por estudos com Doppler colorido.

Deve-se tentar identificar o maior diâmetro do defeito em planos complementares e compará-lo com o tamanho da raiz da aorta, pois o tamanho do orifício é um importante fator prognóstico. Observe que o tamanho do DSV é subestimado com o ecocardiograma 2D e superestimado com o ecocardiograma com Doppler de fluxo colorido. Embora haja limitações para o dimensionamento ecocardiográfico do DSV, um defeito com mais de 2,5 cm de diâmetro ou uma razão entre o diâmetro do DSV e da raiz da aorta acima de 0,4 identifica um defeito grande, com maior probabilidade de sinais clínicos.[563] De modo geral, há um aumento do lado esquerdo do coração, mas as dimensões cardíacas são normais se o *shunt* for pequeno. No entanto, evidências de dilatação cardíaca do lado esquerdo, aumento do ventrículo direito ou dilatação acentuada da AP principal em modo 2D ou M sugerem o DSV com relevância hemodinâmica e com maior probabilidade de afetar o desempenho ou a sobrevida. O aumento moderado a grave do AE e do VE é preocupante e eleva o risco de FA, HTP e ICC. O aumento sistólico notável da AP indica supercirculação pulmonar, enquanto o aumento acentuado da AP durante a sístole e a diástole sugere HTP.

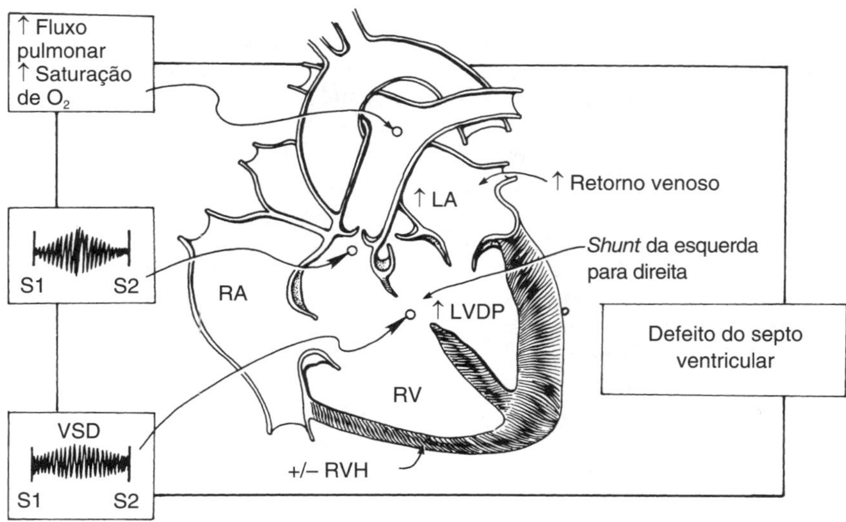

Figura 9.31 Fisiopatologia dos defeitos do septo ventricular (DSV). Veja detalhes no texto. LA, átrio esquerdo; RA, átrio direito; LVDP, pressão diastólica do ventrículo esquerdo; RV, ventrículo direito; RVH, hipertrofia ventricular direita. (De Bonagura JD. Congenital heart disease. In: Bonagura JD, editor. *Cardiology*. New York: Churchill Livingstone; 1987.)

A identificação do *shunt* pelo DSV é confirmada com o Doppler colorido. Normalmente, há uma região de aceleração do fluxo proximal ao defeito e um fluxo turbulento de alta velocidade que entra no ventrículo direito distal ao defeito durante a sístole, com *shunt* de cor uniforme e baixa velocidade durante a diástole. O Doppler colorido facilita muito a identificação de um DSV muito pequeno ou com localização atípica. A regurgitação aórtica é identificada em alguns cavalos e o fluxo regurgitante é frequentemente direcionado para o DSV, gerando um *shunt* diastólico em alta velocidade. O Doppler de ondas contínuas é usado para estimar a diferença de pressão entre os dois ventrículos, pois a velocidade (em metros por segundo) é proporcional à diferença da pressão simultânea nos ventrículos (conforme a equação de Bernoulli modificada: $\Delta p = 4 \times v_{máx}^2$; ver Figuras 9.25 D e 9.30 C). Um DSV relativamente pequeno é "restritivo" ao fluxo e o pico de velocidade do *shunt* é superior a 4,5 m/s, assumindo o alinhamento adequado entre fluxo e *shunt*.[563] Com bom alinhamento, o pico de velocidade pode ser superior a 5 m/s (correspondente a um gradiente de pressão da esquerda para a direita superior a 100 mmHg). Velocidades de *shunt* mais baixas (menos de 4 m/s), juntamente com maiores velocidades de ejeção da artéria pulmonar e de fluxo mitral, indicam um maior volume de *shunt*. Na hipertensão pulmonar, estenose pulmonar ou hipotensão sistêmica, a velocidade do *shunt* da esquerda para a direita também é menor; na hipertensão pulmonar, o jato de regurgitação tricúspide pode ser maior que 3,4 m/s.

Os possíveis resultados do DSV isolado são os seguintes: (1) tolerância da lesão; (2) fechamento parcial ou completo do DSV por aderência do folheto tricúspide septal, tecido fibroso, hipertrofia ventricular direita ou prolapso da valva aórtica; (3) regurgitação aórtica progressiva; (4) regurgitação mitral progressiva por causa do aumento da câmara do lado esquerdo; (5) fibrilação atrial; (6) ICC do lado esquerdo ou biventricular; (7) hipertensão pulmonar (com *shunt* da esquerda para a direita); ou (8) reversão do *shunt* com desenvolvimento de hipoxia arterial e cianose. A última situação é rara e causada por doença vascular pulmonar grave (fisiologia de Eisenmenger) ou obstrução fibromuscular na saída do ventrículo direito, provocando estenose subpulmonar.

O cavalo com um defeito paramembranoso de diâmetro relativamente pequeno, *shunt* de alta velocidade da esquerda para a direita, cardiomegalia branda, cavidade ventricular direita relativamente normal e ritmo cardíaco normal provavelmente apresenta um DSV restritivo que será bem tolerado. A maioria desses animais pode ter desempenho suficiente na arena, em competições de saltos ou mesmo enduro ou corrida. Defeitos moderados em geral são bem tolerados em repouso, mas o desempenho em esportes de alta intensidade pode ser afetado. Grandes defeitos associados a evidências ecocardiográficas de cardiomegalia moderada a grave, hipertrofia ventricular direita, prolapso da raiz da aorta, desalinhamento da aorta, regurgitação valvar acentuada (RA, RM, RT), evidências de hipertensão pulmonar, fibrilação atrial ou outras comorbidades são propensos a complicações e têm prognóstico menos favorável para desempenho ou sobrevida, independentemente dos sinais clínicos atuais.

De acordo com a declaração consensual do American College of Veterinary Internal Medicine (ACVIM) de 2014 sobre o manejo de atletas equinos com anomalias CV,[68] indivíduos com DSV devem ser examinados uma vez ao ano. Cavalos com DSVs pequenos (restritivos) isolados e cardiomegalia mínima podem participar com segurança de competições, enquanto aqueles com defeitos maiores devem ser avaliados caso a caso em consulta com especialista experiente em cardiologia equina. O teste ergométrico (ECG) é recomendado em cavalos com DSVs moderados a grandes, em situações de pré-compra ou quando o desempenho é abaixo do ideal. A reprodução de animais acometidos deve ser desencorajada, principalmente em cavalos Árabes e pôneis Welsh Mountain de Seção A.

O tratamento definitivo do DSV seria a cirurgia de circulação extracorpórea, que é impraticável em cavalos. A bandagem cirúrgica da AP eleva as pressões ventriculares direitas e reduz o *shunt* da esquerda para a direita; no entanto, esse procedimento também limita o DC e não é recomendado. Novos procedimentos "híbridos", com cateterismo transventricular e guiados por ecocardiografia ou angiografia, são agora possíveis, embora talvez não sejam práticos na maioria dos pacientes acometidos. O tratamento médico da ICC ou das arritmias associadas à ICC pode ser considerado. No entanto, mesmo que a resposta ao tratamento seja boa, o cavalo não deve ser usado.

Defeitos do septo atrial

Os defeitos do septo atrial, inclusive os defeitos do coxim endocárdico, são bastante incomuns em potros.[175,177,180,599,733,773,784,829,830] Como já discutido, um DSA pode envolver diferentes partes do septo atrial (ver Figura 9.28) e é mais provável que seja observado em defeitos cardíacos congênitos complexos, principalmente atresia tricúspide ou pulmonar. Um DSA isolado pode não ter relevância clínica, sem sopro significativo ou sinais clínicos. A tolerância ao exercício pode ser moderada a boa, porque o *shunt* da esquerda para a direita diminui conforme a razão entre a resistência vascular sistêmica e pulmonar é reduzida pela atividade física. No caso de um DSA grande, o *shunt* da esquerda para a direita provoca sobrecarga volumétrica do lado direito, eleva a circulação pulmonar e pode causar lesão vascular pulmonar. A fibrilação atrial foi observada em conjunto com o DSA. Defeitos grandes são visíveis à ecocardiografia (Figura 9.32 A), mas alguns fatores, como o adelgaçamento, a ondulação ou a eversão da borda do septo atrial na região da fossa oval, podem levar a um diagnóstico incorreto de DSA, sobretudo em casos com defeitos menores e imagens de baixa qualidade.[344,819] A ecocardiografia com Doppler e o contraste com soro fisiológico (agitado e injetado na veia jugular) podem confirmar a existência e o sentido do *shunt* e estimar a sua gravidade. Desse modo, deve-se considerar que o fluxo sanguíneo fisiológico que entra na AD pela veia cava caudal e no AE pelas veias pulmonares pode ser facilmente confundido com o fluxo transeptal nos exames com Doppler colorido. Do mesmo modo, a transmissão do fluxo da veia cava para o AD pode gerar um padrão de contraste negativo, distinto na câmara cardíaca em estudos com contraste de soro fisiológico, imitando o fluxo transeptal da esquerda para a direita.[344,831]

Os defeitos completos do coxim endocárdico são raramente observados, mas são graves, e costumam provocar ICC ou FA em tenra idade. De modo geral, os componentes desse defeito geralmente são um DSA grande, com acometimento do septo primário e dos septos atrioventriculares, um folheto valvar atrioventricular comum e, muitas vezes, um DSV de entrada (ver Figuras 9.28 e 9.32 B). Os ventrículos podem ser divididos de maneira normal, desigual, com uma câmara ventricular rudimentar, ou nulo, com criação de um único ventrículo. Nos casos mais graves, há um canal atrioventricular comum, uma única valva atrioventricular comum e um único ventrículo do qual saem os dois grandes vasos. Os sinais clínicos de um defeito completo do coxim endocárdico são variáveis. O potro com dois ventrículos e uma saída desobstruída para as artérias pulmonares apresenta parâmetros hemodinâmicos similares a um animal com DSV extenso. Na existência de um ventrículo comum, graus variados de cianose podem ser observados. O sopro sistólico é típico e pode refletir o fluxo pelo DSV, saída ventricular ou regurgitação valvar atrioventricular. Um ecocardiograma 2D pode revelar lesões e o ecocardiograma com Doppler pode identificar *shunts* intracardíacos e regurgitação da valva atrioventricular. Pode haver desenvolvimento de ICC e o prognóstico é ruim.

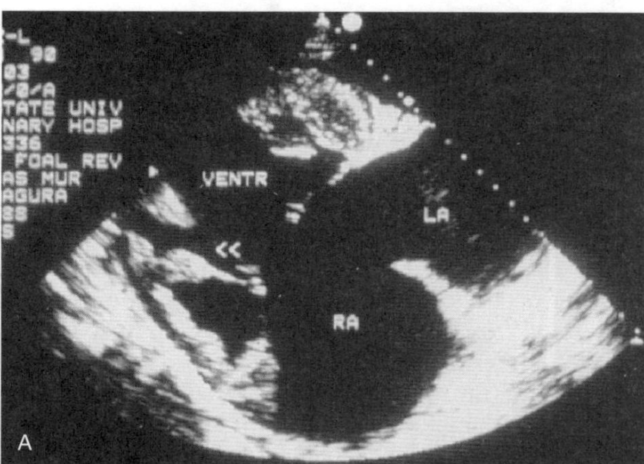

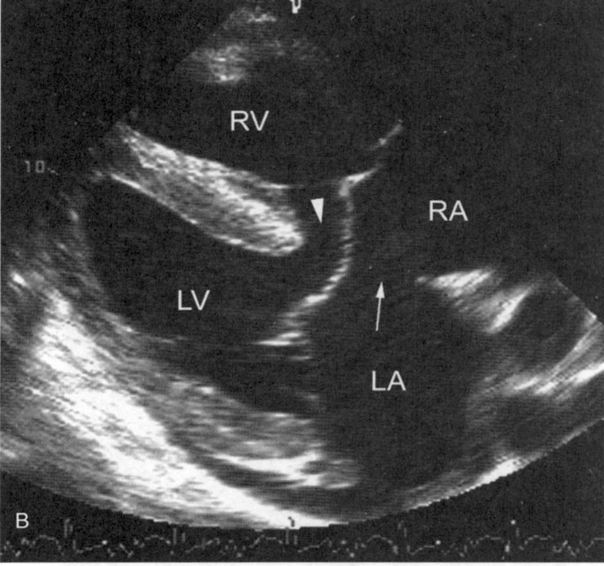

Figura 9.32 A. O ecocardiograma mostra um defeito do septo atrial (DSA) primário em um potro com cardiopatia congênita complexa, inclusive um ventrículo comum (*esquerdo*), um ventrículo rudimentar (*direito*) e um ventrículo de dupla saída. O defeito septal é evidente entre as quatro câmaras cardíacas. O septo dorsal secundário (*direito*) está presente, assim como o septo ventricular apical (*esquerdo*). **B.** Imagem em eixo longo de um potro com defeito completo do coxim endocárdico. O DSA primário é evidente no septo atrial ventral (*seta*) e um componente de entrada no defeito do septo ventricular (DSV) (*ponta da seta*) é observado abaixo da valva atrioventricular comum (ou transposta) fechada. Folhetos septais mitrais e tricúspides normais se inserem no septo em alturas ligeiramente diferentes (o folheto septal tricúspide se insere mais ventralmente do que o folheto septal mitral).

Persistência do ducto arterioso

A persistência do ducto arterioso (PDA) é rara como defeito cardíaco congênito isolado em potros e é detectado com mais frequência em combinação a outras malformações mais complexas (Figura 9.33).[171,175,182,184,408,409,731,768,774,809,832] O ducto arterioso é um vaso fetal, derivado do sexto arco aórtico esquerdo, que permite o *shunt* da AP para a aorta descendente no feto. Ao nascimento, o ducto arterioso normalmente se contrai em resposta ao aumento da tensão local de oxigênio e à inibição das prostaglandinas. Está funcionalmente fechado 72 horas após o nascimento na grande maioria dos potros. O não fechamento do ducto arterioso provoca *shunt* da esquerda para a direita, da aorta para a AP. Embora possa haver alguma predisposição hereditária à PDA em outras espécies, essa lesão é tão rara como um defeito congênito isolado que essa não é uma preocupação significativa. Potros prematuros, com hipertensão pulmonar persistente e cujas mães foram tratadas com inibidores da prostaglandina, podem ser mais suscetíveis ao desenvolvimento de PDA.

Os sinais clínicos dependem da magnitude do *shunt* pela PDA, que é determinada pelo diâmetro ductal e pela resistência vascular na circulação pulmonar. Os achados do exame físico (com PDA da esquerda para a direita) são sopro contínuo e vibração, geralmente mais altos na AP principal (craniodorsal à área da valva aórtica) e pulsos arteriais saltitantes. O diagnóstico diferencial inclui outros *shunts* sistêmicos para pulmonares associados à doença cardíaca congênita complexa.

O ecocardiograma revela sobrecarga volumétrica na AP, no AE e no VE.[344,819] A gravidade desses achados depende da magnitude do *shunt*. A visualização direta da PDA à ecocardiografia 2D nem sempre é possível porque o ducto arterioso pode ser obscurecido pela sobreposição do pulmão. O fluxo ductal é mais bem identificado a partir do tórax cranial esquerdo pelo exame ecocardiográfico com Doppler da AP principal, que revela fluxo turbulento contínuo e de alta velocidade em direção à valva pulmonar. O aumento cardíaco e o aumento da vascularização pulmonar podem ser

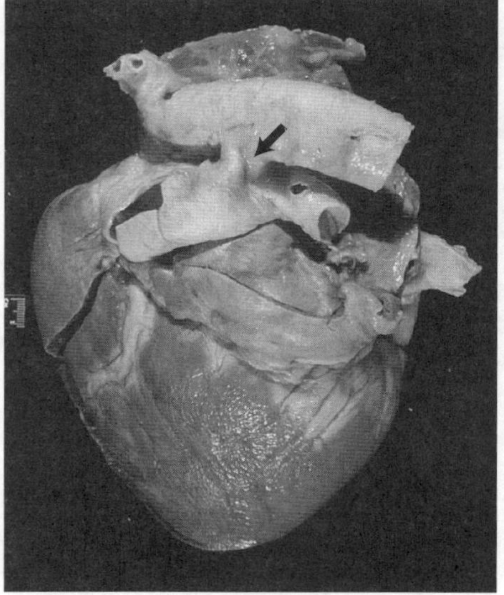

Figura 9.33 Demonstração *post mortem* do ducto arterioso (*seta*) entre a aorta descendente e a artéria pulmonar em um potro com doença cardíaca congênita complexa.

detectados em neonatos com PDA, que também apresentam evidências radiográficas de edema pulmonar se tiverem desenvolvido ICC. O cateterismo cardíaco revela elevação da pressão da AP e da pressão capilar pulmonar e aumento da saturação de oxigênio na AP. O coração deve ser cuidadosamente avaliado quanto a outros defeitos cardíacos congênitos antes do planejamento de uma intervenção cirúrgica ou cateterismo, pois é provável que o potro com PDA também apresente malformações cardíacas complexas. As complicações tardias dessa lesão são a ruptura da AP.

Tetralogia de Fallot

A tetralogia de Fallot é uma das anomalias cardíacas congênitas mais comuns em potros e é responsável por *shunt* da direita para a esquerda, dessaturação arterial e cianose.[171,178,183,190,833-837] As quatro lesões são: (1) DSV paramembranoso extenso de saída, (2) posicionamento cranial e para a direita (dextro-) da aorta, que se sobrepõe ao defeito septal, (3) obstrução do trato de saída do ventrículo direito e (4) hipertrofia do ventrículo direito. A obstrução do fluxo de saída pode ser provocada por uma obstrução fibromuscular subvalvar, estenose pulmonar valvar ou hipoplasia da AP. A hipertrofia ventricular é causada pela obstrução da saída do ventrículo direito e pelo DSV grande e irrestrito, que cria um "ventrículo comum" funcional. O sangue deixa o coração pelo caminho de menor resistência e, assim, o fluxo pulmonar depende da gravidade da estenose do trato de saída do ventrículo direito. Como já discutido, o grau de cianose e a gravidade dos sinais clínicos dependem do volume de sangue que passa pelos pulmões. Em alguns cavalos, também existe um PDA (pentalogia de Fallot) e esse defeito reduz os sinais ao aumentar o fluxo pulmonar, o enchimento do coração esquerdo e a saturação arterial sistêmica de hemoglobina. A tetralogia de Fallot deve ser diferenciada de outras causas de cardiopatia cianótica, inclusive atresia tricúspide, atresia pulmonar com DSV, transposição dos grandes vasos, ventrículo direito de dupla saída com estenose pulmonar, *truncus arteriosus* e conexão venosa pulmonar anômala total.[816,817]

Os potros acometidos em geral são menores que o normal, letárgicos e apresentam intolerância ao exercício. A cianose é mais evidente após a atividade e ocorre de forma variável em repouso. A gasometria arterial revela hipoxia com pressão parcial normal ou reduzida de dióxido de carbono (P_{CO2}). A ausculta é tipicamente caracterizada por um sopro sistólico alto na área valvar pulmonar no lado esquerdo, causado por estenose (sub)pulmonar. A segunda bulha cardíaca é normal. Embora a policitemia possa ser significativa, tende a ser branda, mesmo quando as tensões de oxigênio arterial caem para 50 a 70 mmHg.

A avaliação ecocardiográfica é diagnóstica e revela um DSV extenso e irrestrito, desalinhamento e sobreposição à raiz aórtica, obstrução do trato de saída do ventrículo direito e hipertrofia ventricular direita (Figura 9.34).[344,819] O *shunt* pode ser identificado pelo Doppler colorido ou pelo ecocardiograma com contraste de soro fisiológico agitado e injetado na veia jugular. Os dois estudos demonstram um *shunt* da direita para a esquerda ou bidirecional. Os estudos com Doppler espectral convencional podem ser usados para delinear o *shunt* (tipicamente bidirecional e com fluxo de baixa velocidade, inferior a 2 m/s) e obstrução da saída do ventrículo direito (fluxo de alta velocidade, superior a 4 m/s).

Embora seja possível que os cavalos vivam por vários anos com a tetralogia de Fallot, a maioria dos animais é submetida à eutanásia por causa do mau prognóstico de sobrevida. Os cavalos acometidos não devem ser usados ou reproduzidos, caso sobrevivam até a maturidade.

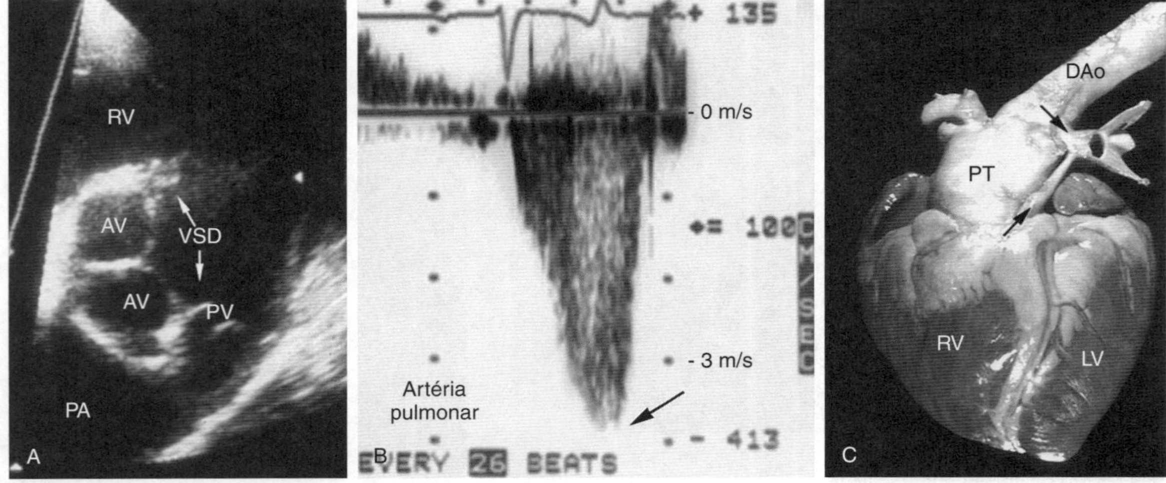

Figura 9.34 Tetralogia de Fallot. **A.** Ecocardiograma de um potro com tetralogia de Fallot. O plano da imagem mostra o ventrículo direito (*RV*), a saída do ventrículo direito com valvas pulmonares (*PV*) estenóticas (hipoplásicas) e dilatação pós-estenótica da artéria pulmonar (*PA*). Há um defeito do septo ventricular (*SDV; setas*) muito grande que conecta a base da aorta dilatada ao ventrículo direito. Dois folhetos da valva aórtica (*AV*) são evidentes neste plano fora de ângulo. **B.** Ecocardiograma com Doppler de ondas contínuas de um cavalo com tetralogia de Fallot. O Doppler revela estenose pulmonar. O fluxo sistólico de alta velocidade é evidente, acima de 4 m/s. A escala de velocidade está à direita; ECG no topo. **C.** Projeção lateral esquerda de um coração de um potro que morreu de atresia pulmonar, a forma "exagerada" da tetralogia de Fallot. Por causa da septação desigual do *truncus arteriosus*, a aorta é muito dilatada, e a artéria pulmonar principal é rudimentar e imperfurada (*seta inferior*). A atresia da valva pulmonar foi evidente à abertura do coração. O fluxo da artéria pulmonar era derivado do ducto arterioso (*seta superior*), que servia duas artérias pulmonares subdesenvolvidas. PT, pseudotruncus arteriosus; DAo, aorta descendente; RV, ventrículo direito; LV, ventrículo esquerdo. (De Bonagura JD. Congenital heart disease. In: Robinson N, editor. *Current therapy in equine practice*. 5th ed. Philadelphia: WB Saunders; 2003.)

Atresia pulmonar com defeito do septo ventricular

A atresia pulmonar com DSV é rara, tendo sido observada com mais frequência em potros Árabes (ver Figura 9.34 C).[171,172,186,790] Essa malformação representa a forma exagerada da tetralogia de Fallot, com os seguintes achados: (1) ausência de conexão entre a saída do ventrículo direito e a artéria pulmonar, (2) hipertrofia do ventrículo direito, (3) DSV com grande desalinhamento (na maioria dos casos) e (4) divisão tão desigual do *truncus arteriosus* fetal que há grave dilatação da aorta e atresia ou hipoplasia grave do tronco pulmonar. Sem a ultrassonografia cuidadosa (ou dissecção à necropsia) da circulação pulmonar, a aorta dilatada pode ser confundida com a persistência do *truncus arteriosus*, daí o apelido "pseudo *truncus arteriosus*". Por causa da atresia da valva pulmonar, o fluxo sanguíneo pulmonar é derivado da PDA ou da aorta. No último caso, as colaterais sistêmicas em geral são originárias das artérias brônquicas. A atresia pulmonar com septo ventricular intacto foi raramente diagnosticada.[791,832]

O diagnóstico de atresia pulmonar, em muitos casos, é estimulado por achados clínicos de cianose, sopro cardíaco e nanismo em potros ou recém-desmamados. O diagnóstico é confirmado por ecocardiografia.[344,819] Imagens cuidadosas podem identificar as principais lesões descritas anteriormente. De importância diagnóstica é a incapacidade de identificar a valva pulmonar no trato de saída do ventrículo direito rudimentar (embora uma pequena bolsa possa ser vista). O exame ultrassonográfico cuidadoso da aorta ascendente e do arco aórtico dos lados direito e esquerdo do tórax não revela uma origem normal para o tronco pulmonar ou a origem da AP diretamente de um *truncus arteriosus*. A bifurcação da AP pode ser observada a partir de uma imagem em posição cranial, e o fluxo contínuo para aquele vaso documentado pela ecocardiografia com Doppler sugere que o fluxo sanguíneo pulmonar é derivado do ducto arterioso ou de uma artéria sistêmica colateral.

Tronco arterial comum (*truncus arteriosus communis*)

A não divisão do *truncus arteriosus* fetal em aorta e AP representa uma anomalia rara do coração equino.[181,785,792,821,822,838] Nessa doença, o *truncus* fetal nunca se separa e os dois ventrículos continuam a se desenvolver, comunicando-se com o *truncus arteriosus* por um grande DSV do tipo de desalinhamento. Fluxos sistêmicos, coronários e da AP surgem do *truncus*, que é protegido por uma valva truncal (que pode ser incompetente ou estenótica). O fluxo sanguíneo pulmonar se origina de uma ou mais artérias pulmonares conectadas diretamente ao *truncus arteriosus* ou indiretamente, dos vasos colaterais sistêmicos aos vasos pulmonares.[802,816,817]

A fisiopatologia e os achados clínicos dessa malformação dependem muito da magnitude do fluxo sanguíneo pulmonar. Se as origens da AP não forem estenóticas e se a resistência vascular pulmonar permanecer relativamente baixa, o quadro clínico é similar ao de um *shunt* da esquerda para a direita, exceto para a mistura de sangue da direita para a esquerda no DSV. No entanto, o grau de hipoxia arterial pode não ser grave e a cianose pode não ser óbvia. Por outro lado, a alta resistência vascular pulmonar ou obstrução ao fluxo na origem truncal da AP está associada à dessaturação arterial e a achados semelhantes à atresia pulmonar.

O exame clínico em geral indica um sopro cardíaco sistólico. As mucosas podem ser rosadas ou cianóticas. A existência de um *shunt* extenso da esquerda para a direita pode provocar o desenvolvimento de ICC. Com um exame ultrassonográfico cuidadoso, o *truncus* e a origem das artérias pulmonares podem ser identificados, permitindo distinguir a doença da atresia pulmonar com DSV.[344,819] Além disso, em alguns casos, uma valva truncal anormal (com quatro cúspides) pode ser evidente, apoiando ainda mais o diagnóstico. O tratamento deve ser conduzido por um cardiologista.

Atresia tricúspide

Outro diagnóstico diferencial da cardiopatia cianótica é a atresia da valva tricúspide.[171,180,182,186,190,786,828,839-842] Essa malformação determina o *shunt* da direita para a esquerda do sangue venoso sistêmico à altura dos átrios. O *shunt* atrial pode ocorrer por um DSA verdadeiro ou pela persistência do forame oval. Como todo retorno venoso deve se misturar no átrio esquerdo, essa malformação costuma causar hipoxia acentuada com cianose. Os potros acometidos raramente sobrevivem até o desmame, a menos que também haja um DSV de *shunt* funcional da esquerda para a direita em um trato de saída do ventrículo direito que permita o bom fluxo pulmonar. Caso contrário, o fluxo pulmonar deve provir de um ducto arterioso ou colaterais sistêmicos (p. ex., artérias brônquicas). A maioria dos potros apresenta retardo de crescimento, mama mal e exibe intensa intolerância ao exercício e cianose em repouso. A tensão arterial de oxigênio pode ser muito baixa (40 a 60 mmHg). O ecocardiograma revela dilatação acentuada do átrio direito e do seio coronário, atresia da valva tricúspide e ventrículo direito rudimentar (maior se houver um DSV de desvio funcional da esquerda para a direita). O *shunt* atrial, que permite o esvaziamento do retorno venoso sistêmico no átrio esquerdo, deve ser observado. Padrões anormais de fluxo podem ser verificados pelo ecocardiograma com Doppler colorido ou contraste com soro fisiológico. O prognóstico é ruim.

DOENÇA VALVAR

As valvas cardíacas saudáveis mantêm o fluxo anterógrado normal no coração e impedem a regurgitação significativa de sangue. As valvas cardíacas doentes, que podem ser estenóticas ou incompetentes, limitam o débito cardíaco e aumentam a carga de trabalho do coração. Lesões valvares estenóticas em cavalos geralmente são congênitas e muito raras; no entanto, a regurgitação valvar adquirida (também denominada insuficiência ou incompetência valvar) é comum.[5,18,38,45,48,65,71,72,74,75,83,148,171,173,179,184,188,190,207-212,214,355,390,391,406,407,554,557,583,602,772,793,843-851] A maioria das insuficiências valvares em cavalos é causada por doença valvar degenerativa ou está relacionada ao treinamento em alto nível.[28,65,70,75,148,191,208-211,586] A endocardite infecciosa (bacteriana),[28,65,70,75,148,191,208-211,586] a valvulite não infecciosa e a ruptura de cordas tendíneas[38,212-214,845] são causas pouco frequentes de doença valvar. O Boxe 9.2 resume as principais causas de disfunção valvar. A doença valvar degenerativa e a endocardite infecciosa são os problemas valvares mais encontrados pelo médico veterinário de equinos e são o foco desta seção.

A relevância clínica de uma lesão valvar depende em grande parte da gravidade da regurgitação através da valva. É claro que muitos cavalos se adaptam à regurgitação valvar trivial, branda ou até moderada, sem consequências aparentes no desempenho.[70,71,75,208-211,355,407,586] A gravidade da regurgitação valvar está relacionada à área transversal dinâmica do orifício regurgitante, ao gradiente de pressão de condução do sangue pela valva e ao tempo de regurgitação, porque nem todas as valvas incompetentes a permitem durante a sístole ou diástole.[74] Independentemente do volume, o movimento do sangue de uma câmara de alta pressão para uma câmara de baixa pressão está associado a um jato de alta velocidade, proporcional à queda de pressão entre a fonte e o receptáculo. A produção de jatos de alta velocidade altera o fluxo (com turbulência) e, em muitos casos, causa um sopro cardíaco audível, a principal característica clínica da doença cardíaca valvar (Figura 9.35; ver também Figuras 9.9 e 9.23 D).

A incompetência valvar pode ser diagnosticada por ausculta[3,69,70,74-76,207,379,381,385,389,390,392,393,406,861] ou por ecocardiografia com Doppler.[71,75,124,208,209,211,214,344,390,391,560,601]

Os estudos com Doppler são altamente sensíveis para identificação de incompetência valvar e representam o padrão ouro para o diagnóstico de disfunção valvar. No entanto, muitos cavalos com achados normais à ausculta também apresentam regurgitação valvar ao exame com Doppler. A maioria dos cardiologistas considera esses extravasamentos valvares "silenciosos" como normais,[71,74] sobretudo quando observados no lado direito do coração. Mesmo no lado esquerdo, a regurgitação silenciosa é observada com frequência ao Doppler colorido.

Alguns desses sinais de fluxo são breves, representando sinais de "refluxo" ou fechamento da valva. São facilmente mal interpretados, a menos que sejam bem cronometrados com Doppler espectral ou exames em modo M em cores. É certo que alguns casos de regurgitação silenciosa representam os primeiros sinais de doença valvar degenerativa. Mas não há benefício clínico no rastreamento de cavalos com Doppler; essa abordagem não é prática ou prediz resultados futuros. Assim, a ausculta cardíaca continua a ser o método clínico mais importante para a identificação da doença valvar relevante. A ecocardiografia, inclusive com Doppler, é usada para verificar a fonte de um sopro patológico, identificar lesões cardíacas estruturais subjacentes, avaliar a função atrial e a ventricular, e quantificar o grau de remodelamento cardíaco desenvolvido em resposta à lesão. É preciso enfatizar que, de modo geral, não há correlação ecocardiográfica ou do Doppler com o sopro de ejeção funcional.

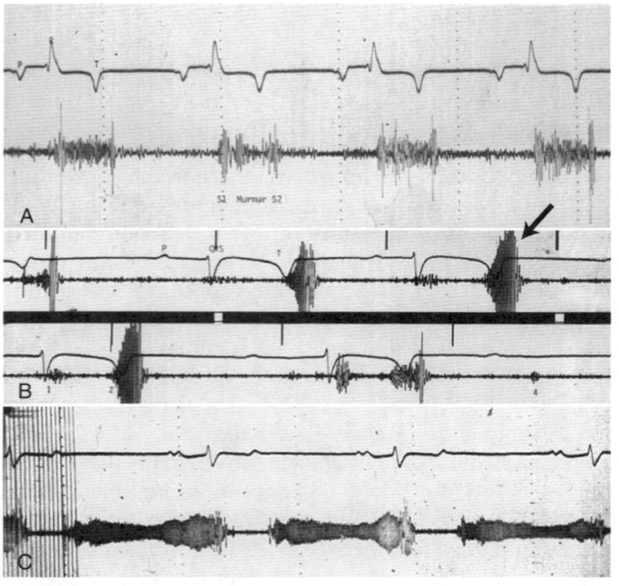

Figura 9.35 Fonocardiogramas de sopros cardíacos causados por cardiopatia valvar. **A.** Sopro holossistólico de regurgitação mitral (*RM*) em um cavalo com degeneração valvar crônica. **B.** Sopro sistólico variável tardio por RM relacionada ao prolapso da valva mitral. O sopro tem um *crescendo* e picos no final da sístole (*seta*). As bulhas cardíacas são indicadas. O sopro obscurece a segunda bulha. C, Sopro vibratório holodiastólico de regurgitação aórtica (*RA*) com acentuação pré-sistólica. A acentuação é provavelmente relacionada à contração atrial, alteração do volume e da pressão ventricular e aumento do volume regurgitante.

Embora os veterinários tendam a desconsiderar a regurgitação "silenciosa", a relevância clínica da insuficiência valvar *audível* também deve ser contextualizada. O exame de atletas de alto desempenho, por exemplo, demonstra sopros de insuficiência valvar tricúspide, mitral ou aórtica em muitos cavalos.[70,75,208-211,586] Esses achados são facilmente verificáveis ao Doppler. Em um estudo com animais de 2 anos de idade,[75] a prevalência de sopros regurgitantes tricúspides e mitrais aumentou de maneira significativa ao longo de um período de treinamento de 9 meses, com incidência de 25,5 e 21,8%, respectivamente. Do mesmo modo, estudos com Standardbreds e Puros-Sangues jovens em treinamento revelaram um aumento na prevalência de regurgitação valvar, detectada à ecocardiografia, sem percepção de efeitos no desempenho em corridas.[70,208,211] As causas dessas alterações e a interpretação desses achados são problemáticas, especialmente em comparação com o referencial clínico "normal". É possível que o treinamento em alto nível induza alterações na geometria ventricular (p. ex., hipertrofia cardíaca fisiológica, coração de atleta)[208,211,588] ou na espessura valvar relacionada ao trabalho cardiovascular, elevações da pressão arterial durante o treinamento ou outros fatores. No entanto, sejam esses sopros realmente "normais" ou não, é claro que a importância clínica de um sopro regurgitante em um cavalo deve ser interpretada com cautela e à luz dos achados clínicos e de imagem.

As avaliações mais práticas da relevância clínica de um sopro cardíaco são: idade, histórico de trabalho, achados do exame físico e ecocardiografia. Outros estudos, como eletrocardiografia e teste ergométrico, fornecem mais informações para a avaliação da importância de um sopro. Como regra geral, sopros regurgitantes significativos tendem a ser altos e longos. No entanto, a intensidade de um sopro de insuficiência está relacionada não apenas ao volume regurgitante, mas também às pressões motrizes do sangue e às características físicas do tórax. Portanto, embora a intensidade de um sopro cardíaco possa ser classificada pelo veterinário (como já discutido neste capítulo), não é possível avaliar a gravidade da regurgitação apenas pela ausculta. Sopros relativamente altos podem estar associados a volumes regurgitantes, que são irrelevantes para um determinado cavalo, em especial quando é agudo, vibratório ou musical. Assim, embora a doença cardíaca valvar clinicamente significativa seja mais bem identificada por ausculta (ver Tabelas 9.1, 9.3 e 9.4), a relevância clínica de uma insuficiência valvar deve ser avaliada de outras maneiras.[70,71,73,75,208-211,390,391,406,560,586,602,849] Essa abordagem é enfatizada a seguir. Uma recente declaração de consenso, formulada por um grupo de especialistas em medicina cardiovascular equina, resume as recomendações atuais para o tratamento de cavalos atletas com doença cardíaca valvar; o leitor deve consultá-la para obter mais informações.[68]

Regurgitação mitral

A regurgitação mitral (RM) é detectada com frequência em cavalos.[68,83,407,843] A base etiopatológica da incompetência da valva mitral pode envolver qualquer um dos seguintes aspectos: treinamento em alto nível, espessamento degenerativo, prolapso da valva, ruptura das cordas tendíneas, endocardite bacteriana, valvulite não infecciosa, doença miocárdica primária ou isquêmica que provoca disfunção muscular papilar, dilatação grave do VE, malformação congênita da valva e doença idiopática (Figuras 9.36 a 9.38; ver também Boxe 9.2).[28,29,48,57,148,191,406,557,591] O espessamento fibrótico degenerativo da valva mitral foi observado na necropsia de cavalos adultos e é provavelmente a base da maioria dos casos de RM branda a moderada, inclusive aqueles com imagem ecocardiográfica 2D "normal". A base do prolapso da valva mitral é incerta, mas pode envolver doenças do tecido conjuntivo das cúspides, estiramento das cordas tendíneas, rupturas menores das cordas ou lesão de um músculo papilar. A ruptura das cordas tendíneas da valva mitral com eversão da borda da cúspide pode ocorrer em animais de todas as idades, inclusive potros.[38,212-214,845] As rupturas de cordas tendíneas, frequentes nas cúspides mitrais acessórias, podem causar RM grave com ICC aguda fulminante. Nesses casos, os achados de necropsia em geral mostram espessamento degenerativo da corda rompida; raramente há endocardite. Embora incomum, a endocardite infecciosa pode causar ulceração, vegetação ou lesão da corda e RM substancial (ver mais adiante). Os autores observaram RM devido a cicatrizes mitrais graves e espessamento em animais recém-desmamados e cavalos jovens. A causa dessas lesões é desconhecida, mas a valvulite não supurativa identificada pode estar relacionada a um processo imunomediado. Insuficiência aórtica grave, defeitos não restritivos do septo ventricular ou, raramente, miocardite, cardiomiopatia ou infarto do miocárdio podem provocar insuficiência mitral por dilatação do anel mitral ou perda do suporte muscular papilar.

O quadro clínico do cavalo com RM é variável. A regurgitação mitral geralmente é um achado incidental, detectado durante um exame de rotina. Em outras situações, a RM pode ser identificada em um cavalo com desempenho abaixo do ideal ou sinais clínicos evidentes de insuficiência cardíaca. Como já discutido, sopros relativamente brandos de RM são comuns em cavalos de alto desempenho.[70,75,208-211,586] Quando a RM é apenas branda a moderada, a dilatação significativa do átrio esquerdo e a sobrecarga volumétrica do VE não são evidentes, a pressão do átrio esquerdo (estimada pela pressão capilar pulmonar em cunha) aumenta pouco em comparação a controles saudáveis[354,355,639] e o cavalo tende a apresentar desempenho satisfatório.[355] Dois estudos retrospectivos recentes também sugerem um bom prognóstico a longo prazo para casos de RM branda em cavalos que participam de eventos esportivos ou recreativos[583] e em cavalos e pôneis de meia-idade a idosos,[407] com regurgitação valvar à esquerda. Na RM moderada a grave, os sinais clínicos são mais prováveis, inclusive baixo desempenho, hemorragia pulmonar induzida pelo exercício ou ICC evidente. A tolerância da lesão depende, em grande parte, do trabalho do cavalo. Alguns cavalos com RM também desenvolvem FA, o que pode prejudicar ainda mais o débito cardíaco. O sopro de RM identificado em um animal com febre, perda de peso, poliartrite ou inflamação sistêmica deve levar à suspeita de endocardite infecciosa. A insuficiência mitral relacionada à ruptura de cordas é uma causa rara, mas bem reconhecida de ICC, inclusive doença peraguda com edema pulmonar fulminante (ver Figura 9.10). A RM crônica, hemodinamicamente relevante, de qualquer causa, pode levar à hipertensão pulmonar, FA e ICC biventricular, com sinais de ICC do lado direito dominando o quadro clínico (ver anteriormente neste capítulo).[48,148]

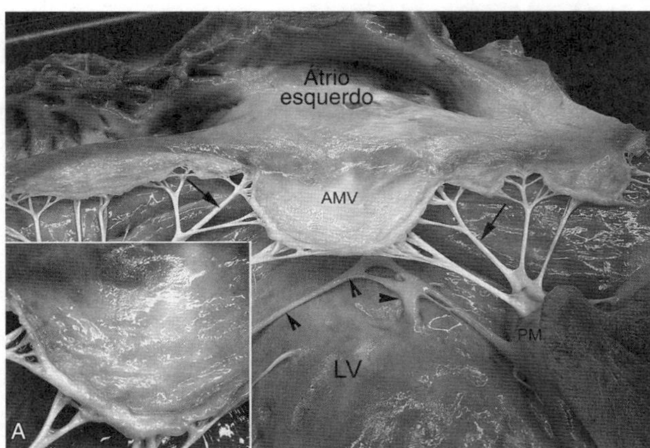

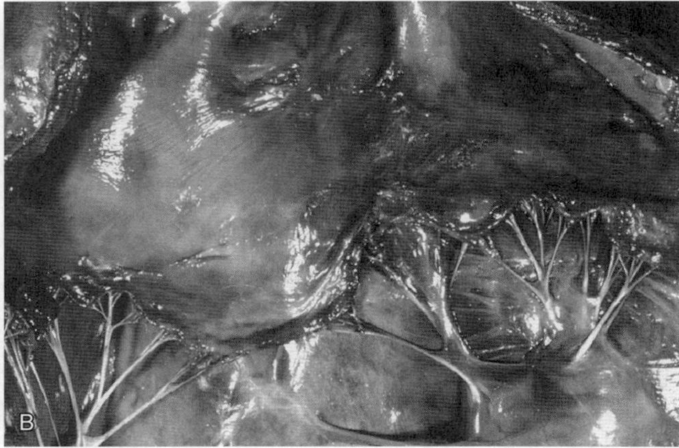

Figura 9.36 A. Imagens *post mortem* de um cavalo com regurgitação mitral (*RM*) e insuficiência cardíaca congestiva (*ICC*), causada por doença valvar degenerativa grave. O ventrículo esquerdo (*LV*) foi aberto para mostrar o folheto septal ou anterior da valva mitral (*AMV*). As bordas livres ou cúspides da valva são consideradas ligeiramente espessadas para um equino. O corpo da valva é muito irregular e espesso, alterações mais evidentes quando vistas em maior aumento (ver o inserto no canto inferior esquerdo). A superfície de corte de um músculo papilar (MP) e as cordas tendíneas intactas nas valvas são evidentes (*setas*). As *pontas de seta* indicam a banda moderadora do LV ou trabéculas septomarginais, parte do sistema de condução elétrica. A degeneração mixomatosa da valva foi evidente à histopatologia. A causa não foi determinada. **B.** Valvulite supurativa crônica, causada por endocardite crônica e que levou à formação de cicatrizes, espessamento e distorção da valva mitral. Esse cavalo desenvolveu ICC grave do lado esquerdo. A valvulite não infecciosa também é esporadicamente observada em cavalos, em especial em animais mais jovens.

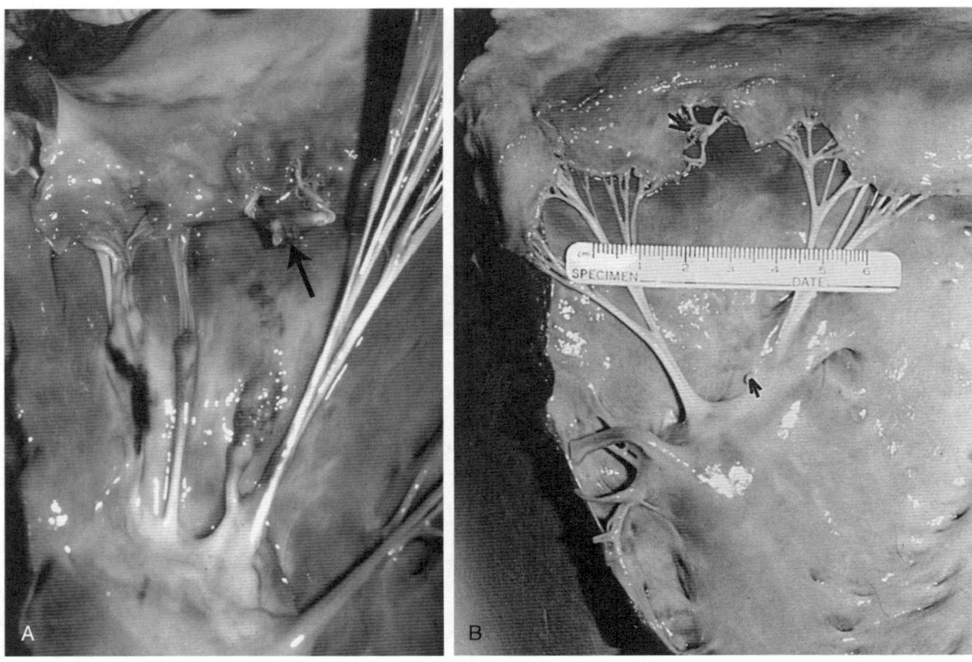

Figura 9.37 Ruptura das cordas tendíneas da valva mitral. **A.** Ruptura aguda de uma corda tendínea em um cavalo com valvulite plasmocítica linfocítica. A borda da cúspide mitral ficou retorcida por causa da perda de suporte. A porção ventral da ruptura é óbvia e adjacente às cordas intactas. **B.** Ruptura crônica de uma corda tendínea em um cavalo. A contração dos segmentos cicatrizados (*seta*) é notável.

O exame físico do cavalo com RM normalmente revela um sopro holossistólico, de grau 2 a 5/6, detectado com maior intensidade sobre o impulso apical esquerdo palpável ou na região dorsal a ele e sobre a área da valva mitral (ver Figuras 9.7 e 9.35 e Tabela 9.1). O sopro é alto na valva aórtica, provavelmente relacionado à proximidade da cúspide septal mitral à valva aórtica ou à projeção cranial do jato regurgitante. Os sopros altos de RM tendem a se projetar em sentido dorsal e para a direita. O sopro típico da RM é longo (holossistólico ou pansistólico) e se estende até a segunda bulha. Isso pode fazer com que o veterinário confunda a terceira bulha com a segunda, impedindo assim a apreciação completa do significado do sopro. Caso a terceira bulha seja muito alta, o veterinário deve suspeitar de sobrecarga volumétrica significativa ou aumento da pressão diastólica do VE. Como muitos cavalos com RM também apresentam insuficiência tricúspide concomitante, exames ecocardiográficos e com Doppler podem ser necessários para diferenciar a insuficiência valvar atrioventricular bilateral da RM isolada com irradiação à direita. Por fim, o sopro da RM pode ser modificado por bloqueio AV de segundo grau, FA ou batimentos prematuros.

As duas variantes do sopro holossistólico por RM são o sopro *decrescendo* entre o início e o meio da sístole e o sopro *crescendo* entre o meio e o fim da sístole. Um sopro *decrescendo* pode ser detectado em casos de RM branda porque pode haver coaptação das cúspides durante a diminuição do volume ventricular no final da sístole. Esse tipo de sopro pode ser facilmente confundido com um sopro de ejeção funcional, a menos que o ponto de intensidade máxima esteja centralizado perto do ápice esquerdo. Por outro lado, a RM grave com ICC pode causar um sopro *decrescendo* por causa do equilíbrio das pressões atrial e ventricular no final da sístole. No entanto, esse não é um achado comum e estaria associado à ICC. A outra variante da RM, o sopro *crescendo* no meio ao fim da sístole (ver Figura 9.35 B), é provavelmente causada pelo prolapso da valva mitral, uma vez que surge *após* o início da ejeção do ventrículo esquerdo. A diminuição do volume do VE predispõe ao desenvolvimento de prolapso da cúspide e desencadeia a regurgitação sistólica durante a segunda bulha cardíaca. O sopro resultante pode ser áspero ou musical e é comum os profissionais menos experientes confundirem esse evento de fluxo com um sopro no início da diástole.

A ecocardiografia, inclusive com Doppler, desempenha um papel central na avaliação do cavalo com RM[56,71,74,75,148,208,344,390,391,560,576] (ver Figura 9.38) e é indicada para examinar a anatomia do aparelho valvar (inclusive músculos papilares, cordas tendíneas, ânulo e cúspides), estimar a gravidade da RM, medir o tamanho dos átrios, ventrículos e grandes vasos e quantificar a função sistólica do átrio e do ventrículo esquerdo. A causa subjacente da RM pode ser óbvia no exame ecocardiográfico. O espessamento valvar brando a moderado, apesar de subjetivo, é compatível com degeneração ou valvulite não infecciosa. O prolapso das cúspides da valva mitral foi observado em equinos com RM, mas os limites do prolapso "normal" precisam ser definidos com mais detalhes. As lesões por endocardite vegetativa fazem com que as valvas pareçam irregularmente espessadas ou mais curtas. Os casos de endocardite aguda podem ser acompanhados por evidências de trombo valvar e um exame em tempo real com alta taxa de quadros pode mostrar a oscilação desse tecido. Lesões focais pequenas são mais observadas na superfície atrial da valva que está voltada para o fluxo sanguíneo (Figura 9.45 B, mais adiante neste capítulo). Na endocardite crônica, a valva pode ser mais ecodensa ou até parecer calcificada. A ruptura do cordão é reconhecida pela observação de vibração caótica de uma estrutura mitral (uma cúspide de borda evertida), prolapso de uma grande parte da valva no átrio ou a entrada do restante do cordão contraído no átrio durante a sístole (ver Figura 9.38 B). Vibrações sistólicas de alta frequência da valva mitral podem ser observadas no estudo em modo M de cavalos com um sopro musical de RM. Os exames com Doppler de ondas pulsadas ou contínuas ou em cores podem identificar o jato regurgitante mitral (ver Figura 9.38 C). O Doppler deve ser realizado nas janelas torácicas dos lados direito e esquerdo. A observação de jatos de alta velocidade ou turbulentos pode ser difícil sem um exame completo e minucioso da valva mitral em vários planos de imagem. Caso o Doppler de fluxo colorido demonstre o jato regurgitante com origem ampla e um padrão difuso de distribuição da turbulência em áreas profundas do átrio esquerdo, a probabilidade de RM com relevância hemodinâmica é maior. No entanto, na RM, as cores na câmara receptora (ou seja, no átrio esquerdo) não devem ser enfatizadas demais, porque o arraste de hemácias e os "efeitos de *spray*" podem superestimar a gravidade da doença; por outro lado, jatos que "abraçam" a parede subestimam a gravidade da RM. Portanto, a quantificação do tamanho cardíaco é fundamental na avaliação da gravidade da RM. A RM grave com sobrecarga do VE causa arredondamento do ápice da câmara cardíaca e aumento de suas dimensões no final da diástole. A função global do VE pode parecer normal a exuberante (hiperdinâmica) porque a pré-carga ventricular aumenta e a pós-carga diminui na RM grave. No entanto, na RM grave e crônica, ou causada por cardiomiopatia, a função sistólica ventricular é normal ou menor. O átrio esquerdo em geral assume um aspecto mais circular, quase túrgido, na RM hemodinamicamente importante, e a medida ecocardiográfica 2D das dimensões internas máximas do AE em projeção paraesternal direita em eixo longo no final da sístole é superior a 13,5 cm (diâmetro maior do AE, paralelo ao anel valvar mitral) e 105 cm^2 (área máxima do AE), respectivamente, em cavalos de raças de porte grande, de 500 kg.[355,576,689] Na RM aguda ou crônica, a AP lobar e principal pode estar dilatada por causa da hipertensão pulmonar, talvez relacionada ao aumento da pressão do AE, edema intersticial do pulmão, remodelamento vascular ou outros fatores.

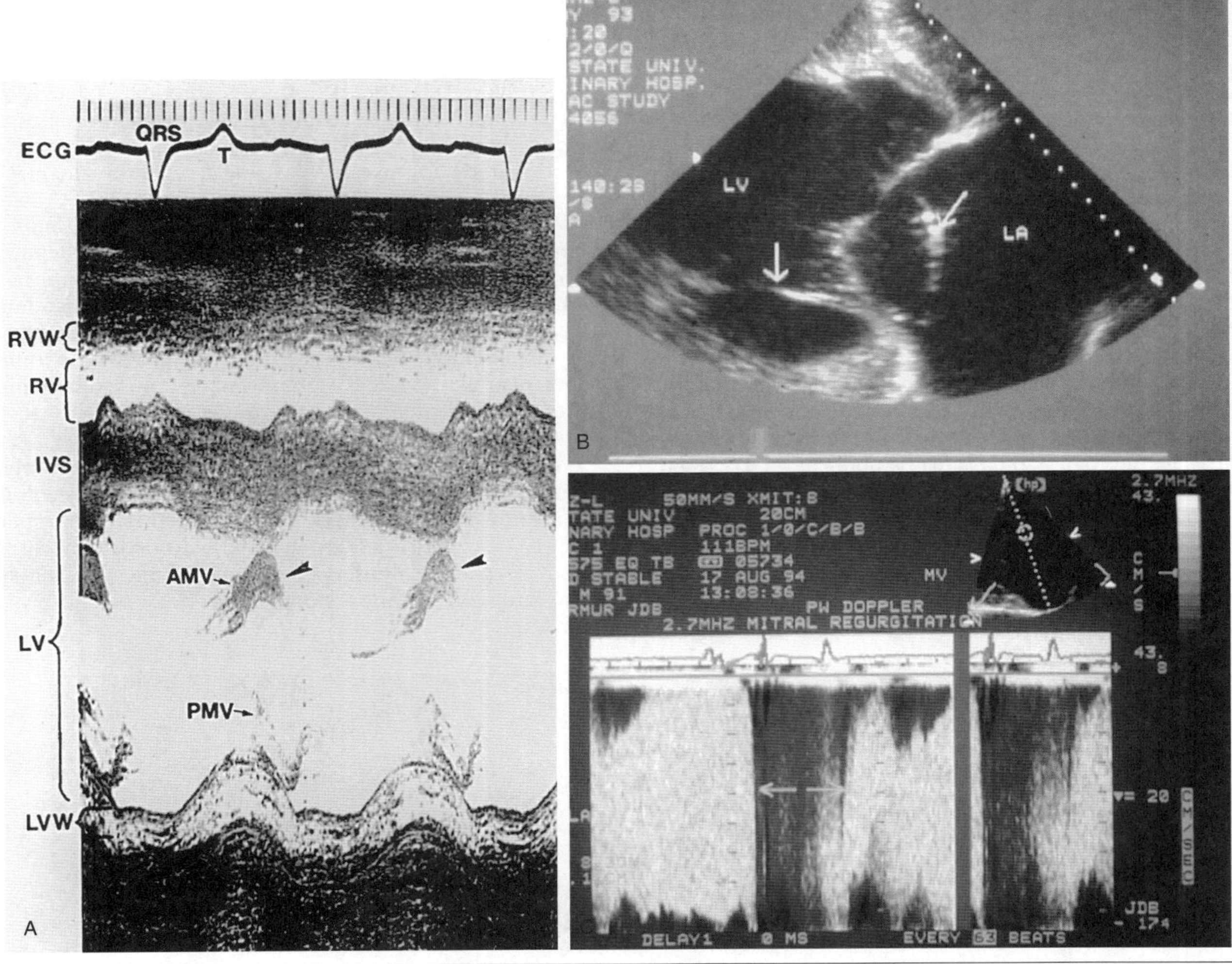

Figura 9.38 Ecocardiogramas de cavalos com regurgitação mitral (*RM*). **A.** Um estudo em modo M mostra espessamento significativo do folheto anterior da valva mitral (*AMV*) (*setas*). Isso seria compatível com endocardite ou valvulite grave. **B.** Eversão da borda da cúspide da valva mitral (*seta direita*) em um cavalo com ruptura de múltiplas cordas. A parte em prolapso da valva mitral forma uma linha ecodensa curva no átrio esquerdo (*LA*) dilatado, enquanto as outras partes da valva ficam à esquerda deste ecocardiograma. Uma corda normal é evidente (*seta esquerda*). **C.** O Doppler de ondas pulsadas do LA mostra um jato sistólico turbulento, de alta velocidade e com *alias* da RM em um cavalo Puro-Sangue. A duração do evento é mostrada (*setas*). RVW, parede do ventrículo direito; RV, ventrículo direito; IVS, septo intraventricular; LV, ventrículo esquerdo; LVW, parede ventricular esquerda.

O prognóstico de cavalos com RM é variável e, como já discutido, está relacionado a achados clínicos, histórico de trabalho, teste ergométrico e resultados de exames ecocardiográficos.[68] Em um estudo, a RM foi a doença valvar mais comum associada à FA, arritmias ventriculares clinicamente importantes e ICC.[83] Anomalias observadas durante a ecocardiografia, inclusive lesões das cúspides valvares mitrais, grau de sobrecarga volumétrica do AE e do VE, função global do VE e achados de Doppler devem ser considerados na determinação do prognóstico. Na RM associada a ICC, FA, endocardite, ruptura de cordas tendíneas, cardiomegalia acentuada, espessamento valvar grave, cardiomiopatia dilatada ou hipertensão pulmonar, o prognóstico de sobrevida e desempenho é ruim.[148] Na ausência de cateterismo cardíaco do lado direito, o aumento da velocidade da RT e a dilatação da AP são usados como substitutos para a identificação da HTP. A detecção da dilatação da AP indica hipertensão pulmonar significativa e a possibilidade baixa, porém concreta, de ruptura da AP associada ao exercício. Felizmente, a grande maioria dos cavalos com RM parece ter desempenho muito bom, indicando que, na maioria dos casos, a doença não é grave o suficiente para ter importância clínica.[74,355,583] O desenvolvimento de intolerância progressiva ao exercício em um caso específico depende do uso do cavalo e da evolução da lesão subjacente. De modo geral, na RM causada por degeneração valvar com coração de tamanho normal, a progressão é gradual, o prognóstico de sobrevida é favorável e o desempenho é mantido.[74,390,407,583,862] O prognóstico da RM detectada em potros não treinados é menos encorajador. A existência de dilatação cardíaca branda a moderada em um caso de RM faz com que o prognóstico seja mais cauteloso, embora essa avaliação deva ser feita com exames seriados. De todo modo, a dilatação do AE aumenta o risco de FA. A relevância clínica da RM trivial a branda em cavalos de alto desempenho ou corrida é incerta. Em alguns animais, o teste ergométrico é normal, enquanto outros podem apresentar FC mais alta para um determinado nível de trabalho do que seria esperado. O último achado pode sugerir uma limitação cardíaca ao desempenho.

Independentemente da causa ou da gravidade da doença, o cavalo com RM deve ser submetido a exames de acompanhamento pelo menos uma vez ao ano, se não com mais frequência, para avaliar a progressão da carga hemodinâmica e detectar o desenvolvimento de ICC, hipertensão pulmonar ou arritmias cardíacas, como fibrilação atrial (ver a discussão posterior).[68] A FC e o ritmo cardíaco devem ser monitorados regularmente em indivíduos com RM moderada a grave. Testes ergométricos, inclusive ECG de estresse, para avaliação da resposta da FC ao exercício e a ocorrência de arritmias induzidas pelo exercício devem ser realizados (1) em todos os cavalos com RM moderada a grave; (2) em caso de desenvolvimento de FA (ver a discussão posterior); ou (3) se a RM progredir com mais rapidez do que esperado, na ausência de sinais de ICC.[68] O tratamento da RM é composto pelo manejo das complicações da doença avançada, como insuficiência cardíaca, endocardite ou arritmias. Há poucos dados publicados sobre o uso de inibidores da ECA em cavalos (ver Tratamento da Insuficiência Cardíaca Congestiva) e não existe consenso entre os especialistas em relação à administração desses medicamentos na RM sem ICC.[68] Esses tópicos são abordados em outras partes deste capítulo.

Regurgitação aórtica

A regurgitação aórtica (RA) é uma insuficiência valvar comum em cavalos.[68,83,407] A degeneração da valva aórtica é, de longe, o motivo mais comum de RA.[5,28,29,57,83,169,191,406,843,850,863] As lesões nodulares degenerativas e as bandas fibrosas responsáveis pela RA em cavalos mais velhos foram bem descritas[5] (Figura 9.39 A). O prolapso da valva aórtica é um achado ecocardiográfico comum e provavelmente representa outra manifestação de degeneração do tecido conjuntivo que afeta a valva.[194,577] Pequenas fenestrações da valva também foram identificadas à necropsia, mas têm relevância clínica incerta. Outras possíveis causas de RA em cavalos são endocardite infecciosa,[194,195,205,554,852,853,855] doença valvar congênita,[179,189,794] DSV (ver a discussão anterior), valvulite não infecciosa, laceração de cúspides e aneurisma por ruptura do seio aórtico.[34,262-264,777,864-867]

Na maioria dos casos, a RA é uma descoberta acidental em um exame físico de rotina, pré-compra ou seguro. A maioria dos cavalos com esse sopro tem idade superior a 10 anos, e o sopro é bastante comum em cavalos idosos, um testemunho da natureza degenerativa da lesão. A ausculta cuidadosa em um local tranquilo pode identificar o sopro diastólico muito suave em cavalos mais jovens. A RA silenciosa também pode ser considerada fisiológica ou trivial, e não é incomum identificar um jato de RA branda em estudos com Doppler de cavalos sem nenhum sopro diastólico identificável.[71] O baixo desempenho é uma queixa pouco frequente em cavalos com RA e a maioria dos animais continua a apresentar o mesmo nível de desempenho, desde que não haja nenhuma outra anomalia clínica ou cardíaca. Febre intermitente, perda de peso ou claudicação deve levar à suspeita de endocardite. A ICC é raramente observada junto com a RA isolada, mas pode se desenvolver na RA combinada à RM ou FA.

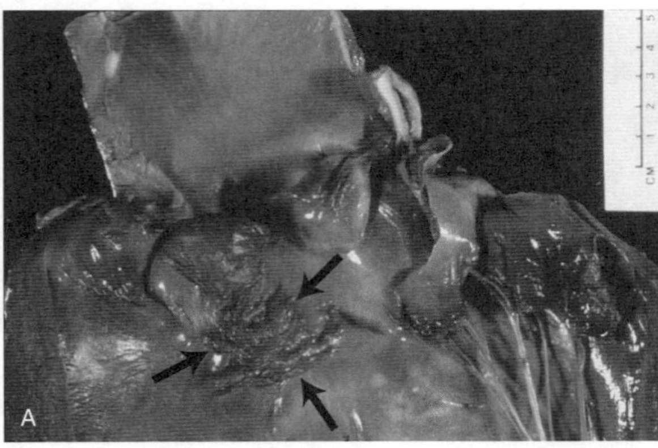

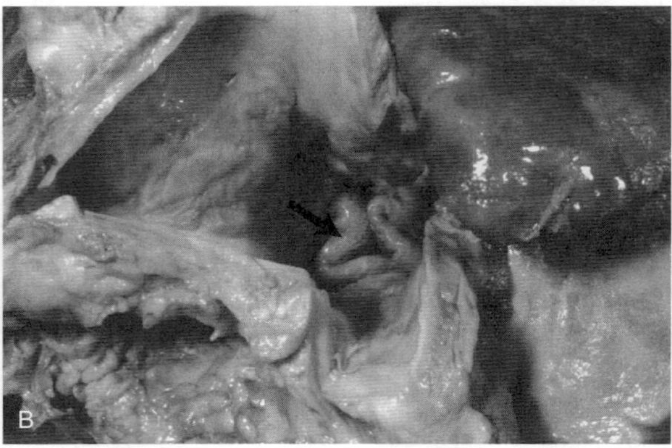

Figura 9.39 Lesões *post mortem* de regurgitação aórtica (*RA*; ver também Figura 9.43 B, adiante). **A.** Um segmento do trato de saída do ventrículo esquerdo (*VE*) e da aorta ascendente. Faixas lineares são evidentes nas duas valvas mostradas e uma grande lesão por jato também é observada abaixo das valvas, entre as *setas*. A lesão é típica de cavalos idosos. **B.** Valva aórtica (*seta*) vista da aorta ascendente. Valvulite não infecciosa e cicatrizes causaram espessamento grave.

A RA clinicamente importante é identificada pela ausculta cardíaca, que revela um sopro holodiastólico, com o ponto de intensidade máxima sobre a área valvar aórtica e forte irradiação para o ápice cardíaco direito e esquerdo em muitos casos (ver Tabela 9.1). O sopro pode variar muito em intensidade e caráter.[18,72,868] A qualidade é tipicamente áspera e *decrescendo*, com uma natureza musical (ver Figura 9.9 C), mas pode haver acentuação pré-sistólica (ver Figura 9.35 C). O caráter pode ser vibratório, musical, piante ou ruflar. Uma vibração precordial é palpável sobre a área valvar aórtica quando o sopro é alto. Uma variante do sopro típico da RA é aquela associada à ruptura de um seio aórtico no átrio direito, septo ventricular ou artéria pulmonar. A fístula aortocardíaca causa sopro holodiastólico ou contínuo mais alto do lado direito do tórax.[262-264] No entanto, a maioria dos cavalos com fístula aortocardíaca apresenta um sopro contínuo do tipo maquinaria. Um sopro de ejeção sistólica é frequentemente observado além do sopro diastólico típico da RA, sobretudo quando o volume regurgitante é grande, e se explica pela ejeção de um grande volume sistólico pela valva aórtica. Deve-se enfatizar que não há evidências de estenose anatômica por doença degenerativa da valva aórtica.

A qualidade dos pulsos arteriais é um bom indicador da gravidade da RA isolada.[406,554] Pulsos arteriais hipercinéticos limitantes, que em geral correspondem a pressões de pulso aumentadas (acima de 60 mmHg), indicam RA moderada a grave e sobrecarga volumétrica significativa (mas compensada) do VE.[406] Em caso de insuficiência do miocárdio, os pulsos arteriais são fracos, a pressão de pulso diminui e há o desenvolvimento de taquicardia.

Um exame ecocardiográfico completo, inclusive com Doppler, auxilia a avaliação mais aprofundada de cavalos com RA, principalmente quando o sopro é mais alto (grau 3 a 6/6), o pulso arterial é anormal ou há suspeita de sinais clínicos relacionados ao coração.[68,344,391,406, 554, 576, 602, 849, 869] A anomalia mais comum observada na ecocardiografia 2D é o espessamento valvar brando, associado ao prolapso de uma ou mais cúspides aórticas (Figura 9.40). Lesões fibrosas em forma de banda que aparecem como uma linha ecoica paralela à borda livre da cúspide coronária esquerda ou, com menos frequência, o espessamento nodular ou um aumento generalizado na ecogenicidade da borda livre da cúspide são detectados.[68,554] Esses achados são compatíveis com a doença valvar degenerativa. Deve-se tomar cuidado para não dar importância demais ao prolapso da valva aórtica, que pode ser facilmente imitado pelo mau alinhamento do transdutor de ultrassom.[577] O *flutter* ou a vibração em alta frequência das cúspides ou paredes da valva aórtica podem ser observados, com mais frequência em cavalos com sopros musicais ou vibratórios. O exame ecocardiográfico 2D também auxilia o diagnóstico diferencial. Nos casos de endocardite, as cúspides podem parecer espessadas, irregulares e mais ecogênicas. A valva pode parecer oscilar se houver trombo fresco no interior da vegetação. Outros achados ecocardiográficos 2D raros, relacionados à RA, são fenestrações das cúspides valvares aórticas, eversão da borda da cúspide aórtica, aneurisma do seio aórtico e prolapso da raiz da aorta em um DSV. A dilatação da raiz da aorta (superior a 10 cm) pode ser observada em alguns cavalos com RA. Um estudo recente descreveu a avaliação ecocardiográfica da taxa de diminuição diastólica do diâmetro aórtico, que está associada à taxa de escoamento diastólico do sangue da aorta e pode ser um indicador da gravidade da RA.[602]

A sobrecarga volumétrica do ventrículo esquerdo causada pela RA pode ser detectada no ecocardiograma 2D e em modo M, e é caracterizada por dimensões aumentadas da câmara cardíaca no final da diástole, diminuição da espessura relativa da parede e aumento do volume sistólico.[554,576,602,849] Um movimento septal exagerado ou oscilante no exame 2D ou em modo M indica hipercinesia do VE e representa outra observação subjetiva da sobrecarga volumétrica compensada (ver Figura 9.40). A fração de encurtamento e a fração de ejeção do ventrículo esquerdo podem ser normais ou maiores.[554,576,602,849] Em caso de desenvolvimento de insuficiência miocárdica, o movimento septal, a fração de encurtamento e a fração de ejeção diminuem, enquanto as dimensões do VE no final da sístole aumentam. É comum a inspeção da valva mitral revelar vibrações diastólicas de alta frequência da cúspide septal (anterior) relacionadas a um jato excêntrico de RA de alta velocidade pelo trato de saída do VE em direção esquerda e caudal. Vibrações semelhantes também podem ser detectadas no septo interventricular quando o jato regurgitante é orientado em direção direita ou cranial. O aumento da distância entre o ponto E da valva mitral e a separação septal (EPSS) pode indicar a colisão do jato regurgitante com a valva ou anuncia a dilatação e insuficiência do VE. Neste último caso, outros marcadores de insuficiência grave são evidentes, inclusive dilatação ventricular, arredondamento do ápice do VE e um jato de origem ampla de RA nos estudos com Doppler. O fechamento mitral prematuro (pré-sistólico) é um achado incomum, porém ameaçador, de RA grave com pressão ventricular elevada no final da diástole.

A perturbação do fluxo da RA é confirmada por estudos com Doppler. O exame com Doppler colorido mostra um ou mais jatos diastólicos centrais ou excêntricos da RA. O momento da perturbação do fluxo pode ser verificado no Doppler espectral ou no modo M colorido. A avaliação da gravidade da RA pelos estudos com Doppler está repleta de armadilhas e o veterinário deve fazê-la com vários achados 2DE, modo M e Doppler. É importante ressaltar que uma ampla área de jato no trato de saída do VE nem sempre indica RA grave. A descoberta de um pequeno jato perivalvar central, com uma pequena área transversal, sugere RA trivial. De modo geral, esses extravasamentos são confinados ao meio a final da diástole. Por outro lado, um forte sinal espectral, tempo holodiastólico e sinal Doppler colorido de origem ampla sugerem uma regurgitação mais significativa. O exame da área do jato em estudos transversais em eixo curto da raiz da aorta é muito importante, porque um *spray* ventricular amplo é frequentemente associado a um pequeno jato de origem, sugerindo RA branda. O espectro em Doppler CW pode ser avaliado por um curto tempo médio de pressão (RA em inclinação íngreme), indicando que a pressão diastólica do VE aumenta rapidamente e que a RA é grave. No entanto, o veterinário deve ter certeza de que o feixe de ultrassom ficou bem alinhado com o jato regurgitante antes de fazer essa avaliação.

A relevância clínica e o prognóstico da RA são determinados com mais acurácia conforme o histórico de desempenho, o exame físico e o ecocardiograma. Como a maioria dos casos de RA está associada a uma lenta degeneração das cúspides da valva aórtica, o que ocorre em cavalos mais velhos sem outros problemas cardíacos, o prognóstico de sobrevida e de desempenho tende a ser bom. Em geral, esses animais apresentam anomalias ecocardiográficas mínimas ou apenas sinais ecocardiográficos brandos de sobrecarga de volume que permanecem inalterados nos exames de acompanhamento. Estudos epidemiológicos sugerem que, de modo geral, a RA é branda na maioria dos casos e, ao levar em consideração a idade, não é um fator preditivo independente de mortalidade.[407] No entanto, quando a RA é moderada a grave ou identificada pela primeira vez em um cavalo mais jovem (com menos de 10 anos de idade), os riscos de redução de desempenho e longevidade são maiores.[68] A detecção de pulsos arteriais hipercinéticos ou de uma pressão de pulso superior a 60 mmHg sugere a provável progressão da RA.[68,406] Os achados de eversão da borda da cúspide da valva aórtica, endocardite, sobrecarga moderada a grave do VE ou insuficiência miocárdica indicam mau prognóstico de sobrevida e desempenho. O aumento simultâneo de RM e AE deve ser antecipado em cavalos com sobrecarga volumétrica grave e aumenta o risco de fibrilação atrial, hipertensão pulmonar e ICC.

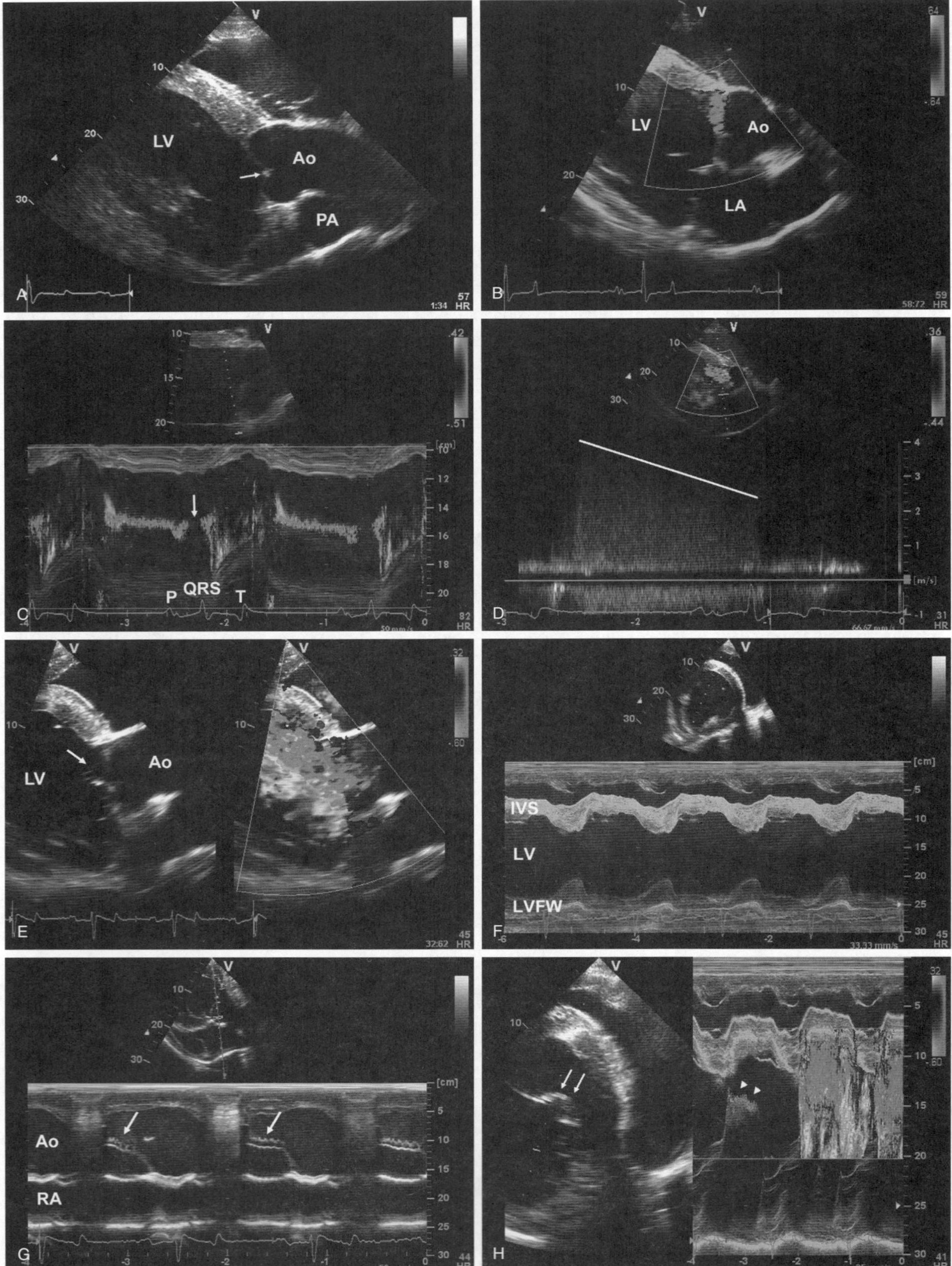

Figura 9.40 Regurgitação aórtica. **A.** Projeção paraesternal direita em eixo longo obtida de um Puro-Sangue castrado de 15 anos com regurgitação aórtica. O espessamento nodular das cúspides da valva aórtica é evidente (*seta*). **B.** Ecocardiograma com Doppler colorido, em corte longitudinal paraesternal direito, de uma égua Warmblood de 15 anos de idade com insuficiência aórtica. O jato regurgitante diastólico é visível como uma área de fluxo turbulento, que parece estar direcionada para o septo interventricular. Com base na análise da câmara receptora, a gravidade da regurgitação seria classificada como branda.

(*continua*)

A dilatação ventricular pode predispor a arritmias ventriculares. A morte cardíaca súbita associada a arritmias ventriculares fatais foi observada em cavalos com RA moderada a grave e pode ocorrer isoladamente, sem histórico de baixo desempenho ou ICC.[68] Portanto, um eletrocardiograma em exercício e teste ergométrico devem ser realizados em animais com RA moderada a grave e sobrecarga volumétrica ou com problemas de desempenho, para determinar a segurança da montaria.[68] A avaliação eletrocardiográfica deve enfocar a identificação de complexos ventriculares prematuros induzidos pelo exercício e a adequação da FC em exercício. Um ECG Holter pode ser considerado para identificação e quantificação da ectopia ventricular em repouso.[68]

Os exames de acompanhamento, inclusive ecocardiografia e teste ergométrico, são indicados em cavalos com RA moderada a grave. Os cavalos acometidos devem ser reexaminados duas vezes por ano e, a partir de então, pelo menos uma vez ao ano se a progressão for mínima. Intervalos maiores de acompanhamento são adequados em cavalos com RA branda após a primeira reavaliação.[68] O desenvolvimento de FA em um cavalo com RA branda a moderada deve levar à repetição do exame, inclusive com ECG. A FC e o ritmo cardíaco devem ser monitorados regularmente em casos de RA moderada a grave; a FC aumentada em repouso ou o ritmo irregularmente irregular, sugestivo de fibrilação atrial ou arritmias ventriculares frequentes, indicam progressão da doença.[68] A detecção de arritmias ventriculares induzidas pelo exercício é considerada um importante indicador prognóstico negativo. Esses cavalos são considerados menos seguros para equitação em comparação a seus pares da mesma idade.[68] De modo geral, cavalos com RA grave não devem ser montados por crianças, usados em aulas ou participar de um esporte de alto risco por causa da possibilidade de morte cardíaca súbita.[68] Há poucos dados publicados sobre o uso de inibidores da ECA em cavalos (ver Tratamento da Insuficiência Cardíaca Congestiva) e não existe consenso entre os especialistas em relação a sua utilização na RA sem ICC.[68] Esses tópicos são abordados em outras partes deste capítulo.

Regurgitação tricúspide

A regurgitação tricúspide (RT) pode ser o distúrbio do fluxo e o sopro mais frequente em cavalos.[69,71,72,75,83,191,208,209,280,281,391] A prevalência e a gravidade da RT ao Doppler colorido da RT aumentam com a idade e o treinamento; os sutis aumentos fisiológicos nas dimensões do VD e sopros consistentes com a RT são comuns em cavalos em idade de corrida.[70,75,208,209] Entretanto, o correlato anatômico dessa incompetência é incerto e há poucas informações que confirmem a etiopatogenia da doença, além de especulações de que possa estar relacionada à hipertensão pulmonar fisiológica recorrente do exercício em alta intensidade. A incompetência da valva tricúspide pode ainda ter qualquer uma das seguintes causas: espessamento degenerativo, prolapso, valvulite tricúspide não infecciosa, endocardite bacteriana, ruptura de cordas tendíneas, hipertensão pulmonar (causada por insuficiência do lado esquerdo ou doença respiratória grave), doença miocárdica com cardiomegalia secundária, taquiarritmia crônica e malformação congênita da valva. O espessamento fibrótico degenerativo da valva tricúspide em cavalos adultos pode causar RT branda a moderada. A endocardite da valva tricúspide está, em muitos casos, associada à tromboflebite séptica secundária a punção venosa jugular ou cateterismo. Comparada à doença mitral, a ruptura das cordas tendíneas da valva tricúspide é incomum e mais bem tolerada, exceto quando associada à endocardite. Hipertensão pulmonar, cardiomiopatia e miocardite podem provocar dilatação secundária do anel tricúspide ou alteração do suporte muscular papilar, provocando a insuficiência valvar. A malformação tricúspide ocorre, mas parece estar com mais frequência associada à estenose ou atresia da valva (como já discutido neste capítulo).[171,177,178,180,182,405,786,828,839]

A ausculta do cavalo com RT revela tipicamente um sopro holossistólico de grau 2/6 a 5/6, com o ponto de intensidade máxima sobre o hemitórax direito na área da valva tricúspide (ver Tabela 9.1). O sopro pode ser holossistólico, *decrescendo* ou ocorrer entre o meio e o final da sístole. Embora o

Figura 9.40 C. (*continuação*) Ecocardiograma em modo M colorido, em corte longitudinal paraesternal direito, de um cavalo com insuficiência aórtica. A linha do cursor é colocada logo abaixo da valva aórtica (*parte superior*). Um ECG é registrado de maneira simultânea. Esse modo de imagem é bastante utilizado para sincronizar eventos de fluxo e identificar breves sinais regurgitantes ou ruído normal de fechamento da valva. Nesse caso, um jato regurgitante aórtico é visível como um padrão de fluxo turbulento, começando no início da diástole (*i. e.*, após a onda T) e terminando no início da sístole (*i. e.*, logo após o complexo QRS). Observe a ausência de fluxo turbulento durante o intervalo PQ (*seta*). Isso pode ser explicado por uma alteração na pressão do ventrículo esquerdo, que ocorre após a contração atrial ou uma reorientação do jato regurgitante em relação ao cursor devido ao movimento de translação do coração. **D.** Doppler de ondas contínuas de um jato regurgitante aórtico diastólico a partir de uma projeção paraesternal direito em eixo longo. As velocidades absolutas não são precisas nesse registro por causa da ausência de alinhamento adequado com o fluxo sanguíneo. No entanto, esse registro pode ser usado para cronometrar os eventos de fluxo (já que há um ECG simultâneo). Além disso, a mudança na velocidade do jato (que pode ser expressa como "meio tempo de pressão") reflete a taxa de declínio do gradiente de pressão entre a aorta e o ventrículo esquerdo e pode auxiliar a avaliação da gravidade da regurgitação enquanto o relaxamento ventricular for normal; uma inclinação relativamente plana ou gradual do envelope de velocidade *(linha branca)* indica regurgitação aórtica (RA) branda e inclinação acentuada indica RA grave. **E** a **H.** Ecocardiograma de um Hanoverian Warmblood macho, castrado, de 21 anos de idade, com insuficiência aórtica grave e sobrecarga volumétrica do ventrículo esquerdo. **E.** Ecocardiograma em modo B (*esquerda*) e com Doppler colorido (*direita*) do trato de saída do ventrículo esquerdo em uma projeção paraesternal direito em eixo longo. As cúspides da valva aórtica apresentam espessamento irregular, e o prolapso da valva aórtica é evidente durante a diástole (*seta*). Um grande jato regurgitante é visível no trato de saída do ventrículo esquerdo durante a diástole (*painel direito*). **F.** Ecocardiograma em modo M do ventrículo esquerdo (*LV*), em vista de eixo curto paraesternal direito, demonstrando aumento do LV e movimento hiperdinâmico do septo interventricular (*IVS*). A fração de encurtamento do LV foi de 46%. **G.** Ecocardiograma em modo M da valva aórtica em corte longitudinal paraesternal esquerdo. Observe as vibrações de alta frequência das cúspides aórticas durante a diástole (*setas*), causadas pelo fluxo sanguíneo regurgitante. **H.** Ecocardiograma bidimensional (*esquerda*), em modo M (*centro*) e em modo M colorido (*direita*) da valva mitral em projeção paraesternal direita em eixo curto. Observe o prolapso *(setas)* e as vibrações de alta frequência (*pontas de seta*) da cúspide septal da valva mitral, causadas pelo fluxo regurgitante rápido e turbulento no trato de saída do ventrículo esquerdo durante a diástole. Ao, aorta; LA, átrio esquerdo; LV, ventrículo esquerdo; LFWV, parede livre do ventrículo esquerdo; PA, artéria pulmonar; RA, átrio direito. (De Schwarzwald CC. Ultrasonography of the heart. In: Kidd JA, Lu KG, Frazer ML *et al. Atlas of equine ultrasonography*. Wiley, Oxford, UK, 2014. Reproduzida, com autorização, de John Wiley & Sons, Ltd.)

momento e a intensidade às vezes lembrem um sopro funcional, o local de maior intensidade de sopro argumenta contra essa possibilidade. O sopro em geral irradia em sentido dorsal e, se for alto, para a extrema esquerda cranioventral do tórax. Em muitos casos, a intensidade do sopro de RT é bem correlacionada ao volume regurgitante, mas esse também depende das pressões sistólicas da PA e do VD. Um sopro sistólico suave, de grau 2 a 3/6, de RT costuma ser um achado incidental, detectado durante um exame de rotina. A maioria dos cavalos com sopro brando de RT apresenta bom desempenho; portanto, o veterinário deve primeiro excluir outros motivos prováveis de mau desempenho antes de incriminar a valva tricúspide. O sopro tende a ser mais problemático quando é alto. De modo geral, um sopro de grau 4 ou mais é esperado alto na RT moderada a grave ou ainda relacionada à hipertensão pulmonar. Fibrilação atrial ou batimentos prematuros atriais estão presentes em alguns cavalos com RT, sobretudo em caso de dilatação do átrio direito ou grande jato regurgitante. O desenvolvimento de RT crônica e hemodinamicamente significativa prejudica o pico de trabalho e pode causar ICC do lado direito. Nesses casos, o desenvolvimento de ICC é muito incomum, a menos que a RT seja grave, relacionada à hipertensão pulmonar ou endocardite infecciosa ou complicada pela FA. Pulsos jugulares proeminentes (ondas c-v gigantes; ver Figura 9.4) são típicos de cavalos com RT associada à ICC.

O exame ecocardiográfico é indicado principalmente em cavalos com sopro sistólico de 4 a 6/6 do lado direito, compatível com RT, em situações de baixo desempenho, tromboflebite concomitante ou febre de origem desconhecida.[68] No entanto, o ecocardiograma também pode ser realizado em cavalos com sopros mais brandos no contexto de um exame de pré-compra ou se a causa ou relevância clínica do sopro não for clara. A valva tricúspide é examinada do lado direito do tórax, porque, assim como a entrada do VD, é mais próxima da parede torácica direita (Figura 9.41). No entanto, uma localização cranial esquerda extrema do transdutor, com angulação caudal, também pode ser bem-sucedida no exame da valva tricúspide. Como existem vários possíveis motivos para a incompetência tricúspide, deve-se dar muita atenção à valva e ao seu aparelho de suporte, ao tamanho da AP e ao lado esquerdo do coração. Na grande maioria dos casos de RT benigna ou relacionada ao treinamento, uma lesão nítida do folheto valvar tricúspide não é evidente e o AD e o VD são de tamanho normal. A RT clinicamente significativa pode ser acompanhada por anomalias estruturais ou de movimento da valva tricúspide, originadas de espessamento, prolapso, vegetação, ruptura de cordas, regurgitação secundária à dilatação do VD e hipertensão pulmonar. Assim como na regurgitação mitral, a RT moderada a grave provoca sobrecarga volumétrica do AD e do VD; no entanto, é mais difícil quantificar esses volumes de câmara por causa da sua geometria complexa.[70,344,573]

Os estudos com Doppler podem identificar o jato regurgitante tricúspide. Na RT trivial ou "silenciosa", esse jato geralmente tem origem muito estreita e é direcionado para a aorta. No entanto, quando o jato tem origem larga, ocupa uma área maior no AD ou se projeta central ou lateralmente no AD, a existência de cardiomegalia é mais provável e o coração deve ser examinado com cuidado. A pressão sistólica do VD (e da PA) pode ser estimada pelo registro fiel da velocidade máxima do jato. Isso requer o alinhamento do cursor de Doppler CW paralelamente ao fluxo regurgitante e pode exigir a colocação ventral ou dorsal do transdutor com angulação acentuada do feixe. A velocidade do jato menor que 2,5 m/s indica a ausência de hipertensão pulmonar. Jatos acima de 3,2 a 3,4 m/s são indicativos de hipertensão pulmonar (desde que não haja obstrução da saída do ventrículo direito ou DSV; ver Figura 9.41 B). A identificação da hipertensão pulmonar deve provocar um exame cuidadoso do lado esquerdo do coração, porque a lesão cardíaca principal pode estar centrada na valva mitral, valva aórtica ou cavidade do VE, e as alterações do coração do lado direito são simplesmente uma consequência secundária. Se a doença cardíaca do lado esquerdo puder ser excluída como causa da hipertensão pulmonar, a doença pulmonar grave deve ser considerada e o diagnóstico apropriado deve ser estabelecido.

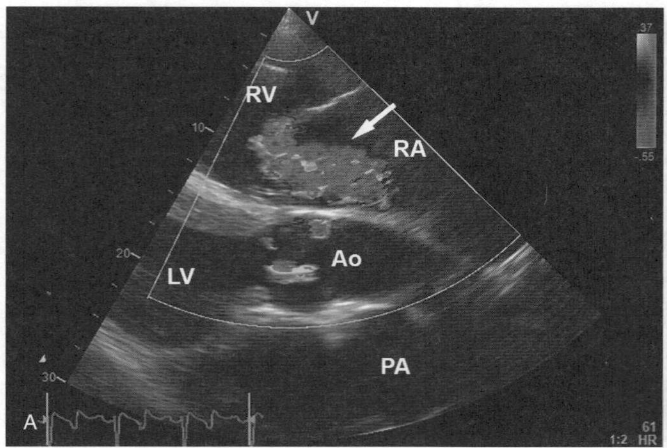

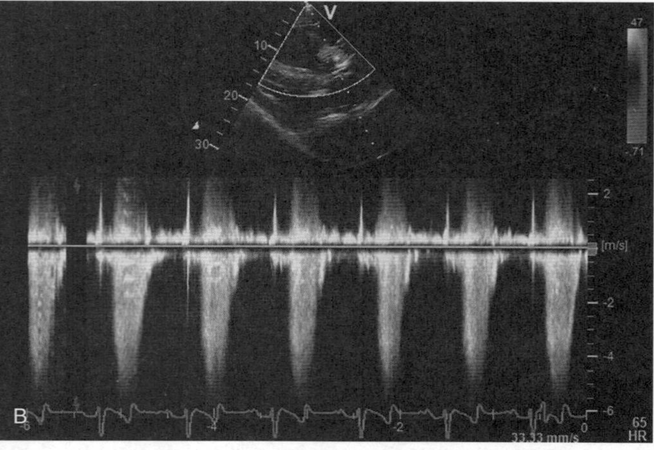

Figura 9.41 Regurgitação tricúspide (*RT*) e hipertensão pulmonar (*HTP*) em uma égua Frísia de 6 anos de idade com regurgitação mitral grave e insuficiência cardíaca congestiva. **A.** Ecocardiograma bidimensional (2D) com Doppler em fluxo colorido demonstrando a regurgitação tricúspide acentuada (*seta*). O átrio direito (*RA*), o ventrículo direito (*RV*) e a artéria pulmonar (*PA*) parecem aumentados em comparação ao ventrículo esquerdo (*LV*) e à aorta (*Ao*). **B.** Doppler de ondas contínuas do jato da RT. A velocidade máxima do jato é de 4,8 m/s, correspondente a um gradiente de pressão RV-RA de 92 mmHg (equação de Bernoulli modificada: $dp = 4 \times v_{máx}^2$). Na ausência de obstrução do trato de saída do RV, o jato de RT de alta velocidade indica hipertensão pulmonar grave. Os jatos de RT associados a pressões normais do RV geralmente são inferiores a 3,2 m/s. Um ECG é simultaneamente realizado.

O prognóstico de cavalos com RT tende a ser muito bom. O sopro suave de RT em um atleta treinado é considerado clinicamente irrelevante; no entanto, a definição de tal distúrbio como puramente "funcional" é imprecisa. É mais provável que a existência de RT cause preocupação se houver cardiomegalia evidente do lado direito, RM grave, hipertensão pulmonar ou FA. A observação de uma vegetação ou ruptura de cordas ou sinais clínicos de ICC indica um prognóstico ruim, em relação ao desempenho, e reservado, para um mau prognóstico de sobrevida. A largura do jato regurgitante em sua origem, o desempenho recente e os resultados em testes ergométricos auxiliam a formulação do prognóstico de sobrevida e trabalho futuro. Na RT moderada ou grave, exames anuais são indicados para acompanhar a progressão da lesão e detectar cardiomegalia ou arritmias cardíacas, caso se desenvolvam.[68]

Regurgitação pulmonar

A regurgitação pulmonar (RP) fisiológica, trivial e clinicamente silenciosa pode ser detectada por estudos com Doppler; no entanto, esse é um achado normal.[71,209,280,281,391,560] A RP clinicamente relevante é rara e ocorre com mais frequência em indivíduos com hipertensão pulmonar associada à insuficiência cardíaca do lado esquerdo ou doença respiratória grave. Endocardite infecciosa, anomalias congênitas das cúspides valvares (valva bicúspide ou quadricúspide) e ruptura da valva pulmonar são causas raras de insuficiência pulmonar.[200,730] De modo geral, os sopros de RP são indetectáveis, exceto nos casos com volume regurgitante grande ou causados por hipertensão pulmonar; no entanto, o fluxo regurgitante pode ser identificado sem dificuldade ao ecocardiograma com Doppler de ondas pulsadas e fluxo colorido (Figura 9.42). A dilatação da AP pode ser detectada à ecocardiografia quando a insuficiência pulmonar é provocada por hipertensão pulmonar (Figura 9.42 A).

A regurgitação pulmonar grave em geral é uma consequência da insuficiência cardíaca do lado esquerdo, acompanhada por hipertensão pulmonar e sinais clínicos de insuficiência biventricular. Os sinais de ICC do lado direito são decorrentes da combinação de hipertensão pulmonar, regurgitação pulmonar, sobrecarga volumétrica do VD e RT. O sopro de regurgitação pulmonar é geralmente holodiastólico e *decrescendo*, com o ponto de intensidade máxima na área valvar pulmonar e irradiação para o ápice cardíaco direito (ver Tabela 9.1). O prognóstico de sobrevida e de desempenho tende a ser ruim.

Endocardite infecciosa

A endocardite infecciosa (bacteriana) é causada pela invasão das valvas cardíacas ou pelo endocárdio por bactérias. A endocardite não é comum em cavalos, mas é esporadicamente observada na maioria das populações.[31,191,193-206,824,852-860,870,871] Cavalos de todas as idades podem ser acometidos, embora a patogênese possa diferir em animais mais jovens ou naqueles imunossuprimidos. Em dois relatos, a idade média dos cavalos afetados foi de 2,1 e 4,8 anos, respectivamente.[205,855] Numerosas bactérias têm sido associadas à endocardite bacteriana. É provável que o microrganismo agressor dependa do ambiente, porta de entrada (p. ex., trato respiratório, trato gastrintestinal, pele, cavidade oral, articulação, ferida cirúrgica ou cateter intravenoso), e que os efeitos da terapia antimicrobiana anterior possam selecionar cepas resistentes. *Streptococcus* spp., *Actinobacillus equuli* e *Pasteurella* spp. foram isolados com mais frequência, mas *Pseudomonas* spp., *Escherichia coli*, *Corynebacterium* spp., *Bacillus* spp., *Rhodococcus equi*, *Erysipelothrix rhusiopathiae*, meningococos, *Staphylococcus* spp., *Candida parapsilosis* e outros microrganismos (inclusive *Aspergillus*) também foram relatados e nenhum parece mais prevalente que os demais.[872]

A patogênese envolve invasão bacteriana da corrente sanguínea e colonização da valva cardíaca ou superfícies

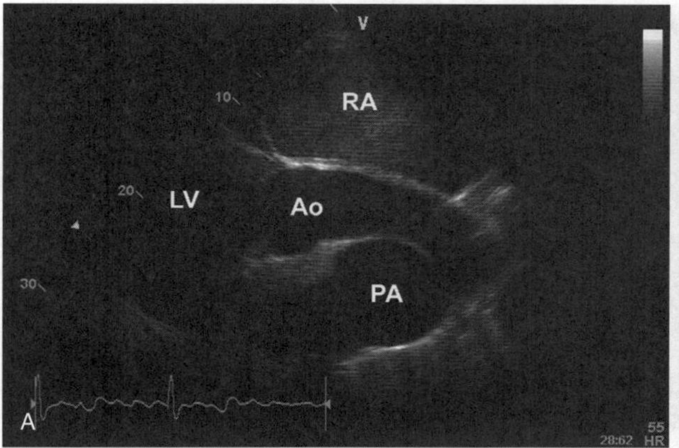

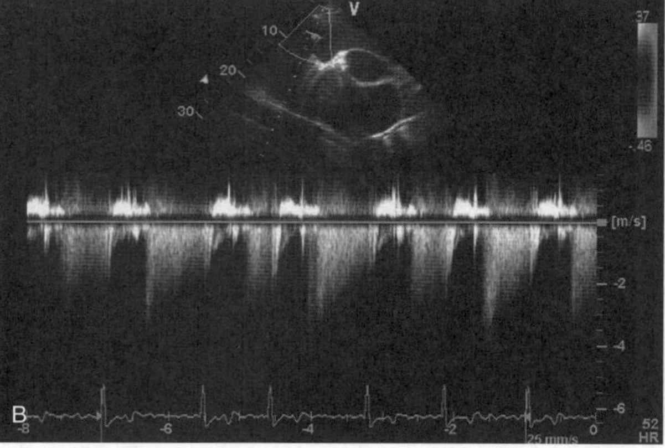

Figura 9.42 Insuficiência pulmonar e hipertensão pulmonar. **A.** Projeção paraesternal direita do trato de saída do ventrículo esquerdo de um macho castrado, de 11 anos de idade, com insuficiência mitral grave, fibrilação atrial e insuficiência cardíaca congestiva. O aumento do átrio direito (*RA*) e a dilatação grave da artéria pulmonar (*PA*) são evidentes e condizentes com a hipertensão pulmonar. Observe também o contraste espontâneo (*SEC*) acentuado no átrio direito. **B.** Doppler de ondas contínuas da insuficiência pulmonar, em projeção paraesternal esquerda em eixo longo do trato de saída do ventrículo direito, mostrando fluxo diastólico regurgitante. Os picos variados de velocidades podem ser explicados por diferenças nos comprimentos do ciclo (dev do à fibrilação atrial), movimento do coração (e jato regurgitante) em relação à linha do cursor e, talvez, variações respiratórias. A maior velocidade máxima no final da diástole nesse registro de Doppler espectral foi de 3,5 m/s, correspondendo a um gradiente de pressão transvalvar de 49 mmHg (equação de Bernoulli modificada: $dp = 4 \times v_{máx}^2$). Assumindo uma pressão atrial direita de 5 mmHg, a pressão média estimada da artéria pulmonar (MPAP) seria de pelo menos 54 mmHg, indicando hipertensão pulmonar acentuada. Ao, aorta; LV, ventrículo esquerdo.

endocárdicas. A bacteriemia é um pré-requisito para o desenvolvimento dessa doença. A invasão direta de uma valva anteriormente normal por bactérias virulentas, ou no contexto de sepse avassaladora, representa o mecanismo patogênico mais provável em potros com endocardite infecciosa. A ruptura da superfície endocárdica por lesões por jato associadas a *shunts* intracardíacos congênitos também pode predispor ao desenvolvimento de endocardite, embora esse mecanismo não esteja bem estabelecido em equinos. A doença cardíaca valvar preexistente com alterações endocárdicas ou jatos de alta velocidade pode representar fatores de risco para colonização bacteriana em cavalos mais velhos, mas, outra vez, isso não foi totalmente comprovado.

Os locais mais comuns de endocardite infecciosa são as valvas aórtica e mitral, embora lesões de endocardite tenham sido relatadas em todas as valvas cardíacas. Lesões de endocardite mural e nas cordas tendíneas também foram relatadas, mas são muito menos frequentes. A combinação de lesão bacteriana, exposição de colágeno valvar, trombose e resposta de leucócitos do hospedeiro contribui para o desenvolvimento da vegetação (Figura 9.43), microscopicamente composta por bactérias, plaquetas, fibrina, leucócitos e graus variados de granulação ou fibrose. As bactérias podem não ser evidentes à necropsia, em especial se a vegetação for esterilizada pela terapia antimicrobiana.

A fisiopatologia da endocardite em cavalos é provavelmente semelhante à observada em outras espécies. A resposta do hospedeiro e as lesões cardíacas primárias contribuem para a morbidade dessa doença. As manifestações cardíacas são lesão valvar, que provoca regurgitação, ruptura do cordão ou, raramente, estenose; cardiomegalia secundária; miocardite por extensão da infecção ou por embolização coronária; infarto do miocárdio em caso de lançamento de êmbolos nas artérias coronárias; arritmias secundárias a cardiomegalia, miocardite ou infarto; e depressão do miocárdio por bacteriemia. A bacteriemia recorrente ou crônica e, portanto, a febre, são características da endocardite. Infecção metastática, trombose e infarto distantes podem ocorrer, além das respostas do hospedeiro mediadas pelo sistema imunológico. Infecções distantes ou doenças de imunocomplexos podem provocar sinais clínicos multissistêmicos, inclusive poliartrite, osteomielite, vasculite ou nefrite. Os trombos do lado direito podem causar trombos e/ou formação de abscesso nos pulmões (ver Figura 9.43).[193,200]

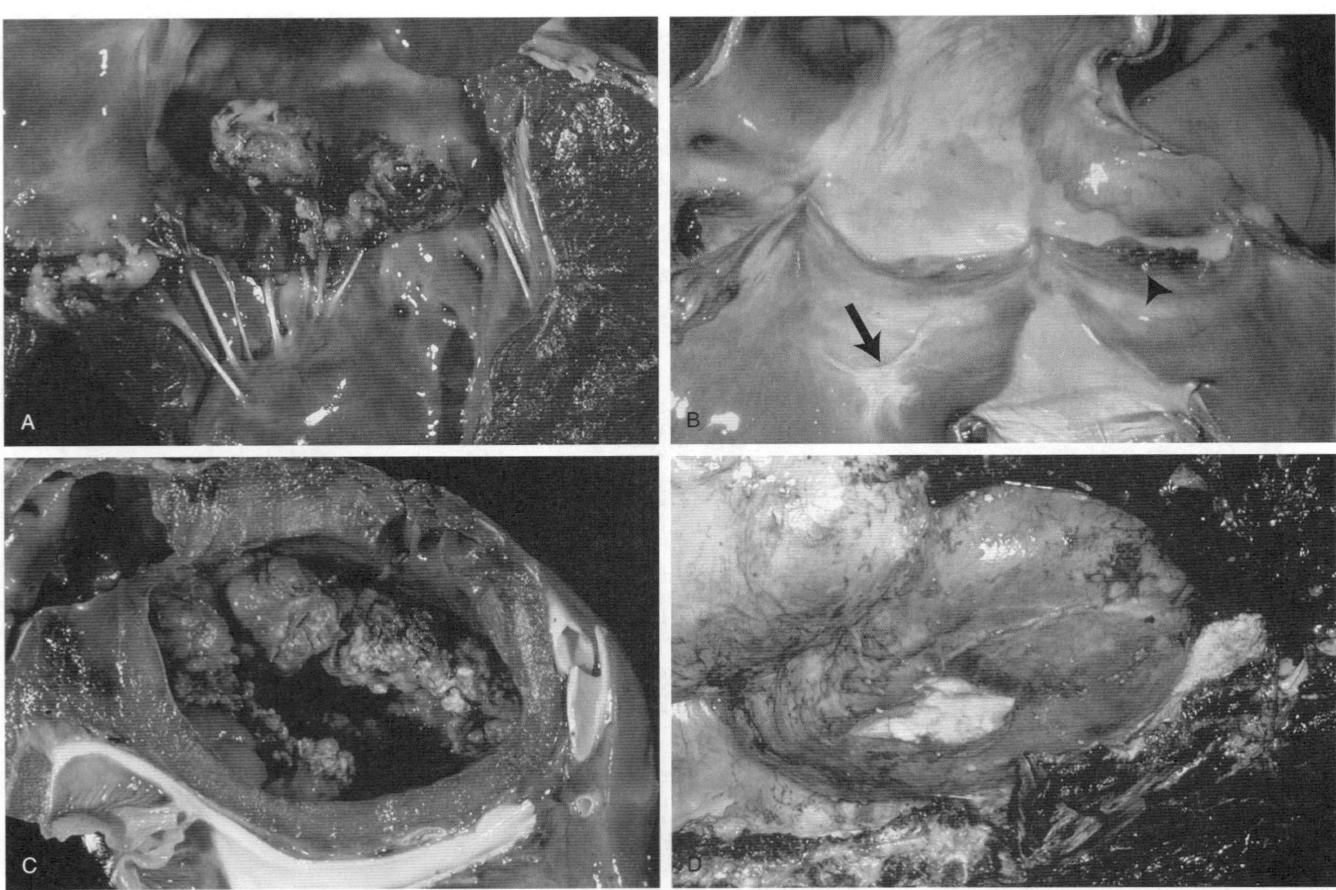

Figura 9.43 Endocardite bacteriana: lesões *post mortem*. **A.** Endocardite valvar mitral grave em animal de 1 ano de idade. **B.** A endocardite da valva aórtica focal é evidente nessa projeção do trato de saída do ventrículo esquerdo (*VE*) e da aorta ascendente. A cúspide septal da valva mitral está no canto inferior direito e uma lesão por jato (*seta*) é visível no trato de saída do VE. Acima do folheto mitral, no centro da cúspide coronária esquerda, há uma vegetação irregular e elevada (*ponta de seta*) que causou a regurgitação aórtica (*RA*). **C.** Vegetação da valva tricúspide em um animal em idade de desmame. Embora menos comum que a vegetação mitral ou aórtica, a endocardite do lado direito é um risco definitivo em equinos, principalmente em animais submetidos a cateterismos venosos jugulares repetidos. **D.** Abscesso pulmonar em um cavalo com endocardite valvar pulmonar. O centro do abscesso é incisado e revela exsudato caseoso. Embolização sistêmica e infecção metastática são conhecidas complicações das infecções valvares.

As características clínicas da endocardite são variáveis.[205,855] Os cavalos acometidos em geral têm histórico de febre intermitente, perda de peso, depressão, anorexia, letargia e claudicação intermitente (Figura 9.44). A distensão sinovial pode ser observada. Uma doença predisponente ou infecção concomitante pode ser evidente, inclusive tromboflebite na veia jugular, garrotilho, sepse ou abscesso articular. A maioria dos cavalos não apresenta histórico de doença anterior nem evidências de infecção concomitante. O exame físico costuma revelar febre, e alguns animais podem ser taquipneicos. A febre é intermitente. Sopros de insuficiência valvar mitral ou aórtica são os mais detectados; os sopros de RT são menos comuns. Os sopros sistólicos causados pela destruição da valva devem ser diferenciados dos sopros fisiológicos do fluxo, que são auscultados com tanta frequência em cavalos febris. Sopros de estenose valvar também podem ser observados em casos de endocardite bacteriana, mas são raros.[200]

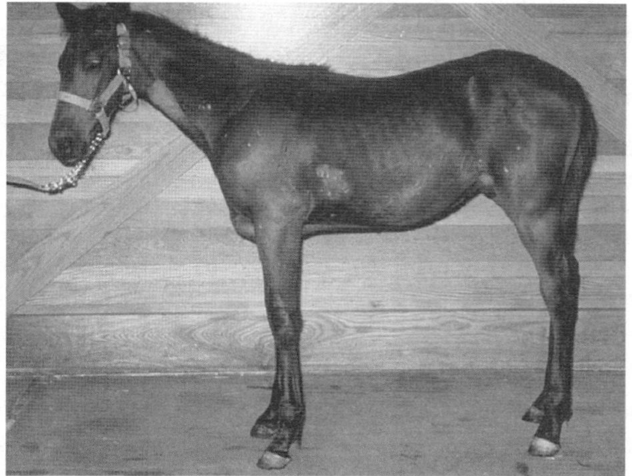

Figura 9.44 Perda de peso, de condição corpórea e edema ventral neste animal em idade de desmame, com endocardite e insuficiência cardíaca congestiva (ICC) do lado direito (ver também a Figura 9.43 C).

Alguns cavalos com endocardite bacteriana não apresentam sopro audível no início da doença. A qualidade ou a intensidade do sopro pode mudar ao longo de vários dias. Fibrilação atrial, despolarizações atriais ou ventriculares prematuras e taquicardia ventricular foram observadas em indivíduos com endocardite.[199]

Exames laboratoriais de cavalos com endocardite infecciosa podem revelar anemia (relacionada à doença inflamatória crônica), hiperproteinemia (hiperglobulinemia com hipoalbuminemia), concentrações plasmáticas elevadas de fibrinogênio e leucocitose com neutrofilia sem desvio à esquerda.[205,855] Várias hemoculturas devem ser realizadas quando houver suspeita de endocardite bacteriana. O resultado das hemoculturas pode ser negativo, no entanto, principalmente após a terapia antimicrobiana. A probabilidade de obtenção de uma hemocultura positiva é maior se várias amostras forem coletadas em diferentes momentos do dia, durante ou perto dos episódios febris. O sistema de remoção de antibióticos também auxilia a hemocultura de cavalos submetidos ao tratamento recente, assim como a consulta de um microbiologista clínico sobre o meio ideal para hemocultura.

O diagnóstico de endocardite infecciosa pode ser definitivo no cenário de um histórico clínico compatível com hemoculturas positivas ou demonstração ecocardiográfica clara de uma vegetação. Na ausência desses dados, a probabilidade relativa de endocardite é embasada em combinações de achados clínicos e exames. Critérios diagnósticos maiores e menores (critérios de Duke) foram utilizados para avaliação de pacientes humanos[873] e é provável que sejam aplicáveis a cavalos. A endocardite deve ser considerada em todo cavalo com febre de origem desconhecida e um ou mais dos sinais clínicos já mencionados, sobretudo em associação à distensão sinovial e claudicação. A endocardite se torna mais provável quando a causa da febre não pode ser isolada em outro sistema corpóreo e há identificação de doença cardíaca concomitante. O diagnóstico é confirmado por hemoculturas positivas no cenário de achados clínicos compatíveis ou pela detecção ecocardiográfica de lesões vegetativas nas cúspides valvares ou na superfície endocárdica (Figura 9.45).

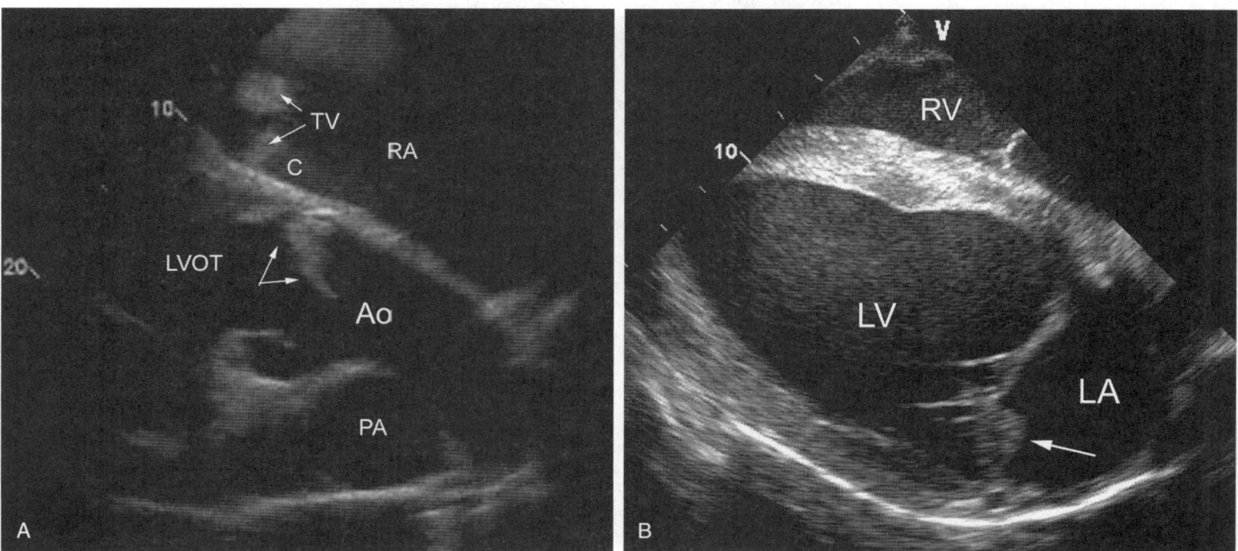

Figura 9.45 A. Imagem bidimensional (2D) paraesternal direita em eixo longo de um cavalo com endocardite infecciosa com acometimento de múltiplas valvas. O espessamento acentuado da valva tricúspide (*TV*) é evidente, com contraste espontâneo (*C*) ao redor da valva. A cúspide direita da valva aórtica está bastante espessada (*setas*) entre o trato de saída do ventrículo esquerdo (*LVOT*) e a aorta ascendente (*Ao*). A artéria pulmonar (*PA*) e o átrio direito (*RA*) são vistos no campo distante e próximo. **B.** Uma vegetação focal (*seta*) é observada em uma valva mitral fechada em uma imagem em eixo longo do tórax direito. RV, ventrículo direito; LA, átrio esquerdo; LV, ventrículo esquerdo.

As lesões vegetativas em geral são observadas à ecocardiografia como massas espessadas, ecogênicas a hiperecoicas, com bordas irregulares ou "desgrenhadas". A cúspide da valva também costuma apresentar espessamento difuso. Lesões distintas são vistas na superfície da valva, de frente para o caminho normal do fluxo sanguíneo. A lesão típica da endocardite adere ao endocárdio valvar (e, portanto, se move com a valva). Caso haja um trombo fresco preso à vegetação, o aspecto oscilatório pode ser evidente em imagens em tempo real com alta taxa de quadros. Lesões crônicas podem apresentar contração, calcificação ou contorno regular. A ruptura das cordas tendíneas ou a avulsão de uma cúspide valvar também pode ser detectada à ecocardiografia, e essa complicação não é incomum na endocardite valvar mitral ou tricúspide. A ecocardiografia por Doppler de ondas pulsadas e fluxo colorido pode ser usada para confirmar a incompetência valvar ou (raramente) estenose valvar. A regurgitação valvar em geral progride por causa das lesões contínuas às cúspides valvares associadas à infecção bacteriana em andamento ou subsequente à fibrose ou calcificação associada a uma cura bacteriológica.

O diagnóstico precoce e a terapia agressiva e prolongada são importantes para o sucesso do tratamento da endocardite infecciosa. O tratamento deve consistir em doses adequadas de antibióticos bactericidas, idealmente baseadas nos achados à hemocultura e antibiograma. A princípio, a terapia deve ter amplo espectro, até que os resultados da hemocultura sejam conhecidos ou caso uma hemocultura positiva não possa ser obtida. A terapia intravenosa é preferida nos estágios iniciais do tratamento. Os fármacos que penetram bem na fibrina, principalmente a penicilina potássica (22.000 a 44.000 UI/kg IV a cada 6 horas), são boas escolhas iniciais porque as bactérias podem ser sequestradas em fibrina e não ser alcançadas pelos leucócitos. Para estender o espectro antimicrobiano, a penicilina geralmente é combinada ao sulfato de gentamicina (9 mg/kg IV a cada 24 horas) ou sulfato de amicacina (20 mg/kg IV a cada 24 horas para adultos; 25 mg/kg IV a cada 24 horas em potros). O estolato de eritromicina (25 mg/kg VO a cada 6 a 8 horas) combinado à rifampicina (5 a 10 mg/kg VO a cada 12 horas) pode ser utilizado em alguns casos. Os anti-inflamatórios não esteroidais (flunixino meglumina, 1,1 mg/kg IV a cada 12 horas) podem ser ajudar a reduzir as reações inflamatórias sistêmicas e locais. O ácido acetilsalicílico (10 a 20 mg/kg VO a cada 24 a 48 horas) e a heparina (heparina sódica, 40 UI/kg por via subcutânea [SC] a cada 8 a 12 horas; dalteparina, 50 a 100 UI/kg SC a cada 24 horas; ou enoxaparina, 40 a 80 UI/kg [0,4 a 0,8 mg/kg] SC a cada 24 horas) são usados por alguns médicos veterinários para prevenir a adesão plaquetária, diminuir o crescimento da vegetação e reduzir o risco de complicações trombóticas, embora os benefícios da terapia antitrombótica sejam incertos.

Com a terapia antimicrobiana eficaz, a febre deve se resolver em 5 a 7 dias. A resposta ao tratamento deve ser avaliada por exames repetidos, inclusive avaliação clínica, análises laboratoriais e ecocardiogramas seriados. A terapia deve se estender por pelo menos 4 a 8 semanas ou até que a temperatura corpórea, a concentração plasmática de fibrinogênio e o número de leucócitos sejam normais há pelo menos 2 semanas. A duração e o tipo de terapia a longo prazo dependem de vários fatores e o isolado bacteriano, a resposta clínica, o custo e a possível toxicose do tratamento antimicrobiano devem ser considerados nessas decisões.

A expectativa de sobrevida a longo prazo é baixa na maioria dos casos de endocardite infecciosa com lesão valvar grave. Mesmo na ausência de insuficiência valvar significativa, a cura bacteriológica pode ser difícil e as lesões valvares podem progredir à medida que a vegetação cicatriza. Embora a endocardite tenha sido tratada de maneira eficaz em alguns cavalos,[31,197,199,205] a probabilidade de sobrevida a longo prazo com o uso contínuo do animal em esportes ou reprodução é baixa. A ausência de uma lesão ecocardiográfica óbvia ou sinais de resposta inflamatória sistêmica cria uma situação mais favorável, desde que a cura bacteriológica seja possível. Cardiomegalia progressiva, ICC, ruptura da AP, desenvolvimento de FA, complicações tromboembólicas e morte súbita foram relatados em cavalos afetados com endocardite. Consequentemente, o exame periódico de acompanhamento, com ecocardiogramas, deve ser realizado nos casos tratados com sucesso.

DOENÇA PERICÁRDICA

As doenças pericárdicas são incomuns e, de modo geral, estão associadas à efusão pericárdica e pericardite fibrinosa (Figura 9.46).[67,119-121,125-128,131-137,140,191,738-742,796,870,872,874-883] Cerca de um terço dos casos pode ser atribuído à infecção bacteriana[872] e uma etiologia infecciosa deve ser assumida até prova em contrário. *Actinobacillus* spp. foram relatados com mais frequência nos casos de pericardite,[872] mas *Streptococcus* spp., *Escherichia coli, Enterococcus* spp., *Pseudomonas aeruginosa, Pasteurella* spp., *Corynebacterium pseudotuberculosis, Mycoplasma* e outros microrganismos, inclusive fungos, também foram isolados.[126,133-135,739,872,880,881] Surtos de pericardite com efusões inflamatórias amplamente estéreis foram descritos como parte da síndrome da perda reprodutiva da égua, identificada pela primeira vez em Kentucky e, depois, também em outras áreas.[134,136,884-886] A exposição a lagartas da espécie *Malacosoma americanum* foi identificada como o maior fator de risco nesses surtos, e *Actinobacillus* spp. foram os principais isolados obtidos à necropsia e em casos clínicos.[134,885] Acredita-se que as toxinas ou pelos das lagartas violam a integridade da mucosa gastrintestinal e causam invasão oportunista secundária de bactérias comensais das superfícies mucosas que parecem ser pericardiotróficas em cavalos.[885] Em muitos casos, a pericardite idiopática pode, na verdade, ser de origem viral e causada de forma direta ou por meio de mecanismos imunomediados.[872] Infecções por influenza equina, arterite viral equina e herpesvírus equino têm sido associadas à pericardite, e os cavalos acometidos às vezes têm um histórico recente ou atual de doença respiratória; no entanto, as evidências de etiologia viral são escassas.[872] O trauma torácico externo ou a penetração de um corpo estranho gástrico podem provocar inoculação bacteriana no espaço pericárdico.[741,874,877] A patogênese da pericardite não infecciosa não é conhecida, mas pode ser imunomediada em algumas situações.[133] Por fim, neoplasias cardíacas ou pericárdicas podem causar efusão pericárdica; o mesotelioma e o linfossarcoma são as neoplasias mais comuns no pericárdio equino. Hérnias pericárdicas também foram observadas, mas são raras.

Na maioria dos casos, a fisiopatologia da doença pericárdica é atribuída ao comprometimento do enchimento cardíaco decorrente da compressão externa (tamponamento cardíaco) ou da constrição pericárdica.[117] Normalmente, há elevação acentuada das pressões venosas, atriais e ventriculares no final da diástole (Figura 9.47). Às vezes, uma lesão em massa comprime o coração ou obstrui a drenagem venosa ou a saída ventricular, imitando os achados da doença pericárdica. Outros sinais clínicos podem ser atribuídos à causa subjacente, como infecções ou neoplasias.

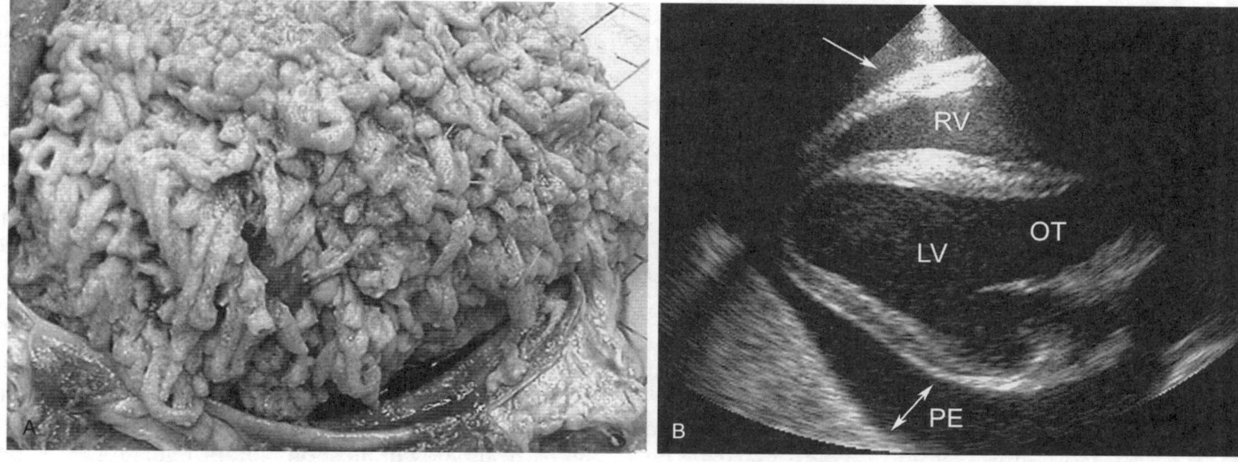

Figura 9.46 A. Reação epicárdica proliferativa em um cavalo com pericardite fibrinopurulenta idiopática. O coração é recoberto por uma camada de fibrina organizada e debris inflamatórios, criando a aparência desgrenhada típica da pericardite inflamatória. **B.** Ecocardiograma bidimensional (2D) em eixo longo de outro cavalo, mostrando efusão pericárdica (PE) moderada. Ela parece mais proeminente atrás do ventrículo esquerdo (LV), mas também é evidente (*seta*) na posição cranial ao ventrículo direito (RV). OT, trato de saída do ventrículo esquerdo.

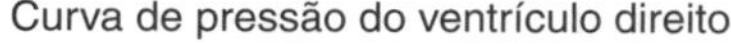

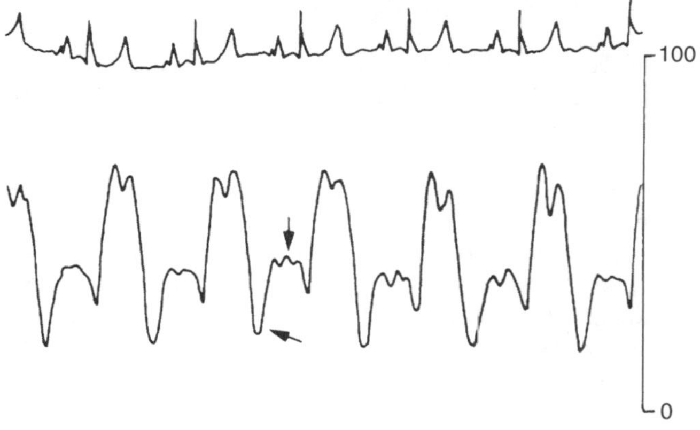

Figura 9.47 O traçado de pressão mostra a pressão diastólica final do ventrículo direito elevada em um cavalo com pericardite constritiva e insuficiência cardíaca. Um rápido aumento ocorre do nadir de pressão (*seta inferior*) ao platô (*seta superior*), que é típico de doença constritiva e enchimento ventricular limitado ao início da diástole.

A *síndrome clínica* da efusão pericárdica com tamponamento é caracterizada por redução do enchimento cardíaco, apesar dos aumentos nas pressões de enchimento ventricular. Em geral, a anamnese inclui sinais sistêmicos de doença, como febre, letargia, depressão, anorexia, taquipneia, edema ventral, cólica e perda de peso. O histórico recente de uma infecção do trato respiratório superior ou inferior não é incomum. As anomalias no exame físico são várias combinações de taquicardia, febre, atrito pericárdico, sons cardíacos abafados, taquipneia, efusão pleural, distensão venosa jugular e generalizada, edema ventral, pulsos e ascites. Nos casos agudos, os sinais clínicos de depressão e fraqueza podem predominar, enquanto os sinais de ICC do lado direito são evidentes nos casos crônicos. A pressão arterial pode estar diminuída no tamponamento cardíaco e uma queda inspiratória pronunciada na pressão arterial (pulso paradoxal) pode ser identificada pela palpação do pulso ou por uma aferição cuidadosa da pressão arterial. Na doença crônica, a pressão arterial é normal, por causa de retenção hídrica, aumento da pressão venosa, vasoconstrição e taquicardia.

Exames laboratoriais auxiliam o diagnóstico. As anomalias em exames laboratoriais não são específicas, mas as mais frequentes são anemia, hiperproteinemia, hiperfibrinogenemia e leucocitose neutrofílica. Outras anomalias hematológicas podem ser relacionadas à inflamação, ICC ou hipoperfusão de órgãos. As radiografias torácicas quase sempre revelam uma silhueta cardíaca globoide ou efusão pleural e podem mostrar infiltrados pulmonares intersticiais e vasos pulmonares aumentados. O ECG em geral demonstra diminuição da amplitude dos complexos QRS. Em efusões grandes, com oscilação cardíaca, as alternâncias elétricas podem ser observada. A pericardite pode elevar o segmento ST em múltiplas derivações, mas essa alteração pode ser apenas o resultado da taquicardia. A taquicardia sinusal é típica, mas complexos ventriculares ou atriais prematuros podem ser detectados.

O exame ecocardiográfico é diagnóstico e demonstra um espaço líquido anecoico ou hipoecoico entre o pericárdio e a superfície epicárdica do coração (ver Figura 9.46 B), ao mesmo tempo em que exclui uma lesão extracardíaca em massa, que pode simular a doença pericárdica.[140] A fibrina é evidente nas superfícies pericárdicas parietais e viscerais. Os achados de colapso diastólico prolongado do ventrículo direito ou colapso sistólico do átrio direito são compatíveis com o diagnóstico clínico de tamponamento cardíaco. Os processos inflamatórios podem causar formação de aderências entre as camadas pericárdicas parietais e viscerais, causando pericardite constritiva, com efusão mínima ou sem efusão óbvia. A efusão pleural é um achado ultrassonográfico comum. O diagnóstico ecocardiográfico de doença constritiva sem efusão é mais desafiador, mas em geral revela espessamento do pericárdio, dilatação atrial, dilatação venosa sistêmica, movimento exuberante do septo ventricular e enchimento inspiratório exagerado do coração, como documentado por estudos com Doppler de ondas pulsadas.[121,125] Em alguns casos, o cateterismo cardíaco do lado direito é necessário para estabelecer o diagnóstico. Os achados típicos são aumento da pressão venosa central e da pressão diastólica do VD e, talvez, uma aparência de mergulho e platô na onda diastólica do VD (ver Figura 9.47).[125]

A avaliação citológica da efusão é essencial para distinguir a efusão pericárdica séptica, asséptica ou neoplásica. O líquido pode ser obtido durante uma pericardiocentese com agulha ou a colocação de um tubo interno para lavagem e drenagem do pericárdio. A cultura e o antibiograma do líquido aspirado devem ser realizados para orientar a terapia antimicrobiana nos casos de pericardite séptica.

O tratamento das doenças pericárdicas varia conforme a causa e a situação clínica. Mesmo quando os sinais de ICC do lado direito dominam o quadro clínico, o uso de furosemida é contraindicado, porque a diurese agressiva diminui as pressões de enchimento, o enchimento ventricular e o débito cardíaco, podendo causar síncope. Em vez disso, a pericardiocentese ou a drenagem com cateter devem ser consideradas como procedimento terapêutico de primeira linha em todos os casos de efusão pericárdica com tamponamento cardíaco. Como o desenvolvimento do tamponamento cardíaco depende não apenas do volume de líquido pericárdico, mas também da velocidade de acúmulo, a urgência deve ser orientada por pressão arterial, sinais clínicos, magnitude da efusão pleural e evidências ecocardiográficas de tamponamento cardíaco. O tamponamento é uma indicação para drenagem imediata do saco pericárdico. O ecocardiograma pode ser usado para determinação do local de pericardiocentese e escolha do comprimento apropriado de agulha, cateter ou dreno. A pericardiocentese deve ser realizada após anestesia local dos músculos intercostais e da pleura. O monitoramento eletrocardiográfico deve ser contínuo durante o procedimento para monitorar a punção cardíaca ou no caso de desenvolvimento de arritmias ventriculares. A pericardiocentese geralmente é realizada no quinto espaço intercostal esquerdo, acima da altura da veia torácica lateral, embora também possa ser feita no hemitórax direito. A drenagem é feita com cateter calibroso, cânula mamária ou tubo torácico. Este último é recomendado para drenagem e lavagem repetidas do saco pericárdico e é mais eficaz no tratamento agressivo da pericardite fibrinosa séptica ou idiopática. Depois da inserção de um cateter de demora, a terapia local é instituída, inclusive lavagem pericárdica e instilação direta de antimicrobianos e, talvez, anticoagulantes, como a heparina. Combinada aos antimicrobianos sistêmicos, essa terapia tem sido eficaz na pericardite séptica.[133,738] A lavagem pericárdica deve ser mantida por vários dias, até que haja pouco acúmulo de líquido pericárdico (menos de 1 ℓ em 12 horas), melhora dos sinais clínicos e diminuição do caráter citológico inflamatório do líquido. A princípio, antibióticos de amplo espectro devem ser utilizados e o tratamento deve ser adaptado de acordo com os resultados das culturas bacterianas e antibiogramas. Os anti-inflamatórios não esteroidais são indicados para combater a inflamação e reduzir o risco de pericardite constritiva. Se a análise citológica e a cultura forem negativas para bactérias, doses anti-inflamatórias de dexametasona podem ser usadas para o tratamento de pericardite idiopática, não séptica e efusiva.[126,133] Nem todos os casos de pericardite exsudativa respondem ao tratamento conservador ou mesmo à drenagem. A cirurgia é uma opção raramente usada para o tratamento da doença pericárdica, mas seria mais apropriada nos indivíduos com pericardite constritiva ou efusiva e constritiva.[125] Acredita-se que técnicas cirúrgicas toracoscópicas minimamente invasivas possam ser utilizadas no tratamento de doenças pericárdicas equinas.

O prognóstico de sobrevida e manutenção do desempenho em cavalos acometidos pela doença pericárdica é reservado. O prognóstico nos casos de neoplasia cardíaca ou pericárdica é ruim. Também é preciso ter cuidado com a pericardite inflamatória, que pode se tornar crônica, mas alguns resultados muito bons foram relatados.[133] A possibilidade de desenvolvimento de doença pericárdica constritiva ou fibrótica também é maior nas pericardites inflamatórias e, assim, o sucesso inicial pode ser amenizado por complicações posteriores.[126] O melhor prognóstico em cavalos com pericardite fibrinosa é quando o tratamento inclui drenagem e lavagem repetidas. Os cavalos tratados devem ser acompanhados e reavaliados por ecocardiografia.

DOENÇA MIOCÁRDICA

É provável que as doenças miocárdicas sejam subidentificadas na prática clínica, apesar da publicação de vários relatos sobre esses distúrbios.[28,29,66,97,138,145,149,150,154,155,160-162,164,166,191,485,575,651,658,660,661,734,735,777,870,882,887-906] Certamente, há possibilidade de lesão ou inflamação do miocárdio por fármacos e toxinas (p. ex., antibióticos ionóforos, plantas venenosas, cantaridina, veneno de cobra), isquemia, hipoxia, agentes infecciosos (bactérias, vírus, parasitas, fungos), metais pesados, trauma, doença metabólica ou deficiências nutricionais (p. ex., vitamina E, selênio). A lesão do miocárdio também pode ser causada pela extensão de uma infecção preexistente (pericardite, abscesso pericárdico ou endocardite) ou ser relacionada à sepse.[652] As cardiomiopatias infiltrativas podem ser decorrentes de neoplasias (linfoma, melanoma, lipoma, hemangioma/hemangiossarcoma, mesotelioma, carcinoma pulmonar)[138,139,166,843,848,907-911] ou, muito raramente, amiloidose[735] (Figura 9.48; ver também Boxe 9.2). A hipertrofia e a disfunção do ventrículo esquerdo também podem ser secundárias à hipertensão sistêmica associada a dor crônica, laminite, doença renal crônica ou, talvez, síndrome metabólica.[143,903] Três casos de suspeita de cardiomiopatia arritmogênica do ventrículo direito foram recentemente descritos como causa de colapso episódico e morte cardíaca.[668,899] O fenótipo de cardiomiopatia dilatada (DCM) foi reconhecido em equinos, mas a causa subjacente é geralmente desconhecida e a doença é considerada idiopática. A taquicardia juncional ou ventricular implacável, que se desenvolve em frequência alta (superior a 100 a 120 bpm) e persistente ao longo do dia, pode causar cardiomiopatia induzida por taquicardia, que se assemelha à DCM e é caracterizada por dilatação da câmara e disfunção sistólica; o controle da FC e do ritmo cardíaco pode imediatamente normalizar a função do VE e a cardiomiopatia pode se resolver após a conversão em ritmo sinusal.[153]

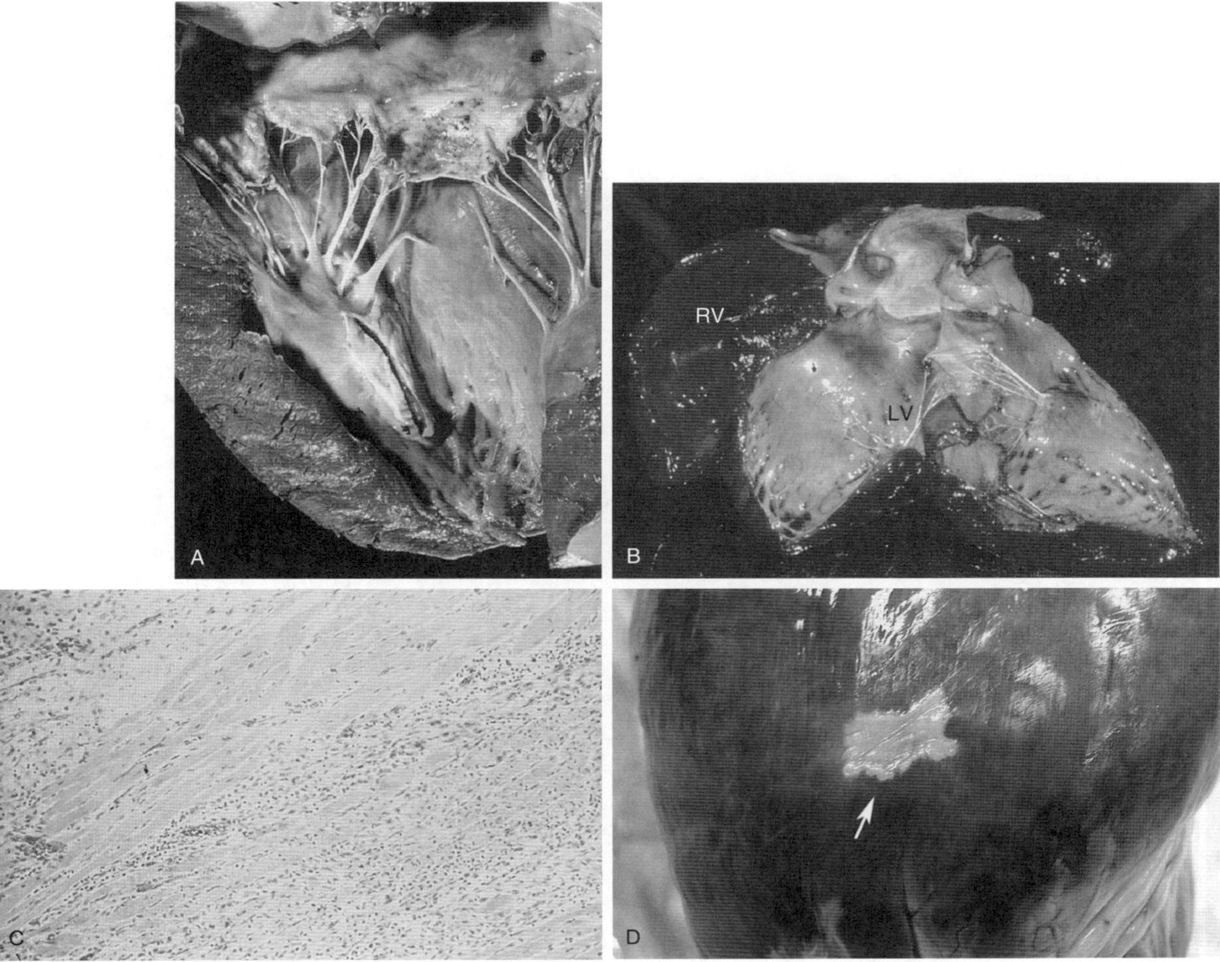

Figura 9.48 Doenças do miocárdio. **A.** Ventrículo esquerdo (*LV*) aberto, revelando uma grande área oval (incisada) de fibrose subendocárdica e miocárdica em uma égua. Nenhum agente etiológico foi encontrado. **B.** Dilatação significativa do LV e fibrose subendocárdica em um cavalo com cardiomiopatia dilatada idiopática. A cor esbranquiçada do LV e do átrio esquerdo (*LA*) pode ser decorrente da distensão crônica ou representar a fibrose após outra lesão. O ventrículo direito (*RV*) aberto (*à esquerda*) está dilatado, mas sua coloração é normal. **C.** Linfoma do miocárdio. Uma infiltração miocárdica substancial é evidente nesta fotomicrografia. **D.** Maior aumento do infarto do miocárdio subepicárdico do ventrículo esquerdo (*seta*) de causa indeterminada.

Características clínicas das doenças do miocárdio

As manifestações gerais da doença do miocárdio, independentemente da lesão subjacente, podem ser atribuídas aos seguintes processos fisiopatológicos: (1) redução da contratilidade miocárdica e fração de ejeção ventricular; (2) disfunção diastólica com comprometimento do enchimento ventricular; (3) incompetência da valva mitral ou tricúspide, causada por dilatação cardíaca ou disfunção do músculo papilar; ou (4) desenvolvimento de arritmias. A insuficiência cardíaca global gerada pela doença do miocárdio é muito variável. Alguns cavalos não apresentam sinais clínicos detectáveis; outros demonstram intolerância ao exercício, arritmias com risco de vida, ICC de baixo débito ou morte súbita.

Despolarizações prematuras ventriculares persistentes ou taquicardia ventricular podem ser observadas em cavalos com doença do miocárdio.[162,164,651,900,912] Despolarizações atriais prematuras, taquicardia atrial e FA geralmente são distúrbios elétricos primários; no entanto, essas arritmias também podem se desenvolver em cavalos com cardiomiopatias. Embora seja tentador diagnosticar "doença do miocárdio" em qualquer distúrbio do ritmo cardíaco, deve-se considerar que muitas anomalias do ritmo são "funcionais", sem um substrato anatômico grave. Esse ponto é bastante pertinente em cavalos com desequilíbrios metabólicos ou eletrolíticos, tônus simpático alto, sepse ou toxemia, hipoxia ou isquemia. Em cavalos que tiveram morte súbita em pistas de corridas, lesões miocárdicas macroscópicas ou microscópicas foram achados relativamente incomuns em comparação a lesões pulmonares.[103,106]

O surgimento de sinais clínicos pode ser posterior ao insulto miocárdico inicial, sobretudo em casos de miocardite ou lesão crônica do miocárdio. Um cavalo que aparentemente se recuperou de uma doença, por exemplo, pode desenvolver problemas ao reinício do treinamento rigoroso. O treinador pode reclamar que o cavalo não consegue alcançar velocidades mais altas ou que para ou diminui o esforço de maneira repentina durante o treinamento intenso. O cavalo acometido pode levar muito tempo para "esfriar" depois do treino. Casos mais graves podem ser acompanhados por acentuada intolerância ao exercício, fraqueza, ataxia ou mesmo colapso. Angústia respiratória, edema pulmonar, cianose de mucosas, aumento do tempo de preenchimento capilar e pulso rápido podem ser detectados após o exercício. Em caso de lesão miocárdica grave, sinais como febre, taquicardia persistente, arritmia, sopro, edema pulmonar ou ventral ou dificuldade respiratória podem ser observados. A morte súbita pode ocorrer sem sinais premonitórios.

Os resultados do exame clínico em cavalos com doença miocárdica são inconsistentes. O exame físico em repouso pode revelar achados normais ou sinais evidentes de doença cardíaca. Dentre eles, estão taquicardia persistente, taquipneia, batimentos prematuros frequentes, arritmias sustentadas, sopros sistólicos da insuficiência valvar AV ou ICC. O exame pós-exercício em geral revela FC anormalmente alta, que persiste após a interrupção do esforço (lembre-se que testes ergométricos não devem ser realizados em cavalos com taquicardia persistente em repouso ou taquiarritmia que possa ser atribuída à doença do miocárdio).

O ECG pode demonstrar taquicardia sinusal ou arritmias atriais ou ventriculares. Um eletrocardiograma em esforço, além de possíveis arritmias induzidas pelo exercício, normalmente registra uma FC alta demais para o nível de trabalho realizado.

De modo geral, o ecocardiograma em repouso revela a função sistólica ventricular normal baixa ou francamente menor, com baixa fração de encurtamento ou fração de ejeção do VE. Novos métodos ecocardiográficos, como o Doppler tecidual (IDT) ou *speckle tracking* em 2D, podem ser mais sensíveis para a detecção da disfunção sistólica do VE em comparação ao ecocardiograma convencional 2DE ou em modo M[161,164] e podem ajudar muito o diagnóstico de doenças miocárdicas sutis em equinos (Figura 9.49). Além disso, a interrogação com Doppler do fluxo sanguíneo transmitral (ondas E e A) e a análise do movimento da parede do VE por TDI (ondas E_m e A_m, tempo de relaxamento isovolumétrico) podem revelar disfunção diastólica significativa do VE na existência de função sistólica normal ou comprometida,[164] sugerindo fortemente o diagnóstico de doença do miocárdio (Figura 9.49). Dependendo do tipo de doença do miocárdio, a espessura (relativa) da parede do VE pode ser maior (*i. e.*, cardiomiopatia infiltrativa ou hipertensiva) ou menor (*i. e.*, cardiomiopatia dilatada ou induzida por taquicardia; ver Figura 9.23). O ecocardiograma pós-exercício pode demonstrar uma redução paradoxal da fração de encurtamento do VE ou disfunção regional, caracterizada por anomalias de movimento da parede do VE.[167,168] Aumentos acentuados no contraste espontâneo do ventrículo esquerdo ou do átrio esquerdo podem ser observados em indivíduos com disfunção miocárdica grave, embora não sejam achados específicos (Figura 9.49). Áreas anormais de ecogenicidade miocárdica foram observadas, mas a caracterização do tecido miocárdico pela ecocardiografia não está bem estabelecida em equinos e a escala de cinza também depende de fatores técnicos.

Exames laboratoriais podem auxiliar a identificação de lesões miocárdicas, mas nem sempre distinguem a miocardite da lesão celular do miocárdio induzida por uma toxina ou isquemia. A atividade plasmática ou sérica elevada de creatinoquinase (CK), frações miocárdicas da creatinoquinase (CK-MB) ou lactato desidrogenase (LDH1-2) sugere lesão miocárdica.[352] Um marcador mais específico do miocárdio é a elevação da concentração plasmática de troponina cardíaca I (cTnI) ou troponina T (cTnT).[162,163,575,651,653,658,659,661,662,665,667] Embora valores normais ou elevações discretas não excluam cardiomiopatia ou infiltração miocárdica, valores muito altos (ou seja, cTnI maior que 1 ng/mℓ) indicam lesão muscular recente do coração. Concentrações plasmáticas persistentes de cTnI indicam lesão contínua, já que a meia-vida plasmática da molécula é curta.[680]

O diagnóstico da doença do miocárdio requer suspeita clínica e integração dos achados dos exames clínicos e laboratoriais. Por causa da extrema variabilidade dos achados, o diagnóstico presuntivo de doença do miocárdio só pode ser feito após a revisão do histórico, exame físico, ecocardiograma, ECG e exames laboratoriais. O diagnóstico definitivo de miocardite requer biopsia endomiocárdica transvenosa,[913] mas atualmente esse exame é limitado a fins de pesquisa e pode não identificar inflamação com necrose em saca-bocado, degeneração ou infiltração.

O tratamento de cavalos com doença do miocárdio é principalmente de suporte. O prognóstico depende da causa e gravidade da lesão do miocárdio e suas consequências hemodinâmicas. Todos os cavalos devem ficar em repouso, de preferência em estábulo, até que a função miocárdica, o ECG e as concentrações plasmáticas de troponina retornem ao normal ou, pelo menos, permaneçam estáveis por várias semanas. O repouso mínimo de 1 mês (e, de modo geral, mais longo) deve ser instituído antes que o cavalo volte ao trabalho. A suplementação com vitamina E e selênio pode ser benéfica, sobretudo nos casos com suspeita de deficiências nutricionais. A terapia antiarrítmica é administrada quando indicada nas arritmias com risco de morte (ver mais adiante neste capítulo). Teoricamente, um inibidor da ECA reduz o remodelamento do miocárdio e a carga sobre o ventrículo, supondo que possa ser absorvido o suficiente e biotransformado em estado ativo; no entanto, a eficácia desse tratamento é atualmente desconhecida. Em caso de desenvolvimento de ICC, diuréticos, vasodilatadores periféricos e agentes inotrópicos positivos podem ser prescritos, como já discutido. O uso de digitálicos deve ser feito com cautela em cavalos com extrassístoles ventriculares, pois a arritmia pode ser agravada; além disso, esses medicamentos não são indicados em caso de intoxicação por ionóforos (ver mais adiante). Se houver suspeita de etiologia bacteriana, a antibioticoterapia é indicada. Caso a arritmia ou os sinais clínicos sejam creditados a uma miocardite não infecciosa, a administração de corticosteroides pode ser indicada, embora seu valor seja infundado. Quando a principal manifestação da doença miocárdica é elétrica (arritmias com função miocárdica normal), o prognóstico é moderado a bom para a resolução das arritmias. Cavalos com redução da função miocárdica à ecocardiografia ou com ICC têm prognóstico reservado de sobrevida e de desempenho futuro ruim. É notável, no entanto, que alguns cavalos com hipertrofia e disfunção do VE e alguns com início agudo de ICC se recuperaram por completo e voltaram ao seu nível de desempenho anterior. É provável que esses cavalos tenham apresentado miocardite aguda de resolução espontânea ou após a terapia anti-inflamatória. Outros cavalos podem se recuperar de maneira menos espetacular, mas ainda podem ser usados como animais reprodutores.

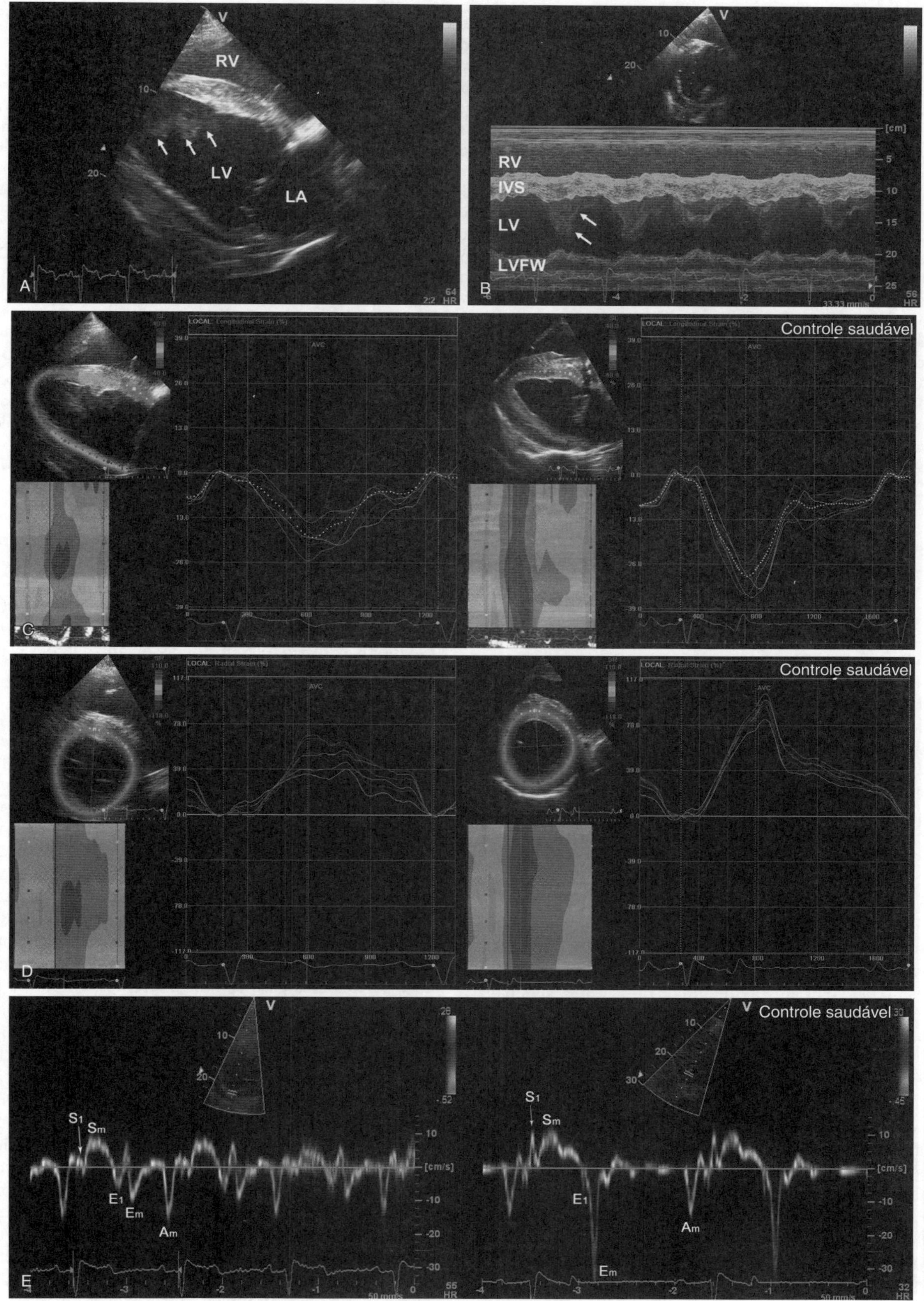

Figura 9.49 Lesão miocárdica nutricional. Exame ecocardiográfico em égua Árabe, de 22 anos de idade, com miopatia nutricional do masseter com lesão miocárdica concomitante (concentração de troponina cardíaca I, 11,6 ng/mℓ; normal, < 0,06 ng/mℓ). Esse estudo de caso demonstra o uso clínico de novos índices ecocardiográficos para a avaliação da função sistólica e diastólica do ventrículo esquerdo (*LV*) em cavalos com doença miocárdica. (*continua*)

Figura 9.49 A. (*continuação*) Exame em modo B do LV em projeção paraesternal direita de quatro câmaras em eixo longo. As dimensões do átrio esquerdo (*LA*), LVE e ventrículo direito (*RV*) parecem normais. Há acentuado contraste espontâneo no LV (*setas*). Esse contraste pode ser observado em cavalos saudáveis, mas se tornar mais distinto em caso de baixo débito, bradicardia e, talvez, inflamação sistêmica. **B.** Exame em modo M do LV em projeção paraesternal direita em eixo curto. Observe o movimento plano do septo interventricular (*IVS*) e da parede livre do LV (*LVFW*), sugerindo má função sistólica do LV (fração de encurtamento do LV, 22%; normal, 30 a 45%). O marcante contraste espontâneo é evidente (*setas*). **C.** Análise bidimensional de *speckle tracking* (2DST) em eixo longo do LV. Os traçados do *software* de 2DST são mostrados e exibem as seguintes informações: *canto superior esquerdo*, imagem 2D com região de interesse (*ROI*) segmentada e codificação paramétrica colorida no momento do fechamento da valva aórtica. *Canto inferior esquerdo*, modo M com codificação paramétrica colorida. À *direita*, traçado da distensão segmentar longitudinal (*i. e.*, deformação relativa do miocárdio). O eixo horizontal representa o tempo em ms e o eixo vertical representa a tensão radial em %. As cores do traçado correspondem às cores da ROI segmentada. Um ECG é sobreposto para cronometragem. O início e o fim do ciclo (ondas R) são marcados no ECG com pontos amarelos. O tempo de fechamento da valva aórtica (AVC) é indicado por uma linha vertical verde, dividindo o ciclo em componente sistólico e diastólico. A linha pontilhada indica a média instantânea em todos os segmentos no respectivo momento do ciclo cardíaco (tensão global). Observe que o pico de deformação longitudinal neste caso (*à esquerda*) é reduzido em comparação ao controle saudável (*à direita*), indicando a redução da função sistólica do LV. **D.** Análises 2DST de um registro em eixo curto do LV. Os traçados do *software* de 2DST são mostrados e exibem deformações segmentares longitudinais (ver mais explicações em C). Observe que o pico de tensão radial (*à esquerda*), neste caso, é menor do que no controle saudável (*à direita*), indicando a depressão da função sistólica do LV. **E.** Doppler tecidual de ondas pulsadas (PW TDI) da parede livre do LV à altura das cordas tendíneas em uma projeção paraesternal direita em eixo curto. As escalas horizontais dos traçados espectrais indicam o tempo em segundos, enquanto as escalas verticais indicam a velocidade em cm/s. A inversão E_m/A_m *(à esquerda)* indica disfunção diastólica e diminuição do relaxamento ventricular. Observe a relação E_m/A_m normal no controle saudável (*à direita*) para comparação. S_1, pico da velocidade de movimento da parede radial durante a contração isovolumétrica; S_m, pico da velocidade de movimento da parede radial durante a ejeção; E_1, pico da velocidade de movimento da parede radial durante o relaxamento isovolumétrico; E_m, pico de velocidade de movimento da parede radial durante o início da diástole; A_m, pico de velocidade de movimento da parede radial durante o final da diástole. (De Schwarzwald CC. Ultrasonography of the heart. In: Kidd JA, Lu KG, Frazer ML *et al. Atlas of equine ultrasonography*. Wiley, Oxford, UK, 2014. Reproduzida, com autorização, de John Wiley & Sons, Ltd.)

Miocardite

O diagnóstico de inflamação do miocárdio, ou miocardite, é difícil. Esse diagnóstico costuma ser estabelecido em cavalos com arritmias cardíacas, hipertrofia concêntrica do VE (miocardite supostamente aguda, com infiltração celular e edema do miocárdio) ou dilatação grave do VE (supostamente em estágio crônico ou avançado) e função miocárdica anormal, principalmente quando sinais cardíacos ocorrem após outra doença e estão associados a elevação das concentrações plasmáticas de isoenzimas cardíacas ou ainda cTnI ou cTnT. Muitas vezes, o distúrbio anterior é uma doença viral, como a influenza, ou uma infecção causada por *Streptococcus* spp., mas migração parasitária, infecções fúngicas ou insultos tóxicos também podem provocar lesões inflamatórias do miocárdio, que podem não ser obviamente associadas à doença clínica precedente.[149,658,870,900,902,905,914] É lógico que a miocardite imunomediada permeia muitos desses casos, mas não há uma prova definitiva de causa e efeito. A miocardite também pode ocorrer após pericardite ou endocardite infecciosa. A disseminação hematogênica para o coração pode ser outro mecanismo para o desenvolvimento de miocardite. Os sinais, o prognóstico e o tratamento da miocardite são semelhantes aos descritos na seção anterior.

Lesão miocárdica tóxica

Vários produtos químicos e toxinas vegetais podem ser prejudiciais para o miocárdio. Antibióticos ionóforos estão entre as causas mais notórias de necrose miocárdica em cavalos.[154-163,656,901,902,915] A lesão miocárdica tóxica também pode ocorrer após a ingestão de plantas que contêm glicosídeos, como teixo (*Taxus* spp.), oleandro *(Nerium oleander)*, dedaleira (*Digitalis* spp.) e olho-de-faisão *(Adonis aestivalis)*[897,898,912,916-920] ou alimentos contaminados por besouros do gênero *Epicauta*, que contêm o elemento tóxico cantaridina.[889,891,921-928] A miopatia atípica (AM) e a miopatia por pastagem sazonal (SPM), causadas pela ingestão de sementes de bordo com hipoglicina A (*Acer* spp.),[575,674-676,929-938] e a intoxicação por malva-comum *(Malva parviflora)*,[904] por diferentes mecanismos, podem causar miopatia generalizada grave, com comprometimento/lesão do miocárdio. A necrose miocárdica também foi associada à infecção por *Clostridium* e à endotoxemia, principalmente por salmonelose e torção do cólon maior. O veneno de cascavéis (*Crotalus* spp.) e de outros membros da família das víboras *(Viperidae)* tem sido associado a lesões cardíacas e arritmias.[659,900,939]

Intoxicação por ionóforos

Os cavalos são bastante sensíveis aos antibióticos ionóforos, usados como coccidiostáticos na produção de aves e como promotor de crescimento em bovinos. A intoxicação por monensina (dose letal de 50% [LD_{50}] oral aguda de 2 a 3 mg/kg) foi mais frequente[154-160,163,901,940], mas a salinomicina (LD_{50} oral aguda de 0,6 mg/kg)[915,941,942] e a lasalocida (LD_{50} oral aguda de 21,5 mg/kg)[161,162,943] também causaram lesão do miocárdio e morte em cavalos.[928,944-946] Os ionóforos reagem com cátions polares, formando complexos lipossolúveis e levando ao transporte de cátions pelas membranas celulares do miocárdio. Vários ionóforos demonstram afinidades particulares para cátions diferentes, embora a lasalocida possa se complexar com diversos íons. A exposição dos cavalos aos antibióticos ionóforos geralmente decorre da contaminação acidental de alimentos para equinos na fábrica ou da administração acidental de rações para aves a cavalos. Na maioria dos surtos, uma ração recentemente adquirida foi consumida pelos animais.

Os sinais clínicos de cavalos com intoxicação por ionóforos variam de acordo com o tipo, a quantidade e a concentração da molécula ingerida e a saúde e a condição corpórea preexistentes dos cavalos expostos. Uma grande variedade de sinais clínicos foi observada em cavalos expostos, e não há nada digno de nota no tocante a sinais relacionados a quase todos os sistemas corpóreos.[156,157,160,162,163,915] Fraqueza, letargia, depressão, anorexia, ataxia, cólica, diarreia, sudorese profusa e decúbito foram observados. Os achados cardíacos são semelhantes aos já descritos para doenças do miocárdio. A morte súbita geralmente ocorre 12 a 36 horas após a ingestão do alimento contaminado. Uma dose única pode provocar morte aguda por arritmias cardíacas antes do desenvolvimento de necrose miocárdica e ser associada a apenas sinais brandos de cólica ou déficits neurológicos.[901]

A intoxicação subletal pode ser bem tolerada por alguns animais, e as concentrações plasmáticas de cTnI, a ecocardiografia e os testes ergométricos podem ajudar a identificar os cavalos afetados com maior gravidade.[160-163,656] Poliúria e hematúria são outros sinais relatados em pôneis após a exposição a ionóforos.

Um diagnóstico de intoxicação por ionóforos é embasado na detecção da substância na alimentação ou no conteúdo estomacal dos cavalos expostos. A intoxicação por monensina provoca várias anomalias clinicopatológicas, inclusive diminuição da concentração sérica de cálcio, potássio, magnésio e fósforo, e aumentos dos níveis séricos de ureia, creatinina, bilirrubina não conjugada, aspartato aminotransferase e enzimas musculares. Concentrações plasmáticas elevadas de troponina cardíaca (cTnI, cTnT) e padrões isoenzimáticos de CK e LDH indicam lesões cardíacas, esqueléticas e em hemácias. O aumento do hematócrito e sólidos totais foram associados à desidratação. A avaliação ecocardiográfica dos cavalos afetados revelou diminuições acentuadas na fração de encurtamento, com anomalias dos movimentos segmentares da parede, variáveis de brandos a graves.[161]

Com relação ao prognóstico, é improvável que os cavalos com redução da fração de encurtamento e discinesia logo após a exposição à monensina sobrevivam. Cavalos com diminuições leves na fração de encurtamento sobrevivem e podem ser bons reprodutores, mas a maioria não volta a apresentar os níveis de desempenho anteriores. Cavalos com achados normais ao ecocardiograma em geral sobrevivem e podem voltar ao trabalho no nível anterior. É provável que a magnitude do aumento nas concentrações plasmáticas de cTnI ou cTnT e sua velocidade de diminuição tenham algumas implicações prognósticas; no entanto, mesmo em animais sobreviventes, as concentrações podem permanecer altas por vários meses, provavelmente devido à liberação contínua por miócitos danificados.[162] Os achados *post mortem* vão de lesões não visíveis à palidez do miocárdio e sinais de ICC. Necrose e fibrose miocárdica grave foram observadas em equinos, com redução da fração de encurtamento ou discinesia ventricular à ecocardiografia.

O tratamento dos cavalos acometidos é, em grande parte, sintomático (como já discutido), exceto em casos de exposição conhecida muito recente. Foi sugerido que a vitamina E tem efeito protetor em outras espécies e pode ser benéfica nos cavalos afetados. A digoxina e os bloqueadores dos canais de cálcio são contraindicados em equinos com intoxicação aguda. Em caso de ingestão recente de alimento contaminado, o tratamento com carvão ativado ou óleo mineral é indicado para redução da absorção do ionóforo. A terapia intravenosa de reposição hidreletrolíca pode ser indicada, assim como a administração de medicamentos antiarrítmicos, nas arritmias com risco de vida. O repouso em ambiente silencioso por até 8 semanas após a exposição é o mais importante, porque os ecocardiogramas registrados após exercícios ou excitações triviais podem revelar doença residual, caracterizada por diminuições acentuadas na fração de encurtamento e na discinesia do miocárdio.

Cardiomiopatia dilatada

A cardiomiopatia dilatada idiopática é um distúrbio do miocárdio, caracterizado por redução global da função sistólica do VE, que não pode ser explicada por cardiopatia valvar, vascular, coronária ou congênita. A causa da cardiomiopatia dilatada é, de modo geral, indeterminada, embora as suspeitas mais frequentes sejam miocardite ou lesão tóxica prévia. A taquicardia juncional ou ventricular implacável também pode levar a um estado de DCM, reversível com o controle da taquiarritmia (como já discutido).[153] Os sinais clínicos da cardiomiopatia são semelhantes aos descritos anteriormente em outras doenças do miocárdio. A ecocardiografia é diagnóstica, revelando cardiomegalia com dilatação biatrial e biventricular, e redução da fração de encurtamento (ver Figura 9.23 B). A terapia sintomática com digoxina e diuréticos pode estabilizar temporariamente a ICC e levar à melhora transitória, mas a maioria dos cavalos apresenta deterioração do estado geral 3 a 12 meses após o diagnóstico e é submetida à eutanásia. Nem a anamnese nem o exame *post mortem* revelam a causa e, de modo geral, apenas degeneração, necrose e fibrose miocárdica difusa ou multifocal são observadas.

Uma forma de cardiomiopatia dilatada também pode ser causada por deficiência de vitamina E e selênio, e é mais observada em potros em rápido crescimento de éguas com concentração marginal ou deficiente de selênio, que são criados em áreas com deficiência do mineral.[178] Os potros acometidos geralmente têm menos de 6 meses de idade e apresentam um quadro de início agudo de fraqueza, decúbito, desconforto respiratório, edema pulmonar, taquicardia, sopros e arritmias. O prognóstico dos potros com manifestações miocárdicas da doença do músculo branco é mau e a maioria morre 24 a 48 horas após o início dos sinais clínicos. Nesses animais, as anomalias laboratoriais são elevações acentuadas da CK (inclusive da fração MB em potros com acometimento do miocárdio), aspartato aminotransferase (AST) e LDH, além de hiperpotassemia, hiponatremia e hipocloremia. A mioglobinúria pode ser observada. O ecocardiograma demonstra a gravidade do acometimento do miocárdio. As concentrações de selênio e glutationa peroxidase no sangue total e os números de hemácias podem auxiliar o diagnóstico; no entanto, as amostras de tecido fornecem uma indicação mais precisa dos estoques de selênio. O tratamento com vitamina E e selênio pode ser bem-sucedido, mas, de modo geral, a necrose miocárdica é extensa e incompatível com a vida. Os achados *post mortem* revelam a existência de listras pálidas no miocárdio, além de edema intramuscular, miodegeneração, necrose miocárdica e fibrose ou calcificação.[165] A prevenção da doença do músculo branco é importante em áreas com deficiência de selênio. As éguas devem receber suplementação durante a gestação com base nas concentrações individuais de selênio no sangue e em tecidos; a suplementação deve ser mantida durante a lactação, já que a passagem de selênio para o potro é maior pelo leite do que pela placenta.

DOENÇAS VASCULARES

Os distúrbios adquiridos dos vasos sanguíneos têm várias etiologias e vão de subclínicos a devastadores.[34,63,64,85,91,92,96,100,145-147,260-262,264,267-273,364,450,451,456,458,549,768,771,864,866,867,947-956]

A trombose da veia jugular ou a tromboflebite é provavelmente o problema vascular mais comum na prática clínica (Figura 9.50).[456,458,957-962] A fragmentação e a embolização do cateter são observadas periodicamente e a recuperação cirúrgica e percutânea do dispositivo é possível.[963-967] Aneurismas venosos, malformações vasculares e linfáticas e lesões angiomatosas são raras.[952,968-974]

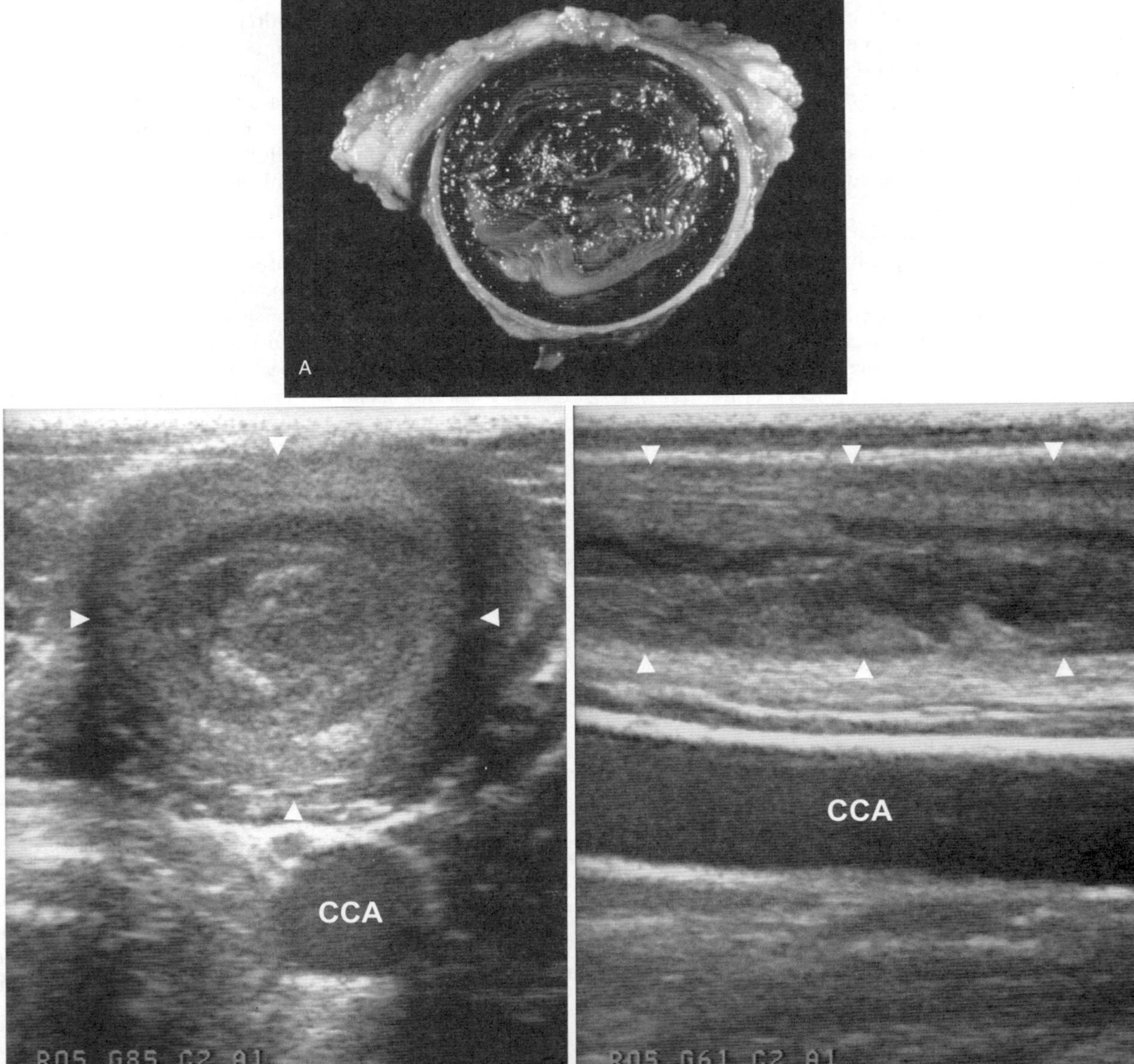

Figura 9.50 **A.** Amostra *post mortem* de uma veia jugular com trombose em corte transversal. **B** e **C.** Imagens ultrassonográficas de um cavalo com trombose da veia jugular em plano transversal (**B**) e longitudinal (**C**). As imagens mostram um trombo ecogênico misto no interior da veia jugular (*pontas de seta*). A artéria carótida comum (*CCA*) é adjacente à veia jugular. O fluxo sanguíneo residual pela área acometida pode ser avaliado por ultrassonografia com Doppler duplex ou tecnologias mais novas de imagem vascular para visualização direta de refletores sanguíneos (p. ex., hemácias) em escala de cinza.

A ruptura da aorta ou da artéria pulmonar é um evento com risco de morte ou associado a sequelas graves.[768] Aneurismas da aorta, ruptura do aneurisma do seio aórtico no septo ventricular ou nas câmaras cardíacas direitas (Figuras 9.51 e 9.52), ruptura da aorta no pericárdio e fístula aorticopulmonar foram relatadas.[34,63,92,261-266,866,975-977] A ruptura da AP é uma possível consequência da hipertensão pulmonar de longa data e da insuficiência cardíaca do lado esquerdo. A ruptura periparturiente da artéria uterina média[260,978-982] e da artéria carótida interna, artéria carótida externa ou artéria maxilar, em casos de micoses das bolsas guturais,[983-985] são bem conhecidas e podem ser fatais. As comunicações arteriovenosas são raras e podem se desenvolver após a ruptura de artérias menores ou após o crescimento de tumores vasculares. Lesões degenerativas (Figura 9.52A), inclusive calcificação, podem ser observadas em artérias principais ou periféricas.[947,978,986,987] Lesões degenerativas e calcificadas que afetam a bifurcação das artérias pulmonares direita e esquerda também foram relatadas,[988,989] embora sua importância clínica não esteja bem definida. A arteriosclerose e a trombose arterial podem ser causadas pela migração de parasitas nas artérias mesentéricas[990] e, talvez, na quadrifurcação aórtica terminal (Figuras 9.53 e 9.54). Uma inflamação aórtica de causa desconhecida foi observada.[784,991] A doença vascular pulmonar e o remodelamento estrutural pulmonar devido à carga de pressão (p. ex., insuficiência cardíaca do lado esquerdo) ou ao aumento do fluxo pulmonar (p. ex., *shunt* da esquerda para a direita por um DSV) podem causar hipertensão pulmonar, com consequente insuficiência cardíaca direita ou *cor pulmonale* (ver a discussão anterior). Os tumores das grandes artérias e veias são raros,[952] mas as neoplasias podem comprimir ou invadir artérias e veias, inclusive a AP e as veias cavas.

A observação ultrassonográfica de contraste espontâneo nos vasos sanguíneos e nas câmaras cardíacas foi sugerida como indicativa de doença cardiovascular ou reológica,[992,993] bem como um fenômeno normal causado pela formação de *rouleaux* ou agregados de plaquetas. Essa observação é comum durante os exames de ultrassom e o contraste pode ser visto em diversos vasos, bem como no coração (ver Figuras 9.42, 9.49 e 9.50). O contraste espontâneo pronunciado é bastante provável quando há obstrução real ao fluxo sanguíneo nos vasos ou redução das taxas de fluxo por causa da bradicardia, arritmia ou insuficiência miocárdica. O contraste tende a ser proeminente na endocardite valvar. Lesões, trombose ou até punção venosa da veia jugular podem provocar contraste espontâneo nas veias sistêmicas e no fluxo sanguíneo que entra no lado direito do coração, ficando ainda mais óbvio em caso de aumento repentino do retorno venoso. A identificação do contraste espontâneo também depende do operador em relação às configurações do transdutor, ganho e contraste da escala de cinza. O significado clínico do contraste intravascular isolado não pode ser afirmado com certeza e foi observado em equinos saudáveis e naqueles com doença cardiovascular.

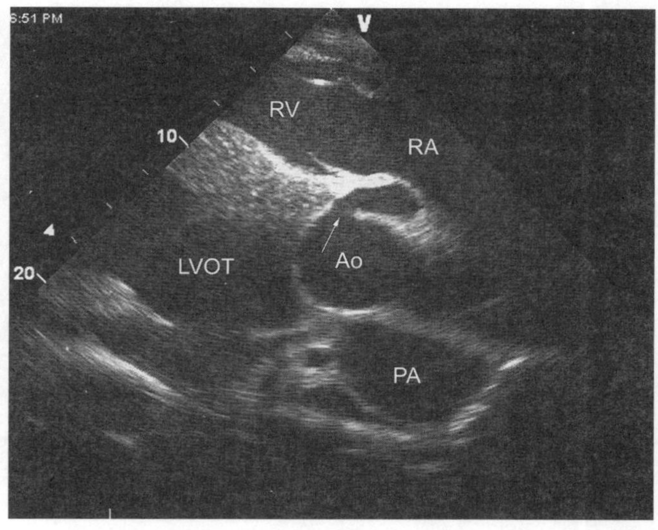

Figura 9.51 Fístula aortocardíaca. A imagem em eixo longo fora de ângulo da aorta proximal (*Ao*) mostra a origem (*seta*) de um aneurisma rompido no seio de Valsalva. Esse canal se comunicava com o átrio direito (*RA*) em outro plano. O ventrículo direito (*RV*) e a artéria pulmonar (*AP*) apresentam dilatação branda devido ao *shunt* da esquerda para a direita.

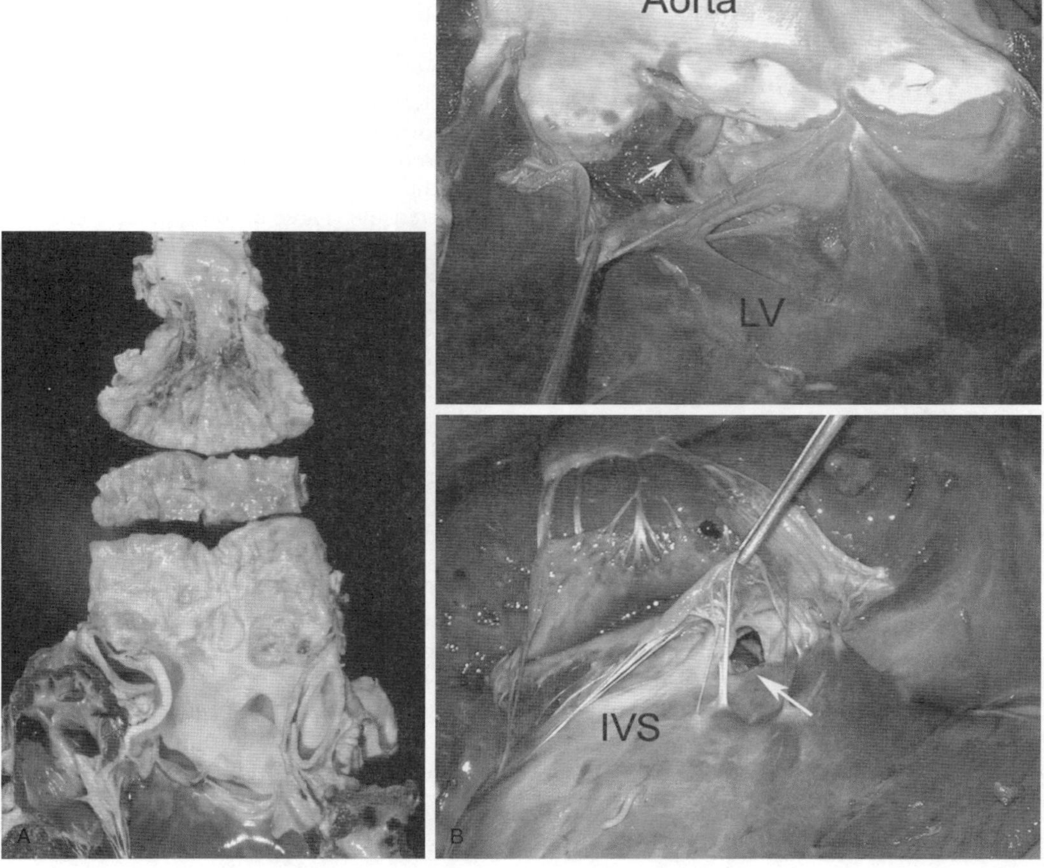

Figura 9.52 Doença aórtica. **A.** Alteração ateromatosa grave com infecção secundária da aorta por *Streptococcus* spp. A alteração das camadas íntima e subíntima começa imediatamente distal aos óstios coronários. Cortes representativas da aorta ascendente são mostrados. *Strongylus vulgaris* não foi encontrado. O segmento mais distal era necrótico e havia estenose grave ao fluxo pela região. **B.** Lesão dissecante que comunica a raiz da aorta (*painel superior, seta*) ao lado direito do coração através do septo intraventricular (*IVS*). A valva tricúspide distorcida é retraída para demonstrar a lesão à direita (*seta*). LV, ventrículo esquerdo.

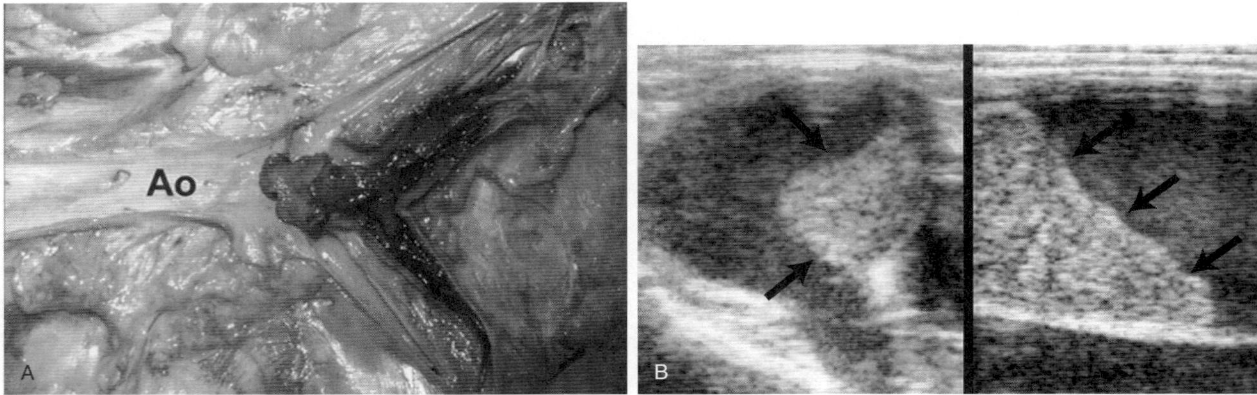

Figura 9.53 Trombose aortoilíaca. **A.** Imagem *post mortem* de um trombo na aorta (Ao) terminal e nas artérias ilíacas. **B.** Imagens obtidas por exame ultrassonográfico retal em sentido transversal (*esquerda*) e longitudinal (*direita*). O trombo é evidente como uma massa hiperecoica no interior do vaso (*seta*).

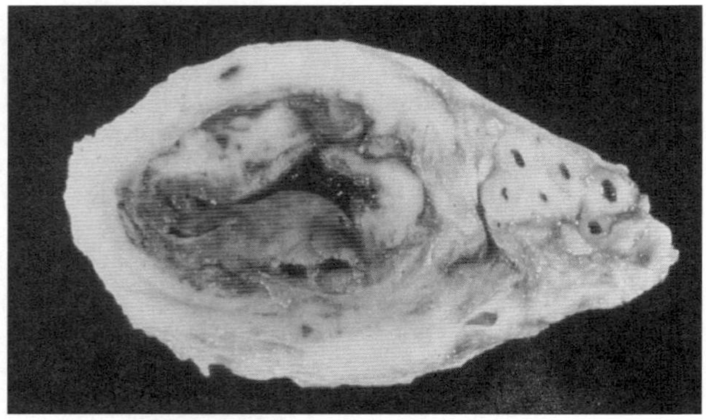

Figura 9.54 Arterite verminótica e trombose da artéria mesentérica cranial causadas por *Strongylus vulgaris*.

Muitas vezes, há suspeita de doença vascular grave no exame clínico, embora a anomalia possa não ser óbvia até uma ruptura catastrófica do vaso ou hemorragia fatal. De modo geral, a doença arterial significativa reduz a perfusão no leito vascular acometido, prejudicando o metabolismo e a função dos tecidos. Se grave ou completa, a isquemia pode causar necrose do tecido (infarto) e até perfuração de um órgão oco. Um sopro – evidência auscultatória de estenose ou ruptura vascular – pode ser percebido sobre a artéria afetada; além disso, o rompimento de um vaso superficial pode causar hemorragia óbvia. O exame por ultrassom e Doppler pode demonstrar doença arterial grave, desde que haja uma janela acústica para análise. A angiografia e a cintilografia nuclear raramente são necessárias à demonstração de trombose ou ruptura arterial. Nas principais doenças venosas, o sinal típico é o inchaço dos tecidos moles drenados pelo vaso acometido. Evidências palpáveis de inflamação e trombose locais podem ser observadas na doença venosa superficial. Endocardite do lado direito, pneumonia embólica e embolia pulmonar são possíveis consequências da doença venosa sistêmica.

Tromboflebite

A formação de um trombo é resultado de uma interação de múltiplos fatores, inclusive lesão de vasos ou lesões intrínsecas da parede dos vasos, hipercoagulabilidade do sangue e estados de baixo fluxo ou estase venosa (tríade de Virchow).[957] Em equinos, a tromboflebite, a inflamação e a trombose de uma veia são causadas com mais frequência por cateterismo ou injeção intravenosa (ver Figura 9.50),[456,458,957-962,994,995] sugerindo que o trauma local parece ser o fator mais importante.[959] As veias jugulares são as mais acometidas, mas às vezes as veias cefálicas, torácicas laterais e safenas também são usadas para acesso venoso permanente e, portanto, também podem ser afetadas. O grau de lesão do vaso e, portanto, o risco de tromboflebite, depende de vários fatores, inclusive técnica de colocação do cateter, estabilidade do cateter, higiene e manutenção do cateter, treinamento da equipe e tempo de permanência do cateter.[457,959,967,996] É provável que o material, o comprimento e o diâmetro do cateter determinem o risco de trombose ou tromboflebite. Cateteres mais longos, feitos de materiais menos rígidos, são preferíveis aos cateteres curtos e duros. Acredita-se que os cateteres de poliuretano com fio-guia tenham o menor risco de trombose e, por isso, esses dispositivos são os mais usados no cateterismo venoso de longa duração em cavalos e potros. O risco é um pouco maior nos cateteres de poliuretano sobre agulha, e é provável que os cateteres de politetrafluoretileno (PTFE, Teflon) sejam associados ao maior risco de trombose.[967,997-999] Alguns cateteres são revestidos com substâncias antibacterianas para inibir o crescimento de microrganismos, mas não há provas de sua eficácia na prevenção da infecção relacionada ao cateter em cavalos. A fonte (ou seja, produção comercial ou local), o pH e a osmolalidade dos líquidos administrados por via intravenosa e o método e a velocidade de administração de líquidos intravenosos (determinando a quantidade de fluxo sanguíneo turbulento e irritação do endotélio vascular na ponta do cateter) influenciam ainda mais o risco de desenvolvimento de trombose venosa ou tromboflebite.[456,457,967,998,1000] Os produtos farmacêuticos mais associados ao desenvolvimento de tromboflebite são guaiacolato de glicerila, tiopental, gliconato de cálcio, oxitetraciclina e fenilbutazona.[957]

Fatores relacionados ao paciente, inclusive existência de febre, doença do intestino grosso, hipoproteinemia, salmonelose, endotoxemia e outras doenças caracterizadas por um estado hipercoagulável, estão significativamente associados ao desenvolvimento de tromboflebite por cateter em cavalos.[457,958,959,967,998,1001] Pacientes em estado crítico em geral ficam com a cabeça e o pescoço em posição baixa, promovendo o aumento da turbulência e a estagnação do fluxo sanguíneo, o que eleva ainda mais o risco de trombose jugular.[998]

A tromboflebite pode ser séptica ou não. A migração de microrganismos da pele para o trato cutâneo do cateter;

a contaminação direta do cateter ou de seu *hub* pelo contato com mãos, líquidos ou dispositivos contaminados ou em caso de desconexão (p. ex., pela movimentação do animal no estábulo); a infecção hematogênica de outro foco infeccioso; ou a contaminação do líquido de infusão podem causar inflamação séptica e trombose.[996]

Os sinais clínicos de flebite são diretos, com aumento de volume da veia afetada e dor à palpação dos tecidos envolvidos. A celulite associada ao local de entrada do cateter é comum e causa inchaço, dor e exsudação. Observe que a flebite nem sempre está associada à trombose venosa. Por outro lado, a trombose venosa pode ocorrer sem sinais óbvios de inflamação. Trombos murais menores podem não causar sinais clínicos óbvios, desde que o fluxo sanguíneo residual (ou colateral) seja suficiente para permitir a drenagem venosa adequada. Um estudo mostrou que cerca de 30% dos cavalos doentes com cateteres de longa permanência podem desenvolver doenças subclínicas relacionadas a esses dispositivos.[1001] A oclusão venosa parcial ou completa por um trombo maior provoca distensão das veias e, talvez, edema subcutâneo adjacente à área afetada. De modo geral, a oclusão jugular completa unilateral é bem tolerada, mas a trombose bilateral das veias jugulares pode causar edema acentuado da cabeça e reduzir o desempenho. Inchaço acentuado, calor e dor à palpação, combinados com febre, hiperfibrinogenemia, aumento da concentração sérica de amiloide A ou leucocitose neutrofílica, indicam infecção do trombo.

O diagnóstico e a avaliação da flebite, trombose ou tromboflebite são embasados na detecção dos sinais clínicos já descritos e no exame por ultrassonografia com Doppler duplex (ver Figuras 9.50 B e C).[458,591,1001] No caso de trombose, a imagem da veia acometida revela o preenchimento do lúmen com um material ecogênico anecoico, hipoecoico, hiperecoico (se cheio de gás) ou misto, que oclui o vaso de forma parcial ou completa. A avaliação ultrassonográfica também pode revelar espessamento da parede do vaso (flebite), edema perivascular, tratos que se estendem da veia aos tecidos subcutâneos ou pele ou ainda abscessos subcutâneos. O aspecto ou a cavitação septada no centro de um trombo é sugestiva de infecção e representa um alvo para aspiração e cultura bacteriana. As infecções por bactérias anaeróbias em geral levam à produção de gás, criando várias áreas hiperecoicas e uma sombra acústica. O fluxo estagnado ou turbulento pode se manifestar pelo aumento do contraste espontâneo venoso. O fluxo pela zona afetada pode ser avaliado por venografia por contraste com soro fisiológico agitado, estudos de ondas pulsadas ou Doppler colorido ou ainda novas tecnologias de imagem vascular para a visualização direta dos refletores de sangue (como hemácias) em uma escala de cinza ou colorida. A drenagem venosa proximal e distal da área da trombose também deve ser avaliada, pois a circulação colateral ainda pode entrar na porção distal da veia. As veias calibrosas comunicantes, do coração e dos pulmões devem ser avaliadas com cuidado em cavalos com tromboflebite infecciosa, sobretudo se houver sinais clínicos de doença sistêmica. A endocardite bacteriana pode ser secundária à embolização de trombo ou bacteriemia infecciosa (ver a discussão anterior). Raramente, a embolização de trombos sépticos também pode causar tromboembolismo pulmonar, pleuropneumonia e outras doenças associadas à disseminação de trombos sépticos.[961,962]

A detecção e o tratamento precoces de flebite, trombose ou tromboflebite são cruciais e influenciam a gravidade e o resultado de maneira significativa. Portanto, todos os cateteres de longa permanência e a área adjacente devem ser monitorados com cuidado pelo menos 2 vezes/dia. As tampas dos cateteres e as linhas de líquido devem ser trocadas com regularidade para minimizar o risco de contaminação bacteriana. Se o animal ainda tiver um cateter quando a trombose ou tromboflebite for descoberta, o dispositivo deve ser cuidadosamente retirado e sua ponta, enviada para cultura. Se possível, a veia jugular oposta deve ser preservada para evitar o risco de tromboflebite bilateral, e outras opções para a administração de líquidos e medicamentos devem ser buscadas.

A terapia local, inclusive compressas quentes e ictamol tópico (betuminossulfonato de amônio), anti-inflamatórios não esteroidais (diclofenaco sódico), heparinoides (polissulfato de condroitina) ou dimetil sulfóxido (DMSO), pode auxiliar o tratamento da tromboflebite. A administração de heparina (heparina não fracionada, 40 a 100 UI/kg de peso corpóreo SC, a cada 6 horas; dalteparina, 50 a 100 UI/kg de peso corpóreo SC, a cada 24 horas) pode ser benéfica para a diminuição da trombose progressiva, principalmente se a lesão trombótica estiver associada a uma coagulopatia generalizada.[982,1002,1003] Além disso, a terapia trombolítica regional de instituição precoce pode ser usada na tentativa de resolver a trombose da veia jugular e desobstrução luminal.[957,1004-1006] No entanto, não há evidências claras da eficácia dos tratamentos antitrombótico e trombolítico. As infecções por múltiplos microrganismos devem ser esperadas em casos de tromboflebite infecciosa e altas doses de antimicrobianos de amplo espectro devem ser administradas até que os resultados de cultura e antibiograma do aspirado sejam obtidos. O metronidazol (15 mg/kg VO a cada 6 horas ou 25 mg/kg VO a cada 12 horas) deve ser considerado se houver suspeita de infecção anaeróbica. Pode-se adicionar flunixino meglumina (1 mg/kg a cada 12 horas) para reduzir a inflamação. Em caso de insucesso da terapia antimicrobiana, pode-se indicar ressecção cirúrgica do tecido afetado ou drenagem de abscessos.

A recanalização da veia acometida é comum e pode ser documentada por Doppler ou ultrassonografia com contraste, que mostra o fluxo sanguíneo entre a parede do vaso e o trombo. Em geral, a recuperação requer 4 a 8 semanas ou mais. Ocasionalmente, as extremidades do trombo podem apresentar loculação, com formação de redes fibrosas persistentes dentro da veia, que restringem o retorno venoso. A estenose venosa também pode ocorrer em decorrência de uma tromboflebite prolongada. A oclusão fibrosa completa da veia jugular pode impedir o retorno venoso da cabeça e, assim, na ausência de circulação colateral adequada, a diminuição da drenagem venosa da cabeça e do pescoço pode limitar o desempenho ou reduzir a chance de retorno ao nível anterior de atividade em atletas de alto nível.[961] A oclusão bilateral das veias jugulares com vascularização colateral insuficiente pode causar inchaço da região da cabeça e do pescoço, provocando disfagia e obstrução das vias respiratórias, que podem limitar o desempenho ou até mesmo levar à morte.[1007,1008]

Na tromboflebite da veia jugular refratária ao tratamento médico ou que causa sinais clínicos graves de limitação de desempenho ou mesmo com risco de vida, técnicas cirúrgicas, inclusive flebotomia, trombectomia com cateter de Fogarty ou enxertos venosos, podem ser realizadas para restauro do fluxo sanguíneo.[994,995,1009] Como alternativa, um especialista em radiologia ou medicina intervencionista pode ser consultado sobre outras opções, como *stents* intravasculares.

A profilaxia da trombose venosa ou tromboflebite inclui a minimização de todos os fatores de risco já mencionados. A administração de um medicamento anti-inflamatório não esteroide durante o uso do cateter reduz o risco de complicações relacionadas ao dispositivo.[1001] A profilaxia antitrombótica costuma ser realizada com anticoagulantes ou antiplaquetários, mas não há evidências claras de sua eficácia.

Trombose aortoilíaca

A trombose aortoilíaca é um distúrbio incomum, mas pode ser grave. O aspecto macroscópico, os aspectos histológicos e os achados clínicos desse distúrbio vasoclusivo foram amplamente revistos na literatura.[89,267-272,450-455,950,955,1010-1017] A aorta terminal e as artérias ilíacas, inclusive os seus ramos proximais, são acometidas por essa doença (ver Figura 9.53 A). Os vasos são ocluídos, de forma parcial a completa, por crescimentos multifocais de tecido fibroso, trombos laminados ou placas fibrosas.[267] As lesões histológicas são compostas por tecido conjuntivo fibroso organizado, macrófagos com hemossiderina, canais vasculares irregulares e ruptura da lâmina elástica interna e da camada íntima. As lesões em geral não apresentam gordura. As lesões arterioscleróticas e ateroscleróticas também foram observadas em outros locais (ver Figura 9.52 A). As etiologias sugeridas para esses distúrbios arteriais são infecção por *Strongylus vulgaris*, infecções sistêmicas, embolização e vasculite. Não há evidências convincentes de que a trombose aortoilíaca seja provocada pela infecção por *Strongylus* e alguns refutaram essa alegação.[269,271]

Embora a trombose aortoilíaca seja incomum, pode estar associada a problemas graves de desempenho. As principais características são claudicação associada ao exercício, tipicamente (mas nem sempre) unilateral, claudicação dos membros posteriores, ataxia ou colapso.[267,269,271,272] A trombose aortoilíaca também foi diagnosticada como uma causa de problemas reprodutivos em garanhões.[271,272,955] O exame físico de um cavalo acometido em repouso pode revelar redução dos pulsos arteriais metatársicos ou retardo do enchimento da veia safena do membro afetado. A temperatura do membro no animal em repouso costuma ser normal, a menos que haja oclusão arterial completa; nesse caso, o membro é frio e doloroso, e pode apresentar edema. Os animais acometidos apresentam anomalia da marcha associada ao exercício (claudicação, ataxia ou fraqueza), com diminuição ou ausência de pulsos digitais ou metatársico e retardo ou ausência do enchimento safeno tardio. Essa claudicação intermitente pode fazer com que o cavalo fique muito desconfortável e relutante em suportar peso no membro afetado. Hiperpneia acentuada, outros sinais de angústia e sudorese generalizada e profusa também são observados, além de tremores no membro afetado. Um exame retal pode revelar frêmito, pulso fraco ou ausente ou dilatação aneurismática da(s) artéria(s) acometida(s). Essas anomalias podem ser mais evidentes após o exercício e ajudar a confirmar o diagnóstico.

O diagnóstico pode ser confirmado pela avaliação ultrassonográfica da aorta terminal e das artérias ilíacas (ver Figura 9.53 B) com um transdutor retal de alta frequência (5 a 10 MHz)[268,270,451,1016] ou técnicas nucleares.[1011,1018] Os estudos com Doppler podem indicar fluxo sanguíneo anormal nas artérias femorais.[1019] As anomalias essenciais são uma massa hipoecoica a ecogênica, que se projeta no lúmen arterial. O grau de obstrução pode ser estimado com base na porcentagem de oclusão da artéria. Muitos casos são de longa data e áreas hiperecoicas, mesmo tecidos suficientemente ecodensos para projetar sombras acústicas, podem ser visualizadas dentro do trombo aórtico ou ilíaco. Esses achados sugerem a existência de tecido cicatricial maduro e calcificação.

O prognóstico desse distúrbio é reservado. Nenhum estudo controlado avaliou o seu tratamento. Um estudo de caso[1010] sugere que não há tratamento que melhore os resultados de modo consistente, mas a trombectomia ou a anticoagulação cirúrgica ou por cateterismo pode ser benéfica. É provável que o diagnóstico precoce seja essencial para o sucesso do tratamento. Este visa melhorar a circulação colateral e prevenir a formação de outros trombos. Vários tratamentos médicos foram relatados, inclusive a administração por via intravenosa de gliconato de sódio, a vermifugação larvicida, fenilbutazona, dextrana de baixo peso molecular, anticoagulantes[455] e um programa de exercícios controlados. Não há relatos de sucesso da terapia trombolítica. A trombectomia com balão guiada por ultrassom foi descrita e é provável que seja mais importante em casos de trombose ativa, com possibilidade de resolução parcial da obstrução.[950,1012,1013,1017,1020] Em um estudo, 65% dos cavalos recuperaram o desempenho atlético e 53% dos animais voltaram ao nível anterior após a trombectomia cirúrgica.[1020] As complicações pós-operatórias foram miopatia grave (24% dos casos), tromboembolia aguda no membro contralateral, problemas na cicatrização das feridas e oclusão *de novo*.

Lesões vasculares parasitárias

As formas larvais migratórias, principalmente L4, de *S. vulgaris* são causas conhecidas de doença arterial, com acometimento principalmente da aorta e da artéria mesentérica cranial e seus ramos (ver Figura 9.54). As lesões foram descritas até o bulbo e os seios da aorta em cavalos infectados. Placas fibrosas arredondadas e trombos murais foram relatados na aorta abdominal torácica e cranial em 9,4% dos cavalos examinados logo após a morte.[145] Esses pesquisadores relataram uma associação estatística entre a ocorrência de lesões de aorta proximal de *S. vulgaris* e a existência de lesões isquêmicas focais no miocárdio. Além disso, levantaram a hipótese de que essas lesões eram decorrentes do microembolismo de lesões parasitárias. Com o advento da ivermectina e de outros novos anti-helmínticos e os programas agressivos de vermifugação atualmente recomendados pelos médicos veterinários, as lesões graves decorrentes da migração de larvas de *S. vulgaris* são muito menos frequentes. No entanto, a migração de larvas L4 de *S. vulgaris* deve ser considerada em cavalos com histórico de vermifugação precária, alto potencial de exposição, altos números de ovos nas fezes, anomalias palpáveis no exame retal e frêmitos ou dilatação aneurismática da aorta, principalmente na região da artéria mesentérica cranial ou do sistema ilíaco. Uma avaliação ultrassonográfica da artéria mesentérica cranial pode ser realizada e confirmar o diagnóstico de trombose nesses vasos.[954,1010,1021] O tratamento deve consistir em vermifugação larvicida, combinada com um rigoroso programa de controle individual e ambiental de parasitas.

Fístulas arteriovenosas

As fístulas arteriovenosas são incomuns e mais frequentes em grandes tumores vasculares (hemangiomas, hemangiossarcomas) ou como defeito congênito raro ou sequelas pós-traumáticas.[953,956,969,972] As características clássicas são vibração e sopro contínuos sobre a área afetada, edema localizado, diminuição da FC após a oclusão do *shunt* e sinais de aumento do DC em caso de *shunt* com fluxo extenso. O desenvolvimento fístulas clinicamente importantes é mais provável nos locais em que grandes artérias e veias correm em paralelo, como ocorre com a veia jugular e a artéria carótida. O diagnóstico pode ser feito com ultrassonografia com Doppler, inclusive Doppler de ondas pulsadas e fluxo colorido, para demonstração do fluxo contínuo e pulsátil da artéria até as veias distendidas. O exame cardiovascular completo deve ser realizado porque uma comunicação arteriovenosa extensa pode causar insuficiência cardíaca. O tratamento depende da causa subjacente e um cirurgião experiente deve ser consultado. Comunicações arteriovenosas pequenas e sem complicações podem não exigir tratamento. De modo geral, as neoplasias vasculares extensas não são passíveis de cirurgia no momento do diagnóstico ou são complicadas pela possibilidade de metástase.

Ruptura vascular

A ruptura da aorta ou de seus ramos ou da PA é relatada de maneira esporádica e, de modo geral, é um evento catastrófico, diagnosticado à necropsia. Rupturas da aorta extrapericárdica ou de outros vasos sanguíneos, com consequente hemorragia fatal ou *shunt* sistêmico-pulmonar, foram relatadas.[85,91,93,94,96,98-103,106,1022]

A ruptura da artéria uterina média pode causar hemorragia periparturiente grave no ligamento largo (formação de hematoma) ou no abdome (hemoabdome agudo). É mais comum em éguas multíparas mais velhas e é caracterizada por cólica pós-parto, taquicardia, anemia e, frequentemente, morte súbita.[260,978-982] A doença micótica da bolsa gutural é uma causa bem conhecida de arterite e ruptura das artérias afetadas.[983-985] A ruptura da artéria uterina e a ruptura arterial secundária à micose da bolsa gutural são abordadas nos Capítulos 19 e 9, respectivamente.

Fístula aortocardíaca e aortopulmonar

A ruptura da raiz da aorta é comumente relatada em equinos idosos, em especial garanhões reprodutores, mas também pode ocorrer em éguas mais velhas ou em cavalos mais jovens.[63,92,262-264,864,866,975] A ruptura ocorre no seio aórtico direito de Valsalva (ver Figuras 9.51 e 9.52 B). A raiz da aorta pode se romper no átrio direito, ventrículo direito, septo interventricular ou espaço pericárdico. Alterações distróficas na camada média da aorta, alterações degenerativas associadas à insuficiência aórtica crônica e a hipertensão associada à reprodução foram implicadas como possíveis causas de ruptura da raiz da aorta.[92,263,864,1023] Aneurismas do seio direito de Valsalva também foram relatados e estão relacionados a defeitos congênitos ou adquiridos na camada média da aorta, perto do seio coronário direito.[34,262,864-867,1024]

A ruptura da aorta mais distal na artéria pulmonar também pode ser observada.[34] A fístula aortopulmonar é relatada principalmente em cavalos Frísios.[261,265,266,976,977] De modo geral, a ruptura é próxima ao ligamento arterial e concomitante a um manguito circunferencial de hemorragia perivascular.[265] Estudos histológicos recentes sugerem um distúrbio do tecido conjuntivo, que afeta a elastina ou o colágeno na camada média da aorta como possível causa de ruptura da aorta em cavalos Frísios.[266,976]

Nem todas as rupturas da aorta são imediatamente fatais. Muitos cavalos apresentam quadro agudo de baixo desempenho, intolerância ao exercício, taquicardia sustentada e dor, muitas vezes percebida como cólica. A ruptura da aorta ou do aneurisma do seio de Valsalva com comunicação com o átrio direito, o ventrículo direito ou a artéria pulmonar pode causar insuficiência cardíaca do lado direito. Arritmias cardíacas (geralmente taquicardia ventricular) também podem ser observadas, em especial quando uma dissecção progride até o septo interventricular.[263] Um sopro contínuo de maquinaria, mais alto no lado direito do tórax, com pulsos arteriais muito amplos, é característico de um cavalo com fístula aortocárdica.[68,263,264] Cavalos Frísios com fístula aortopulmonar apresentam pulsos arteriais muito amplos, taquicardia e sopro holossistólico de grau 1 a 3/6 e sopro entre o início e o meio da sístole mais alto dorsal à valva aórtica; arritmias ventriculares são raras.[68,265,1025]

O diagnóstico *ante mortem* de um aneurisma aórtico do seio de Valsalva ou fístula aortocárdica pode ser estabelecido por ecocardiografia e Doppler (ver Figura 9.51). Por causa da localização mais distal das fístulas aortopulmonares em cavalos Frísios, a imagem ecocardiográfica é mais desafiadora e requer planos inclinados e não padronizados, obtidos a partir do terceiro ou quarto espaço esquerdo intercostal, para visualização da ruptura e da fístula aórtica; além disso, dilatação do coração direito e da artéria pulmonar, regurgitação tricúspide e efusão pleural e pericárdica podem ser observadas.[265,1025,1026] O ultrassom transesofágico pode permitir a melhor visualização da região aortopulmonar e diagnosticar a ruptura da aorta em cavalos Frísios, mas a ausência de equipamentos apropriados geralmente impede essa opção em equinos.[1026] Se o ecocardiograma não permitir o diagnóstico definitivo de uma fístula aortopulmonar, o cateterismo cardíaco pode documentar o aumento da pressão no coração direito e na PA, com elevação da pressão parcial de oxigênio e da saturação na porção distal da artéria pulmonar, indicando *shunt* de sangue da esquerda para a direita.[1025]

Além da reprodução, os cavalos com aneurismas da aorta diagnosticados não devem ser usados em atividades esportivas, porque a ruptura da lesão pode ocorrer a qualquer momento. De modo geral, o prognóstico de sobrevida de cavalos com ruptura aórtica vai de reservado a ruim, dependendo do local e do tamanho da comunicação. Alguns cavalos sobrevivem e outros podem exigir tratamento de suporte para ICC. Arritmias ventriculares fatais podem se desenvolver a qualquer momento e causar morte cardíaca súbita. Portanto, a utilização de cavalos com fístulas aortocárdicas ou aortopulmonares não é considerada segura.[68]

Ruptura da artéria pulmonar

A ruptura da artéria pulmonar é geralmente causada por hipertensão pulmonar crônica e dilatação da PA.[148,768] É detectada com mais frequência em conjunto com RM grave e hipertensão pulmonar. A possibilidade de ruptura da AP deve ser considerada sempre que houver grande dilatação da AP principal ou de seus ramos esquerdo e direito à ecocardiografia. O uso dos cavalos acometidos não é considerado seguro e, devido à possibilidade de morte súbita, esses animais devem ser destinados apenas à reprodução. A calcificação medial focal da AP não é incomum à necropsia,[947,989] mas é de significado clínico incerto.

ARRITMIA CARDÍACA

Arritmias cardíacas são distúrbios na FC, no ritmo ou na condução, e podem ser classificadas com base na frequência atrial e ventricular, na origem anatômica do impulso, no método de formação dos impulsos e na sequência de condução. As arritmias podem se desenvolver como distúrbios elétricos isolados ou secundários a outros fatores etiológicos, inclusive: (1) doença cardíaca estrutural; (2) distúrbios metabólicos e endócrinos; (3) inflamação sistêmica; (4) hipotensão, hemorragia, anemia e isquemia; (5) influências autônomas; (6) intoxicação/envenenamentos; e (7) fármacos.[68] Uma grande variedade de arritmias cardíacas foi identificada.[54,60,736,1027,1028] As principais preocupações do veterinário são as consequências hemodinâmicas das arritmias (redução de pressão, fluxo, perfusão) e a possibilidade de maior instabilidade elétrica (fibrilação do miocárdio, morte súbita).

A base eletrofisiológica das arritmias cardíacas não será discutida aqui, e o leitor interessado deve consultar outras descrições de anomalias de automaticidade, reentrada e atividade desencadeada (pós-despolarizações iniciais e tardias) como mecanismos de arritmogênese.[57,112,113,117] As arritmias cardíacas são classificadas com base na origem anatômica do mecanismo manifesto ao ECG (Boxe 9.12). O leitor deve estar ciente de que algumas arritmias, sobretudo aquelas originadas na junção AV, podem imitar distúrbios do ritmo atrial ou ritmos ventriculares "altos". Para fins de discussão, optamos por distinguir "atrial" de "juncional"; no entanto, o termo "supraventricular" também pode ser aplicado a esses distúrbios do ritmo.

BOXE 9.12 Ritmos cardíacos em equinos

RITMOS FISIOLÓGICOS
Ritmos sinusais[a]
Ritmo sinusal normal
Arritmia sinusal
Bloqueio/parada sinoatrial
Bradicardia sinusal
Taquicardia sinusal
Distúrbios de condução[a]
Bloqueio atrioventricular (bloqueio AV)
Primeiro grau (intervalo PQ ou PR longo)
Segundo grau (onda P não seguida por um complexo QRS; geralmente Mobitz de tipo I, Wenckebach)
RITMOS PATOLÓGICOS
Distúrbios do ritmo atrial
Complexos de escape atrial[b]
Complexos atriais prematuros[a]
Taquicardia atrial não sustentada e sustentada
Taquicardia supraventricular de reentrada
Flutter atrial, fibrilação atrial[a]
Distúrbios do ritmo juncional
Complexos de escape juncional[b]
Ritmo de escape juncional[b] (ritmo idionodal)
Complexos prematuros juncionais[a]
Taquicardia juncional ("nodal")
Taquicardia supraventricular de reentrada
Complexos de escape ventricular[b]
Ritmo de escape ventricular[b] (ritmo idioventricular)
Complexos ventriculares prematuros[a]
Ritmo idioventricular acelerado (taquicardia idioventricular, taquicardia ventricular lenta)*
Taquicardia ventricular
Flutter ventricular
Fibrilação ventricular
Distúrbios de condução
Bloqueio sinoatrial (de alto grau ou persistente)
Parada atrial (ritmo sinoventricular causado por hiperpotassemia)
Bloqueio atrioventricular (bloqueio AV)
Segundo grau (de alto grau ou persistente)
Terceiro grau (completo, com dissociação AV)
Distúrbios da condução ventricular
Pré-excitação ventricular

[a]Ritmos e arritmias mais comuns. [b]Os complexos de escape são secundários a outro distúrbio de ritmo.

A avaliação clínica do cavalo com arritmia é revista no Boxe 9.13. Eletrocardiografia de rotina, bioquímica sérica, hematologia, ecocardiografia, eletrocardiografia de exercício e monitoramento eletrocardiográfico contínuo de 24 horas (Holter) podem ser utilizados na avaliação completa de um cavalo com suspeita de arritmias cardíacas intermitentes.[68] Esses pontos serão discutidos mais adiante neste capítulo. Uma declaração recente de consenso formulada por um grupo de especialistas em medicina cardiovascular equina resume as recomendações atuais para o tratamento de atletas equinos com arritmias cardíacas. Veja mais informações nesse documento.[68]

BOXE 9.13 Avaliação do cavalo com arritmia cardíaca

Histórico médico geral, doenças passadas, uso atual e passado de medicamentos
Histórico do trabalho e tolerância ao exercício
Exame físico geral
Exame físico: evidências de insuficiência cardíaca congestiva
- Edema subcutâneo
- Distensão e pulsos venosos jugulares
- Edema pulmonar
- Derrame pleural e peritoneal
- Perda de peso, mau estado geral

Ausculta do coração
- Avaliação das bulhas cardíacas (ritmo, terceira bulha cardíaca)
- Avaliação de sopros cardíacos

Eletrocardiograma em repouso
- Frequência cardíaca e ritmo cardíaco
- Análise das ondas P-QRS-T

Eletrocardiograma em exercício (ou esteira)
Exames laboratoriais
- Hemograma completo (descartar anemia, infecção)
- Hemocultura (em casos de suspeita de endocardite)
- Eletrólitos séricos (principalmente potássio e, talvez, magnésio)
- Bioquímica sérica (especialmente função renal)
- Enzimas musculares esqueléticas (isoenzimas cardíacas)
- Concentração de troponina de soro
- Concentração de potássio em hemácias
- Excreção fracionária de potássio

Ecocardiograma/ecocardiograma com Doppler
- Determinação de cardiomegalia ou redução da função miocárdica
- Identificação de lesões cardíacas predisponentes e anomalias de fluxo

Concentrações séricas/plasmáticas de fármacos cardioativos
- Concentração sérica de digoxina
- Concentração plasmática de quinidina

Resposta a medicamentos

Ritmos sinusais

Há vários ritmos sinusais fisiológicos. Isso pode ser explicado pelo impacto do tráfego do sistema nervoso autônomo no nodo SA (Figura 9.55). Cavalos normais em repouso apresentam bradicardia sinusal mediada pelo nervo vago, arritmia sinusal, bloqueio sinusal e parada sinusal; no entanto, o medo ou um estímulo repentino podem provocar taquicardia sinusal motivada por estímulos simpáticos. O exercício causa taquicardia sinusal pronunciada, com FCs acima de 200 bpm.[53,54] A condução atrioventricular (AV), como regra geral, tende a seguir a atividade sinusal. Durante a taquicardia sinusal, o intervalo PR diminui, enquanto períodos de alentecimento progressiva do nodo sinusal tendem a prolongar o intervalo PR. O bloqueio AV de segundo grau de Mobitz de tipo I (periodicidade de Wenckebach) geralmente segue um prolongamento progressivo do intervalo PR. A frequência sinusal e a condução AV tendem a mudar em paralelo; no entanto, alguns cavalos parecem controlar a pressão arterial durante a taquicardia sinusal alta, bloqueando os impulsos no nodo AV (ver Figura 9.6). O bloqueio AV de segundo grau é mais provável em um cavalo em pé, que interrompeu subitamente o exercício submáximo, ou após uma breve onda de taquicardia sinusal em um animal ansioso.

A frequência e o ritmo sinusal devem ser monitorados com muito cuidado no cavalo gravemente enfermo ou anestesiado, porque a FC é um dos principais determinantes do DC e da PA (ver Figura 9.4 B). Sedativos e anestésicos podem causar bradicardia sinusal ou parada sinusal. Anestésicos, hipoxia, tração das vísceras abdominais, manipulação ocular, hipotermia, aumento da pressão intracraniana e hipertensão podem diminuir a função do nodo sinusal. A depressão concomitante do nodo sinusal, com a estimulação de marca-passos latentes no seio coronário ou na junção AV, pode provocar ritmos ectópicos no cavalo anestesiado. Por outro lado, a frequência sinusal crescente pode indicar profundidade anestésica inadequada, dor, hipotensão, hipovolemia, hipercarbia e hipoxia, anemia, endotoxemia ou sepse, febre, síndrome da resposta inflamatória sistêmica (SIRS), anafilaxia ou administração excessiva de catecolaminas. A terapia específica para taquicardia sinusal raramente é necessária porque representa uma resposta fisiológica ao estresse. No entanto, quando a taquicardia sinusal é identificada, a causa deve ser determinada e tratada como apropriado.

A bradicardia sinusal costuma ser um ritmo benigno em cavalos em pé; no entanto, durante a sedação ou anestesia, pode causar hipotensão. O tratamento da bradicardia sinusal sintomática pode incluir a infusão de catecolaminas (dobutamina, dopamina, epinefrina) ou a administração de medicamentos anticolinérgicos (atropina, glicopirrolato). A dopamina ou a dobutamina podem ser infundidas para aumentar a FC, contratilidade e pressão arterial; no entanto, alguns cavalos podem apresentar bloqueio AV reflexo.[237,246,278,327] A administração excessiva de catecolaminas causa taquicardia sinusal e batimentos ectópicos. Os fármacos anticolinérgicos podem não ser eficazes na depressão da função SA induzida pela anestesia, sobretudo se o tráfego eferente vagal for baixo. Complicações gastrintestinais, inclusive íleo e cólica, podem se desenvolver após a administração de anticolinérgicos; portanto, esses medicamentos não devem ser usados em problemas triviais frequentes.

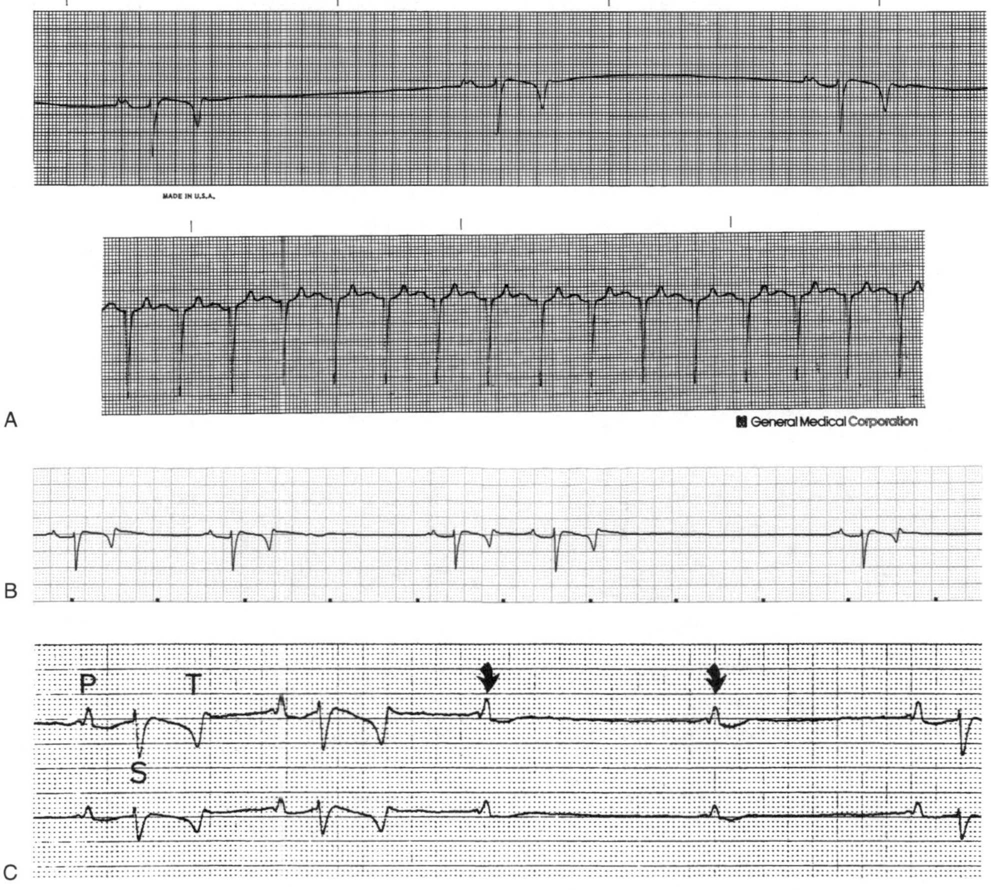

Figura 9.55 Ritmos sinusais. **A.** Bradicardia sinusal (*superior*) e taquicardia (*inferior*). Derivação base-ápice a 25 mm/s. **B.** Arritmia sinusal com parada sinusal/bloqueio sinusal gravado com velocidade do papel de 25 mm/s. **C.** Arritmia sinusal com bloqueio atrioventricular de segundo grau (*setas*). Um eletrocardiograma (ECG) ambulatorial é mostrado; derivações transtorácicas registradas a 25 mm/s. Embora o bloqueio consecutivo de duas ondas P seja considerado normal em um eletrocardiograma de 24 horas, esse fenômeno é observado com pouca frequência (em cerca de 1% dos cavalos normais).

Arritmias atriais

Ritmos originados nos átrios são comuns e geralmente se desenvolvem como distúrbios "funcionais", sem lesão cardíaca estrutural evidente. Desequilíbrio autônomo (inclusive alta atividade simpática ou alto tônus vagal), hipopotassemia, medicamentos (p. ex., catecolaminas, anestésicos), infecções, febre, anemia, hipoxia e cólica podem estar associados a complexos atriais prematuros. Os distúrbios do ritmo atrial também são muito comuns em indivíduos com lesões estruturais das valvas cardíacas, miocárdio e pericárdio. As doenças cardíacas conhecidas por predispor ao desenvolvimento de arritmias atriais são insuficiência mitral ou tricúspide, endocardite, miocardite, aumento cardíaco (atrial), fibrose miocárdica e isquemia miocárdica. Complexos atriais prematuros podem precipitar arritmias atriais sustentadas, inclusive taquicardia, *flutter* e fibrilação atriais. É provável que o grande tamanho dos átrios equinos e a frequente existência de lesões fibróticas atriais microscópicas predisponham os cavalos a essas arritmias sustentadas. O tônus vagal alto em repouso, presente na maioria dos cavalos, encurta a duração do potencial de ação dos miócitos atriais e facilita o desenvolvimento de taquiarritmias atriais sustentadas, que provavelmente dependem da reentrada.

Arritmias atriais são os ritmos anormais mais comuns em equinos (Figuras 9.56 e 9.57).[60,77-84,479,538,1029] Complexos atriais prematuros são os menos complicados desses distúrbios do ritmo; podem ser clinicamente irrelevantes ou associados à intolerância ao exercício ou a outros sinais de doença cardíaca. Por outro lado, a taquicardia atrial, o *flutter* atrial e a FA geralmente têm maior importância clínica. A determinação do significado geral dos complexos atriais prematuros é difícil. A interpretação do ECG de rotina de mais de 950 cavalos indicou que menos de 3% desses indivíduos apresentavam arritmias atriais (comunicação pessoal, JD Bonagura). No entanto, no exame com Holter de cavalos clinicamente normais, complexos atriais prematuros foram registrados em 28% dos animais (comunicação pessoal, VB Reef). A prevalência de arritmias atriais durante e após o exercício foi relatada em 29 a 89% e 46 a 62%, respectivamente,[77-79] com a ressalva de que pode ser difícil distinguir os batimentos prematuros supraventriculares e ventriculares nos ECGs de exercício. Assim, parece que a incidência de arritmias atriais depende não apenas da população examinada, mas também dos métodos utilizados para sua identificação. Esses distúrbios do ritmo devem ser avaliados à luz de outros achados clínicos.

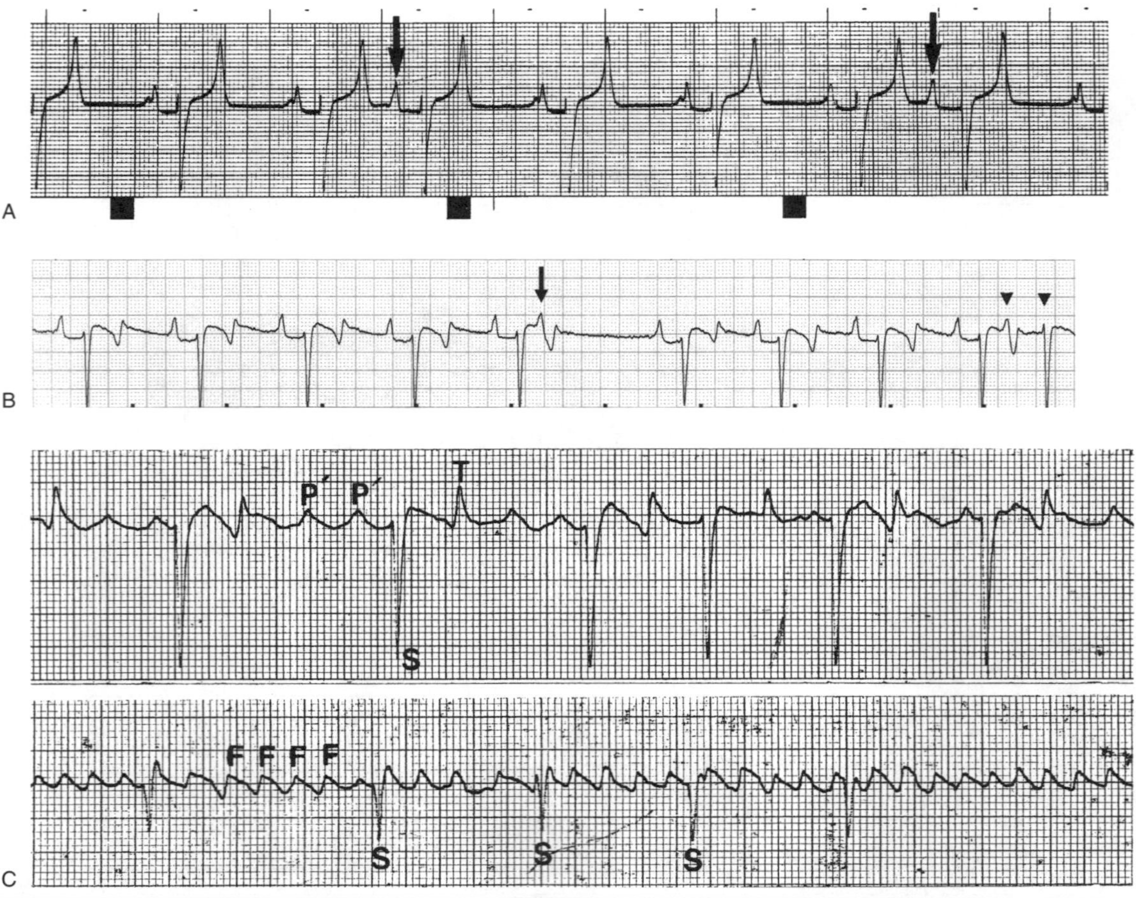

Figura 9.56 Eletrocardiogramas (ECGs) com distúrbios do ritmo atrial (registrados a 25 mm/s). **A.** Complexos atriais prematuros (*setas*). Observe as ondas P prematuras de morfologia diferente, o intervalo P-R ligeiramente prolongado, indicando refratariedade do nodo atrioventricular (AV), e o complexo QRS de aspecto normal, que indica uma origem supraventricular. Uma ligeira aberração de condução é evidente no segundo complexo QRS prematuro (ver também Figura 9.15). **B.** Complexos atriais prematuros durante o intervalo QT dos complexos anteriores. O primeiro complexo prematuro é não conduzido (*seta*) e o segundo complexo prematuro é conduzido com bloqueio AV de primeiro grau (*pontas de seta*). **C.** Taquiarritmias atriais sustentadas. A imagem superior mostra taquicardia atrial com ondas P regulares rápidas (P′) e resposta de frequência ventricular variável às ondas P conduzidas. Derivação base-ápice registrada a 25 mm/s. O traço inferior mostra *flutter* atrial (F) com resposta ventricular variável (S). Derivação 3 registrada a 25 mm/s.

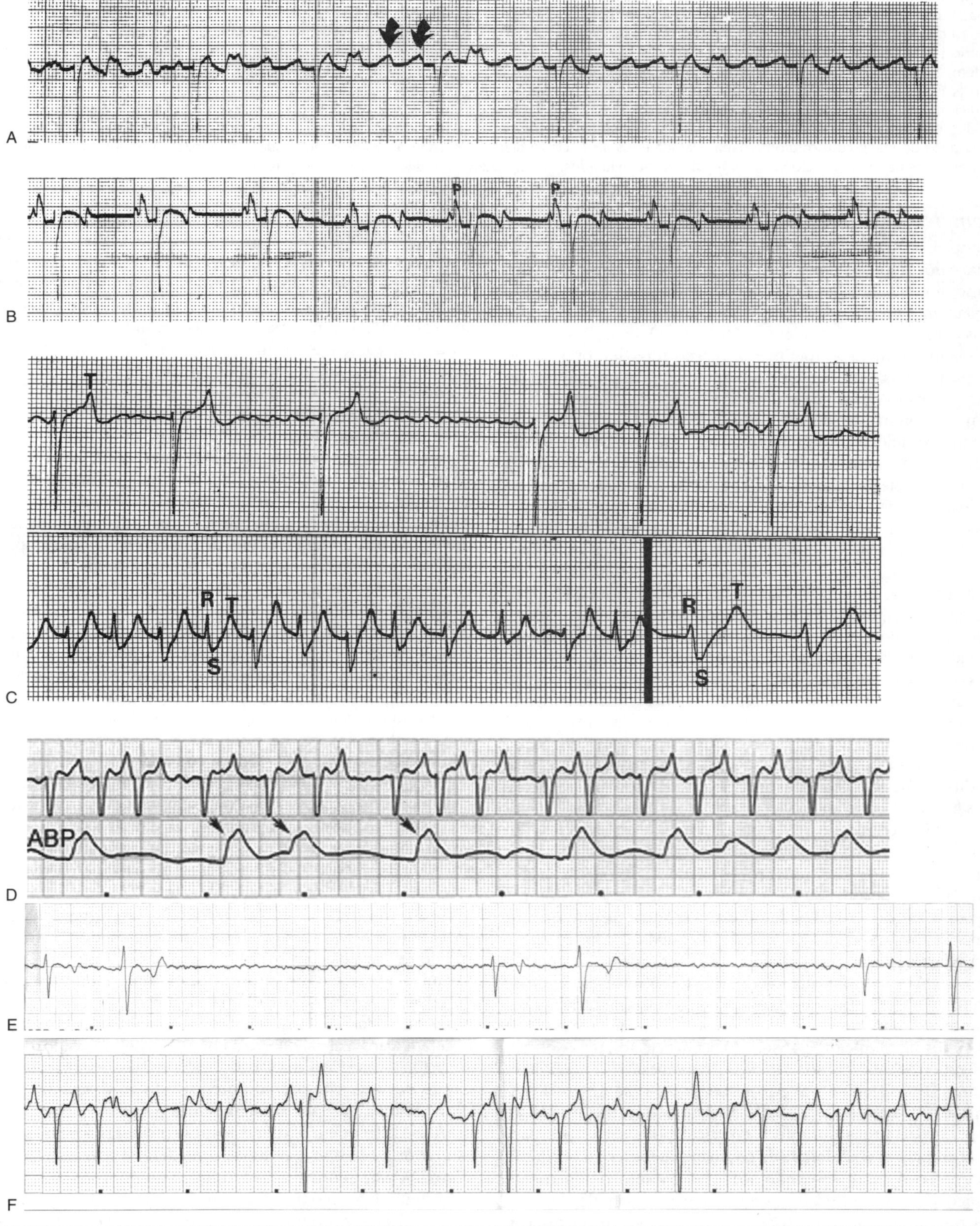

Figura 9.57 Arritmias atriais. **A** e **B.** Conversão bem-sucedida de fibrilação atrial (FA) com combinação de digoxina e quinidina (ver detalhes no texto). **A.** Conversão incompleta de FA em taquicardia atrial com atividade atrial rápida e regular (*setas*). **B.** Conversão para ritmo sinusal normal durante a terapia combinada. Observe a alta amplitude da segunda parte da onda P, indicando possível aumento atrial. **C.** A intoxicação por quinidina pode se manifestar como anomalias no eletrocardiograma (ECG). Neste cavalo, a FA (*topo*; derivação base-ápice registrada a 25 mm/s) não foi convertida. O registro inferior mostra FA persistente com resposta de condução atrioventricular rápida, alternância elétrica e alargamento do complexo QRS (derivação 2 registrada em 25 mm/s; *painel direito*, 50 mm/s). A alta frequência de resposta está relacionada ao efeito vagolítico da quinidina.

(*continua*)

Figura 9.57 (*continuação*) A alternância elétrica é comum em taquicardias supraventriculares regulares com alta taxa de resposta ventricular; esse achado indica condução ventricular variável. O alargamento de QRS é um sinal de intoxicação por quinidina. Uma reação idiossincrática que leva à taquicardia ventricular (TV) polimórfica também foi observada (Figuras 9.58 e 9.61). **D.** Consequências hemodinâmicas do aumento da taxa de resposta ventricular na FA. Os curtos intervalos QRS-QRS não geram pulsações arteriais efetivas no traçado da pressão arterial (ABP), o que está relacionado ao tempo inadequado de preenchimento ventricular durante ciclos curtos. Os *déficits* de pulso são detectáveis pelo exame físico. **E.** Fibrilação atrial com ocasionais complexos QRS-T de diferentes morfologias (derivação base-ápice registrada a 25 mm/s). Observe que os complexos QRS grandes e ligeiramente mais largos sempre ocorrem quando há um ciclo curto após um longo. É provável que esses complexos QRS sejam causados por condução ventricular aberrante; esse fenômeno é chamado de *fenômeno de Ashman* (ou aberração de fase 3). **F.** Fibrilação atrial em um Appaloosa de 14 anos de idade com cardiomiopatia dilatada e insuficiência cardíaca (derivação base-ápice registrada a 25 mm/s). A frequência cardíaca é de 132 bpm. Três batimentos ectópicos ventriculares são evidentes, caracterizados por diferentes morfologias QRS-T.

Complexos atriais prematuros

Complexos atriais prematuros (APCs) são detectados por ausculta e documentados pelo ECG. A ausculta em geral revela um ritmo sinusal regular, que é interrompido por um batimento obviamente prematuro ou – no caso de um APC bloqueado – uma pausa anormal (ver Figura 9.56 A e B). Os complexos atriais prematuros podem ser totalmente interpolados (há continuação do ritmo sinusal regular após a contração atrial prematura) ou apresentar uma pausa caso o nodo sinusal seja reiniciado ou o complexo prematuro não for conduzido. O ECG é caracterizado por um complexo QRS prematuro (geralmente estreito), precedido por uma onda P anormal e prematura (onda P'), enterrada na onda T anterior (ver Figura 9.56 B). Se o impulso chegar ao nodo AV antes da repolarização completa, o intervalo PR será maior que o normal (bloqueio AV fisiológico de primeiro grau; ver Figura 9.56 A). Se a onda ectópica P' não for conduzida (bloqueio AV fisiológico de segundo grau), haverá uma pausa evidente no ritmo ventricular (ver Figura 9.56). Os impulsos atriais prematuros também podem ser conduzidos de forma aberta pelo ventrículo devido à repolarização incompleta ou refratariedade persistente dos tecidos condutores ventriculares. Isso faz com que o complexo QRS-T seja mais amplo que o normal ou tenha configuração atípica. Deve-se tomar cuidado para não superestimar os complexos atriais prematuros. Arritmia sinusal e bradicardia sinusal muitas vezes causam variações nos intervalos P-P, e a existência de um "marca-passo atrial errante", que gradualmente altera a morfologia da onda P, é comum. Esses ritmos fisiológicos são abolidos por exercício ou excitação.

Um ECG contínuo de 24 horas e um ECG em exercício são recomendados para avaliação de APCs frequentes. Os APCs não são considerados um problema de segurança. Cavalos com APCs ocasionais, relacionados ao exercício ou durante a sua realização, são considerados tão seguros quanto os seus pares de mesma idade.[68] A maior preocupação com os APCs está relacionada ao seu potencial de desencadear *flutter* atrial e FA. Os APCs, como regra geral, têm maior probabilidade de serem clinicamente relevantes nas seguintes circunstâncias: quando (1) são frequentes em repouso, (2) estão associados a episódios de taquicardia atrial, (3) estão relacionados ao mau desempenho (após a exclusão de outras causas), (4) precipitam *flutter* ou fibrilação atrial paroxística, ou (5) se desenvolvem em conjunto com doença cardíaca estrutural. A documentação de arritmias atriais durante o exercício pode ser crítica para determinar a probabilidade de taquicardia, *flutter* ou fibrilação ser a causa do mau desempenho.[474] No entanto, o julgamento clínico deve ser utilizado porque a ocorrência de complexos prematuros supraventriculares no período pós-exercício imediato é provável e talvez associado ao desequilíbrio autônomo.[77-79,479] Se essas arritmias pós-exercício não estiverem associadas a sinais clínicos e não forem detectadas durante o esforço, é improvável que tenham importância clínica.

De modo geral, os APCs isolados não são tratados. As consequências hemodinâmicas desses distúrbios do ritmo são pequenas, a menos que haja desenvolvimento de uma atividade anormal sustentada. A consideração da terapia antiarrítmica pode ser apropriada se as extrassístoles atriais frequentes forem documentadas como desencadeantes de FA ou se ocorrerem após a conversão da FA em ritmo sinusal e tornarem o animal suscetível à FA recorrente (ver a discussão posterior). Infelizmente, a quinidina e a procainamida não são práticas para uso crônico. A administração oral de sotalol tem sido defendida para tratamento antiarrítmico crônico e redução do número de APCs, principalmente após a conversão da FA em ritmo sinusal, a fim de evitar FA recorrente (Tabela 9.7).[1030] No entanto, a eficácia do sotalol e de outros antiarrítmicos não foi formalmente estabelecida para essa indicação. A manutenção da normalidade dos níveis séricos de potássio e magnésio pode ser importante para suprimir a atividade ectópica atrial. Nos casos de suspeita de miocardite, doses anti-inflamatórias de dexametasona podem ser consideradas como terapia empírica, mas vale lembrar que os seus efeitos são adversos.

Taquicardia atrial

A taquicardia atrial pode ser definida como uma série de complexos atriais prematuros ectópicos. Ela pode ser sustentada ou não (paroxística) e geralmente é precipitada por um único complexo prematuro atrial. A frequência atrial é rápida e regular; no entanto, como as ondas ectópicas P' podem ser bloqueadas fisiologicamente no nodo AV, a resposta da frequência ventricular é irregular (ver Figura 9.56 C). Frequências atriais de 120 a 250 bpm são típicas em cavalos com taquicardia atrial sustentada. Em frequências atriais mais baixas, a condução AV 2:1 pode produzir FC regular e inabalável. Nas frequências atriais mais altas, o ritmo pode ser indistinguível do *flutter* atrial. A diferenciação entre taquicardia atrial e *flutter* não é essencial, já que ambas as arritmias têm o mesmo significado clínico e são tratadas de modo idêntico. A taquicardia atrial sustentada é identificada com mais frequência durante o tratamento de cavalos com sulfato de quinidina. Antes da conversão da FA em ritmo sinusal, pode-se observar taquicardia atrial (ver Figura 9.57 A). Nesse cenário, o ritmo indica um efeito terapêutico parcial da quinidina no miocárdio atrial. Quando essa taquicardia atrial ocorre como um achado isolado, deve-se suspeitar de doença miocárdica estrutural ou subjacente, e o cavalo deve ser considerado predisposto ao desenvolvimento ou à recidiva da FA. O tratamento é o mesmo descrito para a FA. Se a frequência de resposta ventricular for muito alta (superior a 120 bpm), pode-se considerar a administração de digoxina para bloqueio da condução no nodo AV ou, talvez, diltiazem se a digoxina for ineficaz (Tabela 9.7). A pressão arterial deve ser monitorada cuidadosamente durante o tratamento com diltiazem.[1031-1033]

Flutter atrial

O *flutter* atrial é ainda menos comum que a taquicardia atrial e representa uma forma de movimento do circuito atrial ou macrorreentrada. As circunstâncias clínicas e a avaliação desse distúrbio do ritmo são idênticas às da taquicardia atrial.

No *flutter* atrial, o eletrocardiograma é caracterizado por atividade atrial muito rápida, anormal, mas regular, que costuma se manifestar como uma linha basal (dente de serra). A frequência atrial varia entre 170 e 275 bpm.[68] Os intervalos RR são irregulares devido à condução AV variável e há menos complexos QRS e ondas T do que ondas flutuantes (ver Figura 9.56 C). A frequência ventricular depende do período refratário do nodo AV e da frequência e da força do estímulo atrial. O tratamento do *flutter* atrial é semelhante ao de cavalos com FA.[1034]

Fibrilação atrial

A fibrilação atrial (FA) é a arritmia atrial mais comum associada ao baixo desempenho e intolerância ao exercício em cavalos. Existe uma grande quantidade de literatura descrevendo diferentes aspectos dessa importante arritmia em equinos.[2,33,39,84,218,219,221,229,289-291,357,401-403,472,572,621,647,721,729,1035-1064] A fibrilação atrial é mais comum em cavalos adultos[82-84,88,1051] e tem sido relatada com pouca frequência em potros,[199,524,733,1065] animais recém-desmamados, perto de 1 ano de idade ou pôneis. Vários relatos indicam uma incidência mais alta em Standardbreds, raças de tração e Warmbloods em comparação à população hospitalar geral[84,729] e, em alguns cavalos de corrida da raça Standardbred, foi identificada como uma lesão hereditária.[1052]

O débito cardíaco em repouso é normal na maioria dos cavalos com FA[621,1045,1066]; no entanto, o DC máximo durante o exercício é limitado, porque a contribuição atrial para o enchimento é mais importante nas FCs mais altas. Como esperado, a intolerância ao exercício é mais comum em cavalos de alto desempenho (p. ex., cavalos de corrida, em treinamento combinado avançado, pôneis de polo, Concurso Completo de Equitação e alguns animais de Grand Prix de saltos) e menos comum em cavalos de saltos, recreação, adestramento e enduro. As altas pressões do AE presentes em cavalos em exercício intenso[284,637] são ainda mais exacerbadas pela perda da função ativa do transporte atrial[357] e podem contribuir para a intolerância ao exercício ou outros sinais associados. Hemorragia pulmonar induzida por exercício, dificuldade respiratória, ICC, ataxia, colapso e miopatia foram relatados em indivíduos com FA; por outro lado, a arritmia é muitas vezes detectada como um achado incidental em cavalos sem sinais clínicos evidentes.[84]

A fibrilação atrial pode ser aguda ou crônica e paroxística, persistente ou permanente. A FA paroxística é frequentemente associada a um único episódio de baixo desempenho, com desaceleração súbita do cavalo durante uma corrida. A arritmia em geral desaparece de maneira espontânea em 24 a 48 horas. A FA persistente ou permanente pode ser menos comum que a FA paroxística, mas é mais fácil de diagnosticar porque a arritmia é sustentada. A FA persistente é interrompida apenas após o tratamento, enquanto a FA permanente é sustentada e resistente à terapia. Muitos cavalos com FA paroxística e alguns com FA sustentada não apresentam evidência de doença cardíaca subjacente significativa quando submetidos a exame físico e ecocardiografia. Nesses casos, muitas vezes é feito o diagnóstico de "FA isolada", o que implica que a FA é a única anomalia presente e a etiologia da arritmia é puramente funcional. No entanto, o fato de a FA parecer "solitária" nesses casos pode simplesmente refletir nossa incapacidade de identificação da patologia que leva à arritmia. Considera-se que fatores intrínsecos aos cavalos contribuem para o risco geral de desenvolvimento de FA, inclusive a grande massa atrial (fisiológica) e o alto tônus vagal em repouso, que podem favorecer o surgimento de arritmias por reentrada. Desequilíbrios vagossimpáticos durante o exercício e a depleção transitória de potássio, sobretudo em cavalos tratados com soluções de furosemida ou bicarbonato, podem aumentar ainda mais o risco de FA. Além disso, patologias miocárdicas ultraestruturais e funcionais (p. ex., miocardite focal, fibrose, canalopatias), que não são detectadas por exames diagnósticos de rotina, podem facilitar o início e a perpetuação da FA.[1050,1067] Alguns cavalos, geralmente idosos, com FA apresentam doença cardíaca estrutural subjacente evidente no exame físico e ecocardiográfico. O aumento do átrio esquerdo, causado em muitos casos por RM moderada a grave, é considerado o fator predisponente mais importante para FA, mas o aumento do AD ou outra patologia atrial também pode ser observado em alguns animais.[83,729] Complexos atriais prematuros provavelmente atuam como gatilhos da FA na existência de substrato adequado para o desenvolvimento de arritmias por reentrada.[1050,1067,1068] Por fim, uma vez estabelecida a arritmia, a FA pode induzir remodelamento elétrico, estrutural e funcional atrial, que pode ser responsável pela natureza autoperpetuada, progressiva e recorrente da doença.[289,290,1050,1062,1067] A duração da FA deve ser determinada quando possível, porque é provável que esteja relacionada ao grau de remodelamento atrial induzido pela doença e afete o prognóstico de conversão bem-sucedida e recidiva.[729] O tratamento imediato da FA aumenta a probabilidade de reversão das alterações de remodelamento. Episódios recorrentes de FA não são incomuns e são mais prováveis na existência de remodelamento e doença cardíaca estrutural ou funcional concomitante.[291,729,1062]

Cavalos com FA geralmente têm FC normal em repouso, embora a frequência tenda a diminuir (e o volume sistólico tenda a aumentar) após a conversão bem-sucedida da FA em ritmo sinusal normal.[621,1048,1066] A existência de taquicardia em repouso em um cavalo com FA deve dar ao médico tempo para considerar lesões cardíacas intercorrentes (inclusive doença estrutural grave ou o caso raro de uma via de condução AV acessória[1069]) ou um distúrbio que aumente o tônus simpático, como dor, anemia, febre ou infecção. Vários fatores interagem no prognóstico de um cavalo com FA. Destes, a existência de ICC representa o pior indicador prognóstico geral e está invariavelmente associado à taquicardia em repouso. Doença cardíaca estrutural grave, crises recorrentes de FA, FA de longa data e ausência de conversão com concentrações séricas terapêuticas de quinidina representam fatores prognósticos negativos, pois dificultam a conversão em ritmo sinusal ou aumentam a chance de retorno da FA, mesmo quando o tratamento é bem-sucedido.[291,729,1049,1062]

Exames diagnósticos da fibrilação atrial. O diagnóstico da FA começa com a identificação de um ritmo cardíaco irregularmente irregular, sons cardíacos de intensidade variável e ausência de quarta bulha cardíaca à ausculta cardíaca. Pulsos arteriais variam em intensidade e podem ser deficitários, sobretudo quando a frequência ventricular é alta (ver Figura 9.57 D). O eletrocardiograma é caracterizado pela ausência de ondas P; em vez disso, ondas de fibrilação ou "f" são observadas na linha basal (ver Figuras 9.26, 9.57 C e 9.59). Essas ondas "f" podem ser grosseiras (grandes) ou finas (pequenas). O número de impulsos atriais por minuto não é facilmente contado, mas varia entre 275 e 500 por minuto (à análise em eletrogramas intracardíacos).[68,572,1062,1063] Os complexos QRS-T têm morfologia e duração normais, mas a resposta da frequência ventricular é irregularmente irregular (caótica). A periodicidade que leva a uma sequência de condução AV padronizada pode ser raramente observada[219,403] e deve ser diferenciada do bloqueio AV de segundo grau. Embora a FA geralmente pareça mais regular em FCs maiores (p. ex., logo após o exercício), o ritmo continua irregular, como revela a ausculta cuidadosa. Complexos QRS-T ocasionais de diferentes morfologias podem ser observados, representando condução ventricular aberrante (p. ex., um complexo QRS amplo após um intervalo RR curto, que é precedido por um intervalo RR longo, também chamado de fenômeno de Ashman) ou batimentos ventriculares prematuros simultâneos (ver Figura 9.57 E e F).

Como em todas as taquiarritmias atriais, a resposta final da frequência ventricular (e a FC ao exame) depende do período refratário do nodo AV e da frequência e da força dos estímulos atriais.[403] No cavalo saudável exceto pela FA, o tônus vagal será alto e o tônus simpático, baixo quando o animal estiver em pé; consequentemente, a frequência ventricular será próxima do normal ou apenas um pouco maior. Se a atividade simpática for aumentada por qualquer motivo ou se a atividade vagal for bloqueada (como ocorre com a administração de sulfato de quinidina), a resposta da frequência ventricular aumentará à medida que o período refratário do nodo AV diminui. Isso explica a importância da aferição da FC em repouso no pré-tratamento de cavalos com FA.[84,729] Como o cavalo com doença cardíaca estrutural provavelmente precisará de apoio simpático para manter o DC e a pressão arterial, a taquicardia em repouso persistente, superior a 60 a 70 bpm, indica doença cardíaca subjacente e está associada ao prognóstico ruim. Cavalos com FA também devem ser examinados criticamente quanto a sopros relevantes que possam indicar a existência de regurgitação valvar, aumento e remodelamento atrial, que são substratos para o desenvolvimento de FA.

Os resultados de exames laboratoriais em cavalos com FA, inclusive as concentrações plasmáticas de troponina cardíaca, geralmente são normais. Em raros casos, o animal apresenta redução do nível sérico, excreção fracionária urinária ou teor hemático de potássio. As radiografias de tórax costumam ser normais, a menos que haja doença pulmonar concomitante; esse não é um procedimento de alto rendimento em equinos sem sinais compatíveis de doença pulmonar ou doença cardíaca estrutural.

Um ecocardiograma completo, inclusive com Doppler, deve ser realizado para identificar doenças cardíacas estruturais subjacentes. O ecocardiograma em geral é normal, a menos que haja doença valvar congênita, congênita ou ventricular concomitante. Cavalos na FA apresentam ligeira dilatação do átrio esquerdo, mesmo na ausência de RM significativa ou de outra doença estrutural. O aumento significativo do AE está associado a RM moderada a grave, reduz a probabilidade de sucesso da cardioversão e aumenta o risco de recidiva. A FA pode dificultar a avaliação da função do VE devido à dissincronia ventricular, disfunção e pré-carga do VE induzida por taquicardia e dependência da FC de muitos dos índices ecocardiográficos usados nessa análise.[68,344] Não é incomum que um cavalo normal com FA apresente uma pequena redução na fração de encurtamento do VE (em geral entre 24 e 32%), com normalização após a conversão em ritmo sinusal.[1070,1071] Essa diminuição na fração de encurtamento é provavelmente de origem multifatorial e relacionada, em parte, à diminuição da pré-carga por perda da contribuição atrial para o enchimento ventricular e à irregularidade do ciclo cardíaco. Evidências de disfunção ventricular esquerda persistente, mesmo após a correção da FA, podem indicar doença miocárdica subjacente; esses cavalos em geral não conseguem retornar ao nível anterior de desempenho. As evidências ecocardiográficas de sobrecarga volumétrica grave ou HTP sugerem um prognóstico ruim.

Embora incomum, os cavalos podem entrar em colapso após o início repentino de FA durante o exercício, provavelmente devido à diminuição repentina do DC após a perda abrupta da função da bomba de reforço atrial. Recentemente, descobriu-se que a prevalência do alargamento do complexo QRS e do fenômeno R sobre T é alta em cavalos com FA, mesmo em níveis mais baixos de exercício. Esses eventos são considerados fatores de risco para o desenvolvimento de arritmias ventriculares e também podem explicar alguns dos episódios de fraqueza e o raro caso de colapso ou morte súbita relatados em cavalos com FA.[472] A fibrilação atrial associada à arritmia ventricular induzida pelo exercício, que causa a morte cardíaca súbita, foi documentada pelo ECG em pelo menos um cavalo.[54] Portanto, um teste ergométrico, com eletrocardiograma, deve ser realizado quando o cavalo é usado em qualquer tipo de atividade esportiva, e a cardioversão não é uma opção ou não pode ser conseguida. O veterinário deve voltar sua atenção para a resposta da FC e a FC máxima alcançada durante o exercício e para a ocorrência de arritmias ventriculares simultâneas.[472] Cavalos em FA em geral apresentam FC um pouco mais alta durante o exercício em comparação a cavalos em ritmo sinusal. No entanto, a FC máxima média durante o exercício na mesma intensidade usual ou que levemente excede as atividades normais do cavalo não deve ser superior a 220 bpm. O aumento exagerado das FCs máximas pode sugerir maior risco de colapso. Além disso, a ectopia ventricular durante o exercício ou a estimulação do sistema nervoso simpático indica um possível risco de morte cardíaca súbita, principalmente na existência de intervalos RR curtos ou fenômenos R sobre T. Observe que os monitores de FC convencionais (em oposição aos dispositivos telemétricos de ECG) podem não conseguir rastrear FCs acima de 200 a 220 bpm e não detectar arritmias e diferenciá-las como atriais ou ventriculares. Por isso, não são considerados adequados para o diagnóstico de cavalos com FA.

Tratamento da fibrilação atrial. A cardioversão em geral não é realizada nas primeiras 24 a 48 horas após o início recente documentado de FA, pois pode ocorrer de modo espontâneo. O tratamento mais comum para FA é a conversão ao ritmo sinusal normal, a menos que haja ICC concomitante ou o cavalo seja idoso e a terapia seja considerada de pouco benefício. Como princípio geral, na FA concomitante à ICC, os tratamentos devem ter como objetivo controlar a ICC e a FC em repouso com furosemida, digoxina e, talvez, um inibidor da ECA, em oposição à conversão em ritmo sinusal.

O nível pretendido de atividade influencia a tomada de decisão clínica, pois a FA sustentada tende a limitar o trabalho atlético rigoroso e, ocasionalmente, também prejudica o desempenho em níveis médios a baixos. Outros cavalos com FA persistente são capazes de executar bem trabalhos menos intensos. Em qualquer caso, o tratamento da FA é recomendado em todos os cavalos ainda em qualquer tipo de atividade atlética quando a FC máxima média durante o exercício máximo contínuo é superior a 220 bpm ou há arritmias ventriculares simultâneas (ver a discussão anterior).[54,68,472] Se o tratamento não for uma opção nesses casos, os animais devem ser aposentados devido a questões de segurança.[68]

O tratamento da FA deve ser realizado apenas em um ambiente controlado com monitoramento contínuo (ECG), independentemente do método terapêutico.[68] A conversão da FA em ritmo sinusal é geralmente realizada com quinidina, um bloqueador dos canais de sódio de tipo I_A,[58,401,729,752,1027,1031,1034,1041,1049,1070,1072-1083] ou por meio de cardioversão elétrica por cateteres intracardíacos (cardioversão elétrica transvenosa [TVEC]).[655,1038,1062,1084-1094] Não há estudos prospectivos randomizados de comparação dos dois métodos; a quinidina e a cardioversão elétrica são tratamentos seguros e eficazes. As indicações para o tratamento com quinidina são FA isolada, FA com aumento brando de AE e comorbidades que impedem a anestesia geral ou TVEC. A TVEC pode ser usada para tratamento da FA isolada, FA com aumento leve do AE e cavalos com intolerância ou que não respondem ao tratamento com quinidina ou ainda nos quais a quinidina é contraindicada.[68]

A quinidina para conversão em ritmo sinusal representa a terapia padrão na maioria das clínicas equinas e tem sido usada há muito tempo. Portanto, o sulfato de quinidina é o medicamento padrão para comparação de todos os outros tratamentos, embora sua obtenção esteja se tornando mais difícil em alguns países. A cardioversão da FA com quinidina é bem-sucedida em muitos cavalos e há vários planos terapêuticos diferentes (Boxe 9.14; ver também Tabela 9.7). Com base nos estudos de Reef *et al.*, o prognóstico para a conversão com quinidina pode ser excelente (taxa de conversão acima de 95%) em cavalos com FCs menores ou iguais a 60 bpm, sopros de grau 3/6 ou menor e FA com duração inferior a 4 meses.[729,1070] As recidivas afetam cerca de 25% desses cavalos. Em um estudo de cardioversão elétrica transvenosa, os resultados também foram muito positivos, com taxa de conversão superior a 98% (71 de 72 episódios em 63 cavalos).[1089] De modo geral, taxas de sucesso de 65 a 90% foram relatadas com as duas modalidades terapêuticas.[68] É provável que os cavalos de corrida jovens com FA isolada tenham prognóstico melhor para cardioversão bem-sucedida, independentemente da modalidade de tratamento. A conversão de cavalos com FA de maior duração, ciclo menor de fibrilação ou doença cardíaca estrutural significativa pode ser mais difícil, seja com quinidina ou cardioversão elétrica; esses indivíduos são mais propensos a apresentar maior taxa de recidiva, independentemente da modalidade terapêutica.[729,1062] Em um estudo recente, taxas de recidiva de 36% foram relatadas após o primeiro episódio de FA, com taxa geral de 43%.[291] Acredita-se que as taxas de recidiva a longo prazo após a cardioversão com TVEC e quinidina sejam semelhantes.[68]

BOXE 9.14 Tratamento da fibrilação atrial (FA) com quinidina

Preparo antes do tratamento

- Cateter intravenoso para acesso venoso rápido em caso de emergência
- Sonda nasogástrica/de alimentação transnasal para a administração de quinidina
- ECG (telemétrico) para monitoramento contínuo de frequência, ritmo e condução cardíaca
- Assegurar a hidratação adequada e corrigir distúrbios eletrolíticos e acidobásicos
- Preparar medicamentos e protocolos de emergência

Cavalo sem insuficiência cardíaca

Sulfato de quinidina VO (por sonda nasogástrica ou de alimentação):

- 22 mg/kg a cada 2 h até (1) conversão ao ritmo sinusal, (2) ocorrência de efeitos adversos ou tóxicos ou (3) administração de um total de 4 (a 6) doses
- Se possível, a concentração plasmática de quinidina deve ser medida se (1) a conversão não ocorrer 1 h após a quarta dose ou (2) o paciente apresentar efeitos adversos ou tóxicos
- Concentração terapêutica: 2 a 5 μg/mℓ, concentração tóxica: > 5 μg/mℓ
- Os intervalos de tratamento devem ser aumentados para 6 h se (1) a concentração plasmática de quinidina for > 4 μg/mℓ ou (2) após a quarta dose caso não seja possível medir as concentrações
- O tratamento a cada 6 h pode ser mantido até (1) a conversão ao ritmo sinusal, (2) a ocorrência de efeitos adversos ou tóxicos ou (3) alcançar uma dose acumulada total de 180 mg/kg
- Se a conversão ao ritmo sinusal não tiver ocorrido após 24 h, a digoxina, em dose de 0,0055-0,011 mg/kg VO a cada 12 h, pode ser adicionada por 24 a 48 h

Gliconato de quinidina IV:

- Como alternativa ao tratamento oral se a arritmia for recente (< 2 semanas) ou ocorrer durante a anestesia
- 1-2,2 mg/kg IV em *bolus* lento a cada 10 min ou 0,1 a 0,22 mg/kg/min em CRI; até o efeito desejado
- Doses totais superiores a 12 mg/kg geralmente não são recomendadas; doses mais elevadas (até 24 mg/kg) podem ser necessárias para conversão, mas podem causar graves efeitos adversos (hipotensão, efeitos pró-arrítmicos, inclusive taquicardia ventricular e *torsade de pointes*)

Cavalo com insuficiência cardíaca

- De modo geral, a cardioversão com quinidina não é tentada; os objetivos do tratamento são a estabilização da insuficiência cardíaca congestiva e o controle da frequência ventricular; trate com digoxina para controlar a frequência cardíaca e melhorar a função do miocárdio, furosemida para controlar o edema e, talvez, um inibidor de enzima conversora de angiotensina (ECA)

Monitoramento

- Monitore a resposta ao tratamento e efeitos adversos/tóxicos
- Assegure a ingestão adequada de líquidos durante o tratamento prolongado com quinidina
- Monitore a concentração sérica de eletrólitos e ureia/creatinina durante tratamento prolongado

Tratamento dos efeitos adversos e tóxicos induzidos pela quinidina

- Alta frequência de resposta ventricular – pode ocorrer dentro da faixa terapêutica:
    - Se a frequência for < 100 bpm e o cavalo estiver hemodinamicamente estável, continue o tratamento com monitoramento cuidadoso
    - Se a frequência for persistentemente > 100 bpm, administre digoxina (0,0022 mg/kg IV; a dose pode ser repetida uma vez)
    - Se a frequência for mantida acima de 150 bpm ou houver hipotensão sistêmica grave, administre digoxina e $NaHCO_3$ (1 mEq/kg IV)
    - Outras opções para o controle da frequência são diltiazem (ver Tabela 9.7) ou agonistas alfa-2; administre até o efeito desejado, monitore o ECG e a pressão arterial direta
- Prolongamento de QRS (> 25%) – indicação de intoxicação, interrompa a administração de quinidina
- Hipotensão grave – administre fenilefrina (0,1 a 0,2 μg/kg/minuto até o efeito desejado, dose total de até 0,01 mg/kg)
- Arritmia ventricular (taquicardia ventricular, *torsade de pointes*) – interrompa a administração de quinidina, dê lidocaína (0,25 a 0,5 mg/kg IV lenta, repita em 5 a 10 min, até a dose total de 1,5 mg/kg) e $MgSO_4$ (2 a 6 mg/kg/min IV até o efeito desejado, até uma dose total de 55 [até 100] mg/kg)

A quinidina é normalmente administrada por sonda nasogástrica ou alimentar devido aos seus efeitos irritantes nas mucosas. A administração intravenosa de gliconato de quinidina pode ser eficaz na conversão de cavalos com FA de início recente ou quando a administração nasogástrica não é viável,[1075,1079,1082] mas a ausência de resposta ao medicamento IV não prediz a resposta ao tratamento oral (ver Boxe 9.14). Muitas abordagens bem-sucedidas foram usadas para converter a FA em cavalos e o veterinário deve considerar que a meia-vida média de eliminação da quinidina após uma dose oral é de cerca de 6,7 horas.[327,1082] Em uma abordagem de tratamento da FA, uma dose de ataque de 22 mg/kg de sulfato de quinidina é administrada por sonda nasogástrica a cada 2 horas por duas a quatro vezes e, a seguir, uma dose é dada a cada 6 horas até a ocorrência de conversão ou sinais de intoxicação. Doses agressivas, acima de 88 a 132 mg/kg a cada 2 horas, têm maior probabilidade de indução de efeitos adversos.[1070] As concentrações terapêuticas de quinidina no soro para conversão de FA em ritmo sinusal são de 2 a 5 µg/mℓ (6,2 a 15,4 µmol/ℓ) e devem ser medidas em caso de ausência de conversão após o tratamento apropriado. Se a conversão para o ritmo sinusal não ocorrer após 24 horas de terapia, a digoxina, em dose de 0,0055 a 0,011 mg/kg VO 2 vezes/dia, pode ser adicionada por 24 a 48 horas. Como em outras espécies, há uma interação digoxina-quinidina, capaz de duplicar a concentração sérica da primeira.[752] Assim, a terapia combinada por mais de 24 horas apenas deve ser mantida com o monitoramento das concentrações séricas de digoxina (ver Tabela 9.7) e considerando o uso da faixa inferior de dosagem do medicamento. Mesmo cavalos que não apresentam conversão com o tratamento "padrão" podem melhorar após o uso combinado de quinidina com digoxina. Esse plano terapêutico a cada 6 horas permite a obtenção de níveis em estado estacionário, dá tempo suficiente para alcançar concentrações miocárdicas e é menos suscetível ao desenvolvimento de intoxicação por quinidina em comparação ao esquema a cada 2 horas. Caso o tratamento prolongado, por mais de 12 a 24 horas, seja necessário, deve-se assegurar a hidratação adequada e o equilíbrio eletrolítico (principalmente de potássio e magnésio) pela administração oral ou intravenosa de soluções cristaloides, porque a maioria dos cavalos submetidos ao tratamento com quinidina oral apresenta depressão, inapetência e redução da ingestão de água, além do possível desenvolvimento de diarreia branda.

Os cavalos com FA devem ser submetidos ao monitoramento eletrocardiográfico e clínico, contínuo e cuidadoso, durante a conversão em ritmo sinusal. A duração do QRS deve ser monitorada e comparada aos valores pré-terapêuticos antes da administração de cada nova dose. O prolongamento da duração do QRS em mais de 25% do valor pré-terapêutico é uma indicação da intoxicação por quinidina e deve provocar interrupção do tratamento. A alteração mais simples do ECG é uma aceleração da condução do nodo AV relacionada ao efeito vagolítico da quinidina (ver Figura 9.57 C). Taquicardias supraventriculares rápidas, com respostas de frequência ventricular de até 300 bpm, foram observadas em vários cavalos que receberam sulfato de quinidina. Esses cavalos foram tratados com digoxina intravenosa em dose de 0,002 mg/kg para diminuir a frequência de resposta ventricular, além de líquidos intravenosos para melhorar a perfusão, bicarbonato de sódio intravenoso a 1 mEq/kg para reverter os efeitos de bloqueio dos canais de sódio da quinidina (provavelmente por uma combinação do aumento da concentração extracelular de sódio e da alcalinização, levando ao aumento da ligação proteica da quinidina e à diminuição das concentrações extracelulares de cálcio ionizado) e, se necessário, fenilefrina intravenosa em infusão lenta para restaurar a pressão arterial nos casos de hipotensão crítica (ver Tabela 9.7 e Boxe 9.14). Arritmias ventriculares (*torsade de pointes*, TV multiforme e complexos ventriculares prematuros) também foram detectadas em indivíduos com intoxicação por quinidina (Figura 9.58) e, em casos raros, podem causar morte cardíaca súbita durante o tratamento. A administração intravenosa de bicarbonato de sódio também é indicada nesses cavalos, enquanto o sulfato de magnésio intravenoso (até 25 g em um cavalo de 450 a 500 kg) é o tratamento de escolha para as arritmias ventriculares induzidas por quinidina (ver Tabela 9.7). A lidocaína também pode ser usada, se necessário, começando com um *bolus* intravenoso de 0,5 a 1,5 mg/kg em IV lenta. Por outro lado, a administração de digoxina é contraindicada em cavalos com arritmias ventriculares induzidas pela quinidina.

Os marcadores clínicos de intoxicação por quinidina são ataxia, cólica e edema nasal, causando estridor do trato respiratório superior. A maioria das reações tóxicas ao sulfato de quinidina está associada a concentrações séricas mais altas da molécula (superior a 5 µg/mℓ) e pode ser evitada com o monitoramento clínico e eletrocardiográfico cuidadoso. É provável que alguns dos efeitos adversos da administração de quinidina, sobretudo a taquicardia ventricular polimórfica (ver Figura 9.58), sejam uma reação idiossincrática. Esses efeitos adversos devem levar à interrupção do tratamento ou alteração dos intervalos de administração. Depressão e parafimose ocorrem na maioria dos cavalos tratados com quinidina, mas desaparecem com a interrupção da administração. Em geral, doses mais altas de quinidina levam ao desenvolvimento de diarreia, que também desaparece após a interrupção do tratamento. Convulsões, hipotensão por vasodilatação, ICC, laminite, urticária e morte súbita foram raramente associadas à administração de sulfato de quinidina. Uma resposta de frequência ventricular superior a 100 bpm é uma reação adversa, passível de ser mais comum em cavalos nervosos, com resposta ventricular excessiva durante o exercício ou propensos aos efeitos vagolíticos da quinidina. Nesses casos, a administração de digoxina pode ser feita para atenuar a resposta da frequência ventricular, sobretudo se não houver outros sinais de intoxicação por quinidina (que indicariam a concentração sérica excessiva). Caso o aumento da frequência de resposta ventricular seja esperado, pode-se considerar o pré-tratamento com digoxina antes do início da administração de quinidina. Como alternativa, α_2-agonistas (p. ex., detomidina)[1063] ou diltiazem[259,1031–1033] podem ser usados para controle da frequência ventricular durante o tratamento com quinidina, desde que a pressão arterial possa ser monitorada de perto (ver Tabela 9.7). A experiência clínica com o uso de diltiazem é limitada e as doses devem ser cuidadosamente tituladas conforme o efeito desejado.

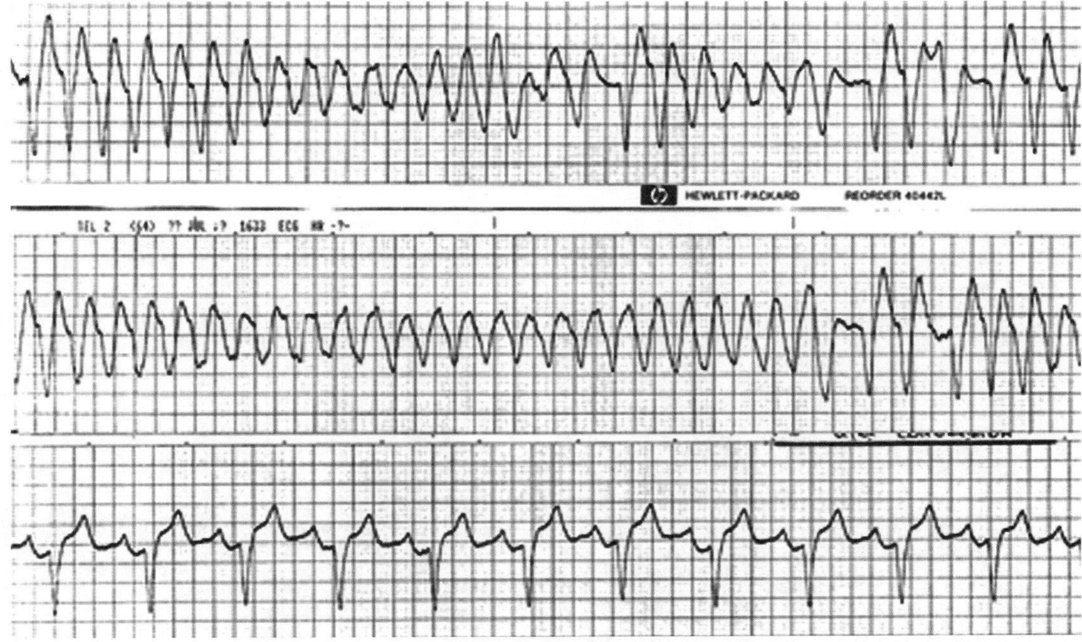

Figura 9.58 Taquicardia ventricular (TV) polimórfica após administração de sulfato de quinidina na tentativa de conversão da fibrilação atrial (FA). Nesse caso, o ritmo sinusal normal foi estabelecido (*traçado inferior*) após o tratamento com lidocaína, bicarbonato (para reverter os efeitos dos bloqueadores de canais de sódio da quinidina) e fenilefrina (administrada para manter a pressão arterial [PA]).

Outros medicamentos foram estudados para o tratamento da FA em cavalos. Esses fármacos podem ser considerados sobretudo em casos de FA resistente ou recorrente ou em caso de indisponibilidade de quinidina ou eletrocardioversão. A procainamida pode ser eficaz na dose de 1 mg/kg/minuto IV (até um máximo de 20 mg/kg) na FA durante a anestesia.[327,1095] Com base em descobertas recentes em cães, a lidocaína também pode ser usada no tratamento da FA aguda de indução vagal, que pode se desenvolver durante a anestesia.[1096,1097] No entanto, a eficácia da lidocaína na conversão da FA é desconhecida e certamente não é considerada o medicamento de escolha no tratamento rotineiro da FA equina. A amiodarona administrada como infusão em taxa constante tem sido usada no tratamento da FA natural e induzida experimentalmente em cavalos, mas o tratamento pode durar até 54 horas, é caro e as taxas de sucesso são bem mais baixas em comparação à quinidina e à TVEC.[1098-1101] Portanto, a amiodarona não pode ser recomendada como terapia de primeira linha no momento. A farmacocinética da flecainida, um antiarrítmico de classe IC, foi estudada em cavalos. Esse medicamento foi administrado para o tratamento de FA e da taquicardia atrial natural e induzida experimentalmente.[1102-1109] Os primeiros estudos sugeriram que a flecainida pode ser uma alternativa segura e eficaz à quinidina no tratamento da FA. No entanto, a administração intravenosa de flecainida não foi eficaz no tratamento da FA crônica natural[1102,1109] e, em um modelo experimental, não demonstrou propriedades protetoras contra a reindução imediata da FA após a conversão.[1104] Além disso, a administração de flecainida causou aumento do complexo QRS e foi associada a arritmias potencialmente perigosas e morte súbita.[1103,1109] Portanto, atualmente, o uso de flecainida não é recomendado em cavalos. A propafenona intravenosa também foi sugerida para a conversão da FA crônica,[1110,1111] mas recentemente demonstrou ser ineficaz na dose de 2 mg/kg IV em cavalos com FA de ocorrência natural e induzida por estimulação. Assim, o conhecimento atual não apoia o uso desse medicamento antiarrítmico de classe Ic no tratamento da FA. É possível que a terapia combinada com diversos antiarrítmicos em doses mais baixas possa auxiliar o tratamento da FA no futuro. Além disso, novos alvos de canais iônicos e novos agentes antiarrítmicos seletivos para o átrio estão sendo investigados para o tratamento da FA em cavalos e outras espécies.[1112,1113] No entanto, pesquisas mais fundamentais precisam ser conduzidas antes que qualquer uma das novas estratégias possa ser investigada em estudos clínicos.

A cardioversão elétrica transvenosa da FA em ritmo sinusal tem sido usada em vários centros de referência como método primário de tratamento ou para o manejo de cavalos que respondem de forma adversa ou inadequada à administração de quinidina. Como já discutido, a TVEC é muito eficaz, mas requer equipamento especial e equipe experiente e bem treinada. O procedimento envolve a colocação percutânea e transvenosa de dois cateteres de eletrodos especializados, com uma ponta do cateter na AP esquerda e a outra na cavidade atrial direita. A colocação do cateter é realizada no animal em pé, sob sedação e anestesia local. Os cateteres são guiados pelo monitoramento da pressão através do lúmen do cateter, imagem ecocardiográfica 2D e eletrograma intracardíaco registrado pelos eletrodos do cateter (Figura 9.59). A radiografia é usada para verificar a colocação dos cateteres antes ou, de preferência, após a indução da anestesia geral. A anestesia geral é necessária porque a cardioversão elétrica é muito dolorosa e o choque provoca uma sacudida repentina do corpo e dos membros. Na cardioversão elétrica, um choque é liberado de maneira cronometrada na onda R. A sincronização adequada do choque é crucial para evitar sua liberação na onda T, que representa o período vulnerável e é suscetível à indução de arritmias ventriculares fatais. Uma descrição mais detalhada do procedimento específico de TVEC está além do escopo deste livro, e o leitor deve consultar a respectiva literatura.[655,1038,1062,1084-1094]

As complicações associadas à eletrocardioversão parecem ser bastante baixas, mas são relacionadas principalmente à anestesia geral ou ao choque elétrico.[1088,1091,1093] Um caso de bloqueio AV completo transiente foi relatado[1092] e, dependendo da posição do cateter (*i. e.*, colocação do cateter do AD próximo ao nodo AV), essa complicação pode ser comum. Além disso, arritmias fatais podem ser induzidas pela aplicação de choque não sincronizado.[1114] A recidiva imediata da FA (IRAF) nas primeiras 24 horas após a cardioversão, embora pouco frequente, é mais provável do que com a administração de quinidina.[68] O pré-tratamento com antiarrítmicos antes da TVEC ou a administração de um antiarrítmico durante e após a anestesia pode minimizar a probabilidade de IRAF.[1038,1090] A amiodarona e o sotalol foram utilizados para esse fim (ver Tabela 9.7).

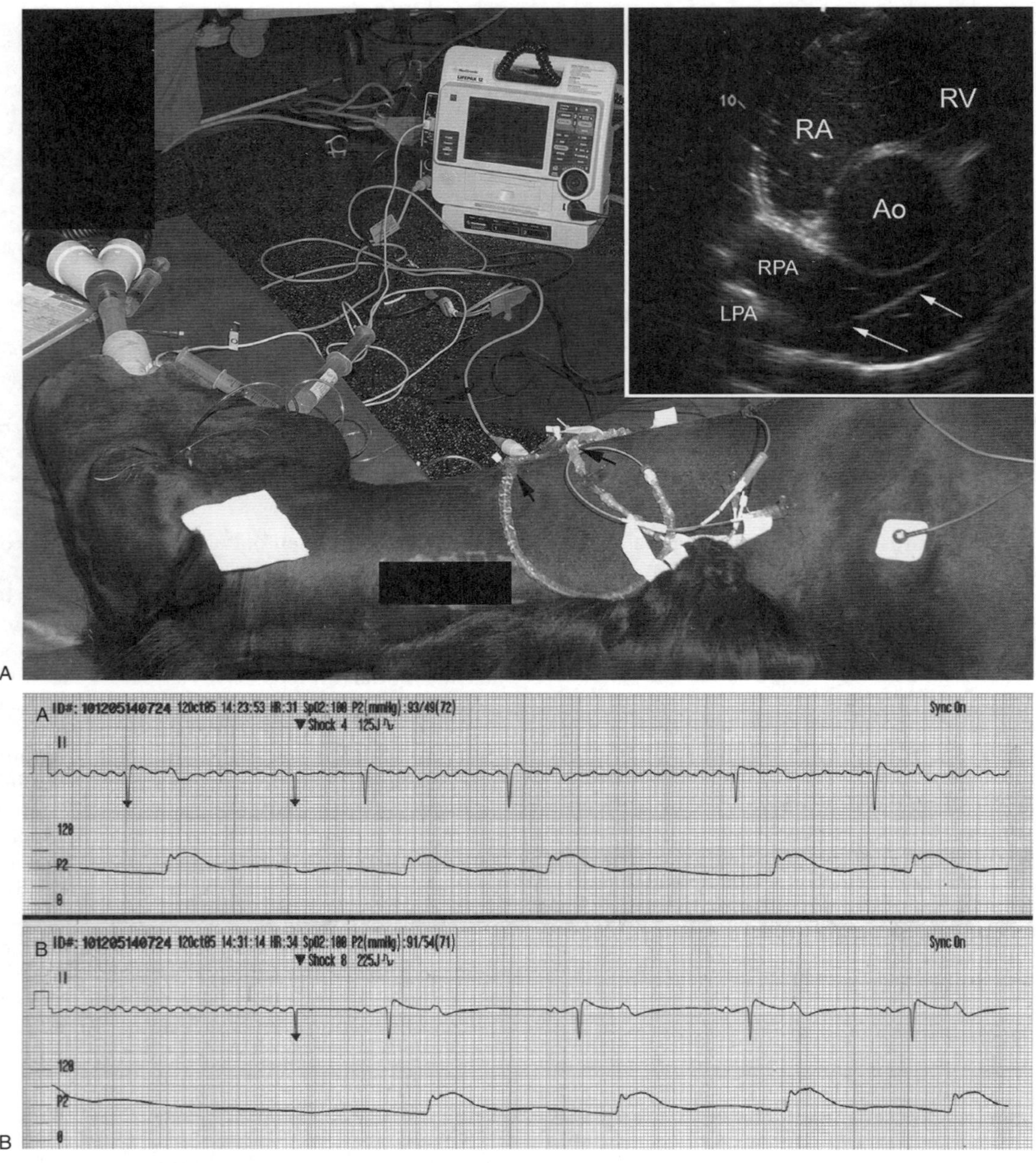

Figura 9.59 A. Procedimento de eletrocardioversão em um cavalo Puro-Sangue sob anestesia geral. Dois cateteres especializados com eletrodos (*setas*) foram previamente colocados por via percutânea, sob anestesia local, no átrio direito (*RA*) e na artéria pulmonar esquerda, sob orientação por ecocardiografia bidimensional (2D) e monitoramento da pressão intravascular. O cardioversor bifásico (*parte superior*, *centro da imagem*) é conectado aos cateteres e é usado para dar o choque de cardioversão sincronizado, além de monitorar o ritmo do eletrocardiograma (ECG), a pressão arterial (BP) invasiva e a oximetria de pulso. *No detalhe*, imagem em 2D e eixo curto da base do coração. O cateter inserido na artéria pulmonar esquerda (LPA) é indicado (*setas*). **B.** Cardioversão elétrica transvenosa para tratamento de fibrilação atrial (FA) em um cavalo de corrida Standardbred de 2 anos de idade, sob anestesia geral. Um ECG de superfície (25 mm/s) e um traçado da pressão arterial (ABP) são mostrados. Os complexos QRS são detectados automaticamente pela unidade desfibriladora e marcados com pequenos triângulos. Choques elétricos bifásicos (triângulos maiores na parte superior) são aplicados em níveis crescentes de energia. Os choques são sincronizados com o complexo QRS para evitar o período vulnerável (onda T) e a indução de arritmias ventriculares. (A) Tentativa malsucedida com 125 J. (B) Cardioversão bem-sucedida com 225 J. Imediatamente após o choque, a linha basal se achata e o ritmo sinusal normal é retomado. Nenhum outro tratamento é necessário neste momento. RA, átrio direito; RV, ventrículo direito; Ao, aorta; RPA, artéria pulmonar direita. (De Schwarzwald CC, Bonagura JD, Muir WW. The cardiovascular system. In: Muir WW, Hubbell JAE, editors. Equine anesthesia: *monitoring and emergency therapy*. 2nd ed. St. Louis, 2009, WB Saunders.)

Acompanhamento após a conversão da fibrilação atrial. Uma avaliação ainda é indicada após a cardioversão espontânea, inclusive a medida das concentrações séricas de K^+ e Mg^{++}, excreção fracionada de K^+ (em cavalos de corrida), ecocardiografia, eletrocardiograma contínuo de 24 horas e, de preferência, um eletrocardiograma em teste ergométrico para identificação de gatilhos atriais ou outras arritmias. Esses exames também devem ser realizados em cavalos com ritmo sinusal normal se houver suspeita de FA paroxística no histórico clínico.[68]

Recomenda-se a realização de um ECG contínuo de 24 horas para detecção de arritmias atriais recorrentes após a conversão bem-sucedida da FA em ritmo sinusal. No entanto, o momento ideal desse exame, a influência de complexos atriais prematuros no prognóstico a longo prazo e a melhor abordagem para o tratamento da ectopia atrial recorrente não são conhecidos.[68] Um ecocardiograma completo após a cardioversão pode analisar a função mecânica do VE e do AE e reavaliar o tamanho do coração e a função valvar. A função ventricular esquerda deve voltar ao normal em 3 dias.[1048] A recuperação da função contrátil do AE pode ocorrer em alguns dias ou demorar várias semanas em caso de FA duradoura.[287,289,1038] A disfunção contrátil persistente do AE pode ser causada por remodelamento atrial induzido pela FA ou cardiomiopatia primária subjacente e pressagiar o risco aumentado de FA recorrente.[291,1038]

O sotalol, em dose inicial de 1 mg/kg VO e uma dose de manutenção de 2 a 3 mg/kg VO a cada 12 horas (ver Tabela 9.7),[1030] é atualmente usado por alguns médicos, inclusive o autor, na tentativa de suprimir a ectopia atrial após a cardioversão e reduzir o risco de FA recorrente. A administração de sotalol é em geral interrompida de maneira gradual antes do reinício do treinamento normal; é raramente escolhido como tratamento crônico a longo prazo. Embora o sotalol pareça ser bem tolerado, sua eficácia não foi bem estudada. Outros antiarrítmicos que, com base em estudos em seres humanos ou em modelos experimentais, podem ser eficazes nas arritmias atriais são a propafenona,[1110,1111] a amiodarona[1100,1101] e a fenitoína.[1115] No entanto, atualmente, a eficácia e a segurança desses tratamentos são desconhecidas, e mais estudos são necessários.[68] Os medicamentos que predispõem à formação de impulso ectópico devem ser evitados, inclusive furosemida, suplementos contendo bicarbonato de sódio e hormônios tireoidianos. A suplementação de cloreto de potássio é indicada na maioria dos cavalos tratados com furosemida antes da corrida ou naqueles com baixa excreção urinária fracionada de potássio.[68]

Os cavalos geralmente podem retornar ao treinamento 1 semana após a conversão da FA paroxística ou FA isolada de curta duração se os resultados dos exames de acompanhamento realizados depois da cardioversão forem normais. No entanto, cavalos com FA de longa data ou taquicardia sinusal persistente, complexos atriais prematuros recorrentes ou disfunção persistente do AE após a conversão bem-sucedida da FA em ritmo sinusal normal devem ter 4 a 6 semanas para se recuperar.[68] Idealmente, o repouso é mantido até que a função elétrica e contrátil atrial seja normal ou quase normal.

Os cavalos com FA convertida em geral voltam ao nível de desempenho anterior.[84,729] Cavalos com episódios repetidos de FA são submetidos a várias conversões com sulfato de quinidina ou eletrocardioversão. Na maioria dos cavalos, a recidiva da FA ocorre em até 1 ano da primeira conversão,[291,1038,1070] mas intervalos muito mais longos entre os episódios de FA foram relatados em alguns indivíduos. Se a duração do ritmo sinusal for menor, a repetição dos tratamentos pode deixar de ser prática e uma mudança de carreira pode ser indicada. Alguns cavalos acabam se tornando refratários à cardioversão medicamentosa ou elétrica, provavelmente devido a fibrose atrial progressiva ou doença miocárdica subjacente. No entanto, na ausência de doença cardíaca significativa e detectável, os cavalos com FA persistente ou permanente ainda podem ser usados em níveis mais baixos de exercício (desde que o desempenho esperado possa ser alcançado e os resultados dos testes ergométricos não sugiram maior risco de colapso ou morte súbita; veja a discussão anterior). Como alternativa, podem ser mantidos como animais reprodutores ou cavalos de pastagem. É importante ressaltar que os cavalos com FA persistente só devem ser montados ou conduzidos por um adulto informado e em nível de exercício considerado relativamente seguro com base no ECG em esforço (consulte a discussão anterior). O uso de um monitor pode auxiliar o rastreamento da FC durante o exercício e modificar o rigor do trabalho realizado.[68]

Arritmias juncionais e ventriculares

As arritmias cardíacas originadas nos tecidos de condução do nodo AV, nos tecidos condutores especializados dos ventrículos ou no miocárdio ventricular são classificados como "juncionais" (nodo AV e partes do feixe de His) ou de origem ventricular. Ao contrário das arritmias sinusais ou atriais, essas arritmias não são precedidas por uma onda P conduzida. Quando sustentados, os ritmos juncionais e ventriculares geralmente levam à dissociação entre a atividade sinoatrial (onda P) e a ventricular (complexo QRS-T), o que causa dissociação AV.[57,60,502] Nesses casos, um ritmo atrial independente é sobreposto ao ritmo ectópico (Figura 9.60 C e D). Observe que, nesses casos, há dissociação AV porque a despolarização juncional ou ventricular prematura do nodo AV interfere na condução de impulsos normais no nodo SA. É importante perceber que os ritmos de escape (ver a discussão a seguir) também causam dissociação AV por meio de um mecanismo diferente. Portanto, "dissociação AV" é um termo puramente descritivo de um achado de ECG e não caracteriza o tipo e o mecanismo fisiopatológico da arritmia nem determina a abordagem terapêutica.

Ondas P não conduzidas podem ser identificadas nas taquicardias juncionais ou ventriculares sustentadas que, portanto, não estão associadas a um complexo QRS de maneira consistente (ver Figura 9.60). Algumas dessas ondas P podem estar enterradas nos complexos ectópicos QRS-T (especialmente em frequências mais altas de ativação ventricular), dificultando sua identificação. O uso de compassos ajuda a determinar o intervalo P-P e pode facilitar muito a identificação das ondas P. Às vezes, os impulsos atriais são normalmente conduzidos, gerando batimentos de captura ou batimentos de fusão. Os *batimentos de captura* são caracterizados por uma configuração P-QRS-T normal, resultante da ativação ventricular normal que ocorre antes da descarga do foco ectópico (ver Figura 9.60 D). Os *batimentos de fusão* são vistos quando o impulso conduzido e o impulso ectópico causam ativação ventricular simultânea. A morfologia QRS-T de um batimento de fusão representa a soma de um batimento normal e um ectópico (ver Figura 9.60 C).

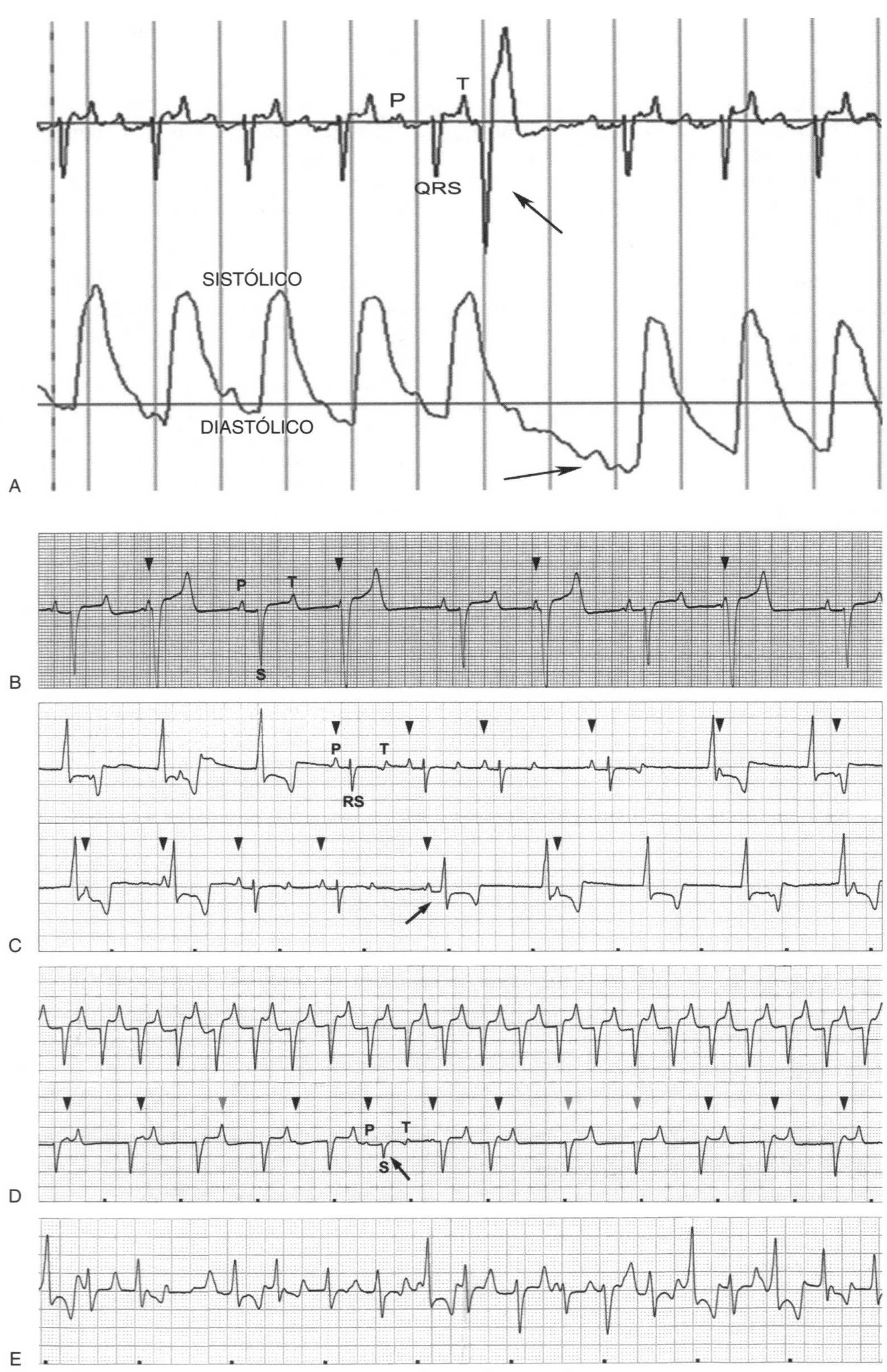

Figura 9.60 Arritmias ventriculares. **A.** O complexo ectópico (*seta*) é prematuro e tem morfologia anormal. Uma pausa compensatória ocorre após a extrassístole porque a próxima onda P sinusal é bloqueada no nodo atrioventricular. O efeito do complexo prematuro na pressão arterial (ABP) no traçado inferior (*seta*) é perceptível. **B.** Eletrocardiograma (ECG) com derivação base-ápice em uma égua Árabe de 15 anos de idade com bigeminia ventricular. Os batimentos sinusais normais se alternam com os batimentos ectópicos ventriculares, um pouco maiores e mais amplos. A atividade do nodo SA não é afetada pelos batimentos ectópicos, como mostra a existência de ondas P não conduzidas imediatamente antes dos batimentos ectópicos (*pontas de seta*) (velocidade do papel, 25 mm/s). **C.** ECG de derivação base-ápice em uma égua Árabe de 18 anos de idade que se recuperava de diarreia aguda e endotoxemia. O eletrocardiograma mostra um ritmo idioventricular acelerado intermitente, em frequência de 50 bpm. Os intervalos de onda P são indicados (*pontas de seta*). O exame mostra que o foco ectópico é suprimido a taxas mais altas de atividade do nodo SA.

(*continua*)

A distinção entre arritmias juncionais e ventriculares pode ser difícil, assim como a determinação do local exato de formação anormal de impulsos. Às vezes, a diferenciação dos ritmos juncionais e ventriculares pode ser feita pela inspeção do complexo QRS. É mais provável que os impulsos juncionais gerem um complexo QRS estreito, de aspecto relativamente normal, com ativação inicial e eixo elétrico normais, devido à origem acima do miocárdio ventricular. Os complexos de origem ventricular, por outro lado, são conduzidos de maneira anormal e mais lenta e, assim, o QRS é alargado, com orientação QRS e ondas T anormais. No entanto, as taquicardias juncionais também podem ser conduzidas de forma aberrante, gerando um complexo QRS bizarro e amplo. Quando mantidos, esses dois tipos de ritmos causam dissociação AV com um ritmo atrial independente, sobreposto ao ritmo ventricular ectópico. Métodos ecocardiográficos avançados que identificam a sequência de ativação ventricular e permitem a detecção de dissincronia ventricular e estudos eletrofisiológicos avançados podem ser utilizados para diferenciar os complexos de origem ventricular daqueles que começam acima do ventrículo e usam o sistema de condução normal, mas esses métodos não são estabelecidos em cavalos.

Arritmias juncionais

Os complexos juncionais que surgem no início do ciclo cardíaco normal são chamados de *complexos juncionais prematuros*. Esses complexos podem ocorrer como eventos únicos ou repetitivos e ser semelhantes a ritmos ectópicos originários dos átrios, mas sem relação com uma onda P. Complexos ectópicos repetitivos que ocorrem em períodos curtos são denominados *taquicardias juncionais não sustentadas* ou *paroxísticas*. *Taquicardias juncionais sustentadas* também podem ocorrer e causar cardiomiopatia e ICC, que são reversíveis com o controle da taquiarritmia (ver a discussão anterior).

A determinação da relevância clínica de um complexo prematuro juncional ocasional é difícil. Ritmos juncionais persistentes ou repetitivos são indicativos de doença cardíaca, doença sistêmica ou uma anomalia do ritmo cardíaco induzida por medicamentos. A melhor opção terapêutica, além do tratamento do distúrbio subjacente, é incerta, pois alguns ritmos juncionais se comportam mais como taquiarritmias atriais, enquanto outros causam dissociação AV e parecem agir como impulsos ectópicos ventriculares. Como o mecanismo responsável pelas taquicardias juncionais pode ser autômato ou um movimento de reentrada (circuito) anormal pelo nodo AV, a terapia empírica geralmente é necessária para o controle das arritmias sustentadas. Em caso de dissociação óbvia da AV, lidocaína, procainamida, quinidina ou sotalol parecem escolhas razoáveis (ver Tabela 9.7). Se o mecanismo for incerto, mas for claramente supraventricular, a administração intravenosa de digoxina ou diltiazem pode silenciar o ritmo ou diminuir a frequência.

Ritmos de escape

O coração normal contém marca-passos cardíacos em potencial nos tecidos especializados da junção AV e dos ventrículos que, de modo geral, são suprimidos pelo nodo sinusal, que atua em taxa maior do que esses subsidiários. A automação dos marca-passos subsidiários pode se manifestar durante períodos de bradicardia sinusal ou bloqueio AV, criando *complexos de escape* ou *ritmos de escape* (Figura 9.62 B, adiante). Os ritmos de escape são caracterizados por frequências ventriculares lentas, geralmente entre 15 e 25 bpm. A supressão específica dos ritmos de escape com antiarrítmicos em geral não é necessária e é contraindicada porque esses ritmos são mecanismos de resgate para o coração. Em vez disso, o tratamento dos ritmos de escape deve ter como objetivo resolver a causa subjacente da bradicardia sinusal ou bloqueio AV.

Ritmos idioventriculares (idionodais) acelerados

Ocasionalmente, os marca-passos nodais ou ventriculares subsidiários podem ser aprimorados e atuar em taxa igual ou ligeiramente acima da frequência sinoatrial (geralmente entre 60 e 80 bpm). O ritmo resultante é denominado *ritmo idioventricular (idionodal) acelerado* ou *taquicardia ventricular lenta* (ver Figura 9.60 C). As condições que favorecem o desenvolvimento desses ritmos são doenças gastrintestinais (talvez pela combinação de endotoxemia, desequilíbrio autônomo, distúrbios acidobásicos e anomalias eletrolíticas)[504] e administração de anestésicos ou catecolaminas. Quando os focos independentes de marca-passo atrial e ventricular atuam em frequências semelhantes, as ondas P podem parecer "marchar para dentro e para fora" no complexo QRS. Esse fenômeno é chamado de *dissociação AV isorrítmica* e é ocasionalmente observado em cavalos adultos durante a anestesia inalatória. Os ritmos idioventriculares acelerados são bastante regulares e podem ser diagnosticados incorretamente como taquicardia sinusal à ausculta ou palpação de pulsos periféricos. A taquicardia branda a moderada persistente e inexplicável deve, portanto, levar à solicitação de um exame eletrocardiográfico para determinar o diagnóstico correto do ritmo. No entanto, ritmos idioventriculares acelerados geralmente têm pouca relevância clínica (eletrofisiológica e hemodinâmica) e se resolvem de maneira espontânea com o tratamento adequado de possíveis doenças subjacentes e a redução das doses de anestésicos. A suplementação eletrolítica (potássio, magnésio) e a correção de *déficits* hídricos e dos distúrbios acidobásicos podem ser benéficas. A lidocaína (ver Tabela 9.7) é às vezes administrada como um complemento intraoperatório da anestesia geral ou usada como analgésico, anti-inflamatório e procinético no tratamento do íleo pós-operatório. Nessas situações, seus efeitos antiarrítmicos podem gerar alguns benefícios preventivos ou terapêuticos.

Figura 9.60 (*continuação*) O ritmo ventricular só se manifesta quando a frequência sinoatrial (SA) fica abaixo da frequência do marca-passo ventricular. A atividade do nodo SA não é afetada pelo ritmo ectópico, o que provoca dissociação AV. Há um batimento de fusão (*seta*), resultante da soma de um impulso sinusal conduzido com um batimento ventricular ectópico (velocidade do papel, 25 mm/s, calibração da tensão, 0,5 cm/mV). **D.** ECG com derivação base-ápice de um Clydesdale castrado de 3 anos de idade. O registro superior mostra taquicardia regular em frequência de 120 bpm. O aspecto dos complexos QRS-T não permite a distinção conclusiva entre um ritmo supraventricular com resposta ventricular rápida e um ritmo ventricular. No entanto, com a diminuição da frequência (*faixa inferior*), a dissociação AV pela taquicardia ventricular (TV) se torna aparente. As ondas P (*pontas de seta*) e um batimento de captura (*seta*) (velocidade do papel, 25 mm/s, calibração de tensão, 0,25 cm/mV) são indicados. **E.** ECG de derivação base-ápice em um garanhão Clydesdale, de 5 anos, com necrose miocárdica aguda de causa desconhecida. As concentrações séricas de troponina cardíaca I eram muito elevadas (404 ng/mℓ; normal < 0,15 ng/mℓ). O ECG mostra TV multiforme, em frequência de 120 bpm (velocidade do papel, 25 mm/s, calibração de tensão, 0,5 cm/mV). (**B** a **E.** De Schwarzwald CC, Bonagura JD, Muir WW. The cardiovascular system. In: Muir WW, Hubbell JAE, editors. *Equine anesthesia: monitoring and emergency therapy*. 2nd ed. St. Louis, 2009, WB Saunders.)

Em alguns casos, ritmos idioventriculares (idionodais) acelerados podem ser mantidos em um cavalo saudável. Se o ritmo anormal for piorado pelo exercício, os cavalos afetados podem ser usados com cautela por um adulto informado. No entanto, devido a preocupações com doenças elétricas ou miocárdicas subjacentes e o possível aumento dos riscos de colapso associado ao exercício e morte súbita cardíaca, esses cavalos não devem ser usados por uma criança ou em aulas.[68]

Arritmias ventriculares

As arritmias ventriculares (VAs) são menos comuns que as atriais, mas têm maior probabilidade de associação a doenças cardíacas estruturais, lesões do miocárdio ou distúrbios multissistêmicos subjacentes, inclusive infecções.[57,77-79,80,81,82,83,97,149,150,153,161,227,263,383,400,472,475,478,479,485,502,524,575,651,653,654,662,665,667,736,864,907,917,1028,1029,1103,1116-1124] As VAs podem ser observadas em casos de intoxicação ou sepse grave ou distúrbios gastrintestinais primários, inclusive enterite proximal e doenças do intestino grosso. As concentrações alteradas de potássio, magnésio e cálcio podem afetar a eletrofisiologia do miocárdio[1125] e os distúrbios eletrolíticos e acidobásicos podem induzir ectopia ventricular. Outras possíveis causas de VAs são distúrbios metabólicos, isquemia, hipoxia, medicamentos, toxinas e inflamação sistêmica. As doenças cardíacas primárias, inclusive insuficiência valvar grave, cardiomiopatia, miocardite, endocardite e pericardite, podem induzir VAs. Dito isso, as VAs também são encontradas com frequência em cavalos atléticos, aparentemente saudáveis, em repouso e durante e após o exercício.[77-79,82,475,478,479]

Os ritmos ectópicos ventriculares são classificados como mostrado no Boxe 9.12. A abordagem do cavalo com VAs, deve enfatizar a exclusão das causas não cardíacas, corrigindo-as (se possível) e, em seguida, se necessário, a realização de um exame completo do sistema CV, inclusive eletrocardiografia, ecocardiografia e exames laboratoriais.[68] As concentrações plasmáticas de troponina devem ser medidas para identificar lesão miocárdica, embora a separação das causas primárias e secundárias das elevações de troponina cardíaca possa ser complicada. Um ecocardiograma é especificamente recomendado para cavalos com taquicardia ventricular ou VA complexa, VA recorrente ou persistente ou associada a baixo desempenho, colapso, sopro cardíaco clinicamente relevante ou aumento acentuado da concentração de troponina cardíaca.[68] Os cavalos com VA também devem ser submetidos a um eletrocardiograma em exercício, a menos que haja doença sistêmica ou miocárdica subjacente, TV ou VA complexa.[68]

Ao contrário das arritmias atriais, a segurança do cavalo e do cavaleiro é mais uma preocupação das VAs, e a definição dos riscos de segurança é fundamental nos casos de ectopia ventricular.[68] A complexidade de uma arritmia ventricular (ver a discussão posterior) está provavelmente relacionada ao risco de comprometimento hemodinâmico, deterioração elétrica e morte cardíaca súbita. Embora a estratificação de risco da VA seja imperfeita, as recomendações devem dar preferência à segurança, e não à manutenção da atividade atlética.[68] O histórico de colapso, doença cardíaca estrutural importante (e cardiomegalia) ou hipotensão arterial sistêmica documentada durante a taquicardia ventricular suscita grande preocupação em um cavalo com VA. Na ausência de sinais clínicos ou cardiopatia estrutural grave, o risco de ectopia ventricular é geralmente definido por características eletrocardiográficas (ver a discussão a seguir), aceitando as limitações dessa análise.[68]

Complexos ventriculares prematuros

Os complexos ventriculares prematuros (VPCs) são caracterizados por complexos prematuros ampliados, quase sempre seguidos por uma pausa compensatória. A pausa ocorre porque o próximo impulso sinusal é bloqueado pelo sistema de condução AV refratário. Se a taxa sinusal for lenta ou o complexo ventricular prematuro estiver intimamente acoplado ao batimento sinusal normal anterior, pode ser interpolada entre dois batimentos normais. Os impulsos ectópicos ventriculares são caracterizados por ondas QRS e T amplas e, em geral, de aspecto bizarro (Figura 9.61; ver também Figura 9.60). O QRS prematuro não tem relação com nenhuma onda P anterior, embora a indução de ectopias ventriculares possa depender da duração do ciclo cardíaco ou da FC subjacentes. A morfologia dos VPCs pode ser uniforme (monomórfica) ou multiforme (polimórfica), como mostra a Figura 9.60 E. A relação de uma extrassístole ventricular com o complexo QRS-T sinusal anterior é expressa pelo "intervalo de acoplamento" entre eles. De modo geral, o intervalo de acoplamento é fixo, embora possa variar de forma mínima[1120] ou acentuada. O intervalo de acoplamento muito curto pode colocar o QRS ectópico na onda T anterior, um fenômeno chamado "R sobre T" e relacionado ao aumento da vulnerabilidade ventricular à fibrilação. Cavalos com atividade ectópica repetitiva e intervalos curtos de acoplamento são, portanto, considerados em maior risco de colapso ou morte cardíaca súbita.[68]

Os complexos ventriculares prematuros costumam ser considerados anormais, exceto talvez por aqueles que ocorrem logo após o exercício (ver Teste Ergométrico no início deste capítulo).[54,77-80,82,90,475,478,479] No entanto, a ectopia ventricular foi identificada em 14% dos cavalos clinicamente normais durante o monitoramento eletrocardiográfico contínuo de rotina de 24 horas.[400] O padrão de distribuição dos batimentos ectópicos ventriculares pode incluir distribuição aleatória de complexos únicos, bigeminia (VPCs após batimentos normais em um padrão alternado), *couplets* (pares de VPCs), *triplets* (trios) ou *runs* (quatro ou mais) de batimentos ectópicos ventriculares. Períodos de ritmo idioventricular acelerado (ver a discussão anterior), geralmente em FCs relativamente baixas, não são incomuns. Batimentos ectópicos ventriculares em ritmo acelerado – taquicardia ventricular – têm maior probabilidade de instabilidade hemodinâmica e elétrica, principalmente quando se desenvolvem em ritmos superiores a 100 bpm (ver a discussão a seguir).

A identificação de batimentos prematuros à ausculta deve levar à realização de um ECG e de uma avaliação semelhante à descrita no Boxe 9.4. Complexos ventriculares prematuros ocasionais, assim como complexos prematuros supraventriculares ocasionais, podem ser clinicamente irrelevantes e não requerem tratamento. Os VPCs monomórficos ocasionais, com piora ao exercício ou detectados apenas logo após o exercício, geralmente não são causa de baixo desempenho, mas a importância dessas arritmias e o risco de morte cardíaca súbita exigem mais investigações.[68] Os VPCs que ocorrem durante o exercício são mais preocupantes, embora sua relação com o mau desempenho também seja incerta e exija mais investigação. De modo geral, cavalos com VPCs ocasionais em repouso ou durante o exercício podem ser usados com cautela por um adulto informado. No entanto, devido a preocupações com doenças elétricas ou miocárdicas subjacentes e ao aumento dos riscos de colapso associado ao exercício e morte súbita cardíaca, esses cavalos não devem ser usados por uma criança ou em aulas.[68]

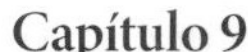

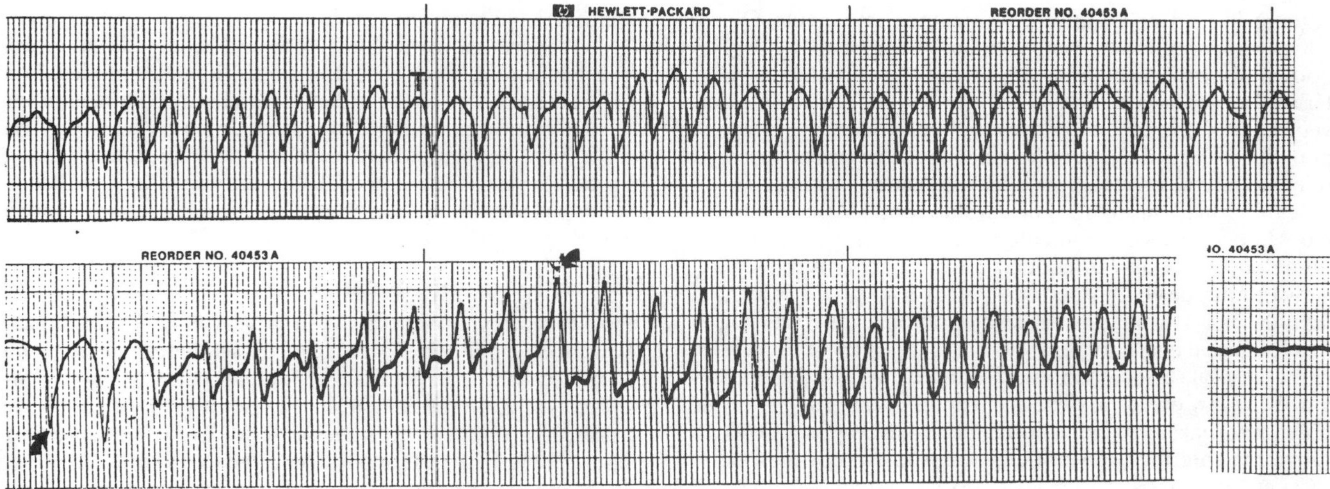

Figura 9.61 Taquicardia ventricular (TV) rápida sustentada (*superior*), de frequência variável, que se desenvolve em um ritmo ventricular polimórfico com complexos morfológicos variados (*torsade de pointes*). O cavalo morreu de parada cardíaca (*painel inferior direito*). As setas indicam complexos QRS de polaridade variável (25 mm/s).

O repouso é altamente recomendado em cavalos com complexos ventriculares prematuros frequentes. Na maioria dos cavalos com complexos ventriculares prematuros na ausência de doença cardíaca estrutural significativa, a arritmia parece se resolver de maneira espontânea após 4 a 8 semanas de repouso. O cavalo pode, então, retomar seu nível de desempenho anterior. A terapia antiarrítmica (ver Tabela 9.7) geralmente é eficaz na abolição de complexos ventriculares prematuros, mas a maioria dos animais apresenta recidivas após a interrupção do tratamento, a menos que o problema subjacente tenha sido resolvido. De modo geral, a administração crônica não é prática. A dexametasona e outros fármacos anti-inflamatórios têm sido usados no tratamento de arritmias ventriculares, principalmente na existência de lesão miocárdica demonstrada pelo aumento das concentrações plasmáticas de troponina, mas o seu uso é controverso e certamente não deve ser feito em cavalos com infecção recente ou atual.[68]

Taquicardia ventricular

A taquicardia ventricular (TV) é um ritmo ventricular ectópico, caracterizado por três ou mais VPCs repetitivos ou vinculados a uma frequência ventricular regular ou irregular (ver Figuras 9.60 e 9.61).[68] É reconhecida clinicamente por aumento da FC, em geral superior a 100 bpm. A ausculta de TV é caracterizada por um ritmo regular, com intensidade variável e sons cardíacos em expansão. A ausência de irregularidade discernível do ritmo à ausculta pode fazer com que a TV seja negligenciada. Por causa da abertura intermitente da valva aórtica, o ritmo também pode parecer irregular à ausculta e pode haver *déficit* de pulso intermitente. Os pulsos arteriais são fracos ou de intensidade variável. A TV multiforme é caracterizada por um ritmo irregular (ver Figura 9.60 E). A taquicardia ventricular multiforme é caracterizada por bulhas cardíacas de intensidade variável e pulsos arteriais anormais. Pulsos jugulares podem ser detectados devido à dissociação AV. A síncope está associada a frequências mais altas de taquicardia ventricular (180 bpm ou mais). Angústia respiratória e edema pulmonar podem se desenvolver devido ao comprometimento da função ventricular. Taquicardias juncionais ou ventriculares prolongadas (acima de 120 bpm) podem causar ICC devido à insuficiência miocárdica reversível (cardiomiopatia induzida por taquicardia).[149] *Torsade de pointes* representam uma forma específica de taquicardia ventricular polimórfica, caracterizada por mudanças progressivas no sentido do QRS, cujo eixo apresenta ondulação constante (ver Figura 9.61). As taquicardias ventriculares podem progredir para *flutter* ventricular e fibrilação ventricular, caracterizadas por padrões caóticos de ativação ventricular, com ondulações descoordenadas da linha elétrica basal. Esses ritmos geralmente representam ritmos terminais e provocam parada cardíaca (ver Figura 9.61).

A taquicardia ventricular pode ser fatal e, de modo geral, é característica de arritmias ventriculares complexas ou, talvez, "malignas": comprometimento hemodinâmico grave (hipotensão sistêmica, pulso de baixa qualidade, aumento do tempo de preenchimento capilar, fraqueza, colapso), TV sustentada, frequência ventricular alta (superior a 120 bpm), intervalos curtos de acoplamento (principalmente com complexos R sobre T) e morfologia QRS multiforme ou polimórfica (inclusive *torsade de pointes*).[68] O tratamento imediato do colapso CV pode ser necessário.[1027] As terapias intravenosas para TV são lidocaína, procainamida, quinidina, sais de magnésio e amiodarona (ver Tabela 9.7). A administração de antiarrítmicos pode estar associada a efeitos adversos, inclusive pró-arritmia, convulsões e morte súbita. A lidocaína, se administrada muito rapidamente ou em doses acima dos valores terapêuticos recomendados, causa excitação no sistema nervoso central, mas *bolus* e infusões podem ser bem tolerados por cavalos; além disso, o medicamento causa alterações hemodinâmicas ou eletrofisiológicas mínimas em doses terapêuticas não tóxicas.[55,327,328,797,798,1126,1127] A quinidina pode ser usada no tratamento de arritmias ventriculares, mas é um depressor do miocárdio e um medicamento vagolítico.[55,153,327,328,1082] A procainamida[55,327,328,1095] foi pouco estudada, mas geralmente é bem tolerada quando administrada em doses graduadas. Tem efeitos eletrofisiológicos semelhantes aos da quinidina, mas parece menos vagolítica e talvez tenha menos efeitos colaterais gastrintestinais. Doses cumulativas de até 10 mg/kg são bem toleradas; a administração adicional deve ser guiada por ECG, duração do QRS e pressão arterial. O sulfato de magnésio é um antiarrítmico alternativo, que pode ser eficaz em cavalos normomagnesêmicos e hipomagnesêmicos e, de modo geral, é bem tolerado em doses terapêuticas.[55,1128] A amiodarona foi avaliada em um pequeno número de cavalos[1100,1101,1124] e pode ser considerada um medicamento de segunda linha para TV grave e resistente ao tratamento. Outros antiarrítmicos, inclusive propafenona[1111] e fenitoína[916,1129-1131], podem ser experimentados em arritmias ventriculares refratárias. O uso de corticosteroides em cavalos com taquicardia ventricular é empírico e controverso, mas pode ser indicado se houver evidência de lesão miocárdica aguda na ausência de uma infecção recente ou atual (ver a discussão anterior).[68]

Um número substancial de cavalos com TV pode retomar o desempenho após tratamento com antiarrítmicos e repouso, desde que não exista uma doença cardíaca estrutural significativa e intratável. Um período de repouso (4 a 8 semanas), seguido por reavaliação ecocardiográfica e eletrocardiográfica (inclusive com Holter de 24 horas) após a restauração do ritmo sinusal, é indicado em cavalos com TV sustentada.[68] Um ECG em exercício deve ser realizado antes que o cavalo possa retornar ao trabalho usual, caso os achados ao ecocardiograma anterior e Holter de 24 horas forem normais; outro ECG em exercício deve ser realizado assim que o cavalo retornar ao trabalho completo.[68] Cavalos diagnosticados com um único episódio de TV monomórfica sustentada geralmente têm prognóstico favorável, embora a TV recorrente seja possível.[68] A segurança dos cavalos com histórico de VA sintomática ou complexa ainda é incerta e esses animais devem ser usados apenas por um adulto informado. O trabalho atlético extenuante não é recomendado em cavalos que apresentaram VA no cenário de cardiopatia estrutural moderada ou grave, inclusive fibrose ou cicatriz do miocárdio e RA moderada a grave. Esses cavalos só devem ser montados ou conduzidos por um adulto informado devido ao risco de possível recorrência da TV. Não são seguros para uso por uma criança ou em aulas. Nos cavalos com histórico de TV que continuam a trabalhar, o acompanhamento por 24 horas e ECGs em exercício devem ser realizados pelo menos uma vez ao ano.[68]

Distúrbios de condução

Após formado, o impulso elétrico cardíaco é conduzido rapidamente por todo o coração. A sequência da ativação elétrica cardíaca é geralmente ditada pelos tecidos condutores especializados nos átrios, no nodo AV, no feixe de His, nos ramos e no sistema de fibras de Purkinje (ver Figura 9.3). Esse sistema de condução permite a ativação ordenada dos músculos atriais e ventriculares e facilita a atividade mecânica eficaz do coração.[57,110,112-115,220] Há vários distúrbios de condução, inclusive bloqueio do nodo SA, parada atrial (geralmente decorrente de hiperpotassemia), bloqueio AV, bloqueio de ramo e distúrbios de condução ventricular mal definidos (Figuras 9.62 e 9.63).[43,60,198,215,220,223,224,226,240,383,488,525,1028,1033,1092,1132-1146]

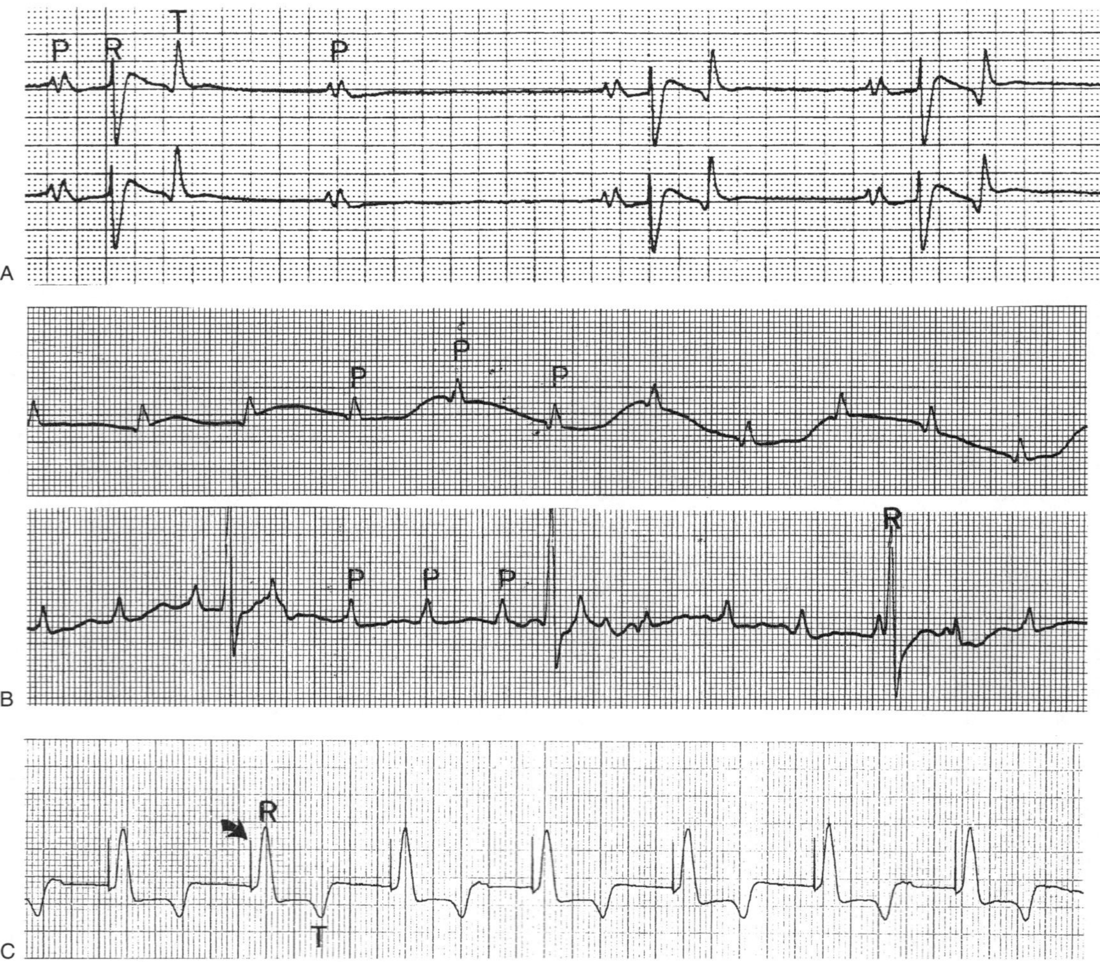

Figura 9.62 Distúrbios de condução. **A.** Bloqueio atrioventricular de segundo grau. Ondas P não conduzidas e intervalos P-R variáveis são evidentes (derivação ápice-base registrada a 25 mm/s). **B.** Os traçados são de um cavalo com bloqueio atrioventricular de terceiro grau. A faixa superior demonstra múltiplas ondas P bloqueadas. O traçado inferior mostra ondas P não conduzidas e complexos de escape ventricular (derivação base-ápice registrada a 25 mm/s). **C.** Estimulação ventricular transvenosa permanente em um burro miniatura com bloqueio atrioventricular completo. Um pico de marca-passo (*seta*) precede cada complexo ventricular estimulado.

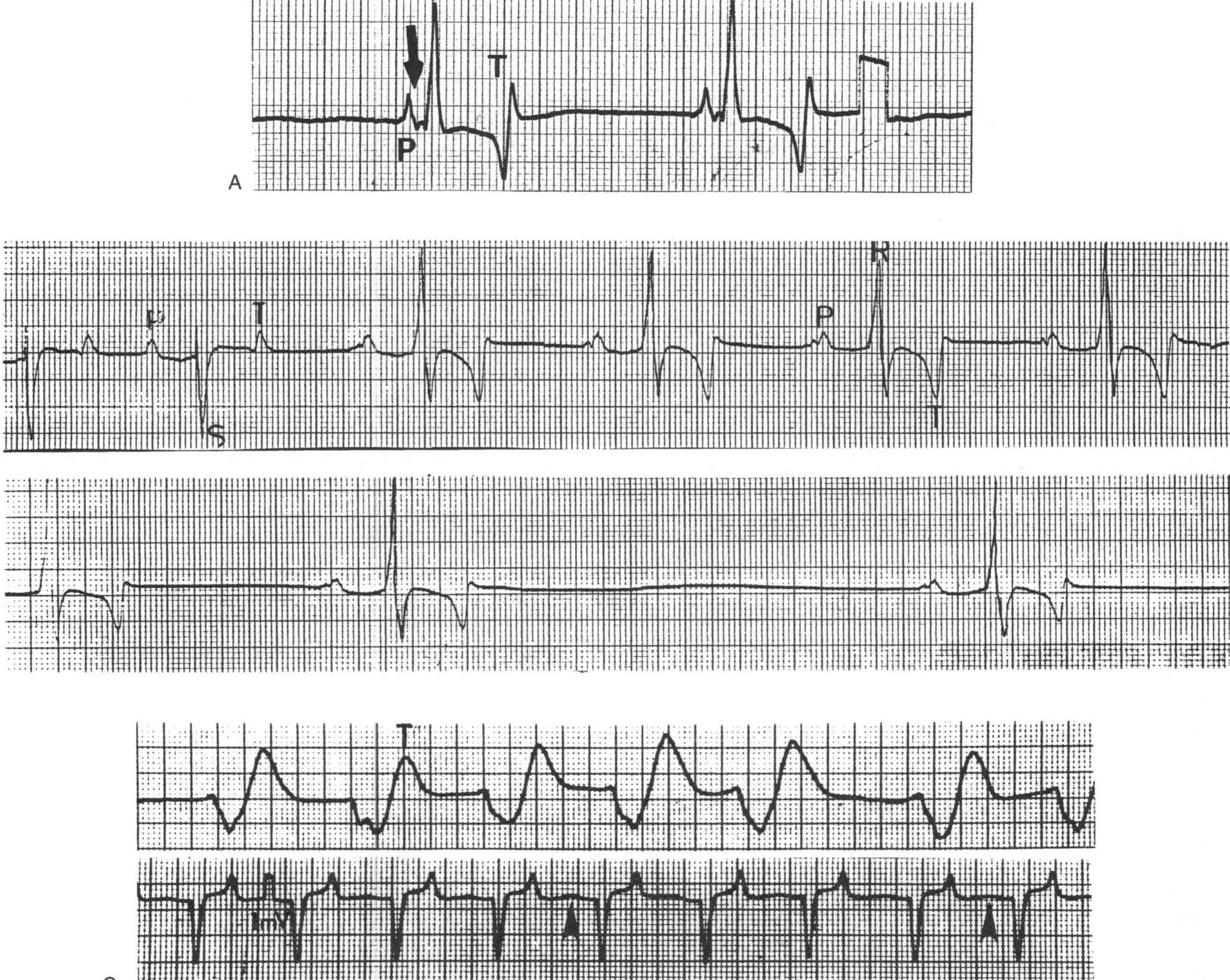

Figura 9.63 Distúrbios de condução. **A.** Pré-excitação ventricular. O curto intervalo P-R (*seta*) e a pequena deflexão no segmento PR (onda delta) indicam uma via acessória ao redor do nodo atrioventricular, com ativação prematura de uma parte do ventrículo (onda delta e início do QRS). As grandes alterações no QRS e na onda T secundária podem ser explicadas pela perda do cancelamento normal das forças elétricas ventriculares. **B.** Arritmia sinusal e distúrbio da condução intraventricular. A mudança repentina e o alargamento do padrão de condução ventricular são notáveis, apesar do consistente intervalo P-R, e provavelmente representam um bloqueio de ramo, embora esse diagnóstico seja difícil de ser feito em cavalos (derivação base-ápice registrado a 25 mm/s). **C.** Hiperpotassemia em um potro com ruptura de bexiga. A faixa superior demonstra paralisação atrial (sem ondas P), aumento significativo dos complexos QRS e ondas T grandes, com redução do segmento ST. O traçado mais inferior mostra os efeitos após o tratamento medicamentoso da hiperpotassemia, com soro fisiológico e bicarbonato de sódio. A normalização dos complexos QRS e o aparecimento de ondas P de baixa amplitude *(setas)* são notáveis. (Traçados cortesia de Ron Hilwig, DVM, PhD.)

Raramente, a condução acelerada ocorre no coração, o que envolve uma via em torno do nodo AV de condução normalmente lenta e causa excitação precoce dos ventrículos.[1069,1147] Essas síndromes são denominadas *pré-excitação* e têm vários nomes associados a distúrbios humanos semelhantes (p. ex., Wolff-Parkinson-White). Um intervalo P-R reduzido é normalmente encontrado.

Bloqueio de condução atrioventricular

Retardos na condução AV são os bloqueios de condução mais comuns. Esses retardos são classificados como bloqueios de primeiro, segundo e terceiro graus (ou completo). O *bloqueio AV de primeiro grau* ocorre quando o intervalo PR (ou PQ) excede um certo valor (aproximadamente 400 a 450 ms em cavalos de raças grandes e 250 a 350 ms em raças pequenas e pôneis; ver Figura 9.16) enquanto o impulso atrial ainda é transmitido pelo sistema de condução AV e ativa o ventrículo, gerando um complexo QRS. Algumas ondas P não são conduzidas até os ventrículos durante o *bloqueio AV de segundo grau*, o que gera ondas P ocasionais, que não são seguidas por um complexo QRS-T (ver Figura 9.62 A).[43,226,487,525,541,1028,1133,1135,1137,1140,1148-1150] O bloqueio AV de segundo grau após prolongamento progressivo do intervalo QP é classificado como bloqueio de *Mobitz de tipo I (Wenckebach)*. Por outro lado, o bloqueio AV é denominado *Mobitz de tipo II* se o intervalo PQ for constante. A ocorrência de dois ou mais bloqueios AV de segundo grau consecutivos na existência de frequência sinoatrial normal ou baixa é denominada *bloqueio AV de alto (avançado) grau*.[68,1151] O *bloqueio AV de terceiro grau* ou *completo* é caracterizado pela ausência de condução dos átrios para os ventrículos. As ondas P não são seguidas ou relacionadas aos complexos QRS e, para evitar a assístole ventricular, um ritmo de escape juncional ou ventricular deve se desenvolver abaixo do nível do bloqueio AV (ver Figura 9.62 B).[1092,1138,1141]

Os bloqueios AV de primeiro e segundo graus são considerados variações normais. Esses ritmos são mais associados ao tônus vagal alto e podem ser observados em indivíduos com bradicardia ou arritmia sinusais. A ausculta é caracterizada por um ritmo irregular com padrão repetitivo. Em alguns cavalos, a quarta bulha cardíaca (atrial) que não é seguida pela primeira e segunda bulhas cardíacas é audível nas pausas, permitindo o estabelecimento do diagnóstico definitivo sem ECG.[3,68,72,381,383,384,388] O bloqueio AV de segundo grau geralmente pode ser abolido com exercícios, estresse ou medicamentos vagolíticos, como atropina ou glicopirrolato (embora o exercício seja preferido e medicamentos raramente sejam necessários).[1132,1152] É provável que os bloqueios AV reapareçam rapidamente após o exercício.

Os bloqueios AV de alto (avançado) grau e de terceiro grau são considerados anormais e, com o passar do tempo, o bloqueio AV de alto grau pode progredir para bloqueio AV completo. Esses bloqueios são indicativos de doença cardíaca orgânica, intoxicação grave por medicamentos ou atividade vagal anormalmente alta. Um ECG em exercício deve ser realizado, se possível, para avaliar o grau de contribuição do tônus vagal elevado. Um ECG com Holter contínuo de 24 horas e gravação de vídeo simultânea deve ser obtido quando houver histórico de colapso.[68] Cavalos com bloqueio AV de alto grau que desaparecem com o exercício devem ser utilizados apenas por um adulto informado e a FC e o ritmo cardíaco devem ser monitorados com frequência. Cavalos com bloqueio AV de alto grau, que persiste durante o exercício ou após a administração de atropina, devem ficar em repouso e ser reavaliados; são considerados menos seguros do que seus pares de mesma idade. Cavalos com bradiarritmias sintomáticas geralmente têm prognóstico ruim e o seu uso não é considerado seguro.[68]

O desenvolvimento repentino de bloqueio AV completo ou de alto grau pode exigir a administração de atropina ou catecolamina ou estimulação transvenosa temporária. O bloqueio AV de terceiro grau crônico requer tratamento com marca-passo permanente. Os marca-passos foram eficazes em forma epicárdica e transvenosa em vários cavalos e em burros em miniatura, com possível bloqueio AV completo congênito (Figura 9.64; ver também Figura 9.62 C).[198,1134,1153-1156]

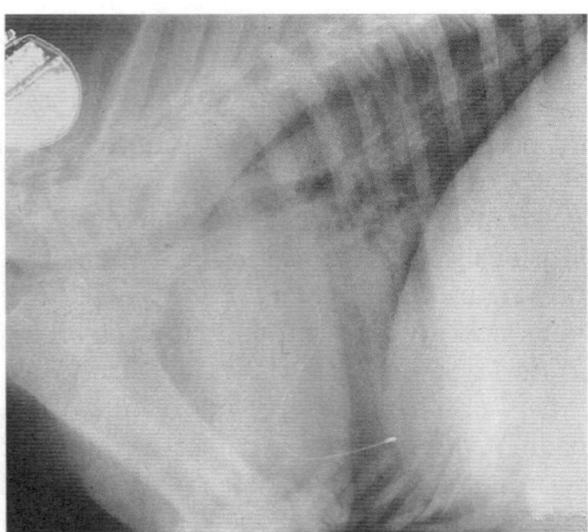

Figura 9.64 Radiografia em perfil de um sistema de estimulação transvenosa permanente em um burro miniatura. O marca-passo é evidente na parte superior esquerda da radiografia. O fino fio de estimulação transvenosa se estende do dispositivo até o ápice do ventrículo direito (VD) pela veia jugular e veia cava.

Bloqueios de condução intraventricular

Os bloqueios de condução intraventricular, como o bloqueio de ramo, são menos comuns e mais difíceis de diagnosticar. O alargamento do complexo QRS e o desvio do eixo são suas principais características (ver Figura 9.63 B).[1133,1136] Ao contrário dos batimentos ventriculares prematuros, o complexo QRS conduzido de maneira aberrante é precedido por uma onda P. Essas anomalias também podem ser observadas após complexos atriais prematuros, superdosagem de sulfato de quinidina, hiperpotassemia grave ou secundárias a taquicardias supraventriculares com resposta ventricular rápida.

Um estudo recente indicou uma alta prevalência de alargamento do QRS em cavalos com FA durante o exercício e sugeriu que podem ser originários de focos ectópicos ventriculares ou de condução intraventricular aberrante, decorrentes, por exemplo, do bloqueio de ramo.[472] De fato, os bloqueios de condução intraventricular que levam à condução ventricular aberrante podem explicar o alto número de complexos atualmente classificados como VPCs registrados nos ECGs em exercício,[54,77-80,82,90,479] porque a diferenciação entre batimentos ectópicos ventriculares e batimentos de condução aberrante originários do nodo sinusal é muito difícil e frequentemente impossível em altas FCs, quando não há ondas P distintas e artefatos de movimento dificultam a interpretação do ECG.

Pré-excitação

A pré-excitação ventricular, ou condução AV acelerada, em humanos e em cães, geralmente se deve a uma via de condução anômala em torno do nodo AV, que serve como um caminho para as taquicardias supraventriculares de reentrada. Esses distúrbios do ritmo podem causar hipotensão e síncope. Ainda não se sabe se as síndromes de pré-excitação são importantes em cavalos. No entanto, os ECGs ocasionalmente mostram evidências de pré-excitação ventricular e são caracterizados por uma relação P-QRS-T, mas com um intervalo PR extremamente curto, excitação precoce do ventrículo com distorção do início do complexo QRS (uma onda delta) e um alargamento geral do complexo QRS (ver Figura 9.63 A).[1069,1147,1157]

Hiperpotassemia

A hiperpotassemia pode causar depressão significativa da condução atrial, AV e ventricular e encurtar a repolarização ventricular. A concentração sérica de potássio é maior em potros com ruptura de bexiga ou ureter e uroperitônio, após oligúria com insuficiência renal, durante choque, em indivíduos com acidose metabólica grave ou após a reposição intravenosa excessiva de potássio.[226,1143-1146] A hiperpotassemia também ocorre em Quartos de Milha com paralisia periódica hiperpotassêmica.[1158,1159]

Alterações no ECG são geralmente evidentes em concentrações séricas de potássio superiores a 6 mEq/ℓ, com maior gravidade em níveis entre 8 e 10 mEq/ℓ. O alargamento e o achatamento da onda P são as mudanças mais observadas. Há prolongamento do intervalo PQ e bradicardia, diminuição da excitabilidade e parada atrial (ritmo sinoventricular), caracterizada por ausência completa de ondas P. A inversão ou o aumento (*tenting*) das ondas T também é provável. O aumento acentuado do complexo QRS pode ser observado em concentrações quase letais de potássio (ver Figura 9.63 C). Assístole ou fibrilação ventricular podem se desenvolver. O intervalo QT não é um indicador confiável de hiperpotassemia induzida e outras alterações eletrolíticas e acidobásicas, inclusive as concentrações séricas de cálcio e sódio, influenciam o efeito da hiperpotassemia no coração.

O tratamento da hiperpotassemia inclui a correção do problema subjacente; infusão de soluções cristaloides isotônicas, dextrose e insulina; e, talvez, a administração de agonistas β_2, sais de cálcio e bicarbonato de sódio. A solução de lactato de Ringer (LRS; 10 a 40 mℓ/kg/h IV) pode ser usada em pacientes com hiperpotassemia. A pequena quantidade de potássio contido na LRS geralmente não é considerada problemática, pois os efeitos benéficos da reposição de volume e tratamento da acidose metabólica superam em grande parte os possíveis efeitos negativos do suprimento adicional de potássio. Alternativamente, soluções de NaCl ou NaCl/dextrose podem ser usadas, mas as soluções de manutenção não devem ser administradas devido ao seu teor relativamente alto de potássio. A dextrose (ou glicose) pode ser administrada em *bolus* de 0,25 a 0,5 g/kg IV durante 15 minutos. A administração regular de insulina (0,1 UI/kg) junto com a infusão de dextrose (0,5 a 1 g/kg IV por 15 minutos) deve ser considerada em casos de hiperpotassemia grave e é mais eficaz. Os agonistas de adrenorreceptores β_2 (p. ex., clembuterol, albuterol/salbutamol), administrados por via intravenosa ou inalatória, podem aumentar os efeitos da insulina e glicose intravenosas, promovendo o movimento de potássio nas células,[1160,1161] mas isso não foi investigado em cavalos. O bicarbonato de sódio pode ser usado em casos de acidose metabólica grave (desde que a ventilação seja adequada) na dose de 1 a 2 mEq/kg IV por 15 minutos ou dependendo do excesso de base (BE) à gasometria (mEq $NaHCO_3$ = 0,3 [–0,5] × BE × kg de peso corpóreo). No entanto, na ausência de acidose grave, o uso de bicarbonato de sódio não é recomendado devido aos riscos associados à sobrecarga de sódio e líquidos,[1160,1161] além do seu efeito de diminuição das concentrações de cálcio ionizado, que pode desestabilizar ainda mais o ritmo. Em casos de arritmias graves com alargamento do QRS, 0,2 a 0,4 mℓ/kg de gliconato de cálcio 23% podem ser administrados por um período de 10 minutos para estabilização do potencial da membrana cardíaca em repouso.

REFERÊNCIAS BIBLIOGRÁFICAS

1. Detweiler DK. Electrocardiogram of the horse. *Fed Proc.* 1952;11:34.
2. Detweiler DK. Auricular fibrillation in horses. *J Am Vet Med Assoc.* 1955;126:47.
3. Patterson DF, Detweiler DK, Glendenning SA. Heart sounds and murmurs of the normal horse. *Ann N Y Acad Sci.* 1965;127:242.
4. Detweiler DK, Patterson DF. The cardiovascular system. In: Catcott EJ, Smithcors JF, eds. *Equine medicine and surgery.* Santa Barbara: American Veterinary Publications; 1972.
5. Bishop SP, Cole CR, Smetzer DL. Functional and morphologic pathology of equine aortic insufficiency. *Pathol Vet.* 1966;3:137.
6. Hamlin RL, Smetzer DL, Smith CR. Analysis of QRS complex recorded through a semiorthogonal lead system in the horse. *Am J Physiol.* 1964;207:325.
7. Hamlin RL, Smith CR. Categorization of common domestic mammels based on their ventricular activation process. *Ann N Y Acad Sci.* 1965;127:195.
8. Hamlin RL, Smetzer DL, Senta T, et al. Atrial activation paths and P waves in horses. *Am J Physiol.* 1970;219:306.
9. Hamlin RL, Klepinger WL, Gilpin KW, et al. Autonomic control of heart rate in the horse. *Am J Physiol.* 1972;222:976.
10. Hamlin RL, Levesque MJ, Kittleson MD. Intramyocardial pressure and distribution of coronary blood flow during systole and diastole in the horse. *Cardiovasc Res.* 1982;16:256.
11. Illera JC, Illera M, Hamlin RL. Unipolar thoracic electrocardiography that induces QRS complexes of relative uniformity from male horses. *Am J Vet Res.* 1987;48:1700.
12. McKeever KH, Hinchcliff KW, Reed SM, et al. Splenectomy alters blood pressure response to incremental treadmill exercise in horses. *Am J Physiol.* 1993;265:R409.
13. Pipers FS, Hamlin RL. Echocardiography in the horse. *J Am Vet Med Assoc.* 1977;170:815.
14. Pipers FS, Hamlin RL, Reef V. Echocardiographic detection of cardiovascular lesions in the horse. *J Equine Med Surg.* 1979;3:68.
15. Senta T, Smetzer DL, Smith CR. Effects of exercise on certain electrocardiographic parameters and cardiac arrhythmias in the horse. A radiotelemetric study. *Cornell Vet.* 1970;60:552.
16. Smetzer DL, Smith CR, Hamlin RL. The fourth heart sound in the equine. *Ann N Y Acad Sci.* 1965;127:306.
17. Smetzer DL, Smith CR. Diastolic heart sounds of horses. *J Am Vet Med Assoc.* 1965;146:937.
18. Smetzer DL, Bishop S, Smith CR. Diastolic murmur of equine aortic insufficiency. *Am Heart J.* 1966;72:488.
19. Smetzer DL, Hamlin RL, Smith CR. Cardiovascular sounds. In: Swenson MJ, ed. *Dukes' Physiology of Domestic Animals.* Ithaca: Comstock Publishing Company, Inc; 1970.
20. Smith CR, Hamlin RL. Regulation of the heart and blood vessels. In: Swenson MJ, ed. *Dukes' Physiology of Domestic Animals.* Ithaca: Comstock Publishers; 1970.
21. Brown CM, Holmes JR. Haemodynamics in the horse: 2. Intracardiac, pulmonary arterial and aortic pressures. *Equine Vet J.* 1978;10:207.
22. Brown CM, Holmes JR. Haemodynamics in the horse: 1. Pressure pulse contours. *Equine Vet J.* 1978;10:188.
23. Brown CM, Holmes JR. Phonocardiography in the horse. 1. The intracardiac phonocardiogram. *Equine Vet J.* 1979;11: 11.
24. Brown CM, Holmes JR. Assessment of myocardial function in the horse. 2. Experimental findings in resting horses. *Equine Vet J.* 1979;11:248.
25. Brown CM, Holmes JR. Phonocardiography in the horse: 2. The relationship of the external phonocardiogram to intracardiac pressure and sound. *Equine Vet J.* 1979;11:183.
26. Brown CM, Holmes JR. Assessment of myocardial function in the horse. 1. Theoretical and technical considerations. *Equine Vet J.* 1979;11:244.
27. Else RW, Holmes JR. Cardiac pathology in the horse. III: clinical correlations. *Equine Vet J.* 1972;4:195.
28. Else RW, Holmes JR. Cardiac pathology in the horse. 1. Gross pathology. *Equine Vet J.* 1972;4:1.
29. Else RW, Holmes JR. Cardiac pathology in the horse. II: microscopic pathology. *Equine Vet J.* 1972;4:57.
30. Gattland L, Holmes JR. ECG recording at rest and during exercise in the horse. *Equine Vet Educ.* 1990;2:28.
31. Hillyer MH, Mair TS, Holmes JR. Treatment of bacterial endocarditis in a Shire mare. *Equine Vet Educ.* 1990;2:5.
32. Holmes JR. The equine heart: problems and difficulties in assessing cardiac function on clinical examination. *Equine Vet J.* 1968;1:10.
33. Holmes JR, Darke PGG, Else RW. Atrial fibrillation in the horse. *Equine Vet J.* 1969;1:212.
34. Holmes JR, Rezakhani A, Else RW. Rupture of a dissecting aortic aneurysm into the left pulmonary artery in a horse. *Equine Vet J.* 1973;5:65.
35. Holmes JR, Rezakhani A. Observations on the T wave of the equine electrocardiogram. *Equine Vet J.* 1975;7:55.
36. Holmes JR. Prognosis of equine cardiac conditions. *Equine Vet J.* 1977;9:181.
37. Holmes JR. Sir Frederick Smith Memorial Lecture. A superb transport system—the circulation. *Equine Vet J.* 1982;14:267.
38. Holmes JR, Miller PJ. Three cases of ruptured mitral valve chordae in the horse. *Equine Vet J.* 1984;16:125.
39. Holmes JR, Henigan M, Williams RB, et al. Paroxysmal atrial fibrillation in racehorses. *Equine Vet J.* 1986;18:37.

40. Holmes JR. Electrocardiography in the diagnosis of common cardiac arrythmias in the horse. *Equine Vet Educ.* 1990;2:24.
41. Holmes JR. The development of clinical cardiology. *Equine Vet J Suppl.* 1995;2.
42. Miller PJ, Holmes JR. Effect of cardiac arrhythmia on left ventricular and aortic blood pressure parameters in the horse. *Res Vet Sci.* 1983;35:190.
43. Miller PJ, Holmes JR. Beat-to-beat variability in QRS potentials recorded with an orthogonal lead system in horses with second degree partial A-V block. *Res Vet Sci.* 1984;37:334.
44. Miller PJ, Holmes JR. Interrelationship of some electrocardiogram amplitudes, time intervals and respiration in the horse. *Res Vet Sci.* 1984;36:370.
45. Miller PJ, Holmes JR. Observations on structure and function of the equine mitral valve. *Equine Vet J.* 1984;16:457.
46. Miller PJ, Holmes JR. Relationships of left side systolic time intervals to beat-by-beat heart-rate and blood pressure variables in some cardiac arrhythmias of the horse. *Res Vet Sci.* 1984;37:18.
47. Miller PJ, Holmes JR. Computer processing of transaortic valve blood pressures in the horse using the first derivative of the left ventricular pressure trace. *Equine Vet J.* 1984;16:210.
48. Miller PJ, Holmes JR. Observations on seven cases of mitral insufficiency in the horse. *Equine Vet J.* 1985;17:181.
49. Voros K, Holmes JR, Gibbs C. Left ventricular volume determination in the horse by two- dimensional echocardiography: an in vitro study. *Equine Vet J.* 1990;22:398.
50. Voros K, Holmes JR, Gibbs C. Anatomical validation of two-dimensional echocardiography in the horse. *Equine Vet J.* 1990;22:392.
51. Voros K, Holmes JR, Gibbs C. Measurement of cardiac dimensions with two-dimensional echocardiography in the living horse. *Equine Vet J.* 1991;23:461.
52. Marr CM, Bowen M. *Cardiology of the Horse*. 2nd ed. Edinburgh: Saunders Elsevier; 2010.
53. Poole DC, Erickson HH. Heart and vessels: function during exercise and training adaptations. In: Hinchcliff KW, Kaneps AJ, Geor RJ, eds. *Equine Sports Medicine and Surgery*. Edinburgh: Saunders Elsevier; 2014.
54. Young LE, van Loon G. Diseases of the heart and vessels. In: Hinchcliff KW, Kaneps AJ, Geor RJ, eds. *Equine Sports Medicine and Surgery*. Edinburgh: W.B. Saunders; 2014.
55. Schwarzwald CC. Cardiovascular pharmacology. In: Robinson NE, Sprayberry KA, eds. *Current Therapy in Equine Medicine 6*. St. Louis: Saunders Elsevier; 2009.
56. Schwarzwald CC. Ultrasonography of the heart. In: Kidd JA, Lu KG, Frazer ML, eds. *Atlas of Equine Ultrasonography*. Chichester, UK: John Wiley & Sons, Ltd; 2014.
57. Schwarzwald CC, Bonagura JD, Muir III WW. The cardiovascular system. In: Muir III WW, Hubbell JAE, eds. *Equine Anesthesia: Monitoring and Emergency Therapy*. St. Louis: Saunders Elsevier; 2009.
58. Jesty SA. Cardiovascular system. In: Divers TJ, ed. *Equine Emergencies*. St. Louis: W.B. Saunders; 2014.
59. Bonagura JD. Congenital heart disease. In: Robinson NE, ed. *Current Therapy in Equine Medicine 5*. St. Louis: W.B. Saunders; 2003.
60. Bowen IM. Cardiac dysrhythmias. In: Robinson NE, ed. *Current Therapy in Equine Medicine 5*. St. Louis: W.B. Saunders; 2003.
61. Durando MM. Evaluation of cardiovascular function in the performance horse. In: Robinson NE, ed. *Current Therapy in Equine Medicine 5*. St. Louis: W.B. Saunders; 2003.
62. Durando MM, Young LE. Cardiovascular examination and diagnostic techniques. In: Robinson NE, ed. *Current Therapy in Equine Medicine 5*. St. Louis: W.B. Saunders; 2003.
63. Leroux A. Aortic root disease. In: Robinson NE, ed. *Current Therapy in Equine Medicine 5*. St. Louis: W.B. Saunders; 2003.
64. Leroux A. Vascular diseases. In: Robinson NE, ed. *Current Therapy in Equine Medicine 5*. St. Louis: W.B. Saunders; 2003.
65. Reef VB. Acquired valvular heart disease. In: Robinson NE, ed. *Current Therapy in Equine Medicine 5*. St. Louis: W.B. Saunders; 2003.
66. Sleeper MM. Myocardial disease. In: Robinson NE, ed. *Current Therapy in Equine Medicine 5*. St. Louis: W.B. Saunders; 2003.
67. Sleeper MM. Acquired pericardial disease. In: Robinson NE, ed. *Current Therapy in Equine Medicine 5*. St. Louis: W.B. Saunders; 2003.
68. Reef VB, Bonagura J, Buhl R, et al. Recommendations for management of equine athletes with cardiovascular abnormalities. *J Vet Intern Med.* 2014;28:749.
69. Kriz NG, Hodgson DR, Rose RJ. Prevalence and clinical importance of heart murmurs in racehorses. *J Am Vet Med Assoc.* 2000;216:1441.
70. Lightfoot G, Jose-Cunilleras E, Rogers K, et al. An echocardiographic and auscultation study of right heart responses to training in young national hunt thoroughbred horses. *Equine Vet J Suppl.* 2006;153.
71. Marr CM, Reef VB. Physiological valvular regurgitation in clinically normal young racehorses: prevalence and two-dimensional colour flow Doppler echocardiographic characteristics. *Equine Vet J Suppl.* 1995;56.
72. Patteson MW, Cripps PJ. A survey of cardiac auscultatory findings in horses. *Equine Vet J.* 1993;25:409.
73. Reef VB. The significance of cardiac auscultatory findings in horses—insight into the age-old dilemma. *Equine Vet J.* 1993;25:393.
74. Young LE, Rogers K, Wood JL. Heart murmurs and valvular regurgitation in thoroughbred racehorses: epidemiology and associations with athletic performance. *J Vet Intern Med.* 2008;22:418.
75. Young LE, Wood JL. Effect of age and training on murmurs of atrioventricular valvular regurgitation in young thoroughbreds. *Equine Vet J.* 2000;32:195.
76. Zucca E, Ferrucci F, Stancari G, et al. The prevalence of cardiac murmurs among Standardbred racehorses presented with poor performance. *J Vet Med Sci.* 2010;72:781.
77. Barbesgaard L, Buhl R, Meldgaard C. Prevalence of exercise-associated arrhythmias in normal performing dressage horses. *Equine Vet J.* 2010;42:202.
78. Buhl R, Meldgaard C, Barbesgaard L. Cardiac arrhythmias in clinically healthy showjumping horses. *Equine Vet J.* 2010;42:196.
79. Buhl R, Petersen EE, Lindholm M, et al. Cardiac arrhythmias in Standardbreds during and after racing-possible association between heart size, valvular regurgitations, and arrhythmias. *J Equine Vet Sci.* 2013;33:590.
80. Jose-Cunilleras E, Young LE, Newton JR, et al. Cardiac arrhythmias during and after treadmill exercise in poorly performing thoroughbred racehorses. *Equine Vet J Suppl.* 2006;163.
81. Morgan RA, Raftery AG, Cripps P, et al. The prevalence and nature of cardiac arrhythmias in horses following general anaesthesia and surgery. *Acta Vet Scand.* 2011;53:62.
82. Slack J, Boston RC, Soma LR, et al. Occurrence of cardiac arrhythmias in Standardbred racehorses. *Equine Vet J.* 2015;47:398.
83. Leroux AA, Detilleux J, Sandersen CF, et al. Prevalence and risk factors for cardiac diseases in a hospital-based population of 3,434 horses (1994–2011). *J Vet Intern Med.* 2013;27:1563.
84. Deem DA, Fregin GF. Atrial fibrillation in horses: a review of 106 clinical cases, with consideration of prevalence, clinical signs, and prognosis. *J Am Vet Med Assoc.* 1982;180:261.
85. Baker JR, Ellis CE. A survey of post mortem findings in 480 horses 1958 to 1980: (1) causes of death. *Equine Vet J.* 1981;13:43.
86. Pipers FS. Applications of diagnostic ultrasound in veterinary medicine. *Equine Vet J.* 1982;14:341.
87. Morris EA, Seeherman HJ. Clinical evaluation of poor performance in the racehorse: the results of 275 evaluations. *Equine Vet J.* 1991;23:169.

88. Mitten LA. Cardiovascular causes of exercise intolerance. *Vet Clin North Am Equine Pract*. 1996;12:473.
89. Reef VB. Clinical approach to poor performance in horses. *Proc Am Coll Vet Internal Med San Diego*. 1989;566.
90. Martin Jr BB, Reef VB, Parente EJ, et al. Causes of poor performance of horses during training, racing, or showing: 348 cases (1992-1996). *J Am Vet Med Assoc*. 2000;216:554.
91. Cronin MTL, Leader GH. Coronary occlusion in a thoroughbred colt. *Vet Rec*. 1952;64:8.
92. Rooney JR, Prickett ME, Crowe MW. Aortic ring rupture in stallions. *Pathol Vet*. 1967;4:268.
93. Pascoe RR, O'Sullivan BM. Sudden death in a Thoroughbred stallion. *Equine Vet J*. 1980;12:211.
94. Platt H. Sudden and unexpected deaths in horses: a review of 69 cases. *Br Vet J*. 1982;138:417.
95. Hughes PE, Howard EB. Endocardial fibroelastosis as a cause of sudden death in the horse. *Equine Pract*. 1984;6:23.
96. Gelberg HB, Zachary JF, Everitt JI, et al. Sudden death in training and racing Thoroughbred horses. *J Am Vet Med Assoc*. 1985;187:1354.
97. Kiryu K, Nakamura T, Kaneko M, et al. Cardiopathology of sudden cardiac death in the race horse. *Heart Vessels Suppl*. 1987;2:40.
98. Lucke VM. Sudden death (editorial). *Equine Vet J*. 1987;19:85.
99. Brown CM, Kaneene JB, Taylor RF. Sudden and unexpected death in horses and ponies: an analysis of 200 cases. *Equine Vet J*. 1988;20:99.
100. Allen JR, Heidel JR, Hodgson DR, et al. Spontaneous rupture of the great coronary vein in a pony. *Equine Vet J*. 1987;19:145.
101. Leblond A, Villard I, Leblond L, et al. A retrospective evaluation of the causes of death of 448 insured French horses in 1995. *Vet Res Commun*. 2000;24:85.
102. Schiff P, Knottenbelt DC. Sudden death in a 11-year-old Thoroughbred stallion. *Equine Vet Educ*. 1990;2:8.
103. Boden LA, Charles JA, Slocombe RF, et al. Sudden death in racing Thoroughbreds in Victoria, Australia. *Equine Vet J*. 2005;37:269.
104. Navas de Solis C. Exercising arrhythmias and sudden cardiac death in horses: review of the literature and comparative aspects. *Equine Vet J*. 2016;48:406.
105. Lyle CH, Blissitt KJ, Kennedy RN, et al. Risk factors for race-associated sudden death in Thoroughbred racehorses in the UK (2000-2007). *Equine Vet J*. 2012;44:459.
106. Lyle CH, Uzal FA, McGorum BC, et al. Sudden death in racing Thoroughbred horses: an international multicentre study of post mortem findings. *Equine Vet J*. 2011;43:324.
107. Sisson S, Grossman JD. *Anatomy of the Domestic Animals*. 4th ed. Philadelphia: W.B. Saunders; 1953.
108. Geddes LA, Hoff HE, McCrady JD. Some aspects of the cardiovascular physiology of the horse. *[Baylor Univ College of Medicine] Cardiovascular Res Center Bull*. 1965;3:80.
109. Schummer A, Wilkens H, Vollmerhaus B, et al. The circulatory system, the skin, and the cutaneous organs of the domestic mammals, the anatomy of the domestic animals. In: Nickel R, Schummer A, Seiferle E, eds. vol. 3. Berlin: Verlag Paul Parey; 1981.
110. Berne RM, Levy MN. *Cardiovascular Physiology*. 8th ed. St. Louis: C.V. Mosby; 2001.
111. Dyce KM, Sack WO, Wensing CJG. The cardiovascular system. In: Dyce KM, Sack WO, Wensing CJG, eds. *Textbook of Veterinary Anatomy*. Philadelphia: Elsevier Saunders; 2002.
112. Opie LH. *Heart Physiology: From Cell to Circulation*. Philadelphia: Lippincott Williams & Wilkins; 2004.
113. Katz AM. *Physiology of the Heart*. 5th ed. Philadelphia: Wolters Kluwer; 2010.
114. Klabunde RE. *Cardiovascular Physiology Concepts*. 2nd ed. Philadelphia, PA: Lippincott Williams & Wilkins/Wolters Kluwer; 2012.
115. Hall JE. The heart. In: Hall JE, ed. *Guyton and Hall: Textbook of Medical Physiology*. Philadelphia: Saunders Elsevier; 2016.
116. Hall JE. The circulation. In: Hall JE, ed. *Guyton and Hall: TextBook of Medical Physiology*. Philadelphia: Saunders Elsevier; 2016.
117. Lilly LS. *Pathyophysiology of Heart Disease*. 6th ed. Philadelphia, PA: Wolters Kluwer; 2016.
118. Muir WW, Hubbell JAE. Cardiopulmonary resuscitation. In: Muir WW, Hubbell JAE, eds. *Equine Anesthesia—Monitoring and Emergency Therapy*. St. Louis: Saunders Elsevier; 2009.
119. Rainey JW. A specific arthritis with pericarditis affecting young horses in Tasmania. *Aust Vet J*. 1944;20:204.
120. Ryan AF, Rainey JW. A specific arthritis with pericarditis affecting horses in Tasmania. *Aust Vet J*. 1945;21:146.
121. Wagner P, Miller R, Merritt F, et al. Constrictive pericarditis in the horse. *J Equine Med Surg*. 1977;1:242.
122. Reef VB. Advances in echocardiography. *Vet Clin North Am Equine Pract*. 1991;7:435.
123. Rantanen NW. Diseases of the heart. *Vet Clin North Am Equine Pract*. 1986;2:33.
124. Marr CM. Equine echocardiography—sound advice at the heart of the matter. *Br Vet J*. 1994;150:527.
125. Hardy J, Robertson JT, Reed SM. Constrictive pericarditis in a mare: attempted treatment by partial pericardiectomy. *Equine Vet J*. 1992;24:151.
126. Freestone JF, Thomas WP, Carlson GP, et al. Idiopathic effusive pericarditis with tamponade in the horse. *Equine Vet J*. 1987;19:38.
127. Dill SG, Simoncini DC, Bolton GR, et al. Fibrinous pericarditis in the horse. *J Am Vet Med Assoc*. 1982;180:266.
128. Carnine BL, Schneider G, Cook JE, et al. Pericardial mesothelioma in a horse. *Vet Pathol*. 1977;14:513.
129. Bonagura JD, Herring DS, Welker F. Echocardiography. *Vet Clin North Am Equine Pract*. 1985;1:311.
130. Bonagura JD, Blissitt KJ. Echocardiography. *Equine Vet J Suppl*. 1995;5.
131. Birks EK, Hultgren BD. Pericardial haemangiosarcoma in a horse. *J Comp Pathol*. 1988;99:105.
132. Wijnberg ID, Vink-Nooteboom M, Sloet van Oldruitenborgh-Oosterbaan MM. Idiopathic pericardial effusion with tamponade in a Friesian gelding. *Tijdschr Diergeneeskd*. 1997;122:216.
133. Worth LT, Reef VB. Pericarditis in horses: 18 cases (1986-1995). *J Am Vet Med Assoc*. 1998;212:248.
134. Bolin DC, Donahue JM, Vickers ML, et al. Microbiologic and pathologic findings in an epidemic of equine pericarditis. *J Vet Diagn Invest*. 2005;17:38.
135. Perkins SL, Magdesian KG, Thomas WP, et al. Pericarditis and pleuritis caused by *Corynebacterium pseudotuberculosis* in a horse. *J Am Vet Med Assoc*. 2004;224:1133.
136. Seahorn JL, Slovis NM, Reimer JM, et al. Case-control study of factors associated with fibrinous pericarditis among horses in central Kentucky during spring 2001. *J Am Vet Med Assoc*. 2003;223:832.
137. Armstrong SK, Raidal SL, Hughes KJ. Fibrinous pericarditis and pericardial effusion in three neonatal foals. *Aust Vet J*. 2014;92:392.
138. Baker D, Kreeger J. Infiltrative lipoma in the heart of a horse. *Cornell Vet*. 1987;77:258.
139. Dill SG, Moise NS, Meschter CL. Cardiac failure in a stallion secondary to metastasis of an anaplastic pulmonary carcinoma. *Equine Vet J*. 1986;18:414.
140. Byars TD, Dainis CM, Seltzer KL, et al. Cranial thoracic masses in the horse: a sequel to pleuropneumonia. *Equine Vet J*. 1991;23:22.
141. Evans DL. Cardiac respones to exercise and training. In: Marr CM, ed. *Cardiology of the Horse*. London: WB Saunders; 1999.
142. Buhl R, Ersboll AK, Eriksen L, et al. Changes over time in echocardiographic measurements in young Standardbred racehorses undergoing training and racing and association with racing performance. *J Am Vet Med Assoc*. 2005;226:1881.

143. Rugh KS, Garner HE, Sprouse RF, et al. Left ventricular hypertrophy in chronically hypertensive ponies. *Lab Anim Sci.* 1987;37:335.
144. Braunwald E, Bonow RO. *Braunwald's Heart Disease: A Text-Book of Cardiovascular Medicine.* 9th ed. Philadelphia: Saunders; 2012.
145. Cranley JJ, McCullagh KG. Ischaemic myocardial fibrosis and aortic strongylosis in the horse. *Equine Vet J.* 1981;13:35.
146. Dudan F, Rossi GL, Luginbuhl H. Cardiovascular study of the horse: relationships between vascular and tissue lesions in the myocardium. II. *Schweiz Arch Tierheilkd.* 1984;126:527.
147. Dudan F, Rossi GL, Luginbuhl H. Cardiovascular study in the horse: relationship between vascular and myocardial lesions. 3. *Schweiz Arch Tierheilkd.* 1985;127:319.
148. Reef VB, Bain FT, Spencer PA. Severe mitral regurgitation in horses: clinical, echocardiographic and pathological findings. *Equine Vet J.* 1998;30:18.
149. Traub-Dargatz JL, Schlipf Jr JW, Boon J, et al. Ventricular tachycardia and myocardial dysfunction in a horse. *J Am Vet Med Assoc.* 1994;205:1569.
150. Kiryu K, Machida N, Kashida Y, et al. Pathologic and electrocardiographic findings in sudden cardiac death in racehorses. *J Vet Med Sci.* 1999;61:921.
151. Fregin GF. The cardiovascular system. In: Mansmann RA, McCallister ES, Pratt PW, eds. *Equine Medicine and Surgery.* Santa Barbara: American Veterinary Publications Inc; 1982.
152. Bonagura JD. Equine heart disease. An overview. *Vet Clin North Am Equine Pract.* 1985;1:267.
153. Stern JA, Reina Doreste Y, Barnett S, et al. Resolution of sustained narrow complex ventricular tachycardia and tachycardia-induced cardiomyopathy in a Quarter Horse following quinidine therapy. *J Vet Cardiol.* 2012;14(3):445–451.
154. Doonan GR, Brown CM, Mullaney TP, et al. Monensin poisoning in horses—an international incident. *Can Vet J.* 1989;30:165.
155. Mollenhauer HH, Rowe LD, Witzel DA. Effect of monensin on the morphology of mitochondria in rodent and equine striated muscle. *Vet Hum Toxicol.* 1984;26:15.
156. Amend JF, Mallon FM, Wren WB, et al. Equine monensin toxicosis: some experimental clinicopathologic observations. *Compend Cont Educ Pract Vet.* 1980;2:S172.
157. Amend JF, Nichelson RL, Freeland LR, et al. Clinical toxicology of an antibiotic ionophore (monensin) in ponies and horses; diagnostic markers and therapeutic considerations. In: Miert ASJPAMV, Bogaert MG, Debackere M, eds. *Comparative Veterinary Pharmacology, Toxicology and Therapy.* Netherlands: Springer; 1986.
158. Bezerra PS, Driemeier D, Loretti AP, et al. Monensin poisoning in Brazilian horses. *Vet Hum Toxicol.* 1999;41:383.
159. Bila CG, Perreira CL, Gruys E. Accidental monensin toxicosis in horses in Mozambique. *J S Afr Vet Assoc.* 2001;72:163.
160. Hughes KJ, Hoffmann KL, Hodgson DR. Long-term assessment of horses and ponies post exposure to monensin sodium in commercial feed. *Equine Vet J.* 2009;41:47.
161. Decloedt A, Verheyen T, Sys S, et al. Tissue Doppler imaging and 2-dimensional speckle tracking of left ventricular function in horses exposed to lasalocid. *J Vet Intern Med.* 2012;26:1209.
162. Decloedt A, Verheyen T, De Clercq D, et al. Acute and long-term cardiomyopathy and delayed neurotoxicity after accidental lasalocid poisoning in horses. *J Vet Intern Med.* 2012;26:1005.
163. Divers TJ, Kraus MS, Jesty SA, et al. Clinical findings and serum cardiac troponin I concentrations in horses after intragastric administration of sodium monensin. *J Vet Diagn Invest.* 2009;21:338.
164. Schefer KD, Hagen R, Ringer SK, et al. Laboratory, electrocardiographic, and echocardiographic detection of myocardial damage and dysfunction in an Arabian mare with nutritional masseter myodegeneration. *J Vet Intern Med.* 2011;25:1171.
165. Barigye R, Dyer NW, Newell TK. Fatal myocardial degeneration in an adult Quarter Horse with vitamin E deficiency. *J Equine Vet Sci.* 2007;27:405.
166. Sweeney RW, Hamir AN, Fisher RR. Lymphosarcoma with urinary bladder infiltration in a horse. *J Am Vet Med Assoc.* 1991;199:1177.
167. Reef VB. Stress echocardiography and its role in performance assessment. *Vet Clin North Am Equine Pract.* 2001;17:179.
168. Schefer KD, Bitschnau C, Weishaupt MA, et al. Quantitative analysis of stress echocardiograms in healthy horses with 2-dimensional (2D) echocardiography, anatomical M-mode, tissue Doppler imaging, and 2D speckle tracking. *J Vet Intern Med.* 2010;24:918.
169. Bowen IM, Marr CM, Chester AH, et al. In-vitro contraction of the equine aortic valve. *J Heart Valve Dis.* 2004;13:593.
170. Rooney JR, Franks WC. Congenital cardiac anomalies in horses. *Vet Pathol.* 1964;1:454.
171. Bayly WM, Reed SM, Leathers CW, et al. Multiple congenital heart anomalies in five Arabian foals. *J Am Vet Med Assoc.* 1982;181:684.
172. Vitums A, Bayly WM. Pulmonary atresia with dextroposition of the aorta and ventricular septal defect in three Arabian foals. *Vet Pathol.* 1982;19:160.
173. McClure JJ, Gaber CE, Watters JW, et al. Complete transposition of the great arteries with ventricular septal defect and pulmonary stenosis in a Thoroughbred foal. *Equine Vet J.* 1983;15:377.
174. Tadmor A, Fischel R, Tov AS. A condition resembling hypoplastic left heart syndrome in a foal. *Equine Vet J.* 1983;15:175.
175. Musselman EE, LoGuidice RJ. Hypoplastic left ventricular syndrome in a foal. *J Am Vet Med Assoc.* 1984;185:542.
176. Crowe MW, Swerczek TW. Equine congenital defects. *Am J Vet Res.* 1985;46:353.
177. Physick-Sheard PW, Maxie MG, Palmer NC, et al. Atrial septal defect of the persistent ostium primum type with hypoplastic right ventricle in a Welsh pony foal. *Can J Comp Med.* 1985;49:429.
178. Reef VB. Cardiovascular disease in the equine neonate. *Vet Clin North Am Equine Pract.* 1985;1:117.
179. Clark ES, Reef VB, Sweeney CR, et al. Aortic valve insufficiency in a one-year-old colt. *J Am Vet Med Assoc.* 1987;191:841.
180. Reef VB, Mann P. Echocardiographic diagnosis of tricuspid atresia in two foals. *J Am Vet Med Assoc.* 1987;191:225.
181. Sojka JE. Persistent truncus arteriosus in a foal. *Equine Pract.* 1987;9:19.
182. Zamora CS, Vitums A, Nyrop KA, et al. Atresia of the right atrioventricular orifice with complete transposition of the great arteries in a horse. *Anat Histol Embryol.* 1989;18:177.
183. Cargile J, Lombard C, Wilson JH, et al. Tetralogy of Fallot and segmental uterine aplasia in a three-year-old Morgan filly. *Cornell Vet.* 1991;81:411.
184. Hinchcliff KW, Adams WM. Critical pulmonary stenosis in a newborn foal. *Equine Vet J.* 1991;23:318.
185. deGroot J, Sloet van Oldruitenborgh-Oosterbaan MM, van der Linde Sipman JS, et al. Heart diseases in foals. A literature review exemplified by 2 case reports. *Tijdschr Diergeneeskd.* 1996;121:382.
186. Meurs KM, Miller MW, Hanson C, et al. Tricuspid valve atresia with main pulmonary artery atresia in an Arabian foal. *Equine Vet J.* 1997;29:160.
187. Schober KE, Kaufhold J, Kipar A. Mitral valve dysplasia in a foal. *Equine Vet J.* 2000;32:170.
188. Gehlen H, Bubeck K, Stadler P. Valvular pulmonic stenosis with normal aortic root and intact ventricular and atrial septa in an Arabian horse. *Equine Vet Educ.* 2001;13:286.
189. Taylor SE, Else RW, Keen JA. Congenital aortic valve dysplasia in a Clydesdale foal. *Equine Vet Educ.* 2007;19:463.
190. Hall TL, Magdesian KG, Kittleson MD. Congenital cardiac defects in neonatal foals: 18 cases (1992-2007). *J Vet Intern Med.* 2010;24:206.
191. Brown CM. Acquired cardiovascular disease. *Vet Clin North Am Equine Pract.* 1985;1:371.

192. Sage AM. Cardiac disease in the geriatric horse. *Vet Clin North Am Equine Pract.* 2002;18:575.
193. Innes JR, Berger J, Francis J. Subacute bacterial endocarditis with pulmonary embolism in a horse associated with *Shigella equirulis. Br Vet J.* 1950;106:245.
194. Bonagura JD, Pipers FS. Echocardiographic features of aortic valve endocarditis in a dog, a cow, and a horse. *J Am Vet Med Assoc.* 1983;182:595.
195. Buergelt CD, Cooley AJ, Hines SA, et al. Endocarditis in six horses. *Vet Pathol.* 1985;22:333.
196. McCormick BS, Peet RL, Downes K. *Erysipelothrix rhusiopathiae* vegetative endocarditis in a horse. *Aust Vet J.* 1985;62:392.
197. Dedrick P, Reef VB, Sweeney RW, et al. Treatment of bacterial endocarditis in a horse. *J Am Vet Med Assoc.* 1988;193:339.
198. Hamir AN, Reef VB. Complications of a permanent transvenous pacing catheter in a horse. *J Comp Pathol.* 1989;101:317.
199. Collatos C, Clark ES, Reef VB, et al. Septicemia, atrial fibrillation, cardiomegaly, left atrial mass, and *Rhodococcus equi* septic osteoarthritis in a foal. *J Am Vet Med Assoc.* 1990;197:1039.
200. Nilsfors L, Lombard CW, Weckner D, et al. Diagnosis of pulmonary valve endocarditis in a horse. *Equine Vet J.* 1991;23:479.
201. Ewart S, Brown C, Derksen F, et al. *Serratia marcescens* endocarditis in a horse. *J Am Vet Med Assoc.* 1992;200:961.
202. Ball MA, Weldon AD. Vegetative endocarditis in an Appaloosa gelding. *Cornell Vet.* 1992;82:301.
203. Pace LW, Wirth NR, Foss RR, et al. Endocarditis and pulmonary aspergillosis in a horse. *J Vet Diagn Invest.* 1994;6:504.
204. Travers CW, van den Berg JS. *Pseudomonas* spp. associated vegetative endocarditis in two horses. *J S Afr Vet Assoc.* 1995;66:172.
205. Maxson AD, Reef VB. Bacterial endocarditis in horses: ten cases (1984-1995). *Equine Vet J.* 1997;29:394.
206. Church S, Harrigan KE, Irving AE, et al. Endocarditis caused by *Pasteurella caballi* in a horse. *Aust Vet J.* 1998;76:528.
207. Patteson MW, Blissitt KJ. Evaluation of cardiac murmurs in horses. 1. *Clinical Examination, In Pract.* 1996;18:367.
208. Buhl R, Ersboll AK, Eriksen L, et al. Use of color Doppler echocardiography to assess the development of valvular regurgitation in Standardbred trotters. *J Am Vet Med Assoc.* 2005;227:1630.
209. Buhl R, Ersboll AK. Effect of light exercise on valvular regurgitation in Standardbred trotters. *Equine Vet J Suppl.* 2006;178.
210. Young LE, Helwegen MM, Rogers K, et al. Associations between exercise-induced pulmonary haemorrhage, right ventricular dimensions and atrioventricular valve regurgitation in conditioned national hunt racehorses. *Equine Vet J Suppl.* 2006;193.
211. Buhl R, Ersboll AK. Echocardiographic evaluation of changes in left ventricular size and valvular regurgitation associated with physical training during and after maturity in Standardbred trotters. *J Am Vet Med Assoc.* 2012;240:205.
212. Brown CM, Bell TG, Paradis MR, et al. Rupture of mitral chordae tendineae in two horses. *J Am Vet Med Assoc.* 1983;182:281.
213. Reef VB. Mitral valvular insufficiency associated with ruptured chordae tendineae in three foals. *J Am Vet Med Assoc.* 1987;191:329.
214. Marr CM, Love S, Pirie HM, et al. Confirmation by Doppler echocardiography of valvular regurgitation in a horse with a ruptured chorda tendinea of the mitral valve. *Vet Rec.* 1990;127:376.
215. Kiryu K, Kaneko M, Kanemaru T, et al. Cardiopathology of sinoatrial block in horses. *Nihon Juigaku Zasshi.* 1985;47:45.
216. Matsui K, Sugano S, Amada A. Heart rate and ECG response to twitching in Thoroughbred foals and mares. *Nihon Juigaku Zasshi.* 1986;48:305.
217. Matsui K, Sugano S. Relation of intrinsic heart-rate and autonomic nervous tone to resting heart-rate in the young and the adult of various domestic-animals. *Jpn J Vet Sci.* 1989;51:29.
218. Moore EN, Spear JF. Electrophysiological studies on atrial fibrillation. *Heart Vessels Suppl.* 1987;2:32.
219. Meijler FL, Kroneman J, van der Tweel I, et al. Nonrandom ventricular rhythm in horses with atrial fibrillation and its significance for patients. *J Am Coll Cardiol.* 1984;4:316.
220. Meijler FL. Atrioventricular conduction versus heart size from mouse to whale. *J Am Coll Cardiol.* 1985;5:363.
221. Meijler FL, van der Tweel I. Comparative study of atrial fibrillation and AV conduction in mammals. *Heart Vessels Suppl.* 1987;2:24.
222. Raekallio M. Long term ECG recording with Holter monitoring in clinically healthy horses. *Acta Vet Scand.* 1992;33:71.
223. Mill J, Hanak J. Diagnosis of heart valve defects, arrhythmia and functional disorders of cardiac conduction in competition horses and racehorses. *Arch Exp Veterinarmed.* 1985;39:319.
224. Tschudi P. Electrocardiography in the horse. (2). Disorders of impulse formation and impulse conduction. *Tierarztl Prax.* 1985;13:529.
225. Reef VB. Heart murmurs irregularities and other cardiac abnormalities. In: Brown C, ed. *Problems in Equine Medicine.* New York: Lea & Febiger; 1992.
226. Bonagura JD, Miller MS. Common conduction disturbances. [ECG in the horse]. *J Equine Vet Sci.* 1986;6:23.
227. Reef VB. Twenty-four hour rhythm monitoring. In: Mayhew I, ed. *Equine Medicine and Surgery IV.* Santa Barbara: American Veterinary Publications; 1991.
228. Slinker BK, Campbell KB, Alexander JE, et al. Arterial baroreflex control of heart rate in the horse, pig, and calf. *Am J Vet Res.* 1926;43:1982.
229. Meijler FL. Atrial fibrillation—a new look at an old arrhythmia. *J Am Coll Cardiol.* 1983;2:391.
230. Horn J, Bailey S, Berhane Y, et al. Density and binding characteristics of beta-adrenoceptors in the normal and failing equine myocardium. *Equine Vet J.* 2002;34:411.
231. Badino P, Odore R, Re G. Are so many adrenergic receptor subtypes really present in domestic animal tissues? A pharmacological perspective. *Vet J.* 2005;170:163.
232. Evans DL, Rose RJ. Determination and repeatability of maximum oxygen uptake and other cardiorespiratory measurements in the exercising horse. *Equine Vet J.* 1988;20:94.
233. Evans DL, Rose RJ. Cardiovascular and respiratory responses in Thoroughbred horses during treadmill exercise. *J Exp Biol.* 1988;134:397.
234. Landgren GL, Gillespie JR, Fedde MR, et al. O_2 transport in the horse during rest and exercise. *Adv Exp Med Biol.* 1988;227:333.
235. Littlejohn A, Snow DH. Circulatory, respiratory and metabolic responses in Thoroughbred horses during the first 400 meters of exercise. *Eur J Appl Physiol Occup Physiol.* 1988;58:307.
236. Marsland WP. Heart rate response to submaximal exercise in the Standardbred horse. *J Appl Physiol.* 1968;24:98.
237. Donaldson LL. Retrospective assessment of dobutamine therapy for hypotension in anesthetized horses. *Vet Surg.* 1988;17:53.
238. Swanson CR, Muir 3rd WW, Bednarski RM, et al. Hemodynamic responses in halothane-anesthetized horses given infusions of dopamine or dobutamine. *Am J Vet Res.* 1985;46:365.
239. Trim CM, Moore JN, White NA. Cardiopulmonary effects of dopamine hydrochloride in anaesthetised horses. *Equine Vet J.* 1985;17:41.
240. Whitton DL, Trim CM. Use of dopamine hydrochloride during general anesthesia in the treatment of advanced atrioventricular heart block in four foals. *J Am Vet Med Assoc.* 1985;187:1357.
241. Young LE, Blissitt KJ, Clutton RE, et al. Temporal effects of an infusion of dobutamine hydrochloride in horses anesthetized with halothane. *Am J Vet Res.* 1998;59:1027.
242. Weil AB, Keegan RD, Greene SA. Effect of low-dose atropine administration on dobutamine dose requirement in horses

anesthetized with detomidine and halothane. *Am J Vet Res.* 1997;58:1436.

243. Sandersen CF, Detilleux J, Delguste C, et al. Atropine reduces dobutamine-induced side effects in ponies undergoing a pharmacological stress protocol. *Equine Vet J.* 2005;37:128.
244. Sandersen CF, Detilleux J, de Moffarts B, et al. Effect of atropine-dobutamine stress test on left ventricular echocardiographic parameters in untrained warmblood horses. *J Vet Intern Med.* 2006;20:575.
245. Light GS, Hellyer PW. Effects of atropine on the arrhythmogenic dose of dobutamine in xylazine-thiamylal-halothane-anesthetized horses. *Am J Vet Res.* 1993;54:2099.
246. Hinchcliff KW, McKeever KH, Muir 3rd WW. Hemodynamic effects of atropine, dobutamine, nitroprusside, phenylephrine, and propranolol in conscious horses. *J Vet Intern Med.* 1991;5:80.
247. Frye MA, Bright JM, Dargatz DA, et al. A comparison of dobutamine infusion to exercise as a cardiac stress test in healthy horses. *J Vet Intern Med.* 2003;17:58.
248. Hardy J, Bednarski RM, Biller DS. Effect of phenylephrine on hemodynamics and splenic dimensions in horses. *Am J Vet Res.* 1994;55:1570.
249. Hollis AR, Ousey JC, Palmer L, et al. Effects of norepinephrine and a combined norepinephrine and dobutamine infusion on systemic hemodynamics and indices of renal function in normotensive neonatal thoroughbred foals. *J Vet Intern Med.* 2006;20:1437.
250. Valverde A, Giguere S, Sanchez LC, et al. Effects of dobutamine, norepinephrine, and vasopressin on cardiovascular function in anesthetized neonatal foals with induced hypotension. *Am J Vet Res.* 2006;67:1730.
251. Craig CA, Haskins SC, Hildebrand SV. The cardiopulmonary effects of dobutamine and norepinephrine in isoflurane-anesthetized foals. *Vet Anaesth Analg.* 2007;34:377.
252. Hollis AR, Ousey JC, Palmer L, et al. Effects of norepinephrine and combined norepinephrine and fenoldopam infusion on systemic hemodynamics and indices of renal function in normotensive neonatal foals. *J Vet Intern Med.* 2008;22:1210.
253. Ohta M, Kurimoto S, Ishikawa Y, et al. Cardiovascular effects of dobutamine and phenylephrine infusion in sevoflurane-anesthetized Thoroughbred horses. *J Vet Med Sci.* 2013;75:1443.
254. Fantoni DT, Marchioni GG, Ida KK, et al. Effect of ephedrine and phenylephrine on cardiopulmonary parameters in horses undergoing elective surgery. *Vet Anaesth Analg.* 2013;40:367.
255. Benamou AE, Marlin DJ, Lekeux P. Equine pulmonary and systemic haemodynamic responses to endothelin-1 and a selective ET(A) receptor antagonist. *Equine Vet J.* 2001;33:337.
256. Benamou AE, Marlin DJ, Lekeux P. Endothelin in the equine hypoxic pulmonary vasoconstrictive response to acute hypoxia. *Equine Vet J.* 2001;33:345.
257. Benamou AE, Marlin DJ, Callingham BC, et al. Spasmogenic action of endothelin-1 on isolated equine pulmonary artery and bronchus. *Equine Vet J.* 2003;35:190.
258. Gasthuys F, De Moor A, Parmentier D. Cardiovascular effects of low dose calcium chloride infusions during halothane anaesthesia in dorsally recumbent ventilated ponies. *Zentralbl Veterinarmed A.* 1991;38:728.
259. Schwarzwald CC, Bonagura JD, Luis-Fuentes V. Effects of diltiazem on hemodynamic variables and ventricular function in healthy horses. *J Vet Intern Med.* 2005;19:703.
260. Rooney JR. Internal hemorrhage related to gestation in the mare. *Cornell Vet.* 1964;54:11.
261. van der Linde-Sipman JS, Kroneman J, Meulenaar H, et al. Necrosis and rupture of the aorta and pulmonary trunk in four horses. *Vet Pathol.* 1985;22:51.
262. Roby KA, Reef VB, Shaw DP, et al. Rupture of an aortic sinus aneurysm in a 15-year-old broodmare. *J Am Vet Med Assoc.* 1986;189:305.
263. Marr CM, Reef VB, Brazil TJ, et al. Aorto-cardiac fistulas in seven horses. *Vet Radiol Ultrasound.* 1998;39:22.
264. Sleeper MM, Durando MM, Miller M, et al. Aortic root disease in four horses. *J Am Vet Med Assoc.* 2001;219:491.
265. Ploeg M, Saey V, de Bruijn CM, et al. Aortic rupture and aorto-pulmonary fistulation in the Friesian horse: characterisation of the clinical and gross post mortem findings in 24 cases. *Equine Vet J.* 2013;45:101.
266. Ploeg M, Saey V, Delesalle C, et al. Thoracic aortic rupture and aortopulmonary fistulation in the Friesian horse: histomorphologic characterization. *Vet Pathol.* 2015;52:152.
267. Maxie MG, Physick-Sheard PW. Aortic-iliac thrombosis in horses. *Vet Pathol.* 1985;22:238.
268. Reef VB, Roby KAW, Richardson DW, et al. Use of ultrasonography for the detection of aortic-iliac thrombosis in horses. *J Am Vet Med Assoc.* 1987;190:286.
269. Azzie MAJ. Clinical diagnosis of equine aortic iliac thrombosis and its histopathology as compared with that of the strongyle aneurysm. *Proc Am Assoc Equine Pract.* 1972. San Francisco.
270. Edwards GB, Allen WE. Aorto-iliac thrombosis in two horses: clinical course of the disease and use of real-time ultrasonography to confirm diagnosis. *Equine Vet J.* 1988;384:1988.
271. Azzie MAJ. Aortic/iliac thrombosis of Thoroughbred horses. *Equine Vet J.* 1969;1:113.
272. Physick-Sheard PW, Maxie MG. Aortoiliofemoral arteriosclerosis. In: Robinson NE, ed. *Current Therapy in Equine Medicine 1.* Phildelphia: W.B. Saunders; 1983.
273. Reef VB. Vasculitis. In: Robinson NE, ed. *Current Therapy in Equine Medicine 3.* Philadelphia: WB Saunders; 1992.
274. Patteson MW, Gibbs C, Wotton PR, et al. Effects of sedation with detomidine hydrochloride on echocardiographic measurements of cardiac dimensions and indices of cardiac function in horses. *Equine Vet J Suppl.* 1995;33.
275. Raisis AL, Young LE, Blissitt KJ, et al. A comparison of the haemodynamic effects of isoflurane and halothane anaesthesia in horses. *Equine Vet J.* 2000;32:318.
276. Young LE, Blissitt KJ, Clutton RE, et al. Feasibility of transoesophageal echocardiography for evaluation of left ventricular performance in anaesthetised horses. *Equine Vet J Suppl.* 1995;63.
277. Young LE, Blissitt KJ, Clutton RE, et al. Temporal effects of an infusion of dopexamine hydrochloride in horses anesthetized with halothane. *Am J Vet Res.* 1997;58:516.
278. Young LE, Blissitt KJ, Clutton RE, et al. Haemodynamic effects of a sixty minute infusion of dopamine hydrochloride in horses anaesthetised with halothane. *Equine Vet J.* 1998;30:310.
279. Lightowler C, Piccione G, Fazio F, et al. Systolic time intervals assessed by 2-D echocardiography and spectral Doppler in the horse. *Animal Science Journal.* 2003;74:505.
280. Reef VB, Lalezari K, De Boo J, et al. Pulsed-wave Doppler evaluation of intracardiac blood flow in 30 clinically normal Standardbred horses. *Am J Vet Res.* 1989;50:75.
281. Blissitt KJ, Bonagura JD. Pulsed wave Doppler echocardiography in normal horses. *Equine Vet J Suppl.* 1995;38.
282. Welker FH, Muir WW. An investigation of the second heart sound in the normal horse. *Equine Vet J.* 1990;22:403.
283. Smith BL, Jones JH, Pascoe JR, et al. Why are left atrial pressures high in exercising horses? *Physiologist.* 1992;35.
284. Jones JH, Smith BL, Birks EK, et al. Left atrial and pulmonary arterial pressures in exercising horses. *FASEB J.* 1992;6:A2020.
285. Long KJ. Doppler echocardiography in the horse. *Equine Vet Educ.* 1990;2:15.
286. Schwarzwald CC, Schober KE, Bonagura JD. Methods and reliability of tissue Doppler imaging for assessment of left ventricular radial wall motion in horses. *J Vet Intern Med.* 2009;23:643.
287. Schwarzwald CC, Schober KE, Bonagura JD. Methods and reliability of echocardiographic assessment of left atrial size and mechanical function in horses. *Am J Vet Res.* 2007;68:735.
288. Pagel PS, Kehl F, Gare M, et al. Mechanical function of the left atrium: new insights based on analysis of pressure-vol-

ume relations and Doppler echocardiography. *Anesthesiology*. 2003;98:975.
289. Schwarzwald CC, Schober KE, Bonagura JD. Echocardiographic evidence of left atrial mechanical dysfunction after conversion of atrial fibrillation to sinus rhythm in 5 horses. *J Vet Intern Med*. 2007;21:820.
290. DeClercq D, VanLoon G, Tavernier R, et al. Atrial and ventricular electrical and contractile remodeling and reverse remodeling owing to short-term pacing-induced atrial fibrillation in horses. *J Vet Intern Med*. 2008;22:1353.
291. Decloedt A, Schwarzwald CC, De Clercq D, et al. Risk factors for recurrence of atrial fibrillation in horses after cardioversion to sinus rhythm. *J Vet Intern Med*. 2015;29:946.
292. Muir WW, Hubbell JAE. *Equine Anesthesia—Monitoring and Emergency Therapy*. 2nd ed. St. Louis: Saunders Elsevier; 2009.
293. Hinchcliff KW, Kaneps AJ, Geor RJ. *Equine Sports Medicine and Surgery*. 2nd ed. Edinburgh: Saunders Elsevier; 2014.
294. Kutter AP, Bettschart-Wolfensberger R, Schwarzwald CC, et al. Evaluation of the non-calibrated pulse contour cardiac output monitor FloTrac/Vigileo against thermodilution in standing horses. *Vet Anaesth Analg*. 2016;43:153.
295. Shih AC, Queiroz P, Vigani A, et al. Comparison of cardiac output determined by an ultrasound velocity dilution cardiac output method and by the lithium dilution cardiac output method in juvenile horses with experimentally induced hypovolemia. *Am J Vet Res*. 2014;75:565.
296. Shih A. Cardiac output monitoring in horses. *Vet Clin North Am Equine Pract*. 2013;29:155.
297. McConachie E, Barton MH, Rapoport G, et al. Doppler and volumetric echocardiographic methods for cardiac output measurement in standing adult horses. *J Vet Intern Med*. 2013;27:324.
298. Ambrisko TD, Coppens P, Kabes R, et al. Lithium dilution, pulse power analysis, and continuous thermodilution cardiac output measurements compared with bolus thermodilution in anaesthetized ponies. *Br J Anaesth*. 2012;109:864.
299. Shih AC, Giguere S, Sanchez LC, et al. Determination of cardiac output in anesthetized neonatal foals by use of two pulse wave analysis methods. *Am J Vet Res*. 2009;70:334.
300. Shih A, Giguere S, Sanchez LC, et al. Determination of cardiac output in neonatal foals by ultrasound velocity dilution and its comparison to the lithium dilution method. *J Vet Emerg Critical Care (San Antonio, Tex : 2001)*. 2009;19:438.
301. Lepiz ML, Keegan RD, Bayly WM, et al. Comparison of Fick and thermodilution cardiac output determinations in standing horses. *Res Vet Sci*. 2008;85:307.
302. Durando MM, Corley KTT, Boston RC, et al. Cardiac output determination by use of lithium dilution during exercise in horses. *Am J Vet Res*. 2008;69:1054.
303. Valverde A, Giguere S, Morey TE, et al. Comparison of noninvasive cardiac output measured by use of partial carbon dioxide rebreathing or the lithium dilution method in anesthetized foals. *Am J Vet Res*. 2007;68:141.
304. Wilkins PA, Boston RC, Gleed RD, et al. Comparison of thermal dilution and electrical impedance dilution methods for measurement of cardiac output in standing and exercising horses. *Am J Vet Res*. 2005;66:878.
305. Hallowell GD, Corley KTT. Use of lithium dilution and pulse contour analysis cardiac output determination in anaesthetized horses: a clinical evaluation. *Vet Anaesth Analg*. 2005;32:201.
306. Giguere S, Bucki E, Adin DB, et al. Cardiac output measurement by partial carbon dioxide rebreathing, 2-dimensional echocardiography, and lithium-dilution method in anesthetized neonatal foals. *J Vet Intern Med*. 2005;19:737.
307. Corley KT, Donaldson LL, Durando MM, et al. Cardiac output technologies with special reference to the horse. *J Vet Intern Med*. 2003;17:262.
308. Corley KT, Donaldson LL, Furr MO. Comparison of lithium dilution and thermodilution cardiac output measurements in anaesthetised neonatal foals. *Equine Vet J*. 2002;34:598.
309. Linton RA, Young LE, Marlin DJ, et al. Cardiac output measured by lithium dilution, thermodilution, and transesophageal Doppler echocardiography in anesthetized horses. *Am J Vet Res*. 2000;61:731.
310. Pascoe JR, Hiraga A, Hobo S, et al. Cardiac output measurements using sonomicrometer crystals on the left ventricle at rest and exercise. *Equine Vet J Suppl*. 1999;30:148.
311. Blissitt KJ, Young LE, Jones RS, et al. Measurement of cardiac output in standing horses by Doppler echocardiography and thermodilution. *Equine Vet J*. 1997;29:18.
312. Young LE, Blissitt KJ, Bartram DH, et al. Measurement of cardiac output by transoesophageal Doppler echocardiography in anaesthetized horses: comparison with thermodilution. *Br J Anaesth*. 1996;77:773.
313. Mizuno Y, Aida H, Hara H, et al. Comparison of methods of cardiac output measurements determined by dye dilution, pulsed Doppler echocardiography and thermodilution in horses. *J Vet Med Sci*. 1994;56:1.
314. Dunlop CI, Hodgson DS, Chapman PL, et al. Thermodilution estimation of cardiac output at high flows in anesthetized horses. *Am J Vet Res*. 1991;52:1893.
315. Wetmore LA, Derksen FJ, Blaze CA, et al. Mixed venous oxygen tension as an estimate of cardiac output in anesthetized horses. *Am J Vet Res*. 1987;48:971.
316. Ward DS, Fessler JF, Bottoms GD. In vitro calibration and surgical implantation of electromagnetic blood flow transducers for measurement of left coronary blood flow and cardiac output in the pony. *Am J Vet Res*. 1987;48:1120.
317. Muir WW, Skarda RT, Milne DW. Estimation of cardiac output in the horse by thermodilution techniques. *Am J Vet Res*. 1976;37:697.
318. Hillidge CJ, Lees P. Cardiac output in the conscious and anaesthetised horse. *Equine Vet J*. 1975;7:16.
319. Brumbaugh GW, Thomas WP, Enos LR, et al. A pharmacokinetic study of digoxin in the horse. *J Vet Pharmacol Ther*. 1983;6:163.
320. Button C, Gross DR, Johnston JT, et al. Digoxin pharmacokinetics, bioavailability, efficacy, and dosage regimens in the horse. *Am J Vet Res*. 1980;41:1388.
321. Dyson DH, Pascoe PJ. Influence of preinduction methoxamine, lactated Ringer solution, or hypertonic saline solution infusion or postinduction dobutamine infusion on anesthetic-induced hypotension in horses. *Am J Vet Res*. 1990;51:17.
322. Francfort P, Schatzmann HJ. Pharmacological experiments as a basis for the administration of digoxin in the horse. *Res Vet Sci*. 1976;20:84.
323. Gasthuys F, De Moor A, Parmentier D. Influence of digoxin followed by dopamine on the cardiovascular depression during a standard halothane anaesthesia in dorsally recumbent, ventilated ponies. *Zentralbl Veterinarmed A*. 1991;38:585.
324. Grubb TL, Foreman JH, Benson GJ, et al. Hemodynamic effects of calcium gluconate administered to conscious horses. *J Vet Intern Med*. 1996;10:401.
325. Keen P. The use of drugs in the treatment of cardiac disease in the horse. *Equine Vet Educ*. 1990;2:81.
326. Meijler FL, van der Tweel I. Digitalis and atrial fibrillation in 1985. *Ned Tijdschr Geneeskd*. 1985;129:729.
327. Muir WW, Mcguirk SM. Pharmacology and pharmacokinetics of drugs used to treat cardiac disease in horses. *Vet Clin North Am Equine Pract*. 1985;1:335.
328. Muir WW, Mcguirk S. Cardiovascular drugs—their pharmacology and use in horses. *Vet Clin North Am Equine Pract*. 1987;3:37.
329. Muir 3rd WW. Cardiovascular effects of dopexamine HCl in conscious and halothane-anaesthetised horses. *Equine Vet J Suppl*. 1992;24:24.
330. Pedersoli WM, Belmonte AA, Purohit RC, et al. Pharmacokinetics of digoxin in the horse. *J Equine Med Surg*. 1978;2:384.
331. Pedersoli WM, Ravis WR, Belmonte AA, et al. Pharmacokinetics of a single, orally administered dose of digoxin in horses. *Am J Vet Res*. 1981;42:1412.

332. Staudacher G. Individual glycoside treatment by means of serum concentration determination in cardiac insufficiency in horses. *Berl Munch Tierarztl Wochenschr*. 1989;102:1.
333. Swanson CR, Muir III WW. Dobutamine-induced augmentation of cardiac output does not enhance respiratory gas exchange in anesthetized recumbent healthy horses. *Am J Vet Res*. 1986;47:1573.
334. Sweeney RW, Reef VB, Reimer JM. Pharmacokinetics of digoxin administered to horses with congestive heart failure. *Am J Vet Res*. 1993;54:1108.
335. Trim CM. Inotropic agents and vasopressors in equine anesthesia. *Comp Cont Educ Pract*. 1991;13:118.
336. Muir WW. The haemodynamic effects of milrinone HCl in halothane anaesthetised horses. *Equine Vet J Suppl*. 1995;108.
337. de Vries A, Brearley JC, Taylor PM. Effects of dobutamine on cardiac index and arterial blood pressure in isoflurane-anaesthetized horses under clinical conditions. *J Vet Pharmacol Ther*. 2009;32:353.
338. Vitale V, Sgorbini M, Briganti A, et al. Evaluation of echocardiographic parameters during increasing infusion rates of dobutamine in isoflurane-anesthetized horses. *J Equine Vet Sci*. 2013;33:1110.
339. Afonso T, Giguère S, Rapoport G, et al. Cardiovascular effects of pimobendan in healthy mature horses. *Equine Vet J*. 2016;48:352.
340. Long-Blissitt KJ, Bonagura JD, Darke PGG. Standardised imaging technique for guided M-mode and Doppler echocardiography in the horse. *Equine Vet J*. 1992;24:226.
341. Patteson MW, Gibbs C, Wotton PR, et al. Echocardiographic measurements of cardiac dimensions and indices of cardiac function in normal adult thoroughbred horses. *Equine Vet J Suppl*. 1995;18.
342. Slater JD, Herrtage ME. Echocardiographic measurements of cardiac dimensions in normal ponies and horses. *Equine Vet J Suppl*. 1995;28.
343. Bakos Z, Voros K, Jarvinen T, et al. Two-dimensional and M-mode echocardiographic measurements of cardiac dimensions in healthy standardbred trotters. *Acta Vet Hung*. 2002; 50:273.
344. Boon JA. *Veterinary Echocardiography*. 2nd ed. Oxford: Wiley-Blackwell; 2011.
345. Grenacher PA, Schwarzwald CC. Assessment of left ventricular size and function in horses using anatomical M-mode echocardiography. *J Vet Cardiol*. 2010;12:111.
346. Schwarzwald CC, Schober KE, Berli AS, et al. Left ventricular radial and circumferential wall motion analysis in horses using strain, strain rate, and displacement by 2D speckle tracking. *J Vet Intern Med*. 2009;23:890.
347. Decloedt A, Verheyen T, Sys S, et al. Quantification of left ventricular longitudinal strain, strain rate, velocity, and displacement in healthy horses by 2-dimensional speckle tracking. *J Vet Intern Med*. 2011;25:330.
348. Decloedt A, Verheyen T, Sys S, et al. Two-dimensional speckle tracking for quantification of left ventricular circumferential and radial wall motion in horses. *Equine Vet J*. 2013;45:47.
349. Decloedt A, Verheyen T, Sys S, et al. Evaluation of tissue Doppler imaging for regional quantification of radial left ventricular wall motion in healthy horses. *Am J Vet Res*. 2013;74:53.
350. Kriz NG, Rose RJ. Repeatability of standard transthoracic echocardiographic measurements in horses. *Aust Vet J*. 2002; 80:362.
351. Gehlen H, Marnette S, Rohn K, et al. Precision-controlled echocardiographic left ventricular function parameters by repeated measurement on three consecutive days in trained and untrained warmblood horses. *Dtsch Tierarztl Wochenschr*. 2005;112:48.
352. Nuytten J, Deprez P, Picavet T, et al. Heart-failure in horses—hemodynamic monitoring and determination of Ldh1 concentration. *J Equine Vet Sci*. 1988;8:214.
353. Fruhauf B, Stadler P, Deegen E. Evaluation of pulmonary wedge pressure in horses with and without left heart abnormalities detected by echocardiography. *Pferdeheilkunde*. 1996;12:544.
354. Gehlen H, Bubeck K, Stadler P. Pulmonary artery wedge pressure measurement in healthy warmblood horses and in warmblood horses with mitral valve insufficiencies of various degrees during standardised treadmill exercise. *Res Vet Sci*. 2004;77:257.
355. Trachsel DS, Schwarzwald CC, Bitschnau C, et al. Atrial natriuretic peptide and cardiac troponin I concentrations in healthy Warmblood horses and in Warmblood horses with mitral regurgitation at rest and after exercise. *J Vet Cardiol*. 2013;15:105.
356. Milne DW, Muir III WW, Skarda RT. Pulmonary artery wedge pressure blood gas tensions and pH in the resting horse. *Am J Vet Res*. 1975;36:1431.
357. Gehlen H, Bubeck K, Rohn K, et al. Pulmonary artery wedge pressure during treadmill exercise in warmblood horses with atrial fibrillation. *Res Vet Sci*. 2006;81:134.
358. Gehlen H, Groner U, Rohn K, et al. Day-to day variability of cardiac pressure values in horses measured with right heart catheterization on 3 consecutive days. *Berl Munch Tierarztl Wochenschr*. 2006;119:400.
359. Bertone JJ. Cardiovascular effects of hydralazine HCl administration in horses. *Am J Vet Res*. 1988;49:618.
360. Muir 3rd WW, Sams RA, Hubbell JA, et al. Effects of enalaprilat on cardiorespiratory, hemodynamic, and hematologic variables in exercising horses. *Am J Vet Res*. 2001;62:1008.
361. Guglielmini C, Giuliani A, Testoni S, et al. Use of an ACE inhibitor (ramipril) in a horse with congestive heart failure. *Equine Vet Educ*. 2002;14:297.
362. Gehlen H, Vieht JC, Stadler P. Effects of the ACE inhibitor quinapril on echocardiographic variables in horses with mitral valve insufficiency. *J Vet Med A Physiol Pathol Clin Med*. 2003;50:460.
363. Afonso T, Giguere S, Rapoport G, et al. Pharmacodynamic evaluation of 4 angiotensin-converting enzyme inhibitors in healthy adult horses. *J Vet Intern Med*. 2013;27:1185.
364. Rugh KS, Garner HE, Hatfield DG, et al. Ischaemia induced development of functional coronary collateral circulation in ponies. *Cardiovasc Res*. 1987;21:730.
365. Stadler P, Weinberger T, Deegen E. Pulsed Doppler-echocardiography in healthy Warm-blooded horses. *J Vet Med A*. 1993;40:757.
366. Koenig TR, Mitchell KM, Schwarzwald CC. Echocardiographic assessment of left ventricular function in healthy horses and in horses with heart disease using pulsed-wave tissue Doppler imaging (PW TDI). *J Vet Intern Med*. 2017 Mar-Apr; 31(2): 556–567.
367. Parks CM, Manohar M. Distribution of blood flow during moderate and strenuous exercise in ponies (*Equus caballus*). *Am J Vet Res*. 1861;44:1983.
368. Parks C, Manohar M, Lundeen G. Regional myocardial blood flow and coronary vascular reserve in unanesthetized ponies during pacing-induced ventricular tachycardia. *J Surg Res*. 1983;35:119.
369. Parks CM, Manohar M. Transmural coronary vasodilator reserve and flow distribution during severe exercise in ponies. *J Appl Physiol*. 1983;54:1641.
370. Manohar M. Transmural coronary vasodilator reserve and flow distribution during maximal exercise in normal and splenectomized ponies. *J Physiol*. 1987;387:425.
371. Parks CM, Manohar M. Transmural distribution of myocardial blood flow during graded treatmill exercise in ponies. In: Persson SGB, Rose RJ, eds. *Equine Exercise Physiology*. Cambridge, England: Granta; 1983.
372. Parks CM, Manohar M. Regional blood flow changes in response to near maximal exercise in ponies: a review. *Equine Vet J*. 1985;17:311.
373. Reddy VK, Kammula RG, Graham TC, et al. Regional coronary blood flow in ponies. *Am J Vet Res*. 1976;37:1261.

374. Davis JL, Gardner SY, Schwabenton B, et al. Congestive heart failure in horses: 14 cases (1984-2001). *J Am Vet Med Assoc.* 2002;220:1512.
375. Fraipont A, Van Erck E, Ramery E, et al. Subclinical diseases underlying poor performance in endurance horses: diagnostic methods and predictive tests. *Vet Rec.* 2011;169:154.
376. Kobluk CN, Gross GM. Exercise intolerance and poor performance in western performance and sprint horses. *Vet Clin North Am Equine Pract.* 1996;12:581.
377. Martin BB, Davidson EJ, Durando MM, et al. Clinical exercise testing: overview of causes of poor performance. In: Hinchcliff KW, Kaneps AJ, Geor RJ, eds. *Equine Sports Medicine and Surgery*. Edinburgh: Saunders Elsevier; 2004.
378. Fregin GF. Medical evaluation of the cardiovascular system. *Vet Clin North Am Equine Pract.* 1992;8:329.
379. Gerring EL. Auscultation of the equine heart. *Equine Vet Educ.* 1990;2:22.
380. Littlejohn A, Button C. When is a murmur not a murmur. *J S Afr Vet Assoc.* 1982;53:130.
381. Littlewort MCG. The clinical auscultation of the equine heart. *Vet Rec.* 1962;74:1247.
382. Machida N, Yasuda J, Too K. Auscultatory and phonocardiographic studies on the cardiovascular system of the newborn thoroughbred foal. *Jpn J Vet Res.* 1987;35:235.
383. McGuirk SM, Muir WW. Diagnosis and treatment of cardiac arrhythmias. *Vet Clin North Am Equine Pract.* 1985;1:353.
384. Reef VB. Evaluation of the equine cardiovascular system. *Vet Clin North Am Equine Pract.* 1985;1:275.
385. Reimer J. Performing cardiac auscultation on horses. *Vet Med.* 1993;88:660.
386. Rossdale PD. Clinical studies on the newborn thoroughbred foal. II. Heart rate, auscultation and electrocardiogram. *Br Vet J.* 1967;123:521.
387. Vanselow B, McCarthy M, Gay CC. A phonocardiographic study of equine heart sounds. *Aust Vet J.* 1978;54:161.
388. Blissitt KJ. Auscultation. In: Marr CM, Bowen M, eds. *Cardiology of the Horse*. Edinburgh: Saunders Elsevier; 2010.
389. Naylor JM, Wolker RE, Pharr JW. An assessment of the terminology used by diplomates and students to describe the character of equine mitral and aortic valve regurgitant murmurs: correlations with the physical properties of the sounds. *J Vet Intern Med.* 2003;17:332.
390. Reef VB. Heart murmurs in horses: determining their significance with echocardiography. *Equine Vet J Suppl.* 1995;71.
391. Blissitt KJ, Bonagura JD. Colour flow Doppler echocardiography in horses with cardiac murmurs. *Equine Vet J Suppl.* 1995;82.
392. Naylor JM, Yadernuk LM, Pharr JW, et al. An assessment of the ability of diplomates, practitioners, and students to describe and interpret recordings of heart murmurs and arrhythmia. *J Vet Intern Med.* 2001;15:507.
393. Abbott J. Auscultation: what type of practice makes perfect? *J Vet Intern Med.* 2001;15:505.
394. Kammerer H. Auscultation of the horse's heart, using a new stethoscope. *Dtsch Tierarztl Wochenschr.* 1983;90:521.
395. Bakos Z, Voros K. Comparative examination of percussional and echocardiographic determination of the cardiac dullness area in healthy horses. *Acta Vet Hung.* 2007;55:277.
396. Vörös K, Bonnevie A, Reiczigel J. Comparison of conventional and sensor-based electronic stethoscopes in detecting cardiac murmurs of dogs. *Tierärztliche Praxis Kleintiere.* 2012;40:103.
397. Blass KA, Schober KE, Bonagura JD, et al. Clinical evaluation of the 3M Littmann Electronic Stethoscope Model 3200 in 150 cats. *J Feline Med Surg.* 2013;15:893.
398. Hintz HF, Collyer C, Brant T. Resting heart rates in draft horses. *Equine Pract.* 1989;11:7.
399. Schwarzwald CC, Kedo M, Birkmann K, et al. Relationship of heart rate and electrocardiographic time intervals to body mass in horses and ponies. *J Vet Cardiol.* 2012;14:343.
400. Reef VB. Frequency of cardiac arrhythmias and their significance in normal horses. *ACVIM forum.* 1989. San Diego.
401. Bertone JJ. Atrial fibrillation in the horse: diagnosis, prognosis, treatment. *Equine Pract.* 1984;6:6.
402. Bertone JJ, Wingfield WE. Atrial fibrillation in horses. *Comp Cont Educ Pract.* 1987;9:763.
403. Gelzer ARM, Moise NS, Vaidya D, et al. Temporal organization of atrial activity and irregular ventricular rhythm during spontaneous atrial fibrillation: an in vivo study in the horse. *J Cardiovasc Electrophysiol.* 2000;11:773.
404. Li JK. Laminar and turbulent flow in the mammalian aorta: reynolds number. *J Theor Biol.* 1988;135:409.
405. Marr CM. Cardiac murmurs: congenital heart disease. In: Marr CM, ed. *Cardiology of the Horse*. Edinburgh: Saunders Elsevier; 2010.
406. Marr CM. Cardiac Murmurs: Valvular regurgitation and insufficiency. In: Marr CM, ed. *Cardiology of the Horse*. Edinburgh: Saunders Elsevier; 2010.
407. Stevens KB, Marr CM, Horn JNR, et al. Effect of left-sided valvular regurgitation on mortality and causes of death among a population of middle-aged and older horses. *Vet Rec.* 2009;164:6.
408. Machida N, Yasuda J, Too K, et al. A morphological study on the obliteration processes of the ductus arteriosus in the horse. *Equine Vet J.* 1988;20:249.
409. Thomas WP, Madigan JE, Backus KQ, et al. Systemic and pulmonary haemodynamics in normal neonatal foals. *J Reprod Fertil Suppl.* 1987;35:623.
410. Andersson B, Augustinsson O, Bademo E, et al. Systemic and centrally mediated angiotensin II effects in the horse. *Acta Physiol Scand.* 1987;129:143.
411. Bailey JE, Dunlop CI, Chapman PL, et al. Indirect Doppler ultrasonic measurement of arterial blood-pressure results in a large measurement error in dorsally recumbent anesthetized horses. *Equine Vet J.* 1994;26:70.
412. Branson KR. A clinical evaluation of an oscillometric blood pressure monitor on anesthetized horses. *J Equine Vet Sci.* 1997;17:537.
413. Ellis PM. The indirect measurement of arterial blood pressure in the horse. *Equine Vet J.* 1975;7:22.
414. Erickson BK, Erickson HH, Coffman JR. Pulmonary artery, aortic and oesophageal pressure changes during high intensity treadmill exercise in the horse: a possible relation to exercise-induced pulmonary haemorrhage. *Equine Vet J Suppl Supplement.* 1990;9:47.
415. Franco RM, Ousey JC, Cash RSG, et al. Study of arterial blood-pressure in newborn foals using an electronic sphygmomanometer. *Equine Vet J.* 1986;18:475.
416. Fritsch R, Bosler K. Monitoring circulation in the horse during sedation and anesthesia by indirect blood pressure measurement. *Berl Munch Tierarztl Wochenschr.* 1985;98:166.
417. Fritsch R, Hausmann R. Indirect blood pressure determination in the horse with the Dinamap 1255 research monitor. *Tierarztl Prax.* 1988;16:373.
418. Gasthuys F, De Moor A, Parmentier D. Haemodynamic changes during sedation in ponies. *Vet Res Commun.* 1990;14:309.
419. Will JA, Bisgard GE. Cardiac catheterization of unanesthetized large domestic animals. *J Appl Physiol.* 1972;33:400.
420. Gay CC, McCarthy M, Reynolds WT, et al. A method for indirect measurement of arterial blood pressure in the horse. *Aust Vet J.* 1977;53:163.
421. Geddes LA, Chaffee V, Whistler SJ, et al. Indirect mean blood pressure in the anesthetized pony. *Am J Vet Res.* 1977;38:2055.
422. Glen JB. Indirect blood pressure measurement in anesthetised animals. *Vet Rec.* 1970;87:349.
423. Johnson JH, Garner HE, Hutcheson DP. Ultrasonic measurment of arterial blood pressure in conditioned Thoroughbreds. *Equine Vet J.* 1976;8:55.
424. Kvart C. An ultrasonic method for indirect blood pressure measurement in the horse. *J Equine Med Surg.* 1979;3:16.
425. Latshaw H, Fessler JF, Whistler SJ, et al. Indirect measurement of mean blood pressure in the normotensive and hypotensive horses. *Equine Vet J.* 1979;11:191.

426. Lombard CW, Evans M, Martin L, et al. Blood pressure, electrocardiogram and echocardiogram measurements in the growing pony foal. *Equine Vet J.* 1984;16:342.
427. Parry BW, McCarthy MA, Anderson GA, et al. Correct occlusive bladder width for indirect blood pressure measurement in horses. *Am J Vet Res.* 1982;43:50.
428. Parry BW, Gay CC, McCarthy MA. Influence of head height on arterial blood pressure in standing horses. *Am J Vet Res.* 1980;41:1626.
429. Parry BW. Resting blood pressure values in various equine clinical cases. *J Equine Vet Sci.* 1984;4:49.
430. Parry BW, Anderson GA. Importance of uniform cuff application for equine blood pressure measurement. *Equine Vet J.* 1984;16:529.
431. Parry BW, McCarthy MA, Anderson GA. Survey of resting blood pressure values in clinically normal horses. *Equine Vet J.* 1984;16:53.
432. Taylor PM. Techniques and clinical application of arterial blood pressure measurement in the horse. *Equine Vet J.* 1981;13:271.
433. Wagner AE, Brodbelt DC. Arterial blood pressure monitoring in anesthetized animals. *J Am Vet Med Assoc.* 1997;210:1279.
434. Nout YS, Corley KTT, Donaldson LL, et al. Indirect oscillometric and direct blood pressure measurements in anesthetized and concious neonatal foals. *J Vet Emerg Crit Care.* 2002;12:75.
435. Giguere S, Knowles Jr HA, Valverde A, et al. Accuracy of indirect measurement of blood pressure in neonatal foals. *J Vet Intern Med.* 2005;19:571.
436. Heliczer N, Lorello O, Casoni D, et al. Accuracy and precision of noninvasive blood pressure in normo-, hyper-, and hypotensive standing and anesthetized adult horses. *J Vet Intern Med.* 2016;30:866.
437. Hatz LA, Hartnack S, Kummerle J, et al. A study of measurement of noninvasive blood pressure with the oscillometric device, Sentinel, in isoflurane-anaesthetized horses. *Vet Anaesth Analg.* 2015;42:369.
438. Tearney CC, Guedes AG, Brosnan RJ. Equivalence between invasive and oscillometric blood pressures at different anatomic locations in healthy normotensive anaesthetised horses. *Equine Vet J.* 2015.
439. Olsen E, Pedersen TLS, Robinson R, et al. Accuracy and precision of oscillometric blood pressure in standing conscious horses. *J Vet Emerg Crit Care.* 2016;26:85.
440. Tünsmeyer J, Hopster K, Feige K, et al. Agreement of high definition oscillometry with direct arterial blood pressure measurement at different blood pressure ranges in horses under general anaesthesia. *Vet Anaesth Analg.* 2015;42:286.
441. Geddes LA, Voelz M, Combs C, et al. Characterization of the oscillometric method for measuring indirect blood pressure. *Ann Biomed Eng.* 1982;10:271.
442. Kittleson MD, Olivier NB. Measurement of systemic arterial blood pressure. *Vet Clin North Am Small Anim Pract.* 1983;13:321.
443. Magdesian KG. Monitoring the critically ill equine patient. *Vet Clin North Am Equine Pract.* 2004;20:11.
444. Muir WW, Wade A, Grospitch B. Automatic noninvasive sphygmomanometry in horses. *J Am Vet Med Assoc.* 1983;182:1230.
445. Ramsey 3rd M. Blood pressure monitoring: automated oscillometric devices. *J Clin Monit.* 1991;7:56.
446. O'Rourke MF, Yaginuma T. Wave reflections and the arterial pulse. *Arch Intern Med.* 1984;144:366.
447. Bayly WM, Gabel AA, Barr SA. Cardiovascular effects of submaximal aerobic training on a treadmill in Standardbred horses, using a standardized exercise test. *Am J Vet Res.* 1983;44:544.
448. Physick-Sheard PW. Cardiovascular response to exercise and training in the horse. *Vet Clin North Am Equine Pract.* 1985;1:383.
449. Rugh KS, Garner HE, Miramonti JR, et al. Left ventricular function and haemodynamics in ponies during exercise and recovery. *Equine Vet J.* 1989;21:39.
450. Tillotson PJ, Kooper PH. Treatment of aortic thrombus in a horse. *J Am Vet Med Assoc.* 1966;149:766.
451. Tithof PK, Rebhun WC, Dietze AE. Ultrasonographic diagnosis of aorto-iliac thrombosis. *Cornell Vet.* 1985;75:540.
452. Mouchot E, Desbrosse F. Aorto-iliac thrombosis in a horse. Clinical examination and use of ultrasonography as a diagnostic aid. *Pratique Vétérinaire Équine.* 1994;26:147.
453. Moore LA, Johnson PJ, Bailey KL. Aorto-iliac thrombosis in a foal. *Vet Rec.* 1998;142:459.
454. Barrelet A. Aorto-iliac thrombosis in a breeding stallion and an eventer mare. *Equine Vet Educ.* 1993;5:86.
455. Trachsel D, Cohausz O, Scharf G, et al. Aorto-iliac thrombosis in a gelding treated with the anticoagulant phenprocoumon (Marcoumar (R). *Schweiz Arch Tierheilkd.* 2008;150:613.
456. Dickson LR, Badcoe LM, Burbidge H, et al. Jugular thrombophlebitis resulting from an anesthetic induction technique in the horse. *Equine Vet J.* 1990;22:177.
457. Traub-Dargatz JL, Dargatz DA. A retrospective study of vein thrombosis in horses treated with intravenous fluids in a veterinary teaching hospital. *J Vet Intern Med.* 1994;8:264.
458. Gardner S, Reef VB, Spencer PA. Ultrasonographic evaluation of horses with thrombophlebitis of the jugular vein: 46 cases (1985-1988). *J Am Vet Med Assoc.* 1991;199:370.
459. Durando M. Exercise and stress testing. In: Marr CM, ed. *Cardiology of the Horse.* Edinburgh: Saunders Elsevier; 2010.
460. Franklin S, Allen K. Laboratory exercise testing. In: Hinchcliff KW, Kaneps AJ, Geor RJ, eds. *Equine Sports Medicine and Surgery.* Edinburgh: Saunders Elsevier; 2014.
461. Couroucé-Malblanc A, van Erck-Westergren E. Exercise testing in the field. In: Hinchcliff KW, Kaneps AJ, Geor RJ, eds. *Equine Sports Medicine and Surgery.* Edinburgh: Saunders Elsevier; 2014.
462. Verheyen T, Decloedt A, De Clercq D, et al. Electrocardiography in horses—part 1: how to make a good recording. *Vlaams Diergen Tijds.* 2010;79:331.
463. Rose R. Symposium on exercise physiology—foreword. *Vet Clin North Am Equine Pract.* 1985;1:437.
464. Poggenpoel DG. Measurements of heart rate and riding speed on a horse during a training programme for endurance rides. *Equine Vet J.* 1988;20:224.
465. Thornton JR. Exercise testing. *Vet Clin North Am Equine Pract.* 1985;1:573.
466. Evans DL, Rose RJ. Dynamics of cardiorespiratory function in Standardbred horses during different intensities of constant-load exercise. *J Comp Physiol B.* 1988;157:791.
467. Foreman JH, Bayly WM, Grant BD, et al. Standardized exercise test and daily heart rate responses of thoroughbreds undergoing conventional race training and detraining. *Am J Vet Res.* 1990;51:914.
468. Rose RJ, Hendrickson DK, Knight PK. Clinical exercise testing in the normal Thoroughbred racehorse. *Aust Vet J.* 1990;67:345.
469. Seeherman HJ, Morris EA. Comparison of yearling, two-year-old and adult Thoroughbreds using a standardised exercise test. *Equine Vet J.* 1991;23:175.
470. Reinhard HJ, Zichner M. Evaluation of telemetrically derived stress electrocardiograms of the horse using an electronic computer. *Dtsch Tierarztl Wochenschr.* 1970;77:211.
471. Physick-Sheard PW, Marlin DJ, Thornhill R, et al. Frequency domain analysis of heart rate variability in horses at rest and during exercise. *Equine Vet J.* 2000;32:253.
472. Verheyen T, Decloedt A, van der Vekens N, et al. Ventricular response during lungeing exercise in horses with lone atrial fibrillation. *Equine Vet J.* 2013;45:309.
473. Amada A, Kurita H. Five cases of paroxysmal atrial fibrillation in the racehorse. *Exp Rep Equine Health Lab.* 1975;12:89.
474. Hiraga A, Kubo K. Two cases of paroxysmal atrial fibrillation during exercise in horses. *Equine Vet Educ.* 1999;11:6.

475. Physick-Sheard PW, McGurrin MK. Ventricular arrhythmias during race recovery in Standardbred Racehorses and associations with autonomic activity. *J Vet Intern Med.* 2010;24:1158.
476. Hada T, Ohmura H, Mukai K, et al. Utilisation of the time constant calculated from heart rate recovery after exercise for evaluation of autonomic activity in horses. *Equine Vet J Suppl.* 2006;141.
477. Thayer JF, Hahn AW, Pearson MA, et al. Heart rate variability during exercise in the horse. *Biomed Sci Instrum.* 1997;34:246.
478. Physick-Sheard PW. Seek and ye shall find: cardiac arrhythmias in the horse. *Equine Vet J.* 2013;45:270.
479. Ryan N, Marr CM, McGladdery AJ. Survey of cardiac arrhythmias during submaximal and maximal exercise in Thoroughbred racehorses. *Equine Vet J.* 2005;37:265.
480. Reef VB. Ambulatory and exercise electrocardiography and post-exercise echocardiography. In: Marr CM, ed. *Cardiology of the Horse.* London: WB Saunders; 1999.
481. Sandersen C, Detilleux J, Art T, et al. Exercise and pharmacological stress echocardiography in healthy horses. *Equine Vet J Suppl.* 2006;159.
482. Durando M. Diagnosing cardiac disease in equine athletes: the role of stress testing. *Equine Vet J.* 2005;37:101.
483. Gehlen H, Marnette S, Rohn K, et al. Stress echocardiography in warmblood horses: comparison of dobutamine/atropine with treadmill exercise as cardiac stressors. *J Vet Intern Med.* 2006;20:562.
484. Durando MM, Slack J, Reef VB, et al. Right ventricular pressure dynamics and stress echocardiography in pharmacological and exercise stress testing. *Equine Vet J Suppl.* 2006;183–192.
485. Coudry V, Jean D, Desbois C, et al. Myocardial fibrosis in a horse with polymorphic ventricular tachycardia observed during general anesthesia. *Can Vet J.* 2007;48:623.
486. Finley MR, Li Y, Hua F, et al. Expression and coassociation of ERG1, KCNQ1, and KCNE1 potassium channel proteins in horse heart. *Am J Physiol Heart Circ Physiol.* 2002;283:H126.
487. Kuwahara M, Hiraga A, Kai M, et al. Influence of training on autonomic nervous function in horses: evaluation by power spectral analysis of heart rate variability. *Equine Vet J Suppl.* 1999;30:178.
488. Glomset DJ, Glomset ATA, Moines D. A morphologic study of the cardiac conduction system in ungulates, dog, and man. Part I: the sinoatrial node. *Am Heart J.* 1940;20:389.
489. Gross DR. Practical electrocardiography in the equine subject. *J Am Vet Med Assoc.* 1971;159:1335.
490. Grauerholz H, Jaeschke G. Construction of main and reference vectors from limb leads in the ECG of the horse. *Berl Munch Tierarztl Wochenschr.* 1988;101:376.
491. Grauerholz H, Jaeschke G. Training-induced changes of reference vectors in the QRS complex of the EKG of young trotting horses. *Berl Munch Tierarztl Wochenschr.* 1990;103:329.
492. Grauerholz H. Influence of respiration on the QRS complex of the ECG in clinically healthy horses and in horses with respiratory problems. *Berl Munch Tierarztl Wochenschr.* 1990;103:293.
493. Grauerholz H, Jaeschke G. Alterations induced by training in reference vectors of the electrocardiographic QRS complex of young trotting horses. *Berl Munch Tierarztl Wochenschr.* 1990;103:329.
494. Grauerholz H, Jaeschke G. The construction of the main and reference vectors from the limb circuits in the ECG of the horse. *Berl Munch Tierarztl Wochenschr.* 1988;101:376.
495. Hartley JW, Hahn AW, DeLorey M, et al. Digital processing of equine exercise electrocardiograms. *Biomed Sci Instrum.* 1990;26:11.
496. Hilwig RW. Cardiac Arrhythmias in the horse. *J Am Vet Med Assoc.* 1977;170:153.
497. Hanak J, Zert Z. Some ECG characters in Thoroughbred horses, common to parents and their offspring. *Vet Med (Praha).* 1982;27:87.
498. Hanak J, Jagos P. Electrocardiographic lead system and its vector verification. *Acta Veterinaria Brno.* 1983;52:67.
499. Fregin GF. The equine electrocardiogram with standardized body and limb positions. *Cornell Vet.* 1982;72:304.
500. Fregin GF. Electrocardiography. *Vet Clin North Am Equine Pract.* 1985;1:419.
501. Bonagura JD, Miller MS. Electrocardiography. In: Jones WE, ed. *Equine Sports Medicine.* Philadelphia: Lea and Febiger; 1985.
502. Bonagura JD, Miller MS. Electrocardiography. What is your diagnosis? Junctional and ventricular arrhythmias. *J Equine Vet Sci.* 1985;5:347.
503. Clark DR, McCrady JD. Clinical use of the electrocardiogram in animals. I. Fundamentals of ECG examination. *Vet Med Small Anim Clin.* 1966;61:751.
504. Cornick JL, Seahorn TL. Cardiac arrhythmias identified in horses with duodenitis/proximal jejunitis: six cases (1985-1988). *J Am Vet Med Assoc.* 1990;197:1054.
505. Costa G, Illera M, Garcia-Sacristan A. Electrocardiographical values in non-trained horses. *Zentralbl Veterinarmed A.* 1985;32:196.
506. Illera JC, Illera M. Physiological electrocardiograms as the basis for diagnosis of heart diseases in horses. *Medicina Veterinaria.* 1986;3:239.
507. Illera JC, Illera M. Electrocardiography and heart score of horses competing in an endurance ride. *Aust Vet J.* 1987;64:88.
508. Illera JC, Illera M. Precordial heart score. *Aust Vet J.* 1988;65:355.
509. Irie T. A study of arrhythmias in Thoroughbred newborn foals immediately after birth. *Jpn J Vet Res.* 1990;38:57.
510. Kuwahara M, Hashimoto S, Ishii K, et al. Assessment of autonomic nervous function by power spectral analysis of heart rate variability in the horse. *J Auton Nerv Syst.* 1996;60:43.
511. Landgren S, Rutqvist L. Electrocardiogram of normal cold blooded horses after work. *Nord Vet Med.* 1953;5:905.
512. Lannek N, Rutqvist L. Normal area of variation for the electrocardiogram of horses. *Nord Vet Med.* 1951;3:1094.
513. Matsui K. Fetal and maternal heart rates in a case of twin pregnancy of the Thoroughbred horse. *Nihon Juigaku Zasshi.* 1985;47:817.
514. Miller MS, Bonagura JD. Genesis of the equine electrocardiogram and indications for electrocardiography in clinical practice. *J Equine Vet Sci.* 1985;5:23.
515. Polglaze K, Evans DL. The relationship between racing performance and electrocardiographic findings in the Standardbred racehorse. *Aust Equine Vet.* 1992;10:88.
516. Rose RJ, Davis PE. The use of electrocardiography in the diagnosis of poor racing performance in the horse. *Aust Vet J.* 1978;54:51.
517. Stewart JH, Rose RJ, Davis PE, et al. A comparison of electrocardiographic findings in racehorses presented either for routine examination or poor racing performance. In: Persson SGB, Rose RJ, eds. *Equine Exercise Physiology.* Cambridge, England: Granta; 1983.
518. Studzinski T, Czarnecki A. Relationship between the QRS duration (heart score) and ventricular weight in horses, Annales Universitatis Mariae Curie Sklodowska. *DD Medicina Veterinaria 35/36.* 1980;33.
519. Tovar P, Escabias MI, Santisteban R. Evolution of the ECG from Spanish bred foals during the post natal stage. *Res Vet Sci.* 1989;46:358.
520. Tschudi P. Electrocardiography in the horse (1). Principles and normal picture. *Tierarztl Prax.* 1985;13:181.
521. Tschudi P. Electrocardiography in the horse. (3). *Tierarztl Prax.* 1986;14:365.
522. White 2nd NA, Rhode EA. Correlation of electrocardiographic findings to clinical disease in the horse. *J Am Vet Med Assoc.* 1974;164:46.

523. Yamamoto K, Yasuda J, Too K. Electrocardiographic findings during parturition and blood gas tensions immediately after birth in Thoroughbred foals. *Jpn J Vet Res*. 1991;39:143.
524. Yamamoto K, Yasuda J, Too K. Arrhythmias in newborn thoroughbred foals. *Equine Vet J*. 1992;24:169.
525. Yamaya Y, Kubo K, Amada A, et al. Intrinsic atrioventricular conductive function in horses with a 2nd- degree atrioventricular-block. *J Vet Med Sci*. 1997;59:149.
526. Ayala I, Montes A, Benedito JL, et al. Modifications of the form and amplitude of the electrocardiographic QRS complex during growth in the Spanish-bred Horse. *Zentralbl Veterinarmed A*. 1998;45:309.
527. Verheyen T, Decloedt A, De Clercq D, et al. Oesophageal electrocardiography in healthy horses. *Equine Vet J*. 2012;44:640.
528. Verheyen T, Decloedt A, De Clercq D, et al. Electrocardiography in horses—part 2: how to read the equine ECG. *Vlaams Diergen Tijds*. 2010;79:337.
529. Vibe-Petersen G, Nielsen K. Electrocardiography in the horse (A report of findings in 138 horses). *Nord Vet Med*. 1980;32:105.
530. Gross DR. Practical electrocardiography in the horse. *J Am Vet Med Assoc*. 1972;160:672.
531. Banister EW, Purvis AD. Exercise electrocardiography in the horse by radiotelemetry. *J Am Vet Med Assoc*. 1968;152:1004.
532. Deegen E, Reinhard HJ. Electrocardiographic time patterns in the healthy Shetland pony. *Dtsch Tierarztl Wochenschr*. 1974;81:257.
533. Buss DD, Rwalings CA, Bisgard GE. The normal electrocardiogram of the domestic pony. *J Electrocardiol*. 1975;8:167.
534. Zucca E, Ferrucci F, Di Fabio V, et al. The use of electrocardiographic recording with Holter monitoring during treadmill exercise to evaluate cardiac arrhythmias in racehorses. *Vet Res Commun*. 2003;27:811.
535. Reef VB. Electrocardiography and echocardiography in the exercising horse. In: Robinson NE, ed. *Current Therapy in Equine Medicine 4*. Philadelphia: WB Saunders; 1997.
536. Pedersen PJ, Kanters JK, Buhl R, et al. Normal electrocardiographic QT interval in race-fit Standardbred horses at rest and its rate dependence during exercise. *J Vet Cardiol*. 2013.
537. Pedersen PJ, Karlsson M, Flethoj M, et al. Differences in the electrocardiographic QT interval of various breeds of athletic horses during rest and exercise. *J Vet Cardiol*. 2016.
538. Trachsel DS, Bitschnau C, Waldern N, et al. Observer agreement for detection of cardiac arrhythmias on telemetric ECG recordings obtained at rest, during and after exercise in 10 Warmblood horses. *Equine Vet J*. 2010;42:208.
539. Pedersen PJ, Moeller SB, Flethoj M, et al. Diurnal modulation and sources of variation affecting ventricular repolarization in Warmblood horses. *J Vet Cardiol*. 2014;16:265.
540. Hiraga A, Sugano S. History of research in Japan on electrocardiography in the racehorse. *J Equine Sci*. 2015;26:1.
541. Scheffer CW, Robben JH. Sloet van Oldruitenborgh-Oosterbaan MM: continuous monitoring of ECG in horses at rest and during exercise. *Vet Rec*. 1995;137:371.
542. Persson SGB, Forssbergy P. Exercise tolerance in Standardbred trotters with T-wave abnormalities. In: Gillespie JR, Robinson NE, eds. *Equine Exercise Physiology*. Davis, CA: ICEEP publications; 1987.
543. Matsui K, Sugano S. Species differences in the changes in heart rate and T-wave amplitude after autonomic blockade in Thoroughbred horses, ponies, cows, pigs, goats and chickens. *Nihon Juigaku Zasshi*. 1987;49:637.
544. Koblik PD, Hornof WJ. Diagnostic-radiology and nuclear cardiology—their use in assessment of equine cardiovascular-disease. *Vet Clin North Am Equine Pract*. 1985;1:289.
545. Carlsten J, Kvart C, Jeffcott LB. Method of selective and non-selective angiocardiography for the horse. *Equine Vet J*. 1984;16:47.
546. Lombard CW. Cardiovascular diseases. In: Koterba AM, ed. *Equine Clinical Neonatology*. Malvern, PA: Lea & Febiger; 1990.
547. Marr CM. Ancillary diagnostic aids in equine cardiology. *Equine Vet Educ*. 1990;2:18.
548. O'Brien RT, Biller DS. Field imaging of the respiratory tract. Radiology and ultrasonography. *Vet Clin North Am Equine Pract*. 1997;13:487.
549. Scott EA, Chaffee A, Eyster GE, et al. Interruption of aortic arch in two foals. *J Am Vet Med Assoc*. 1978;172:347.
550. Stewart JH, Rose RJ, Barko AM. Echocardiography in foals from birth to three months old. *Equine Vet J*. 1984;16:332.
551. O'Callaghan MW. Comparison of echocardiographic and autopsy measurements of cardiac dimensions in the horse. *Equine Vet J*. 1985;17:361.
552. Pipers FS, Reef V, Wilson J. Echocardiographic detection of ventricular septal defects in large animals. *J Am Vet Med Assoc*. 1985;187:810.
553. Bertone JJ, Paull KS, Wingfield WE, et al. M-mode echocardiographs of endurance horses in the recovery phase of long-distance competition. *Am J Vet Res*. 1987;48:1708.
554. Reef VB, Spencer P. Echocardiographic evaluation of equine aortic insufficiency. *Am J Vet Res*. 1987;48:904.
555. Reef VB. Echocardiographic examination in the horse—the basics. *Comp Cont Educ Pract*. 1990;12:1312.
556. Reef VB. Echocardiographic findings in horses with congenital cardiac disease. *Comp Cont Educ Pract*. 1991;13:109.
557. Stadler P, Weinberger T, Kinkel N, et al. B-mode-, M-mode- and Doppler sonographic findings in mitral valve insufficiency (MVI) in horses. *J Vet Med*. 1992;39:704.
558. Long KJ. Doppler echocardiography—clinical applications. *Equine Vet Educ*. 1993;5:161.
559. Bonagura JD. Echocardiography. *J Am Vet Med Assoc*. 1994; 204:516.
560. Blissitt KJ, Bonagura JD. Colour flow Doppler echocardiography in normal horses. *Equine Vet J Suppl*. 1995;47.
561. Tucker RL, Wickler SJ, London C, et al. Echocardiographic and right-sided cardiac pressure comparison of the mule and horse. *J Equine Vet Sci*. 1995;15:404.
562. Darke PGG, Bonagura JD, Kelly DF. *Colour Atlas of Veterinary Cardiology*. 1st ed. London: Mosby; 1996.
563. Reef VB. Evaluation of ventricular septal defects in horses using two-dimensional and Doppler echocardiography. *Equine Vet J Suppl*. 1995;86.
564. Lescure F, Tamzali Y. Reference values for echocardiography applied to sport horses (English Thoroughbreds and French riding horses). *Rev Med Vet (Toulouse)*. 1984;135:405.
565. Lord PF, Croft MA. Accuracy of formulae for calculating left ventricular volumes of the equine heart. *Equine Vet J Suppl Supplement*. 1990;9:53.
566. Young L. Transoesophageal echocardiography. In: Marr CM, ed. *Cardiology of the Horse*. London: WB Saunders; 1999.
567. Buhl R, Ersboll AK, Eriksen L, et al. Sources and magnitude of variation of echocardiographic measurements in normal standardbred horses. *Vet Radiol Ultrasound*. 2004;45:505.
568. Zucca E, Ferrucci F, Croci C, et al. Echocardiographic measurements of cardiac dimensions in normal Standardbred racehorses. *J Vet Cardiol*. 2008;10:45.
569. Al Haidar A, Farnir F, Deleuze S, et al. Comparison of the repeatability of echocardiographic measurements from different modes and views in horses of various breeds and sizes. *J Equine Vet Sci*. 2010;30:287.
570. Al Haidar A, Farnir F, Deleuze S, et al. Effect of breed, sex, age and body weight on echocardiographic measurements in the Equine species. *Res Vet Sci*. 2013;95:255.
571. Al Haidar A, Leroux A, Borde L, et al. Relationship between echocardiographic measurements and body size in horses. *J Equine Vet Sci*. 2013;33:107.
572. Decloedt A, de Clercq D, van der Vekens N, et al. Noninvasive determination of atrial fibrillation cycle length by atrial colour tissue Doppler imaging in horses. *Equine Vet J*. 2014;46:174.
573. Decloedt A, De Clercq D, Ven Sofie S, et al. Echocardiographic measurements of right heart size and function in healthy horses. *Equine Vet J*. 2016.

574. Decloedt A, Verheyen T, Sys S, et al. Influence of atrioventricular interaction on mitral valve closure and left ventricular isovolumic contraction measured by tissue Doppler imaging. *Circ Cardiovasc Imaging*. 2013;6:109.
575. Verheyen T, Decloedt A, De Clercq D, et al. Cardiac changes in horses with atypical myopathy. *J Vet Intern Med*. 2012;26:1019.
576. Huesler IM, Mitchell KJ, Schwarzwald CC. Echocardiographic assessment of left atrial size and function in Warmblood horses: reference intervals, allometric scaling, and agreement of different echocardiographic variables. *J Vet Intern Med*. 2016;30:1241.
577. Hallowell G, Bowen M. Reliability and identification of aortic valve prolapse in the horse. *BMC Vet Res*. 2013;9:9.
578. Slack J, Durando MM, Belcher CN, et al. Intraoperator, intraobserver and interoperator variability of echocardiographic measurements in healthy foals. *Equine Vet J*. 2012;44:69.
579. Underwood C, Norton JL, Nolen-Walston RD, et al. Echocardiographic changes in heart size in hypohydrated horses. *J Vet Intern Med*. 2011;25:563.
580. Collins NM, Palmer L, Marr CM. Two-dimensional and M-mode echocardiographic findings in healthy Thoroughbred foals. *Aust Vet J*. 2010;88:428.
581. Rovira S, Munoz A. Two-dimensional- and M-mode echocardiographic measurements and indices of cardiac function in Spanish colts and fillies of different age. *J Vet Med Sci*. 2009;71:957.
582. Rovira S, Muñoz A, Rodilla V. Allometric scaling of echocardiographic measurements in healthy Spanish foals with different body weight. *Res Vet Sci*. 2009;86:325.
583. Imhasly A, Tschudi PR, Lombard CW, et al. Clinical and echocardiographic features of mild mitral valve regurgitation in 108 horses. *Vet J*. 2010;183:166.
584. Menzies-Gow NJ. Effects of sedation with acepromazine on echocardiographic measurements in eight healthy thoroughbred horses. *Vet Rec*. 2008;163:21.
585. Durando MM, Reef VB, Birks EK. Right ventricular pressure dynamics during exercise: relationship to stress echocardiography. *Equine Vet J Suppl*. 2002;472.
586. Helwegen MM, Young LE, Rogers K, et al. Measurements of right ventricular internal dimensions and their relationships to severity of tricuspid valve regurgitation in national hunt Thoroughbreds. *Equine Vet J Suppl*. 2006;171.
587. Buhl R, Ersboll AK, Larsen NH, et al. The effects of detomidine, romifidine or acepromazine on echocardiographic measurements and cardiac function in normal horses. *Vet Anaesth Analg*. 2007;34:1.
588. Young LE, Rogers K, Wood JL. Left ventricular size and systolic function in Thoroughbred racehorses and their relationships to race performance. *J Appl Physiol*. 2005;99:1278.
589. Brown DJ, Rush JE, MacGregor J, et al. M-mode echocardiographic ratio indices in normal dogs, cats, and horses: a novel quantitative method. *J Vet Intern Med*. 2003;17:653.
590. Marr CM, Patteson M. Echocardiography. In: Marr CM, ed. *Cardiology of the Horse*. Edinburgh: Saunders Elsevier; 2010.
591. Reef VB. Cardiovascular ultrasonography. In: Reef VB, ed. *Equine Diagnostic Ultrasound*. Philadelphia: W.B. Saunders; 1998.
592. Young LE, Scott GR. Measurement of cardiac function by transthoracic echocardiography: day to day variability and repeatability in normal Thoroughbred horses. *Equine Vet J*. 1998;30:117.
593. Sampson SN, Jacobson RL, Sande RD, et al. Reproducibility and repeatability of M-mode echocardiographic measurements collected from 25 normal horses. *J Equine Vet Sci*. 1999;19:51.
594. Otto CM. *Textbook of Clinical Echocardiography*. 5th ed. Philadelphia: Elsevier Saunders; 2013.
595. Lang RM, Badano LP, Mor-Avi V, et al. Recommendations for cardiac chamber quantification by echocardiography in adults: an update from the American Society of Echocardiography and the European Association of Cardiovascular Imaging. *J Am Soc Echocardiogr*. 2015;28:1.
596. Gehlen H, Kroker K, Deegen E, et al. Influence of detomidine on cardiac function and hemodynamic in horses with and without heart murmur. *Schweiz Arch Tierheilkd*. 2004;146:119.
597. Underwood C, Schwarzwald CC. *Equine Echocardiography: Do We All Know What We All Do? Results of a Recent Survey (unpublished data)*. Switzerland: University of Queensland, Australia and University of Zurich, Switzerland.; 2013.
598. Rantanen NW. Diseases of the thorax. *Vet Clin North Am Equine Pract*. 1986;2:49.
599. Bonagura JD, Pipers FS. Diagnosis of cardiac lesions by contrast echocardiography. *J Am Vet Med Assoc*. 1983;182:396.
600. Young LE, Long KJ, Clutton RE, et al. The use of two dimensional and Doppler echocardiography for haemodynamic monitoring during general anaesthesia: preliminary findings in halothane-anaesthetised horses. *Vet Anaesth Analg*. 1993;20:42.
601. Guglielmini C, Pietra M, Bernardini D, et al. Colour-coded Doppler echocardiography in the horse. Part II: abnormal findings. *Ippologia*. 2001;12:15.
602. Ven S, Decloedt A, Van Der Vekens N, et al. Assessing aortic regurgitation severity from 2D, M-mode and pulsed wave Doppler echocardiographic measurements in horses. *Vet J*. 2016;210:34.
603. Stoylen A. *Strain Rate Imaging: Cardiac Deformation Imaging by Ultrasound/Echocardiography—Tissue Doppler and Speckle Tracking*; 2016. Available from: http://folk.ntnu.no/stoylen/strainrate/.
604. Sepulveda MF, Perkins JD, Bowen IM, et al. Demonstration of regional differences in equine ventricular myocardial velocity in normal 2-year-old Thoroughbreds with Doppler tissue imaging. *Equine Vet J*. 2005;37:222.
605. Atkins CE, Snyder PS. Systolic time intervals and their derivatives for evaluation of cardiac function. *J Vet Intern Med*. 1992;6:55.
606. Amend JF, Garner HE, Rosborough JP, et al. Hemodynamic studies in conscious domestic ponies. *J Surg Res*. 1975;19:107.
607. Bove AA. Effects of strenuous exercise on myocardial blood flow. *Med Sci Sports Exerc*. 1985;17:517.
608. Davis JL, Manohar M. Effect of splenectomy on exercise-induced pulmonary and systemic hypertension in ponies. *Am J Vet Res*. 1988;49:1169.
609. Drummond WH, Sanchez IR, Kosch PC, et al. Pulmonary vascular reactivity of the newborn pony foal. *Equine Vet J*. 1989;21:181.
610. Erickson BK, Erickson HH, Coffman JR. Pulmonary artery and aortic pressure changes during high intensity treadmill exercise in the horse: effect of frusemide and phentolamine. *Equine Vet J*. 1992;24:215.
611. Gasthuys F, Muylle E, de Moor A, et al. Influence of premedication and body position during halothane anaesthesia on intracardial pressures in the horse. *Zentralbl Veterinarmed A*. 1988;35:729.
612. Hall LW, Nigam JM. Papers and articles measurement of central venous pressure in horses. *Vet Rec*. 1975;97:66.
613. Hall LW. Cardiovascular and pulmonary effects of recumbency in two conscious ponies. *Equine Vet J*. 1984;16:89.
614. Hellyer PW, Dodam JR, Light GS. Dynamic baroreflex sensitivity in anesthetized horses, maintained at 1.25 to 1.3 minimal alveolar concentration of halothane. *Am J Vet Res*. 1991;52:1672.
615. Hillidge CJ, Lees P. Influence of general anaesthesia on peripheral resistance in the horse. *Br Vet J*. 1977;133:225.
616. Hinchcliff KW, McKeever KH, Schmall LM, et al. Renal and systemic hemodynamic responses to sustained submaximal exertion in horses. *Am J Physiol*. 1990;258:R1177.
617. Manohar M. Right heart pressures and blood-gas tensions in ponies during exercise and laryngeal hemiplegia. *Am J Physiol*. 1986;251:H121.
618. Manohar M, Goetz TE, Hutchens E, et al. Atrial and ventricular myocardial blood flows in horses at rest and during exercise. *Am J Vet Res*. 1994;55:1464.

619. Manohar M. Pulmonary vascular pressures of strenuously exercising Thoroughbreds after administration of flunixin meglumine and furosemide. *Am J Vet Res.* 1994;55:1308.
620. Manohar M, Goetz TE, Hutchens E, et al. Effects of graded-exercise on pulmonary and systemic hemodynamics in horses. *Equine Pract.* 1995;17:17.
621. Muir WW, McGuirk SM. Hemodynamics before and after conversion of atrial fibrillation to normal sinus rhythm in horses. *J Am Vet Med Assoc.* 1984;184:965.
622. Schatzmann U, Battier B. Factors influencing central venous pressure in horses. *Dtsch Tierarztl Wochenschr.* 1987;94:147.
623. Sheridan V, Zeller R, Deegen E. Central venous pressure (C.V.P.) measurements during halothane anesthesia in horse. *Vet Rec.* 1972;90:149.
624. Sinha AK, Gleed RD, Hakim TS, et al. Pulmonary capillary pressure during exercise in horses. *J Appl Physiol.* 1996;80:1792.
625. Spörri H, Denac M. The ventricular pressure increase velocity as a parameter of myocardial strength development. *Schweiz Arch Tierheilkd.* 1969;111:239.
626. Staddon GE, Weaver BM, Webb AI. Distribution of cardiac output in anaesthetised horses. *Res Vet Sci.* 1979;27:38.
627. Stadler P, Kinkel N, Deegen E. Evaluation of systolic heart function of the horse with PW- Doppler-echocardiography compared with thermodilution. *Dtsch Tierarztl Wochenschr.* 1994;101:312.
628. Weber JM, Dobson GP, Parkhouse WS, et al. Cardiac output and oxygen consumption in exercising Thoroughbred horses. *Am J Physiol.* 1987;253:R890.
629. West JB, Mathieucostello O. Stress failure of pulmonary capillaries as a mechanism for exercise-induced pulmonary hemorrhage in the horse. *Equine Vet J.* 1994;26:441.
630. Wetmore LA, Derksen FJ, Blaze CA, et al. Mixed venous oxygen-tension as an estimate of cardiac-output in anesthetized horses. *Am J Vet Res.* 1987;48:971.
631. Ringer SK, Schwarzwald CC, Portier KG, et al. Effects on cardiopulmonary function and oxygen delivery of doses of romifidine and xylazine followed by constant rate infusions in standing horses. *Vet J.* 2013;195:228.
632. Nollet H, Van Loon G, Deprez P, et al. Use of right ventricular pressure increase rate to evaluate cardiac contractility in horses. *Am J Vet Res.* 1999;60:1508.
633. Moscucci M. *Grossman & Baim's Cardiac Catheterization, Angiography, and Intervention.* 8th ed. Philadelphia, PA: Wolters Kluwer; 2014.
634. Button K. Application of percutaneous technique to equine vascular catheterization. *J Equine Med Surg.* 1979;3:320.
635. Manohar M. Left ventricular oxygen extraction during submaximal and maximal exertion in ponies. *J Physiol.* 1988; 404:547.
636. Butler HC. Subcutaneous relocation of the carotid artery for experimental purposes. *Am J Vet Res.* 1962;23:165.
637. Manohar M. Pulmonary artery wedge pressure increases with high-intensity exercise in horses. *Am J Vet Res.* 1993;54:142.
638. Constable P, Muir 3rd W, Sisson D. Clinical assessment of left ventricular relaxation. *J Vet Intern Med.* 1999;13:5.
639. Stadler P, Fruhauf B, Deegen E. Echocardiographic determination of diastolic heart function and measurement of pulmonary wedge pressure in horses. *Pferdeheilkunde.* 1995;11:109.
640. Klein L, Sherman J. Effects of preanesthetic medication, anesthesia, and position of recumbency on central venous pressure in horses. *J Am Vet Med Assoc.* 1977;170:216.
641. Bergsten G. Blood pressure, cardiac output, and blood-gas tension in the horse at rest and during exercise. *Acta Vet Scand Suppl.* 1974;48:1.
642. Grubb TL, Constable PD, Benson GJ, et al. Techniques for evaluation of right ventricular relaxation rate in horses and effects of inhalant anesthetics with and without intravenous administration of calcium gluconate. *Am J Vet Res.* 1999;60:872.
643. Goetz TE, Manohar M. Pressures in the right side of the heart and esophagus (Pleura) in ponies during exercise before and after furosemide administration. *Am J Vet Res.* 1986;47:270.
644. Art T, Bayly W. Lower airway function: response to exercise and training. In: Hinchcliff KW, Kaneps AJ, Geor RJ, eds. *Equine Sports Medicine and Surgery.* W.B. Saunders; 2014.
645. Edwards WD. Pathology of pulmonary hypertension. *Cardiovasc Clin.* 1988;18:321.
646. Bisgard GE, Orr JA, Will JA. Hypoxic pulmonary hypertension in the pony. *Am J Vet Res.* 1975;36:49.
647. Gelberg HB, Smetzer DL, Foreman JH. Pulmonary hypertension as a cause of atrial fibrillation in young horses: four cases (1980-1989). *J Am Vet Med Assoc.* 1991;198:679.
648. Long KJ, Young LE, Utting JE, et al. Determination of cardiac output in the standing horse by Doppler echocardiography and thermodilution. *Proc 30th British Equine Vet Assoc Congress 30.* 1991.
649. O'Brien PJ, Dameron GW, Beck ML, et al. Differential reactivity of cardiac and skeletal muscle from various species in two generations of cardiac troponin-T immunoassays. *Res Vet Sci.* 1998;65:135.
650. Rossi TM, Pyle WG, Maxie MG, et al. Troponin assays in the assessment of the equine myocardium. *Equine Vet J.* 2014;46:270.
651. Schwarzwald CC, Hardy J, Buccellato M. High cardiac troponin I serum concentration in a horse with multiform ventricular tachycardia and myocardial necrosis. *J Vet Intern Med.* 2003;17:364.
652. Slack JA, McGuirk SM, Erb HN, et al. Biochemical markers of cardiac injury in normal, surviving septic, or nonsurviving septic neonatal foals. *J Vet Intern Med.* 2005;19:577.
653. Cornelisse CJ, Schott 2nd HC, Olivier NB, et al. Concentration of cardiac troponin I in a horse with a ruptured aortic regurgitation jet lesion and ventricular tachycardia. *J Am Vet Med Assoc.* 2000;217:231.
654. Diana A, Guglielmini C, Candini D, et al. Cardiac arrhythmias associated with piroplasmosis in the horse: a case report. *Vet J.* 2007;174:193.
655. Jesty SA, Kraus MS, Gelzer AR, et al. Effect of transvenous electrical cardioversion on plasma cardiac troponin I concentrations in horses with atrial fibrillation. *J Vet Intern Med.* 2009;23:1103.
656. Kraus MS, Jesty SA, Gelzer AR, et al. Measurement of plasma cardiac troponin I concentration by use of a point-of-care analyzer in clinically normal horses and horses with experimentally induced cardiac disease. *Am J Vet Res.* 2010;71:55.
657. Serra M, Papakonstantinou S, Adamcova M, et al. Veterinary and toxicological applications for the detection of cardiac injury using cardiac troponin. *Vet J.* 2010;185:50.
658. Durando MM, Birks EK, Hussey SB, et al. Cardiac troponin I concentrations in ponies challenged with equine influenza virus. *J Vet Intern Med.* 2011;25:339.
659. Gilliam LL, Holbrook TC, Ownby CL, et al. Cardiotoxicity, inflammation, and immune response after rattlesnake envenomation in the horse. *J Vet Intern Med.* 2012;26:1457.
660. Nath LC, Anderson GA, Hinchcliff KW, et al. Clinicopathologic evidence of myocardial injury in horses with acute abdominal disease. *J Am Vet Med Assoc.* 2012;241:1202.
661. Nath LC, Anderson GA, Hinchcliff KW, et al. Serum cardiac troponin I concentrations in horses with cardiac disease. *Aust Vet J.* 2012;90:351.
662. Nostell K, Brojer J, Hoglund K, et al. Cardiac troponin I and the occurrence of cardiac arrhythmias in horses with experimentally induced endotoxaemia. *Vet J.* 2012;192:171.
663. Radcliffe RM, Divers TJ, Fletcher DJ, et al. Evaluation of L-lactate and cardiac troponin I in horses undergoing emergency abdominal surgery. *J Vet Emerg crit care (San Antonio, TX: 2001).* 2012;(22):313.
664. van der Vekens N, Decloedt A, De Clercq D, et al. The use of cardiac biomarkers in veterinary medicine: the equine perspective. *Vlaams Diergen Tijds.* 2012;81:319.

665. Peters ST, Hopkins A, Stewart S, et al. Myocardial contusion and rib fracture repair in an adult horse. *J Vet Emerg Crit Care.* 2013;23:663.
666. Seco Diaz OM, Durando MM, Birks EK, et al. Cardiac troponin I concentrations in horses with colic. *J Am Vet Med Assoc.* 2014;245:118.
667. Navas de Solis C, Dallap Schaer BL, Boston R, et al. Myocardial insult and arrhythmias after acute hemorrhage in horses. *J Vet Emerg Crit Care.* 2015;25:248.
668. Raftery AG, Garcia NC, Thompson H, et al. Arrhythmogenic right ventricular cardiomyopathy secondary to adipose infiltration as a cause of episodic collapse in a horse. *Ir Vet J.* 2015;68:1.
669. Durando MM, Reef VB, Kline K, et al. Acute effects of short duration, maximal exercise on cardiac troponin I in healthy horses. *Equine Comp Exerc Physiol.* 2006;3:217.
670. Holbrook TC, Birks EK, Sleeper MM, et al. Endurance exercise is associated with increased plasma cardiac troponin I in horses. *Equine Vet J Suppl.* 2006;27.
671. Nostell K, Haggstrom J. Resting concentrations of cardiac troponin I in fit horses and effect of racing. *J Vet Cardiol.* 2008;10:105.
672. Slack J, Boston RC, Soma L, et al. Cardiac troponin I in racing standardbreds. *J Vet Intern Med.* 2012;26:1202.
673. Flethoj M, Kanters JK, Haugaard MM, et al. Changes in heart rate, arrhythmia frequency, and cardiac biomarker values in horses during recovery after a long-distance endurance ride. *J Am Vet Med Assoc.* 2016;248:1034.
674. Van Der Vekens N, Decloedt A, Ven S, et al. Cardiac troponin I as compared to troponin T for the detection of myocardial damage in horses. *J Vet Intern Med.* 2015;29:348.
675. Van Der Vekens N, van Dievoet MA, De Puydt H, et al. Analytical validation of a high-sensitivity cardiac troponin T assay in horses. *J Vet Diagn Invest.* 2015;27:504.
676. Van Der Vekens N, Decloedt A, Sys S, et al. Evaluation of assays for troponin I in healthy horses and horses with cardiac disease. *Vet J.* 2015;203:97.
677. Shields E, Seiden-Long I, Massie S, et al. Analytical validation and establishment of reference intervals for a 'high-sensitivity' cardiac troponin-T assay in horses. *BMC Vet Res.* 2016;12:104.
678. Begg LM, Hoffmann KL, Begg AP. Serum and plasma cardiac troponin I concentrations in clinically normal Thoroughbreds in training in Australia. *Aust Vet J.* 2006;84:336.
679. Phillips W, Giguere S, Franklin RP, et al. Cardiac troponin I in pastured and race-training Thoroughbred horses. *J Vet Intern Med.* 2003;17:597.
680. Kraus MS, Kaufer BB, Damiani A, et al. Elimination half-life of intravenously administered equine cardiac troponin I in healthy ponies. *Equine Vet J.* 2013;45:56.
681. Mifune H, Richter R, Forssmann WG. Detection of immunoreactive atrial and brain natriuretic peptides in the equine atrium. *Anat Embryol (Berl).* 1995;192:117.
682. McKeever KH, Hinchcliff KW, Cooley JL, et al. Arterial-venous difference in atrial natriuretic peptide concentration during exercise in horses. *Am J Vet Res.* 1992;53:2174.
683. Kokkonen UM, Hackzell M, Rasanen LA. Plasma atrial natriuretic peptide in standardbred and Finnhorse trotters during and after exercise. *Acta Physiol Scand.* 1995;154:51.
684. McKeever KH, Hinchcliff KW. Neuroendocrine control of blood volume, blood pressure and cardiovascular function in horses. *Equine Vet J.* 1995;27:77.
685. Nyman S, Kokkonen UM, Dahlborn K. Changes in plasma atrial natriuretic peptide concentration in exercising horses in relation to hydration status and exercise intensity. *Am J Vet Res.* 1998;59:489.
686. Kokkonen UM, Hyyppa S, Poso AR. Plasma atrial natriuretic peptide during and after repeated exercise under heat exposure. *Equine Vet J Suppl.* 1999;30:184.
687. McKeever KH, Malinowski K. Endocrine response to exercise in young and old horses. *Equine Vet J Suppl.* 1999;561.
688. Trachsel DS, Grenacher B, Weishaupt MA, et al. Plasma atrial natriuretic peptide concentrations in horses with heart disease: a pilot study. *Vet J.* 2012;192:166.
689. Trachsel DS, Grenacher B, Schwarzwald CC. Plasma atrial/A-type natriuretic peptide (ANP) concentration in horses with various heart diseases. *J Vet Cardiol.* 2015.
690. Leroux AA, Al Haidar A, Remy B, et al. Atrial natriuretic peptide as an indicator of the severity of valvular regurgitation and heart failure in horses. *J Equine Vet Sci.* 2014;34:1226.
691. Trachsel DS, Schwarzwald CC, Grenacher B, et al. Analytic validation and comparison of three commercial immunoassays for measurement of plasma atrial/A-type natriuretic peptide concentration in horses. *Res Vet Sci.* 2014;96:180.
692. Oh JK, Seward JB, Tajik AJ. Pulmonary hypertension. In: Oh JK, Seward JaB, Tajik AJ, eds. *The Echo Manual.* Philadelphia: Lippincott Williams & Wilkins; 1999.
693. Rosenkranz S. Pulmonary hypertension 2015: current definitions, terminology, and novel treatment options. *Clin Res Cardiol.* 2015;104:197.
694. Simonneau G, Gatzoulis MA, Adatia I, et al. Updated clinical classification of pulmonary hypertension. *J Am Coll Cardiol.* 2013;62:D34.
695. Schwarzwald CC, Stewart AJ, Morrison CD, et al. Cor pulmonale in a horse with granulomatous pneumonia. *Equine Vet Educ.* 2006;18:182.
696. Johansson AM, Gardner SY, Atkins CE, et al. Cardiovascular effects of acute pulmonary obstruction in horses with recurrent airway obstruction. *J Vet Intern Med.* 2007;21:302.
697. Dixon PM, Nicholls JR, McPherson EA, et al. Chronic obstructive pulmonary disease anatomical cardiac studies. *Equine Vet J.* 1982;14:80.
698. Littlejohn A, Bowles F. Studies on the physiopathology of chronic obstructive pulmonary disease in the horse. II. Right heart haemodynamics. *Onderstepoort J Vet Res.* 1980;47:187.
699. Dixon PM. Pulmonary artery pressures in normal horses and in horses affected with chronic obstructive pulmonary disease. *Equine Vet J.* 1978;10:195.
700. Atkins CE. The role of noncardiac disease in the development and precipitation of heart failure. *Vet Clin North Am Small Anim Pract.* 1991;21:1035.
701. Rhodes J. Comparative physiology of hypoxic pulmonary hypertension: historical clues from brisket disease. *J Appl Physiol.* 2005;98:1092.
702. Wilkins PA. Lower respiratory problems of the neonate. *Vet Clin North Am Equine Pract.* 2003;19:19.
703. Drummond WH. Neonatal pulmonary hypertension. *Equine Vet J.* 1987;19:169.
704. Schoster A, Anderson ME. Caudal vena cava thrombosis-like syndrome in a horse. *Can Vet J.* 2010;51:891.
705. Norman TE, Chaffin MK, Perris EE, et al. Massive pulmonary thromboembolism in six horses. *Equine Vet J.* 2008;40:514.
706. Long PH, Payne JW. Red maple-associated pulmonary thrombosis in a horse. *J Am Vet Med Assoc.* 1984;184:977.
707. Jones RS, Payne-Johnson CE, Seymour CJ. Pulmonary micro-embolism following orthopaedic surgery in a Thoroughbred gelding. *Equine Vet J.* 1988;20:382.
708. Bryan J, Puggioni A, McAllister H, et al. Thrombosis of the pulmonary artery in a yearling Thoroughbred colt. *J Vet Intern Med.* 2009;23:215.
709. Carr EA, Carlson GP, Wilson WD, et al. Acute hemorrhagic pulmonary infarction and necrotizing pneumonia in horses: 21 cases (1967-1993), *J Am Vet Med Assoc.* 1997;210:1774.
710. Wagner PD, Gillespie JR, Landgren GL, et al. Mechanism of exercise-induced hypoxemia in horses. *J Appl Physiol.* 1989;66:1227.
711. Manohar M, Coney E, Hutchens E. Pulmonary vascular pressure in near-maximally exercised horses. *Equine Pract.* 1993;15:16.
712. Manohar M, Goetz TE. Pulmonary vascular pressures of exercising Thoroughbred horses with and without endoscopic evidence of EIPH. *J Appl Physiol.* 1996;81:1589.

713. Fedde MR, Erickson HH. Increase in blood viscosity in the sprinting horse: can it account for the high pulmonary arterial pressure? *Equine Vet J*. 1998;30:329.
714. Fedde MR, Wood SC. Rheological characteristics of horse blood: significance during exercise. *Respir Physiol.* 1993;94:323.
715. Kindig CA, Gallatin LL, Erickson HH, et al. Cardiorespiratory impact of the nitric oxide synthase inhibitor L-NAME in the exercising horse. *Respir Physiol.* 2000;120:151.
716. Kindig CA, Erickson HH, Poole DC. Dissociation of exercise-induced pulmonary hemorrhage and pulmonary artery pressure via nitric oxide synthase inhibition. *J Equine Vet Sci.* 2000;20:715.
717. Langsetmo I, Meyer MR, Erickson HH. Relationship of pulmonary arterial pressure to pulmonary haemorrhage in exercising horses. *Equine Vet J*. 2000;32:379.
718. Spörri H, Schlatter C. Blutdruckerhöhungen im Lungenkreislauf. *Schweiz Arch Tierheilkd.* 1959;101:525.
719. Slater J. Cor pulmonale and respiratory disease: unique features of the equine cardiopulmonary system. *Equine Vet Educ*. 2006;18:188.
720. Sage AM, Valberg S, Hayden DW, et al. Echocardiography in a horse with cor pulmonale from recurrent airway obstruction. *J Vet Intern Med*. 2006;20:694.
721. Hanka J, van den Hoven R, Schwarz B. Paroxysmal atrial fibrillation and clinically reversible cor pulmonale in a horse with complicated recurrent airway obstruction. *Tierarztl Prax Ausg G Grosstiere Nutztiere*. 2015;43:109.
722. Lester GD, DeMarco VG, Norman WM. Effect of inhaled nitric oxide on experimentally induced pulmonary hypertension in neonatal foals. *Am J Vet Res*. 1999;60:1207.
723. Gehlen H, Sundermann T, Rohn K, et al. Aldosterone plasma concentration in horses with heart valve insufficiencies. *Res Vet Sci*. 2008;85:340.
724. Marr CM. Heart failure. In: Marr CM, Bowen M, eds. *Cardiology of the Horse*. Edinburgh: Saunders Elsevier; 2010.
725. Belgrave JOS. A case of atrial fibrillation with congestive heart failure. *Equine Vet Educ*. 1990;2:2.
726. Bonagura JD. Clinical evaluation and management of heart disease. *Equine Vet Educ*. 1990;2:31.
727. Brumbaugh GW, Thomas WP, Hodge TG. Medical management of congestive heart failure in a horse. *J Am Vet Med Assoc*. 1982;180:878.
728. Glazier DB. Congestive heart failure and congenital cardiac defects in horses. *Equine Pract*. 1986;8:20.
729. Reef VB, Levitan CW, Spencer PA. Factors affecting prognosis and conversion in equine atrial fibrillation. *J Vet Intern Med*. 1988;2:1.
730. Reimer JM, Reef VB, Sommer M. Echocardiographic detection of pulmonic valve rupture in a horse with right-sided heart failure. *J Am Vet Med Assoc*. 1991;198:880.
731. Reimer JM, Marr CM, Reef VB, et al. Aortic origin of the right pulmonary artery and patent ductus arteriosus in a pony foal with pulmonary hypertension and right-sided heart failure. *Equine Vet J*. 1993;25:466.
732. Seahorn TL, Hormanski CE. Ventricular septal defect and atrial fibrillation in an adult horse—a case report. *J Equine Vet Sci*. 1993;13:36.
733. Taylor FG, Wotton PR, Hillyer MH, et al. Atrial septal defect and atrial fibrillation in a foal. *Vet Rec*. 1991;128:80.
734. Wijnberg ID, van der Kolk JH, van Garderen E, et al. Atrial fibrillation associated with central nervous symptoms and colic in a horse: a case of equine cardiomyopathy. *Vet Q*. 1998;20:73.
735. Nout YS, Hinchcliff KW, Bonagura JD, et al. Cardiac amyloidosis in a horse. *J Vet Intern Med*. 2003;17:588.
736. Bonagura JD. Diagnosis of cardiac arrhythmias. In: Robinson NE, ed. *Current Therapy in Equine Medicine 4*. Philadelphia: W.B. Saunders; 1997.
737. Garber JL, Reef VB, Reimer JM. Sonographic findings in horses with mediastinal lymphosarcoma: 13 cases (1985-1992). *J Am Vet Med Assoc*. 1994;205:1432.
738. Reef VB, Gentile DG, Freeman DE. Successful treatment of pericarditis in a horse. *J Am Vet Med Assoc*. 1984;185:94.
739. Bernard W, Reef VB, Clark ES, et al. Pericarditis in horses: six cases (1982-1986). *J Am Vet Med Assoc*. 1990;196:468.
740. Malalana F, Bardell D, McKane S. Idiopathic aseptic pericardial effusion with cardiac tamponade in a horse. *Equine Vet Educ*. 2011;23:64.
741. Voros K, Felkai C, Szilagyi Z, et al. Two-dimensional echocardiographically guided pericardiocentesis in a horse with traumatic pericarditis. *J Am Vet Med Assoc*. 1991;198:1953.
742. Edem E, Kahyaoglu B, Cakar MA. Acute effusive pericarditis due to horse chestnut consumption. *Am J Case Rep*. 2016;17:305.
743. Opie LH, Gersh BJ. *Drugs for the Heart*. 8th ed. Philadelphia, PA: Elsevier Saunders; 2013.
744. Hinchcliff KW, Muir 3rd WW. Pharmacology of furosemide in the horse: a review. *J Vet Intern Med*. 1991;5:211.
745. Johansson AM, Gardner SY, Levine JF, et al. Pharmacokinetics and pharmacodynamics of furosemide after oral administration to horses. *J Vet Intern Med*. 2004;18:739.
746. Rivas LJ, Hinchcliff KW. Effect of furosemide and subsequent intravenous fluid administration on right atrial pressure of splenectomized horses. *Am J Vet Res*. 1997;58:632.
747. Johansson AM, Gardner SY, Levine JF, et al. Furosemide continuous rate infusion in the horse: evaluation of enhanced efficacy and reduced side effects. *J Vet Intern Med*. 2003;17:887.
748. Abbott LM, Kovacic J. The pharmacologic spectrum of furosemide. *J Vet Emerg Crit Care*. 2008;18:26.
749. Baggot JD. The pharmacological basis of cardiac drug selection for use in horses. *Equine Vet J Suppl*. 1995;97.
750. Pearson EG, Ayres JW, Wood GL, et al. Digoxin toxicity in a horse. *Comp Cont Educ Pract*. 1987;9:958.
751. Marr CM. Treatment of cardiac arrhythmias and cardiac failure. In: Robinson NE, ed. *Current Therapy in Equine Medicine 4*. Philadelphia: WB Saunders; 1997.
752. Parraga ME, Kittleson MD, Drake CM. Quinidine administration increases steady state serum digoxin concentration in horses. *Equine Vet J Suppl*. 1995;114.
753. Manohar M. Effects of glyceryl trinitrate (nitroglycerin) on pulmonary vascular pressures in standing thoroughbred horses. *Equine Vet J*. 1995;27:275.
754. Gardner SY, Atkins CE, Sams RA, et al. Characterization of the pharmacokinetic and pharmacodynamic properties of the angiotensin-converting enzyme inhibitor, enalapril, in horses. *J Vet Intern Med*. 2004;18:231.
755. Sleeper MM, McDonnell SM, Ely JJ, et al. Chronic oral therapy with enalapril in normal ponies. *J Vet Cardiol*. 2008;10:111.
756. Muñoz A, Esgueva M, Gómez-Díez M, et al. Modulation of acute transient exercise-induced hypertension after oral administration of four angiotensin-converting enzyme inhibitors in normotensive horses. *Vet J*. 2016;208:33.
757. Gomez-Diez M, Munoz A, Caballero JM, et al. Pharmacokinetics and pharmacodynamics of enalapril and its active metabolite, enalaprilat, at four different doses in healthy horses. *Res Vet Sci*. 2014;97:105.
758. Luciani A, Civitella C, Santori D, et al. Haemodynamic effects in healthy horses treated with an ACE-inhibitor (Ramipril). *Vet Res Commun*. 2007;31(suppl 1):297.
759. Serrano-Rodriguez JM, Gomez-Diez M, Esgueva M, et al. Pharmacokinetics and pharmacodynamics of ramipril and ramiprilat after intravenous and oral doses of ramipril in healthy horses. *Vet J*. 2016;208:38.
760. Davis JL, Kruger K, LaFevers DH, et al. Effects of quinapril on angiotensin converting enzyme and plasma renin activity as well as pharmacokinetic parameters of quinapril and its active metabolite, quinaprilat, after intravenous and oral administration to mature horses. *Equine Vet J*. 2014;46:729.
761. Afonso T, Giguere S, Rapoport G, et al. Attenuation of the blood pressure response to exogenous angiotensin I after oral

administration of benazepril to healthy adult horses. *Equine Vet J*. 2016.

762. Fuentes VL. Use of pimobendan in the management of heart failure. *Vet Clin North Am Small Anim Pract*. 2004;34:1145.
763. Macgregor JM, Rush JE, Laste NJ, et al. Use of pimobendan in 170 cats (2006-2010). *J Vet Cardiol*. 2011;13:251.
764. Reina-Doreste Y, Stern JA, Keene BW, et al. Case-control study of the effects of pimobendan on survival time in cats with hypertrophic cardiomyopathy and congestive heart failure. *J Am Vet Med Assoc*. 2014;245:534.
765. Vollmar AC, Fox PR. Long-term outcome of Irish wolfhound dogs with preclinical cardiomyopathy, atrial fibrillation, or both treated with pimobendan, benazepril hydrochloride, or methyldigoxin monotherapy. *J Vet Intern Med*. 2016; 30:553.
766. Haggstrom J, Lord PF, Hoglund K, et al. Short-term hemodynamic and neuroendocrine effects of pimobendan and benazapril in dogs with myxomatous mitral valve disease and congestive heart failure. *J Vet Intern Med*. 2013;27:1452.
767. Haggstrom J, Boswood A, O'Grady M, et al. Longitudinal analysis of quality of life, clinical, radiographic, echocardiographic, and laboratory variables in dogs with myxomatous mitral valve disease receiving pimobendan or benazepril: the QUEST study. *J Vet Intern Med*. 2013;27:1441.
768. Buergelt CD, Carmichael JA, Tashjian RJ, et al. Spontaneous rupture of the left pulmonary artery in a horse with patent ductus arteriosus. *J Am Vet Med Assoc*. 1970;157:313.
769. Chaffin MK, Miller MW, Morris EL. Double outlet right ventricle and other associated congenital cardiac anomalies in an American miniature horse foal. *Equine Vet J*. 1992;24:402.
770. Cottrill CM, Rossdale PD. A comparison of congenital heart disease in horses and man. *Equine Vet J*. 1992;24:338.
771. Cox VS, Weber AF, de Lima A. Left cranial vena cava in a horse. *Anat Histol Embryol*. 1991;20:37.
772. Critchley KL. An interventricular septal defect, pulmonary stenosis and bicuspid pulmonary valve in a Welsh pony foal. *Equine Vet J*. 1976;8:176.
773. Ecke P, Malik R, Kannegieter NJ. Common atrioventricular canal in a foal. *N Z Vet J*. 1991;39:97.
774. Glazier DB, Farrelly BT, Neylon JF. Patent ductus arteriosus in an eight-month-old foal. *Irish Vet J*. 1974;28:12.
775. Glazier DB, Farrelly BT, O'Connor J. Ventricular septal defect in a 7-year-old gelding. *J Am Vet Med Assoc*. 1975;167:49.
776. Greene HJ, Wray DD, Greenway GA. Two equine congenital cardiac anomalies. *Irish Vet J*. 1975;29:115.
777. Guarda F, Rattazzi C, Appina S. Pathology of cardiac aneurysms in horses. *Pferdeheilkunde*. 1992;8:241.
778. Huston R, Saperstein G, Leipold HW. Congenital-defects in foals. *J Equine Med Surg*. 1977;1:146.
779. Johnson JW, DeBowes RM, Cox JH, et al. Diaphragmatic hernia with a concurrent cardiac defect in an Arabian foal. *J Equine Vet Sci*. 1984;4:225.
780. King JM, Flint TJ, Anderson WI. Incomplete subaortic stenotic rings in domestic animals—a newly described congenital anomaly. *Cornell Vet*. 1988;78:263.
781. Kvart C, Carlsten J, Jeffcott LB, et al. Diagnostic value of contrast echocardiography in the horse. *Equine Vet J*. 1985;17:357.
782. Lombard CW, Scarratt WK, Buergelt CD. Ventricular septal defects in the horse. *J Am Vet Med Assoc*. 1983;183:562.
783. Reef VB. Equine pediatric ultrasonography. *Comp Cont Educ Pract*. 1991;13:1277.
784. Reppas GP, Canfield PJ, Hartley WJ, et al. Multiple congenital cardiac anomalies and idiopathic thoracic aortitis in a horse. *Vet Rec*. 1996;138:14.
785. Steyn PF, Holland P, Hoffman J. The angiocardiographic diagnosis of a persistent truncus arteriosus in a foal. *J S Afr Vet Assoc*. 1989;60:106.
786. Wilson RB, Haffner JC. Right atrioventricular atresia and ventricular septal defect in a foal. *Cornell Vet*. 1987;77:187.
787. Zamora CS, Vitums A, Foreman JH, et al. Common ventricle with separate pulmonary outflow chamber in a horse. *J Am Vet Med Assoc*. 1985;186:1210.
788. Zamora CS, Vitums A, Sande RD, et al. Multiple cardiac malformation in a horse. *Anat Histol Embryol*. 1988;17:95.
789. Patterson-Kane JC, Harrison LR. Giant right atrial diverticulum in a foal. *J Vet Diagn Invest*. 2002;14:335.
790. Anderson RH. The pathological spectrum of pulmonary atresia. *Equine Vet Educ*. 1997;9:128.
791. Young LE, Blunden AS, Bartram DH, et al. Pulmonary atresia with an intact ventricular septum in a Thoroughbred foal. *Equine Vet Educ*. 1997;9:123.
792. Stephen JO, Abbott J, Middleton DM, et al. Persistent truncus arteriosus in a Bashkir Curly foal. *Equine Vet Educ*. 2000;12:251.
793. McGurrin MK, Physick-Sheard PW, Southorn E. Parachute left atrioventricular valve causing stenosis and regurgitation in a Thoroughbred foal. *J Vet Intern Med*. 2003;17:579.
794. Michlik KM, Biazik AK, Henklewski RZ, et al. Quadricuspid aortic valve and a ventricular septal defect in a horse. *BMC Vet Res*. 2014;10:142.
795. Spiro I. Hematuria and a complex congenital heart defect in a newborn foal. *Can Vet J*. 2002;43:375.
796. Tabaran AF, Nagy AL, Catoi C, et al. Congenital diaphragmatic hernia with concurrent aplasia of the pericardium in a foal. *BMC Vet Res*. 2015;11:309.
797. Anderson R. Nomenclature and classification: sequential segmental analysis. In: Moller JH, HJ, eds. *Pediatric Cardiovascular Medicine*. New York: Churchill Livingstone; 2003.
798. Van Praagh R. Nomenclature and classification: morphologic and segmental approach to diagnosis. In: Moller JH, Hoffman JIE, eds. *Pediatric Cardiovascular Medicine*. New York: Churchill Livingstone; 2003.
799. Shinebourne EA, Macartney FJ, Anderson RH. Sequential chamber localization—logical approach to diagnosis in congenital heart disease. *Br Heart J*. 1976;38:327.
800. Schwarzwald CC. Sequential segmental analysis—a systematic approach to the diagnosis of congenital cardiac defects. *Equine Vet Educ*. 2008;20:305.
801. Tynan MJ, Becker AE, Macartney FJ, et al. Nomenclature and classification of congenital heart disease. *Br Heart J*. 1979;41:544.
802. Ezon D, Goldberg J, Kyle W. *Atlas of Congenital Heart Disease Nomenclature: An Illustrated Guide to the Van Praagh and Anderson Approaches to Describing Congenital Cardiac Pathology*. Houston, TX: CreateSpace Independent Publishing Platform; 2015.
803. Fennell LC, Church S, Tyrell D, et al. Double-outlet right ventricle in a 10-month-old Friesian filly. *Aust Vet J*. 2009;87:204.
804. Vitums A. Origin of the aorta and pulmonary trunk from the right ventricle in a horse. *Pathol Vet*. 1970;7:482.
805. Vitums A, Grant BD, Stone EC, et al. Transposition of the aorta and atresia of the pulmonary trunk in a horse. *Cornell Vet*. 1973;63:41.
806. Sleeper MM, Palmer JE. Echocardiographic diagnosis of transposition of the great arteries in a neonatal foal. *Vet Radiol Ultrasound*. 2005;46:259.
807. Petrick SW, Roos CJ, van Niekerk J. Persistent right aortic arch in a horse. *J S Afr Vet Assoc*. 1978;49:355.
808. Butt TD, MacDonald DG, Crawford WH, et al. Persistent right aortic arch in a yearling horse. *Can Vet J*. 1998;39:714.
809. van der Linde-Sipman JS, Goedegebuure SA, Kroneman J. Persistent right aortic arch associated with a persistent left ductus arteriosus and an interventricular septal defect in a horse. *Tijdschr Diergeneeskd*. 1979;104(suppl).
810. Valdes-Martinez A, Eades SC, Strickland KN, et al. Echocardiographic evidence of an aortico-pulmonary septal defect in a 4-day-old thoroughbred foal. *Vet Radiol Ultrasound*. 2006;47:87.
811. Cottrill CM, O'Connor WN, Cudd T, et al. Persistence of foetal circulatory pathways in a newborn foal. *Equine Vet J*. 1987;19:252.

812. Coumbe KM. Cardiac disease: endocardial fibroelastosis. *Equine Vet Educ*. 2002;14:81.
813. Seco DO, Desrochers A, Hoffmann V, et al. Total anomalous pulmonary venous connection in a foal. *Vet Radiol Ultrasound*. 2005;46:83.
814. Sedacca CD, Bright JM, Boon J. Doppler echocardiographic description of double-inlet left ventricle in an Arabian horse. *J Vet Cardiol*. 2010;12:147.
815. Cottrill CM, Ho SY, O'Connor WN. Embryological development of the equine heart. *Equine Vet J Suppl*. 1997;14.
816. Rudolph A. *Congenital Diseases of the Heart: Clinical-Physiological Considerations*. New York: Blackwell; 2011.
817. Edwards JE, Edwards BS, Jesse E. *Edwards' Synopsis of Congenital Heart Disease*. New York: Futura Publishing Company; 2000.
818. Michaëlsson M, Ho SY. *Congenital Heart Malformations in Mammals: An Illustrated Text*. London: Imperial College Press; 2000.
819. Ho SY, Rigby ML, Anderson RH. *Echocardiography in Congenital Heart Disease Made Simple*. London: Imperial College Press; 2005.
820. MacDonald AA, Fowden AL, Silver M, et al. The foramen ovale of the foetal and neonatal foal. *Equine Vet J*. 1988;20:255.
821. Rang H, Hurtienne H. Persistent truncus arteriosus in a 2-year old horse. *Tierarztl Prax*. 1976;4:55.
822. Jesty SA, Wilkins PA, Palmer JE, et al. Persistent truncus arteriosus in two Standardbred foals. *Equine Vet Educ*. 2007;19:307.
823. Koblik PD, Hornof WJ. Use of first-pass nuclear angiocardiography to detect left-to- right cardiac shunts in the horse. *Vet Radiology*. 1987;28:177.
824. Froehlich W, Wlaschitz S, Riedelberger K, et al. Tricuspid valveendocarditisinahorsewithaventricularseptaldefect.*Equine Vet Educ*. 2006;18:172.
825. Gehlen H, Stadler P. Advantages and disadvantages of invasive and non-invasive examination techniques in 11 horses with ventricular septal defects. *Tierarztl Prax Ausg Grosstiere Nutztiere*. 2001;29:234.
826. Short DM, Seco OM, Jesty SA, et al. Spontaneous closure of a ventricular septal defect in a horse. *J Vet Intern Med*. 2010;24:1515.
827. Hughes KJ. Diagnostic challenge: lethargy and weakness in an Arabian foal with cardiac murmurs. Ventricular septal defect (VSD). *Aust Vet J*. 2006;84:209.
828. Button C, Gross DR, Allert JA, et al. Tricuspid atresia in a foal. *J Am Vet Med Assoc*. 1978;172:825.
829. Kutasi O, Voros K, Biksi I, et al. Common atrioventricular canal in a newborn foal—Case report and review of the literature. *Acta Vet Hung*. 2007;55:51.
830. Kraus MS, Pariaut R, Alcaraz A, et al. Complete atrioventricular canal defect in a foal: clinical and pathological features. *J Vet Cardiol*. 2005;7:59.
831. Steininger Berli, Jud, et al. Echocardiography in Saanen-goats: normal findings, reference intervals in awake goats, and the effect of general anesthesia. *Schweiz Arch Tierheilkd*. 2011;153:553.
832. Krüger MU, Wünschmann A, Ward C, et al. Pulmonary atresia with intact ventricular septum and hypoplastic right ventricle in an Arabian foal. *J Vet Cardiol*. 2016.
833. Prickett ME, Reeves JT, Zent WW. Tetralogy of fallot in a Thoroughbred foal. *J Am Vet Med Assoc*. 1973;162:552.
834. Reynolds DJ, Nicholl TK. Tetralogy of Fallot and cranial mesenteric arteritis in a foal. *Equine Vet J*. 1978;10:185.
835. Borst GH. Tetralogy of Fallot in a Belgian foal (author's transl). *Tijdschr Diergeneeskd*. 1978;103:968.
836. Keith Jr JC. Tetralogy of Fallot in a quarter horse foal. *Vet Med Small Anim Clin*. 1981;76:889.
837. Schmitz RR, Klaus C, Grabner A. Detailed echocardiographic findings in a newborn foal with tetralogy of Fallot. *Equine Vet Educ*. 2008;20:298.
838. Tschudi PR, Staufenbiel B, Ueltschi G. Echocardiographical documentation of a truncus arteriosus communis in a colt. *Pferdeheilkunde*. 1997;13:387.
839. Honnas CM, Puckett MJ, Schumacher J. Tricuspid-atresia in a quarter horse foal. *Southwest Vet*. 1987;38:17.
840. van Nie CJ, van der Kamp JS. Congenital tricuspid atresia in a premature foal. *Tijdschr Diergeneeskd*. 1979;104:411.
841. van der Linde-Sipman JS, van den Ingh TS. Tricuspid atresia in a foal and a lamb. *Zentralbl Veterinarmed A*. 1979;26A:239.
842. Gumbrell RC. Atresia of the tricuspid valve in a foal. *N Z Vet J*. 1970;18:253.
843. Marr CM. Cardiac and respiratory disease in aged horses. *Vet Clin North Am Equine Pract*. 2016;32:283.
844. Cipone M, Pietra M, Guglielmini C, et al. Aortic insufficiency in horses. Results of electrophonocardiography, ultrasonic cardiography and carotid pulsed-wave Doppler echocardiography in two cases. *Obiettivi e Documenti Veterinari*. 1995;16:37.
845. Deprez P, Sustronck B, Vanroy M, et al. A case of mitral-valve insufficiency due to a ruptured chorda tendinea in a horse. *Vlaams Diergen Tijds*. 1993;62:180.
846. Littlewort MC. Cardiological problems in equine medicine. *Equine Vet J*. 1977;9:173.
847. Yamaga Y, Shibui I, Yasuda J, et al. Echocardiographic and ultrasonographic observations in a horse with mitral regurgitation and "intrahepatic cholangiocellular fibroadenomatosis." *Advances in Animal Cardiology*. 1985;18:65.
848. Buergelt CD. Equine cardiovascular pathology: an overview. *Anim Health Res Rev*. 2003;4:109.
849. Patteson MW. Echocardiographic evaluation of horses with aortic regurgitation. *Equine Vet Educ*. 1994;6:159.
850. Young L. Equine aortic valve regurgitation: a disease worthy of further consideration. *Equine Vet Educ*. 2007;19:469.
851. Shaftoe S, Mcguirk SM. Valvular insufficiency in a horse with atrial fibrillation. *Comp Cont Educ Pract*. 1987;9:203.
852. Frohlich W, Wlaschitz S, Riedelberger K, et al. Case report: aortic valve endocarditis in a horse. *Dtsch Tierarztl Wochenschr*. 2004;111:370.
853. Afonso T, Verheyen T, Saey V, et al. Severe aortic regurgitation due to endocarditis in a horse. *Vlaams Diergen Tijds*. 2011;80:49.
854. Muñoz A, Riber C, Trigo P, et al. Bacterial endocarditis in two Spanish foals after neonatal septicemia. *J Equine Vet Sci*. 2012;32:760.
855. Porter SR, Saegerman C, Galen Gv, et al. Vegetative endocarditis in equids. *J Vet Intern Med*. 2008;22:1411.
856. Roussel AJ, Kasari TR. Bacterial endocarditis in large animals. Part II. Incidence, causes, clinical signs, and pathologic findings. *Comp Cont Educ Pract*. 1989;11:769.
857. Sponseller BT, Ware WA. Successful treatment of staphylococcal endocarditis in a horse. *Equine Vet Educ*. 2001;13:289.
858. Verdegaal EJMM, de Heer N, Meertens NM, et al. A right-sided bacterial endocarditis of dental origin in a horse. *Equine Vet Educ*. 2006;18:191.
859. Verdegaal EJMM. Sloet van Oldruitenborgh-Oosterbaan MM. Clinical commentary: endocarditis in the horse. *Equine Vet Educ*. 2006;18:196.
860. Aalbaek B, Ostergaard S, Buhl R, et al. *Actinobacillus equuli* subsp. *equuli* associated with equine valvular endocarditis. *Acta Pathol Microbiol Scand*. 2007;115:1437.
861. Blissitt KJ, Patteson MW. Evaluation of cardiac murmurs in horses. 2. *Echocardiography, In Pract*. 1996;18:416.
862. Gehlen H, Goltz A, Rohn K, et al. A survey of the frequency and development of heart disease in riding horses—Part 2: Clinical and echocardiographic follow-up examination. *Pferdeheilkunde*. 2007;23:378.
863. Spörri H, Leemann W. Pathophysiology of aortic valve insufficiency in horses. *Berl Munch Tierarztl Wochenschr*. 1972;85:441.
864. Lester GD, Lombard CW, Ackerman N. Echocardiographic detection of a dissecting aortic root aneurysm in a Thoroughbred stallion. *Vet Radiol Ultrasound*. 1992;33:202.

865. Reef VB, Klumpp S, Maxson AD, et al. Echocardiographic detection of an intact aneurysm in a horse. *J Am Vet Med Assoc.* 1990;197:752.
866. Shirai W, Momotani E, Sato T, et al. Dissecting aortic aneurysm in a horse. *J Comp Pathol.* 1999;120:307.
867. Stadler P, Wohlsein P, Gratopp M, et al. Echocardiographic and radiographic imaging of aortic root and aortic arch aneurysm in the horse. *Pferdeheilkunde.* 1996;12:91.
868. Spörri H. Two clinical types of aortic insufficiency in horses. *Ann N Y Acad Sci.* 1965;127:358.
869. Stadler P, Hoch M, Fruhauf B, et al. Echocardiography in horses with and without heart murmurs in aortic regurgitation. *Pferdeheilkunde.* 1995;11:373.
870. Jesty SA, Reef VB. Septicemia and cardiovascular infections in horses. *Vet Clin North Am Equine Pract.* 2006;22:481.
871. Guidi EE, Thomas A, Cadore JL, et al. *Citrobacter freundii* induced endocarditis in a yearling colt. *Can Vet J.* 2016;57:767.
872. Marr CM. Cardiovascular infections. In: Sellon DC, Long MT, eds. *Equine Infectious Diseases.* St. Louis: Saunders Elsevier; 2014.
873. Haldar SM, O'Gara PT. Infective endocarditis: diagnosis and management. *Nat Clin Pract Cardiovasc Med.* 2006;3:310.
874. Bertone JJ, Dill SG. Traumatic gastropericarditis in a horse. *J Am Vet Med Assoc.* 1985;187:742.
875. Wagner PC. Pericarditis. In: Robinson NE, ed. *Current Therapy in Equine Medicine 1.* Philadelphia: W.B. Saunders; 1983.
876. Robinson JA, Marr CM, Reef VB, et al. Idiopathic, aseptic, effusive, fibrinous, nonconstrictive pericarditis with tamponade in a standardbred filly. *J Am Vet Med Assoc.* 1992;201:1593.
877. Bradfield T. Traumatic pericarditis in a horse. *Southwestern Vet.* 1970;23:145.
878. Orsini JA, Koch C, Stewart B. Peritoneopericardial hernia in a horse. *J Am Vet Med Assoc.* 1981;179:907.
879. Buergelt CD, Wilson JH, Lombard CW. Pericarditis in horses. *Comp Cont Educ Pract.* 1990;12:872.
880. Morley PS, ChirinoTrejo M, Petrie L, et al. Pericarditis and pleuritis caused by *Mycoplasma felis* in a horse. *Equine Vet J.* 1996;28:237.
881. May KA, Cheramie HS, Howard RD, et al. Purulent pericarditis as a sequela to clostridial myositis in a horse. *Equine Vet J.* 2002;34:636.
882. Guarda F, Rattazzi C, Appino S. Ventricular myocardium and pericardium disease in horses. *Ippologia.* 1993;4:43.
883. Wilson JH, Olson EJ, Haugen EW, et al. Systemic blastomycosis in a horse. *J Vet Diagn Invest.* 2006;18:615.
884. Sebastian M, Gantz MG, Tobin T, et al. The mare reproductive loss syndrome and the eastern tent caterpillar: a toxicokinetic/statistical analysis with clinical, epidemiologic, and mechanistic implications. *Vet Ther.* 2003;4:324.
885. Sebastian MM, Bernard WV, Riddle TW, et al. Review paper: mare reproductive loss syndrome. *Vet Pathol.* 2008;45:710.
886. Donahue JM, Sells SF, Bolin DC. Classification of *Actinobacillus* spp isolates from horses involved in mare reproductive loss syndrome. *Am J Vet Res.* 2006;67:1426.
887. Marcus LC, Ross Jr JN. Microscopic lesions in the hearts of aged horses and mules. *Pathol Vet.* 1967;4:162.
888. King JM, Roth L, Haschek WM. Myocardial necrosis secondary to neural lesions in domestic animals. *J Am Vet Med Assoc.* 1982;180:144.
889. Shawley RV, Rolf Jr LL. Experimental cantharidiasis in the horse. *Am J Vet Res.* 1984;45:2261.
890. Hulland TJ. Leptomeric fibrils in the myocardial fibers of a foal. *Vet Pathol.* 1988;25:175.
891. Schmitz DG. Cantharidin toxicosis in horses. *J Vet Intern Med.* 1989;3:208.
892. Freestone JF, Williams MM, Norwood G. Thoracic haemangiosarcoma in a 3-year-old horse. *Aust Vet J.* 1990;67:269.
893. Guarda F, Rattazzi C. Pathology of cardiac ventricular aneurysms in the horse. *Schweiz Arch Tierheilkd.* 1994;136:76.
894. Reef VB. Myocardial disease. In: Robinson NE, ed. *Current Therapy in Equine Medicine 3.* Philadelphia: W.B. Saunders; 1992.
895. Weldon AD, Step DL, Moise NS. Lymphosarcoma with myocardial infiltration in a mare. *Vet Med.* 1992;87:595.
896. Ferrari JJF, Leme MCM, Macruz R. Occurrence of non-physiological cardiac hypertrophy in a racehorse. *Arquivos do Instituto Biologico Sao Paulo.* 1989;56:54.
897. Galey FD, Holstege DM, Plumlee KH, et al. Diagnosis of oleander poisoning in livestock. *J Vet Diagn Invest.* 1996;8:358.
898. Tiwary AK, Puschner B, Kinde H, et al. Diagnosis of Taxus (yew) poisoning in a horse. *J Vet Diagn Invest.* 2005;17:252.
899. Freel KM, Morrison LR, Thompson H, et al. Arrhythmogenic right ventricular cardiomyopathy as a cause of unexpected cardiac death in two horses. *Vet Rec.* 2010;166:718.
900. Hoffman A, Levi O, Orgad U, et al. Myocarditis following envenoming with *Vipera palaestinae* in two horses. *Toxicon.* 1993;31:1623.
901. Peek SF, Marques FD, Morgan J, et al. Atypical acute monensin toxicosis and delayed cardiomyopathy in Belgian draft horses. *J Vet Intern Med.* 2004;18:761.
902. Van Vleet JF, Ferrans VJ. Myocardial diseases of animals. *Am J Pathol.* 1986;124:98.
903. Navas de Solis C, Slack J, Boston RC, et al. Hypertensive cardiomyopathy in horses: 5 cases (1995–2011). *J Am Vet Med Assoc.* 2013;243:126.
904. Bauquier J, Stent A, Gibney J, et al. Evidence for marshmallow (*Malva parviflora*) toxicosis causing myocardial disease and myopathy in four horses. *Equine Vet J.* 2016.
905. Headley SA, de Carvalho PH, Cunha Filho LF, et al. Equine pulmonary aspergillosis with encephalitic, myocardial, and renal dissemination. *Mycopathologia.* 2014;177:129.
906. Haaland MA, Davidson JP. Spontaneous left atrial rupture with associated chronic fibrotic myocarditis in a stallion. *Vet Med Small Anim Clin.* 1983;78.
907. Delesalle C, van Loon G, Nollet H, et al. Tumor-induced ventricular arrhythmia in a horse. *J Vet Intern Med.* 2002; 16:612.
908. Reef VB, Dyson SS, Beech J. Lymphosarcoma and associated immune-mediated hemolytic anemia and thrombocytopenia in horses. *J Am Vet Med Assoc.* 1984;184:313.
909. Southwood LL, Schott 2nd HC, Henry CJ, et al. Disseminated hemangiosarcoma in the horse: 35 cases. *J Vet Intern Med.* 2000;14:105.
910. Hamir AN, Habecker P, Tulleners E. Equine intrapericardial lipoma. *Vet Rec.* 1994;135:235.
911. Penrose LC, Brower A, Kirk G, et al. Primary cardiac lymphoma in a 10-year-old equine gelding. *Vet Rec.* 2012;171:20.
912. Renier AC, Kass PH, Magdesian KG, et al. Oleander toxicosis in equids: 30 cases (1995–2010). *J Am Vet Med Assoc.* 2013;242:540.
913. Decloedt A, de Clercq D, Ven S, et al. Right atrial and right ventricular ultrasound-guided biopsy technique in standing horses. *Equine Vet J.* 2016;48:346.
914. Peet RL, McDermott J, Williams JM, et al. Fungal myocarditis and nephritis in a horse. *Aust Vet J.* 1981;57:439.
915. Aleman M, Magdesian KG, Peterson TS, et al. Salinomycin toxicosis in horses. *J Am Vet Med Assoc.* 2007;230:1822.
916. Wijnberg ID, van der Kolk JH, Hiddink EG. Use of phenytoin to treat digitalis-induced cardiac arrhythmias in a miniature Shetland pony. *Vet Rec.* 1999;144:259.
917. Hughes KJ, Dart AJ, Hodgson DR. Suspected *Nerium oleander* (Oleander) poisoning in a horse. *Aust Vet J.* 2002;80:412.
918. Smith PA, Aldridge BM, Kittleson MD. Oleander toxicosis in a donkey. *J Vet Intern Med.* 2003;17:111.
919. Cortinovis C, Caloni F. Epidemiology of intoxication of domestic animals by plants in Europe. *Vet J.* 2013;197:163.
920. Woods LW, Filigenzi MS, Booth MC, et al. Summer pheasant's eye (*Adonis aestivalis*) poisoning in three horses. *Vet Pathol Online.* 2004;41:215.
921. Beasley VR, Wolf GA, Fischer DC, et al. Cantharidin toxicosis in horses. *J Am Vet Med Assoc.* 1983;182:283.
922. Schoeb TR, Panciera RJ. Blister beetle poisoning in horses. *J Am Vet Med Assoc.* 1978;173:75.

923. Schoeb TR, Panciera RJ. Pathology of blister beetle (*Epicauta*) poisoning in horses. *Vet Pathol.* 1979;16:18.
924. Ray AC, Post LO, Hurst JM, et al. Evaluation of an analytical method for the diagnosis of cantharidin toxicosis due to ingestion of blister beetles (*Epicauta lemniscata*) by horses and sheep. *Am J Vet Res.* 1980;41:932.
925. Ray AC, Kyle AL, Murphy MJ, et al. Etiologic agents, incidence, and improved diagnostic methods of cantharidin toxicosis in horses. *Am J Vet Res.* 1989;50:187.
926. Helman RG, Edwards WC. Clinical features of blister beetle poisoning in equids: 70 cases (1983-1996). *J Am Vet Med Assoc.* 1997;211:1018.
927. Edwards WC, Edwards RM, Ogden L, et al. Cantharidin content of two species of Oklahoma blister beetles associated with toxicosis in horses. *Vet Hum Toxicol.* 1989;31:442.
928. Whitlock RH. Feed additives and contaminants as a cause of equine disease. *Vet Clin North Am Equine Pract.* 1990;6:467.
929. Cassart D, Baise E, Cherel Y, et al. Morphological alterations in oxidative muscles and mitochondrial structure associated with equine atypical myopathy. *Equine Vet J.* 2007;39:26.
930. McKenzie RK, Hill FI, Habyarimana JA, et al. Detection of hypoglycin A in the seeds of sycamore (*Acer pseudoplatanus*) and box elder (*A. negundo*) in New Zealand; the toxin associated with cases of equine atypical myopathy. *N Z Vet J.* 2016;64:182.
931. Westermann CM, van Leeuwen R, van Raamsdonk LW, et al. Hypoglycin a concentrations in maple tree species in the Netherlands and the occurrence of atypical myopathy in horses. *J Vet Intern Med.* 2016;30:880.
932. Baise E, Habyarimana JA, Amory H, et al. Samaras and seedlings of *Acer pseudoplatanus* are potential sources of hypoglycin A intoxication in atypical myopathy without necessarily inducing clinical signs. *Equine Vet J.* 2016;48:414.
933. Zuraw A, Dietert K, Kuhnel S, et al. Equine atypical myopathy caused by hypoglycin A intoxication associated with ingestion of sycamore maple tree seeds. *Equine Vet J.* 2016;48:418.
934. Gonzalez-Medina S. Update on the cause of equine atypical myopathy. *Vet Rec.* 2015;176:143.
935. Unger L, Nicholson A, Jewitt EM, et al. Hypoglycin A concentrations in seeds of *Acer pseudoplatanus* trees growing on atypical myopathy-affected and control pastures. *J Vet Intern Med.* 2014;28:1289.
936. Valberg SJ, Sponseller BT, Hegeman AD, et al. Seasonal pasture myopathy/atypical myopathy in North America associated with ingestion of hypoglycin A within seeds of the box elder tree. *Equine Vet J.* 2013;45:419.
937. Westermann CM, Dorland L, Votion DM, et al. Acquired multiple Acyl-CoA dehydrogenase deficiency in 10 horses with atypical myopathy. *Neuromuscul Disord.* 2008;18:355.
938. Sponseller BT, Valberg SJ, Schultz NE, et al. Equine multiple acyl-CoA dehydrogenase deficiency (MADD) associated with seasonal pasture myopathy in the midwestern United States. *J Vet Intern Med.* 2012;26:1012.
939. Dickinson CE, Traub-Dargatz JL, Dargatz DA, et al. Rattlesnake venom poisoning in horses: 32 cases (1973-1993). *J Am Vet Med Assoc.* 1996;208:1866.
940. Bautista AC, Tahara J, Mete A, et al. Diagnostic value of tissue monensin concentrations in horses following toxicosis. *J Vet Diagn Invest.* 2014;26:423.
941. Rollinson J, Taylor FG, Chesney J. Salinomycin poisoning in horses. *Vet Rec.* 1987;121:126.
942. Nicpon J, Czerw P, Harps O, et al. Salinomycin poisoning in a Polish stud horse. *Tierarztl Prax Ausg G Grosstiere Nutztiere.* 1997;25:438.
943. Kronfeld DS. Lasalocid toxicosis is inadequately quantified for horses. *Vet Hum Toxicol.* 2002;44:245.
944. Novilla MN. The veterinary importance of the toxic syndrome induced by ionophores. *Vet Hum Toxicol.* 1992;34:66.
945. Oehme FW, Pickrell JA. An analysis of the chronic oral toxicity of polyether ionophore antibiotics in animals. *Vet Hum Toxicol.* 1999;41:251.
946. Kamphues J, Meyer H, Liebler EM, et al. Animal nutrition for veterinarians—recent cases of clinical disorders in horses after intake of ionophore-containing feed. *Dtsch Tierarztl Wochenschr.* 1990;97:537.
947. Cranley JJ. Focal medial calcification of the pulmonary artery: a survey of 1066 horses. *Equine Vet J.* 1983;15:278.
948. Harrington DD, Page EH. Acute vitamin D3 toxicosis in horses: case reports and experimental studies of the comparative toxicity of vitamins D2 and D3. *J Am Vet Med Assoc.* 1983;182:1358.
949. Lombardo de Barros CS. Aortic body adenoma in a horse. *Aust Vet J.* 1983;60:61.
950. Knezevic PF, Fessl L. Thrombectomy of the descending aorta in the horse. *Tierarztl Prax Suppl.* 1985;1:94.
951. Spier S. Arterial thrombosis as the cause of lameness in a foal. *J Am Vet Med Assoc.* 1985;187:164.
952. Platt H. Vascular malformations and angiomatous lesions in horses: a review of 10 cases. *Equine Vet J.* 1987;19:500.
953. Parks AH, Guy BL, Rawlings CA, et al. Lameness in a mare with signs of arteriovenous fistula. *J Am Vet Med Assoc.* 1989;194:379.
954. Wallace KD, Selcer BA, Tyler DE, et al. In vitro ultrasonographic appearance of the normal and verminous equine aorta, cranial mesenteric artery, and its branches. *Am J Vet Res.* 1989;50:1774.
955. McDonnell SM, Love CC, Martin BB, et al. Ejaculatory failure associated with aortic-iliac thrombosis in two stallions. *J Am Vet Med Assoc.* 1992;200:954.
956. Welch RD, Dean PW, Miller MW. Pulsed spectral Doppler evaluation of a peripheral arteriovenous fistula in a horse. *J Am Vet Med Assoc.* 1992;200:1360.
957. Dias DP, de Lacerda Neto JC. Jugular thrombophlebitis in horses: a review of fibrinolysis, thrombus formation, and clinical management. *Can Vet J.* 2013;54:65.
958. Dolente BA, Beech J, Lindborg S, et al. Evaluation of risk factors for development of catheter-associated jugular thrombophlebitis in horses: 50 cases (1993-1998). *J Am Vet Med Assoc.* 2005;227:1134.
959. Lankveld DP, Ensink JM, van Dijk P, et al. Factors influencing the occurrence of thrombophlebitis after post-surgical long-term intravenous catheterization of colic horses: a study of 38 cases. *J Vet Med A Physiol Pathol Clin Med.* 2001;48:545.
960. Matsuda K, Suzuki H, Tsunoda N, et al. Jugular thrombophlebitis developed from buccal ulcer in a thoroughbred horse. *J Vet Med Sci.* 2010;72:913.
961. Moreau P, Lavoie JP. Evaluation of athletic performance in horses with jugular vein thrombophlebitis: 91 cases (1988-2005). *J Am Vet Med Assoc.* 2009;235:1073.
962. Ryu SH, Kim JG, Bak UB, et al. A hematogenic pleuropneumonia caused by postoperative septic thrombophlebitis in a Thoroughbred gelding. *J Vet Sci.* 2004;5:75.
963. Hoskinson JJ, Wooten P, Evans R. Nonsurgical removal of a catheter embolus from the heart of a foal. *J Am Vet Med Assoc.* 1991;199:233.
964. Lees MJ, Read RA, Klein KT, et al. Surgical retrieval of a broken jugular catheter from the right ventricle of a foal. *Equine Vet J.* 1989;21:384.
965. Little D, Keene BW, Bruton C, et al. Percutaneous retrieval of a jugular catheter fragment from the pulmonary artery of a foal. *J Am Vet Med Assoc.* 2002;220:212.
966. Scarratt WK, Moll HD, Pleasant RS. Fragmentation of intravenous catheters in three horses. *J Equine Vet Sci.* 1997;17:608.
967. Barakzai S, Chandler K. Use of indwelling intravenous catheters in the horse. *In Pract.* 2003;25:264.
968. Hilbert BJ, Rendano VT. Venous aneurysm in a horse. *J Am Vet Med Assoc.* 1975;167:394.
969. Guglielmini C, Bernardini D. Echo-Doppler findings of a carotid-jugular fistula in a foal. *Vet Radiol Ultrasound.* 2003;44:310.
970. Jabara AG, Hazard GH, O'Shea JD. A congenital vascular naevus in a foal. *Aust Vet J.* 1984;61:286.
971. Miller LM, Reed SM, Gallina AM, et al. Ataxia and weakness associated with fourth ventricle vascular anomalies in two horses. *J Am Vet Med Assoc.* 1985;186:601.

972. Schott 2nd HC, Barbee DD, Hines MT, et al. Clinical vignette. Renal arteriovenous malformation in a quarter horse foal. *J Vet Intern Med*. 1996;10:204.
973. Trope GD, Steel CM, Bowers JR, et al. Distensible superficial venous orbital malformations involving the lower eyelid in two horses. *J Am Vet Med Assoc*. 2010;237:943.
974. Campbell-Beggs CL, Johnson PJ, Wilson DA, et al. Chyloabdomen in a neonatal foal. *Vet Rec*. 1995;137:96.
975. Rooney JR. Rupture of the aorta. *Mod Vet Pract*. 1979;60:391.
976. Saey V, Ploeg M, Delesalle C, et al. Morphometric properties of the thoracic aorta of Warmblood and Friesian horses with and without aortic rupture. *J Comp Pathol*. 2016;154:225.
977. Saey V, Famaey N, Smoljkic M, et al. Biomechanical and biochemical properties of the thoracic aorta in warmblood horses, Friesian horses, and Friesians with aortic rupture. *BMC Vet Res*. 2015;11:285.
978. Ueno T, Nambo Y, Tajima Y, et al. Pathology of lethal peripartum broad ligament haematoma in 31 Thoroughbred mares. *Equine Vet J*. 2010;42:529.
979. Pascoe RR. Rupture of the utero-ovarian or middle uterine artery in the mare at or near parturition. *Vet Rec*. 1979;104:77.
980. Dechant JE, Nieto JE, Le Jeune SS. Hemoperitoneum in horses: 67 cases (1989-2004). *J Am Vet Med Assoc*. 2006;229:253.
981. Pusterla N, Fecteau ME, Madigan JE, et al. Acute hemoperitoneum in horses: a review of 19 cases (1992-2003). *J Vet Intern Med*. 2005;19:344.
982. Orsini JA, Divers TJ. *Equine Emergencies: Treatment and Procedures*. 4th ed. St. Louis: W.B. Saunders; 2014. ed. Divers TJ.
983. Lepage OM, Piccot-Crezollet C. Transarterial coil embolisation in 31 horses (1999-2002) with guttural pouch mycosis: a 2-year follow-up. *Equine Vet J*. 2005;37:430.
984. Freeman DE. Long-term follow-up on a large number of horses that underwent transarterial coil embolisation (TCE) for guttural pouch mycosis (GPM). *Equine Vet J*. 2006;38:271. author reply 271.
985. Dobesova O, Schwarz B, Velde K, et al. Guttural pouch mycosis in horses: a retrospective study of 28 cases. *Vet Rec*. 2012;171:561.
986. Fales-Williams A, Sponseller B, Flaherty H. Idiopathic arterial medial calcification of the thoracic arteries in an adult horse. *J Vet Diagn Invest*. 2008;20:692.
987. Martinez J, Montgomery DL, Uzal FA. Vascular mineralization in the brain of horses. *J Vet Diagn Invest*. 2012;24:612.
988. Imaizumi K, Nakamura T, Kiryu K, et al. Morphological changes of the aorta and pulmonary artery in Thoroughbred racehorses. *J Comp Pathol*. 1989;101:1.
989. Arroyo LG, Hayes MA, Delay J, et al. Arterial calcification in race horses. *Vet Pathol*. 2008;45:617.
990. Guglick MA, MacAllister CG, Ewing PJ, et al. Thrombosis resulting in rectal perforation in a horse. *J Am Vet Med Assoc*. 1996;209:1125.
991. Diaz OS, Sleeper MM, Reef VB, et al. Aortitis in a Paint gelding. *Equine Vet J*. 2000;32:354.
992. Mahony C, Rantanen NW, DeMichael JA, et al. Spontaneous echocardiographic contrast in the Thoroughbred: high prevalence in racehorses and a characteristic abnormality in bleeders. *Equine Vet J*. 1992;24:129.
993. Rantanen NW, Byars TD, Hauser ML, et al. Spontaneous contrast and mass lesions in the hearts of race horses: ultrasound diagnosis-preliminary data. *J Equine Vet Sci*. 1984;4:220.
994. Russell TM, Kearney C, Pollock PJ. Surgical treatment of septic jugular thrombophlebitis in nine horses. *Vet Surg*. 2010;39:627.
995. Rijkenhuizen AB, van Swieten HA. Reconstruction of the jugular vein in horses with post thrombophlebitis stenosis using saphenous vein graft. *Equine Vet J*. 1998;30:236.
996. O'Grady NP, Alexander M, Burns LA, et al. Guidelines for the prevention of intravascular catheter-related infections. *Clin Infect Dis*. 2011;52:e162.
997. Spurlock SL, Spurlock GH, Parker G, et al. Long-term jugular vein catheterization in horses. *J Am Vet Med Assoc*. 1990;196:425.
998. Divers TJ. Prevention and treatment of thrombosis, phlebitis, and laminitis in horses with gastrointestinal diseases. *Vet Clin North Am Equine Pract*. 2003;19:779.
999. Tan RHH, Dart AJ, Dowling BA. Catheters: a review of the selection, utilisation and complications of catheters for peripheral venous access. *Aust Vet J*. 2003;81:136.
1000. Herschl MA, Trim CM, Mahaffey EA. Effects of 5% and 10% guaifenesin infusion on equine vascular endothelium. *Vet Surg*. 1992;21:494.
1001. Geraghty TE, Love S, Taylor DJ, et al. Assessment of subclinical venous catheter-related diseases in horses and associated risk factors. *Vet Rec*. 2009;164:227.
1002. Schwarzwald CC, Feige K, Wunderli-Allenspach H, et al. Comparison of pharmacokinetic variables for two low-molecular-weight heparins after subcutaneous administration of a single dose to horses. *Am J Vet Res*. 2002;63:868.
1003. Feige K, Schwarzwald CC, Bombeli T. Comparison of unfractioned and low molecular weight heparin for prophylaxis of coagulopathies in 52 horses with colic: a randomised double-blind clinical trial. *Equine Vet J*. 2003;35:506.
1004. Tomlinson JE, Byrne E, Pusterla N, et al. The use of recombinant tissue plasminogen activator (rTPA) in the treatment of fibrinous pleuropneumonia in horses: 25 cases (2007-2012). *J Vet Intern Med*. 2015;29:1403.
1005. Baumer W, Herrling GM, Feige K. Pharmacokinetics and thrombolytic effects of the recombinant tissue-type plasminogen activator in horses. *BMC Vet Res*. 2013;9:158.
1006. Whelan MF, O'Toole TE. The use of thrombolytic agents. *Compendium*. 2007;476.
1007. Spurlock SL, Spurlock GH. Risk factors of catheter-related complications. *Compend Contin Educ Pract Vet*. 1990;12:214.
1008. Bayly WM, Vale BH. Intravenous catheterization and associated problems in the horse. *Compend Contin Educ Pract Vet*. 1982;4:S227.
1009. Wiemer P, Gruys E, van Hoeck B. A study of seven different types of grafts for jugular vein transplantation in the horse. *Res Vet Sci*. 2005;79:211.
1010. Dyson SJ, Worth L. Aortoiliacofemoral thrombosis. In: Robinson NE, ed. *Current Therapy in Equine Medicine 4*. Philadelphia: WB Saunders; 1997.
1011. Duggan VE, Holbrook TC, Dechant JE, et al. Diagnosis of aorto-iliac thrombosis in a quarter horse foal using Doppler ultrasound and nuclear scintigraphy. *J Vet Intern Med*. 2004;18:753.
1012. Hilton H, Aleman M, Textor J, et al. Ultrasound-guided balloon thrombectomy for treatment of aorto-iliac-femoral thrombosis in a horse. *J Vet Intern Med*. 2008;22:679.
1013. Brama PAJ, Rijkenhuizen ABM, vanSwieten HA, et al. Thrombosis of the aorta and the caudal arteries in the horse; additional diagnostics and a new surgical treatment. *Vet Q*. 1996;18:S85.
1014. Mayhew IG, Kryger MD. Aortic-iliac-femoral thrombosis in a horse. *Vet Med Small Anim Clin*. 1975;70:1281.
1015. Moffett FS, Vaden P. Diagnosis and treatment of thrombosis of the posterior aorta or iliac arteries in the horse. *Vet Med Small Anim Clin*. 1978;73:184.
1016. Schmidt AR. Transrectal ultrasonography of the caudal portion of abdominal and pelvic cavities in horses. *J Am Vet Med Assoc*. 1989;194:365.
1017. Swanson TD. Aortic-iliac thrombosis in horses. *Compend Contin Educ Vet*. 2011;33:E1.
1018. Ross MW, Maxson AD, Stacy VS, et al. First-pass radionuclide angiography in the diagnosis of aortoiliac thromboembolism in a horse. *Vet Radiol Ultrasound*. 1997;38:226.
1019. Warmerdam EP. Ultrasonography of the femoral artery in six normal horses and three horses with thrombosis. *Vet Radiol Ultrasound*. 1998;39:137.

1020. Rijkenhuizen AB, Sinclair D, Jahn W. Surgical thrombectomy in horses with aortoiliac thrombosis: 17 cases. *Equine Vet J*. 2009;41:754.
1021. Voortman O, Binkhorst GJ, Walvoort HC. An unusual complication in a case of verminous aneurysm (author's transl). *Tijdschr Diergeneeskd*. 1980;105:87.
1022. Fio L. Sudden death on the racetrack—major causes revealed by racehorse necropsy program. *ERL Update*. 1994;1.
1023. Halper J. Connective tissue disorders in domestic animals. *Adv Exp Med Biol*. 2014;802:231.
1024. Stadler P. Echocardiographic findings in ruptured sinus of Valsalva aneurysm. *Tierarztl Prax Suppl*. 1993;29.
1025. van Loon G, De Clercq D, de Bruijn CM, et al. *Clinical Findings and Diagnosis of Aortopulmonary Fistula in Four Friesian Horses*. Birmingham, United Kingdom: British Equine Veterinary Association Congress; 2010.
1026. de Bruijn M, van Loon G, Ploeg M, et al. *Use of Transoesophageal Ultrasound to Visualise the Aortopulmonary Region in Two Normal Friesian Horses and Three Friesians With Aortic Rupture or Aortopulmonary Fistulation*. Manchester, United Kingdom: British Equine Veterinary Association Congress; 2013.
1027. Reef VB. Dysrhythmias: assessment and medical management. In: Marr CM, ed. *Cardiology of the Horse*. Edinburgh: Saunders Elsevier; 2010.
1028. Gabriel F, Lekeux P. Cardiac arrhythmias encountered in 159 Belgian riding horses. *Ann Med Vet*. 1986;130:205.
1029. Hesselkilde EZ, Almind ME, Petersen J, et al. Cardiac arrhythmias and electrolyte disturbances in colic horses. *Acta Vet Scand*. 2014;56:58.
1030. Broux B, De Clercq D, Decloedt A, et al. Pharmacokinetics of intravenously and orally administered sotalol hydrochloride in horses and effects on surface electrocardiogram and left ventricular systolic function. *Vet J*. 2016;208:60.
1031. Schwarzwald CC, Hamlin RL, Bonagura JD, et al. Atrial, SA nodal, and AV nodal electrophysiology in standing horses: normal findings and electrophysiologic effects of quinidine and diltiazem. *J Vet Intern Med*. 2007;21:166.
1032. Schwarzwald CC, Sams RA. Determination of plasma protein binding of diltiazem in horses by ultrafiltration. *J Vet Pharmacol Ther*. 2006;29:579.
1033. Schwarzwald CC, Sams RA, Bonagura JD. Pharmacokinetics of the calcium-channel blocker diltiazem after a single intravenous dose in horses. *J Vet Pharmacol Ther*. 2006;29:165.
1034. van Loon G, Jordaens L, Muylle E, et al. Intracardiac overdrive pacing as a treatment of atrial flutter in a horse. *Vet Rec*. 1998;142:301.
1035. Amada A, Kiryu K. Atrial fibrillation in the race horse. *Heart Vessels Suppl*. 1987;2:2.
1036. Belloli C, Zizzadoro C. Atrial fibrillation in horses: difficult diagnosis for a therapeutic orphan. *Vet J*. 2006;172:8.
1037. Bentz BG, Erkert RS, Blaik MA. Evaluation of atrial fibrillation in horses. *Comp Cont Educ Pract*. 2002;24:734.
1038. Decloedt A, Verheyen T, Van Der Vekens N, et al. Long-term follow-up of atrial function after cardioversion of atrial fibrillation in horses. *Vet J*. 2013;197:583.
1039. Dukes-Mcewan J. Atrial fibrillation: onset and perpetuation. *Vet J*. 2002;164:87.
1040. Else RW, Holmes JR. Pathological changes in atrial fibrillation in the horse. *Equine Vet J*. 1971;3:56.
1041. Fenton FH, Cherry EM, Kornreich BG. Termination of equine atrial fibrillation by quinidine: an optical mapping study. *J Vet Cardiol*. 2008;10:87.
1042. Glazier DB, Nicholson JA, Kelly WR. Atrial fibrillation in the horse. *Irish Vet J*. 1959;13:47.
1043. Kiryu K, Amada A, Kaneko M, et al. Atrial fibrillation in the horse: clinical and histopathological studies of two cases. II. Formal pathogenesis. *Exp Rep Equine Health Lab*. 1974;11:70.
1044. Kiryu K, Kaneko M, Oikawa M, et al. Histopathogenesis of atrial fibrillation in the horse: cardiopathology of an additional case. *Exp Rep Equine Health Lab*. 1977;14:54.
1045. Kubo K, Senta T, Sugimoto O. Changes in cardiac output with experimentally induced atrial fibrillation in the horse. *Exp Rep Equine Health Lab*. 1975;12:101.
1046. Kuwahara M, Hiraga A, Nishimura T, et al. Power spectral analysis of heart rate variability in a horse with atrial fibrillation. *J Vet Med Sci*. 1998;60:111.
1047. Manohar M, Smetzer DL. Atrial fibrillation. *Comp Cont Educ Pract*. 1992;14:1327.
1048. Marr CM, Reef VB, Reimer JM, et al. An echocardiographic study of atrial fibrillation in horses: before and after conversion to sinus rhythm. *J Vet Intern Med*. 1995;9:336.
1049. Morris DD, Fregin GF. Atrial fibrillation in horses: factors associated with response to quinidine sulfate in 77 clinical cases. *Cornell Vet*. 1982;72:339.
1050. Nattel S, Harada M. Atrial remodeling and atrial fibrillation: recent advances and translational perspectives. *J Am Coll Cardiol*. 2014;63:2335.
1051. Ohmura H, Hiraga A, Takahashi T, et al. Risk factors for atrial fibrillation during racing in slow-finishing horses. *J Am Vet Med Assoc*. 2003;223:84.
1052. Physick-Sheard P, Kraus M, Basrur P, et al. Breed predisposition and heritability of atrial fibrillation in the Standardbred horse: a retrospective case-control study. *J Vet Cardiol*. 2014;16:173.
1053. Senta T, Kubo K. Experimental induction of atrial fibrillation by electrical stimulation in the horse. *Exp Rep Equine Health Lab*. 1978;15:37.
1054. Senta T, Kubo K, Sugimoto O, et al. Induction of atrial fibrillation by electrical stimulation in the horse. *Exp Rep Equine Health Lab*. 1975;12:109.
1055. navasvan Loon G. *Atrial Pacing and Experimental Atrial Fibrillation in Equines, in Department of Large Animal Internal Medicine*. Gent: Faculty of Veterinary Medicine, University of Gent; 2001:268.
1056. Van Loon G, Duytschaever M, Tavernier R, et al. An equine model of chronic atrial fibrillation: methodology. *Vet J*. 2002;164:142.
1057. Van Loon G, Tavernier R, Duytschaever M, et al. Pacing induced sustained atrial fibrillation in a pony. *Can J Vet Res*. 2000;64:254.
1058. Wachtell K, Greve AM, Structural, Cardiac Functional. Changes are target organ damage that increases risk of atrial fibrillation. *J Am Coll Cardiol*. 2014;63:2014.
1059. Wyse DG, Van Gelder IC, Ellinor PT, et al. Lone atrial fibrillation: does it exist? *J Am Coll Cardiol*. 2014;63:1715.
1060. Navas de Solis C, Reef VB, Slack J, et al. Evaluation of coagulation and fibrinolysis in horses with atrial fibrillatio. *J Am Vet Med Assoc*. 2016;248:201.
1061. Asano K, Suzuki K, Chiba M, et al. Relationship between trace elements status in mane hair and atrial fibrillation in horse. *J Vet Med Sci*. 2006;68:769.
1062. De Clercq D, Decloedt A, Sys SU, et al. Atrial fibrillation cycle length and atrial size in horses with and without recurrence of atrial fibrillation after electrical cardioversion. *J Vet Intern Med*. 2014;28:624.
1063. Decloedt A, de Clercq D, van der Vekens N, et al. Influence of detomidine on atrial fibrillation cycle length measured by intracardiac electrogram recording and by colour tissue Doppler imaging in horses. *Equine Vet J*. 2016;48:21.
1064. Mullen KR, Kraus MS, Divers TJ. ECG of the month. Atrial fibrillation due to hypokalemia in a horse. *J Am Vet Med Assoc*. 2014;244:657.
1065. Machida N, Yasuda J, Too K. Three cases of paroxysmal atrial fibrillation in the Thoroughbred newborn foal. *Equine Vet J*. 1989;21:66.
1066. Gehlen H, Stadler P. Comparison of systolic cardiac function before and after treatment of atrial fibrillation in horses with and without additional cardiac valve insufficiencies. *Vet Res Commun*. 2004;28:317.
1067. Nattel S. New ideas about atrial fibrillation 50 years on. *Nature*. 2002;415:219.

1068. Haissaguerre M, Jais P, Shah DC, et al. Spontaneous initiation of atrial fibrillation by ectopic beats originating in the pulmonary veins. *N Engl J Med.* 1998;339:659.
1069. Jesty SA, Kraus MS, Johnson AL, et al. An accessory bypass tract masked by the presence of atrial fibrillation in a horse. *J Vet Cardiol.* 2011;13:79.
1070. Reef VB, Reimer JM, Spencer PA. Treatment of atrial fibrillation in horses: new perspectives. *J Vet Intern Med.* 1995;9:57.
1071. Stadler P, Deegen E, Kroker K. Echocardiography and therapy of atrial fibrillation in horses. *Dtsch Tierarztl Wochenschr.* 1994;101:190.
1072. Bentz BG, Erkert RS, Blaik MA. Atrial fibrillation in horses: treatment and prognosis. *Comp Cont Educ Pract.* 2002;24:817.
1073. Bertone JJ, Traub-Dargatz JL, Wingfield WE. Atrial fibrillation in a pregnant mare: treatment with quinidine sulfate. *J Am Vet Med Assoc.* 1987;190:1565.
1074. Blissitt KJ. Diagnosis and treatment of atrial fibrillation. *Equine Vet Educ.* 1999;11:11.
1075. Gerber H, Chuit P, Schatzmann HJ. Treatment of atrial fibrillation in the horse with intravenous dihydroquinidine gluconate. *Equine Vet J.* 1971;3:110.
1076. Gerber H, Chuit P, Schatzmann HJ, et al. Intravenous treatment of atrial fibrillation in the horse. *Schweiz Arch Tierheilkd.* 1972;114:57.
1077. Glendinning SA. The use of quinidine sulfate for the treatment of atrial fibrillation in horses. *Vet Rec.* 1965;77:951.
1078. Matsuda H. Treatment of atrial fibrillation in horses. *Jpn J Vet Res.* 1992;40:44.
1079. Muir 3rd WW, Reed SM, McGuirk SM. Treatment of atrial fibrillation in horses by intravenous administration of quinidine. *J Am Vet Med Assoc.* 1990;197:1607.
1080. Rose RJ, Davis PE. Treatment of atrial fibrillation in three racehorses. *Equine Vet J.* 1977;9:68.
1081. Young L, van Loon G. Editorial: atrial fibrillation in horses: new treatment choices for the new millennium? *J Vet Intern Med.* 2005;19:631.
1082. McGuirk SM, Muir WW, Sams RA. Pharmacokinetic analysis of intravenously and orally administered quinidine in horses. *Am J Vet Res.* 1981;42:938.
1083. Cipone M, Venturoli M. Atrial fibrillation in five horses. Changes in the ECG during quinidine therapy. *Summa.* 1986;3:53.
1084. Frye MA, Selders CG, Mama KR, et al. Use of biphasic electrical cardioversion for treatment of idiopathic atrial fibrillation in two horses. *J Am Vet Med Assoc.* 2002;220:1039.
1085. McGurrin MK, Physick-Sheard PW, Kenney DG, et al. Transvenous electrical cardioversion in equine atrial fibrillation: technique and successful treatment of 3 horses. *J Vet Intern Med.* 2003;17:715.
1086. McGurrin MK, Physick-Sheard PW, Kenney DG. How to perform transvenous electrical cardioversion in horses with atrial fibrillation. *J Vet Cardiol.* 2005;7:109.
1087. McGurrin MK, Physick-Sheard PW, Kenney DG, et al. Transvenous electrical cardioversion of equine atrial fibrillation: technical considerations. *J Vet Intern Med.* 2005;19:695.
1088. Bellei MH, Kerr C, McGurrin MK, et al. Management and complications of anesthesia for transvenous electrical cardioversion of atrial fibrillation in horses: 62 cases (2002-2006). *J Am Vet Med Assoc.* 2007;231:1225.
1089. McGurrin MK, Physick-Sheard PW, Kenney DG. Transvenous electrical cardioversion of equine atrial fibrillation: patient factors and clinical results in 72 treatment episodes. *J Vet Intern Med.* 2008;22:609.
1090. DeClercq D, VanLoon G, Schauvliege S, et al. Transvenous electrical cardioversion of atrial fibrillation in six horses using custom made cardioversion catheters. *Vet J.* 2008;177:198.
1091. Schauvliege S, van Loon G, De Clercq D, et al. Cardiovascular responses to transvenous electrical cardioversion of atrial fibrillation in anaesthetized horses. *Vet Anaesth Analg.* 2009;36:341.
1092. VanLoon G, DeClercq D, Tavernier R, et al. Transient complete atrioventricular block following transvenous electrical cardioversion of atrial fibrillation in a horse. *Vet J.* 2005;170:124.
1093. Marly-Voquer C, Schwarzwald CC, Bettschart-Wolfensberger R. The use of dexmedetomidine continuous rate infusion for horses undergoing transvenous electrical cardioversion—A case series. *Can Vet J.* 2016;57:70.
1094. Preiss EE, Kenney DG, McGurrin MK, et al. Influence of electrode position on cardioversion energy requirements during transvenous electrical cardioversion in horses. *Am J Vet Res.* 2011;72:1193.
1095. Ellis EJ, Ravis WR, Malloy M, et al. The pharmacokinetics and pharmacodynamics of procainamide in horses after intravenous administration. *J Vet Pharmacol Ther.* 1994;17:265.
1096. Moïse NS, Pariaut R, Gelzer ARM, et al. Cardioversion with lidocaine of vagally associated atrial fibrillation in two dogs. *J Vet Cardiol.* 2005;7:143.
1097. Pariaut R, Moise NS, Koetje BD, et al. Lidocaine converts acute vagally associated atrial fibrillation to sinus rhythm in German Shepherd dogs with inherited arrhythmias. *J Vet Intern Med.* 2008;22:1274.
1098. DeClercq D, VanLoon G, Baert K, et al. Intravenous amiodarone treatment in horses with chronic atrial fibrillation. *Vet J.* 2006;172:129.
1099. DeClercq D, VanLoon G, Baert K, et al. Effects of an adapted intravenous amiodarone treatment protocol in horses with atrial fibrillation. *Equine Vet J.* 2007;39:344.
1100. Trachsel D, Tschudi P, Portier CJ, et al. Pharmacokinetics and pharmacodynamic effects of amiodarone in plasma of ponies after single intravenous administration. *Toxicol Appl Pharmacol.* 2004;195:113.
1101. De Clercq D, Baert K, Croubels S, et al. Evaluation of the pharmacokinetics and bioavailability of intravenously and orally administered amiodarone in horses. *Am J Vet Res.* 2006;67:448.
1102. Birettoni F, Porciello F, Rishniw M, et al. Treatment of chronic atrial fibrillation in the horse with flecainide: personal observation. *Vet Res Commun.* 2007;31(suppl 1):273.
1103. Dembek KA, Hurcombe SD, Schober KE, et al. Sudden death of a horse with supraventricular tachycardia following oral administration of flecainide acetate. *J Vet Emerg Crit Care.* 2014;24:759.
1104. Haugaard MM, Pehrson S, Carstensen H, et al. Antiarrhythmic and electrophysiologic effects of flecainide on acutely induced atrial fibrillation in healthy horses. *J Vet Intern Med.* 2015;29:339.
1105. Ohmura H, Hiraga A, Aida H, et al. Influence of quinidine and flecainide on autonomic nervous activity in Thoroughbred horses. *Vet Rec.* 2003;152:114.
1106. Ohmura H, Hiraga A, Aida H, et al. Determination of oral dosage and pharmacokinetic analysis of flecainide in horses. *J Vet Med Sci.* 2001;63:511.
1107. Ohmura H, Nukada T, Mizuno Y, et al. Safe and efficacious dosage of flecainide acetate for treating equine atrial fibrillation. *J Vet Med Sci.* 2000;62:711.
1108. Risberg AI, McGuirk SM. Successful conversion of equine atrial fibrillation using oral flecainide. *J Vet Intern Med.* 2006;20:207.
1109. van Loon G, Blissitt KJ, Keen JA, et al. Use of intravenous flecainide in horses with naturally-occurring atrial fibrillation. *Equine Vet J.* 2004;36:609.
1110. DeClercq D, VanLoon G, Tavernier R, et al. Use of propafenone for conversion of chronic atrial fibrillation in horses. *Am J Vet Res.* 2009;70:223.
1111. Puigdemont A, Riu JL, Guitart R, et al. Propafenone kinetics in the horse. Comparative analysis of compartmental and noncompartmental models. *J Pharmacol Methods.* 1990;23:79.
1112. Haugaard MM, Hesselkilde EZ, Pehrson S, et al. Pharmacologic inhibition of small-conductance calcium-activated po-

tassium (SK) channels by NS8593 reveals atrial antiarrhythmic potential in horses. *Heart Rhythm*. 2015;12:825.
1113. Hancox JC, James AF, Marrion NV, et al. Novel ion channel targets in atrial fibrillation. *Expert Opin Ther Targets*. 2016;20:947.
1114. Estrada AH, Pariaut R, Moise NS. Avoiding medical error during electrical cardioversion of atrial fibrillation: prevention of unsynchronized shock delivery. *J Vet Cardiol*. 2009;11:137.
1115. Dicken M, Gordon SJ, Mayhew IG. The use of phenytoin in two horses following conversion from atrial fibrillation. *N Z Vet J*. 2012;60:210.
1116. Cornick JL, Hartsfield SM, Miller M. ECG of the month. Premature ventricular complexes in an anesthetized colt. *J Am Vet Med Assoc*. 1990;196:420.
1117. Marr CM, Reef VB. ECG of the month. [Multifocal ventricular tachycardia in a horse]. *J Am Vet Med Assoc*. 1991;198:1533.
1118. Miller PJ, Rose RJ, Hoffman K, et al. Idioventricular tachycardia in a horse. *Aust Vet J*. 1987;64:55.
1119. Nielsen IL. Ventricular tachycardia in a Thoroughbred racehorse. *Aust Vet J*. 1990;67:140.
1120. Reimer JM, Reef VB, Sweeney RW. Ventricular arrhythmias in horses: 21 cases (1984-1989). *J Am Vet Med Assoc*. 1992;201:1237.
1121. Vrins A, Doucet M, DeRoth L. Paroxysmal ventricular tachycardia in a horse. *Medecin Veterinaire du Quebec*. 1989;19:79.
1122. Pfister R, Seifertalioth C, Beglinger R. Location of the ectopic focus of ventricular extrasystoles in the horse. *Schweiz Arch Tierheilkd*. 1984;126:165.
1123. Johnson AL, Jesty SA, Gelzer AR, et al. ECG of the month. Ventricular tachycardia in a horse. *J Am Vet Med Assoc*. 2007;231:706.
1124. DeClercq D, VanLoon G, Baert K, et al. Treatment with amiodarone of refractory ventricular tachycardia in a horse. *J Vet Intern Med*. 2007;21:878.
1125. Garcia-Lopez JM, Provost PJ, Rush JE, et al. Prevalence and prognostic importance of hypomagnesemia and hypocalcemia in horses that have colic surgery. *Am J Vet Res*. 2001;62:7.
1126. Meyer GA, Lin HC, Hanson RR, et al. Effects of intravenous lidocaine overdose on cardiac electrical activity and blood pressure in the horse. *Equine Vet J*. 2001;33:434.
1127. Mullen KR, Gelzer AR, Kraus MS, et al. ECG of the month. Cardiac arrhythmias in a horse after lidocaine administration. *J Am Vet Med Assoc*. 2009;235:1156.
1128. Stewart AJ. Magnesium disorders in horses. *Vet Clin North Am Equine Pract*. 2011;27:149.
1129. Kowalczyk DF, Beech J. Pharmacokinetics of phenytoin (diphenylhydantoin) in horses. *J Vet Pharmacol Ther*. 1983;6:133.
1130. Soma LR, Uboh CE, Guan F, et al. Disposition, elimination, and bioavailability of phenytoin and its major metabolite in horses. *Am J Vet Res*. 2001;62:483.
1131. Wijnberg ID, Ververs FF. Phenytoin sodium as a treatment for ventricular dysrhythmia in horses. *J Vet Intern Med*. 2004;18:350.
1132. Gasthuys F, Parmentier D, Goossens L, et al. A preliminary study on the effects of atropine sulphate on bradycardia and heart blocks during romifidine sedation in the horse. *Vet Res Commun*. 1990;14:489.
1133. Kroneman J. Heart arrhythmias in horses caused by delays of conduction in the atrioventricular nodes and in the bundle of His. *Berl Munch Tierarztl Wochenschr*. 1991;104:351.
1134. Reef VB, Clark ES, Oliver JA, et al. Implantation of a permanent transvenous pacing catheter in a horse with complete heart block and syncope. *J Am Vet Med Assoc*. 1986;189:449.
1135. Matsui K, Amada A, Sawazaki H. Second-degree atrioventricular block observed in a Thoroughbred foal on 2.5 months of age. *Nihon Juigaku Zasshi*. 1985;47:175.
1136. Glazier DB, Littledike ET, Cook HM. The electrocardiographic changes in experimentally induced bundle-branch block in the equine heart. *Ir Vet J*. 1983;37:71.
1137. Suzuki K, Yamaya Y, Asano K, et al. Relationship between hair elements and severity of atrioventricular block in horses. *Biol Trace Elem Res*. 2007;115:255.
1138. Lawler JB, Frye MA, Bera MM, et al. Third-degree atrioventricular block in a horse secondary to rattlesnake envenomation. *J Vet Intern Med*. 2008;22:486.
1139. Meijler FL. Comparative pathophysiology of the atrioventricular node. *Verh K Acad Geneeskd Belg*. 1990;52:127.
1140. Rezakhani A, Godarzi M. Tabatabei Naeini I: a combination of atrioventricular block and sinoatrial block in a horse. *Acta Vet Scand*. 2005;46:173.
1141. Sugiyama A, Takeuchi T, Morita T, et al. Mediastinal lymphoma with complete atrioventricular block in a horse. *J Vet Med Sci*. 2008;70:1101.
1142. Yamashita K, Tsubakishita S, Futaok S, et al. Cardiovascular effects of medetomidine, detomidine and xylazine in horses. *J Vet Med Sci*. 2000;62:1025.
1143. Hardy J. ECG of the month. Hyperkalemia in a mare. *J Am Vet Med Assoc*. 1989;194:356.
1144. Epstein V. Relationship between potassium administration, hyperkalaemia and the electrocardiogram: an experimental study. *Equine Vet J*. 1984;16:453.
1145. Castex AM, Bertone JJ. ECG of the month. Sinus tachycardia and hyperkalemia in a horse. *J Am Vet Med Assoc*. 1989;194:654.
1146. Glazier DB, Littledike ET, Evans RD. Electrocardiographic changes in induced hyperkalemia in ponies. *Am J Vet Res*. 1934;43:1982.
1147. Muir WW, McGuirk SM. Ventricular preexcitation in two horses. *J Am Vet Med Assoc*. 1983;183:573.
1148. Asano K, Suzuki K, Chiba M, et al. Correlation between 25 element contents in mane hair in riding horses and atrioventricular block. *Biol Trace Elem Res*. 2005;108:127.
1149. Smetzer DL, Smith CR, Senta T. Second-degree atrioventricular block in the horse. *Am J Vet Res*. 1969;30:933.
1150. Kiryu K, Kaneko M, Satoh H. Cardiopathological observations on histopathogenesis of incomplete atrioventricular block in horses. *Nihon Juigaku Zasshi*. 1977;39:425.
1151. Smetzer DL, Senta T, Smith CR, et al. High-grade second-degree atrioventricular block in a horse. *Am J Vet Res*. 1969; 30:337.
1152. Ohmura H, Hiraga A, Aida H, et al. Effects of repeated atropine injection on heart rate variability in Thoroughbred horses. *J Vet Med Sci*. 2001;63:1359.
1153. Nihouannen JC, Sevestre J, Dorso Y, et al. Implantation of a cardiac pacemaker into horses. I. Equipment and techniques. *Rev Med Vet (Toulouse)*. 1984;135:91.
1154. Nihouannen JC, Sevestre J, Dorso Y, et al. Implantation of a cardiac pacemaker into horses. II. Postoperative monitoring of a pacemaker with epicardial and myocardial electrodes in a pony. *Rev Med Vet (Toulouse)*. 1984;135:165.
1155. van Loon G, Laevens H, Deprez P. Temporary transvenous atrial pacing in horses: threshold determination. *Equine Vet J*. 2001;33:290.
1156. van Loon G, Fonteyne W, Rottiers H, et al. Dual-chamber pacemaker implantation via the cephalic vein in healthy equids. *J Vet Intern Med*. 2001;15:564.
1157. Kaese S, Frommeyer G, Verheule S, et al. The ECG in cardiovascular-relevant animal models of electrophysiology. *Herzschrittmacherther Elektrophysiol*. 2013;24:84.
1158. Naylor JM. Hyperkalemic periodic paralysis. *Vet Clin North Am Equine Pract*. 1997;13:129.
1159. Meyer TS, Fedde MR, Cox JH, et al. Hyperkalaemic periodic paralysis in horses: a review. *Equine Vet J*. 1999;31:362.
1160. Batterink J, Cessford TA, Taylor RAI, et al. Pharmacological interventions for the acute management of hyperkalaemia in adults. *Cochrane Database of Systematic Reviews Art*. 2015; No.: CD010344.
1161. Maxwell AP, Linden K, O'Donnell S, et al. Management of hyperkalaemia, *J R Coll Physicians Edinb*. 43:246.

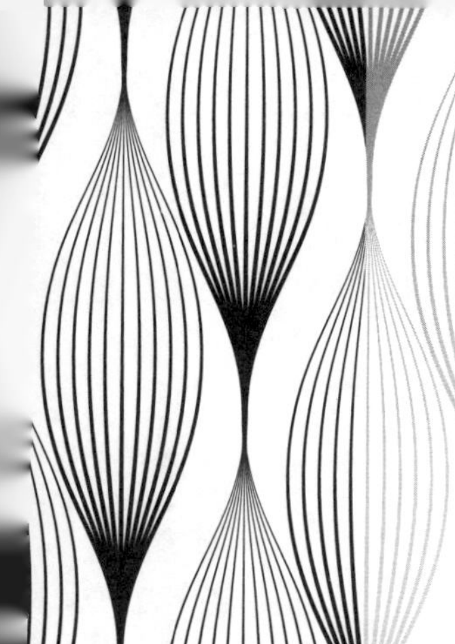

CAPÍTULO **10**

Distúrbios do Sistema Musculoesquelético

Stephanie J. Valberg

FORMA E FUNÇÃO DOS MÚSCULOS

O músculo esquelético é o tecido mais plástico do corpo, em remodelamento constante em resposta ao exercício, à dieta e ao ambiente hormonal. Os componentes principais do músculo são água (80%), proteínas (10 a 15%) e glicogênio (1 a 2%); a fração proteica é composta principalmente por proteínas contráteis. O tipo de proteína contrátil, mais especificamente as isoformas das cadeias pesadas de miosina, determina a velocidade de contração da fibra e o tipo de fibra muscular. A velocidade da contração varia de mais lenta a mais rápida nas fibras de tipo 1, 2a e 2x.

A maioria dos músculos locomotores equinos é formada por um mosaico de fibras musculares de tipo 1 e tipo 2, mas a composição exata depende da função e do uso do músculo. Os músculos flexores digitais que sustentam a articulação do boleto, por exemplo, consistem em 50% de fibras musculares de tipo 1 e 50% de tipo 2a, enquanto os músculos locomotores proximais dos membros posteriores consistem em menos de 25% de fibras de tipo 1 e 75% ou mais de fibras de tipo 2a e 2x, em proporções que variam de acordo com os indivíduos, as raças e o treinamento (Figura 10.1).[1] Os tipos de fibras contráteis têm propriedades metabólicas distintas que também variam com o treinamento. As fibras de tipo 1 geralmente têm menor quantidade de glicogênio, menor capacidade glicolítica e maior capacidade lipídica e oxidativa do que as fibras de tipo 2. As fibras de tipo 2a têm propriedades intermediárias, enquanto as fibras de tipo 2x apresentam maior teor de glicogênio, maior capacidade glicolítica e menor capacidade lipídica e oxidativa do que as fibras de tipo 1 e 2a.

Uma unidade motora é formada por um subconjunto de miofibras supridas pelos ramos de um nervo. Os neurônios motores tônicos com baixa taxa de descarga suprem fibras de tipo 1, e os neurônios motores fásicos de descarga rápida suprem fibras de tipo 2a e 2x. Em exercícios de baixa intensidade, as fibras musculares de tipo 1 e um pequeno número de fibras de tipo 2a são ativadas; com o aumento da velocidade ou duração do exercício, mais fibras musculares são recrutadas, começando com as de tipo 1 e passando para 2a e 2x.

As neuropatias periféricas geralmente afetam as unidades motoras de contração rápida e lenta, causando fraqueza e atrofia muscular. Miopatias específicas tendem a afetar um determinado tipo de fibra e uma certa via celular no interior dessa miofibra. A interrupção dessa via celular geralmente produz os sinais clínicos característicos da doença. Sempre que possível, o objetivo dos médicos veterinários e pesquisadores é definir a via disfuncional para aumentar a precisão do diagnóstico e gerar tratamentos direcionados.

Abordagem diagnóstica

A anamnese e o exame físico continuam sendo os pilares da abordagem diagnóstica. Os objetivos são (1) determinar se os sinais clínicos representam um distúrbio muscular primário ou secundário; (2) avaliar as contribuições de fasciculações, fraqueza, atrofia, dor muscular ou intolerância ao exercício para a queixa principal; (3) gerar uma lista lógica de diagnósticos diferenciais; e (4) escolher os exames diagnósticos mais adequados para caracterização e identificação da causa do distúrbio muscular. A abordagem sistemática necessária começa com a anamnese, seguida pela palpação e inspeção de todos os aspectos possíveis da musculatura, e inclui a avaliação do movimento com exames neurológicos e referentes à claudicação.

Anamnese

A anamnese completa é muito importante nas miopatias porque muitos distúrbios são de natureza intermitente e não necessariamente aparentes no exame físico inicial. Além disso, muitas miopatias são desencadeadas por certos estímulos ambientais, e a identificação desses estímulos pode ajudar o diagnóstico do distúrbio e a formulação de um plano terapêutico para evitar futuros episódios. A anamnese é muito importante para determinar se os sinais clínicos estão associados ao exercício. Os cavalos, ao contrário de muitos outros animais, são atletas, e exercícios intensos são rotineiros. Os cavaleiros logo notam sinais clínicos sutis de dor, fraqueza ou intolerância ao exercício de seus animais, e a observação cuidadosa de seus relatos auxilia a identificação de determinadas miopatias por esforço. Temperamento, dieta, suplementos, medicamentos em uso, treinamento, nível de desempenho, alterações na tolerância ao exercício, vacinas, outros animais acometidos e quaisquer relacionamentos entre esses animais são documentados. São registrados detalhes do início, progressão dos sinais clínicos, frequência, gravidade e duração. Todo o possível é feito para caracterizar fatores desencadeantes, como alterações recentes na dieta, conduta, horário de exercícios, nível de condicionamento físico, tipo e duração do exercício ou comportamento. O ambiente, o acesso e a qualidade das pastagens, o tamanho dos estábulos, o andar e o desempenho geral à equitação são observados.

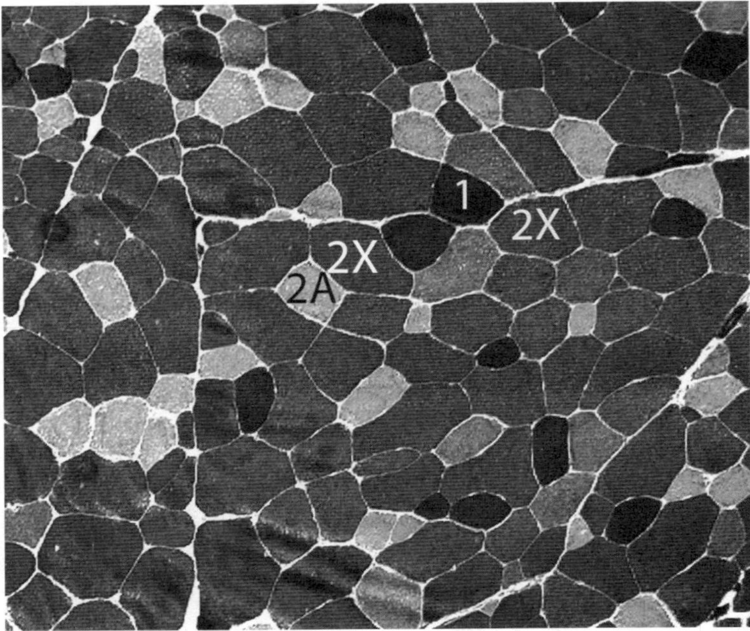

Figura 10.1 Corte transversal do músculo glúteo médio dos equinos corado com miosina ATPase (pH 4,6) mostrando um padrão de mosaico normal de fibras de tipo 1 (contração lenta), tipo 2a (contração rápida oxidativa) e 2x (contração rápida glicolítica) (20×).

Inspeção

Antes de iniciar o exame físico, é importante avaliar a massa muscular, a simetria, a postura e o comportamento. É melhor fazer a inspeção a distância, com o cavalo quieto. Se houver sinais de ansiedade, pode ser necessário reavaliar o cavalo em um ambiente tranquilo. O cavalo é observado por todos os lados, comparando a esquerda com a direita, e a cauda é movida para avaliação dos músculos adutores. Cada disciplina atlética causa hipertrofia de grupos musculares específicos. O veterinário responsável pelo exame deve estar familiarizado com a massa muscular ideal de um cavalo dessa disciplina e com esse condicionamento físico e comparar o paciente nesse nível de treinamento com o ideal para determinar regiões de subdesenvolvimento (Figura 10.2). Alterações trópicas, atrofia, alterações na simetria de grupos musculares específicos e qualquer atividade muscular espontânea observada devem ser registradas.

Exame físico

Após o exame físico geral padrão, cada músculo deve ser palpado, começando pelos músculos temporal e masseter, e seguindo em direção caudal até a cauda. Sempre que possível, os lados esquerdo e direito são palpados simultaneamente e comparados. Impressões sobre o tônus muscular, consistência, inchaço, atrofia e calor são comparadas entre os lados esquerdo e direito e documentadas. A sensibilidade é observada da palpação superficial à profunda de cada grupo muscular. O temperamento do cavalo e o nível de conforto do examinador precisam ser considerados para interpretação dos resultados da palpação. Alguns animais são tensos e apresentam evidências aparentes de mialgia quando a palpação é realizada pela primeira vez ou por determinados profissionais. No entanto, com tempo e paciência, ou com outro examinador, alguns cavalos relaxam e músculos ou grupos musculares que a princípio pareciam muito sensíveis ou hipertônicos podem, na realidade, ser normais. A palpação é repetida para assegurar a consistência da resposta. Um instrumento contundente, como uma agulha ou uma caneta, pode ser usado em músculos lombares e glúteos para assegurar que o cavalo apresenta extensão seguida de flexão da coluna vertebral e das articulações sacroilíacas. A proteção contra o movimento pode refletir anomalias nos músculos pélvicos ou toracolombares ou dor associada à coluna toracolombar ou às articulações sacroilíacas.

Em animais com atividade muscular espontânea, os grupos musculares também devem ser percutidos com martelo de reflexo. Os músculos tríceps, peitoral e semitendinoso são bastante acessíveis à percussão. O sinal positivo de percussão é caracterizado pela manutenção da contratura muscular por vários segundos, criando um aspecto ondulado abaixo do músculo contraído (miotonia da percussão). Isso se deve à irritabilidade mecânica anormal e contração contínua das fibras percutidas.

Exame locomotor e neurológico

O exame locomotor é realizado para caracterizar o impacto de um distúrbio neuromuscular primário na marcha e determinar se a dor muscular é uma consequência secundária da claudicação ortopédica. Evidências de claudicação, dor, assimetria, diminuição da amplitude de movimento articular, rigidez ou câibras musculares são observadas em caminhada e trote; além disso, testes de flexão são realizados quando apropriado. Se necessário, para provocar a anomalia relatada pelo proprietário, o cavalo pode ser observado sob sela. Para avaliação neurológica, os cavalos são observados em caminhada em linha reta, serpentinas e círculos em espiral, bem como em estação. O exame de tração da cauda com o cavalo parado e andando avalia a estabilidade e a fraqueza dos membros posteriores. Qualquer atrofia, espasticidade, fraqueza ou ataxia deve levar à realização de um exame neurológico completo para determinar a associação dos sinais clínicos ao sistema nervoso central, nervos periféricos ou músculos. A diferenciação entre fraqueza grave e ataxia pode ser difícil. Nesse caso, os cavalos são observados quanto a outros sinais de fraqueza em músculo/nervo periférico, como fasciculações musculares, claudicação, decúbito frequente com dificuldade para levantar e mudança da sustentação de peso em função da incapacidade de fixar os joelhos.

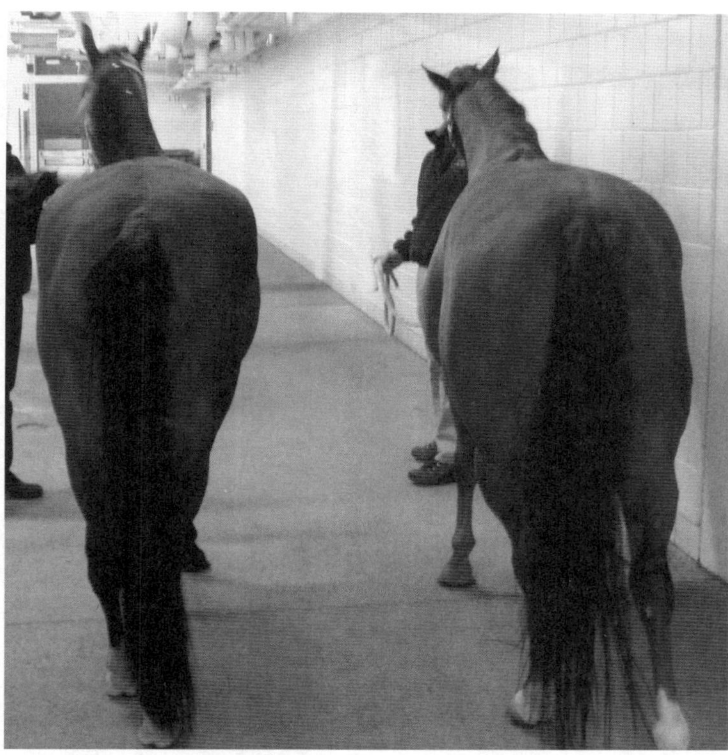

Figura 10.2 Vista traseira de dois quartos de milha de mesma idade. O cavalo à direita demonstra desenvolvimento normal dos músculos dos quartos posteriores. O cavalo à esquerda apresenta diminuição generalizada da massa muscular, principalmente dos músculos bíceps femoral e semitendinoso. O cavalo à esquerda foi diagnosticado com miotonia distrófica à eletromiografia.

Classificação das doenças musculares

Os resultados da avaliação muscular devem ser analisados para determinar: (1) se a queixa é um distúrbio muscular primário ou secundário; (2) se a queixa é focal ou generalizada; (3) se é associada ou não ao exercício; (4) se há presença de rabdomiólise; e (5) se os sinais clínicos estão associados à dor, atrofia, fraqueza, condutividade elétrica anormal ou intolerância ao exercício. O Boxe 10.1 mostra um esquema de classificação de distúrbios musculares com diagnóstico diferencial. As primeiras divisões principais são baseadas na associação ou não ao esforço e na presença de rabdomiólise, atrofia ou fasciculações musculares.

Fisiopatologia da rabdomiólise

Diversos fatores extrínsecos (traumatismo, toxinas, deficiência nutricional) e intrínsecos (erros de metabolismo, acoplamento excitação-contração) podem causar rabdomiólise; no entanto, geralmente compartilham uma via comum final que leva à morte celular – a aberração no ciclo do cálcio.[2] O comprometimento das vias de energia que geram trifosfato de adenosina para a bomba de cálcio, o funcionamento inadequado da bomba ou dos canais de cálcio e danos à membrana celular provocam acúmulo excessivo de cálcio no sarcoplasma. As mitocôndrias sequestram o cálcio em excesso, mas rapidamente são sobrecarregadas, o que leva à interrupção do metabolismo oxidativo, geração de radicais livres de oxigênio, ativação de proteases e fosfolipases e síntese de citocinas inflamatórias, que se combinam para destruir a arquitetura celular e interromper a função no segmento danificado da miofibra (Figura 10.3). Felizmente, o músculo é um tecido muito plástico e capaz de reparo completo, desde que a lâmina basal da célula permaneça intacta e os segmentos danificados possam localizar sua extremidade correspondente. As duas extremidades do segmento danificado da fibra muscular são vedadas em poucas horas, e a infiltração de macrófagos e fagocitose dos detritos necróticos começam 16 a 48 horas após a lesão muscular. As células progenitoras, chamadas células satélites, migram pela lâmina basal restante e formam miotubos regenerativos 3 a 4 dias após a lesão, conectando as extremidades danificadas; fibras musculares maduras são observadas em 1 mês após o dano original.

BOXE 10.1 Miopatia por esforço

1. Rabdomiólise
   a. Rabdomiólise aguda extrínseca (esporádica)
      - Desequilíbrios dietéticos, vitamínicos, minerais, eletrolíticos
      - Treinamento excessivo
      - Síndrome de exaustão.
   b. Rabdomiólise intrínseca (crônica)
      - Rabdomiólise recorrente por esforço
      - Hipertermia maligna
      - Miopatia por armazenamento de polissacarídeos de tipo 1
      - Miopatia por armazenamento de polissacarídeos de tipo 2
      - Rabdomiólise crônica idiopática por esforço.
2. Concentração normal de creatinoquinase
   a. Contratura muscular focal
   b. Miopatia por armazenamento de polissacarídeos de tipo 2
   c. Miopatia por deficiência de vitamina E
   d. Miopatia mitocondrial.

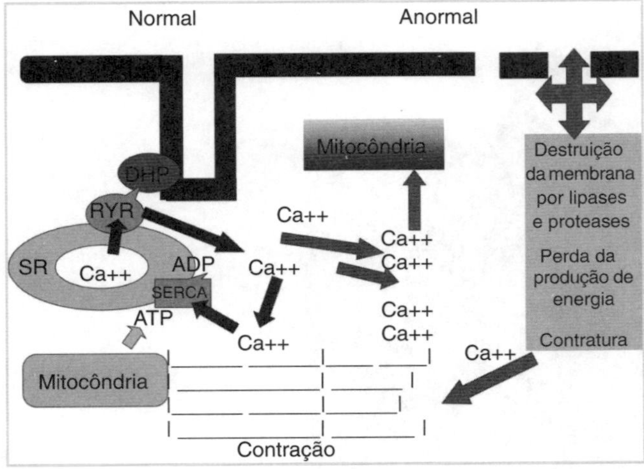

Figura 10.3 O curso normal do acoplamento excitação-contração, em que a despolarização da membrana celular ativa o receptor de di-idropiridina (DHPR, do inglês *dihydropyridine receptor*), que desencadeia a liberação de íons cálcio das cisternas terminais no sarcoplasma, abrindo o receptor de rianodina (RYR, do inglês *ryanodine receptor*) nas cisternas terminais da membrana do retículo sarcoplasmático (RS), é representado à esquerda. Isso aumenta as concentrações mioplasmáticas de cálcio e causa contração dos miofilamentos. O cálcio é ativamente sequestrado no RS pela bomba de cálcio (SERCA), que utiliza ATP e causa relaxamento da contração. A liberação excessiva de cálcio por meio do RYR1 pode aumentar a concentração mioplasmática de cálcio, que é absorvido pelas mitocôndrias. Passado um limiar, a liberação excessiva de cálcio pode alterar o metabolismo energético e causar contratura muscular sem relaxamento e ativação de lipases e proteases, que destroem as membranas das células musculares.

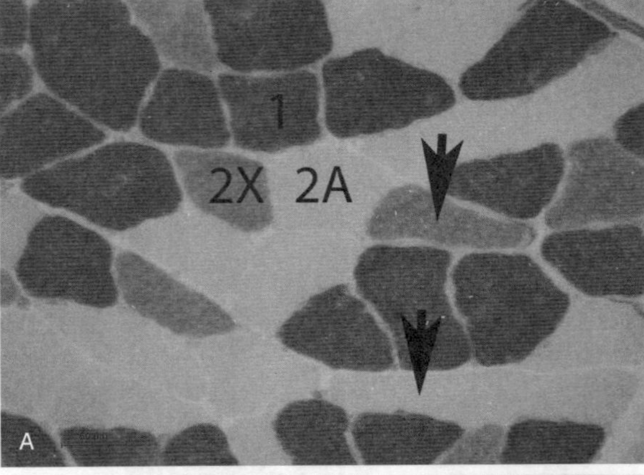

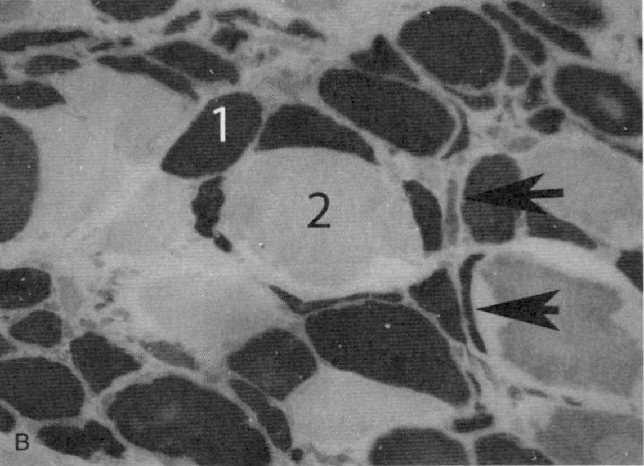

Figura 10.4 A. Corte transversal do músculo glúteo médio equino corado com miosina ATPase (pH 4,6) mostrando atrofia miogênica. As fibras de tipo 2a ou 2b apresentam áreas transversais menores do que as fibras musculares do tipo 1; além disso, perderam a forma arredondada normal e têm aspecto anguloide (*seta*) (40×). **B.** Corte transversal do músculo sacrocaudal dorsal medial equino corado com miosina ATPase (pH 4,6) mostrando atrofia neurogênica, definida pela presença de atrofia angular de fibras musculares de tipo 1 e tipo 2 (*setas*) (40×).

Fisiopatologia da atrofia

A atrofia pode ser decorrente da lesão extensa das células musculares ou da ativação da maquinaria ubiquitina-proteassomo ou autofagia-lisossomo em uma célula muscular, a chamada atrofia miogênica. A atrofia também pode ser causada por danos no nervo motor que supre esse músculo, a chamada atrofia neurogênica. A atrofia miogênica geralmente produz atrofia angular das fibras musculares de contração rápida (Figura 10.4A), enquanto a atrofia neurogênica tende a envolver as fibras musculares de tipo 1 e de tipo 2 e é caracterizada por pequenas fibras atrofiadas angulares (Figura 10.4B).

Fisiopatologia das fasciculações

As fasciculações musculares podem ser causadas pelo recrutamento anormal dos nervos motores, causando cãibras e fasciculações. São observadas em caso de irritação das raízes nervosas, anomalias eletrolíticas, fraqueza, fadiga, ansiedade, frio, além de muitas outras causas. Com menor frequência, as fasciculações podem ser causadas por defeitos dos canais iônicos do sarcolema, que levam à propagação anormal da despolarização das células musculares.

Ferramentas diagnósticas

Os distúrbios musculares caracterizados por rabdomiólise levam à perda da homeostase celular a ponto de causar o rompimento da membrana da célula muscular (sarcolema), com extravasamento do conteúdo citoplasmático na corrente sanguínea e na urina. A atividade das enzimas musculares no soro e a presença de mioglobina na urina são usadas como indicadores diagnósticos da rabdomiólise.

Atividades séricas da creatinoquinase e da aspartato transaminase

As atividades séricas das enzimas musculares esqueléticas creatinoquinase (CK), aspartato aminotransferase (AST) e lactato desidrogenase (LDH) são comumente usadas para detecção de rabdomiólise.[3] Boas informações podem ser obtidas não apenas pela avaliação da atividade das enzimas no soro, mas também pela análise das respectivas atividades enzimáticas em relação ao aparecimento de doenças musculares. Observe que é a atividade da enzima no soro expressa em unidades por litro (U/ℓ) que é avaliada, e não a concentração das proteínas.

A CK sérica é sensível e específica para lesões em músculos esqueléticos e cardíacos. A atividade da CK no soro aumenta poucas horas após um insulto muscular, alcança o pico em 4 a 6 horas após a lesão e geralmente volta ao intervalo normal em 48 horas (mais se as atividades forem superiores a 100.000 U/ℓ). A elevação persistente da atividade de CK indica degeneração muscular contínua. Os intervalos normais variam entre os laboratórios, mas geralmente são inferiores a 430 U/ℓ. Elevações de alguns milhares a centenas de milhares de U/ℓ são observadas em casos de rabdomiólise moderada a grave. Elevações menores na atividade da CK podem ser causadas por treinamento, transporte e exercícios extenuantes, provavelmente em virtude do aumento da permeabilidade do sarcolema, e não de danos às células musculares. Provas de resistência ou a fase de *cross-country* de um evento de 3 dias podem resultar em atividade de CK superior a 1.000 U/ℓ, mas geralmente inferior a 4.000 U/ℓ, com rápido retorno ao valor basal.[4] A atividade de CK pode aumentar, em geral para menos de 3.000 U/ℓ, em decorrência do decúbito prolongado sem miopatia subjacente.

A atividade da AST no soro não é específica para lesões nos músculos esqueléticos e cardíacos, já que também ocorre no fígado, nas hemácias e em outros tecidos. A elevação de AST pode ser decorrente de hemólise, lesões musculares, hepáticas ou em outros órgãos; medidas de hemólise e necrose hepática, bem como a atividade de CK, são usadas para avaliar a importância da AST sérica elevada. Uma das principais utilidades da avaliação da AST na doença muscular é sua maior persistência no soro após danos musculares em comparação à CK; portanto, é um bom meio de avaliar a cronicidade da necrose das células musculares. A atividade da AST aumenta mais lentamente após danos às membranas das células musculares em comparação à CK, alcançando seu ponto máximo 24 horas após o insulto; além disso, a meia-vida da AST é muito maior do que a da CK. A comparação das atividades seriadas de CK e AST possibilita a análise da progressão e da cronicidade da degeneração muscular. Elevações simultâneas em CK e AST refletem degeneração relativamente recente ou ativa. Em caso de elevação da atividade de AST acompanhada por atividade normal ou decrescente de CK, isso indica que a degeneração muscular não é contínua.

Elevações na atividade sérica de LDH não são específicas ao músculo esquelético e podem ser observadas em casos de rabdomiólise, necrose miocárdica e/ou necrose hepática. Como a LDH não é específica para o músculo esquelético e sua meia-vida é intermediária à CK e AST, não é usada com tanta frequência quanto CK e AST no monitoramento de lesões musculares.

Teste de resposta de creatinoquinase sérica ao exercício

Se as atividades séricas de CK e AST estiverem normais em repouso, mas houver suspeita de rabdomiólise por esforço (RE) com base na anamnese, o teste de resposta ao exercício pode ser um bom complemento para diagnóstico de uma predisposição subjacente à RE.[5] O objetivo do teste de desafio é provocar RE subclínica, não clínica. A quantificação da extensão da rabdomiólise subclínica durante exercícios leves ajuda a determinar a intensidade e a rapidez para a volta do cavalo ao treinamento. As amostras de sangue são coletadas antes do exercício e cerca de 4 a 6 horas após o exercício para avaliar as alterações no pico sérico de CK. A atividade da CK sérica imediatamente após o exercício não refletirá a quantidade de dano durante o teste de esforço. Pequenas flutuações na atividade da CK sérica podem ser observadas durante o exercício devido à maior permeabilidade da membrana muscular, principalmente se o exercício for prolongado ou extenuante e o cavalo não for treinado. O teste de esforço submáximo fornece evidências mais consistentes de rabdomiólise subclínica do que os testes de esforço máximo.[6,7] Em animais não treinados, a alternância de intervalos de 2 minutos de andar e trote, por um máximo de 15 minutos, é suficiente para indução de elevações anormais na atividade sérica de CK em cavalos suscetíveis à RE crônica. Em cavalos em boa forma, 3 minutos de caminhada seguidos por 12 minutos de trote normalmente não induzem elevações na CK sérica. A observação de sinais de rigidez durante o teste deve levar à interrupção do exercício. Uma resposta normal seria a elevação de menos de três vezes da atividade basal de CK; no entanto, a maioria dos cavalos saudáveis não apresenta alteração na atividade da CK com este teste de esforço.

Eletrólitos

Em cavalos com fasciculações musculares ou rabdomiólise moderada a grave, a determinação das concentrações séricas de sódio, potássio, cálcio, cloreto e fósforo e, se possível, do pH do sangue é parte essencial do perfil diagnóstico. A hipocalcemia e a hipofosfatemia, especialmente em cavalos em alcalose, podem acentuar as fasciculações musculares ou o *flutter* diafragmático sincronizado. Na rabdomiólise grave, o dano às membranas das células musculares provoca o movimento de eletrólitos e água de áreas de alta concentração para aquelas de baixa concentração. Após lesões em membranas das células musculares, como observado na rabdomiólise, a concentração plasmática de eletrólitos extracelulares (sódio, cloreto e cálcio) pode ser menor que o normal à medida que os íons saem do sangue e entram no músculo. Por outro lado, as concentrações plasmáticas de eletrólitos tipicamente observados em maior quantidade no interior das células (p. ex., potássio e fósforo) podem ser aumentadas.[8]

Parâmetros renais

Em cavalos com mioglobinúria e elevações acentuadas na CK e AST sérica, as concentrações de ureia e creatinina devem ser monitoradas considerando-se a associação entre a mioglobinúria e a necrose tubular renal e a insuficiência renal.

Urinálise

O exame de urina pode ser o meio mais rápido para detecção de rabdomiólise e mioglobinúria graves. A mioglobinúria pode ser detectada por inspeção visual da cor da urina e pelo teste positivo de Hemastix na ausência de hemólise ou hematúria. O pH da urina pode ser uma boa opção de triagem para detecção de miopatia por hipoglicina A, uma vez que a urina equina, normalmente alcalina, fica ácida nessa doença. O diagnóstico de miopatia por hipoglicina A também pode ser feito por meio da identificação de ácidos orgânicos na urina.[9]

Selênio e vitamina E

A concentração de selênio deve ser avaliada em potros com rabdomiólise grave, assim como os níveis de α-tocoferol em cavalos com atrofia muscular generalizada. As concentrações de selênio devem ser determinadas no sangue total (anticoagulado com ácido etilenodiaminotetracético [EDTA]) em razão da sua incorporação à glutationa peroxidase das hemácias. O soro ou plasma para avaliação das concentrações de α-tocoferol deve ser refrigerado o mais rápido possível após a obtenção da amostra e protegido da luz por embrulho em papel alumínio. Para análises tardias, as amostras de soro/plasma devem ser congeladas (–70°C), já que o α-tocoferol se deteriora com rapidez.

Exame genético

Atualmente há um exame genético em raízes de pelo ou sangue com EDTA para o diagnóstico definitivo de distúrbios musculares, inclusive paralisia periódica hiperpotassêmica (HYPP, do inglês *hyperkalemic periodic paralysis*), deficiência de enzima ramificadora de glicogênio (GBED, do inglês *glycogen branching enzyme deficiency*), hipertermia maligna (HM) e miopatia por armazenamento de polissacarídeos de tipo 1 (PSSM1, do inglês *type 1 polysaccharide storage myopathy*). A decisão de realizar o exame deve ser baseada na prevalência da mutação em uma raça e na compatibilidade dos sinais clínicos com a doença genética. A PSSM1, por exemplo, tem prevalência tão baixa em cavalos Puros-Sangues que é improvável que o exame genético forneça informações valiosas.[10] Por outro lado, a PSSM1 é observada em mais de 50% dos Percherons e, portanto, o significado do exame positivo deve ser correlacionado aos sinais clínicos de uma miopatia.[10] É importante observar que os exames genéticos comercializados determinam a presença de uma mutação específica previamente associada à doença na amostra submetida. Os exames comerciais não detectam outras alterações na sequência de DNA desse gene doente, o que exigiria o sequenciamento do gene de interesse.

Biopsia muscular

A histopatologia muscular pode revelar a base de distúrbios caracterizados por fraqueza, atrofia, rabdomiólise e intolerância ao exercício. A base das miopatias caracterizadas principalmente por fasciculações musculares geralmente não é aparente nas biopsias musculares, a menos que haja alterações distróficas. É essencial que o músculo mais apropriado seja escolhido para biopsia conforme os diagnósticos diferenciais; que uma quantidade adequada de músculo seja obtida; que a amostra seja manuseada da maneira adequada; que a fixação adequada seja usada; e que as colorações tintoriais, histoquímicas e imuno-histoquímicas mais apropriadas sejam empregadas para obtenção do diagnóstico.

De modo geral, biopsias abertas do músculo semimembranoso (Figura 10.5A) ou biopsias percutâneas com agulha de 6 mm do músculo glúteo médio (Figura 10.5B) são ideais para diagnóstico das miopatias por esforço. Em Quarto-de-Milha com suspeita de miosite imunomediada, a biopsia do músculo glúteo ou lombar obtida no momento do início da atrofia é melhor; nos casos de atrofia focal, a amostra deve ser obtida nesse grupo muscular específico.[11] A doença dos neurônios motores dos equinos ou a miopatia por deficiência de vitamina E é idealmente diagnosticada por biopsia do músculo sacrocaudal dorsal medial.[12,13] Amostras do diafragma ou dos músculos posturais profundos têm maior probabilidade de revelar o armazenamento lipídico excessivo na miopatia por hipoglicina A.[14] Amostras de músculos pélvicos profundos, como os iliopsoas, devem ser obtidos *post mortem* de cavalos em decúbito dorsal por rabdomiólise grave.

Uma quantidade limitada de informações, restritas a infiltrados celulares e tamanhos de fibra, é obtida a partir de colorações com hematoxilina e eosina do músculo esquelético incorporado em parafina e fixado em formalina. Amostras frescas congeladas de uma maneira particular em isopentano suspenso em nitrogênio líquido podem ser coradas com uma bateria de métodos tintoriais e histoquímicos para caracterização completa de um distúrbio neuromuscular. Essas colorações destacam os tamanhos, formas, distribuição do tipo de fibra muscular, distribuição mitocondrial, padrão de coloração de polissacarídeos e lipídios, conteúdo vacuolar, junções neuromusculares, ramos nervosos, tecido conjuntivo e vasos sanguíneos.[15] Além disso, amostras congeladas podem ser usadas em análises imuno-histoquímicas e bioquímicas das concentrações de substrato e atividades enzimáticas, bem como no isolamento do DNA.

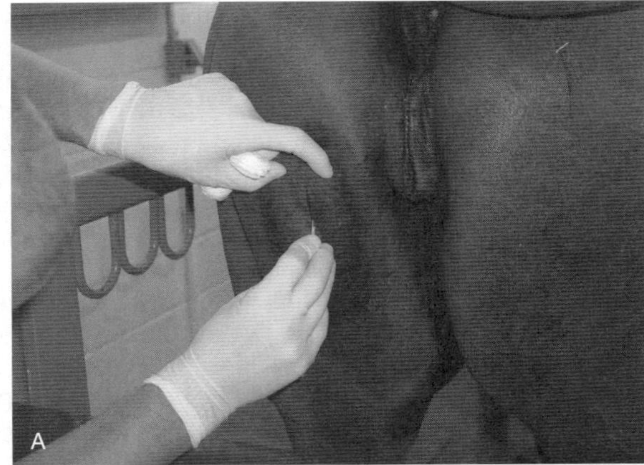

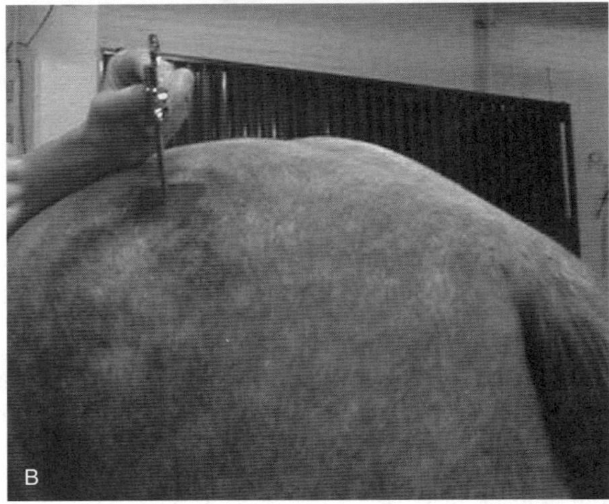

Figura 10.5 A. Local da biopsia cirúrgica aberta do músculo semimembranoso. **B.** Local da biopsia percutânea com agulha do músculo glúteo médio.

Amostras frescas podem ser enviadas em um recipiente rígido à prova d'água com gelo para laboratórios especializados. Amostras para microscopia eletrônica (ME) requerem fixação apropriada em glutaraldeído. Idealmente, cortes finos de músculo para ME devem ser fixados *in vivo* para manter as fibras em comprimento de repouso antes da excisão. No entanto, se for necessário investigar outras patologias que não o alinhamento dos miofilamentos espessos e finos, pequenos fragmentos musculares podem ser excisados e colocados diretamente no fixador apropriado para ME.

Eletromiografia

A eletromiografia (EMG) com agulha fina é muito útil na diferenciação da atrofia miogênica e neurogênica e na identificação de distúrbios elétricos dos canais sarcolêmicos de sódio e cloreto.[16,17] Em equinos, a EMG é geralmente feita sob sedação para evitar reações dolorosas à inserção das agulhas finas. A EMG do músculo esquelético normal mostra atividade de inserção temporária – uma breve explosão de atividade elétrica – quando a agulha é inserida no músculo e, em seguida, quiescência. Em caso de recrutamento das unidades motoras (potenciais de ação da unidade motora) do músculo examinado ou se a agulha estiver muito próxima de uma placa motora terminal (potenciais em miniatura da placa terminal), padrões normais de ondas regulares serão brevemente observados. Cavalos com desnervação de unidades motoras apresentam atividade elétrica espontânea anormal na forma de potenciais de fibrilação e ondas agudas positivas. Cavalos com anomalias no sistema de condução elétrica do músculo apresentam descargas repetitivas complexas ou descargas miotônicas em numerosos músculos. Uma análise de EMG mais detalhada avalia a amplitude, duração, fase e número de fases dos potenciais de ação das unidades motoras para identificação de características miopáticas e neuropáticas.[16] Entre as alterações miopáticas, está a diminuição na duração e na amplitude dos potenciais de ação das unidades motoras.

Técnicas de diagnóstico por imagem

Ultrassonografia. A ultrassonografia diagnóstica pode ser utilizada para mapeamento da extensão de traumatismo muscular, atrofia e fibrose. O padrão ecogênico estriado típico do músculo esquelético varia entre os grupos musculares, e a avaliação ultrassonográfica requer a comparação entre locais semelhantes nos músculos contralaterais em projeções transversal e longitudinal. É importante que o cavalo esteja em pé e com peso uniforme, pois isso pode alterar a imagem ultrassonográfica. A ruptura das fibras musculares em uma lesão aguda é observada como áreas relativamente hipoecoicas e perda da estriação normal das fibras musculares. A borda irregular da margem do músculo rompido pode ter ecogenicidade maior. O traumatismo menor pode ser aparente apenas como um aumento na profundidade do músculo em relação ao músculo do outro lado (Figura 10.6). Regiões relativamente hiperecoicas podem representar cicatrizes fibrosas, enquanto regiões hiperecoicas que causam artefatos de sombra podem refletir mineralização.[18]

Cintilografia nuclear. A cintilografia nuclear é empregada para a identificação de formas de dano muscular que podem não ser aparentes no exame físico por causa da profundidade ou da localização; além disso, é utilizada na avaliação de cavalos com anomalias persistentes na marcha e baixo desempenho. O difosfonato de metileno e tecnécio-99m (MDP, do inglês *technetium-99m methylene diphosphonate*) é absorvido pelas fibras musculares danificadas do animal e visualizado principalmente nas imagens de fase óssea (3 horas após a injeção).[19] O mecanismo de ligação ao MDP é desconhecido, mas a exposição a sítios de ligação ao cálcio em macromoléculas de proteínas no músculo lesionado pode ser responsável.

MIOPATIAS POR ESFORÇO

Existem inúmeros motivos para os cavalos desenvolverem dores musculares com o exercício. Em muitos casos, a dor muscular leve a moderada pode ser secundária a fatores extrínsecos, como doenças ortopédicas, traumatismo, selas inadequadas e treinamento abaixo do ideal. A anamnese detalhada, o exame físico e a análise da claudicação frequentemente identificam o distúrbio primário subjacente e sua correção diminui a dor muscular por esforço. A associação da dor muscular e das cãibras por exercício com elevações da atividade sérica da CK e AST justifica a classificação do distúrbio muscular como RE. A RE franca pode ser um evento esporádico devido a fatores extrínsecos, como excesso de treinamento, exercícios durante doenças ou desequilíbrios nutricionais. A RE também pode ocorrer como doença crônica provocada por anomalias intrínsecas na função muscular.

As miopatias por esforço podem causar intolerância ao exercício ou dor induzida pelo exercício e baixo desempenho sem elevações das atividades séricas de CK e AST ou com elevações muito pouco frequentes. Essas miopatias são mais difíceis de diagnosticar com precisão do que a RE. A avaliação desses casos requer a análise crítica de outras causas ortopédicas, respiratórias, cardiovasculares e comportamentais para o menor desempenho em relação às anomalias histopatológicas detectadas às biopsias musculares.

As principais etapas para diagnóstico da base das miopatias por esforço são anamnese detalhada, avaliação completa da claudicação, medida das atividades séricas de CK e AST, exame genético e biopsia muscular. Um teste de desafio ergométrico e a atividade da CK sérica 4 horas após o exercício podem auxiliar o diagnóstico da RE, se não for imediatamente aparente à primeira avaliação. Esses procedimentos já foram descritos em detalhes neste capítulo.

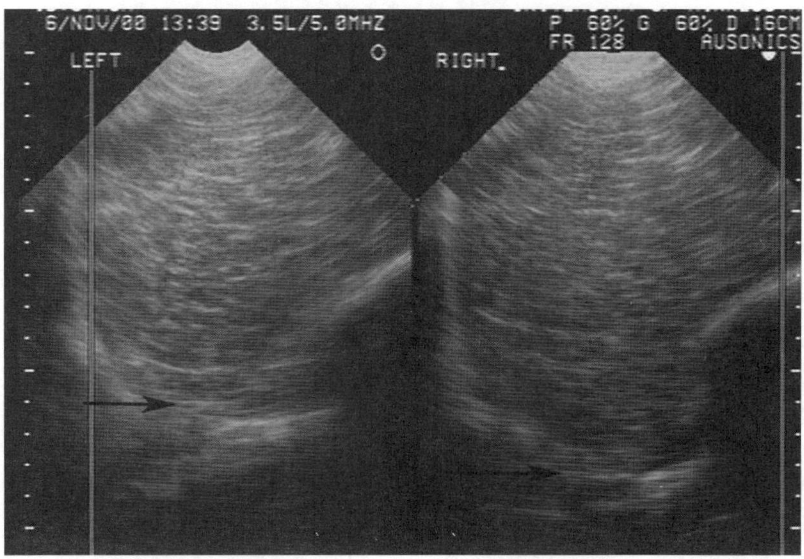

Figura 10.6 Aspecto ultrassonográfico de um cavalo com início agudo de marcha rígida e curta no posterior direito. A profundidade do semimembranoso no lado direito é muito maior do que no local correspondente do lado esquerdo (*seta*), indicando inchaço dos músculos semimembranosos direitos. Não há evidências de rompimento ou hemorragia no músculo.

Rabdomiólise esporádica por esforço

Formas esporádicas de RE se desenvolvem devido a um ou mais eventos extrínsecos recorrentes em que o exercício induz danos musculares. Entre as causas de RE esporádica estão traumatismo muscular focal ou generalizado, desequilíbrios alimentares que afetam a função muscular e exercícios realizados sem adaptação ao treinamento ou ao ponto de exaustão.

Sintomatologia, histórico e diagnóstico

Cavalos com RE esporádica podem ser de qualquer idade, raça ou sexo; podem participar de uma ampla variedade de disciplinas atléticas; e podem ter histórico de desempenho adequado antes do início da RE.[20] O diagnóstico é feito com base na anamnese, nos sinais clínicos e nas elevações das atividades séricas de enzimas musculares. O período razoável de descanso, a dieta equilibrada e a introdução gradual em um programa de treinamento adequado levam à resolução dos sinais clínicos e ao retorno bem-sucedido do desempenho. Se, com o tempo, a RE se repetir apesar do bom manejo, o diagnóstico de RE crônica se tornará mais provável, justificando novos exames diagnósticos.

Traumatismo focal ou generalizado

Cavalos com lesão em um determinado músculo podem apresentar grande relutância ao movimento e sinais semelhantes à RE mais generalizada. Isso é observado principalmente nos casos de acometimento agudo dos músculos lombares, glúteos, psoas, adutores, semimembranosos ou semitendinosos.[18] Além disso, cavalos que se debatem quando manipulados, colidem com cercas ou são golpeados por outro animal podem apresentar sinais agudos de rabdomiólise causada por esforço ou traumatismo grave. O diagnóstico de traumatismo focal é estabelecido pelos resultados da anamnese, do exame físico e das enzimas musculares séricas. O exame retal dos músculos pélvicos profundos e a ultrassonografia podem ajudar a localizar a extensão dos danos musculares nas lesões focais. Ocasionalmente, a cintilografia pode ajudar a identificar o envolvimento muscular específico.[21]

Treinamento excessivo

A suspeita de um desequilíbrio no treinamento como causa de RE geralmente é baseada no histórico de aumento da intensidade do trabalho sem uma base consistente para esse nível de exercício. Os sinais de rigidez muscular e alterações da marcha variam de leves a graves, e a gravidade é refletida pela magnitude das elevações da atividade da CK no soro. O esforço excessivo é uma causa bem descrita de RE em cavalos de polo, com 81% dos casos de RE atribuídos a esforço excessivo e 30% dos casos após 1 dia de descanso.[22] A incidência de RE é alta, de 9% em cavalos de polo dos EUA, e a maioria desses animais tem apenas um episódio de RE no início da temporada.[22]

As alterações patológicas muitas vezes não são evidentes na avaliação à microscopia óptica de biopsias musculares de indivíduos que realizam exercícios sem estarem acostumados, mas a microscopia eletrônica mostra uma interrupção significativa do alinhamento das proteínas contráteis nas fibras musculares. Em casos mais graves, danos segmentares nas miofibras podem ser evidentes à biopsia muscular. O uso excessivo e repetitivo dos músculos, como em treinamentos extenuantes, pode causar intolerância ao exercício e está associado a alterações patológicas, como aumento da variação do tamanho das fibras musculares e deslocamento central dos mionúcleos às biopsias musculares.[23]

Exaustão

A exaustão é mais comum em cavalos de resistência ou corrida que se exercitam em clima quente e úmido. Os sinais de exaustão pelo calor incluem fraqueza, ataxia, respiração rápida, fasciculações musculares, sudorese e, em casos graves, colapso. A temperatura do corpo pode ser elevada para 40,5 a 42,2 °C. De modo geral, os músculos não são firmes à palpação, embora a atividade de CK no soro possa ser acentuadamente elevada e a mioglobinúria possa ser observada.[24,25]

Desequilíbrios dietéticos

Dietas com alto teor de carboidratos não estruturais (NSC, do inglês *nonstructural carbohydrate*) e baixo teor de volumoso,[26,27] com deficiência eletrolítica ou níveis inadequados de selênio e vitamina E, podem exacerbar os episódios de RE.

Desequilíbrios eletrolíticos

É importante assegurar que os cavalos recebam cloreto de sódio na dieta, especialmente aqueles que competem em clima quente e úmido. Recomenda-se entre 30 e 50 g por dia de cloreto de sódio combinado com 15 a 25 g de sal *light* com cloreto de potássio para cavalos que se exercitam em condições quentes e úmidas e suam muito. Além disso, toda a dieta deve ser adequadamente equilibrada com cálcio e fósforo (a razão de Ca:P de 2:1 é ideal). A avaliação precisa do equilíbrio total de eletrólitos corporais é difícil. Um meio sugerido é a medida da excreção fracionária urinária de eletrólitos;[28] no entanto, a excreção de eletrólitos pode variar de maneira acentuada, dependendo da dieta, exercício e técnica de amostragem, bem como entre indivíduos e nos mesmos animais ao longo do dia.[29] Além disso, a alta concentração de cristais de cálcio na urina equina alcalina requer acidificação para avaliação precisa do teor de cálcio e magnésio.

Concentrações de vitamina E e selênio

As concentrações de selênio no sangue total com EDTA ou heparina são importantes na avaliação de animais alojados em áreas cujo solo e, portanto, a dieta são deficientes em selênio. Nos casos de administração de selênio antes da coleta de sangue, a atividade da glutationa peroxidase pode ser usada para avaliação da possível deficiência de selênio. A concentração de vitamina E deve ser medida em amostras de soro mantidas refrigeradas e protegidas da luz; no entanto, a variabilidade nos níveis séricos pode ser bastante grande, e a amostragem repetida é recomendada em caso de identificação de níveis marginais à primeira amostra testada. Cavalos com RE raramente apresentam deficiência de selênio e vitamina E; isoladamente, tal déficit pode não ser responsável pela RE;[30] no entanto, relatos sugerem que, em alguns casos, a suplementação pode ajudar a prevenir ainda mais episódios de RE.

Tratamento da rabdomiólise aguda

A condução com guia de cavalos com rabdomiólise aguda é contraindicada por agravar os danos musculares. Se a RE ocorrer longe de casa, deve-se chamar um transporte para o cavalo e administrar um tranquilizante para ajudá-lo a entrar no *trailer*. Durante uma competição, o tratamento da rabdomiólise é realizado no local e o transporte por longas distâncias deve ser adiado por pelo menos 24 a 48 horas.

Os objetivos do tratamento são aliviar a ansiedade e as dores musculares, bem como corrigir os déficits hídricos e acidobásicos.[31] A acepromazina (0,04 a 0,07 mg/kg), um antagonista α-adrenérgico, auxilia no alívio da ansiedade e pode aumentar o fluxo sanguíneo muscular. Cavalos desidratados podem apresentar hipotensão e ficar em decúbito após a administração de acepromazina. Como alternativa, a xilazina (0,4 a 0,8 mg/kg) pode proporcionar alívio da ansiedade a curto prazo. Em cavalos com mais dor, a detomidina (0,02 a 0,04 μg/kg) combinada ao butorfanol (0,01 a 0,04 mg/kg) proporciona excelente sedação e analgesia. Medicamentos anti-inflamatórios não esteroides (AINEs), como cetoprofeno (2,2 mg/kg), fenilbutazona (2,2 a 4,4 mg/kg) ou flunixino meglumina (1,1 mg/kg) aumentam o alívio da dor. O tratamento analgésico é continuado, mas a maioria dos cavalos já está relativamente sem dor em 18 a 24 horas. Nos animais com dor extrema e angústia, a infusão constante de detomidina (0,22 μg/kg por via intravenosa [IV], seguido por 0,1 μg/kg/minuto IV) ou lidocaína (1,3 mg/kg IV, seguido por 0,05 mg/kg/minuto IV) ou butorfanol (13 μg/kg/hora) podem fazer a diferença entre o tempo adequado para a recuperação e a eutanásia.

A administração IV ou intragástrica (como solução a menos de 20%) de dimetilsulfóxido pode ser usada como antioxidante, anti-inflamatório e diurético osmótico em casos graves. Alguns veterinários administram corticosteroides na fase aguda. Se o cavalo estiver em decúbito, o succinato de metilprednisolona (2 a 4 mg/kg IV) pode ser administrado uma vez. Relaxantes musculares, como o metocarbamol (5 a 22 mg/kg, administração IV lenta) parecem produzir resultados variáveis, dependendo da dose utilizada. O dantroleno sódico (Dantrium®) (2 a 4 mg/kg por via oral [VO]) é administrado para diminuir a liberação de cálcio do retículo sarcoplasmático que agrava ainda mais as contraturas musculares e necrose. Pode ser repetido em 4 a 6 horas. Recomenda-se cautela ao administrar dantroleno sódico em cavalos com HYPP, pois pode elevar as concentrações séricas de K e precipitar um episódio da doença.

A rabdomiólise grave pode causar comprometimento renal devido à isquemia e aos efeitos nefrotóxicos combinados de mioglobinúria, desidratação e AINEs. A maior prioridade em cavalos com hemoconcentração ou mioglobinúria é o restabelecimento do equilíbrio hídrico e a indução de diurese. Em casos brandos, a administração de líquidos por sonda nasogástrica pode ser adequada, mas, de modo geral, a hidratação é feita por via IV. As soluções eletrolíticas poli-iônicas balanceadas são as melhores. Nos casos de rabdomiólise grave, a administração de soro fisiológico ou dextrose a 2,5% em solução salina a 0,45% pode ser necessária porque os cavalos geralmente apresentam hiponatremia, hipocloremia e hiperpotassemia.[8] Na presença de hipocalcemia, recomenda-se a suplementação IV de líquidos com 100 a 200 mℓ de borogliconato de cálcio a 24%; contudo, a concentração sérica de cálcio não deve ser superior ao intervalo normal baixo. Os animais acometidos geralmente apresentam alcalose e, por isso, a terapia com bicarbonato é inadequada.

A reposição total de líquido é baseada em uma estimativa do grau de desidratação e na resposta clínica: 10 ℓ de líquido podem ser administrados com rapidez. Em um cavalo adulto com 5% de desidratação, mais 15 ℓ podem ser administrados nas próximas 4 horas; se a desidratação for grave (20%), mais 50 ℓ de líquidos poli-iônicos podem ser necessários, administrados em taxa de 4 ℓ por hora. Idealmente, a necessidade de líquidos por via IV é guiada pela reavaliação do hematócrito, da concentração plasmática total de proteínas e dos eletrólitos séricos após o início do tratamento. Nos cavalos em estado grave, recomenda-se o monitoramento regular do nível sérico de ureia e/ou creatinina para avaliação da extensão dos danos renais. Os diuréticos geralmente são contraindicados, a menos que o cavalo apresente insuficiência renal oligúrica.

O bom cuidado de enfermagem é importante em animais em decúbito. Isso envolve camas altas, prevenção ou minimização de traumatismo ao redor dos olhos e cuidados adequados com feridas de decúbito. Os animais em decúbito precisam ser girados com frequência para tornar possível a reperfusão do músculo comprimido. O uso de lingas ajuda bastante os animais em decúbito a se levantarem.

Depois do tratamento de um episódio agudo de RE, após a resolução da rigidez, recomenda-se o acesso regular a um piquete e o monitoramento semanal da atividade sérica de CK. Os cavalos são muito mais suscetíveis a um segundo episódio de RE nas 2 semanas após um episódio agudo; permitir-lhes que determinem calmamente o próprio exercício no redondel tende a evitar a exacerbação da rabdomiólise. Se isso não for possível, o andar com guia deve ser realizado com cautela e, a princípio, limitado a não mais do que alguns minutos. Enquanto o cavalo descansa, a dieta pode ser avaliada para assegurar que a ração seja oferecida na quantidade recomendada pelo fabricante para o nível de exercício correspondente. Isso garantirá o equilíbrio adequado de vitaminas e minerais. Em caso de fornecimento de calorias em excesso pela alimentação realizada de acordo com as recomendações do fabricante da ração, a dieta deve ser trocada por outra balanceada em vitaminas/minerais e menor densidade calórica. Um bloco de sal ou 30 a 50 g (1 a 3 colheres de sopa) de sal por dia oferecem a suplementação necessária de cloreto de sódio; a quantidade fornecida depende do calor, da umidade e da intensidade do exercício. O treinamento pode ser retomado de maneira gradual quando a CK sérica voltar ao normal. Um cronograma regular de exercícios, começando com 20 minutos ou menos por dia, aumenta gradualmente para, por fim, corresponder à quantidade esperada de exercício diário para o estado de condicionamento subjacente.

Miopatias crônicas por esforço

Vários distúrbios inerentes ao músculo esquelético equino podem causar episódios repetidos de RE ou miopatia por esforço: rabdomiólise por esforço recorrente, hipertermia maligna, miopatia por armazenamento de polissacarídeos de tipo 1, miopatia por armazenamento de polissacarídeos de tipo 2, rabdomiólise crônica idiopática por esforço e miopatia mitocondrial. É provável que existam muitas outras causas a serem identificadas. Nessas formas de miopatias crônicas por esforço, há estímulos ambientais específicos que são necessários para desencadear dor muscular em cavalos suscetíveis. A suscetibilidade desses animais não pode ser curada, mas a identificação da forma específica de miopatia por esforço pode levar a mudanças no manejo que ajudem a minimizar os episódios de dor muscular.

Rabdomiólise por esforço recorrente

O termo *rabdomiólise por esforço recorrente* (RER) descreve um subconjunto de RE que se acredita ser causado por uma anomalia na regulação da contração e do relaxamento muscular.[5,32-34] As pesquisas em RER foram realizadas principalmente em cavalos Puros-Sangues e, em menor grau, Standardbreds.[32,35-37] Os estudos científicos sobre RER usaram um pequeno número de cavalos que compartilham sinais clínicos comuns e apresentam resultados anormais em testes de contratura muscular.[32,34,38] Estudos epidemiológicos e genéticos mais amplos assumiram que há a mesma base fisiopatológica para o RE na maioria dos cavalos Puros-Sangues e Standardbreds com sinais clínicos semelhantes. Mais pesquisas são necessárias para determinar se isso é verdade ou não. Há relatos de alguns cavalos Árabes e Warmbloods[39] com RE que também podem apresentar RER com base na sobreposição de achados à anamnese, sinais clínicos, resultados de biopsia muscular e resposta ao manejo.

A rabdomiólise é desencadeada de maneira repentina durante o exercício em cavalos com RER, causando um aumento acentuado da concentração sérica de mioglobina e da atividade sérica de CK.[6] Clinicamente, o evento desencadeante tende a ser associado à excitação em um cavalo que já tem temperamento nervoso subjacente.[35,40] A necrose segmentar em fibras únicas ou pequenos aglomerados de fibras necróticas espalhadas pelos fascículos podem ser aparentes em menos de 5% das fibras musculares tipo 2a e 2x em uma biopsia do músculo glúteo médio.[36,37] As concentrações séricas de cortisol são mais altas nos cavalos com RER do que nos indivíduos normais antes do exercício e aumentam durante um episódio de RE.[6] As concentrações séricas de epinefrina e norepinefrina são normais antes de um episódio, mas aumentam expressivamente em cavalos com elevações acentuadas na atividade sérica de CK.[6]

Exercício. Em Standardbreds, a RE geralmente começa após 15 a 30 minutos de corrida a 5 m/s, embora os sinais clínicos possam não ser aparentes antes do término do exercício.[36] Em Puros-Sangues em exercício em esteira, a RE tende a se desenvolver com intervalos de caminhada, trote e galope e é menos comum se os cavalos puderem galopar.[41,42] Na pista, a RE é comum quando cavalos com RER são impedidos de galopar.[35] Durante eventos, a RER geralmente ocorre após a excitação da corrida de obstáculos ou no início da fase de *cross-country*, quando os cavalos são mantidos a uma velocidade predeterminada.[43] A RE raramente acontece quando os cavalos têm permissão para chegar a velocidades máximas de exercício, como na corrida. Um dia ou mais de descanso antes desse tipo de exercício aumenta a atividade da CK no soro coletado após o exercício.

Ácido láctico. Não há base para uma associação entre a RER e a acidose láctica. Os Puros-Sangues e Standardbreds raramente desenvolvem RE durante o exercício quase máximo,[42,44] quando a concentração de lactatos chega a 240 mmol/kg no músculo[45] e 25 mM no plasma. Os Standardbreds apresentam RE durante a corrida, quando as concentrações musculares de lactato são inferiores a 24 mmol/kg.[46] Da mesma forma, as concentrações plasmáticas de lactato nos cavalos Puros-Sangues com RER são inferiores a 1,5 mM em exercícios de caminhada, trote e galope em esteira que induzem alta atividade da CK sérica.[41] Assim, a rabdomiólise em equinos com RER não se deve à acidose láctica.

Regulação intracelular de cálcio. Pesquisas sugerem que cavalos com RER podem ter uma anomalia inerente na regulação intramuscular de cálcio que se manifesta de forma intermitente durante o exercício.[34,47] As concentrações mioplasmáticas de cálcio são rigidamente controladas por canais e bombas no retículo sarcoplasmático e, de modo geral, não são afetadas pelas concentrações séricas normais de cálcio. As concentrações intracelulares basais de cálcio nos músculos de cavalos com RER são semelhantes às observadas em cavalos saudáveis em ensaios com culturas de células musculares.[47] Maiores concentrações intracelulares de cálcio foram medidas em cavalos de raças não especificadas durante um episódio de RE; no entanto, esse achado também pode ser secundário a qualquer insulto que prejudique a geração de energia ou a integridade da membrana celular.[48] Para estudar especificamente a transferência de cálcio entre o retículo sarcoplasmático e o mioplasma na célula muscular, procedimentos tecnicamente complexos, como teste de contratura muscular, obtenção de imagens de cálcio em culturas de células musculares e a liberação de cálcio em preparações isoladas de membrana muscular, foram realizados. Os resultados são relatados como o limiar em que há aumento significativo da tensão muscular acima dos níveis basais. A cafeína e o halotano são mais frequentemente usados para desencadear a liberação de cálcio do retículo sarcoplasmático para o mioplasma por meio do receptor de rianodina. Esse teste continua sendo um procedimento experimental devido à dificuldade de obter resultados precisos e oportunos. Estudos anteriores de Hildebrand *et al.*[38] sugeriram que alguns, mas não todos os cavalos com RE, apresentaram limiar menor para contraturas musculares induzidas por cafeína e halotano do que cavalos saudáveis. Waldron-Mease *et al.*[49] e Beech *et al.*[32] descobriram que os limiares de contração induzida pela cafeína eram mais baixos no músculo semimembranoso de Puros-Sangues e Standardbreds suscetíveis a RER em comparação a controles das mesmas raças. Lentz *et al.*[34,50] estudaram fibras musculares intercostais externas intactas e descobriram que os Puros-Sangues com RER apresentavam menor limiar de contratura para agentes desencadeantes como potássio, cafeína e halotano, mas não para 4 cloro-m-cresol em comparação aos controles. Uma anomalia na regulação intracelular do cálcio também foi indicada por um estudo de cultura de células musculares de cavalos Puros-Sangues com RER.[47] Assim, todos esses estudos apoiam a hipótese de que há uma anomalia na regulação intracelular do cálcio na maioria dos cavalos Puros-Sangues ou Standardbreds analisados. Estudos isolados da membrana do retículo sarcoplasmático, no entanto, não identificaram de maneira conclusiva nenhuma anomalia na regulação intracelular do cálcio, indicando que existem diferenças distintas entre a RER e distúrbios como a hipertermia maligna.[32,51] A análise genética não associou a RER aos genes *RYR1* (receptor de rianodina), *SERCA* (SR ATPase) ou *DHPR1* (receptor de di-hidropiridina), que participam da regulação intramuscular do cálcio. Assim, a RER pode ser um novo defeito no acoplamento excitação-contração muscular, na regulação do cálcio ou na contratilidade, cuja base ainda não foi definida. Alternativamente, o aumento da sensibilidade dos cavalos com RER nos testes de contratura pode ser um indicador inespecífico de uma anomalia em outras vias que determinam a contração muscular.

Prevalência e fatores de risco. Supondo que a maioria dos casos de RE em pistas de corrida seja decorrente de RER, a prevalência nos cavalos Puros-Sangues de corrida é notavelmente semelhante em todo o mundo, com estimativas de 4,9% nos EUA,[35] 5,4% na Austrália[21] e 6,7% no Reino Unido.[40,43] A incidência anual de RE nos cavalos Standardbreds de corrida da Suécia é de 6,4%.[52] O exercício obviamente aumenta a prevalência de RER em cavalos, e os episódios são observados com mais frequência quando os animais chegam a determinado nível de condicionamento físico.

Em Standardbreds e Puros-Sangues, as éguas têm mais RER do que os machos; no entanto, nenhuma correlação geral foi observada entre episódios de rabdomiólise e estágios do ciclo estral.[53] Há uma interação entre idade e sexo em cavalos Puros-Sangues com RER, de modo que a proporção de fêmeas e machos acometidos é muito maior em cavalos jovens em comparação aos mais velhos.[35] Standardbreds suecos com RER, que não começam a competir até os 3 anos de idade, não apresentaram a mesma associação etária com a RER observada nos Puros-Sangues.[53] O temperamento tem um forte efeito sobre a expressão de RER em Standardbreds e Puros-Sangues; cavalos nervosos, principalmente potros, apresentam maior incidência de rabdomiólise do que animais calmos.[35,43,52] Os potros têm mais probabilidade de ter temperamento nervoso do que fêmeas ou machos adultos. A dieta também influencia o desenvolvimento da doença, e cavalos Puros-Sangues alimentados com mais de 2,5 kg de grãos têm maior probabilidade de apresentar sinais de RER.[41] Um estudo também observou maior prevalência de rabdomiólise em cavalos Puros-Sangues com claudicação.[35] Alguns dias de descanso antes do exercício aumentam o grau de elevação da atividade sérica de CK no treinamento seguinte e, na prática, predispõe os cavalos a um episódio de RE.[42]

Embora exista uma tendência familiar para a RER, sua base genética ainda não foi definida. Parece haver uma suscetibilidade genética em cavalos Puros-Sangues que, caso afetados pela RER, podem transmitir a característica a seus descendentes.[54,55] A dificuldade em estabelecer um fenótipo específico, a penetração variável da doença e a possível existência de genes modificadores complicam a confirmação do fenômeno. É importante observar que Standardbreds trotadores com histórico de RER têm tempos menores de corrida do que indivíduos sem histórico de RER, sugerindo que a característica pode ter efeitos benéficos e deletérios.[52]

Diagnóstico. O diagnóstico presuntivo de RER é baseado em sinais clínicos de dor muscular e na presença dos fatores de risco comumente associados à RER. As atividades séricas de CK e AST servem como base para detecção da degeneração muscular e, de modo geral, apresentam elevações anormais intermitentes e retorno ao normal de forma relativamente rápida durante o treinamento. Nas elevações moderadas de CK, vários fatores devem ser considerados. O momento da coleta da amostra em relação ao aparecimento de RE e exercício é importante. A confiabilidade é melhor quando as amostras de sangue são obtidas em um período padronizado após o exercício, de preferência de 4 a 6 horas, no pico de CK, e de forma consistente em relação ao exercício no dia anterior, porque a atividade sérica da enzima é maior nos dias de treinamento precedido por 1 dia ou mais de descanso.[56] Além disso, os valores normais precisam ser ajustados conforme a idade e o sexo dos cavalos. Os potros de 2 anos tendem a apresentar maiores flutuações na atividade sérica de CK durante o treinamento de corrida do que os potros de 3 anos ou castrados.[56] A histopatologia muscular é inespecífica em cavalos com RER; não há anomalias ou evidências de localização central dos núcleos de fibras maduras, e possíveis ondas de degeneração ou regeneração de miofibras são observadas.[5] Há uma ausência notável de polissacarídeos anormais resistentes à amilase, embora possa haver um aumento de glicogênio subsarcolêmico sensível à amilase.[57] O valor de uma biopsia muscular como ferramenta diagnóstica em cavalos com suspeita de RER está amplamente confinado a casos incontroláveis e recorrentes, em que há necessidade de confirmar ou excluir outras formas de RE.

Manejo. A prevenção da rabdomiólise em cavalos suscetíveis à RER é complexa e vários fatores precisam ser alterados para diminuir os episódios. Esses fatores incluem o ambiente, o treinamento e a dieta. Às vezes, medicamentos podem ser necessários para evitar novos episódios de lesões musculares.

Ambiente. Como a excitação e o nervosismo geralmente desencadeiam rabdomiólise, é necessário identificar situações estressantes no ambiente que possam ser modificadas. Isso pode envolver uma mudança para um estábulo menor, com menos cavalos e menos tratadores, companheiros compatíveis e uma rotina diária mais consistente. Muitos cavalos estressados suscetíveis à RER respondem a uma rotina regular, com alimentação e treinamento antes de outros animais, especialmente se o cavalo ficar impaciente enquanto espera. Outros cavalos respondem ao alojamento em uma área tranquila do estábulo, ao lado de companheiros calmos. O emprego de redondel elétrico (*hot walker*), aparelhos de exercício e piscinas deve ser avaliado individualmente, pois alguns cavalos desenvolvem rabdomiólise ao usar esse tipo de equipamento. Cavalos que desenvolvem rabdomiólise em eventos específicos, como exposições, podem precisar de recondicionamento para redução do nível de estresse associado a esses eventos ou serem tranquilizados como parte do processo de acomodação. O contato diário com outros cavalos parece ser muito benéfico para os animais com RER e pode diminuir a ansiedade e, portanto, a probabilidade de rabdomiólise.

Exercício. Embora um período de descanso seja recomendado até a normalização da atividade sérica de CK nas formas esporádicas de RE, não é recomendado para cavalos com RER.[18] O exercício diário é importante para a prevenção de episódios de rabdomiólise e o treinamento diário regular deve ser retomado quando a CK sérica for inferior a cerca de 3.000 U/ℓ. Cavalos com episódios mais graves de rabdomiólise podem exigir folga adicional em um piquete antes da retomada gradual dos exercícios. Com a volta ao treinamento, recomenda-se algum tipo de exercício diário. Evitar lutar para manter os cavalos de corrida em velocidades mais baixas durante o galope pode diminuir a rabdomiólise em Puros-Sangues suscetíveis à RER. O treinamento com intervalo e a redução para não mais de 15 minutos por sessão beneficiam os Standardbreds. Para cavalos de sela, o aquecimento descontraído com períodos intermitentes de alongamento pode ser benéfico; além disso, intervalos contínuos para alongamento entre os episódios de alterações posturais são recomendados. Os cavalos de eventos podem precisar de treinamento que incorpore exposição calma às velocidades alcançadas durante a fase de obstáculos ou *cross-country*, especialmente quando usadas em um programa intervalado.

Dieta. Uma dieta nutricionalmente equilibrada, com ingestão adequada de calorias, vitaminas e minerais, é o elemento central do manejo da RER. De modo geral, nos Puros-Sangues e Standardbreds com RER em treinamento, o desafio é fornecer calorias suficientes de uma forma altamente palatável para atender às demandas diárias de energia. Isso se deve, em parte, à necessidade de mais de 30 MCal de energia digestível (ED) por dia (5 kg de concentrado, 1,5% do peso corporal em feno); além disso, por seu temperamento nervoso, esses animais podem ser mais exigentes em seus hábitos alimentares e propensos a úlceras gástricas. Do total de calorias diárias necessárias para os cavalos com RER, as pesquisas sugerem que menos de 20% da ED deve ser fornecida por NSC (NSC = amido e açúcar) e pelo menos 20% da ED deve ser fornecida como gordura.[41,42]

Escolha do volumoso. Os cavalos Puros-Sangues não parecem apresentar o mesmo aumento significativo nas concentrações séricas de insulina em resposta ao consumo de feno com NSC de 17%, como observado em Quartos de Milha (Borgia L,

2010, tese de doutorado, University of Minnesota). Esse fato, combinado aos altos requisitos calóricos dos cavalos de corrida, pode significar que não é tão importante escolher o feno com teor muito baixo de NSC para Puros-Sangues com RER, assim como nos cavalos com PSSM. Curiosamente, alguns treinadores descobrem que os cavalos com RER têm episódios mais frequentes quando alimentados com feno de alfafa. A disposição nervosa de alguns equinos com RER pode predispor ao desenvolvimento de úlceras gástricas e, portanto, o fornecimento frequente de feno com NSC moderado e um teor misto de alfafa pode ser indicado.

Concentrados pobres em amido e ricos em gordura. Puros-sangues com RER e ingestão calórica moderada (24 MCal/dia) na forma de concentrados ricos em amido (2,5 kg de milho/aveia/farelo de trigo/melaço) apresentam muito pouca elevação da atividade sérica de CK com o exercício.[41] A maioria dos cavalos Puros-Sangues de corrida, no entanto, recebe pelo menos 5 kg de concentrado rico em amido por dia a 30 MCal ou mais por animal por dia; nesse nível de alimentação, a atividade sérica de CK aumenta significativamente após o exercício.[35] A descoberta de que a substituição de gordura por amido em uma ração de alto teor calórico reduz significativamente os danos musculares no exercício de equinos com RER foi um grande avanço no manejo nutricional da doença.[42] Na prática, porém, era difícil alcançar a ingestão calórica desejada dos cavalos de corrida, porque a quantidade máxima de gordura que os enjoados Puros-Sangues consomem felizes costuma ser limitada a 600 mℓ de óleo vegetal ou 2,3 kg/dia de farelo de arroz equilibrado. O manejo de equinos com RER melhorou de maneira significativa com o desenvolvimento de um meio palatável para fornecimento da quantidade de gordura necessária para Puros-Sangues com RER. Um estudo controlado com alimento especializado desenvolvido para animais com RER (Re-Leve®, 13% de gordura e 9% de NSC por peso) determinou que o NSC não deve ser superior a 20% da DE diária e que 20 a 25% da DE diária de gordura devem ser fornecidos para o manejo ideal de cavalos com RER alimentados com 30 MCal ou mais por dia.[42] A adição de bicarbonato de sódio (4,2% do *pellet*) a um alimento com alto teor de amido não teve efeito benéfico sobre a atividade sérica de CK.[42] A quantidade de gordura na dieta de um cavalo com RER depende de suas necessidades calóricas. Se um cavalo acometido sendo alimentado com feno (1,5 a 2% do peso corporal) e 2,5 kg de grãos por dia requer maior ingestão calórica para manter o peso corporal, as calorias adicionais devem ser provenientes de fonte de gordura.

O benefício da dieta suplementada com gordura não parece ser a alteração no metabolismo muscular. As concentrações musculares de glicogênio e lactato antes e depois do exercício são as mesmas em cavalos com RER submetidos à dieta pobre em amido e com alto teor de gordura em comparação a uma dieta rica em amido.[44] Nos cavalos com RER, as dietas com baixo teor de amido e ricas em gordura podem diminuir os danos musculares por redução da ansiedade e excitabilidade, que são fortemente ligadas ao desenvolvimento de rabdomiólise em cavalos suscetíveis. As dietas ricas em gorduras e com baixo teor de amido oferecidas para cavalos sadios com RER produzem respostas mais baixas de glicose, insulina e cortisol, deixam os animais mais calmos e reduzem a frequência cardíaca pré-exercício. Alterações neuro-hormonais podem se desenvolver em resposta a altas concentrações séricas de glicose, insulina e cortisol, resultando em um comportamento ansioso.[58] Embora o comportamento calmo durante o treinamento seja desejável, alguns treinadores de cavalos de corrida que recebem alimentos com baixo teor de amido e alto teor de gordura preferem fazer uma suplementação com uma quantidade titulada de grãos ricos em amido 3 dias antes da prova para possível aumento do glicogênio hepático e da energia do animal durante a corrida.

Estudos em cavalos com RER mostram que reduções significativas ou a normalização da atividade sérica de CK após o exercício ocorrem em até 1 semana após o início de uma dieta com baixo teor de amido e suplementada com gordura.[42] Os dias sem treinamento, com folga no estábulo, são desencorajados porque a atividade da CK no período pós-exercício é maior após 2 dias de descanso em comparação aos valores obtidos com a realização da mesma quantidade submáxima de exercício por dias consecutivos.[42,59]

Suplementos. Os cavalos requerem suplementação diária de sódio e cloreto, seja na forma de sal a granel (30 a 50 g/dia) ou em bloco. A suplementação de eletrólitos é indicada em condições quentes e úmidas. Há uma infinidade de suplementos para diminuição do acúmulo de ácido láctico no músculo esquelético de cavalos com RER, como bicarbonato de sódio, vitaminas do complexo B, aminoácidos de cadeia ramificada e dimetilglicina. Uma vez que a acidose láctica não está mais implicada como causa de rabdomiólise, é difícil encontrar uma justificativa para seu uso.

Medicamentos. Baixas doses de tranquilizantes, como a acepromazina, antes do exercício foram usadas em cavalos com RER propensos à excitação.[60] Há relatos de que uma dose de 7 mg por via IV 20 minutos antes do exercício torna os cavalos mais relaxados e manejáveis. A reserpina e a flufenazina, com efeito de duração mais longa, também foram usadas para esse fim. Cavalos que receberam flufenazina ocasionalmente apresentam efeitos adversos extrapiramidais e comportamento bizarro prolongado. O uso de tranquilizantes só pode ser necessário durante a fase inicial de treinamento e acomodação do cavalo em um novo ambiente. Os cavalos obviamente não podem competir com esses medicamentos e os tempos de retirada devem ser observados.

O dantroleno sódico (Dantrium®) diminui a liberação de cálcio do receptor de rianodina no músculo esquelético e é usado no tratamento da hipertermia maligna. Estudos sobre o músculo intercostal intacto de equinos com RE mostram que o Dantrium® reduz as concentrações mioplasmáticas de cálcio já elevadas.[48] Estudos controlados e de campo também mostraram que a administração oral de Dantrium® pode diminuir significativamente os sinais de rabdomiólise em cavalos com RER.[59,61] Uma pesquisa indicou que os cavalos precisam ficar em jejum para alcançar níveis mensuráveis de Dantrium® no sangue,[59] mas estudos controlados mais recentes sugerem que a absorção de Dantrium® é superior em cavalos alimentados em comparação àqueles em jejum.[62] A administração de 4 mg/kg de Dantrium® VO 1 hora antes do exercício em cavalos suscetíveis a RER submetidos a dietas ricas em grãos reduziu a atividade sérica de CK de maneira significativa 4 horas após o exercício, em comparação ao placebo.[59] Uma dose de 800 mg de Dantrium® foi administrada a cavalos Puros-Sangues no Reino Unido 1 hora antes do exercício e diminuiu a atividade de CK pós-exercício de maneira significativa em relação ao placebo.[61]

Há relatos de que a fenitoína (1,4 a 2,7 mg/kg VO, 2 vezes/dia) é eficaz na prevenção da rabdomiólise em cavalos com RER.[33,63]

A fenitoína age em vários canais iônicos de músculos e nervos, inclusive nos canais de sódio e cálcio. Os níveis terapêuticos são variáveis; assim, as doses orais são ajustadas pelo monitoramento dos níveis séricos para alcançarem 8 μg/mℓ e não excederem 12 μg/mℓ.[33,63] Sonolência e ataxia são evidências de que a dose de fenitoína é muito alta e deve ser reduzida à metade. As primeiras doses são de 6 a 8 mg/kg VO, 2 vezes/dia, por 3 a 5 dias. Se o cavalo ainda apresentar rabdomiólise, mas não estiver sonolento, a dose pode ser aumentada em 1 mg/kg a cada 3 a 4 dias. A fenitoína é um ativador da monoaminoxidase e pode afetar as concentrações plasmáticas de outros medicamentos. Infelizmente, o tratamento em longo prazo com Dantrium® ou fenitoína é caro e deve ser interrompido antes da competição.

Terapia hormonal. Vários hormônios, de tiroxina a progesterona e testosterona, foram administrados a cavalos com RER. Os primeiros estudos que associaram baixas concentrações de T3 e T4 em cavalos com RE não foram substanciados.[64,65] Algumas éguas parecem apresentar sinais de rabdomiólise durante o estro e, nesses animais, a supressão do comportamento estral com injeções de progesterona pode ser benéfica. A testosterona e os esteroides anabolizantes têm sido administrados a animais de corrida para evitar sinais de RER, mas seu uso não é mais permitido.

Terapias adjuntas. Massagem, liberação miofascial, mesoterapia, alongamento, terapia aquática em esteira e terapia quente/fria realizada por terapeutas experientes podem ser benéficas em alguns cavalos.[66] Seu uso pode promover relaxamento, normalizar a tensão muscular e aumentar a força muscular.

Hipertermia maligna

Patogênese

A hipertermia maligna (HM) ocorre em cavalos Quarto de Milha e Paint Horses devido a uma mutação autossômica dominante no éxon 46 do gene do receptor 1 de rianodina do músculo esquelético (*RYR1*).[67,68] A mutação diminui a ativação e aumenta o limiar de desativação do receptor de rianodina, o que pode causar efluxo expressivo intermitente de cálcio do retículo sarcoplasmático, o que aumenta a concentração mioplasmática de cálcio e produz uma contratura.[69] Há ativação do metabolismo anaeróbico de glicogênio, produção de lactato, geração de excesso de calor e necrose muscular maciça.

Prevalência e fatores de risco

A HM afeta menos de 1% dos cavalos Quarto de Milha e Paint Horse, acometendo principalmente as linhagens de *halter* e recreação. A rabdomiólise da HM pode ser induzida por exercício ou anestesia e é exacerbada pela presença da mutação *GYS1* para PSSM1. Em muitos cavalos, os sinais clínicos são completamente ocultos ou de natureza muito intermitente.[68]

Sinais clínicos

Sinais clínicos de hipertermia (40,5°C), hipercapnia ($Paco_2$ de 274 mmHg) e acidose (pH de 6,72) foram relatados em um protocolo experimental aproximadamente 60 minutos após a indução anestésica com halotano por máscara facial sem pré-medicação.[70] A morte ocorreu por parada cardiopulmonar e foi precedida por profundo *rigor mortis*. As alterações hematológicas presentes 2 minutos após a morte foram hemoconcentração, hiperpotassemia, hipercalcemia, hiperfosfatemia, hiperglicemia e elevação da concentração de creatinina. Neste cavalo, a atividade sérica de CK aumentou um pouco, para 843 U/ℓ, e a concentração de mioglobina foi 10 vezes maior do que a faixa de referência.

Cavalos com mutação em *RYR1* podem apresentar sinais intermitentes de RE e alta temperatura corporal.[68] Alguns cavalos afetados pela HM morreram subitamente após um episódio de RE. Os cavalos com mutação de HM também podem apresentar a mutação em *GYS1* associada à PSSM1.[71] Esses cavalos apresentam episódios mais graves de RE, maior atividade sérica de CK após o exercício e resposta mais moderada à dieta e ao treinamento recomendados para animais com PSSM1.[71]

Diagnóstico

O exame genético é recomendado em cavalos Quartos de Milha e Paint Horses com RE grave ou associada à temperatura corporal elevada. A biopsia muscular não é muito útil para o diagnóstico de HM. As biopsias podem conter alterações miopáticas brandas, inclusive aumento da variação no tamanho das fibras, núcleos de localização central, necrose das fibras, depleção de glicogênio e fibras aneladas.

Tratamento

Cavalos com suspeita de HM devem ser tratados com dantroleno sódico (Dantrium®) VO (4 mg/kg) 30 a 60 minutos antes da anestesia.[70] A exceção a essa regra pode ser o cavalo com HM e paralisia periódica hiperpotassêmica, porque o dantroleno sódico pode aumentar muito a concentração sérica de potássio e desencadear um episódio de paralisia muscular.[72] Não há meios de boa relação custo-benefício para administração de dantroleno sódico a cavalos por via IV após o início de um episódio de HM. A natureza da RE em cavalos positivos para HM é tão intermitente que é difícil justificar a pré-medicação com dantroleno sódico antes do exercício.

Miopatia por armazenamento de polissacarídeos

A PSSM foi reconhecida pela primeira vez como uma miopatia específica em raças relacionadas ao Quarto de Milha em 1992,[73] mas relatos de inclusões anormais de polissacarídeos no músculo equino datam de 1979.[74] A característica notável dos primeiros relatos de PSSM era a concentração muscular de glicogênio duas vezes mais alta em comparação a cavalos normais e as inclusões granulares anormais resistentes à amilase em cortes histológicas.[73] Achados semelhantes de biopsia foram relatados em cavalos de tração Belgas e Percherons.[74]

Terminologia

A PSSM também é chamada *miopatia equina por polissacarídeos* (EPSM ou EPSSM, do inglês *equine polysaccharide myopathy*).[27,75] Discutiu-se bastante se essas siglas abrangem uma única doença muscular.[7,27,76] Em 2008, foi descoberto que uma mutação no gene da glicogênio sintase 1 (*GYS1*) está altamente associada à presença de polissacarídeo resistente à amilase no músculo esquelético.[77] O exame genético de centenas de cavalos previamente diagnosticados com PSSM por biopsia muscular revelou que a maioria dos casos caracterizados por polissacarídeo resistente à amilase no músculo esquelético tinha a mutação em *GYS1*. No entanto, alguns casos previamente diagnosticados com PSSM por biopsia muscular, principalmente aqueles com excesso de glicogênio sensível à amilase, não apresentavam a mutação genética. Isso sugeriu que existem pelo menos duas formas de PSSM.[77,78] Para maior clareza, a forma de PSSM causada por uma mutação H309 G em *GYS1* é agora chamada *tipo 1 (PSSM1)*, enquanto as formas de PSSM não provocadas pela mutação em *GYS1* e cujas origens ainda não são conhecidas são denominadas *tipo 2 (PSSM2)*.[78] É provável que a PSSM1 seja o mesmo distúrbio chamado de azotúria ou doença da "manhã de segunda-feira" em cavalos de trabalho nos séculos XIX e XX.

PSSM de tipo 1

Genética. A PSSM1 é causada por uma mutação *missense* autossômica dominante em *GYS1*, que resulta na substituição de arginina por histidina no códon 309 da glicogênio sintase.[77] O resultado dessa substituição de aminoácidos é a atividade mais alta que o normal da glicogênio sintetase, tanto nos estados basais quanto após a ativação por glicogênio-6-fosfato.

Prevalência. Estima-se que a PSSM1 tenha surgido aproximadamente 1.600 anos atrás, quando o grande cavalo estava sendo desenvolvido a partir de raças europeias de tração e raças leves para transporte de cavaleiros com armaduras pesadas para a batalha.[77] A maior prevalência de PSSM1 parece ocorrer em cavalos de tração derivados de raças da Europa Continental. Na verdade, muitos animais de tração da Europa Continental são homozigotos para a característica dominante do PSSM1 (prevalência de PSSM de 90% em Trekpaards e 40% dos Trekpaards belgas testados são homozigotos).[79] Percherons belgas e norte-americanos também apresentam alta prevalência de PSSM1, com 36 e 54% dos cavalos afetados.[10] Por outro lado, a prevalência de PSSM é muito baixa em raças do Reino Unido, como Shires e Clydesdales; porém, a PSSM1 é observada em outras raças equinas do Reino Unido, como Irish Drafts, Cob e Connemara.[10,79] Cavalos de mais de 20 outras raças podem apresentar a mutação em GYS1 responsável pela PSSM1.[80-82] As estimativas da prevalência de PSSM1 em Quartos de Milha variam de 6 a 10% e são de 6 a 8% em American Paints e Appaloosa.[83] A maior frequência de PSSM1 é observada em Quartos de Milha de *halter* (28% afetados) e a menor frequência em cavalos Quartos de Milha de corrida.[83] A mutação *GYS1* foi identificada em aproximadamente 72% dos Quartos de Milha diagnosticados com PSSM por biopsia muscular e 18% dos Warmbloods de vários tipos diagnosticados com PSSM por biopsia muscular.[84] A prevalência de PSSM1 é muito baixa ou inexistente em raças leves, como Árabes, Standardbreds e Puros-Sangues.[10]

Fatores de risco. Alguns cavalos com PSSM1 são assintomáticos, enquanto outros cavalos apresentam rigidez ao exercício. Em uma família de Warmbloods gerados por um garanhão com a mutação *GYS1*, o risco de desenvolvimento de RE foi sete vezes maior e os proprietários relataram que 66% dos cavalos com a mutação *GYS1* apresentavam sinais clínicos de RE.[85] A razão da variabilidade dos sinais clínicos de PSSM1 é provavelmente relacionada à influência de dieta, exercício, outros fatores ambientais e outros genes na expressão da doença. A PSSM não tem predileção significativa por temperamento, tipo corporal ou sexo.[1,86,87] O desencadeante mais comum dos sinais clínicos de PSSM1 é a realização de menos de 20 minutos de exercício. Os sinais clínicos são mais comuns em caminhada e trote, principalmente se o cavalo estiver descansado por vários dias antes do exercício ou não estiver em boas condições físicas.[86] Dietas ricas em NSC também aumentam o risco de dor e rigidez muscular em cavalos com PSSM1.[88] Cerca de 40% dos proprietários acreditam que há uma incidência sazonal no desenvolvimento de sinais clínicos, que alguns atribuíram à qualidade da grama à disposição no momento.[82] Embora o exercício seja de longe o desencadeante mais comum da PSSM, os potros e filhotes recém-desmamados de Quarto de Milha e Paint Horse podem desenvolver rabdomiólise em conjunto com uma doença sistêmica.[89]

Diagnóstico. Elevações persistentes nas atividades séricas de CK e AST são comuns em cavalos sintomáticos com PSSM1 (Figura 10.7). Se as enzimas musculares séricas forem normais em repouso, um teste ergométrico, com no máximo de 15 minutos de caminhada e trote, pode ajudar a determinar a presença de RE subclínica.[5] As evidências de suporte são a elevação mínima de três vezes a atividade da CK 4 horas após o exercício.

O padrão-ouro para diagnóstico de PSSM1 é o exame genético para detecção da mutação em *GYS1* realizado em amostras de sangue total ou de raízes de pelos. É importante notar que, em cavalos de tração de origem europeia continental, a prevalência muito alta de PSSM significa que há uma grande chance de que qualquer sinal clínico possa estar falsamente associado à PSSM1.[79,87] O julgamento clínico é necessário para determinar se os sinais clínicos do animal podem estar razoavelmente associados a um processo miopático. A biopsia muscular é um meio para diagnóstico da PSSM; no entanto, para classificar a PSSM como tipo 1, o exame genético é necessário. As características distintivas da PSSM1 em amostras de biopsia muscular são numerosos vacúolos subsarcolêmicos e inclusões densas e cristalinas positivas à coloração com ácido periódico-Schiff (PAS, do inglês *periodic acid-Schiff*) e resistentes à amilase em fibras de contração rápida (Figura 10.8). O diagnóstico pode ser estabelecido independentemente da dieta e proximidade da coleta da amostra com episódios recentes de rabdomiólise. Um diagnóstico falso-negativo de PSSM de tipo 1 por biopsia muscular pode ocorrer caso as amostras de biopsia sejam pequenas ou os cavalos tenham menos de 1 ano de idade.[90]

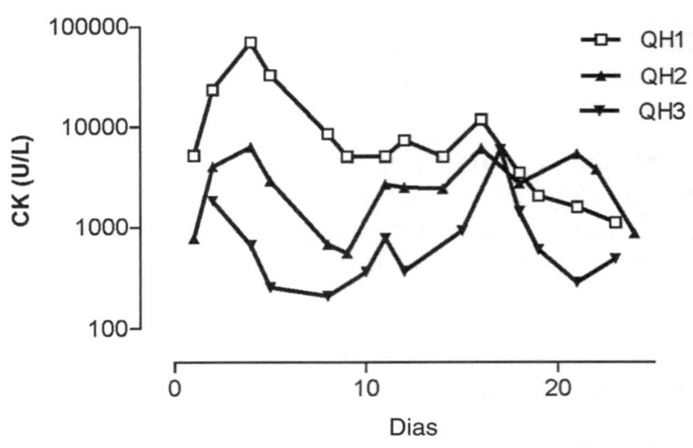

Figura 10.7 A atividade sérica da creatinoquinase (CK) obtida 4 horas após o exercício em três cavalos da raça Quarto de Milha (QH) com miopatia por armazenamento de polissacarídeos do tipo 1 (PSSM1) durante um período de treinamento de 3 semanas por 20 minutos ou menos por dia. Observe que esses cavalos com PSSM grave apresentam elevações persistentes na atividade sérica de CK que não voltam ao intervalo normal.

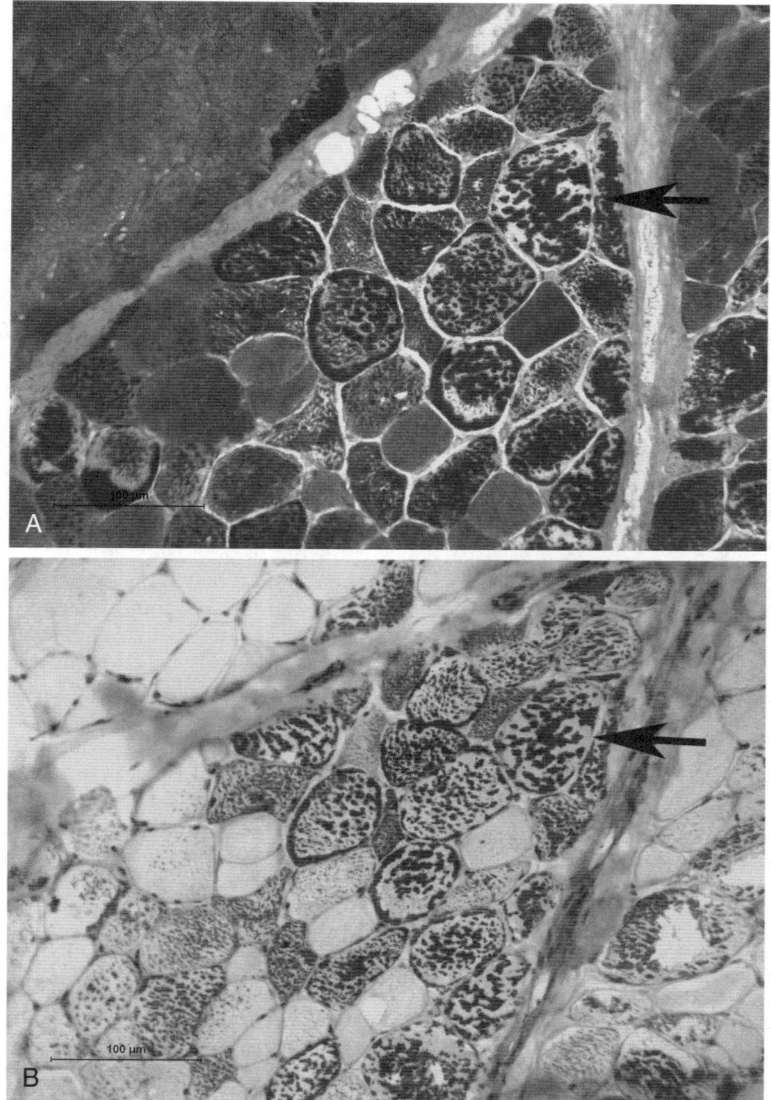

Figura 10.8 A. Corte transversal do músculo semimembranoso mostrando acúmulo de inclusões granulares de ácido periódico-Schiff (PAS) (*seta*) em um cavalo com miopatia por armazenamento de polissacarídeos do tipo 1 (PSSM1). **B.** Corte seriado do mesmo músculo pré-incubado em amilase antes da coloração com PAS. Observe que o material granular anormal é resistente à amilase (20×).

Sinais clínicos agudos. Cavalos com a mutação em *GYS1* começam a apresentar sinais clínicos de doença muscular entre 1 e 14 anos de idade, com uma idade média ao início dos sinais de 5 anos. Os sinais clínicos agudos ocorrem quando os cavalos estão calmos e incluem contração abdominal, fasciculações no flanco, rigidez muscular, sudorese, relutância em andar para frente e contraturas musculares firmes e evidentes (Figura 10.9).[86] Os posteriores geralmente são mais afetados, mas os músculos das costas, abdominais e membros anteriores também podem estar envolvidos. Os sinais de dor podem durar mais de 2 horas e cerca de 10% dos cavalos ficam em decúbito.[86] Sinais menos comuns de PSSM em cavalos Quarto de Milha são anomalias na marcha, cólicas brandas e perda de massa muscular. Durante um episódio agudo de RE, cavalos com PSSM1 geralmente apresentam atividade sérica de CK muito elevada, superior a 35.000 U/ℓ, e podem ter mioglobinúria. Dor intensa de tipo cólica após o exercício e insuficiência renal mioglobinúrica são queixas menos comuns.[91,92]

Sinais clínicos crônicos

Raças leves. Sinais crônicos de PSSM1 em cavalos de equitação são queda de energia sob sela, relutância em seguir em frente, parar e se alongar como se fosse urinar e má vontade em relação ao exercício.[39,86] Os cavalos podem apresentar uma combinação de certa relutância ao exercício, baixo desempenho e episódios repetidos de RE.[81] A PSSM1 também ocorrer no adestramento e causar dor lombar crônica, dificuldade em contornar cercas e fasciculações ou dor à palpação dos músculos lombares.[57] A gravidade dos sinais clínicos de PSSM1 pode ser muito variável, com casos raros de incapacitação completa. As atividades séricas de CK tendem a ser altas em cavalos não treinados, mesmo naqueles descansados.[92] A atividade mediana de CK e AST em todos os Quartos de Milha com PSSM1 às biopsias musculares submetidas à University of Minnesota foi de 2.809 e 1.792 U/ℓ, respectivamente.[93]

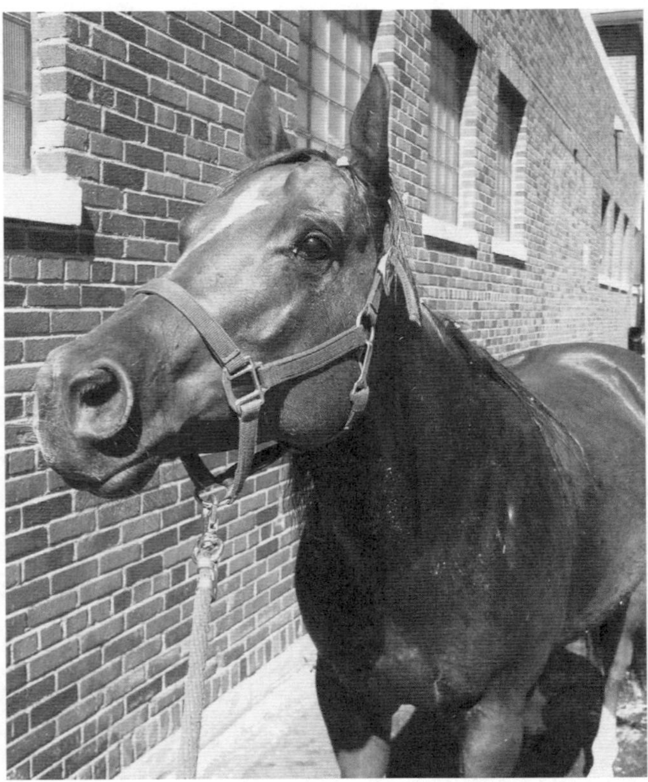

Figura 10.9 Cavalo com miopatia por armazenamento de polissacarídeos do tipo 1 (PSSM1) e sinais clínicos agudos de rabdomiólise, que incluem ansiedade, sudorese, rigidez muscular e relutância em se mover.

Um pequeno número de Quartos de Milha e Paint Horses tem a mutação *GYS1* e a mutação genética para HM.[71] Esses animais apresentam sinais muito graves de RE e resposta limitada a alterações na dieta e no treinamento. Durante um episódio de RE, cavalos com a mutação *RYR1* podem apresentar grande elevação da temperatura corporal e morte súbita. Essa combinação é mais frequente em cavalos de *halter* e recreação.

Raças de tração e cruzas. A idade média dos cavalos de tração com diagnóstico de PSSM é de cerca de 6 anos.[87] Muitos cavalos de tração com PSSM são assintomáticos. Os cavalos de tração homozigotos para a mutação PSSM apresentam maior concentração sérica de enzimas musculares do que cavalos saudáveis ou heterozigotos.[94] Sinais de rabdomiólise e mioglobinúria graves podem ser observados em cavalos submetidos a dietas ricas em grãos, exercícios irregulares com pouca participação ou anestesia geral.[91,95] A rabdomiólise pode ser tão grave que leva ao decúbito e morte.[91,95] Outros sinais de PSSM em cavalos de tração são fraqueza progressiva e perda de massa muscular, com dificuldade de se levantar em indivíduos com atividade sérica normal de CK. A fraqueza pronunciada é mais prevalente em cavalos homozigotos para a mutação *GYS1*. Anomalias de marcha, como flexão excessiva dos membros, fasciculações e tremores, também são relatadas em cavalos de tração. Embora a síndrome *shivering* tenha sido atribuída à PSSM, os estudos não encontraram associação causal entre as duas doenças.[87] Não há evidências de comprometimento da função miocárdica em cavalos com PSSM1.[96] Nas raças belgas de tração, a atividade média da AST (± desvio padrão [DP]) foi de 502 ± 116 U/ℓ nos indivíduos homozigotos para PSSM1, 357 ± 92 U/ℓ nos heterozigotos e 311 ± 64 U/ℓ nos controles, com diferenças significativas entre os grupos.[94] As atividades séricas medianas de CK e AST em cavalos de tração cujas biopsias foram enviadas para a University of Minnesota foram de 459 e 537 U/ℓ, respectivamente.[93]

Fisiopatologia. A mutação *GYS1* causa ganho de função da glicogênio sintase basal e ativada por insulina e glicose-6-fosfato, e os cavalos com PSSM1 apresentam, em média, concentração de glicogênio muscular 1,8 vezes maior.[77] O polissacarídeo anormal no PSSM1 é menos ramificado que o glicogênio normal em virtude da ativação crônica da atividade enzimática da glicogênio sintetase na presença de altas concentrações de glicose-6-fosfato e insulina, sem a mesma ativação relativa da enzima ramificadora.[97] Potros com a mutação *GYS1* raramente apresentam polissacarídeos anormais no músculo esquelético, mas têm rabdomiólise.[9] Assim, o próprio polissacarídeo anormal é um indicador de PSSM1, mas não a causa direta da rabdomiólise.

A grande maioria dos cavalos com PSSM1 desenvolve rabdomiólise com exercícios aeróbicos, quando as concentrações sanguíneas de lactato permanecem inalteradas em amostras obtidas antes do treinamento, a 1,0 mmol/ℓ.[7] Embora o aumento da atividade sérica de CK seja ocasionalmente observada com exercícios quase máximos, o grau de elevação tende a ser menor do que com o exercício submáximo.[7] Um déficit no metabolismo energético, representado pelo alto teor de miofibra inosina monofosfato (IMP, do inglês *inosine monophosphate*), ocorre após exercícios leves nas fibras musculares de cavalos com PSSM1 em associação à alta atividade sérica de CK.[99]

A dieta rica em NSC aumenta a propensão ao desenvolvimento de dor muscular com exercícios aeróbicos em cavalos com PSSM1.[86] Nos cavalos com PSSM1 submetidos a exercícios aeróbicos, a dieta rica em NSC, em comparação à dieta pobre em NSC e com alto teor de gordura, resulta em maiores concentrações de lactato e citrato muscular, menor concentração de glicose-6-fosfato e níveis musculares similares de piruvato.[98] Isso sugere que a maior atividade de glicogênio sintase nos cavalos com PSSM pode prejudicar o metabolismo oxidativo de substratos como piruvato e ácidos graxos. Embora o mecanismo exato disso não seja conhecido, pode haver uma relação entre as concentrações de glicogênio sintase ou glicogênio, *switches* metabólicos e sensores de nutrientes. Um dos principais sensores e reguladores do fluxo de substrato nos músculos esqueléticos é a AMP quinase.[100,101] Quando o suprimento de energia é considerado insuficiente (↓ [ATP]/[ADP]), a ativação da AMP quinase aumenta a transcrição de genes envolvidos no metabolismo oxidativo, o que estimula a oxidação de ácidos graxos e a ativação da piruvato desidrogenase que, por sua vez, aumenta a oxidação de carboidratos.[100-102] Os sensores de nutrientes na célula podem interpretar a estimulação excessiva da síntese de glicogênio (decorrente da mutação *GYS1* e estimulada pela insulina) como uma indicação para não ativar a glicogenólise e a lipólise. Cavalos com PSSM submetidos a dietas ricas em NSC podem não conseguir gerar acetil-CoA suficiente a partir do metabolismo de carboidratos ou gorduras para suprir a contração muscular durante exercícios submáximos. Os sinais clínicos são comuns durante os primeiros 20 minutos de exercício porque, nesta fase do exercício, os músculos dependem muito de glicogênio/glicose para obtenção de energia. A baixa suplementação de amido e gordura na dieta diminui as concentrações de citrato muscular e aumenta os níveis de ácidos graxos no plasma, o que pode facilitar o metabolismo da gordura muscular em cavalos com PSSM1.[98,103]

PSSM de tipo 2

Muito menos é conhecido sobre a PSSM tipo 2 porque os estudos de pesquisa controlados anteriores sobre PSSM foram realizados principalmente em cavalos com PSSM1 (Valberg, dados não publicados). O termo *PSSM do tipo 2* refere-se aos cavalos com coloração alterada de glicogênio muscular e que não apresentam a mutação *GYS1*.[78] Assim, não deve ser necessariamente interpretado como uma doença específica. Além disso, como a PSSM2 nem sempre é definida pela presença de polissacarídeo resistente à amilase, mas inclui o aspecto anormal de glicogênio sensível à amilase, há espaço considerável para a sobreposição diagnóstica com RER ou para diagnósticos falso-positivos em animais treinados.[75,76,80]

Grande parte do conhecimento atual sobre o tratamento da PSSM2 é baseada na extrapolação do que funciona na PSSM1, na avaliação retrospectiva de casos diagnosticados com PSSM2 por biopsia muscular[39] e em alguns anos de dados clínicos prospectivos.

Prevalência. Aproximadamente 28% dos Quartos de Milha com PSSM diagnosticados por biopsia muscular não têm a mutação *GYS1* e, portanto, têm PSSM2.[77,93] A PSSM2 parece ser comum em Quartos de Milha de alto desempenho em provas de tambor, rédeas e apartação, bem como cavalos de recreação e *halter*. No Reino Unido, aproximadamente 35% dos casos de PSSM diagnosticados por biopsia muscular são de PSSM2.[80] A PSSM2 também foi documentada em Paint Horses, Appaloosa e Morgan. Cerca de 80% dos Warmbloods diagnosticados com PSSM por biopsia muscular têm PSSM2.[84] Outras raças diagnosticadas com PSSM2 são Warmblood Holandês, Warmblood Sueco, Selle Français, Hanoveriano, Frísio, Westfalen, Warmblood Canadense, Irish Sport horse, gerdlander, hussien, standardbred, puro-sangue e árabe.[77]

Patogênese. As causas de PSSM2 ainda são desconhecidas. As concentrações de glicogênio muscular não são tão altas quanto as observadas em cavalos com PSSM1, e defeitos enzimáticos glicogenolíticos não foram identificados nos poucos casos em que a concentração de enzimas foi medida (Valberg, dados não publicados). Até o momento, a única anomalia na ultraestrutura muscular relatada é o aumento nas partículas normais de β-glicogênio.[78] É possível que haja um grupo de doenças hoje classificadas como *PSSM de tipo 2* com etiologias separadas, mas que compartilham achados de acúmulo focal de glicogênio e baixo desempenho.

Sinais clínicos. Em quartos de milha adultos, a RE é o sinal clínico predominante da PSSM2. Em cavalos com menos de 1 ano de idade, há relato de incapacidade de se levantar ou marcha rígida nos membros posteriores.[78] Nos Warmbloods, os sinais de PSSM2 geralmente estão relacionados a uma miopatia por esforço com poucas ou raras ocasiões de aumento pós-exercício na atividade sérica de CK. As queixas clínicas tendem a ser relacionadas ao baixo desempenho, claudicação não diagnosticada, dores musculares e diminuição do nível de energia. Os Warmbloods com PSSM2 também podem apresentar músculos firmes e dolorosos nas costas e nos quartos traseiros, relutância de movimentação dos membros posteriores, dificuldade em contornar cercas, dificuldade no meio-galope e desenvolvimento lento de atrofia, principalmente se forem retirados do trabalho. A idade média de início dos sinais clínicos em Warmbloods está entre 8 e 11 anos de idade, com atividades medianas de CK e AST de 323 e 331 U/ℓ, respectivamente.

Diagnóstico. A PSSM2 é diagnosticada por biopsia muscular, caracterizada pela presença maior ou anormal de material PAS-positivo, geralmente sensível à amilase (Figura 10.10).[78] A determinação do que constitui uma quantidade anormal de glicogênio sensível à amilase é subjetiva, a especificidade do diagnóstico é baixa e há resultados falso-positivos.

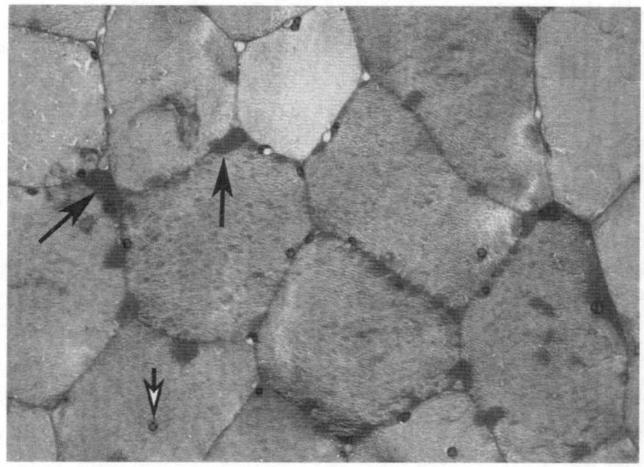

Figura 10.10 Corte transversal do músculo semimembranoso (20×) de um cavalo mostrando o maior acúmulo de material subsarcolêmico à coloração de ácido periódico-Schiff (PAS) (*setas*). O cavalo era negativo para a mutação *GYS1*, estabelecendo um diagnóstico de miopatia por armazenamento de polissacarídeos do tipo 2 (PSSM2). Observe o achado miopático de mionúcleos com deslocamento central em algumas fibras.

Cavalos altamente treinados aumentam o armazenamento de glicogênio como uma resposta normal ao exercício e isso deve ser considerado nas interpretações histopatológicas. O glicogênio é comumente encontrado perto dos capilares em cavalos normais e as massas sarcoplasmáticas PAS-positivas podem ser observadas em 60% dos cavalos saudáveis; portanto, a presença dessas estruturas não deve ser um critério para diagnóstico de PSSM2.[104] O tipo de fixação também deve ser considerado, já que cortes fixados com formalina apresentam maior deposição de glicogênio subsarcolêmico e precipitação de glicogênio em uma área da fibra, mesmo em cavalos saudáveis; estes achados não devem ser considerados critérios para o diagnóstico de PSSM2.[105] Outras características histopatológicas que podem estar presentes na PSSM2 são núcleos de localização central, vacúolos subsarcolêmicos, necrose muscular, infiltração de miofibras por macrófagos, fibras regenerativas e atrofia com miofibras angulares.[78] Alguns laboratórios classificam o acúmulo de polissacarídeos como leve, moderado e grave, no qual o acúmulo leve representa uma categoria com maior chance de diagnóstico falso-positivo. Animais com PSSM branda devem ser submetidos ao exame físico completo, com avaliação da claudicação, para assegurar a ausência de outras causas subjacentes para o mau desempenho.

Tratamento da PSSM de tipo 1 e 2

Cavalos diagnosticados com PSSM sempre apresentam tendência à dor muscular. Os cavalos acometidos devem ser tratados da maneira adequada para minimizar os sinais clínicos. Com a adesão às recomendações de dieta e exercício dadas a seguir, pelo menos 70% dos cavalos com PSSM apresentam melhora notável nos sinais clínicos e muitos retornam a níveis aceitáveis de desempenho.[27,39,86] No entanto, a gravidade dos sinais clínicos da PSSM é muito variável; os cavalos com sinais clínicos graves ou recorrentes exigem a adesão mais rigorosa às recomendações de dieta e exercício para recuperação da função muscular.

Repouso. Os cavalos com PSSM que ficam confinados por dias a semanas após um episódio de rabdomiólise geralmente apresentam elevação persistente da atividade sérica de CK. Por outro lado, os cavalos com PSSM mantidos em pasto com pouca suplementação de grãos tendem a apresentar poucos sinais clínicos de rabdomiólise e atividade sérica normal de CK. Após um episódio de rabdomiólise, os cavalos com PSSM devem ser confinados em estábulo por apenas um breve período (menos de 48 horas) e, a seguir, colocados em piquetes de tamanho gradualmente crescente. O oferecimento do máximo possível de exercício livre em pasto parece ser benéfico a longo prazo. Se a pastagem for exuberante, a colocação de focinheira pode ser necessária.[81] Depois de episódio agudo, os cavalos excitáveis podem exigir tranquilização antes da soltura para evitar galope excessivo. O andar com guia por mais de 5 a 10 minutos quando o animal começa a se recuperar de um episódio de PSSM pode desencadear outro episódio de rabdomiólise.

Exercício. As dietas com baixo teor de amido e suplementadas com gordura somente são benéficas se instituídas em conjunto com um programa regular de exercícios com aumento gradual de intensidade.[88] O exercício diário regular de cavalos com PSSM ao longo de 3 semanas causa uma diminuição expressiva nas respostas séricas de CK, enquanto o confinamento em baia está associado a elevações da atividade sérica de CK após o exercício.[88,98] Uma adaptação comum ao treinamento diário é o aumento da capacidade oxidativa no músculo esquelético. A capacidade oxidativa do músculo esquelético dos Quartos de Milha com PSSM era muito baixa com base em marcadores como a atividade da citrato sintase e o marcador oxidativo de ácidos graxos β-HAD.[88] A atividade dessas enzimas, no entanto, era igualmente baixa nos Quartos de Milha de controle. Não se sabe se o efeito benéfico do exercício diário em cavalos com PSSM é resultado da melhora das capacidades enzimáticas oxidativas e/ou do maior fluxo de substrato.

Treinamentos. Os princípios importantes a serem seguidos ao iniciar os programas de treinamento de cavalos com PSSM são: (1) dar tempo adequado para adaptação a uma nova dieta antes de iniciar os exercícios; (2) reconhecer que a duração do exercício, não a intensidade, é primordial; (3) assegurar que o programa seja introduzido de maneira gradual e executado de forma consistente; e (4) minimizar os dias sem algum tipo de exercício. Em caso de episódio recente moderado a acentuado de rabdomiólise, 2 semanas de soltura em pasto e a mudança de dieta geralmente são benéficas antes do recomeço do treinamento. Os exercícios devem ser muito descontraídos e o cavalo deve ficar em postura confiante e relaxada. Para muitos cavalos, isso é mais fácil em redondel ou com guia longa, mas pode ser feito sob sela, se necessário. A adição diária sucessiva de intervalos de 2 minutos de caminhada e trote, começando com apenas 4 minutos de exercício e trabalhando até 30 minutos após 3 semanas, é frequentemente recomendada.[18,92] Se os cavalos tiveram elevações menores na CK pós-exercício de 4 horas ao teste de esforço por 15 minutos, podem começar o treinamento por 15 minutos. De modo geral, os proprietários não entendem que o andar por 10 minutos ou mais pode, a princípio, provocar dor muscular em cavalos com PSSM. O avanço muito rápido normalmente causa um episódio de rabdomiólise e frustração para o proprietário. O trabalho geralmente começa na sela após 3 semanas de exercício em solo e pode ser aumentado de maneira gradual, com adição de intervalos de 2 minutos de andadura mais vigorosa ou meio-galope ao período inicial de aquecimento relaxado em caminhada e trote. A menos que o cavalo apresente um episódio de rabdomiólise franca nas primeiras 4 semanas de treinamento, a reavaliação da atividade da CK sérica não tem valor nesse período. Isso ocorre porque elevações subclínicas na atividade da CK são muito comuns à reintrodução dos exercícios e o retorno aos níveis normais geralmente requer 4 a 6 semanas de treinamento gradual.[92] Manter os cavalos com PSSM em forma parece a melhor prevenção contra outros episódios de rabdomiólise.

Dietas para animais com PSSM. As dietas para PSSM são baseadas na crença de que a redução da ingestão diária de amido e açúcar e o aumento do teor de gordura diminuem a carga de glicose, aumentam a disponibilidade de ácidos graxos livres não esterificados para o metabolismo muscular e reduzem as concentrações séricas de insulina. É importante observar que as recomendações alimentares fornecidas aqui foram testadas em cavalos com PSSM1 e que não há estudos controlados para indicar se são benéficas em cavalos com PSSM2. Os Quartos de Milha naturalmente têm muito pouco lipídio armazenado nas fibras musculares. O resultado, portanto, seria a diminuição da captação de glicose pelas células musculares, a menor quantidade disponível de substrato para a síntese de glicogênio e sua estimulação e a normalização do fluxo de substrato. Os proprietários relatam que esse tipo de dieta melhora os sinais clínicos de dor muscular, rigidez e tolerância ao exercício em cavalos de tração, Warmbloods, Quartos de Milha e outras raças.[27,39,81,86,88] A mudança na dieta parece ter menos impacto no alívio de alterações na marcha, como *shivering*.[39]

Balanço calórico. Os requerimentos calóricos do cavalo com peso corporal ideal são as considerações mais importantes no planejamento da dieta para animais com PSSM. Isso ocorre porque muitos cavalos com PSSM são fáceis de manter e podem estar acima do peso no momento do diagnóstico. A adição de calorias em excesso na forma de gordura a um cavalo obeso pode levar ao desenvolvimento de síndrome metabólica equina e é contraindicada. Se necessário, a ingestão calórica deve ser reduzida com uso de focinheira no pasto, oferecimento de feno com um baixo teor de NSC em quantidade de 1 a 1,5% do peso corporal, oferecimento de balanceador de ração de baixa caloria e introdução gradual do exercício diário. Em vez de fornecer gordura dietética a um cavalo com excesso de peso, pode-se aplicar o jejum de 6 horas antes do exercício para elevar os ácidos graxos plasmáticos livres e reduzir quaisquer restrições no metabolismo energético muscular.

Escolha do volumoso. Os Quartos de Milha apresentam aumento significativo nas concentrações séricas de insulina em resposta ao consumo de feno com NSC de 17%, mas suas concentrações de insulina são razoavelmente estáveis quando recebem feno com 12 ou 4% de NSC.[106] Como a insulina estimula a já hiperativa enzima glicogênio sintase no músculo de cavalos com PSSM1, o feno deve ter 12% ou menos de NSC. O grau de restrição do teor de NSC do feno abaixo de 12% depende das necessidades calóricas do cavalo. O oferecimento de 4% de feno com NSC baixo possibilita a adição de uma quantidade adequada de gordura à dieta dos animais de fácil manutenção, sem exceder a necessidade calórica diária e induzir ganho de peso excessivo. Um cavalo de 500 kg em uma rotina de exercícios leves, por exemplo, geralmente requer 18 MCal por dia de ED. O oferecimento de 2% do peso corporal de feno de capim misto com 12% de NSC quase atende às suas necessidades calóricas diárias, com 17,4 MCal por dia. Assim, com um feno de 12% de NSC, há espaço apenas para 0,6 MCal de gordura por dia (72 mℓ de óleo vegetal) para alcançar 18 MCal de energia. Por outro lado, um feno de *bluegrass* com 4% de NSC forneceria 13,5 MCal por dia, possibilitando uma adição razoável de 4,5 MCal de gordura por dia (538 mℓ de óleo vegetal).

Escolha da fonte de gordura. Dietas ricas em gordura aumentam as concentrações plasmáticas de ácidos graxos e, portanto, a disponibilidade de gorduras para oxidação no músculo esquelético.[98] As principais fontes de gordura na dieta equina são as gorduras vegetais, como os óleos vegetais e o farelo de arroz, ou a gordura animal (sebo, banha de porco, óleo de peixe). Os óleos vegetais são altamente insaturados, muito digestíveis (90 a 100%) e com alta densidade energética. Entre as formas adequadas, estão soja, milho, açafrão, canola, tipos de linhaça, amendoim e coco. Estudos controlados em cavalos com PSSM submetidos a treinamento mostraram uma diminuição da dor muscular e da CK sérica em resposta à adição de óleo de milho e também de um produto contendo casca de soja, óleo de soja e farelo de arroz (Re-Leve®).[86,98] A quantidade de óleo adicionado nessas pesquisas foi de pelo menos 13% da DE diária. Alguns veterinários recomendam que até 25% da DE seja oferecida como gordura a cavalos com PSSM.[27] Como discutido, a principal consideração aqui deve ser o excesso de calorias e o ganho de peso, pois o oferecimento de 13% de DE como gordura pode muito bem ser eficaz na redução da dor muscular.

Algumas pesquisas usaram óleo na alimentação de cavalos com PSSM. A administração de uma gordura com 7 cadeias de carbono (trieptanoína) a cavalos com PSSM teve um efeito prejudicial sobre a dor muscular, a tolerância ao exercício e a atividade sérica de CK, enquanto o oferecimento de gorduras de cadeia longa na forma de óleo de milho ou ração suplementada com farelo de arroz/óleo de soja teve um efeito benéfico na redução da atividade sérica de CK.[98] Ainda não se sabe se o fornecimento de energia na forma de ácidos graxos ômega 3 ou ômega 6 tem algum efeito benéfico direto sobre o músculo esquelético. O óleo de milho, o óleo de girassol e o óleo de cártamo são ricos em ômega 6 e apresentam teor menor de ômega 3, enquanto os óleos de soja e canola são moderadamente ricos em ômega 6 e ômega 3. Sementes de linhaça e óleos de peixe contêm mais ômega 3 do que ômega 6. O custo de fornecimento diário de energia suficiente a um cavalo com PSSM na forma de suplementos de gordura ômega 3 densa geralmente é proibitivo. Os óleos de soja e canola são uma alternativa relativamente acessível e com teor moderadamente alto de ômega 6; também é possível fornecer uma mistura desses óleos e linhaça ou óleo de peixe. Em virtude do maior potencial de estresse oxidativo das gorduras, a administração de vitamina E (1.000 a 5.000 U/dia) é recomendada a cavalos que recebem dietas suplementadas com óleo.

Concentrados pobres em amido e ricos em gordura. Embora os óleos tenham alta densidade energética e sejam baratos, têm as desvantagens de fazerem sujeira e serem desagradáveis para alguns cavalos, propensos ao ranço em temperaturas altas e difíceis de administrar em grandes quantidades. Por isso, diversos concentrados ricos em gordura foram desenvolvidos. É importante que esses alimentos tenham pouca quantidade de amido e açúcar e alta suplementação de gordura para garantir que, na dieta total, as calorias fornecidas pelo NSC compreendam não mais que 10 a 15% da DE diária e as calorias fornecidas pela gordura compreendam cerca de 12 a 15% da DE diária. As fontes de gordura comuns usadas nesses concentrados são, além dos óleos já mencionados, farelo de arroz estabilizado ou gorduras animais. O farelo de arroz e seus derivados são palatáveis para a maioria dos cavalos, têm teor moderado de NSC (cerca de 25% em peso), contêm aproximadamente 20% de gordura em peso e são excelentes fontes de vitamina E e fósforo. O componente NSC do farelo de arroz pode variar se o processo de fabricação não for cuidadoso ao excluir o grão de arroz branco. Os produtos de farelo de arroz são comercializados como pó ou granulado extrudado e consideravelmente mais estáveis em altas temperaturas em comparação à gordura animal e aos óleos vegetais. Diversas dietas comerciais bem balanceadas, com baixo teor de amido e alto teor de gordura, são adequadas para cavalos com PSSM. Alguns alimentos comerciais atendem às necessidades nutricionais recomendadas dos cavalos com PSSM em uma ração em *pellets*. Esses alimentos geralmente contêm pelo menos 10 a 15% de gordura em peso e menos de 20% de NSC em peso. Algumas empresas de ração oferecem conteúdo nutricional semelhante por meio da mistura de duas ou mais rações ou complementação com óleos ou farelo de arroz. No momento, o teor de NSC das rações equinas nem sempre é listado nos rótulos e é necessário consultar o fabricante do produto para obter essas informações. A maioria dos fabricantes de rações oferece suporte nutricional para a criação de uma dieta apropriada. Há muita variação na tolerância individual ao amido na dieta; no entanto, cavalos com sinais clínicos mais graves de PSSM parecem exigir a maior restrição na ingestão de amido.

Expectativas. O efeito benéfico de dietas com baixo teor de amido e alto teor de gordura exige que os cavalos sejam treinados diariamente para aumentar a concentração das enzimas envolvidas no metabolismo da gordura e da glicose. Com a adesão às recomendações de dieta e exercício, 70 a 75% dos Quartos de Milha e dos Warmbloods apresentam melhora notável nos sinais clínicos e muitos retornam a níveis aceitáveis de desempenho.[28,39,81,90] No entanto, os sinais clínicos apresentados por cavalos com PSSM são muito variáveis; os cavalos com sinais clínicos graves ou recorrentes exigirão uma adesão mais rigorosa às recomendações de dieta e exercício para recuperação da função muscular. Os cavalos com PSSM que também têm a mutação para HM também não respondem às recomendações de dieta e exercício e podem continuar desenvolvendo RE com risco de um episódio fatal.[93]

Suplementos. Não há suplementos específicos com benefícios comprovados em cavalos com PSSM. O cromo, que supostamente aumenta a absorção de glicose, pode ser contraindicado em cavalos com PSSM. A carnitina é um suplemento alimentar que pode repor as reservas musculares esgotadas e auxiliar o transporte de gordura para as mitocôndrias. A deficiência de carnitina plasmática não foi identificada em cavalos com PSSM1. As concentrações plasmáticas de carnitina livre variaram de 10,24 a 27,11 μM em cavalos com PSSM1 e de 13,20 a 25,63 μM em cavalos normais (Valberg, dados não publicados). A carnitina plasmática nem sempre reflete as concentrações musculares da molécula.

Miopatia miofibrilar

Uma recente adição às possíveis causas de miopatias por esforço inclui uma suspeita de miopatia miofibrilar (MMF) identificada em cavalos Árabes de enduro com histórico de elevações intermitentes na atividade sérica de CK (acima de 10.000 U/ℓ após provas de enduro).[107] Os cavalos Árabes não necessariamente apresentam o mesmo grau de sinais clínicos de relutância de movimentação, rigidez muscular e dor, frequentemente observadas nos casos de RE. Os achados das biopsias musculares foram similares aos da PSSM2, com aumento dos agregados citoplasmáticos de glicogênio, polissacarídeo resistente à amilase em algumas miofibras de determinados cavalos e mionúcleos de localização central em miofibras maduras. As concentrações musculares de glicogênio em cavalos com MMF foram semelhantes às dos controles. A característica distintiva das biopsias musculares nesses cavalos foi o rompimento do alinhamento miofibrilar e a presença de grandes agregados citoplasmáticos positivos para cristalina αβ e desmina em cavalos sem um episódio recente de RE. O acúmulo ectópico de proteínas citoesqueléticas e a degeneração do disco Z à microscopia eletrônica tinham características de uma miopatia miofibrilar. Muitos desses cavalos foram previamente diagnosticados com PSSM de tipo 2, provavelmente porque os *pools* de formação de glicogênio nas miofibrilas rompidas pareciam dar o aspecto falso de um distúrbio de armazenamento de glicogênio. A MMF pode representar uma miopatia específica anteriormente agrupada sob o diagnóstico de PSSM de tipo 2.

Miopatia mitocondrial

Uma deficiência da função da cadeia respiratória mitocondrial foi identificada em uma potra Árabe de 3 anos de idade que apresentou profunda intolerância ao exercício e atividade sérica normal de CK 4 horas após o exercício.[108] Ao longo dos anos, a potra desenvolveu atrofia muscular significativa. Era incapaz de continuar o exercício a trote depois de 7 minutos, apresentando rigidez e sudorese intensa. As concentrações venosas de pH e bicarbonato caíram de forma anormal após 6 minutos de trote, com presença de acidose láctica (20 mM) e redução drástica do consumo máximo de oxigênio (Vo_2 máximo, 0,5 mℓ/kg/s; normal, 2,5 mℓ/kg/s). Uma deficiência de complexo I (nicotinamida adenina dinucleotídio [NADH]: ubiquinona redutase) na cadeia respiratória foi identificada em amostras musculares.

Miopatias crônicas idiopáticas por esforço

Muitos cavalos desenvolvem RE crônica sem nenhuma causa conhecida aparente. Mais pesquisas precisam ser feitas para melhor definição das causas das miopatias por esforço em cavalos.

Miopatia fibrótica

A miopatia fibrótica afeta os músculos semimembranoso/semitendinoso e, de modo geral, é uma consequência de traumatismo nesses músculos. Os cavalos apresentam uma anomalia clássica da marcha em que há interrupção abrupta da fase anterior do passo, fazendo com que a perna seja puxada para trás antes que o pé subitamente bata no chão, em vez de continuar seu movimento para frente. Em casos agudos, esses músculos podem apresentar calor e dor à palpação profunda. Cronicamente, áreas endurecidas dentro do músculo podem representar fibrose e ossificação.

A extensão da lesão pode ser determinada pela ultrassonografia, desde que o músculo esteja dentro da profundidade de penetração do equipamento. As lesões agudas são tratadas a frio e com alongamento depois do término da dor aguda. O ultrassom com aquecimento profundo pode ajudar a resolução. Nas lesões mais sutis, a estimulação elétrica intermitente de áreas focais do músculo pode ser benéfica. A força do estímulo para indução de contração pode ser avaliada de forma incremental e comparada entre os lados esquerdo e direito. Os músculos com lesão tendem a responder com maior grau de dor e contração em menor força de estímulo. Exercícios subaquáticos em esteira para fortalecimento muscular, após a visualização da resolução à ultrassonografia, podem ajudar a restaurar a função normal dos membros. Cavalos com uma banda fibrótica ou ossificação muscular têm prognóstico muito pior. A ressecção cirúrgica do músculo fibrótico pode ser tentada, mas é improvável que haja restauro completo da função.[18]

MIOPATIAS NÃO RELACIONADAS A ESFORÇO

Causas específicas de rabdomiólise não associada a esforço são listadas no Boxe 10.2.

Deficiência de enzima ramificadora de glicogênio

Patogênese

A GBED ocorre em potros de raças relacionadas aos Quartos de Milha e é causada por um códon de parada prematuro no éxon 1 do gene *GBE1*.[109] A atividade da enzima ramificadora é mínima no músculo esquelético e cardíaco, bem como no fígado.

Prevalência

Nove por cento dos indivíduos da raça são portadores dessa mutação autossômica recessiva e 3% dos abortos são atribuídos a essa doença nos Quartos de Milha.[110] A prevalência de portadores é bastante alta em cavalos de recreação, com 26% de carreadores da mutação *GBE1*.[83]

Sinais clínicos

Os sinais clínicos de GBED incluem aborto no segundo ou terceiro trimestre, natimortos, hipotermia ao nascimento, deformidades flexurais brandas, convulsões intermitentes, fraqueza muscular esquelética e respiratória e morte súbita (Figura 10.11).[109-111] A maioria dos potros diagnosticados com GBED apresentou contraturas flexurais transitórias com 1 dia de idade. Leucopenia persistente, hipoglicemia intermitente e atividades séricas moderadamente altas de CK (1.000–15.000 U/ℓ), AST e γ-glutamiltransferase (GGT) são observadas com frequência nos potros afetados.

BOXE 10.2 Rabdomiólise não associada a esforço.

1. Miopatia metabólica
   a. Deficiência de enzima ramificadora de glicogênio em quartos de milha
   b. Miopatia por armazenamento de polissacarídeos de tipo 1 e tipo 2
   c. Hipertermia maligna.
2. Miopatias inflamatórias
   a. Imunomediadas
      - Infarto por púrpura hemorrágica
      - Miopatia imunomediada
3. Infecciosas
   a. Miosite por *Clostridium*
   b. Miosite por *S. equi*
   c. Miosite por *Anaplasma*
   d. Miosite viral
   e. Miosite por *Sarcocystis*
4. Miopatia nutricional
   a. Deficiência de vitamina E e selênio
5. Miopatia tóxica
   a. Intoxicação por ionóforos
   b. Miopatias por pastagem
      - Miopatia por hipoglicina A
      - *Isocoma wrightii*/*Eupatorium rugosum*
      - *Cassia occidentalis*
6. Miopatia traumática
   a. Miopatia anestésica compressiva
   b. Traumatismo

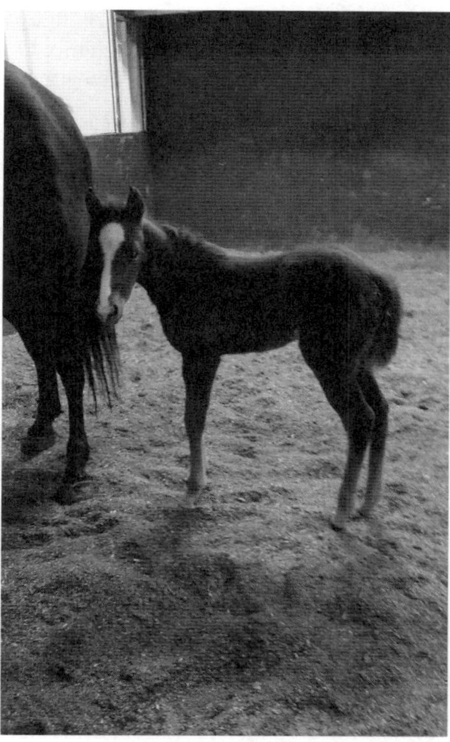

Figura 10.11 Potro com deficiência de enzima ramificadora de glicogênio (GBED). Os potros com GBED geralmente nascem com deformidades flexurais brandas nos membros anteriores e parecem ser menos alertas e menos ativos do que os potros saudáveis. (Foto cedida pela dra. Alicia Foley.)

Diagnóstico

O diagnóstico deve ser confirmado pela presença da mutação genética *GBE1* em amostras de sangue, pelos ou tecido ou identificação das inclusões PAS-positivas típicas em amostras de tecidos musculares ou cardíacos.[109-111] Alterações macroscópicas *post mortem* não são evidentes, e os achados em tecidos corados com hematoxilina e eosina podem ser normais ou mostrar inclusões basofílicas na musculatura esquelética e nos tecidos cardíacos. Cortes congelados de músculo, coração e fígado apresentam notável ausência de coloração normal de glicogênio por PAS, bem como inclusões intracelulares globulares ou cristalinas PAS-positivas anormais (ver Figura 10.11).

Tratamento

Embora os potros a princípio respondam à terapia intensiva neonatal, todos os animais com GBED morreram. A morte ocorre como colapso repentino; o animal que sobreviveu por mais tempo morreu com 18 semanas de idade.

Miodegeneração nutricional

A miodegeneração nutricional (MDN) (doença do músculo branco, distrofia muscular nutricional) é uma doença degenerativa aguda que afeta o músculo cardíaco e esquelético de potros jovens.

Patogênese

A MDN é causada por uma deficiência alimentar de selênio e/ou vitamina E (α-tocoferol) em potros jovens de crescimento rápido, nascidos de éguas que consumiram dietas deficientes em selênio durante a gestação.[112,113] O selênio e a vitamina E parecem ser sinérgicos na prevenção de MDN; no entanto, a deficiência de selênio parece ser o contribuinte mais importante para o dano oxidativo das membranas das células musculares. O selênio é um componente essencial da glutationa peroxidase (GSH-Px) que destrói o peróxido de hidrogênio e os lipoperóxidos gerados pelo metabolismo muscular normal. A vitamina E atua na membrana celular como um antioxidante para eliminação dos radicais livres que, caso contrário, poderiam reagir com ácidos graxos insaturados para formar hidroperóxidos lipídicos. As inter-relações precisas entre selênio, vitamina E, outros fatores metabólicos e mecanismos desencadeantes na MDN não são totalmente compreendidas, já que muitos potros com deficiência de selênio e/ou vitamina E não apresentam evidências de doença muscular. Em certas situações, as deficiências de selênio e vitamina E são necessárias para o desenvolvimento da doença. Em outros animais, a MDN pode ser causada pela deficiência de apenas um dos nutrientes, com níveis normais do outro no sangue e nos tecidos.

Sinais clínicos

Alguns potros apresentam uma síndrome cardiorrespiratória caracterizada por dispneia, frequência cardíaca alta e irregular, fraqueza profunda, decúbito e morte súbita.[8,112] Em outros potros, há acometimento primário da musculatura esquelética, com sinais de fraqueza, tremor, rigidez e incapacidade de ficar em pé por mais do que curtos períodos. Os grupos musculares afetados são firmes e dolorosos à palpação. A disfagia causada por necrose da língua pode ser o único sinal em alguns potros acometidos e é frequentemente acompanhada por pneumonia por aspiração. Os músculos da língua, gastrocnêmio, semitendinoso, semimembranoso, bíceps femoral, lombar, glúteo e do pescoço são frequentemente afetados.

Patologia clínica

De modo geral, as atividades séricas de CK e AST ficam entre milhares e centenas de milhares de U/ℓ. A mioglobinúria é comum. Hiperpotassemia, hiperfosfatemia, hiponatremia, hipocloremia e hipocalcemia podem ser observadas em animais com rabdomiólise grave pela destruição da distinção normal entre os compartimentos extracelulares e intracelulares pela necrose tecidual extensa.[8] A neutrofilia é comum em razão da alta incidência de pneumonia por aspiração.

Diagnóstico

As concentrações de selênio no sangue total (referência, 0,07 a maior que 0,1 ppm) ou de α-tocoferol no plasma (referência, 1,1 a 2 ppm) abaixo do normal são diagnósticas em conjunto com os sinais clínicos adequados. A GSH-Px dependente de selênio, formada nas hemácias durante a eritropoese, também pode indicar o nível de selênio no corpo. As atividades adequadas de GSH-Px são superiores a 20 a 50 U/mg de hemoglobina por minuto em cavalos. No entanto, os valores de referência da GSH-Px são específicos apenas ao laboratório de realização da análise e devem ser validados por comparação à concentração de selênio no sangue. As amostras de plasma para análise de α-tocoferol precisam ser imediatamente colocadas em gelo, protegidas da luz por embrulho em papel-alumínio e congeladas (–70°C) caso precisem ser armazenadas. As amostras de tecido podem ser analisadas quanto ao teor de selênio.

As concentrações normais de selênio no fígado são de 1,05 a 3,5 ppm com base na matéria seca (MS) (fígado fresco, aproximadamente 30% de MS).

Patologia

A degeneração do músculo esquelético é caracterizada por faixas pálidas de descoloração e aspecto seco do músculo acometido, calcificação e edema intramuscular em grupos musculares de simetria bilateral.[112] Os feixes musculares acometidos geralmente são adjacentes ao músculo de aspecto normal ou acometimento mínimo. À histologia, as fibras musculares afetadas frequentemente apresentam hipercontração e fragmentação, com alguma mineralização e, em estágios posteriores, a infiltração de macrófagos é notável.[114]

Tratamento e prognóstico

A forma cardiorrespiratória da MDN tem mau prognóstico. Por outro lado, a forma esquelética da MDN é mais passível de tratamento se complicações secundárias, como pneumonia, puderem ser manejadas. A diminuição progressiva da atividade de CK e a capacidade de permanecer em pé são bons indicadores prognósticos na MDN. Na bula, a dose de selênio é de 0,055 a 0,067 mg/kg (2,5 a 3 mg/45 kg) de peso corporal, administrada por via intramuscular (IM). As injeções podem ser irritantes e, por isso, recomenda-se a diluição em soro fisiológico estéril e a administração em músculos como os peitorais. A dose não deve ser muito aumentada acima daquela recomendada na bula para evitar uma intoxicação acidental. A absorção e a distribuição do selênio injetável são rápidas e podem ser responsáveis pela pronta melhora dos sinais clínicos observados em casos reversíveis. Os produtos injetáveis de selênio contêm uma quantidade mínima de α-tocoferol (50 mg/mℓ [68 UI]) e recomenda-se a suplementação com RRR-α-tocoferol de dispersão em água (10 UI/kg).

A terapia de suporte pode incluir a administração de antibióticos para ajudar a combater a pneumonia secundária e lesões superficiais infectadas, comuns em pacientes em decúbito. Em caso de disfagia, a alimentação por sonda nasogástrica, o fornecimento adequado de energia e a atenção ao equilíbrio hidreletrolítico são muito importantes para a boa recuperação. A hiperpotassemia pode ser fatal nos potros acometidos. Mineralocorticoides, líquidos alcalinizantes, dextrose e insulina podem ser usados para redução das concentrações circulantes de potássio.[8]

Potros com MDN muscular primária geralmente melhoram após alguns dias de descanso e tratamento com selênio. Podem ficar em pé e caminhar em 3 a 5 dias.

Prevenção e controle

Nas regiões com deficiência de selênio, as dietas das éguas prenhes precisam ser suplementadas no concentrado diário ou VO para fornecer 1 mg de selênio por dia.[115,116] A quantidade de selênio que atravessa a placenta é limitada; no entanto, a suplementação durante a lactação aumenta os níveis de selênio no leite e, portanto, é um possível meio de suplementação de selênio em potros. Em áreas deficientes, esse maior nível de selênio no leite pode não atender às necessidades nutricionais de um animal jovem.[117] Nesses casos, produtos injetáveis de selênio, usados a cada 30 a 45 dias, podem ser necessários nas áreas em que a MDN é um problema específico.[118] A amostragem periódica do sangue de potros é recomendada em áreas de alto risco. Essas avaliações possibilitam ajustes na taxa ou extensão da suplementação de selênio. O acesso ao volumoso fresco de alta qualidade deve assegurar a ingestão adequada de vitamina E.

Miodegeneração do músculo masseter

Patogênese

O inchaço e a degeneração do músculo masseter são observados em cavalos adultos e podem ser acompanhados por atrofia e trismo (Figura 10.12). Não foi identificada uma miopatia inflamatória, como a observada em cães com miosite do músculo masseter (Valberg, dados não publicados). Em alguns casos, houve uma associação entre a deficiência de selênio e a miodegeneração do masseter.[119-121] Evidências histopatológicas de lesões simétricas bilaterais nos músculos masseteres, bem como músculos dos membros posteriores e torácicos, foram observados nesses casos.[120]

Sinais clínicos

O inchaço unilateral ou bilateral dos músculos masseteres e temporais é o sinal clínico agudo predominante, acompanhado por dor ou dificuldade em abrir a mandíbula. A exoftalmia pode ser observada. Na presença de taquicardia e disritmias, deve-se suspeitar de dano miocárdico. Os sinais clínicos crônicos incluem atrofia muscular masseter, trismo, disfagia e perda de peso. Os cavalos geralmente apresentam músculos posturais e locomotores normais no exame clínico, embora a rigidez tenha sido relatada. Os achados clinicopatológicos incluem pigmentúria, atividade sérica elevada de AST e CK e possível aumento das concentrações de troponina cardíaca. A ultrassonografia auxilia a determinação da extensão do inchaço ou atrofia do músculo masseter e a avaliação da disfunção miocárdica.

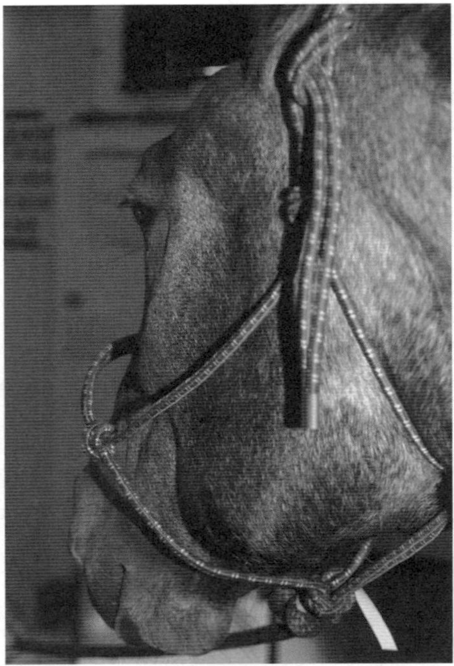

Figura 10.12 Atrofia pronunciada do músculo masseter em um cavalo Quarto de Milha, com proeminência da crista facial.

Diagnóstico

As atividades séricas elevadas de CK e AST acompanhadas por baixas concentrações de selênio no sangue total (inferiores a 1,1 a 2 ppm) indicam a deficiência de selênio como causa de atrofia do masseter.

Tratamento

Analgésicos, selênio (0,055 a 0,067 mg/kg IM), α-tocoferol (2.000 a 5.000 UI/dia de RRR-α-tocoferol VO), suporte nutricional e hídrico, se necessário por meio de sonda gástrica, e líquidos por via IV são recomendados. Uma fasciotomia para reduzir a pressão nos músculos masseteres foi preconizada, mas os resultados não são relatados. A atrofia muscular pode progredir e se tornar bilateral; dependendo da gravidade das lesões nas miofibras e nervos, pode resolver em alguns meses. O prognóstico é reservado, mas há relatos de tratamento bem-sucedido. Sem tratamento precoce, o trismo pode ser permanente devido à atrofia muscular e à fibrose.

Miopatia por deficiência de vitamina E

Patogênese

A miopatia por deficiência de vitamina E pode ser uma entidade em si ou predecessora do desenvolvimento da doença dos neurônios motores equinos (DNME). Os sinais clínicos de DNME ocorrem na ausência de sua principal característica, a atrofia neurogênica, em biopsias do músculo sacrocaudal dorsal medial.[13] Ao contrário de animais com DNME, os cavalos com miopatia por deficiência de vitamina E apresentam alterações histoquímicas características na distribuição mitocondrial que parecem ser uma manifestação reversível do estresse oxidativo mitocondrial na musculatura esquelética.[13]

Sinais clínicos

Os cavalos podem apresentar redução gradual do desempenho e perda muscular, mas, de modo geral, os proprietários relatam fraqueza muscular de início repentino. Há sinais de atrofia muscular generalizada simétrica, tremores, fasciculações musculares, incapacidade de fixar os joelhos com a troca de peso e tentativas frequentes de se deitar (Figura 10.13A). Os diagnósticos diferenciais em cavalos com atrofia muscular são mostrados no Boxe 10.3.

Diagnóstico

As concentrações musculares de α-tocoferol nos cavalos acometidos são baixas, e as concentrações séricas da molécula podem ser baixas ou normais. A distinção entre a miopatia por deficiência de vitamina E e a DNME é a presença de características miopáticas e não neuropáticas nas biopsias do músculo sacrocaudal dorsal e a resposta notável ao tratamento com vitamina E.[13,122] O achado característico à biopsia muscular é a presença do padrão "roído por traça" em colorações mitocondriais de cortes congelados do sacrocaudal dorsal. As colorações mitocondriais de músculos como o glúteo médio são normais.

Tratamento

A miopatia por deficiência de vitamina E é altamente responsiva ao tratamento com RRR-α-tocoferol líquido natural (5.000 UI/dia para um cavalo de 500 kg) e à reintrodução muito gradual ao exercício após a recuperação da força (ver Figura 10.13B).[13] As formulações em pó de acetato de α-tocoferol não são recomendadas no tratamento agudo, pois não restauram as concentrações séricas de α-tocoferol com a mesma rapidez que as formulações líquidas.

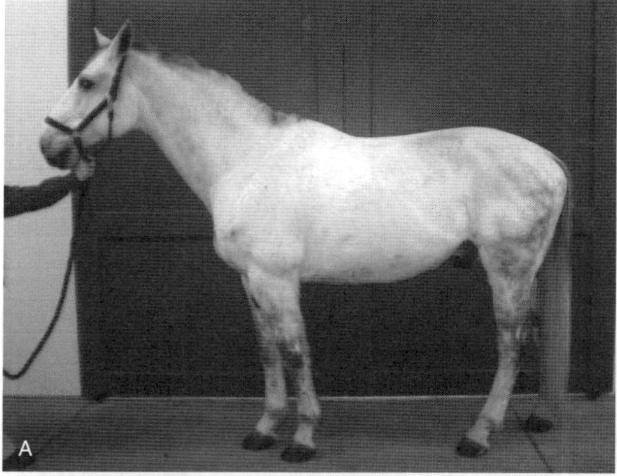

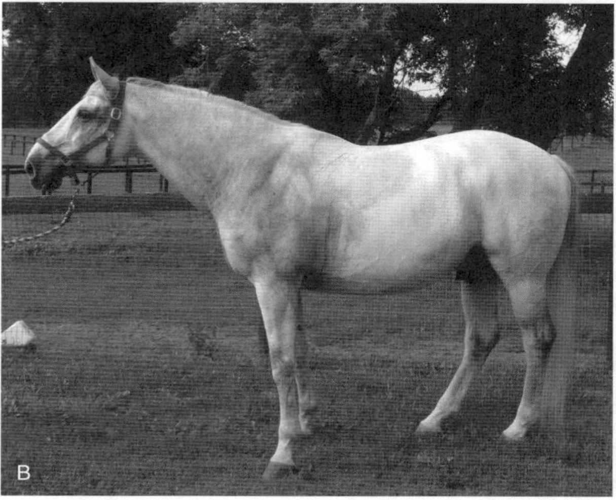

Figura 10.13 A. Warmblood belga castrado com perda muscular simétrica generalizada, redução do desempenho e baixas concentrações séricas e musculares de vitamina E. A biopsia do músculo sacrocaudal dorsal revelou numerosas mitocôndrias em padrão "roído por traças", estabelecendo o diagnóstico de miopatia por deficiência de vitamina E. **B.** O mesmo cavalo após 8 semanas de tratamento com vitamina E e um programa de exercícios. Além do ganho de peso, é aparente o aumento da massa muscular nos quartos traseiros.

BOXE 10.3 Atrofia

1. Miogênica
   a. Desuso
   b. Caquexia
   c. Síndrome de Cushing
   d. Miosite imunomediada (atrofia rápida)
   e. Miopatia por deficiência de vitamina E
   f. Miopatia por armazenamento de polissacarídeos de tipo 2
   g. Rabdomiólise grave
2. Atrofia neurogênica
   a. Dano neurológico focal
      - Traumatismo
      - Tumor
      - Infecção (mielite protozoótica equina)
      - Neuropatia periférica idiopática
   b. Dano neurológico generalizado
      - Doença do neurônio motor equino

MIOPATIAS INFLAMATÓRIAS

Miopatias associadas a doenças virais

Raramente, há degeneração e rigidez da musculatura esquelética em associação à influenza equina A2 e ao herpesvírus equino 1, com sinais clínicos típicos de doença viral.[123,124]

Sarcocistose

Patogênese

O músculo esquelético equino, especialmente do esôfago, contém alguns cistos dormentes do esporozoíto *Sarcocystis fayeri*, cujo hospedeiro definitivo é o cão. Os cistos geralmente não causam problemas, mas a infecção experimental de pôneis e cavalos com grandes doses de *S. fayer* causou disfagia, miosite grave e rigidez de marcha. Existem também alguns casos clínicos de miosite por *S. fayeri* em cavalos.[125]

Sinais clínicos

Os sinais clínicos incluem febre, mal-estar, atrofia muscular crônica, rigidez, fraqueza e fasciculações musculares. Os achados à patologia clínica são anemia normocítica normocrômica e elevações nas atividades CK e AST.[125,126]

Diagnóstico

O diagnóstico de sarcocistose requer histórico, sinais clínicos, avaliação laboratorial e sorológica e demonstração de cistos imaturos em biopsias musculares, idealmente em conjunto com infiltrados inflamatórios.

Tratamento e controle

Há relatos de tratamento bem-sucedido da sarcocistose com fenilbutazona, sulfametoxazol-trimetoprima e pirimetamina.[125] Os medicamentos antiparasitários atuais, como o diclazurila, também devem ser eficazes. O controle envolve a prevenção da contaminação de alimentos para equinos com fezes de carnívoros.

Miosite associada a doenças bacterianas

Mionecrose por Clostridium

Essa mionecrose é causada pela infecção por uma dentre diversas bactérias do gênero por *Clostridium*, mais comumente *Clostridium perfringens*. Casos esporádicos foram atribuídos a *C. septicum*, *C. chauvoei*, *C. novyi* e outras espécies relacionadas. Os clostrídios são bastonetes gram-positivos, formadores de esporos e anaeróbios obrigatórios com potencial de produção de várias exotoxinas que podem causar danos teciduais extensos, necrose, toxemia secundária grave, falência múltipla de órgãos e morte.

Patogênese. Os clostrídios entram no corpo pelo trato alimentar e estão presentes no fígado e nos músculos na forma de esporos dormentes.[127] A maioria dos relatos de mionecrose por *Clostridium* em cavalos implica sítios de injeção intramuscular ou, menos comumente, feridas perfurantes ou outras lesões traumáticas na criação de um ambiente para o desenvolvimento da doença.[128,129] Injeções intramusculares de fármacos irritantes, como AINEs, prostaglandinas, anti-helmínticos e anti-histamínicos, são comumente implicadas como fatores desencadeantes da mionecrose por *Clostridium* em cavalos. A desvitalização do tecido local e a criação da condição anaeróbica apropriada podem levar à vegetação e crescimento exponencial dos esporos, que liberam exotoxinas poderosas de ação local e sistêmica para criação de disfunção orgânica generalizada. As toxinas específicas variam conforme as espécies de clostrídios. Na infecção por *C. perfringens*, a toxina de maior importância clínica é a toxina alfa, uma toxina dermonecrótica com atividade de fosfolipase C e esfingomielinase. A toxina teta (perfringolisina), a toxina kappa (colagenase) e a toxina mi (hialuronidase) também podem desempenhar papéis importantes no desenvolvimento de doenças clínicas. *Clostridium septicum*, *C. chauvoei*, *C. sporogenes* e infecções mistas estão associadas a uma alta taxa de mortalidade, enquanto a doença por *C. perfringens* de tipo A tem taxa de mortalidade de 20% em cavalos que recebem tratamento precoce e agressivo.[129]

Sinais clínicos. A princípio, os cavalos apresentam sinais clínicos relacionados à ferida ou doença que exigiu a injeção intramuscular. Dependendo do sítio de injeção, claudicação ou dor no pescoço podem ser o primeiro sinal clínico. Nas 48 horas seguintes ao evento incitante, os cavalos desenvolvem inchaço e crepitação variável no local da ferida/injeção, acompanhados por depressão, febre, toxemia e taquipneia. A infecção por *Clostridium* pode migrar pelos planos fasciais e afetar áreas extensas do corpo, com a consequente disseminação da crepitação (Figura 10.14). Toxemia grave, falência múltipla de órgãos, coma e morte podem ocorrer nas próximas 12 a 24 horas em cavalos em estado grave. Uma crise hemolítica intravascular pode se desenvolver nas fases tardias da doença. Não se sabe se a hemólise é o resultado de uma exotoxina bacteriana ou de outro mecanismo.

Diagnóstico. As análises bioquímicas hematológicas e séricas geralmente refletem um estado generalizado de toxemia com hemoconcentração e leucograma de estresse/tóxico. Cavalos em estado grave e progressão rápida da doença geralmente apresentam evidências de falência múltipla de órgãos e coagulação intravascular disseminada. Aumentos moderados nas atividades séricas de CK e AST são comuns; no entanto, geralmente não refletem a toxicidade clínica da mionecrose por *Clostridium*. O acúmulo característico de gás hiperecoico e líquido hipoecoico é observado à ultrassonografia do local acometido. A fasciotomia ou aspiração da área afetada revela a presença de líquido serossanguinolento de odor desagradável, similar à manteiga rançosa. Aspirados dos tecidos acometidos examinados em esfregaços diretos ou coloração com anticorpos fluorescentes mostram bactérias Gram-positivas características em formato de bastonete. A cultura bacteriana anaeróbica de amostras recém-adquiridas também pode ser valiosa. Após a morte, o desenvolvimento de inchaço, crepitação e autólise é rápido e a perda de líquido manchado de sangue pelos orifícios corporais é comumente observada.

Tratamento. A fenestração da ferida e o desbridamento cirúrgico agressivo de toda a área acometida são necessários para o sucesso do tratamento.[129] Fenestrações suficientes devem ser feitas para estabelecer a drenagem e a aeração de toda a área afetada. O cavalo deve ser reavaliado com frequência quanto à disseminação da celulite e a necessidade de repetição dos procedimentos de fenestração. As fenestrações devem ser paralelas aos feixes de fibras musculares para evitar cicatrizes excessivas e futuro comprometimento da função muscular. O tratamento também inclui altas doses de penicilina potássica IV (até 88.000 UI/kg) a cada 2 a 4 horas até que o animal esteja estável (1 a 5 dias) em combinação à administração oral de metronidazol.

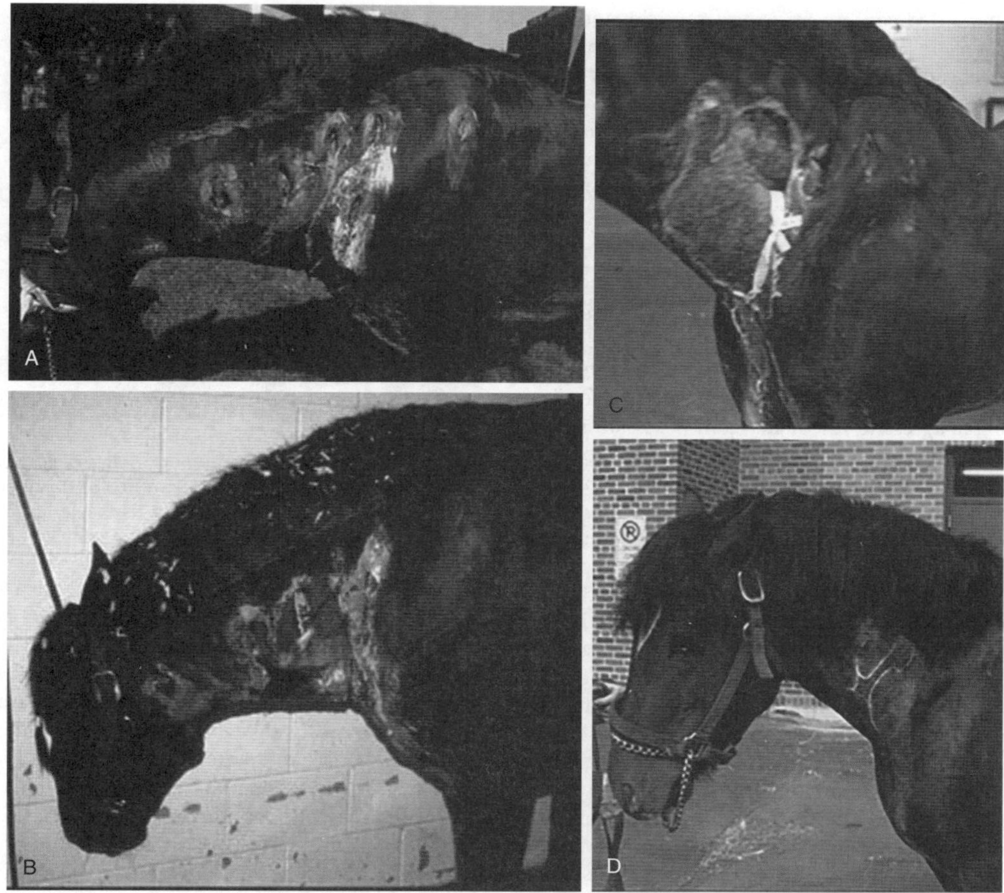

Figura 10.14 Miosite por *Clostridium perfringens* nos músculos cervicais após uma injeção intramuscular. A postura baixa da cabeça foi causada por dor e depressão. **A.** O líquido de odor desagradável emana de múltiplas fenestrações feitas sobre áreas de crepitação. **B.** Tecido de granulação e perda cutânea menor são aparentes nas bordas da ferida. **C.** Perda cutânea maciça subsequente. **D.** Cicatrização das feridas após muitos meses de tratamento.

A administração agressiva de líquidos e eletrólitos e o suporte cardiovascular são frequentemente necessários. Hipotensão grave, diminuição do débito cardíaco, comprometimento da função renal e altos níveis de mioglobinemia tornam o paciente suscetível ao desenvolvimento de nefropatia por pigmento e insuficiência renal aguda. A descamação extensiva da pele da área afetada é comum em cavalos sobreviventes. O prognóstico de sobrevida de todos os cavalos com mionecrose por *Clostridium* é reservado e o proprietário deve estar ciente, desde o início do tratamento, da possibilidade de perda considerável de pele e da necessidade de eutanásia.

Rabdomiólise associada à anaplasmose

Há um relato de um cavalo Quarto de Milha com sinais clínicos de rigidez, febre, taquicardia e elevações acentuadas da atividade sérica de CK em associação à infecção por *Anaplasma phagocytophilum*.[130]

Miopatia associada a *Streptococcus equi* subesp. *equi*

Rabdomiólise aguda

Patogênese. Quartos de Milha, geralmente com menos de 7 anos de idade, podem desenvolver rabdomiólise grave e generalizada em associação à infecção por *Streptococcus equi* subesp. *equi* (denominado *S. equi* no restante deste capítulo).[131,132]. Duas etiologias foram propostas: (1) uma reação tóxica semelhante a um choque resultante da estimulação profunda e inespecífica de linfócitos T por superantígenos de estreptococos com a liberação de altos níveis de citocinas inflamatórias e (2) bacteriemia com multiplicação local e produção de exotoxinas ou proteases no músculo esquelético. Os fatores de virulência de *S. equi* que podem explicar a necrose muscular incluem uma proteína citotóxica não identificada, várias proteases, estreptoquinase e estreptolisina S.[133] Embora *S. equi* não tenha sido cultivada a partir do músculo esquelético de cavalos com rabdomiólise, as bactérias foram identificadas no músculo acometido com colorações imunofluorescentes para o carboidrato do grupo C de Lancefield e a proteína M.[131] Hoje, não há evidências de que a bactéria envolvida seja uma cepa genética atípica de *S. equi*.[134]

Sinais clínicos. Os cavalos acometidos apresentam aumento de volume dos linfonodos submandibulares e/ou empiema da bolsa gutural. Há o desenvolvimento de marcha rígida com progressão rápida para rigidez, inchaço e dor nos músculos epaxiais e nos glúteos. Na maioria dos casos relatados, os cavalos ficaram em decúbito, incapazes de se levantar, e com dor intensa, necessitando de eutanásia 24 a 48 h após a hospitalização.

Diagnóstico. As anomalias hematológicas incluem neutrofilia sem desvio à esquerda, hiperfibrinogenemia, albumina normal e aumentos acentuados na atividade sérica de CK (115.000 a 587.000 U/ℓ) e na concentração de AST (600 a 14.500 U/ℓ). Os títulos da proteína M de *S. equi* nos cavalos acometidos são baixos, a menos que os animais tenham sido recentemente vacinados contra o garrotilho. Os títulos de outra proteína, chamada de proteína de ligação à miosina, eram elevados em um pequeno número de cavalos testados.[131] A endoscopia das bolsas guturais revela acúmulos de pus que são positivos à cultura e à reação em cadeia de polimerase (PCR) para *S. equi*.

No exame *post mortem*, grandes áreas pálidas de músculo necrótico são evidentes nos membros posteriores e lombares. As lesões histopatológicas são caracterizadas por mionecrose aguda grave com infiltração por macrófagos. Os músculos sublombares geralmente apresentam a necrose mais grave e crônica, indicada pela maior infiltração de miofibras por macrófagos.

Tratamento. A taxa de mortalidade foi alta em cavalos tratados com penicilina IV após o estabelecimento dos sinais clínicos de garrotilho e miopatia. É possível que o reconhecimento precoce dos sinais de rigidez muscular em cavalos com infecções por *S. equi* e a terapia agressiva imediata sejam necessários para o sucesso do tratamento. Embora as espécies de estreptococos sejam bastante suscetíveis a antibióticos betalactâmicos, a taxa de mortalidade foi de 85% em humanos com miosite estreptocócica do grupo A apesar do tratamento com penicilina.[135] Um antimicrobiano que inibe a síntese de proteínas, como a rifampicina, combinada à penicilina IV, pode melhorar sobrevida em cavalos com rabdomiólise por *S. equi*. Além disso, a lavagem das bolsas guturais infectadas e drenagem dos linfonodos com abscessos diminuem a carga bacteriana. AINEs e corticosteroides de ação curta em altas doses podem ajudar a diminuir a resposta inflamatória. O controle da dor intensa é um grande desafio em cavalos com rabdomiólise grave. A infusão constante de lidocaína, detomidina ou quetamina pode proporcionar melhor alívio da ansiedade e da dor do que as injeções periódicas de tranquilizantes. Os cavalos devem ser colocados em um estábulo com camas profundas e movidos de um lado para o outro a cada 4 horas caso não consigam se levantar. O uso de lingas pode ajudar alguns cavalos a sustentarem o peso nos membros posteriores para se levantarem.

Miopatias imunomediadas

Infarto por púrpura hemorrágica

Patogênese. O infarto por púrpura hemorrágica (IPH) é uma forma grave de púrpura com alta taxa de mortalidade. A princípio, os infartos ocorrem nos músculos esqueléticos que são comprimidos durante o decúbito e acabam por envolver múltiplos órgãos, inclusive o trato gastrintestinal e as mucosas.[136] Em um estudo, a prevalência de IPH foi de 3 em 53 casos de púrpura.[137] A exposição a *S. equi* nas 3 semanas que antecedem a apresentação, a vacinação contra *S. equi* ou a infecção concomitante por *Salmonella infantum* são relatadas como fatores incitantes. O IPH assemelha-se à púrpura de Henoch-Schönlein em humanos, caracterizada por vasculite e infarto de pele, rins e trato gastrintestinal decorrentes da deposição de imunocomplexo de imunoglobulina A (IgA). Os imunocomplexos presentes nos soros de cavalos com IPH parecem ser compostos principalmente por IgM ou IgA e pela proteína estreptocócica M.[138] A deposição de complemento próximo a imunocomplexos nas paredes dos vasos pode causar destruição da membrana celular, morte celular e oclusão vascular.

Sinais clínicos. A queixa principal é a claudicação dolorosa com inchaço dos membros, rigidez muscular e/ou cólica (Figura 10.15). O exame físico cuidadoso revela sinais clássicos de IPH, como petéquias, infartos orais semelhantes a úlceras e edema moderado e bem demarcado nos membros. Os cavalos com IPH apresentam aumentos de volume intramusculares focais e firmes nos músculos abdominais, peitorais, adutores e tarsocrurais. Os indivíduos com evidências de cólica podem apresentar diminuição acentuada de borborigmos e refluxo gástrico hemorrágico.

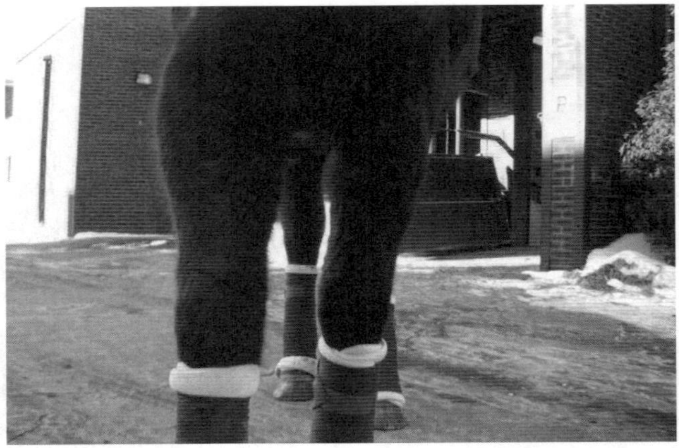

Figura 10.15 Infarto por púrpura hemorrágica, com formação de inchaço doloroso firme dentro dos músculos do antebraço do membro anterior direito. (Foto cedida pela Dra. Raphaela Texeira.)

Diagnóstico. Entre as anomalias hematológicas estão a leucocitose caracterizada por neutrofilia com desvio à esquerda e alteração tóxica, hiperproteinemia, hipoalbuminemia e elevações acentuadas nas atividades de CK (47.000 a 280.000 U/ℓ) e AST (960 a 7000 U/ℓ).[132,139] Os títulos séricos de proteína M ao ensaio imunossorbente ligado à enzima (ELISA) geralmente são muito elevados.[139] O líquido peritoneal obtido à abdominocentese pode ser normal ou apresentar aumento de proteína total e dos números de hemácias e células nucleadas na presença de infarto gastrintestinal. O exame ultrassonográfico do músculo com aumento de volume revela lesões hipoecoicas focais no tecido muscular. As biopsias de músculos anormais mostram necrose coagulativa aguda difusa, enquanto as amostras de tecido muscular normal à palpação não apresentam anomalias patológicas.

Os achados *post mortem* de cavalos com IPH incluem infarto de músculos esqueléticos, pele, trato gastrintestinal, pâncreas e pulmões e abscesso de *S. equi* em linfonodo (Figura 10.16). Os achados histopatológicos definitivos são vasculite leucocitoclástica e necrose coagulativa aguda semelhante a infarto em numerosos tecidos.[139]

Tratamento. O reconhecimento precoce de sinais e o tratamento agressivo com antibióticos e corticosteroides são essenciais para combater a alta taxa de mortalidade do IPH. O tratamento da púrpura de Henoch-Schönlein em humanos, inclusive de casos de infarto intestinal, envolve pulsoterapia com altas doses IV de metilprednisolona seguida por corticosteroides orais e imunossupressores, como ciclofosfamida e azatioprina. Um cavalo com IPH foi tratado com sucesso com penicilina, AINEs e 3 semanas de dexametasona (0,1 a 0,07 mg/kg), com mais 10 semanas de tratamento oral com prednisolona em doses decrescentes (dose inicial, 2 mg/kg).[139]

Miosite imunomediada em raças relacionadas ao quarto de milha

Patogênese. Mal-estar, atrofia grave de início rápido, principalmente nos músculos epaxiais e glúteos, e elevação das atividades séricas de CK e AST são observadas na miosite imunomediada equina (MIM) decorrente da destruição linfocítica das miofibras por linfócitos CD4+ e, em menor extensão, CD8+.[11] Por motivos ainda desconhecidos, pode haver perda de autotolerância a antígenos expressos pelas células musculares após a rabdomiólise, a infecção por *S. equi* ou a vacinação.

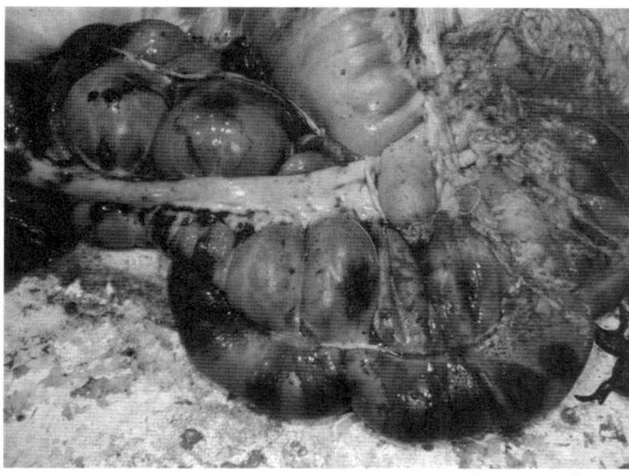

Figura 10.16 Infarto extenso do cólon maior em um cavalo com púrpura hemorrágica.

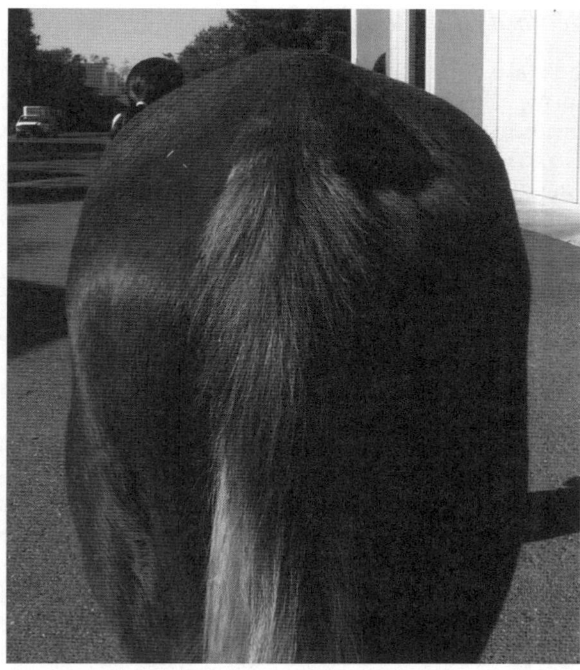

Figura 10.17 Atrofia pronunciada dos músculos glúteos de um jovem Paint Horse com miosite imunomediada. A atrofia é mais grave no lado direito, o que cria sombras na área de coleta anterior do material para biopsia. (Foto cedida pela dra. Carrie Finno.)

Os mioblastos e miotubos normalmente não expressam moléculas detectáveis de antígeno leucocitário humano (HLA, do inglês *human leukocyte antigen*) de classe II e, portanto, não apresentam peptídeos com potencial imunogênico para as células do sistema imune. A perda de autotolerância associada à MIM pode ser causada pela ativação de linfócitos T autorreativos por (1) epítopos compartilhados com um agente infeccioso (mimetismo antigênico); (2) superantígenos microbianos produzidos por agentes infecciosos; (3) altas concentrações de citocinas locais, como interleucina 2 (IL2) ou IL4; ou (4) expressão de uma proteína anormal nas membranas sarcolemais. Há fortes evidências de uma suscetibilidade genética ao desenvolvimento de MIM em Quartos de Milha.[11]

Anamnese e sinais clínicos. A MIM generalizada tende a acometer cavalos de raças relacionadas ao Quarto de Milha com menos de 8 anos ou mais de 16 anos de idade, sem predileção por sexo.[11] Há um histórico de exposição a um fator desencadeante em aproximadamente um terço dos casos; o fator desencadeante conhecido geralmente é a exposição a *S. equi*, outro patógeno respiratório ou, talvez, a vacinação. O sinal clínico mais proeminente é a atrofia muscular expressiva, principalmente dos músculos epaxiais e glúteos, acompanhada por rigidez e mal-estar geral (Figura 10.17). O desenvolvimento da atrofia muscular geralmente é rápido e pode progredir até acometer 40% da massa muscular do cavalo em 1 semana. Os cavalos podem apresentar fraqueza generalizada, com períodos frequentes de decúbito. A atrofia muscular tende a persistir por meses antes que haja um aumento gradual da massa muscular.

Diagnóstico. Anomalias hematológicas além das elevações nas atividades de CK e AST são incomuns na MIM, a menos que haja um processo infeccioso simultâneo. As atividades séricas de CK e AST são moderadas a muito elevadas durante a fase aguda da atrofia muscular, mas, na fase posterior, de atrofia crônica, podem ser normais. O melhor exame diagnóstico durante a fase aguda da doença é uma biopsia muscular dos músculos epaxiais e/ou glúteos.[11] Várias amostras obtidas com tru-cut e fixadas em formalina são suficientes para o estabelecimento do diagnóstico clínico. As anomalias histológicas incluem a infiltração das miofibras por linfócitos, vasculite linfocítica, atrofia anguloide de miofibras, necrose de fibras e células gigantes multinucleadas. As biopsias realizadas várias semanas após o início da atrofia podem revelar apenas achados inespecíficos de atrofia miogênica, sem evidências da característica marcante dos infiltrados linfocitários. As biopsias do músculo semitendinoso ou semimembranoso podem não auxiliar o diagnóstico por revelarem achados normais ou evidências de atrofia e infiltração celular inflamatória branda.

Tratamento e prevenção. Os antimicrobianos apropriados devem ser escolhidos caso haja evidências de infecção simultânea. Os corticosteroides são a base do tratamento e, diferentemente dos distúrbios imunomediados em humanos e cães, doses anti-inflamatórias, e não imunossupressoras, são eficazes. O tratamento recomendado é composto por dexametasona (0,05 mg/kg por via IV) por 3 dias, seguida por prednisolona (1 mg/kg VO) por 7 a 10 dias, com diminuição de 100 mg por semana durante 1 mês.[11] A prevenção é desafiadora, porque poucos cavalos afetados têm histórico de fator desencadeante. Entre as estratégias sugeridas estão prevenir a exposição a infecções respiratórias sempre que possível; espaçar as vacinas para evitar um aumento de citocinas inflamatórias; evitar estimulantes imunológicos; e monitorar os cavalos com cuidado para início precoce do tratamento em caso de recidiva da atrofia. O mal-estar tende a se resolver logo após o tratamento com corticosteroides, e a atrofia muscular cessa rapidamente. A atividade sérica de CK geralmente volta ao normal após 7 a 10 dias de tratamento com corticosteroide. A recuperação da massa muscular é mais gradual e leva de 2 a 3 meses, com possível permanência de certa atrofia muscular residual focal.[11] Os cavalos que não são tratados com corticosteroides podem desenvolver atrofia muscular extensa, mas, em muitos casos, a massa muscular se recupera de maneira gradual. A atrofia é observada em aproximadamente 40% dos cavalos suscetíveis, que podem precisar de tratamentos repetidos com corticosteroides.

Calcinose sistêmica

Patogênese. A calcinose sistêmica ocorre em humanos, principalmente naqueles submetidos à diálise para insuficiência renal. Na medicina humana, o produto da multiplicação da concentração sérica de cálcio (Ca) pela concentração sérica de fósforo (P) superior a 65 a 70 é usado como um indicador do risco de desenvolvimento de calcificação distrófica.[142] O produto Ca × P superior a 66 foi observado em cavalos com calcificação distrófica sistêmica. Não se sabe a razão para o aumento de Ca × P em cavalos com calcinose sistêmica, mas há uma forte suspeita de que seja desencadeado por um processo inflamatório predisponente. A hiperfosfatemia pode induzir calcificação distrófica por meio de (1) deposição passiva de fosfato de cálcio a partir da supersaturação de fosfato no sangue; (2) um processo ativo que promove a conversão de células musculares lisas em tipos de células osteogênicas; (3) aumento direto da secreção e transcrição de paratormônio; ou (4) interferência na produção renal de 1,25-(OH)2D, que tem sido associada ao aumento da calcificação da artéria coronária em humanos.[143]

Uma nova síndrome fatal de calcificação distrófica sistêmica, denominada *calcinose sistêmica* ou *calcifilaxia*, ocorre em equinos que compartilham quadro inicial semelhante à MIM generalizada e falência múltipla de órgãos.[140,141] A calcificação sistêmica parece ser desencadeada quando Ca × P é superior a 65.

Sinais clínicos. Todos os relatos de calcinose sistêmica equina foram em animais de raças relacionadas ao Quarto de Milha e com menos de 9 anos de idade.[140,141] Os primeiros sinais clínicos são febre baixa, mal-estar, rigidez e perda de massa muscular, principalmente na área lombar e glútea (Figura 10.18). Muitos cavalos têm tosse, taquipneia e edema ventral brando. Com o passar do tempo, fraqueza progressiva, incapacidade de permanecer em pé, problemas respiratórios, laminite ou inflamação gastrintestinal podem se tornar evidentes. Não está claro se esses sinais são o resultado direto da calcificação distrófica sistêmica ou de um distúrbio inflamatório precipitante subjacente.

Diagnóstico. Uma grande variedade de anomalias hematológicas pode ser observada, dependendo da doença subjacente que precede a calcificação distrófica. As alterações mais consistentes no hemograma são hiperfibrinogenemia e leucocitose branda. Na bioquímica sérica, o produto Ca × P é maior que 65, e as atividades séricas de CK são pelo menos três vezes maiores que a faixa normal.[140]

Deve-se suspeitar de calcinose sistêmica em animais com atrofia muscular, mal-estar, dificuldade respiratória ou insuficiência renal, evidências de hiperfibrinogenemia e elevação do produto Ca × P. Os achados histopatológicos nas biopsias musculares se assemelham aos da MIM; no entanto, a presença de células gigantes multinucleadas é consistente, e há calcificação distrófica das fibras musculares.[140] No exame *post mortem*, a calcificação distrófica também é evidente em um ou em todos os tecidos a seguir, além do músculo esquelético: alvéolos no tecido pulmonar, miofibras cardíacas, túbulos renais e túnica íntima dos vasos sanguíneos.[140] Em um caso, foram relatadas lesões expressivas de calcificação medial da aorta e das artérias coronárias e pulmonares.[141]

Tratamento e prognóstico. Essa doença tende a ser fatal. Os cavalos geralmente são submetidos à eutanásia por causa da fraqueza progressiva, incapacidade de permanecer em pé, dificuldade respiratória, laminite ou outra doença subjacente. O tratamento é amplamente direcionado para a doença inflamatória subjacente.

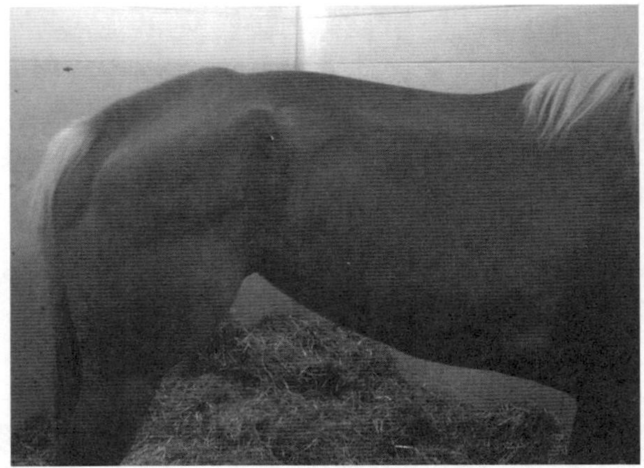

Figura 10.18 Perda muscular grave dos músculos da linha superior e dos quartos posteriores em um cavalo com calcinose sistêmica.

Na medicina humana, o tratamento com corticosteroides tem sido implicado como um mecanismo desencadeante da calcinose sistêmica. Em equinos, porém, os sinais clínicos que precedem a calcinose sistêmica se assemelham tanto à MIM, uma doença responsiva aos corticosteroides, que o tratamento com esses medicamentos é frequentemente instituído durante o rápido desenvolvimento de sinais de atrofia muscular.

Miopatias imunomediadas/inflamatórias idiopáticas

Casos individuais de miosite fora da raça Quarto de Milha provavelmente têm base inflamatória ou imunomediada. Há o relato de atrofia focal dos músculos do pescoço de um pônei de 16 anos com atividades séricas normais de CK e AST e agregados intersticiais de linfócitos, plasmócitos, histiócitos e eosinófilos.[144] A massa muscular voltou ao normal após o tratamento com dexametasona. No banco de dados do Neuromuscular Diagnostic Laboratory da Michigan State University, EUA, um pequeno número de cavalos de outras raças que não Quarto de Milha também foi diagnosticado com suspeita de miosite inflamatória ou imunomediada. Entre eles, um Anglo-Árabe, um pônei mestiço, um Percheron, um Warmblood e dois Puros-Sangues. O quadro clínico comum foi atrofia muscular, e a suspeita de um processo inflamatório/imunomediado foi baseada na presença de infiltrados linfocitários nas amostras de biopsia muscular.

CAUSAS TÓXICAS DE RABDOMIÓLISE

Químicas

Os cavalos podem ter acesso periódico a ionóforos ao receberem misturas de grãos preparados em local sem limpeza adequada do maquinário após a produção de alimentos contendo essas moléculas. Os principais sinais clínicos de toxicidade por ionóforos dependem do tipo da substância, mas, de modo geral, sugerem cardiomiopatia ou doença neurológica, e não rabdomiólise franca. Estudos experimentais indicaram que a dose letal média (LD50) da monensina são 2 a 3 mg/kg de peso corporal para cavalos e de 21 a 36 mg/kg para bovinos.

Há relatos de vários cavalos em miniatura alimentados com ração completa contendo tetraclorvinfós, um agente de controle de moscas de administração oral, com desenvolvimento de mionecrose crônica nos músculos masseter, da língua, do pescoço, respiratórios e posturais e, ocasionalmente, no músculo cardíaco.[145] Os cavalos afetados apresentaram letargia, disfagia, fasciculações, taquipneia e taquicardia. O tecido muscular tinha evidências de mionecrose crônica e acúmulo de lipídios. A mionecrose foi atribuída ao acúmulo de acetilcolina em sítios muscarínicos e nicotínicos com produção de estresse oxidativo. Baixas concentrações de selênio podem contribuir para a toxicose.

A toxicose por escaravelhos (família Meloidae) pode causar elevações na CK sérica de alguns cavalos.[146]

Plantas

A *Cassia obtusifolia* (mata-pasto) é prevalente no sudeste dos EUA,[1] e a ingestão de suas sementes pode causar miopatia degenerativa e cardiomiopatia com evidência de atrofia de miofibras, necrose segmentar e ruptura mitocondrial.[147] Plantas que contêm tremetona podem causar cardiomiopatia fatal e degeneração grave do músculo esquelético em cavalos após a ingestão de 0,5 a 2% do peso corporal.[148,149] Tanto a *Eupatorium rugosum*, que cresce em áreas sombreadas do leste e centro dos EUA, quanto a *Isocoma wrightii*, comum nas pastagens do sudoeste do país, contêm tremetona. A tremetona permanece ativa no feno e nos caules das plantas mortas nas pastagens; assim, os cavalos devem ser mantidos afastados tanto das formas frescas quanto secas dessas plantas.[150] A ativação microssomal da toxina no fígado pode ser necessária para desenvolvimento dos efeitos tóxicos.[148]*

Miopatia por hipoglicina A

Patogênese. Sementes ou brotos de árvores de espécies do gênero *Acer* (bordo), como *Acer negundo* e *Acer pseudoplatanus*, contêm quantidades altamente variáveis do aminoácido tóxico não proteogênico hipoglicina A (Figura 10.19).[151,152] A hipoglicina A é metabolizada no fígado em ácido metilenociclopropilacético (MCPA, do inglês *methylenecyclopropylacetic acid*), e a MCPA CoA se liga de maneira irreversível a várias acil CoA desidrogenases, enzimas essenciais para o metabolismo de ácidos graxos de cadeia curta e média e aminoácidos de cadeia ramificada.[9,153] O acúmulo de ésteres de gordura danifica as membranas das células musculares, e há desenvolvimento de deficiência energética por incapacidade de metabolismo de gordura.

Prevalência. Casos de miopatia por hipoglicina A foram relatados no norte e centro da Europa, no Reino Unido, na Nova Zelândia e no centro e nordeste da América do Norte. A distribuição dos casos se sobrepõe à distribuição de *Acer pseudoplatanus* (Reino Unido e Europa) ou *Acer negundo* (América do Norte).[14,154-157] Antes da identificação da toxina, a miopatia por hipoglicina A era denominada miopatia atípica ou miopatia por pastagem sazonal, porque ocorria em cavalos que pastavam no outono, era menos frequente na primavera e, muitas vezes, era precedida por clima úmido e ventoso. Os cavalos acometidos geralmente são jovens ou novos nas pastagens afetadas e mantidos em pastos arborizados por mais de 12 horas por dia sem oferecimento de outros alimentos.[158,159] A deficiência de selênio parece aumentar os efeitos tóxicos.[160]

Sinais clínicos. Os sinais clínicos se desenvolvem de maneira aguda, 3 a 5 dias após a exposição a doses tóxicas, e incluem fraqueza muscular, sudorese, fasciculações, rigidez, taquicardia, taquipneia, decúbito dorsal e, quando a urina é observada, mioglobinúria. Um rápido aumento na frequência respiratória é geralmente seguido por colapso e morte por insuficiência respiratória ou cardíaca. Os companheiros de pastagem podem ser acometidos de forma subclínica.

*N.T.: bastante observada no Nordeste do Brasil e em algumas áreas do Sul do país.

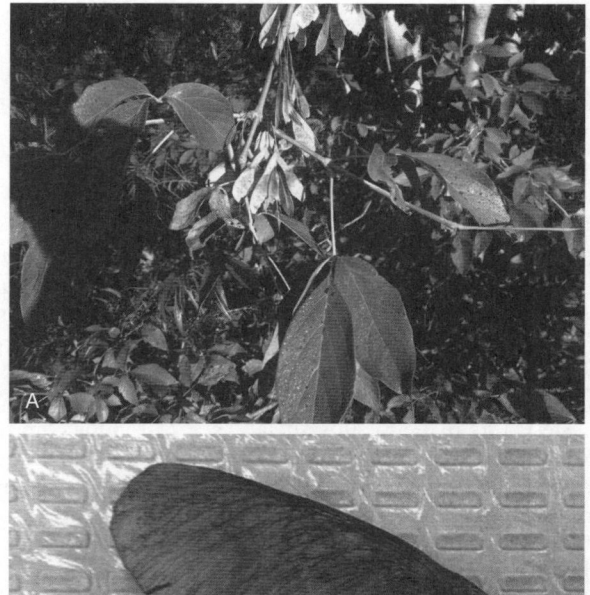

Figura 10.19 A. Sementes de *Acer negundo*. **B.** Sementes de *Acer pseudoplatanus*. A ingestão das sementes pelos cavalos pode causar miopatia por hipoglicina A.

Diagnóstico. O índice de suspeita de miopatia por hipoglicina A é alto em cavalos com rabdomiólise e urina com pH ácido. A mudança mais notável na bioquímica sérica é o aumento acentuado da atividade sérica de CK e AST, frequentemente acompanhado por hiperglicemia, acidose láctica e, em alguns casos, altas concentrações séricas de troponina I.[161] O diagnóstico definitivo pode ser estabelecido por meio da identificação de um padrão específico do acúmulo de acilcarnitinas no soro e ácidos orgânicos e conjugados de glicina típicos de uma deficiência em múltiplas acil CoA desidrogenases na urina, bem como no isolamento do metabólito tóxico conjugado de MCPA ou hipoglicina A no sangue ou na urina.[9,151,153,154] Os achados *post mortem* incluem necrose extensa dos músculos posturais profundos e respiratórios e do miocárdio em 50% ou mais dos casos. Seções congeladas dos músculos do miocárdio, intercostal, diafragma ou postural profundo mostram acentuado acúmulo de lipídios intracelulares nas fibras oxidativas (coloração com óleo vermelho O).[14,156]

Tratamento e prognóstico. A taxa de mortalidade em cavalos com sinais clínicos evidentes é alta, de 75%; no entanto, o reconhecimento precoce pode melhorar o prognóstico.[159] A fluidoterapia agressiva precoce com tratamento antioxidante e anti-inflamatório, composto por dimetilsulfóxido (DMSO), vitamina E, vitamina C e AINEs, é indicada.[14] Cavalos que compartilham o pasto e apresentam elevação da atividade sérica de CK, mas não sinais clínicos, podem ser tratados com sucesso se removidos imediatamente da fonte de sementes.

Embora muitos cavalos mais velhos sejam assintomáticos em pastos com árvores do gênero *Acer*, cavalos jovens ou novos não devem pastar nesses locais durante o outono e o início da primavera. O fornecimento adicional de ração ou a redução do tempo de pastejo durante essas estações também pode diminuir a incidência de miopatia por hipoglicina A.

MIOPATIA PÓS-ANESTÉSICA

As miopatias pós-anestésicas ocorrem de várias formas: miopatia-neuropatia focal, rabdomiólise pós-operatória generalizada e hipertermia maligna fulminante.

Miopatia focal

Patogênese

A miopatia focal, que pode ser acompanhada por neuropatia, ocorre nos músculos em contato com uma superfície rígida durante a anestesia ou nos músculos com oclusão posicional do suprimento sanguíneo arterial. A queda da pressão arterial média para menos de 70 mmHg por várias horas durante a anestesia inalatória aumenta a incidência de miopatia pós-anestésica de maneira substancial.[162,163] Músculos com fáscia densa são mais suscetíveis à necrose, pois o fluxo sanguíneo arterial e o suprimento de oxigênio diminuem ainda mais com o aumento da pressão em um músculo inchado e compartimentalizado. Os músculos mais afetados são o tríceps, o deltoide, o masseter, os extensores dos membros posteriores ou, se o cavalo estiver em decúbito dorsal, os músculos adutores dos membros posteriores e glúteos.[164-166] A lesão também pode ocorrer nos nervos dos músculos inchados e comprimidos, provocando paralisia temporária dos nervos radial, peroneal ou femoral.

Sinais clínicos

Os sinais clínicos tornam-se aparentes durante a recuperação da anestesia ou nos 30 a 60 minutos seguintes. Os músculos afetados ficam inchados, quentes e doloridos à palpação profunda, e o cavalo costuma relutar em suportar peso no membro acometido. A fraqueza dos músculos afetados é comum, principalmente em caso de envolvimento dos nervos periféricos. Em alguns cavalos, a doença pode limitar a capacidade de permanecer em pé por algum tempo após a anestesia. A perda de força muscular, principalmente ao envolver músculos adutores, pode contribuir para lesões ortopédicas durante repetidas tentativas de se levantar. Muitos cavalos com lesão muscular branda a moderada recuperam-se em algumas horas a dias, mesmo que não sejam tratados.[164]

Diagnóstico

O diagnóstico é baseado no histórico de anestesia ou decúbito prolongado, sinais clínicos e elevações acentuadas na atividade sérica de CK (milhares a dezenas de milhares de UI/ℓ) 4 a 6 h após a anestesia.

Tratamento

Medicamentos anti-inflamatórios, DMSO e dantroleno sódico, em dose de 2 a 4 mg/kg VO, muitas vezes são suficientes em casos leves a moderados.[59] Atrofia muscular significativa pode ocorrer nas próximas 3 a 4 semanas, mas geralmente desaparece em 2 a 3 meses, a menos que haja danos substanciais nos nervos. O tratamento de casos mais graves já foi descrito neste capítulo (consulte a seção sobre o tratamento de rabdomiólise aguda).

Prevenção

O posicionamento correto e o uso criterioso de acolchoamento ou colchões de ar ou água podem reduzir a pressão no músculo dependente em até 50%, ajudando a diminuir a ocorrência de miopatia. Além disso, a elevação do membro anterior durante a anestesia reduz a pressão nos membros inferiores de maneira significativa. A tração da porção inferior do membro anterior também diminui muito a pressão no músculo tríceps dependente. O uso de acolchoamento sob os ombros e as ancas é absolutamente essencial quando o cavalo está em decúbito dorsal.

A manutenção da anestesia no plano mais leve possível para um procedimento cirúrgico específico auxilia a profilaxia. Da mesma forma, se possível, é recomendável manter a pressão arterial sistêmica média acima de 80 a 85 mmHg durante a anestesia. O uso de agentes ionotrópicos, como a dobutamina, durante a anestesia auxilia a redução da ocorrência de miopatias anestésicas. A administração de dantroleno sódico (2 a 4 mg/kg VO) 1 hora antes da indução anestésica pode reduzir a incidência dessa miopatia; no entanto, doses mais altas de dantroleno sódico podem diminuir o débito cardíaco.[72]

Miopatia pós-anestésica generalizada

Patogênese

O desenvolvimento de rabdomiólise generalizada e fraqueza em cavalos pode ocorrer durante a recuperação da anestesia ou horas depois. Em alguns casos, a hipotensão sistêmica e a hipoxia podem criar lesões isquêmicas locais, e as alterações patológicas se generalizam em decorrência do estresse da anestesia e da sensibilidade das células musculares a agentes anestésicos ou relaxantes musculares.[162,164] Em outros casos, uma miopatia subjacente, como a paralisia periódica hiperpotassêmica, a rabdomiólise por esforço recorrente ou a PSSM, pode aumentar o risco de miopatia pós-anestésica generalizada.[34,38,95,167]

Sinais clínicos

Ansiedade, hipertermia, taquicardia, taquipneia, sudorese profusa e mioglobinúria com inchaço doloroso firme de vários grupos musculares são uma complicação grave ocasional da anestesia.[165,166] Os cavalos podem não conseguir se levantar depois de muitas tentativas violentas, levando a recuperações traumáticas prolongadas.

Diagnóstico

O diagnóstico é baseado nos sinais clínicos e na avaliação da atividade sérica de CK realizada pelo menos 4 horas após a anestesia para que os níveis atinjam o pico.

Tratamento

Os objetivos terapêuticos são alívio da dor, correção dos déficits hidreletrolíticos, prevenção da necrose contínua e cuidados gerais, como já descrito neste capítulo (consulte a seção sobre o tratamento da rabdomiólise aguda).

Prevenção

Os princípios descritos para as mioneuropatias localizadas são aplicáveis à prevenção de miopatias generalizadas relacionadas à anestesia. Cavalos com HYPP devem ser pré-medicados com acetazolamida. A administração de dantroleno sódico, em dose de 2 a 4 mg/kg VO, 1 a 2 horas antes da anestesia, pode reduzir a incidência de miopatias pós-anestésicas em equinos problemáticos; no entanto, a dose de 6 mg/kg causou diminuição do débito cardíaco e hipotensão, além de aumento da concentração sérica de potássio, o que é prejudicial em cavalos com HYPP.[72,168]

Hipertermia maligna

Patogênese

Casos fulminantes de HM são documentados em cavalos de várias raças. Nos Quartos de Milha, uma mutação no gene *RYR1*, o mesmo gene envolvido na HM suína, foi associada a reações anestésicas fulminantes por liberação excessiva de cálcio do retículo sarcoplasmático.[67-72] Em outras raças, a causa específica da HM não foi identificada. Concentrações mioplasmáticas excessivas de cálcio provocaram contraturas musculares, metabolismo anaeróbico do glicogênio, hipertermia, acidose láctica e hipercapnia.

Sinais clínicos

Há desenvolvimento de rigidez muscular acentuada, hipertermia, hiperpotassemia, hipercapnia e acidose metabólica e respiratória durante a anestesia.[38,70,169,170] Os cavalos geralmente morrem em questão de horas. Em alguns casos, choque e pigmentúria levam à insuficiência renal.

Tratamento e prevenção

A triagem genética da HM em Quartos de Milha e Paint Horses pode ser justificada antes da realização de procedimentos eletivos, embora a prevalência da mutação HM seja inferior a 1% nessas raças. A ocorrência de hipertermia e contratura durante a anestesia deve levar a sua interrupção imediata. Tentativas de resfriar o animal com banhos de álcool ou água fria são indicadas. A administração IV de bicarbonato de sódio em doses calculadas a partir dos resultados acidobásicos é mais apropriada. Se não for possível, recomenda-se a administração lenta de uma dose de 1 a 2 mEq/kg. A administração IV de uma grande quantidade de dantroleno sódico liofilizado e solúvel pode aliviar os sinais clínicos desses cavalos. No entanto, a disponibilidade e o custo do medicamento nessa formulação restringem muito o seu uso. A dose de 1 mg/kg por via IV pode ser apropriada, embora mais estudos controlados sejam necessários.[164]

DISTÚRBIOS MIOTÔNICOS

Os diagnósticos diferenciais das fasciculações musculares em cavalos estão listados no Boxe 10.4.

BOXE 10.4 Fasciculações musculares

1. Dor, ansiedade
2. Fraqueza
    a. Botulismo
    b. Miopatia por deficiência de vitamina E
    c. Doença do neurônio motor equino
3. Aumento dos disparos do neurônio motor
    a. Anomalias eletrolíticas
    b. Irritação neurológica focal
    c. Infestação por carrapatos de orelha *Otobius megnini*
    d. Síndrome *stiff horse*
    e. Síndrome *shivering*
    f. Neuromiotonia
4. Anomalia da condutividade sarcolemal
    a. Paralisia periódica hiperpotassêmica
    b. Miotonia congênita
    c. Miotonia distrófica

Miotonia

Patogênese

Os distúrbios musculares miotônicos formam um grupo heterogêneo de doenças adquiridas ou congênitas que compartilham a característica de relaxamento muscular tardio após a estimulação mecânica ou contração voluntária causada por excitabilidade anormal da membrana muscular. Entre as causas congênitas ou hereditárias estão defeitos no canal de cloreto do músculo esquelético (miotonia congênita) ou no canal de sódio (paralisia periódica hiperpotassêmica). Entre as causas adquiridas estão a infestação pelo carrapato de orelha *Otobius megnini*. A causa de muitos casos de miotonia em cavalos, principalmente de formas distróficas, ainda não é conhecida.

Sinais clínicos

Miotonia congênita. A miotonia congênita geralmente é detectada no primeiro ano de vida.[171-174] Os potros acometidos apresentam musculatura muito bem-desenvolvida e rigidez branda a moderada dos membros pélvicos, que é mais pronunciada no início do treinamento e diminui com a continuidade dos exercícios. O abaulamento (ondulação) bilateral dos músculos da coxa e da garupa é óbvio, e a estimulação tátil do músculo causa sua contração. Os músculos percutidos podem continuar contraídos por um minuto ou mais e, depois, há relaxamento lento.[174,175] Os sinais clínicos geralmente não progridem depois dos 6 a 12 meses de idade.[175] Uma mutação autossômica recessiva no gene *CLCN1* foi identificada em um pônei New Forest com miotonia congênita.[176]

Miotonia distrófica. A miotonia distrófica se assemelha à miotonia congênita nas fases iniciais; no entanto, os filhotes apresentam atrofia muscular multifocal progressiva, hipertrofia e rigidez persistente que pioram com o exercício (Figura 10.20). A doença foi descrita em diversas raças, como Quarto de Milha, Appaloosa e raças italianas.[175,177,178] Alguns potros apresentaram displasia de retina, opacidades lenticulares e hipoplasia gonadal.[178] A causa da miotonia distrófica é desconhecida.

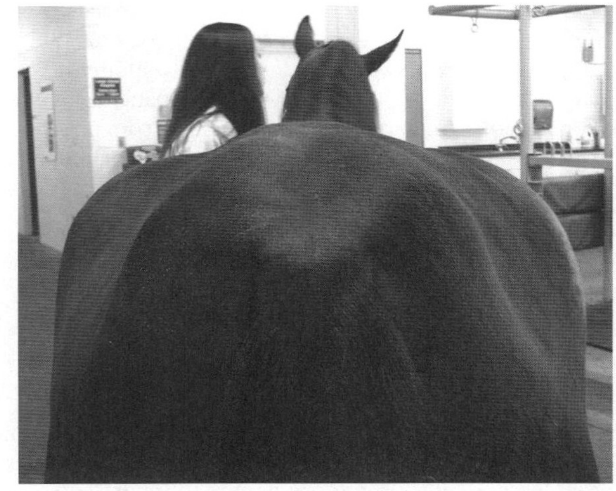

Figura 10.20 Hipertrofia do músculo glúteo médio e atrofia do músculo glúteo superficial em um cavalo com miotonia distrófica.

Diagnóstico

Um diagnóstico presuntivo de miotonia pode ser estabelecido com base na idade, nos sinais clínicos de marcha rígida, no abaulamento muscular e nas ondulações miotônicas após a percussão. O diagnóstico definitivo requer a realização de um exame eletromiográfico. Os músculos acometidos apresentam descargas repetitivas patognomônicas de alta frequência que aumentam e diminuem, criando o som de "bombardeiros de mergulho" devido ao disparo repetitivo anormal das fibras musculares afetadas.[49] As biopsias musculares de potros com miotonia congênita podem ser normais à histopatologia ou demonstrar extrema variação do diâmetro das fibras musculares, até o dobro dos controles normais de mesma idade.[174] Há relato de hipertrofia ou hipotrofia da fibra de tipo 1. A patologia muscular é mais expressiva na miotonia distrófica, com fibras em anel, deslocamento central de mionúcleos, massas sarcoplasmáticas e um aumento no tecido conjuntivo do endomísio e do perimísio.[175,177-179] Há agrupamento de fibras por tipo e atrofia das fibras musculares de tipo 1 e 2.

Tratamento e prognóstico

Não existe tratamento eficaz para a miotonia equina. O prognóstico parece ser variável e depende da gravidade dos sinais clínicos. Animais com miotonia congênita branda podem apresentar melhora dos sinais clínicos com o aumento da idade. O motivo da regressão dos sinais é desconhecido. Outros cavalos com doença mais grave, principalmente aqueles com miotonia distrófica, apresentam progressão dos sinais, incluindo atrofia e fibrose ou pseudo-hipertrofia até o ponto em que só conseguem se mover com grande dificuldade. A eutanásia de tais animais geralmente é justificada. Não há evidências conclusivas sobre a base genética da miotonia distrófica.

Miotonia associada a carrapatos de orelha

Otobius megnini é comumente encontrado no sudoeste dos EUA. A contração muscular dolorosa e intermitente não associada ao esforço e a rabdomiólise branda a moderada são observadas em alguns cavalos com infestações por *O. megnini*.[180] A contração intermitente dos músculos peitorais, tríceps, abdominais ou semitendinosos/semimembranosos, com duração de minutos a algumas horas, pode ser tão dolorosa que resulta em decúbito dorsal, em um quadro muitas vezes semelhante ao de cólica (Figura 10.21). A contração com ondulações miotônicas pode ser induzida pela estimulação tátil do músculo com um martelo de percussão. Os cavalos podem cair de dor quando estimulados. Entre as câibras musculares, os cavalos parecem normais. As atividades séricas de CK são elevadas, entre 4.000 e 170.000 UI/ℓ. Inúmeros carrapatos são encontrados no meato auditivo externo dos cavalos acometidos. Sem tratamento carrapaticida, os espasmos continuam; no entanto, o tratamento local com piretrinas e butóxido de piperonila leva à recuperação em 12 a 36 horas. A acepromazina pode auxiliar o alívio das câibras dolorosas.

PARALISIA PERIÓDICA HIPERPOTASSÊMICA

Sharon J. Spier

Patogênese

A HYPP é uma forma autossômica codominante de miotonia em Quartos de Milha, American Paint Horses e Appaloosas que são descendentes do famoso garanhão Quarto de Milha Impressive. A HYPP se deve a uma mutação no gene que codifica o canal de sódio dependente de voltagem do músculo esquelético.[181-185]

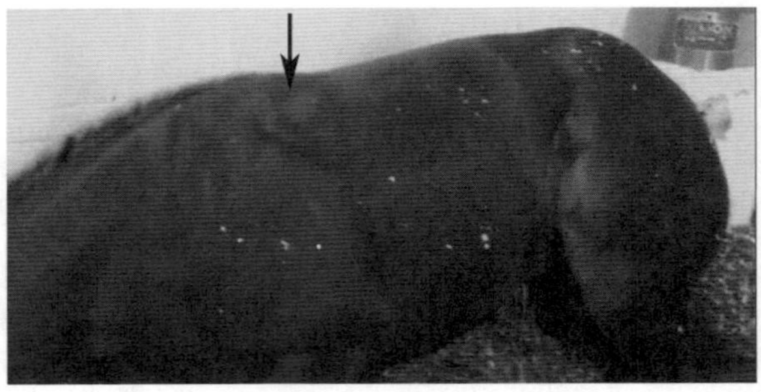

Figura 10.21 Câibra muscular grave (*seta*) associada a carrapatos de orelha, que causa tanta dor nos cavalos que provoca sinais do tipo cólica e decúbito.

Cavalos com HYPP têm potenciais de membrana sarcolemal em repouso que são mais próximos do disparo. Quando as células musculares começam a ser despolarizadas durante um episódio de HYPP, uma subpopulação de canais de sódio não é inativada; com isso, há grande entrada de sódio e saída de potássio da célula muscular, com persistência da despolarização, fasciculações musculares gerais e fraqueza.

Prevalência

Aproximadamente 1,5% dos Quartos de Milha e 4,5% dos Paint Horses são afetados.[83] É notável, porém, no entanto, 58% dos cavalos de *halter* dessas raças tenham a mutação HYPP, provavelmente porque o distúrbio está relacionado à grande massa muscular e ao sucesso dos animais nessa competição.[83] Os cavalos homozigotos para a mutação HYPP não podem mais ser registrados na American Quarter Horse Association.

Sinais clínicos

Os sinais clínicos são intermitentes e de natureza altamente variável, começando aos 2 a 3 anos de idade.[182,183] Alguns cavalos heterozigotos são completamente assintomáticos, enquanto outros apresentam fasciculações e fraquezas musculares diárias. Os episódios geralmente começam com um breve período de miotonia facial e, às vezes, prolapso da terceira pálpebra. A sudorese e as fasciculações musculares progridem e acometem os flancos, o pescoço e os ombros. As tentativas de mover o cavalo podem exacerbar os tremores musculares. Câibras miotônicas evidentes de grupos musculares podem ocorrer em alguns cavalos (Figura 10.22). As frequências cardíaca e respiratória podem ser elevadas. Durante ataques brandos, os cavalos permanecem em pé, mas os episódios podem evoluir em alguns minutos e causar fraqueza grave, oscilação, cambaleios, postura sentada como cachorro e decúbito. A paralisia dos músculos respiratórios superiores durante os episódios pode provocar desconforto respiratório e morte súbita se uma traqueostomia não for realizada. Os cavalos continuam conscientes mesmo quando deitados e geralmente têm olhar alerta ansioso e respondem a ruídos e estímulos dolorosos. Os episódios duram 15 a 60 minutos. A seguir, os cavalos conseguem se levantar e parecem normais, com marcha inalterada ou pouco comprometida.

Potros homozigotos para a mutação HYPP podem apresentar disfagia, estridor respiratório e obstrução periódica do trato respiratório superior (Figura 10.23). Os achados endoscópicos incluem colapso e edema da faringe, deslocamento laringopalatal e paralisia de laringe.[186]

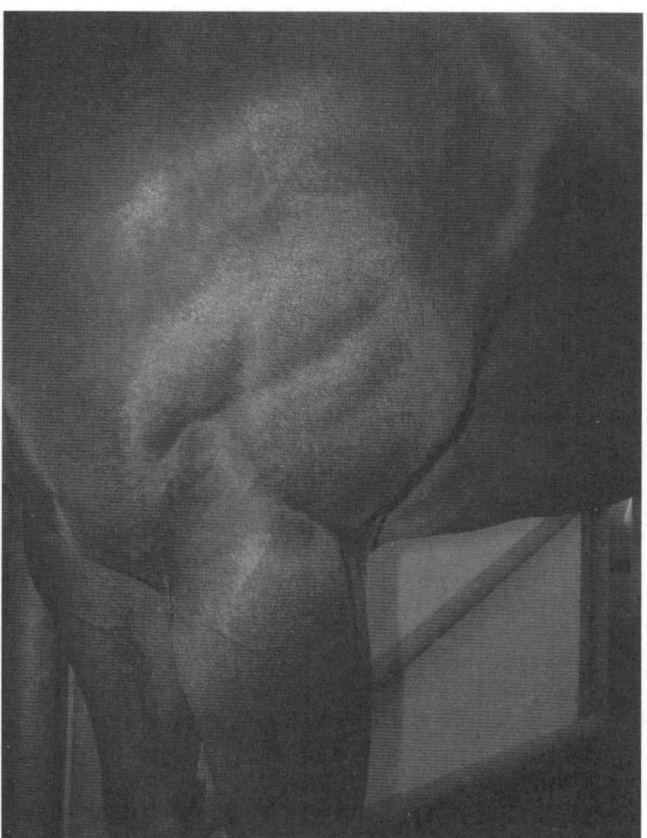

Figura 10.22 Fenótipo fortemente musculoso e cãibra miotônica em um cavalo Quarto de Milha com HYPP. (Foto cedida pela dra. Monica Aleman.)

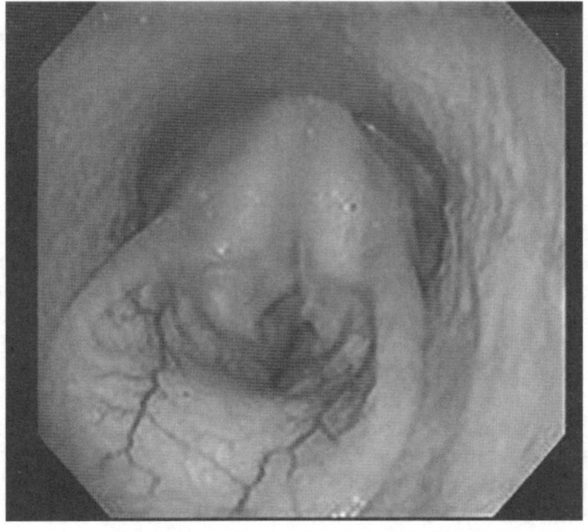

Figura 10.23 Hipertrofia e fechamento das pregas vocais em um potro homozigoto para HYPP com dispneia grave.

Fatores de risco

De modo geral, o fator que precipita um episódio de HYPP em cavalos geneticamente suscetíveis não é óbvio. Dietas ricas em potássio (acima de 1,1%), como as que contêm feno de alfafa, melaço, suplementos eletrolíticos e suplementos à base de algas, podem precipitar um episódio.[187,188] Outros possíveis fatores desencadeantes incluem mudanças súbitas na dieta, jejum, anestesia ou sedação pesada, transporte em *trailer*, estresse, frio, prenhez e doenças concomitantes. A HYPP não é desencadeada por exercícios.

Patologia clínica

Na maioria dos casos, hiperpotassemia (6 a 9 mEq/ℓ), hemoconcentração e hiponatremia branda ocorrem nos períodos de fasciculações musculares com equilíbrio acidobásico normal.[183] A concentração sérica de potássio volta ao normal após a diminuição dos sinais clínicos. Alguns cavalos acometidos podem ter concentrações séricas normais de potássio durante pequenos episódios de fasciculações musculares.[182] A atividade sérica de CK não é alterada ou aumenta apenas um pouco durante fasciculações e fraquezas episódicas.

Diagnóstico

O diagnóstico definitivo de HYPP é estabelecido por exames genéticos para detecção da mutação F1416L no gene *SCN4A* que codifica a subunidade alfa do canal de sódio.[184] Pelos da crina ou da cauda, com as raízes, devem ser enviados para um laboratório licenciado, como o Veterinary Genetics Laboratory da University of California, Davis, EUA (www.vgl.ucdavis.edu). O exame eletromiográfico também foi utilizado para fins diagnósticos. Os cavalos acometidos apresentam potenciais de fibrilação anormais, descargas repetitivas complexas, potenciais miotônicos ocasionais e duplos trens, mesmo entre os episódios de HYPP.[183,189]

Tratamento

Muitos cavalos se recuperam de maneira espontânea dos episódios de paralisia e parecem normais quando o veterinário chega. No início dos sinais clínicos, os proprietários podem ser aconselhados a fazer exercícios leves com o cavalo ou oferecer grãos ou xarope de milho antes da chegada do veterinário. Os grãos e o xarope de milho com alto teor de frutose (p. ex., Karo®) diminuem a concentração sérica de potássio, estimulando o movimento do íon mediado pela insulina pelas membranas celulares. Outras opções de tratamento durante um episódio agudo de hiperpotassemia são epinefrina (3 mℓ de 1: 1.000/500 kg administrados por via intramuscular), acetazolamida (3 mg/kg VO a cada 8 a 12 h) ou gliconato de cálcio (0,2 a 0,4 mℓ/kg de uma solução IV a 23%, diluída em 1 ℓ de dextrose a 5%). O aumento na concentração extracelular de cálcio eleva o potencial limiar da membrana muscular, o que diminui sua hiperexcitabilidade. Outras opções são dextrose IV (6 mℓ/kg de uma solução a 5%) sozinha ou combinada ao bicarbonato de sódio (1 a 2 mEq/kg) para aumentar o movimento intracelular de potássio. Em caso de obstrução respiratória grave, uma traqueostomia pode ser necessária.

Controle

Idealmente, os cavalos com episódios recorrentes de HYPP devem receber uma dieta balanceada com 0,6 a 1,1% de potássio total em peso e refeições com menos de 33 g de potássio.[187,188,190] A principal fonte de potássio na dieta equina é o volumoso. De modo geral, os cortes precoces de alfafa, panasco (*Dactylis glomerata*) e bromus (*Bromus* spp.) têm maiores concentrações de potássio, e cortes tardios de feno de capim-timóteo (*Phleum pratense*) ou grama-bermudas (*Cynodon dactylon*) têm menores concentrações de potássio, mas nem sempre. Em locais com episódios frequentes, os volumosos devem ser analisados quanto à concentração de potássio.[190] O pasto funciona bem para cavalos com HYPP porque o alto teor de água das gramíneas faz com que o consumo de grandes quantidades de potássio em um curto período seja improvável. Alimentos com farelo de soja, melaço de açúcar ou melaço de beterraba podem ter concentrações mais altas de potássio. Aveia, milho, trigo, cevada e polpa de beterraba devem ser oferecidos em pequenas refeições várias vezes ao dia. Os cavalos se adaptam às dietas mais ricas em potássio por um período de 2 semanas e sofrem menos flutuações na concentração sérica de potássio, com subsequente diminuição da frequência dos sinais clínicos.[188] Exercícios regulares e/ou acesso frequente a uma área grande também são benéficos. A suplementação com sal e vitaminas e minerais equilibrados é indicada para atender aos requisitos nutricionais. As rações completas comercializadas com teor garantido de K^+ podem ser mais convenientes para alguns cavalos HYPP, especialmente para proprietários com poucos animais.

Para cavalos com episódios recorrentes de fasciculações musculares, mesmo com modificação na dieta, o tratamento com acetazolamida (2 a 3 mg/kg VO, a cada 8 a 12 horas) ou hidroclorotiazida (0,5 a 1 mg/kg VO, a cada 12 horas) pode ser indicado. Embora esses agentes atuem por diferentes mecanismos, ambos aumentam a excreção renal de potássio. A acetazolamida também estabiliza a glicemia e a concentração de potássio por estimular a secreção de insulina. Os Stud Books e outras associações podem ter restrições ao uso desses medicamentos durante as competições, pois os diuréticos podem mascarar substâncias proibidas.

Prognóstico

De modo geral, a HYPP é tratável, apesar da possibilidade de ataques recorrentes e episódios graves, fatais. Como essa é uma característica dominante, a cruza de um cavalo acometido com um animal normal tem 50% de chance de produzir um potro com HYPP. Todos os cavalos afetados compartilham a mesma mutação, independentemente de os proprietários terem testemunhado ou não os sintomas.[191] Os proprietários de cavalos acometidos devem informar os veterinários sobre a doença antes da anestesia ou procedimentos que exijam sedação pesada, que podem precipitar um episódio de paralisia.[192]

DESEQUILÍBRIOS ELETROLÍTICOS

Cãibras musculares

Desequilíbrios eletrolíticos graves causam cãibras musculares. As cãibras musculares são dolorosas e causadas pela hiperatividade das unidades motoras pelo disparo repetitivo do sistema nervoso periférico e/ou central. Acredita-se que, na maioria dos casos, a origem da cãibra seja a porção intramuscular dos terminais do nervo motor.[193,194] A maioria das cãibras musculares também é acompanhada de fasciculações no mesmo músculo. Em equinos, as cãibras musculares podem ser induzidas pela contração forçada de um músculo encurtado, por alterações na composição eletrolítica do líquido extracelular e por infestações por carrapatos.[180,193] Por outro lado, as contraturas musculares são espasmos musculares dolorosos que representam um estado de contração não acompanhado por despolarização da membrana muscular.[192] As contraturas musculares são observadas na HM e em algumas formas de miopatias por esforço; além disso, são invariavelmente acompanhadas por acentuada atividade sérica de CK.

Tetania hipocalcêmica

Patogênese. A hipocalcemia é rara em equinos e geralmente está associada a parto, lactação intensa, transporte, longas provas de enduro ou pastagens exuberantes.[195] A hipocalcemia idiopática fatal também foi relatada em potros.[196]

Sinais clínicos. Os sinais clínicos são semelhantes aos observados no tétano e incluem marcha rígida, fasciculações musculares (principalmente nos músculos temporais, masseteres e tríceps), trismo, disfagia, salivação, ansiedade, sudorese profusa, taquicardia, temperatura corporal elevada, arritmias cardíacas, *flutter* diafragmático sincronizado, convulsões, coma e morte.[195] Evidências subclínicas de anomalias de condutividade neuromuscular foram documentadas por EMG em cavalos com hipocalcemia induzida experimentalmente.[197] Nas éguas em lactação, a hipocalcemia pode ser progressiva por 24 a 48 horas e fatal. Os sinais clínicos estão relacionados à magnitude do declínio da concentração sérica de cálcio. De modo geral, o aumento da excitabilidade é o único sinal da concentração sérica total de cálcio abaixo do normal, mas acima de 8 mg/dℓ. Valores de 5 a 8 mg/dℓ geralmente causam espasmos tetânicos e incoordenação. Concentrações abaixo de 5 mg/dℓ provocam decúbito e estupor.

Diagnóstico. O diagnóstico é baseado em sinais clínicos, histórico de lactação, exercício prolongado prévio ou transporte. Juntamente com a hipocalcemia, alcalose metabólica, hipomagnesemia/hipermagnesemia e hiperfosfatemia/hipofosfatemia são frequentes. Essas alterações podem precisar de correção antes da diminuição da tetania e da fasciculação.

Tratamento. A administração IV de soluções de cálcio, como borogliconato de cálcio a 20%, ou aquelas recomendadas para o tratamento da paresia parturiente bovina é necessária. Essas preparações devem ser administradas de forma lenta, em conjunto com o monitoramento rigoroso da resposta cardiovascular. A diluição 1:4 em soro fisiológico ou dextrose, na taxa de 250 a 500 mℓ/500 kg, diminui a chance de cardiotoxicidade. Normalmente, há um efeito inotrópico positivo em resposta à administração de cálcio; no entanto, alterações na frequência ou no ritmo cardíaco indicam a necessidade de interrupção da infusão. Se não houver resposta à primeira infusão, uma segunda dose pode ser administrada 15 a 30 minutos depois. A maioria dos casos responde a essa forma de terapia, embora alguns casos com persistência dos sinais possam precisar de tratamentos repetidos.

Flutter diafragmático sincronizado

Patogênese. O *flutter* diafragmático sincronizado (FDS) é causado por desequilíbrios hidreletrolíticos que alteram o potencial de membrana do nervo frênico. O nervo frênico começa a disparar com a despolarização atrial e provoca a contração subsequente do diafragma.[198] O distúrbio metabólico mais consistente relatado em cavalos com FDS é a baixa concentração sérica de cálcio ionizado, geralmente associada à alcalose metabólica hipoclorêmica.[198,199] A alcalose metabólica pode alterar a proporção de cálcio livre e ligado (aumentando a ligação do cálcio às proteínas e diminuindo o nível de cálcio ionizado), o que pode induzir FDS.

Fatores de risco. As causas desencadeantes incluem hipocalcemia decorrente da lactação, transporte, exercício prolongado de resistência, hipoparatireoidismo primário, distúrbios digestivos, administração de furosemida e, talvez, de outros medicamentos.[198-200] A ingestão de escaravelhos (intoxicação por cantaridina) também pode causar hipocalcemia e FDS.[146]

Sinais clínicos. Um tremor na região do flanco (unilateral ou bilateral) é observado durante a contração do diafragma e é sincronizado ao coração. Em casos graves, esse tremor pode produzir um som audível. Sinais de desidratação e depleção de volume podem estar presentes, dependendo da etiologia do desequilíbrio de cálcio. O FDS é um componente da síndrome do cavalo exausto em animais de enduro e geralmente é acompanhado por sinais de desidratação, respostas inadequadas à transpiração, elevação persistente da temperatura corporal, depressão, anorexia e ausência de peristaltismo.[25] Em alguns cavalos, o FDS pode ser um problema recorrente e crônico, principalmente naqueles em tratamento prolongado com suplementos ricos em cálcio.[199]

Tratamento. Na maioria dos casos, o FDS é um evento transitório e diminui com a resolução da causa subjacente, seja de maneira espontânea ou em resposta ao tratamento.[199] A maioria dos cavalos apresenta remissão rápida de sinais ao receber soluções de cálcio IV, como descrito no tratamento da tetania hipocalcêmica. Embora a hipomagnesemia seja frequentemente observada no FDS, os cavalos não respondem à suplementação de magnésio, a menos que a administração de cálcio seja feita de maneira simultânea. A resposta à terapia também se reflete na melhora do estado mental, no retorno do apetite e na motilidade intestinal.[198]

Controle. A suplementação de eletrólitos e algumas manipulações alimentares podem ajudar a reduzir a incidência de FDS em alguns cavalos de enduro com ataques recorrentes. O fornecimento de cloreto, potássio e sódio durante o exercício prolongado pode ajudar a reduzir as perdas de líquido e a alcalose metabólica que geralmente acompanha essa forma de exercício e é bastante associada ao FDS. A alcalose metabólica diminui a quantidade de cálcio livre disponível. A suplementação de cálcio e magnésio durante provas de enduro tem sido sugerida em cavalos propensos ao FDS.

Abordagens alternativas envolvem redução do cálcio da dieta em cavalos propensos a FDS por alguns dias antes de uma prova de enduro. Acredita-se que essa redução no cálcio da dieta estimule os mecanismos homeostáticos endócrinos e aumente a atividade osteoclástica. Em curto prazo, o cavalo depende menos do cálcio da dieta e é capaz de mobilizar quantidades substanciais de cálcio em resposta às demandas impostas pelo exercício; as perdas de cálcio no suor são superadas pela liberação de cálcio dos depósitos endógenos de armazenamento (osso).[199] Cavalos alimentados rotineiramente com feno de alfafa, que tem uma concentração relativamente alta de cálcio, podem ser mais propensos ao desenvolvimento de FDS. A limitação deste alimento pode ser indicada em cavalos com a doença crônica.

DECLARAÇÃO DE CONFLITO DE INTERESSE

A dra. Valberg é coproprietária da licença para exames de PSSM e recebe receita de vendas por seu uso. Seus interesses financeiros e comerciais são geridos pela Michigan State University, de acordo com suas políticas de conflito de interesses. A dra. Valberg recebe *royalties* da Kentucky Equine Research pela venda da Re-Leve®.

REFERÊNCIAS BIBLIOGRÁFICAS

1. Firshman AM, Borgia LA, Valberg SJ. Effects of training at a walk on conventional and underwater treadmills on fiber properties and metabolic responses of superficial digital flexor and gluteal muscles to high-speed exercise in horses. *Am J Vet Res.* 2015;76:1058–1065.
2. Cheng AJ, Andersson DC, Lanner JT. Can't live with or without it: calcium and its role in Duchenne muscular dystrophy-induced muscle weakness. Focus on SERCA1 overexpression minimizes skeletal muscle damage in dystrophic mouse models. *Am J Physiol Cell Physiol.* 2015;308:C697–C698.
3. Cardinet GH, Littrell JF, Freedland RA. Comparative investigations of serum creatine phosphokinase and glutamic-oxaloacetic transaminase activities in equine paralytic myoglobinuria. *Res Vet Sci.* 1967;8:219–226.
4. Wilberger MS, McKenzie EC, Payton ME, et al. Prevalence of exertional rhabdomyolysis in endurance horses in the Pacific Northwestern United States. *Equine Vet J.* 2015;47:165–170.
5. Valberg SJ, Mickelson JR, Gallant EM, et al. Exertional rhabdomyolysis in quarter horses and thoroughbreds: one syndrome, multiple aetiologies. *Equine Vet J Suppl.* 1999;30:533–538.
6. Valberg S, Haggendal J, Lindholm A. Blood chemistry and skeletal muscle metabolic responses to exercise in horses with recurrent exertional rhabdomyolysis. *Equine Vet J.* 1993;25:17–22.
7. Valberg SJ, MacLeay JM, Billstrom JA, et al. Skeletal muscle metabolic response to exercise in horses with "tying-up" due to polysaccharide storage myopathy. *Equine Vet J.* 1999;31:43–47.
8. Perkins G, Valberg SJ, Madigan JM, et al. Electrolyte disturbances in foals with severe rhabdomyolysis. *J Vet Intern Med.* 1998;12:173–177.
9. Westermann CM, Dorland L, Votion DM, et al. Acquired multiple Acyl-CoA dehydrogenase deficiency in 10 horses with atypical myopathy. *Neuromuscul Disord.* 2008;18:355–364.
10. McCue ME, Anderson SM, Valberg SJ, et al. Estimated prevalence of the type 1 polysaccharide storage myopathy mutation in selected North American and European breeds. *Anim Genet.* 2010;41(Suppl 2):145–149.
11. Lewis SS, Valberg SJ, Nielsen IL. Suspected immune-mediated myositis in horses. *J Vet Intern Med.* 2007;21:495–503.
12. Valentine BA, de Lahunta A, George C, et al. Acquired equine motor neuron disease. *Vet Pathol.* 1994;31:130–138.
13. Bedford HE, Valberg SJ, Firshman AM, et al. Histopathologic findings in the sacrocaudalis dorsalis medialis muscle of horses with vitamin E–responsive muscle atrophy and weakness. *J Am Vet Med Assoc.* 2013;242:1127–1137.
14. Finno CJ, Valberg SJ, Wunschmann A, et al. Seasonal pasture myopathy in horses in the midwestern United States: 14 cases (1998-2005). *J Am Vet Med Assoc.* 2006;229:1134–1141.
15. Cardinet 3rd GH, Holliday TA. Neuromuscular diseases of domestic animals: a summary of muscle biopsies from 159 cases. *Ann N Y Acad Sci.* 1979;317:290–313.
16. Wijnberg ID, Franssen H. The potential and limitations of quantitative electromyography in equine medicine. *Vet J.* 2016;209:23–31.
17. Robinson JA, Naylor JM, Crichlow EC. Use of electromyography for the diagnosis of equine hyperkalemic periodic paresis. *Can J Vet Res.* 1990;54:495–500.
18. Valberg SJ, Dyson S. Skeletal muscle and lameness. In: Ross M, Dyson S, eds. *Lameness in the horse.* Philadelphia: Saunders; 2003:723–743.
19. Morris E, Seeherman HJ, O'Callaghan MW, et al. Scintigraphic identification of skeletal muscle damage in horses 24 hours after strenuous exercise. *Equine Vet J.* 1991;23:347–352.
20. Cole FL, Mellor DJ, Hodgson DR, et al. Prevalence and demographic characteristics of exertional rhabdomyolysis in horses in Australia. *Vet Rec.* 2004;155:625–630.
21. Steckel RR. The role of scintigraphy in the lameness evaluation. *Vet Clin North Am Equine Pract.* 1991;7:207–239.
22. McGowan CM, Posner RE, Christley RM. Incidence of exertional rhabdomyolysis in polo horses in the USA and the United Kingdom in the 1999/2000 season. *Vet Rec.* 2002;150:535–537.
23. Grobler LA, Collins M, Lambert MI, et al. Skeletal muscle pathology in endurance athletes with acquired training intolerance. *Br J Sports Med.* 2004;38:697–703.

24. Carlson GP: Response to oral and intravenous fluid. In Proceedings of the Fifth Annual Scientific Meeting of the Association for Equine Sports Medicine, 1985, pp 82–90.
25. Foreman JH. The exhausted horse syndrome. *Vet Clin North Am Equine Pract.* 1998;14:205–219.
26. Valentine BA, Van Saun RJ, Thompson KN, et al. Role of dietary carbohydrate and fat in horses with equine polysaccharide storage myopathy. *J Am Vet Med Assoc.* 2001;219:1537–1544.
27. Valentine BA, Hintz HF, Freels KM, et al. Dietary control of exertional rhabdomyolysis in horses. *J Am Vet Med Assoc.* 1998;212:1588–1593.
28. Harris P, Colles C. The use of creatinine clearance ratios in the prevention of equine rhabdomyolysis: a report of four cases. *Equine Vet J.* 1988;20:459–463.
29. McKenzie EC, Valberg SJ, Godden SM, et al. Comparison of volumetric urine collection versus single-sample urine collection in horses consuming diets varying in cation-anion balance. *Am J Vet Res.* 2003;64:284–291.
30. Roneus B, Hakkarainen J. Vitamin E in serum and skeletal muscle tissue and blood glutathione peroxidase activity from horses with the azoturia-tying-up syndrome. *Acta Vet Scand.* 1985;26:425–427.
31. Beech J. Treating and preventing chronic intermittent rhabdomyolysis. *Vet Med May.* 1994:458–461.
32. Beech J, Lindborg S, Fletcher JE, et al. Caffeine contractures, twitch characteristics and the threshold for Ca^{2+}-induced Ca^{2+} release in skeletal muscle from horses with chronic intermittent rhabdomyolysis. *Res Vet Sci.* 1993;54:110–117.
33. Beech J. Chronic exertional rhabdomyolysis. *Vet Clin North Am Equine Pract.* 1997;13:145–168.
34. Lentz LR, Valberg SJ, Balog EM, et al. Abnormal regulation of muscle contraction in horses with recurrent exertional rhabdomyolysis. *Am J Vet Res.* 1999;60:992–999.
35. MacLeay JM, Sorum SA, Valberg SJ, et al. Epidemiologic analysis of factors influencing exertional rhabdomyolysis in Thoroughbreds. *Am J Vet Res.* 1999;60:1562–1566.
36. Valberg S, Jonsson L, Lindholm A, et al. Muscle histopathology and plasma aspartate aminotransferase, creatine kinase and myoglobin changes with exercise in horses with recurrent exertional rhabdomyolysis. *Equine Vet J.* 1993;25:11–16.
37. Lindholm A, Johansson HE, Kjaersgaard P. Acute rhabdomyolysis ("tying-up") in standardbred horses. A morphological and biochemical study. *Acta Vet Scand.* 1974;15:325–339.
38. Hildebrand SV, Arpin D, Cardinet III G. Contracture test and histologic and histochemical analyses of muscle biopsy specimens from horses with exertional rhabdomyolysis. *J Am Vet Med Assoc.* 1990;196:1077–1083.
39. Hunt LM, Valberg SJ, Steffenhagen K, et al. An epidemiological study of myopathies in Warmblood horses. *Equine Vet J.* 2008;40:171–177.
40. McGowan CM, Fordham T, Christley RM. Incidence and risk factors for exertional rhabdomyolysis in thoroughbred racehorses in the United Kingdom. *Vet Rec.* 2002;151:623–626.
41. MacLeay JM, Valberg SJ, Pagan JD, et al. Effect of ration and exercise on plasma creatine kinase activity and lactate concentration in Thoroughbred horses with recurrent exertional rhabdomyolysis. *Am J Vet Res.* 2000;61:1390–1395.
42. McKenzie EC, Valberg SJ, Godden SM, et al. Effect of dietary starch, fat, and bicarbonate content on exercise responses and serum creatine kinase activity in equine recurrent exertional rhabdomyolysis. *J Vet Intern Med.* 2003;17:693–701.
43. Upjohn MM, Archer RM, Christley RM, et al. Incidence and risk factors associated with exertional rhabdomyolysis syndrome in National Hunt racehorses in Great Britain. *Vet Rec.* 2005;156:763–766.
44. MacLeay JM, Valberg SJ, Sorum SA, et al. Heritability of recurrent exertional rhabdomyolysis in Thoroughbred racehorses. *Am J Vet Res.* 1999;60:250–256.
45. Valberg SJ. Metabolic response to racing and fiber properties of skeletal muscle in Standardbred and Thoroughbred horses. *J Equine Vet Sci.* 1987;7:7.
46. Valberg S, Gustavsson BE, Lindholm A, et al. Blood chemistry and skeletal muscle metabolic responses during and after different speeds and durations of trotting. *Equine Vet J.* 1989;21: 91–95.
47. Lentz LR, Valberg SJ, Herold LV, et al. Myoplasmic calcium regulation in myotubes from horses with recurrent exertional rhabdomyolysis. *Am J Vet Res.* 2002;63:1724–1731.
48. Lopez JR, Linares N, Cordovez G, et al. Elevated myoplasmic calcium in exercise-induced equine rhabdomyolysis. *Pflugers Arch.* 1995;430:293–295.
49. Waldron-Mease E, Klein LV, Rosenberg H, et al. Malignant hyperthermia in a halothane-anesthetized horse. *J Am Vet Med Assoc.* 1981;179:896–898.
50. Lentz LR, Valberg SJ, Mickelson JR, et al. In vitro contractile responses and contracture testing of skeletal muscle from Quarter Horses with exertional rhabdomyolysis. *Am J Vet Res.* 1999;60:684–688.
51. Ward TL, Valberg SJ, Gallant EM, et al. Calcium regulation by skeletal muscle membranes of horses with recurrent exertional rhabdomyolysis. *Am J Vet Res.* 2000;61:242–247.
52. Isgren CM, Upjohn MM, Fernandez-Fuente M, et al. Epidemiology of exertional rhabdomyolysis susceptibility in Standardbred horses reveals associated risk factors and underlying enhanced performance. *PLoS One.* 2010;5:e11594.
53. Fraunfelder HC, Rossdale PD, Rickets SW. Changes in serum muscle enzyme levels in associated with training schedules and stages of oestrus cycle in Thoroughbred racehorses. *Equine Vet J.* 1986;18:371–374.
54. Dranchak PK, Valberg SJ, Onan GW, et al. Inheritance of recurrent exertional rhabdomyolysis in Thoroughbreds. *J Am Vet Med Assoc.* 2005;227:762–767.
55. MacLeay JM, Valberg SJ, Sorum SA, et al. Heritability of recurrent exertional rhabdomyolysis in Thoroughbred racehorses. *Am J Vet Res.* 1999;60:250–256.
56. Harris PA, Snow DH, Greet TR, et al. Some factors influencing plasma AST/CK activities in Thoroughbred racehorses. *Equine Vet J Suppl.* 1990:66–71.
57. Quiroz-Rothe E, Novales M, Guilera-Tejero E, et al. Polysaccharide storage myopathy in the m. longissimus lumborum of showjumpers and dressage horses with back pain. *Equine Vet J.* 2002;34:171–176.
58. Finno CJ, McKenzie E, Valberg SJ, et al. Effect of fitness on glucose, insulin and cortisol responses to diets varying in starch and fat content in Thoroughbred horses with recurrent exertional rhabdomyolysis. *Equine Vet J Suppl.* 2010:323–328.
59. McKenzie EC, Valberg SJ, Godden SM, et al. Effect of oral administration of dantrolene sodium on serum creatine kinase activity after exercise in horses with recurrent exertional rhabdomyolysis. *Am J Vet Res.* 2004;65:74–79.
60. Freestone JF, Wolfsheimer KJ, Kamerling SG, et al. Exercise induced hormonal and metabolic changes in Thoroughbred horses: effects of conditioning and acepromazine. *Equine Vet J.* 1991;23:219–223.
61. Edwards JG, Newtont JR, Ramzan PH, et al. The efficacy of dantrolene sodium in controlling exertional rhabdomyolysis in the Thoroughbred racehorse. *Equine Vet J.* 2003;35:707–711.
62. Beech J, Fletcher JE, Lizzo F, et al. Effect of phenytoin on the clinical signs and in vitro muscle twitch characteristics in horses with chronic intermittent rhabdomyolysis and myotonia. *Am J Vet Res.* 1988;49:2130–2133.
63. Beech J. Treating and preventing chronic intermittent rhabdomyolysis. *Vet Med.* 1994;*May*:458–461. 41.
64. Vischer CM, Foreman JH, Constable PD, et al. Hemodynamic effects of thyroidectomy in sedentary horses. *Am J Vet Res.* 1999;60:14–21.

65. Waldron-Mease E. Hypothyroidism and myopathy in racing Thoroughbreds and Standardbreds. *J Equine Vet Sci*. 1979;3: 124–128.
66. Tiidus PM. Manual massage and recovery of muscle function following exercise: a literature review. *J Orthop Sports Phys Ther*. 1997;25:107–112.
67. Aleman M, Riehl J, Aldridge BM, et al. Association of a mutation in the ryanodine receptor 1 gene with equine malignant hyperthermia. *Muscle Nerve*. 2004;30:356–365.
68. Aleman M, Nieto JE, Magdesian KG. Malignant hyperthermia associated with ryanodine receptor 1 (C7360G) mutation in Quarter Horses. *J Vet Intern Med*. 2009;23:329–334.
69. Mickelson JR, Louis CF. Malignant hyperthermia: excitation-contraction coupling, Ca^{2+} release channel, and cell Ca^{2+} regulation defects. *Physiol Rev*. 1996;76:537–592.
70. Aleman M, Brosnan RJ, Williams DC, et al. Malignant hyperthermia in a horse anesthetized with halothane. *J Vet Intern Med*. 2005;19:363–366.
71. McCue ME, Valberg SJ, Jackson M, et al. Polysaccharide storage myopathy phenotype in Quarter Horse–related breeds is modified by the presence of an RYR1 mutation. *Neuromuscul Disord*. 2009;19:37–43.
72. McKenzie EC, Di Concetto S, Payton M, et al. Effect of dantrolene premedication on various cardiovascular and biochemical variables and the recovery in healthy isoflurane-anesthetized horses. *Am J Vet Res*. 2015;76:293–301.
73. Valberg SJ, Cardinet III GH, Carlson GP, et al. Polysaccharide storage myopathy associated with recurrent exertional rhabdomyolysis in horses. *Neuromuscul Disord*. 1992;2:351–359.
74. Valentine BA, Credille KM, Lavoie JP, et al. Severe polysaccharide storage myopathy in Belgian and Percheron draught horses. *Equine Vet J*. 1997;29:220–225.
75. Valentine BA, McDonough SP, Chang YF, et al. Polysaccharide storage myopathy in Morgan, Arabian, and Standardbred related horses and Welsh-cross ponies. *Vet Pathol*. 2000;37:193–196.
76. Valentine BA, Cooper BJ. Incidence of polysaccharide storage myopathy: necropsy study of 225 horses. *Vet Pathol*. 2005;42:823–827.
77. McCue ME, Valberg SJ, Miller MB, et al. Glycogen synthase (*GYS1*) mutation causes a novel skeletal muscle glycogenosis. *Genomics*. 2008;91:458–466.
78. McCue ME, Armien AG, Lucio M, et al. Comparative skeletal muscle histopathologic and ultrastructural features in two forms of polysaccharide storage myopathy in horses. *Vet Pathol*. 2009;46:1281–1291.
79. Baird JD, Valberg SJ, Anderson SM, et al. Presence of the glycogen synthase 1 (*GYS1*) mutation causing type 1 polysaccharide storage myopathy in continental European draught horse breeds. *Vet Rec*. 2010;167:781–784.
80. Stanley RL, McCue ME, Valberg SJ, et al. A glycogen synthase 1 mutation associated with equine polysaccharide storage myopathy and exertional rhabdomyolysis occurs in a variety of UK breeds. *Equine Vet J*. 2009;41:597–601.
81. McGowan CM, Menzies-Gow NJ, McDiarmid AM, et al. Four cases of equine polysaccharide storage myopathy in the United Kingdom. *Vet Rec*. 2003;152:109–112.
82. McGowan CM, McGowan TW, Patterson-Kane JC. Prevalence of equine polysaccharide storage myopathy and other myopathies in two equine populations in the United Kingdom. *Vet J*. 2009;180:330–336.
83. Tryon RC, Penedo MC, McCue ME, et al. Evaluation of allele frequencies of inherited disease genes in subgroups of American Quarter Horses. *J Am Vet Med Assoc*. 2009;234:120–125.
84. McCue ME, Ribeiro WP, Valberg SJ. Prevalence of polysaccharide storage myopathy in horses with neuromuscular disorders. *Equine Vet J Suppl*. 2006:340–344.
85. Johlig L, Valberg SJ, Mickelson JR, et al. Epidemiological and genetic study of exertional rhabdomyolysis in a Warmblood horse family in Switzerland. *Equine Vet J*. 2011;43:240–245.
86. Firshman AM, Valberg SJ, Bender JB, et al. Epidemiologic characteristics and management of polysaccharide storage myopathy in Quarter Horses. *Am J Vet Res*. 2003;64:1319–1327.
87. Firshman AM, Baird JD, Valberg SJ. Prevalences and clinical signs of polysaccharide storage myopathy and shivers in Belgian draft horses. *J Am Vet Med Assoc*. 2005;227:1958–1964.
88. Ribeiro WP, Valberg SJ, Pagan JD, et al. The effect of varying dietary starch and fat content on serum creatine kinase activity and substrate availability in equine polysaccharide storage myopathy. *J Vet Intern Med*. 2004;18:887–894.
89. Byrne E, Jones SL, Valberg SJ, et al. Rhabdomyolysis in two foals with polysaccharide storage myopathy and concurrent pneumonia. *Comp Cont Educ Pract Vet*. 2000;22:503–507.
90. De La Corte FD, Valberg SJ, MacLeay JM, et al. Developmental onset of polysaccharide storage myopathy in 4 Quarter Horse foals. *J Vet Intern Med*. 2002;16:581–587.
91. Sprayberry KA, Madigan J, Lecouteur RA, et al. Renal failure, laminitis, and colitis following severe rhabdomyolysis in a draft horse-cross with polysaccharide storage myopathy. *Can Vet J*. 1998;39:500–503.
92. Valberg SJ, MacLeay JM, Mickelson JR. Polysaccharide storage myopathy associated with exertional rhabdomyolysis in horses. *Comp Cont Educ Pract Vet*. 1997;19(9):1077–1086.
93. Valberg SJ. Milne Lecture: Muscling in on the cause of tying-up. *Proceedings American Assoc Equine Pract*. 2012;58:85–123.
94. Rosie J. Naylor, RJ, Livesey L, Schumacher J, et al., Allele copy number and underlying pathology are associated with subclinical severity in equine type 1 polysaccharide storage myopathy (PSSM1) PLoS One. 2012; 7(7): e42317.
95. Bloom BA, Valentine BA, Gleed RD, et al. Postanaesthetic recumbency in a Belgian filly with polysaccharide storage myopathy. *Vet Rec*. 1999;144:73–75.
96. Naylor RJ, Luis-Fuentes V, Livesey L, et al. Evaluation of cardiac phenotype in horses with type 1 polysaccharide storage myopathy. *J Vet Intern Med*. 2012;26:1464–1469.
97. Raben N, Danon M, Lu N, et al. Surprises of genetic engineering: a possible model of polyglucosan body disease. *Neurology*. 2001;56:1739–1745.
98. Borgia LA, Valberg SJ, McCue ME, et al. Effect of dietary fats with odd or even numbers of carbon atoms on metabolic response and muscle damage with exercise in Quarter Horse–type horses with type 1 polysaccharide storage myopathy. *Am J Vet Res*. 2010;71:326–336.
99. Annandale EJ, Valberg SJ, Essen Gustavsson B. The effect of submaximal exercise on adenine nucleotide concentrations in skeletal muscle fibers of horses with polysaccharide storage. *Myopathy Am J Vet Res*. 2005;66:839–845.
100. Hardie DG, Schaffer BE, Brunet A. AMPK: an energy-sensing pathway with multiple inputs and outputs. *Trends Cell Biol*. 2016;26:190–201.
101. Hardie DG. AMP-activated protein kinase: a key system mediating metabolic responses to exercise. *Med Sci Sports Exerc*. 2004;36:28–34.
102. Smith AC, Bruce CR, Dyck DJ. AMP kinase activation with AICAR simultaneously increases fatty acid and glucose oxidation in resting rat soleus muscle. *J Physiol*. 2005;565:537–546.
103. Valberg SJ, McCue ME, Mickelson JR. The interplay of genetics, exercise and nutrition in polysaccharide storage myopathy. *Equine Vet Sci*. 2011;31:5.
104. Aleman M, Lecouteur RA, Nieto JE, et al. Sarcoplasmic masses in equine skeletal muscle. *Neuromuscul Disord*. 2005;15:147–153.
105. Firshman AM, Valberg SJ, Bender JB, et al. Comparison of histopathologic criteria and skeletal muscle fixation techniques for the diagnosis of polysaccharide storage myopathy in horses. *Vet Pathol*. 2006;43:257–269.
106. Borgia L, Valberg S, McCue M, et al. Glycaemic and insulinaemic responses to feeding hay with different non-structural carbohydrate content in control and polysaccharide

storage myopathy-affected horses. *J Anim Physiol Anim Nutr (Berl).* 2011;95:798–807.
107. Valberg SJ, McKenzie EC, Eyrich LV, et al. Suspected myofibrillar myopathy in Arabian horses with a history of exertional rhabdomyolysis. *Equine Vet J.* 2016;48(5):548–56.
108. Valberg SJ, Carlson GP, Cardinet III GH, et al. Skeletal muscle mitochondrial myopathy as a cause of exercise intolerance in a horse. *Muscle Nerve.* 1994;17:305–312.
109. Ward TL, Valberg SJ, Adelson DL, et al. Glycogen branching enzyme (GBE1) mutation causing equine glycogen storage disease IV. *Mamm Genome.* 2004;15:570–577.
110. Wagner ML, Valberg SJ, Ames EG, et al. Allele frequency and likely impact of the glycogen branching enzyme deficiency gene in Quarter Horse and Paint Horse populations. *J Vet Intern Med.* 2006;20:1207–1211.
111. Valberg SJ, Ward TL, Rush B, et al. Glycogen branching enzyme deficiency in Quarter Horse foals. *J Vet Intern Med.* 2001;15:572–580.
112. Dill SG, Rebhun WC. White muscle disease in foals. *Comp Cont Educ Pract Vet.* 1985;7:S627–S636.
113. Maylin GA, Rubin DS, Lein DH. Selenium and vitamin E in horses. *Cornell Vet.* 1980;70:272–289.
114. Roneus B, Jonsson L. Muscular dystrophy in foals. *Zentralbl Veterinarmed A.* 1984;31:441–453.
115. Roneus B, Lindholm A. Glutathione peroxidase activity in the blood of healthy horses given different selenium supplementation. *Nord Vet Med.* 1983;35:337–345.
116. Roneus B. Glutathione peroxidase and selenium in the blood of healthy horses and foals affected by muscular dystrophy. *Nord Vet Med.* 1982;34:350–353.
117. Koller LD, Whitbeck GA, South PJ. Transplacental transfer and colostral concentrations of selenium in beef cattle. *Am J Vet Res.* 1984;45:2507–2510.
118. Maas J, Peauroi JR, Tonjes T, et al. Intramuscular selenium administration in selenium-deficient cattle. *J Vet Intern Med.* 1993;7:342–348.
119. Aharonson-Raz K, Milgram J, Chai O, et al. Fibrosis of the masseter leading to trismus and dysphagia in a mare. *Vet Rec.* 2009;164:597–598.
120. Pearson EG, Snyder SP, Saulez MN. Masseter myodegeneration as a cause of trismus or dysphagia in adult horses. *Vet Rec.* 2005;156:642–646.
121. Step DL, Divers TJ, Cooper B, et al. Severe masseter myonecrosis in a horse. *J Am Vet Med Assoc.* 1991;198:117–119.
122. Divers TJ, Mohammed HO, Cummings JF, et al. Equine motor neuron disease: findings in 28 horses and proposal of a pathophysiological mechanism for the disease. *Equine Vet J.* 1994;26:409–415.
123. Harris PA. An outbreak of the equine rhabdomyolysis syndrome in a racing yard. *Vet Rec.* 1990;127:468–470.
124. Freestone JF, Carlson GR. Muscle disorders in the horse: a retrospective study. *Equine Vet J.* 1991;23:86–90.
125. Traub-Dargatz JL, Schlipf Jr JW, Granstrom DE, et al. Multifocal myositis associated with *Sarcocystis* sp in a horse. *J Am Vet Med Assoc.* 1994;205:1574–1576.
126. Fayer R, Dubey JP. Development of *Sarcocystis fayeri* in the equine. *J Parasitol.* 1982;68:856–860.
127. Vengust M, Arroyo LG, Weese JS, et al. Preliminary evidence for dormant clostridial spores in equine skeletal muscle. *Equine Vet J.* 2003;35:514–516.
128. Rebhun WC, Shin SJ, King JM, et al. Malignant edema in horses. *J Am Vet Med Assoc.* 1985;187:732–736.
129. Peek SF, Semrad SD, Perkins GA. Clostridial myonecrosis in horses (37 cases 1985–2000). *Equine Vet J.* 2003;35:86–92.
130. Hilton H, Madigan JE, Aleman M. Rhabdomyolysis associated with *Anaplasma phagocytophilum* infection in a horse. *J Vet Intern Med.* 2008;22:1061–1064.
131. Sponseller BT, Valberg SJ, Tennent-Brown BS, et al. Severe acute rhabdomyolysis associated with *Streptococcus equi* infection in four horses. *J Am Vet Med Assoc.* 2005;227:1800–1804.
132. Valberg SJ, Bullock P, Hogetvedt W, et al. Myopathies associated with *Streptococcus equi* infections in horses. *Proceedings Am Assoc Equine Pract.* 1996;42:292–293.
133. Sweeney CR, Timoney JF, Newton JR, et al. *Streptococcus equi* infections in horses: guidelines for treatment, control, and prevention of strangles. *J Vet Intern Med.* 2005;19:123–134.
134. Al-Ghamdi GM, Kapur V, Ames TR, et al. Use of repetitive sequence-based polymerase chain reaction for molecular epidemiologic analysis of *Streptococcus equi* subspecies *equi*. *Am J Vet Res.* 2000;61:699–705.
135. Adams EM, Gudmundsson S, Yocum DE, et al. Streptococcal myositis. *Arch Intern Med.* 1985;145:1020–1023.
136. Kaese HJ, Valberg SJ, Hayden DW, et al. Infarctive purpura hemorrhagica in five horses. *J Am Vet Med Assoc.* 2005;226(11):1893–8, 1845.
137. Pusterla N, Watson JL, Affolter VK, et al. Purpura haemorrhagica in 53 horses. *Vet Rec.* 2003;153:118–121.
138. Galan JE, Timoney JF. Immune complexes in purpura hemorrhagica of the horse contain IgA and M antigen of *Streptococcus equi*. *J Immunol.* 1985;135:3134–3137.
139. Kaese HJ, Valberg SJ, Hayden DW, et al: Infarctive purpura hemorrhagica in five horses. *J Am Vet Med Assoc.* 2005;226:1845, 1893–1898.
140. Tan JY, Valberg SJ, Sebastian MM, et al. Suspected systemic calcinosis and calciphylaxis in 5 horses. *Can Vet J.* 2010;51:993–999.
141. Fales-Williams A, Sponseller B, Flaherty H. Idiopathic arterial medial calcification of the thoracic arteries in an adult horse. *J Vet Diagn Invest.* 2008;20:692–697.
142. Carter T, Ratnam S. Calciphylaxis: a devastating complication of derangements of calcium-phosphorus metabolism—a case report and review of the literature. *Nephrol Nurs J.* 2013;40:431–435; quiz 436.
143. Llach F. Hyperphosphatemia in end-stage renal disease patients: pathophysiological consequences. *Kidney Int Suppl.* 1999;73:S31–37.
144. Barrott MJB, H.W, McGowan C.M. Suspected immune-mediated myositis in a pony. *Equine Vet Educ.* 2004;16:4.
145. Myers CJ, Aleman M, Heidmann R, et al. Myopathy in American miniature horses. *Equine Vet J.* 2006;38:272–276.
146. Helman RG, Edwards WC. Clinical features of blister beetle poisoning in equids: 70 cases (1983–1996). *J Am Vet Med Assoc.* 1997;211:1018–1021.
147. Putnam MR, Boosinger T, Spano J, et al. Evaluation of *Cassia obtusifolia* (sicklepod) seed consumption in Holstein calves. *Vet Hum Toxicol.* 1988;30:316–318.
148. Beier RC, Norman JO, Irvin TR, et al. Microsomal activation of constituents of white snakeroot (*Eupatorium rugosum* Houtt) to form toxic products. *Am J Vet Res.* 1987;48:583–585.
149. Beier RC, Norman JO. The toxic factor in white snakeroot: identity, analysis and prevention. *Vet Hum Toxicol.* 1990;32(suppl):81–88.
150. Thompson LJ. Depression and choke in a horse: probable white snakeroot toxicosis. *Vet Hum Toxicol.* 1989;31:321–322.
151. Valberg SJ, Sponseller BT, Hegeman AD, et al. Seasonal pasture myopathy/atypical myopathy in North America associated with ingestion of hypoglycin A within seeds of the box elder tree. *Equine Vet J.* 2013;45:419–426.
152. Unger L, Nicholson A, Jewitt EM, et al. Hypoglycin A concentrations in seeds of *Acer pseudoplatanus* trees growing on atypical myopathy-affected and control pastures. *J Vet Intern Med.* 2014;28:1289–1293.
153. Sponseller BT, Valberg SJ, Schultz NE, et al. Equine multiple acyl-CoA dehydrogenase deficiency (MADD) associated with seasonal pasture myopathy in the midwestern United States. *J Vet Intern Med.* 2012;26:1012–1018.

154. Votion D-M, van Galen G, Sweetman L, et al. Identification of methylenecyclopropyl acetic acid in serum of European horses with atypical myopathy. *Equine Vet J.* 2014;46:146–149.
155. Whitwell KE, Harris P, Farrington PG. Atypical myoglobinuria: an acute myopathy in grazing horses. *Equine Vet J.* 1988;20:357–363.
156. Cassart D, Baise E, Cherel Y, et al. Morphological alterations in oxidative muscles and mitochondrial structure associated with equine atypical myopathy. *Equine Vet J.* 2007;39:26–32.
157. Gerber V, Straub R, Frey J. Equine botulism and acute pasture myodystrophy: new soil-borne emerging diseases in Switzerland? *Schweiz Arch Tierheilkd.* 2006;148:553–559.
158. van Galen G, Marcillaud PC, Saegerman C, et al. European outbreaks of atypical myopathy in grazing equids (2006–2009): spatiotemporal distribution, history and clinical features. *Equine Vet J.* 2012;44:614–620.
159. van Galen G, Saegerman C, Marcillaud PC, et al. European outbreaks of atypical myopathy in grazing horses (2006–2009): determination of indicators for risk and prognostic factors. *Equine Vet J.* 2012;44:621–625.
160. Gomez DE, Valberg SJ, Magdesian KG, et al. Acquired multiple acyl-CoA dehydrogenase deficiency and marked selenium deficiency causing severe rhabdomyolysis in a horse. *Can Vet J.* 2015;56:1166–1171.
161. van Galen G, Cerri S, Porter S, et al. Traditional and quantitative assessment of acid-base and shock variables in horses with atypical myopathy. *J Vet Intern Med.* 2013;27(1):186–93.
162. Grandy JL, Steffey EP, Hodgson DS, et al. Arterial hypotension and the development of postanesthetic myopathy in halothane-anesthetized horses. *Am J Vet Res.* 1987;48:192–197.
163. Duke T, Filzek U, Read MR, et al. Clinical observations surrounding an increased incidence of postanesthetic myopathy in halothane-anesthetized horses. *Vet Anaesth Analg.* 2006;33:122–127.
164. White NAI. Postanesthetic recumbency myopathy in horses. *Compend Cont Educ.* 1982;4:544–550.
165. Hennig GE, Court MH. Equine postanesthetic myopathy: an update. *Compend Cont Educ.* 1991;13:1709–1715.
166. Norman WM, Williams R, Dodman NH, et al. Postanesthetic compartmental syndrome in a horse. *J Am Vet Med Assoc.* 1989;195:502–504.
167. Klein L, Ailes N, Fackelman GE, et al. Postanesthetic equine myopathy suggestive of malignant hyperthermia. A case report. *Vet Surg.* 1989;18:479–482.
168. Valverde A, Boyd CJ, Dyson DH, et al. Prophylactic use of dantrolene associated with prolonged postanesthetic recumbency in a horse. *J Am Vet Med Assoc.* 1990;197:1051–1053.
169. Hildebrand SV, Howitt GA. Succinylcholine infusion associated with hyperthermia in ponies anesthetized with halothane. *Am J Vet Res.* 1983;44:2280–2284.
170. ManleySV, KellyAB, HodgsonD. Malignanthyperthermia-like reactions in three anesthetized horses. *J Am Vet Med Assoc.* 1983;183:85–89.
171. Lehmann-Horn F, Jurkat-Rott K, Rudel R. Periodic paralysis: understanding channelopathies. *Curr Neurol Neurosci Rep.* 2002;2:61–69.
172. Lehmann-Horn F, Jurkat-Rott K. Voltage-gated ion channels and hereditary disease. *Physiol Rev.* 1999;79:1317–1372.
173. Bryant SH, Lipicky RJ, Herzog WH. Variability of myotonic signs in myotonic goats. *Am J Vet Res.* 1968;29:2371–2381.
174. SchooleyEK, MacLeayJM, CuddonP, et al. Myotoniacongenita in a foal. *J Equine Vet Science.* 2004;24:483–488.
175. Jamison JM, Baird JD, Smith-Maxie LL, et al. A congenital form of myotonia with dystrophic changes in a Quarter Horse. *Equine Vet J.* 1987;19:353–358.
176. Wijnberg ID, Owczarek-Lipska M, Sacchetto R, et al. A missense mutation in the skeletal muscle chloride channel 1 (CLCN1) as candidate causal mutation for congenital myotonia in a New Forest pony. *Neuromuscul Disord.* 2012;22:361–367.
177. Montagna P, Liguori R, Monari L, et al. Equine muscular dystrophy with myotonia. *Clin Neurophysiol.* 2001;112:294–299.
178. Reed SM, Hegreberg GA, Bayly WM, et al. Progressive myotonia in foals resembling human dystrophia myotonica. *Muscle Nerve.* 1988;11:291–296.
179. Hegreberg GA, Reed SM. Skeletal muscle changes associated with equine myotonic dystrophy. *Acta Neuropathol (Berl).* 1990;80:426–431.
180. Madigan JE, Valberg SJ, Ragle C, et al. Muscle spasms associated with ear tick *(Otobius megnini)* infestations in five horses. *J Am Vet Med Assoc.* 1995;207:74–76.
181. Meyer TS, Fedde MR, Cox JH, et al. Hyperkalaemic periodic paralysis in horses: a review. *Equine Vet J.* 1999;31:362–367.
182. Naylor JM. Equine hyperkalemic periodic paralysis: review and implications. *Can Vet J.* 1994;35:279–285.
183. Spier SJ, Carlson GP, Holliday TA, et al. Hyperkalemic periodic paralysis in horses. *J Am Vet Med Assoc.* 1990;197:1009–1017.
184. Rudolph JA, Spier SJ, Byrns G, et al. Linkage of hyperkalaemic periodic paralysis in quarter horses to the horse adult skeletal muscle sodium channel gene. *Anim Genet.* 1992;23:241–250.
185. Cox JH. An episodic weakness in four horses associated with intermittent serum hyperkalemia and the similarity of the disease to hyperkalemic periodic paralysis in man. *Proc Am Assoc Equine Practitioners.* 1985;21:383–391.
186. Carr EA, Spier SJ, Kortz GD, et al. Laryngeal and pharyngeal dysfunction in horses homozygous for hyperkalemic periodic paralysis. *J Am Vet Med Assoc.* 1996;209:798–803.
187. Reynolds AJ. Equine hyperkalemic periodic paralysis (HYPP): overview and management strategies. http://www.admani.com/AllianceEquine/TechBulletins/HYPP.htm. Accessed February 2017.
188. Reynolds JA, Potter GD, Greene LW. Genetic-diet interactions in the hyperkalemic periodic paralysis syndrome in Quarter Horses fed varying amounts of potassium: III. The relationship between plasma potassium concentration and HYPP symptoms. *J Equine Vet Sci.* 1998;18:731–735.
189. Naylor JM. Hyperkalemic periodic paralysis. *Vet Clin North Am Equine Pract.* 1997;13:129–144.
190. Ott EA. *National Research Council: Nutrient Requirements of Horses, 2007.* Washington, DC: National Academies Press; 1989.
191. Zhou J, Spier SJ, Beech J, et al. Pathophysiology of sodium channelopathies: correlation of normal/mutant mRNA ratios with clinical phenotype in dominantly inherited periodic paralysis. *Hum Mol Genet.* 1994;3:1599–1603.
192. DS (1) Pang, Panizzi L, Paterson JM. Successful treatment of hyperkalaemic periodic paralysis in a horse during isoflurane anaesthesia. *Vet Anaesth Analg.* 2011;38(2):113–120.
193. Sieb JP, Penn AS. Myoglobinuria. In: Engel AG, Franzini-Armstrong C, eds. *Myology.* 3rd ed.Vol. New York: McGraw-Hill; 2004:1677–1692.
194. Layzer RB. Muscle pain, cramps and fatigue. In: Engel AG, Franzini-Armstrong C, eds. *Myology.* 2nd ed. Vol. New York: McGraw-Hill; 1994:1754–1768.
195. Baird JD. Lactation tetany (eclampsia) in a Shetland pony mare. *Aust Vet J.* 1971;47:402–404.
196. Beyer MJ, Freestone JF, Reimer JM, et al. Idiopathic hypocalcemia in foals. *J Vet Intern Med.* 1997;11:356–360.
197. Wijnberg ID, van der Kolk JH, Franssen H, et al. Electromyographic changes of motor unit activity in horses with induced hypocalcemia and hypomagnesemia. *Am J Vet Res.* 2002;63:849–856.
198. Mansmann RA, Carlson GP, White NA, et al. Synchronous diaphragmatic flutter in horses. *J Am Vet Med Assoc.* 1974;165:265–270.
199. Carlson GP. Synchronous diaphragmatic flutter. In: Robinson NE, ed. *Current therapy in equine medicine.* 2nd ed. Philadelphia: WB Saunders; 1987:485–486.
200. Hudson NP, Church DB, Trevena J, et al. Primary hypoparathyroidism in two horses. *Aust Vet J.* 1999;77:504–508.

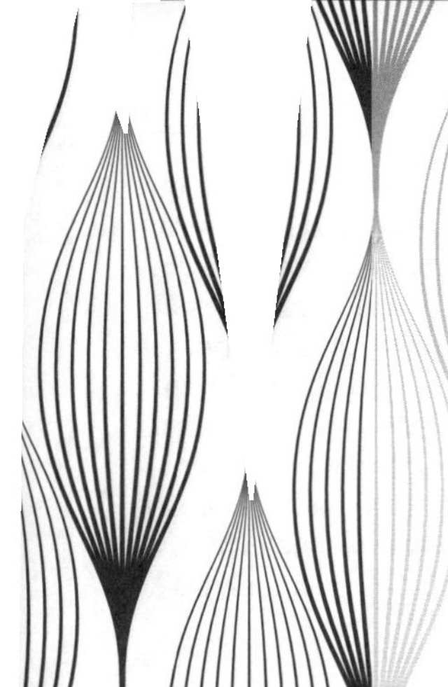

CAPÍTULO **11**

Distúrbios do Sistema Neurológico

Monica Aleman, Yvette S. Nout-Lomas e Stephen M. Reed*

EXAME NEUROLÓGICO

A avaliação do sistema nervoso central (SNC) em cavalos pode parecer difícil; no entanto, com um exame cuidadoso, usando uma abordagem craniocaudal, não é uma tarefa complexa. A abordagem craniocaudal é a mais lógica e eficiente. O objetivo do exame é determinar a localização neuroanatômica da lesão ou lesões e deve compor o exame físico. Déficits neurológicos sutis podem estar ocultos por doença musculoesquelética ou esquecidos por falta de conhecimento ou compreensão desses distúrbios. A realização de um exame neurológico completo e preciso requer que o veterinário se sinta confortável com o formato escolhido de avaliação do sistema nervoso e o conhecimento dos distúrbios osteomusculares geralmente associados à doença neurológica. Problemas como osteocondrose das articulações do joelho, do jarrete e do ombro geralmente são simultâneos à mielopatia estenótica vertebral cervical em cavalos.

Exemplos de históricos típicos de cavalos submetidos ao exame neurológico, sobretudo por sinais de ataxia espinal, são desmotomia patelar medial, esparavão falso bilateral em potros, osteocondrose da tíbia distal ou fêmur e contração de tendões. Todos esses problemas associados a doenças ortopédicas do desenvolvimento são exemplos de distúrbios que podem ocorrer de maneira simultânea. O esparavão falso bilateral geralmente está associado à osteocondrose da tíbia distal ou outros sítios da articulação tibiotarsal. A desmotomia patelar para correção da fixação ascendente da patela pode ser necessária em decorrência de um problema conformacional da articulação do joelho ou anomalia de propriocepção da articulação ou fraqueza do quadríceps após doença neurológica. O primeiro é mais associado à doença neurológica do que muitos veterinários imaginam, e os déficits de marcha causados por essa claudicação em muitos casos mimetizam a doença neurológica. Cavalos com lesões bilaterais de osteocondrite dissecante (OCD) das articulações dos joelhos normalmente "pulam como coelhos" durante a corrida, o que pode ser interpretado como um sinal de doença neurológica e não de uma doença osteomuscular subjacente.

*Os editores e autores reconhecem e agradecem as contribuições de Frank M. Andrews, Veronique A. Lacombe, Bonnie R. Rush, Barbara A. Byrne, Caroline N. Hahn, Martin Furr, W. David Wilson, Nicola Pusterla, William J. Saville, Joseph Bertone, Maureen T. Long, Cartla S. Sommerdahl, Peter R. Morresey, Ramiro E. Toribio, Robert H. Mealey e Eduard Jose-Cunilleras como colaboradores anteriores deste capítulo. Parte de seu trabalho original foi incorporado a esta edição.

Os objetivos de um exame neurológico são estabelecer a presença de um problema neurológico e determinar sua localização anatômica. O ideal é que todos os sinais clínicos sejam explicados por uma única lesão; no entanto, se isso não for possível, deve-se considerar a possibilidade de doença multifocal ou múltiplas doenças. Além da localização anatômica da lesão, é importante registrar os achados do exame como base para a comparação de avaliações futuras. Após a localização anatômica, é preciso decidir quais outros exames são necessários para determinar a causa subjacente dos sinais clínicos. Técnicas de diagnóstico por imagem, análise do líquido cefalorraquidiano e exames eletrodiagnósticos podem auxiliar a localizar as lesões e determinar sua causa.

O exame neurológico deve ser considerado parte do exame físico. O autor prefere iniciar o exame na cabeça e prosseguir em sentido caudal até a cauda. O veterinário deve proceder de modo consistente e registrar os achados de maneira ordenada para evitar a omissão de qualquer etapa do exame. A Figura 11.1 é uma amostra de formulário para exame. A abordagem craniocaudal pode ser usada em todos os animais, inclusive naqueles em decúbito.

O procedimento de exame neurológico equino foi descrito em detalhes.[1-4] O autor segue o formato desenvolvido por Mayhew,[4] que divide o exame em cinco categorias: (1) a cabeça e o estado mental, (2) a marcha e a postura, (3) o pescoço e os membros anteriores, (4) o tronco e os membros posteriores e (5) a cauda e o ânus. As divisões funcionais do sistema nervoso são os sistemas sensoriais, de integração e motores.

Antes de iniciar o exame, a idade, o sexo, a raça e o uso do cavalo devem ser determinados, embora não sejam informações essenciais. O proprietário deve ser questionado sobre qualquer comportamento incomum que o cavalo tenha apresentado e a data de início do comportamento. A idade é importante porque problemas como mielopatia estenótica vertebral cervical e abiotrofia cerebelar começam em animais jovens, em geral com menos de 1 ano. Esses problemas são mais frequentes em determinadas raças. A mielopatia estenótica vertebral cervical, por exemplo, é mais comum em Puros-Sangues e a abiotrofia cerebelar é mais observada em Árabes.

Exame

A avaliação da cabeça deve incluir a observação do cavalo em repouso e durante o movimento; palpação, reações posturais, função de nervos cranianos e reflexos cervicofaciais; e avaliação da sensibilidade. No início do exame, o cavalo deve ser observado quanto a atenção, orientação, atitude e comportamento (lembrando que o ambiente do animal pode influenciar seu grau de excitação). A avaliação da cabeça inclui a observação do comportamento e do estado mental do cavalo. Essa etapa do exame pode ser concluída com observação cuidadosa, mesmo antes de manusear o cavalo. É necessário um exame cuidadoso para avaliação da postura e da coordenação da cabeça e do pescoço e identificação de anomalias dos nervos cranianos. A princípio, é preciso considerar também a conscientização ambiental do cavalo. Um cavalo normal parece alerta e responde de maneira adequada a estímulos externos. Durante a contenção, o veterinário pode procurar comportamentos incomuns, como bocejar, andar anormal ou a esmo, convulsões, andar em círculos ou inclinação da cabeça, e começar a avaliar a visão e a audição do animal. Este também é um bom momento para observar como o cavalo fica em estação e se os membros estão bem posicionados sob o corpo. O veterinário deve observar quaisquer anomalias comportamentais, como pressionar a cabeça em superfícies sólidas (um sinal claro de doença cerebral) e agressividade (observada em animais que não estão se sentindo bem, assim como naqueles com doença do SNC). Em caso de suspeita de raiva, o veterinário deve tomar precauções para evitar exposições desnecessárias e que podem ser perigosas.

EXAME NEUROLÓGICO

Data: ________
Garanhão ________
Égua ________
Pai da égua ________

Anamnese ________

Observações gerais ________

EXAME DE NERVOS CRANIANOS:

Ameaça (2, 7)	____	Simetria facial:	____
Tamanho das pupilas (2, 3, simetria)	____	Temporal/masseter (5)	____
Simetria das pupilas (3, simetria)	____	Músculos de expressão (7)	____
PLR (2, 3)	____	Reflexo palpebral (5, 7)	____
Reflexo oculocefálico (8, 3, 4, 6)	____	Retração do olho (5, 6)	____
Posição ocular (8, 3, 4, 6)	____	Reflexo de engasgo (*gag*) (9, 10)	____
Nistagmo patológico	____	Língua (12)	____

Simetria do pescoço/corpo (massa muscular, escoliose etc.) ________

Manipulação do pescoço Esquerda/direita ________
Para cima/baixo ________

Movimentos voluntários espontâneos (tremor, mioclonia, miotonia etc.) ________

Descrição da marcha (em caminhada e trote) ________

Andar em círculos Grandes, à esquerda ____
À direita ____
Pequenos, à esquerda ____
À direita ____

Encilhado ____
Subindo/descendo uma inclinação ____
Elevação da cabeça ____
Propriocepção Anterior esquerdo ____ Anterior direito ____
Anterior direito ____ Posterior direito ____
Reação de oscilação Anterior ____
Posterior ____
Tração da cauda ____

Sistema de graduação – escreva o grau de acordo com deLahunta

0 = Ausência de déficits de marcha
1 = Déficits quase imperceptíveis – piora com elevação da cabeça
2 = Déficits observados em caminhada
3 = Déficits observados em repouso e caminhada; o animal quase cai com a elevação da cabeça
4 = Queda ou o animal quase cai em marchas normais
5 = Paciente em decúbito

Figura 11.1 Exemplo de um formulário para exame neurológico. *PLR,* resposta pupilar à luz. (*continua*)

As lesões do sistema de ativação reticular ou dos hemisférios cerebrais podem causar coma ou obtundação de consciência. Os cavalos com andar compulsivo podem ter doença cerebral difusa, enquanto aqueles que andam em grandes círculos podem apresentar uma lesão assimétrica no prosencéfalo. Cavalos com doença sistêmica grave também podem parecer deprimidos ou em estupor. O nível de consciência é relatado como *alerta*, *deprimido*, *estuporoso* ou *comatoso*. Um animal deprimido pode reagir a seu ambiente de maneira inadequada ou não apresentar resposta. Cavalos estuporosos podem parecer adormecidos, a menos que sejam estimulados com dor, luz ou ruído, e, de modo geral, sua capacidade de reação é menor. Animais comatosos não são responsivos nem podem ser estimulados.

A postura e a coordenação da cabeça são controladas pelas regiões cerebelares e vestibulares do cérebro e do tronco cerebral em resposta à estimulação de receptores sensoriais na cabeça, no pescoço, nos membros e no tronco. É importante examinar a postura da cabeça e do pescoço com o cavalo em repouso, enquanto se alimenta e em movimento. Em cavalos normais, a cabeça é reta e elevada quando vista de frente. O exame cuidadoso da região vestibular é importante porque muitos cavalos inclinam a cabeça em decorrência de traumatismo craniano, osteoartropatia temporo-hióidea (THO) ou

Marcha e postura (graus 0 a +4)

	Motora		Sensorial
	Fraqueza	Espasticidade	Ataxia
Anterior esquerdo	______	______	______
Anterior direito	______	______	______
Posterior esquerdo	______	______	______
Posterior direito	______	______	______

Reflexos
- Anal ______
- Patelar ______
- Tríceps ______
- Outros ______

Nociceptivos (retirada) ______

Tônus da cauda ______

Autônomos
- Urinário ______
- Retal ______
- Sudorese ______

Sensibilidade cutânea ______

Avaliação/comentários ______

Localização da lesão ______

Hipótese diagnóstica ______

Líquido cefalorraquidiano	Células	Proteína	Cultura	Citologia
L/S	______	______	______	______
A/O	______	______	______	______

Radiografias ______

Mielograma ______

Comentários ______

Figura 11.1 (continuação) Exemplo de um formulário para exame neurológico. *PLR,* resposta pupilar à luz.

doença da bolsa gutural. A inclinação da cabeça é caracterizada pela ausência de alinhamento entre a nuca e o focinho, e deve ser diferenciada da rotação anormal ou incomum da cabeça ou do desvio lateral da cabeça, observado em casos de lesão no prosencéfalo ou nas vértebras cervicais. Outros sinais que podem acompanhar a doença ou lesão vestibular são nistagmo, fraqueza ipsilateral e paralisia do nervo facial.

Às vezes, é difícil distinguir anomalias posturais da cabeça e do pescoço da inclinação da cabeça. Cavalos com torcicolo podem apresentar uma anomalia congênita das vértebras ou lesão nos músculos da região do pescoço. A lesão nas colunas cinzentas dorsais pode causar anomalias posturais da cabeça e do pescoço (escoliose adquirida), descritas como resultado de migração de parasitas, como *Paralaphostrongylus tenuis*.[5] O exame cuidadoso, inclusive com palpação, deve ajudar a identificar fraturas das vértebras cervicais ou dores musculares causadas por trauma ou reação à injeção. A dor no pescoço pode se manifestar como relutância de movimentação da cabeça e do pescoço por sua amplitude completa. Na ausência de dor ou limitações mecânicas ao movimento, os cavalos normais devem conseguir virar a cabeça para pegar alimentos oferecidos à altura do tórax, em ambos os lados, um pouco acima da cernelha ou abaixados, entre os membros anteriores, à altura dos músculos peitorais. Em alguns cavalos, radiografias das vértebras cervicais podem auxiliar a confirmar a presença de fratura ou osteomielite. Às vezes, a postura anormal da cabeça ou do pescoço pode ser associada à cegueira.

O cerebelo ajuda a regular a velocidade e a amplitude de movimento. O cavalo com lesão cerebelar geralmente apresenta tremores finos em repouso da cabeça, que pioram com movimentos intencionais. Esse movimento trêmulo da cabeça e do pescoço é normalmente observado em potros recém-nascidos ou jovens, mas não em potros mais velhos e cavalos adultos. A abiotrofia cerebelar foi relatada em indivíduos jovens Árabes e de algumas outras raças. Cavalos com essa doença apresentam marcha hipermétrica, não piscam quando expostos à luz intensa e não respondem a ameaças.

Após avaliar o estado de alerta, o comportamento, a postura da cabeça e do pescoço e a coordenação do cavalo, o veterinário deve examinar atentamente a face e os nervos cranianos. O exame sistemático do I ao XII nervos cranianos diminui a probabilidade de não detecção de uma lesão sutil ao longo do tronco cerebral; no entanto, na verdade, o veterinário avalia muitos nervos cranianos de maneira simultânea ao se aproximar do cavalo. O veterinário avalia simetria facial, sensibilidade facial (inclusive no interior das narinas), postura da cabeça, olhos, nariz, boca, tônus da mandíbula, faringe e laringe. A determinação do olfato em geral não é tão importante, mas é fundamental verificar que o animal pode ver, ouvir, respirar e engolir.

O exame dos olhos deve incluir a avaliação da resposta palpebral ou a ameaças, a capacidade de movimentação em um ambiente estranho, a resposta pupilar à luz e, em alguns casos, um exame fundoscópico. Há excelentes descrições do exame neuro-oftálmico equino.[6,7] Lesões no olho ou no nervo óptico causam cegueira ipsilateral completa ou parcial. A cegueira contralateral ocorre em casos de lesão no trato óptico ou no núcleo geniculado lateral. O tamanho e a simetria da pupila estão sob controle do sistema nervoso autônomo e são afetados pela luz ambiente e pelo nível de medo ou excitação. A resposta pupilar é avaliada pela incidência de luz em cada olho e observação da constrição da pupila. Em equinos, a identificação de uma resposta consensual costuma ser difícil quando se trabalha sozinho. Um exame com luz oscilante foi descrito. Nesse exame, a incidência de luz é feita de maneira alternada em cada olho e a resposta pupilar direta é maior. Uma lesão unilateral com acometimento dos tratos aferentes no olho, nervo óptico, quiasma óptico ou trato óptico até o mesencéfalo provoca dilatação ipsilateral quando a luz atinge o olho afetado. A movimentação da luz de um lado para o outro aproveita o fato de que a resposta ipsilateral é maior do que a resposta consensual. O veterinário pode executar esse procedimento sozinho. Esses reflexos estão no tronco cerebral e não são afetados por lesões no córtex visual.

Uma possível causa de assimetria pupilar em um cavalo é a síndrome de Horner. A síndrome de Horner é a coleção de sinais clínicos associados à disfunção da inervação simpática para a cabeça e o pescoço. Essa inervação inclui neurônios motores superiores no hipotálamo caudal e partes do mesencéfalo, da ponte e do bulbo. Os axônios desses centros descem pela medula espinal cervical até os neurônios pré-ganglionares na medula espinal torácica cranial. A partir daí, os axônios pré-ganglionares deixam a medula e se unem ao tronco simpático paravertebral, onde ascendem até o pescoço para sinapse no gânglio cervical cranial na bolsa gutural. Essa síndrome é caracterizada por ptose da pálpebra superior, miose da pupila e protrusão da terceira pálpebra (membrana nictitante). Além disso, o cavalo apresenta transpiração facial unilateral, aumento da temperatura facial e hiperemia das membranas nasal e conjuntival. Esses sinais devem alertar o veterinário para a possibilidade de uma injeção perivascular anterior, doença da bolsa gutural ou lesão nos nervos simpáticos do tronco vagossimpático, que vai da medula espinal torácica cranial, passa pela entrada do tórax e sobe até a órbita. A perda de inervação simpática na cabeça provoca a tríade de sinais clínicos descritos; o primeiro sinal mais proeminente é o aumento da transpiração causada pela ruptura de fibras simpáticas nos vasos sanguíneos e nas glândulas sudoríparas da cabeça e do pescoço. Isso provoca vasodilatação cutânea, com subsequente aumento da concentração local de epinefrina.

A perda do posicionamento simétrico dos olhos ou o desvio anormal (ou seja, estrabismo) é causado por lesão do III nervo craniano (oculomotor), IV nervo craniano (troclear) ou VI nervo craniano (abducente), ou ainda das conexões entre o VIII nervo craniano (vestibulococlear) e esses núcleos no tronco cerebral ao longo do fascículo longitudinal medial. Os desvios oculares também podem ser provocados por traumatismo craniano ou lesões no mesencéfalo ou ser variações normais em neonatos. A elevação dorsal da cabeça deve levar à movimentação ventral dos olhos para manutenção do olhar horizontal normal. A movimentação da cabeça de um lado para o outro deve causar o movimento lento dos olhos em sentido oposto à direção do movimento da cabeça e rápido no mesmo sentido de movimento da cabeça; isso é chamado de *nistagmo vestibular normal*. O nistagmo espontâneo ou posicional é sempre anormal.

Os núcleos ao longo do V nervo craniano (trigêmeo) estão entre os maiores núcleos do tronco cerebral equino. O V nervo craniano contém ramos motores e sensoriais, que inervam os músculos da mastigação e conferem sensibilidade à pele e às mucosas da cabeça. A lesão desse nervo faz com que a mandíbula fique caída e causa perda ipsilateral ou diminuição da sensibilidade do lado da face e do interior das narinas.

Lesões no VII (facial) e VIII nervos cranianos são comuns em cavalos. A lesão no VII nervo craniano provoca paralisia facial unilateral. Esse nervo contém ramos que suprem os ouvidos, as pálpebras e as narinas; portanto, a lesão desse nervo pode afetar essas estruturas de maneira total ou apenas parcial.

O sinal reconhecido com mais facilidade é o desvio das narinas para ao lado não afetado, associado à queda da pálpebra e da orelha no lado acometido. Por também inervar as glândulas salivares e lacrimais, a perda ou lesão desse nervo pode causar olho seco e diminuição da salivação.

Os déficits do VIII nervo craniano são fáceis de reconhecer, porque a lesão unilateral desse nervo provoca inclinação da cabeça em direção ao lado afetado. O VIII nervo craniano é importante para a audição e o controle do equilíbrio. As projeções desse nervo chegam à medula e ao cerebelo. Um cavalo com lesões nesse nervo geralmente parece desorientado e tem a cabeça inclinada para o lado da lesão, além de membros e corpo em posição anormal e nistagmo horizontal. Se a lesão alcança a porção periférica do sistema vestibular, a fase rápida do nistagmo é contralateral à lesão. Caso a lesão envolva a porção central do sistema vestibular, o nistagmo pode ser vertical, rotativo ou horizontal e nem sempre igual, dependendo da posição da cabeça.

Em geral, cavalos com lesões periféricas no sistema vestibular compensam os déficits em pouco tempo, pelo uso de informações visuais e proprioceptivas. Portanto, evite o uso de venda nos casos com suspeita de doença vestibular. A venda nos olhos dificulta a capacidade de compensação do cavalo, que pode se tornar perigoso. No entanto, vendar um indivíduo com suspeita de doença vestibular, mas sem inclinação óbvia da cabeça, pode auxiliar a localização da lesão.

No compartimento medial da bolsa gutural, ao longo das paredes caudodorsal e lateral, estão o IX nervo craniano (glossofaríngeo) e um ramo do nervo vago. A doença da bolsa gutural pode danificar esses nervos, o que leva à perda de inervação dos músculos da faringe. Os sinais clínicos são disfagia do mesmo lado da lesão nervosa. Se a doença for grave o suficiente para acometer o nervo carotídeo interno, que contém fibras simpáticas pós-ganglionares para as estruturas da cabeça e os olhos, há o desenvolvimento de síndrome de Horner. Como mencionado, os sinais são ptose da pálpebra superior, prolapso da terceira pálpebra em decorrência da enoftalmia, miose da pupila e sudorese na lateral da face.

Outras doenças a considerar, em caso de evidências de síndrome de Horner durante um exame neurológico, são lesão ou infarto da medula espinal torácica cranial, avulsão do plexo braquial, hematoma ou tumor com invasão do tronco simpático caudal, cervical ou cranial. A micose da bolsa gutural pode causar lesões no nervo carotídeo interno ou gânglio cervical cranial ao longo da parede caudodorsal. Por fim, uma lesão ou neoplasia das estruturas no interior da órbita ou logo atrás dela também pode causar síndrome de Horner. A transpiração focal em um cavalo indica acometimento dos neurônios simpáticos pré-ganglionares ou pós-ganglionares periféricos. A identificação desse problema também pode auxiliar a localização anatômica de uma lesão neurológica.

A inervação intacta da laringe e da faringe é importante, principalmente em cavalos atletas. O meio mais fácil de avaliar essa região é pelo exame endoscópico. Também é possível palpar o pescoço e avaliar o reflexo toracolaríngeo. O exame endoscópico é importante para uma avaliação completa. A faringe e a laringe são supridas pelo IX, X (vago) e XI (acessório) nervos cranianos e suas conexões no bulbo caudal.

O XII nervo craniano, o nervo hipoglosso, apresenta corpos celulares no núcleo hipoglosso do bulbo caudal e é responsável pela inervação motora do músculo da língua. Cavalos normais são bastante resistentes à retirada da língua da boca; cavalos com disfunção unilateral do XII nervo craniano apresentam atrofia unilateral e retração fraca. A disfunção bilateral interfere na preensão e na deglutição; além disso, a língua tende a escapar da boca e o cavalo tem dificuldade ou não consegue retraí-la. Lesões cerebrais graves também podem interferir na retração da língua por causa de interferência nas vias de controle voluntário.

Após um exame cuidadoso do estado mental e do comportamento do cavalo e da avaliação da cabeça, do pescoço e dos nervos cranianos, o veterinário deve verificar se há assimetria dos músculos do tronco, região pélvica, cauda e ânus. A identificação de transpiração focal, atrofia muscular focal ou respostas aumentadas ou diminuídas à dor auxilia a localização dos sinais. Além disso, o cavalo tem dois reflexos cervicais. Os reflexos cervicofaciais causam contração local e retração dos lábios (reflexo de sorriso) em resposta a picadas na pele da lateral do pescoço até a região da segunda vértebra cervical. Uma resposta local deve ser observada abaixo da região da segunda vértebra cervical.[8]

A avaliação da cauda e do ânus começa com a observação da cauda em repouso e com o cavalo em movimento. A cauda normal é reta, mas com movimento livre em todas as direções. Alguns cavalos normais permitem que a cauda seja levantada, oferecendo pouca resistência, enquanto outros resistem fortemente e travam a cauda. A resposta usual à estimulação anal é prender a cauda e agachar-se, embora a estimulação prolongada possa fazer com que o cavalo relaxe e, por fim, levante a cauda.

Antes da avaliação da marcha, as reações posturais e, se possível, os reflexos espinais devem ser analisados. Os reflexos espinais podem ser avaliados em potros ou cavalos pequenos, bem como em cavalos em decúbito. A avaliação dos reflexos espinais pode auxiliar a localização da lesão, embora a interpretação das respostas possa ser difícil em cavalos adultos em decúbito.[9] O autor quase sempre coloca os pés e os membros em uma posição incomum para observar a resposta do cavalo; no entanto, como a interpretação de reações posturais equinas pode não ser fácil, é essencial avaliar a marcha para localizar uma lesão. Outros exames para a avaliação da função proprioceptiva são o exame de oscilação em pé, com aplicação de pressão no ombro. A princípio, o cavalo deve pressionar o veterinário e, depois, afastar o corpo e, por fim, dar um passo para trás com o membro contralateral. Além disso, o veterinário pode levantar um membro anterior e forçar o cavalo a pular no membro oposto em um exame de reação postural modificado. Os importantes centros de postura e coordenação do tronco cerebral e da medula espinal estão localizados nas regiões da sexta vértebra cervical à segunda vértebra torácica (T2) e da quarta vértebra lombar à segunda vértebra sacral (S2) na medula espinal, juntamente com os centros de coordenação do tronco cerebral. É comum os cavalos que ficam apoiados em uma base ampla em repouso terem uma lesão no cerebelo ou no sistema vestibular ou podem ter anomalias proprioceptivas conscientes.

Avaliação da marcha

Os potros andam poucas horas após o nascimento, propiciando a avaliação da marcha em tenra idade; no entanto, os recém-nascidos podem parecer fracos e atáxicos. Anomalias da marcha comuns em cavalos com doença neurológica são ataxia, dismetria e fraqueza ou paresia. A avaliação da marcha é fundamental, já que em geral os déficits neurológicos sutis não são reconhecidos ou, às vezes, podem ser incorretamente considerados insignificantes.

O cavalo deve ser observado andando e trotando em linha reta e ao fazer curvas. Ao passo, o veterinário pode caminhar ao lado, seguindo primeiro os membros posteriores e depois os membros anteriores. Isso facilita a determinação do comprimento da passada e da posição do pé. O membro fraco geralmente tem arco baixo e passada mais longa. Em alguns cavalos, a observação da passagem por pequenos obstáculos, como um meio-fio, é útil. O cavalo também pode ser avaliado em diferentes superfícies (solo duro ou arena) e diferentes andaduras. Vendar o cavalo também pode auxiliar a avaliação neurológica. A observação do indivíduo durante a colocação dos arreios e da sela é importante. Nesse processo, o cavalo normal deve levantar cada perna e colocá-la no local apropriado de maneira coordenada. Cavalos com anomalias neurológicas tendem a afastar os membros, inclinam-se para trás, relutam ou se recusam a se mover. O cavalo também pode pisar no membro posterior com o membro anterior. O animal deve ser observado com cuidado ao andar em círculos pequenos para a identificação de amplas excursões externas anormais do membro posterior (circundução). Quando possível, o veterinário deve observar o cavalo livre, subindo e descendo uma ladeira. A elevação da cabeça e a caminhada em uma ladeira podem exagerar um déficit sutil e torná-lo mais perceptível. Esses procedimentos dão um grau de "desafio" ao cavalo e podem ajudar a demonstrar movimentos irregulares persistentes de membros. Em algumas circunstâncias, os animais podem precisar ser avaliados encilhados ou com arreios. Embora a observação do cavalo correndo livremente em um cercado ou redondel e ao ser montado seja importante, nem sempre é possível. É preciso considerar a segurança do cavalo e do cavaleiro, bem como certas implicações legais, antes de pedir para alguém montar o animal durante o exame.

O veterinário deve prestar atenção a quais membros apresentam postura ou movimentos anormais e deve ser capaz de determinar se o cavalo tem um problema musculoesquelético doloroso ou mecânico ou um déficit neurológico de marcha. Os cavalos com problemas musculoesqueléticos apresentam marcha regularmente irregular, enquanto aqueles com déficits neurológicos têm menor consistência no posicionamento dos membros (marcha irregularmente irregular). A diferenciação entre claudicação sutil e doença neurológica sutil pode ser muito difícil. Os cavalos com marcha obscura ou incomum, que possa ser decorrente de claudicação após o uso de anestésicos locais (para bloqueio de determinados nervos periféricos) ou medicações intra-articulares, devem ser novamente examinados. O uso de anti-inflamatórios não esteroidais (AINEs) por 1 a 2 dias ou mais também pode aliviar a dor e ajudar a diferenciar a claudicação e o déficit neurológico de marcha.

Após um exame neurológico, o veterinário deve identificar a presença de fraqueza, ataxia e dismetria em cada membro. Pode-se avaliar a força e a capacidade do cavalo de corrigir as posições corpóreas, realizando o exame de oscilação em uma caminhada, além do exame de oscilação em pé. Aplica-se pressão lateral no ombro, quadril e cauda com o cavalo andando. Deve-se aplicar pressão várias vezes enquanto o cavalo anda para pegar o membro em diferentes estágios de sustentação de peso. O veterinário deve observar cuidadosamente os movimentos de cada membro para determinar a presença do déficit e pontuá-lo. O autor utiliza um sistema modificado com base no trabalho de de Lahunta *et al.*[1] e Mayhew.[4] A gravidade é classificada entre 0 e 5. O grau 0 indica a ausência de déficits na marcha. O déficit de grau 1 requer observação cuidadosa para assegurar que a anomalia da marcha seja causada por uma disfunção neurológica. Os déficits de grau 2 são brandos a moderados, mas óbvios para a maioria dos observadores tão logo o cavalo começa a se mover. Os déficits de grau 3 são óbvios e exagerados ao andar em uma inclinação ou com elevação da cabeça. Os déficits de grau 4 podem causar a queda ou quase queda de um cavalo. Quando tenta andar, o animal com esses déficits graves geralmente apresenta posicionamento anormal enquanto está parado na baia. Os cavalos com déficit de grau 5 estão em decúbito. No entanto, os veterinários devem ser cautelosos ao tomar decisões sobre os cavalos com base nessa avaliação subjetiva da marcha, especialmente quando os sinais são sutis. Uma pesquisa recente mostrou concordância baixa ou moderada entre observadores hábeis e experientes em anomalias da marcha equina com a utilização dessa escala.[10]

Fraqueza ou paresia é uma deficiência do movimento voluntário decorrente da perda de força muscular decorrente de lesões nos neurônios motores superiores, nos neurônios motores inferiores ou no músculo. Pode ser descrita como tropeços e, às vezes, ser caracterizada pelo arraste do pé ao caminhar. A fraqueza pode estar associada a lesões em neurônios motores superiores ou inferiores. No caso de lesão em neurônio motor inferior ou doença do nervo periférico, o cavalo apresenta atrofia muscular e perda sensorial. Um movimento espástico dos membros geralmente acompanha a fraqueza decorrente da perda de neurônios motores superiores. A ataxia é caracterizada pela colocação anormal dos pés e grande oscilação dos pés e dos membros, sobretudo durante a rotação. A ataxia é observada como ausência de coordenação dos movimentos motores. Pode ser causada por lesões às partes vestibular, cerebelar ou sensorial do sistema nervoso. A ataxia em cavalos é, com mais frequência, provocada pela perda de estímulos sensoriais por lesão, dano ou doença na medula espinal, com bloqueio dos estímulos normais no cerebelo. A ataxia cerebelar é mais comum em cavalos jovens, geralmente Árabes, com uma doença conhecida como *abiotrofia cerebelar*. A ataxia vestibular tende a ser acompanhada por inclinação da cabeça e outros déficits de nervos cranianos.

Os cavalos também podem demonstrar dismetria, caracterizada por movimentos hipermétricos ou hipométricos exagerados dos membros. Em geral, cavalos com marcha hipométrica parecem ter uma perna reta ou se mover como um "soldadinho de chumbo" (*espasticidade*). A marcha espástica é decorrente do aumento do tônus muscular e costuma estar associada à doença dos neurônios motores superiores por redução da inibição dos neurônios motores extensores.

As anomalias da marcha, juntamente com os achados de outras partes do exame neurológico, possibilitam a determinação da localização neuroanatômica da doença. A gravidade dos sinais clínicos também ajuda a avaliação da extensão ou da gravidade da doença.

É preciso perceber que muitos cavalos com déficits mínimos (grau 1 ou grau 2 brando) em geral podem participar de competições ou de outras atividades atléticas.[11] O veterinário tem a responsabilidade de diferenciar o déficit neurológico de marcha de um déficit musculoesquelético de marcha e ajudar o proprietário a determinar a utilidade do cavalo. Um cavalo com déficit de marcha até o grau 3, por exemplo, pode ser mantido como reprodutor se a doença não for considerada genética e se for manuseado por humanos cuidadosos, que compreendem os riscos e têm instalações para acomodar um animal que precisa de tratamento especial. Garanhões com esse grau de comprometimento podem precisar de assistência para montar e desmontar éguas. O manejo do garanhão é mais fácil se a associação da raça propiciar a realização de inseminação artificial.

Localização da lesão

Ao término do exame, o veterinário precisa determinar se existe uma anomalia neurológica e sua localização. Se o cavalo não apresenta evidências de comportamento anormal, convulsões ou estado mental anormal, nem déficits em nervos cranianos, é provável que a lesão seja caudal ao forame magno. As lesões de localização mais difícil são no tronco cerebral, a menos que haja déficits em nervos cranianos ou depressão. Cavalos com lesões no tronco cerebral geralmente apresentam sinais de fraqueza e ataxia, como os indivíduos com lesão na medula espinal cervical. Duas das lesões mais comuns no tronco cerebral equino envolvem o VII e o VIII nervos cranianos. A doença ou lesão vestibular pode ser uma sequela de traumatismo craniano ou infecção da orelha interna. A paralisia do nervo facial pode ser causada por trauma na origem da raiz nervosa no tronco cerebral ou no trajeto pelo pescoço e rosto até as orelhas, pálpebras e narinas. O acometimento específico do nervo craniano, como inclinação da cabeça, paralisia do nervo facial ou perda da sensibilidade facial, pode ser causado por trauma, infecção na bolsa gutural, THO ou mieloencefalite protozoótica equina. Além disso, déficits em nervos cranianos podem ser associados à polineurite equina e doença do neurônio motor dos equinos (EMND). As lesões cerebelares são caracterizadas por ausência do reflexo de piscar à incidência de luz, ausência de resposta à ameaça e tremor de cabeça, que piora com movimentos intencionais. A forma mais comum de doença cerebelar em cavalos é a abiotrofia, mais frequente em Árabes.

A doença da medula espinal cervical causa déficits de marcha e proprioceptivos em todos os quatro membros, sem sinais de déficits no cérebro, no tronco cerebral ou nos nervos cranianos. Cavalos com mielopatia estenótica vertebral cervical podem apresentar déficits brandos nos membros posteriores e sinais mínimos ou quase imperceptíveis nos membros anteriores. Nos cavalos com sinais de déficit neurológico da marcha confinados aos membros posteriores, a localização neuroanatômica da lesão é caudal a T2. No animal com lesão caudal a T2, é importante examinar cuidadosamente a cauda e o ânus quanto ao acometimento dos nervos periféricos ou segmentos da medula espinal dessa região.

Cavalos com lesão de nervo periférico (Tabela 11.1), doença dos neurônios motores ou polineurite equina apresentam fraqueza, atrofia muscular e, em alguns casos, algumas áreas de perda sensorial. As doenças musculares primárias, como rabdomiólise por esforço, miotonia (congênita ou distrófica) e paralisia periódica hiperpotassêmica, são abordadas em outras partes deste livro (ver Capítulo 10). Em alguns casos, essas doenças podem mimetizar um problema neurológico.

Tabela 11.1 Localização de lesões nervosas periféricas em cavalos.

Nervo	Sinais clínicos	Causas comuns de lesão
Supraescapular	A lesão é denominada *sweeney*. Há atrofia dos músculos supraespinhoso e infraespinhoso. Subluxação lateral (estalo) do ombro no mancal de peso. Pode ser causada pela falta de suporte lateral colateral (músculos supraescapulares) ou pelo acometimento do nervo peitoral, nervo subescapular, raízes do nervo cervical caudal ou outras estruturas de sustentação muscular e tendinosa do ombro	Colisão do ombro com objetos
Radial	Incapacidade de sustentação de peso no membro acometido por falta de extensão do cotovelo. O ombro está apoiado em posição estendida e o membro repousa com o dorso do metacarpo no chão. O membro pode ser movido para frente pela ação dos músculos da cintura peitoral durante o andar	A lesão geralmente é concomitante à fratura do úmero; é ocasionalmente observada após a recuperação da anestesia geral
Plexo braquial	Os sinais de paralisia do nervo radial costumam ser predominantes. Evidências de acometimento supraescapular não são raros. O acometimento de outros nervos e raízes nervosas pode ser confirmado por eletromiografia. Possível atrofia do tríceps em longo prazo. O paciente pode apresentar hipoalgesia difusa do membro anterior	Compressão do plexo braquial e das raízes do nervo radial entre a escápula e as costelas
Musculocutâneo	A paralisia não é comum. Não há grandes alterações da marcha. O cotovelo pode estar estendido de maneira excessiva. Hipoalgesia do antebraço medial. Por fim, atrofia dos músculos bíceps e braquial	Incomum
Mediano e ulnar	Marcha rígida e de ganso, com hiperextensão das articulações do carpo, metacarpofalangiana e do metacarpo	Incomum
Femoral	Incapacidade de sustentação de peso decorrente da não extensão do joelho. Ao caminhar, o membro avança com dificuldade e o passo é bastante reduzido. O membro dobra em decorrência da flexão do joelho, do jarrete e do boleto, caso o cavalo tente sustentar peso. O músculo quadríceps atrofia em 10 a 14 dias. O reflexo patelar está ausente	Golpe externo no membro; a lesão é ocasionalmente observada após a recuperação da anestesia geral
Ciático	Má flexão do membro com extensão do joelho e do jarrete e flexão da articulação metacarpofalangiana na ausência de sustentação de peso. O peso pode ser sustentado com o pé estendido; caso contrário, o peso é suportado na superfície dorsal do pé. Hipoalgesia do joelho para baixo, à exceção da superfície medial entre o joelho e o jarrete	A lesão pode ter várias causas. É ocasionalmente secundária a injeções intramusculares, em especial em potros; às vezes é observada após a recuperação da anestesia geral

(*continua*)

Tabela 11.1 Localização de lesões nervosas periféricas em cavalos (*continuação*).

Nervo	Sinais clínicos	Causas comuns de lesão
Tibial	Marcha hipermétrica ou em harpejamento com flexão do jarrete (jarrete caído) em repouso. Hipoalgesia de áreas do membro caudal distal ao jarrete, inclusive a maior parte da banda coronariana caudal e medial	Incomum
Peroneal	Com frequência, um componente da lesão do nervo ciático. Incapacidade de flexão do jarrete e extensão dos dígitos. Agudamente, há hiperextensão do jarrete e hiperflexão das articulações femorais e interfalangianas, fazendo com que o cavalo arraste o boleto pelo chão. A fase de protração até a passada é curta. O membro pode sustentar peso, caso o pé seja colocado em uma posição normal. Hipoalgesia da porção craniolateral do membro desde o jarrete até o boleto	Acessível a lesões ao passar pela superfície lateral da tíbia. A lesão é observada em cavalos após a recuperação da anestesia geral ou secundária a um chute ou golpe na lateral do membro posterior

Descrição das marchas normais e anormais

Em cavalos, o passo é uma marcha natural de quatro batidas. Nessa marcha, o cavalo saudável tem três pés no chão o tempo todo. Portanto, o passo é uma marcha estável. O trote é uma marcha simétrica de dois tempos, em que membros diagonais estão em contato com o solo ao mesmo tempo. Em piso duro, o trote é a melhor marcha para distinguir a claudicação de um déficit neurológico. A andadura é uma marcha simétrica em dois tempos, em que membros ipsilaterais atingem o solo ao mesmo tempo, com oscilação significativa do tronco. Em cavalos com doença neurológica, a ataxia com oscilação do tronco, acompanhada por andadura, é comum. Os animais com ataxia sutil andam com a cabeça em posição estendida. A andadura sempre pode indicar um distúrbio neurológico subjacente; no entanto, muitos cavalos normais também o fazem quando a cabeça é elevada.

O galope é uma marcha de alta velocidade com quatro batidas, que muitas vezes parece ser mais fácil de executar do que andar em um círculo pequeno ou trotar lentamente. Portanto, alguns cavalos com déficit neurológico de marcha podem ter melhor desempenho em alta velocidade. À medida que o cavalo aumenta ou diminui a velocidade, as anomalias podem ser detectadas; assim, o cavalo deve ser observado com atenção nesse momento em que o indivíduo atáxico está mais inseguro.

Os movimentos anormais associados ao harpejamento, fixação dorsal da patela e miopatia fibrótica merecem muita atenção. Cavalos com essas anomalias da marcha têm claudicação mecânica, embora sua causa exata seja desconhecida e, às vezes, possa estar associada à doença neurológica subjacente. De modo geral, o harpejamento é caracterizado por início abrupto de flexão excessiva de um ou ambos os membros posteriores. Em alguns cavalos, o distúrbio pode piorar e causar episódios frequentes em que o pé atinge o abdome. Foi relatado por um longo tempo e, em algumas áreas do mundo, pode ocorrer em surtos. A síndrome clínica é semelhante ao movimento de um cavalo com neurectomia tibial e flexão sem oposição do jarrete e extensão do dígito. No harpejamento australiano, pode haver acometimento dos membros anteriores e dos músculos do pescoço. O harpejamento é mencionado neste capítulo porque, quando observado, o veterinário deve ter certeza de que não há outros sinais de déficits neurológicos na marcha. O distúrbio primário geralmente pode ser corrigido por uma tenectomia do tendão extensor digital lateral, inclusive uma porção do ventre muscular. A causa subjacente da doença pode ser uma neuropatia sensorial, uma miopatia ou uma doença primária da medula espinal. O defeito provavelmente afeta o fuso neuromuscular, bem como as vias eferentes e aferentes que controlam o tônus muscular. A miopatia fibrótica é decorrente da formação de tecido cicatricial após lesão dos músculos semitendinoso e semimembranoso. O posicionamento característico do pé, associado ao movimento abrupto para trás do membro afetado, pode ser confundido com uma marcha espástica por lesão ou doença da medula espinal. O exame cuidadoso provavelmente levará ao diagnóstico de miopatia fibrótica. A fixação dorsal da patela em cavalos com doença neurológica pode ser causada por fraqueza no grupo muscular do quadríceps. Acredita-se que essa fraqueza seja decorrente da falta de uso desses músculos ou seja provocada pela transmissão anormal de informações proprioceptivas de e para os músculos e cápsulas articulares por causa de lesões na medula espinal.

Cavalos com ataxia profunda podem marchar em andadura, o que é geralmente acompanhado por circundução da porção externa do membro posterior quando o animal muda de direção. Esses sinais sugerem déficits proprioceptivos gerais. Caso esses déficits ocorram ao passo, o veterinário deve observar o cavalo andando com a cabeça elevada e em uma ladeira (essas manobras costumam exagerar um problema sutil). Se o cavalo apresentar sinais apenas no tronco e nos membros posteriores, a localização neuroanatômica da lesão está entre T2 e S2 ou há acometimento dos nervos e músculos dos membros posteriores. No entanto, cavalos com lesões da medula espinal cervical geralmente apresentam sinais nos membros posteriores com um grau a mais em comparação àqueles observados nos membros anteriores. Portanto, uma lesão branda na medula cervical ou no tronco cerebral pode causar sinais mínimos ou inexistentes nos membros anteriores e sinais sutis ou de grau 1 nos membros posteriores.

A palpação de costas, garupa e músculos dos membros posteriores, com cuidado para detectar qualquer atrofia muscular, é importante. O autor rotineiramente estimula o cavalo pela lateral do corpo e observa qualquer contração dos músculos cutâneos do tronco. Em geral, essa contração muscular é acompanhada por uma resposta cerebral e há detecção de áreas de analgesia em casos com lesão bastante grave.

Uma reação de oscilação com o cavalo em estação e andando também é necessária para a avaliação da força do membro posterior e das funções proprioceptivas. Além disso, a resistência pode ser avaliada por pressão lenta, porém deliberada e forte, ao longo das costas e dos músculos sacrais. Um cavalo normal deve, de maneira reflexa, arquear as costas para cima, enquanto aquele com fraqueza nos membros posteriores pode ser incapaz de suportar essa pressão e até dobrar os membros posteriores.

Terminando o exame neurológico, é preciso examinar a cauda e o ânus para determinar se houve danos nos segmentos nervosos e musculares sacrococcígeos. O reflexo perineal normal provoca contração do ânus e pinçamento da cauda em resposta à estimulação leve da pele dessa região. Neurite da cauda equina ou polineurite equina, trauma e lesão iatrogênica decorrente de um bloqueio caudal com álcool são alguns distúrbios que podem afetar essa área.

A avaliação dos principais nervos periféricos no cavalo também é uma parte importante do exame neurológico (ver Tabela 11.1). Os pontos importantes a serem lembrados são a possibilidade de déficits sensoriais e motores na área suprida por um nervo periférico lesionado e a ocorrência de atrofia muscular focal ocorre logo após o dano em um desses nervos. Veja uma descrição anatômica mais detalhada desses nervos em outras partes deste livro; no entanto, a articulação do cotovelo caída, associada à paralisia do nervo radial, a incapacidade de correção do joelho na paralisia do nervo femoral e a atrofia dos músculos supraespinhoso e infraespinhoso (*sweeney*) após lesões do nervo supraescapular são exemplos clássicos do que esperar nesses casos.

CONCLUSÃO

Para que o cavalo seja um bom atleta, deve obter informações dos músculos, tendões e nervos; processar essas informações no cérebro, no tronco cerebral e na medula espinal; e retransmitir essas informações para o sistema musculoesquelético. O cavalo deve fazer tudo isso em pouco tempo para realizar manobras complexas em alta velocidade. Em um cenário com muitos outros animais ou com cavaleiro ou condutor, o cavalo precisa ser capaz de controlar esses movimentos de maneira coordenada para proteger a si mesmo, os outros cavalos e, principalmente, os seres humanos que o manuseiam, montam ou conduzem.

Além disso, os veterinários devem reconhecer as doenças musculoesqueléticas e neurológicas que ocorrem juntas para ajudar os possíveis compradores a tomar decisões sobre a aquisição de animais. O conhecimento e a compreensão desses fatores auxiliam o veterinário a determinar se um cavalo com déficits neurológicos sutis da marcha, causados por trauma, infecção ou compressão, ainda pode ser um bom atleta.

AVALIAÇÃO DO LÍQUIDO CEFALORRAQUIDIANO

Yvette S. Nout-Lomas

A avaliação do líquido cefalorraquidiano tem importância diagnóstica na doença neurológica equina. A coleta e a análise do líquido cefalorraquidiano são indicadas para estabelecer ou confirmar um diagnóstico de doença neurológica, mas têm limitações. Os valores do líquido cefalorraquidiano podem ser normais em um animal com déficits neurológicos graves porque a lesão é extradural, a coleta ocorreu cedo ou tarde demais na progressão da doença, a coleta foi realizada muito longe da lesão ou há acometimento de raízes ventrais e nervos periféricos. Mesmo com suas limitações, o líquido cefalorraquidiano fornece informações valiosas sobre o SNC. No entanto, é preciso enfatizar que a avaliação do líquido cefalorraquidiano é outra peça do quebra-cabeça do diagnóstico e, juntamente com a anamnese, o exame físico, o exame neurológico e outros procedimentos, pode ajudar o estabelecimento do diagnóstico e do prognóstico da doença neurológica em cavalos.

Formação, fluxo e função do líquido cefalorraquidiano

O líquido cefalorraquidiano é produzido como um ultrafiltrado de plasma e secretado ativamente pelas células ependimais dos ventrículos e do plexo coroide. O líquido cefalorraquidiano está localizado nos ventrículos do cérebro e no espaço subaracnoide do canal espinal (Figura 11.2) e banha o SNC. O líquido cefalorraquidiano flui do sistema ventricular para cima e sobre os hemisférios cerebrais e através do espaço subaracnoide ao redor da medula espinal. A pulsação do sangue nos plexos coroides força o líquido cefalorraquidiano em sentido caudal. A taxa de produção de líquido cefalorraquidiano é constante, varia entre as espécies e é independente da pressão hidrostática vascular; ela não foi determinada em equinos, mas, em humanos, é estimada em cerca de 0,34 mℓ/minuto.[12] A adição de soluções hipertônicas, como o manitol, ao sangue diminui a produção e a pressão do líquido cefalorraquidiano, reduzindo o edema.[1]

O seio venoso e a veia cerebral apresentam coleções de vilosidades aracnoides (granulações aracnoides) que absorvem o líquido cefalorraquidiano. A absorção do líquido cefalorraquidiano está diretamente relacionada ao gradiente de pressão entre esse líquido e o seio venoso. Quando a pressão do líquido cefalorraquidiano excede a pressão venosa, essas vilosidades agem como válvulas esféricas unidirecionais e forçam o fluxo do líquido cefalorraquidiano para o seio venoso.

O líquido cefalorraquidiano protege o cérebro de traumas e mantém um ambiente extracelular consistente para o SNC.

Coleta de líquido cefalorraquidiano

Várias técnicas foram descritas em detalhes para a coleta do líquido cefalorraquidiano em cavalos.[1,3,4,13] O líquido cefalorraquidiano pode ser coletado na região lombossacra em um cavalo em pé, sedado. Alternativamente, pode ser coletado na região atlanto-occipital de um cavalo anestesiado. Em potros e cavalos adultos em decúbito, o líquido cefalorraquidiano pode ser coletado na região atlanto-occipital, com o animal contido e fortemente sedado. A coleta lombossacra é tradicionalmente realizada com base em marcos anatômicos, mas também pode ser executada com orientação ultrassonográfica.[14] Do mesmo modo, a coleta atlanto-occipital é normalmente realizada em cavalos em decúbito usando-se marcos anatômicos. Duas técnicas foram descritas para punção cervical superior no cavalo sedado em pé com orientação ultrassonográfica.[15,16] Pease *et al.*[16] descrevem a coleta de líquidos entre C1 e C2 por uma abordagem lateral no cavalo sedado em pé sob orientação ultrassonográfica, e Depecker *et al.*[15] descrevem a coleta de líquidos da cisterna espinal na região atlanto-occipital com orientação por ultrassonografia parassagital. Se a lesão estiver localizada em uma área acima do forame magno (pelo menos cranial à segunda vértebra cervical), o líquido cefalorraquidiano coletado na região atlanto-occipital pode ter maior valor diagnóstico. Se a lesão estiver localizada em uma área abaixo do forame magno (caudal à segunda vértebra cervical), o líquido cefalorraquidiano coletado na região lombossacra será mais diagnóstico. Essas diferenças são decorrentes da circulação craniocaudal do líquido cefalorraquidiano. A coleta do líquido cefalorraquidiano das duas regiões ao mesmo tempo e a comparação dos achados podem auxiliar os casos em que a localização neuroanatômica da lesão é difícil.[4]

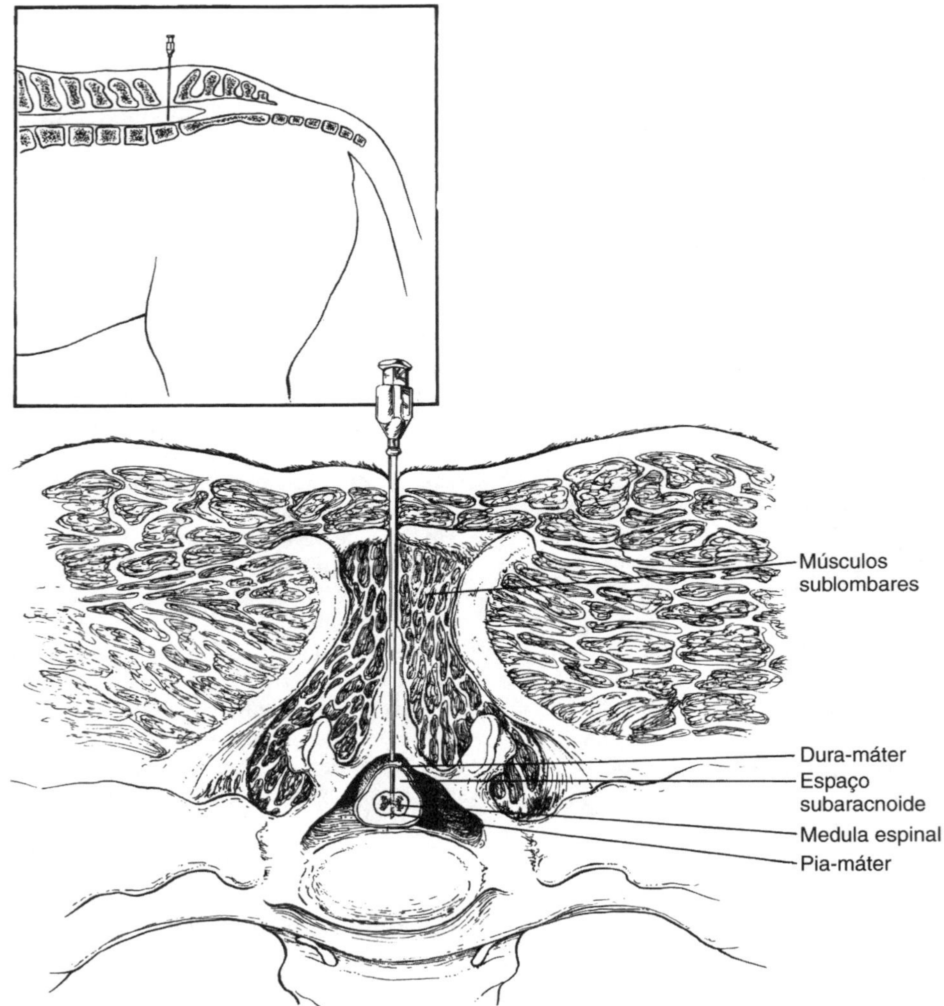

Figura 11.2 Punção lombossacra de líquido cefalorraquidiano em um cavalo mostrando as várias camadas de tecido atravessadas pela agulha para obtenção da amostra. O líquido cefalorraquidiano é coletado ventralmente à medula espinal no espaço subaracnoide. Inserto, vista lateral da colocação da agulha para punção no espaço lombossacro para a coleta de líquido cefalorraquidiano. (De de Lahunta A, Glass EM. *Veterinary neuroanatomy and clinical neurology*. 3rd ed. St. Louis: WB Saunders; 2009.)

Análise do líquido cefalorraquidiano

Valores de referência do líquido cefalorraquidiano em potros, cavalos e outros equídeos foram relatados,[3,17-23] mas cada laboratório deve determinar seus próprios intervalos. As análises do líquido cefalorraquidiano que auxiliam a avaliação de cavalos com doenças neurológicas são pressão, aspecto, conteúdo celular, concentração de proteínas (proteína total, albumina, imunoglobulina G [IgG]), atividade enzimática (creatinoquinase [CK], aspartato aminotransferase [AST], lactato desidrogenase) e concentração de ácido láctico.

Pressão

A pressão inicial do líquido cefalorraquidiano pode ser medida antes da coleta por meio da conexão de um tubo manômetro com válvula tripla a uma agulha lombar adequadamente posicionada, possibilitando a subida do líquido por seu interior.[21] Como as cavidades cranianas e vertebrais estão fechadas em um compartimento ósseo rígido, alterações na pressão ou no volume de sangue podem causar um aumento concomitante da pressão do líquido cefalorraquidiano. Assim, o aumento da pressão do líquido cefalorraquidiano pode ser causado por compressão venosa ou oclusão jugular. A compressão venosa aumenta o volume sanguíneo na cavidade craniana e a compressão do espaço liquórico, elevando a pressão do líquido cefalorraquidiano. A oclusão jugular pode ser clinicamente usada para aumentar a pressão do líquido cefalorraquidiano e facilitar sua coleta. A manobra de compressão jugular, ou o fenômeno de Queckenstedt, pode ajudar o diagnóstico de lesões compressivas, neoplásicas ou abscessos ao longo da medula espinal. Em caso de compressão e obliteração do espaço subaracnoide por uma lesão na medula espinal cervical ou torácica, a compressão da veia jugular não aumenta a pressão do líquido cefalorraquidiano na área lombossacra.[1]

O aumento da pressão do líquido cefalorraquidiano pode ser decorrente da presença de lesões, alterações sistêmicas na pressão arterial e massas intracranianas, como tumores, abscessos, hemorragias ou edema. Vias respiratórias adequadas devem ser estabelecidas após a lesão e durante a cirurgia para evitar o desenvolvimento de edema cerebral citotóxico mediado por hipoxia e edema cerebral vasogênico. O edema citotóxico é causado pela oxigenação cerebral inadequada e provoca aumento de volume de neurônios, células da glia e células endoteliais. Tais reações são muito importantes durante procedimentos cirúrgicos longos ou decúbito dorsal prolongado, em que podem ocorrer hipoxia respiratória e má ventilação alveolar (hipercapnia). A hipercapnia aumenta o fluxo sanguíneo cerebral na cavidade craniana e a pressão do líquido cefalorraquidiano e pode piorar o edema cerebral existente.

O aumento do volume do líquido cefalorraquidiano define a hidrocefalia, que pode ser classificada como *compensatória* ou *obstrutiva*. A hidrocefalia compensatória é um acúmulo de líquido cefalorraquidiano em áreas de destruição do tecido cerebral e pode ser causada por lesão ou inflamação cerebral. A hidranencefalia é a destruição do tecido cerebral de um agente infeccioso viral ou outro e provoca acúmulo grave de líquido cefalorraquidiano. De modo geral, a pressão do líquido cefalorraquidiano não aumenta na hidrocefalia compensatória.

A hidrocefalia obstrutiva é um acúmulo de líquido cefalorraquidiano nos ventrículos decorrente de uma obstrução à saída ou absorção do líquido. A malformação do aqueduto cerebral pode levar à obstrução da saída ventricular do líquido cefalorraquidiano. Lesões inflamatórias, especialmente nas vilosidades aracnoides, diminuem a absorção do líquido cefalorraquidiano e aumentam sua pressão. A hidrocefalia obstrutiva afeta mais a substância branca do que a substância cinzenta, mas o córtex cerebral geralmente é poupado. Nessa forma de hidrocefalia, a pressão do líquido cefalorraquidiano tende a aumentar. A presença de pressão de abertura anormalmente alta, com queda de 25 a 50% após a remoção de 1 a 2 mℓ de líquido, sugere a presença de uma massa intracraniana ou compressão craniana da medula espinal no local da coleta. A remoção de mais líquido pode causar hérnia tentorial.[21]

Aspecto

O aspecto do líquido cefalorraquidiano pode ser avaliado logo após a coleta. O líquido cefalorraquidiano normal é claro e incolor, e não coagula, propiciando a leitura de um jornal através dele. Pode ter coloração avermelhada decorrente da contaminação com sangue após a punção traumática ou em caso de trauma preexistente no SNC. Na punção traumática, o líquido cefalorraquidiano geralmente volta a ser transparente após o fluxo por vários segundos (cerca de 0,5 a 1,0 mℓ). Em trauma preexistente e hemorragia secundária, o sobrenadante do líquido cefalorraquidiano após a centrifugação é xantocrômico.

Outras causas de xantocromia no líquido cefalorraquidiano são aumento da concentração de proteínas (150 mg/dℓ) e extravasamento direto de bilirrubina sérica em cavalos com hiperbilirrubinemia. Além disso, a bilirrubina indireta pode passar pela barreira hematencefálica danificada. Os coágulos no líquido cefalorraquidiano são anormais e podem ser causados pelo aumento da quantidade de fibrinogênio em decorrência de uma inflamação.

O líquido cefalorraquidiano turvo pode indicar um número aumentado de leucócitos (acima de 200/μℓ), um número aumentado de hemácias (acima de 400/μℓ), gordura peridural, bactérias, elementos fúngicos ou amebas. A avaliação citológica e as culturas podem ajudar a diferenciação das causas de turbidez.

Avaliação citológica

Um hemocitômetro comum pode ser usado para a obtenção de um hemograma completo. Além disso, a câmara de sedimentação, que requer 0,5 a 1,0 mℓ de líquido cefalorraquidiano, é um método rápido para a avaliação citológica. A contagem de células e a avaliação citológica precisam ser realizadas em 30 minutos para evitar degeneração. Se a contagem de células ou a avaliação citológica não puder ser realizada imediatamente, parte da amostra pode ser misturada com um volume igual de etanol a 50% para preservação das características celulares.[21] Em geral, o líquido cefalorraquidiano de cavalos e potros normais contém menos de sete leucócitos por microlitro.[3] A maioria dos estudos não detectou diferenças nas contagens de leucócitos em amostras normais de líquido cefalorraquidiano obtidas no espaço atlanto-occipital ou lombossacro.

Pequenas células mononucleares (70 a 90%) e grandes células mononucleares (10 a 30%) são predominantes no líquido cefalorraquidiano equino. Neutrófilos são raramente observados no líquido cefalorraquidiano de cavalos. O aumento do número de grandes fagócitos mononucleares no líquido cefalorraquidiano é associado a doenças de degeneração axonal.[18] O número de neutrófilos no líquido cefalorraquidiano pode aumentar em casos de encefalomielite, meningite bacteriana, parasitismo e doenças com inflamação extensa. Ocasionalmente, em doenças inflamatórias graves ou parasitismo do sistema neurológico, eosinófilos podem ser visualizados.[18,24] Em alguns casos, a avaliação citológica do líquido cefalorraquidiano pode revelar agentes específicos causadores de doenças neurológicas, como fungos, bactérias ou células tumorais. Embora o exame citológico do líquido cefalorraquidiano possa apoiar um diagnóstico de doença neurológica, pode não produzir um diagnóstico causal específico. A análise da expressão gênica de citocinas nas células nucleadas do líquido cefalorraquidiano equino sugere a existência de assinaturas gênicas distintas em animais sem sinais neurológicos e aqueles com distúrbios neurológicos inflamatórios ou traumáticos.[25]

Concentração e composição proteica

Os valores normais de proteína total variam de 20 a 124 mg/dℓ, dependendo do método de medição usado (Tabela 11.2). A concentração total de proteínas é maior no líquido cefalorraquidiano lombossacro em comparação ao atlanto-occipital.[26] Uma diferença de 25 mg/dℓ de proteína entre os espaços atlanto-occipital e lombossacro pode sugerir uma lesão mais próxima do espaço, com maior concentração proteica.[22] As proteínas no líquido cefalorraquidiano são derivadas do sangue periférico e são albumina, IgG e, talvez, outras globulinas. Concentrações elevadas de albumina e IgG no líquido cefalorraquidiano podem ocorrer em animais com barreira hematencefálica danificada ou aumento da produção intratecal de IgG. As concentrações de albumina e IgG no líquido cefalorraquidiano podem ser determinadas por eletroforese e imunodifusão radial, respectivamente, e é possível compará-las às concentrações séricas. O quociente de albumina (AQ), calculado por ([Albc]/[Albs] × 100), e o índice de IgG ([IgGc]/[IgGs] × [Albs]/[Albc]) podem determinar a permeabilidade da barreira hematencefálica e a produção intratecal de IgG. O aumento da produção intratecal de IgG (aumento do índice de IgG) pode ocorrer em doenças inflamatórias da medula espinal, como mieloencefalite protozoótica equina (EPM), neuroborreliose equina, meningite bacteriana, alguns tumores e EMND. A determinação da integridade da barreira hematencefálica também é importante no planejamento da terapia. Se a barreira hematencefálica estiver danificada, medicamentos como a penicilina, que normalmente não a atravessam, conseguem penetrar no tecido cerebral e atingem concentração bactericida no líquido cefalorraquidiano.

Tabela 11.2 Valores do líquido cefalorraquidiano dos espaços atlanto-occipital e lombossacro de cavalos adultos saudáveis e normais.

	Espaço atlanto-occipital (média ± DP [intervalo])	Espaço lombossacro (média ± DP [intervalo])
Número de hemácias (por μℓ)	51 ± 160 (0 a 558)	36,8 ± 59,7 (0 a 167)
Número de leucócitos (por μℓ)	0,33 ± 0,49 (0 a 1)	0,83 ± 1,11 (0 a 3)
Proteína total (mg/dℓ)[a]	87 ± 17 (53 ± 11,6) (59 a 118) (35 a 74)	93 ± 16 (58 ± 11) (65 a 124) (39 a 78)
Albumina (mg/dℓ)	35,8 ± 9,7 (24 a 51)	37,8 ± 11,2 (24 a 56)
Quociente de albumina (AQ)	1,4 ± 0,4 (1 a 2)	1,5 ± 0,4 (1 a 2)
Imunoglobulina G (IgG) (mg/dℓ)	5,6 ± 1,4 (3 a 8)	6 ± 2,1 (3 a 10)
Índice de IgG	0,19 ± 0,046 (0,12 a 0,27)	0,19 ± 0,5 (0,12 a 0,26)
Creatinoquinase (CK) (UI/ℓ)	0 a 8	0 a 8
Lactato desidrogenase (UI/ℓ)	0 a 8	0 a 8
Aspartato aminotransferase (AST) (UI/ℓ)	4 a 16	0 a 16
Glicose (mg/dℓ)	35 a 70% da glicose no sangue	
Lactato (mg/dℓ)	1,92 ± 0,12	2,3 ± 0,21
Sódio (mEq/ℓ)	140 a 150	140 a 150
Potássio (mEq/ℓ)	2,5 a 3,5	2,5 a 3,5

[a]A concentração total de proteínas próxima à média ± desvio-padrão (DP) entre parênteses é o valor esperado com o uso de padrão total de proteínas.

Determinação de enzimas

A atividade da enzima no líquido cefalorraquidiano pode ser maior em doenças neurológicas. A atividade da CK e AST pode ser maior em doenças com degeneração da mielina e lesões em neurônios, como EPM, polineurite equina, mielopatia degenerativa equina e EMND. O aumento da atividade da CK também pode ocorrer em distúrbios que alteram a permeabilidade da barreira hematencefálica, como a infecção por herpes-vírus equino 1. Nas doenças com lesão da barreira hematencefálica, a CK sérica pode extravasar no líquido cefalorraquidiano e aumentar a atividade da enzima. Esse aumento da atividade de CK não está associado à mielina danificada.

O aumento da atividade da CK também pode sugerir outras doenças do SNC. Em um estudo, a atividade da CK (acima de 1 UI/ℓ) foi mais associada com mais frequência à EPM e pode auxiliar sua diferenciação da doença compressiva da medula espinal. Além disso, a atividade persistentemente alta de CK no líquido cefalorraquidiano pode estar associada a um prognóstico mau em cavalos com EPM.[27] A atividade da lactato desidrogenase pode ser maior em indivíduos com linfossarcoma espinal.

Concentração de ácido láctico

A concentração de ácido láctico no líquido cefalorraquidiano pode ser um indicador de doença neurológica (Tabela 11.2). A concentração de ácido láctico no líquido cefalorraquidiano aumenta na encefalomielite equina oriental (4,10 ± 0,6 mg/dℓ), no traumatismo craniano (5,40 ± 0,9 mg/dℓ) e no abscesso cerebral (4,53 mg/dℓ). A concentração de ácido láctico pode ser o único parâmetro liquórico aumentado em cavalos com abscesso cerebral.[28]

Cafeína

As concentrações de cafeína e seus metabólitos no líquido cefalorraquidiano foram avaliadas com a utilização de um novo sistema de microdiálise, que possibilitou o monitoramento simultâneo da atividade locomotora e a coleta de amostras de líquido cefalorraquidiano e sangue para análise farmacocinética.[29] Os pesquisadores descobriram que 3 mg/kg de cafeína aumentavam a atividade locomotora espontânea, que era correlacionada à elevação das concentrações de cafeína no sangue e no líquido cefalorraquidiano.

Resumo

Os achados normais no líquido cefalorraquidiano nem sempre descartam a presença de doença neurológica. Os valores do líquido cefalorraquidiano podem ser normais em indivíduos com lesões em áreas do SNC que não são banhadas por esse líquido, como lesões extradurais, das raízes ventrais e de nervos periféricos. Os valores também podem ser normais no início ou no final da progressão da doença e em amostras obtidas em um local distante da lesão. A doença neurológica aguda, sobretudo a multifocal, pode não ter tempo suficiente para causar danos significativos à barreira hematencefálica e alterar os constituintes do líquido cefalorraquidiano; no entanto, na doença crônica do SNC, a barreira hematencefálica pode ser reparada e funcional, mas o tecido nervoso é substituído por tecido fibroso. A fibrose do tecido nervoso pode causar déficits neurológicos significativos da marcha e alterar os constituintes normais do líquido cefalorraquidiano. Os achados no líquido cefalorraquidiano coletado no local da lesão são normais, apesar dos déficits neurológicos significativos da marcha. Em um cavalo com abscesso na medula espinal cervical, por exemplo, o líquido cefalorraquidiano pode mostrar uma inflamação supurativa na região lombossacra e ser normal na região atlanto-occipital. Essa discrepância é causada pelo fluxo caudal do líquido cefalorraquidiano.

A análise do líquido cefalorraquidiano pode auxiliar o diagnóstico de doença neurológica em cavalos e faz parte da investigação diagnóstica. Como a avaliação do líquido cefalorraquidiano é um exame auxiliar, seus achados devem ser correlacionados a anamnese completa, exame físico, exame neurológico e outros exames diagnósticos, e não usados como seus substitutos.

NEUROELETRODIAGNÓSTICO

M. Aleman

O exame neuroeletrodiagnóstico é uma modalidade importante, que compreende várias técnicas para avaliação da atividade elétrica do cérebro, tronco cerebral, nervos, unidades neuromusculares e músculos, entre outras estruturas.

O neuroeletrodiagnóstico deve ser usado como uma extensão do exame neurológico, que pode auxiliar a localização de lesões em certos casos desafiadores. Dependendo do auxílio diagnóstico específico, a sedação (eletromiografia, eletrorretinografia, potencial evocado auditivo de tronco cerebral, emissões otoacústicas, potenciais evocados visuais, eletroencefalografia) ou a anestesia geral (estudos de condução nervosa, estimulação repetitiva dos nervos) pode ser necessária.[30]

Eletromiografia

A eletromiografia (EMG) refere-se ao estudo da atividade elétrica do músculo.[31-34] A distribuição de anomalias à EMG pode auxiliar a localização de lesões nos segmentos da medula espinal, nervos e/ou músculos.[31-34] A EMG quantitativa pode ajudar a determinar distúrbios como os miopáticos e/ou neurogênicos.[31-35] A EMG pode não gerar um diagnóstico definitivo, mas auxilia a apoiar ou a refutar uma suspeita de diagnóstico clínico e a aprofundar nossa compreensão sobre a doença. A EMG pode ser realizada em cavalos não sedados; no entanto, por segurança e pela duração do estudo, a sedação é recomendada. A sedação pode ser feita com cloridrato de xilazina, em dose de 0,2 a 0,5 mg/kg por via intravenosa (IV), ou cloridrato de detomidina, de 0,005 a 0,01 mg/kg IV.[30] O exame de cavalos não sedados ajuda a avaliação dos potenciais de ação das unidades motoras (MUAPs).[30] As ondas da EMG são derivadas dos potenciais de ação das fibras musculares, que disparam isoladamente ou em grupos próximos ao eletrodo.[32]

Na EMG com agulha, o eletrodo explorador deve ser rapidamente empurrado para o interior do músculo e segurado até que o animal relaxe por completo. O relaxamento pode ser conseguido pela aplicação de pressão no animal para sustentação de peso no membro oposto. Após o relaxamento, é possível avaliar a atividade em repouso ou qualquer atividade pós-inserção do músculo. A EMG registra atividades de inserção e espontâneas (normais e patológicas). A avaliação deve ser realizada em múltiplas áreas (pelo menos quatro a seis) e em diferentes profundidades dos músculos esqueléticos em estudo. A Tabela 11.3 mostra exemplos de músculos, nervos e segmentos da medula espinal que podem ser examinados. A avaliação deve ser completa e sistemática para evitar a perda de uma lesão.

Potenciais eletromiográficos normais

Potenciais de ação da unidade motora. Os MUAPs são causados por contrações voluntárias ou reflexas dos músculos, observadas após a inserção do eletrodo de agulha. Representam a soma de vários potenciais de fibras musculares. Os MUAPs são caracterizados por seu aspecto, duração, amplitude, número de viradas (*turns*), número de fases, área e tempo de subida (*rise time*).[32] Os MUAPs normalmente têm configuração trifásica, mas podem ser monofásicos, bifásicos ou polifásicos (Figura 11.3).[32] Alguns poucos potenciais polifásicos (com mais de quatro fases) podem ocorrer no músculo normal, mas em geral não excedem 5 a 15% dos MUAPs observados.[31-33] Os MUAPs têm amplitude entre 500 e 3.000 μV e duração de 1 a 15 ms. O exame do cavalo consciente melhora a avaliação da amplitude e do número de fases dos MUAPs no músculo. Os MUAPs podem ser observados quando o cavalo sustenta peso ou retrai um membro, contraindo o músculo explorado. O aumento da intensidade da contração muscular eleva o número de unidades motoras recrutadas e a frequência de MUAPs.

Tabela 11.3 Músculos, nervos e raízes nervosas avaliados durante exame eletromiográfico de rotina de cavalos.

Músculos	Nervo periférico	Raiz do nervo espinal
MEMBRO POSTERIOR		
Extensor digital longo	Nervo peroneal	L6-S1
Gastrocnêmio	Nervo tibial	S1-S2
Flexor digital profundo	Nervo tibial	S1-S2
Semimembranoso	Nervo isquiático	L5-S2
Vasto lateral	Nervo femoral	L3-L5
Bíceps femoral	Nervos glúteos, isquiáticos e peroneais caudais	L6-S2
Glúteo médio	Nervos glúteos cranianos e caudais	L5-S2
PARAVERTEBRAL		
Músculos paravertebrais (segmentar)	Ramos dorsais dos nervos espinais ventrais (L6-C1)	L6-C1
MEMBRO ANTERIOR		
Subclávio	Nervo peitoral	C6-C7, T1
Supraespinhoso	Nervo supraescapular	C6-C8
Infraespinhoso		
Deltoide	Nervo axilar	C6-C8
Bíceps braquial	Nervo musculocutâneo	C6-C8
Tríceps	Nervo radial	C7-T1
Extensor radial do carpo	Nervo radial	C7-T1
Flexor digital superficial	Nervo ulnar	C8-T2
Flexor digital profundo	Nervo ulnar e mediano	C7-T1, T2

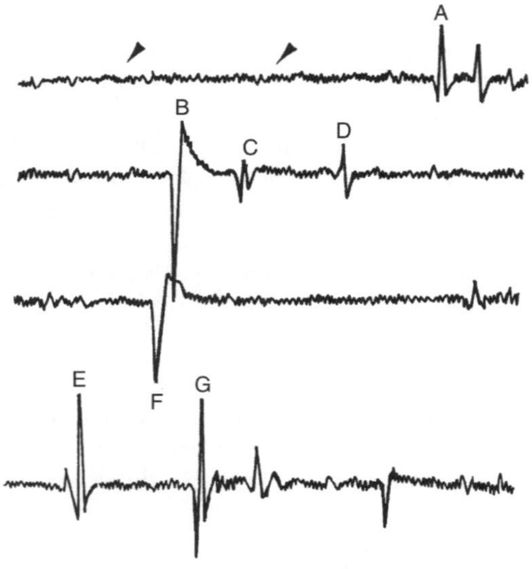

Figura 11.3 Eletromiografia do músculo glúteo médio, mostrando a atividade normal em repouso (*pontas de seta*), os potenciais de fasciculação (*A*, *E*, *G*), os potenciais de fibrilação (*C*), as ondas agudas positivas (*B*, *F*) e um pequeno potencial motor e de ação (*D*).

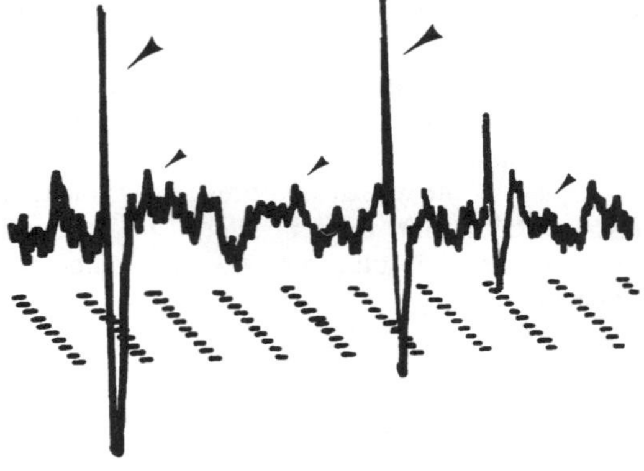

Figura 11.4 Eletromiografia do músculo tríceps braquial, mostrando picos de placa terminal (*pontas de seta grandes*) e ruído de placa terminal (*pontas de seta pequenas*). Ganho: 0,500 mV/degrau; tempo: 10 ms/divisão.

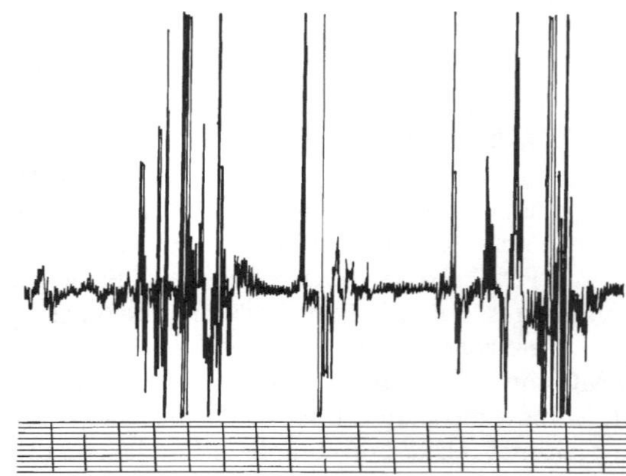

Figura 11.5 Atividade de inserção normal no músculo infraespinhoso. Ganho: 0,500 mV/degrau; tempo: 10 ms/divisão.

Atividade de repouso. A atividade de repouso (o silêncio elétrico é mostrado como uma linha plana) é observada no músculo relaxado.[31-33] Ao ficar perto de um ramo nervoso ou de uma placa terminal, a agulha pode irritar pequenos terminais nervosos intramusculares. No entanto, ruído e picos podem ser observados na placa terminal. O ruído da placa terminal produz ondulação basal e ruído contínuo de baixa frequência (Figura 11.4).[31,33] Os picos da placa terminal, por outro lado, são picos intermitentes, de alta amplitude, e emitem um som de estalido. Ruídos e picos podem ocorrer sozinhos ou juntos na placa terminal. Esse ruído tem origem nos diminutos potenciais da placa terminal de registro extracelular,[31,33] enquanto os picos da placa terminal se devem a contrações de uma única fibra muscular após a irritação dos terminais nervosos pelo eletrodo de agulha.[31,33] Nos seres humanos, esses potenciais estão associados à dor branda, e o reposicionamento da agulha geralmente elimina sua atividade.

Atividade de inserção. A atividade de inserção é a atividade EMG causada pela estimulação mecânica das fibras musculares pela inserção da agulha e, em geral, não dura mais de 1 a 2 segundos. A atividade espontânea pode ser encontrada na região da placa terminal ou da unidade motora.[31-33] As alterações da atividade de inserção são sua ausência, diminuição, aumento ou prolongamento.[31-33] A atividade de inserção consiste em disparos curtos de atividade elétrica em alta amplitude e frequência moderada a alta (abaixo de 200 Hz), durante e logo após a inserção ou o movimento do eletrodo explorador no músculo (Figura 11.5). A atividade elétrica prolongada após o término da inserção da agulha é considerada anormal.

Atividade de inserção prolongada. A atividade elétrica prolongada, que continua 1 a 10 ms após a inserção e a colocação da agulha no músculo, é considerada anormal e causada pela hiperirritabilidade e instabilidade da membrana da fibra muscular.[31-34] A atividade de inserção aumentada ou prolongada geralmente precede o surgimento de outros potenciais de denervação (potenciais de fibrilação e ondas agudas positivas) e pode sugerir atrofia precoce por denervação.[31-34] No entanto, atividade de inserção prolongada também pode ser observada em distúrbios miotônicos e miosites.[31-34]

Diminuição da atividade de inserção. A diminuição da atividade insercional (redução de amplitude e/ou duração) está associada ao menor número de fibras musculares funcionantes e pode ser observada em neuropatias e miopatias. A infiltração de tecido conjuntivo e gordura no músculo leva a um número reduzido de fibras musculares, o que diminui a atividade de inserção. A fibrose completa do músculo provoca perda da atividade de inserção. A atividade de inserção também pode estar ausente em caso de imprecisão funcional das fibras musculares, como em ataques de paralisia periódica familiar[31-34] ou o uso de um eletrodo de agulha com defeito.

Potenciais eletromiográficos anormais

A atividade espontânea em um músculo relaxado após a interrupção do movimento da agulha é considerada anormal. As atividades espontâneas anormais são potenciais de fibrilação, ondas agudas positivas, disparos repetitivos complexos, disparos miotônicos, disparos pseudomiotônicos e disparos neuromiotônicos.[31-34] Nos distúrbios neuropáticos agudos, as anomalias EMG podem não ser logo evidentes.[31-34] Até duas semanas podem se passar até que as alterações EMG possam ser detectadas.[31-34]

Potenciais de ação da unidade motora polifásica. Os MUAPs polifásicos (potenciais miopáticos) têm frequência maior (acima de quatro fases) e amplitude e duração menores (Figura 11.6) durante a contração muscular submáxima e são decorrentes do aumento do número de potenciais de ação para uma determinada força de contração. Os potenciais miopáticos são causados pela perda difusa de fibras musculares e indicam a necessidade de mais unidades motoras para a realização do trabalho normalmente feito por um determinado número de unidades motoras.[31-33] Os potenciais miopáticos são polifásicos e mais frequentes em miopatias primárias, como síndromes semelhantes à miotonia, paralisia periódica, miosite, botulismo e síndromes semelhantes à miastenia *gravis*. Esses potenciais também foram relatados em miopatias induzidas por glicocorticoides, disfunção da *pars intermedia* da hipófise e miopatias por defeitos de membrana.[36] Os MUAPs de origem neurogênica podem ter frequência menor e duração maior do que os potenciais miopáticos e ocorrer durante a contração muscular mínima e máxima (Figura 11.6). Assim, há menos MUAPs de amplitude maior do que o esperado para a força da contração, o que é mais perceptível durante a contração máxima e produz um som de crepitação ou de motor de lancha. MUAPs anormais de origem neurogênica podem ser causados pelo menor número de axônios funcionais em disparo durante a contração muscular máxima. Esses potenciais estão frequentemente presentes nas neuropatias primárias em que houve reinervação colateral.[31-33]

Potenciais de fibrilação. Esses disparos espontâneos (Figura 11.3) têm som de ovos ou *bacon* fritos ou celofane enrugado e deflexão positiva inicial de 100 a 300 μV em amplitude e 2 a 4 ms em duração.[31-33] São difásicos ou trifásicos. Os potenciais de fibrilação são bastante sugestivos de denervação, mas foram observados na polimiosite, na distrofia muscular e no botulismo.[37] Os potenciais de fibrilação podem ser causados por disparos espontâneos de fibras musculares desnervadas hipersensíveis à acetilcolina ou inflamação muscular e degeneração muscular focal.[31-33] Alguns potenciais de fibrilação foram observados em músculos saudáveis normais, mas em geral não são reproduzíveis em outras áreas musculares.

O início dos potenciais de fibrilação após a denervação depende do tamanho do animal. Quanto maior o indivíduo, mais tardio o início dos potenciais de fibrilação; foram relatados 5 a 16 dias após a denervação em cães e seres humanos.[31-33,37,38] Os autores observaram potenciais de fibrilação 7 a 10 dias após a lesão nervosa em cavalos. Os potenciais de fibrilação geralmente ocorreram junto com ondas agudas positivas; aumentam e depois diminuem de amplitude conforme os músculos se atrofiam e sua atividade cessa quando a atrofia muscular é completa. Os potenciais de fibrilação que ocorrem isoladamente denotam uma doença mais grave do que a presença apenas de potenciais com ondas agudas positivas. Os potenciais de fibrilação auxiliam a avaliação do período com denervação muscular e são importantes no diagnóstico da denervação antes da atrofia muscular clínica. Os potenciais de fibrilação podem ser usados para monitorar a progressão da doença ao longo do tempo. Além disso, uma diminuição no potencial de fibrilação seguida pelo registro de MUAPs pode indicar reinervação e sugerir um prognóstico favorável.[31-33]

Ondas agudas positivas. Ondas agudas positivas são potenciais com deflexão primária descendente, seguida por uma deflexão negativa de amplitude menor e duração maior (Figura 11.3). Essa onda foi descrita como parecida com dentes de serra.[31-33] Ondas agudas positivas são observadas em casos de denervação muscular e doenças musculares, como miosite, rabdomiólise por esforço e choque medular. Ondas agudas positivas podem ocorrer no músculo desnervado após rabdomiólise por esforço crônico, miotonia, EPM, hemiplegia laríngea, lesão do nervo supraescapular (*sweeney*) e mielopatias compressivas.[39-42] De modo geral, as ondas agudas positivas precedem ou surgem junto com os potenciais de fibrilação no músculo desnervado. Esses potenciais podem ser observados isoladamente ou em trens (Figura 11.7) e soam como uma metralhadora.[31-33]

Potenciais de fasciculação. Os potenciais de fasciculação são disparos espontâneos de um grupo de fibras musculares, que representam a totalidade ou parte de uma unidade motora (ver Figura 11.3).[32] Os potenciais de fasciculação ocorrem em doenças das células do corno anterior e lesões irritativas da raiz nervosa ou nervo periférico, como radiculopatias e aprisionamento de nervos em seres humanos.[31-33] Potenciais de fasciculação na presença de potenciais de fibrilação ou ondas agudas positivas podem indicar doença de neurônios motores inferiores[43] e ocorrer no aprisionamento de nervo supraescapular (*sweeney*) em cavalos.

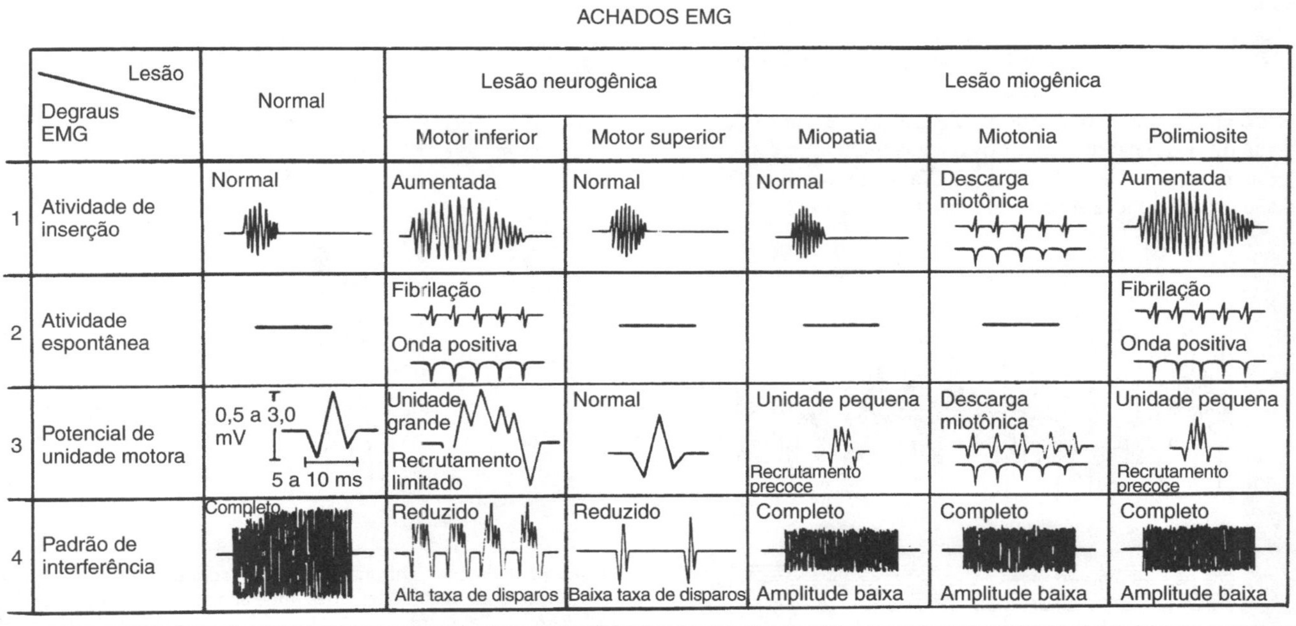

ACHADOS EMG

	Lesão / Degraus EMG	Normal	Lesão neurogênica		Lesão miogênica		
			Motor inferior	Motor superior	Miopatia	Miotonia	Polimiosite
1	Atividade de inserção	Normal	Aumentada	Normal	Normal	Descarga miotônica	Aumentada
2	Atividade espontânea	—	Fibrilação Onda positiva	—	—	—	Fibrilação Onda positiva
3	Potencial de unidade motora	0,5 a 3,0 mV 5 a 10 ms	Unidade grande Recrutamento limitado	Normal	Unidade pequena Recrutamento precoce	Descarga miotônica	Unidade pequena Recrutamento precoce
4	Padrão de interferência	Completo	Reduzido Alta taxa de disparos	Reduzido Baixa taxa de disparos	Completo Amplitude baixa	Completo Amplitude baixa	Completo Amplitude baixa

Figura 11.6 Achados eletromiográficos (EMG) diferenciais em doenças neurogênicas e miogênicas. (Modificada de Kimura J. *Electrodiagnosis in diseases of nerve and muscle: principles and practice*. Philadelphia: FA Davis; 1984.)

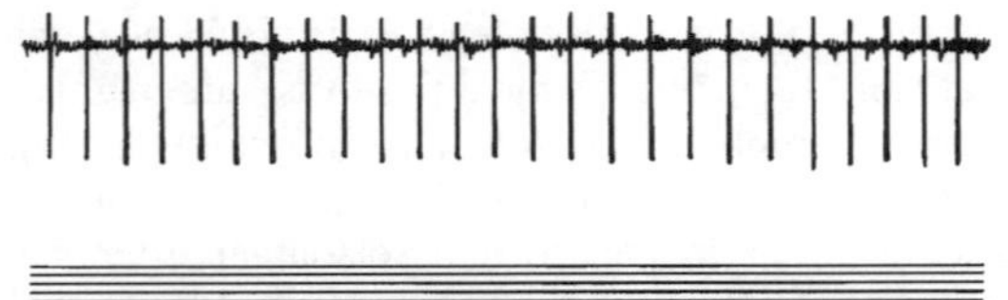

Figura 11.7 Eletromiografia mostrando os trens de ondas agudas positivas. Ganho: 500 V/degrau.

Disparos repetitivos complexos e potenciais miotônicos. Esses potenciais são MUAPs repetitivos, induzidos pela inserção do eletrodo de agulha ou percussão do músculo.[31-33] Os potenciais bizarros de alta frequência tendem a ter uma duração menor e terminam abruptamente em comparação aos disparos miotônicos. Potenciais bizarros de alta frequência soam como uma metralhadora. No entanto, os potenciais miotônicos aumentam e diminuem de amplitude, duram de 4 a 5 segundos e soam como um bombardeiro de mergulho, daí o apelido potencial de bombardeiro de mergulho (Figura 11.8).[31-33] Os potenciais de alta frequência miotônicos e bizarros estão associados à hiperexcitabilidade da membrana das células musculares.[31-33] Potenciais bizarros de alta frequência podem ocorrer em doenças da unidade motora inferior, como distrofia muscular, miopatia induzida por glicocorticoides, polimiosite, denervação crônica e paralisia periódica hipercalêmica.[31-33,44,45] Os potenciais miotônicos ocorrem na miotonia congênita e na miotonia distrófica e podem ser observados na paralisia periódica hiperpotassêmica em seres humanos, refletindo a condutividade anormal de cloreto ou potássio nos músculos.[31-33] Disparos repetitivos complexos são vistos em cavalos com paralisia periódica hiperpotassêmica.[45]

Estudos de condução nervosa

Os estudos de velocidade de condução nervosa (NCV) avaliam as respostas motoras e sensoriais evocadas à estimulação dos nervos.[33] A avaliação das velocidades de condução nervosa requer conhecimento da anatomia topográfica dos nervos e músculos. Em cavalos, essa modalidade diagnóstica pode ser tecnicamente difícil, demorada e requer anestesia geral em decorrência da aplicação da estimulação elétrica.[30] Os estudos de NCV auxiliam a localização de doenças em nervos, junções neuromusculares e músculos. Além disso, ajuda a distinção entre degeneração axonal e desmielinização.[33] Estudos de velocidade de condução nervosa dos nervos maxilar, facial, radial, mediano, ulnar, palmar lateral e medial e plantar, sural, superficial e profundo foram relatados em cavalos e pôneis.[46-56]

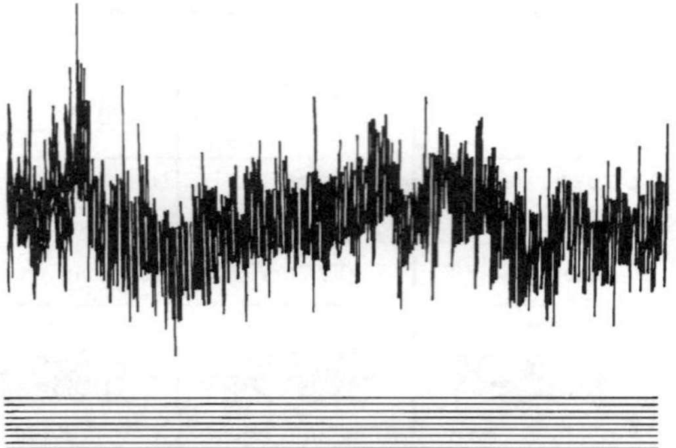

Figura 11.8 Eletromiografia mostrando os potenciais miotônicos de aumento e diminuição. Ganho: 500 V/degrau.

A estimulação de um nervo motor específico consiste em inserir uma agulha perto do nervo para registro de um potencial de ação motora composta de um músculo inervado (Figuras 11.9 e 11.10). O veterinário pode ver ou palpar a contração dos músculos à estimulação. O membro não acometido pode ser usado como controle. Em equinos, os registros do nervo radial podem ser obtidos nos músculos extensores radiais do carpo e abdutor digital longo (Figura 11.10), enquanto o nervo mediano pode ser analisado nas cabeças umeral e radial do músculo flexor digital profundo[50,51] (Figura 11.9). Registros do nervo facial podem ser obtidos a partir do músculo *elevador nasolabial*, estimulando o ramo bucal do nervo facial imediatamente ventral à crista facial.[47] Os potenciais de ação sensitivos (SNAPs) também podem ser avaliados em cavalos anestesiados.

Doenças que afetam a unidade motora e os nervos

Mielopatias focais e multifocais

Mielopatias cervicais compressivas, mielopatia estenótica cervical e EPM são causas comuns de doença neurológica em equinos. Esses distúrbios podem afetar as vias sensoriais e motoras. O exame físico pode revelar atrofia muscular e sudorese sobre os músculos afetados.

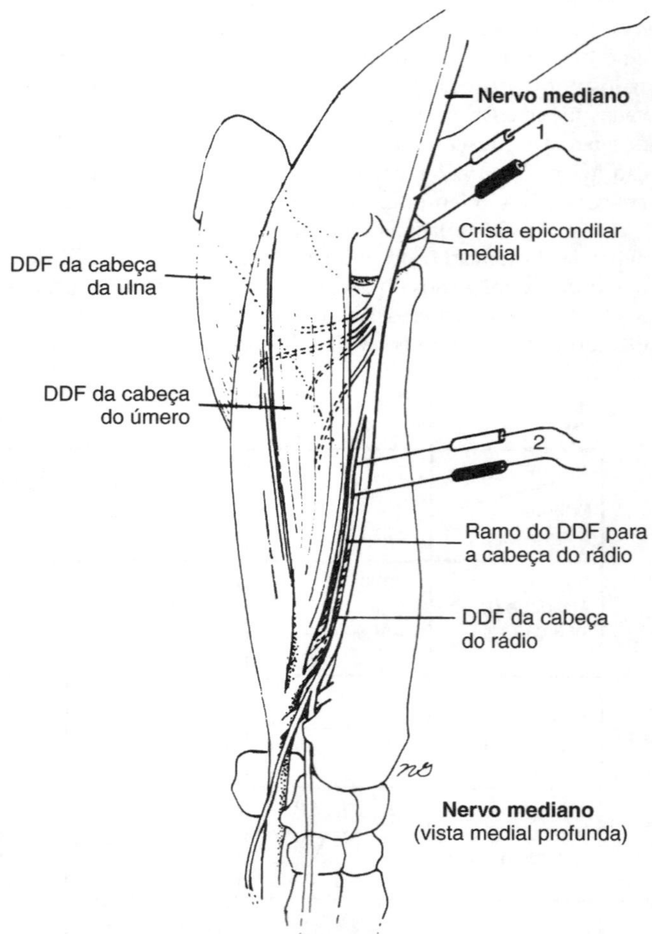

Figura 11.9 Ilustração da anatomia e colocação de eletrodos utilizados na determinação das velocidades medianas de condução nervosa. DDF, flexor digital profundo. (De Henry RW, Diesem CD, Wiechers MD. Evaluation of equine radial and median nerve conduction velocities. *Am J Vet Res.* 1979; 40:1406-1410.[51])

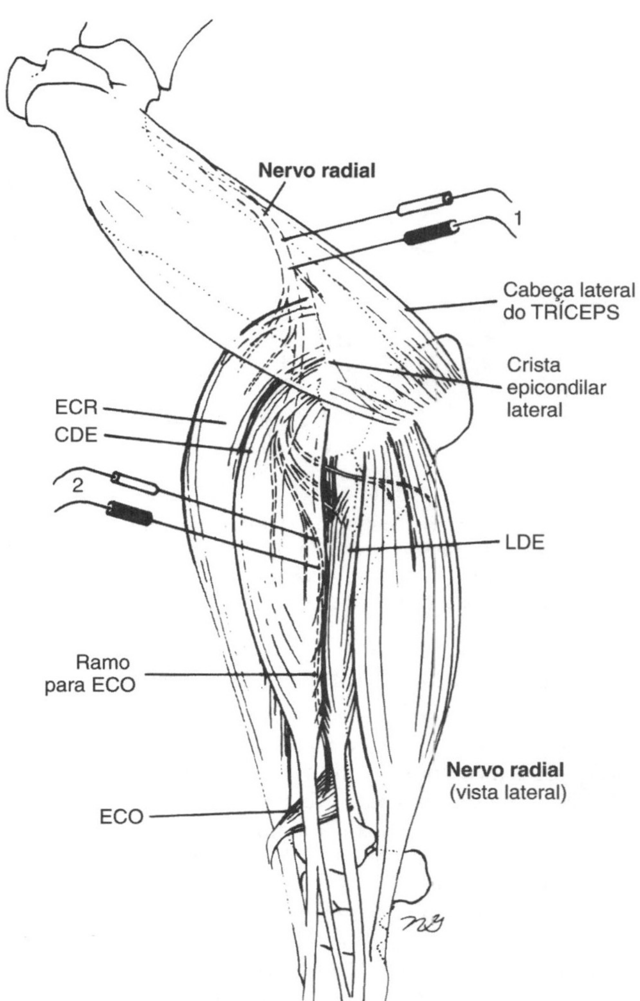

Figura 11.10 Ilustração da anatomia e colocação dos eletrodos utilizados na determinação das velocidades de condução do nervo radial. ECR, extensor radial do carpo; CDE, extensor digital comum; LDE, extensor digital longo; ECO, extensor oblíquo do carpo. (De Henry RW, Diesem CD, Wiechers MD. Evaluation of equine radial and median nerve conduction velocities. *Am J Vet Res.* 1979; 40:1406-1410.[51])

A EMG com agulha da musculatura axial cervical em cavalos com ataxia do tronco, do tórax e dos membros posteriores pode revelar maior atividade de inserção, potenciais de fibrilação e ondas agudas positivas, apoiando a conclusão de que há uma lesão nas células do corno ventral ou das raízes ventrais. A atividade pós-inserção anormal à altura da compressão da medula espinal pode propiciar a focalização do exame radiográfico.

Nos casos de EPM, a EMG com agulha pode revelar potenciais de fibrilação, ondas agudas positivas e atividade de inserção anormal nos músculos dos membros afetados em cavalos com claudicação obscura. Também é possível examinar cavalos com assimetria muscular (Figura 11.11) por meio da EMG com agulha para determinar a extensão do acometimento muscular. A EMG seriada com agulha também pode auxiliar o monitoramento da resposta ao tratamento e a determinação do prognóstico. Para obter informações mais detalhadas sobre eletrodiagnóstico em equinos, consulte as várias publicações de Wijnberg.[34]

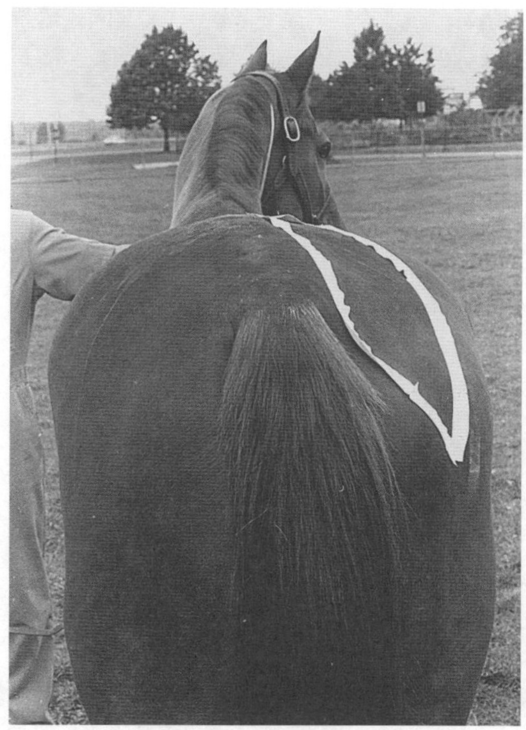

Figura 11.11 Cavalo com atrofia muscular glútea provocada por mieloencefalite protozoótica equina (EPM), mostrando distribuição de potenciais eletromiográficos anormais.

Lesão dos nervos radial e supraescapular

A lesão nervosa provoca atrofia do músculo inervado. Danos nos nervos radial e supraescapular podem ser causados por trauma no aspecto cranial do ombro. Os estudos de EMG com agulha e de condução nervosa auxiliam a avaliação da extensão das lesões nesses e em outros nervos, e podem diferenciar a perda ou a redução da função de membros por lesão nervosa ou dor. Grupos musculares com atrofia por desuso, provocada por dor, não apresentam atividade após a inserção da EMG com agulha.

Ondas agudas positivas e potenciais de fibrilação nos músculos *tríceps braquial* e *extensor radial do carpo* podem sugerir lesão do nervo radial. Ondas agudas positivas e potenciais de fibrilação nos músculos supraespinhoso e infraespinhoso sugerem lesão nesses tecidos ou no nervo supraescapular (Figura 11.12). A atividade após a inserção nesses grupos musculares e na cabeça lateral do tríceps sugere lesões no plexo braquial (Figura 11.13). Assim, a EMG com agulha pode auxiliar a diferenciação da lesão do nervo supraescapular da lesão do plexo braquial. Evidências visíveis de atrofia muscular podem não ser observadas por dias a semanas após a lesão. Estudos de velocidade de condução nervosa são recomendados para a confirmação de uma lesão no nervo radial (Figura 11.14). A velocidade de condução nervosa inferior a 60 m/s ou significativamente menor que o membro oposto indica a ocorrência de disfunção do nervo radial. Além da menor velocidade de condução nervosa, alterações na amplitude e na duração do potencial de ação indicam anomalias. Os estudos de EMG com agulha e de condução nervosa podem auxiliar a determinar o sucesso da cirurgia de descompressão nervosa e avaliar se houve dano nervoso permanente e a extensão do retorno da função nervosa.

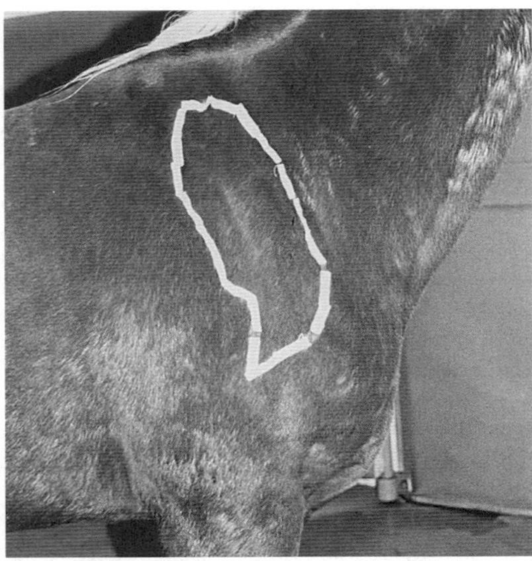

Figura 11.12 Cavalo com lesão do nervo supraescapular e distribuição eletromiográfica, característica dos potenciais de fibrilação e ondas agudas positivas nos músculos supraespinhoso e infraespinhoso.

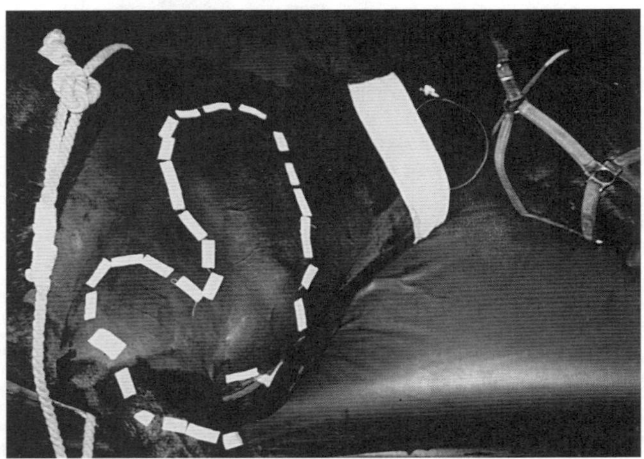

Figura 11.13 Cavalo com lesão no plexo braquial mostrando a distribuição característica de cargas eletromiográficas, inclusive fibrilação e ondas agudas positivas. É notável o acometimento dos músculos supraespinhoso, infraespinhoso, tríceps braquial, extensor radial do carpo e peitoral.

Hemiplegia laríngea

A hemiplegia laríngea tem sido descrita de modo extenso na literatura como uma denervação da musculatura intrínseca da laringe, especificamente com acometimento do nervo laríngeo recorrente.[57] O reconhecimento do distúrbio antes do início dos sinais clínicos pode ser um desafio. No entanto, potenciais de fibrilação e ondas agudas positivas no músculo cricoaritenoide dorsal na EMG com agulha podem ser observados antes dos sinais clínicos.[58] Assim, a EMG com agulha pode auxiliar a detecção precoce da hemiplegia laríngea em cavalos. A atividade EMG espontânea, inclusive potenciais de fibrilação, ondas agudas positivas ou disparos bizarros de alta frequência, foi relatada no músculo cricoaritenoide dorsal de cavalos com hemiplegia laríngea. Potenciais de fibrilação e ondas agudas positivas são as anomalias mais comuns em cavalos com hemiplegia laríngea. A menor atividade de inserção e os disparos bizarros de alta frequência foram menos relatados.[58]

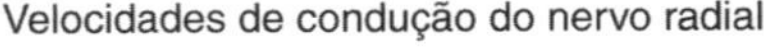

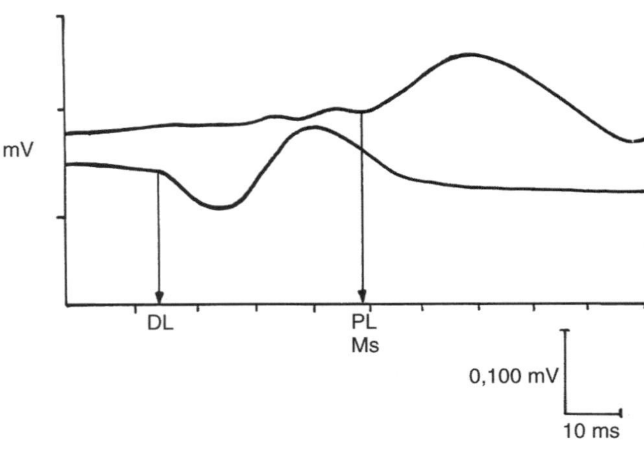

Figura 11.14 Potencial de ação muscular evocado do músculo extensor radial do carpo, mostrando diminuição da amplitude e da velocidade da condução nervosa, sugerindo lesão do nervo radial. DL, latência distal; PL, latência proximal.

Resposta evocada auditiva do tronco cerebral

O exame da resposta evocada auditiva do tronco cerebral (BAER) avalia a integridade da via auditiva, desde sua parte periférica (nervo coclear) até o tronco cerebral.[59] Auxilia a detecção de surdez unilateral e bilateral, bem como a diferenciação entre a perda auditiva por condução e neurossensorial. Os valores de referência das BAERs em cavalos e pôneis adultos[60-73] e potros neonatos são relatados na literatura.[61,72] Fones de ouvido são usados para transmitir o som pelo meato auditivo externo para a orelha média e para a orelha interna para evocar uma resposta. As BAERs são potenciais evocados, ou ondas, que surgem nos primeiros 10 ms após a liberação de um estímulo acústico (cliques; Figura 11.15). Em seres humanos, as BAERs apresentam cinco a sete ondas, em geral designadas de I a VII. Destas, as ondas I a V são as mais comuns. Em cães, gatos e cavalos, as ondas I a V são facilmente identificadas se normais (Figura 11.16).[60] Em seres humanos e animais, existe uma correspondência entre essas ondas e certos sítios anatômicos geradores.[59,60] A onda I corresponde ao nervo coclear, II ao núcleo coclear, III ao núcleo olivar, IV ao lemnisco lateral e V ao colículo caudal. Duas derivações (vértice para mastoide e vértice para C2), dependendo do posicionamento do eletrodo de registro, foram usadas em equinos para melhorar a identificação das ondas.

Em outras espécies, as BAERs variam conforme idade, sexo, raça, tamanho da cabeça e temperatura. Diferenças nas latências de BAER entre os cavalos neonatos e adultos não são aparentes.[60,61] No entanto, os cavalos podem sofrer perda auditiva parcial decorrente do envelhecimento. O exame da resposta auditiva do tronco cerebral (ABR) é um método de avaliar não apenas a função auditiva, mas também diversos distúrbios neurológicos que acometem o tronco cerebral. O exame de ABR não é afetado pelo estado de excitação do paciente e as respostas não são degradadas por sedação ou anestesia geral.[61] O exame pode ser feito em cavalos acordados, com ou sem sedação leve ou sob anestesia. Em um cavalo acordado e consciente, cada orelha é estimulada e as ondas resultantes são registradas de maneira independente. Com o paciente anestesiado, primeiro se examina a orelha para cima; a seguir, o cavalo é virado e a outra orelha é examinada.

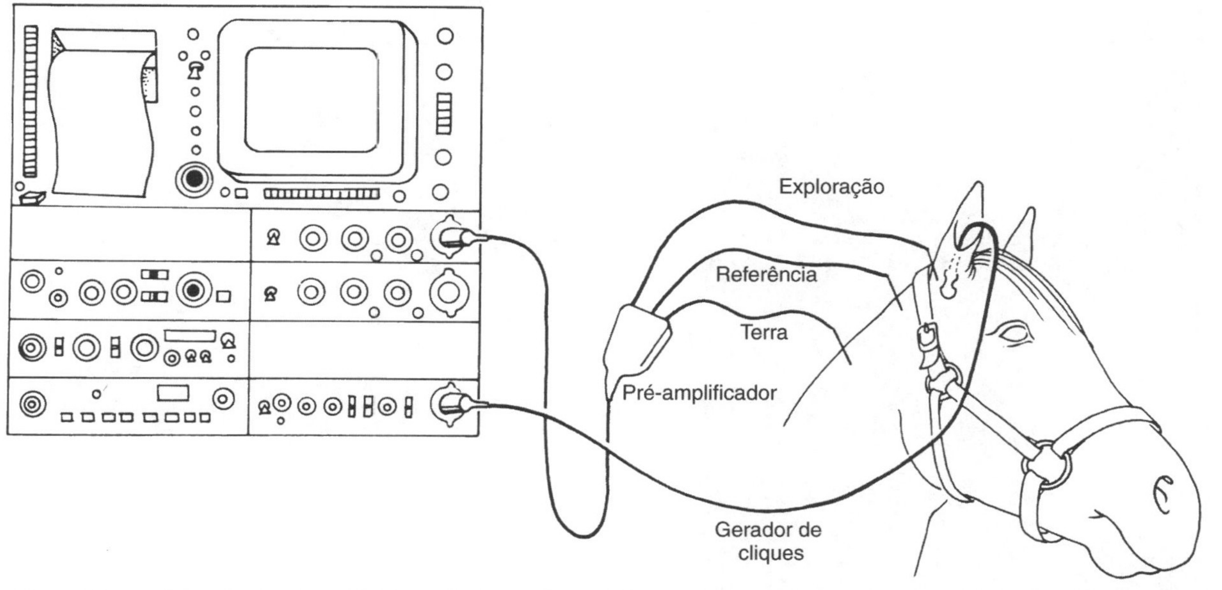

Figura 11.15 Sistema usado para exames de resposta auditiva do tronco cerebral (ABR) em equinos. (De Rolf SL, Reed SM, Melnick W *et al.* Auditory brainstem response testing in anesthetized horses. *Am J Vet Res.* 1987; 48:910-914.)

As causas mais comuns de anomalias da BAER em cavalos adultos são THO, surdez neurossensorial congênita em Paint Horses, doença cerebral multifocal e otite média/interna. A BAER pode ser utilizada em cavalos com doença vestibular (Figura 11.17) para determinar o acometimento da audição, como em cavalos com THO. O exame de BAER pode auxiliar o diagnóstico e prognóstico de lesões traumáticas, infecciosas ou inflamatórias do tronco cerebral, como infartos ou anomalias vasculares, embolia fibrocartilaginosa isquêmica, fratura óssea basisfenoide e encefalomielite protozoótica. As causas relatadas de perda auditiva em potros neonatos são surdez neurossensorial congênita, anomalias congênitas (deformação do crânio), sepse, encefalopatia neonatal, isoeritrólise neonatal e prematuridade.[61,72]

Eletroencefalografia

A eletroencefalografia (EEG) é a representação gráfica da diferença de tensão, em microvolts, entre dois locais diferentes no córtex cerebral, plotados ao longo do tempo. Os registros de EEG representam a atividade elétrica espontânea principalmente sináptica, potenciais pós-sinápticos excitatórios e potenciais pós-sinápticos inibidores de neurônios corticais. As células piramidais são a principal fonte neuronal para a EEG. Estima-se que um mínimo de 108 neurônios ou uma área de 6 cm^2 seja necessária para a produção de uma mudança detectável de tensão. As oscilações talâmicas são transmitidas ao córtex por neurônios de projeção e acredita-se que sejam responsáveis pelas ondas lentas e fusos associados ao sono de ondas lentas (SWS, do inglês *slow wave sleep*). Essa atividade elétrica pode ser modificada por estruturas mais profundas, como tronco cerebral, sistema de ativação reticular e tálamo. A EEG é uma ferramenta valiosa para a investigação de doenças cerebrais, sobretudo convulsões e distúrbios do sono, localização de atividade anormal e determinação de sua extensão (focal ou difusa). A EEG tem sido amplamente utilizada em outras espécies e é mais limitada em cavalos.[74-88] Em equinos, a EEG tem sido usada no estudo do sono, convulsões, nocicepção, efeitos de fármacos na atividade cerebral e eutanásia.[74-88]

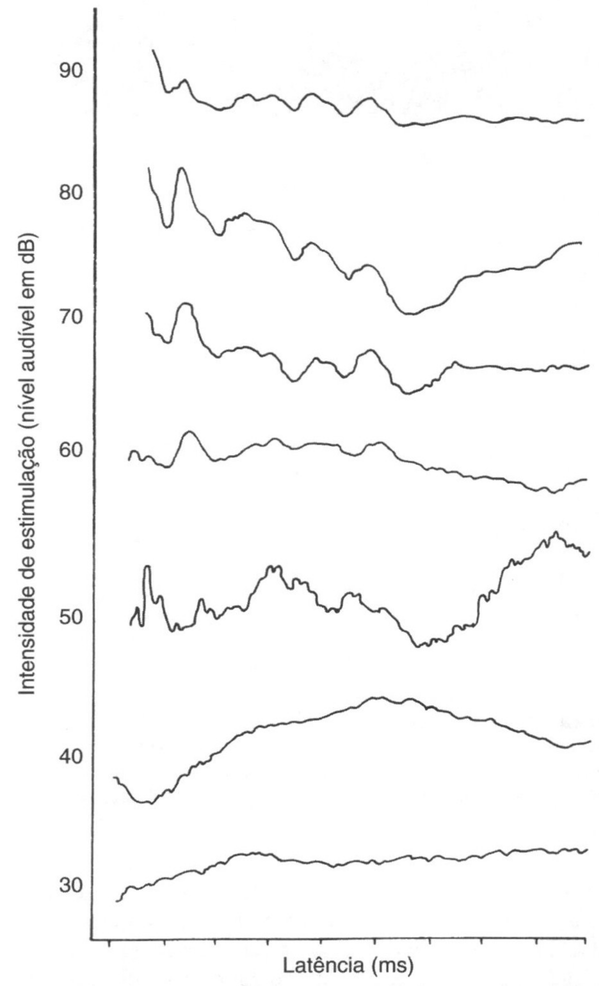

Figura 11.16 Ondas de latência média a 136 dB, nível de pressão sonora (SPL) de 87 dB. Há cinco ondas, exceto em SPL entre 40 e 80 dB. (De Rolf SL, Reed SM, Melnick W *et al.* Auditory brainstem response testing in anesthetized horses. *Am J Vet Res.* 1987; 48:910-914.)

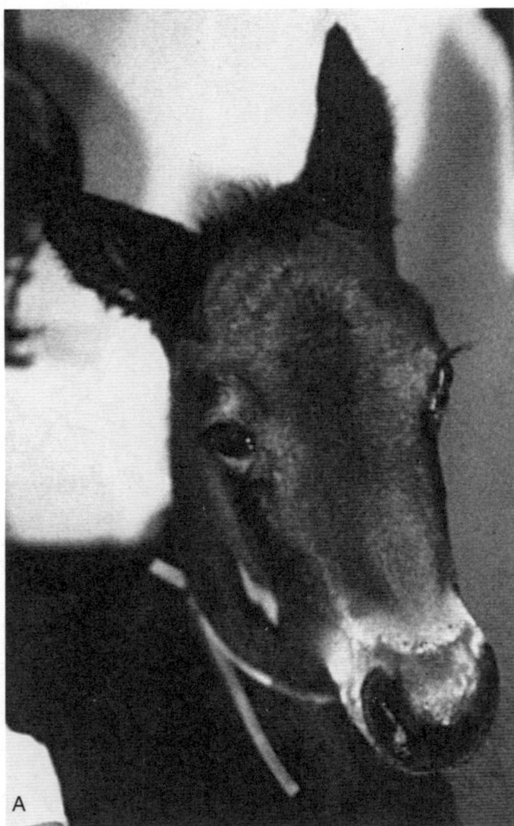

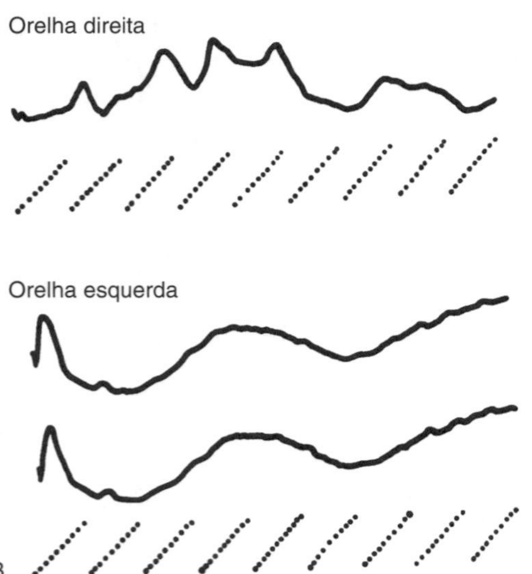

Figura 11.17 A. Fotografia de potro com inclinação da cabeça para a direita e queda da orelha direita. **B.** A resposta auditiva do tronco cerebral (ABR) (Figura 11.18) mostra a perda auditiva na orelha esquerda, a causa presumida da inclinação da cabeça. A orelha direi,ta estava normal.

Há duas formas de posicionamento dos eletrodos de EEG: bipolar e referencial. Os eletrodos podem ser colocados de rostral a caudal ou transversal no modo bipolar (Figura 11.18). Os registros de EEG são avaliados quanto à simetria, formato da onda, morfologia, frequência e amplitude. A gama de frequências é ampla, mas confinada a uma faixa relativamente baixa (0,5 a 50 Hz), em sua maioria inferior a 30 Hz. A amplitude varia de algumas a várias centenas de microvolts, mas tende a permanecer abaixo de 100 μV. A nomenclatura das ondas é a seguinte: delta, de 0 a 3 Hz, teta, de 4 a 7 Hz, alfa, de 8 a 12 Hz, beta, de 13 a 29 Hz, e gama, ≥ 30 Hz.

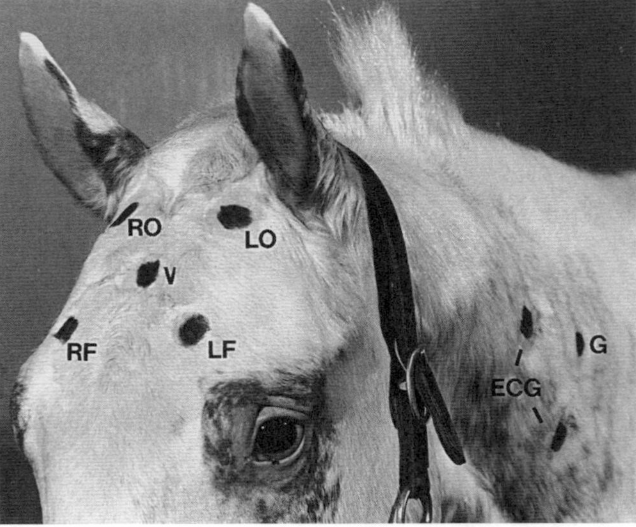

Figura 11.18 Fotografia de um cavalo ilustrando a montagem bipolar para eletroencefalografia (EEG). RO, occipital direito; LO, occipital esquerdo; RF, frontal direito; LF, frontal esquerdo; V, vértice; G, terra; ECG, posição do eletrocardiograma.

Sempre que possível, o EEG deve ser realizado em equinos não anestesiados por causa dos efeitos dos fármacos sobre o exame, como supressão da atividade do EEG, disparos paroxísticos transitórios e não observação de todos os estados de vigília. A principal desvantagem da realização de EEGs em cavalos sedados são os artefatos de movimento. No entanto, é possível obter registros interpretáveis. Além disso, os estados de vigília podem ser avaliados. Ao EEG equino, esses estados são vigília, sonolência, sono de ondas lentas e sono com movimentos oculares rápidos (REM, do inglês *rapid eye movement*).[86]

Exame de estimulação magnética transcraniana: Embora não inteiramente novo na neurologia equina, o exame de estimulação magnética transcraniana não tem sido muito utilizado na avaliação de doenças neurológicas nesses animais. Na medicina humana, os potenciais evocados são amplamente utilizados para a quantificação da função dos tratos espinais descendentes e ascendentes. Os tratos descendentes, que levam informações motoras do cérebro para os neurônios da medula espinal, podem ser avaliados por potenciais evocados motores, pela estimulação magnética motora transcraniana (TMMEPs). Esses potenciais evocados não são dolorosos e são produzidos pela estimulação eletromagnética do cérebro em humanos ou animais conscientes, com registros elétricos simultâneos a partir de eletrodos de agulha em grupos musculares relevantes.[265]

RESSONÂNCIA MAGNÉTICA

Katherine S. Garrett

Embora a ressonância magnética (RM) seja utilizada no diagnóstico de doenças neurológicas em seres humanos há décadas, só entrou em uso clínico em cavalos nos últimos 15 anos.[89-102] Como a geração de imagens do cérebro e da medula espinal é praticamente impossível sem RM ou tomografia computadorizada (TC), isso representa uma nova modalidade de imagem para auxiliar o diagnóstico de doenças neurológicas equinas.

Princípios

A força do campo magnético é medida em Tesla (T). A força do campo magnético varia entre os tipos de ímãs, mas costuma ficar entre 0,25 e 1,5 T na maioria dos ímãs hoje em uso de rotina na clínica equina, embora seja provável que os ímãs de 3 T se tornem mais comuns no futuro próximo.

A maioria das aplicações de RM usa núcleos de hidrogênio (prótons) como molécula de interesse, mas outros núcleos podem ser empregados. A aplicação do forte campo magnético faz com que os momentos magnéticos dos prótons nos tecidos se orientem paralelamente ao campo magnético principal. Um pulso específico de radiofrequência é, então, aplicado, o que causa uma mudança no momento magnético cumulativo dos prótons e sincroniza a fase das precessões dos prótons (rotação em torno de um eixo). Depois que o pulso de radiofrequência é interrompido, os prótons retornam ao estado de repouso governado apenas pelo campo magnético principal, e há deterioração da sincronia da fase de precessão. Diferentes tecidos retornam ao estado de repouso em momentos diferentes e de maneiras diversas. Basicamente, o tempo para o momento magnético de um tecido retornar à direção do campo magnético principal é uma descrição do tempo T1 do tecido, enquanto o tempo para a degradação da coerência de fase é uma descrição do tempo T2 do tecido. Essas são propriedades inerentes e as diferenças entre os tecidos são a base da RM.

Diferentes sequências de pulsos produzem diferentes tipos de contraste conforme o conteúdo de hidrogênio de cada tecido e sua resposta. As sequências de densidade de prótons têm contraste determinado pela quantidade de prótons em cada tecido. Osso cortical, tendões, ligamentos e ar têm baixa densidade de prótons, de modo que parecem hipointensos (escuros) em todas as sequências, bem como nas sequências ponderadas em densidade de prótons. As sequências ponderadas em T1 têm contraste dominado pelos tempos de relaxamento T1 dos tecidos. A gordura é hiperintensa (brilhante) e o líquido é hipointenso. As sequências ponderadas em T2 têm contraste dominado pelo tempo de relaxamento dos tecidos em T2. A gordura é hipointensa e o líquido é hiperintenso. As sequências de recuperação de inversão de atenuação de líquido (FLAIR, do inglês *fluid attenuation inversion recovery*) anulam o sinal do líquido cefalorraquidiano de maneira específica usando um pulso de inversão. Isso aumenta a percepção do líquido anormal dentro do parênquima cerebral ou da medula espinal. O contraste IV também pode ser usado na RM. Normalmente, são utilizados compostos de gadolínio, que possibilitam a avaliação de padrões anormais de fluxo sanguíneo ou o delineamento de estruturas anatômicas, como no uso de contraste na TC.

Existem duas famílias principais de sequências de pulsos. As sequências em *spin echo* utilizam vários pulsos de radiofrequência para gerar um sinal. As sequências em *turbo* ou *fast spin echo* são um subconjunto de sequências de eco de rotação mais rápidas que as sequências de eco de rotação tradicionais. O contraste da imagem pode ser ligeiramente alterado; por exemplo, a gordura nas sequências em *turbo spin echo* ponderadas em T2 é hiperintensa em vez de hipointensa. Sequências em *gradient echo* usam um gradiente de campo magnético variável para gerar um sinal. Essas sequências podem ser adquiridas com maior rapidez do que sequências em *spin echo*, mas são mais suscetíveis a heterogeneidades de campos magnéticos.

Em cada série, o operador deve escolher a orientação dos cortes, bem como o tipo de sequência de pulsos usada. Um exame típico de RM é composto de várias séries, cada uma com uma combinação diferente de orientação e sequência de pulsos. Ao contrário da TC, a orientação das imagens obtidas em cada sequência de pulsos pode ser selecionada pelo operador. Normalmente, os cortes têm 1 a 5 mm de espessura. O exame completo produz centenas de imagens individuais para análise e sua aquisição costuma levar de 1 a 2 horas. Algumas séries são adquiridas para possibilitar a reconstrução em múltiplos planos ou três dimensões.

Equipamento

O campo magnético principal pode ser gerado de várias maneiras. Ímãs permanentes são usados em sistemas de campo inferior (menos de 0,4 T). Esses campos magnéticos são gerados com materiais ferromagnéticos similares aos de ímãs comuns. Campos magnéticos maiores são produzidos com eletroímãs supercondutores. Esses ímãs usam hélio líquido para resfriar as bobinas eletromagnéticas e reduzir a resistência, possibilitando a geração de campos magnéticos muito mais fortes. O hélio líquido é caro e requer reposição periódica, mas é necessário à geração eficiente dos campos magnéticos maiores em uso clínico. Independentemente do tipo de ímã, a sala deve ser protegida para impedir a entrada de pulsos de radiofrequência externos (p. ex., sinais de rádio, transmissão de telefone celular) que causam artefatos.

Dois tipos de sistemas de RM são usados em cavalos. Um tipo foi projetado para uso em seres humanos. Este tipo normalmente emprega ímãs de campo alto com forças ≥ 1,0 T em construção fechada e exige a anestesia geral do cavalo. O animal é posicionado em decúbito lateral ou dorsal em uma mesa acolchoada não magnética, com a parte do corpo de interesse posicionada no interior do aparelho. Potros podem ser examinados em qualquer posição na mesa para pacientes humanos.

O outro tipo tem ímãs especificamente projetados para uso veterinário. Esses ímãs geralmente são de baixo campo, com força na faixa de 0,25 T. Muitos são abertos e podem ser posicionados sobre uma parte do corpo; alguns requerem anestesia geral, e outros, apenas sedação. As imagens produzidas com esses ímãs mais fracos requerem maiores tempos de digitalização e têm resolução menor. O artefato de movimento em estudos realizados em cavalos em pé pode reduzir a qualidade da imagem de maneira significativa.

Os exames são limitados às regiões que podem ser colocadas no interior do aparelho para posicionamento no isocentro (centro do campo magnético) ou perto dele. Dependendo do tipo de ímã, isso exige que o cavalo seja empurrado para o centro do aparelho ou que o ímã seja posicionado perto da região de interesse. Esses limites variam entre os ímãs, com base em seu projeto.

Segurança

A maioria dos riscos à segurança associados à RM está relacionada à introdução de objetos ferromagnéticos em um forte campo magnético, e não à existência do campo magnético em si. Não há efeitos adversos conhecidos da RM nas intensidades de campo atualmente usadas na imagiologia clínica de equinos. Qualquer objeto magnético (tesouras, tanques de oxigênio, lâminas de bisturi) é atraído pelo ímã; portanto, todos os equipamentos na sala devem ser não magnéticos ou compatíveis com a RM, inclusive o aparato anestésico. A força do campo magnético aumenta exponencialmente com a diminuição da distância até o ímã. Em termos práticos, isso significa que o ímã atrai objetos ferromagnéticos com força cada vez maior à medida que se aproximam (é muito importante lembrar disso ao usar ímãs mais fortes, para evitar ferimentos).

O forte campo magnético também pode afetar os implantes internos e é bastante perigoso para seres humanos com marca-passos cardíacos, que não devem entrar em uma sala de RM sob nenhuma circunstância por causa da possibilidade de arritmias cardíacas graves decorrentes do efeito do campo magnético sobre o dispositivo. Estilhaços de metal na córnea também podem ser afetados pelo ímã e se mover, causando danos oculares. Os gradientes magnéticos podem mudar bastante. Qualquer pessoa que permaneça na sala durante o exame deve usar equipamento de proteção para evitar danos auditivos.

Preparo do paciente

As ferraduras devem ser removidas antes do exame para eliminar o risco de atração magnética. Os preparativos adequados devem ser realizados para a aquisição de imagens com necessidade de anestesia geral. Depois da indução anestésica, mas antes da entrada na sala de exame, qualquer objeto metálico (p. ex., cabresto) deve ser removido do cavalo. Uma mesa não ferromagnética especial deve ser usada para a colocação do cavalo durante o exame. Depois de posicionado sob o ímã, o animal deve permanecer completamente imóvel durante a aquisição da imagem para evitar a desfocagem. Como os exames de RM geralmente levam de 1 a 2 horas, recomenda-se cateterismo urinário ou algum outro meio de coleta de urina para proteger o equipamento da contaminação por líquidos. Esse exame pode ser demorado e, assim, é extremamente importante que a região de interesse principal seja localizada da maneira mais específica possível. A RM é muito útil em áreas que não são passíveis de exame com outras modalidades de diagnóstico por imagem.

Uso da ressonância magnética na doença neurológica equina

Em cavalos adultos, o exame é limitado ao cérebro e à coluna cervical cranial por causa das limitações do projeto atual do ímã. No entanto, o tronco de potros de até aproximadamente 100 kg pode caber em alguns equipamentos, propiciando a geração de imagens de qualquer parte da coluna vertebral. Há poucos relatos de uso clínico da RM em doenças neurológicas.[89-102] Alguns exemplos de doenças neurológicas são encefalomalácia nigropálida, traumatismo craniano, abscesso cerebral, massa hipofisária, granuloma de colesterol, hidrocefalia congênita, neurite trigêmeo, fratura óssea estiloide, EPM e mielopatia compressiva vertebral cervical.[89-91,93,95,97,98,101,102] Diagnósticos de mielite protozoótica equina, neoplasia, doença inflamatória, encefalomielite, meningite, otite média, hidrocefalia e lesão isquêmica foram feitos na clínica da autora. Além disso, informações substanciais sobre a extensão dos danos após lesões traumáticas foram obtidas. Embora a experiência dessa clínica com a RM do sistema nervoso seja limitada, as possibilidades dessa técnica são promissoras.

Adenoma da hipófise

Uma égua Puro-Sangue de 13 anos de idade apresentava diminuição de consciência, falta de apetite, perda ponderal e ausência de ciclos estrais normais. A diminuição da atividade mental progrediu para períodos prolongados de sonolência, andar lento em círculos e aparente redução da visão. A égua apresentou diminuição da resposta à ameaça e da resposta pupilar à luz e leve fraqueza em um exame de tração da cauda. O diagnóstico anatômico de uma lesão do SNC rostral ao forame magno foi estabelecido. Os níveis de hormônio adrenocorticotrófico endógeno, triiodotironina (T_3) e tiroxina (T_4) eram normais. Um exame de RM foi realizado na tentativa de descobrir a causa dos sinais neurológicos e investigar uma possível lesão da hipófise.

Havia uma massa no plano mediano ventral ao diencéfalo, com seu aspecto ventral no interior da sela túrcica (Figura 11.19). Uma parte da hipófise distinta da massa foi identificada em parte da sela túrcica. A massa comprimia o tálamo, o hipotálamo e o quiasma óptico. Partes da massa

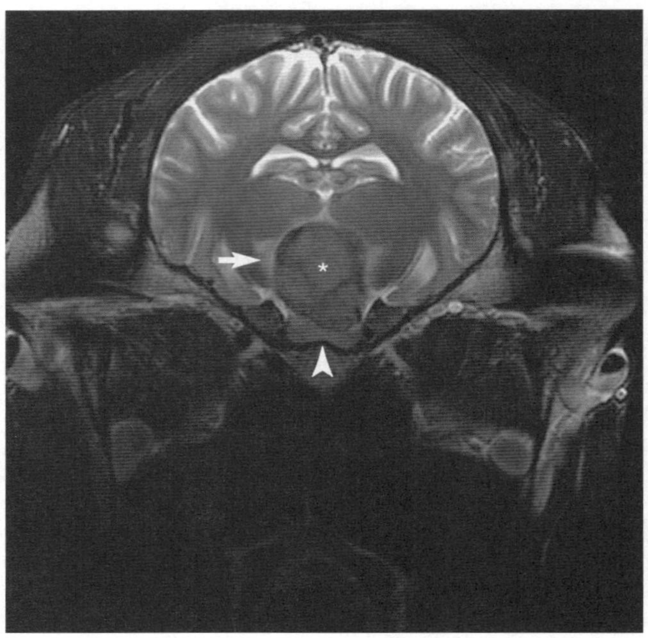

Figura 11.19 Imagem transversal em *fast spin echo* ponderado em T2 do cérebro à altura da sela túrcica. O *asterisco* indica uma grande massa com sinal de intensidade heterogênea, que desloca lateralmente o diencéfalo. A *ponta de seta* indica o tecido hipofisário normal comprimido pela massa. A *seta* indica um alto sinal T2 (edema) dentro do diencéfalo, adjacente à massa.

pareciam hemorrágicas, e as regiões do tálamo e hipotálamo a seu redor eram edematosas.

Essa égua foi tratada com pergolida e cipro-heptadina na tentativa de melhorar os sinais de disfunção da *pars intermedia* da hipófise e houve melhora por um breve período. Seu estado geral se deteriorou após 6 semanas e a égua apresentou anorexia progressiva, perda ponderal e depressão, apesar dos cuidados de suporte agressivos. A égua foi sacrificada e os resultados da necropsia mostraram uma grande massa hipofisária com características histológicas, condizentes com macroadenoma da *pars intermedia* hipofisária.

Mieloencefalite protozoótica equina

Um Puro-Sangue castrado de 18 anos de idade apresentava ataxia havia 9 meses. Dois meses antes da consulta, começou a apresentar perda ponderal, disfagia e perda da musculatura facial. O animal já havia sido tratado para mielite protozoótica equina duas vezes e exibia ataxia de grau 3/4 em todos os membros. Além disso, apresentava atrofia dos músculos faciais esquerdos, bem como dos músculos temporal e masseter esquerdo, desvio do focinho para o lado direito e dificuldade em mover o alimento para a faringe com tônus da língua, preensão e capacidade de deglutição normais. Esses sinais neurológicos sugeriram doença multifocal com acometimento do V, VII, IX e X pares de nervos cranianos, bem como da medula espinal cervical e do tronco cerebral. O *Western blot* para detecção de mielite protozoótica equina foi fracamente positivo no líquido cefalorraquidiano e positivo no soro.

Achados de RM consistentes com inflamação e edema foram observados em todo o lado direito da medula e ponte caudal, inclusive nas áreas dos núcleos do V, VII, VIII e XII pares de nervos cranianos (Figura 11.20). Esses achados são condizentes com os observados em um caso já relatado de EPM.[95]

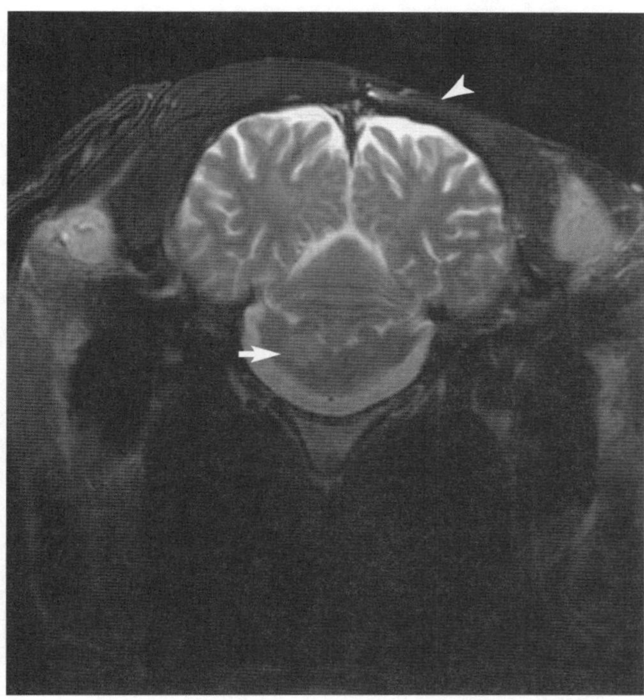

Figura 11.20 Imagem transversal em *fast spin echo* ponderado em T2 do cérebro à altura da ponte. A *seta* indica uma área de hiperintensidade T2 na região dos núcleos do VII e do VIII nervo craniano. A *ponta de seta* indica atrofia do músculo temporal.

Nitazoxanida, vitamina E e flunixino meglumina foram administradas. Cuidados de suporte, inclusive fluidoterapia IV e alimentação enteral via sonda nasogástrica, também foram instituídos. O cavalo ficou cada vez mais deprimido e desenvolveu pleuropneumonia 1 semana após a internação, provavelmente secundária à aspiração por disfagia. No dia seguinte, a ataxia piorou; o cavalo não conseguia mais se levantar e morreu. No exame *post mortem*, degeneração neuronal, inflamação e protozoários consistentes com *Sarcocystis neurona* nos núcleos do V, VII e VIII pares de nervos cranianos foram identificados.

Hidrocefalia

Os proprietários de uma potra Quarto de Milha de 1 mês de idade apresentava cabeça abobadada, cegueira e obtundação. Suspeitou-se de lesão cerebral congênita.

A RM mostrou hidrocefalia comunicante grave, com obstrução em local específico não identificado (Figura 11.21). Os ventrículos eram dilatados e preenchidos com líquido cefalorraquidiano. O parênquima dos hemisférios cerebrais era adelgaçado e o cerebelo estava comprimido e herniado através do forame magno. Uma meningocele e fontanela aberta foram observadas na junção dos ossos frontais e parietais esquerdos e direitos.

O tratamento não foi realizado, embora a possibilidade de colocação de uma derivação (*shunt*) ventriculoperitoneal tenha sido discutida com os proprietários. A potra sobreviveu e foi desmamada sem intercorrências.

Compressão da medula espinal

Um potro Puro-Sangue de 4 meses de idade apresentava febre e aumento de volume da articulação metacarpofalangiana do membro posterior esquerdo. O exame ultrassonográfico das regiões lombar, sacral e glútea mostrou um abscesso muscular. A extensão do abscesso não pôde ser determinada, mas houve suspeita de acometimento da pelve; portanto, a RM foi realizada.

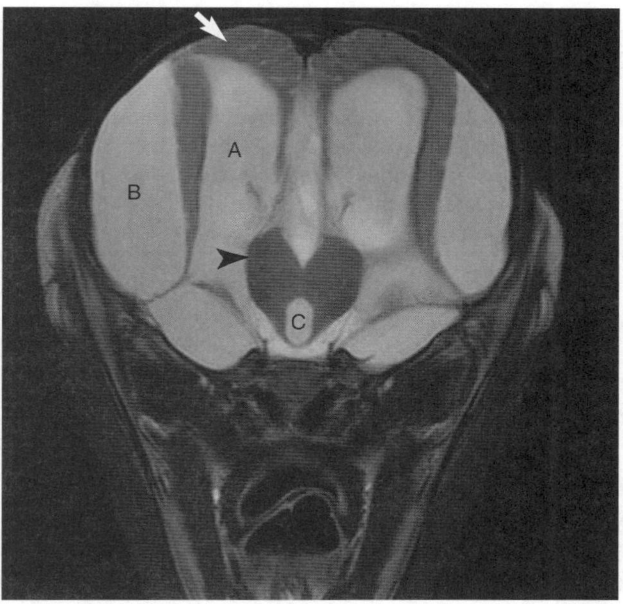

Figura 11.21 Imagem transversal em *turbo spin echo* ponderado em T2 do cérebro à altura do tálamo. Os ventrículos laterais (*A*) e os terceiros ventrículos (*C*) são bastante dilatados pelo líquido cefalorraquidiano presente fora do cérebro (*B*). A *seta* indica o córtex cerebral e a *ponta de seta* mostra o tálamo.

A RM revelou a presença de compressão e inflamação grave da medula espinal na região sacral (Figura 11.22). O lado esquerdo do sacro apresentava sinal de intensidade heterogênea, sugestiva de osteomielite.

O potro foi tratado com anti-inflamatórios e antibióticos, e a porção intramuscular do abscesso foi drenada. O potro melhorou e recebeu alta com terapia antimicrobiana de longo prazo. Durante a RM de acompanhamento, 2 meses depois, a compressão da medula espinal havia se resolvido e o tamanho do abscesso intramuscular tinha diminuído. O sinal de intensidade heterogênea no sacro melhorou, mas não desapareceu por completo.

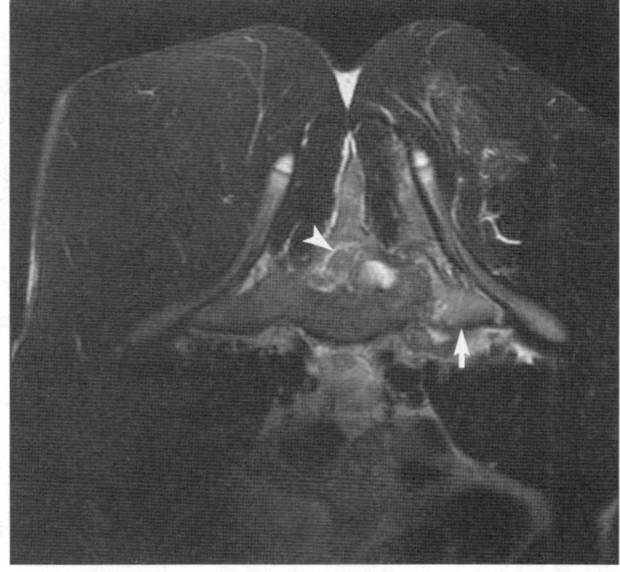

Figura 11.22 Imagem transversal de *turbo spin echo* ponderado em T2 do canal medular à altura da articulação sacroilíaca. A *ponta de seta* indica a medula espinal com compressão lateral e a *seta* mostra uma região de edema e acúmulo de líquido proteico no interior e ao redor do sacro (osteomielite).

Conclusão

Embora a RM da doença neurológica equina ainda esteja engatinhando, os veterinários estão cada vez mais capazes de usar essa tecnologia para fazer diagnósticos mais específicos e rápidos. Com a progressão da base de conhecimento referente à RM, os profissionais serão capazes de aprimorar seus cuidados e o tratamento de pacientes equinos.

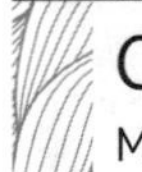

Convulsões e distúrbios do sono

Monica Aleman

CONVULSÕES

Terminologia

As convulsões (do latim *sacire*, "tomar posse"), também referidas como ataques ou epilepsia, foram descritas pela primeira vez entre 500 e 700 a.C. As convulsões são um problema comum na medicina humana e veterinária, mas são menos frequentes em cavalos em comparação a outras espécies. As convulsões são manifestações clínicas da atividade neuronal anormal hipersíncrona, rápida e/ou excessiva do córtex cerebral e causam alterações involuntárias da atividade motora, consciência, funções autônomas ou sensibilidade.[103-105] As convulsões podem ser eventos únicos ou recorrentes. Convulsões recorrentes são denominadas *epilepsia*. Houve muita confusão sobre a definição e a classificação de *convulsões* e *epilepsia*, termos que foram usados como sinônimos de modo equivocado. A International League Against Epilepsy (ILAE) definiu *convulsão epiléptica* como "uma ocorrência transitória de sinais e/ou sintomas decorrente de uma atividade neuronal síncrona ou anormal excessiva no cérebro", e *epilepsia* como "um distúrbio cerebral, caracterizado por predisposição à geração de convulsões epilépticas e pelas consequências neurobiológicas, cognitivas, psicológicas e sociais dessa predisposição. A definição de epilepsia requer a ocorrência de, pelo menos, uma convulsão epiléptica". O *status epilepticus* (SE) é definido como "um distúrbio decorrente de problemas nos mecanismos responsáveis pelo término dos episódios ou em mecanismos desencadeantes, provocando convulsões anormalmente longas (após o tempo T1). É um distúrbio que pode ter consequências a longo prazo (após o período T2), inclusive morte neuronal, lesão neuronal e alteração das redes neuronais, dependendo do tipo e da duração das convulsões". Nas convulsões tônico-clônicas, T1 equivale a 5 minutos, e T2, a 30 minutos. Na medicina humana, o tratamento de emergência do SE é instituído se a convulsão epiléptica perdurar por mais de 5 minutos.

A convulsão epiléptica tem origem neural específica e pode ser um evento único ou recorrente. As convulsões epilépticas podem ainda ser classificadas como primárias (*i. e.*, idiopáticas), secundárias (decorrentes de anomalias cerebrais estruturais) ou reativas (reação do cérebro saudável a um insulto sistêmico transitório). A epilepsia se refere especificamente a convulsões epilépticas recorrentes, causadas por um distúrbio cerebral crônico, que pode ser genético (primário) ou adquirido (secundário). A epilepsia é raramente documentada em cavalos, à exceção da epilepsia idiopática juvenil em potros Árabes.[75] Por fim, as convulsões são acompanhadas por atividade muscular tônico-clônica e perda de consciência. A classificação da epilepsia humana foi feita pela ILAE. Antes, a epilepsia era classificada como idiopática (primária) e sintomática ou criptogênica (secundária). As epilepsias idiopáticas são distúrbios com suspeita de etiologia genética, sem anomalias cerebrais. As epilepsias sintomáticas têm causa conhecida, com patologia cerebral, enquanto as epilepsias criptogênicas são aquelas de etiologia indeterminada. A classificação da epilepsia evoluiu para genética, estrutural e desconhecida. Na medicina de pequenos animais, a International Veterinary Epilepsy Task Force publicou um consenso sobre a definição, classificação e terminologia da epilepsia.[103,105]

Como as classificações padronizadas descritas em pequenos animais e humanos, as convulsões equinas podem ser classificadas como epilépticas parciais (simples e complexas), generalizadas (primárias ou secundárias) ou *status epilepticus*.[106,107] Convulsões por acometimento de uma área distinta do córtex cerebral são classificadas como convulsões parciais simples, caso não haja diminuição de consciência, e convulsões parciais complexas, quando há diminuição de consciência. Convulsões parciais causam sinais clínicos localizados, como espasmos faciais ou de membros, corrida compulsiva em círculos ou automutilação. Convulsões parciais podem ser observadas após um procedimento, como a coleta de líquido cefalorraquidiano, a mielografia cervical e a anestesia, ou traumatismo craniano, com disseminação pelo córtex cerebral e produção de uma convulsão secundária generalizada. Uma convulsão generalizada envolve todo o córtex cerebral e provoca atividade muscular tônica-clônica em todo o corpo, com perda de consciência. Convulsões generalizadas desde o início são definidas como convulsões generalizadas primárias. Convulsões generalizadas secundárias podem ser originárias dos dois tipos de convulsões parciais. Em um centro de referência em medicina equina, os tipos mais comuns de convulsões foram as convulsões parciais (simples ou complexas, 30%) e as convulsões generalizadas secundárias (30%).[106] Esse achado é similar ao observado em cães, em que as convulsões parciais, com ou sem generalização, parecem ser os tipos mais comuns de convulsões. É comum a presença de convulsões parciais complexas em potros neonatos e são caracterizadas por mastigação mandibular e estalidos labiais.[4]

Etiologia/Patogênese

Etiologias de convulsões em cavalos são doenças intracranianas e extracranianas (nas quais o cérebro saudável reage a um insulto) (Tabelas 11.4 e 11.5). As causas mais comuns de convulsões em potros com menos de 2 semanas de idade são a síndrome de desajuste neonatal (encefalopatia hipóxico-isquêmica e não hipóxica), trauma e meningite bacteriana.[108-111] A Tabela 11.4 mostra as principais causas de convulsões em potros com menos de 1 ano de idade. As causas mais comuns de convulsões em cavalos adultos, com mais de 1 ano de idade, são trauma cerebral, hepatoencefalopatia e intoxicação.[105] Massas, como melanoma, adenoma hipofisário, colesteatoma e, raramente, glioma, podem causar convulsões em cavalos adultos a idosos.

Independentemente da etiologia, a patogênese das convulsões epilépticas é causada por uma atividade elétrica hipersíncrona anormal dos neurônios, em decorrência de um desequilíbrio entre excitação e inibição no cérebro.[104,112-116] A excitação excessiva (teoria dos potenciais pós-sinápticos excitatórios) leva à despolarização prolongada do agregado neuronal, um fenômeno conhecido como "deslocamento paroxístico da despolarização", que pode gerar uma convulsão epiléptica. Acredita-se que vários mecanismos mudem a despolarização paroxística, como aumento dos neurotransmissores excitatórios (p. ex., glutamato), diminuição dos neurotransmissores inibidores (p. ex., ácido γ-aminobutírico), alteração nos sítios dos receptores dos neurotransmissores ou um distúrbio no metabolismo celular interno do neurônio.

Tabela 11.4 Causas conhecidas e suspeitas de convulsões em cavalos com menos de 1 ano de idade.

	Diagnóstico diferencial		
Classificação	**Extracraniano**	**Intracraniano**	**Exames diagnósticos**[a]
Anomalias (congênitas)		Hidrocefalia	
		Hidranencefalia	1 a 6, 8
		Epilepsia benigna	1, 10
Metabólica	Hipoxia, hiponatremia, hipoglicemia, hiperpotassemia		2 a 6
Tóxica	Organofosfatos	Milho mofado	2 a 6
	Estricnina	Plantas dos gêneros *Oxytropis*, *Astragalus* e *Swainsona*	9 a 11
	Metaldeído		
Traumática		Trauma cerebral	2 a 6, 8
		Raio	2 a 5
Vascular		Síndrome de desajuste neonatal (acidentes vasculares)	2 a 6
Infecciosa	Septicemia	Meningite bacteriana	2 a 6
	Hipertermia	Abscessos cerebrais	5, 6, 8
		Raiva	2, 3, 11
		Encefalite viral	6, 7

[a]Legenda: 1, raça; 2, início; 3, progressão clínica; 4, exame físico; 5, exame neurológico; 6, patologia clínica (p. ex., análise do líquido cefalorraquidiano); 7, exames sorológicos; 8, radiologia (tomografia computadorizada, ultrassonografia, radiografias); 9, exame toxicológico; 10, eletrodiagnóstico (eletroencefalografia, eletromielografia); 11, exame patológico.

Tabela 11.5 Causas conhecidas e suspeitas de convulsões em cavalos com mais de 1 ano de idade.

	Diagnóstico diferencial		
Classificação	**Extracraniano**	**Intracraniano**	**Exames diagnósticos**[a]
Metabólica	Hepatoencefalopatia, hipocalcemia, uremia, hiperlipidemia		2 a 6, 8
Tóxica	Organofosfatos	Milho mofado	2 a 6
	Estricnina	Plantas dos gêneros *Oxytropis*, *Astragalus* e *Swainsona*	9, 11
	Metaldeído	Samambaias do gênero *Pteridium*	
		Chumbo, arsênico, mercúrio	
		Gramínea do gênero *Lolium*	
Traumática		Trauma cerebral	2 a 6, 8
Vascular		*Strongylus vulgaris*	2 a 5
		Tromboembolia cerebral	5, 6, 11
		Injeção intracarotídea	2, 3
Tumoral		Neoplasia	2 a 5, 8, 10, 11
		Hamartoma	6, 8, 10, 11
		Granuloma de colesterol	8, 11
Infecciosa		Abscesso cerebral	5, 6, 8
		Raiva	2, 3, 11
		Encefalites por arbovírus	6, 7
		Criptococose	5, 6
		Mieloencefalite protozoótica equina	6, 7

[a]Legenda: 1, raça; 2, início; 3, progressão clínica; 4, exame físico; 5, exame neurológico; 6, patologia clínica (p. ex., análise do líquido cefalorraquidiano); 7, exames sorológicos; 8, radiologia (tomografia computadorizada, ultrassonografia, radiografias); 9, exame toxicológico; 10, eletrodiagnóstico (eletroencefalografia, eletromielografia); 11, exame patológico.

Notavelmente, muitas pesquisas se concentraram no glutamato, o principal neurotransmissor excitatório no cérebro, e em seu complexo receptor, o receptor N-metil-d-aspartato (NMDA). O glutamato se liga aos receptores NMDA, que abrem os canais de sódio e cálcio e provocam a entrada desses íons no neurônio e despolarizações pós-sinápticas.[112-116] Além disso, os receptores NMDA têm sido implicados na patogênese das convulsões em bebês e potros porque, se exacerbados (p. ex., durante a asfixia perinatal), a sobrecarga intracelular de cálcio causa necrose neuronal pela ativação dos sistemas de enzimas líticas e óxido nítrico sintase, com geração de radicais livres.[113,114] O somatório de potenciais pós-sinápticos excitatórios é causado por excitações excessivas e também pela perda de inibições, sem *feedbacks* reguladores normais. Em resposta à súbita mudança de despolarização de um agregado neuronal, há o estabelecimento de zonas inibidoras locais para tentar impedir a disseminação da atividade epileptogênica. O ácido γ-aminobutírico (GABA) é o principal neurotransmissor inibidor do SNC. A inibição GABAérgica pode ser pré-sináptica (liberação de GABA do terminal nervoso GABAérgico para terminais nervosos pré-sinápticos, com redução da liberação do neurotransmissor) ou pós-sináptica (causada pela interação do GABA com receptores pós-sinápticos específicos).[115] A disfunção do sistema GABA provoca a disseminação de uma atividade hipersíncrona neuronal anormal, o que leva à despolarização de mais neurônios.[115] O disparo de uma "massa crítica" de neurônios pode gerar uma disseminação descontrolada de atividade elétrica no córtex cerebral e precipitar uma convulsão epiléptica. Assim, essas convulsões podem ser bloqueadas pelo uso de agentes que potencializam neurotransmissores inibidores, como o fenobarbital. Em resumo, as convulsões podem se desenvolver em decorrência do somatório de potenciais pós-sinápticos excitatórios síncronos em grandes grupos de neurônios, que podem ser precipitados por um aumento de neurônios excitatórios, uma diminuição nos neurônios inibidores, uma diminuição nos neurotransmissores inibidores ou qualquer combinação desses mecanismos.

Alterações no microambiente dos neurônios também podem causar convulsões. Anomalias eletrolíticas neuronais sistêmicas e locais podem alterar a homeostase do neurônio excitatório e gerar potenciais de ação espontâneos e excessivos.[115] O potássio intracelular liberado durante a atividade neuronal pode alcançar concentração suficiente para aproximar o potencial da membrana em repouso do limiar e gerar um foco convulsivo. Potenciais de ação espontâneos gerados pela alteração na concentração intracelular de potássio podem se espalhar para outras partes do córtex cerebral, causando uma convulsão generalizada. Alterações em um eletrólito neuronal intracelular podem modificar a homeostase de outros eletrólitos intracelulares. O aumento da concentração intracelular de potássio e a diminuição da concentração intracelular de cálcio, magnésio e cloreto são observados durante a epileptogênese interictal e a transição das atividades interictais a ictais.

Alterações na condutância de sódio também foram implicadas no desenvolvimento de convulsões. O influxo rápido de sódio no neurônio pode hiperexcitar a célula e causar disparos rápidos. A fenitoína, um derivado da hidantoína, bloqueia esses influxos rápidos de sódio nos neurônios e suprime o disparo repetitivo por neurônios hiperexcitáveis.[116] Assim, esses eletrólitos e a homeostase celular interna podem interagir de maneira complexa para precipitar a ocorrência de convulsões.

Sinais clínicos e diagnóstico

A atividade convulsiva tem diversas manifestações clínicas, dependendo da área e da extensão do acometimento do córtex cerebral. As convulsões parciais podem ser associadas a espasmos assimétricos de um membro, espasmos faciais, mastigação excessiva, comportamento compulsivo ou automutilação. Uma convulsão localizada pode evoluir para uma convulsão generalizada. Uma convulsão generalizada apresenta três períodos clínicos distintos. Pouco antes da convulsão (aura), os cavalos podem apresentar sinais de ansiedade e desconforto. Durante a convulsão (icto), os cavalos podem ficar em decúbito, inconscientes e apresentar contrações musculares clônicas simétricas (contrações e relaxamentos musculares em rápida sucessão), seguidas por contrações musculares tônicas simétricas (contrações musculares contínuas).[4,75,106,107] Os cavalos também podem apresentar desvio dos globos oculares, dilatação das pupilas, ptialismo, trismo ou pinçamento da mandíbula, opistótonos, lordose ou cifose, movimentos violentos de remar os membros, micção e defecação descontroladas e transpiração excessiva. Após a convulsão (pós-icto), os cavalos podem aparecer obnubilados, desorientados e cegos por alguns minutos, horas ou dias.[4,75,106,107]

O diagnóstico de convulsão é embasado na anamnese, sinais clínicos e exames diagnósticos auxiliares para determinação de uma causa subjacente, sempre que possível (Tabelas 11.4 e 11.5). O diagnóstico de convulsões em cavalos pode ser difícil. Como muitos cavalos não são observados por longos períodos do dia, pode-se suspeitar da presença de uma convulsão após o reconhecimento de trauma inexplicável na cabeça ou nos membros e alterações na baia ou piquete externo. Em outros momentos, o responsável pode identificar uma mudança de atitude ou comportamento do cavalo, como inquietação ou aspecto "distante", que pode ser um sinal prodrômico (aura) de uma convulsão iminente. O cuidador deve ser questionado de maneira atenta e completa para determinar a duração e a frequência dos episódios, data, horário, relação com a alimentação, qualquer evento associado ao episódio (p. ex., injeção na carótida e evento traumático), quaisquer circunstâncias ambientais incomuns (estímulos como tempestades, fogos de artifício, mudanças no alojamento), trauma recente, episódios febris, exposição a fármacos ou toxinas, mudanças comportamentais recentes e histórico de convulsões de mãe, pai e outros irmãos. A raiva deve sempre ser considerada na lista de diagnósticos diferenciais, mesmo que o cavalo tenha sido vacinado e principalmente em áreas endêmicas.

Um exame físico completo deve ser realizado para descartar distúrbios clínicos não cerebrais que possam mimetizar convulsões, inclusive doenças dolorosas (dor intensa aguda, tremores e fasciculações, episódios de paralisia periódica hiperpotassêmica, distúrbios do sono). Nessas doenças, os cavalos não perdem a consciência, permanecendo alertas. Cavalos com paralisia periódica hiperpotassêmica podem apresentar prolapso de terceira pálpebra e fasciculações musculares, mas permanecem ansiosos, alertas e com percepção normal da dor. Os distúrbios cardíacos podem precipitar episódios de síncope, que podem ser confundidos com convulsões. A ausculta do coração pode ajudar a identificar a presença de sopros e a eletrocardiografia pode auxiliar a determinação da presença de arritmias.

Um hemograma completo e análises bioquímicas séricas devem elucidar a presença de uma doença extracraniana sistêmica, que pode predispor a convulsões. O hemograma e a concentração de fibrinogênio podem sugerir inflamação (leucocitose e hiperfibrinogenemia) ou infecção viral. Um perfil bioquímico sérico completo deve ser realizado para descartar anomalias metabólicas com potencial de desencadear convulsões. A hipoglicemia pode ser causa de convulsões em adultos e potros. Uma avaliação da gasometria arterial é indicada para descartar hipoxia. Exames de função hepática, biopsia hepática e determinação da concentração sérica de amônia devem ser realizados se houver suspeita de encefalopatia hepática.

A avaliação do líquido cefalorraquidiano pode auxiliar a abordagem, mas em geral não estabelece o diagnóstico definitivo. Resultados normais à citologia e à bioquímica não excluem doenças. O sítio de escolha é a cisterna atlanto-occipital, que pode ser contraindicado se o cavalo apresentar sinais de aumento da pressão do líquido cefalorraquidiano (como midríase ou papiledema) ou se a anestesia geral não for adequada. Alternativamente, a coleta de líquido cefalorraquidiano pode ser realizada no espaço lombossacro, desde que feita com segurança no animal em pé e sedado. A interpretação de anomalias no líquido cefalorraquidiano equino já foi descrita neste capítulo.

O EEG, o registro gráfico da atividade bioelétrica rítmica decorrente predominantemente do córtex cerebral, é o exame clínico mais importante em humanos com epilepsia. Do mesmo modo, esse exame diagnóstico tem sido utilizado em cavalos com convulsões.[80,85-88,117] A atividade paroxística inclui picos, ondas agudas, disparos de pico e onda, e outros eventos transitórios.[80,85-88,117] A atividade epileptiforme focal, multifocal ou generalizada pode ser registrada nos EEGs de pacientes epilépticos, dependendo da localização dos disparos e da extensão do acometimento do córtex cerebral.[80,85-88,117] A ausência de registro da atividade epiléptica não exclui convulsões.[88] A proximidade de uma convulsão ao EEG pode influenciar a quantidade de atividade epileptiforme detectada no exame. Portanto, recomenda-se considerar a realização de mais de um EEG.[80,85-88,117] Cavalos com doenças extracranianas também podem apresentar resultados anormais ao EEG, como durante doenças metabólicas.[80,85-88,117]

A melhor modalidade de imagem para o cérebro é a RM. Outras modalidades podem ajudar a identificação de anomalias do crânio, inclusive traumas, que podem estar associadas às convulsões ou causá-las. Essas modalidades são a radiografia e a TC de crânio.

Tratamento

Os objetivos do tratamento são interromper convulsões em curso, curar doenças subjacentes e impedir futuras atividades convulsivas.

Terapia inicial: controle das convulsões. O controle imediato das convulsões é uma prioridade, pois convulsões prolongadas ou recorrentes podem causar lesão neuronal, autotraumatismo e trauma nos cuidadores. Anticonvulsivantes de curto e longo prazo têm sido usados em cavalos.[75,118-121] O tratamento a curto prazo visa controlar as convulsões no momento de sua ocorrência. A terapia de longo prazo deve ser considerada em caso de convulsões recorrentes. No entanto, a terapia de longo prazo pode ser cara e as expectativas devem ser discutidas com o proprietário, pois a medicação anticonvulsivante não é uma medida curativa e o cavalo ainda pode ter convulsões. No tratamento de curto prazo, medicamentos como benzodiazepínicos (diazepam, midazolam) ou barbitúricos IV (fenobarbital) podem ser utilizados.[114]

Os benzodiazepínicos hiperpolarizam os neurônios por se ligarem aos receptores GABAérgicos, o que causa alterações nas vias de condutância do cloreto e torna as células resistentes à despolarização. Isso diminui a atividade elétrica no foco das convulsões e aumenta o limiar convulsivo.[114] Embora bastante eficaz, a meia-vida do diazepam é curta, de 10 a 15 minutos, e doses repetidas são ocasionalmente necessárias. É preciso cuidado, pois o uso prolongado pode causar depressão/parada respiratória e acúmulo de fármaco em potros, pois sua depuração é mais lenta nessa faixa etária.[120] Em pacientes que não respondem às primeiras doses em bólus, o diazepam pode ser administrado em infusão constante, começando com 0,1 mg/kg/h.[75,122] O midazolam é um potente benzodiazepínico de ação curta, que pode ser usado em potros em dose de 0,05 a 0,1 mg/kg por via IV ou intramuscular ou como infusão em taxa contínua.[122]

A administração IV rápida (em 20 minutos) de fenobarbital gera alta concentração sérica e reduz a taxa metabólica cerebral. Os mecanismos de ação do fenobarbital são (1) facilitação da neurotransmissão inibidora via receptores GABAérgicos; (2) inibição de potenciais pós-sinápticos produzidos pelo glutamato; e (3) inibição de canais de cálcio dependentes de voltagem nos terminais nervosos excitatórios. Deve-se ter cautela em potros neonatos, que devem receber doses de ataque menores do que as utilizadas em cavalos adultos; potros recebem doses de 3 a 6 mg/kg de fenobarbital diluídas em soro fisiológico e infundidas por via IV 30 minutos (dados não publicados, Aleman). Comece com a dose mais baixa e aumente se necessário. Potros mais velhos e cavalos adultos podem receber doses de ataque de 6 mg/kg IV diluídas em soro fisiológico (500 mℓ) e administradas por 30 minutos. A dose de manutenção é de 3 a 4 mg/kg por via oral (VO) a cada 12 horas. Se necessário, doses mais altas ou frequências maiores de administração podem ser usadas (a cada 8 horas em vez de a cada 12 horas). Outros autores relataram doses de ataque mais elevadas para potros, de 20 mg/kg IV, seguidas por doses de manutenção de 9 mg/kg IV a cada 8 horas.[118] Em cavalos adultos, doses de ataque de 12 mg/kg IV, seguidas por 6 mg/kg IV (infusão de 20 minutos) a cada 12 horas, foram recomendadas.[119] A dose terapêutica em cavalos é desconhecida. A terapia de manutenção é administrada por via oral em doses de 3 a 6 mg/kg.

O pentobarbital de sódio pode ser empregado no tratamento de curto prazo (1 a 3 dias) das convulsões em potros neonatos por seus efeitos anestésicos. Embora esse agente anestésico seja pouco usado no manejo de convulsões em cavalos adultos, a anestesia geral, com infusão contínua de pentobarbital (por até 24 h), pode ser necessária em indivíduos com *status epilepticus* que não são bem controlados com a terapia anticonvulsivante comum. Outros agentes, como o propofol e a quetamina, podem ser considerados no tratamento do *status epilepticus*.[123]

A primidona e a fenitoína podem ser consideradas uma terapia alternativa em caso de ineficácia dos fármacos anteriores. A primidona é metabolizada em fenobarbital (principal metabólito ativo) e, em menor extensão, feniletilmalonamida (um metabólito que pode potencializar os efeitos anticonvulsivantes do fenobarbital). Há relatos do uso de primidona no tratamento de potros com convulsões.[124] A fenitoína inativa os canais neuronais de sódio dependentes de voltagem, impedindo a despolarização da membrana neuronal pré-sináptica na terminação do nervo excitatório e, assim, reduz a liberação de glutamato. Os efeitos adversos da fenitoína são depressão prolongada em potros, bem como bloqueio atrioventricular brando e diminuição da pressão arterial em adultos.[114]

Acetilpromazina, xilazina e quetamina são medicamentos que devem ser usados com cautela no manejo de convulsões, em caso de indisponibilidade da medicação anticonvulsivante de emergência. Houve relatos de diminuição do limiar convulsivo com acetilpromazina; no entanto, o editor usou acepromazina com segurança no passado em animais de pequeno e grande porte com distúrbios convulsivos sem desencadear convulsões. A quetamina pode agravar as convulsões porque aumenta o fluxo sanguíneo cerebral, o consumo de oxigênio e a pressão intracraniana. No entanto, a quetamina também antagoniza os receptores NMDA e, portanto, parece útil em um modelo de roedor com *status epilepticus*, bem como em alguns potros neonatos com convulsões, embora mais estudos sejam necessários.[122]

Terapia de manutenção: prevenção de convulsões. O objetivo da terapia anticonvulsivante de longo prazo é reduzir a frequência, a duração e a gravidade das convulsões com efeitos adversos mínimos ou nulos. Portanto, o início da terapia anticonvulsivante de ação prolongada depende da causa subjacente, da frequência e da gravidade dos episódios. Também devem ser considerados fatores relacionados ao proprietário, como preferência, conformidade e despesas com medicamentos administrados a longo prazo. Os proprietários devem estar cientes de que a terapia para o controle de convulsões, sobretudo em cavalos adultos, pode continuar por meses ou anos. Além disso, o início do tratamento não garante a eliminação das convulsões. É primordial recomendar a não utilização do cavalo com convulsões ou submetido ao tratamento anticonvulsivante em atividades de equitação.

Após a identificação de doenças intracranianas, a terapia deve ser iniciada quando surgirem as convulsões. Caso nenhuma etiologia tenha sido determinada, a decisão de instituir a terapia de manutenção no longo prazo é embasada no reconhecimento de um conjunto de convulsões (mais de 3 a 4 vezes por ano ou 2 convulsões por mês) ou convulsões generalizadas graves, que causam ferimentos no cavalo e perigo para os que estão no ambiente, independentemente da frequência. Potros com epilepsia idiopática e várias convulsões ao longo de 1 a 3 dias também podem precisar de terapia anticonvulsivante no longo prazo (meses).[105,108]

Um único medicamento anticonvulsivante deve ser escolhido para manutenção; as opções são fenobarbital, brometo, fenitoína e primidona. O fenobarbital é o medicamento de escolha para manutenção de longo prazo em cavalos. O fenobarbital é bem absorvido após administração oral e é metabolizado no fígado. Como induz o complexo enzimático do citocromo P450 hepático e aumenta sua própria taxa metabólica, há necessidade de ajuste frequente da dose ao longo do tempo.[125] A terapia deve ser adaptada para atender às necessidades individuais, usando a menor concentração eficaz no controle de convulsões, e a concentração sérica do medicamento deve ser monitorada. De modo geral, com a atividade convulsiva sob controle, o monitoramento do fenobarbital é feito a cada 60 dias. Embora o fenobarbital seja bem tolerado em equinos, os possíveis efeitos adversos são sedação excessiva, depressão respiratória, bradicardia, hipotensão e hipotermia em neonatos. Os veterinários devem evitar o uso de outros medicamentos com interações conhecidas, como a ivermectina, um agonista GABAérgico. As tetraciclinas e o cloranfenicol inibem as enzimas microssomais hepáticas, prolongando os efeitos do fenobarbital. Se os efeitos adversos forem inaceitáveis e as convulsões não forem controladas com uma terapia anticonvulsivante, pode-se considerar a redução da dose em 20% ou para o nível não tóxico e iniciar uma segunda terapia anticonvulsivante, como o brometo de potássio.[124]

O brometo (de sódio ou potássio) parece competir com o cloreto para hiperpolarização das membranas neuronais, além de melhorar a condutância do cloreto ativada por GABA. Como a meia-vida de eliminação desse fármaco em cavalos é de 3 a 5 dias, algumas semanas são necessárias para se alcançar o nível de estado estável (*steady-state*) nesses animais. Por sua longa meia-vida de eliminação, o brometo de potássio não deve ser utilizado de maneira isolada para tratar convulsões em curso, mas ser combinado ao fenobarbital, em dose inicial de 25 a 40 mg/kg/dia VO.[126,127] Quando usado como monoterapia, uma dose de ataque de 120 mg/kg/dia durante 5 dias seguida por uma dose oral diária de 40 mg/kg alcançaram um nível sérico de 1 mg/mℓ. O nível terapêutico em cavalos não é conhecido. Efeitos adversos parecem ser raros em equinos.

Há novos anticonvulsivantes na medicina veterinária, com índices terapêuticos melhores (*i. e.*, dose eficaz em comparação à dose tóxica) e menos reações adversas sedativas e tóxicas. Esses medicamentos são felbamato, gabapentina, clorozepato, topiramato, levetiracetam e zonisamida e podem ser usados como monoterapia ou em combinação.[128,129] A gabapentina, um análogo estrutural do GABA, tem sido usada como adjuvante em humanos e cães no tratamento de convulsões parciais refratárias à terapia com fenobarbital e brometo. A gabapentina,[128] em dose de 5 a 10 mg/kg VO, 2 a 3 vezes/dia, tem sido usada para auxiliar o controle das convulsões. No entanto, a eficácia clínica da gabapentina e de outros novos fármacos anticonvulsivantes é hoje desconhecida em cavalos. Com base em estudos farmacocinéticos equinos com levetiracetam em dose de 20 mg/kg IV ou 30 mg/kg de liberação intragástrica imediata e prolongada, uma dose IV ou oral de 32 mg/kg a cada 12 horas foi proposta.[129] Nesse estudo, a biodisponibilidade foi considerada excelente e a meia-vida terminal média foi de 6 a 7 horas.[129]

É difícil dizer quando a terapia anticonvulsivante deve ser interrompida. Na opinião da autora, na ausência de efeitos adversos, a dose não deve ser alterada na maioria dos cavalos até que o paciente não apresente convulsões por pelo menos 6 meses (Aleman). Se a interrupção da terapia anticonvulsivante for necessária, deve ser feita de maneira lenta, já que a retirada repentina da medicação pode precipitar convulsões. Em neonatos, a dose pode ser reduzida de um quarto para a metade a cada dia por um período mínimo de 3 dias e, depois, interrompida. Em adultos em terapia anticonvulsivante de manutenção em longo prazo, esse período de redução de dose deve ser mais longo. Há relatos de redução de doses em 20% a cada 2 dias durante 1 semana antes da interrupção do tratamento anticonvulsivante. O editor prefere uma diminuição mais gradual da dosagem, de 20% a cada 2 a 4 semanas. Os EEGs em série podem trazer informações valiosas sobre a progressão ou a resolução da doença em cavalos e ajudar o clínico a determinar se há necessidade de continuar a terapia anticonvulsivante de manutenção.

SONO

Dormir é essencial para a saúde geral do cavalo. A falta de sono e os distúrbios do sono podem comprometer a saúde, o desempenho e a qualidade de vida do animal. As poucas informações e a falta de compreensão sobre o sono equino podem levar a interpretações errôneas do sono normal e anormal, ao diagnóstico impreciso de possíveis distúrbios do sono e problemas de manejo. Os estudos do sono equino foram embasados principalmente em observações comportamentais, que é o primeiro passo essencial para a avaliação do sono. Além da observação, o uso simultâneo de EEG redefiniu a medicina do sono em humanos por meio da determinação das características do sono e de seus vários estágios. Isso é importante porque a definição de vários distúrbios do sono humano depende da identificação de alterações na sequência, na duração e no padrão dos estágios do sono. O estadiamento do sono é embasado em características específicas registradas no EEG, eletro-oculograma (EOG), EMG, eletrocardiograma (ECG) e padrões respiratórios. Coletivamente, esses estudos e sua interpretação são conhecidos como polissonografia. A polissonografia vem ganhando espaço na medicina veterinária.

Os cavalos dormem, em média, de 3 a 4 horas por dia, com várias fases de repouso e sono (sono polifásico) durante um período de 24 horas.[130] A maior parte do sono ocorre à noite. Estudos observacionais em cavalos detectaram cerca de seis fases de descanso e sono durante a noite. A duração do decúbito lateral durante a noite foi de 2 a 9% e 5 a 15% em cavalos selvagens e estabulados, respectivamente. Na natureza, os cavalos se revezam para descansar e dormir; alguns indivíduos continuam em alerta, enquanto outros descansam ou dormem. Os cavalos em alerta ficam em áreas mais altas, em que a visualização de possíveis predadores é melhor. Potros, em especial neonatos, dormem mais tempo por dia do que os adultos. Seus períodos de descanso e sono são mais numerosos, frequentes e de maior duração em comparação aos adultos. A necessidade de descanso e sono diminui à medida que o potro cresce. Estudos observacionais em cavalos selvagens e alojados em pastos mostraram uma diminuição substancial na quantidade de sono em potros com 3 meses de idade. Diferenças raciais e sexuais foram relatadas; raças de tração descansam mais que raças leves, e potras descansam mais que potros. Muitos fatores podem influenciar o sono equino, como ambiente, segurança, acompanhantes, hierarquia, estado fisiológico e idade, exercício, dieta e doença (ver "Causas de privação de sono"). Naturalmente, os cavalos são animais de manada, e a domesticação alterou seu sono.

Estágios do sono

O estadiamento do sono em cavalos não é tão sofisticado quanto em humanos por causa do desconforto de realização do EEG em ambiente natural.[86] No entanto, a recente introdução de unidades telemétricas de EEG na medicina veterinária gerou uma grande oportunidade para estudar o sono em cavalos. Os desafios da execução do EEG são a distância da gravação, a manutenção dos eletrodos e os artefatos de movimento. Em equinos, quatro estados de vigília podem ser determinados por meio de observação e gravação em vídeo simultâneas ao EEG. A avaliação eletrofisiológica emprega EEG, EMG, EOG, ECG e monitoramento respiratório para a definição dos estágios do sono. Os estágios são vigília, sonolência, sono de ondas lentas e sono REM.

Na vigília, o cavalo é alerta, com todos os membros em estação, a menos que se mova. Artefatos de movimento (olhos, orelhas, mandíbula, cabeça) e atividade EMG são comuns. A frequência cardíaca e a frequência respiratória estão dentro dos valores de referência. Os cavalos podem adotar uma postura caracterizada pela sustentação de peso nos membros anteriores e em um membro posterior, com o outro membro posterior preparado (pronto para chutar predadores?) ao ficarem sonolentos. Ondas agudas em vértices (ondas V) ocasionais e variantes benignas transitórias, que podem ter aspecto epileptiforme, foram observadas em cavalos saudáveis. Esses disparos transitórios são semelhantes aos observados em humanos saudáveis durante esse estágio do sono. Essas variantes benignas foram detectadas em cavalos com privação de sono. Durante o sono de ondas lentas, os cavalos podem dormir em pé com a cabeça baixa ou em decúbito esternal, caso se sintam seguros e confortáveis. Muitos cavalos nesse estágio exibem um segundo bloqueio atrioventricular (não presente em outros estados de vigília).

O sono REM é semelhante entre as espécies, com baixa voltagem, frequências mistas, movimentos oculares rápidos episódicos e perda de atividade EMG. Os cavalos parecem dedicar cerca de 15% de seu tempo total de sono a esse estado. Podem apresentar sono REM enquanto estão em decúbito esternal, com a cabeça apoiada no chão ou em um objeto ou, com mais frequência, em decúbito lateral, caso sintam-se seguros e confortáveis. O sono REM é associado à perda de tônus muscular. Além de movimentos oculares rápidos, podem ser observados espasmos, piscadas, narinas dilatadas e até alongamento dos membros. Esses movimentos foram erroneamente interpretados como convulsões. Um sono REM breve em estação foi documentado, mas a perda de tônus muscular impede que seja prolongado em decorrência do colapso. A falta de sono REM pode causar privação de sono.

Privação de sono

A privação de sono é decorrente da falta de sono adequado.[130,131] O que é considerado sono adequado ou suficiente no cavalo? Essa análise deve ser individual e há variações entre cavalos saudáveis. A privação de sono pode se manifestar no cavalo como sonolência diurna excessiva e episódios de colapso. Os animais costumam apresentar abrasões na porção dorsal dos carpos e boletos, sugestivos de episódios de colapso. A privação de sono deve ser considerada uma possível causa de colapso, mas outros motivos devem ser descartados. Anamnese completa, problemas médicos concomitantes e informações sobre o ambiente em que o cavalo dorme são essenciais para a investigação de alterações do sono. Os cavalos podem estar sujeitos a diversos fatores que interferem no sono normal. Esses fatores estão listados na Tabela 11.6.

Outros distúrbios do sono

Os distúrbios do sono em cavalos são pouco compreendidos. Alguns distúrbios foram relatados ou suspeitos na medicina equina. Esses distúrbios são hipersonia, narcolepsia com cataplexia, excitação alterada e distúrbios do sono REM. Antes de considerar a presença de um distúrbio de sono, primeiro descarte a privação de sono.[132,133] Hipersonia significa sonolência excessiva. No entanto, esses cavalos parecem ter ciclos "aparentemente normais" de sono, mas podem não ter períodos de sono REM, apesar de serem observados deitados por um tempo considerável. Uma queixa comum nesses cavalos, além do sono excessivo, é a diminuição do desempenho. Esse distúrbio pode ser secundário a outras doenças, como endocrinopatias (suspeita de disfunção hipotalâmica, disfunção da *pars intermedia* da hipófise),[134] doenças neurológicas (encefalite, trauma cerebral, EPM, infecção pelo vírus do Nilo Ocidental observada pela autora) e outras ainda a serem identificadas. O mecanismo específico da doença não é conhecido.

Um histórico de colapso ou presença de abrasões ou fibrose na porção dorsal dos carpos e boletos deve alertar o clínico sobre um possível distúrbio de sono. Outras causas de colapso devem ser descartadas (doenças cardiovasculares, respiratórias, neurológicas, alterações eletrolíticas). A vigilância por vídeo por 24 horas, durante um período mínimo de 7 dias, gera boas informações sobre o comportamento do sono do cavalo afetado. O ideal é gravar esse vídeo no ambiente em que o cavalo normalmente dorme. O monitoramento hospitalar em vídeo é útil, mas os padrões de sono podem estar bastante alterados (estresse, ruído, território desconhecido). No entanto, é recomendado. Um questionário específico sobre o meio ambiente, presença de animais selvagens, acompanhantes, dieta, viagens, exposições, doenças, episódios de dor e uso de medicamentos deve ser incluído. Pergunte se outros cavalos sofrem de problemas semelhantes. Antes de considerar um distúrbio de sono, descarte a privação de sono como causa de comportamento anormal, pois ela pode ser corrigida com a resolução da causa principal. Sem exames simultâneos de vídeo e eletrodiagnóstico não é possível determinar a ocorrência de todos os estágios do sono ou a presença de atividade paroxística.

Tabela 11.6 Causas da privação de sono.

Ambientais	Problemas médicos não neurológicos	Problemas neurológicos
Cavalos selvagens • Predadores • Hierarquia no plantel • Cavalos dominantes (em alerta constante) • Animais mais submissos (assédio constante por outros) • Estabelecimento da hierarquia no plantel • Busca constante por alimento • Temperaturas extremas, desastres naturais (p. ex., incêndio) • Estado fisiológico • Éguas prenhas que não se deitam o suficiente • Éguas em lactação em alerta constante para proteger seu potro Cavalos domesticados • Habitação (abrigo: estábulo, ou ao ar livre: pasto) • Predadores na área • Hierarquia no plantel • Falta de acompanhante(s) • Cama (ausência ou desconforto) • Viagens e exposições • Áreas de quarentena • Hospitalização (mais comum em unidades de terapia intensiva)	Dor (principalmente crônica) • Doença ortopédica, musculoesquelética • Gastrintestinal (p. ex., enterólitos) • Pleuropneumonia	Incapacidade ou insegurança em se deitar Decúbito Dor neuropática

Narcolepsia

A narcolepsia é um distúrbio de sono não progressivo do sistema nervoso central, caracterizada por sonolência diurna excessiva, com manifestações de sono REM. Essas manifestações também são episódios descontrolados de perda do tônus muscular (cataplexia), embora a narcolepsia possa ocorrer sem cataplexia.[132]

A narcolepsia foi identificada em humanos e suspeita em diversos animais domésticos, afetando 0,02% dos adultos de todo o mundo e mais de 17 raças de cães.[132,133,135] Embora sua prevalência em equinos não seja conhecida, a narcolepsia parece ser rara e é específica a raças. Presume-se que os casos familiares e esporádicos de narcolepsia ocorram em cavalos.[136-140] A doença foi relatada em potros Suffolk e Shetland (em inglês, popularmente chamada de *fainting disease*, doença do desmaio),[137] pôneis Galeses, cavalos em Miniatura, Puros-Sangues, Quartos de Milha, Morgans, Appaloosas, Standardbred e Lippizaners.[136-140] Acredita-se que exista uma doença familiar nos potros de pôneis Suffolk e Shetland e nos cavalos American Miniature e Lippizaners. De modo geral, a narcolepsia é identificada em dois grupos distintos: em potros (que apresentam a doença com alguns meses de vida) e em cavalos adultos.

A sonolência diurna excessiva, com episódios de colapso ou quase colapso, foi descrita em cavalos com privação de sono REM ou sem sono suficiente de ondas lentas por um período.[130,131] Essa sonolência pode ser decorrente de doenças que inibem o decúbito (dor, alteração do estado neurológico), fatores ambientais e de habitação (clima, vida selvagem) ou fatores sociais e comportamentais. Essa sonolência aparentemente excessiva é bastante confundida com a narcolepsia, mas, em muitos casos, a manifestação clínica se deve à falta de sono adequado para aquele indivíduo em particular. No entanto, essa falta de sono pode ter graves consequências para a saúde e o desempenho geral do cavalo. Portanto, deve-se fazer todo o possível para determinar e abordar a causa principal da sonolência.[130]

Fisiopatologia. Quatro componentes da narcolepsia são aparentes nos seres humanos: sonolência diurna excessiva associada a curtos períodos de sono REM, cataplexia, alucinações hipnagógicas e paralisia do sono.[133] Cavalos com narcolepsia apresentam cataplexia ou colapso repentino com inibição completa do tônus muscular esquelético.[137-140] Os músculos respiratórios e cardíacos não são acometidos.

Uma anomalia bioquímica do tronco cerebral ou do centro de vigília do sono pode ser responsável pela narcolepsia e cataplexia. Em seres humanos, as evidências sugerem que a narcolepsia com cataplexia está relacionada a uma deficiência subjacente no sistema hipotalâmico de orexina/hipocretina.[132,133,135] Embora seus papéis fisiológicos não sejam totalmente compreendidos, as hipocretinas são neuropeptídeos específicos do hipotálamo, participantes de várias funções, como sono, alimentação, homeostase energética e funções nervosas neuroendócrinas e autônomas. Uma mutação no gene do receptor da hipocretina 2 foi identificada em Dobermans e Retrievers do Labrador, com comprometimento secundário da neurotransmissão pós-sináptica da hipocretina. Na narcolepsia canina adquirida, a concentração de hipocretina 1 no cérebro e no líquido cefalorraquidiano ficou abaixo do limite de detecção, sugerindo a perda da produção de peptídeos de hipocretina, semelhante aos mecanismos fisiopatológicos relatados em humanos.[132,133] Embora o papel das hipocretinas na narcolepsia equina seja desconhecido, os cavalos com disfunção da *pars intermedia* da hipófise e episódios semelhantes à narcolepsia apresentaram baixa concentração de hipocretina 1 no líquido cefalorraquidiano.[134]

Sinais clínicos. Os episódios catapléticos são desencadeados por emoções fortes (geralmente positivas), como risos ou raiva em humanos e excitação associada à brincadeira ou a alimentos em cães. Nos cavalos, o episódio cataplético pode ser desencadeado por começar a comer ou beber, ser acariciado na cabeça e no pescoço, ser lavado com água fria após o exercício e sair do estábulo. Os episódios também foram relatados durante a cavalgada. Os cavalos adultos podem abaixar a cabeça, dobrar os joelhos e tropeçar. O animal pode parecer atáxico caso seja forçado a andar. Raças de pônei são mais propensas a se deitar. Entre os episódios, os cavalos acometidos são normais do ponto de vista neurológico.

Diagnóstico. O diagnóstico de narcolepsia é embasado em anamnese, sinais clínicos, exames farmacológicos (nem sempre confiáveis) e ausência de outras doenças. O cuidador deve ser questionado meticulosamente para determinar qualquer evento associado ao episódio, e a documentação em vídeo do episódio é o ideal. O exame físico pode revelar a presença de trauma superficial, principalmente sobre o aspecto dorsal dos carpos e dos boletos na maioria dos casos, mas não em todos. Os resultados do hemograma e da bioquímica sérica são normais nos equinos afetados e podem ajudar a excluir anomalias sistêmicas e metabólicas subjacentes. A citologia do líquido cefalorraquidiano, de modo geral, é normal e o EEG pode revelar sono REM durante um episódio.

Um possível teste de provocação com resultados variáveis para o diagnóstico de narcolepsia ou cataplexia em cavalos é o uso de salicilato de fisostigmina. A fisostigmina é um medicamento anticolinesterásico, administrado lentamente, em dose de 0,05 a 0,1 mg/kg IV, capaz de precipitar um ataque cataplético 3 a 10 minutos após a administração em cavalos acometidos. Esse composto atravessa a barreira hematencefálica. O cavalo deve ser cuidadosamente monitorado após a administração da fisostigmina porque podem ocorrer efeitos indesejáveis, como cólica e estimulação colinérgica. Além disso, a ausência de resposta positiva à fisostigmina não exclui o diagnóstico de narcolepsia, pois a resposta individual ao fármaco é bastante variável e alguns cavalos acometidos não responderam a esse teste de provocação.

O sulfato de atropina, um bloqueador muscarínico, em dose de 0,04 a 0,08 mg/kg IV, reduz a gravidade dos ataques catapléticos minutos após a administração e pode impedir sua reincidência por mais 12 a 30 horas. A resposta ao sulfato de atropina indica um possível mecanismo colinérgico como causa da cataplexia. Os cavalos tratados com sulfato de atropina devem ser monitorados, pois podem apresentar íleo e cólica.

Diagnóstico diferencial. A cataplexia, comumente associada à narcolepsia, é o melhor marcador diagnóstico dessa doença e deve ser diferenciada de outras causas de fraqueza ou colapso episódico. É importante excluir o colapso secundário à privação prolongada de sono, que pode ser comum em cavalos. Esse distúrbio pode ser causado por dor crônica, fatores ambientais ou fatores sociais/comportamentais. Nesses casos, a administração de AINEs a animais com dor crônica e/ou para proporcionar um ambiente confortável (para incentivar o cavalo a se deitar) pode solucionar os sinais clínicos.[130] O colapso agudo sem sinais premonitórios é característico do colapso ou síncope cardiovascular e, diferentemente da narcolepsia, não é precedido por abaixamento gradual da cabeça e sonolência. Fibrilação atrial, ruptura de cordas tendíneas, infarto do miocárdio, fibrose miocárdica, endocardite aórtica e pericardite foram associados à síncope equina. Essas doenças podem ser associadas à hipoxia cerebral e levar ao coma, com ou sem sinais de insuficiência cardíaca. As convulsões devem ser diferenciadas de narcolepsia/cataplexia, botulismo, síndrome semelhante a miastenia, hipocalcemia e paralisia periódica hiperpotassêmica, entre outras.

Tratamento e prognóstico. De modo geral, os medicamentos que estimulam os sistemas monoaminérgicos (p. ex., dopamina) do cérebro são supressores eficazes da narcolepsia, enquanto fármacos que estimulam a atividade colinérgica cerebral exacerbam a narcolepsia. A imipramina, um medicamento antidepressivo tricíclico, foi recomendada para o controle da narcolepsia e da cataplexia.[138] O medicamento bloqueia a captação de serotonina e norepinefrina e diminui o sono REM. A administração oral (250 a 750 mg) gera resultados inconsistentes.[138] Efeitos adversos graves, como fasciculações musculares, taquicardia, hiper-responsividade ao som e hemólise, podem ser observados em cavalos que recebem doses IV de imipramina superiores a 2 mg/kg.[138] Os efeitos adversos não ocorrem quando o medicamento é administrado por via oral, provavelmente em decorrência da biodisponibilidade muito baixa. O distúrbio pode persistir por toda a vida.

TRAUMATISMO DO SISTEMA NERVOSO CENTRAL

Yvette S. Nout-Lomas

O traumatismo no SNC é a causa mais comum de doença neurológica em cavalos, responsável por 22 a 24% dos distúrbios neurológicos.[141,142] Esses dois estudos relataram que o traumatismo na medula espinal é mais prevalente que a lesão cerebral. O traumatismo cranioencefálico (TCE) foi relatado em 23 a 44% dos casos, e a lesão medular (LM) foi observada em 56 a 77% dos pacientes. Uma pesquisa mais recente sobre mortes súbitas associadas a exercícios em cavalos Puros-Sangues de corrida, aparentemente saudáveis, de seis jurisdições ao redor do mundo, mostrou que 13% (18 de 143) dos óbitos foram atribuídos a traumatismos do SNC.[143] Desses, 60% (11 de 18) apresentaram LM associada a fratura vertebral cervical; 17% (3 de 18), hemorragia no SNC; 11% (2 de 18), TCE associado a fratura de crânio; 6% (1 de 18), lesão no SNC associada a fraturas de crânio e vértebras cervicais; e 6% (1 de 18) dos casos apresentaram LM associada à instabilidade vertebral cervical.

Embora os mecanismos de danos às células do SNC sejam, até certo ponto, semelhantes após o TCE e a LM, existem alguns processos diferentes em relação à causa e fisiopatologia. As síndromes clínicas decorrentes de lesão traumática no SNC podem ser extremamente variáveis, mas as mais comuns são coma, doença vestibular, tetraparesia, paraparesia, tetraplegia e síndrome da cauda equina. Os esquemas de tratamento da lesão no SNC visam reduzir a inflamação e o edema, interromper os mecanismos de lesão secundária e promover a regeneração e a recuperação da função. O prognóstico depende principalmente da gravidade da lesão primária e da extensão e localização neuroanatômica dos danos no SNC.

Traumatismo craniano

Fisiopatologia

O traumatismo craniano é normalmente causado por incidentes, como colisão com um objeto imóvel (um muro ou outro cavalo), queda, tombo para trás, ser chutado por outro cavalo e, embora raro, impacto por um projétil (p. ex., tiro de arma de fogo). Um estudo retrospectivo com 34 cavalos com TCE mostrou que a causa mais comum (44%) de lesão era empinar e cair para trás, com acometimento da nuca. Outro tipo de lesão cefálica que pode causar danos ao SNC é a fratura da parte petrosa do osso temporal associada à THO.[145]

Embora lesões traumáticas na cabeça sejam comuns em cavalos, o TCE subsequente ocorre apenas em 25 a 50% dos casos.[146,147] Os cavalos restantes geralmente apresentam fraturas da órbita, da borda periorbital e dos ossos zigomáticos, mandibulares ou maxilares. O TCE pode acompanhar ou não a fratura do crânio; no entanto, algumas das lesões cerebrais mais graves ocorrem no crânio fechado (*i. e.*, sem fraturas).[148] No crânio fechado, a soma dos volumes intracranianos do cérebro, sangue e líquido cefalorraquidiano é constante; alterações de volume ou de pressão em um desses compartimentos afetam o volume (anatomia) ou a pressão dos outros compartimentos.

As consequências do impacto na nuca em cavalos que caem para trás são a fratura dos ossos dos lados e da base do crânio, como o osso parietal e as partes petrosa e escamosa do osso temporal. No entanto, com mais frequência, esses ossos permanecem intactos e as lesões mais graves ocorrem nos ossos basilares em decorrência de grandes forças de tração dos músculos retos ventrais da cabeça (Figura 11.23).[149,150] Além disso, há laceração dos grandes vasos adjacentes e pode ocorrer hemorragia nos espaços retrofaríngeos ou bolsas guturais. Em casos graves, pode ocorrer fratura transversa dos ossos basilares à altura da sutura basioccipital-basiesfenoide. Os cavalos jovens podem ser mais suscetíveis a esse tipo de lesão, porque a articulação entre os ossos basilares se funde aos 5 anos de idade.[150] Na maioria dos casos, o local da fratura é estável e o deslocamento é mínimo. O cerebelo raramente sofre lesões graves após o impacto na nuca,[145] mas danos no parênquima cerebral são mais comuns nos casos em que há forças rápidas de desaceleração e aceleração. Além disso, nervos ópticos e outros anexos podem ser arrancados dos hemisférios cerebrais.[151] O impacto na superfície dorsal da cabeça pode causar danos nos ossos frontais ou parietais, com subsequente lesão cortical cerebral ou, mais comumente, danos nas vértebras cervicais e LM. O XII nervo craniano pode ser ferido ao sair do forame hipoglosso. Lesões corticais occipitais também podem ocorrer e, nos casos de impacto na nuca com lesões frontais, os nervos ópticos podem ser estirados.

A pneumocefalia foi diagnosticada por radiografias ou TC em cavalos após traumatismo cefálico, com suspeita ou confirmação de fratura dos seios da face[152] e após cirurgia sinusal.[153] A *pneumocefalia*, também conhecida como aerocele intracerebral, pneumatocele ou pneumocéfalo, é definida pela presença de gás em qualquer compartimento intracraniano (intraventricular, intraparenquimatoso, subaracnoide, subdural e epidural). Nos seis cavalos descritos nesses relatos, sequelas neurológicas que pudessem ser atribuídas especificamente à pneumocefalia não foram observadas. No entanto, em humanos, os sinais clínicos são dor de cabeça, náuseas e vômito, convulsões, tontura e depressão do estado neurológico. Embora a pneumocefalia possa ser um achado incidental, é uma possível complicação com risco de morte do traumatismo craniano em cavalos.

Após o traumatismo, a lesão mais grave costuma ocorrer no ponto de impacto (golpe) e/ou no lado oposto ao impacto (contragolpe). Além disso, o cérebro é submetido a outras forças após o traumatismo, como forças de rotação e de ondas de choque. O TCE é decorrente de uma alteração mecânica direta e imediata no tecido cerebral (lesão primária) e de mecanismos indiretos e tardios (lesão secundária). A lesão primária é resultante dos efeitos biomecânicos, caracterizada por danos imediatos e muitas vezes irreversíveis nos corpos celulares, árvores dendríticas e axônios dos neurônios, além das células da glia e da vasculatura cerebral. Essa lesão cerebral primária pode ser focal, multifocal ou difusa. A lesão secundária é causada por uma cascata complexa de eventos moleculares, celulares e bioquímicos, que pode ocorrer dias a meses após o insulto e gera dano tecidual tardio. As alterações sistêmicas contribuem ainda mais para o dano tecidual. Hipoxia, isquemia, edema cerebral, alterações na pressão intracraniana, hidrocefalia, infecção, quebra da barreira hematencefálica, diminuição do metabolismo energético, alteração da homeostase iônica, alterações na expressão gênica, inflamação e ativação e liberação de moléculas autodestrutivas pioram a lesão inicial. A patologia do TCE após lesões cefálicas com ou sem penetração de projéteis em espécies veterinárias foi recentemente revista.[154]

Os princípios da pressão intracraniana elevada são descritos na doutrina de Monro-Kellie, que afirma que, após o fechamento das fontanelas e das suturas do crânio, o cérebro é encerrado em um compartimento ósseo não expansível, o parênquima cerebral praticamente não pode ser comprimido, o volume de sangue na cavidade craniana é quase constante e, portanto, deve haver saída contínua de sangue venoso da cavidade craniana para dar espaço para a entrada contínua de sangue arterial.[155] O fluxo sanguíneo para o cérebro é controlado por alterações no diâmetro dos vasos sanguíneos de resistência e, no interior do órgão, o fluxo é autorregulado, com manutenção da pressão de perfusão em cerca de 50 a 150 mmHg. Fora desses valores, o fluxo sanguíneo cerebral diminui em pressões abaixo do limite inferior e aumenta em pressões acima do limite superior. A pressão de perfusão cerebral (pressão arterial média menos pressão intracraniana) é o estímulo responsável pela resposta de autorregulação vascular. A autorregulação cerebral é alterada de maneira imprevisível após o TCE e, aparentemente, a pressão de perfusão cerebral mínima aceitável é maior que o normal após o traumatismo. O aumento da pressão intracraniana diminui a pressão de perfusão cerebral e, assim, reduz o fluxo sanguíneo cerebral. O menor fluxo sanguíneo cerebral provoca áreas de isquemia e restrição do transporte de substratos, como oxigênio e glicose, para o cérebro. O inchaço cerebral após o TCE, decorrente da formação de edema e hematoma no crânio, é a causa mais comum de aumento da pressão intracraniana. O dano vascular que ocorre após o traumatismo craniano pode ser peridural (entre a dura-máter e o crânio), subdural (entre a dura-máter e a aracnoide), subaracnoide (entre a aracnoide e a pia-máter), superficial (vasos logo abaixo da pia-máter), intraparenquimatoso e intraventricular.

A cascata de lesão secundária que provoca morte celular por necrose e apoptose é descrita em mais detalhes na seção sobre a fisiopatologia da LM. A liberação descontrolada de glutamato e a falência dos sistemas energéticos nos tecidos neuronais e de suporte elevam as concentrações intracelulares de cálcio e causam morte celular. Hemorragia, isquemia e lesão tecidual primária provocam o sequestro de mediadores vasoativos e inflamatórios no local da lesão e, portanto, participam da cascata de lesão secundária. A inflamação e o dano endotelial desequilibram a reatividade cerebrovascular normal e contribuem para uma incompatibilidade entre o transporte de oxigênio e a demanda tecidual, levando à isquemia local ou difusa.

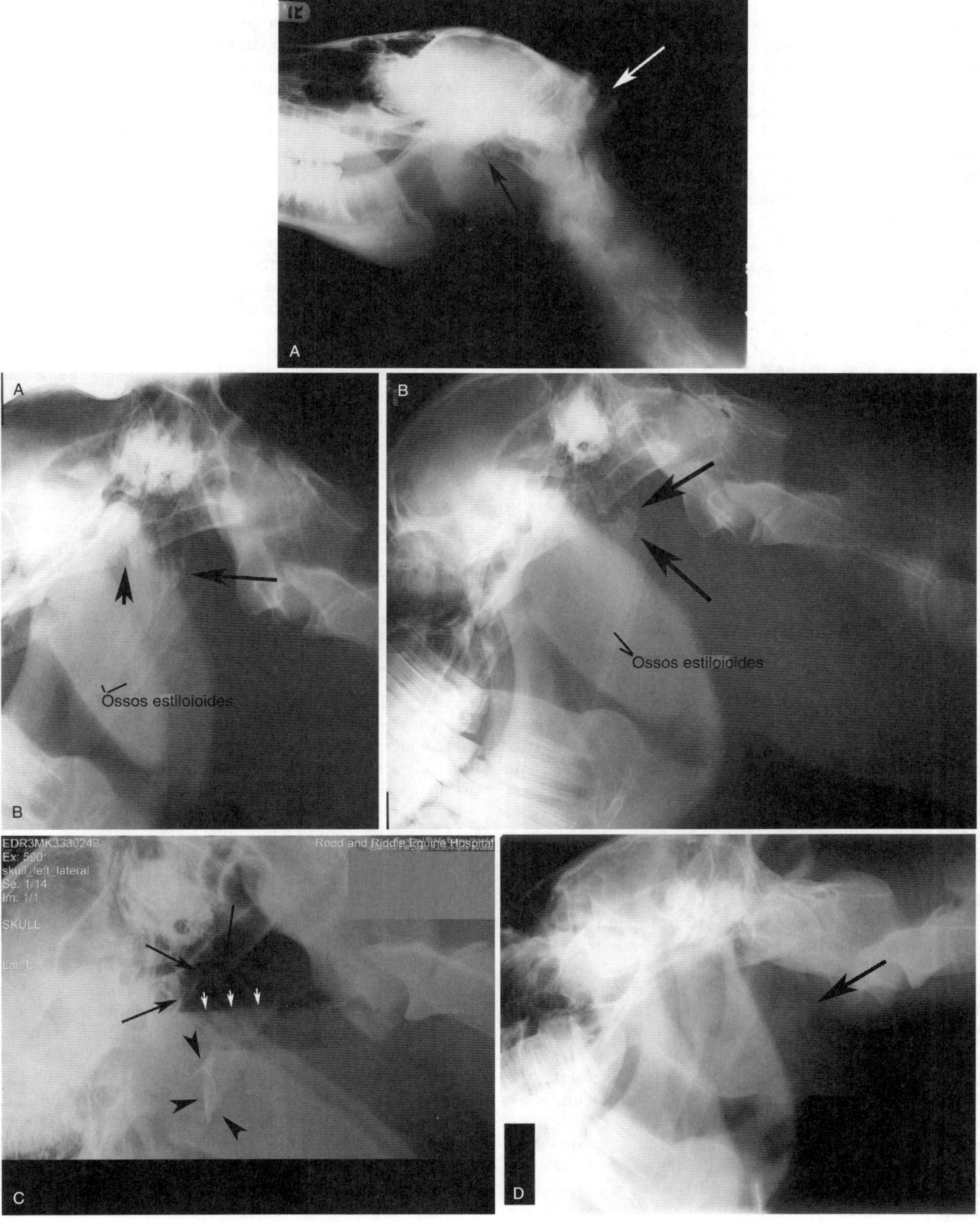

Figura 11.23 **A.** Radiografia de um potro Puro-Sangue de 3 anos de idade que caiu enquanto brincava amarrado a uma corda. O cavalo bateu a cabeça em uma pequena prancha ao lado da passarela e ficou inconsciente por 3 a 5 minutos. O animal apresentava sangue proveniente das narinas, paralisia da pálpebra direita, úlcera de córnea no olho direito e fraqueza nos quatro membros. A radiografia mostra uma linha fluida na bolsa gutural (*pequenas setas brancas*) e uma fratura do basisfenoide (*grandes setas pretas*), com um grande fragmento (*pontas de seta*) visível na área da bolsa gutural. **B.** Radiografia de um cavalo com lesão cefálica e subsequente ruptura do músculo longo da cabeça e fratura por avulsão do osso basisfenoide. **C.** Radiografia do animal mostrado em A. **D.** Radiografia do animal mostrado em B. A *seta* indica o osso avulsionado e localizado atrás da bolsa gutural. Imagem da The Ohio State University. (**A.** Cortesia de Stephen Reed, DVM, Rood e Riddle Equine Hospital. **B.** Cortesia de The Ohio State University.)

Uma das principais consequências da isquemia é a redução do transporte de oxigênio e glicose. A interrupção do fluxo sanguíneo é responsável pela perda da homeostase de íons (em especial cálcio, sódio e potássio) e mudança para a glicólise anaeróbica, com produção de ácido láctico e acidose. Além disso, há peroxidação lipídica da membrana celular com subsequente síntese de prostaglandina e tromboxano, formação de espécies reativas de oxigênio (ERO) e óxido nítrico e falência energética. Por causa da alta taxa metabólica e da demanda de oxigênio do cérebro, a interrupção do fluxo sanguíneo logo compromete os processos de fornecimento de energia, o que altera a função das células nervosas e até causa morte celular. A redução da função mitocondrial com subsequente depleção energética leva à perda da manutenção dos potenciais de membrana, o que provoca a despolarização dos neurônios e da glia.[156] Há desenvolvimento de edema citotóxico decorrente da falência da bomba de sódio e potássio dependente de ATPase na presença de hipoxia e do subsequente influxo de água, que segue os íons de sódio e cloreto de modo passivo. Além de edema citotóxico, há desenvolvimento de edema vasogênico por alteração da barreira hematencefálica, com lesão de células endoteliais, degeneração de pericitos e perda de astrócitos.[157] Ocorre extravasamento de componentes sanguíneos e água, com aumento do acúmulo de líquido extracelular. A compreensão dos eventos fisiopatológicos complexos que ocorrem após o TCE é importante para o desenvolvimento de estratégias eficazes de monitoramento e tratamento.

Avaliação neurológica

Os sinais clínicos associados ao TCE variam de não aparentes a decúbito, com inconsciência ou morte (Figura 11.24). Um exame físico completo é muito importante em casos de traumatismo craniano, pois fraturas e outras lesões concomitantes não são incomuns e requerem identificação e tratamento. Nos casos de traumatismo craniano, os achados ao exame físico podem incluir fraturas; sangramento por narinas, boca e ouvidos; drenagem de líquido cefalorraquidiano pela orelha (Figura 11.25); dificuldade respiratória; arritmia cardíaca; e hipotensão ou hipertensão.

A hemorragia nasal é caracterizada por sangue escuro (venoso) e é originária do seio paranasal, da concha etmoide ou da cavidade nasal. Ocasionalmente, o sangue é vermelho-vivo e tende a ser advindo de vasos maiores nas bolsas guturais. O desconforto respiratório pode estar associado a um inchaço significativo da garganta após hemorragia abundante nas bolsas guturais. Também há relato de edema pulmonar neurogênico. A elevação aguda da pressão intracraniana pode provocar o reflexo de Cushing, uma resposta hipotalâmica à isquemia cerebral caracterizada por hipertensão e bradicardia mediada por barorreceptores secundários. A elevação contínua da pressão intracraniana e a redução do fluxo sanguíneo cerebral aumentam a estimulação simpática (por liberação de catecolaminas), com subsequente desenvolvimento de isquemia miocárdica e arritmias cardíacas. Esse quadro é conhecido como *síndrome cérebro-coração*.

Lesões com risco de vida devem ser atendidas primeiro e, depois, o exame neurológico completo deve ser realizado. Os cavalos podem estar em decúbito e/ou extremamente agitados após o traumatismo; o exame e o manejo desses cavalos podem ser difíceis e perigosos.[9] Os sinais de lesão cerebral focal estão listados na Tabela 11.7. O exame pode requerer sedação. Embora os α_2-agonistas possam causar hipertensão transiente, o que pode aumentar a hemorragia intracraniana, a xilazina provoca uma pequena diminuição na pressão liquórica em cavalos normais e conscientes[158] e é considerada um sedativo seguro em cavalos com trauma cefálico, desde que a cabeça não fique muito baixa, o que poderia influenciar as alterações fisiológicas na pressão intracraniana.

O exame neurológico completo deve incluir uma avaliação do estado mental do cavalo, função de nervos cranianos, postura e capacidade de coordenação de movimentos, bem como da regulação da frequência e da amplitude de movimento. Além disso, exames para observação de respostas reflexas e nociceptivas devem ser realizados para detecção de qualquer LM simultânea. Os exames neurológicos seriados, sobretudo durante as primeiras horas, são importantes para o diagnóstico e possibilitam a determinação mais precisa do prognóstico. Os exames seriados também são importantes para a avaliação da resposta à terapia. O tamanho, a simetria e a resposta da pupila à luz devem ser avaliados em todos os cavalos e acompanhados com cuidado, principalmente nos indivíduos em decúbito. A mudança da constrição pupilar bilateral para dilatação bilateral sem resposta à luz é um mau indicador prognóstico.

As síndromes neurológicas mais comuns após o traumatismo craniano são decorrentes de hemorragia nas cavidades da orelha média e interna. Os sinais são condizentes com doença vestibular central ou periférica e danos nos nervos faciais, como decúbito, inclinação da cabeça, do pescoço e do eixo corpóreo, e andar em círculos, tudo em direção ao lado da lesão. O olho ipsilateral pode sofrer rotação ventral e lateral e pode haver nistagmo horizontal ou rotativo com a fase rápida no sentido contrário ao da lesão. A paralisia facial ipsilateral é observada em casos de lesão do VII nervo craniano. A observação de sinais de doença do tronco cerebral ou outros déficits relacionados a nervos cranianos leva à suspeita de doença vestibular central. As lesões vestibulares centrais podem causar uma síndrome vestibular paradoxal, na qual a lesão está localizada no lado oposto ao esperado, conforme os sinais clínicos. Traumatismos mais graves podem provocar alterações de estado mental e/ou comportamento.

O nível de consciência é influenciado pelo grau de lesão no cérebro e no sistema de ativação reticular no tronco cerebral. Logo após a lesão cerebral, há um período de concussão, com inconsciência de duração variável ou mesmo coma. Normalmente, o cavalo se recupera em minutos a horas. Cavalos em coma podem apresentar padrão respiratório irregular com períodos de respiração ou hiperventilação de Cheyne-Stokes. Alguns animais podem sofrer convulsões, tipicamente generalizadas logo após a concussão. O nível de orientação e a resposta aos reflexos devem ser avaliados e registrados. Lesões no córtex occipital podem comprometer a visão e a resposta à ameaça do olho contralateral. O reflexo pupilar à luz, no entanto, deve continuar intacto. Lesões no córtex parietal podem diminuir a sensibilidade facial contralateral. Outro sinal de dano cerebral é demência ou comportamento alterado, como andar em círculos (em direção ao lado da lesão), pressionar a cabeça em superfícies sólidas, hiperexcitabilidade ou agressividade.

Lesões graves do tronco cerebral rostral (mesencéfalo) podem estar associadas ao coma e à depressão por causa de danos no sistema de ativação reticular. Estrabismo, assimetria do tamanho pupilar e perda da resposta pupilar à luz podem ser observados em casos de danos no III nervo craniano. Apneia, ou respiração errática, indica mau prognóstico e pupilas dilatadas e sem resposta bilateral são associadas a uma lesão irreversível no tronco cerebral.

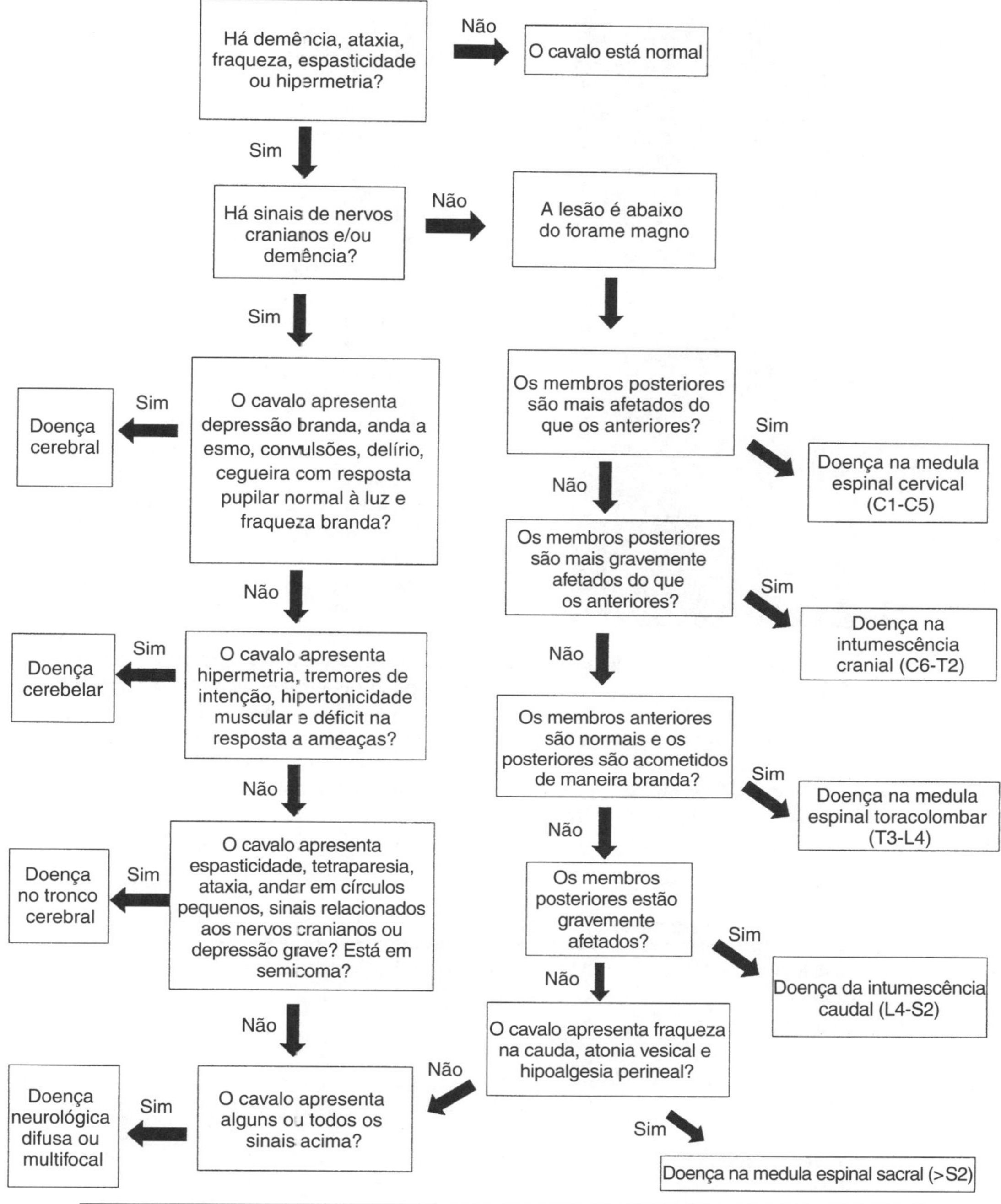

Figura 11.24 Fluxograma para localização da lesão no sistema nervoso em um cavalo em decúbito.

Essas lesões podem ocorrer logo após o traumatismo ou a hemorragia ou ainda são secundárias à hérnia de tecidos cerebrais ou cerebelares. Animais com lesões graves no tronco cerebral podem apresentar postura de decorticação, caracterizada por extensão rígida do pescoço, costas e membros. Lesões nas partes caudais do tronco cerebral (ponte e medula) causam disfunção de múltiplos nervos cranianos, além de depressão e ataxia e fraqueza dos membros. A diferenciação entre lesões na porção cranial da medula espinal cervical e na porção caudal do tronco cerebral requer a avaliação cuidadosa do estado mental e da função do X e XII pares de nervos cranianos.

Os sinais de lesão cerebelar ocorrem com pouca frequência e são tremor de intenção, postura em base ampla, movimentos espásticos dos membros e ausência de resposta à ameaça com visão normal. Lesões em diversas áreas do cérebro provocam diferentes sinais clínicos. Sinais clínicos mais disseminados sugerem dano multifocal ou progressão da doença por hemorragia e/ou mecanismos secundários.

As ferramentas diagnósticas que ajudam a definir ainda mais o traumatismo craniano são radiografia, TC, RM, endoscopia, eletrodiagnóstico, estimulação magnética transcraniana e análise do líquido cefalorraquidiano. Embora as radiografias, de modo geral, sejam a ferramenta diagnóstica de primeira linha para determinar a presença e a gravidade de fraturas, hemorragia cavitária ou espessamento do osso estiloide e/ou da bula, um estudo mostrou que apenas 50% das fraturas ósseas do crânio foram confirmadas por esse método.[144]

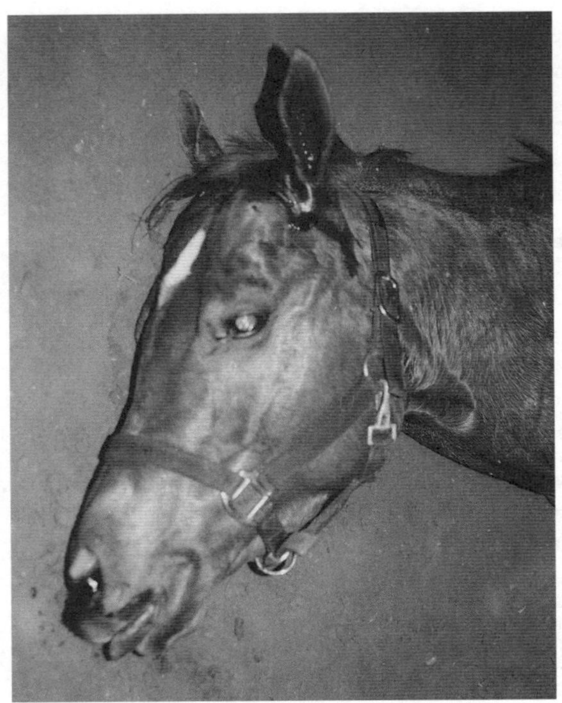

Figura 11.25 Drenagem de sangue e líquido cefalorraquidiano pela orelha após fratura do crânio basilar.

A TC demonstrou ser uma excelente ferramenta neurodiagnóstica para a identificação de fraturas cranianas, lesões que ocupam espaço intracraniano (p. ex., neoplasia) e hemorragia aguda, e possibilita a detecção de distúrbios intracranianos.[159] No entanto, esse mesmo relato mostra que a TC tem sensibilidade limitada na identificação de distúrbios inflamatórios e pequenas lesões parenquimatosas no cérebro equino. As alterações dos tecidos moles que podem ser observadas na TC após o TCE são mudanças de tamanho, forma e posição dos ventrículos, desvio da foice cerebral e alterações focais na opacidade do cérebro. Às vezes, é possível melhorar a observação de áreas de lesão ou hemorragia com contrastes iodados. A RM tem sensibilidade maior para o exame de estruturas de tecidos moles e possibilita a aquisição de imagens em todos os planos. No entanto, nem todos os clínicos de equinos podem utilizá-la. A endoscopia respiratória superior é um procedimento diagnóstico importante para a avaliação da função de nervos cranianos, ossos estiloides, área retrofaríngea e aspecto de bolsas guturais. A estimulação magnética transcraniana e a medida dos potenciais evocados motores magnéticos nos membros anteriores e posteriores avaliam a integridade das vias motoras descendentes para confirmação ou exclusão de uma lesão do trato motor descendente como causa do decúbito.[160] Os eletroencefalogramas são usados para avaliação da atividade convulsiva, enquanto o BAER é utilizado para o exame da função vestibular e a função visual é analisada pelo potencial evocado visual combinado à eletrorretinografia. A análise do líquido cefalorraquidiano nem sempre pode ser indicada após um trauma agudo, mas pode auxiliar a exclusão de outras doenças. A coleta cisternal do líquido cefalorraquidiano é contraindicada se houver suspeita de aumento da pressão intracraniana, já que há possibilidade de hérnia cerebral através do forame magno. A coleta lombossacra é uma alternativa mais segura, mas os resultados podem ser normais, apesar do episódio traumático e principalmente na fase aguda; além disso, se a amostra não for obtida de uma área mais próxima da lesão, pode não refletir as alterações ocorridas.

Tabela 11.7 Sinais característicos de lesão cerebral focal.

Níveis	Consciência	Função motora	Pupilas	Outros sinais
Cérebro	Mudança de comportamento, depressão, coma	Andar em círculos	Normais	Cegueira
Cerebelo		Ataxia e hipermetria, tremor de intenção		Déficit de resposta à ameaça sem cegueira
Diencéfalo (tálamo)	Depressão a estupor	Tetraparesia normal a branda, "síndrome de aversão"[a]	Pupilas bilateralmente não reativas com déficit visual	Nenhum
Mesencéfalo	Estupor a coma	Hemiparesia, tetraparesia ou tetraplegia	Pupilas não reativas, midríase, anisocoria	Estrabismo ventrolateral
Ponte	Depressão	Ataxia e tetraparesia, tetraplegia	Normal	Inclinação da cabeça, nistagmo anormal, paralisia facial, estrabismo medial
Bulbo rostral (inclusive orelha interna)	Depressão	Ataxia ou hemiparesia para tetraplegia	Normal	Idem
Bulbo caudal	Depressão	Ataxia, hemiparesia a tetraparesia, padrões respiratórios anormais	Normal	Disfagia, língua flácida

[a]Desvio da cabeça e dos olhos, andar em círculos em direção ao lado de uma lesão unilateral. De Robinson NE, editor. *Current therapy in equine medicine*. 6th ed. St. Louis: WB Saunders; 2009.

Na medicina humana, o desenvolvimento de dispositivos avançados de neuromonitoramento à beira do leito tem sido um foco importante no tratamento neurológico em pacientes em estado crítico. Os quatro parâmetros mais importantes a serem determinados são (1) pressão intracraniana, (2) fluxo sanguíneo cerebral, (3) informações sobre metabolismo cerebral e (4) resultado funcional. Por exemplo, cateteres podem ser colocados no tecido cerebral para determinar as concentrações de glicose, glicerol e glutamato, indicadores de isquemia secundária, por microdiálise; além disso, as sondas podem determinar a tensão de oxigênio no tecido cerebral. Os métodos para medida e monitoramento das pressões de perfusão intracraniana e cerebral foram descritos em potros[161] e cavalos adultos[162]; no entanto, essas técnicas ainda não foram avaliadas sob o aspecto científico em casos clínicos. Um estudo demonstrou o uso da espectroscopia no infravermelho próximo para medida da saturação cerebral regional de oxigênio em cavalos.[163]

Tratamento e prognóstico

Com base na fisiopatologia dos eventos que ocorrem após o TCE, é provável que a intervenção medicamentosa única não seja eficaz. O tratamento do TCE visa otimizar a chegada de oxigênio e substratos no tecido cerebral para recuperação do tecido cerebral íntegro ou com lesão reversível. Isso exige a otimização do fluxo sanguíneo cerebral (*i. e.*, a otimização da pressão arterial média e da concentração de hemoglobina, desde que a pressão intracraniana não esteja elevada). O tratamento cirúrgico de emergência (embora não comumente realizado) é justificado em fraturas expostas do crânio e em caso de deterioração, apesar do tratamento medicamentoso. A Figura 11.26 mostra um fluxograma que pode orientar o tratamento do traumatismo craniano em cavalos.

Os métodos para redução da pressão intracraniana são hiperventilação, drenagem do líquido cefalorraquidiano, tratamento com agentes hiperosmolares ou barbitúricos, elevação da cabeça e cirurgia de descompressão. A hiperventilação diminui a pressão parcial do dióxido de carbono no sangue e, assim, causa vasoconstrição cerebral. A diminuição do volume sanguíneo cerebral reduz a pressão intracraniana. No entanto, a vasoconstrição cerebral pode diminuir o fluxo sanguíneo cerebral para níveis isquêmicos. A hiperventilação pode ser considerada em casos de aumento da pressão intracraniana em equinos. A hiperventilação adequada requer monitoramento da gasometria arterial e pode exigir o uso de bloqueadores neuromusculares se o cavalo não estiver em coma e resistir ao ventilador. A drenagem do líquido cefalorraquidiano é, com frequência, usada em seres humanos para reduzir a pressão intracraniana; no entanto, é terapêutica apenas em caso de obstrução da saída do líquido cefalorraquidiano. Se esses métodos forem ineficazes, os exames de diagnóstico por imagem são repetidos para investigar a presença de lesões em massa antes da instituição de tratamentos medicamentosos, como administração de substâncias hiperosmolares e indução de coma barbitúrico. O tratamento hiperosmolar costuma ser realizado em cavalos com sinais neurológicos atribuíveis ao TCE. Isso será discutido mais adiante nesta seção.

A pressão arterial média deve ser mantida dentro dos limites normais. A transfusão de sangue pode ser indicada em casos de hemorragia grave. Os líquidos cristaloides são recomendados, como fluidoterapia de escolha, principalmente à luz dos achados do estudo SAFE (sigla em inglês para *serum versus albumina evaluation*),[164] que não observou diferenças nos resultados obtidos com a administração de albumina ou soro fisiológico na unidade de terapia intensiva.

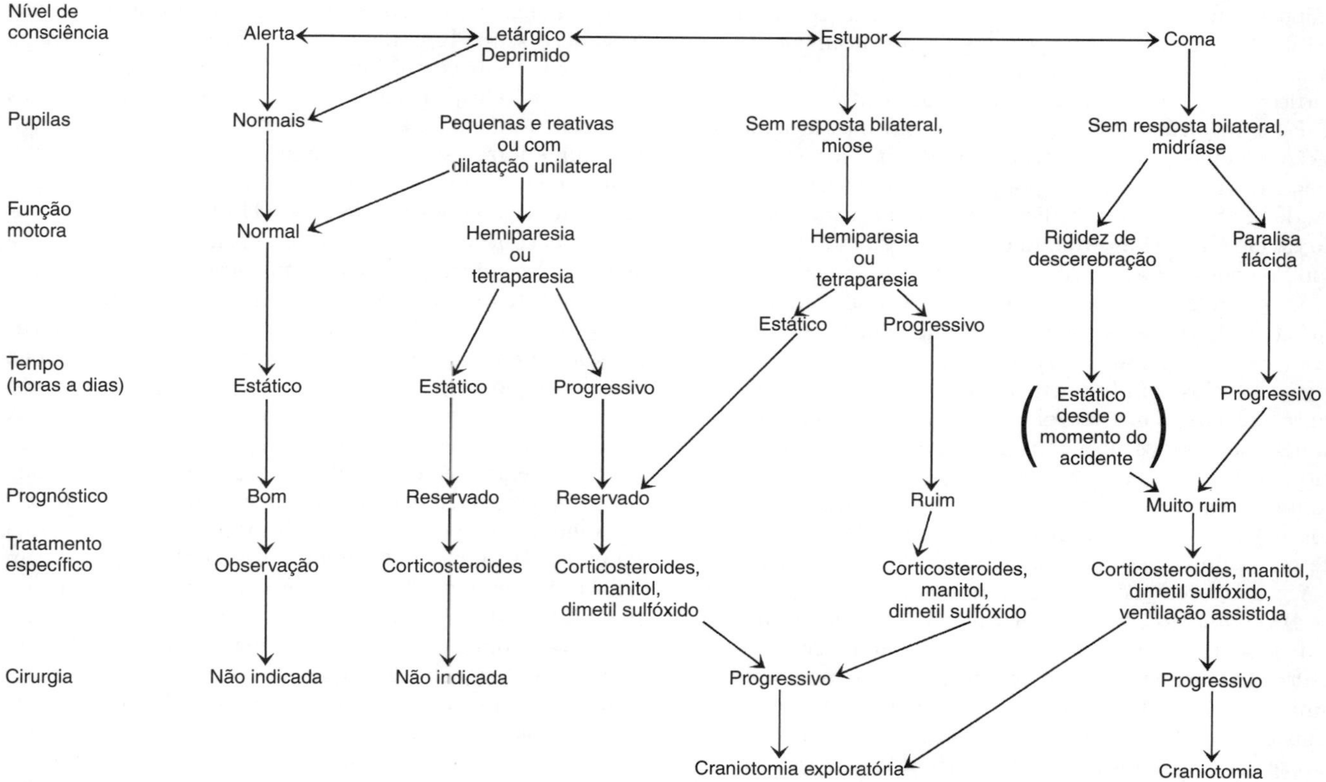

Figura 11.26 Fluxograma para tratamento de traumatismo craniano. (De Robinson NE, editor. *Current therapy in equine medicine*. 6th ed. St. Louis: WB Saunders; 2009. Modificada de Kirk KW, editor. *Current veterinary therapy VII*. Philadelphia: WB Saunders; 1980.)

Além disso, um estudo de acompanhamento *post hoc* demonstrou uma maior taxa de mortalidade em pacientes com TCE tratados com albumina em comparação àqueles tratados com soro fisiológico.[165] Ainda restam dúvidas sobre a composição e o volume ideais da fluidoterapia nos casos de TCE. Há uma justificativa fisiológica para o aumento do edema cerebral e da pressão intracraniana decorrentes da administração excessiva de líquidos e seu balanço positivo; assim, o uso cuidadoso de líquidos IV é hoje recomendado.[166]

É bastante claro que a manutenção da glicemia entre 80 e 110 mg/dℓ por meio de terapia intensiva com insulina reduz a morbidade e a mortalidade em pacientes humanos em estado crítico.[167] No entanto, neurointensivistas demonstraram que a terapia intensiva com insulina aumenta os marcadores de sofrimento celular no cérebro e sugerem que a glicemia sistêmica de 80 a 110 mg/dℓ é muito baixa no TCE e pode levar à hipoglicemia cerebral. Agora, recomenda-se manter a glicemia entre 120 e 140 mg/dℓ em pacientes com TCE.

O tratamento com anti-inflamatórios é provavelmente o mais utilizado no TCE equino. As indicações para o tratamento anti-inflamatório são o combate às vias inflamatórias dos mecanismos de lesão secundária (liberação de citocinas, radicais livres), a melhora do nível de conforto e a redução da febre. A febre é extremamente comum após o TCE e está bem documentada em modelos animais e em seres humanos como influência negativa do resultado após a lesão (p. ex., aumento dos mecanismos de lesão secundária).[168,169] Os pesquisadores propuseram a adoção de uma abordagem proativa para a redução da febre. Na verdade, a hipotermia foi considerada neuroprotetora. A hipotermia diminui o metabolismo celular e, em humanos, a hipotermia terapêutica e o manejo direcionado da temperatura têm se mostrado eficazes como tratamento para o TCE em contextos clínicos e experimentais; no entanto, grandes estudos multicêntricos até agora não conseguiram demonstrar benefícios clínicos.[170] Os medicamentos com propriedades anti-inflamatórias comuns à prática equina são corticosteroides, AINEs, dimetilsulfóxido (DMSO) e vitamina E. Esses medicamentos são discutidos em mais detalhes na seção referente à LM. Os corticosteroides não são mais recomendados em casos de TCE porque estudos mostram a ausência de benefício desses medicamentos; além disso, resultados do estudo CRASH mostraram o aumento da mortalidade em adultos com TCE tratados com metilprednisolona.[171]

O controle da atividade convulsiva é muito importante após o TCE, já que as convulsões aumentam a taxa metabólica cerebral e pioram a lesão secundária. Não é incomum que os cavalos com traumatismo craniano apresentem convulsões. Diazepam, midazolam, fenobarbital e pentobarbital podem ser usados no controle de convulsões. Convulsões intratáveis podem exigir anestesia geral, que pode ser feita com guaifenesina, hidrato de cloral, barbitúricos e anestésicos inalatórios. A quetamina não é recomendada como parte de um regime anestésico equilibrado por aumentar o fluxo sanguíneo cerebral e a pressão intracraniana.

O tratamento com barbitúricos ou coma pode diminuir o metabolismo cerebral, proporcionando um efeito protetor contra a isquemia cerebral. Os barbitúricos também podem limitar a peroxidação lipídica. No entanto, os benefícios reais do uso de barbitúricos no desfecho neurológico ainda são controversos. Os efeitos dos barbitúricos na redução da pressão intracraniana são aumentados pela hiperventilação simultânea. Um esquema posológico exato de barbitúricos para equinos não foi determinado, mas há relatos da administração de 5 a 10 mg/kg IV até a obtenção do efeito desejado. O principal efeito colateral dos barbitúricos é a hipotensão, especialmente em caso de administração de manitol e furosemida; portanto, esses medicamentos devem ser usados com cautela e sob bom monitoramento da pressão arterial. Os barbitúricos devem ser reservados para os casos em que a pressão intracraniana elevada é refratária a outros tratamentos. Outros métodos para diminuição da pressão intracraniana são a elevação da cabeça em 30° na ausência de fraturas cervicais e a craniectomia de descompressão.

A terapia hiperosmolar, com manitol ou solução salina hipertônica, é bastante utilizada em pacientes humanos para a redução da pressão intracraniana. Ambos os tratamentos parecem eficazes na diminuição da pressão intracraniana e não parece haver uma diferença significativa, do ponto de vista clínico, entre eles em relação à mortalidade ou aos desfechos neurológicos.[172] A solução salina hipertônica tem vários efeitos benéficos no TCE. A permeabilidade da barreira hematencefálica ao sódio é baixa. A solução salina hipertônica produz um gradiente osmótico entre os compartimentos intravascular e intersticial-intracelular, o que provoca encolhimento do tecido cerebral e subsequente redução da pressão intracraniana. Sua administração também aumenta a reanimação volumétrica, o volume sanguíneo circulante, a pressão arterial média e a pressão de perfusão cerebral. Outros efeitos benéficos são a restauração do potencial da membrana neuronal, a manutenção da integridade da barreira hematencefálica e a modulação da resposta inflamatória, reduzindo a adesão dos leucócitos ao endotélio. Em cavalos, a solução salina hipertônica pode ser administrada por via IV em pacientes com traumatismo craniano em choque, como soluções de cloreto de sódio (NaCl) a 5 ou 7% (4 a 6 mℓ/kg) por 15 min. A seguir, líquidos isotônicos podem ser usados para manutenção, se necessário. As contraindicações ao uso de solução salina hipertônica são desidratação, hemorragia intracerebral em curso, hipernatremia, insuficiência renal, paralisia periódica hiperpotassêmica e hipotermia. Os efeitos colaterais sistêmicos são coagulopatias, aumento excessivo do volume intravascular e anomalias eletrolíticas. Portanto, é importante monitorar a pressão venosa central e mantê-la dentro dos limites normais (5 a 7 cm H_2O), bem como acompanhar as concentrações séricas de sódio e potássio, caso a solução salina hipertônica seja administrada com frequência. O manitol altera a viscosidade do sangue e aumenta o débito cardíaco, melhorando a pressão de perfusão cerebral e a oxigenação cerebral. A oxigenação cerebral aprimorada induz vasoconstrição da artéria cerebral, com subsequente redução no volume sanguíneo cerebral e na pressão intracraniana. A desidratação branda após a osmoterapia é desejável e pode melhorar o edema cerebral; a desidratação grave, porém, pode causar hiperosmolalidade e insuficiência renal. Em cavalos, o manitol a 20% pode ser administrado em doses de 0,25 a 2,0 mg/kg IV durante 20 minutos. Os cavalos que recebem diuréticos osmóticos devem ser hidratados de maneira adequada. O uso de substâncias osmóticas é justificado em qualquer cavalo com piora do estado mental, pupilas de tamanho anormal ou desigualdade (o que indica hérnia transtentorial) ou desenvolvimento de paresia. Embora a administração de manitol seja muito eficaz na redução da pressão intracraniana, existem várias limitações a seu uso. A hiperosmolalidade pode estar associada a efeitos sobre os rins e o SNC. Além disso, a administração de doses múltiplas de manitol pode causar desidratação intravascular, hipotensão e redução do fluxo sanguíneo cerebral. A furosemida foi experimentalmente considerada eficaz na diminuição da pressão intracraniana. A administração da furosemida requer o estado normal de hidratação. A furosemida também pode ser usada de modo concomitante ao manitol para aumentar a duração da redução da pressão intracraniana gerada por ele e diminuir o potencial de elevação da pressão intracraniana por rebote. De modo geral, o tratamento com antibióticos é justificado em casos de traumatismo craniano, em especial quando há fraturas. A presença de hemorragia aumenta a possibilidade de meningite séptica. A escolha dos antibióticos deve ter como base culturas e antibiogramas. Boas opções empíricas para a cobertura de amplo espectro são sulfametoxazol-trimetoprima e penicilina combinada à gentamicina. A administração de aminoglicosídeos deve ser acompanhada do monitoramento apropriado de intoxicação por esses medicamentos. Por causa da ruptura da barreira hematencefálica, é provável que outros antimicrobianos penetrem no SNC e, portanto, possam ser eficazes.

O suporte nutricional é importante para o desfecho da lesão neurológica. Nos seres humanos, a recuperação neurológica do traumatismo craniano é mais rápida em pacientes que recebem apoio nutricional adequado logo após a lesão.[173] Água e feno de boa qualidade devem ficar sempre à disposição de cavalos que conseguem se alimentar e não apresentam alterações do trato gastrintestinal. Pequenas quantidades de grãos devem ser oferecidas 3 a 4 vezes/dia para aumentar a ingestão calórica. A quantidade de grãos deve ser calculada com base nas condições do cavalo e em sua capacidade de tolerar esse tipo de alimentação. Caso a alimentação enteral não seja possível, a nutrição parenteral total pode ser realizada. A tiamina pode auxiliar o tratamento de lesões cefálicas por participar do metabolismo do ácido láctico e ser uma coenzima necessária para as vias energéticas cerebrais.

O prognóstico do traumatismo craniano depende da gravidade da lesão e do tratamento precoce e é medido pela resposta terapêutica. O estabelecimento de um prognóstico inicial, com base nos primeiros achados, é importante para os proprietários e, portanto, pode influenciar as decisões clínicas. No entanto, em um estudo realizado em pacientes humanos com TCE, nem mesmo as tecnologias clínicas e radiológicas sofisticadas possibilitaram a previsão do desfecho no primeiro dia após o acidente com precisão suficiente para orientar o início do tratamento.[174] De modo geral, o decúbito com mais de 4 horas de duração e a presença de fraturas basilares e lesões graves do tronco cerebral são associados a um mau prognóstico.[144] Tempo, bons cuidados gerais e suporte nutricional adequado, sobretudo em cavalos em decúbito, são vitais para o desfecho positivo.

Lesão em medula espinal e vértebras

Fisiopatologia

O traumatismo na coluna vertebral costuma ser causado por incidentes, como colisão com um objeto imóvel ou queda. Há vários relatos recentes de traumatismo vertebral associado ao exercício com ou sem LM secundária como causa de morte súbita em Puros-Sangues e Quartos de Milha de corrida.[143,175,176] As lesões podem ocorrer em qualquer ponto da coluna vertebral, mas traumatismos ou fraturas são mais comuns em vértebras cervicais.[141,142] Os potros parecem mais suscetíveis a traumatismos vertebrais do que os adultos e tendem a sofrer lesões na região cervical cranial (C1-C3) e torácica caudal (T15-T18).[148] Na verdade, a fratura do processo odontoide com subluxação atlantoaxial é mais comum em potros com menos de 6 meses de idade e acompanhada de ruptura da fise e separação dessa estrutura óssea.[177] A fratura vertebral com LM subsequente, não decorrente de traumatismo, mas secundária à osteomielite, foi relatada em um potro.[178] Os sítios prediletos de trauma vertebral em cavalos adultos são a região occipital-atlantoaxial, a região cervical caudal (C5-T1) e a região torácica caudal. Há também relatos de lesões nas regiões lombossacra[143,175,176] e coccígea.[179]

Normalmente, quanto mais grave o insulto, mais danos ocorrem na coluna vertebral (e os sinais clínicos mais graves são decorrentes de lesões em tecidos moles e compressão da medula espinal por fragmentos ósseos; Tabela 11.8). As lesões muito graves podem ser acompanhadas de destruição de estruturas dos tecidos moles, sustentadoras da coluna vertebral, o que causa a luxação das vértebras. Tanto a subluxação quanto a luxação de vértebras foram relatadas em equinos.[180] A incidência de luxações, subluxações e separações epifisárias é maior em cavalos jovens, provavelmente porque a placa de crescimento vertebral cervical não se fecha até os 4 a 5 anos de idade. As lesões por compressão estão associadas ao encurtamento do corpo vertebral e são provocadas por colisão frontal com um objeto imóvel.

Tabela 11.8 Tipos comuns de trauma vertebral.

Nível de lesão	Idade	Tipo de trauma vertebral	Lesão traumática comum	Síndrome
Cervical	Potro até 1 ano	Fratura de dente, luxação C1-C2	Hiperflexão (p. ex., cambalhota)	Tetraparesia, depressão respiratória, morte
Cervical	Adulto jovem	Fratura epifisária	Hiperextensão	Tetraparesia a tetraplegia
Cervical	Adulto	Fratura por compressão	Colisão frontal	Tetraparesia a tetraplegia
Torácico cranial	De modo geral, jovem	Fratura do processo espinhoso dorsal	Queda para trás	Muitas vezes nenhuma
T2-S1	Qualquer	Fratura transversal do arco vertebral, com luxação	Cambalhotas ou quedas	Paraparesia
Subluxação sacroilíaca	Adulto	Subluxação	Queda ou escorregar no gelo	Nenhuma
Fratura sacral	Qualquer	Compressão	Queda para trás ou em posição de cão sentado	Incontinência urinária e fecal, com ou sem paresia posterior, paralisia de cauda e ânus

De Robinson NE, editor. *Current therapy in equine medicine*. 6th ed. St. Louis: WB Saunders; 2009.

A LM secundária ao traumatismo é um processo dinâmico, cuja gravidade está relacionada à velocidade, ao grau e à duração do impacto. A concussão do cordão medular com déficits neurológicos transitórios é causada por despolarização axonal local e disfunção transitória, enquanto a paralisia permanente é decorrente de lesão primária do tecido e subsequente disseminação do dano secundário, com expansão a partir do epicentro da lesão.

A lesão primária é o primeiro dano mecânico aos componentes da medula espinal após um insulto agudo. Há ruptura de vasos sanguíneos e axônios, além de danos nas membranas de neurônios e células da glia. Os processos fisiopatológicos subsequentes, como isquemia, liberação de substâncias químicas das células danificadas e trocas de eletrólitos, alteram o meio metabólico adjacente e desencadeiam uma cascata de lesão secundária, a principal responsável pelo dano mecânico inicial. Esses processos de lesão secundária não coincidem necessariamente com o quadro clínico, pois as alterações patológicas podem se agravar por semanas a meses, mesmo diante da melhora clínica.

A lesão secundária envolve morte celular por necrose e apoptose e, embora seus mecanismos não sejam compreendidos por completo, alguns aspectos desse processo são bem descritos. Acredita-se que a ruptura das membranas celulares e subcelulares de células da glia, neurônios e células endoteliais vasculares desencadeie essa cascata de eventos autodestrutivos e a participação de vários mecanismos, como isquemia, inflamação, morte celular induzida por radicais livres, excitotoxicidade, degradação citoesquelética e indução de vias apoptóticas, é provável. A consequência da lesão secundária é o aumento da área de morte celular. A fase da lesão secundária é amplamente estudada por progredir minutos a meses após a lesão, e é considerada um alvo para intervenções terapêuticas. A minimização da lesão secundária por meio da proteção de elementos neurais que, a princípio, sobreviveram à lesão mecânica, aumentaria a quantidade de tecido poupado e poderia reduzir o comprometimento funcional.

A lesão aguda imediatamente provoca hemorragia e destruição de células na porção central da substância cinzenta. A perda de microcirculação e o aumento de volume do cordão medular poucos minutos após a lesão se devem principalmente à hemorragia e ao desenvolvimento de edema. A hemorragia, o edema e a hipoperfusão da substância cinzenta se estendem de maneira centrípeta minutos a horas após a lesão e causam necrose central, edema da substância branca e, por fim, desmielinização dos axônios por meio de processos de lesão secundária. A isquemia da medula espinal se desenvolve várias horas após a lesão e é considerada um dos maiores contribuintes para a lesão secundária.[181,182] A ruptura mecânica da microvasculatura, o espasmo dos vasos intactos e o edema causam hipoperfusão local profunda e isquemia. O inchaço da medula que excede a pressão arterial venosa provoca isquemia secundária, que é ainda mais exacerbada pela interrupção da autorregulação do fluxo sanguíneo da medula espinal e pela hipotensão sistêmica.

Durante o estado hipóxico isquêmico, o metabolismo celular é alterado e passa de aeróbico para anaeróbico, que é um método menos eficiente de produção de energia. O metabolismo anaeróbico leva ao acúmulo de ácido láctico, o que causa acidose no tecido nervoso e diminui o consumo de glicose e oxigênio. Além disso, o ácido láctico estimula a produção de prostaglandinas, a liberação de difosfato de adenosina, a agregação plaquetária, a liberação de tromboxano A_2, o vasospasmo, a vasoconstrição e a inibição da liberação de neurotransmissores. Além disso, em estados hipóxicos, a bomba celular dependente de ATPase de sódio e potássio é inibida ou danificada e, assim, a célula não consegue manter sua polaridade elétrica. Os danos a essa bomba propiciam o acúmulo extracelular de potássio e intracelular de sódio, o que contribui para o desenvolvimento de edema.[183]

Os radicais livres podem causar oxidação progressiva de ácidos graxos nas membranas celulares (peroxidação lipídica) por meio de suas reações com elétrons não pareados. Além disso, o estresse oxidativo pode desativar as principais enzimas da cadeia respiratória mitocondrial, alterar o DNA/RNA e suas proteínas associadas e inibir a ATPase de sódio e potássio. Essas alterações podem induzir colapso metabólico e morte celular por necrose ou apoptose e são consideradas importantes durante o período inicial de hipoperfusão (e talvez sejam ainda mais importantes durante a reperfusão). Além do estresse oxidativo e dos danos à membrana, a produção de óxido nítrico e a entrada excitatória de cálcio induzida por aminoácidos são consideradas importantes mediadores da morte celular necrótica e apoptótica.[184] A apoptose, ou morte celular programada, é uma forma de morte celular induzida por lesão e se dissemina de maneira lenta. É caracterizada por neurônios apoptóticos nas margens da lesão e, mais tarde, apoptose de oligodendrócitos em áreas com axônios degenerados que foram atingidos no sítio original da lesão.[184,185] A apoptose pode ocorrer a distâncias consideráveis do ponto de impacto. Os oligodendrócitos parecem vulneráveis à apoptose e sua morte pode causar desmielinização de axônios poupados, contribuindo para a perda da função neurológica distal.

Excitotoxicidade se refere aos efeitos celulares prejudiciais da estimulação excessiva dos receptores ionotrópicos e metabotrópicos por glutamato e aspartato. As concentrações extracelulares dos dois aminoácidos excitatórios aumentam após a LM aguda em decorrência da liberação por neurônios danificados, diminuição da captação por astrócitos danificados e liberação induzida por despolarização. Os receptores ionotrópicos são os receptores NMDA e ácido α-amino-3-hidroxi-5-metil-4-isoxazol propiônico (AMPA)/cainita, através dos quais o cálcio e o sódio do meio extracelular podem entrar de maneira maciça na célula; alternativamente, quando ativados, esses receptores podem provocar a liberação de cálcio dos estoques intracelulares. Os receptores metabólicos de glutamato são acoplados às proteínas G, que atuam como mensageiros intracelulares secundários para mediar um amplo espectro de funções celulares. Além disso, a elevação da concentração intracelular de cálcio pode ser causada por danos diretos na membrana e nos canais de cálcio dependentes de voltagem, que são acionados pela despolarização da membrana. Concentrações intracelulares elevadas de cálcio podem dar início a uma infinidade de processos dependentes desse íon, capazes de alterar o metabolismo celular de maneira letal, como a ativação de enzimas líticas (calpaínas, fosfolipase A_2, proteases e lipo-oxigenase), geração de radicais livres, comprometimento da função mitocondrial, espasmo da musculatura lisa vascular e ligação de fosfatos, com subsequente esgotamento das fontes de energia celular. Acredita-se que a desregulação do sódio seja importante na fisiopatologia das lesões de componentes axonais e gliais na substância branca por meio de mecanismos semelhantes de elevação das concentrações intracelulares de cálcio.

Há controvérsias sobre o papel da inflamação na LM aguda, principalmente porque as células inflamatórias podem ter efeitos citotóxicos e protetores. Após a LM, o local da lesão é rapidamente infiltrado por neutrófilos advindos do sangue, que podem secretar enzimas líticas e citocinas. A seguir, há o recrutamento de macrófagos e monócitos do sangue e da micróglia residente ativada; subsequentemente, essas células invadem a área para fagocitose do tecido danificado. Essas e outras células reativas produzem citocinas, como fator de necrose tumoral α (TNF-α), interleucinas (ILs) e interferons, que medeiam a resposta inflamatória e podem danificar ainda mais o tecido local e recrutar outras células inflamatórias. Entre as citocinas envolvidas na LM secundária, o TNF-α talvez seja o mais estudado. É produzido por diversas populações celulares, inclusive neutrófilos, macrófagos e micróglia, astrócitos e linfócitos T, e acumula-se rapidamente no sítio de LM. Sugeriu-se que as primeiras fases inflamatórias são deletérias por natureza, enquanto os eventos inflamatórios posteriores parecem ser protetores.[182]

Avaliação neurológica

Os sinais clínicos decorrentes da LM refletem a extensão e a localização da lesão. De modo geral, os sinais neurológicos são observados logo após o acidente, mas podem surgir após semanas a meses, em decorrência de danos na medula espinal, causados por instabilidade, artrite ou formação de calo ósseo no local do impacto. Os sinais clínicos dependem da localização neuroanatômica da lesão e variam entre tetraparesia ou tetraplegia não aparente a grave e incapacitante (Figura 11.24). As lesões que causam decúbito são encontradas principalmente na medula espinal cervical ou torácica caudal, enquanto as lesões não relacionadas a decúbito ocorrem com mais frequência na porção mais cranial da medula espinal cervical ou na região lombossacra.[142]

A avaliação inicial do paciente deve ser direcionada à estabilização e correção de quaisquer problemas com risco de vida, como obstrução das vias respiratórias, hemorragia, colapso cardiovascular e pneumotórax. Além disso, fraturas importantes em ossos longos devem ser identificadas, pois podem ser o fator limitante para a sobrevida do animal. Todos os cavalos acometidos podem estar nervosos ou agitados por causa da dor e da incapacidade de permanecer em pé. Uma avaliação neurológica sistemática deve ser realizada para localizar a lesão.[3] Em caso de decúbito, as lingas para ajudar a colocar o animal em pé podem ser uma valiosa ferramenta diagnóstica para localizar a lesão e avaliar a progressão da doença e o prognóstico.[9]

Nos animais, a LM geralmente é uma lesão solitária, podendo ser localizada por meio do exame neurológico.[186] A depressão ou a perda de um reflexo espinal segmentar implica dano nas vias aferentes, eferentes ou de conexão do arco reflexo. No entanto, a LM aguda pode ser acompanhada de uma fase de choque espinal, em que há uma depressão profunda dos reflexos espinais segmentares caudais à lesão, mesmo que os arcos reflexos estejam fisicamente intactos. O choque espinal ocorre em todas as espécies; no entanto, parece ter duração muito mais curta em cães, gatos e coelhos em comparação a primatas.[1,186] Outra síndrome observada com pouca frequência e de curta duração em cavalos é a síndrome de Schiff-Sherrington, em que pacientes com lesões torácicas craniais graves apresentam hipertonia extensora em membros torácicos aparentemente normais.[1]

A lesão medular em geral danifica mais as fibras motoras e proprioceptivas mielinizadas grandes em comparação às fibras nociceptivas menores ou não mielinizadas. Portanto, há ataxia e perda de propriocepção e função motora antes da perda de sensibilidade à dor profunda. Paralisia flácida com hiporreflexia ou arreflexia, hipotonia muscular e atrofia muscular neurogênica são características de uma lesão em neurônio motor inferior. Os sinais de uma lesão medular em neurônio motor superior são perda da função motora voluntária, com possível aumento do tônus muscular e reflexos espinais normais ou hiperativos.

Nos cavalos, as lesões na região C1 a T2 são mais comuns e causam graus variados de disfunção, de tetraparesia a decúbito. A LM toracolombar pode causar paraparesia a decúbito, e os cavalos podem sentar-se como cães. O dano do cordão sacral pode causar incontinência fecal e urinária, perda do uso da cauda e do ânus, atrofia muscular e déficits funcionais brandos nos membros posteriores. A lesão do cordão sacrococcígeo pode produzir hipoalgesia; hipotonia e hiporreflexia do períneo, da cauda e do ânus; ou analgesia total e paralisia dessas estruturas. Além desses sinais clínicos, pode haver perda de sensibilidade distal à LM. A transpiração difusa pode ser decorrente da perda de estimulação supraespinhosa nos corpos celulares pré-ganglionares do sistema simpático na substância cinzenta intermediária toracolombar. A transpiração irregular pode ocorrer em casos de lesão de fibras nervosas pré-ganglionares ou pós-ganglionares específicas.

Os exames que podem auxiliar o diagnóstico ou a localização da LM são radiografia, mielografia, TC, RM, cintilografia nuclear, análise do líquido cefalorraquidiano, velocidades de condução nervosa, EMG e estimulação magnética transcraniana. A radiografia pode revelar fraturas, luxações, subluxações e compressão vertebral. Como já discutido, a TC e a radiografia são as ferramentas diagnósticas de escolha para a avaliação da lesão esquelética, enquanto a RM é mais sensível para a avaliação de estruturas de tecidos moles, como medula espinal e ligamentos. No que diz respeito à geração de imagens da coluna vertebral com dispositivos de TC e RM, no entanto, o tamanho do cavalo, o tamanho da abertura do equipamento e o custo da abertura do equipamento limitam seu uso a investigações da medula espinal torácica cervical e cranial. A mielografia pode ser necessária para confirmar a compressão da medula espinal e é usada em suas porções cervical, torácica cranial e sacrococcígea. A cintilografia nuclear pode auxiliar o diagnóstico de fraturas sem deslocamento ou ocultas e lesões de tecidos moles. Anomalias comuns no líquido cefalorraquidiano após LM são xantocromia e aumento brando a moderado da concentração total de proteínas. Os resultados da análise do líquido cefalorraquidiano podem ser normais, sobretudo em casos muito agudos ou crônicos. Os estudos de NCV e EMG avaliam neurônios motores inferiores e auxiliam a localização da lesão. As alterações EMG, porém, podem não se desenvolver por até 1 a 4 semanas após a lesão. A estimulação magnética transcraniana possibilita a detecção de lesões funcionais em tratos motores descendentes por meio do registro de potenciais evocados motores por estimulação magnética. Esse método foi validado e utilizado para distinguir distúrbios do trato motor de outras causas de decúbito em casos clínicos.[160]

Tratamento e prognóstico

Hoje, a lesão medular é incurável e o tratamento é limitado a minimizar complicações secundárias e maximizar a função residual pela reabilitação. Os diversos processos fisiopatológicos que ocorrem durante o período de lesão secundária são considerados o alvo da intervenção farmacêutica. As primeiras 48 horas após a LM aguda são dominadas pelas alterações vasculares e bioquímicas que ocorrem na medula espinal. Em seguida, há um período caracterizado pelos efeitos das células inflamatórias, que acontecem poucas horas após a lesão e são máximos em cerca de 4 dias. Por último, há um período que começa cerca de 1 semana após a lesão e é caracterizado por regeneração axonal e reparo da lesão. Os objetivos do tratamento são interromper a cascata de eventos celulares iniciados pelo insulto traumático, proteger o tecido neural poupado e promover a regeneração. Os estudos de reparo da medula espinal podem ser categorizados por alvo clínico e foram revistos em outras publicações.[183,187] As terapias de resgate abrangem intervenções precoces que impedem a propagação de danos além do sítio inicial da lesão. Exemplos são descompressão cirúrgica, resfriamento ou hipotermia e intervenções direcionadas a um evento biológico específico, como a inflamação. As terapias de reativação são técnicas para exploração dos sistemas poupados, que quase sempre são observados na LM clínica, por meio da reabilitação, estimulação farmacológica ou elétrica das redes espinais ou remielinização dos axônios desnudados. As intervenções de *rewiring* (religação) abrangem tratamentos para a promoção do crescimento de axônios danificados ou redirecionamento daqueles poupados, com estratégias que visam aumentar a capacidade intrínseca de crescimento de neurônios lesionados ou reduzir os inibidores do crescimento de axônios.

A intervenção cirúrgica é justificada pela necessidade de estabilização ou reparo de fratura, bem como na presença de uma lesão compressiva; no entanto, isso é incomum na medicina equina.[177] O manejo conservador costuma ser eficaz, mas a cirurgia de estabilização antes da deterioração dos sinais clínicos pode ter algumas vantagens.[188] Além disso, é possível que a progressão futura da doença neurológica seja resultado de um "efeito dominó" nos corpos vertebrais craniais e/ou caudais até uma articulação com fusão (incompleta).[189] Esse processo pode levar meses ou anos. O tratamento médico para a estabilização do paciente sempre deve ser instituído antes da cirurgia.

A LM aguda geralmente prejudica a função cardiopulmonar e causa diminuição da ventilação, bradicardia e hipotensão. Isso ocorre sobretudo nas lesões craniais a C5 (acometimento do centro respiratório) e craniais a T2 (origem do fluxo simpático da medula espinal toracolombar). A hipotensão arterial sistêmica pode exacerbar a hipoperfusão e a isquemia da medula espinal; a manutenção da pressão arterial sistêmica melhora a perfusão medular. A reanimação volêmica é claramente indicada no choque e na restituição da perfusão tecidual. A recomendação atual é a manutenção da normotensão euvolêmica; por causa da interrupção do fluxo simpático após a LM cranial, a terapia pressora é quase sempre indicada. Também é importante considerar a manutenção da pressão arterial média normal durante a estabilização do cavalo com ferimentos graves e é essencial nos casos de anestesia geral para vários procedimentos diagnósticos e terapêuticos.

Como o TCE, a LM tem fisiopatologia multifatorial complexa e é provável que uma intervenção terapêutica combinada seja necessária para a obtenção de um bom resultado. Muitos agentes, tendo como alvos diferentes aspectos dos mecanismos de lesão secundária, foram investigados e revistos para uso na LM.[187] A morte celular e a perda de tecido continuam por várias semanas após o traumatismo inicial da LM e estratégias neuroprotetoras podem ser instituídas nesse período. Historicamente, três abordagens foram adotadas para a restrição dos danos secundários: descompressão cirúrgica, hipotermia terapêutica e medicamentos direcionados à resolução da inflamação ou excitotoxicidade.[187] O succinato de metilprednisolona sódica (MPSS) oferece poucos benefícios e pode ter efeitos muito prejudiciais; embora formalmente criticado como padrão terapêutico na LM humana na maioria dos países, ainda é usado em algumas clínicas. Em equinos, corticosteroides, sozinhos ou combinados a outros medicamentos, são provavelmente os medicamentos mais utilizados no tratamento de traumatismos agudos no SNC. As doses relatadas de dexametasona para cavalos variam de 0,1 a 0,25 mg/kg IV a cada 6 a 24 horas, por 24 a 48 horas. A resposta favorável deve ser observada 4 a 8 horas após a administração. Os cavalos tratados com corticosteroides devem ser bem monitorados quanto ao desenvolvimento de laminite ou pneumonia por *Aspergillus* spp. Em caso de melhora dos sinais clínicos, a terapia oral com prednisolona (0,5 a 1,0 mg/kg, com diminuição gradual da dose ao longo de 3 a 5 dias) pode ser instituída para a redução da possível ocorrência de laminite. Acredita-se que o efeito neuroprotetor dos corticosteroides seja mediado principalmente pela eliminação de radicais livres, mas pode incluir a diminuição de catecolaminas e glutamato, bem como redução da morte celular por apoptose.[190] Outros possíveis efeitos benéficos dos corticosteroides são redução na disseminação de danos morfológicos, prevenção da perda de condução axonal e atividade reflexa, preservação da integridade da membrana vascular e estabilização das membranas celulares neuronais da substância branca na presença de lesões hemorrágicas centrais.[183] Suas propriedades anti-inflamatórias podem auxiliar a redução de edema e a deposição de fibrina; além disso, sua capacidade de reversão do desequilíbrio de sódio e potássio pode diminuir o edema e a necrose. Outro efeito benéfico dos corticosteroides é a manutenção da glicemia normal e, assim, do equilíbrio eletrolítico.[183]

Estudos promissores de resgate investigam (1) a resposta de macrófagos após a LM; (2) receptores ativados por proliferadores de peroxissoma, uma família de fatores de transcrição ativados por ligantes que regulam muitos aspectos da neuroinflamação; (3) GM6001, um inibidor de amplo espectro de metaloprotease de matriz; e (4) riluzol, um bloqueador dos canais de sódio e antagonista do glutamato. Como no TCE, o uso de AINEs, como flunixino meglumina e fenilbutazona, pode diminuir a inflamação associada a um episódio traumático em equinos. Além disso, é provável que a manutenção da temperatura retal normal seja benéfica. Esses compostos inibem a ciclo-oxigenase, que converte o ácido araquidônico em mediadores inflamatórios (endoperóxidos). As possíveis propriedades benéficas do DMSO, administrado em dose de 1 g/kg IV como solução a 10% por 3 dias consecutivos, com mais três tratamentos a cada 2 dias, provavelmente justificam a inclusão desse medicamento no tratamento de traumatismo no SNC.[147] Os benefícios relatados do DMSO são aumento do fluxo sanguíneo cerebral e da medula espinal, diminuição do edema cerebral e da medula espinal, aumento da concentração de prostaglandina vasodilatadora E_1 (PGE_1), diminuição da agregação plaquetária, diminuição do nível de prostaglandina E_2 (PGE_2) e prostaglandina F_2 (PGF_2), proteção das membranas celulares e captura de radicais hidroxila.[183] O mecanismo exato de ação do DMSO ainda é desconhecido e esse tratamento é controverso porque alguns pesquisadores não o associaram a efeitos neurológicos positivos. Embora os sequestradores de radicais livres, vitamina E e selênio tenham se mostrado benéficos na LM, esses antioxidantes não parecem auxiliar o manejo agudo por causa do tempo necessário para alcançar concentrações terapêuticas no SNC.

Como no TCE, os antibióticos nem sempre são necessários ao tratamento de trauma vertebral ou da medula espinal;

no entanto, esses fármacos são indicados no tratamento de fraturas expostas e complicações secundárias associadas ao decúbito, como pneumonia e feridas.

A fisioterapia é importante no processo de reabilitação de cavalos com lesões na coluna. O campo da reabilitação equina cresce com rapidez e novas técnicas e ideias foram recentemente revistas.[191-194] O exercício controlado faz com que as partes não afetadas do sistema nervoso compensem as partes acometidas, aumentando a força e a propriocepção consciente. O exercício é muito importante para melhorar a fraqueza, ataxia, espasticidade e hipermetria. Em cavalos em decúbito, a massagem, a ultrassonografia terapêutica e a hidroterapia dos grupos musculares acometidos devem ser realizadas por 10 a 15 minutos pelo menos 2 vezes/dia. Essas medidas ajudam a combater a necrose e a atrofia dos grupos musculares dependentes. A flexão passiva e a extensão de todos os membros ajudam a manutenção de toda a amplitude de movimento em cavalos em decúbito. Além disso, estudos experimentais demonstraram que o exercício melhora a recuperação funcional após a lesão medular.[195]

O prognóstico tem como base a resposta à terapia e está diretamente relacionado ao tempo transcorrido entre a lesão e a instituição de tratamento. Cavalos com rápida melhora neurológica têm bom prognóstico. Nos animais em decúbito ou que sofrem de fraturas ou luxações, o prognóstico é ruim. Cavalos que perderam a sensibilidade à dor profunda apresentam transecção funcional ou anatômica da medula espinal e mau prognóstico. Quanto maior o tempo entre a perda de sensibilidade à dor profunda e o tratamento, pior o prognóstico. A recuperação parcial ou completa de cavalos com traumatismo medular pode levar semanas a meses; portanto, requer tempo e cuidados gerais.

Doença vestibular

Monica Aleman

O sistema vestibular é um sistema proprioceptivo especial, responsável pela manutenção do equilíbrio e orientação reflexa às forças gravitacionais. Esse sistema mantém a posição apropriada de olhos, cabeça, tronco e membros durante o repouso e o movimento.[1,4,196]

Sistema vestibular

A via vestibular, do receptor neural ao córtex cerebral e tratos na medula espinal, apresenta componentes periféricos e centrais.[196] A porção periférica do sistema vestibular está alojada na parte petrosa do osso temporal. O neurônio de primeira ordem está localizado no gânglio vestibular, que recebe impulsos de cinco locais: a crista da ampola de cada um dos três canais semicirculares, a mácula do utrículo e a mácula do sáculo. A crista registra o movimento da cabeça e as máculas registram a posição da cabeça. O movimento e a gravidade agem sobre as células neuroepiteliais, que transformam forças físicas em impulsos elétricos. O axônio do neurônio de primeira ordem se projeta nos núcleos vestibulares do mesmo lado. O neurônio de segunda ordem está localizado nos núcleos vestibulares, que ficam próximos aos núcleos cocleares no bulbo. Alguns dos axônios desses neurônios ascendem do mesmo lado, enquanto outros sofrem decussação. Seus axônios se projetam para uma de várias áreas:[196]

1. Córtex cerebral: os axônios do núcleo geniculado medial (neurônio de terceira ordem) dentro do corpo geniculado medial se projetam para o córtex cerebral.
2. Tronco cerebral:
   - Núcleos motores do III, IV e VI pares de nervos cranianos, que influenciam o movimento ocular (nistagmo) quando a cabeça se move. Esse movimento normal é chamado de nistagmo fisiológico ou nistagmo vestibular-ocular
   - Formação reticular ascendente e descendente (envolvida em reações cardiovasculares e vômitos [seres humanos] associados a distúrbios vestibulares).
3. Cerebelo: lobo flóculo-nodular do cerebelo (em caso de alteração: doença vestibular paradoxal).
4. Medula espinal:
   - Trato vestibuloespinal lateral
   - Trato vestibuloespinal medial.

Aqui está uma explicação mais detalhada. Os axônios do núcleo vestibular medial se projetam por meio do fascículo longitudinal medial. Os sinais vestibulares viajam pelos núcleos geniculados mediais contralaterais do tálamo até o córtex cerebral. Além das informações proprioceptivas de outras partes do corpo, o córtex cerebral facilita a percepção consciente da orientação.[1]

As porções ascendentes do fascículo longitudinal medial seguem para os núcleos motores do III, IV e VI pares de nervos cranianos (nervos oculomotores, trocleares e abducentes).[1,4,196] Essas fibras coordenam o movimento ocular conjugado a alterações na posição da cabeça. Essa via, juntamente com a estimulação cerebelar, controla o nistagmo fisiológico (vestibular).[196] O nistagmo é caracterizado por oscilações involuntárias, conjugadas e rítmicas do globo ocular, com uma fase rápida e lenta. A direção do nistagmo é definida pela direção da fase rápida e é induzida pelos movimentos da cabeça. A rápida dorsiflexão do pescoço provoca o nistagmo vertical, enquanto o movimento lateral da cabeça induz o nistagmo horizontal. Virar a cabeça para a esquerda provoca um nistagmo horizontal com fase rápida à esquerda. A fase lenta que o acompanha é em direção oposta ao movimento do corpo e faz com que os olhos se fixem em uma imagem estacionária. A fase rápida começa quando o globo ocular alcança o limite lateral do movimento do olho e faz com que o globo ocular passe à frente e se concentre em uma nova imagem.[1] A fase lenta é controlada pela estimulação vestibular, e a fase rápida é uma função do tronco cerebral.[1] O nistagmo fisiológico induzido pela manipulação rápida da cabeça é chamado *reflexo oculocefálico*. Esse reflexo é independente da visão.[1,196] Porções descendentes do fascículo longitudinal medial trafegam pelo funículo ventral dos segmentos da medula espinal cervical e cranial, e controlam a posição e a atividade dos membros e do tronco de maneira coordenada em relação à posição da cabeça.[1,196]

As fibras dos núcleos vestibulares que se projetam para a formação reticular são responsáveis por nervos aferentes para o centro do vômito; essa é a via para o desenvolvimento de cinetose. O trato reticuloespinal também ajuda a manutenção do tônus extensor para a sustentação do corpo contra a gravidade.[1,196]

Os impulsos vestibulares entram no cerebelo por meio dos pedúnculos cerebelares caudais. As fibras dos tratos vestibulocerebelares terminam principalmente no lobo flóculo-nodular e no núcleo fastigial.[1,196] O cerebelo coordena grupos musculares protagonistas, antagonistas e sinérgicos para respostas controladas à gravidade. O aparelho vestibular envia informações para o cerebelo, ditando o grau relativo de contração necessário para a manutenção do equilíbrio.[1,196]

O trato vestibuloespinal percorre o funículo ventral ipsilateral e termina nos interneurônios da coluna cinza ventral. A estimulação do trato vestibuloespinal é facilitadora para os neurônios motores α e γ dos músculos extensores ipsilaterais, inibidora dos neurônios motores α dos músculos flexores ipsilaterais e inibidora dos músculos extensores contralaterais.[1,196] O resultado é o tônus extensor ipsilateral e o tônus flexor contralateral, que atuam como um mecanismo adaptativo contra a gravidade, controlando o corpo e impedindo a queda na direção da estimulação vestibular.[196]

O sistema vestibular apenas detecta o movimento e a orientação da cabeça em relação ao restante do corpo. As vias aferentes do pescoço possibilitam que a cabeça fique ciente da orientação do restante do corpo.[1,196] Os receptores exteroceptores da pele e os receptores proprioceptivos em articulações também são integrados no cerebelo e na formação reticular para auxiliar a manutenção do equilíbrio. Esses sinais possibilitam ao sistema vestibular saber se o corpo permanece em uma posição apropriada em relação à gravidade enquanto a cabeça está inclinada. Imagens podem ajudar a manter o equilíbrio pela detecção visual da posição vertical. Além disso, um leve movimento linear ou angular da cabeça muda a imagem na retina, que retransmite as informações de direção para os centros de equilíbrio. A compensação visual pode manter o equilíbrio diante da disfunção vestibular caso os olhos estejam abertos e os movimentos sejam realizados de maneira lenta.[196]

O VII nervo craniano (o nervo facial) emerge da medula lateral ventral para o nervo vestibulococlear à altura do corpo trapezoidal. Os dois nervos estão intimamente associados à porção petrosa do osso temporal e entram juntos no meato auditivo interno.[1,196-198] No meato auditivo interno, o nervo facial se separa do nervo vestibular e percorre o canal facial do osso petroso.[1,196-198] O nervo facial sai do crânio pelo forame estilomastóideo, localizado imediatamente caudal ao meato auditivo externo. Por causa da proximidade dos nervos facial e vestibular, uma única doença tende a afetar os dois nervos de maneira simultânea.[197,199]

A inervação simpática do olho também está associada anatomicamente à porção petrosa do osso temporal. Lesões nesse nervo (síndrome de Horner), juntamente com déficits dos nervos vestibular e facial, são frequentes em casos de traumatismo no osso temporal petroso e otite média em pequenos animais.[4] A associação da síndrome de Horner, paralisia do nervo facial e doença vestibular raramente é documentada em equinos.[1]

Sinais clínicos de disfunção vestibular

O conhecimento da anatomia e da função das estruturas relacionadas ao sistema vestibular periférico e central auxilia a localização neuroanatômica da lesão.[1] A distinção da doença vestibular central e periférica é importante para estabelecer uma lista de diagnósticos diferenciais, iniciar a terapia e formular um prognóstico. O exame físico e neurológico completo é essencial. Informações obtidas à anamnese, inclusive duração do quadro, velocidade de aparecimento e progressão da doença, também podem ajudar a diferenciação da doença vestibular central e periférica.

Os sinais de disfunção aguda do sistema vestibular periférico são inclinação da cabeça (Figura 11.27), nistagmo, queda, andar em círculos, relutância à movimentação e ataxia assimétrica com preservação da força. Cavalos com doença vestibular peraguda tendem a ser violentos por causa da desorientação.[4]

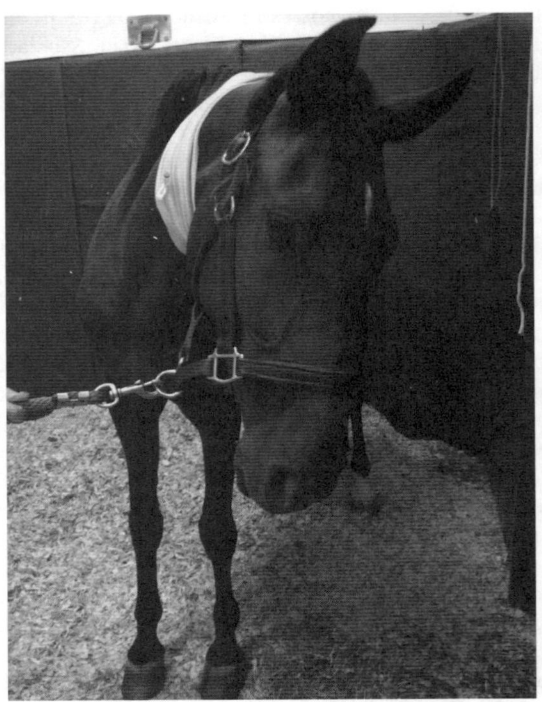

Figura 11.27 Cavalo com doença vestibular periférica. Observe a inclinação da cabeça para a esquerda; o cavalo está consciente e alerta.

A inclinação da cabeça é um sinal condizente com a doença vestibular e é caracterizada pelo desvio ventral da nuca em direção ao lado acometido (Figura 11.28).[1,4,197,199,200] O cavalo prefere se deitar do mesmo lado da lesão e pode se apoiar na parede em direção ao lado afetado ao ficar em pé. Quando forçado a se mover, o cavalo dá passos curtos e descoordenados em um círculo no sentido da lesão. O corpo pode estar em flexão lateral, formando uma concavidade em direção à lesão.[198,201] A hipotonia extensora ipsilateral à lesão e a hipertonia e a hiper-reflexia brandas dos músculos extensores contralaterais causam ataxia assimétrica.[200] A hipotonia extensora se deve à perda de neurônios facilitadores do trato vestibuloespinal até os músculos extensores ipsilaterais.

A hipertonia extensora contralateral é provocada pela perda de neurônios inibidores e tônus extensor sem oposição do trato vestibuloespinal contralateral.[1] A doença vestibular central causa sinais clínicos semelhantes, mas os déficits proprioceptivos são um sinal distintivo da doença vestibular periférica. Outros sinais de doença vestibular central são acometimento de demais nervos cranianos, alterações no estado mental, doença cerebelar e nistagmo dissociado e/ou posicional.[1,202] O nistagmo vertical é observado apenas na doença vestibular central.[1]

O nistagmo patológico, oscilações rítmicas dos olhos que ocorrem com a cabeça em posição normal, é involuntário e indica uma lesão no sistema vestibular ou no cerebelo.[202] Como no nistagmo fisiológico, apresenta uma fase rápida e uma fase lenta. A direção do nistagmo é definida pela direção da fase rápida.[1,198,203] O nistagmo patológico pode ser espontâneo, ocorrendo com a cabeça em repouso, ou posicional, induzido pela elevação ou flexão lateral da cabeça.[1] O nistagmo geralmente acompanha outros sinais vestibulares periféricos, mas pode durar apenas 2 a 3 dias por causa da compensação central.[200] O piscar concomitante da pálpebra pode dificultar a detecção de nistagmo.[1]

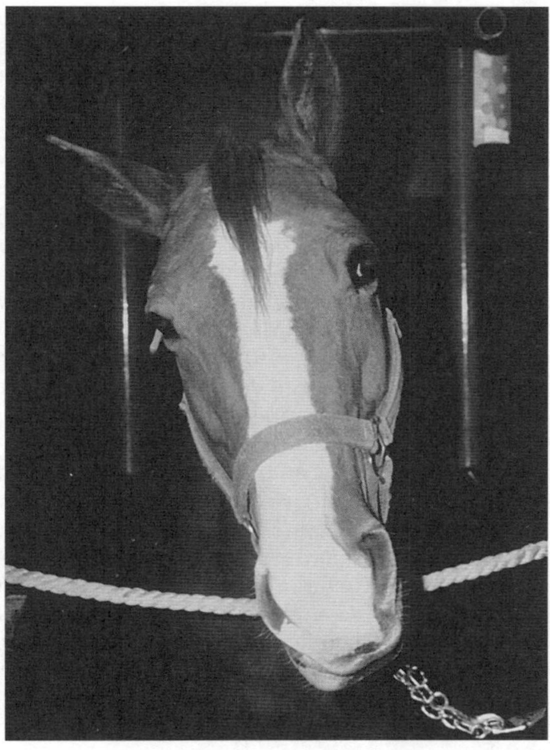

Figura 11.28 Puro-Sangue com doença vestibular periférica do lado direito, causada por osteoartropatia temporo-hióidea (THO) e fratura aguda. Há inclinação da cabeça, pavilhões auriculares caídos e ptose palpebral no lado acometido, enquanto o focinho é puxado em direção contralateral.

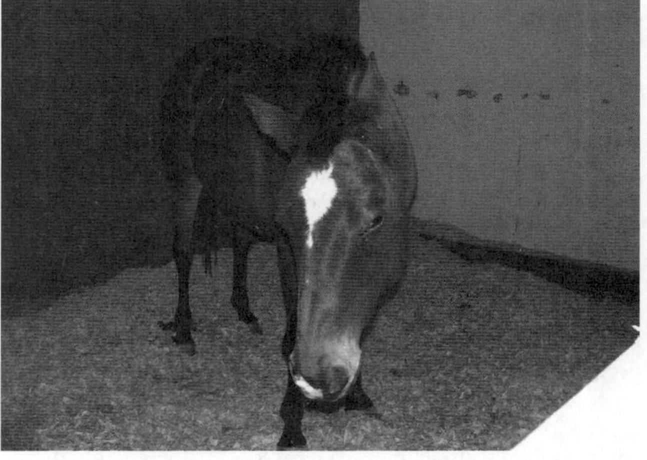

Figura 11.29 Cavalo com doença vestibular central. Observe a leve inclinação da cabeça para a direita; o cavalo apresenta obtundação.

A disfunção vestibular periférica pode causar nistagmo horizontal ou rotativo. A fase rápida do nistagmo é direcionada para o lado contrário à lesão e não muda conforme a posição da cabeça.[1,201] A direção do nistagmo rotativo é definida pela direção de movimentação do limbo esclerocorneano a partir da posição de 12 horas durante a fase rápida.[1] O nistagmo horizontal, rotativo ou vertical pode ser causado por uma lesão vestibular central. Além disso, o tipo de nistagmo observado pode mudar conforme a posição da cabeça em um paciente com doença vestibular central.[4,193] Na doença vestibular central, a fase rápida é contrária à lesão, exceto na doença cerebelar-vestibular (doença vestibular paradoxal).[4,204]

No animal saudável, há um fluxo constante de estimulação elétrica de cada órgão terminal vestibular e a transmissão de sinais que controlam a posição ocular por meio do fascículo longitudinal medial. Esses sinais normalmente direcionam os olhos para o lado contrário. Contudo, os olhos ficam em posição centralizada, porque as vias vestíbulo-oculares são opostas de maneira igual e contrária. A doença vestibular unilateral perturba esse equilíbrio, provocando um desvio lento de ambos os olhos em direção à lesão. Indivíduos cegos desde o nascimento ou por um longo período podem exibir oscilação irregular do globo ocular sem componente lento ou rápido.[1] A perda de audição é um achado comum na doença vestibular periférica por causa da proximidade da cóclea dos órgãos receptores vestibulares.[60-62,205]

Sinais de doença vestibular, juntamente com obtundação e déficits proprioceptivos, indicam doença vestibular central (Figura 11.29).[1] Na lesão central, a propriocepção é anormal por causa de danos no tronco cerebral dos tratos descendentes de neurônios motores superiores para os membros.[4] Danos nos tratos espinocerebelares ou pedúnculos cerebelares caudais provocam anomalias da propriocepção inconsciente e hipermetria.[4] Os núcleos do trigêmeo (V nervo craniano) e dos nervos abducentes (VI nervo craniano) são anatomicamente próximos dos núcleos vestibulares e logo sofrem lesões. A paralisia do nervo trigêmeo leva à perda de sensibilidade na cabeça e à atrofia dos músculos da mastigação. A lesão do nervo troclear provoca estrabismo medial.[197]

Lesões destrutivas que ocupam espaço no ângulo cerebelopontino ou no lobo flóculo-nodular podem causar doença vestibular central paradoxal.[1,4,202] Essa síndrome se manifesta como ataxia, inclinação da cabeça em direção contralateral e déficits na reação postural.[1,4,202]

A doença vestibular central ou periférica pode provocar estrabismo. Há estrabismo ventrolateral ipsilateral à lesão vestibular, com elevação da cabeça e extensão do pescoço.[1,4,202] Observa-se um leve desvio ventral dos olhos em cavalos normais com a cabeça elevada, mas o achado é simétrico. O estrabismo ventrolateral da doença vestibular não é um sinal de déficit do nervo craniano dos músculos extraoculares,[1] mas sim um reflexo de influências anormais do neurônio motor superior no núcleo oculomotor do núcleo vestibular ipsilateral por meio do fascículo longitudinal medial. Se o estrabismo for de origem puramente vestibular, a manipulação da cabeça evidencia a mobilidade ocular normal.[197]

Os sinais de doença vestibular podem melhorar rapidamente, 2 a 3 semanas após seu início, em decorrência da acomodação visual e central.[1,197] A compensação das lesões vestibulares centrais é mais lenta em comparação às lesões vestibulares periféricas; os sinais podem até progredir se a lesão central for uma massa em expansão que ocupe espaço. Vendar um cavalo com doença compensada provoca ataxia e inclinação da cabeça (exame de Romberg). A venda elimina a orientação proprioceptiva visual e dos membros; o corpo é forçado a confiar no sistema vestibular comprometido para o equilíbrio.[1,197,199] Esse exame não é confiável para a localização do lado da lesão.[196] Os cavalos podem sofrer uma descompensação drástica quando a venda é colocada sobre os olhos, com ansiedade, desorientação e queda.[1] O exame deve ser feito com cuidado, em uma superfície acolchoada e firme.

Cavalos com doença periférica bilateral não apresentam inclinação da cabeça, andar em círculos ou nistagmo patológico, e o nistagmo fisiológico não pode ser induzido por manipulação rápida da cabeça (reflexo oculocefálico) ou teste calórico. A cabeça pode balançar, com amplas excursões de um lado para o outro.[203] Como em todas as doenças vestibulares periféricas, a força é preservada.[1] Clinicamente, os cavalos acometidos pela doença vestibular bilateral apresentam ataxia mais simétrica, semelhante à observada na doença cerebelar generalizada.[4]

A paralisia do nervo facial (VII nervo craniano) frequentemente acompanha a doença vestibular periférica em decorrência de sua proximidade com o nervo vestibular dentro da porção petrosa do osso temporal. A paralisia do nervo facial piora o prognóstico no longo prazo e complica o tratamento de pacientes com doença vestibular. O nervo facial supre os músculos da expressão facial, e lesões causam desvio contralateral do focinho, ausência de resposta à ameaça e resposta palpebral, inclinação da orelha, diminuição do alargamento da narina com obstrução do fluxo de ar e impactação bucal do alimento.[197,198] O desenvolvimento de ceratite e úlcera de córnea é comum por causa da incapacidade de piscar e da menor produção de lágrimas.[62,198] A diminuição da produção de lágrimas é provocada por danos nas fibras parassimpáticas da glândula lacrimal. As fibras pré-ganglionares trafegam com o nervo facial pelo meato auditivo interno e se separam no canal facial proximal ao núcleo geniculado.[198] As fibras se afastam do nervo facial e se unem ao nervo petroso superior, que leva fibras para o gânglio esfenopalatino. As fibras pós-ganglionares se unem às fibras simpáticas para o olho e trafegam com a vasculatura para a glândula lacrimal.[1,198] As úlceras de córnea ocorrem na porção inferior da córnea e demoram a cicatrizar por causa da exposição contínua.[62,197] A falta de produção de lágrimas ajuda a localização da lesão, indicando que o dano está no interior da porção petrosa do osso temporal, proximal ao núcleo geniculado.[1,62,198] Os sinais clínicos de paralisia do nervo facial podem não surgir por vários dias após o início da doença vestibular, porque as lesões podem ser causadas por hematoma, calo ou extensão da inflamação e neurite secundária.[203] Por causa da proximidade dos núcleos dos nervos facial e vestibular, lesões extensas da medula podem acometer os dois nervos. Em caso de ausência de melhora dos déficits do nervo facial em 3 a 4 meses após o início da doença, o prognóstico para a recuperação é ruim. Se houver uma leve melhora nos primeiros 4 meses, há possibilidade de retorno da função do nervo facial.[203] Os cavalos podem aprender a retrair o globo, propiciando o deslizamento da pálpebra e da membrana nictitante pela superfície da córnea, distribuindo a lubrificação e protegendo o olho de traumas.[197] A diferenciação dessa adaptação da melhora da função palpebral requer observação cuidadosa.

Doença vestibular periférica

O início agudo de doença vestibular periférica e de paralisia do nervo facial não é raro em cavalos. O osso temporal é o sítio anatômico mais provável de lesão em caso de acometimento simultâneo desses nervos. A THO e as fraturas traumáticas do crânio são as causas mais comuns da existência desses sinais em grandes animais.[1] A THO é a principal causa de doença vestibular periférica em cavalos e deve ser a primeira a ser descartada em indivíduos com disfunção vestibular de início agudo, especialmente se acompanhada por paralisia do nervo facial.[62,205-207]

Osteoartropatia temporo-hióidea

A THO é uma das causas mais comuns de doença vestibular periférica e/ou paralisia do nervo facial de início agudo em cavalos.[60,62,205-207] Várias causas foram sugeridas para o distúrbio, inclusive extensão da inflamação e infecção da otite média-interna[208] ou bolsa gutural, trauma repetitivo e osteoartrite não séptica. Grande parte da literatura veterinária mais antiga se refere a esse distúrbio como *otite média-interna*, enquanto referências mais novas usam o termo *THO* em decorrência da incerteza relativa à causa subjacente na maioria dos cavalos. Segundo a suposição anterior de otite média-interna, em vez de romper a membrana timpânica, o processo inflamatório pode se estender ventralmente e alcançar os ossos da bula timpânica e da articulação temporo-hióidea. No entanto, essa teoria ainda é especulativa, e relativamente poucos cavalos com THO apresentam evidências de otite ou infecção na bolsa gutural no momento do diagnóstico ou à anamnese. É provável que alguns ou todos os casos de THO sejam decorrentes de uma doença articular degenerativa primária, e não da extensão de uma infecção bacteriana na orelha ou na bolsa gutural.

Independentemente da causa, a inflamação induz proliferação óssea na articulação do osso estiloide com a parte petrosa do osso temporal, o que leva à perda do espaço articular e à fusão da articulação temporo-hióidea. O aparelho hióideo está ligado à língua e laringe; a fusão da articulação temporo-hióidea diminui a flexibilidade da unidade. Uma fratura por estresse da parte petrosa do osso temporal e/ou do osso estilo-hióideo pode ser causada por alimentação, vocalização ou qualquer atividade associada ao movimento normal da língua.[201,202] Às vezes, a fratura e o início agudo de sinais neurológicos graves (colapso e convulsão) podem estar associados à passagem de uma sonda nasogástrica ou à realização de outro procedimento veterinário.[207] A linha de fratura pode se estender até a caixa craniana à altura do meato auditivo interno, o que causa trauma direto no tecido neural e hemorragia na orelha média e interna.[4,206]

Os sinais neurológicos raramente são aparentes durante a formação de osteíte proliferativa e a fusão da articulação temporo-hióidea. Os sinais neurológicos surgem quando há fratura por estresse. Os primeiros sinais, antes da fratura, podem incluir agitação da cabeça, resistência ao bridão, esfregar a orelha em superfícies sólidas, incômodo à manipulação da cabeça ou das orelhas ou dor à pressão na base da orelha. Ocasionalmente, sinais mais evidentes de otite externa ou otite média-interna podem ser observados, como exsudato no meato auditivo externo. A maioria dos cavalos apresenta anomalias agudas relacionadas ao VII e/ou VIII nervo craniano no momento da fratura. As fraturas podem rasgar ou distender os nervos faciais ou vestibulococleares ao saírem do crânio ou em seu interior, respectivamente. Algumas fraturas se estendem para o interior da caixa craniana, o que provoca convulsões, meningite bacteriana ou morte.[206,207] Os sinais vestibulares podem variar entre uma leve inclinação da cabeça ao andar em círculos, com grave perda de equilíbrio, e nistagmo horizontal ou decúbito. Anomalias auditivas são evidentes na maioria dos cavalos acometidos e submetidos à avaliação por respostas evocadas auditivas do tronco cerebral.[60,62,205] Em caso de lesão do nervo facial, ptose, desvio ipsilateral do focinho, rebaixamento ipsilateral do lábio inferior e da orelha e acúmulo de alimento na bochecha são observados. As fibras parassimpáticas pré-ganglionares do nervo facial que inervam a glândula lacrimal também podem ser danificadas, levando ao desenvolvimento de ceratoconjuntivite seca. Muitos cavalos acometidos apresentam úlceras de córnea, que podem ser brandas a graves. A doença da córnea é secundária à diminuição da produção de lágrimas e à disfunção do nervo facial, que reduz a capacidade de fechamento das pálpebras e espalhamento do filme lacrimal pelo olho. Em casos raros, os cavalos apresentam episódios agudos intermitentes de doença vestibular, com períodos intermediários de função neurológica aparentemente normal. Às vezes, a fratura se estende ao forame lacerado, caudal à porção petrosa do osso temporal, onde os nervos glossofaríngeo e vago saem do crânio. Lesões nesses nervos podem causar disfagia.[197]

O diagnóstico de THO pode ser confirmado por imagens do osso estilo-hióideo ou da porção petrosa do osso temporal por endoscopia, radiografia, cintilografia nuclear, TC ou RM.[207,209] Embora a maioria dos cavalos acometidos apresente sinais neurológicos unilaterais agudos, não é incomum que as imagens identifiquem THO e proliferação óssea bilaterais.

A TC de crânio, seguida de endoscopia da faringe e da bolsa gutural, são os exames mais sensíveis para o diagnóstico de THO em cavalos.[207,209] Esse procedimento não invasivo deve ser realizado em todos os cavalos com suspeita de osteíte proliferativa, já que geralmente possibilita a identificação de proliferação óssea na região proximal do osso estilo-hióideo no interior da bolsa gutural (Figura 11.30). Muitos cavalos também apresentam evidências de hiperemia, lesões ou hematomas na mucosa dorsal da bolsa gutural, perto da cabeça do osso estilo-hióideo.

As radiografias dorsoventrais do crânio caudal devem revelar proliferação e esclerose perióstea, característica do osso estiloide e da porção petrosa do osso temporal (Figura 11.31). A linha de fratura é difícil de identificar em decorrência do deslocamento mínimo dos fragmentos ósseos. Radiografias oblíquas laterais obtidas em diversos ângulos podem ajudar a localização de uma fratura dos ossos basisfenoide, occipital ou petroso. A proliferação óssea moderada pode não ocorrer por várias semanas e deve estar presente para diagnóstico radiográfico da doença.[205]

A cintilografia óssea é uma técnica não invasiva, que possibilita a identificação imediata de lesões recentes na porção petrosa do osso temporal. A radiografia pode identificar apenas anomalias ósseas estruturais. A cintilografia óssea é capaz de detectar características dinâmicas do osso. O aumento da atividade metabólica e do suprimento sanguíneo ósseo, causado por infecção ou fratura, eleva a captação do composto radiomarcado (fosfato marcado com tecnécio-99m) antes da evidência radiográfica de proliferação óssea.[210,211]

Caso disponíveis, a TC e a RM são exames diagnósticos extremamente sensíveis para identificação de inflamação, proliferação óssea e fratura.[212-214] No entanto, a TC e a RM do crânio de cavalos requerem anestesia geral. Os riscos associados à recuperação da anestesia geral em um cavalo com comprometimento da função neurológica e possível fratura do crânio devem ser considerados com seriedade antes da recomendação desses procedimentos.

A análise do líquido cefalorraquidiano pode ser uma opção. A avaliação citológica, a cultura e o antibiograma podem ajudar a revelar a presença de meningite bacteriana secundária e orientar a escolha de um plano terapêutico antimicrobiano apropriado.[200]

O tratamento de cavalos com disfunção neurológica de início agudo, secundária à THO, deve se concentrar em quatro áreas:

1. Estabilização do cavalo e diminuição da inflamação perto do sítio da fratura
2. Tratamento com antimicrobianos de amplo espectro por causa da possível extensão de uma otite interna-média ou infecção secundária na área de hemorragia decorrente da fratura
3. Tratamento da ceratite de exposição e ceratoconjuntivite seca
4. Procedimentos cirúrgicos para remoção da pressão sobre a articulação temporo-hióidea para diminuir a dor e a probabilidade de fratura repetida da porção petrosa do osso temporal.

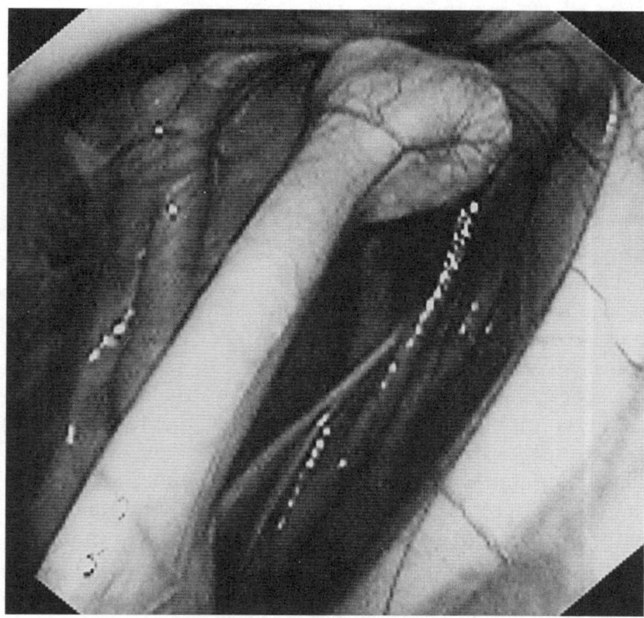

Figura 11.30 Vista endoscópica da bolsa gutural direita de um cavalo com doença vestibular do lado direito e paralisia do nervo facial de início agudo. A proliferação óssea do osso estilo-hióideo proximal condiz com o diagnóstico de osteoartropatia temporo-hióidea (THO) crônica.

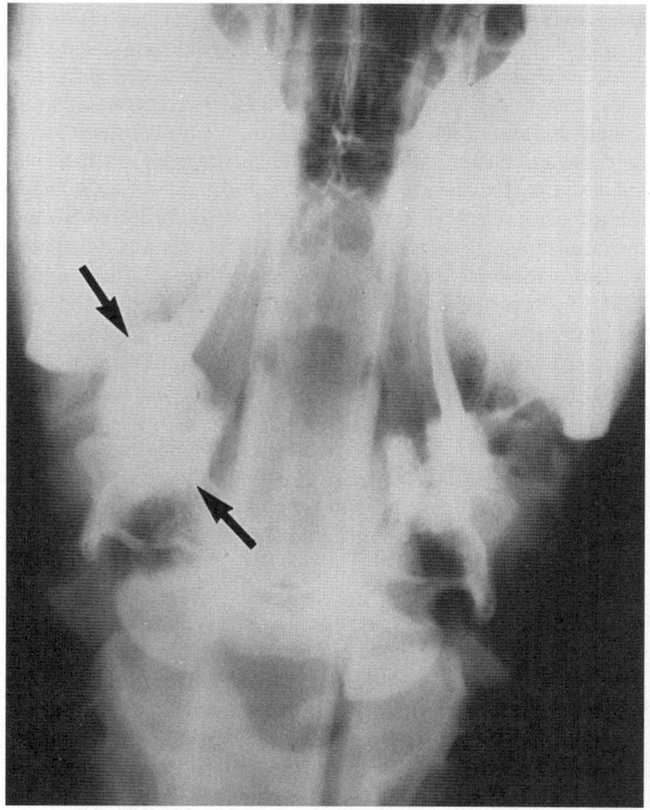

Figura 11.31 Radiografia do crânio ventrodorsal demonstrando proliferação óssea do osso proximal esquerdo e ossos temporais petrosos (*setas*) associados à osteoartropatia temporo-hióidea (THO).

O tratamento medicamentoso geralmente inclui anti-inflamatórios, como já descrito neste texto, em decorrência do traumatismo craniano agudo. A administração de antimicrobianos com trimetoprima-sulfonamida por 30 dias é muito recomendada para o tratamento de uma possível infecção bacteriana. Caso cultura e antibiograma do líquido cefalorraquidiano ou de outra amostra tenham sido realizados, esses resultados podem direcionar antimicrobianos alternativos. O tratamento da úlcera de córnea e da ceratoconjuntivite seca é descrito em outra parte deste texto.

O tratamento cirúrgico da THO pode assumir a forma de uma ostectomia estilo-hióidea parcial ou uma cerato-hioidectomia.[205-207,215-217] A remoção cirúrgica de um segmento de 2 a 3 cm do corpo médio do osso estilo-hióideo gera uma não união fibrosa, que deve interromper a transmissão de forças hióideas para a articulação temporo-hióidea. As complicações relatadas são a transecção da artéria lingual, a lesão do nervo hipoglosso ou facial e o recrescimento no sítio de ostectomia estilo-hióidea.[215,216] O objetivo da cerato-hioidectomia também é a remoção do estresse mecânico sobre a articulação temporo-hióidea fundida, mas a cirurgia é tecnicamente mais fácil e não associada a muitas das complicações mais graves da estilo-hioidectomia parcial.[216,217]

O diagnóstico de THO antes do início agudo dos sinais neurológicos é difícil porque a maioria dos cavalos apresenta nenhum ou poucos sinais clínicos antes da fratura. Alguns cavalos podem esfregar as orelhas sobre superfícies sólidas, agitar ou sacudir a cabeça, realizar movimentos de mastigação e ter sensibilidade ou dor à palpação da base da orelha.

O prognóstico de sobrevida dos cavalos com THO é moderado ou bom, caso não sucumba logo após o episódio de fratura.[205,207] Porém, a melhora neurológica máxima após a fratura pode levar até 2 anos e a maioria dos cavalos acometidos tem déficits no longo prazo, provavelmente permanentes. Algum grau de paralisia do nervo facial é comum e pode causar úlcera de córnea persistente ou recorrente. No entanto, muitos cavalos acabam aprendendo a retrair o globo para ajudar o fechamento das pálpebras e espalhar o filme lacrimal pelo olho, diminuindo a gravidade e a frequência das úlceras de córnea. Muitos cavalos recobram algum nível de função atlética após a THO.[207] Os proprietários de cavalos com THO, porém, devem ser advertidos quanto ao possível início agudo de sinais neurológicos graves sem aviso decorrentes de uma nova fratura. Portanto, os cavalos acometidos representam um risco para os seres humanos e o reconhecimento desse risco é importante. O tratamento cirúrgico pode diminuir o risco de fratura subsequente,[217] mas não há estudos de acompanhamento em longo prazo de um grande número de cavalos acometidos para quantificar ou comparar o risco com ou sem cirurgia.

Traumatismo cefálico

As fraturas traumáticas da porção petrosa do osso temporal causam lesões nos nervos vestibular e facial. Hemorragia auditiva profusa ou perda de líquido cefalorraquidiano pelo meato auditivo externo são frequentemente observadas. A extensão da fratura para a placa cribiforme provoca sangramento nasal.[203] Os sinais clínicos costumam surgir logo após o trauma e são doença vestibular, paralisia do nervo facial, decúbito ou coma. As lesões no tecido nervoso podem ser causadas por hematoma, formação de calos ou deslocamento de fragmentos de fratura, que retarda o início dos sinais clínicos. Os sinais de contusão ou concussão do tronco cerebral podem ser mais graves que a disfunção vestibular. Em caso de cegueira, o prognóstico piora em decorrência da perda de compensação visual da doença vestibular no futuro. Na ausência de reflexo oculocefálico (nistagmo fisiológico), o veterinário deve suspeitar de lesões no fascículo longitudinal medial, indicando danos extensos no tronco cerebral; esse é um indicador de prognóstico ruim.[1] Lembre-se que a doença vestibular periférica bilateral também provoca perda do reflexo oculocefálico; no entanto, esse é um cenário improvável em casos de trauma.

As fraturas dos ossos basioccipital e basisfenoide são mais comuns em cavalos que caem para trás e batem a nuca. Essa fratura não é causada pelo impacto na nuca, já discutido, mas acredita-se que seja uma fratura por avulsão, decorrente da tração do poderoso músculo reto ventral do pescoço em sua inserção no osso basioccipital.[218] As fraturas basioccipitais causam sinais neurológicos associados a lesões no tronco cerebral; sinais de doença vestibular são comuns. As fraturas da porção petrosa do osso temporal são difíceis de identificar em radiografias; a timpanosclerose surge já aos 20 dias após o trauma e obscurece a linha da fratura.[203] As fraturas basioccipitais geralmente podem ser identificadas com facilidade, mas podem ser confundidas com as linhas de sutura na base do crânio.[218] O tratamento dos sinais vestibulares após o traumatismo cefálico é semelhante ao de qualquer traumatismo craniano agudo já descrito neste capítulo.

Intoxicação por medicamentos

As intoxicações por medicamentos podem causar doença vestibular periférica e surdez unilateral ou bilateral. A administração prolongada de antibióticos aminoglicosídeos provoca degeneração das células ciliadas dos órgãos receptores periféricos do sistema auditivo e vestibular. Nos casos graves, também há desenvolvimento de degeneração neural. Uma manifestação mais comum da intoxicação por aminoglicosídeos é a insuficiência renal. A redução da depuração renal do aminoglicosídeo potencializa os efeitos ototóxicos do antibiótico.[4,199] Sinais clínicos de doença vestibular precedem a surdez. A doença vestibular inicial pode ser reversível ou compensada por mecanismos centrais, mas a perda da função auditiva é permanente.[1,199] A estreptomicina afeta preferencialmente o sistema vestibular, enquanto a di-hidroestreptomicina, a canamicina, a gentamicina, a neomicina e a vancomicina são mais tóxicas para o sistema auditivo.[1,202] A vincristina, um alcaloide da vinca, pode causar danos bilaterais no nervo coclear em seres humanos. A função auditiva melhora vários meses após a interrupção do tratamento. Esse medicamento antimitótico é um componente comum dos protocolos de quimioterapia multiagentes no tratamento do linfoma equino. A vincristina também é usada como imunossupressor e estimulante da função plaquetária em casos refratários de trombocitopenia imunomediada. A função auditiva deve ser cuidadosamente monitorada durante o uso desse medicamento.

Ruídos altos repentinos podem causar degeneração e necrose das células ciliadas sensoriais da orelha interna. Raios, embora quase sempre fatais, são relatados como causa do início agudo de doença vestibular unilateral em cavalos. A paralisia do nervo facial pode ou não acompanhar os sinais vestibulares. A documentação dos achados histopatológicos em um caso revelou hemorragia e necrose do osso temporal, do nervo vestibular e do tecido adjacente. Não se sabe se o mecanismo de lesão é a eletrocussão ou se há traumatismo por som.[4]

Doença vestibular central

Qualquer doença inflamatória ou massa que ocupe espaço no SNC pode danificar os núcleos vestibulares e os tratos relacionados. Os sinais clínicos variam de acordo com o tipo e a extensão da doença. Deve-se suspeitar de uma doença do SNC na presença de estado mental anormal, convulsões, cegueira ou múltiplas anomalias de nervos cranianos associadas a déficits proprioceptivos gerais. Um EEG deve ser realizado para detectar a localização e a extensão da lesão no SNC. O EEG pode detectar apenas danos cerebrais, não lesões do tronco cerebral. Doenças inflamatórias, parasitárias e neoplásicas têm sido implicadas na doença vestibular central equina.

Dentre as doenças inflamatórias que acometem o SNC, estão o abscesso bacteriano, a mielite protozoótica equina e a encefalite viral. O líquido cefalorraquidiano deve ser analisado para a identificação do processo inflamatório. No caso de abscesso cerebral, uma cultura do líquido cefalorraquidiano pode identificar o microrganismo causador; *Streptococcus equi* subespécie *equi* é um agente etiológico frequente.[210,211] A EPM é uma doença neurológica comum nos EUA e deve ser suspeitada na presença de doença multifocal.[4] A ocorrência de polineurite equina e disfunção vestibular é comum, mas os sinais de neurite da cauda equina são predominantes.[1] A raiva pode se apresentar como encefalite ou doença da medula espinal e deve ser considerada no diagnóstico diferencial de qualquer cavalo com doença neurológica. A ataxia espinal é o déficit neurológico primário observado em animais acometidos pela mielite por herpes-vírus equino (EHV), mas a presença de doença vestibular concomitante é relatada.[219] Os principais sinais clínicos observados nas infecções por togavírus (encefalite oriental, ocidental e venezuelana) são depressão e convulsão, embora acompanhados de déficits de nervos cranianos.[4,211] Cavalos com infecção pelo vírus do Nilo Ocidental (VNO) podem apresentar sinais relativos a nervos cranianos, inclusive doença vestibular. Alterações comportamentais e mentais concomitantes, além de ataxia, febre e fasciculações musculares, são comuns.

A migração aberrante de parasitas no SNC equino leva ao surgimento agudo de sinais neurológicos. Os sinais clínicos são variáveis, mas progridem na maioria dos casos. Os sinais neurológicos são geralmente assimétricos em decorrência da natureza aleatória da migração. A doença neurológica secundária à migração de parasitas é discutida em detalhes mais adiante neste capítulo. O granuloma fúngico causado por *Aspergillus* spp. e *Cryptococcus neoformans* tem sido relatado como massa ocupadora de espaço no crânio equino.[4,220] O colesteatoma (granuloma de colesterol) pode acometer o sistema vestibular, estendendo-se a partir do plexo coroide do quarto ventrículo do cérebro.[4] As doenças neoplásicas do SNC são raras em equinos. Qualquer tumor que afete o ângulo cerebelomedular pode causar sinais vestibulares.[1] Linfoma, ependimoma, melanoma meníngeo e hamartoma melanótico foram relatados no SNC de cavalos.[1,221]

Exames diagnósticos auxiliares

Teste calórico

O teste calórico é um método diagnóstico que pode auxiliar a diferenciação da doença vestibular central e periférica. O exame é capaz de avaliar cada órgão sensorial vestibular periférico separadamente. No animal normal, a irrigação de água gelada (12°C) no meato auditivo externo por 3 a 5 minutos induz um nistagmo horizontal com a fase rápida em sentido contralateral ao labirinto examinado.[1,201] A água esfria a endolinfa mais próxima da membrana timpânica, aumentando sua densidade. Um gradiente de densidade se cria no interior do canal semicircular e a endolinfa resfriada afunda, deslocando as células ciliadas. A irrigação do meato auditivo externo com água quente (45°C) provoca nistagmo horizontal, com uma fase rápida em direção ao labirinto examinado. O teste com água quente é menos confiável.[199] O exame não induz nistagmo em um labirinto não funcional. Os animais podem resistir ao procedimento, dificultando sua interpretação e, em alguns indivíduos, não induzir nistagmo. Nas respostas assimétricas, a reação deprimida indica o labirinto anormal.[1] O exame é de difícil execução e não é totalmente confiável, embora possa auxiliar o diagnóstico em cavalos anestesiados ou em coma.[201]

Resposta evocada auditiva do tronco cerebral

A cóclea é danificada por trauma ou inflamação dos órgãos receptores vestibulares periféricos e a detecção de perda auditiva pode ajudar a diferenciar a doença vestibular central e periférica. A avaliação subjetiva da perda auditiva unilateral em cavalos é difícil. A BAER é um método de avaliação objetiva da função auditiva equina. Esse exame eletrodiagnóstico não invasivo estimula o sistema auditivo com uma série de cliques. Os potenciais de campo distantes dos componentes auditivos do tronco cerebral são registrados por eletrodos cutâneos e um sistema de média de sinais.[60-62,67,71,205] A resposta é uma série de potenciais evocados que ocorrem até 10 ms após o estímulo. No cavalo, os potenciais evocados aparecem no osciloscópio como uma série de cinco ondas.[33] Anomalias específicas nas ondas podem identificar a lesão da estrutura neurológica correspondente. No cavalo, a perda da função da cóclea ou do VIII nervo craniano leva à perda de todas as ondas ipsilaterais à lesão, enquanto a presença ou a ausência de ondas pode diferenciar uma lesão vestibular central e periférica. A anestesia geral não é necessária para a realização do exame, mas a sedação é recomendada.[60-62,71,205]

DOENÇAS DO CEREBELO

As anomalias cerebelares relatadas em cavalos são principalmente distúrbios neurodegenerativos, confinados a um pequeno número de raças, como potros Árabes e pôneis de Gotland. O cerebelo é essencial para a coordenação do movimento. Informações aferentes são enviadas pelos sistemas proprioceptivos gerais e especiais (vestibulares) e sistemas somáticos especiais (auditivos e visuais). O cerebelo é responsável pela regulação da frequência, amplitude e força do movimento, além da integração e coordenação do equilíbrio e da postura. Anomalias cerebelares são incomuns em cavalos; no entanto, quando presentes, podem ter efeitos profundos na marcha e na postura.

Estrutura e função

O conhecimento da estrutura e do desenvolvimento do cerebelo é importante para entender a função cerebelar na saúde e na doença. O cerebelo está localizado no metencéfalo, dorsal à ponte, e se liga a ela por meio de três pedúnculos cerebelares (Figura 11.32). O pedúnculo caudal é composto principalmente por fibras aferentes advindas do bulbo, dos núcleos vestibulares pelos tratos vestibulocerebelares e da medula espinal pelos tratos espinocerebelares. O pedúnculo cerebelar médio contém apenas fibras aferentes ao cerebelo, originárias das fibras transversais da ponte. O pedúnculo cerebelar rostral é a principal conexão com o mesencéfalo e transporta a maioria das fibras eferentes cerebelares, embora algumas fibras aferentes surjam dos tratos espinocerebelares. O cerebelo é composto de dois hemisférios e uma região central, conhecida como *verme*.[1]

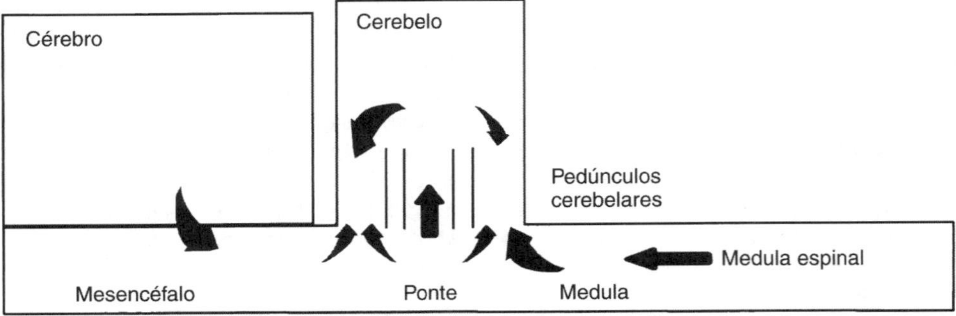

Figura 11.32 Diagrama esquemático das vias eferentes e aferentes cerebelares de informação pelos pedúnculos cerebelares. O tamanho da seta reflete a contribuição relativa de cada via (ver detalhes no texto).

As extensas convoluções do córtex cerebelar são denominadas *folia*. O córtex reveste a superfície do cerebelo. Em cortes, a medula cerebelar é uma região central da substância branca, com múltiplas projeções chamadas *arbor vitae* (termo em latim que significa "árvore da vida"). Esses ramos se estendem até o córtex cerebelar e formam a porção de substância branca adjacente a ele.

A medula cerebelar tem três núcleos: (1) o núcleo fastigial, (2) o núcleo de interposição e (3) os núcleos laterais, de medial a lateral, em cada lado do cerebelo. O cerebelo também pode ser dividido em três regiões longitudinais bilaterais associadas a esses núcleos.[1,222] A zona medial, formada pelo verme e pelo núcleo fastigial, regula principalmente o tônus, a postura e o equilíbrio do corpo em geral. As zonas intermediárias, compostas pelo núcleo de interposição e pelo córtex adjacente ao verme, ajustam a orientação dos membros no espaço, mantendo o equilíbrio, a postura e o tônus muscular durante movimentos complexos. As zonas laterais, constituídas pelos núcleos laterais e porções laterais dos hemisférios cerebrais, têm função semelhante, mas não influenciam diretamente a postura ou o tônus muscular.[222]

O cerebelo surge da região da placa alar do metencéfalo e, a princípio, é uma proliferação de células do lábio rômbico, que se estendem em sentido dorsal e medial para formar a porção dorsal do metencéfalo. As células germinativas que proliferam no lábio rômbico acabam migrando para o cerebelo e se diferenciam para formar os neurônios especializados do córtex cerebelar. O córtex cerebelar tem três camadas: (1) a camada molecular externa, (2) a camada média de Purkinje e (3) a camada granular interna (Figura 11.33). A camada molecular é acelular e composta principalmente por zonas dendríticas das células de Purkinje e axônios das células granulares.[1] A camada de Purkinje tem apenas uma célula de espessura e é formada pelos neurônios de Purkinje. A camada granular é densamente celular e apresenta neurônios granulares. A função normal do cerebelo requer a presença de todas as camadas e seu alinhamento adequado.

A organização da estrutura especializada do córtex cerebelar propicia a integração e a coordenação do movimento. O cerebelo é responsável principalmente pela regulação do movimento esquelético, possibilitando movimentos coordenados; não inicia a atividade muscular. Informações aferentes sobre movimento e equilíbrio, vindas do mesencéfalo, do tronco cerebral e da medula espinal, entram no cerebelo por meio dos pedúnculos cerebelares; a regulação do movimento é coordenada pela influência inibidora dos neurônios de Purkinje nos núcleos cerebelares. As informações entram no cerebelo pelos pedúnculos cerebelares e são transportadas em dois nervos aferentes principais, denominados *fibras musgosas* e *fibras trepadeiras*.[1] As fibras musgosas são originárias do tronco cerebral e da medula espinal. As fibras musgosas enviam fibras colaterais para sinapse com os núcleos cerebelares; por fim, fazem sinapse com neurônios granulares no córtex cerebelar. Essas fibras são facilitadoras nessas sinapses. Os axônios dos neurônios granulares que chegam à camada molecular a percorrem de maneira transversal e fazem sinapse com a zona dendrítica de várias células de Purkinje; são responsáveis pela influência facilitadora nessas sinapses.

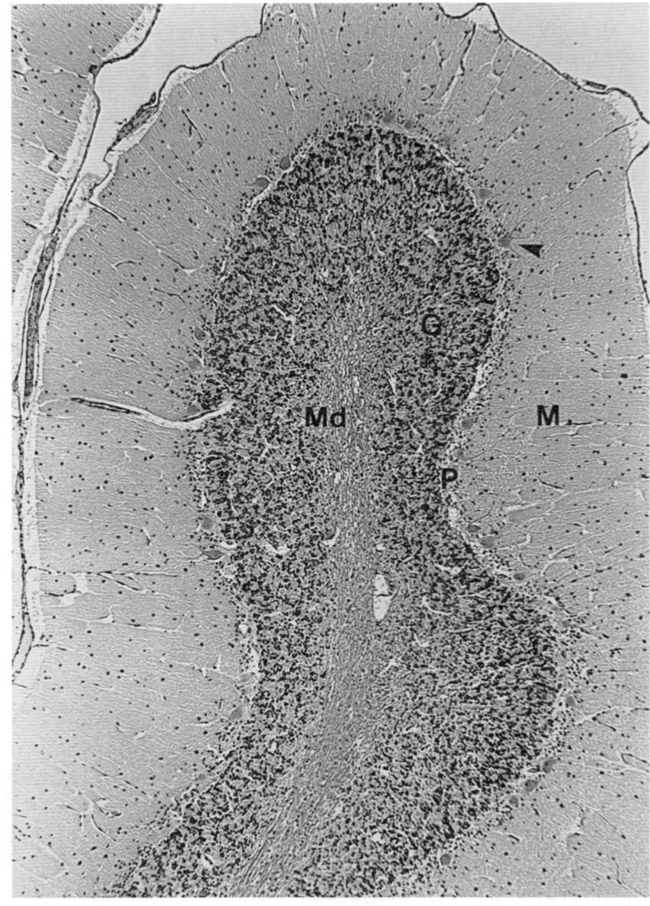

Figura 11.33 Fotomicrografia de um cerebelo normal. M, camada molecular; P, camada de Purkinje; G, camada granular; Md, medula; ponta de seta, um neurônio de Purkinje. (Coloração de hematoxilina-eosina; 55x.) (Cortesia de Washington Animal Disease Diagnostic Laboratory, Pullman, WA, EUA.)

As fibras trepadeiras são originárias do núcleo olivar, que forma a maior parte das projeções extrapiramidais ao cerebelo. Como as fibras musgosas, as fibras trepadeiras enviam colaterais para sinapse com os neurônios dos núcleos cerebelares; no entanto, o axônio continua através do córtex cerebelar para fazer sinapse com a zona dendrítica dos neurônios de Purkinje na camada molecular. As fibras trepadeiras, assim como as fibras musgosas, são uma influência facilitadora nas sinapses.

Os neurônios de Purkinje formam as únicas fibras eferentes do córtex cerebelar. A maioria dos axônios das células de Purkinje termina nos neurônios dos núcleos cerebelares, embora existam projeções diretas desses neurônios para os núcleos vestibulares por meio do pedúnculo cerebelar caudal. Os neurônios de Purkinje são inibidores e usam o neurotransmissor GABA.[1] Os nervos eferentes do cerebelo são primariamente dos núcleos cerebelares, que facilitam a atividade dos neurônios motores superiores originários do tronco cerebral.

Assim, grande parte da influência do cerebelo na atividade muscular esquelética compreende a modulação do neurônio motor superior. Informações sobre movimento e equilíbrio entram no córtex cerebelar por meio dos pedúnculos cerebelares. Essa atividade aferente estimula os neurônios inibidores de Purkinje por meio das fibras musgosas ou trepadeiras. Os neurônios de Purkinje, por sua vez, modulam a atividade dos núcleos cerebelares para regular o movimento e o tônus muscular. Os neurônios de Purkinje também são responsáveis pela estimulação inibidora direta dos núcleos vestibulares.

Sinais clínicos

Os sinais clínicos associados à doença cerebelar geralmente refletem a perda de coordenação. A consciência dos cavalos com doença cerebelar é normal, desde que outras regiões do cérebro não tenham sido acometidas e na ausência de distúrbios metabólicos, como septicemia ou endotoxemia. Os distúrbios cerebelares causam ataxia e incapacidade de regulação da frequência, amplitude e força do movimento.[1] A *dismetria* se refere a alterações na amplitude da marcha. A *hipermetria* é uma amplitude de movimento exagerada. Ao se mover, o membro se eleva ou se projeta mais do que o normal. O início do movimento pode ser irregular e desajeitado, e o tronco pode balançar de um lado para o outro durante a movimentação. A espasticidade é causada pela hipertonia e é responsável pela marcha espasmódica e rígida. A doença cerebelar difusa provoca sinais bilaterais. De modo geral, lesões unilaterais causam sinais ipsilaterais. O tremor de intenção é outro sinal importante de doença cerebelar grave difusa. O tremor é mais óbvio como movimentos verticais ou horizontais de cabeça e pode ser observado rapidamente quando o cavalo se aproxima do alimento ou tenta mamar. O tremor está presente apenas quando o movimento se inicia e tende a se tornar mais exagerado quando o cavalo se aproxima de um objeto.

A doença cerebelar também pode causar perda de resposta à ameaça e anomalias vestibulares. A ruptura do lobo flóculo-nodular, localizado no cerebelo ventral ou no núcleo fastigial, pode causar sinais vestibulares, caracterizados por desequilíbrio, nistagmo variável (que pode ser posicional) e dificuldades de posicionamento.[1] As lesões unilaterais podem causar inclinação da cabeça e do corpo para o mesmo lado da lesão e nistagmo com fase rápida em sentido contralateral. A síndrome vestibular paradoxal, caracterizada por inclinação ipsilateral da cabeça e nistagmo com fase rápida também ipsilateral, é aparente nas lesões unilaterais, com acometimento do pedúnculo cerebelar.[1,222]

Doenças do cerebelo

Abiotrofia e degeneração cerebelar

A abiotrofia cerebelar é a doença cerebelar mais relatada em cavalos.[202,223-229] No sistema nervoso, abiotrofia se refere à degeneração prematura dos neurônios, causada por alguma anomalia intrínseca em sua estrutura ou em seu metabolismo.[230] A abiotrofia cerebelar foi relatada em Árabes, pôneis de Gotland e Oldenburg. Lesões cerebelares degenerativas foram observadas em um potro Puro-Sangue e dois neonatos da raça Paso Fino.[231] O distúrbio tem sido muito relatado em Árabes e mestiços.[202,223-225,227,229] A doença é herdada como característica autossômica recessiva e está associada a um polimorfismo de nucleotídio único (SNP) no cromossomo equino 2 (13074277 G > A), localizado no quarto éxon de TOE1 e próximo a MUTYH na fita *antisense*.[232] A incidência em alguns plantéis Árabes é de 8%. Em um relato, potros machos foram afetados com mais frequência do que fêmeas, mas esse achado não foi comprovado por outros estudos.[225] A abiotrofia cerebelar em Oldenburgs é progressiva e fatal, com lesões histológicas atípicas em comparação à síndrome observada nos potros Árabes, nos quais a degeneração é caracterizada pela apoptose das células de Purkinje.[233] A abiotrofia cerebelar geralmente afeta potros com menos de 1 ano de idade e é mais frequente naqueles com 1 a 6 meses de idade. A abiotrofia cerebelar de início adulto foi relatada em outras espécies, como em cães, e observada em dois cavalos.[1] Muitos potros nascem sem anomalias e, então, adoecem; no entanto, às vezes, são acometidos no nascimento ou logo depois.[202,225,228]

Os sinais clínicos associados à abiotrofia cerebelar são tremores de intenção da cabeça, ataxia, postura e marcha com base ampla, dismetria e espasticidade.[202,223-229] Os primeiros sinais mais comuns, notados pelos proprietários, são o tremor de intenção da cabeça, vertical ou horizontal, ou marcha com hipermetria do membro anterior.[223,228] O exame neurológico não revela alterações do estado mental. O nistagmo quase nunca é observado e foi relatado em apenas um caso de abiotrofia em um pônei de Gotland.[226] O reflexo de resposta à ameaça tende a ser ausente ou diminuído.[202,228] É preciso interpretar esse achado com cautela, pois esse reflexo pode ser ausente ou deprimido em potros normais com até 2 semanas de idade.[234]

As anomalias da postura e da marcha observadas na abiotrofia cerebelar geralmente consistem em uma postura ou marcha em base ampla e ataxia.[202,227,228] O potro pode se mover de maneira rígida, em marcha alta com passos de ganso. O cavalo pode protrair o membro ao caminhar, golpeando o chão com o pé. O movimento pode ser espástico à circundução. O andar em um declive, ultrapassar obstáculos e vendar o potro exacerba as anomalias da marcha. De modo geral, as anomalias de marcha são simétricas, mas, em um potro mestiço de Welsh Cob e Árabe, os primeiros sinais foram caracterizados por movimentação rígida do membro anterior esquerdo. Esse potro evoluiu para ataxia grave.[224] Os potros acometidos desde o nascimento podem ter dificuldade de se levantar.[202,225,226] Os reflexos segmentares são normais. Alguns animais afetados caem quando assustados ou ao levantar a cabeça. Os sinais tendem a progredir por vários meses após o diagnóstico. À idade adulta, a doença se torna estática, embora uma leve melhora tenha sido observada.[229]

Exames auxiliares têm valor limitado no diagnóstico da abiotrofia cerebelar, mas podem ajudar a descartar outras causas de ataxia. Os resultados do hemograma e da bioquímica sérica dos potros acometidos são normais. De modo geral, não há anomalias no líquido cefalorraquidiano e, se presentes, não são específicas. Em um estudo, três dos quatro potros apresentaram elevação da atividade de CK no líquido cefalorraquidiano. Nos potros acometidos, os valores variaram de 6,6 a 62 UI/$\mu\ell$ (normal, 0 a 8 UI/$\mu\ell$).[228] As elevações da CK no líquido cefalorraquidiano geralmente estão associadas à necrose ou degeneração neural, embora não estejam associadas especificamente a uma determinada doença.[27,235,236]

Além disso, a concentração de proteína total no líquido cefalorraquidiano pode estar elevada. No estudo já citado, três potros apresentaram concentração elevada de proteína total, com média de 226 mg/dℓ (normal, 0 a 100 mg/dℓ) em todos aqueles com abiotrofia cerebelar. Como a CK, as elevações da concentração de proteína total não são específicas para a abiotrofia e podem ser causadas por ruptura da barreira hematencefálica ou inflamação ou degeneração do SNC. Muitos potros com abiotrofia cerebelar apresentam resultados normais à análise do líquido cefalorraquidiano. Anomalias no EEG, inclusive aumento da sincronia e do número de mudanças bruscas de frequência, também podem ser detectadas em potros acometidos.[228] Nesse estudo, tais anomalias não foram observadas em potros normais anestesiados em condições semelhantes. As radiografias do crânio e da região cervical não são dignas de nota. No entanto, como o estado mental de potros com abiotrofia cerebelar é normal, o exame de EEG não é necessário ao estabelecimento do diagnóstico e é muito importante para a exclusão de distúrbios convulsivos como causa dos tremores.

O diagnóstico *antemortem* da abiotrofia cerebelar é embasado nos achados típicos à anamnese e nos sinais clínicos de tremor de intenção, ausência de resposta à ameaça, ausência de piscar em resposta à luz forte e ataxia em potros Árabes, mestiços e pôneis de Gotland. Os diagnósticos diferenciais da abiotrofia cerebelar são malformações cranianas, malformações espinais congênitas (inclusive malformações atlantoaxiais e mielopatia estenótica), inflamação ou infecção do cerebelo e traumatismo. Essas doenças podem ser descartadas com base no exame neurológico, análise do líquido cefalorraquidiano e radiografia. Os sinais de ataxia característica e tremor da cabeça sem fraqueza na raça apropriada são quase patognomônicos.

O exame *post mortem* estabelece o diagnóstico definitivo desse distúrbio. De modo geral, não há anomalia grave notável; no entanto, um exame cuidadoso do cerebelo pode revelar um padrão lobular aumentado, com proeminência de folia. No pônei de Gotland, a razão entre o peso do cerebelo e do cérebro é significativamente menor em potros com abiotrofia cerebelar.[226] Nos potros normais, essa razão era de 13% e, naqueles acometidos, de 10%. Na doença cerebelar degenerativa em potros das raças Paso Fino e Puro-Sangue, houve diminuição da razão entre o peso do cerebelo e do cérebro inteiro.[231] Em potros normais, essa razão foi de 8% e, nos potros acometidos, de 6%.

As anomalias histológicas são consistentes nos casos de abiotrofia cerebelar. O achado mais proeminente é a perda generalizada de neurônios de Purkinje[202,223-229] (Figura 11.34). Alterações degenerativas, como neurônios angulares e encolhidos, com hipercromasia e dispersão da substância de Nissl, são aparentes. "Cestas" ou espaços vazios deixados pela perda do neurônio de Purkinje podem ser observados. A gliose leva ao adelgaçamento da camada molecular. A camada granular também é delgada em razão da perda de celularidade. Achados histológicos semelhantes foram observados em potros Puros-Sangues e Pasos Finos, com vacuolação e proliferação da glia de Bergmann na camada celular de Purkinje.[231]

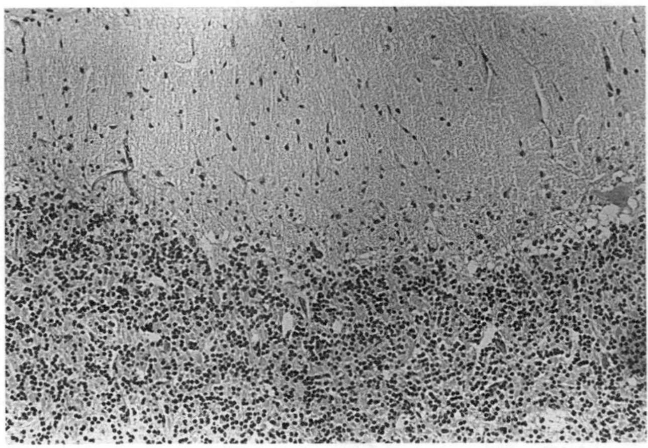

Figura 11.34 Fotomicrografia do cerebelo de um potro de 9 meses de idade com abiotrofia cerebelar. O número reduzido de neurônios de Purkinje é notável. (Coloração de hematoxilina-eosina; 139x.) (Cortesia de Washington Animal Disease Diagnostic Laboratory, Pullman, WA, EUA.)

A patogênese da abiotrofia cerebelar é desconhecida. Causas virais, tóxicas e genéticas foram investigadas.[202,223,225,228] Até o momento, não há evidências que indiquem uma causa infecciosa. Nenhum vírus foi isolado do líquido cefalorraquidiano ou do cérebro dos potros acometidos e inclusões virais não foram vistas ao exame histológico. Nenhuma toxina foi associada de maneira consistente à abiotrofia cerebelar em potros Árabes. A reprodução experimental de cavalos Árabes indicou a herança autossômica recessiva, mas a base genética exata para a doença não foi determinada. Uma análise de linhagem de pôneis de Gotland também sugere um modo autossômico recessivo de herança;[226] no entanto, um alto grau de endogamia foi observado, dificultando conclusões definitivas. Esse estudo não obteve êxito ao tentar criar indivíduos afetados.

Não há tratamento para a abiotrofia cerebelar. Como já discutido, os sinais podem ser progressivos até o potro alcançar a maturidade. Os sinais podem se estabilizar ou melhorar um pouco com o tempo.

Doença de Gomen

A doença de Gomen é uma doença cerebelar degenerativa, reconhecida na parte noroeste da Nova Caledônia.[237] A doença de Gomen é uma doença cerebelar progressiva que causa ataxia branda a grave. Cavalos nativos ou introduzidos na região podem ser afetados. A doença ocorre apenas em indivíduos que podem circular livremente e o desenvolvimento de sinais pode levar de 1 a 2 anos depois da introdução do animal em uma área endêmica. De modo geral, cavalos confinados não são acometidos. Os sinais clínicos consistem em ataxia, que é mais proeminente nos membros posteriores, arraste do pé e postura ampla. Com a progressão da doença, os cavalos podem ter dificuldade para se levantar. Os sinais se referem principalmente ao acometimento do cerebelo; no entanto, a fraqueza é provavelmente causada pelo envolvimento do tronco cerebral ou da medula espinal. Não há nistagmo. A ataxia é progressiva por 3 a 4 anos, até a morte ou a eutanásia do cavalo.

O exame macroscópico do encéfalo pode revelar atrofia cerebelar branda. Histologicamente, há depleção grave de neurônios de Purkinje em todo o cerebelo.[238] Os neurônios de Purkinje podem conter pigmento de lipofuscina e vacúolos. A pigmentação moderada a grave dos corpos celulares dos neurônios com lipofuscina é observada em todo o cérebro e na medula espinal. Embora o acúmulo de lipofuscina possa ser considerado uma variação normal do envelhecimento, ocorre em um grau muito mais grave do que em cavalos de idade semelhante. A patogênese dessa doença é desconhecida. A análise genealógica não revelou nenhum componente genético para a suscetibilidade a seu desenvolvimento.[237] A lipofuscinose neuronal em cães tem algumas semelhanças com esta doença.[238] O acúmulo de pigmento de lipofuscina e a associação a equinos não confinados sugerem um distúrbio metabólico, talvez decorrente de intoxicação.[237,238]

Anomalias do desenvolvimento

A síndrome de Dandy-Walker é caracterizada por um defeito na linha média do cerebelo e dilatação cística do quarto ventrículo, que separa os hemisférios cerebrais.[239] De modo geral, não há formação de todo ou parte do verme cerebelar e o corpo caloso pode estar ausente. A doença é rara em cavalos e foi observada em potros Puros-Sangues e Árabes.[240] Os potros com essa síndrome podem apresentar anomalias neurológicas desde o nascimento, com dificuldade para se levantar, convulsões e ausência do reflexo de sucção.[240] A testa pode ser abobadada em excesso. Ataxia, nistagmo, agressividade e dificuldade de treinamento podem persistir à medida que o potro cresce.[240] O diagnóstico é geralmente *post mortem*; no entanto, um caso foi diagnosticado *antemortem* por meio de TC.[240]

Vários casos de anomalias cerebelares do desenvolvimento equino foram descritos. A hipoplasia cerebelar foi descrita em um potro Puro-Sangue que teve dificuldade em se levantar e convulsões logo após o nascimento.[241] A hipoplasia cortical cerebelar focal bilateral foi relatada em um Puro-Sangue castrado de 6 anos de idade.[242] Esse animal não apresentava anomalias na marcha, embora tenha sofrido várias quedas antes da eutanásia. A relação entre queda e anomalia cerebelar não é clara. É possível que, nesse cavalo adulto, a anomalia tenha sido decorrente de um problema secundário, como lesão vascular, em vez de um defeito do desenvolvimento.[233]

Um único caso de displasia cerebelar foi descrito em um cavalo Puro-Sangue de 4 anos de idade.[243] Esse cavalo apresentava andar em círculos e colapso para o lado esquerdo havia 7 meses. O animal apresentava hiperplasia do lado direito do cerebelo, com ausência de substância branca central. Histologicamente, a camada granular estava adelgaçada, com aumento da espessura da camada molecular e cavitação da substância branca.

Outros distúrbios de desenvolvimento relatados são hipoplasia cerebelar com hidrocefalia interna e aplasia cerebelar com hidranencefalia em dois fetos de éguas Haflinger com hidropisia alantoide.[244] Alterações degenerativas cerebelares brandas, com granularidade dos neurônios de Purkinje, foram observadas em uma potra Standardbred com anomalia cromossômica.[245] Essa anomalia foi acompanhada de leve degeneração espongiótica do cérebro. Nessa potranca, os sinais neurológicos anormais eram dificuldade de se levantar ao nascimento, embotamento mental e inclinação da cabeça, além de retardo de crescimento, ovários pequenos e inativos e focinho sempre enrugado.

Doenças infecciosas

Ao contrário do observado em muitos outros animais de grande porte, nenhum agente infeccioso tem o cerebelo equino como alvo principal; no entanto, vários microrganismos podem afetar o cerebelo. Qualquer agente que atinja o SNC, especialmente aqueles com distribuição multifocal, também pode acometer o cerebelo. Às vezes, a infecção disseminada por *Streptococcus equi* subespécie *equi* (garrotilho bastardo) pode causar abscesso cerebelar.[246] Em um caso, as anomalias neurológicas relatadas foram déficits proprioceptivos no membro anterior direito, nistagmo e inclinação da cabeça. A meningite contribuiu para outros sinais do SNC, como depressão, cegueira e decúbito. O diagnóstico dessa doença pode ser embasado no histórico de infecção por *S. equi* subespécie *equi*, evidência de inflamação supurativa grave no líquido cefalorraquidiano e cultura de *S. equi* subespécie *equi* a partir de amostras liquóricas. O tratamento é feito com penicilina. O prognóstico é reservado; no entanto, a drenagem cirúrgica bem-sucedida de um abscesso cerebral causado por essa bactéria foi relatada.[247]

O acometimento focal do cerebelo equino tem sido associado à migração aberrante de parasitas.[224,248] Em um pônei de 6 anos de idade, a infecção por *Halicephalobus gingivalis* provocou ataxia grave.[248] O estudo histológico mostrou lesões disseminadas pelo cerebelo, tronco cerebral, tálamo e hipófise, com observação de nematoides ao longo das lesões. Em um segundo caso, um potro Puro-Sangue de 1 ano de idade apresentou ataxia grave de início repentino.[224] Toda a substância branca cerebelar apresentava malácia multifocal, com numerosos eosinófilos. Nenhum nematoide foi detectado, apesar da suspeita de parasitose com base na inflamação eosinofílica.

Outras doenças

Uma doença neurológica familiar foi observada em Puros-Sangues neonatos.[249] Essa síndrome afetou três dos cinco potros de uma égua Puro-Sangue. Os potros eram normais ao nascimento e desenvolveram sinais de incoordenação grave, postura em base ampla e decúbito aos 2 a 5 dias de idade. A doença parecia mais grave quando os potros ficavam excitados ou tinham dificuldades; assim, foram submetidos ao tratamento sintomático com diazepam. Os sinais melhoravam com esse tratamento e voltavam com a redução da sedação. Esses potros melhoraram com o descanso em 7 a 10 dias. A causa dos sinais clínicos nesses potros é desconhecida; no entanto, os autores sugeriram possíveis etiologias virais ou tóxicas.

A ataxia cerebelar em dois potros Puros-Sangues foi associada a hematoma no quarto ventrículo.[250] Esses dois animais apresentaram febre, dismetria, espasticidade e fraqueza. Os sinais clínicos eram provavelmente causados pela compressão do cerebelo adjacente. As análises do líquido cefalorraquidiano revelaram xantocromia, contagem elevada de hemácias e leucócitos e altas concentrações de proteína total. A causa dos hematomas não foi identificada; houve suspeita de lesão em pequenos vasos regionais e anomalia vascular.

O envenenamento crônico de cavalos por metilmercúrio pode causar uma série de anomalias clínicas, inclusive ataxia cerebelar.[251] O envenenamento grave pode originar incoordenação, dismetria e inclinação extensa da cabeça no cenário experimental. Os sinais clínicos associados são letargia, anorexia, dermatite exsudativa e laminite. As lesões cerebelares consistiam em atrofia focal e depleção celular na camada granular, com pouco ou nenhum acometimento das células de Purkinje. Outras anomalias incluíram necrose neuronal e gliose cerebral, acúmulo linfocítico perivascular e aumento de volume dos axônios da medula espinal. É provável que o acúmulo preferencial de mercúrio inorgânico no cérebro e a lesão celular decorrente sejam responsáveis pelos sinais neurológicos observados. O diagnóstico de envenenamento por metilmercúrio pode ser estabelecido com base nos sinais clínicos e na medida da concentração de mercúrio no fígado e nos rins.

SÍNDROME MUSCULAR CRÔNICA (*SHIVERS*)

Monica Aleman

A síndrome muscular crônica, também denominada *shivers* ou *shivering*, é um distúrbio crônico progressivo do movimento equino de etiologia desconhecida. Os cavalos acometidos apresentam dificuldade para caminhar para trás, assumem postura com hiperflexão dos membros posteriores e têm tremores durante o movimento para trás.[252,253] A doença pode progredir e prejudicar o movimento dos membros torácicos. Foi relatada em raças de tração, Puro-Sangue, Warmblood e, com menos frequência, em Connemara, Galês, Quarto de Milha, Standardbred, Saddlebred, Tennessee Walking, Missouri Fox Trotters, Paint, Morgan e mestiços. Um estudo caracterizou os padrões de marcha da síndrome como (1) hiperextensão ao recuar e levantar o membro, (2) hiperflexão e abdução durante o caminhar para trás, (3) hiperflexão com tremor e abdução durante o caminhar para trás e (4) hiperflexão para frente e tremor, inclusive hiperflexão e abdução intermitentes na marcha para frente.[253] Cavalos com hiperflexão e tremor, hiperflexão para frente e tremor e harpejamento apresentaram maior duração da fase de balanço em comparação a controles e cavalos com outros tipos da síndrome. A princípio, os movimentos para frente são normais.[253] Outros sinais podem incluir atrofia muscular, redução da força muscular, intolerância ao exercício, espasmos faciais, elevação da cabeça da cauda e dificuldade de pegar os pés, relatada pelo ferrador (queixa comum).[252] Os sinais da síndrome geralmente começam em menos de 5 anos de idade e progridem na maioria dos casos (74% segundo um estudo).[252] Cavalos com síndrome muscular crônica são significativamente mais altos (média 173 ± 6,2 cm), com maior razão machos-fêmeas (3:1) em comparação a uma população-controle.[252]

A musculatura esquelética dos membros anteriores e posteriores não apresenta lesões histológicas. Em um estudo, esferoides axonais segmentados eosinofílicos e esferoides axonais positivos para calretinina eram lesões comuns no SNC, principalmente no núcleo cuneiforme lateral.[254] Esferoides calretinina-negativos, calbindina-positivos e ácido glutâmico descarboxilase-positivos foram observados em números 80 vezes maiores nos axônios das células de Purkinje dos núcleos cerebelares profundos de cavalos acometidos.[254] Estruturas lamelares incomuns semelhantes à descompactação de mielina foram observadas entre as bainhas de mielina de supostos axônios das células de Purkinje nos núcleos cerebelares profundos de cavalos com a síndrome, mas não nos controles.[254] Os autores concluíram que a síndrome é caracterizada por degeneração neuroaxonal terminoterminal nos núcleos cerebelares profundos, o que provoca hipermetria e mioclonia específicas nesse contexto.[254]

MIELOPATIA COMPRESSIVA VERTEBRAL CERVICAL

Yvette S. Nout-Lomas

A mielopatia compressiva vertebral cervical (CVCM) é uma causa comum de ataxia e fraqueza em cavalos. É a causa mais comum de ataxia em cavalos na Europa e na Austrália e é um diagnóstico diferencial importante em regiões afetadas por doenças inflamatórias, como EPM e infecção pelo vírus do Nilo Ocidental (VNO). A diferenciação da CVCM de outras doenças que causam ataxia é importante por considerações prognósticas e terapêuticas. A doença também é conhecida como malformação vertebral cervical, mielopatia estenótica vertebral cervical, mielopatia estenótica cervical, mielopatia espondilótica cervical, ataxia sensorial equina, incoordenação equina, ataxia espinal e síndrome de oscilação. A compressão da medula espinal é secundária à estenose, ou estreitamento, do canal vertebral em qualquer ponto entre C1 e T1. A estenose do canal vertebral cervical é decorrente de malformações ósseas e articulares, cuja patogênese ainda é incerta, mas provavelmente é multifatorial.

A CVCM é mais comum em cavalos jovens, bem alimentados e em crescimento rápido. A análise de mais de 800 cavalos com CVCM confirmou os achados de estudos anteriores: machos (garanhões e castrados) e Puros-Sangues, Tennessee Walking Horses e Warmbloods apresentam probabilidade significativamente maior de desenvolvimento de CVCM em comparação a éguas e outras raças. A CVCM afeta 1,3 a 2% dos cavalos Puros-Sangues.[255,256] Além disso, a chance de desenvolvimento de CVCM foi significativamente maior em cavalos entre 6 meses e 7 anos de idade em comparação àqueles com 10 anos de idade ou mais.[257] A doença óssea do desenvolvimento em cavalos mais jovens pode causar deformação e desarticulação ou desalinhamento dos corpos vertebrais (Figura 11.35A). Em cavalos mais velhos, a compressão da medula espinal costuma ser secundária à malformação vertebral por causa da osteoartrite das articulações do processo articular cervical caudal, embora possa haver alguma sobreposição nessa distinção. Cavalos machos e das raças Warmblood ou Tennessee Walking Horse podem estar predispostos ao desenvolvimento de CVCM em idade mais avançada.[258] A compressão medular é tradicionalmente separada em duas categorias: (1) compressões vertebrais dinâmicas, nas quais a compressão medular é intermitente e ocorre à flexão (mais vertebral cranial) ou extensão (mais vertebral caudal) das vértebras cervicais e (2) compressões estáticas, nas quais a compressão da medula espinal é contínua, independentemente da posição cervical.[259] É provável que as duas síndromes ocorram de maneira concomitante ou simultânea. Não se sabe o significado clínico da distinção entre os dois tipos de CVCM, mas ele é importante para os estudos de imagem, pois a demonstração de compressões dinâmicas pode exigir flexão ou extensão significativa. Os fatores etiológicos propostos para a doença óssea do desenvolvimento são planos nutricionais elevados, taxas aceleradas de crescimento, alteração da ração de cobre e zinco e determinantes genéticos hereditários. Até agora, nenhum desses fatores demonstrou ser uma causa direta de CVCM.

Sinais clínicos

A maioria dos cavalos com CVCM é diagnosticada entre 12 e 23 meses de idade.[257] A mielopatia vertebral compressiva cervical é caracterizada por ataxia simétrica, paresia do neurônio motor superior e dismetria, que geralmente são piores nos membros posteriores do que nos membros anteriores.[40] O exame físico às vezes revela flexão-fixação vertebral cervical cranial palpável e os cavalos acometidos tendem a ser grandes para a idade e a raça. Machos parecem mais afetados. É comum o cavalo parecer mais desajeitado e os indivíduos com quadros brandos a moderados apresentam ataxia simétrica com circundução dos membros posteriores, principalmente ao andarem em pequenos círculos. Déficits proprioceptivos, arraste dos pés (paresia flexora) e graus variados de paresia extensora dos neurônios motores superiores (avaliados ao puxar a cauda do cavalo durante uma caminhada) também são observados.

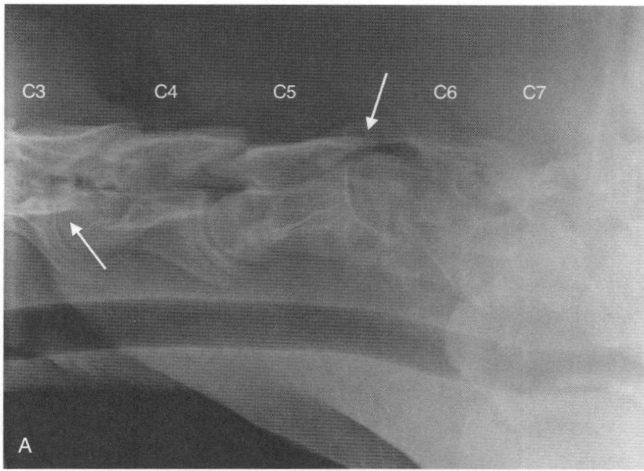

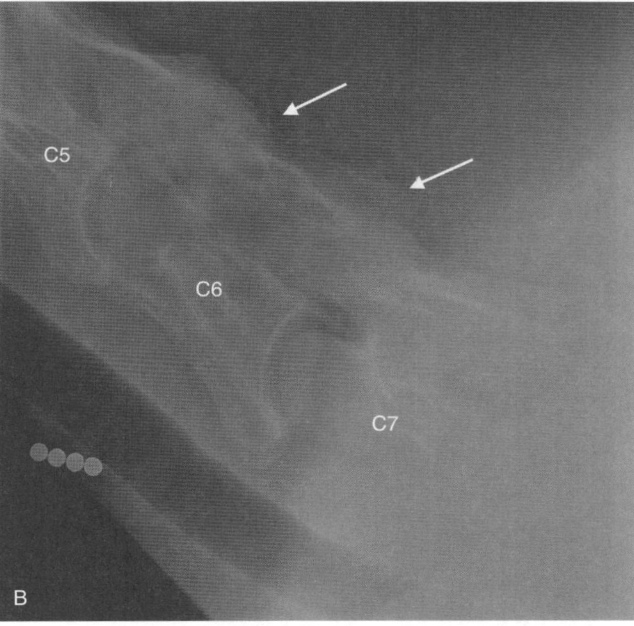

Figura 11.35 A. Mostra uma radiografia cervical em perfil de um potro Quarto de Milha de 8 meses de idade com ataxia de grau 4 em 5. As vértebras cervicais 3 a 7 são indicadas e há evidência de malformação em C3-4 e C5-6 (*setas*). Há colapso do aspecto dorsal do espaço discoide em C3-4 e proliferação óssea circundante. A extensão caudal do aspecto dorsal do arco vertebral de C5 (*seta*) e o desalinhamento e estenose óbvios do canal vertebral em C5-6 são mostrados. **B.** Mostra uma radiografia cervical em perfil, obtida de um Puro-Sangue castrado de 17 anos de idade, com claudicação bilateral crônica dos membros anteriores e histórico de ataxia progressiva há 1 mês. Na área das vértebras C5-C7, há proliferação óssea extensa nos processos articulares (*setas*) de C5-C6 e C6-C7.

As passadas dos membros anteriores geralmente têm um componente hipométrico e rígido (espástico), especialmente ao andar em uma ladeira e com a cabeça elevada. Os déficits de membros anteriores são, de modo geral, menos graves em comparação aos membros posteriores por causa da localização mais superficial dos tratos proprioceptivos espinocerebelares desses últimos na medula espinal. Cavalos com doença crônica tendem a apresentar menos paresia do que aqueles com sinais clínicos de início recente.[4] Dor ou rigidez cervical podem ser observadas em alguns cavalos mais velhos. Às vezes, há histórico de acidente ou lesão no pescoço e os sinais clínicos podem ter um início abrupto ou o cavalo pode mesmo ser tetraplégico, em especial nos casos de traumatismo externo importante. A ataxia, no entanto, provavelmente já existia antes do incidente traumático.

Sinais clínicos de doença ortopédica do desenvolvimento concomitante do esqueleto apendicular, como aumento da fise dos ossos longos, derrame articular após osteocondrose e deformidades flexurais nos membros, são bastante observados em cavalos jovens com CVCM.[40] Vale lembrar que, às vezes, os cavalos com CVCM podem ter outra doença neurológica concomitante, como a encefalomielite protozoótica equina.

Patogênese

A compressão da medula espinal é causada por estenose, ou estreitamento, do canal vertebral em qualquer lugar entre C1 e T1. A estenose do canal vertebral cervical é decorrente de malformações ósseas e articulares, de patogênese ainda incerta. Hoje, acredita-se que alguns cavalos apresentam um distúrbio de desenvolvimento subjacente relacionado à morfogênese e maturação dos ossos e cartilagens, gerando malformações nas vértebras cervicais, enquanto outros animais têm malformações decorrentes de tensões e forças biomecânicas anormais na coluna cervical.[94] Os sinais neurológicos são provocados pela compressão progressiva da medula espinal, secundária a alterações estruturais nos tecidos vertebrais e adjacentes. As alterações patológicas das vértebras cervicais que levam à compressão da medula espinal são malformação, inclusive deformidade angular das vértebras, desalinhamento de vértebras adjacentes, estenose do canal vertebral, epifisite caudal do corpo vertebral, extensão do aspecto dorsal do arco vertebral, ossificação anormal dos processos articulares e doença degenerativa dos processos articulares (Figura 11.35B).[40,260] Recentemente, análises detalhadas por RM e histopatologia identificaram cistos ósseos nos processos articulares de cavalos com CVCM.[94] As anomalias encontradas no pescoço de cavalos com CVCM são generalizadas e não limitadas ao(s) sítio(s) de compressão da medula espinal. O exame histopatológico da medula espinal revela degeneração do tipo walleriana, perda de axônios e fibrose nos locais de compressão da medula espinal e perda de axônios nos tratos de substância branca ascendente e descendente nos segmentos adjacentes da medula espinal cranial e caudal no sítio de compressão medular.[40]

A dieta rica em calorias é quase certamente necessária para a expressão da doença, assim como o traumatismo cervical, já que animais jovens, grandes e de crescimento rápido (em especial, machos) tendem a ser mais acometidos. É quase certeza que a CVCM decorrente de doença óssea do desenvolvimento tenha uma base genética; no entanto, a reprodução de cavalos com CVCM submetidos à cirurgia corretiva gerou filhotes sem a doença, mas com frequência maior de doenças ortopédicas do que o esperado.[261]

A CVCM em cavalos mais velhos é frequentemente associada à artrite dos processos articulares das vértebras cervicais caudais (C5-T1) e os osteófitos do processo articular são as lesões radiográficas mais comuns.[258] É provável que as forças biomecânicas participem do início da doença. A compressão da medula espinal se deve à malformação vertebral em C5, C6 e C7, com vértebras cervicais caudais de formato cônico e canal vertebral de menor área transversal, com consequente estenose da medula espinal por proliferação de tecidos moles articulares e periarticulares. Cistos peridurais e periarticulares podem se formar de maneira concomitante e levar ao surgimento repentino de sinais simétricos ou assimétricos, sem episódio contemporâneo de lesão externa. O sangramento de um desses cistos foi observado e aumentou a compressão. Ocasionalmente, esses cistos causam sinais clínicos graves de início agudo, que podem desaparecer em algumas horas e reaparecer mais tarde.

Diagnóstico

Felizmente, o estreitamento do canal vertebral cervical e as lesões compressivas da medula espinal em cavalos são mais comuns em orientação dorsoventral, possibilitando o estabelecimento do diagnóstico por mielografia cervical (lateral) (Figura 11.36). Radiografias laterais simples de boa qualidade das vértebras C1 a T1 fornecem informações sobre a anatomia dos corpos vertebrais e a largura do canal vertebral, mas não mostram a medula espinal. A ausência de projeções radiográficas dorsoventrais faz com que as imagens laterais tradicionais constituam uma série diagnóstica incompleta. A avaliação das características qualitativas da malformação vertebral, inclusive fisite do corpo vertebral caudal, extensão caudal do arco dorsal do corpo vertebral, desalinhamento intervertebral e artropatia dos processos articulares, é importante; no entanto, sozinhos, esses achados têm baixos valores preditivos positivos e negativos.

O fator mais importante no diagnóstico de CVCM em cavalos e potros é a identificação da diminuição do diâmetro do canal vertebral, seja dentro de uma vértebra ou, com mais frequência, entre duas vértebras. As razões sagitais (SRs) intravertebrais corrigidas e, principalmente, intervertebrais, de C2 a C7, calculadas a partir de radiografias cervicais laterais, podem ser usadas para o diagnóstico preciso de CVCM em cavalos.[262,263] O diâmetro sagital intravertebral e intervertebral do canal vertebral é medido nos pontos mais estreitos e corrigido conforme a ampliação radiográfica e o tamanho do cavalo, e é expressa como uma proporção da altura máxima da fise vertebral cranial (Figura 11.37). O diâmetro intravertebral mínimo é medido no ponto de menor diâmetro do canal vertebral, enquanto a razão do diâmetro sagital intervertebral mínimo é determinada a partir do aspecto caudal da lâmina dorsal do arco vertebral da vértebra mais cranial até o aspecto dorsocranial do corpo da vértebra mais caudal, ou do corpo vertebral caudal da vértebra mais cranial até a lâmina dorsal do arco vertebral da vértebra mais caudal, o que for menor. Para as vértebras C2-C3 a C5-C6, o diâmetro mínimo é invariavelmente a primeira medida (Figura 11.37).

As Tabelas 11.9 e 11.10 mostram os valores de referência de SR intravertebral e intervertebral em um pequeno número de cavalos. Um sítio específico pode ser considerado com alta probabilidade de compressão caso sua medida seja mais de dois desvios padrão menor que os valores de referência. Como regra geral, cavalos com sinais de doença da medula espinal cervical que apresentam valores de SR em qualquer sítio intervertebral ou intravertebral que sejam inferiores a 50% dos valores de referência têm risco muito maior de estenose do canal vertebral cervical. Deve-se considerar, no entanto, que há pouca concordância entre os observadores ao realizar essas medições, que são provavelmente influenciadas pela experiência. Isso pode limitar a precisão desse método e causar discrepâncias diagnósticas.[264]

Em cavalos mais velhos com CVCM, a compressão da medula espinal é geralmente causada pelo formato cônico das vértebras cervicais caudais afetadas. A determinação das dimensões das vértebras cervicais caudais pode ser difícil, sobretudo em caso de subexposição das radiografias de cavalos de grande porte. Além disso, as articulações intervertebrais das vértebras cervicais caudais desses cavalos são ampliadas e remodeladas. Muitos cavalos sem sinais neurológicos apresentam graus de osteoartrite vertebral cervical e aumento artrítico considerável dos processos articulares, que podem ocorrer bem lateral e dorsalmente ao canal vertebral, sem compressão da medula espinal.[4] A cintilografia cervical também não pode dizer se a artrite ativa é realmente a causa da compressão da medula espinal. As respostas evocadas motoras por estimulação magnética da coluna vertebral[265] podem vir a ser usadas para a classificação objetiva do grau de condutividade elétrica no sítio de lesão medular.

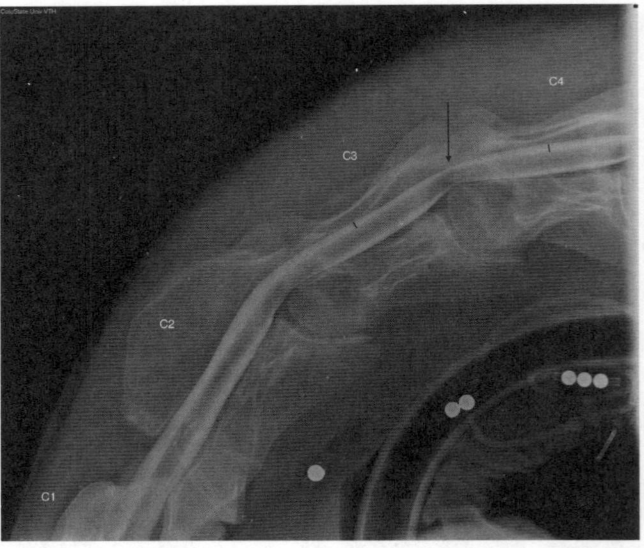

Figura 11.36 Mielograma cervical em perfil mostrando compressão da medula espinal cervical em C3-C4 (*seta*). Nesse local, há atenuação completa da coluna de contraste ventral, com estreitamento significativo (> 50%) da coluna de contraste dorsal.

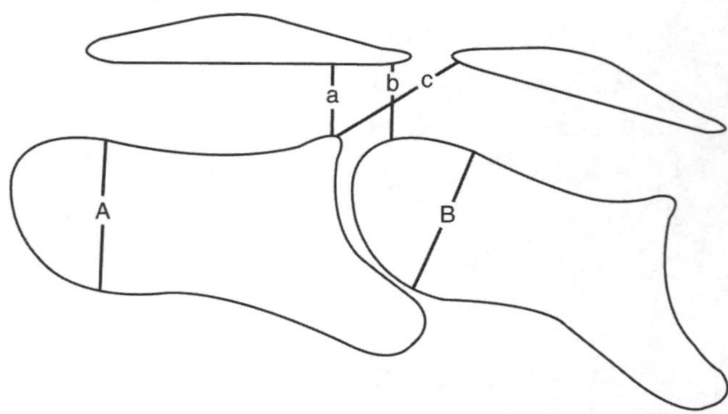

Figura 11.37 Duas vértebras cervicais mostrando os locais de medida do diâmetro sagital intravertebral e intervertebral e da largura do corpo vertebral (*A*) (*B*). Em uma vértebra específica, o diâmetro intravertebral mínimo pode estar em qualquer ponto ao longo do canal vertebral (*a*) e o diâmetro sagital intervertebral mínimo é a menor das duas medições (*b*) ou (*c*) em comparação ao diâmetro vertebral mais caudal (*B*).

Antes de decidir realizar a descompressão cirúrgica ou fusão vertebral, é obrigatório obter evidências mielográficas com contraste positivo da compressão da medula espinal. Deve-se lembrar, no entanto, que a mielografia sob anestesia geral não é um procedimento inócuo no cavalo. Reações adversas ocorrem em um terço dos cavalos submetidos à mielografia e o procedimento tem taxa de mortalidade de 2%, semelhante a qualquer tipo de cirurgia sob anestesia geral.[266] As complicações neurológicas, inclusive piora do grau neurológico e convulsões, são as reações adversas mais observadas.[266]

Tabela 11.9 Resumo dos dados de razão do diâmetro sagital por sítio vertebral em 18 cavalos sem malformação vertebral cervical.

	Intravertebral						Intervertebral				
Local	C2	C3	C4	C5	C6	C7	C2-C3	C3-C4	C4-C5	C5-C6	C6-C7
Média	7,2	6,1	5,9	6,1	6	6,2	9,1	7,1	7,4	8,0	7,1
Desvio padrão	0,79	0,56	0,54	0,54	0,62	0,52	1,17	0,93	1,11	0,95	0,88

Tabela 11.10 Resumo dos dados de razão do diâmetro sagital por sítio vertebral em 18 cavalos com malformação vertebral cervical.

	Intravertebral						Intervertebral				
Local	C2	C3	C4	C5	C6	C7	C2-C3	C3-C4	C4-C5	C5-C6	C6-C7
Média	6,3	4,8	4,8	4,9	4,8	4,8	7	5,5	5,7	5,8	5,9
Desvio padrão	1,19	0,33	0,37	0,26	0,44	0,17	1,93	1,28	0,59	1,14	0,68

A mielografia é tradicionalmente considerada o exame diagnóstico *antemortem* padrão ouro; no entanto, a análise da razão do diâmetro sagital pode ser mais sensível e específica do que a mielografia, pelo menos se for usada a redução de 50% ou 2 mm das réguas mielográficas de contraste dorsal.[267,268] A mielografia pode ter sensibilidade e especificidade aceitáveis para a detecção de locais de compressão, com redução de 20% do diâmetro total da dura-máter em projeção mielográfica neutra dos sítios cervicais mediais e redução de 20% da mesma medida em C6-C7 com o pescoço em posição neutra ou em flexão.[267] Em alguns cavalos com CVCM, sobretudo aqueles com artropatia cervical caudal, a compressão da medula espinal ocasionalmente ocorre em plano lateral ou transversal, sem compressão dorsoventral. Nesses casos, avaliações mais subjetivas, como o embranquecimento da coluna de contraste ou a divisão das margens dorsais, podem ser as únicas anomalias mielográficas.

Recentemente, uma técnica de endoscopia do canal vertebral cervical, com introdução de um equipamento flexível de videoendoscopia com diâmetro externo de 4,9 mm no espaço subaracnoide dorsal à medula espinal, foi descrita.[269] Essa técnica possibilita a visualização direta das estruturas do canal vertebral e pode propiciar o reconhecimento de anomalias mais sutis no espaço peridural. No futuro, essa técnica poderá ser confiável para a localização de estenose do canal vertebral e o diagnóstico de CVCM.[270]

Tratamento

Repouso e administração de glicocorticoides, DMSO e outros medicamentos anti-inflamatórios podem proporcionar melhora transitória dos sinais clínicos de cavalos com CVCM, especialmente em caso de exacerbação aguda da doença secundária ao traumatismo. No entanto, a compressão contínua da medula espinal é inevitável e os sinais clínicos persistem. Na maioria dos cavalos que não são candidatos ao tratamento cirúrgico ou com acometimento de múltiplos sítios intervertebrais e sinais clínicos crônicos graves, o prognóstico é ruim, e a eutanásia é recomendada. Uma revisão recente de 103 cavalos com CVCM presuntiva mostrou que 33 foram sacrificados após o diagnóstico e 30% dos cavalos restantes começaram pelo menos uma corrida. Os cavalos tinham mais probabilidade de correr se o grau neurológico fosse inferior a 1 nos membros anteriores e inferior a 2 nos membros posteriores.[11] Em um estudo de campo controlado, em que potros em crescimento com CVCM recebiam dieta com restrição proteica e calórica (65 a 75% das recomendações do National Research Council, EUA), os sinais clínicos e as lesões radiográficas desapareceram em alguns indivíduos e melhoraram significativamente em outros.[271] É provável que o efeito positivo da modificação da dieta e a alteração da taxa de crescimento sejam observados apenas em cavalos jovens, com menos de 1 a 2 anos de idade.[11]

Pacientes jovens com sinais clínicos brandos de curta duração e apenas um sítio de compressão da medula espinal cervical têm bom prognóstico para o retorno à função atlética após a cirurgia. Ensaios controlados não foram realizados; no entanto, estima-se que mais de 60% desses cavalos retornem à função atlética.[272-274] A fusão intervertebral ventral com o uso de cesta fenestrada em aço inoxidável ou cilindro rosqueado pode propiciar a expansão do canal vertebral, a atrofia de ampliações articulares e a resolução de alguns ou todos os sinais clínicos em alguns casos. Esse procedimento foi mais bem-sucedido em cavalos com sinais clínicos agudos, decorrentes da compressão da medula espinal em apenas um sítio intervertebral entre C2 e C7, e em cavalos com estenose absoluta e aumento dos processos articulares das vértebras cervicais caudais. Cavalos com dor cervical persistente associada à osteoartrite cervical, mas sem evidências de fraturas no corpo das vértebras, também são candidatos à cirurgia de fusão intervertebral cervical.

DISTROFIA NEUROAXONAL EQUINA/MIELOENCEFALOPATIA DEGENERATIVA EQUINA

Yvette S. Nout-Lomas

As distrofias neuroaxonais (NADs) formam um grupo de doenças neurodegenerativas descritas em seres humanos e animais que são caracterizadas por alterações distróficas de neurônios e axônios e desenvolvimento de corpos esferoides. Em equinos, a mieloencefalopatia degenerativa equina (EDM) é considerada uma forma mais grave de distrofia neuroaxonal equina (ENAD); acredita-se que lesões do SNC estão em um *continuum*, com maior distribuição de lesões na EDM do que na ENAD.[3,275,276] A ENAD e a EDM são indistinguíveis e têm as mesmas lesões neuropatológicas básicas subjacentes.[277-279] A ENAD/EDM é uma doença neurológica degenerativa, não compressiva, difusa, simétrica, caracterizada por ataxia simétrica, fraqueza e dismetria em cavalos jovens de muitas raças e ambos os sexos. Mayhew *et al.* descreveram a doença pela primeira vez em 1976[280] e, posteriormente, ela foi diagnosticada em muitas outras raças de cavalos. Além disso, síndromes idênticas foram observadas em cavalos selvagens da Mongólia (Cavalo-de-Przewalski, *Equus ferus przewalskii*)[281] e Zebras-de-Grant (*Equus quagga boehmi*).[282] Estudos anteriores sugeriram que a patogênese da doença envolvia uma deficiência familiar de vitamina E[283,284] e uma série de pesquisas recentes apoia a teoria de que a ENAD/EDM é herdada como uma característica complexa e afeta cavalos geneticamente predispostos, submetidos a um período de deficiência de α-tocoferol.[279,285] A ENAD/EDM foi uma das causas mais prevalentes de doença da medula espinal em cavalos nos EUA durante aproximadamente 15 anos após sua identificação. Embora não existam pesquisas epidemiológicas recentes, a prevalência de EDM parece ter diminuído a partir de cerca de 1990.[3] Na Europa, os relatos da doença são esporádicos. No entanto, deve-se notar que os sinais clínicos de ENAD/EDM são semelhantes aos observados na CVCM e o diagnóstico só pode ser feito após uma avaliação histológica cuidadosa do SNC.

Sinais clínicos

Os sinais clínicos podem começar de modo abrupto, mas em geral são insidiosos e surgem entre menos de 1 mês e vários anos de idade; a maioria dos cavalos os apresenta no primeiro ano de vida. Um estudo mais antigo de 128 cavalos com EDM mostrou que a idade ao início da doença variou de 1 mês a 20 anos; 16% dos indivíduos apresentaram sinais com idade superior a 28 meses.[286] Uma avaliação mais recente de um grupo de 88 cavalos com déficits neurológicos, supostamente secundários a ENAD/EDM, revelou que 42% dos animais tinham mais de 3 anos de idade no momento do exame; no entanto, não deu informações específicas sobre a idade ao início dos sinais clínicos.[279] Não há predileção por sexo.

Os sinais são referentes ao neurônio motor superior e aos déficits proprioceptivos gerais e são ataxia simétrica, fraqueza e dismetria, principalmente hipometria (espasticidade), dos quatro membros, muitas vezes piores nos posteriores.[3,287] Os sinais podem começar nos membros posteriores e progredir para os membros anteriores. As reações posturais podem revelar déficits proprioceptivos conscientes. A marcha é caracterizada por dismetria e golpes no chão com os membros. Os cavalos podem apresentar marcha lateral de dois tempos, conhecida pelo termo em inglês *pacing*, também ocasionalmente observada em indivíduos com qualquer doença da medula espinal.[3] Muitas vezes, a interferência dos membros posteriores e o arrastar dos pés são observados. Ao andar para trás, o cavalo pode resistir ou recuar nos membros posteriores e sentar-se como um cão. Ao andar em círculos, os cavalos acometidos tendem a girar o membro posterior interno e circundar o membro externo. Os cavalos acometidos podem ter problemas para parar e não é incomum que caiam enquanto correm no pasto ou trabalham. Não há acometimento de nervos cranianos, atrofia muscular ou alterações na sensibilidade cutânea ou no tônus da cauda na ENAD/EDM;[280] no entanto, uma avaliação recente de 88 cavalos com suspeita de ENAD/EDM observou que 60% desses animais apresentavam alteração do estado mental, de quietude a obtundação, e que 38% apresentavam redução, inconsistência ou mesmo ausência da resposta à ameaça sem perda de visão.[279] Além disso, a presença de retinopatia pigmentar em 4 de 10 cavalos Warmbloods aparentados com sinais clínicos de ENAD/EDM foi recentemente demonstrada.[288] Como trabalhos anteriores desse mesmo grupo não encontraram evidências de doença ocular em um grupo de Quartos de Milha com ENAD/EDM, suspeita-se que o desenvolvimento de lesões oculares esteja associado a diferenças genéticas e/ou gravidade da deficiência de α-tocoferol. Cabe ressaltar que nenhum dos cavalos com lesões oculares apresentava sinais clínicos de déficit visual; frente a esses achados, porém, a realização de um exame oftalmológico cuidadoso nos casos de suspeita de ENAD/EDM é bastante recomendada. Sinais relacionados aos neurônios motores inferiores, como hiporreflexia do pescoço e do tronco e diminuição a ausência de reflexos adutores cervicais, cervicofaciais, cutâneos do tronco e adutores laríngeos, são observados, em especial em casos graves e de longa duração.[283] A doença é considerada não progressiva ou muito lenta e se estabiliza em torno dos 3 anos de idade na maioria dos cavalos. Os animais com essa doença neurodegenerativa não se recuperam.

A ENAD/EDM também deve ser incluída no diagnóstico diferencial de cavalos jovens com outros déficits neurológicos, já que pode ocorrer com outros distúrbios do desenvolvimento cerebral. Um relato de 2009, por exemplo, descreveu um potro com ENAD confirmada, que apresentava sinais clínicos de doença cerebelar, principalmente inclinação e tremor da cabeça e nistagmo pendular, além de sinais consistentes com a ENAD.[289] Um exame *post mortem* detalhado revelou a proeminência da camada granular externa do cerebelo, além das características histopatológicas de ENAD. Os autores sugeriram que a lesão cerebelar poderia ser um tipo de distúrbio migratório, embora não se pudesse provar sua ocorrência em conjunto com a ENAD. Os distúrbios migratórios são outro grupo complexo de doenças causadas por problemas na migração embriológica de neurônios para sua localização final.

Patologia

Os achados macroscópicos à necropsia de indivíduos com EDM não são relevantes. Lesões histológicas clássicas são evidentes no tronco cerebral e na medula espinal.[40,279,287,290] Na ENAD, as lesões são restritas a certos núcleos no tronco cerebral e na substância cinzenta da medula espinal; na EDM, também há lesões em áreas de substância branca da medula espinal.[3,279,290] As lesões foram observadas em núcleos específicos do tronco cerebral, como os núcleos cuneiformes lateral e medial, núcleo grácil, núcleo do trato solitário, núcleo trigêmeo, núcleo vestibular, núcleo olivar e formação reticular. Também foram identificadas lesões no lemnisco medial do bulbo e no verme cerebelar. Lesões da substância cinzenta da medula espinal foram encontradas nos núcleos cervicais e torácicos laterais e nas colunas cinzas intermediárias lombossacras e cervicais.[279,287] Os tratos ascendentes de substância branca da medula espinal acometidos em cavalos com EDM são o trato espinocuneocerebelar (propriocepção inconsciente; membros anteriores), o trato espinocerebelar (propriocepção inconsciente; tronco e membros posteriores) e o trato lemniscal medial da coluna dorsal (propriocepção consciente).[287,290] Lesões nos funículos ventromediais da medula espinal contendo tratos descendentes também foram descritas.[287,291] Com a cronicidade, a porção dorsal e ventral dos tratos espinocerebelares e a parte medial dos funículos ventrais dos segmentos torácicos são mais gravemente acometidos.[40,287] Essas áreas apresentam astrocitose, astrogliose, vacuolização, perda de mielina, formação de esferoides (aumento de volume axonal) e acúmulo de pigmento semelhante à lipofuscina.[287,290] Recentemente, alterações histopatológicas características de EMND foram identificadas em cavalos com sinais clínicos de ENAD/EDM.[292] A EMND também é atribuível à deficiência de α-tocoferol, mas é caracterizada por sinais clínicos de doença dos neurônios motores inferiores e é observada em cavalos mais velhos. Embora os sinais clínicos de EMND e ENAD/EDM sejam muito diferentes, esse relato mostra a possível sobreposição das lesões histopatológicas identificadas em cavalos com essas doenças.

Fisiopatologia

A tendência familiar de desenvolvimento de EDM e sua associação à deficiência de vitamina E foram propostas por anos. As raças com suspeita de tendência familiar ao desenvolvimento de EDM são Árabe,[287] Puro-Sangue[283] e cavalos selvagens;[281] essa tendência foi demonstrada em Morgans,[293] Appaloosas,[278] Standardbreds e Pasos Finos,[283] Lusitanos,[276] Quartos de Milha americanos[285] e Warmbloods.[288] As análises genealógicas apoiam uma causa genética para maior suscetibilidade à deficiência de α-tocoferol, com subsequente desenvolvimento de ENAD/EDM; no entanto, há dificuldade de determinação do modo de herança da doença. Estudos anteriores consideraram que a herança provavelmente era autossômica dominante, com expressão variável ou poligênica, com base na reprodução experimental de Morgans e análise de *pedigree* em Lusitanos.[276,286] Trabalhos mais recentes de fato sugerem que a doença é herdada como uma característica complexa,[285] em que os efeitos de mais de um gene, juntamente com influências ambientais, determinam o fenótipo. Hoje, há a hipótese de que a variante genética de ENAD/EDM seja um *locus* de suscetibilidade e que a quantidade de α-tocoferol recebida por um potro durante o primeiro ano de vida possa influenciar a determinação do fenótipo final.[285]

Em humanos, há uma doença chamada de ataxia com deficiência de vitamina E, causada por várias mutações no gene da proteína de transferência de α-tocoferol (TTPA). Os sinais clínicos e os achados neuropatológicos em seres humanos são semelhantes aos observados em cavalos com ENAD/EDM. Em um grupo de 88 Quartos de Milha americanos, a análise de *pedigree* demonstrou a herança como uma característica poligênica de alta herdabilidade; no entanto, esse estudo excluiu o TTPA como gene candidato em relação à ENAD nesse grupo de cavalos.[285]

Em outras espécies, a mielopatia degenerativa que apresenta semelhanças clínicas e histopatológicas com a EDM tem sido associada a deficiências de vitamina E e cobre, fatores hereditários e insultos tóxicos.[294] Um estudo anterior, com 56 cavalos acometidos e 179 controles, identificou três fatores de risco associados ao desenvolvimento de EDM: (1) uso de inseticidas, (2) exposição a conservantes de madeira e (3) permanência frequente em pasto sujo.[295] Esse mesmo estudo mostrou que a permanência em pastos verdejantes era um fator protetor e que um potro tinha uma probabilidade 25 vezes maior de desenvolvimento de EDM se sua mãe tivesse outros filhotes diagnosticados com a doença. Recentemente, um estudo epidemiológico com três cavalos de casos índices com ENAD e 145 cavalos escolhidos de maneira aleatória em uma única propriedade mostrou que a maioria dos animais, acometidos ou não, tinham baixas concentrações séricas e hepáticas de vitamina E; além disso, o pasto da propriedade era deficiente em vitamina E e selênio.[279] As concentrações séricas de outros minerais estavam dentro dos limites normais e as amostras ambientais eram negativas para inseticidas e ionóforos. As concentrações de metais pesados nas amostras também eram normais. Ao longo dos anos, os estudos sustentam a hipótese de que a exposição de potros jovens geneticamente predispostos a oxidantes ambientais e a ausência de antioxidantes, como a vitamina E, são fatores importantes na fisiopatologia de ENAD/EDM.

O estresse oxidativo é causado pelo desequilíbrio entre a produção de pró-oxidantes e as defesas antioxidantes. As espécies reativas de oxigênio (ERO; por exemplo, ânion superóxido, peróxido de hidrogênio, radical hidroxila) são formadas durante a redução de oxigênio em água no metabolismo celular normal (Figura 11.38A). As células aeróbicas apresentam mecanismos antioxidantes de defesa que as protegem do estresse oxidativo (Figura 11.38B). O alto consumo de oxigênio no cérebro, a alta atividade metabólica e a alta concentração de ácidos graxos poli-insaturados, que podem ser facilmente oxidados em ERO, tornam o SNC extremamente vulnerável ao ataque oxidativo por essas moléculas. Outra fonte de ERO é o metabolismo de aminoácidos e neurotransmissores excitatórios, como glutamato e aspartato. Em excesso, os aminoácidos excitatórios podem desencadear uma série de eventos, inclusive o aumento da concentração intracelular de cálcio, o que pode levar à produção de radicais livres e subsequente dano e morte neuronal. Outras fontes de radicais livres no metabolismo cerebral são o transporte de elétrons do citocromo P-450, a atividade da monoamina oxidase e os compostos endógenos de guanidina. A peroxidação lipídica das membranas celulares e a oxidação direta de aminoácidos, levando à inativação de enzimas, receptores e proteínas estruturais, são as principais consequências da lesão oxidativa (Figura 11.39A). Há novas evidências de atuação da sinalização redox pelos radicais de oxigênio na liberação mitocondrial do citocromo *c*, enzimas de reparo do DNA e fator de transcrição nuclear κB. Alterações nesses sistemas fisiológicos provocam lesão neuronal.[296]

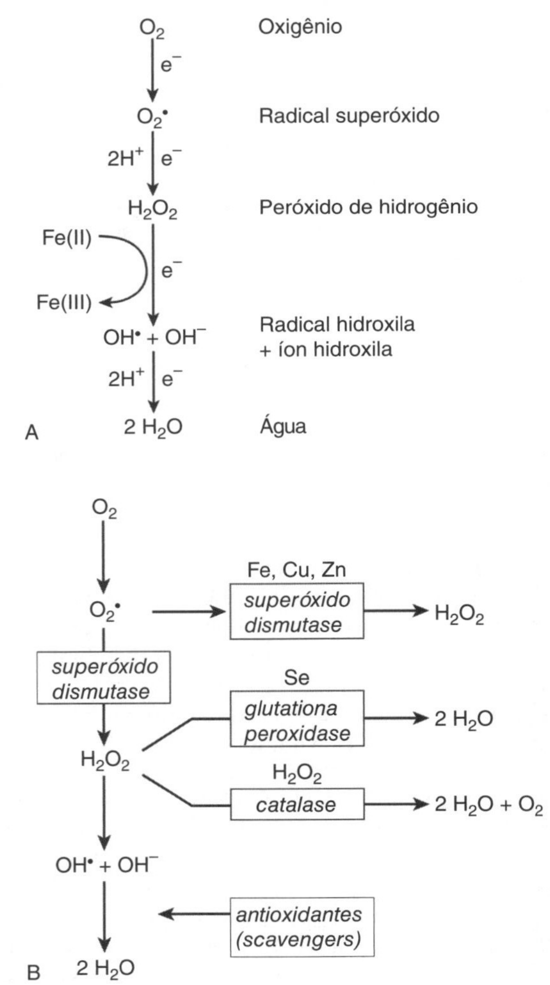

Figura 11.38 **A.** Metabolismo fisiológico do oxigênio molecular em água. **B.** Os mecanismos de ação de quatro sistemas antioxidantes. A superóxido dismutase pode atuar como pró-oxidante, aumentando a formação de peróxido de hidrogênio, e como antioxidante, diminuindo a concentração do radical superóxido. Os cofatores da superóxido dismutase são ferro, zinco e cobre. O cofator da glutationa peroxidase é o selênio.

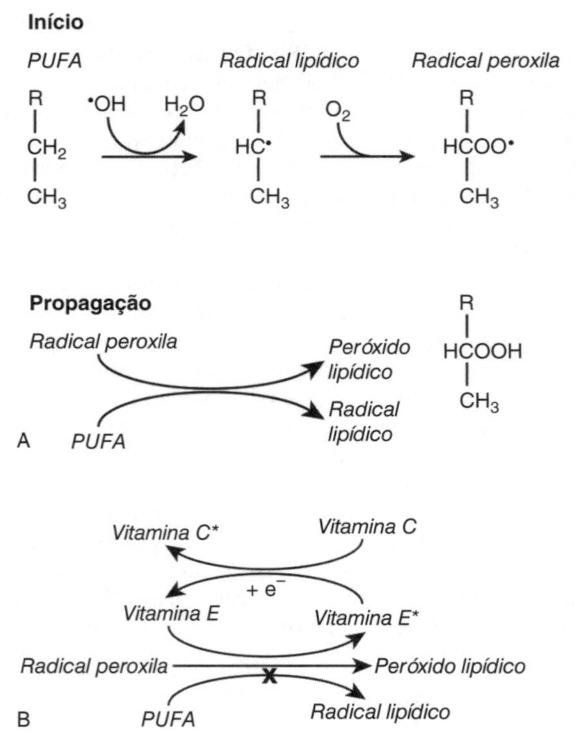

Figura 11.39 A. Mecanismo de peroxidação de ácidos graxos poli-insaturados nas membranas celulares. **B.** Mecanismos antioxidantes do α-tocoferol (vitamina E) e ácido ascórbico (vitamina C). Os ácidos graxos poli-insaturados não sofrem oxidação porque a vitamina E é oxidada em um radical livre. Esse processo impede a propagação da peroxidação lipídica nas membranas celulares e é denominado *ação de quebra da cadeia de vitamina E.* A vitamina C é um agente redutor que doa elétrons aos radicais livres.

Os principais antioxidantes endógenos são superóxido dismutase, catalase, glutationa peroxidase (que contém selênio), α-tocoferol (vitamina E) e ácido ascórbico (vitamina C) (Figuras 11.38B e 11.39B). Outro mecanismo de proteção é a existência de proteínas ligantes de ferro que o mantêm em uma forma menos reativa, impedindo-o de catalisar as reações de radicais livres. A vitamina E reage diretamente com OH^- e impede a lesão oxidante de ácidos graxos poli-insaturados e proteínas ricas em tiol nas membranas celulares (Figura 11.39B). A insuficiência de vitamina E pode causar dano oxidativo e peroxidação lipídica das membranas celulares e, portanto, o acúmulo de lipopigmento. O acúmulo de pigmento semelhante à lipofuscina é uma característica comum da deficiência de vitamina E induzida experimentalmente em ratos e macacos[297] e da doença de neurônios motores em humanos e equinos.[298] O acúmulo de lipofuscina no SNC de cavalos acometidos por ENAD/EDM foi relatado,[283,290,299] em quantidade que excede aquela encontrada em controles de idade similar.[299] Outras evidências de lesão oxidativa na medula espinal de cavalos com EDM são decorrentes da imunorreatividade positiva para peroxinitrito (3-NT) e aldeído insaturado (4-NHE).[291] Os níveis desses substratos aumentou muito em neurônios em condições de estresse oxidativo e apoptose neuronal.

A associação entre a deficiência de vitamina E e ENAD/EDM tem como base estudos epidemiológicos, nas semelhanças entre ENAD/EDM e a deficiência de vitamina E em seres humanos e outros animais, na menor incidência de ENAD/EDM após o tratamento profilático com vitamina E e na resposta de cavalos acometidos ao tratamento com vitamina E. No entanto, a deficiência de vitamina E não foi um achado consistente em cavalos com ENAD/EDM.[300] Dois estudos mostraram uma alta incidência de ENAD/EDM nas propriedades em que equinos apresentavam baixas concentrações séricas de vitamina E e, em ambos os estudos, cavalos acometidos e não acometidos tinham deficiência de vitamina E.[279,283] Além disso, a suplementação com vitamina E diminuiu a incidência e a gravidade da doença observada nos dois estudos. Outro estudo documentou concentrações significativamente menores de vitamina E e sinais clínicos compatíveis com EDM em oito dos nove potros gerados por um garanhão com a doença. Os potros controles de idade similar, criados no mesmo ambiente, tinham concentrações séricas normais de vitamina E e nenhum sinal de EDM. Exames de absorção oral de vitamina E foram realizados em ambos os grupos, mas diferenças significativas não foram encontradas.[284] Assim, a incapacidade de absorção de vitamina E pelo trato gastrintestinal não parece ser responsável pelas baixas concentrações séricas de vitamina E em cavalos com EDM.

Cavalos com EDM apresentaram evidências de grave comprometimento do transporte axonal. A expressão anormal de proteínas sinápticas e o acúmulo anormal de neurofilamentos nos axônios distróficos foram descritos em dois cavalos Árabes com a doença.[301] Proteínas pré-sinápticas, como a sinaptofisina, a proteína de 25 kDa associada ao sinaptossomo (SNAP-25), a sintaxina 1 e a α-sinucleína, participam do tráfego, do acoplamento e da fusão da vesícula sináptica com a membrana plasmática, facilitando a transmissão sináptica e a exocitose do neurotransmissor. As conclusões desse estudo são semelhantes às relatadas em cães com NAD e sugerem a perda de sinapses e o acúmulo de proteínas sinápticas em neurônios distróficos.

Diagnóstico

O diagnóstico definitivo de ENAD/EDM pode ser feito apenas com exame histopatológico da medula espinal e do tronco cerebral. O diagnóstico *antemortem* é embasado em sinais clínicos e na exclusão de outras doenças neurológicas (especialmente malformação vertebral complexa [CVM] e EPM). Na ENAD/EDM, os resultados da análise do líquido cefalorraquidiano e das radiografias da coluna cervical geralmente estão dentro dos limites normais, embora níveis elevados de CK tenham sido observados no líquido cefalorraquidiano de equinos com EDM.[40]

A medida das concentrações séricas/plasmáticas de α-tocoferol pode não ser confiável quando o animal é examinado após o período crítico de deficiência. Além disso, a determinação de α-tocoferol em uma única amostra de soro pode não refletir o verdadeiro *status* de vitamina E do cavalo, porque variações de até 12% podem ser normais.[302] No entanto, a baixa razão entre as concentrações de α-tocoferol no soro e no plasma (abaixo de 1,5 mg/mℓ) em um cavalo com sinais clínicos favorece o diagnóstico. A concentração de α-tocoferol também pode ser medida no líquido cefalorraquidiano e é significativamente correlacionada à concentração sérica[303] e no tecido cerebral.[304] Há valores de referência para as concentrações séricas/plasmáticas e liquóricas de α-tocoferol.[305]

Tratamento e prevenção

A suplementação oral de vitamina E em potros geneticamente suscetíveis durante o primeiro ano de vida pode reduzir a incidência e a gravidade da doença;[279,283,295,299] no entanto, um desses estudos mostrou que novos casos ainda ocorreram, apesar da suplementação de vitamina E.[279] Normalmente, os animais são suplementados com 1.000 a 2.000 UI/450 kg/dia de vitamina E. Há relatos variados sobre a eficácia da suplementação com vitamina E nos cavalos acometidos; alguns autores sugerem melhora dos sinais clínicos após o tratamento com vitamina E em dose de 6.000 UI/dia,[306] enquanto outros não observaram efeitos.[279] Além disso, um estudo relata a melhora dos sinais clínicos após o acesso à grama fresca.[307] Segundo o NRC, os requerimentos dietéticos de vitamina E são de 500 a 1.000 UI/kg de peso seco para um cavalo de 500 kg. A suplementação parece não ser necessária em cavalos adultos saudáveis.[305] *Pellets* submetidos a tratamento térmico, aveia armazenada e forragens secas ao sol têm concentrações marginais de vitamina E e cavalos que recebem um desses alimentos ou mantidos em lotes secos devem ter acesso frequente a volumoso verde fresco e à suplementação de vitamina E para atender às necessidades relatadas. Cavalos com sinais clínicos de ENAD/EDM podem se beneficiar da administração de grandes doses de vitamina E (6.000 a 10.000 UI/dia) por um período prolongado; trabalhos mais recentes, porém, sugerem que isso não leva à resolução dos sinais clínicos.[279] A recomendação atual é o uso de uma forma natural de RRR-α-tocoferol (não acetato) de vitamina E para a suplementação de cavalos deficientes com ENAD/EDM, porque essa é a forma de maior disponibilidade biológica, absorvida com mais rapidez e com maior atividade antioxidante.[305] Não há relato de intoxicação por vitamina E associada à suplementação em cavalos e o risco é considerado mínimo; no entanto, efeitos adversos foram relatados após a administração de doses superiores a 10 vezes os requerimentos do NRC.[305]

Prognóstico

Embora os sinais clínicos de ENAD/EDM pareçam se estabilizar aos 2 a 3 anos de idade, os cavalos acometidos apresentam anomalias neurológicas e, de modo geral, são impróprios para qualquer atividade esportiva. Os cavalos com ENAD/EDM tendem a não progredir para um estado de decúbito. Nos casos mais graves, a doença geralmente começa em idade menor e progride de maneira rápida, enquanto cavalos com acometimento brando tendem a desenvolver a doença mais tarde e em progressão mais lenta.

MIELOENCEFALITE PROTOZOÓTICA EQUINA

Yvette S. Nout-Lomas

A mieloencefalite protozoótica equina é uma doença comumente diagnosticada em cavalos. Foi descrita pela primeira vez por J. Rooney, em 1964, e denominada *mielite segmentar*. Descrições posteriores usaram a terminologia *encefalite-mielite focal*, reconhecendo a ocorrência de lesões no cérebro.[308] Por fim, um microrganismo que se assemelhava ao toxoplasma foi observado em cortes histológicos e, em 1976, Dubey sugeriu pela primeira vez que a EPM era causada por um membro do gênero *Sarcocystis*.[309] O microrganismo acabou por ser cultivado a partir da medula espinal de um cavalo acometido e denominado *Sarcocystis neurona* por geralmente se desenvolver no interior de neurônios.[310] Desde aquela época, *S. neurona* ou os microrganismos similares foram cultivados a partir de vários cavalos com ataxia, além de diversos outros animais, como zebras, gatos domésticos, linces canadenses, lontras marinhas, íbis-pescoço-de-palha, martas, guaxinins e gambás (família Mephitidae). Outro protozoário (*Neospora hughesi*) também é uma causa de EPM no cavalo; no entanto, a maioria dos casos é decorrente da infecção por *S. neurona*.[311-313] O genoma de *S. neurona* foi sequenciado, o que pode levar à descoberta de melhores métodos diagnósticos e terapêuticos.[314] Recentemente, um painel de especialistas fez uma revisão abrangente dessa doença,[315] gerando informações atualizadas sobre a fisiopatologia, o diagnóstico e o tratamento dessa doença importante do ponto de vista clínico na forma de uma declaração de consenso.[313]

Epidemiologia

A EPM é uma das doenças neurológicas mais diagnosticadas em cavalos do Hemisfério Ocidental. Por causa da complexidade do diagnóstico clínico e da dificuldade de encontrar lesões conclusivas no SNC, a verdadeira incidência de EPM não foi determinada de maneira conclusiva. Dois estudos mais antigos relataram que 25% dos casos neurológicos de equinos foram diagnosticados com EPM[40,316] e um estudo nacional, realizado pelo Ministério da Agricultura dos EUA (estudo USDA/APHIS NAHMS Equine '98) em 1998, revelou uma incidência média de 14 ± 6 casos por 10.000 cavalos por ano. A prevalência geral foi estimada em 0,5 a 1% da população equina. A menor incidência foi observada em cavalos de fazendas e ranchos (1 ± 1 caso/10.000 cavalos), com 6 ± 5 casos/10.000 cavalos em animais usados para recreação. Uma incidência muito maior, de 51 ± 39 e 38 ± 16 casos/10.000 cavalos, foi observada em cavalos de competição e corrida, respectivamente. A incidência em animais reprodutores é intermediária, de 17 ± 12 casos. Esses achados são semelhantes aos de outros estudos, que demonstram o maior risco em cavalos de corrida e exposição em comparação a reprodutores e recreativos.[317]

Inúmeros estudos de soroprevalência esclareceram a distribuição da infecção e o ciclo de vida do microrganismo. Os cavalos nos EUA têm incidência soropositiva variável, mas geralmente alta, para *S. neurona*, entre 15 e 89%, dependendo da localização geográfica.[312,313] A soroprevalência aumenta conforme a idade e é associada à temperatura, já que é menor em regiões com um número maior de dias com temperatura muito baixa ou durante os meses mais frios.[312,315,317,318] A soroprevalência de *N. hughesi* é baixa, com variação entre menos de 3 e 10%.[312,313] Recentemente, um grande estudo de soroprevalência demonstrou que alguns cavalos são soropositivos para *S. neurona* e *N. hughesi*.[312]

Todos os cavalos são suscetíveis ao desenvolvimento de EPM, mas pesquisas epidemiológicas sugeriram que a idade média dos cavalos acometidos é de aproximadamente 4 anos.[319,320] Mais de 60% dos casos tinham menos de 4 anos e menos de 20% tinham 8 anos ou mais. Outro estudo descobriu que cavalos jovens (1 a 5 anos) e cavalos mais velhos (acima de 13 anos) apresentavam maior risco de desenvolvimento de EPM.[317] A faixa etária dos casos relatados é de 2 meses[321] a 24 anos.[322] Dados de 364 cavalos com EPM confirmada à histologia, provenientes dos EUA e do Canadá, revelaram que Puro-Sangue, Standardbred e Quarto de Milha eram as raças mais acometidas, embora muitas outras estivessem representadas; não há predileção por sexo.[320]

A maioria dos casos parece ser individual e "surtos" de EPM são muito raros, embora um autor tenha descrito uma epizootia da doença em uma única propriedade.[323] Um relato de Ohio, EUA, porém, revelou que o diagnóstico prévio da doença na propriedade aumentava o risco de desenvolvimento subsequente de EPM (acima de 2,5 vezes).[317] Esse achado sugere que, na presença de todos os fatores de risco, agrupamentos de casos de EPM podem ocorrer. A análise dos dados coletados durante o estudo USDA/APHIS NAHMS Equine '98[324] e outro estudo epidemiológico[317] demonstrou os seguintes fatores de risco para a EPM:

1. Fatores ambientais e de manejo que afetam a exposição a gambás (família Didelphidae). O risco de doença é maior no outono.
2. Tipo de alojamento dos cavalos (menor risco em pasto), densidade populacional (maior risco conforme o número de animais), escolha de material de cama (menor probabilidade com o uso de produtos à base de madeira em comparação a palha ou sabugo de milho) ou armazenamento seguro de alimentos concentrados (menor probabilidade quando os alimentos eram armazenados em recipientes à prova de roedores).
3. Cavalos usados principalmente em corridas apresentaram risco maior em comparação àqueles de lazer. Os cavalos Puros-Sangues, Standardbreds e Warmbloods tinham chances significativamente maiores de desenvolvimento da doença em comparação a Quartos de Milha. Os cavalos jovens apresentaram risco maior de desenvolver EPM do que os indivíduos mais velhos; o transporte recente aumentou as chances de doença.
4. O maior número de cavalos residentes e a descoberta de evidências de vida selvagem nas adjacências aumentaram o risco de EPM. A proximidade a um pântano/riacho/rio diminui o risco de EPM.
5. Os cavalos tinham duas vezes mais chances de ter EPM se residissem em Kentucky, Michigan, Missouri, Nova Jersey, Nova York, Ohio, Pensilvânia e Tennessee, nos EUA.

A EPM é uma doença do Hemisfério Ocidental, com casos relatados em vários estados dos EUA, além de Canadá, México, Panamá, Argentina e Brasil. A maioria dos cavalos com diagnóstico de EPM fora dessa região parece ter passado algum tempo na área endêmica. A EPM foi relatada na Inglaterra entre cavalos importados do leste dos EUA e em um cavalo Árabe de 8 meses na África do Sul, que foi importado dos EUA cerca de 5 meses antes do início dos sinais.[325] Outro relato dizia respeito a um cavalo da Califórnia que desenvolveu sinais clínicos de EPM após 10 meses em Hong Kong.[326] Esses casos demonstram a probabilidade de infecções subclínicas latentes e persistentes. No entanto, existem alguns relatos de equinos com sinais clínicos neurológicos consistentes, resultados positivos em exames de *immunoblot* e sem histórico de viagens para o continente americano.[327,328] A natureza da infecção nesses cavalos não é clara e pode ser decorrente de antígenos de reação cruzada.

A supressão imunológica por estresse ou idade avançada pode predispor um cavalo ao desenvolvimento de EPM. Eventos estressantes, como exercícios pesados, transporte, lesões, cirurgia ou parto, aumentam o risco de EPM.[317] Os cavalos de corrida e de exposição apresentaram maior risco de desenvolvimento de EPM em comparação aos reprodutores e animais de lazer. Não é surpresa que os cavalos com EPM tratados com medicamento anticoccidiano tenham 10 vezes mais chances de melhora do que os não tratados.

Ciclo de vida

Sarcocystis spp. pertence ao filo Apicomplexa, que inclui vários gêneros de coccídios com ciclo de vida composto de predador-presa ou hospedeiros intermediários e definitivos obrigatórios.[329] *Sarcocystis* spp. produz oocistos esporulados por reprodução sexual (gametogonia) na parede intestinal do predador ou hospedeiro definitivo. Os esporocistos infectam o alimento e a água da presa ou hospedeiro intermediário por contaminação fecal mediada pelo predador. No ciclo de vida de *S. neurona*, os hospedeiros definitivos são didelfídeos, enquanto os hospedeiros intermediários são mefitídeos, guaxinins e tatus, entre outros. Uma vez ingeridos pelo hospedeiro intermediário, os esporocistos sofrem exostose, liberando quatro esporozoítos que penetram no intestino e entram nas células endoteliais arteriais de vários órgãos. Os merontes se desenvolvem rapidamente e, por fim, rompem a célula hospedeira, liberando merozoítos na corrente sanguínea; a seguir, geralmente há uma segunda rodada de merogonia nas células endoteliais capilares de todo o corpo. Os merozoítos de segunda geração são liberados na corrente sanguínea e entram nas células musculares esqueléticas, onde se desenvolvem em merontes especializados, conhecidos como sarcocistos. Os sarcocistos maduros contêm bradizoítos, que somente terminam o ciclo de vida quando ingeridos pelo hospedeiro adequado.

S. neurona pode infectar muitos hospedeiros intermediários de maneira aberrante, diferentemente da maioria dos *Sarcocystis* spp. Várias espécies de animais e pássaros exibem sinais semelhantes aos de cavalos com EPM. Essa característica dificultou muito a elucidação experimental do ciclo de vida de *S. neurona*. Atualmente, gatos domésticos (*Felis domesticus*), tatus de nove bandas (*Dasypus novemcinctus*), cangambás (*Mephitis mephitis*), guaxinins (*Procyon lotor*) e lontras marinhas (*Enhydra lutris nereis*) são considerados hospedeiros intermediários viáveis, segundo estudos alimentares, dados epidemiológicos e de soroprevalência. A princípio, acreditava-se que o gato doméstico era apenas um hospedeiro intermediário experimental; vários estudos epidemiológicos, porém, têm incriminado os gatos domésticos como hospedeiros intermediários naturais.[330] O ciclo de vida de *S. neurona* foi concluído em laboratório.[331] O cavalo é tradicionalmente considerado um hospedeiro aberrante e que não permite a conclusão do ciclo, pois sarcocistos nunca foram observados nesses animais. Um relato, no entanto, descreve sarcocistos maduros, bem caracterizados como *S. neurona*, que foram encontrados na língua de um cavalo com EPM.[332] Embora isso sugira que os cavalos podem ser hospedeiros intermediários, requer maior confirmação.

Os cavalos são infectados com *S. neurona* pela ingestão de água ou alimentos contaminados com fezes de didelfídeos infectados. Algumas evidências sugerem que o microrganismo pode ser transmitido por outras formas, além do contato direto com fezes de gambá. A disseminação mecânica dos esporocistos por aves foi sugerida, assim como a transmissão secundária pela eliminação de esporocistos infectantes nas fezes de periquitos, canários, camundongos e galinhas alimentadas com fezes de gambá. Pelo menos alguns microrganismos pareciam reter viabilidade e infectividade após o trânsito pelo trato digestório.[333] É mais provável que seja um fenômeno de laboratório; sua importância na natureza é desconhecida, mas deve ser pequena. É importante ressaltar que *S. neurona* não é transmitido de maneira horizontal entre os cavalos, nem pode ser transmitido a equinos por outros hospedeiros intermediários. Anticorpos contra *S. neurona* foram detectados em potros ainda não amamentados,[334,335] mas as evidências atuais indicam que a transmissão transplacentária ou lactogênica de *S. neurona* é muito incomum ou ausente.[313,315]

O ciclo de vida de *Neospora hughesi* em cavalos é pouco conhecido. O hospedeiro definitivo de *N. caninum* é o cão,[336] mas não se sabe se esse animal também é o hospedeiro definitivo de *N. hughesi*. Taquizoítos, assim como cistos teciduais, foram encontrados em outros tecidos em dois cavalos com EPM causada por *Neospora* spp. [337] A transmissão vertical de *N. caninum* é muito eficiente em bovinos e vários estudos recentes indicam que *N. hughesi* pode ser transmitido por via transplacentária em cavalos.[335,338]

Patogênese

Apesar da alta taxa de exposição ao microrganismo, apenas uma pequena porcentagem de cavalos desenvolve doenças clínicas. Isso sugere que a eliminação imune do parasita é muito eficaz, mas que há fatores desconhecidos em certos casos que possibilitam a expressão da doença clínica. É provável que a dose de parasita seja importante e, na verdade, isso foi demonstrado experimentalmente.[339] Outros fatores que podem atuar na indução da EPM são estresse fisiológico associado a transporte, treinamento, exibição e prenhez e podem aumentar a suscetibilidade à doença.[317] De fato, um modelo confiável de indução de EPM incorpora o transporte em longa distância como fator de estresse caso ocorra logo antes da infecção.[340] Outras tentativas de indução de EPM por infecção oral que não incorporam fatores de estresse, como o transporte, causam doenças inconsistentes, apenas brandas.[341] Supõe-se que esses fatores provoquem algum grau de supressão imunológica, comumente implicado nas infecções por protozoários. No entanto, o tratamento de cavalos com doses imunossupressoras de glicocorticoides e associado à infecção oral por *S. neurona* não provocou alterações histopatológicas de gravidade significativamente maior no SNC, embora os sinais clínicos tenham sido um pouco piores do que em indivíduos que não receberam glicocorticoides.[341] Outras evidências da influência do estresse fisiológico vêm da observação de que cavalos estressados desenvolvem sinais clínicos mais graves do que aqueles com a infecção natural (não estressados).[342] Assim, parece provável que o estresse atue no desenvolvimento da EPM; no entanto, a interação é complexa e ainda não compreendida por completo. Além disso, as cepas de *S. neurona* analisadas apresentaram variação genética[343,344] e, embora haja evidências de que genótipos específicos do parasita possam ser particularmente virulentos em mamíferos marinhos,[345] essa associação não foi observada em isolados de cavalos com EPM clínica. Estudos recentes demonstraram diferenças na expressão de receptores de superfície entre os isolados, o que pode ter implicações substanciais no imunodiagnóstico.[346]

Depois que esporocistos infecciosos de *S. neurona* são eliminados pelo hospedeiro definitivo e ingeridos por um cavalo, a infecção prossegue. A doença clínica é decorrente da inflamação e necrose neuronal associada à infecção do SNC por microrganismos vivos. Os mecanismos de entrada do *S. neurona* no SNC não são claros, mas acredita-se que envolvam infecção de células endoteliais ou leucócitos.[347-350] Uma hipótese é que *S. neurona* fagocitados por leucócitos na periferia atravessam a barreira hematencefálica no processo de imunovigilância normal. No SNC, os microrganismos proliferam. Essa hipótese de "cavalo de Troia" da infecção do SNC é atrativa e tem apoio de trabalhos experimentais, em que a doença clínica pode ser induzida pela administração de linfócitos autólogos de cavalos infectados com *S. neurona*.[348] O microrganismo parece não ter o SNC como "alvo"; pelo contrário, não é eliminado do tecido nervoso enquanto é destruído em outro sítio. É provável que o ambiente imunossupressor do SNC diminua a depuração do microrganismo nesse tecido de privilégio imunológico. O próprio parasita também pode induzir alguma imunossupressão.

Presume-se que a resistência a *S. neurona* seja o resultado dos efeitos combinados da imunidade humoral e celular. Após a infecção, a produção de anticorpos é relativamente rápida. Em cavalos desafiados com *S. neurona* vivos por via oral, todos apresentaram soroconversão em 32 dias[341] e, em outro estudo, os cavalos desafiados com um número maior de microrganismos apresentaram soroconversão no 13º dia após a infecção (se sofressem estresse por transporte) e no 30º dia (caso não estressados).[340] Anticorpos são ao menos parcialmente protetores em diversas infecções por parasitas Apicomplexa.

Embora os efeitos de anticorpos circulantes provavelmente sejam muito importantes, a imunidade mediada por células é necessária para a eliminação das formas intracelulares da maioria dos microrganismos. Estudos em camundongos confirmaram a importância de linfócitos T CD8+ na proteção contra a encefalopatia por *S. neurona* nessa espécie; presume-se que o mesmo ocorra em cavalos. Camundongos *knockout* para CD8 apresentaram endotelite e meningoencefalite após o desafio com *S. neurona*, destacando a importância desse subconjunto de células na proteção contra o parasita,[351] pelo menos nessa espécie. O linfócito T CD8+ é uma fonte importante de interferona gama (IFN-γ), que é fundamental para a proteção contra a doença neurológica induzida por *S. neurona* em camundongos. A infecção de camundongos *knockout* para IFN-γ leva à doença neurológica fulminante. Esses achados confirmam a enorme importância de IFN-γ na proteção contra *S. neurona*. Pesquisas recentes demonstraram que os cavalos infectados com *S. neurona* apresentaram expressão alterada do subconjunto de células imunes e mudança da função das células imunes durante a progressão da doença. A infecção por *S. neurona* altera a capacidade de estimulação da proliferação de CD4+ e CD8+ por células apresentadoras de antígenos e os dados sugerem uma possível redução da interação de células apresentadoras de antígenos (monócitos/células dendríticas) e/ou do reconhecimento de antígenos por linfócitos T em cavalos infectados por *S. neurona*.[350]

Patologia

A doença é confirmada pela demonstração de protozoários nas lesões do SNC. No entanto, o diagnóstico é quase sempre estabelecido de maneira presuntiva quando os microrganismos não são detectados, mas as lesões inflamatórias características são observadas.[313] As lesões macroscópicas são compostas de áreas multifocais de hemorragia nos casos agudos e focos de malácia de áreas de alteração de cor, de pálido a marrom-escuro, nas fases subaguda e crônica.[315] As lesões são mais observadas na medula espinal. O tronco cerebral tende a ser mais acometido do que outras partes do cérebro e casos raros apresentaram lesões na medula espinal e no cérebro. Microscopicamente, as lesões são caracterizadas por áreas focais a difusas de inflamação não supurativa e necrose com infiltração perivascular de células mononucleares, inclusive linfócitos, macrófagos e plasmócitos. Células gigantes, eosinófilos e macrófagos lipídicos ou espumosos (também chamados células *gitter*) também são observados nos infiltrados inflamatórios. Há acometimento da substância cinzenta e/ou branca. Os microrganismos foram encontrados em neurônios, leucócitos e no endotélio vascular, embora tendam a se desenvolver principalmente em neurônios.

Sinais clínicos

Os sinais clínicos associados à infecção por *S. neurona* variam de agudos a crônicos, com início insidioso ou sinais focais ou multifocais de doença neurológica, com acometimento do cérebro, do tronco cerebral ou da medula espinal. Os sinais clínicos são variáveis, o que reflete a distribuição aleatória das lesões no SNC. Os sinais de acometimento da substância cinzenta são atrofia muscular focal e fraqueza muscular grave, enquanto as lesões da substância branca tendem a causar ataxia e fraqueza nos membros caudais à lesão.

De modo geral, os achados do exame físico são normais e o cavalo parece alerta, embora possa apresentar atrofia muscular focal. O exame neurológico tende a revelar ataxia assimétrica, fraqueza e espasticidade nos quatro membros. Os sinais mais comuns de acometimento do cérebro/tronco cerebral são obtundação, inclinação da cabeça, paralisia do nervo facial e dificuldade de deglutição. Às vezes, alterações funcionais das vias respiratórias, claudicação incomum e convulsões são observadas; além disso, déficits visuais e anomalias comportamentais foram relatados. A anamnese tipicamente releva ataxia de progressão lenta, que pode, a princípio, ter sido identificada como um distúrbio musculoesquelético, já os primeiros sinais podem incluir tropeços e interferência frequente entre os membros. Há progressão gradual da gravidade e variedade dos sinais clínicos. Às vezes, os sinais clínicos se estabilizam e retornam em dias ou semanas; outras vezes, os sinais clínicos de aparecimento gradual pioram de maneira súbita e o animal fica em decúbito dorsal. Ocasionalmente, a doença é aguda e progride com rapidez; empiricamente, esse quadro parece mais associado à doença do tronco cerebral, mas isso não foi avaliado de maneira formal.

A presença de ataxia, assimetria e atrofia (os "três *A* da EPM") sugere doença multifocal ou difusa, característica, mas não patognomônica, de EPM. As doenças do cérebro, cerebelo ou tronco cerebral são menos comuns e causam diversos déficits de nervos cranianos, inclusive disfagia, inclinação da cabeça, paralisia da língua ou do masseter ou atrofia do masseter. O clínico precisa saber que todos os sinais clínicos listados podem ser causados por outras doenças que não a EPM e todas devem ser consideradas no diagnóstico diferencial.

Diagnóstico

É importante lembrar que a EPM é um diagnóstico fácil de fazer, mas difícil de substanciar e confirmar em um paciente vivo. Os especialistas recomendam as seguintes etapas antes do estabelecimento do diagnóstico de EPM:[313]

1. Um exame neurológico completo deve revelar sinais clínicos decorrentes de doenças do sistema nervoso que sejam consistentes com a EPM, como já descrito.
2. Outras doenças que possam provocar os sinais clínicos observados devem ser descartadas na medida do possível. Isso pode exigir radiografias da coluna ou cabeça cervical, cintilografia nuclear, avaliação do líquido cefalorraquidiano ou exame para EHV, por exemplo. Esses exames serão solicitados com base no exame físico e neurológico cuidadoso, bem como na consideração da anamnese e progressão da doença, dos fatores de risco e outras informações.
3. O exame imunodiagnóstico em soro e líquido cefalorraquidiano deve ser realizado para confirmar a produção intratecal de anticorpos contra *S. neurona* ou *N. hughesi*.

Hoje, há vários exames de imunodiagnóstico para EPM. Esses exames são todos com base na detecção de anticorpos antiprotozoários no soro e/ou líquido cefalorraquidiano. Como a EPM ocorre apenas em uma pequena porção de cavalos infectados com *S. neurona*, os exames sorológicos têm valor diagnóstico mínimo, a menos que os resultados sejam negativos (valor preditivo positivo baixo, valor preditivo negativo alto). Um exame sérico negativo geralmente indica que o cavalo não foi infectado; no entanto, um cavalo infectado recentemente pode apresentar sinais clínicos antes da soroconversão e recomenda-se a realização de um novo exame em 10 a 14 dias. A detecção de anticorpos apenas no líquido cefalorraquidiano não é um indicador definitivo da EPM, porque há transferência passiva de anticorpos através da barreira hematencefálica saudável, e a contaminação sanguínea de amostras de líquido cefalorraquidiano pode causar resultados falso-positivos.[353,354] A produção intratecal de anticorpos, indicativa de infecção ativa no SNC, pode ser determinada por exames de proporcionalidade, que avaliam se a quantidade de anticorpos específicos para o patógeno no líquido cefalorraquidiano é maior do que deveria em caso de transferência passiva normal pela barreira hematencefálica. O coeficiente de Goldman-Witmer (valor C) e o índice de anticorpos específicos para antígeno (IA) são esses exames.[313,354]

Os imunodiagnósticos desenvolvidos ao longo dos anos são um *Western blot*, um exame de aglutinação direta, a imunofluorescência indireta (IFAT) para a detecção de anticorpos e ensaios imunosorbentes, ligados a enzimas (ELISAs) com base em um ou mais antígenos de superfície de *S. neurona* (SnSAGs). O primeiro exame desenvolvido para auxiliar o diagnóstico de EPM foi a análise por *immunoblot* (*Western blot*) em soro e líquido cefalorraquidiano para a geração de informações *antemortem* sobre a exposição a *S. neurona*.[355] O exame utiliza merozoítos cultivados e detecta anticorpos contra proteínas consideradas exclusivas de *S. neurona*. Os anticorpos produzidos contra proteínas compartilhadas com *S. fayeri* ou outros microrganismos encontrados na América do Norte podem ser diferenciados por meio desse exame. A hemorragia cerebral e a contaminação de amostras de líquido cefalorraquidiano com sangue podem causar resultados falso-positivos. Várias técnicas foram descritas para a diferenciação dos resultados falso-positivos de detecção de anticorpos no líquido cefalorraquidiano, inclusive a determinação do quociente de albumina (AQ) e do índice de IgG; no entanto, a sensibilidade desses exames parecia muito baixa e seu uso não é mais recomendado como auxílio ao diagnóstico da EPM.[356] Resultados falso-negativos são raros, mas podem ocorrer. É importante considerar as possíveis causas de respostas falso-negativas para que os cavalos acometidos não sejam erroneamente diagnosticados. Alguns cavalos podem simplesmente não responder às proteínas específicas de *S. neurona* identificadas pelo *immunoblot*. Cavalos que, a princípio, apresentaram resultados positivos tornaram-se negativos após várias semanas de tratamento e, aparentemente, se recuperaram. Um cavalo com doença crônica pode ter um resultado negativo e ainda estar infectado ou apresentar sinais neurológicos. O dano neurológico persistente (cicatricial) pode ser observado em alguns casos, e é responsável pela lesão neurológica permanente na ausência de infecção ativa. Nos casos agudos com resultado inicialmente negativo, o exame deve ser repetido em 2 a 3 semanas. No entanto, o período de incubação parece ser bastante longo para possibilitar a produção de quantidades detectáveis de IgG antes do início dos sinais clínicos na maioria dos casos.

Mais recentemente, ELISAs de SnSAG, exames quantitativos (título final) com base em antígenos de superfície de *S. neurona*, foram avaliados como ferramenta diagnóstica.[354,359,360] Esses antígenos de superfície são bons alvos sorológicos nos ensaios por causa de seu alto nível de expressão no parasita e sua imunogenicidade em cavalos infectados. O ELISA de SnSAG2 e o ELISA de SnSAG4/3 detectam com precisão anticorpos contra *S. neurona* em amostras de soro e líquido cefalorraquidiano equino[361,362] e, embora nenhum dos exames descritos aqui seja considerado padrão ouro,[313] estudos mais recentes sugerem que a razão de título soro:líquido cefalorraquidiano do ELISA de SnSAG2,4/3 deve ser utilizada no diagnóstico *antemortem* de EPM.[359,360] Um estudo com 59 conjuntos de amostras de 57 cavalos comparou os ELISAs de SnSAG à IFAT e demonstrou que o uso de soro, sozinho, era menos exato e que a precisão geral do ELISA de SnSAG2,4/3 era maior, com razão de título de 0,97. A sensibilidade foi de 0,88, e a especificidade, igual a 1. Os resultados da IFAT no líquido cefalorraquidiano e sua razão de título também apresentaram alta precisão, de 0,88, mas sensibilidade menor, de 0,65.[359] Outro estudo confirmou o valor da detecção da produção intratecal de anticorpos e os autores obtiveram sensibilidade e especificidade diagnósticas excelentes com a razão de título soro:líquido cefalorraquidiano de SnSAG2,4/3, com sensibilidade e especificidade de 93,2 e 81,1%, respectivamente, utilizando o valor ≤ 100 como ponto de corte. Com um ponto de corte mais rigoroso, de ≤ 50, a sensibilidade e a especificidade foram de 86,4 e 95,9%, respectivamente.[313] Dois estudos também mostraram que a contaminação modesta do líquido cefalorraquidiano por sangue, de até 10.000 hemácias/ℓ, tem efeito mínimo sobre os resultados de SnSAG2.[353,354]

Há um ELISA de NhSAG1 e uma IFAT para imunodiagnóstico de *Neospora hughesi*. Nenhum desses exames foi totalmente validado no diagnóstico de EPM por causa do número inadequado de amostras de casos da doença associada a esse parasita.[313]

Como já discutido, a maioria dos cavalos com EPM não apresenta sinais constitucionais de doença, como febre, depressão ou anorexia. Alterações no hemograma completo e na bioquímica sérica não são observadas, a menos que os sinais neurológicos sejam graves a ponto de o cavalo cair ou ficar deitado, apresentar disfagia e não poder beber ou comer. Esses animais podem apresentar alterações secundárias à bioquímica sérica.

Uma parte essencial do diagnóstico de EPM é a exclusão de outras doenças, o que requer a avaliação do líquido cefalorraquidiano. Hemorragia intratecal, neoplasia, meningite, neuroborreliose e encefalite verminótica podem ser descartadas na avaliação de casos com suspeita de EPM com base na análise do líquido cefalorraquidiano. Essa análise deve ser considerada uma parte essencial da avaliação diagnóstica completa de cavalos com doença do SNC. A maioria dos cavalos com EPM apresenta resultados normais à citologia do líquido cefalorraquidiano. Os primeiros trabalhos identificaram o aumento ocasional na contagem de hemácias; recentemente, porém, esse achado foi considerado espúrio e decorrente da contaminação por sangue, não reconhecida durante a coleta. Casos graves e fulminantes podem apresentar um leve aumento na quantidade de proteínas totais ou leucócitos, mas essas situações são raras.

Diagnóstico diferencial

Frente à variedade de anomalias clínicas que podem ser observadas em cavalos com EPM, o diagnóstico diferencial inclui praticamente todas as doenças do SNC equino. Os achados da anamnese cuidadosa, do exame físico e da localização neuroanatômica, porém, ajudam a limitar o número de diagnósticos diferenciais e a orientar outros esforços. A exclusão mais comum e provável é a mielopatia vertebral compressiva cervical (CVCM). Ao contrário da EPM, a CVCM geralmente provoca déficits simétricos da marcha, que são piores nos membros posteriores e caracterizados por espasticidade e hipermetria, com boa retenção de força e sem perda de massa muscular.

Doenças infecciosas, como encefalite por VNO, encefalite equina (encefalite equina oriental [EEE]), encefalite equina ocidental [WEE]) e herpes-vírus equino 1 (EHV-1), podem causar distúrbios neurológicos, que se assemelham à EPM. Os cavalos com esses distúrbios costumam apresentar doenças sistêmicas, com febre e alterações no leucograma. Os déficits neurológicos associados à infecção por EHV-1 são bastante característicos, pois a disúria é um componente comum e frequentemente não observado em cavalos com EPM. Os resultados da citologia do líquido cefalorraquidiano são anormais na maioria dos casos (p. ex., VNO, EEE, EHV-1), diferentemente da EPM, e há diversos exames diagnósticos específicos para cada uma dessas doenças, como ELISA de captura de IgM para VNO e PCR para EHV-1.

A polineurite equina e a ENAD/EDM também podem ser confundidas com a EPM e causar sinais de doença multifocal, ataxia e atrofia muscular. Doenças menos comuns, como encefalite verminótica, meningite bacteriana ou abscesso do SNC, podem ser observadas, mas em geral são acompanhadas de alterações no leucograma e no líquido cefalorraquidiano que as distinguem da EPM.

Tratamento

A pedra angular do tratamento para cavalos com EPM é a medicação antiprotozoária. A Food and Drug Administration (FDA) dos EUA aprovou vários compostos para o tratamento da EPM. Os primeiros compostos utilizados para o tratamento da EPM foram as sulfonamidas combinadas à pirimetamina para obtenção de efeito sinérgico. Estudos de eficácia clínica foram realizados com sulfadiazina (20 mg/kg) e pirimetamina (1 mg/kg) VO 1 vez/dia, comercializados e aprovados pela FDA como Re-Balance® (PRN Pharmacal). O uso dessa dose em casos bem caracterizados de EPM é associado a uma taxa geral de sucesso (p. ex., melhora em um grau clínico) de 60 a 70%.[313,363] A duração do tratamento variou entre 90 e 270 dias, e suas complicações foram anemia (22%), leucopenia (19%) e neutropenia (5%).[363] Esses sinais geralmente são autolimitantes e desaparecem com a interrupção do tratamento. Alguns autores recomendam a suplementação com ácido fólico para limitar o grau de anemia; no entanto, não há suporte para essa prática e a pesquisa demonstrou aumento da intoxicação com a suplementação com ácido fólico. Sua realização, portanto, é desencorajada. O uso de sulfadiazina em animais reprodutores é controverso, embora um estudo não tenha observado efeitos sobre as taxas de prenhes ou morte embrionária precoce.

O primeiro medicamento aprovado pela FDA para o tratamento da EPM foi o ponazurila (Marquis, Bayer Animal Health), administrado como uma pasta oral. O ponazurila é um membro dos compostos de benzenocetonitrilo, que demonstraram atividade anticoccidiana de amplo espectro em muitas espécies de aves e mamíferos. Esses fármacos estão relacionados ao herbicida atrazina e acredita-se que tenham como alvo os apicoplastos, um tipo de organela, do parasita. O ponazurila é bem absorvido VO e, em 3 dias, alcança concentração terapêutica no estado estacionário no líquido cefalorraquidiano de cavalos tratados com 5 mg/kg de peso corpóreo.[364] Um estudo de eficácia em campo de 101 cavalos com EPM bem caracterizada e submetidos ao tratamento com ponazurila obteve sucesso, definido como melhora de pelo menos um grau neurológico, em 60% dos casos. A taxa de recidiva em 90 dias foi de 8% após o término do tratamento.[365] De modo geral, os animais responderam em 10 dias e muitas vezes continuaram a melhorar, mesmo após o término do tratamento aos 28 dias.

O diclazurila é quimicamente semelhante ao ponazurila e é um membro dos compostos de benzenocetonitrilo. O diclazurila é aprovado pela FDA como Protazil, *pellets* orais antiprotozoários administrados sobre o alimento. Em um estudo, o tratamento com diclazurila por 28 dias provocou melhora em 58% dos equinos com EPM.[363] Como o ponazurila e o diclazurila são altamente seletivos contra os parasitas Apicomplexa, doses terapêuticas são associadas a intoxicações em um número ínfimo de casos.

Independentemente do medicamento utilizado, a duração do tratamento e o momento de sua interrupção devem ser considerados em todos os casos de EPM. A duração do tratamento depende da resposta ao antiprotozoário e, embora os produtos aprovados pela FDA recomendem em bula a administração por 28 dias, a maioria dos cavalos com EPM é tratada por um período maior, em geral de 6 a 8 semanas ou mais, se a melhora clínica ainda for aparente.[313] A tentativa de manter o tratamento até que o cavalo seja negativo nos exames de imunodiagnóstico não é mais recomendada.[313] Outros tratamentos investigados ou usados no passado foram revistos em outras publicações.[315,366]

A administração de AINEs, corticosteroides e DMSO é justificada em certas condições, por exemplo, para evitar a piora dos sinais neurológicos durante o início do tratamento antiprotozoário ou em cavalos com risco de queda ou sinais de doença cerebral. Do mesmo modo, a vitamina E às vezes é usada; no entanto, algumas informações sugerem que pode não ser eficaz se o animal não tiver deficiência de vitamina E.[305] Além disso, alguns profissionais incluem imunomoduladores no tratamento dessa doença por acreditarem que cavalos com EPM podem estar imunocomprometidos, mas não existem estudos para avaliar a eficácia dessa prática.[313]

Recidivas são preocupantes e sua ocorrência provavelmente depende de uma série de fatores, inclusive do fármaco e da dose usada e da duração do tratamento. A administração prolongada pode reduzir as recidivas.[363] A taxa de recidiva em cavalos tratados por 28 dias com ponazurila foi de 8% aos 90 dias após a interrupção da terapia.[365] As taxas de recidiva de outros medicamentos não são relatadas. A recidiva implica que o cavalo respondeu bem ao tratamento medicamentoso inicial; portanto, esse animal pode receber o mesmo fármaco, mas por um período maior.

Não há estudos que determinem a eficácia dos medicamentos antiprotozoários atualmente aprovados contra *N. hughesi*. O ponazurila demonstrou eficácia *in vitro* contra *N. caninum*.[367,368] O ponazurila (5 mg/kg de peso corpóreo, 1 vez/dia durante 28 dias) foi utilizado em três cavalos com EPM por *N. hughesi*. Todos os três cavalos apresentaram melhora clínica e, em um, a resolução da doença foi completa.[369]

O prognóstico de cavalos diagnosticados com EPM parece ser semelhante, independentemente do tratamento utilizado, porque a maioria dos relatos sugere uma taxa aproximada de melhora de 60 a 75% com a terapia padrão.

Prevenção

A ampla distribuição do parasita e a variedade de hospedeiros intermediários dificultam o controle da EPM. Havia uma vacina, mas foi retirada do mercado por não demonstrar eficácia. A diminuição do estresse e a prevenção da contaminação de alimentos e água com fezes de didelfídeos são essenciais para evitar a EPM. Os didelfídeos podem produzir milhões de esporocistos, que são excretados nas fezes por meses. Os esporocistos são resistentes às influências ambientais e os desinfetantes mais usados não matam os esporocistos de *S. neurona*.[315] Abordagens práticas, inclusive a não alimentação em solo, o fornecimento de água fresca e a prevenção de acesso da fauna silvestre a pastos, *paddocks* e baias, também podem ajudar a reduzir a incidência de infecções por protozoários em cavalos.[313]

O monitoramento rigoroso de faixas etárias de alto risco, como cavalos jovens e idosos, em busca de evidências de doenças neurológicas, pode ajudar a detecção precoce da EPM. A presença de sinais clínicos de doenças neurológicas nos meses mais quentes deve aumentar o índice de suspeita de EPM. Como muitas competições importantes de cavalos ocorrem no outono, o monitoramento de cavalos antes do transporte e da competição pode ser útil. É importante monitorar bem as éguas perto de parir e cavalos que desenvolvem doença ou lesão grave, pois isso pode ajudar o diagnóstico precoce de EPM.

O uso intermitente de coccidiostáticos e coccidiocidas é outra abordagem para a prevenção de EPM. Dois estudos que avaliaram o uso profilático de ponazurila mostraram que o tratamento diário ou intermitente minimizou, mas não eliminou a doença em cavalos submetidos à infecção experimental com *S. neurona*.[370,371] Recentemente, a administração diária de doses baixas de diclazurila na forma de *pellets* com o alimento em potros saudáveis de uma propriedade com alta taxa de exposição a *S. neurona* reduziu significativamente a soroprevalência mensal ao parasita em comparação a potros não tratados.[372,373] Essa estratégia preventiva pode vir a ser usada em equinos de alto risco, na tentativa de reduzir a incidência de EPM, embora futuros estudos longitudinais sejam necessários antes do estabelecimento de um protocolo padrão.[313]

MIELOENCEFALOPATIA EQUINA POR HERPES-VÍRUS 1

O EHV-1 é um patógeno economicamente importante em cavalos e é responsável principalmente por induzir surtos de aborto ou abortos esporádicos em éguas prenhes, morte neonatal precoce e doenças respiratórias em cavalos jovens.[374-381] A mieloencefalopatia é uma manifestação incomum do EHV-1, mas pode causar perdas devastadoras durante surtos em fazendas, hipódromos, hospitais veterinários ou estábulos.[382-384] Embora o EHV-4 raramente cause manifestações clínicas da doença em outros órgãos que não o trato respiratório, foi associado a casos isolados de mieloencefalopatia e abortos esporádicos.[374-376,385,386] Os sinais clínicos de doença neurológica refletem a mieloencefalopatia multifocal difusa após vasculite, hemorragia, trombose e lesão neuronal isquêmica. Início súbito e estabilização precoce de sinais, inclusive ataxia, paresia e incontinência urinária, acometimento de vários cavalos do local, e histórico recente de febre, aborto ou doença respiratória viral no cavalo afetado ou nos plantéis acometidos são características típicas, mas há uma variação considerável entre os achados epidemiológicos e clínicos de cada surto.[387] A prevenção é difícil porque muitos cavalos apresentam infecção latente por EHV-1, propiciando a circulação silenciosa do vírus nas populações equinas. Além disso, as vacinas atuais não conferem proteção contra manifestações neurológicas da infecção.[381,388] A distribuição das lesões que podem ser decorrentes da infecção pelo EHV-1 neurotrópico faz com que muitas doenças precisem ser consideradas na lista de diagnósticos diferenciais, como EPM, instabilidade vertebral cervical, mielopatia estenótica cervical, trauma vertebral ou do SNC, polineurite equina, embolia fibrocartilaginosa, migração aberrante de parasitas, mielopatia degenerativa, encefalite por togavírus, raiva, botulismo, intoxicações e outros distúrbios.

Achados virológicos

Dos cinco herpes-vírus distintos conhecidos por infectar cavalos, três são α-herpes-vírus típicos, com genoma de DNA de cadeia dupla, e designados EHV-1 (vírus de aborto equino, anteriormente conhecido como *EHV-1, subtipo 1*), EHV-4 (vírus da rinopneumonia equina, anteriormente conhecido como *EHV-1, subtipo 2*) e EHV-3 (vírus do exantema do coito equino) e dois são γ-herpes-vírus, designados EHV-2 (antes chamado de *citomegalovírus equino*) e EHV-5 (que foi recentemente associado à doença pulmonar intersticial).[375,376,389-391] Além disso, três α-herpes-vírus asininos (AHV1, AHV2 e AHV3) foram isolados de burros. Destes, o AHV3 demonstrou, por muitos critérios, ser intimamente relacionado ao EHV-1. De fato, o EHV-1 e o AHV3 são mais similares entre si do que ao EHV-4.[375,391-393] A análise filogenética e as evidências epidemiológicas sugerem que o EHV-1 foi recentemente derivado do AHV3 e que os burros podem ser hospedeiros alternativos para o EHV-1, atuando como reservatórios para infecção de cavalos.[389,391]

EHV-1 e EHV-4 são distinguíveis de EHV-2, EHV3 e EHV-5 por suas propriedades biológicas e em exames de neutralização viral (e diferenciados entre si por *fingerprinting* de DNA com endonucleases de restrição, sequências de DNA e vários exames imunológicos com base em análises com anticorpos monoclonais para cada vírus).[374-376,389,390,394] O EHV-1 e o EHV-4 produzem corpos eosinofílicos de inclusão intranuclear em células infectadas *in vivo* e *in vitro*. Várias linhagens de EHV-4 e EHV-1 foram identificadas, embora a importância epidemiológica, imunológica e patogênica desse achado não seja conhecida. É provável que os subtipos 1-p e 1-b do EHV-1 possam induzir doença neurológica. Além das diferenças no endoteliotropismo, o *fingerprinting* genético e antigênico e os experimentos em camundongos neonatos não produziram marcadores claros para a diferenciação das linhagens de EHV-1 que induzem doença neurológica ou aborto (ou ambos).[389,395-399] No entanto, a recente análise de isolados de EHV-1 em surtos de doenças neurológicas e não neurológicas revelou uma mutação pontual no gene da DNA polimerase, que foi fortemente associada à doença neuropatogênica.[400,401] Um modelo em hamsters demonstrou algum potencial de discriminação entre as linhagens de EHV-1 abortigênicas e neuropatogênicas.[402]

Epidemiologia e imunidade

O EHV-1 e o EHV-4 são enzoóticos na maioria das populações equinas e a maioria dos cavalos apresenta evidências sorológicas de exposição a esses vírus. Muitos cavalos são infectados pelo trato respiratório por EHV-1 ou EHV-4 (ou ambos) durante o primeiro ano de vida. Após um período de incubação de 2 a 10 dias, há o desenvolvimento de sinais clínicos de doença respiratória de gravidade variável; nos casos não complicados, esses sinais desaparecem em 1 a 2 semanas.[374-376] A resolução dos sinais clínicos coincide com o desenvolvimento de anticorpos neutralizantes específicos para o vírus, direcionados principalmente contra glicoproteínas virais de superfície. É provável que o desenvolvimento de respostas mediadas por células seja essencial para a recuperação.[403] A resistência à reinfecção com vírus homólogo pode ser demonstrada após a recuperação, mas em geral persiste por apenas 3 a 4 meses. As infecções subsequentes normalmente induzem sinais clínicos mais brandos ou infecção subclínica, embora haja eliminação do vírus pela nasofaringe.[374,375] A resposta imune tende a não ser bem-sucedida na eliminação da infecção por herpes-vírus e a maioria dos cavalos clinicamente recuperados continua infectada de maneira latente (assintomática) por EHV-1 ou EHV-4 (ou ambos) por toda a vida.[374,375,404,405] O EHV-1 evade o sistema imune do hospedeiro, em parte por meio da regulação negativa da expressão do complexo principal de histocompatibilidade de classe I na superfície da célula. Esse processo pode ser um pré-requisito para o estabelecimento da latência.[406]

A reativação da infecção latente é importante na epidemiologia do EHV-1 e EHV-4 e explica por que essas doenças podem ocorrer em populações fechadas, sem a introdução de novos cavalos.[374,375,405,407] Sinais de infecção por EHV-1 podem ser observados em cavalos submetidos a estresse por reativação da infecção; alternativamente, os animais podem continuar assintomáticos, mas eliminar o vírus nas secreções nasais e infectar outros cavalos. A infecção natural por EHV-1 se dá por inalação ou ingestão do vírus em aerossol ou por contato direto com o patógeno eliminado em produtos do aborto ou nas secreções nasais e oculares e saliva de cavalos com doença clínica evidente, infecção subclínica ou carreadores.[374,375,394] O EHV-1 foi detectado nas fezes de potros submetidos à infecção experimental que desenvolveram diarreia, sugerindo a possibilidade de disseminação fecal.[408] O vírus pode ser eliminado por cavalos com a doença clínica ou infecção não aparente por 3 semanas ou mais e o EHV-1 pode permanecer infeccioso no ambiente por até 14 dias e no pelame do cavalo por 35 a 42 dias.[375,409,410]

A primeira associação definitiva entre EHV-1 e mieloencefalopatia foi feita em 1966, na Noruega, com o isolamento do vírus do cérebro e da medula espinal de um cavalo com sinais de disfunção neurológica grave.[411] A forma mieloencefalopática da infecção por EHV-1 é hoje considerada disseminada por todo o mundo e foi identificada na Dinamarca, Holanda, Alemanha, Suécia, Áustria, Grã-Bretanha, Irlanda, Austrália, Índia, EUA e Canadá.[382,383,387,398,412,413] Em vista da onipresente ocorrência de infecção por EHV-1 em populações equinas, surtos de mieloencefalopatia por EHV-1 são raros. Em muitos casos, os casos de infecção neurológica pelo EHV-1 são associados a surtos de aborto ou doença respiratória, embora alguns surtos ocorram na ausência de outras manifestações da infecção pelo EHV-1 e sem a introdução de novos cavalos no plantel.[394,407,414,415]

A forma mieloencefalopática da infecção pelo EHV-1 pode ocorrer como casos esporádicos ou, com mais frequência, como surtos com acometimento de vários indivíduos ao longo de várias semanas em um ou mais pontos de uma região geográfica limitada. Ondas secundárias ou terciárias de doenças clínicas podem ocorrer à medida que cavalos ainda não expostos são infectados por uma fonte comum em um curto período.[383,394,416,417] Houve um aumento no relato de ocorrências de mieloencefalopatia por EHV-1[418] em populações equinas dos EUA.

A maioria desses surtos foi associada a uma linhagem mutante do herpes-vírus, que parece se replicar rapidamente, levando a um nível muito alto de viremia e aparente aumento da incidência de manifestações neurológicas dessa doença.[400,401,419] Taxas de morbidade de menos de 1 a quase 90% dos indivíduos expostos e taxas de mortalidade entre 0,5 e 40% dos cavalos contactantes foram relatadas. A infecção neurológica por EHV-1 pode ocorrer em qualquer época do ano, mas a incidência é maior no final do inverno, na primavera e no início do verão, talvez refletindo a ocorrência sazonal de infecções abortigênicas por EHV-1 durante os mesmos meses.[219]

A forma neurológica da infecção pelo EHV-1 foi observada em éguas prenhes, éguas estéreis, castrações, garanhões e potros, embora em geral os potros não apresentem manifestações neurológicas durante surtos de doença neurológica grave em cavalos adultos.[382,416] A doença também parece afetar raças de pôneis. Éguas gestantes e éguas lactantes parecem mais suscetíveis ao desenvolvimento de manifestações neurológicas da infecção por EHV-1 e o estágio da prenhez pode ser importante no resultado da infecção.[377,382,416,420,421] Éguas infectadas durante os dois primeiros trimestres de gestação parecem ter maior probabilidade de desenvolver sinais neurológicos sem aborto, enquanto éguas infectadas durante o último trimestre têm maior probabilidade de abortar sem apresentar sinais neurológicos.[377,394,420,423]

Todas as raças de cavalos são suscetíveis à forma neurológica da infecção pelo EHV-1 e outros equídeos também podem ser acometidos. O EHV-1 foi a causa suspeita de mieloencefalopatia em uma zebra uma semana depois que um Onagro Persa (*Equus hemionus onager*) contactante abortou um feto infectado pelo vírus.[424] Os autores não têm conhecimento de relatos de EHV-1 neurológico em burros e mulas, embora esses animais tenham apresentado soroconversão, indicando a infecção pelo EHV-1 durante o contato com cavalos acometidos em surtos.[425-427] Na verdade, acreditava-se que os burros e mulas que retornavam de exposições eram responsáveis pela disseminação do EHV-1 e pela propagação de múltiplos surtos de infecção neurológica pelo vírus no sul da Califórnia em 1984 (e vários anos subsequentes), sugerindo a possível participação de uma variante do EHV-1 adaptada a burros com maior neuropatogenicidade em cavalos.[427]

Uma vacina viva modificada de EHV-1, com origem em linhagem celular de macacos, foi associada à doença neurológica em 486 de 60.000 receptores, levando sua retirada do mercado americano em 1977.[406] Não há relatos de mieloencefalopatia por EHV-1 associada ao uso da vacina viva modificada, hoje aprovada para uso em cavalos nos EUA.

Patogenicidade e patogênese

A infecção natural pelo EHV-1 ocorre por inalação ou ingestão; a seguir, o vírus se liga às células do epitélio nasofaríngeo e dos tecidos linforreticulares associados, onde se replica rapidamente, causando necrose, exsudação e infiltração de células fagocíticas. Os tecidos brônquicos e pulmonares também são infectados, principalmente em potros, predispondo-os ao desenvolvimento de pneumonia bacteriana secundária.[374,375,394,403,428] A migração de fagócitos infectados pelo vírus para a circulação provoca viremia associada a células mononucleares (sobretudo linfócitos T) da camada leucoplaquetária.[374,375,394,429] Imunologicamente, a localização intracelular privilegiada do vírus parece protegê-lo da inativação por anticorpos circulantes e possibilita a disseminação para outros tecidos, inclusive o SNC, mesmo na presença de altos níveis dessas moléculas.[430] O EHV-1 é capaz de se disseminar diretamente de uma célula infectada para células contíguas sem a fase extracelular.[394] O endotélio vascular é o primeiro local de infecção no SNC e parece ser o sítio de predileção para a replicação do EHV-1 após a transferência do vírus dos leucócitos da circulação.[377,431,432] A viremia, que pode ser prolongada, pode ocorrer durante infecções primárias e sucessivas com o EHV-1, mesmo na ausência de sinais clínicos aparentes; portanto, todas as infecções por EHV-1 representam uma ameaça de indução de doença neurológica ou aborto.[374,382]

O início agudo dos sinais clínicos da mieloencefalopatia por EHV-1 parece ser decorrente de vasculite e trombose de arteríolas no cérebro e principalmente na medula espinal. Isso causa comprometimento funcional do fluxo sanguíneo e da troca metabólica e, em casos graves, degeneração hipóxica e necrose (malácia), com hemorragia dos tecidos neurais adjacentes da substância branca e, em menor grau, da substância cinzenta. Essa patogênese proposta, com base principalmente na interpretação da vasculite proeminente observada à histopatologia de cavalos infectados e na falta de evidências definitivas de multiplicação viral nos tecidos neurais, contrasta muito com a patogênese bem estabelecida da encefalite causada por herpes-vírus em outras espécies.[389] A propensão de certos isolados de EHV-1 à indução de mieloencefalopatia não parece refletir o neurotropismo específico, mas sim um endoteliotropismo significativo. O achado de coriorretinopatia e lesões nervosas em pôneis livres de patógenos específicos submetidos à infecção experimental, porém, sugere que pelo menos algumas linhagens de EHV-1 podem exibir neurotropismo.[433] Além disso, fortes evidências indicam que, além dos linfócitos T circulantes, das células epiteliais do trato respiratório e dos tecidos linfoides que drenam o trato respiratório, os gânglios trigêmeos são locais importantes de estabelecimento e manutenção do estado de latência ao longo da vida, que é observado na maioria dos cavalos, se não em todos, após a infecção primária por EHV-1 e EHV-4.[388,433-435] Um papel importante na promoção da reativação de EHV-1 e EHV-4 desses locais foi proposto para o onipresente EHV-2 em cavalos com infecção latente.[404]

Não há nenhuma explicação satisfatória de por que alguns surtos de infecção por EHV-1 são associados a uma alta incidência de doença neurológica, enquanto outros não, ou por que cavalos diferentes apresentam manifestações clínicas distintas durante os surtos.[382,383,417,436] Uma linhagem genética do EHV-1 com uma mutação adenina-guanina na fase de leitura aberta (*open reading frame*) 30, com consequente mutação na DNA polimerase, está associada à agressividade de replicação e a um maior potencial de desenvolvimento de doença neurológica.[419] A natureza e a extensão das lesões decorrentes da infecção por EHV-1 parecem ser influenciadas pela idade, sexo, *status* reprodutivo (inclusive estágio da gestação) e *status* imunológico do animal; a magnitude do desafio; variações de linhagens; e, talvez, a via de infecção.[382,436,437] Em um surto cuidadosamente monitorado de infecção por EHV-1 em uma propriedade na Inglaterra, menos de 17% dos cavalos infectados desenvolveram manifestações neurológicas, embora a infecção tenha sido confirmada em quase 60% dos animais da propriedade.[382] A infecção de células endoteliais e o acometimento perivascular do SNC pareciam ser pelo menos tão pronunciados em potros que morreram durante esse surto sem apresentar sinais neurológicos, como em éguas com paresia profunda e lesões graves no SNC; no entanto, as lesões no parênquima nervoso foram mínimas em potros.[382,436] Um achado notável durante esse surto foi que éguas e garanhões com sinais neurológicos apresentavam respostas anticórpicas consideráveis, mas não a maioria dos potros, apesar do período prolongado de viremia.[382]

Muitas das infecções por EHV-1 que causam sinais neurológicos provavelmente representam a reinfecção, e não uma nova infecção.[412,438,439] A infecção ocorre em cavalos com títulos séricos preexistentes significativos de anticorpos contra EHV-1. Em geral, os cavalos acometidos apresentam altos títulos de anticorpos no início dos sinais neurológicos e aqueles com sinais clínicos mais graves são os que mostram o aumento mais rápido no título de anticorpos após a infecção.[77,382,421] Além disso, as lesões vasculares características nos tecidos nervosos dos cavalos acometidos são típicas das reações de hipersensibilidade do tipo III (Arthus) e há imunocomplexos circulantes no início dos sinais neurológicos, sugerindo que podem ser decorrentes de uma vasculite por imunocomplexos. A avaliação dos fatores de risco durante surtos de infecção neurológica por EHV-1 no sul da Califórnia em 1984 revelou que os cavalos vacinados com vacina inativada ou viva modificada de EHV-1 no ano anterior eram significativamente (9 a 14 vezes) mais propensos ao desenvolvimento de manifestações neurológicas do que os cavalos não vacinados.[427]

A descoberta de anticorpos circulantes contra a proteína mielina P2 no soro de cavalos que morreram com mieloencefalopatia por EHV-1 (mas não em animais que se recuperaram) sugeriu a participação de um mecanismo imunomediado alternativo na patogênese do EHV-1 neurológico.[440] A presença desse anticorpo, no entanto, pode representar uma resposta ao extravasamento da proteína após lesões induzidas por outro mecanismo.

Apesar das observações anteriores, a evidência de uma patogênese imunomediada para a mieloencefalopatia por EHV-1 não é conclusiva. Em infecções experimentais por EHV-1, em que o aparecimento de sinais neurológicos 8 a 9 dias após a infecção foi correlacionado a um pico no nível de imunocomplexos circulantes, não havia vasculite em vasos cujas células endoteliais não apresentavam replicação viral ou em órgãos, como os rins, em que a retenção desses imunocomplexos circulantes é esperada.[431] A descoberta de números muito baixos de plaquetas vários dias antes do início dos sinais clínicos, provavelmente decorrente do consumo em trombos após a lesão endotelial, sugere que as alterações neuropatológicas começam antes do pico de imunocomplexos na circulação e que a ação dessas moléculas pode ser secundária e localizada. A impossibilidade de isolamento do vírus do SNC pode ser atribuída a altos níveis de anticorpos circulantes e ao endoteliotropismo do patógeno.[431]

Sinais clínicos

Os sinais neurológicos surgem 6 a 10 dias após a infecção natural ou experimental pela via intranasal. O aparecimento de sinais neurológicos pode ser acompanhado ou precedido de sinais de doença respiratória superior, febre, inapetência ou edema dos membros posteriores nas 2 semanas anteriores, embora muitos casos não apresentem nenhum sinal antecedente, a menos que a temperatura retal seja monitorada de modo rotineiro. Entretanto, com frequência há histórico de casos atuais ou recentes de infecção do trato respiratório, febre, inapetência, edema distal dos membros, aborto, morte neonatal, diarreia em potros ou doença neurológica no plantel. Além disso, a observação de sinais diferentes de infecção por EHV-1 em grupos distintos de cavalos de uma determinada propriedade não é incomum.[382]

Os cavalos acometidos ocasionalmente apresentam febre no início da doença neurológica, embora a maioria seja normotérmica e alguns sejam hipotérmicos. Os sinais neurológicos têm início agudo ou peragudo e, a seguir, tendem a se estabilizar rapidamente e não progridem após os primeiros 1 ou 2 dias.[219,412,416,420,441] Os sinais clínicos variam conforme a localização e a gravidade das lesões, mas, na maioria dos animais, refletem acometimento predominante da substância branca da coluna vertebral.[219] Ataxia e paresia dos membros são os sinais mais comuns, e hipotonia de cauda e ânus, elevação da cauda e incontinência urinária são achados frequentes, mas não invariáveis. Os sinais clínicos têm simetria bilateral ou assimetria branda, embora haja relato de hemiparesia ou de início repentino de claudicação unilateral de membros posteriores ou membros anteriores, com progressão para ataxia e paresia unilateral ou mais generalizada e decúbito.[219,442-445] Lesões em nervos periféricos e medula espinal foram observadas em alguns desses casos.[442] O acometimento dos membros posteriores é geralmente mais grave e precoce em comparação aos membros anteriores. Nos casos brandos, ataxia transitória e rigidez dos membros posteriores ou gotejamento de urina por transbordamento da bexiga atônica distendida podem ser os únicos sinais observados.[219,420] Esses casos podem ser acompanhados de déficits proprioceptivos conscientes, como relutância de movimentação, postura desajeitada, arraste dos pés, tropeços, rotação e circundução de um ou mais membros ao andar em círculos e espasticidade.[44,52,85] Em geral, esses sinais são sutis e podem passar despercebidos. Cavalos com doença mais grave apresentam fraqueza profunda dos membros e oscilação dos membros posteriores e alguns têm paralisia completa dos membros acometidos, que se manifesta como paraplegia e postura sentada como cão, decúbito completo ou tetraplegia.[219,382,394]

A distensão da bexiga urinária é comum e pode causar sinais de cólicas ou gotejamento de urina, o que provoca escaldamento do períneo, dos membros e de outras áreas.[426] A cistite é uma complicação frequente, principalmente em caso de necessidade de cateterismo repetido para aliviar a distensão vesical.[441] Os garanhões e machos castrados afetados podem desenvolver flacidez e parafimose peniana ou ereções repetidas, enquanto as éguas podem apresentar flacidez vulvar. Além disso, os garanhões podem apresentar redução da libido e aumento de volume dos testículos.[382,436] O edema escrotal pode acompanhar o edema dos membros posteriores no início dos sinais neurológicos em alguns casos.[382,416,420,423,436] Déficits sensoriais são incomuns, mas hipoalgia ou analgesia perineal e analgesia da metade caudal do corpo foram observadas em um animal.[219,412,420,446] Consistente com o acometimento predominante da substância branca da medula espinal, os reflexos flexores são normais e os reflexos perineais estão preservados. Em cavalos em decúbito, os reflexos tendíneos podem ser testados e estão exacerbados. A atrofia é rara, mesmo nos estágios mais avançados da doença.[219] Os cavalos acometidos geralmente continuam alerta e têm bom apetite, mesmo quando em decúbito, embora alguns apresentem depressão e inapetência brandas.[416,447] A depressão grave, quando ocorre, tende a ser causada por complicações secundárias, e não pelo acometimento cerebral.[447] Sinais inequívocos de doença cerebral são raros, embora o infarto do tronco cerebral possa deprimir as respostas sensoriais, alterar o comportamento e causar danos em nervos cranianos, o que provoca sinais vestibulares e paresia lingual, mandibular e faríngea, que podem se manifestar como disfagia.[422,445,447-449] Estrabismo, nistagmo, andar em círculos e inclinação da cabeça foram ocasionalmente observados.[219,387,422,446]

A progressão dos sinais clínicos é variável. Os casos brandos tendem a se estabilizar com rapidez, em horas a alguns dias, conforme o desaparecimento do edema e da hemorragia; de modo geral, os animais se recuperam por completo em dias a várias semanas.[382,383,412,416,417] O decúbito costuma ocorrer durante as primeiras 24 horas e alguns cavalos sofrem paralisia motora grave a ponto de não conseguirem levantar a cabeça.[442] Nos casos graves, os sinais podem progredir nos primeiros dias e os animais morrem em coma ou convulsão ou são eutanasiados em decorrência de complicações secundárias.[382]

Resultados de exames laboratoriais

A análise do líquido cefalorraquidiano geralmente revela xantocromia, aumento da concentração de proteínas (100 a 500 mg/dℓ) e aumento de AQ (razão da concentração de albumina no líquido cefalorraquidiano e no soro), refletindo a vasculite e o extravasamento de proteínas no líquido cefalorraquidiano. A contagem de leucócitos no líquido cefalorraquidiano é normal (0 a 5 células/μℓ) ou ocasionalmente maior. Anomalias no líquido cefalorraquidiano não são observadas no início dos sinais clínicos em alguns cavalos e desaparecem rapidamente; assim, os resultados da análise podem ser normais 2 semanas após o início dos sinais clínicos.[219,377,441]

A presença de anticorpos para o EHV-1 no líquido cefalorraquidiano de equinos acometidos sugere fortemente um diagnóstico de mieloencefalopatia por EHV-1, embora esses anticorpos não sejam observados em muitos casos.[219,377,387,422,450] A concentração de albumina, a concentração de IgG e o título de anticorpos contra EHV-1 no soro e líquido cefalorraquidiano devem ser considerados ao interpretar títulos positivos de anticorpos no líquido cefalorraquidiano.[451] Como o AQ geralmente é elevado em equinos afetados e o índice de IgG é normal, a presença de anticorpos contra EHV-1 no líquido cefalorraquidiano reflete o extravasamento de proteína pela barreira hematencefálica danificada após a vasculite, e não a produção intratecal de imunoglobulinas. Portanto, há maior probabilidade de presença de anticorpos no líquido cefalorraquidiano em cavalos com títulos séricos também altos.[219,377,440,450,451] A contaminação sanguínea durante a coleta de líquido cefalorraquidiano e outras doenças que aumentam a permeabilidade da barreira hematencefálica ou causam sangramento no espaço subaracnoide podem provocar a falsa elevação dos títulos de anticorpos no líquido cefalorraquidiano, caso os títulos séricos também sejam altos. O isolamento de EHV-1 do líquido cefalorraquidiano dos cavalos acometidos confirmaria um diagnóstico, mas raramente é bem-sucedido.[219,426]

O isolamento do vírus e a identificação do EHV-1 de amostras de *swabs* nasofaríngeos ou da camada leucoplaquetária são bastante indicativos do diagnóstico de mieloencefalopatia por EHV-1 em um cavalo com sinais clínicos compatíveis. Essas confirmações devem ser tentadas por meio do envio de *swabs* nasofaríngeos em meio de transporte viral e uma amostra de sangue não coagulada (com citrato ou heparina). O diagnóstico pode ser obtido com maior rapidez com a reação em cadeia de polimerase (PCR) em tempo real para a identificação do DNA do EHV em amostras de *swabs* nasofaríngeos ou da camada leucoplaquetária. A probabilidade de isolamento do EHV-1 durante surtos de doenças neurológicas aumenta com o monitoramento de cavalos contactantes e a coleta de amostras de *swabs* nasais e da camada leucoplaquetária durante a fase febril prodrômica, antes do desenvolvimento dos sinais neurológicos.[416] Mesmo assim, a interpretação dos resultados positivos pode ser confusa, já que EHV-1 e EHV-4 foram isolados do trato respiratório de equinos normais.[409] A aplicação de novos métodos de diagnóstico, como PCR, hibridização *in situ*, ELISA de captura de antígeno e *dot immunobinding*, em *swabs* ou raspados nasais, amostras da camada leucoplaquetária ou amostras patológicas, melhorou muito a velocidade e a especificidade do diagnóstico da infecção por EHV-1.[452-460] Muitos protocolos de PCR convencionais direcionados a genes específicos de EHV-1 foram publicados nos últimos anos para a detecção molecular do vírus em *swabs* nasofaríngeos ou em amostras da camada leucoplaquetária.[405,455-459] Apesar do progresso considerável no desenvolvimento de protocolos de PCR para uso clínico, o controle de qualidade das técnicas de amplificação de ácidos nucleicos ainda é um desafio contínuo por causa da ausência de padronização entre os laboratórios.[461] Além disso, a maioria dos ensaios de PCR direcionados ao DNA genômico do EHV-1 não consegue diferenciar uma infecção lítica de uma latente. Novas tecnologias, como a PCR em tempo real, que possibilita a quantificação do DNA viral e a detecção da expressão gênica, provavelmente serão mais proeminentes com o maior refinamento futuro das abordagens de diagnóstico molecular da infecção por EHV-1.

Os exames sorológicos que demonstram um aumento de quatro vezes ou mais no título de anticorpos séricos em exames de neutralização sérica ou de fixação de complemento em amostras de casos agudos e convalescentes, coletadas com 7 a 21 dias de intervalo, fornecem evidências presuntivas de infecção. Muitos cavalos com mieloencefalopatia por EHV-1, no entanto, não apresentam um aumento de quatro vezes no título sérico de neutralização e alguns, na verdade, mostram um declínio.[426] Isso pode ser explicado pela descoberta de que o aumento dos títulos de anticorpos é rápido, em 6 a 10 dias de infecção; assim, o pico já pode ter passado quando começarem os sinais neurológicos. Embora a sorologia tenha limitações na confirmação de um diagnóstico de mieloencefalopatia por EHV-1 em um animal, recomenda-se o exame de amostras de soro pareadas de cavalos contactantes, porque uma proporção significativa desses indivíduos, tanto acometidos ou não, apresenta soroconversão, gerando evidências indiretas de que EHV-1 é o agente etiológico. A interpretação dos resultados dos exames sorológicos é complicada pelo fato de os exames de neutralização sérica, fixação de complemento e ELISA em uso na maioria dos laboratórios de diagnóstico não distinguirem entre anticorpos para EHV-1 e EHV-4 em decorrência de reatividade cruzada entre esses vírus. Um exame ELISA específico com base na porção C-terminal da glicoproteína G de ambos os vírus foi desenvolvido e deve ser valioso na investigação e no manejo de surtos futuros.[462-464]

Diagnóstico

A distribuição multifocal das lesões faz com que o quadro clínico seja variável, o que requer a inclusão de várias doenças no diagnóstico diferencial, como EPM, mielopatia estenótica cervical e instabilidade vertebral cervical (síndrome de *wobbler*), fratura vertebral cervical ou outro traumatismo no SNC, neurite da cauda equina, infarto fibrocartilaginoso, migração aberrante de parasitas, mielopatia degenerativa, outras encefalites virais (flavivírus e alfavírus), raiva, botulismo, abscesso no SNC e diversas intoxicações por substâncias vegetais e químicas.[219,387] O início súbito e a estabilização precoce dos sinais neurológicos, inclusive ataxia, paresia e incontinência urinária; o acometimento de vários cavalos nas propriedades; e o histórico recente de febre (o sinal clínico mais comum antes do início da ataxia), aborto ou doença respiratória viral no cavalo ou contactantes afetados são suficientes para fazer um diagnóstico presuntivo de mieloencefalopatia por EHV-1.[387] O diagnóstico *antemortem* é apoiado pelo descarte de outras doenças, demonstração de xantocromia e elevação da concentração proteica no líquido cefalorraquidiano, identificação de EHV-1 ou isolamento do vírus do trato respiratório, da camada leucoplaquetária ou do líquido cefalorraquidiano e demonstração de um aumento de quatro vezes nos títulos de anticorpos em exames de neutralização sérica, fixação de complemento ou ELISA realizados em amostras de soro obtidas de casos agudos e convalescentes de animais acometidos ou contactantes com 7 a 21 dias de diferença.[383,417,465] A confirmação *antemortem* de um diagnóstico de mieloencefalite por EHV-1, porém, muitas vezes não é possível, em especial quando há um único animal acometido, porque os exames mencionados não produzem resultados consistentes em todos os casos. As anomalias hematológicas associadas à doença são inconsistentes, mas podem incluir anemia branda e linfopenia, seguidas por aumento da concentração plasmática de fibrinogênio.

Tratamento e prognóstico

Como a infecção por EHV-1 é contagiosa e pode ser devastadora, os casos suspeitos devem ser isolados imediata e estritamente até que essa doença seja descartada pela confirmação de um diagnóstico alternativo.[447] Não há tratamento específico; assim, o manejo de cavalos com mieloencefalopatia por EHV-1 visa ao cuidado geral e nutricional de suporte e à redução da inflamação do SNC.[387] Os cavalos que não estão em decúbito devem ser encorajados a continuar em pé e protegidos de traumas autoinfligidos, pelo fornecimento de solo adequado, como um piquete de capim, colocação de alimento e água em um local acessível e altura conveniente, acima do chão, e outras medidas, inclusive o uso de capuzes acolchoados e a eliminação de obstáculos. Os pacientes que ficarem deitados devem ser mantidos em posição esternal em acolchoado espesso e cama seca de material absorvente; esses cavalos devem ser rolados com frequência (pelo menos a cada 2 a 4 horas) para reduzir o risco de desenvolvimento de mionecrose e úlceras de decúbito. Sempre que possível, os cavalos devem ser levantados e colocados em pé com lingas.[383] As lingas ajudam muito os casos moderados, em que os cavalos não têm força para levantar, mas conseguem ficar em pé com o mínimo de assistência.

Os cavalos acometidos geralmente mantêm o bom apetite, mesmo quando em decúbito, embora o oferecimento manual do alimento possa ser necessário para incentivar alguns cavalos a comer. A manutenção da hidratação é importante, assim como o oferecimento de uma dieta laxante ou a administração de laxantes, como papa de farelo, óleo mineral ou *psyllium*, para a redução da impactação intestinal. De modo geral, as necessidades calóricas e hídricas de pacientes anoréticos podem ser atendidas com papas de alfafa ou *pellets* de concentrado em água ou solução eletrolítica balanceada via sonda nasogástrica. Se a ingestão oral não for suficiente para atender às necessidades diárias de água de 60 a 80 mℓ/kg de massa corpórea por dia, a hidratação pode ser mantida por meio da administração IV de soluções eletrolíticas balanceadas.[219] A nutrição parenteral parcial ou total também pode ser usada para atender às necessidades calóricas de cavalos anoréticos e em decúbito.

Se os cavalos acometidos não conseguirem ficar de pé e se posicionarem para urinar ou em caso de comprometimento significativo da função vesical, a evacuação manual da bexiga por aplicação de pressão pelo reto pode ser necessária. Se essas medidas não forem bem-sucedidas, o cateterismo urinário criterioso é indicado e deve ser realizado de modo asséptico, com a sonda de coleta acoplada a uma bolsa estéril fechada para minimizar o risco de indução de infecção do trato urinário.[387,446,447] A cistite é, porém, uma complicação frequente, principalmente em cavalos em decúbito, e pode causar necrose da parede vesical, ruptura da bexiga e sepse sistêmica. O escaldamento com urina pode se tornar um grande problema, sobretudo em éguas com gotejamento urinário. A prevenção é feita com a lavagem regular do períneo, da cauda e dos membros posteriores com água, aplicação de pomadas hidrofóbicas e trança ou cobertura da cauda para simplificar a limpeza.[387] A administração de enemas ou o esvaziamento manual do reto também pode ser necessário para promover a defecação e melhorar o conforto do paciente.[387]

Como vasculite, hemorragia e edema são lesões precoces importantes e podem ter uma base imune, o tratamento com corticosteroides no início da doença é recomendado por alguns médicos veterinários, embora não haja dados objetivos que documentem a eficácia desses ou de outros medicamentos anti-inflamatórios.[219,416,447] Um tratamento curto com acetato de prednisolona (1 a 2 mg/kg/dia) ou dexametasona (0,05 a 0,25 mg/kg por via parenteral, 2 vezes/dia) por 2 a 3 dias com doses decrescentes por mais 1 a 3 dias pode ser benéfico.[219,387,446] A flunixino meglumina (1,1 mg/kg de massa corpórea a cada 12 horas) é indicada para o tratamento de vasculite no SNC. O DMSO, em dose de 0,5 a 1,0 g/kg IV como solução de 10 a 20% em soro fisiológico ou dextrose a 5% 1 vez/dia durante até 3 dias, é usado com frequência no tratamento de cavalos com suspeita de traumatismo ou doença inflamatória do SNC, como EHV-1.[384,387] Embora a eficácia do DMSO no tratamento da mieloencefalopatia por herpes-vírus não tenha sido avaliada, sua capacidade de inibição da agregação plaquetária e eliminação de radicais livres apoia seu uso contínuo. Por causa do alto risco de desenvolvimento de cistite e outras infecções bacterianas secundárias, a administração de antibióticos de amplo espectro, como sulfonamidas potencializadas (sulfametoxazol-trimetoprima, 30 mg/kg de massa corpórea VO a cada 12 h) ou ceftiofur (2,2 mg/kg de massa corpórea IM ou IV a cada 12 horas) é aconselhável, sobretudo durante o tratamento com corticosteroides.[19,383,387] A escolha de antibióticos para o tratamento de infecções bacterianas secundárias estabelecidas do trato urinário, trato respiratório ou outras áreas deve ter como base os resultados da cultura e do antibiograma.

O aciclovir, um análogo sintético do nucleosídio purina com atividade inibidora contra vários herpes-vírus humanos, exerceu efeito inibidor sobre EHV-1 *in vitro*.[466] A eficácia aparente do aciclovir foi sugerida pelo bom resultado do tratamento em surtos ocasionais.[417,467] Esses relatos informais pareciam promissores, mas dados acerca da farmacocinética, biodisponibilidade e segurança do aciclovir em cavalos não sustentam as alegações de eficácia, especialmente após a administração oral. A biodisponibilidade do aciclovir após a administração oral em cavalos é extremamente baixa; por outro lado, a biodisponibilidade do valaciclovir, uma pródroga do aciclovir, é muito maior.[468,469] Claramente, novos estudos são necessários para definir a dose apropriada de valaciclovir em equinos e documentar sua eficácia no tratamento da mieloencefalopatia por EHV-1. Outro análogo de nucleosídio, o penciclovir, demonstrou excelente atividade contra o EHV-1 em cultura de tecidos e em um modelo murino de infecção pelo EHV-1.[470]

Os cavalos acometidos que continuam em pé têm bom prognóstico de recuperação e a melhora geralmente é aparente em alguns dias, embora um período de várias semanas a mais de 1 ano possa ser necessário antes da recuperação completa de indivíduos com déficits graves. Nesses casos, o controle da micção tende a retornar antes da resolução total das anomalias de marcha.[447] Alguns cavalos podem ficar com déficits neurológicos residuais permanentes, inclusive incontinência urinária e ataxia, que podem exigir eutanásia muitos meses depois do início dos sinais neurológicos.[219,383,425,426] Cavalos em decúbito são muito mais suscetíveis ao desenvolvimento de complicações, como mionecrose, infecção do trato urinário, úlceras de decúbito, infecção do trato respiratório, obstrução e ulceração gastrintestinal, lesões e complicações relacionadas à desidratação e desnutrição. Portanto, seu prognóstico de recuperação é ruim, principalmente se permanecerem em decúbito por mais de 24 horas e não conseguirem ficar em pé depois de serem levantados com uma linga.[382,383] Cavalos valiosos não devem ser submetidos à eutanásia prematura, porque os relatos documentam a recuperação completa e a participação em competições depois do decúbito por um período de vários dias a 3 semanas.[416,423,442] A maioria das éguas com doença branda retoma a boa capacidade reprodutiva na mesma temporada, mas o comprometimento da fertilidade é provável em éguas com doença mais grave e retenção urinária.[382] A recidiva ou a exacerbação dos sinais neurológicos em cavalos que se recuperaram por completo não foi documentada, embora seja provável que a maioria permaneça infectada de modo latente.[219,394,407,447]

Achados patológicos

Em caso de morte ou eutanásia de cavalos com suspeita de mieloencefalopatia por EHV-1, a carcaça inteira ou pelo menos a cabeça, coluna, baço, tireoide e pulmão devem ser submetidos ao exame *post mortem*, já que as lesões geralmente não estão confinadas ao SNC.[471] O SNC não apresenta lesões patológicas macroscópicas, mas sim pequenas áreas focais de hemorragia (2 a 6 mm), distribuídas de maneira aleatória nas meninges e no parênquima do cérebro e da medula espinhal. Alguns casos apresentam hemorragia dural mais difusa, que pode se estender às raízes dos nervos espinais e à cauda equina. Pequenas áreas de degeneração arroxeada e hemorragia são ocasionalmente observadas à análise macroscópica de tecidos frescos, em diferentes alturas da medula espinal (substância branca), assim como focos de malácia em cortes fixados de substância cinzenta e branca do cérebro.[377,414,421,423,428]

As lesões macroscópicas e histológicas no SNC refletem vasculite, congestão e degeneração isquêmica secundária do tecido nervoso. Embora a vasculite seja um achado consistente, a degeneração do tecido nervoso é evidente, sobretudo nos cavalos com sinais clínicos de doença neurológica grave.[377,421,436] A vasculite tende a ser grave e se distribui de maneira ampla, aleatória e multifocal; as lesões mais graves geralmente estão no tronco cerebral e na medula espinal. No cérebro, os vasos meníngeos e penetrantes ou radiais da substância cinzenta são os principais sítios de acometimento vascular. Assim, há o desenvolvimento de focos de aumento de volume axonal e malácia na substância cinza e na substância branca, em especial na área adjacente à superfície meníngea e na porção mais profunda do córtex adjacente à substância branca.[377,414,421] Na medula espinal, a orientação semelhante aos vasos meníngeos provoca degeneração da substância branca dentro de focos ovoides, lineares ou cuneiformes, que afeta predominantemente as colunas brancas laterais e ventrais.[377] Em alguns casos, há também acometimento das bainhas das raízes nervosas e dos nervos e as cápsulas de gânglios.[219,377,421,436] A ganglionite do trigêmeo pode ser observada, mas não costuma causar sinais clínicos.[442]

Lesões oculares, inclusive vasculite uveal com acúmulo perivascular de células mononucleares no corpo ciliar e no nervo óptico ou degeneração extensa da retina, foram observadas em potros com sinais de hipópio e irite bilateral ou comprometimento visual grave e coriorretinopatia sem acometimento do segmento anterior durante infecções naturais e experimentais por EHV-1.[377,382,414,433,436] Em alguns potros, o EHV-1 parece induzir danos oculares e nervosos na ausência de sinais maiores de comprometimento neurológico ou visual.[433] Durante as infecções paralíticas, a replicação viral secundária ocorre nos vasos sanguíneos do testículo e do epidídimo, além do SNC, e pode ser responsável por sinais como edema escrotal e perda de libido em garanhões.[382,472]

O EHV-1 raramente é isolado do SNC de cavalos com lesões típicas. Assim, o isolamento do vírus de outros locais deve ser tentado para dar apoio ao diagnóstico. Esses sítios com maior probabilidade de produzir vírus ou conter antígeno viral são os cornetos e passagens nasais, além dos linfonodos que drenam o trato respiratório superior, pulmão, tireoide, baço e endométrio, além do cérebro.[219,436,473] A imunofluorescência com anticorpos em cortes de cérebro e medula espinal é considerada mais sensível do que o isolamento do vírus, mas resultados falso-negativos foram observados.[219,413,436] Um método de imunoperoxidase indireta com microscopia óptica convencional foi altamente sensível para a identificação de células contendo antígeno no SNC e em outras áreas do corpo, mesmo em sítios com pouca ou nenhuma lesão ou corpo de inclusão e nos quais o vírus não pôde ser detectado por imunofluorescência com anticorpos ou isolado.[436] Do mesmo modo, a técnica de PCR é mais sensível do que o isolamento viral para a detecção de antígeno nos *swabs* nasofaríngeos coletados de cavalos com doença do trato respiratório causada por EHV-1 ou EHV-4.[455]. Essas duas técnicas, além do ELISA de captura de antígeno, *dot immunobinding* e hibridização *in situ* de DNA, que são sensíveis e diferenciam o EHV-1 e o EHV-4, são muito promissores para a aplicação rotineira em amostras coletadas *ante-mortem* ou à necropsia de cavalos acometidos.[432,436,453,456,460]

Controle e prevenção

As medidas de controle durante surtos de infecção por EHV-1 visam reduzir a propagação por aerossóis infecciosos, contato direto e fômites, bem como a reativação por estresse da infecção latente por EHV-1.[374,375,394] Na presença de sinais neurológicos ou outros sinais clínicos sugestivos de infecção por EHV-1, os animais acometidos devem ser isolados de maneira imediata e completa, em um espaço bem ventilado, separado do restante do plantel. Os cavalos contactantes devem ser isolados em sua localização atual em pequenos grupos por pelo menos 1 mês; as éguas gestantes devem ser isoladas de preferência até o parto.[374-376,382,394,416,449] As coberturas devem ser suspensas nas fazendas de criação.[382] Fetos abortados e membranas fetais são fontes ricas de vírus; portanto, devem ser coletados e colocados em recipientes à prova de vazamentos (p. ex., sacos plásticos grossos) para serem submetidos à avaliação diagnóstica ou ao descarte por incineração.[374,375] Do mesmo modo, a cama e o material contaminado com líquidos fetais devem ser descartados ou incinerados e baias ou outras áreas ocupadas por cavalos infectados devem ser bem limpas, desinfetadas com iodóforos ou produtos fenólicos e deixadas vazias por várias semanas.[394] Os equipamentos utilizados para manusear, cuidar, alimentar, molhar, coletar dejetos ou transportar os cavalos acometidos também devem ser limpos e desinfetados ou descartados de maneira adequada. Depois, equipamentos e tratadores separados devem ser usados para cavalos acometidos ou não; no mínimo, os responsáveis devem cuidar dos cavalos acometidos por último e usar luvas descartáveis, máscaras cirúrgicas e roupas de proteção que possam ser trocadas ou desinfetadas.[394] Embora as medidas de controle sejam frequentemente bem-sucedidas na interrupção da disseminação da infecção durante os surtos, deve-se observar que a transmissão anterior à instituição das medidas de controle pode causar uma onda secundária da doença 1 a 2 semanas depois.[382,394,416]

O tráfego de cavalos e seres humanos nas instalações deve ser minimizado e o movimento de entrada e saída de cavalos da propriedade deve ser suspenso até pelo menos 3 semanas após a resolução dos sinais agudos no último caso clínico ou até que os exames demonstrem o término da transmissão do vírus.[374-376,387,394] A coleta de amostras de *swabs* nasais e sangue não coagulado (camada leucoplaquetária) de cavalos com doença clínica e expostos de cada grupo e a demonstração de títulos estáveis ou em declínio de anticorpos em amostras de soro auxiliam a determinação de padrões de exposição e disseminação e o término da transmissão viral. A viremia prolongada, por semanas ou meses, é observada em alguns cavalos e aumenta o período de restrição da movimentação dos cavalos.[382]

Se a propriedade precisar receber animais, esses cavalos devem ter sido submetidos à vacinação contra o EHV-1 e ser isolados da população residente. Embora seja comum dar vacinas de reforço para éguas expostas durante períodos de infecção abortigênica por EHV-1,[374,375,394] a imunização de cavalos expostos durante surtos de mieloencefalopatia por EHV-1 não foi investigada e não pode ser recomendada por causa da possibilidade de patogênese imunomediada. A administração de doses de reforço da vacina inativada de EHV-1 a todos os cavalos não expostos que não foram vacinados no mês anterior, porém, é prática comum.

As medidas preventivas devem incluir práticas rotineiras de manejo para a redução das chances de introdução e disseminação de infecções.[376,394,444,474] Os recém-chegados devem ser isolados por pelo menos 3 semanas antes de ingressar no plantel, os animais devem ser agrupados com base em idade e uso e a mistura de cavalos residentes com visitantes deve ser minimizada ou eliminada. Em particular, éguas prenhes devem ser mantidas em grupos separados do restante da população da propriedade. Além disso, é prudente minimizar o estresse associado à superlotação e ao manejo na tentativa de reduzir a reativação da infecção latente por EHV-1.[394,407,444,474]

Não há nenhum método conhecido para prevenção confiável da forma neurológica da infecção pelo EHV-1. Nenhuma das vacinas contra o EHV-1 ou o EHV-4 alega prevenir o desenvolvimento de mieloencefalopatia por EHV-1 e a doença foi observada em cavalos submetidos à inoculação de vacinas vivas inativadas ou modificadas com regularidade, em intervalos de 3 a 5 meses.[219,387,417,426,448] A administração repetitiva das vacinas atuais contra EHV-1 e EHV-4 parece induzir alguma imunidade a doenças respiratórias e reduzir a incidência de aborto, mas não bloqueia a infecção e a indução de viremia ou elimina a possibilidade de doença clínica e o estabelecimento de estado de carreador.[374,375,394,448,474-479] Embora a proteção induzida pelas vacinas inativadas contra o EHV-1 seja incompleta e de curta duração, sua administração reduz a excreção do vírus por cavalos infectados.[476,479] Obviamente, os procedimentos adequados de vacinação devem ser mantidos para diminuir a incidência de outras manifestações da infecção por EHV-1 e reduzir a magnitude do desafio imposto aos contactantes. Indiretamente, isso pode ajudar a prevenir a mieloencefalopatia por EHV-1.[219] Uma vacina de vírus vivo atenuado com base no clone mutante 147 de EHV-1, sensível à temperatura e com gama restrita de hospedeiros, foi recentemente avaliada. A novidade dessa vacina é a eficácia excepcional contra doenças respiratórias, eliminação do vírus, viremia e aborto causados por um grave desafio após a administração de uma dose baixa por via intranasal em espécies convencionais.[480-482] A vacina intranasal também afirma conferir proteção contra manifestações menos comuns da infecção por EHV-1, como paresia e icterícia.[381]

POLINEURITE EQUINA

A polineurite equina é uma doença neurológica incomum de todas as espécies equídeas, caracterizada por paralisia da cauda e do esfíncter anal, geralmente acompanhada por lesões em nervos cranianos e periféricos.[4,483-493] Relatos anteriores referiam-se à doença como *neurite da cauda equina* em decorrência da suscetibilidade dessa região, mas o acometimento frequente dos nervos cranianos e periféricos levou ao termo *polineurite equina*.[375] Embora a doença tenha sido identificada com mais rapidez na Europa, onde Dexler a relatou pela primeira vez em 1897, casos na Grã-Bretanha, no Canadá e nos EUA foram relatados.[485,486,488,494] A doença não parece ter predileção por raça, sexo ou idade, mas o cavalo mais jovem afetado tinha 17 meses de idade.[484,487,488,494,495]

A causa dessa doença é desconhecida. A ocorrência de reação imune primária e a doença inflamatória viral foram sugeridas, mas é possível que uma seja consequência da outra.[484] Vários agentes infecciosos foram sugeridos, como EHV-1, adenovírus equino, estreptococos e *Campylobacter* spp.[491,493,496] As lesões patológicas se assemelham às da síndrome de Guillain-Barré em seres humanos e a doença é similar à neurite alérgica experimental em ratos.[491] Evidências sugerem a participação do sistema imune porque cavalos com polineurite equina têm anticorpos circulantes contra a proteína mielina P2, presente em ratos com neurite alérgica experimental.[491,497] As lesões inflamatórias contêm linfócitos T e B, sugerindo a possibilidade de uma reação imunomediada à mielina.[495,498]

Sinais clínicos

Embora a doença se manifeste de duas formas, os sinais são geralmente lentos e progressivos: (1) os sinais agudos ou iniciais são hiperestesia das regiões perineais e/ou da cabeça e, (2) na forma crônica, os cavalos apresentam paralisia de cauda, ânus, reto e bexiga. A paralisia quase sempre é acompanhada por retenção fecal e urinária, escaldamento dos membros posteriores com urina e paralisia peniana em cavalos machos.[4,483-485,488,490,493]

Os sinais dos membros posteriores são simétricos, enquanto aqueles relacionados à cabeça e aos nervos cranianos são assimétricos.[488] Às vezes, há atrofia muscular na região glútea, juntamente com graus leves de ataxia.[484,485,487,488,490] A atrofia muscular associada ao acometimento do nervo craniano pode ser observada na região da cabeça. Lesões em nervos motores periféricos podem causar déficits na marcha e anomalias no uso de membros anteriores ou posteriores.[483,493]

Embora o acometimento de nervos cranianos ocorra principalmente no V, VII e VIII pares, o II, III, IV, VI, IX, X e XII pares também podem ser afetados.[4,484,486,487] As lesões em nervos cranianos podem causar problemas de mastigação e deglutição.[493] A inclinação da cabeça, o rebaixamento do pavilhão auricular e do lábio e a ptose são sinais comuns.[4,493] Um relato descreve um cavalo com neurite braquial e acometimento do V, VII e XII par de nervos cranianos. Esse animal também apresentava ataxia branda e fraqueza em todos os membros. O resultado do *hop test* (saltitamento) foi inadequado e o cavalo sentiu dor à palpação da região cervical e pré-escapular caudal direita.[484]

A cólica causada pela retenção fecal pode ser o principal sinal apresentado por cavalos com polineurite equina. A retenção fecal provoca impactação por flacidez do esfíncter anal e é geralmente acompanhada por atonia e distensão vesical.[483] Se agudos ou hiperestéticos, esses sinais tendem a progredir à hipoalgesia ou anestesia. Uma área de hiperestesia pode circundar a área de anestesia.[4,483,484]

Diagnóstico

O exame diagnóstico definitivo é *post mortem*. Os resultados de exames de sangue podem ser normais ou revelar neutrofilia madura com hiperfibrinogenemia, anemia branda a moderada e aumento da concentração de proteínas totais, todos indicativos de um processo inflamatório crônico.[485,487] Os resultados da análise do líquido cefalorraquidiano são variáveis e inespecíficos, variando de pleocitose mononuclear mista branda a pleocitose principalmente neutrofílica, com concentrações normais a altas de proteínas (70 a 300 mg/dℓ). Pleocitose mista, com predominância de linfócitos e acentuada reatividade linfoide, também pode ser observada, indicando uma resposta imune humoral.[495] O resultado do exame citológico do líquido cefalorraquidiano pode ser normal no estágio agudo da doença.[4,484,485,487,488,492]

A radiografia pode auxiliar o descarte de traumatismo na cabeça da cauda ou de acometimento de nervos cranianos por fratura da porção petrosa do osso temporal ou de outros ossos do crânio.[4,484]

Alguns cavalos com sinais clínicos exibem anticorpos séricos circulantes contra a mielina P2.[491,497] No entanto, a presença desses anticorpos favorece pouco o diagnóstico, porque essas mesmas moléculas foram detectadas em cavalos com infecções por EHV-1 e adenovírus equino.[440,483,491,496]

Classicamente, as lesões patológicas primárias acometem as raízes nervosas extradurais, mas também podem envolver as raízes nervosas intradurais.[484,485,487,493] As lesões são granulomatosas com vários graus de inflamação e infiltração de linfócitos, eosinófilos, macrófagos, células gigantes e plasmócitos. Essa inflamação provoca degeneração da mielina, com subsequente degeneração axonal e espessamento do epineuro, endoneuro e perineuro por proliferação, o que causa a obliteração da arquitetura neural pelo tecido fibroso.[483,484,490] As lesões mais graves estão na cauda equina, mas os nervos cranianos podem apresentar aumento de volume, edema e hemorragia. A formação de tecido fibroso pode levar a aderências entre as meninges e o periósteo dos corpos vertebrais. Há descrições do acometimento do sistema nervoso autônomo, mas sem alteração nos sinais clínicos (achados apenas *post mortem*).[484,486]

As lesões da polineurite são semelhantes às causadas pela síndrome de Guillain-Barré em seres humanos, pela neurite alérgica experimental em ratos e pela paralisia de *coonhound* (polirradiculoneurite idiopática aguda) em cães.[484,487,492,493] Essa semelhança pode indicar uma combinação de mecanismos inflamatórios e imunomediados na patogênese da polineurite equina.

Diagnóstico diferencial

O diagnóstico diferencial mais importante é o traumatismo na área sacrococcígea do canal vertebral, que pode ser determinado por radiografia da área para detecção de fraturas ou luxações.[4,484,488] A EPM é a segunda doença mais comum no diagnóstico diferencial da polineurite equina. Os sinais habituais da EPM são multifocais, assimétricos e relacionados à lesão do cérebro e da medula espinal, que provocam déficits em nervos cranianos e alterações do estado mental; os déficits de nervos cranianos associados à polineurite equina são periféricos, sem alteração do estado mental ou do comportamento.[313,488]

A mieloencefalite por EHV-1 também deve ser diferenciada da polineurite equina. No entanto, a febre observada no estágio agudo da infecção por EHV-1 não ocorre em cavalos com polineurite equina. Essa doença tende a afetar mais de um cavalo da propriedade. A doença causada por herpes-vírus tem início rápido e a ataxia é um sinal predominante ou comum, o que não ocorre na polineurite equina. A infecção por EHV-1 pode provocar incontinência urinária, além de ataxia e déficits neurológicos nos membros posteriores. A ataxia e a fraqueza em geral são simétricas e podem deixar o animal em decúbito dorsal. Ocasionalmente, os cavalos acometidos sentam-se como cães por causa da profunda fraqueza dos membros posteriores. O acometimento de nervos cranianos não é comum, mas pode ocorrer em 10 a 15% dos pacientes.[375,421,471,499]

A mieloencefalite verminótica deve ser considerada no diagnóstico diferencial da polineurite equina. Os sinais são variáveis e dependem da via migratória do parasita. Lesões difusas ou multifocais foram observadas no cérebro e na medula espinal. O início costuma ser repentino, com rápida deterioração e morte. A incidência dessa doença é baixa, talvez por causa do controle mais intenso dos parasitas.[248,500,501]

A EMND também deve fazer parte do diagnóstico diferencial. Cavalos com doença dos neurônios motores apresentam perda ou atrofia muscular simétrica e perda ponderal com fraqueza significativa, sudorese e fasciculações musculares. No entanto, esses cavalos geralmente não têm ataxia e sua principal característica clínica é que eles andam melhor do que quando ficam em estação. Essa doença é uma atrofia por denervação dos dois tipos de fibras musculares (1 e 2), em especial das fibras musculares do tipo 1. O diagnóstico é feito por biopsia do nervo acessório da coluna vertebral ou do músculo sacrodorsal caudal.[502] No entanto, o diagnóstico pode ser estabelecido em qualquer músculo que contenha os dois tipos de fibras.

Tratamento

A terapia primária é paliativa. Não há tratamento conhecido para a doença. A remoção de fezes do reto e a evacuação da bexiga quase sempre são necessárias. Nos casos de cistite por distensão da bexiga, a administração de antibióticos sistêmicos pode ser indicada. Houve algumas tentativas de tratamento da inflamação com corticosteroides, mas com efeitos de curta duração. O prognóstico é ruim. Alguns animais podem ser mantidos por alguns meses.

POLINEUROPATIA EQUINA ADQUIRIDA NA ESCANDINÁVIA

Monica Aleman

A polineuropatia equina adquirida (AEP), também conhecida como síndrome escandinava de *knuckling* (postura em que a parte dorsal do casco e a quartela ficam apoiadas no solo), é caracterizada pelo aparecimento agudo de disfunção extensora digital bilateral e *knuckling* dos membros posteriores.[503,504] A ataxia não é uma característica dessa polineuropatia. A doença foi descrita em cavalos de várias raças durante os meses de dezembro a abril na Suécia, Noruega e Finlândia. A prevalência estimada de doenças em propriedades na Noruega e Suécia é de 27%, com taxa de mortalidade de 29%. A duração dos sinais clínicos nos sobreviventes varia de 1 a 17 meses (mediana de 4,4 meses). Os sobreviventes podem retornar ao trabalho completo em 19 meses (mediana de 6,6 meses). Cavalos mais jovens têm mais chance de sobrevida do que aqueles mais velhos. No entanto, segundo um estudo epidemiológico, a doença foi menos prevalente em cavalos com mais de 12 anos de idade.[503] A etiologia exata da doença é desconhecida, mas suspeita-se de intoxicação relacionada à forragem. As lesões histológicas consistem em polineuropatia inflamatória desmielinizante e inclusões intracisternais em células de Schwann.[505]

DISTÚRBIOS NEUROMUSCULARES

O sistema neuromuscular é uma parte importante do sistema nervoso. Esse sistema apresenta componentes centrais e periféricos. Os componentes centrais são neurônios motores localizados no SNC (cérebro [núcleos do III a V e IX a XII pares de nervos cranianos] e medula espinal). Sua parte periférica inclui todas as estruturas localizadas fora do cérebro e da medula espinal. O sistema nervoso periférico pode ser classificado em dois sistemas funcionais principais: o sistema aferente ou sensorial e o sistema eferente ou motor. O sistema neuromuscular é composto de unidades motoras. Uma unidade motora consiste em um único neurônio motor inferior, seu axônio e células de suporte (células de Schwann), junção neuromuscular e todas as fibras musculares inervadas pelo neurônio motor. A junção neuromuscular pode ainda ser dividida em regiões pré-sináptica (terminal axonal), sináptica (espaço sináptico) e pós-sináptica (membrana muscular).

Um único neurônio motor inferior inerva as fibras musculares contidas em um músculo e não em diferentes grupos musculares. Uma fibra muscular é inervada por um neurônio motor. Músculos grandes (músculos posturais e de locomoção), que não realizam movimentos delicados, em geral têm algumas centenas a milhares de fibras musculares por unidade motora. Os músculos necessários para movimentos mais hábeis, como os movimentos oculares, apresentam menos fibras musculares por unidade motora. Uma única descarga de um neurônio motor provoca a contração de todas as fibras musculares inervadas por seu axônio. Todos os neurônios motores que inervam o músculo esquelético são exclusivamente excitatórios. No entanto, interneurônios localizados na medula espinal podem ter efeitos excitatórios ou inibidores nos neurônios motores.

Distúrbios neuromusculares são aqueles que afetam qualquer componente do sistema neuromuscular e suas células de suporte. Os sinais de disfunção podem ser variáveis, dependendo da área específica acometida. A disfunção do neurônio motor inferior provoca fraqueza muscular, paresia que progride à paralisia, diminuição do tônus muscular, diminuição da ausência de reflexos e atrofia muscular neurogênica. Para facilitar o entendimento, alguns termos serão definidos. Neuronopatia é a anomalia do corpo celular do neurônio, enquanto neuropatia é a anomalia do nervo. Um nervo pode ser motor e/ou sensorial. As neuropatias podem ser caracterizadas por degeneração de seus axônios (axonopatia) e/ou desmielinização (p. ex., Schwannopatia). As juncionopatias são distúrbios que acometem as regiões pré-sinápticas, sinápticas e pós-sinápticas da placa motora. A Tabela 11.11 mostra exemplos de distúrbios neuromusculares.[30]

Abordagem diagnóstica

Os dados demográficos e a anamnese completa do paciente são o primeiro passo para a investigação de qualquer distúrbio. O histórico de alguns ou de vários cavalos acometidos na mesma propriedade deve levar à suspeita de causas nutricionais, tóxicas ou infecciosas. Pacientes com suspeita de disfunção neuromuscular devem ser submetidos a exame físico e neurológico completo. A localização neuroanatômica é essencial e distúrbios que podem causar sinais clínicos semelhantes aos da disfunção neuromuscular devem ser descartados, principalmente em neonatos doentes, em que fraqueza, incapacidade de se levantar, aparente diminuição do tônus muscular, entre outros, podem ser comuns a várias doenças. Exames de sangue (hemograma completo, bioquímica sérica, gasometria e pH) e de urina devem ser realizados. Os distúrbios neuromusculares com possível elevação da concentração de enzimas musculares são a intoxicação por ionóforos e organofosfatos e aqueles associados à infestação por carrapatos. A análise eletrolítica também deve incluir cálcio (Ca^{++}) e magnésio (Mg^{++}) ionizados por serem íons fisiologicamente ativos, essenciais para a homeostase e função neuromuscular. A citologia do líquido cefalorraquidiano costuma ser normal nos distúrbios neuromusculares. A triagem toxicológica de alimentos, água, plantas, solo, sangue, conteúdo estomacal, fezes e líquidos corporais, inclusive o líquido cefalorraquidiano, pode trazer informações importantes. Considere o uso de modalidades de imagem, como radiografias, ultrassonografia, cintilografia, TC e RM, em caso de indicação pela abordagem diagnóstica orientada a problemas. A necropsia de corpo inteiro e a avaliação completa do sistema nervoso por um neuropatologista experiente são essenciais. Técnicas neuroeletrodiagnósticas são essenciais para a avaliação e o diagnóstico da disfunção neuromuscular. Exemplos de eletrodiagnóstico são eletromiografia (EMG), estudos de condução nervosa (NC), EMG de fibra única (SF-EMG) e estimulação nervosa repetitiva (RNS – mais específica para distúrbios neuromusculares).

Tabela 11.11 Distúrbios neuromusculares relatados ou suspeitos em equinos.[30]

CENTRAIS
Interneurônio (inibidor: células de Renshaw)
Tétano (toxinas *de C. tetani*)
Corpo Celular do Neurônio Motor
Doença do neurônio motor equino
PERIFÉRICOS
Neuropatia: Mononeuropatia/Mononeuropatia Múltipla/ Polineuropatia
Associada à anestesia (compressão, isquemia, hipoxia)
Medicamentos (cisplatina, colchicina, metronidazol, vincristina)
Endocrinopatias/doenças metabólicas
Associada à infecção de bolsa gutural
Iatrogênica (fármacos, bloqueios com álcool, neurolíticos, pós-cirurgia)
Imunomediada/inflamatória
Polineurite equina
Infecção de tecidos adjacentes
Neoplasia (primária: tumor da bainha nervosa periférica, secundária: linfoma)
Neuroma (pós-cirúrgico)
Dor neuropática
Neuropatia laríngea recorrente
Tóxica
Arsênico
Chumbo
Ionóforos (monensina, salinomicina, narasina)
Mercúrio
Organofosfatos (polineuropatia motora tardia)
Polineuropatia de cavalos escandinavos (presumivelmente tóxica)
Harpejamento (axonopatia distal)
Idiopática, tóxica, traumática
Pré-Sináptica
Menor Liberação de Acetilcolina (ACh)
Botulismo (toxinas de *C. botulinum* A, B, C, D)
Medicamentos (p. ex., aminoglicosídeos, tetraciclinas, antiarrítmicos, anticolinesterásicos)
Hipermagnesemia
Hipocalcemia
Paralisia por carrapato (fêmeas de *Ixodes holocyclus* [Austrália], *Dermacentor* sp. [EUA])
Maior Liberação de ACh
Envenenamentos (p. ex., aranha viúva-negra [*Latrodectus matans,* alfalatrotoxina])
Hipomagnesemia
Paralisia periódica hiperpotassêmica
Doença similar à miastenia *gravis*
Distúrbios miotônicos
Miotonia por carrapato (*Otobius megnini*), miotonia congênita/distrófica
Envenenamento por serpentes (raro: coral, cascavel)
Miopatia
Não inflamatória
Múltiplas subcategorias
Medicamentos (corticosteroides a longo prazo)
Inflamatória
Imunomediada
Infecciosa
Paraneoplásica

ENCEFALITE VIRAL

Monica Aleman

Muitos vírus podem afetar o SNC de cavalos, causando encefalite, meningoencefalite, encefalomielite ou mieloencefalite. A Tabela 11.12 mostra as doenças virais relatadas no SNC equídeo. Os vírus podem chegar ao SNC a partir de sítios distais, por meio dos tecidos adjacentes, dos nervos ou por via hematógena. Nessa última, os vírus devem atravessar a barreira hematencefálica, o que pode ocorrer por meio de leucócitos infectados ou por transporte ativo ou passivo pela parede vascular. Os vírus podem infectar neurônios e células da glia (astrócitos, micróglia, oligodendrócitos). As infecções líticas nos neurônios são causadas por togavírus, flavivírus, herpes-vírus e outros agentes que provocam encefalite ou encefalomielite. As infecções líticas são caracterizadas por necrose neuronal, neuronofagia e inflamação perivascular. Por outro lado, na infecção não citocida de neurônios, como no caso do vírus da raiva, há pouca ou nenhuma inflamação.

Tabela 11.12 Vírus que afetam o sistema nervoso central em equídeos.

BORNAVIRIDAE
Vírus da doença de Borna[a]
BUNYAVIRIDAE
Vírus Shuni
Vírus do sorogrupo da Califórnia[a]
Vírus Bunyamwera[a]
FLAVIVIRIDAE
Transmitidos por mosquitos[a]
Vírus da encefalite japonesa
Vírus da encefalite de St. Louis
Vírus da encefalite do vale Murray
Vírus do Nilo Ocidental
Vírus Kunjin
Transmitidos por carrapatos[a]
Vírus do mal do pulo (*looping ill*)
Vírus Powassan
Vírus da encefalite transmitida por carrapatos
HERPESVIRIDAE
Herpes-vírus equino 1 (D_{752} e N_{752})
PARAMYXOVIRIDAE
Vírus Nipah[a]
REOVIRIDAE
Vírus da encefalose equina
Vírus da doença do cavalo peruano
Vírus Elsey
Orbivírus Yunnan
RETROVIRIDAE
Vírus da anemia infecciosa equina
RHABDOVIRIDAE
Vírus da raiva[a]
Lissavírus de morcegos[a]
TOGAVIRIDAE
Alfavírus equinos[a]
Vírus da encefalomielite equina oriental (EEE)
Vírus da encefalomielite equina ocidental (WEE)
Vírus da encefalomielite equina venezuelana (VEE)
Vírus do rio Ross
Vírus Getah

[a]Também pode afetar seres humanos.

O EHV-1 pode produzir infecção do sistema respiratório, do trato reprodutivo, do feto ou embrião (causando aborto ou morte fetal ou neonatal) e do SNC. O tipo de ácido nucleico e a estrutura genômica são usados para classificar os vírus naqueles de RNA ou DNA (Tabela 11.13). Esta seção descreve doenças decorrentes de infecções por vírus da família Togaviridae (encefalite oriental, ocidental e venezuelana) e as infecções do SNC causadas por vírus de diversas famílias.[506]

Encefalite por togavírus

Os togavírus são pequenos vírus de RNA com envelope de lipídios e proteínas. Os vírus da família Togaviridae são os gêneros *Alphavirus* e *Rubivirus*. *Rubivirus* afeta exclusivamente seres humanos (vírus da rubéola). As encefalites equinas por alfavírus são infecções transmitidas por mosquitos que causam doenças neurológicas e morte em humanos e cavalos (Tabela 11.14). A encefalite por togavírus pode causar encefalite grave e é denominada doença do sono pelo grau de obtundação desenvolvido pelos pacientes. O período de incubação é variável e depende do tipo de vírus, mas é de 5 a 14 dias.

Os vírus de EEE, WEE e encefalite equina venezuelana (VEE) são os alfavírus mais isolados em epidemias de encefalite em cavalos e seres humanos no Hemisfério Ocidental (Tabela 11.14). A primeira epidemia registrada de EEE na América do Norte provavelmente ocorreu em Massachusetts, EUA, em 1831.[507] Os vírus foram isolados de mosquitos, cavalos, seres humanos, pássaros e roedores infectados e são transmitidos por artrópodes hematófagos.[508]

Epizootiologia

Os alfavírus EEE e WEE são espécies específicas e distintas de togavírus; há variantes antigênicas norte-americanas e sul-americanas de EEE.[509] O WEE é um recombinante entre um vírus similar a EEE e um vírus similar a Sindbis.[510] Existem dois subtipos antigênicos de vírus da WEE: (1) WEE e (2) vírus Highland J. O vírus Highlands J é responsável pela maioria das infecções a leste do rio Mississippi, nos EUA. Embora esses alfavírus possuam propriedades antigênicas diferentes, há uma grande sobreposição na distribuição geográfica.[506,511] O vírus VEE apresenta seis subtipos distintos, designados pelos algarismos romanos I a VI. Os subtipos IAB, IC e IE provocaram grandes surtos de encefalite equina no Hemisfério Ocidental nos últimos 20 anos. Os subtipos ID e FI foram relatados na América Central e no Brasil, respectivamente; o vírus de tipo II (Everglades) foi observado na Flórida; e ainda há vírus de tipos II, IV, V e VI.[512-515] A encefalite teve alta morbidade e mortalidade nos EUA.[516-519] Cavalos imunizados com linhagens de vírus vivo atenuado ocidental e oriental, que foram isoladas de animais infectados, ficaram protegidos da infecção.[519-522] A Tabela 11.15 resume os tipos mais comuns de alfavírus associados à encefalite em cavalos e sua distribuição geográfica.

Distribuição

As doenças associadas a EEE, WEE e VEE são restritas ao Hemisfério Ocidental e ao clima temperado a desértico. Muitos cavalos soropositivos não têm doença clínica reconhecível.[522-549] A presença do vírus EEE foi relatada do Canadá à América Central e do Sul. Nos EUA, a doença foi relatada principalmente nos estados do sudeste, alguns estados ao oeste e na margem leste do rio Mississippi. As Filipinas e algumas áreas da Europa também são afetadas.[550,551] Historicamente, grandes surtos de WEE foram descritos em cavalos na Califórnia e em outros estados do oeste dos EUA, onde a doença é incomum nos estados do leste.[552] O VEE é um patógeno de grande importância humana e veterinária no hemisfério ocidental, capaz de causar grandes surtos de doenças em grandes áreas geográficas. Casos de VEE foram relatados no México, na Venezuela, na Colômbia, em Trinidad, na Guiana Francesa, no Peru e no Brasil.

Tabela 11.13 Propriedades de famílias virais.

Família	Genoma	Configuração	Tamanho (kb)	Envelope	Morfologia	Tamanho do vírion (nM)
Herpesviridae	dsDNA	1 linear	125 a 240	+	Isométrica	150
Reoviridae	dsRNA	10 a 12 segmentos	19 a 32	–	Isométrica	60 a 80
Rhabdoviridae	NssRNA	1 segmento –	11 a 15	+	Em forma de bala	100 a 430 × 45 a 100
Bornaviridae	NssRNA	1 segmento –	9	+	Esférica	80 a 100
Bunyaviridae	NssRNA	3 segmentos – ou +/–	11 a 19	+	Esférica	80 a 120
Togaviridae	ssRNA	1 segmento +	10 a 12	+	Esférica	70
Flaviviridae	ssRNA	1 circular –	3 a 4	+	Esférica	40 a 60

Tabela 11.14 Resumo das principais encefalites equinas causadas por togavírus.[a]

Vírus	Vetor principal	Potencial zoonótico	Amplificação por cavalos	Propagação da doença	Viremia	Mortalidade equina
EEE	*Aedes* spp.	Improvável	Improvável	Vetor	Baixa	75 a 100%
WEE	*Culex tarsalis*	Improvável	Improvável	Vetor ± secreções	Baixa	20 a 50%
VEE	*Culex melanconium, Aedes* spp., *Phosphora* spp.	Ocorre	Ocorre	Vetor ± secreções	Alta	40 a 80%

EEE, vírus da encefalite equina oriental; WEE, vírus da encefalite equina ocidental; VEE, vírus da encefalite equina venezuelana. [a]Essas declarações são generalizações e há algum grau de variação.

Tabela 11.15 Tipos de alfavírus e distribuições geográficas.

Vírus da encefalomielite equina oriental (EEE)
- Várias linhagens
  - Linhagem 1, subtipo I na América do Norte
  - Linhagem 2, subtipos II a IV na América do Sul
- O cavalo é um hospedeiro não competente (*dead-end*)

Vírus da encefalomielite equina ocidental (WEE)
- Linhagens norte-americanas e sul-americanas com múltiplas variantes
- Encontrado principalmente no oeste dos EUA
- Variante Highlands J no leste da América do Norte
- O cavalo é um hospedeiro não competente (*dead-end*)

Vírus da encefalomielite equina venezuelana (VEE)
- Geneticamente diverso, com seis subtipos primários (I-VI)
- Subtipos epidêmicos ou "epizoóticos" (IAB, IC, IE) na América Central e América do Sul
- O subtipo endêmico II (Everglades) da Flórida tem baixa patogenicidade
- O cavalo é um hospedeiro de amplificação.

Epidemias

A ocorrência de surtos depende de vários fatores, como a presença de animais reservatórios, hospedeiros intermediários, insetos vetores e populações suscetíveis equinas e humanas.[450,553] As tentativas de previsão de surtos não obtiveram sucesso,[507,524,546] o que indica a possível existência de outros fatores desconhecidos. No ambiente, os Togaviridae persistem ao infectar hospedeiros silvestres, como aves, pequenos mamíferos e répteis, de maneira assintomática.[554] Nessas populações silvestres, os vírus podem sobreviver ao inverno ou à estação não vetorial.[524,555]

Vetores

Há especificidade dos vírus para determinados vetores. Os vetores de EEE são *Culiseta melanura* e *Aedes* spp. [522,539,556,557] *Aedes* spp. parece ser mais importante em epizootias e epidemias. *Culex tarsalis* é o vetor principal de WEE. Os carrapatos *Dermacentor andersoni*,[558,559] *Triatoma sanguisuga*[560,561] e *Oeciacus vicarius* (percevejo do penhasco)[558,562] também podem atuar como vetores ou reservatórios de inverno do WEE. Várias espécies de mosquitos, de pelo menos 11 gêneros, são naturalmente infectadas por linhagens epidêmicas de VEE, inclusive *Culex melanconium* e *Mansonia*, *Aedes* e *Psorophora* spp. [526,527,534,535] Os carrapatos também podem transmitir os vírus. Embora menos provável, o EEE e o VEE podem se disseminar por secreções nasais.[526,527,561,563] Os vetores transmitem partículas virais entre hospedeiros silvestres durante o repasto de sangue. Os mosquitos permanecem infectados por toda a vida.[557,564] A incidência sazonal depende do pico sazonal de vetores. O maior número de casos ocorre entre junho e novembro em climas temperados. Se a estação do vetor for mais longa, como em climas quentes, os surtos de doenças têm duração maior.[565]

Os surtos de doenças por EEE foram descritos em emas, avestruzes e suínos, com casos isolados em bovinos, ovinos e ungulados não domésticos.[566,567] Suínos também podem ser afetados pelo VEE.[567] Nessas espécies, os sinais da doença são mais brandos do que em cavalos. Burros e mulas podem contrair todas as três doenças, que é tão grave quanto a identificada em cavalos.[568] Há modelos experimentais de infecção em camundongos, hamsters, cobaias e macacos *rhesus*.[507]

Patogênese

Os alfavírus podem se replicar, gerar títulos muito altos e causar graves alterações citopáticas em muitas células vertebradas.[506] Em mamíferos e aves, a infecção causa a interrupção completa da síntese proteica e de ácidos nucleicos das células hospedeiras. Nos mosquitos, a divisão celular persiste; as células são infectadas de maneira persistente e a eliminação de vírus é contínua.[506] Depois da inoculação, os vírus se multiplicam nos músculos, entram na circulação linfática e chegam aos linfonodos. Os vírus se replicam em macrófagos e neutrófilos e, subsequentemente, são liberados em pequenos números. Muitas partículas virais são eliminadas nesse momento. Se os mecanismos de eliminação forem bem-sucedidos, não haverá desenvolvimento de nenhum outro sinal clínico. Anticorpos neutralizantes ainda serão produzidos. Os vírus têm vários mecanismos de evasão imunológica, como a adsorção a hemácias e leucócitos. Se a eliminação viral não for total, os vírus restantes infectam as células endoteliais e concentram-se em órgãos altamente vasculares, como o fígado e o baço. A replicação viral nesses tecidos é associada à viremia subsequente. O segundo período virêmico é geralmente associado aos primeiros sinais clínicos da doença. O SNC é infectado em 3 a 5 dias.[514,527,569,570]

Sinais clínicos

A infecção clínica por alfavírus em humanos está associada ao contato com o inseto vetor e costuma acometer idosos ou jovens.[507] As taxas de morbidade e mortalidade são específicas ao vírus.[571] Os sinais clínicos em seres humanos são encefalite aguda fulminante, dor de cabeça, alteração de consciência e convulsões. A taxa de mortalidade em pacientes humanos varia de acordo com o vírus.[571] Os seres humanos e os cavalos são hospedeiros terminais do WEE. Os estágios agudos da doença equina são acompanhados por viremia transitória.

É provável que o EEE seja o vírus mais virulento dos casos de alfavírus, com mortalidade de 50 a 70% em seres humanos.[508,571] Nos humanos, o vírus causa febre, dor muscular, dor de cabeça, desorientação, estupor, vômito, sinais respiratórios, leucocitose, hematúria, convulsões e coma.[508,571] A RM mostrou lesões nos núcleos da base e no tálamo.[508] Os cavalos podem ser um amplificador natural de EEE e a infecção equina precede os casos humanos em 2 a 5 semanas.[572,573] Assim, os cavalos são sentinelas para seres humanos de uma determinada área. Nos animais, os sinais clínicos agudos de EEE e WEE são febre branda a grave, anorexia e rigidez. Esse período é acompanhado por viremia. O período de incubação (1 a 3 semanas) é geralmente menor na infecção por EEE em comparação à WEE. Os primeiros sinais da doença são febre e obtundação leve. Na doença causada por EEE, a progressão é mais comum. Após o desenvolvimento de sinais neurológicos, a viremia é interrompida e é improvável que os animais possam amplificar a doença. Há sinais cerebrotalâmicos, como andar compulsivo, alteração comportamental, hiperestesia, excitabilidade e obtundação. Disfunções de nervos cranianos também podem ser observadas, com sinais como disfunção vestibular, facial, faríngea, laríngea e lingual. Em geral, a morte é precedida por decúbito por 1 a 7 dias. Animais em coma raramente sobrevivem. Em caso de sobrevida, ocorre melhora lenta e gradual por semanas a meses.[574-577] Os sinais clínicos são mais graves em animais não vacinados.[573,576]

O VEE circula em ciclos enzoóticos entre o hospedeiro roedor e o mosquito vetor.[578] Os sinais clínicos de VEE variam, dependendo do subtipo do vírus, de brandos a graves e fatais. De modo geral, a encefalite grave em seres humanos infectados pelo vírus VEE é menos comum do que na infecção por EEE e WEE. A doença neurológica humana pode ser detectada em até 14% dos casos, sobretudo em crianças, e a taxa de mortalidade é de cerca de 1%.[508,571] As epidemias humanas e epizootias equinas por VEE foram associadas aos subtipos ID e IE, que são menos virulentos em cavalos. Por outro lado, os subtipos IAB e IC são altamente patogênicos para cavalos, com 20 a 80% de letalidade. As linhagens epidêmicas estão associadas a febre e leucopenia grave.[514,570] Os sinais neurológicos começam cerca de 4 dias após a infecção e são obtundação grave e decúbito. A diarreia pode preceder os déficits neurológicos. Outros sinais associados são aborto, ulceração oral, hemorragia pulmonar e epistaxe.[526,527] Cavalos com VEE têm concentrações virais circulantes suficientes, que atuam como amplificadores da doença.[534,579] Secreções oculares e nasais de cavalos infectados contêm altas concentrações de VEE.[526,527] A infecção por entrada pelo trato respiratório pode ocorrer por contato direto com animais acometidos. Cavalos e humanos que sobrevivem à infecção por EEE e à doença clínica podem desenvolver viremias crônicas recidivantes e atuar como amplificadores de doenças crônicas.[566] Os sinais clínicos em seres humanos são febre, dor de cabeça, mialgia e faringite.

Casos humanos acidentais ocorreram em ambientes laboratoriais.[508] A carga viral no tecido infectado pode ser alta; portanto, é necessário tomar cuidado ao realizar necropsias ou manusear tecidos de animais doentes. Nos EUA, as infecções por alfavírus são de notificação compulsória às autoridades estaduais de saúde.[507,579] O EEE tem pouca capacidade de replicação nos tecidos linfoides, mas o VEE o faz com eficiência. Portanto, o EEE pode evitar a indução de IFN-α e IFN-β *in vivo*, o que pode fazer com que o vírus escape das respostas imunes inatas do hospedeiro, com aumento de sua neurovirulência. A inibição da tradução do genoma restringe a capacidade de infecção do EEE para células mieloides, mas não mesenquimais. Esse fator provavelmente contribui para as diferenças de causa e quadro clínico da doença.[580]

Diagnóstico

O diagnóstico de encefalites equinas pode ser feito por isolamento ou detecção viral por resposta humoral específica, ácido nucleico viral e presença de antígeno viral em amostras de tecido. Clinicamente, o diagnóstico presuntivo é embasado em achados clínicos de alteração comportamental e obtundação, de início agudo, precedidas por febre, na estação do ano e na presença de vetores e hospedeiros. O ELISA de captura de IgM pode detectar infecções recentes em equinos e seres humanos.[508] Esses anticorpos não são produzidos em resposta à vacina.[581] Os anticorpos desaparecem 21 dias após a infecção.[582] O ensaio para a confirmação da infecção aguda por EEE deve ser usado em caso de impossibilidade de coleta de amostras de soro na fase de convalescência. A detecção de IgG não é preditiva de infecção recente e pode ser confundida com anticorpos induzidos pela vacina.[506] Os anticorpos virais geralmente são observados 24 horas após o início da viremia e sua presença precede a encefalite clínica.[551] A concentração de anticorpos aumenta com rapidez e depois diminui ao longo de 6 meses.[582] Uma primeira amostra é habitualmente coletada quando há sinais de encefalite, que podem surgir após o pico dos títulos. Portanto, os títulos em uma segunda amostra podem ser menores em comparação à primeira amostra. Os ensaios de inibição da hemaglutinação e neutralização também podem ser positivos alguns dias após o início da infecção.[578] O aumento de quatro vezes do título de IgG, com 10 dias a 2 semanas de intervalo, é indicativo de infecção. A fixação do complemento também foi utilizada para o diagnóstico de alfavírus.[583] O vírus também pode ser isolado de vertebrados e mosquitos. A imuno-histoquímica do tecido cerebral pode ser realizada para a detecção de vírus. Recentemente, a PCR com transcriptase reversa em tempo real tem sido usada para o diagnóstico.[584] É improvável que as culturas virais sejam positivas, exceto no caso de EEE agudo. O vírus pode ser isolado no líquido cefalorraquidiano de cavalos com infecções agudas.[527] A utilidade dos títulos virais no líquido cefalorraquidiano à luz de resultado negativo ao isolamento viral é questionável. Imunofluorescência, ELISA e isolamento viral podem identificar o vírus no tecido cerebral.[585,586]

Os anticorpos do colostro podem interferir no diagnóstico de potros. Os títulos de anticorpos contra VEE, WEE e EEE nos soros de potros com 2 a 8 dias são semelhantes aos de suas mães. A meia-vida sérica dos anticorpos maternos em potros é de aproximadamente 20 dias.[587]

Patologia clínica

As alterações no líquido cefalorraquidiano associadas às infecções por togavírus são semelhantes às observadas em outras encefalites virais e incluem principalmente pleocitose linfocítica (50 a 400 células mononucleares/μℓ) e aumento da concentração de proteínas (100 a 200 mg/dℓ).

Achados necroscópicos

Em qualquer uma das encefalites equinas por alfavírus, o SNC e outros tecidos podem conter partículas virais suficientes para infecção; assim, a necropsia de casos suspeitos deve ser feita com cuidado. O aspecto geral do cérebro e da medula espinal é normal. Em alguns casos, congestão vascular e alteração de cor do SNC são evidentes. Os achados histológicos são células mononucleares não sépticas e inflamação neutrofílica em todo o cérebro.[526,588-590] Lesões graves são observadas no córtex cerebral, no tálamo e no hipotálamo. As lesões específicas são acúmulo perivascular significativo e infiltração de células mononucleares e neutrófilos, gliose, degeneração neuronal e inflamação meníngea com células mononucleares. A infecção por EEE é geralmente acompanhada de necrose liquefativa e hemorragia do córtex cerebral, atrofia das células acinares pancreáticas e hiperplasia das células do ducto pancreático.[589] A imuno-histoquímica em amostras de necropsia pode ser diagnóstica.[591,592]

Diagnóstico diferencial

O diagnóstico diferencial de EEE, WEE e VEE deve incluir outras doenças agudas, associadas a déficits neurológicos difusos ou multifocais, como outras viroses, inclusive outras encefalites por togavírus, traumatismo, hepatoencefalopatia, raiva, VNO e leucoencefalomalácia. Outras doenças, como meningoencefalite bacteriana, EPM e encefalite verminótica, também devem ser consideradas.

Tratamento

Não há tratamento específico para a infecção por alfavírus. No entanto, o manejo adequado inclui terapia de suporte, tratamento de doenças concomitantes e prevenção de complicações. A terapia de suporte visa atender às necessidades de hidratação, nutrição, micção e defecação, além da troca da cama. AINEs (fenilbutazona, 2 a 4 mg/kg a cada 12 horas; flunixino meglumina, 1 mg/kg a cada 12 a 24 horas) controlam febre, inflamação e desconforto. A administração de DMSO em solução a 20% e dose de 1 g/kg IV pode auxiliar o controle da inflamação. O uso de corticosteroides é controverso, porque os efeitos benéficos têm curta duração e há aumento do risco de desenvolvimento de infecções bacterianas secundárias. As convulsões podem ser controladas, como já descrito neste capítulo. A hidratação deve ser monitorada e soluções balanceadas de líquido isotônico são administradas por via oral ou IV, conforme necessário. Outros cuidados de suporte devem incluir suplementação dietética e administração de laxantes para minimizar o risco de impactação gastrintestinal. Em caso de anorexia por mais de 48 horas, a suplementação enteral ou parenteral deve ser instituída. Em curto prazo, suspensões de alimentos em *pellets* podem ser administradas por via oral. A proteção contra trauma autoinflingido pode exigir o uso de protetores nos membros e na cabeça. Se o cavalo estiver em decúbito, deve-se tentar dar apoio com lingas; além disso, a cama de todos os animais acometidos deve ser bem espessa.

Prognóstico

Recuperações completas dos déficits neurológicos associados a esses vírus são relatadas, mas são raras.[591] Os animais que se recuperaram da EEE geralmente apresentam déficits neurológicos residuais, como ataxia, obtundação e anomalias comportamentais. As sequelas neurológicas são semelhantes, mas menos comuns em cavalos que se recuperam da WEE. Nos cavalos com doenças neurológicas, a taxa de mortalidade de EEE é de 75 a 100%; na WEE, é de 20 a 50%; e na VEE, de 40 a 80%.[526,551] Em caso de recuperação de qualquer uma das doenças, os cavalos parecem protegidos de maneira variável por até 2 anos após a infecção. Assim, assume-se que a infecção não gera imunidade protetora.

Prevenção

A prevenção da encefalite por alfavírus deve ter como objetivo a redução da concentração de insetos vetores e a instituição de programas de vacinação.[543-545,568,593-596] EEE, WEE, VEE fazem parte do protocolo de imunização de áreas endêmicas, definido pela American Veterinary Medical Association. As atuais vacinas comerciais contêm vírus inativados com formalina (Tabela 11.16). O título de anticorpos aumenta de maneira significativa 3 dias após a vacinação.[526,527,595-598] As populações equinas suscetíveis devem receber vacinas monovalentes, divalentes ou trivalentes de EEE, WEE ou VEE. A administração de vacinas trivalentes aumenta a produção de anticorpos específicos para todos os vírus. Há alguma proteção cruzada entre EEE e WEE e entre EEE e VEE, mas não entre WEE e VEE.[587,599,600] Em caso de vacinação contra VEE, recomenda-se a administração simultânea das três vacinas.[601-603] A resposta somente à vacinação contra VEE é menor em cavalos previamente vacinados contra WEE e EEE.[597,598,602,603] A vacinação contra VEE não parece interferir nas respostas à vacinação contra EEE ou WEE.[604] A vacinação anual deve ser concluída no final da primavera ou vários meses antes do início da temporada de encefalites. Títulos adequados parecem persistir por 6 a 8 meses. Nas áreas com infestações prolongadas ou contínuas por mosquito, sugere-se a vacinação semestral ou trienal. Os cavalos suscetíveis devem ser vacinados em caso de surto. O desenvolvimento de doença por cavalos vacinados costuma ser observado em indivíduos jovens ou idosos. A vacinação das éguas 1 mês antes do parto aumenta as concentrações de anticorpos no colostro. Nos potros nascidos de éguas imunizadas, os anticorpos são detectáveis 3 horas após a ingestão de colostro e os títulos persistem por 6 a 7 meses.[592] A vacinação pode começar em qualquer idade, mas, se precoce, deve ser repetida em potros de 6 meses e 1 ano de idade para assegurar a boa proteção. Os potros respondem à vacinação com VEE *in utero*.[605] Um estudo prospectivo para determinação da resposta sorológica de cavalos previamente vacinados à revacinação contra EEE e WEE identificou que a resposta variava conforme o antígeno e que alguns animais apresentavam títulos baixos ou indetectáveis de anticorpos 6 meses após a vacinação. Alguns cavalos não desenvolveram títulos crescentes de anticorpos contra EEE ou WEE apesar da vacinação recente. A média geométrica dos títulos era máxima 2 semanas após a revacinação e era significativamente maior do que a observada antes da nova imunização.[606,607]

Novas vacinas foram experimentalmente desenvolvidas, como vacinas de mutantes vivos modificados com exclusão de genes quiméricos, vacinas de DNA e vacinas de alfavírus com vetor de adenovírus.[581] Os resultados parecem promissores. O desenvolvimento de novas vacinas decorre das preocupações relacionadas à produção de vacinas inativadas. Essas preocupações se devem, principalmente, à manipulação de grandes quantidades de partículas virais em laboratórios de nível de contenção (biossegurança) 3, o que representa um possível risco de infecção para os profissionais que produzem as vacinas. Além disso, essas vacinas não foram capazes de induzir imunidade duradoura. Os proprietários devem usar inseticidas e repelentes quando possível, eliminar acúmulos de água parada e, em áreas endêmicas ou durante surtos, aplicar inseticidas ambientais e avaliar as baias.

Tabela 11.16 Protocolo de vacinação para EEE/WEE recomendado pelas Diretrizes da American Association of Equine Practitioners de 2015.

Grupo equino	Não vacinados ou de vacinação desconhecida (EEE/WEE)	Exposição sazonal	Exposição ao longo do ano
Adultos	2 doses com 4 a 6 semanas de intervalo	Anual, antes da temporada de vetor	A cada 6 meses
Éguas prenhes	2 doses com 4 a 6 semanas de intervalo	4 a 6 semanas antes do parto ou antes da estação do vetor	
Potros (égua vacinada)	3 doses aos 4 a 6 meses de idade, com um intervalo de 4 a 6 semanas entre a 1ª e a 2ª vacinação; se a temporada de alto risco começar, aos 2 a 3 meses de idade	Terceira dose aos 10 a 12 meses de idade ou antes da temporada de vetor	
Potros (égua não vacinada)	3 doses com um intervalo de 4 semanas	Quarta dose aos 10 a 12 meses de idade ou antes da temporada de vetor	

Cavalos com VEE podem apresentar viremia persistente e devem ficar em quarentena por 3 semanas após a recuperação completa. Os casos de VEE devem ser relatados às autoridades reguladoras dos EUA. As autoridades de saúde pública podem instituir outras medidas de controle de doenças.

Encefalite por flavivírus

A família Flaviviridae compreende três gêneros: *Flavivirus*, *Pestivirus* e *Hepacivirus*.[608-620] Embora esses vírus possuam organização genômica semelhante, são genética e biologicamente diferentes. Pelo menos metade dos membros da Flaviviridae é zoonótica. Há, no mínimo, 70 vírus do gênero *Flavivirus*. A encefalite japonesa, a encefalite de St. Louis, os vírus da doença do Nilo Ocidental, de Powassan e do *louping ill* (encefalomielite ovina) são importantes em medicina equina. A encefalite japonesa, a encefalite de St. Louis e a infecção pelo vírus do Nilo Ocidental são transmitidas por artrópodes (p. ex., *Culex* spp.). Os vírus de Powassan e *louping ill* são transmitidos por carrapatos (*Ixodes* spp.).[608-614] Os flavivírus transmitidos por mosquitos e carrapatos se mantêm na natureza em ciclos artrópodes-vertebrados-artrópodes, enquanto os vírus não artrópodes são transmitidos diretamente entre morcegos ou roedores.[608]

Os vírus do sorocomplexo da encefalite japonesa são os causadores de encefalite japonesa, encefalite de St. Louis e encefalite de Murray Valley, além do vírus de Kunjin e do VNO. Esse grupo de vírus é transmitido por vetores e transmitidos para aves e mamíferos hospedeiros por mosquitos durante o repasto de sangue.[621] O vírus se mantêm nos vetores ou circula entre eles, que também são responsáveis por sua amplificação biológica. A transmissão vertical nos vetores mantém o vírus em uma área geográfica.[521] A encefalite japonesa ocorre na maioria dos países do Sudeste Asiático e se estendeu à Índia, às ilhas do Pacífico e ao norte da Austrália. O vírus da encefalite japonesa causa entre 30 e 50 mil casos anuais de encefalite humana em todo o mundo; áreas endêmicas são a China, a região sudeste da Federação Russa, o Sul e o Sudeste Asiático e a Austrália. É difícil determinar o número exato de cavalos com quadro clínico de encefalite japonesa; no entanto, a literatura relata o isolamento de vírus da encefalite japonesa em cavalos de Taiwan, China, Paquistão e Austrália desde os anos 1980. Surtos também foram relatados em cavalos da Índia, do Nepal, das Filipinas, do Sri Lanka e do norte da Tailândia. A soroconversão de cavalos jovens no primeiro ano de exposição em Hong Kong chegou a 63% em alguns locais. A doença tem alta taxa de mortalidade, de 10 a 40%, e 40 a 70% dos sobreviventes apresentam déficits neurológicos permanentes.[621] A encefalite japonesa deve ser suspeita em cavalos com sinais clínicos compatíveis que residem em uma área de atividade viral. O diagnóstico é confirmado por sorologia, como ensaios de neutralização, fixação de complemento, inibição de hemaglutinação e ELISA.[621] Todos os resultados sorológicos, inclusive de IgM, devem ser interpretados com cautela em cavalos de áreas com outros flavivírus endêmicos. Nos casos fatais de encefalite japonesa, o isolamento viral, os ensaios de PCR e a imuno-histoquímica para detecção de vírus nos tecidos do SNC confirmam o diagnóstico.

O vírus da encefalite de St. Louis é associado com mais frequência à encefalite em seres humanos e em poucos casos pode estar envolvido em doenças equinas. A inoculação experimental em cavalos produz viremia, mas não sinais clínicos. Anticorpos neutralizantes são constantemente observados. *Culex pipiens* e *C. tarsalis* são os principais vetores. As aves selvagens parecem ser o principal reservatório.[608,613]

A infecção experimental pelo vírus Murray Valley provoca febre transitória, mialgia e ataxia. É improvável que os cavalos sejam amplificadores eficientes desse vírus.[610-612] Na Austrália, é mais comum que o vírus seja uma doença dos seres humanos. Uma epidemia em seres humanos foi associada a títulos significativos em equinos. Alguns cavalos com sinais clínicos, títulos significativos e evidência histológica de encefalite viral foram identificados.[611,612]

O vírus de Powassan tem sido associado a meningoencefalite necrosante e não supurativa em cavalos.[609] Anticorpos contra o vírus de Powassan geralmente são identificados em Ontário, no Canadá, e no leste dos EUA. *Ixodes cookei*, *I. marxi* e *Dermacentor andersoni* parecem ser vetores importantes e têm lebres-americanas (*Lepus americanus*) e cangambás (*Mephitis mephitis*) como principais reservatórios. As zoonoses ocorrem após picadas por carrapatos infectados. Em torno de 13% dos cavalos examinados em Ontário, em 1983, apresentavam sorologia positiva para o vírus.[609] A infecção experimental pelo vírus de Powassan, linhagem M794, em cavalos foi associada a déficits neurológicos em 8 dias, com desenvolvimento de encefalomielite não supurativa, necrose neuronal e necrose parenquimatosa focal. Os sinais são tremores da cabeça e pescoço, ptialismo, mialgia, ataxia e decúbito dorsal. Coelhos inoculados não manifestaram sinais clínicos, mas apresentaram encefalite generalizada, caracterizada por infiltração linfoide perivascular, meningite linfocítica e coroidite linfocítica.[609]

Os outros dois gêneros têm vírus de importância veterinária e humana; gênero *Pestivirus* contém o ubíquo vírus da diarreia bovina (BVD) e o *Hepacivirus* contém o vírus da hepatite C (HCV) humana. O acometimento do sistema nervoso equino por *Pestivirus* foi observado apenas recentemente, mas um *Hepacivirus* já era implicado como agente etiológico de doença do SNC de cavalos, como já mencionado neste capítulo.[622]

Vírus do Nilo Ocidental

O *vírus do Nilo Ocidental* (VNO) é importante causa de doença neurológica em humanos e cavalos de todo o mundo.[506,620,623] O vírus é neurotrópico e propõe-se que chegue ao cérebro por via hematógena e transneural, por meio da ruptura da barreira hematencefálica e do transporte axonal retrógrado. Historicamente, o VNO foi identificado pela primeira vez em humanos em Uganda, em 1937, e no Oriente Médio como uma doença febril. Desde então, a infecção se espalhou globalmente para outras partes da África, Oriente Médio, Ásia, Austrália, Europa Oriental e Américas do Norte, Central e do Sul.[506,623] Os primeiros relatos de encefalite em humanos da América do Norte ocorreram em agosto de 1999 em Queens, Nova York, EUA.[506] Esses pacientes apresentaram febre, alteração do estado mental, paralisia flácida, com desenvolvimento de insuficiência respiratória, e fraqueza. Todos os pacientes tinham mais de 50 anos, passavam algum tempo ao ar livre e moravam perto de locais com criadouros de mosquitos. Esses pacientes foram positivos para IgM no ELISA de líquido cefalorraquidiano. Há duas principais linhagens genéticas (1 e 2) do vírus do Nilo Ocidental. O vírus Kunjin é uma variante da linhagem 1, encontrada na América do Norte. Antes de 1999, veterinários, tratadores e proprietários de cavalos no continente americano tinham pouca familiaridade com os flavivírus. Desde então, milhares de casos de equinos com doença foram relatados, com uma taxa estimada de mortalidade de 30 a 40% nos EUA. Os cavalos representam 96,9% de todos os casos de VNO relatados em mamíferos não humanos.

Etiologia. Todos os flavivírus são vírus de RNA de fita simples de sentido positivo e medem cerca de 50 nm.[506] Os vírions são esféricos e apresentam envelope de proteína C, formando um nucleocapsídio de cerca de 25 nm. A microscopia eletrônica revela a simetria icosaédrica do envelope e do capsídio desses vírus. O genoma de cerca de 11 kb contém uma única fase de leitura aberta, que é traduzida em sua totalidade e clivada em 10 proteínas virais por proteases celulares e virais.[506] Existem três proteínas estruturais e sete não estruturais; as proteínas estruturais são as proteínas do capsídio (C), da pré-membrana (prM) e da membrana (M) e do envelope (E). As proteínas não estruturais (NS), numeradas de 1 a 5, são clivadas após a tradução e são necessárias para replicação e montagem viral.

A proteína M final e a proteína E são importantes para a virulência.[506,620,623] A proteína M é formada a partir de uma proteína precursora (proteína prM) modificada durante a secreção dos vírions imaturos pelo Golgi da célula. A proteína E é secretada apenas em sua conformação nativa por meio da associação com a proteína prM. A proteína E é a proteína viral imunodominante e é importante na interação ligante-receptor e na fusão às células hospedeiras.

Epidemiologia. O VNO é geralmente transmitido por picada de mosquitos infectados. Existem várias espécies de mosquitos capazes de adquirir o vírus após o repasto em hospedeiros vertebrados infectados amplificadores (sobretudo aves), mas, nos EUA, as mais importantes pertencem ao gênero *Culex* (*C. pipiens*, *C. restuans*, *C. salinarius*, *C. tarsalis*).[506,620,624-626] O VNO penetra no intestino do mosquito e se replica em vários tecidos, inclusive no sistema nervoso e nas glândulas salivares, infectando o vetor por toda a vida. O vírus é transmitido pelas fêmeas à prole por via transovariana, levando à sua persistência no ambiente. Os mosquitos transmitem o VNO para mais de 300 espécies de pássaros e pelo menos 30 vertebrados.[627] Os pássaros são corvos, pegas, gaios, pardais, tentilhões e quíscalos. Os vertebrados são seres humanos, cavalos, mulas, burros, camelídeos, suínos, cães, gatos, pássaros e focas, entre outros.[506,620] Dentre os mamíferos soropositivos de vida livre, estão morcegos (*Eptesicus fuscus* e *Myotis lucifugus*), esquilos orientais (*Tamias striatus*), cangambás, veados de cauda branca e urso pardo.[506,620,627] A doença neurológica foi confirmada como VNO em esquilos-cinzentos e esquilos-raposa. Os aligátores podem apresentar título virêmico extremamente alto e ser um importante reservatório para o VNO no sudeste dos EUA. Há relatos de isolamento de VNO de aligátores de criação e vida livre com sinais neurológicos. Nos aligátores de criação, a eliminação cloacal do vírus com provável infecção oral foi demonstrada.

O vírus também pode ser transmitido por transfusão de sangue contaminado ou transplante de órgãos, caso os doadores sejam virêmicos. A transmissão vertical através da placenta e do leite foi demonstrada em seres humanos.[628-630]

Os surtos são sazonais e refletem a atividade do mosquito. No nordeste dos EUA, mais da metade dos mosquitos VNO-positivos são *C. pipiens*.[506] No Ocidente, as populações do altamente eficiente *C. tarsalis* constituem maioria dentre os insetos positivos e *C. pipiens* é a próxima espécie de *Culex* spp. mais encontrada.[506,624,626] No sudeste dos EUA, *C. quinquefasciatus* e *C. nigripalpus* apresentam as maiores taxas de infecção por VNO. Já no sudoeste do país, as epidemias são mais associadas a mosquitos *C. quinquefasciatus*, *C. tarsalis* e *C. pipiens* positivos.

Um hospedeiro reservatório (principalmente aves) é aquele em que um patógeno é amplificado *in vivo* para que possa ser transmitido a uma espécie vetora.[631] Cavalos e seres humanos são considerados hospedeiros finais (VNO).[631] Até hoje, mais de 300 espécies de aves foram relatadas como positivas para VNO nos EUA. Muitas espécies de aves apresentam altos níveis de amplificação viral.

Como a transmissão é feita por vetores, pode ser sazonal em regiões temperadas e ocorrer o ano todo em regiões subtropicais. Nos EUA, a atividade intensa dos vírus começa em julho, com pico de incidência em setembro e outubro.[506,620] A queda na temperatura ambiente com geada leve geralmente provoca uma rápida diminuição no número de casos.

Os humanos idosos parecem mais suscetíveis à doença neuroinvasiva causada por VNO. Do mesmo modo, cavalos mais velhos pareciam ser mais suscetíveis.[632] Embora os casos de doença neuroinvasiva sejam mais numerosos em homens, parece não haver predileção por raça ou sexo em cavalos. Em um estudo de cavalos com encefalomielite por VNO, as fêmeas tiveram 2,9 vezes mais chances de morrer do que os machos com sinais neurológicos.[633]

Sinais clínicos. A doença neurológica foi relatada em cavalos com infecção natural e experimental.[634-639] A maioria dos cavalos apresenta soroconversão sem doença clínica após a infecção por VNO. No entanto, cerca de 8 a 10% dos cavalos que ainda não tinham tido contato com o vírus (*naïve*) e foram infectados desenvolveram doença clínica com sinais neurológicos.[623] Os sinais neurológicos surgem 5 a 22 dias após a infecção. Os sinais clínicos mais comuns são fraqueza (94 a 100%), ataxia (72%), alteração do estado mental (67%), febre no início da doença (65%), fasciculações (61%), déficits de nervos cranianos (44%) e decúbito (30%). Outros sinais comuns são anorexia (47%) e bruxismo (20%).[634,636,637]

Alterações comportamentais, como hiperexcitabilidade, apreensão, agressão e submissão se devem principalmente ao acometimento talâmico. Intercalados a períodos de hiperexcitabilidade, alguns cavalos parecem apresentar sonolência súbita, similar à narcolepsia. Isso pode ocorrer até o ponto de cataplexia, com colapso parcial ou completo de curta duração. Como o VNO afeta predominantemente o tronco cerebral, sinais como anomalias de consciência, principalmente obtundação, são comuns por causa da lesão na formação reticular. Em alguns animais, a mudança do estado mental é persistente e a ausência de responsividade se assemelha ao coma. Tanto a substância cinzenta quanto a branca podem ser infectadas. No cérebro, a substância cinzenta do mesencéfalo e do rombencéfalo é afetada, o que causa déficits em nervos cranianos (principalmente nos VII, IX e XII pares) e alterações do estado mental.[4,639] A lesão desses nervos cranianos provoca fraqueza da língua, desvio do focinho e inclinação da cabeça de curta duração. A disfagia foi relatada, com engasgos como sequela. Uma síndrome da cauda equina, que consiste em estrangúria e impactação retal, é raramente relatada. O acometimento de neurônios motores inferiores na medula espinal provoca fraqueza, anomalias na marcha e déficits proprioceptivos.

O VNO pode afetar os tratos sensoriais e motores da medula espinal e os sinais podem ser difusos ou multifocais, simétricos ou assimétricos. No entanto, déficits motores e sensoriais também podem ser causados pelo acometimento de tratos e centros de retransmissão no cérebro (tálamo e núcleos da base).[635-637,639-642] Esses dois sinais clínicos provavelmente refletem a doença no cérebro e na medula espinal por infecção medular direta, interrupção de tratos motores no rombencéfalo e perda do controle motor fino por infecção dos grandes núcleos do tálamo e dos núcleos da base. Ataxia proprioceptiva geral, paresia, fraqueza e déficits proprioceptivos são decorrentes de lesões na medula espinal. Muitos cavalos podem ter dificuldade em permanecer em pé, principalmente por causa da fraqueza intensa.

É provável que fasciculações cutâneas e musculares involuntárias, tremores e hiperestesia, muito comuns nessa doença, sejam causados pela perda do controle motor fino, que é regulado principalmente pelos núcleos da base.[643,644] Distúrbios do movimento são detectados na infecção por flavivírus, com desenvolvimento em longo prazo de uma síndrome similar ao Parkinson em ratos e no modelo experimental em macacos.[644] Fasciculações brandas e graves são muito comuns nos músculos da face e do pescoço. As fasciculações podem ser bastante graves e ocorrem nos quatro membros e no tronco, dificultando atividades normais, como caminhar e comer, além das interações com tratadores e outros cavalos. As fasciculações são mais notáveis no focinho e nas pálpebras. A atividade das pálpebras durante esse período é aumentada pela luz e, às vezes, os cavalos parecem bastante fotofóbicos.

Os cavalos desenvolvem sinais clínicos quando infectados pela linhagem neuroinvasiva de VNO de tipo I, enquanto a infecção pelo vírus da linhagem africana, de tipo II, é de natureza universalmente subclínica. Um aumento leve a moderado da temperatura retal (38,6 a 39,4°C), anorexia e depressão são os primeiros sinais sistêmicos mais comuns.[634] A dor abdominal não é uma queixa inicial incomum.[631,633,634,636] Anomalias da marcha, inclusive claudicação ou arrastamento de um membro, também foram relatadas antes do desenvolvimento de uma síndrome neurológica óbvia.

No geral, a combinação, a gravidade e a duração dos sinais clínicos podem ser altamente variáveis. Após a diminuição dos primeiros sinais, cerca de 30% dos cavalos apresentam reativação da sintomatologia nos primeiros 7 a 10 dias de aparente recuperação. Independentemente da reativação, em torno de 30% dos cavalos acometidos progridem à paralisia completa de um ou mais membros. A maioria desses cavalos é submetida à eutanásia por motivos humanitários ou morre de maneira espontânea.

Muitos cavalos melhoram 3 a 7 dias após o início dos sinais clínicos. Em caso de melhora significativa, a recuperação completa em 1 a 6 meses pode ser esperada em 90% dos pacientes. Fraqueza e ataxia residuais parecem ser comuns e a perda em longo prazo do uso de um ou mais membros é raramente descrita. A fadiga persistente branda a moderada em exercício foi observada.

Diagnóstico. Os resultados do hemograma completo e da bioquímica sérica geralmente são normais. Às vezes, a concentração de CK pode estar elevada em decorrência de trauma e/ou decúbito. Um achado frequente é a hiponatremia, que também foi descrita em seres humanos com encefalite e pode ser causada pela liberação inadequada de hormônio antidiurético.[645,646] A análise do líquido cefalorraquidiano pode ser normal ou revelar pleocitose linfocítica, com alta concentração de proteína. Por outro lado, as células mais numerosas no líquido cefalorraquidiano de cavalos com EEE são neutrófilos, especialmente durante os primeiros estágios da doença.[647]

O diagnóstico diferencial deve incluir encefalite por alfavírus, raiva, EPM, EHV-1, botulismo e meningoencefalomielite verminótica (p. ex., *Halicephalobus gingivalis*, *Setaria* spp., *Strongylus vulgaris*). As causas não infecciosas a serem consideradas são hipocalcemia, intoxicação tremorgênica, hepatoencefalopatia e leucoencefalomalácia.

A confirmação da infecção por VNO em cavalos com encefalite começa com a avaliação do atendimento ou não à definição de caso com base nos sinais clínicos, bem como no fato de que o cavalo reside ou não em uma área com detecção do vírus em mosquitos, pássaros, seres humanos ou cavalos no ano atual.[641] Os exames sorológicos desenvolvidos pelo National Veterinary Laboratory Services (NVSL) são embasados na detecção da resposta de anticorpos IgM, que ocorre de maneira uniforme em cavalos com infecção aguda. O exame preferido é um ELISA de captura de IgM (MAC-ELISA).[648] Os cavalos expostos ao VNO desenvolvem uma resposta de IgM muito intensa, com cerca de 6 semanas de duração. Essa reação imunológica é muito mais confiável do que na infecção humana, já que é mais persistente. A maioria dos laboratórios de diagnóstico utiliza o ELISA de captura para a detecção de IgM contra VNO (MAC) para a confirmação real da doença (os níveis de IgM raramente se elevam após a vacinação). A sensibilidade e a especificidade desse exame são de 81 e 100%, respectivamente.

Em cavalos não vacinados, um aumento de quatro vezes nos títulos de anticorpos neutralizantes confirma o diagnóstico de infecção por VNO. Os formatos mais comuns de detecção são a resposta clássica de anticorpos neutralizantes por redução de placas de lise (PRNT) e outro, mais recente, realizado em placas de micropoços.[648,649] A vacinação induz à geração de anticorpos neutralizantes, que provavelmente confundem a interpretação da PRNT.

Outros métodos para confirmação do diagnóstico de VNO são a detecção *post mortem* do vírus por PCR, cultura e imuno-histoquímica em tecidos do SNC. A PCR *nested* direcionada à proteína E demonstrou sensibilidade em tecidos equinos com carga viral relativamente baixa.[650,651] A metodologia de PCR em tempo real foi utilizada para a detecção de VNO em tecidos equinos.[651] O alvo de proteína E parece menos sensível; no entanto, o alvo NS5 detectou ácidos nucleicos do VNO nos tecidos do SNC, coração e intestino de cavalos com doença clínica.

Achados patológicos. Os flavivírus causam polioencefalomielite (inflamação da substância cinzenta), com lesões que aumentam em número do diencéfalo ao rombencéfalo e que tendem a aumentar em gravidade em sentido caudal pela medula espinal. Os núcleos da base, tálamo, ponte e medula têm o maior número de lesões, com duas a várias camadas celulares de infiltração perivascular mononuclear. Dentre as lesões neuronais, há cromatólise e neuronofagia. Áreas de perda neuronal podem ser observadas em doenças prolongadas. Por outro lado, as lesões no córtex e no cerebelo são limitadas. A medula espinal pode apresentar infiltrados perivasculares, gliose e lesão neuronal.

Tratamento. Os objetivos do tratamento são suporte e prevenção. Os cuidados de suporte são essenciais, pois não existem medicamentos antivirais conhecidos.[634,636,652-654] A sobrevida de cavalos com VNO é maior em comparação a outras encefalites virais. Os cavalos podem começar a se recuperar 3 a 5 dias após o início dos sinais clínicos. A maioria dos casos de eutanásia foi de doença progressiva, com decúbito dorsal. De modo geral, o tratamento de cavalos em decúbito é mais agressivo e pode incluir dexametasona sódica (0,05 a 0,1 mg/kg IV a cada 24 horas) e manitol (0,25 a 2,0 g/kg IV a cada 24 horas). Ainda há controvérsia sobre o aumento da carga viral na periferia e no SNC mediado por corticosteroides.[655-658] O cloridrato de detomidina (0,02 a 0,04 mg/kg IV ou intramuscular [IM]) é eficaz para a tranquilização prolongada. Baixas doses de acepromazina (0,02 mg/kg IV ou 0,05 mg/kg IM) são excelentes para o alívio da ansiedade em cavalos em decúbito e em pé. Além disso, recomenda-se o tratamento de doenças concomitantes. O IFN-α tem sido utilizado em seres humanos e na medicina veterinária. No entanto, os estudos sobre sua eficácia são limitados.[653,654,659-661] Imunoglobulinas específicas contra o VNO foram administradas por via IV, mas o tratamento com plasma não alterou o desfecho e a gravidade da doença causada pelo vírus.

Prevenção. Modelos experimentais de doença mostraram que 70 a 100% dos cavalos saudáveis não vacinados apresentam viremia após o desafio viral com mosquitos, agulhas ou injeção intratecal. Há evidências epidemiológicas e experimentais da eficácia da vacinação.[648,662] Várias vacinas comerciais são licenciadas pelo Ministério da Agricultura dos EUA (USDA) como auxílio na prevenção de viremia, encefalite e mortalidade e redução de viremia, encefalite e mortalidade. Essas vacinas são de VNO inteiro inativado ou com vetor recombinante de varíola canária viva não replicante. Uma vacina de quimera inativada de flavivírus não é mais comercializada. A vacinação antes do início da estação com o aumento das populações de mosquito é essencial. As instruções do fabricante devem ser seguidas para indução de imunidade à primeira vacinação. Todas as vacinas devem ser administradas a cada 12 meses após a primeira série; no entanto, os dados de eficácia em 12 meses se referem apenas à vacina de quimera viva modificada. A administração mais frequente em áreas com infestações constantes de mosquitos é recomendada para a maioria das vacinas, porque não se espera que a primeira imunização confira proteção no longo prazo, sobretudo com as vacinas inativadas, cujos níveis de anticorpos diminuem rapidamente após 4 a 6 meses. Nos casos em que esses vírus são endêmicos, os esquemas de vacinação devem ser mantidos, mesmo quando houver diminuição na incidência de manifestações da doença.

Considerações de saúde pública. O VNO causa uma doença zoonótica. Os reservatórios aviários mantêm o vírus em um ciclo de vida endêmico, propiciando a transmissão aos seres humanos por mosquitos. Portanto, o controle da população de mosquitos é importante. Há pouco risco de doença por contato direto com um cavalo infectado, exceto durante o exame *post mortem* com manuseio inadequado dos tecidos infectados. A transmissão por sangue pode ocorrer entre hospedeiros virêmicos. Além disso, a infecção ocupacional por meio da necropsia de hospedeiros aviários foi relatada.

Bornavírus

A doença de Borna foi descrita pela primeira vez na cidade de mesmo nome, na Saxônia, Alemanha, em 1766, como "doença do cavalo triste" por causa da obtundação apresentada pelos animais doentes. No entanto, o vírus só foi identificado em 1926. O vírus é um membro do gênero *Bornavirus* da família Bornaviridae, um grupo de vírus envelopados com genoma de RNA de cadeia simples, não segmentada e de sentido negativo. É a causa de uma meningopolioencefalite progressiva infecciosa de ocorrência natural, quase sempre fatal (taxa de mortalidade de 80 a 100%), que afeta principalmente equinos e ovinos.[664] Com menos frequência, o vírus acomete outros equídeos, bovinos, caprinos, camelídeos, raposas, cães, gatos, coelhos, roedores, pássaros, primatas e humanos. A doença já foi detectada na Alemanha, na Suíça, em Liechtenstein e na Áustria. Cavalos com resultados sorológicos positivos são encontrados no Oriente Médio, na Ásia, na Austrália e nos EUA. Os reservatórios são roedores, coelhos e veados. A via de transmissão inclui secreções nasais e saliva e acredita-se que os vetores sejam roedores. O vírus é eliminado nas secreções corporais, ganhando acesso a um novo hospedeiro por meio de terminações nervosas expostas na mucosa nasal e faríngea.[665,666]

A doença de Borna é causada por uma reação imunopatológica induzida por vírus.[665-667] Esse é um vírus de RNA não citolítico, neurotrópico, de fita simples. As glicoproteínas GP43 e GP84 são importantes na patogênese da doença. A GP84 atua na ligação às células, e a GP43, na internalização às células por endocitose. O vírus acessa a mucosa nasal e migra para os bulbos olfatórios por mecanismos de transporte axonal. O vírus tem tropismo para o sistema límbico, principalmente o hipocampo. No SNC, o vírus migra de maneira centrífuga para o sistema nervoso periférico. As principais lesões histológicas ocorrem no corno de Ammon, bulbo olfatório, núcleos caudados, tálamo e, com menos frequência, nos núcleos cerebelares. O vírus causa meningoencefalite não supurativa imunomediada grave progressiva. A infecção natural em cavalos provoca meningoencefalite peraguda, aguda ou subaguda, com morte dos animais afetados em 1 a 4 semanas. Nas áreas endêmicas (Alemanha), a prevalência da doença é estimada em 12%.[664,665] Pode haver portadores subclínicos. Os sinais neurológicos específicos são variáveis, mas podem incluir comer com lentidão, fazer movimentos mastigatórios com a boca, pressionar a cabeça contra superfícies sólidas, sonolência e estupor, hiperexcitabilidade, medo, agressividade, hipocinesia, postura anormal, hiporreflexia, inclinação da cabeça, torcicolo neurogênico e incapacidade de deglutição. O diagnóstico é feito por sorologia, como *Western blot*, ELISA e IFAT, isolamento de vírus, imunocitoquímica e RT-PCR.

Outras encefalites virais

Outras encefalites transmitidas por mosquitos e relatadas na Califórnia foram causadas por um grupo de vírus muito parecidos, pertencentes ao gênero *Orthobunyavirus* da família Bunyaviridae.[506,668] O vírus da lebre-americana e de Jamestown Canyon foram isolados no Canadá e na Califórnia.[669-672] O vírus da lebre-americana é o arbovírus de maior ocorrência no Canadá e é mantido em um ciclo de amplificação, com participação de pequenos mamíferos e mosquitos, principalmente do gênero *Aedes*.[669,671] A soroconversão sem doença clínica é generalizada. Há um relato de encefalite aguda com recuperação completa em um cavalo com soroconversão ao vírus da lebre-americana do sorotipo de encefalite da Califórnia.[669] O vírus Jamestown Canyon foi isolado de lesões vesiculares de um cavalo.[670,672]

O vírus *main drain*, membro do gênero *Orthobunyavirus* da família Bunyaviridae que não faz parte do sorogrupo da encefalite da Califórnia, foi isolado do cérebro de um cavalo com encefalite no Condado de Sacramento, Califórnia, EUA.[673] Esse animal apresentava incoordenação, ataxia, rigidez do pescoço, pressão da cabeça sobre superfícies sólidas, disfagia, febre e taquicardia. O principal vetor é *Culicoides variipennis*, que transmite o vírus de coelhos e roedores infectados.[673] O vírus Cache Valley, um membro do gênero *Bunyamweravirus* da família Bunyaviridae, foi isolado de um cavalo clinicamente normal; há uma alta soroprevalência para esse vírus entre os cavalos de algumas áreas geográficas.[674]

O vírus Nipah, um membro do gênero *Henipavirus* da família Paramyxoviridae, causa encefalite em seres humanos e suínos no Sudeste Asiático. É transmitido de morcegos para suínos e depois se dissemina de forma horizontal para outros suínos e seres humanos. Há um relato informal de dilatação dos vasos meníngeos em um cavalo do qual o vírus Nipah foi isolado.[675]

O vírus da encefalose equina, um membro do gênero *Orbivirus* da família Reoviridae, é transmitido por diversas espécies de *Culicoides* spp. [676] Cavalos, burros e zebras do sul da África são frequentemente soropositivos. A importância clínica do vírus da encefalose equina como causa de doença neurológica em equídeos parece limitada, muito embora o primeiro isolamento tenha sido feito em um cavalo com doença neurológica clínica. Os sinais clínicos atribuídos ao vírus da encefalose equina são febre, depressão, edema dos lábios, sinais neurológicos agudos, enterite e aborto.

Outros vírus, identificados ao redor do mundo, que foram implicados na encefalite equina ou que estão associados à encefalite em outras espécies e a títulos anticórpicos significativos em cavalos são *louping ill*,[677,678] Maguari,[679,680] Aura,[680] Una,[680] Highlands J,[681] floresta Semliki[682] e Getah.[619]

Três vírus recentemente identificados (anelovírus, hepacivírus e parvovírus) foram encontrados por PCR no líquido cefalorraquidiano de cavalos com sinais neurológicos e acometimento predominante do tronco cerebral e da medula espinal (observação pessoal, Aleman).[622] À análise citológica do líquido cefalorraquidiano, esses animais apresentavam pleocitose linfocítica.

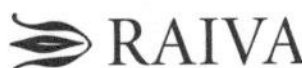

RAIVA

Monica Aleman

A família Rhabdoviridae tem seis gêneros de vírus que infectam diversas espécies, como mamíferos, pássaros, peixes, insetos e plantas. Os gêneros são *Lyssavirus*, *Vesiculovirus*, *Ephemerovirus*, *Novirhabdovirus*, *Cytorhabdovirus* e *Nucleorhabdovirus*. Existem outros rabdomovírus não classificados. Os rabdovírus são vírus envelopados de RNA de fita simples.[506,683] A família Rhabdoviridae tem vírus de importância em medicina humana e veterinária, como o vírus da raiva, da estomatite vesicular e da febre efêmera bovina. O vírus da raiva pertence ao gênero *Lyssavirus*.[506] Outros vírus similares, como Mokola, do morcego de Lagos, lissavírus do morcego europeu 1 e 2 e lissavírus do morcego australiano, também pertencem ao gênero *Lyssavirus* e causam doenças semelhantes à raiva em animais e humanos. O vírus da raiva é um rabdovírus neurotrópico grande, cilíndrico e em forma de projétil.[683] Os rabdovírus são relativamente estáveis no ambiente. No entanto, o vírus da raiva é inativado por desinfetantes à base de detergente, soluções iodadas, radiação, ácidos fortes, álcalis, solventes lipídicos e solventes aniônicos.[506,683]

A raiva foi reconhecida pela primeira vez como uma doença fatal no Egito, antes de 2.300 a.C., e na Grécia antiga. O vírus tem distribuição mundial, à exceção de Austrália, Nova Zelândia, Japão, Antártica e algumas ilhas. O vírus foi recentemente erradicado de partes da Europa (p. ex., Suíça, França) e da Escandinávia.[506] Embora o diagnóstico de raiva seja raro em equídeos, por causa de seu potencial zoonótico, a doença deve ser considerada no diagnóstico diferencial de cavalos com sinais neurológicos agudos progressivos. Estima-se que, por ano, a raiva cause 35 a 70 mil mortes humanas em todo o mundo.[506] Nos EUA, o sistema de vigilância da raiva detectou, em 2009, 6.690 animais com a doença e quatro casos de raiva humana em 49 estados e em Porto Rico.[684]

A via mais comum de transmissão do vírus é por ferimentos ou mordeduras contaminadas por saliva de um morcego silvestre carnívoro ou insetívoro portador do vírus. Na África e na Ásia, a maioria dos casos humanos é decorrente de mordeduras por cães raivosos e, na América do Norte, os casos associados a animais silvestres são mais frequentes.[506] Os reservatórios mais comuns nos EUA são gambás, guaxinins e raposas vermelhas.[683] No entanto, cães domésticos, gatos e outros cavalos podem transmitir a raiva para equinos por meio de feridas. Um importante reservatório de raiva nas ilhas do Caribe é o mangusto cinza. Além disso, o vírus da raiva pode ser transmitido por inalação de gotículas VO ou transplacentária. A transmissão por gotículas foi relatada em raposas, coiotes, gambás e guaxinins em uma caverna com morcegos no Texas, EUA. Nesse trabalho, o vírus foi isolado do ar da caverna.[685] A aerossolização do vírus também causou um surto de raiva em laboratório. A transmissão por aerossol também foi relatada em alguns humanos que trabalham em cavernas com morcegos.[506] A transmissão transplacentária do vírus foi observada em bovinos com infecção natural e em camundongos e morcegos submetidos à infecção experimental.[683]

O vírus entra nas células hospedeiras por endocitose mediada por receptor em fossas revestidas e fusão dependente de pH entre o envelope viral e a membrana endossomal, liberando o nucleocapsídio viral no citoplasma, onde ocorre a replicação.[506] O vírus da raiva infecta e se replica nos miócitos no sítio de inoculação e pode permanecer indetectável por semanas ou meses antes de atingir o SNC. O vírus infecta os nervos periféricos ao atravessar fusos neuromusculares e neurotendíneos. Acredita-se que a progressão ao longo do nervo ocorra nos espaços teciduais de seu fascículo.[685] Após a progressão centrípeta até o nervo periférico pelo fluxo axoplasmático, o vírus se replica nos gânglios das raízes espinais e dorsais do nervo periférico correspondente. Ao atingir o SNC, o vírus se dissemina com rapidez, por meio de multiplicação em neurônios do cérebro, medula espinal, tronco simpático e células da glia. O vírus da raiva também pode ser disseminado por transporte passivo no líquido cefalorraquidiano ou no sangue.[683] Por fim, o vírus atinge os tecidos fora do SNC por movimento centrífugo em axônios dos nervos.[683]

De modo geral, o período de incubação é de 14 a 90 dias, mas pode demorar mais, até 1 ano. O período de incubação pode ser influenciado pela linhagem do vírus, espécie hospedeira, tamanho do inóculo e proximidade do sítio de inoculação ao SNC.[683] A retenção do vírus nos miócitos no sítio de inoculação pode ser um mecanismo de variação do período de incubação. Um período de incubação mais curto também pode ser explicado pela entrada do vírus nos nervos periféricos logo após a exposição e sua rápida migração centrípeta para o SNC, sem replicação no tecido não neural.[683]

Sinais clínicos

Não há sinais patognomônicos de infecção pelo vírus da raiva em equinos. De modo geral, há uma fase prodrômica, em que os sinais geralmente são ignorados ou parecem não ter origem neurológica. Isso também ocorre em equinos. Os primeiros sinais clínicos são variáveis, de claudicação a morte súbita.[686-689] Hiperestesia, ataxia, alteração comportamental, anorexia, paralisia ou paresia e cólica foram relatados como sinais clínicos iniciais.[668-691] Feridas por mordeduras são raramente encontradas e o cavalo pode ou não ter febre. O sítio de inoculação e sua proximidade com o SNC influenciam os sinais clínicos observados.[683,687,688] Os sinais neurológicos exibidos em cavalos com raiva podem ser classificados em três formas, dependendo do sítio neuroanatômico infectado pelo vírus. Primeiro, na forma cerebral ou furiosa, os animais apresentam comportamento agressivo, fotofobia, hidrofobia, hiperestesia, automutilação, esforço, tremores musculares, convulsões e cegueira.[4] Na segunda forma, de acometimento do tronco cerebral, obtundação, anorexia, inclinação de cabeça, andar em círculos, salivação excessiva (de onde vem o nome "hidrofobia") e paralisia facial e faríngea são comumente observados.[4,690] Por fim, na forma paralítica ou de acometimento da medula espinal, há paralisia ascendente progressiva, ataxia, claudicação alternada com hiperestesia, automutilação de membros, flacidez do ânus e da cauda e incontinência urinária.[4,691,692] A maioria dos animais afetados com a forma paralítica passa a ficar em decúbito em 3 a 5 dias. Os sinais neurológicos podem variar conforme a disseminação do vírus para outras partes do SNC. Assim, os cavalos podem apresentar sinais clínicos de duas ou de todas as formas de raiva. Independentemente da forma, a doença progride à alteração grave do comportamento e do estado mental e à paralisia, levando ao decúbito. A terapia anti-inflamatória pode retardar a progressão do vírus,[4] e, em geral, o animal morre 5 a 10 dias após o início dos sinais clínicos.[506,689]

Diagnóstico

O diagnóstico *antemortem* da raiva é difícil, mas a doença deve ser considerada em equinos que apresentam sinais neurológicos difusos ou de rápida progressão. Outras doenças que devem ser consideradas são as demais encefalites virais, como a causada por togavírus, hepatoencefalopatia, encefalomielite protozoótica, encefalomalácia nigropálida, botulismo, envenenamento por chumbo, polineurite, meningite, lesão extensa com ocupação de espaço, traumatismo craniano ou medular e obstrução esofágica.[685] Os achados em exames laboratoriais de líquidos corporais são inespecíficos. O líquido cefalorraquidiano pode ser normal ou apresentar aumento moderado na concentração de proteínas totais (60 a 200 mg/dℓ) e pleocitose linfocítica (5 a 200 células/μℓ).[685] A imunofluorescência em folículos de pelos táteis em amostras de biopsia de pele facial ou no epitélio da córnea pode ajudar o diagnóstico *antemortem* da raiva. Essa técnica detecta o antígeno do vírus da raiva nesses tecidos. No entanto, o resultado negativo não exclui a raiva como diagnóstico diferencial.[689] O diagnóstico *post mortem* definitivo pode ser estabelecido pelo envio de metade do cérebro em formaldeído a 10% para exame histológico e da outra metade congelada para um laboratório de diagnóstico de saúde pública para exames imunofluorescência direta, inoculação em camundongo e realização de técnicas com anticorpos monoclonais. O cérebro inteiro pode ser enviado não congelado, mas em banho de gelo, para posterior avaliação e detecção de raiva. O restante da carcaça deve ser examinado, tomando-se todas as precauções necessárias contra a transmissão do vírus, como o uso de luvas, gorros e máscaras, até que o diagnóstico de raiva seja negativo.

As alterações histopatológicas comuns são encefalomielite branda e não supurativa, infiltração perivascular por células mononucleares, gliose, nódulos gliais e degeneração neuronal. Essas lesões ocorrem principalmente no hipocampo, no tronco cerebral, no cerebelo e na substância cinzenta da medula espinal. Grandes inclusões intracitoplasmáticas eosinofílicas nos neurônios e células ganglionares, conhecidas como *corpos de Negri*, são patognomônicas para a raiva.[683] No entanto, em 15 a 30% dos casos confirmados de raiva, não há observação de corpos de Negri em cortes histopatológicos, especialmente se o animal morreu ou foi submetido à eutanásia no início da doença.[683] O exame mais rápido e usado para diagnóstico da raiva é a imunofluorescência direta. Essa técnica pode identificar 98% das amostras cerebrais infectadas.

Um estudo histológico recente caracterizou as lesões causadas pelo vírus da raiva em bovinos e equinos.[693] Nos cavalos, as lesões inflamatórias eram moderadas à altura torácica, lombar e sacral e graves à altura da intumescência lombar. Havia muitas células *gitter* na região da intumescência lombar. A intensidade da coloração imuno-histoquímica na medula espinal variou de moderada a intensa. Apenas dois cavalos exibiram lesões no cérebro, localizadas principalmente no óbex e no cerebelo. O estudo concluiu que as chances de detecção de lesões em cavalos com raiva são 3,5 vezes maiores na medula espinal em comparação ao cérebro.[693]

O teste de inoculação em camundongos é o método mais preciso para o diagnóstico da infecção pelo vírus da raiva, mas sua realização requer 5 a 6 dias. Nesse teste, tecidos suspeitos do cérebro ou da glândula salivar são injetados por via intracerebral em camundongos, que são observados quanto a sinais clínicos e neurológicos ou morte.[683] O exame com anticorpos monoclonais foi usado recentemente para o diagnóstico da raiva em cavalos. O exame pode diferenciar linhagens específicas de vírus de "rua", "fixo" ou vacinal da raiva por seus antígenos glicoproteicos ou nucleocapsídicos.[683] Isso é importante na vacinação pós-exposição de seres humanos e animais com linhagem específica do vírus.

O diagnóstico laboratorial rápido e preciso da raiva é essencial para a administração oportuna da profilaxia pós-exposição em humanos e o controle da doença em animais. Os ensaios de PCR quantitativa com transcriptase reversa (RT-qPCR) são comprovadamente um método diagnóstico rápido e útil. Um estudo avaliou 211 amostras biológicas de seres humanos, inclusive amostras de saliva e biopsias de pele e cérebro. A RT-qPCR teve sensibilidade de 91,5% nas biopsias de pele e 54% na saliva. Essa metodologia foi instituída em alguns países para auxílio ao diagnóstico *antemortem*.[694]

Esse método também foi avaliado para o diagnóstico de raiva humana em 211 amostras biológicas (positivas, $n = 76$; e negativas, $n = 135$), inclusive amostras de saliva e biopsias de pele e cérebro. A RT-qPCR detectou todos os 41 casos humanos de raiva testados e confirmou a sensibilidade e o interesse das amostras de biopsia da pele (91,5%) e saliva (54%) para o diagnóstico *intra vitam* da raiva humana. Por fim, esse método foi instituído com sucesso em dois laboratórios de referência em raiva em países enzoóticos (Camboja e Marrocos). Esse método combinado de RT-qPCR é uma ferramenta relevante e validada para o diagnóstico da raiva em humanos e animais e é promissora na vigilância de lissavírus.

Recentemente, um ensaio de RT-PCR panlissavírus (*multiplex*) TaqMan, denominado LN34, foi desenvolvido para a detecção de vírus da raiva altamente variável e outros lissavírus. O ensaio LN34 utiliza uma combinação de *primers* e sondas degeneradas, juntamente com sondas modificadas, para identificação do gênero *Lyssavirus*. O ensaio LN34 foi utilizado com sucesso no diagnóstico *antemortem* e *post mortem* de mais de 200 amostras clínicas.[695]

Tratamento e prevenção

Como a maioria das encefalites virais, não existe tratamento específico para a raiva. A terapia de suporte agressiva pode prolongar o curso da doença. No entanto, isso aumenta o risco de exposição dos seres humanos que cuidam do cavalo. A raiva deve sempre ser considerada no diagnóstico diferencial de doença neurológica progressiva aguda e todas as medidas para minimizar a exposição pessoal devem ser tomadas. Essas medidas são o isolamento do animal e seu manuseio mínimo. Todas as feridas de cavalos sabidamente expostos à raiva devem ser limpas com desinfetantes à base de iodo ou quaternário de amônio (e, se possível, à infiltração periférica com soro antirrábico). Não há um protocolo pós-exposição para cavalos vacinados ou não. No entanto, os cavalos expostos devem ser colocados em quarentena por 6 meses e observados quanto à ocorrência de sinais neurológicos. Cavalos não vacinados não devem receber profilaxia pós-exposição até o término dos 6 meses de quarentena.

Hoje, existem três vacinas inativadas (produtos derivados da cultura de tecidos com um adjuvante) aprovadas para a raiva que são administradas por via IM. A American Association of Equine Practitioners recomenda a vacinação contra a raiva de todos os cavalos dos EUA. Potros de éguas vacinadas devem ser imunizados antes dos 6 meses de idade. A segunda dose da vacina deve ser administrada 4 a 6 semanas após a primeira. Uma terceira dose deve ser administrada aos 10 a 12 meses de idade. A primeira dose da vacina deve ser dada aos potros de éguas não vacinadas com 3 a 4 meses de idade. Uma segunda dose deve ser administrada aos 10 a 12 meses de idade. Cavalos adultos devem ser submetidos à revacinação anual. As éguas prenhes podem ser vacinadas anualmente antes da reprodução ou 4 a 6 semanas antes do parto. A detecção de anticorpos contra raiva por teste de inibição rápida do foco de fluorescência (RFFIT) é realizada pelo Kansas State Veterinary Diagnostic Laboratory nos EUA.

Recentemente, um estudo investigou a resposta sorológica à vacinação em 48 cavalos com histórico não documentado de imunização.[696] Esses cavalos foram vacinados e o sangue foi coletado antes, 3 a 7 semanas, e em intervalos de 6 meses, por 2 a 3 anos após a vacinação. Os valores séricos de anticorpos neutralizantes do vírus da raiva (RVNA) foram medidos. Um valor protetor de RVNA (≥ 0,5 U/mℓ), como definido pela Organização Mundial de Saúde para humanos, foi mantido por 2 a 3 anos em cavalos considerados como previamente vacinados, com base nos valores iniciais de RVNA. Os autores descobriram diferenças significativas entre os cavalos considerados já vacinados ou *naïve* antes do estudo. Com base nesses resultados, concluiu-se que um intervalo de vacinação antirrábica superior a 1 ano pode ser adequado em cavalos previamente vacinados, mas não naqueles imunizados apenas uma vez.[696]

DOENÇA DO NEURÔNIO MOTOR DOS EQUINOS

Yvette S. Nout-Lomas

A doença do neurônio motor dos equinos (EMND) é um distúrbio neurodegenerativo adquirido de cavalos adultos, relatada na América do Norte, na América do Sul, no Japão e na Europa.[697-700] A doença dos neurônios motores inferiores foi identificada pela primeira vez em 1988, com base em alterações histológicas no músculo esquelético[701] e a EMND foi originalmente descrita em 1990.[697] Na década de 1990, a EMND foi reconhecida em todo mundo com frequência aparentemente crescente, com pico em 1997.[3] Um estudo realizado entre 1997 e 2007 sugeriu que a incidência ainda estava diminuindo[702] e, hoje, a doença é observada apenas esporadicamente. A diminuição pode ser decorrente de medidas preventivas de manejo adotadas para cavalos com risco de desenvolvimento da doença.

A doença afeta principalmente os neurônios motores nas células do corno ventral da medula espinal e no tronco cerebral e causa sinais clínicos característicos, inclusive fraqueza neuromuscular generalizada e atrofia muscular neurogênica.[697,699,703] A EMND se assemelha muito à atrofia muscular espinal progressiva, uma variante da *esclerose lateral amiotrófica (ELA)* ou doença de Lou Gehrig.[697,704] No entanto, diferentemente da ELA, a EMND acomete apenas os neurônios motores inferiores. A falta crônica de antioxidantes está implicada na patogênese da EMND, mas estudos experimentais e clínicos também sugerem a existência de predisposição individual a essa doença neurodegenerativa.[705]

Sinais clínicos

A EMND ocorre em cavalos adultos de 2 anos ou mais; a idade média de início dos sinais clínicos é de 9 anos.[704] O risco de EMND aumenta com a idade, atingindo o pico em torno de 15 anos.[706] Não há predileção sexual aparente e, embora os primeiros estudos tenham mostrado a maior suscetibilidade de Quartos de Milha, é provável que isso seja consequência de fatores de manejo.[706]

Os sinais clínicos refletem a denervação motora dos músculos esqueléticos. A perda muscular, apesar de apetite normal ou voraz, tremores ou fasciculações musculares e decúbito excessivo, são os sinais predominantes de EMND e cada um deles foi observado em mais de 90% de 77 casos.[705] A perda muscular é mais perceptível nos quadríceps, tríceps e glúteos. O início da perda de massa muscular costuma preceder os demais sinais clínicos, mas, às vezes, cavalos normalmente musculosos apresentam fraqueza muscular. De modo geral, o início da doença é agudo e, além dos sinais já mencionados, anomalias de marcha, como falta de atenção e deslocamento de peso nos membros posteriores, são observadas. A ataxia não é um sinal clínico de EMND. Diz-se que um cavalo com EMND se move melhor do que quando fica parado. Outras anomalias vistas em cavalos com EMND são postura em base estreita e sudorese anormal. Além disso, em mais de 50% dos casos, os cavalos podem deixar a cabeça mais baixa do que o normal, perder massa muscular cervical (aspecto de cão de guarda) e ficar com a cabeça da cauda em posição mais elevada (Figura 11.40).[697,699] A elevação da cabeça da cauda é provavelmente secundária à atrofia por denervação e contratura fibrótica do músculo sacrococcígeo dorsal medial. Ocasionalmente, os cavalos apresentam diminuição de desempenho ou anomalias não características da marcha (movimento semelhante ao harpejamento). Apesar da ocorrência frequente de patologia nos núcleos de nervos cranianos, sinais clínicos de disfunção dessas estruturas são muito raros; em 2013, um caso de EMND de início agudo apresentava acentuada redução do tônus da língua.[707] Em quase 40% dos casos de EMND, o exame fundoscópico ocular revela a presença de um pigmento amarelado, amarronzado ou preto com aspecto reticulado em uma faixa horizontal acima do disco óptico, na área de transição do tapete lúcido.[705,708] Não há relatos de perda de visão.

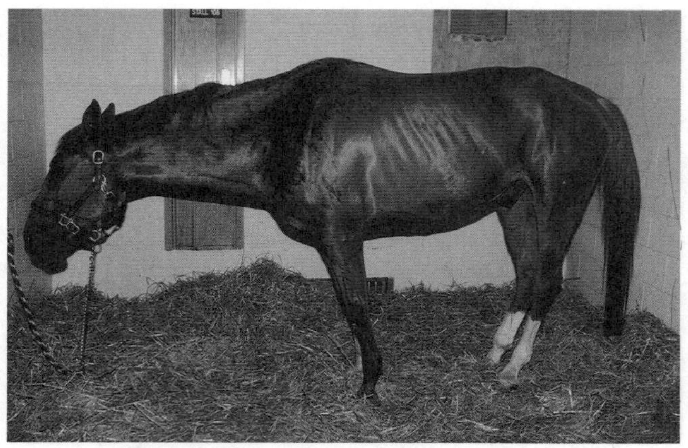

Figura 11.40 Aspecto característico de um cavalo com doença do neurônio motor equino (EMND), inclusive perda de massa muscular, sudorese, postura em base estreita, cabeça baixa (aspecto de cão de guarda) e elevação da cauda.

Achados patológicos

Os achados macroscópicos à necropsia de animais com EMND são atrofia e palidez muscular difusa (especialmente do vasto intermédio e da cabeça medial do tríceps). Apesar da óbvia perda ponderal observada em cavalos com EMND, os depósitos de gordura geralmente estão dentro dos limites normais.[697,703] O SNC e os nervos periféricos são normais à inspeção macroscópica.

Histologicamente, há degeneração neuronal não inflamatória e perda neuronal em toda a medula espinal, mas essa perda é mais óbvia na intumescência cervical e na intumescência lombar. Além disso, alterações axonais degenerativas podem ser observadas nas raízes ventrais e nos nervos periféricos. Há lesões degenerativas e perda neuronal nas células do corno ventral (neurônios motores inferiores) da substância cinzenta da medula espinal, no núcleo ambíguo e em todos os núcleos motores somáticos de nervos cranianos no tronco cerebral, à exceção do III, do IV e do VI pares. A maioria dos neurônios acometidos apresenta aumento de volume, cromatólise intensa e argirofilia difusa; nos casos mais graves, os neurônios são encolhidos ou têm vacúolos. Na doença crônica, há cicatrizes gliais compostas de astrócitos e micróglia com lipofuscina. O epitélio da retina, do fígado e do intestino podem apresentar outros depósitos de ceroide-lipofuscina.

As alterações do músculo esquelético são miopáticas e inespecíficas, como variação excessiva do tamanho das fibras e alterações em núcleos internos e na citoarquitetura. Degeneração e necrose de fibras dispersas são achados consistentes na EMND. Os músculos gravemente afetados pela EMND apresentam atrofia das fibras musculares de tipo I e II, patognomônica da atrofia por denervação.[697,703] A EMND acomete principalmente as fibras do tipo I, diferentemente dos distúrbios de denervação de outras espécies, e não foi relatada na ELA. Os neurônios motores que suprem as fibras de tipo I têm maior atividade oxidativa e, portanto, podem ser mais suscetíveis a lesões oxidativas. Como a ELA, em que pelo menos 30% dos axônios motores devem ser destruídos antes do aparecimento de evidências clínicas de atrofia, os cavalos com perda muscular causada por EMND apresentaram redução média de 31% do número de neurônios motores.[709] Houve alguns relatos de lesões no intestino delgado em cavalos com EMND, inclusive evidências de infiltração linfocítica ou eosinofílica-linfocítica, edema e enterite catarral.[699,710]

Patogênese

Os sinais clínicos de fraqueza neuromuscular são decorrentes da atrofia muscular generalizada por denervação observada em cavalos com EMND. Acredita-se que o estresse oxidativo seja responsável pelo desenvolvimento de EMND, seja por deficiência de elementos antioxidantes, como vitamina E, e/ou excesso de elementos pró-oxidantes, como cobre e ferro.[706,711-714] No entanto, além do estresse oxidativo, outros fatores parecem envolvidos na patogênese dessa doença.

Além disso, acredita-se que uma deficiência crônica de vitamina E seja o principal fator contribuinte para o estado de estresse oxidativo em cavalos com EMND, embora a doença tenha sido recentemente demonstrada em um equino com altas concentrações teciduais de ferro[715] e em cinco cavalos que pastavam no início da doença.[716] Os últimos estudos sugerem que, além da ingestão inadequada de vitamina E, a biodisponibilidade anormal ou a utilização excessiva da vitamina E podem atuar na patogênese da EMND. Evidências de estresse oxidativo crônico em cavalos com EMND são a atrofia pronunciada das fibras musculares de tipo I e a deposição de lipopigmentos nos capilares da medula espinal e no epitélio da retina. Além disso, existem fortes evidências epidemiológicas e experimentais de que a dieta pobre em vitamina E é um importante fator de risco para o desenvolvimento de EMND.[705,713,717]

Embora a EMND seja o único modelo natural de ELA e a lesão oxidativa esteja implicada na causa de ambas as doenças, existem algumas diferenças importantes entre elas.[703] Diferentemente da EMND, em que a doença é limitada aos neurônios motores inferiores, a ELA afeta os neurônios motores superiores e inferiores. Cavalos com EMND apresentam apenas degeneração branda dos tratos piramidais, mas, em equinos, essas estruturas são menos extensas e pouco desenvolvidas em comparação a humanos. Não se sabe por que essas duas doenças afetam os neurônios motores de maneira tão seletiva. Os neurônios motores são muito suscetíveis a lesões oxidativas por terem altos requisitos de energia associados à manutenção de axônios longos. A alta concentração de ácidos graxos poli-insaturados nas membranas celulares dos neurônios faz com que essas células sejam muito suscetíveis à peroxidação lipídica.[718] Cerca de 10% dos casos de ELA humana são considerados familiares, dos quais cerca de 20% estão associados a mutações no gene da superóxido dismutase de Cu/Zn. Mutações nesse gene não foram encontradas em cavalos com EMND.[711] Os agregados proteicos patológicos observados em tecidos neurais de seres humanos com ELA ou outras doenças neurodegenerativas podem refletir uma via comum para diversos processos destrutivos, inclusive lesão oxidativa. Em 2012, uma dessas proteínas, a proteína ligante transativa de resposta ao DNA de 43 kDa foi detectada nos tecidos neurais de cavalos com EMND, mas não em animais controles.[719] Além das mutações genéticas, outros fatores etiológicos de ELA são ingestão excessiva de ferro e cobre e exposição a chumbo, solventes e produtos químicos. Há evidências da atuação de alguns deles na patogênese da EMND. Por exemplo, um relato de caso e um estudo de nutrição experimental mostraram que o excesso de cobre e ferro pode aumentar o risco de desenvolvimento de EMND.[715,717] Além disso, as concentrações de cobre na medula espinal de cavalos com EMND são maiores em comparação aos controles.[720] Semelhanças entre as características clinicopatológicas do EMND e a intoxicação por chumbo sugerem a possibilidade de intoxicação por oligoelementos.[721] Outra hipótese recente envolve uma neurotoxina chamada β-*N*-metilamino-l-alanina, que pode ser encontrada no cérebro de humanos com ELA ou outras doenças neurodegenerativas, como o doença de Alzheimer e o complexo de demência de Parkinson. Essa toxina é produzida por cianobactérias, que podem estar no trato intestinal de humanos e equinos. Condições intestinais alteradas podem levar ao crescimento excessivo de cianobactérias e consequente produção de toxinas.[722]

Uma deficiência temporal de vitamina E também está implicada na fisiopatologia de NAD/EDM. Esta se desenvolve em animais geneticamente suscetíveis com deficiência de vitamina E durante o primeiro ano de vida,[279,723] enquanto a EMND ocorre em cavalos adultos após um período prolongado de deficiência de vitamina E.[713] Os sinais clínicos e os achados histopatológicos são muito diferentes nessas duas doenças que, portanto, são consideradas entidades distintas. No entanto, há novas evidências da presença simultânea de NAD/EDM e EMND em três cavalos jovens.[292] Embora os autores não tenham observado evidências de mutações no gene da superóxido dismutase, sugeriram a possibilidade de sobreposição na suscetibilidade genética ao desenvolvimento de NAD/EDM e EMND em certas famílias com deficiência nutricional de vitamina E.

Diagnóstico

Sinais clínicos e o histórico de outros casos de EMND na propriedade e a ausência de pasto ou feno verde podem levar ao diagnóstico presuntivo da doença. É preciso saber que um estudo europeu recente demonstrou a ocorrência de EMND em cavalos com acesso a pastagens.[716] O exame oftalmoscópico pode revelar lesões fúndicas em cerca de 30% dos casos. Em geral, as atividades enzimáticas séricas de AST e CK apresentam aumentos brandos a moderados. A concentração plasmática de vitamina E é consistentemente baixa (menos de 1 μg/mℓ); no entanto, um relato de caso de 2006 descreveu um cavalo com EMND com concentrações séricas normais de vitamina E e foi levantada a hipótese de desenvolvimento da doença em decorrência das altas concentrações teciduais de ferro.[715] A análise do líquido cefalorraquidiano foi realizada em cavalos com EMND e demonstrou concentrações elevadas de IgG em cerca de 50% dos casos. A produção intratecal de IgG também ocorre na ELA; no entanto, nas duas doenças, isso é considerado um efeito secundário da patologia, e não uma causa. O QA era normal na maioria dos cavalos examinados, indicando a função normal da barreira hematencefálica.[699] A EMG dos músculos cervical, facial, tríceps, dos membros posteriores e da cauda pode auxiliar o diagnóstico de casos agudos. No entanto, a avaliação das alterações eletromiográficas, que são ondas agudas positivas e potenciais de fibrilação, pode ser difícil por serem esperadas em qualquer doença do nervo periférico, miopatia ou miosite.[697,724] Em cerca de 50% dos cavalos com EMND, a curva de glicemia plasmática diminuiu após o teste de tolerância oral à glicose, enquanto os resultados dos exames de absorção da xilose são normais ou apenas ligeiramente alterados.[699,725] Pesquisas sugerem que o aumento do metabolismo da glicose, e não sua absorção intestinal reduzida, é a causa da tolerância anormal à glicose em cavalos com EMND.[726] O significado clínico dessa descoberta é desconhecido.

O diagnóstico *antemortem* de EMND pode ser obtido por meio do exame de biopsias de músculos e/ou nervos. A biopsia do músculo sacrocaudal dorsal é facilmente realizada em um cavalo em pé e o exame histopatológico desse músculo revela alterações consistentes com a atrofia muscular por denervação e necrose muscular difusa.[703] Esse exame tem sensibilidade de cerca de 90% e, recentemente, levantou-se a hipótese de que uma síndrome equina de atrofia e fraqueza muscular responsiva à vitamina E pode ser responsável por menos de 10% dos resultados falso-negativos. Isso ocorre porque a patologia relacionada à vitamina E é detectável apenas por coloração mitocondrial em cortes frescos congelados, mas não em tecido fixado com formalina, enquanto as evidências de denervação podem ser observadas após a fixação com formalina. Cavalos com essa síndrome apresentam sinais clínicos de EMND, mas não evidências de acometimento de neurônios motores inferiores à biopsia.[727] Técnicas analíticas quantitativas avançadas demonstraram que amostras de biopsia muscular de cavalos com EMND apresentam menor porcentagem de fibras do tipo I e maior porcentagem de fibras do tipo II, menor capacidade oxidativa, maior capacidade glicolítica, diminuição da concentração intramuscular de glicogênio, menor razão capilar-fibra, maior razão de miofibras que expressam Ca^{2+}-ATPase sarcoendoplasmática de isoforma 1ª:2ª e menor porcentagem de fibras que expressam fosfolambana. A extensão das alterações observadas nesse estudo parece estar relacionada à duração da doença.[728]

A biopsia do ramo ventral do nervo acessório da coluna vertebral pode ser mais sensível nos casos crônicos. As biopsias de nervos devem ser colocadas em um abaixador de língua e formalina a 10% ou outro fixador adequado para microscopia eletrônica. Essas biopsias devem ser cuidadosamente analisadas por um neuropatologista experiente; degeneração walleriana, proliferação de células de Schwann e, às vezes, apenas evidências de bandas menores de Bungner (colunas de células de Schwann em proliferação) podem ser detectadas.[703,729] Essa técnica de biopsia nervosa é descrita *post mortem* e em cavalos sob anestesia geral, mas também é possível em cavalos sedados em pé.[730]

Um diagnóstico definitivo baseia-se no exame *post mortem* da medula espinal, do tronco cerebral, do núcleo ambíguo e da musculatura esquelética. Os diagnósticos diferenciais mais importantes a serem considerados são laminite, rabdomiólise e cólica. Outras doenças que podem causar sinais semelhantes são botulismo, EPM, miopatia de armazenamento de polissacarídeos, trombose ilíaca, disautonomia equina e intoxicação por chumbo.[502,721]

Tratamento, prognóstico e prevenção

O único tratamento recomendado é embasado no conceito de que esse distúrbio é causado por lesão oxidativa e no fato de que cavalos com EMND geralmente apresentam baixas concentrações plasmáticas de vitamina E. A suplementação com vitamina E (5.000 a 7.000 UI/cavalo/dia) provoca um aumento das concentrações plasmáticas de vitamina E para 2,0 μg/mℓ ou mais após 4 a 6 semanas.[502] O tratamento com vitamina E tem sido associado à melhora dos sinais clínicos em cerca de 40% dos casos dentro de 6 semanas de tratamento e muitos cavalos podem se recuperar de maneira quase completa em 3 meses;[502] no entanto, não existem estudos publicados examinando o efeito do tratamento. Acredita-se que a resposta ao tratamento dependa do número de neurônios que estão danificados em relação àqueles que foram destruídos; no caso de morte neuronal, a recuperação total é improvável por causa da irreversibilidade.

O prognóstico é ruim para o retorno de desempenho e reservado para sobrevida. Embora não exista nenhuma pesquisa publicada sobre a taxa de sobrevida e o acompanhamento de cavalos com EMND, esses animais seguem uma de três possíveis progressões clínicas.[502] Cerca de 20% dos cavalos continuam a piorar e a fraqueza grave e o decúbito excessivo exigem a eutanásia por motivos humanitários. Em cerca de 40% dos cavalos, os sinais clínicos parecem se estabilizar; no entanto, esses indivíduos não recuperam a massa muscular e podem desenvolver anomalias graves de marcha. As anomalias clínicas contínuas frequentemente levam à eutanásia em até 1 ano após o início dos sinais clínicos. O terceiro grupo de cavalos (cerca de 40%) apresenta melhora dramática após o tratamento com vitamina E e muitos podem recuperar a massa muscular normal. Esses cavalos podem continuar estáveis, ou seja, aparentemente normais, por 1 a 6 anos ou mais; no entanto, há muitas recidivas que levam à eutanásia. Essa recidiva parece associada ao retorno ao exercício, treinamento e competição. O grupo de cavalos que se recupera e é aparentemente normal pode ser afetado por uma síndrome recentemente descoberta de atrofia e fraqueza responsivas à vitamina E, que pode ser um distúrbio distinto ou um predecessor do desenvolvimento de EMND.[727] Os cavalos com essa síndrome têm sinais clínicos de EMND, mas não evidências de atrofia neurogênica no músculo sacrocaudal dorsal medial. Sugere-se que esses casos não diagnosticados sejam um quadro miogênico específico da deficiência de vitamina E, que só pode ser identificado em colorações mitocondriais do músculo sacrocaudal dorsal medial congelado.[727]

Em cavalos jovens e de meia-idade saudáveis com ingestão adequada de vitamina E, não há evidências experimentais da necessidade de suplementação acima de 500 UI/dia.[305] O objetivo da suplementação de vitamina E em cavalos com risco de desenvolvimento de EMND (em risco de estresse oxidativo) é o aumento das concentrações de α-tocoferol no SNC. Isso foi conseguido com uma dose de 10.000 UI de RRR-α-tocoferol/cavalo 500 kg/dia;[303] no entanto, é importante considerar que essa dose é igual ao limite superior de segurança recomendado pelo NRC.[305] O *status* antioxidante do sangue de cavalos com risco de desenvolvimento de EMND deve ser periodicamente monitorado.[713,731]

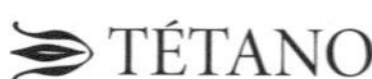

TÉTANO

Yvette S. Nout-Lomas

O tétano é uma doença infecciosa que afeta todos os animais domésticos e os seres humanos. O tétano é reconhecido desde os tempos antigos, tendo sido mencionado por Hipócrates. O tétano (do grego *tetano*, contrair) foi identificado pela primeira vez como uma doença neurológica há mais de 20 séculos pelos médicos gregos. A suspeita de um agente etiológico infeccioso começou na década de 1860. Em 1884, Nicolaire produziu tétano com injeções de solo de jardim em camundongos e demonstrou a transferência de tétano por injeção de material infectado de uma ferida humana para um coelho. Reforçando a natureza transmissível do agente infeccioso, um microrganismo semelhante ao bacilo foi observado à microscopia de esfregaços de feridas de pacientes infectados. A cultura pura do microrganismo toxigênico foi obtida por Kitasato em 1889 e, depois, foi demonstrado que os animais imunizados com toxina tetânica modificada geravam anticorpos séricos neutralizantes.[732] A imunização passiva de cavalos contra tétano usando antitoxina sérica é praticada por Nocard desde 1892. A sequência de aminoácidos da toxina tetânica foi revelada em 1986[733] e o mecanismo de ação foi elucidado em 1992.[734]

Embora o tétano equino seja uma doença cada vez mais rara, ocorre em todo o mundo e é considerado enzoótico em muitos países mais quentes em desenvolvimento onde não há programas de vacinação humana e equídea. O tétano é uma doença grave e em muitos casos fatal, causada por três exotoxinas proteicas liberadas pela bactéria *Clostridium tetani* da família Bacillaceae. Os equídeos são bastante suscetíveis à exotoxina do tétano.

Biologia de *Clostridium tetani*

C. tetani é um grande bacilo gram-positivo, anaeróbico obrigatório e formador de esporos. Faz parte da flora normal do trato intestinal de humanos e animais e pode ser facilmente isolado do intestino e das fezes de diversos animais; pesquisas fecais na América do Norte, no Brasil e no Canadá revelaram 30 a 42% de amostras positivas.[732] *C. tetani* é ubíquo e, em condições ambientais adversas, produz esporos terminais redondos capazes de sobreviver no ambiente por muito tempo (anos) na ausência de luz solar direta. Os esporos são altamente resistentes a mudanças ambientais, ácidos, álcalis, água fervente e muitas técnicas comuns de desinfecção. A forma vegetativa é suscetível ao calor e a vários desinfetantes. Os esporos de *C. tetani* são terminais e ovais, dando ao bacilo um aspecto característico de baqueta ou raquete de tênis.[732] Os microrganismos podem ser isolados ou formar cadeias filamentosas. São altamente móveis por meio de flagelos distribuídos de maneira uniforme por toda a superfície bacteriana, que possibilitam sua movimentação pela placa de cultura. O crescimento ideal ocorre a 37°C. As colônias têm margens irregulares e são planas, translúcidas e acinzentadas, com superfície fosca em ágar-sangue. As colônias têm 4 a 6 mm de diâmetro com uma zona estreita de hemólise clara (do tipo β).

Toxinas

Em condições anaeróbicas, os esporos de *C. tetani* germinam e produzem três exotoxinas: tetanolisina, tetanospasmina e toxina não espasmogênica. A tetanospasmina é a mais poderosa e de maior importância clínica.

Tetanospasmina

A tetanospasmina é produzida pela bactéria como uma cadeia polipeptídica única de 1.315 aminoácidos[733] e massa molecular de aproximadamente 150 kd.[735] A sequência de aminoácidos da toxina tetânica compartilha acentuadas semelhanças com as sequências de aminoácidos das toxinas botulínicas A, B e E, sugerindo que, embora as neurotoxinas de *C. tetani* e *C. botulinum* tenham efeitos clínicos diferentes, são derivadas de um gene ancestral comum.[733] Após a liberação pela célula, a molécula é clivada em dois fragmentos polipeptídicos por proteases produzidas pelo microrganismo: uma cadeia pesada de cerca de 100 kd e uma cadeia leve de cerca de 50 kd, que permanecem unidas por pontes dissulfídicas.[736] Por difusão, a toxina passa do sítio de infecção para os tecidos adjacentes e, então, é transportada pelo sistema linfático, que propicia sua entrada na corrente sanguínea. A toxina[732] também ascende (transporte centrípeto) por terminações nervosas periféricas, fibras sensoriais e autônomas até o SNC por meio do transporte axonal retrógrado.[732] A tetanospasmina se localiza no corno ventral da substância cinzenta da medula espinal e se liga a interneurônios inibidores, chamados de células de Renshaw. A ação da toxina ocorre em três etapas: (1) ligação à membrana celular do neurônio; (2) internalização por endocitose; e (3) bloqueio intracelular da liberação de neurotransmissores.[737] A ligação da toxina aos receptores nas terminações nervosas é a primeira etapa do processo paralítico. Os receptores de membrana para essas toxinas são gangliosídeos de membrana GT e GD1b e uma proteína receptora. Essa ligação é quase irreversível e, portanto, responsável pela natureza prolongada dos sinais. Após a interação, a toxina é internalizada pela endocitose. A cadeia leve, com atividade de zincoendopeptidase específica para os componentes proteicos do aparelho de neuroexocitose, é translocada para o citosol, onde pode exercer seu efeito.[738,739] Esse processo de internalização impede a ligação e neutralização da toxina pelos anticorpos circulantes. Por fim, a tetanospasmina bloqueia o sinal inibidor pós-sináptico dos neurônios motores da medula espinal, impedindo a liberação dos neurotransmissores inibidores glicina e GABA. Essa desinibição leva à estimulação contínua dos arcos motores e reflexos, o que provoca espasmos e contrações musculares característicos, hiperestesia e, então, convulsões, parada respiratória e morte em pacientes com tétano.

O alvo específico da toxina tetânica é a sinaptobrevina, também conhecida como proteína de membrana associada à vesícula (VAMP).[740] Essa é uma das três proteínas que compõem o receptor solúvel de ligação ao fator sensível a *N*-etilmaleimida (SNARE), uma proteína integral de membrana das vesículas sinápticas de neurônios terminais, essenciais para a fisiologia vesicular normal.[737,741] Os SNAREs são fundamentais para diversos eventos de acoplamento e fusão de vesículas[739] e estudos com mutantes demonstraram que qualquer alteração na sinaptobrevina prejudica a função da vesícula.[741] Duas cópias de um motivo de nove resíduos situados em *tandem*, cada uma com três resíduos de carga negativa, parece ser responsável pela especificidade da toxina.[741] A clivagem da sinaptobrevina pela ação proteolítica da endopeptidase dependente de zinco da cadeia leve da tetanospasmina é o mecanismo de intoxicação, bloqueando o mecanismo exocitótico celular e a liberação de neurotransmissores.[742] Tanto a ligação quanto a internalização são mediadas apenas pela cadeia pesada da toxina, enquanto o bloqueio intracelular da liberação de neurotransmissores depende apenas da cadeia leve.[737]

A tetanospasmina é pouco absorvida pelas mucosas, é destruída por sucos gástricos e não atravessa a placenta por causa de seu alto peso molecular.

Tetanolisina e toxina não espasmogênica

O efeito da tetanospasmina é amplificado pela tetanolisina e pela toxina não espasmogênica. A tetanolisina facilita a propagação da infecção ao aumentar a quantidade de necrose tecidual local. O mecanismo de ação é a alteração de permeabilidade dos lipossomos e membranas biológicas, com consequente lise celular.[743] A tetanolisina é uma hemolisina sensível ao oxigênio semelhante à estreptolisina e pode afetar diversas células, inclusive hemácias, neutrófilos, macrófagos, fibroblastos e plaquetas. A tetanolisina tem afinidade pelo colesterol e esteróis similares, que inibem suas ações líticas e letais. A quantidade de tetanolisina produzida *in vivo* pelo microrganismo é desconhecida.[732] O papel da toxina não espasmogênica na patogênese do tétano não é totalmente conhecido, mas pode envolver o bloqueio da transmissão nas junções neuromusculares periféricas.

Fatores de risco para o desenvolvimento da doença

Um relato de 2007 sobre o tétano em equídeos em um grupo de clínicas do Marrocos mostrou que os casos de tétano representavam 0,07% do total de pacientes e 2% de todos os pacientes hospitalizados.[744]

As espécies animais variam em sua suscetibilidade à toxina tetânica. Os equinos são os animais mais suscetíveis e os bovinos estão entre os menos suscetíveis. A suscetibilidade não é influenciada por idade ou sexo. A incidência da doença depende da suscetibilidade e da oportunidade de exposição ao microrganismo. Os microrganismos geralmente entram no animal por inoculação em uma ferida profunda contaminada. Dois estudos retrospectivos sugerem que o tétano em equídeos está associado principalmente a feridas nas porções distais dos membros e nos cascos, encontradas em 32 dos 74 casos combinados.[744,745] Nesses estudos, feridas também foram observadas na cabeça, na porção proximal dos membros, na cauda, local de colocação de mão de amigo, fístulas na cernelha, prolapso retal e feridas de castração. Outros possíveis sítios de entrada são lacerações, feridas cirúrgicas, umbigo de potro neonatal e trato reprodutor pós-parto. O que pode complicar ou retardar o diagnóstico de tétano é que a ferida causada pela introdução de *C. tetani* pode estar na pele intacta ou já estar cicatrizada quando surgirem os sinais clínicos. Na verdade, um estudo demonstrou que isso ocorreu em 2 dos 18 casos[745] e outra série mostrou que 18 dos 56 equídeos com tétano não apresentavam ferida visível à primeira consulta.[744] O tecido desvitalizado é essencial para o desenvolvimento do tétano. Depois da contaminação do tecido traumatizado ou desvitalizado com esporos, essas estruturas podem continuar dormentes até que a necrose do tecido gere o ambiente anaeróbico estrito necessário à germinação da forma vegetativa produtora de toxinas.

Sinais clínicos e progressão da doença

O tétano se manifesta como hipertonia dos músculos estriados acompanhada de espasmos musculares paroxísticos clônicos. A atividade muscular pode ser aumentada a ponto de causar elevação acentuada da temperatura retal. Os sinais clínicos podem ser generalizados ou localizados. O tétano localizado é caracterizado por rigidez muscular e espasmos nas proximidades da ferida infectada. Com o tempo, tende a progredir para a forma mais generalizada da doença, com acometimento de todo o corpo; no entanto, a manifestação inicial generalizada é mais comum do que a localizada.[732] O animal com tétano generalizado pode apresentar a postura característica de "cavalete", com cauda estendida e rígida; se o cavalo puder andar, sua marcha é rígida (Figura 11.41). A dificuldade em ficar em pé ou deitado se deve à rigidez do músculo extensor, que é exacerbada por estímulos externos. A hiperestesia provoca espasmos dolorosos dos músculos reflexos, progredindo para contrações tônicas generalizadas com opistótono, que podem ser causadas por uma leve estimulação. A evolução da doença impossibilita o movimento voluntário por causa da acentuada rigidez em extensão dos quatro membros, que geralmente leva ao decúbito.

A tetanospasmina afeta o sistema nervoso simpático e o sistema nervoso parassimpático. A hiperatividade simpática associada à estimulação adrenérgica pode causar taquicardia, arritmias cardíacas e vasoconstrição periférica. A hiperatividade parassimpática aumenta o tônus vagal e pode provocar bradiarritmias, bloqueio atrioventricular e parada sinusal. Além disso, a tetanospasmina pode atuar sobre os núcleos motores cranianos, o que leva a espasmos dos músculos cranianos.

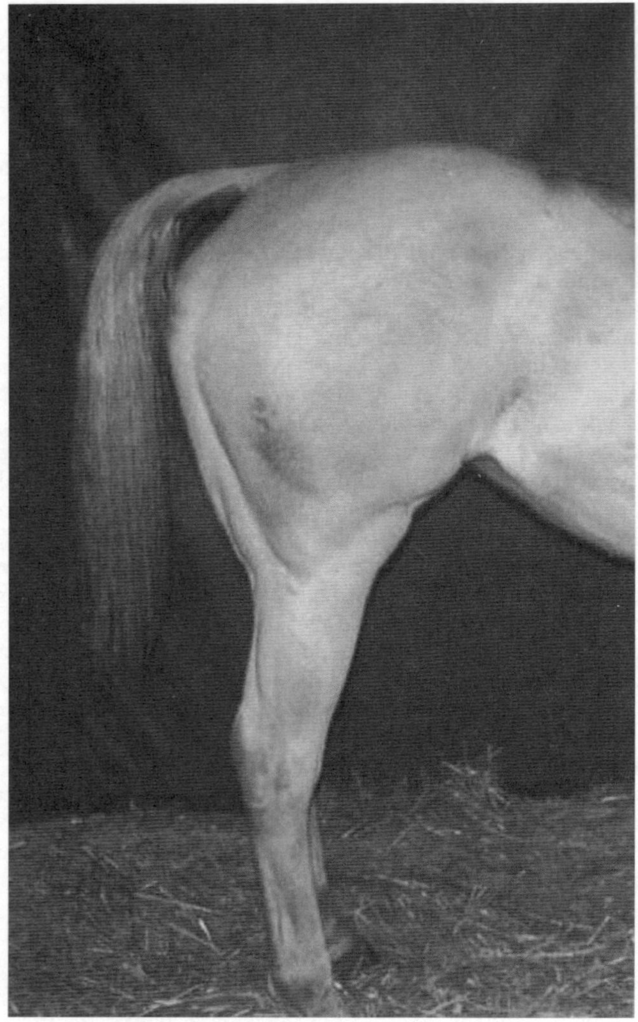

Figura 11.41 A cauda rígida e estendida vista neste cavalo é característica do tétano generalizado.

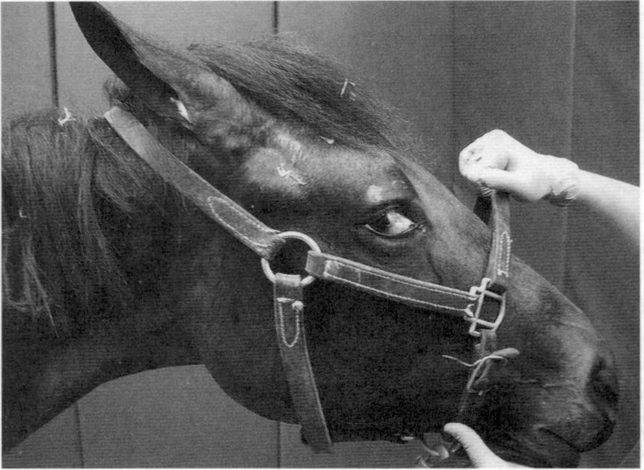

Figura 11.42 Este cavalo apresenta enoftalmia, prolapso da terceira pálpebra e rigidez dos músculos faciais, típicos do tétano generalizado.

O trismo se deve à contração dos músculos da mastigação, com contratura prolongada dos músculos faciais e retração labial, com expressão em *risus sardonicus* (sorriso sardônico). A retração dorsomedial das orelhas e rugas excessivas da pele da testa podem ser observadas. O prolapso da membrana nictitante e a enoftalmia são causados pela retração do globo pelos músculos extraoculares hipertônicos (Figura 11.42). Miose, disfagia, ptialismo e espasmo da laringe também podem ocorrer.

Uma série de 20 casos mostrou que a hiperestesia (17 de 20, 85%) e o prolapso da terceira pálpebra (17 de 20, 85%) eram os sinais clínicos mais observados. Marcha rígida, febre, taquicardia, taquipneia, orelhas e cauda eretas, elevação da cabeça, trismo, espasmos extensores, sudorese e convulsões foram observados em 50% (10 de 20) dos cavalos.[745] Na tentativa de correlação dos sinais clínicos à sobrevida, um sistema de pontuação de gravidade da doença foi proposto; nesse sistema, a pontuação clínica de 1 indica doença branda, e 4, doença terminal (Tabela 11.17).[744]

As complicações do tétano são úlceras de decúbito, regurgitação por disfagia, disúria por hipertonia do esfíncter uretral e constipação intestinal, com distensão gasosa por hipertonia do esfíncter anal e falta de exercício. A morte pode ser causada por insuficiência respiratória secundária ao espasmo dos músculos respiratórios, ou parada respiratória central por intoxicação medular. A pneumonia por aspiração secundária à disfagia ou ao aumento das secreções das vias respiratórias também pode ser fatal. À necropsia, nenhuma lesão característica pode ser atribuída às toxinas do tétano em si.

O prognóstico de sobrevida a essa doença depende de vários fatores, como o *status* imunológico e vacinal do hospedeiro, a dose inoculada de clostrídios e a disponibilidade e duração do tratamento agressivo e dos cuidados de suporte.[745] Dos três relatos existentes de sobrevida ao tétano equino, o mais antigo descreve uma taxa de mortalidade de 75% dos casos e a vacinação anterior foi fortemente associada à sobrevida.[745] Dois outros relatos descrevem uma taxa de mortalidade de 68[746] e 59%.[744] Nesses três estudos, a gravidade dos sinais clínicos está claramente associada à sobrevida.[744-746] A presença de dispneia, disfagia e decúbito foi muito mais comum em não sobreviventes do que sobreviventes e pode ser considerada um indicador de prognóstico ruim.[746] Ao usar o sistema de pontuação clínica (Tabela 11.17), os animais classificados como grau 1 ou 2 tiveram uma taxa de sobrevida superior a 60%, enquanto animais classificados no grau 3 apresentaram taxa de sobrevida de 10%.[744] O relato mostrou que a probabilidade de sobrevida era muito menor em cavalos mais jovens em comparação aos idosos;[746] no entanto, isso não foi confirmado por outro estudo.[744] Uma pesquisa com 56 casos mostrou que fatores como sexo, idade e cronicidade à primeira consulta tiveram pouca relação com o prognóstico.[744] A frequência cardíaca à primeira consulta teve pouco valor como indicador prognóstico, exceto quando acima de 80 bpm. Além disso, a sobrevida não foi diferente entre burros, cavalos e mulas.

Diagnóstico

Não existe exame *antemortem* definitivo para o tétano. Também não há achados *post mortem* patognomônicos da doença. A observação de evidências microscópicas de bactérias ou de suas toxinas no local de uma ferida é um indicador diagnóstico não confiável. Um ensaio biológico para o diagnóstico *antemortem* pode ser usado em alguns casos, com injeção do material infectado na base da cauda de camundongos e observação do aparecimento de sinais clínicos. O diagnóstico presuntivo de tétano é embasado na anamnese, nos sinais clínicos e na resposta ao tratamento. A confirmação é difícil. O exame físico pode revelar a presença de uma ferida recente ou cicatrizada; no entanto, a ausência de uma ferida detectável no momento de surgimento dos sinais clínicos não é incomum. A desvitalização de tecidos profundos, indetectável externamente, pode indicar o local de produção de toxinas.

A coloração com gram das amostras de ferimentos tem valor diagnóstico limitado. As formas esporuladas e vegetativas de *C. tetani* parecem semelhantes a outras bactérias anaeróbicas. Além disso, *C. tetani* pode ser um contaminante da ferida e algumas cepas da bactéria não são tóxicas porque não têm o plasmídeo de 75 kb, que contém o gene da toxina.[733,741] A confirmação bacteriológica do tétano não é tentada com frequência, mas seria obtida pelo isolamento de *C. tetani* da ferida infectada. No entanto, o isolamento de *C. tetani* pode ser difícil e tende a ser improdutivo por causa da baixa concentração de microrganismos na ferida e das condições anaeróbias estritas necessárias para a cultura.

Os resultados do hemograma, da bioquímica sérica e da análise do líquido cefalorraquidiano geralmente não são relevantes. Casos de ferida ou pneumonia por aspiração podem ser acompanhados de leucocitose neutrofílica com desvio à esquerda. A concentração de enzimas musculares (CK e AST) pode estar elevada por causa de trauma muscular decorrente de contratura prolongada e decúbito prolongado.

Tratamento

A ligação da tetanospasmina às células de Renshaw por meio de receptores gangliosídeos é quase irreversível. A recuperação é lenta e não ocorre até o desenvolvimento de novas sinapses interneuronais para substituir as que foram inativadas pela toxina. O manejo terapêutico dos casos clínicos de tétano está centrado nos cinco objetivos a seguir.

Eliminação da fonte de toxina

A antibioticoterapia local e parenteral é instituída para impedir a maior produção de tetanospasmina pela erradicação da forma vegetativa de *C. tetani* no sítio de infecção. A penicilina é o fármaco de escolha para eliminação da forma vegetativa e deve ser administrada em altas doses. Outros antimicrobianos que podem ser eficazes são tetraciclinas, macrolídeos (que devem ser evitados em adultos) e metronidazol. Este é indicado em feridas profundas e contaminadas, pois é capaz de penetrar nos tecidos necróticos sem perder a eficácia. Quaisquer feridas visíveis devem ser sistematicamente limpas, desbridadas e lavadas. Se possível, condições aeróbicas devem ser estabelecidas no sítio de infecção.

Neutralização da toxina não ligada

A neutralização de qualquer toxina que ainda não esteja ligada aos receptores gangliosídeos é de importância primordial. A antitoxina do tétano (TAT) é produzida por hiperimunização de cavalos com toxoide tetânico. A administração de 1.500 U de antitoxina em equinos não vacinados fornece proteção passiva imediata, com duração em torno de 3 semanas.[747] Doses mais altas são associadas a uma maior duração da proteção. Em um estudo que monitorou os níveis de antitoxina como medida de proteção, a imunização passiva ativa combinada (administração simultânea de toxoide tetânico e TAT) foi eficaz em conferir proteção rápida e prolongada a equinos ainda não vacinados.[748] Em cavalos, recomenda-se a administração em locais separados e distantes. A administração de TAT foi associada à doença hepática subclínica e clínica.[749,750] Conhecida como doença hepática aguda idiopática, essa também foi denominada doença de Theiler, hepatite sérica, doença sérica e hepatite pós-vacinal. Os sinais variam da elevação dos níveis de enzimas hepáticas à encefalopatia hepática em casos graves. A ocorrência dessa doença é rara e esporádica, mas o prognóstico é ruim na maioria dos cavalos acometidos.

Após a administração de TAT, os anticorpos adquiridos passivamente neutralizam a toxina não ligada que circula pelo sangue e está na ferida. Sugeriu-se que a injeção de TAT, tanto ao redor quanto proximal ao sítio da ferida, seja benéfica na neutralização da toxina não ligada. É importante perceber que, após a ligação e a internalização da toxina pelos neurônios, não é mais possível neutralizá-la com a antitoxina. Portanto, é provável que a doença continue a progredir após a administração de TAT. Embora o uso de TAT para a neutralização da toxina não ligada seja um complemento terapêutico eficaz, as dosagens e as vias de administração variam e há poucos dados para o tratamento com base em evidências. Hoje, as doses recomendadas variam de uma única administração de 5.000 a $2{,}5 \times 10^6$ UI/animal, seguida de doses mais baixas ao longo de 5 dias.[744] A administração subaracnoide (intratecal) de TAT também foi preconizada. Um dos primeiros relatos desse método mostrou uma taxa de recuperação de 77,5% em cavalos tratados com TAT em dose de 30.000 a 50.000 UI por via intratecal.[751] Esse sucesso não se repetiu em relatos mais recentes.[744,745,752] As vantagens da via intratecal parecem questionáveis e o diagnóstico precoce, os cuidados gerais, as altas doses de penicilina por via parenteral e o estabelecimento de condições aeróbias no sítio infectado podem ser os aspectos mais importantes do tratamento.[744]

Alívio da dor e controle dos distúrbios neuromusculares

As contrações musculares generalizadas podem ser dolorosas e causar hipertermia, que deve ser tratada. Normalmente, uma combinação de sedativos e relaxantes musculares é usada para alívio da dor e controle de espasmos musculares. Os medicamentos com fenotiazina são habitualmente usados para sedação e alívio de espasmos musculares. Os efeitos relaxantes parecem propiciar que alguns animais afetados voltem a comer e beber, que são considerados bons indicadores prognósticos. Os fenotiazínicos atuam no tronco cerebral, deprimindo a estimulação excitatória descendente nos neurônios motores inferiores da medula espinal. Embora esses medicamentos diminuam o limiar convulsivo, sua eficácia no tratamento de casos clínicos apoia fortemente seu uso. Os fenotiazínicos potencializam os barbitúricos, que também são utilizados em casos de tétano, por causa de sua capacidade de depressão de áreas motoras do cérebro e abolição da atividade espontânea da medula espinal. Relaxantes musculares, como os benzodiazepínicos, antagonizam os efeitos da tetanoespasmina de maneira indireta. O diazepam apresenta efeitos miméticos à glicina e potencializa a liberação de GABA, um neurotransmissor inibidor. A combinação de benzodiazepínicos e α_2-agonistas, como a xilazina, também pode ser muito eficaz no controle de espasmos musculares. O metocarbamol ou outros relaxantes musculares de ação central, como a guaifenesina ou o baclofeno, também seriam considerados bons agentes terapêuticos. O sulfato de magnésio pode ter efeitos benéficos no tratamento do tétano.

Cuidados de suporte

Os cuidados de suporte são de extrema importância no sucesso do tratamento do tétano. Os pacientes devem ser colocados em um ambiente escuro e silencioso, com estimulação e manuseio mínimos. Tampões podem ser colocados nas orelhas para redução da estimulação auditiva. Os animais em decúbito precisam de cuidados específicos de suporte.[9] A manutenção da hidratação e do estado nutricional adequado é fundamental para o cuidado desses cavalos. Além disso, é primordial que a cama seja macia e espessa e que os animais sejam regularmente girados (a cada 4 h) para minimizar a ocorrência de úlceras de decúbito e congestão pulmonar. Cateterismo urinário, enemas e evacuação retal manual das fezes podem ser necessários em decorrência de hipertonia dos esfíncteres uretral e anal e da ausência de pressão abdominal eficaz. Em caso de disfagia, uma sonda de esofagostomia ou gastrostomia pode ser necessária à alimentação. A traqueostomia pode ser indispensável em caso de espasmo laríngeo e obstrução respiratória.

Geração de imunidade ativa para as toxinas do tétano

Infelizmente, a concentração de toxina tetânica necessária para causar doença neurológica evidente é insuficiente para a geração de uma resposta imunológica protetora. Portanto, no início do tratamento para o tétano, todos os cavalos devem ser imunizados com toxoide tetânico para desencadear uma resposta humoral protetora. O desenvolvimento da resposta humoral pode levar 2 a 4 semanas.

Prognóstico

As taxas de mortalidade em cavalos com tétano são de 54 a 75%.[744-746] O prognóstico de sobrevida depende de vários fatores, como *status* imunológico e vacinal do cavalo, a dose de clostrídios e a disponibilidade e duração do tratamento e dos cuidados de suporte. Um curto período de incubação e surgimento da doença e a rápida progressão dos sinais são frequentemente associados a prognóstico ruim. Ao tentar tratar casos clínicos, deve-se perceber que os cuidados de suporte necessários são prolongados, trabalhosos e dispendiosos. Um estudo relatou uma associação entre sobrevida e vacinação profilática prévia com toxoide tetânico; nesse estudo, nenhum dos cavalos não vacinados sobreviveu.[745] Outro estudo mostrou que não houve associação entre sexo, idade e duração da doença à primeira consulta. No entanto, o prognóstico foi influenciado pela gravidade dos sinais clínicos: animais com sinais clínicos graves (grau 3) apresentaram a menor taxa de sobrevida (menos de 10%).[744]

Prevenção

Sempre que possível, o tratamento de feridas contaminadas ou necróticas deve incluir desbridamento completo, lavagem com grandes volumes, aeração e limpeza abrangente. Em seguida, a antibioticoterapia racional deve ser instituída. Esses procedimentos, além dos descritos a seguir, devem minimizar bastante a ocorrência de tétano.

Os sinais clínicos podem ser induzidos por baixas concentrações de tetanospasmina. Assim, nem a exposição à tetanospasmina nem a recuperação de doenças clínicas induzem o desenvolvimento de imunidade. A formação de anticorpos profiláticos e a geração de imunidade são estimuladas pela vacinação com o toxoide tetânico, derivado da inativação da tetanospasmina com formaldeído. O tétano é uma doença evitável e a vacinação com o toxoide tetânico reduz muito a ocorrência de doença clínica. No entanto, nenhuma vacinação é absoluta[745] e a proteção depende de administração adequada e é sujeita a falhas diante de um desafio extremo. A vacina de toxoide tetânico com adjuvante é altamente imunogênica, mas sua eficácia depende muito do programa de vacinação. As recomendações atuais para cavalos adultos são a vacinação seguida por um reforço 4 a 6 semanas depois e a revacinação anual. A resposta humoral (títulos de IgG) obtida com as vacinas multivalentes comerciais apresenta diferenças significativas,[753] que foram atribuídas a variações na massa antigênica. Recentemente, um estudo prospectivo de soroconversão demonstrou que os títulos protetores contra o tétano eram observados por até 3 anos após a administração de uma série de vacinas (primeiro reforço 4 a 6 semanas após a vacinação primária e segundo reforço 15 a 17 meses após a segunda vacinação).[754] Os autores sugeriram que nossas diretrizes de vacinação talvez precisem ser revistas e que a revacinação anual pode não ser necessária. Em casos clínicos de tétano, os especialistas recomendam a administração de toxoide tetânico a cavalos com feridas suscetíveis, vacinados pela última vez há mais de 6 meses.

Os potros apresentam anticorpos IgG específicos para o tétano, adquiridos por transferência passiva via colostro, que inibem a resposta ao toxoide tetânico. Altos títulos de subisótipos IgGa, IgGb e IgG(T) foram detectados em amostras de soro pós-aleitamento coletadas de potros nascidos de éguas que receberam doses de reforço de vacinas multicomponentes durante os últimos 2 meses de gestação. Além disso, a resposta do anticorpo à vacinação de potros mais jovens foi menor, com necessidade de doses múltiplas de toxoide. As recomendações atuais são a vacinação de potros nascidos de éguas vacinadas com 4 a 6 meses de idade, com reforços 4 a 6 semanas depois, e uma terceira vacina com 10 a 12 meses de idade. A vacinação para potros nascidos de éguas não vacinadas deve começar em idade menor: as recomendações atuais são a administração em 1 a 4 meses de idade, com um reforço 4 semanas após a primeira dose, e uma terceira vacina 4 semanas após a segunda dose.

BOTULISMO

Yvette S. Nout-Lomas, (Stephen M. Reed)

O botulismo é uma doença neuroparalítica grave, causada por neurotoxinas botulínicas (BoNTs), que são produzidas por determinados clostrídios. A neuroespecificidade e a potência tóxica das BoNTs fazem com que sejam as toxinas mais poderosas conhecidas e possíveis armas de bioterrorismo.[755,756] Os cavalos são mais suscetíveis ao botulismo do que outras espécies, como bovinos, cães e seres humanos, que são relativamente resistentes.[757] O botulismo é mais associado ao sorotipo B de BoNT (BoNT/B) e BoNT/C, seguido de BoNT/A e, com menos frequência, BoNT/D.[755,758-760] A progressão da doença está relacionada à exposição total a toxinas e, de modo geral, leva à morte, a menos que o cavalo seja imediatamente tratado com antitoxina específica. O diagnóstico rápido e preciso é crucial pela necessidade de tratamento imediato e ao grande potencial de surtos de botulismo vinculados a uma fonte alimentar comum. Infelizmente, o diagnóstico laboratorial da doença em cavalos é difícil e o botulismo é considerado um diagnóstico clínico.[758,759]

Biologia de clostrídios produtores de BoNT e suas toxinas

Existem seis grupos filogeneticamente distintos de clostrídios produtores de BoNT (*Clostridium botulinum* de grupos I a III, *Clostridium argentinense* de grupo IV e algumas cepas de *Clostridium baratii* e *Clostridium butyricum*), que geram sete

BoNTs sorotipicamente distintas (sorotipos A a G).[755,756] O número de subtipos cresceu nos últimos anos em decorrência do maior uso do sequenciamento de todo o genoma e da espectrometria de massa, bem como pela disponibilidade de anticorpos monoclonais de alta afinidade. Isso revelou a impressionante variedade de subtipos distintos de BoNT que são produzidos por clostrídios.[756] Notavelmente, as cepas de *C. botulinum* dos grupos I e II produzem a maior variedade de neurotoxinas; *C. botulinum* proteolítico do grupo I sintetiza BoNT/A, BoNT/B e BoNT/F; e *C. botulinum* não proteolítico do grupo II secreta BoNT/B, BoNT/E e BoNT/F. *C. botulinum* do grupo III produz BoNT/C, BoNT/D e seus mosaicos, BoNT/CD e BoNT/DC. No grupo IV, *C. argentinense* produz BoNT/G, *C. butyricum* secreta BoNT/E e *C. baratti* sintetiza BoNT/F. Cada sorotipo de toxina é categorizado em vários subtipos com base em suas sequências de aminoácidos e, embora a maioria das cepas de *C. botulinum* expresse um único sorotipo de toxina, alguns isolados produzem mais de um sorotipo; alguns isolados proteolíticos de *C. botulinum* do grupo I, por exemplo, sintetizam uma mistura dos subtipos Ab, Af, Ba e Bf.[756] Os pesquisadores demonstraram a existência de mais de 40 BoNTs.[756]

Os clostrídios são bactérias gram-positivas esporulantes e anaeróbicas, em forma de bastonete, amplamente distribuídas no ambiente e nas regiões anaeróbias do intestino de vários animais, onde são tipicamente encontradas como esporos. Os esporos são resistentes a estresses físicos e químicos e podem persistir por longos períodos até que condições favoráveis propiciem sua germinação. Nas condições ambientais apropriadas (como umidade, nutrientes e ausência de oxigênio), os esporos germinam em células vegetativas; por outro lado, a exposição ao oxigênio, bem como a privação de água e nutrientes, desencadeia a esporulação.[756] Os surtos de botulismo geralmente ocorrem em ambientes que contêm esporos de *C. botulinum*, que podem germinar em material orgânico em decomposição em condições anaeróbicas. As condições ambientais que favorecem os surtos de botulismo são temperaturas altas e águas alcalinas rasas, que contêm populações abundantes de invertebrados e carcaças de vertebrados em decomposição.[755,756]

O botulismo humano é muito mais raro que o botulismo animal e é causado principalmente por BoNT/A, BoNT/B, BoNT/E e, com menos frequência, BoNT/F. O botulismo afeta principalmente animais silvestres e domésticos e surtos da doença animal podem se espalhar com rapidez, levando à intoxicação de centenas de milhares de indivíduos em apenas alguns dias. A principal via de contaminação em humanos e animais é a ingestão de toxinas pré-formadas em alimentos ou rações. Matérias-primas, como grama, feno, vegetação podre e resíduos de matadouros, bem como carcaças em decomposição de vertebrados e invertebrados e o esgoto, podem propiciar o crescimento de clostrídios e a produção de BoNT. Os animais podem ingerir a toxina de maneira direta, na matéria orgânica em decomposição contaminada, ou de maneira indireta, pelo consumo de zooplâncton ou invertebrados, como larvas, que consumiram material tóxico. As larvas de moscas e outros invertebrados não são afetadas pela toxina, mas a alimentação com carcaças toxigênicas pode concentrar a toxina. A ingestão de uma única larva toxigênica pode ser letal. Isso é descrito como o ciclo carcaça-larva do botulismo.[755] O botulismo tipicamente associado a carcaças (aves, pequenos animais) está correlacionado com água, alimentação ou ambiente contaminado com BoNT/C e BoNT/D. O botulismo não associado a carcaças é causado por BoNT/A e BoNT/B.

Na América do Norte, mais de 85% dos casos de botulismo equino são causados por BoNT/B.[757] BoNT/A e BoNT/C foram associados a um número menor de casos, embora estudos sugiram que o botulismo por BoNT/A possa ser mais comum em cavalos do que se supunha anteriormente.[761] O botulismo por BoNT/D é suspeito em cavalos e bovinos dos EUA,[757] mas só foi confirmado no botulismo equino no Senegal.[762] O botulismo equino na Europa parece estar associado principalmente a BoNT/B e BoNT/C.[763] Nos EUA, o botulismo por BoNT/B é endêmico nos estados do meio-Atlântico e do Kentucky, enquanto o botulismo por BoNT/A é mais comum nos estados ocidentais. Essa distribuição geográfica condiz com os resultados de pesquisas de solo, que demonstraram predominância de esporos de clostrídios produtores de BoNT/B nos estados do nordeste e centro do país, do Kentucky à Pensilvânia, enquanto esporos de clostrídios produtores de BoNT/A foram encontrados em amostras de estados ocidentais.[764] O botulismo por BoNT/A e B está associado à forragem, enquanto o botulismo por BoNT/C está associado a carcaças em decomposição. Corvos atuam como vetores ao se alimentarem de uma carcaça animal em decomposição e depois transportando a toxina para os baldes de alimentação ou cochos de cavalos a até 2,4 quilômetros de distância da carcaça.

Mecanismos de intoxicação

Três vias de intoxicação por BoNT foram descritas no cavalo: (1) botulismo de origem alimentar, (2) botulismo toxi-infeccioso e (3) botulismo associado a feridas. O botulismo de origem alimentar é causado pela ingestão da toxina pré-formada, presente em alimentos, geralmente volumosos (feno, silagem de feno, silagem), mas, às vezes, em grãos para cavalos adultos. Normalmente, os clostrídios produtores de BoNT/B proliferam de maneira direta e produzem toxinas na matéria vegetal em decomposição. Por outro lado, os esporos produtores de BoNT/C que podem estar no trato intestinal de animais ou aves podem sofrer germinação e produzir toxinas em uma carcaça em decomposição, que é um excelente ambiente anaeróbico. Com o passar do tempo, as toxinas produzidas na carcaça extravasam e contaminam o feno ou outro alimento.[757]

O botulismo toxi-infeccioso, ou "síndrome do potro bambo" (*shaker foal syndrome*), é geralmente associado a BoNT/B e ocorre em indivíduos com 2 semanas a 8 meses de idade.[757] A síndrome é semelhante à observada em bebês humanos, nos quais os esporos são ingeridos, germinam e produzem toxina no trato gastrintestinal. Em circunstâncias normais, a flora intestinal de animais adultos e humanos inibe a proliferação intestinal de clostrídios produtores de BoNT, limitando a ocorrência de botulismo toxi-infeccioso a neonatos.[766] Considera-se, portanto, que o botulismo endêmico do potro é causado pela ingestão de esporos presentes no solo contaminado. A toxina pode ser detectada nas fezes de aproximadamente 30 a 40% dos potros com botulismo, mas apenas durante a fase clínica aguda.[757,767]

O botulismo associado à ferida se deve à infecção de um ferimento por clostrídios produtores de BoNT/B, que germinam, proliferam e liberam toxinas em condições anaeróbicas. Em cavalos adultos, o botulismo associado a feridas tem sido relacionado a abscessos por injeção e castração e, em potros, foi diagnosticado em casos de onfaloflebite e lesão em membro.[757]

Mecanismo de neuroparalisia induzida por BoNT

Durante seu crescimento vegetativo, os clostrídios produtores de BoNT secretam toxinas progenitoras, inativas e polipeptídicas de cadeia única, com cerca de 150 kDa. As toxinas são produzidas como heterodímeros com proteínas que efetivamente diminuem a exposição da BoNT a agentes danosos externos. Essas proteínas também podem facilitar a passagem por células epiteliais.[755,756] As BoNTs atravessam a barreira epitelial intestinal, se distribuem pelo líquido extracelular e entram no sistema linfático e na circulação sanguínea, onde podem permanecer por muitos dias. Não conseguem atravessar a barreira hematencefálica. As BoNTs são muito específicas e só se ligam aos terminais nervosos periféricos, principalmente dos nervos colinérgicos esqueléticos e autônomos.[768]

As BoNT maduras são compostas de uma cadeia leve e uma cadeia pesada. A internalização da BoNT nos terminais nervosos ocorre pela ligação da extremidade carboxiterminal do domínio HC da cadeia leve a um receptor polissialogangliosídeo (PSG) na membrana pré-sináptica; a seguir, há ligação a um receptor de proteína (sinaptotagmina ou SV2), localizado no interior da vesícula sináptica que sofreu exocitose ou na membrana pré-sináptica. A cadeia leve codifica a fração tóxica, um domínio de metaloprotease que cliva especificamente as proteínas SNARE necessárias à exocitose de neurotransmissores. Algumas BoNTs clivam VAMP, outras clivam SNAP25 e outras clivam SNAP25 e sintaxina. As BoNTs têm ação pré-sináptica na junção neuromuscular colinérgica periférica e inibem a liberação de neurotransmissores (acetilcolina), o que provoca neuroparalisia.[756]

É provável que a ação das BoNTs seja reversível por não causar morte neuronal. A duração da neuroparalisia induzida por BoNT é bastante variável, dependendo em parte da vida útil da metaloprotease no citosol do terminal nervoso, que é diferente para cada BoNT (BoNT/A > BoNT/C > BoNT/B > BoNT/D). Além disso, a atividade do músculo afetado e a dose de toxina determinam a duração da ação da BoNT. A duração da ação determina a gravidade da doença e, em humanos e equinos, dados sugerem que BoNT/A causa doença mais grave que BoNT/B.[756,761] Após a ligação da toxina, há melhora dos sinais clínicos após o surgimento do terminal axonal pré-sináptico e subsequente formação de uma nova sinapse.[769]

Sinais clínicos

A intoxicação por BoNT provoca paralisia difusa, simétrica e flácida e perda de força muscular. Embora alguns sugiram que há diferenças sutis nos sinais clínicos dependendo da BoNT envolvida, isso não foi confirmado em cavalos e os sinais clínicos do botulismo equino são semelhantes, independentemente do tipo ou da fonte de toxina.[758,761] A velocidade de progressão da doença é variável e existem formas peragudas, agudas e crônicas de botulismo. Há alguns casos de mortes repentinas. Dependendo da quantidade ingerida de toxina, os primeiros sinais podem ser sutis ou evidentes. De modo geral, os sinais clínicos aparecem 24 horas a 17 dias após a exposição.[755] O período de incubação pode estar associado ao tamanho do inóculo, o que sugere que quanto menor a incubação, mais grave a doença. A doença tende a afetar os nervos motores com alto tráfego eferente, causando fraqueza, disfagia e diminuição do tônus muscular. De modo geral, fraqueza generalizada e/ou disfagia são os primeiros sinais clínicos detectados por proprietários cuidadosos. A princípio, em alguns casos, os proprietários notam prolongamento do tempo que o cavalo leva para comer a ração ou ainda desconforto abdominal e cólicas. Alguns cavalos podem apresentar diminuição da salivação e, às vezes, retenção urinária por acometimento do sistema nervoso autônomo colinérgico. Com o tempo, os cavalos acometidos apresentam fasciculações musculares, começando na região do tríceps e progredindo para todo o corpo e levando ao decúbito dorsal. A princípio, o cavalo parece recobrar as forças depois de deitado por um período curto e pode voltar a se levantar de maneira espontânea ou por persuasão. Por fim, o cavalo não consegue mais se levantar. A morte é causada principalmente por insuficiência respiratória. Nos potros, os sinais clínicos são semelhantes, embora em muitos casos a primeira consulta se deva ao decúbito excessivo e às fasciculações musculares. Os potros são tipicamente alertas quando deitados, mas, em pé, desenvolvem fasciculações musculares finas que progridem a tremores musculares graves, daí o termo "síndrome do potro bambo", antes que passe a tropeçar e cair. Os potros são fracos demais para se deitarem de maneira normal, então caem. Como os cavalos adultos, os potros recuperam força depois de se deitarem até ficarem muito fracos e não conseguirem se levantar mais.

A avaliação clínica deve incluir um exame cuidadoso da função dos nervos cranianos e da medula espinal. Atenção especial deve ser dada às respostas palpebrais e pupilares à luz, ao tônus da língua, à capacidade de preensão e às evidências de disfagia, ao tônus da cauda, à marcha e à postura; além disso, os parâmetros vitais e o padrão respiratório devem ser avaliados. Os sinais vitais são normais nos estágios iniciais, mas os batimentos cardíacos e movimentos respiratórios aumentam quando o cavalo está em decúbito, dependendo da quantidade de esforço. Os cavalos acometidos parecem manter a coordenação e, portanto, são fracos, mas não atáxicos. A postura baixa da cabeça e do pescoço e a incapacidade de levantar a cabeça podem ser observadas e, a princípio, acreditava-se serem mais prevalentes no botulismo por BoNT/C;[770] recentemente, porém, também foram encontradas em casos de botulismo por BoNT/A.[771,772] Às vezes, esses cavalos desenvolvem edema grave da cabeça e vias respiratórias e, assim, estridor inspiratório.

Midríase e ptose são observadas no início da doença, bem como a resposta pupilar lenta à luz. A redução do tônus da língua e sua retração lenta são sinais iniciais característicos do botulismo que normalmente ocorrem antes do início da fraqueza muscular óbvia. No entanto, alguns casos de botulismo não demonstram disfagia clara. O tônus da cauda tende a ser menor em cavalos com botulismo, mas pode ser de difícil avaliação por causa da grande variação no tônus normal da cauda equina. A redução profunda do tônus da cauda é bastante relatada no botulismo avançado.

O tempo para ingestão de uma pequena quantidade (geralmente uma xícara) de grãos pode auxiliar a detecção do botulismo. Um teste foi descrito, em que o cavalo com suspeita de botulismo recebe 8 onças (235 mℓ) de mistura de grãos em um grande cocho plano no chão, e a capacidade de consumo do alimento é cronometrada.[757] A maioria dos cavalos normais consome esse volume de alimento em menos de 2 min, e muitos animais comem ainda mais depressa. A diminuição da capacidade de retração da língua aumenta o tempo necessário para o cavalo comer os grãos. Além disso, os grãos misturados à saliva geralmente escapam pelos lábios do cavalo durante a alimentação. Isso é altamente característico do botulismo e é um dos primeiros sinais clínicos.

Diagnóstico diferencial

O diagnóstico diferencial do botulismo equino pode ser qualquer causa de fraqueza e disfagia em cavalos e deve incluir EPM, EMND, mieloencefalopatia por EHV-1, infecção por VNO, raiva, várias toxinas (como chumbo, ionóforos, teixo e cardo amarelo), baixo nível sérico de cálcio e paralisia periódica hiperpotassêmica.[757] Doenças menos comuns também devem ser consideradas, como paralisia por carrapatos, acidente vascular ou mesmo exemplos incomuns de intolerância ao exercício.

Diagnóstico

O diagnóstico de botulismo é difícil e tem como base sinais clínicos compatíveis de início agudo de paralisia flácida, redução do tônus de pálpebras e da cauda, alimentação lenta ou difícil e disfagia, além de histórico de possível exposição à toxina. Os achados à patologia clínica tendem a ser normais. Algumas das anomalias observadas podem refletir desidratação; a elevação dos níveis de enzimas musculares pode ser detectada em cavalos em decúbito e, no botulismo associado a feridas, os resultados podem ser condizentes com uma infecção. Os achados à análise do líquido cefalorraquidiano são normais. O exame eletrodiagnóstico, com execução específica de estimulação repetitiva do nervo, pode demonstrar facilitação, caracterizada por respostas incrementais em amplitude e área sob a curva a uma taxa alta de estimulação.[37]

O suporte laboratorial para o diagnóstico de botulismo requer pelo menos um dos seguintes: (1) detecção de BoNT no soro, conteúdo gastrintestinal ou em uma ferida; (2) detecção de BoNT e/ou esporos de clostrídios produtores de BoNT em alimentos e/ou no conteúdo gastrintestinal, além de sinais clínicos compatíveis; ou (3) detecção de resposta humoral em um paciente convalescente.[757] A BoNT é estável em tecidos ou plasma congelados e pode ser armazenada a –20°C por várias semanas. Hoje, o padrão-ouro para o diagnóstico de botulismo é o bioensaio em camundongos.[755,759] Nessa técnica, uma amostra do cavalo com suspeita da doença é inoculada em camundongos, que são observados quanto ao desenvolvimento de sinais clínicos de botulismo. Como os equinos são extremamente suscetíveis à BoNT, a concentração circulante da toxina em um cavalo acometido geralmente fica abaixo do limiar para detecção pelo bioensaio.[757] Essa técnica foi recentemente revista e demonstrou ter baixa sensibilidade em cavalos adultos (32%) e potros (53%), mas alta especificidade (97% em adultos e 100% em potros).[759] Isso indica que um resultado positivo é altamente sugestivo de botulismo, mas que resultados negativos não excluem o diagnóstico. A sensibilidade pode ser aumentada pelo enriquecimento da amostra em cultura, que aproveita a presença de esporos de clostrídios produtores de BoNT que não são observados em humanos ou animais não afetados.[758,759] A baixa sensibilidade do bioensaio em camundongos condiz com relatos anteriores em cavalos que mostram que a BoNT pré-formada é encontrada apenas em cerca de 20% dos casos com o uso dessa técnica.[757,760]

Ensaios quantitativos de PCR em tempo real para os genes BoNT foram desenvolvidos e validados e demonstram ter maior sensibilidade e especificidade semelhante à observada com o bioensaio em camundongos.[773,774] Outras vantagens da qPCR são a rapidez de disponibilização dos resultados (4 dias, em comparação a 2 a 3 semanas do bioensaio em camundongo com enriquecimento em cultura) e redução do uso de animais vivos. O bioensaio em camundongos ainda seria necessário para confirmar a expressão gênica pela detecção de BoNT em amostras positivas à qPCR.[773,774] Embora técnicas de ELISA tenham sido desenvolvidas, não demonstraram ser superiores ao bioensaio e não foram validadas em equinos.[757] Também é possível determinar os títulos de anticorpos em cavalos não vacinados que sobreviveram ao botulismo. Apesar da probabilidade relativamente baixa de confirmar o botulismo por meio de exames de laboratório, esse ainda é um componente importante no manejo de casos da doença, primeiro para identificar o tipo de BoNT, que pode ter implicações importantes nas estratégias de tratamento e prevenção e trará informações sobre características epidemiológicas; e segundo, se novas síndromes de botulismo ou tipos de toxinas fossem descobertas, sua descrição completa exigiria o máximo de dados que pudermos fornecer.

Tratamento e prevenção

O tratamento de cavalos com botulismo é caro, demorado e, muitas vezes, não recompensador. O primeiro objetivo terapêutico é a administração imediata de antitoxina específica ou multivalente para ligação da BoNT circulante. Uma única dose de antitoxina é considerada suficiente (30.000 UI para um potro e 70.000 UI para um cavalo adulto) porque deve conferir proteção passiva por mais de 60 dias.[757,758] A antitoxina não é eficaz após a translocação da BoNT para as células; quanto mais cedo a antitoxina for administrada, melhor. O cavalo deve ser confinado a um estábulo e a atividade física deve ser minimizada, se necessário com o uso de sedativos. A terapia antimicrobiana pode ser usada para tratamento do botulismo ou de complicações secundárias específicas. No entanto, alguns antimicrobianos (aminoglicosídeos, tetraciclinas e procaína penicilina) podem potencializar o bloqueio neuromuscular e devem ser evitados. Óleo mineral ou outros catárticos podem ser indicados para redução da cólica por impactação. Além disso, o animal deve receber cuidados gerais e de suporte. É muito importante manter o estado de hidratação e dar suporte nutricional por meio da alimentação por sonda em animais disfágicos. Em potros com doença grave ou adultos com insuficiência respiratória, a ventilação mecânica é indicada.

Em cavalos com botulismo não tratado, o prognóstico é ruim. Em surtos, a sobrevida é de apenas 10 a 30%.[760,761,765,770] Uma revisão recente de 92 casos de botulismo em cavalos adultos mostrou que a sobrevida global foi de 48%. A sobrevida foi significativamente maior em cavalos que chegaram em pé (67%) e ainda maior (95%) naqueles que continuaram em pé por toda a hospitalização.[760] O tratamento com antitoxina aumentou muito as chances de sobrevida; os pacientes tratados apresentaram quatro vezes mais probabilidade de sobreviver. Cavalos com esforço respiratório anormal ou incapacidade de permanecer em pé tiveram menos chances de sobrevida. Cavalos que perdem a capacidade de ficar em pé têm pouca chance de sobrevida. Infelizmente, há cavalos que, apesar de receberem antitoxina, pioram por até 5 dias, provavelmente porque a antitoxina interage apenas com a BoNT não ligada e não com aquelas já ligadas às placas motoras terminais. Os cavalos em que o tratamento começa após o decúbito têm apenas 13% de chances de sobrevida. O diagnóstico e o tratamento precoces são essenciais em cavalos com botulismo. O desenvolvimento de complicações, como úlceras de decúbito, úlceras de córnea, doenças musculares, pneumonia e doenças gastrintestinais durante a hospitalização por botulismo, é comum, mas não influencia a sobrevida global.[760] Em cavalos que sobrevivem, a recuperação é completa, mas meses podem se passar até que o animal recobre todas suas forças.

Em potros, o tratamento adequado pode aumentar a sobrevida. Em uma revisão com 30 potros de menos de 6 meses de idade, a sobrevida de casos tratados foi acima de 96%. Todos os potros, exceto um caso brando, receberam antitoxina botulínica. Cerca de 50% dos casos necessitaram de oxigenoterapia, e 30%, de ventilação mecânica. A duração média da hospitalização foi de 14 dias.[767] É possível que os potros com intoxicação por BoNT/A precisem de cuidados prolongados e se recuperem de modo mais lento do que aqueles com intoxicação por outras BoNTs.[772] A ventilação mecânica é um aspecto importante do tratamento do botulismo em bebês e, embora não seja habitualmente realizada em cavalos adultos com a doença, é uma estratégia que pode ser eficaz na redução da morte por insuficiência respiratória em potros. Um estudo de nove potros com botulismo toxi-infeccioso empregou ventilação mecânica no início da hospitalização em casos de acidemia progressiva e aumento das tensões de $Paco_2$. A ventilação mecânica melhorou as anomalias gasométricas arteriais e a sobrevida dos potros tratados foi de 87,5%.[775]

O botulismo do tipo B pode ser evitado por meio da vacinação com toxoide do tipo B, inicialmente desenvolvido para prevenção da doença em neonatos. O atual produto aprovado pelo USDA é uma vacina inativada (toxoide) contra *C. botulinum* do tipo B. A American Association of Equine Practitioners (AAEP) recomenda um cronograma de vacinação com uma série inicial de três doses em intervalos de 1 mês, seguida por um reforço anual. Nas éguas reprodutoras, a AAEP recomenda o reforço anual 4 a 6 semanas antes do parto. Curiosamente, um grande estudo recente, com avaliação de 92 casos de botulismo, mostrou que dois cavalos com a doença haviam sido vacinados. Ambos apresentaram sinais clínicos brandos e sobreviveram. Estes foram os dois primeiros cavalos relatados na literatura a desenvolver botulismo apesar de um histórico adequado de vacinação; um dos casos foi positivo para esporos de BoNT/B no bioensaio em camundongos, representando uma verdadeira falha vacinal.[760]

Outras medidas preventivas são (1) dar alimentos seguros, de alta qualidade; (2) armazenar as rações de maneira adequada; (3) inspecionar as fontes de água quanto à presença de carcaças de pequenos animais e pássaros; (4) evitar espalhar cama de frango com aves ou animais mortos nas pastagens; e (5) evitar o uso de cama de frango como cama para equinos. Sempre que houver mais de um cavalo com sinais clínicos compatíveis com botulismo na propriedade, recomenda-se a análise rápida de toda a ração e da metodologia de alimentação para determinar a ocorrência de contaminação. Essa abordagem agressiva pode impedir que outros cavalos ou animais da fazenda sejam infectados. É sempre melhor começar a investigação pela alimentação, porque esta é a fonte mais comum de toxina. As condições para a proliferação de esporos de clostrídios e produção de toxinas podem ser ideais em feno mal preparado ou armazenado em sacos plásticos.

DISAUTONOMIA EQUINA

Yvette S. Nout-Lomas

A disautonomia equina é uma polineuropatia degenerativa adquirida que acomete principalmente os neurônios do sistema nervoso autônomo e entérico. Como indica seu nome em inglês (*equine grass syndrome*, EGS), há uma forte associação entre a doença e o pastoreio. A EGS foi identificada pela primeira vez na Escócia, em 1909.[776] Desde então, foi relatada em outras partes da Inglaterra, Europa continental, Ilhas Falkland e Austrália. Embora houvesse um relato anterior crível de EGS, mas não publicado, nos EUA (Missouri)[777], a doença não foi confirmada até 2010, quando foi diagnosticada com base em achados clínicos e patológicos em uma mula no Kansas;[778] além disso, uma doença com achados histopatológicos semelhantes, o mal seco, foi descrita na América do Sul, predominantemente no Chile. A Grã-Bretanha continua a ser o país mais afetado pela EGS e instituiu um esquema de vigilância nacional.[779]

A doença afeta principalmente os gânglios pré-vertebrais e paravertebrais do sistema nervoso autônomo e dos neurônios entéricos (plexos mioentéricos e submucosos) e, portanto, é caracterizada como uma disautonomia; no entanto, como também há degeneração neuronal no cérebro e na medula espinal de cavalos com EGS, é provável que a doença deva ser denominada *neuropatia multissistêmica*.[780] Os sinais clínicos variam e é provável que a gravidade esteja relacionada à extensão da lesão neuronal degenerativa. A doença é esporádica e costuma ser fatal. Embora a EGS tenha sido bastante estudada, sua causa ainda não foi elucidada.

Epidemiologia

A EGS foi relatada em outros equídeos, como cavalos-de-przewalski, zebras, burros, mulas e pôneis, mas ocorre principalmente em cavalos jovens e maduros, com acesso ao pasto. De modo geral, cavalos com EGS são adultos jovens, entre 2 e 7 anos de idade.[780] Não há predileção sexual aparente, mas um estudo na Escócia descobriu uma possível maior suscetibilidade à EGS em raças nativas daquele país.[781]

Existe uma forte associação entre a EGS e o pastoreio. Vários estudos epidemiológicos foram realizados ao longo dos anos e, além do pastoreio, outros fatores de risco associados ao desenvolvimento da doença são: idade, mudança recente para novas pastagens ou instalações e época do ano, com ocorrência da maioria dos casos na primavera e no início do verão.[780,782,783] Outros fatores que parecem aumentar o risco de doença ou recidiva são a ocorrência anterior de casos no local, mudança recente para um novo local (nas 2 semanas anteriores), aumento da densidade populacional e clima mais frio e seco, com congelamento irregular do solo. Além disso, solos argilosos e arenosos estão associados a um maior risco de EGS; a abundância de espécies de *Ranunculus* e maiores concentrações de ferro, chumbo, arsênico e cromo nas gramíneas, bem como aumento do teor de nitrogênio do solo e alto teor de titânio/baixo teor de zinco e alto teor de titânio/baixas concentrações de cromo foram observados em pastagens associadas à EGS.[780,784] Embora a ocorrência anterior de EGS na propriedade esteja associada a um maior risco de novo diagnóstico da doença nesse local, o contato anterior e/ou o registro de um caso anterior de EGS parecem diminuir o risco de desenvolvimento da doença em equinos. Além disso, o solo calcáreo reduziu a recidiva de EGS. Curiosamente, há um risco maior de EGS em cavalos com baixos títulos séricos de anticorpos contra BoNT/C e para antígenos de superfície de clostrídios produtores de BoNT/C e *C. novyi* de tipo A,[785] enquanto cavalos com títulos maiores contra BoNT/C e seus clostrídios produtores apresentam menor risco de desenvolvimento da doença.[786]

Sinais clínicos

A EGS pode ocorrer em formas agudas, subagudas e crônicas, que se sobrepõem; os sinais clínicos são correlacionados com a extensão do dano neuronal.[780,787,788] Os sinais clínicos refletem a disfunção do sistema nervoso autônomo, inclusive do sistema nervoso entérico, além da disfunção somática. A maioria dos cavalos apresenta depressão, anorexia, disfagia e taquicardia. A disfagia é provavelmente causada por disfunção do nervo craniano e, talvez, disfunção esofágica e é caracterizada por salivação excessiva, presença de alimento nas narinas, alimento impactado nas bolsas bucais e dificuldade em beber água. A salivação excessiva observada na EGS tem sido relatada em algumas formas de disautonomia humana. A taquicardia é causada por aumento dos níveis de epinefrina e norepinefrina e perda da estimulação inibidora vagal. Todas as formas de EGS podem ser acompanhadas por ptose, sudorese e fasciculações musculares.

Forma aguda

Os sinais clínicos estão relacionados ao início agudo de íleo gastrintestinal. A doença progride em menos de 48 horas. Os sinais de dor abdominal são brandos a moderados e causados pela distensão do estômago e do intestino delgado. Normalmente, há grande produção de refluxo nasogástrico. Os cavalos acometidos são hipovolêmicos e o volume circulante reduzido pode causar a morte por insuficiência cardíaca. Considerando o grau de distensão gastrintestinal, a gravidade da dor abdominal é menor do que a esperada. O exame retal revela distensão do intestino delgado e, muitas vezes, uma leve impactação secundária do cólon maior.

Forma subaguda

A doença progride por 3 a 7 dias e os sinais clínicos são semelhantes, mas menos graves do que na EGS aguda. Cavalos com EGS subaguda não desenvolvem distensão do estômago ou do intestino delgado e, de modo geral, não há refluxo nasogástrico. Esses indivíduos apresentam grandes impactações no cólon ou no ceco.

Forma crônica

A doença progride por semanas a meses. A caquexia, com o desenvolvimento de aspecto "encolhido", é a anomalia clínica mais proeminente em cavalos com EGS crônica. Além disso, os cavalos apresentam miastenia progressiva, com postura em base estreita, apoio em paredes e deslocamento do peso dos membros. Diferentemente do botulismo e da doença dos neurônios motores inferiores dos equinos, os indivíduos com EGS não apresentam aumento do tempo em repouso. Além disso, a EGS também causa fasciculações musculares quando os animais estão deitados, o que normalmente não ocorre no botulismo ou na doença dos neurônios motores inferiores dos equinos. O desenvolvimento de rinite seca é característico da EGS crônica e acredita-se que seja causado pela perda de inervação da mucosa nasal. Todo o trato gastrintestinal desses cavalos está vazio e em geral há fezes e muco seco no reto; este último é um achado comum nas três formas de EGS. Outros sinais clínicos em animais com EGS crônica são anomalias da marcha (marcha curta), ronco, pica e prolapso peniano. Em uma fase posterior, anomalias do pelame, como áreas de piloereção, crescimento de pelos longos e palidez da pelagem, podem ser observadas.

Achados patológicos

À necropsia, os achados macroscópicos geralmente refletem a disfunção gastrintestinal presente *antemortem*.[789] Na EGS aguda, esses achados são condizentes com o íleo gastrintestinal. O estômago é dilatado e cheio de líquido e há distensão do intestino delgado. A impactação secundária de ingesta costuma ser observada no cólon maior e no ceco. Esplenomegalia e erosões da mucosa esofágica são outros achados na EGS aguda. Na doença subaguda, os achados macroscópicos são menos graves e relacionados à impactação colônica. Há muco no lúmen do cólon menor e do reto e evidências de hemorragia intraluminal, como sangue seco ou fezes enegrecidas. Cavalos com EGS subaguda e crônica podem apresentar rinite seca.

As lesões neuronais são mais graves nos gânglios autônomos (cervical cranial, estrelado, celíaco-mesentérico) e nos nervos entéricos. Também há lesões nos núcleos do tronco cerebral e nos neurônios motores eferentes somáticos da medula espinal.[787,789] Os achados histopatológicos específicos da degeneração neuronal são cromatólise, perda da substância de Nissl, excentricidade ou picnose dos núcleos, aumento de volume e vacuolização dos neurônios, acúmulo intracitoplasmático de esferoides eosinofílicos e distrofia axonal. Embora os sítios das lesões neuropatológicas da EGS sejam muito semelhantes àqueles relacionados às disautonomias em outras espécies, inclusive com lesões nos núcleos do tronco cerebral e na medula espinal, resta saber se a EGS é uma verdadeira disautonomia ou uma doença neurológica multifocal.[780] Essa semelhança na distribuição anatômica em alterações neuropatológicas na EGS apoia a hipótese de um fator comum, que torna os neurônios suscetíveis a insultos específicos. Na EGS, o insulto parece ser específico e repetível, o que condiz com os achados nas disautonomias primárias de outras espécies.

A extensão das lesões do sistema nervoso entérico é o principal responsável pela gravidade da doença e as lesões mais graves são observadas na EGS aguda. Dentre as lesões específicas, estão perda neuronal nos plexos submucosos e mioentéricos de todo o trato gastrintestinal e redução de células intersticiais de Cajal nas regiões do plexo mioentérico do trato gastrintestinal. Lesões neuropatológicas no sistema nervoso autônomo do gânglio ciliar, gânglio cervical cranial, gânglio cervical caudal, gânglio estrelado, tronco simpático torácico e abdominal, gânglio mesentérico celíaco/cranial, gânglio mesentérico caudal e gânglio cardíaco terminal parassimpático foram relatadas. Além disso, lesões no SNC foram identificadas em núcleos do tronco cerebral, neurônios motores inferiores da medula espinal e neurônios do corno intermediolateral da medula espinal.[780] A associação entre os achados patológicos neuronais centrais e a gravidade da doença clínica não é clara. Um estudo detectou mais achados patológicos neuronais em casos clínicos brandos (EGS crônica), o que contrasta com outro estudo que demonstrou mais achados patológicos neuronais em casos de EGS aguda.[790]

Patogênese

Os sinais clínicos estão relacionados principalmente à disfunção do sistema nervoso autônomo. As lesões mais graves estão nos plexos mioentéricos e submucosos do íleo, enquanto as alterações menos graves ocorrem no gânglio celíaco-mesentérico. A alteração da atividade autônoma cessa ou diminui o peristaltismo intestinal e leva ao desenvolvimento de íleo e impactação colônica. Na maioria dos casos de EGS, a disfagia é causada pelo acometimento de nervos cranianos ou do tronco cerebral. Com base nos achados epidemiológicos e patológicos em cavalos com EGS, uma neurotoxina não identificada foi implicada como agente etiológico da doença. A epidemiologia aponta para a existência de um agente presente no solo que é ingerido e, em certas condições, pode produzir ou liberar uma suposta neurotoxina. Alguns dos achados patológicos indicam o transporte axonal retrógrado da toxina do trato gastrintestinal para os gânglios, enquanto outros estudos sugerem que a natureza generalizada da neuropatologia na EGS também condiz com uma distribuição mais extensa da toxina por, por exemplo, disseminação hematogênica.[780]

Nas últimas décadas, nenhum estudo experimental conseguiu identificar o agente causador da EGS. Foram estudados um tipo de trevo (*Trifolium hybridum*), enterotoxicidade por *C. perfringens*, insetos vetores e fungos. A toxi-infecção por clostrídios produtores de BoNT/C foi proposta como etiologia da EGS na década de 1920[776] e também dominou as pesquisas recentes.[780,786,791-795] A hipótese é que um gatilho na dieta induza o crescimento bacteriano no intestino e a produção *in vivo* de BoNT/C e/ou BoNT/D. Apesar das evidências esmagadoras de uma associação entre clostrídios produtores de BoNT e EGS, há várias diferenças significativas entre os achados clínicos e patológicos do botulismo e da EGS. Pesquisas com vacinas estão sendo realizadas na Grã-Bretanha, e seus resultados podem esclarecer a participação de BoNTs na patogênese da EGS.[795,796] Por causa das diferenças entre EGS e botulismo, os pesquisadores hoje concentram seus esforços em outros possíveis agentes etiológicos, por exemplo, *Fusarium* spp., que são conhecidos pela produção de micotoxinas.[792,795]

Diagnóstico

Não existe exame não invasivo para a obtenção de um diagnóstico definitivo *antemortem* de EGS. O diagnóstico presuntivo é embasado na anamnese, nas informações epidemiológicas, na natureza e na progressão dos sinais clínicos e na eliminação de outros possíveis diagnósticos. O hemograma e a bioquímica sérica não revelam alterações específicas em cavalos com EGS. As concentrações de proteínas de fase aguda e fibrinogênio são significativamente maiores em cavalos com EGS em comparação àqueles com obstruções do trato intestinal.[797] Outros exames auxiliares que podem auxiliar o diagnóstico são a avaliação da motilidade esofágica por endoscopia ou imagens com contraste, o exame eletrodiagnóstico e a administração de fenilefrina a 0,5% na córnea para confirmar a presença de paralisia do músculo liso subjacente à ptose (a ptose deve temporariamente desaparecer).[798-800] O diagnóstico *antemortem* definitivo só pode ser estabelecido pelo exame histopatológico dos gânglios entéricos.[787,801]

Como o diagnóstico *antemortem* requer a coleta de biopsias por laparotomia exploratória, quase sempre realizada no íleo, sítios alternativos de biopsia foram investigados. O exame histopatológico das biopsias retais foi avaliado como ferramenta diagnóstica menos invasiva e de baixo custo; no entanto, a sensibilidade dessa abordagem foi decepcionante.[802] O exame histopatológico das papilas gustativas por meio de uma técnica de biopsia lingual foi avaliado em espécimes *post mortem* de cavalos com EGS e mostrou sensibilidade de 100% e especificidade de 98,2%.[803] A abordagem pode oferecer um meio valioso e econômico de confirmação *antemortem* da doença, mas requer maior validação prospectiva.

Os diagnósticos diferenciais mais importantes para a EGS aguda são lesão por estrangulamento do intestino delgado e jejunite proximal por duodenite. Os sinais clínicos e lesões neuronais na EMND crônica e na EGS crônica podem ser semelhantes e, por isso, especulou-se se essas duas doenças estão relacionadas. Um exame mais aprofundado, no entanto, revela diferenças importantes, como o fato de a EMND ocorrer em cavalos mais velhos que não tiveram acesso ao pasto e a EGS acometer indivíduos jovens com acesso ao pasto. Às vezes, há ocorrência concomitante de EGS e EMND.[804]

Prognóstico, tratamento e prevenção

As taxas de mortalidade da EGS aguda e subaguda são de 100%. Não existe tratamento eficaz. Cavalos com EGS aguda podem, a princípio, responder à descompressão gástrica, administração de analgésicos e fluidoterapia IV e esse tratamento de suporte pode ser realizado até o estabelecimento de um diagnóstico mais definitivo, momento em que a eutanásia deve ser recomendada. Os sinais clínicos geralmente associados ao prognóstico ruim são refluxo gástrico persistente e presença de impactações colônicas firmes, que refletem a dismotilidade intestinal grave decorrente de extensa degeneração neuronal no sistema nervoso entérico e são geralmente aceitas como suporte ao diagnóstico de EGS aguda e subaguda, respectivamente.

Cavalos com EGS crônica costumam ser sacrificados por causa de fraqueza, incapacidade de permanecer em pé e emagrecimento; no entanto, ao receberem os cuidados adequados em um hospital de referência, aproximadamente 40 a 50% dos cavalos podem sobreviver no longo prazo.[787,805] A não sobrevida está associada à rinite seca grave e altos escores clínicos subjetivos com base na gravidade da disfagia, anorexia, cólica e redução dos sons intestinais.[806] Recentemente, foi demonstrado que a rapidez e a magnitude de perda ponderal corpórea eram preditivas do desfecho; cavalos que não sobreviviam perdiam mais peso do que os sobreviventes.[807] O maior obstáculo para o tratamento de cavalos com EGS crônica é a frequente anorexia grave. O oferecimento de alimentos palatáveis de alta qualidade é essencial para o tratamento da EGS crônica. Além disso, a administração de analgésicos e antimicrobianos e o exercício brando podem ser indicados em alguns casos. Infelizmente, não houve um benefício claro do uso de tratamentos auxiliares, como estimulantes do apetite e procinéticos, no manejo de cavalos com EGS crônica.[780]

DOENÇA DE LYME EM CAVALOS

Stephen M. Reed

A doença de Lyme é a doença infecciosa transmitida por vetor mais comum em seres humanos nos EUA. Identificada pela primeira vez em meados da década de 1970, em Lyme, Connecticut, EUA, como a causa da artrite reumatoide inexplicável em crianças, descobriu-se que o agente etiológico da doença de Lyme era uma espiroqueta, *Borrelia burgdorferi* (*sensu lato*). Além dos seres humanos, a doença de Lyme afeta animais domésticos, como cães, gatos, bovinos e equinos.[808-814]

Os humanos e os animais adquirem a doença de Lyme por transmissão de *B. burgdorferi* pela picada de carrapatos infectados (*Ixodes* spp.). No leste e centro-oeste dos EUA, o vetor é *Ixodes scapularis* (anteriormente chamado de *I. dammini*), enquanto no oeste do país o vetor é *I. pacificus*. Na Europa, o carrapato de ovelha, *I. ricinus*, é o vetor da borreliose de Lyme.

Nem todos os carrapatos estão infectados pela espiroqueta e a infecção varia de acordo com a espécie e a região geográfica. Esses carrapatos têm um ciclo de vida de 2 anos e três estágios e se alimentam uma vez em cada estágio.[815,816] As larvas eclodem na primavera e no verão e geralmente não são infectantes porque a transmissão transovariana é rara.[817] O carrapato pode ser infectado em qualquer estágio do ciclo de vida ao se alimentar de pequenos hospedeiros mamíferos, normalmente o camundongo da espécie *Peromyscus leucopus*, um hospedeiro natural da espiroqueta. O estágio ninfal surge na primavera seguinte e tem maior probabilidade de transmissão da doença por ser pequeno, de difícil visualização e de rápido ingurgitamento; o ingurgitamento é necessário para a transmissão de *B. burgdorferi*. O cariacu, veado-da-virgínia ou veado-de-cauda-branca (*Odocoileus virginianus*) é o hospedeiro de carrapatos adultos. O ciclo de vida de *I. ricinus* na Europa envolve aves e mamíferos, porque estágios imaturos se alimentam de aves e répteis. Ninfas de *I. scapularis* são os principais vetores de *B. burgdorferi* em seres humanos. Esses carrapatos são mais ativos de maio a julho. Com o carrapato ingurgitado, *B. burgdorferi* é transmitida ao hospedeiro por meio dos vasos linfáticos ou sanguíneos. Embora os estágios de larva e ninfa sejam responsáveis pela transmissão de *B. burgdorferi* a outros mamíferos, não se sabe qual o estágio responsável pela transmissão da doença de Lyme a cavalos.

Epidemiologia

Nas áreas endêmicas do nordeste e centro-oeste dos EUA, aproximadamente 20% dos estágios ninfais e 30 a 40% dos estágios adultos de *I. scapularis* estão infectados por *B. burgdorferi*. Por outro lado, *I. pacificus* geralmente se alimenta de lagartos, que são maus reservatórios para *B. burgdorferi*, e apenas 1 a 3% desses carrapatos, inclusive as ninfas, são infectados pela espiroqueta.[817] Essa diferença no número de carrapatos infectados pode explicar a prevalência distinta da borreliose de Lyme no leste e no oeste dos EUA. A soroprevalência equina é alta no nordeste dos EUA, mas há poucas informações sobre outras partes do país.[809,813] Na Europa, casos clínicos e pesquisas sorológicas em equinos documentaram a borreliose de Lyme como causa de doença na Polônia, Alemanha, Escandinávia e Inglaterra.[812,818,819]

O aparente crescimento da incidência de doenças em seres humanos e animais pode ser causado por um aumento da população de veados e do número de carrapatos ixodídeos, expansão de populações humanas e de cavalos em áreas florestais anteriormente rurais ou aumento do reconhecimento das manifestações da doença.

A doença tem uma prevalência sazonal e é mais comum na primavera, verão e outono, com pico de incidência em junho e julho. Em alguns climas, como na Califórnia, os carrapatos podem ser ativos ao longo do ano. O microrganismo é mantido em um ciclo de vida complexo de pequenos mamíferos selvagens e estágios imaturos de *I. scapularis*. Larvas e ninfas do carrapato adquirem a infecção ao se alimentarem de camundongos infectados. *O. virginianus* não é um reservatório da doença de Lyme, mas sim o hospedeiro dos estágios adultos do carrapato. Isso é relevante para os programas de controle de carrapatos e doença de Lyme, porque reduções regionais no número de *I. scapularis* só foram possíveis com a diminuição da população de veados.[815]

Sinais clínicos

Os sinais clínicos associados à *B. burgdorferi* em cavalos, assim como em seres humanos, quase sempre são inespecíficos e envolvem múltiplos sistemas corpóreos. Em humanos, os sinais clínicos mais comuns são erupção cutânea anular, eritema migratório, mialgia, meningite asséptica, artrite e paralisia do VII par de nervos cranianos.[817] O primeiro sinal geralmente é a erupção cutânea e a doença progride e atinge as articulações, o sistema nervoso e o coração, mas também pode acometer outros sistemas corpóreos. Nos seres humanos, o desenvolvimento da erupção cutânea pode ser progressivo e lento, às vezes levando até 1 mês para se tornar aparente.

Em equinos, os sinais clínicos de borreliose de Lyme são perda ponderal crônica, claudicação esporádica, laminite, febre baixa, aumento de volume articular, sensibilidade muscular, uveíte anterior, encefalite e aborto.[810,811,820] Alguns cavalos podem apresentar doença clínica, obtundação e anorexia em pouco tempo. As bactérias podem entrar no SNC logo depois da exposição. O desenvolvimento de artrite crônica pode ser decorrente de mecanismos autoimunes, embora esse fenômeno não seja compreendido por completo. Os ixodídeos são frequentemente coinfectados por *B. burgdorferi* e *Anaplasma phagocytophila*; no entanto, infecções duplas ainda não foram documentadas em cavalos. É importante lembrar que o edema de membros e a resposta ao tratamento com tetraciclina podem indicar *A. phagocytophila* como agente etiológico. A infecção por *B. burgdorferi* é comum, mas raramente provoca neuroborreliose. Os sinais neurológicos podem ser variáveis. Esses sinais podem incluir alterações comportamentais, hiperestesia, hiper-reatividade, anomalias da marcha, déficits de nervos cranianos, rigidez do pescoço, atrofia muscular e tremores ou fascinações musculares.[821]

Diagnóstico

O diagnóstico da doença de Lyme é difícil. O histórico de exposição a carrapatos ou residência em uma área endêmica da doença de Lyme é importante; quando combinadas à identificação de sinais clínicos e à eliminação de outras doenças, essas informações possibilitam o estabelecimento do diagnóstico presuntivo. O exame de sangue para outras doenças é importante. É comum seres humanos apresentarem aumento precoce do título sérico de IgM. A resposta à terapia pode apoiar um diagnóstico presuntivo da doença de Lyme, mas não é definitiva. O diagnóstico da doença de Lyme em equinos é complicado[822] e, em muitos casos, presuntivo, com base na anamnese, nos sinais clínicos e na resposta à antibioticoterapia em um animal com provável causa de infecção (*i. e.*, possível exposição). Nos seres humanos, as lesões cutâneas são óbvias. Os exames de sangue são de valor limitado; no entanto, ELISA, ELISA cinético, *Western blot* e PCR em amostras de sangue e líquido sinovial de animais suspeitos foram avaliados.[809,812-814,822,823] O microrganismo pode ser observado em amostras de líquido articular, líquido cefalorraquidiano e tecidos de pacientes acometidos. Várias patologias devem ser consideradas no diagnóstico diferencial da borreliose equina, inclusive infecção por *A. phagocytophila*, doenças crônicas, vasculite e artrite imunomediada se houver edema periarticular ou em membros, bem como causas de doenças neurológicas.

A neuroborreliose é raramente diagnosticada. A análise do líquido cefalorraquidiano revela pleocitose neutrofílica ou linfocítica e aumento da concentração de proteína total. Outros exames são cultura do microrganismo, imuno-histoquímica, PCR de amostras de tecido e líquido cefalorraquidiano e as técnicas já descritas. Recentemente, um ensaio multiplex de fluorescência à base de esferas foi desenvolvido para o diagnóstico de borreliose e neuroborreliose a partir de amostras de soro e líquido cefalorraquidiano.[824] Esse exame usa soro a uma diluição de 1:400, enquanto a amostra de líquido cefalorraquidiano geralmente não é diluída. Em ensaios sorológicos, um resultado positivo indica infecção (exposição), passada ou presente, e não necessariamente a causa de doença clínica; a vacinação também pode gerar um resultado positivo. Cavalos de áreas endêmicas normalmente são soropositivos. Um exame para comparação da concentração de anticorpos no sangue e no líquido cefalorraquidiano está sendo desenvolvido e pode auxiliar o diagnóstico no futuro (Amy Johnson, comunicação pessoal).

Patogênese

Borrelia burgdorferi ativa, de forma inespecífica, monócitos, macrófagos e células sinoviais, assim como células *natural killers* (NK), linfócitos B e o sistema complemento, levando à produção de mediadores pró-inflamatórios pelo hospedeiro. Esses mediadores pró-inflamatórios parecem se localizar nas articulações, o que causa artrite crônica e claudicação. *B. burgdorferi* desenvolveu estratégias para interação com o hospedeiro mamífero, inclusive a adesão a células hospedeiras e componentes da matriz extracelular, como fibronectina, integrinas β_3 e glicosaminoglicanos. Hoje, acredita-se que o desenvolvimento da artrite se deva ao desencadeamento de uma reação autoimune por proteínas da superfície externa (Osps) de *B. burgdorferi*, já que os anticorpos contra OspA e OspB foram detectados em 50 a 80% dos pacientes humanos com artrite.[825,826] As células NK também têm papel central na inflamação das articulações, produzindo altas quantidades de TNF-α e IL-8.[825]

Tratamento e prevenção

O tratamento recomendado inclui oxitetraciclina (6,6 mg/kg IV a cada 24 horas) ou doxiciclina (10 mg/kg VO a cada 12 horas).[827] O tratamento pode começar com tetraciclina por 1 semana, seguida com doxiciclina por 3 a 4 semanas. O ceftiofur (2,2 a 4,4 mg/kg IV a cada 12 horas) também foi avaliado.[827] A resposta clínica às tetraciclinas deve ser rápida (2 a 4 dias) em animais infectados com *B. burgdorferi*. Em alguns cavalos, pode haver uma piora inicial dos sinais clínicos em resposta às toxinas liberadas após a morte dos microrganismos. Hoje, não há nenhuma vacina aprovada para prevenção da doença de Lyme em equinos, embora existam vacinas para cães e seres humanos. Uma vacina recombinante de OspA obteve resultados promissores em cavalos.[828]

Outras medidas de prevenção são a escovação diária com remoção de carrapatos, além do uso de repelentes à base de permetrina. Esses repelentes devem ser aplicados na cabeça, no pescoço, nas pernas, no abdome e sob a cauda. A manutenção de pastos bem aparados e a remoção de mato e pilhas de madeira torna o ambiente menos hospitaleiro para os roedores, o que diminui a população de carrapatos. Programas regionais para controle da doença de Lyme são embasados na redução da população de veados.

SÍNDROME DE *HEADSHAKING* MEDIADA PELO NERVO TRIGÊMEO

Monica Aleman

O *headshaking* (tremor cefálico) idiopático é conhecido há mais de 100 anos.[829] O distúrbio é caracterizado por tremores violentos, descontrolados e espontâneos. Um estudo mostrou que o ramo maxilar do nervo trigêmeo tem limiar baixo de estimulação e, assim, até mesmo estímulos inócuos podem desencadear a ativação sensorial e o disparo desse nervo, causando dor facial.[46] Os autores do estudo, portanto, propuseram chamar essa doença de *síndrome de* headshaking *mediada pelo nervo trigêmeo* para refletir com mais precisão a fonte da dor, apesar da etiologia incerta.[830] É importante descartar outras causas de *headshaking* (Tabela 11.18). O *headshaking* é um distúrbio muito conhecido, caracterizado por movimentos verticais persistentes ou intermitentes, espontâneos e frequentemente repetitivos (mais comuns), horizontais ou rotativos da cabeça e do pescoço.[831] O cavalo acometido apresenta tremores incontroláveis, de intensidade variável, da cabeça na ausência de estímulos físicos óbvios ou aparentemente inócuos (como luz, vento, exercício); a doença pode ser grave a ponto de impedir a utilização do cavalo e torná-lo perigoso.[832-836] O *headshaking* costuma ser acompanhado por roncos e espirros, e muitos cavalos esfregam o focinho em objetos fixos ou no chão enquanto se movem. Além de sacudir o lábio superior e a cabeça para cima e para baixo ou de um lado para o outro, os cavalos também podem agir como se uma abelha voasse pela narina ou golpear o rosto com os membros anteriores.[832,836,837] Os animais também podem exibir comportamento esquivo, com cabeça baixa, preferência por ficar em cantos e fechamento das narinas.[831,838] Um sistema de classificação de 1 a 5 pontos foi descrito para caracterização da gravidade dos sinais clínicos, em que o grau 1 representa um cavalo que pode ser montado e apresenta sinais intermitentes e brandos (espasmos musculares faciais) e o grau 5 representa o cavalo não passível de montaria, incontrolável e perigoso, com padrões comportamentais bizarros.[831] Os sinais clínicos geralmente pioram durante o exercício; no entanto, cavalos em repouso podem apresentar *headshaking*.[831-835,837] Os casos graves podem ser associados a autotraumatismo e comprometimento do bem-estar.[830] A idade média de início da doença é de 7 a 9 anos e os Puros-Sangues e machos castrados parecem super-representados em alguns estudos.[832,833,836] O *headshaking* pode ser sazonal ou não. A princípio, a literatura sugeria um aumento da incidência de *headshaking* nos meses mais quentes do ano[834] e um estudo posterior indicou que os períodos de pico de início da doença eram a primavera e o início do verão.[833] Estudos descobriram que 64[833] e 59%[832] de cavalos com *headshaking* apresentam a doença sazonal e a maioria desenvolve sinais na primavera ou no início do verão.

Patogênese

É importante descartar outras causas de *headshaking* antes de considerar o diagnóstico de síndrome mediada pelo nervo trigêmeo (Tabela 11.18).[839] As causas relatadas e sugeridas são ressentimento comportamental por flexão da cabeça e do pescoço induzida pelo cavaleiro, hipoxia induzida pelo exercício, ácaros de orelha, disfunção de nervos cranianos, otite média ou interna, lesão cervical, doença ocular, micose da bolsa gutural, osteíte periapical dental, rinite vasomotora, rinite alérgica, infestação por larvas de *Trombicula autumnalis* (ácaro da coleta), osteoma maxilar e EPM.[833,835,839-844] Um estudo com 100 cavalos com *headshaking* revelou uma possível causa específica em apenas 11 cavalos e a eliminação da anomalia levou à resolução do quadro em somente dois indivíduos.[833] O *headshaking* idiopático foi usado para descrever a maioria dos casos em que uma causa subjacente específica não é encontrada e os achados à necropsia desses cavalos não revelam lesões.[845] Além disso, um estudo avaliou a possibilidade de infecção por herpes-vírus como causa desse distúrbio, mas não encontrou associação.[845] No entanto, a reação imunomediada ou a inflamação dos gânglios trigêmeos pode causar *headshaking*.

Acredita-se que os sinais clínicos exibidos pela maioria dos cavalos com *headshaking* sejam provocados por dor aguda, elétrica, semelhante à queimadura, relacionada ao nervo trigêmeo.[831,832]

Tabela 11.18 Possíveis causas de *headshaking* em cavalos.

Distúrbios da cavidade oral
Doenças dentárias
Lesões faríngeas
Lesões de língua ou gengiva
Ulceração bucal
Distúrbios oculares
Anomalias da visão
Cistos, massas, corpos estranhos, cataratas
Distúrbios do ducto nasolacrimal
Distúrbios da orelha
Otite
Carrapatos de orelha (*Otobius megnini*)
Ácaros
Lesão em massa – neoplasia, abscesso, granuloma
Corpo estranho
Distúrbios das vias respiratórias superiores
Vias nasais – por exemplo, massas
Rinite (alérgica, vasomotora)
Seios da fase – massas, exsudatos, sinusite
Doença da bolsa gutural
Distúrbios laríngeos
Distúrbios do crânio
Fraturas
Lesões neoplásicas
Distúrbios articulares temporomandibulares
Osteoartropatia temporo-hióidea
Outros distúrbios do aparato hióideo
Anomalias neurológicas
Neuralgia do trigêmeo
Mieloencefalite protozoótica equina
Headshaking fótico
Dor cervical
Osteoartrite
Neuropatia
Miosite
Comportamento
Comportamento estereotipado
Resposta clássica de condicionamento
Comportamento de evitação
Objeções ao cavaleiro ou à condução
Ajuste de freio, bridão e cabeçada, conforto
Ações ou interferência do cavaleiro
Flexão excessiva da cabeça e do pescoço

O acometimento do nervo trigêmeo é apoiado pelas observações de que alguns cavalos melhoram após o bloqueio do nervo infraorbital (parte do ramo maxilar)[846,847] e que a maioria dos animais melhora após o bloqueio do nervo nasal caudal, um ramo do nervo maxilar comumente referido como nervo etmoidal posterior (ramo do nervo oftálmico). O *headshaking* em resposta à estimulação luminosa foi denominado *fótico*.[838] A maioria dos cavalos com *headshaking* fótico apresenta doença sazonal (primavera e verão) e melhora à noite, ao ser colocada em ambientes fechados e quando os olhos são vendados ou recebem lentes de cor cinza. Acredita-se que o *headshaking* fótico é causado pelo somatório de ações nos nervos óptico e trigêmeo (estimulação do nervo óptico com sensibilização referida nas áreas nasais inervadas pelo nervo trigêmeo), um mecanismo semelhante ao proposto para os espirros fóticos em seres humanos.[832,838] Muitas características do *headshaking* equino são semelhantes à neuralgia do trigêmeo em seres humanos – uma síndrome de dor crônica grave, caracterizada por dor intensa breve, lancinante ou em choque elétrico – como paroxismos dolorosos em uma ou mais divisões da distribuição do nervo trigêmeo, de aparecimento espontâneo ou por estimulação tátil delicada de um ponto de gatilho na face ou na cavidade oral. A doença está associada à compressão microvascular e alterações patológicas na raiz e no gânglio do trigêmeo.[848] Acredita-se que o nervo trigêmeo é hipersensível e dispara em resposta a diversos fatores desencadeantes, inclusive vento, turbulência das vias respiratórias, aumento do fluxo sanguíneo, pólen, poeira, calor, frio, insetos, alergias ou outras irritações. Esses fatores desencadeantes parecem ter atuação intranasal em muitos cavalos, mas podem agir em qualquer região sensorial do trigêmeo.[831] Como já mencionado, há evidências de que o nervo trigêmeo tem um limiar baixo de estimulação.[849]

Diagnóstico e tratamento

O exame físico completo, inclusive exames neurológicos, odontológicos, oftalmológicos e otoscópicos, deve ser realizado para descartar possíveis causas subjacentes (Tabela 11.18). Outros exames podem incluir endoscopia das vias nasais, da faringe e das bolsas guturais, radiografia de crânio e coluna cervical, hemograma completo e bioquímica sérica. Nos cavalos com *headshaking* fótico, os sinais clínicos devem melhorar após a colocação de uma venda nos olhos ou de uma máscara que protege os olhos do sol.

O tratamento da síndrome de *headshaking* mediada pelo nervo trigêmeo pode ser desafiador, como mostrado em uma pesquisa recente com proprietários (Tabela 11.19).[830] Como a etiologia do *headshaking* é desconhecida, os tratamentos atuais não são específicos nem curativos; portanto, na maioria dos casos, a doença é controlada, e não curada. A cipro-heptadina, um anti-histamínico e antagonista da serotonina com efeitos anticolinérgicos, tem sido usada (0,3 mg/kg VO 2 vezes/dia) para tratamento de cavalos com *headshaking* e provocou melhora em 5 de 7 cavalos em um estudo[838] e 43 de 61 cavalos em outro.[832] A resposta ao tratamento ocorre em 1 semana e, em alguns casos, 24 horas. A cipro-heptadina também atua como bloqueador dos canais de cálcio e um mecanismo de ação proposto é o bloqueio da dor mediada por serotonina.[838] A cipro-heptadina também foi associada à carbamazepina (4 a 8 mg/kg VO a cada 6 a 8 horas), resultando em melhora de 80 a 100% em sete de nove casos e resposta em 3 a 4 dias.[831] A carbamazepina é um antiepiléptico bloqueador de canais de sódio e é o fármaco de escolha no tratamento da neuralgia do trigêmeo em seres humanos.[850] A carbamazepina sozinha foi eficaz em cavalos com *headshaking*, mas os resultados foram imprevisíveis.[831] A meia-vida de eliminação da carbamazepina em equinos é inferior a 2 horas, dificultando a manutenção das concentrações terapêuticas; é, portanto, de mais benefício diagnóstico do que terapêutico em cavalos com *headshaking* (D. C. Knottenbelt, comunicação pessoal). Outros medicamentos e tratamentos, como AINEs, corticosteroides, anti-histamínicos, acupuntura, manipulação quiroprática, homeopatia e suplementos alimentares, são ineficazes na maioria dos cavalos.[832,851] A pulsoterapia com corticosteroides não tem obtido sucesso no tratamento do *headshaking* mediado pelo trigêmeo.[852]

Tabela 11.19 Fármacos usados no tratamento de *headshaking* mediado pelo trigêmeo.

Fármaco	Dose (mg/kg)	Via	Frequência
Carbamazepina	2 a 8	VO	A cada 6 a 12 h
Clonidina	0,0025	VO	A cada 12 h
Cipro-heptadina	0,3	VO	A cada 12 h
Flufenazina	0,1	IM	A cada 1 a 4 meses
Gabapentina	5	VO	A cada 8 a 12 h
Hidroxizina	0,6 a 0,8	VO	A cada 12 h
Magnésio	20 a 40	VO	A cada 24 h
Melatonina	0,03 a 0,04	VO	A cada 24 h às 17:00
Fenobarbital	3	VO	A cada 12 h
Cromoglicolato de sódio	1 gota	Oftálmica	A cada 6 h

Como o distúrbio afeta mais machos castrados do que éguas e garanhões, um estudo investigou o papel do hormônio foliculoestimulante (FSH) e do hormônio luteinizante (LH) por meio da imunização anti-hormônio liberador de gonodatrofinas.[853] Essa vacina diminuiu bastante os níveis de FSH e LH, mas não alterou o *headshaking* em cavalos.

O bloqueio diagnóstico de ramos do nervo trigêmeo pode auxiliar a identificação de pontos de gatilho em cavalos com *headshaking*. O bloqueio do nervo infraorbital pode provocar melhora do quadro em alguns cavalos e identificar candidatos à neurectomia infraorbital.[846,847] No entanto, os resultados do bloqueio infraorbital e da neurectomia infraorbital não se correlacionam; além disso, a neurectomia infraorbital não é um procedimento recomendado por causa da formação de neuroma, autotraumatismo, risco de infecção, baixa taxa de sucesso e recidiva da dor, que podem exigir uma segunda cirurgia.[846] Uma alta porcentagem de cavalos melhora após o bloqueio de ramos do nervo maxilar e a esclerose desse nervo provoca melhora temporária em alguns indivíduos.[831] Recentemente, um estudo investigou a neuromodulação do nervo trigêmeo por estimulação elétrica percutânea do nervo sob sedação. Os cavalos toleraram bem o procedimento, que se mostrou seguro e minimamente invasivo e proporcionou alívio da dor em curto e médio prazo (meses).[854]

Terapias destinadas à diminuição da resposta a fatores desencadeantes podem ser eficazes e são lentes de contato coloridas, máscaras faciais ou capuzes que bloqueiam a luz solar, o vento, os insetos e a poeira, com protetores oculares escuros ou de malha, e protetores nasais.[831,832,838,851,855,856] Uma pesquisa realizada com proprietários descobriu que os protetores nasais que cobrem as narinas com malha e têm um cordão ou faixa elástica para pressionar o lábio superior causaram alguma melhora em 70% dos cavalos com *headshaking* e que cerca de 30% dos animais apresentaram melhora de 70% ou mais.[855]

ENCEFALOMIELITE VERMINÓTICA

A migração aberrante de larvas de helmintos e moscas pelo SNC de cavalos e burros é uma causa rara, mas importante, de doença neurológica grave. Dentre os parasitas que afetam o cérebro e a medula espinal de equídeos, estão os nematoides rabditídeos (*Halicephalobus gingivalis*), nematoides estrongiloides (*Strongylus vulgaris*, *S. equinus* e *Angiostrongylus cantonensis*), nematoides protoestrongiloides (*Parelaphostrongylus tenuis*), nematoides espiruroides (*Draschia megastoma*), nematoides filarídeos (*Setaria digitata* e outras espécies de *Setaria*) e larvas de mosca-do-berne (*Hypoderma* spp.).

O diagnóstico *antemortem* é quase sempre impossível; no entanto, certos sinais clínicos (início agudo ou sinais assimétricos, focais ou multifocais do cérebro ou da medula espinal com progressão rápida) são muito sugestivos, assim como alterações na análise do líquido cefalorraquidiano; nesse caso, o tratamento deve incluir medicamentos antiparasitários específicos (p. ex., fembendazol), além dos tratamentos sintomáticos e anti-inflamatórios de uso rotineiro (p. ex., AINEs, DMSO, corticosteroides, antiprotozoários).

Causas

Halicephalobus gingivalis

Halicephalobus gingivalis era conhecido como *Micronema deletrix* e, depois, passou a se chamar *Halicephalobus deletrix*.[857] O parasita foi denominado *Micronema deletrix* até as décadas de 1970 e 1980 e a nova nomenclatura passou a ser adotada em 1990.[857] O ciclo de vida de *Halicephalobus* spp. é desconhecido. Esse pequeno nematoide é geralmente considerado um saprófita que vez ou outra atua como parasita facultativo em cavalos e seres humanos. A provável via de entrada é pela mucosa nasal e oral, seguida de possível disseminação hematogênica a órgãos com alta vascularização, como cérebro, medula espinal e rins.[858] Recentemente, a transmissão de *H. gingivalis* de uma égua para seu potro foi associada a uma infestação mamária.[859] O líquido cefalorraquidiano é anormal, com pleocitose mista e alta concentração de proteínas. Em um estudo, *H. gingivalis* foi observado no exame citológico do líquido cefalorraquidiano.[860]

Os órgãos afetados pela migração de *Halicephalobus* spp. são cérebro, medula espinal, cavidades nasais e orais, hipófise e rins e, com menos frequência, linfonodos, coração, pulmões, estômago, fígado e ossos.[248,861] Os microrganismos que afetam o SNC têm predileção pela região hipofisária basilar do tronco cerebral.[862] As lesões histopatológicas características no SNC são malácia, infiltração inflamatória granulomatosa e linfo-histiocítica, meningite e vasculite, além da identificação dos nematoides. Outros sinais clínicos são granulomas orais e nasais, acometimento renal (*H. gingivalis* é visível na urina), osteomielite granulomatosa[863] e coriorretinite granulomatosa.[864]

A maioria dos casos de encefalomielite por *Halicephalobus* em cavalos adultos relatados na literatura nos últimos 40 anos descreve lesões granulomatosas renais simultâneas, com encapsulamento dos nematoides.[248,859,861-874] Granulomas no interior do parênquima renal ou em áreas adjacentes foram observados no exame *post mortem* de 13 dos 16 cavalos com doença neurológica; em um dos outros 3 cavalos, as lesões eram confinadas à medula espinal sacral e à cauda equina;

em outro, apenas o crânio e o cérebro foram submetidos ao exame *post mortem*. Por outro lado, todos os três casos relatados até o momento em potros não apresentaram acometimento renal, mas sim granuloma pulmonar.[859,862]

Strongylus vulgaris, Strongylus equinus e Angiostrongylus cantonensis

A migração aberrante de larvas de estrongiloides é uma causa muito menos comum de sinais neurológicos decorrentes de tratamento antiparasitário de amplo espectro com ivermectina e moxidectina. Os mecanismos patogênicos descritos para a encefalomielite por estrongiloides são a migração aberrante de larvas de quarto e quinto estágio pela íntima da aorta ou ventrículo esquerdo, o que causa danos endoteliais, estimula a cascata de coagulação e leva à formação de um trombo que geralmente contém o parasita.[875] As lesões tendem a ser assimétricas por causa da migração aleatória no cérebro, embora a migração pela medula espinal tenha sido relatada em um burro.[500,875]

Vermes adultos de *A. cantonensis* são encontrados no ventrículo direito e na artéria pulmonar de ratos. A circulação pulmonar leva os ovos liberados pelos vermes adultos para os alvéolos, onde o primeiro estágio larval se desenvolve e migra pela traqueia, é deglutido e sai pelas fezes. Caracóis e lesmas são hospedeiros intermediários e a ingestão desses invertebrados provoca a ingestão de larvas infectantes que migram pelo SNC e, por fim, chegam ao coração por meio da circulação. A migração aberrante de *A. cantonensis* no SNC foi relatada em dois potros com tetraparesia na Austrália;[876] além disso, migração aberrante é uma causa conhecida de meningoencefalite eosinofílica em seres humanos e cães.[877]

Parelaphostrongylus tenuis

O verme meníngeo *Parelaphostrongylus tenuis* causa doença neurológica em cervídeos, ovídeos, bovídeos e camelídeos. Houve vários relatos de doenças semelhantes em equinos com 6 meses a 9 anos de idade.[5,878,879] Os cavalos acometidos apresentam escoliose de início repentino de escoliose, sem histórico ou evidência de trauma.

Draschia megastoma

Os vermes adultos de *Draschia megastoma* são encontrados no estômago de equídeos, onde causam massas granulomatosas na mucosa e gastrite crônica branda. O ciclo de vida de *Draschia* é indireto porque o microrganismo usa moscas como hospedeiro intermediário. Ovos e larvas são liberados no lúmen gástrico e o primeiro estágio larval é eliminado pelas fezes e ingerido por larvas de mosca do gênero *Musca*, onde *Draschia* spp. se desenvolvem em larvas infectantes. Os cavalos são infectados pela deposição do terceiro estágio larval no hospedeiro pelas moscas adultas. As larvas infectadas que são ingeridas e alcançam o estômago se transformam em adultos e completam o ciclo de vida. As larvas depositadas na pele lesionada causam inflamação local e no desenvolvimento de tecido de granulação extenso, a lesão típica da habronemose cutânea.

Larvas de *D. megastoma* podem ser encontradas em qualquer parte do corpo, e há relato de um caso de migração do parasita no tronco cerebral de um cavalo no sul dos EUA, com desenvolvimento de doença assimétrica do tronco cerebral.[880]

Espécies de Setaria

A infestação por filárias do gênero *Setaria* é comum na cavidade abdominal dos ungulados, onde não causa efeitos clínicos significativos. *S. labiatopapillosa* é encontrada em bovinos e *S. equina*, em equinos. As microfilárias têm acesso à circulação periférica e são transmitidas a outros possíveis hospedeiros por meio de mosquitos. Em um estudo necroscópico de 305 cavalos no Japão, *S. equina* foi isolada de 66 indivíduos (aproximadamente 22%).[881]

O parasita bovino *S. digitata* ocorre apenas na Ásia e a infestação em hospedeiros não naturais (equinos, ovinos, caprinos, camelídeos e seres humanos) tem sido associada à nematodíase cerebrospinal. Essa doença pode ser enzoótica na Índia, na Birmânia e no Sri Lanka, é chamada de *Kumri* ("costas fracas", na verdade, paralisia lombar) e tem uma ocorrência sazonal, em geral durante a estação das moscas (final do verão e outono).[882]

Dois casos de migração aberrante de *S. digitata* no SNC foram relatados em cavalos japoneses e um caso de migração larval de *Setaria* spp. no tronco cerebral e na porção cervical da medula espinal foi relatada em uma égua Quarto de Milha de 12 anos no centro-oeste dos EUA.[881,883]

Espécie de Hipoderma

Os bovinos são os hospedeiros normais de *Hypoderma* spp., mas os equinos são hospedeiros acidentais de larvas dessa mosca. Nos bovinos, as larvas de *Hypoderma* penetram na pele após a eclosão dos ovos presos aos pelos da garupa e da parte inferior dos membros. Essas larvas migram através dos tecidos conjuntivos até chegarem ao esôfago, no caso de *H. lineatum*, ou ao canal vertebral ao redor da gordura epidural, no caso de *H. bovis*. Por fim, as larvas migram de volta para a pele sobre as costas, onde criam um orifício de respiração. A miíase cutânea é incomum em cavalos e as larvas de mosca podem ocasionalmente migrar de maneira aberrante para o cérebro. A lesão tecidual que causa necrose e hemorragia é extensa por causa do grande tamanho dos ínstares.[884-886] Os ínstares podem penetrar grandes forames naturais, como o forame magno, o forame óptico e, às vezes, o forame intervertebral.

Sinais clínicos

A gravidade e a duração dos sinais clínicos variam de branda, transitória e insidiosa a grave e fatal. Em alguns casos, os sinais clínicos progridem em 2 a 4 meses, com períodos de melhora ou estabilização.[861,865,880] A variabilidade dos sinais clínicos depende do número de parasitas (cólica tromboembólica de *S. vulgaris*), do tamanho do microrganismo em migração (as larvas de *Hypoderma* spp. são grandes e causam necrose e hemorragia graves durante sua migração pelo parênquima do SNC) e da localização neuroanatômica das lesões. As migrações de larvas (*S. vulgaris*, *H. deletrix*, *D. megastoma* e *Hypoderma* spp.) no cérebro equino pode causar inclinação da cabeça, andar em círculos, decúbito, cegueira, hiperestesia, rigidez cervical, ataxia, pressão da cabeça em superfícies sólidas, convulsões e coma. Nos casos em que as larvas causam lesões na medula espinal (*S. vulgaris*, *H. gingivalis*, *Setaria* spp., *A. cantonensis*), os sinais clínicos podem incluir ataxia assimétrica focal ou multifocal, fraqueza, postura sentada como um cão, causada por paraparesia, aumento de reflexos patelares, atonia vesical, redução do tônus da cauda e do reto, com impactação das fezes. Um caso de neurite da cauda equina por migração de *H. gingivalis* na medula espinal sacral e nos nervos da cauda equina foi relatado.[871]

Os sinais clínicos da infecção por *P. tenuis* são bastante característicos, com início agudo de escoliose (observado em 90% dos casos relatados) e déficits progressivos na marcha. A escoliose é mais comum na área cervical.[5,878,879] A área afetada da coluna vertebral geralmente tem forma de C, com flacidez muscular e diminuição da sensibilidade cutânea no lado convexo da curva. A tetraparesia e ataxia são brandas a moderadas e predominantemente ipsilaterais ao lado convexo da curva. Déficits bilaterais de marcha, se observados, são piores no lado convexo. A patogênese proposta para os sinais clínicos envolve fraqueza unilateral dos músculos epaxiais paraespinais no lado convexo da curva.[879] Uma lesão linear com extensão por diversos segmentos, provavelmente na coluna cinza dorsal, é a provável causa dos sinais observados.

Diagnóstico diferencial

A encefalomielite verminótica deve ser considerada em todos os casos de doença assimétrica aguda ou progressiva da medula espinal, cérebro, cerebelo ou tronco cerebral. Em caso de acometimento cerebral sem outros sinais de localização, a lista de diagnóstico diferencial pode incluir encefalomielite por togavírus equino, raiva, EPM, traumatismo, abscesso cerebral ou empiema epidural basilar, meningite bacteriana, encefalopatia hepática, neoplasia e leucoencefalomalácia. Se os sinais neurológicos forem limitados ao acometimento da medula espinal, outras doenças a serem incluídas na lista de diagnósticos diferenciais são mielopatia estenótica cervical, EPM, mieloencefalopatia por EHV-1, traumatismo, meningoencefalite por VNO, EDM, osteomielite ou discoespondilite espinal, fratura vertebral e neoplasia. Se os únicos sinais forem relacionados à síndrome da cauda equina, outras doenças a serem consideradas são polineurite equina, fratura sacral ou coccígea, EPM, mieloencefalopatia por EHV-1, intoxicação por sorgo ou capim Sudão, abscesso epidural por bloqueio da cauda e neoplasia.

Os primeiros exames diagnósticos devem ser hemograma completo, bioquímica sérica, urinálise e análise citológica do líquido cefalorraquidiano. Radiografias da coluna cervical ou lombossacra e mielografia podem ser necessárias para descartar causas mais comuns de doença da medula espinal (mielopatia estenótica cervical, traumatismo, fraturas). Embora realizadas de maneira rotineira apenas em hospitais de referência, técnicas avançadas de diagnóstico por imagem (p. ex., TC, RM) podem auxiliar o diagnóstico de encefalomielite parasitária ou outras doenças com sinais clínicos semelhantes.

Nos casos de encefalomielite parasitária, os resultados da análise do líquido cefalorraquidiano podem ser normais; no entanto, as alterações no líquido cefalorraquidiano, como xantocromia, aumento da concentração de proteínas e pleocitose neutrofílica e mononuclear, são comuns, mas eosinófilos raramente são observados (Tabela 11.20). Os eosinófilos foram o tipo celular predominante no exame citológico do líquido cefalorraquidiano apenas em um caso de *A. cantonensis*. Além disso, *H. gingivalis* pode ser observado no líquido cefalorraquidiano submetido à citocentrifugação.[860,862] Do mesmo modo, as larvas de *H. gingivalis* podem ser visíveis no exame microscópico de sedimento urinário ou de sêmen, em casos de acometimento renal e testicular.[861] A análise do líquido cefalorraquidiano de cavalos com doença neurológica por *P. tenuis* está dentro dos limites normais.[879] A PCR é uma modalidade de diagnóstico altamente sensível, que pode auxiliar o diagnóstico definitivo da doença, como no caso de um cavalo com encefalite verminótica por *P. tenuis*.[878]

Tabela 11.20 Análise do líquido cefalorraquidiano na encefalomielite verminótica.

Microrganismo	Leucócitos no líquido cefalorraquidiano	Proteína no líquido cefalorraquidiano	Células no líquido cefalorraquidiano	Larvas na urina	Referência
Halicephalobus	2.030 células/μℓ	89 mg/dℓ	Principalmente PMNs	–	865
Halicephalobus	25 células/μℓ	69 mg/dℓ	15% N, 56% L, 22% M, 5% E, 2% B	–	868
Halicephalobus	81 células/μℓ	114 mg/dℓ	9% N, 41% L, 50% M	–	868
Halicephalobus	60 células/μℓ	710 mg/dℓ	–	–	869
Halicephalobus	495 células/μℓ	112 mg/dℓ	34% N, 37% L, 29% M	Não	24
Halicephalobus	–	–	–	Sim	860
Halicephalobus	–	–	–	Não	873
Halicephalobus	179 células/μℓ	71 mg/dℓ	Predominantemente N; poucos L, M e E	Não	861
Halicephalobus	35 células/μℓ	100 mg/dℓ	25% N, 58% M, 17% E, 2% L	Não	248
Halicephalobus	16 células/μℓ	76 mg/dℓ	31% N, 22% L, 47% M	–	858
Setaria	Aumento	Aumento	–	–	874
Strongylus	Dois dos oito pôneis apresentavam aumento do número de leucócitos: 42 células/μℓ e 1.080 células/μℓ	Um dos oito pôneis apresentava alta concentração de proteína, de 175 mg/dℓ	–	–	874
Strongylus	9.988 células/μℓ	550 mg/dℓ	72% N, 14% L, 12% M, 2% E	–	500
Draschia	Normal	Normal	–	–	876
Angiostrongylus	1.560 células/μℓ	–	1% N, 8% L, 14% M, 77% E	Não	877

B, basófilos; E, eosinófilos; L, linfócitos pequenos; M, células mononucleares grandes; N, neutrófilos; PMN, leucócitos polimorfonucleares neutrófilos.

O diagnóstico *antemortem* pode ser estabelecido nos casos com detecção de acometimento renal ou ósseo e identificação de nematoides nas biopsias de tecidos.[863] Como já descrito, o acometimento renal com lesões granulomatosas associadas a *H. gingivalis* é observado na maioria dos casos de encefalomielite por esse parasita. Portanto, o exame ultrassonográfico renal transabdominal e a biopsia guiada por ultrassom (nos casos com lesões renais), bem como o exame microscópico do sedimento na urina, podem ser importantes em casos de doença neurológica assimétrica progressiva de início agudo, especialmente em caso de suspeita de nematodíase cerebrospinal por *H. gingivalis*.

Além disso, um exame diagnóstico com base em PCR foi desenvolvido para confirmação da encefalomielite por *Setaria* em caprinos, ovinos e equinos.[887] Esse exame é embasado na amplificação específica do DNA de filárias de *Setaria* spp. em uma amostra de sangue do hospedeiro.

Achados patológicos

As lesões macroscópicas e histopatológicas dependem do parasita. Um exame *post mortem* completo, com cortes e exames histopatológicos de todas as áreas do SNC relevantes de acordo com os sinais clínicos *antemortem*, são importantes para a identificação dos parasitas em migração. As larvas de visualização mais fácil são *S. vulgaris* e *Hypoderma* spp., mas outros nematoides são visíveis apenas à microscopia. Alguns relatos descrevem como recuperar e examinar nematoides inteiros quanto a características morfológicas distintas por centrifugação da solução de formalina em que o cérebro foi fixado.[866,873] O exame geral de outros tecidos quanto a evidências de trombos por *S. vulgaris* ou presença de lesões granulomatosas por *H. gingivalis* pode ajudar o estabelecimento do diagnóstico *post mortem*.

O exame histopatológico geralmente revela necrose tecidual extensa, com resposta inflamatória mista. A migração de *H. gingivalis* no SNC leva à formação de infiltrados histiolinfocitários, malácia, proliferação glial e acúmulo linfocítico perivascular. As migrações de larvas de mosca e *S. vulgaris* causam hemorragia grave, malácia extensa e edema por causa de seu tamanho relativamente maior.

Tratamento

De modo geral, o tratamento da encefalomielite verminótica equina não é recompensador. Nenhum dos casos relatados na literatura respondeu de maneira favorável a anti-inflamatórios e anti-helmínticos. Em um cavalo com granuloma por *H. gingivalis* limitado ao prepúcio, a administração de ivermectina e dietilcarbamazina foi bem-sucedida.[888]

As recomendações terapêuticas dependem da gravidade, progressão e localização dos sinais neurológicos, bem como das possíveis contraindicações (p. ex., em caso de suspeita de uma causa bacteriana ou viral, o uso de corticosteroides deve ser evitado). Nos casos de doença neurológica aguda, os seguintes anti-inflamatórios podem ser necessários: AINEs, como fenilbutazona (2,2 mg/kg, 2 vezes/dia), flunixino meglumina (1 mg/kg, 2 vezes/dia) ou cetoprofeno (2 mg/kg, 2 vezes/dia); DMSO administrado por via IV (1 g/kg como solução a 10%, 1 vez/dia durante 3 a 5 dias); e corticosteroides (dexametasona em dose de 0,1 a 0,25 mg/kg, 1 vez/dia, ou prednisolona em dose de 0,2 a 4,4 mg/kg, 1 vez/dia). Em animais com sinais cerebrais e/ou do tronco cerebral, a administração de manitol (0,25 a 2 g/kg como solução a 20%, 1 vez/dia) ou de solução salina hipertônica pode ser necessária na tentativa de minimizar o edema cerebral. Nos países com casos conhecidos de EPM, o tratamento antiprotozoário é recomendado.

Os antiparasitários específicos sugeridos para o tratamento da encefalomielite verminótica são benzimidazólicos (oxfendazol, tiabendazol, fembendazol e mebendazol), dietilcarbamazina e ivermectina para o tratamento de nematoides; o uso cuidadoso de organofosforados (triclorfon e diclorvós) é indicado no tratamento de doenças causadas por larvas de moscas. Embora a ivermectina seja eficaz contra a maioria dos parasitas equinos, pode não ser a melhor escolha por seu método parasiticida tardio, que pode levar de 10 a 14 dias. Alguns autores sugeriram a administração de fembendazol a 50 mg/kg VO, 1 vez/dia durante 3 dias;[4,501] no entanto, não há dados específicos sobre a eficácia dos anti-helmínticos no tratamento da migração de nematoides ou de larvas de mosca pelo SNC.

OUTROS DISTÚRBIOS NEUROLÓGICOS

Debra C. Sellon

Além dos inúmeros problemas neurológicos já discutidos em detalhes neste capítulo, os cavalos podem desenvolver diversos distúrbios neurológicos agudos ou crônicos, com sinais clínicos relacionados à disfunção no cérebro, na medula espinal ou nos nervos. Os sinais clínicos podem ocorrer por causa de doença primária ou disfunção do SNC ou pode ser secundária a vários distúrbios metabólicos ou de outros sistemas corpóreos. Esta seção menciona os mais importantes distúrbios diversos do SNC e encaminha o leitor para os capítulos relevantes para obter informações mais detalhadas.

Neoplasia neurológica

Muitos tipos de lesões neoplásicas foram identificados no cérebro e na medula espinal de cavalos. A literatura veterinária revista por pares, porém, não conta com uma revisão abrangente dos aspectos clínicos e patológicos de neoplasias do SNC equino. Os relatos de casos e resumos de estudos patológicos sugerem que a neoplasia do SNC é bastante incomum em cavalos. Em uma pesquisa australiana com 450 cavalos com doença neurológica, a prevalência de casos secundários a neoplasias foi inferior a 2%.[141] É provável que essa porcentagem seja muito menor nos EUA por causa da incidência bem maior de encefalites e EPM.

Os tumores do sistema nervoso podem ser classificados, com base em sua origem celular, como tumores de neurônios, neuroepitélio, células da glia, nervos e bainhas nervosas, estruturas mesodérmicas e órgãos endócrinos. As neoplasias com origem em neurônios parecem ser extremamente incomuns em cavalos, com apenas alguns relatos de ganglioneuromas, tumores complexos que surgem em gânglios periféricos e são compostos de neurônios bem diferenciados, processos nervosos, células de Schwann e células da glia.[889,890] Esses tumores podem causar obstrução intestinal e sinais de cólica nos cavalos acometidos.

Os tumores de origem neuroepitelial em cavalos são ependimoma, papiloma do plexo coroide, tumor neuroepitelial do nervo óptico, meduloepitelioma maligno, meduloepitelioma ocular e pinoblastoma.[891-906] Os tumores das células da glia são glioblastoma multiforme, astrocitoma do disco óptico, retinoblastoma e microglioma.[900,906-908] As neoplasias de nervos e bainhas nervosas parecem ser mais comuns que as neoplasias do SNC e são neurofibromas e neurofibrosarcomas.[909-914] Os sítios mais comuns de neurofibromas são os tecidos cutâneos da região peitoral, abdome, pescoço e face, mas lesões do trato gastrintestinal também foram descritas.[909] Há também relatos de schwannomas intracranianos e mediastinais em cavalos.[915,916]

A neoplasia mesodérmica mais comum em cavalos parece ser o meningioma.[892,905,917] Reticulose neoplásica, lipoma no aqueduto mesencefálico, angioma na medula espinal cervical, linfoma meníngeo primário e melanoblastoma das meninges cerebelares também foram descritos.[918-920]

Os textos mais antigos podem se referir à disfunção da *pars intermedia* da hipófise (PPID) de cavalos idosos como uma lesão neoplásica. Esse distúrbio é provavelmente uma manifestação de dano oxidativo aos neurônios produtores de dopamina no SNC, com subsequente desregulação da produção hormonal na *pars intermedia* da hipófise. A PPID é discutida em detalhes no Capítulo 16, *Distúrbios do Sistema Endócrino*.

Granulomas de colesterol (colesteatomas, granulomas colesterínicos) também não são lesões neoplásicas.[921-929] Essas lesões são encontradas no plexo coroide de até 20% dos cavalos idosos.[930] Embora mais comuns no plexo coroide do quarto ventrículo, as lesões nos ventrículos laterais são mais propensas a causar sinais clínicos. As lesões podem representar uma reação granulomatosa crônica à deposição de cristais de colesterol, associados ao extravasamento crônico do plexo coroide. À inspeção macroscópica, os granulomas são circunscritos, firmes, granulares e marrom-amarelados com uma superfície de corte brilhante. São observados com mais frequência como achados incidentais na necropsia de cavalos, sem sinais clínicos perceptíveis. Se forem grandes o suficiente, porém, podem causar sinais do SNC em decorrência de pressão direta sobre os tecidos cerebrais ou por hidrocefalia obstrutiva. Os cavalos acometidos apresentam alteração comportamental, obtundação, sonolência, convulsões, ataxia, fraqueza e coma. A análise do líquido cefalorraquidiano pode revelar alta concentração proteica e xantocromia.[921-923]

Doenças neoplásicas secundárias que afetam o SNC podem penetrar na caixa craniana ou nas vértebras, se estender pelo forame ósseo ou causar metástases pelo sistema vascular. Os sinais clínicos variam dependendo do tipo, do local e da extensão da lesão. O linfoma é provavelmente a neoplasia secundária mais comum do SNC equino.[920,931-936] As lesões podem causar sinais associados ao prosencéfalo, se presentes na caixa craniana, ou ataxia e paresia, se provocarem compressão da medula espinal.

O melanoma da medula espinal, das meninges e do cérebro pode ser decorrente da metástase de lesões cutâneas primárias.[937-939] Alternativamente, os sinais clínicos podem representar uma metástase a partir de linfonodos sublombares afetados.[920,940] O melanoma do SNC é mais comum em cavalos cinzentos.

Hemangiossarcoma e sarcoma indiferenciado foram relatados no SNC equino.[920,941-943] Existem inúmeras descrições de adenocarcinomas e carcinomas (inclusive carcinoma espinocelular) no SNC de cavalos por propagação direta de um sítio primário na cabeça ou metástases de um sítio distante.[920,944-950] Os tumores ósseos ou da medula óssea podem alcançar o crânio ou as vértebras, provocando compressão do cérebro ou da medula espinhal, respectivamente.[920,951-953]

Tumores de malformação, inclusive epidermoides, dermoides, teratomas e teratoides, também podem afetar o SNC.[920] De modo geral, são achados incidentais à necropsia, mas, às vezes, podem ser clinicamente significativos.

Técnicas avançadas de diagnóstico por imagem (como TC, RM) do cérebro ou da medula espinal em pacientes podem revelar evidências de neoplasias do SNC em alguns cavalos. O diagnóstico definitivo de neoplasia primária do SNC em equinos requer a identificação citológica ou histopatológica de células ou tecidos neoplásicos. Para tanto, biopsia, avaliação citológica do aspirado de uma lesão suspeita ou identificação de células neoplásicas no líquido cefalorraquidiano é necessária. A análise do líquido cefalorraquidiano raramente propicia o diagnóstico de neoplasias em equinos pela escassa presença de células neoplásicas nesse líquido. Por causa das dificuldades práticas inerentes à obtenção de amostras de biopsia do cérebro ou da medula espinal, é raro que o diagnóstico definitivo de neoplasia primária do SNC em equinos seja estabelecido *antemortem*. O diagnóstico definitivo é mais provável em cavalos com neoplasia secundária do SNC, nos quais o diagnóstico é feito por biopsia ou avaliação citológica de lesões primárias identificadas em outros sistemas.

Distúrbios tóxicos

Diversas substâncias tóxicas podem afetar o SNC dos cavalos. A maioria delas é discutida em detalhes no Capítulo 21. Três doenças neurológicas tóxicas merecem menção neste capítulo por sua ocorrência comum em algumas áreas e seu quadro clínico distinto, mostrado nos vídeos do DVD que acompanha este tratado.

Leucoencefalomalácia

A leucoencefalomalácia equina é um distúrbio sazonal, que acomete cavalos, pôneis, burros e mulas e é mais comum entre o fim do outono e o início da primavera. A maioria dos surtos está associada a um período de crescimento seco, seguido de um período úmido. O distúrbio é causado pela ingestão da micotoxina fumonisina B1, um metabólito de *Fusarium moniliforme*.[954-976] Duas síndromes clínicas estão associadas à intoxicação por fumonisina B1. A mais comum é uma síndrome neurológica, caracterizada inicialmente por incoordenação, andar a esmo, anorexia intermitente, letargia, obtundação, cegueira e pressão da cabeça em superfícies sólidas. Esses sinais podem ser seguidos de hiperexcitabilidade, beligerância, agitação extrema, sudorese profusa e delírio. Decúbito e convulsões clônico-tetânicas podem ocorrer antes da morte. Com menos frequência, os cavalos desenvolvem uma síndrome hepatotóxica, com aumento de volume dos lábios e das narinas, sonolência, icterícia grave e formação de petéquias em mucosas, respiração abdominal e cianose. As lesões graves são necrose liquefativa e degeneração dos hemisférios cerebrais; o tronco cerebral, o cerebelo e a medula espinal também podem ser afetados.

Encefalomalácia nigropálida

O cardo-estrelado-amarelo (*Centaurea solstitialis*) e a trepadeira russa (*Rhaponticum repens*) crescem em grande parte do oeste dos EUA em pastagens não irrigadas durante as estações secas do verão e do outono. A ingestão dessas plantas pode causar amolecimento e necrose unilateral ou, com mais frequência, bilateral em áreas do globo pálido e da substância negra.[977-986] As lesões geralmente são bem definidas e podem ser cavitárias. Embora a maioria dos cavalos não goste do sabor dessas plantas, alguns podem procurá-las de maneira seletiva. O princípio tóxico exato dessas plantas não foi determinado. Os cavalos intoxicados demonstram graus variáveis de dificuldade em comer e beber, com incoordenação dos movimentos de preensão, mastigação e deglutição. A maioria dos cavalos parece conseguir engolir a comida ou água colocada na faringe posterior. Nos casos graves, os cavalos podem tentar beber imergindo bastante o focinho na água, em uma aparente tentativa de forçar sua entrada na faringe posterior. A hipertonia dos músculos faciais é comum e o cavalo mantém a boca parcialmente aberta com os lábios retraídos. A língua pode se sobressair da boca e muitos cavalos exibem movimentos constantes de mastigação.

Intoxicação por flufenazina

A administração de flufenazina em cavalos pode causar sinais clínicos característicos de intoxicação.[987-991] A flufenazina é um neuroléptico fenotiazínico altamente potente, bastante utilizado na medicina humana em diversos distúrbios psicológicos. Em cavalos, o decanoato de flufenazina tem sido utilizado como sedativo. O fármaco se liga avidamente aos receptores de dopamina D_2 no cérebro. A dissociação muito lenta da flufenazina desses receptores está associada a um maior risco de sinais extrapiramidais adversos do que o observado com os medicamentos antipsicóticos atípicos mais novos.[987] Sua administração a alguns cavalos pode causar graves efeitos extrapiramidais e parkinsonismo com sinais clínicos, inclusive agitação, sudorese profusa, hipermetria, andar a esmo em círculos, agitação dos membros anteriores e batidas no chão e balanço rítmico da cabeça e do pescoço, alternando com períodos de estupor grave. Um estudo de cromatografia líquida mostrou que o decanoato de flufenazina administrado por via IM pode ser detectado no soro até 14 dias, com pico de 1,4 ng/mℓ.[992] O limite inferior de detecção foi de 0,05 ng/mℓ.[992] Uma formulação *depot* de ação prolongada para administração IM é comercializada e parece ser mais usada. Uma publicação sugere uma dosagem de 0,05 a 0,08 mg/kg IM a cada 2 semanas e alerta para a possibilidade de desenvolvimento de reações idiossincráticas.[993] Em cavalos, efeitos extrapiramidais do decanoato de flufenazina foram associados a doses baixas, de 40 mg IM.[987] Uma vez que as doses recomendadas para seres humanos adultos são de 25 a 50 mg, é razoável supor que pelo menos alguns cavalos sejam muito mais suscetíveis que os humanos aos efeitos adversos do decanoato de flufenazina. A gravidade dos sinais clínicos observados em alguns cavalos acometidos é suficiente para representar grandes riscos à segurança de veterinários e tratadores. Este autor sabe de pelo menos um cavalo que foi sacrificado por perigo extremo, representado pelos sinais clínicos após a administração de flufenazina; outros autores observaram resultados adversos semelhantes.[987] O tratamento consiste na interrupção da administração de flufenazina e na melhora da função colinérgica com medicamentos anticolinérgicos. O cloreto de difenidramina provoca melhora significativa em alguns cavalos acometidos, mas não em todos.[987,989] O mesilato de benztropina (0,018 mg/kg IV a cada 8 horas) também tem sido usado no tratamento de alguns cavalos acometidos.[987] Outros cavalos aparentemente melhoraram com pentobarbital sódico (2 mg/kg IV e, a seguir, infusão em taxa constante de 2,5 mg/kg/h) para o controle do comportamento maníaco sem indução de decúbito ou anestesia.[987]

Distúrbios metabólicos

Muitos distúrbios metabólicos podem causar sinais clínicos, indicativos de disfunção do SNC. Esses sinais são disfunção hepática, hipoglicemia, hipoxia e isquemia, e anomalias graves nas concentrações plasmáticas de eletrólitos.

Encefalopatia hepática

Há uma excelente revisão da etiologia, patogênese, sinais clínicos, diagnóstico e tratamento da doença hepática em outras partes deste livro. A função hepática normal é essencial para manter o funcionamento normal dos neurônios e astrócitos do cérebro. Na doença hepática aguda, a hepatoencefalopatia é geralmente causada por aumento de volume de astrócitos, edema cerebral citotóxico agudo e hipertensão intracraniana. Na doença hepática crônica, os astrócitos apresentam aumento de volume, mas também evidências de alterações de Alzheimer de tipo II. Cavalos com hepatoencefalopatia têm sinais de disfunção do córtex cerebral. Os primeiros sinais clínicos reconhecidos em cavalos são obtundação, letargia, ataxia branda e várias formas de inadequação comportamental. Esses sinais podem progredir para pressão da cabeça sobre superfícies sólidas, andar em círculos, sonolência e diminuição da capacidade de resposta a estímulos externos. Por fim, os animais ficam em decúbito e entram em coma. Ocasionalmente, convulsões podem ser observadas, mas não são comuns (não há manifestação clínica). O tipo e a gravidade dos sinais clínicos não são correlacionados ao tipo ou à reversibilidade da doença hepática subjacente.

Hipoglicemia, hipoxia e isquemia

A hipoglicemia grave não é comum em cavalos adultos, mas é frequente em neonatos, em especial como complicação de sepse, prematuridade, encefalopatia hipóxico-isquêmica ou hipotermia. A hipoglicemia pode causar fraqueza, obtundação, ataxia e, por fim, perda de consciência. A atividade convulsiva não é comum em cavalos adultos, mas pode ser observada em potros. A hipoglicemia iatrogênica pode ser observada em cavalos tratados com insulina ou após a interrupção abrupta da administração IV de glicose. Os sinais clínicos são rapidamente revertidos com a administração IV de soluções glicosadas. As diretrizes para terapia IV com glicose são discutidas no Capítulo 20.

Por causa da alta e contínua demanda de oxigênio no cérebro, o SNC é extremamente suscetível a danos hipóxicos ou isquêmicos. Isso é mais aparente em neonatos com encefalopatia isquêmica hipóxica, como discutido em detalhes no Capítulo 20. Conforme o tecido nervoso passa à glicólise anaeróbica para atender às suas necessidades energéticas, a concentração cerebral de glicose diminui e há desenvolvimento de acidose láctica localizada. Os neurônios sofrem aumento de volume e o edema citotóxico exacerba a isquemia. O resultado é dano celular irreversível e morte neuronal. Os sinais clínicos dependem das áreas afetadas do cérebro. A hipoxia pode ser localizada nos distúrbios tromboembólicos ou associadas a injeções intracarotídeas. A privação de oxigênio de todo o SNC provoca sinais clínicos mais dramáticos de prejuízo da função cerebral, com convulsões, coma e morte. Esse tipo de hipoxia tecidual generalizada grave pode ser causado por diminuição do oxigênio inspirado, anomalias de ventilação/perfusão, *shunt* de sangue da direita para a esquerda, comprometimento da difusão de gases nos pulmões, hipoventilação, anemia grave, uso inadequado de oxigênio pelos tecidos ou hipotensão profunda secundária a sepse, hemorragia, anafilaxia ou insuficiência cardíaca. Esses distúrbios são discutidos em detalhes nos capítulos apropriados deste livro.

Anomalias eletrolíticas

Hiponatremia ou hipernatremia graves podem causar disfunção do SNC. A hiponatremia é geralmente causada por intoxicação hídrica por administração por via IV ou oral excessiva ou consumo de soluções hipotônicas. Um cenário clínico comum de hiponatremia é o consumo oral de grandes quantidades de água por um paciente com um distúrbio que provoca perda simultânea significativa de eletrólitos (p. ex., diarreia, transpiração excessiva, insuficiência renal poliúrica). Os sinais clínicos são mais comuns em cavalos com concentração sérica de sódio inferior a 110 mEq/ℓ. A hipernatremia profunda pode causar sinais clínicos de espasticidade, mioclonia e obtundação. A hiponatremia grave foi identificada em 4% dos potros (69 de 1.718) atendidos em uma unidade de terapia intensiva.[994] Entre esses potros, 16% apresentaram sinais neurológicos atribuídos à encefalopatia hiponatrêmica.[994] Os sinais incluíram convulsões, obtundação, ataxia e cegueira. A hiponatremia grave foi associada a doença renal, enterocolite e uroperitônio. A taxa de sobrevida até a alta foi de 72,5% (50 de 69 potros).[994] A sobrevida em longo prazo foi de 76% em um acompanhamento de 12 meses.[994] Um estudo diferente, com quatro potros com encefalopatia hiponatrêmica, relatou resolução de sinais neurológicos em três animais.[995] Os sinais foram atribuídos ao aumento da pressão intracraniana em decorrência da hiponatremia grave. Nesses potros, a terapia intensiva demorou a resolver a azotemia causada pela insuficiência renal aguda. O tratamento de potros com hiponatremia ou hipernatremia profunda é discutido no Capítulo 20.

REFERÊNCIA BIBLIOGRÁFICAS

1. de Lahunta A, Glass E, Kent M. *Veterinary Neuroanatomy and Clinical Neurology*. 4th ed. St. Louis: Saunders; 2014.
2. Divers TJ, Johnson AL. Clinical neurology. *Vet Clin North Am Equine Pract*. 2011;27:ix–x.
3. Furr M, Reed S. *Equine Neurology*. 2nd ed. Philadelphia: Wiley-Blackwell; 2015.
4. Mayhew J. *Large Animal Neurology*. 2nd ed. Philadelphia: Wiley-Blackwell; 2008.
5. Van Biervliet J, de Lahunta A, Ennulat D, et al. Acquired cervical scoliosis in six horses associated with dorsal grey column chronic myelitis. *Equine Vet J*. 2004;36:86–92.
6. Irby NL. Neuro-ophthalmology in Horses. *Vet Clin North Am Equine Pract*. 2011;27:455.
7. Mayhew IG. Neuro-ophthalmology: a review. *Equine Vet J Suppl*. 2010:80–88.
8. Rooney JR. Two cervical reflexes in the horse. *J Am Vet Med Assoc*. 1973;162:117–118.
9. Nout YS, Reed SM. Management and treatment of the recumbent horse. *Equine Vet Educ*. 2005;7:416–432.
10. Olsen E, Dunkel B, Barker WH, et al. Rater agreement on gait assessment during neurologic examination of horses. *J Vet Intern Med*. 2014;28:630–638.
11. Hoffman CJ, Clark CK. Prognosis for racing with conservative management of cervical vertebral malformation in thoroughbreds: 103 cases (2002-2010). *J Vet Intern Med*. 2013;27:317–323.
12. Edsbagge M, Tisell M, Jacobsson L, et al. Spinal CSF absorption in healthy individuals. *Am J Physiol Regul Integr Comp Physiol*. 2004;287:R1450–R1455.
13. MacKay RJ. Developments in ultrasound-guided thecal puncture in horses. *Vet Rec*. 2014;174:43–44.
14. Aleman M, Borchers A, Kass PH, et al. Ultrasound-assisted collection of cerebrospinal fluid from the lumbosacral space in equids. *J Am Vet Med Assoc*. 2007;230:378–384.
15. Depecker M, Bizon-Mercier C, Courouce-Malblanc A. Ultrasound-guided atlanto-occipital puncture for cerebrospinal fluid analysis on the standing horse. *Vet Rec*. 2014;174:45.
16. Pease A, Behan A, Bohart G. Ultrasound-guided cervical centesis to obtain cerebrospinal fluid in the standing horse. *Vet Radiol Ultrasound*. 2012;53:92–95.
17. Andrews FM, Geiser DR, Sommardahl CS, et al. Albumin quotient, IgG concentration, and IgG index determinations in cerebrospinal fluid of neonatal foals. *Am J Vet Res*. 1994;55:741–745.
18. Beech J. Cytology of equine cerebrospinal fluid. *Vet Pathol*. 1983;20:553–562.
19. Furr M, Chickering WR, Robertson J. High resolution protein electrophoresis of equine cerebrospinal fluid. *Am J Vet Res*. 1997;58:939–941.
20. Furr MO, Bender H. Cerebrospinal fluid variables in clinically normal foals from birth to 42 days of age. *Am J Vet Res*. 1994;55:781–784.
21. Hayes TE. Examination of cerebrospinal fluid in the horse. *Vet Clin North Am Equine Pract*. 1987;3:283–291.
22. Mayhew IG, Whitlock RH, Tasker JB. Equine cerebrospinal fluid: reference values of normal horses. *Am J Vet Res*. 1977;38:1271–1274.
23. Mozaffari AA, Samadieh H. Analysis of serum and cerebrospinal fluid in clinically normal adult miniature donkeys. *N Z Vet J*. 2013;61:297–299.
24. Darien BJ, Belknap J, Nietfeld J. Cerebrospinal fluid changes in two horses with central nervous system nematodiasis (Micronema deletrix). *J Vet Intern Med*. 1988;2:201–205.
25. Pusterla N, Wilson WD, Conrad PA, et al. Comparative analysis of cytokine gene expression in cerebrospinal fluid of horses without neurologic signs or with selected neurologic disorders. *Am J Vet Res*. 2006;67:1433–1437.
26. Andrews FM, Maddux JM, Faulk D. Total protein, albumin quotient, IgA and IgG index determinations for horse cerebrospinal fluid. *Prog Vet Neurol*. 1990;1:197–204.
27. Furr MO, Tyler RD. Cerebrospinal fluid creatine kinase activity in horses with central nervous system disease: 69 cases (1984-1989). *J Am Vet Med Assoc*. 1990;197:245–248.
28. Green EM, Green S. Cerebrospinal fluid lactic acid concentration: reference values and diagnostic implications of abnormal concentrations in adult horses. *Ann Forum Am Coll Vet Int Med*. 1990.
29. Vickroy TW, Chang SK, Chou CC. Caffeine-induced hyperactivity in the horse: comparisons of drug and metabolite concentrations in blood and cerebrospinal fluid. *J Vet Pharmacol Ther*. 2008;31:156–166.
30. Aleman M. Miscellaneous neurologic or neuromuscular disorders in horses. *Vet Clin North Am Equine Pract*. 2011;27:481–506.
31. Aminoff MJ. Clinical electromyography. In: Aminoff MJ, ed. *Electrodiagnostics in Clinical Neurology*. 4th ed. Philadelphia: Churchill Livingston; 1999:223–252.
32. Daube JR, Rubin DI. Needle electromyography. *Muscle Nerve*. 2009;39:244–270.
33. Kimura J. *Electrodiagnostics in Diseases of Nerve and Muscle: Principles and Practice*. 3rd ed. New York: Springer; 2001.
34. Wijnberg ID, Franssen H. The potential and limitations of quantitative electromyography in equine medicine. *Vet J*. 2016;209:23–31.
35. Jose-Cunilleras E, Wijnberg ID. Quantitative motor unit action potential analysis of supraspinatus, infraspinatus, deltoideus and biceps femoris muscles in adult Royal Dutch sport horses. *Equine Vet J*. 2016;48:234–239.
36. Aleman M, Watson JL, Williams DC, et al. Myopathy in horses with pituitary pars intermedia dysfunction (Cushing's disease). *Neuromuscul Disord*. 2006;16:737–744.
37. Aleman M, Williams DC, Jorge NE, et al. Repetitive stimulation of the common peroneal nerve as a diagnostic aid for botulism in foals. *J Vet Intern Med*. 2011;25:365–372.
38. Sims MH. Electrodiagnostic techniques in the evaluation of diseases affecting skeletal muscle. *Vet Clin North Am Small Anim Pract*. 1983;13:145–162.
39. Andrews FM, Spurgeon TL, Reed SM. Histochemical changes in skeletal muscles of four male horses with neuromuscular disease. *Am J Vet Res*. 1986;47:2078–2083.

40. Mayhew IG, deLahunta A, Whitlock RH, et al. Spinal cord disease in the horse. *Cornell Vet.* 1978;68(suppl 6):1–207.
41. Moore MP, Andrews F, Reed SM, et al. Electromyographic evaluation of horses wtih laryngeal hemiplegia. *J Equine Vet Sci.* 1988;8:424–427.
42. Reed SM, Hegreberg GA, Bayly WM, et al. Progressive myotonia in foals resembling human dystrophia myotonica. *Muscle Nerve.* 1988;11:291–296.
43. Wettstein A. The origin of fasciculations in motoneuron disease. *Ann Neurol.* 1979;5:295–300.
44. Kornegay JN, Gorgacz EJ, Dawe DL, et al. Polymyositis in dogs. *J Am Vet Med Assoc.* 1980;176:431–438.
45. Spier SJ, Carlson GP, Holliday TA, et al. Hyperkalemic periodic paralysis in horses. *J Am Vet Med Assoc.* 1990;197:1009–1017.
46. Aleman M, Williams DC, Brosnan RJ, et al. Sensory nerve conduction and somatosensory evoked potentials of the trigeminal nerve in horses with idiopathic headshaking. *J Vet Intern Med.* 2013;27:1571–1580.
47. Anor S, Espadaler JM, Monreal L, et al. Electrically elicited blink reflex in horses with trigeminal and facial nerve blocks. *Am J Vet Res.* 1999;60:1287–1291.
48. Blythe LL, Engel Jr HN, Rowe KE. Comparison of sensory nerve conduction velocities in horses versus ponies. *Am J Vet Res.* 1988;49:2138–2142.
49. Blythe LL, Kitchell RL, Holliday TA, et al. Sensory nerve conduction velocities in forelimb of ponies. *Am J Vet Res.* 1983;44:1419–1426.
50. Henry RW, Diesem CD. Proximal equine radial and median motor nerve conduction velocity. *Am J Vet Res.* 1981;42:1819–1822.
51. Henry RW, Diesem CD, Wiechers DO. Evaluation of equine radial and median nerve conduction velocities. *Am J Vet Res.* 1979;40:1406–1410.
52. Huntington PJ, Jeffcott LB, Friend SC, et al. Australian Stringhalt—epidemiological, clinical and neurological investigations. *Equine Vet J.* 1989;21:266–273.
53. Whalen LR, Wheeler DW, LeCouteur RA, et al. Sensory nerve conduction velocity of the caudal cutaneous sural and medial cutaneous antebrachial nerves of adult horses. *Am J Vet Res.* 1994;55:892–897.
54. Wheeler SJ. Influence of limb temperature on sensory nerve conduction velocity in horses. *Am J Vet Res.* 1989;50:1817–1819.
55. Wheeler SJ. Effect of age on sensory nerve conduction velocity in the horse. *Res Vet Sci.* 1990;48:141–144.
56. Zarucco L, Driessen B, Scandella M, et al. Sensory nerve conduction and nociception in the equine lower forelimb during perineural bupivacaine infusion along the palmar nerves. *Can J Vet Res.* 2010;74:305–313.
57. Collins N, Milne E, Hahn C, et al. Correlation of the Havemeyer endoscopic laryngeal grading system with histopathological changes in equine Cricoarytenoideus dorsalis muscles. *Ir Vet J.* 2009;62:334–338.
58. Ducharme NG, Horney FD, Partlow GD, et al. Attempts to restore abduction of the paralyzed equine arytenoid cartilage. I. Nerve-muscle pedicle transplants. *Can J Vet Res.* 1989;53:202–209.
59. Delauche AJ. Brain-stem evoked responses as a diagnostic tool for deafness; a neurophysiological test with potential? *Br Vet J.* 1996;152:13–15.
60. Aleman M, Holliday TA, Nieto JE, et al. Brainstem auditory evoked responses in an equine patient population: part I—adult horses. *J Vet Intern Med.* 2014;28:1310–1317.
61. Aleman M, Madigan JE, Williams DC, et al. Brainstem auditory evoked responses in an equine patient population. Part II: foals. *J Vet Intern Med.* 2014;28:1318–1324.
62. Aleman M, Puchalski SM, Williams DC, et al. Brainstem auditory-evoked responses in horses with temporohyoid osteoarthropathy. *J Vet Intern Med.* 2008;22:1196–1202.
63. Harland MM, Stewart AJ, Marshall AE, et al. Diagnosis of deafness in a horse by brainstem auditory evoked potential. *Can Vet J.* 2006;47:151–154.
64. Magdesian KG, Madigan JE, Williams DC. Deafness of suspected congenital origin in American Paint Horses. *J Vet Intern Med.* 1998;12:208.
65. Magdesian KG, Williams DC, Aleman M, et al. Evaluation of deafness in American Paint Horses by phenotype, brainstem auditory-evoked responses, and endothelin receptor B genotype. *J Am Vet Med Assoc.* 2009;235:1204–1211.
66. Marshall AE. Brain stem auditory-evoked response in the nonanesthetized horse and pony. *Am J Vet Res.* 1985;46:1445–1450.
67. Marshall AE, Byars TD, Whitlock RH, et al. Brainstem auditory evoked response in the diagnosis of inner ear injury in the horse. *J Am Vet Med Assoc.* 1981;178:282–286.
68. Mayhew IG, Washbourne JR. A method of assessing auditory and brainstem function in horses. *Br Vet J.* 1990;146:509–518.
69. Mayhew IG, Washbourne JR. Short latency auditory evoked potentials recorded from non-anaesthetized thoroughbred horses. *Br Vet J.* 1992;148:315–327.
70. Mayhew IGJ. The clinical utility of brainstem auditory evoked response testing in horses. *Equine Vet Educ.* 2003;15:31–33.
71. Rolf SL, Reed SM, Melnick W, et al. Auditory brain stem response testing in anesthetized horses. *Am J Vet Res.* 1987;48:910–914.
72. Steiss JE, Brendemuehl JP, Wright JC. Nerve conduction velocities and brain stem auditory evoked responses in normal neonatal foals, compared to foals exposed to endophyte-infected fescue in utero. *Prog Vet Neurol.* 1991;2:252–260.
73. Wilson WJ, Mills PC, Dzulkarnain AA. Use of BAER to identify loss of auditory function in older horses. *Aust Vet J.* 2011;89:73–76.
74. Aleman M, Davis E, Williams DC, et al. Electrophysiologic Study of a Method of Euthanasia Using Intrathecal Lidocaine Hydrochloride Administered during Intravenous Anesthesia in Horses. *J Vet Intern Med.* 2015;29:1676–1682.
75. Aleman M, Gray LC, Williams DC, et al. Juvenile idiopathic epilepsy in Egyptian Arabian foals: 22 cases (1985-2005). *J Vet Intern Med.* 2006;20:1443–1449.
76. Aleman M, Williams DC, Guedes A, et al. Cerebral and brainstem electrophysiologic activity during euthanasia with pentobarbital sodium in horses. *J Vet Intern Med.* 2015;29:663–672.
77. Grint NJ, Johnson CB, Clutton RE, et al. Spontaneous electroencephalographic changes in a castration model as an indicator of nociception: a comparison between donkeys and ponies. *Equine Vet J.* 2015;47:36–42.
78. Haga HA, Dolvik NI. Electroencephalographic and cardiovascular variables as nociceptive indicators in isoflurane-anaesthetized horses. *Vet Anaesth Analg.* 2005;32:128–135.
79. Johnson CB, Bloomfield M, Taylor PM. Effects of midazolam and sarmazenil on the equine electroencephalogram during anaesthesia with halothane in oxygen. *J Vet Pharmacol Ther.* 2003;26:105–112.
80. Lacombe VA, Podell M, Furr M, et al. Diagnostic validity of electroencephalography in equine intracranial disorders. *J Vet Intern Med.* 2001;15:385–393.
81. Murrell JC, White KL, Johnson CB, et al. Investigation of the EEG effects of intravenous lidocaine during halothane anaesthesia in ponies. *Vet Anaesth Analg.* 2005;32:212–221.
82. Mysinger PW, Redding RW, Vaughan JT, et al. Electroencephalographic patterns of clinically normal, sedated, and tranquilized newborn foals and adult horses. *Am J Vet Res.* 1985;46:36–41.
83. Otto KA, Voight S, Piepenbrock S, et al. Differences in quantitated electroencephalographic variables during surgical stimulation of horses anesthetized with isoflurane. *Vet Surg.* 1996;25:249–255.
84. Sogaro-Robinson C, Lacombe VA, Reed SM, et al. Factors predictive of abnormal results for computed tomography of the head in horses affected by neurologic disorders: 57 cases (2001-2007). *J Am Vet Med Assoc.* 2009;235:176–183.
85. Wijnberg ID, van der Ree M, van Someren P. The applicability of ambulatory electroencephalography (AEEG) in healthy

horses and horses with abnormal behaviour or clinical signs of epilepsy. *Vet Q*. 2013;33:121–131.

86. Williams DC, Aleman M, Holliday TA, et al. Qualitative and quantitative characteristics of the electroencephalogram in normal horses during spontaneous drowsiness and sleep. *J Vet Intern Med*. 2008;22:630–638.
87. Williams DC, Aleman M, Tharp B, et al. Qualitative and quantitative characteristics of the electroencephalogram in normal horses after sedation. *J Vet Intern Med*. 2012;26:645–653.
88. Williams DC, Aleman MR, Brosnan RJ, et al. Electroencephalogram of healthy horses during inhaled anesthesia. *J Vet Intern Med*. 2016;30:304–308.
89. Audigie F, Tapprest J, George C, et al. Magnetic resonance imaging of a brain abscess in a 10-month-old filly. *Vet Radiol Ultrasound*. 2004;45:210–215.
90. Beltran E, Grundon R, Stewart J, et al. Imaging Diagnosis—Unilateral Trigeminal Neuritis Mimicking Peripheral Nerve Sheath Tumor in a Horse. *Vet Radiol Ultrasound*. 2016;57:E1–E4.
91. Ferrell EA, Gavin PR, Tucker RL, et al. Magnetic resonance for evaluation of neurologic disease in 12 horses. *Vet Radiol Ultrasound*. 2002;43:510–516.
92. Goncalves R, Malalana F, McConnell JF, et al. Anatomical Study of Cranial Nerve Emergence and Skull Foramina in the Horse Using Magnetic Resonance Imaging and Computed Tomography. *Vet Radiol Ultrasound*. 2015;56:391–397.
93. Janes JG, Garrett KS, McQuerry KJ, et al. Comparison of magnetic resonance imaging with standing cervical radiographs for evaluation of vertebral canal stenosis in equine cervical stenotic myelopathy. *Equine Vet J*. 2014;46:681–686.
94. Janes JG, Garrett KS, McQuerry KJ, et al. Cervical vertebral lesions in equine stenotic myelopathy. *Vet Pathol*. 2015;52:919–927.
95. Javsicas LH, Watson E, MacKay RJ. What is your neurologic diagnosis? Equine protozoal myeloencephalitis. *J Am Vet Med Assoc*. 2008;232:201–204.
96. Kraft CN, Scharfstadt A, Yong M, et al. Correlation of back pain and magnetic resonance imaging of the lumbar spine in elite horse vaulters. *Sportverletz Sportschaden*. 2007;21:142–147.
97. Manso-Diaz G, Dyson SJ, Dennis R, et al. Magnetic resonance imaging characteristics of equine head disorders: 84 cases (2000-2013). *Vet Radiol Ultrasound*. 2015;56:176–187.
98. Maulet BEB, Bestbier M, Jose-Cunilleras E, et al. Magnetic resonance imaging of a cholesterol granuloma and hydrocephalus in a horse. *Equine Vet Educ*. 2008;20:74–79.
99. Mitchell CW, Nykamp SG, Foster R, et al. The use of magnetic resonance imaging in evaluating horses with spinal ataxia. *Vet Radiol Ultrasound*. 2012;53:613–620.
100. Sleutjens J, Cooley AJ, Sampson SN, et al. The equine cervical spine: comparing MRI and contrast-enhanced CT images with anatomic slices in the sagittal, dorsal, and transverse plane. *Vet Q*. 2014;34:74–84.
101. Spoormakers TJ, Ensink JM, Goehring LS, et al. Brain abscesses as a metastatic manifestation of strangles: symptomatology and the use of magnetic resonance imaging as a diagnostic aid. *Equine Vet J*. 2003;35:146–151.
102. Tucker RL, Farrell E. Computed tomography and magnetic resonance imaging of the equine head. *Vet Clin North Am Equine Pract*. 2001;17:131–144. vii.
103. Berendt M, Gram L. Epilepsy and seizure classification in 63 dogs: a reappraisal of veterinary epilepsy terminology. *J Vet Intern Med*. 1999;13:14–20.
104. Trinka E, Cock H, Hesdorffer D, et al. A definition and classification of status epilepticus—Report of the ILAE Task Force on Classification of Status Epilepticus. *Epilepsia*. 2015;56:1515–1523.
105. Berendt M, Farquhar RG, Mandigers PJ, et al. International veterinary epilepsy task force consensus report on epilepsy definition, classification and terminology in companion animals. *BMC Vet Res*. 2015;11:182.
106. Lacombe VA, Mayes M, Mosseri S, et al. Epilepsy in horses: aetiological classification and predictive factors. *Equine Vet J*. 2012;44:646–651.
107. Lacombe VA, Mayes M, Mosseri S, et al. Distribution and predictive factors of seizure types in 104 cases. *Equine Vet J*. 2014;46:441–445.
108. Aleman M, Pickles KJ, Conley AJ, et al. Abnormal plasma neuroactive progestagen derivatives in ill, neonatal foals presented to the neonatal intensive care unit. *Equine Vet J*. 2013;45:661–665.
109. Furr M. Perinatal asphyxia in foals. *Comp Contin Educ Pract Vet*. 1996;18:1342–1351.
110. Toth B, Aleman M, Nogradi N, et al. Meningitis and meningoencephalomyelitis in horses: 28 cases (1985-2010). *J Am Vet Med Assoc*. 2012;240:580–587.
111. Viu J, Monreal L, Jose-Cunilleras E, et al. Clinical findings in 10 foals with bacterial meningoencephalitis. *Equine Vet J Suppl*. 2012:100–104.
112. Adler EM, Selzer ME. Cellular pathophysiology and pharmacology of epilepsy. In: Asbury AK, McKhann GM, McDonald WI, eds. *Disease of the Nervous System*. Philadelphia: W.B. Saunders; 1986.
113. Delgado-Escueta AV, Ward Jr AA, Woodbury DM, et al. New wave of research in the epilepsies. *Adv Neurol*. 1986;44:3–55.
114. Podell M. Antiepileptic drug therapy. *Clin Tech Small Anim Pract*. 1998;13:185–192.
115. Prince DA. Neurophysiology of epilepsy. *Annu Rev Neurosci*. 1978;1:395–415.
116. Trommer BL, Pasternak JF. NMDA receptor antagonists inhibit kindling epileptogenesis and seizure expression in developing rats. *Brain Res Dev Brain Res*. 1990;53:248–252.
117. Williams DC, Brosnan RJ, Fletcher DJ, et al. Qualitative and Quantitative Characteristics of the Electroencephalogram in Normal Horses during Administration of Inhaled Anesthesia. *J Vet Intern Med*. 2016;30:289–303.
118. Duran SH, Ravis WR, Pedersoli WM, et al. Pharmacokinetics of phenobarbital in the horse. *Am J Vet Res*. 1987;48:807–810.
119. Knox DA, Ravis WR, Pedersoli WM, et al. Pharmacokinetics of phenobarbital in horses after single and repeated oral administration of the drug. *Am J Vet Res*. 1992;53:706–710.
120. Norman WM, Court MH, Greenblatt DJ. Age-related changes in the pharmacokinetic disposition of diazepam in foals. *Am J Vet Res*. 1997;58:878–880.
121. Spehar AM, Hill MR, Mayhew IG, et al. Preliminary study on the pharmacokinetics of phenobarbital in the neonatal foal. *Equine Vet J*. 1984;16:368–371.
122. Madigan JE. Drug formulary. In: Madigan JE, ed. *Manual of Equine Neonatal Medicine*. 4th ed. Woodland, CA: Live Oak Publishing; 2013:387–388, 395–396.
123. Borris DJ, Bertram EH, Kapur J. Ketamine controls prolonged status epilepticus. *Epilepsy Res*. 2000;42:117–122.
124. Mayhew IG. Rules of thumb in managing epileptic horses. *North Am Vet Conf*. 2003.
125. Ravis WR, Duran SH, Pedersoli WM, et al. A pharmacokinetic study of phenobarbital in mature horses after oral dosing. *J Vet Pharmacol Ther*. 1987;10:283–289.
126. Fielding CL, Magdesian KG, Elliott DA, et al. Pharmacokinetics and clinical utility of sodium bromide (NaBr) as an estimator of extracellular fluid volume in horses. *J Vet Intern Med*. 2003;17:213–217.
127. Raidal SL, Edwards S. Pharmacokinetics of potassium bromide in adult horses. *Aust Vet J*. 2005;83:425–430.
128. Dirikolu L, Dafalla A, Ely KJ, et al. Pharmacokinetics of gabapentin in horses. *J Vet Pharmacol Ther*. 2008;31:175–177.
129. Cesar FB, Stewart AJ, Boothe D, et al. *Disposition of levetiracetam in healthy adult horses. Deaprtment of Clinical Sciences*. Auburn, AL: Auburn University; 2014.
130. Aleman M. Sleep and sleep disorders in horses. *Proc Amer Assoc Equine Pract*. 2008;54:180–185.
131. Bertone JJ. Excessive drowsiness secondary to recumbent sleep deprivation in two horses. *Vet Clin North Am Equine Pract*. 2006;22:157–162.
132. Dauvilliers Y, Arnulf I, Mignot E. Narcolepsy with cataplexy. *Lancet*. 2007;369:499–511.

133. Tonokura M, Fujita K, Nishino S. Review of pathophysiology and clinical management of narcolepsy in dogs. *Vet Rec.* 2007;161:375–380.
134. McFarlane D, Maidment NT, Lam H. Cerebrospinal fluid concentration of hypocretin-1 in horses with equine pituitary pars intermedia disease and its relationship to oxidative stress. *J Vet Intern Med.* 2007.
135. Mignot EJ, Dement WC. Narcolepsy in animals and man. *Equine Vet J.* 1993;25:476–477.
136. Sheather AL. Fainting in foals. *J Comp Pathol Ther.* 1924;37:106–113.
137. Lunn DP, Cuddon PA, Shaftoe S, et al. Familial occurrence of narcolepsy in miniature horses. *Equine Vet J.* 1993;25:483–487.
138. Peck KE, Hines MT, Mealey KL, et al. Pharmacokinetics of imipramine in narcoleptic horses. *Am J Vet Res.* 2001;62:783–786.
139. Bathen-Nothen A, Heider C, Fernandez AJ, et al. Hypocretin measurement in an Icelandic foal with narcolepsy. *J Vet Intern Med.* 2009;23:1299–1302.
140. Ludvikova E, Nishino S, Sakai N, et al. Familial narcolepsy in the Lipizzaner horse: a report of three fillies born to the same sire. *Vet Q.* 2012;32:99–102.
141. Tyler CM, Davis RE, Begg AP, et al. A survey of neurological diseases in horses. *Aust Vet J.* 1993;70:445–449.
142. Feige K, Furst A, Kaser-Hotz B, et al. Traumatic injury to the central nervous system in horses: occurrence, diagnosis and outcome. *Equine Vet Educ.* 2000;12:220–224.
143. Lyle CH, Uzal FA, McGorum BC, et al. Sudden death in racing Thoroughbred horses: an international multicentre study of post mortem findings. *Equine Vet J.* 2011;43:324–331.
144. Feary DJ, Magdesian KG, Aleman MA, et al. Traumatic brain injury in horses: 34 cases (1994-2004). *J Am Vet Med Assoc.* 2007;231:259–266.
145. MacKay RJ. Brain injury after head trauma: pathophysiology, diagnosis, and treatment. *Vet Clin North Am Equine Pract.* 2004;20:199–216.
146. Little CB, Hilbert BJ, McGill CA. A retrospective study of head fractures in 21 horses. *Aust Vet J.* 1985;62:89–91.
147. Reed SM. Management of head trauma in horses. *Comp Contin Educ Pract Vet.* 1993;15:270–273.
148. Reed SM. Medical and surgical emergencies of the nervous system of horses: diagnosis, treatment, and sequelae. *Vet Clin North Am Equine Pract.* 1994;10:703–715.
149. Stick JA, Wilson T, Kunze D. Basilar skull fractures in three horses. *J Am Vet Med Assoc.* 1980;176:228–231.
150. Ramirez 3rd O, Jorgensen JS, Thrall DE. Imaging basilar skull fractures in the horse: a review. *Vet Radiol Ultrasound.* 1998;39:391–395.
151. Martin L, Kaswan R, Chapman W. Four cases of traumatic optic nerve blindness in the horse. *Equine Vet J.* 1986;18:133–137.
152. Dunkel B, Corley KT, Johnson AL, et al. Pneumocephalus in five horses. *Equine Vet J.* 2013;45:367–371.
153. Ragle CA, de Mira MC, Pearson LK, et al. Pneumocephalus secondary to removal of an osteoma from the paranasal sinuses of a horse. *J Am Vet Med Assoc.* 2009;235:184–188.
154. Finnie JW. Pathology of traumatic brain injury. *Vet Res Commun.* 2014;38:297–305.
155. Andrews PJ, Citerio G. Intracranial pressure. Part one: historical overview and basic concepts. *Intensive Care Med.* 2004;30:1730–1733.
156. Verweij BH, Muizelaar JP, Vinas FC, et al. Impaired cerebral mitochondrial function after traumatic brain injury in humans. *J Neurosurg.* 2000;93:815–820.
157. Fishman RA. Brain edema. *N Engl J Med.* 1975;293:706–711.
158. Moore RM, Trims CM. Effect of xylazine on cerebrospinal fluid pressure in conscious horses. *Am J Vet Res.* 1992;53:1558–1561.
159. Lacombe VA, Sogaro-Robinson C, Reed SM. Diagnostic utility of computed tomography imaging in equine intracranial conditions. *Equine Vet J.* 2010;42:393–399.
160. Nollet H, Vanschandevijl K, Van Ham L, et al. Role of transcranial magnetic stimulation in differentiating motor nervous tract disorders from other causes of recumbency in four horses and one donkey. *Vet Rec.* 2005;157:656–658.
161. Kortz GD, Madigan JE, Goetzman BW, et al. Intracranial pressure and cerebral perfusion pressure in clinically normal equine neonates. *Am J Vet Res.* 1995;56:1351–1355.
162. Brosnan RJ, LeCouteur RA, Steffey EP, et al. Direct measurement of intracranial pressure in adult horses. *Am J Vet Res.* 2002;63:1252–1256.
163. McConnell EJ, Rioja E, Bester L, et al. Use of near-infrared spectroscopy to identify trends in regional cerebral oxygen saturation in horses. *Equine Vet J.* 2013;45:470–475.
164. Finfer S, Bellomo R, Boyce N, et al. A comparison of albumin and saline for fluid resuscitation in the intensive care unit. *N Engl J Med.* 2004;350:2247–2256.
165. Investigators SS, Australian, New Zealand Intensive Care Society Clinical Trials G, et al. Saline or albumin for fluid resuscitation in patients with traumatic brain injury. *N Engl J Med.* 2007;357:874–884.
166. Gantner D, Moore EM, Cooper DJ. Intravenous fluids in traumatic brain injury: what's the solution? *Curr Opin Crit Care.* 2014;20:385–389.
167. van den Berghe G, Wouters P, Weekers F, et al. Intensive insulin therapy in critically ill patients. *N Engl J Med.* 2001;345:1359–1367.
168. Dietrich WD. The importance of brain temperature in cerebral injury. *J Neurotrauma.* 1992;9(suppl 2):S475–485.
169. Busto R, Dietrich WD, Globus MY, et al. Small differences in intraischemic brain temperature critically determine the extent of ischemic neuronal injury. *J Cereb Blood Flow Metab.* 1987;7:729–738.
170. Dietrich WD, Bramlett HM. Therapeutic hypothermia and targeted temperature management in traumatic brain injury: clinical challenges for successful translation. *Brain Res.* 2016;1640:94–103.
171. Roberts I, Yates D, Sandercock P, et al. Effect of intravenous corticosteroids on death within 14 days in 10008 adults with clinically significant head injury (MRC CRASH trial): randomised placebo-controlled trial. *Lancet.* 2004;364:1321–1328.
172. Burgess S, Abu-Laban RB, Slavik RS, et al. A Systematic Review of Randomized Controlled Trials Comparing Hypertonic Sodium Solutions and Mannitol for Traumatic Brain Injury: Implications for Emergency Department Management. *Ann Pharmacother.* 2016;50:291–300.
173. Young B, Ott L, Twyman D, et al. The effect of nutritional support on outcome from severe head injury. *J Neurosurg.* 1987;67:668–676.
174. Kaufmann MA, Buchmann B, Scheidegger D, et al. Severe head injury: should expected outcome influence resuscitation and first-day decisions? *Resuscitation.* 1992;23:199–206.
175. Sarrafian TL, Case JT, Kinde H, et al. Fatal musculoskeletal injuries of Quarter Horse racehorses: 314 cases (1990-2007). *J Am Vet Med Assoc.* 2012;241:935–942.
176. Collar EM, Zavodovskaya R, Spriet M, et al. Caudal lumbar vertebral fractures in California Quarter Horse and Thoroughbred racehorses. *Equine Vet J.* 2015;47:573–579.
177. Gygax D, Furst A, Picek S, et al. Internal fixation of a fractured axis in an adult horse. *Vet Surg.* 2011;40:636–640.
178. Rashmir-Raven AM, DeBowes RM, Hudson L, et al. Vertebral fracture and paraplegia in a foal. *Prog Vet Neurol.* 1991;2:197–202.
179. Tutko JM, Sellon DC, Burns GA, et al. Cranial coccygeal vertebral fractures in horses: 12 cases. *Equine Vet Educ.* 2002;14:197–200.
180. Jeffcott LB. Disorders of the thoracolumbar spine of the horse—a survey of 443 cases. *Equine Vet J.* 1980;12:197–210.
181. Tator CH, Fehlings MG. Review of the secondary injury theory of acute spinal cord trauma with emphasis on vascular mechanisms. *J Neurosurg.* 1991;75:15–26.
182. Kwon BK, Tetzlaff W, Grauer JN, et al. Pathophysiology and pharmacologic treatment of acute spinal cord injury. *Spine J.* 2004;4:451–464.
183. de la Torre JC. Spinal cord injury. Review of basic and applied research. *Spine (Phila Pa 1976).* 1981;6:315–335.

184. Beattie MS. Inflammation and apoptosis: linked therapeutic targets in spinal cord injury. *Trends Mol Med*. 2004;10:580–583.
185. Beattie MS, Farooqui AA, Bresnahan JC. Review of current evidence for apoptosis after spinal cord injury. *J Neurotrauma*. 2000;17:915–925.
186. Smith PM, Jeffery ND. Spinal shock—comparative aspects and clinical relevance. *J Vet Intern Med*. 2005;19:788–793.
187. Ramer LM, Ramer MS, Bradbury EJ. Restoring function after spinal cord injury: towards clinical translation of experimental strategies. *Lancet Neurol*. 2014;13:1241–1256.
188. Lloyd D. Cervical spine injuries. *Equine Vet Educ*. 2009;21:533–535.
189. Mayhew IG. Cervical vertebral fractures. *Equine Vet Educ*. 2009;21:536–539.
190. Zurita M, Vaquero J, Oya S, et al. Effects of dexamethasone on apoptosis-related cell death after spinal cord injury. *J Neurosurg*. 2002;96:83–89.
191. Clayton HM. Core Training and Rehabilitation in Horses. *Vet Clin North Am Equine Pract*. 2016;32:49–71.
192. Davidson EJ. Controlled Exercise in Equine Rehabilitation. *Vet Clin North Am Equine Pract*. 2016;32:159–165.
193. King MR, Davidson EJ. Innovations in Equine Physical Therapy and Rehabilitation. *Vet Clin North Am Equine Pract*. 2016;32:xiii–xiv.
194. McGowan CM, Cottriall S. Introduction to Equine Physical Therapy and Rehabilitation. *Vet Clin North Am Equine Pract*. 2016;32:1–12.
195. Van Meeteren NL, Eggers R, Lankhorst AJ, et al. Locomotor recovery after spinal cord contusion injury in rats is improved by spontaneous exercise. *J Neurotrauma*. 2003;20:1029–1037.
196. King AS. *Physiological and Clinical Anatomy of the Domestic Animals: Central Nervous System*. Oxford: Blackwell Publishing; 2008.
197. Chrisman C. Disorders of the vestibular system. *Comp Contin Educ Pract Vet*. 1979;1:744–757.
198. Geiser DR, Henton J, Held J. Tympanic bulla, petrous temporal bone, and hyoid apparatus disease in horses. *Comp Contin Educ Pract Vet*. 1988;10:740–756.
199. Power HT, Watrous BJ, de Lahunta A. Facial and vestibulocochlear nerve disease in six horses. *J Am Vet Med Assoc*. 1983;183:1076–1080.
200. Blythe LL, Watrous BJ, Schmitz JA, et al. Vestibular syndrome associated with temporohyoid joint fusion and temporal bone fracture in three horses. *J Am Vet Med Assoc*. 1984;185:775–781.
201. Watrous BJ. Head tilt in horses. *Vet Clin North Am Equine Pract*. 1987;3:353–370.
202. Palmer AC. Pathogenesis and pathology of the cerebello-vestibular syndrome. *J Small Anim Pract*. 1970;11:167–176.
203. Firth EC. Vestibular disease, and its relationship to facial paralysis in the horse: a clinical study of 7 cases. *Aust Vet J*. 1977;53:560–565.
204. Raphel CF. Brain abscess in three horses. *J Am Vet Med Assoc*. 1982;180:874–877.
205. Aleman M, Spriet M, Williams DC, et al. Neurologic Deficits Including Auditory Loss and Recovery of Function in Horses with Temporohyoid Osteoarthropathy. *J Vet Intern Med*. 2016;30:282–288.
206. Divers TJ, Ducharme NG, de Lahunta A, et al. Temporohyoid osteoarthropathy. *Equine Pract*. 2006;5:17–23.
207. Walker AM, Sellon DC, Cornelisse CJ, et al. Temporohyoid osteoarthropathy in 33 horses (1993-2000). *J Vet Intern Med*. 2002;16:697–703.
208. Montgomery T. Otitis media in a thoroughbred. *Vet Med Small Anim Clin*. 1981;76:722–724.
209. Hilton H, Puchalski SM, Aleman M. The computed tomographic appearance of equine temporohyoid osteoarthropathy. *Vet Radiol Ultrasound*. 2009;50:151–156.
210. Ford J, Lokai MD. Complications of Streptococcus equi infection. *Equine Pract*. 1980;4:41–44.
211. Mittel L. Seizures in the horse. *Vet Clin North Am Equine Pract*. 1987;3:323–332.
212. Ueltschi G. Bone and joint imaging with 99mTC labelled phosphates as a new diagnostic aid in veterinary orthopedics. *Vet Radiol*. 1977;18:80–84.
213. Lamb C, Koblik P. Scintigraphic evaluation of skeletal disease and its application to the horse. *Vet Radiol Ultrasound*. 1988;29:16–27.
214. Devous Sr MD, Twardock AR. Techniques and applications of nuclear medicine in the diagnosis of equine lameness. *J Am Vet Med Assoc*. 1984;184:318–325.
215. Blythe LL, Watrous BJ, Shires GMH, et al. Prophylactic partial stylohyoidostectomy for horses wtih osteoarthropathy of the temporohyoid joint. *J Equine Vet Sci*. 1994;14:32–37.
216. Pease AP, van Biervliet J, Dykes NL, et al. Complication of partial stylohyoidectomy for treatment of temporohyoid osteoarthropathy and an alternative surgical technique in three cases. *Equine Vet J*. 2004;36:546–550.
217. Oliver ST, Hardy J. Ceratohyoidectomy for treatment of equine temporohyoid osteoarthopathy (15 cases). *Can Vet J*. 2015;56:382–386.
218. Cook WR. Skeletal radiology of the equine head. *Vet Radiol*. 1970;11:35–55.
219. Kohn CW, Fenner WR. Equine herpes myeloencephalopathy. *Vet Clin North Am Equine Pract*. 1987;3:405–419.
220. Teuscher E, Vrins A, Lemaire T. A vestibular syndrome associated with Cryptococcus neoformans in a horse. *Zentralbl Veterinarmed A*. 1984;31:132–139.
221. Mair TS, Pearson GR. Melanotic hamartoma of the hind brain in a riding horse. *J Comp Pathol*. 1990;102:239–243.
222. Holliday TA. Clinical signs of acute and chronic experimental lesions of the cerebellum. *Vet Sci Comm*. 1979;3:259–278.
223. Dungworth DL, Fowler ME. Cerebellar hypoplasia and degeneration in a foal. *Cornell Vet*. 1966;56:17–24.
224. Fraser H. Two dissimilar types of cerebellar disorder in the horse. *Vet Rec*. 1966;78:608–612.
225. Sponseller ML. Equine cerebellar hypoplasia and degeneration. *Proc Amer Assoc Equine Pract*. 1967;13:123–126.
226. Bjorck G, Everz KE, Hansen HJ, et al. Congenital cerebellar ataxia in the Gotland pony breed. *Transboundary Emerg Disord*. 1973;20:341–354.
227. Baird JD, Mackenzie CD. Cerebellar hypoplasia and degeneration in part-Arab horses. *Aust Vet J*. 1974;50:25–28.
228. Beatty MT, Leipold HW, Cash W, et al. Cerebellar disease in Arabian horses. *Proc Amer Assoc Equine Pract*. 1985;31:241–255.
229. DeBowes RM, Leipold HW, Turner-Beatty M. Cerebellar abiotrophy. *Vet Clin North Am Equine Pract*. 1987;3:345–352.
230. de Lahunta A. Abiotrophy in domestic animals: a review. *Can J Vet Res*. 1990;54:65–76.
231. Mayhew IG. Neurological and neuropathological observations on the equine neonate. *Equine Vet J Suppl*. 1988:28–33.
232. Brault LS, Cooper CA, Famula TR, et al. Mapping of equine cerebellar abiotrophy to ECA2 and identification of a potential causative mutation affecting expression of MUTYH. *Genomics*. 2011;97:121–129.
233. Blanco A, Moyano R, Vivo J, et al. Purkinje cell apoptosis in arabian horses with cerebellar abiotrophy. *J Vet Med A Physiol Pathol Clin Med*. 2006;53:286–287.
234. Adams R, Mayhew IG. Neurological examination of newborn foals. *Equine Vet J*. 1984;16:306–312.
235. Sherwin AL, Norris JW, Bulcke JA. Spinal fluid creatine kinase in neurologic disease. *Neurology*. 1969;19:993–999.
236. Culebras-Fernandez A, Richards NG. Glutamic oxaloacetic transaminase, lactic dehydrogenase, and creatine phosphokinase content in cerebrospinal fluid. *Ceve Clin Q*. 1971;38:113.
237. LeGonidec G, Kuberski T, Daynes P, et al. A neurologic disease of horses in New Caledonia. *Aust Vet J*. 1981;57:194–195.
238. Hartley WJ, Kuberski T, LeGonidec G, et al. The pathology of Gomen disease: a cerebellar disorder of horses in New Caledonia. *Vet Pathol*. 1982;19:399–405.
239. Jubb KVF, Kennedy P, Palmer N. *Pathology of Domestic Animals*. 4th ed. San Diego: Academic Press; 1993.

240. Cudd TA, Mayhew IG, Cottrill CM. Agenesis of the corpus callosum with cerebellar vermian hypoplasia in a foal resembling the Dandy-Walker syndrome: pre-mortem diagnosis by clinical evaluation and CT scanning. *Equine Vet J.* 1989;21:378–381.
241. Oliver RE. Cerebellar hypoplasia in a thoroughbred foal. *N Z Vet J.* 1975;23:15.
242. Wheat JD, Kennedy PC. Cerebellar hypoplasia and its sequela in a horse. *J Am Vet Med Assoc.* 1957;131:291–293.
243. Poss M, Young S. Dysplastic disease of the cerebellum of an adult horse. *Acta Neuropathol.* 1987;75:209–211.
244. Waelchli RO, Ehrensperger F. Two related cases of cerebellar abnormality in equine fetuses associated with hydrops of fetal membranes. *Vet Rec.* 1988;123:513–514.
245. Makela O, Gustavsson I, Hollmen T.A64,X,i(Xq) karyotype in a standardbred filly. *Equine Vet J.* 1994;26:251–254.
246. Bell RJ, Smart ME. An unusual complication of strangles in a pony. *Can Vet J.* 1992;33:400–401.
247. Allen JR, Barbee DD, Boulton CR, et al. Brain abscess in a horse: diagnosis by computed tomography and successful surgical treatment. *Equine Vet J.* 1987;19:552–555.
248. Blunden AS, Khalil LF, Webbon PM. Halicephalobus deletrix infection in a horse. *Equine Vet J.* 1987;19:255–260.
249. Mayhew IG, Schneiders DH. An unusual familial neurological syndrome in newborn thoroughbred foals. *Vet Rec.* 1993;133:447–448.
250. Miller LM, Reed SM, Gallina AM, et al. Ataxia and weakness associated with fourth ventricle vascular anomalies in two horses. *J Am Vet Med Assoc.* 1985;186:601–603.
251. Seawright AA, Costigan P. Chronic methylmercurialism in a horse. *Vet Hum Toxicol.* 1978;20:6–9.
252. Draper AC, Bender JB, Firshman AM, et al. Epidemiology of shivering (shivers) in horses. *Equine Vet J.* 2015;47:182–187.
253. Draper AC, Trumble TN, Firshman AM, et al. Posture and movement characteristics of forward and backward walking in horses with shivering and acquired bilateral stringhalt. *Equine Vet J.* 2015;47:175–181.
254. Valberg SJ, Lewis SS, Shivers JL, et al. The equine movement disorder "shivers" is associated with selective cerebellar Purkinje cell axonal degeneration. *Vet Pathol.* 2015;52:1087–1098.
255. Rooney JR. Disorders of the nervous system. In: Rooney JR, ed. *Biomechanics of Lameness in Horses*. Baltimore: Williams and Wilkins; 1969:219–233.
256. Oswald J, Love S, Parkin TD, et al. Prevalence of cervical vertebral stenotic myelopathy in a population of thoroughbred horses. *Vet Rec.* 2010;166:82–83.
257. Levine JM, Ngheim PP, Levine GJ, et al. Associations of sex, breed, and age with cervical vertebral compressive myelopathy in horses: 811 cases (1974-2007). *J Am Vet Med Assoc.* 2008;233:1453–1458.
258. Levine JM, Adam E, MacKay RJ, et al. Confirmed and presumptive cervical vertebral compressive myelopathy in older horses: a retrospective study (1992-2004). *J Vet Intern Med.* 2007;21:812–819.
259. Nout YS, Reed SM. Cervical vertebral stenotic myelopathy. *Equine Vet Educ.* 2003;15:212–223.
260. Reed SM, Rush BR. Developmental vertebral anomalies. In: Auer JA, Stick JA, eds. *Equine Surgery*. 2nd ed. Philadelphia: W.B. Saunders; 1999:423–428.
261. Wagner PC, Grant BD, Watrous BJ, et al. A study of the heritability of cervical vertebral malformation in horses. *Proc Amer Assoc Equine Pract.* 1985;31:43–50.
262. Moore BR, Reed SM, Biller DS, et al. Assessment of vertebral canal diameter and bony malformations of the cervical part of the spine in horses with cervical stenotic myelopathy. *Am J Vet Res.* 1994;55:5–13.
263. Hahn CN, Handel I, Green SL, et al. Assessment of the utility of using intra- and intervertebral minimum sagittal diameter ratios in the diagnosis of cervical vertebral malformation in horses. *Vet Radiol Ultrasound.* 2008;49:1–6.
264. Hughes KJ, Laidlaw EH, Reed SM, et al. Repeatability and intra- and inter-observer agreement of cervical vertebral sagittal diameter ratios in horses with neurological disease. *J Vet Intern Med.* 2014;28:1860–1870.
265. Nollet H, Deprez P, Van Ham L, et al. The use of magnetic motor evoked potentials in horses with cervical spinal cord disease. *Equine Vet J.* 2002;34:156–163.
266. Mullen KR, Furness MC, Johnson AL, et al. Adverse reactions in horses that underwent general anesthesia and cervical myelography. *J Vet Intern Med.* 2015;29:954–960.
267. Van Biervliet J. An evidence-based approach to clinical questions in the practice of equine neurology. *Vet Clin North Am Equine Pract.* 2007;23:317–328.
268. van Biervliet J, Scrivani PV, Divers TJ, et al. Evaluation of decision criteria for detection of spinal cord compression based on cervical myelography in horses: 38 cases (1981-2001). *Equine Vet J.* 2004;36:14–20.
269. Prange T, Derksen FJ, Stick JA, et al. Cervical vertebral canal endoscopy in the horse: intra- and post operative observations. *Equine Vet J.* 2011;43:404–411.
270. Prange T, Carr EA, Stick JA, et al. Cervical vertebral canal endoscopy in a horse with cervical vertebral stenotic myelopathy. *Equine Vet J.* 2012;44:116–119.
271. Donawick WJ, Mayhew IG, Galligan DT, et al. Results of a low-protein, low-energy diet and confinement on young horses with wobbles. *Proc Amer Assoc Equine Pract.* 1993;39:125–127.
272. Grant BD, Barbee DD, Wagner PC, et al. Long term results of surgery for equine cervical vertebral malformation. *Proc Amer Assoc Equine Pract.* 1985;31:91–96.
273. Moore BR, Reed SM, Robertson JT. Surgical treatment of cervical stenotic myelopathy in horses: 73 cases (1983-1992). *J Am Vet Med Assoc.* 1993;203:108–112.
274. Walmsley JP. Surgical treatment of cervical spinal cord compression in horses: a European experience. *Equine Vet Educ.* 2005;17:39–43.
275. Miller MM, Collatos C. Equine degenerative myeloencephalopathy. *Vet Clin North Am Equine Pract.* 1997;13:43–52.
276. Finno CJ, Higgins RJ, Aleman M, et al. Equine degenerative myeloencephalopathy in Lusitano horses. *J Vet Intern Med.* 2011;25:1439–1446.
277. Beech J. Neuroaxonal dystrophy of the accessory cuneate nucleus in horses. *Vet Pathol.* 1984;21:384–393.
278. Blythe LL, Hultgren BD, Craig AM, et al. Clinical, viral, and genetic evaluation of equine degenerative myeloencephalopathy in a family of Appaloosas. *J Am Vet Med Assoc.* 1991;198:1005–1013.
279. Aleman M, Finno CJ, Higgins RJ, et al. Evaluation of epidemiological, clinical, and pathological features of neuroaxonal dystrophy in Quarter Horses. *J Am Vet Med Assoc.* 2011;239:823–833.
280. Mayhew IG, De Lahunta A, Whitlock RH. Equine degenerative myeloencephalopathy. *Proc Amer Assoc Equine Pract.* 1976;22:103–105.
281. Liu SK, Dolensek EP, Adams CR, et al. Myelopathy and vitamin E deficiency in six Mongolian wild horses. *J Am Vet Med Assoc.* 1983;183:1266–1268.
282. Montali RJ, Bush M, Sauer RM, et al. Spinal ataxia in zebras. Comparison with the wobbler syndrome of horses. *Vet Pathol.* 1974;11:68–78.
283. Mayhew IG, Brown CM, Stowe HD, et al. Equine degenerative myeloencephalopathy: a vitamin E deficiency that may be familial. *J Vet Intern Med.* 1987;1:45–50.
284. Blythe LL, Craig AM, Lassen ED, et al. Serially determined plasma alpha-tocopherol concentrations and results of the oral vitamin E absorption test in clinically normal horses and in horses with degenerative myeloencephalopathy. *Am J Vet Res.* 1991;52:908–911.
285. Finno CJ, Famula T, Aleman M, et al. Pedigree analysis and exclusion of alpha-tocopherol transfer protein (TTPA) as a candidate gene for neuroaxonal dystrophy in the American Quarter Horse. *J Vet Intern Med.* 2013;27:177–185.
286. Beech J. Equine degenerative myeloencephalopathy. *Vet Clin North Am Equine Pract.* 1987;3:379–383.

287. Mayhew IG, deLahunta A, Whitlock RH, et al. Equine degenerative myeloencephalopathy. *J Am Vet Med Assoc.* 1977;170:195–201.
288. Finno CJ, Kaese HJ, Miller AD, et al. Pigment retinopathy in warmblood horses with equine degenerative myeloencephalopathy and equine motor neuron disease. *Vet Ophthalmol.* 2016.
289. Brosnahan MM, Holbrook TC, Ritchey JW. Neuroaxonal dystrophy associated with cerebellar dysfunction in a 5-month-old Pony of the Americas colt. *J Vet Intern Med.* 2009;23:1303–1306.
290. Finno CJ, Valberg SJ, Shivers J, et al. Evidence of the Primary Afferent Tracts Undergoing Neurodegeneration in Horses With Equine Degenerative Myeloencephalopathy Based on Calretinin Immunohistochemical Localization. *Vet Pathol.* 2016;53:77–86.
291. Wong DM, Ghosh A, Fales-Williams AJ, et al. Evidence of oxidative injury of the spinal cord in 2 horses with equine degenerative myeloencephalopathy. *Vet Pathol.* 2012;49:1049–1053.
292. Finno CJ, Miller AD, Siso S, et al. Concurrent equine degenerative myeloencephalopathy and equine motor neuron disease in three young horses. *J Vet Intern Med.* 2016;30:1344–1350.
293. Beech J, Haskins M. Genetic studies of neuraxonal dystrophy in the Morgan. *Am J Vet Res.* 1987;48:109–113.
294. Toenniessen JAG, Morin DE. Degenerative myelopathy: a comparative review. *Comp Contin Educ Pract Vet.* 1995;17:271–283.
295. Dill SG, Correa MT, Erb HN, et al. Factors associated with the development of equine degenerative myeloencephalopathy. *Am J Vet Res.* 1990;51:1300–1305.
296. Chan PH. Reactive oxygen radicals in signaling and damage in the ischemic brain. *J Cereb Blood Flow Metab.* 2001;21:2–14.
297. Blythe LL, Craig AM. Equine degenerative myeloencephalopathy 1: clinical signs and pathogenesis. *Comp Contin Educ Pract Vet.* 1992;14:1215–1221.
298. Cummings JF, de Lahunta A, Mohammed HO, et al. Histopathology of equine motor neuron disease (EMND). *First Int Workshop.* 1997:23–24.
299. Gandini G, Fatzer R, Mariscoli M, et al. Equine degenerative myeloencephalopathy in five Quarter Horses: clinical and neuropathological findings. *Equine Vet J.* 2004;36:83–85.
300. Dill SG, Kallfelz FA, deLahunta A, et al. Serum vitamin E and blood glutathione peroxidase values of horses with degenerative myeloencephalopathy. *Am J Vet Res.* 1989;50:166–168.
301. Siso S, Ferrer I, Pumarola M. Abnormal synaptic protein expression in two Arabian horses with equine degenerative myeloencephalopathy. *Vet J.* 2003;166:238–243.
302. Craig AM, Blythe LL, Lassen ED, et al. Variations of serum vitamin E, cholesterol, and total serum lipid concentrations in horses during a 72-hour period. *Am J Vet Res.* 1989;50:1527–1531.
303. Pusterla N, Puschner B, Steidl S, et al. α-Tocopherol concentrations in equine serum and cerebrospinal fluid after vitamin E supplementation. *Vet Rec.* 2010;166:366–368.
304. Vatassery GT, Brin MF, Fahn S, et al. Effect of high doses of dietary vitamin E on the concentrations of vitamin E in several brain regions, plasma, liver, and adipose tissue of rats. *J Neurochem.* 1988;51:621–623.
305. Finno CJ, Valberg SJ. A comparative review of vitamin E and associated equine disorders. *J Vet Intern Med.* 2012;26:1251–1266.
306. Blythe LL. Equine degeneratie myeloencephalopathy—genetics and treatment. *Int Equine Neurol Conf.* 1997.
307. Mayhew IG. Equine degenerative myeloencephalopathy (EDM): clinical findings and suspected aetiology. *Int Equine Neurol Conf.* 1997.
308. Rooney JR, Prickett ME, Delaney FM, et al. Focal myelitis-encephalitis in horses. *Cornell Vet.* 1970;60:494–501.
309. Dubey JP. A review of Sarcocystis of domestic animals and of other coccidia of cats and dogs. *J Am Vet Med Assoc.* 1976;169:1061–1078.
310. Dubey JP, Davis SW, Speer CA, et al. Sarcocystis neurona n. sp. (Protozoa: Apicomplexa), the etiologic agent of equine protozoal myeloencephalitis. *J Parasitol.* 1991;77:212–218.
311. Marsh AE, Barr BC, Madigan J, et al. Neosporosis as a cause of equine protozoal myeloencephalitis. *J Am Vet Med Assoc.* 1996;209:1907–1913.
312. Pusterla N, Tamez-Trevino E, White A, et al. Comparison of prevalence factors in horses with and without seropositivity to Neospora hughesi and/or Sarcocystis neurona. *Vet J.* 2014;200:332–334.
313. Reed SM, Furr M, Howe DK, et al. Equine protozoal myeloencephalitis: an updated consensus statement with a focus on parasite biology, diagnosis, treatment, and prevention. *J Vet Intern Med.* 2016;30:491–502.
314. Blazejewski T, Nursimulu N, Pszenny V, et al. Systems-based analysis of the Sarcocystis neurona genome identifies pathways that contribute to a heteroxenous life cycle. *MBio.* 2015:6.
315. Dubey JP, Howe DK, Furr M, et al. An update on Sarcocystis neurona infections in animals and equine protozoal myeloencephalitis (EPM). *Vet Parasitol.* 2015;209:1–42.
316. Reed SM, Granstrom D, Rivas LJ, et al. Results of cerebrospinal fluid analysis in 119 horses testing positive to the Western blot test on both serum and CSF to equine protozoal encephalomyelitis. *Proc Amer Assoc Equine Pract.* 1994;40:199.
317. Saville WJ, Reed SM, Morley PS, et al. Analysis of risk factors for the development of equine protozoal myeloencephalitis in horses. *J Am Vet Med Assoc.* 2000;217:1174–1180.
318. Tillotson K, McCue PM, Granstrom DE, et al. Seroprevalence of antibodies to Sarcocystis neurona in horses residing in northern Colorado. *J Equine Vet Sci.* 1999;19:122–126.
319. Boy MG, Galligan DT, Divers TJ. Protozoal encephalomyelitis in horses: 82 cases (1972-1986). *J Am Vet Med Assoc.* 1990;196:632–634.
320. Fayer R, Mayhew IG, Baird JD, et al. Epidemiology of equine protozoal myeloencephalitis in North America based on histologically confirmed cases. A report. *J Vet Intern Med.* 1990;4:54–57.
321. Gray LC, Magdesian KG, Sturges BK, et al. Suspected protozoal myeloencephalitis in a two-month-old colt. *Vet Rec.* 2001;149:269–273.
322. MacKay RL, Davis SW, Dubey JP. Equine protozoal myeloencephalitis. *Comp Contin Educ Pract Vet.* 1992;14:1359–1366.
323. Fenger CK, Granstrom DE, Langemeier JL, et al. Epizootic of equine protozoal myeloencephalitis on a farm. *J Am Vet Med Assoc.* 1997;210:923–927.
324. Morley PS, Traub-Dargatz JL, Benedict KM, et al. Risk factors for owner-reported occurrence of equine protozoal myeloencephalitis in the US equine population. *J Vet Intern Med.* 2008;22:616–629.
325. Ronen N. Putative equine protozoal myeloencephalitis in an imported Arabian filly. *J S Afr Vet Assoc.* 1992;63:78–79.
326. Lam KKH, Watkins KL, Chan CW. First report of equine protozoal myeloencephalitis in Hong Kong. *Equine Vet Educ.* 1999;11:54–56.
327. Goehring LS, Sloet van Oldruitenborgh-Oosterbaan MM. Equine protozoal myeloencephalitis in the Netherlands? An overview. *Tijdschr Diergeneeskd.* 2001;126:346–351.
328. Pitel PH, Pronost S, Gargala G, et al. Detection of Sarcocystis neurona antibodies in French horses with neurological signs. *Int J Parasitol.* 2002;32:481–485.
329. Fayer R, Dubey JP. Comparative epidemiology of coccidia: clues to the etiology of equine protozoal myeloencephalitis. *Int J Parasitol.* 1987;17:615–620.
330. Stanek JF, Stich RW, Dubey JP, et al. Epidemiology of Sarcocystis neurona infections in domestic cats (Felis domesticus) and its association with equine protozoal myeloencephalitis (EPM) case farms and feral cats from a mobile spay and neuter clinic. *Vet Parasitol.* 2003;117:239–249.
331. Dubey JP, Saville WJ, Lindsay DS, et al. Completion of the life cycle of Sarcocystis neurona. *J Parasitol.* 2000;86:1276–1280.
332. Mullaney T, Murphy AJ, Kiupel M, et al. Evidence to support horses as natural intermediate hosts for Sarcocystis neurona. *Vet Parasitol.* 2005;133:27–36.

333. Box ED. Recovery of Sarcocystis sporocysts from feces after oral administration. In: *Proceedings of the Helminthological Society of Washington*. 1983;50:348–350.
334. Pivoto FL, de Macedo Jr AG, da Silva MV, et al. Serological status of mares in parturition and the levels of antibodies (IgG) against protozoan family Sarcocystidae from their pre colostral foals. *Vet Parasitol*. 2014;199:107–111.
335. Pusterla N, Mackie S, Packham A, et al. Serological investigation of transplacental infection with Neospora hughesi and Sarcocystis neurona in broodmares. *Vet J*. 2014;202:649–650.
336. McAllister MM, Dubey JP, Lindsay DS, et al. Dogs are definitive hosts of Neospora caninum. *Int J Parasitol*. 1998;28:1473–1478.
337. Dubey JP. Recent advances in Neospora and neosporosis. *Vet Parasitol*. 1999;84:349–367.
338. Antonello AM, Pivoto FL, Camillo G, et al. The importance of vertical transmission of Neospora sp. in naturally infected horses. *Vet Parasitol*. 2012;187:367–370.
339. Sofaly CD, Reed SM, Gordon JC, et al. Experimental induction of equine protozoan myeloencephalitis (EPM) in the horse: effect of Sarcocystis neurona sporocyst inoculation dose on the development of clinical neurologic disease. *J Parasitol*. 2002;88:1164–1170.
340. Saville WJ, Stich RW, Reed SM, et al. Utilization of stress in the development of an equine model for equine protozoal myeloencephalitis. *Vet Parasitol*. 2001;95:211–222.
341. Cutler TJ, MacKay RJ, Ginn PE, et al. Immunoconversion against Sarcocystis neurona in normal and dexamethasone-treated horses challenged with S. neurona sporocysts. *Vet Parasitol*. 2001;95:197–210.
342. Njoku CJ, Saville WJ, Reed SM, et al. Reduced levels of nitric oxide metabolites in cerebrospinal fluid are associated with equine protozoal myeloencephalitis. *Clin Diagn Lab Immunol*. 2002;9:605–610.
343. Elsheikha HM, Schott 2nd HC, Mansfield LS. Genetic variation among isolates of Sarcocystis neurona, the agent of protozoal myeloencephalitis, as revealed by amplified fragment length polymorphism markers. *Infect Immun*. 2006;74:3448–3454.
344. Howe DK, Gaji RY, Marsh AE, et al. Strains of Sarcocystis neurona exhibit differences in their surface antigens, including the absence of the major surface antigen SnSAG1. *Int J Parasitol*. 2008;38:623–631.
345. Wendte JM, Miller MA, Lambourn DM, et al. Self-mating in the definitive host potentiates clonal outbreaks of the apicomplexan parasites Sarcocystis neurona and Toxoplasma gondii. *PLoS Genet*. 2010;6:e1001261.
346. Hyun C, Gupta GD, Marsh AE. Sequence comparison of Sarcocystis neurona surface antigen from multiple isolates. *Vet Parasitol*. 2003;112:11–20.
347. Speer CA, Dubey JP, Mattson DE. Comparative development and merozoite production of two isolates of Sarcocystis neurona and Sarcocystis falcatula in cultured cells. *J Parasitol*. 2000;86:25–32.
348. Ellison SP, Greiner EC, Brown KK, et al. Experimental infection of horses wtih culture-derived Sarcocystis neurona merozoites as a model for equine protozoal myeloencephalitis. *Intern J Appl Res Vet Med*. 2004;2:79–89.
349. Lindsay DS, Mitchell SM, Yang J, et al. Penetration of equine leukocytes by merozoites of Sarcocystis neurona. *Vet Parasitol*. 2006;138:371–376.
350. Lewis SR, Ellison SP, Dascanio JJ, et al. Effects of experimental Sarcocystis neurona-induced infection on immunity in an equine model. *J Vet Med*. 2014;2014:239495.
351. Witonsky SG, Gogal Jr RM, Duncan Jr RB, et al. Prevention of meningo/encephalomyelitis due to Sarcocystis neurona infection in mice is mediated by CD8 cells. *Int J Parasitol*. 2005;35:113–123.
352. Dubey JP, Lindsay DS. Isolation in immunodeficient mice of Sarcocystis neurona from opossum (Didelphis virginiana) faeces, and its differentiation from Sarcocystis falcatula. *Int J Parasitol*. 1998;28:1823–1828.
353. Finno CJ, Packham AE, David Wilson W, et al. Effects of blood contamination of cerebrospinal fluid on results of indirect fluorescent antibody tests for detection of antibodies against Sarcocystis neurona and Neospora hughesi. *J Vet Diagn Invest*. 2007;19:286–289.
354. Furr M, Howe D, Reed S, et al. Antibody coefficients for the diagnosis of equine protozoal myeloencephalitis. *J Vet Intern Med*. 2011;25:138–142.
355. Granstrom DE. Diagnosis of equine protozoal myeloencephalitis: western blot analysis. *Ann Forum Am Coll Vet Int Med*. 1993.
356. Furr M. Antigen-specific antibodies in cerebrospinal fluid after intramuscular injection of ovalbumin in horses. *J Vet Intern Med*. 2002;16:588–592.
357. Duarte PC, Daft BM, Conrad PA, et al. Evaluation and comparison of an indirect fluorescent antibody test for detection of antibodies to Sarcocystis neurona, using serum and cerebrospinal fluid of naturally and experimentally infected, and vaccinated horses. *J Parasitol*. 2004;90:379–386.
358. Saville WJ, Dubey JP, Oglesbee MJ, et al. Experimental infection of ponies with Sarcocystis fayeri and differentiation from Sarcocystis neurona infections in horses. *J Parasitol*. 2004;90:1487–1491.
359. Johnson AL, Morrow JK, Sweeney RW. Indirect fluorescent antibody test and surface antigen ELISAs for antemortem diagnosis of equine protozoal myeloencephalitis. *J Vet Intern Med*. 2013;27:596–599.
360. Reed SM, Howe DK, Morrow JK, et al. Accurate antemortem diagnosis of equine protozoal myeloencephalitis (EPM) based on detecting intrathecal antibodies against Sarcocystis neurona using the SnSAG2 and SnSAG4/3 ELISAs. *J Vet Intern Med*. 2013;27:1193–1200.
361. Hoane JS, Morrow JK, Saville WJ, et al. Enzyme-linked immunosorbent assays for detection of equine antibodies specific to Sarcocystis neurona surface antigens. *Clin Diagn Lab Immunol*. 2005;12:1050–1056.
362. Yeargan MR, Howe DK. Improved detection of equine antibodies against Sarcocystis neurona using polyvalent ELISAs based on the parasite SnSAG surface antigens. *Vet Parasitol*. 2011;176:16–22.
363. MacKay RJ. Equine protozoal myeloencephalitis: treatment, prognosis, and prevention. *Clin Tech Equine Pract*. 2006;5:9–16.
364. Furr M, Kennedy T. Cerebrospinal fluid and serum concentrations of ponazuril in horses. *Vet Ther*. 2001;2:232–237.
365. Furr M, Kennedy T, MacKay R, et al. Efficacy of ponazuril 15% oral paste as a treatment for equine protozoal myeloencephalitis. *Vet Ther*. 2001;2:215–222.
366. Dirikolu L, Foreman JH, Tobin T. Current therapeutic approaches to equine protozoal myeloencephalitis. *J Am Vet Med Assoc*. 2013;242:482–491.
367. Darius AK, Mehlhorn H, Heydorn AO. Effects of toltrazuril and ponazuril on Hammondia heydorni (syn. Neospora caninum) infections in mice. *Parasitol Res*. 2004;92:520–522.
368. Mitchell SM, Zajac AM, Davis WL, et al. The effects of ponazuril on development of apicomplexans in vitro. *J Eukaryot Microbiol*. 2005;52:231–235.
369. Finno CJ, Aleman M, Pusterla N. Equine protozoal myeloencephalitis associated with neosporosis in 3 horses. *J Vet Intern Med*. 2007;21:1405–1408.
370. Furr M, McKenzie H, Saville WJ, et al. Prophylactic administration of ponazuril reduces clinical signs and delays seroconversion in horses challenged with Sarcocystis neurona. *J Parasitol*. 2006;92:637–643.
371. Mackay RJ, Tanhauser ST, Gillis KD, et al. Effect of intermittent oral administration of ponazuril on experimental Sarcocystis neurona infection of horses. *Am J Vet Res*. 2008;69:396–402.
372. Pusterla N, Packham A, Mackie S, et al. Daily feeding of diclazuril top dress pellets in foals reduces seroconversion to Sarcocystis neurona. *Vet J*. 2015;206:236–238.
373. Hunyadi L, Papich MG, Pusterla N. Pharmacokinetics of a low dose and FDA-labeled dose of diclazuril administered orally

as a pelleted topdressing in adult horses. *J Vet Pharmacol Ther.* 2015;38:243–248.
374. Ostlund EN, Powell D, Bryans JT. Equine herpesvirus 1: a review. In: *Proceedings of the thirty-sixth annual convention of the American Association of Equine Practitioners*. Lexington, KY: AAEP; 1991:387–395.
375. Ostlund EN. The equine herpesviruses. *Vet Clin North Am Equine Pract.* 1993;9:283–294.
376. Powell DG. *Viral respiratory disease*. Philadelphia: WB Saunders; 1992.
377. Jackson TA, Osburn BI, Cordy DR, et al. Equine herpesvirus 1 infection of horses: studies on the experimentally induced neurologic disease. *Am J Vet Res.* 1977;38:709–719.
378. Peet RL, Coackley W, Smith VW, et al. Equine abortion associated with herpesvirus. *Aust Vet J.* 1978;54:151.
379. Van Maanen C. Equine herpesvirus 1 and 4 infections: an update. *Vet Q.* 2002;24:58–78.
380. Reed SM, Toribio RE. Equine herpesvirus 1 and 4. *Vet Clin North Am Equine Pract.* 2004;20:631–642.
381. Patel JR, Heldens J. Equine herpesviruses 1 (EHV-1) and 4 (EHV-4)—epidemiology, disease and immunoprophylaxis: a brief review. *Vet J.* 2005;170:6–7.
382. McCartan CG, Russell MM, Wood JL, et al. Clinical, serological and virological characteristics of an outbreak of paresis and neonatal foal disease due to equine herpesvirus-1 on a stud farm. *Vet Rec.* 1995;136:7–12.
383. van Maanen C, Sloet van Oldruitenborgh-Oosterbaan MM, Damen EA, et al. Neurological disease associated with EHV-1-infection in a riding school: clinical and virological characteristics. *Equine Vet J.* 2001;33:191–196.
384. Henninger RW, Reed SM, Saville WJ, et al. Outbreak of neurologic disease caused by equine herpesvirus-1 at a university equestrian center. *J Vet Intern Med.* 2007;21:157–165.
385. Meyer H, Thein P, Hubert P. Characterization of two equine herpesvirus (EHV) isolates associated with neurological disorders in horses. *Zentralbl Veterinarmed B.* 1987;34:545–548.
386. Thein P, Darai G, Janssen W, et al. Recent information about the etiopathogenesis of paretic-paralytic forms of herpesvirus infection in horses. *Tierarztl Praxis.* 1993;21:445–450.
387. Wilson JH. Neurological syndrome of rhinopneumonitis. In: *Proceedings of the ninth annual Veterinary Medicine Forum of the American College of Veterinary Internal Medicine*. San Diego; 1991:419–421.
388. Slater JD, Borchers K, Thackray AM, et al. The trigeminal ganglion is a location for equine herpesvirus 1 latency and reactivation in the horse. *J Gen Virol.* 1994;75:2007–2016.
389. Crabb BS, Studdert MJ. Equine herpesviruses 4 (equine rhino pneumonitis virus) and 1 (equine abortion virus). *Adv Virus Res.* 1995;45:153–190.
390. Agius CT, Nagesha HS, Studdert MJ. Equine herpesvirus 5: comparisons with EHV2 (equine cytomegalovirus), cloning, and mapping of a new equine herpesvirus with a novel genome structure. *Virology.* 1992;191:176–186.
391. Browning GF, Ficorilli N, Studdert MJ. Asinine herpesvirus genomes: comparison with those of the equine herpesviruses. *Arch Virol.* 1988;101:183–190.
392. Crabb BS, Studdert MJ. Comparative studies of the proteins of equine herpesviruses 4 and 1 and asinine herpesvirus 3: antibody response of the natural hosts. *J Gen Virol.* 1990;71:2033–2041.
393. Crabb BS, Allen GP, Studdert MJ. Characterization of the major glycoproteins of equine herpesviruses 4 and 1 and asinine herpesvirus 3 using monoclonal antibodies. *J Gen Virol.* 1991;72:2075–2082.
394. Allen GP, Bryans JT. Molecular epizootiology, pathogenesis, and prophylaxis of equine herpesvirus-1 infections. *Prog Vet Microbiol Immunol.* 1986;2:78–144.
395. Patel JR, Edington N. The pathogenicity in mice of respiratory, abortion and paresis isolates of equine herpesvirus-1. *Vet Microbiol.* 1983;8:301–305.
396. Palfi V, Christensen LS. Analyses of restriction fragment patterns (RFPs) and pathogenicity in baby mice of equine herpesvirus 1 and 4 (EHV-1 and EHV-4) strains circulating in Danish horses. *Vet Microbiol.* 1995;47:199–204.
397. van Woensel PA, Goovaerts D, Markx D, et al. A mouse model for testing the pathogenicity of equine herpes virus-1 strains. *J Virol Methods.* 1995;54:39–49.
398. Chowdhury SI, Kubin G, Ludwig H. Equine herpesvirus type 1 (EHV-1) induced abortions and paralysis in a Lipizzaner stud: a contribution to the classification of equine herpesviruses. *Arch Virol.* 1986;90:273–288.
399. Nowotny N, Burtscher H, Burki F. Neuropathogenicity for suckling mice of equine herpesvirus 1 from the Lipizzan outbreak 1983 and of selected other EHV 1 strains. *Zentralbl Veterinarmed B.* 1987;34:441–448.
400. Nugent J, Birch-Machin I, Smith KC, et al. Analysis of equid herpesvirus 1 strain variation reveals a point mutation of the DNA polymerase strongly associated with neuropathogenic versus nonneuropathogenic disease outbreaks. *J Virol.* 2006;80:4047–4060.
401. Goodman LB, Loregian A, Perkins GA, et al. A point mutation in a herpesvirus polymerase determines neuropathogenicity. *PLoS Pathog.* 2007;3:e160.
402. Wernery U, Wade JF, Mumford JA, et al. *Equine infectious diseases VIII*. Dubai: R & W Publications; 1999.
403. Kydd JH, Smith KC, Hannant D, et al. Distribution of equid herpesvirus-1 (EHV-1) in respiratory tract associated lyphoid tissue: implications for cellular immunity. *Equine Vet J.* 1994;26:470–473.
404. Edington N, Welch HM, Griffiths L. The prevalence of latent equid herpesviruses in the tissues of 40 Abattoir horses. *Equine Vet J.* 1994;26:140–142.
405. Welch HM, Bridges CG, Lyon AM, et al. Latent equid herpesviruses 1 and 4: detection and distinction using the polymerase chain reaction and co-cultivation from lymphoid tissues. *J Gen Virol.* 1992;73:261–268.
406. Rappocciolo G, Birch J, Ellis SA. Down-regulation of MHC class I expression by equine herpesvirus-1. *J Gen Virol.* 2003;84:293–300.
407. Edington N, Bridges CG, Huckle A. Experimental reactivation of equid herpesvirus 1 (EHV 1) following the administration of corticosteroids. *Equine Vet J.* 1985;17:369–372.
408. Patel JR, Edington N, Mumford JA. Variation in cellular tropism between isolates of equine herpesvirus-1 in foals. *Arch Virol.* 1982;74:41–51.
409. Anonymous. EHV-1: a recurrent problem. *Vet Rec.* 1989;124:443–444.
410. Campbell TM, Studdert MJ. Equine herpesvirus type 1 (EHV 1). *Vet Bull.* 1983;53:135–146.
411. Saxegaard F. Isolation and identification of equine rhinopneumonitis virus (equine abortion virus) from cases of abortion and paralysis. *Nord Vet Med.* 1966;18:504–516.
412. Bitsch V, Dam A. Nervous disturbances in horses in relation to infection with equine rhinopneumonitis virus. *Acta Vet Scand.* 1971;12:134–136.
413. Thorsen J, Little PB. Isolation of equine herpesvirus type 1 from a horse with an acute paralytic disease. *Can J Comp Med.* 1975;39:358–359.
414. Platt H, Singh H, Whitwell KE. Pathological observations on an outbreak of paralysis in broodmares. *Equine Vet J.* 1980;12:118–126.
415. Bryans JT, Allen GP. Equine viral rhinopneumonitis. *Rev Sci Tech.* 1986;5:837.
416. Greenwood RE, Simson AR. Clinical report of a paralytic syndrome affecting stallions, mares and foals on a thoroughbred stud farm. *Equine Vet J.* 1980;12:113–117.
417. Friday PA, Scarratt WK, Elvinger F, et al. Ataxia and paresis with equine herpesvirus type 1 infection in a herd of riding school horses. *J Vet Intern Med.* 2000;14:197–201.
418. USDA-APHIS: Equine herpes virus myeloencephalopathy: a potentially emerging disease (website) https://www.aphis.usda.gov/animal_health/emergingissues/downloads/ehv1final.pdf.

419. Allen GP, Breathnach CC. Quantification by real-time PCR of the magnitude and duration of leucocyte-associated viraemia in horses infected with neuropathogenic vs. non-neuropathogenic strains of EHV-1. *Equine Vet J.* 2006;38:252–257.
420. Crowhurst FA, Dickinson G, Burrows R. An outbreak of paresis in mares and geldings associated with equid herpesvirus 1. *Vet Rec.* 1981;109:527–528.
421. Jackson T, Kendrick JW. Paralysis of horses associated with equine herpesvirus 1 infection. *J Am Vet Med Assoc.* 1971;158:1351–1357.
422. Thein P. Infection of the central nervous system of horses with equine herpesvirus serotype 1. *J S Afr Vet Assoc.* 1981;52:239–241.
423. Charlton KM, Mitchell D, Girard A, et al. Meningoencephalomyelitis in horses associated with equine herpesvirus 1 infection. *Vet Pathol.* 1976;13:59–68.
424. Montali RJ, Allen GP, Bryans JT, et al. Equine herpesvirus type 1 abortion in an onager and suspected herpesvirus myelitis in a zebra. *J Am Vet Med Assoc.* 1985;187:1248–1249.
425. Pursell AR, Sangster LT, Byars TD, et al. Neurologic disease induced by equine herpesvirus 1. *J Am Vet Med Assoc.* 1979;175:473–474.
426. Franklin TE, Daft BM, Silverman VJ, et al. Serological titers and clinical observations in equines suspected of being infected with EHV-1. *Calif Vet J.* 1985;39:22–24.
427. Hughes PE, Ryan CP, Carlson GP, et al. An epizootic of equine herpes virus-1 myeloencephalitis. *Unpublished observations.* 1987.
428. Kydd JH, Smith KC, Hannant D, et al. Distribution of equid herpesvirus-1 (EHV-1) in the respiratory tract of ponies: implications for vaccination strategies. *Equine Vet J.* 1994;26:466–469.
429. Scott JC, Dutta SK, Myrup AC. In vivo harboring of equine herpesvirus-1 in leukocyte populations and subpopulations and their quantitation from experimentally infected ponies. *Am J Vet Res.* 1983;44:1344–1348.
430. Bryans JT. On immunity to disease caused by equine herpesvirus 1. *J Am Vet Med Assoc.* 1969;155:294–300.
431. Edington N, Bridges CG, Patel JR. Endothelial cell infection and thrombosis in paralysis caused by equid herpesvirus-1: equine stroke. *Arch Virol.* 1986;90:111–124.
432. Edington N, Smyth B, Griffiths L. The role of endothelial cell infection in the endometrium, placenta and foetus of equid herpesvirus 1 (EHV-1) abortions. *J Comp Pathol.* 1991;104:379–387.
433. Slater JD, Gibson JS, Barnett KC, et al. Chorioretinopathy associated with neuropathology following infection with equine herpesvirus-1. *Vet Rec.* 1992;131:237–239.
434. Slater JD, Borchers K, Field HJ. Equine herpesvirus-1: a neurotropic alphaherpesvirus. *Vet Rec.* 1994;135:239–240 (letter).
435. Chesters PM, Allsop R, Purewal A, et al. Detection of latency-associated transcripts of equid herpesvirus 1 in equine leukocytes but not in trigeminal ganglia. *J Virol.* 1997;71:3437–3443.
436. Whitwell KE, Blunden AS. Pathological findings in horses dying during an outbreak of the paralytic form of equid herpesvirus type 1 (EHV-1) infection. *Equine Vet J.* 1992;24:13–19.
437. Studdert MJ, Fitzpatrick DR, Horner GW, et al. Molecular epidemiology and pathogenesis of some equine herpesvirus type 1 (equine abortion virus) and type 4 (equine rhinopneumonitis virus) isolates. *Aust Vet J.* 1984;61:345–348.
438. Dinter Z, Klingeborn B. Serological study of an outbreak of paresis due to equid herpesvirus 1 (EHV-1). *Vet Rec.* 1976;99:10–12.
439. Klingeborn B, Dinter Z. Measurement of neutralizing antibody to equid herpesvirus 1 by single radial hemolysis. *J Clin Microbiol.* 1978;7:495–496.
440. Klingeborn B, Dinter Z, Hughes RA. Antibody to neuritogenic myelin protein P2 in equine paresis due to equine herpesvirus 1. *Zentralbl Veterinarmed B.* 1983;30:137–140.
441. Braund KG, Brewer BD, Mayhew IG. *Equine herpesvirus type 1 infection.* Philadelphia: WB Saunders; 1987.
442. Little PB, Thorsen J. Disseminated necrotizing myeloencephalitis: a herpes-associated neurological disease of horses. *Vet Pathol.* 1976;13:161–171.
443. Little PB, Thorsen J, Moran K. Virus involvement in equine paresis. *Vet Rec.* 1974;95:575.
444. Mayhew IG. *Equine herpesvirus 1 (rhinopneumonitis) myeloencephalitis.* Philadelphia: Lea & Febiger; 1989.
445. deLahunta A. *Equine herpesvirus 1: myeloencephalopathy and vasculitis.* Philadelphia: WB Saunders; 1983.
446. George LW. *Equine herpesvirus 1 myeloencephalitis (rhinopneumonitis myelitis).* St Louis: CV Mosby; 1990.
447. MacKay RJ, Mayhew IG. *Equine herpesvirus myeloencephalitis.* 4th ed. Goleta, CA: American Veterinary Publications; 1991.
448. Thomson GW, McCready R, Sanford E, et al. Case report: an outbreak of herpesvirus myeloencephalitis in vaccinated horses. *Can Vet J.* 1979;20:22–25.
449. Roberts RS. A paralytic syndrome in horses. *Vet Rec.* 1965;77:404–405.
450. Keane DP, Little PB, Wilkie BN, et al. Agents of equine viral encephalomyelitis: correlation of serum and cerebrospinal fluid antibodies. *Can J Vet Res.* 1988;52:229–235.
451. Andrews FM, Granstrom D, Provenza M. Differentiation of neurologic diseases in the horse by the use of albumin quotient and IgG index determinations. In: *Proceedings of the forty-first annual conference of the American Association of Equine Practitioners.* Lexington, KY; 1995:215–217.
452. Whitwell KE, Gower SM, Smith KC. An immunoperoxidase method applied to the diagnosis of equine herpesvirus abortion, using conventional and rapid microwave techniques. *Equine Vet J.* 1992;24:10–12.
453. Schmidt P, Meyer H, Hubert P, et al. In-situ hybridization for demonstration of equine herpesvirus type 1 DNA in paraffin wax-embedded tissues and its use in horses with disseminated necrotizing myeloencephalitis. *J Comp Pathol.* 1994;110:215–225.
454. Sinclair R, Mumford JA. Rapid detection of equine herpesvirus type-1 antigens in nasal swab specimens using an antigen capture enzyme-linked immunosorbent assay. *J Virol Methods.* 1992;39:299–310.
455. Sharma PC, Cullinane AA, Onions DE, et al. Diagnosis of equid herpesviruses-1 and -4 by polymerase chain reaction. *Equine Vet J.* 1992;24:20–25.
456. Lawrence GL, Gilkerson J, Love DN, et al. Rapid, single-step differentiation of equid herpesviruses 1 and 4 from clinical material using the polymerase chain reaction and virus-specific primers. *J Virol Methods.* 1994;47:59–72.
457. Ballagi-Pordany A, Klingeborn B, Flensburg J, et al. Equine herpesvirus type 1: detection of viral DNA sequences in aborted fetuses with the polymerase chain reaction. *Vet Microbiol.* 1990;22:373–381.
458. Kirisawa R, Endo A, Iwai H, et al. Detection and identification of equine herpesvirus-1 and -4 by polymerase chain reaction. *Vet Microbiol.* 1993;36:57–67.
459. Wagner WN, Bogdan J, Haines D, et al. Detection of equine herpesvirus and differentiation of equine herpesvirus type 1 from type 4 by the polymerase chain reaction. *Can J Microbiol.* 1992;38:1193–1196.
460. Richa GYP, Charan S. A dot immunobinding assay in comparison with the gel diffusion test for the detection of equine herpesvirus-1 antigen from field samples. *Rev Sci Tech.* 1993;12:923–930.
461. Valentine-Thon E. Quality control in nucleic acid testing: where do we stand? *J Clin Virol.* 2002;25(suppl 3):S13–S21.
462. Drummer HE, Reynolds A, Studdert MJ, et al. Application of an equine herpesvirus 1 (EHV1) type-specific ELISA to the management of an outbreak of EHV1 abortion. *Vet Rec.* 1995;136:579–581.
463. Crabb BS, MacPherson CM, Reubel GH, et al. A type-specific serological test to distinguish antibodies to equine herpesviruses 4 and 1. *Arch Virol.* 1995;140:245–258.
464. Crabb BS, Studdert MJ. Epitopes of glycoprotein G of equine herpesviruses 4 and 1 located near the C termini elicit type-specific antibody responses in the natural host. *J Virol.* 1993;69:6332–6338.

465. Blythe LL, Mattson DE, Lassen ED, et al. Antibodies against equine herpesvirus 1 in the cerebrospinal fluid in the horse. *Can Vet J*. 1985;26:218–220.
466. Smith KO, Galloway KS, Hodges SL, et al. Sensitivity of equine herpesviruses 1 and 3 in vitro to a new nucleoside analogue, 9-[[2-hydroxy-1-(hydroxymethyl) ethoxy] methyl] guanine. *Am J Vet Res*. 1983;44:1032–1035.
467. Murray MJ, del Piero F, Jeffrey SC, et al. Neonatal equine herpesvirus type 1 infection on a thoroughbred breeding farm. *J Vet Intern Med*. 1998;12:36–41.
468. Garre B, Shebany K, Gryspeerdt A, et al. Pharmacokinetics of acyclovir after intravenous infusion of acyclovir and after oral administration of acyclovir and its prodrug valacyclovir in healthy adult horses. *Antimicrob Agents Chemother*. 2007;51:4308–4314.
469. Maxwell LK, Bentz BG, Bourne DW, et al. Pharmacokinetics of valacyclovir in the adult horse. *J Vet Pharmacol Ther*. 2008;31:312–320.
470. de la Fuente R, Awan AR, Field HJ. The acyclic nucleoside analogue penciclovir is a potent inhibitor of equine herpesvirus type 1 (EHV-1) in tissue culture and in a murine model. *Antiviral Res*. 1992;18:77–89.
471. Estell KE, Dawson DR, Magdesian KG, et al. Quantitative molecular viral loads in 7 horses with naturally occurring equine herpesvirus-1 infection. *Equine Vet J*. 2015;47:689–693.
472. Smith KC, Tearle JP, Boyle MS, et al. Replication of equid herpesvirus-1 in the vaginal tunics of colts following local inoculation. *Res Vet Sci*. 1993;54:249–251.
473. Mumford JA, Edington N. EHV1 and equine paresis. *Vet Rec*. 1980;106:277 (letter).
474. Mumford JA. Equid herpesvirus 1 (EHV 1) latency: more questions than answers. *Equine Vet J*. 1985;17:340–342 (editorial).
475. Eaglesome MD, Henry JN, McKnight JD. Equine herpesvirus 1 infection in mares vaccinated with a live-virus rhinopneumonitis vaccine attenuated in cell culture. *Can Vet J*. 1979;20:145–147.
476. Burrows R, Goodridge D, Denyer MS. Trials of an inactivated equid herpesvirus 1 vaccine: challenge with a subtype 1 virus. *Vet Rec*. 1984;114:369–374.
477. Burki F, Rossmanith W, Nowotny N, et al. Viraemia and abortions are not prevented by two commercial equine herpesvirus-1 vaccines after experimental challenge of horses. *Vet Q*. 1990;12:80–86.
478. Burki F, Nowotny N, Oulehla J, et al. Attempts to immunoprotect adult horses, specifically pregnant mares, with commercial vaccines against clinical disease induced by equine herpesvirus-1. *Zentralbl Veterinarmed B*. 1991;38:432–440.
479. Heldens JG, Hannant D, Cullinane AA, et al. Clinical and virological evaluation of the efficacy of an inactivated EHV1 and EHV4 whole virus vaccine (Duvaxyn EHV1,4): vaccination/challenge experiments in foals and pregnant mares. *Vaccine*. 2001;19:4307–4317.
480. Patel JR, Bateman H, Williams J, et al. Derivation and characterization of a live equid herpes virus-1 (EHV-1) vaccine to protect against abortion and respiratory disease due to EHV-1. *Vet Microbiol*. 2003;91:23–39.
481. Patel JR, Foldi J, Bateman H, et al. Equid herpesvirus (EHV-1) live vaccine strain C147: efficacy against respiratory diseases following EHV types 1 and 4 challenges. *Vet Microbiol*. 2003;92:1–17.
482. Patel JR, Didlick S, Bateman H. Efficacy of a live equine herpesvirus-1 (EHV-1) strain C147 vaccine in foals with maternally-derived antibody: protection against EHV-1 infection. *Equine Vet J*. 2004;36:447–451.
483. Reed SM. Neuritis of the cauda equina: polyneuritis equi in the horse. In: *JD Stewart Memorial Refresher Course for Veterinarians*. Sydney, Australia; 1992.
484. Vatistas NJ, Mayhew IG, Whitwell KE, et al. Polyneuritis equi: a clinical review incorporating a case report of a horse displaying unconventional signs. *Prog Vet Neurol*. 1991;2:67–72.
485. Rousseaux CG, Futcher KG, Clark EG, et al. Cauda equina neuritis: a chronic idiopathic polyneuritis in two horses. *Can Vet J*. 1984;25:214–218.
486. Wright JA, Fordyce P, Edington N. Neuritis of the cauda equina in the horse. *J Comp Pathol*. 1987;97:667–675.
487. White PL, Genetzsky RM, Pohlenz JFI, et al. Neuritis of the cauda equina in a horse. *Comp Contin Educ Pract Vet*. 1984;6:S217–S224.
488. Scarratt WK, Jortner BS. Neuritis of the cauda equina in a yearling filly. *Comp Contin Educ Pract Vet*. 1985;7:S197–S202.
489. Milne FJ, Carbonell PL. Neuritis of the cauda equina of horses: a case report. *Equine Vet J*. 1970;2:179–182.
490. Greenwood AG, Barker J, McLeish I. Neuritis of the cauda equina in a horse. *Equine Vet J*. 1973;5:111–115.
491. Fordyce PS, Edington N, Bridges GC, et al. Use of an ELISA in the differential diagnosis of cauda equina neuritis and other equine neuropathies. *Equine Vet J*. 1987;19:55–59.
492. Cummings JF, de Lahunta A, Timoney JF. Neuritis of the cauda equina, a chronic idiopathic polyradiculoneuritis in the horse. *Acta Neuropathol*. 1979;46:17–24.
493. Beech J. Neuritis of the cauda equina. *Proc Amer Assoc Equine Pract*. 1976;21:75–76.
494. Yvorchuk-St Jean K. Neuritis of the cauda equina. *Vet Clin North Am Equine Pract*. 1987;3:421–427.
495. Aleman M, Katzman SA, Vaughan B, et al. Antemortem diagnosis of polyneuritis equi. *J Vet Intern Med*. 2009;23:665–668.
496. Edington N, Wright JA, Patel JR, et al. Equine adenovirus 1 isolated from cauda equina neuritis. *Res Vet Sci*. 1984;37:252–254.
497. Kadlubowski M, Ingram PL. Circulating antibodies to the neuritogenic myelin protein, P2, in neuritis of the cauda equina of the horse. *Nature*. 1981;293:299–300.
498. van Galen G, Cassart D, Sandersen C, et al. The composition of the inflammatory infiltrate in three cases of polyneuritis equi. *Equine Vet J*. 2008;40:185–188.
499. Ostlund EN, Powell D, Bryans JT. Equine herpesvirus 1: a review. *Proc Am Assoc Equine Pract*. 1990;36:387–395.
500. Mayhew IG, Brewer BD, Reinhard MK, et al. Verminous (Strongylus vulgaris) myelitis in a donkey. *Cornell Vet*. 1984;74:30–37.
501. Lester G. Parasitic encephalomyelitis in horses. *Comp Contin Educ Pract Vet*. 1992;14:1624–1630.
502. Divers T, De Lahunta A, Hintz HF, et al. Equine motor neuron disease. *Equine Vet Educ*. 2001;13:63–67.
503. Grondahl G, Hanche-Olsen S, Brojer J, et al. Acquired equine polyneuropathy in Norway and Sweden: a clinical and epidemiological study. *Equine Vet J Suppl*. 2012:36–44.
504. Wolff C, Egenvall A, Hanche-Olsen S, et al. Spatial and temporal distribution of incidence of acquired equine polyneuropathy in Norway and Sweden, 1995-2012. *BMC Vet Res*. 2014;10:265.
505. Hahn CN, Matiasek K, Syrja P, et al. Polyneuropathy of Finnish horses characterised by inflammatory demyelination and intracisternal Schwann cell inclusions. *Equine Vet J*. 2008;40:231–236.
506. MacLachlan NJ, Dubovi EJ. *Fenner's Veterinary Virology*. New York: Elsevier; 2011.
507. Grady GF, Maxfield HK, Hildreth SW, et al. Eastern equine encephalitis in Massachusetts, 1957-1976. A prospective study centered upon analyses of mosquitoes. *Am J Epidemiol*. 1978;107:170–178.
508. Zacks MA, Paessler S. Encephalitic alphaviruses. *Vet Microbiol*. 2010;140:281–286.
509. Casals J. Antigenic Variants of Eastern Equine Encephalitis Virus. *J Exp Med*. 1964;119:547–565.
510. Hahn CS, Lustig S, Strauss EG, et al. Western equine encephalitis virus is a recombinant virus. *Proc Natl Acad Sci U S A*. 1988;85:5997–6001.
511. Trent DW, Grant JA. A comparison of New World alphaviruses in the western equine encephalomyelitis complex by immunochemical and oligonucleotide fingerprint techniques. *J Gen Virol*. 1980;47:261–282.

512. Calisher CH, Kinney RM, de Souza Lopes O, et al. Identification of a new Venezuelan equine encephalitis virus from Brazil. *Am J Trop Med Hyg*. 1982;31:1260–1272.
513. Martin DH, Dietz WH, Alvaerez Jr O, et al. Epidemiological significance of Venezuelan equine encephalomyelitis virus in vitro markers. *Am J Trop Med Hyg*. 1982;31:561–568.
514. Walton TE, Alvarez Jr O, Buckwalter RM, et al. Experimental infection of horses with enzootic and epizootic strains of Venezuelan equine encephalomyelitis virus. *J Infect Dis*. 1973;128:271–282.
515. Dietz Jr WH, Alvarez Jr O, Martin DH, et al. Enzootic and epizootic Venezuelan equine encephalomyelitis virus in horses infected by peripheral and intrathecal routes. *J Infect Dis*. 1978;137:227–237.
516. Udall DH. A report on the outbreak of "cerebro-spinal meningitis" (encephalitis) in horses in Kansas and Nebraska. *Cornell Vet*. 1913;3:17–43.
517. Meyer KF, Haring CM, Howitt B. Newer knowledge of neurotropic virus infections of horses. *J Amer Med Assoc*. 1931;79:376–389.
518. Reimann CA, Hayes EB, DiGuiseppi C, et al. Epidemiology of neuroinvasive arboviral disease in the United States, 1999-2007. *Am J Trop Med Hyg*. 2008;79:974–979.
519. TenBroeck C, Merrill MH. A serological difference between eastern and western equine encephalomyelitis virus. *Proc Soc Exp Biol Med*. 1933;85:89–95.
520. Records E, Vawter LR. Equine encephalomyelitis cross-immunity in horses between western and eastern strains of virus. *J Am Vet Med Assoc*. 1934;85:89–95.
521. Records E, Vawter LR. Equine encephalomyelitis crosss-immunity in horses between western and eastern strains of virus: supplemental report. *J Am Vet Med Assoc*. 1935;86:764–772.
522. Hoff GL, Bigler WJ, Buff EE, et al. Occurrence and distribution of western equine encephalomyelitis in Florida. *J Am Vet Med Assoc*. 1978;172:351–352.
523. Goldfield M, Sussman O, Black HC, et al. Arbovirus infection of animals in New Jersey. *J Am Vet Med Assoc*. 1968;153:1780–1787.
524. Shahan MS, Giltner LT. Equine encephalomyelitis studies. I. Cross-immunity tests between eastern and Western types of virus. *J Am Vet Med Assoc*. 1935;86:7664–7672.
525. Shahan MS, Giltner LT. A review of the epizootiology of equine encephalomyelitis in the United States. *J Am Vet Med Assoc*. 1945;107:279–288.
526. Kissling RE, Chamberlain RW. Venezuelan equine encephalitis. *Adv Vet Sci*. 1967;11:65–84.
527. Kissling RE, Chamberlain RW, Nelson DB, et al. Venezuelan equine encephalomyelitis in horses. *Am J Hyg*. 1956;63:274–287.
528. Gilyard RT. A clinical study of Venezuelan virus equine encephalomyelitis in Trinidad, BWI. *J Am Vet Med Assoc*. 1945;106:267–277.
529. Young NA, Johnson KM. Antigenic variants of Venezuelan equine encephalitis virus: their geographic distribution and epidemiologic significance. *Am J Epidemiol*. 1969;89:286–307.
530. Scherer WF, Anderson K, Pancake BA, et al. Search for epizootic-like Venezuelan encephalitis virus at enzootic habitats in Guatemala during 1969-1971. *Am J Epidemiol*. 1976;103:576–588.
531. Scherer WF, Madalengoitia J, Flores W, et al. Ecologic studies of Venezuelan encephalitis virus in Peru during 1970-1971. *Am J Epidemiol*. 1975;101:347–355.
532. Sudia WD, Fernandez L, Newhouse VF, et al. Arbovirus vector ecology studies in Mexico during the 1972 Venezuelan equine encephalitis outbreak. *Am J Epidemiol*. 1975;101:51–58.
533. Sudia WD, McLean RG, Newhouse VF, et al. Epidemic Venezuelan equine encephalitis in North America in 1971: vertebrate field studies. *Am J Epidemiol*. 1975;101:36–50.
534. Sudia WD, Newhouse VF. Epidemic Venezuelan equine encephalitis in North America: a summary of virus-vector-host relationships. *Am J Epidemiol*. 1975;101:1–13.
535. Sudia WD, Newhouse VF, Beadle ID, et al. Epidemic Venezuelan equine encephalitis in North America in 1971: vector studies. *Am J Epidemiol*. 1975;101:17–35.
536. Monath TP. *The Arboviruses: epidemiology and ecology*. Boca Raton, FL: CRC; 1989.
537. Dietz Jr WH, Galindo P, Johnson KM. Eastern equine encephalomyelitis in Panama: the epidemiology of the 1973 epizootic. *Am J Trop Med Hyg*. 1980;29:133–140.
538. Srihongse S, Grayson MA, Morris CD, et al. Eastern equine encephalomyelitis in upstate New York: studies of a 1976 epizootic by a modified serologic technique, hemagglutination reduction, for rapid detection of virus infections. *Am J Trop Med Hyg*. 1978;27:1240–1245.
539. Bigler WJ, Lassing EB, Buff EE, et al. Endemic eastern equine encephalomyelitis in Florida: a twenty-year analysis, 1955-1974. *Am J Trop Med Hyg*. 1976;25:884–890.
540. Bast TF, Whitney E, Benach JL. Considerations on the ecology of several arboviruses in eastern Long Island. *Am J Trop Med Hyg*. 1973;22:109–115.
541. Bryant ES, Anderson CR, Van der Heide L. An epizootic of eastern equine encephalomyelitis in Connecticut. *Avian Dis*. 1973;17:861–867.
542. Morgante O, Vance HN, Shemanchuk JA, et al. Epizootic of western encephalomyelitis virus infection in equines in Alberta in 1965. *Can J Comp Med*. 1968;32:403–408.
543. Ellis RA. Emergency measures and mosquito control operations during the 1975 western encephalomyelitis outbreak in Manitoba. *Can J Public Health*. 1976;67(suppl 1):59–60.
544. Donogh NR. Public information on western encephalomyelitis and emergency mosquito control in Manitoba, 1975. *Can J Public Health*. 1976;67(suppl 1):61–62.
545. Lillie LE, Wong FC, Drysdale RA. Equine epizootic of western encephalomyelitis in Manitoba-1975. *Can J Public Health*. 1976;67(suppl 1):21–27.
546. Potter ME, Currier RW, Pearson JE, et al. Western equine encephalomyelitis in horses in the Northern Red River Valley, 1975. *J Am Vet Med Assoc*. 1977;170:1396–1399.
547. Morier L, Cantelar N, Soler M. Infection of a poikilothermic cell line (XL-2) with eastern equine encephalitis and western equine encephalitis viruses. *J Med Virol*. 1987;21:277–281.
548. Carneiro V, Cunha R. Equine encephalomyelitis in Brazil. *Arch Inst Biol Andina*. 1943;14:147–194.
549. Meyer KF, Wood F, Haring CM. Susceptibility of non-immune hyperimmunized horses and goats to eastern, western and Argentine virus of equine encephalomyelitis. *Proc Soc Exp Biol Med*. 1934;32:56–58.
550. Livesay HR. Isolation of eastern equine encephalitis virus from naturally infected monkey (Macacus philippensis). *J Infect Dis*. 1934;84:306–309.
551. Gibbs EP. Equine viral encephalitis. *Equine Vet J*. 1976;8:66–71.
552. Holden P. Recovery of western equine encephalomyelitis virus from naturally infected English sparrows of New Jersey, 1953. *Proc Soc Exp Biol Med*. 1955;88:490–492.
553. Sellers RF. Weather, host and vector—their interplay in the spread of insect-borne animal virus diseases. *J Hyg (Lond)*. 1980;85:65–102.
554. Smart DL, Trainer DO. Serologic evidence of Venezuelan equine encephalitis insome wild and domestic populations of Southern Texas. *J Wildl Dis*. 1975;11:195–200.
555. McLean RG, Frier G, Parham GL, et al. Investigations of the vertebrate hosts of eastern equine encephalitis during an epizootic in Michigan, 1980. *Am J Trop Med Hyg*. 1985;34:1190–1202.
556. Chamberlain RW, Kissling RE, Stamm DD, et al. Transmission of eastern equine encephalitis to horses by Aedes sollicitans mosquitoes. *Am J Trop Med Hyg*. 1956;5:802–808.
557. Crans WJ, McNelly J, Schulze TL, et al. Isolation of eastern equine encephalitis virus from Aedes sollicitans during an epizootic in southern New Jersey. *J Am Mosq Control Assoc*. 1986;2:68–72.
558. Hayes CG, Wallis RC. Ecology of Western equine encephalomyelitis in the eastern United States. *Adv Virus Res*. 1977;21:37–83.

559. Syverton JT, Berry GP. The tick as a vector for the virus disease equine encephalomyelitis. *J Bacteriol.* 1937;33:60.
560. Kitselman CH, Grundman AW. Equine encephalomyelitis virus isolated from naturally infected Triatoma sanguisuga. *Kans Agric Exp Station Tech Bull.* 1940;50:15.
561. Hardy JL. The ecology of western equine encephalomyelitis virus in the Central Valley of California, 1945-1985. *Am J Trop Med Hyg.* 1987;37:18S–32S.
562. Hayes RO, Francy DB, Lazuick JS. Role of the cliff swallow bug (Oeciacus vicarius) in the natural cycle of a Western equine encephalitis-related alphavirus. *J Entomol.* 1977;14:257–262.
563. Vawter LR, Records E. Respiratory Infection in Equine Encephalomyelitis. *Science.* 1933;78:41–42.
564. Chamberlain RW. Vector relationships of the arthropod-borne encephalitides in North America. *Ann N Y Acad Sci.* 1958;70:312–319.
565. Ross WA, Kaneene JB. Evaluation of outbreaks of disease attributable to eastern equine encephalitis virus in horses. *J Am Vet Med Assoc.* 1996;208:1988–1997.
566. Pursell AR, Mitchell FE, Seibold HR. Naturally occurring and experimentally induced eastern encephalomyelitis in calves. *J Am Vet Med Assoc.* 1976;169:1101–1103.
567. Pursell AR, Peckham JC, Cole Jr JR, et al. Naturally occurring and artificially induced eastern encephalomyelitis in pigs. *J Am Vet Med Assoc.* 1972;161:1143–1147.
568. Byrne RJ. The control of eastern and Western arbovirus encephalomyelitis of horses. *Third Conference on Equine Infectious Diseases.* 1972:115–123.
569. Binn LN, Sponseller ML, Wooding WL, et al. Efficacy of an attenuated western encephalitis vaccine in equine animals. *Am J Vet Res.* 1966;27:1599–1604.
570. Henderson BE, Chappell WA, Johnston Jr JG, et al. Experimental infection of horses with three strains of Venezuelan equine encephalomyelitis virus. I. Clinical and virological studies. *Am J Epidemiol.* 1971;93:194–205.
571. Whitley RJ. Viral encephalitis. *N Engl J Med.* 1990;323:242–250.
572. Gahlinger PM, Reeves WC, Milby MM. Air conditioning and television as protective factors in arboviral encephalitis risk. *Am J Trop Med Hyg.* 1986;35:601–610.
573. McLintock J. The arbovirus problem in Canada. *Can J Public Health.* 1976;67(suppl 1):8–12.
574. Wilson JH, Rubin HL, Lane TJ, et al. A survey of eastern equine encephalomyelitis in florida horses: prevalence, eceonomic impact, and management practices, 1982-1983. *Prev Vet Med.* 1986;4:261–271.
575. Doby PB, Schnurrenberger PR, Martin RJ, et al. Western encephalitis in Illinois horses and ponies. *J Am Vet Med Assoc.* 1966;148:422–427.
576. Sponseller ML, Binn LN, Wooding WL, et al. Field strains of western encephalitis virus in ponies: virologic, clinical, and pathologic observations. *Am J Vet Res.* 1966;27:1591–1598.
577. Cox HR, Philip CB, Marsh H, et al. Observations incident to an outbreak of equine encephalomyelitis in the Bitterroot Valley of Western Montana. *J Am Vet Med Assoc.* 1938;94:225–232.
578. Taylor KG, Paessler S. Pathogenesis of Venezuelan equine encephalitis. *Vet Microbiol.* 2013;167:145–150.
579. Parker RL, Dean PB, Zehmer RB. Public health aspects of Venezuelan equine encephalitis. *J Am Vet Med Assoc.* 1973;162: 777–778.
580. Gardner CL, Burke CW, Tesfay MZ, et al. Eastern and Venezuelan equine encephalitis viruses differ in their ability to infect dendritic cells and macrophages: impact of altered cell tropism on pathogenesis. *J Virol.* 2008;82:10634–10646.
581. Carossino M, Thiry E, de la Grandiere A, et al. Novel vaccination approaches against equine alphavirus encephalitides. *Vaccine.* 2014;32:311–319.
582. Calisher CH, Mahmud MI, el-Kafrawi AO, et al. Rapid and specific serodiagnosis of western equine encephalitis virus infection in horses. *Am J Vet Res.* 1986;47:1296–1299.
583. Calisher CH, Emerson JK, Muth DJ, et al. Serodiagnosis of western equine encephalitis virus infections: relationships of antibody titer and test to observed onset of clinical illness. *J Am Vet Med Assoc.* 1983;183:438–440.
584. Vina-Rodriguez A, Eiden M, Keller M, et al. A Quantitative Real-Time RT-PCR Assay for the Detection of Venezuelan equine encephalitis virus Utilizing a Universal Alphavirus Control RNA. *Biomed Res Int.* 2016;2016:8543204.
585. Scott TW, Olson JG, All 3rd BP, et al. Detection of eastern equine encephalomyelitis virus antigen in equine brain tissue by enzyme-linked immunosorbent assay. *Am J Vet Res.* 1988;49:1716–1718.
586. Monath TP, McLean RG, Cropp CB, et al. Diagnosis of eastern equine encephalomyelitis by immunofluorescent staining of brain tissue. *Am J Vet Res.* 1981;42:1418–1421.
587. Ferguson JA, Reeves WC, Hardy JL. Studies on immunity to alphaviruses in foals. *Am J Vet Res.* 1979;40:5–10.
588. Roberts ED, Sanmartin C, Payan J, et al. Neuropathologic changes in 15 horses with naturally occurring Venezuelan equine encephalomyelitis. *Am J Vet Res.* 1970;31:1223–1229.
589. Monlux WS, Luedke AJ. Brain and spinal cord lesions in horses inoculated with Venezuelan equine encephalomyelitis virus (epidemic American and Trinidad strains). *Am J Vet Res.* 1973;34:465–473.
590. Hurst EW. The Histology of Equine Encephalomyelitis. *J Exp Med.* 1934;59:529–542.
591. Patterson JS, Maes RK, Mullaney TP, et al. Immunohistochemical diagnosis of eastern equine encephalomyelitis. *J Vet Diagn Invest.* 1996;8:156–160.
592. Devine EH, Byrne RJ. A laboratory-confirmed case of viral encephalitis (equine type) in a horse in which the animal completely recovered from the disease. *Cornell Vet.* 1960;50:494–497.
593. Eldridge BF. Strategies for surveillance, prevention, and control of arbovirus diseases in western North America. *Am J Trop Med Hyg.* 1987;37:77S–86S.
594. Spertzel RO, Kahn DE. Safety and efficacy of an attenuated Venezuelan equine encephalomyelitis vaccine for use in Equidae. *J Am Vet Med Assoc.* 1971;159:731–738.
595. Gochenour Jr WS, Berge TO, Gleiser CA, et al. Immunization of burros with living Venezuelan equine encephalomyelitis virus. *Am J Hyg.* 1962;75:351–362.
596. Berge T, Banks IS, Tigertt WD. Attenuation of Venezuelan equine encephalomyelitis virus by in vitro cultivation in guinea-pig heart cells. *Am J Hyg.* 1961;73:209–218.
597. Ferguson JA, Reeves WC, Milby MM, et al. Study of homologous and heterologous antibody response in California horses vaccinated with attenuated Venezuelan equine encephalomyelitis vaccine (strain TC-83). *Am J Vet Res.* 1978;39:371–376.
598. Baker Jr EF, Sasso DR, Maness K, et al. Venezuelan equine encephalomyelitis vaccine (strain TC-83): a field study. *Am J Vet Res.* 1978;39:1627–1631.
599. Walton TE, Jochim MM, Barber TL, et al. Cross-protective immunity between equine encephalomyelitis viruses in equids. *Am J Vet Res.* 1989;50:1442–1446.
600. Jochim MM, Barber TL. Immune response of horses after simultaneous or sequential vaccination against eastern, western, and Venezuelan equine encephalomyelitis. *J Am Vet Med Assoc.* 1974;165:621–625.
601. Barber TL, Walton TE, Lewis KJ. Efficacy of trivalent inactivated encephalomyelitis virus vaccine in horses. *Am J Vet Res.* 1978;39:621–625.
602. Vanderwagen LC, Pearson JL, Franti CE, et al. A field study of persistence of antibodies in California horses vaccinated against western, eastern, and Venezuelan equine encephalomyelitis. *Am J Vet Res.* 1975;36:1567–1571.
603. Calisher CH, Sasso DR, Sather GE. Possible evidence for interference with Venezuelan equine encephalitis virus vaccination of equines by pre-existing antibody to Eastern or Western Equine encephalitis virus, or both. *Appl Microbiol.* 1973;26:485–488.

604. Ferguson JA, Reeves WC, Hardy JL. Antibody studies in ponies vaccinated with Venezuelan equine encephalomyelitis (strain TC-83) and other alphavirus vaccines. *Am J Vet Res.* 1977;38:425–430.
605. Morgan DO, Bryans JT, Mock RE. Immunoglobulins produced by the antigenized equine fetus. *J Reprod Fertil Suppl.* 1975:735–738.
606. Waldridge BM, Wenzel JG, Ellis AC, et al. Serologic responses to eastern and western equine encephalomyelitis vaccination in previously vaccinated horses. *Vet Ther.* 2003;4:242–248.
607. Paweska JT, Venter GJ. Vector competence of Culicoides species and the seroprevalence of homologous neutralizing antibody in horses for six serotypes of equine encephalosis virus (EEV) in South Africa. *Med Vet Entomol.* 2004;18:398–407.
608. Kokernot RH, Hayes J, Will RL, et al. Arbovirus studies in the Ohio-Mississippi Basin, 1964-1967. II. St. Louis encephalitis virus. *Am J Trop Med Hyg.* 1969;18:750–761.
609. Little PB, Thorsen J, Moore W, et al. Powassan viral encephalitis: a review and experimental studies in the horse and rabbit. *Vet Pathol.* 1985;22:500–507.
610. Campbell J, Hore DE. Isolation of Murray Valley encephalitis virus from sentinel chickens. *Aust Vet J.* 1975;51:1–3.
611. Kay BH, Pollitt CC, Fanning ID, et al. The experimental infection of horses with Murray Valley encephalitis and Ross River viruses. *Aust Vet J.* 1987;64:52–55.
612. Kay BH, Young PL, Hall RA, et al. Experimental infection with Murray Valley encephalitis virus. Pigs, cattle, sheep, dogs, rabbits, macropods and chickens. *Aust J Exp Biol Med Sci.* 1985;63(Pt 1):109–126.
613. Bailey CL, Eldridge BF, Hayes DE, et al. Isolation of St. Louis encephalitis virus from overwintering Culex pipiens mosquitoes. *Science.* 1978;199:1346–1349.
614. Giltner LT, Shahan MS. Transmission of infectious equine encephalomyelitis in mammals and birds. *Science.* 1933;78:63–64.
615. Parkin WE. The occurrence and effects of the local strains of the California encephalitis group of viruses in domestic mammals of Florida. *Am J Trop Med Hyg.* 1973;22:788–795.
616. Artsob H, Wright R, Shipp L, et al. California encephalitis virus activity in mosquitoes and horses in southern Ontario, 1975. *Can J Microbiol.* 1978;24:1544–1547.
617. Campbell GL, Reeves WC, Hardy JL, et al. Distribution of neutralizing antibodies to California and Bunyamwera serogroup viruses in horses and rodents in California. *Am J Trop Med Hyg.* 1990;42:282–290.
618. Lynch JA, Binnington BD, Artsob H. California serogroup virus infection in a horse with encephalitis. *J Am Vet Med Assoc.* 1985;186:389.
619. Matsumura T, Goto H, Shimizu K, et al. Prevalence and distribution of antibodies to Getah and Japanese encephalitis viruses in horses raised in Hokkaido. *Nihon Juigaku Zasshi.* 1982;44:967–970.
620. Oyer RJ, David Beckham J, Tyler KL. West Nile and St. Louis encephalitis viruses. *Handb Clin Neurol.* 2014;123:433–447.
621. Mansfield KL, Hernandez-Triana LM, Banyard AC, et al. Japanese encephalitis virus infection, diagnosis and control in domestic animals. *Vet Microbiol.* 2017;201:85–92.
622. Li L, Giannitti F, Low J, et al. Exploring the virome of diseased horses. *J Gen Virol.* 2015;96:2721–2733.
623. Angenvoort J, Brault AC, Bowen RA, et al. West Nile viral infection of equids. *Vet Microbiol.* 2013;167:168–180.
624. Girard YA, Klingler KA, Higgs S. West Nile virus dissemination and tissue tropisms in orally infected Culex pipiens quinquefasciatus. *Vector Borne Zoonotic Dis.* 2004;4:109–122.
625. Girard YA, Popov V, Wen J, et al. Ultrastructural study of West Nile virus pathogenesis in Culex pipiens quinquefasciatus (Diptera: Culicidae). *J Med Entomol.* 2005;42:429–444.
626. Vanlandingham DL, Schneider BS, Klingler K, et al. Real-time reverse transcriptase-polymerase chain reaction quantification of West Nile virus transmitted by Culex pipiens quinquefasciatus. *Am J Trop Med Hyg.* 2004;71:120–123.
627. van der Meulen KM, Pensaert MB, Nauwynck HJ. West Nile virus in the vertebrate world. *Arch Virol.* 2005;150:637–657.
628. Overstreet M. Patient education series. West Nile virus. *Nursing.* 2005;35:64.
629. Centers for Disease C, Prevention. Possible West Nile virus transmission to an infant through breast-feeding—Michigan, 2002. *MMWR Morb Mortal Wkly Rep.* 2002;51:877–878.
630. Centers for Disease C, Prevention. Intrauterine West Nile virus infection—New York, 2002. *MMWR Morb Mortal Wkly Rep.* 2002;51:1135–1136.
631. Pantheir R, Hannoun C, Oudar J, et al. Isolation of West Nile virus in a Camarge horse with encephalomyelitis. *C R Acad Sci Hebd Seances Acad Sci D.* 1966;262:1308–1310.
632. Hayes EB, Gubler DJ. West Nile virus: epidemiology and clinical features of an emerging epidemic in the United States. *Annu Rev Med.* 2006;57:181–194.
633. Schuler LA, Khaitsa ML, Dyer NW, et al. Evaluation of an outbreak of West Nile virus infection in horses: 569 cases (2002). *J Am Vet Med Assoc.* 2004;225:1084–1089.
634. Porter MB, Long MT, Getman LM, et al. West Nile virus encephalomyelitis in horses: 46 cases (2001). *J Am Vet Med Assoc.* 2003;222:1241–1247.
635. Cantile C, Del Piero F, Di Guardo G, et al. Pathologic and immunohistochemical findings in naturally occuring West Nile virus infection in horses. *Vet Pathol.* 2001;38:414–421.
636. Snook CS, Hyman SS, Del Piero F, et al. West Nile virus encephalomyelitis in eight horses. *J Am Vet Med Assoc.* 2001;218:1576–1579.
637. Cantile C, Di Guardo G, Eleni C, et al. Clinical and neuropathological features of West Nile virus equine encephalomyelitis in Italy. *Equine Vet J.* 2000;32:31–35.
638. Joubert L, Oudar J, Hannoun C, et al. Experimental reproduction of meningo-encephalomyelitis of horses with West Nile arbovirus. 3. Relations between virology, serology, and anatomo-clinical evolution. Epidemiological and prophylactic consequences. *Bull Acad Vet Fr.* 1971;44:159–167.
639. Oudar J, Joubert L, Lapras M, et al. Experimental reproduction of meningo-encephalomyelitis of horses with West Nile arbovirus. II. Anatomo-clinical study. *Bull Acad Vet Fr.* 1971;44:147–158.
640. Guillon JC, Oudar J, Joubert L, et al. Histological lesions of the nervous system in West Nile virus infection in horses. *Ann Inst Pasteur (Paris).* 1968;114:539–550.
641. Ostlund EN, Crom RL, Pedersen DD, et al. Equine West Nile encephalitis, United States. *Emerg Infect Dis.* 2001;7:665–669.
642. Joubert L, Oudar J, Hannoun C, et al. Epidemiology of the West Nile virus: study of a focus in Camargue. IV. Meningo-encephalomyelitis of the horse. *Ann Inst Pasteur (Paris).* 1970;118:239–247.
643. Ogata A, Tashiro K, Nukuzuma S, et al. A rat model of Parkinson's disease induced by Japanese encephalitis virus. *J Neurovirol.* 1997;3:141–147.
644. Asher DM. Movement disorders in rhesus monkeys after infection with tick-borne encephalitis virus. *Adv Neurol.* 1975;10:277–289.
645. Cernescu C, Ruta SM, Tardei G, et al. A high number of severe neurologic clinical forms during an epidemic of West Nile virus infection. *Rom J Virol.* 1997;48:13–25.
646. Jeha LE, Sila CA, Lederman RJ, et al. West Nile virus infection: a new acute paralytic illness. *Neurology.* 2003;61:55–59.
647. Wamsley HL, Alleman AR, Porter MB, et al. Findings in cerebrospinal fluids of horses infected with West Nile virus: 30 cases (2001). *J Am Vet Med Assoc.* 2002;221:1303–1305.
648. Ostlund EN, Andresen JE, Andresen M. West Nile encephalitis. *Vet Clin North Am Equine Pract.* 2000;16:427–441.
649. Davidson AH, Traub-Dargatz JL, Rodeheaver RM, et al. Immunologic responses to West Nile virus in vaccinated and clinically affected horses. *J Am Vet Med Assoc.* 2005;226:240–245.
650. Johnson DJ, Ostlund EN, Pedersen DD, et al. Detection of North American West Nile virus in animal tissue by a reverse

transcription-nested polymerase chain reaction assay. *Emerg Infect Dis*. 2001;7:739–741.
651. Tewari D, Kim H, Feria W, et al. Detection of West Nile virus using formalin fixed paraffin embedded tissues in crows and horses: quantification of viral transcripts by real-time RT-PCR. *J Clin Virol*. 2004;30:320–325.
652. Scholle F, Mason PW. West Nile virus replication interferes with both poly(I: C)-induced interferon gene transcription and response to interferon treatment. *Virology*. 2005;342:77–87.
653. Engle MJ, Diamond MS. Antibody prophylaxis and therapy against West Nile virus infection in wild-type and immunodeficient mice. *J Virol*. 2003;77:12941–12949.
654. Anderson JF, Rahal JJ. Efficacy of interferon alpha-2b and ribavirin against West Nile virus in vitro. *Emerg Infect Dis*. 2002;8:107–108.
655. Leis AA, Stokic DS. Neuromuscular Manifestations of Human West Nile Virus Infection. *Curr Treat Options Neurol*. 2005;7:15–22.
656. Roos KL. West Nile encephalitis and myelitis. *Curr Opin Neurol*. 2004;17:343–346.
657. Jackson AC. Therapy of West Nile virus infection. *Can J Neurol Sci*. 2004;31:131–134.
658. Ben-Nathan D, Lachmi B, Lustig S, et al. Protection by dehydroepiandrosterone in mice infected with viral encephalitis. *Arch Virol*. 1991;120:263–271.
659. Drebot MA, Artsob H. West Nile virus. Update for family physicians. *Can Fam Physician*. 2005;51:1094–1099.
660. Romero JR, Newland JG. Viral meningitis and encephalitis: traditional and emerging viral agents. *Semin Pediatr Infect Dis*. 2003;14:72–82.
661. Petersen LR, Marfin AA. West Nile virus: a primer for the clinician. *Ann Intern Med*. 2002;137:173–179.
662. Seino KK, Long MT, Gibbs EP, et al. Comparative efficacies of three commercially available vaccines against West Nile Virus (WNV) in a short-duration challenge trial involving an equine WNV encephalitis model. *Clin Vaccine Immunol*. 2007;14:1465–1471.
663. Long MT, Gibbs EP, Mellencamp MW, et al. Efficacy, duration, and onset of immunogenicity of a West Nile virus vaccine, live Flavivirus chimera, in horses with a clinical disease challenge model. *Equine Vet J*. 2007;39:491–497.
664. Sauder C, Staeheli P. Rat model of borna disease virus transmission: epidemiological implications. *J Virol*. 2003;77:12886–12890.
665. Staeheli P, Sauder C, Hausmann J, et al. Epidemiology of Borna disease virus. *J Gen Virol*. 2000;81:2123–2135.
666. Narayan O, Herzog S, Frese K, et al. Pathogenesis of Borna disease in rats: immune-mediated viral ophthalmoencephalopathy causing blindness and behavioral abnormalities. *J Infect Dis*. 1983;148:305–315.
667. Stitz L, Bilzer T, Planz O. The immunopathogenesis of Borna disease virus infection. *Front Biosci*. 2002;7:d541–555.
668. Blitvich BJ, Saiyasombat R, Travassos da Rosa A, et al. Orthobunyaviruses, a common cause of infection of livestock in the Yucatan peninsula of Mexico. *Am J Trop Med Hyg*. 2012;87:1132–1139.
669. Heath SE, Artsob H, Bell RJ, et al. Equine encephalitis caused by snowshoe hare (California serogroup) virus. *Can Vet J*. 1989;30:669–671.
670. Nelson DM, Gardner IA, Chiles RF, et al. Prevalence of antibodies against Saint Louis encephalitis and Jamestown Canyon viruses in California horses. *Comp Immunol Microbiol Infect Dis*. 2004;27:209–215.
671. McFarlane BL, Embree JE, Embil JA, et al. Antibodies to snowshoe hare virus of the California group in the snowshoe hare (Lepus americanus) and domestic animal populations of Prince Edward Island. *Can J Microbiol*. 1981;27:1224–1227.
672. Sahu SP, Landgraf J, Wineland N, et al. Isolation of Jamestown Canyon virus (California virus group) from vesicular lesions of a horse. *J Vet Diagn Invest*. 2000;12:80–83.
673. Emmons RW, Woodie JD, Laub RL, et al. Main Drain virus as a cause of equine encephalomyelitis. *J Am Vet Med Assoc*. 1983;183:555–558.
674. McLean RG, Calisher CH, Parham GL. Isolation of Cache Valley virus and detection of antibody for selected arboviruses in Michigan horses in 1980. *Am J Vet Res*. 1987;48:1039–1041.
675. Hooper PT, Williamson MM. Hendra and Nipah virus infections. *Vet Clin North Am Equine Pract*. 2000;16:597–603. xi.
676. Howell PG, Groenewald D, Visage CW, et al. The classification of seven serotypes of equine encephalosis virus and the prevalence of homologous antibody in horses in South Africa. *Onderstepoort J Vet Res*. 2002;69:79–93.
677. Timoney PJ. Susceptibility of the horse to experimental inoculation with louping ill virus. *J Comp Pathol*. 1980;90:73–86.
678. Timoney PJ, Donnelly WJ, Clements LO, et al. Encephalitis caused by louping ill virus in a group of horses in Ireland. *Equine Vet J*. 1976;8:113–117.
679. Calisher CH, Monath TP, Sabattini MS, et al. A newly recognized vesiculovirus, Calchaqui virus, and subtypes of Melao and Maguari viruses from Argentina, with serologic evidence for infections of humans and horses. *Am J Trop Med Hyg*. 1987;36:114–119.
680. Sabattini MS, Monath TP, Mitchell CJ, et al. Arbovirus investigations in Argentina, 1977-1980. I. Historical aspects and description of study sites. *Am J Trop Med Hyg*. 1985;34:937–944.
681. Karabatsos N, Lewis AL, Calisher CH, et al. Identification of Highlands J virus from a Florida horse. *Am J Trop Med Hyg*. 1988;39:603–606.
682. Robin Y, Bourdin P, Le Gonidec G, et al. Semliki forest virus and equine encephalomyelitis in Senegal (author's transl). *Ann Microbiol (Paris)*. 1974;125A:235–241.
683. Martin ML, Sedmake PA. Rabies. I. Epidemiology, pathogenesis, and diagnosis. *Comp Contin Educ Pract Vet*. 1983;5:521–529.
684. Blanton JD, Palmer D, Rupprecht CE. Rabies surveillance in the United States during 2009. *J Am Vet Med Assoc*. 2010;237:646–657.
685. Baer GM. *The Natural History of Rabies*. New York: Academic Press; 1975.
686. West GP. Equine rabies. *Equine Vet J*. 1985;17:280–282.
687. Striegel P, Genetzky RM. Signs of rabies in horses: a clinical review. *Mod Vet Pract*. 1983;64:983–985.
688. Joyce JR, Russell LH. Clinical signs of rabies in horses. *Comp Contin Educ Pract Vet*. 1981;3:S56–S61.
689. Smith JM, Cox JH. Central nervous system disease in adult horses. III. Differential diagnosis and comparison of common disorders. *Comp Contin Educ Pract Vet*. 1987;9:1042–1054.
690. Sommardahl CS, Henton JE, Peterson MG. Rabies in a horse. *Vet Clin North Am Equine Pract*. 1990;12:11–14.
691. Siger L, Green SL, Merritt AM. Equine rabies with a prolonged course. *Vet Clin North Am Equine Pract*. 1989;11:6–8.
692. Meyer EE, Morris PG, Elcock LH, et al. Hindlimb hyperesthesia associated with rabies in two horses. *J Am Vet Med Assoc*. 1986;188:629–632.
693. Bassuino DM, Konradt G, Cruz RA, et al. Characterization of spinal cord lesions in cattle and horses with rabies: the importance of correct sampling. *J Vet Diagn Invest*. 2016;28:455–460.
694. Dacheux L, Larrous F, Lavenir R, et al. Dual Combined Real-Time Reverse Transcription Polymerase Chain Reaction Assay for the Diagnosis of Lyssavirus Infection. *PLoS Negl Trop Dis*. 2016;10:e0004812.
695. Wadhwa A, Wilkins K, Gao J, et al. A Pan-Lyssavirus Taqman Real-Time RT-PCR Assay for the Detection of Highly Variable Rabies virus and Other Lyssaviruses. *PLoS Negl Trop Dis*. 2017;11:e0005258.
696. Harvey AM, Watson JL, Brault SA, et al. Duration of serum antibody response to rabies vaccination in horses. *J Am Vet Med Assoc*. 2016;249:411–418.
697. Cummings JF, de Lahunta A, George C, et al. Equine motor neuron disease; a preliminary report. *Cornell Vet*. 1990;80:357–379.
698. Sustronck B, Deprez P, Roy Mv, et al. Equine motor neuron disease: the first confirmed cases in Europe. *Vlaams Diergeneeskundig Tijdschrift*. 1993;62:40–44.
699. Divers TJ, Mohammed HO, Cummings JF, et al. Equine motor neuron disease: findings in 28 horses and proposal of a

pathophysiological mechanism for the disease. *Equine Vet J.* 1994;26:409–415.

700. Kuwamura M, Iwaki M, Yamate J, et al. The first case of equine motor neuron disease in Japan. *J Vet Med Sci.* 1994;56:195–197.
701. van den Hoven P, Meijer AE, Breukink HJ, et al. Enzyme histochemistry on muscle biopsies as an aid in the diagnosis of diseases of the equine neuromuscular system: a study of six cases. *Equine Vet J.* 1988;20:46–53.
702. DeVilbiss BA, Mohammed HO, Divers TJ. Perception of equine practitioners regarding the occurrence of selected equine neurologic disease in the northeast over a 10-year period. *J Equine Vet Sci.* 2009;29:237–246.
703. Valentine BA, de Lahunta A, George C, et al. Acquired equine motor neuron disease. *Vet Pathol.* 1994;31:130–138.
704. Mohammed HO, Cummings JF, Divers TJ, et al. Risk factors associated with equine motor neuron disease: a possible model for human MND. *Neurology.* 1993;43:966–971.
705. Divers T, Mohammed HO, Hintz HF, et al. Equine motor neuron disease: a review of clinical and experimental studies. *Clni Tech Equine Pract.* 2006;5:24–29.
706. de la Rua-Domenech R, Mohammed HO, Cummings JF, et al. Intrinsic, management, and nutritional factors associated with equine motor neuron disease. *J Am Vet Med Assoc.* 1997;211:1261–1267.
707. Robin M, Malbon A, Ricci E, et al. Reduced tongue tone associated with degeneration of the hypoglossal nerve nucleus in a horse with equine motor neuron disease. *Equine Vet Educ.* 2013;28:434–438.
708. Riis RC, Jackson C, Rebhun W, et al. Ocular manifestations of equine motor neuron disease. *Equine Vet J.* 1999;31:99–110.
709. Weber Polack E, King JM, Cummings JF, et al. Quantitative assessment of motor neuron loss in equine motor neuron disease (EMND). *Equine Vet J.* 1998;30:256–259.
710. Diez de Castro E, Zafra R, Acevedo LM, et al. Eosinophilic Enteritis in Horses with Motor Neuron Disease. *J Vet Intern Med.* 2016;30:873–879.
711. de la Rua-Domenech R, Wiedmann M, Mohammed HO, et al. Equine motor neuron disease is not linked to Cu/Zn superoxide dismutase mutations: sequence analysis of the equine Cu/Zn superoxide dismutase cDNA. *Gene.* 1996;178:83–88.
712. De la Rua-Domenech R, Mohammed HO, Cummings JF, et al. Association between plasma vitamin E concentration and the risk of equine motor neuron disease. *Vet J.* 1997;154:203–213.
713. Mohammed HO, Divers TJ, Summers BA, et al. Vitamin E deficiency and risk of equine motor neuron disease. *Acta Vet Scand.* 2007;49:17.
714. Mohammed HO, Divers TJ, Kwak J, et al. Association of oxidative stress with motor neuron disease in horses. *Am J Vet Res.* 2012;73:1957–1962.
715. Syrja P, Cizinauskas S, Sankari SM, et al. Equine motor neuron disease (EMND) in a horse wtihout vitamin E deficiency: a sequela of iron excess? *Equine Vet Educ.* 2006;18:122–126.
716. McGorum BC, Mayhew IG, Amory H, et al. Horses on pasture may be affected by equine motor neuron disease. *Equine Vet J.* 2006;38:47–51.
717. Divers TJ, Cummings JE, de Lahunta A, et al. Evaluation of the risk of motor neuron disease in horses fed a diet low in vitamin E and high in copper and iron. *Am J Vet Res.* 2006;67:120–126.
718. Hahn CN, Mayhew IG. Equine neurodegenerative diseases—stressed neurons and other radical ideas. *Vet J.* 1997;154:173–174.
719. El-Assaad I, Bari J, Yasuda K, et al. Differential expression of TAR DNA-binding protein (TDP-43) in the central nervous system of horses afflicted with equine motor neuron disease (EMND): a preliminary study of a a potential pathologic marker. *Vet Res Commun.* 2012;36:221–226.
720. Polack EW, King JM, Cummings JF, et al. Concentrations of trace minerals in the spinal cord of horses with equine motor neuron disease. *Am J Vet Res.* 2000;61:609–611.
721. Sojka JE, Hope W, Pearson D. Lead toxicosis in 2 horses: similarity to equine degenerative lower motor neuron disease. *J Vet Intern Med.* 1996;10:420–423.
722. Brenner SR. Blue-green algae or cyanobacteria in the intestinal micro-flora may produce neurotoxins such as Beta-N-Methylamino-L-Alanine (BMAA) which may be related to development of amyotrophic lateral sclerosis, Alzheimer's disease and Parkinson-Dementia-Complex in humans and Equine Motor Neuron Disease in horses. *Med Hypotheses.* 2013;80:103.
723. Finno CJ, Estell KE, Katzman S, et al. Blood and Cerebrospinal Fluid alpha-Tocopherol and Selenium Concentrations in Neonatal Foals with Neuroaxonal Dystrophy. *J Vet Intern Med.* 2015;29:1667–1675.
724. Kyles KW, McGorum BC, Fintl C, et al. Electromyography under caudal epidural anaesthesia as an aid to the diagnosis of equine motor neuron disease. *Vet Rec.* 2001;148:536–538.
725. Benders NA, Dyer J, Wijnberg ID, et al. Evaluation of glucose tolerance and intestinal luminal membrane glucose transporter function in horses with equine motor neuron disease. *Am J Vet Res.* 2005;66:93–99.
726. van der Kolk JH, Rijnen KE, Rey F, et al. Evaluation of glucose metabolism in three horses with lower motor neuron degeneration. *Am J Vet Res.* 2005;66:271–276.
727. Bedford HE, Valberg SJ, Firshman AM, et al. Histopathologic findings in the sacrocaudalis dorsalis medialis muscle of horses with vitamin E-responsive muscle atrophy and weakness. *J Am Vet Med Assoc.* 2013;242:1127–1137.
728. Palencia P, Quiroz-Rothe E, Rivero JL. New insights into the skeletal muscle phenotype of equine motor neuron disease: a quantitative approach. *Acta Neuropathol.* 2005;109:272–284.
729. Jackson CA, De Lahunta A, Cummings JF, et al. Spinal accessory nerve biopsy as an ante mortem diagnostic test for equine motor neuron disease. *Equine Vet J.* 1996;28:215–219.
730. Husulak ML, Lohmann KL, Gabadage K, et al. Equine motor neuron disease in 2 horses from Saskatchewan. *Can Vet J.* 2016;57:771–776.
731. Delguste C, de Moffarts B, Kirschvink N, et al. Change in blood antioxidant status of horses moved from a stable following diagnosis of equine motor neuron disease. *Can Vet J.* 2007;48: 1165–1167.
732. Hatheway CL. Toxigenic clostridia. *Clin Microbiol Rev.* 1990;3: 66–98.
733. Eisel U, Jarausch W, Goretzki K, et al. Tetanus toxin: primary structure, expression in E. coli, and homology with botulinum toxins. *EMBO J.* 1986;5:2495–2502.
734. Schiavo G, Benfenati F, Poulain B, et al. Tetanus and botulinum-B neurotoxins block neurotransmitter release by proteolytic cleavage of synaptobrevin. *Nature.* 1992;359:832–835.
735. Bizzini B. Tetanus toxin. *Microbiol Rev.* 1979;43:224–240.
736. Helting TB, Parschat S, Engelhardt H. Structure of tetanus toxin. Demonstration and separation of a specific enzyme converting intracellular tetanus toxin to the extracellular form. *J Biol Chem.* 1979;254:10728–10733.
737. Poulain B. Molecular mechanism of action of tetanus toxin and botulinum neurotoxins. *Pathol Biol (Paris).* 1994;42:173–182.
738. Montecucco C, Papini E, Schiavo G. Bacterial protein toxins penetrate cells via a four-step mechanism. *FEBS Lett.* 1994;346:92–98.
739. Montecucco C, Schiavo G. Structure and function of tetanus and botulinum neurotoxins. *Q Rev Biophys.* 1995;28:423–472.
740. Grumelli C, Verderio C, Pozzi D, et al. Internalization and mechanism of action of clostridial toxins in neurons. *Neurotoxicology.* 2005;26:761–767.
741. Pellizzari R, Rossetto O, Lozzi L, et al. Structural determinants of the specificity for synaptic vesicle-associated membrane protein/synaptobrevin of tetanus and botulinum type B and G neurotoxins. *J Biol Chem.* 1996;271:20353–20358.
742. Humeau Y, Doussau F, Grant NJ, et al. How botulinum and tetanus neurotoxins block neurotransmitter release. *Biochimie.* 2000;82:427–446.

743. Blumenthal R, Habig WH. Mechanism of tetanolysin-induced membrane damage: studies with black lipid membranes. *J Bacteriol.* 1984;157:321–323.
744. Kay G, Knottenbelt DC. Tetanus in equids: a report of 56 cases. *Equine Vet Educ.* 2007;19:107–112.
745. Green SL, Little CB, Baird JD, et al. Tetanus in the horse: a review of 20 cases (1970 to 1990). *J Vet Intern Med.* 1994;8:128–132.
746. van Galen G, Delguste C, Sandersen C, et al. Tetanus in the equine species: a retrospective study of 31 cases. *Tijdschr Diergeneeskd.* 2008;133:512–517.
747. Jansen BC, Knoetze PC. The immune response of horses to tetanus toxoid. *Onderstepoort J Vet Res.* 1979;46:211–216.
748. Liefman CE. Combined active-passive immunisation of horses against tetanus. *Aust Vet J.* 1980;56:119–122.
749. Messer NTt, Johnson PJ. Serum hepatitis in two brood mares. *J Am Vet Med Assoc.* 1994;204:1790–1792.
750. Guglick MA, MacAllister CG, Ely RW, et al. Hepatic disease associated with administration of tetanus antitoxin in eight horses. *J Am Vet Med Assoc.* 1995;206:1737–1740.
751. Muylle E, Oyaert W, Ooms L, et al. Treatment of tetanus in the horse by injections of tetanus antitoxin into the subarachnoid space. *J Am Vet Med Assoc.* 1975;167:47–48.
752. Steinman A, Haik R, Elad D, et al. Intrathecal administration of tetanus antitoxin to three cases of tetanus in horses. *Equine Vet Educ.* 2000;12:237–240.
753. Holmes MA, Townsend HG, Kohler AK, et al. Immune responses to commercial equine vaccines against equine herpesvirus-1, equine influenza virus, eastern equine encephalomyelitis, and tetanus. *Vet Immunol Immunopathol.* 2006;111:67–80.
754. Kendall A, Anagrius K, Ganheim A, et al. Duration of tetanus immunoglobulin G titres following basic immunisation of horses. *Equine Vet J.* 2016;48:710–713.
755. Anniballi F, Fiore A, Lofstrom C, et al. Management of animal botulism outbreaks: from clinical suspicion to practical countermeasures to prevent or minimize outbreaks. *Biosecur Bioterror.* 2013;11(suppl 1):S191–S199.
756. Rossetto O, Pirazzini M, Montecucco C. Botulinum neurotoxins: genetic, structural and mechanistic insights. *Nat Rev Microbiol.* 2014;12:535–549.
757. Whitlock RH, Buckley C. Botulism. *Vet Clin North Am Equine Pract.* 1997;13:107–128.
758. Whitlock RH, McAdams S. Equine botulism. *Clin Tech Equine Pract.* 2006;5:37–42.
759. Johnson AL, McAdams-Gallagher SC, Aceto H. Accuracy of a Mouse Bioassay for the Diagnosis of Botulism in Horses. *J Vet Intern Med.* 2016;30:1293–1299.
760. Johnson AL, McAdams-Gallagher SC, Aceto H. Outcome of adult horses with botulism treated at a veterinary hospital: 92 cases (1989-2013). *J Vet Intern Med.* 2015;29:311–319.
761. Johnson AL, McAdams SC, Whitlock RH. Type A botulism in horses in the United States: a review of the past ten years (1998-2008). *J Vet Diagn Invest.* 2010;22:165–173.
762. Doutre MP. First observation of type D animal botulism in Senegal. *Rev Elev Med Vet Pays Trop.* 1969;22:25–27.
763. Goehring LS, Sloet van Oldruitenborgh-Oosterbaan MM. Botulism in a horse: a concrete possibility in the Netherlands? *Tijdschr Diergeneeskd.* 2002;127:82.
764. Meyer KF, Dubovsky BJ. The distribution of the spores of B. botulinus in the United States. IV. *J Infect Dis.* 1922;31:559–594.
765. Schoenbaum MA, Hall SM, Glock RD, et al. An outbreak of type C botulism in 12 horses and a mule. *J Am Vet Med Assoc.* 2000;217:365–368. 340.
766. Arnon SS, Midura TF, Damus K, et al. Intestinal infection and toxin production by Clostridium botulinum as one cause of sudden infant death syndrome. *Lancet.* 1978;1:1273–1277.
767. Wilkins PA, Palmer JE. Botulism in foals less than 6 months of age: 30 cases (1989-2002). *J Vet Intern Med.* 2003;17:702–707.
768. Dolly JO, Black J, Williams RS, et al. Acceptors for botulinum neurotoxin reside on motor nerve terminals and mediate its internalization. *Nature.* 1984;307:457–460.
769. Comella JX, Molgo J, Faille L. Sprouting of mammalian motor nerve terminals induced by in vivo injection of botulinum type-D toxin and the functional recovery of paralysed neuromuscular junctions. *Neurosci Lett.* 1993;153:61–64.
770. Kinde H, Bettey RL, Ardans A, et al. Clostridium botulinum type-C intoxication associated with consumption of processed alfalfa hay cubes in horses. *J Am Vet Med Assoc.* 1991;199:742–746.
771. Ostrowski SR, Kubiski SV, Palmero J, et al. An outbreak of equine botulism type A associated with feeding grass clippings. *J Vet Diagn Invest.* 2012;24:601–603.
772. Prutton JS, Magdesian KG, Plummer A, et al. Survival of a Foal with Type A Botulism. *J Vet Intern Med.* 2016;30:675–678.
773. Johnson AL, McAdams-Gallagher SC, Sweeney RW. Quantitative real-time PCR for detection of neurotoxin genes of Clostridium botulinum types A, B and C in equine samples. *Vet J.* 2014;199:157–161.
774. Johnson AL, Sweeney RW, McAdams SC, et al. Quantitative real-time PCR for detection of the neurotoxin gene of Clostridium botulinum type B in equine and bovine samples. *Vet J.* 2012;194:118–120.
775. Wilkins PA, Palmer JE. Mechanical ventilation in foals with botulism: 9 cases (1989-2002). *J Vet Intern Med.* 2003;17:708–712.
776. Tocher JF, Tocher JWB, W, Buxton JB. "Grass sickness" investigation report. *Vet Rec.* 1923;3:37–45 (75-89).
777. Wylie CE, Proudman CJ. Equine grass sickness: epidemiology, diagnosis, and global distribution. *Vet Clin North Am Equine Pract.* 2009;25:381–399.
778. Wright A, Beard L, Bawa B, et al. Dysautonomia in a six-year-old mule in the United States. *Equine Vet J.* 2010;42:170–173.
779. Wylie CE, Proudman CJ, McGorum BC, et al. A nationwide surveillance scheme for equine grass sickness in Great Britain: results for the period 2000-2009. *Equine Vet J.* 2011;43:571–579.
780. Pirie RS, Jago RC, Hudson NP. Equine grass sickness. *Equine Vet J.* 2014;46:545–553.
781. Wylie CE, Shaw DJ, Fordyce FM, et al. Equine grass sickness in Scotland: a case-control study of signalment- and meteorology-related risk factors. *Equine Vet J.* 2014;46:64–71.
782. McCarthy HE, Proudman CJ, French NP. Epidemiology of equine grass sickness: a literature review (1909-1999). *Vet Rec.* 2001;149:293–300.
783. Newton JR, Hedderson EJ, Adams VJ, et al. An epidemiological study of risk factors associated with the recurrence of equine grass sickness (dysautonomia) on previously affected premises. *Equine Vet J.* 2004;36:105–112.
784. Wylie CE, Shaw DJ, Fordyce FM, et al. Equine grass sickness in Scotland: A case-control study of environmental geochemical risk factors. *Equine Vet J.* 2016;48:779–785.
785. McCarthy HE, French NP, Edwards GB, et al. Equine grass sickness is associated with low antibody levels to Clostridium botulinum: a matched case-control study. *Equine Vet J.* 2004;36:123–129.
786. Hunter LC, Poxton IR. Systemic antibodies to Clostridium botulinum type C: do they protect horses from grass sickness (dysautonomia)? *Equine Vet J.* 2001;33:547–553.
787. Milne EM, Mayhew IG. Equine grass sickness: clinical findings and pathology. *Int Equine Neurol Conf.* Ithaca, NY. 1997.
788. Hahn CN, Mayhew IG, de Lahunta A. Central neuropathology of equine grass sickness. *Acta Neuropathol.* 2001;102:153–159.
789. Cottrell DF, McGorum BC, Pearson GT. The neurology and enterology of equine grass sickness: a review of basic mechanisms. *Neurogastroenterol Motil.* 1999;11:79–92.
790. Gilmour JS. Observations on neuronal changes in grass sickness of horses. *Res Vet Sci.* 1973;15:197–200.
791. Hunter LC, Miller JK, Poxton IR. The association of Clostridium botulinum type C with equine grass sickness: a toxicoinfection? *Equine Vet J.* 1999;31:492–499.
792. McGorum BC, Jago RC, Cillan-Garcia E, et al. Neurodegeneration in equine grass sickness is not attributable to niacin deficiency. *Equine Vet J.* 2016.
793. McGorum BC, Wilson R, Pirie RS, et al. Systemic concentrations of antioxidants and biomarkers of macromolecular

oxidative damage in horses with grass sickness. *Equine Vet J.* 2003;35:121–126.
794. McGorum BC, Scholes S, Milne EM, et al. Equine grass sickness, but not botulism, causes autonomic and enteric neurodegeneration and increases soluble N-ethylmaleimide-sensitive factor attachment receptor protein expression within neuronal perikarya. *Equine Vet J.* 2016;48:786–791.
795. Pirie RS, McGorum BC. Equine grass sickness: Benefits of a multifaceted research approach. *Equine Vet J.* 2016;48:770–772.
796. Ireland JL, McGorum BC, Proudman CJ, et al. Designing a field trial of an equine grass sickness vaccine: a questionnaire-based feasibility study. *Vet J.* 2016;213:64–71.
797. Copas VE, Durham AE, Stratford CH, et al. In equine grass sickness, serum amyloid A and fibrinogen are elevated, and can aid differential diagnosis from non-inflammatory causes of colic. *Vet Rec.* 2013;172:395.
798. Greet TR, Whitwell KE. Barium swallow as an aid to the diagnosis of grass sickness. *Equine Vet J.* 1986;18:294–297.
799. Hahn CN, Mayhew IG. Phenylephrine eyedrops as a diagnostic test in equine grass sickness. *Vet Rec.* 2000;147:603–606.
800. Wijnberg ID, Franssen H, Jansen GH, et al. The role of quantitative electromyography (EMG) in horses suspected of acute and chronic grass sickness. *Equine Vet J.* 2006;38:230–237.
801. Scholes SF, Vaillant C, Peacock P, et al. Diagnosis of grass sickness by ileal biopsy. *Vet Rec.* 1993;133:7–10.
802. Mair TS, Kelley AM, Pearson GR. Comparison of ileal and rectal biopsies in the diagnosis of equine grass sickness. *Vet Rec.* 2011;168:266.
803. McGorum BC, Pirie RS, Shaw D, et al. Neuronal chromatolysis in the subgemmal plexus of gustatory papillae in horses with grass sickness. *Equine Vet J.* 2016;48:773–778.
804. Divers TJ. Comparing equine motor neuron disease (EMND) with equine grass sickness (EGS). *Equine Vet J.* 1999;31:90–91.
805. Doxey DL, Milne EM, Harter A. Recovery of horses from dysautonomia (grass sickness). *Vet Rec.* 1995;137:585–588.
806. Milne EM, Woodman MP, Doxey DL. Use of clinical measurements to predict the outcome in chronic cases of grass sickness (equine dysautonomia). *Vet Rec.* 1994;134:438–440.
807. Jago RC, Handel I, Hahn CN, et al. Bodyweight change aids prediction of survival in chronic equine grass sickness. *Equine Vet J.* 2016;48:792–797.
808. Chang YF, Novosol V, McDonough SP, et al. Experimental infection of ponies with Borrelia burgdorferi by exposure to Ixodid ticks. *Vet Pathol.* 2000;37:68–76.
809. Cohen ND, Heck FC, Heim B, et al. Seroprevalence of antibodies to Borrelia burgdorferi in a population of horses in central Texas. *J Am Vet Med Assoc.* 1992;201:1030–1034.
810. Butler CM, Houwers DJ, Jongejan F, et al. Borrelia burgdorferi infections with special reference to horses. A review. *Vet Q.* 2005;27:146–156.
811. Parker JL, White KK. Lyme borreliosis in cattle and horses: a review of the literature. *Cornell Vet.* 1992;82:253–274.
812. Stefancikova A, Adaszek L, Pet'ko B, et al. Serological evidence of Borrelia burgdorferi sensu lato in horses and cattle from Poland and diagnostic problems of Lyme borreliosis. *Ann Agric Environ Med.* 2008;15:37–43.
813. Bernard WV, Cohen D, Bosler E, et al. Serologic survey for Borrelia burgdorferi antibody in horses referred to a mid-Atlantic veterinary teaching hospital. *J Am Vet Med Assoc.* 1990;196:1255–1258.
814. Cohen D, Bosler EM, Bernard W, et al. Epidemiologic studies of Lyme disease in horses and their public health significance. *Ann N Y Acad Sci.* 1988;539:244–257.
815. Piesman J. Strategies for reducing the risk of Lyme borreliosis in North America. *Int J Med Microbiol.* 2006;296(suppl 40):17–22.
816. Lane RS, Piesman J, Burgdorfer W. Lyme borreliosis: relation of its causative agent to its vectors and hosts in North America and Europe. *Annu Rev Entomol.* 1991;36:587–609.
817. Shapiro ED, Gerber MA. Lyme disease. *Clin Infect Dis.* 2000;31:533–542.
818. Gall Y, Pfister K. Survey on the subject of equine Lyme borreliosis. *Int J Med Microbiol.* 2006;296(suppl 40):274–279.
819. Carter SD, May C, Barnes A, et al. Borrelia burgdorferi infection in UK horses. *Equine Vet J.* 1994;26:187–190.
820. Burgess EC, Mattison M. Encephalitis associated with Borrelia burgdorferi infection in a horse. *J Am Vet Med Assoc.* 1987;191:1457–1458.
821. Johnstone LK, Engiles JB, Aceto H, et al. Retrospective evaluation of horses diagnosed with neuroborreliosis on postmortem examination: 16 cases (2004-2015). *J Vet Intern Med.* 2016;30:1305–1312.
822. Magnarelli LA, Ijdo JW, Van Andel AE, et al. Serologic confirmation of Ehrlichia equi and Borrelia burgdorferi infections in horses from the northeastern United States. *J Am Vet Med Assoc.* 2000;217:1045–1050.
823. Johnson AL, Divers TJ, Chang YF. Validation of an in-clinic enzyme-linked immunosorbent assay kit for diagnosis of Borrelia burgdorferi infection in horses. *J Vet Diagn Invest.* 2008;20:321–324.
824. Wagner B, Goodman LB, Rollins A, et al. Antibodies to OspC, OspF and C6 antigens as indicators for infection with Borrelia burgdorferi in horses. *Equine Vet J.* 2013;45:533–537.
825. Nardelli DT, Callister SM, Schell RF. Lyme arthritis: current concepts and a change in paradigm. *Clin Vaccine Immunol.* 2008;15:21–34.
826. Puius YA, Kalish RA. Lyme arthritis: pathogenesis, clinical presentation, and management. *Infect Dis Clin North Am.* 2008;22:289–300. vi-vii.
827. Chang YF, Ku YW, Chang CF, et al. Antibiotic treatment of experimentally Borrelia burgdorferi-infected ponies. *Vet Microbiol.* 2005;107:285–294.
828. Chang Y, Novosol V, McDonough SP, et al. Vaccination against lyme disease with recombinant Borrelia burgdorferi outer-surface protein A (rOspA) in horses. *Vaccine.* 1999;18:540–548.
829. Williams WL. Involuntary twitching of the head relieved by trifacial neurectomy. *J Comp Med Vet Arch.* 1897;18:426–428.
830. Pickles K, Madigan J, Aleman M. Idiopathic headshaking: is it still idiopathic? *Vet J.* 2014;201:21–30.
831. Newton SA, Knottenbelt DC, Eldridge PR. Headshaking in horses: possible aetiopathogenesis suggested by the results of diagnostic tests and several treatment regimes used in 20 cases. *Equine Vet J.* 2000;32:208–216.
832. Madigan JE, Bell SA. Owner survey of headshaking in horses. *J Am Vet Med Assoc.* 2001;219:334–337.
833. Lane JG, Mair TS. Observations on headshaking in the horse. *Equine Vet J.* 1987;19:331–336.
834. Cook WR. Headshaking in horses. Part I. *Vet Clin North Am Equine Pract.* 1979;1:9–17.
835. Cook WR. Headshaking in horses: an afterword. *Comp Contin Educ Pract Vet.* 1992;14:1369–1371.
836. Mills DS, Cook S, Taylor K, et al. Analysis of the variations in clinical signs shown by 254 cases of equine headshaking. *Vet Rec.* 2002;150:236–240.
837. Madigan JE, Bell SA. Characterization of headshaking syndrome: 31 cases. *Equine Vet J Suppl.* 1998.
838. Madigan JE, Kortz G, Murphy C, et al. Photic headshaking in the horse: 7 cases. *Equine Vet J.* 1995;27:306–311.
839. Cook WR. Headshaking in horses. IV. Special diagnostic procedures. *Vet Clin North Am Equine Pract.* 1980;2:7–15.
840. Moore LA, Johnson PJ, Messer NT, et al. Management of headshaking in three horses by treatment for protozoal myeloencephalitis. *Vet Rec.* 1997;141:264–267.
841. Mair TS. Headshaking associated with Trombicula autumnalis larval infestation in two horses. *Equine Vet J.* 1994;26:244–245.
842. McGorum BC, Dixon PM. Vasomotor rhinitis with headshaking in a pony. *Equine Vet J.* 1990;22:220–222.
843. Kold SE, Ostblom LC, Philipsen HP. Headshaking caused by a maxillary osteoma in a horse. *Equine Vet J.* 1982;14:167–169.
844. Blythe LL, Watrous BJ, Pearson EG, et al. Otitis media/interna in the horse: a cause of head shaking and skull fractures. *Proc Amer Assoc Equine Pract.* 1990;36:517–528.

845. Aleman M, Pickles KJ, Simonek G, et al. Latent equine herpesvirus-1 in trigeminal ganglia and equine idiopathic headshaking. *J Vet Intern Med*. 2012;26:192–194.
846. Mair TS. Assessment of bilateral infra-orbital nerve blockade and bilateral infra-orbital neurectomy in the investigation and treatment of idiopathic headshaking. *Equine Vet J*. 1999;31:262–264.
847. Wilkins PA. Cyproheptadine: medical treatment for photic headshakers. *Comp Contin Educ Pract Vet*. 1997;19:98–99.
848. Devor M, Amir R, Rappaport ZH. Pathophysiology of trigeminal neuralgia: the ignition hypothesis. *Clin J Pain*. 2002;18:4–13.
849. Aleman M, Rhodes D, Williams DC, et al. Sensory evoked potentials of the trigeminal nerve for the diagnosis of idiopathic headshaking in a horse. *J Vet Intern Med*. 2014;28:250–253.
850. Sindrup SH, Jensen TS. Pharmacotherapy of trigeminal neuralgia. *Clin J Pain*. 2002;18:22–27.
851. Mills DS, Cook S, Jones B. Reported response to treatment among 245 cases of equine headshaking. *Vet Rec*. 2002;150:311–313.
852. Tomlinson JE, Neff P, Boston RC, et al. Treatment of idiopathic headshaking in horses with pulsed high-dose dexamethasone. *J Vet Intern Med*. 2013;27:1551–1554.
853. Pickles KJ, Berger J, Davies R, et al. Use of a gonadotrophin-releasing hormone vaccine in headshaking horses. *Vet Rec*. 2011;168:19.
854. Roberts VL, Patel NK, Tremaine WH. Neuromodulation using percutaneous electrical nerve stimulation for the management of trigeminal-mediated headshaking: a safe procedure resulting in medium-term remission in five of seven horses. *Equine Vet J*. 2016;48:201–204.
855. Mills DS, Taylor K. Field study of the efficacy of three types of nose net for the treatment of headshaking in horses. *Vet Rec*. 2003;152:41–44.
856. Pickles KJ, Aleman M, Adams VJ, et al. Owner-reported response to treatment of 130 headshaking horses. *Proc Amer Assoc Equine Pract*. 2014;60:176–183.
857. Anderson RC, Linder KE, Peregrine AS. Halicephalobus gingivalis (Stefanski, 1954) from a fatal infection in a horse in Ontario, Canada with comments on the validity of H. deletrix and a review of the genus. *Parasite*. 1998;5:255–261.
858. Henneke C, Jespersen A, Jacobsen S, et al. The distribution pattern of Halicephalobus gingivalis in a horse is suggestive of a haematogenous spread of the nematode. *Acta Vet Scand*. 2014;56:56.
859. Wilkins PA, Wacholder S, Nolan TJ, et al. Evidence for transmission of Halicephalobus deletrix (H gingivalis) from dam to foal. *J Vet Intern Med*. 2001;15:412–417.
860. Adedeji AO, Borjesson DL, Kozikowski-Nicholas TA, et al. What is your diagnosis? Cerebrospinal fluid from a horse. *Vet Clin Pathol*. 2015;44:171–172.
861. Kinde H, Mathews M, Ash L, et al. Halicephalobus gingivalis (H. deletrix) infection in two horses in southern California. *J Vet Diagn Invest*. 2000;12:162–165.
862. Spalding MG, Greiner EC, Green SL. Halicephalobus (Micronema) deletrix infection in two half-sibling foals. *J Am Vet Med Assoc*. 1990;196:1127–1129.
863. Ruggles AJ, Beech J, Gillette DM, et al. Disseminated Halicephalobus deletrix infection in a horse. *J Am Vet Med Assoc*. 1993;203:550–552.
864. Rames DS, Miller DK, Barthel R, et al. Ocular Halicephalobus (syn. Micronema) deletrix in a horse. *Vet Pathol*. 1995;32:540–542.
865. Alstad AD, Berg IE, Samuel C. Disseminated Micronema deletrix infection in the horse. *J Am Vet Med Assoc*. 1979;174:264–266.
866. Angus KW, Roberts L, Archibald DR, et al. Halicephalobus deletrix infection in a horse in Scotland. *Vet Rec*. 1992;131:495.
867. Brojer JT, Parsons DA, Linder KE, et al. Halicephalobus gingivalis encephalomyelitis in a horse. *Can Vet J*. 2000;41:559–561.
868. Buergelt CD. Halicephalobus (Micronema) deletrix infection in the horse. *Equine Pract*. 1991;13:7–12.
869. Cho DY, Hubbard RM, McCoy DJ, et al. Micronema granuloma in the gingiva of a horse. *J Am Vet Med Assoc*. 1985;187:505–507.
870. Ferris DH, Levine ND, Beamer PD. Micronema deletrix in equine brain. *Am J Vet Res*. 1972;33:33–38.
871. Johnson JS, Hibler CP, Tillotson KM, et al. Radiculomeningomyelitis due to Halicephalobus gingivalis in a horse. *Vet Pathol*. 2001;38:559–561.
872. Jordan WH, Gaafar SM, Carlton WW. Micronema deletrix in the brain of a horse. *Vet Med Small Anim Clin*. 1975;70:707–709.
873. Powers RD, Benz GW. Micronema deletrix in the central nervous system of a horse. *J Am Vet Med Assoc*. 1977;170:175–177.
874. Rubin HL, Woodard JC. Equine infection with Micronema deletrix. *J Am Vet Med Assoc*. 1974;165:256–258.
875. Little PB, Lwin US, Fretz P. Verminous encephalitis of horses: experimental induction with *Strongylus vulgaris* larvae. *Am J Vet Res*. 1974;35:1501–1510.
876. Wright JD, Kelly WR, Waddell AH, et al. Equine neural angiostrongylosis. *Aust Vet J*. 1991;68:58–60.
877. Mason KV. Canine neural angiostrongylosis: the clinical and therapeutic features of 55 natural cases. *Aust Vet J*. 1987;64:201–203.
878. Tanabe M, Gerhold RW, Beckstead RB, et al. Molecular confirmation of *Parelaphostrongylus tenuis* infection in a horse with verminous encephalitis. *Vet Pathol*. 2010;47:759.
879. Johnson AL, de Lahunta A, Divers TJ. Acquired scoliosis in equids: case series and proposed pathogenesis. *Proc Amer Assoc Equine Pract*. 2008;54:192–197.
880. Mayhew IG, Lichtenfels JR, Greiner EC, et al. Migration of a spiruroid nematode through the brain of a horse. *J Am Vet Med Assoc*. 1982;180:1306–1311.
881. Yoshihara T, Oikawa M, Wada R, et al. A survey of filarial parasites in the peritoneal cavity of horses in Japan. *Bull Equine Res Inst Japan*. 1988;25:25–28.
882. Innes JRM, Pillai CP. Kumri—so-called lumbar paralysis—of horses in Ceylon (India and Burma) and its identification with cerebrospinal nematodiasis. *Br Vet J*. 1955;3:233–235.
883. Frauenfelder HC, Kazacos KR, Lichtenfels JR. Cerebrospinal nematodiasis caused by a filariid in a horse. *J Am Vet Med Assoc*. 1980;177:359–362.
884. Hadlow WJ, Ward JK, Krinsky WL. Intracranial myiasis by Hypoderma bovis (Linnaeus) in a horse. *Cornell Vet*. 1977;67:272–281.
885. Baker DW, Monlux WS. Hypoderma myiasis in the horse: summary of a series of cases studied during spring and summer, 1939. *J Parasitol*. 1939;25(suppl):16.
886. Olander HJ. The migration of Hypoderma lineatum in the brain of a horse. A case report and review. *Pathol Vet*. 1967;4:477–483.
887. Wijesundera WS, Chandrasekharan NV, Karunanayake EH. A sensitive polymerase chain reaction based assay for the detection of Setaria digitata: the causative organism of cerebrospinal nematodiasis in goats, sheep and horses. *Vet Parasitol*. 1999;81:225–233.
888. Dunn DG, Gardiner CH, Dralle KR, et al. Nodular granulomatous posthitis caused by Halicephalobus (syn. Micronema) sp. in a horse. *Vet Pathol*. 1993;30:207–208.
889. Allen D, Swayne D, Belknap JK. Ganglioneuroma as a cause of small intestinal obstruction in the horse: a case report. *Cornell Vet*. 1989;79:133–141.
890. Porter BF, Storts RW, Payne HR, et al. Colonic ganglioneuromatosis in a horse. *Vet Pathol*. 2007;44:207–210.
891. Carrigan MJ, Higgins RJ, Carlson GP, et al. Equine papillary ependymoma. *Vet Pathol*. 1996;33:77–80.
892. Hayes HM, Priester Jr WA, Pendergrass TW. Occurrence of nervous-tissue tumors in cattle, horses, cats and dogs. *Int J Cancer*. 1975;15:39–47.
893. Heath SE, Peter AT, Janovitz EB, et al. Ependymoma of the neurohypophysis and hypernatremia in a horse. *J Am Vet Med Assoc*. 1995;207:738–741.
894. Szazados I. Ependymoma as the cause of severe brain symptoms in a horse. *Dtsch Tierarztl Wochenschr*. 1973;80:57.

895. Pirie RS, Mayhew IG, Clarke CJ, et al. Ultrasonographic confirmation of a space-occupying lesion in the brain of a horse: choroid plexus papilloma. *Equine Vet J*. 1998;30:445–448.
896. Bistner S, Campbell RJ, Shaw D, et al. Neuroepithelial tumor of the optic nerve in a horse. *Cornell Vet*. 1983;73:30–40.
897. Bistner SI. Medullo-epithelioma of the iris and ciliary body in a horse. *Cornell Vet*. 1974;64:588–595.
898. Eagle Jr RC, Font RL, Swerczek TW. Malignant medulloepithelioma of the optic nerve in a horse. *Vet Pathol*. 1978;15:488–494.
899. Dopke C, Grone A, von Borstel M, et al. Metastatic esthesioneuroblastoma in a horse. *J Comp Pathol*. 2005;132:218–222.
900. Knottenbelt DC, Hetzel U, Roberts V. Primary intraocular primitive neuroectodermal tumor (retinoblastoma) causing unilateral blindness in a gelding. *Vet Ophthalmol*. 2007;10:348–356.
901. Riis RC, Scherlie Jr PH, Rebhun WC. Intraocular medulloepithelioma in a horse. *Equine Vet J Suppl*. 1990:66–68.
902. Szymanski CM. Malignant teratoid medulloepithelioma in a horse. *J Am Vet Med Assoc*. 1987;190:301–302.
903. Ueda Y, Senba H, Nishimura T, et al. Ocular medulloepithelioma in a thoroughbred. *Equine Vet J*. 1993;25:558–561.
904. Yamate J, Izawa T, Ogata K, et al. Olfactory neuroblastoma in a horse. *J Vet Med Sci*. 2006;68:495–498.
905. Fankhauser. Tumours of the nervous system. *Bull World Health Organ*. 1974;50:53–69.
906. Holshuh HJ, Howard EB. Pineoblastoma, a primitive neuroectodermal tumor in the brain of a horse. *Vet Pathol*. 1982;19:567–569.
907. Gelatt KN, Leipold HW, Finocchio EJ, et al. Optic disc astrocytoma in a horse. *Can Vet J*. 1971;12:53–55.
908. Gericota B, Aleman M, Kozikowski TA, et al. A grade IV glioblastoma with an oligodendroglial component (GBM-O) in a horse. *J Comp Pathol*. 2010;142:332–335.
909. Pascoe PJ. Colic in a mare caused by a colonic neurofibroma. *Can Vet J*. 1982;23:24–27.
910. Schoniger S, Summers BA. Localized, plexiform, diffuse, and other variants of neurofibroma in 12 dogs, 2 horses, and a chicken. *Vet Pathol*. 2009;46:904–915.
911. Spritz RA, Itin PH, Gutmann DH. Piebaldism and neurofibromatosis type 1: horses of very different colors. *J Invest Dermatol*. 2004;122:xxxiv–xxxv.
912. Strubbe DT. Periocular neurofibrosarcoma in a horse. *Vet Ophthalmol*. 2001;4:237–241.
913. van den Top JG, de Heer N, Klein WR, et al. Penile and preputial tumours in the horse: a retrospective study of 114 affected horses. *Equine Vet J*. 2008;40:528–532.
914. Pascoe RR, Summers PM. Clinical survey of tumours and tumour-like lesions in horses in south east Queensland. *Equine Vet J*. 1981;13:235–239.
915. Andreasen CB, Hedstrom OR, Allison P. Mediastinal Schwannoma in a horse—cytologic, histologic, and immunochemical evaluation. *Vet Clin Pathol*. 1993;22:54–59.
916. Williamson LH, Farrell RL. Intracranial schwannoma in a horse. *Cornell Vet*. 1990;80:135–141.
917. Kreeger JM, Templer A, Tumquist SE, et al. Paranasal meningioma in a horse. *J Vet Diagn Invest*. 2002;14:322–325.
918. McEntee M, Summers BA, de Lahunta A, et al. Meningocerebral hemangiomatosis resembling Sturge-Weber disease in a horse. *Acta Neuropathol*. 1987;74:405–410.
919. Lester GD, MacKay RJ, Smith-Meyer B. Primary meningeal lymphoma in a horse. *J Am Vet Med Assoc*. 1992;201:1219–1221.
920. Mayhew IG, MacKay RJ. The nervous system. In: Mansmann RA, McAllister ES, eds. *Equine Medicine and Surgery*. 3rd ed. Goleta, CA: America Veterinary Publications; 1982:1159–1252.
921. Duff S. Cholesterinic granulomas in horses. *Vet Rec*. 1994;135:288.
922. Jackson CA, deLahunta A, Dykes NL, et al. Neurological manifestation of cholesterinic granulomas in three horses. *Vet Rec*. 1994;135:228–230.
923. Johnson PJ, Lin TL, Jennings DP. Diffuse cerebral encephalopathyassociatedwithhydrocephalusandcholesterinicgranulomasin a horse. *J Am Vet Med Assoc*. 1993;203:694–697.
924. Vanschandevijl K, Gielen I, Nollet H, et al. Computed tomography-guided brain biopsy for in vivo diagnosis of a cholesterinic granuloma in a horse. *J Am Vet Med Assoc*. 2008;233:950–954.
925. Vink-Nooteboom M, Junker K, van den Ingh TS, et al. Computed tomography of cholesterinic granulomas in the choroid plexus of horses. *Vet Radiol Ultrasound*. 1998;39:512–516.
926. Ivoghli B, Emady M, Rezakhani A. Motor paralysis associated with cholesteatoma in a mare. *Vet Med Small Anim Clin*. 1977;72:602–604.
927. Maxwell HA. so-called cholesteatoma in a horse. *Cornell Vet*. 1948;38:102.
928. Rooney JR. Cerebral cholesteatoma. *Mod Vet Pract*. 1979;60:726.
929. Sundberg JP, Burnstein T, Page EH, et al. Neoplasms of Equidae. *J Am Vet Med Assoc*. 1977;170:150–152.
930. Sullivan ND. The nervous system. In: Jubb KVF, Kennedy PC, Palmer N, eds. *Pathology of Domestic Animals*. 3rd ed. Orlando, FL: Academic Press; 1985:201–338.
931. Kannegieter NJ, Alley MR. Ataxia due to lymphosarcoma in a young horse. *Aust Vet J*. 1987;64:377–379.
932. Morrison LR, Freel K, Henderson I, et al. Lymphoproliferative disease with features of lymphoma in the central nervous system of a horse. *J Comp Pathol*. 2008;139:256–261.
933. Shamis LD, Everitt JI, Baker GJ. Lymphosarcoma as the cause of ataxia in a horse. *J Am Vet Med Assoc*. 1984;184:1517–1518.
934. Williams MA, Welles EG, Gailor RJ, et al. Lymphosarcoma associated with neurological signs and abnormal cerebrospinal fluid in two horses. *Prog Vet Neurol*. 1992;3:51–56.
935. Zeman DH, Snider 3rd TG, McClure JJ. Vertebral lymphosarcoma as the cause of hind limb paresis in a horse. *J Vet Diagn Invest*. 1989;1:187–188.
936. Hartmann E, Baumgartner W, Hungerland C. Spinal lymphosarcoma in a foal. *Tierarztl Prax*. 1988;16:175–178.
937. Schott HC, Major MD, Grant BD, et al. Melanoma as a cause of spinal cord compression in two horses. *J Am Vet Med Assoc*. 1990;196:1820–1822.
938. Traver DS, Moore JN, Thornburg LP, et al. Epidural melanoma causing posterior paresis in a horse. *J Am Vet Med Assoc*. 1977;170:1400–1403.
939. Covington AL, Magdesian KG, Madigan JE, et al. Recurrent esophageal obstruction and dysphagia due to a brainstem melanoma in a horse. *J Vet Intern Med*. 2004;18:245–247.
940. Kirker-Head CA, Loeffler D, Held JP. Pelvic limb lameness due to malignant melanoma in a horse. *J Am Vet Med Assoc*. 1985;186:1215–1217.
941. Ladd SM, Crisman MV, Duncan R, et al. Central nervous system hemangiosarcoma in a horse. *J Vet Intern Med*. 2005;19:914–916.
942. Berry S. Spinal cord compression secondary to hemangiosarcoma in a saddlebred stallion. *Can Vet J*. 1999;40:886–887.
943. Van Biervliet J, Alcaraz A, Jackson CA, et al. Extradural undifferentiated sarcoma causing spinal cord compression in 2 horses. *J Vet Intern Med*. 2004;18:248–251.
944. D'Angelo A, Bertuglia A, Capucchio MT, et al. Central vestibular syndrome due to a squamous cell carcinoma in a horse. *Vet Rec*. 2007;161:314–316.
945. Patterson LJ, May SA, Baker JR. Skeletal metastasis of a penile squamous cell carcinoma. *Vet Rec*. 1990;126:579–580.
946. Spoormakers TJ, J IJ, Sloet van Oldruitenborgh-Oosterbaan MM. Neurological signs in a horse due to metastases of an intestinal adenocarcinoma. *Vet Q*. 2001;23:49–50.
947. Wright JA, Giles CJ. Diffuse carcinomatosis involving the meninges of a horse. *Equine Vet J*. 1986;18:147–150.
948. Davis JL, Gilger BC, Spaulding K, et al. Nasal adenocarcinoma with diffuse metastases involving the orbit, cerebrum, and multiple cranial nerves in a horse. *J Am Vet Med Assoc*. 2002;221:1460–1463. 1420.
949. Martens J, Rosenbruch M. Hypophyseal adenocarcinoma in a horse. A case study. *Tierarztl Prax*. 1984;12:354–358.

950. Reynolds BL, Stedham MA, Lawrence 3rd JM, et al. Adenocarcinoma of the frontal sinus with extension to the brain in a horse. *J Am Vet Med Assoc.* 1979;174:734–736.
951. Livesey MA, Wilkie IW. Focal and multifocal osteosarcoma in two foals. *Equine Vet J.* 1986;18:407–410.
952. Harada K, Uozumi T, Kuwabara S, et al. Plasma cell tumor of the parieto-occipital bone; a case report. *No Shinkei Geka.* 1991;19:1067–1071.
953. Drew RA, Greatorex JC. Vertebral plasma cell myeloma causing posterior paralysis in a horse. *Equine Vet J.* 1974;6:131–134.
954. Brownie CF, Cullen J. Characterization of experimentally induced equine leukoencephalomalacia (ELEM) in ponies (Equus caballus): preliminary report. *Vet Hum Toxicol.* 1987;29:34–38.
955. Christley RM, Begg AP, Hutchins DR, et al. Leukoencephalomalacia in horses. *Aust Vet J.* 1993;70:225–226.
956. Kellerman TS, Marasas WF, Thiel PG, et al. Leukoencephalomalacia in two horses induced by oral dosing of fumonisin B1. *Onderstepoort J Vet Res.* 1990;57:269–275.
957. Lock TF. Leukoencephalomalacia in two quarter horses. *Mod Vet Pract.* 1974;55:464.
958. Marasas WF, Kellerman TS, Gelderblom WC, et al. Leukoencephalomalacia in a horse induced by fumonisin B1 isolated from Fusarium moniliforme. *Onderstepoort J Vet Res.* 1988;55:197–203.
959. Naranjo Cerrillo G, Soler Rodriguez F, Gomez Gordo L, et al. Clinical and pathological aspects of an outbreak of equine leukoencephalomalacia in Spain. *Zentralbl Veterinarmed A.* 1996;43:467–472.
960. Pienaar JG, Kellerman TS, Marasas WF. Field outbreaks of leukoencephalomalacia in horses consuming maize infected by Fusarium verticillioides (= F. moniliforme) in South Africa. *J S Afr Vet Assoc.* 1981;52:21–24.
961. Porter JK, Voss KA, Bacon CW, et al. Effects of Fusarium moniliforme and corn associated with equine leukoencephalomalacia on rat neurotransmitters and metabolites. *Proc Soc Exp Biol Med.* 1990;194:265–269.
962. Rosiles MR, Bautista J, Fuentes VO, et al. An outbreak of equine leukoencephalomalacia at Oaxaca, Mexico, associated with fumonisin B1. *Zentralbl Veterinarmed A.* 1998;45:299–302.
963. Ross PF, Ledet AE, Owens DL, et al. Experimental equine leukoencephalomalacia, toxic hepatosis, and encephalopathy caused by corn naturally contaminated with fumonisins. *J Vet Diagn Invest.* 1993;5:69–74.
964. Ross PF, Nelson PE, Owens DL, et al. Fumonisin B2 in cultured Fusarium proliferatum, M-6104, causes equine leukoencephalomalacia. *J Vet Diagn Invest.* 1994;6:263–265.
965. Ross PF, Rice LG, Reagor JC, et al. Fumonisin B1 concentrations in feeds from 45 confirmed equine leukoencephalomalacia cases. *J Vet Diagn Invest.* 1991;3:238–241.
966. Uhlinger C. Clinical and epidemiologic features of an epizootic of equine leukoencephalomalacia. *J Am Vet Med Assoc.* 1991;198:126–128.
967. Uhlinger C. Leukoencephalomalacia. *Vet Clin North Am Equine Pract.* 1997;13:13–20.
968. Voss KA, Norred WP, Plattner RD, et al. Hepatotoxicity and renal toxicity in rats of corn samples associated with field cases of equine leukoencephalomalacia. *Food Chem Toxicol.* 1989;27:89–96.
969. Wilkins PA, Vaala WE, Zivotofsky D, et al. A herd outbreak of equine leukoencephalomalacia. *Cornell Vet.* 1994;84:53–59.
970. Wilson BJ, Maronpot RR, Hildebrandt PK. Equine leukoencephalomalacia. *J Am Vet Med Assoc.* 1973;163:1293–1295.
971. Wilson TM, Nelson PE, Marasas WF, et al. A mycological evaluation and in vivo toxicity evaluation of feed from 41 farms with equine leukoencephalomalacia. *J Vet Diagn Invest.* 1990;2:352–354.
972. Wilson TM, Ross PF, Nelson PE. Fumonisin mycotoxins and equine leukoencephalomalacia. *J Am Vet Med Assoc.* 1991;198:1104–1105.
973. Wilson TM, Ross PF, Owens DL, et al. Experimental reproduction of ELEM. A study to determine the minimum toxic dose in ponies. *Mycopathologia.* 1992;117:115–120.
974. Wilson TM, Ross PF, Rice LG, et al. Fumonisin B1 levels associated with an epizootic of equine leukoencephalomalacia. *J Vet Diagn Invest.* 1990;2:213–216.
975. Wohlsein P, Hinrichs U, Brandt K, et al. Leukoencephalomalacia in two horses—moldy corn poisoning in Germany? *Tierarztl Prax.* 1995;23:582–587.
976. Marasas WF, Kellerman TS, Pienaar JG, et al. Leukoencephalomalacia: a mycotoxicosis of Equidae caused by Fusarium moniliforme Sheldon. *Onderstepoort J Vet Res.* 1976;43:113–122.
977. Cordy DR. Nigropallidal encephalomalacia in horses associated with ingestion of yellow star thistle. *J Neuropathol Exp Neurol.* 1954;13:330–342.
978. Farrell RK, Sande RD, Lincoln SD. Nigropallidal encephalomalacia in a horse. *J Am Vet Med Assoc.* 1971;158:1201–1204.
979. Fowler ME. Nigropallidal encephalomalacia in the horse. *J Am Vet Med Assoc.* 1965;147:607–616.
980. Gard GP, De Sarem WG, Ahrens PJ. Nigropallidal encephalomalacia in horses in New South Wales. *Aust Vet J.* 1973;49:107–108.
981. Larson KA, Young S. Nigropallidal encephalomalacia in horses in Colorado. *J Am Vet Med Assoc.* 1970;156:626–628.
982. Moret S, Populin T, Conte LS, et al. HPLC determination of free nitrogenous compounds of *Centaurea solstitialis* (Asteraceae), the cause of equine nigropallidal encephalomalacia. *Toxicon.* 2005;46:651–657.
983. Roy DN, Peyton DH, Spencer PS. Isolation and identification of two potent neurotoxins, aspartic acid and glutamic acid, from yellow star thistle. *(Centaurea solstitialis). Nat Toxins.* 1995;3:174–180.
984. Sanders SG, Tucker RL, Bagley RS, et al. Magnetic resonance imaging features of equine nigropallidal encephalomalacia. *Vet Radiol Ultrasound.* 2001;42:291–296.
985. Young S, Brown WW, Klinger B. Nigropallidal encephalomalacia in horses caused by ingestion of weeds of the genus Centaurea. *J Am Vet Med Assoc.* 1970;157:1602–1605.
986. Young S, Brown WW, Klinger B. Nigropallidal encephalomalacia in horses fed Russian knapweed—Centaurea repens L. *Am J Vet Res.* 1970;31:1393–1404.
987. Baird JD, Arroyo LG, Vengust M, et al. Adverse extrapyramidal effects in four horse given fluphenazine decanoate. *J Am Vet Med Assoc.* 2006;229:104–110.
988. Brashier M. Fluphenazine-induced extrapyramidal side effects in a horse. *Vet Clin North Am Equine Pract.* 2006;22:e37–e45.
989. Brewer BD, Hines MT, Stewart JT, et al. Fluphenazine induced Parkinson-like syndrome in a horse. *Equine Vet J.* 1990;22:136–137.
990. Kauffman VG, Soma L, Divers TJ, et al. Extrapyramidal side effects caused by fluphenazine decanoate in a horse. *J Am Vet Med Assoc.* 1989;195:1128–1130.
991. Rodriguez-Palacios A, Quesada R, Baird J, et al. Presumptive fluphenazine-induced hepatitis and urticaria in a horse. *J Vet Intern Med.* 2007;21:336–339.
992. Costello S, Heffron B, Taddei L, et al. Quantitation of fluphenazine in equine serum following fluphenazine decanoate administration. *J Anal Toxicol.* 2013;37:594–599.
993. Bertone JJ, Horspool LJI. Drugs and dosages for use in equines. In: Bertone JJ, Horspool LJI, eds. *Equine Clinical Pharmacology.* Edinburgh: W.B. Saunders; 2004:367–380.
994. Collins NM, Axon JE, Carrick JB, et al. Severe hyponatraemia in foals: clinical findings, primary diagnosis and outcome. *Aust Vet J.* 2016;94:186–191.
995. Hardefeldt LY. Hyponatraemic encephalopathy in azotaemic neonatal foals: four cases. *Aust Vet J.* 2014;92:488–491.

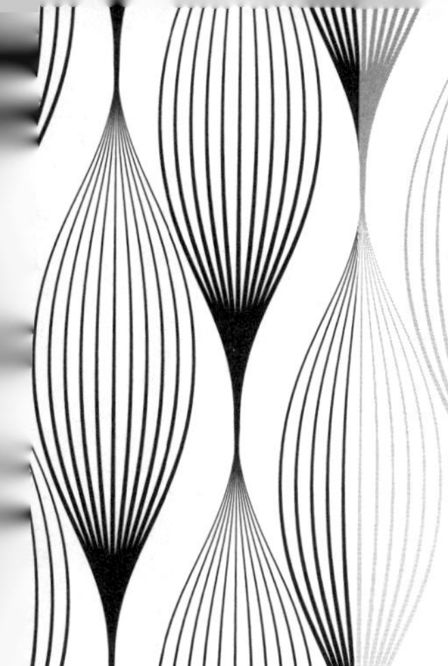

CAPÍTULO 12

Distúrbios do Sistema Gastrintestinal

L. Chris Sanchez*

Exame físico

O exame de pacientes com doença do trato gastrintestinal deve incluir a avaliação metabólica e do sistema cardiovascular porque doenças agudas do intestino proximal ou distal podem causar endotoxemia e sepse. O exame do sistema cardiovascular (coração, pulso periférico e mucosas), dos pulmões e do abdome é essencial para a detecção de sinais clínicos de inflamação sistêmica por endotoxemia, distúrbios da coagulação, desidratação, íleo, choque e outras anomalias provocadas por lesões no intestino delgado ou grosso. Os sinais clínicos de inflamação sistêmica por endotoxemia e sepse são descritos mais adiante neste capítulo.

O exame físico do abdome deve incluir ausculta, balotamento transabdominal e palpação transretal. A distensão abdominal geralmente se refere ao intestino grosso; o acometimento do intestino delgado, se extenso, também pode causar distensão abdominal visível. A palpação abdominal pode ser realizada em neonatos. Em animais com várias semanas de idade, a parede abdominal fica rígida demais para uma boa palpação das estruturas intra-abdominais.

A ausculta abdominal é muito importante para a avaliação da motilidade do intestino grosso. Por outro lado, é difícil diferenciar a motilidade progressiva do intestino delgado da motilidade não progressiva à ausculta. O caráter distinto dos borborigmos produzidos durante as contrações propulsivas do ceco e do cólon ascendente torna possível a avaliação da frequência e da força de retropulsão e propulsão. As contrações propulsivas do ceco e do cólon ventral ocorrem a cada 3 a 4 minutos e dão origem a sons contínuos prolongados, ouvidos em segmentos longos do intestino. Acredita-se que os sons retropulsivos sejam semelhantes aos sons propulsivos, mas ocorram com menos frequência. A distinção entre propulsão e retropulsão não é clinicamente importante porque os dois tipos de contração significam motilidade normal. As contrações inter-haustrais e intra-haustrais produzem sons inespecíficos de movimento de líquidos e ingesta difíceis de diferenciar de outros borborigmos, como contrações espasmódicas ou do intestino delgado.[1]

A ausculta sobre o flanco direito, seguindo pela borda caudal da margem costal em direção ao xifoide, propicia a avaliação dos borborigmos cecais. A ausculta em uma área semelhante no lado esquerdo torna possível a avaliação da flexura pélvica e do cólon ascendente. Os borborigmos progressivos típicos, ouvidos a cada 3 a 4 minutos nos dois lados do abdome, indicam motilidade normal do ceco e do cólon ascendente. Sons progressivos menos frequentes podem indicar uma patologia no intestino grosso ou ser causados por anorexia, nervosismo (tônus simpático) ou inibição farmacológica da motilidade (com agonistas α_2-adrenérgicos, como a xilazina).[2-5] A ausência absoluta de quaisquer borborigmos passíveis de ausculta sugere anomalia da motilidade e indica íleo decorrente de uma doença grave, mas não é específica para nenhum segmento intestinal.[3,6] A ausculta de borborigmos, mas não de sons progressivos, dificulta a determinação da existência de uma anomalia significativa; assim, esses achados não devem ser superinterpretados.[6] Os borborigmos ouvidos com frequência superior à normal podem ser decorrentes do aumento da motilidade após a alimentação, da estimulação excessiva por irritação, distensão ou inflamação ou da administração de fármacos parassimpaticomiméticos, como a neostigmina. A motilidade do intestino grosso aumenta nos primeiros estágios da distensão intestinal, independentemente do sítio acometido.[7] A inflamação ou irritação branda da mucosa do intestino grosso também podem estimular a motilidade.[3] Fármacos parassimpaticomiméticos estimulam contrações e borborigmos auscultáveis no intestino grosso; o aumento do tônus parassimpático pode causar contrações segmentares que, na verdade, inibem a motilidade progressiva.[2]

A percussão do abdome durante a ausculta pode revelar a presença de gases no intestino grosso. O *ping* característico produzido pela percussão digital simultânea à ausculta em uma víscera preenchida por gás geralmente está associado ao acúmulo anormal de gás sob pressão. Essa técnica é bastante importante em potros, pôneis e cavalos em miniatura por causa das limitações da palpação retal.

O balotamento transabdominal pode ser usado para detecção de massas grandes e firmes ou um volume anormal de líquido peritoneal (FP). A utilidade dessa técnica tende a ser limitada a animais pequenos demais para a palpação retal. Massas de tecidos moles ou fetos podem ser detectados ao golpear as estruturas com a mão ou o punho. Em caso de volume excessivo de FP, a oscilação pode gerar uma onda de líquido; no entanto, essa técnica não é tão utilizada em cavalos com mais de 4 semanas em função da rigidez da parede abdominal.

---

*Os editores e autores reconhecem e agradecem as contribuições de Samuel L. Jones, Katharina I. Lohmann, Michelle Henry Barton, Laura Javsicas, Anthony T. Blikslager e Dana N. Zimmel como colaboradores anteriores deste capítulo. Parte de seu trabalho original foi incorporado a esta edição.

A palpação transretal é a técnica de exame físico mais específica para a investigação de doença intestinal e é muito importante na avaliação de doenças obstrutivas.[8] Os principais objetivos da palpação transretal são a avaliação do tamanho, da consistência e da posição dos segmentos do intestino grosso; a determinação da existência de qualquer distensão do intestino delgado; e a detecção de massas intra-abdominais. A avaliação da espessura e textura da parede e das estruturas mesentéricas (vasos sanguíneos, vasos linfáticos e linfonodos) também pode auxiliar o diagnóstico de doença do intestino grosso. A interpretação dos achados da palpação transretal à luz dos sinais clínicos e dos resultados laboratoriais ajuda muito o diagnóstico e o desenvolvimento de estratégias terapêuticas adequadas em animais com doenças intestinais que provocam dor abdominal. A detecção do aumento de um ou mais segmentos do intestino grosso pela palpação transretal gera evidências de obstrução no sítio acometido ou na área distal. A avaliação sistemática de cada segmento torna possível determinar o local de obstrução. A obstrução da flexura pélvica, por exemplo, causa aumento de volume dessa estrutura e do cólon ventral, mas o cólon dorsal e o cólon descendente têm tamanho normal. O aumento de volume de um segmento do intestino grosso geralmente é acompanhado por conteúdo de consistência anormal. É possível distinguir entre gás, líquido e ingesta e detectar corpos estranhos em segmentos palpáveis. O acúmulo de gás e líquido sugere obstrução completa e aguda, enquanto o acúmulo de ingesta sugere obstrução crônica e incompleta. Em geral, o acúmulo de líquido indica íleo. O profissional deve avaliar a consistência do conteúdo à luz do tamanho do segmento; a ingesta no cólon ventral de um paciente desidratado pode ser firme, mas o tamanho do cólon ventral é normal. Por outro lado, se a ingesta for firme por causa de uma obstrução distal, o cólon ventral estará aumentado.

O deslocamento de um segmento do intestino grosso pode criar uma obstrução detectável pelo aumento do segmento e acúmulo de gás e líquido, mesmo se o sítio da obstrução não for palpável. A torção do cólon ascendente nas flexuras esternal e diafragmática causa acúmulo agudo de gás e líquido proximal à torção, com distensão do cólon dorsal e do cólon ventral esquerdo. Dependendo do grau de torção, a posição do cólon ventral e do cólon dorsal pode não apresentar anomalias significativas. O deslocamento de um segmento do intestino grosso geralmente provoca obstrução incompleta, e o diagnóstico é confirmado pela detecção do segmento deslocado em posição anormal ou suspeita quando o segmento não é palpável em posição normal. É preciso determinar se o segmento aparentemente deslocado está em posição normal, mas tem tamanho menor que o normal, por causa do volume menor de ingesta. O ceco, o cólon dorsal e o cólon ventral direito, a flexura pélvica e o cólon descendente são palpáveis na maioria dos cavalos. O espaço nefroesplênico deve ser palpado para a detecção de intestino, em geral a flexura pélvica, aprisionado no ligamento.

O intestino delgado normalmente não é palpável em equinos. A distensão indica íleo com retenção de gás ou líquido, em geral após uma obstrução, seja com ou sem estrangulamento. Obstruções com estrangulamento são acompanhadas por dor intensa, desidratação, alterações do FP e acúmulo variável de líquido gástrico. Nesses casos, o intestino delgado é túrgido e firme à palpação. O mesentério e a espessura da parede devem ser avaliados como nos distúrbios do intestino grosso. A palpação cuidadosa dos anéis inguinais em garanhões com distensão do intestino delgado é crucial para o diagnóstico de hérnia inguinal.

A avaliação da espessura da parede e dos vasos mesentéricos pode revelar congestão venosa (edema mural e aumento de volume de vasos sanguíneos e linfáticos) ou inflamação (edema mural com vasos normais). A interrupção do fluxo sanguíneo arterial não causa congestão venosa, mas o pulso arterial não é detectável. As rupturas mesentéricas podem não ser palpáveis, mas o segmento intestinal isquêmico retido pode ficar mais espesso. O aumento dos linfonodos mesentéricos também pode ser observado. Anomalias na parede ou nos vasos devem ser interpretadas à luz do tamanho, consistência e posição do segmento intestinal e dos sinais clínicos. Vários casos com lesões por estrangulamento do intestino delgado não são necessariamente acompanhados por achados anormais no exame retal por um período prolongado. Entre esses casos estão as hérnias diafragmáticas e os encarceramentos do forame epiploico (EFE). Os resultados da análise do FP também podem ser normais nesses casos, porque o líquido está preso no tórax ou na porção cranial do abdome.

As causas de distensão sem estrangulamento do intestino delgado podem ser divididas ainda em obstruções intraluminais e extraluminais. As impactações ileais são a causa mais comum de obstrução intraluminal e, em raras ocasiões, podem ser palpadas no quadrante superior direito, perto do esfíncter ileocecal. Massas intraluminais causadas por linfoma, enterite eosinofílica, corpos estranhos ou impactações por ascarídeos tendem a provocar distensão do intestino delgado e são indistinguíveis umas das outras à palpação. Nesses casos, o intestino delgado pode apresentar distensão moderada a grave, dependendo do grau de obstrução. Dentre as obstruções extraluminais estão as massas abdominais e o deslocamento do cólon maior. O restante do abdome deve ser cuidadosamente palpado para ajudar a descartar essas causas. Alguns casos de distensão do intestino delgado são provocados por íleo fisiológico, e não por obstrução mecânica. A distensão intestinal geralmente é branda a moderada e quase sempre acompanhada por uma quantidade significativa de líquido gástrico.

O cólon menor é facilmente distinguível pela presença de bolos fecais normais e uma banda antimesentérica. Cavalos com impactação do cólon menor apresentam uma estrutura longa, dura e tubular no abdome caudal e a banda é palpável ao longo do comprimento. O reto desses cavalos costuma ter fezes líquidas, assim como tenesmo, e a mucosa retal é edemaciada e, às vezes, espessada. As lacerações retais podem ser detectadas e avaliadas por meio da palpação retal cuidadosa. Massas murais também podem ser detectadas em segmentos palpáveis do intestino ou no mesentério; as consequências da obstrução pela massa podem ser detectadas nos segmentos proximais do intestino, mesmo se a massa em si não for acessível. A palpação dos vasos mesentéricos pode revelar espessamento e trombose, que podem causar isquemia ou infarto.

A inspeção visual da mucosa do reto e do cólon descendente pode ser realizada com um espéculo ou endoscópio flexível. Um endoscópio flexível também auxilia a avaliação de lacerações ou perfurações retais, massas murais, estenoses ou inflamação da mucosa e a obtenção de amostras de biopsia da mucosa ou da massa. As limitações óbvias são a quantidade de material fecal, que pode interferir no exame, e a distância da lesão de interesse do ânus. Em muitos casos, essas técnicas oferecem pouca vantagem sobre a palpação, a menos que o paciente seja pequeno demais.

O exame da cavidade oral em cavalos com disfagia ou perda ponderal é uma etapa importante do exame físico. O cavalo deve ser adequadamente sedado e um espéculo de boca deve ser usado para propiciar a palpação e o exame visual de todas as partes da cavidade oral e a detecção de anomalias dentárias, corpos estranhos, fraturas, abscessos ou úlcera da mucosa.

O acúmulo de líquido no estômago indica uma obstrução funcional ou mecânica ao esvaziamento gástrico, e é avaliado por meio do sifonamento do conteúdo gástrico com uma sonda nasogástrica e do exame da quantidade, cor e odor do líquido. O líquido normal é verde e pode conter saliva espumosa. De modo geral, o volume de líquido obtido com o lavado gástrico é inferior a 4 ℓ. Grandes volumes (≥ 8 a 10 ℓ) de líquido fétido podem indicar enterite proximal. Cavalos com obstruções com estrangulamento ou obstruções luminais tendem a acumular quantidades moderadas de líquido gástrico, mas essa quantidade é menor do que em cavalos com enterite proximal ou íleo pós-operatório (IPO). A distinção entre esses distúrbios não deve ser feita com base apenas no volume e nas características do líquido gástrico. A hemorragia no líquido gástrico geralmente indica desvitalização do intestino delgado ou da parede do estômago ou ainda úlcera gástrica grave. A endoscopia ou a radiografia com contraste podem auxiliar o diagnóstico de obstrução ao esvaziamento gástrico.

AVALIAÇÃO DIAGNÓSTICA

Patologia clínica

As alterações hematológicas associadas a doenças do trato gastrintestinal em geral são inespecíficas, refletindo a resposta sistêmica à inflamação, endotoxemia ou sepse. A leucocitose neutrofílica e a anemia normocrômica e normocítica, com ou sem hiperfibrinogenemia, são associadas a doenças inflamatórias crônicas do intestino. A anemia por perda crônica de sangue é pouco comum em cavalos adultos por causa das grandes reservas de ferro e de suas altas concentrações na dieta. A anemia tende a ocorrer após a inflamação crônica, assim como as alterações leucocitárias e concentrações plasmáticas de fibrinogênio. As concentrações plasmáticas de proteínas variam dependendo das perdas gastrintestinais de albumina e globulina e da elevação do nível de globulina causada pela estimulação antigênica. A enteropatia com perda de proteínas pode provocar hipoalbuminemia ou pan-hipoproteinemia.

Doenças intestinais agudas não são acompanhadas por alterações significativas no hemograma, a menos que haja desidratação grave, endotoxemia ou síndrome da resposta inflamatória sistêmica (SIRS). Durante os primeiros estágios da SIRS, elevações nas concentrações circulantes de mediadores inflamatórios, epinefrina e cortisol produzem alterações características no hemograma. A leucopenia, com neutropenia e desvio à esquerda, alterações tóxicas no citoplasma dos neutrófilos e a linfopenia em geral ocorrem no início da doença, mas a leucocitose neutrofílica é mais comum nos estágios avançados de SIRS. Hemoconcentração e hiperfibrinogenemia também são frequentes. Trombocitopenia e outras coagulopatias também são características da SIRS.

Desequilíbrios eletrolíticos e aumento da concentração sanguínea de lactato são anomalias bioquímicas comuns em cavalos com doença gastrintestinal aguda. A diminuição das concentrações séricas de cálcio é comum e inespecífica.[9] A inflamação da mucosa pode interromper o fluxo de eletrólitos; a diarreia e o refluxo gástrico exacerbam a perda de sódio, potássio, cálcio, magnésio e bicarbonato. A isquemia do cólon maior aumenta as concentrações de lactato e potássio e causa acidose metabólica na vasculatura de cólon e inflamação na vasculatura sistêmica e do cólon.[10] A menor perfusão dos tecidos periféricos por choque hipotensivo e isquemia intestinal pode aumentar a concentração sanguínea de lactato. A obstrução intestinal durante a isquemia também pode levar à absorção de lactato do lúmen. O aumento da concentração sanguínea de lactato pode ter várias causas, inclusive hipovolemia e, isoladamente, não deve ser usado com fins diagnósticos ou prognósticos em cavalos com cólica.[11] Nos casos de emergências em equinos adultos (muitos deles com doença gastrintestinal), os aumentos nos níveis sanguíneos de lactato ao longo do tempo são maiores nos animais que não sobrevivem em comparação aos sobreviventes.[12] Os analisadores portáteis de lactato têm confiabilidade intra-analisador variável no sangue equino e, assim, deve-se ter cuidado na interpretação e comparação dos resultados relatados em várias pesquisas.[13,14] A acidose metabólica pode acompanhar a acidemia láctica, mas há uma associação inconsistente entre elas, sobretudo na existência de desequilíbrios acidobásicos mistos.[15,16] Aumentos nas concentrações de enzimas hepáticas, especificamente de γ-glutamil transferase (GGT), podem ser observados em deslocamentos do cólon maior, estenoses duodenais ou enterite proximal. O aumento de GTT é mais sugestivo de deslocamento dorsal direito, não esquerdo.[17]

A policitemia relativa por hemoconcentração ou contração esplênica e as alterações na deformabilidade das hemácias por hipoxia ou hipocalcemia podem aumentar a viscosidade do sangue. A viscosidade do sangue é maior em pacientes com doença obstrutiva aguda. A hiperviscosidade reduz a perfusão dos leitos capilares, exacerbando a isquemia e a hipoxia tecidual.[18]

Líquido peritoneal

A abdominocentese e a análise do FP são realizadas em muitos pacientes com doença gastrintestinal e são importantes para a diferenciação de distúrbios, com e sem estrangulamento do intestino delgado. O número de leucócitos e hemácias e as concentrações de proteína, lactato e glicose devem ser determinados. A avaliação citológica pode revelar anomalias celulares, principalmente em cavalos com neoplasia intestinal. Os resultados da análise do FP podem ajudar o estabelecimento de um diagnóstico específico e, mais importante, refletir a existência de lesão inflamatória, vascular ou isquêmica no intestino, com necessidade de intervenção cirúrgica.

A alteração do FP reflete uma sequência de eventos durante a lesão vascular intestinal aguda. Primeiro aumenta a concentração de proteína no FP e, depois, o número de hemácias e a concentração de fibrinogênio. Um processo transudativo decorrente da congestão vascular e do aumento da permeabilidade endotelial propicia o escape de pequenas macromoléculas (albumina) para o FP; a seguir, há escape de macromoléculas maiores (globulina e fibrinogênio) e, por fim, diapedese celular (hemácias e leucócitos). A inflamação intestinal isquêmica grave e a peritonite visceral causam um processo exsudativo, com escape de grandes quantidades de proteínas e leucócitos, principalmente neutrófilos, para o FP.[19,20] Por fim, bactérias começam a atravessar a parede intestinal e aparecem no FP em decorrência da perda da integridade da barreira mucosa. Em caso de perfuração, bactérias e partículas da ingesta são observadas no FP, além de degeneração de neutrófilos (picnose), cariorrexia, cariólise e restos celulares.

O aumento da concentração de proteína no FP é um indicador de inflamação em estágio inicial, enquanto o aumento do número de hemácias com quantidade normal de leucócitos sugere dano vascular sem isquemia tecidual significativa.[20]

É importante notar que o anticoagulante ácido etilenodiamino tetra-acético de potássio, mas não a heparina de lítio, pode causar um aumento na concentração de proteína total medida em refratômetro em relação ao valor obtido da mesma amostra sem anticoagulante.[21] À análise macroscópica, a cor do FP pode auxiliar a detecção de lesões e necrose do intestino. O aspecto serossanguinolento indica lesão vascular, enquanto a cor laranja ou vermelho-amarronzada indica necrose com a liberação de pigmentos, como a hemossiderina.

A hipoxia e a isquemia tecidual causam aumentos rápidos na atividade de lactato desidrogenase, creatinoquinase e fosfatase alcalina (FA) e na concentração de lactato no FP.[22,23] A concentração de fosfato aumenta quando há destruição celular.[24] As atividades enzimáticas e a concentração de fosfato e lactato aumentam mais e com mais velocidade no FP do que no soro.[16,22-24] O pH e a concentração de glicose no FP tendem a diminuir durante a isquemia intestinal, mas não de maneira tão acentuada quanto na peritonite séptica.[25] Em geral, as concentrações de lactato no FP são avaliadas e são melhores fatores preditivos de obstrução do intestino delgado com estrangulamento do que a concentração sanguínea de lactato,[22] embora os aumentos tanto de lactato (denominação comum de L-lactato) quanto de D-lactato provavelmente sejam mais precisos para a previsão da existência de lesões com estrangulamento do que para descartá-las.[26] A amostragem seriada de lactato no sangue e no FP pode ser útil nos casos em que os primeiros achados clínicos e diagnósticos não são conclusivos para o diagnóstico de lesões por estrangulamento ou não e/ou quando há deterioração clínica.[27]

O exame citológico do FP pode refletir doenças intestinais inflamatórias crônicas ou doenças neoplásicas.[28] Embora a cultura do FP seja recomendada para distinguir infecções bacterianas da inflamação não infecciosa, não é recompensadora, exceto quando há visualização de bactérias no exame citológico. A diminuição das concentrações de glicose (< 30 mg/dℓ) e do pH (< 7,3) do FP são os primeiros indicadores de peritonite séptica. A concentração de glicose e o pH do FP devem ser quase iguais aos valores séricos em cavalos normais.

Na prática, o aspecto macroscópico e os sólidos totais do FP, além da comparação do nível de lactato no FP e no soro, são mais úteis na distinção entre distúrbios com ou sem estrangulamento do intestino delgado em um cavalo com cólica aguda. Os possíveis riscos associados à realização de uma abdominocentese devem ser considerados, e esse procedimento é feito apenas se seus resultados puderem alterar o plano terapêutico. Caso outros achados do exame mostrem que uma laparotomia exploratória é claramente indicada ou não em um cavalo com cólica aguda, por exemplo, é provável que a abdominocentese não seja recomendada.

Exame de fezes

O exame geral das fezes pode fornecer informações sobre a digestão e o tempo de trânsito no intestino grosso. Grandes partículas de fibra nas fezes indicam problemas na mastigação ou má digestão no intestino grosso. Pequenos bolos fecais duros, cobertos de muco, indicam trânsito prolongado pelo cólon descendente, enquanto o aumento da fluidez implica a diminuição do tempo de trânsito. O achado de areia ou cascalho nas fezes não é necessariamente anormal. No entanto, uma quantidade significativa de areia indica a presença de grandes quantidades no cólon. Por outro lado, a ausência de areia nas fezes não confirma sua ausência no cólon. O sangue fresco indica sangramento substancial no cólon distal (cólon dorsal direito e/ou cólon menor) decorrente de lesão da mucosa.

Cavalos com diarreia podem ser submetidos à análise laboratorial das fezes. O exame citológico das fezes e a detecção de sangue oculto revelam inflamação, erosão ou úlcera das mucosas. O aumento do número de leucócitos nas fezes foi documentado em cavalos com diarreia e salmonelose, mas a especificidade desse achado é baixa.[29]

A detecção de sangue oculto nas fezes indica erosão ou úlcera da mucosa, mas não determina a origem do sangramento. Grandes volumes de sangue (1 a 2 ℓ) administrados por sonda nasogástrica foram necessários para a obtenção de um resultado positivo de sangue oculto nas fezes, mas não se sabe qual a quantidade de sangue proveniente do intestino grosso é necessária para a produção de um teste positivo. Apesar dos primeiros relatos em contrário,[30] não parece haver correlação entre as evidências endoscópicas de úlcera gástrica glandular ou não glandular e a detecção de albumina ou hemoglobina nas fezes.[31]

O exame bacteriológico da microbiota fecal tem sido utilizado em cavalos com diarreia. A quantificação de espécies de *Clostridium* spp. pode auxiliar o diagnóstico de infecção do intestino grosso por esses microrganismos, embora os exames para a detecção de toxinas de clostrídios no conteúdo intestinal ou nas fezes sejam importantes para determinar se os microrganismos cultivados a partir das fezes são os causadores da doença. Os patógenos bacterianos mais isolados das fezes equinas são *Salmonella* spp. e *Clostridium* spp. O número de *Salmonella* isolado das fezes de cavalos com salmonelose clínica costuma ser maior do que em cavalos com infecções assintomáticas. No entanto, em muitos casos de diarreia aguda, o volume de fezes é alto e a concentração de *Salmonella* pode ser menor do que a esperada, o que gera muitos resultados falso-negativos nas culturas de fezes. A sensibilidade das culturas fecais para a detecção da infecção por *Salmonella* pode ser baixa, de apenas 20%. Recomenda-se a cultura de 5 amostras fecais obtidas em dias consecutivos para aumentar a sensibilidade do teste. Ensaios de reação em cadeia da polimerase (PCR) em tempo real podem detectar DNA de *Salmonella* spp. em amostras fecais e obtiveram bom desempenho em estudos recentes de validação; a precisão dos testes em ponto de atendimento ainda não foi descrita.[32-35] Hoje, os ensaios de PCR podem ser usados para detectar o DNA de vírus (rotavírus e coronavírus) e bactérias (*Cryptosporidium* spp., *Salmonella* spp., *Neorickettsia risticii, Lawsonia intracellularis*) e de toxinas bacterianas (toxinas A e B de *Clostridium difficile* enterotoxina A de *Clostridium perfringens*) nas fezes ou no sangue (*N. risticii*).

O exame fecal qualitativo pode detectar ovos de nematoides e cestódios, oocistos e trofozoítos de protozoários e larvas de parasitas. Um esfregaço direto de material fecal propicia a detecção rápida de larvas de parasitas e trofozoítos e da motilidade de ciliados e larvas de parasitas. A flotação fecal com soluções de sulfato de zinco ou sacarose é bastante usada para concentração de ovos e oocistos de menor densidade. O sulfato de zinco produz menos distorção de trofozoítos e larvas do que as soluções de sacarose. A sedimentação fecal é apropriada para ciliados, *Giardia* e tricomonas. Técnicas quantitativas, como o método de Cornell-McMaster, possibilitam a estimativa do número de ovos por grama de fezes e são mais apropriadas para o monitoramento de programas de controle de parasitas.

RADIOGRAFIA

De modo geral, a radiografia simples do esôfago normal não é recompensadora. Corpos estranhos ou massas de tecidos moles podem ser detectados e, nos casos de ruptura esofágica, ar livre e ingesta nos tecidos ao redor do esôfago e pneumomediastino são observados. Radiografias torácicas podem ser necessárias para a detecção de megaesôfago ou massas no mediastino cranial, que causam obstrução extraluminal. Os contrastes de bário e os esofagogramas de contraste duplo podem ser utilizados após a resolução de uma obstrução esofágica para determinar a existência de estenose, divertículo ou outro distúrbio subjacente, embora a endoscopia possa fornecer informações semelhantes. O sulfato de bário é o contraste usual e pode ser administrado por via oral (VO) com seringa ou sonda nasogástrica (50 a 100 mℓ de uma suspensão de sulfato de bário a 40% ou pasta de bário). A administração oral é preferida para a avaliação da deglutição e de lesões no esôfago proximal. A administração de contraste com sonda nasogástrica (de preferência com manguito) propicia o uso de volumes maiores de bário (até 500 mℓ), mas deve ser, se possível, realizada sem sedação. A insuflação de ar pode ser feita após a administração do contraste para criar um efeito de contraste duplo. Em caso de suspeita de ruptura do esôfago ou probabilidade de aspiração do contraste, o bário deve ser evitado e substituído por compostos orgânicos iodados em solução aquosa para diminuir a possibilidade de efeitos adversos. O veterinário deve tomar cuidado especial ao interpretar radiografias esofágicas de cavalos sedados. A administração de acepromazina ou detomidina causa dilatação do esôfago em cavalos normais, em especial após a passagem da sonda nasogástrica.[36]

A radiografia do abdome equino adulto é uma técnica eficaz para a detecção de material radiodenso no intestino grosso, como enterólitos, areia e objetos metálicos.[37-40] Uma pesquisa mostrou que a radiografia tem sensibilidade de 76,9% e especificidade de 94,4% para o diagnóstico de enterolitíase.[40] Recentemente, um sistema de pontuação objetiva apresentou maior eficácia e menor variabilidade interobservadores do que uma avaliação subjetiva do acúmulo radiográfico de areia em cavalos com ou sem diagnóstico clínico de cólica por areia.[38] O grande tamanho e a densidade do abdome adulto impedem a avaliação das estruturas de tecidos moles porque os detalhes e o contraste das radiografias em geral são ruins e a ultrassonografia é uma modalidade de imagem muito melhor no abdome equino.

A administração de contraste (sulfato de bário a 30% em dose de 5 mℓ/kg) por sonda nasogástrica ou a administração retrógrada (20 mℓ/kg) com cateter de Foley de 24 Fr inserido no reto pode ajudar o diagnóstico de obstrução ao esvaziamento gástrico ou distúrbios em reto, cólon menor ou cólon transverso, respectivamente, em potros.[41-44]

ULTRASSONOGRAFIA

A avaliação ultrassonográfica transcutânea do abdome é rápida e não invasiva e pode trazer informações valiosas em casos de doença gastrintestinal aguda ou crônica. A ultrassonografia tornou-se uma ferramenta praticamente indispensável em cavalos com problemas gastrintestinais agudos ou crônicos. Esta seção traz um breve resumo sobre essa técnica. O exame do cavalo adulto requer um transdutor de 2,5 a 5 MHz, dependendo do tamanho do animal, e de preferência curvilíneo. O exame funcional é frequentemente realizado apenas com saturação com álcool isopropílico, embora a tricotomia e o uso de gel de acoplamento possam melhorar a avaliação, em especial em pacientes grandes ou com sobrepeso.

Um protocolo de ultrassonografia abdominal localizada rápida (*fast localized abdominal sonography*, FLASH) foi descrito e tem bom valor preditivo da necessidade de intervenção cirúrgica no abdome agudo, mesmo com examinadores relativamente inexperientes.[45] Esse exame avalia sete locais (abdome ventral, janela gástrica, janela esplenorrenal, terço médio esquerdo do abdome, janela duodenal, terço médio direito do abdome e janela torácica) e pode ser realizado em menos de 15 minutos. Um exame completo requer a abordagem metódica para a avaliação de todo o abdome. Os detalhes do exame podem variar de acordo com o equipamento e a experiência do profissional. Uma revisão completa do ultrassom abdominal está além do escopo deste capítulo; o exame minucioso e detalhado é revisto em outra publicação.[46]

Em termos gerais, um exame rápido do abdome agudo deve incluir a estimativa do tamanho gástrico e a avaliação do diâmetro, da espessura da parede, da motilidade e da localização do intestino delgado. Anomalias específicas, como impactação por ascarídeos ou intussuscepção, também podem ser visíveis. A avaliação do cólon maior e do ceco deve incluir a estimativa do espessamento mural ou do aumento da fluidez do conteúdo e determinar se o cólon obscurece ou não a visualização do rim esquerdo na fossa paralombar esquerda. É importante lembrar que outras causas de distensão de cólon podem causar o mesmo efeito; portanto, é sempre importante combinar os achados do exame físico, retal e ultrassonográfico em todos os casos. As impactações por areia podem ser vistas como faixas hiperecoicas na parede abdominal ventral,[47] mas, de acordo com o autor e outros pesquisadores,[46] a ultrassonografia não propicia o diagnóstico consistente do acúmulo de areia. A avaliação do abdome sempre deve incluir a análise do espaço peritoneal quanto a qualquer evidência de aumento da quantidade ou ecogenicidade do FP. A ultrassonografia também pode auxiliar a determinação do local ideal para abdominocentese.

CINTILOGRAFIA NUCLEAR

A cintilografia nuclear tem vários usos propostos para a avaliação do trato gastrintestinal, embora a maioria tenha sido substituída por imagens em corte transversal (doença dentária[48,49]), ultrassonografia (colite dorsal direita[50]) ou outras modalidades (esvaziamento gástrico[51]).

IMAGEM TRANSVERSAL

A tomografia computadorizada (TC) e, com menos frequência, a ressonância magnética (RM) são muito importantes para a avaliação de doenças dentárias, tumores e massas na cabeça, laringe, faringe e esôfago proximal em cavalos adultos[52-55] e alguns distúrbios abdominais em potros.[56] A disponibilidade, o tamanho do pórtico e o peso suportado pela mesa são as maiores limitações para seu uso generalizado.

ENDOSCOPIA

O exame endoscópico do trato gastrintestinal começa com a avaliação da faringe quanto a sinais de colapso, disfunção ou disfagia. A cavidade oral deve apenas ser examinada por endoscopia com o uso de sedação pesada ou anestesia e um espéculo de boca. As indicações são o exame dos dentes, palato e língua quanto à integridade e a existência de úlceras, massas ou corpos estranhos. A indicação gastrintestinal mais comum é a avaliação do estômago, esôfago proximal e duodeno, em geral com um endoscópio flexível de 3 m.

O esôfago deve ser examinado de um lado para outro por causa de sua natureza passível de colapso. A mucosa esofágica normalmente é lisa e rosada. Erosões ou úlceras podem ser secundárias à obstrução, esofagite de refluxo ou sonda nasogástrica, entre outras causas. As erosões podem ser puntiformes, lineares ou circunferenciais, e sua extensão (profundidade, comprimento etc.) deve ser avaliada com cuidado. A diferenciação de contrações peristálticas normais de áreas de estenose requer a observação da área e de sua motilidade ao longo do tempo. Os divertículos também podem ser observados como bolsas da mucosa, algumas vezes associadas à estenose distal. O megaesôfago, embora raro, é visto como uma dilatação generalizada. A reavaliação após a resolução de uma obstrução é muito importante para detectar complicações (úlcera e ruptura) ou causas subjacentes (estenoses, divertículos, massas).

A gastroscopia deve ser realizada após um jejum mínimo de 12 horas. O exame completo do estômago, inclusive do antro e do piloro e, de preferência, do duodeno proximal, é fundamental para evitar que lesões nas regiões mais aborais deixem de ser detectadas. A mucosa escamosa deve ser semelhante à mucosa esofágica. A mucosa glandular deve ser vermelha cintilante e pode ter padrão reticulado. O veterinário deve examiná-la com cautela, à procura de evidências de úlceras ou massas. O material de biopsia transendoscópica pode ser facilmente obtido de massas esofágicas, faríngeas ou gástricas e, como o tamanho da biopsia é pequeno, várias amostras devem ser coletadas para exame histopatológico. A gastroscopia e a avaliação da úlcera gástrica e gastroduodenal são descritas por completo na seção Doença da Úlcera Gastroduodenal.

ENSAIOS DE ABSORÇÃO E DIGESTÃO

Prova de tolerância à glicose oral

Os testes de absorção de D-glicose ou D-xilose auxiliam a determinação da má absorção de carboidratos no intestino delgado em cavalos. Os testes devem ser realizados em cavalos em jejum por 14 a 18 horas. O jejum prolongado (≥ 24 horas) causa um pico tardio e ligeiramente menor de glicemia.[57] Uma dose de 1 g/kg de D-glicose é administrada como solução a 20% por sonda nasogástrica. A sedação com xilazina não parece alterar de modo significativo os resultados da D-xilose.[58] As concentrações de glicose ou xilose no sangue são medidas 0, 30, 60, 90, 120, 150, 180, 210 e 240 minutos após a administração. Outras amostras podem ser coletadas até 6 horas após a administração, caso os resultados sejam questionáveis. Fluoreto de sódio e heparina são os anticoagulantes preferidos para os testes com glicose e xilose, respectivamente.

Em um teste normal de absorção de D-glicose, também conhecido como *prova de tolerância à glicose oral (PTGO)*, o pico deve ser alcançado em 90 a 120 minutos, em uma concentração de glicose > 85% acima da glicemia em repouso.[59] A *má absorção completa* é definida como um pico menor que 15% acima da glicemia em repouso e a *má absorção parcial* é definida como um pico 15 a 85% acima da glicemia em repouso. O esvaziamento gástrico, o tempo de trânsito gastrintestinal, o tempo de jejum, o metabolismo da glicose e da insulina, a idade, a dieta e a função endócrina podem influenciar as curvas de absorção de glicose.[59,60] Picos glicêmicos mais altos são registrados em animais saudáveis que comem gramíneas ou feno do que naqueles que comem concentrados[60] e em cavalos alimentados com pastagem (trevo e kikuyu [*Pennisetum clandestinum*]) em comparação àqueles estabulados (feno de aveia, ração completa e alfafa/farelo de aveia).[61] Os resultados da PTGO também podem ser influenciados pelo teor de carboidratos não estruturais e gorduras na dieta[62] e outros distúrbios, como a miopatia por armazenamento de polissacarídeos.[63]

Prova de tolerância à xilose oral

A prova de absorção de xilose é realizada como a PTGO, exceto pela administração de 0,5 g de D-xilose por quilograma de peso corpóreo como solução a 10% por sonda nasogástrica. O período de jejum antes da prova e o momento da coleta de amostras são idênticos. O laboratório responsável pela análise deve ser contatado antes da coleta para certificar a aceitação de plasma heparinizado. A concentração plasmática de D-xilose deve alcançar um pico de 20 a 25 mg/dℓ entre 60 e 90 minutos após a administração, com picos ocasionais até 120 minutos.[64,65] A prova de absorção da D-xilose não é confundida por efeitos hormonais ou metabolismo das mucosas como a prova de glicose, mas é influenciada por dieta, tempo de jejum (que também pode ser alterado pelo apetite recente ou pelo grau de caquexia) e idade. Os cavalos submetidos à dieta de alto valor energético (farelo de aveia, aveia e milho) apresentaram pico de concentração plasmática média de D-xilose menor (14,1 mg/dℓ *versus* 24,9 mg/dℓ) do que aqueles submetidos à dieta com baixo valor energético (alfafa).[61] Éguas saudáveis em jejum por até 96 horas tiveram curvas mais planas e diminuição mais lenta da concentração plasmática de xilose do que quando em jejum por 12 a 36 horas.[64] A análise cinética indica que a privação prolongada de alimentos não altera a excreção renal ou não renal de D-xilose. Portanto, o efeito do jejum na curva provavelmente está relacionado ao trânsito intestinal e/ou à absorção pelo intestino delgado.[66,67] Os pôneis podem apresentar picos de D-xilose menores do que os cavalos, embora a faixa normal seja ampla e os limiares máximos das concentrações plasmáticas de xilose não tenham sido determinados. Os potros normalmente têm pico médio maior de xilose aos 1 e 2 meses de idade, mas o pico médio cai para um nível semelhante ao observado em adultos aos 3 meses de vida.[68] A taxa de esvaziamento gástrico, a motilidade intestinal, o crescimento bacteriano intraluminal e a depuração renal podem afetar o formato da curva.[69]

Prova de tolerância à lactose

A intolerância ao leite está bem documentada em crianças e pode ser causada por deficiência primária ou secundária de lactase (β-galactosidase neutra). A deficiência secundária de lactase pode ser provocada por lesão das células epiteliais por uma doença do intestino delgado, tipicamente causada por rotavírus, o que diminui a atividade da dissacaridase na borda em escova. Essa associação foi relatada secundária à enterite por *Clostridium* spp. em potros.[40] Em cavalos, a atividade da lactase alcança um pico ao nascimento e diminui lentamente (cerca de 50% aos 2 anos de idade); depois dos 3 anos de vida, a atividade desacelera com rapidez e quase não é detectável aos 4 anos.[41] A prova de tolerância à lactose oral é realizada em potros em jejum por 4 horas, com a administração de uma dose-padrão de 1 g/kg de lactose monoidratada em solução a 20% por sonda nasogástrica. As amostras de sangue são colhidas como na PTGO. A glicemia alcança o pico máximo 60 minutos após a administração da lactose, com um intervalo de 30 a 90 minutos, aumento médio de 77 mg/dℓ e aumento de 35 mg/dℓ acima de dois desvios-padrões.[42] É importante notar que os potros mais velhos (12 semanas) apresentaram aumento mais significativo na glicemia do que os potros com 1 semana de idade.

Avaliação do esvaziamento gástrico

A avaliação do esvaziamento gástrico pode ser útil em casos de úlcera gástrica e esofágica ou suspeita de obstrução do esvaziamento gástrico, embora a avaliação precisa possa ser difícil.

A radiografia com contraste pode ser feita em potros. No potro normal, uma quantidade significativa de bário líquido deve ser eliminada em 2 horas.[41] A cintilografia nuclear pode ser usada para a medida do esvaziamento em fase líquida[51] ou sólida[70] com ^{99m}Tc pentetato (10 mCi) administrado por via oral (10 mCi) ou uma ração peletizada marcada com ^{99m}Tc, respectivamente.

Por outro lado, a prova de absorção de glicose ou xilose (já discutida) ou de paracetamol pode ser usada para a determinação indireta do esvaziamento gástrico líquido. A prova com paracetamol é realizada com a administração oral de 20 mg/kg do fármaco, coleta de amostras de sangue e cálculo do tempo para alcançar as concentrações séricas máximas e a constante de absorção.[71,72] Nos seres humanos, o intestino delgado proximal absorve quase todo o paracetamol.[73] O tempo médio para alcançar os níveis plasmáticos máximos de absorção de paracetamol em equinos é de 47,7 minutos.[72]

A prova respiratória com ácido ^{13}C-octano é um método fácil e não invasivo de determinação do esvaziamento gástrico de sólidos.[70,74] A prova é realizada com o oferecimento de uma refeição-padrão, marcada com ^{13}C e coleta de amostras respiratórias com máscara modificada. A respiração é, então, analisada quanto à razão entre o novo isótopo, 13:CO_2, e o 12:CO_2 normalmente produzido.

EXAME HISTOPATOLÓGICO

Muitas vezes, um exame histopatológico dos tecidos do intestino é necessário para o diagnóstico de doenças inflamatórias, infiltrativas ou neoplásicas crônicas; além disso, esse exame pode auxiliar a avaliação da extensão da lesão após obstrução ou isquemia. A coleta de biopsias da mucosa retal é fácil e tem poucas complicações. A biopsia de espessura total geralmente propicia uma análise mais completa e pode ser direcionada conforme o aspecto da serosa por meio de uma abordagem no flanco, na linha média ventral ou por laparoscopia. Várias amostras de biopsias gástricas ou duodenais por endoscopia devem ser coletadas para o diagnóstico de distúrbios inflamatórios intestinais. A probabilidade de estabelecer um diagnóstico preciso varia de acordo com a qualidade do tecido, o número de amostras, a habilidade do endoscopista e a técnica de envio do material para o laboratório.[75]

Laparoscopia

A avaliação laparoscópica do abdome equino requer treinamento e equipamentos especializados. O procedimento laparoscópico pode ser feito com o cavalo em pé ou em decúbito. As vantagens dessa técnica em relação à celiotomia da linha média ventral ou do flanco são a diminuição do tamanho das incisões, do tempo de cicatrização e do tempo do procedimento. As desvantagens são a necessidade de equipamentos e profissionais, o baixo potencial terapêutico e o campo visual limitado, especialmente em relação à celiotomia medial. As possíveis aplicações gastrintestinais da laparoscopia abdominal são a correção de lacerações retais, a drenagem percutânea de abscessos, a avaliação das aderências, dos deslocamentos e da integridade da serosa de vários segmentos intestinais, a biopsia de massas abdominais e o fechamento do espaço nefroesplênico.[76-80]

Fisiopatologia da inflamação gastrintestinal

A resposta inflamatória do trato gastrintestinal é um mecanismo destinado a eliminar patógenos, iniciar o reparo tecidual e restaurar a barreira gastrintestinal. Há alteração do fluxo sanguíneo, aumento da permeabilidade endotelial, rápido recrutamento de células para o tecido, ativação das cascatas de proteínas plasmáticas e liberação de inúmeros produtos solúveis que coordenam a resposta, desencadeiam a imunidade inata e a imunidade adaptativa e mobilizam os elementos reparadores. Embora a resposta celular e vascular e os mediadores secretados da inflamação sejam importantes para matar patógenos e limitar a invasão de tecidos danificados por microrganismos comensais, podem ser bastante prejudiciais para as células e proteínas do hospedeiro se não forem bem regulados. Se o estímulo incitante não for logo eliminado, a própria resposta inflamatória causa lesão tecidual significativa. O mecanismo de regulação da inflamação é o foco de muitas pesquisas para a identificação de alvos terapêuticos para a modulação dos danos aos tecidos hospedeiros observados em muitas doenças gastrintestinais. Trabalhos recentes forneceram alguns detalhes moleculares e celulares dessa fisiologia complexa e geraram novas estratégias terapêuticas para o tratamento da inflamação.

INÍCIO DA RESPOSTA INFLAMATÓRIA

Epitélio

O epitélio gastrintestinal faz interface com um ambiente luminal, habitado por microrganismos que podem ser hostis. O epitélio apresenta uma barreira física à invasão pela flora do trato gastrintestinal, composta de membrana celular apical, junções intercelulares de oclusão (de permeabilidade altamente regulada) e uma camada de muco. A violação da barreira mucosa por patógenos invasores gera sinais solúveis e neurais potentes que iniciam a resposta inflamatória.[81] O epitélio pode ser considerado um órgão sensorial que detecta a invasão de patógenos e desencadeia a defesa adequada do hospedeiro e a resposta reparadora.

A lesão não infecciosa da mucosa ou a invasão de células epiteliais por microrganismos patogênicos, como *Salmonella*, ativa a síntese de quimiocinas pró-inflamatórias (fatores quimiotáticos) por células epiteliais que desencadeiam um influxo robusto de neutrófilos no tecido poucas horas após o dano.[81] Dentre os fatores quimiotáticos produzidos pelo epitélio, a interleucina 8 (IL-8) é muito importante no início da inflamação, recrutando neutrófilos do sangue[82] e regulando a migração dessas células pela matriz de tecidos adjacentes ao epitélio.[83,84] Fragmentos do sistema complemento, como

C5a e peptídeos quimiotáticos formilados derivados de bactérias, também são potentes fatores quimiotáticos "finais" totalmente capazes de estimular uma forte resposta inflamatória intestinal se a barreira epitelial propiciar a invasão de bactérias ou a difusão de peptídeos bacterianos pela mucosa.

As células epiteliais ativadas durante a infecção produzem citocinas como fator de necrose tumoral α (TNF-α), metabólitos do ácido araquidônico e outros mediadores pró-inflamatórios que ativam leucócitos recrutados.[85] Produtos microbianos, principalmente o lipopolissacarídeo (LPS) e outros componentes da parede celular bacteriana e ácidos nucleicos microbianos, são potentes ativadores de leucócitos recrutados no tecido.[86] Os mastócitos são os principais leucócitos sentinelas que detectam a invasão microbiana e liberam TNF-α, que parece ser um iniciador e regulador essencial da fase celular da inflamação.[87] Após ser desencadeada, a resposta inflamatória é amplificada por TNF-α, IL-1β e outros produtos pró-inflamatórios de neutrófilos, monócitos, mastócitos e células epiteliais.

O sistema nervoso entérico (SNE) tem papel fundamental na detecção e regulação das respostas inflamatórias no intestino. A toxina A de *C. difficile*, por exemplo, ativa uma via neural que desencadeia a desgranulação de mastócitos e o influxo de neutrófilos para o tecido.[88,89] O bloqueio dessa via neural é suficiente para abolir a grave resposta inflamatória induzida pela toxina A, bem como muitos dos efeitos dessa molécula na secreção de enterócitos. Outros patógenos e as reações de hipersensibilidade mediadas pelo sistema imune também estimulam a inflamação por mecanismos relacionados ao SNE. Assim, o epitélio interage de maneira altamente complexa com o meio intestinal, o SNE e as células inflamatórias para regular a resposta do tecido a lesões e infecções.

Macrófagos

Os macrófagos residentes localizados na lâmina própria, na submucosa e nos órgãos linfoides intestinais estão entre as primeiras células além do epitélio a responder a infecções ou lesões. Os macrófagos são ativados por produtos microbianos por meio de receptores de reconhecimento de padrões e começam a produzir moléculas pró-inflamatórias importantes para o recrutamento e a ativação de neutrófilos e monócitos. Os receptores de reconhecimento de padrões identificam moléculas microbianas como LPS, lipoproteínas, flagelina, peptidoglicana e ácidos nucleicos para sinalizar a invasão por patógenos.[86] Dentre os receptores de reconhecimento de padrões, o complexo receptor de LPS talvez seja o mais conhecido. O LPS ativa macrófagos por meio do complexo CD14-receptor *Toll-like* 4 (TLR4) para iniciar a transcrição das citocinas inflamatórias TNF-α e IL-1β, que atuam de maneira sinérgica ao LPS para amplificar a resposta dos macrófagos.[86] O LPS, principalmente junto com as citocinas inflamatórias, estimula os macrófagos a produzir grandes quantidades de óxido nítrico, que é microbicida e vasoativo.[90] O óxido nítrico e outros radicais de nitrogênio reagem com espécies reativas de oxigênio (EROs) geradas pelo complexo oxidase ativado para produzir algumas das moléculas mais tóxicas do sistema de defesa do hospedeiro: os peroxinitritos.[90] A IL-8 também é produzida para recrutar neutrófilos. À medida que a resposta progride, outros mediadores inflamatórios, em especial os lipídios derivados do ácido araquidônico, dependentes da atividade da ciclo-oxigenase induzida por inflamação (COX) 2 e da 5-lipo-oxigenase, são produzidos e têm efeitos vasoativos e pró-inflamatórios potentes por meio da ativação de células endoteliais, neutrófilos e plaquetas.[91]

RESPOSTA VASCULAR DURANTE A INFLAMAÇÃO

A vasculatura intestinal sofre quatro mudanças importantes durante a inflamação: (1) alteração do fluxo sanguíneo; (2) aumento da permeabilidade vascular; (3) aumento da capacidade de adesão das células endoteliais, dos leucócitos e das plaquetas; e (4) exposição da membrana basal e ativação das cascatas de complemento, contato e coagulação.

Muitos mediadores alteram o fluxo sanguíneo durante a inflamação no trato intestinal, desde gases, como o óxido nítrico (um importante vasodilatador da vasculatura intestinal) a lipídios (prostaglandinas, leucotrienos, tromboxanos e fator ativador de plaquetas [PAF]), citocinas, bradicinina, histamina e outros. As principais fontes desses mediadores são leucócitos ativados, células endoteliais, células epiteliais e fibroblastos. O principal determinante do fluxo sanguíneo no início da inflamação é o calibre vascular, que, a princípio, diminui nas arteríolas, mas rapidamente passa à vasodilatação, coincidente com a abertura de novos leitos capilares, aumentando o fluxo sanguíneo líquido. A elevação do fluxo sanguíneo tem duração relativamente curta, porque a viscosidade do sangue aumenta por causa da perda de líquidos e do edema tecidual decorrente do extravasamento capilar. A marginação de leucócitos, a adesão de plaquetas às células endoteliais e à matriz exposta e as áreas de acúmulo de proteínas da coagulação diminuem ainda mais a circulação local.

O aumento da permeabilidade vascular começa com as ações de mediadores inflamatórios nas células endoteliais. Histamina, leucotrienos, PAF, prostaglandinas, bradicinina e outros mediadores estimulam a contração das células endoteliais e a formação de lacunas interendoteliais.[92,93] Esse estágio de aumento da permeabilidade vascular é facilmente reversível. Ao mesmo tempo, mediadores, como as citocinas TNF-α e IL-1β, induzem a reorganização estrutural das junções interendoteliais, o que gera perdas de continuidade na monocamada endotelial.[94] As citocinas também estimulam as células endoteliais a expressar moléculas de adesão que agem em leucócitos e plaquetas,[95] levando ao próximo evento, talvez o mais devastador. Os leucócitos (principalmente os neutrófilos) e as plaquetas aderem às membranas basais expostas e às células endoteliais ativadas. As plaquetas e os neutrófilos aderidos são, então, expostos aos mediadores da inflamação presentes no meio circundante, que ativam as células para a liberação de oxidantes e proteases (em especial, a elastase), que danificam o endotélio e podem causar lesões irreparáveis na microvasculatura.[96-98] Os neutrófilos marginalizados começam a transmigrar entre as células endoteliais (como descrito nas próximas seções) e, se em número suficiente, provocam a perda da integridade das junções interendoteliais, agravando o extravasamento vascular.[97]

Esses estágios de aumento da permeabilidade vascular podem ser conceituados como um mecanismo para possibilitar a entrada de proteínas plasmáticas nos tecidos e elevar o influxo de leucócitos nos tecidos. No entanto, se não forem regulados com precisão, as alterações nas forças hidrostáticas e oncóticas e os danos irreversíveis no leito vascular podem ter consequências devastadoras. Além disso, a ativação inadequada de leucócitos e cascatas de proteínas plasmáticas pelo endotélio ativado e proteínas da matriz exposta pode contribuir para o desenvolvimento de SIRS (ver mais informações na seção Íleo Gastrintestinal), caracterizada por hipotensão, síndrome do extravasamento vascular generalizado e falência múltipla de órgãos, que pode ser fatal. Os inibidores da fosfodiesterase reduzem a permeabilidade endotelial na lesão de isquemia-reperfusão e em outros modelos de extravasamento vascular induzido por inflamação,[99,100] aumentando a integridade das junções de oclusão no endotélio; assim, podem ser uma estratégia terapêutica viável para prevenção ou diminuição das alterações de permeabilidade associadas à inflamação.

EFETORES CELULARES DA INFLAMAÇÃO

Células endoteliais

As células endoteliais respondem a produtos de células epiteliais e macrófagos ativados no tecido intestinal e recrutam células e mediadores humorais inflamatórios do tecido. As células endoteliais ativadas apresentam diversas moléculas essenciais para a adesão de neutrófilos e plaquetas. O papel das células endoteliais na mediação do recrutamento de neutrófilos será discutido em mais detalhes neste capítulo. A permeabilidade intercelular aumenta para expor proteínas da membrana basal, que desencadeiam sistemas de defesa humoral (sistema complemento, cascata da coagulação e sistema de contato), e propicia o acesso dessas macromoléculas ao tecido. As células endoteliais são uma importante fonte de mediadores inflamatórios, que amplificam a resposta e substâncias vasoativas (em especial, o óxido nítrico), que alteram o fluxo sanguíneo.

Neutrófilos

Recrutamento

A infecção ou lesão da mucosa gastrintestinal causa um influxo de leucócitos do sangue, que estabelece as bases da resposta inflamatória. Os neutrófilos, os primeiros a chegar durante a inflamação, desempenham um papel dominante na resposta aguda. Em questão de minutos, os neutrófilos são recrutados para o tecido e ativados para liberar produtos que, além de pró-inflamatórios e letais para os patógenos, também podem danificar as células e os tecidos do hospedeiro.[101] Não é surpreendente que o papel dos neutrófilos na fisiopatologia de muitas doenças inflamatórias tenha recebido tanta atenção.[102] A depleção de neutrófilos é protetora em muitos modelos de doença inflamatória gastrintestinal. De interesse médico, o bloqueio da migração de neutrófilos para os tecidos inflamados impede muitos dos eventos fisiopatológicos associados à enterite infecciosa, à lesão por isquemia-reperfusão e outras doenças gastrintestinais.[98,103-106]

A migração transendotelial de neutrófilos é um processo de várias etapas, com regulação temporal e espacial e especificidade ao tipo celular (Figura 12.1). Os principais sítios de migração transendotelial de neutrófilos são as vênulas pós-capilares e, em alguns tecidos, os capilares. As células endoteliais desses vasos respondem a citocinas e a outros sinais solúveis, expressando moléculas que promovem adesão e transmigração de neutrófilos, inclusive selectinas e contrarreceptores de integrinas. Os neutrófilos saem desses vasos e se "prendem" ao endotélio ativado. Isso é mediado por moléculas de selectina expressas em neutrófilos (L-selectina) e células endoteliais ativadas (P-selectinas e E-seletinas), que interagem com PSGL-1, ESL-1 e outros contrarreceptores de mucina.[107,108] A função desse fenômeno é aumentar a exposição dos neutrófilos às quimiocinas ativadoras na superfície das células endoteliais.

A estimulação de neutrófilos por IL-8 e outras quimiocinas ativam a segunda etapa da migração transendotelial. A ligação da quimiocina com seus receptores no neutrófilo gera sinais que ativam a interação entre receptores de integrina e seus ligantes, denominados *moléculas de adesão intracelular* (ICAMs) ou *moléculas de adesão celular vascular*, expressas nas células endoteliais da mucosa inflamada. A interação entre a integrina e as ICAMs faz com que os neutrófilos "presos" parem de se mover e fiquem bem aderidos ao endotélio. Dentre as integrinas expressas pelos neutrófilos, as β_2-integrinas desempenham um papel muito importante na migração transendotelial. Bezerros e humanos com a doença chamada de deficiência de adesão leucocitária (LAD) ilustram a necessidade da adesão mediada por β_2-integrina na função dos neutrófilos. A LAD é causada por uma característica autossômica recessiva que leva à ausência de expressão de β_2-integrina. Os neutrófilos dos indivíduos acometidos não podem migrar para a maioria dos tecidos e não têm função normal. Isso prejudica a cicatrização tecidual e provoca profunda suscetibilidade à infecção, especialmente em barreiras epiteliais.[109,110] Outras integrinas também atuam na migração transendotelial. As integrinas β_1 medeiam a migração transendotelial em algumas células e parecem ser importantes na migração de monócitos em muitos tecidos.[111]

Após essa etapa de adesão firme, os neutrófilos migram pelo endotélio ao longo de um gradiente quimiotático de IL-8 e outros fatores, como C5a e leucotrieno B_4 (LTB_4).[82,97,112] Os neutrófilos migram através da monocamada endotelial nas junções intercelulares por meio de um mecanismo com participação de uma série de interações integrina-ligante mediadas por β_2 e β_1-integrinas e outras moléculas de adesão,[108] que quase sempre conseguem manter a integridade da barreira endotelial.[113] No entanto, o fluxo maciço de neutrófilos pelo endotélio altera as junções comunicantes endoteliais e danifica a membrana basal, o que aumenta a permeabilidade endotelial a moléculas grandes, como as proteínas plasmáticas, e até provoca o destacamento de células endoteliais da membrana basal.[96,97] Outras moléculas além das integrinas, como as moléculas de adesão de células endoteliais e plaquetas (PECAMs), também atuam na migração transendotelial de neutrófilos.[108] A ligação homotípica de PECAMs em células endoteliais adjacentes forma uma parte da junção intercelular. Os neutrófilos expressam uma integrina da família β_3, que pode se ligar a PECAMs; por meio da ligação sequencial de β_3-integrinas a PECAMs, o neutrófilo pode abrir a junção intercelular como um zíper e migrar, fechando-a atrás de si.

Ativação

Uma característica importante dos neutrófilos e outros leucócitos é a necessidade de adesão mediada por integrinas a proteínas da matriz extracelular (MEC) ou outras células para a obtenção do fenótipo efetor ideal.[114] Os principais componentes da MEC nos tecidos inflamados são fibronectina, fibrinogênio e vitronectina, que se depositam por causa do extravasamento plasmático e da síntese de novas proteínas por células do estroma e macrófagos residentes, em resposta à ativação por mediadores inflamatórios. A composição alterada das proteínas da matriz depositadas nos tecidos durante a inflamação indica a natureza do ambiente tecidual das células inflamatórias, recrutadas à medida que são ativadas. Estudos de expressão gênica demonstraram que a adesão a proteínas da matriz induz à expressão de citocinas e quimiocinas e seus receptores, mediadores lipídicos sintases derivadas de ácido araquidônico, metaloproteinases, fatores de crescimento, fatores de transcrição e outros genes que influenciam a diferenciação e ativação de células inflamatórias.[115]

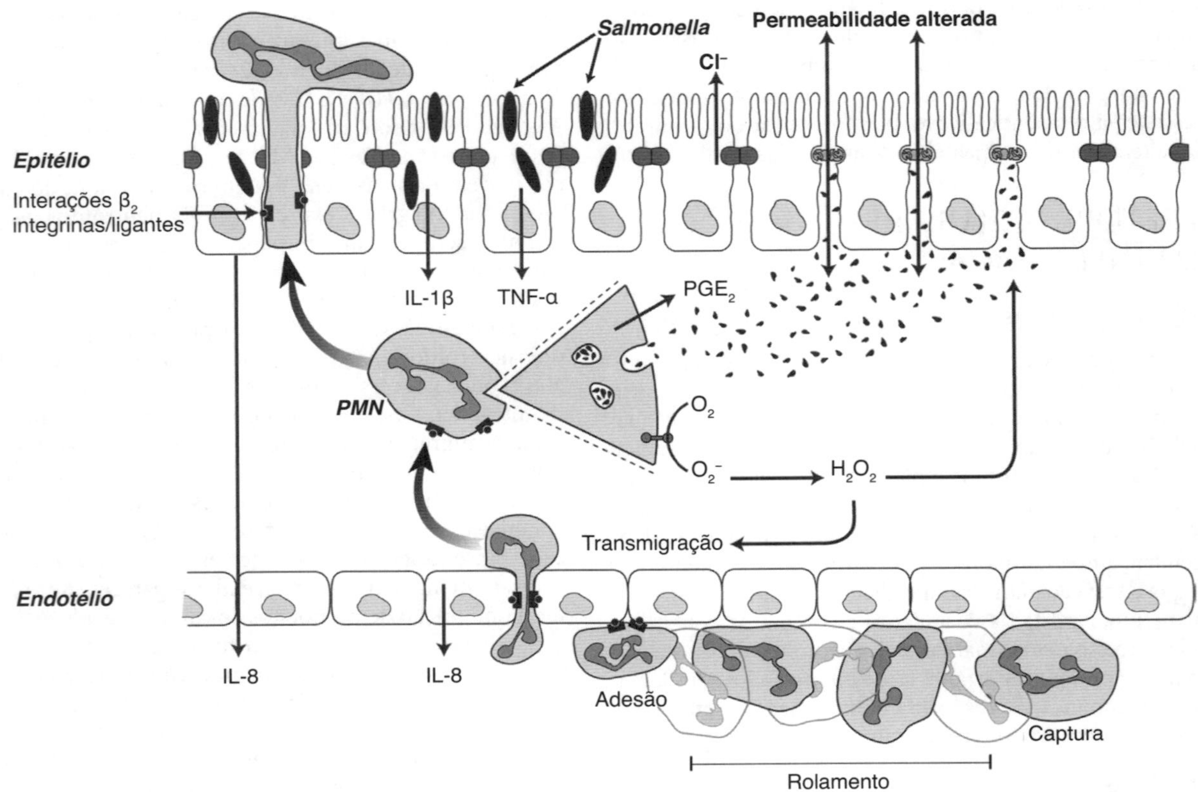

Figura 12.1 Representação das respostas de neutrófilos durante a inflamação intestinal decorrente da infecção por *Salmonella*. As salmonelas infectam células epiteliais, estimulando a produção de quimiocinas (interleucina 8 [IL-8]), citocinas (IL-1β e fator de necrose tumoral α [TNF-α]) e outros mediadores pró-inflamatórios. As células endoteliais estimuladas por mediadores inflamatórios produzem quimiotáticos (como IL-8) e exibem moléculas de adesão que promovem a migração de neutrófilos. As três etapas da migração de (polimorfonucleares [PMN]) neutrófilos são captura/rolamento (mediada por selectinas), adesão (mediada por β_2 integrinas) e migração transendotelial (mediada por integrinas e molécula de adesão plaquetária/de células endoteliais) e ocorrem no endotélio ativado. Moléculas quimiotáticas, como a IL-8, desencadeiam a migração de neutrófilos. Em tecidos inflamados, citocinas (IL-1β e TNF-α) e diversos outros mediadores pró-inflamatórios estimulam o complexo da oxidase neutrofílica a produzir espécies reativas de oxigênio (EROs; O_2^- e H_2O_2 e seus derivados). Os neutrófilos ativados sofrem desgranulação e liberam proteases e outras hidrolases, peptídeos catiônicos (defensinas), mieloperoxidase e outros produtos no tecido. Os neutrófilos ativados sintetizam vários mediadores inflamatórios, inclusive prostaglandinas (PGE_2), que modulam a resposta inflamatória. Os produtos de neutrófilos ativados (EROs, proteases e mediadores) estimulam a secreção epitelial e alteram a permeabilidade da junção de oclusão, o que causa diarreia. Os neutrófilos migram pelo epitélio infectado por meio de um mecanismo com participação de integrinas, levando à perda da integridade das junções e ao aumento da permeabilidade a produtos bacterianos, o que exacerba a resposta inflamatória.

A produção de EROs, fagocitose, desgranulação e outras funções efetoras, estimuladas por mediadores inflamatórios e produtos bacterianos, apenas são ideais quando há adesão dos neutrófilos à MEC.[114] A adesão a proteínas distintas da MEC ativa seletivamente vias de sinalização e a expressão gênica de neutrófilos, monócitos e outros leucócitos com habilidades funcionais diferentes. Assim a composição da MEC controla, de várias maneiras, o desenvolvimento do fenótipo efetor final. O mecanismo da adesão mediada por integrina, portanto, propicia que neutrófilos e outros leucócitos detectem o ambiente complexo do tecido e respondam da maneira adequada.

Dentre os ativadores de neutrófilos nos sítios de inflamação, as proteínas do sistema complemento (partículas opsonizadas por C3), citocinas (TNF-α e IL-1β), PAF, imunocomplexos e produtos bacterianos são os estímulos mais potentes. Outros mediadores produzidos durante a inflamação podem modificar a atividade dos neutrófilos, em especial peptídeos bacterianos formilados, quimiocinas, fragmentos de complemento (C5a), LTB_4 e prostaglandinas. Os neutrófilos ativados são altamente fagocíticos, produzem grandes quantidades de EROs, sofrem desgranulação para liberar mieloperoxidase, peptídeos antimicrobianos catiônicos (defensinas), serina proteases (principalmente elastase) e metaloproteinases e secretam mediadores inflamatórios (TNF-α, IL-1β, prostaglandinas, leucotrienos e outros) (ver Figura 12.1).

Mastócitos

Os mastócitos residem estrategicamente nos tecidos da mucosa, inclusive na submucosa e na lâmina própria do trato gastrintestinal, e constituem uma primeira linha de defesa crucial nas barreiras epiteliais. No entanto, também são células efetoras importantes na fisiopatologia das doenças gastrintestinais inflamatórias.[116] A depleção experimental de mastócitos, a deficiência genética de seu desenvolvimento ou a estabilização farmacológica dessas células para impedir a desgranulação têm efeito protetor em vários modelos de doenças inflamatórias gastrintestinais, como a colite induzida por dextrana sulfato de sódio ou ácido trinitrobenzenossulfônico,[117,118] lesão por isquemia-reperfusão[119,120] e respostas de hipersensibilidade imediata.[121]

Os mastócitos são ativados por vários produtos microbianos e mediadores derivados do hospedeiro.[122] Dentre os ativadores dos mastócitos, as chamadas anafilatoxinas (fragmentos C3a, C5a e C4a do sistema complemento) são estímulos extremamente potentes e provocam a liberação de mediadores inflamatórios. Além disso, os mastócitos são as células efetoras primárias da anafilaxia mediada por IgE (reações de hipersensibilidade de tipo I) em virtude de seus receptores de alta afinidade para essa imunoglobulina. A ligação cruzada da IgE ligada ao receptor na superfície do mastócito e antígenos (ou seja, antígenos alimentares) causa uma rápida desgranulação, com liberação explosiva do conteúdo dos grânulos.[123] As vias neurais do intestino também regulam os mastócitos, que respondem à invasão entérica por patógenos por meio de reflexos nervosos que estimulam a liberação de mediadores inflamatórios.

Os mastócitos ativados liberam histamina pré-formada, 5-hidroxitriptamina (5-HT), proteases, heparina e citocinas a partir de seus grânulos. A ativação também estimula a síntese *de novo* de diversos mediadores inflamatórios, como prostaglandinas, PAF e leucotrienos. A transcrição de vários mediadores peptídicos, como as citocinas TNF-α e IL-1β e muitas outras moléculas, também aumenta a estimulação dos mastócitos. Os produtos dos mastócitos têm efeitos profundos sobre a vasculatura, aumentando a permeabilidade endotelial e causando vasodilatação.[124] Além disso, os mediadores derivados de mastócitos aumentam muito a secreção epitelial por um mecanismo de ativação de vias neurais e estimulação direta de células epiteliais.[123] Em particular, a protease triptase dos grânulos de mastócitos, que age por meio do receptor ativado por protease 2, é um importante regulador das respostas fisiológicas gastrintestinais durante a inflamação, inclusive secreção e integridade da junção intercelular epitelial, motilidade e respostas à dor.[125,126] Os produtos de mastócitos alteram significativamente a motilidade intestinal e, de modo geral, aumentam o trânsito e a expulsão do conteúdo intestinal. Os leucotrienos derivados de mastócitos e o TNF-α também são cruciais na defesa do hospedeiro contra patógenos bacterianos e atuam no recrutamento e na ativação de neutrófilos.[127,128] Além disso, são essenciais para o mecanismo de regulação da função das células dendríticas e das respostas imunes adaptativas.[129]

Os mastócitos atuam na defesa do hospedeiro e nas respostas inflamatórias contra bactérias, em parte por causa da liberação de mediadores pró-inflamatórios durante a infecção bacteriana, o que é essencial para o recrutamento e a ativação de outras células de defesa inata, como os neutrófilos.[87] Os mastócitos também são fagocíticos, têm propriedades microbicidas e podem atuar como células apresentadoras de antígenos para o sistema imune adaptativo.[87] Os mastócitos parecem atuar nas respostas protetoras do hospedeiro como um sensor de invasão bacteriana. Diferentemente das respostas mediadas por IgE, os produtos bacterianos parecem gerar uma resposta mastocitária altamente regulada e seletiva.

Mediadores humorais da inflamação

Sistema complemento

A cascata do sistema complemento é parte fundamental da resposta inflamatória. A ativação dessa cascata, seja por imunocomplexos (via clássica) ou por bactérias e seus produtos, polissacarídeos, vírus, fungos ou células do hospedeiro (via alternativa), leva à deposição de proteínas do sistema complemento na superfície ativadora e à liberação de fragmentos proteolíticos solúveis de vários componentes do sistema complemento.[130] Em particular, a ativação de qualquer via leva à deposição de vários fragmentos da proteína C3, que são potentes ativadores de neutrófilos e monócitos.[130] A opsonização de partículas com fragmentos C3 constitui um mecanismo importante de reconhecimento do alvo e ativação dos fagócitos.[131] Durante a ativação da cascata do complemento, culminando na deposição de C3, fragmentos solúveis de C3 (C3a), C5 (C5a) e C4 (C4a) são liberados. Esses fragmentos, denominados *anafilatoxinas*, têm possantes efeitos nos tecidos e nas células durante a inflamação. Talvez os mais notáveis sejam a quimiotaxia de neutrófilos (principalmente C5a), a ativação da desgranulação de neutrófilos e mastócitos e a estimulação da liberação reativa de metabólitos de oxigênio dos neutrófilos.[130] A cascata do sistema complemento termina com a formação de um complexo de ataque à membrana no sítio de ativação do sistema complemento. Caso isso ocorra em células do hospedeiro, como no endotélio, a célula pode sofrer lesões irreversíveis. Embora a fonte primária de sistema complemento seja o plasma, as células epiteliais do trato gastrintestinal também produzem C3, sugerindo a geração e ativação local da cascata do sistema complemento durante a inflamação nos tecidos intestinais.

É claro que problemas nos mecanismos reguladores da cascata do sistema complemento podem alterar a resposta inflamatória e causar lesão tecidual. O papel do sistema complemento na inflamação gastrintestinal tem sido mais estudado em modelos de lesão de isquemia-reperfusão. A ativação das cascatas de sistema complemento é importante na alteração da permeabilidade endotelial e epitelial nesses modelos. Várias linhas de evidências indicam a importância do sistema complemento na lesão intestinal. Camundongos com deficiência de C3 ou C4 são menos suscetíveis a lesões de isquemia e reperfusão.[132] Além disso, a administração de anticorpos monoclonais contra C5 reduziu a lesão local e remota e a inflamação durante a lesão de reperfusão intestinal em um modelo em ratos.[133] A administração de uma forma solúvel do receptor de complemento 1, uma proteína reguladora que interrompe a cascata ao dissociar C3 e C5 das membranas celulares, reduziu a permeabilidade da mucosa, o influxo de neutrófilos e a produção de LTB_4 durante a lesão de isquemia-reperfusão em ratos e camundongos.[132,134] Embora os neutrófilos e os mastócitos medeiem muitos dos efeitos fisiopatológicos da cascata do sistema complemento, o complexo de ataque à membrana pode desempenhar um papel primário na alteração da permeabilidade vascular durante a lesão de isquemia-reperfusão.[135]

Sistema de contato

O sistema de contato do plasma é iniciado por quatro componentes: fator de Hageman (HF), pré-calicreína, fator XI e cininogênio de alto peso molecular. O HF é uma glicoproteína plasmática grande que se liga avidamente a superfícies com carga negativa.[136] Paredes celulares bacterianas, membranas basais vasculares, heparina, glicosaminoglicanos e outras superfícies de carga negativa no intestino capturam o HF e os outros três importantes iniciadores do sistema de contato em um grande complexo multimolecular. Dentre as superfícies que se ligam ao HF, a MEC é um ativador extremamente potente do sistema de contato. Após a interação, o HF é convertido em HF-α, que cliva pré-calicreína em calicreína e fator XI em fator XIa. O resultado é a maior clivagem de HF pela calicreína e o desencadeamento da cascata do sistema de contato, a ativação da coagulação intrínseca pelo fator XIa, a ativação da via alternativa pelo HF e a clivagem proteolítica do cininogênio de alto peso molecular pela calicreína, com liberação de cininas biologicamente ativas.

Os produtos do sistema de contato, principalmente a bradicinina, têm várias propriedades biológicas importantes que direcionam muitas das respostas vasculares e leucocitárias durante a inflamação.[136] A bradicinina induz contrações nas células endoteliais e alterações intracelulares nas junções de oclusão que aumentam a permeabilidade vascular a líquidos e macromoléculas. A bradicinina também causa contração da musculatura lisa vascular, o que provoca vasoconstrição ou vasodilatação, dependendo do local. A bradicinina também aumenta a motilidade intestinal, a secreção de cloreto pela mucosa intestinal e a dor gastrintestinal. Nos neutrófilos, as cininas estimulam a liberação de muitos mediadores inflamatórios, inclusive citocinas, prostaglandinas, leucotrienos e EROs.[137] A calicreína cliva C5 para liberar C5a, um potente fator quimiotático para neutrófilos e, portanto, atua no recrutamento e na ativação de leucócitos inflamatórios.

O sistema plasmático de calicreína-bradicinina é ativado em diversas doenças inflamatórias agudas e crônicas do trato gastrintestinal.[138,139] O bloqueio dos efeitos fisiopatológicos da bradicinina tem aplicações clínicas. A administração oral ou intravenosa (IV) do antagonista do receptor de bradicinina icatibant reduz os sinais clínicos, a diarreia e muitas das alterações histopatológicas nos modelos experimentais de colite em camundongos.[140] A inibição da calicreína pela administração oral de P8720 atenuou a inflamação intestinal, o escore clínico e as manifestações sistêmicas em um modelo de enterocolite granulomatosa crônica.[138] Assim, o sistema de contato é um possível alvo terapêutico em doenças inflamatórias do intestino.

LESÃO TECIDUAL NA INFLAMAÇÃO

Alterações no fluxo sanguíneo para a mucosa e outras regiões do intestino que reduzem a perfusão dos tecidos podem aumentar os primeiros danos causados por infecção ou lesão. A reperfusão de tecidos isquêmicos, por exemplo, está associada à agregação de plaquetas e neutrófilos nos pequenos vasos da mucosa, o que pode impedir o fluxo sanguíneo.[141] As plaquetas são ativadas e aderem à membrana basal exposta e às células endoteliais ativadas, formando uma superfície para a adesão de leucócitos. O acúmulo de plaquetas e leucócitos pode reduzir significativamente o diâmetro dos vasos e o fluxo sanguíneo enquanto potencializa a coagulação local e a formação de trombos.

Mediadores solúveis liberados por leucócitos ativados e células endoteliais também afetam o fluxo sanguíneo. A histamina e os lipídios vasoativos derivados do ácido araquidônico (leucotrienos, prostaglandinas, tromboxano, prostaciclina e PAF) exercem uma função proeminente na regulação da perfusão local durante a inflamação e podem exercer efeitos sistêmicos sobre o fluxo sanguíneo. Mediadores pró-coagulantes liberados por células inflamatórias em resposta ao processo inflamatório (como o fator tecidual produzido por macrófagos ou células endoteliais), proteínas expostas da membrana basal e componentes bacterianos podem ativar o sistema de contato e as cascatas de coagulação e do complemento, cujos produtos afetam fluxo sanguíneo. O óxido nítrico, produzido por células endoteliais ou leucócitos (macrófagos), é um potente regulador do fluxo sanguíneo e tem atuação significativa no controle da perfusão durante a inflamação.[142] Muitos dos mediadores que afetam a perfusão também atuam sobre a permeabilidade endotelial, alterando o equilíbrio osmótico e hidrostático e causando edema tecidual. Em casos extremos, as coagulopatias locais e sistêmicas desencadeadas por lesão vascular e absorção de produtos microbianos e mediadores inflamatórios induzem um estado de hipercoagulação, levando à formação de microtrombos capazes de reduzir o fluxo sanguíneo ou à formação de macrotrombos aptos a provocar infarto tecidual.

Os mediadores celulares da inflamação podem infligir graves lesões aos tecidos intestinais. Os neutrófilos desempenham um papel importante na fisiopatologia de muitas doenças intestinais, como lesão de isquemia-reperfusão,[98] enterocolite infecciosa[105,143] e úlcera da mucosa induzida por anti-inflamatórios não esteroidais.[106] A depleção de neutrófilos, o bloqueio de sua migração para os tecidos ou a inibição da ativação dessas células reduzem a gravidade dessas e de outras doenças inflamatórias.[144] Muitos tratamentos anti-inflamatórios voltados especificamente para a adesão, migração e ativação de neutrófilos têm sido desenvolvidos.

A passagem de neutrófilos pelo endotélio durante a migração para os tecidos inflamados é notável, pois, na maioria dos casos, há preservação da permeabilidade da monocamada endotelial. No entanto, existe um limite acima do qual a migração de neutrófilos altera as características de permeabilidade do endotélio. O efeito é em parte físico, pois o mero movimento de um grande número de neutrófilos pelo endotélio é suficiente para causar alterações mecânicas nas junções de oclusão, e em parte decorrente dos produtos tóxicos dos neutrófilos, que danificam as células endoteliais e as membranas basais.[141,145] As serina proteases (em especial a elastase) e as metaloproteinases liberadas pelos neutrófilos desgranulados liquefazem as proteínas da matriz tecidual e clivam as proteínas da superfície celular que formam as junções intercelulares endoteliais para facilitar a migração de neutrófilos para o sítio de infecção.[101] Essas enzimas de degradação são bastante prejudiciais às membranas basais e às barreiras celulares do endotélio, contribuindo para o aumento da permeabilidade vascular (e edema local do tecido) e para o desenvolvimento de trombose. A permeabilidade pode ser afetada de modo que não apenas a água, mas também as macromoléculas (p. ex., albumina, proteínas da matriz, sistema complemento) chegam ao interstício. O bloqueio da adesão de neutrófilos ao endotélio com anticorpos anti-β_2-integrina protege a microvasculatura na lesão experimental de isquemia-reperfusão intestinal, reduzindo as alterações na permeabilidade vascular e as evidências histopatológicas de dano microvascular.[141]

Como no endotélio dos tecidos inflamados, há transmigração maciça de neutrófilos pelo epitélio em resposta a infecção ou lesão. A migração transepitelial de neutrófilos aumenta a permeabilidade epitelial ao desfazer as junções de oclusão.[145] Como no endotélio, a migração de neutrófilos provoca a ruptura mecânica da barreira epitelial (ver Figura 12.1). As proteases, em especial a elastase, degradam os componentes da membrana basal e as proteínas das junções comunicantes. O receptor ativado por protease 2, após a interação com serina proteases dos grânulos de neutrófilos, altera a integridade das junções epiteliais e endoteliais. Os produtos pró-inflamatórios dos neutrófilos ativados (TNF-α e IFN-γ) aumentam a permeabilidade da junção de oclusão por efeitos diretos nos enterócitos. As prostaglandinas liberadas pelos neutrófilos ativados estimulam a secreção epitelial, contribuindo, assim, para a diarreia. O acúmulo subepitelial de neutrófilos pode levar à morte das células epiteliais da membrana basal e causar úlcera branda a grave. O resultado fisiológico dos efeitos dos neutrófilos e de seus produtos na barreira epitelial inclui enteropatia, com perda de proteínas e absorção de constituintes da parede celular bacteriana, o que potencializa as respostas inflamatórias locais e sistêmicas.

Os neutrófilos nos tecidos inflamados, estimulados por potentes ativadores produzidos pelo hospedeiro (como IL-1β e TNF-α) e produtos bacterianos (LPS), liberam grandes quantidades de EROs (ver Figura 12.1). Embora esses radicais de oxigênio e oxi-haletos sejam importantes para a morte de patógenos, também podem ser tóxicos para as células epiteliais e endoteliais e as proteínas da matriz. Intermediários reativos de nitrogênio, produzidos principalmente por macrófagos durante a inflamação, se combinam às EROs para formar peroxinitritos, que são bastante tóxicos.[90] Além da lesão nos tecidos da mucosa, as EROs têm um papel ainda mal definido no recrutamento e na ativação de neutrófilos, potencializando a resposta inflamatória.[146] Indicando o papel das EROs em doenças inflamatórias do trato gastrintestinal, a administração de inibidores de sua produção ou de seus sequestradores farmacológicos pode ser protetora em muitos modelos de lesão por reperfusão ou enterocolite. Muitos tratamentos que visam inibir a ativação de neutrófilos e suas funções efetoras nos tecidos foram avaliados em doenças intestinais. Os inibidores da fosfodiesterase, ao causar acúmulo de monofosfato cíclico de adenosina (cAMP) em neutrófilos, são anti-inflamatórios por causa de sua capacidade de suprimir a ativação dessas células e a produção de ERO. Novos inibidores da fosfodiesterase, seletivos para a isoforma predominante em neutrófilos, são promissores em muitas doenças inflamatórias.

Os mastócitos subepiteliais também têm um papel importante na alteração da permeabilidade epitelial no intestino inflamado. Durante a resposta de hipersensibilidade intestinal, a liberação subepitelial de triptase protease por desgranulação dos mastócitos aumenta a permeabilidade epitelial ao atuar sobre as junções de oclusão.[147,148] Essa alteração na permeabilidade das junções comunicantes aumenta o fluxo transepitelial de macromoléculas, inclusive proteínas e produtos bacterianos. Citocinas liberadas por mastócitos e fagócitos também regulam a permeabilidade das junções. A IL-4, um produto de mastócitos e macrófagos, aumenta a permeabilidade epitelial.[149] Além disso, o TNF-α e o IFN-γ, produtos de muitas células inflamatórias, têm ação sinérgica no aumento da permeabilidade das junções de oclusão.[150]

FISIOPATOLOGIA DA DIARREIA

A colite equina aguda causa debilitação rápida e grave e é quase sempre fatal. A diarreia associada à colite equina aguda ocorre esporadicamente e é caracterizada pelo sequestro intraluminal de líquido, cólica moderada a grave (dor abdominal) e diarreia aquosa abundante acompanhada por endotoxemia, leucopenia e hipovolemia.[151,152] As causas da colite aguda e as opções terapêuticas serão discutidas mais adiante nesta seção.

Embora nem todos os mecanismos responsáveis pelas perdas de líquidos sejam conhecidos, é provável que as células inflamatórias desempenhem um papel importante; a colite é caracterizada pela infiltração de granulócitos na mucosa do intestino grosso.[153-157] Os tecidos do ceco e do cólon equino, coletados durante os estágios agudos da colite equina aguda induzida de maneira experimental (febre do cavalo de Potomac, lincomicina com ou sem inoculação de *Clostridium* spp., administração de anti-inflamatórios não esteroides), revelam a presença de numerosos neutrófilos e eosinófilos na lâmina própria e na submucosa.[153,156,158,159] As EROs derivadas de granulócitos são cruciais para as defesas antimicrobianas no intestino e estimulam a secreção de cloreto e água por interações com enterócitos.[160,161] O tecido intestinal equino normal é único em comparação à maioria das outras espécies mamíferas por causa da preponderância de eosinófilos localizados na mucosa e na submucosa intestinal.[162,163] A produção de EROs por granulócitos fagocíticos estimulados após a ruptura da barreira mucosa pode ser responsável pela maciça resposta de secreção de líquidos que ocorre durante os primeiros estágios da colite aguda equina.

Colite refere-se à inflamação e à lesão da mucosa do cólon e ceco (tiflocolite) que podem ocorrer em resposta a várias causas.[164] A causa da lesão do cólon pode ser bem definida, como na colite infecciosa natural ou induzida experimentalmente. No entanto, muitos casos de diarreia humana e animal têm diagnóstico especulativo ou desconhecido ou, ainda, não têm diagnóstico algum. Independentemente da causa subjacente ou inicial da lesão de cólon, essa estrutura aparentemente conta com um repertório limitado de respostas a danos, já que a maioria das formas de colite tem aspecto histopatológico e quadro clínico semelhantes. Vários graus de erosão e úlcera da mucosa, edema submucoso/mucoso, depleção de células caliciformes e a existência de um infiltrado inflamatório celular na mucosa e submucosa são comuns a muitos tipos de colite humana e animal.[163,164] Manifestações clínicas características são sequestro de líquido intraluminal, desconforto abdominal, hipovolemia e, com mais frequência, diarreia aquosa profusa.

FISIOPATOLOGIA DA COLITE

A diarreia do intestino grosso é causada pelo transporte anormal de líquidos e íons pela mucosa do ceco e cólon. A perda de líquidos pelo intestino grosso pode ser provocada por processos de má absorção ou hipersecreção e, de modo geral, é uma combinação dos dois.[165] Os processos de secreção do cólon são uma função do epitélio da cripta, enquanto os processos de absorção são limitados às células epiteliais da superfície.[166,167] Em condições basais normais, a secreção subjacente pelo epitélio da cripta é mascarada pela maior taxa de absorção das células epiteliais da superfície. Forças anormais que influenciam as taxas de secreção e absorção podem ser responsáveis por secreção maciça e descontrolada e má absorção pelas células epiteliais da mucosa intestinal, levando à rápida desidratação e morte.[165-167]

Dois processos intracelulares controlam a secreção do cólon: o nucleotídio cíclico (cAMP e monofosfato cíclico de guanosina [cGMP]) e os sistemas de cálcio.[168,169] Os agentes podem ativar a adenilciclase (peptídeo intestinal vasoativo, prostaglandina E_2 [PGE_2]) ou guanililciclase (enterotoxinas bacterianas) e induzir aumentos em cAMP ou cGMP, respectivamente. Essa reação causa a fosforilação de proteinoquinases específicas que induzem os eventos reais de transporte de membrana apical e basolateral. Os aumentos na concentração intracelular de cálcio livre podem ser causados pela liberação dependente de nucleotídios cíclicos do cálcio armazenado na célula ou do aumento da entrada de cálcio pela membrana celular.[165-167] O cálcio pode atuar por meio da calmodulina, que pode ativar as proteínas quinases de fosforilação da membrana.

Pelo menos quatro sistemas centrais controlam a secreção intestinal: (1) o sistema hormonal, (2) o SNE, (3) as enterotoxinas bacterianas e (4) o sistema imune.[169,170] O controle hormonal do transporte de eletrólitos do cólon é exercido principalmente pelo eixo renina-angiotensina-aldosterona.[171] O SNE controla o transporte por meio de três componentes separados: (1) nervos extrínsecos das vias parassimpáticas e simpáticas; (2) gânglios e nervos intrínsecos, que secretam diversos neurotransmissores, inclusive peptídeos; e (3) células neuroendócrinas (linfócitos intraepiteliais) que residem no epitélio e liberam mensageiros para as células epiteliais de maneira parácrina.[165,169-171] Muitas enterotoxinas bacterianas podem induzir uma secreção intestinal por meio de transdução de sinal de cAMP ou cGMP.[172] As enterotoxinas bacterianas podem estimular a liberação de mediadores (como a substância P) dos neurônios aferentes primários, que atuam sobre os neurônios entéricos, geralmente propagando a inflamação neurogênica.[173]

Mediadores inflamatórios pré-formados, como histamina, serotonina ou adenosina, e mediadores recém-sintetizados, como prostaglandinas, leucotrienos, PAF, várias citocinas, a forma induzível de óxido nítrico e metabólitos reativos de oxigênio, podem desencadear a secreção intestinal por estimulação direta do enterócito e ação indireta sobre nervos entéricos, induzindo uma secreção intestinal de mediadores neurotransmissores.[170] As prostaglandinas das séries E e F podem aumentar a secreção de cloreto no tecido intacto e em células do cólon.[174,175] Leucotrienos, PAF e várias citocinas não atuam sobre a secreção de células T84, mas têm um efeito significativo no transporte de eletrólitos no tecido intacto, sugerindo que tipos celulares intermediários podem participar dessas respostas de secreção.[176-178]

As células epiteliais secretam cloreto em resposta a aumentos mediados por prostaglandina e adenosina no cAMP celular, enquanto a histamina atua, pela indução do receptor H_1, no *turnover* de fosfatidilinositol, na produção de trifosfato de inositol e na mobilização de estoques intracelulares de cálcio.[170] Os produtos da lipo-oxigenase (leucotrienos) são capazes de ativar uma resposta secretora do cólon, aparentemente sem participação de nucleotídios cíclicos ou íons cálcio.[176] Mediadores reativos de oxigênio (ROMs) derivados da fagocitose podem induzir uma secreção de eletrólitos colônicos *in vitro*, sugerindo que os oxidantes podem contribuir diretamente para a diarreia associada à colite.[179] As EROs iniciam a resposta secretora por aumento do cAMP celular ou estimulação da liberação mesenquimatosa de PGE_2 ou prostaciclina que, por sua vez, estimula a célula epitelial ou o neurônio entérico, respectivamente.[179-182] O nitroprussiato de sódio, uma fonte exógena de óxido nítrico, aumentou a secreção de cloreto no cólon de ratos, em um fenômeno mediado por produtos da COX e neurônios entéricos.[183] A Tabela 12.1 resume a secreção de cloreto por células epiteliais induzida por mediador inflamatório.

PAPEL DAS CÉLULAS INFLAMATÓRIAS

O desenvolvimento de colite aguda raramente é um fenômeno simples de causa ou efeito, e é influenciado por muitos fatores extrínsecos e intrínsecos do hospedeiro e dos microrganismos. Mediadores inflamatórios liberados por mastócitos e monócitos ou granulócitos fagocíticos causam secreção intestinal de cloreto e água e inibem a absorção neutra de sódio e cloreto.[169,170,184] As células inflamatórias, em especial os granulócitos fagocíticos, são importantes na fisiopatologia da mucosa nos casos de colite.[161,185] Um grande número dessas células é observado no exame histopatológico de tecidos de humanos e animais com colite. Os produtos da ativação celular estimulam respostas diretas e indiretas de secreção nas células e nos tecidos intestinais.[169,170] Os produtos da secreção de fagócitos podem amplificar o sinal inflamatório ou ter efeitos em outras células-alvo no intestino, como enterócitos e células da musculatura lisa.

PAPEL DOS METABÓLITOS REATIVOS DE OXIGÊNIO DERIVADOS DE FAGÓCITOS

O sistema do fosfato de dinucleotídio de adenina e nicotinamida (NADPH)-NADPH oxidase de fagócitos (neutrófilos, eosinófilos e monócitos/macrófagos) é um potente indutor de radicais superóxidos usados como mecanismo de defesa do hospedeiro para matar microrganismos invasores.[161] Estímulos inadequados, como inflamação, trauma ou isquemia seguida de reperfusão, aumentam os níveis produzidos de espécies tóxicas de oxigênio, causando danos aos tecidos hospedeiros.

Tabela 12.1 **Mediadores inflamatórios que estimulam a secreção de cloreto pelas células epiteliais.**

Mediador	Ação
Prostaglandina E_2	Aumenta a secreção de Cl Diminui a absorção de NaCl neutro
Peptídeo intestinal vasoativo	Aumenta a secreção de NaCl mediada por cAMP Ativa os nervos colinérgicos
Endotoxina	Aumenta a absorção de Na Aumenta a permeabilidade da membrana celular
Serotonina	Aumenta a secreção de líquidos e eletrólitos
Interferona-γ	Diminui junções de oclusão e aumenta a permeabilidade da membrana celular
Interleucina 1 e interleucina 1β	Aumenta a concentração de prostaglandinas E_2 e $F_1\alpha$ e de tromboxano B_2
Histamina (H_1)	Aumenta a secreção de Cl por vias mediadas por Ca
Bradicinina	Aumenta a secreção de Cl por vias mediadas por prostaglandinas
Mediadores reativos de oxigênio	Aumentam a secreção de Cl
Tromboxanos	Aumentam a secreção de Cl Diminuem a absorção de NaCl neutro
Produtos da lipo-oxigenase	Aumentam a secreção de Cl por vias mediadas por prostaglandinas
Fator ativador de plaquetas	Aumenta Isc (secreção de Cl)
Adenosina	Aumenta a secreção de Cl

cAMP, monofosfato cíclico de adenosina.

Vários tipos de receptores e outras moléculas, como mediadores da fagocitose, agentes quimiotáticos, diversas citocinas e produtos microbianos, podem estimular os fagócitos.[161] Acredita-se que os fagócitos residentes ou recrutados para a mucosa do cólon no início da doença exacerbem os mecanismos de secreção de líquidos e eletrólitos, o chamado processo de amplificação.[104,186]

A ativação da explosão (*burst*) respiratória leva à produção e liberação de grandes quantidades de ânion superóxido (O_2^-) e H_2O_2.[187] Além desses ROMs, os fagócitos ativados secretam a enzima peroxidase (mieloperoxidase de neutrófilos e peroxidase de eosinófilos) no espaço extracelular. As peroxidases catalisam a oxidação de Cl^- por H_2O_2 para produção de HOCl, o ingrediente ativo dos alvejantes domésticos. O sistema peroxidase-$H_2O_2^-$ haleto é o sistema mais citotóxico dos fagócitos; HOCl é 100 a 1.000 vezes mais tóxico que O_2^- ou H_2O_2. O HOCl é um agente oxidante e clorante não específico que reage rapidamente com diversos compostos biológicos, inclusive DNA, sulfidrilas, nucleotídios, aminoácidos e outros compostos que contêm nitrogênio. Reage com rapidez com aminas primárias para a síntese de *N*-cloraminas citotóxicas. Os mecanismos usados por essas substâncias para danificar as células e os tecidos ainda não foram completamente elucidados, mas as possibilidades são oxidação direta com sulfidrila, inativação da hemoproteína, degradação de proteínas e aminoácidos e inativação de cofatores metabólicos do DNA.[188] A perfusão luminal de ROMs específicos aumentou a permeabilidade da mucosa e a aplicação na serosa elevou a secreção de Cl^- *in vitro*.[189] A atividade da mieloperoxidase tecidual, um índice da infiltração de granulócitos no tecido, é usada experimentalmente para avaliar a inflamação intestinal.[190] A atividade da mieloperoxidase é elevada em crises agudas da doença inflamatória intestinal humana e em vários modelos animais de colite aguda.[190-192] A resposta inflamatória aguda dessas doenças é caracterizada predominantemente por neutrófilos, embora esse ensaio meça a hemoproteína peroxidase total, que inclui a peroxidase de monócitos e eosinófilos, além de neutrófilos.[193] Além disso, os níveis de atividade da peroxidase nos eosinófilos circulantes equinos são maiores do que nos neutrófilos circulantes[194] e isso também pode se aplicar aos eosinófilos teciduais residentes.

Acredita-se que os metabólitos do ácido araquidônico participem da inflamação intestinal da doença diarreica.[170] Níveis elevados desses metabólitos intermediários foram demonstrados em doenças naturais e em modelos experimentais de colite e parecem paralelos a aumentos nos ROMs no intestino inflamado.[195] A adição de H_2O_2 ou HOCl ao tecido do cólon de rato em câmaras de Ussing induz liberação de PGE_2 e secreção ativa de Cl^-.[182,196] As prostaglandinas podem aumentar a secreção de Cl^- no tecido intestinal intacto[181,196,197] e nas células T84 isoladas do cólon.[180,182] As interações entre ROMs e a liberação mesenquimatosa de PGE_2/PGI_2 podem ser relevantes nos mecanismos responsáveis pela doença diarreica. Os fibroblastos cocultivados ou justapostos às células colônicas T84 apresentaram resposta secretora de Cl^- a H_2O_2 *in vitro* muito maior por causa da liberação de PGE_2.[180] Além disso, a mucosa do cólon equino tem maior sensibilidade à prostaglandina liberada de maneira endógena e apresenta resposta secretora significativa *in vitro*.[198]

PAPEL DE OUTROS FATORES

Endotoxina

A endotoxina, o componente lipopolissacarídico da parede celular externa de bactérias gram-negativas, está presente em abundância no intestino grosso de cavalos saudáveis.[194,198] O intestino intacto forma uma barreira eficaz ao transporte de quantidades significativas dessas toxinas altamente antigênicas, mas o intestino doente absorve essas macromoléculas em grandes quantidades, causando os subsequentes efeitos sistêmicos adversos que costumam ser fatais.[199] Este capítulo traz, mais adiante, uma revisão completa sobre a endotoxemia.

As endotoxinas ativam as células imunes da mucosa e a subsequente liberação de mediadores inflamatórios em casos de colite. Estudos *in vitro* sobre os efeitos da endotoxina no transporte intestinal de água e eletrólitos em ratos machos adultos mostraram uma diminuição significativa na absorção líquida de sódio do cólon e aumento da permeabilidade do cólon.[200] Nos equinos, a endotoxina afeta negativamente a motilidade gastrintestinal, inclusive no ceco e no cólon ventral direito, e a perfusão.[201]

Imunodeficiência

A importância de um sistema imune normal para a defesa da superfície mucosa do trato gastrintestinal é evidente na imunossupressão. As imunodeficiências primárias que afetam o trato gastrintestinal estão bem documentadas. A agamaglobulinemia comum é a imunodeficiência gastrintestinal mais relatada e responsável por giardíase associada à deficiência de linfócitos B em outras espécies.[202] Em cavalos, a imunodeficiência combinada grave pode causar diarreia secundária a infecção por adenovírus, coronavírus e/ou *Cryptosporidium*.[203,204] Curiosamente, a deficiência seletiva de imunoglobulina A (IgA) é raramente associada à doença intestinal por causa de um possível aumento na resposta de IgM da mucosa. No entanto, há deficiências combinadas de IgA e IgM com maior incidência de doença intestinal. Uma deficiência seletiva de IgA secretora foi associada à candidíase intestinal em outras espécies. Certos patógenos da mucosa podem aumentar sua patogenicidade ao produzir proteases de IgA.[202] A imunodeficiência ou imunossupressão adquirida em adultos pode ser causada por doenças infecciosas (em especial, virais), deficiências nutricionais, fenômenos associados ao envelhecimento e medicamentos (corticosteroides, azatioprina e ciclofosfamida). A salmonelose crônica foi documentada como secundária à deficiência de linfócitos B em um Quarto de Milha adulto.[205]

Deficiências nutricionais

A nutrição é um determinante crítico da imunocompetência e da suscetibilidade a doenças em muitas espécies.[206] A redução da imunidade sistêmica e da mucosa contribui para o aumento da frequência e gravidade das infecções intestinais observadas em pacientes com desnutrição. Há anomalias na imunidade mediada por células, sistema complemento, função fagocítica, resposta de anticorpos secretados na mucosa e afinidade de anticorpos. A morbidade causada pela doença diarreica aumenta, principalmente entre os indivíduos com menor taxa de crescimento decorrente de desnutrição.[207] A interação entre deficiência nutricional e saúde intestinal no cavalo requer uma investigação mais aprofundada.

Microbiota intestinal

Recentemente, o conhecimento acerca da microbiota intestinal equina aumentou de maneira dramática. O microbioma intestinal é complexo e é abordado no Capítulo 1 deste livro. Em resumo, a microbiota fecal é muito variável entre cavalos saudáveis e aqueles com colite,[208] e alterações podem preceder episódios de cólica em éguas pós-parto.[209] A microbiota intestinal é afetada pela administração de antimicrobianos,[210] transporte, jejum e anestesia[211] e amido na dieta,[212] entre outros fatores; muitos destes têm sido associados ao desenvolvimento de colite.

Fatores que influenciam a motilidade

As doenças inflamatórias do cólon são associadas a distúrbios nos padrões de motilidade, mas o papel dessas alterações na patogênese da diarreia ainda não foi esclarecido. A invasão bacteriana causa padrões motores característicos no cólon, que consistem em rajadas rápidas de atividade motora que parecem diminuir o tempo de trânsito pelo intestino grosso. Isso reduz a eliminação de bactérias do intestino grosso, o que pode contribuir para a virulência do microrganismo.[213] A absorção de endotoxina e a liberação de mediadores inflamatórios, como as prostaglandinas, prejudicam os padrões de motilidade do intestino grosso, com diminuição da coordenação das contrações, e podem contribuir para as alterações na motilidade relacionadas à invasão bacteriana. Embora o efeito da endotoxina e das prostaglandinas no tempo de trânsito não seja extenso, a interrupção da atividade coordenada pode causar diarreia.[214] A mistura completa e o tempo de retenção prolongado da ingesta são importantes não apenas para a digestão microbiana de nutrientes, mas também para a absorção de subprodutos microbianos e líquidos.[171] A ingesta é viscosa e, portanto, deve ser misturada para que sua porção luminal entre em contato com a mucosa para absorção. Além disso, a mistura inadequada aumenta a espessura da camada sem agitação, diminuindo o contato da ingesta com a mucosa e, consequentemente, a absorção.[171]

Na diarreia, porém, a motilidade deve ser progressiva.[171] O íleo pode ser acompanhado por aumento de líquido no lúmen do intestino grosso, mas esse líquido não é eliminado sem motilidade progressiva. A colite aguda é frequentemente associada a um período de íleo caracterizado por fezes escassas, o que pode ser a razão dos sinais de cólica nos primeiros estágios da doença. A diarreia é aparente apenas quando há retorno da motilidade. O aumento da motilidade progressiva poderia contribuir para a diarreia, diminuindo o tempo de trânsito. Acredita-se que isso atue na catarse por irritação e explique o mecanismo de ação de alguns laxantes.[3]

Endotoxemia

Endotoxemia é literalmente definida como a existência de endotoxina na corrente sanguínea. Na maioria das vezes, porém, o termo é usado para se referir às manifestações clínicas causadas por uma reação inflamatória excessiva e desequilibrada. A endotoxemia não é uma doença por si só; pelo contrário, é uma complicação de muitas doenças sépticas e não sépticas que acometem cavalos e outros animais. Seu diagnóstico e tratamento devem, portanto, ser discutidos no contexto de patologias primárias subjacentes.

Em suas consequências fisiopatológicas, a resposta imune inata à endotoxina (LPS) é semelhante à resposta a outros estímulos (p. ex., infecção bacteriana, infecção viral, trauma grave). Além disso, o quadro clínico e as anomalias patológicas clínicas dos pacientes com inflamação sistêmica grave são condizentes, independentemente da etiologia, e o desfecho pode ser previsto com mais precisão pela gravidade da resposta inflamatória do que pela natureza do insulto incitante.[215] Em 1992, o termo *síndrome da resposta inflamatória sistêmica* (*SIRS*) foi introduzido em uma declaração de consenso entre médicos especialistas em medicina torácica e cuidados intensivos para explicar essas semelhanças e dar uma definição de caso para fins clínicos e de pesquisa. Logo depois, porém, a definição de SIRS de 1992 foi criticada por ser muito sensível, ao mesmo tempo em que tinha pouca especificidade,[216] e sua utilidade clínica foi questionada por causa da incapacidade de prever o desfecho e diferenciar pacientes com alto risco de morbidade e mortalidade.[217] Assim, a definição de *SIRS* pode ser valiosa do ponto de vista conceitual, mas tem pouco valor na prática clínica diária.

A *sepse* foi definida como a resposta inflamatória sistêmica à infecção e *choque séptico*, como "hipotensão induzida por sepse que persiste apesar da reanimação hídrica adequada e é acompanhada por anomalias de hipoperfusão ou disfunção orgânica".[215] De acordo com essas definições, o diagnóstico de sepse requer documentação de infecção por cultura, além de dois ou mais dos seguintes achados: hipotermia ou hipertermia; taquicardia; taquipneia ou hipocapnia; e leucocitose, leucopenia ou maior proporção de formas imaturas de leucócitos.

A falência de órgãos é uma sequela comum do choque endotóxico ou séptico, e o termo *síndrome de disfunção de múltiplos órgãos* descreve a falência de dois ou mais sistemas orgânicos, evidenciada por alterações clínicas ou clinicopatológicas. Em equinos, as lâminas do casco devem ser incluídas na lista de órgãos suscetíveis à falência.

O cientista alemão Richard Pfeiffer (1858-1945), ao trabalhar com *Vibrio cholerae,* descreveu pela primeira vez a endotoxina como uma toxina "intimamente ligada ao corpo bacteriano e provavelmente seu integrante".[218] Pfeiffer observou que essa toxina era distinta das exotoxinas bacterianas secretadas, termolábeis e proteicas. Mais tarde, verificou-se que a *endotoxin*a era uma estrutura lipopolissacarídica termoestável, e os termos *endotoxina* e *LPS* agora são usados de modo intercambiável.

O LPS é um componente importante da parede celular estrutural de todas as bactérias gram-negativas, inclusive de espécies não infecciosas (Figura 12.2). Com 3 a 4 $\times$ 10^6 moléculas por célula, o LPS compõe cerca de 75% da camada externa da membrana celular e é uma molécula funcional essencial para a membrana externa bacteriana, servindo como uma barreira de permeabilidade contra agentes nocivos externos. A molécula de LPS tem quatro domínios essenciais para a virulência de bactérias gram-negativas.[219] Três dos domínios (núcleo interno, núcleo externo e cadeia O-específica) representam a porção polissacarídica hidrofílica da molécula, enquanto a porção lipídica A representa a porção lipídica hidrofóbica (Figura 12.3). Combinados, esses domínios conferem as propriedades anfipáticas gerais da molécula que levam à formação de agregados micelares em soluções aquosas.

As cadeias O-específicas (também chamadas de polissacarídeos de antígeno O ou cadeias O) são características de qualquer tipo de LPS e apresentam enorme variabilidade estrutural entre os sorotipos bacterianos.[220] As cadeias O são sintetizadas pela adição de blocos de oligossacarídeos pré-formados a uma cadeia polimérica em crescimento e, portanto, têm estrutura repetitiva. As cadeias O-específicas determinam parte da imunoespecificidade das células bacterianas[221] e, na interação com o sistema imune do hospedeiro, são antígenos para a produção de anticorpos espécie-específicos.[222] As cadeias O-específicas são ainda responsáveis pelo aspecto liso das colônias de bactérias gram-negativas nas placas de cultura[219] e as moléculas de LPS com cadeia O são denominadas *lipopolissacarídeos lisos.*

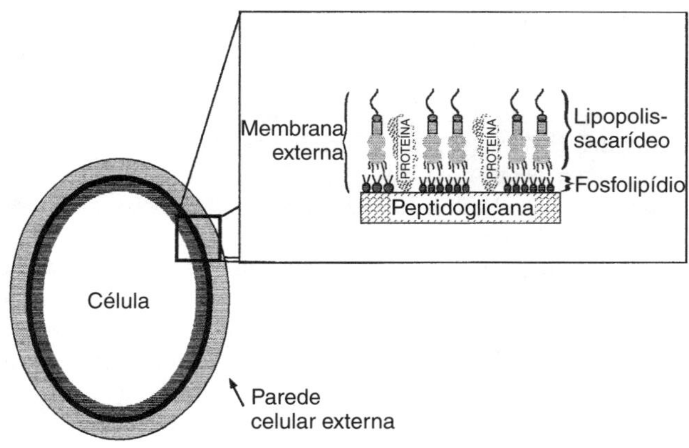

Figura 12.2 Lipopolissacarídeo.

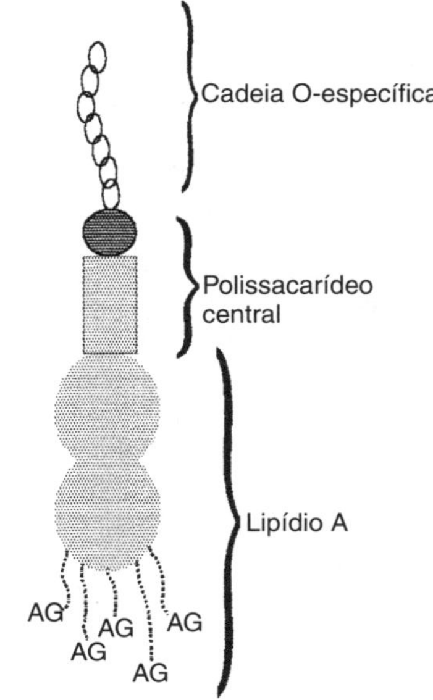

Figura 12.3 Três domínios da molécula de lipopolissacarídeo. AG, ácido graxo.

A porção oligossacarídica do núcleo interno (lipídio A-proximal) e externo (cadeia O-proximal) é mais conservada entre as diferentes cepas de bactérias gram-negativas do que a cadeia O-específica.[220] O núcleo de todas as moléculas de LPS contém o incomum ácido 3-desoxi-D-mano-oct-2-ulopiranosônico (KDO), que liga a região central à molécula de lipídio A. A síntese de um núcleo mínimo é essencial para a sobrevida de bactérias[223] e a menor estrutura LPS de ocorrência natural é formada por lipídios A e KDO.[224] Diferentemente das colônias em forma de S, as colônias de bactérias gram-negativas com moléculas de LPS sem cadeia O-específica, mas com uma região central, têm aspecto rugoso nas placas de cultura. Moléculas rugosas de LPS são indicadas como Ra, Rb e assim por diante para indicar o comprimento da região central. Na Re-LPS (também chamada de *LPS rugosa profunda*), a região central é reduzida a um resíduo KDO. Em geral, os mutantes Re são usados para a geração de anticorpos contra a região central, na tentativa de obter proteção cruzada contra diversas espécies bacterianas. A porção de lipídio A, que ancora a molécula de LPS na membrana externa bacteriana, foi identificada como o princípio tóxico do LPS[225] e sua estrutura é altamente conservada entre bactérias gram-negativas. A estrutura comum compartilhada pelas moléculas de lipídio A é um esqueleto de 1,4'-bisfosforilado β1,6-ligado D-glicosamina dissacarídeo (esqueleto lipídico A), que é acilado por até seis ácidos graxos.[220] A Figura 12.4 mostra o padrão de acilação no LPS de *Escherichia coli*. A variação na estrutura do lipídio A entre bactérias gram-negativas afeta o número, o comprimento e a posição dos ácidos graxos, a estrutura do esqueleto e a substituição do fosfato por outros grupos polares.[222]

CAUSAS DE ENDOTOXEMIA EM CAVALOS

De acordo com sua natureza como componente estrutural da parede celular, a existência de endotoxina implica a presença de bactérias gram-negativas como fonte. Dependendo da natureza da doença subjacente, essas bactérias podem circular na corrente sanguínea em sua forma intacta (*i. e.*, bacteriemia), estar confinadas a um processo infeccioso localizado ou fazer parte da flora bacteriana endógena que coloniza o trato gastrintestinal. Em qualquer um desses cenários, as moléculas de endotoxina são liberadas como subproduto do crescimento bacteriano e em grande número após a morte das bactérias.[226] As doenças infecciosas comuns associadas à endotoxemia em cavalos são sepse gram-negativa neonatal, pneumonia e pleuropneumonia bacteriana, endometrite, peritonite e colite infecciosa por bactérias como *Salmonella* spp., que não fazem parte da flora intestinal normal. Em um estudo, por exemplo, a endotoxina foi detectada no plasma de 50% dos potros com suspeita de sepse.[227]

O termo *translocação* descreve a entrada de bactérias endógenas e produtos bacterianos do trato gastrintestinal nos tecidos e na circulação sistêmica.[228] A flora intestinal natural dos cavalos é composta principalmente por bactérias anaeróbias gram-negativas; assim, normalmente há grandes quantidades

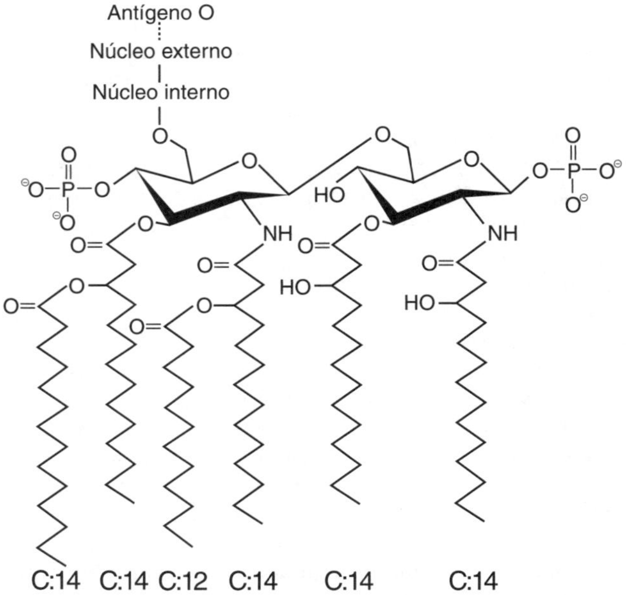

Figura 12.4 Padrão de acilação do lipopolissacarídeo de *Escherichia coli*.

de endotoxina no lúmen do trato intestinal equino.[229] Mesmo em cavalos saudáveis, é provável que pequenas quantidades de endotoxina atravessem a barreira mucosa intacta e atinjam a circulação porta e o fígado.[230] No entanto, essas moléculas são eliminadas pelo sistema mononuclear fagocítico hepático e provocam apenas uma ativação localizada e restrita do sistema imune do hospedeiro. Para que a translocação da endotoxina se torne prejudicial, é preciso que quantidades excessivas da molécula atravessem a barreira intestinal e sobrecarreguem o sistema mononuclear fagocítico ou que haja comprometimento da capacidade hepática de depuração de LPS. Este último pode ser preocupante em doenças como hepatite, colangio-hepatite ou *shunt* portossistêmico de sangue.

A permeabilidade da barreira mucosa intestinal tende a ser maior nos casos de doença gastrintestinal aguda. Os pacientes com cólica são os principais candidatos ao desenvolvimento de endotoxemia, e a endotoxina foi detectada no plasma de 10 a 40% dos pacientes com cólica à internação.[231,232] Os estudos diferiram em seus critérios de inclusão, e a maior porcentagem de cavalos com resultado positivo para endotoxina plasmática foi observada quando apenas pacientes candidatos à intervenção cirúrgica foram avaliados.[232] Além da ruptura gastrintestinal, acredita-se que o aumento da permeabilidade a bactérias intactas ou moléculas livres de endotoxina esteja associado com mais frequência a insultos isquêmicos, como obstrução por estrangulamento e infarto intestinal; inflamação grave, como na enterite e colite proximal; crescimento bacteriano; e acidose intraluminal, que ocorre em casos de sobrecarga de grãos.[233,234] Um estudo, no entanto, não encontrou diferença na detecção de endotoxina no plasma entre os grupos de doenças, enfatizando o fato de que qualquer enfermidade na cavidade abdominal pode induzir endotoxemia em equinos. No mesmo estudo, a endotoxina teve aproximadamente três vezes mais chances de ser detectada no FP em comparação às amostras de plasma. Do mesmo modo, concentrações mais altas de citocinas foram medidas no FP do que no plasma. A provável explicação para esses achados é uma resposta inflamatória local na cavidade peritoneal, provocada por bactérias translocadas ou moléculas de LPS antes de sua absorção pela circulação sistêmica.[231]

Embora a doença gastrintestinal provavelmente seja a causa mais importante da translocação de endotoxinas em cavalos, outras doenças também podem provocar a translocação de endotoxinas e bactérias. Em estudos experimentais em animais de laboratório, a entrada de bactérias associadas ao intestino no sistema linfático foi demonstrada após choque hipovolêmico, lesões por queimadura, trauma, desnutrição e inanição.[235-237] Além disso, a própria endotoxina causou translocação bacteriana nos linfonodos mesentéricos após a administração intraperitoneal a camundongos.[238] Esses achados têm recebido muita atenção na literatura sobre pacientes humanos, porque explicam casos de choque endotóxico na ausência de infecção bacteriana passível de demonstração. O veterinário deve se lembrar da possibilidade de translocação ao avaliar casos com suspeita de SIRS em equinos, nos quais a demonstração de infecção bacteriana ou doença gastrintestinal não é possível. A translocação de endotoxinas também pode estar associada a exercícios extenuantes, que reduzem o fluxo sanguíneo esplâncnico, causam hipoxia e elevam a temperatura corpórea. Em cavalos de corrida em boa forma física, a concentração plasmática média de LPS era significativa após a corrida, enquanto os níveis de IgG anti-LPS diminuíram. Os cavalos em boa forma física apresentaram concentrações significativamente maiores de IgG anti-LPS em repouso que os controles sedentários, sugerindo o extravasamento de pequenas quantidades de endotoxina do lúmen intestinal durante o treinamento e as corridas.[239] Um estudo em cavalos de enduro demonstrou uma concentração detectável de LPS em cerca de 50% dos animais, e a correlação entre as concentrações plasmáticas de endotoxina e lactato sugeriu que o nível de endotoxina pode refletir o vigor do exercício.[240] Surpreendentemente, o último estudo não mostrou uma correlação entre a concentração plasmática de endotoxina e os níveis de mediadores inflamatórios, como TNF-α e IL-6,[240] de modo que o significado clínico da translocação de endotoxina durante o exercício requer maior investigação. Pelo menos experimentalmente, no entanto, alterações na função imune inata foram demonstradas durante e após exercícios extenuantes em cavalos.[241]

Mecanismos de ativação celular pelo lipopolissacarídeo

O primeiro evento na fisiopatologia da endotoxemia é a ativação das células responsivas ao LPS pela endotoxina, o que altera as funções celulares e aumenta a expressão de mediadores inflamatórios. Células imunes, como macrófagos, respondem a pequenas quantidades de LPS, o que geralmente propicia a eliminação de bactérias gram-negativas e a liberação de moléculas de LPS com eficiência. Um fator importante na requintada sensibilidade ao LPS é a presença da proteína ligante de LPS (LBP).[220] A LBP é uma glicoproteína plasmática de cerca de 60 kDa,[242] sintetizada principalmente por hepatócitos[243] e pertence à família de transferência lipídica/LBPs. A LBP é uma proteína de fase aguda e agentes inflamatórios e citocinas, como a IL-1, aumentam sua concentração plasmática em 10 a 100 vezes, 24 a 48 horas após um estímulo inflamatório.[244,245] A principal função da LBP é transferir o LPS para células responsivas à endotoxina, como fagócitos mononucleares, neutrófilos, linfócitos e células endoteliais. A importância de uma resposta altamente sensível ao LPS para a proteção contra a infecção por bactérias gram-negativas é demonstrada em experimentos com camundongos LBP-*knockout*, ou seja, que não têm o gene LBP e, portanto, não podem sintetizar a molécula. Embora esses animais sejam resistentes aos efeitos do LPS purificado, eles não conseguem controlar a infecção por bactérias viáveis e logo morrem.[246] Apesar de sua importância crucial para a boa defesa do hospedeiro, a LBP não é essencial para a interação LPS-receptor *per se*, porque altas concentrações de LPS podem ativar células na ausência de LBP.[247]

Além de seu papel catalisador da ativação celular pelo LPS, a LBP tem atividade opsonizante[248] e participa da fagocitose do LPS por macrófagos e neutrófilos.[249,250] Embora a fagocitose do LPS seja dependente do receptor, parece não ser relacionada a eventos de sinalização intracelular e ocorre na ausência de ativação celular.[251] A LBP catalisa ainda mais a transferência de LPS para lipoproteínas, como a lipoproteína de alta densidade, que neutralizam a atividade do LPS.[252] Esse efeito desintoxicante pode ser importante na presença de grandes quantidades de LPS. O efeito protetor da LBP contra o desafio e a infecção por LPS foi demonstrado em um modelo murino de choque séptico,[253] e outros estudos investigam possíveis usos terapêuticos da LBP. Recentemente, a LBP também foi analisada como indicador diagnóstico e prognóstico em pacientes humanos, nos quais pode diferenciar entre SIRS e sepse e prever o desfecho de indivíduos sépticos.[245] Um estudo acerca do amiloide sérico A (SAA) e da LBP em cavalos com cólica[254] não encontrou correlação entre a concentração sérica dessa última com o desfecho, o tipo de doença ou a porção afetada do trato gastrintestinal.

Os receptores de LPS mais importantes são o antígeno do grupamento de diferenciação 14 (CD14)[247] e TLR4.[255] Ambos são classificados como receptores de reconhecimento de padrões[256] e, assim, reconhecem o LPS como um motivo estrutural comum a todas as bactérias gram-negativas. CD14 é uma proteína de 53 kDa que, em sua forma membrânica (mCD14), se insere na membrana celular por meio de uma âncora de glicosil-fosfatidil-inositol.[257] CD14 é expresso principalmente em monócitos e macrófagos teciduais e, em menor grau, neutrófilos.[258] Também é encontrado em uma forma solúvel (sCD14)[259] que pode se ligar a tipos celulares sem CD14, como células endoteliais, e torná-los responsivos ao LPS. Além desse efeito pró-inflamatório, altas concentrações de sCD14 podem sequestrar e neutralizar o LPS.[260] A quantidade de sCD14 circulante aumenta bastante durante a inflamação, o que o torna um bom marcador de inflamação aguda e crônica.[258]

Embora se saiba que o CD14 é crucial para a ativação celular, não pode enviar sinais para o interior da célula porque não tem um domínio transmembrânico. O elo perdido entre o CD14 e o ambiente citosólico é um receptor *Toll-like* associado à molécula MD-2.[261] O nome receptor *Toll-like* deriva da homologia do receptor mamífero com um tipo de receptor em *Drosophila* (Toll) que é importante para orientação dorsoventral e respostas imunes nos insetos. Vários receptores *Toll-like* foram identificados em espécies de mamíferos até o momento, mas o TLR4 parece ser o subtipo mais importante para a sinalização de LPS.[255] A importância de CD14 e TLR4 na resposta celular ao LPS foi demonstrada em vários experimentos. Camundongos com deficiência de CD14 não conseguem montar uma resposta inflamatória normal ao LPS,[260] enquanto a mutação ou a exclusão do gene que codifica o TLR4 causa hiporresponsividade ao LPS.[262-264]

Após a ligação do LPS aos receptores celulares, o TLR4 sofre oligomerização e recruta proteínas adaptadoras a jusante para ativar as vias de sinalização intracelular.[265] As vias de sinalização são caracterizadas por fosforilação sequencial e aumento da atividade enzimática e, por fim, causam alterações do metabolismo celular conhecidas como *ativação celular*. O resultado típico da sinalização intracelular é a ativação de fatores de transcrição, ou seja, proteínas que se ligam ao DNA e promovem a transcrição de genes. Os mecanismos de tradução são ativados de maneira semelhante.

As vias de sinalização celular dependentes de TLR4 podem ser diferenciadas de acordo com o uso de proteínas adaptadoras que se ligam ao domínio intracelular do receptor.[265] A via dependente do gene de resposta primária da diferenciação mieloide 88 (*MyD88*) leva à ativação das vias de IKK (Iκβ quinase) e da proteinoquinase ativada por mitógeno (MAPK) e, finalmente, à expressão de genes de citocinas pró-inflamatórias. A IKK ativa o bem descrito fator de transcrição NF-κβ, fosforilando um complexo de proteínas inibidoras (Iκβ) que sequestra e inativa NF-κβ no citoplasma. Na fosforilação, Iκβ é ubiquitinada e degradada, e NF-κβ é translocado para o núcleo, onde atua.[266] A via independente de *MyD88*, por outro lado, é ativada pela interação do TLR4 com o adaptador que contém a proteína adaptadora Toll-domínio receptor de IL-1 indutor de interferona-β (TRIF). Embora a via independente de *MyD88* também ative MAPK e NF-κβ (além de um fator de transcrição chamado *IRF3*), leva principalmente à ativação de interferons do tipo I, que são importantes em respostas antivirais e antibacterianas.[265] Apesar da caracterização de vias aparentemente distintas e "ordenadas", é preciso reconhecer a probabilidade de interação e sinergia entre elas. Do mesmo modo, há vias inibidoras para a regulação da resposta celular, que têm como alvos vários níveis de sinalização de TLR4.[265] A possível manipulação de vias de sinalização para uso terapêutico está sendo investigada em pacientes com sepse.

Mediadores inflamatórios

Embora a endotoxina possa exercer alguns efeitos diretos, as citocinas são um mediador primário dos efeitos do LPS. Elas são moléculas de glicoproteínas que regulam as respostas inflamatórias e imunológicas, agindo como um sinal entre as células.[267] As citocinas de grande interesse na patogênese da endotoxemia são TNF-α, interleucinas, quimiocinas e fatores de crescimento, como o fator estimulador de colônias de granulócitos e monócitos. O TNF-α é considerado a citocina mais "proximal" liberada em resposta ao LPS. Estudos corroboram isso, mostrando que a administração de TNF-α recombinante imita os efeitos do LPS[268] e que anticorpos anti-TNF-α protegem contra os efeitos letais da endotoxina.[269] O aumento da atividade plasmática do TNF está associado ao aumento da mortalidade em pacientes equinos com doença gastrintestinal aguda e em neonatos com sepse.[231] Apesar de serem um grupo estruturalmente diversificado de proteínas, as citocinas compartilham várias características que possibilitam a execução de suas funções complexas na resposta inflamatória.[267] Uma determinada citocina é geralmente produzida por vários tipos celulares diferentes, pode atuar em diferentes tipos celulares e tem múltiplos efeitos em qualquer célula. Além disso, os efeitos das citocinas são redundantes, o que significa que diferentes citocinas podem compartilhar o mesmo efeito. Na endotoxemia, isso é observado principalmente nos efeitos de IL-1 e TNF-α.[270] Muitas das atividades biológicas *in vivo* das citocinas são decorrentes de ações sinérgicas ou antagônicas de duas ou mais citocinas.[271] A resposta das citocinas em si é altamente regulada: essas substâncias induzem ou suprimem a síntese de outras citocinas, inclusive as suas próprias (regulação por *feedback*); regulam a expressão de receptores de citocinas; e regulam as atividades das citocinas. Outros mecanismos reguladores são a liberação de inibidores específicos de citocinas, como receptores solúveis de IL-1 e TNF-α, de antagonistas do receptor de citocina, como o antagonista do receptor de IL-1, e de citocinas anti-inflamatórias, como IL-10, IL-4, IL-13 e fator transformador do crescimento β (TGF-β). Os glicocorticoides, que são produzidos cada vez mais em resposta à endotoxina, também inibem a produção de citocinas.[272] Durante uma resposta inflamatória "controlada", portanto, a secreção de citocinas é um evento autolimitado, enquanto a estimulação excessiva da produção de citocinas pode levar à perpetuação da resposta inflamatória, mesmo após a remoção do primeiro estímulo. Aberrações da resposta inflamatória controlada e autorregulada foram descritas como respostas predominantemente pró-inflamatórias (SIRS), anti-inflamatórias ou hipoinflamatórias (síndrome da resposta anti-inflamatória compensatória [CARS]) ou combinadas (síndrome da resposta antagonista mista).[273] O fato de essas respostas não representarem um *continuum* da resposta à infecção foi demonstrado em um estudo recente acerca dos perfis de citocinas em um modelo experimental de sepse.[274] Aqui, o aumento da concentração plasmática de mediadores anti-inflamatórios, como o antagonista do receptor de IL-1 e a IL-10, na fase inicial da sepse, previu a mortalidade precoce quase com a mesma precisão que as citocinas pró-inflamatórias típicas, como a IL-6. Os perfis de citocinas não previram a mortalidade nos últimos estágios da sepse, sugerindo que o desfecho tardio não é "pré-programado" no início da doença. Uma progressão de pró-inflamatória (SIRS) para anti-inflamatória (CARS), como proposto anteriormente, não pôde ser demonstrada.[274] Os autores concluíram que o uso de biomarcadores pode auxiliar a determinação do estado inflamatório de pacientes com quadro clínico de sepse e que o sucesso de tratamentos de supressão ou estimulação de respostas imunes pode depender do perfil inflamatório de cada paciente.

Curiosamente, desenvolve-se tolerância à endotoxina após a exposição repetida ao LPS.[275] A tolerância pode ser demonstrada *in vitro* e *in vivo* e abrange a diminuição da produção de citocinas e da resposta clínica.[275,276] A tolerância pode ser um mecanismo protetor e reduziu a mortalidade em alguns modelos experimentais; no entanto, a menor resistência a processos infecciosos foi demonstrada por outros pesquisadores.[277] Os prováveis mecanismos responsáveis pelo desenvolvimento da tolerância às endotoxinas são a regulação negativa do receptor[278] e das vias de sinalização intracelular[277,279] e mediadores, como glicocorticoides e IL-10.[277] O desenvolvimento de tolerância à endotoxina em cavalos foi relatado.[280,281] Recentemente, o termo *reprogramação celular* foi introduzido para descrever as alterações das funções celulares inflamatórias em pacientes com sepse e SIRS. Esse termo explica melhor a observação de manutenção da capacidade de detecção de LPS celular com modificação da sinalização intracelular e da produção de citocinas para uma resposta anti-inflamatória, não pró-inflamatória.[277]

Além das citocinas, várias outras moléculas atuam como mediadores inflamatórios na patogênese da endotoxemia, e sua síntese e liberação são estimuladas pela endotoxina e pelas citocinas. Esses mediadores são os metabólitos do ácido araquidônico ou prostanoides, PAF, radicais livres de oxigênio, óxido nítrico, histamina, cinina e componentes do sistema complemento. A Tabela 12.2 resume as origens, os alvos e os efeitos dos mediadores inflamatórios mais importantes na patogênese da endotoxemia. A Figura 12.5 mostra as vias do metabolismo do ácido araquidônico por COX e lipo-oxigenase. Os produtos da COX são as prostaglandinas, a prostaciclina (PGI_2) e os tromboxanos, e a lipo-oxigenase produz os leucotrienos.

Tabela 12.2 Mediadores importantes da resposta inflamatória sistêmica à endotoxina.

Mediador	Origem	Efeitos
TNF	Macrófagos Monócitos Neutrófilos Linfócitos T CD4+ Células *natural killer*	Induz síntese de TNF, IL-1, IL-6 e GM-CSF Ativa neutrófilos Ativa a fibrinólise e a coagulação Ativa o sistema de contato e o sistema complemento Induz um estado catabólico Induz a resistência à insulina É um pirógeno (ação direta e por indução de IL-1)
IL-1	Macrófagos ativados Células endoteliais Fibroblastos Células dendríticas Linfócitos Queratinócitos	Induz a síntese de TNF, IL-1, IL-6, PGI_2, PAF e GM-CSF Ativa os pirógenos Induz mal-estar Ativa os neutrófilos e a quimiotaxia Ativa a fibrinólise e a coagulação Ativa o sistema de contato e o sistema complemento Induz as respostas de fase aguda Aumenta a atividade da lipoproteína lipase Mobiliza os aminoácidos Induz a proteólise muscular
IL-6	Macrófagos ativados Fibroblastos Queratinócitos Linfócitos T	Induz as respostas de fase aguda Induz uma resposta ao estresse É um pirógeno fraco
IL-8	Macrófagos Células endoteliais	Ativa os neutrófilos e a quimiotaxia
Tromboxano A_2	Plaquetas	Induz a vasoconstrição Ativa a agregação plaquetária
PGE_2	A maioria das células nucleadas	Induz a vasodilatação Ativa a agregação plaquetária Induz a febre
PGI_2	Células endoteliais vasculares	Induz a vasodilatação Inibe a agregação plaquetária

(*continua*)

Tabela 12.2 Mediadores importantes da resposta inflamatória sistêmica à endotoxina (continuação).

Mediador	Origem	Efeitos
PAF	Macrófagos Plaquetas Neutrófilos Mastócitos Eosinófilos	Ativa a agregação plaquetária Ativa os macrófagos e os neutrófilos Induz a hipotensão Aumenta a permeabilidade vascular Auxilia o recrutamento de leucócitos Induz a contração da musculatura lisa visceral É um inotrópico negativo e arritmogênico Induz íleo
$PGF_2\alpha$	A maioria das células nucleadas	Induz a vasoconstrição Ativa a luteólise
Leucotrieno B_4	A maioria das células nucleadas	É quimiotático Promove a interação de neutrófilos com células endoteliais
Leucotrienos C_4, D_4, E_4	A maioria das células nucleadas	Aumentam a permeabilidade vascular Induzem a broncoconstrição Induzem a vasoconstrição
Cininas	Produzidas a partir de precursores séricos	Aumentam a permeabilidade vascular Induzem a contração do músculo liso Causam dor
Componentes do sistema complemento (C3a, C5a)		Ativam neutrófilos e quimiotaxia Induzem a constrição da musculatura lisa Induzem a desgranulação de mastócitos Induzem a liberação de histamina e serotonina Aumentam a permeabilidade vascular
Radicais livres derivados de oxigênio	Macrófagos Neutrófilos	Danificam as membranas celulares Inativam as enzimas Danificam os tecidos
GM-CSF		Induz a neutrofilia de rebote

GM-CSF, fator estimulador de colônias de granulócitos e monócitos; IL, interleucina; PAF, fator ativador de plaquetas; PG, prostaglandina; TNF, fator de necrose tumoral.

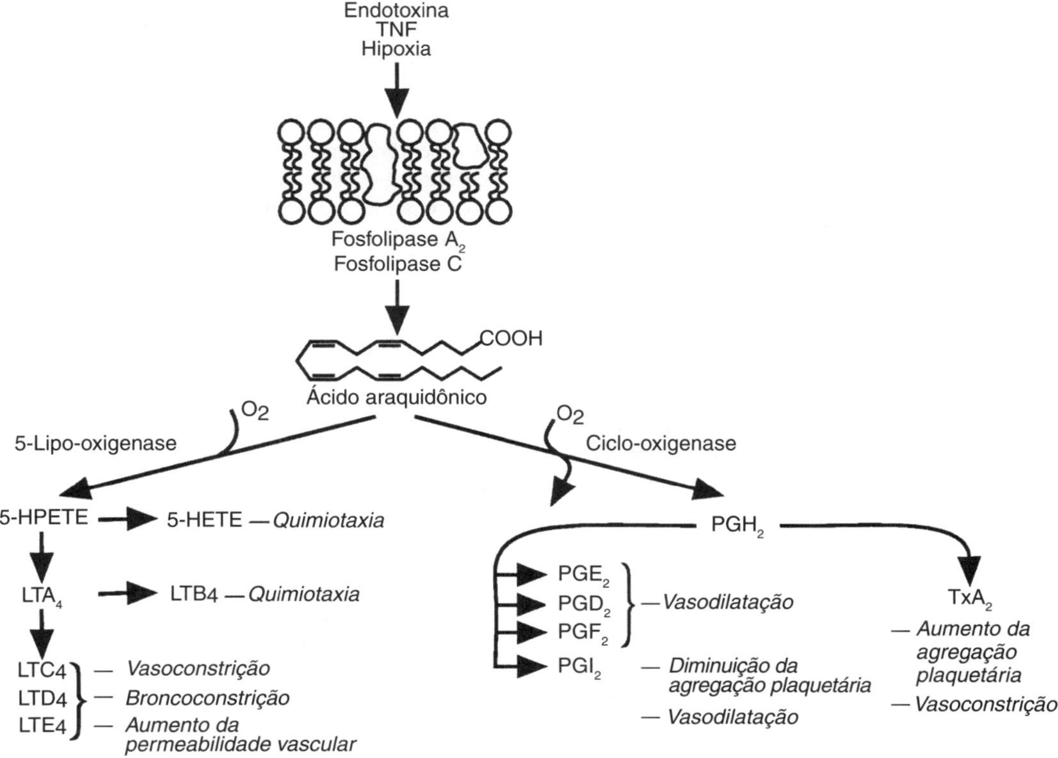

Figura 12.5 Vias do metabolismo do ácido araquidônico pela ciclo-oxigenase e lipo-oxigenase.

Patogênese

A resposta imune inata ao LPS é um mecanismo de defesa eficiente na manutenção da homeostase e, portanto, da saúde diante de uma exposição quase contínua aos microrganismos e seus produtos.[282] As consequências prejudiciais dessa resposta imune ocorrem apenas se a liberação excessiva e descontrolada de mediadores provocar lesão endotelial, dano tecidual mediado por neutrófilos e ativação descontrolada das cascatas de coagulação, fibrinólise e do sistema complemento. Por fim, a combinação desses eventos culmina em instabilidade cardiovascular, perda de hemostasia, falência de órgãos, choque e morte. A discussão a seguir aborda os vários eventos fisiopatológicos no desenvolvimento de endotoxemia e choque e o papel dos mediadores inflamatórios.

Disfunção e lesão endotelial

O endotélio normal desempenha um papel importante na regulação da pressão arterial e da perfusão tecidual regional e forma uma superfície anticoagulante. A disfunção e a lesão endotelial diminuem a responsividade aos agentes vasoativos (vasoplegia) e aumentam a permeabilidade vascular e a tendência à formação de coágulos na microvasculatura. O comprometimento da membrana basal e da matriz subjacente pode levar à hemorragia microvascular. A lesão das células endoteliais é mediada sobretudo por neutrófilos. Mais especificamente, a lesão é causada por radicais livres de oxigênio produzidos no interior das células endoteliais por meio de reações com moléculas de elastase e peróxido de hidrogênio derivadas de neutrófilos, enzimas celulares endoteliais, como xantina oxidase, e ferro citosólico endotelial. Acredita-se que o radical aniônico hidroxila ($HO^{\cdot}$) seja o mais diretamente responsável pela citotoxicidade das células endoteliais. O óxido nítrico, produzido pelo óxido nítrico sintase de expressão constitutiva nas células endoteliais e que elimina os radicais superóxidos em uma reação para a formação de peroxinitrito, pode proteger as células endoteliais de danos induzidos por radicais de oxigênio. Variações na capacidade de produção de óxido nítrico podem explicar por que os leitos vasculares de órgãos distintos apresentam diferentes suscetibilidades a danos mediados por neutrófilos.[283] A produção excessiva de óxido nítrico por uma forma induzível de óxido nítrico sintase (iNOS), no entanto, contribui para o dano tecidual, e as maiores concentrações de peroxinitrito podem ser responsáveis, em parte, por aumentos induzidos por PAF na permeabilidade vascular.[284] Além dos radicais livres derivados de oxigênio, os neutrófilos ativados liberam metaloproteinases da matriz, que também causam lesões nos tecidos.[272] As células endoteliais vasculares são ainda suscetíveis aos efeitos diretos de várias citocinas, principalmente TNF-α e IL-1. Acredita-se que essas citocinas causem danos, pela indução da atividade da COX, e produção de prostanoides, pela geração de radicais livres. Danos nas células endoteliais em resposta à infusão de endotoxinas e a associação com a adesão de leucócitos foram demonstrados em cavalos.[285]

Ativação, marginação e transmigração de neutrófilos

A ativação de neutrófilos por LPS e citocinas leva à estimulação da fagocitose e da explosão respiratória, liberação de enzimas lisossomais e mediadores inflamatórios e expressão de moléculas de adesão. Talvez o indicador clinicopatológico mais específico da endotoxemia seja a neutropenia pronunciada,[286] que é temporalmente correlacionada ao pico das concentrações plasmáticas de TNF.[287] A neutropenia é causada principalmente pela marginação de neutrófilos na vasculatura, em especial nos pulmões,[288] enquanto a perda significativa por migração ativa para os tecidos periféricos é provavelmente limitada pela existência de uma fonte localizada de infecção. Na verdade, os neutrófilos expostos à endotoxina ou os mediadores inflamatórios apresentam menor capacidade de resposta a estímulos quimiotáticos e extravasam.[288] A marginação é possibilitada por moléculas de adesão em células endoteliais e leucócitos que interagem e propiciam a aderência de leucócitos ao revestimento endotelial dos vasos sanguíneos. Os detalhes da marginação e transmigração de neutrófilos são revistos em vários textos excelentes.[289,290] Evidências recentes demonstram um papel do TLR4 na marginação de neutrófilos na microvasculatura pulmonar durante a endotoxemia e sugerem que a ativação e a expressão de TLR4 podem ser mais importantes nas células endoteliais do que nos neutrófilos circulantes.[288] Embora a ativação de neutrófilos durante infecções dê ao organismo um sistema de defesa eficaz contra invasores microbianos, a redução da marginação e da capacidade migratória dos neutrófilos durante a endotoxemia leva ao acúmulo de células ativadas na superfície endotelial. Essas células são posicionadas para causar lesão endotelial, aumentar a permeabilidade vascular e, em alguns casos, causar morte de células parenquimatosas e disfunção orgânica.[291] Além disso, a inibição da transmigração priva o corpo das células fagocíticas nos sítios de infecção, reduzindo a capacidade de combater infecções bacterianas. Essa última complicação da endotoxemia pode ter um impacto clínico significativo, porque problemas no recrutamento de neutrófilos foram observados após a administração de doses baixas de endotoxina, que ainda não causam danos teciduais.[291,292] Em pacientes humanos, a endotoxemia e a menor migração de neutrófilos foram associadas a complicações infecciosas dos procedimentos cirúrgicos.[291] A menor função fagocítica e a atividade de explosão oxidativa também foram sugeridas em potros hospitalizados e com sepse,[293,294] nos quais um efeito benéfico da transfusão de plasma na função neutrófila foi demonstrado. Os mecanismos de inibição da migração durante a endotoxemia não são compreendidos por completo, mas podem incluir a ocupação de receptores de fatores quimiotáticos nos neutrófilos por citocinas e componentes do sistema complemento, culminando na incapacidade de resposta das células ativadas a um gradiente quimiotático.[291] A neutrofilia de rebote, observada frequentemente após episódios de endotoxemia, é causada pela liberação de neutrófilos do *pool* de reserva da medula óssea e pela estimulação da proliferação de células mieloides por meio de fator estimulador de colônias de granulócitos e macrófagos e é mediada principalmente por TNF e IL-1.[270]

Coagulopatia e coagulação intravascular disseminada

Na saúde, a coagulação e a fibrinólise estão sujeitas a rigorosos mecanismos de controle que propiciam a formação de coágulos e sua resolução. Coagulopatias são frequentemente observadas em cavalos com cólica[233,295,296] e potros com sepse,[227] e é provável que decorram da endotoxemia. Na medicina humana, quase todos os pacientes com sepse apresentam algum grau de coagulopatia, que pode variar de anomalias subclínicas do perfil da coagulação a coagulação intravascular disseminada (CID) fulminante.[297,298] A CID é provocada pela ativação disseminada dos sistemas de coagulação e fibrinólise e problemas em seus mecanismos de controle. Isso leva à deposição disseminada de fibrina na microvasculatura, ao consumo de plaquetas e fatores de coagulação e ao acúmulo de produtos da degradação da fibrina (FDPs). Dependendo da doença subjacente e do comprometimento relativo dos sistemas de coagulação e fibrinólise, a CID pode se manifestar como uma síndrome trombótica difusa que leva à falência isquêmica de órgãos, uma síndrome fibrinolítica com hemorragia descontrolada ou uma combinação de ambas.[299] A CID é precedida por um estado pró-coagulante, caracterizado por anomalias clinicopatológicas do perfil de coagulação.

A endotoxemia ativa os braços intrínsecos e extrínsecos da cascata de coagulação. A via intrínseca é iniciada pela ativação do fator de coagulação XII (HF), pré-calicreína e cininogênio de alto peso molecular, que compõem o sistema de contato.[300] Embora a ativação direta do fator XII de coagulação por endotoxina tenha sido demonstrada,[301] a via extrínseca provavelmente é mais importante para o desenvolvimento de coagulopatia na endotoxemia e sepse.[300] A ativação da via extrínseca depende da interação do fator VII com o fator tecidual, que é o único fator de coagulação não presente de maneira constitutiva no sangue. O fator tecidual é encontrado em tecidos subendoteliais e é exposto pela lesão vascular, mas também é expresso nas células endoteliais e nos fagócitos mononucleares em resposta ao LPS.[302,303] O aumento da expressão do fator tecidual em monócitos (também descrito como aumento da atividade pró-coagulante) foi associado de maneira significativa à coagulopatia e ao prognóstico ruim em cavalos com cólica.[304] Além disso, a expressão do fator tecidual induzida por LPS por macrófagos peritoneais equinos pode estar associada ao desenvolvimento de aderências intra-abdominais.[280]

Mecanismos reguladores da cascata de coagulação são o inibidor da via do fator tecidual, a antitrombina III (AT III) e o sistema de proteína C.[300] A proteína C atua como anticoagulante ao desativar os fatores de coagulação V e VIII e promove a fibrinólise ao desativar o inibidor do ativador do plasminogênio (PAI).[305] A ativação da proteína C pelos complexos trombina-trombomodulina é importante para as propriedades anticoagulantes do endotélio normal,[300] e a regulação negativa da expressão de trombomodulina endotelial por TNF e IL-1, junto com a diminuição da expressão de AT III e do inibidor da via do fator tecidual por células endoteliais danificadas, contribui para o estado pró-coagulante na endotoxemia e na sepse.[306-308] Além disso, a ativação das células endoteliais vasculares leva à perda da produção de prostaciclina e óxido nítrico e a um aumento na liberação de tromboxano A_2 (TXA_2). Assim, as plaquetas são estimuladas a se agregar e liberar TXA_2 e PAF, promovendo ainda mais a formação de coágulos.[234]

O passo crucial na cascata fibrinolítica é a conversão do plasminogênio em plasmina, uma enzima que degrada fibrina.[300] O ativador de plasminogênio de tipo tecidual (tPA) e uroquinase (uPA) são os principais iniciadores da fibrinólise, enquanto PAI e α2-antiplasmina são os principais componentes reguladores.[309,310] Demonstrou-se que TNF e IL-1 induzem a liberação de uPA e tPA e a síntese de PAI.[300] A ativação da fibrinólise leva ao consumo de α2-antiplasmina e ao acúmulo de FDPs, que, se presentes em altas concentrações, podem interferir na agregação plaquetária, na polimerização da fibrina e na formação de trombina, promovendo sangramento. Além disso, os PDF medeiam um aumento na permeabilidade vascular. A infusão de LPS em coelhos[311] e humanos[312] provocou um aumento precoce da atividade de tPA no plasma, seguido por um aumento profundo na atividade de PAI e redução da atividade de tPA. Maiores concentrações plasmáticas de PAI também foram encontradas em cavalos com cólica em comparação aos controles.[313,314] Embora a fibrinólise possa, a princípio, compensar a coagulação acelerada, sua inibição subsequente contribui para a formação de coágulos.

A ativação cruzada entre as cascatas de inflamação e coagulação desempenha um papel importante na endotoxemia e na sepse. A existência de coagulopatias tem sido associada a um maior risco de falência de órgãos e desfecho ruim em pacientes humanos com sepse.[297,298] A proteína C ativada reduz a mortalidade na sepse humana.[315] A proteína C ativada reduz a inflamação ao inibir a ativação de leucócitos e a produção de citocinas, além de diminuir a concentração plasmática de IL-6.[315] Embora os pacientes tratados tenham apresentado mais complicações hemorrágicas, a incidência de sangramento grave não aumentou de modo significativo.

Ativação do sistema complemento

A ativação do sistema complemento na endotoxemia ocorre pela via alternativa, por meio da interação com o LPS. Maiores concentrações de plasmina e calicreína (decorrentes da ativação do sistema fibrinolítico e de contato) promovem ainda mais essa via por ativação direta dos fatores C3a e C5a do sistema complemento. Além de serem moléculas essenciais para a cascata do sistema complemento, C3a e C5a são anafilatoxinas e aumentam a permeabilidade vascular por causa da desgranulação de mastócitos. C5a ainda ativa a via da lipo-oxigenase em neutrófilos e monócitos, atua como fator quimiotático para leucócitos e monócitos e promove a adesão de neutrófilos às células endoteliais.

Resposta de fase aguda

Em resposta à inflamação aguda, a síntese e a secreção de diversas proteínas, chamadas de *proteínas de fase aguda*, aumentam nos hepatócitos, enquanto a síntese de albumina diminui. A função principal dessa resposta de fase aguda pode ser suprimir e conter processos inflamatórios.[272] IL-6 e IL-1 são as citocinas mais importantes na indução da resposta de fase aguda,[316] que normalmente começa algumas horas após o insulto e desaparece em 24 a 48 horas,[317] a menos que a causa inicial persista. Em cavalos, fibrinogênio (a proteína de fase aguda mais avaliada), haptoglobina, transferrina, ferritina, ceruloplasmina, fator de coagulação VIII:C, SAA, proteína C reativa, glicoproteína ácida α_1 e fosfolipase A_2 são considerados parte da resposta da fase aguda.[318] O SAA é um indicador sensível de inflamação induzida experimentalmente[319] e pode auxiliar o diagnóstico de doença inflamatória gastrintestinal,[254] fraqueza e diarreia neonatal[320] e várias doenças infecciosas. Um imunoensaio turbidimétrico comercial para SAA humano mede, de modo confiável, o SAA equino.[321]

O efeito da inflamação aguda na concentração sérica de vários fatores de coagulação deve ser considerado ao avaliar os perfis de coagulação. A concentração sérica de fibrinogênio é determinada principalmente pela resposta de fase aguda, embora o consumo de fibrinogênio seja cada vez maior após a ativação da cascata de coagulação.

Alterações hemodinâmicas, choque e falência de órgãos

O choque é caracterizado por perda de homeostase atribuível à disfunção dos mecanismos de controle hemodinâmico, à diminuição do débito cardíaco e do volume circulante efetivo e à perfusão inadequada dos órgãos vitais. O choque causado pela endotoxemia é classificado como choque distributivo[322] e é desencadeado principalmente por disfunção vascular periférica. Os leitos vasculares periféricos são muito importantes na regulação da perfusão tecidual local e influenciam a pressão arterial sistêmica ao regular a resistência periférica total. Normalmente, o tônus da musculatura lisa vascular é regulado por endotelina 1 (vasoconstrição), óxido nítrico e prostaciclina (vasodilatação), liberados pelas células endoteliais vasculares.[323] Os efeitos prejudiciais do óxido nítrico são atribuíveis à sua superprodução pela iNOS em macrófagos e outros tipos celulares, e não pela molécula derivada do endotélio. Os efeitos vasomotores periféricos da endotoxina se manifestam como vasodilatação e vasoplegia, e são mediados por PGI_2, óxido nítrico e moléculas, como a bradicinina. A vasodilatação generalizada leva ao acúmulo de sangue vascular, descentralização do fluxo sanguíneo, diminuição do retorno venoso e, consequentemente, redução do volume circulante efetivo e do débito cardíaco.[322] As respostas compensatórias, na forma de uma fase hiperdinâmica inicial, são taquicardia, aumento do débito cardíaco e da pressão venosa central, hipertensão pulmonar, vasoconstrição periférica e aumento da resistência vascular periférica.[322,324,325]

A fase vasoconstritora inicial corresponde a um aumento na concentração sérica de TXA_2,[234] mas outros vasoconstritores, como arginina vasopressina, angiotensina II, serotonina, endotelina e norepinefrina, provavelmente participam da patogênese do choque e da falência de órgãos.[272] Com a progressão da doença, o animal entra em um estágio de choque descompensado e hipotensão sistêmica progressiva, que corresponde ao aumento das concentrações plasmáticas de prostaciclina, PGE_2 e bradicinina.[234,272] O fluxo sanguíneo inadequado e o menor fornecimento de oxigênio para os tecidos causados pela hipotensão são confundidos pela supressão direta do miocárdio por óxido nítrico,[322] aumento da permeabilidade vascular,[234] microtrombose intravascular e menor extração de oxigênio tecidual,[322] causando acidose metabólica e inibição progressiva do metabolismo celular normal.

SINAIS CLÍNICOS E DIAGNÓSTICO

A endotoxina pode ser quantificada em amostras de plasma. O ensaio de lisado de amebócitos de *Limulus* é um ensaio de atividade com base na cascata de coagulação da hemolinfa sensível à endotoxina do caranguejo-ferradura, *Limulus polyphemus*. Em *Limulus*, acredita-se que essa reação seja um mecanismo de defesa contra infecções gram-negativas.[326] Embora frequentemente usado como ferramenta de pesquisa, o teste não é conveniente para se tornar um exame clínico de rotina. O veterinário, portanto, deve reconhecer as doenças primárias associadas a um alto risco de endotoxemia e contar com sinais clínicos e dados clinicopatológicos para obter um diagnóstico. Em uma pesquisa com especialistas em medicina interna e cirurgiões, colite/enterite, estrangulamento e obstrução do intestino delgado, retenção de membranas fetais/metrite, sobrecarga de grãos e pleuropneumonia estavam entre as doenças mais citadas por sua associação à endotoxemia.[327] Em alguns casos, a endotoxemia pode ser a primeira indicação da doença ou uma manifestação clínica mais sutil. Na colite ou enterite proximal, por exemplo, os sinais de endotoxemia podem ser detectados antes do desenvolvimento de cólica, diarreia ou refluxo gástrico, que indicam a natureza da doença primária de modo mais específico. A existência de neutropenia deve sempre levar à investigação de causas de endotoxemia.

Experimentos *in vivo* de desafio com LPS em cavalos mostram claramente que muitos dos sinais clínicos associados à doença gastrintestinal aguda e à sepse são atribuíveis à endotoxemia. Na administração de doses subletais de LPS, a resposta clínica pode ser dividida em uma fase hiperdinâmica e uma fase hipodinâmica ou de choque. Os sinais clínicos durante a primeira fase, que começa 15 a 45 minutos após a administração do LPS, são anorexia, bocejo, sudorese, depressão, evidência de desconforto abdominal, fasciculações musculares e decúbito dorsal. As frequências cardíaca e respiratória aumentam e a diminuição dos borborigmos sugere íleo. A hiperemia das mucosas e o maior tempo de preenchimento capilar indicam o estado hiperdinâmico.[286] Em caso de administração de grandes quantidades de LPS ou na exposição em andamento, há piora progressiva da depressão, persistência da anorexia e as fezes passam a ser diarreicas. Os sinais de cólica geralmente diminuem após o primeiro estágio. A febre se desenvolve em decorrência da ação direta do TNF no centro termorregulador e da produção local de PGE_2, induzida por IL-1 no hipotálamo ou em regiões adjacentes.[328,329] O comprometimento da perfusão periférica muda a cor da mucosa para vermelho-tijolo ou roxo, provoca o aparecimento de uma linha "tóxica" escura e prolonga o tempo de preenchimento capilar.[286] A menor perfusão periférica e o comprometimento da função orgânica caracterizam a fase de choque hipodinâmico. A temperatura corpórea pode ficar abaixo do normal e a pele, sobretudo nos membros, é fria ao toque. O pulso arterial e o preenchimento venoso diminuem. O dano endotelial vascular e a maior permeabilidade capilar deixam as mucosas com cor amarronzada, e as escleras apresentam eritema difuso. Alterações semelhantes são evidentes em cavalos com endotoxemia associada a doenças naturais. Na pesquisa já mencionada,[327] taquicardia, febre, mucosas de cor anormal e aumento do tempo de preenchimento capilar foram nomeados pela maioria dos especialistas como indicativos de endotoxemia.

Anomalias hemostáticas podem se manifestar como trombose ou aumento da tendência ao sangramento com formação de petéquias ou equimoses na mucosa e sangramento prolongado nos sítios de punção venosa.[299] O sangramento também pode ocorrer na forma de epistaxe espontânea ou hemorragia prolongada após a intubação nasogástrica.[234] Os demais sinais clínicos normalmente refletem o desenvolvimento de falência de órgãos. Insuficiência renal e laminite[327] parecem ser complicações comuns da endotoxemia em cavalos, que foi identificada como a única doença clínica significativamente associada ao desenvolvimento de laminite aguda em um estudo retrospectivo caso-controle de cavalos internados em um centro de referência.[330] Outras possíveis complicações são insuficiência hepática,[299] insuficiência respiratória, cólica e úlcera gastrintestinal induzida por isquemia,[234] insuficiência cardíaca e aborto em éguas prenhes.[331,332] A insuficiência renal é provocada por necrose cortical isquêmica e necrose tubular aguda causadas por obstrução arteriolar aferente induzida pela coagulopatia. Os sinais clínicos podem incluir oligúria, anúria ou hematúria causada por infarto renal. A laminite pode levar a claudicação, aumento do pulso da artéria digital, elevação da temperatura da parede do casco e sensibilidade à pressão do casco. A natureza exata da associação entre endotoxemia e laminite é desconhecida e, curiosamente, a infusão experimental de endotoxina não é confiável para indução de laminite. Estudos demonstraram, no entanto, que a administração de endotoxina diminui o fluxo sanguíneo digital e a perfusão laminar[333] de maneira coincidente ao aumento das concentrações plasmáticas de 5-HT e tromboxano B_2 (TXB_2).[334] Além disso, a reatividade vascular *in vitro* dos vasos digitais é alterada pela administração de endotoxina em dose subletal a cavalos.[335] Além da resposta aos mediadores em circulação, a exposição ao LPS também modifica a produção de mediadores vasoativos pelas células endoteliais vasculares digitais.[336] Alterações na reatividade vascular são, portanto, provavelmente responsáveis pelo desenvolvimento de laminite na endotoxemia; no entanto, outros mecanismos podem ser aplicados, dependendo da doença clínica subjacente.

PATOLOGIA CLÍNICA

A leucopenia causada pela neutropenia pode ser o indicador mais específico de sepse bacteriana aguda ou endotoxemia.[286] Em casos prolongados, há aumento da proporção de formas imaturas de neutrófilos (bastonetes) e alterações tóxicas. As alterações tóxicas decorrentes da ativação de neutrófilos são vacuolação, granulação e basofilia citoplasmática e formação de corpos de Döhle. Como a neutropenia ocorre no início do desenvolvimento da endotoxemia, também pode ser um bom parâmetro para monitoramento de cavalos suscetíveis.[286] Na recuperação, em geral há neutrofilia acentuada após a neutropenia. Outras alterações no hemograma e na bioquímica sérica refletem principalmente a doença subjacente e a falência de órgãos.

A elevação do hematócrito e da concentração sérica de proteínas totais são frequentemente interpretadas como evidência de desidratação; no entanto, a contração esplênica causada pelo aumento da estimulação simpática, pelo aumento da produção de proteínas da fase aguda ou pela perda de proteínas também influencia esses parâmetros. A hiperproteinemia pode ser causada por aumentos na concentração de fibrinogênio ou globulina e a determinação de frações proteicas, inclusive eletroforese de proteínas, é indicada em pacientes hiperproteinêmicos. Hipoproteinemia e hipoalbuminemia podem ocorrer por causa da perda pelo trato gastrintestinal ou urinário ou ser observadas em casos de derrame da cavidade pleural ou peritoneal. A maior permeabilidade vascular e a formação de edema contribuem para a hipoproteinemia.

As anomalias nos níveis séricos de eletrólitos dependem principalmente da natureza e duração das doenças subjacentes e precisam ser avaliadas de maneira individual. Em pacientes humanos, a sepse gram-negativa está quase sempre associada à hipocalcemia, mais especificamente à diminuição da concentração sérica de cálcio ionizado. Acredita-se que a endotoxina seja um fator etiológico, e os mecanismos propostos são insuficiência adquirida da paratireoide, deficiência dietética de vitamina D, problemas na mobilização de cálcio e insuficiência renal de 1-hidroxilase, levando à diminuição da 1,25-hidroxilação da vitamina D. A hipocalcemia em humanos com sepse foi associada a hipotensão e desfecho negativo.[337] Em cavalos com doença gastrintestinal submetida a tratamento cirúrgico, a diminuição da concentração sérica de cálcio ionizado foi um achado comum e mais grave em pacientes com infartos por estrangulamento ou não. Em alguns cavalos, a concentração de cálcio ionizado diminuiu ainda mais durante a cirurgia. O tratamento com gliconato de cálcio normalizou as concentrações séricas de cálcio ionizado em todos os casos.[338]

A hipoglicemia é comum em neonatos com sepse e pode ser atribuída a diminuição da ingestão oral, aumento geral do metabolismo, uso de glicose pelas bactérias infectantes, inibição da gliconeogênese pela endotoxina e atividade semelhante à insulina produzida por macrófagos.[234] Curiosamente, a administração experimental de endotoxina causa hiperglicemia transitória em cavalos adultos,[324] mas hipoglicemia profunda em potros.[339] Por causa da alta incidência de coagulopatias em pacientes com endotoxemia e sepse, os veterinários devem considerar o monitoramento dos parâmetros de coagulação. As mudanças mais significativas podem ser esperadas em doenças inflamatórias graves, como colite,[295,296] desvitalização intestinal, como obstrução por estrangulamento,[296,340] e nos quadros mais prolongados. Apenas 2 de 30 cavalos com doença gastrintestinal aguda apresentaram perfis de coagulação considerados normais.[295] Embora os tempos de coagulação possam ser reduzidos durante o estado pró-coagulante, as anomalias mais observadas no desenvolvimento de CID são um aumento da concentração de FDPs e monômero de fibrina solúvel, aumento do tempo de protrombina, indicativo de consumo de fator VII, aumento do tempo de tromboplastina parcial ativada, indicativo de consumo de fator VIII:C e IX, aumento do tempo de trombina, diminuição da atividade de AT III, trombocitopenia e redução das atividades de proteína C e plasminogênio. Em equinos, a concentração de fibrinogênio parece refletir a resposta de fase aguda, não as anomalias de coagulação, e tende a ser aumentada.[304] Alguns veterinários estabelecem o diagnóstico de CID em caso de anomalia de três ou mais parâmetros de coagulação (especificamente AT III, FDPs, contagem de plaquetas, tempo de protrombina e de tromboplastina parcial ativada),[340] enquanto outros exigem sinais clínicos evidentes de hemorragia e trombose concomitante, além dos achados laboratoriais clássicos.[296] O valor prognóstico dos parâmetros de coagulação foi avaliado.[233,296,314] De modo geral, a persistência ou o agravamento de anomalias durante o tratamento parecem ser mais indicativos de desfecho ruim do que alterações em qualquer parâmetro específico. Em um estudo, a diminuição da concentração sérica de AT III foi o parâmetro mais associado a resultados fatais em cavalos adultos com cólica.[295]

Acredita-se que a hipoxia observada em resposta à infusão de endotoxina seja causada por um aumento da incompatibilidade ventilação-perfusão, e não por edema pulmonar, como ocorre em humanos com síndrome do desconforto respiratório agudo. O edema pulmonar pode ser observado em pacientes com sepse ou complicações, como CID.[341]

TRATAMENTO

O tratamento ideal da endotoxemia é a prevenção. O reconhecimento e o monitoramento cuidadoso dos pacientes suscetíveis são cruciais, pois possibilitam a rápida, talvez proativa, instituição do tratamento que pode reverter os efeitos da endotoxina antes que a resposta inflamatória desenvolva uma dinâmica própria. Infelizmente, o desenvolvimento de endotoxemia pode ser rápido e os cavalos são bastante sensíveis aos efeitos da endotoxina; portanto, muitos pacientes equinos não são atendidos até alcançarem estágios mais graves de endotoxemia ou choque. O prognóstico e o desfecho do paciente geralmente dependem da gravidade das complicações associadas à endotoxemia.[234]

O tratamento da endotoxemia envolve múltiplos aspectos, e as seguintes estratégias foram propostas:[342]

- Inibição da liberação de endotoxinas na circulação
- Eliminação de moléculas de LPS para evitar efeitos diretos e a interação com células inflamatórias
- Inibição da ativação celular por LPS
- Inibição da síntese de mediadores
- Interferência nos efeitos dos mediadores inflamatórios
- Cuidados gerais de suporte.

Além disso, o tratamento também deve abordar a doença primária, bem como quaisquer complicações.

Ao avaliar relatos sobre a eficácia de qualquer tratamento, o veterinário deve ter em mente as diferenças nas doenças subjacentes e a complexidade da cascata inflamatória. É pouco provável que um tratamento "único" seja encontrado; do mesmo modo, qualquer tratamento pode, no máximo, abordar apenas alguns aspectos fisiopatológicos da endotoxemia.

Inibição da liberação de endotoxinas na circulação

A inibição da liberação de endotoxinas requer a identificação e a remoção de sua fonte. A identificação de microrganismos responsáveis e seu espectro de sensibilidade antimicrobiana são etapas cruciais para o tratamento eficaz; no entanto, o tratamento não deve ser necessariamente adiado até a obtenção dos resultados da cultura. Recipientes de amostras com dispositivos de remoção de antimicrobianos podem ser usados nos casos em que o início do tratamento precede a coleta. Ao alcançar o diagnóstico, a correção da doença primária é essencial. Exemplos são a remoção de partes desvitalizadas do intestino ou de resquícios umbilicais infectados, drenagem do líquido pleural ou FP infectado e lavagem gástrica, seguida da administração de adsorventes intestinais em casos de sobrecarga de grãos. A esmectita ditrioctaédrica (DTO; Bio-Sponge, Platinum Performance Inc., Buellton, CA, EUA) removeu a endotoxina em um ensaio *in vitro*[343] e pode auxiliar a prevenção de endotoxemia de origem intestinal. Os casos de sepse devem receber tratamento antimicrobiano apropriado, e os princípios da terapia antimicrobiana devem ser seguidos. Com relação especificamente à endotoxemia, o tratamento antimicrobiano tem sido sugerido para aumentar a quantidade de endotoxina na circulação, induzindo a liberação da molécula por causa da morte celular de bactérias gram-negativas. Um estudo *in vitro* comparou a liberação de endotoxina e a atividade mediadora inflamatória dos antimicrobianos mais utilizados no tratamento da bacteriemia por *E. coli* em potros (amicacina, ampicilina, amicacina mais ampicilina, ceftiofur e imipeném). Embora esses antimicrobianos não apresentem diferenças em sua capacidade bactericida, a amicacina e a combinação de amicacina e ampicilina diminuíram e o ceftiofur aumentou a liberação de endotoxina. A liberação de endotoxina parecia ser dependente da dose, pois quantidades menores foram liberadas em concentrações antimicrobianas mais altas.[344] Com base nesses resultados e na experiência clínica, a combinação de terapia antimicrobiana com agentes de ligação à endotoxina, como a polimixina B, pode ser benéfica, especialmente durante o uso de antibióticos betalactâmicos.

Eliminação das moléculas de lipopolissacarídeos

A endotoxina normalmente tem meia-vida plasmática curta e é logo removida pelos fagócitos mononucleares ou neutralizada pela ligação às proteínas e lipoproteínas séricas. Muitas doenças responsáveis pelo desenvolvimento de endotoxemia em cavalos, no entanto, podem estar associadas a uma liberação contínua de endotoxina. Exemplos são inflamação gastrintestinal grave, como enterite ou colite proximal, sobrecarga de grãos ou sepse não controlada. Nesses casos, o tratamento direcionado contra a própria endotoxina pode interromper a ativação contínua da cascata inflamatória. O tratamento antiendotoxina pode ter outros benefícios, caso grandes quantidades da molécula forem liberadas antes que a causa incitante possa ser abordada.

Imunoterapia

Uma consideração importante sobre a eficácia da imunoterapia é a região da molécula de LPS contra a qual os anticorpos são gerados. A cadeia O do LPS é um antígeno potente;[222] no entanto, os anticorpos contra a cadeia O são específicos para sorotipo e não podem proporcionar proteção cruzada significativa contra cepas bacterianas gram-negativas heterólogas. A região central e o lipídio A, que têm um grau muito maior de homologia entre o LPS derivado de diferentes cepas bacterianas, são um alvo mais promissor para imunoterapia. A imunização ativa contra endotoxinas foi relatada em cavalos. A vacinação com uma vacina bacterina-toxoide preparada a partir de mutantes rugosos de *Salmonella typhimurium* ou *S. enteritidis* protegeu os cavalos contra o desafio com endotoxina homóloga e heteróloga[345,346] e a sobrecarga de carboidratos.[346] Apesar desses resultados encorajadores e da disponibilidade de uma vacina para cavalos (Endovac-Equi, Immvac Inc., Columbia, MO, EUA), a imunização ativa contra endotoxina não parece ser uma prática comum. Por outro lado, a imunização passiva com anticorpos anti-LPS é amplamente utilizada. Mutantes bacterianos rugosos, em especial J5 de *E. coli* O111: B4 e *S. minnesota* Re595, são usados para imunização de cavalos doadores e subsequentemente preparo de derivados de soro ou plasma. Os mecanismos de ação propostos após a ligação dos anticorpos ao LPS são bloqueio estérico da interação do lipídio A com receptores celulares e aumento da depuração bacteriana por opsonização.[347-349] Estudos sobre a eficácia da administração de anticorpos em pacientes equinos obtiveram resultados variáveis. Efeitos benéficos foram descritos em modelos experimentais de endotoxemia, doença gastrintestinal aguda e neonatos com sepse,[346,350-353] mas, em outros estudos, os anticorpos não protegeram potros e cavalos contra os efeitos da endotoxina.[354-356] A administração de um antissoro de *S. typhimurium* a potros foi associada a um aumento da frequência respiratória e das atividades séricas de IL-6 e TNF.[354]

Vários produtos de soro e plasma equinos são comercializados. Um antissoro criado contra a região central do LPS de *S. typhimurium* (Endoserum, Immvac Inc., Columbia, MO, EUA) pode ser administrado em equinos com endotoxemia na dose recomendada de 1,5 mℓ/kg de massa corpórea. O soro deve ser diluído 10 a 20 vezes em soluções cristaloides IV e administrado lentamente por 1 a 2 horas. Recomenda-se monitorar o paciente quanto a reações adversas. Embora o produto seja comercializado para uso em potros com falência de transferência passiva de anticorpos, efeitos adversos foram relatados,[354] e deve-se ter cuidado ao administrá-lo a neonatos. O plasma de doadores inoculados com J5 *(E. coli)* e *S. typhimurium* (Re-mutant) é comercializado sob uma licença da Califórnia (Equiplas J, Plasvacc EUA Inc., Templeton, CA, EUA). O fabricante recomenda a administração de pelo menos 1 a 2 ℓ em casos de endotoxemia. O plasma hiperimune, que tem teor mínimo garantido de IgG, mas não anticorpos específicos antiendotoxina (HiGamm Equi, Lake Immunogenics, Inc., Ontario, NY; Equiplas e Equiplas Plus, Plasvacc EUA Inc., EUA), é comercializado para o tratamento de falência de transferência passiva e muitos veterinários o utilizam no tratamento de endotoxemia e sepse. Além de anticorpos e proteínas, o plasma contém constituintes ativos, como componentes do sistema complemento, fibronectina, fatores de coagulação e AT III[351] e, portanto, pode ser bastante útil em pacientes com coagulopatia induzida por endotoxemia. Volumes de 2 a 10 mℓ/kg de massa corpórea de plasma hiperimune foram recomendados para pacientes com endotoxemia.[272,357]

Polimixina B

A polimixina B é um antibiótico polipeptídico catiônico que se liga à porção lipídica aniônica A do LPS e neutraliza sua capacidade de endotoxina.[358] Nas dosagens necessárias para a atividade antimicrobiana, a polimixina B é associada a risco de paralisia respiratória e efeitos colaterais ototóxicos, nefrotóxicos e neurotóxicos; no entanto, uma dose muito menor é necessária para a atividade de ligação à endotoxina. Os efeitos da polimixina B em cavalos foram avaliados em diferentes modelos experimentais.[354,358,359] Em um estudo *in vivo* em potros, o tratamento com polimixina B na dose de 6.000 U/kg de massa corpórea antes da infusão de LPS de *S. typhimurium* causou elevações significativamente menos graves da temperatura corpórea, frequência respiratória e atividades séricas de TNF e IL-6, em comparação a controles não tratados.[354] Do mesmo modo, o tratamento com polimixina B de equinos adultos que receberam endotoxina melhorou os sinais clínicos e diminuiu a atividade plasmática de TNF.[360] Nesse último estudo, os benefícios do tratamento também foram evidentes em dosagens mais baixas de polimixina B (1.000 e 5.000 U/kg de massa corpórea) e administração do medicamento 1 hora após o início da infusão de endotoxina. Por outro lado, a polimixina B não conseguiu melhorar os sinais clínicos de endotoxemia ou impedir o desenvolvimento de coagulopatia, acidose, claudicação e choque na sobrecarga experimental de carboidratos.[361] Os efeitos adversos sugestivos de neurotoxicidade foram observados após a administração repetida de 5 mg/kg de massa corpórea (36.000 U/kg) e, de modo mais brando, após a administração de 2,5 mg/kg de massa corpórea (18.000 U/kg). A nefrotoxicidade não foi observada. Hoje, a polimixina B em pacientes equinos é recomendada em doses de 1.000 a 6.000 U/kg de massa corpórea a cada 8 a 12 horas em bólus lento.[362,363] O tratamento deve ser iniciado o mais cedo possível porque os efeitos benéficos da eliminação do LPS podem ser limitados às primeiras 24 a 48 horas após o início da endotoxemia, antes do desenvolvimento da tolerância à endotoxina. Efeitos adversos na forma de bloqueio neuromuscular e apneia, que requerem infusão lenta da droga em humanos, não foram observados em cavalos. No tratamento de cavalos com hipovolemia, desidratação ou azotemia, o veterinário deve tentar melhorar a perfusão tecidual periférica, minimizar a dose de polimixina B e monitorar os pacientes quanto ao desenvolvimento de nefrotoxicidade. O monitoramento rigoroso também é importante durante a administração simultânea de medicamentos como os antibióticos aminoglicosídeos, que compartilham um espectro semelhante de possíveis efeitos colaterais. Os neonatos com azotemia são mais suscetíveis aos efeitos nefrotóxicos da polimixina B do que os cavalos adultos.[360]

Em uma tentativa de diminuir o risco de efeitos adversos, preservando a capacidade de neutralização do LPS, foi desenvolvido um conjugado de polimixina B com dextrana.[364] Na forma conjugada, a polimixina B não é extravasada para os tecidos, onde exerce efeitos tóxicos por interação com as membranas celulares. Além disso, a conjugação aumenta o tempo de permanência da polimixina B na circulação; portanto, deve prolongar o efeito antiendotóxico. A combinação de polimixina B e dextrana foi avaliada em uma dose total de 5 mg/kg de massa corpórea de polimixina B em 6,6 g/kg de massa corpórea de dextrana, dada 15 minutos antes da administração de endotoxina em cavalos.[365] O tratamento bloqueou por completo o desenvolvimento de taquicardia, taquipneia, febre e neutropenia e evitou aumentos nas concentrações séricas de TNF, IL-6, TXB_2 (um metabólito de TXA_2) e do metabólito da prostaciclina 6-ceto-PGF_1 α. Embora efeitos adversos brandos, na forma de taquipneia, sudorese e aumento da pressão arterial sistólica, tenham sido observados, foram transitórios e podem ser evitados pelo pré-tratamento com cetoprofeno. Até onde o autor tem conhecimento, a combinação de polimixina B e dextrana não é comercializada.

Substâncias naturais ligantes de endotoxina

As proteínas naturais ligantes de endotoxina, como LBP, lipoproteínas e sCD14, foram avaliadas experimentalmente. Os resultados desses estudos são um tanto contraditórios e, em alguns casos, os efeitos foram prejudiciais.[366] Uma proteína que recebe muita atenção em relação à possível eficácia terapêutica é a proteína bactericida de aumento de permeabilidade (BPI). Ela é estruturalmente semelhante à LBP, mas é expressa apenas em precursores mieloides de leucócitos polimorfonucleares (PMN).[367] A BPI é armazenada em grânulos primários de neutrófilos maduros e, durante a inflamação, é expressa em suas membranas celulares e secretada no ambiente extracelular.[368] A BPI tem afinidade ainda maior pelo LPS do que a LBP[369] e atividade antibacteriana específica para bactérias gram-negativas.[219] A ligação da BIP à membrana de bactérias gram-negativas causa parada do crescimento e é um fator importante na atividade antibacteriana de neutrófilos intactos. Além disso, a ligação à BPI altera a organização normal da membrana e torna as bactérias mais suscetíveis a substâncias hidrofóbicas, inclusive antimicrobianos.[370] Experimentalmente, a BPI recombinante protege contra os efeitos tóxicos e letais do LPS isolado e bactérias gram-negativas intactas e ensaios clínicos em pacientes humanos obtiveram resultados promissores em relação a seu uso terapêutico.[371] A biologia e o possível uso de BPI em cavalos não foram avaliados.

As emulsões fosfolipídicas foram avaliadas para o tratamento da endotoxemia induzida experimentalmente em cavalos. A infusão de fosfolipídios melhorou os parâmetros clínicos e a neutropenia, e reduziu a produção de mediadores inflamatórios em resposta a um desafio de endotoxina.[372,373] Como a hemólise foi uma complicação da infusão de fosfolipídios em alguns equinos desses estudos, a otimização da dose e do tempo de administração é necessária antes da avaliação desse tratamento para possível uso clínico.

Inibição da ativação celular por lipopolissacarídeos

Tratamentos destinados a inibir a interação do LPS com as células ou desativar as vias de sinalização intracelular estão sendo investigados. As estruturas não tóxicas de LPS ou lipídio A podem atuar como antagonistas da endotoxina, seja por inibição competitiva da ligação à LBP ou a receptores celulares ou inibição da ativação celular por outros mecanismos. Dos possíveis antagonistas avaliados experimentalmente, o LPS e o lipídio A da bactéria fototrófica *Rhodobacter sphaeroides* e os compostos sintéticos E5531 e E5564 foram os mais promissores.[373-379] Infelizmente as espécies diferem quanto à resposta celular a essas estruturas, e descobriu-se que o LPS de *R. sphaeroides* e E5531 têm atividade agonista em células equinas.[380,381] Em experimentos de transfecção celular, o TLR4 mostrou ser responsável por essa variação fenotípica em relação ao LPS de *R. sphaeroides*.[382] Diante desses resultados, quaisquer futuros possíveis antagonistas do LPS devem ser avaliados em sistemas equinos.

Inibição da síntese de mediadores

Anti-inflamatórios não esteroides

É provável que os anti-inflamatórios não esteroides (AINEs) sejam os medicamentos mais usados no tratamento da endotoxemia equina. A justificativa para seu uso é a inibição da COX, que inibe a produção de prostanoides (ver Figura 12.5). Outros efeitos benéficos podem incluir a eliminação de radicais livres derivados de oxigênio e quelação de ferro; no entanto, as doses necessárias para isso podem causar efeitos colaterais.[374] Os prostanoides foram identificados como importantes mediadores da resposta inflamatória em vários estudos, e a inibição de sua síntese está associada a efeitos benéficos. De modo geral, há duas isoformas de COX: a COX-1, de expressão constitutiva, e a COX-2 induzível. A expressão de COX-2 é positivamente regulada por vários estímulos pró-inflamatórios, inclusive LPS, TNF-α e IL-1.[383] Os produtos de COX de expressão constitutiva são provavelmente importantes para a manutenção da homeostase, enquanto o aumento da produção de prostanoides pela COX-2 é responsável por efeitos prejudiciais durante a inflamação e o choque.

Em cavalos, o AINEs mais usado no tratamento da endotoxemia é a flunixino meglumina. Efeitos benéficos da flunixino meglumina foram descritos em modelos experimentais de endotoxemia[384-386] e em casos clínicos. Em equinos com cólica, o tratamento com flunixino meglumina antes da cirurgia exploratória reduziu as concentrações plasmáticas de TXB_2 e PGE_2 e teve um efeito favorável nos parâmetros cardiovasculares.[387] A flunixino meglumina ainda manteve o débito cardíaco e a pressão arterial sistêmica, melhorou o fluxo sanguíneo para os órgãos vitais, reduziu o dano endotelial pulmonar e melhorou a sobrevida no desafio à endotoxina.[285,388-390] Por outro lado, estudos *in vitro* sugeriram que a flunixino meglumina prejudica a recuperação da função de barreira nos segmentos intestinais submetidos a lesão de isquemia-reperfusão e pode aumentar a permeabilidade da mucosa ao LPS.[391,392] Esse efeito pode ser reduzido ou abolido pela administração simultânea de lidocaína em infusão contínua.

O uso de AINEs em cavalos é associado a efeitos adversos, dos quais os mais significativos são o desenvolvimento de úlcera gastrintestinal e necrose papilar renal (necrose da crista renal). Os AINEs podem diferir em sua propensão a induzir efeitos adversos,[393] mas todos devem ser usados com cautela. Por causa das preocupações de mascarar os efeitos cardiovasculares da endotoxina em cavalos com cólica, uma dose reduzida de flunixino meglumina (0,25 mg/kg de massa corpórea, 3 vezes/dia) foi sugerida e é amplamente utilizada.[327] Nessa dose, a flunixino meglumina inibiu a síntese de eicosanoides de maneira eficiente em um modelo de endotoxemia *in vivo*.[394] A redução dos sinais clínicos, no entanto, dependeu da dosagem, e doses mais baixas tiveram efeito analgésico mínimo (ver uma discussão mais aprofundada sobre o tratamento com AINEs em cavalos no Capítulo 2).

Alguns pesquisadores sugeriram que o cetoprofeno é superior por causa de um suposto efeito inibidor duplo em COX e lipo-oxigenase e pode apresentar um risco menor de efeitos adversos em comparação com a flunixino meglumina e fenilbutazona. Uma comparação da produção de citocinas e eicosanoides por monócitos isolados estimulados com LPS *in vitro*, no entanto, não mostrou diferença significativa entre cavalos submetidos ao pré-tratamento com flunixino meglumina (1,1 mg/kg de massa corpórea) ou cetoprofeno (2,2 mg/kg de massa corpórea), respectivamente.[395]

Administrado 15 minutos antes da infusão de LPS, o eltenac na dose de 0,5 mg/kg protegeu contra alterações nos parâmetros clínicos, hemodinâmicos e hematológicos, e atenuou o aumento induzido por LPS nas concentrações plasmáticas de citocinas em comparação aos controles em um modelo experimental de endotoxemia.[396] Alguns parâmetros, no entanto, como frequência cardíaca, número de leucócitos, concentração de lactato e atividade plasmática de TNF, não melhoraram. O ibuprofeno pode ter efeitos benéficos superiores aos dos outros AINEs, pois pode alcançar concentrações teciduais seguras que propiciam a quelação de ferro. De acordo com um estudo em potros saudáveis, doses de ibuprofeno de até 25 mg/kg a cada 8 horas podem ser administradas com segurança por até 6 dias.[397] Até onde o autor tem conhecimento, o inibidor da COX-2 firocoxib ainda não foi avaliado de modo crítico no tratamento da endotoxemia.

Corticosteroides

O uso de corticosteroides no tratamento anti-inflamatório da sepse e da endotoxemia tem sido controverso em humanos e equinos; efeitos benéficos superiores aos alcançados com AINEs não foram demonstrados de modo consistente. Os corticosteroides inibem a atividade da fosfolipase A_2 e a liberação de ácido araquidônico dos fosfolipídios da membrana celular, bem como a produção de TNF, IL-1 e IL-6 em resposta a um estímulo de LPS. Experimentalmente, a dexametasona teve efeitos benéficos na endotoxemia equina.[398,399] Para inibição da produção de TNF por macrófagos peritoneais equinos, no entanto, a concentração necessária de dexametasona era alta e correspondia a uma dose *in vivo* (aproximadamente 3 mg/kg de massa corpórea) muito superior às recomendações atuais.[398] Embora seja improvável que doses únicas de corticosteroides apresentem um risco desproporcional de efeitos adversos, o veterinário deve considerar a possível associação de laminite ao uso de corticosteroide em cavalos. Nos casos de sepse, os efeitos imunossupressores também podem ser prejudiciais.

Em pacientes humanos com certos tipos de choque séptico, a disfunção do eixo hipotálamo-hipófise-adrenal foi reconhecida e tratada com sucesso com a terapia de reposição de hidrocortisona.[400] Sugeriu-se a ocorrência de disfunção do eixo hipotálamo-hipófise-adrenal em potros com sepse;[401] no entanto, o uso de corticosteroides em baixa dose para essa indicação ainda precisa ser investigado em cavalos.

Pentoxifilina

A pentoxifilina, um derivado da metilxantina e inibidor da fosfodiesterase, foi sugerida para uso na endotoxemia por causa de seus efeitos na função dos neutrófilos e por sua capacidade de inibir a produção de várias citocinas, interferons e tromboplastina. A diminuição da produção de TNF, IL-6, TXB_2 e tromboplastina em resposta à endotoxina foi demonstrada em um modelo equino *ex vivo*.[402] Em cavalos que receberam endotoxina e, depois, foram tratados com pentoxifilina (7,5 mg/kg de massa corpórea seguida de infusão contínua de 3 mg/kg/h por 3 horas), no entanto, os efeitos benéficos observados foram mínimos.[403] O tratamento melhorou significativamente a temperatura corpórea, a frequência respiratória e o tempo de recalcificação do sangue total, mas a frequência cardíaca, a pressão arterial, o número de leucócitos, a concentração plasmática de fibrinogênio e as concentrações séricas de citocinas não foram alterados. A conclusão foi que os benefícios do tratamento com pentoxifilina podem estar restritos à administração de altas doses em bólus ou infusão contínua no início do processo fisiopatológico. Em um modelo de endotoxemia equina *in vivo*, a combinação de pentoxifilina (8 mg/kg de massa corpórea) e flunixino meglumina (1,1 mg/kg de massa corpórea) obteve maior benefício do que cada tratamento isolado.[404] Por causa de suas propriedades reológicas (*i. e.*, a capacidade de aumentar a deformabilidade das hemácias e o fluxo sanguíneo microvascular), o uso de pentoxifilina foi sugerido em pacientes com endotoxemia e evidências de laminite; no entanto, nenhum efeito no fluxo sanguíneo para o casco foi demonstrado após a administração em cavalos saudáveis.[405] Não há preparação IV comercial de pentoxifilina.

Antioxidantes

O dimetilsulfóxido (DMSO) é usado por alguns médicos-veterinários na tentativa de eliminar radicais derivados de oxigênio. No entanto, o DMSO não teve efeitos benéficos em um modelo experimental de isquemia intestinal quando administrado na reperfusão do intestino isquêmico.[406] O DMSO na dose de 1 g/kg de massa corpórea aumentou a perda de mucosa após isquemia e reperfusão do cólon maior[407] e uma dose menor, de 0,1 g/kg de massa corpórea, foi proposta para cavalos com isquemia intestinal. O DMSO não obteve benefício significativo em um modelo experimental de endotoxemia equina e, embora tenha melhorado a febre, muitos clínicos são contra seu uso.[408] O alopurinol, um inibidor da xantina oxidase, tem sido sugerido como tratamento para evitar danos teciduais induzidos por radicais de oxigênio. Durante os períodos de isquemia, a xantina desidrogenase é convertida em xantina oxidase que, na reperfusão, catalisa a geração de radicais superóxido.[409,410] A administração de alopurinol em dose de 5 mg/kg de massa corpórea 12 horas antes do desafio com endotoxina obteve efeitos benéficos.[411] Em outro estudo, um modelo experimental de isquemia-reperfusão, a lesão mucosa atribuível aos radicais livres derivados de oxigênio não foi atenuada pelo alopurinol.[407]

Lidocaína

A lidocaína administrada por via intravenosa tem sido sugerida como agente anti-inflamatório, analgésico e procinético. Em um modelo experimental de endotoxemia em coelhos, a lidocaína inibiu profundamente as respostas hemodinâmicas e de citocinas à endotoxina quando administrada logo após a infusão de LPS.[412] A lidocaína melhorou ainda mais os efeitos inibidores da flunixino na recuperação da função da barreira mucosa após a lesão isquêmica no intestino delgado equino.[413] Portanto, o uso de lidocaína pode ter mérito em pacientes com endotoxemia. Um esquema comum de lidocaína em equinos é a administração de um bólus (1,3 mg/kg de massa corpórea) seguido de infusão contínua a taxa de 0,05 mg/kg/min.

Ácidos graxos ω-3

Altas concentrações de ácidos graxos ω-3 podem alterar a composição fosfolipídica das membranas celulares, diminuindo a razão entre ω-6 e ω-3; isso altera as funções da membrana, como fagocitose, ligação a receptores e atividades de enzimas ligadas à membrana.[286] Mais importante para o tratamento da endotoxemia, a incorporação de ácidos graxos ω-3 nas membranas celulares diminui a disponibilidade de ácido araquidônico (um ácido graxo ω-6) para a síntese de eicosanoides[414] e fornece substratos alternativos. O metabolismo dos ácidos graxos ω-3 via COX e lipo-oxigenase leva à produção de prostaglandinas de série 3 e leucotrienos de série 5, que apresentam menor atividade biológica em comparação a seus pares das séries 2 e 4, derivados do ácido araquidônico. Além desses mecanismos, os ácidos graxos ω-3 impedem a regulação positiva do CD14 induzida por LPS nos monócitos; portanto, podem bloquear a sinalização transmembrânica do LPS.[415] Células de cavalos que receberam óleo de linhaça (com alto teor de ácidos graxos ω-3) por 8 semanas antes da coleta de sangue mostraram expressão significativamente menor da atividade pró-coagulante, TXB_2 e TNF em resposta à estimulação com LPS.[416,417] Em um modelo experimental *in vivo* de endotoxemia em equinos, o tratamento aumentou o tempo de tromboplastina parcial ativada e de recalcificação do sangue total, sugerindo um efeito anticoagulante; no entanto, um efeito benéfico significativo na resposta clínica e nas concentrações séricas de eicosanoides não foi observado.[418] Como a adição dietética de ácidos graxos ω-3 requer várias semanas de tratamento, a infusão intravenosa foi avaliada e alterou rapidamente a composição dos fosfolipídios da membrana celular.[419] Esse tratamento requer uma avaliação mais aprofundada antes que recomendações específicas de dosagem possam ser feitas.

Interferência nos efeitos de mediadores inflamatórios específicos

Anticorpos contra o fator de necrose tumoral

Anticorpos monoclonais e policlonais contra TNF equino foram avaliados em cavalos.[420-422] A administração de uma preparação de anticorpo monoclonal antes da infusão de LPS diminuiu a atividade plasmática de TNF de maneira significativa, melhorou os escores de anomalias clínicas, reduziu a frequência cardíaca e aumentou o número de leucócitos em comparação aos controles.[421] As concentrações plasmáticas de lactato e 6-ceto-PGF1α foram significativamente reduzidas, enquanto a produção de TXA_2 não foi afetada.[420] Em outro estudo,[422] um anticorpo policlonal de coelho contra o TNF humano recombinante não melhorou os parâmetros clínicos e hematológicos quando administrado logo após (15 minutos) a infusão de LPS, embora houvesse inibição *in vitro* da atividade do TNF.[422,423] Os achados em equinos condizem com estudos em outras espécies e sugerem que os efeitos benéficos da inibição do TNF podem ser limitados à administração antes da exposição ao LPS. Portanto, é improvável que o uso clínico generalizado se torne viável. Ensaios clínicos em humanos com sepse não demonstraram benefícios significativos do tratamento com anticorpos anti-TNF.[424,425]

Antagonistas de receptores do fator ativador de plaquetas

Os efeitos de antagonistas seletivos do receptor de PAF foram avaliados. O PAF está implicado no desenvolvimento de hipotensão arterial sistêmica,[426] agregação plaquetária induzida por LPS,[427] íleo[428] e aumento da permeabilidade vascular,[429] e pode mediar o recrutamento de leucócitos para os tecidos inflamados.[430,431] Um estudo em cavalos usando o antagonista do receptor PAF SRI 63-441 antes da infusão de LPS mostrou uma diminuição significativa na frequência cardíaca e menor elevação das concentrações de lactato em resposta ao tratamento. Embora não sejam estatisticamente significativos, outros efeitos benéficos foram o retardo no início da febre, a menor duração da neutropenia e a redução da agregação plaquetária máxima.[432]

Cuidados de suporte

Fluidoterapia e suporte cardiovascular

A fluidoterapia é um dos pilares do tratamento da maioria dos pacientes com endotoxemia que sofrem os efeitos cardiovasculares da inflamação sistêmica. Muitos pacientes com endotoxemia necessitam de fluidoterapia para tratamento da doença subjacente e correção da desidratação e das anomalias eletrolíticas e acidobásicas. Os princípios da fluidoterapia são discutidos no Capítulo 4 deste livro.

Pacientes com hipovolemia e choque graves apresentam desafios terapêuticos, principalmente porque o aumento da permeabilidade vascular em pacientes com endotoxemia requer consideração cuidadosa dos planos de fluidoterapia. Um rápido aumento no volume total de líquidos corpóreos pode ser prejudicial em pacientes com comprometimento da função vasomotora cardíaca e periférica e aumentar a gravidade do acúmulo vascular de sangue nos órgãos periféricos. Nesses pacientes, soluções hipertônicas ou coloides podem ser meios mais apropriados de estabilização do que grandes volumes de soluções cristaloides. A solução salina hipertônica (cloreto de sódio a 7,5%) é a solução hipertônica mais utilizada em cavalos e tem efeitos benéficos em pacientes com endotoxemia.[433] Recomenda-se uma dose de 4 mℓ/kg, que deve ser administrada em infusão em bólus por 10 a 15 minutos, seguida pela administração de uma solução isotônica para restaurar o volume total de líquido corpóreo. O veterinário deve usar a solução salina hipertônica com cautela em pacientes com distúrbios de sódio ou cloreto e monitorar as concentrações séricas de eletrólitos no caso de administração repetida. A ausência de micção apesar da reanimação hídrica adequada deve levar à avaliação crítica da função renal. Em um estudo recente, a reanimação em pequenos volumes com solução salina hipertônica e hidroxietilamido não melhorou as respostas hemodinâmicas na infusão experimental de endotoxina em cavalos.[434]

O plasma é o coloide ideal e deve ser administrado para a manutenção da concentração sérica de proteínas totais acima de 4,2 g/dℓ.[357] Em equinos, o aumento significativo da concentração de proteínas plasmáticas e da pressão osmótica coloide, no entanto, em geral requer grandes volumes de plasma (7 a 10 ℓ ou mais em um cavalo de 450 kg), e coloides alternativos devem ser considerados. Acredita-se que polímeros de alto peso molecular proporcionam efeitos oncóticos superiores em casos de sepse e endotoxemia, quando a permeabilidade vascular é maior. O Hetastarch, ou hidroxietil amido (Hespan®), é comercializado em solução a 6% em cloreto de sódio a 0,9%. As moléculas de Hetastarch têm peso molecular muito alto e a degradação deve ocorrer antes da excreção renal.[435] Essas propriedades fazem com que a meia-vida plasmática e os efeitos oncóticos sejam mais prolongados em comparação a outros coloides; em equinos hipoproteinêmicos, o efeito oncótico persistiu por 24 horas.[436] Uma dose de 5 a 15 mℓ/kg administrada por infusão IV lenta juntamente com um volume igual ou maior de líquidos cristaloides foi recomendada.[435,437] Em humanos, o aumento do tempo de tromboplastina parcial ativada, a redução da atividade de fator VIII e a diminuição da concentração sérica de fibrinogênio foram associados ao Hetastarch.[438] No pequeno número de estudos equinos, os tempos de sangramento não foram afetados;[439,440] no entanto, os pacientes tratados com Hetastarch devem ser monitorados quanto ao desenvolvimento de coagulopatia.

A acidose metabólica no choque endotóxico pode ser atribuída à acidemia láctica e à perfusão tecidual inadequada.[441] O equilíbrio acidobásico tende a melhorar consideravelmente após a reanimação hídrica, mas a suplementação com bicarbonato de sódio pode ser necessária nos casos em que a concentração sérica de bicarbonato continua abaixo de 15 mEq/ℓ.

A hipoglicemia é comum em potros com sepse, e soluções de dextrose a 5% são os primeiros líquidos de reanimação. O veterinário deve reduzir a concentração de glicose das soluções intravenosas de acordo com a glicemia para evitar hiperglicemia prolongada. A administração de plasma hiperimune (20 a 40 mℓ/kg de massa corpórea) é altamente recomendada em potros com evidências de falência parcial ou completa da transferência passiva.

Agentes inotrópicos positivos e vasomotores devem ser considerados em pacientes com inadequação persistente da perfusão tecidual. Doses mais baixas de dopamina (0,5 a 2 μg/kg/min) causam vasodilatação da vasculatura renal, mesentérica, coronária e intracerebral por meio de efeitos dopaminérgicos, enquanto doses mais altas (até 10 μg/kg/min) também estimulam receptores α_1-adrenérgicos, aumentando a contratilidade do miocárdio e a frequência cardíaca.[442] A dobutamina é um agonista α_1-adrenérgico direto e não parece ter propriedades vasodilatadoras significativas. Doses de 1 a 5 μg/kg/min de dobutamina, como infusão intravenosa contínua, foram recomendadas em equinos. A norepinefrina foi avaliada em potros com doença grave e hipotensão refratárias aos efeitos da dopamina e da dobutamina.[443] Em doses de até 1,5 μg/kg/min administradas concomitantemente à dobutamina, seis dos sete potros apresentaram aumento da pressão arterial média e todos os indivíduos obtiveram elevação da produção de urina. Por causa do risco de efeitos colaterais cardíacos, a infusão de inotrópicos deve ser acompanhada pelo monitoramento cuidadoso da frequência e do ritmo cardíaco. Medidas indiretas da pressão arterial com um manguito de cauda podem ser usadas para monitorar os efeitos do tratamento.

Tratamento da coagulopatia

Com mais frequência do que a trombose franca ou o sangramento atribuível à CDI, as anomalias hemostáticas alteram o perfil da coagulação. Um estado pró-coagulante, com redução ou aumento dos tempos de sangramento, pode ser evidente e causado pelo consumo de fatores de coagulação. As anomalias no perfil da coagulação devem ser abordadas o quanto antes, mas principalmente se persistirem mais de 24 horas após o início da terapia. Por causa das complexas interações da coagulação e fibrinólise durante a endotoxemia, pode ser necessário combinar a terapia anticoagulante à administração de plasma fresco congelado para a reposição dos fatores fibrinolíticos e coagulantes. A heparina atua como anticoagulante pela ativação de AT III e subsequente inibição de trombina, liberação do inibidor da via do fator tecidual das células endoteliais e inibição da agregação plaquetária.[444] Como os níveis endógenos de AT III tendem a ser menores em pacientes com coagulopatia, a adição de heparina ao plasma fresco congelado pode ser a via mais eficaz de administração. Uma dose inicial de 100 UI/kg de massa corpórea seguida de 40 a 80 UI/kg de massa corpórea 3 vezes/dia foi recomendada.[357] A anemia causada pela aglutinação de hemácias é observada em alguns pacientes durante o tratamento com heparina não fracionada,[445,446] mas, de modo geral, desaparece em 96 horas se a terapia for interrompida.[357] Por causa do risco de microtrombose associada à aglutinação das hemácias, o uso de heparina de baixo peso molecular (50 UI/kg de massa corpórea por via subcutânea [SC] a cada 24 horas) foi recomendado,[447] mas seu custo pode ser proibitivo. O ácido acetilsalicílico pode ser administrado por via oral (10 a 20 mg/kg de massa corpórea a cada 48 horas) para a inibição irreversível da atividade da COX plaquetária, inibindo a agregação plaquetária e a microtrombose. A hiperagregação plaquetária tem sido implicada na patogênese da laminite induzida por carboidratos[448] e a administração de heparina e ácido acetilsalicílico foi recomendada para impedir o desenvolvimento de laminite. Em um estudo *in vitro*, no entanto, o ácido acetilsalicílico não inibiu a agregação plaquetária induzida por endotoxina.[449]

Outras considerações

A luteólise causada por maiores concentrações de $PGF_2\alpha$ pode causar aborto em éguas com endotoxemia antes do 55º dia da prenhez (ver Capítulo 19).[450] A administração diária de altrenogeste (Regu-Mate, Hoechst-Roussel Agri-Vet, Somerville, NJ, EUA) em dose de 44 mg VO foi eficaz ao impedir a perda fetal em éguas se realizada até o 70º dia da prenhez.[331] O tratamento com flunixino meglumina, ao bloquear a liberação de $PGF_2\alpha$,[332] também pode contribuir para a manutenção da prenhez em éguas com endotoxemia. A patogênese da perda fetal e do aborto causada por endotoxemia, cirurgia ou doença sistêmica em fase tardia da gestação não é completamente compreendida. Os mecanismos propostos são efeitos diretos sobre o feto, a função placentária ou a produção de progesterona na placenta.[451]

A diminuição da produção de óxido nítrico pelas células endoteliais vasculares em resposta à endotoxina tem sido sugerida como um mecanismo de vasoconstrição e diminuição do fluxo sanguíneo, levando ao desenvolvimento de laminite;[452] no entanto, o uso de doadores de óxido nítrico ainda é controverso. A manutenção da boa perfusão periférica e a terapia anticoagulante e anti-inflamatória podem auxiliar a prevenção e o tratamento de laminite causada por endotoxemia.

CRIOTERAPIA

A crioterapia digital é um componente essencial dos cuidados de suporte em pacientes equinos com suspeita de endotoxemia, inclusive aqueles que sofrem de muitas das doenças inflamatórias discutidas neste capítulo. A crioterapia reduziu a gravidade das lesões de laminite no modelo de oligofrutose,[453-455] inclusive quando iniciada após o início da claudicação.[456] Também diminuiu a incidência de laminite em cavalos diagnosticados com colite.[457] A crioterapia digital deve incluir no mínimo a imersão do casco e do metacarpo.[458]

Doenças inflamatórias do intestino delgado

DUODENITE JEJUNITE-PROXIMAL

A duodenite-jejunite proximal (DJP) é uma doença inflamatória que afeta o intestino delgado superior e causa distensão, dor abdominal, refluxo gástrico por secreção excessiva de líquidos e eletrólitos e aumento da concentração de proteína no FP sem elevação significativa do número de células nucleadas. Outros termos para essa doença são *enterite anterior* e *enterite proximal*. Os sinais clínicos da DJP imitam os de uma obstrução do intestino delgado. A síndrome clínica de DJP foi bem descrita na década de 1980,[19,459-461] mas a gravidade dos sinais clínicos, principalmente a duração da doença, é variável. Embora não seja típico, a DJP pode ser associada à gastrite, ileíte, tiflite e colite.

FISIOPATOLOGIA

Os achados patológicos típicos em cavalos com DJP são acometimento do duodeno e, de modo geral, do jejuno proximal.[19] O íleo e o cólon maior tendem a ser normais à avaliação macroscópica. A distensão gástrica é comum por causa da hipersecreção no intestino delgado proximal combinada ao íleo funcional. O intestino delgado geralmente tem 5 a 7 cm de diâmetro e é preenchido por um líquido fétido de cor vermelha a vermelho-amarronzada. As superfícies serosas do duodeno e do jejuno podem apresentar hemorragias petequiais e equimóticas de cor vermelha a vermelho-escura e estrias amarelas a brancas, em graus e distribuição variáveis. Em geral, as superfícies mucosas entéricas são hiperêmicas, com graus variados de petéquias e úlceras.

À microscopia, as lesões mais graves estão localizadas no duodeno e no jejuno proximal, mas podem se estender proximalmente à mucosa gástrica e em sentido aboral à mucosa e submucosa do intestino grosso.[19] As lesões microscópicas são graus variados de hiperemia e edema de mucosas e submucosas, degeneração das vilosidades com necrose e, nos casos mais graves, perda do epitélio das vilosidades. A lâmina própria, a mucosa e a submucosa podem apresentar graus variados de infiltração de granulócitos (predominantemente neutrófilos) e as camadas musculares e a serosa podem conter pequenas hemorragias. O exsudato fibrinopurulento seroso do intestino delgado proximal é um achado comum nos casos mais graves; portanto, o termo *duodenite-jejunite proximal fibrinonecrótica hemorrágica* foi sugerido como uma denominação mais descritiva para essa síndrome.[461]

Cavalos com DJP podem apresentar alterações hepáticas, inclusive vacuolização hepatocelular, colestase, infiltrado inflamatório (associado à necrose centrolobular ou periporta) e hiperplasia biliar.[462] Acredita-se que a doença hepática seja decorrente de infecção ascendente pelo ducto biliar comum, absorção local de endotoxina pela circulação porta, consequências sistêmicas da absorção de endotoxina, desequilíbrios metabólicos e hipoperfusão ou hipovolemia.

Na maioria dos casos, a etiologia subjacente não é determinada. Em alguns casos, *Salmonella* spp. ou *Clostridium* spp. podem ser isolados à cultura de refluxo gástrico. A salmonelose nunca foi identificada de modo consistente na maioria dos casos, e muitos cavalos com infecções documentadas por esses microrganismos não desenvolvem DJP. Por outro lado, cepas toxigênicas de *C. difficile* foram isoladas do refluxo de todos os cinco cavalos com DJP e em nenhum dos seis cavalos controles com outras causas de refluxo nasogástrico.[463] Até onde o autor tem conhecimento, essa associação não foi identificada em outras localizações geográficas. Outro agente infeccioso suspeito é *Fusarium* spp. [464] A alteração da microflora gastrintestinal por mudanças recentes na dieta tem sido sugerida como causa predisponente para a DJP. Em um relato, os cavalos com DJP foram alimentados com uma quantidade significativamente maior de grãos e eram mais propensos a ter pastado em comparação aos equinos com outros tipos de cólica, mas essas associações não foram consideradas fortes o suficiente para propiciar a diferenciação clínica.[465]

Dois processos intracelulares controlam a secreção intestinal: o nucleotídio cíclico (cAMP e cGMP) e os sistemas de cálcio.[169] Mediadores inflamatórios, microrganismos e toxinas podem ativar a adenilciclase (peptídeo intestinal vasoativo e PGE_2) ou a guanililciclase (enterotoxinas bacterianas) e induzir aumentos em cAMP e cGMP, respectivamente. Essa reação causa a fosforilação de proteínas quinases específicas, que induzem os eventos reais de transporte da mucosa. Os aumentos na concentração intracelular de cálcio livre podem ser decorrentes da liberação dependente de nucleotídios cíclicos do cálcio armazenado dentro da célula ou do aumento da entrada de cálcio pela membrana celular. O cálcio pode atuar por meio da calmodulina, capaz de ativar as proteínas quinases fosforiladas pela membrana. O efeito líquido é o aumento do movimento de sódio e cloreto nas células da mucosa a partir do interstício, com secreção de sódio e cloreto no lúmen intestinal. A água segue o fluxo direcional de sódio e cloreto através de espaços intercelulares altamente permeáveis. Várias toxinas bacterianas e mediadores endógenos podem causar secreção ativa e contribuir para uma resposta secretora mucosa sinérgica. A secreção passiva de líquido rico em proteínas no lúmen ocorre após danos no epitélio da mucosa, endotélio capilar e inflamação submucosa no intestino delgado proximal. Os eventos clinicamente relevantes decorrentes da secreção ativa e passiva de líquidos são distensão proximal do intestino delgado e refluxo nasogástrico, desidratação e choque circulatório.[466]

A concentração de proteína no FP de cavalos com DJP em geral é maior do que em cavalos com obstrução do intestino delgado. Há um aumento desproporcional da concentração de proteínas totais em relação ao número de células nucleadas, provavelmente por extravasamento de sangue ou plasma na cavidade peritoneal, sem um estímulo significativo para a quimiotaxia de leucócitos. Os mecanismos sugeridos para o aumento da concentração de proteínas do líquido abdominal são serosite associada à inflamação intestinal e à distensão do intestino delgado, o que causa congestão passiva e aumento da pressão hidrostática capilar dos vasos peritoneais viscerais.[467] O íleo do intestino delgado é outro sinal clássico da DJP e sua fisiopatologia é complicada, envolvendo disfunção primária e secundária dos SNEs centrais e autônomos e seus supostos papéis no controle da motilidade intestinal. Outros detalhes sobre o efeito da inflamação na motilidade do intestino delgado são dados em Doença Inflamatória do Intestino Delgado, mais adiante neste capítulo.

SINAIS CLÍNICOS E CLINICOPATOLÓGICOS

A diferenciação de cavalos com DJP ou lesões obstrutivas no intestino delgado pode ser difícil, pois não existe uma característica distintiva única e todas as informações devem ser consideradas de maneira coletiva. Cavalos com lesões obstrutivas do intestino delgado geralmente têm sinais consistentes de dor abdominal até que a víscera afetada seja submetida ao reparo cirúrgico ou se rompa. Por outro lado, os sinais de dor abdominal aguda costumam desaparecer após a descompressão gástrica e reposição de volume em cavalos com DJP. São substituídos por sinais de letargia e mal-estar geral. No exame retal, o grau de distensão do intestino delgado pode ser subjetivamente menor na DJP do que nas lesões obstrutivas, sobretudo após a descompressão gástrica. Embora a cor e o odor do refluxo gástrico possam ser semelhantes, os cavalos com DJP tendem a apresentar um volume maior ($\geq$ 4 a 20 ℓ em cada esforço de descompressão) de refluxo do que indivíduos com lesões obstrutivas. Cavalos com DJP geralmente apresentam febre branda, de 38,6°C a 39,1°C, enquanto animais com lesões obstrutivas são tipicamente normotérmicos ou hipotérmicos.

Anomalias no leucograma são mais frequentes em cavalos com DJP do que naqueles com lesão obstrutiva aguda.[19,460] Além disso, hiponatremia, hipocloremia, hipopotassemia, azotemia pré-renal e elevação de enzimas hepáticas (GGT, alanina transaminase e FA) são frequentes.[462] A hiperlactemia por má perfusão tecidual e a hipovolemia são comuns nas duas doenças.

A análise do FP pode ajudar a distinguir a DJP de uma lesão obstrutiva. Os achados típicos da DJP são aumento da concentração de proteína no FP (frequentemente $\geq$ 3,5 g/dℓ) e uma elevação branda a moderada do número de leucócitos peritoneais, embora esse valor geralmente seja inferior a 10.000 células/μℓ. A concentração de lactato no FP tende a refletir as concentrações sanguíneas periféricas. O aumento desproporcional da concentração de proteínas totais no FP em comparação ao número de células nucleadas peritoneais pode ser causado por extravasamento de sangue ou plasma sem resposta leucotática acentuada.[19] Em geral, o FP é amarelo e turvo, mas, em casos graves, pode ocorrer diapedese, tornando-o serossanguinolento. Lesões por estrangulamento normalmente causam alterações mais graves no FP. O FP serossanguinolento, com aumento de proteínas, lactato, leucócitos e hemácias, é típico. Cavalos com obstruções intraluminais, como impactações ileais, normalmente apresentam FP de aspecto macroscópico normal e elevação branda dos níveis de proteína decorrente da distensão intestinal.[419,460,466]

Os achados ultrassonográficos típicos em cavalos com DJP são distensão gástrica e duodenal e presença de líquido hipoecoico a anecoico em segmentos do intestino delgado. A parede do intestino delgado pode ser normal ou espessada com o passar do tempo. O peristaltismo pode ser menor, normal ou maior. A diferenciação de uma lesão obstrutiva do intestino delgado é difícil. Em geral, obstruções de longa duração causam aumento da espessura da parede, sedimentação da ingesta no lúmen do intestino delgado e distensão do intestino delgado proximal à lesão, com colapso da área distal do órgão.

Na maioria dos casos, o diagnóstico é suspeito com base em sinais clínicos e clinicopatológicos e a resposta à terapia. O diagnóstico definitivo de DJP requer exame macroscópico do duodeno e do jejuno proximal à cirurgia ou necropsia.

TRATAMENTO

Cavalos com DJP parecem compartilhar um quadro clínico característico comum. O tratamento é favorável e deve incluir reposição volêmica, tratamento analgésico e anti-inflamatório, descompressão gástrica, terapia antiendotoxina, terapia antimicrobiana, se indicada, suporte nutricional e cuidados gerais.

Descompressão gástrica

Embora os sinais de dor abdominal tendam a se resolver após a descompressão gástrica, a maioria dos cavalos continua a apresentar letargia. Cavalos com DJP geralmente precisam de descompressão gástrica em intervalos de 2 horas, com recuperação de 2 a 10 ℓ de líquido em cada procedimento. As sondas nasogástricas mantidas por longos períodos causam graus variados de faringite (Figura 12.6), laringite e esofagite, e o uso de uma sonda nasogástrica de demora pode retardar ainda mais o esvaziamento gástrico.[466,468,469] Assim, a sonda para a descompressão gástrica deve ser pequena e macia e removida assim que possível.

Cuidados de suporte

Grande parte dos cuidados de suporte para cavalos com DJP espelha os descritos para outros casos de endotoxemia e é discutida em detalhes no início deste capítulo. A reposição específica de líquidos deve levar em consideração as perdas contínuas por refluxo. Os cavalos não devem receber comida ou água até estarem confortáveis e sem refluxo. Goles ocasionais de água ou o enxágue da boca pode diminuir a halitose. O plano de realimentação deve ser conservador porque, se muito rápido, pode causar recidivas.

Anti-inflamatórios e analgésicos

Os AINEs são os medicamentos mais utilizados para o tratamento da dor abdominal em cavalos (flunixino meglumina, 0,25 a 1,1 mg/kg IV a cada 8 a 12 horas, com administração da dose mais alta apenas no intervalo maior). Esses agentes também têm efeitos anti-inflamatórios e antiendotóxicos benéficos. O veterinário deve avaliar o benefício desses medicamentos contra seus efeitos negativos na mucosa gastrintestinal e na função renal. Outra opção analgésica popular é o butorfanol, um agonista-antagonista opioide, administrado em dose de 0,02 a 0,1 mg/kg por via intramuscular (IM) a cada 6 a 8 horas ou como infusão constante a 13 μg/kg/h.[470] Essa via parece ter efeitos mínimos sobre a motilidade gastrintestinal.

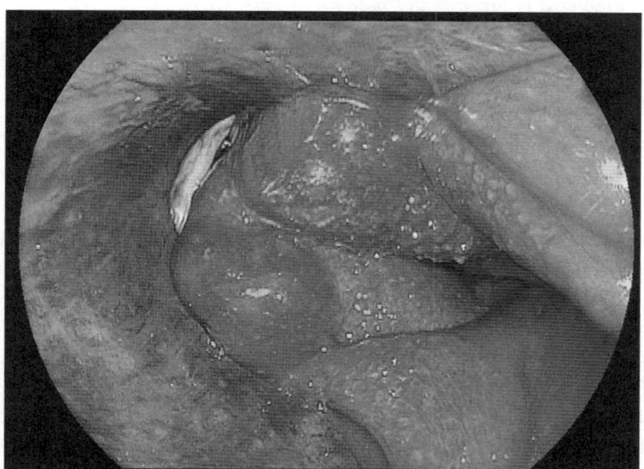

Figura 12.6 Imagem endoscópica de um Quarto de Milha de 15 anos. O cavalo foi diagnosticado com duodenite-jejunite proximal (DJP) e desenvolveu estridor respiratório brando e náuseas 48 horas após a colocação de uma sonda nasogástrica para drenagem intermitente do refluxo gástrico. O cavalo respondeu bem ao tratamento medicamentoso para DJP e faringite-esofagite.

Antimicrobianos

Por causa da suspeita de *Clostridium* spp. como agente etiológico de DJP, penicilina e/ou metronidazol podem ser administrados a cavalos acometidos em localizações geográficas, com prevalência desses microrganismos. A terapia antimicrobiana de amplo espectro pode ser considerada em cavalos com DJP e leucopenia significativa.

Suporte nutricional

O veterinário deve considerar as necessidades nutricionais de cavalos com DJP. A maioria dos cavalos apresenta perda de proteína total corpórea decorrente de caquexia e enteropatia com perda proteica. A nutrição parenteral total ou parcial pode ser indicada em cavalos que continuam anoréticos por mais de 3 a 4 dias. Soluções com glicose, soluções balanceadas de aminoácidos, emulsões lipídicas, minerais e eletrólitos balanceados e vitaminas foram administradas por via parenteral a cavalos adultos com íleo do intestino delgado ou enterocolite. Com base em um pequeno número de cavalos, esse tratamento foi promissor em termos de minimização das perdas de proteínas e diminuição da duração da doença. A nutrição parenteral pós-operatória melhora as evidências clinicopatológicas de inanição após a ressecção do intestino delgado e anastomose em cavalos adultos.[471,472] É possível fornecer parte dos requerimentos nutricionais equinos (8.000 a 12.000 kcal/dia) com soluções de glicose-aminoácidos, que têm custo moderado. É razoável supor que o suporte nutricional a um cavalo com anorexia e doença grave facilite a cura e até encurte a duração da doença. Assim, o custo total da suplementação nutricional parenteral aos cavalos com DJP pode ser compensado pela recuperação mais rápida e diminuição da necessidade de outros tratamentos caros, mas a avaliação precisa desse ponto requer mais dados.

Procinéticos

O intestino normal (saudável) é necessário para o desempenho ideal da maioria dos agentes procinéticos em cavalos. É provável que muitos agentes modificadores da motilidade sejam ineficazes nos casos de DJP. O tecido jejunal inflamado apresenta regulação negativa e diminuição da produção de receptores de motilina, o que pode alterar a resposta procinética à eritromicina.[473] No entanto, alguns benefícios podem advir do uso criterioso de agentes procinéticos em doenças inflamatórias do intestino equino, principalmente se o agente tiver outros efeitos. A lidocaína parece bastante promissora. Embora o mecanismo exato de ação seja desconhecido, os benefícios em cavalos com íleo são provavelmente decorrentes de efeitos anti-inflamatórios, já que um efeito procinético direto não foi demonstrado.[474] Em cavalos com refluxo nasogástrico atribuível a IPO ou enterite, uma infusão em taxa constante de lidocaína reduziu o volume de refluxo por hora e o tempo até a interrupção do refluxo em comparação ao soro fisiológico.[475] A terapia procinética com lactobionato de eritromicina, metoclopramida ou betanecol também pode ser considerada.[476,477] Os agentes modificadores da motilidade e a influência da inflamação em seus efeitos são discutidos em Íleo Gastrintestinal, mais adiante neste capítulo.

Tratamento cirúrgico

O tratamento medicamentoso é bem-sucedido na maioria dos casos de DJP. Nos cavalos com DJP que continuam a apresentar refluxo enterogástrico abundante apesar do tratamento médico agressivo ou naqueles em que uma obstrução mecânica não pode ser descartada de maneira satisfatória, a cirurgia pode ser considerada. Casos refratários melhoraram com a intervenção cirúrgica; no entanto, alguns cavalos com DJP refratário se recuperaram após cuidados prolongados (até 20 dias) e descompressão gástrica. Esta última não é recomendada pelo autor. Em um cavalo com desconforto abdominal, distensão do intestino delgado palpável pelo reto e mais de 2 ℓ de refluxo gástrico, o veterinário deve recomendar o encaminhamento para um centro cirúrgico apropriado. Normalmente, os principais determinantes da intervenção cirúrgica são o grau e a duração da dor abdominal, a análise do FP e os achados à palpação retal e ultrassonografia (frequentemente repetidas).

Há relatos de que as taxas de mortalidade a curto prazo são de 37% em cavalos submetidos à evacuação manual do intestino delgado no ceco realizada cirurgicamente em comparação a 40% nos cavalos que receberam tratamento médico.[478] A taxa de recuperação de 95% foi relatada em cavalos com DJP submetidos à laparotomia e evacuação manual do intestino delgado no ceco combinadas ao tratamento para *C. perfringens* composto por metronidazol IV e penicilina procaína IM.[479] As desvantagens da cirurgia são os custos, os riscos anestésicos, a demora para retorno ao treinamento e o risco de complicações relacionadas à incisão. No entanto, quando uma obstrução não pode ser descartada, essas preocupações têm importância menor.[466]

PROGNÓSTICO

As taxas de sobrevida de indivíduos com DJP variam entre 25 e 94%.[19,460] Na atualidade, a sobrevida de cavalos com DJP submetidos a cirurgia é muito maior do que o descrito antes e com certeza é mais elevada do que a de cavalos com obstrução do intestino delgado que não são operados.[478,479] Cavalos com DJP que recebem o tratamento adequado têm chance razoavelmente boa de recuperação total, e recidivas são raras. Cavalos que continuam a ter episódios frequentes de refluxo nasogástrico volumoso e sinais sistêmicos de endotoxemia e sepse têm prognóstico de recuperação ruim. As complicações frequentes da DJP são laminite, tromboflebite e perda ponderal. A gravidade e o prognóstico da DJP parecem sofrer variação geográfica e os cavalos no sudeste dos EUA são mais acometidos.

CORONAVÍRUS EQUINO

O coronavírus equino (ECoV) é classificado como um betacoronavírus e está associado a febre, letargia, anorexia e doença entérica (cólica e/ou alteração na consistência fecal) em alguns cavalos.[480-482] Uma associação definitiva entre ECoV e diarreia em potros só foi reconhecida em 2000[483,484] e, em cavalos adultos, em 2011.[480,481] O diagnóstico é confirmado por PCR fecal.[480,482] A mortalidade é tipicamente baixa (7%)[480,482] e causada por hiperamonemia e doença neurológica suspeitas[482] ou confirmadas[485]ou endotoxemia e sepse graves.[482,485] Em alguns surtos, a taxa de mortalidade foi maior (27%), com carga viral fecal maior nos indivíduos não sobreviventes.[486] Histologicamente, o ECoV está associado a enterite necrótica, em especial no jejuno e no íleo e, segundo um relato, hemorragia no cólon ventral em cavalos não sobreviventes.[485]

DOENÇAS INFLAMATÓRIAS DO INTESTINO DELGADO ASSOCIADAS À MÁ ABSORÇÃO E MÁ DIGESTÃO

A má absorção e a má digestão são problemas clínicos comuns em humanos e pequenos animais, e doenças documentadas em cavalos. O termo *má absorção* implica o comprometimento dos processos digestivos e absorventes decorrentes de distúrbios funcionais ou estruturais do intestino delgado e órgãos relacionados, pâncreas, fígado e vias biliares. A doença pode afetar a absorção de carboidratos, proteínas, gorduras, vitaminas, minerais e, em menor grau, água e eletrólitos. Em equinos, as alterações fisiopatológicas resultantes podem prejudicar a função do intestino grosso por meio de alterações no substrato a ser fermentado ou infiltração direta do cólon maior.

Não é possível diferenciar a má absorção de carboidratos, proteínas ou gorduras em equinos por causa da dieta herbívora e da contribuição da função do intestino grosso. A raridade dos problemas pancreáticos, como insuficiência pancreática exócrina, em cavalos, junto com sua dieta herbívora, faz com que a má digestão seja menos problemática. Ainda assim, ela pode contribuir para perda ponderal crônica em cavalos com doença infiltrativa grave no intestino delgado e agravar a diarreia em potros lactentes, por causa das menores concentrações intestinais de sal biliar por disfunção hepática ou ileal.

Má absorção não é sinônimo de diarreia, embora essa possa ser uma característica dos problemas de absorção. Cavalos adultos raramente têm diarreia associada a problemas do intestino delgado, a menos que o intestino grosso também seja acometido. A diarreia crônica é predominantemente um distúrbio do intestino grosso, que reflete a sobrecarga de água e eletrólitos e, portanto, pode ser considerado um estado de menor absorção. Neonatos e potros jovens são mais suscetíveis à doença primária do intestino delgado. A deficiência adquirida de lactase na borda em escova do intestino delgado, por exemplo, pode aumentar a fermentação de lactose no intestino grosso e induzir diarreia osmótica.[487]

Os sinais clínicos de perda crônica e má condição corpórea, embora não sejam específicos para o diagnóstico de má absorção *antemortem*, em geral podem ser atribuídos a distúrbios intestinais proliferativos ou inflamatórios, coletivamente chamados de *doenças inflamatórias intestinais crônicas* (CIBD).[488]

Avaliação clínica

O principal sinal clínico associado a doenças de má absorção e má digestão é a perda ponderal com ou sem diarreia. A avaliação física, ultrassonográfica e laboratorial é a mesma descrita para outras doenças gastrintestinais e já foi detalhada na seção Avaliação Diagnóstica, neste capítulo.

A biopsia retal é fácil de realizar e pode indicar a existência de infiltração em sítios mais proximais, mas sua interpretação geralmente é difícil. Em um estudo retrospectivo, a doença inflamatória intestinal foi diagnosticada a partir de amostras de biopsia retal em cerca de 50% dos casos.[489] Nesse relato, a proctite simples (neutrófilos na cripta ou no epitélio da superfície) foi associada a distúrbios inflamatórios, enquanto controles apresentaram apenas infiltração difusa de neutrófilos. A biopsia retal auxiliou o diagnóstico de três de sete cavalos com enterocolite linfocítica-plasmocítica[490] e um de dois cavalos com enterocolite eosinofílica.[491] As Tabelas 12.3 e 12.4 mostram as características clinicopatológicas e patológicas das doenças mais associadas à má absorção.

Tabela 12.3 Características clínicas e clinicopatológicas predominantes em cavalos com doenças intestinais proliferativas e inflamatórias.

Doença	Raça	Faixa etária	Sinais clínicos	Dermatite/coronite	Hematologia	Bioquímica	Ensaios de absorção
Linfossarcoma alimentar	Não há predileção racial	2 anos a idosos; Maioria ≤ 4 anos	Perda ponderal, falta de apetite, edema, depressão, febre ocasional, diarreia ocasional ou cólica	Descamação cutânea +/–	Anemia, neutrofilia; linfocitose rara	Diminuição da albumina; PT normal a aumentado; aumento da concentração de globulina	Absorção reduzida; má absorção parcial a completa
Enterite granulomatosa	Standardbred	1 a 6 anos; maioria ≤ 3 anos	Perda muscular grave, edema, apetite variável, depressão, diarreia pouco frequente, febre branda ocasional	Descamação cutânea +/–; lesões graves raras	Anemia; leucócitos normais a ligeiramente aumentados ou diminuídos	Diminuição de albumina; PT normal a diminuído; GGT normal, FA normal a aumentada	Absorção reduzida; má absorção parcial a completa
Doença epiteliotrópica eosinofílica multissistêmica	Standardbred, Puro-Sangue	1 ano de idade a idosos; maioria ≤ 4 anos	Perda muscular grave, edema, falta de apetite a apetite voraz, febre branda, diarreia ou fezes amolecidas são comuns, cólicas raras, depressão, úlceras orais	Lesões cutâneas graves ++++ e coronite ulcerativa proeminente	Anemia rara a branda; neutrofilia e eosinofilia raras	Diminuição da albumina; PT normal a diminuída; GGT e FA normal a aumentadas	Retardo de absorção (pico deslocado para a direita); concentração de pico reduzida ou normal
Enterocolite plasmocítica linfocítica	Não há predileção racial	3 anos de idade	Inapetência, depressão, cólica, edema		Normal	Diminuição de albumina e PT; aumento de fibrinogênio	Absorção inadequada
Enteropatia proliferativa	Não há predileção racial	3 a 8 meses; relatos esporádicos em animais idosos	Depressão, cólica, diarreia, edema, apetite geralmente normal, infecção concomitante	Descamação epitelial +/–	Anemia, leucocitose	Diminuição de albumina e PT; aumento de CK	Geralmente normal

GGT, γ-glutamil transferase; FA, fosfatase alcalina; CK, creatinoquinase; PT, proteína total.

Tabela 12.4 Características patológicas das doenças intestinais proliferativas e inflamatórias em equinos.

Doença		Intestino delgado	Intestino grosso	Outros órgãos/sistemas
Linfossarcoma alimentar	M	*Constante*; espessamento extenso, espessamento de mucosa, fissuras, placas serosas, nódulos, congestão	*Pouco frequente*; ausência de alterações dignas de nota a espessamento de segmentos	LNMs muito aumentados; aumento ocasional de outros LNs
	H	Atrofia de vilosidades (parcial a total); desaparecimento das criptas em decorrência de hiperplasia; infiltrado de células linfoides pleomórficas e plasmócitos; transmural	Sem alterações dignas de nota à infiltração difusa da mucosa	Infiltração extensa em LNMs; moderado em outros LNs (fígado, baço, estômago [raro])
Enterite granulomatosa	M	*Constante*; espessamento de parede e mucosa, fissuras, úlceras generalizadas (pequenas)	*Comum*, geralmente discreto	LNMs aumentados, edematosos; o comprometimento do estômago é comum (geralmente discreto); fígado/pâncreas raro
	H	Atrofia das vilosidades (parcial a total), hiperplasia da cripta e abscessos, inflamação granulomatosa difusa; células mononucleares (linfoides), células gigantes, focos epitelioides; linfangiectasia	Infiltrado semelhante, geralmente discreto; mucosa, submucosa	Infiltrado semelhante; estômago discreto; LNMs discretos à infiltração extensa por macrófagos; hiperplasia cortical difusa
Doença epiteliotrópica eosinofílica multissistêmica	M	*Comum*; espessamento difuso, especialmente no duodeno proximal e íleo distal; nódulos serosos ou granularidade; úlcera	*Constante*; grave; granuloma segmentar ou multifocal; espessamento da mucosa (predominante) e transmural; úlceras extensas	LNMs e outros LNs aumentados; estômago e esôfago comumente afetados; fígado/pâncreas comumente afetado; pode haver hiperqueratose Pele: dermatite exsudativa, coronite ulcerativa
	H	Atrofia das vilosidades é rara; infiltração linfocítica e eosinofílica mais grave na porção cranial do duodeno, íleo, junção ileocecal; infiltração mais difusa do que nas lesões macroscópicas	Lesões segmentares/multifocais, infiltração grave, fibrose reativa, eosinofilia tecidual, granulomas murados, núcleo necrótico central de material eosinofílico	Infiltração semelhante, com fibrose de LNMs, fígado, pâncreas Pele: acantose, hiperqueratose, infiltrado difuso de eosinófilos e linfócitos na derme; acúmulos focais de eosinófilos
Enterocolite linfocítica-plasmocítica	M	*Constante*; edema de mucosa/submucosa; pregas proeminentes	*Comum*; edema, congestão, áreas de ulceração da mucosa	LNMs aumentados
	H	Embotamento a atrofia das vilosidades; infiltração moderada a grave de linfócitos, plasmócitos; edema, dilatação de vasos linfáticos	Infiltrado semelhante, menos notável	Evidências mínimas
Enteropatia proliferativa	M	*Constante;* espessamento significativo da mucosa, aspecto ondulado do jejuno proximal ao íleo distal	*Pouco frequente*; edema submucoso	LNMs sem alterações dignas de nota
	H	Encurtamento das vilosidades, hiperplasia grave do epitélio da cripta, pequenas bactérias curvas no citoplasma apical, infiltrado mononuclear	Nada digno de nota	Nada digno de nota

M, achados patológicos macroscópicos; H, achados histopatológicos; LNs, linfonodos; LNMs, linfonodos mesentéricos.

No mesmo animal, a extensão e a gravidade das alterações patológicas diferem em regiões do intestino delgado e grosso, influenciando a gravidade dos sinais clínicos e as anomalias nos exames de função intestinal. O diagnóstico precoce continua sendo um desafio, e até mesmo múltiplas biopsias intestinais à laparotomia exploratória podem ser inúteis.

Biopsias de pele, fígado, linfonodo ou pulmão podem revelar evidências de doença multissistêmica e são obtidas com facilidade em cavalos; as biopsias de órgãos são normalmente feitas com orientação ultrassonográfica. As biopsias da mucosa duodenal podem ser obtidas à endoscopia. A laparotomia exploratória facilita a inspeção rigorosa do trato gastrintestinal e dos órgãos associados para a obtenção de múltiplas amostras de biopsias de sítios intestinais e linfonodos. O custo e as possíveis complicações pós-operatórias podem limitar os procedimentos cirúrgicos para o diagnóstico. A laparoscopia pode ser outro meio alternativo para facilitar a biopsia de certos tecidos, mas geralmente é mais útil do ponto de vista diagnóstico, não terapêutico. Nessa perspectiva, a exploração cirúrgica deve ser considerada uma opção no início do processo, e não como o último recurso.

As provas de absorção de carboidratos, descritas em Avaliação Diagnóstica, anteriormente neste capítulo, podem ser um meio prático e barato para avaliar a capacidade de absorção do intestino delgado. As alterações patológicas na mucosa e na submucosa devem ser extensas e amplamente distribuídas para que afetem o pico de concentração plasmática e o formato da curva de maneira significativa. Em um relato de 42 cavalos adultos com perda ponderal crônica, o PTGO normal (pico de concentração de glicose em 120 minutos > 85% do valor basal) não foi associado a morfologia anormal do intestino delgado em nenhum dos 5 cavalos em que foi documentado. Quando o pico de concentração de glicose estava entre 15 e 85% do valor basal aos 120 minutos (considerado má absorção parcial), cerca de 72% apresentavam doença infiltrativa do intestino delgado e quando o pico de concentração aos 120 minutos era menos de 15% acima do valor basal (má absorção total), todos tinham doença infiltrativa intestinal grave.[59] Outros relatos documentaram cavalos com curvas planas de PTGO que, depois, apresentaram respostas mais normais e resolução da doença clínica.[492] É provável que as provas de absorção de carboidratos tenham pouca sensibilidade diagnóstica para detectar o comprometimento do intestino delgado em cavalos com diarreia crônica e problemas predominantemente no intestino grosso.[493] Os cavalos podem apresentar resultados anormais na prova de absorção e perda ponderal como um evento transitório e na ausência de alterações morfológicas significativas do intestino delgado.

O sistema de transporte ativo do açúcar intestinal tem baixa afinidade pela D-xilose no jejuno equino *in vitro*; portanto, é provável que a D-xilose seja absorvida principalmente por convecção ou difusão.[494] É provável que a anomalia na prova de absorção de D-xilose indique alterações na área ou permeabilidade da superfície mucosa e foi observada em cavalos com CIBD, parasitismo e atrofia idiopática de vilosidades.[488,495] Curvas de absorção anormais foram detectadas na ausência de alterações histológicas do intestino delgado,[496] e a interpretação é confundida ainda mais pelos achados de estudos de ressecção do intestino delgado em pôneis saudáveis. Um estudo demonstrou um declínio progressivo no pico médio da concentração de xilose após a ressecção de 70% do intestino delgado distal de pôneis, apesar de seu aspecto clínico normal e ausência de diarreia.[497] Em outro estudo, um declínio semelhante no pico de concentração de xilose após a ressecção extensa (≥ 60%) do intestino delgado foi acompanhado de perda ponderal, diarreia e retardo de crescimento.[498] As concentrações máximas de xilose foram muito menores em cavalos com enterite granulomatosa do que naqueles com granulomatose eosinofílica (GE); na GE, a curva de absorção mudou para a direita, com ocorrência do pico aos 240 minutos.[499] Isso não é surpreendente, dada a distribuição típica das lesões nesses distúrbios. Como na PTGO, os resultados da prova de absorção de xilose podem melhorar após a terapia.[500]

Linfossarcoma alimentar

O linfossarcoma alimentar equino pode representar uma neoplasia primária do tecido linfoide associado ao intestino, com infiltração celular significativa do intestino delgado e dos linfonodos, com mínimo acometimento sistêmico ou do intestino grosso. Uma série de casos e relatos patológicos indicam que os cavalos jovens de 2 a 4 anos de idade são os mais afetados, embora a faixa etária possa ser ampla.[501-503] Nenhuma predileção por raça ou sexo foi documentada e a prevalência da doença é desconhecida. Apesar da natureza progressiva do linfoma, o surgimento de sinais clínicos pode ser rápido e o animal pode ficar gravemente doente. Como em todos os casos adultos de CIBD, o diagnóstico *antemortem* ocorre por um processo de exclusão e em geral é confirmado *post mortem*. As anomalias frequentes são anemia, trombocitopenia, neutrofilia ou neutropenia e hipoalbuminemia com hiperglobulinemia, com concentração sérica normal ou elevada de proteínas. A linfocitose é rara. Massas intra-abdominais, como aumento de volume de linfonodos mesentéricos, podem ser palpadas pelo reto. A abdominocentese e a biopsia retal podem estabelecer o diagnóstico, mas não são indicadores sensíveis da doença. As provas de absorção de carboidratos geralmente revelam má absorção parcial a total, indicativa da grande redução da área superficial decorrente de atrofia significativa das vilosidades e da extensa infiltração mucosa ou transmural. A confirmação do diagnóstico requer laparotomia exploratória para a obtenção de múltiplas biopsias do intestino e dos linfonodos, caso os achados à biopsia retal e/ou abdominocentese forem normais. O prognóstico é ruim, principalmente porque a doença é avançada na maioria dos cavalos. Imunossupressores ou quimioterápicos podem proporcionar melhora temporária, mas os resultados a longo prazo não são afetados.

Enterite granulomatosa

A enterite granulomatosa foi descrita pela primeira vez como uma doença de perda ponderal crônica em 1974;[504] 9 de 10 cavalos eram Standardbreds jovens. Os cavalos acometidos têm entre 2 e 3 anos de idade. Relatos de casos de muitos países revelaram um predomínio de Standardbreds sobre Puros-Sangues em três a um.[499,505] Alguns Standardbreds eram aparentados, implicando uma predisposição genética, mas isso não foi comprovado. A prevalência dessa doença é baixa. A enterite granulomatosa é esporádica, tem início insidioso e sua progressão pode ser prolongada. Características diagnósticas significativas são anemia, aumentos ou diminuições discretas no número de leucócitos, hipoalbuminemia, concentração sérica normal de proteínas ou hipoproteinemia, aumento ocasional da atividade sérica de FA, atividade sérica de GGT normal e aumento de volume de linfonodos mesentéricos à palpação retal. A má absorção parcial ou completa é tipicamente documentada por meio de provas de absorção de carboidratos. A baixa proporção de cavalos com diarreia pode ser atribuída à distribuição preferencial de infiltração inflamatória no intestino delgado.[506] A biopsia retal pode auxiliar o diagnóstico.[489]

A causa da enterite granulomatosa é desconhecida. Vários agentes infecciosos foram implicados, inclusive *Mycobacterium avium*.[507] A doença pode representar uma reação de hipersensibilidade granulomatosa. Respostas imunomediadas a antígenos alimentares, parasitários ou bacterianos podem ser desencadeantes importantes.[488] Seis cavalos apresentaram enterite granulomatosa supostamente ligada à contaminação ambiental com alumínio,[508] embora existissem problemas em relação à definição, aos dados e à interpretação do caso.[509]

O tratamento de cavalos com enterite granulomatosa com diversos medicamentos, sobretudo corticosteroides, não influenciou o desfecho a longo prazo na maioria dos casos.[510] A administração prolongada (5 meses) de corticosteroide levou à remissão clínica e a um resultado atlético favorável em um Standardbred castrado de 6 anos de idade, com melhora dos sinais clínicos e da absorção de D-xilose.[500] A cirurgia pode ser indicada na doença localizada. Dois cavalos jovens foram submetidos à ressecção do intestino delgado terminal espessado; um cavalo morreu 4 meses após a cirurgia e o outro continuou clinicamente normal por pelo menos 10 anos.[505]

Doença epiteliotrópica eosinofílica multissistêmica

A doença epiteliotrópica eosinofílica multissistêmica (MEED) engloba distúrbios caracterizados por um infiltrado eosinofílico predominante no trato gastrintestinal, linfonodos, fígado, pâncreas, pele e outras estruturas acompanhados de algum grau de má absorção e perda proteica entérica. Os distúrbios são gastrenterite eosinofílica crônica,[511] GE,[499] dermatite eosinofílica crônica[512] e, provavelmente, enterocolite basofílica.[513]

Embora a prevalência seja baixa, a MEED parece ser mais comum que a enterite granulomatosa. Os cavalos acometidos têm entre 2 e 4 anos de idade e há predominância de Standardbred e Puro-Sangue. A doença é esporádica, tem início insidioso e, muitas vezes, progressão longa (duração de 1 a 10 meses). A diarreia é comum. Lesões cutâneas graves com dermatite exsudativa e coronite ulcerativa são proeminentes e, com frequência, a queixa principal. Apesar da extensa eosinofilia tecidual, a eosinofilia sistêmica é rara e, de modo geral, os valores hematológicos não são dignos de nota. Características importantes são hipoalbuminemia e elevações nas atividades séricas de GGT e FA. A maioria dos relatos de resultados de provas de absorção de carboidratos indica o pico de concentração menor ou normal, com retardo de pelo menos 180 minutos. As alterações morfológicas são menos pronunciadas no intestino delgado do que no intestino grosso,[514] e as lesões do intestino delgado ocorrem principalmente em segmentos do duodeno proximal e do íleo distal. A hiperqueratose significativa da região fúndica pode contribuir para a ruptura contrátil do músculo gástrico. A diarreia pode ser uma consequência das graves lesões granulomatosas segmentares ou multifocais no intestino grosso com espessamento mucoso e transmural e úlcera extensa. A fibrose abundante é uma característica de todos os tecidos afetados.

A causa da MEED é desconhecida e a doença pode representar uma reação de hipersensibilidade imediata crônica e contínua contra antígenos indefinidos ingeridos ou excretados no lúmen por parasitas, bactérias ou alimentos. Agentes infecciosos não foram identificados.[511,512] A eosinofilia é uma característica do parasitismo no trato intestinal dos equinos, embora os nematoides raramente tenham sido identificados em qualquer lesão da MEED.[511,515] A não detecção de estruturas larvais nessas lesões, no entanto, pode ser atribuída à cronicidade da doença e à destruição dos parasitas nos tecidos.[505] Biopsias da mucosa retal[489] ou de pele, fígado, trato intestinal e linfonodos podem ajudar o diagnóstico. Diferentemente das outras doenças associadas à má absorção/má digestão em equinos, a MEED é associada a acometimento hepático e pancreático definitivo; assim, a má digestão pode contribuir para a perda ponderal.

Vários medicamentos foram usados no tratamento da MEED, como antibióticos, corticosteroides e anti-helmínticos com atividade larvicida. Embora alguns cavalos possam apresentar melhora breve, o prognóstico a longo prazo é ruim.

Enterocolite eosinofílica

A enterocolite eosinofílica idiopática causa lesões segmentares no intestino delgado ou grosso, induz sinais de cólica e, de modo geral, requer intervenção cirúrgica.[505,516,517] Evidências de má absorção podem não ser observadas e não há acometimento de vários sistemas. Como o problema geralmente está associado a sinais de cólica e de má absorção, a enterocolite eosinofílica difere das outras doenças discutidas nesta seção e em muitos casos é diagnosticada à cirurgia. Seu prognóstico é muito mais favorável em comparação às demais doenças inflamatórias intestinais.

Enterocolite linfocítica-plasmocítica

Os achados morfológicos na enterocolite linfocítica-plasmocítica refletem os elementos celulares infiltrativos predominantes nessa doença rara. Nenhuma característica clínica ou clinicopatológica específica diferencia essa doença *antemortem* de outras doenças inflamatórias de cavalos adultos. Em um estudo retrospectivo com 14 cavalos, a absorção de carboidratos foi anormal ou tardia em 9 de 12 indivíduos, consistente com a predominância de alterações patológicas do intestino delgado.[490] As biopsias retais foram anormais em três de sete cavalos, e dois apresentavam proctite linfocítica-plasmocítica. Em geral, o prognóstico é relatado como ruim, provavelmente pela natureza avançada da doença no início do tratamento. Na experiência do autor, alguns cavalos com espessamento mural do intestino delgado, infiltrado linfocítico-plasmocítico evidente à biopsia duodenal e sinais de dor abdominal e/ou perda ponderal podem melhorar com a modificação da dieta e/ou tratamento com corticosteroides.

Enteropatia proliferativa

A enteropatia proliferativa (EP) costuma afetar os potros desmamados dos 3 aos 8 meses de idade e foi relatada na América do Norte, Europa e Austrália. A doença é individual ou ocorre em surtos, com vários animais acometidos na mesma localidade.[518-522] A EP é incomum em potros de 1 ano e cavalos adultos.[518,523] A doença afeta muitas outras espécies, sobretudo suínos, e é causada por *L. intracellularis*, uma bactéria intracelular obrigatória encontrada no citoplasma de células epiteliais da cripta proliferativa do jejuno e íleo.[518,524,525]

Como os suínos, os equinos são afetados ao desmame. O período de incubação é de 2 a 3 semanas em espécies não equinas e presume-se que seja semelhante em cavalos. Em algumas investigações epidemiológicas, a proximidade das operações com suínos era aparente, mas na maioria dos casos essa associação não era evidente.[518,523] As comparações dos achados epidemiológicos da doença suína indicaram que a superlotação, as alterações alimentares, o uso de antibióticos, a mistura e o transporte eram possíveis fatores de risco em duas das fazendas de um estudo; além disso, o desmame recente parece ser um fator de risco comum.[518] A janela de exposição parece estreita[526] e vários casos em uma determinada fazenda são comuns. Os animais acometidos que eliminam o microrganismo nas fezes servem como fonte de infecção para os companheiros de rebanho. É possível que espécies não equinas sejam reservatórios que contribuam para surtos em propriedades com cavalos.

A hiperplasia extensa da mucosa associada à proliferação do epitélio e hiperplasia da cripta é induzida localmente em ilhas de tecido infectadas que, por fim, se estendem a todo o jejuno e íleo distal. *L. intracellularis* infecta preferencialmente células em proliferação; assim, tem tropismo pelo epitélio da cripta. As células infectadas proliferam com rapidez muito maior do que as não infectadas, sugerindo que *L. intracellularis* induz diretamente a resposta proliferativa; no entanto, a base molecular para a maior proliferação não é conhecida. *L. intracellularis* penetra as células epiteliais por uma vesícula ligada à membrana, mas acaba escapando para o vacúolo e é encontrada livre no citoplasma, concentrada no polo apical da célula. As lesões patológicas macroscópicas da EP equina são bastante características.[518] As lesões podem ser segmentares e são mais encontradas no íleo e no jejuno terminal em cavalos, mas o duodeno também pode ser acometido. A hipertrofia mucosa grave é frequentemente observada, mas pode diminuir durante os estágios crônicos da doença. A mucosa pode ficar ondulada, com erosões ou úlceras focais. O edema submucoso é identificado com facilidade em cortes dos segmentos afetados. A hiperplasia moderada a grave da cripta com atrofia das vilosidades intestinais é uma característica importante. As criptas hiperplásicas são ramificadas e podem formar hérnias na submucosa. Necrose, edema da lâmina própria e submucosa, hemorragia, inflamação mononuclear e hipertrofia muscular foram relatados nos segmentos intestinais acometidos, mas não são observados de modo consistente. Colorações especiais, como prata, são necessárias para a detecção de microrganismos intracelulares. Os microrganismos são bastonetes curvos ou em formato de vírgula, encontrados agrupados no citoplasma apical do epitélio hiperplásico da cripta. A resposta proliferativa da mucosa intestinal altera a absorção de nutrientes e a secreção de líquidos, modificando a arquitetura das vilosidades e a maturação das células epiteliais em células absorventes, o que é responsável pela diarreia secretora e, muitas vezes, pela grave perda ponderal. Os efeitos combinados da resposta inflamatória e da má absorção podem ser responsáveis pela enteropatia, com perda de proteínas observada clinicamente.

Os sinais clínicos são depressão, perda rápida e significativa ponderal, edema, diarreia e cólica.[518] Também há relato de más condições corpóreas, pelame áspero e distensão abdominal. Nem todos os sinais clínicos são observados em todos os casos e apenas cerca de metade dos casos relatados apresenta diarreia. A existência concomitante de outros problemas, como infecção do trato respiratório, dermatite, parasitismo intestinal e úlcera gástrica, é frequente. O achado laboratorial mais significativo é a hipoproteinemia profunda, caracterizada predominantemente por hipoalbuminemia; também pode haver pan-hipoproteinemia.[518,521,527] Leucocitose e hiperfibrinogenemia são comuns, assim como alterações ocasionais nos níveis de eletrólitos (hiponatremia, hipopotassemia e hipocloremia) e elevação das concentrações séricas de creatinoquinase. A ultrassonografia abdominal costuma revelar aumento da espessura mural do intestino delgado.[521,527] Embora a espessura do mural do intestino delgado acima de 3 mm, em conjunto com os sinais clínicos e clinicopatológicos, seja altamente sugestiva, a EP não deve ser descartada na ausência desse achado. A pressão oncótica coloide tende a ser baixa.[527]

A EP deve ser considerada em potros em desmame com sinais clínicos compatíveis e hipoalbuminemia grave após a exclusão de infecções entéricas comuns. A PCR fecal tem especificidade muito alta, mas sensibilidade variável para a confirmação do diagnóstico.[528] O ensaio de monocamada de imunoperoxidase sérica ou o ensaio imunosorbente indireto ligado a enzima (ELISA) são altamente específicos para exposição. Rrecomenda-se a realização de PCR fecal e sorologia, embora ambas sejam bastante específicas, pois podem não ter sensibilidade, principalmente no início da doença (sorologia) ou em caso de terapia antimicrobiana prévia (PCR fecal).[518,527,529] É importante notar que a PCR fecal pode se tornar negativa nos potros afetados 4 dias após o início da terapia antimicrobiana.[530] A EP normalmente não está associada a resultados anormais de provas de absorção de carboidratos.[518,530] Em cavalos com diarreia, outras causas infecciosas devem ser descartadas. O diagnóstico *post mortem* definitivo pode ser confirmado pela identificação de espessamento mural característico e bactérias intracelulares no citoplasma apical de células epiteliais da cripta em proliferação em colorações por prata, PCR e/ou testes imuno-histoquímicos.[518]

Há relatos de tratamento antimicrobiano com eritromicina, sozinha ou com rifampicina, azitromicina, claritromicina, oxitetraciclina, doxiciclina, metronidazol ou cloranfenicol.[518,519,527] Macrolídeos não devem ser usados em adultos ou potros mais velhos por causa do maior risco de colite.[529] Relatos recentes favorecem o uso de oxitetraciclina IV, seguida de doxiciclina ou minociclina oral, com aparente sucesso.[519,527] O tratamento costuma ser realizado por 2 a 3 semanas. Em geral, os potros acometidos precisam de terapia de suporte, inclusive reposição de líquidos cristaloides e eletrólitos e, talvez, coloides. A terapia com anti-inflamatórios não esteroidais pode ser usada conforme necessário, em caso de febre significativa. A administração de corticosteroides não é indicada, porque a inflamação não é um achado patológico significativo. A resposta à terapia tem sido boa, com taxas de sobrevida relatadas entre 82 e 93%.[518,519,527] A rápida melhora dos sinais clínicos, mesmo em 24 horas, precede o aumento da concentração de proteínas plasmáticas.

Os potros com EP devem ser isolados de animais não afetados por pelo menos 1 semana após a instituição da terapia antimicrobiana para evitar a eliminação de microrganismos no meio ambiente. A vacinação intrarretal com uma vacina viva avirulenta comercial usada em suínos obteve efeito protetor em potros submetidos à infecção experimental com *L. intracellularis*.[531]

Outras doenças

A absorção anormal de D-xilose também foi observada na gastroenteropatia associada a amiloide AA em um garanhão Morgan de 18 anos[532] e em um cavalo com massa gástrica e atrofia secundária das vilosidades intestinais.[533]

Manejo, tratamento e desfecho

O prognóstico do cavalo com perda ponderal crônica e suspeita de má absorção e provável perda proteica entérica geralmente é ruim. Doenças com bom prognóstico são enterite eosinofílica e EP. O prognóstico pode ser melhorado pela investigação precoce e agressiva para o estabelecimento do diagnóstico. O proprietário deve estar ciente desde o início que o desfecho pode não ser alterado, mesmo após o tratamento prolongado. Há apenas alguns relatos de casos de respostas bem-sucedidas com acompanhamento a longo prazo.

Nutrição

O intestino delgado doente ainda apresenta alguma capacidade de digestão e absorção. O oferecimento de pequenas quantidades de alimentos facilmente digeríveis em intervalos pode ser benéfico. A dieta pode incluir alimentos ricos em fibras, mas em pouca quantidade. Algumas rações peletizadas completas comercializadas feitas com polpa de beterraba e casca de soja são ricas em fibras. Alguns cavalos acometidos podem tolerar o aumento do teor de gordura na dieta. A consulta com um nutricionista equino pode fornecer outras opções para um determinado cavalo e, na experiência do autor, pode ser benéfica. O objetivo é dar sustento e, de preferência, aumentar a ingestão, o valor e a eficiência da dieta. O proprietário de um cavalo acometido deve estar preparado para fazer experimentos alimentares lentos e deliberados, ser paciente e manter registros. A exposição a um componente alimentar pode contribuir para o problema, pois alergênios provocam uma reação de hipersensibilidade. A identificação de um possível alergênio por meio de testes imunológicos ou a remoção gradual e a avaliação de resultados por um período mais longo pode ser difícil.

Tratamento farmacológico

Os agentes imunossupressores produziram as respostas mais promissoras para a melhora dos efeitos de doenças associadas à má absorção, em especial a CIBD. As melhoras são de curta duração e, em alguns casos mais prolongados, a administração de corticosteroides melhorou a condição corpórea, o ganho ponderal, o comportamento, a energia e os níveis de atividade do cavalo. O tratamento deve ser iniciado o mais cedo possível. As primeiras doses parenterais (IM ou IV) de dexametasona (fosfato dissódico) devem ser seguidas por uma série de injeções *depot* ou pela administração oral de prednisolona em um protocolo com redução de doses por um período de meses. A administração intervalada de doses baixas pode ser necessária em caso de retorno dos sinais clínicos após o término do tratamento. A terapia em dias alternados deve usar a dose mais baixa necessária para o controle dos sinais clínicos. Os benefícios clínicos superam em muito as preocupações com os possíveis efeitos adversos. Agentes quimioterápicos, como vincristina, citosina, ciclofosfamida e hidroxiureia, foram utilizados em alguns casos de CIBD ou linfossarcoma sem sucesso aparente, provavelmente decorrente do estágio avançado da doença ao início do tratamento e da escolha da dose.

CIRURGIA

A ressecção de um segmento intestinal edemaciado, hemorrágico ou contraído é uma opção nas formas localizadas de CIBD,[505,517] em especial caso alterações macroscópicas não sejam discerníveis em partes adjacentes ou distantes do trato intestinal, ou seja, quando a má absorção não é uma característica. O desfecho a longo prazo tem sido favorável. A remoção de uma parte substancial do intestino delgado doente pode ser indicada em um cavalo com má absorção, considerando que a ressecção de 70% do intestino delgado distal foi realizada em animais saudáveis sem induzir efeitos adversos.[497] Como podem existir alterações patológicas no intestino delgado ou grosso com aspecto normal, que não é removido ou biopsiado, o prognóstico continua reservado. Em dois cavalos jovens com enterite granulomatosa, o intestino delgado terminal espessado foi submetido à ressecção com resultados positivos; um animal sobreviveu por 4 meses e o outro é acompanhado por mais de 10 anos.[505]

Doenças inflamatórias do intestino grosso

A diarreia aguda causada por colite em cavalos adultos ou jovens tem diversas possíveis etiologias e pode ser fatal (Tabela 12.5). É caracterizada por hipersecreção de líquidos, distúrbios da motilidade e alteração da barreira mucosa por lesão direta ou inflamação. Muitas das características clínicas e clinicopatológicas são semelhantes, independentemente da causa subjacente. A desidratação grave com anomalias eletrolíticas profundas é comum, assim como a inflamação sistêmica secundária à absorção de endotoxina ou outros produtos bacterianos pela mucosa gastrintestinal comprometida. Os casos graves podem ser complicados por inflamação serosa e isquemia, e infarto mural, como extensão direta da inflamação da mucosa ou secundária a coagulopatias. A abordagem diagnóstica em equinos com diarreia aguda visa determinar a etiologia subjacente, mas deve ser acompanhada por avaliação clínica e laboratorial da hidratação, equilíbrio eletrolítico e acidobásico, função do órgão e avaliação do grau de inflamação sistêmica e da integridade da parede intestinal. A abordagem terapêutica em cavalos com colite, independentemente da causa, consiste principalmente no controle da inflamação local e sistêmica, na manutenção do equilíbrio de líquidos e eletrólitos e na promoção do reparo da mucosa. Além disso, alguns cavalos com colite aguda precisam de terapia específica voltada para a etiologia subjacente.

Tabela 12.5 Diagnósticos diferenciais e método diagnóstico de algumas causas de diarreia aguda em cavalos adultos.

Categoria	Diagnósticos diferenciais	Método diagnóstico
Infecciosa	Salmonelose	Cultura fecal (cinco consecutivas)
		PCR fecal
	Clostridium perfringens	Cultura fecal quantitativa
		Imunoensaio de toxina fecal ou PCR
	C. difficile	Cultura fecal
		Imunoensaio de toxina fecal ou PCR
	Neorickettsia risticii	PCR em fezes ou sangue
		Sorologia
	Coronavírus	PCR em fezes

(*continua*)

Tabela 12.5 Diagnósticos diferenciais e método diagnóstico de algumas causas de diarreia aguda em cavalos adultos (*continuação*).

Categoria	Diagnósticos diferenciais	Método diagnóstico
Parasitária	Estrongilose	Contagem de ovos nas fezes
		Palpação da artéria mesentérica cranial
		IgG (T) sérica
	Ciatostomíase	Contagem de ovos nas fezes
		Biopsia retal
		Biopsia cecal ou de cólon
Tóxica	AINEs	Anamnese e sinais clínicos
		Ultrassonografia do cólon dorsal direito
		Laparoscopia ou laparotomia
	Cantaridina	Histórico de exposição
		Concentrações de cantaridina nas fezes ou na urina
	Arsênico	Histórico de exposição
		Concentrações de arsênico em fezes, sangue, urina ou tecidos
Outras	Sobrecarga de carboidratos	Histórico de ingestão inadequada de carboidratos
		Concentração de lactato no sangue
	Enteropatia por areia	Ausculta do cólon ventral
		Teor de areia nas fezes
		Radiografia abdominal

Ig, imunoglobulina; AINEs, anti-inflamatórios não esteroidais; PCR, reação em cadeia da polimerase.

 DOENÇAS INFECCIOSAS

Salmonelose

Patogênese

S. enterica é uma espécie de bactéria gram-negativa anaeróbia facultativa e um patógeno gastrintestinal comum em cavalos. Há relatos de que muitos sorovares de *S. enterica* infectam cavalos, mas os classificados no grupo B parecem estar mais associados à doença do que os de outros grupos. O grupo B inclui *S. enterica* var. *Typhimurium* e *S. enterica* var. Agona, duas das espécies mais frequentemente isoladas de cavalos.[534-536] *S. enterica* var. *Typhimurium* é o sorotipo mais patogênico em cavalos e está associado a uma taxa de mortalidade mais alta do que outros sorovares de *S. enterica.*[534] Há relatos de que o número de cavalos sem infecção aparente que eliminam *S. enterica* de maneira ativa em suas fezes é de 10 a 20%, mas é provável que a prevalência real de eliminação de *S. enterica* na população equina geral seja muito menor, inferior a 2%.[537] Cavalos que eliminam *S. enterica* são uma possível fonte de infecção de indivíduos suscetíveis,[534,538] assim como os reservatórios ambientais.[539-541] Por esses motivos, a salmonelose é uma das doenças nosocomiais mais comuns em cavalos. A salmonelose nosocomial afeta a morbidade e a mortalidade de cavalos hospitalizados de maneira significativa.[542] O surgimento de resistência a múltiplos fármacos em isolados equinos de *S. enterica* tem sido motivo de preocupação por causa da importância da salmonelose como doença hospitalar e porque vários sorovares de *S. enterica* são importantes patógenos zoonóticos.[540,543-546]

A virulência da bactéria varia muito conforme o sorotipo e mesmo entre as cepas do mesmo sorotipo. Isso se deve ao importante papel da suscetibilidade do hospedeiro na patogenicidade de determinados microrganismos. A dose infecciosa geralmente é da ordem de milhões de microrganismos inoculados VO, mas vários fatores ambientais e relacionados ao hospedeiro podem reduzir a dose infecciosa para alguns milhares ou até centenas de microrganismos.[547-549]

Fatores ou estresses ambientais que aumentam a suscetibilidade à infecção por *S. enterica* não foram bem definidos, mas sabe-se que a alta temperatura ambiente, por exemplo, pode aumentar bastante a prevalência de salmonelose em cavalos.[539,548,549] De fato, o pico de incidência de salmonelose em cavalos ocorre no final do verão e no outono.[539,548,549] Outros fatores ambientais e do hospedeiro que estão associados à salmonelose ou eliminação de *S. enterica* nas fezes são transporte, administração de antibióticos antes ou durante a hospitalização, cirurgia gastrintestinal ou abdominal, anestesia geral, doença gastrintestinal preexistente (p. ex., cólica, diarreia), existência de leucopenia ou laminite durante a hospitalização, internação prolongada, mudança na dieta e imunossupressão.[534,541,549-551] Curiosamente, os potros com doença gastrintestinal são mais propensos a eliminar *S. enterica* do que os cavalos adultos com doença gastrintestinal.[548]

Os fatores relacionados ao hospedeiro que restringem a colonização e a invasão gastrintestinal por patógenos são pH gástrico, flora gastrintestinal comensal, motilidade gastrintestinal, barreira e imunidade mucosa.[534,552] A acidez gástrica é um importante mecanismo de defesa para impedir que microrganismos vivos cheguem ao intestino.[552] A alteração do pH gástrico, com antagonistas dos receptores H_2 de histamina, por exemplo, pode aumentar a suscetibilidade à infecção. A flora gastrintestinal inibe a proliferação e a colonização de *S. enterica* por meio da secreção de bacteriocinas, ácidos graxos de cadeia curta (AGCCs) e outras substâncias tóxicas para o microrganismo.[552] Elementos da flora normal competem por nutrientes e espaço, sobretudo na mucosa.[552] Como é predominantemente anaeróbia, a flora normal mantém um baixo potencial de oxidação-redução no ambiente do intestino grosso, o que inibe o crescimento de muitos patógenos bacterianos.[553] A importância da ecologia gastrintestinal normal do hospedeiro é ilustrada pelo fato de que distúrbios da flora do cólon com antibióticos, alterações na alimentação, íleo ou outra doença gastrintestinal subjacente aumentam muito a suscetibilidade do indivíduo à infecção por *S. enterica,* levando à doença grave.

O *status* imune do hospedeiro pode ser um dos fatores mais importantes que determinam não apenas a suscetibilidade a infecções por *S. enterica*, mas também o grau de invasão e o desfecho da infecção. A imunidade local, como a secreção de anticorpos e peptídeos catiônicos derivados de enterócitos nas mucosas, impede a colonização da mucosa.[552,554,555] Anticorpos opsonizantes e a ativação da cascata de sistema complemento são importantes no combate à invasão sistêmica por *S. enterica* por aumentarem a eficiência da fagocitose e exercerem atividade bactericida direta. A imunidade humoral, no entanto, muitas vezes é ineficaz na prevenção da doença e da disseminação após a invasão e o estabelecimento de *S. enterica* em seu nicho intracelular. Após a invasão, *S. enterica* pode sobreviver e se multiplicar em macrófagos e, assim, o sistema imune humoral (não celular) é ineficaz.[556,557] A imunidade celular específica pode ser o mecanismo de defesa mais importante no arsenal hospedeiro contra a disseminação e infecção sistêmica por *S. enterica*.[557,558] A imunidade protetora em cavalos e bezerros pode ser induzida por inoculação oral com um pequeno número de microrganismos virulentos, mas a duração da imunidade não é conhecida.[559,560] As vacinas orais e parenterais com microrganismos mortos ou atenuados e produtos bacterianos têm sido promissoras, mas são eficazes apenas contra patógenos homólogos e, de modo geral, não conferem proteção cruzada a diferentes sorogrupos.[559-561]

Em cavalos adultos, a *S. enterica* infecta principalmente o ceco e o cólon proximal, causando enterocolite, com baixa probabilidade de disseminação além do intestino. Nos potros, no entanto, a salmonelose é com frequência associada à septicemia. A capacidade de *S. enterica* de causar enterocolite depende de sua capacidade de invasão da mucosa gastrintestinal.[552,556] Essa invasão se dá preferencialmente por enterócitos especializados, denominados *células M*, que se sobrepõem aos tecidos linfoides intestinais, como as placas de Peyer em espécies não equinas. As células M são exploradas por diversos patógenos entéricos durante a infecção do tecido intestinal.[562] A invasão do epitélio ocorre pela captação autoinduzida através da membrana apical da célula M, que tende a ser morta no processo.[556] A seguir, *S. enterica* invade as células vizinhas através da membrana basolateral, destruindo o epitélio além da área principal de ataque. *S. enterica* virulenta tem um mecanismo de invasão bem desenvolvido, com geração de um aparato denominado sistema secretor do tipo III, que propicia a injeção direta dos produtos dos genes da virulência nos enterócitos.[563] As proteínas de virulência injetadas por *S. enterica* nos enterócitos ativam a maquinaria celular e induzem a célula a incorporar as bactérias por macropinocitose. Os produtos dos genes de virulência de *S. enterica* também induzem a secreção de líquidos e cloreto pelos enterócitos e aumentam a transcrição enterocitária de citocinas (TNF-α e IL-1β) e quimiocinas, que desencadeiam uma resposta inflamatória da mucosa.[81,556,563]

Depois da invasão da mucosa, *S. enterica* é rapidamente fagocitada por macrófagos e células dendríticas na lâmina própria e nos tecidos linfoides. A capacidade de *S. enterica* de se disseminar sistemicamente e causar febre tifoide está associada à capacidade de sobrevida e proliferação em macrófagos. Na verdade, os fagócitos desempenham um papel importante na disseminação da bactéria para o sangue, os linfonodos, o fígado e o baço.[564] A maior parte de *S. enterica* no sangue e nos tecidos de animais infectados com uma cepa competente para causar febre tifoide está no interior das células fagocíticas.[564] Em cavalos adultos com salmonelose, a disseminação parece estar limitada ao intestino e aos linfonodos mesentéricos e *S. enterica* raramente é cultivada a partir de amostras de sangue. No entanto, em potros e em alguns adultos, *S. enterica* causa uma doença semelhante à febre tifoide, com disseminação para os linfonodos mesentéricos, o fígado, o baço e o sangue.

Grupamentos de genes específicos de virulência, denominados *ilhas de patogenicidade*, codificados em cromossomos ou plasmídeos, conferem os principais traços de virulência de *S. enterica*: invasão, enteropatogênese, sobrevida intracelular e proliferação.[556] Alguns dos genes codificados nessas ilhas, ou fatores de virulência, são sensores que sinalizam às bactérias que entraram em um ambiente intracelular e ativam outros genes necessários para a sobrevida intracelular. Outros, como os genes de invasão, são injetados pelo sistema secretor do tipo III das bactérias no citosol dos macrófagos para impedir a fusão fagossomo-lisossomo e subverter outros mecanismos essenciais de eliminação macrofágica. *S. enterica* virulenta também pode ter múltiplos genes que possibilitam a adesão às células-alvo ou conferem resistência aos metabólitos reativos de oxigênio e nitrogênio, que talvez sejam os mecanismos antimicrobianos mais letais dos macrófagos.[565]

A diarreia associada à salmonelose tem múltiplas causas. Uma citotoxina de *S. enterica* inibe a síntese de proteínas nas células da mucosa, causando danos morfológicos e alteração da permeabilidade.[566] A *S. enterica* virulenta também produz uma enterotoxina semelhante à toxina termolábil (LT) produzida por *E. coli*.[567,568] Essa enterotoxina auxilia a patogênese da diarreia, mas não é indispensável.[569,570] A enterotoxina de *S. enterica* aumenta a secreção de cloreto e água pelas células da mucosa do cólon em muitas espécies, inclusive cavalos, aumentando as concentrações intracelulares de cAMP.[567,568,571]

A capacidade apresentada pela *S. enterica* virulenta de causar diarreia parece estar mais intimamente associada à capacidade de invadir enterócitos e desencadear uma reação inflamatória no tecido intestinal.[103,556] Os produtos gênicos injetados no citosol dos enterócitos pelo sistema secretor do tipo III de *S. enterica* estimulam a secreção de cloretos e líquidos.[563] A invasão de enterócitos por *S. enterica* também é um potente ativador da produção de quimiocinas e citocinas inflamatórias, o que leva ao recrutamento de leucócitos, em especial neutrófilos, e à ativação de macrófagos e mastócitos residentes. Os produtos desses leucócitos ativados, inclusive prostaglandinas, leucotrienos, metabólitos reativos de oxigênio e histamina, são potentes estimuladores da secreção de cloreto no cólon de muitas espécies.[213,552,572,573] O SNE integra os diversos processos de reconhecimento de patógenos, desencadeamento da resposta inflamatória e indução da secreção de líquidos enterocitários.[213]

Muitos dos mediadores inflamatórios estudados estimulam a secreção de cólon por mecanismos dependentes da prostaglandina, aumentando o cAMP intracelular e/ou as concentrações de cálcio nas células da mucosa.[213] Esses mediadores e o SNE também podem estimular a secreção por mecanismos independentes da prostaglandina, inibir a absorção de sódio e água, causar distúrbios da motilidade e potencializar lesões teciduais de modo a aumentar a patogenicidade e a disseminação de *S. enterica* e contribuir para a patogênese da diarreia.[213,573] Os neutrófilos recrutados para a mucosa por sinais gerados pelos enterócitos infectados contribuem fisicamente para a lesão da mucosa, produzindo diversos produtos letais para os patógenos, mas também tóxicos para as células hospedeiras.[84,574] Os neutrófilos atraídos pelas células epiteliais infectadas se acumulam sob a monocamada, levantando-a da membrana basal em folhas. Os neutrófilos também migram através da monocamada epitelial em números enormes – suficientes para serem detectáveis nas fezes como um marcador da diarreia inflamatória. Embora a migração transepitelial de neutrófilos tenha o benefício de posicionar a célula de defesa do hospedeiro na membrana apical para evitar ataques de bactérias invasoras, a alteração mecânica da barreira epitelial pode ser significativa a ponto de aumentar a permeabilidade a macromoléculas, produtos bacterianos e até bactérias.[574] Dependendo de fatores bacterianos e do hospedeiro, as perdas de eletrólitos, água e proteína podem ser maciças. Talvez o mais devastador seja que a lesão mucosa e a alteração de permeabilidade propiciam a absorção sistêmica de produtos bacterianos e a disseminação dos microrganismos, levando ao desenvolvimento de sepse com risco de morte.

Sinais clínicos e diagnóstico

Quatro síndromes da infecção por *S. enterica* foram documentadas clinicamente e reproduzidas em experimentos em cavalos: (1) infecções não aparentes com estados de portadores latentes ou ativos; (2) depressão, febre, anorexia e neutropenia sem diarreia ou cólica; (3) enterocolite fulminante ou aguda, com diarreia; e (4) septicemia (febre tifoide) com ou sem diarreia.[575] Infecções não aparentes podem ser ativadas em doenças clínicas em cavalos comprometidos, como aqueles com cólica ou os que estejam sendo tratados com antibióticos, causando enterocolite branda a grave. As infecções latentes (sem eliminação da bactéria) podem se tornar infecções ativas (com eliminação da bactéria) sob certas condições, como estresse por transporte e tratamento antibiótico. Cavalos com depressão, anorexia, febre e neutropenia sem diarreia em geral têm prognóstico bom e se recuperam em alguns dias sem tratamento específico.[575] A forma septicêmica é mais restrita a neonatos e é incomum em cavalos adultos. O foco dessa discussão é a enterocolite aguda.

A enterocolite aguda é caracterizada por tiflocolite fibrinonecrótica grave, com edema intersticial e graus variáveis de trombose vascular intramural que podem progredir para infarto.[534] A mucosa do intestino grosso pode apresentar úlceras graves, com equimose e congestão serosa. Os primeiros sinais de enterocolite geralmente são febre e anorexia.[534,549] A cólica pode ser observada no início da doença, sobretudo nos casos de íleo. Os sinais clínicos de endotoxemia são comuns e variam de febre, elevação das frequências cardíaca e respiratória, má perfusão periférica e íleo a sinais fulminantes e rapidamente progressivos de choque endotoxêmico. As mucosas orais tendem a ser pálidas, com hiperemia perigengival (uma borda tóxica), mas podem ter cor vermelho-tijolo ou apresentar cianose, com aumento do tempo de preenchimento capilar. Fraqueza, fasciculações musculares, extremidades frias e outros sinais sugestivos de choque hipotensivo; *flutter* diafragmático síncrono; dor abdominal; e anomalias metabólicas e eletrolíticas marcantes podem ser observados em casos graves de enterocolite. Sinais de desidratação branda podem ser observados antes da diarreia. Na presença de diarreia, a desidratação pode se agravar com rapidez. Às vezes, os cavalos morrem de maneira peraguda, sem desenvolver diarreia.

A diarreia pode não ocorrer por vários dias, mas costuma ser evidente 24 a 48 horas após o início da febre.[534,549] A diarreia pode perdurar por dias a semanas. O caráter das primeiras fezes diarreicas é aquoso, com partículas de volumoso, mas rapidamente pode se tornar líquido e não apresentar material sólido. O achado de sangue e fibrina nas fezes é raro. Em geral, o volume de fezes é grande, com defecação frequente. Tenesmo ou sinais de cólica podem ser observados durante a defecação e, ocasionalmente, há prolapso retal. O tenesmo persistente e o prolapso retal podem ser sinais de infarto do cólon. De modo geral, os borborigmos abdominais são ausentes no início da doença por causa do íleo, mas tornam-se evidentes mais tarde, quando a diarreia começa. Sons líquidos e gasosos são auscultados, mas a motilidade progressiva normal é ouvida com menos frequência. A palpação transretal pode revelar edema da mucosa retal e do cólon e a presença de líquido no cólon e no ceco. Pode haver refluxo gástrico, sobretudo no início da doença, quando o íleo é evidente.

As anomalias hematológicas no início da doença são neutropenia moderada a grave, linfopenia e leucopenia; desvio para a esquerda brando a moderado; e alterações tóxicas nos neutrófilos.[534,549] Trombocitopenia, hemoconcentração moderada a grave e hiperfibrinogenemia também são comuns. A neutropenia é um indicador precoce, mas não específico, de salmonelose e em muitos casos coincide com a febre.[534] Mais tarde, pode-se observar leucocitose neutrofílica, indicando recuperação. O desvio à esquerda com neutrófilos degenerados, metamielócitos e mielócitos no sangue periférico é um sinal de prognóstico ruim.

A bioquímica sérica pode revelar azotemia, aumento da atividade sérica de sorbitol desidrogenase e γ-glutamina aminotransferase e aumento da concentração sanguínea de ácido láctico. A azotemia geralmente é pré-renal, mas a insuficiência renal hemodinâmica aguda pode ser observada em pacientes com desidratação grave, endotoxemia ou sepse. Na verdade, a elevação da concentração de creatinina é um indicador de prognóstico ruim em cavalos com colite aguda.[576] A doença renal hemodinâmica pode ser complicada por lesão tóxica causada pela administração de fármacos nefrotóxicos. A hiponatremia também pode contribuir para a azotemia pré-renal. As elevações das enzimas hepatocelulares em geral são brandas e refletem danos aos hepatócitos por toxinas absorvidas, como a endotoxina, e má perfusão decorrente de choque hipotensivo e/ou desidratação. A acidemia láctica pode refletir a má perfusão tecidual. A concentração plasmática de proteínas cai rapidamente em decorrência da perda pelo trato gastrintestinal, causando hipoalbuminemia moderada a grave e hipoglobulinemia. A hipoproteinemia grave e o aumento de permeabilidade endotelial induzido pela inflamação sistêmica podem causar edema periférico ou em órgãos (síndrome do extravasamento vascular).

Hipopotassemia, hiponatremia, hipocloremia e hipocalcemia são anomalias eletrolíticas comuns em pacientes com enterocolite. A acidose metabólica também pode ser observada e a CID é comum. O exame de urina pode revelar isostenúria, proteinúria, hematúria, cilindrúria ou glicosúria se houver lesão renal hemodinâmica ou tóxica. O número de leucócitos nas fezes geralmente aumenta e sangue oculto pode ser detectado. O FP tende a ser normal, exceto em caso de inflamação mural grave ou infarto do cólon.

A *S. enterica* é rotineiramente detectada nas fezes por meio da análise de cinco culturas diárias de grandes amostras (10 a 30 g) e técnicas de enriquecimento.[534,577,578] A sensibilidade da cultura fecal pode ser de 30 a 50%, mesmo com o uso de várias amostras fecais coletadas diariamente.[578] A cultura simultânea de amostras de fezes e biopsia retal aumenta a sensibilidade das técnicas de cultura para 60 a 75%.[578] Hoje, o PCR é a maneira mais sensível e rápida de detectar *S. enterica* nas fezes. Um único teste de PCR aplicado no início da doença é mais sensível à presença de *S. enterica* do que culturas fecais repetidas,[579,580] com sensibilidade de até 100% e especificidade de 98% para a detecção de microrganismos em alguns relatos.[581] Embora a detecção de *S. enterica* nas fezes não comprove o diagnóstico de salmonelose, o valor preditivo positivo de um resultado positivo de PCR ou cultura é alto em cavalos com sinais clínicos compatíveis. A cultura de sangue periférico pode propiciar o isolamento do microrganismo se houver bacteriemia ou septicemia, mas as hemoculturas não são um teste sensível para a detecção de salmonelose em cavalos adultos. Como a sepse é mais comum em potros do que em adultos, a hemocultura é recomendada em todos os potros com sinais compatíveis. O aumento do número de leucócitos fecais sugere um processo invasivo no cólon, mas não é específico para a salmonelose.

No início da doença, desidratação, desequilíbrio eletrolítico e acidobásico, endotoxemia e sepse podem ser fatais. O tratamento agressivo durante os estágios agudos para a reposição de líquidos perdidos pela diarreia e o controle da sepse e da endotoxemia habitualmente é eficaz na doença primária. A perda ponderal e a hipoproteinemia costumam ser graves. As possíveis complicações são falência múltipla de órgãos, síndrome de extravasamento vascular com edema periférico e de órgãos, laminite, insuficiência renal aguda, trombose venosa e flebite séptica, enteropatia irreversível com perda de proteínas ou má absorção crônica, aspergilose pulmonar e infarto gastrintestinal. O leitor deve consultar a seção Endotoxemia neste capítulo para obter mais informações sobre o tratamento de cavalos com endotoxemia grave e SIRS.

Em muitos casos, os cavalos se recuperam da salmonelose aguda com o tratamento agressivo apenas para sucumbir às complicações da doença, o que explica em parte a alta taxa de mortalidade da salmonelose equina em comparação à humana. A diarreia crônica branda a moderada é ocasionalmente observada em cavalos após um caso grave de salmonelose, em geral com enteropatia com perda de proteínas. A persistência da diarreia crônica por mais de 4 a 5 semanas após o início dos sinais indica o prognóstico ruim quanto à recuperação.[549]

Febre do cavalo de Potomac

Patogênese

A febre do cavalo de Potomac é causada pela riquétsia intracelular obrigatória *N. risticii* (antes denominada *Ehrlichia risticii*).[582-586] A doença é mais comum do final do verão ao início do outono, com pico de incidência em julho e agosto.[583,584] A febre do cavalo de Potomac foi descrita pela primeira vez no nordeste dos EUA, mas desde então foi observada em grande parte do território continental daquele país, com prevalência bastante alta no Nordeste e Centro-Oeste. A distribuição geográfica é caracterizada por uma porcentagem significativamente maior de casos ao longo de cursos d'água e rios.[583,584] A doença ocorre de maneira esporádica, tanto temporal quanto geograficamente, e pode acometer cavalos de todas as faixas etárias. A taxa de mortalidade varia de 5 a 30%.[583]

A transmissão de *N. risticii* foi reproduzida experimentalmente VO, IM, intradérmica SC e IV.[583,587] As tentativas de transmissão experimental da doença com carrapatos *(Dermacentor variabilis)* ou moscas picadoras *(Stomoxys calcitrans)* não obtiveram êxito.[588,589] *N. risticii* infecta cercárias virguladas, estágios larvais de trematódeos que usam caracóis de água doce operculados da família Pleuroceridae (*Juga* spp. na Califórnia e *Elimia* spp. em Ohio e na Pensilvânia) como hospedeiros intermediários em seu ciclo de vida.[590-593] As cercárias virguladas infectadas também foram identificadas em caracóis aquáticos coletados em outras partes do mundo.[594] Embora as espécies de trematódeos infectadas por *N. risticii* ainda devam ser identificadas em definitivo, pelo menos duas espécies foram consideradas possíveis vetores[595] e pelo menos dois hospedeiros possíveis definitivos foram caracterizados após a detecção do DNA de *N. risticii* no sangue, fígado ou baço de 23 de 53 pequenos e grandes morcegos marrons que abrigam trematódeos gravídicos em seus tratos intestinais.[596]

Os caracóis aquáticos liberam um grande número de cercárias infectadas na água. Elas procuram seu próximo hospedeiro intermediário, um de vários insetos aquáticos.[593,597] A transmissão bem-sucedida de *N. risticii* em cavalos foi realizada experimentalmente com estágios de trematódeos coletados em caracóis da espécie *Juga yrekaensis*.[598] O número de caracóis positivos à PCR em regiões endêmicas corresponde à incidência sazonal da febre do cavalo de Potomac e pode chegar a 26%.[599] Estudos preliminares sugerem que *N. risticii* pode de fato ser transmitida naturalmente a cavalos pela ingestão de insetos *Trichoptera* e *Ephemeroptera*.[593,600]

A patogênese de *N. risticii* não foi esclarecida por completo. O microrganismo infecta e sobrevive em monócitos e leucócitos derivados de monócitos e pode ser encontrado em monócitos do sangue durante infecções naturais, mas a sequência de eventos que causa enterocolite continua aberta à especulação. Em experimentos com cavalos, o microrganismo parece primeiro infectar monócitos sanguíneos, que podem ser o veículo da infecção de órgãos.[585,601] Não se sabe se os leucócitos da linhagem monocítica ou as células epiteliais são infectadas primeiro na doença natural. O órgão-alvo é a mucosa gastrintestinal, e as lesões mais graves são encontradas no intestino grosso.[156,601] A infecção *in vitro* de células do cólon humano não causa efeitos citopatológicos importantes por vários dias.[602] A ruptura dos microvilos na região da membrana plasmática em que os canais de cloreto de sódio estão localizados foi observada em culturas de células do cólon humano.[602] A infecção equina está associada a graus variáveis de dano morfológico.[156,601] A lesão morfológica branda e a infiltração de células mononucleares da lâmina própria ocorrem no início da doença, mas a tiflocolite necrótica e fibrosa com úlcera mucosa grave e inflamação da lâmina própria pode ocorrer mais tarde. Vasculite e coagulação intravascular são características consistentes no intestino grosso, com edema perivascular.[156] *N. risticii* pode ser observada nas células da mucosa, macrófagos e mastócitos da lâmina própria.[156,601] *N. risticii* pode sobreviver e se multiplicar em macrófagos, inibindo a produção de EROs e evitando a digestão lisossômica ao bloquear a fusão fagossomo-lisossomo.[603-605]

Alguns pesquisadores sugeriram que a menor absorção de cloreto de sódio no cólon contribui para a diarreia em cavalos infectados e pode estar relacionada à destruição da estrutura da membrana dos enterócitos na região dos canais de cloreto de sódio.[602,606] É provável que lesões mucosas diretas por *N. risticii* e inflamação do cólon sejam características proeminentes que levam à diarreia, especialmente nas fases mais tardias da doença.[156] A perda de líquidos, proteínas e eletrólitos é provavelmente causada por lesão da mucosa e alteração na secreção de líquido enterocitário pela resposta inflamatória. Como outras doenças inflamatórias do cólon, a inflamação sistêmica causada pela absorção de bactérias e produtos bacterianos é uma possível complicação da doença por *N. risticii* se a lesão da mucosa for grave, o que contribui para os sinais clínicos observados durante a doença.

Sinais clínicos e diagnóstico

A infecção por *N. risticii* é clinicamente semelhante a outras formas de enterocolite e é caracterizada por anorexia, depressão e febre.[156,583,607] Infecções experimentais produzem febre bifásica, com ocorrência da segunda fase febril 6 a 7 dias após a primeira.[607,608] A diminuição da motilidade gastrintestinal, manifestada como redução dos borborigmos, ocorre durante os primeiros estágios, antes do início da diarreia. A diarreia é observada em 75% dos casos e ocorre 2 dias após o segundo episódio de febre durante infecções experimentais.[607,608] A diarreia pode ser moderada a grave e causa desidratação. O desenvolvimento de íleo pode ocorrer em todos os estágios da doença e causar sinais de cólica moderada a grave. Sinais sistêmicos de endotoxemia, choque e edema periférico podem ocorrer e são semelhantes aos descritos para a salmonelose. A infecção natural e experimental por *N. risticii* pode causar o aborto de fetos infectados em éguas prenhes.[609,610] A laminite é uma complicação em 20 a 30% dos casos de ocorrência natural e costuma ser grave.[584] Outras complicações são enteropatia, com perda proteica, trombose e insuficiência renal, como descrito na salmonelose.

As anomalias hematológicas refletem a endotoxemia, a desidratação e a sepse e são praticamente idênticas às descritas para a salmonelose. A neutropenia com desvio à esquerda é uma característica consistente e ocorre ao mesmo tempo ou logo após o início da diarreia.[608] A trombocitopenia é comum e tende a ser grave.[608] A leucocitose neutrofílica é mais tardia. Em geral, a hiperfibrinogenemia é mais pronunciada do que a observada na salmonelose. Anomalias eletrolíticas, acidobásicas e bioquímicas séricas também são semelhantes às descritas para a salmonelose. Coagulopatias são comuns durante a infecção por *N. risticii* e refletem a ativação das vias de coagulação. A CID é comum e pode ser a causa da alta frequência de laminite associada à infecção por *N. risticii*.[611]

O diagnóstico da infecção por *N. risticii* não pode ter como base apenas sinais clínicos, porque a doença é semelhante, sob o aspecto clínico, a outras formas de enterocolite. Em áreas endêmicas, é provável que a colite aguda seja causada por *N. risticii;* assim, os sinais clínicos da colite inflamatória aguda podem, de fato, ter um alto valor preditivo nessas áreas. Evidência sorológica de infecção, como aumento dos títulos de anticorpos contra *N. risticii* detectados por imunofluorescência indireta (IFA) ou ELISA em amostras de soro pareadas, pode auxiliar o estabelecimento do diagnóstico.[584,612] Deve-se tomar cuidado ao interpretar o teste sorológico da IFA para *N. risticii*, que parece ter alta taxa de falso-positivos.[613] A cultura do microrganismo a partir de amostras de sangue é possível, mas difícil e em geral útil apenas em laboratórios de pesquisa. Os testes de PCR recentemente desenvolvidos para o DNA de *N. risticii* são rápidos, muito sensíveis (tanto quanto a cultura) e há testes específicos para o uso em sangue ou fezes.[614-616]

Prevenção

A prevenção da doença, reduzindo a exposição ao microrganismo, é difícil porque o modo de transmissão não é conhecido. Uma vacina morta foi desenvolvida e é relativamente eficaz na prevenção de outras doenças clínicas que não a febre em 80% dos equinos submetidos ao desafio experimental com a cepa vacinal. Estudos de campo, no entanto, sugerem que a vacina tem benefícios limitados na prevenção de infecções naturais ou na diminuição de sua gravidade.[617,618] As falhas da vacina foram atribuídas a diferenças na antigenicidade das cepas ou a más respostas de anticorpos à vacina.[617,618]

Clostridiose intestinal equina

Patogênese

A clostridiose é uma causa importante de enterocolite aguda em potros e cavalos adultos. *C. perfringens* e *C. difficile* são mais associados à clostridiose intestinal em cavalos, mas outras espécies de clostrídios, inclusive *C. septicum*, *C. cadaveris* e *C. sordellii*, também foram isoladas de cavalos com enterocolite.[619-624] Em cavalos de todas as idades, a enterocolite por *Clostridium* spp. parece ser uma causa comum de enterocolite nosocomial e associada a antibióticos.[623,625,626] A enterocolite hemorrágica causada por *C. perfringens* em neonatos é uma doença distinta e será discutida em mais detalhes no Capítulo 20. Essa discussão se concentra na clostridiose intestinal adulta.

Clostridium são bastonetes gram-positivos anaeróbios obrigatórios a aerotolerantes produtores de esporos que, nessa forma, são onipresentes no ambiente.[624] São elementos da flora normal de cavalos de todas as idades e estão entre as primeiras bactérias adquiridas após o nascimento. *Clostridium* que habitam o trato gastrintestinal são normalmente encontrados em números muito baixos e não produzem enterotoxinas. A clostridiose está associada a um aumento no número de uma espécie específica de *Clostridium* no trato gastrintestinal e, talvez o mais importante, na produção de exotoxina. Embora as doenças que ocasionam a produção de exotoxina não sejam totalmente compreendidas, vários fatores aumentam o número de clostrídios no trato gastrintestinal. Fatores alimentares influenciam o número de espécies de *Clostridium* eliminadas nas fezes de cavalos.[619] A indução experimental de cólica aumenta a eliminação fecal de espécies de *Clostridium* na ausência de diarreia.[627] Os antibióticos, em especial os administrados por via oral ou reciclados pelo sistema êntero-hepático, aumentam a recuperação das unidades formadoras de colônias (UFC) de *Clostridium* em fezes de equinos e clostridiose clínica.[620,622,628-630] A clostridiose associada a *C. difficile* é provavelmente a causa mais importante de enterocolite induzida por antibióticos em cavalos.

Clostridium perfringens. *C. perfringens* inclui muitas cepas geneticamente distintas de virulência variável. que produzem uma ou mais moléculas de um grande grupo de exotoxinas. O padrão de produção de exotoxina é usado para classificar *C. perfringens* em cinco tipos: A, B, C, D e E. *C. perfringens* do tipo A é o isolado de *Clostridium* spp. mais comum em cavalos saudáveis e com diarreia de todas as idades. *C. perfringens* dos tipos A, B, C e D são associados a enterite hemorrágica em potros com menos de 10 dias de idade; o tipo C é a causa mais comum na América do Norte.

A toxina primária produzida por *C. perfringens* do tipo A é a α-toxina (fosfolipase C), que interfere na captação de glicose e na produção de energia e ativa o metabolismo do ácido araquidônico e as vias de sinalização nos enterócitos.[624] A administração oral de α-toxina não causa necrose tecidual, mas aumenta a secreção pelas células da mucosa do intestino delgado.[631,632] A β-toxina dos tipos B e C é uma citotoxina que causa necrose enterocitária, úlcera e, por fim, inflamação e hemorragia intestinal graves.[624,632] Uma nova toxina, denominada β_2, também pode atuar na enterocolite por *C. perfringens*.[633] A atividade biológica da β_2-toxina é semelhante à da β-toxina, mas as sequências genéticas das duas moléculas são diferentes. A β_2-toxina foi prevalente em dois grupos de cavalos com enterocolite aguda, mas não em cavalos saudáveis.[634] É predominantemente associada a *C. perfringens* que, de outra maneira, seria classificada como tipo A, mas que pode realmente representar um tipo ainda não descrito.

Cepas virulentas de *C. perfringens* de tipo A e, em menor grau, tipo C podem produzir enterotoxina. A enterotoxina é uma citotoxina que se insere nas membranas celulares para formar poros, alterando a permeabilidade à água e às macromoléculas de modo a causar necrose celular.[635] A descamação maciça da mucosa intestinal decorrente da citointoxicação por enterotoxina desencadeia uma resposta inflamatória, edema intestinal, hemorragia mural e inflamação sistêmica.[158] A enterotoxina também altera a integridade das junções, aumentando a permeabilidade paracelular por um mecanismo não citotóxico.[636]

Clostridium difficile. *C. difficile* produz várias toxinas, mas apenas duas, a toxina A e a B, foram estudadas em detalhes. A toxina B é uma citotoxina potente *in vitro*, mas seu papel na enterocolite é menos claro que o da toxina A. Não induz secreção de líquidos, inflamação ou alterações características na morfologia intestinal. A toxina A de *C. difficile* é uma enterotoxina que induz resposta inflamatória com diarreia hipersecretora.[637] A toxina A induz o influxo de neutrófilos no tecido intestinal, desgranulação de mastócitos e secreção de prostaglandinas, histamina, citocinas e 5-HT por esses leucócitos ativados.[142,637,638] Os produtos de neutrófilos e mastócitos desempenham um papel significativo nas respostas vasodilatadoras e secretórias no intestino durante a infecção por *C. difficile*.

O SNE é central para a indução da inflamação intestinal e da secreção da mucosa pela toxina A. Em um modelo de diarreia secretora induzida por toxina A, a molécula estimula as fibras nervosas sensoriais aferentes que contêm a substância P, que por sua vez estimula a desgranulação dos mastócitos, o recrutamento e a ativação de PMNs e a vasodilatação.[88,89,639] A estimulação induzida por toxina A da secreção de enterócitos pode ocorrer via estimulação neuronal secretomotora por neurônios sensoriais contendo substância P ou produtos de mastócitos e PMNs. A desgranulação de mastócitos, o influxo de PMN e a secreção de enterócitos são abolidos pelo bloqueio neural ou pela depleção da substância P. Não se sabe como a toxina A desencadeia o componente sensorial do SNE, mas é provável que a necrose de enterócitos induzida pela molécula exponha os neurônios aferentes ao ambiente nocivo do conteúdo intestinal.

Sinais clínicos e diagnóstico

A clostridiose intestinal equina é clinicamente semelhante a outras formas de enterocolite aguda em cavalos.[619,624] Embora a progressão clínica tenda a ser aguda, pode haver colite aguda com morte rápida. Às vezes, a progressão clínica é menos grave e mais longa. Febre, anorexia e depressão podem ser observadas antes do aparecimento dos sinais gastrintestinais, mas a ausência de sinais prodrômicos é mais comum. Sinais de endotoxemia e choque podem acompanhar sinais agudos de cólica e diarreia com desidratação grave. A diarreia pode não ser abundante, mas geralmente é escura e fétida. Assim como os sinais clínicos, as anomalias hematológicas e bioquímicas séricas são semelhantes às associadas a outras formas de enterocolite e refletem a perda de líquidos, proteínas e eletrólitos e a inflamação sistêmica decorrente da endotoxemia. Neutropenia, leucopenia e hemoconcentração são comuns. A hipoproteinemia pode ser profunda. Hiponatremia, hipopotassemia, hipocloremia, hipocalcemia e azotemia mista, pré-renal e renal, são frequentes, assim como acidose metabólica e coagulopatias. As concentrações séricas de enzimas hepatocelulares, como sorbitol desidrogenase, podem estar elevadas e a função hepática pode estar reduzida.

O diagnóstico preliminar de clostridiose intestinal equina por *C. perfringens* é embasado no isolamento de mais de 100 UFC de *C. perfringens* do tipo A por grama de fezes de pacientes com diarreia e sinais sugestivos de toxemia.[619,640] Critérios semelhantes são usados na triagem de pacientes humanos quanto à infecção por *C. perfringens* do tipo A. Cavalos normais eliminam menos de 100 UFC/g de fezes e, de modo geral, indivíduos com clostridiose intestinal apresentam mais de 10^6 UFC/g.[619,640] A identificação de altos números de *Clostridium* nas fezes não comprova a infecção como a causa dos sinais clínicos observados. A detecção de toxinas de *C. perfringens* nas fezes ou no conteúdo intestinal de cavalos com alto número de UFC fecais e sinais clínicos de enterocolite é uma evidência mais conclusiva de uma infecção enterotoxigênica do que apenas a cultura.[624] Há imunoensaios para a detecção da enterotoxina de *C. perfringens*,[624] mas a confiabilidade (especificidade) de alguns desses testes tem sido questionada. Há também ensaios de PCR *multiplex* e sondas genéticas para a detecção das principais toxinas letais em isolados bacterianos ou amostras fecais para determinar o padrão de produção de toxinas; hoje, esses são os métodos preferidos de detecção.[641-643]

Assim como *C. perfringens*, o diagnóstico da infecção por *C. difficile* depende da cultura do microrganismo a partir das fezes e da identificação de toxinas nas fezes. A cultura bacteriana de *C. difficile* pode ser difícil; portanto, é um exame diagnóstico de baixíssima sensibilidade em cavalos.[644,645] Técnicas de enriquecimento e cultura de múltiplas amostras fecais podem ser necessárias.[645,646] A detecção da toxina A e/ou B nas fezes por ensaio de citotoxicidade celular ou imunoensaio é a forma preferida para o diagnóstico de infecção por *C. difficile* em humanos.[624] Esses testes são mais sensíveis que a cultura bacteriana para a identificação da infecção por *C. difficile* em cavalos adultos.[644,645] Métodos sensíveis de PCR também podem ser utilizados para identificar genes das toxinas A e B em amostras fecais de cavalos com diarreia.[624]

Estrongilose

Patogênese

As infecções equinas por estrôngilos são causadas por dois grupos de nematódeos: os estrôngilos grandes e pequenos (ver a seção Ciatostomíase). Os estrôngilos grandes, que são patogênicos em cavalos, são *Strongylus vulgaris*, *S. edentatus* e *S. equinus*. Dessas espécies, o *S. vulgaris* é de longe a causa mais importante de doença no intestino grosso e é a infecção parasitária de maior patogenicidade em cavalos.[647] A infecção por *S. vulgaris* em cavalos se manifesta como doença aguda ou crônica.[647] A idade e a resistência do hospedeiro, a dose infecciosa e o tamanho e a função das artérias acometidas influenciam o tipo e o grau da doença. A ingestão súbita de grandes números de larvas infectantes por um hospedeiro não experimentado causa estrongilose aguda, enquanto a ingestão de menos larvas infectantes por um longo período por um hospedeiro mais velho e resistente causa estrongilose crônica. A estrongilose aguda tem mais probabilidade de causar cólica do que diarreia e pode ser rapidamente fatal. A estrongilose crônica tende a causar debilitação e sinais de cólica, mas também pode causar diarreia.

A diarreia associada à estrongilose aguda ocorre alguns dias após a infecção e é provavelmente causada pela migração das larvas através da parede intestinal. As larvas de quarto estágio migram pela mucosa e submucosa para as arteríolas do intestino, causando edema mural, hemorragia e infiltração de células inflamatórias.[647,648] O aumento da secreção e a diminuição da absorção de líquidos e eletrólitos, estimulados por mediadores inflamatórios, como prostaglandinas e histamina, podem atuar na diarreia induzida por *S. vulgaris*. Edema intersticial e danos à matriz intersticial e mucosa podem ocorrer em decorrência de inflamação e migração dos parasitas, causando o aumento da secreção de perda de líquidos e albumina. A motilidade gastrintestinal anormal também pode atuar no desenvolvimento da diarreia. A migração de larvas através da parede intestinal no início da infecção afeta a atividade mioelétrica e a motilidade do intestino grosso e pode alterar a retenção da ingesta e a absorção de líquidos.[649,650] A causa da morte na estrongilose aguda não foi abordada, mas pode estar relacionada à migração maciça através da vasculatura, causando trombose com isquemia e infarto do intestino.

A estrongilose crônica causa arterite verminótica típica e costuma ser mais associada a infecções naturais em cavalos do que a estrongilose aguda.[647] As lesões da vasculatura do intestino grosso, causadas pela migração de larvas através da íntima, são caracterizadas por formação de trombos, estreitamento do lúmen arterial, fibrose e espessamento da parede arterial.[647,648] A embolização pode causar infarto segmentar agudo do intestino grosso, mas é mais comum que a redução do fluxo sanguíneo reduzido sem embolização provoque isquemia e, às vezes, infarto.[648,651] O exame *post mortem* de cavalos com infarto do cólon não identificou a embolização como a causa na maioria dos casos.[651] O menor fluxo sanguíneo nos tecidos do intestino é geralmente causado pelo estreitamento do lúmen arterial pelo trombo e pela formação de microtrombos em sítios independentes dos parasitas. A liberação de mediadores inflamatórios vasoconstritores, como leucotrienos, por plaquetas, neutrófilos e eosinófilos, bem como a elaboração de antígenos ou toxinas parasitárias, pode causar vasoconstrição e é um fator importante.[652] Cavalos com estrongilose experimental apresentaram redução de 50% do fluxo sanguíneo na vasculatura de cólon.[653]

Claramente, a redução do fluxo sanguíneo é um efeito importante na estrongilose crônica, mas a relação entre fluxo sanguíneo e diarreia não é clara. A interrupção da motilidade pela isquemia pode causar diarreia, reduzindo a retenção de ingesta e a absorção de líquidos. O infarto agudo e a úlcera da mucosa causam diarreia crônica e grave em cavalos com a infecção natural.[654] A liberação de mediadores inflamatórios, como prostaglandinas, histamina e cinina, de células inflamatórias associadas a trombos e do intestino inflamado também pode afetar a secreção, absorção e motilidade, levando ao desenvolvimento de diarreia.

Sinais clínicos e diagnóstico

Os sinais clínicos de estrongilose aguda causada pela infecção por *S. vulgaris* são depressão, cólica moderada a grave e febre.[655] A diarreia é com menos frequência uma característica da estrongilose aguda do que a cólica.[647] A maioria dos casos de estrongilose aguda ocorre em cavalos jovens não experimentados, introduzidos em um ambiente infestado ou submetidos à inoculação experimental com larvas infectantes. Essa forma de estrongilose não é muito comum na doença natural. A estrongilose crônica é mais observada como uma síndrome natural. Perda ponderal ou baixo ganho ponderal, cólica crônica intermitente, febre, inapetência e diarreia são frequentes.[647,648] A diarreia pode ser abundante e aquosa; por outro lado, as fezes podem ser amolecidas, mas em volume normal. A palpação transretal pode revelar espessamento e frêmito da artéria mesentérica cranial. Os cavalos jovens são mais acometidos, mas os indivíduos mais velhos também podem ser afetados. Cavalos com infarto agudo ou úlcera intestinal secundária à estrongilose crônica podem apresentar sinais de dor abdominal intensa, sepse e endotoxemia, e a diarreia aquosa abundante é comum.

As anomalias hematológicas associadas à estrongilose são leucocitose neutrofílica e eosinofilia.[655-657] A neutrofilia parece ser um evento precoce durante a doença, e a eosinofilia tende a surgir mais tarde.[655,657] A hiperfibrinogenemia também pode ocorrer, sobretudo mais tarde. As concentrações séricas de α-globulina e β-globulina e IgG(T) são caracteristicamente elevadas.[656,658] Cavalos com colite ulcerativa crônica secundária à estrongilose podem desenvolver hipoalbuminemia grave.[654] A análise do FP pode revelar aumento da concentração de proteínas e eosinofilia.[656,657] O diagnóstico experimental é embasado em sinais clínicos, anomalias hematológicas e análise de FP. Concentrações séricas elevadas de α-globulina e β-globulina e concentração de IgG (T) apoiam o diagnóstico.[658] A análise fecal pode revelar ovos de estrôngilos, mas seu número geralmente não é confiável porque a doença é causada por larvas não evidentes.

Prevenção

Medidas preventivas apropriadas são importantes no controle dessa doença, inclusive procedimentos de manejo, como prevenção da superlotação, redução da exposição de indivíduos suscetíveis e instituição de cronogramas adequados de vermifugação. A ivermectina é o anti-helmíntico preferido para controle da estrongilose em cavalos. Recomenda-se o monitoramento da contagem de ovos nas fezes como um meio de avaliar a eficácia das medidas de controle de parasitas.

Ciatostomíase

Patogênese

A infecção por pequenos estrôngilos (ciatostomíase) é bem reconhecida como causa de diarreia e doença do intestino grosso em cavalos de todas as idades.[659-664] A doença clínica é causada por estágios larvais intramurais de mais de 50 espécies de pequenos estrôngilos (ciatostomíneos). O ciclo de vida do ciatostomíneo requer a migração das larvas de quarto estágio pela mucosa do intestino grosso e pode incluir um período de hipobiose, no qual as larvas permanecem encistadas na camada mucosa do intestino grosso.[659] Depois da hipobiose, as larvas emergem em resposta a um estímulo ainda desconhecido. A maioria dos casos ocorre nesse ponto, classicamente entre o final do inverno e a primavera nas zonas temperadas do norte e no final do outono ou inverno no sudeste e nas regiões subtropicais dos EUA.[659] O surgimento repentino de larvas encistadas causa lesão na mucosa, úlcera e reação inflamatória, que são amplamente responsáveis pela doença clínica.[659,665] A migração das larvas ao penetrarem pela mucosa afeta os padrões de motilidade e pode causar inflamação, contribuindo para a diarreia.[659] Colite eosinofílica e granulomatosa crônica e diarreia com evidências histopatológicas de larvas hipobióticas de ciatostomíneos no intestino grosso foram relatadas em dois cavalos durante um período em que o surgimento de larvas não seria esperado (início do inverno).[659]

O surgimento natural de larvas de ciatostomíneos causa inflamação fibrinosa, necrose focal, hemorragia mural e úlcera da mucosa do intestino grosso, podendo até provocar sangramento no lúmen.[648,665] Há inflamação eosinofílica e mononuclear branda a moderada da lâmina própria.[648,665] O edema intersticial moderado a grave é observado com frequência.[648,665] A inflamação e o edema intersticial do cólon podem contribuir para a diarreia, assim como a perda da barreira mucosa, causando aumento da secreção ativa e passiva de líquidos, eletrólitos e proteínas. A perda de proteínas geralmente é significativa, levando ao desenvolvimento de hipoalbuminemia profunda e edema intersticial da pele e de outros órgãos. Há relatos de colite granulomatosa crônica em resposta a larvas encistadas e a diarreia pode ser provocada pelo aumento da secreção secundária à inflamação granulomatosa ou alteração do interstício pela infiltração granulomatosa. A administração de um anti-helmíntico a cavalos com alta carga de larvas encistadas também pode causar morte rápida dos parasitas e inflamação aguda e frequentemente grave, semelhante à emergência natural.

Sinais clínicos e diagnóstico

A ciatostomíase pode ser a causa mais identificada de diarreia crônica em cavalos.[493,666,667] No entanto, uma síndrome aguda também foi associada à ciatostomíase.[664] Os sinais clínicos de ciatostomíase são caracterizados por perda ponderal moderada a grave ou baixo ganho ponderal, retardo de crescimento, edema ventral, febre intermitente e cólica branda intermitente.[659-664,667] A diarreia de início agudo costuma ser abundante e progride para diarreia crônica, que tende a ser branda, com consistência de fezes bovinas e pode ser intermitente.[659-664,667] O apetite geralmente é normal, mas alguns cavalos acometidos têm apetite voraz. A palpação transretal em geral não revela nenhuma anomalia. Cavalos de todas as idades podem ser acometidos e os sinais clínicos são mais comuns durante os períodos de emergência das larvas, correspondendo ao final do inverno e à primavera nas zonas temperadas do Norte. O histórico de vermifugação pode parecer adequado.

A leucocitose neutrofílica é tipicamente evidente, mas o número de leucócitos pode ser normal.[659-664] A hipoalbuminemia profunda é uma característica da ciatostomíase e clinicamente se manifesta como edema ventral. As concentrações plasmáticas de α-globulina e β-globulina podem estar elevadas e, assim, a concentração plasmática de proteínas totais pode ser normal apesar da hipoalbuminemia.[658-660] A concentração sérica de IgG(T), no entanto, é normal, o que pode ajudar a distinguir a ciatostomíase da infecção por *S. vulgaris*.[659,661,662] A análise do FP não costuma revelar anomalias, ao contrário dos cavalos com infecção por *S. vulgaris*. A análise fecal pode não ser recompensadora, porque em geral a infecção não é patente quando os sinais clínicos são aparentes. A medida da concentração plasmática de frutosamina pode indicar o catabolismo ou a perda de proteínas na ausência de hipoalbuminemia.[667,668] As concentrações plasmáticas de frutosamina são significativamente mais baixas em cavalos com ciatostomíase experimental do que em controles normais,[667,668] sugerindo que esse exame pode ser uma boa ferramenta diagnóstica. No entanto, ainda não foi validado em casos naturais e sua especificidade e sensibilidade não são conhecidas. Raspados retais ou biopsias da mucosa retal podem revelar evidências de larvas de ciatostomíneos.[659,662] O diagnóstico definitivo geralmente requer exame microscópico de amostras de biopsia do ceco e do cólon ascendente, coletadas por laparotomia. Recomenda-se o exame de amostras de biopsia coletadas no intestino delgado para descartar outras causas de perda ponderal e diarreia. Exames diagnósticos apropriados, como a cultura de fezes para a detecção de bactérias patogênicas, devem ser incluídos na investigação para descarte de outras causas.

Prevenção

Medidas preventivas devem ser instituídas para os demais cavalos de propriedades com problemas com ciatostomíase. Isso inclui vermifugação frequente (a cada 6 semanas) durante períodos de alta infectividade (primavera e verão no Norte e outono, inverno e início da primavera no Sul) para eliminação dos parasitas antes que se tornem patentes.[659] Por causa dos altos níveis de resistência aos benzimidazóis, as avermectinas (ivermectina ou moxidectina) são os medicamentos de escolha para o controle de ciatostomíneos.[669-671] A resistência à ivermectina foi demonstrada, mas sua prevalência parece baixa.[669] Embora a administração diária de pamoato de pirantel tenha reduzido a carga de vermes em cavalos jovens e adultos e a infectividade das pastagens,[672] a resistência de ciatostomíneos foi relatada e é uma preocupação para o uso desse fármaco como anti-helmíntico preventivo de rotina.[670,673,674] Por causa do rápido surgimento de cepas resistentes à ivermectina, justifica-se o tratamento direcionado, com base na contagem fecal de ovos e no monitoramento cuidadoso quanto ao desenvolvimento de resistência a quaisquer anti-helmínticos usados no controle de ciatostomíneos.[674]

DOENÇAS TOXICOLÓGICAS

Diarreia associada a antibióticos

Patogênese

A diarreia associada a antibióticos é relatada em muitas espécies, inclusive em equinos.[675] Certos antibióticos, como combinações trimetoprima-sulfonamida, eritromicina, penicilinas, tetraciclinas, clindamicina e lincomicina, estão associados a síndromes de enterocolite experimental e natural em cavalos.[620,675-678] Em alguns casos, como aqueles observados com as combinações de trimetoprima-sulfonamida, a incidência geográfica de diarreia associada a antibióticos parece diferir de maneira acentuada.

C. perfringens, *C. difficile* e sorovares de *S. enterica* são aparentemente as causas mais comuns de diarreia associada a antibióticos em cavalos. Surtos de *C. difficile* foram relatados em cavalos hospitalizados e em tratamento com antibióticos.[622,626] Na Suécia, a ingestão acidental de eritromicina foi associada à enterocolite por *C. difficile* em éguas cujos potros recebiam tratamento para *R. equi*.[629,677,679] A administração de tetraciclina tem sido associada a um aumento no número de bactérias entéricas gram-negativas e *C. perfringens* nas fezes de cavalos, bem como à reativação de salmonelose e no prolongamento da eliminação fecal de sorovares de *S. enterica*.[619,680]

O mecanismo mais comum pelo qual os antibióticos causam diarreia é a alteração da flora gastrintestinal. A flora intestinal normal, composta principalmente por anaeróbios obrigatórios e estreptococos, protege o hospedeiro de bactérias patogênicas pela resistência à colonização.[553] Fatores ecológicos têm atuação importante na resistência à colonização. As bactérias da superfície do intestino grosso, por exemplo, interagem com os receptores nas células da mucosa, facilitando a adesão a ela.[545,681] Ao fazer isso, os microrganismos normais competem com mais sucesso por esse importante nicho. A competição por espaço e nutrientes é um importante meio de prevenção da colonização e proliferação de bactérias patogênicas.[552,553,681] As bactérias anaeróbias produzem AGCCs e outros metabólitos, que são tóxicos para as bactérias anaeróbias facultativas, especialmente nas doenças do intestino grosso.[552,553,681] Microrganismos da flora normal produzem bacteriocinas, que inibem o crescimento de possíveis patógenos.[552]

Antibióticos que reduzem a população de anaeróbios obrigatórios e estreptococos diminuem a eficiência da resistência à colonização.[552] A produção de ácidos graxos é menor, assim como a competição por espaço e nutrientes. Assim, bactérias entéricas gram-negativas, como *S. enterica* var. Typhimurium, podem se proliferar. Os anaeróbios patogênicos, normalmente encontrados em números baixos, também podem proliferar. Cepas de bactérias resistentes a antibióticos, especialmente bactérias entéricas gram-negativas , e talvez clostrídios, podem ser selecionadas pela administração de antibióticos, propiciando a proliferação de bactérias patogênicas sem sensibilidade a muitos desses fármacos.[682] Os microrganismos comensais anaeróbios obrigatórios, talvez o grupo mais importante de micróbios para manter a resistência à colonização, geralmente são suscetíveis a macrolídeos, tetraciclinas, betalactâmicos e lincosamidas, o que pode explicar a alta incidência de diarreia associada à administração desses antibióticos.[624]

Além da redução da resistência à colonização, a depleção da população microbiana anaeróbia normal no intestino diminui a fermentação de carboidratos e a produção de AGCCs, o que contribui para a patogênese da diarreia associada a antibióticos por diminuir a absorção de sódio e água pela mucosa do cólon.[171] A ampicilina diminui a fermentação de carboidratos no cólon em humanos.[683] Humanos com diarreia associada a antibióticos apresentam redução acentuada da fermentação no cólon e da produção de AGCCs.[684] O tratamento com eritromicina, ampicilina ou metronidazol está associado à diminuição da produção de AGCCs em pacientes com e sem diarreia.[684] A absorção de sódio e água é estimulada pela absorção de AGCCs no cólon equino, sugerindo que a redução do teor dessas moléculas no cólon pela depleção induzida por antibióticos da flora anaeróbia tem efeitos semelhantes em cavalos e em humanos.[171]

Antibióticos de amplo espectro exercem um efeito mais profundo na flora gastrintestinal do que antibióticos de espectro menor.[685] Antibióticos administrados por via oral, especialmente aqueles que são mal absorvidos, são mais propensos a causar diarreia do que antibióticos dados por via parenteral.[685] É menos provável que a clindamicina cause diarreia em humanos durante o tratamento intravenoso, por exemplo, do que quando administrada por via oral.[685] Antibióticos com circulação êntero-hepática extensa, como tetraciclinas e eritromicina, são excretados em altas concentrações na bile e são mais associados à diarreia do que antibióticos que não sofrem circulação êntero-hepática.[685]

Antibióticos podem causar diarreia por outros meios, além da alteração da flora normal. Efeitos tóxicos diretos podem causar irritação, aumento da secreção e alteração dos padrões de motilidade. As tetraciclinas são irritantes para a mucosa gastrintestinal e podem causar inflamação e aumentar a secreção.[685] A eritromicina interage com as células musculares lisas, estimulando a motilidade gastrintestinal.[685,686] O peristaltismo normal desempenha um papel importante na supressão do tamanho da população de bactérias que podem ser patogênicas. Normalmente, as bactérias que aderem à mucosa por causa da resistência à colonização são carreadas em sentido aboral pelo peristaltismo e excretadas nas fezes. A alteração dos padrões normais de motilidade pode impedir a liberação de bactérias patogênicas, contribuindo para a colonização das superfícies mucosas.

Sinais clínicos e diagnóstico

Em geral, a diarreia induzida por antibióticos ocorre em 7 dias do início da administração do antibiótico, mas pode ser observada vários dias após a interrupção da antibioticoterapia. A síndrome clínica da diarreia associada a antibióticos varia de diarreia branda a enterocolite fulminante com diarreia grave. A diarreia branda é comum, especialmente em potros que recebem eritromicina, combinações de trimetoprima e sulfa ou rifampicina[677,687] e, de modo geral, não tem importância clínica. Cavalos de todas as idades que recebem antibióticos podem apresentar enterocolite aguda e grave, que pode ser fatal. Os sinais clínicos são idênticos aos resultantes de outras causas de enterocolite aguda. Diarreia grave, com desidratação, além de endotoxemia, sepse e choque também podem ocorrer. Hemoconcentração, neutropenia, hipoproteinemia e desequilíbrios eletrolíticos e acidobásicos são comuns. A hiponatremia pode ser grave em potros com diarreia associada a antibióticos, sobretudo se a causa é a combinação de trimetoprima-sulfa e rifampicina.[687] Os achados clínicos e laboratoriais já foram detalhados. O diagnóstico é presuntivo, porque o diagnóstico definitivo de diarreia associada a antibióticos é impossível. A cultura fecal e PCR podem revelar a infecção por *S. enterica* ou *Clostridium* spp.

Intoxicação por anti-inflamatórios não esteroides

Patogênese

A intoxicação por administração de AINEs foi bem documentada em várias espécies, inclusive em equinos, e é discutida no Capítulo 2.[688-694] Em cavalos e humanos, a intoxicação por AINEs se manifesta como doenças renais e gastrintestinais. Os potros são considerados mais suscetíveis que os adultos à doença gastrintestinal secundária à administração de AINEs e os pôneis podem ser mais suscetíveis que os cavalos. A intoxicação por AINEs varia principalmente por causa das propriedades que influenciam a distribuição nos tecidos sensíveis e a seletividade relativa para COX-1 ou COX-2. Todos os AINEs não seletivos são capazes de induzir danos gastrintestinais e renais em concentrações tóxicas. O ácido acetilsalicílico parece mais tóxico do que outros AINEs em decorrência da inativação irreversível da COX por acetilação, enquanto outros AINEs a inibem de maneira reversível.[688] A fenilbutazona é o fármaco mais relatado como causa de intoxicação gastrintestinal em cavalos, talvez por causa de seu uso generalizado por veterinários e proprietários ou talvez por diferenças genuínas em comparação a outros AINEs não seletivos. A intoxicação aguda por fenilbutazona em cavalos, decorrente de superdosagem, é caracterizada por úlcera da mucosa de todo o trato gastrintestinal, úlcera oral, necrose papilar renal, vasculopatia, trombose e enteropatia, com perda de proteínas e hipoalbuminemia.[690-692] Os AINEs seletivos para COX-2 parecem ser muito menos tóxicos para o trato gastrintestinal equino.[392,695] Essa discussão é sobre os efeitos tóxicos dos AINEs no intestino grosso, mas necessariamente inclui elementos da doença gastrintestinal superior e renal.

Cavalos com doença do intestino grosso decorrente da intoxicação por AINEs geralmente recebem doses altas demais ou apresentam distúrbios subjacentes, que predispõem o intestino grosso aos efeitos tóxicos dos AINEs, mesmo em doses corretas. A dose recomendada de fenilbutazona (4,4 mg/kg a cada 12 horas por 1 dia, depois 2,2 mg/kg a cada 12 horas) é considerada segura. Estudos experimentais em cavalos, no entanto, demonstraram a ocorrência de intoxicação quando doses superiores à recomendada (6,6 mg/kg/dia) são administradas por vários dias.[688,689] A maioria dos casos relatados de intoxicação por fenilbutazona ocorreu em cavalos que receberam doses mais altas do que as recomendadas.[692,694,696] De todo modo, a administração de fenilbutazona na dose recomendada causa uma diminuição significativa na concentração de proteínas plasmáticas e doença gastrintestinal.[691,697] Além disso, sinais de intoxicação por AINEs foram relatados em cavalos normovolêmicos tratados com doses apropriadas de fenilbutazona.[697,698] Desidratação, sepse, endotoxemia e outras condições que alteram a homeostase hemodinâmica exacerbam a intoxicação renal e gastrintestinal por AINEs.[688] A inflamação subjacente dos tecidos intestinais pode aumentar a probabilidade de desenvolvimento de úlcera gastrintestinal decorrente de AINEs.

A doença gastrintestinal induzida por AINEs se manifesta como úlcera da mucosa, inflamação, sangramento e enteropatia, com perda de proteínas.[690,691,694,697] Além dos efeitos diretos na barreira mucosa, a administração de AINEs causa uma recaída aguda da doença inflamatória de cólon preexistente e piora a inflamação do cólon em humanos com doença inflamatória intestinal.[688,699,700]

Não está claro se os efeitos já mencionados dos AINEs ocorrem em cavalos. É provável que o mecanismo de indução de lesão mucosa por AINEs seja multifatorial. Efeitos diretos podem ser responsáveis pela irritação e formação de úlceras na boca e no estômago; no entanto, a administração parenteral de AINEs também produz úlcera oral e gástrica. A inibição da síntese de prostaglandinas pela inibição de COX-1 e COX-2 parece ser o mecanismo mais importante de lesão da mucosa. As prostaglandinas, em especial a PGE_2 e a PGI_2, são essenciais para a saúde da mucosa e o reparo após a lesão.[701,702] A PGE_2 aumenta o fluxo sanguíneo da mucosa, a secreção de muco, água e bicarbonato e a taxa de *turnover* e migração das células da mucosa, além de estimular a atividade da adenilciclase e exercer outros efeitos protetores na mucosa gástrica de várias espécies.[688,701,702] Talvez o mais importante seja o papel de PGE_2 e PGI_2 na manutenção da integridade das junções de oclusão do epitélio, indispensável para a função da barreira mucosa e o reparo após a lesão mucosa.[701]

Apesar da enorme quantidade de informações sobre o papel das prostaglandinas na manutenção da barreira mucosa em outras espécies e as evidências clínicas e experimentais claras de que os AINEs causam lesão na mucosa do cólon equino, a participação das prostaglandinas na proteção das mucosas do cólon equino ainda não está bem definida. A inibição de COX-1 e COX-2 na mucosa do cólon equino com flunixino meglumina reduz a resistência elétrica da mucosa e aumenta a permeabilidade às macromoléculas *in vitro*,[703] sugerindo que o tratamento com flunixino altera as junções de oclusão do epitélio do cólon equino. Isso foi correlacionado a uma profunda inibição das concentrações de PGE_2 e PGI_2 nos tecidos tratados. A administração de um análogo da PGE_2 evita as manifestações gastrintestinais da intoxicação por fenilbutazona em pôneis.[691]

O recente desenvolvimento de AINEs que inibem especificamente a COX-2 reduziu muito a frequência e a gravidade dos efeitos colaterais gastrintestinais em humanos que usam esses fármacos para o tratamento de doenças osteomusculares crônicas.[704] Os AINEs específicos para COX-2, como o firocoxib, prometem ser usados em cavalos no tratamento de artrite[705] e outras doenças, com menos incidência de intoxicação. Os inibidores relativamente específicos da COX-2, meloxicam e firocoxib, por exemplo, são menos prejudiciais à mucosa intestinal equina do que a flunixino meglumina *in vitro*.[392,695] Além disso, os inibidores seletivos de COX-2 são bem mais permissivos que a flunixino na recuperação da mucosa em tecidos intestinais equinos com lesão por isquemia; a recuperação não é diferente daquela observada em tecidos controles.[392,695]

A lesão da mucosa induzida por AINEs está associada a uma resposta inflamatória acentuada a produtos microbianos expostos à lâmina própria.[706] Essa inflamação agrava a disfunção da mucosa e a lesão associada à intoxicação por AINEs. A depleção de neutrófilos ou o bloqueio do influxo de neutrófilos nos tecidos gastrintestinais ou ainda a inibição da ativação de neutrófilos e sua liberação de produtos tóxicos, por exemplo, evitam muitos dos efeitos fisiopatológicos da intoxicação por AINEs no trato gastrintestinal.[106,707-709] A resposta inflamatória sozinha pode causar úlcera gastrintestinal moderada a grave, trombose vascular e edema mural, secreção de líquidos, enteropatia por perda de proteínas e hemorragia da mucosa.

Sinais clínicos e diagnóstico

A colite por AINEs se manifesta como duas síndromes clínicas: colite ulcerativa dorsal direita (RDUC) e intoxicação generalizada por AINEs. Como o próprio nome indica, a RDUC é um distúrbio isolado no segmento dorsal direito do intestino grosso.[693,694,698] Os sinais clínicos mais importantes de RDUC são anorexia, letargia e cólica. Anorexia, depressão, diarreia, febre e sinais de endotoxemia também podem ser observados. Na RDUC crônica, perda ponderal, cólica intermitente, letargia, anorexia e edema ventral são sinais clínicos comuns e as fezes são amolecidas e não formadas. A úlcera da mucosa do cólon dorsal direita causa enteropatia, com perda de proteínas e hipoproteinemia significativa, que pode ser atribuída principalmente à hipoalbuminemia. A hipoproteinemia pode ser uma das primeiras manifestações clínicas da RDUC e pode ser grave a ponto de causar edema periférico (geralmente ventral). Em alguns cavalos, desidratação, anomalias eletrolíticas, neutropenia ou anemia, azotemia e anomalias bioquímicas podem ser observadas se a úlcera e diarreia forem graves ou se houver inflamação sistêmica.

Os sinais clínicos de intoxicação generalizada por AINEs variam de diarreia branda sem sinais sistêmicos a diarreia com desidratação grave e anorexia, febre, depressão, edema periférico, úlcera oral e cólica.[691,692,696]

Os sinais clínicos de inflamação sistêmica causada pela endotoxemia são má perfusão periférica, taquicardia e taquipneia, fraqueza, tremor e cianose ou hiperemia das mucosas orais. Hematúria ou oligúria podem ser observadas nos casos com comprometimento renal. Complicações associadas a outras formas de enterocolite grave, como laminite, tromboflebite e perda grave ponderal, também podem ocorrer.

Embora a fenilbutazona tenha sido associada especificamente à depressão da medula óssea, levando a anomalias em uma ou mais linhagens de células sanguíneas,[710] as anomalias hematológicas da intoxicação generalizada por AINEs tendem a ser inespecíficas e incluem neutropenia com desvio à esquerda ou leucocitose e hemoconcentração. A bioquímica sérica é caracterizada por hipoproteinemia profunda, hiponatremia e acidose metabólica.[696,697] Hipocalcemia, hipopotassemia, hipocloremia e elevação das atividades enzimáticas hepatocelulares também podem ser observadas. A hipoproteinemia pode ocorrer sem sinais de diarreia. A azotemia pode ser pré-renal em decorrência de desidratação, mas é frequentemente causada por insuficiência renal provocada por uma combinação de efeitos hemodinâmicos dos AINEs e lesão renal tóxica direta. O exame de urina quase sempre revela hematúria, proteinúria, cilindrúria e isostenúria. Sangue oculto nas fezes é em muitos casos detectado.

O diagnóstico de qualquer uma das formas de colite de AINEs geralmente é presuntivo e o histórico de superdosagem é uma forte evidência da intoxicação. Como já discutido, a intoxicação pode ocorrer com esquemas posológicos que não são considerados inadequados, sobretudo se o cavalo sofrer um período simultâneo de desidratação. O exame ultrassonográfico do cólon dorsal direito pode ser utilizado para confirmar o diagnóstico de RDUC, mas a sensibilidade desse método parece ser baixa.[711] A ultrassonografia (transdutor de 3,5 a 5 MHz no 12º ao 15º espaços intercostais abaixo da margem do pulmão axial ao fígado) pode revelar espessamento do cólon dorsal direito (> 0,5 cm) e evidência de edema do cólon em cavalos com RDUC.[711,712] A cintilografia nuclear de cavalos após a infusão de leucócitos marcados com tecnécio-99 pode ser usada para documentar a inflamação do cólon dorsal direito.[50] Uma laparotomia ou um exame laparoscópico do cólon dorsal direito pode ser necessário para o diagnóstico definitivo de RDUC. Outras causas de enterocolite, como salmonelose, febre do cavalo de Potomac, clostridiose e diarreia associada a antibióticos, devem ser descartadas.

Intoxicação por cantaridina

Patogênese

A cantaridina é a substância tóxica encontrada nos besouros do gênero *Epicauta,* comumente conhecidos como *catáridas*.[713-715] A ingestão dos besouros causa liberação da toxina e absorção pelo trato gastrintestinal. A absorção transcutânea pode ocorrer, mas parece ser rara em cavalos. Os besouros se alimentam das flores de alfafa e podem ser incorporados ao feno cortado e processado simultaneamente.[713-715] Os besouros costumam formar enxames e podem ser encontrados em grande número em porções relativamente pequenas de feno. A dose letal de cantaridina é inferior a 1 mg/kg, mas a concentração da molécula varia conforme a espécie e o sexo do besouro.[713,714] A ingestão de 6 a 100 besouros pode ser letal. Normalmente, apenas um ou alguns cavalos ingerem besouros por causa de sua concentração em uma pequena porção do feno contaminado. No entanto, há relatos de surtos com acometimento de muitos cavalos de uma propriedade. Nos EUA, a maioria dos casos ocorreu no Texas e em Oklahoma, mas cavalos de outros estados também podem ser afetados, principalmente se o feno for importado de locais em que os besouros são comuns. O pico de incidência ocorre no final do verão e outono.[716] A taxa de mortalidade pode ser de 50% ou mais,[713,717] mas, em caso de sobrevida por vários dias, a probabilidade de recuperação é alta.

A cantaridina é absorvida pelo trato gastrintestinal e excretada pelos rins. É um irritante potente e causa acantólise e formação de vesículas após a aplicação tópica.[713,715,717] Acredita-se que a cantaridina prejudique o metabolismo oxidativo nas mitocôndrias, causando inchaço mitocondrial, danos à membrana plasmática e alterações na permeabilidade da membrana.[713] A mucosa do trato gastrintestinal é mais afetada por causa da ingestão da toxina. Há edema e necrose celular, levando ao desenvolvimento de úlceras na mucosa. Úlcera oral, esofágica, gástrica e no intestino delgado e grosso foram observadas na intoxicação natural e experimental por cantaridina.[713,715,717] Inflamação grave fibrinosa a pseudomembranosa e edema submucoso do intestino também foram relatados. A diarreia é provavelmente causada pelas graves úlceras e inflamação do intestino grosso, o que aumenta a secreção de água, eletrólitos e proteínas e diminui a absorção de líquidos. Grandes volumes de líquidos e proteínas são perdidos pelo trato gastrintestinal, causando hemoconcentração e hipoalbuminemia profunda em alguns cavalos acometidos.[713,715,717]

Cistite e miocardite ocorrem em casos naturais e experimentalmente induzidos de intoxicação por cantaridina.[713,715,717] A toxina é excretada pelos rins, e altas concentrações de cantaridina na urina induzem cistite. Às vezes a cistite pode ser hemorrágica, com hematúria ou hemorragia vesical franca.[713] A causa da miocardite e necrose miocárdica é desconhecida, mas pode ser um efeito local direto da toxina. O aumento da atividade plasmática de creatinoquinase é evento comum e acredita-se que seja consequência da lesão miocárdica.[713,714] Os cavalos acometidos têm marcha caracteristicamente rígida, mas evidências histopatológicas de lesão muscular esquelética que expliquem a alta atividade plasmática da creatinoquinase não foram observadas.[714] Os rins geralmente são pálidos, inchados e úmidos, com infartos ocasionais.[715]

Hipocalcemia e hipomagnesemia são características bioquímicas inexplicadas da intoxicação por cantaridina em cavalos.[713,714,717] A hipocalcemia pode ser causada por hipoalbuminemia, mas a concentração de cálcio ionizado geralmente diminui, indicando que a hipoalbuminemia não é responsável pela hipocalcemia.[714]

Sinais clínicos e diagnóstico

A intoxicação por cantaridina pode causar uma série de sinais clínicos, desde depressão branda e desconforto abdominal a sinais fulminantes de toxemia e morte rápida, dependendo da dose ingerida de toxina.[713,714,717] De modo geral, os sinais clínicos são depressão, sudorese, irritabilidade, dor abdominal, elevação das frequências cardíaca e respiratória, febre, poliúria, polidipsia e diarreia abundante.[713,714,717] A hematoquezia é rara. Estrangúria e polaciúria são comuns.[713] Os sinais de hipocalcemia são tremores e vibração diafragmática síncrona. A marcha rígida pode ser evidente. Sinais neurológicos como pressão da cabeça em superfícies sólidas, oscilação e desorientação podem ser observados.[717] Casos graves podem apresentar sinais de inflamação sistêmica decorrente de endotoxemia. Alguns cavalos desenvolvem depressão e toxemia graves e podem morrer poucas horas após a ingestão de cantaridina sem desenvolver diarreia.[713,717]

As anomalias hematológicas são hemoconcentração e leucocitose neutrofílica.[713,714] Às vezes, neutropenia e leucopenia podem acompanhar a endotoxemia. A bioquímica sérica geralmente revela aumento da atividade da creatinoquinase, hipocalcemia e hipoalbuminemia.[713,714] Anomalias bioquímicas são hipocalcemia (concentrações de cálcio total e ionizado), hipomagnesemia e azotemia.[713,714,717] A gravidade específica da urina está caracteristicamente na faixa hipostenúrica.[713,714] Hematúria microscópica e proteinúria branda podem ser evidentes. A presença de sangue oculto nas fezes é frequente, mas a hematoquezia é incomum.

Um diagnóstico presuntivo pode ser feito com base em sinais clínicos e na identificação de besouros no feno. A determinação das espécies dos insetos pode ser necessária para estimar a quantidade de cantaridina ingerida. Todas as espécies de *Epicauta* contêm cantaridina, mas algumas a apresentam em pequenas quantidades. O diagnóstico definitivo requer a medida da concentração de cantaridina no conteúdo gástrico ou intestinal e na urina.[713,716]

Intoxicação por arsênico

Patogênese

A intoxicação por arsênico é uma causa incomum de diarreia em cavalos, decorrente da ingestão de herbicidas, inseticidas e outros produtos de controle de pragas que contaminam a água ou as forragens usadas como alimento.[718] A intoxicação por arsênico depende da valência do elemento.[718,719] O arsenato pode ser reduzido a arsenito em sistemas mamíferos.[719] Acredita-se que seja mais tóxico que o arsenato e excretado com menor velocidade na urina.[719] O arsenato e o arsenito desacoplam a fosforilação oxidativa, o que altera o metabolismo energético nas células de muitos tecidos.[719] A intoxicação aguda por arsênico causa lesão celular generalizada e morte rápida, geralmente por falência múltipla de órgãos. Cardiomiopatia e doença pulmonar são causas comuns de morte em humanos.[720] É provável que as lesões no intestino grosso sejam causadas, em parte, por intoxicação celular e corrosão direta pelo composto. No entanto, a vasculite é uma característica da doença em humanos e equinos, e acredita-se ser o mecanismo mais importante da doença do intestino grosso humano.[718,721] A colite hemorrágica aguda é uma característica da intoxicação por arsênico; é acompanhada por edema mural grave e úlcera da mucosa,[718] que causam diarreia hemorrágica profusa e dor abdominal. A intoxicação por arsênico pode ser crônica, mas isso parece raro em cavalos.

Sinais clínicos e diagnóstico

Depressão, fraqueza, dor abdominal, diarreia hemorrágica e choque são características da intoxicação aguda por arsênico em cavalos.[718] A morte pode ocorrer antes que a diarreia seja evidente. Os primeiros sinais clínicos iniciais podem ser difíceis de distinguir de outras formas de colite aguda e estão relacionados a choque endotóxico, distúrbios metabólicos e desidratação. Mais tarde, podem ocorrer arritmias cardíacas, edema pulmonar, insuficiência renal aguda e *deficits* neurológicos (ataxia e estupor).[718] Anúria ou poliúria podem ser observadas. A anemia hemolítica causada pela ligação preferencial de compostos de arsênico às hemácias é uma característica do envenenamento em humanos.[720] Anomalias hematológicas decorrentes de lesões nas células da medula óssea e hemólise contínua podem ser observadas após o estágio agudo. Leucopenia e trombocitopenia foram descritas em pacientes humanos.[720] A bioquímica sérica pode revelar azotemia, atividades enzimáticas hepatocelulares geralmente mais altas que nos casos de endotoxemia e aumento da atividade da creatinoquinase.[718] A gravidade específica da urina pode estar na faixa isostenúrica; a urinálise pode ainda revelar hematúria, cilindrúria e proteinúria.

O diagnóstico pode ser estabelecido pela medida da concentração de arsênico no sangue e na urina, mas esses exames podem ser inconclusivos. O diagnóstico *post mortem* é confirmado pelos níveis de arsênico em amostras de fígado e rim.[718] O histórico de exposição e os sinais clínicos continuam a ser os principais meios de diagnóstico.

OUTROS DISTÚRBIOS INFLAMATÓRIOS DO INTESTINO GROSSO

Anafilaxia intestinal

Patogênese

Em equinos, a anafilaxia intestinal grave é uma síndrome caracterizada por colite rápida, aguda e fatal.[722] A síndrome grave é clínica e patologicamente semelhante a outras causas conhecidas de colite aguda. Alguns casos são menos graves e se manifestam como diarreia e/ou cólica branda a moderada. A síndrome da anafilaxia intestinal pode ser provocada por hipersensibilidade do tipo I mediada por IgE ou reação anafilactoide independente da IgE.[723,724] De modo geral, a anafilaxia intestinal é induzida pela exposição gastrintestinal local a um alimento, ambiente, medicamento ou outro alergênio,[723,725] mas também ser causada pela exposição sistêmica a um alergênio.[726-728] A desgranulação maciça de mastócitos, a secreção de mediadores inflamatórios e a ativação de reflexos nervosos entéricos no intestino causam alterações profundas no fluxo sanguíneo, aumento da permeabilidade vascular e edema intersticial, recrutamento de neutrófilos, alteração da motilidade, lesão da mucosa, absorção de produtos microbianos e hipersecreção da mucosa.[729-733] Os sinais sistêmicos podem ser causados pela reação anafilática ou estar associados a SIRS.

A forma peraguda é caracterizada por edema intramural grave e inflamação hemorrágica do intestino grosso, em geral acompanhada por espessamento submucoso da ordem de vários centímetros.[162,722] A trombose vascular pode ser generalizada, com petéquias e equimoses em mucosas e serosas. Formas menos graves de anafilaxia intestinal podem se manifestar como áreas irregulares de edema e congestão intestinal.[726] A diarreia é causada pela inflamação intestinal desencadeada pela resposta de hipersensibilidade do tipo I. Muitos dos mediadores da hipersensibilidade do tipo I, como histamina e 5-HT, têm efeitos estimuladores bem documentados na atividade secretora da mucosa, na permeabilidade vascular e epitelial e na motilidade[729-731] no intestino. A inflamação sistêmica decorrente da endotoxemia pode ser avassaladora após a perda da barreira da mucosa. O infarto dos segmentos intestinais e outros órgãos pode ser provocado por coagulação intravascular. Íleo, distensão abdominal e dor abdominal moderada a grave podem ser causadas por distúrbios da motilidade e infarto do intestino grosso.

Sinais clínicos e diagnóstico

Os sinais clínicos são semelhantes aos descritos para outras formas de colite aguda. Os animais acometidos podem apresentar diarreia grave, mas a morte pode ocorrer antes que a diarreia seja evidente. A falência múltipla de órgãos decorrente da CID não é incomum. O rápido início de fraqueza, cambalear e tremores geralmente precede a morte. A síndrome pode causar morte em 4 a 24 horas.

O diagnóstico é embasado em sinais clínicos, achados *post mortem* e exclusão de outras causas. A maioria dos exames diagnósticos é inconclusiva. Se houver suspeita de um antígeno como desencadeador da anafilaxia, um teste de sensibilização cutânea passiva por anafilaxia de Prausnitz-Kustner pode confirmar a presença de IgE específica contra o antígeno no soro do paciente.[726]

Sobrecarga de carboidratos

Patogênese

O consumo excessivo de carboidratos solúveis, especialmente os grãos como o milho, supera a capacidade digestiva do intestino delgado e leva à entrada de uma alta quantidade desses carboidratos no intestino grosso. A quantidade de carboidratos solúveis que produz diarreia varia de acordo com o histórico alimentar do indivíduo. Cavalos que recebem dietas mais ricas em carboidratos solúveis são mais resistentes aos efeitos prejudiciais da sobrecarga de carboidratos. A acomodação gradual a uma dieta rica em carboidratos pode ser realizada ao longo de várias semanas. Cavalos que recebem uma quantidade incomumente alta de grãos ou outras formas de carboidratos solúveis tendem a desenvolver diarreia e, dependendo do volume ingerido, podem apresentar colite grave, inflamação sistêmica decorrente de endotoxemia, acidose metabólica e laminite.[229,734-736]

A patogênese da colite causada pela sobrecarga de carboidratos se deve principalmente aos efeitos tóxicos na flora microbiana do intestino grosso.[735] A entrada repentina de carboidratos solúveis no intestino grosso causa fermentação rápida por bactérias gram-positivas produtoras de ácido láctico e um aumento repentino na produção de ácidos orgânicos.[229] O pH cecal diminui e a concentração de ácido láctico aumenta.[229] A rápida produção de ácido orgânico sobrecarrega a capacidade de tamponamento do intestino grosso, não apenas por esgotamento direto dos tampões em seu conteúdo, mas também por redução da eficiência da secreção dos tampões. A secreção de bicarbonato está ligada à absorção de ácidos graxos voláteis, que são produzidos em pequenas quantidades pela fermentação de carboidratos solúveis. O conteúdo do intestino grosso se torna profundamente ácido e, assim, desfavorável para a flora microbiana. Há aumento da população de bactérias produtoras de ácido láctico, mas as bactérias gram-negativas, especialmente Enterobacteriaceae, são mortas pelos ácidos e liberam grandes quantidades de endotoxina.[229]

A carga osmótica do ácido láctico produzido no intestino grosso é um fator importante no desenvolvimento da diarreia, porque ácidos orgânicos, como o ácido láctico, são mal absorvidos. Casos leves de sobrecarga de carboidratos podem provocar apenas diarreia osmótica. Em casos mais graves, o conteúdo ácido do intestino grosso é tóxico para a mucosa, o que causa necrose dos tecidos da mucosa semelhante à observada na acidose ruminal. A úlcera da mucosa propicia a absorção de grandes quantidades de endotoxina e ácido láctico, produzidas pela morte maciça de micróbios intolerantes aos ácidos e pela fermentação de carboidratos solúveis, normalmente pouco absorvidos pela mucosa intacta.[736] A inflamação sistêmica decorrente da endotoxemia pode ser avassaladora; os achados clínicos e laboratoriais são similares aos descritos para a endotoxemia. A laminite é uma complicação tão frequente que a sobrecarga de carboidratos é usada para sua indução em modelo experimental.[229,735,736]

Sinais clínicos e diagnóstico

Os sinais clínicos de colite por sobrecarga de carboidratos podem variar de acordo com a quantidade ingerida e a acomodação da flora à dieta rica nesses nutrientes. Casos brandos podem apresentar a diarreia osmótica transitória, sem efeitos sistêmicos. Os casos graves são caracterizados por sinais semelhantes aos descritos para outras formas de colite, como dor abdominal, diarreia moderada a grave e desidratação. Sinais de endotoxemia e sepse são frequentemente observados em casos graves. A intubação nasogástrica pode produzir refluxo gástrico ácido significativo. Partículas de grãos podem ser observadas no refluxo gástrico e nas fezes se a sobrecarga de grãos for a fonte da sobrecarga de carboidratos. A laminite é uma complicação comum.

Enteropatia por areia

A enteropatia por areia quase sempre está associada à obstrução intestinal aguda decorrente de quantidades anormalmente grandes de areia no intestino grosso.[737] No entanto, a diarreia crônica induzida por areia é uma síndrome distinta que pode ocorrer em qualquer idade e causada pelo acúmulo anormal de areia no intestino grosso.[738,739] Diarreia crônica e sinais de cólica podem ocorrer sem obstrução. Em geral, o diagnóstico é embasado na existência de quantidades anormais de areia nas fezes, embora alguns animais acometidos possam não eliminar areia nas fezes. A radiografia para detecção de areia no cólon é ocasionalmente necessária.[738]

PRINCÍPIOS DO TRATAMENTO DA DIARREIA AGUDA

Os princípios do tratamento da diarreia aguda causada por colite são semelhantes, independentemente da causa, e são a reposição das perdas de líquidos e eletrólitos, o controle da inflamação do cólon, a redução da secreção de líquidos, a promoção do reparo das mucosas, o controle da endotoxemia e da sepse e o restabelecimento da flora normal. O leitor deve consultar o tratamento geral da endotoxemia em outra parte deste capítulo, já que muitos dos princípios terapêuticos se sobrepõem.

Reposição de líquidos e suporte circulatório

A reposição de perdas de líquidos e eletrólitos é uma preocupação primordial no tratamento de cavalos com salmonelose. Dependendo da gravidade da doença, as perdas de líquidos podem ser mínimas ou maciças. Líquidos e eletrólitos podem ser administrados por via oral ou IV. Em alguns cavalos com diarreia branda a moderada, o equilíbrio hidreletrolítico pode ser mantido pelo consumo voluntário de água e eletrólitos. Todos os animais acometidos devem ter água fresca e com eletrólitos à disposição. Em muitos casos, a intubação nasogástrica periódica para a administração de água e eletrólitos pode ser suficiente para manter a hidratação.[740] A administração por via intravenosa de líquidos é preferida nos casos que requerem quantidades significativas para reposição e manutenção do equilíbrio hídrico e eletrolítico.[357] Não é incomum que pacientes com diarreia grave precisem de grandes volumes (50 a 100 ℓ/dia) de líquidos intravenosos para a manutenção da hidratação. O monitoramento do hematócrito, da concentração sérica de eletrólitos, da gasometria venosa, dos níveis de creatinina e ureia no sangue, do teor proteico e da citologia da urina e do peso corpóreo é importante para avaliar a hidratação, o equilíbrio eletrolítico e acidobásico e a função renal.

A solução isotônica de cloreto de sódio ou a solução de Ringer com lactato são frequentemente usadas para restaurar e manter o equilíbrio hidreletrolítico. O cloreto de potássio pode ser adicionado aos líquidos e administrado a uma taxa de 0,5 a 1 mEq/kg/h. De modo geral, uma taxa inferior a 0,5 mEq/kg/h é utilizada. Soluções hipertônicas de NaCl (1 a 2 ℓ de NaCl a 5% ou 7,5%) têm sido utilizadas em cavalos com hiponatremia aguda e grave (< 120 mEq/dℓ) e naqueles com choque hemodinâmico decorrente de sepse. Os efeitos benéficos do NaCl hipertônico são de curta duração (30 a 60 minutos). Soluções isotônicas devem ser administradas simultaneamente ou logo após a administração de soluções hipertônicas de NaCl. Soluções isotônicas (1,3%) ou hipertônicas (5%) de bicarbonato de sódio são usadas para a correção da acidose metabólica. A administração prolongada de líquidos contendo sódio pode promover diurese e perda de água renal ou acúmulo de edema periférico e deve ser usada de maneira conservadora em casos de perda relativa de água livre. A administração de soluções isotônicas de dextrose (5%) ou de dextrose a 2,5%/NaCl a 0,45% pode ser benéfica quando a perda de água livre (excesso relativo de sódio) for evidente.

Muitos cavalos com colite aguda também apresentam hipoproteinemia por causa das perdas gastrintestinais e da resposta inflamatória sistêmica decorrente da absorção de produtos bacterianos. As pressões oncóticas plasmáticas são anormalmente baixas frente ao aumento da permeabilidade vascular. O edema intersticial é um problema clínico nesses pacientes e contribui para a disfunção orgânica. Os líquidos cristaloides, embora essenciais para a reposição das perdas de água e eletrólitos causadas pela diarreia, podem reduzir a pressão oncótica do plasma por causa da hemodiluição.[436,439] A administração de coloides auxilia a expansão de volume e a manutenção das pressões oncóticas do plasma. A reposição de coloides é discutida na seção Endotoxemia.

Tratamento anti-inflamatório

O controle da inflamação e da secreção do cólon é um aspecto difícil e pouco estudado da colite aguda equina. O papel da inflamação e de seus mediadores, como as prostaglandinas, como causa da perda de líquidos é bem conhecido durante a infecção por *S. enterica* e *Clostridium* spp.[103,142,198,552,571,637,638,741] Inibidores da COX (AINEs) têm efeitos antissecretores no trato intestinal inflamado,[91,169] inclusive no cólon equino.[742,743] Os AINEs são comumente administrados a cavalos com colite para reduzir a secreção de líquidos associada à inflamação. No entanto, prostaglandinas, como PGE_2 e PGI_2, também têm efeitos citoprotetores na mucosa gastrintestinal e são fundamentais para o reparo da mucosa.[91,701] Os AINEs utilizados para inibição farmacológica da inflamação e secreção do cólon podem ser prejudiciais à integridade e à cicatrização da mucosa, se não forem usados de modo criterioso. Os AINEs exacerbam a inflamação do cólon em humanos com colite inflamatória, impedem a cicatrização da mucosa em vários modelos de lesão e têm efeitos prejudiciais bem documentados na mucosa do cólon equino.[91,690,698,701] Além do efeito tóxico sobre a mucosa do cólon, a úlcera gástrica não é incomum em cavalos com enterocolite e pode estar relacionada ao tratamento com AINEs. Embora o uso de AINEs seletivos de COX-2 deva, em teoria, ter menos probabilidade de prejudicar ou impedir o reparo da mucosa do cólon em pacientes com inflamação do cólon e diarreia, a segurança e a eficácia desses medicamentos não foram avaliadas nessa aplicação. Os efeitos adversos pró-trombóticos dos inibidores seletivos de COX-2[744] sugerem que o uso muito cauteloso de medicamentos com alta seletividade é justificado em pacientes com inflamação sistêmica e risco de trombose (p. ex., endotoxemia e sepse).

Além dos AINEs, outros fármacos são ocasionalmente usados no tratamento anti-inflamatório e antissecretor. O subsalicilato de bismuto é comumente usado em adultos e potros com diarreia. O volume necessário para obtenção de qualquer efeito em adultos com colite é bastante alto (1 a 4 ℓ por sonda nasogástrica a cada 4 a 8 horas), o que tende a impedir sua administração. O metronidazol tem efeitos benéficos em modelos experimentais de inflamação gastrintestinal, inclusive intoxicação por AINEs,[706] e pode auxiliar o tratamento de cavalos com colite; no entanto, não há evidências que apoiem seu uso.

Reparo e proteção da mucosa

O sucralfato (20 mg/kg VO a cada 6 horas) tem sido recomendado para auxiliar a cicatrização da mucosa do cólon em pacientes com intoxicação por AINEs. Há evidências na intoxicação experimental por fenilbutazona em potros, sugerindo que a administração de sucralfato diminui a úlcera e outras lesões histopatológicas em todo o trato alimentar e diminui a perda de proteínas.[745] Não há evidências que apoiem o uso de sucralfato no tratamento de úlcera de cólon em cavalos adultos.

O misoprostol (5 μg/kg VO a cada 12 horas ou 2 μg/kg VO a cada 6 a 8 horas) e outros análogos sintéticos da PGE melhoram a cicatrização da mucosa intestinal e promovem a cicatrização em modelos experimentais de colite.[746] O misoprostol pode ser bastante útil no tratamento da intoxicação por AINEs, tanto na forma generalizada quanto na RDUC. No entanto, a eficácia do misoprostol na aceleração da cicatrização da mucosa não foi clinicamente comprovada na colite equina. As principais desvantagens dos análogos da prostaglandina, como o misoprostol, são seus efeitos adversos, inclusive cólicas abdominais, diarreia, sudorese e aborto em éguas prenhes.

O muciloide de *psyllium* pode ser adicionado à dieta (5 colheres de sopa a cada 12 a 24 horas) para aumentar a produção de AGCCs no cólon. A fibra fermentável resistente à amilase, como o *psyllium*, é hidrolisada por bactérias do cólon em AGCCs, como o butirato, que representam uma importante fonte de energia para os colonócitos. O butirato e outros AGCCs aceleram a maturação epitelial e estimulam a absorção de sal (e, portanto, de líquidos) no cólon, melhoram a progressão clínica da colite ulcerativa e aceleram a cicatrização do cólon.[747] O próprio *psyllium* é uma fonte de butirato no cólon e promove o movimento de carboidratos sensíveis à amilase para a parte distal do órgão, onde são fermentados em AGCCs. Acredita-se que o *psyllium* promova a cicatrização das mucosas na colite.

Controle da dor

Muitos cavalos com colite apresentam sinais brandos a graves de dor abdominal. A analgesia pode ser realizada com AINEs, como a flunixino, mas o possível agravamento da lesão mucosa ou a nefrotoxicidade pode impedir o uso de doses analgésicas, especialmente em cavalos com suspeita de intoxicação por esses fármacos. Inibidores seletivos de COX-2 podem poupar a mucosa gastrintestinal. O meloxicam e o firocoxib, por exemplo, têm propriedades analgésicas em cavalos em modelos experimentais de cólica isquêmica e não exercem efeitos prejudiciais sobre a mucosa intestinal, que são associados ao tratamento com inibidores não seletivos da COX.[695,748]

Xilazina, detomidina ou butorfanol (em bólus) podem conferir analgesia temporária. Infusões em taxa constante de butorfanol, lidocaína e/ou quetamina (de forma isolada ou combinada) podem provocar analgesia mais profunda e são úteis em caso de certeza da ausência de um processo obstrutivo ou infarto. O manejo da dor é discutido no Capítulo 3 deste livro.

Terapia antimicrobiana

O tratamento antibiótico de amplo espectro é frequentemente recomendado em cavalos com neutropenia ou sinais de sepse. Os antibióticos de amplo espectro diminuem as complicações da sepse em pacientes humanos. Não há evidências que sustentem esse princípio em cavalos com colite.

Acredita-se que o tratamento com antibióticos não altera o curso da enterocolite, mas pode diminuir a disseminação e a gravidade da doença. A antibioticoterapia direcionada a *S. enterica* é quase sempre reservada a pacientes com sepse. Antibióticos lipossolúveis são ideais para infecções por *S. enterica* por causa da persistência intracelular das bactérias. A enrofloxacino é preferida, mas a sensibilidade antimicrobiana do isolado deve ditar o tratamento.

Nos pacientes com alta probabilidade de infecção por *N. risticii*, a terapia antimicrobiana direcionada é frequentemente indicada antes do estabelecimento do diagnóstico definitivo. Os fármacos lipossolúveis são preferidos porque o microrganismo pode viver dentro das células. A oxitetraciclina (6,6 mg/kg/dia IV), geralmente seguida por doxiciclina (10 mg/kg VO a cada 12 horas), parece ser o antibiótico mais eficaz no tratamento da febre do cavalo de Potomac e é o tratamento de escolha. O tratamento é mais bem-sucedido se instituído antes do surgimento de diarreia.[584,749]

O tratamento antibiótico administrado no início da enterocolite deve, se possível, ser interrompido. O tratamento específico com metronidazol é eficaz no tratamento da clostridiose humana e parece ser eficaz em cavalos.[624,750] A resistência ao metronidazol em isolados clínicos de *C. difficile* foi relatada em um surto, mas parece ser rara na maioria dos casos humanos e equinos.[751] Os isolados resistentes ao metronidazol eram sensíveis à vancomicina, que pode ser eficaz no tratamento de casos clínicos com suspeita dessa resistência. A vancomicina não é recomendada em cavalos por questões relacionadas ao programa de controle de antimicrobianos (*stewardship*). A antitoxina de *C. perfringens* do tipo C foi recomendada para o tratamento da clostridiose neonatal, mas não há evidências de sua eficácia.[752] Preparações antitoxinas não são recomendadas em cavalos adultos com clostridiose.

Anticoagulação

A hipercoagulabilidade é uma complicação comum da enterocolite e associada à inflamação sistêmica decorrente da endotoxemia. A administração de heparina (20 a 80 UI/kg SC ou IV a cada 6 a 12 horas) pode prevenir o desenvolvimento de trombose nesses pacientes desde que as concentrações plasmáticas de antitrombina III sejam adequadas. Não há produtos concentrados de antitrombina III para uso em cavalos, mas o plasma total pode ser uma fonte importante. Acredita-se que o tratamento com heparina diminua a trombose, especialmente da veia jugular, que é uma complicação grave da salmonelose. O tratamento com doses baixas de ácido acetilsalicílico (10 mg/kg VO a cada 24 a 48 horas) e heparina pode ter benefícios adicionais por causa da inibição irreversível da função plaquetária.[753] A heparina e o ácido acetilsalicílico podem ter efeitos protetores na lâmina digital.[753,754] A heparina pode impulsionar a atividade fagocítica do sistema reticuloendotelial ao aumentar a eficiência das opsoninas, como fibronectina e imunoglobulina, e estimular a fagocitose de produtos da coagulação e, talvez, outras partículas, inclusive bactérias.[755,756]

Probióticos

A manutenção da flora bacteriana no trato gastrintestinal é um importante mecanismo de defesa que impede a colonização por bactérias patogênicas. Poucos trabalhos investigaram a eficácia desses produtos em cavalos. Preparações de *Saccharomyces boulardii* diminuíram a duração e a gravidade da colite equina.[757] Nos potros, o uso de probióticos foi associado ao aumento do risco de diarreia, em especial dos casos que requerem intervenção clínica. Nos seres humanos, o transplante fecal (conhecido pela maioria dos veterinários como transfaunação) demonstrou ser eficaz na clostridiose intestinal. Como a microbiota intestinal é extremamente diversificada,[756] é mais provável que a restauração da flora geral seja mais eficaz do que a restauração de espécies bacterianas isoladas.

Pós absorventes e óleo mineral

Os pós absorventes são muito usados para reduzir a bioatividade e a absorção de toxinas ou metabólitos tóxicos produzidos por bactérias e outros microrganismos (p. ex., ácido láctico na sobrecarga de grãos). Em um modelo de rato com intoxicação por cantaridina, o óleo mineral, bastante utilizado nos casos equinos, aumentou a absorção da toxina, a morbidade e a mortalidade.[758] Nesse estudo, ratos tratados com carvão ou esmectita DTO apresentaram melhor sobrevida. O pó de esmectita DTO (Bio-Sponge, Platinum Performance, Buellton, Califórnia, EUA) se liga às exotoxinas de *C. difficile* e *C. perfringens in vitro*[343,759] e pode auxiliar o tratamento de clostridiose intestinal ou colite não especificada em cavalos. A esmectita DTO é comercializada como pó ou pasta e deve ser administrada de acordo com as instruções do fabricante por 3 a 5 dias.

Nutrição

Bons cuidados gerais e nutrição adequada são vitais para o tratamento de cavalos com colite. A ingestão normal de forragem para a obtenção de energia pode ser inadequada; no entanto, o oferecimento de grãos deve ser evitado para impedir a entrada de carboidratos altamente fermentáveis no cólon. O manejo dietético geralmente consiste em restrição ou eliminação da forragem de caule longo (feno) da dieta e o oferecimento exclusivo de ração completa peletizada (com pelo menos 30% de fibra alimentar). A lógica por trás dessa recomendação é a redução da carga mecânica e fisiológica no cólon. As refeições devem ser frequentes (4 a 6 vezes/dia). O óleo de milho (1 xícara a cada 12 a 24 horas) pode ser misturado aos *pellets* para aumentar a ingestão calórica sem a adição de volumosos ou grãos. É importante notar que cavalos com colite que se recusam a comer ração peletizada devem receber feno de alta qualidade. Em pacientes com anorexia ou catabolismo grave, a nutrição enteral e a parenteral (total e parcial) têm sido utilizadas com sucesso para fornecer calorias e suporte nutricional.

Tratamentos específicos

Estrongilose

O tratamento da infecção por *S. vulgaris* exige a eliminação das larvas em migração e a resolução das lesões produzidas pelo parasita. O fembendazol (10 mg/kg VO a cada 24 horas por 3 dias ou 10 mg/kg VO a cada 24 horas por 5 dias) e a ivermectina (200 mg/kg VO) são eficazes para matar as larvas de quarto estágio.[647] Outros anti-helmínticos também podem ser eficazes quando administrados em doses mais altas que as necessárias para matar vermes adultos. A eficácia desses anti-helmínticos contra larvas em trombos não é conhecida.

A terapia trombolítica e antitrombótica tem sido preconizada em cavalos com suspeita de estrongilose.[647,654] A heparina (20 a 80 UI IV ou SC a cada 6 a 12 horas) pode ser usada como anticoagulante. A heparina de alto peso molecular causa anemia ao induzir agregação de hemácias, o que é um efeito indesejável na sepse. Heparinas de baixo peso molecular parecem ser menos propensas a ter esse efeito em cavalos. O ácido acetilsalicílico (10 a 30 mg/kg VO a cada 12 a 48 horas) é geralmente combinado à heparina para inibir a adesão plaquetária. O ácido acetilsalicílico também pode inibir a liberação de produtos plaquetários, como o tromboxano, que afetam a motilidade do intestino grosso. Dextranas de baixo peso molecular têm sido recomendadas como antitrombóticos por inibição da função plaquetária e da coagulação.[654] A eficácia clínica da administração de dextranas parece boa, mas estudos controlados não foram realizados.

Ciatostomíase

De modo geral, a administração de anti-helmínticos é o único tratamento necessário para casos brandos a moderados de ciatostomíase em fase inicial (1 a 3 semanas após o início da doença). O fembendazol é eficaz contra muitos estágios larvais, mas a resistência é alta em algumas populações. Embora a eficácia da ivermectina seja variável em relação a certos estágios,[760] foi de 75% em um estudo.[761] Hoje, o fembendazol (7,5 a 10 mg/kg VO a cada 24 horas por 5 dias) com administração de ivermectina (200 mg/kg VO) a partir do 6º dia é o esquema terapêutico mais recomendado.[659,762] A moxidectina (400 µg/kg VO a cada 24 horas) também pode ser eficaz contra microrganismos adultos e os estágios larvais L_3 e L_4,[763] podendo auxiliar o tratamento da ciatostomíase. A terapia anti-inflamatória pode ser benéfica, sobretudo em casos graves ou refratários ou antes da administração de medicamentos larvicidas. O pré-tratamento com dexametasona ou prednisolona deve ser feito antes da administração de anti-helmínticos nos casos com suspeita de altas cargas parasitárias para impedir a exacerbação aguda da doença por morte rápida das larvas encistadas. A probabilidade de desenvolvimento de inflamação tecidual decorrente da morte larval parece ser menor com o tratamento larvicida à base de moxidectina em comparação ao fembendazol.[764] A administração de AINEs pode ter valor limitado, mas a dexametasona parece ser eficaz em casos refratários quando associada a anti-helmínticos larvicidas.[659,662] O subsalicilato de bismuto é frequentemente administrado por via oral como um agente antissecretor em animais jovens. Cuidados de suporte podem ser necessários em casos graves, principalmente naqueles com hipoproteinemia grave. Às vezes a administração por via intravenosa de líquidos cristaloides, plasma ou outros coloides é necessária. O suporte nutricional adequado também é importante.

Intoxicação por arsênico

A redução da absorção de arsênico pela administração de catárticos, como carvão ativado, deve ser iniciada imediatamente.[718] A terapia de quelação com tiossulfato de sódio (20 a 30 g em 300 mℓ de água, administrado por via oral) e dimercaprol (anti-Lewisite britânico; 3 mg/kg VO a cada 4 horas) é recomendada.[718] O dimercaprol é um antídoto específico para os arsênicos trivalentes, mas sua eficácia em cavalos é questionável.

Anafilaxia intestinal

O tratamento da anafilaxia intestinal é, a princípio, semelhante ao de outras formas de colite, mas tende a ser malsucedido em decorrência da natureza rapidamente progressiva da síndrome.[162,722,727] O tratamento precoce com succinato sódico de prednisolona (10 a 20 mg/kg IV) ou dexametasona (0,1 a 0,2 mg/kg IV) pode ser essencial para o sucesso do tratamento.[722]

Peritonite

ESTRUTURA E FUNÇÃO

O peritônio é composto de uma única camada de células mesoteliais. O revestimento mesotelial do diafragma, das paredes abdominais e da cavidade pélvica é denominado *peritônio parietal*. O peritônio visceral forma a superfície serosa dos órgãos intra-abdominais. Caudalmente, o peritônio se reflete sobre as superfícies dos órgãos pélvicos (partes do trato urogenital e reto), excluindo-os do espaço peritoneal e definindo o espaço retroperitoneal. O espaço peritoneal se comunica com o lúmen uterino (e, portanto, o ambiente externo) através das tubas uterinas das fêmeas. Nos machos, o peritônio forma um verdadeiro saco cego. Os vasos esplâncnicos e os nervos autônomos viscerais são responsáveis, respectivamente, pelo suprimento vascular e pela inervação do peritônio visceral. Ramos das artérias intercostais, lombares e ilíacas suprem o peritônio parietal e os nervos frênicos e intercostais são responsáveis pela inervação. A inflamação do peritônio parietal é percebida como dor somática, levando ao enrijecimento da parede abdominal, dor à palpação externa e relutância de movimentação.

O revestimento peritoneal é uma barreira semipermeável à difusão de água e solutos de baixo peso molecular entre o sangue e a cavidade abdominal.[765] O peritônio secreta um líquido seroso que lubrifica a cavidade abdominal, inibe a formação de aderências e tem propriedades antibacterianas menores.[765,766] Macrófagos, mastócitos, células mesoteliais e linfócitos são responsáveis pela função imune dentro do peritônio.[767] A superfície peritoneal mantém um alto nível de atividade fibrinolítica por meio da produção de ativadores do plasminogênio pelas células mesoteliais. Essa função, juntamente com as propriedades lubrificantes do FP, ajuda a manter as superfícies deslizantes dentro do peritônio e evita a formação de aderências. O FP produzido pelo mesotélio tende a se mover em direção ventral e cranial, auxiliado, em grande parte, pelo movimento diafragmático. O FP, resíduos e material estranho saem da cavidade peritoneal e entram no sistema linfático por meio de poros subendoteliais de distribuição difusa ou estômatos diafragmáticos grandes, dependendo do tamanho das partículas. Moléculas grandes e partículas com mais de 40.000 MW (como bactérias) saem pelos estômatos diafragmáticos e, por fim, entram no ducto torácico. O termo *peritonite* se refere à inflamação do revestimento mesotelial da cavidade peritoneal.

ETIOPATOGÊNESE

A peritonite pode ser associada a qualquer insulto mecânico, químico ou infeccioso que cause alteração ou irritação do revestimento peritoneal, inflamação ou infecção de órgãos abdominais ou comprometimento da parede intestinal.[765] As lesões mecânicas comuns são traumatismo contuso ou perfurante da parede abdominal, acidentes durante a reprodução e o parto e cirurgia abdominal. Diversos insultos iatrogênicos podem causar peritonite, como abdominocentese, enterocentese, punção esplênica, trocarização intestinal, biopsia hepática, biopsia uterina, castração e laceração retal. Os insultos químicos de origem endógena incluem sangue, urina, enzimas pancreáticas, bile, suco gástrico, quimo e quilo. Talco, contrastes, antibióticos e soluções de lavagem são outros exemplos de insultos químicos. Os eventos traumáticos são geralmente acompanhados por contaminação bacteriana no momento da lesão; além disso, lesões mecânicas e químicas podem sofrer infecções secundárias.

A manifestação mais comum de peritonite é a doença aguda, difusa e séptica após inflamação, insulto vascular, perfuração ou manipulação cirúrgica (enterotomia, ressecção e anastomose) do trato gastrintestinal. Nesses casos, a sepse é causada por bactérias mistas de origem gastrintestinal. Feridas abdominais penetrantes também são associadas a infecções mistas. De modo menos comum, bactérias ganham acesso ao peritônio por meio de disseminação hematogênica, extensão de um órgão contíguo ou pelo trato genital feminino. Infecções monomicrobianas primárias com *Streptococcus equi* subsp. *equi*,[768] *S. equi* subsp. *zooepidemicus*,[769] *Rhodococcus equi*[770] e *Corynebacterium pseudotuberculosis* foram relatadas.[771] Também há relatos de várias séries de casos de peritonite associada a *Actinobacillus equuli*.[772-775] Sepse, onfalite séptica, infecções ascendentes do trato urinário e infecções uterinas são outras causas de infecção monomicrobiana.

A maioria dos casos de trauma ou perfuração intestinal leva à contaminação do peritônio com grande número de bactérias de muitos tipos. O trato intestinal contém uma população mista de bactérias e a quantidade desses microrganismos e a prevalência de espécies anaeróbias são maiores nos segmentos distais. Não surpreende que a mortalidade associada à contaminação da porção inferior do intestino seja alta. Hirsch e Jang[776] relataram o isolamento de um agente infeccioso do FP exsudativo equino em cerca de 25% das tentativas. Bactérias anaeróbias obrigatórias foram cultivadas com mais frequência, seguidas por membros da família Enterobacteriaceae (predominantemente *E. coli*). *Bacteroides fragilis* resistente à penicilina foi isolado em 10 a 20% dos casos. Em outro estudo de identificação de bactérias no líquido abdominal equino por exame citológico ou cultura, *E. coli* foi o microrganismo mais isolado.[777] Em seres humanos e animais de laboratório, apesar da variedade de microrganismos introduzidos pela contaminação polimicrobiana, as infecções estabelecidas são caracterizadas por apenas alguns tipos de bactérias, em geral aeróbias gram-negativas e anaeróbias. Essa seletividade se deve aos processos de redução seletiva de populações bacterianas e ao sinergismo bacteriano. Um exemplo de sinergismo em seres humanos e animais de laboratório é a peritonite causada por *E. coli* e *B. fragilis*. A existência de cada microrganismo é benéfica para a sobrevida do outro e ambos são importantes na patogênese geral da doença. *E. coli* está associada a septicemia e mortalidade precoce, enquanto a infecção por *B. fragilis* tende a provocar abscessos crônicos e morbidade e mortalidade tardias.[766]

Outras causas de peritonite equina são parasitas, distúrbios virais (influenza, arterite viral equina, anemia infecciosa equina, peste equina) e neoplasias. A arterite venosa causada por estrongilose pode causar danos vasculares (tromboembolismo e infarto) no intestino. As atividades de estrôngilos, ascarídeos e tênias podem provocar perfuração intestinal e lesões em outros órgãos abdominais. Houve um relato de peritonite séptica por perfuração do cólon, associada à migração aberrante da larva de *Gasterophilus intestinalis*.[778]

Os eventos biológicos resultantes da contaminação do abdome ou da lesão das células mesoteliais incluem a liberação de catecolaminas, histamina e serotonina dos mastócitos peritoneais; vasodilatação e hiperemia; aumento da permeabilidade vascular peritoneal; secreção de líquido rico em proteínas no peritônio; transformação de células mesoteliais em macrófagos; e influxo de células PMN, opsoninas humorais, anticorpos naturais e componentes séricos do sistema complemento na cavidade peritoneal.[765] Outros eventos possíveis são depressão da atividade fibrinolítica peritoneal, depósitos de fibrina na superfície peritoneal e íleo mediado por agentes inflamatórios e efeitos simpáticos. Esses processos limitam a contaminação e a infecção e são eficazes em procedimentos limpos e minimamente invasivos, como enterocentese ou trocarização. No entanto, em caso de mais gravidade da contaminação ou irritação peritoneal, esses processos são ampliados e se tornam prejudiciais. As consequências são hipovolemia, hipoproteinemia, íleo gastrintestinal, isquemia da parede intestinal com subsequente absorção de bactérias e toxinas e, por fim, formação de aderências e abscessos. Os macrófagos peritoneais equinos liberam uma grande quantidade de mediadores inflamatórios quando expostos ao LPS bacteriano e a endotoxemia contribui com o quadro clínico. Veja a revisão completa sobre esse evento na seção Endotoxemia.

A descrição patológica completa da peritonite inclui origem (primária ou secundária), início (peraguda, aguda e crônica), distribuição (localizada ou difusa) e presença de bactérias (séptica ou não). Sob o aspecto clínico, é interessante visualizar a patogênese da peritonite como uma série de estágios. No estágio de contaminação, com duração de 3 a 6 horas, há introdução de bactérias no peritônio e o início da resposta inflamatória aguda já descrita. Se os microrganismos não forem eliminados, o processo evolui para o estágio de peritonite difusa aguda, pois, independentemente do sítio inicial de contaminação, as bactérias se espalham por todo o peritônio em horas. O estágio da peritonite difusa aguda dura até 5 dias. A resposta inflamatória persiste e aumenta com a continuação da exsudação de líquido proteico e influxo de células inflamatórias. Os microrganismos agressores são levados para o sistema linfático e podem ser eliminados pelo sistema imune. Por outro lado, os microrganismos podem obter acesso à circulação sistêmica em número suficiente para provocar a bacteriemia clinicamente relevante. Essa fase da doença tem a maior mortalidade por causa dos efeitos de inflamação peritoneal grave, endotoxemia e sepse. Se o animal sobreviver a esse estágio, mas não eliminar a infecção da cavidade peritoneal, a doença entra em uma fase de transição denominada estágio de aderência (ou localização) aguda, em geral 4 a 10 dias após a primeira lesão. Os neutrófilos ainda estão ativos, os macrófagos aumentam em número e os agregados de fibrina estão sendo organizados ou lisados. Em caso de persistência da infecção além desse ponto, a organização da fibrina continua e os microrganismos ficam isolados das defesas do hospedeiro. Nesse ponto, a doença entra no estágio de abscesso crônico. Esse estágio pode começar 8 dias após a inoculação e persistir indefinidamente.

Sinais clínicos

Os sinais clínicos de peritonite dependem da doença primária, de sua duração e da extensão da inflamação peritoneal. A peritonite localizada pode ter pouca ou nenhuma manifestação sistêmica, enquanto a peritonite localizada grave ou generalizada é acompanhada por toxemia e/ou sepse grave. A peritonite séptica costuma causar sinais clínicos mais graves decorrentes da resposta inflamatória sistêmica e da endotoxemia. A maioria dos sinais clínicos é inespecífica e inclui febre, letargia, inapetência, diminuição de borborigmos e desidratação. Outros sinais são cólica, íleo, perda ponderal e diarreia.[768]

Cavalos com peritonite aguda, como nos casos de ruptura intestinal ou laceração retal, apresentam sinais clínicos associados a endotoxemia grave, fraqueza, letargia, cólica e/ou insuficiência circulatória. O animal pode não apresentar febre, dependendo do grau de choque. Dor parietal, caracterizada por relutância em se mover, enrijecimento da parede abdominal e sensibilidade à pressão abdominal externa são observados em alguns casos agudos. Em caso de contaminação abdominal extensa por material fecal, o exame retal pode revelar a aspereza da superfície serosa e parietal do peritônio por causa da deposição de fibrina.

Em cavalos com peritonite mais crônica, os sinais clínicos são cólica intermitente, letargia, anorexia, perda ponderal, febre intermitente, edema ventral, intolerância ao exercício, diminuição ou ausência de sons intestinais e desidratação branda. As frequências cardíaca e respiratória podem ser normais. A produção de fezes pode ser normal; no entanto, há relatos de cavalos com diarreia crônica e perda ponderal. Os achados ao exame retal podem incluir dor à palpação de aderências fibrinosas ou fibrosas, distensão intestinal, massa abdominal ou impressão de flutuação do intestino em líquido. Em muitos casos, o exame retal não revela anomalias significativas.[768]

Nos casos de peritonite por *A. equuli*, os sinais clínicos na maioria dos cavalos são letargia, inapetência e dor abdominal branda a moderada na doença aguda ou perda ponderal na doença crônica.[773,774] Éguas pós-parto com peritonite secundária a perfuração uterina em geral apresentam febre e depressão, com ou sem dor abdominal. Há relatos de tenossinovite séptica da bainha do tarso secundária à peritonite bacteriana por perfuração gastrintestinal.[779] Potros com peritonite costumam apresentar sinais de cólica (aguda ou crônica) e têm febre, depressão e inapetência. Nos potros jovens, a peritonite pode causar rápida deterioração metabólica, e a determinação e a correção do problema primário requerem atenção imediata. Em potros mais velhos, a peritonite pode ser insidiosa e associada a infecções por *S. equi* subsp. *equi* ou *R. equi*.

Achados clinicopatológicos

As anomalias clinicopatológicas variam dependendo do tempo de progressão e da gravidade da doença. No estágio agudo, há predominância de leucopenia, hemoconcentração, acidose metabólica e azotemia. Depois de alguns dias, leucocitose e hiperfibrinogenemia são mais típicas. A peritonite crônica pode ser acompanhada por hiperproteinemia com hiperglobulinemia. O nível de SAA também aumenta.[254] Os neonatos com uroperitônio tendem a desenvolver azotemia, hiponatremia, hipocloremia, hiperpotassemia e acidemia.

A análise do FP é fundamental para o diagnóstico de peritonite. Há uma descrição detalhada da análise de FP na seção Avaliação Diagnóstica deste capítulo. O número de leucócitos no FP de animais com peritonite aguda tende a ser bem mais alto em comparação à peritonite crônica,[768] mas nem sempre se correlaciona à gravidade ou ao prognóstico da doença. O número de leucócitos no FP pode ser superior a 100.000/μℓ após a enterocentese, sem sinais ou problemas clínicos.[780] Por outro lado, números de leucócitos peritoneais inferiores a 100.000/μℓ podem ser observados em potros ou cavalos com abscessos intra-abdominais.[781] O número de leucócitos peritoneais pode aumentar para mais de 150.000/μℓ após a celiotomia[782] e ser ainda maior após a enterotomia. No pós-operatório, o número de leucócitos normalmente continua a diminuir e volta ao normal em 5 a 7 dias. A ausência de diminuição do número de leucócitos sugere peritonite por complicação pós-operatória. Por fim, números de leucócitos no FP acima de 500.000/μℓ indicam sepse peritoneal focal ou generalizada grave. Na peritonite aguda, o número de células PMN em geral aumenta mais em comparação às células mononucleares, mas isso depende da causa. Em cavalos com doença gastrintestinal e endotoxemia, o número de células mononucleares peritoneais aumenta, assim como a transformação de células mesoteliais em macrófagos. Em casos crônicos, a transformação de células mesoteliais é facilmente confundida com células neoplásicas, o que pode dificultar o diagnóstico.

A presença de bactérias livres e fagocitadas no FP indica supuração generalizada, abscesso ou comprometimento intestinal. A presença de numerosos microrganismos de tipos mistos livres no FP, especialmente com material vegetal, é bastante sugestiva de ruptura intestinal. Nesses animais, a observação de neutrófilos tóxicos ou degenerados e bactérias nas células PMN ajuda a distinguir o FP do conteúdo intestinal. O líquido obtido à enterocentese é praticamente desprovido de leucócitos, mas tem coloração anormal, além de microrganismos mistos e material vegetal. A amostra pode sofrer contaminação bacteriana durante a coleta; a contaminação iatrogênica de uma amostra pode levar à observação de bactérias livres e intracelulares, sobretudo se o processamento for tardio. Nesses casos, o número de bactérias é baixo e os neutrófilos parecem saudáveis. Alguns casos de perfuração gastrintestinal podem ser acompanhados por sequestro de material luminal, células inflamatórias e proteínas pelo omento e suas aderências fibrinosas. O líquido abdominal obtido por paracentese ventral comum pode ter baixa celularidade e baixa concentração de proteínas, mas apresentar um grande número de bactérias mistas, indicando ruptura intestinal.[768] Exemplos são ruptura da maior curvatura do estômago, entre as camadas omentais (bolsa omental), e as úlceras gástricas ou duodenais perfuradas em potros. Todos os achados citológicos devem ser correlacionados aos achados clínicos e clinicopatológicos para boa interpretação dos resultados da citologia do FP.

A análise bioquímica do FP pode auxiliar a detecção de sepse quando o exame citológico e a cultura são negativos ou não podem ser realizados. O pH e as concentrações de glicose no FP em cavalos com peritonite séptica foram significativamente menores do que em cavalos com peritonite não séptica e cavalos saudáveis.[783] No FP, o pH inferior a 7,3, a concentração de glicose menor que 30 mg/dℓ e concentração de fibrinogênio acima de 200 mg/dℓ foram considerados altamente preditivos de peritonite séptica. Diferenças entre a concentração sérica e peritoneal de glicose superiores a 50 mg/dℓ foram consideradas o principal achado para o diagnóstico de peritonite séptica no estudo. A concentração de lactato no FP também aumenta por causa da peritonite séptica, e uma diferença na concentração de lactato entre o sangue e o peritônio pode ter significado diagnóstico. Em um pequeno estudo em cães, a diferença na concentração de lactato entre o sangue e o líquido menor ou igual a 2 mmol/ℓ foi 100% sensível e específica para o diagnóstico de peritonite séptica.[784]

As amostras de FP devem ser enviadas para culturas aeróbicas e anaeróbicas em meios apropriados (tubos BBL Port-A-Cul, Becton, Dickinson & Co., Franklin Lakes, NJ) a fim de o(s) organismo(s) patogênico(s). Para recuperação de bactérias, FP pode ser inoculado em meio de cultura de sangue (Septi-Chek Columbia, Hoffmann-LaRoche Inc., Nutley, NJ). Se o cavalo recebeu tratamento antimicrobiano anterior, a amostra de líquido deve ser passada por um dispositivo de remoção antimicrobiano antes da cultura (ARD, Becton Dickinson & Co., Franklin Lakes, NJ).

Tratamento

O tratamento precoce e agressivo é importante para a obtenção de bons resultados. Os objetivos do tratamento são a resolução do problema principal, a redução da inflamação e a prevenção de complicações a longo prazo. Na fase aguda, a analgesia e a terapia descritas para a endotoxemia são importantes. A flunixino meglumina é recomendada por seus efeitos anti-inflamatórios locais e sistêmicos, e pode ser eficaz em retardar a formação de aderências.[785]

Os primeiros antibióticos devem ser de amplo espectro, assumindo a existência de uma infecção mista. Na peritonite aguda, difusa e séptica, a administração por via intravenosa é preferida às vias orais ou intramusculares por gerar concentrações mais confiáveis de fármacos nos tecidos e no FP.[786] A combinação de um antibiótico betalactâmico com um aminoglicosídeo, como penicilina potássica (22.000 a 44.000 UI/kg IV a cada 6 horas) com gentamicina (6,6 mg/kg a cada 24 horas), é apropriada na maioria dos casos. O metronidazol (25 mg/kg VO a cada 12 horas) pode ser adicionado por causa da forte possibilidade de infecção por *B. fragilis* resistente à penicilina. Esse esquema pode ser modificado conforme os resultados da cultura e do antibiograma. A peritonite causada por *A. equuli* geralmente responde bem ao tratamento com penicilina isolada ou combinada à gentamicina. Aminoglicosídeos e AINEs podem induzir lesões agudas nos túbulos renais, sobretudo em animais com desidratação e diminuição da perfusão renal. Portanto, o restauro e a manutenção da hidratação adequada e o monitoramento da função renal são importantes. O monitoramento dos números de leucócitos, da concentração plasmática de fibrinogênio, dos níveis de SAA e a análise de líquidos abdominais geralmente orienta a duração do tratamento. Cavalos com abscesso abdominal por infecções monomicrobianas geralmente precisam de tratamento por semanas a meses, enquanto a infecção polimicrobiana pode exigir muitos meses de antibioticoterapia. Outras partes deste livro (Capítulo 2) trazem mais detalhes sobre os princípios da terapia antimicrobiana.

A drenagem e a lavagem abdominal podem ajudar a remover o excesso de líquidos, materiais estranhos, fibrina e produtos bacterianos em cavalos com peritonite. A lavagem pós-operatória diminui a incidência de aderências abdominais induzidas experimentalmente.[787] A exploração cirúrgica aberta é o exame mais eficaz e completo de todas as superfícies peritoneais e é recomendada se houver suspeita de perfuração gastrintestinal ou isquemia ou em qualquer outro caso em que a correção de uma lesão primária seja indicada. Um dreno abdominal ventral pode ser colocado no momento da cirurgia ou em cavalos em pé sob sedação e anestesia local. As técnicas foram descritas em detalhes em outras publicações.[788,789]

A lavagem peritoneal é normalmente realizada com 10 a 20 ℓ de uma solução eletrolítica isotônica balanceada 2 vezes/dia durante 3 a 5 dias, até que o líquido seja transparente ou entupir o cateter com fibrina ou omento. Soluções hipertônicas devem ser evitadas, pois podem provocar deslocamentos de líquidos no peritônio. A adição de iodo povidona a uma solução balanceada deve ser evitada, pois concentrações baixas, de 3%, podem induzir inflamação peritoneal.[790] Outros agentes, como antibióticos ou heparina, também foram sugeridos como componentes da solução de lavagem, mas não há dados que demonstram seu benefício. Drenos abdominais ativos (ou de sucção fechada) também têm sido preconizados, com benefícios e complicações semelhantes a outros métodos.[789] A lavagem com uma solução isotônica simples não alterou a farmacocinética da gentamicina administrada por via sistêmica.[791] Assim, a alteração da dose antimicrobiana não parece necessária se a lavagem com soluções simples fizer parte do esquema terapêutico. As complicações associadas ao uso de drenos abdominais ou à drenagem peritoneal repetida são infecção retrógrada, irritação local, pneumoperitônio e infiltração SC ao redor do dreno e celulite. Em pacientes com hipovolemia ou hipoproteinemia, a reposição volêmica e a administração de coloides plasmáticos ou sintéticos devem ser consideradas antes da remoção de grandes quantidades de líquido do abdome.

Em cavalos com suspeita de parasitose, doses larvicidas de um anti-helmíntico devem ser administradas após a estabilização da doença. Ivermectina, fembendazol e tiabendazol foram recomendados como larvicidas.

A decisão de realização do tratamento cirúrgico ou médico é controversa em cavalos com peritonite e precisa ser tomada caso a caso. Embora a exploração cirúrgica possa propiciar o diagnóstico e a resolução da causa incitante e lavagem mais completa do abdome, os riscos da anestesia e as possibilidades de custo adicional da cirurgia e retardo do retorno a competições podem ser significativos. Em um estudo recente de cavalos e potros com peritonite, a sobrevida até a alta sem cirurgia foi associada à ausência de sinais de dor abdominal, melhora ou normalização da temperatura retal, melhora ou normalização dos borborigmos, produção fecal normal, ausência de achados anormais à palpação retal, ausência de refluxo nasogástrico e FP de cor amarela/laranja.[792] Uma comparação retrospectiva do tratamento médico e cirúrgico de éguas pós-parto com peritonite secundária a uma lesão uterina não encontrou diferença significativa entre as variáveis à internação, taxa de sobrevida, custo hospitalar, duração da internação e probabilidade de reprodução após a alta.[793] Uma limitação desse estudo é a capacidade de diagnóstico definitivo de lesão uterina nas éguas submetidas ao tratamento clínico; caso uma laceração não fosse palpável, o diagnóstico era embasado na exclusão de outras causas.

Prognóstico

O prognóstico da peritonite associada à ruptura gastrintestinal é mau. As taxas de sobrevida relatadas em cavalos com peritonite variam, mas podem chegar a 78%.[792,794] Em um estudo com taxa de sobrevida global de 78%, 68% dos cavalos submetidos ao tratamento medicamentoso sobreviveram;[792] em outro, 93% dos submetidos ao tratamento medicamentoso sobreviveram.[795] Parte da variabilidade nessas porcentagens de sobrevida pode estar relacionada a critérios de inclusão, principalmente de cavalos com ruptura gastrintestinal ou não. A peritonite séptica após cirurgia abdominal foi associada à alta mortalidade (56%) em alguns relatos,[777] embora diferenças na sobrevida a curto prazo não tenham sido observadas em outro estudo.[796] A peritonite associada a *A. equuli* tem prognóstico muito favorável e todos os cavalos desses relatos responderam ao tratamento medicamentoso.[773,774]

Fisiopatologia da lesão e reparo da mucosa

FUNÇÃO DE BARREIRA DA MUCOSA

Para compreender os mecanismos de lesão e subsequente reparo da mucosa, é importante entender a regulação fisiológica da sua integridade. Essa regulação é denominada função de barreira da mucosa e é vital por impedir que bactérias e toxinas associadas cheguem aos tecidos subepiteliais e à circulação. No entanto, a mucosa tem duas funções conflitantes: deve ser uma barreira protetora ao mesmo tempo em que absorve os solutos necessários para manter o bem-estar do hospedeiro. Esse conflito é mais notável no espaço intercelular (paracelular), que permite a passagem de alguns solutos e água,[797-800] mas não de grandes moléculas, inclusive toxinas bacterianas.[801] O espaço paracelular é quase exclusivamente regulado pelas junções de oclusão,[574] que são as junções interepiteliais no aspecto mais apical do espaço paracelular. Embora essas junções de oclusão fossem originalmente vistas como sítios inertes de adesão celular, tornou-se claro nos últimos anos que a baixa permeabilidade das junções depende da estrutura molecular específica do tecido e é regulada por um complexo conjunto de proteínas intracelulares e pelo citoesqueleto. As junções de oclusão consistem em um grupo de proteínas transmembrânicas que formam interdigitações nas células adjacentes. Embora a princípio se acreditasse que a ocludina era a proteína transmembrânica predominante nas junções de oclusão, um grupo de proteínas denominadas *claudinas* parece ajustar a função dessas estruturas. Algumas claudinas, por exemplo, são responsáveis pela porosidade relativa da barreira para eletrólitos com base em sua carga no espaço paracelular.[802] Essas proteínas transmembrânicas interagem com o citoesqueleto por meio de uma série de proteínas intracelulares, inclusive zônula ocludente (ZO)-1, ZO-2, ZO-3, cingulina e outras.[803] Além disso, proteínas reguladoras locais, como a pequena GTPase Rho, são essenciais para a função de junções de oclusão. De modo geral, o estado contrátil relativo do citoesqueleto de actina determina o grau de abertura ou o fechamento das junções de oclusão, mas as complexidades da regulação desse processo são pouco compreendidas.[804,805]

A medida mais sensível da função de barreira da mucosa é a resistência elétrica transepitelial, determinada pela montagem da mucosa em um sistema *in vitro*, denominado câmara de Ussing, e que reflete bem a permeabilidade da mucosa a íons.[806,807] Os íons podem atravessar o epitélio por duas vias: transcelular e paracelular.[801] Como as membranas celulares têm resistência ao fluxo passivo de íons que sejam 1,5 a 3 unidades de log maiores que a do epitélio como um todo, as medidas da resistência transepitelial refletem bem a resistência do espaço paracelular, em especial das junções de oclusão que regulam o fluxo paracelular de íons.[807] Como a estrutura das junções de oclusão difere em partes distintas da mucosa,[808] as medidas de resistência transepitelial refletem a resistência líquida do epitélio de permeabilidade variável em um determinado tecido. As junções de oclusão nas estruturas glandulares intestinais chamadas criptas, por exemplo, são mais propensas a extravasamento do que aquelas no epitélio da superfície, por causa da quantidade menor e da menor organização das cadeias de junções de oclusão.[806,809] Por outro lado, o epitélio de superfície apresenta um número maior de cadeias de junções de oclusão bem organizadas e, assim, sua resistência é relativamente alta.[806] Isso é bem correlacionado à função de absorção do epitélio localizado na superfície da mucosa e à função secretora do epitélio da cripta. A estrutura das junções de oclusão também varia em cada segmento do intestino. As junções de oclusão têm mais cadeias no íleo do que no jejuno, por exemplo, o que se reflete na maior resistência transepitelial do íleo.[810] Além disso, as células são mais justapostas à altura das junções de oclusão do cólon. Isso condiz com o papel de absorção do cólon e é vantajoso por causa do ambiente microbiano hostil desse segmento do intestino.

Função de barreira da mucosa gástrica

Existem quatro regiões do estômago com base no tipo de revestimento da mucosa (de oral a aboral): epitélio escamoso estratificado não glandular, epitélio cardíaco, mucosa gástrica propriamente dita e mucosa pilórica.[811] O epitélio escamoso estratificado é bastante diferente em termos de função de barreira em comparação ao restante do trato gastrintestinal. Nesse epitélio, a resistência transepitelial basal é de aproximadamente 2 a 3.000 $\Omega \cdot cm^2$, que é uma ordem de magnitude maior que a mucosa adjacente do cárdia.[812,813] Assim, a mucosa escamosa estratificada é excepcionalmente impermeável. Esse é o único mecanismo que essa mucosa tem para se defender contra lesões. O epitélio escamoso estratificado consiste em quatro camadas: o *estrato córneo externo*, o *estrato de transição*, o *estrato espinhoso* e o *estrato germinativo basal*. No entanto, nem todas as camadas contribuem do mesmo modo para a função de barreira, que é composta principalmente de junções de oclusão interepiteliais no *estrato córneo* e substâncias mucoides secretadas pelo *estrato espinhoso*.[812,814] A relativa impermeabilidade da mucosa escamosa estratificada pode ser demonstrada pelos efeitos *in vitro* do HCl nesse tipo de epitélio, que são poucos até alcançar um pH de 2,5 ou menos.[813] Embora grande parte da literatura sobre a úlcera equina se refira aos efeitos do HCl e inibidores da secreção desse ácido,[815-818] outros fatores podem ser fundamentais para o desenvolvimento da doença da úlcera gástrica.

O local de secreção de HCl (mucosa gástrica propriamente dita) é protegido da chamada difusão reversa dos íons H^+ por uma resistência elétrica transepitelial relativamente alta (em comparação à mucosa do cárdia), mas vários outros mecanismos também impedem que o ácido cause lesões. A mucosa gástrica secreta muco e bicarbonato que, juntos, formam um gel de HCO_3^-, que titula o ácido antes que alcance o lúmen.[819,820] A camada mucosa é formada principalmente por glicoproteínas (mucinas) secretadas pelas células caliciformes, mas também apresenta outras secreções gástricas e células epiteliais descamadas. As mucinas são compostas de peptídeos principais com uma série de cadeias laterais de *O*-polissacarídeos em compactação densa que, após secretadas, são hidratadas e formam um gel viscoelástico. A camada mucosa, no entanto, não forma uma barreira absoluta para a difusão do ácido. O íon H^+ do ácido que volta a se difundir na mucosa gástrica é expelido pelos trocadores epiteliais de Na^+/H^+ quando a célula alcança um pH crítico.[820]

Estudos recentes renovaram o interesse nos mecanismos protetores do muco por causa da descoberta de um grupo de compostos secretados pelas células caliciformes, denominados peptídeos do trevo. O nome desses peptídeos é derivado de um motivo estrutural altamente conservado de trevo, que confere resistência substancial à degradação por proteases, inclusive pepsina. Esse grupo tem três membros conhecidos: pS2, SP e fator intestinal trifólio (ITF); o ITF é secretado apenas por células caliciformes do intestino delgado e grosso. Tanto pS2 quanto SP são secretados por células caliciformes do estômago e acredita-se que se intercalam às com glicoproteínas mucosas, talvez contribuindo para as propriedades de barreira do muco.[821] Esses peptídeos também são essenciais para o reparo da mucosa danificada.

Outra função da mucosa que reduz o nível de lesão é a citoproteção adaptativa, na qual a aplicação de irritantes tópicos na mucosa gástrica confere proteção subsequente em resposta à exposição repetida a agentes nocivos. O pré-tratamento com 10% de etanol, por exemplo, protege a mucosa de lesões causadas pela aplicação subsequente de etanol absoluto; esse efeito foi abolido pelo tratamento com o inibidor de COX indometacina.[822] Os efeitos citoprotetores das prostaglandinas foram demonstrados diretamente em estudos, nos quais sua pré-administração protegia a mucosa gástrica dos danos causados por agentes, como o ácido clorídrico concentrado e a solução salina hipertônica.[823] As prostaglandinas parecem ser citoprotetoras no estômago em doses inferiores às usadas para inibir a secreção de ácido gástrico, descartando um mecanismo antiácido simples.[824] Embora não totalmente caracterizada, a citoproteção foi atribuída, em parte, à produção de muco estimulado pela prostaglandina.[825] Um efeito benéfico associado às prostaglandinas é o aumento da produção de bicarbonato, que fica preso ao muco na superfície da mucosa.[826,827] Curiosamente, a PGE_2 parece perder sua atividade citoprotetora na presença do agente mucolítico *N*-acetilcisteína. Também foi dada atenção ao aumento do fluxo sanguíneo da mucosa como um possível mecanismo de citoproteção, mediado pela prostaglandina – o pré-tratamento com PGI_2, por exemplo, protegia a mucosa de danos induzidos pelo etanol decorrente do aumento do fluxo sanguíneo da mucosa.[828] Além disso, a PGE_2, que também é citoprotetora, apesar de não aumentar o fluxo sanguíneo,[829] impede a estase vascular associada à lesão vascular induzida por irritante ao inibir a adesão de neutrófilos ao endotélio danificado.[830]

Os nervos sensoriais distribuídos pela mucosa gastrintestinal também têm sido implicados em mecanismos citoprotetores. Como exemplo de sua importância na citoproteção mucosa, o pré-tratamento de ratos neonatos com capsaicina (que destrói nervos sensoriais de maneira dose-dependente) faz com que os animais adultos sejam mais suscetíveis a lesões gástricas.[831] Por outro lado, o uso de uma dose baixa de capsaicina, que estimula e não destrói os nervos sensoriais, protege a mucosa gástrica contra agentes prejudiciais.[832,833] Os nervos sensoriais contêm neuropeptídeos, como o peptídeo relacionado ao gene da calcitonina (CGRP) e a substância P, que podem desempenhar um papel protetor por mecanismos vasculares. O CGRP, por exemplo, estimula o aumento do fluxo sanguíneo gástrico e acredita-se que reduza o dano de maneira semelhante às prostaglandinas. Estudos recentes sugerem que os papéis das prostaglandinas e do CGRP na citoproteção gástrica estão intimamente interligados. Em particular, acredita-se que a PGI_2 sensibilize os nervos sensoriais após o tratamento com um irritante brando, aumentando a liberação de CGRP e o fluxo da mucosa. Estudos semelhantes mostraram que antagonistas de CGRP inibem a ação citoprotetora da PGE_2.[834] Outro mediador nervoso, o óxido nítrico, também tem sido implicado na citoproteção adaptativa. Curiosamente, o óxido nítrico tem várias ações semelhantes às das prostaglandinas, inclusive a manutenção do fluxo sanguíneo da mucosa.[835]

Função da barreira intestinal

A regulação da função de barreira no intestino não é tão bem caracterizada quanto no estômago, embora se presuma que os mecanismos de função da barreira, inclusive a secreção de muco e a regulação do fluxo sanguíneo da mucosa, sejam semelhantes. O duodeno proximal também deve se proteger dos danos causados pelo ácido, pois recebe o conteúdo gástrico; isso é feito pela secreção de muco e bicarbonato de maneira semelhante ao estômago. Outro mecanismo que ajuda o estômago e o intestino a manter a função da barreira mucosa é a velocidade de reparo da mucosa. O desenvolvimento de um defeito na barreira mucosa requer que os fatores prejudiciais ultrapassem a capacidade de recuperação do tecido. A princípio, essa recuperação envolve a migração epitelial pelas regiões desnudas da membrana basal (restituição).[821] Esse processo é tão rápido que os defeitos epiteliais podem ressurgir em poucos minutos. No cólon equino com lesão causada por sal biliar, por exemplo, a mucosa superficial desnuda era completamente coberta pela reposição do epitélio em 180 minutos.[207] No intestino delgado, as vilosidades intestinais amplificam bastante a área superficial do lúmen da mucosa e, assim, a recuperação do epitélio desnudo leva muito mais tempo.[836] As vilosidades intestinais, no entanto, são capazes de reduzir drasticamente a área superficial desnuda mediante contração.[837]

MECANISMOS DE LESÃO GÁSTRICA

Embora o epitélio escamoso estratificado seja relativamente impermeável ao HCl, alguns fatores podem aumentar drasticamente os efeitos prejudiciais do ácido nesse tecido. Em particular, os sais biliares e os AGCCs são capazes de romper a barreira epitelial escamosa em pH ácido, expondo camadas profundas ao HCl, com subsequente desenvolvimento de úlcera.[813,838] O estômago equino normalmente apresenta concentrações relativamente altas de AGCC por causa da fermentação microbiana.[812] Esses ácidos fracos penetram na mucosa escamosa e parecem danificar a atividade de transporte de Na^+, localizada principalmente no estrato germinativo. Os sais biliares também podem estar no estômago proximal em decorrência do refluxo do duodeno. Embora esse refluxo tenha pH relativamente alto, parece que os sais biliares se aderem ao epitélio escamoso estratificado, tornando-se solúveis em lipídios e provocando danos quando o pH fica abaixo de 4.[839] A dieta e o manejo (p. ex., períodos de jejum) também desempenham papéis cruciais no desenvolvimento de úlceras gástricas. Normalmente, o pH varia de maneira gradual do compartimento proximal ao compartimento distal do estômago equino, e o pH menor é observado na porção distal do órgão.[840] Durante períodos de jejum essa estratificação se perde e, assim, é interrompida, o estômago proximal apresenta pH baixo.[841] O jejum também aumenta a concentração do conteúdo duodenal no estômago proximal, em especial a bile.[839]

A mucosa gástrica propriamente dita é exposta a agentes prejudiciais, inclusive pepsina, bile e ácido. Este último é constantemente secretado pelas células parietais equinas como uma adaptação à ingestão quase contínua de volumoso,[811] mas é fortemente regulado por células similares às enterocromafins (ECL) na mucosa gástrica propriamente dita e nas células G e D da mucosa pilórica. A secreção ácida é amplificada pela histamina liberada pelas ECLs, que interage com os receptores H_2 das células parietais, e pelas células G, que liberam o hormônio gastrina, que estimula a secreção. A combinação de histamina e gastrina pode ter efeito sinérgico na secreção gástrica das células parietais, porque esses mediadores têm receptores e segundos mensageiros distintos. Por outro lado, as células D são sensíveis ao ambiente ácido e liberam somatostatina, que inibe a secreção ácida.[842] No entanto, a mucosa gástrica pode ser exposta ao ácido por períodos prolongados, sobretudo em cavalos que são amplamente alimentados com comida e não têm o benefício das fibras, que tende a tamponar o conteúdo estomacal.[839,842]

Além da úlcera péptica, induzida por combinações de ácido e pepsina, pesquisas em humanos revelaram a enorme importância de *Helicobacter pylori* na doença. A infecção por esse microrganismo eleva o pH gástrico por alteração das glândulas gástricas, mas também induz uma reação inflamatória que causa danos.[843] No entanto, há pouquíssimas evidências da participação desse microrganismo nas úlceras gástricas equinas. Na ausência de um papel conhecido dos agentes infecciosos na úlcera gástrica em animais, acredita-se que a doença seja causada por fatores prejudiciais semelhantes aos encontrados no estômago proximal, como ácido gástrico e bile. Alguns fatores importantes para a indução de úlcera no epitélio escamoso podem não ser importantes no desenvolvimento de úlcera na mucosa gástrica propriamente dita. A privação alimentar e o treinamento intensivo, por exemplo, induzem úlceras epiteliais escamosas de forma reprodutível em cavalos, mas têm pouco efeito sobre a mucosa gástrica propriamente dita desses animais.[844] É provável que o ácido gástrico desempenhe um papel fundamental, enquanto outros fatores, como os AINEs, reduzem os mecanismos de defesa gástrica. A inibição da produção de prostaglandinas reduz a secreção de muco e bicarbonato por diminuição do fluxo sanguíneo da mucosa gástrica.[845] Alguns AINEs também têm efeito irritante tópico, embora isso pareça ter um significado menor, porque a via de administração (oral ou parenteral) parece ter pouca influência sobre o desenvolvimento da úlcera.[846]

A princípio, acreditava-se que a fonte das prostaglandinas responsáveis pela proteção gástrica era a COX-1, porque essa isoforma da enzima é constitutivamente expressa pela mucosa gástrica, enquanto a COX-2 não é expressa no estômago, a menos que seja induzida por mediadores inflamatórios. No entanto, camundongos *knock-out* para o gene COX-1 não desenvolvem lesões gástricas espontâneas,[847] talvez por causa de aumentos compensatórios na produção de prostaglandinas pela COX-2.[848] Esse conceito concorda com dados recentes indicando que a inibição das duas isoformas de COX é necessária para a indução de úlcera gástrica.[849] Do ponto de vista clínico, esses dados apontam que os medicamentos seletivos para COX-1 ou COX-2 podem ser menos ulcerogênicos em equinos porque possibilitam que as isoformas não inibidas continuem produzindo os prostanoides protetores. Como a COX-2 é responsável pelas prostaglandinas induzidas por estímulos inflamatórios, inibidores preferenciais ou seletivos da COX-2 podem ser bastante úteis por sua capacidade de atuação como agentes anti-inflamatórios menos ulcerogênicos.[392]

ISQUEMIA/LESÃO DE REPERFUSÃO INTESTINAL

A causa mais notável de lesão da mucosa intestinal em cavalos, em especial aqueles que sofrem de cólica, é a isquemia. A princípio, parece intuitivo que a redução do suprimento sanguíneo gastrintestinal cause lesão da mucosa. A anatomia do trato gastrintestinal e a estrutura diferente da mucosa intestinal em vários sítios anatômicos têm uma influência significativa na extensão da lesão da mucosa. A lesão isquêmica pode ser induzida por vários mecanismos diferentes, inclusive oclusão do suprimento arterial por trombo, estrangulamento da vasculatura intestinal e redução generalizada do fluxo sanguíneo associado a diversos estados de choque. Vários mecanismos aparentemente distintos de lesão intestinal, como distensão, também desencadeiam lesão da mucosa por meio de um mecanismo isquêmico. A lesão por reperfusão também pode influenciar a extensão da lesão da mucosa após um episódio isquêmico e foi proposta como um possível ponto de intervenção terapêutica.[850,851] É fundamental conhecer os mecanismos da lesão de isquemia/reperfusão para compreender a gravidade das várias doenças clínicas e começar a formular uma abordagem terapêutica para os distúrbios caracterizados por essa forma devastadora de lesão.

Regulação do fluxo sanguíneo intestinal

A circulação intestinal regula finamente o fluxo sanguíneo durante períodos de baixa pressão de perfusão sistêmica.[852,853] Em particular, a regulação local dos vasos de resistência na microvasculatura é muito proeminente; os produtos do metabolismo do ATP causam dilatação contínua dos vasos de resistência apesar das reduções na pressão arterial sistêmica. Isso leva à perfusão contínua dos tecidos gastrintestinais durante os primeiros estágios do choque, enquanto outros órgãos, como o músculo esquelético, sofrem desvio maciço do sangue por causa dos grandes aumentos na resistência vascular. As razões para essas diferenças na regulação não são totalmente entendidas, mas podem estar associadas ao nível relativamente alto de energia para o suprimento da mucosa intestinal e aos graves efeitos sistêmicos de brechas na barreira mucosa. Quando o fluxo sanguíneo fica abaixo de um determinado nível, os sistemas reguladores não são mais eficazes e a captação de oxigênio pelo tecido gastrintestinal diminui, culminando em lesão tecidual.[852]

A ponta das vilosidades é a região mais suscetível à hipoxia no intestino delgado equino, em grande parte por abrigar o mecanismo de troca contracorrente do fluxo sanguíneo.[852] Esse mecanismo de troca contracorrente é atribuível à arquitetura vascular, que consiste em uma arteríola central que percorre a vilosidade central, se ramifica na ponta e é drenada por vênulas que percorrem a periferia da vilosidade.[854] À medida que o sangue oxigenado flui pela arteríola central, o oxigênio tende a se difundir pelas vênulas adjacentes, que seguem na direção oposta. Essa série de eventos ocorre por todo o comprimento da vilosidade, cuja ponta é relativamente hipóxica mesmo em condições normais. Além disso, em caso de redução do fluxo sanguíneo, como no choque hipovolêmico ou séptico, a troca contracorrente de oxigênio aumenta e a ponta da vilosidade apresenta hipoxia absoluta.[852] Esse mecanismo pode explicar por que a mucosa do intestino delgado é mais suscetível à lesão isquêmica em comparação ao cólon, que não apresenta vilosidades. A duração da isquemia necessária para produzir graves danos morfológicos no cólon equino é cerca de 25% maior que no intestino delgado.[855]

Lesão epitelial isquêmica

O epitélio da mucosa intestinal é muito suscetível à hipoxia por causa do nível relativamente alto de energia necessária para alimentar a Na^+/K^+-ATPase, que regula direta ou indiretamente o fluxo de íons e nutrientes. O primeiro evento bioquímico a ocorrer durante a hipoxia é a perda de fosforilação oxidativa. A menor concentração de ATP provoca a falência da Na^+/K^+-ATPase dependente de energia, com acúmulo de sódio e, subsequentemente, de água no meio intracelular. O pH do citosol cai em função do acúmulo de ácido láctico e fosfatos inorgânicos, causado pela glicólise anaeróbica. A redução do pH danifica as membranas celulares, inclusive dos lisossomos, levando à liberação e ativação de enzimas lisossomais no citosol, o que prejudica ainda mais as membranas celulares. O dano à membrana celular propicia o acúmulo de altas concentrações de cálcio no citosol, que ativa as enzimas de degradação dependentes de cálcio.[856] Esses eventos causam a formação de bolhas citoplasmáticas na membrana basal, com subsequente descolamento das células da membrana basal subjacente.

Estudos recentes sobre lesão epitelial durante isquemia sugerem que a maioria das células epiteliais sofre morte celular programada (apoptose) durante a isquemia e reperfusão em vez de necrose, propiciando a retenção de componentes reutilizáveis de células com lesões irreversíveis.[857] Em um estudo, 80% do epitélio perdido durante a isquemia/reperfusão do intestino delgado havia sofrido apoptose.[858] Embora o resultado mais óbvio da apoptose seja a perda do epitélio da superfície, várias células na porção inferior da vilosidade (no intestino delgado) e células dentro das criptas também podem sofrer apoptose, que só se torna evidente até 24 horas após a reperfusão de tecido isquêmico.[859]

As alterações morfológicas observadas na mucosa do intestino delgado com lesão isquêmica ocorrem em uma sequência semelhante, independentemente da indução da lesão apenas pela isquemia ou por isquemia/reperfusão (Tabela 12.6).[860] A princípio, o epitélio se separa da membrana basal subjacente, formando um espaço cheio de líquido, denominado *espaço de Grüenhagen* (Figura 12.7). O mecanismo de acúmulo de líquido nesse espaço não é totalmente compreendido, mas pode ser causado por absorção epitelial contínua de NaCl e água antes do desprendimento total das células epiteliais vizinhas. É provável que esse acúmulo de líquido exacerbe a separação epitelial da membrana basal. A seguir, o epitélio se desloca progressivamente da ponta da vilosidade em direção às criptas, que são os últimos componentes da mucosa intestinal a sofrerem lesão.[163,406,861] Isso provavelmente está relacionado à arquitetura vascular, porque as criptas recebem um suprimento sanguíneo distinto da vasculatura envolvida no mecanismo de troca contracorrente das vilosidades. As primeiras alterações morfológicas observadas no cólon grosso equino durante a isquemia são um pouco diferentes daquelas descritas no intestino delgado em função da ausência de vilosidades intestinais. Como esperado, as células de localização mais superficial são descartadas antes daquelas nas criptas.[855,862] A progressão ordenada da lesão tecidual foi usada por um grupo de pesquisadores para prever com precisão a sobrevida de cavalos com vólvulo do cólon maior. As biopsias foram realizadas na flexura pélvica, que anteriormente refletia com precisão as alterações da mucosa ao longo do cólon,[863] e examinadas histologicamente quanto à largura das criptas e o espaço intersticial entre elas. As últimas medidas foram expressas como uma razão entre a largura do interstício e a cripta (I:C). O cólon não viável foi definido como aquele com mais de 60% de perda de cripta e razão I:C superior a 3. Usando essa metodologia, a sobrevida foi prevista corretamente em 94% dos cavalos.[864]

Tabela 12.6 Sistema de classificação de lesões por isquemia/reperfusão na mucosa do intestino delgado.

Grau	Descrição
1	Separação do epitélio na ponta da vilosidade, criando um pequeno espaço entre o epitélio e a membrana basal, denominado espaço de Grüenhagen
2	Perda de epitélio da ponta da vilosidade
3	Perda de epitélio do terço superior da vilosidade
4	Perda completa do epitélio das vilosidades
5	Lesão ou perda de epitélio na cripta, além de perda completa do epitélio das vilosidades

Adaptada de Chiu CJ, McArdle AH, Brown R *et al*. Intestinal mucosal lesion in low-flow states. I. A morphological, hemodynamic, and metabolic reappraisal. *Arch Surg*. 1970; 101:478-83.

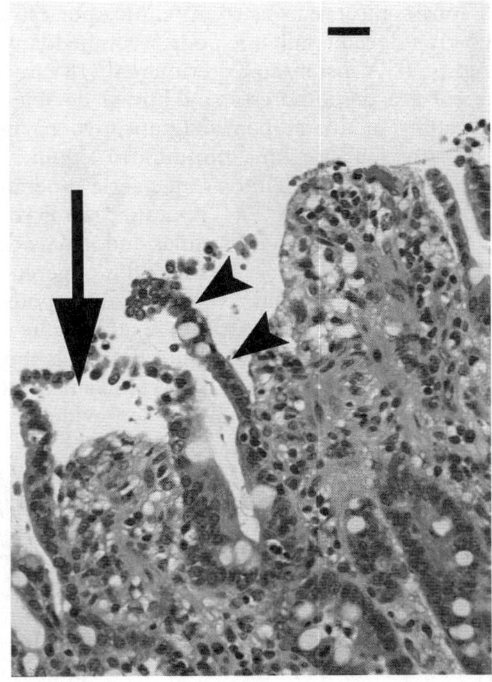

Figura 12.7 Aspecto histológico do espaço de Grüenhagen na mucosa ileal com lesão isquêmica. Observe, na ponta da vilosidade, a separação do epitélio da membrana basal, criando um espaço (*setas*). A seguir, há perda do epitélio para o lúmen (*pontas de seta*). Barra de 1 cm = 100 μm.

Obstrução com estrangulamento

Desde o dramático declínio na incidência de cólica induzida por *S. vulgaris*, frequentemente associada ao infarto do suprimento sanguíneo arterial intestinal,[865] a grande maioria das lesões isquêmicas é decorrente de obstruções com estrangulamento. Portanto, é importante considerar os mecanismos de lesão isquêmica em cavalos com lesões por estrangulamento de ocorrência natural. A maioria dos trabalhos experimentais avaliou a isquemia completa (oclusão total do suprimento sanguíneo arterial)[855] ou a isquemia por baixo fluxo (redução do fluxo sanguíneo arterial).[866,867] Durante o estrangulamento intestinal, no entanto, há uma disparidade no grau de oclusão de veias e artérias, já que as veias são ocluídas antes das artérias por causa das diferenças na complacência das paredes vasculares. As lesões por estrangulamento são tipicamente hemorrágicas (obstrução hemorrágica por estrangulamento) porque as artérias continuam a levar sangue para tecidos com pouca ou nenhuma drenagem venosa. Isso causa lesão isquêmica, como já descrito, mas também enorme congestão tecidual. Essa congestão hemorrágica tem dois efeitos opostos: altera a arquitetura tecidual, inclusive a mucosa e seu epitélio, mas continua a levar sangue oxigenado para os tecidos durante grande parte do episódio isquêmico. Por outro lado, quando o estrangulamento provoca a interrupção repentina do fluxo sanguíneo arterial (obstrução isquêmica por estrangulamento), os tecidos ficam pálidos e há rápida degeneração da mucosa em função da completa falta de sangue oxigenado.[163] Do ponto de vista clínico, isso dificulta a avaliação do grau de lesão da mucosa em cavalos com lesões por estrangulamento, porque o intestino, que pode parecer inviável (vermelho-escuro), na verdade pode apresentar menos lesão da mucosa do que o intestino isquêmico por estrangulamento.[868]

Outra consideração na obstrução clínica por estrangulamento é o grau de isquemia que pode ser induzida pela distensão intestinal. A distensão experimental (18 cm de H_2O por 2 horas) e a descompressão (2 horas) do jejuno, por exemplo, causaram um aumento significativo na permeabilidade microvascular e uma diminuição significativa na oxigenação tecidual semelhante ao que seria esperado com a isquemia por baixo fluxo.[869,870] A avaliação microscópica da vasculatura revelou dano das células endoteliais capilares e formação de edema local.[871] Esses dados sugerem que o intestino distendido proximal a uma obstrução pode sofrer lesão da mucosa, apesar de seu aspecto relativamente normal. Na verdade, em um estudo, pressões intraluminais superiores a 15 cm H_2O em casos de cólica de ocorrência natural foram correlacionadas ao mau prognóstico de sobrevida.[872]

Lesão por reperfusão

Embora tenha sido dado como certo que a reperfusão de tecidos isquêmicos exacerba a lesão da mucosa, lembre-se que os mecanismos responsáveis pela lesão de reperfusão intestinal foram amplamente definidos em animais de laboratório em doenças específicas.[104,410,873-875] Por outro lado, estudos sobre lesão por reperfusão em cavalos obtiveram alguns resultados conflitantes.[861,867,876] Isso pode ser atribuído à maneira como os estudos foram realizados. Em particular, o tipo de isquemia usado na maioria dos estudos com animais em laboratório é a "isquemia por baixo fluxo" (em que o fluxo sanguíneo é reduzido para 20% do fluxo basal), enquanto estudos em cavalos usaram diversos modelos isquêmicos diferentes, inclusive vários tipos de obstrução por estrangulamento. Embora a obstrução por estrangulamento seja de grande relevância clínica, esse tipo de insulto isquêmico tem menor probabilidade de desenvolvimento de lesão de reperfusão.[861,877,878] Por outro lado, a isquemia por baixo fluxo parece tornar os tecidos mais suscetíveis a lesões subsequentes à reperfusão e evidências consideráveis indicam a existência de lesões de reperfusão em cavalos após isquemia por baixo fluxo.[866,867,871,879] No entanto, a isquemia por baixo fluxo pode não ser uma doença comum.

Além do tipo de isquemia, existem outros fatores envolvidos no aumento da suscetibilidade dos tecidos às lesões por reperfusão, inclusive espécies e variações anatômicas específicas nos níveis de enzimas oxidantes e neutrófilos.

O intestino delgado de potros, por exemplo, parece ter níveis muito baixos de xantina oxidase, uma enzima essencial para o desencadeamento de lesões de reperfusão em animais de laboratório;[410,875,880] em animais adultos, porém, os níveis da enzima são muito maiores, principalmente na parte proximal do intestino delgado.[881] Além disso, os cavalos parecem apresentar baixos números de neutrófilos residentes na mucosa intestinal[882] e é essa população de neutrófilos (e não os recrutados pela circulação) que parece ser mais importante na indução da lesão por reperfusão.[104] Estudos sobre a lesão de reperfusão no cólon equino após a isquemia por baixo fluxo demonstraram acúmulo significativo de neutrófilos na mucosa.[866] A compreensão completa dos mecanismos de infiltração neutrofílica e seus efeitos danosos nos tecidos exige um estudo mais aprofundado.

A lesão por reperfusão começa durante a isquemia, quando a enzima xantina desidrogenase é convertida em xantina oxidase e há acúmulo simultâneo de seu substrato, hipoxantina, por causa da utilização de ATP (Figura 12.8).[850,883] Há pouca atividade da xantina oxidase durante a isquemia em função da necessidade de oxigênio como receptor de elétrons. Durante a reperfusão, a xantina oxidase degrada rapidamente a hipoxantina na presença de oxigênio, produzindo o radical superóxido como subproduto.[850] O radical superóxido contribui para o dano oxidativo do tecido e, mais importante, ativa neutrófilos quimiotáticos.[410,875] A inibição da xantina oxidase em estudos sobre a lesão de isquemia/reperfusão intestinal em gatos impede a infiltração de neutrófilos e o subsequente desenvolvimento de lesão da mucosa.[410,874] A inibição da xantina oxidase não teve efeito na lesão de isquemia/reperfusão no intestino delgado[876] e no cólon equino,[407] sugerindo que a lesão de reperfusão é apenas uma continuação da lesão iniciada durante a isquemia, como sugerido em alguns estudos com equinos,[856] ou que a via clássica de lesão por reperfusão é ativada por fontes alternativas de ROMs. Essa última sugestão é embasada em estudos em modelos felinos de lesão por isquemia/reperfusão, nos quais a fonte de uma parte significativa de ROMs é desconhecida e independente da xantina oxidase e neutrófilos.[874]

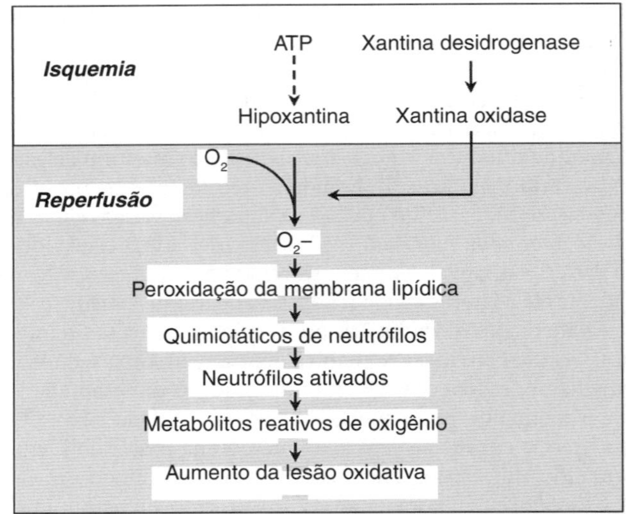

Figura 12.8 Cascata da lesão por reperfusão intestinal. A lesão por reperfusão começa com a síntese de superóxido pelo metabolismo da hipoxantina pela xantina oxidase e subsequente infiltração de neutrófilos.

MECANISMOS DE REPARO DA MUCOSA GASTRINTESTINAL

Mecanismos de reparo gástrico

Mecanismos de reparo gástrico são altamente dependentes da extensão da lesão. As erosões superficiais, por exemplo, podem ser rapidamente cobertas pela migração do epitélio adjacente à ferida, um processo denominado *restituição epitelial*. A úlcera (perda total da mucosa e penetração da camada muscular da mucosa), no entanto, requer reparo da vasculatura submucosa e da MEC. Isso começa com a formação de tecido de granulação, que fornece elementos de tecido conjuntivo e a microvasculatura necessários para a reconstrução da mucosa. Os elementos do tecido conjuntivo são fibroblastos em proliferação, que acompanham os capilares recém-produzidos, formados a partir do endotélio em proliferação. Estudos recentes indicam que o óxido nítrico é essencial nesses dois processos,[835,885] o que provavelmente explica suas propriedades reparadoras no estômago.[886]

Após a formação do leito de granulação adequado, o epitélio recém-proliferado na borda da ferida começa a migrar através dela. As glândulas gástricas na base da úlcera começam a brotar e a migrar pelo leito de granulação de maneira tubular.[887] O fator de crescimento epidérmico (EGF) é expresso pelo epitélio em regeneração e parece facilitar esses processos.[888] Esses eventos são facilitados por uma tampa mucoide, que retém os fatores reparadores e o soro adjacente ao leito da ferida.[845] Com o preenchimento da úlcera pelo tecido de granulação e a reepitelização da ferida, o tecido subepitelial se remodela, alterando o tipo e a quantidade de colágeno. Apesar do processo de remodelação, há tendência de recidiva nos sítios anteriormente acometidos e existe a preocupação de que essa remodelação possa provocar a deposição excessiva de colágeno e fibrose.[821]

Mecanismos de reparo intestinal

Os mecanismos reparadores são semelhantes no intestino, exceto que no intestino delgado as vilosidades contribuem para o reparo da mucosa. Depois da perda do epitélio intestinal, dois eventos ocorrem quase imediatamente para reduzir o tamanho da porção desnuda da vilosidade: a contração da vilosidade e a restituição epitelial (Figura 12.9). No íleo suíno submetido a 2 horas de isquemia, por exemplo, as vilosidades tinham 60% de sua altura anterior e 50% da área superficial das vilosidades desnudas estava coberta por epitélio achatado em 6 horas.[836] A contração das vilosidades parece ser regulada pelos nervos entéricos, já que a inibição de sua condução evita o encurtamento das vilosidades após a lesão. O componente contrátil da vilosidade é uma rede de miofibroblastos distribuídos por toda a lâmina própria e ao longo do vaso central. A inibição da contração das vilosidades retarda o reparo epitelial por causa da maior superfície desnuda, que ainda precisa ser coberta pelo epitélio migratório em comparação às vilosidades igualmente danificadas que se contraíram.[837] A PGE_2 também foi implicada na regulação da contração das vilosidades, já que sua aplicação contraiu as vilosidades perfundidas pelo íleo normal de ratos.[889] Conforme as vilosidades se contraem, assumindo que a membrana basal esteja intacta, o epitélio das margens da ferida migra em uma direção centrípeta para ressurgir em direção à ponta da vilosidade.[837] O processo de restituição é semelhante na mucosa do cólon desnuda, exceto pelo fato de poder prosseguir com maior rapidez pela ausência de vilosidades.[207] A restituição epitelial é apenas um evento migratório, que não depende da proliferação de novos enterócitos. A migração celular começa com a extensão dos lamelipódios celulares, que recebem sinais da membrana basal via integrinas. A sinalização intracelular converge no citoesqueleto de actina, responsável pelo movimento dos lamelipódios. Componentes específicos da membrana basal parecem ser essenciais para o processo migratório. A aplicação de anticorpos contra colágeno de tipos III e IV, que são componentes importantes da membrana basal da mucosa intestinal, por exemplo, impediu a restituição epitelial.[890,891] Outros elementos da membrana basal, inclusive proteoglicanos, ácido hialurônico e proteínas não colagenosas, como fibronectina e laminina, também podem fornecer sinais importantes.[892] Os componentes da matriz subepitelial que facilitam a restituição podem nortear o desenvolvimento de tratamentos clínicos para a aceleração do processo de reparo, análogos à administração de componentes da matriz a equinos com danos na cartilagem articular.

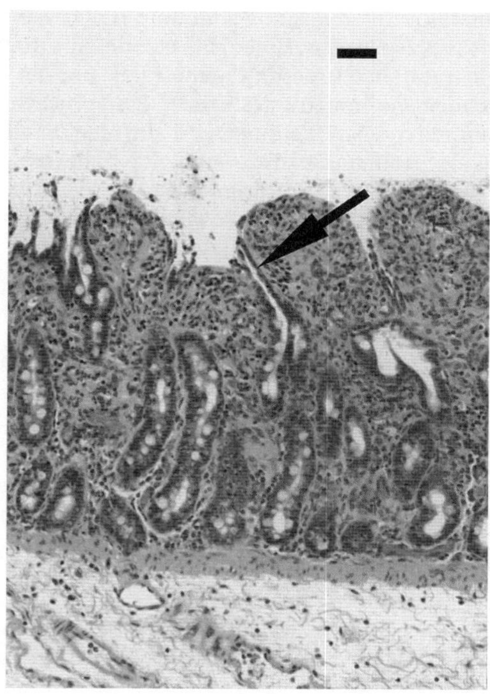

Figura 12.9 Aspecto histológico do reparo da mucosa intestinal 6 horas após um episódio isquêmico de 2 horas. Observe o achatamento da vilosidade, que pode ser atribuído a sua contração, e as evidências de restituição epitelial *(seta)*. Barra de 1 cm = 100 μm.

Embora a restituição epitelial provoque o fechamento macroscópico de regiões previamente desnudas da mucosa gastrintestinal, o fechamento dos espaços interepiteliais é necessário para restaurar a resistência normal da barreira epitelial.[893] Como a junção de oclusão é a principal responsável pela regulação da permeabilidade do espaço interepitelial, é provável que o reparo e o fechamento dessa estrutura sejam essenciais para restaurar a função da barreira intestinal. Pesquisas recentes indicam que as prostaglandinas desempenham um papel vital na recuperação da resistência da junção de oclusão,[893] indicando que a administração de inibidores não seletivos da COX em cavalos com cólica, em especial aqueles que se recuperam de obstrução por estrangulamento, pode ser prejudicial. O uso criterioso de AINEs é apropriado até que fármacos mais seletivos, que permitam a produção contínua de prostaglandinas reparadoras, sejam desenvolvidos para uso em cavalos. Estudos recentes demonstraram que os AINEs com preferência por COX-2 propiciam o reparo ideal do intestino danificado em comparação aos AINEs não seletivos tradicionais.[392]

Com o restauro da barreira epitelial, a arquitetura mucosa normal deve ser restabelecida para tonar possível a função digestiva e absorvente do intestino. No íleo suíno submetido a 2 horas de isquemia, a barreira epitelial foi restaurada em 18 horas, mas as vilosidades se contraíram e foram recobertas por epitélio com aspecto escamoso. O restauro da arquitetura normal das vilosidades exigiu mais 4 dias.[836] O epitélio viloso achatado que caracteriza a restituição é substituído pelo epitélio recém-proliferado da cripta. Em circunstâncias normais, novos enterócitos são formados pela divisão de células-tronco, das quais existem aproximadamente quatro na base de cada cripta da mucosa. Os enterócitos recém-divididos migram da cripta para a vilosidade.[894] Durante a migração, os enterócitos se diferenciam e adquirem funções absorventes e digestivas específicas. Enterócitos totalmente diferenciados residem no terço superior da vilosidade por 2 a 3 dias e se desprendem no lúmen intestinal.[895] Esse processo é acelerado durante o reparo da mucosa, o que requer o aumento das taxas de proliferação. Esse aumento pode ser estimulado em 12 a 18 horas por diversos fatores locais, inclusive nutrientes luminais, poliaminas e fatores de crescimento.[836] O retorno da forma foliar normal da vilosidade ocorre após o surgimento do epitélio colunar normal.

 MEDIADORES DO REPARO

Prostaglandinas

Embora as prostaglandinas tenham sido fortemente implicadas na função citoprotetora da mucosa, poucos estudos avaliaram sua importância no reparo da mucosa. Um deles avaliou as prostaglandinas na restituição estimulada por fator de crescimento,[896] mas um papel mais proeminente dessas moléculas no reparo da mucosa é sua capacidade de fechar as junções de oclusão interepiteliais.[893,897,898] A função de barreira (medida *in vitro* como resistência transepitelial) do intestino delgado com lesão isquêmica, por exemplo, foi recuperada com rapidez na presença de PGI_2 e PGE_2, apesar de esses prostanoides exercerem relativamente poucos efeitos sobre a contração das vilosidades e a restituição epitelial. No entanto, a microscopia eletrônica revela a dilatação das junções de oclusão em tecidos tratados com AINEs,[898] enquanto aqueles tratados também com prostaglandinas apresentam junções de oclusão bem justapostas (Figura 12.10). As prostaglandinas estimulam o fechamento de junções de oclusão por meio dos segundos mensageiros cAMP e Ca^{2+},[893] que curiosamente estavam entre os primeiros mediadores descobertos como moduladores da permeabilidade dessas junções.[899,900] Esse fechamento das junções de oclusão é muito importante em pacientes com lesão intestinal submetidos ao tratamento com AINEs, porque níveis mais baixos de prostaglandina podem aumentar a permeabilidade intestinal. Em um estudo sobre íleo suíno com lesão isquêmica, por exemplo, o tratamento com indometacina provocou o aumento significativo da permeabilidade intestinal à inulina e ao lipopolissacarídeo, em comparação aos tecidos que também foram tratados com PGI_2 e PGE_2.[893]

Poliaminas

O processo de restituição é absolutamente dependente de um grupo de compostos, denominado poliaminas.[901,902] A enzima limitadora da taxa de formação das poliaminas espermina, espermidina e putrescina é a ornitina descarboxilase (ODC). Em ratos com úlceras duodenais induzidas por estresse, a administração sistêmica do inibidor de ODC DL-alfadifluorometil ornitina reduziu significativamente os níveis de poliamina e a restituição epitelial. O tratamento intragástrico desses mesmos ratos com putrescina, espermidina e espermina impediu o retardo do reparo da mucosa induzido pela DL-alfadifluorometil ornitina.[901] Curiosamente, os níveis de ODC no tecido gástrico aumentaram em ratos com úlceras gástricas induzidas por estresse, sugerindo que ocorre um aumento da produção de poliamina durante a lesão do tecido, o que pode contribuir para a taxa rápida normal de restituição epitelial.[903]

Os mecanismos pelos quais as poliaminas estimulam a restituição epitelial não foram esclarecidos. McCormack *et al.* acreditam que as poliaminas aumentam a atividade da transglutaminase, uma enzima que catalisa a reticulação de proteínas da membrana citoesquelética e da membrana basal.[904] Outras pesquisas sobre o papel das poliaminas na migração de células IEC-6 demonstraram que a depleção dessas moléculas causou o rompimento do citoesqueleto e reduziu a extensão física dos lamelipódios.[905] Estudos mais recentes esclareceram essa via.

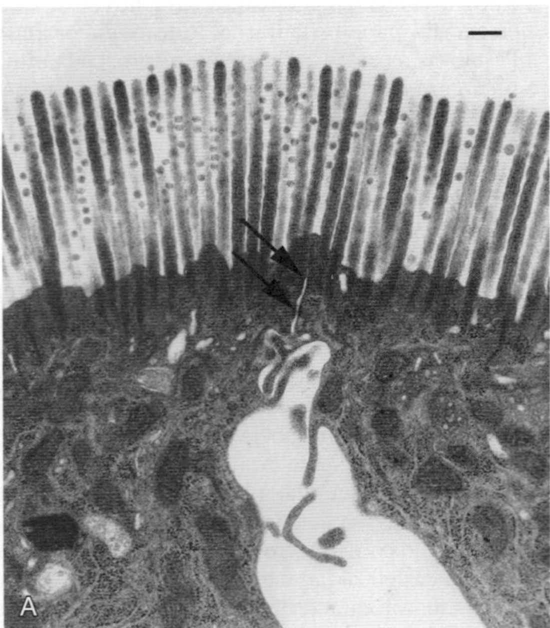

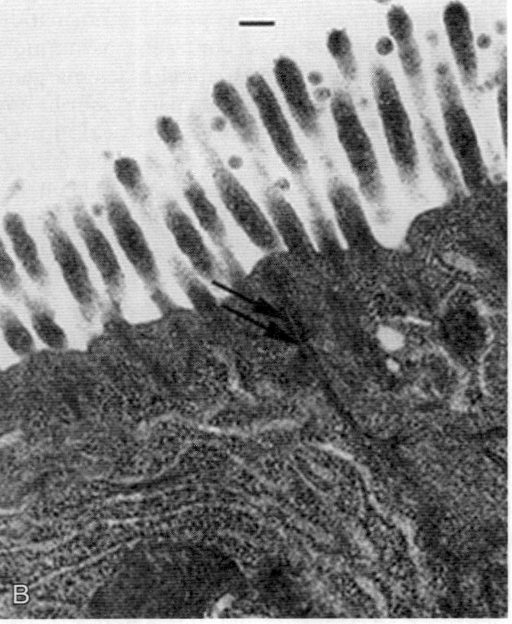

Figura 12.10 Aspecto ultraestrutural do reparo da mucosa danificada por isquemia. **A.** Restituição do epitélio 2 horas após um episódio isquêmico de 1 hora na presença de indometacina, inibidor não seletivo da ciclo-oxigenase. Observe a dilatação do espaço interepitelial e da junção de oclusão apical *(setas)*, correlacionada à perda da integridade da barreira intestinal. **B.** Restituição epitelial semelhante, também tratada com PGE_2 e PGI_2. Observe a estreita aposição da junção de oclusão *(setas)* e do espaço interepitelial correlacionada à normalização da função da barreira intestinal. Barra de 1 cm = 6 μm.

As poliaminas regulam a migração celular citoesquelética por meio da ativação da pequena GTPase Rho-A, que eleva os níveis intracelulares de Ca^{2+}. Essas elevações de Ca^{2+} são decorrentes da regulação da expressão de canais K^+ dependentes de voltagem e da alteração do potencial elétrico da membrana pela poliamina.[906]

As poliaminas também atuam na regulação fisiológica normal da proliferação e diferenciação das células da cripta.[907,908] São produzidas por enterócitos totalmente diferenciados na ponta das vilosidades e podem alcançar a cripta pelo epitélio luminal descamado ou por meio da circulação local das vilosidades.[909] Após a lesão intestinal, as poliaminas parecem estimular o aumento da proliferação por elevação da expressão de proto-oncogenes, que controlam o ciclo celular.[910] O mecanismo pelo qual as poliaminas influenciam a expressão gênica está provavelmente relacionado à natureza catiônica desses compostos, que podem afetar a estrutura terciária do DNA e RNA com carga negativa.[901]

Fatores de crescimento

Os fatores de crescimento de produção local, inclusive EGF, TGF-α, TGF-β e fator de crescimento de hepatócitos, podem modular a recuperação da mucosa. O mais importante desses fatores de crescimento nos primeiros eventos de reparo da mucosa é o TGF-β, um estimulador potente da restituição epitelial e modulador da MEC.[821] A neutralização do TGF-β retarda a migração epitelial *in vitro* e parece que ele pode servir como um ponto de convergência para mediadores de restituição, já que sua neutralização também inibe os efeitos de outros peptídeos. No entanto, o TGF-β paradoxalmente inibe a proliferação epitelial, reduzindo o suprimento de novos enterócitos para o reparo da mucosa. Por outro lado, o EGF, produzido pelas glândulas salivares e glândulas duodenais de Brunner, e a molécula relacionada, TGF-α, sintetizada por enterócitos do intestino delgado, são estimulantes potentes da proliferação de enterócitos. Esses fatores de crescimento compartilham cerca de 30% de sua estrutura de aminoácidos, se ligam ao mesmo receptor na superfície basolateral dos enterócitos e não estão relacionados ao TGF-β.[911] É um pouco difícil determinar com exatidão o papel fisiológico do EGF por causa de sua presença no lúmen intestinal, sem acesso aparente a seu receptor local.[912] Foi proposto que o EGF atua como um "agente de vigilância", que tem acesso a seu receptor durante a lesão epitelial (quando provavelmente há exposição do receptor de EGF) para estimular a proliferação.[912] Presume-se que o TGF-α desempenhe um papel semelhante e suas concentrações no intestino delgado são maiores por causa da produção de enterócitos diferenciados das vilosidades. O peptídeo maduro é clivado do componente extracelular do precursor transmembrânico de TGF-α e liberado no lúmen.[911]

Peptídeos do trevo

Outro grupo de peptídeos pró-reparo produzidos no trato gastrintestinal são os peptídeos do trevo. Em condições fisiológicas, os peptídeos do trevo são secretados pelas células produtoras de muco em sítios anatômicos distintos. O peptídeo pS2, por exemplo, é produzido pelo epitélio gástrico, enquanto o ITF é sintetizado pela mucosa do intestino delgado e do intestino grosso.[701] No entanto, qualquer um dos peptídeos do trevo pode ser regulado positivamente no epitélio sendo reparado, independentemente do sítio anatômico.[821,913] Além disso, esses peptídeos podem induzir sua própria expressão, o que amplifica seus níveis nos sítios de reparo da mucosa.[914] Os peptídeos do trevo são os estimulantes mais potentes da migração epitelial *in vitro* e seus efeitos são independentes dos fatores de crescimento, inclusive TGF-β.[915] Evidências recentes sugerem que a ativação do receptor de EGF é necessária para a indução de pS2 e outra molécula, o peptídeo espasmolítico, no epitélio gástrico *in vitro*. A importância dos peptídeos do trevo na resposta de reparo da mucosa *in vivo* é ilustrada por estudos de nocaute genético, nos quais ratos sem ITF apresentam drástica redução da capacidade de reparo da lesão intestinal.[916] A lesão da mucosa induzida por detergente foi letal por causa da ausência de restituição em comparação a camundongos do tipo selvagem, que se recuperaram totalmente de lesões semelhantes. O restauro da restituição pela administração do ITF tem implicações terapêuticas importantes. O mecanismo pelo qual os peptídeos do trevo estimulam a migração epitelial ainda não foi totalmente caracterizado, mas parece envolver a translocação da proteína E-caderina da junção aderente, fazendo com que as células se soltem de suas vizinhas.[821]

Nutrientes intestinais

Os principais combustíveis metabólicos dos enterócitos e colonócitos são, respectivamente, a glutamina e o butirato. No entanto, estudos recentes sugerem que a glutamina e o butirato têm ações proliferativas mais específicas, além de seu papel como nutrientes. Na linhagem celular de enterócitos IPEC-J2 de leitões, por exemplo, a glutamina aumentou a transcrição de genes por impulsionar a atividade de MAPK.[917,918] Da mesma maneira, o butirato estimulou o crescimento da mucosa após a infusão no cólon de ratos.[919] Por causa dessas ações de promoção do crescimento, a glutamina preveniu a atrofia e a disfunção da mucosa intestinal que acompanham a inanição[920,921] e a nutrição parenteral total a longo prazo.[922,923] A glutamina melhora a função do intestino delgado transplantado[924,925] e protege a mucosa intestinal de lesões se administrada antes da quimioterapia[926] e da radioterapia.[927,928] Os nutrientes intestinais também podem ter ações sinérgicas com outros agentes proliferativos. A administração de glutamina e TGF-α no íleo suíno submetido a 2 horas de isquemia, por exemplo, causou um aumento sinérgico da atividade da MAPK, da proliferação de enterócitos e da área superficial das vilosidades.[836] Embora tenha havido uma preocupação de que essa rápida normalização da área superficial possa alterar a função digestiva e absorvente da mucosa em virtude do reaparecimento da mucosa desnuda com epitélio imaturo, nutrientes e fatores de crescimento também parecem promover diferenciação precoce. No caso da restauração da glutamina e TGF-α no intestino delgado pós-isquêmico, a rápida recuperação das enzimas digestivas também foi documentada.[929]

Íleo gastrintestinal

A motilidade gastrintestinal eficaz depende da interação complexa entre o SNE, a parede muscular e o conteúdo luminal. Outros fatores que influenciam o trânsito líquido da digesta são a gravidade, o volume e a viscosidade do conteúdo e os gradientes de pressão criados pela contração e pelo relaxamento simultâneos de segmentos intestinais adjacentes. O uso casual do termo *motilidade intestinal* na medicina veterinária tende a subestimar a complexidade dos processos envolvidos no trânsito do conteúdo intestinal. Isso acontece principalmente quando o termo é utilizado para descrever a frequência e/ou intensidade dos sons intestinais, ou borborigmos. A existência de borborigmos nem sempre equivale ao movimento progressivo do conteúdo intestinal.

Em equinos, a motilidade normal pode ser alterada por várias razões. Exemplos de doenças que podem ser acompanhadas por alterações da motilidade são disautonomia equina, úlcera gastroduodenal, obstrução ou impactação intraluminal, distensão excessiva da parede, obstrução por estrangulamento, peritonite e distúrbios inflamatórios, como duodenite-jejunite proximal ou colite. A motilidade intestinal ineficaz também é uma característica de várias doenças neonatais, inclusive prematuridade, sepse sistêmica e asfixia perinatal. Certas infecções parasitárias, distúrbios eletrolíticos e endotoxemia podem modificar o trânsito da digesta em cavalos de todas as idades. A anestesia geral e alguns sedativos, como xilazina, romifidina ou detomidina, também alteram a motilidade.

MANIFESTAÇÕES DE ÍLEO

A inibição da atividade propulsora do intestino é, em geral, chamada de íleo. É atribuído principalmente à doença que ocorre após a laparotomia e é denominado *IPO simples* ou *não complicado*. O termo *íleo complicado* ou *paralítico* descreve a alteração da motilidade intestinal por períodos mais longos após a cirurgia. Em equinos, o IPO está mais associado à cirurgia do intestino delgado, em especial após ressecção e anastomose,[930,931] e pode ter um efeito negativo na sobrevida pós-operatória em curto prazo.[932-935] É provável que todos os cavalos apresentem disfunção da motilidade após a laparotomia, mas muitos são afetados de maneira subclínica, com necessidade mínima ou nula de intervenção específica. Em animais sintomáticos, os sinais clínicos são aparentes logo após a recuperação e incluem cólicas, taquicardia, desidratação, diminuição de borborigmos e produção fecal e sequestro de líquido no estômago. O exame retal e a ultrassonografia revelam a distensão do intestino delgado, com movimentação rara ou ausente da parede. A gravidade e a duração da estase intestinal variam de minutos a dias.

Um distúrbio de motilidade específico que acomete o ceco ou a região ileocecocólica é observado esporadicamente em cavalos.[936-938] A doença é mais comum após anestesia geral e cirurgia extra-abdominal, em especial procedimentos ortopédicos e de vias respiratórias superiores, e costuma ser classificada como uma forma de IPO. Outros casos são espontâneos, normalmente em animais com doenças primárias dolorosas, como uveíte ou tenossinovite séptica. Em um estudo de 114 cavalos diagnosticados com impactação cecal, 12 foram hospitalizados por uma doença diferente da cólica no momento do diagnóstico e outros 9 estavam sendo tratados com fenilbutazona, a maioria por lesão musculoesquelética.[939] Oito dos 114 cavalos foram submetidos a anestesia geral nos 8 dias anteriores ao diagnóstico. A síndrome é frustrante, pois os sinais clínicos são sutis, a menos que tenha ocorrido perfuração cecal. Em cavalos com problemas no esvaziamento cecal após anestesia, os sinais geralmente são aparentes 3 a 5 dias após o procedimento. Os primeiros sinais detectáveis são depressão e diminuição na ingestão de alimentos e na produção fecal. O esvaziamento ineficaz faz com que o ceco apresente uma alta quantidade de material úmido, o que causa sinais brandos a moderados de cólica. O diagnóstico tardio ou a ausência de tratamento pode levar à ruptura do ceco e ao desenvolvimento de peritonite fatal.

FISIOLOGIA

A compreensão atual da motilidade de todo o trato gastrintestinal equino ainda é bastante limitada, e grande parte de nosso conhecimento presuntivo vem do trabalho em outras espécies. O SNE participa de todos os aspectos da motilidade, seja de maneira direta, por meio de neurotransmissores, ou indireta, pelas células intersticiais de Cajal (ICC) ou pela regulação imune ou endócrina. O ritmo inerente da atividade elétrica no intestino é controlado pelas ICCs, células especializadas, que são eletricamente acopladas aos miócitos por meio de junções comunicantes.[940] Essas células são responsáveis pela geração e propagação da atividade de ondas lentas; portanto, são consideradas o marca-passo do intestino. A densidade de ICCs é menor em cavalos com distúrbios obstrutivos do intestino grosso[941] e no íleo e na flexura pélvica de cavalos diagnosticados com disautonomia,[942] embora essa diminuição não tenha sido evidente em um indivíduo com disautonomia que se recuperou.[943] Essa alteração na infraestrutura das ICCs parece reduzir a atividade de ondas lentas *in vitro*.[944]

O SNE controla e coordena principalmente a contração intestinal. Uma combinação de inervação central e autônoma influencia os eventos, mas a contração não requer estimulação nervosa externa. A inervação parassimpática do trato gastrintestinal é feita pelos nervos vagos e pélvicos, enquanto a inervação simpática é realizada pelas fibras pós-ganglionares dos plexos mesentéricos craniais e caudais. Uma rede complexa de interneurônios em cada plexo integra e amplifica a estimulação nervosa; a intensidade e a frequência das contrações musculares resultantes são proporcionais à quantidade de estímulo simpático e parassimpático. O SNE e as células musculares lisas apresentam outros sítios de ligação para várias substâncias endógenas, inclusive dopamina, motilina e serotonina.[945] A acetilcolina é o neurotransmissor excitatório dominante no trato gastrintestinal e atua por meio de receptores muscarínicos de tipo 2 nas células musculares lisas. As fibras simpáticas que inervam o trato gastrintestinal são fibras adrenérgicas pós-ganglionares com corpos celulares localizados nos gânglios pré-vertebrais. A ativação de receptores α_2-adrenérgicos nos neurônios colinérgicos dos gânglios entéricos inibe a liberação de acetilcolina, reduzindo a contração intestinal. Os receptores β_1, β_2 e β-atípicos são inibidores diretos do músculo liso intestinal.[946] Os neurotransmissores inibidores não adrenérgicos e não colinérgicos são trifosfato de adenosina, peptídeo intestinal vasoativo e óxido nítrico.[947,948] Esses neurotransmissores são essenciais para mediar a inibição descendente durante o peristaltismo e o relaxamento receptivo. A substância P é um neurotransmissor não adrenérgico e não colinérgico, passível de estar envolvido na contração do cólon maior.[949,950]

A taxa e a força das contrações intestinais ao longo do intestino delgado e do cólon maior do cavalo são determinantes importantes da motilidade intestinal; os padrões cíclicos da atividade contrátil têm importância ainda maior para a propulsão líquida da digesta. Esses padrões são conhecidos como complexos de motilidade e migração (ou mioelétricos) (MMCs) do intestino delgado e do cólon.[951,952] O complexo do cólon é geralmente originário do cólon ventral direito e segue de modo variável para o cólon ascendente e descendente. Muitos desses complexos apresentam relação temporal com um evento de motilidade especializado do íleo, o complexo do potencial de ação de migração.[953]

FISIOPATOLOGIA

Inflamação

A inflamação local na camada muscular intestinal e os eventos neurais inibidores são importantes desencadeadores do íleo intestinal.[954,955] A inflamação intestinal não só é significativa nas doenças intestinais primárias equinas, como DJP e colite, mas também é induzida após um simples manuseio intestinal durante a laparotomia. Em roedores, a manipulação intestinal simples causa uma cascata inflamatória na camada muscular, levando à infiltração de leucócitos e subsequente supressão da contratilidade muscular. Efeitos inflamatórios semelhantes foram evidentes durante a manipulação mecânica do jejuno equino.[956] A resposta inflamatória à manipulação do intestino não se limita ao tecido afetado, mas também pode causar inflamação e íleo em todo o trato gastrintestinal.[957]

Os eventos inflamatórios associados são extremamente complexos, com um ambiente de citocinas pró-inflamatórias, prostaglandinas e leucócitos. A depleção ou inativação da função dos macrófagos da camada muscular pode impedir a inflamação associada à manipulação intestinal e à redução da contratilidade.[958] A ativação de mastócitos está envolvida no IPO correlacionado com a manipulação intestinal em humanos.[959] A inflamação associada à manipulação do cólon pode estar relacionada com produtos bacterianos derivados do intestino.[960] Outro fator no desenvolvimento de estase intestinal após a inflamação é a superprodução local de óxido nítrico causada pela regulação positiva de iNOS por macrófagos residentes.[961] A regulação positiva de iNOS foi importante para o início da resposta inflamatória e a inibição da motilidade. O óxido nítrico é um neurotransmissor inibidor essencial do sistema não adrenérgico e não colinérgico.[948]

Em equinos, uma inflamação neutrofílica significativa é aparente no jejuno de casos clínicos que requerem ressecção e após um período de recuperação no jejuno submetido a 1 ou 2 horas de isquemia.[962] O tecido isquêmico também apresenta evidências de ativação de leucócitos, como demonstrado pelo achado histológico de células positivas para calprotectina no tecido associado.

Alteração farmacológica

Os efeitos inibidores de agonistas α_2-adrenérgicos, como xilazina e detomidina, na motilidade do duodeno, do ceco e do cólon maior são bem descritos porque esses medicamentos ativam os receptores pré-sinápticos no SNE.[4,963,964-968] A xilazina administrada por via intravenosa inibe a motilidade do ceco e do cólon maior por 20 a 30 minutos, sem interrupção completa da atividade mioelétrica do intestino delgado; a detomidina pode reduzir a atividade mioelétrica do intestino grosso por até 3 horas. A detomidina diminui a motilidade duodenal de modo dose-dependente.[969] O antagonista α_2-ioimbina tem efeito fraco, mas positivo, sobre o esvaziamento cecal em pôneis saudáveis, sugerindo que a motilidade normal está sob tônus α_2-adrenérgico constante.[4]

Vários agonistas opioides também têm efeitos inibidores documentados na motilidade gastrintestinal equina, tanto centrais quanto periféricos. A administração de morfina diminuiu a frequência de defecação e o teor de umidade das fezes e aumentou o tempo de trânsito gastrintestinal em cavalos normais na dose de 0,5 mg/kg 2 vezes/dia durante 6 dias.[970] Doses únicas de fentanila ou morfina diminuem a atividade de MMCs do jejuno e do cólon de pôneis, enquanto o antagonista naloxona provoca aumento da atividade propulsora no cólon.[971] O fentanila administrado como infusão intravenosa em taxa constante não teve efeito deletério aparente na motilidade duodenal.[972] O butorfanol, um agonista-antagonista opioide, diminui a atividade mioelétrica no jejuno, mas não na flexura pélvica.[973] Em outra série de experimentos, o butorfanol, por si só, não diminuiu a motilidade gástrica ou duodenal,[974] mas sua administração com xilazina teve efeito inibidor sinérgico, que foi mais pronunciado do que o obtido pela administração da xilazina sozinha.[968] A administração de butorfanol como infusão em taxa constante parece ter efeito mínimo ou nulo sobre a motilidade gastrintestinal global[470,975] ou duodenal.[976] A administração isolada ou combinada de lidocaína, quetamina e butorfanol como infusões em taxa constante em cavalos saudáveis e combinações com butorfanol (butorfanol/lidocaína ou os três medicamentos juntos) aumentaram o tempo total de trânsito gastrintestinal.[977]

O brometo de *N*-butilescopolamina tem um efeito negativo profundo, mas de curtíssima duração, na motilidade duodenal, mas esse efeito não foi significativo entre os grupos.[976] A atropina é um agente bloqueador pós-ganglionar que se liga aos receptores muscarínicos. Quando administrada em dose de 0,04 mg/kg, a atropina inibe as contrações individuais do intestino delgado, cecal e do cólon por cerca de 120 minutos, mas suprime os complexos migratórios do intestino delgado e do cólon por até 8 horas.[978]

Reflexos nervosos

Os reflexos nervosos podem mediar a inibição da motilidade associada à inflamação peritoneal.[979,980] O segmento aferente é composto parcialmente de fibras C aferentes viscerais sensíveis à capsaicina, que terminam no corno dorsal da medula espinal, onde podem ativar fibras simpáticas inibidoras ou fazer sinapses diretas nos gânglios simpáticos. Consequentemente, o membro eferente do reflexo expressa aumento do fluxo simpático, mediado principalmente pela estimulação de α_2-adrenorreceptores e inibição da liberação de acetilcolina, justificando o bloqueio α_2 no tratamento do íleo. A infusão intraluminal de capsaicina antes da cirurgia abdominal melhorou a gravidade do IPO em modelos com ratos. Esse achado destaca a importância das fibras aferentes viscerais no desenvolvimento de IPO.[981]

Distensão

O íleo também pode ser associado à obstrução ou deslocamento intestinal. A distensão branda a moderada do intestino, como nos primeiros estágios de uma obstrução intraluminal, provoca um aumento na atividade contrátil local.[982,983] A distensão excessiva leva à inibição da motilidade no segmento intestinal acometido. A estase intestinal nem sempre é prejudicial e, em determinadas condições, pode ser protetora. A distensão repetida para determinação do limiar nociceptivo causa uma diminuição geral da motilidade duodenal ao longo do tempo, independentemente de outras intervenções.[972,976]

Endotoxemia

A endotoxemia é uma característica clínica de muitas doenças do trato gastrintestinal equino e, independentemente, as endotoxinas podem exercer um efeito negativo sobre a motilidade e o trânsito intestinal.[214] É provável que haja diversos mediadores, mas a ativação de α_2-adrenorreceptores e a produção de prostanoides parecem importantes, já que o pré-tratamento com ioimbina ou AINEs (fenilbutazona ou flunixino), respectivamente, melhora os efeitos inibidores da infusão experimental de endotoxina.[201,984-986] O pré-tratamento com metoclopramida ou cisaprida obteve um efeito semelhante.[71,987] A infusão de endotoxina induziu uma resposta inflamatória no intestino de ratos que imitou a resposta desencadeada pelo manuseio durante a laparotomia.[988] A semelhança das respostas foi destacada em um estudo recente, que demonstrou que a exposição prévia da camada muscular da mucosa à endotoxina protegia o intestino dos efeitos da manipulação.[989] Em ratos, a manipulação do cólon é suficiente para a transferência do LPS intraluminal para a camada muscular, o que provavelmente contribui para a resposta inflamatória gastrintestinal global e diminui a contratilidade associada à manipulação do tecido.[960] Em resposta apenas à endotoxina, a resposta inflamatória na camada muscular do jejuno é predominantemente monocítica, enquanto na resposta à sepse polimicrobiana há preponderância neutrofílica.[990]

Outros efeitos

A temperatura também parece afetar a atividade de ondas lentas *in vitro* em equinos. Em um estudo recente, a frequência de onda lenta era quase linearmente relacionada à temperatura na faixa estudada (27 a 41°C) e era bastante sensível à temperatura em segmentos isolados do íleo equino.[991]

A fisiopatologia do defeito de esvaziamento cecal não é conhecida. Essa síndrome pode imitar o IPO em seres humanos, quase sempre considerada um distúrbio do intestino grosso. Uma diferença importante nos cavalos é que a laparotomia é um fator predisponente raro e a maioria dos casos ocorre em animais submetidos a procedimentos cirúrgicos extra-abdominais de rotina. É provável, portanto, que não seja adequado considerar o defeito de esvaziamento cecal uma forma de IPO equino. A anestesia geral, em si, é um potente inibidor da motilidade gastrintestinal em cavalos, mas esses efeitos são de curta duração e reversíveis poucas horas após a retirada do anestésico.[952] O retorno da motilidade normal em cavalos após íleo experimental foi mais tardio no ceco, sugerindo que este pode ser um sítio comumente afetado.[992] Há suspeita de uma relação com medicamentos pós-operatórios de rotina, como fenilbutazona e antibióticos aminoglicosídeos, mas sem comprovação. Um efeito inibidor dos AINEs na contratilidade do cólon maior foi demonstrado *in vitro*.[993] A estimulação simpática primária pode ser excessiva, já que muitos animais afetados são machos jovens ou cavalos com doenças dolorosas.

A duração da cirurgia influencia o desenvolvimento de IPO no intestino delgado, mas não a disfunção de esvaziamento cecal.[938,994] A técnica pode ter influência fraca sobre o desenvolvimento de IPO do intestino delgado após a jejunojejunostomia. A duração do íleo intestinal foi menor em animais submetidos à anastomose laterolateral com grampos em comparação àqueles em que o procedimento terminoterminal foi suturado à mão.[932] A duração do íleo após a anastomose terminoterminal com grampos não foi diferente daquela observada após qualquer procedimento. A jejunocecostomia é mais propensa ao desenvolvimento de IPO do que outros tipos de ressecção e anastomose no intestino delgado, seja em relação às doenças que requerem esse procedimento ou ao procedimento em si.[995]

Outros fatores de risco para o desenvolvimento de IPO são idade (acima de 10 anos), ressecção e anastomose do intestino delgado, raça (o risco foi maior em Árabes do que em outras raças) e duração da cirurgia.[994] Um estudo prospectivo revelou que a lesão do intestino delgado, o hematócrito elevado e a duração da anestesia aumentam o risco de IPO, enquanto a realização de enterotomia da flexura pélvica e a administração intraoperatória de lidocaína podem ter um pequeno efeito protetor contra o IPO.[996]

DIAGNÓSTICO

O diagnóstico de íleo é tem como base o histórico e os achados ao exame físico. Em estudos clínicos de IPO, os critérios de inclusão de casos foram variáveis.[994-997] Pesquisas recentes dos membros dos European Colleges of Equine Internal Medicine and Veterinary Surgery e dos American Colleges of Veterinary Surgery, Veterinary Internal Medicine, e Veterinary Emergency and Critical Care revelaram que a existência de refluxo à passagem da sonda nasogástrica, evidências de distensão de múltiplas alças do intestino delgado por líquido ao exame ultrassonográfico e à palpação retal foram as características mais identificadas como "extremamente importantes" para o diagnóstico de IPO.[998,999] A distensão do ceco por digesta pode ser palpada em cavalos com disfunção cecal avançada.

A diferenciação entre íleo funcional e obstrução mecânica é importante e pode ser difícil, mas os cavalos com obstrução mecânica costumam apresentar altos volumes de refluxo gástrico, que variam pouco ao longo do tempo, e dor abdominal, que não é aliviada pela descompressão gástrica. Em geral, a ultrassonografia abdominal em cavalos com íleo revela hipomotilidade a imobilidade branda a moderada do intestino delgado repleto de líquido, sem alteração na quantidade ou no caráter do FP ou na espessura da parede do órgão. Cavalos com refluxo por outras causas (peritonite e obstrução mecânica) apresentam alterações que refletem a doença. Essa diferenciação é importante para o tratamento apropriado, já que cavalos com obstrução mecânica quase sempre precisam de laparotomia primária ou repetida, que não deve ser adiada.

TRATAMENTO

O tratamento do íleo intestinal depende do segmento do trato gastrintestinal envolvido. O tratamento do íleo do trato gastrintestinal proximal envolve uma combinação de descompressão gástrica, administração de líquidos e eletrólitos e terapia anti-inflamatória. A administração de eletrólitos é essencial, sobretudo para manter as concentrações extracelulares adequadas de potássio, cálcio e magnésio. O cálculo do volume de líquido a ser administrado deve incluir os requisitos de manutenção mais uma estimativa de perdas, em especial das perdas por descompressão gástrica. O fornecimento parenteral de calorias deve ser considerado se o animal não se alimentar por mais de 96 horas, principalmente após a cirurgia. Caminhar com guia também pode trazer algum benefício para esses animais, mas não é provável que tenha um efeito direto na motilidade intestinal.

Os medicamentos que podem ter um efeito inibidor sobre a motilidade devem ser evitados ou utilizados com moderação. Cavalos com impactação cecal primária ou impactação por defeito de esvaziamento podem precisar de cirurgia para evitar ruptura fatal. O tratamento cirúrgico desses casos é controverso e pode incluir apenas tiflotomia, tiflotomia com *bypass*, como anastomose ileocólica ou jejunocólica, ou *bypass* sem tiflotomia.[1000] A maioria dos cavalos submetidos à tiflotomia simples se recupera sem intercorrências.[1001] Em um grande estudo retrospectivo, 44 de 54 cavalos submetidos ao tratamento medicamentoso sobreviveram à alta, enquanto 37 de 49 cavalos submetidos ao tratamento cirúrgico se recuperaram, dos quais 35 sobreviveram à alta.[939] A ileocolostomia foi realizada apenas em dois dos 37 equinos tratados cirurgicamente (um dos quais sobreviveu à alta) e os demais cavalos foram submetidos à tiflotomia sem *bypass*. A sobrevida em 1 ano não foi estatisticamente diferente entre os cavalos submetidos ao tratamento clínico (18/19) ou cirúrgico (25/28), embora seis animais tenham apresentado recidiva da impactação cecal.[939]

Evidências experimentais e informais dão forte justificativa para o uso de fármacos anti-inflamatórios para prevenção e tratamento do íleo gastrintestinal, principalmente em animais que podem ter endotoxemia.[1002] A flunixino meglumina é bastante utilizada na clínica equina como analgésico e anti-inflamatório e melhora muitos dos efeitos sistêmicos adversos da endotoxina, em especial aqueles relacionados ao sistema cardiovascular. Um possível efeito negativo dos AINEs sobre a contratilidade do intestino grosso foi sugerido. O efeito diferencial na contratilidade entre inibidores seletivos e não seletivos de COX ainda não é conhecido. Antimicrobianos de amplo espectro são indicados em caso de suspeita de sepse ou em animais com neutropenia profunda. Altas concentrações de antimicrobianos aminoglicosídeos inibiram as contrações intestinais em segmentos expostos *in vitro*, mas é improvável que esse efeito inibidor seja observado em doses clinicamente relevantes.[1003]

Fármacos que aumentam a motilidade têm sido preconizados no tratamento do íleo gastrintestinal. Infelizmente, as informações diretamente pertinentes a cavalos são limitadas e devem ser extrapoladas de outras espécies com cuidado, por causa das diferenças na anatomia e fisiologia intestinal. Os medicamentos procinéticos podem reduzir o tempo de internação, diminuindo o custo do tratamento e o número de complicações, como perda ponderal, tromboflebite e laminite. Evidências experimentais indicam que fármacos procinéticos podem minimizar o desenvolvimento pós-operatório de aderências abdominais.[1004] A maioria dos procinéticos requer a parede intestinal saudável para aumentar a contração intestinal, e a regulação dos receptores de motilina é negativa no jejuno equino inflamado.[473] Portanto, não se deve presumir que muitos desses fármacos sejam eficazes na existência de uma lesão inflamatória, como a que pode ser observada após a manipulação cirúrgica do intestino ou associada à DJP.

Colinomiméticos

O betanecol é um agente parassimpaticomimético que atua no plexo mioentérico e diretamente nas células lisas do intestino por meio de receptores muscarínicos. Em equinos, esse efeito é mediado principalmente pelo receptor M3, mas também pelo M2.[1005] O betanecol é um éster sintético da acetilcolina e não é degradado pela anticolinesterase. O betanecol tem efeitos colaterais colinérgicos, como desconforto abdominal, sudorese e salivação, embora sejam mínimos quando o medicamento é administrado a 0,025 mg/kg de massa corpórea SC ou oral. O betanecol é eficaz em doenças relacionadas a anomalias no esvaziamento gástrico e retardo do trânsito intestinal e aumenta a contratilidade gástrica e acelera o esvaziamento de marcadores de fase líquida e sólida do estômago de cavalos normais.[1006] O betanecol também aumenta a força e a duração das contrações da parede do ceco e do cólon ventral direito, acelerando assim o esvaziamento do ceco.[4]

A neostigmina aumenta a concentração de acetilcolina no receptor, inibindo a colinesterase. O medicamento (0,022 a 0,025 mg/kg IV) promove a atividade contrátil do ceco e do cólon e acelera a eliminação de radiomarcadores do ceco.[4] A neostigmina foi usada no tratamento do íleo do intestino delgado, mas retardou significativamente a eliminação de esferas de 6 mm do estômago de cavalos adultos normais.[1007]

Benzamidas e antagonistas da dopamina

A metoclopramida atua principalmente como agonista de receptores 4 de 5-hidroxitriptamina (5 HT-4) e antagonista de receptores 5 HT-3. Diferentemente das benzamidas de nova geração, a metoclopramida também é um antagonista dos receptores 1 e 2 de dopamina (DA1 e DA2, respectivamente). O antagonismo pré-juncional dos receptores DA2 facilita a liberação de acetilcolina e a contração da musculatura lisa. A metoclopramida atravessa a barreira hematencefálica, onde suas propriedades antagonistas nos receptores DA2 centrais podem provocar sinais extrapiramidais, inclusive convulsões. A metoclopramida aumentou a contratilidade *in vitro* das fibras musculares do antro pilórico, do duodeno proximal e do jejuno medial.[1008] Esses dados *in vitro* apoiam trabalhos anteriores, em que a administração de metoclopramida restaurou a coordenação gastroduodenal da motilidade em um modelo de IPO.[1009] Em outro estudo, a metoclopramida não alterou a atividade mioelétrica da flexura jejunal ou pélvica.[973] A infusão IV constante (0,04 mg/kg/h) de metoclopramida foi bem tolerada em uma população de cavalos no período pós-operatório e diminuiu significativamente o volume e a duração do refluxo gástrico no grupo-controle e submetido à infusão intermitente de fármacos.[1010]

A cisaprida é uma benzamida de segunda geração que atua como agonista 5 HT-4 e antagonista do receptor 5 HT-3, mas não tem ação antidopaminérgica. A estimulação dos receptores 5 HT-4 no SNE aumenta a liberação de acetilcolina do plexo mioentérico. Vários relatos sugerem a eficácia da cisaprida em doenças intestinais em cavalos, inclusive a resolução de impactação persistente do cólon maior e o tratamento da disautonomia equina, e como preventivo de IPO em cavalos após cirurgia do intestino delgado (0,1 mg/kg de massa corpórea IM durante o pós-operatório).[1011-1014] A absorção dos comprimidos administrados VR é errática em equinos, mas há um método para preparo da forma parenteral do medicamento a partir dos comprimidos.[1015] A cisaprida pode causar efeitos colaterais cardíacos adversos mediados pelo bloqueio do componente rápido da corrente retificadora tardia de potássio, com aumento do intervalo QT e desenvolvimento de *torsade de pointes*, uma arritmia que pode ser fatal.[1016] Esses efeitos adversos levaram à retirada do medicamento do mercado nos EUA, mas não foram relatados em equinos.

O tegaserod, um agonista do 5 HT-4, aumenta a contratilidade da musculatura lisa da flexura pélvica (0,27 mg/kg VO)[1017] e acelera o tempo de trânsito gastrintestinal (0,02 mg/kg IV) em cavalos saudáveis.[1018] Segundo o autor, não foi avaliado de maneira objetiva em cavalos com anomalias, mas pode ser útil. Em humanos, esse medicamento foi comercializado para mulheres com síndrome do intestino irritável, com sintomas predominantes de constipação intestinal ou mistos e obteve benefícios claros na qualidade de vida e nos sintomas gastrintestinais. Hoje, porém, sua disponibilidade é restrita por causa de uma associação à colite isquêmica e doença cardiovascular.[1019]

A domperidona atua como um antagonista competitivo nos receptores DA2 periféricos. É usada (em dose de 1,1 mg/kg/dia) no tratamento de éguas que pastam *Festuca arundinacea* infectada com endófitos, principalmente por induzir aumento da liberação de prolactina. A eficácia modesta da domperidona (0,2 mg/kg IV) foi demonstrada no íleo experimental em pôneis.[1011] Em outro estudo, uma dose oral muito maior (5 mg/kg) foi necessária para aumentar o esvaziamento gástrico; a dose 1,1 mg/kg VO teve efeitos limitados no trato gastrintestinal em cavalos saudáveis.[1020]

Antimicrobianos

A eritromicina, um antibiótico macrolídeo, é um agonista direto do receptor de motilina nas células musculares lisas e pode atuar no SNE como facilitadora da liberação de acetilcolina e motilina. A eritromicina desloca a motilina de seu receptor no duodeno, jejuno, ceco e na flexura pélvica dos equinos.[476] A eritromicina aumenta o esvaziamento gástrico em cavalos normais, mas tem um efeito mais pronunciado na porção final do intestino.[1006,1021] O lactobionato de eritromicina (1 mg/kg IV) acelera o esvaziamento do ceco em animais normais e induz atividade semelhante a MMC no cólon. A administração geralmente está associada à defecação e a desconforto abdominal. O efeito procinético da eritromicina no íleo, no ceco e na flexura pélvica de equinos normais foi reduzido no período pós-operatório imediato.[686] A distensão e a descompressão luminal causaram inflamação e diminuição da resposta à eritromicina.[1022] Uma diminuição nos receptores de motilina em resposta à distensão luminal foi documentada no jejuno equino[473] e isso pode explicar a diferença na resposta entre cavalos normais e com doença clínica. A administração repetida pode causar regulação negativa dos receptores de motilina em outras espécies.[1023] A eritromicina pode induzir diarreia em adultos; portanto, deve-se evitar sua administração por muitos dias.

A penicilina potássica (20 milhões UI IV em cavalos adultos) pode estimular a defecação e aumentar a atividade mioelétrica no ceco e na flexura pélvica. Esses efeitos não são produzidos por uma quantidade equimolar de íons de potássio administrada por via IV como cloreto de potássio.[1024]

Opioides e antagonistas dos receptores α_2-adrenérgicos

A naloxona (0,05 mg/kg IV) induz atividade contrátil no ceco e no cólon esquerdo.[971] A defecação geralmente ocorre 15 a 20 minutos após a administração de naloxona. A *N*-metilnaltrexona aumenta a contratilidade do jejuno e da flexura pélvica *in vitro*[1025] e evita os efeitos negativos da morfina no débito fecal e no tempo de trânsito intestinal, em caso de administração simultânea.[1026]

Antagonistas dos receptores α_2-adrenérgicos, como ioimbina ou tolazolina, neutralizam o aumento do fluxo simpático em resposta à estimulação nociceptiva. A infusão de ioimbina (75 μg/kg) também pode atenuar os efeitos negativos da endotoxina sobre a motilidade.[201,985]

Anestesia local

O uso da lidocaína intravenosa como procinético ganhou enorme popularidade e foi relatado como o agente mais usado por cirurgiões equinos no tratamento de IPO.[1027] Em pesquisas mais recentes, a flunixino meglumina e a lidocaína foram usadas com mais frequência no tratamento de IPO por especialistas da Europa e América do Norte.[998,999] A lidocaína pode exercer efeitos procinéticos por supressão dos neurônios aferentes primários, limitando a inibição eferente reflexa da motilidade.[1028] Outros mecanismos de ação propostos são suas propriedades anti-inflamatórias, talvez por meio da sinalização de NF-κB[1029] ou melhora do reparo da mucosa.[413] A lidocaína IV também teve efeitos analgésicos, embora altere a antinocicepção somática, mas não visceral, em cavalos sem alterações clínicas em um estudo.[1030] A lidocaína aumentou a atividade contrátil em fibras isoladas do duodeno proximal *in vitro*.[1008] A dosagem mais citada é um bólus de 1,3 mg/kg, geralmente por 15 minutos, seguido por uma infusão em taxa constante de 0,05 mg/kg/min Essa dosagem não alterou a duração do MMC ou a atividade de pico, redefiniu o MMC no jejuno em cavalos sem alterações clínicas[1031] ou alterou diversos indicadores de IPO de modo significativo após a cirurgia de cólica.[1032] Um número significativamente maior de cavalos com IPO apresentaram interrupção do refluxo até 30 horas após a instituição da infusão de lidocaína em comparação à administração de soro fisiológico.[475] A administração de lidocaína não afetou a prevalência de IPO, a duração ou o volume de refluxo ou a sobrevida de cavalos que precisam de cirurgia para tratamento de cólica do intestino delgado.[1033] A infusão de lidocaína pode estar associada a efeitos colaterais reversíveis, como fasciculações musculares, ataxia e convulsões. Consequentemente, a taxa de infusão requer monitoramento rigoroso. A infusão prolongada de lidocaína no cavalo parece segura, embora o acúmulo do metabólito GX tenha sido documentado.[1034]

Distúrbios isquêmicos do trato intestinal*

FISIOPATOLOGIA DA OBSTRUÇÃO COM ESTRANGULAMENTO

A obstrução com estrangulamento do intestino é caracterizada pela oclusão simultânea do lúmen intestinal e seu suprimento sanguíneo. Embora o estrangulamento do lúmen intestinal cause sinais clínicos semelhantes aos da obstrução simples, a oclusão do suprimento sanguíneo provoca deterioração mais rápida da mucosa intestinal e subsequente desenvolvimento de sepse. Embora tenha havido muito interesse na relevância e no tratamento da lesão de reperfusão intestinal,[851,861,882] a lesão que se desenvolve durante o estrangulamento tende a ser grave, deixando pouco intestino viável para sofrer outros danos durante a reperfusão.[882] Embora comprimentos extensos do intestino delgado com estrangulamento possam ser submetidos à ressecção, o estrangulamento do cólon maior representa um dilema terapêutico muito mais complexo porque o órgão doente geralmente se estende além dos limites da ressecção cirúrgica.[1035] Portanto, cavalos com estrangulamento do intestino grosso tendem a se recuperar apesar da lesão intestinal extensa. Assim, graus sutis de lesão por reperfusão podem ser muito importantes em cavalos com doença do cólon, maior e mais trabalhos nessa área devem ser realizados na tentativa de reduzir a mortalidade.[851]

A obstrução por estrangulamento pode ser dividida em formas hemorrágicas e isquêmicas.[163] Na obstrução por estrangulamento hemorrágico, a mais comum, as veias ficam ocluídas antes das artérias por causa da maior rigidez das paredes arteriais. Essa lesão é notada pelo aspecto escuro do intestino afetado e pelo aumento da espessura à medida que o sangue é bombeado para a lesão. A obstrução isquêmica por estrangulamento ocorre quando a torção intestinal é suficiente para obstrução

*Versão anterior de Anthony T. Blikslager.

simultânea de artérias e veias. Alguns pesquisadores sugerem que a quantidade de ingesta no cólon determina o grau de obstrução, porque o conteúdo intestinal pode impedir que a torção seja extensa.[1036] O tecido envolvido na obstrução isquêmica por estrangulamento é pálido e tem espessura normal ou menor por causa da ausência completa de fluxo sanguíneo (Figura 12.11). O intestino periférico às lesões por estrangulamento também pode ser danificado pela distensão, que reduz o fluxo sanguíneo mural ao alcançar níveis críticos. A descompressão desse segmento do intestino também pode causar lesão por reperfusão.[879,1037,1038]

ESTRANGULAMENTO DO INTESTINO DELGADO

Sinais clínicos

Os cavalos com obstrução por estrangulamento do intestino delgado geralmente apresentam sinais moderados a graves de dor abdominal, que só respondem a medicamentos analgésicos de modo intermitente. Durante os últimos estágios da doença, os cavalos podem não sentir muita dor, mas apresentam depressão profunda decorrente da necrose do intestino. Os cavalos acometidos apresentam sinais progressivos de sepse, inclusive congestão das mucosas, aumento do tempo de preenchimento capilar e elevação da frequência cardíaca (acima de 60 bpm na maioria dos casos). O refluxo é tipicamente obtido após a passagem de sonda gástrica, e a distensão das alças do intestino delgado é detectada à palpação retal do abdome. Esses últimos achados são variáveis, dependendo da duração e localização da obstrução. Cavalos com obstruções ileais, por exemplo, tendem a apresentar refluxo em fases mais tardias da doença do que cavalos com obstruções jejunais. Em um cavalo com encarceramento do intestino delgado no forame epiploico ou lesão no mesentério proximal ao intestino delgado, as alças podem não ser palpáveis por causa de sua localização cranial.[1039] A abdominocentese pode trazer informações importantíssimas sobre a integridade do intestino e é indicada em cavalos com suspeita de estrangulamento do intestino delgado. Os cavalos acometidos geralmente têm líquido abdominal serossanguinolento com concentração proteica elevada (acima de 2,5 mg/dℓ) e um aumento na relação dos níveis de lactato entre o FP e o plasma, embora esses casos devam ser diferenciados da enterite proximal.[11,22,783] Quando a primeira amostra é inconclusiva, a medida repetida do lactato no FP pode dar maior suporte para o diagnóstico de lesão por estrangulamento.[27] De modo geral, os cavalos com estrangulamento do intestino delgado apresentam sinais contínuos de dor abdominal, enquanto aqueles com enterite proximal (discutidos em Duodenite-Jejunite Proximal, em uma seção anterior deste capítulo) tendem a ficar deprimidos após os primeiros episódios de dor abdominal branda.[1040] Além disso, cavalos com estrangulamento do intestino delgado continuam a apresentar piora clínica apesar do tratamento medicamentoso apropriado e começam a mostrar números elevados de leucócitos (acima de 10.000 células/μℓ) no líquido abdominal à medida que a duração do estrangulamento aumenta. Em alguns cavalos, a diferenciação entre estrangulamento do intestino delgado e enterite proximal não é fácil; nesse momento, a cirurgia pode ser escolhida, em vez de prolongar a decisão de realizar exploração abdominal em um cavalo com uma lesão por estrangulamento em potencial.[1040]

Prognóstico

O prognóstico de sobrevida em cavalos com lesões por estrangulamento do intestino delgado geralmente é menor do que na maioria das formas de cólica,[995] mas alguns relatos indicam que mais de 80% dos animais com lesões por estrangulamento do intestino delgado sobrevivem até a alta hospitalar.[1041] Os proprietários devem ser avisados de que as taxas de sobrevida a longo prazo são inferiores a 70%,[1042] em parte por causa das complicações, como aderências.[1043,1044] O prognóstico é bastante ruim para algumas formas de estrangulamento, como o encarceramento do intestino delgado em uma laceração mesentérica.[1045] Alguns cavalos com estrangulamento do intestino delgado podem ser submetidos ao tratamento cirúrgico sem ressecção, com prognóstico favorável em curto e longo prazo.[1046] Os cavalos idosos têm mais probabilidade de estrangulamento do intestino delgado em relação a adultos submetidos à cirurgia de cólica, mas o prognóstico é semelhante.[1047] Em um hospital, os cavalos com encarceramento do ligamento gastresplênico (GLE) apresentaram maior sobrevida a curto prazo (72,7%) em comparação aos cavalos com outras lesões por estrangulamento do intestino delgado (50%);[1048] em outro hospital, a sobrevida a curto prazo foi semelhante entre cavalos com GLE (88%) e EFE (85%).[1049] A sobrevida a curto prazo em cavalos com EFE foi maior (95%) do que em outras causas de estrangulamento do intestino delgado em outro relato.[1050]

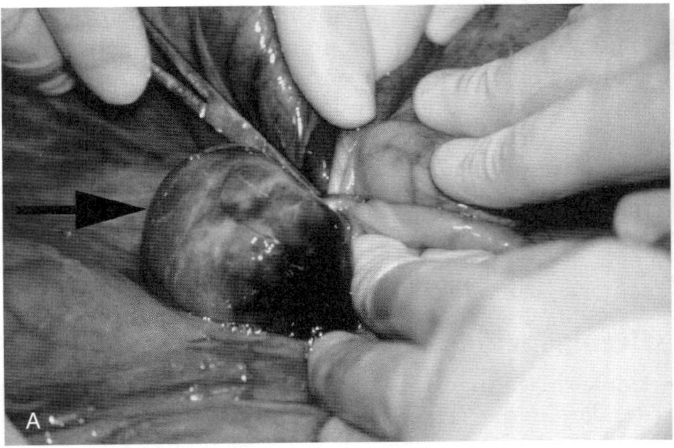

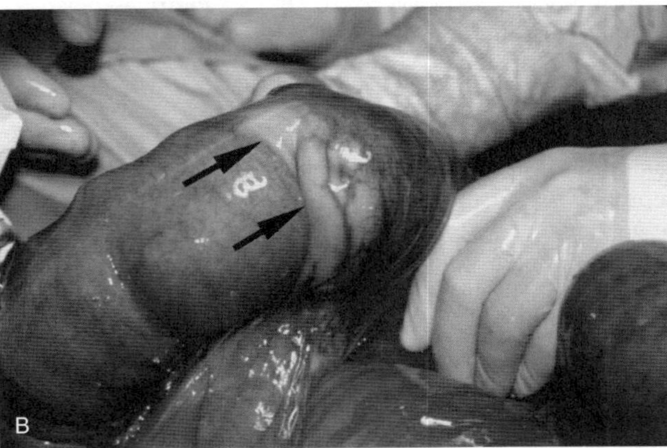

Figura 12.11 Obstrução isquêmica por estrangulamento do cólon menor por lipoma mesentérico. **A.** Observe o lipoma (*seta*), firmemente envolto em um segmento de cólon menor. **B.** Após a ressecção do lipoma, uma área pálida do cólon menor estrangulado é visualizada com facilidade (*setas*) e seu aspecto condiz com a obstrução isquêmica por estrangulamento.

Encarceramento do forame epiploico

O forame epiploico é uma abertura em potencial (porque as paredes do forame geralmente estão em contato) para a bolsa omental, localizada no quadrante cranial direito do abdome. É delimitado dorsalmente, pelo processo caudado do fígado e pela veia cava caudal, e ventralmente, pelo pâncreas, pelo ligamento hepatoduodenal e pela veia porta.[1039] O intestino pode entrar no forame da superfície visceral do fígado em direção à parede corpórea direita ou na direção oposta. Os estudos diferem sobre qual é a forma mais comum. No caso de encarceramentos com entrada no forame da esquerda para a direita, há ruptura da bolsa omental decorrente da migração do intestino pelo forame epiploico, o que pode contribuir para a hemorragia intra-abdominal frequentemente observada. Os sinais clínicos são cólica grave de início agudo e os achados ao exame são compatíveis com obstrução do intestino delgado. O comportamento estereotipado de mordedura do cocho é um fator de risco significativo para o desenvolvimento de EFE,[1051] talvez por mudanças na pressão abdominal quando o cavalo prepara o esôfago para ingerir ar. Outros fatores de risco são aumento da altura do cavalo e realização prévia de cirurgia por cólica.[1051] Acreditava-se que a doença fosse mais prevalente em cavalos idosos,[1039] mas isso foi refutado.[1051] O distúrbio também foi reconhecido em potros com apenas 4 meses de idade.[1052] O diagnóstico definitivo é estabelecido à cirurgia, embora achados ultrassonográficos de distensão das alças do intestino delgado edematoso adjacente à porção medial da parede corpórea direita sejam sugestivos de EFE.[1039] De modo geral, o espessamento e a imobilidade do intestino ao exame ultrassonográfico é altamente preditivo da obstrução por estrangulamento.[1053,1054] O encarceramento do intestino delgado no forame epiploico pode ser limitado a uma parte da parede intestinal (hérnia parietal)[1055] e o cólon maior pode ficar encarcerado no forame epiploico.[1051] No tratamento do EFE, o forame epiploico não deve ser aumentado por força contundente ou com um instrumento afiado, pois isso pode causar ruptura da veia cava ou da veia porta e hemorragia fatal. O prognóstico melhorou de modo substancial na última década e as atuais taxas de sobrevida a curto prazo (alta hospitalar) variam de 74 a 95%.[1039,1049-1051,1056] A sobrevida em 1 ano (50,6%) e 2 anos (34,3%) após a cirurgia diminui de maneira drástica, com tempo médio de sobrevida de 397 dias em um relato.[1051] A abdominocentese pré-operatória,[1039,1056] o hematócrito e o comprimento do intestino delgado submetido à ressecção e o IPO[1051] foram associados à sobrevida pós-operatória.

Estrangulamento por lipoma mesentérico pedunculado

Cavalos idosos tendem a ter lipomas entre os folhetos do mesentério, que formam pedúnculos à medida que o peso da lesão traciona o tecido. Subsequentemente, o pedúnculo do lipoma pode envolver uma alça do intestino delgado ou do cólon menor, causando estrangulamento. Lipomas com estrangulamento devem ser suspeitos em machos castrados idosos (com mais de 15 anos) com cólica aguda referida ao intestino delgado.[1057-1059] Os pôneis também parecem suscetíveis à doença,[1059] sugerindo que alterações no metabolismo da gordura podem predispor certos indivíduos ao desenvolvimento de lipomas mesentéricos. De modo geral, o diagnóstico é estabelecido à cirurgia, mas, em raras ocasiões, o lipoma pode ser detectado à palpação retal. O tratamento envolve a ressecção cirúrgica do lipoma e do intestino estrangulado, embora esse último nem sempre seja inviável.[1059] Estudos indicam que 50 a 78%[1058,1059] dos cavalos têm alta hospitalar após o tratamento cirúrgico.

Vólvulo do intestino delgado

O vólvulo é um deslocamento ao longo do eixo do mesentério, enquanto a torção ocorre no eixo longitudinal do intestino. Teoricamente, o vólvulo do intestino delgado é iniciado por uma alteração no peristaltismo local ou pela ocorrência de uma lesão em torno da qual o intestino e seu mesentério podem se torcer (p. ex., uma impactação por ascarídeos).[1060] É uma das causas mais comuns de obstrução do intestino delgado em potros.[1061,1062] Acredita-se que potros jovens podem ser suscetíveis ao vólvulo do intestino delgado por causa da mudança dos hábitos alimentares e da adaptação a uma dieta adulta mais volumosa. A cólica grave de início agudo, a distensão abdominal e as evidências radiográficas de distensão de múltiplas alças do intestino delgado em um potro jovem são sugestivas de vólvulo do intestino delgado. No entanto, não é possível diferenciar o vólvulo de outras causas de obstrução do intestino delgado no período pré-operatório. Em cavalos adultos, o vólvulo é frequentemente associado a outra doença em que a obstrução do intestino delgado causa sua distensão e subsequente rotação em torno da raiz do mesentério. Embora qualquer segmento do intestino delgado possa ser acometido, o jejuno distal e o íleo são mais afetados por causa de seus mesentérios relativamente maiores.[1060] O diagnóstico é feito à cirurgia, por meio da palpação de uma torção na origem da artéria mesentérica cranial. O tratamento inclui ressecção do intestino desvitalizado, que pode não ser uma opção pela extensão do acometimento do intestino delgado (semelhante ao vólvulo do cólon maior). O prognóstico é embasado na extensão do acometimento do intestino delgado e em seu aspecto após a correção cirúrgica da lesão. De modo geral, os cavalos com mais de 50% do intestino delgado desvitalizado têm prognóstico ruim.[1063]

Estrangulamento por lacerações mesentéricas ou ligamentares

Várias estruturas, ao sofrer lacerações, podem encarcerar um segmento do intestino (geralmente o intestino delgado), inclusive o mesentério intestinal,[1045] o ligamento gastresplênico,[1048,1049,1064] o ligamento largo[1065] e o ligamento cecocólico.[1066] Cavalos com esses encarceramentos apresentam sinais típicos de estrangulamento do intestino delgado. Em muitos desses casos, o prognóstico parece mais reservado do que em outros tipos de estrangulamentos no intestino delgado. De 15 cavalos com encarceramento do intestino delgado em uma laceração mesentérica, apenas sete receberam alta hospitalar e somente dois de cinco cavalos com informações de acompanhamento sobreviveram a longo prazo (mais de 5 meses).[1045] O mau resultado pode ser causado pela dificuldade de liberação do intestino encarcerado, pelo grau de hemorragia e pelo comprimento do intestino afetado.

Hérnia inguinal

As hérnias inguinais são mais comuns nos cavalos Standardbred e Tennessee Walking, que tendem a apresentar canais inguinais maiores.[1060] Também podem ocorrer em neonatos, mas diferem das hérnias dos adultos, pois tipicamente não são associadas a estrangulamento. A natureza da hérnia (direta ou indireta) é determinada pela integridade da túnica vaginal parietal. Quando o intestino permanece dentro da túnica vaginal parietal, a hérnia é chamada de *indireta* porque, estritamente falando, o intestino continua no interior da cavidade peritoneal. As hérnias diretas são aquelas em que o intestino estrangulado rompe a túnica vaginal parietal e ocupa um sítio SC. Essas hérnias diretas são mais comuns em potros e devem ser suspeitas nos casos em que uma hérnia inguinal congênita está associada a cólica, inchaço que se estende da região inguinal ao prepúcio e palpação SC do intestino.[1067,1068] Embora a maioria das hérnias inguinais indiretas congênitas se resolva com redução manual repetida ou aplicação de bandagem, a intervenção cirúrgica é recomendada em hérnias diretas congênitas.[1068]

A anamnese de cavalos com hérnias inguinais com estrangulamento revela início agudo de cólica em um garanhão recentemente usado para reprodução. Um sinal fundamental da hérnia inguinal é o testículo frio e aumentado em um lado do escroto.[1069-1071] No entanto, hérnias inguinais, inclusive do cólon maior, também foram relatadas em machos castrados.[1072,1073] As hérnias inguinais podem ser detectadas na palpação retal e, embora a manipulação retal do intestino herniado seja usada para redução da lesão, não é recomendada por causa do risco de lesões retais. Em muitos cavalos, o segmento curto do intestino herniado apresenta melhora significativa de aspecto após a redução e nem sempre precisa ser removido.[1074] O testículo afetado apresenta congestão decorrente do comprometimento vascular do cordão espermático e, embora possa continuar viável, sua ressecção costuma ser recomendada.[1074] O prognóstico em cavalos adultos é bom, com sobrevida de até 75% dos animais até os 6 meses de idade.[1069-1071] Cavalos submetidos ao tratamento de hérnias inguinais podem ser usados como reprodutores. Nesses equinos, o testículo remanescente aumenta a produção de espermatozoides, embora haja um número maior de anomalias espermáticas após a cirurgia por causa de edema e aumento da temperatura do escroto.

Hérnias umbilicais com estrangulamento

Embora as hérnias umbilicais sejam comuns em potros, o estrangulamento do intestino herniado é raro. Em um estudo, 6 de 147 (4%) cavalos com hérnia umbilical apresentavam encarceramento do intestino.[1075] Os sinais clínicos são o saco herniário quente, inchado, firme e doloroso, associado a sinais de cólica. O segmento intestinal acometido geralmente é o intestino delgado, mas hérnias de ceco ou cólon maior também foram relatadas.[1076] Em casos raros, a hérnia pode envolver apenas parte da parede intestinal, na chamada *hérnia de Richter*. Potros com hérnia de Richter podem apresentar uma fístula enterocutânea.[1076] Em um estudo, 13 dos 13 potros com hérnias umbilicais com estrangulamento sobreviveram até a alta, embora pelo menos três tenham falecido por complicações a longo prazo.[1076]

Intussuscepções

Em uma intussuscepção, há invaginação de um segmento do intestino (intussuscepto) em um segmento aboral adjacente do intestino (intussuscepiente). A razão para tal invaginação nem sempre é clara, mas pode envolver uma lesão na extremidade anterior da intussuscepção, inclusive pequenas massas, corpos estranhos ou parasitas. As tênias *(Anoplocephala perfoliata)* foram implicadas em seu desenvolvimento.[1077] As ileocecais são as intussuscepções intestinais mais comuns em equinos e tendem a afetar animais jovens. Em um estudo que avaliou 26 casos de intussuscepção ileocecal, a idade média dos cavalos acometidos foi de 1 ano.[1078] As intussuscepções ileocecais agudas são aquelas em que os cavalos têm cólica por menos de 24 horas e há acometimento de comprimentos variáveis do intestino, de 6 a 457 cm segundo um estudo. Em casos agudos, o segmento afetado do íleo apresenta comprometimento do suprimento sanguíneo. As intussuscepções ileocecais crônicas geralmente envolvem segmentos curtos do íleo (até 10 cm de comprimento) e o suprimento sanguíneo do órgão tende a ficar intacto.[1078] Os resultados da abdominocentese são variáveis porque o intestino estrangulado está contido no intestino adjacente. Muitas vezes, há evidências de obstrução do intestino delgado, inclusive refluxo nasogástrico e distensão de múltiplas alças do intestino delgado à palpação retal. Cavalos com intussuscepção ileocecal crônica apresentam cólica branda e intermitente, em geral sem evidências de obstrução do intestino delgado. Em um estudo, uma massa foi palpada na região da base do ceco em cerca de 50% dos cavalos acometidos.[1078] A ultrassonografia transabdominal pode ajudar a discernir a natureza da massa. A intussuscepção tem aspecto característico em alvo em cortes transversais[1079-1081] e foi relatada como um achado incidental frequente em potros Standardbred.[1082] Outros segmentos do intestino delgado também podem sofrer intussuscepção, como o jejuno (Figura 12.12). Em um estudo de 11 intussuscepções jejunojejunais, o comprimento do acometimento intestinal variou entre 0,4 e 9,1 m.[1083] As tentativas de redução cirúrgica das intussuscepções geralmente são inúteis por causa do inchaço intramural do intestino afetado. As intussuscepções jejunojejunais devem ser submetidas à ressecção.

Nas intussuscepções ileocecais agudas, o intestino delgado deve ser seccionado o mais distalmente possível e uma anastomose jejunocecal deve ser realizada. Em casos com intussuscepção bastante longa (há relatos de até 10 m), a ressecção intracecal pode ser tentada.[1084] Os cavalos com intussuscepção ileocecal crônica devem ser submetidos ao *bypass* jejunocecal, sem transecção do intestino delgado. O prognóstico é bom nos cavalos com intussuscepção ileocecal crônica e reservado a ruim naqueles com intussuscepção ileocecal aguda, dependendo do comprimento do intestino envolvido.[1078]

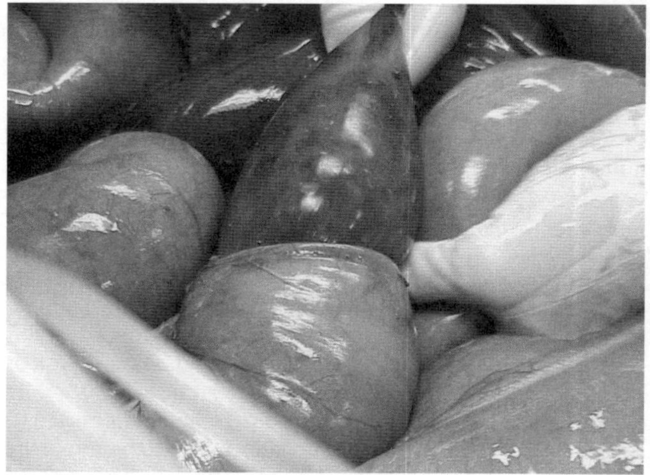

Figura 12.12 Intussuscepção jejunojejunal em um cavalo com cólica. Observe o intussuscepto; sofreu isquemia por causa da invaginação do intestino, e seu suprimento de sangue mesentérico no intussuscepiente.

Hérnias diafragmáticas

A hérnia intestinal por uma laceração do diafragma é rara em cavalos. Qualquer segmento do intestino pode estar envolvido, embora hérnias do intestino delgado sejam mais frequentes.[1085] As lacerações diafragmáticas podem ser congênitas ou adquiridas, mas hérnias adquiridas são mais comuns.[1085] As lacerações congênitas podem ser causadas pela fusão incompleta de qualquer um dos quatro componentes embrionários do diafragma: membranas pleuroperitoneais, septo transverso, parede corpórea e mesentério esofágico.[1085] Nos potros, a compressão abdominal durante o parto pode causar hérnia congênita.[1085] Presume-se que as hérnias adquiridas sejam provocadas por trauma torácico ou aumento repentino da pressão intra-abdominal, como pode ocorrer durante o parto, distensão do abdome, queda súbita e exercícios extenuantes.[1086] As hérnias foram descritas em vários sítios diferentes; grandes hérnias congênitas são tipicamente observadas no aspecto mais ventral do diafragma e a maioria das hérnias adquiridas está localizada na junção das porções musculares e tendinosas do diafragma.[1085] Uma hérnia peritoneopericárdica foi documentada em pelo menos um cavalo.[1087]

Os sinais clínicos geralmente estão associados à obstrução intestinal, não ao desconforto respiratório.[1086] A ausculta cuidadosa pode revelar uma área de diminuição dos sons pulmonares associada ao intestino obstruído e aumento da quantidade de líquido na cavidade torácica.[1088] Tais sinais podem levar à obtenção de radiografia ou ultrassonografia torácica, que podem ser usadas para estabelecer o diagnóstico. A ausculta também pode revelar sons intestinais no tórax, mas normalmente não é possível diferenciá-los dos sons referidos no abdome. Em um relato, dois dos três cavalos diagnosticados com estrangulamento do intestino delgado por hérnia diafragmática apresentaram acidemia respiratória, atribuível à diminuição da ventilação.[1089] O tratamento de cavalos com hérnia diafragmática está repleto de complicações por causa da necessidade de redução e ressecção do intestino estrangulado e reparo do defeito no diafragma; o prognóstico não parece melhorar com o tempo.[1089-1092] Como os defeitos diafragmáticos dorsais estão entre os mais comuns, talvez não seja possível fechar a hérnia diafragmática por meio da abordagem usada para a exploração abdominal. Como a recidiva da hérnia é provável, uma segunda cirurgia deve ser agendada, usando a abordagem apropriada para resolução do defeito diafragmático.

VÓLVULO DO CÓLON MAIOR

Sinais clínicos

Cavalos com vólvulo do cólon maior apresentam dor abdominal intensa e implacável de início rápido. As éguas recém-paridas parecem suscetíveis a essa forma de cólica.[1035] O estrangulamento do cólon maior (vólvulo com mais de 270°) é associado à distensão gasosa extensa, com distensão abdominal macroscópica, comprometimento da respiração à medida que o intestino distendido pressiona o diafragma e há acúmulo visceral de sangue por compressão da veia cava caudal. Cavalos com essa doença são refratários até mesmo aos analgésicos mais potentes. Esses cavalos podem preferir ficar em decúbito dorsal, presumivelmente para tirar o peso do cólon estrangulado. O exame físico pode ser abreviado, porque o tempo desde o início do estrangulamento até a correção cirúrgica é crítico. Em condições experimentais, o cólon sofre danos irreversíveis 3 a 4 horas após um vólvulo de 360° de todo o cólon.[855] Apesar da dor intensa e da hipovolemia, os cavalos podem ter uma frequência cardíaca paradoxalmente baixa, talvez por aumento do tônus vagal. Em geral, os resultados da abdominocentese não indicam o grau de comprometimento do cólon[1035,1093] e, em muitos casos, não vale a pena tentar obter líquido abdominal por causa da extrema distensão do órgão.[1093] A palpação retal revela a distensão gasosa grave do cólon maior, frequentemente associada a bandas colônicas que atravessam o abdome. A distensão grave do cólon pode restringir o acesso ao abdome além da borda pélvica. Um estudo mostrou que níveis plasmáticos de lactato abaixo de 6 mmol/ℓ tinham 84% de sensibilidade e 83% de especificidade na previsão da sobrevida em cavalos com vólvulo do cólon maior.[1094]

Achados cirúrgicos

À cirurgia, o vólvulo normalmente está localizado na inserção do mesentério do cólon à porção dorsal da parede corpórea, e a direção mais comum da torção é dorsomedial quando o cólon ventral direito é usado como ponto de referência.[1035] No entanto, o cólon pode torcer na direção oposta, mais que 360° (há relatos de até 720°), ou à altura das flexuras diafragmática e esternal.[1035] Em todos os casos, deve-se descomprimir o cólon o máximo possível e, em muitos casos, evacuá-lo por meio de uma enterotomia da flexura pélvica ajuda muito a corrigir o vólvulo. Após a correção, é necessário determinar se há lesão irreversível do cólon. Isso é embasado em cor e sangramento das mucosas (em caso de realização de enterotomia), palpação de pulso nas artérias colônicas, cor da serosa e aparente motilidade do cólon.[1036] Na presença de danos irreversíveis, a viabilidade da ressecção do cólon maior pode ser considerada. Embora 95% do cólon possa ser removido (a parte do cólon distal à altura da prega cecocólica), os danos causados pelo vólvulo podem exceder o que pode ser submetido à ressecção. Nesses casos, os cirurgiões podem optar pela ressecção do máximo possível de intestino danificado ou aconselhar a eutanásia.[1036]

Prognóstico

Embora a sobrevida a curto prazo tenha sido baixa (35%) nos primeiros relatos,[1093] pode variar conforme o grau de vólvulo. A sobrevida a curto prazo foi de 36% em cavalos com vólvulo de 360° em comparação a 71% em animais com vólvulo de 270°.[1035] Estudos recentes relatam maior sobrevida a curto prazo (88%) e a duração da doença foi um fator importante associado à sobrevida.[1095] A impressão de melhora do prognóstico se repetiu em uma pesquisa recente dos membros dos American Colleges of Veterinary Surgery, que também aponta o tempo até a cirurgia como o fator mais importante associado à sobrevida.[1096] Outro estudo relata uma sobrevida a curto prazo muito maior (74%) após a ressecção do cólon maior, além de taxas positivas de sobrevida em 1 ano (67,8%), 2 anos (66%) e 3 anos (63,5%) após a cirurgia.[1097] As complicações pós-operatórias são choque hipovolêmico e endotoxêmico, extensa perda de proteína circulante, CID, diarreia e laminite. O vólvulo do cólon maior pode ter propensão à recidiva. Embora um estudo tenha documentado uma taxa de recidiva inferior a 5%,[1093] alguns autores acreditam que esse índice pode chegar a 50%.[1036] Métodos para prevenção de recidivas podem ser considerados em pacientes suscetíveis, em especial éguas que tendem a apresentar a doença de modo recorrente após o parto.[1098]

Intussuscepções

As intussuscepções mais comuns do intestino grosso são cecocecais e cecocólicas.[1099] É provável que ambas possam ser atribuídas à mesma doença, com inversão variável do ceco.

Essas intussuscepções tendem a ocorrer em cavalos jovens (63% tinham menos de 3 anos de idade em um estudo) e podem estar associadas a vermes intestinais.[1099] Os sinais clínicos são variáveis, inclusive cólica grave aguda, dor intermitente por vários dias e perda ponderal crônica.[1099] Esses quadros variáveis provavelmente são relacionados ao grau de intussuscepção do ceco. A princípio, há inversão da ponta do ceco, criando uma intussuscepção cecocecal que não obstrui o fluxo da ingesta. A intussuscepção progride e o ceco se inverte no cólon ventral direito (intussuscepção cecocólica), o que obstrui o fluxo da ingesta e causa cólicas graves (Figura 12.13). A diferenciação da causa da dor abdominal costuma ser difícil nesses casos, embora às vezes uma massa no lado direito do abdome possa ser detectada por palpação retal ou exame ultrassonográfico.[1099] O tratamento envolve redução cirúrgica manual, com retração direta do intussuscepto ou por meio de uma enterotomia no cólon ventral direito.[1099,1100] Às vezes, o ceco não pode ser facilmente reduzido em função do espessamento grave e, em outros casos, os procedimentos cirúrgicos causam contaminação fatal. Em um relato, oito de 11 cavalos foram sacrificados no período perioperatório por causa de complicações[1101] e, em outro relato, 12 de 30 cavalos foram sacrificados antes ou durante a cirurgia. O último incluiu todos os cavalos com doença crônica decorrente de alterações irreversíveis no ceco.[1099] Um relato sobre intussuscepção cecocólica indicou que sete de oito cavalos submetidos à enterotomia do cólon ventral direito e ressecção do ceco sobreviveram a longo prazo,[1100] sugerindo que o aperfeiçoamento contínuo das técnicas cirúrgicas pode melhorar o prognóstico.

As intussuscepções colocólicas são excepcionalmente raras, mas afetam a flexura pélvica e o cólon esquerdo.[1102-1104] Embora a doença seja mais comum em cavalos jovens,[1102,1104] cavalos idosos podem ser acometidos.[1103] Os achados clínicos podem incluir uma massa palpável no lado esquerdo do abdome.[1102] A ultrassonografia também pode ser útil. O tratamento requer redução manual da intussuscepção ou ressecção do intestino acometido à cirurgia. Como o cólon esquerdo pode ser extensivamente exteriorizado e manipulado à cirurgia, o prognóstico é bom.[1102-1104]

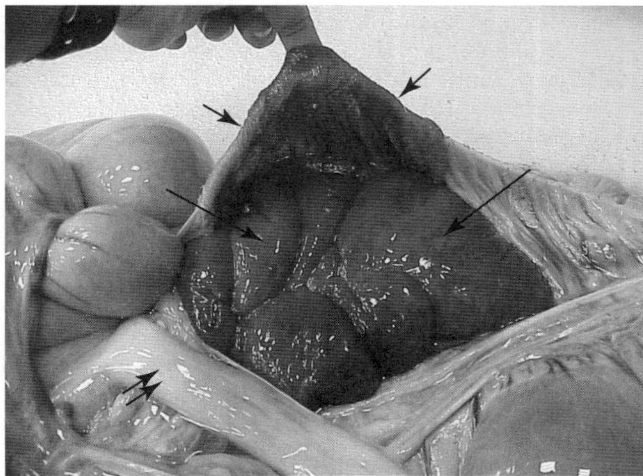

Figura 12.13 Intussuscepção cecocólica em cavalo com cólica. Uma enterotomia foi feita no cólon ventral direito *(setas curtas)* para revelar um ceco com intussuscepção *(setas)*. Embora essa foto tenha sido tirada na necropsia, uma enterotomia como a mostrada nesta figura pode ser usada para exteriorização e ressecção da maior parte do ceco comprometido. Observe o íleo adjacente ao cólon *(seta dupla)*.

PROLAPSO RETAL

O prolapso retal pode ser secundário a qualquer doença que cause tenesmo, inclusive diarreia, neoplasia retal e parasitismo,[1105] ou elevações da pressão intra-abdominal durante o parto ou episódios de tosse.[1106] O prolapso retal é classificado em quatro categorias (Tabela 12.7), dependendo da extensão do tecido prolapsado e do nível de gravidade.[1107] O prolapso retal de tipo I é mais comum e caracterizado por um prolapso em forma de rosca da mucosa e da submucosa retal (Figura 12.14). O prolapso de tipo II envolve toda a espessura do tecido retal, e o prolapso do tipo III é acompanhado por invaginação do cólon menor no reto. No prolapso do tipo IV, há intussuscepção do reto proximal ou do cólon menor pelo ânus na ausência de prolapso de tecido na junção mucocutânea anal.[1107] Essas lesões podem ser diferenciadas de outras formas de prolapso por seu aspecto e uma valeta palpável entre o tecido prolapsado e o ânus.

Os prolapsos do tipo I são mais frequentes em cavalos com diarreia; a mucosa retal fica irritada e se projeta de modo intermitente durante episódios de tenesmo. Em caso de persistência do tenesmo, a mucosa retal pode continuar prolapsada. A mucosa retal rapidamente sofre congestão e edema, e deve ser tratada com agentes osmóticos, como glicerina ou sulfato de magnésio, com massagem e redução do prolapso.[1108] Uma sutura em bolsa de tabaco pode ser necessária para manter a mucosa dentro do reto. A aplicação tópica de solução ou geleia de lidocaína, anestesia peridural e

Tabela 12.7 Classificação do prolapso retal.

Grau	Descrição	Prognóstico
I	Prolapso da mucosa retal	Bom
II	Prolapso de espessura total do reto	Moderado
III	Prolapso de grau 2 com protrusão do cólon menor	Reservado
IV	Intussuscepção do reto e do cólon menor pelo ânus	Ruim

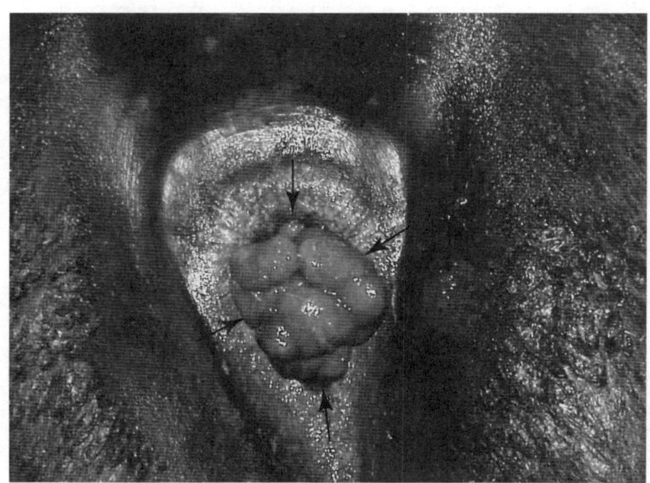

Figura 12.14 Prolapso retal de tipo I em um cavalo. Observe a protrusão circunferencial do tecido retal de espessura parcial *(setas)* que começa a apresentar congestão por causa da pressão do ânus circundante.

sedação podem ajudar a reduzir o tenesmo que incita e exacerba o prolapso retal. Tratamentos semelhantes podem ser aplicados com prolapsos retais do tipo II. No entanto, esses prolapsos mais graves podem não ser passíveis de redução sem ressecção cirúrgica da mucosa e submucosa do intestino prolapsado.[1105,1106]

Os prolapsos retais dos tipos III e IV são lesões mais graves decorrentes do acometimento do cólon menor.[1109] Cavalos com prolapso do tipo III devem ser submetidos à abdominocentese para determinar se a lesão do cólon menor levou ao desenvolvimento de peritonite. O componente do cólon menor deve ser reduzido manualmente, se possível, enquanto o tecido retal prolapsado quase sempre requer ressecção mucosa ou submucosa. A exploração cirúrgica do abdome deve ser realizada para determinar a condição do cólon menor, embora as abdominocenteses em série possam substituir a cirurgia na detecção da necrose intestinal progressiva. Os prolapsos do tipo IV são mais comuns em éguas com distocia.[1106] Esse tipo de prolapso é quase sempre fatal por causa do alongamento e da ruptura da vasculatura mesentérica, com subsequente infarto do intestino acometido. A eutanásia é frequentemente justificada com base nos achados ao exame físico. A confirmação de uma lesão grave no cólon menor requer exploração abdominal por abordagem medial ou laparoscopia.[1110] É possível que um cavalo com comprometimento do cólon menor seja submetido à colostomia da porção proximal do órgão, mas o tecido tende a necrosar, além do que pode ser removido pela abordagem abdominal medial.[1108]

INFARTO SEM ESTRANGULAMENTO

O infarto sem estrangulamento é secundário à arterite mesentérica cranial causada pela migração de *S. vulgaris*[1111] e tornou-se um distúrbio relativamente raro desde o advento dos anti-helmínticos de amplo espectro. Embora trombos tenham sido implicados na patogênese dessa doença, a dissecção cuidadosa de lesões de ocorrência natural não revelou a presença dessas lesões no sítio da maioria dos casos de infartos intestinais.[1111] Esses achados sugerem que o vasospasmo desempenha um papel importante nessa doença.[1060] Os sinais clínicos são altamente variáveis, dependendo da extensão de redução do fluxo arterial e do segmento intestinal acometido. Qualquer segmento do intestino suprido pela artéria mesentérica cranial ou por um de seus principais ramos pode ser afetado, mas o intestino delgado distal e o cólon maior são os mais acometidos.[1111] Não há variáveis clínicas que possam ser usadas para diferenciação confiável dessa doença da obstrução com estrangulamento.[1099] Em alguns casos, um infarto maciço causa cólica aguda e grave.[1111] Às vezes, a palpação retal da raiz da artéria mesentérica cranial pode revelar uma massa anormal e frêmito. Essa doença deve ser considerada um diagnóstico diferencial em equinos com histórico de tratamento anti-helmíntico inadequado e cólica intermitente de localização difícil. Embora a contagem de ovos de parasitas nas fezes deva ser realizada, os números não são indicativos do grau de infestação parasitária.

Além do tratamento de rotina de cólica, desidratação e endotoxemia, o tratamento médico pode incluir ácido acetilsalicílico (20 mg/kg/dia) para diminuir a trombose.[11] O diagnóstico definitivo requer exploração cirúrgica. Tratar os cavalos acometidos pode ser difícil por causa da distribuição desigual das lesões e da possibilidade de lesões se estendendo além dos limites da ressecção cirúrgica. Outros infartos podem ocorrer após a cirurgia. O prognóstico é reservado nos cavalos com episódios intermitentes de cólica branda, que podem ser passíveis de tratamento medicamentoso, mas ruim naqueles que requerem intervenção cirúrgica.[1111]

Distúrbios obstrutivos do trato gastrintestinal

O exame e a abordagem do cavalo com cólica são discutidos no Capítulo 7; o manejo da dor é discutido no Capítulo 3. Esses são fatores essenciais no diagnóstico e tratamento de equinos com doença obstrutiva.

OBSTRUÇÃO SIMPLES DO INTESTINO DELGADO

Na obstrução simples, há obstrução do lúmen intestinal, mas não do fluxo vascular. Como um volume enorme de líquido entra diariamente no lúmen do intestino delgado, o intestino obstruído tende a se distender, o que, por sua vez, pode reduzir o fluxo sanguíneo mural.[879] Por fim, essa distensão pode causar necrose tecidual, sobretudo na área adjacente à obstrução.[1112] Há relativamente poucas causas de obstrução simples do intestino delgado, e a incidência desses tipos de lesão é baixa (cerca de 3% de todos os cavalos encaminhados para um grande estudo hospitalar).[1041] Em algumas regiões geográficas, esse tipo de obstrução tem prevalência maior. No sudeste dos EUA, por exemplo, as impactações ileais são relativamente comuns.[1113-115]

Impactação por ascarídeos

As impactações causadas por *Parascaris equorum* ocorrem principalmente em potros com menos de 6 meses de idade submetidos a um programa de vermifugação deficiente e com alta carga parasitária. Os produtos que causam morte súbita dos ascarídeos, inclusive organofosfatos, ivermectina e pamoato de pirantel, foram incriminados no desenvolvimento de obstrução intestinal aguda por parasitas mortos.[1116] Esse é um problema relacionado aos ascarídeos em função do tamanho relativamente grande do parasita adulto. Os sinais clínicos são cólica de início agudo após a administração de um anti-helmíntico e sinais compatíveis com obstrução do intestino delgado, inclusive refluxo nasogástrico. Às vezes, há parasitas mortos no refluxo. O início da doença varia de acordo com o grau de obstrução.[1116] Um diagnóstico presuntivo pode ser feito com base na anamnese e nos sinais referentes à obstrução do intestino delgado. A ultrassonografia abdominal pode indicar a existência de distensão de múltiplas alças do intestino delgado e ser usada para estimar a carga de ascarídeos no intestino delgado.[1117] A princípio, o tratamento médico deve incluir o manejo da dor e cuidados de suporte. O tratamento cirúrgico pode envolver a remoção dos ascarídeos por enterotomia, embora a redução manual sem enterotomia tenha sido associada à melhora da sobrevida em um relato.[1118] O prognóstico é reservado nos casos tratados rapidamente, mas ruim em potros com evidências de hipovolemia e choque séptico. Em um estudo, a sobrevida a longo prazo de 25 cavalos acometidos foi de 33%.[1116] Outro estudo relatou 80% de sobrevida a curto prazo e 60% de sobrevida em 1 ano.[1118]

Impactação ileal

As impactações ileais são mais comuns em cavalos adultos no sudeste dos EUA. Embora a alimentação com capim *coast-cross* tenha sido implicada nessa distribuição regional,[1115] tem sido difícil separar a localização geográfica das fontes regionais de feno como fatores de risco.[1119] No entanto, é provável que a alimentação com feno de capim *coast-cross* de baixa qualidade torne os cavalos suscetíveis à impactação ileal, talvez pelo alto teor de fibras e hastes finas que podem levar à deglutição prematura. A relação entre o teor de fibras e os padrões alimentares é teórica e ainda precisa ser comprovada. Mudanças repentinas na alimentação para feno de capim *coast-cross* são provavelmente relacionadas ao risco de desenvolvimento de impactação ileal.[1119] Estudos no Reino Unido revelaram que a infestação por tênias é um importante fator de risco para a impactação ileal. Com base na análise de risco, os dados sugeriram que mais de 80% dos casos de impactação ileal estudados estavam associados a evidências sorológicas ou fecais de infestação por tênias.[1120] Por causa da baixa sensibilidade da análise fecal para a detecção de tênias, um teste sorológico (ELISA) foi desenvolvido por Proudman *et al.* e tem cerca de 70% de sensibilidade e 95% de especificidade.[1121,1122]

Os cavalos com impactação ileal apresentam sinais clínicos típicos de obstrução do intestino delgado, inclusive cólicas moderadas a graves e palpação retal de alças distendidas do intestino delgado conforme a progressão da doença. Como o íleo é o aspecto mais distal do trato intestinal delgado, o desenvolvimento de refluxo nasogástrico pode demorar e é encontrado em apenas 50 a 60% dos cavalos que precisam de correção cirúrgica do íleo afetado;[1113,1123] o refluxo é mais provável em cavalos com impactação ileal submetida ao tratamento cirúrgico.[1113] O diagnóstico definitivo é, em geral, estabelecido à cirurgia, embora o íleo impactado seja ocasionalmente palpado VR.[1114] A distensão de várias alças do intestino delgado dificulta a palpação da impactação. Mais de 50% das impactações ileais podem ser resolvidas com o tratamento médico.[1113] A maioria dos relatos indica um prognóstico bom a excelente de sobrevida a curto prazo,[1113,1115,1123] com sobrevida em 1 ano de 91 a 92% em cavalos submetidos ao tratamento cirúrgico ou clínico.[1113]

Hipertrofia ileal

A hipertrofia ileal é um distúrbio de aumento da espessura das camadas musculares (circulares e longitudinais) do íleo por motivos desconhecidos (idiopáticos) ou secundário a uma obstrução incompleta ou funcional. Um mecanismo proposto para a hipertrofia ileal idiopática é a disfunção parassimpática, com aumento crônico do tônus muscular e subsequente hipertrofia das camadas musculares da parede ileal. Essa disfunção neurológica talvez seja causada pela migração de parasitas.[1124] Outra hipótese é o aumento crônico do tônus muscular da valva ileocecal, com desenvolvimento de hipertrofia muscular do íleo e sua contração contra uma valva ileocecal com oclusão parcial. O jejuno também pode ser hipertrofiado, sozinho ou combinado ao íleo.[1124] Os sinais clínicos são cólica intermitente crônica decorrente de hipertrofia do íleo e oclusão gradual do lúmen. Anorexia parcial e perda ponderal crônica (1 a 6 meses) foram documentadas em 45% dos cavalos acometidos, provavelmente por causa das cólicas intermitentes e redução do apetite.[1124] Como a mucosa ileal não é acometida por essa doença, não há razão para acreditar que esses cavalos apresentam má absorção de nutrientes. O diagnóstico é geralmente estabelecido à cirurgia, embora o íleo hipertrofiado possa ser palpado pelo reto em alguns casos.[1124] Uma anastomose ileocecal ou jejunocecal para *bypass* do íleo hipertrofiado é costuma ser realizada em cavalos acometidos. Sem o *bypass* cirúrgico, há persistência da cólica intermitente e o íleo espessado pode se romper.[1124] O prognóstico é reservado com o tratamento cirúrgico.[1125]

A hipertrofia ileal secundária é mais comum em cavalos já submetidos à cirurgia por cólica e que podem apresentar obstrução parcial ou funcional em um sítio anastomótico. Em um relato de caso, por exemplo, um cavalo desenvolveu hipertrofia ileal após a correção cirúrgica de uma intussuscepção ileocecal.[1126] A hipertrofia ileal também foi observada em um cavalo com anastomose ileocólica de orientação incorreta durante o tratamento cirúrgico de uma impactação cecal.[1000] Nesses casos, em geral os cavalos são reexaminados por causa de recidiva da cólica. O tratamento cirúrgico é direcionado à causa da obstrução do intestino delgado e à ressecção do intestino hipertrofiado.

Divertículo de Meckel

O divertículo de Meckel é um remanescente embrionário do ducto viteloumbilical, que não sofre atrofia completa e se torna um fundo cego, que se projeta a partir da borda antimesentérica do íleo.[1127,1128] Divertículos semelhantes também foram observados no jejuno.[1129] Esses divertículos podem sofrer impactação, levando à obstrução luminal parcial, ou envolver um segmento adjacente do intestino, causando estrangulamento.[1128] Às vezes, uma banda mesodiverticular associada pode passar do divertículo para o remanescente umbilical e ser um ponto de estrangulamento do intestino delgado. As bandas mesodiverticulares também podem se originar do mesentério ventral embrionário e se inserir na superfície antimesentérica do intestino, formando um espaço potencial que pode encarcerar o intestino.[1038] Os sinais clínicos variam de cólica crônica no divertículo de Meckel com impactação, a cólica aguda e grave em caso de estrangulamento do intestino por uma banda mesodiverticular. O diagnóstico é estabelecido à cirurgia e o tratamento requer ressecção do divertículo e de quaisquer bandas associadas.[1038] O prognóstico é bom em cavalos com impactação simples do divertículo de Meckel e reservado naqueles com estrangulamento intestinal.[1038]

Aderências

As aderências de um segmento do intestino a outro segmento, outros órgãos ou a parede corpórea são geralmente observadas após a cirurgia abdominal e podem ser clinicamente silentes, causar cólica crônica atribuível à obstrução parcial ou provocar obstrução aguda. Essas síndromes clínicas diferentes podem ser atribuídas ao tipo de aderências formadas. Uma aderência fibrosa que, por si só, não obstrui o lúmen intestinal, por exemplo, pode ser como ponto de pivô para um vólvulo, enquanto uma aderência entre segmentos adjacentes do trato intestinal pode criar uma curva em gancho que causa obstrução parcial crônica.[1130] O número de aderências formadas também pode variar drasticamente de cavalo para cavalo. Alguns animais podem desenvolver uma única aderência adjacente a um sítio anastomótico ou a um segmento distinto do intestino acometido, enquanto outros podem desenvolver aderências difusas em múltiplos segmentos do intestino, provavelmente em decorrência de uma doença inflamatória generalizada no momento da primeira cirurgia.

Os mecanismos de desenvolvimento de aderências são complexos, mas é provável que haja uma lesão serosa, desencadeada por isquemia intestinal, lesão por reperfusão e distensão luminal.[1037] Essa lesão provoca a infiltração de neutrófilos na serosa, acompanhada por perda de células mesoteliais. Em um estudo que avaliou as margens do intestino delgado submetido à ressecção, uma extensa infiltração de neutrófilos foi documentada na serosa, em especial na margem proximal que havia sido distendida antes da correção de diversas lesões por estrangulamento.[868] As regiões de lesão e inflamação serosa subsequentemente sofrem eventos reparadores semelhantes aos de qualquer ferida, inclusive produção local de fibrina, síntese *de novo* de colágeno por infiltração de fibroblastos e, por fim, maturação e remodelamento do tecido fibroso. Infelizmente, durante esse processo, a fibrina pode causar a aderência de superfícies intestinais danificadas entre si ou a um órgão adjacente. Após o desenvolvimento da aderência fibrinosa, a nova síntese de colágeno pode transformá-la em uma aderência fibrosa permanente. Por outro lado, o exsudato fibrinoso pode ser lisado por proteases liberadas por fagócitos locais, revertendo o processo de aderência. A formação de aderências pode ser vista como um desequilíbrio da deposição de fibrina e fibrinólise.[1131]

A prevenção de aderências depende da inibição dos mecanismos envolvidos em sua formação, inclusive redução da lesão serosa por meio da intervenção precoce e boa técnica cirúrgica, redução da inflamação pela administração de agentes anti-inflamatórios, separação física das superfícies serosas inflamadas (p. ex., carboximetilcelulose, hialuronano)[1132-1134] e modulação farmacológica da formação de aderência fibrinosa (p. ex., heparina[1135]). O retorno precoce da motilidade do intestino delgado após a cirurgia pode reduzir o tempo de contato entre as superfícies inflamadas do intestino, diminuindo as chances de formação de aderências.[1131]

Cavalos com maior risco de desenvolvimento de aderências após a cirurgia de cólica parecem ser aqueles com doença do intestino delgado.[1130] Em um estudo com cavalos submetidos à correção cirúrgica de obstrução do intestino delgado, 22% desenvolveram lesão cirúrgica associada a aderências. Os potros parecem apresentar maior incidência de aderências em comparação a cavalos adultos, independentemente da natureza da cirurgia abdominal.[1130] Um estudo indicou que 17% dos potros desenvolveram lesões atribuíveis a aderências, qualquer que tenha sido o tipo da primeira cirurgia.[1136] Os estudos discordam sobre a influência do grau de intervenção cirúrgica sobre a formação de aderências,[1130] mas os cavalos que requerem enterotomia ou ressecção e anastomose foram mais suscetíveis a seu desenvolvimento em um estudo.[1137] As aderências estão entre os principais motivos de repetição da laparotomia em pacientes com cólica pós-operatória.[1137,1138]

Os sinais clínicos de cavalos com aderências são altamente variáveis, dependendo da associação à obstrução parcial, obstrução luminal completa ou comprometimento da vasculatura intestinal. As aderências são um importante diferencial de cólicas intermitentes no período pós-operatório, principalmente em caso de ausência de alívio pela descompressão nasogástrica. A cólica intermitente contínua deve levar à abdominocentese para a detecção de evidências de peritonite séptica, o que pode contribuir para a formação de aderências. Se a cólica pós-operatória persistir, a laparotomia repetida ou a laparoscopia pode ser realizada. Em um estudo sobre aderências, 70% das laparotomias repetidas foram realizadas em 60 dias, sugerindo que a cólica cirúrgica atribuível às aderências tende a ocorrer 2 meses após o primeiro procedimento cirúrgico. Infelizmente, o prognóstico em cavalos com cólica atribuível a aderências é ruim e, em um estudo, apenas 16% dos animais sobreviveram à cólica induzida por aderências.[1130]

OBSTRUÇÃO SIMPLES DO INTESTINO GROSSO

As obstruções simples do intestino grosso, como a impactação, tendem a começar de modo mais gradual do que as do intestino delgado, embora alguns tipos de deslocamento do cólon possam causar dor aguda e intensa. Na verdade, alguns desses casos imitam e podem progredir a vólvulo do cólon maior. O tratamento medicamentoso é, em geral, eficaz na correção de grandes impactações do cólon. No entanto, as impactações cecais são um dilema por causa de sua maior propensão à ruptura, à relativa dificuldade de manipulação cirúrgica do ceco e ao desenvolvimento de disfunção cecal, que pode impedir o esvaziamento do órgão após a resolução cirúrgica da impactação.

Impactação cecal

A impactação cecal pode ser dividida em duas síndromes: impactações cecais primárias, decorrentes do acúmulo excessivo de ingesta no ceco, e impactações cecais secundárias, que se desenvolvem durante o tratamento de outra doença.[936,1139] Embora as impactações primárias sejam compostas de material fecal relativamente seco e as impactações secundárias tendam a apresentar conteúdo líquido, há considerável sobreposição entre as duas síndromes. Em cavalos com impactações primárias, há um surgimento gradual de dor abdominal ao longo de vários dias, que lembra o desenvolvimento de uma impactação do cólon maior. As impactações do ceco devem ser diferenciadas das impactações do cólon maior com base nos achados à palpação retal. Essas impactações tendem a se romper antes do desenvolvimento de dor abdominal intensa ou deterioração sistêmica e, portanto, devem ser monitoradas com cuidado.[1139] As impactações secundárias são, em geral, relacionadas a procedimentos cirúrgicos que causam dor pós-operatória (sobretudo cirurgias ortopédicas).[1140] A detecção das impactações cecais secundárias pode ser ainda mais difícil, porque a depressão pós-operatória e a diminuição do débito fecal podem ser atribuídas à cirurgia, não à cólica. Nos cavalos com impactações secundárias, os sinais visíveis de cólica podem indicar a ruptura iminente do ceco. Esses sinais, porém, não são observados em muitos casos.[1140] Portanto, a ingestão de ração e a produção de esterco devem ser monitoradas com cuidado em todos os cavalos submetidos a cirurgias que podem ser associadas à dor pós-operatória considerável. Um estudo recente indicou que os cavalos que produzem menos de três pilhas de esterco por dia no período pós-operatório são suscetíveis ao desenvolvimento de impactação do intestino grosso. Cavalos submetidos à cirurgia ortopédica prolongada (mais de 1 h) e ao tratamento inadequado com fenilbutazona eram bastante suscetíveis à redução do débito fecal no período pós-operatório.[1141]

O diagnóstico de impactação cecal tem como base a palpação retal do ceco firme, impactado ou cheio de líquido. Em alguns casos, a diferenciação de impactações do ceco e do cólon maior pode ser difícil. A palpação cuidadosa, no entanto, revela a incapacidade de deixar a mão completamente dorsal à víscera com impactação por causa da inserção do ceco na parede corpórea dorsal.

A princípio, o tratamento pode incluir a administração oral ou IV de líquidos e analgésicos ou a intervenção cirúrgica com tiflotomia isolada ou jejunocecostomia. Em dois recentes estudos retrospectivos em grande escala, o prognóstico pareceu variar de modo significativo, de acordo com a região geográfica.[939,1139] Em um estudo, o resultado a curto prazo foi muito favorável com o tratamento medicamentoso (81%) ou cirúrgico (95%).[939] Na maioria dos casos cirúrgicos, apenas a tiflotomia foi realizada. No outro estudo, o resultado a curto prazo foi menos favorável com o tratamento médico (61%) ou cirúrgico (82%).[1139] Muitos (68%) casos do último relato pareciam impactações cecais secundárias, pois a doença era recente ou a cirurgia não era relacionada à doença gastrintestinal. Esse relato ressalta a importância do diagnóstico imediato e dá suporte aos benefícios da intervenção cirúrgica precoce.

Impactação do cólon maior

As impactações de ingesta no cólon maior ocorrem em locais de reduções anatômicas do diâmetro luminal, em especial a flexura pélvica e o cólon dorsal direito.[1142] Embora vários fatores de risco tenham sido relatados, a maioria não foi comprovada. Uma restrição repentina no exercício por lesão musculoesquelética parece estar frequentemente associada ao início da impactação.[1143] O oferecimento de concentrado 2 vezes/dia causa a movimentação de grandes fluxos de líquido para dentro e fora do cólon em decorrência da presença de carboidratos fermentáveis no cólon e de subsequentes aumentos na concentração sérica de aldosterona, respectivamente.[1144] Esses fluxos, que podem causar desidratação da ingesta pela saída, induzida por aldosterona, de líquido do cólon, podem ser evitados com o oferecimento frequente de pequenas refeições.

A impactação do cólon ascendente pode ser induzida por amitraz, um acaricida associado a casos clínicos da doença,[1145,1146] dando algumas pistas sobre a patogênese da impactação do cólon maior. O amitraz parece alterar a atividade de marca-passo da flexura pélvica, provocando a descoordenação dos padrões de motilidade do cólon ventral esquerdo e do cólon dorsal esquerdo e à retenção excessiva da ingesta. O tempo de retenção aumenta a absorção de água da ingesta, o que desidrata o conteúdo do cólon e leva ao desenvolvimento da impactação. A migração de parasitas na região do marca-passo pode ter uma ação semelhante.[653] Outros fatores implicados na impactação do cólon maior são limitação dos exercícios, problemas odontológicos, consumo de volumoso seco e desidratação.

Os sinais clínicos de impactação do cólon maior são cólicas brandas de início lento. A produção fecal é reduzida e as fezes geralmente são duras, secas e cobertas de muco por causa do retardo de trânsito. A frequência cardíaca pode estar levemente elevada durante episódios de dor, mas tende a ser normal. Os sinais de dor abdominal são bem controlados com a administração de analgésicos, mas tornam-se cada vez mais graves e refratários em caso de ausência da impactação. O diagnóstico é embasado na palpação retal de uma massa firme no cólon maior. A extensão da impactação pode ser subestimada à palpação retal porque grande parte do cólon fica fora de alcance.[1142] O cólon adjacente pode se distender se a impactação provocar obstrução completa. O tratamento médico inicial deve incluir manejo da dor e fluidoterapia enteral, se não houver refluxo à intubação nasogástrica. A hidratação do conteúdo do cólon é superior com fluidoterapia enteral em comparação à fluidoterapia intravenosa.[1147,1148] Catárticos salinos, como sulfato de magnésio (0,1 mg/kg em 2 a 4 ℓ por sonda nasogástrica), também podem ser administrados. O animal não deve ter acesso a alimentos. A cirurgia é indicada se a impactação não for solucionada, a dor do cavalo se tornar incontrolável ou ocorrer distensão extensa do cólon por gás. Na cirurgia, o conteúdo do cólon é evacuado por meio de uma enterotomia da flexura pélvica. A sobrevida a longo prazo é boa com o tratamento médico (95%) e razoável (58%) em cavalos que requerem intervenção cirúrgica.[1143]

Enterólitos

Enterólitos são massas mineralizadas, tipicamente compostas de fosfato de amônio-magnésio (estruvita).[37] No entanto, a vivianite de magnésio também foi identificada nos enterólitos, juntamente com quantidades variáveis de Na, S, K e Ca. A formação de minerais à base de Mg é intrigante pela abundância relativa de Ca nos líquidos do cólon, o que favoreceria a formação de fosfatos de Ca (apatita) em vez de estruvita. A ingestão elevada de magnésio e proteína na dieta pode estar relacionada à formação de enterólitos. A alimentação com feno de alfafa e a diminuição das proporções dietéticas de feno e pastagem foram consistentemente identificadas como fatores de risco em cavalos com enterolitíase.[1149-1151] O feno de alfafa tem concentração de magnésio cerca de seis vezes maior que as necessidades diárias do cavalo.[1152] A alta concentração de proteínas no feno de alfafa pode contribuir para a formação de cálculos, aumentando a carga de nitrogênio amoniacal no intestino grosso. Em geral, os enterólitos se formam em torno de um núcleo de dióxido de silício (sílica), mas os núcleos são formados por pregos, cordas e pelos ingeridos.[1153] Os enterólitos costumam ser encontrados no cólon dorsal direito e no cólon transversal direito.[1152] Embora a enterolitíase tenha ampla distribuição geográfica, a incidência é maior em cavalos da Califórnia, nos EUA. Em um estudo realizado lá, os cavalos com enterolitíase representaram 28% da população cirúrgica de cólica e Árabes, Morgans, American Saddlebreds e burros eram mais suscetíveis à doença.[37] Em um estudo sobre enterolitíase no Texas, nos EUA, os fatores de risco também incluíram a alimentação com feno de alfafa e a raça Árabe. Nesse estudo, os cavalos em miniatura foram considerados suscetíveis.[1149] Cavalos com enterólitos raramente têm menos de 4 anos de idade e apresentam, em média, 11 anos de idade segundo um relato;[37] um enterólito foi detectado em um cavalo miniatura de 11 meses de vida.[1154]

Os sinais clínicos mais comuns são dor abdominal branda a moderada episódica.[37,1152] Os enterólitos podem ser diagnosticados por radiografia abdominal ou à cirurgia.[40,1155] Em raras ocasiões, um enterólito pode ser detectado por palpação retal, sobretudo se estiver no cólon menor distal.

De modo geral, a cirurgia é necessária, embora haja relatos de remoção de enterólitos VR. Em um estudo, 14% dos cavalos que necessitaram de tratamento para enterolitíase tinham histórico de eliminação de enterólito nas fezes.[37] Os enterólitos estão tipicamente localizados no cólon dorsal direito, no cólon transverso ou no cólon menor. Após a remoção de um enterólito, a maior exploração é necessária para determinar a presença de outros enterólitos. Enterólitos solitários geralmente são redondos, enquanto os enterólitos múltiplos têm lados planos. O prognóstico é bom (92% de sobrevida em 1 ano em 900 cavalos), a menos que haja ruptura do cólon durante a remoção do enterólito, relatada em 15% dos casos.[37]

Impactação por areia no cólon maior

As impactações por areia são comuns em cavalos com acesso a solos arenosos, em especial aqueles alimentados no chão. Alguns cavalos, principalmente potros, comem areia de maneira deliberada. A areia fina tende a se acumular no cólon ventral, enquanto a areia grossa pode se acumular no cólon dorsal.[737,1156] Diferenças individuais na função do cólon podem contribuir para o acúmulo de areia, porque alguns cavalos podem eliminar a areia consumida, mas outros não. A distensão decorrente da própria impactação ou da presença de gás perto da impactação causa dor abdominal. A areia também pode desencadear diarreia, provavelmente por causa da irritação da mucosa do cólon.[738] Em cavalos com impactações por areia, os sinais clínicos são semelhantes aos indivíduos com impactações do cólon maior. As fezes podem conter areia e a ausculta do abdome ventral pode revelar sons da movimentação da areia no cólon maior.[1157] O diagnóstico é feito à radiografia ou cirurgia, mas o diagnóstico presuntivo pode ser estabelecido com base nos sinais clínicos compatíveis com impactação do cólon maior e evidências de areia nas fezes. A areia é sedimentada pela mistura de fezes e água em uma luva de palpação retal ou outro recipiente. Radiografias abdominais podem ser usadas para detecção de opacidade mineral no cólon ventral.[38,1158] A ultrassonografia também pode ser usada para indicar o diagnóstico, mas não é tão precisa quanto a radiografia.[1159] A paracentese abdominal não é recomendada em casos suspeitos, porque grandes quantidades de areia no cólon ventral aumentam a probabilidade de perfuração inadvertida do órgão.[737]

O tratamento medicamentoso geralmente oferece um bom prognóstico.[1160] A administração de muciloide hidrofílico de *psyllium* (0,25 a 0,5 kg/500 kg em 2 ℓ de óleo mineral por sonda gástrica) pode facilitar a eliminação da areia. Se misturado com água, o *psyllium* deve ser administrado rapidamente por causa da formação de um gel viscoso. O *psyllium* sai da fase oleosa e se mistura com a água, formando um gel dentro do estômago. Acredita-se que o *psyllium* estimule a motilidade ou aglutine a areia. No entanto, um estudo experimental não conseguiu mostrar os benefícios desse tratamento.[1161] Em caso de impactação extensa, o *psyllium* não deve ser administrado até a redução da impactação pela administração por via oral ou IV de líquidos e outros laxantes. A perfuração é uma possível complicação em cavalos com impactação por areia porque o material se espalha e irrita a parede intestinal, causando inflamação. Se a cólica se tornar intratável, a evacuação cirúrgica do cólon maior deve ser realizada. O prognóstico quase sempre é considerado bom.[737,1156]

Deslocamento do cólon maior

O deslocamento do cólon ascendente é uma causa comum de obstrução do intestino grosso. O cólon ascendente é bastante móvel, à exceção do cólon dorsal e ventral direito. O contato com as vísceras adjacentes e a parede abdominal tende a inibir o movimento do cólon ascendente de uma posição normal; o acúmulo de gás e líquido ou ingesta, no entanto, pode causar seu deslocamento.[1162] O comportamento alimentar, inclusive o oferecimento de grandes refeições de concentrados, provavelmente atua no início do deslocamento do cólon maior. O consumo de uma grande quantidade de concentrados aumenta a taxa de passagem da ingesta, fazendo com que uma porcentagem maior de carboidratos solúveis alcance o intestino grosso.[1163] Isso, por sua vez, aumenta a taxa de fermentação e a produção de gás e ácidos graxos voláteis. A síntese de grandes quantidades de ácidos graxos voláteis estimula a secreção de altos volumes de líquido no cólon.[2] A associação entre o concentrado alimentar e o desenvolvimento de deslocamentos do cólon maior é ilustrada por estudos que indicam a maior prevalência de deslocamento do cólon ascendente em cavalos que recebem dietas ricas em concentrado e com baixo teor de volumosos.[1164] Os padrões anormais de motilidade do cólon ascendente também podem contribuir para o desenvolvimento do deslocamento. A alimentação estimula a motilidade do cólon por meio do reflexo gastrocólico, mas refeições extensas podem alterar os padrões normais de motilidade e, ao mesmo tempo, propiciar o rápido acúmulo de gás e líquido decorrente da fermentação.[1163,1165] A migração de larvas de parasitas (estrôngilos) pela parede intestinal também altera os padrões de motilidade de cólon.[650] A infecção por *S. vulgaris* reduz o fluxo sanguíneo para segmentos do intestino grosso, sem necessariamente causar infarto. A atividade elétrica do cólon e da junção cecocólica aumenta após a infecção por *S. vulgaris* e ciatostomíneos, provavelmente por refletir um efeito direto da migração pelo intestino e a resposta inicial à redução do fluxo sanguíneo.[650]

Os deslocamentos do cólon ascendente geralmente são divididos em três tipos: deslocamento dorsal esquerdo, deslocamento dorsal direito e retroflexão.[1162,1166] O deslocamento dorsal esquerdo é caracterizado pelo encarceramento do cólon ascendente no espaço renoesplênico. O cólon sofre uma torção de 180°, de modo que o cólon ventral esquerdo fica dorsal ao cólon dorsal esquerdo. A porção encarcerada pode ser apenas a flexura pélvica ou envolver uma grande porção do cólon ascendente, com a flexura pélvica situada perto do diafragma. O cólon pode ficar encarcerado pela migração dorsal entre a parede abdominal esquerda e o baço ou migrar em direção caudodorsal sobre o ligamento nefroesplênico.[1166] Às vezes, o cólon ascendente pode ser palpado entre o baço e a parede abdominal, indicando o primeiro mecanismo de deslocamento. Acredita-se que a distensão gástrica predisponha os cavalos ao deslocamento dorsal esquerdo do cólon ascendente, com deslocamento medial do baço, dando espaço para a migração do cólon ao longo da parede abdominal.[1166] O deslocamento dorsal direito começa pelo movimento cranial do cólon, medial (flexão medial) ou lateral (flexão lateral) ao ceco. Segundo um autor, a proporção de deslocamentos dorsais direitos com flexão medial ou lateral é em torno de 1:15.[1166] Nos dois casos, a flexura pélvica termina adjacente ao diafragma. A retroflexão do cólon ascendente se deve ao movimento cranial da flexura pélvica, sem movimento da flexura esternal ou da flexura diafragmática.

O deslocamento do cólon ascendente causa obstrução parcial do lúmen, levando ao acúmulo de gás ou ingesta e à distensão. A distensão pode ser exacerbada pela secreção reflexa de líquido. A tensão e o estiramento da parede visceral são fontes importantes da dor associada ao deslocamento do cólon. A tensão nos anexos mesentéricos e na raiz do mesentério pelo aumento de volume do cólon também pode causar dor.[1162] A isquemia é raramente associada ao deslocamento sem estrangulamento do cólon. Congestão e edema, no entanto, são observados com frequência nos segmentos deslocados do cólon por causa do aumento da pressão hidrostática por redução do fluxo venoso. O dano morfológico tecidual costuma ser menor.

Sob o aspecto clínico, o deslocamento do cólon ascendente é caracterizado por sinais intermitentes de dor abdominal branda a moderada, de início agudo, mas que também pode ser insidioso.[1166] O deslocamento prolongado pode causar desidratação. A frequência cardíaca pode aumentar em função da dor abdominal, mas geralmente é normal. Pode haver distensão abdominal e a produção fecal é reduzida. Os deslocamentos dorsais esquerdos são em muitos casos diagnosticados por palpação retal, já que o cólon ascendente pode ser rastreado até o espaço nefroesplênico e o baço pode sofrer deslocamento medial. Por outro lado, um diagnóstico provisório pode ser estabelecido por ultrassonografia abdominal.[1167] O baço pode ser visualizado no lado esquerdo do abdome, mas o rim esquerdo fica obscurecido pelo intestino distendido por gás. A avaliação dessa técnica indica que há pouquíssimos resultados falso-positivos, embora resultados falso-negativos possam ser ocasionalmente observados.[1167] O diagnóstico definitivo pode exigir cirurgia. Os deslocamentos dorsais direitos são caracterizados pela existência de distensão do cólon ventral, que percorre a entrada pélvica e pode ser sentido entre o ceco e a parede do corpo se houver flexão lateral. De modo geral, a flexura pélvica não é palpável. A retroflexão do cólon ascendente pode produzir uma torção colônica palpável. Se os cólons deslocados não estiverem distendidos por gás no caso de deslocamento dorsal direito e retroflexão, o cólon ascendente pode não ser palpável e é notável por sua ausência da posição normal. Em geral, cavalos com deslocamento dorsal direito apresentam aumento da concentração de GGT em comparação aos cavalos com deslocamento dorsal esquerdo, presumivelmente causado pela compressão do ducto biliar e obstrução extra-hepática temporária.[17]

No encarceramento nefroesplênico do cólon maior, o tratamento médico é geralmente eficaz.[1167-1169] A administração de fenilefrina e o rolamento sob anestesia (84%) foi muito mais eficaz que a fenilefrina (3 a 6 μg/kg/min por 15 minutos) e o exercício (63,2%) em um relato recente.[1169] Há relatos de hemorragia interna fatal por ruptura de grandes vasos sanguíneos após o tratamento de cavalos idosos com fenilefrina, que provavelmente deve ser usada com cautela em indivíduos com mais de 15 anos de idade.[1170]

O tratamento medicamentoso também tem sido relatado como eficaz (64%) em cavalos com deslocamento dorsal direito,[1171] embora seu diagnóstico definitivo seja desafiador sem confirmação cirúrgica. Se o tratamento médico não for bem-sucedido, os cavalos devem ser imediatamente submetidos à cirurgia. O prognóstico cirúrgico de cavalos com deslocamento do cólon maior é bom. Alguns animais apresentam recidiva de encarceramento nefroesplênico do cólon. Hoje, o método menos invasivo de prevenção dessa complicação é o fechamento laparoscópico do espaço nefroesplênico.[78,1172,1173]

Obstrução por corpo estranho e fecálitos

Materiais estranhos, como cama, cordas, plásticos, pedaços de cercas e sacos de ração podem ser ingeridos, principalmente por cavalos jovens, e causar obstruções. Esses corpos estranhos podem provocar impactação da ingesta e distensão do intestino, quase sempre no cólon transverso ou descendente. Em geral, cavalos jovens são afetados. Em um estudo, a massa obstrutiva foi detectada à palpação retal em 3 de 6 cavalos.[1174] Os fecálitos são comuns em pôneis, cavalos em miniatura e potros.[1175] Cavalos idosos com problemas de dentição também podem estar predispostos à formação de fecálitos em decorrência da incapacidade de mastigação completa do alimento fibroso. Os fecálitos geralmente causam obstrução no cólon descendente e podem provocar tenesmo.[1174] Outros sinais clínicos são semelhantes aos da enterolitíase. A radiografia abdominal pode auxiliar a identificação da obstrução em pacientes menores, sobretudo quando a distensão de gases ao redor do corpo estranho ou fecálitos der contraste. De modo geral, há necessidade de tratamento cirúrgico.

Massas e estenoses murais

Massas murais, como abscessos, tumores (adenocarcinoma e linfossarcoma), granulomas e hematomas podem causar obstrução e impactação luminal, quase sempre em cavalos idosos. A impactação pode ser causada por obstrução do lúmen ou redução da motilidade no segmento intestinal com a massa. Os abscessos podem se originar do lúmen do intestino ou se estender do mesentério ou dos linfonodos mesentéricos. Os hematomas intramurais são comuns no cólon descendente e causam dor abdominal aguda.[1176] Depois do término da dor aguda causada pelo hematoma, há desenvolvimento de impactação proximal ao hematoma decorrente do comprometimento da motilidade na porção afetada do cólon. Trauma, úlcera da mucosa e lesão parasitária são causas especuladas de hematomas intramurais.[1176,1177] A estenose do intestino grosso decorre da formação de tecido fibroso em um padrão circular ao redor ou no interior do órgão, reduzindo o diâmetro luminal e a capacidade de estiramento da parede. As estenoses podem ser congênitas ou secundárias a peritonite, cirurgia abdominal prévia ou doença inflamatória intestinal. Em um relato de 11 cavalos com doença inflamatória intestinal, seis apresentaram estenose, dos quais quatro no intestino delgado e dois no intestino grosso.[517]

Os sinais clínicos variam de acordo com o grau de obstrução luminal. Obstrução e impactação parciais tendem a produzir dor abdominal branda a moderada, de início insidioso. Os hematomas murais tendem a causar sinais de dor abdominal aguda.[1176,1177] A palpação retal do abdome pode revelar a existência de uma massa ou simplesmente o segmento impactado, sem percepção da massa em si. Febre, perda ponderal e anorexia podem ser observadas em casos de abscesso ou tumor. O número elevado de leucócitos, hiperfibrinogenemia, hiperglobulinemia ou anemia normocítica e normocrômica podem ser observados em pacientes com abscessos ou tumores. O FP pode refletir a causa da massa. As células tumorais são visualizadas com pouca frequência. Evidências de inflamação bacteriana podem ser observadas se a causa da cólica for um abscesso ou granuloma; nesse caso, o líquido deve ser enviado para cultura. Hematomas podem causar hemorragia no FP. O tratamento geralmente requer ressecção cirúrgica da massa. Os abscessos podem ser tratados com os antibióticos apropriados se a impactação puder ser resolvida pela administração VO ou IV de analgésicos e laxantes. *Streptococcus* spp., *Actinomyces pyogenes*, *C. pseudotuberculosis*, *R. equi*, bactérias anaeróbias e microrganismos entéricos gram-negativos são causas comuns de abscessos.

Impactação do cólon menor

A impactação do cólon menor é distinta de outras formas de impactação em suas predisposições e quadro clínico. Em um estudo, o principal fator de risco para a impactação desse segmento do intestino foi a diarreia.[1178] Esse achado paradoxal pode ser explicado pelo edema da mucosa do cólon, associado a causas pró-inflamatórias da diarreia, que costumam ser observadas no cólon ascendente, mas podem se estender para o cólon transverso e o cólon menor. A diarreia faz com que grandes volumes de ingesta sejam rapidamente expelidos do cólon ascendente para o cólon menor, que tem diâmetro muito menor, principalmente se estiver edemaciado. Isso pode levar ao desenvolvimento de diarreia, seguido por episódios intermitentes de cólica, que podem ser explicados pela impactação. O diagnóstico é feito pelo exame retal, em que o reto apresenta edema e mucosa áspera. É muito importante lembrar que os cavalos devem ser avaliados com cuidado quanto à impactação, mesmo na presença de diarreia. Outros parâmetros que normalmente auxiliam a avaliação da gravidade das cólicas, como a frequência cardíaca, não são preditivos de obstrução em cavalos com impactação do cólon menor.[1178] Os cavalos podem ser submetidos ao tratamento clínico, com líquidos, laxantes e analgésicos, durante os primeiros estágios da doença. O principal sinal clínico que indica a necessidade de cirurgia parece ser a distensão abdominal associada à distensão do cólon maior. Outros sinais clínicos, como elevações da frequência cardíaca e cólica refratária, são menos pronunciados. A doença pós-diarreica não é a única forma de impactação do cólon menor. Essas impactações podem ser coleções simples de ingesta ou ocorrer em resposta ao estreitamento luminal.

Atresia do cólon

A atresia de um segmento do cólon é uma anomalia congênita rara em cavalos.[1179] A herdabilidade e as causas da doença são desconhecidas. Um possível mecanismo para o desenvolvimento da lesão é a isquemia intestinal intrauterina, que causa necrose secundária de um segmento do intestino.[1179] Os sinais clínicos são ausência de eliminação de mecônio e cólica nas primeiras 12 a 24 horas de vida. A distensão abdominal secundária é causada pela obstrução intestinal completa e as radiografias abdominais podem revelar distensão do cólon por gás. O diagnóstico é feito à cirurgia. Qualquer parte do cólon pode estar ausente, mas o segmento distal do cólon maior ou do proximal do cólon menor (ou ambos) tende a ser afetado com mais gravidade. Se houver tecido suficiente, a anastomose na extremidade cega proximal do cólon pode ser tentada.[1179] O prognóstico depende do segmento do cólon que está ausente, mas, de modo geral, é ruim em função da ausência do cólon distal.

Aganglionose ileocolônica

A aganglionose ileocolônica, vulgarmente conhecida como *síndrome letal do overo branco* (LWFS), ocorre em potros brancos de pais overos. Os potros afetados são completamente brancos ou têm muito pouco pelo pigmentado ao redor do focinho, na base da cauda ou sobre os cascos. São homozigotos para um gene anormal do receptor B da endotelina (EDNRB) que altera a migração ou a sobrevida de células da crista neural, o que afeta células progenitoras de melanócitos e gânglios intestinais.[1180,1181] O genótipo EDNRB está altamente correlacionado ao padrão branco; a incidência de heterozigotos é maior em overo *frame*, overo cálico com alta quantidade de branco e overo *frame blend*.[1182] Raramente uma égua de cor sólida dá à luz um potro com LWFS. Potros homozigotos não apresentam os gânglios submucosos e mioentéricos da porção distal do íleo e do intestino grosso, e a inervação do íleo e da flexura pélvica é extrínseca.[1183,1184] Assim, o potro parece normal no nascimento, mas desenvolve sinais de íleo intestinal e cólica em 12 a 24 horas. Os olhos são azuis e a pele é rosada. Há um teste genético para identificação de cavalos heterozigotos para o gene EDNRB defeituoso.

Doenças da cavidade oral, do esôfago e do estômago

CAVIDADE ORAL

A boca é delimitada lateralmente pelas bochechas, dorsalmente pelo palato e ventralmente pelo corpo da mandíbula e pelos músculos milo-hióideos. A margem caudal é o palato mole. A boca do cavalo é longa e cilíndrica e, com os lábios fechados, as estruturas contidas quase enchem a cavidade. Há um pequeno espaço entre a raiz da língua e a epiglote, denominado *orofaringe*. A cavidade da boca é subdividida em seções pelos dentes. O espaço externo aos dentes e delimitado pelos lábios é denominado *vesícula* da boca e, em repouso, as margens laterais da vesícula, isto é, a mucosa bucal, estão em contato próximo com os dentes vestibulares. Caudalmente, o espaço externo se comunica com a faringe através do ádito da faringe. A mucosa da boca é contínua na margem dos lábios com a pele e, durante a vida, tende a ser rosada, mas pode ser mais ou menos pigmentada, dependendo da cor da pele e da raça.

Morfologia e função

Os lábios são duas pregas membranosas musculares que se unem em ângulos próximos aos primeiros dentes faciais. Cada lábio apresenta uma superfície externa e uma interna. O lábio superior tem um sulco mediano raso (filtro); o lábio inferior tem uma proeminência arredondada ou queixo (mento). A superfície interna é coberta por uma mucosa espessa, que contém pequenas superfícies elevadas, que são as aberturas dos ductos das glândulas labiais. Pequenas pregas da mucosa, denominadas frênulos labiais, se estendem dos lábios para a gengiva.

A borda livre do lábio é densa e apresenta pelos curtos e rígidos. As artérias da boca são derivadas das artérias maxilar, mandibular, labial e esfenopalatina da artéria palatina principal. As veias são drenadas principalmente para a veia facial lingual. Os nervos sensoriais são originários do nervo trigêmeo (quinto par de nervos cranianos), e os nervos motores advêm do nervo facial (sétimo par de nervos cranianos). As bochechas começam nos lábios, formam os dois lados da boca e são presas às bordas alveolares dos ossos dos maxilares. As bochechas são compostas de pele, camadas musculares e glandulares e, então, mucosa interna. A pele é fina e flexível. Por outro lado, a mucosa oral é densa e, em muitas áreas da cavidade oral, é firmemente fixa ao periósteo, de modo que a construção de *flaps* da mucosa oral pode ser feita apenas pela divisão horizontal da inserção no periósteo. Tal característica é importante nas técnicas reconstrutivas aplicadas à cavidade oral. O suprimento de sangue para as bochechas provém das artérias facial e bucal; a inervação sensorial advém do trigêmeo e a inervação motora, do nervo facial.

O palato duro é delimitado rostral e lateralmente pelos arcos alveolares e é contínuo ao palato mole caudalmente. O palato duro tem uma rafe central que divide a superfície em duas partes iguais. Da linha do dente vestibular rostral, o palato duro é côncavo à linha do dente vestibular caudal. Cristas transversais emparelhadas (cerca de 18) atravessam a concavidade e têm suas bordas livres em direção caudal. O ducto incisivo é um pequeno ducto de mucosa, que se estende obliquamente pela fissura palatina. O componente dorsal se comunica por uma abertura semelhante a uma fenda na porção rostral do meato ventral e sua extremidade palatina é cega e fica na submucosa do palato. Durante a resposta de *flehmen* dos garanhões, as secreções aquosas entram no nariz pelas glândulas do ducto vomeronasal. Não se sabe até que ponto essas secreções auxiliam a recepção de feromônios.[1185]

A porção da mucosa palatina, logo atrás dos dentes incisivos, tende a ficar inchada (*lampas*) durante a erupção dos dentes permanentes. Esse aumento de volume é fisiológico, não patológico.

A língua está situada no assoalho da boca entre os corpos da mandíbula e é sustentada pela funda, formada pelos músculos milo-hióideos. A raiz da língua se une ao osso hióideo, ao palato mole e à faringe. A superfície superior e a porção rostral da língua são livres; o corpo da língua tem três superfícies. O ápice da língua tem formato de espátula e borda arredondada. A mucosa é bastante aderida à estrutura adjacente e, no dorso, é densa e espessa. Da superfície inferior da parte livre da língua, uma dobra da mucosa passa pelo assoalho da boca, formando o frênulo lingual. Caudalmente, uma dobra passa de cada lado do dorso para unir o palato mole, formando o arco palatoglosso. Dorsalmente ao palato mole, o arco palatofaríngeo se insere e contorna o ádito laríngeo e o teto da nasofaringe. A mucosa da língua apresenta quatro tipos de papilas:

1. As papilas filiformes são projeções finas, semelhantes a fios, no dorso da língua. Não são encontradas na raiz da língua e são pequenas na porção rostral dela.
2. As papilas fungiformes são maiores e facilmente vistas na borda livre arredondada. Ocorrem com mais frequência na porção lateral da língua.
3. Em geral, as papilas valadas são duas ou três e estão localizadas na porção caudal do dorso da língua. A superfície livre apresenta numerosas papilas secundárias pequenas e redondas.
4. As papilas foliáceas são rostrais aos arcos palatoglossos do palato mole, onde formam uma eminência arredondada, com cerca de 2 ou 3 cm de comprimento, marcada por fissuras transversais.

As papilas foliáceas, valadas e fungiformes são recobertas por papilas gustativas e papilas secundárias. As artérias lingual e sublingual suprem a língua a partir do tronco linguofacial e veias correspondentes. O tronco linguofacial é drenado pela veia linguofacial. Os músculos linguais são inervados pelo nervo hipoglosso (décimo segundo par de nervos cranianos) e o suprimento sensorial é proveniente dos nervos lingual e glossofaríngeo (nono par de nervos cranianos).

DENTES

A fórmula dos dentes decíduos do cavalo é 2 vezes I3-3 C0-0 P3-3, com total de 24. A fórmula de dentes permanentes é 2 vezes I3-3 C1-1 P3-3 ou P4-3 M3-3, com um total de 40 ou 42 dentes. Nas éguas, os dentes caninos geralmente são pequenos ou não entram em erupção, reduzindo o número para 36 ou 38. O primeiro dente pré-molar está ausente e sua ocorrência foi relatada em apenas 20% da dentição superior de cavalos Puros-Sangues.[1186] Os dentes do cavalo têm forma complexa e são compostos de diferentes materiais (dentina, cemento e esmalte). Funcionam como lâminas de moagem para mastigar e macerar alimentos com celulose, na importante primeira etapa do processo digestivo. Os dentes vestibulares equinos são uma característica bem documentada da evolução do *Equus caballus*.

O primeiro incisivo decíduo está presente no nascimento ou na primeira semana de vida. O segundo incisivo entra em erupção às 4 a 6 semanas de idade; o terceiro incisivo, aos 6 a 9 meses de idade; o primeiro e o segundo pré-molares, do nascimento até as 2 semanas de idade; e o terceiro pré-molar, aos 3 meses de idade.

Os tempos de erupção dos dentes permanentes são os seguintes: primeiro incisivo, 2 anos e meio; segundo incisivo, 3 anos e meio; terceiro incisivo, 4 anos e meio; o dente canino, de 4 a 5 anos; o primeiro pré-molar, de 5 a 6 meses; o segundo pré-molar, 2 anos e meio; o terceiro pré-molar, 3 anos de idade; o quarto pré-molar, 4 anos de idade; o primeiro molar, de 10 a 12 meses de idade; o segundo molar, 2 anos de idade; e o terceiro molar, de 3 anos e meio a 4 anos de idade. Essa sequência de erupção indica claramente que a erupção do segundo e terceiro dentes pré-molares permanentes pode causar impactação dentária.

O cavalo moderno tem seis dentes incisivos em cada mandíbula, bastante próximos, de modo que as bordas lábeis formam um semicírculo. A superfície de oclusão apresenta uma invaginação profunda do esmalte (infundíbulo), preenchida apenas parcialmente com cemento. O desgaste dos dentes incisivos forma um padrão característico no qual o infundíbulo é circundado por anéis de esmalte, dentina, esmalte e cemento da coroa de forma concêntrica. Cada incisivo é afunilado de uma coroa larga a uma raiz estreita, de modo a expor sua porção média ao desgaste, mas os diâmetros transversais continuam aproximadamente iguais; isto é, aos 14 anos de idade, a superfície de oclusão do dente incisivo central do cavalo é um triângulo equilátero. Observações sobre o estado de erupção, os ângulos de incidência dos dentes incisivos e o padrão das superfícies de oclusão são usadas para determinar a idade dos cavalos. Os dentes caninos são simples, sem coroas complexas, e curvos. A coroa é comprimida e lisa no aspecto labial, mas apresenta duas cristas no aspecto lingual. Não há contato oclusal entre os caninos superiores e inferiores.

Ao entrarem em erupção, os seis dentes faciais do cavalo funcionam como uma unidade na mastigação dos alimentos. Cada arcada consiste em três dentes pré-molares e três molares. A arcada maxilar é ligeiramente curva e a superfície de oclusão dentária é quadrada. As superfícies de oclusão dos dentes inferiores são mais oblongas e a arcada é mais reta. O cavalo é anisognático, ou seja, a distância entre os dentes inferiores é menor (um terço) do que a distância entre os dentes superiores vestibulares. Esse arranjo anatômico afeta a inclinação da arcada dentária durante o deslizar da maxila sobre a mandíbula no processo de preparo dos alimentos. A superfície do dente vestibular superior tem duas cristas onduladas e estreitas, uma lateral e outra medial. Há uma elevação no lado rostral e lingual do estilo medial. A porção central dessas superfícies é recuada por duas depressões comparáveis aos infundíbulos dos dentes incisivos, mas muito mais profundas. O desgaste dos dentes leva à remoção do esmalte que fecha as cristas e ao aparecimento da dentina subjacente na superfície. Após algum tempo, a superfície de mastigação exibe um padrão complicado que pode ser comparado ao contorno de uma letra B ornamentada, cujo traço vertical está no aspecto lingual. A dentina dá sustentação interna ao esmalte, o cemento sustenta os acúmulos de esmalte e o cemento periférico preenche os espaços entre os dentes, de modo que os seis dentes possam funcionar como uma única unidade, ou seja, a arcada dentária. Cristas transversais cruzam cada dente, de modo que a borda de toda a arcada maxilar consiste em uma borda serrilhada. As serrilhas se formam para que haja um vale na área de contato com os dentes adjacentes. Essas serrilhas correspondem àquelas da arcada mandibular. Note que, durante o consumo de ração peletizada, o movimento mandibular mediolateral não causa contato oclusivo total como na mastigação de feno.[1187]

As raízes verdadeiras dos dentes vestibulares são curtas em comparação ao comprimento total do dente. Os dentes vestibulares têm três raízes: duas pequenas laterais e uma grande raiz medial. A porção da coroa embebida no alvéolo dentário é denominada coroa de reserva, e o termo *raiz* é confinado à área do dente que é comparativamente curta e desprovida de esmalte. O desgaste dentário provoca a exposição gradual da coroa de reserva e o alongamento das raízes. Em um cavalo adulto de 500 kg, os dentes faciais superiores têm entre 8 e 8,5 cm de comprimento. O desgaste dentário é responsável por erosão e perda de substância dentária a uma taxa de 2 mm/ano. As câmaras pulpares dos dentes também são complexas. Os incisivos e caninos têm uma única câmara pulpar. Os dentes vestibulares mandibulares têm duas raízes e duas câmaras pulpares separadas. Os dentes faciais superiores, embora tenham três raízes, apresentam cinco câmaras pulpares.

Durante o desgaste da oclusão, a deposição de dentina secundária no interior das câmaras pulpares as protege (p. ex., a estrela dentária, medial ao infundíbulo nos dentes incisivos). Os dentes vestibulares mandibulares não apresentam o dobramento transversal do esmalte (durante a morfogênese do dente) e a superfície de oclusão é simples, formada pela dentina central e cercada pelo esmalte. Cada dente, então, se conforma em uma arcada única pela existência de cemento da coroa periférica.

Exame da cavidade oral

A cavidade oral e a orofaringe estão sujeitas a diversas doenças, muitas com os mesmos sinais clínicos, independentemente de sua causa. Os sinais clássicos de doença dentária no cavalo são dificuldade e lentidão na alimentação, assim como perda ponderal progressiva e condição corpórea. Em alguns casos, o cavalo pode derrubar o alimento durante a mastigação e a halitose pode ser óbvia. Outros problemas relatados pelos proprietários são relacionados à mordida e à cavalgada, balançar de cabeça ou impossibilidade de colocação do bridão. Inchaço facial ou mandibular, rinorreia (doença dentária associada ao seio maxilar) e fístulas mandibulares (infecções apicais dos dentes faciais inferiores) também podem ser observados. Existe alguma correlação entre a idade do animal e os sinais clínicos.

Uma parte considerável da boca e dos dentes pode ser examinada externamente por palpação das estruturas pelas pregas da bochecha. A maioria dos cavalos permite o exame oral superficial sem sedação ou o uso de um espéculo oral. Em muitos cavalos, no entanto, é melhor realizar um exame oral detalhado após a sedação e com um espéculo oral e uma fonte de luz. A boca deve ser irrigada para a remoção de alimentos retidos, propiciando a inspeção e a palpação de lábios, bochechas, dentes e gengivas.

O exame completo da cavidade oral equina pode ser auxiliado por radiologia, endoscopia, fluoroscopia, biopsia e cultura. A endoscopia oral deve ser realizada com sedação e espéculo oral ou sob anestesia geral para evitar a mastigação inadvertida do endoscópio. A TC propicia a obtenção de imagens detalhadas da cavidade oral e dos seios nasais.

Disfagia

Os lábios do cavalo são móveis e preênseis. Consequentemente, a perda da função motora (p. ex., paralisia facial) afeta a eficiência do sistema preênsil. Os lábios agarram os alimentos e os dentes incisivos os cortam. A mastigação e a lubrificação com saliva levam à formação do bolo alimentar, que é manipulado de um lado para o outro pela boca, auxiliado pelas fortes bochechas do cavalo e pelas cristas palatinas. A deglutição começa quando o bolo alimentar entra em contato com a base da língua e as paredes da faringe. Durante a deglutição, o palato mole se eleva para fechar a nasofaringe, a base da língua também se eleva e o osso hióideo e a laringe se movem em direção rostral após a contração dos músculos hióideos. Durante esse processo, a rima glótica se fecha e a epiglote se inclina dorsal e caudalmente para proteger as vias respiratórias, de modo que os alimentos sejam arrastados pelos canais alimentares na lateral da laringe até o laringoesôfago. Estudos fluoroscópicos em projeção dorsoventral de potros lactentes mostraram o contato entre os canais alimentares laterais na linha média, de modo que o contorno do bolo alimentar tem o formato de uma gravata borboleta.[1188]

A disfagia é definida como a dificuldade ou a incapacidade de deglutição. Sob o aspecto anatômico, é classificada como pré-faríngea, faríngea e esofágica (pós-faríngea). O local da causa da disfagia influencia os sinais clínicos. O animal com disfagia pré-faríngea derruba o alimento ou água da boca, reluta em mastigar e apresenta hipersalivação ou anomalias na preensão. As disfagias faríngeas e esofágicas são caracterizadas por tosse, secreção nasal com saliva, água ou alimento, engasgo, ansiedade e extensão do pescoço durante as tentativas de deglutição. A seção a seguir descreve a disfagia esofágica em mais detalhes. As causas da disfagia podem ser divididas em quatro tipos: dolorosas, musculares, neurológicas ou obstrutivas (Tabela 12.8). Dor e obstrução causam disfagia, interferindo na mecânica da preensão, formação e transferência do bolo para a faringe e deglutição. As causas musculares e neurológicas de disfagia impedem a preensão e a deglutição, afetando a função motora da musculatura lingual ou bucal, os músculos mastigatórios (temporais e masseteres) e os músculos faríngeos e esofágicos craniais. A perda de sensibilidade dos lábios, mucosas bucais, faringe ou língua também pode causar disfagia. As causas neurológicas da disfagia podem afetar o prosencéfalo, o tronco cerebral ou os nervos periféricos que controlam a preensão (porção motora ou sensorial do quinto, sétimo e décimo segundo pares de nervos cranianos), a transferência do bolo alimentar para a faringe (porção sensorial do quinto e décimo segundo pares de nervos cranianos) e a deglutição (nono e décimo pares de nervos cranianos). O último ponto era o pensamento clássico, mas evidências recentes sugerem que, embora a estimulação do nono par de nervos cranianos provoque a deglutição, o bloqueio bilateral desse nervo não impede a deglutição normal de material líquido ou sólido.[1189]

O diagnóstico da causa da disfagia é embasado no exame físico, composto de exame oral cuidadoso, exame neurológico, observação de sinais clínicos e endoscopia da bolsa faríngea, esofágica e gutural. A radiologia pode ajudar a avaliação das estruturas ósseas da cabeça e do pescoço. A ultrassonografia é valiosa no exame do espaço retrofaríngeo e do esôfago para a detecção e avaliação de massas. As causas faríngeas ou esofágicas da disfagia podem ser detectadas pelo exame endoscópico de rotina ou radiografias com contraste. A endoscopia também pode ser usada para avaliar a deglutição, mas essa função pode ser afetada de maneira adversa pela sedação do cavalo. A deglutição pode também ser avaliada à fluoroscopia[1190] ou manometria,[1191] mas essas técnicas requerem equipamento especializado. Procedimentos diagnósticos específicos para causas não alimentares de disfagia são abordados em outras partes deste livro (consulte o Capítulo 7).

Tabela 12.8 Diagnósticos diferenciais para disfagia.

Classe de disfagia	Diagnósticos diferenciais
Dolorosa	Abscesso radicular ou doença periodontal Fratura dentária Dentição ou desgaste anormais Estomatite, glossite ou faringite Intoxicação por anti-inflamatórios não esteroidais Irritação química Candidíase Influenza *Streptococcus equi* subsp. *equi* Vírus da estomatite vesicular *Actinobacillus lignieresii* Trauma bucal, gengival ou na língua (bridão ou correntes) Corpos estranhos Linfadenopatia ou abscesso retrofaríngeo Trauma mandibular Osteoartropatia temporo-hióidea Osteopatia temporomandibular
Muscular	Paralisia periódica hiperpotassêmica Miopatia nutricional (doença do músculo branco) Doença de armazenamento de polissacarídeos Deficiência de enzima ramificada de glicogênio Miosite do masseter Hipocalcemia tetânica ou eclâmpsia Miotonia Ruptura do músculo reto ventral da cabeça Intoxicação por inça-muito (*Ageratina altissima*) Megaesôfago
Obstrutiva	Abscesso e linfadenopatia retrofaríngea Malformação, lesão, edema ou neoplasia oral, faríngea, retrofaríngea, laríngea ou esofágica Cistos faríngeos ou epiglóticos Abscesso faríngeo ou corpo estranho Deslocamento dorsal do palato mole Fenda palatina
Doença neurológica do prosencéfalo; neuropatia generalizada; distúrbios do quinto, sétimo, nono, décimo ou décimo segundo par de nervos cranianos	Timpanismo ou empiema da bolsa gutural Faringite folicular Obstrução esofágica Cicatriz faríngea Abscesso ou neoplasia retrofaríngea Empiema, micose ou neoplasia da bolsa gutural Osteopatia estiloide Envenenamento por chumbo Osteomielite ou fratura da porção petrosa do osso temporal Abscesso retrofaríngeo Botulismo Intoxicação por cardo-estrelado-amarelo (*Centaurea solstitialis*) Encefalite viral Edema cerebral Hemorragia cerebral ou do tronco cerebral Massas intracranianas (hematoma, neoplasia e abscesso) Meningite Encefalite verminótica Mieloencefalite protozoótica equina Herpes-vírus equino 1 Disautonomia equina Encefalopatia hepática Tétano Polineurite equina

Tratamentos específicos destinados à resolução do distúrbio subjacente, responsável pela disfagia, são discutidos em detalhes em outras publicações. A maioria dos cavalos com disfagia não deve receber alimentos com fibras longas (feno ou gramíneas). Modificações dietéticas que promovam a deglutição, como pastas feitas a partir de ração peletizada completa, podem ser suficientes para o tratamento de alguns casos de disfagia parcial. A pneumonia aspirativa é uma possível complicação em cavalos com disfagia faríngea ou esofágica. Os potros podem ser tratados por meio do oferecimento do leite de égua ou sucedâneo adequado por sonda nasogástrica. Pastas de ração peletizada ou dietas líquidas formuladas podem ser administradas por sonda nasogástrica a cavalos mais velhos. O manejo nutricional prolongado de equinos disfágicos pode exigir alimentação extraoral, com sonda colocada por esofagostomia.[1192]

De modo geral, a administração de dietas peletizadas formuladas em pasta por sonda é fácil; essas dietas são balanceadas e atendem aos requisitos nutricionais de cavalos saudáveis. Quantidades suficientes devem ser oferecidas para fornecer as calorias adequadas (16 a 17 Mcal/dia para um cavalo de 500 kg). Ajustes podem ser necessários em cavalos com caquexia ou maior demanda metabólica (como a prenhez). A adição de óleo de milho ao alimento (1 xícara a cada 12 ou 24 horas) é um método comum para aumentar o teor calórico. Também há formulações entéricas específicas para equinos (Well-Gel, Land O'Lakes Purina Feed LLC, Arden Hills, MN, EUA). Independentemente do método de manejo nutricional, as perdas salivares de eletrólitos devem ser monitoradas e repostas, conforme necessário. A saliva contém altas concentrações de Na, K e Cl. Um grupo de pôneis com esofagostomias experimentais[1193] e um cavalo com carcinoma espinocelular de esôfago[1194] receberam dieta peletizada completa por sondas de esofagostomia, mas desenvolveram acidose metabólica, hiponatremia e hipocloremia aparentemente em decorrência de perdas salivares. Surpreendentemente, as perdas salivares de potássio não causaram hipopotassemia nesses casos, provavelmente por causa da reposição na dieta. A reposição eletrolítica pode ser realizada pela adição de NaCl e KCl à dieta. Os cavalos podem ser mantidos por meses com alimentação frequente por sonda de esofagostomia.[1194] A nutrição parenteral (total ou parcial) pode ser utilizada a curto prazo, mas geralmente não é viável para o manejo prolongado.

DOENÇAS DENTÁRIAS

Distúrbios da erupção

A erupção dentária é um fenômeno complexo, que envolve a interação da morfogênese dentária e das forças vasculares responsáveis pela criação da via da erupção. Essas alterações são responsáveis pela osteíte e pelo remodelamento ósseo da maxila e da mandíbula. Cavalos jovens apresentam inchaço ósseo simétrico, decorrente desses cistos de erupção. Em alguns casos, outros sinais clínicos, como obstrução nasal com estridor respiratório ou rinorreia, podem ser aparentes.

Os problemas patológicos associados à má absorção incluem diversas doenças dentárias.[1195] O trauma bucal pode deslocar ou danificar os dentes em erupção ou os botões dos dentes permanentes. Assim, os dentes podem ser deslocados e entrar em erupção em posições anormais ou ter formas anormais. Dentes supranumerários, incisivos e molares, podem se desenvolver, bem como o deslocamento palatino dos dentes impactados (P3-3 maxilar ou terceiro dente vestibular). Quase todos esses casos podem exigir algum tipo de tratamento cirúrgico, mas, dependendo do número e da localização, a terapia conservadora pode ser bem-sucedida.[1196]

A impactação dentária é uma das principais causas de doenças odontológicas em equinos. Em uma série de 142 dentes extraídos, 63 eram P3-3 ou P4-4 (dente vestibular 2 ou 3, respectivamente).[1197] As primeiras observações indicaram que o primeiro molar (M1, ou dente vestibular 4) era o dente mais comumente doente, e um "infundíbulo aberto" nesse dente foi sugerido como causa.[1198] Em um estudo posterior, os dentes mandibulares 2 e 3 foram os mais afetados, enquanto os dentes 2 e 4 foram os mais acometidos na arcada maxilar, que foi a mais afetada.[1199] Estudos sobre a cementogênese dos dentes maxilares mostraram, no entanto, que a maioria desses dentes apresenta grau maior ou menor de hipoplasia do cemento nas regiões de acúmulo de esmalte e que essa "lesão" raramente se expande para o interior da polpa. O orifício infundibular central é o sítio de seu suprimento vascular para o acúmulo de cemento não irrompido. A cárie de cemento, isto é, doença inflamatória secundária e necrose ácida do cemento, pode ser associada à osteíte apical.

Cárie dentária

A pulpite é essencial para a patogênese da cárie dentária equina. As alterações inflamatórias da polpa podem ser uma sequela de impactação dentária ou cárie dentária ou ser causadas pela fratura de um dente. Se o início do processo inflamatório for lento, a formação de dentina secundária nas câmaras pulpares pode proteger a polpa e o dente. A formação secundária de dentina ocorre a partir da estimulação de odontoblastos no interior da câmara pulpar. Tais mudanças são o processo normal de proteção durante o desgaste e atrito dentário, conforme as substâncias da coroa são desgastadas e a coroa de reserva começa a ser atingida. Na doença aguda, no entanto, esse mecanismo de defesa é ineficaz e as alterações, que são sequelas da pulpite, refletem a localização de cada dente afetado. A pulpite e a osteíte apical do terceiro dente vestibular mandibular, por exemplo, geralmente levam ao desenvolvimento de uma fístula dentária mandibular. A pulpite do terceiro dente vestibular maxilar, porém, causa uma doença inflamatória no seio maxilar rostral e ocasiona o desenvolvimento de empiema crônico do seio maxilar.

As radiografias oblíquas auxiliam bastante o diagnóstico de cárie dentária, demonstrando a formação de fístula, sequestro ósseo, osteíte mandibular, hiperplasia do cemento e nova formação óssea (chamada periostite alveolar).[1200] A cintilografia nuclear e a TC podem ajudar o diagnóstico preciso.[49,53] O tratamento da cárie dentária equina geralmente requer a extração cirúrgica do dente doente. Em alguns cavalos, apicoectomia e técnicas endodônticas retrógradas podem ser usadas para salvar o dente doente. A escolha dos pacientes, no entanto, deve ser feita com cuidado. Na maioria dos casos de osteíte apical equina decorrente de impactação dentária, as estruturas radiculares imaturas dificultam a boa vedação apical da polpa exposta.

Doença periodontal

A erupção dos dentes permanentes é associada à hiperemia e inflamação gengival, que são causas comuns de dor oral em cavalos jovens (sobretudo por volta dos 3 anos de idade, quando os primeiros capuzes dentários se soltam). Tais alterações periodontais geralmente desaparecem à medida que a arcada dentária permanente é estabelecida. Durante a mastigação normal, as forças de cisalhamento geradas pelo contato oclusal dos dentes vestibulares retiram a placa bacteriana do dente e inibem a deposição do cálculo dental. Os locais em que o contato oclusal é ineficaz sofrem alterações periodontais e acúmulo de cálculos; por exemplo, a deposição de cálculo nos dentes caninos de machos castrados e garanhões é comum. A profilaxia dentária de rotina é um componente importante da manutenção do contato oclusal normal e, por isso, as irregularidades das arcadas que levam à formação de arestas de esmalte nas bordas bucais dos dentes maxilares e nas bordas linguais dos dentes mandibulares devem ser corrigidas. Essas bordas podem ser reduzidas uma vez ao ano em cavalos que pastam e duas vezes por ano em animais jovens, idosos e estabulados. Os cavalos em pastos de gramínea apresentam maior variedade de contato oclusal e, portanto, melhor higiene periodontal do que os estabulados. Nesses animais, a faixa de contato oclusal é mais estreita e a formação de arestas de esmalte é mais frequente em caso de desenvolvimento subsequente de úlcera bucal e início de um ciclo de contato oclusal alterado e, portanto, formação irregular da arcada. Esse processo é responsável por formas graves de doença periodontal e formação de ondas orais.

A doença periodontal se deve a anomalias no contato oclusal e início do ciclo de desgaste irregular e contato anormal. Essas alterações progridem para a perda de osso alveolar, sepse periodontal grave e perda de suporte dentário. Nesse sentido, a doença periodontal realmente é o flagelo da boca dos equinos e causa perda de dentes.[1201]

ANOMALIAS CONGÊNITAS E DO DESENVOLVIMENTO

Fenda palatina

As fendas palatinas podem ser causadas por um defeito hereditário e são causadas pela ausência de fusão das pregas transversais do palato na cavidade oral. O lábio leporino acompanha algumas fendas palatinas equinas. O grau de fenda palatina depende do estágio de interrupção na fusão das pregas palatinas. Efeitos tóxicos ou teratogênicos são documentados em outras espécies, mas há poucos dados em equinos.

O tratamento para a correção de defeitos palatinos não complicados tem sido recomendado, mas em geral o prognóstico é ruim por causa dos cuidados gerais consideráveis necessários e à alta incidência de insucesso cirúrgico. A cirurgia precoce e o uso de sinfisiotomia mandibular na exposição cirúrgica devem ser enfatizados. A combinação de sinfisiotomia mandibular e faringotomia trans-hióidea para abordagem das margens caudais do palato mole dá acesso cirúrgico, e *flaps* de mucosa podem ser construídos para o reparo dos defeitos. A incidência de perda do reparo cirúrgico é alta e a cicatrização por primeira intenção é a exceção, não a regra. Um relato cirúrgico documentou o fechamento bem-sucedido de uma fenda mediana do lábio inferior e da mandíbula em um burro.[1202]

Desvio facial (*Campylorhinus Lateralis*)

Os potros nascidos com desvio grave da pré-maxila e do palato apresentam desvio facial, também conhecido pelo termo latino *campylorhinus lateralis* ou, em inglês, *wry nose*. A correção cirúrgica pode gerar bom resultado funcional e cosmético.[1203] Evidências circunstanciais indicam que esse defeito tem causa genética e é mais frequente em Árabes.

Cistos

Os cistos subepiglóticos são anomalias congênitas resultantes da distorção cística dos remanescentes do ducto tireoglosso e podem causar dispneia e asfixia em potros. A remoção cirúrgica desses cistos leva à normalização funcional.

Braquignatismo

O defeito do desenvolvimento de origem dentária mais significativo é a maxila maior que a mandíbula (boca do papagaio). O trespasse vertical de 2 cm na arcada incisiva pode ser observado em um cavalo com incompatibilidade menor que 1 cm entre os primeiros dentes vestibulares superiores e inferiores. O braquignatismo e o prognatismo são considerados doenças hereditárias. Alguma correção da má oclusão menor dos incisivos ocorre até os 5 anos de idade. O reconhecimento e a detecção do braquignatismo são importantes no exame de possíveis reprodutores. Tentativas cirúrgicas de inibição do crescimento excessivo da pré-maxila por meio da colocação de fios ou aplicação de placa dentária foram documentadas.[1204]

Feridas orais

As feridas em lábios, osso incisivo e área do incisivo mandibular são comuns em equinos e geralmente ocorrem quando o animal fica com os lábios, a mandíbula ou os dentes presos em baldes de alimentação, cercas ou cabeçadas ou ainda pelo encarceramento de um segmento da língua por pelos em animais que mastigam caudas. O cavalo se assusta e, ao tentar se soltar, pode sofrer um trauma considerável nos lábios, nos dentes e nas gengivas. A maioria das feridas cicatriza de maneira satisfatória, desde que sejam identificadas logo após a lesão e que os princípios básicos de higiene, excisão de tecido necrótico e fechamento da ferida sejam observados. Os defeitos da mucosa oral devem ser fechados e selados antes da sutura das feridas externas. Alguns cavalos podem precisar de dietas especiais ou alimentação por sonda nasogástrica ou esofagostomia durante os processos de cicatrização.

Estomatite e glossite

A penetração de corpos estranhos na língua, bochecha ou no palato foi relatada em cavalos que pastam, principalmente naqueles que se alimentam de certas fontes de feno com hastes secas de cevada ou setária.[1205] Às vezes, outros materiais vegetais e gramíneas podem penetrar na língua, gengiva ou bochecha, causando inflamação ou abscessos. Corpos estranhos metálicos foram observados na língua e o histórico de alimentação com feno ou o uso de tratores com pneus com estrutura metálica era frequentemente relatado.[1206] A intoxicação por fenilbutazona pode causar estomatite ulcerativa.[1207] A estomatite vesicular é uma doença viral altamente contagiosa em cavalos e outros animais. O tratamento da glossite e estomatite visa principalmente à remoção da causa incitante. *A. lignieresii*, o agente causador da actinobacilose, foi isolado e identificado a partir de úlceras na borda livre do palato mole e granulomas orais e laríngeos. A bactéria também foi relatada em um carúnculo sublingual em um cavalo com grande aumento de volume da língua.[1208] O tratamento com 150 mℓ de iodeto de sódio a 20% e 5 g de ampicilina a cada 8 a 12 horas levou à cura clínica.

Glândulas salivares

A saliva é importante para lubrificar e amolecer os alimentos. O cavalo tem glândulas salivares sublinguais parótidas, mandibulares e polissomáticas. A glândula parótida é a maior das glândulas salivares equinas e está situada no espaço entre o ramo da mandíbula e a asa do atlas. O ducto parotídeo é formado na parte ventral da glândula, perto da crista facial, pela união de três ou quatro ductos menores. O ducto deixa a glândula acima da veia linguofacial, atravessa o tendão do músculo esternocefálico e entra na boca obliquamente na bochecha oposta ao terceiro dente vestibular superior. O orifício do ducto parotídeo é pequeno, mas esse ponto apresenta certa dilatação e uma prega mucosa circular (as papilas da parótida). A glândula mandibular é menor que a parótida e se estende da fossa do atlas ao osso basi-hióideo. Na maioria das vezes, a glândula mandibular é coberta pela glândula parótida e pela mandíbula inferior. O ducto mandibular é formado pela união de vários pequenos radículos, que emergem ao longo da borda côncava da glândula e seguem em direção rostral até a borda da boca oposta ao dente canino.

O orifício está na ponta de um carúnculo sublingual. A glândula mandibular apresenta componentes glandulares alveolares serosos, mucosos e mistos. A glândula parótida é uma glândula serosa alveolar composta e pode secretar 50 mℓ de saliva por minuto, com secreção total diária de até 12 ℓ em um cavalo de 500 kg. A parótida secreta saliva apenas durante a mastigação, e a administração de atropina ou anestesia da mucosa oral pode bloquear a secreção. A saliva da parótida é hipotônica em comparação ao plasma, mas, em altas taxas de fluxo, as concentrações de íons sódio, cloreto e bicarbonato aumentam.

A saliva parotídea do cavalo tem alta concentração de cálcio e, ocasionalmente, cálculos (sialólitos) se formam no interior dos radículos do ducto da parótida.[1209] A atresia congênita do ducto parotídeo, sua estenose adquirida por trauma ductal ou a obstrução por material vegetal (pedaços de madeira, fragmentos de gramíneas e outras sementes) também podem ocorrer. Os sinais clínicos de sialolitíase ou outras formas de obstrução do ducto são aumento de volume por acúmulo de líquido em forma de mucocele proximal ao cálculo e, às vezes, inflamação da glândula parótida. A ultrassonografia auxilia o diagnóstico de mucoceles salivares e a detecção de corpos estranhos ou sialólitos. As concentrações de eletrólitos nos aspirados de mucoceles suspeitas pode ajudar a distingui-los de hematomas. As concentrações de potássio e cálcio são maiores na saliva do que no plasma. O tratamento pode exigir a remoção cirúrgica do cálculo ou do material vegetal no caso de sialolitíase ou obstrução de corpo estranho. Outras causas de obstrução podem exigir ressecção da porção afetada do ducto ou ablação química da glândula.[1210]

A sialoadenite primária é incomum, mas pode ocorrer em uma ou ambas as glândulas. A doença é dolorosa e pode estar associada a febre e anorexia. A sialoadenite secundária é mais comum e geralmente está associada a trauma. A sialoadenite também pode ser infecciosa, causada por *C. pseudotuberculosis*[1211] ou outros patógenos bacterianos. O diagnóstico é feito ao exame físico e pelo achado de aumento de volume e edema do tecido da glândula parótida ao exame ultrassonográfico. A cultura e o exame citológico dos aspirados podem auxiliar o diagnóstico. O tratamento é principalmente paliativo, composto de AINEs. A antibioticoterapia deve ser feita conforme os resultados de cultura e antibiograma.

Irritação química, glossite, estomatite ou outras causas de disfagia pré-faríngea causam ptialismo ou salivação excessiva em cavalos. O tratamento específico para o ptialismo quase nunca é necessário, desde que as perdas salivares não sejam excessivas e causem desidratação e desequilíbrios eletrolíticos. A ingestão da toxina fúngica eslaframina também causa hipersalivação em cavalos.[1212] O fungo *Rhizoctonia leguminicola*, que produz eslaframina, causa uma doença caracterizada por manchas pretas no trevo vermelho. A eslaframina é um composto parassimpaticomimético que estimula a secreção exócrina da parótida. A intoxicação por eslaframina é mais comum na primavera ou no início do verão e raramente requer outro tratamento além da remoção do pasto. O corte da vegetação remove a fonte de toxina na maioria dos casos, porque a rebrota tende a apresentar menor contaminação fúngica.[1213]

ESÔFAGO

O esôfago é um tubo musculomembranoso que começa na faringe dorsal à laringe e termina no cárdia do estômago.[1214] Em cavalos adultos Puros-Sangues, o esôfago tem cerca de 120 cm de comprimento. A porção cervical tem cerca de 70 cm de comprimento; a porção torácica, 50 cm de comprimento; e a porção abdominal é curta, com apenas 2 cm. O esôfago cervical geralmente repousa dorsal e à esquerda da traqueia na região cervical. No tórax, o esôfago atravessa o mediastino, repousando dorsal à traqueia, e segue à direita do arco aórtico dorsal até a base do coração.

O esôfago não tem funções digestivas ou absorventes e é um canal que leva alimento, água e secreções salivares até o estômago. A mucosa esofágica é um epitélio escamoso estratificado queratinizado.[1214] A submucosa contém fibras elásticas que ajudam a formar as pregas longitudinais do esôfago e conferem elasticidade à parede esofágica. O tipo de músculo que compõe a túnica muscular passa de músculo esquelético estriado nos dois terços proximais do esôfago para músculo liso no terço distal. No esôfago proximal, as camadas do músculo esquelético formam espirais em ângulos. Dentro das camadas musculares lisas do esôfago distal, a camada externa se torna mais longitudinal, enquanto a camada interna engrossa e se torna circular. A parede do esôfago terminal pode ter 1 a 2 cm de espessura. A fáscia cervical profunda, a pleura e o peritônio contribuem para a formação da delgada túnica adventícia fibrosa do esôfago. A inervação motora do músculo esquelético estriado do esôfago inclui os ramos faríngeos e esofágicos do nervo vago, que se originam no núcleo ambíguo do bulbo. As fibras parassimpáticas do nervo vago suprem o músculo liso do esôfago distal. A inervação simpática do esôfago é mínima.

A passagem da ingesta pelo esôfago pode ser considerada parte do processo de deglutição, que tem estágios oral, faríngeo e esofágico. O estágio oral é voluntário e envolve o transporte do bolo alimentar da boca para a orofaringe. Durante o estágio faríngeo involuntário, o bolo alimentar é forçado pelo esfíncter esofágico superior, que está momentaneamente relaxado por contrações simultâneas dos músculos faríngeos. Na fase esofágica da deglutição, o esfíncter superior do esôfago imediatamente se fecha, o esfíncter inferior do esôfago se abre e o peristaltismo esofágico impulsiona o bolo para o estômago.[1215] Ao contrário do bolo alimentar, os líquidos não requerem peristaltismo para alcançar o esfíncter inferior do esôfago e podem preceder o bolo alimentar durante a deglutição.

O esfíncter superior do esôfago evita o refluxo esofagofaríngeo durante a deglutição e a distensão aérea do esôfago durante a inspiração. A pressão da porção superior do esôfago aumenta em resposta à pressão do bolo alimentar e ao aumento da acidez intraluminal, como no refluxo gastresofágico. O esfíncter esofágico inferior é um músculo liso, localizado na junção gastresofágica de morfologia mal definida, mas que forma uma barreira funcional eficaz.[1215] Normalmente, o esfíncter inferior do esôfago se fecha em resposta à distensão gástrica para restringir o refluxo gastresofágico. O relaxamento do esfíncter inferior do esôfago propicia a passagem do material ingerido do esôfago para o estômago. A distensão do estômago pela ingesta provoca a contração mecânica do esfíncter inferior do esôfago. A distensão gástrica também desencadeia um reflexo vagal, que aumenta o tônus do esfíncter esofágico inferior, um mecanismo de segurança contra o refluxo gastresofágico. Os mecanismos físicos e vagais que reduzem o tônus do esfíncter esofágico impedem a descompressão espontânea do estômago, o que, junto com a ausência de reflexo de vômito em equinos, aumenta o risco de ruptura gástrica durante episódios de grande distensão.

Muitos distúrbios congênitos e adquiridos do esôfago foram descritos em cavalos. Essas doenças estão resumidas na Tabela 12.9 e são discutidas em detalhes na seção a seguir.

Tabela 12.9 Distúrbios esofágicos em equinos.

Distúrbios	Queixa principal	Diagnóstico	Tratamento	Referências
Distúrbios adquiridos				
Sufocação	Saída de saliva e alimento pelas narinas; vômito; salivação excessiva; tosse; sudorese; extensão da cabeça e pescoço	Passagem de sonda nasogástrica; endoscopia	As opções de tratamento médico e cirúrgico são descritas no texto	1187-1189
Corpos estranhos	Sufocação aguda ou recorrente	Endoscopia; radiografia	Recuperação ou remoção manual; remoção endoscópica; cirurgia	1190-1194
Compressão externa	Sufocação aguda ou recorrente	Endoscopia; radiografia; ultrassonografia	Remoção da massa obstrutiva	1195
Hipertrofia muscular	A maioria dos animais acometidos não apresenta sinais clínicos; pode predispor ao desenvolvimento de divertículos esofágicos	Achado incidental à necropsia	Não há	1196
Doença do refluxo gastresofágico	Inapetência; bruxismo; ptialismo; cólica; refluxo gástrico; perda ponderal; intolerância ao exercício	Endoscopia esofágica e gástrica	Correção do problema primário; diminuição da acidez gástrica; protetores gástricos; cirurgia	1197-1199
Estenose	Sufocação recorrente; perda ponderal	Endoscopia; radiografia com contraste	Dilatação com sondas (*bougie*); cirurgia	49, 53, 1200, 1201-1207
Divertículos[a]	Sufocação recorrente; perda ponderal	Endoscopia; radiografia com contraste	Cirurgia	1206, 1208-1211
Perfuração, trauma	Salivação; bruxismo; tosse; rinorreia; sepse	Endoscopia	Alimentação enteral; cuidados de suporte	1212, 1213
Megaesôfago[a]	Sufocação recorrente; presença intermitente de alimento e saliva nas narinas; pneumonia; perda ponderal; cólica	Endoscopia; radiografia com contraste	Modificação nutricional descrita no texto	1214, 1215
Neoplasia	Sufocação recorrente; perda ponderal	Endoscopia; biopsia	Ressecção cirúrgica	1216, 1217
Tecido de granulação	Sufocação recorrente; aumento de volume na região do esôfago cervical	Endoscopia; biopsia	Ressecção cirúrgica a *laser*	1218
Distúrbios congênitos				
Duplicação tubular do esôfago	Cavalo jovem; massa caudal à mandíbula; dispneia; disfagia; regurgitação nasal de alimentos e saliva	Radiografia e ultrassonografia da massa; endoscopia; radiografia com contraste	Excisão cirúrgica	1219, 1220
Duplicação cística do esôfago	Cavalo jovem; massa na área cervical ou da garganta; sufocação recorrente; bruxismo; salivação excessiva; regurgitação nasal de saliva e alimento; perda ponderal	Endoscopia; ultrassonografia; aspiração do cisto; radiografia com contraste	Excisão cirúrgica; marsupialização do cisto	1224-1231
Anomalia do anel vascular	Aumento de volume cervical após introdução de alimentos sólidos; doença respiratória crônica	Endoscopia; radiografia com contraste; tomografia computadorizada; ressonância magnética	Correção cirúrgica	1224-1231
Estenose congênita	Regurgitação nasal de leite; tosse	Endoscopia; radiografia com contraste	Manejo dietético descrito no texto	36
Ectasia	Regurgitação nasal de leite	Avaliação histológica	Não há tratamento descrito	1232, 1233

[a]As lesões podem ser congênitas ou adquiridas.

Obstrução esofágica

A obstrução esofágica tem muitas causas (Tabela 12.10) e, de modo geral, se manifesta clinicamente como impactação do material alimentar e subsequente disfagia esofágica. A obstrução esofágica pode ser causada por impactação primária (estrangulamento simples) de volumoso, principalmente feno de alfafa, feno de capim grosso, cama e até gramíneas.[1216] O trauma esofágico prévio ou a má mastigação por anomalias dentárias podem predispor os cavalos à impactação primária do esôfago.[1217] O consumo voraz de alimentos pode precipitar impactações primárias, sobretudo em cavalos exaustos, com desidratação branda após viagens longas ou enfraquecidos por debilitação crônica. As impactações também podem ser causadas por distúrbios que impedem fisicamente a passagem de alimentos e líquidos, seja por redução do diâmetro luminal ou da complacência da parede esofágica ou, ainda, alteração da conformação da parede esofágica; isso leva ao acúmulo de alimento em um bolso ou divertículo. Corpos estranhos, massas intramurais ou extramurais e anomalias adquiridas ou congênitas causam essas chamadas impactações secundárias. As causas intramurais da obstrução esofágica são tumores (carcinoma espinocelular), estenoses, divertículos e cistos.[1218-1226] Massas mediastinais ou cervicais (tumores ou abscessos) podem causar obstruções extramurais. Anomalias congênitas são abordadas em detalhes mais adiante.

Tabela 12.10 Causas de obstrução esofágica completa ou parcial em equinos.

Categoria	Diagnóstico diferencial	Exemplos
Intraluminal	Corpo estranho	Maçãs, batatas
	Alimento	
Extramural	Neoplasia	Carcinoma espinocelular, linfoma
	Anomalia do anel vascular	Persistência do arco aórtico direito
	Granuloma	
Intramural	Abscesso esofágico	
	Granuloma	
	Neoplasia	Carcinoma espinocelular, leiomiossarcoma
	Cistos	Cistos intramurais, cistos de duplicação
	Divertículos	
	Estenose	
Distúrbios funcionais	Desidratação	
	Exaustão	
	Farmacológico	Acepromazina, detomidina
	Megaesôfago primário	Ectasia congênita
	Esofagite	
	Disautonomia	
	Neuropatias vagais	

Sinais clínicos e diagnóstico

O exame físico completo, inclusive com exame oral e neurológico completo, pode ajudar a descartar causas de disfagia e rinorreia que não sejam obstrução esofágica. Os sinais clínicos associados às obstruções esofágicas estão relacionados principalmente à regurgitação de alimentos, água e saliva causada pela disfagia esofágica (pós-faríngea).[1227] Cavalos com obstrução esofágica geralmente ficam ansiosos e estendem o pescoço. Os animais podem apresentar náuseas, em especial em caso de obstruções proximais agudas. Rinorreia espumosa bilateral contendo saliva, água e alimento, tosse, odinofagia e ptialismo são sinais clínicos característicos, cuja gravidade varia conforme o grau e a localização da obstrução. A distensão do sulco jugular pode ser evidente no local da obstrução. Outros sinais clínicos relacionados à regurgitação da saliva, água e alimentos, como desidratação, desequilíbrios eletrolíticos ou acidobásicos, perda ponderal e pneumonia por aspiração, podem ser observados. Em casos extremos, a necrose esofágica por pressão da impactação ou trauma pode causar a ruptura do órgão. A ruptura do esôfago cervical pode ser acompanhada por crepitação ou celulite, além dos sinais de inflamação sistêmica. A ausculta torácica é importante para determinar pneumonia por aspiração. A ruptura intratorácica do esôfago pode causar pleurite e seus sinais clínicos associados.

A passagem de uma sonda nasogástrica é uma maneira eficaz de detectar e localizar uma obstrução, mas fornece poucas informações sobre a natureza da obstrução ou a doença esofágica. O método mais direto para o diagnóstico de obstruções esofágicas é o exame endoscópico. A obstrução esofágica é mais comum em locais de estreitamento natural do lúmen esofágico, como o esôfago cervical, a entrada do tórax, a base do coração ou o esôfago terminal; a avaliação completa requer um endoscópio com mais de 1 m de comprimento. A avaliação endoscópica deve ser realizada antes do alívio da impactação para localizar a obstrução e investigar a natureza da impactação em caso de suspeita de corpo estranho. Corpos estranhos podem ser recuperados por meio de tração transendoscópica.[1228] Informações diagnósticas e prognósticas essenciais também são obtidas por endoscopia após a resolução da impactação. A avaliação do esôfago afetado quanto à existência de úlceras, ruptura, massas, estenoses, divertículos e sinais de anomalias funcionais é importante (Figuras 12.15 e 12.16).

A ultrassonografia da região cervical auxilia não apenas a confirmar uma impactação esofágica cervical, mas também a fornecer informações importantíssimas sobre a localização e extensão da impactação, espessura e integridade da parede esofágica. A ultrassonografia pode dar informações sobre a causa.[1194] A avaliação radiográfica do esôfago pode confirmar a obstrução esofágica nos casos em que a área acometida não pode ser bem visualizada à endoscopia. O alimento impactado no esôfago pode ser visualizado como um padrão granular típico, com acúmulo de gás próximo à obstrução. Os estudos radiográficos com contraste de ar ou de bário são mais utilizados para a avaliação do esôfago após o alívio da impactação, se houver suspeita de estenose. Dilatação esofágica, divertículo, ruptura, distúrbio funcional (megaesôfago) ou estreitamento luminal causado por compressão extraluminal são detectados com maior facilidade em estudos radiográficos contrastados do que à endoscopia (Figura 12.17).[1229-1231] Os estudos radiográficos do esôfago devem ser interpretados com cautela em cavalos sedados, sobretudo após a passagem de sonda nasogástrica ou outras manipulações esofágicas que podem contribuir para a dilatação esofágica.[36]

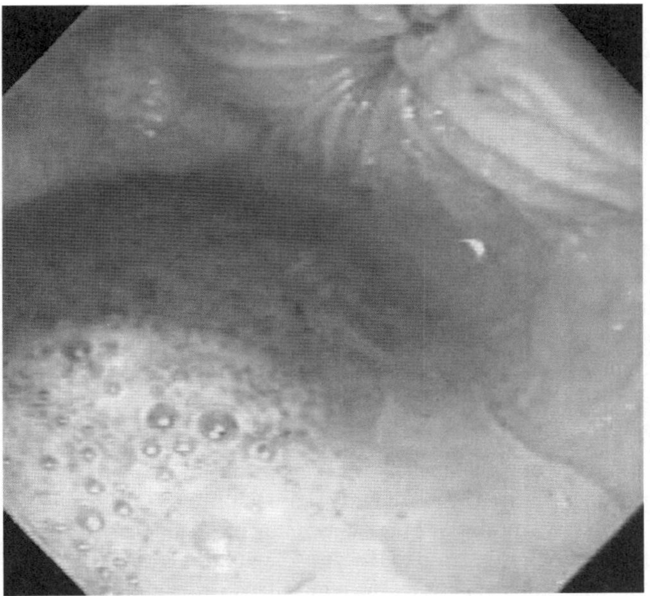

Figura 12.15 Imagem endoscópica do esôfago cervical em um cavalo adulto 6 meses após um episódio de asfixia que causou úlcera circunferencial da mucosa esofágica. A área de estreitamento luminal (estenose) fica no canto superior direito da imagem e a dilatação proximal forma uma bolsa na parede esofágica. Um esofagograma de contraste revelou que a bolsa era um divertículo pulsátil.

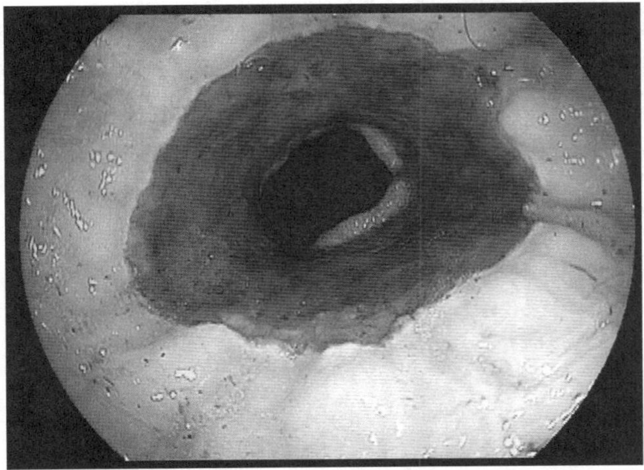

Figura 12.16 Imagem endoscópica do esôfago proximal em um potro de 1 ano de idade com obstrução esofágica recorrente. Há uma úlcera mucosa circunferencial, proximal à estenose parcial.

Tratamento

O objetivo principal do tratamento da impactação esofágica é o alívio da obstrução. Diversas abordagens foram descritas, desde a terapia conservadora mínima até a intervenção agressiva e a resolução da obstrução. A administração parenteral de acepromazina (0,05 mg/kg IV), xilazina (0,25 a 0,5 mg/kg IV) ou detomidina (0,01 a 0,02 mg/kg IV), ocitocina (0,11 a 0,22 UI/kg IM) e/ou instilação esofágica de lidocaína (30 a 60 mℓ de lidocaína a 1%) pode reduzir os espasmos esofágicos causados por dor ou diminuir o tônus esofágico.[36,1232,1233] O brometo de *N*-butilescopolamina pode reduzir o tônus muscular liso e tem sido usado para ajudar a resolver algumas obstruções.

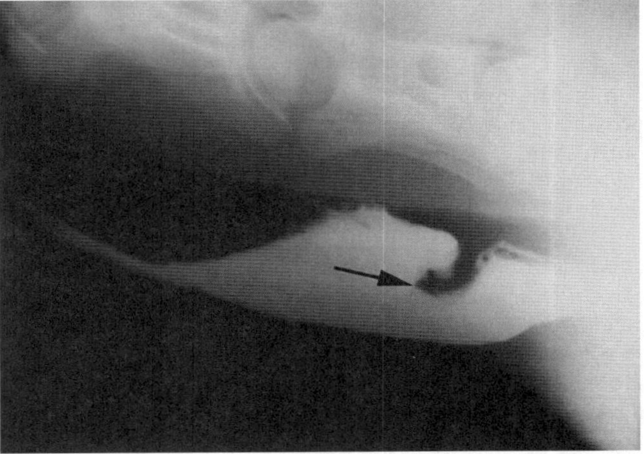

Figura 12.17 Esofagograma contrastado em um cavalo com estenose esofágica circunferencial *(seta)* e um divertículo pulsátil, proximal à estenose.

Em muitos cavalos com obstrução esofágica secundária a uma impactação alimentar, o problema pode ser resolvido com manejo conservador. Para facilitar o exame, diminuir a ansiedade e relaxar o esôfago, deve-se começar pela sedação do cavalo. Uma sonda nasogástrica é, então, passada para confirmar o diagnóstico. Ao encontrar a obstrução, uma pressão suave é aplicada na tentativa de desalojar e mover o alimento ofensivo em direção distal. Se o material não for facilmente deslocado com a pressão suave, a sonda é removida. Sedativos, anti-inflamatórios/analgésicos e relaxantes musculares são administrados. O cavalo é posto em estábulo sem alimento ou água ao alcance e, se necessário, uma focinheira é colocada. O cavalo é deixado sozinho no estábulo por várias horas. Em caso de evidências de desidratação, a fluidoterapia IV apropriada é administrada. Se houver evidências de pneumonia por aspiração, a terapia antimicrobiana IV apropriada é instituída. No novo exame, uma sonda gástrica é passada e uma pressão suave é aplicada de novo na área de obstrução. Em muitos cavalos, a impactação diminui e pode ser facilmente deslocada, se ainda não tiver sido resolvida, com pressão mínima da sonda gástrica.

Alguns clínicos preferem uma abordagem mais intervencionista para a resolução de uma impactação e algumas são agressivas a ponto de causar a dispersão física do material.[1232] Em obstruções na região cervical, uma sonda nasogástrica pode ser usada para deslocar o material impactado durante a massagem externa. A lavagem cuidadosa do esôfago com água por meio de uma sonda nasogástrica, com ou sem manguito, mantendo a cabeça do animal abaixada, pode ajudar a quebrar a impactação. Alguns médicos-veterinários usam duas sondas, cada uma colocada por uma passagem nasal até o esôfago para entrada e saída do líquido de lavagem. Por causa do risco de aspiração de água e alimento, a lavagem esofágica às vezes é realizada sob anestesia geral com sonda nasotraqueal com manguito. Em casos refratários, a administração por via intravenosa de líquidos poliônicos fornece hidratação e alivia qualquer desequilíbrio eletrolítico ou acidobásico causado pelas perdas salivares de cloreto, sódio e potássio.[1193] A ocitocina pode ou não ter efeito direto para a resolução de uma obstrução esofágica. A ocitocina reduziu a área sob a curva das contrações do músculo liso esofágico, mas não teve efeito no músculo esquelético *in vitro*.[1234] Em um relato *in vivo*, a administração de ocitocina diminuiu o tônus no esôfago proximal (antes da laringe e da entrada do tórax).[1233] Em outro estudo, a administração de ocitocina não alterou os registros manométricos do esôfago.[1235] Raramente a obstrução esofágica pode exigir esofagotomia para alívio da impactação. A restrição de alimento e água, inclusive o acesso à cama, deve ser mantida até a resolução da obstrução e a recuperação da função esofágica. A remoção cirúrgica de corpos estranhos do esôfago pode ser considerada se o tamanho e/ou orientação do objeto diminua muito a probabilidade de sucesso da recuperação transendoscópica.[1226,1236] Em um relato, uma massa intraluminal composta de tecido de granulação exuberante foi removida por ablação transendoscópica em série com *laser* Nd:YAG.[1237]

Os efeitos sistêmicos da disfagia associados à impactação esofágica são desidratação, hiponatremia, hipocloremia e alcalose metabólica em função da perda prolongada de água livre e de eletrólitos pela saliva.[1193]

A endoscopia esofágica deve ser realizada após o alívio da impactação para determinar o desenvolvimento de alguma complicação ou a existência de uma causa primária de obstrução. O exame endoscópico é fundamental para determinar o plano terapêutico pós-obstrução e para avaliar o acompanhamento da cicatrização do esôfago. O cavalo deve ser reavaliado a cada 2 a 4 semanas após a resolução da impactação em caso de dilatação esofágica ou lesão da mucosa. Em um relato, o sexo masculino, a idade superior a 15 anos e a necessidade de anestesia geral para alívio da obstrução foram associados a um maior risco de complicações.[1238]

A dilatação proximal ao sítio de obstrução, a lesão da mucosa por trauma, a formação de estenose e de divertículo, o megaesôfago e a esofagite são sequelas da obstrução esofágica que predispõem os pacientes a uma nova obstrução. Em um estudo retrospectivo, a presença de anomalias funcionais ou morfológicas subjacentes era muito mais provável em casos de recidiva da obstrução em comparação à primeira ocorrência da doença.[1216]

A taxa de reobstrução pode chegar a 37%. Dependendo da duração da obstrução e do grau de trauma ou dilatação, o risco de reobstrução é alto por 24 a 48 horas ou mais. Os animais devem ficar em jejum por pelo menos 24 a 48 horas após a resolução da obstrução. O sucralfato (20 mg/kg VO a cada 6 horas) pode acelerar a cicatrização de úlceras esofágicas evidentes, mas sua eficácia com essa finalidade não foi estabelecida. Alguns médicos sugerem que a administração de um AINE pode reduzir o desenvolvimento de estenoses, embora o uso criterioso desses medicamentos seja recomendado para prevenir a piora da lesão da mucosa esofágica. A administração de AINEs por via oral deve ser evitada em animais com esofagite. Após 48 a 72 horas ou a recuperação da mucosa esofágica à avaliação endoscópica, o cavalo pode receber alimentos macios (rações peletizadas umedecidas e papas de farelo), com passagem gradual à alimentação com volumoso de alta qualidade por 7 a 21 dias, dependendo do grau de dano esofágico induzido pela impactação e da natureza de qualquer doença subjacente. O prognóstico para a sobrevida é bom (78 a 88%), mas alguns cavalos podem exigir modificação dietética permanente em caso de persistência de obstrução crônica.[1216,1220,1238]

A pneumonia por aspiração é uma possível complicação em todos os casos de obstrução esofágica, e perfurações podem ser observadas em casos de obstrução grave ou prolongada. Em um relato, a duração da obstrução antes da primeira consulta foi um bom fator preditivo do desenvolvimento de pneumonia, mas não as evidências endoscópicas de contaminação traqueal por alimentos.[1216] A administração de antibióticos de amplo espectro que são eficazes contra microrganismos gram-positivos e gram-negativos, inclusive o metronidazol para o combate de anaeróbios, é altamente recomendada se a duração da obstrução for desconhecida ou prolongada ou em caso de suspeita de aspiração.

Esofagite

A esofagite é uma síndrome clínica de inflamação esofágica, que pode ou não ser ulcerativa. Os principais mecanismos de proteção da mucosa esofágica são os tampões salivares e alimentares, a motilidade peristáltica normal e a barreira formada pelo esfíncter gastresofágico. A esofagite de refluxo é causada por episódios repetidos de regurgitação do líquido gástrico no esôfago distal e subsequente lesão química da mucosa.[1239] A úlcera da mucosa esofágica também pode ocorrer em caso de liberação tardia do líquido gástrico do esôfago, como nos distúrbios esofágicos funcionais. Como a úlcera da porção espinocelular do estômago em cavalos, a lesão química por ácido gástrico e sal biliar é um mecanismo importante de úlcera no epitélio espinocelular do esôfago.[838,1239] A esofagite de refluxo pode ser associada a úlcera gástrica, distúrbios da motilidade, aumento do volume gástrico decorrente de obstruções da saída gástrica, paresia gástrica, íleo intestinal ou redução da função do esfíncter esofágico inferior.[1222,1239] Outras causas de esofagite em cavalos são traumatismos (corpos estranhos, impactação de alimentos e sondas nasogástricas), infecção (abscessos murais) ou lesões químicas (medicamentos e cantaridina; Figura 12.18).[1236,1240,1241]

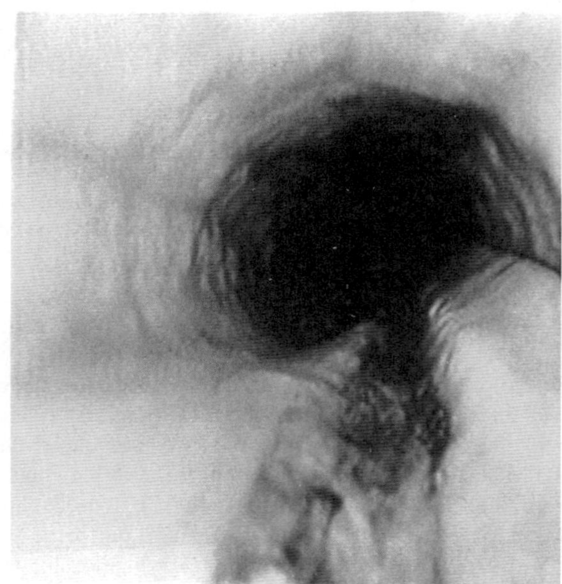

Figura 12.18 Imagem endoscópica do esôfago cervical de um cavalo submetido à colocação repetida de uma sonda nasogástrica rígida. Há uma úlcera profunda e linear na mucosa esofágica.

Sinais clínicos e diagnóstico

Os sinais clínicos da esofagite são inespecíficos e similares aos observados na obstrução esofágica e na úlcera gástrica. Engasgos ou desconforto à deglutição podem ser evidentes, assim como hipersalivação e bruxismo. A disfagia esofágica (pós-faríngea) pode ser evidente. Anorexia parcial ou completa com perda ponderal pode ser observada. A disfunção de hipomotilidade esofágica causada pelo processo inflamatório pode levar ao desenvolvimento de impactação esofágica. Os sinais clínicos de doenças subjacentes que predispõem à esofagite podem ser predominantes ou mascarar os sinais de esofagite. Cavalos com distúrbios da motilidade gastrintestinal, como enterite proximal ou obstrução do esvaziamento gástrico, são muito mais suscetíveis ao desenvolvimento de esofagite de refluxo por causa da presença de ácido gástrico e sais biliares no líquido de refluxo. Potros com úlcera gastroduodenal obstrutiva (GDUD) geralmente apresentam esofagite de refluxo.

O diagnóstico requer exame endoscópico, com observação de erosão ou ulcerações difusas, irregulares, lineares ou coalescentes ou edema ou hiperemia significativa. É essencial determinar a existência de uma doença subjacente, como infecção, neoplasia, estenose esofágica ou divertículo. A avaliação do estômago é importante para descartar obstrução do esvaziamento gástrico. A radiografia com contraste pode ajudar a avaliar a motilidade esofágica e o tempo de trânsito.[1230]

Tratamento

Os princípios do tratamento da esofagite de refluxo são o controle da acidez gástrica, a proteção das mucosas e a correção de qualquer distúrbio subjacente que contribua para o refluxo gastresofágico. A redução da produção de ácido gástrico com antagonistas de bombas de prótons ou antagonistas do receptor H_2 é essencial para a resolução da doença. Alguns médicos defendem o uso de sucralfato para promover a cicatrização da mucosa esofágica ulcerada. A capacidade de ligação do sucralfato à mucosa esofágica ulcerada ou de aceleração da cicatrização da úlcera, no entanto, não foi comprovada em equinos.

A intervenção cirúrgica é necessária em caso de obstrução primária do esvaziamento gástrico. Cavalos com retardo do esvaziamento gástrico sem obstrução podem ser medicados com procinéticos, como metoclopramida (0,02 a 0,1 mg/kg SC a cada 4 a 12 horas) ou betanecol (0,025 a 0,035 mg/kg SC a cada 4 a 24 horas). Na esofagite por trauma ou lesão por pressão após impactação esofágica, o uso criterioso de AINEs pode ser necessário para a redução da inflamação e da dor.

A modificação da dieta pode ser necessária em pacientes com esofagite, dependendo do grau de úlcera ou do comprometimento da motilidade. Cavalos com esofagite branda devem receber refeições pequenas e frequentes, compostas de ração peletizada umedecida e gramíneas frescas. A esofagite grave pode exigir jejum e descanso completo do esôfago por vários dias. Embora o prognóstico da esofagite seja bom na ausência de doença subjacente, o risco de formação de estenose é alto em pacientes com ulcerações circunferenciais ou coalescentes graves. A esofagite causada por trauma ou infecção grave pode ser propensa à formação de estenose

Distúrbios da motilidade

A disfunção da motilidade do esôfago equino geralmente se manifesta como hipomotilidade, levando ao desenvolvimento de dilatação esofágica (ectasia) ou megaesôfago. Embora o megaesôfago equino seja principalmente adquirido, os relatos indicam que o megaesôfago idiopático em cavalos jovens pode ser congênito.[1191,1242-1245] O megaesôfago adquirido pode ser uma consequência de obstrução esofágica crônica ou recorrente.[1220,1222] As impactações esofágicas de curta duração causam dilatação proximal do esôfago, quase sempre reversível.[1230] Se a obstrução tiver duração suficiente, a motilidade do esôfago proximal ao sítio obstruído pode ser comprometida de maneira permanente. Outras causas de megaesôfago adquirido são obstrução extraesofágica por tumores ou abscessos, pleuropneumonia e anomalias do anel vascular.[1220,1223] Um relato retrospectivo de cavalos com megaesôfago revela a representação excessiva de Frísios (14 de 18 casos), sugerindo a possibilidade de uma predisposição racial a distúrbios esofágicos.[1214] Os autores afirmam que análises preliminares de genealogia sugerem a possibilidade de um padrão recessivo de herança.[1214]

O megaesôfago também pode ser causado por distúrbios neurológicos, neuromusculares e musculares. Doenças neurológicas que provocam neuropatia vagal, como mieloencefalite protozoária equina, mieloencefalite por herpes-vírus equino e neuropatia vagal idiopática, foram associadas ao megaesôfago em cavalos. A pleuropneumonia pode estar relacionada com uma neuropatia vagal que causa megaesôfago. O megaesôfago é um dos primeiros sinais de disautonomia equina[1246] e pode ser observado em pacientes com botulismo. A miastenia *gravis* é uma causa bem conhecida de megaesôfago em outras espécies, mas não foi relatada em cavalos. Também em outras espécies, distúrbios eletrolíticos, caquexia, miopatias primárias, miosite e doença de Addison podem afetar a motilidade esofágica, mas não foram associados ao megaesôfago em cavalos. O megaesôfago iatrogênico pode ser induzido pelo agonista α_2-adrenérgico detomidina, mas é transitório e reversível.[36,1247] Acepromazina, detomidina e uma combinação de xilazina e butorfanol podem alterar a motilidade esofágica proximal, provocando a perda de coordenação do peristaltismo e diminuindo a deglutição espontânea, mas apenas a acepromazina alterou o perfil manométrico do esôfago distal.[1235] Nenhum desses medicamentos modificou a contratilidade de fibras isoladas de músculo liso ou estriado do esôfago *in vitro*.[1234] No entanto, o uso desses medicamentos pode complicar a avaliação clínica da motilidade esofágica. Os distúrbios esofágicos, inclusive o megaesôfago, o divertículo esofágico e a ruptura esofágica, parecem ser mais comuns em cavalos Frísios jovens, sugerindo a possibilidade de predisposição genética nessa raça.

A inflamação esofágica, em especial a esofagite de refluxo, pode afetar a motilidade e causar megaesôfago. Como a hipomotilidade esofágica afeta o tônus e a função do esfíncter esofágico inferior, a esofagite de refluxo também pode ser uma complicação de um distúrbio funcional primário. A motilidade esofágica deve ser avaliada em cavalos com esofagite que não respondem adequadamente ao tratamento.

Sinais clínicos e diagnóstico

O exame neurológico completo é importante para ajudar a descartar causas neurológicas primárias de megaesôfago. Como a hipomotilidade esofágica é uma obstrução funcional, os sinais clínicos são semelhantes à obstrução esofágica, embora o início seja tipicamente insidioso. Os sinais clínicos são aqueles associados à disfagia esofágica.[1191,1222,1223,1243–1245] O esôfago cervical pode estar dilatado o suficiente para ser evidente externamente, e a perda ponderal é comum.

O diagnóstico de hipomotilidade esofágica requer avaliação do trânsito por fluoroscopia ou radiografia com contraste.[1230,1246] A endoscopia pode revelar a dilatação do esôfago e a ausência de ondas peristálticas[1191,1222] ou evidências de doença subjacente, que causa obstrução ou dilatação esofágica.[1220,1222] A manometria esofágica pode ajudar a documentar pressões anormais de contração pós-digestão, os tempos de contração e propagação, mas geralmente não é usada na clínica de rotina.[1248] Em caso de suspeita de doença neurológica ou neuromuscular, a análise do líquido cefalorraquidiano ou a eletromiografia pode ser indicada.

Tratamento

O tratamento da causa subjacente, se houver, deve ser instituído. A dieta deve ser modificada, com alimentos macios ou em pasta, e oferecimento em posição elevada para promover o trânsito pelo fluxo de gravidade. Pacientes com esofagite de refluxo associada ao megaesôfago podem ser tratados com metoclopramida ou betanecol. O prognóstico depende da causa subjacente e do grau de dilatação. Embora muitos casos de megaesôfago associado à esofagite de refluxo respondam bem ao tratamento, o prognóstico de muitos outros tipos da doença, inclusive do megaesôfago congênito, é ruim.

Estenose esofágica

As estenoses são causadas principalmente por necrose por pressão de impactações esofágicas, que induzem erosão circunferencial ou úlcera da mucosa esofágica; no entanto, lesões esofágicas por administração oral de medicamentos corrosivos e traumatismos cervicais também podem provocar a formação de estenose.[1249] Estenoses congênitas também foram relatadas.[1250] As estenoses causadas por trauma na mucosa e na submucosa são denominadas *anéis esofágicos*. As estenoses também podem ser originárias das camadas musculares e adventícias do esôfago (estenoses murais) ou de todas as camadas do esôfago (estenose anular).[1217,1250] Cavalos com essas lesões apresentam quadro semelhante ao observado nas obstruções simples, pois as estenoses causam obstrução parcial e impactação do alimento no lúmen. Os anéis esofágicos podem ser detectados à endoscopia (ver Figuras 12.15 e 12.16), enquanto a identificação de estenose mural ou anular pode exigir um esofagograma de contraste duplo (ver Figura 12.17). Em um estudo retrospectivo de cavalos com estenose esofágica após obstrução simples, a redução no diâmetro da luz esofágica foi máxima 30 dias após a obstrução esofágica. Embora a cirurgia tenha sido usada para resolução dessas estenoses, o tratamento deve ser, a princípio, medicamentoso, porque as lesões podem se resolver com a terapia conservadora e o esôfago continua a se remodelar por até 60 dias após a úlcera. Em um relato, sete cavalos com estenose induzida por obstrução do esôfago foram submetidos ao tratamento conservador, com alimentação em papa e administração de medicamentos anti-inflamatórios e antimicrobianos; cinco dos sete não apresentavam alterações clínicas em 60 dias.[1249] Um dos cinco cavalos tratados com sucesso tinha uma úlcera circunferencial com área de 10 cm, sugerindo que a extensa lesão da mucosa pode se resolver sem formação permanente de estenose.

Caso a estenose não seja adequadamente resolvida em 60 dias, outros métodos de aumento do diâmetro esofágico devem ser investigados. A dilatação com balão foi usada com sucesso em vários relatos.[1251-1256] Os balões dilatadores comercializados foram adaptados para uso em equinos, embora seja importante observar a necessidade de dilatação repetida.[1251,1252,1257] A injeção de corticosteroide obteve sucesso em conjunto com esse procedimento em potros.[1251] Alternativamente, várias técnicas cirúrgicas têm sido usadas na resolução de estenoses, inclusive ressecção e anastomose,[1258,1259] esofagostomia temporária com fenestração da estenose,[1217] esofagomiotomia em estenose da camada muscular e adventícia[1260,1261] ou enxerto de *flaps* da musculatura local.[1262] Tais cirurgias, no entanto, são repletas de complicações, principalmente por causa da propensão do esôfago traumatizado à restenose.[1220,1249] O esôfago não apresenta camada serosa e não há formação rápida de selo de fibrina, como no restante do trato intestinal; assim, as anastomoses tendem a apresentar extravasamento.[1259] Além disso, a tensão no esôfago durante a deglutição e o movimento do pescoço prejudicam a cicatrização das anastomoses.[1217,1258] Apesar dessas dificuldades, o prognóstico a longo prazo de cavalos com estenoses esofágicas crônicas submetidas ao tratamento cirúrgico é melhor do que daqueles submetidos ao tratamento não cirúrgico.[1220] Duas revisões recentes descrevem abordagens cirúrgicas do esôfago em detalhes.[1263,1264]

Divertículo esofágico

Os divertículos esofágicos podem ser classificados como divertículos de tração (verdadeiros) e de pulsão (falsos). Os divertículos de tração são provocados por lesões e subsequente contração dos tecidos periesofágicos, com retração da parede do esôfago. Os divertículos de pulsão são decorrentes da protrusão da mucosa esofágica por defeitos na parede muscular do esôfago e geralmente são associados a trauma ou alterações agudas na pressão intraluminal.[1250] Os divertículos de tração são observados como uma dilatação de colo largo na esofagografia com contraste, enquanto os divertículos de pulsão têm forma de balão com colo pequeno ao esofagograma (ver a Figura 12.17).[1225,1265] Embora os divertículos de tração geralmente sejam assintomáticos e de pouco significado clínico, os divertículos de pulsão podem ficar cheios de alimento, levando à obstrução e ruptura do esôfago.[1265-1267]

Uma massa móvel na região cervical média pode ser observada antes do início da obstrução completa.[1250] Os divertículos de pulsão podem ser corrigidos cirurgicamente por meio da inversão ou da ressecção da mucosa prolapsada e do fechamento do defeito na parede do esôfago.[1225,1265,1266] A inversão do excesso de mucosa pode reduzir o diâmetro do lúmen esofágico e predispor ao desenvolvimento de obstrução esofágica; portanto, deve ser reservada para divertículos pequenos.[1225]

Distúrbios congênitos

Distúrbios congênitos do esôfago são raros. As anomalias congênitas relatadas são estenose congênita,[1268] persistência do arco aórtico direito,[1223,1269-1273] outras anomalias vasculares,[1274] cistos de duplicação esofágica,[1275-1277] cistos de inclusão intramural[1224,1278] e megaesôfago idiopático.[1243-1245] No único relato de estenose congênita, a radiografia com contraste duplo revelou estreitamento concêntrico do esôfago torácico na ausência de anomalias vasculares na base do coração. O tratamento bem-sucedido incluiu a elevação dos membros anteriores do potro após cada alimentação.[1268]

A persistência do arco aórtico direito é uma anomalia congênita em que o quarto arco aórtico direito, e não o arco aórtico esquerdo, se torna a aorta definitiva, o que leva à constrição do esôfago pelo ligamento arterioso, que se estende entre a aorta direita anômala e a artéria pulmonar esquerda.[1279]

Os sinais clínicos podem incluir aqueles associados à disfagia esofágica (pós-faríngea), salivação excessiva e distensão do esôfago cervical por obstrução parcial do esôfago torácico.[1223,1269] O exame endoscópico normalmente revela dilatação do esôfago cranial à obstrução, com evidências de esofagite difusa. O tratamento cirúrgico da persistência do arco aórtico direito foi relatado em potros e teve graus variados de sucesso.[1269,1271,1273] Em um relato, a TC pré-operatória foi usada para identificar a localização anatômica exata da lesão e orientação da abordagem cirúrgica.[1273]

Cistos de duplicação esofágica e de inclusão intramural causam sinais típicos de obstrução esofágica, inclusive salivação, disfagia esofágica e aumento de volume do esôfago cervical à medida que os cistos aumentam.[1275,1277,1278] Tais sinais podem dificultar a diferenciação de outros tipos de obstrução esofágica. O exame endoscópico pode revelar compressão do lúmen esofágico e, se houver, a comunicação com o lúmen esofágico.

O exame ultrassonográfico pode ser o melhor método para o diagnóstico *antemortem* do cisto no esôfago cervical. O exame de um aspirado da massa pode ajudar o diagnóstico, revelando a presença de células escamosas queratinizadas.[1275,1278] Os tratamentos cirúrgicos são ressecção completa e marsupialização.[1275,1277,1278] A última parece ter mais sucesso e menos complicações.[1277,1280] As possíveis complicações da ressecção cirúrgica são hemiplegia laríngea após trauma cirúrgico do nervo laríngeo recorrente na região do esôfago e formação de fístula esofágica.[1278]

Perfuração esofágica

A perfuração esofágica geralmente ocorre na região cervical em resposta a trauma externo, necrose da parede esofágica causada por uma impactação alimentar ou ruptura de uma lesão esofágica, como um divertículo impactado. O esôfago é bastante vulnerável a traumas externos no terço distal do pescoço por ser recoberto apenas por uma fina camada de músculo.[1281] A perfuração iatrogênica pode ocorrer em resposta à força excessiva de uma sonda gástrica contra uma obstrução ou uma região comprometida do esôfago.[1240] As perfurações esofágicas podem ser abertas ou fechadas e tendem a causar extensa celulite e necrose dos tecidos ao redor da ferida em função da drenagem de saliva e alimento nos planos fasciais. A celulite séptica pode ser associada à inflamação sistêmica. As perfurações fechadas do esôfago são muito problemáticas porque o alimento, a água, a saliva e o ar podem migrar para o mediastino e o espaço pleural pelos planos fasciais.[1240,1281] Por causa do extravasamento de ar nos tecidos ao redor da ruptura, o desenvolvimento de enfisema SC e fascial extenso é comum e pode ser observado clinicamente e em radiografias cervicais. O pneumomediastino e o pneumotórax são complicações das rupturas esofágicas que podem ser fatais. Em caso de ruptura do esôfago no mediastino, os cavalos apresentam sinais de SIRS aguda que podem ser confundidos com cólica.

O tratamento deve incluir conversão de perfurações fechadas em perfurações abertas, se possível,[1282] desbridamento extenso e lavagem dos tecidos afetados, antibioticoterapia de amplo espectro, profilaxia do tétano e repouso esofágico. Este último pode ser obtido com a colocação de uma sonda de alimentação no esôfago através da ferida. Por outro lado, uma pequena sonda nasogástrica (com diâmetro de 12 Fr) pode ser usada.[1240] Nas perfurações abertas, após a granulação da ferida e sua contração a um tamanho pequeno, a alimentação VO pode ser tentada.[1281] A perda extensa de saliva por feridas esofágicas pode causar hiponatremia e hipocloremia. A perda de bicarbonato salivar pode provocar acidose metabólica transitória, seguida de alcalose metabólica progressiva.[1193] Embora existam relatos de boa cicatrização de feridas esofágicas por segunda intenção, a resolução é demorada.[1283] Além disso, algumas perfurações nunca cicatrizam por completo e formam fístulas esofagocutâneas permanentes que podem exigir correção cirúrgica. O desenvolvimento de estenoses esofágicas não é comum porque as feridas são lineares e não circunferenciais. No entanto, divertículos de tração podem se desenvolver. Outras possíveis complicações de feridas esofágicas são síndrome de Horner e hemiplegia laríngea esquerda.[1281]

Em um estudo retrospectivo sobre distúrbios esofágicos, apenas dois de 11 cavalos com perfuração esofágica sobreviveram a longo prazo[1220] e, em um relato de trauma esofágico após intubação nasogástrica, quatro de cinco cavalos foram sacrificados.[1240] O prognóstico é ruim em cavalos com perfuração esofágica, principalmente por causa da extensão da celulite, necrose tecidual, choque e complicações locais da ferida.

DOENÇAS DO ESTÔMAGO

Úlcera gastroduodenal

A fisiopatologia da lesão e reparo das mucosas foi detalhado neste capítulo na seção Fisiopatologia da Lesão e Reparo da Mucosa. É importante notar que a úlcera pode ocorrer no epitélio espinocelular ou glandular estratificado, embora as síndromes clínicas e os mecanismos fisiopatológicos sejam diferentes. Assim, o termo amplo *síndrome da úlcera gástrica equina* (EGUS) tem sido usado para abranger uma ampla gama de síndromes clínicas associadas,[1284] embora a separação entre doença espinocelular gástrica equina (ESGD) e doença glandular equina gástrica (EGGD) tenha sido recentemente proposta.[1285] A GDUD afeta principalmente os potros lactentes/desmamados e é considerada uma doença distinta.[1286] Seja qual for a terminologia, a EGUS, em suas várias formas, é sem dúvida a doença de maior importância clínica e econômica do estômago equino.

Prevalência

A prevalência de úlcera gástrica tem sido relatada em diversas raças e usos. A prevalência de úlcera espinocelular em cavalos em treinamento de corrida varia de 70 a 95%[1287-1295] e pode chegar a 100% quando limitada a animais que competem ativamente.[1291] Os cavalos de outras disciplinas também foram avaliados, inclusive de concursos hípicos (58% de prevalência),[1296] enduro (67% no total[1297]; 48% entre as temporadas e 93% durante a temporada de competição[1298]), *western* (40%),[1299] Puros-Sangues fêmeas (67% prenhes; 77% não prenhes)[1300] e cavalos atletas não de corrida (17% pré-competição; 56% pós-competição).[1301] Em um grande estudo retrospectivo (3.715 cavalos adultos dos anos 1924-1996) de avaliação da incidência de úlcera gástrica identificada à necropsia, a prevalência geral foi de 10,3%, e foi maior em Puros-Sangues (inclusive Árabes) e Standardbred de trote (19%).[1302] Os cavalos de um programa de equitação universitário apresentaram baixa prevalência de úlcera espinocelular (11%).[1303] Cerca de 49% dos cavalos com cólica tratados em um hospital de referência tinham evidências de úlcera gástrica.[1304] A prevalência de úlcera gástrica em potros varia de 25 a 57%.[1305-1307]

Muitos estudos anteriores que investigaram a prevalência de úlcera gástrica não diferenciaram lesões glandulares e não glandulares e vários analisaram apenas a região não glandular do estômago, mas essa tendência está mudando. Em um estudo de 162 cavalos em ambiente hospitalar, 58% apresentaram erosões ou ulcerações antrais ou pilóricas, 58% apresentaram lesões na mucosa escamosa e 8% apresentaram lesões com acometimento do corpo glandular.[1308] Em outros estudos, 56% dos Puros-Sangues tinham EGGD[1293] e 47% dos cavalos de corrida (Puros-Sangues e Standardbreds) tinham EGGD.[1295] No primeiro caso,[1293] todos os cavalos com lesões glandulares também tinham doença escamosa, enquanto tal associação não foi observada no último estudo.[1295] Em um relato de cavalos de enduro com prevalência geral de lesão de 67%, 27% apresentavam EGGD.[1297] Em outro, a prevalência variou de acordo com a estação, com 16% de prevalência de EGGD fora de competição e 33% durante a temporada de competição.[1298] Em cavalos dinamarqueses, a prevalência de EGGD foi de 57% em dois relatos separados.[1309,1310] Em uma avaliação *post mortem*, as lesões estavam localizadas principalmente na mucosa escamosa ao longo do *margo plicatus*, seguidas pelo corpo glandular, mucosa escamosa proximal e antro.[1302] De modo geral, as lesões glandulares tendem a ocorrer perto do piloro.

Fisiopatologia

Como a fisiopatologia da lesão e do reparo da mucosa já foi discutida, não será revista aqui. A secreção ácida claramente atua no desenvolvimento da úlcera da mucosa escamosa, e os principais componentes da regulação da secreção ácida serão resumidos. Os cavalos secretam ácido de maneira contínua e o pH do conteúdo gástrico equino varia de menos de 2 a mais de 6, dependendo da alimentação do cavalo (alimentado/em jejum).[818,1311] Um protocolo de períodos repetidos de 24 horas de jejum e alimentação induziu o desenvolvimento de erosão e úlcera escamosa.[841] Como esse protocolo causa períodos de acidez gástrica prolongada (pH < 2) e a administração simultânea da ranitidina, antagonista do receptor H_2, reduz a gravidade da lesão, indica a importância da exposição ácida na patogênese da úlcera escamosa. Esse efeito também foi observado pela diminuição do pH do estômago proximal, mas não ventral, nas primeiras horas da manhã, que corresponde aos períodos de menor ingestão de feno.[1312]

Vários peptídeos podem estimular ou inibir a secreção de ácido pelas células parietais. Os estímulos predominantes à secreção de ácido clorídrico são gastrina, histamina e acetilcolina pelo nervo vago.[1313] A gastrina é liberada pelas células G na mucosa antral, enquanto a histamina é liberada pelos mastócitos e pelas células de tipo ECL na glândula gástrica. A histamina se liga aos receptores do tipo 2 na membrana da célula parietal, o que aumenta o nível de cAMP e leva à fosforilação de enzimas que ativam a bomba de prótons. A gastrina e a acetilcolina podem atuar por vias intracelulares mediadas por cálcio e também estimular a liberação de histamina de maneira direta.[1314] Células parietais equinas isoladas respondem de maneira máxima à estimulação da histamina e mínima ao carbacol e à pentagastrina.[1315] *In vivo*, a infusão de histamina ou pentagastrina pode estimular a secreção máxima semelhante de ácido.[1316] Curiosamente, a estimulação com pentagastrina também induz a secreção duodenal acentuada de um líquido rico em cloreto de sódio, que pode refluir novamente no estômago durante o jejum.[1316] A liberação de gastrina é controlada principalmente pelo peptídeo liberador de gastrina, que é estimulado pela distensão gástrica e pelo aumento do pH luminal, mas a interação entre gastrina e histamina não foi totalmente elucidada em equinos.

A secreção de ácido gástrico pelas células parietais é inibida sobretudo pela somatostatina, que é liberada pelas células D fúndicas e antrais. O efeito inibidor da somatostatina é primariamente parácrino, mas os níveis plasmáticos de somatostatina são negativamente correlacionadas à acidez luminal gástrica.[1317] A secreção de ácido gástrico também é inibida pelo EGF, um peptídeo produzido na saliva.[1318]

Os potros podem produzir quantidades significativas de ácido gástrico até o segundo dia de vida, com períodos consistentes de acidez (pH abaixo de 2) em animais sem alterações clínicas.[1319,1320] Em um estudo, os potros tendiam a apresentar pH gástrico alto no primeiro dia de vida,[1319] mas, em um estudo com potros gravemente enfermos, alguns apresentaram períodos de acidez gástrica no primeiro dia de vida.[1321] A sucção foi associada a um aumento imediato do pH gástrico, enquanto os períodos de descanso, nos quais os potros não sugavam por mais de 20 minutos, estavam associados a períodos prolongados de acidez.[1320] Bebês humanos prematuros são capazes de produzir ácido gástrico às 28 semanas de gestação.[1322] Apenas um de sete potros prematuros apresentou pH ácido em um estudo de perfis de pH gástrico em potros com doença grave.[1321] Embora vários fatores provavelmente estejam envolvidos nesses potros, a verdadeira ontogenia da produção de ácido gástrico nesses animais ainda não é conhecida.

A mucosa escamosa equina é muito fina ao nascimento, mas se torna hiperplásica e paraqueratótica em poucos dias (Figura 12.19).[814] O paralelo entre a diminuição do pH e a proliferação do epitélio escamoso é correlacionado às observações em outras espécies.[1323] A combinação de um epitélio gástrico relativamente fino, com uma alta produção de ácido, pode deixar os neonatos suscetíveis à formação de úlceras ainda muito jovens. A diferença no aspecto normal da mucosa escamosa deve ser considerada ao interpretar a endoscopia gástrica na população neonatal.

De modo geral, o ácido continua sendo o principal fator contribuinte para os danos nas mucosas não glandulares, embora outros fatores, como pepsina e sais biliares, também possam ser importantes tanto no início quanto na perpetuação da doença.

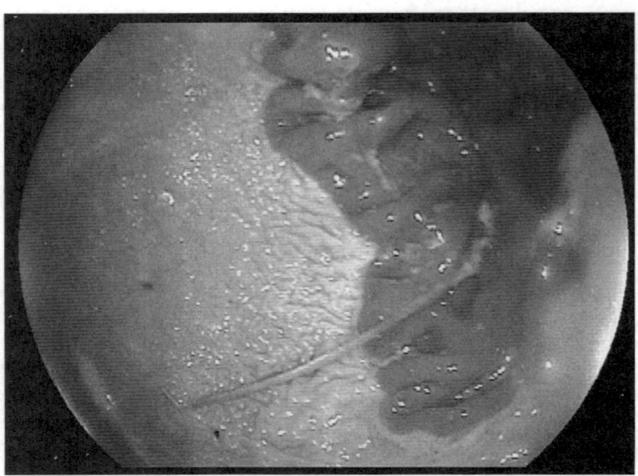

Figura 12.19 Imagem endoscópica da curvatura maior do estômago em um potro Puro-Sangue de 3 dias de idade.

Fatores de risco

Muitos aspectos da dieta e do manejo estão associados ao desenvolvimento de úlcera não glandular em cavalos adultos, embora alguns dados sejam conflitantes. Os fatores de risco associados à ESGD são mais claros do que aqueles associados à EGGD.

Cavalos em treinamento de corrida têm alta incidência de ESGD e geralmente recebem dietas com alto teor de concentrado e baixo teor de volumoso. A dieta rica em concentrados e com alto ou baixo teor de volumosos, em conjunto com o confinamento em estábulo, mas sem exercício, induz ESGD em 2 semanas.[1324] Em um estudo, as concentrações de ácidos graxos voláteis foram mais altas, o pH do suco gástrico foi superior e o número e a gravidade de ESGD foram menores após a instituição de uma dieta de feno de alfafa e grãos em comparação a uma dieta com feno de *Bromus*.[1325] No entanto, as dietas eram muito diferentes quanto a outros fatores, como energia digestível, volume, proteína bruta e teor mineral (especialmente cálcio). Esses achados foram corroborados por um estudo em que uma dieta à base de feno de alfafa/concentrado peletizado reduziu significativamente os escores de gravidade de ESGD e/ou impediu o desenvolvimento de úlceras em relação a uma dieta de feno de *coast-cross*/concentrado em cavalos mantidos em lotes secos e com realização de exercícios regulares.[1326] A alimentação intermitente demonstrou claramente induzir ESGD e é um modelo consistente de indução de úlcera.[841,1311,1327] Do mesmo modo, a qualidade do volumoso (palha ou outros tipos) e o aumento do tempo entre as refeições com volumoso foram associados à maior incidência de ESGD em um relato.[1328]

A correlação fisiopatológica entre exercício e a ESGD ainda não foi definida, apesar da alta prevalência da doença em cavalos de competição. Em um grande estudo epidemiológico, houve uma associação significativa entre ESGD e cada treinador, área urbana ou área rural, ausência de contato direto com outros cavalos, barreiras sólidas e conversa ou música em rádio.[1329] A ESGD pode se desenvolver em 8 dias após exercício de caminhada leve ao treinamento de corrida[1330] e o tempo de trabalho foi considerado um fator de risco para o desenvolvimento de ESGD em Puros-Sangues de corrida.[1331] Elevações na concentração sérica pós-prandial de gastrina foram demonstradas após o exercício em esteira.[1332] Durante o exercício em esteira com marcha mais rápida que a caminhada, o tamanho do estômago proximal diminui com o aumento da pressão intra-abdominal, ocasionando a diminuição simultânea do pH gástrico proximal.[1333] Tanto o tamanho do estômago proximal quanto o pH retornam aos níveis basais assim que o cavalo voltou a andar; portanto, acredita-se que a contratura gástrica poderia aumentar a exposição da mucosa escamosa ao ácido, elevando o nível do conteúdo gástrico líquido.

O confinamento em estábulo[1327] e o transporte[1334] estão associados à ESGD, mas um mecanismo distinto para essas associações não foi determinado de modo definitivo. Um estudo recente não detectou diferenças no pH do estômago proximal ou ventral em resposta a três situações ambientais diferentes (confinamento em estábulo sozinho, confinamento em estábulo com outro cavalo na baia adjacente e exercício em padoque com um cavalo de companhia), cada uma por 24 horas.[1312] Esse trabalho sugere que o aumento da exposição apenas do estômago proximal ao ácido não é responsável pela doença.

Vários estudos não conseguiram documentar uma correlação entre a administração de AINEs e a doença ulcerativa de ocorrência natural.[1287,1288,1290,1291,1302] A administração de AINEs, no entanto, é uma causa bem conhecida de úlcera gástrica em modelos experimentais.[393,691,692,1335,1336] De modo geral, a úlcera relacionada aos AINEs tem natureza predominantemente glandular, embora úlceras não glandulares também possam ocorrer por um mecanismo ainda não caracterizado por completo. Os AINEs diminuem a síntese de PGE_2 por inibição da via COX. Uma diminuição na proteção da mucosa glandular, principalmente por redução do fluxo sanguíneo da mucosa e da produção de muco, é o mecanismo de ação mais provável. Em um estudo, no entanto, a administração de fenilbutazona causou úlcera da mucosa glandular no antro pilórico, mas não alterou a concentração de PGE_2 na mucosa de maneira significativa.[1335]

Outros fatores de risco associados à úlcera gástrica são sexo e idade; a prevalência de úlcera gástrica cresceu ao longo do tempo. Em um estudo, a frequência de úlcera gástrica aumentou de menos de 6% antes de 1945 para cerca de 18% depois de 1975.[1302] A associação entre sexo ou idade e úlcera não tem sido consistente entre os estudos.[1291,1293,1302,1337] A mordedura do cocho também foi discutida como um fator de risco para o desenvolvimento de ESGD.[1331,1338] Em potros, os fatores de risco são menos definidos e serão discutidos juntamente com a síndrome clínica em cada faixa etária. O acesso limitado à água foi associado à ESGD.[1328]

Síndrome clínica: neonatos

Os sinais clínicos normalmente associados à úlcera gástrica em potros são falta de apetite, diarreia e cólica. É provável que muitos potros nunca apresentem sinais clínicos e alguns não os exibem até que a úlcera seja grave ou haja perfuração fatal. A úlcera glandular é considerada o tipo de doença de maior importância clínica nessa população.

O estresse fisiológico de uma doença concomitante tem sido associado à úlcera gástrica em potros. Retrospectivamente, 14 (23%) de 61 potros com até 85 dias de idade e um distúrbio clínico apresentaram lesões na mucosa glandular gástrica[1307] e, prospectivamente, oito (40%) de 20 potros com até 30 dias de idade e um distúrbio clínico tinham úlcera glandular.[1339] Por outro lado, apenas 4 a 9% dos potros sem alterações clínicas examinados à endoscopia apresentaram lesões na mucosa glandular gástrica.[1306,1340]

Neonatos com doenças graves podem apresentar pH muito diferente ao observado em potros sem alterações clínicas, talvez por modificações na motilidade gástrica e na secreção ácida.[1321] A úlcera gástrica não foi identificada à necropsia de nenhum animal daquele estudo; no entanto, as úlceras foram documentadas em uma população semelhante.[1305] Assim, outros fatores além da exposição ao ácido, principalmente a perfusão da mucosa, podem ser importantes na úlcera relacionada ao estresse em neonatos. A úlcera e a ruptura gástrica na população neonatal hospitalizada parecem ser menos frequentes agora do que em relatos anteriores, apesar de um declínio no uso da profilaxia da úlcera em um hospital.[1341] É provável que os avanços nos cuidados gerais de neonatos, especialmente de suporte, tenham contribuído para esse declínio.

Doença da úlcera gastroduodenal

A GDUD ocorre quase exclusivamente em potros lactentes e recém-desmamados. Os sinais clínicos de úlcera duodenal são semelhantes aos descritos para a úlcera gástrica (bruxismo, cólica, ptialismo e diarreia), mas as consequências são mais graves. As lesões ocorrem principalmente no duodeno proximal, variando de inflamação difusa a úlcera grave, mas os potros acometidos também apresentam úlcera escamosa e/ou glandular grave (Figura 12.20). Potros com úlcera duodenal apresentam retardo de esvaziamento gástrico e podem ter refluxo gastresofágico. As complicações podem incluir ruptura gástrica ou duodenal, estenose pilórica ou duodenal (Figura 12.21) e colangite ascendente. Úlcera escamosa e esofágica grave e pneumonia por aspiração podem ser secundárias ao refluxo gastresofágico.[1222,1342-1345]

A síndrome de GDUD pode ocorrer em surtos e é identificada com mais frequência em criações intensivas. A causa das lesões duodenais em potros não é conhecida. Acredita-se que comece com a inflamação duodenal difusa, que pode coalescer até formar um foco de úlcera (G.D. Lester e A.M. Merritt, comunicação pessoal). Uma relação temporal entre GDUD e diarreia por rotavírus foi sugerida, mas a etiologia infecciosa não foi comprovada. Embora a localização e a gravidade da lesão associadas à infecção por rotavírus variem entre as espécies, úlceras duodenais não foram relatadas.[1346]

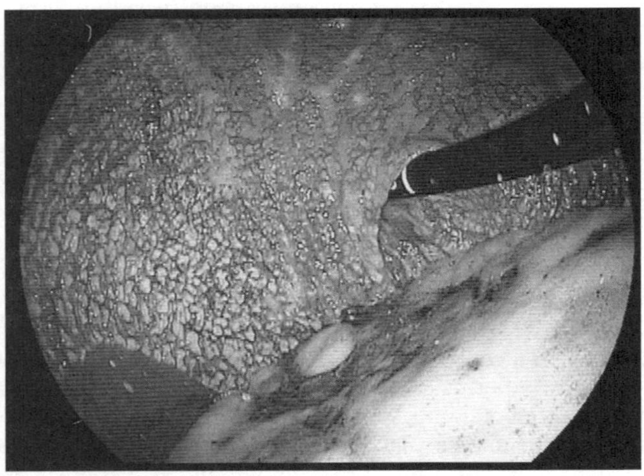

Figura 12.20 Imagem endoscópica da curvatura menor de um potro de 3 meses de idade com úlcera gastroduodenal e obstrução do esvaziamento gástrico.

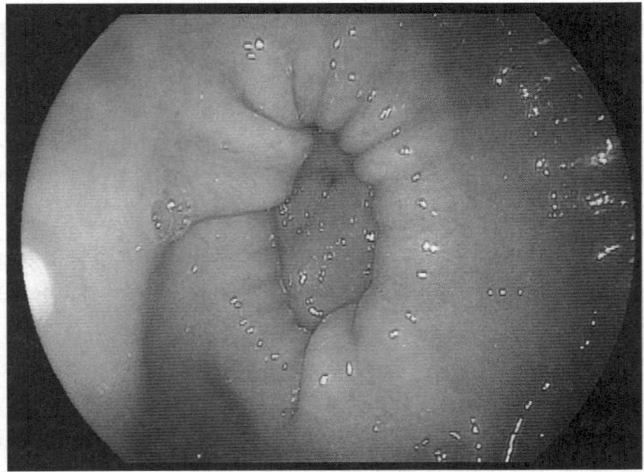

Figura 12.21 Imagem endoscópica do piloro do potro mostrado na Figura 12.2, 2 meses após a cirurgia. Observe a abertura pilórica extremamente pequena, responsável pela obstrução mecânica ao esvaziamento gástrico.

Sinais clínicos: adultos

Os sinais clínicos atribuíveis à EGUS em cavalos adultos são variáveis; os sinais clássicos são anorexia e cólica pós-prandial intermitente ou recorrente de diversos graus de gravidade.[1347] Os sinais clínicos gerais são inespecíficos e pouco associados à existência de EGUS.[1285] Muitos cavalos com evidências endoscópicas da doença podem não apresentar alterações clínicas. Sinais vagos, inclusive diminuição do consumo de concentrados, episódios de cólica pós-prandial, desempenho insatisfatório ou abaixo das expectativas, pelame de baixa qualidade e redução da condição corpórea ou retardo de crescimento, foram relatados. A diarreia não é tipicamente associada à úlcera gástrica em cavalos adultos, embora as úlceras possam ser simultâneas às outras causas de diarreia. O sangramento de úlceras na mucosa escamosa gástrica normalmente não está associado a anemia ou hipoproteinemia.

Diagnóstico

A gastroscopia é o único método confiável para o diagnóstico de EGUS no animal vivo.[1285] A avaliação de todo o estômago e, preferencialmente, do duodeno proximal é fundamental para o diagnóstico, porque não há relação entre a existência de úlcera escamosa e glandular.[1295,1308,1309] As provas de absorção de sacarose em amostras de urina[1348] e sangue[1349] ou albumina ou hemoglobina[31] fecal não são confiáveis. Há vários sistemas de pontuação de úlceras, mas aquele proposto pelo Equine Gastric Ulcer Council[1284] (Tabela 12.11) foi recomendado por causa de sua reprodutibilidade e facilidade de uso.[1285,1350]

A úlcera duodenal pode ser de difícil confirmação e a duodenoscopia é o meio mais específico de diagnóstico, mas o procedimento é mais complexo que a gastroscopia. O eritema difuso e a inflamação podem ser a única lesão reconhecível em potros com doença duodenal em estágio inicial. Em potros mais velhos com GDUD, a detecção de obstrução da saída gástrica é fundamental para a determinação do plano terapêutico e do prognóstico. A distensão gástrica é tipicamente observada à ultrassonografia. A radiografia abdominal sem contraste em potros com obstrução da saída gástrica normalmente revela o nítido aumento de volume do estômago, que está cheio de gás. O contraste com bário líquido demora

Tabela 12.11 Sistema de pontuação de lesões na síndrome da úlcera gástrica equina.[1284]

Grau da lesão	Descrição
0	Epitélio intacto sem hiperemia ou hiperqueratose
1	Mucosa intacta com áreas de eritema ou hiperqueratose (escamosa)
2	Lesões únicas ou multifocais pequenas
3	Lesões únicas ou multifocais grandes ou lesões superficiais extensas
4	Lesões extensas com áreas de úlcera profunda

Adaptada de Chiu CJ, McArdle AH, Brown R *et al*. Intestinal mucosal lesion in low-flow states. I. A morphological, hemodynamic, and metabolic reappraisal. *Arch Surg*. 1970; 101:478-483; Baker GJ. Diseases of the teeth. In: Colohan PT, Mayhew IG, Merritt AM *et al*., eds. *Equine medicine and surgery*. 4th ed. v. 1. Goleta, CA: American Veterinary Publications; 1991.

muito (na obstrução incompleta) ou não sai (obstrução completa) do estômago. Clinicamente, potros com obstrução do fluxo de saída apresentam refluxo após mamar ou refluxo acentuado, mesmo com amamentação limitada ou ausente, se a obstrução duodenal for distal ao ducto biliar comum.

Tratamento

Vários tratamentos farmacológicos foram sugeridos para a EGUS e podem ser diferentes nos casos de ESGD, EGGD e GDUD. Como o ácido tem sido implicado como o componente fisiopatológico mais importante da ESGD, sua supressão é essencial. As principais opções terapêuticas para o tratamento da úlcera são antagonistas do receptor H_2 (cimetidina, ranitidina, famotidina e nizatidina), inibidores de bombas de prótons (IBPs; omeprazol, pantoprazol, rabeprazol e esomeprazol), sucralfato aderente à mucosa e antiácidos.

Os antagonistas H_2 suprimem a secreção de ácido clorídrico por meio da inibição competitiva do receptor de histamina da célula parietal, que pode ser parcialmente superada pela pentagastrina exógena.[1351] O uso de antagonistas H_2 foi bem-sucedido no aumento do pH gástrico e na resolução de lesões gástricas em potros e cavalos adultos.[1320,1344,1352] As evidências clínicas e experimentais demonstraram maior variabilidade individual com as doses menores de antagonistas H_2.[1339] Assim, as doses recomendadas são embasadas nos níveis necessários para aumento do pH gástrico e promoção da cicatrização de úlceras na maioria dos cavalos. As doses de ranitidina comumente recomendadas são 6,6 mg/kg VO a cada 8 horas ou 1,5 a 2 mg/kg IV a cada 6 horas. Embora potros sem alterações clínicas respondam à ranitidina de maneira previsível,[1320] os neonatos doentes apresentaram resposta variável à ranitidina IV, com uma ação de duração muito mais curta e, em alguns casos, sem resposta perceptível.[1321]

Os IBPs bloqueiam a secreção de H^+ na membrana celular parietal por ligação irreversível à bomba de H^+, K^+-ATPase. O omeprazol em pó é rapidamente degradado em ambiente ácido; uma cápsula com revestimento entérico ou pasta com formulação especial deve ser usada para que o fármaco ativo seja absorvido no intestino delgado. O aumento no pH gástrico e a diminuição na produção de ácido são evidentes 5 a 8 horas após a administração da pasta de omeprazol.[1353] O omeprazol (GastroGard, Merial, Ltd., Duluth, GA, EUA) é o único agente atualmente aprovado pela Food and Drug Administration (FDA) para o tratamento de EGUS nos EUA; outras preparações, inclusive grânulos com revestimento entérico e formulações tamponadas, são comercializadas em outros países.[1354-1356] Nos EUA, as preparações compostas tiveram eficácia limitada a nula em ensaios clínicos e farmacodinâmicos[1357,1358] e o GastroGard foi o único produto (dentre tampões, antagonistas dos receptores H_2, sucralfato e preparações compostas) que diminuiu as chances de desenvolvimento de úlcera gástrica em uma população de cavalos de corrida.[1359] Vários estudos documentaram a segurança do omeprazol oral em potros e cavalos adultos.[1360,1361] O omeprazol parece ser mais eficaz na cicatrização de úlceras do que a ranitidina ou a cimetidina.[1362,1363] O omeprazol (4 mg/kg VO a cada 24 horas) demonstrou eficácia consistente (70 a 80% de cura) para a ESGD, inclusive em Puros-Sangues em treinamento de corrida.[816,815,1362,1364-1366]

O tratamento com 1 mg/kg, 2 mg/kg ou 4 mg/kg VO a cada 24 horas diminui ou previne a doença ou sua recidiva em cavalos em treinamento.[815,1330,1367,1368] Outras preparações mostraram eficácia na cura da ESGD em doses mais baixas (1 mg/kg ou 2 mg/kg VO a cada 24 horas) em ensaios clínicos,[1354,1369,1370] embora uma dose mais baixa ainda não seja recomendada para o tratamento. A administração antes ou depois do exercício não teve efeito significativo na cura de ESGD ou EGGD em um estudo recente.[1371] O tratamento da ESGD foi recomendado por 28 dias, embora a maior parte da cura ocorra em 21 dias.[1364] Em resumo, a principal recomendação atual para o tratamento da ESGD é o omeprazol, em dose de 4 mg/kg VO a cada 24 horas, por 21 a 28 dias. Nos locais em que a formulação em grânulos com revestimento entérico é comercializada, a dose pode ser de 1 mg/kg. Como alternativa, recomenda-se a administração de ranitidina ou doses menores de omeprazol.[1285]

Taxas menores (25%) de cura foram recentemente relatadas após o tratamento de EGGD com omeprazol.[1354,1370,1371]

O omeprazol (4 mg/kg) também foi eficaz no aumento do pH intragástrico em potros sem alterações clínicas[1372] ou com doença grave[1373] e na cicatrização de úlceras em potros.[1366] O motivo definitivo disso não é conhecido, mas pode estar relacionado com o tempo ou a duração da supressão do ácido. A participação de bactérias na EGGD não foi estabelecida, apesar dos esforços sólidos, e a adição de trimetoprima-sulfa não teve benefício aparente na cicatrização da úlcera.[1374] Por causa desses fatores e dos princípios básicos do uso responsável de antimicrobianos, a antibioticoterapia não é recomendada para o tratamento da EGUS geral ou especificamente da EGGD.[1285]

O sucralfato é eficaz no tratamento de úlceras pépticas e na prevenção de úlceras induzidas por estresse em humanos, provavelmente por adesão à mucosa ulcerada, estimulação da secreção mucosa, aumento da síntese de PGE e concentração de fator de crescimento no sítio ulcerado.[1375] Todos esses fatores são relevantes para a mucosa glandular; assim, seu uso parece razoável no tratamento de EGGD. Em um estudo, o sucralfato não promoveu a cicatrização de úlceras subclínicas em potros em comparação ao xarope de milho.[1376] Em um estudo recente, o sucralfato (12 mg/kg VO a cada 12 horas) combinado ao omeprazol (4 mg/kg VO a cada 24 horas) resultou em uma taxa de cicatrização de EGGD de 67,5%.[1377] As recomendações atuais para EGGD são a administração de omeprazol mais sucralfato nas doses já mencionadas por um período mínimo de 4 semanas, seguida por repetição da gastroscopia.[1285] O tratamento deve ser mantido por pelo menos 8 semanas antes da adição da terapia adjuvante.

O uso de análogos sintéticos da PGE_1, como o misoprostol, tem sido eficaz no tratamento de úlceras gástricas e duodenais em humanos; o mecanismo de ação proposto é a inibição da secreção de ácido gástrico e a citoproteção da mucosa.[1378] Em equinos, o misoprostol (5 μg/kg) aumenta o pH gástrico[1379] e melhora os efeitos prejudiciais da flunixino na recuperação da mucosa após a lesão isquêmica *in vitro*,[391] mas hoje não existem dados que apoiem seu uso em ensaios clínicos. O misoprostol é contraindicado em éguas prenhes.

Fármacos procinéticos devem ser considerados em potros com doença duodenal, refluxo gastresofágico e suspeita de esvaziamento gástrico tardio sem obstrução física. O betanecol e a eritromicina aumentam a taxa de esvaziamento gástrico em cavalos.[1006] Em potros com atonia gástrica aguda, o betanecol, na dose de 0,025 a 0,030 mg/kg SC a cada 3 a 4 horas, tem sido eficaz na promoção da motilidade e esvaziamento gástricos; a terapia de manutenção é feita pela administração oral de 0,35 a 0,45 mg/kg, 3 a 4 vezes/dia. Os efeitos adversos podem incluir diarreia, inapetência, salivação e cólica, mas, nas doses indicadas, têm sido pouco frequentes e brandos.

Os potros com GDUD grave que desenvolveram estenose duodenal precisam de tratamento cirúrgico.[1343,1380] Esses animais requerem um comprometimento financeiro robusto, porque o tratamento medicamentoso perioperatório intensivo é fundamental para o sucesso do caso. Em dois resumos recentes, o prognóstico foi superior ao já relatado. Em um deles, 98% dos potros submetidos ao tratamento cirúrgico sobreviveram à alta hospitalar e 68% sobreviveram 8 meses após a alta.[1381] Nesse estudo, dos Puros-Sangues atletas sobreviventes, 71% começaram uma corrida. Em outro, a sobrevida a curto prazo foi de 80% nos potros submetidos ao tratamento cirúrgico e 50% naqueles submetidos ao tratamento medicamentoso.[976]

Uma preparação IV composta de omeprazol (0,5 mg/kg) aumenta o pH do suco gástrico e diminui o número de lesões não glandulares em cavalos.[1382] Do ponto de vista regulatório, o omeprazol (4 mg/kg VO a cada 24 horas) não parece afetar as medidas quantitativas de desempenho em Standardbred.[1383]

Profilaxia

Como a perfuração gástrica causada pela úlcera glandular tem sido relatada em neonatos hospitalizados, muitos veterinários realizam a terapia profilática antiulcerosa nessa população de modo rotineiro. Como alguns potros em estado grave têm pH gástrico predominantemente alcalino e como a acidez gástrica pode ser protetora contra a translocação bacteriana em neonatos, a necessidade dessa terapia profilática é controversa. Em neonatos humanos gravemente enfermos, embora a terapia IV com ranitidina aumente o pH e a colonização bacteriana do estômago, não eleva o risco de sepse.[1384] Em um estudo retrospectivo com 85 potros hospitalizados com menos de 30 dias de idade, não houve diferença na frequência de úlcera gástrica à necropsia entre os indivíduos que receberam o tratamento profilático ou não; nenhum animal morreu em decorrência de uma úlcera gástrica.[1341] Em um estudo retrospectivo multicêntrico, a profilaxia ácida foi associada a um aumento da incidência de diarreia, mas não a alterações no desfecho clínico.[1385] Muitos médicos não recomendam mais a profilaxia de rotina para úlceras em todos os neonatos doentes. As exceções podem incluir os potros que precisam de doses significativas de AINEs para o tratamento de doenças ortopédicas dolorosas.

Em adultos, o manejo alimentar e ambiental pode ajudar na prevenção da úlcera gástrica. Hoje, recomenda-se a rotação de pastagens e o acesso contínuo a volumosos de boa qualidade, especialmente a alfafa. Nos cavalos de alto risco, a melhor abordagem farmacológica comprovada para prevenção é a administração de omeprazol, na dose de 1 a 2 mg/kg VO a cada 24 horas.[815,1363,1367,1368] Essas recomendações provavelmente serão atualizadas em novos estudos.

Nutracêuticos e antiácidos

Embora atraentes, a maioria desses agentes ainda não promoveu a cura da EGUS. Alguns produtos, inclusive aqueles que contêm bagas de espinheiro marítimo (*Hippophae*),[1386] ácidos orgânicos e vitaminas do complexo B,[1387] e uma combinação de leveduras, hidróxido de magnésio e Apolectol,[1388] foram promissores na prevenção de EGUS. Vários outros produtos, como um complexo de pectina-lecitina, não demonstraram eficácia apesar da promessa inicial.[1389]

O uso de antiácidos no tratamento de úlceras gástricas equinas não foi examinado de maneira crítica. Pesquisas em cavalos demonstraram que a administração de 30 g de hidróxido de alumínio/15 g de hidróxido de magnésio aumenta o pH gástrico, deixando-o acima de 4, por aproximadamente 2 horas.[1390] Embora os antiácidos possam ajudar no tratamento de úlceras em cavalos, uma dose de cerca de 180 a 200 mℓ a cada 2 a 4 horas é necessária em um cavalo adulto comum; assim, seu uso não é justificado ou recomendado.

Outros distúrbios do estômago

Obstrução pilórica e retardo do esvaziamento gástrico

A estenose pilórica é uma resistência estrutural ao esvaziamento gástrico. A estenose pilórica congênita foi relatada em potros e animais de 1 ano de idade e é causada pela hipertrofia da musculatura pilórica.[1061,1391,1392] A estenose pilórica adquirida pode ser causada por neoplasia ou úlcera duodenal.[1393-1396] Os sinais clínicos dependem do grau de obstrução, mas são dor abdominal, salivação e ranger de dentes. Obstrução completa ou quase completa pode causar refluxo gástrico e esofagite de refluxo. Em potros com hipertrofia pilórica congênita, os sinais clínicos podem começar com o consumo de alimentos sólidos. Em potros, o diagnóstico presuntivo pode ser estabelecido por endoscopia gástrica e radiografia (estudos simples e contrastados). Dependendo da causa e da gravidade da doença, a endoscopia gástrica pode gerar um diagnóstico presuntivo em cavalos adultos. A medida do esvaziamento gástrico pode ajudar o diagnóstico. Hoje, há vários métodos de medida, como cintilografia nuclear, absorção de paracetamol e exame de sangue ou respiratório com [^{13}C] ácido octanoico após a alimentação.[986,1006,1397] Durante a laparotomia exploratória, a distensão gástrica e o espessamento do piloro são acompanhados pelo trato intestinal relativamente vazio.

Na ausência de uma obstrução completa, o tratamento medicamentoso com um procinético, como o betanecol, pode aumentar a taxa de esvaziamento gástrico.[1006] A fenilbutazona e a cisaprida também atenuam o retardo no esvaziamento gástrico causado pela administração de endotoxinas.[986,987] O reparo cirúrgico é necessário para o tratamento definitivo da obstrução completa ou quase completa e consiste em gastroenterostomia ou piloroplastia.[1075,1380] Há relatos de intussuscepção pilórico-duodenal em um cavalo adulto com cólica.[1398]

Dilatação e ruptura gástrica

A dilatação gástrica pode ser classificada como primária, secundária ou idiopática. As causas da dilatação gástrica primária são impactação gástrica, ingurgitamento com grãos, ingestão excessiva de água após o exercício, aerofagia e parasitismo.[1396,1399] A dilatação gástrica secundária é mais comum e pode ser causada por íleo intestinal primário ou obstrução do intestino delgado ou grosso. O tempo para o desenvolvimento do refluxo gástrico é proporcional à distância do segmento intestinal acometido; a obstrução duodenal provoca refluxo em 4 horas.[1400] Os sinais clínicos de dilatação gástrica são aqueles associados à cólica aguda e, em casos graves, observação de ingesta nas narinas. As anomalias laboratoriais associadas são hemoconcentração, hipopotassemia e hipocloremia.[1396]

Os relatos divergem quanto à causa mais comum de ruptura gástrica. Em um estudo retrospectivo com 54 cavalos, a ruptura gástrica foi com mais frequência um fenômeno secundário (65%), em geral causado por obstrução do intestino delgado; as incidências de dilatação gástrica primária e ruptura idiopática foram quase iguais (15 e 17%, respectivamente).[1399] Em outro estudo retrospectivo com 50 cavalos, combinado a uma pesquisa do Veterinary Medical Database (VMDB), 60% dos casos de ruptura gástrica foram classificados como idiopáticos.[1401] Os fatores de risco para ruptura gástrica são alimentação com feno de capim, não oferecimento de grãos, castração e fonte de água não automática.[1399,1401] A intubação nasogástrica não exclui a possibilidade de ruptura gástrica e a quantidade de refluxo obtido antes da ruptura é altamente variável.[1399] Por causa da natureza retrospectiva desses relatos, fatores de confusão não podem ser descartados de maneira confiável.

Independentemente da causa, a ruptura gástrica tende a ocorrer ao longo da maior curvatura. Em cavalos com ruptura causada por dilatação gástrica, as lacerações na camada seromuscular são maiores que as lacerações correspondentes na camada mucosa, indicando que a seromuscular provavelmente se enfraquece e se rompe antes da mucosa.[1399,1401] Por outro lado, os cavalos com ruptura gástrica secundária à úlcera gástrica geralmente apresentam lacerações de espessura total do mesmo tamanho em todas as camadas. A ruptura gástrica é fatal por causa da contaminação generalizada da cavidade peritoneal, peritonite séptica e choque séptico. Os primeiros sinais clínicos variam conforme a doença primária; no entanto, à ruptura, um animal anteriormente com dor pode apresentar sinais de alívio. Os sinais subsequentes são condizentes com peritonite e choque, inclusive taquipneia, taquicardia, sudorese e fasciculações musculares. O reparo cirúrgico é difícil, mas foi relatado em lacerações de espessura parcial[1402] e, em um caso de ruptura combinada da mucosa e muscular com apenas uma laceração serosa focal, um reparo de espessura total foi realizado com resultado favorável.[1403]

Impactação gástrica

A impactação gástrica pode causar sinais agudos ou crônicos de cólica. Embora uma causa específica nem sempre seja evidente, a ingestão de forragem grossa (cama de palha e volumoso de baixa qualidade), objetos estranhos (borracha de cercas) e alimentos que podem inchar após a ingestão ou mastigação inadequada (sementes de caqui, bagas de mesquite, trigo, cevada e açúcar de polpa de beterraba) tem sido implicada.[1404-1407] Possíveis fatores predisponentes são má dentição, má mastigação e ingestão rápida de alimentos e consumo inadequado de água. Os sinais clínicos podem variar de anorexia e perda ponderal àqueles consistentes com dor abdominal intensa. Casos graves podem ser acompanhados de refluxo espontâneo e visualização do conteúdo gástrico nas narinas. Nos casos com dor abdominal aguda grave, o diagnóstico é frequentemente feito durante a celiotomia exploratória. Em animais que não apresentam sinais de cólica que justifiquem a intervenção cirúrgica, o achado endoscópico de estômago cheio após o jejum adequado (18 a 24 horas) costuma confirmar o diagnóstico. Radiografias abdominais são reservadas para cavalos menores e pôneis. Além do controle da dor, o tratamento específico consiste em lavagem gástrica por intubação nasogástrica ou massagem e injeção de líquido para resolução da impactação durante a laparotomia.[1404-1406]

Outras causas de gastrite

A gastrite não ulcerativa raramente parece ser um problema clínico em equinos, mas foi relatada à necropsia em um grande estudo retrospectivo.[1302] Há relatos de gastrite enfisematosa causada por *C. perfringens*[1408] e *C. septicum*.[1409]

Neoplasia do trato alimentar

Neoplasias são incomuns no trato alimentar equino.[1410] As neoplasias primárias e metastáticas podem afetar vários locais dentro da cavidade oral e do trato gastrintestinal e não acometem apenas cavalos idosos. A forma alimentar do linfoma é, em geral, observada em cavalos com menos de 5 anos de idade.[1411] Em um estudo, a probabilidade de desenvolvimento de neoplasia intestinal foi 4,5 vezes maior em cavalos Árabes em comparação a outras raças.[1412] A identificação do tipo de tumor é importante para a determinação do plano terapêutico e do prognóstico.

SINAIS CLÍNICOS

Os sinais clínicos associados à neoplasia alimentar dependem da localização do tumor. Os tumores orais, por exemplo, podem causar aumento de volume cutâneo; os tumores da língua podem dificultar a alimentação e provocar disfagia e halitose;[1413] os tumores do esôfago causam disfagia, ptialismo, cólica intermitente, perda ponderal e halitose;[1219,1414,1415] e a neoplasia gástrica está associada a anorexia, perda ponderal, distensão abdominal e febre intermitente.[1416] A neoplasia abdominal foi implicada em 4% dos cavalos com cólica intermitente ou crônica.[1417,1418] A perda ponderal é o sinal clínico mais comum em cavalos com neoplasia intestinal.[1412] Sinais agudos de cólica podem ser associados a obstruções intestinais por tumores malignos ou benignos. Cavalos podem apresentar síndromes paraneoplásicas, com perda ponderal apesar da ingestão calórica adequada (caquexia do câncer), produção ectópica de hormônios, anemia, leucocitose, trombocitopenia, hipergamaglobulinemia, febre e anomalias neurológicas.[1419]

Avaliação diagnóstica

O diagnóstico de neoplasia alimentar pode ser desafiador. Os dados do hemograma completo, bioquímica sérica e urinálise raramente confirmam o diagnóstico. A anemia normocítica normocrômica da doença crônica é a anomalia hematológica mais comum nas neoplasias abdominais; a perda de sangue e a anemia hemolítica são menos frequentes.[1420] Eosinofilia periférica e MEED foram relatadas em animais com linfoma.[1421] Leucocitose e hiperfibrinogenemia são comuns. As anomalias bioquímicas mais frequentes são hipoalbuminemia, hiperglobulinemia e hipercalcemia.[1422,1423] A hipoglicemia pode acompanhar a neoplasia pancreática ou hepática.[1423]

O exame retal pode detectar massa abdominal, espessamento da parede intestinal ou aumento dos linfonodos. A biopsia retal pode detectar linfoma difuso em alguns casos.[489] Alguns tumores podem esfoliar na cavidade peritoneal, propiciando o diagnóstico via abdominocentese.[1414,1424-1426] A coleta de um grande volume de líquido, que é submetido ao processamento em Cytospin e então à avaliação citológica, pode melhorar o potencial diagnóstico; a caracterização como exsudato inflamatório ou transudato modificado sem a presença de células neoplásicas é comum. A neoplasia foi a causa aparente do hemoperitônio em 13% dos casos em um relato de 54 casos.[1427] Em outro estudo, a abdominocentese previu com precisão o diagnóstico de neoplasia em 11 de 25 casos.[769]

O teste específico de imunoglobulina para a detecção de deficiência de IgM pode auxiliar o diagnóstico de linfoma.[1428] A análise do ciclo celular de DNA de células neoplásicas suspeitas foi usada para a detecção do linfoma em pacientes equinos com doença confirmada. Esse método de avaliação de líquidos ou tecidos aspirados pode aumentar a precisão do diagnóstico de neoplasia no futuro.[1429]

Os exames diagnósticos já mencionados, como endoscopia, radiografia contrastada e imagens transversais, podem ser úteis, dependendo da localização do tumor. Na neoplasia abdominal, a ultrassonografia transcutânea é em muitos casos mais útil. Um ultrassonografista experiente e um exame completo provavelmente melhoram o valor do exame.[46] A laparoscopia ou laparotomia exploratória pode ser necessária para o estabelecimento do diagnóstico final.

Tumores específicos

O linfoma é a neoplasia mais comum em equinos e foi dividido em quatro categorias;[1412] apenas a forma intestinal/alimentar será discutida. O termo *linfoma* é preferível a linfossarcoma, já que essa doença não tem a forma benigna.[1423] O linfoma é originário do tecido linfoide e afeta principalmente os linfonodos intestinais. Perda ponderal crônica, cólica intermitente e febre são os achados clínicos mais comuns;[502,1430] diarreia crônica,[1431] prurido e alopecia[1432] foram relatados. A linfadenopatia periférica geralmente não é observada, mas o aumento de volume dos linfonodos mesentéricos pode ser detectado à palpação retal. A ressecção terapêutica do cólon maior foi relatada em dois cavalos com linfoma.[1433]

O carcinoma espinocelular (CEC) é a segunda neoplasia mais comum em equinos e é o tumor mais comum do trato gastrintestinal proximal.[1434] Na cavidade oral, o CEC pode afetar lábios, língua, palato duro, faringe e mucosa oral.[1435,1436] Metástases de CECs orais e esofágicos, além dos linfonodos regionais, são raras, embora possíveis. Massas anormais foram detectadas à palpação retal em 4 de 5 casos de CEC gástrico.[1416] A maioria das discussões sobre o tratamento do CEC na cabeça é embasada na doença dérmica, ocular e em anexos, que são mais comuns. O tratamento inclui ressecção cirúrgica, braquiterapia com irídio-192, 5-fluoruracila e administração intralesional de cisplatina ou carboplatina.[1437-1441] O prognóstico de sobrevida é bom se a ressecção puder ser completa, o que normalmente não ocorre no CEC gástrico.[1423] A recidiva local é possível. Um caso de CEC recorrente no lábio com metástase para os linfonodos foi tratado com sucesso com piroxicam por 58 meses.[1442] A osteopatia hipertrófica secundária ao CEC gástrico foi documentada em um cavalo.[1443]

Há relatos de adenocarcinoma no intestino delgado, no ceco e no cólon maior.[1412,1434,1444] O tumor surge das criptas glandulares do trato gastrintestinal e foi relatado em cavalos de meia-idade e idosos. As metástases podem ser observadas nos linfonodos, no fígado e nos pulmões; a metaplasia óssea também foi relatada.[1445] Em um estudo retrospectivo sobre neoplasias intestinais, o adenocarcinoma representou 32% dos casos, dos quais 82% acometeram o intestino delgado.[1412] O prognóstico a curto prazo do adenocarcinoma passível de ressecção é moderado; o prognóstico a longo prazo continua a ser ruim.[1412,1446]

Leiomiossarcomas e leiomiomas são tumores malignos e benignos, respectivamente, do músculo liso que reveste o trato gastrintestinal. Ambos foram relatados no estômago, intestino delgado e cólon menor/reto; o leiomioma também foi relatado no omento.[1434,1447-1453] Os sinais clínicos condizem com a obstrução intestinal e o prognóstico é bom com a ressecção do segmento intestinal acometido.

O lipoma é um tumor benigno, originário de adipócitos mesentéricos, que ocorre em cavalos mais velhos. De modo geral, não há sinais clínicos, a menos que o pedúnculo do tumor provoque obstrução intestinal.

A neoplasia da cavidade oral pode envolver tecido dentário (tumores odontogênicos), osso (tumores osteogênicos) ou tecidos moles. O ameloblastoma ocorre em cavalos com mais de 10 anos e afeta principalmente a mandíbula. O odontoma ameloblástico acomete cavalos mais jovens, em geral a maxila. Ambos são benignos, mas localmente invasivos. As radiografias podem distinguir os ameloblastomas (lesões radiotransparentes) e os odontomas ameloblásticos (lesões radiotransparentes com densidade parcialmente mineralizada). A melhor opção terapêutica é a ressecção cirúrgica e/ou radioterapia, independentemente do tipo de lesão.[1454]

O fibroma ossificante mandibular juvenil ocorre na mandíbula rostral de cavalos com 2 meses a 2 anos de idade. Pode causar distorção óssea significativa. O prognóstico é bom com a excisão cirúrgica da massa diagnosticada de maneira precoce.[1455]

Melanomas, sarcoides, CEC e papiloma podem ocorrer na boca e nos lábios. Os melanomas são comumente encontrados na comissura labial e nas glândulas salivares da parótida e podem formar metástases nos linfonodos regionais. Os sarcoides podem causar ulcerações locais da mucosa bucal, que são difíceis de tratar. A administração intralesional de cisplatina, criocirurgia, radiação e excisão a *laser* foram tentadas e obtiveram sucesso limitado. O vírus do papiloma equino é responsável pela verruga cutânea comum, encontrada nos lábios e no focinho dos cavalos jovens. Essas lesões são tipicamente autolimitantes, mas a criocirurgia ou a excisão podem ser usadas para sua remoção.

REFERÊNCIAS BIBLIOGRÁFICAS

1. Sellers A, Lowe J. Visualization of auscultation sounds of the large intestine. *Proc Am Assoc Equine Pract.* 1983;29:359–364.
2. Argenzio RA. Functions of the equine large intestine and their interrelationship in disease. *Cornell Vet.* 1975;65:303–330.
3. Adams SB. Equine intestinal motility: an overview of normal activity, changes in disease, and effects of drug administration. *Proc Am Assoc Equine Pract.* 1987;33:539–553.
4. Lester GD, Merritt AM, Neuwirth L, et al. Effect of alpha 2-adrenergic, cholinergic, and nonsteroidal anti-inflammatory drugs on myoelectric activity of ileum, cecum, and right ventral colon and on cecal emptying of radiolabeled markers in clinically normal ponies. *Am J Vet Res.* 1998;59:320–327.
5. Naylor JM, Poirier KL, Hamilton DL, et al. The effects of feeding and fasting on gastrointestinal sounds in adult horses. *J Vet Intern Med.* 2006;20:1408–1413.
6. Parry BW, Anderson GA, Gay CC. Prognosis in Equine Colic—A Study of Individual Variables Used in Case Assessment. *Equine Vet J.* 1983;15:337–344.
7. King JN, Gerring EL. Observations on the colic motor complex in a pony with a small intestinal obstruction. *Equine Vet J Suppl.* 1989:43–45.
8. Blikslager AT, Roberts MC. Accuracy of clinicians in predicting site and type of lesion as well as outcome in horses with colic. *J Am Vet Med Assoc.* 1995;207:1444–1447.

9. Navarro M, Monreal L, Segura D, et al. A comparison of traditional and quantitative analysis of acid-base and electrolyte imbalances in horses with gastrointestinal disorders. *J Vet Intern Med*. 2005;19:871–877.
10. Grosche A, Morton AJ, Graham AS, et al. Effect of large colon ischemia and reperfusion on concentrations of calprotectin and other clinicopathologic variables in jugular and colonic venous blood in horses. *Am J Vet Res*. 2013;74:1281–1290.
11. Delesalle C, Dewulf J, Lefebvre RA, et al. Determination of lactate concentrations in blood plasma and peritoneal fluid in horses with colic by an Accusport analyzer. *J Vet Intern Med*. 2007;21:293–301.
12. Tennent-Brown BS, Wilkins PA, Lindborg S, et al. Sequential plasma lactate concentrations as prognostic indicators in adult equine emergencies. *J Vet Intern Med*. 2010;24:198–205.
13. Nieto JE, Dechant JE, le Jeune SS, et al. Evaluation of 3 handheld portable analyzers for measurement of L-lactate concentrations in blood and peritoneal fluid of horses with colic. *Vet Surg*. 2015;44:366–372.
14. Saulez MN, Cebra CK, Dailey M. Comparative biochemical analyses of venous blood and peritoneal fluid from horses with colic using a portable analyser and an in-house analyser. *Vet Rec*. 2005;157:217–223.
15. Gossett KA, Cleghorn B, Adams R, et al. Contribution of whole blood L-lactate, pyruvate, D-lactate, acetoacetate, and 3-hydroxybutyrate concentrations to the plasma anion gap in horses with intestinal disorders. *Am J Vet Res*. 1987;48:72–75.
16. Gossett KA, Cleghorn B, Martin GS, et al. Correlation between anion gap, blood L lactate concentration and survival in horses. *Equine Vet J*. 1987;19:29–30.
17. Gardner RB, Nydam DV, Mohammed HO, et al. Serum gamma glutamyl transferase activity in horses with right or left dorsal displacements of the large colon. *J Vet Intern Med*. 2005;19:761–764.
18. Andrews FM, Hamlin RL, Stalnaker PS. Blood viscosity in horses with colic. *J Vet Intern Med*. 1990;4:183–186.
19. Johnston JK, Morris DD. Comparison of Duodenitis Proximal Jejunitis and Small Intestinal-Obstruction in Horses—68 Cases (1977-1985). *J Am Vet Med Assoc*. 1987;191:849–854.
20. Hunt E, Tennant B, Whitlock RH. Interpretation of peritoneal fluid erythrocyte counts in horses with abdominal disease. *Proc Equine Colic Res Symp*. 1986;2:168–174.
21. Estepa JC, Lopez I, Mayer-Valor R, et al. The influence of anticoagulants on the measurement of total protein concentration in equine peritoneal fluid. *Res Vet Sci*. 2006;80:5–10.
22. Latson KM, Nieto JE, Beldomenico PM, et al. Evaluation of peritoneal fluid lactate as a marker of intestinal ischaemia in equine colic. *Equine Vet J*. 2005;37:342–346.
23. Turner A, McIlwraith C, Trotter G, et al. Biochemical analysis of serum and peritoneal fluid in experimental colonic infarction in horses. *Proc Equine Colic Res Symp*. 1984:79–87.
24. Arden WA, Stick JA. Serum and peritoneal fluid phosphate concentrations as predictors of major intestinal injury associated with equine colic. *J Am Vet Med Assoc*. 1988;193:927–931.
25. Parry BW. Use of clinical pathology in evaluation of horses with colic. *Vet Clin North Am Equine Pract*. 1987;3:529–542.
26. Yamout SZ, Nieto JE, Beldomenico PM, et al. Peritoneal and Plasma D-lactate Concentrations in Horses with Colic. *Vet Surg*. 2011;40:817–824.
27. Peloso JG, Cohen ND. Use of serial measurements of peritoneal fluid lactate concentration to identify strangulating intestinal lesions in referred horses with signs of colic. *J Am Vet Med Assoc*. 2012;240:1208–1217.
28. Bach LG, Ricketts SW. Paracentesis as an aid to the diagnosis of abdominal disease in the horse. *Equine Vet J*. 1974;6:116–121.
29. Morris DD, Whitlock RH, Palmer JE. Fecal Leukocytes and Epithelial—Cells in Horses with Diarrhea. *Cornell Vet*. 1983;73:265–274.
30. Pellegrini FL. Results of a large-scale necroscopic study of equine colonic ulcers. *J Equine Vet Sci*. 2005;25:113–117.
31. Sykes BJJ, Hallowell GD. Evaluation of a commercial faecal blood test for the diagnosis of gastric ulceration in Thoroughbred racehorses: a preliminary report. *Proc Equine Colic Res Symp*. 2014;11:4.
32. Burgess BA, Weller CB, Pabilonia KL, et al. Detection of different serotypes of Salmonella enterica in experimentally inoculated equine fecal samples by commercially available rapid tests. *J Vet Intern Med*. 2014;28:1853–1859.
33. Ekiri AB, Long MT, Hernandez JA. Diagnostic performance and application of a real-time PCR assay for the detection of Salmonella in fecal samples collected from hospitalized horses with or without signs of gastrointestinal tract disease. *Vet J*. 2016;208:28–32.
34. Pusterla N, Byrne BA, Hodzic E, et al. Use of quantitative real-time PCR for the detection of Salmonella spp in fecal samples from horses at a veterinary teaching hospital. *Vet J*. 2010;186:252–255.
35. Ward MP, Alinovi CA, Couetil LL, et al. Evaluation of a PCR to detect Salmonella in fecal samples of horses admitted to a veterinary teaching hospital. *J Vet Diagn Invest*. 2005;17:118–123.
36. King JN, Davies JV, Gerring EL. Contrast radiography of the equine oesophagus: effect of spasmolytic agents and passage of a nasogastric tube. *Equine Vet J*. 1990;22:133–135.
37. Hassel DM, Langer DL, Snyder JR, et al. Evaluation of enterolithiasis in equids: 900 cases (1973-1996). *J Am Vet Med Assoc*. 1999;214:233–237.
38. Keppie NJ, Rosenstein DS, Holcombe SJ, et al. Objective radiographic assessment of abdominal sand accumulation in horses. *Vet Radiol Ultrasound*. 2008;49:122–128.
39. Ruohoniemi M, Kaikkonen R, Raekallio M, et al. Abdominal radiography in monitoring the resolution of sand accumulations from the large colon of horses treated medically. *Equine Vet J*. 2001;33:59–64.
40. Yarbrough TB, Langer DL, Snyder JR, et al. Abdominal radiography for diagnosis of enterolithiasis in horses: 141 cases (1990-1992). *J Am Vet Med Assoc*. 1994;205:592–595.
41. Campbell ML, Ackerman N, Peyton LC. Radiographic Gastrointestinal Anatomy of the Foal. *Veterinary Radiol*. 1984;25:194–204.
42. Fischer AT, Kerr LY, Obrien TR. Radiographic Diagnosis of Gastrointestinal Disorders in the Foal. *Veterinary Radiol*. 1987;28:42–48.
43. Fischer AT, Yarbrough TY. Retrograde contrast radiography of the distal portions of the intestinal tract in foals. *J Am Vet Med Assoc*. 1995;207:734–737.
44. Lester GD, Lester NV. Abdominal and thoracic radiography in the neonate. *Vet Clin North Am Equine Pract*. 2001;17:19–46. v.
45. Busoni V, De Busscher V, Lopez D, et al. Evaluation of a protocol for fast localised abdominal sonography of horses (FLASH) admitted for colic. *Vet J*. 2011;188:77–82.
46. le Jeune S, Whitcomb MB. Ultrasound of the Equine Acute Abdomen. *Vet Clin North Am Equine Pract*. 2014;30:353–381.
47. Korolainen R, Kaikkonen R, Ruohoniemi M. Ultrasonography in monitoring the resolution of intestinal sand accumulations in the horse. *Equine Vet Educ*. 2003;15:331–336.
48. Weller R, Cauvin ER, Bowen IM, et al. Comparison of radiography, scintigraphy and ultrasonography in the diagnosis of a case of temporomandibular joint arthropathy in a horse. *Vet Rec*. 1999;144:377–379.
49. Weller R, Livesey L, Maierl J, et al. Comparison of radiography and scintigraphy in the diagnosis of dental disorders in the horse. *Equine Vet J*. 2001;33:49–58.
50. East LM, Trumble TN, Steyn PF, et al. The application of technetium-99m hexamethylpropyleneamine oxime (99mTc-HMPAO) labeled white blood cells for the diagnosis of right dorsal ulcerative colitis in two horses. *Vet Radiol Ultrasound*. 2000;41:360–364.
51. Lohmann KL, Roussel AJ, Cohen ND, et al. Comparison of nuclear scintigraphy and acetaminophen absorption as a means of studying gastric emptying in horses. *Am J Vet Res*. 2000;61:310–315.
52. Morrow KL, Park RD, Spurgeon TL, et al. Computed tomographic imaging of the equine head. *Vet Radiol Ultrasound*. 2000;41:491–497.
53. Tietje S, Becker M, Bockenhoff G. Computed tomographic evaluation of head diseases in the horse: 15 cases. *Equine Vet J*. 1996;28:98–105.

54. Carmalt JL, Kneissl S, Rawlinson JE, et al. Computed tomographic appearance of the temporomandibular joint in 1018 Asymptomatic Horses: A Multi-Institution Study. *Vet Radiol Ultrasound*. 2016;57:237–245.
55. Manso-Diaz G, Dyson SJ, Dennis R, et al. Magnetic resonance imaging characteristics of equine head disorders: 84 cases (2000-2013). *Vet Radiol Ultrasound*. 2015;56:176–187.
56. Beccati F, Cercone M, Angeli G, et al. Imaging diagnosis—use of multiphase computed tomographic urography in the diagnosis of ureteral tear in a 6-day-old foal. *Vet Radiol Ultrasound*. 2016;57:E10–E15.
57. Breukink HJ. Oral mono- and disaccharide tolerance tests in ponies. *Am J Vet Res*. 1974;35:1523–1527.
58. Fintl C, Ihler CF. The effect of sedation on D(+)-xylose absorption tests in 6 normal horses. *Equine Vet J Suppl*. 2011:149–152.
59. Mair TS, Hillyer MH, Taylor FG, et al. Small intestinal malabsorption in the horse: an assessment of the specificity of the oral glucose tolerance test. *Equine Vet J*. 1991;23:344–346.
60. Murphy D, Reid SW, Love S. The effect of age and diet on the oral glucose tolerance test in ponies. *Equine Vet J*. 1997;29:467–470.
61. Jacobs KA, Norman P, Hodgson DRG, et al. Effect of Diet on the Oral D-Xylose Absorption Test in the Horse. *Am J Vet Res*. 1982;43:1856–1858.
62. Pratt SE, Geor RJ, McCutcheon LJ. Effects of dietary energy source and physical conditioning on insulin sensitivity and glucose tolerance in Standardbred horses. *Equine Vet J Suppl*. 2006:579–584.
63. De La Corte FD, Valberg SJ, MacLeay JM, et al. Glucose uptake in horses with polysaccharide storage myopathy. *Am J Vet Res*. 1999;60:458–462.
64. Freeman DE, Ferrante PL, Kronfeld DS, et al. Effect of food deprivation on d-xylose absorption test results in mares. *Am J Vet Res*. 1989;50:1609–1612.
65. Bolton JR, Merritt AM, Cimprich RE, et al. Normal and abnormal xylose absorption in the horse. *Cornell Vet*. 1976;66:183–197.
66. Ferrante PL, Freeman DE, Ramberg CF, et al. Kinetic analysis of d-xylose absorption after its intragastric administration to mares deprived of food. *Am J Vet Res*. 1993;54:2110–2114.
67. Ferrante PL, Freeman DE, Ramberg CF, et al. Kinetic-Analysis of d-Xylose Distribution After Intravenous Administration to Mares. *Am J Vet Res*. 1993;54:147–151.
68. Merritt T, Mallonee PG, Merritt AM. d-xylose absorption in the growing foal. *Equine Vet J*. 1986;18:298–300.
69. Roberts MC. Carbohydrate digestion and absorption studies in the horse. *Res Vet Sci*. 1975;18:64–69.
70. Sutton DG, Bahr A, Preston T, et al. Validation of the 13C-octanoic acid breath test for measurement of equine gastric emptying rate of solids using radioscintigraphy. *Equine Vet J*. 2003;35:27–33.
71. Doherty TJ, Andrews FM, Abraha TW, et al. Metoclopramide ameliorates the effects of endotoxin on gastric emptying of acetaminophen in horses. *Can J Vet Res*. 1999;63:37–40.
72. Lohmann KL, Bahr A, Cohen ND, et al. Evaluation of acetaminophen absorption in horses with experimentally induced delayed gastric emptying. *Am J Vet Res*. 2002;63:170–174.
73. Clements JA, Heading RC, Nimmo WS, et al. Kinetics of acetaminophen absorption and gastric emptying in man. *Clin Pharmacol Ther*. 1978;24:420–431.
74. Wyse CA, Murphy DM, Preston T, et al. The(13)C-octanoic acid breath test for detection of effects of meal composition on the rate of solid-phase gastric emptying in ponies. *Res Vet Sci*. 2001;71:81–83.
75. Day MJ, Bilzer T, Mansell J, et al. Histopathological standards for the diagnosis of gastrointestinal inflammation in endoscopic biopsy samples from the dog and cat: a report from the World Small Animal Veterinary Association Gastrointestinal Standardization Group. *J Comp Pathol*. 2008;138(suppl 1):S1–S43.
76. Hendrickson DA, Wilson DG. Instrumentation and techniques for laparoscopic and thoracoscopic surgery in the horse. *Vet Clin North Am Equine Pract*. 1996;12:235–259.
77. Trostle S. Gastrointestinal endoscopic surgery. *Vet Clin North Am Equine Pract*. 2000;16:329–341.
78. Albanese V, Hanson RR, McMaster MA, et al. Use of a Barbed Knotless Suture for Laparoscopic Ablation of the Nephrosplenic Space in 8 Horses. *Vet Surg*. 2016;45:824–830.
79. Bracamonte JL, Duke-Novakovski T. A pilot study evaluating laparoscopic closure of the nephrosplenic space using an endoscopic suturing device in standing horses. *Can Vet J*. 2016;57:651–654.
80. van Bergen T, Wiemer P, Schauvliege S, et al. Laparoscopic Evaluation of the Epiploic Foramen after Celiotomy for Epiploic Foramen Entrapment in the Horse. *Vet Surg*. 2016;45:596–601.
81. Kagnoff MF, Eckmann L. Epithelial cells as sensors for microbial infection. *J Clin Invest*. 1997;100:6–10.
82. Huber AR, Kunkel SL, Todd 3rd RF, et al. Regulation of transendothelial neutrophil migration by endogenous interleukin-8. *Science*. 1991;254:99–102.
83. McCormick BA, Colgan SP, Delp-Archer C, et al. Salmonella typhimurium attachment to human intestinal epithelial monolayers: transcellular signalling to subepithelial neutrophils. *J Cell Biol*. 1993;123:895–907.
84. McCormick BA, Miller SI, Carnes D, et al. Transepithelial signaling to neutrophils by salmonellae: a novel virulence mechanism for gastroenteritis. *Infect Immun*. 1995;63:2302–2309.
85. Jung HC, Eckmann L, Yang SK, et al. A distinct array of proinflammatory cytokines is expressed in human colon epithelial cells in response to bacterial invasion. *J Clin Invest*. 1995;95:55–65.
86. Akira S. Toll-like receptors and innate immunity. *Adv Immunol*. 2001;78:1–56.
87. Malaviya R, Abraham SN. Mast cell modulation of immune responses to bacteria. *Immunol Rev*. 2001;179:16–24.
88. Pothoulakis C, Castagliuolo I, LaMont JT, et al. CP-96,345, a substance P antagonist, inhibits rat intestinal responses to Clostridium difficile toxin A but not cholera toxin. *Proc Natl Acad Sci U S A*. 1994;91:947–951.
89. Castagliuolo I, LaMont JT, Letourneau R, et al. Neuronal involvement in the intestinal effects of Clostridium difficile toxin A and Vibrio cholerae enterotoxin in rat ileum. *Gastroenterology*. 1994;107:657–665.
90. Bogdan C, Rollinghoff M, Diefenbach A. Reactive oxygen and reactive nitrogen intermediates in innate and specific immunity. *Curr Opin Immunol*. 2000;12:64–76.
91. Blikslager AT, Moeser AJ, Gookin JL, et al. Restoration of barrier function in injured intestinal mucosa. *Physiol Rev*. 2007;87:545–564.
92. Joris I, Cuenoud HF, Doern GV, et al. Capillary leakage in inflammation. A study by vascular labeling. *Am J Pathol*. 1990;137:1353–1363.
93. Joris I, Majno G, Corey EJ, et al. The mechanism of vascular leakage induced by leukotriene E4. Endothelial contraction. *Am J Pathol*. 1987;126:19–24.
94. Brett J, Gerlach H, Nawroth P, et al. Tumor necrosis factor/cachectin increases permeability of endothelial cell monolayers by a mechanism involving regulatory G proteins. *J Exp Med*. 1989;169:1977–1991.
95. Springer TA. Traffic signals for lymphocyte recirculation and leukocyte emigration: the multistep paradigm. *Cell*. 1994;76:301–314.
96. Harlan JM, Killen PD, Harker LA, et al. Neutrophil-mediated endothelial injury in vitro mechanisms of cell detachment. *J Clin Invest*. 1981;68:1394–1403.
97. Rosengren S, Olofsson AM, von Andrian UH, et al. Leukotriene B4-induced neutrophil-mediated endothelial leakage in vitro and in vivo. *J Appl Physiol*. 1985;1991(71):1322–1330.
98. Hernandez LA, Grisham MB, Twohig B, et al. Role of neutrophils in ischemia-reperfusion-induced microvascular injury. *Am J Physiol*. 1987;253:H699–H703.

99. Coe DA, Freischlag JA, Johnson D, et al. Pentoxifylline prevents endothelial damage due to ischemia and reperfusion injury. *J Surg Res.* 1997;67:21–25.
100. Nakagawa K, Miller FN, Knott AW, et al. Pentoxifylline inhibits FMLP-induced macromolecular leakage. *Am J Physiol.* 1995;269:H239–H245.
101. Nathan C. Neutrophils and immunity: challenges and opportunities. *Nat Rev Immunol.* 2006;6:173–182.
102. Dallegri F, Ottonello L. Tissue injury in neutrophilic inflammation. *Inflamm Res.* 1997;46:382–391.
103. Giannella RA. Importance of the intestinal inflammatory reaction in salmonella-mediated intestinal secretion. *Infect Immun.* 1979;23:140–145.
104. Kubes P, Hunter J, Granger DN. Ischemia/reperfusion-induced feline intestinal dysfunction: importance of granulocyte recruitment. *Gastroenterology.* 1992;103:807–812.
105. Elliott E, Li Z, Bell C, et al. Modulation of host response to Escherichia coli o157: H7 infection by anti-CD18 antibody in rabbits. *Gastroenterology.* 1994;106:1554–1561.
106. Wallace JL, Keenan CM, Granger DN. Gastric ulceration induced by nonsteroidal anti-inflammatory drugs is a neutrophil-dependent process. *Am J Physiol.* 1990;259:G462–G467.
107. Ley K, Tedder TF. Leukocyte interactions with vascular endothelium. New insights into selectin-mediated attachment and rolling. *J Immunol.* 1995;155:525–528.
108. Brown EJ, Lindberg FP. Leucocyte adhesion molecules in host defence against infection. *Ann Med.* 1996;28:201–208.
109. Nagahata H, Kehrli Jr ME, Murata H, et al. Neutrophil function and pathologic findings in Holstein calves with leukocyte adhesion deficiency. *Am J Vet Res.* 1994;55:40–48.
110. Anderson DC, Springer TA. Leukocyte adhesion deficiency: an inherited defect in the Mac-1, LFA-1, and p150,95 glycoproteins. *Annu Rev Med.* 1987;38:175–194.
111. Issekutz AC, Issekutz TB. Monocyte migration to arthritis in the rat utilizes both CD11/CD18 and very late activation antigen 4 integrin mechanisms. *J Exp Med.* 1995;181:1197–1203.
112. Shuster DE, Kehrli Jr ME, Ackermann MR. Neutrophilia in mice that lack the murine IL-8 receptor homolog. *Science.* 1995;269:1590–1591.
113. Huang AJ, Furie MB, Nicholson SC, et al. Effects of human neutrophil chemotaxis across human endothelial cell monolayers on the permeability of these monolayers to ions and macromolecules. *J Cell Physiol.* 1988;135:355–366.
114. Berton G, Yan SR, Fumagalli L, et al. Neutrophil activation by adhesion: mechanisms and pathophysiological implications. *Int J Clin Lab Res.* 1996;26:160–177.
115. Rosales C, O'Brien V, Kornberg L, et al. Signal transduction by cell adhesion receptors. *Biochim Biophys Acta.* 1995;1242:77–98.
116. Wershil BK. Lessons from genetically engineered animal models—IX. Mast cell-deficient mice and intestinal biology. *Am J Phys Gastrointest Liver Physiol.* 2000;278:G343–G348.
117. Araki Y, Andoh A, Fujiyama Y, et al. Development of dextran sulphate sodium-induced experimental colitis is suppressed in genetically mast cell-deficient Ws/Ws rats. *Clin Exp Immunol.* 2000;119:264–269.
118. Stein J, Ries J, Barrett KE. Disruption of intestinal barrier function associated with experimental colitis: possible role of mast cells. *Am J Physiol.* 1998;274:G203–G209.
119. Andoh A, Kimura T, Fukuda M, et al. Rapid intestinal ischaemia-reperfusion injury is suppressed in genetically mast cell-deficient Ws/Ws rats. *Clin Exp Immunol.* 1999;116:90–93.
120. Kimura T, Fujiyama Y, Sasaki M, et al. The role of mucosal mast cell degranulation and free-radical generation in intestinal ischaemia-reperfusion injury in rats. *Eur J Gastroenterol Hepatol.* 1998;10:659–666.
121. Yang PC, Berin MC, Yu L, et al. Mucosal pathophysiology and inflammatory changes in the late phase of the intestinal allergic reaction in the rat. *Am J Pathol.* 2001;158:681–690.
122. Galli SJ, Maurer M, Lantz CS. Mast cells as sentinels of innate immunity. *Curr Opin Immunol.* 1999;11:53–59.
123. Castro GA, Harari Y, Russell D. Mediators of anaphylaxis-induced ion transport changes in small intestine. *Am J Physiol.* 1987;253:G540–G548.
124. Metcalfe DD, Baram D, Mekori YA. Mast cells. *Physiol Rev.* 1997;77:1033–1079.
125. Kawabata A, Matsunami M, Sekiguchi F. Gastrointestinal roles for proteinase-activated receptors in health and disease. *Br J Pharmacol.* 2008;153(suppl 1):S230–S240.
126. Bueno L, Fioramonti J. Protease-activated receptor 2 and gut permeability: a review. *Neurogastroenterol Motil.* 2008;20:580–587.
127. Malaviya R, Abraham SN. Role of mast cell leukotrienes in neutrophil recruitment and bacterial clearance in infectious peritonitis. *J Leukoc Biol.* 2000;67:841–846.
128. Malaviya R, Ikeda T, Ross E, et al. Mast cell modulation of neutrophil influx and bacterial clearance at sites of infection through TNF-alpha. *Nature.* 1996;381:77–80.
129. McLachlan JB, Shelburne CP, Hart JP, et al. Mast cell activators: a new class of highly effective vaccine adjuvants. *Nat Med.* 2008;14:536–541.
130. Goldstein IM. Complement: biologically active products. In: Gallin JI, Goldstein IM, Snyderman R, eds. *Inflammation: Basic Principles and Clinical Correlates.* New York: Raven Press; 2008:63.
131. Brown EJ. Complement receptors and phagocytosis. *Curr Opin Immunol.* 1991;3:76–82.
132. Williams JP, Pechet TT, Weiser MR, et al. Intestinal reperfusion injury is mediated by IgM and complement. *J Appl Physiol (1985).* 1999;86:938–942.
133. Wada K, Montalto MC, Stahl GL. Inhibition of complement C5 reduces local and remote organ injury after intestinal ischemia/reperfusion in the rat. *Gastroenterology.* 2001;120:126–133.
134. Eror AT, Stojadinovic A, Starnes BW, et al. Antiinflammatory effects of soluble complement receptor type 1 promote rapid recovery of ischemia/reperfusion injury in rat small intestine. *Clin Immunol.* 1999;90:266–275.
135. Austen Jr WG, Kyriakides C, Favuzza J, et al. Intestinal ischemia-reperfusion injury is mediated by the membrane attack complex. *Surgery.* 1999;126:343–348.
136. Cochrane CG, Griffin JH. The biochemistry and pathophysiology of the contact system of plasma. *Adv Immunol.* 1982;33:241–306.
137. Bockmann S, Paegelow I. Kinins and kinin receptors: importance for the activation of leukocytes. *J Leukoc Biol.* 2000;68:587–592.
138. Stadnicki A, Sartor RB, Janardham R, et al. Specific inhibition of plasma kallikrein modulates chronic granulomatous intestinal and systemic inflammation in genetically susceptible rats. *FASEB J.* 1998;12:325–333.
139. Stadnicki A, Sartor RB, Janardham R, et al. Kallikrein-kininogen system activation and bradykinin (B2) receptors in indomethacin induced enterocolitis in genetically susceptible Lewis rats. *Gut.* 1998;43:365–374.
140. Arai Y, Takanashi H, Kitagawa H, et al. Effect of icatibant, a bradykinin B2 receptor antagonist, on the development of experimental ulcerative colitis in mice. *Dig Dis Sci.* 1999;44:845–851.
141. Thiagarajan RR, Winn RK, Harlan JM. The role of leukocyte and endothelial adhesion molecules in ischemia-reperfusion injury. *Thromb Haemost.* 1997;78:310–314.
142. Mashimo H, Goyal RK. Lessons from genetically engineered animal models. IV. Nitric oxide synthase gene knockout mice. *Am J Physiol.* 1999;277:G745–750.
143. Kelly CP, Becker S, Linevsky JK, et al. Neutrophil recruitment in Clostridium difficile toxin A enteritis in the rabbit. *J Clin Invest.* 1994;93:1257–1265.
144. Brown E. Neutrophil adhesion and the therapy of inflammation. *Semin Hematol.* 1997;34:319–326.
145. Edens HA, Parkos CA. Modulation of epithelial and endothelial paracellular permeability by leukocytes. *Adv Drug Deliv Rev.* 2000;41:315–328.

146. Suzuki M, Asako H, Kubes P, et al. Neutrophil-derived oxidants promote leukocyte adherence in postcapillary venules. *Microvasc Res.* 1991;42:125–138.
147. Scudamore CL, Jepson MA, Hirst BH, et al. The rat mucosal mast cell chymase, RMCP-II, alters epithelial cell monolayer permeability in association with altered distribution of the tight junction proteins ZO-1 and occludin. *Eur J Cell Biol.* 1998;75:321–330.
148. Scudamore CL, Thornton EM, McMillan L, et al. Release of the mucosal mast cell granule chymase, rat mast cell protease-II, during anaphylaxis is associated with the rapid development of paracellular permeability to macromolecules in rat jejunum. *J Exp Med.* 1995;182:1871–1881.
149. Colgan SP, Resnick MB, Parkos CA, et al. IL-4 directly modulates function of a model human intestinal epithelium. *J Immunol.* 1994;153:2122–2129.
150. Mullin JM, Snock KV. Effect of tumor necrosis factor on epithelial tight junctions and transepithelial permeability. *Cancer Res.* 1990;50:2172–2176.
151. Whitlock RH. Colitis: differential diagnosis and treatment. *Equine Vet J.* 1986;18:278–283.
152. Merritt AM, Bolton JR, Cimprich R. Differential diagnosis of diarrhoea in horses over six months of age. *J S Afr Vet Assoc.* 1975;46:73–76.
153. Johnson CM, Cullen JM, Roberts MC. Morphologic Characterization of Castor Oil-Induced Colitis in Ponies. *Vet Pathol.* 1993;30:248–255.
154. Roberts MC, Clarke LL, Johnson CM. Castor-oil induced diarrhoea in ponies: a model for acute colitis. *Equine Vet J Suppl.* 1989:60–67.
155. Rikihisa Y, Johnson GC, Wang YZ, et al. Loss of absorptive-capacity for sodium and chloride in the colon causes diarrhea in potomac horse fever. *Res Vet Sci.* 1992;52:353–362.
156. Cordes DO, Perry BD, Rikihisa Y, et al. Enterocolitis Caused by Ehrlichia Sp in the Horse (Potomac Horse Fever). *Vet Pathol.* 1986;23:471–477.
157. Umemura T, Ohishi H, Ikemoto Y, et al. Histopathology of colitis X in the horse. *Nippon Juigaku Zasshi.* 1982;44:717–724.
158. Ochoa R, Kern SR. The effects of Clostridium perfringens type A enterotoxin in Shetland ponies—clinical, morphologic and clinicopathologic changes. *Vet Pathol.* 1980;17:738–747.
159. Lees P, Higgins AJ. Effects of a phenylbutazone paste in ponies: model of acute nonimmune inflammation. *Am J Vet Res.* 1986;47:2359–2363.
160. Keshavarzian A, Morgan G, Sedghi S, et al. Role of reactive oxygen metabolites in experimental colitis. *Gut.* 1990;31:786–790.
161. Weiss SJ. Tissue destruction by neutrophils. *N Engl J Med.* 1989;320:365–376.
162. Rooney JR, Bryans JT, Prickett ME, et al. Exhaustion shock in the horse. *Cornell Vet.* 1966;56:220–235.
163. Meschter CL, Tyler DE, White NA, et al. Histologic findings in the gastrointestinal tract of horses with colic. *Am J Vet Res.* 1986;47:598–606.
164. Guerrant RL, Bobak DA. Bacterial and protozoal gastroenteritis. *N Engl J Med.* 1991;325:327–340.
165. Argenzio RA. Pathophysiology of diarrhea. In: Anderson NV, ed. *Veterinary Gastroenterology*. Philadelphia, PA: Lea & Febiger; 1992.
166. Field M, Rao MC, Chang EB. Intestinal electrolyte transport and diarrheal disease (1). *N Engl J Med.* 1989;321:800–806.
167. Field M, Rao MC, Chang EB. Intestinal electrolyte transport and diarrheal disease (2). *N Engl J Med.* 1989;321:879–883.
168. Musch MW, Kachur JF, Miller RJ, et al. Bradykinin-stimulated electrolyte secretion in rabbit and guinea pig intestine. Involvement of arachidonic acid metabolites. *J Clin Invest.* 1983;71:1073–1083.
169. Perdue MH, McKay DM. Integrative immunophysiology in the intestinal mucosa. *Am J Physiol.* 1994;267:G151–G165.
170. Powell DW. Immunophysiology of intestinal electrolyte transport. In: Field M, Frizzell RA, eds. *Handbook of Physiology: the Gastrointestinal System*. Rockville, MD: American Physiology Society; 1991.
171. Argenzio RA. Physiology of diarrhea—large intestine. *J Am Vet Med Assoc.* 1978;173:667–672.
172. Field M, Graf Jr LH, Laird WJ, et al. Heat-stable enterotoxin of Escherichia coli: in vitro effects on guanylate cyclase activity, cyclic GMP concentration, and ion transport in small intestine. *Proc Natl Acad Sci USA.* 1978;75:2800–2804.
173. Mantyh CR, Pappas TN, Lapp JA, et al. Substance P activation of enteric neurons in response to intraluminal Clostridium difficile toxin A in the rat ileum. *Gastroenterology.* 1996;111:1272–1280.
174. Racusen LC, Binder HJ. Effect of prostaglandin on ion transport across isolated colonic mucosa. *Dig Dis Sci.* 1980;25:900–904.
175. Weymer A, Huott P, Liu W, et al. Chloride secretory mechanism induced by prostaglandin E1 in a colonic epithelial cell line. *J Clin Invest.* 1985;76:1828–1836.
176. Jett MF, Marshall P, Fondacaro JD, et al. Action of peptidoleukotrienes on ion transport in rabbit distal colon in vitro. *J Pharmacol Exp Ther.* 1991;257:698–705.
177. Hanglow AC, Bienenstock J, Perdue MH. Effects of platelet-activating factor on ion transport in isolated rat jejunum. *Am J Physiol.* 1989;257:G845–G850.
178. Chang EB, Musch MW, Mayer L. Interleukins 1 and 3 stimulate anion secretion in chicken intestine. *Gastroenterology.* 1990;98:1518–1524.
179. Grisham MB, Gaginella TS, von Ritter C, et al. Effects of neutrophil-derived oxidants on intestinal permeability, electrolyte transport, and epithelial cell viability. *Inflammation.* 1990;14:531–542.
180. Berschneider HM, Powell DW. Fibroblasts modulate intestinal secretory responses to inflammatory mediators. *J Clin Invest.* 1992;89:484–489.
181. Tamai H, Kachur JF, Baron DA, et al. Monochloramine, a neutrophil-derived oxidant, stimulates rat colonic secretion. *J Pharmacol Exp Ther.* 1991;257:887–894.
182. Tamai H, Gaginella TS, Kachur JF, et al. Ca-mediated stimulation of Cl secretion by reactive oxygen metabolites in human colonic T84 cells. *J Clin Invest.* 1992;89:301–307.
183. Wilson KT, Xie Y, Musch MW, et al. Sodium nitroprusside stimulates anion secretion and inhibits sodium chloride absorption in rat colon. *J Pharmacol Exp Ther.* 1993;266:224–230.
184. Perdue MH, Masson S, Wershil BK, et al. Role of mast cells in ion transport abnormalities associated with intestinal anaphylaxis. Correction of the diminished secretory response in genetically mast cell-deficient W/Wv mice by bone marrow transplantation. *J Clin Invest.* 1991;87:687–693.
185. Verspaget HW, Mulder TP, van dSV, et al. Reactive oxygen metabolites and colitis: a disturbed balance between damage and protection. A selective review. *Scand J Gastroenterol Suppl.* 1991;188:44–51.
186. Buell MG, Berin MC. Neutrophil-independence of the initiation of colonic injury. Comparison of results from three models of experimental colitis in the rat. *Dig Dis Sci.* 1994;39:2575–2588.
187. Petrone WF, English DK, Wong K, et al. Free radicals and inflammation: superoxide-dependent activation of a neutrophil chemotactic factor in plasma. *Proc Natl Acad Sci USA.* 1980;77:1159–1163.
188. Granger RN, Rutili G. Neutrophil-mediated mucosal injury: role of reactive oxygen metabolites. *Dig Dis Sci.* 1988;33: S6–S15.
189. Miller MJ, Zhang XJ, Barkemeyer B, et al. Rabbit gut permeability in response to histamine chloramines and chemotactic peptide. *Gastroenterology.* 1992;103:1537–1546.
190. Krawisz JE, Sharon P, Stenson WF. Quantitative assay for acute intestinal inflammation based on myeloperoxidase activity. Assessment of inflammation in rat and hamster models. *Gastroenterology.* 1984;87:1344–1350.
191. Wardle TD, Hall L, Turnberg LA. Inter-relationships between inflammatory mediators released from colonic mucosa in ulcerative colitis and their effects on colonic secretion. *Gut.* 1993;34:503–508.
192. McConnico RS, Roberts MC, Poston MB. The interrelationship between arachidonic acid and reactive oxygen

metabolites with neutrophilic infiltration in the large intestine in a pony model of acute colitis. *Proc ACVIM Forum.* 1994;12:A1016.
193. Grisham MB, Benoit JN, Granger DN. Assessment of leukocyte involvement during ischemia and reperfusion of intestine. *Methods Enzymol.* 1990;186:729–742.
194. Moore JN, Morris DD. Endotoxemia and septicemia in horses: experimental and clinical correlates. *J Am Vet Med Assoc.* 1992;200:1903–1914.
195. Hinterleitner TA, Powell DW. Immune system control of intestinal ion transport. *Proc Soc Exp Biol Med.* 1991;197:249–260.
196. Karayalcin SS, Sturbaum CW, Wachsman JT, et al. Hydrogen peroxide stimulates rat colonic prostaglandin production and alters electrolyte transport. *J Clin Invest.* 1990;86:60–68.
197. Bern MJ, Sturbaum CW, Karayalcin SS, et al. Immune system control of rat and rabbit colonic electrolyte transport. Role of prostaglandins and enteric nervous system. *J Clin Invest.* 1989;83:1810–1820.
198. Clarke LL, Argenzio RA. NaCl transport across equine proximal colon and the effect of endogenous prostanoids. *Am J Physiol.* 1990;259:G62–G69.
199. van Deventer SJ, ten Cate JW, Tytgat GN. Intestinal endotoxemia. Clinical significance. *Gastroenterology.* 1988;94:825–831.
200. Ciancio MJ, Vitiritti L, Dhar A, et al. Endotoxin-induced alterations in rat colonic water and electrolyte transport. *Gastroenterology.* 1992;103:1437–1443.
201. Eades SC, Moore JN. Blockade of endotoxin-induced cecal hypoperfusion and ileus with an alpha 2 antagonist in horses. *Am J Vet Res.* 1993;54:586–590.
202. Katz AJ, Rosen FS. Gastro Intestinal Complications of Immuno Deficiency Syndromes. *Ciba Found Symp.* 1977:243–261.
203. Mair TS, Taylor FG, Harbour DA, et al. Concurrent cryptosporidium and coronavirus infections in an Arabian foal with combined immunodeficiency syndrome. *Vet Rec.* 1990;126:127–130.
204. Bjorneby JM, Leach DR, Perryman LE. Persistent cryptosporidiosis in horses with severe combined immunodeficiency. *Infect Immun.* 1991;59:3823–3826.
205. MacLeay JM, Ames TR, Hayden DW, et al. Acquired B lymphocyte deficiency and chronic enterocolitis in a 3-year-old quarter horse. *Vet Immunol Immunopathol.* 1997;57:49–57.
206. Chandra RK, Kumari S. Nutrition and Immunity—An Overview. *J Nutr.* 1994;124:S1433–S1435.
207. Chandra RK. Nutrition and the immune system from birth to old age. *Eur J Clin Nutr.* 2002;56:S73–S76.
208. Costa MC, Arroyo LG, Allen-Vercoe E, et al. Comparison of the fecal microbiota of healthy horses and horses with colitis by high throughput sequencing of the V3-V5 region of the 16S rRNA gene. *PLoS One.* 2012;7:e41484.
209. Weese JS, Holcombe SJ, Embertson RM, et al. Changes in the faecal microbiota of mares precede the development of post partum colic. *Equine Vet J.* 2015;47:641–649.
210. Costa MC, Stampfli HR, Arroyo LG, et al. Changes in the equine fecal microbiota associated with the use of systemic antimicrobial drugs. *BMC Vet Res.* 2015;11:19.
211. Schoster A, Mosing M, Jalali M, et al. Effects of transport, fasting and anaesthesia on the faecal microbiota of healthy adult horses. *Equine Vet J.* 2016;48:595–602.
212. Harlow BE, Lawrence LM, Hayes SH, et al. Effect of Dietary Starch Source and Concentration on Equine Fecal Microbiota. *PLoS One.* 2016;11:e0154037.
213. O'Loughlin EV, Scott RB, Gall DG. Pathophysiology of infectious diarrhea: changes in intestinal structure and function. *J Pediatr Gastroenterol Nutr.* 1991;12:5–20.
214. King JN, Gerring EL. The action of low dose endotoxin on equine bowel motility. *Equine Vet J.* 1991;23:11–17.
215. American College of Chest Physicians/Society of Critical Care Medicine Consensus Conference: definitions for sepsis and organ failure and guidelines for the use of innovative therapies in sepsis. *Crit Care Med.* 1992;20(6):864–874.
216. Vincent J-L. Dear SIRS, I'm sorry to say that I don't like you. *Crit Care Med.* 1997;25:372–374.
217. Opal SM. The uncertain value of the definition for SIRS. Systemic inflammatory response syndrome. *Chest.* 1998;113:1442–1443.
218. Pfeiffer R. Untersuchungen ueber das Choleragift. *Z Hyg.* 1892;11:393–412.
219. Vaara M. Lipopolysaccharide and the permeability of the bacterial outer membrane. In: Brade H, Opal SM, Vogel SN, et al., eds. *Endotoxin in Health and Disease.* New York: Marcel Dekker; 1999.
220. Rietschel ET, Brade H, Holst O, et al. Bacterial endotoxin: chemical constitution, biological recognition, host response, and immunological detoxification. In: Rietschel ET, Wagner H, eds. *Pathology of Septic Shock.* Berlin: Springer; 1996.
221. Jansson P-E. The chemistry of O-polysaccharide chains in bacterial lipopolysaccharides. In: Brade H, Opal SM, Vogel SN, et al., eds. *Endotoxin in Health and Disease.* New York: Marcel Dekker; 1999.
222. Zahringer U, Lindner B, Rietschel ET. Molecular structure of lipid A, the endotoxic center of bacterial lipopolysaccharides. *Adv Carbohydr Chem Biochem.* 1994;50:211–276.
223. Holst O. Chemical structure of the core region of lipopolysaccharides. In: Brade H, Opal SM, Vogel SN, et al., eds. *Endotoxin in Health and Disease.* New York: Marcel Dekker; 1999.
224. Poxton IR. Antibodies to lipopolysaccharide. *J Immunol Methods.* 1995;186(1):1–15.
225. Galanos C, Luderitz O, Rietschel ET, et al. Synthetic and natural Escherichia coli free lipid A express identical endotoxic activities. *Eur J Biochem.* 1985;148(1):1–5.
226. Bradley SG. Cellular and molecular mechanisms of action of bacterial endotoxins. *Annu Rev Microbiol.* 1979;33:67–94.
227. Barton MH, Morris DD, Norton N, et al. Hemostatic and fibrinolytic indices in neonatal foals with presumed septicemia. *J Vet Intern Med.* 1998;12(1):26–35.
228. Alexander JW, Boyce ST, Babcock GF, et al. The process of microbial translocation. *Ann Surg.* 1990;212(4):496–510.
229. Moore JN, Garner HE, Berg JN, et al. Intracecal endotoxin and lactate during the onset of equine laminitis: a preliminary report. *Am J Vet Res.* 1979;40(5):722–723.
230. Triger DR, Boyer TD, Levin J. Portal and systemic bacteraemia and endotoxaemia in liver disease. *Gut.* 1978;19:935–939.
231. Barton MH, Collatos C. Tumor necrosis factor and interleukin-6 activity and endotoxin concentration in peritoneal fluid and blood of horses with acute abdominal disease. *J Vet Intern Med.* 1999;13(5):457–464.
232. Steverink PJGM, Sturk A, Rutten VPMG, et al. Endotoxin, interleukin-6 and tumor necrosis factor concentrations in equine acute abdominal disease: relation to clinical outcome. *J Endotoxin Res.* 1995;2:289–299.
233. Henry MM, Moore JN. Whole blood re-calcification time in equine colic. *Equine Vet J.* 1991;23(4):303–308.
234. Morris DD. Endotoxemia in horses: a review of cellular and humoral mediators involved in its pathogenesis. *J Vet Intern Med.* 1991;5(3):167–181.
235. Schlag G, Redl H, Dinges HP, et al. Bacterial translocation in a baboon model of hypovolemic-traumatic shock. In: Schlag G, Redl H, Siegel JH, et al., eds. *Shock, Sepsis and Organ Failure.* Berlin: Springer; 1991.
236. Deitch EA, Maejima K, Berg R. Effect of oral antibiotics and bacterial overgrowth on the translocation of the GI tract microflora in burned rats. *J Trauma.* 1985;25(5):385–392.
237. Deitch EA, Winterton J, Berg R. Effect of starvation, malnutrition, and trauma on the gastrointestinal tract flora and bacterial translocation. *Arch Surg.* 1987;122(9):1019–1024.
238. Deitch EA, Berg R, Specian R. Endotoxin promotes the translocation of bacteria from the gut. *Arch Surg.* 1987;122(2):185–190.
239. Baker B, Gaffin SL, Wells M, et al. Endotoxaemia in racehorses following exertion. *J S Afr Vet Assoc.* 1988;59(2):63–66.
240. Barton MH, Williamson L, Jacks S, Norton N. Effects on plasma endotoxin and eicosanoid concentrations and serum cytokine activities in horses competing in a 48-, 83-, or 159-km endurance ride under similar terrain and weather conditions. *Am J Vet Res.* 2003;64(6):754–761.

241. Donovan DC, Jackson CA, Colahan PT, et al. Assessment of exercise-induced alterations in neutrophil function in horses. *Am J Vet Res*. 2007;68(11):1198–1204.
242. Tobias PS, Soldau K, Ulevitch RJ. Isolation of a lipopolysaccharide-binding acute phase reactant from rabbit serum. *J Exp Med*. 1986;164(3):777–793.
243. Ramadori G, Meyer zum Buschenfelde KH, Tobias PS, et al. Biosynthesis of lipopolysaccharide-binding protein in rabbit hepatocytes. *Pathobiology*. 1990;58(2):89–94.
244. Schumann RR, Leong SR, Flaggs GW, et al. Structure and function of lipopolysaccharide binding protein. *Science*. 1990; 249(4975):1429–1431.
245. Zweigner J, Schumann RR, Weber JR. The role of lipopolysaccharide-binding protein in modulating the innate immune response. *Microbes Infect*. 2006;8:946–952.
246. Jack RS, Fan X, Bernheiden M, et al. Lipopolysaccharide-binding protein is required to combat a murine gram-negative bacterial infection. *Nature*. 1997;389(6652):742–745.
247. Wright SD, Ramos RA, Tobias PS, et al. CD14, a receptor for complexes of lipopolysaccharide (LPS) and LPS binding protein. *Science*. 1990;249(4975):1431–1433.
248. Wright SD, Tobias PS, Ulevitch RJ, et al. Lipopolysaccharide (LPS) binding protein opsonizes LPS-bearing particles for recognition by a novel receptor on macrophages. *J Exp Med*. 1989;170(4):1231–1241.
249. Schiff DE, Kline L, Soldau K, et al. Phagocytosis of gram-negative bacteria by a unique CD14-dependent mechanism. *J Leukoc Biol*. 1997;62(6):786–794.
250. Grunwald U, Fan X, Jack RS, et al. Monocytes can phagocytose gram-negative bacteria by a CD14-dependent mechanism. *J Immunol*. 1996;157(9):4119–4125.
251. Tobias PS. Lipopolysaccharide-binding protein. In: Brade H, Opal SM, Vogel SN, et al., eds. *Endotoxin in Health and Disease*. New York: Marcel Dekker; 1999.
252. Wurfel MM, Hailman E, Wright SD. Soluble CD14 acts as a shuttle in the neutralization of lipopolysaccharide (LPS) by LPS-binding protein and reconstituted high density lipoprotein. *J Exp Med*. 1995;181(5):1743–1754.
253. Lamping N, Dettmer R, Schroder NW, et al. LPS-binding protein protects mice from septic shock caused by LPS or gram-negative bacteria. *J Clin Invest*. 1998;101(10):2065–2071.
254. Vanderplas ML, Moore JN, Barton MH, et al. Concentrations of serum amyloid A and lipopolysaccharide-binding protein in horses with colic. *Am J Vet Res*. 2005;66(9):1509–1516.
255. Chow JC, Young DW, Golenbock DT, et al. Toll-like receptor-4 mediates lipopolysaccharide-induced signal transduction. *J Biol Chem*. 1999;274(16):10689–10692.
256. Janeway Jr CA. The immune system evolved to discriminate infectious nonself from noninfectious self. *Immunol Today*. 1992;13(1):11–16.
257. Haziot A, Chen S, Ferrero E, et al. The monocyte differentiation antigen, CD14, is anchored to the cell membrane by a phosphatidylinositol linkage. *J Immunol*. 1988;141(2):547–552.
258. Stelter F. Structure/function relationships of CD14. *Chem Immunol*. 2000;74:25–41.
259. Durieux JJ, Vita N, Popescu O, et al. The two soluble forms of the lipopolysaccharide receptor, CD14: characterization and release by normal human monocytes. *Eur J Immunol*. 1994;24(9):2006–2012.
260. Jack RS. Introduction: hunting devils. *Chem Immunol*. 2000;74:1–4.
261. Shimazu R, Akashi S, Ogata H, et al. MD-2, a molecule that confers lipopolysaccharide responsiveness on Toll-like receptor 4. *J Exp Med*. 1999;189(11):1777–1782.
262. Poltorak A, He X, Smirnova I, et al. Defective LPS signaling in C3H/HeJ and C57BL/10ScCr mice: mutations in Tlr4 gene. *Science*. 1998;282(5396):2085–2088.
263. Qureshi ST, Lariviere L, Leveque G, et al. Endotoxin-tolerant mice have mutations in Toll-like receptor 4 (Tlr4). *J Exp Med*. 1999;189(4):615–625.
264. Arbour NC, Lorenz E, Schutte BC, et al. TLR4 mutations are associated with endotoxin hyporesponsiveness in humans. *Nat Genet*. 2000;25(2):187–191.
265. Lu Y-C, Yeh W-C, Ohashi PS. LPS/TLR4 signal transduction pathway. *Cytokine*. 2008;42:145–151.
266. Maniatis T. Catalysis by a multiprotein IkappaB kinase complex. *Science*. 1997;278(5339):818–819.
267. Tizard IR. Cytokines and the immune system. In: *Veterinary Immunology: An Introduction*. 5th ed. Philadelphia: WB Saunders; 1996.
268. Beutler B, Cerami A. Cachectin and tumour necrosis factor as two sides of the same biological coin. *Nature*. 1986;320(6063):584–588.
269. Beutler B, Milsark IW, Cerami AC. Passive immunization against cachectin/tumor necrosis factor protects mice from lethal effect of endotoxin. *Science*. 1985;229(4716):869–871.
270. Le J, Vilcek J. Biology of disease; tumor necrosis factor and interleukin 1: cytokines with multiple overlapping biological activities. *Lab Invest*. 1987;56:234–248.
271. Le JM, Vilcek J. Interleukin 6: a multifunctional cytokine regulating immune reactions and the acute phase protein response. *Lab Invest*. 1989;61(6):588–602.
272. MacKay RJ. Treatment of endotoxemia and SIRS. *Proc Am Coll Vet Int Med*. 2001;11:283–285.
273. Bone RC. Sir Isaac Newton, sepsis, SIRS, and CARS. *Crit Care Med*. 1996;24(7):1125–1128.
274. Osuchowski MF, Welch K, Siddiqui J, Remick DG. Circulating cytokine/inhibitor profiles reshape the understanding of the SIRS/CARS continnuum in sepsis and predict mortality. *J Immunol*. 2006;177:1967–1974.
275. Schade U, Flach R, Hirsch T, et al. Endotoxin as an inducer of cytokines. In: Redl H, Schlag G, eds. *Cytokines in Severe Sepsis and Septic Shock*. Basel: Birkhauser Verlag; 1999.
276. Mengozzi M, Ghezzi P. Cytokine down-regulation in endotoxin tolerance. *Eur Cytokine Netw*. 1993;4(2):89–98.
277. Cavaillon J-M, Adib-Conquy M: Bench-to-bedside review: endotoxin tolerance as a model of leukocyte reprogramming in sepsis. *Crit Care* 10(5):233
278. Nomura F, Akashi S, Sakao Y, et al. Cutting edge: endotoxin tolerance in mouse peritoneal macrophages correlates with down-regulation of surface Toll-like receptor 4 expression. *J Immunol*. 2000;164(7):3476–3479.
279. Heagy W, Hansen C, Nieman K, et al. Impaired mitogen-activated protein kinase activation and altered cytokine secretion in endotoxin-tolerant human monocytes. *J Trauma*. 2000;49(5):806–814.
280. Barton MH, Collatos C, Moore JN. Endotoxin induced expression of tumour necrosis factor, tissue factor and plasminogen activator inhibitor activity by peritoneal macrophages. *Equine Vet J*. 1996;28(5):382–389.
281. Allen GK, Campbell-Beggs C, Robinson JA, et al. Induction of early-phase endotoxin tolerance in horses. *Equine Vet J*. 1996;28(4):269–274.
282. Elsbach P. Bactericidal/permeability-increasing protein, p15s and phospholipases A2, endogenous antibiotics in host defense against bacterial infections. In: Brade H, Opal SM, Vogel SN, et al., eds. *Endotoxin in Health and Disease*. New York: Marcel Dekker; 1999.
283. Lentsch AB, Ward PA. Regulation of inflammatory vascular damage. *J Pathol*. 2000;190(3):343–348.
284. Klabunde RE, Anderson DE. Role of NO and ROS in platelet activating factor-induced microvascular leakage. *FASEB J*. 2001;15:A47.
285. Turek JJ, Templeton CB, Bottoms GD, et al. Flunixin meglumine attenuation of endotoxin-induced damage to the cardiopulmonary vascular endothelium of the pony. *Am J Vet Res*. 1985;46(3):591–596.
286. Barton MH. Endotoxemia. In: White NA, Moore JN, eds. *Current Techniques in Equine Surgery and Lameness*. 2nd ed. Philadelphia: WB Saunders; 1998.
287. Morris DD, Crowe N, Moore JN. Correlation of clinical and laboratory data with serum tumor necrosis factor activity in horses with experimentally induced endotoxemia. *Am J Vet Res*. 1990;51(12):1935–1940.
288. Andonegui G, Goyert SM, Kubes P. Lipopolysaccharide-induced leukocyte-endothelial cell interactions: a role for

CD14 versus toll-like receptor 4 within microvessels. *J Immunol.* 2002;169:2111–2119.
289. Tizard IR. Innate immunity: inflammation. In: *Veterinary Immunology: An Introduction.* 6th ed. Philadelphia: WB Saunders; 2000.
290. Meager A. Cytokine regulation of cellular adhesion molecule expression in inflammation. *Cytokine Growth Factor Rev.* 1999;10(1):27–39.
291. Wagner JG, Roth RA. Neutrophil migration during endotoxemia. *J Leukocyte Biol.* 1999;66:10–24.
292. Wagner JG, Harkema JR, Roth RA. Temporal relationship between intravenous and intratracheal administrations of lipopolysaccharide (LPS) on pulmonary neutrophil (PMN) recruitment. *Am J Respir Crit Care Med.* 1996;153:A837 (abstract).
293. Gardner AB, Nydam DV, Luna JA, et al. Serum opsonization capacity, phagocytosis, and oxidative burst activity in neonatal foals in the intensive care unit. *J Vet Intern Med.* 2007;21(4):797–805.
294. McTaggart C, Penhale J, Raidala SL. Effect of plasma transfusion on neutrophil function in healthy and septic foals. *Aust Vet J.* 2005;83(8):499–505.
295. Johnstone IB, Crane S. Hemostatic abnormalities in equine colic. *Am J Vet Res.* 1986;47(2):356–358.
296. Prasse KW, Topper MJ, Moore JN, et al. Analysis of hemostasis in horses with colic. *J Am Vet Med Assoc.* 1993;203(5):685–693.
297. Levi M, de Jonge E, van der Poll T. Sepsis and disseminated intravascular coagulation. *J Throm Thrombolysis.* 2003;16:43–47.
298. Amaral A, Opal SM, Vincent JL. Coagulation in sepsis. *Intensive Care Med.* 2004;30:1032–1040.
299. Morris DD. Recognition and management of disseminated intravascular coagulation in horses. *Vet Clin North Am Equine Pract.* 1988;4(1):115–143.
300. Hack CE. Cytokines, coagulation and fibrinolysis. In: Redl H, Schlag G, eds. *Cytokines in Severe Sepsis and Septic Shock.* Basel: Birkhauser Verlag; 1999.
301. Kalter ES, Daha MR, ten Cate JW, et al. Activation and inhibition of Hageman factor-dependent pathways and the complement system in uncomplicated bacteremia or bacterial shock. *J Infect Dis.* 1985;151(6):1019–1027.
302. Lyberg T. Clinical significance of increased thromboplastin activity on the monocyte surface: a brief review. *Haemostasis.* 1984;14(5):430–439.
303. Drake TA, Cheng J, Chang A, et al. Expression of tissue factor, thrombomodulin, and E-selectin in baboons with lethal *Escherichia coli* sepsis. *Am J Pathol.* 1993;142(5):1458–1470.
304. Henry MM, Moore JN. Clinical relevance of monocyte procoagulant activity in horses with colic. *J Am Vet Med Assoc.* 1991;198(5):843–848.
305. Welles EG, Prasse KW, Moore JN. Use of newly developed assays for protein C and plasminogen in horses with signs of colic. *Am J Vet Res.* 1991;52(2):345–351.
306. Nawroth PP, Stern DM. Modulation of endothelial cell hemostatic properties by tumor necrosis factor. *J Exp Med.* 1986;163(3):740–745.
307. Pober JS, Gimbrone Jr MA, Lapierre LA, et al. Overlapping patterns of activation of human endothelial cells by interleukin 1, tumor necrosis factor, and immune interferon. *J Immunol.* 1986;137(6):1893–1896.
308. Hack CE, Zeerleder S. The endothelium in sepsis: source of and a target for inflammation. *Crit Care Med.* 2001;29(suppl 7):S21–S27.
309. Kruithof EK. Plasminogen activator inhibitors: a review. *Enzyme.* 1988;40(2-3):113–121.
310. Travis J, Salvesen GS. Human plasma proteinase inhibitors. *Annu Rev Biochem.* 1983;52:655–709.
311. Krishnamurti C, Barr CF, Hassett MA, et al. Plasminogen activator inhibitor: a regulator of ancrod-induced fibrin deposition in rabbits. *Blood.* 1987;69(3):798–803.
312. Suffredini AF, Harpel PC, Parrillo JE. Promotion and subsequent inhibition of plasminogen activation after administration of intravenous endotoxin to normal subjects. *N Engl J Med.* 1989;320(18):1165–1172.
313. Collatos C, Barton MH, Schleef R, et al. Regulation of equine fibrinolysis in blood and peritoneal fluid based on a study of colic cases and induced endotoxaemia. *Equine Vet J.* 1994;26(6):474–481.
314. Collatos C, Barton MH, Prasse KW, et al. Intravascular and peritoneal coagulation and fibrinolysis in horses with acute gastrointestinal tract diseases. *J Am Vet Med Assoc.* 1995;207(4):465–470.
315. Bernard GR, Vincent JL, Laterre PF, et al. Efficacy and safety of recombinant human activated protein C for severe sepsis. *N Engl J Med.* 2001;344:699–709.
316. Ramadori G, Christ B. Cytokines and the hepatic acute-phase response. *Semin Liver Dis.* 1999;19(2):141–155.
317. Tizard IR. Inflammation. In: *Veterinary Immunology: An Introduction.* 5th ed. Philadelphia: WB Saunders; 1996.
318. Topper MJ, Prasse KW. Analysis of coagulation proteins as acute-phase reactants in horses with colic. *Am J Vet Res.* 1998;59(5):542–545.
319. Nunokawa Y, Fujunaga T, Taira T, et al. Evaluation of serum amyloid A protein as an acute-phase reactive protein in horses. *J Vet Med Sci.* 1993;55(6):1011–6.
320. Hultén C, Demmers S. Serum amyloid A (SAA) as an aid in the management of infectious disease in the foal: comparison with total leucocyte count, neutrophil count and fibrinogen. *Equine Vet J.* 2002;34(7):693–8.
321. Jacobsen S, Kjelgaard-Hansen M, Hagbard Petersen H, Jensen AL. Evaluation of a commercially available human serum amyloid A (SAA) turbidometric immunoassay for determination of equine SAA concentrations. *Vet J.* 2006;172(2):315–319.
322. Muir WW. Shock. *Compend Cont Educ Pract Vet.* 1998;20(5):549–566.
323. Thiemermann CTDW. Nitric oxide and endothelin-1 in circulatory shock involving cytokines. In: Redl H, Schlag G, eds. *Cytokines in Severe Sepsis and Septic Shock.* Basel: Birkhauser Verlag; 1999.
324. Burrows GE. Escherichia coli endotoxemia in the conscious pony. *Am J Vet Res.* 1971;32(2):243–248.
325. Clark ES, Collatos C. Hypoperfusion of the small intestine during slow infusion of a low dosage of endotoxin in anesthetized horses. *Cornell Vet.* 1990;80(2):163–172.
326. Armstrong GP. Cellular and humoral immunity in the horseshoe crab. In: Gupta AP, ed. *Limulus polyphemus: Immunology of Insects and Other Arthropods.* Boca-Raton: CRC Press; 1991.
327. Shuster R, Traub-Dargatz J, Baxter G. Survey of diplomates of the American College of Veterinary Internal Medicine and the American College of Veterinary Surgeons regarding clinical aspects and treatment of endotoxemia in horses. *J Am Vet Med Assoc.* 1997;210(1):87–92.
328. Dinarello CA, Cannon JG, Wolff SM, et al. Tumor necrosis factor (cachectin) is an endogenous pyrogen and induces production of interleukin 1. *J Exp Med.* 1986;163(6):1433–1450.
329. Coceani F, Bishai I, Dinarello CA, et al. Prostaglandin E2 and thromboxane B2 in cerebrospinal fluid of afebrile and febrile cat. *Am J Physiol.* 1983;244(6):R785–R793.
330. Parsons CS, Orsini JA, Krafty R, et al. Risk factors for development of acute laminitis in horses during hospitalization: 73 cases (1997-2004). *J Am Vet Med Assoc.* 2007;230(6):885–889.
331. Daels PF, Stabenfeldt GH, Hughes JP, et al. Evaluation of progesterone deficiency as a cause of fetal death in mares with experimentally induced endotoxemia. *Am J Vet Res.* 1991;52(2):282–288.
332. Daels PF, Stabenfeldt GH, Hughes JP, et al. Effects of flunixin meglumine on endotoxin-induced prostaglandin F2 alpha secretion during early pregnancy in mares. *Am J Vet Res.* 1991;52(2):276–281.
333. Ingle-Fehr JE, Baxter GM. Evaluation of digital and laminar blood flow in horses given a low dose of endotoxin. *Am J Vet Res.* 1998;59(2):192–196.
334. Menzies-Gow NJ, Bailey SR, Katz LM, et al. Endotoxin-induced digital vasoconstriction in horses: associated changes in plasma concentrations of vasoconstrictor mediators. *Equine Vet J.* 2004;36(3):273–278.

335. Zerpa H, Verga FM, Vasquez J, et al. Effect of sublethal endotoxemia on in vitro digital vascular reactivity in horses. *J Vet Med A*. 2005;52:67–73.
336. Menzies-Gow NJ, Bailey SR, Berhane Y, et al. Evaluation of the induction of vasoactive mediators from equine digital vein endothelial cells by endotoxin. *Am J Vet Res*. 2008;69(3):349–355.
337. Zaloga GP, Chernow B. The multifactorial basis for hypocalcemia during sepsis: studies of the parathyroid hormone-vitamin D axis. *Ann Intern Med*. 1987;107(1):36–41.
338. Dart AJ, Snyder JR, Spier SJ, et al. Ionized calcium concentration in horses with surgically managed gastrointestinal disease: 147 cases (1988-1990). *J Am Vet Med Assoc*. 1992;201(8):1244–1248.
339. Lavoie JP, Madigan JE, Cullor JS, et al. Haemodynamic, pathological, haematological and behavioural changes during endotoxin infusion in equine neonates. *Equine Vet J*. 1990;22(1):23–29.
340. Welch RD, Watkins JP, Taylor TS, et al. Disseminated intravascular coagulation associated with colic in 23 horses (1984-1989). *J Vet Intern Med*. 1992;6(1):29–35.
341. Olson NC. Effects of endotoxin on lung water, hemodynamics, and gas exchange in anesthetized ponies. *Am J Vet Res*. 1985;46(11):2288–2293.
342. Moore JN, Barton MH. An update on endotoxemia part 2: treatment and the way ahead. *Equine Vet Educ*. 1999;11(1):30–34.
343. Weese JS, Cote NM, DeGannes RVG. Evaluation of in vitro properties of di-tri-octahedral smectite on clostridial toxins and growth. *Equine Vet J*. 2003;35(7):638–641.
344. Bentley AP, Barton MH, Norton N, et al. Antimicrobial-induced endotoxin and cytokine activity in an in vitro model of septicemia in foals. *Am J Vet Res*. 2002;63(5):660–668.
345. Sprouse RF, Garner HE, Lager K. Protection of ponies from heterologous and homologous endotoxin challenges via *Salmonella typhimurium* bacterin-toxoid. *Equine Pract*. 1989;11(2):34–40.
346. Garner HE, Sprouse RF, Green EM. Active and passive immunization for blockade of endotoxemia. *Proc Amer Assoc Equine Pract*. 1985;31:525–532.
347. Ziegler EJ, Fisher Jr CJ, Sprung CL, et al. Treatment of gram-negative bacteremia and septic shock with HA-1A human monoclonal antibody against endotoxin: a randomized, doubleblind, placebo-controlled trial, The HA-1A Sepsis Study Group *N Engl J Med*. 1991;324(7):429–436.
348. Ziegler EJ, McCutchan JA, Fierer J, et al. Treatment of gram-negative bacteremia and shock with human antiserum to a mutant *Escherichia coli*. *N Engl J Med*. 1982;307(20):1225–1230.
349. Sakulramrung R, Domingue GJ. Cross-reactive immunoprotective antibodies to *Escherichia coli* O111 rough mutant J5. *J Infect Dis*. 1985;151(6):995–1004.
350. Garner HE, Sprouse RF, Lager K. Cross-protection of ponies from sublethal Escherichia coli endotoxemia by *Salmonella typhimurium* antiserum. *Equine Pract*. 1988;10(4):10–17.
351. Spier SJ, Lavoie JP, Cullor JS, et al. Protection against clinical endotoxemia in horses by using plasma containing antibody to an Rc mutant *E. coli* (J5). *Circ Shock*. 1989;28(3):235–248.
352. Gaffin SL, Baker B, DuPreez J, et al. Prophylaxis and therapy with anti-endotoxin hyperimmune serum against gastroenteritis and endotoxemia in horses. *Proc Amer Assoc Equine Pract*. 1982;28:335–340.
353. Peek SF, Semrad S, McGuirk SM, et al. Prognostic value of clinicopathologic variables obtained at admission and effect of antiendotoxin plasma on survival in septic and critically ill foals. *J Vet Int Med*. 2006;20:569–574.
354. Durando MM, MacKay RJ, Linda S, et al. Effects of polymyxin B and *Salmonella typhimurium* antiserum on horses given endotoxin intravenously. *Am J Vet Res*. 1994;55(7):921–927.
355. Morris DD, Whitlock RH, Corbeil LB. Endotoxemia in horses: protection provided by antiserum to core lipopolysaccharide. *Am J Vet Res*. 1986;47(3):544–550.
356. Morris DD, Whitlock RH. Therapy of suspected septicemia in neonatal foals using plasma-containing antibodies to core lipopolysaccharide (LPS). *J Vet Intern Med*. 1987;1(4):175–182.
357. Cohen ND, Divers T. Acute colitis in horses. 2. Initial management. *Compend Cont Educ Pract Vet*. 1998;20:228–234.
358. Coyne CP, Fenwick BW. Inhibition of lipopolysaccharide-induced macrophage tumor necrosis factor-alpha synthesis by polymyxin B sulfate. *Am J Vet Res*. 1993;54(2):305–314.
359. Parviainen AK, Barton MH, Norton NN. Evaluation of polymyxin B in an ex vivo model of endotoxemia in horses. *Am J Vet Res*. 2001;62(1):72–76.
360. Barton MH. Use of polymyxin B for treatment of endotoxemia in horses. *Compend Cont Educ Pract Vet*. 2000;11:1056–1059.
361. Raisbeck MF, Garner HE, Osweiler GD. Effects of polymyxin B on selected features of equine carbohydrate overload. *Vet Hum Toxicol*. 1989;31(5):422–426.
362. Barton MH, Parviainen AK. Use of polymyxin B for equine endotoxemia. *Proceedings of the American College of Veterinary Internal Medicine Forum*. Seattle: Wash; May 25-28, 2000.
363. Morresey PR, MacKay RJ. Endotoxin-neutralizing activity of polymyxin B in blood after IV administration in horses. *Am J Vet Res*. 2006;67:642–647.
364. Coyne CP, Moritz JT, Fenwick BW. Inhibition of lipopolysaccharide-induced TNF-alpha production by semisynthetic polymyxin-B conjugated dextran. *Biotechnol Ther*. 1994;5(3-4):137–162.
365. MacKay RJ, Clark CK, Logdberg L, et al. Effect of a conjugate of polymyxin B-dextran 70 in horses with experimentally induced endotoxemia. *Am J Vet Res*. 1999;60(1):68–75.
366. Hellman J, Warren HS. Antiendotoxin strategies. *Infect Dis Clin North Am*. 1999;13(2):371–386.
367. Weiss J, Olsson I. Cellular and subcellular localization of the bactericidal/permeability-increasing protein of neutrophils. *Blood*. 1987;69(2):652–659.
368. Weersink AJ, van Kessel KP, van den Tol ME, et al. Human granulocytes express a 55-kDa lipopolysaccharide-binding protein on the cell surface that is identical to the bactericidal/permeability-increasing protein. *J Immunol*. 1993;150(1):253–263.
369. Abrahamson SL, Wu HM, Williams RE, et al. Biochemical characterization of recombinant fusions of lipopolysaccharide binding protein and bactericidal/permeability-increasing protein: implications in biological activity. *J Biol Chem*. 1997;272(4):2149–2155.
370. Vaara M. Lipid A: target for antibacterial drugs. *Science*. 1996;274(5289):939–940.
371. Levin M, Quint PA, Goldstein B, et al. Recombinant bactericidal/permeability-increasing protein (rBPI21) as adjunctive treatment for children with severe meningococcal sepsis: a randomised trial, rBPI21 Meningococcal Sepsis Study Group. *Lancet*. 2000;356(9234):961–967.
372. Winchell WW, Hardy J, Levine DM, et al. Effect of administration of a phospholipid emulsion on the initial response of horses administered endotoxin. *Am J Vet Res*. 2002;63(10):1370–1378.
373. Moore JN, Norton N, Barton MH, et al. Rapid infusion of a phospholipid emulsion attenuates the effects of endotoxaemia in horses. *Equine Vet J*. 2007;39(3):243–248.
374. Lei MG, Qureshi N, Morrison DC. Lipopolysaccharide (LPS) binding to 73-kDa and 38-kDa surface proteins on lymphoreticular cells: preferential inhibition of LPS binding to the former by *Rhodopseudomonas sphaeroides* lipid A. *Immunol Lett*. 1993;36(3):245–250.
375. Golenbock DT, Hampton RY, Qureshi N, et al. Lipid A-like molecules that antagonize the effects of endotoxins on human monocytes. *J Biol Chem*. 1991;266(29):19490–19498.
376. Zuckerman SH, Qureshi N. In vivo inhibition of lipopolysaccharide-induced lethality and tumor necrosis factor synthesis by *Rhodobacter sphaeroides* diphosphoryl lipid A is dependent on corticosterone induction. *Infect Immun*. 1992;60(7):2581–2587.
377. Christ WJ, Asano O, Robidoux AL, et al. E5531, a pure endotoxin antagonist of high potency. *Science*. 1995;268(5207):80–83.
378. Bunnell E, Lynn M, Habet K, et al. A lipid A analog, E5531, blocks the endotoxin response in human volunteers with experimental endotoxemia. *Crit Care Med*. 2000;28(8):2713–2720.
379. Rossignol DP, Lynn M. Antagonism of in vivo and ex vivo response to endotoxin by E5564, a synthetic lipid A analogue. *J Endotoxin Res*. 2002;8(6):483–488.

380. Lohmann KL, Vandenplas M, Barton MH, Moore JN. Lipopolysaccharide from Rhodobacter sphaeroides is an agonist in equine cells. *J Endotoxin Res.* 2003;9(1):33–7.
381. Bryant CE, Oullette A, Lohmann K, et al. The cellular Toll-like receptor 4 antagonist E5531 can act as an agonist in horse whole blood. *Vet Immunol Immunopathol.* 2007;116(3-4):182–9.
382. Lohmann KL, Vandenplas ML, Barton MH, et al. The equine TLR4/MD-2 complex mediates recognition of lipopolysaccharide from *Rhodobacter sphaeroides* as an agonist. *J Endotoxin Res.* 2007;13(4):235–42.
383. Fink MP. Eicosanoids and platelet activating factor in the pathogenesis of sepsis and organ dysfunction. In: Williams JG, ed. *Multiple Organ Dysfunction Syndrome: Examining the Role of Eicosanoids and Procoagulants.* Austin, TX: RG Landes; 1996.
384. Ewert KM, Fessler JF, Templeton CB, et al. Endotoxin-induced hematologic and blood chemical changes in ponies: effects of flunixin meglumine, dexamethasone, and prednisolone. *Am J Vet Res.* 1985;46(1):24–30.
385. Moore JN, Garner HE, Shapland JE, et al. Prevention of endotoxin-induced arterial hypoxaemia and lactic acidosis with flunixin meglumine in the conscious pony. *Equine Vet J.* 1981;13(2):95–98.
386. Moore JN, Hardee MM, Hardee GE. Modulation of arachidonic acid metabolism in endotoxic horses: comparison of flunixin meglumine, phenylbutazone, and a selective thromboxane synthetase inhibitor. *Am J Vet Res.* 1986;47(1):110–113.
387. Gerdemann R, Deegen E, Kietzmann M, et al. Effect of flunixin meglumine on plasma prostanoid concentrations in horses with colic in the perioperative period. *Dtsch Tierarztl Wochenschr.* 1997;104(9):365–368.
388. Templeton CB, Bottoms GD, Fessler JF, et al. Effects of repeated endotoxin injections on prostanoids, hemodynamics, endothelial cells, and survival in ponies. *Circ Shock.* 1985;16(3):253–264.
389. Bottoms GD, Fessler JF, Roesel OF, et al. Endotoxin-induced hemodynamic changes in ponies: effects of flunixin meglumine. *Am J Vet Res.* 1981;42(9):1514–1518.
390. Fessler JF, Bottoms GD, Roesel OF, et al. Endotoxin-induced change in hemograms, plasma enzymes, and blood chemical values in anesthetized ponies: effects of flunixin meglumine. *Am J Vet Res.* 1982;43(1):140–144.
391. Tomlinson JE, Blikslager AT. Effects of cyclooxygenase inhibitors flunixin and deracoxib on permeability of ischaemic-injured equine jejunum. *Equine Vet J.* 2005;37(1):75–80.
392. Little D, Brown SA, Campbell NB, et al. Effects of the cyclooxygenase inhibitor meloxicam on recovery of ischemia-injured equine jejunum. *Am J Vet Res.* 2007;68(6):614–624.
393. MacAllister CG, Morgan SJ, Borne AT, et al. Comparison of adverse effects of phenylbutazone, flunixin meglumine, and ketoprofen in horses. *J Am Vet Med Assoc.* 1993;202(1):71–77.
394. Semrad SD, Hardee GE, Hardee MM, et al. Low dose flunixin meglumine: effects on eicosanoid production and clinical signs induced by experimental endotoxaemia in horses. *Equine Vet J.* 1987;19(3):201–206.
395. Jackman BR, Moore JN, Barton MH, et al. Comparison of the effects of ketoprofen and flunixin meglumine on the in vitro response of equine peripheral blood monocytes to bacterial endotoxin. *Can J Vet Res.* 1994;58(2):138–143.
396. MacKay RJ, Daniels CA, Bleyaert HF, et al. Effect of eltenac in horses with induced endotoxaemia. *Equine Vet J Suppl.* 2000;(32):26–31.
397. Breuhaus BA, DeGraves FJ, Honore EK, et al. Pharmacokinetics of ibuprofen after intravenous and oral administration and assessment of safety of administration to healthy foals. *Am J Vet Res.* 1999;60(9):1066–1073.
398. Morris DD, Moore JN, Crowe N, et al. Dexamethasone reduces endotoxin-induced tumor necrosis factor activity production in vitro by equine peritoneal macrophages. *Cornell Vet.* 1991;81(3):267–276.
399. Frauenfelder HC, Fessler JF, Moore AB, et al. Effects of dexamethasone on endotoxin shock in the anesthetized pony: hematologic, blood gas, and coagulation changes. *Am J Vet Res.* 1982;43(3):405–411.
400. Annane D. Corticosteroids for septic shock. *Crit Care Med.* 2001;29(suppl 7):S117–S120.
401. Gold JR, Divers TJ, Barton MH, et al. Plasma adrenocorticotropin, cortisol, and adrenocorticotropin/cortisol ratios in septic and normal-term foals. *J Vet Intern Med.* 2007; 21(4):791–6.
402. Barton MH, Moore JN. Pentoxifylline inhibits mediator synthesis in an equine in vitro whole blood model of endotoxemia. *Circ Shock.* 1994;44(4):216–220.
403. Barton MH, Moore JN, Norton N. Effects of pentoxifylline infusion on response of horses to in vivo challenge exposure with endotoxin. *Am J Vet Res.* 1997;58(11):1300–1307.
404. Baskett A, Barton MH, Norton N, et al. Effect of pentoxifylline, flunixin meglumine, and their combination on a model of endotoxemia in horses. *Am J Vet Res.* 1997;58(11):1291–1299.
405. Ingle-Fehr JE, Baxter GM. The effect of oral isoxsuprine and pentoxifylline on digital and laminar blood flow in healthy horses. *Vet Surg.* 1999;28(3):154–60.
406. Arden WA, Slocombe RF, Stick JA, et al. Morphologic and ultrastructural evaluation of effect of ischemia and dimethyl sulfoxide on equine jejunum. *Am J Vet Res.* 1990;51(11):1784–1791.
407. Moore RM, Muir WW, Bertone AL, et al. Effects of dimethyl sulfoxide, allopurinol, 21-aminosteroid U-74389G, and manganese chloride on low-flow ischemia and reperfusion of the large colon in horses. *Am J Vet Res.* 1995;56(5):671–687.
408. Kelmer G, Doherty TJ, Elliott S, et al. Evaluation of dimethyl sulphoxide effects on initial response to endotoxin in the horse. *Equine Vet J.* 2008;40(4):358–363.
409. Weisiger RA. Oxygen radicals and ischemic tissue injury. *Gastroenterology.* 1986;90(2):494–496.
410. Grisham MB, Hernandez LA, Granger DN. Xanthine oxidase and neutrophil infiltration in intestinal ischemia. *Am J Physiol.* 1986;251(4 Pt 1):G567–G574.
411. Lochner F, Sangiah S, Burrows G, et al. Effects of allopurinol in experimental endotoxin shock in horses. *Res Vet Sci.* 1989;47(2):178–184.
412. Taniguchi T, Shibata K, Yamamoto K, et al. Effects of lidocaine administration on hemodynamics and cytokine responses to endotoxemia in rabbits. *Crit Care Med.* 2000;28(3):755–759.
413. Cook VL, Jones Shults J, McDowell M, et al. Attenuation of ischaemic injury in the equine jejunum by administration of systemic lidocaine. *Equine Vet J.* 2008;40(4):353–357.
414. Carrick JB, McCann ME. The effect of short-term administration of omega 3 fatty acids on endotoxemia. In: *Proceedings of the American College of Veterinary Internal Medicine Forum.* Lake Buena Vista, FL; 1997.
415. Chu AJ, Walton MA, Prasad JK, et al. Blockade by polyunsaturated n-3 fatty acids of endotoxin-induced monocytic tissue factor activation is mediated by the depressed receptor expression in THP-1 cells. *J Surg Res.* 1999;87(2):217–224.
416. Morris DD, Henry MM, Moore JN, et al. Effect of dietary alpha-linolenic acid on endotoxin-induced production of tumor necrosis factor by peritoneal macrophages in horses. *Am J Vet Res.* 1991;52(4):528–532.
417. Henry MM, Moore JN, Feldman EB, et al. Effect of dietary alpha-linolenic acid on equine monocyte procoagulant activity and eicosanoid synthesis. *Circ Shock.* 1990;32(3):173–188.
418. Henry MM, Moore JN, Fischer JK. Influence of an omega-3 fatty acid-enriched ration on in vivo responses of horses to endotoxin. *Am J Vet Res.* 1991;52(4):523–527.
419. McCann ME, Moore JN, Carrick JB, et al. Effect of intravenous infusion of omega-3 and omega-6 lipid emulsions on equine monocyte fatty acid composition and inflammatory mediator production in vitro. *Shock.* 2000;14(2):222–228.
420. Cargile JL, MacKay RJ, Dankert JR, et al. Effects of tumor necrosis factor blockade on interleukin 6, lactate, thromboxane, and prostacyclin responses in miniature horses given endotoxin. *Am J Vet Res.* 1995;56(11):1445–1450.
421. Cargile JL, MacKay RJ, Dankert JR, et al. Effect of treatment with a monoclonal antibody against equine tumor necrosis factor (TNF) on clinical, hematologic, and circulating TNF

responses of miniature horses given endotoxin. *Am J Vet Res.* 1995;56(11):1451–1459.
422. Barton MH, Bruce EH, Moore JN, et al. Effect of tumor necrosis factor antibody given to horses during early experimentally induced endotoxemia. *Am J Vet Res.* 1998;59(6):792–797.
423. MacKay RJ, Socher SH. Anti-equine tumor necrosis factor (TNF) activity of antisera raised against human TNF-alpha and peptide segments of human TNF-alpha. *Am J Vet Res.* 1992;53(6):921–924.
424. Abraham E, Wunderink R, Silverman H, et al. Efficacy and safety of monoclonal antibody to human tumor necrosis factor alpha in patients with sepsis syndrome: a randomized, controlled, double-blind, multicenter clinical trial, TNF-alpha MAb Sepsis Study Group. *J Am Med Assoc.* 1995;273(12):934–941.
425. Fisher Jr CJ, Opal SM, Dhainaut JF, et al. Influence of an anti-tumor necrosis factor monoclonal antibody on cytokine levels in patients with sepsis, The CB0006 Sepsis Syndrome Study Group. *Crit Care Med.* 1993;21(3):318–327.
426. Wilson DV, Eberhart SW, Robinson NE, et al. Cardiovascular responses to exogenous platelet-activating factor (PAF) in anesthetized ponies, and the effects of a PAF antagonist, WEB 2086. *Am J Vet Res.* 1993;54(2):274–279.
427. Jarvis GE, Evans RJ. Platelet-activating factor and not thromboxane A2 is an important mediator of endotoxin-induced platelet aggregation in equine heparinised whole blood in vitro. *Blood Coagul Fibrinolysis.* 1996;7(2):194–198.
428. King JN, Gerring EL. Antagonism of endotoxin-induced disruption of equine gastrointestinal motility with the platelet-activating factor antagonist WEB 2086. *J Vet Pharmacol Ther.* 1990;13(4):333–339.
429. Mills PC, Ng JC, Seawright AA, et al. Kinetics, dose response, tachyphylaxis and cross-tachyphylaxis of vascular leakage induced by endotoxin, zymosan-activated plasma and platelet-activating factor in the horse. *J Vet Pharmacol Ther.* 1995;18(3):204–209.
430. Dawson J, Lees P, Sedgwick AD. Platelet activating factor as a mediator of equine cell locomotion. *Vet Res Commun.* 1988;12(2-3):101–107.
431. Foster AP, Lees P, Cunningham FM. Platelet activating factor is a mediator of equine neutrophil and eosinophil migration in vitro. *Res Vet Sci.* 1992;53(2):223–229.
432. Carrick JB, Morris DD, Moore JN. Administration of a receptor antagonist for platelet-activating factor during equine endotoxaemia. *Equine Vet J.* 1993;25(2):152–157.
433. Bertone JJ, Gossett KA, Shoemaker KE, et al. Effect of hypertonic vs isotonic saline solution on responses to sublethal *Escherichia coli* endotoxemia in horses. *Am J Vet Res.* 1990;51(7):999–1007.
434. Pantaleon LG, Furr MO, McKenzie 2nd HC, Donaldson L. Cardiovascular and pulmonary effects of hetastarch plus hypertonic saline solutions during experimental endotoxemia in anesthetized horses. *J Vet Int Med.* 2006;20(6):1422–1428.
435. McFarlane D. Hetastarch: a synthetic colloid with potential in equine patients. *Compend Cont Educ Pract Vet.* 1999;21(9):867–877.
436. Jones PA, Bain FT, Byars TD, et al. Effect of hydroxyethyl starch infusion on colloid oncotic pressure in hypoproteinemic horses. *J Am Vet Med Assoc.* 2001;218(7):1130–1135.
437. Cohen ND, Divers T. Equine colitis. In: *Proceedings of the Fifteenth American College of Veterinary Internal Medicine Forum*. Lake Buena Vista, Fla; 1997.
438. Turkan H, Ural A, Beyan C, et al. Effects of hydroxyethyl starch on blood coagulation profile. *Eur J Anaesthesiol.* 1999;16(3):156–159.
439. Jones PA, Tomasic M, Gentry PA. Oncotic, hemodilutional, and hemostatic effects of isotonic saline and hydroxyethyl starch solutions in clinically normal ponies. *Am J Vet Res.* 1997;58(5):541–548.
440. Meister D, Hermann M, Mathis GA. Kinetics of hydroxyethyl starch in horses. *Schweiz Arch Tierheilkd.* 1992;134(7):329–339.
441. Moore JN, Garner HE, Shapland JE, et al. Lactic acidosis and arterial hypoxemia during sublethal endotoxemia in conscious ponies. *Am J Vet Res.* 1980;41(10):1696–1698.
442. Hosgood G. Pharmacologic features and physiologic effects of dopamine. *J Am Vet Med Assoc.* 1990;197(9):1209–1211.
443. Corley KT, McKenzie HC, Amoroso LM, et al. Initial experience with norepinephrine infusion in hypotensive critically ill foals. *J Vet Emerg Crit Care.* 2000;10(4):267–276.
444. Moore BR, Hinchcliff KW. Heparin: a review of its pharmacology and therapeutic use in horses. *J Vet Intern Med.* 1994;8(1):26–35.
445. Mahaffey EA, Moore JN. Erythrocyte agglutination associated with heparin treatment in three horses. *J Am Vet Med Assoc.* 1986;189(11):1478–1480.
446. Moore JN, Mahaffey EA, Zboran M. Heparin-induced agglutination of erythrocytes in horses. *Am J Vet Res.* 1987;48(1):68–71.
447. Monreal L, Villatoro AJ, Monreal M, et al. Comparison of the effects of low-molecular-weight and unfractioned heparin in horses. *Am J Vet Res.* 1995;56(10):1281–1285.
448. Weiss DJ, Evanson OA, McClenahan D, et al. Evaluation of platelet activation and platelet-neutrophil aggregates in ponies with alimentary laminitis. *Am J Vet Res.* 1997;58(12):1376–1380.
449. Jarvis GE, Evans RJ. Endotoxin-induced platelet aggregation in heparinised equine whole blood in vitro. *Res Vet Sci.* 1994;57(3):317–324.
450. Daels PF, Starr M, Kindahl H, et al. Effect of Salmonella typhimurium endotoxin on PGF-2 alpha release and fetal death in the mare. *J Reprod Fertil Suppl.* 1987;35:485–492.
451. Immegart HM. Abnormalities of pregnancy. In: Youngquist RS, ed. *Current Therapy in Large Animal Theriogenology*. Philadelphia: WB Saunders; 1997.
452. Baxter GM. Alterations of endothelium-dependent digital vascular responses in horses given low-dose endotoxin. *Vet Surg.* 1995;24(2):87–96.
453. Pollitt CC, van Eps AW. Prolonged, continuous distal limb cryotherapy in the horse. *Equine Vet J.* 2004;36:216–220.
454. van Eps AW. Progress towards effective prevention and therapy for laminitis. *Equine Vet J.* 2012;44:746–748.
455. Van Eps AW, Pollitt CC. Equine laminitis model: cryotherapy reduces the severity of lesions evaluated seven days after induction with oligofructose. *Equine Vet J.* 2009;41:741–746.
456. van Eps AW, Pollitt CC, Underwood C, et al. Continuous digital hypothermia initiated after the onset of lameness prevents lamellar failure in the oligofructose laminitis model. *Equine Vet J.* 2014;46:625–630.
457. Kullmann A, Holcombe SJ, Hurcombe SD, et al. Prophylactic digital cryotherapy is associated with decreased incidence of laminitis in horses diagnosed with colitis. *Equine Vet J.* 2014;46:554–559.
458. van Eps AW, Orsini JA. A comparison of seven methods for continuous therapeutic cooling of the equine digit. *Equine Vet J.* 2016;48:120–124.
459. Blackwell RB, White NA. Duodenitis-proximal jejunitis in the horse. *Proc Equine Colic Res Symp.* 1982;1:106.
460. Seahorn TL, Cornick JL, Cohen ND. Prognostic indicators for horses with duodenitis-proximal jejunitis—75 Horses (1985–1989). *J Vet Intern Med.* 1992;6:307–311.
461. White NA, Tyler DE, Blackwell RB, et al. Hemorrhagic fibrinonecrotic duodenitis-proximal jejunitis in horses: 20 cases (1977-1984). *J Am Vet Med Assoc.* 1987;190:311–315.
462. Davis JL, Blikslager AT, Catto K, et al. A retrospective analysis of hepatic injury in horses with proximal enteritis (1984–2002). *J Vet Intern Med.* 2003;17:896–901.
463. Arroyo LG, Staempfli H, Rousseau JD, et al. Culture evaluation of Clostridium spp. in the nasogastric reflux of horses with duodenitis proximal jejunitis. *Proc Equine Colic Res Symp.* 2005;8:51–52.
464. Schumacher J, Mullen J, Shelby R, et al. An investigation of the role of *Fusarium moniliforme* in duodenitis/proximal jejunitis of horses. *Vet Hum Toxicol.* 1995;37:39–45.

465. Cohen ND, Toby E, Roussel AJ, et al. Are feeding practices associated with duodenitis-proximal jejunitis? *Equine Vet J.* 2006;38:526–531.
466. Freeman DE. Duodenitis-proximal jejunitis. *Equine Vet Educ.* 2000;12:322–332.
467. Morris DD, Johnston JK. Peritoneal fluid constituents in horses with colic due to small intestinal disease. *Proc Equine Colic Res Symp.* 1986;2.
468. Desrochers AM. Abdominal ultrasonography of normal and colicky adult horses. *Proc AAEP Focus on Colic.* 2005:20–26.
469. Lammers TW, Roussel AJ, Boothe DM, et al. Effect of an indwelling nasogastric tube on gastric emptying rates of liquids in horses. *Am J Vet Res.* 2005;66:642–645.
470. Sellon DC, Roberts MC, Blikslager AT, et al. Effects of continuous rate intravenous infusion of butorphanol on physiologic and outcome variables in horses after celiotomy. *J Vet Intern Med.* 2004;18:555–563.
471. Durham AE, Phillips TJ, Walmsley JP, et al. Nutritional and clinicopathological effects of post operative parenteral nutrition following small intestinal resection and anastomosis in the mature horse. *Equine Vet J.* 2004;36:390–396.
472. Durham AE, Phillips TJ, Walmsley JP, et al. Study of the clinical effects of postoperative parenteral nutrition in 15 horses. *Vet Rec.* 2003;153:493–498.
473. Koenig JB, Sawhney S, Cote N, et al. Effect of intraluminal distension or ischemic strangulation obstruction of the equine jejunum on jejunal motilin receptors and binding of erythromycin lactobionate. *Am J Vet Res.* 2006;67:815–820.
474. Cook VL, Blikslager AT. Use of systemically administered lidocaine in horses with gastrointestinal tract disease. *J Am Vet Med Assoc.* 2008;232:1144–1148.
475. Malone E, Ensink J, Turner T, et al. Intravenous continuous infusion of lidocaine for treatment of equine ileus. *Vet Surg.* 2006;35:60–66.
476. Koenig JB, Cote N, LaMarre J, et al. Binding of radiolabeled porcine motilin and erythromycin lactobionate to smooth muscle membranes in various segments of the equine gastrointestinal tract. *Am J Vet Res.* 2002;63:1545–1550.
477. Cohen ND, Faber NA, Brumbaugh GW. Use of bethanechol and metoclopramide in horses with duodenitis proximal jejunitis: 13 cases (1987–1993). *J Equine Vet Sci.* 1995;15:492–494.
478. Leeth B, Robertson JT. A retrospective comparison of surgical to medical management of proximal enteritis in the horse. *Proc Am Assoc Equine Pract.* 1989;34:69–79.
479. Edwards GB. Duodenitis-proximal jejunitis (anterior enteritis) as a surgical problem. *Equine Vet Educ.* 2000;12:318–321.
480. Oue Y, Ishihara R, Edamatsu H, et al. Isolation of an equine coronavirus from adult horses with pyrogenic and enteric disease and its antigenic and genomic characterization in comparison with the NC99 strain. *Vet Microbiol.* 2011;150:41–48.
481. Oue Y, Morita Y, Kondo T, et al. Epidemic of equine coronavirus at Obihiro Racecourse, Hokkaido, Japan in 2012. *J Vet Med Sci.* 2013;75:1261–1265.
482. Pusterla N, Mapes S, Wademan C, et al. Emerging outbreaks associated with equine coronavirus in adult horses. *Vet Microbiol.* 2013;162:228–231.
483. Davis E, Rush BR, Cox J, et al. Neonatal enterocolitis associated with coronavirus infection in a foal: a case report. *J Vet Diagn Invest.* 2000;12:153–156.
484. Guy JS, Breslin JJ, Breuhaus B, et al. Characterization of a coronavirus isolated from a diarrheic foal. *J Clin Microbiol.* 2000;38:4523–4526.
485. Giannitti F, Diab S, Mete A, et al. Necrotizing enteritis and hyperammonemic encephalopathy associated with equine coronavirus infection in equids. *Vet Pathol.* 2015;52:1148–1156.
486. Fielding CL, Higgins JK, Higgins JC, et al. Disease associated with equine coronavirus infection and high case fatality rate. *J Vet Intern Med.* 2015;29:307–310.
487. Roberts MC, Kidder DE, Hill FW. Small intestinal beta-galactosidase activity in the horse. *Gut.* 1973;14:535–540.
488. Roberts MC. Malabsorption-syndromes in the horse. *Comp Contin Educ Pract Vet.* 1985;7:S637–S646.
489. Lindberg R, Nygren A, Persson SG. Rectal biopsy diagnosis in horses with clinical signs of intestinal disorders: a retrospective study of 116 cases. *Equine Vet J.* 1996;28:275–284.
490. Kemper DL, Perkins GA, Schumacher J, et al. Equine lymphocytic-plasmacytic enterocolitis: a retrospective study of 14 cases. *Equine Vet J Suppl.* 2000:108–112.
491. Gibson KT, Alders RG. Eosinophilic enterocolitis and dermatitis in two horses. *Equine Vet J.* 1987;19:247–252.
492. Church S, Middleton DJ. Transient glucose malabsorption in two horses—fact or artefact? *Aus Vet J.* 1997;75:716–718.
493. Love S, Mair TS, Hillyer MH. Chronic diarrhea in adult horses—a review of 51 referred cases. *Vet Rec.* 1992;130:217–219.
494. Freeman DE. In vitro concentrative accumulation of D-xylose by jejunum from horses and rabbits. *Am J Vet Res.* 1993;54:965–969.
495. Brown CM. The diagnostic value of the d-xylose absorption test in horses with unexplained chronic weight loss. *Brit Vet Jl.* 1992;148:41–44.
496. Roberts MC. Small intestinal malabsorption in horses. *Equine Vet Educ.* 2000;12:214–219.
497. Haven M, Roberts M, Argenzio R, et al. Intestinal adaptation following 70% small bowel resection in the horse. *Pferdeheilkunde.* 1992:86–87.
498. Tate Jr LP, Ralston SL, Koch CM, et al. Effects of extensive resection of the small intestine in the pony. *Am J Vet Res.* 1983;44:1187–1191.
499. Lindberg R, Persson SG, Jones B, et al. Clinical and pathophysiological features of granulomatous enteritis and eosinophilic granulomatosis in the horse. *Zentralbl Veterinarmed A.* 1985;32:526–539.
500. Duryea JH, Ainsworth DM, Mauldin EA, et al. Clinical remission of granulomatous enteritis in a Standardbred gelding following long-term dexamethasone administration. *Equine Vet J.* 1997;29:164–167.
501. Roberts MC, Pinsent PJ. Malabsorption in the horse associated with alimentary lymphosarcoma. *Equine Vet J.* 1975;7:166–172.
502. van den Hoven R, Franken P. Clinical aspects of lymphosarcoma in the horse: a clinical report of 16 cases. *Equine Vet J.* 1983;15:49–53.
503. Platt H. Alimentary lymphomas in the horse. *J Comp Pathol.* 1987;97:1–10.
504. Cimprich RE. Equine granulomatous enteritis. *Vet Pathol.* 1974;11:535–547.
505. Schumacher J, Edwards JF, Cohen ND. Chronic idiopathic inflammatory bowel diseases of the horse. *J Vet Intern Med.* 2000;14:258–265.
506. Lindberg R. Pathology of equine granulomatous enteritis. *J Comp Pathol.* 1984;94:233–247.
507. Merritt AM, Cimprich RE, Beech J. Granulomatous enteritis in nine horses. *J Am Vet Med Assoc.* 1976;169:603–609.
508. Fogarty U, Perl D, Good P, et al. A cluster of equine granulomatous enteritis cases: the link with aluminium. *Vet Hum Toxicol.* 1998;40:297–305.
509. Collery P, McElroy M, Sammin D, et al. Equine granulomatous enteritis linked with aluminum? *Vet Hum Toxicol.* 1999;41:49–50.
510. Meuten DJ, Butler DG, Thomson GW, et al. Chronic enteritis associated with malabsorption and protein-losing enteropathy in the horse. *J Am Vet Med Assoc.* 1978;172:326–333.
511. Pass DA, Bolton JR. Chronic eosinophilic gastroenteritis in the horse. *Vet Pathol.* 1982;19:486–496.
512. Nimmo Wilkie JS, Yager JA, Nation PN, et al. Chronic eosinophilic dermatitis: a manifestation of a multisystemic, eosinophilic, epitheliotropic disease in five horses. *Vet Pathol.* 1985;22:297–305.
513. Pass DA, Bolton JR, Mills JN. Basophilic enterocolitis in a horse. *Vet Pathol.* 1984;21:362–364.
514. Lindberg R, Karlsson L. Topography and enterocyte morphology of the small bowel mucosal surface in equine granulomatous enteritis. *J Comp Pathol.* 1985;95:65–78.
515. Platt H. Chronic inflammatory and lymphoproliferative lesions of the equine small intestine. *J Comp Pathol.* 1986;96:671–684.

516. Edwards GB, Kelly DF, Proudman CJ. Segmental eosinophilic colitis: a review of 22 cases. *Equine Vet J Suppl*. 2000:86–93.
517. Scott EA, Heidel JR, Snyder SP, et al. Inflammatory bowel disease in horses: 11 cases (1988–1998). *J Am Vet Med Assoc*. 1999;214:1527–1530.
518. Lavoie JP, Drolet R, Parsons D, et al. Equine proliferative enteropathy: a cause of weight loss, colic, diarrhoea and hypoproteinaemia in foals on three breeding farms in Canada. *Equine Vet J*. 2000;32:418–425.
519. Frazer M. *Lawsonia intracellularis* infection in horses: 2005-2007. *J Vet Intern Med*. 2008;22:1243–1248.
520. McClintock SA, Collins AM. *Lawsonia intracellularis* proliferative enteropathy in a weanling foal in Australia. *Aust Vet J*. 2004;82:750–752.
521. McGurrin MK, Vengust M, Arroyo LG, et al. An outbreak of *Lawsonia intracellularis* infection in a standardbred herd in Ontario. *Can Vet J*. 2007;48:927–930.
522. Pusterla N, Gebhart C. *Lawsonia intracellularis* infection and proliferative enteropathy in foals. *Vet Microbiol*. 2013.
523. Wilson JH, Gebhart CJ. *Lawsonia* proliferative enteropathy in foals: clinical features and piglet parallels. *Proc AAEP Focus on the First Year of Life*. 2008.
524. Williams NM, Harrison LR, Gebhart CJ. Proliferative enteropathy in a foal caused by *Lawsonia intracellularis*-like bacterium. *J Vet Diagn Invest*. 1996;8:254–256.
525. Cooper DM, Swanson DL, Gebhart CJ. Diagnosis of proliferative enteritis in frozen and formalin-fixed, paraffin-embedded tissues from a hamster, horse, deer and ostrich using a *Lawsonia intracellularis*-specific multiplex PCR assay. *Vet Microbiol*. 1997;54:47–62.
526. Page AE, Stills Jr HF, Horohov DW. The effect of passively acquired antibodies on *Lawsonia intracellularis* infection and immunity in the horse. *Equine Vet J*. 2015;47:655–661.
527. Sampieri F, Hinchcliff KW, Toribio RE. Tetracycline therapy of *Lawsonia intracellularis* enteropathy in foals. *Equine Vet J*. 2006;38:89–92.
528. Jacobson M, Aspan A, Königsson MH, et al. Routine diagnostics of *Lawsonia intracellularis* performed by PCR, serological and post mortem examination, with special emphasis on sample preparation methods for PCR. *Vet Microbiol*. 2004;102:189–201.
529. Page AE, Slovis NM, Horohov DW. *Lawsonia intracellularis* and equine proliferative enteropathy. *Vet Clin North Am Equine Pract*. 2014;30:641–658.
530. Dauvillier J, Picandet V, Harel J, et al. Diagnostic and epidemiological features of *Lawsonia intracellularis* enteropathy in 2 foals. *Can Vet J*. 2006;47:689–691.
531. Pusterla N, Vannucci FA, Mapes SM, et al. Efficacy of an avirulent live vaccine against *Lawsonia intracellularis* in the prevention of proliferative enteropathy in experimentally infected weanling foals. *Am J Vet Res*. 2012;73:741–746.
532. Hayden DW, Johnson KH, Wolf CB, et al. AA amyloid-associated gastroenteropathy in a horse. *J Comp Pathol*. 1988;98:195–204.
533. MacKay RJ, Iverson WO, Merritt AM. Exuberant granulation tissue in the stomach of a horse. *Equine Vet J*. 1981;13:119–122.
534. Smith BP. Salmonella infection in horses. *Comp Cont Ed Pract Vet*. 1981;3:S4–S17.
535. Smith BP, Reina-Guerra M, Hardy AJ. Prevalence and epizootiology of equine salmonellosis. *J Am Vet Med Assoc*. 1978;172:353.
536. Donahue JM. Emergence of antibiotic-resistant *Salmonella agona* in horses in Kentucky. *J Am Vet Med Assoc*. 1986;188:592.
537. Traub-Dargatz JL, Garber LP, Fedorka-Cray PJ, et al. Fecal shedding of *Salmonella* spp by horses in the United States during 1998 and 1999 and detection of *Salmonella* spp in grain and concentrate sources on equine operations. *J Am Vet Med Assoc*. 2000;217:226.
538. Traub-Dargatz JL, Salman MD, Jones RL. Epidemiologic study of salmonellae shedding in the feces of horses and potential risk factors for development of the infection in hospitalized horses. *J Am Vet Med Assoc*. 1990;196:1617.
539. House JK, Mainar-Jaime RC, Smith BP, et al. Risk factors for nosocomial *Salmonella* infection among hospitalized horses. *J Am Vet Med Assoc*. 1999;214:1511.
540. Schott HC, Ewart SL, Walker RD, R.M, et al. An outbreak of salmonellosis among horses at a veterinary teaching hospital. *J Am Vet Med Assoc*. 2001;218:1152.
541. Tillotson K, Savage CJ, Salman MD, et al. Outbreak of *Salmonella infantis* infection in a large animal veterinary teaching hospital. *J Am Vet Med Assoc*. 1997;211:1554.
542. Mainar-Jaime RC, House JK, Smith BP, et al. Influence of fecal shedding of *Salmonella* organisms on mortality in hospitalized horses. *J Am Vet Med Assoc*. 1998;213:1162.
543. Hartmann FA, Callan RJ, McGuirk SM, et al. Control of an outbreak of salmonellosis caused by drug-resistant *Salmonella anatum* in horses at a veterinary hospital and measures to prevent future infections. *J Am Vet Med Assoc*. 1996;209:629.
544. Bucknell DG, Gasser RB, Irving A, Whithear K. Antimicrobial resistance in Salmonella and Escherichia coli isolated from horses. *Aust Vet J*. 1997;75:355.
545. Hartmann FA, West SE. Utilization of both phenotypic and molecular analyses to investigate an outbreak of multidrug-resistant in horses. *Can J Vet Res*. 1997;61:173.
546. Dargatz DA, Traub-Dargatz JL. Multidrug-resistant *Salmonella* and nosocomial infections. *Vet Clin North Am Equine Pract*. 2004;20:587.
547. Smith BP. Understanding the role of endotoxins in gram-negative sepsis. *Vet Med*. 1986;12:1148.
548. Carter JD, Hird DW, Farver TB, Hjerpe CA. Salmonellosis in hospitalized horses: seasonality and case fatality rates. *J Am Vet Med Assoc*. 1986;188:163.
549. Morse EV, Duncan MA, Page EA, Fessler JF. Salmonellosis in Equidae: a study of 23 cases. *Cornell Vet*. 1976;66:198.
550. Ernst NS, Hernandez JA, MacKay RJ, et al. Risk factors associated with fecal Salmonella shedding among hospitalized horses with signs of gastrointestinal tract disease. *J Am Vet Med Assoc*. 2004;225:275.
551. Kim LM, Morley PS, Traub-Dargatz JL, Salman MD, Gentry-Weeks C. Factors associated with Salmonella shedding among equine colic patients at a veterinary teaching hospital. *J Am Vet Med Assoc*. 2001;218:740.
552. Giannella RA. Pathogenesis of acute bacterial diarrheal disorders. *Annu Rev Med*. 1981;32:341.
553. Hirsh DC. The alimentary canal as a microbial habitat. In: Biberstein EL, Zee YC, eds. *Review of Veterinary Microbiology*. Boston: Blackwell Scientific; 1990:93.
554. Selsted ME, Miller SI, Henschen AH, Ouellette AJ. Enteric defensins: antibiotic peptide components of intestinal host defense. *J Cell Biol*. 1992;118:929.
555. Brandtzaeg P, Baekkevold ES, Farstad IN, et al. Regional specialization in the mucosal immune system: what happens in the microcompartments? *Immunol Today*. 1999;20:141.
556. Ohl ME, Miller SI. Salmonella: a model for bacterial pathogenesis. *Annu Rev Med*. 2001;52:259.
557. Clarke RC, Gyles CL. Salmonella. In: Gyles CL, Thoen CO, eds. *Pathogenesis of Bacterial Infections in Animals*. Ames, IA: Iowa State University Press; 2001:95.
558. Hirsh DC. Salmonella. In: Biberstein EL, Zee YC, eds. *Review of veterinary microbiology*. Boston: Blackwell Scientific; 2001:110.
559. Smith BP, Hardy AJ, Reina-Guerra M. A preliminary evaluation of some preparations of Salmonella typhimurium vaccines in horses. In: Moore JN, White NA, Becht JL, eds. *Proceedings of the first Equine Colic Symposium*. Lawrenceville, NJ: Veterinary Learning Systems; 1982:211.
560. Smith BP, Reina-Guerra M, Hoiseth SK, et al. Aromatic-dependent Salmonella typhimurium as modified live vaccines for calves. *Am J Vet Res*. 1984;45:59.
561. Sheoran AS, Timoney JF, Tinge SA, Sundaram P, Curtiss R. Intranasal immunogenicity of a Delta cya Delta crp-pabA mutant of Salmonella enterica serotype Typhimurium for the horse. *Vaccine*. 2001;19:3787.

562. Sansonetti PJ, Phalipon A. M cells as ports of entry for enteroinvasive pathogens: mechanisms of interaction, consequences for the disease process. *Semin Immunol.* 1999;11:193.
563. Galan JE, Collmer A. Type III secretion machines: bacterial devices for protein delivery into host cells. *Science.* 1999;284:1322.
564. Vazquez-Torres A, Jones-Carson J, Baumler AJ, et al. Extraintestinal dissemination of Salmonella by CD18-expressing phagocytes. *Nature.* 1999;401:804.
565. Vazquez-Torres A, Fang FC. Oxygen-dependent anti-Salmonella activity of macrophages. *Trends Microbiol.* 2001;9:29.
566. Koo FC, Peterson JW, Houston CW, Molina NC. Pathogenesis of experimental salmonellosis: inhibition of protein synthesis by cytotoxin. *Infect Immun.* 1984;43:93.
567. Giannella RA, Gots RE, Charney AN, Greenough WB, Formal SB. Pathogenesis of Salmonella-mediated intestinal fluid secretion. Activation of adenylate cyclase and inhibition by indomethacin. *Gastroenterology.* 1975;69:1238.
568. Peterson JW, Molina NC, Houston CW, Fader RC. Elevated cAMP in intestinal epithelial cells during experimental cholera and salmonellosis. *Toxicon.* 1983;21:761.
569. Chopra AK, Huang JH, Xu X, et al. Role of Salmonella enterotoxin in overall virulence of the organism. *Microb Pathog.* 1999;27:155.
570. Watson PR, Galyov EE, Paulin SM, et al. Mutation of invH, but not stn, reduces Salmonella-induced enteritis in cattle. *Infect Immun.* 1432;66.
571. Murray MJ. Enterotoxin activity of a Salmonella typhimurium of equine origin in vivo in rabbits and the effect of Salmonella culture lysates and cholera toxin on equine colonic mucosa in vitro. *Am J Vet Res.* 1986;47:769.
572. Murray MJ. Digestive physiology of the large intestine in adult horses. Part II: pathophysiology of colitis. *Comp Cont Ed Pract Vet.* 1988;10:1309.
573. Powell DW. Neuroimmunophysiology of the gastrointestinal mucosa: implications for inflammatory diseases. *Trans Am Clin Climatol Assoc.* 1994;106:124.
574. Madara JL. Review article: pathobiology of neutrophil interactions with intestinal epithelia. *Aliment Pharmacol Ther.* 2000;11(suppl 3):57.
575. Smith BP, Reina-Guerra M, Hardy AJ, Habasha F. Equine salmonellosis: experimental production of four syndromes. *Am J Vet Res.* 1979;40:1072.
576. Cohen ND, Woods AM. Characteristics and risk factors for failure to survive of horses with acute diarrhea: 122 cases (1990-1996). *J Am Vet Med Assoc.* 1999;214:382.
577. van Duijkeren E, Flemming C, van Oldruitenborgh-Oosterbaan MS, H, et al. Diagnosing salmonellosis in horses. Culturing of multiple versus single faecal samples. *Vet Q.* 1995;17:63.
578. Palmer JE, Whitlock RH, Benson CE, et al. Comparison of rectal mucosal cultures and fecal cultures in detecting Salmonella infection in horses and cattle. *Am J Vet Res.* 1985;46:697.
579. Cohen ND, Martin LJ, Simpson RB, et al. Comparison of polymerase chain reaction and microbiological culture for detection of salmonellae in equine feces and environmental samples. *Am J Vet Res.* 1996;57:780.
580. Amavisit P, Browning GF, Lightfoot D, et al. Rapid PCR detection of Salmonella in horse faecal samples. *Vet Microbiol.* 2001;79:63.
581. Kurowski PB, Traub-Dargatz JL, Morley PS, Gentry-Weeks CR. Detection of Salmonella spp in fecal specimens by use of real-time polymerase chain reaction assay. *Am J Vet Res.* 2002;63:1265.
582. Dumler JS, Barbet AF, Bekker CP, et al. Reorganization of genera in the families Rickettsiaceae and Anaplasmataceae in the order Rickettsiales: unification of some species of Ehrlichia with Anaplasma, Cowdria with Ehrlichia and Ehrlichia with Neorickettsia, descriptions of six new species combinations and designation of Ehrlichia equi and 'HGE agent' as subjective synonyms of Ehrlichia phagocytophila. *Int J Syst Evol Microbiol.* 2001;51:2145.
583. Palmer JE. Potomac horse fever. *Vet Clin North Am Equine Pract.* 1993;9:399.
584. Mulville P. Equine monocytic ehrlichiosis (Potomac horse fever): a review. *Equine Vet J.* 1991;23:400.
585. Dutta SK, Myrup AC, Rice RM, et al. Experimental reproduction of Potomac horse fever in horses with a newly isolated Ehrlichia organism. *J Clin Microbiol.* 1985;22:265.
586. Rikihisa Y, Perry BD. Causative ehrlichial organisms in Potomac horse fever. *Infect Immun.* 1985;49:513.
587. Madigan JE, Pusterla N. Ehrlichial diseases. *Vet Clin North Am Equine Pract.* 2000;16:487. ix.
588. Levine JF, Levy MG, Nicholson WL, Gager RB. Attempted Ehrlichia risticii transmission with Dermacentor variabilis (Acari: Ixodidae). *J Med Entomol.* 1990;27:931.
589. Burg JG, Roberts AW, Williams NM, et al. Attempted transmission of Ehrlichia risticii (Rickettsiaceae) with Stomoxys calcitrans (Diptera: Muscidae). *J Med Entomol.* 1990;27:874.
590. Reubel GH, Barlough JE, Madigan JE. Production and characterization of Ehrlichia risticii, the agent of Potomac horse fever, from snails (Pleuroceridae: Juga spp.) in aquarium culture and genetic comparison to equine strains. *J Clin Microbiol.* 1998;36:1501.
591. Barlough JE, Reubel GH, Madigan JE, et al. Detection of Ehrlichia risticii, the agent of Potomac horse fever, in freshwater stream snails (Pleuroceridae: Juga spp.) from northern California. *Appl Environ Microbiol.* 1998;64:2888.
592. Kanter M, Mott J, Ohashi N, et al. Analysis of 16S rRNA and 51-kilodalton antigen gene and transmission in mice of Ehrlichia risticii in virgulate trematodes from Elimia livescens snails in Ohio. *J Clin Microbiol.* 2000;38:3349.
593. Mott J, Muramatsu Y, Seaton E, et al. Molecular analysis of Neorickettsia risticii in adult aquatic insects in Pennsylvania, in horses infected by ingestion of insects, and isolated in cell culture. *J Clin Microbiol.* 2002;40:690.
594. Park BK, Kim MJ, Kim EH, et al. Identification of trematode cercariae carrying Neorickettsia risticii in freshwater stream snails. *Ann N Y Acad Sci.* 2003;990:239–247.
595. Pusterla N, Johnson EM, Chae JS, Madigan JE. Digenetic trematodes, Acanthatrium sp. and Lecithodendrium sp., as vectors of Neorickettsia risticii, the agent of Potomac horse fever. *J Helminthol.* 2003;77:335.
596. Gibson KE, Rikihisa Y, Zhang C, Martin C. Neorickettsia risticii is vertically transmitted in the trematode Acanthatrium oregonense and horizontally transmitted to bats. *Environ Microbiol.* 2005;7:203.
597. Chae JS, Pusterla N, Johnson E, et al. Infection of aquatic insects with trematode metacercariae carrying Ehrlichia risticii, the cause of Potomac horse fever. *J Med Entomol.* 2000;37:619.
598. Pusterla N, Madigan JE, Chae JS, et al. Helminthic transmission and isolation of Ehrlichia risticii, the causative agent of Potomac horse fever, by using trematode stages from freshwater stream snails. *J Clin Microbiol.* 2000;38:1293.
599. Pusterla N, Johnson E, Chae J, et al. Infection rate of Ehrlichia risticii, the agent of Potomac horse fever, in freshwater stream snails (Juga yrekaensis) from northern California. *Vet Parasitol.* 2000;92:151.
600. Madigan JE, Pusterla N, Johnson E, et al. Transmission of Ehrlichia risticii, the agent of Potomac horse fever, using naturally infected aquatic insects and helminth vectors: preliminary report. *Equine Vet J.* 2000;32:275.
601. Rikihisa Y, Perry BD, Cordes DO. Ultrastructural study of ehrlichial organisms in the large colons of ponies infected with Potomac horse fever. *Infect Immun.* 1985;49:505.
602. Rikihisa Y. Growth of Ehrlichia risticii in human colonic epithelial cells. *Ann N Y Acad Sci.* 1990;590:104.
603. Williams NM, Cross RJ, Timoney PJ. Respiratory burst activity associated with phagocytosis of Ehrlichia risticii by mouse peritoneal macrophages. *Res Vet Sci.* 1994;57:194.
604. Williams NM, Timoney PJ. In vitro killing of Ehrlichia risticii by activated and immune mouse peritoneal macrophages. *Infect Immun.* 1993;61:861.
605. Wells MY, Rikihisa Y. Lack of lysosomal fusion with phagosomes containing Ehrlichia risticii in P388D1 cells: abro-

gation of inhibition with oxytetracycline. *Infect Immun.* 1988;56:3209.
606. Rikihisa Y, Johnson GC, Cooke HJ. Pathophysiological changes in the large colon of horses infected with Ehrlichia risticii. In: Moore JN, White S, Morris DD, eds. *Proceedings of the third equine colic symposium.* Lawrenceville NJ: Veterinary Learning Systems; 1988:93.
607. Dutta SK, Penney BE, Myrup AC, et al. Disease features in horses with induced equine monocytic ehrlichiosis (Potomac horse fever). *Am J Vet Res.* 1988;49:1747.
608. Ziemer EL, Whitlock RH, Palmer JE, Spencer PA. Clinical and hematologic variables in ponies with experimentally induced equine ehrlichial colitis (Potomac horse fever). *Am J Vet Res.* 1987;48:63.
609. Long MT, Goetz TE, Kakoma I, et al. Evaluation of fetal infection and abortion in pregnant ponies experimentally infected with Ehrlichia risticii. *Am J Vet Res.* 1995;56:1307.
610. Long MT, Goetz TE, Whiteley HE, et al. Identification of Ehrlichia risticii as the causative agent of two equine abortions following natural maternal infection. *J Vet Diagn Invest.* 1995;7:201.
611. Morris DD, Messick J, Whitlock RH, et al. Effect of equine ehrlichial colitis on the hemostatic system in ponies. *Am J Vet Res.* 1988;49:1030.
612. Dutta SK, Rice RM, Hughes TD, et al. Detection of serum antibodies against Ehrlichia risticii in Potomac horse fever by enzyme-linked immunosorbent assay. *Vet Immunol Immunopathol.* 1987;14:85.
613. Madigan JE, Rikihisa Y, Palmer JE, et al. Evidence for a high rate of false-positive results with the indirect fluorescent antibody test for Ehrlichia risticii antibody in horses. *J Am Vet Med Assoc.* 1995;207:1448.
614. Pusterla N, Leutenegger CM, Sigrist B, et al. Detection and quantitation of Ehrlichia risticii genomic DNA in infected horses and snails by real-time PCR. *Vet Parasitol.* 2000;90:129.
615. Mott J, Rikihisa Y, Zhang Y, et al. Comparison of PCR and culture to the indirect fluorescent-antibody test for diagnosis of Potomac horse fever. *J Clin Microbiol.* 1997;35:2215.
616. Biswas B, Mukherjee D, Mattingly-Napier BL, Dutta SK. Diagnostic application of polymerase chain reaction for detection of Ehrlichia risticii in equine monocytic ehrlichiosis (Potomac horse fever). *J Clin Microbiol.* 1991;29:2228.
617. Atwill ER, Mohammed HO. Evaluation of vaccination of horses as a strategy to control equine monocytic ehrlichiosis. *J Am Vet Med Assoc.* 1996;208:1290.
618. Dutta SK, Vemulapalli R, Biswas B. Association of deficiency in antibody response to vaccine and heterogeneity of Ehrlichia risticii strains with Potomac horse fever vaccine failure in horses. *J Clin Microbiol.* 1998;36:506.
619. Wierup M. Equine intestinal clostridiosis. An acute disease in horses associated with high intestinal counts of Clostridium perfringens type A. *Acta Vet Scand suppl.* 1977;1.
620. Prescott JF, Staempfli HR, Barker IK, et al. A method for reproducing fatal idiopathic colitis (colitis X) in ponies and isolation of a clostridium as a possible agent. *Equine Vet J.* 1988;20:417.
621. Jones RL, Adney WS, Alexander AF, et al. Hemorrhagic necrotizing enterocolitis associated with Clostridium difficile infection in four foals. *J Am Vet Med Assoc.* 1988;193:76.
622. Madewell BR, Tang YJ, Jang S, et al. Apparent outbreaks of Clostridium difficile-associated diarrhea in horses in a veterinary medical teaching hospital. *J Vet Diagn Invest.* 1995;7:343.
623. Weese JS, Staempfli HR, Prescott JF. A prospective study of the roles of clostridium difficile and enterotoxigenic Clostridium perfringens in equine diarrhoea. *Equine Vet J.* 2001;33:403.
624. Jones RL. Clostridial enterocolitis. *Vet Clin North Am Equine Pract.* 2000;16:471.
625. Donaldson MT, Palmer JE. Prevalence of Clostridium perfringens enterotoxin and Clostridium difficile toxin A in feces of horses with diarrhea and colic. *J Am Vet Med Assoc.* 1999;215:358.
626. Baverud V, Gustaffsson A, Franklin A, et al. Clostridium difficile associated with acute colitis in mature horses treated with antibiotics. *Equine vet j.* 1997;29:279. v.
627. Linerode PA, Goode RL. The effect of colic on the microbial activity of the equine intestine. *Proc Am Assoc Eq Pract.* 1970;16:219.
628. White G, Prior SD. Comparative effects of oral administration of trimethoprim/sulphadiazine or oxytetracycline on the faecal flora of horses. *Vet Rec.* 1982;111:316.
629. Baverud V, Franklin A, Gunnarsson A, et al. Clostridium difficile associated with acute colitis in mares when their foals are treated with erythromycin and rifampicin for Rhodococcus equi pneumonia. *Equine Vet J.* 1998;30:482.
630. Staempfli HR, Prescott JF, Brash ML. Lincomycin-induced severe colitis in ponies: association with Clostridium cadaveris. *Can J Vet Res.* 1992;56:168.
631. Samuel SC, Hancock P, Leigh DA. An investigation into Clostridium perfringens enterotoxin-associated diarrhoea. *J Hosp Infect.* 1991;18:219.
632. Niilo L. Enterotoxigenic Clostridium perfringens. In: Gyles CL, Thoen CO, eds. *Pathogenesis of bacterial infections in animals.* Ames, IA: Iowa State University Press; 1986:321.
633. Gibert M, Jolivet-Reynaud C, Popoff MR, Jolivet-Renaud C. Beta2 toxin, a novel toxin produced by Clostridium perfringens. *Gene.* 1997;203:65.
634. Herholz C, Miserez R, Nicolet J, et al. Prevalence of beta2-toxigenic Clostridium perfringens in horses with intestinal disorders. *J Clin Microbiol.* 1999;37:358.
635. McClane BA. An overview of Clostridium perfringens enterotoxin. *Toxicon.* 1996;34:1335.
636. Sarker MR, Singh U, McClane BA. An update on Clostridium perfringens enterotoxin. *J Nat Toxins.* 2000;9:251.
637. Kelly CP, LaMont JT. Clostridium difficile infection. *Annual Review of Medicine.* 1998;49:375.
638. Wershil BK, Castagliuolo I, Pothoulakis C. Direct evidence of mast cell involvement in Clostridium difficile toxin A-induced enteritis in mice. *Gastroenterology.* 1998;114:956.
639. Castagliuolo I, Keates AC, Qiu B, et al. Increased substance P responses in dorsal root ganglia and intestinal macrophages during Clostridium difficile toxin A enteritis in rats. In: *Proceedings of the National Academy of Sciences of the United States of America.* 1997;94:4788.
640. Wierup M, DiPietro JA. Bacteriologic examination of equine fecal flora as a diagnostic tool for equine intestinal clostridiosis. *Am J Vet Res.* 1981;42:2167.
641. Daube G, Simon P, Limbourg B, et al. Hybridization of 2,659 Clostridium perfringens isolates with gene probes for seven toxins (alpha, beta, epsilon, iota, theta, mu, and enterotoxin) and for sialidase. *Am J Vet Res.* 1996;57:496.
642. Netherwood T, Wood JL, Mumford JA, Chanter N. Molecular analysis of the virulence determinants of Clostridium perfringens associated with foal diarrhoea. *Vet J.* 1998;155:289.
643. Meer RR, Songer JG. Multiplex polymerase chain reaction assay for genotyping Clostridium perfringens. *Am J Vet Res.* 1997;58:702.
644. Weese JS, Staempfli HR, Prescott JF. Survival of Clostridium difficile and its toxins in equine feces: implications for diagnostic test selection and interpretation. *J Vet Diagn Invest.* 2000;12:332.
645. Jones RL. Diagnostic procedures for isolation and characterization of Clostridium difficile associated with enterocolitis in foals. *J Vet Diagn Invest.* 1989;1:84.
646. Marler LM, Siders JA, Wolters LC, et al. Comparison of five cultural procedures for isolation of Clostridium difficile from stools. *J Clin Microbiol.* 1992;30:514.
647. Drudge JH. Clinical aspects of Strongylus vulgaris infection in the horse. Emphasis on diagnosis, chemotherapy, and prophylaxis. *Vet Clin North Am Large Anim Pract.* 1979;1:251.
648. Owen J, Slocombe D. Pathogenesis of helminths in equines. *Vet Parasitol.* 1985;18:139.
649. Bueno L, Ruckebusch Y, Dorchies P. Disturbances of digestive motility in horses associated with strongyle infection. *Vet Parasitol.* 1979;5:253.

650. Lester GD, Bolton JR, Cambridge H, Thurgate S. The effect of Strongylus vulgaris larvae on equine intestinal myoelectrical activity. *Equine Vet J Suppl.* 1989:8–13.
651. White NA. Intestinal infarction associated with mesenteric vascular thrombotic disease in the horse. *J Am Vet Med Assoc.* 1981;178:259.
652. Becht JL. The role of parasites in colic. *Proc Am Assoc Eq Pract.* 1987;33:301.
653. Sellers AF, Lowe JE, Drost CJ, et al. Retropulsion-propulsion in equine large colon. *Am J Vet Res.* 1982;43:390.
654. Greatorex JC. Diarrhoea in horses associated with ulceration of the colon and caecum resulting from S vulgaris larval migration. *Vet Rec.* 1975;97:221.
655. Patton S, Drudge JH. Clinical response of pony foals experimentally infected with Strongylus vulgaris. *Am J Vet Res.* 1977;38:2059.
656. Amborski GF, Bello TR, Torbert BJ. Host response to experimentally induced infections of Strongylus vulgaris in parasite-free and naturally infected ponies. *Am J Vet Res.* 1974;35:1181.
657. Klei TR, Torbert BJ, Ochoa R, Bello TR. Morphologic and clinicopathologic changes following Strongylus vulgaris infections of immune and nonimmune ponies. *Am J Vet Res.* 1982;43:1300.
658. Patton S, Mock RE, Drudge JH, Morgan D. Increase of immunoglobulin T concentration in ponies as a response to experimental infection with the nematode Strongylus vulgaris. *Am J Vet Res.* 1978;39:19.
659. Lyons ET, Drudge JH, Tolliver SC. Larval cyathostomiasis. *Vet Clin North Am Equine Pract.* 2000;16:501.
660. Chiejina SN, Mason JA. Immature stages of Trichonema spp as a cause of diarrhoea in adult horses in spring. *Vet Rec.* 1977;100:360.
661. Giles CJ, Urquhart KA, Longstaffe JA. Larval cyathostomiasis (immature trichonema-induced enteropathy): a report of 15 clinical cases. *Equine Vet J.* 1985;17:196.
662. Church S, Kelly DF, Obwolo MJ. Diagnosis and successful treatment of diarrhoea in horses caused by immature small strongyles apparently insusceptible to anthelmintics. *Equine Vet J.* 1986;18:401.
663. Mair TS. Recurrent diarrhoea in aged ponies associated with larval cyathostomiasis. *Equine Vet J.* 1993;25:161.
664. Mair TS. Outbreak of larval cyathostomiasis among a group of yearling and two-year-old horses. *Vet Rec.* 1994;135:598.
665. Love S, Murphy D, Mellor D. Pathogenicity of cyathostome infection. *Vet Parasitol.* 1999;85:113.
666. Mair TS, de Westerlaken LV, Cripps PJ, Love S. Diarrhoea in adult horses: a survey of clinical cases and an assessment of some prognostic indices. *Vet Rec.* 1990;126:479.
667. Murphy D, Love S. The pathogenic effects of experimental cyathostome infections in ponies. *Vet Parasitol.* 1997;70:99.
668. Murphy D, Reid SW, Graham PA, Love S. Fructosamine measurement in ponies: validation and response following experimental cyathostome infection. *Res Vet Sci.* 1997;63:113.
669. Klei TR, Rehbein S, Visser M, et al. Re-evaluation of ivermectin efficacy against equine gastrointestinal parasites. *Vet Parasitol.* 2001;98:315.
670. Tarigo-Martinie JL, Wyatt AR, Kaplan RM. Prevalence and clinical implications of anthelmintic resistance in cyathostomes of horses. *J Am Vet Med Assoc.* 2001;218:1957.
671. Jacobs DE, Hutchinson MJ, Parker L, Gibbons LM. Equine cyathostome infection: suppression of faecal egg output with moxidectin. *Vet Rec.* 1995;137:545.
672. Monahan CM, Chapman MR, Taylor HW, et al. Experimental cyathostome challenge of ponies maintained with or without benefit of daily pyrantel tartrate feed additive: comparison of parasite burdens, immunity and colonic pathology. *Vet Parasitol.* 1998;74:229.
673. Chapman MR, French DD, Monahan CM, Klei TR. Identification and characterization of a pyrantel pamoate resistant cyathostome population. *Vet Parasitol.* 1996;66:205.
674. Little D, Flowers JR, Hammerberg BH, Gardner SY. Management of drug-resistant cyathostominosis on a breeding farm in central North Carolina. *Equine Vet J.* 2003;35:246.
675. Andersson G, Ekman L, Mansson I, et al. Lethal complications following administration of oxytetracycline in the horse. *Nord Vet Med.* 1971;23:2.
676. Raisbeck MF, Holt GR, Osweiler GD. Lincomycin-associated colitis in horses. *J Am Vet Med Assoc.* 1981;179:362.
677. Stratton-Phelps M, Wilson WD, Gardner IA. Risk of adverse effects in pneumonic foals treated with erythromycin versus other antibiotics: 143 cases (1986–1996). *J Am Vet Med Assoc.* 2000;217:68.
678. Wilson DA, MacFadden KE, Green EM, et al. Case control and historical cohort study of diarrhea associated with administration of trimethoprim-potentiated sulphonamides to horses and ponies. *J Vet Intern Med.* 1996;10:258.
679. Gustafsson A, Baverud V, Gunnarsson A, et al. The association of erythromycin ethylsuccinate with acute colitis in horses in Sweden. *Equine Vet J.* 1997;29:314–318.
680. Owen RA, Fullerton J, Barnum DA. Effects of transportation, surgery, and antibiotic therapy in ponies infected with Salmonella. *Am J Vet Res.* 1983;44:46.
681. Borriello SP. The influence of the normal flora on Clostridium difficile colonisation of the gut. *Ann Med.* 1990;22:61.
682. Owen R, Fullerton JN, Tizard IR, et al. Studies on experimental enteric salmonellosis in ponies. *Can J Comp Med.* 1979;43:247.
683. Rao SS, Edwards CA, Austen CJ, et al. Impaired colonic fermentation of carbohydrate after ampicillin. *Gastroenterology.* 1988;94:928.
684. Clausen MR, Bonnen H, Tvede M, Mortensen PB. Colonic fermentation to short-chain fatty acids is decreased in antibiotic-associated diarrhea. *Gastroenterology.* 1991;101:1497.
685. Grossman RF. The relationship of absorption characteristics and gastrointestinal side effects of oral antimicrobial agents. *Clin Ther.* 1991;13:189.
686. Roussel AJ, Hooper RN, Cohen ND, et al. Prokinetic effects of erythromycin on the ileum, cecum, and pelvic flexure of horses during the postoperative period. *Am J Vet Res.* 2000;61:420.
687. Lakritz J, Madigan J, Carlson GP. Hypovolemic hyponatremia and signs of neurologic disease associated with diarrhea in a foal. *J Am Vet Med Assoc.* 1992;200:1114.
688. Kore AM. Toxicology of nonsteroidal antiinflammatory drugs. *Vet Clin North Am Small Anim Pract.* 1990;20:419.
689. Gibson GR, Whitacre EB, Ricotti CA. Colitis induced by nonsteroidal anti-inflammatory drugs. Report of four cases and review of the literature. *Arch Intern Med.* 1992;152:625.
690. Meschter CL, Gilbert M, Krook L, et al. The effects of phenylbutazone on the intestinal mucosa of the horse: a morphological, ultrastructural and biochemical study. *Equine Vet J.* 1990;22:255.
691. Collins LG, Tyler DE. Experimentally induced phenylbutazone toxicosis in ponies: description of the syndrome and its prevention with synthetic prostaglandin E2. *Am J Vet Res.* 1985;46:1605.
692. Collins LG, Tyler DE. Phenylbutazone toxicosis in the horse: a clinical study. *J Am Vet Med Assoc.* 1984;184:699.
693. Karcher LF, Dill SG, Anderson WI, King JM. Right dorsal colitis. *J Vet Intern Med.* 1990;4:247.
694. Hough ME, Steel CM, Bolton JR, Yovich JV. Ulceration and stricture of the right dorsal colon after phenylbutazone administration in four horses. *Aust Vet J.* 1999;77:785.
695. Cook, V. L., C. T. Meyers, N. B. Campbell, and A. T. Blikslager. 2008. Effect of firocoxib or flunixin meglumine on recovery of ischemic-injured equine jejunum. 70:992–1000.
696. Murray MJ. Phenylbutazone toxicity in a horse. *Comp Cont Ed Pract Vet.* 1985;7:S389–S394.
697. Lees P, Creed RF, Gerring EE, et al. Biochemical and haematological effects of phenylbutazone in horses. *Equine Vet J.* 1983;15:158.

698. Cohen ND, Carter GK, Mealey RH, Taylor TS. Medical management of right dorsal colitis in 5 horses: a retrospective study (1987–1993). *J Vet Intern Med.* 1995;9:272.
699. Kaufmann HJ, Taubin HL. Nonsteroidal anti-inflammatory drugs activate quiescent inflammatory bowel disease. *Ann Intern Med.* 1987;107:513.
700. Hovde O, Farup PG. NSAID-induced irreversible exacerbation of ulcerative colitis. *J Clin Gastroenterol.* 1992;15:160.
701. Blikslager AT, Roberts MC. Mechanisms of intestinal mucosal repair. *J Am Vet Med Assoc.* 1998;211:1437.
702. Semble EL, Wu WC. Prostaglandins in the gut and their relationship to non-steroidal anti-inflammatory drugs. *Baillieres Clin Rheumatol.* 1989;3:247.
703. Campbell NB, Jones SL, Blikslager AT. The effects of cyclooxygenase inhibitors on bile-injured and normal equine colon. *Equine Vet J.* 2002;34:493.
704. Jones SL, Blikslager AT. The future of antiinflammatory therapy. *Vet Clin North Am Equine Pract.* 2001;17:245.
705. Doucet MY, Bertone AL, Hendrickson D, et al. Comparison of efficacy and safety of paste formulations of firocoxib and phenylbutazone in horses with naturally occurring osteoarthritis. *J Am Vet Med Assoc.* 2008;232:91.
706. Yamada T, Deitch E, Specian RD, et al. Mechanisms of acute and chronic intestinal inflammation induced by indomethacin. *Inflammation.* 1993;17:641.
707. Beck PL, Xavier R, Lu N, et al. Mechanisms of NSAID-induced gastrointestinal injury defined using mutant mice. *Gastroenterology.* 2000;119:699.
708. Wallace JL, Granger DN. Pathogenesis of NSAID gastropathy: are neutrophils the culprits? *Trends Pharm Sci.* 1992;13:129.
709. Morise Z, Komatsu S, Fuseler JW, et al. ICAM-1 and P-selectin expression in a model of NSAID-induced gastropathy. *Am J Physiol Cell Physiol.* 1998;274:G246–G252.
710. Brune K, Beck WS. Towards safer nonsteroidal anti-inflammatory drugs. *Agents Actions Suppl.* 1991;32:13–25.
711. Davis JL, Gardner SY, Jones SL, Schwabenton BA, Papich MG. Pharmacokinetics of azithromycin in foals after I.V. and oral dose and disposition into phagocytes. *J Vet Pharmacol Ther.* 2002;25:99.
712. Cohen ND, Mealey RH, Chaffin MK, Carter GK. The recognition and medical management of right dorsal colitis in horses. *Vet Med.* 1995;9:687.
713. Schmitz DG. Cantharidin toxicosis in horses. *J Vet Intern Med.* 1989;3:208.
714. Shawley RV, Rolf LLJ. Experimental cantharidiasis in the horse. *Am J Vet Res.* 1984;45:2261.
715. Schoeb TR, Panciera RJ. Pathology of blister beetle (Epicauta) poisoning in horses. *Vet Pathol.* 1979;16:18.
716. Ray AC, Kyle AL, Murphy MJ, Reagor JC. Etiologic agents, incidence, and improved diagnostic methods of cantharidin toxicosis in horses. *Am J Vet Res.* 1989;50:187.
717. Helman RG, Edwards WC. Clinical features of blister beetle poisoning in equids: 70 cases (1983-1996). *J Am Vet Med Assoc.* 1997;211:1018.
718. Osweiler GD, Carron JL, Buck WB. *Clinical and diagnostic veterinary toxicology.* Dubuque, IA: Kendal Hunt; 1985:253.
719. Tamaki S, Frankenberger WTJ. Environmental biochemistry of arsenic. *Rev Environ Contam Toxicol.* 1992;124:79.
720. Louria DB. Trace metal poisoning. In: Wyndgaarden JB, Smith LH, eds. *Cecil Textbook of Medicine.* Philadelphia: WB Saunders; 1988:2385.
721. Mack RB. Gee, honey, why does the iced tea have a garlic taste? Arsenic intoxication. *N C Med J.* 1983;44:753.
722. Olson NE. Acute diarrheal disease in the horse. *J Am Vet Med Assoc.* 1966;148:418.
723. Wershil BK, Walker WA. The mucosal barrier, IgE-mediated gastrointestinal events, and eosinophilic gastroenteritis. *Gastroenterol. Clin North Am.* 1992;21:387.
724. Strobel S. IgE-mediated (and food-induced) intestinal disease. *Clin Exp Allergy.* 1995;25(suppl 1):3.
725. Ohtsuka Y, Naito K, Yamashiro Y, et al. Induction of anaphylaxis in mouse intestine by orally administered antigen and its prevention with soluble high affinity receptor for IgE. *Pediatr Res.* 1999;45:300.
726. Zimmel DN, Blikslager AT, Jones SL, et al. Vaccine-associated anaphylactic-like reaction in a horse. *Comp Cont Ed Pract Vet.* 2000;1:81.
727. Mansmann RA. Equine anaphylaxis. *J Am Vet Med Assoc.* 1972;161:438.
728. McGavin MD, Gronwall RR, Mia AS. Pathologic changes in experimental equine anaphylaxis. *J Am Vet Med Assoc.* 1972;160:1632.
729. Stenton GR, Vliagoftis H, Befus AD. Role of intestinal mast cells in modulating gastrointestinal pathophysiology. *Ann Allergy Asthma Immunol.* 1998;81:1.
730. Mourad FH, O'Donnell LJ, Ogutu E, et al. Role of 5-hydroxytryptamine in intestinal water and electrolyte movement during gut anaphylaxis. *Gut.* 1995;36:553.
731. Catto-Smith AG, Patrick MK, Hardin JA, Gall DG. Intestinal anaphylaxis in the rat: mediators responsible for the ion transport abnormalities. *Agents Actions.* 1989;28:185.
732. Scott RB, Diamant SC, Gall DG. Motility effects of intestinal anaphylaxis in the rat. *Am J Physiol.* 1988;255:G505–G511.
733. Baron DA, Baird AW, Cuthbert AW, Margolius HS. Intestinal anaphylaxis: rapid changes in mucosal ion transport and morphology. *Am J Physiol.* 1988;254:G307–G314.
734. Garner HE, Hutcheson DP, Coffman JR, et al. Lactic acidosis: a factor associated with equine laminitis. *J Anim Sci.* 1977;45:1037.
735. Garner HE, Moore JN, Johnson JH, et al. Changes in the caecal flora associated with the onset of laminitis. *Equine Vet J.* 1978;10:249.
736. Sprouse RF, Garner HE, Green EM. Plasma endotoxin levels in horses subjected to carbohydrate induced laminitis. *Equine Vet J.* 1987;19:25.
737. Ragle CA, Meagher DM, Lacroix CA, Honnas CM. Surgical treatment of sand colic. Results in 40 horses. *Vet Surg.* 1989;18:48.
738. Bertone JJ, Traub-Dargatz JL, Wrigley RW, et al. Diarrhea associated with sand in the gastrointestinal tract of horses. *J Am Vet Med Assoc.* 1988;193:1409.
739. Ramey DW, Reinertson EL. Sand-induced diarrhea in a foal. *J Am Vet Med Assoc.* 1984;185:537.
740. McGuinness SG, Mansmann RA, Breuhaus BA. Nasogastric electrolyte replacement in horses. *Comp Cont Ed Pract Vet.* 1996;18:942.
741. Duebbert IE, Peterson JW. Enterotoxin-induced fluid accumulation during experimental salmonellosis and cholera: involvement of prostaglandin synthesis by intestinal cells. *Toxicon.* 1985;23:157.
742. Freeman DE, Inoue OJ, Eurell TE. Effects of flunixin meglumine on short circuit current in equine colonic mucosa in vitro. *Am J Vet Res.* 1997;58:915.
743. Richter RA, Freeman DE, Wallig M, et al. In vitro anion transport alterations and apoptosis induced by phenylbutazone in the right dorsal colon of ponies. *Am J Vet Res.* 2002;63:934.
744. Joshi GP, Gertler R, Fricker R. Cardiovascular thromboembolic adverse effects associated with cyclooxygenase-2 selective inhibitors and nonselective antiinflammatory drugs. *Anesth Analg.* 2007;105:1793.
745. Geor RJ, Petrie L, Papich MG, Rousseaux C. The protective effects of sucralfate and ranitidine in foals experimentally intoxicated with phenylbutazone. *Can J Vet Res.* 1989;53:231.
746. Fedorak RN, Empey LR, MacArthur C, Jewell LD. Misoprostol provides a colonic mucosal protective effect during acetic acid-induced colitis in rats. *Gastroenterology.* 1990;98:615.
747. Wachtershauser A, Stein J. Rationale for the luminal provision of butyrate in intestinal diseases. *Eur J Nutr.* 2000;39:164.
748. Rhoads JM, Chen W, Gookin J, et al. Arginine stimulates intestinal cell migration through a focal adhesion kinase dependent mechanism. *Gut.* 2004;53:514.
749. Palmer JE, Benson CE, Whitlock RH. Effect of treatment with oxytetracycline during the acute stages of experimentally induced equine ehrlichial colitis in ponies. *Am J Vet Res.* 1992;53:2300.

750. McGorum BC, Dixon PM, Smith DG. Use of metronidazole in equine acute idiopathic toxaemic colitis. *Vet Rec.* 1998;142:635.
751. Jang SS, Hansen LM, Breher JE, et al. Antimicrobial susceptibilities of equine isolates of Clostridium difficile and molecular characterization of metronidazole-resistant strains. *Clin Infect Dis.* 1997;25(suppl 2):S266–S267.
752. MacKay RJ. Equine neonatal clostridiosis: treatment and prevention. *Comp Cont Ed Pract Vet.* 2001;23:280.
753. Cambridge H, Lees P, Hooke RE, Russell CS. Antithrombotic actions of aspirin in the horse. *Equine Vet J.* 1991;23:123.
754. Belknap JK, Moore JN. Evaluation of heparin for prophylaxis of equine laminitis: 71 cases (1980–1986). *J Am Vet Med Assoc.* 1989;195:505.
755. Fuller R. Probiotics in man and animals. *J Appl Bacteriol.* 1989;66:365.
756. Schoster A, Staempfli HR, Abrahams M, et al. Effect of a probiotic on prevention of diarrhea and Clostridium difficile and Clostridium perfringens shedding in foals. *J Vet Intern Med.* 2015;29:925–931.
757. Desrochers AM, Dolente BA, Roy MF, et al. Efficacy of Saccharomyces boulardii for treatment of horses with acute enterocolitis. *J Am Vet Med Assoc.* 2005;227:954.
758. Qualls HJ, Holbrook TC, Gilliam LL, et al. Evaluation of efficacy of mineral oil, charcoal, and smectite in a rat model of equine cantharidin toxicosis. *J Vet Intern Med.* 2013;27:1179–1184.
759. Lawler JB, Hassel DM, Magnuson RJ, et al. Adsorptive effects of di-tri-octahedral smectite on Clostridium perfringens alpha, beta, and beta-2 exotoxins and equine colostral antibodies. *Am J Vet Res.* 2008;69:233.
760. Xiao L, Herd RP, Majewski GA. Comparative efficacy of moxidectin and ivermectin against hypobiotic and encysted cyathostomes and other equine parasites. *Vet Parasitol.* 1994;53:83.
761. Love S, Duncan JL, Parry JM, Grimshaw WT. Efficacy of oral ivermectin paste against mucosal stages of cyathostomes. *Vet Rec.* 1995;136:18.
762. Duncan JL, Bairden K, Abbott EM. Elimination of mucosal cyathostome larvae by five daily treatments with fenbendazole. *Vet Rec.* 1998;142:268.
763. Hutchens DE, Paul AJ. Moxidectin: spectrum of activity and uses in an equine anthelmintic program. *Comp Cont Ed Pract Vet.* 2000;22:373.
764. Steinbach T, Bauer C, Sasse H, et al. Small strongyle infection: consequences of larvicidal treatment of horses with fenbendazole and moxidectin. *Vet Parasitol.* 2006;139:115.
765. Peritonitis Hosgood G. 1. A Review of the Pathophysiology and Diagnosis. *Aust Vet Pract.* 1986;16:184–190.
766. Trent AM. The peritoneum and peritoneal cavity. In: Kobluk CN, Ames TR, Geor RJ, eds. *The horse: diseases and clinical management.* Philadelphia: WB Saunders; 1995:373–404.
767. Dabareiner RM. Peritonitis in horses. In: Smith BP, ed. *Large Animal Internal Medicine.* St. Louis, MO: Mosby; 1996:742–749.
768. Dyson S. Review of 30 cases of peritonitis in the horse. *Equine Vet J.* 1983;15:25–30.
769. Zicker SC, Wilson WD, Medearis I. Differentiation between intra-abdominal neoplasms and abscesses in horses, using clinical and laboratory data: 40 cases (1973–1988). *J Am Vet Med Assoc.* 1990;196:1130–1134.
770. Reuss SM, Chaffin MK, Cohen ND. Extrapulmonary disorders associated with Rhodococcus equi infection in foals: 150 cases (1987–2007). *J Am Vet Med Assoc.* 2009;235:855–863.
771. Pratt SM, Spier SJ, Carroll SP, et al. Evaluation of clinical characteristics, diagnostic test results, and outcome in horses with internal infection caused by Corynebacterium pseudotuberculosis: 30 cases (1995–2003). *J Am Vet Med Assoc.* 2005;227:441–448.
772. Gay CC, Lording PM. Peritonitis in horses associated with Actinobacillus equuli. *Aust Vet J.* 1980;56:296–300.
773. Golland LC, Hodgson DR, Hodgson JL, et al. Peritonitis associated with Actinobacillus equuli in horses: 15 cases (1982–1992). *J Am Vet Med Assoc.* 1994;205:340–343.
774. Matthews S, Dart AJ, Dowling BA, et al. Peritonitis associated with Actinobacillus equuli in horses: 51 cases. *Aust Vet J.* 2001;79:536–539.
775. Watts A, Johnson A, Felippe M, et al. Recurrent Actinobacillus peritonitis in an otherwise healthy Thoroughbred horse. *Aust Vet J.* 2011;89:143–146.
776. Hirsh DC, Jang SS. Antimicrobic susceptibility of bacterial pathogens from horses. *Vet Clin North Am Equine Pract.* 1987;3:181–190.
777. Hawkins JF, Bowman KF, Roberts MC, et al. Peritonitis in horses: 67 cases (1985–1990). *J Am Vet Med Assoc.* 1993;203:284–288.
778. Lapointe JM, Celeste C, Villeneuve A. Septic peritonitis due to colonic perforation associated with aberrant migration of a Gasterophilus intestinalis larva in a horse. *Vet Pathol.* 2003;40:338–339.
779. Archer DC, Clegg PD, Edwards GB. Septic tenosynovitis of the tarsal sheath of an Arab gelding and suspected sepsis of the lateral digital flexor tendon subsequent to bacterial peritonitis. *Vet Rec.* 2004;155:485–489.
780. Schumacher J, Spano JS, Moll HD. Effects of enterocentesis on peritoneal fluid constituents in the horse. *J Am Vet Med Assoc.* 1985;186:1301–1303.
781. Rumbaugh GE, Smith BP, Carlson GP. Internal abdominal abscesses in the horse: a study of 25 cases. *J Am Vet Med Assoc.* 1978;172:304–309.
782. Blackford JT, Schneiter HL, Van Steenehouse JL. Equine peritoneal fluid analysis following celiotomy. *Proc Equine Colic Res Symp.* 1986;3:130.
783. Van Hoogmoed L, Rodger LD, Spier SJ, et al. Evaluation of peritoneal fluid pH, glucose concentration, and lactate dehydrogenase activity for detection of septic peritonitis in horses. *J Am Vet Med Assoc.* 1999;214:1032–1036.
784. Bonczynski JJ, Ludwig LL, Barton LJ, et al. Comparison of peritoneal fluid and peripheral blood pH, bicarbonate, glucose, and lactate concentration as a diagnostic tool for septic peritonitis in dogs and cats. *Vet Surg.* 2003;32:161–166.
785. Sullins KE, White NA, Lundin CS, et al. Prevention of ischaemia-induced small intestinal adhesions in foals. *Equine Vet J.* 2004;36:370–375.
786. Kunesh JP. Therapeutic strategies involving antimicrobial treatment of large animals with peritonitis. *J Am Vet Med Assoc.* 1984;185:1222–1225.
787. Hague BA, Honnas CM, Berridge BR, et al. Evaluation of postoperative peritoneal lavage in standing horses for prevention of experimentally induced abdominal adhesions. *Vet Surg.* 1998;27:122–126.
788. Davis JL. Treatment of peritonitis. *Vet Clin North Am Equine Pract.* 2003;19:765–778.
789. Nieto JE, Snyder JR, Vatistas NJ, et al. Use of an active intra-abdominal drain in 67 horses. *Vet Surg.* 2003;32:1–7.
790. Schneider RK, Meyer DJ, Embertson RM, et al. Response of pony peritoneum to four peritoneal lavage solutions. *Am J Vet Res.* 1988;49:889–894.
791. Easter JL, Hague BA, Brumbaugh GW, et al. Effects of postoperative peritoneal lavage on pharmacokinetics of gentamicin in horses after celiotomy. *Am J Vet Res.* 1997;58:1166–1170.
792. Southwood LL, Russell G. The use of clinical findings in the identification of equine peritonitis cases that respond favorably to medical therapy. *J Vet Emerg Crit Care.* 2007;17:382–390.
793. Javsicas LH, Giguere S, Freeman DE, et al. Comparison of Surgical and Medical Treatment of 49 Postpartum Mares with Presumptive or Confirmed Uterine Tears. *Veterinary Surgery.* 2010;39:254–260.
794. Nogradi N, Slovis NM, Gebhart CJ, et al. Evaluation of the field efficacy of an avirulent live Lawsonia intracellularis vaccine in foals. *Vet J.* 2012;192:511–513.
795. Nogradi N, Toth B, Macgillivray KC. Peritonitis in horses: 55 cases (2004–2007). *Acta Vet Hung.* 2011;59:181–193.
796. Mair TS, Smith LJ. Survival and complication rates in 300 horses undergoing surgical treatment of colic. Part 4: early (acute) relaparotomy. *Equine Vet J.* 2005;37:315–318.

797. Pappenheimer JR. Paracellular intestinal absorption of glucose, creatinine, and mannitol in normal animals: relation to body size. *Am J Physiol.* 1990;259:G290–G299.
798. Pappenheimer JR. Physiological regulation of epithelial junctions in intestinal epithelia. *Acta Physiol Scand Suppl.* 1988;571:43–51.
799. Pappenheimer JR. Physiological regulation of transepithelial impedance in the intestinal mucosa of rats and hamsters. *J Membr Biol.* 1987;100:137–148.
800. Pappenheimer JR, Reiss KZ. Contribution of solvent drag through intercellular junctions to absorption of nutrients by the small intestine of the rat. *J Membr Biol.* 1987;100:123–136.
801. Madara JL. Warner-Lambert/Parke-Davis Award lecture. Pathobiology of the intestinal epithelial barrier. *Am J Pathol.* 1990;137:1273–1281.
802. Van Itallie CM, Anderson JM. Claudins and epithelial paracellular transport. *Annu Rev Physiol.* 2006;68. 403–29.
803. Itoh M, Furuse M, Morita K, Kubota K, Saitou M, Tsukita S. Direct binding of three tight junction-associated MAGUKs, ZO-1, ZO-2, and ZO-3, with the COOH termini of claudins. *J Cell Biol.* 1999;147:1351–1363.
804. Karczewski J, Groot J. Molecular physiology and pathophysiology of tight junctions III. Tight junction regulation by intracellular messengers: differences in response within and between epithelia. *Am J Physiol Gastrointest Liver Physiol.* 2000;279:G660–G665.
805. Mitic LL, Van Itallie CM, Anderson JM. Molecular physiology and pathophysiology of tight junctions I. Tight junction structure and function: lessons from mutant animals and proteins. *Am J Physiol Gastrointest Liver Physiol.* 2000;279:G250–G254.
806. Madara JL, Trier JS. The functional morphology of the mucosa of the small intestine. In: Johnson LR, ed. *Physiology of the Gastrointestinal Tract.* New York: Raven Press; 1994:1577–1622.
807. Madara JL. Loosening tight junctions. Lessons from the intestine. *J Clin Invest.* 1989;83:1089–1094.
808. Madara JL, Marcial MA. Structural correlates of intestinal tight-junction permeability. *Kroc Found Ser.* 1984;17:77–100.
809. Tice LW, Carter RL, Cahill MB. Changes in tight junctions of rat intestinal crypt cells associated with changes in their mitotic activity. *Tissue Cell.* 1979;11:293–316.
810. Marcial MA, Carlson SL, Madara JL. Partitioning of paracellular conductance along the ileal crypt-villus axis: a hypothesis based on structural analysis with detailed consideration of tight junction structure-function relationships. *J Membr Biol.* 1984;80:59–70.
811. Stevens CE, Hume ID. *Comparative Physiology of the Vertebrate Digestive System.* New York: Cambridge University Press; 1995.
812. Argenzio RA. Comparative pathophysiology of nonglandular ulcer disease: a review of experimental studies. *Equine Vet J Suppl.* 1999;29:19–23.
813. Argenzio RA. Mechanisms of acid injury in porcine gastroesophageal mucosa. *Am J Vet Res.* 1996;57:564–573.
814. Murray MJ, Mahaffey EA. Age-related characteristics of gastric squamous epithelial mucosa in foals. *Equine Vet J.* 1993;25:514–517.
815. Andrews FM, Sifferman RL, Bernard W, et al. Efficacy of omeprazole paste in the treatment and prevention of gastric ulcers in horses. *Equine Vet J Suppl.* 1999;29:81–86.
816. Vatistas NJ, Snyder JR, Nieto J, et al. Acceptability of a paste formulation and efficacy of high dose omeprazole in healing gastric ulcers in horses maintained in race training. *Equine Vet J Suppl.* 1999;29:71–76.
817. Murray MJ. Suppression of gastric acidity in horses. *J Am Vet Med Assoc.* 1997;211:37–40.
818. Campbell-Thompson ML, Merritt AM. Basal and pentagastrin-stimulated gastric secretion in young horses. *Am J Physiol.* 1990;259:R1259–R1266.
819. Schreiber S, Nguyen TH, Stuben M, Scheid P. Demonstration of a pH gradient in the gastric gland of the acid-secreting guinea pig mucosa. *Am J Physiol Gastrointest Liver Physiol.* 2000;279:G597–G604.
820. Flemstrom G. Gastric and duodenal mucosal secretion of bicarbonate. In: Johnson LR, ed. *Physiology of the Gastrointestinal Tract.* New York: Raven Press; 1994:1285–1309.
821. Podolsky DK. Mucosal immunity and inflammation. V. Innate mechanisms of mucosal defense and repair: the best offense is a good defense. *Am J Physiol.* 1999;277:G495–G499.
822. Robert A, Nezamis JE, Lancaster C, et al. Mild irritants prevent gastric necrosis through "adaptive cytoprotection" mediated by prostaglandins. *Am J Physiol.* 1983;245:G113–G121.
823. Robert A. Cytoprotection by prostaglandins in rats. Prevention of gastric necrosis produced by alcohol, HCl, NaOH, hypertonic NaCl, and thermal injury. *Gastroenterology.* 1979;77:433–443.
824. Robert A. Prostaglandins: effects on the gastrointestinal tract. *Clin Physiol Biochem.* 1984;2:61–69.
825. Ruppin H, Person B, Robert A, Domschke W. Gastric cytoprotection in man by prostaglandin E_2. *Scand J Gastroenterol.* 1981;16:647–652.
826. Mutoh H, Ota S, Hiraishi H, et al. Adaptive cytoprotection in cultured rat gastric mucus-producing cells. Role of mucus and prostaglandin synthesis. *Dig Dis Sci.* 1995;40:872–878.
827. Wallace JL. Increased resistance of the rat gastric mucosa to hemorrhagic damage after exposure to an irritant. Role of the "mucoid cap" and prostaglandin synthesis. *Gastroenterology.* 1988;94:22–32.
828. Konturek SJ, Robert A. Cytoprotection of canine gastric mucosa by prostacyclin: possible mediation by increased mucosal blood flow. *Digestion.* 1982;25:155–163.
829. Leung FW, Robert A, Guth PH. Gastric mucosal blood flow in rats after administration of 16,16-dimethyl prostaglandin E2 at a cytoprotective dose. *Gastroenterology.* 1985;88:1948–1953.
830. Asako H, Kubes P, Wallace J, et al. Modulation of leukocyte adhesion in rat mesenteric venules by aspirin and salicylate. *Gastroenterology.* 1992;103:146–152.
831. Holzer P, Sametz W. Gastric mucosal protection against ulcerogenic factors in the rat mediated by capsaicin-sensitive afferent neurons. *Gastroenterology.* 1986;91:975–981.
832. Holzer P, Pabst MA, Lippe IT, et al. Afferent nerve-mediated protection against deep mucosal damage in the rat stomach. *Gastroenterology.* 1990;98:838–848.
833. Holzer P, Pabst MA, Lippe IT. Intragastric capsaicin protects against aspirin-induced lesion formation and bleeding in the rat gastric mucosa. *Gastroenterology.* 1989;96:1425–1433.
834. Merchant NB, Dempsey DT, Grabowski MW, et al. Capsaicin-induced gastric mucosal hyperemia and protection: the role of calcitonin gene-related peptide. *Surgery.* 1994;116:419–425.
835. Wallace JL, Miller MJ. Nitric oxide in mucosal defense: a little goes a long way. *Gastroenterology.* 2000;119:512–520.
836. Blikslager AT, Rhoads JM, Bristol DG, et al. Glutamine and transforming growth factor-alpha stimulate extracellular regulated kinases and enhance recovery of villous surface area in porcine ischemic-injured intestine. *Surgery.* 1999;125:186–194.
837. Moore R, Carlson S, Madara JL. Villus contraction aids repair of intestinal epithelium after injury. *Am J Physiol.* 1989;257:G274–G283.
838. Lang J, Blikslager A, Regina D, et al. Synergistic effect of hydrochloric acid and bile acids on the pars esophageal mucosa of the porcine stomach. *Am J Vet Res.* 1998;59:1170–1176.
839. Berschneider HM, Blikslager AT, Roberts MC. Role of duodenal reflux in nonglandular gastric ulcer disease of the mature horse. *Equine Vet J Suppl.* 1999;29:24–29.
840. Baker SJ, Gerring EL. Technique for prolonged, minimally invasive monitoring of intragastric pH in ponies. *Am J Vet Res.* 1993;54:1725–1734.
841. Murray MJ. Equine model of inducing ulceration in alimentary squamous epithelial mucosa. *Dig Dis Sci.* 1994;39:2530–2535.
842. Merritt AM. Normal equine gastroduodenal secretion and motility. *Equine Vet J Suppl.* 1999;29:7–13.
843. Peek RMJ IV. Helicobacter pylori strain-specific activation of signal transduction cascades related to gastric inflammation. *Am J Physiol Gastrointest Liver Physiol.* 2001;280:G525–G530.

844. Murray MJ. Pathophysiology of peptic disorders in foals and horses: a review. *Equine Vet J Suppl*. 1999;29:14–18.
845. Wallace JL. Nonsteroidal anti-inflammatory drugs and gastroenteropathy: the second hundred years. *Gastroenterology*. 1997;112:1000–1016.
846. Henry D, Dobson A, Turner C. Variability in the risk of major gastrointestinal complications from nonaspirin nonsteroidal anti-inflammatory drugs. *Gastroenterology*. 1993;105:1078–1088.
847. Langenbach R, Morham SG, Tiano HF, et al. Prostaglandin synthase 1 gene disruption in mice reduces arachidonic acid-induced inflammation and indomethacin-induced gastric ulceration. *Cell*. 1995;83:483–492.
848. Smith WL, Langenbach R. Why there are two cyclooxygenase isozymes. *J Clin Invest*. 2001;107:1491–1495.
849. Wallace JL, McKnight W, Reuter BK, Vergnolle N. NSAID-Induced gastric damage in rats: requirement for inhibition of both cyclooxygenase 1 and 2. *Gastroenterology*. 2000;119:706–714.
850. Moore RM, Muir WW, Granger DN. Mechanisms of gastrointestinal ischemia-reperfusion injury and potential therapeutic interventions: a review and its implications in the horse. *J Vet Intern Med*. 1995;9:115–132.
851. Moore RM. Clinical relevance of intestinal reperfusion injury in horses. *J Am Vet Med Assoc*. 1997;211:1362–1366.
852. Shepherd AP, Granger DN. Metabolic regulation of intestinal circulation. In: Shepherd AP, Granger DN, eds. *Physiology of Intestinal Circulation*. New York: Raven Press; 2001.
853. Bulkley GB, Kvietys PR, Parks DA, et al. Relationship of blood flow and oxygen consumption to ischemic injury in the canine small intestine. *Gastroenterology*. 1985;89:852–857.
854. Dart AJ, Snyder JR, Julian D, Hinds DM. Microvascular circulation of the small intestine in horses. *Am J Vet Res*. 1992;53:995–1000.
855. Snyder JR, Olander HJ, Pascoe JR, et al. Morphologic alterations observed during experimental ischemia of the equine large colon. *Am J Vet Res*. 1988;49:801–809.
856. McAnulty JF, Stone WC, Darien BJ. The effects of ischemia and reperfusion on mucosal respiratory function, adenosine triphosphate, electrolyte, and water content in the ascending colon of ponies. *Vet Surg*. 1997;26:172–181.
857. Noda T, Iwakiri R, Fujimoto K, et al. Programmed cell death induced by ischemia-reperfusion in rat intestinal mucosa. *Am J Physiol*. 1998;274:G270–G276.
858. Ikeda H, Suzuki Y, Suzuki M, et al. Apoptosis is a major mode of cell death caused by ischaemia and ischaemia/reperfusion injury to the rat intestinal epithelium. *Gut*. 1998;42:530–537.
859. Coopersmith CM, O'Donnell D, Gordon JI. Bcl-2 inhibits ischemia-reperfusion-induced apoptosis in the intestinal epithelium of transgenic mice. *Am J Physiol*. 1999;276:G677–G686.
860. Chiu CJ, McArdle AH, Brown R, et al. Intestinal mucosal lesion in low-flow states. I. A morphological, hemodynamic, and metabolic reappraisal. *Arch Surg*. 1970;101:478–483.
861. Laws EG, Freeman DE. Significance of reperfusion injury after venous strangulation obstruction of equine jejunum. *J Invest Surg*. 1995;8:263–270.
862. Meschter CL, Craig D, Hackett R. Histopathological and ultrastructural changes in simulated large colonic torsion and reperfusion in ponies. *Equine Vet J*. 1991;23:426–433.
863. van Hoogmoed L, Snyder JR, Pascoe JR, Olander HJ. Evaluation of uniformity of morphological injury of the large colon following severe colonic torsion. *Equine Vet J Suppl*. 2000;32:98–100.
864. van Hoogmoed L, Snyder JR, Pascoe JR, Olander H. Use of pelvic flexure biopsies to predict survival after large colon torsion in horses. *Vet Surg*. 2000;29:572–577.
865. White NA, Moore JN, Douglas M. SEM study of Strongylus vulgaris larva-induced arteritis in the pony. *Equine Vet J*. 1983;15:349–353.
866. Moore RM, Bertone AL, Bailey MQ, et al. Neutrophil accumulation in the large colon of horses during low-flow ischemia and reperfusion. *Am J Vet Res*. 1994;55:1454–1463.
867. Moore RM, Bertone AL, Muir WW, et al. Histopathologic evidence of reperfusion injury in the large colon of horses after low-flow ischemia. *Am J Vet Res*. 1994;55:1434–1443.
868. Gerard MP, Blikslager AT, Roberts MC, et al. The characteristics of intestinal injury peripheral to strangulating obstruction lesions in the equine small intestine. *Equine Vet J*. 1999;31:331–335.
869. Dabareiner RM, White NA, Donaldson LL. Effects of intraluminal distention and decompression on microvascular permeability and hemodynamics of the equine jejunum. *Am J Vet Res*. 2001;62:225–236.
870. Dabareiner RM, Sullins KE, Snyder JR, et al. Evaluation of the microcirculation of the equine small intestine after intraluminal distention and subsequent decompression. *Am J Vet Res*. 1993;54:1673–1682.
871. Dabareiner RM, Snyder JR, White NA, et al. Microvascular permeability and endothelial cell morphology associated with low-flow ischemia/reperfusion injury in the equine jejunum. *Am J Vet Res*. 1995;56:639–648.
872. Allen DJ, White NA, Tyler DE. Factors for prognostic use in equine obstructive small intestinal disease. *J Am Vet Med Assoc*. 1986;189:777–780.
873. Schoenberg MH, Poch B, Younes M, et al. Involvement of neutrophils in postischaemic damage to the small intestine. *Gut*. 1991;32:905–912.
874. Nilsson UA, Schoenberg MH, Aneman A, et al. Free radicals and pathogenesis during ischemia and reperfusion of the cat small intestine. *Gastroenterology*. 1994;106:629–636.
875. Granger DN. Role of xanthine oxidase and granulocytes in ischemia-reperfusion injury. *Am J Physiol*. 1988;255:H1269–H1275.
876. Horne MM, Pascoe PJ, Ducharme NG, et al. Attempts to modify reperfusion injury of equine jejunal mucosa using dimethylsulfoxide, allopurinol, and intraluminal oxygen. *Vet Surg*. 1994;23:241–249.
877. Park PO, Haglund U, Bulkley GB, Falt K. The sequence of development of intestinal tissue injury after strangulation ischemia and reperfusion. *Surgery*. 1990;107:574–580.
878. Haglund U. Gut ischaemia. *Gut*. 1994;35:S73–S76.
879. Dabareiner RM, Snyder JR, Sullins KE, White NA, Gardner IA. Evaluation of the microcirculation of the equine jejunum and ascending colon after ischemia and reperfusion. *Am J Vet Res*. 1993;54:1683–1692.
880. Grisham MB, Granger DN. Neutrophil-mediated mucosal injury. Role of reactive oxygen metabolites. *Dig Dis Sci*. 1988;33:6S–15S.
881. Prichard M, Ducharme NG, Wilkins PA, et al. Xanthine oxidase formation during experimental ischemia of the equine small intestine. *Can J Vet Res*. 1991;55:310–314.
882. Blikslager AT, Roberts MC, Gerard MP, Argenzio RA. How important is intestinal reperfusion injury in horses? *J Am Vet Med Assoc*. 1997;211:1387–1389.
883. Parks DA, Williams TK, Beckman JS. Conversion of xanthine dehydrogenase to oxidase in ischemic rat intestine: a reevaluation. *Am J Physiol*. 1988;254:G768–G774.
884. Blikslager AT, Roberts MC, Rhoads JM, Argenzio RA. Is reperfusion injury an important cause of mucosal damage after porcine intestinal ischemia? *Surgery*. 1997;121:526–534.
885. Schaffer MR, Efron PA, Thornton FJ, et al. Nitric oxide, an autocrine regulator of wound fibroblast synthetic function. *J Immunol*. 1997;158:2375–2381.
886. Konturek SJ, Brzozowski T, Majka J, et al. Inhibition of nitric oxide synthase delays healing of chronic gastric ulcers. *Eur J Pharmacol*. 1993;239:215–217.
887. Tarnawski A, Tanoue K, Santos AM, Sarfeh IJ. Cellular and molecular mechanisms of gastric ulcer healing. Is the quality of mucosal scar affected by treatment? *Scand J Gastroenterol Suppl*. 1995;210:9–14.
888. Tarnawski A, Stachura J, Durbin T, et al. Increased expression of epidermal growth factor receptor during gastric ulcer healing in rats. *Gastroenterology*. 1992;102:695–698.

889. Erickson RA. 16,16-Dimethyl prostaglandin E_2 induces villus contraction in rats without affecting intestinal restitution. *Gastroenterology*. 1990;99:708–716.
890. Moore R, Madara JL, MacLeod RJ. Enterocytes adhere preferentially to collagen IV in a differentially regulated divalent cation-dependent manner. *Am J Physiol*. 1994;266:G1099–G1107.
891. Moore R, Madri J, Carlson S, Madara JL. Collagens facilitate epithelial migration in restitution of native guinea pig intestinal epithelium. *Gastroenterology*. 1992;102:119–130.
892. McCormack SA, Viar MJ, Johnson LR. Migration of IEC-6 cells: a model for mucosal healing. *Am J Physiol*. 1992;263:G426–G435.
893. Blikslager AT, Roberts MC, Rhoads JM, Argenzio RA. Prostaglandins I_2 and E_2 have a synergistic role in rescuing epithelial barrier function in porcine ileum. *J Clin Invest*. 1997;100:1928–1933.
894. Bjerknes M, Cheng H. Clonal analysis of mouse intestinal epithelial progenitors. *Gastroenterology*. 1999;116:7–14.
895. Jankowski JA, Goodlad RA, Wright NA. Maintenance of normal intestinal mucosa: function, structure, and adaptation. *Gut*. 1994;35:S1–S4.
896. Zushi S. Role of prostaglandins in intestinal epithelial restitution stimulated by growth factors. *Am J Physiol*. 1996;270:G757–G762.
897. Blikslager AT, Roberts MC, Young KM, et al. Genistein augments prostaglandin-induced recovery of barrier function in ischemia-injured porcine ileum. *Am J Physiol Gastrointest Liver Physiol*. 2000;278:G207–G216.
898. Moeser AJ, Haskell MM, Shifflett DE, et al. ClC-2 chloride secretion mediates prostaglandin-induced recovery of barrier function in ischemia-injured porcine ileum. *Gastroenterology*. 2004;127:802–815.
899. Duffey ME, Hainau B, Ho S, Bentzel CJ. Regulation of epithelial tight junction permeability by cyclic AMP. *Nature*. 1981;294:451–453.
900. Palant CE, Duffey ME, Mookerjee BK, et al. Ca^{2+} regulation of tight-junction permeability and structure in Necturus gallbladder. *Am J Physiol*. 1983;245:C203–C212.
901. Wang JY, Johnson LR. Luminal polyamines substitute for tissue polyamines in duodenal mucosal repair after stress in rats. *Gastroenterology*. 1992;102:1109–1117.
902. Wang JY, Johnson LR. Polyamines and ornithine decarboxylase during repair of duodenal mucosa after stress in rats. *Gastroenterology*. 1991;100:333–343.
903. Wang JY, Johnson LR. Role of ornithine decarboxylase in repair of gastric mucosal stress ulcers. *Am J Physiol*. 1990;258:G78–G85.
904. McCormack SA, Wang JY, Viar MJ, et al. Polyamines influence transglutaminase activity and cell migration in two cell lines. *Am J Physiol*. 1994;267:C706–C714.
905. McCormack SA, Wang JY, Johnson LR. Polyamine deficiency causes reorganization of F-actin and tropomyosin in IEC-6 cells. *Am J Physiol*. 1994;267:C715–C722.
906. Rao JN, Li L, Golovina VA, et al. Ca2+-RhoA signaling pathway required for polyamine-dependent intestinal epithelial cell migration. *Am J Physiol Cell Physiol*. 2001;280:C993–1007.
907. Caco-2 cells by different mechanisms. *Am J Physiol Gastrointest Liver Physiol*. 2001;281:G37–G43.
908. Ray RM, Zimmerman BJ, McCormack SA, et al. Polyamine depletion arrests cell cycle and induces inhibitors p21(Waf1/Cip1), p27(Kip1), and p53 in IEC-6 cells. *Am J Physiol*. 1999;276:C684–C691.
909. Johnson LR, Tseng CC, Wang P, et al. Mucosal ornithine decarboxylase in the small intestine: localization and stimulation. *Am J Physiol*. 1989;256:G624–G630.
910. Wang JY, Johnson LR. Expression of protooncogenes c-fos and c-myc in healing of gastric mucosal stress ulcers. *Am J Physiol*. 1994;266:G878–G886.
911. Barnard JA, Beauchamp RD, Russell WE, et al. Epidermal growth factor-related peptides and their relevance to gastrointestinal pathophysiology. *Gastroenterology*. 1995;108:564–580.
912. Playford RJ, Wright NA. Why is epidermal growth factor present in the gut lumen? *Gut*. 1996;38:303–305.
913. Khulusi S, Hanby AM, Marrero JM, et al. Expression of trefoil peptides pS2 and human spasmolytic polypeptide in gastric metaplasia at the margin of duodenal ulcers. *Gut*. 1995;37:205–209.
914. Taupin D, Wu DC, Jeon WK, et al. The trefoil gene family are coordinately expressed immediate-early genes: EGF receptor- and MAP kinase-dependent interregulation. *J Clin Invest*. 1999;103:R31–R38.
915. Goke M, Zuk A, Podolsky DK. Regulation and function of extracellular matrix intestinal epithelial restitution in vitro. *Am J Physiol*. 1996;271:G729–G740.
916. Mashimo H, Wu DC, Podolsky DK, Fishman MC. Impaired defense of intestinal mucosa in mice lacking intestinal trefoil factor. *Science*. 1996;274:262–265.
917. Rhoads JM, Argenzio RA, Chen W, et al. Glutamine metabolism stimulates intestinal cell MAPKs by a cAMP-inhibitable, Raf-independent mechanism. *Gastroenterology*. 2000;118:90–100.
918. Rhoads JM, Argenzio RA, Chen W, et al. l-glutamine stimulates intestinal cell proliferation and activates mitogen-activated protein kinases. *Am J Physiol*. 1997;272:G943–G953.
919. Kripke SA, Fox AD, Berman JM, et al. Stimulation of intestinal mucosal growth with intracolonic infusion of short-chain fatty acids. *J Parenter Enteral Nutr*. 1989;13:109–116.
920. Inoue Y, Grant JP, Snyder PJ. Effect of glutamine-supplemented total parenteral nutrition on recovery of the small intestine after starvation atrophy. *J Parenter Enteral Nutr*. 1993;17:165–170.
921. Souba WW, Herskowitz K, Salloum RM, et al. Gut glutamine metabolism. *J Parenter Enteral Nutr*. 1990;14:45S–50S.
922. Platell C, McCauley R, McCulloch R, Hall J. The influence of parenteral glutamine and branched-chain amino acids on total parenteral nutrition-induced atrophy of the gut. *J Parenter Enteral Nutr*. 1993;17:348–354.
923. Tremel H, Kienle B, Weilemann LS, et al. Glutamine dipeptide-supplemented parenteral nutrition maintains intestinal function in the critically ill. *Gastroenterology*. 1994;107:1595–1601.
924. Frankel WL, Zhang W, Afonso J, et al. Glutamine enhancement of structure and function in transplanted small intestine in the rat. *J Parenter Enteral Nutr*. 1993;17:47–55.
925. Zhang W, Frankel WL, Singh A, et al. Improvement of structure and function in orthotopic small bowel transplantation in the rat by glutamine. *Transplantation*. 1993;56:512–517.
926. Fox AD, Kripke SA, De Paula J, et al. Effect of a glutamine-supplemented enteral diet on methotrexate-induced enterocolitis. *J Parenter Enteral Nutr*. 1988;12:325–331.
927. Klimberg VS, Salloum RM, Kasper M, et al. Oral glutamine accelerates healing of the small intestine and improves outcome after whole abdominal radiation. *Arch Surg*. 1990;125:1040–1045.
928. Klimberg VS, Souba WW, Dolson DJ, et al. Prophylactic glutamine protects the intestinal mucosa from radiation injury. *Cancer*. 1990;66:62–68.
929. Ahdieh N, Blikslager AT, Bhat BG, et al. l-glutamine and transforming growth factor-alpha enhance recovery of monoacylglycerol acyltransferase and diacylglycerol acyltransferase activity in porcine postischemic ileum. *Pediatr Res*. 1998;43:227–233.
930. Adams SB. Recognition and management of ileus. *Vet Clin North Am Equine Pract*. 1988;4:91–104.
931. Becht JL, Richardson DW. Ileus in the horse: clinical significance and management. *Proc Am Assoc Equine Pract*. 1981;27:291–297.
932. Semevolos SA, Ducharme NG, Hackett RP. Clinical assessment and outcome of three techniques for jejunal resection and anastomosis in horses: 59 cases (1989–2000). *J Am Vet Med Assoc*. 2002;220:215–218.
933. van den Boom R, van der Velden MA. Short-and long-term evaluation of surgical treatment of strangulating obstructions of the small intestine in horses: a review of 224 cases. *Vet Q*. 2001;23:109–115.
934. Morton AJ, Blikslager AT. Surgical and postoperative factors influencing short-term survival of horses following small intestinal resection: 92 cases (1994–2001). *Equine Vet J*. 2002;34:450–454.

935. Mair TS, Smith LJ. Survival and complication rates in 300 horses undergoing surgical treatment of colic. Part 2: short-term complications. *Equine Vet J*. 2005;37:303–309.
936. Campbell ML, Colahan PC, Brown MP, et al. Cecal impaction in the horse. *J Am Vet Med Assoc*. 1984;184:950–952.
937. Ross MW, Martin BB, Donawick WJ. Cecal perforation in the horse. *J Am Vet Med Assoc*. 1985;187:249–253.
938. Hilbert BJ, Little CB, Bolton JR, et al. Caecal overload and rupture in the horse. *Aust Vet J*. 1987;64:85–86.
939. Plummer AE, Rakestraw PC, Hardy J, et al. Outcome of medical and surgical treatment of cecal impaction in horses: 114 cases (1994–2004). *J Am Vet Med Assoc*. 2007;231:1378–1385.
940. Horowitz B, Ward SM, Sanders KM. Cellular and molecular basis for electrical rhythmicity in gastrointestinal muscles. *Annu Rev Physiol*. 1999;61:19–43.
941. Fintl C, Hudson NP, Mayhew IG, et al. Interstitial cells of Cajal (ICC) in equine colic: an immunohistochemical study of horses with obstructive disorders of the small and large intestines. *Equine Vet J*. 2004;36:474–479.
942. Hudson N, Mayhew I, Pearson G. A reduction in interstitial cells of Cajal in horses with equine dysautonomia (grass sickness). *Auton Neurosci*. 2001;92:37–44.
943. Milne EM, Fintl C, Hudson NP, et al. Observations on the interstitial cells of Cajal and neurons in a recovered case of equine dysautonomia (grass sickness). *J Comp Pathol*. 2005;133:33–40.
944. Hudson N, Mayhew I, Pearson G. Presence of in vitro electrical activity in the ileum of horses with enteric nervous system pathology: equine dysautonomia (grass sickness). *Auton Neurosci*. 2002;99:119–126.
945. Bertaccini G, Coruzzi G. Receptors in the gastrointestinal tract. *Pharmacol Res Commun*. 1987;19:87–118.
946. Re G, Belloli C, Badino P, et al. Identification of beta-adrenergic receptor subtypes mediating relaxation in isolated equine ileum. *Am J Vet Res*. 1997;58:621–625.
947. Malone ED, Kannan MS, Brown DR, et al. Adrenergic, cholinergic, and nonadrenergic-noncholinergic intrinsic innervation of the jejunum in horses. *Am J Vet Res*. 1999;60:898–904.
948. Rakestraw PC, Snyder JR, Woliner MJ, et al. Involvement of nitric oxide in inhibitory neuromuscular transmission in equine jejunum. *Am J Vet Res*. 1996;57:1206–1213.
949. Sellers AF, Lowe JE, Cummings JF. Trials of serotonin, substance P and alpha 2-adrenergic receptor effects on the equine large colon. *Cornell Vet*. 1985;75:319–323.
950. Sonea IM, Wilson DV, Bowker RM, et al. Tachykinin receptors in the equine pelvic flexure. *Equine Vet J*. 1997;29:306–312.
951. Merritt AM, Panzer RB, Lester GD, et al. Equine pelvic flexure myoelectric activity during fed and fasted states. *Am J Physiol*. 1995;269:G262–G268.
952. Lester GD, Bolton JR, Cullen LK, et al. Effects of general anesthesia on myoelectric activity of the intestine in horses. *Am J Vet Res*. 1992;53:1553–1557.
953. Ross MW, Cullen KK, Rutkowski JA. Myoelectric activity of the ileum, cecum, and right ventral colon in ponies during interdigestive, nonfeeding, and digestive periods. *Am J Vet Res*. 1990;51:561–566.
954. Kalff JC, Carlos TM, Schraut WH, et al. Surgically induced leukocytic infiltrates within the rat intestinal muscularis mediate postoperative ileus. *Gastroenterology*. 1999;117:378–387.
955. Turler A, Moore BA, Pezzone MA, et al. Colonic postoperative inflammatory ileus in the rat. *Ann Surg*. 2002;236:56–66.
956. Hopster-Iversen CC, Hopster K, Staszyk C, et al. Effects of experimental mechanical manipulations on local inflammation in the jejunum of horses. *Am J Vet Res*. 2014;75:385–391.
957. Schwarz NT, Kalff JC, Turler A, et al. Selective jejunal manipulation causes postoperative pan-enteric inflammation and dysmotility. *Gastroenterology*. 2004;126:159–169.
958. Wehner S, Behrendt FF, Lyutenski BN, et al. Inhibition of macrophage function prevents intestinal inflammation and postoperative ileus in rodents. *Gut*. 2007;56:176–185.
959. The FO, Bennink RJ, Ankum WM, et al. Intestinal handling-induced mast cell activation and inflammation in human postoperative ileus. *Gut*. 2008;57:33–40.
960. Turler A, Schnurr C, Nakao A, et al. Endogenous endotoxin participates in causing a panenteric inflammatory ileus after colonic surgery. *Ann Surg*. 2007;245:734–744.
961. Kalff JC, Schraut WH, Billiar TR, et al. Role of inducible nitric oxide synthase in postoperative intestinal smooth muscle dysfunction in rodents. *Gastroenterology*. 2000;118:316–327.
962. Little D, Tomlinson JE, Blikslager AT. Post operative neutrophilic inflammation in equine small intestine after manipulation and ischaemia. *Equine Vet J*. 2005;37:329–335.
963. Roger T, Ruckebusch Y. Colonic alpha 2-adrenoceptor-mediated responses in the pony. *J Vet Pharmacol Ther*. 1987;10:310–318.
964. Merritt AM, Campbell-Thompson ML, Lowrey S. Effect of xylazine treatment on equine proximal gastrointestinal tract myoelectrical activity. *Am J Vet Res*. 1989;50:945–949.
965. Clark ES, Thompson SA, Becht JL, et al. Effects of xylazine on cecal mechanical activity and cecal blood flow in healthy horses. *Am J Vet Res*. 1988;49:720–723.
966. Adams SB, Lamar CH, Masty J. Motility of the distal portion of the jejunum and pelvic flexure in ponies: effects of six drugs. *Am J Vet Res*. 1984;45:795–799.
967. Rutkowski JA, Ross MW, Cullen K. Effects of xylazine and/or butorphanol or neostigmine on myoelectric activity of the cecum and right ventral colon in female ponies. *Am J Vet Res*. 1989;50:1096–1101.
968. Merritt AM, Burrow JA, Hartless CS. Effect of xylazine, detomidine, and a combination of xylazine and butorphanol on equine duodenal motility. *Am J Vet Res*. 1998;59:619–623.
969. Elfenbein JR, Sanchez LC, Robertson SA, et al. Effect of detomidine on visceral and somatic nociception and duodenal motility in conscious adult horses. *Vet Anaesth Analg*. 2009;36:162–172.
970. Boscan P, Van Hoogmoed LM, Farver TB, et al. Evaluation of the effects of the opioid agonist morphine on gastrointestinal tract function in horses. *Am J Vet Res*. 2006;67:992–997.
971. Roger T, Bardon T, Ruckebusch Y. Colonic motor responses in the pony: relevance of colonic stimulation by opiate antagonists. *Am J Vet Res*. 1985;46:31–35.
972. Sanchez LC, Robertson SA, Maxwell LK, et al. Effect of fentanyl on visceral and somatic nociception in conscious horses. *J Vet Intern Med*. 2007;21:1067–1075.
973. Sojka JE, Adams SB, Lamar CH, et al. Effect of butorphanol, pentazocine, meperidine, or metoclopramide on intestinal motility in female ponies. *Am J Vet Res*. 1988;49:527–529.
974. Merritt AM, Campbell-Thompson ML, Lowrey S. Effect of butorphanol on equine antroduodenal motility. *Equine Vet J Suppl*. 1989:21–23.
975. Sellon DC, Monroe VL, Roberts MC, et al. Pharmacokinetics and adverse effects of butorphanol administered by single intravenous injection or continuous intravenous infusion in horses. *Am J Vet Res*. 2001;62:183–189.
976. Sanchez LC, Elfenbein JR, Robertson SA. Effect of acepromazine, butorphanol, or N-butylscopolammonium bromide on visceral and somatic nociception and duodenal motility in conscious horses. *Am J Vet Res*. 2008;69:579–585.
977. Elfenbein JR, Robertson SA, MacKay RJ, et al. Systemic and anti-nociceptive effects of prolonged lidocaine, ketamine, and butorphanol infusions alone and in combination in healthy horses. *BMC Vet Res*. 2014;10(suppl 1):S6.
978. Lester GD. *The development and application of a computer system for the recording and analysis of intestinal myoelectrical activity in the horse*. Perth, Australia: Murdoch University; 1990.
979. Sjoqvist A, Hallerback B, Glise H. Reflex adrenergic inhibition of colonic motility in anesthetized rat caused by nociceptive stimuli of peritoneum. An alpha 2-adrenoceptor-mediated response. *Dig Dis Sci*. 1985;30:749–754.
980. Pairet M, Ruckebusch Y. On the relevance of non-steroidal anti-inflammatory drugs in the prevention of paralytic ileus in rodents. *J Pharm Pharmacol*. 1989;41:757–761.

981. Zittel TT, Meile T, Huge A, et al. Preoperative intraluminal application of capsaicin increases postoperative gastric and colonic motility in rats. *J Gastrointest Surg*. 2001;5:503–513.
982. Lowe JE, Sellers AF, Brondum J. Equine pelvic flexure impaction. A model used to evaluate motor events and compare drug response. *Cornell Vet*. 1980;70:401–412.
983. MacHarg MA, Adams SB, Lamar CH, et al. Electromyographic, myomechanical, and intraluminal pressure changes associated with acute extraluminal obstruction of the jejunum in conscious ponies. *Am J Vet Res*. 1986;47:7–11.
984. King JN, Gerring EL. Antagonism of endotoxin-induced disruption of equine bowel motility by flunixin and phenylbutazone. *Equine Vet J Suppl*. 1989:38–42.
985. Meisler SD, Doherty TJ, Andrews FM, et al. Yohimbine ameliorates the effects of endotoxin on gastric emptying of the liquid marker acetaminophen in horses. *Can J Vet Res*. 2000;64:208–211.
986. Valk N, Doherty TJ, Blackford JT, et al. Phenylbutazone prevents the endotoxin-induced delay in gastric emptying in horses. *Can J Vet Res*. 1998;62:214–217.
987. Valk N, Doherty TJ, Blackford JT, et al. Effect of cisapride on gastric emptying in horses following endotoxin treatment. *Equine Vet J*. 1998;30:344–348.
988. Eskandari MK, Kalff JC, Billiar TR, et al. Lipopolysaccharide activates the muscularis macrophage network and suppresses circular smooth muscle activity. *Am J Physiol*. 1997;273:G727–G734.
989. Schwarz NT, Engel B, Eskandari MK, et al. Lipopolysaccharide preconditioning and cross-tolerance: the induction of protective mechanisms for rat intestinal ileus. *Gastroenterology*. 2002;123:586–598.
990. Overhaus M, Togel S, Pezzone MA, et al. Mechanisms of polymicrobial sepsis-induced ileus. *Am J Physiol Gastrointest Liver Physiol*. 2004;287:G685–G694.
991. Fintl C, Hudson NP, Handel I, et al. The effect of temperature changes on in vitro slow wave activity in the equine ileum. *Equine Vet J*. 2016;48:218–223.
992. Hooper RN, Roussel AJ, Cohen ND. Erythromycin stimulates myoelectric activity in the ileum and pelvic flexure of horses in the post-operative period. *Proc Equine Colic Res Symp*. 1998;6:42.
993. Van Hoogmoed L, Rakestraw PC, Snyder JR, et al. In vitro effects of nonsteroidal anti-inflammatory agents and prostaglandins I2, E2, and F2alpha on contractility of taenia of the large colon of horses. *Am J Vet Res*. 1999;60:1004–1009.
994. Roussel Jr AJ, Cohen ND, Hooper RN, et al. Risk factors associated with development of postoperative ileus in horses. *J Am Vet Med Assoc*. 2001;219:72–78.
995. Freeman DE, Hammock P, Baker GJ, et al. Short- and long-term survival and prevalence of postoperative ileus after small intestinal surgery in the horse. *Equine Vet J Suppl*. 2000:42–51.
996. Cohen ND, Lester GD, Sanchez LC, et al. Evaluation of risk factors associated with development of postoperative ileus in horses. *J Am Vet Med Assoc*. 2004;225:1070–1078.
997. Blikslager AT, Bowman KF, Levine JF, et al. Evaluation of factors associated with postoperative ileus in horses: 31 cases (1990–1992). *J Am Vet Med Assoc*. 1994;205:1748–1752.
998. Lefebvre D, Hudson NP, Elce YA, et al. Clinical features and management of equine post operative ileus (POI): Survey of Diplomates of the American Colleges of Veterinary Internal Medicine (ACVIM), Veterinary Surgeons (ACVS) and Veterinary Emergency and Critical Care (ACVECC). *Equine Vet J*. 2016;48:714–719.
999. Lefebvre D, Pirie RS, Handel IG, et al. Clinical features and management of equine post operative ileus: survey of diplomates of the European Colleges of Equine Internal Medicine (ECEIM) and Veterinary Surgeons (ECVS). *Equine Vet J*. 2016;48:182–187.
1000. Gerard MP, Bowman KF, Blikslager AT, et al. Jejunocolostomy or ileocolostomy for treatment of cecal impaction in horses: nine cases (1985–1995). *J Am Vet Med Assoc*. 1996;209:1287–1290.
1001. Roberts CT, Slone DE. Caecal impactions managed surgically by typhlotomy in 10 cases (1988-1998). *Equine Vet J Suppl*. 2000:74–76.
1002. Collins SM. The immunomodulation of enteric neuromuscular function: implications for motility and inflammatory disorders. *Gastroenterology*. 1996;111:1683–1699.
1003. Paradelis AG. Inhibition of the pendular movements of the intestine by aminoglycoside antibiotics. *Methods Find Exp Clin Pharmacol*. 1981;3:173–177.
1004. Sparnon AL, Spitz L. Pharmacological manipulation of postoperative intestinal adhesions. *Aust N Z J Surg*. 1989;59:725–729.
1005. Marti M, Mevissen M, Althaus H, et al. In vitro effects of bethanechol on equine gastrointestinal contractility and functional characterization of involved muscarinic receptor subtypes. *J Vet Pharmacol Ther*. 2005;28:565–574.
1006. Ringger NC, Lester GD, Neuwirth L, et al. Effect of bethanechol or erythromycin on gastric emptying in horses. *Am J Vet Res*. 1996;57:1771–1775.
1007. Adams SB, MacHarg MA. Neostigmine methylsulfate delays gastric emptying of particulate markers in horses. *Am J Vet Res*. 1985;46:2498–2499.
1008. Nieto JE, Rakestraw PC, Snyder JR, et al. In vitro effects of erythromycin, lidocaine, and metoclopramide on smooth muscle from the pyloric antrum, proximal portion of the duodenum, and middle portion of the jejunum of horses. *Am J Vet Res*. 2000;61:413–419.
1009. Gerring EE, Hunt JM. Pathophysiology of equine postoperative ileus: effect of adrenergic blockade, parasympathetic stimulation and metoclopramide in an experimental model. *Equine Vet J*. 1986;18:249–255.
1010. Dart AJ, Peauroi JR, Hodgson DR, et al. Efficacy of metoclopramide for treatment of ileus in horses following small intestinal surgery: 70 cases (1989–1992). *Aust Vet J*. 1996;74:280–284.
1011. Gerring EL, King JN. Cisapride in the prophylaxis of equine post operative ileus. *Equine Vet J Suppl*. 1989:52–55.
1012. Milne EM, Doxey DL, Woodman MP, et al. An evaluation of the use of cisapride in horses with chronic grass sickness (equine dysautonomia). *Br Vet J*. 1996;152:537–549.
1013. Steinebach MA, Cole D. Use of cisapride in the resolution of pelvic flexure impaction in a horse. *Can Vet J*. 1995;36:624–625.
1014. Valden MA, Klein WR. The effects of cisapride on the restoration of gut motility after surgery of the small intestine in horses: a clinical trial. *Vet Q*. 1993;15:175–179.
1015. Cable CS, Ball MA, Schwark WS, et al. Preparation of a parenteral formulation of cisapride from propulsid tablets and pharmacokinetic analysis after its intravenous administration. *J Equine Vet Sci*. 1999;18:616–621.
1016. Cubeddu LX. QT prolongation and fatal arrhythmias: a review of clinical implications and effects of drugs. *Am J Ther*. 2003;10:452–457.
1017. Delco ML, Nieto JE, Craigmill AL, et al. Pharmacokinetics and in vitro effects of tegaserod, a serotonin 5-hydroxytryptamine 4 (5-HT4) receptor agonist with prokinetic activity in horses. *Vet Ther*. 2007;8:77–87.
1018. Lippold BS, Hildebrand J, Straub R. Tegaserod (HTF 919) stimulates gut motility in normal horses. *Equine Vet J*. 2004;36:622–627.
1019. Hammerle CW, Surawicz CM. Updates on treatment of irritable bowel syndrome. *World J Gastroenterol*. 2008;14:2639–2649.
1020. Nieto JE, Maher O, Stanley SD, et al. In vivo and in vitro evaluation of the effects of domperidone on the gastrointestinal tract of healthy horses. *Am J Vet Res*. 2013;74:1103–1110.
1021. Lester GD, Merritt AM, Neuwirth L, et al. Effect of erythromycin lactobionate on myoelectric activity of ileum, cecum, and right ventral colon, and cecal emptying of radiolabeled markers in clinically normal ponies. *Am J Vet Res*. 1998;59:328–334.
1022. Nieto JE, Van Hoogmoed LM, Spier SJ, et al. Use of an extracorporeal circuit to evaluate effects of intraluminal distention and decompression on the equine jejunum. *Am J Vet Res*. 2002;63:267–275.

1023. Bologna SD, Hasler WL, Owyang C. Down-regulation of motilin receptors on rabbit colon myocytes by chronic oral erythromycin. *J Pharmacol Exp Ther*. 1993;266:852–856.
1024. Roussel AJ, Hooper RN, Cohen ND, et al. Evaluation of the effects of penicillin G potassium and potassium chloride on the motility of the large intestine in horses. *Am J Vet Res*. 2003;64:1360–1363.
1025. Van Hoogmoed LM, Boscan PL. In vitro evaluation of the effect of the opioid antagonist N-methylnaltrexone on motility of the equine jejunum and pelvic flexure. *Equine Vet J*. 2005;37:325–328.
1026. Boscan P, Van Hoogmoed LM, Pypendop BH, et al. Pharmacokinetics of the opioid antagonist N-methylnaltrexone and evaluation of its effects on gastrointestinal tract function in horses treated or not treated with morphine. *Am J Vet Res*. 2006;67:998–1004.
1027. Van Hoogmoed LM, Nieto JE, Snyder JR, et al. Survey of prokinetic use in horses with gastrointestinal injury. *Vet Surg*. 2004;33:279–285.
1028. Rimback G, Cassuto J, Tollesson PO. Treatment of postoperative paralytic ileus by intravenous lidocaine infusion. *Anesthesia Analgesia*. 1990;70:414–419.
1029. Lahat A, Horin SB, Lang A, et al. Lidocaine down-regulates nuclear factor-kappaB signalling and inhibits cytokine production and T cell proliferation. *Clin Exp Immunol*. 2008;152:320–327.
1030. Robertson SA, Sanchez LC, Merritt AM, et al. Effect of systemic lidocaine on visceral and somatic nociception in conscious horses. *Equine Vet J*. 2005;37:122–127.
1031. Milligan M, Beard W, Kukanich B, et al. The effect of lidocaine on postoperative jejunal motility in normal horses. *Vet Surg*. 2007;36:214–220.
1032. Brianceau P, Chevalier H, Karas A, et al. Intravenous lidocaine and small-intestinal size, abdominal fluid, and outcome after colic surgery in horses. *J Vet Intern Med*. 2002;16:736–741.
1033. Salem SE, Proudman CJ, Archer DC. Has intravenous lidocaine improved the outcome in horses following surgical management of small intestinal lesions in a UK hospital population? *BMC Vet Res*. 2016;12:157.
1034. Dickey EJ, McKenzie 3rd HC, Brown JA, et al. Serum concentrations of lidocaine and its metabolites after prolonged infusion in healthy horses. *Equine Vet J*. 2008.
1035. Snyder JR, Pascoe JR, Olander HJ, et al. Strangulating volvulus of the ascending colon in horses. *J Am Vet Med Assoc*. 1989;195:757–764.
1036. Hughes FE, Slone Jr DE. Large colon resection. *Vet Clin North Am Equine Pract*. 1997;13:341–350.
1037. Lundin C, Sullins KE, White NA, et al. Induction of peritoneal adhesions with small intestinal ischaemia and distention in the foal. *Equine Vet J*. 1989;21:451–458.
1038. Freeman DE, Koch DB, Boles CL. Mesodiverticular bands as a cause of small intestinal strangulation and volvulus in the horse. *J Am Vet Med Assoc*. 1979;175:1089–1094.
1039. Vachon AM, Fischer AT. Small intestinal herniation through the epiploic foramen: 53 cases (1987–1993). *Equine Vet J*. 1995;27:373–380.
1040. White NA, Lessard P. Determining the diagnosis and prognosis of the acute abdomen. In: White NA, ed. *The Equine Acute Abdomen*. Philadelphia, PA: Lea & Febiger; 1990:101–152.
1041. White NA, Lessard P. Risk factors and clinical signs associated with cases of equine colic. *Proc Am Assoc Equine Pract*. 1986:637–644.
1042. Mair TS, Smith LJ. Survival and complication rates in 300 horses undergoing surgical treatment of colic. Part 1: short-term survival following a single laparotomy. *Equine Vet J*. 2005;37:296–302.
1043. MacDonald MH, Pascoe JR, Stover SM, et al. Survival after small intestine resection and anastomosis in horses. *Vet Surg*. 1989;18:415–423.
1044. Proudman CJ, Edwards GB, Barnes J, et al. Factors affecting long-term survival of horses recovering from surgery of the small intestine. *Equine Vet J*. 2005;37:360–365.
1045. Gayle JM, Blikslager AT, Bowman KF. Mesenteric rents as a source of small intestinal strangulation in horses: 15 cases (1990–1997). *J Am Vet Med Assoc*. 2000;216:1446–1449.
1046. Freeman DE, Schaeffer DJ, Cleary OB. Long-term survival in horses with strangulating obstruction of the small intestine managed without resection. *Equine Vet J*. 2014;46:711–717.
1047. Gazzerro DM, Southwood LL, Lindborg S. Short-term complications after colic surgery in geriatric versus mature non-geriatric horses. *Vet Surg*. 2015;44:256–264.
1048. Bergren AL, Credille BC, Epstein KL, et al. Retrospective Comparison of Gastrosplenic Entrapment of the Small Intestine to Other Strangulating Small Intestinal Lesions in Adult Horses. *Vet Surg*. 2015;44:535–539.
1049. Kilcoyne I, Dechant JE, Nieto JE. Comparison of clinical findings and short-term survival between horses with intestinal entrapment in the gastrosplenic ligament and horses with intestinal entrapment in the epiploic foramen. *J Am Vet Med Assoc*. 2016;249:660–667.
1050. Freeman DE, Schaeffer DJ. Short-term survival after surgery for epiploic foramen entrapment compared with other strangulating diseases of the small intestine in horses. *Equine Vet J*. 2005;37:292–295.
1051. Archer DC, Pinchbeck GL, Proudman CJ. Factors associated with survival of epiploic foramen entrapment colic: a multicentre, international study. *Equine Vet J Suppl*. 2011;39:56–62.
1052. Freeman DE, Schaeffer DJ. Age distributions of horses with strangulation of the small intestine by a lipoma or in the epiploic foramen: 46 cases (1994–2000). *J Am Vet Med Assoc*. 2001;219:87–89.
1053. Beccati F, Pepe M, Gialletti R, et al. Is there a statistical correlation between ultrasonographic findings and definitive diagnosis in horses with acute abdominal pain? *Equine Vet J Suppl*. 2011:98–105.
1054. Klohnen A, Vachon AM, Fischer AT. Use of diagnostic ultrasonography in horses with signs of acute abdominal pain. *J Am Vet Med Assoc*. 1996;209:1597–1601.
1055. Hammock PD, Freeman DE, Magid JH, et al. Parietal hernia of the small intestine into the epiploic foramen of a horse. *J Am Vet Med Assoc*. 1999;214:1354–1356. 1334-1355.
1056. Engelbert TA, Tate Jr LP, Bowman KF, et al. Incarceration of the small intestine in the epiploic foramen. Report of 19 cases (1983-1992). *Vet Surg*. 1993;22:57–61.
1057. Garcia-Seco E, Wilson DA, Kramer J, et al. Prevalence and risk factors associated with outcome of surgical removal of pedunculated lipomas in horses: 102 cases (1987–2002). *J Am Vet Med Assoc*. 2005;226:1529–1537.
1058. Edwards GB, Proudman CJ. An analysis of 75 cases of intestinal obstruction caused by pedunculated lipomas. *Equine Vet J*. 1994;26:18–21.
1059. Blikslager AT, Bowman KF, Haven ML, et al. Pedunculated lipomas as a cause of intestinal obstruction in horses: 17 cases (1983–1990). *J Am Vet Med Assoc*. 1992;201:1249–1252.
1060. Robertson JT. Diseases of the small intestine. In: White NA, ed. *The Equine Acute Abdomen*. Philadelphia, PA: Lea & Febiger; 1990:347–368.
1061. Crowhurst RC, Simpson DJ, McEnery RJ, et al. Intestinal surgery in the foal. *J S Afr Vet Assoc*. 1975;46:59–67.
1062. Orsini JA. Abdominal surgery in foals. *Vet Clin North Am Equine Pract*. 1997;13:393–413.
1063. Tate Jr LP, Ralston SL, Koch CM, et al. Effects of extensive resection of the small intestine in the pony. *Am J Vet Res*. 1983;44:1187–1191.
1064. Jenei TM, Garcia-Lopez JM, Provost PJ, et al. Surgical management of small intestinal incarceration through the gastrosplenic ligament: 14 cases (1994–2006). *J Am Vet Med Assoc*. 2007;231:1221–1224.
1065. Becht JL, McIlwraith CW. Jejunal displacement through the mesometrium in a pregnant mare. *J Am Vet Med Assoc*. 1980;177:436.
1066. Gayle JM, Macharg MA, Smallwood JE. Strangulating obstruction caused by intestinal herniation through the proximal aspect of the cecocolic fold in 9 horses. *Vet Surg*. 2001;30:40–43.

1067. Spurlock GH, Robertson JT. Congenital inguinal hernias associated with a rent in the common vaginal tunic in five foals. *J Am Vet Med Assoc*. 1988;193:1087–1088.
1068. van der Velden MA. Ruptured inguinal hernia in new-born colt foals: a review of 14 cases. *Equine Vet J*. 1988;20:178–181.
1069. Schneider RK, Milne DW, Kohn CW. Acquired inguinal hernia in the horse: a review of 27 cases. *J Am Vet Med Assoc*. 1982;180:317–320.
1070. van der Velden MA. Surgical treatment of acquired inguinal hernia in the horse: a review of 51 cases. *Equine Vet J*. 1988;20:173–177.
1071. Weaver AD. Acquired incarcerated inguinal hernia: a review of 13 horses. *Can Vet J*. 1987;28:195–199.
1072. Ivens PA, Piercy RJ, Eliashar E. Inguinal herniation of the large colon in a cob gelding four weeks after castration. *Vet Rec*. 2009;165:380–381.
1073. van der Velden MA, Stolk PW. Different types of inguinal herniation in two stallions and a gelding. *Vet Q*. 1990;12:46–50.
1074. Freeman DE. Surgery of the small intestine. *Vet Clin North Am Equine Pract*. 1997;13:261–301.
1075. Freeman DE, Orsini JA, Harrison IW, et al. Complications of umbilical hernias in horses: 13 cases (1972–1986). *J Am Vet Med Assoc*. 1988;192:804–807.
1076. Markel MD, Pascoe JR, Sams AE. Strangulated umbilical hernias in horses: 13 cases (1974–1985). *J Am Vet Med Assoc*. 1987;190:692–694.
1077. Edwards GB. Surgical management of intussusception in the horse. *Equine Vet J*. 1986;18:313–321.
1078. Ford TS, Freeman DE, Ross MW, et al. Ileocecal intussusception in horses: 26 cases (1981–1988). *J Am Vet Med Assoc*. 1990;196:121–126.
1079. Bernard WV, Reef VB, Reimer JM, et al. Ultrasonographic diagnosis of small-intestinal intussusception in three foals. *J Am Vet Med Assoc*. 1989;194:395–397.
1089. Edens LM, White NA, Dabareiner RM, et al. Transrectal ultrasonographic diagnosis of an ileocaecal intussusception in a horse. *Equine Vet J*. 1996;28:81–83.
1081. Fontaine-Rodgerson G, Rodgerson DH. Diagnosis of small intestinal intussusception by transabdominal ultrasonography in 2 adult horses. *Can Vet J*. 2001;42:378–380.
1082. Abraham M, Reef VB, Sweeney RW, et al. Gastrointestinal ultrasonography of normal Standardbred neonates and frequency of asymptomatic intussusceptions. *J Vet Intern Med*. 2014;28:1580–1586.
1083. Gift LJ, Gaughan EM, DeBowes RM, et al. Jejunal intussusception in adult horses: 11 cases (1981–1991). *J Am Vet Med Assoc*. 1993;202:110–112.
1084. Beard WL, Byrne BA, Henninger RW. Ileocecal intussusception corrected by resection within the cecum in two horses. *J Am Vet Med Assoc*. 1992;200:1978–1980.
1085. Bristol DG. Diaphragmatic hernias in horses and cattle. *Comp Contin Ed Pract Vet*. 1986;8:S407–S411.
1086. Wimberly HC, Andrews EJ, Haschek WM. Diaphragmatic hernias in the horse: a review of the literature and an analysis of six additional cases. *J Am Vet Med Assoc*. 1977;170:1404–1407.
1087. Orsini JA, Koch C, Stewart B. Peritoneopericardial hernia in a horse. *J Am Vet Med Assoc*. 1981;179:907–910.
1088. Everett KA, Chaffin MK, Brinsko SP. Diaphragmatic herniation as a cause of lethargy and exercise intolerance in a mare. *Cornell Vet*. 1992;82:217–223.
1089. Santschi EM, Juzwiak JS, Moll HD, et al. Diaphragmatic hernia repair in three young horses. *Vet Surg*. 1997;26:242–245.
1090. Dabareiner RM, White NA. Surgical repair of a diaphragmatic hernia in a racehorse. *J Am Vet Med Assoc*. 1999;214:1517–1518. 1496.
1091. Hart SK, Brown JA. Diaphragmatic hernia in horses: 44 cases (1986–2006). *J Vet Emerg Crit Care (San Antonio)*. 2009;19:357–362.
1092. Romero AE, Rodgerson DH. Diaphragmatic herniation in the horse: 31 cases from 2001–2006. *Can Vet J*. 2010;51:1247–1250.
1093. Harrison IW. Equine large intestinal volvulus. A review of 124 cases. *Vet Surg*. 1988;17:77–81.
1094. Johnston K, Holcombe SJ, Hauptman JG. Plasma lactate as a predictor of colonic viability and survival after 360 degrees volvulus of the ascending colon in horses. *Vet Surg*. 2007;36:563–567.
1095. Hackett ES, Embertson RM, Hopper SA, et al. Duration of disease influences survival to discharge of Thoroughbred mares with surgically treated large colon volvulus. *Equine Vet J*. 2015;47:650–654.
1096. Fiege JK, Hackett ES, Rao S, et al. Current treatment of ascending colon volvulus in horses: a survey of ACVS Diplomates. *Vet Surg*. 2015;44:398–401.
1097. Ellis CM, Lynch TM, Slone DE, et al. Survival and complications after large colon resection and end-to-end anastomosis for strangulating large colon volvulus in seventy-three horses. *Vet Surg*. 2008;37:786–790.
1098. Hance SR, Embertson RM. Colopexy in broodmares: 44 cases (1986-1990). *J Am Vet Med Assoc*. 1992;201:782–787.
1099. Martin Jr BB, Freeman DE, Ross MW, et al. Cecocolic and cecocecal intussusception in horses: 30 cases (1976–1996). *J Am Vet Med Assoc*. 1999;214:80–84.
1100. Hubert JD, Hardy J, Holcombe SJ, et al. Cecal amputation within the right ventral colon for surgical treatment of nonreducible cecocolic intussusception in 8 horses. *Vet Surg*. 2000;29:317–325.
1101. Gaughan EM, Hackett RP. Cecocolic intussusception in horses: 11 cases (1979–1989). *J Am Vet Med Assoc*. 1990;197:1373–1375.
1102. Dyson S, Orsini J. Intussusception of the large colon in a horse. *J Am Vet Med Assoc*. 1983;182:720.
1103. Robertson JT, Tate Jr LP. Resection of intussuscepted large colon in a horse. *J Am Vet Med Assoc*. 1982;181:927–928.
1104. Wilson DG, Wilson WD, Reinertson EL. Intussusception of the left dorsal colon in a horse. *J Am Vet Med Assoc*. 1983;183:464–465.
1105. Turner TA, Fessler JF. Rectal prolapse in the horse. *J Am Vet Med Assoc*. 1980;177:1028–1032.
1106. Blythman WG. Rectal prolapse in a foaling mare. *Vet Rec*. 1988;122:471–472.
1107. Rick MC. Management of rectal injuries. *Vet Clin North Am Equine Pract*. 1989;5:407–428.
1108. Freeman DE. Rectum and anus. In: Auer JA, Stick JA, eds. *Equine Surgery*. Philadelphia, PA: WB Saunders; 2005:286–293.
1109. Jacobs KA, Barber SM, Leach DH. Disruption of the blood supply to the small colon following rectal prolapse and small colon intussusception in a mare. *Can Vet J*. 1982;23:132–134.
1110. Ragle CA, Southwood LL, Galuppo LD, et al. Laparoscopic diagnosis of ischemic necrosis of the descending colon after rectal prolapse and rupture of the mesocolon in two postpartum mares. *J Am Vet Med Assoc*. 1997;210:1646–1648.
1111. White 2nd NA. Intestinal infarction associated with mesenteric vascular thrombotic disease in the horse. *J Am Vet Med Assoc*. 1981;178:259–262.
1112. Allen Jr D, White 2nd NA, Tyler DE. Morphologic effects of experimental distention of equine small intestine. *Vet Surg*. 1988;17:10–14.
1113. Fleming K, Mueller PO. Ileal impaction in 245 horses: 1995-2007. *Can Vet J*. 2011;52:759–763.
1114. Hanson RR, Schumacher J, Humburg J, et al. Medical treatment of horses with ileal impactions: 10 cases (1990–1994). *J Am Vet Med Assoc*. 1996;208:898–900.
1115. Little D, Blikslager AT. Factors associated with development of ileal impaction in horses with surgical colic: 78 cases (1986–2000). *Equine Vet J*. 2002;34:464–468.
1116. Cribb NC, Cote NM, Boure LP, et al. Acute small intestinal obstruction associated with Parascaris equorum infection in young horses: 25 cases (1985–2004). *N Z Vet J*. 2006;54:338–343.
1117. Nielsen MK, Donoghue EM, Stephens ML, et al. An ultrasonographic scoring method for transabdominal monitoring of ascarid burdens in foals. *Equine Vet J*. 2016;48:380–386.
1118. Tatz AJ, Segev G, Steinman A, et al. Surgical treatment for acute small intestinal obstruction caused by Parascaris equorum infection in 15 horses (2002–2011). *Equine Vet J Suppl*. 2012:111–114.

1119. Parks AH, Allen D. The purported role of coastal Bermuda hay in the etiology of ileal impactions: results of a questionnaire (abstract). *Equine Colic Res Symp*. 1988;37.
1120. Proudman CJ, French NP, Trees AJ. Tapeworm infection is a significant risk factor for spasmodic colic and ileal impaction colic in the horse. *Equine Vet J*. 1998;30:194–199.
1121. Proudman CJ, Trees AJ. Correlation of antigen specific IgG and IgG(T) responses with Anoplocephala perfoliata infection intensity in the horse. *Parasite Immunol*. 1996;18:499–506.
1122. Proudman CJ, Trees AJ. Use of excretory/secretory antigens for the serodiagnosis of Anoplocephala perfoliata cestodosis. *Vet Parasitol*. 1996;61:239–247.
1123. Hanson RR, Wright JC, Schumacher J, et al. Surgical reduction of ileal impactions in the horse: 28 cases. *Vet Surg*. 1998;27:555–560.
1124. Chaffin MK, Fuenteabla IC, Schumacher J, et al. Idiopathic muscular hypertrophy of the equine small intestine: 11 cases (1980–1991). *Equine Vet J*. 1992;24:372–378.
1125. Edwards GB. Obstruction of the ileum in the horse: a report of 27 clinical cases. *Equine Vet J*. 1981;13:158–166.
1126. Mair TS, Lucke VM. Ileal muscular hypertrophy and rupture in a pony three years after surgery for ileocaecal intussusception. *Vet Rec*. 2000;146:472–473.
1127. Grant BD, Tennant B. Volvulus associated with Meckel's diverticulum in the horse. *J Am Vet Med Assoc*. 1973;162:550–551.
1128. Hooper RN. Small intestinal strangulation caused by Meckel's diverticulum in a horse. *J Am Vet Med Assoc*. 1989;194:943–944.
1129. Yovich JV, Horney FD. Congenital jejunal diverticulum in a foal. *J Am Vet Med Assoc*. 1983;183:1092.
1130. Baxter GM, Broome TE, Moore JN. Abdominal adhesions after small intestinal surgery in the horse. *Vet Surg*. 1989;18:409–414.
1131. Southwood LL, Baxter GM. Current concepts in management of abdominal adhesions. *Vet Clin North Am Equine Pract*. 1997;13:415–435.
1132. Hay WP, Mueller PO, Harmon B, et al. One percent sodium carboxymethylcellulose prevents experimentally induced abdominal adhesions in horses. *Vet Surg*. 2001;30:223–227.
1133. Mueller PO, Harmon BG, Hay WP, et al. Effect of carboxymethylcellulose and a hyaluronate-carboxymethylcellulose membrane on healing of intestinal anastomoses in horses. *Am J Vet Res*. 2000;61:369–374.
1134. Mueller PO, Hunt RJ, Allen D, et al. Intraperitoneal use of sodium carboxymethylcellulose in horses undergoing exploratory celiotomy. *Vet Surg*. 1995;24:112–117.
1135. Parker JE, Fubini SL, Car BD, et al. Prevention of intraabdominal adhesions in ponies by low-dose heparin therapy. *Vet Surg*. 1987;16:459–462.
1136. Vatistas NJ, Snyder JR, Wilson WD, et al. Surgical treatment for colic in the foal (67 cases): 1980–1992. *Equine Vet J*. 1996;28:139–145.
1137. Phillips TJ, Walmsley JP. Retrospective analysis of the results of 151 exploratory laparotomies in horses with gastrointestinal disease. *Equine Vet J*. 1993;25:427–431.
1138. Parker JE, Fubini SL, Todhunter RJ. Retrospective evaluation of repeat celiotomy in 53 horses with acute gastrointestinal disease. *Vet Surg*. 1989;18:424–431.
1139. Aitken MR, Southwood LL, Ross BM, et al. Outcome of Surgical and Medical Management of Cecal Impaction in 150 Horses (1991–2011). *Vet Surg*. 2015;44:540–546.
1140. Dart AJ, Dowling BA, Hodgson DR. Caecal disease. *Equine Vet Educ*. 1999;1:21–28.
1141. Little D, Redding WR, Blikslager AT. Risk factors for reduced postoperative fecal output in horses: 37 cases (1997–1998). *J Am Vet Med Assoc*. 2001;218:414–420.
1142. White 2nd NA, Dabareiner RM. Treatment of impaction colics. *Vet Clin North Am Equine Pract*. 1997;13:243–259.
1143. Dabareiner RM, White NA. Large colon impaction in horses: 147 cases (1985–1991). *J Am Vet Med Assoc*. 1995;206:679–685.
1144. Clarke LL, Argenzio RA, Roberts MC. Effect of meal feeding on plasma volume and urinary electrolyte clearance in ponies. *Am J Vet Res*. 1990;51:571–576.
1145. Roberts MC, Argenzio A. Effects of amitraz, several opiate derivatives and anticholinergic agents on intestinal transit in ponies. *Equine Vet J*. 1986;18:256–260.
1146. Roberts MC, Seawright AA. Amitraz induced large intestinal impaction in the horse. *Aust Vet J*. 1979;55:553–554.
1147. Lopes MA, Walker BL, White 2nd NA, et al. Treatments to promote colonic hydration: enteral fluid therapy versus intravenous fluid therapy and magnesium sulphate. *Equine Vet J*. 2002;34:505–509.
1148. Lopes MA, White 2nd NA, Donaldson L, et al. Effects of enteral and intravenous fluid therapy, magnesium sulfate, and sodium sulfate on colonic contents and feces in horses. *Am J Vet Res*. 2004;65:695–704.
1149. Cohen ND, Vontur CA, Rakestraw PC. Risk factors for enterolithiasis among horses in Texas. *J Am Vet Med Assoc*. 2000;216:1787–1794.
1150. Hassel DM, Aldridge BM, Drake CM, et al. Evaluation of dietary and management risk factors for enterolithiasis among horses in California. *Res Vet Sci*. 2008;85:476–480.
1151. Hassel DM, Rakestraw PC, Gardner IA, et al. Dietary risk factors and colonic pH and mineral concentrations in horses with enterolithiasis. *J Vet Intern Med*. 2004;18:346–349.
1152. Lloyd K, Hintz HF, Wheat JD, et al. Enteroliths in horses. *Cornell Vet*. 1987;77:172–186.
1153. Blue MG, Wittkopp RW. Clinical and structural features of equine enteroliths. *J Am Vet Med Assoc*. 1981;179:79–82.
1154. Peloso JG, Coatney RW, Caron JP, et al. Obstructive enterolith in an 11-month-old miniature horse. *J Am Vet Med Assoc*. 1992;201:1745–1746.
1155. Maher O, Puchalski SM, Drake C, et al. Abdominal computed radiography for the diagnosis of enterolithiasis in horses: 142 cases (2003–2007). *J Am Vet Med Assoc*. 2011;239:1483–1485.
1156. Specht TE, Colahan PT. Surgical treatment of sand colic in equids: 48 cases (1978–1985). *J Am Vet Med Assoc*. 1988;193:1560–1564.
1157. Ragle CA, Meagher DM, Schrader JL, et al. Abdominal auscultation in the detection of experimentally induced gastrointestinal sand accumulation. *J Vet Intern Med*. 1989;3:12–14.
1158. Kendall A, Ley C, Egenvall A, et al. Radiographic parameters for diagnosing sand colic in horses. *Acta Vet Scand*. 2008;50:17.
1159. Korolainen R, Ruohoniemi M. Reliability of ultrasonography compared to radiography in revealing intestinal sand accumulations in horses. *Equine Vet J*. 2002;34:499–504.
1160. Hart KA, Linnenkohl W, Mayer JR, et al. Medical management of sand enteropathy in 62 horses. *Equine Vet J*. 2013;45:465–469.
1161. Hammock PD, Freeman DE, Baker GJ. Failure of psyllium mucilloid to hasten evaluation of sand from the equine large intestine. *Vet Surg*. 1998;27:547–554.
1162. Hackett RP. Nonstrangulated colonic displacement in horses. *J Am Vet Med Assoc*. 1983;182:235–240.
1163. Clarke LL, Roberts MC, Argenzio RA. Feeding and digestive problems in horses. Physiologic responses to a concentrated meal. *Vet Clin North Am Equine Pract*. 1990;6:433–450.
1164. Morris DD, Moore JN, Ward S. Comparison of age, sex, breed, history and management in 229 horses with colic. *Equine Vet J Suppl*. 1989:129–132.
1165. Ruckebusch Y. Motor functions of the intestine. *Adv Vet Sci Comp Med*. 1981;25:345–369.
1166. Huskamp B. Displacement of the large colon. In: Robinson NE, ed. *Current Therapy in Equine Medicine*. Philadelphia, PA: W.B. Saunders; 1987:60–65.
1167. Santschi EM, Slone Jr DE, Frank WM. Use of ultrasound in horses for diagnosis of left dorsal displacement of the large colon and monitoring its nonsurgical correction. *Vet Surg*. 1993;22:281–284.
1168. Baker WT, Frederick J, Giguere S, et al. Reevaluation of the effect of phenylephrine on resolution of nephrosplenic entrapment by the rolling procedure in 87 horses. *Vet Surg*. 2011;40:825–829.
1169. Fultz LE, Peloso JG, Giguere S, et al. Comparison of phenylephrine administration and exercise versus phenylephrine administration and a rolling procedure for the correction of ne-

phrosplenic entrapment of the large colon in horses: 88 cases (2004–2010). *J Am Vet Med Assoc*. 2013;242:1146–1151.
1170. Frederick J, Giguere S, Butterworth K, et al. Severe phenylephrine-associated hemorrhage in five aged horses. *J Am Vet Med Assoc*. 2010;237:830–834.
1171. McGovern KF, Bladon BM, Fraser BS, et al. Attempted medical management of suspected ascending colon displacement in horses. *Vet Surg*. 2012;41:399–403.
1172. Rocken M, Schubert C, Mosel G, et al. Indications, surgical technique, and long-term experience with laparoscopic closure of the nephrosplenic space in standing horses. *Vet Surg*. 2005;34:637–641.
1173. Zekas LJ, Ramirez S, Brown MP. Ablation of the nephrosplenic space for treatment of recurring left dorsal displacement of the large colon in a racehorse. *J Am Vet Med Assoc*. 1999;214:1361–1363. 1335.
1174. Gay CC, Speirs VC, Christie BA, et al. Foreign body obstruction of the small colon in six horses. *Equine Vet J*. 1979;11:60–63.
1175. McClure JT, Kobluk C, Voller K, et al. Fecalith impaction in four miniature foals. *J Am Vet Med Assoc*. 1992;200:205–207.
1176. Speirs VC, van Veenendaal JC, Christie BA, et al. Obstruction of the small colon by intramural haematoma in three horses. *Aust Vet J*. 1981;57:88–90.
1177. Pearson H, Waterman AE. Submucosal haematoma as a cause of obstruction of the small colon in the horse: a review of four cases. *Equine Vet J*. 1986;18:340–341.
1178. Frederico LM, Jones SL, Blikslager AT. Predisposing factors for small colon impaction in horses and outcome of medical and surgical treatment: 44 cases (1999–2004). *J Am Vet Med Assoc*. 2006;229:1612–1616.
1179. Benamou AE, Blikslager AT, Sellon DC. Intestinal atresia in foals. *Compend Contin Educ Pract Vet*. 1995;17:1510.
1180. McCabe L, Griffin LD, Kinzer A, et al. Overo lethal white foal syndrome: equine model of aganglionic megacolon (Hirschsprung disease). *Am J Med Genet*. 1990;36:336–340.
1181. Metallinos DL, Bowling AT, Rine J. A missense mutation in the endothelin-B receptor gene is associated with Lethal White Foal Syndrome: an equine version of Hirschsprung disease. *Mamm Genome*. 1998;9:426–431.
1182. Santschi EM, Vrotsos PD, Purdy AK, et al. Incidence of the endothelin receptor B mutation that causes lethal white foal syndrome in white-patterned horses. *Am J Vet Res*. 2001;62:97–103.
1183. Santschi EM, Purdy AK, Valberg SJ, et al. Endothelin receptor B polymorphism associated with lethal white foal syndrome in horses. *Mamm Genome*. 1998;9:306–309.
1184. Giancola F, Gentilini F, Romagnoli N, et al. Extrinsic innervation of ileum and pelvic flexure of foals with ileocolonic aganglionosis. *Cell Tissue Res*. 2016;366:13–22.
1185. Lindsay FE, Burton FL. Observational study of "urine testing" in the horse and donkey stallion. *Equine Vet J*. 1983;15:330–336.
1186. Baker GJ. Oral examination and diagnosis: management of oral disease. In: Harvey CE, ed. *Veterinary dentistry*. Philadelphia, PA: WB Saunders; 1985.
1187. Bonin SJ, Clayton HM, Lanovaz JL, et al. Comparison of mandibular motion in horses chewing hay and pellets. *Equine Vet J*. 2007;39:258–262.
1188. Baker GJ. Fluroscopic investigations of swallowing in the horse. *Vet Radiol*. 1982;23:84–88.
1189. Klebe EA, Holcombe SJ, Rosenstein D, et al. The effect of bilateral glossopharyngeal nerve anaesthesia on swallowing in horses. *Equine Vet J*. 2005;37:65–69.
1190. Heffron CJ, Baker GJ, Lee R. Fluoroscopic Investigation of Pharyngeal Function in the Horse. *Equine Veterinary Journal*. 1979;11:148–152.
1191. Clark ES, Morris DD, Whitlock RH. Esophageal dysfunction in a weanling thoroughbred. *Cornell Vet*. 1987;77:151–160.
1192. Freeman DE, Naylor JM. Cervical esophagostomy to permit extraoral feeding of the horse. *J Am Vet Med Assoc*. 1978;172:314–320.
1193. Stick JA, Robinson NE, Krehbiel JD. Acid-base and electrolyte alterations associated with salivary loss in the pony. *Am J Vet Res*. 1981;42:733–737.
1194. Jones SL, Zimmel D, Tate LP, et al. Case presentation—Dysphagia caused by squamous cell carcinoma in two horses. *Compend Contin Educ Pract Vet*. 2001;23:1020–1024.
1195. Dixon PM, Tremaine WH, Pickles K, et al. Equine dental disease part 2: a long-term study of 400 cases: disorders of development and eruption and variations in position of the cheek teeth. *Equine Vet J*. 1999;31:519–528.
1196. Quinn GC, Tremaine WH, Lane JG. Supernumerary cheek teeth (n = 24): clinical features, diagnosis, treatment and outcome in 15 horses. *Equine Vet J*. 2005;37:505–509.
1197. Baker GJ. Diseases of the teeth. In: Colahan PC, Mayhew IG, Merrit AM, et al., eds. *Equine medicine and surgery*. Goleta, CA: American Veterinary Publications; 1991.
1198. Hormeyr CB. Comparative dental pathology (with particular reference to caries and paradental disease in the horse and the dog). *J S Afr Vet Med Assoc*. 1960;29:471–475.
1199. Dixon PM, Tremaine WH, Pickles K, et al. Equine dental disease part 4: a long-term study of 400 cases: apical infections of cheek teeth. *Equine Vet J*. 2000;32:182–194.
1200. Baker GJ. Some aspects of equine dental radiology. *Equine Vet J*. 1971;3:46–51.
1201. Baker GJ. Some aspects of equine dental decay. *Equine Vet J*. 1974;6:127–130.
1202. Farmand M, Stohler T. The median cleft of the lower lip and mandible and its surgical correction in a donkey. *Equine Vet J*. 1990;22:298–301.
1203. Schumacher J, Brink P, Easley J, et al. Surgical correction of wry nose in four horses. *Vet Surg*. 2008;37:142–148.
1204. Gift LJ, DeBowes RM, Clem MF, et al. Brachygnathia in horses: 20 cases (1979–1989). *J Am Vet Med Assoc*. 1992;200:715–719.
1205. Bankowski RA, Wichmann RW, Stuart EE. Stomatitis of cattle and horses due to yellow bristle grass (Setaria lutescens). *J Am Vet Med Assoc*. 1956;129:149–152.
1206. Pusterla N, Latson KM, Wilson WD, et al. Metallic foreign bodies in the tongues of 16 horses. *Vet Rec*. 2006;159:485–488.
1207. Snow DH, Bogan JA, Douglas TA, et al. Phenylbutazone toxicity in ponies. *Vet Rec*. 1979;105:26–30.
1208. Baum KH, Shin SJ, Rebhun WC, et al. Isolation of Actinobacillus-Lignieresii from Enlarged Tongue of A Horse. *J Am Vet Med Assoc*. 1984;185:792–793.
1209. Freestone JF, Seahorn TL. Miscellaneous conditions of the equine head. *Vet ClinNorth Am Equine Pract*. 1993;9:235–242.
1210. Schmotzer WB, Hultgren BD, Huber MJ, et al. Chemical involution of the equine parotid salivary gland. *Vet Surg*. 1991;20:128–132.
1211. Aleman M, Spier SJ, Wilson WD, et al. Corynebacterium pseudotuberculosis infection in horses: 538 cases (1982–1993). *J Am Vet Med Assoc*. 1996;209:804–809.
1212. Sockett DC, Baker JC, Stowe CM. Slaframine (Rhizoctonia leguminicola) intoxication in horses. *J Am Vet Med Assoc*. 1982;181:606.
1213. Plumlee KH, Galey FD. Neurotoxic mycotoxins: a review of fungal toxins that cause neurological disease in large animals. *J Vet InternMed*. 1994;8:49–54.
1214. Sisson S. Equine digestive system. In: Getty R, ed. *Sisson and Grossman's the anatomy of domestic animals*. Philadelphia, PA: WB Saunders; 1975.
1215. Green EM, MacFadden KE. Esophageal disorders of the horse. In: Smith BP, ed. *Large animal internal medicine*. St. Louis, MO: Mosby; 1996:698–709.
1216. Feige K, Schwarzwald C, Furst A, et al. Esophageal obstruction in horses: a retrospective study of 34 cases. *Can Vet J*. 2000;41:207–210.
1217. Craig D, Todhunter R. Surgical repair of an esophageal stricture in a horse. *Vet Surg*. 1987;16:251–254.
1218. Roberts MC, Kelly WR. Squamous cell carcinoma of the lower cervical oesophagus in a pony. *Equine Vet J*. 1979;11:199–201.
1219. Moore JN, Kintner LD. Recurrent esophageal obstruction due to squamous cell carcinoma in a horse. *Cornell Vet*. 1976;66:590–597.

1220. Craig DR, Shivy DR, Pankowski RL, et al. Esophageal disorders in 61 horses. Results of nonsurgical and surgical management. *Vet Surg*. 1989;18:432–438.
1221. Green S, Green EM, Aronson E. Squamous-Cell Carcinoma—An Unusual Cause of Choke in A Horse. *Modern Veterinary Practice*. 1986;67:870–875.
1222. Murray MJ, Ball MM, Parker GA. Megaesophagus and aspiration pneumonia secondary to gastric ulceration in a foal. *J Am Vet Med Assoc*. 1988;192:381–383.
1223. Butt TD, MacDonald DG, Crawford WH, et al. Persistent right aortic arch in a yearling horse. *Can Vet J*. 1998;39:714–715.
1224. Scott EA, Snoy P, Prasse KW, et al. Intramural esophageal cyst in a horse. *J Am Vet Med Assoc*. 1977;171:652–654.
1225. Hackett RP, Dyer RM, Hoffer RE. Surgical correction of esophageal diverticulum in a horse. *J Am Vet Med Assoc*. 1978;173:998–1000.
1226. Jansson N. Foreign body obstruction of the esophagus in a foal. *Comp Contin Educ Vet Equine*. 2006;1:147–150.
1227. MacKay RJ. On the true definition of dysphagia. *Compend Contin Educ Pract Vet*. 2001;23:1024–1028.
1228. Traver DS, Egger E, Moore JN. Retrieval of an esophageal foreign body in a horse. *Vet Med Small Anim Clin*. 1978;73:783–785.
1229. Alexander JE. Radiologic findings in equine choke. *J Am Vet Med Assoc*. 1967;151:47–53.
1230. Greet TR. Observations on the potential role of oesophageal radiography in the horse. *Equine Vet J*. 1982;14:73–79.
1231. Quick CB, Rendano VT. Equine radiology: the esophagus. *Mod Vet Pract*. 1978;59:625–631.
1232. Hillyer M. Management of oesophageal obstruction ('choke') in horses. *In Practice*. 1995;17:450–457.
1233. Meyer GA, Rashmir-Raven A, Helms RJ, et al. The effect of oxytocin on contractility of the equine oesophagus: a potential treatment for oesophageal obstruction. *Equine Vet J*. 2000;32:151–155.
1234. Wooldridge AA, Eades SC, Hosgood GL, et al. In vitro effects of oxytocin, acepromazine, detomidine, xylazine, butorphanol, terbutaline, isoproterenol, and dantrolene on smooth and skeletal muscles of the equine esophagus. *Am J Vet Res*. 2002;63:1732–1737.
1235. Wooldridge AA, Eades SC, Hosgood GL, et al. Effects of treatment with oxytocin, xylazine butorphanol, guaifenesin, acepromazine, and detomidine on esophageal manometric pressure in conscious horses. *Am J Vet Res*. 2002;63:1738–1744.
1236. Meagher DM, Spier S. Foreign-Body Obstruction in the Cervical Esophagus of the Horse—A Case-Report. *J Equine V Sci*. 1989;9:137–140.
1237. Erkert RS, MacAllister CG, Higbee R, et al. Use of a neodymium:yttrium-aluminum-garnet laser to remove exuberant granulation tissue from the esophagus of a horse. *J Am Vet Med Assoc*. 2002;221:403–407. 368.
1238. Chiavaccini L, Hassel DM. Clinical features and prognostic variables in 109 horses with esophageal obstruction (1992-2009). *J Vet Intern Med*. 2010;24:1147–1152.
1239. Crawford JM. The gastrointestinal tract: esophagus. In: Contran RS, Kumar V, Robbins SL, eds. *Pathologic basis of disease*. Philadelphia, PA: WB Saunders; 1994.
1240. Hardy J, Stewart RH, Beard WL, et al. Complications of nasogastric intubation in horses: nine cases (1987–1989). *J Am Vet Med Assoc*. 1992;201:483–486.
1241. Appt SA, Moll HD, Scarratt WK, et al. Esophageal foreign body obstruction in a Mustang. *Equine Practice*. 1996;18:8–11.
1242. Broekman LE, Kuiper D. Megaesophagus in the horse. A short review of the literature and 18 own cases. *Vet Q*. 2002;24:199–202.
1243. Bowman KF, Vaughan JT, Quick CB, et al. Megaesophagus in a colt. *J Am Vet Med Assoc*. 1978;172:334–337.
1244. Barber SM, McLaughlin BG, Fretz PB. Esophageal Ectasia in A Quarterhorse Colt. *Can Vet J Rev Vet Canadienne*. 1983;24:46–49.
1245. Rohrbach BW. Congenital esophageal ectasia in a thoroughbred foal. *J Am Vet Med Assoc*. 1980;177:65–67.
1246. Greet TR, Whitwell KE. Barium swallow as an aid to the diagnosis of grass sickness. *Equine Vet J*. 1986;18:294–297.
1247. Watson TDG, Sullivan M. Effects of Detomidine on Equine Esophageal Function As Studied by Contrast Radiography. *Veterinary Record*. 1991;129:67–69.
1248. Clark ES, Morris DD, Whitlock RH. Esophageal manometry in horses, cows, and sheep during deglutition. *Am J Vet Res*. 1987;48:547–551.
1249. Todhunter RJ, Stick JA, Trotter GW, et al. Medical management of esophageal stricture in seven horses. *J Am Vet Med Assoc*. 1984;185:784–787.
1250. Fubini SL, Starrack GS, Freeman DE. Esophagus. In: Auer JA, Stick JA, eds. *Equine surgery*. Philadelphia: WB Saunders; 1999.
1251. Chidlow HB, Robbins EG, Slovis NM. Balloon dilation to treat oesophageal strictures in five foals. *Equine Vet Educ*. 2015.
1252. Prutton JS, Marks SL, Aleman M. Endoscopic Balloon Dilation of Esophageal Strictures in 9 Horses. *J Vet Intern Med*. 2015;29:1105–1111.
1253. Reichelt U, Hamann J, Lischer C. Balloon dilation of oesophageal strictures in two horses. *Equine Vet Educ*. 2012;24:379–384.
1254. Tillotson K, Traub-Dargatz JL, Twedt D. Balloon dilation of an oesophageal stricture in a one-month-old Appaloosa colt. *Equine Vet Educ*. 2003;15:67–71.
1255. Borchers-Collyer P, Wong D, Sponseller B, et al. Esophageal strictures. *Compendium Equine*. 2007;2:144–156.
1256. Knottenbelt DC, Harrison LJ, Peacock PJ. Conservative treatment of oesophageal stricture in five foals. *Vet Rec*. 1992;131:27–30.
1257. Hawkins JF. Balloon dilation of oesophageal strictures. *Equine Vet Educ*. 2012;24:385–386.
1258. Suann CJ. Oesophageal resection and anastomosis as a treatment for oesophageal stricture in the horse. *Equine Vet J*. 1982;14:163–164.
1259. Gideon L. Esophageal anastomosis in two foals. *J Am Vet Med Assoc*. 1984;184:1146–1148.
1260. Nixon AJ, Aanes WA, Nelson AW, et al. Esophagomyotomy for relief of an intrathoracic esophageal stricture in a horse. *J Am Vet Med Assoc*. 1983;183:794–796.
1261. Wagner PC, Rantanen NW. Myotomy As A Treatment for Esophageal Stricture in A Horse. *Equine Practice*. 1980;2:40–45.
1262. Hoffer RE, Barber SM, Kallfelz FA, et al. Esophageal patch grafting as a treatment for esophageal stricture in a horse. *J Am Vet Med Assoc*. 1977;171:350–354.
1263. Freeman DE. Surgery for obstruction of the equine oesophagus and trachea. *Equine Vet Educ*. 2005;17:135–141.
1264. Waguespack RW, Bolt DM, Hubert JD. Esophageal strictures and diverticula. *Compendium Equine*. 2007;2:194–206.
1265. Ford TS, Schumacher J, Chaffin MK, et al. Surgical repair of an intrathoracic esophageal pulsion diverticulum in a horse. *Vet Surg*. 1991;20:316–319.
1266. Frauenfelder HC, Adams SB. Esophageal diverticulectomy in a horse. *J Am Vet Med Assoc*. 1982;180:771–772.
1267. MacDonald MH, Richardson DW, Morse CC. Esophageal phytobezoar in a horse. *J Am Vet Med Assoc*. 1987;191:1455–1456.
1268. Clabough DL, Roberts MC, Robertson I. Probable congenital esophageal stenosis in a thoroughbred foal. *J Am Vet MedAssoc*. 1991;199:483–485.
1269. Mackey VS, Large SM, Breznock EM, et al. Surgical-Correction of A Persistent Right Aortic-Arch in A Foal. *Vet Surg*. 1986;15:325–328.
1270. Bartels JE, Vaughan JT. Persistent right aortic arch in the horse. *J Am Vet Med Assoc*. 1969;154:406–409.
1271. Petrick SW, Roos CJ, van Niekerk J. Persistent right aortic arch in a horse. *J S Afr Vet Assoc*. 1978;49:355–358.
1272. van der Linde-Sipman JS, Goedegebuure SA, Kroneman J. Persistent right aortic arch associated with a persistent left ductus arteriosus and an interventricular septal defect in a horse. *Tijdschr Diergeneeskd*. 1979;104(suppl 4):189–194.
1273. Bauer S, Livesey MA, Bjorling DE, et al. Computed tomography assisted surgical correction of persistent right aortic arch in a neonatal foal. *Equine VetEduc*. 2006;8:40–46.
1274. Smith TR. Unusual vascular ring anomaly in a foal. *CanVet J*. 2004;45:1016–1018.

1275. Orsini JA, Sepesy L, Donawick WJ, et al. Esophageal duplication cyst as a cause of choke in the horse. *J Am Vet Med Assoc.* 1988;193:474–476.
1276. Peek SF, De Lahunta A, Hackett RP. Combined oesophageal and tracheal duplication cyst in an Arabian filly. *Equine Vet J.* 1995;27:475–478.
1277. Gaughan EM, Gift LJ, Frank RK. Tubular duplication of the cervical portion of the esophagus in a foal. *J Am Vet Med Assoc.* 1992;201:748–750.
1278. Sams AE, Weldon AD, Rakestraw P. Surgical treatment of intramural esophageal inclusion cysts in three horses. *Vet Surg.* 1993;22:135–139.
1279. Grevemeyer B, Kainer RA, Morgan JP. Persistent right aortic arch in foals. *Compendium Equine.* 2008;3:95–102.
1280. Wilcke JR, Crisman MV, Sams RA, et al. Pharmacokinetics of phenylbutazone in neonatal foals. *AmJVetRes.* 1993;54:2064–2067.
1281. Freeman DE. Wounds of the esophagus and trachea. *Vet Clin North Am Equine Pract.* 1989;5:683–693.
1282. Digby NJ, Burguez PN. Traumatic oesophageal rupture in the horse. *Equine Vet J.* 1982;14:169–170.
1283. Lunn DP, Peel JE. Successful treatment of traumatic oesophageal rupture with severe cellulitis in a mare. *Vet Rec.* 1985;116:544–545.
1284. Andrews FM, Bernard WV, Byars TD, et al. Recommendations for the diagnosis and treatment of equine gastric ulcer syndrome (EGUS). *Equine Vet Educ.* 1999;1:122–134.
1285. Sykes BW, Hewetson M, Hepburn RJ, et al. European College of Equine Internal Medicine Consensus Statement—Equine Gastric Ulcer Syndrome in Adult Horses. *J Vet Intern Med.* 2015;29:1288–1299.
1286. Murray MJ. Gastroduodenal ulceration in foals. *Equine Vet Educ.* 1999;1:43–52.
1287. Hammond CJ, Mason DK, Watkins KL. Gastric ulceration in mature thoroughbred horses. *Equine Vet J.* 1986;18:284–287.
1288. Vatistas NJ, Snyder JR, Carlson G, et al. Epidemiological study of gastric ulceration in the thoroughbred racehorse: 202 horses 1992–1993. *Proc Am Assoc Equine Pract.* 1994;40:125–126.
1289. Vatistas NJ, Snyder JR, Carlson G, et al. Cross-sectional study of gastric ulcers of the squamous mucosa in thoroughbred racehorses. *Equine Vet J Suppl.* 1999:34–39.
1290. Murray MJ, Grodinsky C, Anderson CW, et al. Gastric ulcers in horses: a comparison of endoscopic findings in horses with and without clinical signs. *Equine Vet J Suppl.* 1989:68–72.
1291. Murray MJ, Schusser GF, Pipers FS, et al. Factors associated with gastric lesions in thoroughbred racehorses. *Equine Vet J.* 1996;28:368–374.
1292. Orsini JA, Pipers FS. Endoscopic evaluation of the relationship between training, racing, and gastric ulcers. *Vet Surg.* 1997;26:424.
1293. Bell RJW, Kingston JK, Mogg TD, et al. The prevalence of gastric ulceration in racehorses in New Zealand. *N Z Vet J.* 2007;55:13–18.
1294. Jonsson H, Egenvall A. Prevalence of gastric ulceration in Swedish Standardbreds in race training. *Equine Vet J.* 2006;38:209–213.
1295. Begg LM, O'Sullivan CB. The prevalence and distribution of gastric ulceration in 345 racehorses. *Aust Vet J.* 2003;81:199–201.
1296. McClure SR, Glickman LT, Glickman NW. Prevalence of gastric ulcers in show horses. *J Am Vet Med Assoc.* 1999;215:1130–1133.
1297. Nieto JE, Snyder JR, Beldomenico P, et al. Prevalence of gastric ulcers in endurance horses—a preliminary report. *Vet J.* 2004;167:33–37.
1298. Tamzali Y, Marguet C, Priymenko N, et al. Prevalence of gastric ulcer syndrome in high-level endurance horses. *Equine Vet J.* 2011;43:141–144.
1299. Bertone J. Prevalence of gastric ulcers in elite, heavy use western performance horses. *J Vet Intern Med.* 2000;14:366.
1300. Jeune S, Nieto J, Dechant J, et al. Prevalence of gastric ulcers in Thoroughbred broodmares in pasture. *Vet J.* 2009;181:251–255.
1301. Hartmann AM, Frankeny RL. A preliminary investigation into the association between competition and gastric ulcer formation in non-racing performance horses. *J Equine Vet Sci.* 2003;23:560–561.
1302. Sandin A, Skidell J, Haggstrom J, et al. Postmortem findings of gastric ulcers in Swedish horses older than age one year: a retrospective study of 3715 horses (1924–1996). *Equine Vet J.* 2000;32:36–42.
1303. Chameroy KA, Nadeau JA, Bushmich SL, et al. Prevalence of non-glandular gastric ulcers in horses involved in a university riding program. *J Equine Vet Sci.* 2006;26:207–211.
1304. Dukti SA, Perkins S, Murphy J, et al. Prevalence of gastric squamous ulceration in horses with abdominal pain. *Equine Vet J.* 2006;38:347–349.
1305. Wilson JH. Gastric and duodenal ulcers in foals: a retrospective study. *Proc 2nd Symp Equine Colic Res.* 1985:126–128.
1306. Murray MJ, Grodinsky C, Cowles RR, et al. Endoscopic evaluation of changes in gastric lesions of Thoroughbred foals. *J Am Vet Med Assoc.* 1990;196:1623–1627.
1307. Murray MJ. Endoscopic appearance of gastric lesions in foals: 94 cases (1987–1988). *J Am Vet Med Assoc.* 1989;195:1135–1141.
1308. Murray MJ, Nout YS, Ward DL. Endoscopic findings of the gastric antrum and pylorus in horses: 162 cases (1996–2000). *J Vet Intern Med.* 2001;15:401–406.
1309. Luthersson N, Nielsen KH, Harris P, et al. The prevalence and anatomical distribution of equine gastric ulceration syndrome (EGUS) in 201 horses in Denmark. *Equine Vet J.* 2009;41:619–624.
1310. Husted L, Jensen TK, Olsen SN, et al. Examination of equine glandular stomach lesions for bacteria, including Helicobacter spp by fluorescence in situ hybridisation. *BMC Microbiol.* 2010;10:84.
1311. Murray MJ, Schusser GF. Measurement of 24-h gastric pH using an indwelling pH electrode in horses unfed, fed and treated with ranitidine. *Equine Vet J.* 1993;25:417–421.
1312. Husted L, Sanchez LC, Olsen SN, et al. Effect of paddock vs. stall housing on 24 hour gastric pH within the proximal and ventral equine stomach. *Equine Vet J.* 2008.
1313. Mertz HR, Walsh JH. Peptic ulcer pathophysiology. *Med Clin North Am.* 1991;75:799–814.
1314. Wolfe MM, Soll AH. The physiology of gastric acid secretion. *N Engl J Med.* 1988;319:1707–1715.
1315. Campbell-Thompson M. Secretagogue-induced [14C]aminopyrine uptake in isolated equine parietal cells. *Am J Ve tRes.* 1994;55:132–137.
1316. Kitchen DL, Burrow JA, Heartless CS, et al. Effect of pyloric blockade and infusion of histamine or pentagastrin on gastric secretion in horses. *Am J Vet Res.* 2000;61:1133–1139.
1317. Schubert ML, Edwards NF, Makhlouf GM. Regulation of gastric somatostatin secretion in the mouse by luminal acidity: a local feedback mechanism. *Gastroenterology.* 1988;94:317–322.
1318. Lewis JJ, Goldenring JR, Asher VA, et al. Effects of epidermal growth factor on signal transduction in rabbit parietal cells. *Am J Physiol.* 1990;258:G476–G483.
1319. Baker SJ, Gerring EL. Gastric pH monitoring in healthy, suckling pony foals. *Am J Vet Res.* 1993;54:959–964.
1320. Sanchez LC, Lester GD, Merritt AM. Effect of ranitidine on intragastric pH in clinically normal neonatal foals. *J Am Vet Med Assoc.* 1998;212:1407–1412.
1321. Sanchez LC, Lester GD, Merritt AM. Intragastric pH in critically ill neonatal foals and the effect of ranitidine. *J Am Vet Med Assoc.* 2001;218:907–911.
1322. Kuusela AL. Long-term gastric pH monitoring for determining optimal dose of ranitidine for critically ill preterm and term neonates. *Arch Dis Child Fetal Neonatal Ed.* 1998;78:F151–F153.
1323. De Backer A, Haentjens P, Willems G. Hydrochloric acid. A trigger of cell proliferation in the esophagus of dogs. *Dig Dis Sci.* 1985;30:884–890.
1324. McGowan CM, McGowan TW, Andrews FM, et al. Induction and recovery of dietary induced gastric ulcers in horses. *J Vet Intern Med.* 2007;21. 603–603.
1325. Nadeau JA, Andrews FM, Mathew AG, et al. Evaluation of diet as a cause of gastric ulcers in horses. *Am J Vet Res.* 2000;61:784–790.

1326. Lybbert T, Gibbs P, Cohen N, et al. Feeding alfalfa hay to exercising horses reduces the severity of gastric squamous mucosal ulceration. *Proc Am Assoc Equine Pract*. 2007;53:525–526.
1327. Murray MJ, Eichorn ES. Effects of intermittent feed deprivation, intermittent feed deprivation with ranitidine administration, and stall confinement with ad libitum access to hay on gastric ulceration in horses. *Am J Vet Res*. 1996;57:1599–1603.
1328. Luthersson N, Nielsen KH, Harris P, et al. Risk factors associated with equine gastric ulceration syndrome (EGUS) in 201 horses in Denmark. *Equine Vet J*. 2009;41:625–630.
1329. Lester GD, Robinson I, Secombe C. Risk factors for gastric ulceration in Thoroughbred racehorses. In: *Canberra: Australian Government: Rural industries Research and Development Corporation.* ; 2008:1–42.
1330. White G, McClure SR, Sifferman R, et al. Effects of short-term light to heavy exercise on gastric ulcer development in horses and efficacy of omeprazole paste in preventing gastric ulceration. *J Am Vet Med Assoc*. 2007;230:1680–1682.
1331. Lester GD, Robertson ID, Secombe C. Risk factors for gastric ulceration in thoroughbred racehorses. *Proc Am Assoc Equine Pract*. 2007;53:529.
1332. Furr M, Taylor L, Kronfeld D. The effects of exercise training on serum gastrin responses in the horse. *Cornell Vet*. 1994;84:41–45.
1333. Lorenzo-Figueras M, Merritt AM. Effects of exercise on gastric volume and pH in the proximal portion of the stomach of horses. *Am J Vet Res*. 2002;63:1481–1487.
1334. McClure SR, Carithers DS, Gross SJ, et al. Gastric ulcer development in horses in a simulated show or training environment. *J Am Vet Med Assoc*. 2005;227:775–777.
1335. Meschter CL, Gilbert M, Krook L, et al. The effects of phenylbutazone on the morphology and prostaglandin concentrations of the pyloric mucosa of the equine stomach. *Vet Pathol*. 1990;27:244–253.
1336. MacKay RJ, French TW, Nguyen HT, et al. Effects of large doses of phenylbutazone administration to horses. *Am J Vet Res*. 1983;44:774–780.
1337. Roy MA, Vrins A, Beauchamp G, et al. Prevalence of ulcers of the squamous gastric mucosa in Standardbred horses. *J Vet Intern Med*. 2005;19:744–750.
1338. Nicol CJ, Davidson HPD, Harris PA, et al. Study of crib-biting and gastric inflammation and ulceration in young horses. *Vet Rec*. 2002;151:658–662.
1339. Furr MO, Murray MJ, Ferguson DC. The effects of stress on gastric ulceration, T3, T4, reverse T3 and cortisol in neonatal foals. *Equine Vet J*. 1992;24:37–40.
1340. Murray MJ, Murray CM, Sweeney HJ, et al. Prevalence of gastric lesions in foals without signs of gastric disease: an endoscopic survey. *Equine Vet J*. 1990;22:6–8.
1341. Barr BS, Wilkins PA, Del Piero F, et al. Is prophylaxis for gastric ulcers necessary in critically ill equine neonates?: a retrospective study of necropsy cases 1989–1999. *JVetInternMed*. 2000;14:328.
1342. Nappert G, Vrins A, Larybyere M. Gastroduodenal ulceration in foals. *Comp Contin Ed*. 1989;11:338–345.
1343. Orsini JA, Donawick WJ. Surgical treatment of gastroduodenal obstructions in foals. *Vet Surg*. 1986;15:205–213.
1344. Becht JL, Byars TD. Gastroduodenal ulceration in foals. *Equine Vet J*. 1986;18:307–312.
1345. Campbell-Thompson ML, Merritt AM. Gastroduodenal ulceration in foals. *Proc Am Assoc Equine Pract*. 1987;33:29–40.
1346. Morris AP, Estes MK. Microbes and microbial toxins: paradigms for microbial-mucosal interactions. VIII. Pathological consequences of rotavirus infection and its enterotoxin. *Am J Physiol Gastrointest Liver Physiol*. 2001;281:G303–G310.
1347. Murray MJ. Gastric ulceration in horses: 91 cases (1987–1990). *J Am Vet Med Assoc*. 1992;201:117–120.
1348. O'Conner MS, Steiner JM, Roussel AJ, et al. Evaluation of urine sucrose concentration for detection of gastric ulcers in horses. *AmJ Vet Res*. 2004;65:31–39.
1349. Hewetson M, Cohen ND, Love S, et al. Sucrose concentration in blood: a new method for assessment of gastric permeability in horses with gastric ulceration. *J Vet Intern Med*. 2006;20:388–394.
1350. Bell RJW, Kingston JK, Mogg TD. A comparison of two scoring systems for endoscopic grading of gastric ulceration in horses. *N Z Vet J*. 2007;55:19–22.
1351. Campbell-Thompson ML, Merritt AM. Effect of ranitidine on gastric acid secretion in young male horses. *Am J Vet Res*. 1987;48:1511–1515.
1352. Furr MO, Murray MJ. Treatment of gastric ulcers in horses with histamine type 2 receptor antagonists. *Equine Vet J Suppl*. 1989:77–79.
1353. Daurio CP, Holste JE, Andrews FM, et al. Effect of omeprazole paste on gastric acid secretion in horses. *Equine Vet J Suppl*. 1999:59–62.
1354. Sykes BW, Sykes KM, Hallowell GD. A comparison of three doses of omeprazole in the treatment of equine gastric ulcer syndrome: a blinded, randomised, dose-response clinical trial. *Equine Vet J*. 2015;47:285–290.
1355. Sykes BW, Underwood C, Greer R, et al. Pharmacokinetics and bioequivalence testing of five commercial formulations of omeprazole in the horse. *J Vet Pharmacol Ther*. 2016;39:78–83.
1356. Sykes BW, Underwood C, McGowan CM, et al. The effect of feeding on the pharmacokinetic variables of two commercially available formulations of omeprazole. *J Vet Pharmacol Ther*. 2015;38:500–503.
1357. Merritt AM, Sanchez LC, Burrow JA, et al. Effect of GastroGardandthreecompoundedoralomeprazolepreparationson24h intragastricpHingastricallycannulatedmaturehorses.*EquineVet J*. 2003;35:691–695.
1358. Nieto JE, Spier S, Pipers FS, et al. Comparison of paste and suspension formulations of omeprazole in the healing of gastric ulcers in racehorses in active training. *J Am Vet Med Assoc*. 2002;221:1139–1143.
1359. Orsini JA, Haddock M, Stine L, et al. Odds of moderate or severe gastric ulceration in racehorses receiving antiulcer medications. *J Am Vet Med Assoc*. 2003;223:336–339.
1360. Plue RE, Wall HG, Daurio C, et al. Safety of omeprazole paste in foals and mature horses. *Equine Vet J Suppl*. 1999:63–66.
1361. Murray MJ, Eichorn ES, Holste JE, et al. Safety, acceptability and endoscopic findings in foals and yearling horses treated with a paste formulation of omeprazole for twenty-eight days. *Equine Vet J Suppl*. 1999:67–70.
1362. Lester GD, Smith RL, Robertson ID. Effects of treatment with omeprazole or ranitidine on gastric squamous ulceration in racing Thoroughbreds. *J Am Vet Med Assoc*. 2005;227:1636–1639.
1363. Nieto JE, Spier SJ, Van Hoogmoed L, et al. Comparison of omeprazole and cimetidine in healing of gastric ulcers and prevention of recurrence in horses. *Equine Vet Educ*. 2001;13:260–264.
1364. Murray MJ, Haven ML, Eichorn ES, et al. Effects of omeprazole on healing of naturally-occurring gastric ulcers in thoroughbred racehorses. *Equine Vet J*. 1997;29:425–429.
1365. Doucet MY, Vrins AA, Dionne R, et al. Efficacy of a paste formulation of omeprazole for the treatment of naturally occurring gastric ulcers in training standardbred racehorses in Canada. *Can Vet J*. 2003;44:581–585.
1366. MacAllister CG, Sifferman RL, McClure SR, et al. Effects of omeprazole paste on healing of spontaneous gastric ulcers in horses and foals: a field trial. *Equine Vet J Suppl*. 1999:77–80.
1367. McClure SR, White GW, Sifferman RL, et al. Efficacy of omeprazole paste for prevention of recurrence of gastric ulcers in horses in race training. *J Am Vet Med Assoc*. 2005;226:1685–1688.
1368. McClure SR, White GW, Sifferman RL, et al. Efficacy of omeprazole paste for prevention of gastric ulcers in horses in race training. *J Am Vet Med Assoc*. 2005;226:1681–1684.
1369. Sykes BW, Sykes K, Hallowell GD. Comparison of the effect of two doses of omeprazole on the squamous gastric mucosa in thoroughbred racehorses. *Vet Rec*. 2014;175:249.
1370. Sykes BW, Sykes KM, Hallowell GD. A comparison of two doses of omeprazole in the treatment of equine gastric ulcer syndrome: a blinded, randomised, clinical trial. *Equine Vet J*. 2014;46:416–421.

1371. Sykes BW, Sykes KM, Hallowell GD. A comparison between pre- and post exercise administration of omeprazole in the treatment of equine gastric ulcer syndrome: a blinded, randomised, clinical trial. *Equine Veterinary Journal*. 2014;46:422–426.
1372. Sanchez LC, Murray MJ, Merritt AM. Effect of omeprazole paste on intragastric pH in clinically normal neonatal foals. *Am J Vet Res*. 2004;65:1039–1041.
1373. Javsicas LH, Sanchez LC. The effect of omeprazole paste on intragastric pH in clinically ill neonatal foals. *Equine Vet J*. 2008;40:41–44.
1374. Sykes BW, Sykes KM, Hallowell GD. Administration of trimethoprim-sulphadimidine does not improve healing of glandular gastric ulceration in horses receiving omeprazole: a randomised, blinded, clinical study. *BMC Veterinary Research*. 2014;10.
1375. Ogihara Y, Okabe S. Effect and mechanism of sucralfate on healing of acetic acid-induced gastric ulcers in rats. *J Physiol Pharmacol*. 1993;44:109–118.
1376. Borne AT, MacAllister CG. Effect of sucralfate on healing of subclinical gastric ulcers in foals. *J Am Vet Med Assoc*. 1993;202:1465–1468.
1377. Hepburn RJ, Proudman CJ. Treatment of ulceration of the gastric glandular mucosa: retrospective evaluation of omeprazole and sucralfate combination therapy in 204 sport and leisure horses [abstract]. *International Equine Colic Research Symposium*. 2014:108.
1378. Leandro G, Pilotto A, Franceschi M, et al. Prevention of acute NSAID-related gastroduodenal damage: a meta-analysis of controlled clinical trials. *Dig Dis Sci*. 2001;46:1924–1936.
1379. Sangiah S, MacAllister CC, Amouzadeh HR. Effects of misoprostol and omeprazole on basal gastric pH and free acid content in horses. *Res Vet Sci*. 1989;47:350–354.
1380. Campbell-Thompson ML, Brown MP, Slone DE, et al. Gastroenterostomy for treatment of gastroduodenal ulcer disease in 14 foals. *J Am Vet Med Assoc*. 1986;188:840–844.
1381. Zedler ST, Embertson RM, Bernard WV, et al. Surgical treatment of gastric outflow obstruction in 40 foals. *Vet Surg*. 2009;38:623–630.
1382. Andrews FM, Frank N, Sommardahl CS, et al. Effects of intravenously administrated omeprazole on gastric juice pH and gastric ulcer scores in adult horses. *J Vet Intern Med*. 2006;20:1202–1206.
1383. McKeever JM, McKeever KH, Albeirci JM, et al. Effect of omeprazole on markers of performance in gastric ulcer-free standardbred horses. *Equine Vet J Suppl*. 2006:668–671.
1384. Cothran DS, Borowitz SM, Sutphen JL, et al. Alteration of normal gastric flora in neonates receiving ranitidine. *JPerinatol*. 1997;17:383–388.
1385. Furr M, Cohen ND, Axon JE, et al. Treatment with histamine-type 2 receptor antagonists and omeprazole increase the risk of diarrhoea in neonatal foals treated in intensive care units. *Equine Vet J*. 2012;44:80–86.
1386. Huff NK, Auer AD, Garza Jr F, et al. Effect of sea buckthorn berries and pulp in a liquid emulsion on gastric ulcer scores and gastric juice pH in horses. *J Vet Intern Med*. 2012;26:1186–1191.
1387. Hellings IR, Larsen S. ImproWin® in the treatment of gastric ulceration of the squamous mucosa in trotting racehorses. *Acta Vet Scand*. 2014;56:13.
1388. Sykes BW, Sykes KM, Hallowell GD. Efficacy of a Combination of Apolectol, Live Yeast (Saccharomyces cerevisiae [CNCM I-1077]), and Magnesium Hydroxide in the Management of Equine Gastric Ulcer Syndrome in Thoroughbred Racehorses: A Blinded, Randomized, Placebo-Controlled Clinical Trial. *J Equine Vet Sci*. 2014;34:1274–1278.
1389. Venner M, Lauffs S, Deegen E. Treatment of gastric lesions in horses with pectin-lecithin complex. *Equine Vet J Suppl*. 1999:91–96.
1390. Clark CK, Merritt AM, Burrow JA, et al. Effect of aluminum hydroxide/magnesium hydroxide antacid and bismuth subsalicylate on gastric pH in horses. *J Am Vet Med Assoc*. 1996;208:1687–1691.
1391. Munroe GA. Pyloric stenosis in a yearling with an incidental finding of Capillaria hepatica in the liver. *Equine Vet J*. 1984;16:221–222.
1392. Barth AD, Barber SM, McKenzie NT. Pyloric stenosis in a foal. *CanVet J*. 1980;21:234–236.
1393. Church S, Baker JR, May SA. Gastric retention associated with acquired pyloric stenosis in a gelding. *Equine Vet J*. 1986;18:332–334.
1394. McGill CA, Bolton JR. Gastric retention associated with a pyloric mass in two horses. *Aust Vet J*. 1984;61:190–191.
1395. Laing JA, Hutchins DR. Acquired pyloric stenosis and gastric retention in a mare. *Aust Vet J*. 1992;69:68–69.
1396. Campbell-Thompson ML, Merritt AM. Alimentary System: diseases of the stomach. In: Colahan PT, Mayhew IG, Merritt AM, et al., eds. *Equine Medicine and Surgery*. St. Louis, MO: Mosby; 1999:699–715.
1397. Wyse C, Murphey D, Preston T, et al. Use of the [13 C]octanoic acid breath test for assessment of gastric emptying in ponies: a preliminary study. *Proc 6th Equine Colic Res Symp*. 1998;40.
1398. Buchanan BR, Sommardahl CS, Moore RR, et al. What is your diagnosis? Pyloric-duodenal intussusception. *J Am Vet Med Assoc*. 2006;228:1339–1340.
1399. Todhunter RJ, Erb HN, Roth L. Gastric rupture in horses: a review of 54 cases. *Equine Vet J*. 1986;18:288–293.
1400. Puotunen-Reinert A, Huskamp B. Experimantal duodenal obstruction in the horse. *Vet Surg*. 1986;15:420–428.
1401. Kiper ML, Traub-Dargatz J, Curtis CR. Gastric rupture in horses: 50 cases (1979–1987). *J Am Vet Med Assoc*. 1990;196:333–336.
1402. Steenhaut M, Vlaminck K, Gasthuys F. Surgical repair of a partial gastric rupture in a horse. *Equine Vet J*. 1986;18:331–332.
1403. Hogan PM, Bramlage LR, Pierce SW. Repair of a full-thickness gastric rupture in a horse. *J Am Vet Med Assoc*. 1995;207:338–340.
1404. Owen RA, Jagger DW, Jagger F. Two cases of equine primary gastric impaction. *Vet Rec*. 1987;121:102–105.
1405. Barclay WP, Foerner JJ, Phillips TN, et al. Primary gastric impaction in the horse. *J Am Vet Med Assoc*. 1982;181:682–683.
1406. Honnas CM, Schumacher J. Primary gastric impaction in a pony. *J Am Vet Med Assoc*. 1985;187:501–502.
1407. Kellam LL, Johnson PJ, Kramer J, et al. Gastric impaction and obstruction of the small intestine associated with persimmon phytobezoar in a horse. *J Am Vet Med Assoc*. 2000;216:1279–1281.
1408. Weldon AD, Rowland PH, Rebhun WC. Emphysematous gastritis in a horse. *Cornell Vet*. 1991;81:51–58.
1409. Delesalle C, Deprez P, Vanbrantegem L, et al. Emphysematous gastritis associated with Clostridium septicum in a horse. *J Vet Intern Med*. 2003;17:115–118.
1410. Pascoe RR, Summers PM. Clinical survey of tumours and tumour-like lesions in horses in south east Queensland. *Equine Vet J*. 1981;13:235–239.
1411. Carlson GP. Lymphosarcoma in horses. *Leukemia*. 1995;9(suppl 1):S101.
1412. Taylor SD, Pusterla N, Vaughan B, et al. Intestinal neoplasia in horses. *J Vet Intern Med*. 2006;20:1429–1436.
1413. Rhind SM, Hawe C, Dixon PM, et al. Oral metastasis of renal cell carcinoma in a horse. *J Comp Pathol*. 1999;120:97–103.
1414. McKenzie EC, Mills JN, Bolton JR. Gastric squamous cell carcinoma in three horses. *Aust Vet J*. 1997;75:480–483.
1415. Ford TS, Vaala WE, Sweeney CR, et al. Pleuroscopic diagnosis of gastroesophageal squamous cell carcinoma in a horse. *J Am Vet Med Assoc*. 1987;190:1556–1558.
1416. Olsen SN. Squamous cell carcinoma of the equine stomach: a report of five cases. *Vet Rec*. 1992;131:170–173.
1417. Mair TS, Hillyer MH. Chronic colic in the mature horse: a retrospective review of 106 cases. *Equine Vet J*. 1997;29:415–420.
1418. Hillyer MH, Mair TS. Recurrent colic in the mature horse: a retrospective review of 58 cases. *Equine Vet J*. 1997;29:421–424.
1419. Ogilvie GK. Paraneoplastic syndromes. *Vet Clin North Am Equine Pract*. 1998;14:439–449. v.
1420. Reef VB, Dyson SS, Beech J. Lymphosarcoma and associated immune-mediated hemolytic anemia and thrombocytopenia in horses. *J Am Vet Med Assoc*. 1984;184:313–317.

1421. La Perle KM, Piercy RJ, Long JF, et al. Multisystemic, eosinophilic, epitheliotropic disease with intestinal lymphosarcoma in a horse. *Vet Pathol.* 1998;35:144–146.
1422. McCoy DJ, Beasley R. Hypercalcemia associated with malignancy in a horse. *J Am Vet Med Assoc.* 1986;189:87–89.
1423. East LM, Savage CJ. Abdominal neoplasia (excluding urogenital tract). *Vet Clin North Am Equine Pract.* 1998;14:475–493. v-vi.
1424. Harps O, Brumhard J, Bartmann CP, et al. Ascites as a result of peritoneal mesotheliomas in a horse. *Tierarztl Prax.* 1996;24:270–274.
1425. Ricketts SW, Peace CK. A case of peritoneal mesothelioma in a thoroughbred mare. *Equine Vet J.* 1976;8:78–80.
1426. Fulton IC, Brown CM, Yamini B. Adenocarcinoma of intestinal origin in a horse: diagnosis by abdominocentesis and laparoscopy. *Equine Vet J.* 1990;22:447–448.
1427. Conwell RC, Hillyer MH, Mair TS, et al. Haemoperitoneum in horses: a retrospective review of 54 cases. *Vet Rec.* 2010;167:514–518.
1428. Perkins GA, Nydam DV, Flaminio MJ, et al. Serum IgM concentrations in normal, fit horses and horses with lymphoma or other medical conditions. *J Vet Intern Med.* 2003;17:337–342.
1429. Davis EG, Wilkerson MJ, Rush BR. Flow cytometry: clinical applications in equine medicine. *J Vet Intern Med.* 2002;16:404–410.
1430. Rebhun WC, Bertone A. Equine lymphosarcoma. *J Am Vet Med Assoc.* 1984;184:720–721.
1431. Wiseman A, Petrie L, Murray M. Diarrhoea in the horse as a result of alimentary lymphosarcoma. *Vet Rec.* 1974;95:454–457.
1432. Finley MR, Rebhun WC, Dee A, et al. Paraneoplastic pruritus and alopecia in a horse with diffuse lymphoma. *J Am Vet Med Assoc.* 1998;213:102–104.
1433. Dabareiner RM, Sullins KE, Goodrich LR. Large colon resection for treatment of lymphosarcoma in two horses. *J Am Vet Med Assoc.* 1996;208:895–897.
1434. Taylor SD, Haldorson GJ, Vaughan B, et al. Gastric neoplasia in horses. *J Vet Intern Med.* 2009;23:1097–1102.
1435. Schuh JC. Squamous cell carcinoma of the oral, pharyngeal and nasal mucosa in the horse. *Vet Pathol.* 1986;23:205–207.
1436. Tuckey JC, Hilbert BJ, Beetson S, et al. Squamous cell carcinoma of the pharyngeal wall in a horse. *Aust Vet J.* 1995;72:227.
1437. Hewes CA, Sullins KE. Use of cisplatin-containing biodegradable beads for treatment of cutaneous neoplasia in equidae: 59 cases (2000–2004). *J Am Vet Med Assoc.* 2006;229:1617–1622.
1438. Theon AP, Wilson WD, Magdesian KG, et al. Long-term outcome associated with intratumoral chemotherapy with cisplatin for cutaneous tumors in equidae: 573 cases (1995–2004). *J Am Vet Med Assoc.* 2007;230:1506–1513.
1439. Mosunic CB, Moore PA, Carmichael KP, et al. Effects of treatment with and without adjuvant radiation therapy on recurrence of ocular and adnexal squamous cell carcinoma in horses: 157 cases (1985–2002). *J Am Vet Med Assoc.* 2004;225:1733–1738.
1440. Theon AP, Pascoe JR, Galuppo LD, et al. Comparison of perioperative versus postoperative intratumoral administration of cisplatin for treatment of cutaneous sarcoids and squamous cell carcinomas in horses. *J Am Vet Med Assoc.* 1999;215:1655–1660.
1441. Scherrer NM, Lassaline-Utter M, McKenna BC. Characterization and outcome following excision of masses in the nictitating membranes of horses: 50 cases (1998–2012). *J Am Vet Med Assoc.* 2014;245:812–815.
1442. Moore AS, Beam SL, Rassnick KM, et al. Long-term control of mucocutaneous squamous cell carcinoma and metastases in a horse using piroxicam. *Equine Vet J.* 2003;35:715–718.
1443. Leach MW, Pool RR. Hypertrophic osteopathy in a Shetland pony attributable to pulmonary squamous cell carcinoma metastases. *Equine Vet J.* 1992;24:247–249.
1444. Moran JA, Lemberger K, Cadore JL, et al. Small intestine adenocarcinoma in conjunction with multiple adenomas causing acute colic in a horse. *J Vet Diagn Invest.* 2008;20:121–124.
1445. Kirchhof N, Steinhauer D, Fey K. Equine adenocarcinomas of the large intestine with osseous metaplasia. *J Comp Pathol.* 1996;114:451–456.
1446. Roy MF, Parente EJ, Donaldson MT, et al. Successful treatment of a colonic adenocarcinoma in a horse. *Equine Vet J.* 2002;34:102–104.
1447. Mair TS, Davies EV, Lucke VM. Small colon intussusception associated with an intralumenal leiomyoma in a pony. *Vet Rec.* 1992;130:403–404.
1448. Schaudien D, Muller JM, Baumgartner W. Omental leiomyoma in a male adult horse. *Vet Pathol.* 2007;44:722–726.
1449. Hanes GE, Robertson JT. Leiomyoma of the small intestine in a horse. *J Am Vet Med Assoc.* 1983;182:1398.
1450. Collier MA, Trent AM. Jejunal intussusception associated with leiomyoma in an aged horse. *J Am Vet Med Assoc.* 1983;182:819–821.
1451. Watt BC, Trostle SS, Cooley AJ. Intraluminal leiomyoma colon polyp in a mare. *Equine Vet J.* 2001;33:326–328.
1452. Kasper C, Doran R. Duodenal leiomyoma associated with colic in a two-year-old horse. *J Am Vet Med Assoc.* 1993;202:769–770.
1453. Johnson PJ, Wilson DA, Turk JR, et al. Disseminated peritoneal leiomyomatosis in a horse. *J Am Vet Med Assoc.* 1994;205:725–728.
1454. Pirie RS, Tremaine WH. Neoplasia of the mouth and surrounding structures. In: Robinson NE, ed. *Current Therapy in Equine Medicine.* Philadelphia, PA: WB Saunders; 1997:153–155.
1455. Morse CC, Saik JE, Richardson DW, et al. Equine juvenile mandibular ossifying fibroma. *Vet Pathol.* 1988;25:415–421.

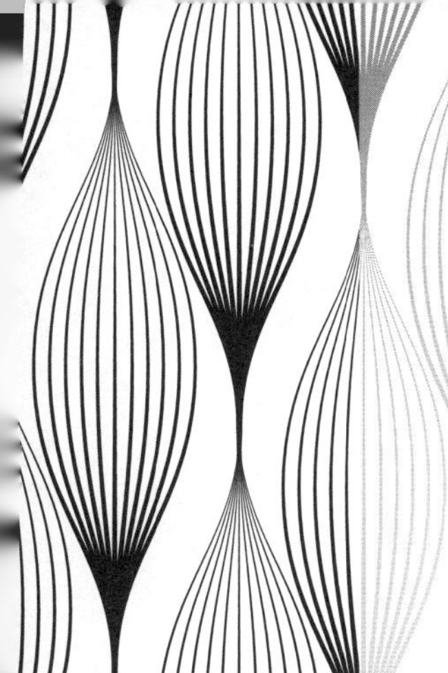

CAPÍTULO 13

Distúrbios do Fígado

Thomas J. Divers e Michelle Henry Barton

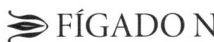

FÍGADO NORMAL

Anatomia

O fígado é o segundo maior órgão do cavalo (o primeiro é a pele), representando aproximadamente 1,5% do peso corpóreo.[1] No cavalo adulto, o fígado tem posição oblíqua na porção cranial do abdome e os lobos esquerdos têm localização ventral, perto do nono ao décimo espaço intercostal; os lobos direitos são mais dorsais e opostos do nono ao décimo sexto espaço intercostal. Os lobos quadrados ventrais e os lobos caudados dorsais direitos são menores e estão localizados no meio do abdome.[2] O fígado de um cavalo adulto está completamente contido na caixa torácica e não entra em contato com o assoalho abdominal ventral; no entanto, em doenças que causam hepatomegalia, ele pode estender-se além da borda caudal da última costela. Nos fetos e nos potros recém-nascidos, o órgão é relativamente muito maior e, à ultrassonografia fetal, é o mais fácil de identificar.[1] O lado esquerdo do fígado abrange cerca de um terço da massa hepática e geralmente é adjacente ao baço, de localização mais caudal. Isso possibilita a comparação da ecogenicidade relativa de cada órgão à ultrassonografia. O fígado deve ser hipoecoico em comparação ao baço; em caso de fibrose hepática, a ecogenicidade desses órgãos é semelhante.[3] Uma variante anatômica incomum em cavalos é a atrofia do lobo direito do fígado, observada em alguns indivíduos de meia-idade ou idosos. Essa atrofia é caracterizada por perda de hepatócitos e condensação do estroma hepático, com desenvolvimento de cápsula hepática espessa e enrugada.[4] Ocasionalmente, essa atrofia pode impedir a visualização ultrassonográfica do fígado direito. A causa dessa atrofia é um tanto singular para o cavalo e não se acredita ser decorrente da divergência do fluxo sanguíneo arterial ou venoso. Em vez disso, acredita-se que seja causada pela compressão dessa porção do fígado pelo cólon e ceco dorsal direito.[4]

O fígado equino consiste em duas superfícies: diafragmática e visceral. *In situ*, a superfície visceral do fígado é maleável e contém impressões dos órgãos com os quais está em contato. A superfície visceral também contém o hilo, ou *porta*, do fígado, por onde entram os vasos sanguíneos, os vasos linfáticos e os nervos, e por onde sai o ducto hepático. Em equinos, seis ligamentos fixam o fígado na cavidade abdominal.[2] O *ligamento coronário* apresenta duas lâminas, direita e esquerda, que ligam a superfície diafragmática do fígado à veia cava caudal e ao esôfago abdominal. As duas lâminas do ligamento coronário se unem ventralmente para formar o *ligamento falciforme*. O ligamento falciforme, um resquício do mesentério ventral fetal que se estende do diafragma ao umbigo, liga os lobos quadrados e esquerdos ao diafragma esternal e ao assoalho abdominal ventral. O *ligamento redondo*, resquício da veia umbilical fetal, está contido na borda livre do ligamento falciforme. Os *ligamentos triangulares* direito e esquerdo ligam o lobo dorsal direito ao diafragma costal direito e o lobo dorsal esquerdo ao centro tendíneo do diafragma. O *ligamento hepatorrenal* conecta o processo caudado do lobo quadrado ao rim direito e à base do ceco.

Setenta por cento do fluxo sanguíneo para o fígado é formado por sangue desoxigenado da veia porta hepática.[5] A veia porta hepática recebe sangue do estômago, baço, pâncreas, intestino delgado, ceco e cólon maior. A veia porta não recebe sangue de partes mais distais do cólon e do reto, dos rins, dos órgãos reprodutivos ou da glândula mamária.[6] Os 30% restantes do sangue hepático são oxigenados, advindos da artéria hepática.[5,7] Em determinado momento, cerca de 10% do volume total de sangue de um indivíduo está no fígado.[5]

Os ductos biliares de cada lobo se juntam e, por fim, formam os ductos hepáticos esquerdo e direito. Esses ductos se unem para formar o ducto biliar comum. O ducto biliar e o ducto pancreático drenam no duodeno, na papila duodenal principal, localizada em uma crista levemente elevada da mucosa.[1] Essa crista pode ser vista ao exame endoscópico do duodeno, logo antes da flexão duodenal cranial, no início da alça sigmoide. Do lado oposto à papila duodenal maior, há uma projeção intestinal menor, a papila duodenal menor, que contém a abertura do ducto pancreático acessório.

Histologia

Uma árvore de tecido conjuntivo constituído por colágeno e fibroblastos entra no parênquima hepático pelo hilo. As células parenquimatosas, ou hepatócitos, compõem aproximadamente 50% a 60% da massa do fígado e são células epiteliais.[8,9]

À microscopia óptica, o fígado pode ser dividido em unidades estruturais chamadas *lóbulos hepáticos*, lóbulos portais ou ácinos[1,5,6] (Figura 13.1 A). O lóbulo hepático clássico é uma unidade histológica poligonal composta por numerosas placas de células hepáticas (hepatócitos) em irradiação centrífuga em direção a uma *veia central*. No perímetro, em cada "canto" do lóbulo hepático, estão ramos da artéria hepática, da veia porta hepática e do ducto biliar (juntos chamados *tríade hepática*), além de vasos linfáticos. O sangue das arteríolas hepáticas e das vênulas portais, compreendendo cerca de um terço do débito cardíaco, se mistura em *sinusoides hepáticos* que circundam as placas dos hepatócitos, banhando, assim, cada hepatócito com uma mistura de sangue arterial e sangue venoso.

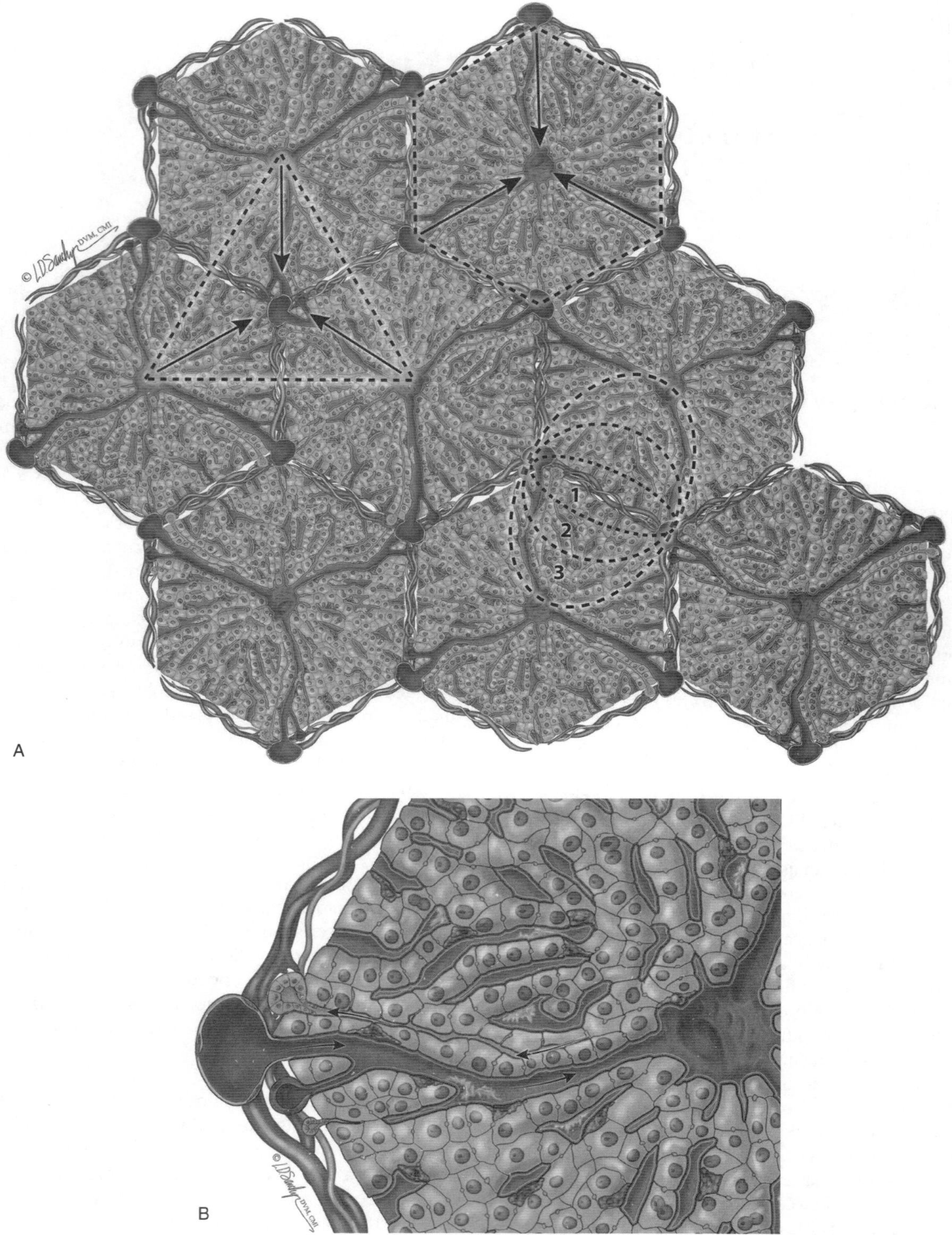

Figura 13.1 **A.** Divisões anatômicas e funcionais do fígado. *Canto superior direito*: lóbulo hepático clássico (com ênfase no fluxo sanguíneo); vista em corte transversal com tríades portais organizadas em torno de uma única veia central. *Canto superior esquerdo*: lóbulo portal (com ênfase na função exócrina/fluxo biliar). Três veias centrais organizadas em torno de um trato portal. *Canto inferior direito*: ácino hepático (com ênfase na concentração hepática de oxigênio) – o sangue flui de duas tríades hepáticas (artéria hepática e veia porta) em direção a uma veia central. A zona 1 tem o maior teor de oxigênio e a zona 3, o menor. **B.** Estruturas básicas do fígado. As artérias hepáticas e as veias portais perfundem o fígado por meio dos sinusoides que correm entre os cordões hepáticos adjacentes. O sangue sinusoidal flui em direção à veia central, onde é drenado. As células de Kupffer (representadas na ilustração como estruturas de aparência "irregular") pertencem ao sistema mononuclear fagocítico e são encontradas na superfície luminal dos sinusoides hepáticos. O espaço de Disse está localizado entre os hepatócitos e o endotélio dos sinusoides, onde os componentes do sangue podem ser absorvidos pelos hepatócitos. As células de formato triangular na ilustração representam células estreladas hepáticas (células de Ito), localizadas no espaço de Disse. No lado oposto do cordão hepático ao sinusoide está o canalículo biliar, que drena a bile até o ducto biliar na tríade portal. O fluxo biliar ocorre na direção oposta ao fluxo sanguíneo (*setas*). (Cortesia da Dra. Lauren D. Sawchyn.)

O sangue sinusoidal viaja ao longo das placas dos hepatócitos em direção à veia central, entrando em veias hepáticas maiores que convergem perto do diafragma até a veia cava caudal. Os sinusoides hepáticos (Figura 13.1 B) são maiores que os capilares e revestidos por células endoteliais e células de Kupffer. As células de Kupffer são macrófagos fixos no tecido e estima-se que representem 20% da massa do fígado.[9] As células endoteliais representam cerca de 20% da massa hepática.[9] Uma fenda, chamada *espaço de Disse*, fica entre os hepatócitos e as células que revestem os sinusoides. O espaço de Disse contém líquido de composição semelhante à do sangue, mas não apresenta hemácias. O espaço de Disse ainda contém células de Ito, também chamadas *células estreladas* ou *células perissinusoidais hepáticas*, que armazenam gorduras ou vitaminas lipossolúveis (p. ex., vitamina A).[5]

O espaço entre hepatócitos contíguos em um cordão forma um canalículo biliar para drenagem da bile excretada pelos hepatócitos até os dúctulos e ductos biliares. Assim, os canalículos biliares são formados apenas pelas membranas celulares dos hepatócitos. Os dúctulos e ductos biliares são revestidos por células epiteliais cuboidais e colunares, respectivamente, que compõem cerca de 7% da massa do fígado.[9] Os ductos biliares correm na árvore do tecido conjuntivo, adjacente aos ramos da veia porta e artéria hepática, para formar um trato, radículo, canal ou tríade portal distinto (ver Figura 13.1). Os ductos biliares convergem no hilo para formar o *ducto hepático*, que é drenado no duodeno, imediatamente distal ao piloro. Como o cavalo não tem vesícula biliar ou esfíncter na entrada do ducto hepático no intestino, a bile não é concentrada e flui quase continuamente em direção oposta à do fluxo sanguíneo na veia porta e na artéria hepática.[2]

Diferentemente das unidades estruturais, os *lóbulos hepáticos*, o lóbulo portal é uma unidade funcional triangular (três veias centrais orientadas em uma tríade portal) responsável pelas funções exócrinas (secreção biliar) do fígado. Os lóbulos acinosos descrevem o suprimento vascular do parênquima hepático, dividido de acordo com o teor de oxigênio no tecido. A zona 1 (zona periporta) do lóbulo acinar é imediatamente adjacente às artérias hepáticas e veias portas ramificadas; é a zona de metabolismo mais ativo e recebe o maior suprimento de oxigênio. Os hepatócitos da zona 1 são, portanto, especialmente adaptados para as funções oxidativas do fígado, como gliconeogênese e β-oxidação de ácidos graxos. Os hepatócitos da zona 1 são o principal local de deposição de hemossiderina, que pode ser bastante pronunciada mesmo em cavalos normais. A zona 3 é adjacente às veias centrais, tem a maior atividade de oxidase de função mista do citocromo P-450, é menos favorável em relação ao teor de oxigênio e, portanto, é mais suscetível a toxinas metabolizadas no fígado e lesões por hipoxia.[10] A zona 2 está situada entre as zonas 1 e 3 e toxinas como o índigo (*Indigofera spicata*) podem causar lesões em um padrão de distribuição predominante na zona 2.[11]

Fisiologia

A organização anatômica e funcional do fígado o torna o órgão mais importante para assimilação e metabolismo de nutrientes, medicamentos e toxinas administrados por via oral ou bactérias derivadas do intestino. O fígado é o principal órgão regulador da distribuição de nutrientes.[12] A maioria dos nutrientes absorvidos pelo trato gastrintestinal passa diretamente para o fígado pela circulação porta. Os nutrientes recebidos são metabolizados em energia, transformados em outras classes moleculares, embalados e exportados para tecidos periféricos ou armazenados pelo fígado. O fígado consegue se ajustar à carga de carboidratos, proteínas e lipídios do trato gastrintestinal, além de manter níveis consistentes de nutrientes no sangue entre as refeições e em resposta a necessidades especiais. Além de seu papel no metabolismo e homeostase dos nutrientes, o fígado participa da excreção (bile), desintoxicação e metabolismo de substâncias endógenas e exógenas e da hematopoese.[9]

Metabolismo de proteínas

Os aminoácidos, que são transportados para o fígado pelo sangue porta ou hepático, podem ser usados na biossíntese de proteínas hepatocelulares intrínsecas, proteínas plasmáticas, porfirinas, poliaminas, purinas e pirimidinas.[12] O fígado sintetiza 90% das proteínas plasmáticas, inclusive a albumina, muitos fatores de coagulação e fibrinólise (fibrinogênio e fatores II, V, VII a XIII; antitrombina III; proteína C; plasminogênio; inibidor do ativador do plasminogênio; α_2-antiplasmina; α_2-macroglobulina; e α_1-antitripsina), proteínas de transporte (haptoglobina, transferrina, ceruloplasmina, proteínas de transporte de hormônios) e proteínas reagentes de fase aguda (α e β-globulinas).[9] O fígado é o único local de síntese de albumina, fibrinogênio e proteína C reativa e é o sítio predominante de produção de amiloide A e hepcidina.[13] A hepcidina é um hormônio peptídico sintetizado principalmente no fígado. Reduz a absorção de ferro na dieta, diminuindo o transporte do íon pela mucosa intestinal (enterócitos), e diminui a saída de ferro dos macrófagos e do fígado, os principais locais de armazenamento. Em cavalos e em muitas outras espécies, a endotoxemia e a inflamação sistêmica causam um rápido declínio na concentração sérica de ferro.[14]

O fígado também é capaz de transaminação, a transferência reversível de um grupo amina de um aminoácido para um α-cetoácido, formando um novo aminoácido e um novo cetoácido. Em caso de excesso de aminoácidos ou falta de carboidratos como fonte de energia, o fígado provoca a desaminação dos aminoácidos e os converte em piruvato, acetoacetato e intermediários do ciclo do ácido tricarboxílico[12] (Figura 13.2). Esses intermediários podem ser oxidados para obtenção de energia ou utilizados como precursores na *gliconeogênese*, a síntese de glicose a partir de precursores não carboidratos. Glicocorticoides endógenos e exógenos, glucagon e hormônio tireoidiano agem diretamente no fígado para aumentar a gliconeogênese (Figura 13.3). Ao mesmo tempo, os glicocorticoides influenciam indiretamente a gliconeogênese hepática, promovendo o catabolismo periférico das proteínas e aumentando a disponibilidade de aminoácidos. A insulina inibe a gliconeogênese no fígado.[15]

Além da síntese de proteínas e gliconeogênese, o fígado desempenha um papel importante na eliminação do principal subproduto tóxico do catabolismo de aminoácidos, a *amônia*.[12,16] Os tecidos e a microflora intestinal geram amônia, que é posteriormente liberada na circulação. Um método utilizado pelo fígado e por determinados tecidos periféricos para eliminação dessa molécula é a síntese de aminoácidos não essenciais a partir de α-cetoácidos e amônia em uma reversão da desaminação. Uma reação fundamental na síntese de aminoácidos não essenciais é a formação de *glutamato* a partir de α-cetoglutarato e amônia (Figura 13.4). Posteriormente, o glutamato é usado em reações de transaminação para formar outros aminoácidos. O glutamato também participa da conversão de amônia livre citotóxica em uma forma de transporte não tóxico (exceto nas células da glia neuronal), a *glutamina*. O excesso de glutamina no cérebro, principalmente causado pelo alto metabolismo de amônia pelas células da glia, pode causar edema cerebral.[17]

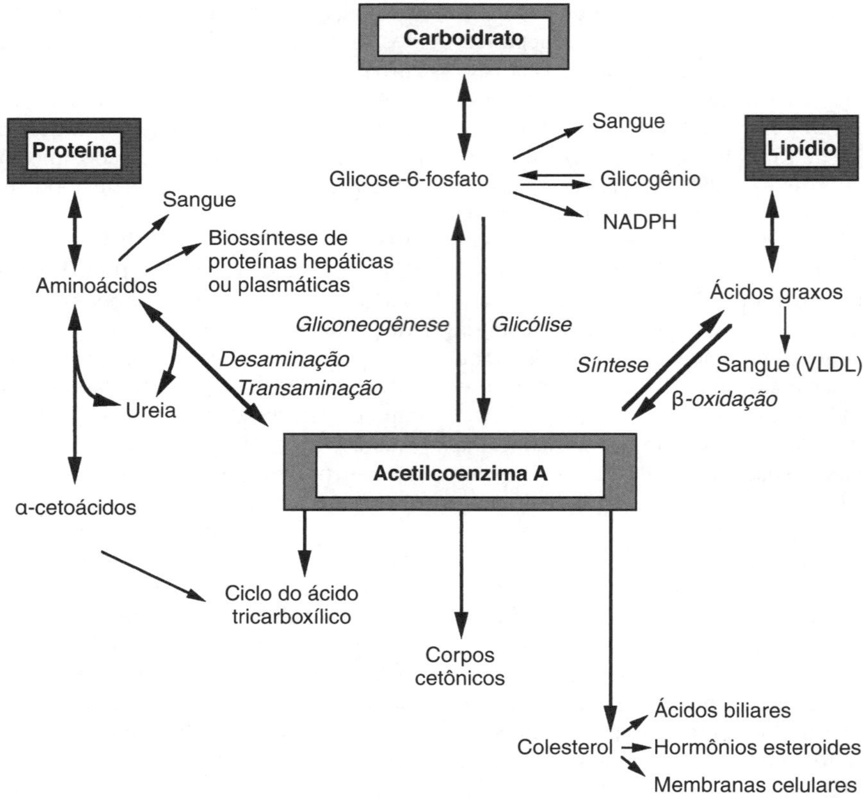

Figura 13.2 Papel do fígado no metabolismo dos nutrientes. NADPH, fosfato de dinucleotídio de adenina e nicotinamida; VLDL, lipoproteína de densidade muito baixa.

O fígado é o único responsável pela conversão de amônia livre ou glutamina em *ureia*, a principal forma de excreção de nitrogênio do grupo amina pelos mamíferos.[9] A ureia é formada pela condensação irreversível de duas moléculas de amônia com dióxido de carbono (ver Figura 13.4). A reação ocorre nas mitocôndrias dos hepatócitos pelo ciclo de Krebs-Henseleit.[12] A ureia recém-formada é liberada do hepatócito, secretada no sangue sinusoidal e transportada para o rim como nitrogênio ureico no sangue (NUS) para excreção.

Metabolismo de carboidratos

O fígado é responsável pela síntese, armazenamento e liberação de glicose.[12] A maioria dos carboidratos solúveis, como amidos e açúcares, é facilmente decomposta em glicose ou outros monossacarídeos no intestino delgado, absorvidos e liberados via sangue porta para o fígado. No hepatócito, a maior parte da glicose é fosforilada em *glicose-6-fosfato* pela enzima hexoquinase (ver Figura 13.2). A glicose restante é liberada na circulação sistêmica. Outros monossacarídeos (frutose, galactose) são fosforilados e convertidos no fígado em glicose-6-fosfato. A maioria da glicose-6-fosfato é convertida em glicogênio para armazenamento. Uma pequena quantidade de glicose-6-fosfato é oxidada para formar trifosfato de adenosina, embora a principal fonte dessa última no fígado seja a oxidação de aminoácidos e ácidos graxos. Aproximadamente metade da glicose hepática entra na via de fosfogliconato para geração de fosfato de dinucleotídio de adenina e nicotinamida, necessária como agente redutor na biossíntese de ácidos graxos e colesterol. Glicocorticoides, catecolaminas, glucagon e hormônio tireoidiano aumentam a gliconeogênese e a glicogenólise no fígado, enquanto a insulina inibe a gliconeogênese[15] (ver Figura 13.3). Os carboidratos estruturais são convertidos em ácidos graxos livres voláteis (AGVs) no intestino grosso equino e são importante fonte de energia. Alguns AGVs (p. ex., acetato) podem ser usados diretamente para obtenção de energia, enquanto outros (p. ex., propionato e lactato) sofrem gliconeogênese hepática.[18,19]

Metabolismo de lipídios

Os ácidos graxos de cadeia curta (menos de 10 átomos de carbono) podem ser absorvidos diretamente do trato gastrintestinal, ligados à albumina e levados ao fígado pela circulação porta.[12] No entanto, a maioria dos ácidos graxos de cadeia curta é incorporada em fosfolipídios ou triglicerídios pelo epitélio intestinal e transportada até o fígado pelo sangue porta. A pequena porcentagem restante de ácidos graxos é absorvida pelo trato gastrintestinal e transportada como triglicerídios nos *quilomícrons*. Depois da formação nas células epiteliais intestinais e absorção pelos vasos linfáticos, os quilomícrons entram na circulação sistêmica pelo ducto torácico e são levados até o fígado. O fígado também pode absorver ácidos graxos ligados à albumina e liberados pelo tecido adiposo.

O destino dos ácidos graxos no fígado depende da demanda de energia, da taxa de liberação de ácidos graxos e das influências hormonais. Um dos principais papéis do fígado no metabolismo lipídico é a esterificação dos ácidos graxos livres em triglicerídios para exportação para outros tecidos[12] (ver Figura 13.3). Os triglicerídios são embalados com proteínas, carboidratos e colesterol no retículo endoplasmático do hepatócito em *lipoproteínas de densidade muito baixa* (VLDLs), que contêm, principalmente, triglicerídios, e *lipoproteínas de alta densidade* (HDLs), que contêm, principalmente, proteínas e fosfolipídios.[20]

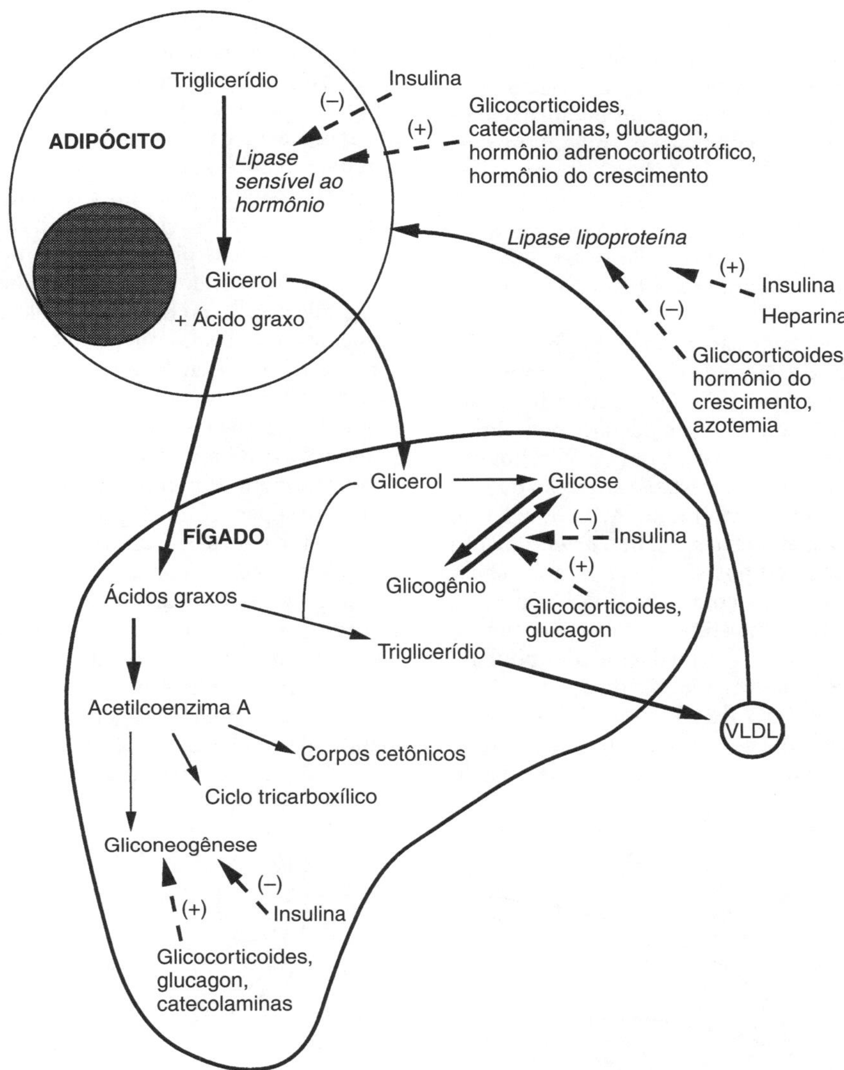

Figura 13.3 Controle hormonal do metabolismo. −, efeito inibidor; +, efeito estimulador; VLDL, lipoproteína de densidade muito baixa.

As VLDLs e HDLs são liberadas nos sinusoides hepáticos. Da circulação sistêmica, as VLDLs são absorvidas pelo tecido adiposo ou têm sua composição alterada pelas lipases das células endoteliais, que removem os triglicerídios e formam lipoproteínas de densidade *intermediária* e *baixa*.

Além de exportar lipoproteína plasmática, o fígado pode oxidar ácidos graxos livres em energia para a acetilcoenzima A (acetil-CoA), um composto fundamental no ciclo do ácido tricarboxílico (ver Figura 13.2). A acetil-CoA assim formada também pode ser usada na síntese de outros ácidos graxos, colesterol, esteroides e corpos cetônicos, acetoacetato e β-hidroxibutirato.[12] Além disso, por meio da síntese de acetil-CoA a partir de glicose e da maioria dos aminoácidos, o fígado consegue converter carboidratos e proteínas em lipídios. A formação de corpos cetônicos pode ocorrer em razão da oxidação incompleta de ácidos graxos livres no fígado; em outras espécies, essas moléculas são usadas como energia pelos tecidos periféricos, especialmente o cérebro, em caso de deficiência de glicose. No entanto, nos equinos, essa não parece ser uma rota significativa para o metabolismo de ácidos graxos livres.

A insulina e os glicocorticoides regulam o metabolismo lipídico de maneira rigorosa[15] (ver Figura 13.3). Os glicocorticoides atuam, principalmente, no aumento da mobilização de ácidos graxos da periferia, enquanto a insulina diminui a liberação de ácidos graxos no tecido adiposo, ativa a lipase lipoproteína e inibe a lipase sensível a hormônios. No fígado, a insulina aumenta a síntese de ácidos graxos a partir da glicose.

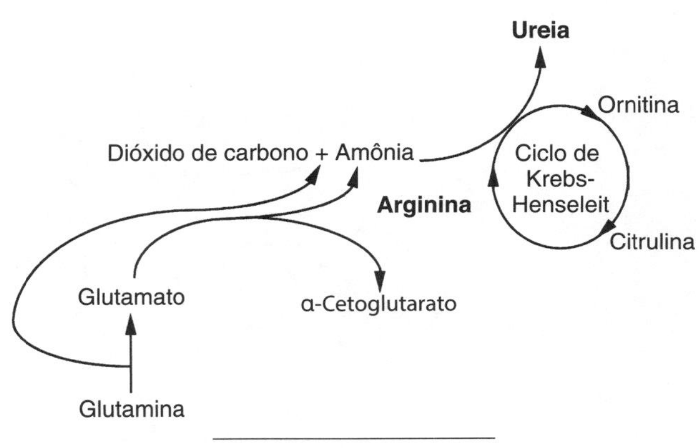

Figura 13.4 Ciclo da ureia.

Excreção de bile

A bile tem vários componentes, inclusive bilirrubina conjugada, ácidos biliares, colesterol, lecitina, água e eletrólitos.[9] A bile é liberada pelos hepatócitos nos canais biliares, onde a água se difunde de forma passiva. A bile é, então, transportada pelos grandes ductos biliares e pelo ducto hepático para o intestino. Há troca de água e eletrólitos entre a bile e o epitélio do ducto biliar; no entanto, a isotonicidade é mantida. Como o cavalo não apresenta vesícula biliar ou esfíncter na entrada do ducto hepático no duodeno, a bile não é concentrada e o fluxo é quase contínuo.[2]

Os *ácidos biliares primários* são produzidos no fígado, principalmente a partir do colesterol, e são responsáveis por 90% da porção orgânica da bile.[21] Os ácidos biliares são moléculas anfotéricas que atuam como detergentes. Esses detergentes facilitam a excreção de colesterol e fosfolipídios do fígado para a bile e facilitam a digestão e absorção de lipídios e compostos lipossolúveis (vitaminas A, D, E e K) do trato intestinal. Os principais *ácidos biliares primários* (ou seja, não degradados) dos equinos são o *colato* e o *quenodesoxicolato*, ambos conjugados com a taurina.[21] Uma vez secretados no lúmen do trato intestinal, o colato e o quenodesoxicolato podem ser reabsorvidos ou degradados por bactérias, formando os *ácidos biliares secundários*, *desoxicolato* e *litocolato*, respectivamente. Mais de 90% dos ácidos biliares conjugados excretados na bile e liberados no lúmen intestinal são reabsorvidos pelo jejuno e íleo e voltam para o fígado pela *circulação êntero-hepática*. O desoxicolato atua como um ácido biliar normal e pode sofrer circulação êntero-hepática, enquanto o litocolato é reabsorvido apenas uma vez. Estima-se que os ácidos biliares sejam reciclados pelo menos 38 vezes/dia em cavalos saudáveis.[21]

A *bilirrubina* é o produto de decomposição dos tetrapirróis, que atuam como pigmentos transportadores de elétrons.[4] A maior parte da bilirrubina é formada a partir de hemoglobina e mioglobina, mas pigmentos não heme, como os citocromos, também são fontes de bilirrubina. Macrófagos no baço, na medula óssea e no fígado (células de Kupffer) engolfam os pigmentos, fazem sua conversão em biliverdina (Figura 13.5) e, a seguir, convertem biliverdina em bilirrubina, que é liberada da célula como bilirrubina livre e insolúvel. Esse tipo de bilirrubina também é chamado de *bilirrubina não conjugada* ou *indireta*. A bilirrubina não conjugada é ligada à albumina plasmática para diminuir sua hidrofobicidade e é levada ao fígado. Na superfície do hepatócito, a bilirrubina é transferida da albumina para a *ligandina*, uma proteína intra-hepática de transporte e armazenamento.[9,21] No hepatócito, a bilirrubina é conjugada com glicuronídeo no retículo endoplasmático. A *bilirrubina conjugada*, também chamada *bilirrubina direta*, é solúvel em água e excretada nos canalículos biliares. Em circunstâncias normais, há pouco escape de bilirrubina conjugada para a circulação geral. Na doença hepática grave, quantidades maiores de bilirrubina conjugada escapam para a circulação e são livremente filtradas na urina.

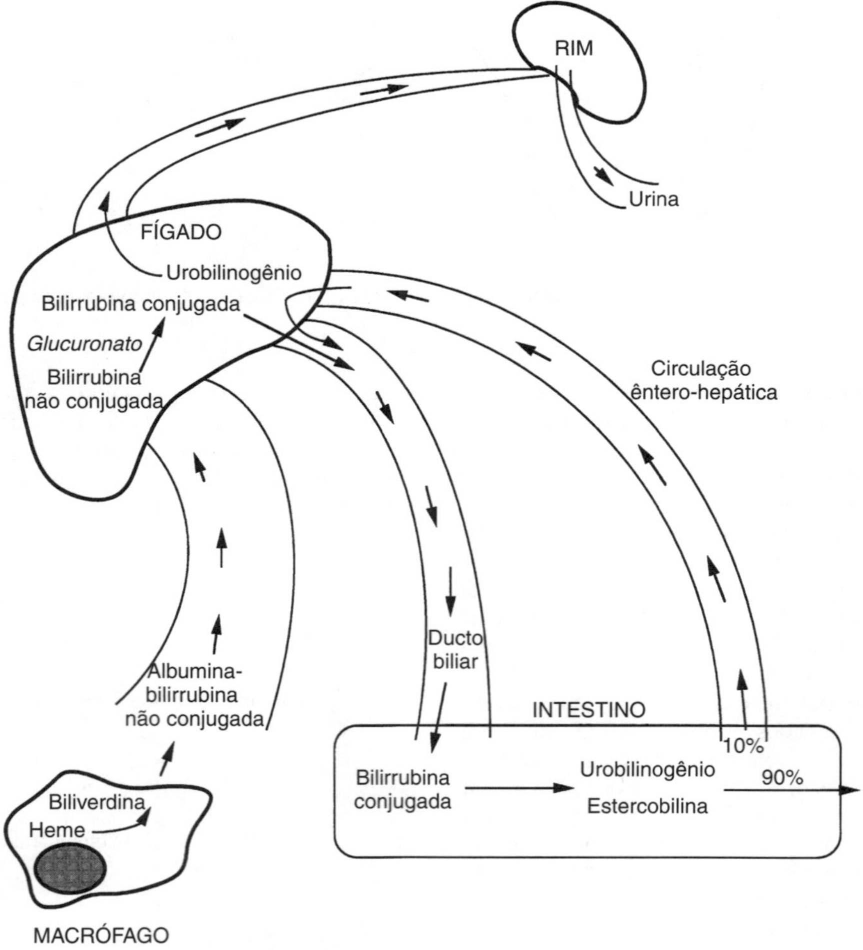

Figura 13.5 Metabolismo e excreção de bile.

A microflora do trato intestinal reduz a bilirrubina conjugada em *urobilinogênio* e *estercobilina* (ver Figura 13.5), que conferem uma cor marrom-amarelada às fezes. Nos herbívoros, a existência de pigmentos de clorofila nas fezes mascara a cor do urobilinogênio.[22] As fezes de herbívoros somente são amareladas em neonatos em amamentação. O urobilinogênio é absorvido pela mucosa intestinal e transportado de volta para o fígado pela circulação êntero-hepática. Uma pequena quantidade de bilirrubina conjugada no lúmen intestinal é hidrolisada em bilirrubina não conjugada e, subsequentemente, reabsorvida. O fígado extrai a maior parte do urobilinogênio, mas uma pequena quantidade é eliminada na urina. O urobilinogênio é concentrado na urina equina normalmente alcalina e, portanto, pode ser detectado.[22]

Detoxificação

O fígado é responsável pela *biotransformação* de vários compostos endógenos e exógenos. A biotransformação envolve uma série de reações enzimáticas que alteram as propriedades físicas ou a atividade dos compostos. A biotransformação ocorre em duas fases.[23] Na fase 1, o composto recebe grupos polares ou os grupos polares existentes são expostos por oxidação, hidroxilação, desaminação ou redução. Na fase 2, o produto da fase 1 é conjugado, geralmente com glicuronato ou sulfato. Em sua maioria, os substratos para desintoxicação são insolúveis em água e a biotransformação possibilita sua excreção renal ou biliar.[9,24] Exemplos de substâncias endógenas biotransformadas pelo fígado são amônia, bilirrubina e hormônios esteroides (estrógeno, cortisol, aldosterona). O fígado é responsável pela biotransformação de inúmeras substâncias exógenas (xenobióticos), inclusive muitos medicamentos, toxinas vegetais, como alcaloides pirrolizidínicos, inseticidas e mercaptanos.

A fase 1 da biotransformação ocorre principalmente nos sistemas enzimáticos do retículo endoplasmático, chamados *microssomas*.[9,24] Em sua maioria, essas enzimas contêm ferro e pertencem ao sistema P-450, assim denominadas porque absorvem a luz a 450 nm. As enzimas P-450 também são chamadas de *oxidases de função mista*. Alguns substratos, designados *indutores*, são capazes de saturar as enzimas envolvidas na biotransformação. A saturação e a indução de enzimas causam hipertrofia do retículo endoplasmático e de todas as enzimas contidas, acelerando as taxas de remoção de substâncias. Os indutores não apenas aceleram sua própria taxa de remoção, mas podem acelerar a biotransformação de outras substâncias endógenas e exógenas. Exemplos de indutores enzimáticos são os barbitúricos, a fenilbutazona e os hidrocarbonetos clorados. Outros agentes submetidos à biotransformação, inclusive cloranfenicol, cimetidina, organofosfatos, morfina e quinidina, podem inibir enzimas microssomais, prolongando o efeito de outros substratos. A biotransformação hepática às vezes leva à formação de um metabólito tóxico a partir de um composto original não tóxico; exemplos disso são o ácido acetilsalicílico e o halotano.[24] Em comparação a cavalos adultos, os indivíduos jovens podem ter menor capacidade metabólica e conjugativa de hidrocarbonetos aromáticos, sendo mais suscetíveis a xenobióticos metabolizados por esses sistemas.[25] Isso pode explicar o aumento acentuado das concentrações de enzimas hepáticas em potros em comparação a cavalos adultos expostos à mesma pastagem tóxica contendo *Festuca rubra* (experiência dos autores).

Sistema mononuclear fagocítico

Macrófagos hepáticos, ou células de Kupffer, compõem a maior parte do sistema mononuclear fagocítico. As células do sistema mononuclear fagocítico são derivadas de progenitores mieloides da medula óssea e têm duas funções principais: (1) fagocitose e (2) processamento de antígenos para os linfócitos. As células de Kupffer respondem às opsoninas e sintetizam uma vasta gama de mediadores inflamatórios, inclusive interleucinas, fator de necrose tumoral (TNF) e eicosanoides. Diferentemente de outros macrófagos no sistema mononuclear fagocítico, as células de Kupffer atuam, principalmente, na fagocitose e estão localizadas em pontos estratégicos dos sinusoides hepáticos, onde, por exemplo, endotoxinas bacterianas podem ser removidas do sangue porta antes da exposição aos hepatócitos e, subsequentemente, à circulação sistêmica.[5] As células de Kupffer também ajudam a filtrar o sangue sistêmico que entra pela artéria hepática, removendo *produtos de degradação de fibrina* (FDPs), ativadores de plasminogênio tecidual, hemoglobina, micróbios, antígenos estranhos e outros *debris* particulados. Também auxiliam a reciclagem de ferro de hemácias senescentes ou danificadas; assim, as células de Kupffer internalizam a hemossiderina, cujo acúmulo pode ser pronunciado mesmo em cavalos sadios.[26]

Outras funções

O fígado é o local de armazenamento de várias vitaminas e minerais, inclusive as vitaminas A, D e B_{12}, além de cobre, zinco e ferro. A vitamina D é convertida no fígado em 25-hidroxicolecalciferol e exportada para o rim, onde é transformada em 1,25-di-hidroxicolecalciferol, sua forma ativa.[15] No feto, o fígado participa da *hematopoese*.[9] Nos adultos, a medula óssea é o principal local para hematopoese; no entanto, o fígado pode ser um sítio extramedular de hematopoese sob condições intensas de regeneração de hemácias ou após a destruição de uma grande parte da medula óssea.

DOENÇA HEPÁTICA E INSUFICIÊNCIA HEPÁTICA

Definição

A *doença hepática* é qualquer tipo de lesão (branda a grave e focal a difusa) no fígado. A melhor forma de detecção da doença é por aumentos na concentração sérica das enzimas derivadas do fígado. A *insuficiência hepática* é a incapacidade de desempenho adequado de suas funções normais e é detectada tanto pelos sinais clínicos quanto pelo exame laboratorial da função hepática. Como o fígado participa de muitas atividades fisiológicas, qualquer patologia pode prejudicar uma ou várias funções sem impedir outras. Além disso, a maioria das funções hepáticas não é alterada até a perda de mais de 80% da massa do órgão.[9,20,22] O fígado também tem a capacidade de se regenerar sob certas condições. Embora os hepatócitos sejam células totalmente diferenciadas, podem proliferar-se de maneira ativa por autoduplicação em resposta à estimulação externa aguda e à regulação positiva de fatores humorais, sem qualquer contribuição das células-tronco ou progenitoras hepáticas.[27-29] No entanto, em caso de lesão crônica, os hepatócitos não proliferam tão bem ou de maneira uniforme, enquanto as células biliares se multiplicam e formam dúctulos ao redor das veias portas. Essa proliferação de células biliares associada à lesão crônica pode conter células progenitoras, capazes de gerar hepatócitos e células biliares na tentativa de regeneração do fígado.[27,30]

A perda gradual de hepatócitos com regeneração paralela à destruição nem sempre causa insuficiência hepática. Assim, a doença hepática pode não ser acompanhada por insuficiência hepática. Consequentemente, a doença hepática nem sempre tem manifestações clínicas.

Padrões e patologia da lesão hepática

A gravidade dos sinais clínicos e a progressão da doença hepática variam dependendo do padrão, localização, taxa e extensão da lesão. A doença pode ser, predominantemente, de origem biliar ou hepatocelular, ou afetar igualmente as duas partes da unidade funcional. Às vezes essa determinação pode ser estabelecida pelo grau de elevação sérica das enzimas derivadas do fígado. A lesão em hepatócitos pode ser reversível (degeneração gordurosa, microvacuolização citoplasmática) ou irreversível (necrose), focal ou zonal, generalizada, aguda, crônica, inflamatória, anatômica ou funcional.

Lesão hepática focal ou multifocal aguda

A lesão hepática focal é caracterizada por dano uniforme em uma pequena área do fígado. Exemplos de lesão hepática focal são abscessos hepáticos, infartos solitários e neoplasias. Como existe reserva hepática adequada das regiões não acometidas, sinais clínicos de insuficiência hepática raramente acompanham a lesão hepática focal, embora evidências de doença hepática possam ser demonstradas.[23] A lesão hepática multifocal aguda tem mais probabilidade de causar doença hepática clinicamente significativa. A lesão hepática aguda pode ser degenerativa, infiltrativa (gordura ou neoplasia), necrótica, apoptótica ou inflamatória. A *degeneração* hepática é caracterizada por um insulto tóxico ou imune que provoca aumento de volume dos hepatócitos, que adquirem aparência edemaciada.[31] O termo *degeneração em balão* é usado para descrever o agrupamento irregular do citoplasma, com grandes áreas claras.[14] A retenção de material biliar faz com que os hepatócitos pareçam espumosos e inchados (*degeneração xantomatosa*). A *necrose coagulativa isquêmica* é caracterizada por hepatócitos mal corados e mumificados com lise nuclear, enquanto o termo *necrose lítica* descreve células com edema osmótico e rompidas.[31] A necrose de hepatócitos contíguos, que abrange os lóbulos adjacentes de forma porta a porta, porta a centro ou centro a centro, é chamada de *necrose em ponte*.[14] Na apoptose, não há desintegração da membrana (parede) celular; ao contrário, há encolhimento do conteúdo celular e aglomeração da membrana. Isso provoca formação de corpos condensados, conhecidos como *corpos apoptóticos*. A morte celular por necrose ou apoptose ocorre em um processo contínuo durante a lesão hepática.[32]

A lesão hepática pode ser zonal, acometendo determinadas áreas de maneira uniforme em todo o órgão.[23] O fígado geralmente é pálido, com padrão lobular exacerbado na superfície de corte. Os dois tipos mais comuns de lesões hepáticas zonais são chamados de centrolobulares e periacinares. Na *lesão zonal centrolobular*, a área adjacente às veias centrais (zona 3) é afetada de maneira uniforme, enquanto na *lesão periacinar* ou *zonal* (*paracentral*), a degeneração celular envolve apenas uma cunha em torno da veia central (ver Figura 13.1). Os hepatócitos desses locais são mais suscetíveis a danos por anoxia porque a tensão normal de oxigênio é menor e a atividade de oxidase de função mista é maior nessas áreas. Exemplos de doenças que provocam lesão centrolobular são anemia aguda grave, congestão passiva associada à insuficiência cardíaca congestiva (*fígado em noz-moscada*) e algumas hepatopatias tóxicas (p. ex., alcaloides pirrolizidínicos). A lesão periporta (zona 1, acinar lobular) pode ser causada por infarto dos vasos hepáticos, como em casos de arterite verminótica ou exposição a toxinas derivadas do intestino que não requerem metabolismo por oxidases de função mista (p. ex., fósforo).

Lesão hepática generalizada aguda

A lesão hepática generalizada aguda é acompanhada por sinais clínicos de insuficiência hepática em gravidade determinada pela extensão do dano.[23] Normalmente o fígado é pálido, aumentado e friável. A lesão hepática generalizada aguda pode ser causada por infecção, necrose, apoptose, inflamação ou agentes hepatotóxicos.[9] Infecções bacterianas ou virais, infestações parasitárias ou distúrbios imunológicos podem causar necrose ou inflamação aguda generalizada. Independentemente de sua causa, qualquer processo que provoque resposta inflamatória no parênquima hepático é chamado de *hepatite*. A inflamação aguda geralmente acompanha a necrose e é caracterizada pela existência de neutrófilos e linfócitos nas áreas de morte celular ou tríades portas adjacentes. Um processo inflamatório que acomete principalmente o sistema biliar é chamado de *colangite* e geralmente decorre de uma infecção ascendente do trato intestinal ou colestase.

Lesão hepática generalizada crônica

A lesão hepática crônica é acompanhada por sinais clínicos de insuficiência hepática quando mais de 80% da massa do órgão é destruída ou substituída por fibrose.[9,20] A fibrose, existência de colágeno e fibroblastos, ocorre quando a taxa de necrose em andamento excede a taxa de regeneração. Após a lesão, acredita-se que a fibrose hepática seja promovida, predominantemente, por células estreladas hepáticas (também conhecidas como células perissinusoidais ou de Ito).[5,7,27] Em condições normais, essas células em formato de estrela são inativas e observadas em números relativamente pequenos; contêm lipídios intracelulares que armazenam vitamina A como éster de retinol. No entanto, em caso de lesão hepática, as células de Kupffer próximas produzem fator de necrose tumoral α (TNF-α), fazendo com que as células estreladas se contraiam, mas proliferem em número. Essas células ativadas tornam-se quimiotáticas, diminuem seus estoques de vitamina A, secretam colágeno (causando fibrose) e, por fim, tornam-se senescentes.[10,27]

De modo geral, o fígado parece menor que o normal, embora, ocasionalmente, possa ser aumentado. A fibrose é observada após hipoxia crônica, inflamação crônica, colangite ou colestase crônica, neoplasia metastática, traumatismo ou ingestão de agentes antimitóticos, como plantas contendo alcaloides pirrolizidínicos. A *cirrose*, ou *doença hepática terminal*, é a doença hepática crônica caracterizada por fibrose generalizada, regeneração nodular e hiperplasia biliar.[23] A *regeneração nodular*, ou ilhas de hepatócitos, é observada após perda ou destruição da arquitetura e suprimento sanguíneo normais do fígado pela existência de fibrose. A *fibrose em ponte* é aquela que se estende de uma área porta para outra, ou de áreas portas para áreas centrais.[31] A causa da hiperplasia biliar durante a doença hepática crônica é desconhecida. Um tipo de doença hepática crônica, chamada de *hepatite ativa crônica* (HAC), é caracterizada por cirrose e resposta inflamatória aguda.[23]

Lesão anatômica ou funcional

Shunts anatômicos ou funcionais causam lesão hepática por anoxia. Além disso, a ausência de fluxo sanguíneo no fígado o impede de desempenhar suas funções normais de regulação ou desintoxicação metabólica; assim, o aparecimento de sinais clínicos de insuficiência hepática torna-se iminente. Os *shunts* anatômicos podem ser congênitos ou adquiridos, intra ou extra-hepáticos.

Sinais clínicos de insuficiência hepática

Os sinais clínicos de insuficiência hepática são altamente variáveis, inespecíficos e dependem da extensão e duração da doença hepática (Boxe 13.1). De modo geral, deve ocorrer perda de mais de 80% da massa hepática ou obstrução do ducto biliar comum antes que os sinais clínicos se tornem aparentes, independentemente da causa da doença hepática. Assim, apesar da duração da doença hepática, o aparecimento de sinais clínicos tende a ser abrupto. Os sinais clínicos mais comuns de insuficiência hepática em cavalos são depressão, anorexia, cólica, encefalopatia hepática (EH), perda de peso, urina cor de laranja e icterícia.[24,32-34] Os sinais clínicos menos comuns são fotossensibilização hepatogênica, diarreia, dor abdominal, paralisia laríngea bilateral e diátese hemorrágica. Os sinais clínicos raramente relatados de insuficiência hepática em equinos são ascites, edema abdominal dependente, esteatorreia, tenesmo, seborreia generalizada, prurido, choque endotóxico, polidipsia e hemólise. O aparecimento de sinais clínicos específicos de doença hepática geralmente reflete o tipo de função alterada.

Encefalopatia hepática

A EH é uma síndrome clínica complexa caracterizada por estado mental anormal que acompanha a insuficiência hepática grave.[35-37] Os sinais clínicos são amplamente variáveis, mas representam manifestações da maior inibição neuronal. Essa síndrome ocorre em pacientes com doença hepática descompensada avançada de todos os tipos ou *shunts* hepáticos e pode ser uma característica da doença hepatocelular aguda, subaguda ou crônica. A EH geralmente é considerada uma encefalopatia metabólica reversível.[36] Não se sabe se vários episódios de EH podem causar danos neuronais irreversíveis.

Sinais clínicos. Nenhuma característica específica da EH torna possível sua distinção de outras causas de disfunção cerebral. Os sinais clínicos de EH em cavalos podem ser brandos, com apenas depressão, anorexia e bocejos frequentes. Em outros casos, os sinais podem ser fulminantes e o animal pressiona a cabeça em superfícies sólidas, anda em círculos e apresenta cegueira e coma. A ataxia pode ser notada em alguns casos, mas é ausente em outros. Raramente a ataxia pode preceder os sinais de EH ou icterícia em pacientes com insuficiência hepática aguda.[38,39] O exame clínico pode revelar diminuição do tônus muscular dos lábios inferiores, retardo ou ausência de resposta ao toque nas narinas internas e cegueira cortical acompanhada por midríase. Esses sinais são todos decorrentes da doença cortical associada à EH. A paralisia laríngea e a disfagia (presumivelmente causadas por EH e distúrbio funcional no núcleo ambíguo) podem ser sinais de EH.[40] É provável que a primeira fase da EH não seja detectada na maioria dos pacientes equinos por representar mudanças comportamentais mínimas e comprometimento intelectual sutil causado por disfunção bilateral do prosencéfalo[41] (estágio I; Tabela 13.1). Nos seres humanos, esses primeiros sinais são mais aparentes para amigos e familiares do que para o médico. A progressão da encefalopatia causa o comprometimento da função motora, das habilidades intelectuais e da consciência; de modo geral, o acometimento dos cavalos é mais óbvio nesta fase (correspondente à fase II). Os sinais clínicos são depressão, pressionar a cabeça em superfícies sólidas, andar em círculos, ataxia branda, andar a esmo, bocejo persistente e outras manifestações comportamentais inadequadas. Os animais apresentam sonolência. A seguir, o cavalo pode ser responsivo, mas de forma mínima ou excessiva aos estímulos usuais. Nesta fase (III) o cavalo geralmente manifesta comportamento agressivo ou violento, intercalado com períodos de estupor. Por fim, há perda de consciência, o cavalo fica em decúbito e entra em coma. Ocasionalmente, há convulsões durante os estágios mais avançados da EH, mas, em geral, são atípicas. A gravidade da encefalopatia corresponde ao grau de disfunção hepática; no entanto, nenhum desses parâmetros se correlaciona ao tipo ou reversibilidade da doença hepática subjacente.

BOXE 13.1 Sinais clínicos de doença hepática

Sinais comuns
- Depressão
- Anorexia
- Cólica
- Encefalopatia hepática (EH)
- Perda de peso
- Icterícia
- Pigmentúria (marrom-amarelada na bilirrubinúria; marrom-avermelhada na hemoglobinúria)

Sinais menos comuns
- Fotossensibilização
- Diarreia
- Paralisia laríngea bilateral
- Sangramento
- Ascites
- Edema dependente

Sinais raros
- Esteatorreia
- Tenesmo
- Seborreia generalizada
- Prurido
- Choque endotóxico
- Polidipsia

Tabela 13.1 Estágios clínicos da encefalopatia hepática.

Estágio	Estado mental
I	Confusão branda, redução da atenção, menor capacidade para realização de tarefas mentais, irritabilidade
II	Sonolência, letargia, mudanças óbvias de personalidade, comportamento inadequado, desorientação
III	Sonolento, mas passível de estimulação, confusão acentuada, amnésia, comportamento descontrolado agressivo ocasional
IV	Coma

Adaptada de Gammel SH, Jones EA. Hepatic encephalopathy. *Med Clin North Am*. 1989; 73:793-813.

Causa e fisiopatologia. Por definição, a causa da EH é a insuficiência da função hepatocelular, independentemente da causa da doença hepática. Ou seja, a função hepática adequada é necessária à manutenção da função normal dos neurônios e astrócitos do cérebro. Na doença hepática aguda, a EH está associada ao aumento de volume dos astrócitos, edema cerebral citotóxico agudo e hipertensão intracraniana. Na doença hepática crônica, a EH pode desenvolver-se de maneira mais insidiosa ou ter início agudo. Os astrócitos, as células da glia em formato de estrela do cérebro e da medula espinal, apresentam aumento de volume, mas também evidências de alterações do Alzheimer de tipo II, ou seja, aumento de núcleos e ausência de citoplasma.[41] Nos equinos, o desenvolvimento de células de Alzheimer de tipo II pode ser rápido (menos de 2 dias). A fisiopatologia da EH é complexa e, provavelmente, envolve várias neurotoxinas derivadas do intestino, inflamação cerebral e sistêmica, disfunção cerebrovascular e anomalias neuroendócrinas.[42,43] Os seguintes mecanismos foram sugeridos para o desenvolvimento de EH e, sozinhos ou não, todos podem estar envolvidos em maior ou menor grau:

1. Neurotoxinas de origem gastrintestinal. Altas concentrações de amônia no sangue e no líquido cefalorraquidiano foram consideradas causas dos eventos fisiopatológicos da EH.[44]
2. Aumento da atividade do ácido γ-aminobutírico (GABA) no cérebro.
3. Alteração da expressão de receptores benzodiazepínicos.
4. Aumento da síntese de neuroesteroides.
5. Acúmulo de falsos neurotransmissores após desequilíbrio de aminoácidos no plasma.
6. Aumento das concentrações de manganês no sangue.
7. Aumento da expressão de mediadores inflamatórios, principalmente citocinas.
8. Aumento da permeabilidade da barreira hematencefálica e hipertensão cerebral.
9. Comprometimento do metabolismo energético do sistema nervoso central (SNC).

Talvez a hipótese mais antiga e mais "predominante" para a EH seja o acúmulo de materiais tóxicos no sangue (derivados do metabolismo de substratos nitrogenados no trato gastrintestinal) que não entram no fígado em decorrência de *shunts* funcionais ou anatômicos.[35,41,45] Assim, a EH pode ser causada, principalmente, pela ausência de remoção hepática adequada de certas substâncias do sangue com capacidade direta ou indireta de modular a função do SNC. A amônia, produzida pela degradação de aminoácidos, aminas e purinas por bactérias entéricas tem sido amplamente considerada a principal neurotoxina da doença hepática.[45-47] Em pacientes com insuficiência hepática, o metabolismo de amônia pelo ciclo da ureia é insuficiente; portanto, há aumento das concentrações plasmáticas de amônia, que entra no SNC, onde pode causar encefalopatia.[45,48] As evidências também apontam para a deficiência de zinco, importante para o ciclo da ureia na patogênese da EH.[49]

A amônia (NH_3 não ionizada e uma base fraca) é tóxica em altas concentrações e acredita-se que atravesse a barreira hematencefálica por difusão com facilidade, enquanto o amônio ionizado (NH_4^+), relativamente não tóxico, é limitado a uma via transcelular para translocação.[44] A amônia tem um efeito tóxico na membrana celular dos neurônios por inibição da atividade da adenosina trifosfatase dependente de sódio, o que causa depleção de trifosfato de adenosina.[47,49] A hiperamonemia também está associada a um distúrbio na produção de energia no SNC por alterações no ciclo do ácido tricarboxílico, que diminuem a formação de α-cetoglutarato e aumentam a síntese de glutamina.[50] Os astrócitos do cérebro também são responsáveis pela remoção de amônia por meio de síntese de glutamina por amidação do glutamato. O acúmulo de glutamina nos astrócitos é uma das principais causas de aumento de volume celular e geração de edema cerebral na insuficiência hepática fulminada aguda.[46,49] Outro efeito da exposição neuronal prolongada à amônia é a alteração da função glutaminérgica. O nível extracelular de glutamato pode aumentar em decorrência do aumento de sua liberação na junção neuronal pré-sináptica ou em razão da diminuição da captação nas células da glia saturadas de glutamina e amônia. Como o glutamato é o principal neurotransmissor excitatório do cérebro mamífero, na insuficiência hepática aguda, o aumento da liberação sináptica de glutamato leva à superativação de seus receptores, com consequentes sinais clínicos de hiperexcitação. Na insuficiência hepática crônica, é provável que a regulação negativa da atividade do receptor de glutamato ou o aumento da atividade de GABA (ver a discussão a seguir) contribuam para a diminuição da transmissão excitatória observada na EH. A hiperamonemia também induz a geração de óxido nítrico e espécies reativas de oxigênio, o que leva ao acúmulo de peróxidos, estresse oxidativo e danos às células nervosas. Esses efeitos cumulativos da amônia no tecido neural desempenham um papel importante na patogênese da EH. Experimentalmente, a amônia pode induzir encefalopatia;[51] em decorrência de deficiências enzimáticas congênitas, crianças com hiperamonemia têm encefalopatia, assim como os cavalos com hiperamonemia primária (sem disfunção hepática).[52-54] Além disso, o tratamento para redução da absorção de amônia pelo intestino tende a melhorar a EH.[41] Embora estudos clínicos mais antigos tenham argumentado contra o papel da amônia na patogênese da EH porque suas concentrações plasmáticas eram pouco correlacionadas à gravidade da doença,[36,55] algumas revisões mais recentes demonstram que os níveis de amônia no sangue estão bastante correlacionados à gravidade da EH.[42-44] Portanto, as ações da amônia no SNC são complexas e sua participação na EH é provável, mas não a única responsável pela doença.

A hipótese de sinergia da neurotoxina na patogênese da EH implica não apenas amônia, mas também outras neurotoxinas derivadas do intestino, especificamente mercaptanos, ácidos graxos de cadeia curta, oxindol e fenóis.[41] A concentração de membros de cada uma dessas classes de substâncias aumenta no sangue de pacientes com insuficiência hepática em níveis que, por si só, não são suficientes à indução de encefalopatia. No entanto, a combinação de algumas ou todas essas moléculas pode induzir encefalopatia por suas ações sinérgicas e aumento de anomalias metabólicas endógenas,[41] principalmente centradas na inibição do Na^+, K^+-ATPase no cérebro, com subsequente diminuição da neurotransmissão.[36] Assim como a amônia, as concentrações sanguíneas e cerebrais de mercaptanos são mal correlacionadas ao estágio da EH.[56]

Outra teoria popular sobre a patogênese da EH envolve o aumento da atividade dos sistemas de neurotransmissores inibidores, GABA-benzodiazepina e serotonina, e a depressão da função do sistema glutaminérgico excitatório.[49] A hiperamonemia aumenta o tônus GABAérgico em pacientes com doença hepática.[46] O GABA liberado dos neurônios pré-sinápticos se liga a receptores específicos nos neurônios pós-sinápticos, o que aumenta a condutividade do íon cloreto pela membrana nervosa pós-sináptica e provoca hiperpolarização da membrana e geração de um potencial pós-sináptico inibidor.[57,58] O receptor GABAérgico é um complexo supramolecular de cloreto de ionóforo com sítios de ligação que interagem com três classes de ligantes sinérgicos: (1) GABA e agonistas, (2) benzodiazepínicos e (3) barbitúricos.[36,59] A interação da benzodiazepina ou de um barbitúrico no sítio de ligação do receptor GABAérgico potencializa a sedação induzida por GABA. A hipótese da EH por GABA foi baseada em uma série de observações em um modelo da doença em coelhos que identificou o aumento da atividade GABAérgica no soro e no líquido cefalorraquidiano, assim como o aumento da densidade de receptores GABAérgicos.[57]

É provável que o aumento dos níveis cerebrais de benzodiazepínicos naturais constitua um mecanismo para o aumento do tônus GABAérgico na EH.[49] A amônia, que é sinérgica aos benzodiazepínicos naturais, também pode aumentar a neurotransmissão GABAérgica. Os agonistas da benzodiazepina aumentam a frequência de abertura dos canais de cloreto induzidos por GABA e os barbitúricos prolongam o tempo médio de abertura dos canais.[60] Resultados obtidos com técnicas eletrofisiológicas e *in vitro* em um modelo animal de EH são fortes evidências de aumento funcional no tônus GABAérgico que é mediado alostericamente pelo receptor benzodiazepínico por uma substância endógena semelhante ao diazepam.[61,62] Estudos clínicos que mostraram melhora da consciência e redução das alterações no eletroencefalograma de pacientes com EH tratados com o antagonista do receptor benzodiazepínico flumazenil corroboram essa sugestão.[63,64] Os neuroesteroides também podem afetar o tônus GABAérgico por meio dos receptores benzodiazepínicos. A ativação dos receptores benzodiazepínicos na insuficiência hepática facilita a entrada de colesterol nas mitocôndrias dos astrócitos, onde ocorre a síntese de neuroesteroides como a tetra-hidroprogesterona e a tetra-hidrodesoxicorticosterona. Essas substâncias são potentes moduladores alostéricos positivos dos receptores GABAérgicos que podem induzir sedação profunda e alterações comportamentais.[65]

Segundo outra hipótese, talvez desatualizada, durante a insuficiência hepática, os verdadeiros neurotransmissores no SNC, como a norepinefrina e a dopamina, se esgotam e a concentração de falsos neurotransmissores, especialmente a octopamina e a feniletanolamina, aumenta.[37,66] O efeito neurofisiológico líquido de tais alterações é a redução da excitação neuronal e o aumento da inibição neural. O mecanismo desse efeito está relacionado com o aumento das concentrações séricas de aminoácidos aromáticos (AAAs; fenilalanina, tirosina, triptofano) e à diminuição das concentrações de aminoácidos de cadeia ramificada (BCAAs; valina, leucina e isoleucina) que ocorrem na insuficiência hepática.[67,68] O glucagon sérico aumenta a insuficiência hepática, levando ao catabolismo muscular e à liberação de aminoácidos. No entanto, o metabolismo hepático dos AAAs é reduzido e, como os BCAAs são metabolizados pelo tecido muscular e adiposo, ocorre aumento relativo de AAAs e diminuição de BCAAs. Considera-se que a menor razão plasmática entre BCAA e AAA durante a insuficiência hepática e o aumento da concentração de glutamina no cérebro (talvez uma consequência do aumento do metabolismo da amônia) promovem um influxo de AAA e um efluxo de glutamina no cérebro por processos de transporte na barreira hematencefálica.[36] A fenilalanina pode competir com a tirosina pela tirosina hidroxilase, o que diminui a produção de dopamina[68] (Figura 13.6). A tirosina deslocada pode ser descarboxilada em tiramina e depois convertida no falso neurotransmissor octopamina. A tirosina acumulada também compete pela dopamina β-oxidase e reduz a formação de norepinefrina. A fenilalanina e o triptofano no SNC são finalmente convertidos em feniletanolamina e serotonina, um neurotransmissor falso e um neuroinibidor, respectivamente. O triptofano também é metabolizado em serotonina e oxindol, que tem forte efeito sedativo.[4]

As observações do aumento de concentrações séricas de AAA e das concentrações octopamina, serotonina e feniletanolamina no líquido cefalorraquidiano de pacientes com EH são consistentes com essa teoria.[66] No entanto, a octopamina sozinha não pode induzir encefalopatia e a razão plasmática de BCAA e AAA é esperada na maioria dos casos de doença hepática grave e é mal correlacionada à EH em seres humanos.[69] Estudos clínicos controlados de tratamento oral ou intravenoso com BCAA demonstram melhora inconsistente dos sinais de EH.[68,70-72]

O manganês é um oligoelemento excretado pelo fígado. Os pacientes com doença hepática crônica apresentam aumento das concentrações sanguíneas e cerebrais de manganês. A exposição crônica ao manganês causa perda de neurônios e células da glia e alterações do Alzheimer de tipo II nos astrócitos.[73]

Uma hipótese recente sobre a fisiopatologia da EH enfoca o papel de mediadores inflamatórios na lesão cerebral. O ponto central dessa hipótese é o fato de que pacientes humanos com insuficiência hepática aguda têm maior probabilidade de progressão à EH grave em caso de evidências de resposta inflamatória sistêmica simultânea.[38] Diversos estímulos são capazes de induzir a liberação de mediadores inflamatórios por astrócitos e células da micróglia no cérebro, bem como por células mononucleares localizadas na periferia. Os produtos de degradação de hepatócitos danificados, assim como aumentos na produção sistêmica de citocinas inflamatórias, radicais livres e metaloproteinases na insuficiência hepática, têm efeitos sistêmicos graves, além de aumentar a permeabilidade da barreira hematencefálica.[38] Acredita-se que o efeito tóxico desses eventos no cérebro com EH provoque edema cerebral citotóxico (edema intracelular sem aumento da permeabilidade da barreira hematencefálica) e vasogênico (aumento da permeabilidade da barreira hematencefálica com ganho de líquido).[42,74,75] Vários estudos demonstraram níveis significativamente maiores da citocina TNF-α em pacientes com doença hepática aguda e crônica. Além disso, as concentrações de TNF-α são correlacionadas à gravidade da EH e ao prognóstico, e estratégias terapêuticas destinadas a reduzir os níveis de TNF-α melhoram a EH.[76] Vários mecanismos essenciais de elevação da concentração de TNF-α na patogênese da EH são o aumento da difusão da amônia no cérebro, a inibição da captação de glutamato pelos astrócitos e da glutamato sintetase, o aumento da expressão de receptores benzodiazepínicos no cérebro e o aumento do extravasamento de líquido capilar cerebral, e a formação de edema cerebral. Além disso, o excesso de manganês potencializa a produção de TNF-α pela micróglia.[76]

Por fim, alterações no fluxo sanguíneo cerebral e na permeabilidade da barreira hematencefálica, que provocam hipertensão cerebral e edema, além de alterações no metabolismo cerebral, são observados em pacientes com EH. Embora os mecanismos responsáveis por essas alterações

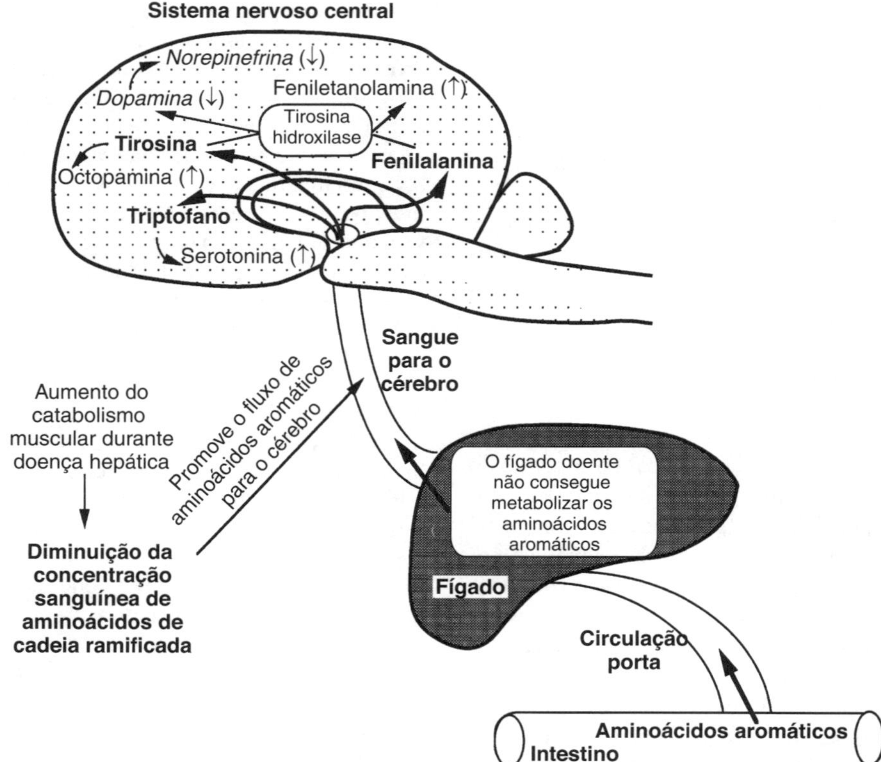

Figura 13.6 Papel dos aminoácidos aromáticos no cérebro durante a encefalopatia hepática. Os aminoácidos aromáticos (triptofano, tirosina, fenilalanina) entram no sistema nervoso central, onde são metabolizados, alterando o equilíbrio dos neurotransmissores. Os níveis de neurotransmissores verdadeiros (dopamina, norepinefrina) diminuem (*seta para baixo*), e o de neurotransmissores "falsos" (octopamina, feniletanolamina) aumentam (*seta para cima*). O efeito líquido é o aumento da inibição neuronal e a redução da excitação neuronal.

não sejam conhecidos por completo, é provável que disfunções dos astrócitos, causadas direta ou indiretamente pelo aumento das concentrações de amônia no sangue, participem da formação do edema citotóxico.[46]

Diagnóstico. O diagnóstico de EH é fundamentado na existência de sinais neurológicos de disfunção cerebral em um cavalo cujos achados ao exame físico e exames laboratoriais são compatíveis com doença hepática (ver "Diagnóstico e achados laboratoriais na doença e insuficiência hepática"). Outras possíveis causas para os sinais neurológicos devem ser excluídas, já que nenhuma característica específica da EH possibilita a distinção definitiva dessa síndrome de outras encefalopatias. Uma lista parcial de doenças a serem excluídas inclui hiperamonemia primária, traumatismo, encefalomielite viral, raiva, intoxicação por milho mofado (leucoencefalomalacia), abscesso cerebral, mieloencefalite protozoária equina, migração de larva de parasitas, intoxicação por cantaridina, intoxicação por organofosfatos, encefalomalacia nigropálida, superdosagem de flufenazina ou outros sedativos, encefalopatia urêmica e intoxicação por metais pesados. Muitas dessas doenças apresentam outros sinais clínicos característicos, cuja ausência os exclui do diagnóstico diferencial. O acesso a possíveis toxinas ou fármacos deve ser cuidadosamente indagado à anamnese.

A análise de eletrólitos séricos, os valores de cálcio e creatinina e um hemograma completo podem ajudar a excluir outras encefalopatias. A sorologia de encefalites virais e a triagem toxicológica para organofosfatos e metais pesados podem ser apropriadas. A análise do líquido cefalorraquidiano pode ser indicada se outras causas de encefalopatia forem altamente suspeitas. O líquido cefalorraquidiano é normal em cavalos com EH. Nos seres humanos, as alterações do eletroencefalograma, com desaceleração generalizada simétrica da atividade elétrica cerebral, são indicadores sensíveis de EH; no entanto, não são específicas para esse distúrbio porque outras encefalopatias metabólicas podem causar anomalias semelhantes.[35,47] Os potenciais evocados visuais são superiores ao eletroencefalograma convencional em termos de especificidade e facilidade de quantificação.[77] Um potencial evocado visual médio reflete o padrão e a magnitude da atividade neuronal pós-sináptica evocada por um estímulo aferente visual. A hepatoencefalopatia humana é acompanhada por um traço distintamente anormal de potencial evocado visual; no entanto, esse exame seria tecnicamente difícil em cavalos e não foi explorado. Como regra geral, o cérebro pode não apresentar alterações estruturais definitivas à microscopia óptica ou eletrônica, embora os cavalos com insuficiência hepática e *shunts* portossistêmicos frequentemente apresentem aumento do número e do tamanho de astrócitos (Alzheimer de tipo II) na substância cinzenta do cérebro e cerebelo.[36] Essas alterações parecem ser reversíveis e específicas para o *shunt* portossistêmico. A relevância dessas alterações na disfunção comportamental associada à EH, caso existente, é desconhecida.

Icterícia

A *icterícia* é causada por *hiperbilirrubinemia* com subsequente deposição de pigmento nos tecidos, que adquirem coloração amarela. A icterícia é mais aparente na pele não pigmentada, como as mucosas, especialmente a mucosa vulvar e a esclera. Cerca de 10% a 15% dos cavalos têm esclera ligeiramente amarelada.[24] As doenças que provocam hiperbilirrubinemia podem ser classificadas da seguinte maneira: aumento da produção de bilirrubina, comprometimento da captação hepática ou conjugação de bilirrubina e comprometimento da excreção de bilirrubina.[20] O aumento da produção de bilirrubina é associado à hemólise, intra e extravascular, e à reabsorção de hemácias após hemorragia intracorpórea maciça. Esse tipo de hiperbilirrubinemia, frequentemente chamado de *icterícia hemolítica* ou *pré-hepática*, ocorre apesar do funcionamento normal do fígado porque a taxa de produção de bilirrubina pelo sistema reticuloendotelial é temporariamente superior à capacidade de conjugação e excreção do órgão. Classicamente, esse tipo de icterícia é causado pelo aumento da concentração de bilirrubina não conjugada no sangue. No entanto, às vezes, a concentração de bilirrubina conjugada também aumenta um pouco no sangue em razão do transbordamento pelo processamento hepático do excesso de bilirrubina ou sua reabsorção pela circulação êntero-hepática. A taxa e extensão da destruição das hemácias e a taxa de captação hepática de bilirrubina determinam a existência e a intensidade da icterícia hemolítica.

A redução da captação e da conjugação de bilirrubina também aumenta os níveis sanguíneos de bilirrubina não conjugada e provoca o desenvolvimento de icterícia. Esse tipo de icterícia é chamado de *icterícia por retenção* ou *hepática* e é o tipo mais comum em cavalos com doença hepática, geralmente o resultado de doença hepatocelular aguda.[20,22] Em equinos, a existência de icterícia é altamente inconsistente com doença hepatocelular crônica.[21,34] Além da doença hepatocelular, certos medicamentos, anorexia ou prematuridade podem impedir a captação e a conjugação de bilirrubina pelos hepatócitos, apesar da função hepática normal.[9,20,22] Os corticosteroides podem inibir a captação de bilirrubina em todas as espécies. A administração de heparina em cavalos às vezes provoca icterícia; acredita-se que isso ocorra, em parte, pelo comprometimento da absorção de bilirrubina pelos hepatócitos.[21] A anorexia em cavalos causa graus variáveis de hiperbilirrubinemia e pode estar relacionada com a meia-vida da ligandina.[21,22] A ligandina é a proteína intra-hepática responsável pela extração de bilirrubina não conjugada da albumina no sangue sinusoide. A meia-vida da ligandina é relativamente curta (dias) e, em outras espécies, o jejum reduz a reserva de ligandina nos hepatócitos, impedindo a captação de bilirrubina.[9] Potros prematuros e neonatos também são mais suscetíveis a esse tipo de icterícia na ausência de doença hepática. Acredita-se que a icterícia em potros recém-nascidos seja causada por menores concentrações hepatocelulares de ligandina em comparação a adultos.[78] Em seres humanos, deficiências hereditárias ou congênitas de enzimas responsáveis pela conjugação (bilirrubina-uridina difosfato glucuronil transferase) podem causar icterícia intermitente ou persistente (síndrome de Gilbert ou síndrome de Crigler-Najjar de tipo II) que geralmente não é reconhecida até o paciente ter muitos anos de idade. A icterícia ocorre sem outras evidências clínicas ou laboratoriais de doença hepática.[22] A hiperbilirrubinemia persistente sem anorexia, hemólise ou evidência de doença hepática adquirida foi relatada em um Puro-Sangue castrado saudável de 4 anos de idade e observada pelos autores em vários outros cavalos.[79] As concentrações de bilirrubina conjugada eram normais, mas as concentrações séricas totais de bilirrubina variaram de 9 a 12,3 mg/dℓ durante um período de monitoramento de 2,5 anos. O caso se assemelhava mais à síndrome de Gilbert.[79]

A impossibilidade de excreção de bilirrubina conjugada pelo trato biliar provoca *icterícia por regurgitação*.[20] O bloqueio do fluxo biliar e a icterícia por regurgitação podem ser acompanhados por colangite, hepatite, colelitíase obstrutiva, infiltração neoplásica, fibrose, obstrução física do trato biliar associada a deslocamentos do cólon ou úlceras duodenais ou hiperplasia do trato biliar. Como a bilirrubina conjugada é hidrossolúvel, esse tipo de icterícia pode ser acompanhado por bilirrubinúria e tornar a urina alaranjada ou "esverdeada".

Na doença hepatocelular, a icterícia geralmente é causada por aumento combinado de bilirrubina não conjugada e conjugada.[20] Das duas frações, a maior parte do aumento da bilirrubina total se deve à bilirrubina não conjugada. Aumentos na fração conjugada de menos de 25% do total geralmente são indicativos de doença hepatocelular predominante e aumentos superiores a 30% indicam colestase.[22]

Perda de peso

A perda de peso significativa e o retardo do crescimento são mais relacionados com a insuficiência hepática crônica. No entanto, a doença hepática crônica pode não causar perda aparente de peso. A perda de peso se deve à anorexia e à perda das atividades metabólicas hepatocelulares normais.

Fotossensibilização hepatogênica

A fotossensibilização é a reatividade anormalmente elevada da pele à luz solar ultravioleta em virtude do aumento da concentração sanguínea de um agente fotodinâmico. No caso da fotossensibilização hepatogênica, o agente fotodinâmico é a *filoeritrina*. A filoeritrina normalmente é formada no trato gastrintestinal em razão da degradação bacteriana da clorofila e é absorvida pela circulação geral, conjugada e excretada pelo fígado. Durante a insuficiência hepática, há aumento das concentrações sanguíneas desse agente fotodinâmico. A exposição subsequente da filoeritrina à luz ultravioleta causa a ativação dos elétrons da molécula em um estado excitado, com a resultante formação de radicais livres. A produção local de radicais livres causa danos e necrose na membrana celular. Áreas não pigmentadas absorvem mais a luz ultravioleta; assim, as lesões de fotossensibilização são restritas à pele branca. A princípio, a pele é eritematosa e edemaciada. Prurido, dor, formação de vesículas, úlcera, necrose e descamação podem ocorrer. As mucosas também podem ser afetadas.[80]

Cólica, diarreia, tenesmo, ascite, esteatorreia

A dor abdominal associada à doença hepatocelular aguda pode ser causada por uma alteração aguda no tamanho hepático (mais comumente inchaço hepático) ou obstrução biliar (colelitíase).[9,81] Os sinais de dor abdominal anterior são anorexia, bruxismo, sentar-se como um cachorro, decúbito dorsal e rolar no chão. A palpação das últimas costelas (especialmente à direita) ou imediatamente caudal à última costela pode provocar uma resposta à dor. Alternâncias da motilidade intestinal também podem causar sinais concomitantes de cólica na doença hepática. McGorum *et al.*[34] relataram que 10 dos 25 cavalos com doença hepática e sinais de cólica apresentaram impactações gástricas clinicamente significativas. Dos cavalos com impactação gástrica, sete também apresentaram sinais de EH; nenhum desses animais sobreviveu.

Cavalos com insuficiência hepática crônica podem apresentar diarreia, mas isso é pouco frequente. Alterações na microflora intestinal, hipertensão porta, hiperemia intestinal e deficiência de ácidos biliares podem participar da patogênese.[9] Embora incomum em cavalos, a hipertensão portal pode aumentar a pressão hidrostática e oncótica da mucosa intestinal, levando à perda de água e proteínas para o lúmen do intestino e para a cavidade peritoneal (ascites). O tenesmo pode ser causado pela constipação intestinal, mas foi raramente relatado como um sinal de hepatoencefalopatia em cavalos.[34]

A diminuição da excreção biliar pode prejudicar a absorção lipídica e aumentar a quantidade de gordura nas fezes, na chamada *esteatorreia*[9] que, subsequentemente, pode causar diarreia osmótica. Como a dieta equina normal é pobre em gordura, a esteatorreia é rara nessa espécie. A colestase crônica pode fazer com que as fezes adquiram cor de argila em decorrência da ausência de urobilinogênio fecal e estercobilina. Essa cor raramente é observada em herbívoros adultos, em que a cor fecal normal é produzida, principalmente, por clorofilas vegetais e não pelos metabólitos da bilirrubina.[22]

Diátese hemorrágica

Como o fígado é responsável pela síntese de vários fatores da coagulação e fibrinólise, anomalias hemostáticas podem ser uma sequela da insuficiência hepática. Os sinais clínicos podem variar de petéquias ou equimoses a hemorragias após traumatismo ou punção venosa a hemorragias espontâneas (epistaxe, melena, hemoptise, hematúria ou hematomas).[9,20,22,41,82] A síntese de fibrinogênio e os fatores dependentes da vitamina K (II, VII, IX, X e proteína C), com meias-vidas curtas, são especialmente sensíveis à doença hepática. O fator VII tem meia-vida de apenas 4 a 5 horas. Outros fatores dependentes de vitamina K e fibrinogênio têm meia-vida de 4 a 5 dias. Como a vitamina K é lipossolúvel e requer ácidos biliares para absorção adequada do trato intestinal, os fatores dependentes da vitamina K são mais afetados pela insuficiência hepática quando há diminuição da excreção biliar.

A insuficiência hepática pode alterar a síntese de proteína C e antitrombina III. A diminuição das concentrações plasmáticas desses dois anticoagulantes leva à formação descontrolada de coágulos e ao consumo de outros fatores de coagulação. Na doença hepática crônica, a concentração plasmática de proteína C é normal ou menor; no entanto, os níveis de antitrombina III podem ser normais, maiores ou menores.[41] Em seres humanos, a atividade de antitrombina III é menor em gestantes com esteatose hepática, porém maior em pacientes com cirrose biliar ou obstrução biliar.[41] Cavalos com doença hepática apresentam maior atividade de antitrombina III e, em teoria, tendência a sangramento.[83] Na doença hepática crônica, as alterações nos fatores que controlam a fibrinólise são variáveis.[41] As condições que promovem fibrinólise – como aumento do plasminogênio e do ativador de plasminogênio ou diminuição do inibidor do ativador de plasminogênio, α_2-antiplasmina e α_2-macroglobulina – provocam tendência a sangramento. Condições que favorecem a formação de trombos, como a diminuição do plasminogênio, promovem ainda mais a coagulopatia de consumo. Os fatores fibrinolíticos não foram avaliados em cavalos com doença hepática.

Por fim, o fígado desempenha um papel importante no equilíbrio da hemostasia normal pela remoção dos fatores de coagulação ativados e dos FDPs da circulação geral pelas células de Kupffer.[41] A não remoção dos fatores de coagulação ativados promove ainda mais a coagulação e os FDPs interferem na função plaquetária e na formação dos coágulos de fibrina.

Febre

Cavalos com abscessos hepáticos, hepatite bacteriana aguda, HAC, colelitíase obstrutiva, insuficiência hepática esteatótica ou neoplasia podem ter febre constante ou intermitente.[81,84-89]

Hemólise

A hemólise é um indicador prognóstico raramente visto, mas grave, de insuficiência hepática fulminante em cavalos.[32] A causa exata da hemólise não é conhecida, mas acredita-se ser decorrente do aumento da fragilidade das hemácias ou da destruição das hemácias à passagem pelo fígado danificado.

Prurido e seborreia

A retenção de ácidos biliares e seu acúmulo na pele podem causar prurido e seborreia. Esse achado raramente é relatado em cavalos.[32] Uma síndrome hepatocutânea que afeta a parede e as bandas coronárias do casco foi discutida em cavalos, mas pouco documentada.[90]

Edema

A insuficiência hepática crônica pode causar hipoalbuminemia e retenção de água, com formação de edema dependente. Como a meia-vida da albumina é longa (19 a 20 dias) em cavalos, o edema é um sinal clínico raro.[91] Pôneis com hiperlipemia podem desenvolver edema abdominal dependente após trombose vascular[88] ou em decorrência de aumento do fluxo sanguíneo e da pressão hidrostática na veia abdominal subcutânea por obstrução parcial da veia cava caudal pelo fígado com rápido aumento de volume. O edema abdominal dependente também pode ser observado em caso de hipertensão portal significativa e ascite.

Endotoxemia

As células de Kupffer são macrófagos especializados que fazem parte do sistema reticuloendotelial. A célula de Kupffer desempenha um papel importante na remoção de endotoxinas bacterianas normalmente absorvidas pelo lúmen do trato intestinal e transportadas até o fígado pela circulação porta.[9] A ausência de fagocitose da endotoxina pela fagocitose das células de Kupffer dá evidências clínicas e laboratoriais de endotoxemia. As células de Kupffer também auxiliam a reciclagem de ferro das hemácias senescentes ou danificadas e, assim, acumulam hemossiderina; esse acúmulo pode ser pronunciado mesmo em cavalos sadios.[22]

Polidipsia, poliúria e síndrome hepatorrenal

Alterações na função renal, inclusive distúrbios nas concentrações de sódio, diminuição da excreção de água e da capacidade de concentração da urina podem acompanhar a doença hepática grave.[9,41] A retenção de sódio é causada pelo aumento das concentrações sanguíneas de aldosterona em virtude da ausência de biotransformação hepática e da diminuição do volume sanguíneo circulante efetivo devido à hipertensão portal e à hipoalbuminemia. A retenção de sódio aumenta a osmolaridade do líquido extracelular, estimulando o centro da sede. A polidipsia foi relatada em cavalos com doença hepática crônica.[92,93] Apesar do possível aumento de sódio passível de troca, a concentração sérica do íon geralmente é normal ou diminuída em razão de retenção de água. O mecanismo de retenção de água é multifatorial, mas é provável que o aumento da concentração de hormônio antidiurético, a redução do volume circulante efetivo e a modificação da síntese renal de prostaglandina estejam envolvidos.[41] Às vezes a capacidade de concentração da urina é prejudicada pela redução da concentração intersticial medular de ureia, o que causa poliúria e/ou isostenúria.

A *síndrome hepatorrenal* é caracterizada por azotemia e anúria aguda e pode ocorrer em pôneis com hiperlipemia e lipidose hepática (ver "Hiperlipemia e lipidose hepática", mais adiante, neste capítulo). A patogênese é obscura, mas possíveis causas são redução do volume circulante efetivo, diminuição da inativação hepática de renina e endotoxemia.[41]

Diagnóstico e achados laboratoriais na doença e insuficiência hepática

As informações obtidas à anamnese (como discutido em "Doenças hepáticas específicas", mais adiante, neste capítulo) podem auxiliar o diagnóstico de certos tipos de insuficiências hepáticas. Sinais clínicos inespecíficos e achados laboratoriais variáveis confundem o diagnóstico definitivo de doença hepática em equinos. O exame hepático também pode ser dividido em exames para detecção de doenças (enzimas) e exames de função (ácidos biliares, bilirrubina conjugada, amônia, tempo parcial de tromboplastina, tempo de protrombina). As enzimas derivadas do fígado, que são medidas no soro ou no plasma, podem ser divididas entre aquelas liberadas pelos hepatócitos (sorbitol desidrogenase, aspartato aminotransferase, glutamato desidrogenase) e aquelas provenientes do epitélio biliar (γ-glutamil transferase). A comparação entre elevações de enzimas hepatocelulares e de origem biliar pode auxiliar o diagnóstico anatômico e etiológico da doença hepática. O diagnóstico laboratorial de insuficiência hepática em equinos requer o conhecimento da sensibilidade e da especificidade dos exames (Tabela 13.2). A magnitude da elevação das enzimas derivadas do fígado pode não corresponder a anomalias funcionais e, portanto, *exames que medem doença, e não exames que medem função*, devem ser considerados. Como a doença hepática deve ser extensa antes que alguns exames de função demonstrem alterações e como diferentes funções hepáticas são alteradas de maneira variável pela doença, a especificidade do diagnóstico laboratorial de doença hepática aumenta conforme a magnitude dos achados anormais. Os achados laboratoriais também podem auxiliar considerações terapêuticas e prognósticas.

Tabela 13.2 Patologia clínica da doença hepática em equinos.

Exame	Aberração	Valor normal
Indicadores específicos de doença do fígado		
Sorbitol desidrogenase sérica (SDH)	Aumento	< 8 U/ℓ
γ-glutamil transferase (GGT) sérica	Aumento	< 25 U/ℓ
Concentração sérica de ácidos biliares	Aumento	< 15 μmol/ℓ
Arginase (ARG)	Aumento	
Glutamato desidrogenase (GLDH)	Aumento	< 11 U/ℓ
Bilirrubina direta	> 25% do total	0 a 0,4 mg/dℓ (0 a 6,8 μmol/ℓ)
Amônia	Aumento	(Dependente do laboratório)
Meia-vida de bromossulfaleína (BSP)	Prolongamento	2,8 ± 0,5 min
Razão entre aminoácidos de cadeia ramificada e aromáticos	Diminuição	3,5 a 4,5
Bilirrubina na urina	Aumento	
Indicadores não específicos de doença do fígado		
Bilirrubina total	Aumento	
Bilirrubina indireta	Aumento	
Lactato desidrogenase 5 (LDH-5)	Aumento	
Aspartato aminotransferase (AST)	Aumento	
Alanina aminotransferase (ALT)	Aumento	
Fosfatase alcalina (FA)	Aumento	
Ureia	Diminuição	
Globulinas	Aumento	
Albumina	Diminuição	
Glicose	Diminuição	
Tempo de protrombina (TP)	Prolongamento	
Tempo de tromboplastina parcial ativada (TTPA)	Prolongamento	
Triglicerídio	Aumento	
Número de leucócitos	Aumento em caso de infecção ou inflamação; diminuição na endotoxemia	

Avaliação da bilirrubina

A concentração sérica de bilirrubina não é um indicador sensível de doença hepática em cavalos. Em um relato sobre alterações bioquímicas séricas em cavalos com doença hepática, houve aumento das concentrações séricas de bilirrubina em apenas um quarto dos casos.[34] A *concentração total de bilirrubina* no sangue, determinada pelo exame de van den Bergh, é uma combinação de bilirrubina não conjugada e conjugada. Como o valor diagnóstico da concentração de bilirrubina para avaliação da doença hepática depende de qual subfração é aumentada, os valores de bilirrubina não conjugada e conjugada devem ser determinados.

A concentração sérica de bilirrubina é estável por vários dias caso a amostra seja protegida da luz solar.[22] A concentração total de bilirrubina é primeiramente determinada em um ensaio cromogênico, de 30 minutos de duração, com um reagente diazo (ácido sulfanílico e nitrito de sódio) e álcool metílico.[22] A bilirrubina *conjugada* ou *direta* é determinada de maneira semelhante ao longo de 5 minutos, sem a adição de álcool metílico. A quantidade de *bilirrubina não conjugada* pode, então, ser determinada pela diferença entre a concentração total de bilirrubina e a *bilirrubina direta*. Como a fração não conjugada é determinada aritmeticamente, é chamada de *bilirrubina indireta*. Em cavalos normais, a concentração total de bilirrubina está na faixa de 0,2 a 5 mg/dℓ (3,4 a 85,5 μmol/ℓ) e a concentração de bilirrubina conjugada é de 0 a 0,4 mg/dℓ (0 a 6,8 μmol/ℓ).[20] Como já discutido, a fração de bilirrubina não conjugada pode ser aumentada na ausência de doença hepática. Hemólise, anorexia, obstrução intestinal, insuficiência cardíaca, síndrome de Gilbert e a administração de certos medicamentos (esteroides, heparina, halotano) podem aumentar a concentração de bilirrubina não conjugada.[21] Em caso de aumento da concentração de bilirrubina não conjugada, o hemograma deve ser simultaneamente avaliado para descartar a hemólise como fator causal. A hemólise pode fazer com que a concentração de bilirrubina não conjugada suba até 80 mg/dℓ (1.368 μmol/ℓ).[22] A anorexia completa pode aumentar a concentração de bilirrubina não conjugada em 12 horas; no entanto, é improvável que o valor fique acima de 6 a 8 mg/dℓ (102,6 a 136,8 μmol/ℓ) em cavalos que apresentam apenas anorexia,[22] embora valores elevados, de 10,5 mg/dℓ, tenham sido relatados em equinos anoréxicos.[94] Em cavalos submetidos a jejum experimental, o aumento da bilirrubina não ocorreu por 72 horas.[30] Por fim, a idade do cavalo e a terapia medicamentosa concomitante devem ser consideradas. Os neonatos normalmente têm mais bilirrubina não conjugada do que os adultos. A maior concentração de bilirrubina nos potros é, provavelmente, causada pelo *turnover* de hemoglobina fetal em hemoglobina adulta e pela deficiência de enzimas hepáticas de ligação e conjugação em comparação a adultos.[78] Na ausência de doença hepática, prematuridade ou doença, a fração de bilirrubina não conjugada pode aumentar ainda mais em potros.

Lembrando essas limitações de interpretação, os aumentos na fração de bilirrubina não conjugada em cavalos com doença hepática são mais prováveis em casos de doença hepatocelular aguda.[20-22] A fração de bilirrubina não conjugada na doença hepática aguda raramente excede 25 mg/dℓ (427,5 μmol/ℓ).[22] Um aumento na concentração de bilirrubina pode ser indicativo de doenças e disfunções hepáticas, mas não necessariamente insuficiência hepática. Além disso, um valor normal de bilirrubina, como geralmente observado na doença hepática crônica, não necessariamente exclui o diagnóstico de insuficiência hepática.

Aumento na fração conjugada de bilirrubina é um indicador mais confiável de doença hepática em equinos.[20-22] Se a concentração de bilirrubina conjugada for inferior a 25% do valor total da bilirrubina, deve-se suspeitar de doença hepatocelular. Se a concentração de bilirrubina conjugada for maior que 30% do valor total, deve-se suspeitar de colestase.[22] A bilirrubina conjugada é hidrossolúvel e detectável na urina equina apenas se as concentrações sanguíneas forem altas demais para ultrapassar o limiar renal.[22] Portanto, exames de urina positivos para a existência de bilirrubina devem levar a suspeitar de doença colestática. A urinálise com tiras reagentes é menos sensível do que a análise com diazo.[22] Um pequeno número de cavalos saudáveis apresenta resultado positivo para bilirrubina na urinálise com tira reagente. O urobilinogênio pode ser detectado pela urinálise com tira reagente e sua existência indica a ausência de obstrução do ducto biliar.[22] Como o urobilinogênio é altamente instável, deve ser determinado em uma amostra de urina fresca. A urina diluída ou ácida pode interferir na determinação precisa do urobilinogênio. As tiras reagentes não são sensíveis o suficiente para detectar a ausência de urobilinogênio; portanto, o reagente de Ehrlich deve ser usado. A ausência de urobilinogênio não indica, necessariamente, doença hepática, mas pode ser compatível com falha na excreção de bilirrubina no intestino, obstrução biliar, ausência de redução bacteriana intestinal (diarreia, uso excessivo de antimicrobianos orais) ou problemas na reabsorção da molécula no íleo.[9] O aumento da concentração de urobilinogênio na urina pode ser causado por sua maior produção pelas bactérias intestinais, sua não remoção da circulação êntero-hepática pelo fígado, *shunt* portossistêmico ou excesso após hemólise grave.[9]

Concentração sérica de ácidos biliares

A circulação êntero-hepática normalmente remove mais de 90% dos ácidos biliares. Assim, a concentração sanguínea de ácidos biliares pode ser maior em casos de doença hepática e essa quantificação é um excelente método de triagem de insuficiência hepática, que praticamente substituiu a depuração de corante estranho (p. ex., bromossulfaleína) como um exame funcional do fígado.[21,93,94] Os ácidos biliares séricos são estáveis por pelo menos 1 mês se armazenados a –20°C e são medidos por radioimunoensaio ou método colorimétrico enzimático. A concentração sérica total de ácidos biliares não é afetada pelo jejum a curto prazo (menos de 14 h), mas pode ser aumentada pelo jejum mais prolongado.[95] Os principais ácidos biliares séricos em cavalos são ácido ursodesoxicólico, ácido quenodesoxicólico e ácido desoxicólico, mas a composição exata dos ácidos biliares séricos varia muito entre indivíduos normais.[96] Os valores médios normais relatados em cavalos e pôneis, determinados por radioimunoensaio, são 8,2 ± 1,6 μmol/ℓ (n = 9)[93] e 5,3 ± 6,5 μmol/ℓ (n = 51)[94] e, pelo método colorimétrico, 5 ± 28 μmol/ℓ.[96] O aumento das concentrações séricas de ácido biliar acima de 25 μmol/ℓ é altamente específico para a existência de doença ou disfunção hepática (a elevação pode ocorrer 24 a 48 horas após o início da doença hepática), mas não é específico para o tipo de doença hepática.[21,97] Como 90% dos ácidos biliares são restritos à circulação êntero-hepática, aumentos na concentração sérica podem ser decorrentes de um *shunt* ou diminuição do fluxo sanguíneo para o fígado (efeito de primeira passagem), não remoção dos ácidos biliares da circulação êntero-hepática pelo fígado, redução da capacidade de conjugação dos ácidos biliares pelos hepatócitos para excreção ou problemas na excreção, com subsequente regurgitação dos ácidos biliares no sangue (obstrução biliar). Aumentos nos níveis de ácidos biliares primários (não degradados), colato e quenodesoxicolato, são responsáveis pela maior parte da elevação da concentração sérica total de ácidos biliares em cavalos com doença hepática.[96] Em relação à gravidade da doença hepática, há mudança significativa no perfil sérico dos ácidos biliares, de taurocolato para colato livre não conjugado. Esse achado sugere que a excreção hepatocelular, e não a reabsorção, é a etapa mais sensível da circulação êntero-hepática dos ácidos biliares em cavalos.[96]

Em cavalos adultos, o jejum por mais de 3 dias triplicou a concentração sérica de ácido biliar em relação aos valores basais.[95] A ligação do ducto biliar causou aumento de 6 vezes na concentração sérica de ácidos biliares em comparação a cavalos em jejum.[95] A intoxicação por tetracloreto de carbono triplicou os níveis em comparação a cavalos em jejum.[95] Concentrações séricas de ácidos biliares acima de 50 μmol/ℓ em cavalos com intoxicação por pirrolizidínicos foram associadas a prognóstico ruim.[93] Aumentos nos níveis séricos de ácidos biliares podem ser observados em animais com doença e disfunção aguda ou crônica. Níveis acima de 25 μmol/ℓ foram um indicador de prognóstico ruim em algumas doenças e insuficiências crônicas,[98] mas não em doenças agudas. Um valor abaixo de 20 μmol/ℓ parece ser um bom fator preditivo para exclusão de doença hepática funcional significativa e deve ser incluído na avaliação de cavalos com suspeita de doença hepática.[94] É importante observar que, em comparação a cavalos adultos, as concentrações séricas de ácidos biliares geralmente são mais altas em potros neonatos saudáveis durante o primeiro mês de vida, podendo ser superiores a 20 μmol/ℓ.[99] As concentrações de ácidos biliares são mais altas em doenças obstrutivas biliares e *shunts* portossistêmicos.

Avaliação da síntese proteica

As concentrações sanguíneas de proteínas ou aminoácidos estão relacionadas não apenas com a taxa de síntese pelo fígado, mas também com a meia-vida na circulação. A meia-vida da albumina em cavalos é longa (19 a 20 dias); portanto, uma diminuição na concentração de albumina raramente é detectável até a perda de mais de 80% da massa hepática por mais de 3 semanas.[20,22,34,91] É incomum que a concentração sérica total de proteína fique abaixo de 5 g/dℓ (50 g/ℓ) na doença hepática crônica.[100] A hipoalbuminemia é um achado inespecífico na doença hepática crônica porque pode ser secundária a endoparasitismo, nefrose, desnutrição, má absorção, insuficiência circulatória e muitas outras doenças crônicas.[22,91]

De modo geral, ocorre aumento na fração de globulina em indivíduos com doença hepática crônica em razão da diminuição da massa de células de Kupffer. A perda da função das células de Kupffer pode aumentar a disseminação de antígenos estranhos de origem entérica. Os plasmócitos respondem ao aumento geral da carga antigênica, o que leva ao desenvolvimento de gamopatia policlonal.[9,20,22] Embora a fração de globulina possa estar aumentada, a gamopatia policlonal é um achado inespecífico na doença hepática crônica, já que pode ocorrer após inúmeros distúrbios crônicos.[101] As concentrações de α e β-globulinas também podem aumentar durante a doença hepática crônica. Na doença hepática crônica, uma diminuição da concentração sérica de albumina, concomitantemente ao aumento da concentração de globulina, faz com que os níveis plasmáticos ou séricos totais de proteína pareçam normais. Assim, o fracionamento de proteínas séricas é fundamental. A eletroforese determina com mais precisão os componentes da concentração sérica total de proteínas.[20]

A concentração de aminoácidos no sangue pode aumentar após a necrose hepatocelular aguda ou durante estados catabólicos proteicos, como doenças ou jejum, em resposta à insulina ou glucagon.[9] O fracionamento dos aminoácidos no sangue e a determinação da razão entre BCAA e AAA raramente são realizados na prática clínica, mas são mais importantes do que a avaliação separada de uma das frações (ver "Encefalopatia hepática", neste capítulo). Diminuições nessa proporção indicam insuficiência hepática.[67] O risco de sinais clínicos de EH pode ser projetado a partir da razão entre BCAA e AAA (fenilalanina, tirosina). A razão normal varia entre 3,5 e 4,5. O risco de desenvolvimento de EH é baixo, médio ou alto se a proporção for de 3 a 3,5, 2,5 a 3 e menor que 2,5, respectivamente.[67]

Como o fígado é o principal responsável pela remoção de *amônia* da circulação e sua conversão em ureia para excreção renal, aumentos na concentração de amônia no sangue ou diminuição na concentração de ureia (abaixo de 9 mg/dℓ; 6,43 mmol/ℓ) podem ser indicativos de doença hepatocelular subaguda a crônica.[20,34,100] Os níveis diários de amônia no sangue variam muito em cavalos normais.[33] Os efeitos combinados das bactérias que produzem amônia e usam ureia no trato gastrintestinal, a geração de amônia com armazenamento de sangue e a alimentação podem explicar parcialmente essas flutuações. Em ácido etilenodiaminotetracético (EDTA), o sangue total pode ser refrigerado em condições anaeróbias por até 6 horas sem aumento significativo no teor de amônia.[102] O efeito da alimentação e do manuseio pode ser avaliado pela determinação simultânea da concentração sanguínea de amônia em um parceiro de estábulo submetido ao mesmo manejo. Caso o tempo até a análise seja maior, a coleta deve ser anaeróbia, com remoção imediata das hemácias e congelamento da amostra de plasma até a medida. Os exames de desafio à amônia oral não foram avaliados por completo em equinos; no entanto, sua sensibilidade pode diminuir em razão do efeito de bactérias entéricas. Os valores normais de amônia em equinos variam entre os laboratórios, mas foram relatados na faixa de 13 a 108 μg/dℓ (7,63 a 63,42 μmol/ℓ).[32]

Não existe correlação entre a concentração de amônia no sangue e a gravidade da doença hepática em cavalos, mas o aumento desses níveis é significativamente correlacionado à existência de disfunção hepática e/ou hepatoencefalopatia.[33,34] Embora a hiperamonemia pareça ser um indicador sensível de disfunção hepática em equinos, não é específica para doença hepática. A encefalopatia associada à hiperamonemia foi relatada sem evidência simultânea de doença hepática em cavalos com doença gastrintestinal aguda.[103,104] A hiperamonemia também foi relatada como um distúrbio hereditário fatal em potros Morgan e acredita-se que seja causada por defeito em uma proteína de transporte mitocondrial envolvida na síntese de ureia.[105] A síndrome pode ser acompanhada por aumentos pequenos a moderados nas atividades das enzimas hepáticas séricas.

Como o fígado também é responsável pela síntese de certos fatores de coagulação, a avaliação da função hemostática pode ser importante. Alterações nos valores da função hemostática não são específicas para doença hepática e devem ser avaliadas à luz de outros achados laboratoriais. O fator dependente de vitamina K com meia-vida mais curta é o fator VII; portanto, as primeiras anomalias geralmente ocorrem no *tempo de protrombina (TP)*.[33] No entanto, a avaliação adequada da função hemostática requer a determinação do *tempo de tromboplastina parcial ativada* (TTPA), as concentrações de *fibrinogênio* e FDP e do número de plaquetas. Em uma revisão clínica retrospectiva, quase metade dos cavalos com doença hepática apresentou prolongamento anormal de TP ou TTPA.[34] De modo geral, uma redução de 50 a 70% na concentração sanguínea dos fatores de coagulação é necessária para detecção de uma alteração nesses ensaios com base no tempo de coagulação.[34] A variação diária dos valores normais dos tempos de coagulação também dificulta a detecção precisa de alterações. Os tempos de coagulação podem ser padronizados em caso de determinação simultânea em um cavalo normal. Se a razão entre o tempo de coagulação (TP ou TTPA) do paciente com possível doença hepática e do cavalo normal for maior que 1,3, o exame pode ser interpretado como anormal.[106] A sensibilidade da deficiência do fator de coagulação durante a insuficiência hepática pode ser aumentada pela diluição do plasma[107] ou determinação da concentração de fatores específicos, por ensaios de coagulação, cromogênicos ou radioimunológicos; a disponibilidade desses últimos, porém, é limitada.

A hipofibrinogenemia não pode ser detectada com precisão pelo método de precipitação térmica, o mais comum para determinação da concentração plasmática de fibrinogênio.[20] Os ensaios de coagulação com trombina são mais precisos na determinação da concentração de fibrinogênio. Concentrações de fibrinogênio inferiores a 100 mg/dℓ (1 g/ℓ) indicam diminuição da produção ou aumento do consumo da molécula. A concentração de FDP, determinada pela aglutinação em látex, pode aumentar durante a insuficiência hepática em virtude da diminuição de sua remoção pelas células de Kupffer. Concentrações de FDPs superiores a 16 μg/dℓ são indicativas de aumento da produção ou diminuição da remoção. A concentração plasmática de vários fatores que atuam como anticoagulantes ou participam da fibrinólise também pode estar alterada em pacientes com insuficiência hepática crônica (ver "Diátese Hemorrágica", anteriormente, neste capítulo). Os exames para esses fatores são limitados, principalmente, a instituições acadêmicas e de pesquisa.

A trombocitopenia associada a petéquias ou sangramento da mucosa nasal foi relatada em cavalos com doença hepática; portanto, em possíveis casos de doença hepática, o número de plaquetas também deve ser avaliado antes da realização de técnicas diagnósticas ou terapêuticas invasivas.[33]

Avaliação do metabolismo de carboidratos

Alterações na glicemia raramente são observadas em cavalos adultos com insuficiência hepática.[34] Esses pacientes podem apresentar hiperglicemia por liberação de catecolamina e glicocorticoide associada a estresse. A hipoglicemia (glicemia menor que 60 mg/dℓ; 3,33 mmol/ℓ) pode ocorrer em cavalos adultos com insuficiência hepática aguda grave; porém, é mais provável na doença hepática crônica em decorrência de progressão da anorexia, depleção dos estoques de glicogênio e redução da gliconeogênese e glicólise pelo aumento das concentrações de glucagon. A administração de glicose geralmente causa aumento anormal da glicemia, indicando resistência tecidual à insulina.[37] O número de receptores de insulina e sua afinidade de ligação diminuem em humanos com doença hepática crônica. Alterações na glicemia não são específicas para doença hepática e devem ser avaliadas à luz de outros achados laboratoriais. A hipoglicemia é comum em potros com insuficiência hepática.[108]

Avaliação do metabolismo lipídico

A concentração de triglicerídios no sangue pode aumentar durante a insuficiência hepática em razão do aumento da mobilização do tecido adiposo para sustentação de processos que precisam de energia e por conta, também, da diminuição da depuração pelo fígado.[9,22] Por outro lado, as concentrações sanguíneas de VLDL e colesterol esterificado podem diminuir em virtude de problemas na síntese hepática. Em comparação a outras espécies, acredita-se que os equídeos tenham maior capacidade de liberação de triglicerídios e maior capacidade de exportação hepática de VLDL. Portanto, alterações nas concentrações sanguíneas de VLDL, colesterol esterificado ou triglicerídios raramente são observadas em cavalos.[22] Uma exceção a isso é o aumento acentuado dos níveis sanguíneos de triglicerídios observada na síndrome de hiperlipidemia em pôneis, burros e cavalos em Miniatura (ver "Hiperlipemia e Lipidose Hepática", adiante, neste capítulo). Como doenças não hepáticas podem alterar as concentrações de lipídios no sangue, esses exames não são sensíveis nem específicos para distúrbios do fígado em cavalos.[22] As concentrações sanguíneas de colesterol e triglicerídios normalmente são maiores em neonatos do que em adultos.[78]

A maior mobilização de triglicerídios e a oxidação de ácidos graxos pelo fígado pode causar aumento da produção de *corpos cetônicos*, acetoacetato e ácido β-hidroxibutírico.[12] Embora os tecidos periféricos possam usar corpos cetônicos para obtenção de energia, esses compostos são ácidos fracos e níveis sanguíneos elevados podem causar cetoacidose. A via de formação de cetona é pouco desenvolvida em cavalos; assim, a cetoacidose não é comum.[22] A cetoacidose pode ser considerada em cavalos com acidose e hiato aniônico anormalmente alto. As cetonas podem ser quantificadas no sangue ou na urina. Como o limiar renal dos corpos cetônicos é baixo, a cetonúria geralmente precede a cetonemia acentuada. A urinálise de rotina com tiras reagentes detecta apenas o acetoacetato.[22]

Enzimas hepáticas

A necrose hepatocelular aguda ou alterações na permeabilidade da membrana dos hepatócitos provocam a liberação de enzimas citosólicas e mitocondriais solúveis no sangue sinusoidal. Assim, o aumento da atividade sanguínea dessas enzimas pode ser indicativo de doença hepatocelular ativa. Deve-se ter cuidado ao avaliar aumentos nessas enzimas, porque nem todas são específicas do fígado. Além disso, a concentração de algumas dessas enzimas hepatocelulares pode aumentar em decorrência da indução por fármacos. A maioria dessas enzimas é quantificada por colorimetria, assim, a hemólise e a lipemia podem interferir na avaliação precisa. Além disso, os valores podem ser muito variáveis por conta de diferenças de idade, estágio da doença hepática e metodologia laboratorial. Em cavalos, as seguintes enzimas citosólicas são específicas do fígado e não são induzíveis: sorbitol desidrogenase (SDH; iditol desidrogenase), arginase (ARG), ornitina carbamoililtransferase e glutamato desidrogenase (GLDH) produzida por mitocôndrias.[20,22,108] Embora os aumentos da concentração dessas enzimas no sangue sejam altamente específicos para a doença hepatocelular, não são específicos para o tipo de doença nem configuram exames de função. Aumentos significativos são observados na necrose hepática aguda. Pequenos aumentos da concentração dessas enzimas podem ocorrer após hipoxia ou toxemia hepática decorrente de endotoxemia, septicemia, doença intestinal transitória, hipertermia ou administração de certos medicamentos (anti-helmínticos benzimidazólicos).[20,22,108]

A SDH é amplamente utilizada na avaliação de doença hepática aguda em cavalos.[78,108,109] A meia-vida curta (menos de 12 horas) dessa enzima citosólica no fígado a torna ideal para a avaliação da doença aguda em andamento, porque os valores geralmente voltam aos valores basais 3 a 5 dias após um insulto hepático transitório.[94,110] Sua meia-vida curta requer análise poucas horas após a coleta. O armazenamento de soro em *freezer* (-15°C) ou geladeira provoca perdas de cerca de 1 e 3,5%, respectivamente, da atividade de SDH por dia.[111] Embora existam pequenas variações entre os laboratórios, a atividade sanguínea normal de SDH em cavalos geralmente é inferior a 8 U/ℓ.[32] Potros com 2 a 4 semanas de idade podem ter atividade de SDH um pouco maior em comparação a cavalos adultos.[78,109] Aumentos em SDH foram relatados após anestesia prolongada com halotano em cavalos.[112] A ARG é usada no ciclo de Krebs-Henseleit para síntese de ureia. Sua atividade é mais alta nos hepatócitos, embora também exista em quantidades mínimas no tecido renal, cérebro, pele, testículos e hemácias.[22] Aumentos na concentração de ARG são mais indicativos de necrose hepática aguda. Como a SDH, a ARG tem meia-vida muito curta. A GLDH é encontrada em hepatócitos, tecido renal, cérebro, músculo e células intestinais. Como a SDH e a ARG, a GLDH tem a maior atividade tecidual no fígado e aumentos na concentração sanguínea dessa enzima podem ser considerados específicos para doenças hepáticas agudas. A GLDH é produzida nas mitocôndrias e, embora seus níveis aumentem em quase todas as doenças hepatocelulares, a magnitude da elevação pode diferi-la da SDH. A estabilidade da enzima no soro pode ser um pouco melhor em comparação à SDH.[108] A meia-vida da GLDH é de 14 horas.[22]

Outras enzimas citosólicas são aspartato aminotransferase (AST), fosfatase alcalina (FA), lactato desidrogenase (LDH), alanina aminotransferase (ALT) e isocitrato desidrogenase (ICD). Essas enzimas também apresentam alta atividade em outros tecidos ou são induzíveis. Assim, o aumento dessas enzimas não é específico para a doença hepática em cavalos. Como algumas dessas enzimas são frequentemente relatadas em perfis bioquímicos de equinos, podem ser indicadores brutos de doença hepática; no entanto, as limitações de sua utilidade devem ser reconhecidas.

A AST, antes chamada transaminase glutâmica oxaloacética (TGO), é uma enzima ligada ao citosol e a mitocôndrias que catalisa a reação responsável pela biossíntese de aspartato a partir de carboidratos.[20] Basicamente, todas as células contêm AST, mas sua atividade é maior nas células do músculo esquelético e do fígado. Músculos cardíacos, hemácias, células intestinais e rins também são fontes de AST. A hemólise e a lipemia causam falsa elevação dos valores de AST.[20] Os aumentos são mais frequentemente associados a lesões musculares, mas podem ser observados após necrose hepática aguda. De modo geral, a atividade da AST é normal na doença hepática crônica.[100] A meia-vida da AST é longa e, portanto, a diminuição da atividade sanguínea após a doença hepática aguda pode levar mais de 2 semanas. O valor de AST deve ser analisado com outras enzimas específicas do tecido. Por exemplo, se a concentração de uma enzima específica do músculo, como a creatinoquinase, também é maior, é provável que um aumento na AST tenha origem muscular. Os valores seriados de AST e SDH podem auxiliar a determinação da doença hepática em andamento. Se, a princípio, os valores de SDH e AST forem aumentados, mas a avaliação subsequente revelar a concentração normal ou decrescente de SDH e AST ainda elevada, o prognóstico tende a ser favorável devido à provável diminuição da necrose hepática. A atividade sérica normal da AST é de 98 a 278 U/ℓ.[32] A ICD tem distribuição semelhante à AST.

A ALT, antes chamada transaminase pirúvica glutâmica (TGP), é responsável pela síntese de alanina a partir de carboidratos.[20] Aumentos podem ser evidentes na doença hepática aguda, mas a miosite também eleva os níveis sanguíneos. A hemólise causa o falso aumento do valor dessa enzima e os indutores de enzimas microssomais (*i. e.*, glicocorticoides) aumentam sua produção e liberação na ausência de doença hepática. Essa enzima não auxilia o diagnóstico de doenças hepáticas em cavalos.[20]

A FA catalisa a hidrólise de ésteres de monofosfato. Essa enzima está ligada à membrana mitocondrial e, portanto, não é liberada no sangue por alterações na permeabilidade ou necrose da membrana celular. A colestase e certos medicamentos, inclusive glicocorticoides, primidona e fenobarbital, induzem a produção e liberação de FA. O valor da FA tende a aumentar em doenças hepáticas crônicas ou colestáticas, não em doenças agudas ou hepatocelulares. Outros tecidos além do fígado contêm FA, inclusive osso, intestino, rim, placenta e leucócitos; assim, os aumentos não são, necessariamente, indicativos de colestase. Por conta do aumento da atividade osteoblástica, os valores de FA em potros são o dobro ou o triplo daqueles observados em adultos.[22] Gestação, hemólise e doença gastrintestinal também causam aumentos de FA.

LDH é o nome de cinco importantes isoenzimas localizadas no fígado, músculo, hemácias, células intestinais e tecido renal. Aumentos na concentração de LDH não são específicos ao fígado, a menos que a atividade da isoenzima seja determinada. A isoenzima 5 (LDH-5) é um bom indicador da doença hepatocelular aguda em cavalos porque os valores geralmente voltam ao basal 4 dias após um insulto hepático transitório.[94,110] A LDH-5 também está presente no músculo; portanto, o aumento da atividade sérica de LDH-5 é específico para a doença hepática se outros indicadores de lesão muscular (*i. e.*, creatinoquinase) forem normais.[110] A LDH-5 é estável à temperatura ambiente por 36 horas.

A *γ-glutamil transferase* (GGT) participa do metabolismo da glutationa e da transferência de grupos glutamil.[20] A GGT está associada, principalmente, a membranas microssomais no epitélio biliar.[108] A colestase induz a produção e a liberação de GGT. As células dos túbulos renais contêm GGT, mas a liberam na urina. A única outra fonte significativa de GGT no sangue é de origem pancreática. Como a doença pancreática é rara em cavalos adultos e potros com doença pancreática grave confirmada não apresentaram elevações na concentração de GGT, a atividade sanguínea dessa enzima é considerada específica para doença hepática equina. Alguns veterinários consideram a GGT o exame único de maior sensibilidade ao avaliar cavalos quanto a evidências de doença hepática.[94] A meia-vida da GGT é de aproximadamente 3 dias; a GGT é estável no soro por 2 dias em temperatura ambiente ou por 30 dias em amostras congeladas.[22] Pequenos aumentos podem ser evidentes após necrose hepatocelular aguda e continuar a subir por 1 a 2 semanas, apesar da melhora nos sinais clínicos.[94] Os aumentos são mais persistentes nas doenças crônicas, especialmente em caso de colestase.[100] Potros de 2 semanas a 1 mês de idade podem ter valores de GGT maiores que os adultos.[78,109] A maior variação em cavalos jovens reflete o grau e a extensão da maturação hepática. Os valores normais de GGT em cavalos adultos são inferiores a 30 U/L[32], mas podem ser maiores em Puros-Sangues de corrida, burros, mulas e asnos saudáveis.[113] Na fibrose hepática crônica, não ativa, e na doença hepática focal, a concentração de GGT pode não ser significativamente maior. A atividade sérica de GGT foi relatada em cavalos com colestase secundária ao deslocamento colônico.[114] Ocasionalmente, os cavalos de corrida apresentam aumentos brandos a moderados da concentração de GGT (50 a 140 UI/ℓ) sem qualquer outra evidência bioquímica de doença hepática.[115-118] Esse fenômeno é observado há pelo menos 30 anos e a elevação de GGT tem sido associada ao baixo desempenho.[115-118] Em algumas situações, vários cavalos mantidos juntos podem apresentar elevações de GGT. As possíveis causas são a administração de medicamentos que causam indução de GGT, exposição a toxinas que causam doenças específicas do trato biliar, infecções virais que causam apenas aumentos de GGT no momento da amostragem e treinamento excessivo com depleção de glicogênio hepático.[116] A atividade de GGT entre 70 e 100 U/ℓ já havia sido associada a problemas de saúde, estresse oxidativo e excesso de treinamento. Além disso, os cavalos com altos valores de GGT apresentaram incidência significativamente menor de aumento da concentração da enzima após a redução da intensidade do treinamento nos anos subsequentes.[115] Além disso, nesses cavalos, os níveis de GGT quase sempre voltam ao normal em algumas semanas de repouso. Estudos recentes demonstraram que a atividade sérica de GGT estava correlacionada à carga cumulativa de treinamento e frequência de corrida[117] e à perda de adaptação ao treinamento.[118]

Em resumo, os exames bioquímicos para doença hepática em equinos devem incluir a quantificação de pelo menos SDH ou GLDH e GGT. Em raras ocasiões, um cavalo pode ter doença hepática sem elevações nas concentrações dessas enzimas. A elevação das enzimas hepáticas é um exame de doença, devendo ser interpretada como exame de função.

Depuração de fármacos

Além da remoção de substâncias endógenas do sangue, a função hepática pode ser avaliada após a injeção de uma substância exógena. Uma dessas substâncias exógenas removidas pelo fígado, conjugadas e excretadas na bile, é a *bromossulfaleína (BSP)*.[22] Após a injeção intravenosa de 2,2 mg de BSP por quilograma de peso corpóreo, a meia-vida de depuração é determinada pela obtenção periódica de amostras de sangue heparinizado por 12 a 15 minutos. A injeção de BSP deve ser feita com cautela, já que a substância pode ser trombogênica e irritante em caso de administração perivascular. As amostras de sangue para quantificação de BSP devem ser coletadas em local diferente do sítio da injeção. Os tempos de coleta sugeridos são 3, 6, 9, 12 e 15 minutos após a injeção. A coleta de plasma nesses tempos não é crucial; no entanto, é importante registrar os horários exatos de obtenção das amostras para assegurar a determinação precisa da meia-vida. A meia-vida da BSP e, portanto, a taxa de remoção pelo fígado, é determinada pela plotagem das concentrações plasmáticas contra os tempos de coleta em papel semilogarítmico. A meia-vida normal da BSP em cavalos é de 2,8 a 0,5 minutos.[22]

A meia-vida da BSP é prolongada em caso de perda de mais de 50% da função hepática.[20,22] Esse exame de função é importante em cavalos, especialmente para distinguir a hepatoencefalopatia de outras causas de comportamento anormal ou sinais cerebrais e analisar a função do órgão na doença hepática crônica quando os níveis sanguíneos de bilirrubina, SDH e GGT podem estar normais. A interpretação adequada da meia-vida de BSP deve considerar o estado de fluxo do sangue hepático e da bile e as concentrações de bilirrubina e albumina.[20] A diminuição significativa do fluxo sanguíneo hepático, como, por exemplo, em caso de congestão hepática ou *shunts* portossistêmicos, reduz a chegada de BSP ao fígado; assim, a meia-vida de BSP no plasma é maior. Como a BSP chega ao fígado ligada à albumina, a redução acentuada da concentração sanguínea de albumina aumenta a proporção de BSP não ligada nos hepatócitos; isso diminui a meia-vida da BSP.[20] Se houver aumento significativo da concentração sanguínea de bilirrubina, essa molécula compete com a BSP pelos sítios de ligação e pelas enzimas de conjugação no fígado; assim, a meia-vida aparente da BSP é prolongada. Em caso de colestase significativa, a BSP excretada no trato biliar é reabsorvida na circulação, causando aparente prolongamento de sua depuração. Portanto, embora a depuração da BSP seja muito importante como exame da função hepática, seus resultados precisam ser interpretados à luz dessas limitações. Além disso, como a BSP de grau farmacêutico não é mais comercializada, esse exame é basicamente limitado a instituições acadêmicas e de pesquisa. Na prática, a quantificação da concentração sérica de ácidos biliares substituiu a depuração da BSP como um indicador da função hepática.

A determinação do tempo de depuração da BSP foi sugerida como mais importante na detecção de doenças hepáticas do que a meia-vida da BSP.[119] Também foi sugerido que as constantes de depuração da transferência de proporcionalidade podem ser mais importantes na previsão de doença hepática do que a meia-vida da BSP isoladamente.[120] O tempo de depuração é a quantidade de corante removida do plasma de maneira irreversível por unidade de tempo. Uma dose de 5 mg de BSP por quilograma de peso corpóreo é administrada por via IV e amostras de sangue heparinizado são obtidas 2, 5, 10, 15, 25 e 30 minutos após a injeção. O tempo de depuração da BSP em cavalos normais alimentados é de 10 mℓ/min/kg e, em animais em jejum por 3 dias, 6 mℓ/min/kg.[119]

O exame de depuração de *indocianina verde* (ICG; Beckmann & Dickinson, Baltimore, MD, EUA) substituiu o exame de depuração da BSP em seres humanos.[9] Basicamente, o procedimento e as limitações são os mesmos do exame de depuração de BSP. O tempo de depuração de ICG é de 3,5 a 0,67 mℓ/min/kg em cavalos alimentados e de 1,6 a 0,57 mℓ/min/kg em cavalos em jejum.[119] Embora a depuração de ICG seja um excelente fator preditivo do fluxo sanguíneo hepático e das taxas de extração, seu custo elevado impede o uso rotineiro em equinos. Outra desvantagem é que a quantificação requer um espectrofotômetro com leitura de comprimentos de onda na faixa infravermelha. Essas limitações dificultaram a avaliação dos tempos de depuração de ICG como um exame diagnóstico de insuficiência hepática em cavalos.

A depuração hepática do radiofármaco mebrofenina com marcação por tecnécio-99m é utilizada em seres humanos e pequenos animais para avaliação da função hepática. Em cavalos, a depuração plasmática da mebrofenina marcada com tecnécio-99m não é afetada pelo jejum.[121]

Outros achados laboratoriais não específicos

A maior formação e liberação de metabólitos ácidos, inclusive corpos cetônicos, lactato, piruvato e aminoácidos, contribui para a acidemia. Outros fatores que podem contribuir para a acidemia são diarreia e perda de acidificação renal em decorrência de diminuição da síntese de ureia. A anorexia pode predispor à hipopotassemia.

Embora raramente relatada em cavalos, a aldosterona e a retenção de água podem alterar as concentrações de sódio e causar isostenúria (ver "Polidipsia, poliúria e síndrome hepatorrenal"). A azotemia pode acompanhar a hiperlipemia.[122]

A colangioepatite, a HAC ou um abscesso hepático focal podem ser associados a achados inflamatórios ao leucograma, anemia da doença crônica e hiperfibrinogenemia.[89] A policitemia primária foi relatada em cavalos com carcinoma hepatocelular e hepatoblastoma.[123-125] A policitemia também foi observada em cavalos com inflamação crônica e fibrose hepática.[116] Como o fibrinogênio é sintetizado pelo fígado, a hepatite crônica generalizada pode mascarar o aumento dessa proteína de fase aguda. Grandes elevações na concentração sérica total de ferro e na porcentagem de ferro ligado à transferrina são relativamente comuns em cavalos adultos com doença hepática e raramente são observadas em outros distúrbios sistêmicos nesses animais.[116]

Diagnóstico por imagem do fígado

A *ultrassonografia* é uma técnica de diagnóstico por imagem segura e não invasiva que usa o reflexo das ondas sonoras de alta frequência das interfaces dos tecidos para produzir uma imagem visual. A ultrassonografia do fígado equino é limitada pelas costelas, pela profundidade e tamanho do órgão, por sua localização anatômica profunda no diafragma e pelos pulmões.[3,107] Equipamentos com transdutores de matriz linear ou mecânica e cristais de 3 MHz são mais eficazes.[3,107] A ultrassonografia pode ser usada para avaliação dos lados direito e esquerdo do fígado e da forma, tamanho, posição e textura do órgão. As paredes das veias hepáticas são menos ecogênicas que as paredes das veias portas e, em condições normais, o sistema biliar não é visível. A ultrassonografia é mais importante para determinação do tamanho geral do fígado; alterações no parênquima hepático, inclusive abscessos, cistos e massas neoplásicas; e detecção de ductos biliares dilatados ou obstruções por colélitos. O ducto biliar comum equino não pode ser observado. Anomalias no fluxo sanguíneo ou na vasculatura intra-hepática ou extra-hepática podem ser detectadas. À esquerda, o fígado geralmente é adjacente ao baço, de localização mais caudal; isso viabiliza a comparação da ecogenicidade relativa de cada órgão à ultrassonografia. O fígado deve ser hipoecoico em comparação ao baço e, na fibrose hepática, a ecogenicidade do fígado e do baço parece mais semelhante.[3] A ultrassonografia também auxilia a orientação de instrumentos para biopsia hepática (ver "Biopsia hepática", adiante).

A *cintilografia* também pode ser usada para detecção de alterações no parênquima ou fluxo sanguíneo hepático.[121,126,127] A cintilografia é uma forma não invasiva de avaliação da função e gera informações estruturais. Há duas técnicas de cintilografia para avaliação do fígado: a técnica hepática e a técnica biliar. Na cintilografia hepática, um coloide sulfuroso marcado com tecnécio-99m é injetado por via IV. O tecnécio-99m é um composto radioativo emissor de raios gama que é detectado no corpo por uma câmera específica. Após a injeção, as células de Kupffer fagocitam o coloide com tecnécio-99m. O exame subsequente com a câmera gama detecta as emissões radioativas do tecnécio-99m e as processa em imagem bidimensional. Assim, alterações no fluxo sanguíneo (*shunt* portossistêmico) ou massas hepáticas como abscessos, cistos e neoplasias podem ser detectáveis. Na técnica biliar, o ácido iminodiacético marcado com tecnécio-99m é injetado por via IV. O ácido iminodiacético é extraído pelos hepatócitos, conjugado e excretado na bile.[128] Imagens subsequentes do sistema biliar podem auxiliar a detecção de obstrução biliar, inclusive atresia, colangite e colelitíase. Como a cintilografia é um pouco cara e requer uma câmera gama grande, esse procedimento é limitado às instituições acadêmicas e de pesquisa.

A *portografia mesentérica intraoperatória* pode ser realizada em caso de suspeita de *shunt* portossistêmico. Nesse procedimento, aplica-se celiotomia e injeção do material radiopaco na veia mesentérica; logo depois, radiografias rápidas e sequenciais são obtidas. A opacificação simultânea da veia porta, da veia ázigos e da veia cava caudal ou a ausência de enchimento do sistema porta intra-hepático é indicativa de *shunt* portossistêmico.[126]

Biopsia hepática

A biopsia hepática pode gerar informações diagnósticas e prognósticas importantes. Em um estudo retrospectivo de 73 cavalos com doença hepática, um sistema de pontuação que classificou o grau de fibrose, citopatologia reversível e irreversível, inflamação, hemossiderose e proliferação do ducto biliar auxiliou a previsão de sobrevida a longo prazo.[129] De modo geral, a biopsia hepática é realizada entre o 12º e o 14º espaço intercostal direito, na interseção de uma linha traçada da tuberosidade coxal até um ponto intermediário entre o cotovelo e a ponta do ombro. Um estudo recente relatou que o uso desses marcos tradicionais como sítios de biopsia pode prejudicar a amostragem do fígado em muitos cavalos e pode perfurar o pulmão ou intestino.[130] O estudo concluiu que a biopsia percutânea cega do fígado equino não é recomendada por conta do risco de complicações graves.[130] Portanto, em equinos, a biopsia hepática deve ser imediatamente precedida por exame ultrassonográfico e identificação de um local apropriado. O procedimento deve ser realizado de maneira estéril. A área é tricotomizada, preparada de maneira asséptica e anestesiada com fármaco de ação local por via subcutânea; uma incisão é feita com lâmina de bisturi de número 15. Um instrumento de biopsia TruCut (Baxter-Travenol, St. Louis, MO, EUA) ou Vim-Silverman modificado por Franklin (Mueller & Co., Chicago, IL, EUA) é inserido e direcionado para penetração da maior quantidade de fígado. Instrumentos de biopsia semiautomáticos (EZ Core, Products Group International, Lyons, CO, EUA) e pistolas de biopsia automáticas (ProMag 2.2 Biopsy System, Manan Medical Products, Northbrook, IL, EUA) equipadas com agulhas de calibres 14 e 16 cm são muito úteis para a biopsia rápida e precisa do fígado. A biopsia guiada por ultrassom possibilita amostragem mais precisa. As amostras devem ser imediatamente colocadas em formalina para avaliação histopatológica e, se necessário, em meio de transporte para cultura de microrganismos. As precauções a serem consideradas antes da execução do procedimento são o risco de hemorragia, pneumotórax e peritonite por extravasamento de bile e punção de cólon ou abscesso, além de disseminação da hepatite infecciosa. Essas complicações podem ser reduzidas pela realização de perfil hemostático para avaliação do risco de hemorragia e uso da ultrassonografia para orientação da agulha. Embora a coagulopatia subclínica tenha sido frequentemente relatada em cavalos com doença hepática, os relatos de hemorragias clinicamente significativas ou fatais após biopsia hepática são raros.[131] As biopsias podem não ser necessárias em alguns distúrbios hepáticos equinos. Se as informações obtidas à anamnese, exame clínico e exames laboratoriais indicarem claramente um diagnóstico como a doença de Theiler ou lipidose hepática, é improvável que a biopsia seja de mais ajuda no tratamento do caso.

Resumo dos procedimentos diagnósticos

Os exames diagnósticos mais importantes para avaliação da doença hepática em equinos são a quantificação de SDH ou GLDH, GGT e ácidos biliares séricos. Frente à doença hepática clinicamente significativa, recomenda-se a quantificação de bilirrubinas conjugadas e não conjugadas, glicose, TP e TTP, triglicerídios e amônia. O exame seriado desses índices pode aumentar seu valor diagnóstico e prognóstico. Achados laboratoriais anormais devem ser investigados por ultrassonografia e biopsia.

Tratamento da insuficiência hepática

As técnicas de tratamento da insuficiência hepática são, em grande parte, de suporte. (Os tratamentos de hepatopatias específicas são discutidos em mais detalhes em "Doenças hepáticas específicas", mais adiante, neste capítulo.) O objetivo básico do tratamento é a manutenção do animal até que o fígado se regenere a ponto de proporcionar a função adequada. Felizmente, o fígado é um órgão com incrível capacidade regeneradora e a maioria das doenças agudas não progride para insuficiência. Embora os hepatócitos sejam células totalmente diferenciadas, são capazes de proliferação ativa por autoduplicação em resposta à estimulação externa aguda e à regulação positiva por fatores humorais, sem qualquer contribuição das células-tronco hepáticas.[27-29] Pacientes com fibrose hepática grave não respondem bem porque, de modo geral, a regeneração adequada não é possível. Cavalos agitados, inquietos ou incontroláveis com sinais de EH devem ser sedados para possibilitar o tratamento; no entanto, o uso de qualquer medicamento deve ser feito de maneira criteriosa, já que a maioria dos tranquilizantes é metabolizada pelo fígado ou potencializa a anomalia da função nervosa causada pela EH. A xilazina ou a detomidina em pequenas doses é mais segura e eficaz nesses casos. O uso de diazepam é contraindicado, pois aumenta o efeito do GABA nos neurônios inibidores centrais e pode agravar os sinais de EH.[49] A administração intravenosa de líquidos deve corrigir o déficit hídrico e os desequilíbrios acidobásicos ou eletrolíticos, como a hipopotassemia. Como a maioria dos cavalos com EH apresenta anorexia e a glicemia pode estar baixa, principalmente em potros, a infusão intravenosa contínua de dextrose a 5% com eletrólitos pode ser benéfica desde que hiperglicemia, hiponatremia e hipopotassemia acentuadas sejam evitadas.[116] Em seres humanos, a expansão do volume com soro fisiológico a 0,9% aumenta a excreção urinária de amônia.[132] Em caso de necessidade de bicarbonato para tratamento de pacientes acidóticos com hiperamonemia, a velocidade de administração deve ser monitorada com cuidado, pois, se muito rápida, pode aumentar os níveis sanguíneos de amônia.[49] A hipopotassemia e a alcalose aumentam a produção renal de amônia e sua difusão no SNC; portanto, o tratamento com potássio ou líquidos acidificantes pode ser benéfico.[133,134]

O tratamento também deve ser direcionado à redução da produção de metabólitos proteicos tóxicos por bactérias entéricas ou interferir em sua absorção.[135] A administração de óleo mineral ou sulfato de magnésio por sonda nasogástrica é segura, desde que não haja hemorragia nasal, e auxilia a diminuir a absorção de toxinas. Em seres humanos com insuficiência hepática fulminante aguda, a EH está quase sempre associada a edema cerebral. Assim, hoje, as recomendações para o tratamento da EH aguda grave humana se concentram na diminuição dos níveis de amônia no sangue; redução da inflamação sistêmica; manutenção da perfusão de órgãos, pH do sangue e equilíbrio eletrolítico; tratamento de edema cerebral com manitol ou solução salina hipertônica; e administração de antioxidantes, suporte nutricional e, em caso de insucesso, uso de dispositivos extracorpóreos de suporte hepático.[43]

Os métodos para redução da produção de amônia e outras toxinas entéricas são a administração oral de antibióticos (neomicina, metronidazol, rifaximina, vancomicina),[132] lactulose ou lactitol. Este último não é comercializado nos EUA, mas é vendido no Brasil.[43,133,135] Em cavalos, a neomicina é recomendada na dose de 10 a 20 mg/kg por via oral a cada 8 horas.[116] Esse tratamento altera significativamente a flora gastrintestinal e pode causar diarreia em alguns cavalos. No entanto, em um estudo retrospectivo em cavalos com doença hepática, a neomicina oral foi considerada subjetivamente melhor do que a lactulose no alívio dos sinais de EH.[34] A lactulose, um xarope contendo lactose e outros dissacarídeos, passa pela porção superior do intestino delgado e é metabolizada pelas bactérias do íleo e do cólon em ácidos orgânicos, o que reduz o pH luminal. Os supostos mecanismos benéficos de ação da lactulose são aumento da assimilação bacteriana de amônia, diminuição da produção de amônia, aprisionamento de amônia no lúmen intestinal pelo aumento da conversão de amônia (NH_3) em amônio (NH_4), alterações entéricas da microflora e alterações osmóticas catárticas.[136] Uma dose de 0,3 a 0,5 mℓ/kg de xarope de lactulose a cada 8 horas por seringa com dose oral ou sonda nasogástrica foi recomendada para equinos.[116] Durante o uso de sonda nasogástrica, deve-se ter extremo cuidado para evitar a ocorrência de hemorragia nasal, pois o sangue ingerido aumenta a produção entérica de amônia. Quando administrada por via oral 3 vezes/dia em dose de 333 mg (0,5 mℓ)/kg de peso corpóreo, a lactulose (Duphalac, Solvay Pharmaceuticals, Marietta, GA, EUA) diminuiu significativamente os valores de amônia no sangue de cavalos adultos saudáveis.[136] Nenhum dos animais desenvolveu diarreia, mas um apresentou laminite no sexto dia de tratamento. O pH fecal não diminuiu. Como alternativa ou adjuvante aos antimicrobianos ou à lactulose, pode-se tentar modificar a flora intestinal com probióticos, como *Lactobacillus acidophilus* ou *Enterococcus faecium*.[133] Muitos veterinários preferem não usar antimicrobianos orais ou lactulose, mas confiar na instituição de uma dieta pobre em proteínas. Dietas com poucas proteínas são recomendadas em doenças hepáticas que causam aumento da concentração de amônia no sangue ou sinais de EH, mas dietas com quantidades moderadas a normais de proteínas devem ser administradas a cavalos com doença hepática crônica, atenção normal e níveis sanguíneos normais de amônia. Formulações orais e intravenosas de BCAAs são comercializadas para uso em cavalos (BCAA Equine Sports, Inc., Lake Forest, IL; Baxter Healthcare Corp., Deerfield, IL, EUA), mas estudos clínicos controlados em seres humanos não demonstraram a melhora consistente dos sinais de EH por esse tipo de terapia.[72]

Como já discutido, os antagonistas dos receptores da benzodiazepina foram sugeridos para induzir remissões clínicas e eletrofisiológicas da EH em seres humanos com insuficiência hepática aguda e crônica.[36,137,138] Essa abordagem neurofarmacológica ao tratamento da EH é promissora, embora possa não ser economicamente viável em cavalos. Em seres humanos com EH, o tratamento com flumazenil, um antagonista de benzodiazepínicos, e bromocriptina, um agonista da dopamina, teve resultados a curto prazo ou inconsistentes.[139,140] O zinco, a levocarnitina e o aspartato de ornitina aumentam a ureiagênese e podem reduzir as concentrações de amônia no sangue.[132,133,141] Esses tratamentos não foram avaliados em equinos. Em resumo, os princípios básicos para o tratamento da EH em cavalos são a sedação apenas quando necessária e o tratamento adequado com líquidos e eletrólitos para manter a perfusão dos órgãos e corrigir anomalias eletrolíticas e de glicemia, diminuir a produção entérica de amônia, prevenir infecções, controlar a inflamação, dar suporte nutricional adequado e prevenir complicações que podem piorar a EH (Tabela 13.3).

Fármacos anti-inflamatórios, como flunixino meglumina, dimetilsulfóxido (DMSO) e pentoxifilina, podem auxiliar o tratamento de doenças hepáticas. O DMSO (0,5 a 1 g/kg de peso corpóreo, administrado por via IV em diluição a 10% por 3 a 5 dias) pode ajudar a dissolver o lodo intrabiliar ou pequenos cálculos de bilirrubinato de cálcio.[142] A pentoxifilina reduz a fibrose hepática em seres humanos[143] e pode ser administrada a cavalos em dose de 8 mg/kg a cada 8 a 12 horas.[143a] A silimarina, um extrato padronizado das sementes de cardo-mariano (*Silybum marianum*), é comumente usada no tratamento de doenças hepáticas crônicas em várias espécies, inclusive em equinos.[144,145] Os flavonolignanos são a classe mais comum de compostos presentes no extrato de cardo-mariano e, deste grupo, a silibinina é considerada a substância com mais propriedades hepatoprotetoras.[144] Estudos experimentais demonstraram efeitos antifibróticos, antioxidantes e metabólicos da silibina, mas estudos em humanos foram insuficientes para confirmar sua eficácia clínica na doença hepática crônica.[144] Em cavalos normais, um estudo com a silibinina administrada por via oral revelou a biodisponibilidade inferior a 1%.[145] A *S*-adenosilmetionina (SAMe) é outro suplemento nutricional comumente usado no tratamento de doenças hepáticas crônicas na medicina veterinária de pequenos animais.

Tabela 13.3 Alterações clínicas que podem exacerbar a encefalopatia hepática.

Desidratação	Inflamação sistêmica
Constipação intestinal	Hiponatremia
Hipopotassemia	Posicionamento anormal com cabeça baixa
Sangramento gastrintestinal	Sedação excessiva
Sangue intestinal (sangramento nasal)	Trombose jugular
Infecção	Hipertermia

A SAMe é um composto produzido principalmente no fígado como subproduto do metabolismo da metionina. Após administração oral, absorção e transulfuração, a SAMe é convertida em glutationa, um poderoso antioxidante. Acredita-se que a SAMe estabilize as membranas celulares, promova a secreção da bile e tenha propriedades anti-inflamatórias. Apesar desses benefícios e das informações favoráveis que sugerem que a síntese de SAMe é deprimida na doença hepática crônica, estudos randomizados de alta qualidade para provar sua eficácia clínica não foram encontrados.[146] Não há estudos sobre sua biodisponibilidade ou eficácia em equinos.

O sal biliar ácido ursodesoxicólico (ursodiol) é um fármaco de primeira escolha no tratamento de doenças hepáticas colestáticas em humanos[147] e tem sido usado com sucesso no tratamento de colangioepatite obstrutiva em cavalos.[116] Não se espera que o ursodiol dissolva cálculos de bilirrubinato de cálcio, mas esse é um agente anti-inflamatório e colerético que aumenta a produção biliar, tornando a bile mais líquida e facilitando sua excreção.[148]

A colchicina, um medicamento usado no tratamento da gota, e a ciclosporina, um potente imunossupressor de linfócitos T auxiliares, têm sido utilizadas para retardar a fibrose hepática em cães e seres humanos.[149,150] Esses fármacos não foram avaliados por completo em cavalos; no entanto, a colchicina é ineficaz em casos de intoxicação por alcaloides pirrolizidínicos e pode até ser contraindicada em razão de seu efeito antimitótico.[149]

Pode ser necessário alterar a dose de medicamentos administrados a cavalos com insuficiência hepática. Alterações no fluxo sanguíneo hepático, albumina e biotransformação durante a insuficiência hepática podem prolongar a meia-vida, bem como o intervalo de dosagem. Fármacos que dependem muito do fígado para metabolismo e excreção, como cloranfenicol, eritromicina, metronidazol e corticosteroides, devem ser usados com cautela.[24]

Com o retorno do apetite, o melhor tratamento para um cavalo com EH ou doença hepática crônica é a manipulação da dieta. A ração deve ser rica em carboidratos e apresentar quantidades moderadas a normais de proteínas, idealmente ricas em BCAAs. Uma mistura de duas partes de polpa de beterraba úmida e uma parte de milho triturado em melaço pode ser oferecida em taxa de 2,5 kg/100 kg de peso corpóreo por dia, dividida em seis ou mais refeições.[113] A polpa de beterraba pode ser substituída por sorgo ou farelo. Em cavalos com insuficiência hepática e sinais neurológicos de EH, pode-se supor que, a princípio, a quantidade de proteína na dieta deva ser restrita.[116] O antigo conceito de fornecer uma dieta pobre em proteínas a todos os animais com insuficiência hepática crônica não é mais considerado padrão de tratamento em outras espécies.[151] Os efeitos benéficos do oferecimento da quantidade adequada de proteínas são a manutenção da massa muscular e, portanto, a menor gênese de amônia associada ao catabolismo muscular.[72]

Alimentações pequenas e múltiplas são ótimas em cavalos com doença hepática por causa do comprometimento da gliconeogênese. O feno de aveia ou capim é o volumoso preferido.[116] Os cavalos devem ser incentivados a pastar, desde que protegidos do sol. Alfafa e leguminosas devem ser evitadas em caso de sinais de EH por conta de seu alto teor de proteínas; no entanto, qualquer ingestão calórica é importante na insuficiência hepática, e o consumo de alfafa e leguminosas deve ser permitido se o cavalo não ingerir outros alimentos. A suplementação com vitaminas B_1, K_1 e E, além de selênio, zinco e ácido fólico, é comumente realizada em cavalos com insuficiência hepática. A administração de vitamina K pode ser mais benéfica em indivíduos com colestase.[9]

Prognóstico

O prognóstico da insuficiência hepática equina depende da gravidade e do tipo de doença subjacente. Nos cavalos com doença hepática aguda focal ou branda a moderada, a chance de regeneração hepática é maior; assim, o prognóstico é de reservado a bom se o animal receber os cuidados de suporte adequados. Pacientes com fibrose hepática grave e doença hepática crônica apresentam prognóstico ruim devido à incapacidade de compensação da perda da função hepática. Independentemente da causa da doença hepática, a existência de encefalopatia grave, hemólise intravascular, acidose profunda, sinais clínicos de coagulopatia, diarreia, paralisia laríngea bilateral, aumento acentuado da concentração sérica de ácido biliar em indivíduos com doença hepática crônica, meia-vida de BSP superior a 10 minutos, diminuição dos níveis séricos de albumina e evidência histológica de fibrose em ponte acentuada foram, de forma isolada, associados a prognóstico ruim.[98,129,152] Se o cavalo sobreviver por mais de 5 dias após um insulto hepático transitório agudo, o prognóstico é reservado. A diminuição gradual dos níveis sanguíneos de SDH, GLDH e GGT é mais provável em cavalos que sobrevivem.[33] O tratamento de cavalos com fibrose hepática grave geralmente não é recompensador.

DOENÇAS HEPÁTICAS ESPECÍFICAS

A grande variedade de sinais clínicos das hepatopatias, associada ao fato de que a perda de função ocorre após o acometimento de grande parte do parênquima do fígado, dificulta a distinção clínica entre a doença hepática aguda e crônica. O aparecimento dos sinais pode ser repentino, mesmo nas doenças crônicas. Um histórico de perda progressiva de peso ou "retardo de crescimento" pode indicar cronicidade. Embora nenhum exame de sangue seja específico para distinguir a doença hepática aguda e crônica, a existência de hiperglobulinemia ou hipoalbuminemia pode sugerir cronicidade. À histopatologia, a principal evidência de cronicidade é a existência de fibrose. A fibrose pode ser determinada por exame ultrassonográfico ou, de preferência, biopsia hepática. Para discussão de distúrbios hepáticos específicos nas seções a seguir, as doenças foram classificadas como *agudas* ou *crônicas* com base em sua causa conhecida (Boxe 13.2).

Doenças hepáticas agudas

Doença de Theiler

Sir Arnold Theiler descreveu esta doença pela primeira vez na África do Sul, em 1918, após a vacinação de cavalos contra a peste equina com vírus vivo e antissoro de origem equina.[153] Em 1934 e 1937, uma doença semelhante foi descrita nos EUA após a vacinação de cavalos contra a encefalomielite equina ocidental com vírus vivos e antissoro de origem equina.[86,154,155] Apesar de numerosos relatos dessa síndrome, a causa exata da doença de Theiler ainda não foi comprovada. Hoje, essa doença é uma das causas mais comumente descritas de necrose hepática difusa aguda em cavalos adultos.[32,86,156-160] A doença de Theiler também é chamada de *hepatite associada ao soro.* O termo *doença do soro* tem sido usado na literatura de maneira errônea;[161] a doença do soro é uma hipersensibilidade caracterizada pela formação de imunocomplexos contra uma proteína estranha, que causa doença multissistêmica até 2 semanas após sua administração.[162]

BOXE 13.2 Doenças hepáticas em equinos

Doença aguda
- Doença de Theiler (hepatite associada ao soro)
  - Doença de Theiler relacionada com vírus
  - Hepacivírus não primata (NPHV)
  - Vírus associado à doença de Theiler (TDAV)
  - Pegivírus equino (EPgV)
  - Parvovírus equino
- Hiperlipemia
- Doença de Tyzzer
- Hepatite necrótica infecciosa (hemoglobinúria bacilar)
- Colangioepatite
- Obstrução biliar aguda
  - Colelitíase
  - Deslocamento de cólon
  - Torção hepática
- Hepatite parasitária
  - Parascaris equorum
  - Grandes estrôngilos
  - Echinococcus granulosa
  - Esquistossomose
- Hepatopatia tóxica
  - Plantas
  - Micotoxinas
  - Produtos químicos
  - Fármacos
  - Ferro
- Hepatite viral
  - Anemia infecciosa equina (EIA)
  - Herpes-vírus equino tipo 1 (EHV-1)
  - Arterite viral equina (EVA)
  - Hepatopatia de células gigantes

Doença crônica
- Intoxicação por alcaloides pirrolizidínicos
- Envenenamento por trevo
- Hepatite crônica ativa (HAC)
- Colelitíase
- Obstrução gastroduodenal
- Abscesso
- Neoplasia
  - Infiltração metastática do fígado
  - Colangiocarcinoma
  - Carcinoma hepatocelular
  - Hepatoblastoma
  - Hamartoma misto
- Amiloidose
- Hipoxia crônica

Doença congênita ou hereditária
- *Shunt* portossistêmico
- Atresia biliar
- Hiperamonemia de Morgans
- Deficiência de enzima ramificadora de glicogênio

Sinais clínicos. A doença de Theiler é limitada a cavalos adultos, embora um relato descreva a doença subclínica em um potro de 2 meses de idade.[157] O aparecimento de sinais clínicos de insuficiência hepática é agudo a subagudo; os sinais tendem a progredir com rapidez em 2 a 7 dias. A maioria dos cavalos apresenta anorexia e icterícia; a EH é relatada em grande parte dos casos.[86,156,157] Morte súbita, fotodermatite, diátese hemorrágica, febre, edema dependente, cólica e bilirrubinúria podem ser observados.[86,156,157]

Epidemiologia e patogênese. De modo geral, a doença é esporádica, mas surtos com acometimento de vários cavalos de uma única fazenda por várias semanas foram relatados.[32,86,156,157] Um padrão de sazonalidade pode ser observado, com porcentagem maior de casos no verão e no outono.[32,116] Os cavalos com doença de Theiler geralmente receberam um antissoro biológico de origem equina 4 a 10 semanas antes do início da insuficiência hepática, daí o nome *hepatite associada ao soro*. Os antissoros biológicos de origem equina que foram associados à doença de Theiler, aqueles contra a peste equina africana, encefalomielite oriental e ocidental, *Bacillus anthracis*, antitoxina tetânica, *Clostridium perfringens*, *C. botulinum*, *Streptococcus equi* subespécie *equi*, influenza e herpes-vírus equino de tipo 1 (EHV-1), além de soro de égua prenhe e plasma.[32,86,156,157,159] Alguns relatos sugerem que as ninhadas em lactação que receberam antitoxina tetânica após o parto são particularmente propensas ao desenvolvimento de doença de Theiler.[156-158] Embora a incidência geral da doença de Theiler em cavalos adultos que recebem antitoxina tetânica seja baixa, nos últimos 40 anos, esse é o hemoderivado mais comumente associado à doença nos EUA.[116] A doença de Theiler pode estar mais associada à administração de antitoxina tetânica do que de plasma equino em razão de seu uso mais frequente em cavalos ou ao fato de ser produzida como um produto combinado, enquanto as unidades comerciais de plasma normal geralmente são coletadas de um único doador. Relatos de surtos associados à injeção parenteral de vacina homóloga contra vírus vivo e antissoro sugerem causa infecciosa viral transmitida pelo sangue e três vírus recém-descobertos (ver a seguir) foram associados à doença.[116,162] Nem todos os casos da doença de Theiler estão associados à administração recente de plasma ou soro de origem equina. A doença de Theiler que não está associada a hemoderivados parece ser mais comum no final do verão até o outono, tornando plausível a possibilidade de transmissão de um patógeno viral por insetos.[116] Os achados à anamnese, início, sinais clínicos e achados histopatológicos da doença de Theiler parecem mais semelhantes aos do vírus da hepatite B em seres humanos. O vírus da hepatite B está presente em todos os líquidos corpóreos e excrementos e é transmitido, principalmente, por injeção parenteral.[37]

Outras causas já sugeridas da doença de Theiler são a exposição a substâncias hepatotóxicas, como micotoxinas (aflatoxina e rubratoxina), toxinas vegetais (alcaloides pirrolizidínicos, trevo [*Trifolium hybridum*]), fármacos ou produtos químicos.[100,158] No entanto, essas causas não foram passíveis de demonstração e, de modo geral, são consideradas doenças separadas.

Patologia. Além da icterícia tecidual generalizada, os achados patológicos são limitados principalmente ao fígado. O fígado parece menor que o normal na maioria dos casos. Embora não sejam patognomônicos, os achados histopatológicos na doença de Theiler são necrose hepatocelular centrolobular a zonal medial generalizada e apoptose com hemorragia (Figura 13.7).[160] Alterações vacuolares (xantomatosas) moderadas a graves em hepatócitos centrolobulares e edema granular, hemossiderose e cilindros biliares podem ser observados.[156] Um infiltrado inflamatório brando, formado principalmente por monócitos e linfócitos, é encontrado nas tríades portas. O achado ocasional de hiperplasia biliar branda a moderada e infiltração fibroblástica é evidência de doença um pouco mais crônica do que sugerido pelos sinais clínicos.[160]

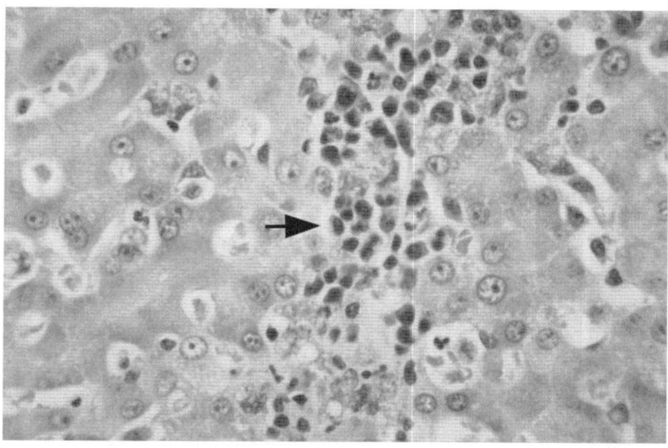

Figura 13.7 Histopatologia do fígado: doença de Theiler. Observe a área central da necrose hepática (*seta*).

Diagnóstico. A administração recente (4 a 10 semanas anteriores) de antissoro biológico ou plasma de origem equina, associada ao início abrupto de sinais clínicos e evidências laboratoriais de insuficiência hepática, é bastante sugestiva de doença de Theiler. Ao exame ultrassonográfico, o fígado pode parecer pequeno e hipoecoico. Nenhum exame laboratorial isolado é diagnóstico. Bilirrubinemia e bilirrubinúria geralmente são observadas.

Embora os níveis de bilirrubina não conjugada e conjugada sejam aumentados, a porção conjugada geralmente é inferior a 25% do total.[116] As concentrações de enzimas hepáticas, inclusive SDH, GLDH, ARG e AST, aumentam várias vezes. O nível de GGT é maior, mas não na mesma magnitude que as enzimas hepatocelulares.[116] A meia-vida de BSP, o TP e o TTPA são frequentemente prolongados e as concentrações de amônia no sangue aumentam. Acidose, leucocitose, policitemia e aumento da atividade sérica da creatinoquinase também foram relatados.[156-158] A hemólise pode ocorrer em casos terminais. Os achados histopatológicos em uma biopsia hepática (ver a seção anterior sobre patogênese) oferecem as melhores evidências diagnósticas de doença de Theiler.

Tratamento. Não há tratamento específico para a doença de Theiler além dos cuidados gerais de suporte à insuficiência hepática (ver "Tratamento da insuficiência hepática", no início deste capítulo). Embora a administração de interferona seja tentadora devido à forte possibilidade de etiologia viral, deve-se lembrar que o início da doença pode estar associado à tentativa de eliminação do vírus.[163]

Prognóstico e educação do proprietário. O prognóstico é reservado a ruim em cavalos com EH grave, hemorragia ou hemólise. Os cavalos que sobrevivem por mais de 1 semana geralmente se recuperam por completo, embora morte ou perda progressiva de peso tenham sido relatadas em raras ocasiões durante os meses seguintes.[157] O prognóstico é favorável em caso de diminuição das atividades seriadas de SDH ou GLDH ou dos sinais clínicos, e se o cavalo ainda estiver se alimentando.[116] O aumento da atividade sérica da GGT pode ser mantido por várias semanas, apesar da melhora clínica e da sobrevida a longo prazo.[116,156] Não há qualquer agente preventivo além do uso criterioso do antissoro de origem equina.

Vírus recém-descobertos da hepatite equina

Recentemente foram descobertos quatro vírus distintos da hepatite equina: hepacivírus não primata (NPHV; também chamado hepacivírus), vírus associado à doença de Theiler (TDAV) e pegivírus equino (EPgV), todos parentes próximos da família Flaviviridae do vírus da hepatite C humana,[162,164,165] e um vírus de DNA descoberto há muito pouco tempo e chamado de *parvovírus equino*.[116] O cavalo parece ser o único entre os animais domésticos a abrigar esses chamados vírus da hepatite.[166] A recente descoberta desses *vírus da hepatite equina* está diretamente relacionada com o uso da nova tecnologia de sequenciamento profundo de ácidos nucleicos em amostras. Os nucleotídios desconhecidos são remontados com sequenciamento computadorizado *de novo* para identificação de novos agentes.[162]

Hepacivírus não primata. O hepacivírus não primata foi o primeiro dos três novos vírus transmitidos pelo sangue a serem relatados.[164] O NPHV foi encontrado no soro equino combinado e no soro de 8 de 103 (7,8%) cavalos normais, dos quais 35% eram positivos para o anticorpo contra NPHV; as amostras testadas foram aquelas submetidas ao exame de anemia infecciosa equina em Cornell, e, portanto, assumiu-se que os animais eram saudáveis. Desde essa descrição nos EUA, a viremia por NPHV foi relatada durante a triagem sérica de rotina em 3 de 142 cavalos (2,1%) na Grã-Bretanha e em 7 de 210 cavalos (3,3%) na Alemanha.[167,168] Várias infecções por NPHV também foram relatadas no Japão e no Brasil.[169,170] Uma incidência semelhante de infecção por NPHV em cavalos clinicamente saudáveis é observada na França (Stephane Pronost, comunicação pessoal). Atualmente, dados acumulados da Europa, América do Norte e Ásia indicam que quase 40% de todos os cavalos adultos são soropositivos, a prevalência de infecção ativa é de 4% e aproximadamente um quinto desses 4% são portadores crônicos.[167-169] As infecções por um desses três flavivírus recém-descobertos (NPHV, TDAV, EPgV) são incomuns em mulas ou burros.[171] O NPHV é um membro do gênero *Hepacivirus*, do qual os vírus da hepatite C humana (HCV) são protótipos e, dos três hepacivírus equinos, o NPHV é o mais geneticamente parecido com o HCV. O NPHV também foi encontrado em morcegos, roedores e macacos do Velho Mundo e é o único dos três flavivírus equinos recém-descobertos sabidamente hepatotrópico nos cavalos.[163,166] No que diz respeito à importância clínica, o exame de um grupo um tanto aleatório de cavalos com infecção natural indicou que há pouca associação documentada entre a infecção pelo NPHV e a doença hepática clínica.[167,171] Cavalos com infecção experimental pelo NPHV apresentam doença branda documentada por elevações das enzimas hepáticas e inflamação porta linfocítica e necrose de hepatócitos em saca-bocado.[163,172] As elevações das concentrações de enzimas hepáticas parecem ocorrer logo após o desenvolvimento de anticorpos antivirais em quantidades mensuráveis, sugerindo que a atividade mediada por essas moléculas poderia causar a doença. Potros com imunodeficiência combinada grave (SCID) submetidos à infecção experimental[172] não produziram anticorpos e não apresentaram aumento no nível de GGT, apoiando ainda mais a associação da doença à resposta imune à infecção.[172] O único relato de doença clínica associada à infecção pelo NPHV é um caso de doença de Theiler em um cavalo com alto nível de viremia por NPHV que se recuperou após a diminuição da carga viral.[173] Embora o conjunto de dados seja pequeno, a maioria dos cavalos com infecção crônica pelo NPHV não apresenta achados bioquímicos ou clínicos sugestivos de doença hepática.[116] A maioria dos cavalos infectados com NPHV parece desenvolver anticorpos específicos de maneira relativamente lenta (aproximadamente 6 a 8 semanas),[163,172] com eliminação do vírus nos meses seguintes. Um cavalo soronegativo inoculado com clones infecciosos do NPHV apresentou altos títulos de RNA no soro e no fígado, com estabelecimento dos componentes moleculares de um genoma funcional do vírus. A soroconversão tardia, com elevação das concentrações de enzimas hepáticas na circulação, e hepatite branda foram observadas, seguidas de eliminação viral. O hepatotropismo foi confirmado pelo nível de viremia no fígado e pela descoberta de RNA de cadeia negativa no órgão, uma característica da replicação viral.[163]

Vírus associado à doença de Theiler. O segundo vírus da hepatite equina foi descoberto em 2012 em associação a um surto de hepatite aguda em cavalos que haviam recebido antitoxina botulínica.[162] Sete dos 17 cavalos que receberam um lote específico de antitoxina botulínica desenvolveram evidências clínicas e/ou bioquímicas de hepatite 6 a 8 semanas após o tratamento. Cinco cavalos tratados com um lote diferente de antitoxina botulínica, produzida em outros cavalos, não apresentaram a doença, assim como os 53 cavalos de fazenda que não receberam o tratamento.[162]

Esse flavivírus foi denominado *vírus associado à doença de Theiler* (TDAV).[162] Uma reação em cadeia de polimerase-transcriptase reversa (RT-PCR) foi então usada para análise do soro de cavalos para detecção do vírus associado à hepatite equina (TDAV) recentemente descoberto. Todos os 17 cavalos que receberam o lote incriminado de antitoxina botulínica foram positivos para o novo vírus, inclusive os sete indivíduos com hepatite aguda.[162] Os 17 cavalos originais positivos para TDAV foram novamente analisados após 1 ano por RT-PCR quantitativa (qRT-PCR) e o vírus era indetectável em 13 animais. No entanto, em quatro cavalos, a viremia persistente por TDAV foi demonstrada.[162] Uma grande parte dos cavalos da fazenda-índice foi novamente analisada desde o surto de hepatite e nenhum outro apresentou PCR positiva para o vírus, sugerindo que a transmissão direta ou de cavalo a cavalo por insetos vetores pode não ocorrer ou não é comum. Estudos de acompanhamento desde 2012 descobriram que o TDAV parece ser um vírus relativamente raro na população equina; o patógeno não foi observado em cavalos do Reino Unido e da França ou em qualquer outra espécie até agora.[167] Duas cepas divergentes do vírus foram encontradas em um hemoderivado equino comercial europeu.[174] O TDAV não foi encontrado em casos associados à antitoxina tetânica da doença de Theiler. Portanto, é provável que o TDAV possa não ser uma causa da doença de Theiler e que a doença hepática relatada no surto anterior tenha sido provocada por um vírus coinfectante.[116]

Pegivírus equino. O terceiro flavivírus equino transmitido pelo sangue foi relatado por Kapoor *et al.*[165,167] e denominado *pegivírus equino*. O EPgV e o TDAV são membros do gênero *Pegivirus*, mas são geneticamente distintos.[162,165] Os pegivírus, embora causem infecções comuns em seres humanos e outras espécies, não são conhecidos por causar doença clínica em outros animais.[165,166] Três dos 12 cavalos do Alabama, EUA, infectados com EPgV apresentavam elevação da concentração de enzimas hepáticas, mas não doença clínica.[165] O exame qRT-PCR de tecidos de linfonodo e fígado obtidos à biopsia de cavalos infectados não demonstrou o hepatotropismo do vírus.[165] Dois dos cavalos eram portadores do EPgV por pelo menos 3,5 anos. Embora haja poucos dados para apoiar uma associação entre infecções por EPgV e doença hepática clínica em equinos, essa possibilidade não pode ser descartada.[167] Embora se acredite que todos os três flavivírus equinos (NPHV, TDAV e EPgV) sejam transmitidos pelo sangue, a alta soroprevalência do NPHV e do EPgV sugere a existência de outros modos de transmissão além das inoculações de plasma e antitoxina.[164,167] O papel e a importância da coinfecção na doença não são conhecidos.

Vírus de DNA equino. O vírus mais recentemente descoberto é um vírus de DNA chamado *parvovírus equino*, que foi encontrado em cavalos consecutivos com doença de Theiler que receberam antitoxina tetânica ou outros hemoderivados de origem equina e em um surto de doença de Theiler não associado à administração de hemoderivados equinos. A inoculação experimental de um cavalo idoso negativo para o vírus e seus anticorpos com um produto comercial contendo o patógeno causou viremia de início tardio (7 semanas), soroconversão e doença hepática grave. Outros estudos estão em andamento, mas esse vírus de DNA recém-descoberto parece ser o mais intimamente associado à doença de Theiler em equinos e sua inoculação experimental causa doença hepática em cavalos. Alguns cavalos saudáveis apresentam viremia persistente e títulos positivos de anticorpos.

Hepatite bacteriana

Doença de Tyzzer. O *Clostridium piliforme* (antes chamado de *Bacillus piliforme*) é uma bactéria intracitoplasmática obrigatória, formadora de esporos, que causa hepatite necrótica aguda. A doença foi descrita pela primeira vez por E. E. Tyzzer em 1917, em uma colônia de camundongos da linhagem Waltzing.[174] O primeiro surto documentado em potros ocorreu em Kentucky, EUA, em uma única fazenda, entre 1964 e 1973, causando a morte de 23 potros.[175]

Sinais clínicos. Em cavalos, a doença de Tyzzer é limitada a potros entre 7 e 42 dias de idade (idade média de 20 dias).[176-178] Os sinais clínicos geralmente são inespecíficos e incluem perda do reflexo de sucção, depressão com progressão a decúbito, febre, taquipneia, taquicardia, icterícia, formação de petéquias, diarreia, desidratação, choque, convulsões e coma.[176-182] Muitas vezes os potros, especialmente os mais jovens, são encontrados mortos sem sinais premonitórios.

Epidemiologia e patogênese. Acredita-se que *C. piliforme* seja comum no ambiente, mas, como seu cultivo é difícil, pouco se sabe sobre a epidemiologia e a patogênese da doença. Os surtos de doença de Tyzzer são esporádicos; assim, não se acredita que a doença seja contagiosa.[178] A incidência geral afeta, provavelmente, menos de 0,1% dos potros por ano.[178] Vários casos foram relatados em algumas fazendas e o aumento da contaminação ambiental e da colonização bacteriana das éguas são possíveis e aumentam a transmissão fecal-oral.[178] Não se acredita que haja predisposição racial ou sexual. O risco relativo da doença parece ser maior nos últimos meses da temporada de parto.[178] A doença foi relatada nos EUA, Canadá, África do Sul, Inglaterra e Austrália.[176-182] Camundongos com doença de Tyzzer são infectados por via oral no período perinatal e os sinais clínicos e morte ocorrem entre 6 e 44 dias de idade.[178] *C. piliforme* é excretado nas fezes de cavalos clinicamente saudáveis e pode sobreviver no solo por pelo menos 1 ano.[177,178] Os potros são infectados pela ingestão de fezes contaminadas em suas mães ou solo contaminado.[178] As bactérias se replicam no epitélio intestinal e chegam ao fígado e ao coração por meio dos vasos linfáticos e sanguíneos.[178] Em roedores e coelhos, a administração de corticosteroides ou sulfonamidas pode induzir a doença ativa.[177] A existência de anticorpos contra os flagelos de *C. piliforme* no soro de cavalos saudáveis sugere que a exposição ao patógeno não é incomum.[183]

C. piliforme causa hepatite multifocal aguda, miocardite e enterite.[178] Macroscopicamente, o fígado apresenta aumento de volume e focos brancos de 1 a 5 mm espalhados por todo o parênquima. Os tecidos são ictéricos e hemorragias petequiais são observadas em muitos tecidos. Microscopicamente, os focos são áreas de necrose coagulativa associada a um infiltrado inflamatório composto por neutrófilos, macrófagos e linfócitos. Os microrganismos, demonstrados principalmente na periferia das lesões pelas colorações de prata de Warthin-Starry ou Dietrerle, são bacilos longos organizados em feixes. Além da hepatite, o *C. piliforme* pode causar enterocolite, miosite, derrame pleural, congestão e edema pulmonar e necrose ou depleção linfoide.[177,180]

Diagnóstico. O início agudo e os sinais inespecíficos confundem o diagnóstico *ante mortem* da doença de Tyzzer. O estudo hematológico pode revelar hemoconcentração, leucopenia ou leucocitose, desvio para a esquerda e neutrófilos tóxicos.[176-182] Outros achados laboratoriais não específicos são hiperfibrinogenemia, acidose, hiperpotassemia ou hipopotassemia e hipoglicemia profunda.[179,181,182] As concentrações de enzimas hepáticas aumentam, inclusive SDH, GGT, AST, FA e LDH-5.[176-182]

O diagnóstico definitivo é determinado à necropsia pela demonstração do microrganismo intracitoplasmático com colorações de prata ou pela análise por reação em cadeia da polimerase (PCR).[178,182] *C. piliforme* é fastidioso e só pode ser cultivado em tecidos vivos, como ovos embrionados de galinha.[182] A sorologia positiva pode ser uma evidência de suporte à exposição.[183] O diagnóstico diferencial de doença hepática em potros jovens inclui hepatotoxicidade por ferro, EHV-1 perinatal, leptospirose, infecção por *Listeria monocytogenes* ou *Bartonella* spp., outras causas de bacteriemia, atresia do ducto biliar e *shunt* portossistêmico.[184-186]

Tratamento. A doença de Tyzzer é altamente fatal em potros. Em roedores e coelhos, o *C. piliforme* é sensível à penicilina, tetraciclina, eritromicina e estreptomicina. Existem raros relatos de tratamento bem-sucedido de potros com doença de Tyzzer com penicilina, trimetoprima-sulfa e nutrição parenteral parcial.[179,182] O único caso confirmado da doença de Tyzzer (PCR positivo à biopsia hepática) tratado com sucesso foi em um potro que recebeu ampicilina, gentamicina e suporte líquido e nutricional.[182]

Prognóstico e educação do proprietário. A doença de Tyzzer em potros é considerada altamente fatal. Não há qualquer medida preventiva conhecida.

Hepatite necrótica infecciosa

Clostridium novyi de tipo B é a causa de *hepatite necrótica infecciosa*. A doença é mais comum em ovinos e bovinos, mas há casos documentados em cavalos.[84,187-190]

Sinais clínicos. O início da doença pode ocorrer com morte súbita. Os sinais agudos são progressivos, ao longo de 24 a 72 horas, e incluem depressão, relutância de movimentação, febre, icterícia, ataxia, cólica, petéquias, períodos de decúbito, taquicardia e taquipneia.[84,187-190] Alguns cavalos acometidos permanecem em pé até pouco tempo antes da morte.

Epidemiologia e patogênese. Casos relatados de hepatite necrótica infecciosa em cavalos ocorreram em áreas com grande população de ovinos ou adjacências.[84,187-190] Em ovinos e bovinos, a hepatite necrótica infecciosa é decorrente da multiplicação de *C. novyi* em áreas do fígado comprometidas pela migração de *Fasciola hepatica*. A *Fasciola* normalmente não acomete cavalos, mas a migração de qualquer parasita pelo fígado pode predispor ao desenvolvimento de hepatite necrótica infecciosa. Alguns cavalos com hepatite necrótica infecciosa apresentavam infestações parasitárias, embora a migração de parasitas no fígado no momento da necropsia não fosse evidente. Em um caso, o início da doença ocorreu 48 horas após a administração de mebendazol.[84]

A carcaça escurece rapidamente após a morte em decorrência do ingurgitamento dos vasos sanguíneos subcutâneos; por isso, em inglês, a hepatite necrótica infecciosa é chamada *black disease* (literalmente, *doença negra*). Muitas vezes, os achados da necropsia são derrame serossanguinolento no saco pericárdico e nas cavidades torácica e abdominal, icterícia e hemorragias generalizadas e áreas multifocais (1 a 2 mm) de necrose hepática coagulativa. Esfregaços ou cortes histológicos das lesões hepáticas revelam muitos bastonetes gram-positivos.

Diagnóstico. A natureza aguda e inespecífica dessa doença torna improvável o diagnóstico *ante mortem*. As concentrações de enzimas específicas do fígado e de bilirrubina aumentam de forma branda a moderada.[84,187-190] A abdominocentese foi realizada em um cavalo e revelou peritonite serossanguinolenta.[84] O diagnóstico diferencial deve incluir torção do lobo hepático, trombose da veia porta e outras doenças que podem causar infecção e infarto focal. O diagnóstico definitivo é fundamentado na coloração positiva com antissoro específico para *C. novyi* conjugado com fluoresceína ou no isolamento do microrganismo à necropsia.[187-190] Esse isolamento é difícil e requer coleta rápida de amostras de tecidos e condições anaeróbicas.

Tratamento. O tratamento é feito com altas doses de penicilina ou ampicilina, além de cuidados gerais de suporte para insuficiência hepática.

Prognóstico e educação do proprietário. A maioria dos casos relatados de hepatite necrótica infecciosa em cavalos foi fatal.

Outras causas de hepatite bacteriana

A hepatite bacteriana primária é rara em cavalos adultos. A septicemia bacteriana em neonatos pode causar hepatite multifocal, embora os sinais clínicos de insuficiência hepática raramente acompanhem a doença. As endotoxinas bacterianas, liberadas durante infecções gram-negativas agudas fulminantes ou absorvidas pelo trato gastrintestinal após lesão mural, podem causar isquemia hepática de maneira indireta, por meio de alternâncias hemodinâmicas. As células de Kupffer normalmente fagocitam as endotoxinas, mas sua função pode ser temporariamente impedida pelo excesso dessas moléculas no fígado. De modo geral, a *colangioepatite* equina é uma sequela de estase biliar, colelitíase, HAC, neoplasia hepática, pancreatite, parasitismo intestinal, obstrução intestinal e enterite proximal.[81,191-196] Os sinais clínicos são anorexia, cólica, febre e icterícia; a EH pode ser observada se houver fibrose extensa. Dentre as possíveis anomalias laboratoriais estão leucocitose; toxemia; hiperfibrinogenemia; aumento da atividade de SDH, ARG, GGT; aumento da concentração de bilirrubina direta; e evidência de peritonite séptica ou não.[191] O diagnóstico definitivo é fundamentado em achados histopatológicos à biopsia hepática e isolamento bacteriano. Os isolados geralmente são microrganismos entéricos, como *Salmonella* spp., *Escherichia coli*, *Citrobacter*, *Klebsiella*, *Aeromonas*, *Clostridium* e *Acinetobacter* spp.[81,191,193] O tratamento é composto por cuidados gerais de suporte à insuficiência hepática (ver "Tratamento da insuficiência hepática", no início deste capítulo) e pelo menos 4 a 6 semanas de terapia antimicrobiana. A terapia antimicrobiana deve ser baseada em resultados de cultura e sensibilidade. Os antimicrobianos recomendados para tratamento da colangioepatite bacteriana em cavalos são trimetoprima-sulfonamida, ceftiofur, ampicilina ou enrofloxacino em combinação com metronidazol, penicilina e gentamicina e cloranfenicol.[81,191]

Causas virais e bacterianas multissistêmicas de hepatite

Infecção por herpes-vírus equino em potros. Éguas prenhes infectadas com EHV-1 podem abortar no terceiro trimestre ou gerar potros natimortos ou fracos. Alguns potros podem parecer normais ao nascimento, mas desenvolvem sinais clínicos de desconforto respiratório, icterícia, febre e depressão grave.[196,197] A septicemia bacteriana secundária é comum. Apesar da necrose hepática profunda em potros positivos para o herpes-vírus, as atividades enzimáticas séricas não foram significativamente diferentes dos potros prematuros ou com septicemia.[197] As lesões patológicas de fetos abortados ou potros neonatos são semelhantes e incluem congestão pulmonar grave, pneumonite, bronquiolite, doença da membrana hialina e necrose hepatocelular coagulativa intralobular.[196,197] Inclusões acidófilas intranucleares são observadas nos hepatócitos e no epitélio biliar. Cuidados gerais de suporte e administração profilática de antimicrobianos de amplo espectro são indicados. O prognóstico é reservado a ruim. A maioria dos potros acometidos morre poucos dias após o nascimento. A vacinação de éguas prenhes tem eficácia preventiva apenas parcial.

Anemia infecciosa equina. O microrganismo causador da anemia infecciosa equina é um retrovírus com tropismo para fagócitos mononucleares.[198] Embora febre cíclica, anemia, icterícia, edema e perda de peso sejam as manifestações sistêmicas da doença, as células de Kupffer no fígado são importante local de infecção. A icterícia é provocada pela maior destruição de hemácias, bem como por necrose hepática aguda.

Arterite viral equina. Essa doença é causada por um membro da família Arteriviridae e, clinicamente, causa depressão, febre, infecção aguda do trato respiratório superior, aborto, petéquias e edema. Após ingestão ou inalação, a septicemia viral provoca lesões vasculares. Sinais clínicos evidentes de doença hepática são raros, mas as lesões vasculares no fígado podem causar icterícia.[199]

Hepatopatia de células gigantes. Uma doença semelhante à hepatite neonatal humana foi relatada em fetos abortados no meio da gestação.[200] Histologicamente, há desorganização dos cordões hepáticos, necrose multifocal, infiltrado brando de células mononucleares e grande sincício de hepatócitos com 8 a 10 núcleos. Sua causa em equinos e seres humanos é desconhecida, mas a hepatopatia de células gigantes pode ser o resultado de infecções virais ou bacterianas, inclusive leptospirose.[200]

Hepatite parasitária

A infestação parasitária pode causar doença hepática focal, mas raramente insuficiência hepática evidente. Após a ingestão, como ovos embrionados, as larvas de *Parascaris equorum* eclodem no intestino delgado e depois migram para o fígado e os pulmões. Essas larvas podem causar fibrose hepática focal ou difusa.[113] A migração de *Strongylus edentatus* ou *S. equinus* pelas veias portas pode causar hepatite focal, hemorragia subcapsular e edema, seguidos por fibrose parenquimatosa focal e depósitos de fibrina capsular.[113] Os infartos hepáticos focais podem ser secundários aos êmbolos trombóticos devido à migração de *S. vulgaris* nas artérias mesentéricas. *Heterobilharzia americana* causa uma imagem notável do fígado em céu estrelado no exame ultrassonográfico, mas os cavalos não apresentam sinais de doença hepática.[201] Esquizontes protozoários consistentes com *Sarcocystis* spp., além de *S. neurona*, foram relatados no exame necroscópico do fígado de um cavalo com osteomielite bacteriana concomitante, um tumor de plasmócitos da maxila e salmonelose hepática.[202] O cestódio canino *Echinococcus granulosa* pode formar cistos hidáticos (larvais) no fígado, o que geralmente é um achado incidental.[203,204]

Granulomas fibróticos foram encontrados no fígado, serosa intestinal e diafragmática e pulmão de vários cavalos submetidos à necropsia.[205] Os granulomas consistiam em tecido fibroso denso em torno de um centro necrótico, laminado e mineralizado. A periferia do granuloma continha uma pequena borda de células inflamatórias. A arquitetura típica dos granulomas, combinada à descoberta de uma casca de ovo residual típica de *Schistosoma* (um trematódeo) em um cavalo, levou à conclusão de que os granulomas foram causados por esquistossomose crônica. Embora os granulomas tenham sido considerados achados incidentais de origem indeterminada na maioria dos cavalos, causaram insuficiência hepática em um animal.

Hepatopatia tóxica

Numerosos produtos químicos, fármacos, micotoxinas e toxinas vegetais são hepatotóxicos, mas apenas ocasionalmente causam insuficiência hepática em cavalos. De modo geral, os sinais clínicos e exames laboratoriais de rotina não distinguem essas toxinas; assim, o diagnóstico depende, em grande parte, da exclusão de outras causas, do histórico de exposição e, em alguns casos, da documentação da toxina no sangue ou no fígado. Algumas substâncias causam alterações gordurosas, microvacuolização citoplasmática, necrose, infiltração inflamatória branda e fibrose, principalmente no sítio centrolobular, onde a tensão de oxigênio é menor. Outras substâncias causam as mesmas lesões na região periporta, a primeira área de exposição. Algumas substâncias são diretamente hepatotóxicas, enquanto outras são submetidas à biotransformação pelo fígado para formação de metabólitos tóxicos.

Plantas hepatotóxicas. As plantas mais conhecidas por causar doença hepática em cavalos são aquelas que contêm alcaloides pirrolizidínicos. Embora a intoxicação por alcaloide pirrolizidínico possa causar necrose hepática aguda, geralmente provoca fibrose hepática (e é discutida como uma entidade separada em "Doenças Hepáticas Crônicas", mais adiante, neste capítulo). Outras plantas relatadas como causadoras de necrose hepática em cavalos na América do Norte são capim-azul (*Panicum coloratum*, *P. dichotomiflorum*, *P. virgatum*), lantana, agave (*Agave lechuguilla*), trevo (*Trifolium hybridum*), alecrim-do-campo (*Lippia* spp.), *Helenium* spp., cianobactérias (*Microcystis* e *Nodularia* spp.), tremoceiro (*Lupine* spp.), azevém e alguns cogumelos venenosos (*Amanita* e *Galerina* spp.).[149]

Hepatotoxinas químicas. Os cavalos raramente são expostos a produtos químicos hepatotóxicos em quantidades suficientes para induzir insuficiência hepática. Os possíveis produtos químicos hepatotóxicos são arsênico (pesticida), tetracloreto de carbono (fumigante), hidrocarbonetos clorados (inseticida), dissulfeto de carbono (larvicida), pentaclorofenóis (conservantes de madeira, herbicidas, fungicidas), fenol (desinfetante, conservante de madeira), fósforo (fertilizante), bifenil polibromado (retardador de chama) e paraquat (herbicida).[113] O gás fosfina, associado ao consumo de ração granulada tratada com fosfeto de alumínio, também causou insuficiência hepática em um grupo de cavalos.[206] Todas as alternativas acima causam necrose centrolobular, exceto o fósforo, que causa, principalmente, alterações periportais.

Fármacos. Os agentes farmacêuticos podem ter ampla gama de efeitos no fígado, dependendo do tipo, dose, frequência, duração e via de administração do medicamento; idade do animal; dieta e tratamento concorrente.[207] A lesão hepática pode ser aguda ou crônica, colestática, zonal, vascular ou mediada por hipersensibilidade. Certos medicamentos alteram a permeabilidade hepatocelular sem lesão visível ou perda de função.

Substâncias que são intrinsecamente hepatotóxicas reproduzíveis causam necrose hepatocelular.[37,113] Exemplos de substâncias hepatotóxicas intrínsecas que causam necrose centrolobular zonal são dissulfeto de carbono e tetracloreto de carbono.[113] Essas substâncias causam lesões hepatocelulares dose-dependentes e a intoxicação geralmente provoca insuficiência hepática. Os esteroides anabolizantes causam colestase com pouca ou nenhuma evidência de lesão ou inflamação hepática, o que provoca icterícia branda, que é completa e rapidamente reversível com a interrupção do tratamento.[37,207] Em raras ocasiões, os fenotiazínicos e antibióticos macrolídios causam lesão colestática, que é acompanhada por necrose hepatocelular significativa e inflamação periporta.[37] O imidocarb pode causar doença hepática grave em burros, mas parece não fazê-lo em cavalos.[208] De modo geral, a recuperação é esperada após a interrupção do tratamento. Alguns medicamentos, como a tetraciclina, causam infiltração gordurosa do fígado, mas raramente provocam disfunção hepática.

A hepatotoxicidade idiossincrática foi relatada após a administração de eritromicina, rifampicina, tetraciclina, isoniazida, halotano, fluotano, fenotiazínicos, dantroleno, diazepam, sulfonamidas, fenobarbital, fenitoína e ácido acetilsalicílico.[37,113,149] A lesão varia de hepatite focal branda a necrose grave. Uma hepatopatia tóxica grave foi descrita em potros lactentes com *Rhodococcus equi* em tratamento com rifampicina e doxiciclina.[209] A hepatopatia idiossincrática tem baixa incidência, não está associada à dose e geralmente desaparece com a interrupção do tratamento. A insuficiência hepática progressiva é rara. Algumas hepatopatias idiossincráticas por medicamentos podem ter patogênese semelhante à alergia a fármacos; outras podem estar relacionadas com as propriedades de biotransformação do fígado. A lesão hepática pode ocorrer se, por exemplo, um indivíduo apresenta maior biotransformação de determinado medicamento e seu metabólito é mais citotóxico do que a substância original inalterada.

Por fim, alguns medicamentos induzem o aumento das atividades de enzimas hepáticas ou alteram a permeabilidade hepatocelular, mas não causam danos hepáticos significativos ou sinais clínicos. Exemplos são anti-helmínticos benzimidazólicos, fenobarbital, fenilbutazona e corticosteroides. Em comparação a humanos e cães, os corticosteroides parecem menos propensos a causar hepatopatia em equinos; no entanto, um relato descreve a hepatopatia por corticosteroides em um cavalo que recebeu dose excessiva de triancinolona para tratamento de prurido.[210] Três semanas após a administração, o cavalo apresentou perda de massa muscular, depressão, polidipsia e laminite. Neutrofilia madura, linfopenia, hiperglicemia, aumento das atividades séricas de AST e GGT e vacuolização hepatocelular multizonal foram relatados.

Intoxicação por ferro. A hepatopatia tóxica aguda e fatal foi relatada em inúmeros potros recém-nascidos que receberam um inóculo microbiano oral.[211] A síndrome é reprodutível pela administração de *fumarato ferroso* por via oral antes do oferecimento do colostro.[211] A incidência de insuficiência hepática foi maior quando os potros receberam o inóculo antes da amamentação. O colostro contém vitamina E em abundância e cofatores essenciais à formação de glutationa. A glutationa protege contra os danos causados por radicais livres, um mecanismo proposto para a intoxicação por ferro. Portanto, é provável que os potros tratados com suplementos à base de ferro antes da ingestão do colostro sejam mais suscetíveis à intoxicação pelo metal.[211] A intoxicação é exacerbada por altas concentrações séricas de ferro e alta porcentagem de saturação de transferrina em potros durante as primeiras 24 horas de vida. A suplementação de ferro durante esse período provoca excesso do metal livre e aumenta o risco de hepatotoxicidade fatal.

Os sinais clínicos são EH, icterícia e morte súbita. As anomalias laboratoriais são aumento dos níveis sanguíneos de bilirrubina, SDH, GGT e amônia; redução da razão BCAA-AAA; hipoglicemia; e prolongamento de TP.[211] À necropsia, o fígado era anormalmente pequeno; o estudo histológico revelou necrose hepática grave com retículos cheios de sangue. Alguns fígados apresentavam hiperplasia biliar branda e fibrose periporta. Dois achados interessantes do infeliz surto foram a ocorrência de fibrose periporta e existência de células de Alzheimer do tipo 2 no cérebro em até 48 horas após a administração da toxina.[212] A terapia de suporte pode prolongar a vida, mas a maioria dos potros com hepatotoxicose por ferro e sinais clínicos morre. Outra insuficiência hepática menos bem compreendida, talvez associada à sobrecarga de ferro, foi observada em potros com isoeritrólise neonatal que precisaram de uma ou mais transfusões de sangue.[213] Os potros acometidos podem apresentar doença hepática progressiva (aumento das enzimas hepáticas) poucos dias depois de receberem uma ou mais transfusões e têm insuficiência hepática 5 dias a 3 meses após a transfusão. As lesões histológicas no fígado consistem em necrose hepatocelular com proliferação biliar extensa. Um experimento para reprodução da doença, com administração de múltiplas transfusões de sangue a potros jovens e saudáveis, não teve êxito, sugerindo que uma combinação de hipoxia da isoeritrólise neonatal e ferro das hemácias transfundidas pode ser responsável pela doença hepática.[214]

Os cavalos adultos parecem ser menos suscetíveis à intoxicação por ferro do que muitas outras espécies. Em um estudo, os pôneis alimentados com 50 mg/kg de sulfato ferroso por 8 semanas (o requerimento determinado pelo National Research Council [NRC] é de 1 a 2 mg/kg de peso corpóreo) não apresentavam sinais clínicos ou lesões histopatológicas no fígado, mas as concentrações hepática e sérica do metal e a porcentagem de saturação de transferrina tinham aumentado.[215] No entanto, casos raros de hemocromatose foram relatados.[216,217] A hemocromatose é caracterizada por lesão e disfunção tecidual causadas pela deposição de hemossiderina nas células do parênquima.[216] A hemocromatose foi diagnosticada em três cavalos adultos por histopatologia e uso de coloração azul da Prússia, que detecta a deposição de ferro (pigmento hemossiderina).[216] O excesso de ferro na dieta não era aparente. Todos os três cavalos tinham sinais e evidências laboratoriais de doença hepática. A concentração sérica de ferro era normal e não havia evidência de saturação do sistema de transporte de ferro no soro. A hemocromatose foi acompanhada por hiperplasia do ducto biliar e fibrose hepática. Todos os três cavalos morreram ou foram sacrificados por causa da deterioração. A hemocromatose foi diagnosticada em um pônei que recebeu cerca de 4 vezes a quantidade diária recomendada de ferro.[217] O diagnóstico foi confirmado por histopatologia (fibrose periporta grave, hemossiderose, hiperplasia biliar) e aumento das concentrações séricas e hepáticas de ferro. *Hemossiderose* é o termo usado para descrever depósitos de ferro nas células de Kupffer e hepatócitos sem destruição do parênquima hepático e é um achado comum durante o exame histológico do fígado equino normal, em grande parte em decorrência de fagocitose do heme de hemácias rompidas. Os dois processos são mais frequentes na região periporta do fígado.[26]

Micotoxinas. A alimentação de cavalos com grãos suficientemente contaminados com *Fusarium* causa a doença clássica leucoencefalomalacia. A micotoxina também pode causar hepatopatia concomitante com elevações acentuadas de AST, GGT e bilirrubina. As lesões no fígado são vacuolização de hepatócitos com alteração xantomatosa centrolobular, necrose de hepatócitos, infiltrado mononuclear brando, proliferação branda do ducto biliar e fibrose periporta.[218,219] Ao contrário dos suínos e de outras espécies, a insuficiência hepática causada por aflatoxinas em cavalos é rara. Isso pode estar associado a diferenças em parte da atividade hepática de P450, responsável pelo metabolismo de aflatoxina.[220] Esse achado sugeriu que os cavalos apresentam glutationa *S*-transferase associada ao microssoma com capacidade de colapso da conjugação GSH da aflatoxina reativa e tóxica B_1, B_8 e B_9-epóxido.

A administração experimental de aflatoxina B_1 em pôneis produziu respostas variáveis, de doença nula ou mínima (elevação de enzimas hepáticas, mas sem sinais clínicos) a doenças graves e morte.[221-223] A exposição prévia à micotoxina AFB, que afeta o metabolismo hepático em uma exposição subsequente, e sua duração antes dos estudos podem explicar os diferentes resultados.[224] O órgão-alvo equino, como em outras espécies animais, é o fígado, e os cavalos com aflatoxicose apresentam inapetência, depressão, febre, tremor, ataxia e tosse. Os achados à necropsia são a coloração marrom-amarelada do fígado com necrose centrolobular, icterícia, hemorragia, exsudato traqueal e urina marrom.[222]

Obstrução biliar aguda

A obstrução aguda do ducto biliar comum causa icterícia e dor abdominal. A oclusão biliar aguda pode ser secundária à colelitíase (ver "Colelitíase", adiante) ou ao deslocamento do cólon. Icterícia intensa, cólica e aumento dos níveis de bilirrubina direta (acima de 85,5 μmol/ℓ ou 5 mg/dℓ), GGT (acima de 400 U/ℓ) e ácidos biliares (acima de 150 μmol/ℓ) foram relatados em dois cavalos com deslocamentos agudos do cólon.[225] Essas anomalias diminuíram rapidamente após a correção cirúrgica do deslocamento de cólon. Em um estudo, 49% dos cavalos com deslocamento do cólon dorsal direito apresentaram aumento das concentrações de GGT, em comparação a 2% dos cavalos com deslocamento do cólon dorsal esquerdo.[114] A torção do lobo esquerdo do fígado foi a causa de cólica aguda, congestão hepática, necrose e hepatite focal em um Árabe castrado de 14 anos de idade.[226] A ressecção do lobo acometido levou à recuperação completa. Outras causas mecânicas de obstrução biliar são neoplasia hepática, pancreatite e ulcerações duodenais em potros que ocorrem na abertura do ducto biliar ou na região imediatamente caudal a ela.[116]

Hiperlipemia e lipidose hepática

A *hiperlipemia*, uma síndrome definida como concentração sérica de triglicerídios acima de 500 mg/dℓ e alteração da cor do plasma ou soro (lipemia), ocorre principalmente em pôneis, cavalos em miniatura e burros e pode levar à infiltração gordurosa do fígado, que frequentemente é acompanhada por sinais de doença hepática e prognóstico reservado.[227] O termo *hiperlipidemia* se refere a um aumento na concentração sérica de triglicerídios (geralmente abaixo de 500 mg/dℓ), sem alteração macroscópica da cor do sangue ou infiltração gordurosa do fígado. Obesidade, estresse, incapacidade de atender às demandas metabólicas de energia e desequilíbrio hormonal são os principais fatores precipitantes da hiperlipemia.[227-233]

Epidemiologia e sinais clínicos. Os pôneis (especialmente os pôneis de Shetland e as fêmeas), os cavalos em miniatura e os burros (especialmente aqueles em miniatura ou idosos) são mais suscetíveis à hiperlipemia. Raramente outras raças, como Quarto de Milha, Paso Fino e Tennessee Walking Horse, podem ser afetadas, assim como uma baixa porcentagem de cavalos com doença de Cushing. Os pôneis afetados geralmente são obesos, têm um histórico recente de estresse ou perda de peso e estão no final da gestação ou no início da lactação durante os meses de inverno.[88] As fêmeas são mais comumente acometidas porque o final da gestação e a lactação parecem ser fatores de risco significativos para o desenvolvimento da doença. O distúrbio parece ser comum em burros mais velhos, o que pode ser um reflexo da doença de Cushing concomitante ou de problemas dentários nesses animais.[234] Em cavalos em miniatura e burros, a hiperlipemia pode ocorrer em qualquer idade e tende a se desenvolver como uma sequela de uma doença primária subjacente com vários dias de duração. As doenças primárias mais comumente relatadas que predispõem cavalos em miniatura à hiperlipemia são enterocolite, endotoxemia, parasitismo, disfunção hipofisária, azotemia e septicemia neonatal.[232,233] Os sinais clínicos de hiperlipemia geralmente são agudos e incluem icterícia, anorexia, fraqueza, depressão grave, ataxia, fraqueza muscular, decúbito, diarreia, cólica branda, febre e edema dependente.[88,228-230] Em casos graves, os sinais clínicos de insuficiência hepática podem prevalecer (ver "Sinais clínicos de insuficiência hepática", anteriormente, neste capítulo). A morte súbita pode ocorrer em decorrência de ruptura hepática.[229] Os sinais de doença primária predisponente em cavalos em miniatura podem ofuscar os sinais de hiperlipemia.

Patogênese. O fígado desempenha papel único na homeostase energética (ver "Fisiologia"), especialmente em grandes animais, em que os ácidos graxos voláteis, e não a glicose, são importante fonte de energia. A glicose é fabricada principalmente no fígado, a partir de ácidos graxos e aminoácidos, e é armazenada como glicogênio para uso futuro. Em caso de menor ingestão ou aumento das demandas de energia, as reservas de glicogênio se esgotam e a principal fonte de energia é a oxidação dos ácidos graxos. A obesidade predispõe à hiperlipemia por ser associada a reservas excessivas de ácidos graxos no tecido adiposo, que podem ser mobilizados de maneira rápida e imediata. A mobilização de ácidos graxos geralmente é desencadeada por estresse ou incapacidade de manutenção da homeostase energética. Doenças primárias concomitantes ou subjacentes, como enterocolite, azotemia, infecção, parasitismo ou neoplasia, bem como qualquer evento estressante, como transporte ou desmame, podem precipitar a mobilização de ácidos graxos. O estresse aumenta a liberação de catecolaminas e glicocorticoides, que estimulam a liberação de ácidos graxos do tecido adiposo. O balanço energético negativo, como no final da gestação, início da lactação, inanição ou secundário à anorexia induzida por alguma outra doença primária, exacerba a hiperlipemia, promovendo ainda mais a mobilização de ácidos graxos.

A lipólise de triglicerídios do tecido adiposo leva à liberação de ácidos graxos livres, ácidos graxos não esterificados e glicerol no sangue. Glicerídeos, ácidos graxos ligados à albumina e ácidos graxos não esterificados são transportados para o fígado, onde os glicerídeos são convertidos em glicose. No fígado, os ácidos graxos livres podem ser oxidados em acetil-CoA e usados no ciclo do ácido tricarboxílico para produção de ATP, ressintetizados em triglicerídios e armazenados ou usados para produção de triglicerídios que são liberados no sangue sinusoidal como VLDLs (ver Figura 13.3). Os pôneis com hiperlipemia têm VLDLs de diâmetro maior, com maiores concentrações de triglicerídios que os pôneis normais.[235,236] Assim, a hiperlipemia em pôneis e cavalos em miniatura é decorrente da síntese hepática eficiente e excessiva de triglicerídios a partir de ácidos graxos livres mobilizados, com secreção subsequente de VLDL carregados de triglicerídios no sangue. A lipase lipoproteína endotelial é a enzima limitadora de taxa responsável pela devolução de VLDL do sangue para o tecido adiposo. Em pôneis hiperlipêmicos, a atividade da lipase lipoproteína não é prejudicada e, de fato, aumenta várias vezes.[235] Portanto, a superprodução de VLDL pelo fígado, e não o comprometimento de sua remoção, é o principal responsável pela hiperlipidemia em pôneis.[235,236]

Se o suprimento de oxaloacetato for limitado quando os ácidos graxos livres forem mobilizados para o fígado, a acetil-CoA é removida do ciclo do ácido tricarboxílico e usada para formação de corpos cetônicos. Como o fígado equino é bastante eficiente na síntese de triglicerídios, a cetose é menos comum do que em outras espécies.[231] No entanto, haverá lipidose hepática se a mobilização de ácidos graxos e a síntese de triglicerídios excederem a oxidação e a secreção de VLDL. A infiltração de gordura altera a função hepática e quantidades excessivas de gordura no fígado podem causar insuficiência e até ruptura hepática.[229]

Fatores hormonais podem contribuir para o desenvolvimento de hiperlipemia e lipidose hepática. A insulina normalmente impede o desenvolvimento de hiperlipemia por inibição da lipase sensível ao hormônio tecidual, a enzima responsável pela lipólise do tecido adiposo. A insulina também reduz o desenvolvimento de hiperlipemia, estimulando a gliconeogênese no fígado e ativando a lipase lipoproteína, a enzima responsável pela captação de VLDL pelo tecido adiposo. Apesar dos níveis normais de insulina, os pôneis parecem ter insensibilidade tecidual à insulina em comparação aos cavalos.[229] Em burros, o jejum reduz a sensibilidade do tecido à insulina.[237] Glicocorticoides, catecolaminas, hormônio adrenocorticotrófico, hormônio tireoestimulante, hormônio do crescimento, hormônio antidiurético e progesterona podem contribuir para o desenvolvimento da hiperlipemia por oposição às ações biológicas da insulina (ver Figura 13.3). Isso pode ser responsável pela alta incidência de hiperlipemia durante períodos de aumento dos níveis de cortisol (estresse, adenoma hipofisário, gestação tardia) e progesterona (gestação). Nos pôneis, a norepinefrina estimula linearmente a liberação de ácidos graxos livres do tecido adiposo, um efeito não observado em cavalos.[238] Considerando os efeitos únicos da insulina e das catecolaminas no metabolismo da gordura em pôneis, não surpreende que esses animais sejam mais suscetíveis que os cavalos ao desenvolvimento de hiperlipemia.

A trombose vascular pode ser secundária à hiperlipemia e embolia gordurosa e observada nos pulmões, rins, cérebro e vasos subcutâneos. A trombose subcutânea causa edema dependente. Às vezes, nefrose renal e pancreatite necrótica são observadas.[88,229] A doença renal provavelmente é uma sequela de trombose oclusiva. A causa exata da pancreatite não é conhecida; no entanto, a hiperlipemia precede a pancreatite na síndrome de hiperlipemia e lipidose hepática equina. Os pesquisadores acreditam que o excesso de lipídios depositado no pâncreas e ao seu redor é posteriormente hidrolisado pela lipase pancreática e liberado como ácidos graxos livres. Os ácidos graxos livres (não ligados à albumina) são citotóxicos; ao exceder a capacidade de ligação à albumina, há desenvolvimento de lesão vascular pancreática.[239]

A azotemia inibe a remoção de lipídios no sangue por inibição da lipase lipoproteína. O grau de hiperlipidemia está diretamente correlacionado ao grau de azotemia.[122] Quase metade dos cavalos em Miniatura com hiperlipemia apresentam azotemia.[232,233] Em comparação a pôneis e cavalos em Miniatura, a hiperlipemia é rara em cavalos, exceto naqueles com doença de Cushing; nesses animais, porém, a hiperlipemia não causa a lipidose hepática fulminante observada em pôneis, equinos em miniatura e burros.[240] Aumentos marcantes na concentração sérica de triglicerídios sem hiperlipemia podem ser observados em cavalos com anorexia, especialmente naqueles com doenças graves.[227]

Pequenos aumentos nos níveis de triglicerídios (menos de 500 mg/dℓ) podem ser observados durante a azotemia.[122,230] Esses casos podem ser acompanhados por lipidose hepática branda, mas não há hiperlipidemia, que raramente provoca doença clínica reconhecível.

Diagnóstico. A hiperlipemia deve ser considerada no diagnóstico diferencial de qualquer pônei, burro ou cavalo em miniatura obeso com sinais clínicos de depressão grave, anorexia, ataxia e icterícia. O nível normal de triglicerídios em cavalos e pôneis deve ser inferior a 85 mg/dℓ, mas pode ser de até 290 mg/dℓ em alguns burros clinicamente saudáveis, e de até 250 mg/dℓ em algumas pôneis gestantes sadias.[236] Na hiperlipemia, o sangue parece opalescente ao exame macroscópico (Figura 13.8) e as concentrações de todos os lipídios são aumentadas, especialmente triglicerídios (acima de 500 mg/dℓ), ácidos graxos não esterificados e VLDLs. Evidências laboratoriais de doença hepática podem incluir aumento da atividade sérica de SDH e GGT; aumento das concentrações séricas de ácidos biliares, bilirrubina e amônia; e diminuição de glicose, ureia e albumina.[228]

Em cavalos em Miniatura hiperlipêmicos, apenas cerca de metade dos pacientes apresenta comprometimento hepático significativo.[232] A meia-vida de BSP é prolongada. As provas de tolerância à glicose por via oral e IV podem revelar intolerância à glicose em decorrência de insensibilidade à insulina. A acidose metabólica é frequente e deve-se suspeitar de cetoacidose se o hiato aniônico estiver aumentado. A lipemia pode aumentar falsamente os valores da creatinina sérica e interferir na determinação precisa de outros parâmetros bioquímicos. O diagnóstico definitivo de lipidose hepática é confirmado pela demonstração simultânea de aumento das concentrações sanguíneas de lipídios, evidências laboratoriais de disfunção hepática e achados ultrassonográficos ou histopatológicos de infiltração gordurosa no fígado (Figura 13.9). As concentrações séricas de creatinina e eletrólitos devem ser determinadas como um complemento à terapia. Devido à incidência de hiperlipemia em cavalos em Miniatura e burros doentes, o monitoramento dos níveis de triglicerídios no sangue facilita o reconhecimento precoce da doença nesses pacientes.

Os achados à necropsia nos pôneis afetados são alteração gordurosa generalizada no fígado, músculo esquelético, rim, córtex adrenal e miocárdio.[88,229] O fígado e os rins estão aumentados, amarelos, friáveis e gordurosos. Um relato sugeriu que um a cada cinco pôneis com lipidose hepática apresentam ruptura do fígado.[229] Microscopicamente, os hepatócitos estão ingurgitados de lipídios. O núcleo frequentemente é deslocado e necrose hepatocelular pode ser observada.

Tratamento. Os principais objetivos no tratamento da hiperlipemia e lipidose hepática são:

1. Tratamento da insuficiência hepática, inclusive da encefalopatia hepática.
2. Melhora da ingestão e equilíbrio de energia.
3. Eliminação do estresse ou tratamento de doenças concomitantes.
4. Inibição da mobilização de gordura do tecido adiposo.
5. Aumento da captação de triglicerídios pelos tecidos periféricos.

O tratamento da insuficiência hepática é discutido em outro local (ver "Tratamento da insuficiência hepática", no início deste capítulo). O consumo de concentrado de carboidratos, como grãos revestidos com melaço e pasto ou feno de alta qualidade, deve ser incentivado. Os pôneis com anorexia devem receber 5% de dextrose em infusão contínua a uma taxa de 2 mℓ/kg por hora e a nutrição enteral deve ser tentada. NutriFoal®, NutriPrime® (KenVet, Ashland, OH, EUA) e Osmolyte HN® (Ross Laboratory, Columbus, OH, EUA) foram utilizados com sucesso como fontes de nutrição enteral em cavalos em Miniatura com hiperlipemia.[232] As rações sem gordura foram bem-sucedidas quando administradas por sonda nasogástrica no tratamento de pôneis com hiperlipemia.[241] De modo geral, usam glicose como fonte de carboidratos e são misturadas a caseína e alfafa como fontes de proteína; é provável que a ingestão combinada de carboidratos e proteínas seja ideal. Durante o uso de produtos comerciais de nutrição enteral, um suplemento de gordura com triglicerídios de cadeias curtas ou médias é preferido para alimentação enteral forçada.[232]

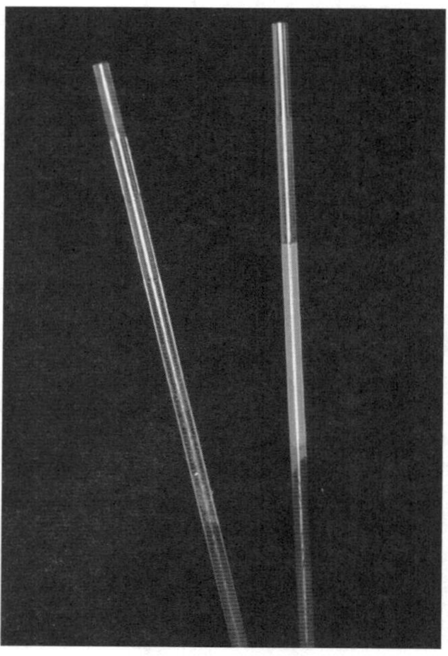

Figura 13.8 Hiperlipemia. O microtubo de hematócrito à direita é de um cavalo em Miniatura com hiperlipemia. O microtubo de hematócrito à esquerda é de um cavalo sadio.

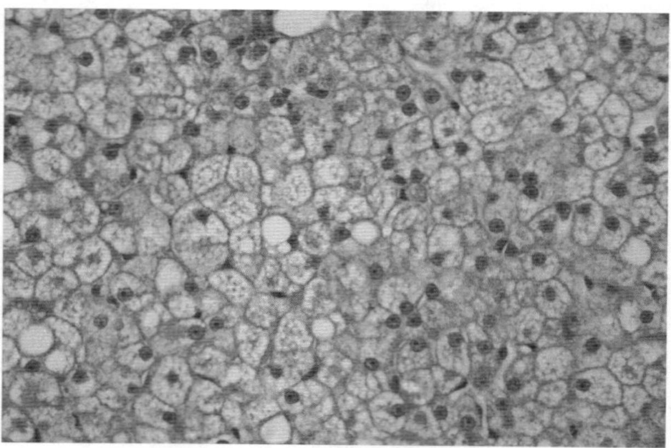

Figura 13.9 Histopatologia do fígado: esteatose hepática.

Se a nutrição enteral não for possível, a nutrição parenteral parcial deve ser fornecida com volumes iguais de 50% de dextrose e 8,5% de aminoácidos.[232,242] O monitoramento cuidadoso da glicemia é obrigatório, porque alguns pôneis têm intolerância à glicose (e sua administração excessiva piora a acidose e induz a hipopotassemia). O desmame de potros em aleitamento pode ajudar a reduzir o estresse e a demanda de energia imposta às éguas em lactação. As doenças concomitantes, como parasitismo, infecção crônica e doença musculoesquelética, devem ser adequadamente tratadas com anti-helmínticos, antimicrobianos e anti-inflamatórios ou analgésicos, respectivamente.

Além de fornecer energia imediata, a glicose estimula a liberação de insulina. A administração simultânea de carboidratos e insulina tem sido usada com sucesso no tratamento da hiperlipemia em pôneis.[228,243] O seguinte esquema foi sugerido em um pônei de 200 kg.[243] No dia 1, o paciente recebe 30 UI de insulina protamina zinco por via intramuscular e 100 g de glicose por via oral (ambas 2 vezes ao dia). No dia 2, o paciente recebe 15 UI de insulina por via intramuscular, 2 vezes ao dia, e 100 g de galactose uma vez. A galactose é lentamente convertida em glicose; assim, a produção de ácido láctico é minimizada. Esse esquema pode ser continuado por 3 dias. Outros esquemas de administração de insulina também são relatados.[227] A glicemia e as concentrações de insulina no sangue devem ser monitoradas com cuidado. O tratamento com insulina pode não diminuir os níveis de triglicerídios, mas pode ajudar a controlar a hiperglicemia durante a nutrição parenteral parcial.[232] O ácido nicotínico, que atua como inibidor da lipase sensível ao hormônio, tem sido usado em bovinos com lipidose hepática, mas não foi avaliado em pôneis com a doença.

A heparina potencializa a atividade da lipase lipoproteína e pode aumentar a remoção de triglicerídios do sangue. No entanto, como a atividade da lipase lipoproteína já é máxima nos pôneis acometidos, não se sabe se a heparina é realmente benéfica ou não.[236] As doses recomendadas variam entre 40 e 250 UI/kg 2 vezes/dia.[228,243] Devido ao risco de hemorragia, a heparina deve ser usada com cuidado e monitorada por exames hemostáticos diários. Em caso de azotemia, acidose e anomalias eletrolíticas, a fluidoterapia adequada deve ser instituída.

É improvável que agentes lipotrópicos, como colina e metionina, sejam úteis em cavalos com hiperlipemia, porque a síntese e liberação de triglicerídios no fígado geralmente são suficientes.

Prognóstico e educação do proprietário. O prognóstico da hiperlipemia em equinos é relatado como ruim, mas é variável, dependendo da correção rápida e bem-sucedida das causas predisponentes e da capacidade de suporte nutricional adequado (entérico e/ou parenteral). Em alguns estudos, a mortalidade é estimada em 60 a 100% dos pôneis afetados.[228,229] A taxa de sobrevida é declaradamente melhor em cavalos em miniatura e a morte geralmente é causada por doença subjacente, e não por insuficiência hepática.[232,233] A maioria dos cavalos em Miniatura com níveis de triglicerídios no sangue abaixo de 1.200 mg/dℓ sobrevive.[233] O prognóstico não deve ser fundamentado no nível sérico de triglicerídios ou nas elevações das concentrações de enzimas hepáticas.[116]

A prevenção da lipidose hepática gira em torno da identificação de equinos "suscetíveis", em especial éguas pôneis gestantes ou em lactação, pôneis e burros obesos ou idosos e cavalos em miniatura com diarreia e outros distúrbios predisponentes. Os burros com alguma mudança em seu *status* social, como a perda de um companheiro, devem ser considerados mais suscetíveis ao desenvolvimento da doença. A ingestão calórica adequada é importante nas éguas no final da gestação e no início da lactação.[242] Como medida preventiva, a gordura pode ser oferecida para aumentar a densidade calórica; a alimentação de pôneis saudáveis aumenta a lipase lipoproteína e diminui os triglicerídios circulantes.[244] Isso não é recomendado em equinos "suscetíveis" que já têm hiperlipidemia. A análise periódica da pontuação de condições corpóreas e dos níveis de triglicerídios e ácidos graxos livres nos equinos "suscetíveis" pode auxiliar a identificação de anomalias metabólicas antes do início dos sinais clínicos. Os cuidados de saúde e manutenção adequados são de extrema importância nesses animais. Exames para a doença de Cushing e exames dentários devem ser instituídos em todos os animais idosos considerados "suscetíveis".[116]

Doenças hepáticas crônicas

A distinção entre doença hepática aguda e crônica é difícil. Os cavalos com doença hepática crônica apresentam sinais de início abrupto. Com a possível exceção da hiperglobulinemia, nenhum parâmetro bioquímico sérico distingue de maneira confiável a doença hepatocelular aguda da crônica. Independentemente da causa ou do local da lesão, há evidência histopatológica de fibrose após uma lesão crônica.[245] As doenças a seguir são classificadas como crônicas com base na existência de fibrose hepática ou porque sua causa, sabidamente, provoca disfunção hepática gradual.

Hepatopatia megalocítica crônica

A hepatopatia megalocítica ocorre em todo o mundo e é a causa mais comum de insuficiência hepática crônica em cavalos de certas partes dos EUA.[32] É causada pela ingestão de plantas contendo *alcaloides pirrolizidínicos*. A intoxicação normalmente retarda o início da insuficiência hepática crônica e progressiva.

Sinais clínicos. O desenvolvimento de sinais clínicos de doença hepática geralmente ocorre 4 semanas a 12 meses após o consumo de plantas contendo alcaloides pirrolizidínicos. No entanto, há diferenças individuais na suscetibilidade (nem todos os cavalos que consomem as plantas desenvolvem sinais clínicos).[246,247] O início da insuficiência hepática óbvia, caracterizada por EH e fotossensibilização, geralmente é abrupto e tardio, apesar do tempo desde a ingestão. Os sinais preliminares de início insidioso podem incluir anorexia, perda de peso, intolerância ao exercício e icterícia branda a moderada. Diarreia, edema, polidipsia, prurido, hemiparalisia da laringe e hemólise também foram relatados nas fases tardias da doença.[93,113,246] Às vezes há úlceras orais e halitose.[248] Embora incomum, se o consumo durante uma única exposição for suficiente, aborto ou sinais clínicos de doença hepática poderão desenvolver-se de maneira aguda.

Epidemiologia e patogênese. Existem numerosas espécies de plantas contendo alcaloides pirrolizidínicos (Tabela 13.4). Nos EUA, *Senecio jacobea* e *S. vulgaris* são encontrados principalmente ao longo da costa do Pacífico e nos estados ocidentais; *Amsinckia intermedia* no oeste e *Crotalaria sagittalis* (Figura 13.10), *C. spectabilis* e *Heliotropium europaeum* no sudeste.

As plantas que contêm alcaloide pirrolizidínico não são palatáveis e os cavalos não as consomem em condições normais, a menos que as pastagens estejam bastante contaminadas ou não haja qualquer fonte alternativa de alimentação.[247] Alguns herbicidas podem aumentar a palatabilidade.[113] Os alcaloides pirrolizidínicos são estáveis e a maior intoxicação ocorre após a ingestão de feno, *pellets* ou grãos contaminados. *S. vulgaris* é um contaminante comum no feno de alfafa, em especial no primeiro corte. Nem todas as partes da planta contêm alcaloides

Tabela 13.4 Plantas que contêm alcaloides pirrolizidínicos.

Nome da espécie	Nome comum	Alcaloides
Senecio jacobea[a]	Erva-de-são-tiago, tasna	Jacobina, jacodina, senecionina
Senecio riddellii	–	Ridelina
Senecio longilobus	–	Longilobina
Senecio vulgaris	Tasneirinha	Senecionina, senecifilina, retrorsina
Senecio spartioides	–	Senecifilina
Senecio integerrimus	–	Intergerrimina
Amsinckia intermedia	–	
Espécies de *Crotalaria*	Crotalária	Monocrotalina, fulvina, crispatina
Echium plantagineum	Borrago do campo, flor roxa, chupa-mel	
Heliotropium europaeum	Heliotrópio comum, erva-das-verrugas, tornassol, tornassol com pelos, verrucária ou verrucária peluda	Heliotrina, lasiocarpina

N.R.T.: Há duas espécies importantes de *Senecio* no Brasil, *S. brasiliensis*, de nomes populares maria-mole, vassoura mole ou flor das almas, e *S. madagascariensis*, conhecida como margaridinha. Ambas apresentam alcaloides pirrolizidínicos, como integerrimina, senecionina e retrorsina.

pirrolizidínicos e a concentração pode variar com a estação.[249] Em *Amsinckia* e *Crotalaria* spp., os alcaloides pirrolizidínicos são concentrados nas sementes; portanto, a intoxicação pode ocorrer após a ingestão de feno de aveia ou grãos contaminados.[249]

Equinos e bovinos são relativamente mais sensíveis à intoxicação por alcaloides pirrolizidínicos em comparação a cabras e ovelhas. O consumo das plantas na dose de 2 a 5% do peso corpóreo, de uma só vez ou por alguns dias, pode causar intoxicação aguda.[113] Os efeitos dos alcaloides pirrolizidínicos são cumulativos, portanto, a intoxicação é mais comum após a exposição crônica de baixo nível. Existem centenas de alcaloides pirrolizidínicos diferentes, mas apenas alguns são tóxicos (ver Tabela 13.4). Os alcaloides pirrolizidínicos tóxicos variam entre as plantas, mas todos causam a mesma lesão básica. Os alcaloides pirrolizidínicos ingeridos são transportados para o fígado através da circulação porta e são metabolizados pelas enzimas microssomais da zona 3 em derivados tóxicos do pirrol.[248] Fármacos que induzem enzimas microssomais, como oxidases de função mista, aumentam a intoxicação por alcaloides pirrolizidínicos. Os pirróis são altamente reativos, do ponto de vista químico, e são capazes de alquilar ácidos nucleicos e proteínas; consequentemente, os pirróis inibem a replicação celular e a síntese de proteínas. Como as células não podem se dividir, os hepatócitos aumentam de volume, formando *megalócitos*. A morte dos megalócitos leva ao desenvolvimento de fibrose. Quando a fibrose se torna extensa, o fígado diminui, desenvolve uma textura firme e a insuficiência é inevitável.

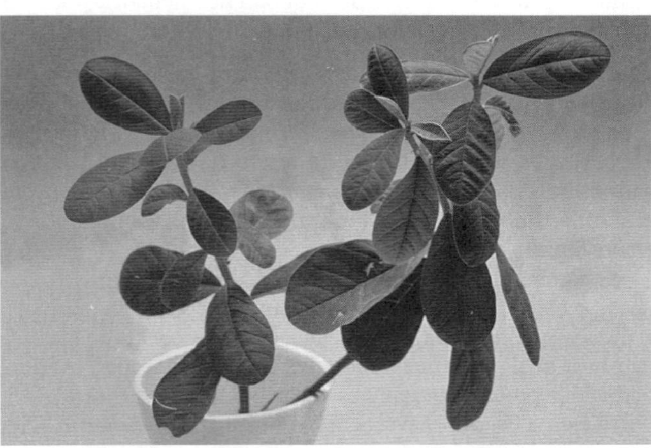

Figura 13.10 Imagem de *Crotalaria* spp., planta que apresenta alcaloides pirrolizidínicos tóxicos. (Cortesia de Susan White.)

As lesões histopatológicas são hemorragia e necrose hepáticas, megalocitose periporta, fibrose portal, hiperplasia do ducto biliar e hepatócitos multinucleados. O consumo maciço agudo provoca necrose hepatocelular centrolobular extensa e as lesões podem ser semelhantes às observadas na doença de Theiler. Os megalócitos não podem ser vistos no fígado ao exame microscópico até 30 dias ou mais após a exposição ao alcaloide pirrolizidínico.[250]

A fibrose ao redor dos vasos portas pode causar hipertensão portal, ascite e diarreia. O aumento de volume das células endoteliais na veia porta é bastante comum na intoxicação por *Crotalaria* spp., aumentando ainda mais a oclusão venosa. Apesar da fibrose periporta e da oclusão venosa, a hipertensão portal raramente se desenvolve em cavalos, embora seja uma manifestação comum da intoxicação do alcaloide pirrolizidínico em bovinos.[113] Outros achados patológicos são necrose miocárdica, colite, hemorragia generalizada e hipertrofia cortical adrenal.[93] O alcaloide pirrolizidínico tóxico de *Crotalaria* spp., a monocrotalina, também é pneumonotóxico e pode causar hidrotórax, edema pulmonar, epitelização e arterite pulmonar.[248]

Os alcaloides pirrolizidínicos são rapidamente excretados em líquidos corpóreos, como leite e urina, e podem passar pela placenta.[248] Um relato descreve a intoxicação alcaloide pirrolizidínica em um potro de 2 meses cuja mãe consumiu plantas contendo essa substância durante a gestação.[251]

Diagnóstico. O diagnóstico presuntivo de hepatopatia megalocítica pode ser feito a partir do histórico de exposição a alcaloides pirrolizidínicos, sinais clínicos e evidências laboratoriais de doença hepática. No início da doença, a concentração de SDH e AST pode aumentar, mas, no momento de desenvolvimento dos sinais clínicos, os níveis dessas enzimas geralmente são normais ou um pouco elevados. Como a fibrose é periporta, a concentração sérica de GGT, FA e ácido biliar aumenta de maneira persistente. A concentração de bilirrubina pode aumentar, e a razão entre BCAAs e AAAs, diminuir.[252] A meia-vida de BSP é prolongada e os ácidos biliares séricos geralmente aumentam em fases mais tardias da doença.[93]

O diagnóstico definitivo de intoxicação por alcaloides pirrolizidínicos requer biopsia hepática. Os achados histopatológicos de megalocitose, hiperplasia biliar e fibrose são altamente sugestivos da doença; a megalocitose raramente é observada em outras doenças hepáticas. A intoxicação por alcaloides pirrolizidínicos deve ser diferenciada da aflatoxicose e da intoxicação por trevo. As duas últimas são menos comuns em todo o mundo em comparação aos alcaloides pirrolizidínicos e causam fibrose periporta e hiperplasia epitelial biliar, mas geralmente sem megalocitose. Alcaloides pirrolizidínicos podem ser detectados em alimentos por cromatografia líquida de alta eficiência.[250] Alguns alcaloides pirrolizidínicos podem ser identificados no tecido hepático. Infelizmente, em razão da grande demora no desenvolvimento dos sinais clínicos, muitas vezes a fonte original de contaminação não é identificada.

Tratamento e prognóstico. Não existe antídoto específico para a intoxicação por alcaloides pirrolizidínicos. Apesar dos cuidados gerais de suporte, a morte geralmente ocorre 10 dias após o início dos sinais clínicos óbvios de insuficiência hepática. A concentração sérica de ácido biliar superior a 50 μmol/ℓ sugere prognóstico ruim.[93] Um pequeno número de cavalos com sinais de insuficiência hepática e elevação dos níveis de ácidos biliares pode sobreviver por muitos meses ou até anos.[253] Como não há possibilidade de regeneração, se houver megalocitose e fibrose extensas, o tratamento não é necessário. O tratamento com BCAA pode diminuir a gravidade dos sinais neurológicos, mas não impede a morte.[93] Se os sinais clínicos ou alterações histológicas forem leves, a alimentação com quantidade moderada de proteínas e rica em energia (concentrado de grãos com melaço) pode ser benéfica.

A atenção deve ser direcionada a cavalos assintomáticos que também podem ter consumido as plantas. A fonte de contaminação deve ser identificada por meio da localização da planta em campos de feno ou pastagens ou análise dos alimentos oferecidos aos animais. O progresso pode ser monitorado por quantificação seriada de enzimas hepáticas e biopsias. A atividade sérica de GGT pode auxiliar a detecção de casos subclínicos de intoxicação por alcaloides pirrolizidínicos.[254]

Envenenamento por trevo

O envenenamento por trevo (*Trifolium hybridum*) e trevo vermelho (*Trifolium pratense*) raramente ocorre em cavalos que pastam ou são alimentados com feno contendo esses tipos de trevos.[255-257] O princípio tóxico de *T. hybridum* ainda não foi identificado. Não se sabe se o agente é um metabólito tóxico do próprio vegetal ou uma micotoxina produzida por um fungo (*Cymodothea trifolii*) que vive na planta.[258] Fotodermatite e doença hepática foram relatadas. Os sinais de doença hepática podem ser aparentes após 2 semanas de consumo e quando a dieta consiste em pelo menos 20% de trevo.[255] A probabilidade de intoxicação é maior quando o pasto apresenta grande quantidade de trevo em plena floração durante as estações chuvosas. À histopatologia, a doença é caracterizada pela existência de hiperplasia biliar e fibrose periporta sem obstrução biliar grave. O fígado dos cavalos que morrem da doença pode ser visivelmente aumentado com bordas arredondadas, às vezes pesando 5% do peso corpóreo ou 25 kg em um cavalo de 500 kg. Em outros casos, o fígado pode ser normal ou até menor em caso de fibrose extensa.[256] Lesões parenquimatosas mínimas distinguem a intoxicação por trevo da intoxicação por alcaloides pirrolizidínicos.

Hepatite crônica ativa

A hepatite crônica ativa em cavalos é uma hepatopatia idiopática, crônica e progressiva, caracterizada, histopatologicamente, por hiperplasia biliar com inflamação periporta e/ou biliar concomitante e lesão hepatocelular.

Sinais clínicos. O aparecimento de sinais clínicos de HAC é insidioso. Os sinais são compatíveis com insuficiência hepática progressiva e incluem depressão, intolerância ao exercício, perda de peso, anorexia, cólica, icterícia e, em muitos casos, febre. Os sinais podem ser intermitentes. Embora incomum, alguns cavalos com HAC apresentam dermatite coronária esfoliativa úmida.[89]

Causa e patogênese. A causa exata da HAC em cavalos não é conhecida. Uma síndrome semelhante ocorre em seres humanos e tem sido associada a doenças autoimunes, infecção crônica pelo vírus da hepatite B, hepatite não A e não B (viral), doença de Wilson, deficiência de α_1-antitripsina e alergia a medicamentos.[259] Os seres humanos com HAC associada à autoimunidade geralmente apresentam gamopatia policlonal e anticorpos contra actina hepática, músculo liso e antinucleares.[259] O estudo histológico do fígado revela infiltrados de células mononucleares e plasmócitos, grandes áreas de necrose e fibrose. Sinais extra-hepáticos de doença autoimune, inclusive dermatite, artrite e glomerulonefrite, podem ser observados. Alguns cavalos com HAC têm gamopatia policlonal, mas esse é um achado inespecífico em muitos tipos de doenças hepáticas crônicas e não necessariamente indicativo de autoimunidade.[101] Às vezes, os cavalos com HAC apresentam, predominantemente, infiltrados de plasmócitos e células mononucleares no fígado, sugerindo maior atividade humoral. A existência de dermatite coronária em cavalos com HAC pode ser uma manifestação de doença autoimune, embora isso não tenha sido confirmado por coloração imuno-histológica. Não há relatos de anticorpos antinucleares em cavalos com HAC. Além disso, a doença de Wilson e a deficiência de α_1-antitripsina não foram documentadas nesses animais. A hipersensibilidade idiossincrática a medicamentos tem sido relatada em equinos, mas não é uma característica consistente da HAC.

Além da possibilidade de uma reação autoimune, infecção viral crônica ou reação de hipersensibilidade, a HAC equina pode ser uma manifestação de colangite crônica. Muitos cavalos com HAC apresentam resposta inflamatória supurativa com acometimento do sistema biliar, além de inflamação periporta e necrose hepatocelular.[89] A colangioepatite frequentemente é acompanhada por hiperplasia biliar, fibrose e colestase. Em alguns casos, microrganismos coliformes foram isolados no fígado, sugerindo infecção ascendente do trato gastrintestinal. Em muitos cavalos, evidências histopatológicas de fibrose, inflamação aguda e necrose hepatocelular são observadas, mas nenhuma causa específica pode ser determinada.

Diagnóstico. Os critérios de diagnóstico da HAC humana são aumento anormal da atividade sérica de transaminase por mais de 6 meses, achados imunológicos anormais e achados histopatológicos característicos.[259] Em cavalos, a atividade sérica de SDH e AST pode aumentar um pouco, mas as concentrações de GGT e FA tendem a aumentar de maneira acentuada na HAC. As concentrações séricas de ácido biliar, proteína total e bilirrubina (especialmente a fração direta) podem ser aumentadas. A bilirrubinúria pode ser observada e a meia-vida do BSP geralmente é prolongada. A hematologia pode revelar leucograma inflamatório, com ou sem desvio à esquerda.[89] O imunodiagnóstico, inclusive o título de anticorpos antinucleares e a coloração imunofluorescente de lesões cutâneas por imunoglobulina, pode ajudar a confirmar um fenômeno autoimune.

Diante dos sinais clínicos e da demonstração de achados laboratoriais significativos indicativos de doença hepática, biopsia hepática deve ser obtida (ver "Biopsia hepática"). A amostra deve ser submetida à análise histopatológica e ao exame de isolamento bacteriano e antibiograma. O diagnóstico definitivo de HAC depende da existência de achados histopatológicos característicos.

A necrose hepatocelular periporta progressiva obscurece e distorce a placa limitadora, o cordão de hepatócitos que circunda a tríade portal. A continuação desse processo destrutivo faz com que bandas de hepatócitos necróticos e células inflamatórias conectem um lóbulo hepático a outro ou se estendam do trato portal à veia central. Essa característica é chamada de *necrose em ponte*. A progressão da necrose em ponte leva ao desenvolvimento de fibrose e cirrose. As células mononucleares podem ser o infiltrado inflamatório predominante, mas há predominância de neutrófilos nos casos de colangioepatite. A hiperplasia biliar pode ser uma evidência de colangioepatite concomitante.

Tratamento. Os cuidados gerais de suporte à insuficiência hepática (ver "Tratamento da insuficiência hepática", no início deste capítulo) são indicados sempre que sinais clínicos são aparentes. O tratamento específico da HAC depende dos achados histopatológicos. Se a biopsia hepática revelar plasmócitos abundantes ou outros exames diagnósticos sugerirem doença autoimune ou de hipersensibilidade, a administração de corticosteroides pode ser benéfica. Em seres humanos com HAC autoimune, os corticosteroides melhoram o apetite e o estado geral, reduzem a inflamação e a atividade das transaminases séricas e impedem a fibrose. Apesar da melhora a curto prazo, os corticosteroides não alteram o tempo de sobrevida e o prognóstico a longo prazo continua ruim. Em cavalos, o tratamento inicial com dexametasona em dose de 0,05 a 0,1 mg/kg/dia durante 4 a 7 dias, seguido por uma redução gradual da dose durante 2 a 3 semanas, foi sugerido.[116] O tratamento adicional com prednisolona (1 mg/kg/dia) pode ser necessário por várias semanas. Em seres humanos, a azatioprina (2 mg/kg a cada 24 h) também tem sido usada para controlar casos refratários a corticosteroides,[259] embora estudos recentes sugiram que a biodisponibilidade oral desse fármaco é bastante baixa em equinos, variando de 1 a 7%.[260] Caso a biopsia hepática revele colangite, a terapia antimicrobiana a longo prazo (4 a 6 semanas) é indicada. A escolha do antimicrobiano deve ser baseada nos resultados de cultura e antibiograma. Recomenda-se a administração de antimicrobianos que são excretados na bile, como cloranfenicol, ceftiofur e ampicilina, ou antimicrobianos de amplo espectro, como penicilina e gentamicina. A administração de corticosteroides deve ser cuidadosamente considerada nesses casos de HAC.

Prognóstico. O prognóstico da HAC é variável, dependendo da causa e duração da doença. A existência de cirrose faz com que o prognóstico seja ruim.

Colelitíase

A colangioepatite (CH) bacteriana e a colelitíase (CL) são duas das causas mais frequentes de doença hepática obstrutiva em cavalos. A inflamação do trato biliar é chamada de *colangite*, mas, em cavalos adultos com doença clínica, geralmente há uma inflamação simultânea de hepatócitos, daí o termo *colangioepatite*. A CH pode ser uma doença aguda ou crônica; na existência de colélitos, é mais provável que a doença seja crônica, mas o aparecimento agudo de sinais clínicos é comum. Estudos identificaram a CH e a CL como doenças de cavalos de meia-idade a idosos, sem predileção sexual ou racial óbvia.[81,191,261,262] Deve-se notar que, em medicina humana, o termo *colelitíase* se refere a cálculos biliares e *coledocolitíase* indica a existência de cálculos no ducto biliar comum. Em equinos, o termo *colelitíase* é comumente usado para descrever cálculos em qualquer parte do sistema biliar. Algumas publicações classificam os cálculos biliares por sua localização na árvore biliar: hepatólitos (dentro do fígado) ou colélitos (fora do fígado).

Etiologia e fisiopatologia. Embora a etiopatogenia da CH e da CL em equinos seja incerta, a infecção bacteriana retrógrada do intestino delgado é considerada provável e essa hipótese é apoiada por vários relatos.[81,191,263] O isolamento de microrganismos entéricos, predominantemente gram-negativos, de casos clínicos de CH e CL é consistente com essa hipótese.[81,191,261,263,264] Ocasionalmente, material vegetal foi encontrado dentro dos cálculos, apoiando ainda mais a invasão bacteriana retrógrada até a ingesta do duodeno como causa predisponente da doença.[263] A entrada de bactérias no sistema biliar a partir do duodeno (a bile normalmente é estéril) deveria causar uma resposta inflamatória, com aumento de volume do tecido e da pressão no ducto biliar comum, forçando a infecção dos canalículos biliares. Acredita-se que a infecção ascendente inicie uma colangite, que pode se estender para a região periporta do fígado e causar CH.[81] A ocorrência de enterite ou doença inflamatória intestinal antes do início da CH em alguns casos também pode apoiar a hipótese de infecção bacteriana entérica ascendente,[195,265] embora a maioria dos casos de CH não seja acompanhada por um histórico claro dessas doenças.[191] Os microrganismos mais comuns cultivados a partir dos cavalos acometidos são *E. coli*, *Actinobacillus equuli*, *Streptococcus* spp., *Klebsiella* spp., *Enterococcus* spp., *Clostridium* spp. e *Bacteroides* spp. [191,195,266] A CH pode predispor à formação de cálculos intra-hepáticos (hepatólitos) ou extra-hepáticos (colélitos). Os colélitos equinos são predominantemente compostos por bilirrubinato de cálcio e, em menor grau, fosfato de cálcio.[191,263,267,268] Acredita-se que a infecção bacteriana entérica ascendente seja fundamental no desenvolvimento de cálculos de pigmento marrom (bilirrubinato de cálcio) em humanos.[269,270] A desconjugação do diglucuronídeo de bilirrubina por β-glucuronidase bacteriana, como *Clostridium* spp., *Bacteroides* spp., *E. coli* e *Peptococcus* spp., promove a precipitação subsequente de bilirrubinato de cálcio; acredita-se que a cimentação por glicoproteínas aniônicas leve à formação desses cálculos.[269] É importante perceber que os cristais de bilirrubinato de cálcio podem ser os primeiros a se formar, seguidos pela formação de lodo e, depois, de cálculos. Se isso for verdade, cada estágio do processo pode sinalizar reduções adicionais na eficácia do tratamento médico. Na maioria dos casos clínicos de CL equina, há cálculos em mais de uma área da árvore biliar e os colélitos podem ser intra e extra-hepáticos, inclusive coledocolólitos (cálculos no ducto biliar comum).[263] Múltiplos cálculos são comuns, com um relato de caso extremo com 1.120 cálculos.[271] Os cálculos no ducto biliar comum quase sempre causam sinais característicos de insuficiência obstrutiva, enquanto cálculos em outras áreas da árvore biliar podem ser silentes.

Achados clínicos. Os sinais clínicos associados a essas doenças são febre, cólica, icterícia e, em casos crônicos, perda significativa de peso.[81,191,261,263,272-275] Em uma pequena porcentagem de casos, sinais neurológicos causados por EH e fotossensibilização podem ser observados.[81,276] A menos que a doença seja crônica, com fibrose extensa, a função hepatocelular não é gravemente comprometida e, assim, muitos casos não apresentam EH. Embora inespecíficos, cólicas e icterícia acentuada são os achados clínicos mais comuns em cavalos com CH e CL obstrutivas.[81,191,261,267] A febre seria esperada, mas nem sempre é evidente em um único exame. Algum grau de depressão pode estar presente. Os cavalos acometidos apresentam concentrações séricas muito elevadas das enzimas hepatobiliares GGT e FA, bem como de bilirrubina. Um aumento proporcional na fração de bilirrubina conjugada de mais de 25% da bilirrubina total é comum,[81,261,267,268] mas, em aproximadamente um terço dos casos, a porcentagem de bilirrubina conjugada/total é inferior a

25%.[191] Os cavalos acometidos geralmente apresentam aumento nas enzimas hepatocelulares SDH, GLDH e AST (de 2 a 4 vezes o valor normal), embora o aumento proporcional acima dos valores normais seja menor do que o observado nas elevações séricas de GGT (de 7 a 20 vezes o normal). A hiperfibrinogenemia pode ou não estar presente.[81,191] Outras anomalias bioquímicas séricas associadas à CH são aumento de ácidos biliares séricos e hiperglobulinemia.[81,191] Os resultados do coagulograma (TP e TTP) geralmente são normais, mas podem ser anormais.[81,191,261]

Os achados ultrassonográficos em cavalos com CH são evidências subjetivas de aumento do fígado, distensão e espessamento dos ductos biliares e ecogenicidade hepática variável. Em cavalos com CL, aumento da ecogenicidade hepática, hepatomegalia, distensão dos ductos biliares e cálculos ocasionais são as principais características da doença.[81,263,267,277] Os cálculos geralmente são visualizados entre o sétimo e o décimo espaço intercostal do lado direito, imediatamente ventral à borda do pulmão, e são vistos em aproximadamente 50 a 75% dos cavalos com CL;[263] os cálculos raramente são observados à esquerda. A árvore biliar de cavalos normais geralmente não é detectável à ultrassonografia, mas os ductos biliares dilatados podem ser vistos como canais aumentados que correm paralelos às veias portas em cerca de 40% dos cavalos com CL obstrutiva; esse achado deve ser considerado suspeito de obstrução biliar intra ou extra-hepática mesmo que nenhum cálculo seja visível.[3,263] Colélitos hiperecoicos com sombra acústica podem ocorrer, enquanto outros cálculos ou lodos menos mineralizados podem apresentar sombreamento acústico fraco ou nulo (Figura 13.11). A distensão grave de vários ductos biliares indica provável obstrução (coledocólito) no ducto biliar comum. Em caso de observação dos cálculos no campo de imagem e achados clássicos de insuficiência hepática causada por obstrução, pode-se presumir que há pelo menos outro cálculo obstruindo o ducto biliar comum; a existência de múltiplos cálculos pode influenciar o prognóstico de maneira negativa. Os cálculos que obstruem o ducto biliar comum não podem ser visualizados à ultrassonografia abdominal transcutânea, mas o exame endoscópico do duodeno revela um cálculo ou "protuberância" na abertura do ducto biliar.

A histopatologia do material obtido à biopsia pode trazer informações valiosas sobre a gravidade da CH inflamatória e a extensão da fibrose hepática associada. Historicamente, a fibrose periporta e em ponte acentuada têm sido interpretadas como indicadores de prognóstico ruim em cavalos com CH ou CL suspeita ou conhecida.[191,267] Revisões de casos sugerem que alguns cavalos podem apresentar sobrevida prolongada (meses ou anos) apesar da evidência histológica de lesão hepatobiliar crônica (fibrose periporta e em ponte grave).[191] O grau de fibrose pode ser estimado com base na ecogenicidade hepática ao exame ultrassonográfico. Cavalos com obstrução biliar podem ter hiperplasia biliar circunferencial e fibrose no exame microscópico de biopsia hepática (Figura 13.12); esse pode ser um achado extremamente importante para o diagnóstico e prognóstico caso o cálculo obstrutivo não possa ser visto à ultrassonografia ou duodenoscopia e a realização de cirurgia esteja sendo contemplada (observações dos autores). Esse achado não tem 100% de sensibilidade; portanto, se todos os outros achados clínicos e laboratoriais forem característicos de CL, a cirurgia (se for uma opção adequada) não deve ser descartada com base na ausência desse achado microscópico. Outra indicação para biopsia é a obtenção de uma amostra para cultura bacteriana, na esperança de determinar os agentes etiológicos para escolha da terapia antimicrobiana específica. Infelizmente, as culturas obtidas a partir de amostras de biopsia são negativas em aproximadamente 50% dos casos.[191]

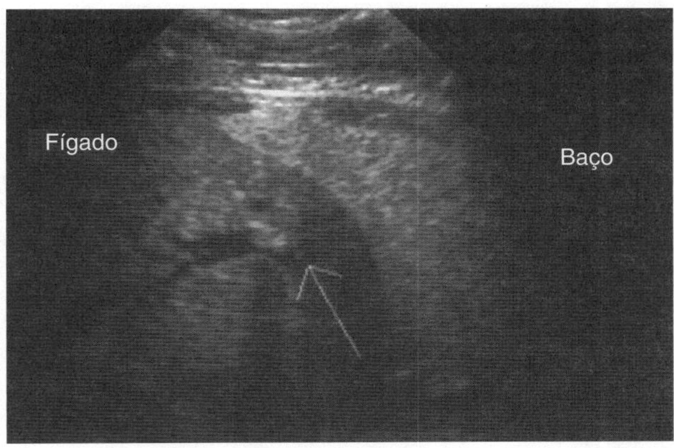

Figura 13.11 A imagem ultrassonográfica do fígado mostra um hepatólito (*seta*) que projeta sombra acústica no ducto biliar dilatado de um cavalo com colelitíase obstrutiva.

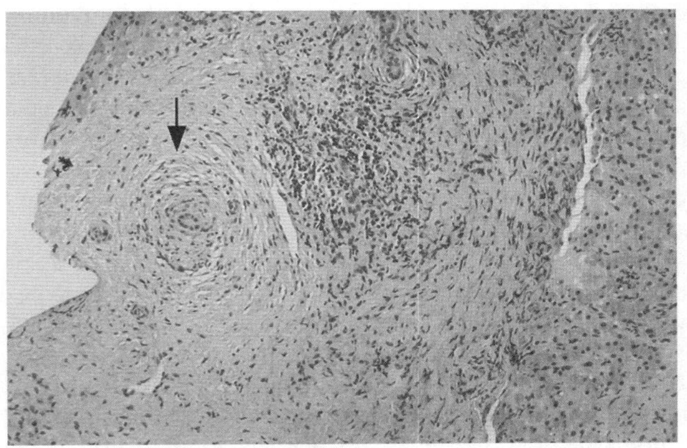

Figura 13.12 Histopatologia do fígado: fibrose concêntrica *(seta)* ao redor de um ducto biliar, característica da obstrução do ducto biliar comum. (Cortesia da Dra. Kelly Butterworth.)

Tratamentos e prognóstico. Com base em estudos anteriores, parece que a administração a longo prazo de antibióticos sistêmicos é fundamental para o sucesso do tratamento da CH e, em alguns casos, da CL em cavalos.[191] O período médio de tratamento em um estudo, em que sete dos nove cavalos tiveram insuficiência hepática em decorrência de CH, mas sobreviveram, foi de 51 dias (intervalo de 17 a 124 dias).[191] Idealmente, a seleção de antibióticos deve ser baseada nos resultados de cultura e antibiograma do material de biopsia hepática, mas, a princípio, os veterinários precisam escolher o agente antimicrobiano de maneira empírica; isso também ocorre quando os resultados da cultura são negativos. O isolamento de microrganismos anaeróbicos predominantemente gram-negativos entéricos e mistos nos casos de CL[81,191,263] sugere que antibióticos com boa atividade gram-negativa (enrofloxacino, cefalosporinas de terceira geração, aminoglicosídeos e, talvez, trimetoprima-sulfonamida), além de antimicrobianos eficazes contra anaeróbios entéricos (penicilina, metronidazol, cloranfenicol), sejam escolhas razoáveis. Embora o fígado metabolize quase 50% do metronidazol, é improvável que seu uso na CH seja associado a problemas ou exija ajuste de dose, a menos que haja fibrose hepática acentuada. Na ausência de resultados positivos à cultura, os médicos veterinários podem não apenas ter que escolher um medicamento de maneira empírica, mas também devem estar preparados para mudar os antibióticos de acordo com a resposta clínica. Em um estudo, todos os cavalos com melhora clínica apresentaram-na dias ou semanas antes da normalização dos índices bioquímicos séricos de doença hepatobiliar (GGT, FA, bilirrubina e ácidos biliares).[191] Além disso, nesse estudo, o nível sérico de GGT aumentou durante o período inicial de melhora clínica em todos os cavalos. Não há um nível relatado de GGT que preveja com precisão o fracasso do tratamento da CH, desde que o cavalo seja clinicamente estável, o exame de ultrassom não revele cálculos obstrutivos numerosos ou fibrose difusa e os achados clínicos e laboratoriais melhorem 7 a 10 dias após o início do tratamento medicamentoso. A continuação da terapia antimicrobiana até a recuperação clínica e bioquímica pode ser importante para o sucesso do tratamento. O tratamento médico de suporte com líquidos intravenosos e medicamentos anti-inflamatórios foi considerado essencial em uma série de casos.[191]

Agentes terapêuticos, como os sais biliares, ácido quenodesoxicólico e ácido ursodesoxicólico (ursodiol), usados especificamente para incentivar a dissolução de cálculos ricos em colesterol em humanos, não têm efeito nos cálculos de bilirrubinato de cálcio, mas, como agentes anti-inflamatórios e coleréticos que aumentam a produção de bile, podem fluidificá-la e facilitar sua excreção.[148] Não houve evidência reconhecível de efeitos tóxicos do tratamento com ácido ursodesoxicólico em nenhum caso; porém, mais estudos sobre segurança e eficácia precisam ser realizados. A administração de ursodiol pode aumentar as concentrações séricas de ácido biliar. Há suporte experimental direto para o uso de DMSO no tratamento de cálculos de pigmento marrom em humanos porque a molécula é um agente de solubilização direta do bilirrubinato de cálcio.[142]

Relatos anteriores descreveram o tratamento cirúrgico da colelitíase.[267,272,273,276] A coledocolitotripsia (esmagamento dos colélitos nos ductos biliares) e a coledocotomia (formação cirúrgica de uma abertura no ducto biliar) foram realizadas com sucesso em equinos.[272,273,278] Em um relato, a massagem externa do ducto biliar comum equino, sem coledocotomia, conseguiu desalojar os coledocólitos no duodeno em todos os casos em que foi realizada.[273] Infelizmente, os cálculos intra-hepáticos são, em grande parte, inacessíveis ao cirurgião, e o fato de muitos casos de colelitíase equina apresentarem múltiplos colélitos intra e extra-hepáticos significa que, provavelmente, haveria obstrução biliar recorrente mesmo após a remoção de um cálculo obstrutivo.

Prognóstico. O prognóstico da colelitíase depende da extensão da fibrose hepática, da gravidade dos sinais clínicos e do número e localização dos colélitos. Fibrose extensa ou em ponte, múltiplos colélitos acompanhados por sinais clínicos de insuficiência hepática e EH grave são associados a prognóstico reservado a ruim.[40,191,262] Existem relatos de resolução de fibrose extensa após o restabelecimento do fluxo biliar; portanto, a existência de fibrose extensa sozinha não deve ser considerada letal.[262,279] Diferentemente dos relatos de 30% de sobrevida na colelitíase equina,[81] outras revisões indicam 77 a 85% de sobrevida com tratamento cirúrgico e/ou medicamentoso.[191,262] Caso a obstrução do ducto biliar exija coledocotomia, o prognóstico é reservado devido ao acesso limitado ao ducto biliar equino e ao risco de peritonite. O resultado cirúrgico é melhor quando há apenas um cálculo obstruindo o ducto biliar e a fibrose hepática não é grave. A cirurgia deve ser considerada em cavalos com dor abdominal intermitente ou persistente, evidência ultrassonográfica de obstrução à saída biliar, fibrose biliar concêntrica à histopatologia, fibrose hepática moderada a inexistente, poucos ou nenhum cálculo visível ao exame ultrassonográfico e insucesso da terapia médica.

Obstrução biliar adquirida neonatal

A cicatrização de úlceras duodenais adjacentes à ampola hepatopancreática em potros neonatos pode causar estenose biliar extra-hepática.[127,280] Os sinais clínicos são compatíveis com obstrução gastroduodenal e incluem redução do reflexo de sucção, depressão, decúbito prolongado, cólica, bruxismo e fezes firmes. A intubação nasogástrica geralmente produz refluxo volumoso. A estenose duodenal pode ser confirmada radiograficamente, pelo esvaziamento gástrico tardio do sulfato de bário. Deve-se considerar um diagnóstico de estenose biliar em caso de elevação dos níveis séricos de bilirrubina conjugada e GGT, ou se a cintilografia nuclear indicar excreção biliar tardia. A colangioepatite pode desenvolver-se em decorrência de colestase crônica e pode ser confirmada pelo exame histopatológico de biopsia hepática. A estenose biliar adquirida precisa ser diferenciada da atresia biliar congênita (discutida mais adiante, neste capítulo). A correção cirúrgica bem-sucedida da estenose biliar adquirida secundária à estenose duodenal foi descrita.[280]

A colangioepatite crônica sem estenose biliar, outra possível sequela da duodenite ou ulceração duodenal, deve ser considerada em potros com icterícia e aumento da concentração sérica de bilirrubina conjugada e GGT.[32] O diagnóstico é confirmado por exame histopatológico. O tratamento deve consistir em terapia antimicrobiana prolongada, direcionada pelos resultados de cultura bacteriana e antibiograma (ver "Hepatite bacteriana").

Abscesso hepático

Os abscessos hepáticos são incomuns em cavalos. Os sinais clínicos de abscesso hepático dependem de sua extensão e localização; no entanto, é improvável que os abscessos causem insuficiência hepática. Pequenos abscessos solitários ou microabscessos multifocais geralmente são subclínicos. Abscessos maiores podem ser acompanhados por perda de peso, febre intermitente e anorexia.[281]

Em potros, os abscessos hepáticos podem ter origem hematogênica, como sequela da bacteriemia, ou ascensão pela veia umbilical como uma sequela de onfaloflebite.[282] Em adultos, a bacteriemia é menos comum do que em potros, e a infecção ou abscesso hepático é, provavelmente, originária do lúmen intestinal, ascende pelo ducto biliar, parede intestinal ou linfonodos mesentéricos, e chega ao fígado pelo sangue porta.[283] Esse último caso é uma provável sequela de abscesso abdominal ou mesentérico primário provocado por *S. equi* subespécie *equi*. Em um estudo retrospectivo de abscessos abdominais em cavalos, apenas 2 de 25 animais tiveram somente abscessos hepáticos, embora alguns apresentassem lesões com acometimento de várias estruturas abdominais.[284] Na descrição de três cavalos adultos com abscessos hepáticos, a doença foi considerada decorrente de doença inflamatória intestinal primária, sequela de cirurgia abdominal e secundária à penetração de um corpo estranho do cólon.[285] O diagnóstico laboratorial de abscesso hepático é difícil. Abscessos menores podem não causar danos hepatocelulares suficientes para alterar a função hepática. Anomalias laboratoriais características de inflamação e infecção crônica, inclusive anemia de doença crônica, hiperfibrinogenemia, hipergamaglobulinemia e neutrofilia madura, podem ser associadas a abscessos maiores. O aumento da atividade sérica de enzimas citosólicas específicas do fígado ou da concentração sérica de ácido biliar é raro, a menos que o abscesso hepático seja extenso. A ultrassonografia do fígado pode revelar alterações focais de ecogenicidade. A biopsia hepática deve ser guiada por ultrassom para evitar a penetração do abscesso. A terapia antimicrobiana prolongada deve ser orientada pelos resultados de cultura e antibiograma. Isolados comuns de abscessos abdominais em cavalos são *S. equi* subespécie *equi*, *S. equi* subespécie *zooepidemicus* e *Corynebacterium pseudotuberculosis*.[284]

Neoplasia hepática

Neoplasia hepática primária é rara em equinos. Em 1952, uma pesquisa retrospectiva indicou que os tumores hepáticos representavam apenas 1% de todas as neoplasias equinas.[286] Das neoplasias hepáticas primárias documentadas em cavalos (colangiocarcinoma, carcinoma hepatocelular, hepatoblastoma e hamartoma misto), o colangiocarcinoma é o mais comum.[125,287-289] A neoplasia hepática equina é mais provável após a metástase de algum outro tumor primário, em especial linfossarcoma.[289] Como os sinais clínicos de insuficiência hepática geralmente não são aparentes e os achados laboratoriais não são específicos de doença inflamatória crônica, o diagnóstico *ante mortem* de neoplasia hepática é difícil.

Em um relato, o *colangiocarcinoma* foi responsável por 9 de 10 neoplasias primárias do fígado em cavalos.[286] O colangiocarcinoma é originário do epitélio do ducto biliar e distingue-se do carcinoma hepatocelular por sua tendência a formar múltiplos focos, por sua textura firme e cor esbranquiçada produzida pelo estroma fibroso abundante. A massa primária geralmente é solitária, com múltiplos secundários intra-hepáticos. A metástase extra-hepática é comum, com disseminação linfática transperitoneal para o peritônio e diafragma e disseminação hematogênica para os pulmões.[287,288] Em seres humanos, cães e gatos, parece existir uma relação causal entre o colangiocarcinoma e a infecção por *Fasciola* spp. ou histórico de doença do trato biliar.[288] Um relato descreve o colangiocarcinoma em um cavalo após o tratamento para colangioepatite séptica prolongada.[290] A expressão aberrante dos produtos proteicos do gene de supressão tumoral, p53, foi relatada à necropsia de um cavalo com colangiocarcinoma.[291] A perda de função de p53 foi descrita em outros tipos de carcinomas e pode ter contribuído para o desenvolvimento do câncer. Microscopicamente, o colangiocarcinoma é adenocarcinomatoso, produzindo dúctulos e ácinos de revestimento cuboide ou colunar. Os ductos biliares neoplásicos não contêm bile, mas podem apresentar muco.

O quadro clínico e a progressão do colangiocarcinoma em cavalos não estão bem documentados, mas esse distúrbio parece ser mais comum em indivíduos mais velhos.[286,287] Um relato de caso descreve um cavalo mestiço de 10 anos de idade com anorexia, perda de peso, febre, icterícia branda, taquipneia, edema dependente grave e distensão abdominal.[292] Achados clinicopatológicos anormais foram neutrofilia madura; hiperfibrinogenemia; anemia; aumento moderado da concentração sérica de bilirrubina, GGT e SDH; e peritonite e pleurite não sépticas. As células neoplásicas não foram detectadas nos derrames de cavidade corpórea. O diagnóstico *ante mortem* definitivo de colangiocarcinoma foi estabelecido pelo exame histopatológico de biopsia hepática. A necropsia revelou múltiplas metástases extra-hepáticas nas superfícies serosas do intestino e baço, diafragma, omento, superfícies pleurais e pulmão.

Carcinoma hepatocelular, ou hepatoma, foi relatado em vários cavalos, a maioria com menos de 3 anos de idade.[287] Os carcinomas hepatocelulares geralmente são solitários e multilobulados. Metástases extra-hepáticas são transperitoneais e hematogênicas para os pulmões. Microscopicamente, as células neoplásicas se assemelham a hepatócitos e mantêm a disposição em cordões. No entanto, há perda da arquitetura normal do fígado e, às vezes, a diferenciação celular é difícil. Figuras mitóticas são incomuns. Em outras espécies, os possíveis fatores causadores são hereditariedade, parasitismo, carcinógenos químicos e vegetais, e hepatite viral.[288]

Os sinais clínicos relatados de carcinoma hepatocelular em cavalos são depressão, anorexia, perda de peso, diarreia intermitente e distensão abdominal.[287] Dentre os achados laboratoriais anormais estão eritrocitose absoluta, hipoglicemia persistente, derrame peritoneal sanguinolento e aumento da concentração sérica de SDH, GGT, FA e bilirrubina indireta. Em um caso, a eritrocitose absoluta foi atribuída à secreção de eritropoetina pelo carcinoma (eritrocitose secundária inadequada).[124] O mesmo cavalo apresentava alta concentração sérica de α-fetoproteína, uma globulina normalmente sintetizada apenas por células hepáticas embrionárias que comumente é detectável em pacientes humanos com carcinoma hepatocelular.[124]

Vários relatos descrevem o *hepatoblastoma* maligno em cavalos jovens.[125,287,293] O hepatoblastoma é um tumor embrionário do fígado com ampla gama de padrões histológicos, inclusive elementos epiteliais e mesenquimais. Os sinais clínicos são emaciação, febre e derrame pleural. As anomalias laboratoriais são neutrofilia madura, eritrocitose com aumento do nível de eritropoetina em um caso, hipergamaglobulinemia, hiperfibrinogenemia e aumento da atividade sérica de GGT e AST.[125,287] Em um dos casos, a ultrassonografia transabdominal identificou arquitetura hepática anormal. O aumento da concentração sérica de α-fetoproteína pode servir como marcador tumoral, mas não pode ser usado sozinho para confirmação do diagnóstico.[293]

Um *hamartoma misto* foi descrito no fígado de um feto equino de aborto tardio.[294] Histologicamente, a lesão parecia ser uma proliferação de grandes células semelhantes a hepatócitos com núcleos excêntricos e citoplasma volumoso, ductos biliares anormais e tecido intersticial fibrocístico fibroblástico, com ausência completa de organização estrutural.

Amiloidose hepática

O termo amiloidose se refere a um grupo de doenças caracterizadas pela deposição extracelular de uma substância fibrilar proteica, o *amiloide*, nos tecidos. Os depósitos amiloides são compostos de fibrilas não ramificadas em conformação de lâminas β-pregueadas formadas pela clivagem proteolítica de proteínas precursoras pelo sistema mononuclear fagocítico. Dependendo do órgão de deposição, o amiloide distorce a arquitetura normal do tecido e pode provocar comprometimento funcional. Nos cavalos, o fígado e o baço são os órgãos mais acometidos pela amiloidose sistêmica.[295] Existem duas formas de amiloidose sistêmica distinguidas pelo tipo de proteína precursora e subsequente fibrila proteica. O precursor da amiloidose sistêmica *reativa* ou *secundária* é a proteína amiloide sérica AA, uma proteína de fase aguda produzida principalmente pelos hepatócitos em resposta à infecção ou inflamação crônica. As fibrilas AA são identificadas nos tecidos pela birrefringência verde à luz polarizada, após coloração com vermelho do Congo, que se perde após o tratamento com permanganato de potássio. De modo geral, em equinos, os depósitos de amiloide hepático são fibrilas AA e associados à hiperimunização, parasitismo grave ou infecção e inflamação crônica.[295] A amiloidose hepática AA é mais comumente relatada em cavalos produtores de soro.[296] Um cavalo cujo fígado foi o principal órgão de deposição de amiloide apresentou perda crônica de peso.[295] O diagnóstico *ante mortem* de amiloidose hepática não foi estabelecido; no entanto, as anomalias laboratoriais foram hipoalbuminemia grave, gamopatia policlonal e grande número de ovos de ascarídeos e estrongiloides nas fezes. Histopatologicamente, o fígado apresentou depósitos extracelulares de amiloide AA na região periporta e adjacente aos sinusoides no espaço de Disse. Os depósitos amiloides foram acompanhados por atrofia hepatocítica e leve infiltrado de células mononucleares. Cavalos com amiloidose hepática podem ser assintomáticos ou apresentar sinais clínicos de doença e disfunção hepática crônica. A concentração de GGT e ácidos biliares pode ser maior em cavalos com infiltração moderada a acentuada do fígado por amiloide.[296,297] A hemorragia abdominal aguda associada à ruptura do fígado pode ser observada em alguns casos.

A *amiloidose primária, imunocítica* ou *idiopática sistêmica* é causada pela deposição de fibrilas da cadeia leve amiloide.[297] As proteínas precursoras da amiloidose primária são a região variável das cadeias leves de imunoglobulina. As fibrilas amiloides também se coram com vermelho do Congo, mas a coloração é mantida após o tratamento com permanganato de potássio. A *amiloidose imunocítica local*, com deposição na mucosa respiratória superior ou na pele, é mais comum em cavalos do que a amiloidose primária sistêmica. No entanto, existe pelo menos um caso relatado de amiloidose primária sistêmica em uma égua Puro-Sangue de 14 anos de idade com perda crônica de peso e nódulos cutâneos.[298] Depósitos amiloides foram identificados no fígado, miocárdio, baço, mucosa gastrintestinal, interstício pulmonar, pâncreas e paredes arteriais.

Hipoxia crônica

A insuficiência cardíaca do lado direito aumenta a pressão na veia cava caudal. A pressão retrógrada aumenta nas veias centrais hepáticas, causando hipoxia e necrose por pressão dos hepatócitos adjacentes. A congestão passiva crônica pode causar alterações gordurosas, atrofia e fibrose.

Outras anomalias vasculares ou congênitas

Shunt portossistêmico

Os *shunts* portossistêmicos (PSSs) podem ser intra ou extra-hepáticos, congênitos ou adquiridos. Poucos relatos documentaram PSSs extra-hepáticos congênitos em potros.[87,194] Os *shunts* vasculares impedem que o sangue dentro do sistema porta entre no fígado e seja drenado para a circulação sistêmica, direta ou indiretamente, pela veia cava caudal ou da veia ázigos. Nos casos relatados, a idade de início do quadro clínico variou de 2 a 6 meses. Essa detecção clínica relativamente tardia pode ocorrer porque o desenvolvimento da porção posterior do intestino em potros jovens é necessário à produção suficiente de amônia entérica para elevar a concentração sanguínea dessa substância. Sinais neurológicos intermitentes e vagos de cegueira, ataxia e depressão grave foram consistentes com EH; além disso, os animais apresentavam retardo de crescimento. Esses sinais clínicos são causados pela alteração do fluxo sanguíneo hepático e insuficiência hepática secundária à atrofia hepatocelular.

Nos casos relatados, as anomalias laboratoriais variaram, mas os principais achados foram diminuição da concentração de ureia, prolongamento da meia-vida de BSP e aumento do nível de amônia no sangue. As biopsias hepáticas revelaram atrofia e necrose hepatocelular, além de fibrose e hiperplasia biliar.[126] O diagnóstico *ante mortem* pode ser confirmado por ultrassonografia hepática (ver "Diagnóstico por imagem do fígado"), tomografia computadorizada, injeção transesplênica percutânea, guiada por ultrassom, de 10 mℓ de soro fisiológico agitado no baço com realização simultânea de ecocardiografia do lado direito do coração ("estudo com microbolhas") ou cintilografia hepática transretal.[127,299,300] O estudo com microbolhas pode ter maior sensibilidade porque, na existência de PSSs, o ar será observado do lado direito do coração quase imediatamente após a injeção esplênica.[300] Teoricamente, se a circulação porta for normal, o fígado filtra as bolhas, que não chegarão ao coração. A cintilografia transretal para o diagnóstico de PSS é realizada com colocação de um cateter de borracha macia o máximo possível no reto e administração de 30 mC de pertecnetato de tecnécio, seguidas imediatamente pela varredura do radioisótopo no coração e no fígado.[127] Se a maior parte do tecnécio for detectada primeiro no fígado, o diagnóstico de *shunt* portossistêmico pode ser descartado. Depois do estabelecimento do diagnóstico de PSS, uma portografia mesentérica intraoperatória ou TC com contraste é necessária para confirmar a localização dos *shunts*.[299] Em caso de realização de biopsia hepática (geralmente desnecessária), atrofia lobular caracterizada por diminuição da distância entre as veias centrais e áreas portais, e proliferação arteriolar no trato porta com proliferação branda de artérias interlobulares são observadas. Subjetivamente, o número e o tamanho das veias portas podem ser menores que o normal.[300] A localização do *shunt* (ou *shunts*) nos casos relatados foi variável, mas a maioria era extra-hepática, geralmente com uma conexão direta entre a veia porta e a veia cava caudal. Os *shunts* podem ser únicos ou múltiplos, com desvio para a veia cava caudal, a veia ázigos e praticamente qualquer vaso gástrico, esplênico ou mesentérico.[299] Os astrócitos de Alzheimer de tipo II são visíveis no cérebro, de maneira consistente com o diagnóstico de EH.[299,301] Os tratamentos bem-sucedidos foram ligação cirúrgica de rotina ou bandagem com celofane.[299,300] Antes da cirurgia, o potro deve ser tratado de maneira a evitar o desenvolvimento de EH, como já discutido. Potros com PSS podem apresentar concentração muito alta de amônia no sangue, às vezes superior a 200 μmol/ℓ, sem sinais óbvios de EH.

Trombose da veia porta

Os PSSs adquiridos são raros em cavalos. Um relato descreve um Puro-Sangue de 11 anos com EH com diagnóstico posterior de PSS funcional secundário à trombose vascular da veia porta.[302] Em animais mais velhos, a neoplasia hepática pode predispor à trombose.[303] Raramente, cavalos com cirrose podem desenvolver trombose da veia porta.

A trombose da veia porta raramente ocorre em potros após enterite ou infecção por *Rhodococcus equi*.[304] A trombose da veia porta foi relatada em outras espécies como sequela de sepse, hipercoagulabilidade e inflamação.

Em potros, os sinais clínicos atribuídos à trombose completa das veias portas são diarreia e evidências de EH.[127,304] Nos casos de trombose aguda e obstrução completa da veia porta, o aumento da pressão venosa mesentérica e o edema da parede intestinal podem causar diarreia. A diarreia pode ser uma causa predisponente ou resultado da trombose da veia porta. Os sinais neurológicos são secundários à hiperamonemia, causada pelo fluxo colateral do sangue porta na veia cava e outros locais, sem passagem pelo fígado. Nas obstruções incompletas ou se houver circulação compensatória colateral portoportal, os sinais clínicos podem estar ausentes. Um potro com linfadenite abdominal, tarsite séptica e hepatite causada por *R. equi* apresentava grande obstrução, mas incompleta, da veia porta e, com a terapia antimicrobiana prolongada, o paciente se recuperou.[127] Até onde sabemos, o tratamento para remoção da trombose da veia porta em cavalos não foi tentado.

Atresia biliar

Atresia biliar extra-hepática foi documentada em potros.[305] O diagnóstico *ante mortem* não foi possível; no entanto, ambos os potros foram atendidos às 4 semanas de idade por apresentarem anorexia, depressão, letargia, baixo ganho de peso, cólica, polidipsia, poliúria, febre e icterícia. A avaliação laboratorial de um dos potros foi consistente com obstrução biliar, indicada pelo aumento discreto da atividade sérica de SDH e elevação acentuada de GGT e bilirrubina conjugada.[305] À necropsia, ambos os potros apresentaram fígado grande e firme. Embora não tenha sido especificamente documentada em um dos casos, havia ausência da entrada do ducto biliar e do ducto biliar principal no outro potro.[305] Histologicamente, os fígados dos dois animais eram semelhantes, com aparência condizente com atresia biliar extra-hepática. Os canais biliares estavam distendidos, com hepatócitos degenerativos associados. A proliferação biliar era extensa e cercada por tecido fibroso com ilhas de hepatócitos intercaladas. Não havia bile nos ductos biliares proliferativos e os ductos da tríade portal estavam ausentes.

Em cavalos, acredita-se que a atresia biliar extra-hepática seja congênita. Em seres humanos, outras causas possíveis são colangioepatite esclerosante neonatal, excreção de uma toxina biliar, déficit de fluxo biliar *in utero* ou destruição do lúmen em decorrência de insuficiência vascular ductal.[306] Independentemente da causa, a atresia biliar extra-hepática induz hipertrofia biliar intra-hepática, uma tentativa malsucedida de estabelecimento de continuidade. A hipertrofia biliar desloca os hepatócitos, causando degeneração hepatocelular periporta e perilobular, substituição fibrosa e, por fim, perda da arquitetura hepática normal. Embora o diagnóstico *ante mortem* não fosse possível em nenhum dos casos equinos, a cintilografia hepatobiliar (ver "Diagnóstico por Imagem do Fígado") detectou obstrução biliar total em um cordeiro neonato com atresia biliar.[128]

Cistos serosos

Cistos hepáticos serosos foram relatados e geralmente são achados incidentais à necropsia.[23]

Deficiência de enzima ramificadora de glicogênio

A herança autossômica recessiva da deficiência de enzima ramificadora de glicogênio foi relatada em potros Quartos de Milha (ver uma discussão detalhada no Capítulo 10). A mutação *missense* do gene afetado, enzima ramificadora de glicogênio 1, impede a síntese da enzima funcional. Os potros acometidos morreram antes dos 2 meses de idade. Os sinais clínicos variam de natimorto, convulsões e decúbito persistente à insuficiência cardíaca ou respiratória. Leucopenia, hipoglicemia intermitente e aumento de creatinoquinase, GGT e AST são achados laboratoriais comuns. A histopatologia do fígado demonstra inclusões intracelulares globulares ou cristalinas anormais e positivas para o ácido periódico + reativo de Schiff (PAS) e redução da atividade da enzima ramificadora de glicogênio.[307]

Torção do lobo hepático

A torção do lobo hepático é incomum em cavalos. Com base no pequeno número de casos relatados, parece que o lobo medial esquerdo ou acessório é mais comumente afetado, embora se acredite que todo o lobo esquerdo tenha sido acometido em dois casos.[308-310] As causas predisponentes raramente foram identificadas. Dos oito casos relatados, apenas três animais apresentavam cólica. Os principais sinais clínicos são anorexia de um ou mais dias de duração, taquicardia e sinais clínicos e laboratoriais associados à inflamação sistêmica decorrente de necrose do lobo hepático torcido e peritonite. A peritonite parece estar presente em todos os casos e o líquido peritoneal geralmente é serossanguinolento. De modo geral, os níveis séricos de enzimas hepáticas não são dignos de nota, embora as concentrações de SDH e GLDH possam estar aumentadas devido à resposta inflamatória sistêmica. O exame ultrassonográfico geralmente não revela achados dignos de nota, pois o lobo acometido pode ser obscurecido pelo gás gastrintestinal. Em caso de "torção" de todo o lobo esquerdo, a porção afetada pode ser observada como massa ecogênica mista. O reparo cirúrgico é feito por meio da ressecção com grampos do lobo acometido e foi bem-sucedido em cinco casos.[308,310]

REFERÊNCIAS BIBLIOGRÁFICAS

1. Dyce KKM, Sack WO, Wensing CJG, et al., eds. *Textbook of veterinary anatomy*. 4th ed. Philadelphia: Saunders; 2010:551.
2. Getty R, ed. *Sisson's and Grossman's the anatomy of domestic animals*. Philadelphia: WB Saunders; 1975.
3. le Jeune S, Whitcomb MB. Ultrasound of the equine acute abdomen. *Vet Clin N Am Equine Pract*. 2014;30:353.
4. Jakowski RM. Right hepatic lobe atrophy in horses: 17 cases (1983-1993). *J Am Vet Med Assoc*. 1994; 204:1057.
5. Hall JE. The liver as an organ. In: Hall JE, ed. *Guyton and Hall textbook of medical physiology*. 12th ed. Philadelphia; 2011:837.
6. Herdt TA, Sayegh AI. Physiology of the gastrointestinal tract. In: Klein BG, ed. *Cunningham's textbook of veterinary physiology*. St. Louis: Elsevier-Saunders; 2013: 342.
7. Stalker MJ, Hayes MA. Liver pathology. In: Maxi G, ed. *Jubb, Kennedy and Palmers pathology of domestic animals*. 5th ed. Philadelphia: Saunders; 2015. p 825.3.
8. Ham AW. Pancreas, liver and galbladder. In: *Histology*. 7th ed. Philadelphia: W.B. Saunders; 1974.
9. Sodeman WA, Sodeman TM, eds. *Sodeman's pathologic physiology: mechanisms of disease*. Philadelphia: WB Saunders; 1985.
10. Cullen JM. Hepatobiliary system. In: Zackary JF, McGavin MD, eds. *Pathologic basis of veterinary disease*. 5th ed. Maryland Heights, MO: Mosby Elsevier; 2011. p 405.
11. Ossedryver SM, Baldwin GI, Stone BM, et al. *Indigofera spicata* (creeping indigo) poisoning of three ponies. *Aust Vet J*. 2013;91(4):143.
12. Lehninger AL. *Biochemistry*. New York: Worth Publishers Inc; 1975.
13. UhlarCM, WhiteheadAS. SerumamyloidA, themajorvertebrate acute-phase reactant. *Eur J Biochem*. 1999;265(2):501.
14. Oliveira-Filho JP, Badial PR, Cunha PH, et al. Lipopolysaccharide infusion up-regulates hepcidin mRNA expression in equine liver. *Innate Immun*. 2012;18(3):438.
15. Guyton AC, Hall JE. *Textbook of medical physiology*. 10th ed. Philadelphia: WB Saunders; 2006.
16. McDermott WV. Metabolism and toxicity of ammonia. *N Engl J Med*. 1957;257:1076.
17. Zielińska M, Popek M, Albrecht J: Roles of changes in active glutamine transport in brain edema development during hepatic encephalopathy: an emerging concept, *Neurochem Res* 2014; 39(3):599.
18. Pethick DW, Rose RJ, Bryden WL, et al. Nutrient utilisation by the hindlimb of thoroughbred horses at rest. *Equine Vet J*. 1993;25:41.
19. Argenzio RA, Hintz HF. Glucose tolerance and effect of volatile fatty acid on plasma glucose concentration in ponies. *J Anim Sci*. 1970;30:514.
20. Duncan JR, Prasse KW. *Veterinary laboratory medicine*. Ames, IA: Iowa University Press; 1986.
21. Engelking LR. Evaluation of equine bilirubin and bile acid metabolism. *Compend Contin Educ Pract Vet*. 1989;11:328.
22. Coles EG. *Veterinary clinical pathology*. Philadelphia: WB Saunders; 1988.
23. Thompson RG, ed. *Special veterinary pathology*. Philadelphia: BC Decker Inc; 1988.

24. Papich MG, Davis LE. Drugs and the liver. *Veterinary clinics of North American, small animal practice*. Vol. 15. Philadelphia: WB Saunders; 1985.
25. Lakritz J, Winder BS, Noorouz-Zadeh J, et al. Hepatic and pulmonary enzyme activities in horses. *Am J Vet Res*. 2000;61(2):152.
26. Brown PJ, Whitbread TJ, Bell NJ, et al. Haemosiderin deposition in donkey *(Equusasinus)* liver: comparison of liver histopathology with liver iron contents. *Res Vet Sci*. 2011;90(2):275.
27. Theisse ND. Liver diseases. In: Kumar V, Aster JC, Abbas AK, eds. *Robbins and Cotran pathologic basis of disease*. St. Louis: Elsevier-Saunders; 2015. p 825.
28. Suzuki A. MBSJ MCC Young Scientist Award 2012 Liver regeneration: a unique and flexible reaction depending on the type of injury. *Genes Cells*. 2015;20(2):77.
29. Hall JE. Genetic control of protein synthesis, cell function and cell reproduction. In: Hall JE, ed. *Guyton and Hall textbook of medical physiology*. 12th ed. Philadelphia: Elsevier-Saunders; 2010. p 37.
30. Tennant BC. Hepatic function. In: Kaneko JJ, Harvey JW, Bruss ML, eds. *Clinical biochemistry of domestic animals*. 6th ed. Maryland Heights, MO: Elsevier Academic Press; 1997. p 379.
31. Kumar V, Fausto N, Abbas A, eds. *Robbins pathologic basis of disease*. 7th ed. Philadelphia: WB Saunders; 2005.
32. Divers TJ. Liver disease and liver failure in horses. In: *Proceedings of the twenty-ninth American Association of Equine Practitioners*. Lexington, KY: AAEP; 1983:213.
33. West H. Clinical and pathological studies in horses with hepatic disease. *Equine Vet J*. 1996;28:146.
34. McGorum B, Murphy D, Love S, et al. Clinicopathological features of equine primary hepatic disease: a review of 50 cases. *Vet Rec*. 1999;145:134.
35. Fraser CL, Arieff AI. Hepatic encephalopathy. *N Engl J Med*. 1985;313:865.
36. Gammal SH, Jones EA. Hepatic encephalopathy. *Med Clin North Am*. 1989;73:793.
37. Goldman L, Ausiello DA, Arend W, et al. *Cecil textbook of medicine*. 23rd ed. Philadelphia: WB Saunders; 2008.
38. Coltart I, Tranah TH, Shawcross DL. Inflammation and hepatic encephalopathy. *Arch Biochem Biophys*. 2013;536:189.
39. Müller J-MV, Schulze M, Herder V, et al. Ataxia and weakness as uncommon primary manifestations of hepatic encephalopathy in a 15-year-old trotter gelding. *Equine Vet Educ*. 2011;23:5.
40. Hughes KJ, McGorum BC, Love S, et al. Bilateral laryngeal paralysis associated with hepatic dysfunction and hepatic encephalopathy in six ponies and four horses. *Vet Rec*. 2009;164:142.
41. Schiff L, Schiff ER, eds. *Disease of the liver*. Philadelphia: JB Lippincott; 1987.
42. Desjardins P, Du T, Jiang W, et al. Pathogenesis of hepatic encephalopathy and brain edema in acute liver failure: role of glutamine redefined. *Neurochem Int*. 2012;60:690.
43. Sturgeon JP, Shawcross DL. Recent insights into the pathogenesis of hepatic encephalopathy and treatments. *Expert Rev Gastroenterol Hepatol*. 2014;8:83.
44. Sørensen M. Update on cerebral uptake of blood ammonia. *Metab Brain Dis*. 2013;28:155.
45. Lockwood AH, MacDonald JM, Reiman RE, et al. The dynamics of ammonia metabolism in man. Effects of liver disease and hyperammonemia. *J Clin Invest*. 1979;63:449.
46. Shawcross D, Jalan R. The pathophysiologic basis of hepatic encephalopathy: central role for ammonia and inflammation. *Cell Mol Life Sci*. 2005;62:2295.
47. Bode J, Schafer K. Pathophysiology of chronic hepatic encephalopathy. *Hepatogastroenterology*. 1985;32:259.
48. McCandless DW, ed. *Cerebral energy metabolism and metabolic energy*. New York: Plenum; 1985.
49. Albrecht J, Jones E. Hepatic encephalopathy: molecular mechanisms underlying the clinical syndrome. *J Neurol Sci*. 1999;170:138.
50. Bessman SP, Bessman AN. The cerebral and peripheral uptake of ammonia in liver disease with a hypothesis for the mechanism of hepatic coma. *J Clin Invest*. 1975;34:622.
51. Pappas SC, Ferenci P, Scafer DF, et al. Visual evoked potentials in rabbit model of hepatic encephalopathy. II. Comparison of hyperammonemic encephalopathy, postictal coma and coma induced by synergic neurotoxins. *Gastroenterology*. 1984;86:546.
52. Flannery DB, Hsia YE, Wolf B. Current status of hyperammonemia syndromes. *Hepatology*. 1982;2:495.
53. Mair TS. Ammonia and encephalopathy in the horse. *Equine Vet J*. 1997;29(1):1.
54. Peek SF, Divers TJ, Jackson CJ. Hyperammonaemia associated with encephalopathy and abdominal pain without evidence of liver disease in four mature horses. *Equine Vet J*. 1997;29:70.
55. Cohn R, Castell DO. The effect of acute hyperammonemia on the encephalogram. *J Lab Clin Med*. 1966;68:195.
56. Record CO, Mardini H, Bartlett K. Blood and brain mercaptan concentrations in hepatic encephalopathy. *Hepatology*. 1982;2:144.
57. Jones EA, Schafer DF, Ferenci P, et al. The neurobiology of hepatic encephalopathy. *Hepatology*. 1984;4:1235.
58. Palomero-Gallagher N, Zilles K. Neurotransmitter receptor alterations in hepatic encephalopathy: a review. *Arch Biochem Biophys*. 2013;536:109.
59. Tallman JF, Gallager DW. The GABA-ergic system: a locus of benzodiazepine action. *Annu Rev Neurosci*. 1985;8:21.
60. Study R, Barker J. Diazepam and (−) pentobarbitol: fluctuation analysis reveals different mechanisms for potentiation of gamma-aminobutyric acid responses in cultured central neurons. *Proc Natl Acad Sci U S A*. 1981;A77:7486.
61. Basile AS, Gammal SH, Mullen KD. Differential responsiveness of cerebellar Purkinje neurons to GABA and benzodiazepine ligands in an animal model of hepatic encephalopathy in man. *J Neurosci*. 1988;8:2414.
62. Bassett ML, Mullen K, Skolnick P, et al. Amelioration of hepatic encephalopathy by pharmacologic antagonism of the GABA-benzodiazepine receptor complex in a rabbit model of fulminant hepatic failure. *Gastroenterology*. 1987;93:1069.
63. Ferenci P, Jones EA, Hanbauer I. Lack of evidence for impaired dopamine receptor function in experimental hepatic coma in the rabbit. *J Neurosci*. 1986;65:60.
64. Lock B, Pandit K. Is flumazenil an effective treatment for hepatic encephalopathy. *Ann Emerg Med*. 2006;47:286.
65. Ahboucha S, Butterworth R. The neurosteroid system: an emerging therapeutic target for hepatic encephalopathy. *Metab Brain Dis*. 2007;22:291.
66. Fischer JE, Baldessarine RJ. False neurotransmitters in hepatic failure. *Lancet*. 1971;2:75.
67. Gulick BA, Rogers QR, Knight HD. Plasma amino acid patterns in horses with hepatic disease. In: *Proceedings of the twenty-fourth annual convention of the American Association of Equine Practitioners*. St. Louis: AAEP; 1978:517.
68. Alexander WF, Spinder E, Harty RF, et al. The usefulness of branched chain fatty acids with acute or chronic hepatic encephalopathy. *Am J Gastroenterol*. 1989;84:91.
69. Morgan MY, Milson PJ, Sherlock S. Plasma ratio of valine, leucine, and isoleucine to phenylalanine, tyrosine in liver disease. *Gut*. 1978;19:1068.
70. Bianchi G, Marocchi R, Agostini F, et al. Update on nutritional supplementation with branched chained amino acids. *Curr Opin Clin Nutr Metab Care*. 2005;8:83.
71. Gludd LL, Dan G, Borre M, et al. Oral branched-chain amino acids have a beneficial effect on manifestations of hepatic

encephalopathy in a systematic review with meta-analyses of randomized controlled trials. *J Nutr.* 2013;143:1263.
72. Holecek M. Branched-chain amino acids and ammonia metabolism in liver disease: therapeutic implications. *Nutrition.* 2013;29(10):1186.
73. Kobtan AA, El-Kalla FS, Soliman HH, et al. Higher grades and repeated recurrence of hepatic encephalopathy may be related to high serum manganese levels. *Biol Trace Elem Res.* 2016;169(2):153.
74. Lachmann V, Görg B, Bidmon HJ, et al. Precipitants of hepatic encephalopathy induce rapid astrocyte swelling in an oxidative stress dependent manner. *Arch Biochem Biophys.* 2013;536(2):143.
75. Javakumar AR, Ruiz-Cordero R, Tong XY, et al. Brain edema in acute liver failure: role of neurosteroids. *Arch Biochem Biophys.* 2013;536(2):171.
76. Odeh M. Pathogenesis of hepatic encephalopathy: the tumour necrosis factor alpha theory. *Eur J Clin Invest.* 2007;37:291.
77. Schafer DF, Fowler JM, Jones EA. Colonic bacteria: a source of gamma-aminobutyric acid in blood. *Proc Soc Exp Biol Med.* 1981;167:301.
78. Bauer JE, Asquith RL, Kivipelto J. Serum biochemical indicators of liver function in neonatal foals. *Am J Vet Res.* 1989;50:2037.
79. Divers T, Schappel K, Sweeney R, et al. Persistent hyperbilirubinemia in a healthy thoroughbred horse. *Cornell Vet.* 1993;83:237.
80. Scott DW. *Large animal dermatology*. Philadelphia: WB Saunders; 1988.
81. Johnston JK, Divers TJ, Reef VB, et al. Cholelithiasis in horses: ten cases (1982-1986). *J Am Vet Med Assoc.* 1989;194:405.
82. Jubb KVF, Kennedy PJ, Palmer N, eds. *Pathology of domestic animals*. Orlando, FL: Academic Press; 1985.
83. Johnstone IB. Antithrombin III activity in normal and diseased horses. *Vet Clin Pathol.* 1988;17:20.
84. Gay CC, Lording PM, McNeil P, et al. Infectious necrotic hepatitis (Black disease) in a horse. *Equine Vet J.* 1980;12:27.
85. Tennant BC, Hornbuckle WE. Diseases of the liver. In: Anderson NV, ed. *Veterinary gastroenterology*. Philadelphia: Lea & Febiger; 1980.
86. Tennant B. Acute hepatitis in horses: problems of differentiating toxic and infectious causes in the adult. In: *Proceedings of the twenty-fourth annual convention of the American Association of Equine Practitioners*. St. Louis: AAEP; 1978:465.
87. Prater PE, Patton CS, Held JP. Pleural effusion resulting from malignant hepatoblastoma in a horse. *J Am Vet Med Assoc.* 1989;194:383.
88. Gay CC, Sullivan ND, Wilkinson JS, et al. Hyperlipaemia in ponies. *Aust Vet J.* 1978;54:459.
89. Carlson GP. Chronic active hepatitis in horses. In *Proceedings from the seventh annual veterinary forum of the American College of Veterinary Internal Medicine*. Madison, WI: ACVIM; 1989:595.
90. Erica Twitchell L, Richard A, et al. 386 veterinary medicine today: pathology in practice. *J Am Vet Med Assoc.* 2012;240(4):385.
91. Pearson EG. Hypoalbuminemia in horses. *Compend Contin Educ Pract Vet.* 1990;12:555.
92. Robinson NE, ed. *Current therapy in equine medicine*. 9th ed. St. Louis: WB Saunders; 2009.
93. Mendle VE. Pyrrolizidine alkaloid-induced liver disease in horses: an early diagnosis. *Am J Vet Res.* 1988;49:572.
94. Divers T. Biochemical diagnosis of hepatic disease and dysfunction in the horse. *Vet Clin North Am Equine Pract.* 1993;15:15.
95. Hoffman WE, Baker G, Rieser S, et al. Alterations in selected serum biochemical constituents in equids after induced hepatic disease. *Am J Vet Res.* 1987;48:1343.
96. Kaneko J, Rudolph W, Wilson D, et al. Bile acid fractionations by high performance liquid chromatography in equine liver disease. *Vet Res Commun.* 1992;16:161.
97. West HJ. Evaluation of total plasma bile acid concentration for the diagnosis of hepatobiliary disease in horses. *Res Vet Sci.* 1989;46:264.
98. Dunkel B, Jones SA, Pinilla MJ, Foote AK. Serum bile acid concentrations, histopathological features, and short-, and long-term survival in horses with hepatic disease. *J Vet Intern Med.* 2015;29(2):644.
99. Barton M, LeRoy B. Serum bile acids concentrations in healthy and clinical ill neonatal foals. *J Vet Intern Med.* 2007;21:508.
100. Reed S, Andrews FM. The biochemical evaluation of liver function in the horse. In: *Proceedings of the thirty-second annual convention of the American Association of Equine Practitioners*. Nashville, TN: AAEP; 1986:81.
101. Parraga ME, Carlson GP, Thurmond M. Serum protein concentrations in horses with severe liver disease: a retrospective study and review of the literature. *J Vet Intern Med.* 1995;9:154.
102. Lindner A, Bauer S. Effect of temperature, duration of storage and sampling procedure on ammonia concentration in equine blood plasma. *Eur J Clin Chem Clin Biochem.* 1993;31:473.
103. Hasel K, Summers B, deLahunta A. Encephalopathy with idiopathic hyperammonaemia and Alzheimer type II astrocytes in Equidae. *Equine Vet J.* 1999;31:478.
104. Peek S, Divers T, Jackson C. Hyperammonaemia associated with encephalopathy and abdominal pain without evidence of liver disease in four mature horses. *Equine Vet J.* 1997;29:70.
105. McConnico R, Duckett W, Wood P. Persistent hyperammonemia in two related Morgan weanlings. *J Vet Intern Med.* 1997;11:264.
106. Feldman BF. Acquired disorders of hemostasis. In: *Proceedings of the Seventh Annual Veterinary Medical Forum of the American College of Veterinary Internal Medicine*. Madison, WI: ACVIM; 1989:33.
107. Nyland TG, Matton JS. *Small animal diagnostic ultrasound*. Philadelphia: WB Saunders; 1986.
108. Meyer DJ, Raquel M. The liver. In: Walton RM, ed. *Equine clinical pathology*. John Wiley & Sons; 2013:71.
109. Gossett KA, French DD. Effect of age on liver enzyme activities in serum of healthy quarter horses. *Am J Vet Res.* 1984;45:354.
110. Bernard WV, Divers TJ. Variations in serum sorbitol dehydrogenase, aspartate transaminase, and isoenzyme 5 of lactate dehydrogenase activities in horses given carbon tetrachloride. *Am J Vet Res.* 1989;50:622.
111. Sherman K, Wells R, Mattiacci M. Lability of sorbitol dehydrogenase in refrigerated and frozen horse serum. *J Equine Vet Sci.* 1991;11:176.
112. Steffey E, Giri S, Dunlop C, et al. Biochemical and haematological changes following prolonged halothane anaesthesia in horses. *Equine Vet J.* 1993;25:338.
113. Smith B, ed. *Large animal internal medicine*. 3rd ed. St. Louis: Mosby; 2003.
114. Gardner R, Nydam D, Mohammed H, et al. Serum gamma glutamyl transferase activity in horses with right or left dorsal displacements of the large colon. *J Vet Intern Med.* 2005;19:761.
115. Snow DH, Harris P. Enzymes as markers of physical fitness and training of racing horses. *Adv Clin Enzymol.* 1988;6:251.
116. Divers TJ. The equine liver in health and disease, Frank J Milne Lecture. In: *Proceedings 61st*. Las Vegas: Annual American Association of Equine Practitioners; 2015:66.
117. Mack SJ, Kirkby K, Malalana F, et al. Elevations in serum muscle enzyme activities in racehorses due to unaccustomed exercise and training. *Vet Rec.* 2014;174:145.

118. Leleu C, Haentjens F. Morphological, haemato-biochemical and endocrine changes in young Standardbreds with "maladaptation" to early training. *Equine Vet J*. 2010;38:171.
119. Engelking LR, Answer MS, Lofstedt J. Hepatobiliary transport of indocyanine green and bromosulphthalein in fed and fasted horses. *Am J Vet Res*. 1985;46:2278.
120. West HJ. Clearance of bromosulphthalein from plasma as a measure of hepatic function in normal horses and in horses with liver disease. *Res Vet Sci*. 1988;44:343.
121. Morandi F, Frank N, Avenell J, et al. Quantitative assessment of hepatic function by means of 99mTc mebrofenin in healthy horses. *J Vet Intern Med*. 2005;19:751.
122. Naylor JM, Kronfield DS, Acland H. Hyperlipemia in horses: effects of undernutrition and disease. *Am J Vet Res*. 1980;41(6):899.
123. Jeffcott LB. Primary liver-cell carcinoma in a young thoroughbred horse. *J Pathol*. 1968;97:394.
124. Roby AA, Beech J, Bloom JC, et al. Hepatocellular carcinoma associated with erythrocytosis and hypoglycemia in a yearling. *J Am Vet Med Assoc*. 1990;196:465.
125. Gold JR, Warren AL, French TW, et al. What is your diagnosis? Biopsy impression smear of a hepatic mass in a yearling Thoroughbred filly. *Vet Clin Pathol*. 2008;37:339.
126. Buonanno AM, Carlson GP, Kantrowitz B. Clinical and diagnostic features of portosytemic shunt in a foal. *J Am Vet Med Assoc*. 1988;192:387.
127. Divers TJ, Perkins G. Urinary and hepatic disorders in neonatal foals. *Clin Tech in Equine Pract*. 2003;2:67.
128. Lofstedt J, Koblik PD, Jakowski RM, et al. Use of hepatobiliary scintigraphy to diagnose bile duct atresia in a lamb. *J Am Vet Med Assoc*. 1988;193:95.
129. Durhman A, Smith K, Newton J, et al. Development and application of a scoring system for prognostic evaluation of equine liver biopsies. *Equine Vet J*. 2003;35:534.
130. Sammons SC, Norman TE, Chaffin MK, et al. Ultrasonographic visualization of the liver in sites recommended for blind percutaneous liver biopsy in horses. *J Am Vet Med Assoc*. 2014;245(8):939.
131. Johns IC, Sweeney RW. Coagulation abnormalities and complications after percutaneous liver biopsy in horses. *J Vet Intern Med*. 2008;22:185.
132. Rose CF. Ammonia-lowering strategies for the treatment of hepatic encephalopathy. *Clin Pharmacol Ther*. 2012;92:321.
133. Gerber T, Schomerus H. Hepatic encephalopathy in liver cirrhosis. *Drugs*. 2000;60:1353.
134. Weiner ID, Wino CS. Hypokalemia—consequences, causes, and corrections. *J Am Soc Nephrol*. 1987;8:1179.
135. Rothenberg M, Keeffe E. Antibiotics in the management of hepatic encephalopathy: an evidence based review. *Rev Gastroentrol Disord*. 2005;5:26.
136. Scarratt W, Warnick L. Effects of oral administration of lactulose in healthy horses. *J Equine Vet Sci*. 1998;18:405.
137. Ferenci P, Grimm G, Meryn S, et al. Successful long-term treatment of portal-systemic encephalopathy by the benzodiazepam antagonist flumazenil. *Gastroenterology*. 1989;96:240.
138. Als-Nielsen B, Gluud LL, Gluud C. Benzodiazepine receptor antagonists for hepatic encephalopathy. *Cochrane Database Syst Rev*. 2004;2:CD002798.
139. Riordan S, Williams R. Treatment of hepatic encephalopathy. *N Engl J Med*. 1997;337:473.
140. King Han M, Hyzy R. Advances in critical care management of hepatic failure and insufficiency. *Crit Care Med*. 2006;34:s225.
141. Bai M, Yang Z, Qi X, et al. L-ornithine-l-aspartate for hepatic encephalopathy in patients with cirrhosis: a meta-analysis of randomized controlled trials. *J Gastroenterol Hepatol*. 2013;28(5):783.
142. Igimi H, Asakawa S, Tamura R, et al. DMSO as a direct solubilizer of calcium bilirubinate stones. *Hepatogastroenterol*. 1994;41:65.
143. Windmeier C, Gressner A. Pharmacological aspects of pentoxifylline with emphasis on its inhibitory actions on hepatic fibrogenesis. *Gen Pharmacol*. 1997;29:181.
143a. Liska DA, Akucewich LH, Marsella R, et al. Pharmacokinetics of pentoxifylline and its 5-hydroxyhexyl metabolite after oral and intravenous administration of pentoxifylline to healthy adult horses. *Am J Vet Res*. 2006;67:1621.
144. Predhan SC, Girish C. Hepatoprotective herbal drug, silymarin from experimental pharmacology to clinical medicine. *Indian J Med Res*. 2006;124:491.
145. Hackett ES, Mama KR, Twedt DC, et al. Pharmacokinetics and safety of silibinin in horses. *Am J Vet Res*. 2013;74:1327.
146. Anstee QM, Day CP. S-adenosylmethionine (SAMe) therapy in liver disease: a review of current evidence and clinical utility. *J Hepatol*. 2012;57(5):1097.
147. Camilleri M, Gores GJ. Therapeutic targeting of bile acids. *Am J Physiol Gastrointest Liver Physiol*. 2015;309(4):G209.
148. Poupon R. Ursodeoxycholic acid and bile-acid mimetics as therapeutic agents for cholestatic liver diseases: an overview of their mechanisms of action. *Clin Res Hepatol Gastroenterol*. 2012;36:S3.
149. Pearson E. Liver disease in the mature horse. *Equine Vet J*. 1999;11:87.
150. Nikolaidis N, Kountouras J, Giouleme O, et al. Colchicine treatment of liver fibrosis. *Hepatogastroenterol*. 2016;53:281.
151. Ambühl PM. Protein intake in renal and hepatic disease. *Int J Vitam Nutr Res*. 2011;81:162.
152. Durham AE, Newton JR, Smith KC, et al. Retrospective analysis of historical, clinical, ultrasonographic, serum biochemical and haematological data in prognostic evaluation of equine liver disease. *Equine Vet J*. 2003;35:542.
153. Theiler A: Acute liver atrophy and parenchymatous hepatitis in horses. In Proceedings of the 5th *and* 6th *Res Dir Vet Res Dept Agr Union, S Africa* 9, 1917.
154. Madsen DE. Equine encephalomyelitis. *Utah Acad Sci Arts Letter*. 1934;11:95.
155. Marsh H. Supplementary note to article on equine encephalomyelitis. *J Am Vet Med Assoc*. 1937;91:330.
156. Guglick M, MacAllister C, Ely R, et al. Hepatic disease associated with administration of tetanus antitoxin in eight horses. *J Am Vet Med Assoc*. 1995;206:1737.
157. Messer N, Johnson P, et al. Idiopathic acute hepatic disease in horses: 12 cases (1982–1992). *J Am Vet Med Assoc*. 1994;204:1934.
158. Messer N, Johnson P. Serum hepatitis in two brood mares. *J Am Vet Med Assoc*. 1994;204:1790.
159. Aleman M, Nieto J, Carr E, et al. Serum hepatitis associated with commercial plasma transfusion in horses. *J Vet Intern Med 1*. 2005;19:120-122. 4.
160. Robinson M, Gopinth C, Hughes DL. Histopathology of acute hepatitis in the horse. *J Comp Pathol*. 1975;85:111.
161. Ryan NM, Downes MA, Isbister GK. Clinical features of serum sickness after Australian snake antivenom. *Toxicon*. 2015;108:181.
162. Chandriani S, Skewes-Cox P, Zhong W, et al. Identification of a previously undescribed divergent virus from the flaviviridae family in an outbreak of equine serum hepatitis. *Proc Natl Acad Sci U S A*. 2013;110:E1047.
163. Scheel TK, Kapoor A, Nishiuchi E, et al. Characterization of nonprimate hepacivirus and construction of a functional molecular clone. *Proc Natl Acad Sci U S A*. 2015;112:2192.
164. Burbelo PD, Dubovi EJ, Simmonds P, et al. Serology-enabled discovery of genetically diverse hepaciviruses in a new host. *J Virol*. 2012;86:6171.
165. Kapoor A, Simmonds P, Cullen JM, et al. Identification of pegivirus (GB virus-like virus) that infects horses. *J Virol*. 2013;87:7185.

166. ScheelTK, SimmondsP, KapoorA. Surveyingtheglobalvirome: identification and characterization of HCV-related animal hepaciviruses. *Antiviral Res*. 2015;115C:83.
167. Lyons S, Kapoor A, Schneider BS, et al. Viraemic frequencies and seroprevalence of nonprimate hepacivirus and equine pegiviruses in horses and other mammalian species. *J Gen Virol*. 2014;95:1701.
168. Drexler JF, Corman VM, Müller MA, et al. Evidence for novel hepaciviruses in rodents. *PloS Path*. 2013;9:e1003438.
169. Tanaka T, Kasai H, Yamashita A, et al. Hallmarks of hepatitis C virus in equine hepacivirus. *J Virol*. 2014;88(22):13352.
170. Gemaque BS, Junior Souza de Souza A, do Carmo Pereira Soares M, et al. Hepacivirus infection in domestic horses, Brazil, 2011-2013. *Emerg Infect Dis*. 2014;20(12):2180.
171. Lyons S, Kapoor A, Sharp C, et al. Nonprimate hepaciviruses in domestic horses, United Kingdom. *Emerg Infect Dis*. 2012;18:1976.
172. Ramsay JD, Evanoff R, Wilkinson Jr TE, et al. Experimental transmission of equine hepacivirus in horses as a model for hepatitis C virus. *Hepatology*. 2015;61:1533.
173. Reuter G, Maza N, Pankovics P, et al. Nonprimate hepacivirus infection with apparent hepatitis in a horse—short communication. *Acta Vet Hung*. 2014;19:1.
174. Postel A, Cavalleri JM, Pfaender S, et al. Frequent presence of hepaci and pegiviruses in commercial equine serum pools. *Vet Microbiol*. 2016;182:8.
175. Tyzzer EE. A fatal disease of Japanese Waltzing Mice caused by a spore-bearing bacillus. *J Med Res*. 1917;37:307.
176. Swerczek TW, Crowe MW, Prickett ME, et al. Focal bacterial hepatitis in foals. *Mod Vet Pract*. 1973;54:66.
177. Turk MA, Gallina AM, Perryman LE. *Bacillus piliformis* infection (Tyzzer's disease) in foals in northwest United States: a retrospective study of 21 cases. *J Am Vet Med Assoc*. 1981;178:279.
178. Swerczek TW. Tyzzer's disease in foals: retrospective studies from 1969 to 2010. *Can Vet J*. 2013;54(9):876.
179. Peek S, Byars T, Rueve E. Neonatal hepatic failure in a Thoroughbred foal: successful treatment of a case of presumptive Tyzzer's disease. *Equine Vet J*. 1994;6:307.
180. Humber KA, Sweeney RW, Saik JE, et al. Clinical and clinicopathologic findings in two foals infected with *Bacillus piliformis*. *J Am Vet Med Assoc*. 1988;193:1425.
181. Carrigan MJ, Pedrana RG, McKibbin AW. Tyzzer's disease in foals. *Aust Vet J*. 1984;61:199.
182. Borchers A, Madgesian K, Halland S, et al. Successful treatment and polymerase chain reaction (PCR) confirmation of Tyzzer's disease in a foal and clinical and pathologic characteristics in 6 additional foals (1986–2005). *J Vet Intern Med*. 2006;20:1212.
183. Hook R, Riley L, Franklin C, et al. Seroanalysis of Tyzzer's disease in horses: implications that multiple strains can infect Equidae. *Equine Vet J*. 1995;27:8.
184. Warner SL, Boggs J, Lee JK, et al. Clinical, pathological, and genetic characterization of *Listeria monocytogenes* causing sepsis and necrotizing typhlocolitis and hepatitis in a foal. *J Vet Diagn Invest*. 2012;24:581.
185. Setlakwe EL, Sweeney R, Engiles JB, et al. Identification of *Bartonella henselae* in the liver of a thoroughbred foal with severe suppurative cholangiohepatitis. *J Vet Intern Med*. 2014;28:1341.
186. Divers TJ, Byars TD. Hepatic disease of foals. In: McKinnon AO, Squires EL, Vaala WE, et al., eds. *Equine reproduction*. 2nd ed. Vol. 1. Hoboken: Wiley-Blackwell; 2011. p 409.
187. Sweeney HJ, Greg A. Infectious necrotic hepatitis in a horse. *Equine Vet J*. 1986;18:150.
188. Hollingsworth TC, Green VJ. Focal necrotizing hepatitis caused by *Clostridium novyi* in a horse. *Aust Vet J*. 1978;54:48.
189. Dumaresq JA. A case of black disease in the horse. *Aust Vet J*. 1939;15:53.
190. Oaks J, Kanaly T, Fiser T, et al. Apparent *Clostridium haemolyticum/Clostridium novyi* infection and exotoxemia in two horses. *J Vet Diagn Invest*. 1997;9:324.
191. Peek S, Divers T. Medical treatment of cholangiohepatitis and cholelithiasis in mature horses: 9 cases (1991-1998). *Equine Vet J*. 2000;32:301.
192. Thornberg LP, Kintner LD. Cholangiohepatitis in a horse. *Vet Med Small Anim Clin*. 1895;75:1980.
193. Clabough D, Duckett W. Septic cholangitis and peritonitis in a gelding. *J Am Vet Med Assoc*. 1992;200:1521.
194. Davis J, Blikslager A, Catto K, et al. A retrospective analysis of hepatic injury in horses with proximal enteritis (1984-2002). *J Vet Intern Med*. 2003;17:896
195. Davis JL, Jones SL. Suppurative cholangiohepatitis and enteritis in adult horses. *J Vet Intern Med*. 2003;17:583.
196. Hartley WJ, Dixon RJ. An outbreak of foal perinatal mortality due to equid herpesvirus type 1: pathologic observations. *Equine Vet J*. 1979;11:214.
197. Perkins G, Ainsworth D, Erb H, et al. Clinical, haematological and biochemical findings in foals with neonatal equine herpesvirus-I infection compared with septic and premature foals. *Equine Vet J*. 1999;31:422.
198. Clabough D. Equine infectious anemia: the clinical signs, transmission, and diagnostic procedures. *Vet Med*. 1990;85:1007.
199. Blood DC, Radostits OM. *Veterinary medicine a textbook of the diseases of cattle, sheep, pigs, goats, and horses*. 7th ed. Philadelphia: Bailliere Tindall; 1989.
200. Car BD, Anderson WI. Giant cell hepatopathy in 3 aborted midterm equine fetuses. *Vet Pathol*. 1988;25:389.
201. Carlson KL, Chaffin MK, Corapi WV, et al. Starry sky hepatic ultrasonographic pattern in horses. *Vet Radiol Ultrasound*. 2011;52:568.
202. Davis C, Barr B, Pascoe J, et al. Hepatic sarcocystosis in a horse. *J Parasitol*. 1999;85:965.
203. Hoberg E, Miller S, Brown M. *Echinococcus granulosus (Taeniidae)* and autochothonous echinococcosis in a North American horse. *J Parasitol*. 1994;80:141.
204. Benhazim A, Harmon B, Roberson E, et al. Hydatid disease in a horse. *J Am Vet Med Assoc*. 1992;200:958.
205. Buergelt C, Greiner E. Fibrosing granulomas in the equine liver and peritoneum: a retrospective morphologic study. *J Vet Diagn Invest*. 1995;7:102.
206. Easterwood L, Chaffin MK, Marsh PS, et al. Phosphine intoxication following oral exposure to aluminum-phosphide treated feed. *J Am Vet Med Assoc*. 2010;236:446.
207. Adam SE. A review of drug hepatopathy in animals. *Vet Bull*. 1972;42:683.
208. Kumar S, Gupta AK, Pal Y, Dwivedi SK. In-vivo therapeutic efficacy trial with artemisinin derivative, buparvaquone and imidocarb dipropionate against *Babesia equi* infection in donkeys. *J Vet Med Sci*. 2003;65(11):1171.
209. Venner M, Astheimer K, Lämmer M, et al. Efficacy of mass antimicrobial treatment of foals with subclinical pulmonary abscesses with. *Rhodococcus equi, J Vet Intern Med*. 2013;27:171.
210. Cohen N, Carter G. Steroid hepatopathy in a horse with glucocorticoid-induced hyperadrenocorticism. *J Am Vet Med Assoc*. 1992;200:1682.
211. Divers TJ, Warner A, Vaala WE, et al. Toxic hepatic failure in newborn foals. *J Am Vet Med Assoc*. 1983;183:1407.
212. Acland HM, Mann PC, Robertson JL, et al. Toxic hepatopathy in neonatal foals. *Vet Pathol*. 1984;21(1):3.
213. Polkes AC, Giguère S, Lester GD, et al. Factors associated with outcome in foals with neonatal isoerythrolysis (72 cases, 1988–2003). *J Vet Intern Med*. 2008;22:1216.
214. Elfenbein JR, Giguère S, Meyer SK, et al. The effects of deferoxamine mesylate on iron elimination after blood transfusion in neonatal foals. *J Vet Intern Med*. 2010;24:1475.

215. Pearson EG, Andreasen CB. Effect of oral administration of excessive iron in adult ponies. *J Am Vet Med Assoc.* 2001;218(3):400.
216. Pearson E, Hedstrom O, Poppenga R. Hepatic cirrhosis and hemochromatosis in three horses. *J Am Vet Med Assoc.* 1994;204:1053.
217. Lavoie J, Teuscher E. Massive iron overload and liver fibrosis resembling haemochromatosis in a racing pony. *Equine Vet J.* 1993;25:552.
218. Caloni F, Cortinovis C. Effects of fusariotoxins in the equine species. *Vet J.* 2010;186(2):157.
219. Voss KA, Smith GW, Haschek WM. Fumonisins: toxicokinetics, mechanism of action and toxicity. *An Feed Sci Tech.* 2007;137:299.
220. Fink-Gremmels J. Mycotoxins: their implications for human and animal health. *Vet Quart.* 1999;21:115.
221. Asquith RL, Edds GT, Aller WW, et al. Plasma concentration of iditol dehydrogenase (sorbitol dehydrogenase) in ponies treated with aflatoxin B1. *Am J Vet Res.* 1980;41(6):925.
222. Bortell R, Asquith RL, Edds GT, et al. Acute experimentally induced aflatoxicosis in the weanling pony. *Am J Vet Res.* 1983;44(11):2110.
223. Cysewski SJ, Pier AC, Baetz AL, et al. Experimental equine aflatoxicosis. *Toxicol Appl Pharmacol.* 1982;65(3):354.
224. Caloni F, Cortinovis C. Toxicological effects of aflatoxins in horses. *Vet J.* 2011;188(3):270.
225. Divers T. Diagnosis of hepatic disease and dysfunction in the horse. In: *Proceedings of the tenth annual veterinary medical forum of the American College of Veterinary Internal Medicine.* San Diego, CA: ACVIM; 1992:430.
226. Turner T, Brown C, Wilson J, et al. Hepatic lobe torsion as a cause of colic in a horse. *Vet Surg.* 1993;22:301.
227. McKenzie III HC. Equine hyperlipidemia. *Vet Clin N Am Equine Pract.* 2011;27:59.
228. Naylor NJ. Treatment and diagnosis of hyperlipemia and hyperlipidemia. In *Proceedings from the American College of Veterinary Internal Medicine Medical Forum*; 1982:47. Salt Lake City.
229. Jeffcott LB, Field JR. Current concepts of hyperlipemia in horses and ponies. *Vet Rec.* 1985;116:461.
230. Field JR. Hyperlipemia in a Quarter horse. *Compend Contin Educ Pract Vet.* 1988;10:218.
231. Bauer JE. Plasma lipids and lipoproteins of fasted ponies. *Am J Vet Res.* 1983;44:379.
232. Moore B, Abood S, Hinchcliff K. Hyperlipemia in 9 Miniature Horses and Miniature Donkeys. *J Vet Intern Med.* 1994;8:376.
233. Mogg T, Palmer J. Hyperlipidemia, hyperlipemia, and hepatic lipidosis in American Miniature Horses: 23 cases (1990-1994). *J Am Vet Med Assoc.* 1995;207:604
234. Burden FA, Du Toit N, Hazell-Smith E, et al. Hyperlipemia in a population of aged donkeys: description, prevalence, and potential risk factors. *J Vet Intern Med.* 2011;25:1420.
235. Watson T, Burns L, Love S, et al. Plasma lipids, lipoproteins, and post heparin lipases in ponies with hyperlipidemia. *Equine Vet J.* 1992;24:341.
236. Watson T, Love S. Equine hyperlipidemia. *Compend Contin Educ Pract Vet.* 1994;16:89.
237. Forhead A, Dobson H. Plasma glucose and cortisol responses to exogenous insulin in fasted donkeys. *Res Vet Sci.* 1997;62:265.
238. Breidenbach A, Fuhrmann H, Deegen E, et al. Studies on equine lipid metabolism 2, lipolytic activities of plasma and tissue lipases in large horses and ponies. *Zentralbl Veterinarmed A.* 1999;46:39.
239. Valdivielso P, Ramírez-Bueno A, Ewald N. Current knowledge of hypertriglyceridemic pancreatitis. *Eur J Intern Med.* 2014;25(8):689.
240. Dunkel B, Wilford SA, Parkinson NJ, et al. Severe hypertriglyceridaemia in horses and ponies with endocrine disorders. *Equine Vet J.* 2014;46:118.
241. Hellebeck JM, Beynen AC. A preliminary report on a fat-free diet formula for nasogastric enteral administration as treatment for hyperlipaemia in ponies. *Vet Quart.* 2001;23:201.
242. Durham AE. Hyperlipemia. In: Geor RJ, Harris PA, et al., eds. *Equine applied and clinical nutrition.* Great Britain: Saunders Elsevier; 2013. p 512.
243. Wensing TH, Schotman AJ, Kroneman J. Effect of treatment with glucose, galactose, and insulin in hyperlipemia in ponies. *Tijdschr Diergeneeskd.* 1974;99:919.
244. Geelen SN, Jansen WL, Geelen MJ, et al. Lipid metabolism in equines fed a fat-rich diet. *Int J Vitam Nutr Res.* 2013;70: 148.
245. Friedman S. The cellular basis of hepatic fibrosis. *N Engl J Med.* 1993;328:1828.
246. Giles CJ. Outbreak of ragwort *(S. jacobaea)* poisoning in horses. *Equine Vet J.* 1983;15:248–250.
247. Robinson B, Gummow B. A field investigation into a suspected outbreak of pyrrolizidine alkaloid toxicosis in horses in western Queensland. *Prev Vet Med.* 2015;4:376.
248. McLean EK. The toxic actions of pyrrolizidine (Senecio) alkaloids. *Pharm Res.* 1970;22:429.
249. Johnson AE, Molyneux RJ, Merrill JR. Chemistry of toxic range plants: variation in pyrrolizidine alkaloid content of *Senecio, Amsinckia*, and *Crotalaria* species. *J Agric Food Chem.* 1985;33:50.
250. Stegelmeier BL, Gardner DR, James LF, et al. Pyrrole detection and the pathologic progression of *Cynoglossum officinale* (houndstongue) poisoning in horses. *J Vet Diagn Invest.* 1996; 8:81.
251. Small A, Kelly W, Seawright A, et al. Pyrrolizidine alkaloidosis in a 2 month old foal. *J Vet Med.* 1993;40:213.
252. Lessard P, Wilson WD, Alander HJ, et al. Clinicopathologic study of horses surviving pyrrolizidine alkaloid toxicosis. *Am J Vet Res.* 1986;47:1776.
253. Lessard P, Wilson WD, Olander HJ, et al. Clinicopathologic study of horses surviving pyrrolizidine alkaloid *(Senecio vulgaris)* toxicosis. *Am J Vet Res.* 1986;47:1776.
254. Curran J, Sutherland R, Peet R. A screening test for subclinical liver diseases in horses affected by pyrrolizidine alkaloid toxicosis. *Aust Vet J.* 1996;74:236.
255. Talcott P. Alsike clover and red clover poisonings in horses. In: *Proceedings from the eighteenth annual veterinary medical forum of the American College of Veterinary Internal Medicine.* Seattle, WA; 2000:161.
256. Nation P. Hepatic disease in Alberta horses: a retrospective study of "alsike clover poisoning." *Can Vet J.* 1991;32:602.
257. Colon J, Jackson C. Hepatic dysfunction and photodermatitis secondary to alsike clover poisoning. *Compend Contin Educ Pract Vet.* 1996;189:1022.
258. Murphy MJ. Secondary photosensitization in horses ingesting *Cymodothea trifolii* infested clover. In *Proceedings fifth international symposium of poisonous plants*; May 1997.
259. Krawitt E. Autoimmune hepatitis. *N Engl J Med.* 1996;334: 897.
260. White SD, Maxwell LK, Hawkins JL, et al. Pharmacokinetics of azathioprine following single-dose intravenous and oral administration and effects of azathioprine following chronic oral administration in horses. *Am J Vet Res.* 2005;66: 1578–1583.
261. Traub JL, Rantanen N, Reed S, et al. Cholelithiasis in four horses. *J Am Vet Med Assoc.* 1982;181:59.
262. Barton M. Cholelithiasis in horses. In *Proceedings from the seventeenth annual veterinary medical forum of the American College of Veterinary Internal Medicine.* ; 1999.
263. Reef V, Johnston J, Divers T, et al. Ultrasonographic findings in horses with cholestasis: eight cases (1985–1987). *J Am Vet Med Assoc.* 1990;196:1836.
264. Grabner A. Case report. Cholangiopathy and cholelithiasis and acute hepatic syndrome. *Tierarztl Prax.* 1997;25:370.

265. Davis JL, Blikslager AT, Catto K, et al. A retrospective analysis of hepatic injury in horses with proximal enteritis (1984–2002). *J Vet Intern Med.* 2003;17:896.
266. Durham AE. Hepatitis in horses. In: Weber O, Protzer U, eds. *Comparative hepatitis.* Basel, Switzerland: Berkhauser Verlag; 2008. p 245.
267. Schneider DA. Cholestasis and biliary calculi in horses. *Comp Cont Educ Pract Vet.* 1997;19:744.
268. van der Luer RJT, Kroneman J. Three cases of cholelithiasis and biliary fibrosis in the horse. *Equine Vet J.* 1982;14:251.
269. Tabata M, Nakayama F. Bacteria and gallstones. Etiological significance. *Dig Dis Sci.* 1981;26:218.
270. Vítek L, Carey MC. New pathophysiological concepts underlying pathogenesis of pigment gallstones. *Clin Res Hepatol Gastroenterol.* 2012;36(2):122.
271. de Lima Santos R, de Oliveira T, Galvão J, et al. Cholelithiasis with atrophy of the right lateral hepatic lobe in a horse. *Ciência Rural.* 2007;37:586.
272. Roussel AJ, Becht JL, Adams SB. Choledocholithiasis in a horse. *Cornell Vet.* 1984;74:166.
273. Tulleners EP, Becht JL, Richardson DW, et al. Choledocholithotripsy in a mare. *J Am Vet Med Assoc.* 1985;186:1317.
274. Ryu SH, Bak UB, Lee CW, et al. Cholelithiasis associated with recurrent colic in a Thoroughbred mare. *J Vet Sci.* 2004;5:79.
275. Graves EA. Cholelithiasis and hepatic fibrosis in a standardbred mare. *Vet Clin North Am Equine Pract.* 2006;22(1):107.
276. Traub JL, Grant BD, Rantanen N, et al. Surgical removal of choleliths in a horse. *J Am Vet Med Assoc.* 1983;182:714.
277. Rantanen NW. Diseases of the liver. *Vet Clin North Am Equine Pract.* 1986;2(1):105.
278. Green DS, Davies JV. Successful choledocholithotomy in a horse. *Equine Vet J.* 1989;21:464.
279. Scarratt WK, Fessler RL. Cholelithiasis and biliary obstruction in a horse. *Compend Contin Educ Pract Vet.* 1985;7:s428.
280. Orsini JA, Donawick WJ. Hepaticojejunostomy for treatment of common hepatic duct obstructions associated with duodenal stenosis in two foals. *Vet Surg.* 1989;18:34.
281. Cypher EE, Kendall AT, Panizzi L, et al. Medical and surgical management of an intra-abdominal abscess of hepatic origin in a horse. *J Am Vet Med Assoc.* 2015;247(1):98.
282. Reef VB, Collatos C, Spencer PA, et al. Clinical, ultrasonographic, and surgical findings in foals with umbilical remnant infections. *J Am Vet Med Assoc.* 1989;69.
283. Ruby R, Buckles E, Pinn T, et al. Transdiaphragmatic hepatic andpulmonaryabscessattributedtoilealdiverticulitisinahorse.*J Vet Intern Med.* 2013;27(6):1633.
284. Rumbaugh GE, Smith BP, Carlson GP. Internal abdominal abscesses in horses: a study of 25 cases. *J Am Vet Med Assoc.* 1978;172:304.
285. Sellon DC, Spaulding K, Breuhaus BA, et al. Hepatic abscesses in three horses. *J Am Vet Med Assoc.* 2000;216:882–887.
286. Tamaschke C. Beitrage zur vergleichenden onlologie der haussaugtiere. *Wiss Z Humboldt Univ [Math Naturwiss].* 1952;1:37.
287. Beeler-Marfisi J, Arroyo L, Caswell JL, et al. Equine primary liver tumors: a case series and review of the literature. *J Vet Diagn Invest.* 2010;22:174.
288. Moulton JE. *Tumors in domestic animals.* 2nd ed. Los Angeles: University of California Press; 1978.
289. Chaffin MK, Schmitz DG, Brumbaugh GW, et al. Ultrasonographic characteristics of splenic and hepatic lymphosarcoma in three horses. *J Am Vet Med Assoc.* 1992;201:743.
290. Durando M, McKay RJ, Staller G, et al. Septic cholangiohepatitis and cholangiocarcinoma in a horse. *J Am Vet Med Assoc.* 1995;206:1018.
291. Sironi G, Riccaboni P. A case of equine cholangiocarcinoma displaying aberrant expression of p53 protein. *Vet Rec.* 1997;141:77.
292. Mueller PO, Morris DD, Carmichael KP, et al. Cholangiocarcinoma in a horse. *J Am Vet Med Assoc.* 1992;201:899.
293. Lennox T, Wilson J, Hayden D, et al. Hepatoblastoma with erythrocytosis in a young female horse. *J Am Vet Med Assoc.* 2000;216:718.
294. Roperto F, Galati P. Mixed hamartoma of the liver in an equine fetus. *Equine Vet J.* 1984;16:218.
295. Andel AC, Gruys E, Kroneman J. Amyloid in the horse: a report of nine cases. *Equine Vet J.* 1988;20:277.
296. Abdelkader SV, Gudding R, Nordstoga K. Clinical chemical constituents in relation to liver amyloidosis in serum-producing horses. *J Comp Pathol.* 1991;105(2):203.
297. Woldemeskel M. A concise review of amyloidosis in animals. *Vet Med Int.* 2012;15:427296.
298. Hawthorne TB, Bolon B, Meyer DJ. Systemic amyloidosis in a mare. *J Am Vet Med Assoc.* 1990;196:323.
299. Fortier LA, Fubini SL, Flanders JA, et al. The diagnosis and surgical correction of congenital portosystemic vascular anomalies in two calves and two foals. *Vet Surg.* 1996;24:154.
300. Hug SA, Guerrero TG, Makara M, et al. Diagnosis and surgical cellophane banding of an intrahepatic congenital portosystemic shunt in a foal. *J Vet Intern Med.* 2012;26:171.
301. Lindsay WA, Ryder JK, Beck KA, et al. Hepatic encephalopathy caused by a portacaval shunt in a foal. *Vet Med.* 1988;83:798.
302. Beech J. Portal vein anomaly and hepatic encephalopathy in a horse. *J Am Vet Med Assoc.* 1977;170:164.
303. Patton KM, Peek SF, Valentine BA. Gastric adenocarcinoma in a horse with portal vein metastasis and thrombosis: a novel cause of hepatic encephalopathy. *Vet Pathol.* 2006;43:565.
304. Ness SL, Kennedy LA, Slovis NM. Hyperammonemic encephalopathy associated with portal vein thrombosis in a thoroughbred foal. *J Vet Intern Med.* 2013;27:382.
305. van der Luer RJ, Kroneman J. Biliary atresia in a foal. *Equine Vet J.* 1982;14:91.
306. Bates MD, Bucuvalas JC, Alonso MH, et al. Biliary atresia: pathogenesis and treatment. *Semin Liver Dis.* 1998;18:281.
307. Valberg SJ, Ward TL, Rush B, et al. Glycogen branching enzyme deficiency in quarter horse foals. *J Vet Intern Med.* 2001;15:572.
308. Turner TA, Brown CA, Wilson JH, et al. Hepatic lobe torsion as a cause of colic in a horse. *Vet Surg.* 1993;22:301.
309. Bentz KJ, Burgess BA, Lohmann KL, et al. Hepatic lobe torsion in a horse. *Can Vet J.* 2009;50:283.
310. Tennent-Brown BS, Mudge MC, Hardy J, et al. Liver lobe torsion in six horses. *J Am Vet Med Assoc.* 2012;241:615.

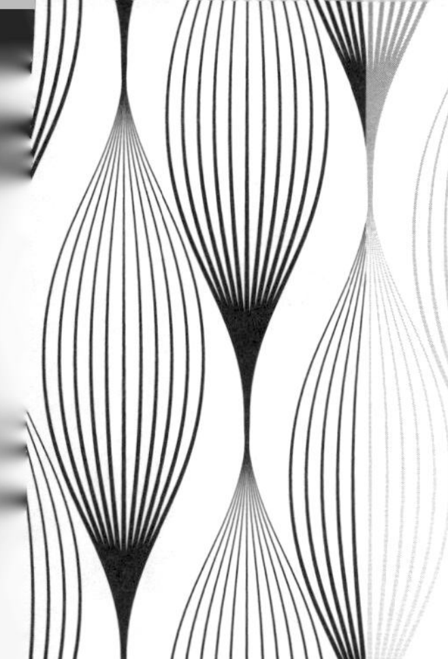

CAPÍTULO 14

Distúrbios do Sistema Urinário

Harold C. Schott II, Bryan Waldridge e Warwick M. Bayly*

Anatomia e desenvolvimento

Harold C. Schott II

ANATOMIA[1]

O sistema urinário do cavalo, como o da maioria dos mamíferos, é composto por pares de rins e ureteres, bexiga e uretra. À exceção da porção abdominal da bexiga, todo o trato urinário está no espaço retroperitoneal. Em um potro recém-nascido, cada rim pesa cerca de 175 g. Em um cavalo adulto, o rim esquerdo pesa entre 600 e 700 g e o rim direito geralmente tem 25 a 50 g a mais, embora esse não seja um achado consistente e a relação possa ser reversa.[1,2] Assim, os rins representam cerca de 0,65 a 0,75% e 0,27 a 0,37% da massa corporal total do potro e do cavalo adulto, respectivamente.[1,3] O rim direito fica imediatamente abaixo da extensão dorsal das duas ou três últimas costelas e do primeiro processo transverso lombar, tem formato de ferradura e mede cerca de 15 cm de comprimento, 15 cm de largura e 5 a 6 cm de altura (dorsal a ventral). Em sentido craniolateral, o rim direito é incorporado ao fígado e sua posição mais cranial, em comparação ao rim esquerdo, impede seu acesso à palpação retal. Embora não seja o órgão clássico em formato de feijão encontrado em seres humanos e pequenos animais, o rim esquerdo do cavalo adulto é mais alongado do que o direito, com o polo cranial à altura do hilo do rim direito. Nos equídeos, o rim esquerdo tem cerca de 18 cm de comprimento, 10 a 12 cm de largura e 5 a 6 cm de altura. Em virtude da sua localização mais caudal, o aspecto caudoventral do rim esquerdo geralmente pode ser palpado durante o exame retal. O suprimento de sangue para os rins provém de uma ou mais artérias renais que se ramificam na aorta. As artérias renais acessórias (geralmente de inserção caudal) podem ser originárias das artérias mesentéricas caudais, testiculares, ovarianas ou ilíacas circunflexas profundas.[1,2]

Os ureteres têm 6 a 8 mm de diâmetro e trafegam cerca de 70 cm até suas inserções no colo dorsal ou no trígono da bexiga, próximo à uretra. Os 5 a 7 cm distais de cada ureter percorrem a parede da bexiga. Esse segmento intramural do ureter funciona como uma válvula unidirecional para evitar o refluxo vesicoureteral com distensão vesical progressiva. A bexiga repousa no assoalho pélvico quando vazia, mas pode aumentar de tamanho e cair sobre a borda pélvica quando cheia de urina. A bexiga pode acomodar até 3 a 4 ℓ de urina antes da estimulação da micção. No potro, a bexiga é presa à parede abdominal ventral pelo úraco e vestígios das artérias umbilicais emparelhadas. Assim, a bexiga vazia dos neonatos é uma estrutura em forma de faixa. Durante os primeiros meses de vida, essa inserção ventral se afrouxa à medida que o úraco vestigial se torna o ligamento médio e as arteriais umbilicais vestigiais formam os ligamentos redondos da borda livre do par de ligamentos laterais da bexiga.[1]

A uretra tem cerca de 2 a 3 cm de comprimento na fêmea e 75 a 90 cm de comprimento no macho. Nos garanhões, a uretra pélvica, de 10 a 12 cm de comprimento, alarga-se em um padrão elíptico até um diâmetro transversal de 5 cm e 2 a 3 cm em sentido dorsal a ventral. Uma proeminência dorsal arredondada, o colículo seminal, fica imediatamente caudal ao orifício uretral e é o local das aberturas comuns do ducto deferente e dos ductos das vesículas seminais. As aberturas dos ductos prostáticos são dois grupos de pequenas papilas laterais ao colículo seminal. Entre 2 e 3 cm em sentido caudal, os ductos das glândulas bulbouretrais se abrem em linhas dorsais emparelhadas. As aberturas menores dos ductos das glândulas uretrais laterais se abrem à mesma altura no aspecto lateral da uretra.[1]

Uma cápsula fibrosa cobre a superfície de cada rim e se desprende com facilidade do órgão normal. O rim equino é formado por um córtex externo um pouco mais largo que a medula interna. O córtex é pontilhado de manchas escuras, os corpúsculos ou glomérulos renais nas cápsulas de Bowman. Em equinos, a junção corticomedular é menos distinta do que em outras espécies e tem cor vermelho-escura, que contrasta bem com a medula mais pálida e o córtex marrom-avermelhado. Essa região forma ondulações ao longo das pirâmides renais (córtex) e das colunas renais (medula). As pirâmides são subdivisões do parênquima renal e são separadas por artérias arqueadas à altura da junção corticomedular. No total, o rim equino contém 40 a 60 pirâmides dispostas em quatro fileiras paralelas. A pelve renal é a porção proximal dilatada do ureter. O exame microscópico revela inúmeras pequenas aberturas dos ductos coletores (ductos de Bellini). Além disso, a pelve renal e o ureter proximal são revestidos por glândulas mucosas tubulares compostas e células caliciformes que secretam o muco espesso e viscoso normalmente encontrado na pelve renal e na urina de cavalos normais.[1,4]

A unidade funcional do rim é o néfron. Cada néfron é composto por um corpúsculo renal (glomérulo no interior da cápsula de Bowman), um túbulo proximal (componentes convolutos e retos), um túbulo intermediário (alça de Henle), um túbulo convoluto distal, um túbulo conector e

*Os editores e autores reconhecem e agradecem as contribuições da Dra. Jennifer Taintor, que ajudou a atualizar as referências em algumas seções.

ductos coletores corticais, medulares externos e medulares internos (Figura 14.1). As duas populações de néfrons são: (1) os néfrons superficiais (ou corticais) que possuem alças de Henle curtas e (2) os néfrons justamedulares, com longas alças de Henle. Existem gradações entre essas duas categorias gerais de néfrons, bem como variações espécie-específicas na proporção de néfrons de alças curtas e longas. Os seres humanos, por exemplo, têm sete vezes mais néfrons de alças curtas, enquanto quase 100% dos néfrons de cães e gatos têm alças longas.[5] Um dos primeiros estudos anatômicos encontrou cerca de 4 milhões de glomérulos (néfrons) no rim bovino adulto;[6] no entanto, um estudo da organogênese renal com técnicas estereológicas imparciais para exame de 45 rins esquerdos equinos indicou que esses órgãos podem conter mais de 10 milhões de glomérulos (totalizando 20 milhões de glomérulos nos dois rins).[7] Esse estudo também confirmou que o número total de glomérulos não aumenta após o nascimento, apesar do crescimento contínuo do rim até cerca de 1 ano de idade. Atualmente, há poucas informações sobre a proporção de néfrons de alças curtas e longas em equinos. Na histologia, os néfrons equinos são semelhantes aos de outras espécies mamíferas; no entanto, o diâmetro e a altura epitelial dos segmentos de túbulos e ductos coletores são comparativamente maiores. Além disso, a mácula densa equina (segmento da porção ascendente da alça de Henle que é bem associado ao aparato justaglomerular da arteríola aferente) parece mais proeminente do que a de outros mamíferos.[8] Ainda não se sabe se essas diferenças histológicas sutis são acompanhadas por diferenças funcionais.

Em relação ao seu tamanho, o rim mamífero tem inervação mais rica do que quase qualquer outro órgão.[9] Embora a neuroanatomia do rim equino não tenha sido bem estudada, os nervos autônomos trafegam dos gânglios aorticorrenais e renais até os rins ao longo dos principais vasos renais.[1] Esses nervos são predominantemente simpáticos, e o suprimento colinérgico dos rins parece insuficiente. Embora o efeito mais reconhecido dos nervos renais seja o controle da resistência vascular renal (para regulação do fluxo sanguíneo renal em uma ampla gama de pressões de perfusão), os nervos também atuam de forma direta nos túbulos renais e nas células justaglomerulares. A estimulação de baixa frequência dos nervos renais (abaixo do limiar de vasoconstrição), por exemplo, aumenta a reabsorção tubular proximal de sódio e a liberação de renina pela ativação dos receptores α_1-adrenérgicos.[10] Além dos receptores α e beta-adrenérgicos, a vasculatura renal é rica em adrenorreceptores dopaminérgicos, e a ativação destes últimos, especificamente dos receptores de dopamina de tipo 1, aumenta a perfusão da medula renal externa. A presença desses receptores é a base para o uso da dopamina e do fenoldopam, um agonista do receptor DA-1, para melhora do fluxo sanguíneo renal na insuficiência renal aguda ou diminuição do risco de nefropatia por radiocontraste.[11-13] Os medicamentos também podem ativar os adrenorreceptores renais sem intenção. Um exemplo clínico comum é a diurese induzida pela administração dos α_2-agonistas xilazina e detomidina. Embora a diurese tenha sido atribuída à hiperglicemia transitória e à glicosúria, esta última geralmente não é observada.[14,15] Outra explicação pode ser a ligação do fármaco aos receptores α_2-adrenérgicos localizados no epitélio do ducto coletor. A ativação desses receptores pode ser antagônica aos efeitos do hormônio antidiurético nos ductos coletores corticais, causando diurese.[16] Os nervos aferentes renais parecem atuar na patogênese da hipertensão em espécies afetadas por esse distúrbio.[9]

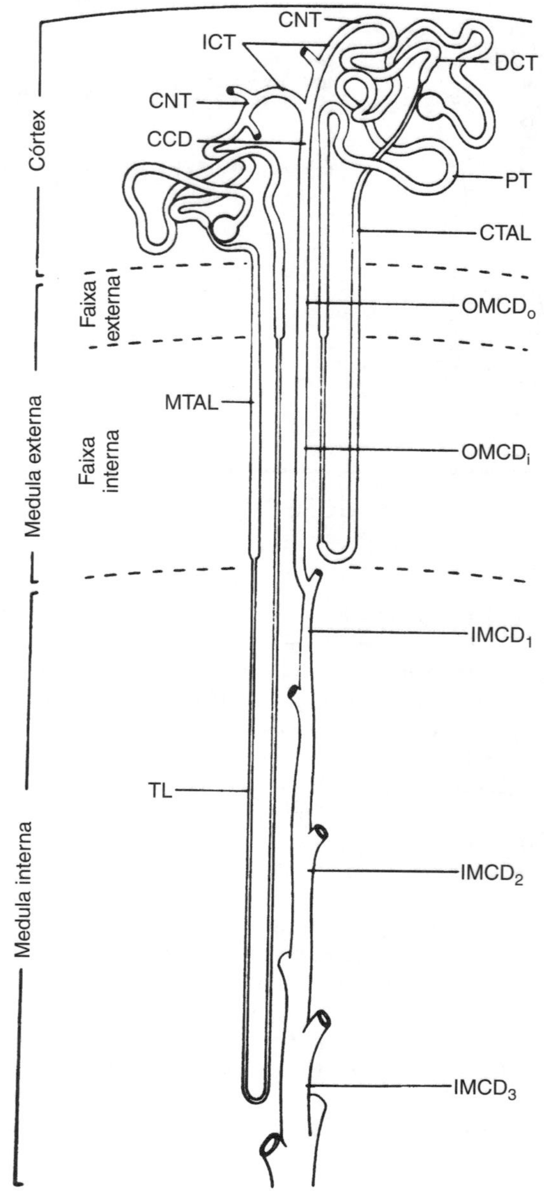

Figura 14.1 Diagrama de um néfron superficial e justamedular. TL, segmento delgado da alça de Henle; MTAL, segmento ascendente espesso medular (mTAL) da alça de Henle; CCD, ducto coletor cortical; CNT, segmento de conexão; ICT, início do túbulo coletor; DCT, túbulo contorcido distal; PT, túbulo proximal; CTAL, segmento ascendente espesso cortical da alça de Henle; OMCD$_o$, ducto coletor na faixa externa da medula externa; OMCD$_i$, ducto coletor na faixa interna da medula externa; IMCD$_1$, terço externo do ducto coletor medular interno; IMCD$_2$, terço médio do ducto coletor medular interno; IMCD$_3$, terço interno do ducto coletor medular interno. (De Brenner BM, Rector FC, editors. *The kidney*. 8. ed. Philadelphia: WB Saunders; 2008.)

A inervação autônoma dos ureteres, da bexiga e da uretra é importante para o peristaltismo ureteral e a micção. O músculo liso ureteral equino contém receptores α_1 e β_2-adrenérgicos, que induzem contração e relaxamento, respectivamente, ao serem ativados pela norepinefrina.[17] Estudos sobre a inervação do ureter equino mostraram maiores densidades de neurônios adrenérgicos na porção proximal (pelve renal) e na porção intravesical (parede vesical) do ureter.[18] O aumento da densidade nessas regiões condiz com a atividade suspeita de marca-passo da pelve renal, que inicia o peristaltismo ureteral e a função esfinctérica do segmento distal do ureter. O suprimento nervoso simpático para a bexiga é feito pelo nervo hipogástrico, cujas fibras pré-ganglionares vêm dos segmentos espinais L1 a L4 e fazem sinapse no gânglio mesentérico caudal. As fibras pós-ganglionares suprem a bexiga (receptores β_2-adrenérgicos) e a uretra proximal (principalmente receptores α_1 e alguns α_2-adrenérgicos).[19,20] Além da inervação adrenérgica, fibras colinérgicas e peptidérgicas também inervam a bexiga equina.[21] A inervação parassimpática é originária dos segmentos sacrais da medula espinal, e os neurônios se unem para formar o nervo pélvico.[19,20] Existem muitas conexões interneuronais complexas entre os nervos simpáticos e parassimpáticos na parede da bexiga, além de pequenas células adrenérgicas que facilitam a interação entre as vias simpáticas e parassimpáticas.[22] Assim, a desnervação completa da bexiga é praticamente impossível. A inervação somática do trato urinário inferior segue principalmente para o músculo estriado do esfíncter uretral externo por meio de um ramo do nervo pudendo, que é originário dos segmentos da medula sacral (S1 a S2).[1]

DESENVOLVIMENTO

O trato urinário superior embrionário surge de ductos mesonéfricos primordiais bilaterais e mesoderma intermediário. O divertículo metanéfrico é originário da extremidade caudal de cada ducto mesonéfrico e se desenvolve em sentido cranial para formar o ureter e a pelve renal. Os divertículos metanéfricos que avançam acumulam, em torno de suas extremidades, mesoderma intermediário (tecido metanefrogênico), que se torna o sistema coletor e o parênquima do rim maduro (Figura 14.2). O suprimento vascular é derivado de um ramo da aorta (artéria renal) que invade o tecido metanefrogênico. A bexiga se desenvolve como uma porção proximal dilatada do alantoide. A bexiga é separada do intestino posterior pelo crescimento craniocaudal da prega uretral, que separa o reto do seio urogenital. Esta última estrutura dá origem à uretra (Figura 14.3). A princípio, os ductos mesonéfricos e metanéfricos se abrem no seio urogenital, mas, à medida que o desenvolvimento continua, os segmentos distais dos ductos mesonéfricos são absorvidos pela parede da bexiga, e as aberturas dos ductos metanéfricos são puxadas em direção ao seu sítio final no colo dorsal da bexiga.[23]

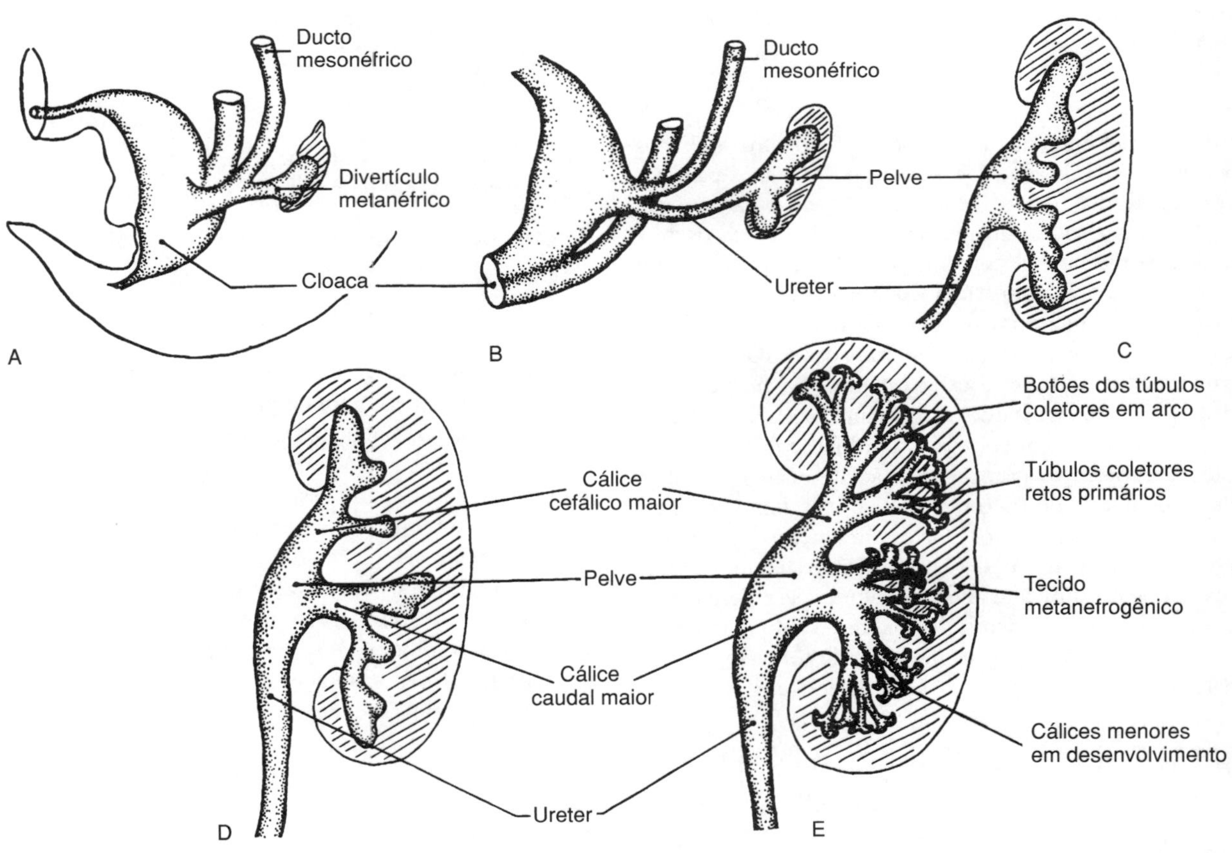

Figura 14.2 Progressão da diferenciação e desenvolvimento do divertículo metanéfrico em sistema coletor do rim maduro. **A.** O divertículo metanéfrico é originário da extremidade caudal do ducto mesonéfrico. **B.** O divertículo metanéfrico se desenvolve em sentido cranial, e o mesoderma intermediário (tecido metanefrogênico, linhas tracejadas) se acumula em sua extremidade cranial. **C** a **E.** O divertículo metanéfrico torna-se o ureter e a pelve renal, e o tecido metanefrogênico forma o sistema coletor e o parênquima do rim maduro. (De Carlson BM. *Patten's foundations of embryology.* 6. ed. New York: McGraw-Hill; 2003.)

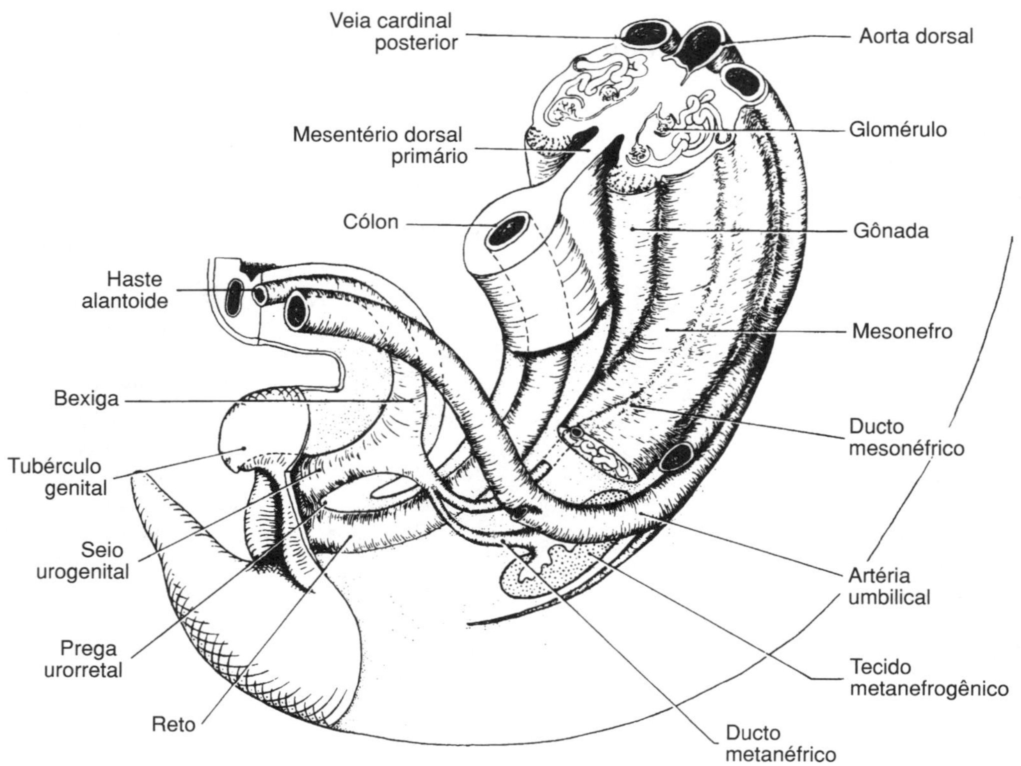

Figura 14.3 Desenvolvimento do trato urogenital no embrião mamífero. (De Carlson BM. *Patten's foundations of embryology*. 6. ed. New York: McGraw-Hill; 2003.)

O destino dos túbulos mesonéfricos (mesonefro) e ductos mesonéfricos varia de acordo com o sexo. Os ductos paramesonéfricos pareados (ductos de Müller) surgem paralelamente aos ductos mesonéfricos em ambos os sexos. Na fêmea, os ductos fundem-se distalmente para formação da vagina e do corpo uterino, mas sua porção proximal continua separada para dar origem aos cornos uterinos e ovidutos. Os ductos mesonéfricos regridem em estruturas vestigiais denominadas *epóforo*, em sentido proximal (perto dos ovários), e *canais de Gartner*, em sentido distal (perto da vagina e do útero; Figura 14.4). Nos machos, a diferenciação sexual das gônadas e a produção de hormônios esteroides androgênicos levam à regressão dos ductos de Müller. O sistema de ductos do trato reprodutivo masculino se forma a partir do mesonefro e dos ductos mesonéfricos (também denominados *ductos de Wolff*). Os hormônios esteroides androgênicos também estimulam essas estruturas para desenvolvimento dos túbulos seminíferos, do epidídimo e do ducto deferente. A porção distal do ducto mesonéfrico torna-se o ducto ejaculatório, a porção terminal do ducto deferente.[23]

MALFORMAÇÕES RELACIONADAS AO DESENVOLVIMENTO DO TRATO URINÁRIO

Anomalias do trato urinário são incomuns em equinos. Uma pesquisa realizada por Höflinger[24] revelou uma frequência semelhante de agenesia renal unilateral (0,07%) em cavalos e seres humanos (0,10%).[5] Por outro lado, os rins em ferradura (fixos no polo cranial ou caudal) são a anomalia mais comum em seres humanos (0,25%), mas foram raramente descritos em equinos.[5,25]

Agenesia, hipoplasia e displasia renal

A agenesia renal, que pode ser unilateral ou bilateral, é provocada pela ausência de fusão do ducto metanéfrico ao tecido mesodérmico metanefrogênico. Embora anomalias unilaterais tenham sido descritas com maior frequência, isso pode simplesmente refletir a incompatibilidade da agenesia bilateral com a vida pós-natal.[24,26-28] Brown *et al.*[28] descreveram um potro com agenesia renal bilateral e azotemia grave detectada logo após o nascimento. Esse potro também apresentava disgenesia ureteral bilateral, criptorquidia, agenesia da glândula adrenal direita e atresia anal. Defeitos unilaterais podem ser achados incidentais em cavalos saudáveis[29] ou ser detectados durante o exame reprodutivo, porque muitos cavalos acometidos também têm anomalias do sistema reprodutor. Ocasionalmente, a agenesia unilateral provoca doença renal clínica em caso de problema no rim contralateral. Johnson *et al.*[27] descreveram um cavalo de 4 anos com agenesia renal unilateral e um ureterólito que causava hidronefrose contralateral. O animal, um macho castrado, foi atendido por apresentar perda de peso, polaciúria e estrangúria. Além da anomalia renal, a agenesia unilateral do testículo ipsilateral também foi observada à necropsia. Um potro Tennessee Walking Horse de 9 meses com doença renal crônica, agenesia renal unilateral, ureterolitíase contralateral grave e hidronefrose, criptorquidia bilateral e aplasia segmentar do ducto deferente foi relatado por Waldridge *et al.*[30]

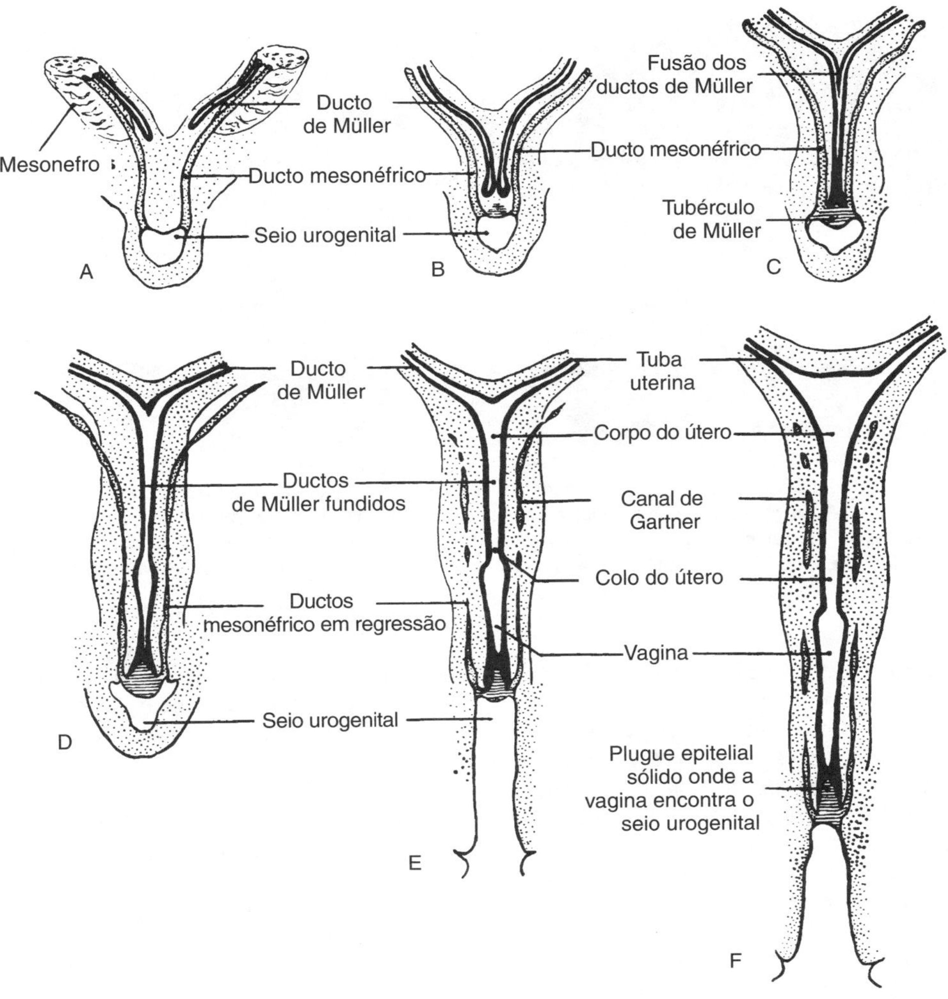

Figura 14.4 Desenvolvimento dos túbulos mesonéfricos (mesonefro) e ductos mesonéfricos no trato reprodutivo feminino. **A** e **B.** Os ductos paramesonéfricos emparelhados (ductos de Müller) surgem paralelamente aos ductos mesonéfricos em ambos os sexos. **C** a **E.** Nas fêmeas, os ductos paramesonéfricos fundem-se distalmente para formar a vagina e o corpo uterino, mas continuam separados em sua porção proximal para dar origem aos cornos uterinos. **D** e **E.** Os ductos mesonéfricos regridem em estruturas vestigiais denominadas *canais de Gartner*. (De Carlson BM. *Patten's foundations of embryology*. 6. ed. New York: McGraw-Hill; 2003.)

A agenesia renal pode ser um distúrbio familiar em várias espécies.[25,31] Embora não existam informações sugerindo uma base hereditária em equinos, é provável que acasalamentos repetidos devam ser desencorajados após a detecção dessa anomalia, porque as lesões congênitas do sistema urinário tendem a ser acompanhadas por anomalias segmentares do trato reprodutivo.

Para se obter o diagnóstico de hipoplasia renal, o rim deve estar pelo menos 50% menor que o normal ou a massa renal total deve estar diminuída em mais de um terço.[25] A hipoplasia renal é um defeito quantitativo causado pela menor massa de tecido metanefrogênico ou por indução incompleta da formação de néfrons pelo ducto metanéfrico. Esta doença pode ser confundida com displasia renal. A hipoplasia renal unilateral geralmente está associada à hipertrofia contralateral e à função renal normal, enquanto a hipoplasia bilateral tende a causar doença renal crônica.[25,31] Andrews *et al.*[32] descreveram a hipoplasia renal bilateral em um potro examinado *post mortem* e em três cavalos jovens com doença renal crônica e problemas de crescimento desde o nascimento. Nesses quatro cavalos, as anomalias eram limitadas ao trato urinário superior.

Displasia renal refere-se ao desenvolvimento desorganizado do tecido renal por diferenciação anômala, obstrução ureteral intrauterina, infecção viral *in utero* ou teratógenos.[25,33] A displasia bilateral é associada à insuficiência renal. De modo geral, os rins displásicos têm tamanho normal, a menos que haja hipoplasia simultânea ou o animal viva por meses a anos antes de desenvolver insuficiência renal. Roberts e Kelly[34] relataram um caso de displasia renal bilateral em um pônei de 19 meses de idade. O pônei foi atendido por apresentar perda de peso por 3 meses, e a avaliação clinicopatológica revelou doença renal crônica. O rim esquerdo pequeno, firme e nodular era palpável pelo reto. À necropsia, os rins pesavam 280 g cada (33% menos que o normal para o peso corporal) e eram nodulares. Suspeitou-se de displasia renal porque os glomérulos nas áreas colapsadas dos rins eram pequenos, os túbulos eram imaturos e havia poucas células inflamatórias. Seis casos semelhantes de displasia renal bilateral provocaram doença renal crônica em cavalos de 2 meses a 7 anos de idade.[35-39]

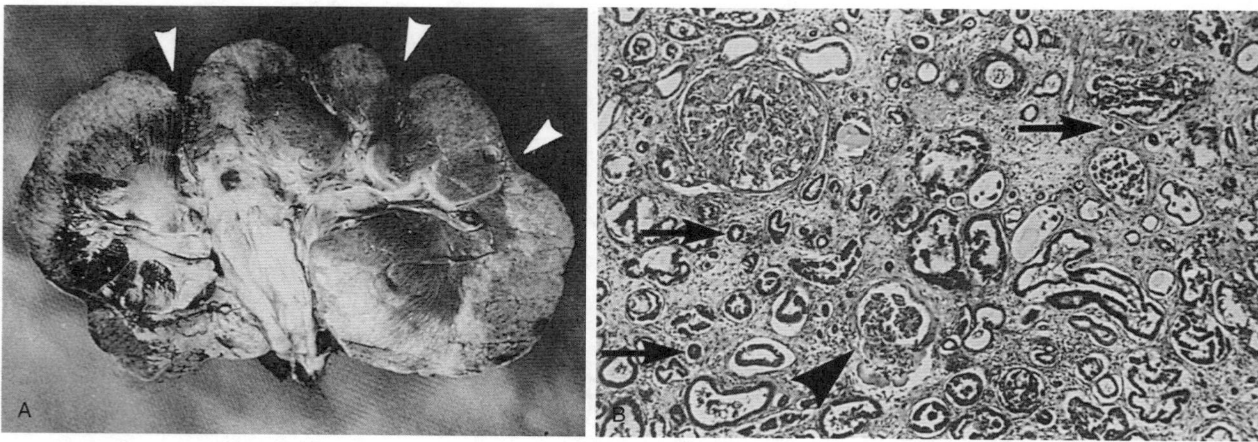

Figura 14.5 A. O corte longitudinal do rim direito de um árabe castrado de 7 anos de idade com displasia renal mostra o adelgaçamento focal irregular do córtex (*pontas de seta*) que gera a superfície nodular e o mau delineamento da junção corticomedular. **B.** O corte histológico do mesmo rim (coloração tricrômica de Masson; aumento original × 35) revela um glomérulo imaturo (*ponta de seta grande*) e túbulos primitivos (*setas*) cercados por mesênquima persistente. (De Ronen N, van Amstel SR, Nesbit JW *et al.* Renal dysplasia in two adult horses: clinical and pathologic aspects. *Vet Rec.* 1993; 132:269.)

Rins pequenos com ecogenicidade maior e junção corticomedular indistinta foram os achados ultrassonográficos típicos,[37-39] corroborados pela tomografia computadorizada em um potro miniatura.[39] À necropsia, os rins eram tipicamente pequenos e irregulares, o córtex e a medula não eram bem delineados, e glomérulos imaturos e túbulos primitivos foram observados ao exame histológico (Figura 14.5). A displasia renal também pode causar insuficiência renal em neonatos. Zicker *et al.*,[40] por exemplo, relataram um caso de displasia renal em um potro Quarto de Milha de 2 dias de vida com diarreia e depressão. A avaliação clinicopatológica revelou azotemia, hiponatremia, hipocloremia e perda de sódio pela urina. À necropsia, os rins apresentavam tamanho normal (380 g), mas o exame histológico revelou imaturidade dos glomérulos, hipoplasia dos túbulos e vasos retos e tecido conjuntivo mixomatoso extenso, ocupando 90% do volume medular total. Por fim, a displasia renal também pode ser um problema unilateral que não causa insuficiência renal. Jones *et al.*[41] descobriram que pólipos ureteropélvicos eram a causa de hidronefrose unilateral e displasia renal em um potro Trakehner. As queixas principais eram retardo de crescimento e hematúria por várias semanas. A função renal continuou normal por 8 meses após a nefrectomia até que o potro teve cólica grave e foi submetido a eutanásia. A obstrução ureteral por pólipos foi a causa sugerida de displasia renal, pois se observou obstrução do trato urinário em uma grande porcentagem de casos da doença em seres humanos.[33]

Cistos renais

Ocasionalmente, um ou mais cistos renais são descobertos como achados incidentais à necropsia. Os cistos podem ser originários de qualquer porção do néfron, mas são mais frequentes no córtex do que na medula renal. A patogênese não é conhecida, mas suspeita-se de um defeito na membrana basal que permita a dilatação tubular. Os cistos renais têm tamanho variável, de microscópicos até o tamanho do próprio órgão e, de modo geral, têm parede clara a levemente opaca e contêm um líquido fino e transparente. Os cistos congênitos são facilmente diferenciados dos cistos adquiridos (após a obstrução) pela extensa cicatriz que acompanha os últimos. Os cistos renais também podem ser consequências do tratamento medicamentoso (como a administração de corticosteroides de ação prolongada) ou da exposição a determinados produtos químicos.[25,31]

Doença renal policística, doença glomerulocística e outras nefropatias hereditárias

A doença renal policística (DRP) é um distúrbio caracterizado por numerosos cistos de tamanho variável em todo o córtex e medula. Na doença glomerulocística, os cistos são microscópicos e limitados aos espaços de Bowman. Cistos do ducto biliar e do pâncreas também podem acompanhar a DRP, e ambos foram descritos em natimortos de muitas espécies, inclusive potros.[25] Os dois principais tipos de DRP humana são: (1) uma forma congênita ou infantil rara, herdada como uma característica autossômica recessiva (que pode ser encontrada em natimortos) e (2) uma forma adulta comum herdada como uma característica autossômica dominante que leva ao desenvolvimento tardio de insuficiência renal em associação ao aumento expressivo de volume dos rins císticos.[42,43] A última forma de DRP desenvolve-se por causa de mutações nos genes que codificam policistinas, proteínas integrais da membrana responsáveis pela interação entre as células.[44] A DRP autossômica dominante também foi documentada em gatos persas e raças similares e em bull terriers.[45-47] Acredita-se que o defeito genético em persas seja semelhante ao defeito mais comum em seres humanos (gene PKD1) e leve à doença renal terminal aos 3 a 10 anos de idade.[46] Como nos seres humanos, o distúrbio é detectável pela triagem ultrassonográfica renal de gatos jovens e pode ser evitado pelo não acasalamento subsequente dos animais acometidos. No entanto, em virtude do alto grau de consanguinidade, a prevalência de DRP em gatos persas e raças similares varia entre 40 e 50%.[45,46]

Ramsey *et al.*[48] descreveram rins policísticos em uma égua Puro-Sangue de 9 anos de idade com anorexia e perda de peso. A avaliação clinicopatológica revelou doença renal crônica, e a eutanásia foi realizada. À necropsia, os rins estavam bastante aumentados, cada um pesava 12 kg (Figura 14.6). Um caso semelhante de DRP bilateral foi descrito em um pônei de 15 anos de idade com histórico de hematúria por 4 semanas e perda moderada de peso.

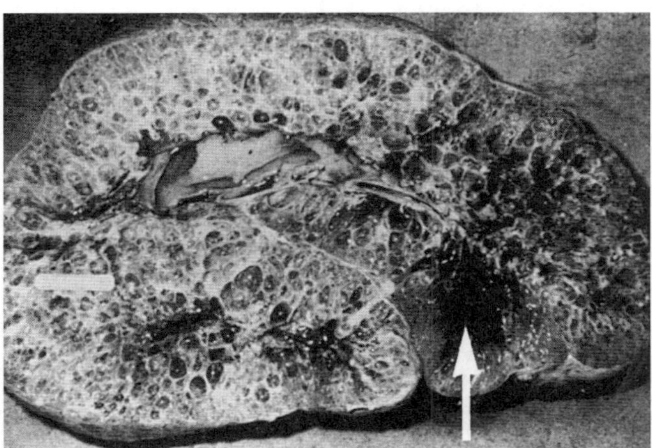

Figura 14.6 Corte longitudinal do rim esquerdo (35 cm de comprimento, 25 cm de largura, 20 cm de profundidade e 12 kg de peso) de uma égua Puro-Sangue de 9 anos de idade com rins policísticos. Há um cálculo na pelve renal, e a seta mostra a única porção de parênquima renal de aspecto macroscópico normal. (De Ramsey G, Rothwell TLW, Gibson KT *et al.* Polycystic kidneys in an adult horse. *Equine Vet J.* 1987; 19:243.)

A avaliação revelou azotemia e grandes massas próximas aos dois rins ao exame retal; rins policísticos com aumento expressivo de volume, pesando 11,4 e 9,1 kg, respectivamente, foram observados à necropsia.[49] Bertone *et al.*[50] relataram um terceiro caso de DRP adulta em um macho castrado de 10 anos com perda de peso. O cavalo apresentava azotemia branda, e vários cistos, de 2 a 15 cm de diâmetro, foram detectados em ambos os rins durante o exame ultrassonográfico. Em seres humanos, acredita-se que os rins policísticos causem insuficiência renal por causa da expansão dos cistos (às vezes sob pressão) e da compressão do tecido renal normal adjacente. A complacência alterada das membranas basais tubulares e a proliferação do epitélio tubular renal provocam obstrução do fluxo de saída e balonamento proximal, levando à formação do cisto renal.[43] Em alguns casos humanos, a pressão no interior dos cistos pode ser 5 a 10 vezes maior que a pressão do tecido intersticial circundante. Bertone *et al.*[50] não observaram aumento da pressão em vários cistos submetidos ao cateterismo percutâneo em um macho castrado com DRP, mas diferenças nas concentrações de sódio sugeriram que os cistos amostrados eram originários de diferentes segmentos do túbulo renal. A eutanásia foi realizada após a hospitalização prolongada (235 dias), e os rins não apresentaram aumento de volume ao exame macroscópico, exceto quando distorcidos por cistos extensos. Embora não esteja bem documentada, a DRP foi descrita de forma informal em mais dois Paints, sugerindo a possível ocorrência de uma forma hereditária da doença nessa raça. Outro relato também documentou a DRP em um Andaluz castrado de 11 anos.[51]

Além da DRP, diversas outras nefropatias hereditárias foram descritas em seres humanos.[49] Distúrbios semelhantes estão começando a ser reconhecidos em animais domésticos, inclusive nefrite hereditária em bull terriers, samoiedas e cocker spaniels ingleses. Como na síndrome de Alport em seres humanos, um defeito na estrutura molecular do colágeno de tipo IV, um componente importante da membrana basal glomerular, parece ser a causa da nefrite hereditária nessas raças de cães.[47] Da mesma forma, uma síndrome de displasia tubular renal com padrão de herança autossômica recessiva foi descrita em uma população de bovinos japanese black altamente endogâmicos,[52-54] assim como uma síndrome de oxalose renal supostamente hereditária em bezerros beefmaster.[55] É provável que nefropatias hereditárias semelhantes ocorram em cavalos; no entanto, até o momento, a única documentada é uma síndrome de diabetes insípido nefrogênico em Puro-Sangue.[56]

Anomalias vasculares

Anomalias do suprimento vascular do trato urinário equino são raras, mas podem causar hematúria, hemoglobinúria, obstrução ureteral parcial ou hidronefrose.[31,57] Latimer *et al.*[58] descreveram um aneurisma da aorta distal e fístula arterioureteral extrarrenal em um potro de 5 meses de idade com hematúria intermitente, cólica e claudicação. O lado acometido apresentava obstrução ureteral parcial e hidronefrose. As anomalias vasculares intrarrenais, denominadas *malformações arteriovenosas renais*, são igualmente raras (frequência relatada de 0,04% em seres humanos).[59] Curiosamente, as malformações vasculares podem ser assintomáticas até a idade adulta, quando graus variados de hematúria e dor no flanco podem ser observados. Os vasos anômalos tendem a ser tortuosos e podem apresentar aumentos focais e ausência de tecido elástico. Acredita-se que a hematúria e a hemoglobinúria surjam de áreas onde os vasos anômalos ficam próximos ao sistema coletor.[59,60] Nas anomalias vasculares, a extensão do defeito (unilateral ou bilateral) deve ser determinada por meio de ultrassonografia, radiografia com contraste ou cistoscopia (a visualização de que a hematúria é proveniente de um ou de ambos os orifícios ureterais). Em caso de documentação de defeito unilateral na ausência de azotemia, recomenda-se a realização de nefrectomia unilateral ou embolização renal seletiva para evitar a possível exsanguinação fatal através do trato urinário;[57,58] no entanto, o tratamento conservador pode ser considerado se o sangramento do trato urinário for menor e não causar anemia.

Uma grande anomalia vascular que causa hemoglobinúria transitória foi relatada em um potro Quarto de Milha.[61] Durante várias semanas, a grande estrutura vascular anômala (Figura 14.7) foi preenchida de maneira espontânea com um trombo, de modo que o tratamento específico (nefrectomia) não foi realizado. A hemorragia renal idiopática grave com início na vida adulta também foi descrita em cavalos.[62] Não se sabe se esta última síndrome pode ter sido uma consequência de malformações vasculares renais congênitas (ver Hematúria, mais adiante neste capítulo). Às vezes, a hematúria grave com eliminação de coágulos sanguíneos pode acompanhar a onfalite ou a ruptura da bexiga.[63] De modo geral, esses problemas podem ser detectados durante o exame ultrassonográfico das estruturas umbilicais, e às vezes é possível atribuir a ecogenicidade dos tecidos vesicais a um coágulo sanguíneo.

Rim pendular

O rim pendular é uma anomalia rara no cavalo.[64] O exame retal revela a extrema mobilidade do rim, que é preso à parede dorsal por uma fina faixa de tecido. Embora o rim pendular possa ser decorrente da extrema perda de peso, hidronefrose ou trauma perirrenal, acredita-se que a doença seja congênita. A anomalia é um achado incidental, a menos que o deslocamento ou a rotação branda leve à obstrução ureteral parcial ou completa. Como exemplo, o autor palpou todo o rim direito imediatamente cranial ao canal pélvico de uma égua, e as imagens ultrassonográficas revelaram um rim de tamanho e estrutura normais, mas localização anômala.

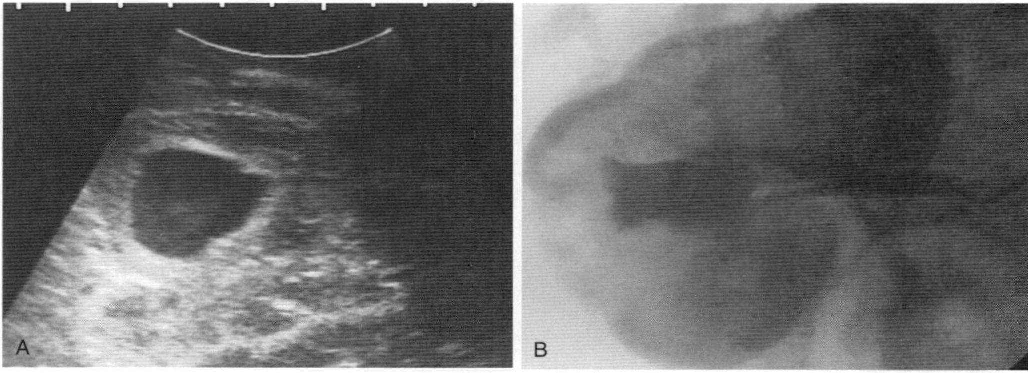

Figura 14.7 A ultrassonografia do rim direito de um potro Quarto de Milha de 9 dias mostra uma cavidade hipoecoica de 2 × 3 cm em projeção oblíqua dorsal. **A.** Um padrão de turbilhonamento, de aspecto semelhante ao sangue nos ventrículos do coração, era condizente com uma malformação arteriovenosa. **B.** O nefrograma seletivo do rim direito do mesmo potro aos 20 dias de idade, imediatamente após a injeção do contraste, mostra o espaço vascular dilatado (o contraste tem aspecto escuro devida à escala de cinza reversa) e o tecido cortical renal abaxial a essa estrutura parece apresentar menor contraste da fase capilar. (De Schott HC, Barbee DD, Hines MT *et al.* Renal arteriovenous malformation in a Quarter horse foal. *J Vet Intern Med.* 1996; 10:204.)

Ectopia ureteral

Embora a ectopia ureteral seja rara em equinos,[65] é a anomalia do desenvolvimento mais comum do trato urinário equino.[65-83] A ectopia ureteral pode ocorrer quando (1) o broto ureteral (ducto metanéfrico) não é incorporado ao seio urogenital ou não migra em sentido cranial para o colo da bexiga, ou (2) o ducto mesonéfrico não regride. No primeiro caso, o ureter ectópico se abre perto da papila uretral nas fêmeas ou na uretra pélvica, perto do colículo seminal, nos machos; no segundo caso, o ureter pode se abrir em qualquer lugar ao longo da vagina, do colo do útero ou do útero (mas apenas nas fêmeas, porque esta porção do ducto mesonéfrico se torna o sistema dos ductos de Wolff nos machos). De 118 casos relatados de ectopia ureteral em cavalos,105 (89%) eram em fêmeas;[66-69,73-78,80-83] no entanto, essa distribuição por sexo pode refletir um reconhecimento mais fácil da queixa de incontinência urinária em fêmeas do que uma verdadeira predileção sexual. A incontinência é reconhecida com mais frequência nas fêmeas porque a urina que entra na uretra pélvica dos machos pode seguir em direção retrógrada para a bexiga. Embora exista uma predisposição genética para a ectopia ureteral em várias raças de cães,[84] não há predileção racial estabelecida em cavalos. No entanto, os Quartos de Milha podem ser mais suscetíveis porque a doença foi relatada em cinco deles, três Standardbred, dois Puros-Sangues, dois Appaloosas, um Árabe, um Clydesdale, um Shire, um Frísio, um Foxtrotter e um Warmblood. O autor também viu a doença em dois potros Quartos de Milha (um caso unilateral e um bilateral), com um total de 20 casos.

Em cavalos com ectopia ureteral, a incontinência urinária é aparente desde o nascimento, e os animais acometidos apresentam queimaduras extensas nos membros posteriores. Na ectopia unilateral, os cavalos também urinam normalmente, porque o outro ureter entra na bexiga no local apropriado. A função renal geralmente é normal, mas o ureter afetado pode estar bastante dilatado. O acúmulo de urina na vagina e no útero foi um fator complicador em um caso.[74] Para determinar a localização do(s) orifício(s) ureteral(is) ectópico(s), o vestíbulo e a vagina são visualmente examinados (com espéculo em lâmina) à procura de fluxo intermitente de urina na área da papila uretral. As aberturas dos ureteres ectópicos geralmente não são aparentes, a menos que o fluxo de urina seja visível. A endoscopia pode ser utilizada em fêmeas (com insuflação do vestíbulo e da vagina com ar e uso da mão para selar a vulva) e é necessária nos machos para visualização da abertura do ureter ectópico. A colocação intravesical do corante azul de metileno foi realizada em uma potranca para fornecer evidências de ectopia ureteral. O gotejamento contínuo de urina clara (do ureter ectópico) seguido da eliminação da urina azulada indicava que apenas um ureter esvaziava a bexiga, mas não dava informações sobre a localização da abertura do ureter ectópico.[67] A administração intravenosa de corantes – inclusive fluoresceína de sódio (10 mg/kg por via intravenosa [IV]; verde-amarelado), indigotindissulfonato (índigo carmim, 0,25 mg/kg IV; azul-arroxeado), azossulfamida (2 mg/kg IV; vermelho) ou fenossulfonaftaleína (1 mg/kg IV; vermelho) – para corar a urina pode ajudar a localizar as aberturas dos ureteres ectópicos.[85] A radiografia com contraste (urografia excretora ou estudos de contraste retrógrado por cateterismo da bexiga e dos ureteres) tem sido usada para detalhar a arquitetura renal e o curso dos ureteres em alguns animais acometidos; no entanto, os resultados das urografias intravenosas são frequentemente inconclusivos e difíceis de interpretar em potros com peso superior a 50 kg (o contraste é mal visualizado). A pielografia guiada por ultrassom, em que o contraste era injetado diretamente na pelve renal com uma agulha epidural, provou ser uma técnica mais eficaz do que a administração intravenosa de contraste para detalhar o curso de um ureter ectópico; por isso, deve ser considerada em casos futuros.[83]

O tratamento incluiu ureterocistostomia (reimplante cirúrgico dos ureteres ectópicos na bexiga) ou nefrectomia unilateral. Antes da cirurgia, é preciso determinar se a doença é unilateral ou bilateral, qual é o lado afetado, se unilateral, e a presença de infecção do trato urinário. Além disso, deve-se tentar descartar outras anomalias, principalmente do trato reprodutivo. Se o problema for bilateral (oito de 20 casos), a resposta normal de micção deve ser determinada pela medida da resposta da pressão intravesical à distensão progressiva até a eliminação espontânea do líquido infundido. Esse procedimento estima o volume da bexiga e assegura a competência do esfíncter uretral antes do reimplante. Entre os 14 casos submetidos à correção cirúrgica, a ureterocistostomia conseguiu estabelecer a funcionalidade do sistema urinário em nove casos publicados e em um potro visto pelo autor, mas quatro indivíduos morreram por complicações pós-operatórias.[69,76,83] Por outro lado, todos os quatro casos submetidos à nefrectomia unilateral tiveram resultados favoráveis.[73,74,80] Como os ureteres acometidos geralmente são dilatados e tortuosos, o reimplante cirúrgico pode ser difícil e o orifício ureteral pode não ser funcional. Consequentemente, quando o problema é unilateral, a nefrectomia do lado afetado pode ser a opção terapêutica preferida.[86,87]

Defeitos ou lacerações ureterais (ureterorrexia)

O acúmulo retroperitoneal de urina e o uroperitônio foram descritos em sete potros com defeitos ureterais unilaterais ou bilaterais[88-94] e foi observado em mais três potros pelo autor. Entre eles, havia sete potros machos e três fêmeas de várias raças (cinco Standardbreds, dois Puros-Sangues, um Belga, um Oldenburg e um Appaloosa). Os sinais clínicos (diminuição da amamentação, depressão, distensão abdominal, diarreia e contração muscular ou outros sinais de irritabilidade neuromuscular) e anomalias clinicopatológicas (hiponatremia, hiperpotassemia, hipocloremia e azotemia) são semelhantes aos observados em cavalos com ruptura da bexiga, mas o início pode ser um pouco mais tardio (4 a 16 dias de idade). As potras podem apresentar protrusão branda da vagina se o peritônio permanecer intacto.[95] A ultrassonografia dos potros acometidos pode revelar dilatação da pelve renal e do ureter, bem como acúmulo de líquido ao redor dos rins ou em uma área mais caudal, no espaço retroperitoneal. Como na ectopia ureteral, a urografia excretora geralmente não é diagnóstica, mas a pielografia por contraste foi usada com sucesso para visualização do extravasamento do contraste de um defeito ureteral proximal.[94] A radiografia com contraste não foi realizada de maneira rotineira porque a celiotomia exploratória foi geralmente feita logo após o diagnóstico de uroperitônio. O cateterismo dos ureteres por meio de uma cistotomia e injeção retrógrada de azul de metileno permitiu a localização do(s) defeito(s), e a correção cirúrgica foi eficaz em quatro casos, com sutura do defeito ao redor de um cateter de demora.[90,91,94] Embora a infecção do trato urinário ascendente seja uma complicação esperada do implante de *stents*, o reparo do defeito em um potro sem o uso de um cateter de demora aumentou o extravasamento de urina pelo ureter, levando à nefrectomia 4 dias após a primeira cirurgia.[92] Dos cinco potros restantes, um morreu após três tentativas malsucedidas de reparo cirúrgico[89] e a eutanásia foi realizada em quatro casos sem tentativa de reparo.[88,93]

À cirurgia ou necropsia, um único defeito foi encontrado em seis potros, enquanto defeitos bilaterais foram observados em quatro potros e vários defeitos eram aparentes em um ureter. Na maioria dos casos, os defeitos estavam localizados no terço proximal do ureter, próximo ao rim. Curiosamente, ureteres distendidos e tortuosos, às vezes acompanhados por hidronefrose, também foram descritos em três potros acometidos[89,92,94] e houve suspeita de obstrução distal dos ureteres na bexiga em dois desses casos, levando à ureteroneocistostomia. Embora vários relatos sugiram que os defeitos ureterais possam ser anomalias de desenvolvimento, sua causa real não é conhecida. A ruptura traumática foi sugerida no primeiro relato, em que o exame histológico das margens do defeito revelou hemorragia e proliferação de tecido conjuntivo imaturo.[88] Uma causa traumática foi apoiada por um relato subsequente, em que o exame histológico dos defeitos revelou ausência de epitélio de transição e inflamação em um potro que havia sido atacado por cães.[93] O tecido de inflamação e granulação também era visível no ureter distal aparentemente obstruído em um dos potros com distensão ureteral, sugerindo novamente uma lesão adquirida. O trauma abdominal contuso, geralmente associado a acidentes automobilísticos, pode causar acúmulo retroperitoneal de urina e uroperitônio em seres humanos.[96] O rompimento do ureter tende a ocorrer perto do rim, e essa complicação do trauma pode não ser reconhecida por vários dias após a lesão. Em um potro avaliado pelo autor, várias fraturas de costelas observadas à necropsia sugeriram que essas lacerações ureterais poderiam ser, na verdade, uma complicação de traumatismo.

Fístulas retouretrais e retovaginais

Se a prega uretral não separar por completo o intestino posterior primitivo do seio urogenital, os potros podem apresentar fístula retouretral e potras, fístula retovaginal ou cloaca persistente.[97] Essas anomalias são raras em cavalos e geralmente associadas a atresia anal e outras alterações, inclusive agenesia das vértebras coccígeas e da cauda, escoliose, aderência da cauda à área do esfíncter anal, deformidades angulares dos membros e microftalmia.[71,72,98-103] Os potros acometidos são examinados em razão da atresia anal, embora também possam apresentar sinais de cólica e tenesmo. A fístula é evidenciada pela passagem de material fecal pela vulva ou uretra. Nas potras, as fístulas retovaginais podem ser detectadas por palpação digital do vestíbulo dorsal e da vagina, mas nos potros o diagnóstico definitivo geralmente requer radiografias com contraste, como enema de bário ou uretrograma retrógrado (Figura 14.8). A correção cirúrgica da atresia anal e da fístula foi realizada com sucesso em vários potros, mas diversos procedimentos cirúrgicos podem ser necessários. Como a infecção do trato urinário ascendente pode ser uma complicação, uma amostra de urina coletada por cateterismo da bexiga (de preferência durante a cirurgia) deve ser enviada para cultura bacteriana.[97] Em seres humanos, as evidências sugerem que essas anomalias são hereditárias, e, em um relato, vários potros nascidos com atresia anal eram filhos do mesmo garanhão.[98] Consequentemente, os cavalos acometidos não devem ser usados para procriação após a correção cirúrgica das anomalias.

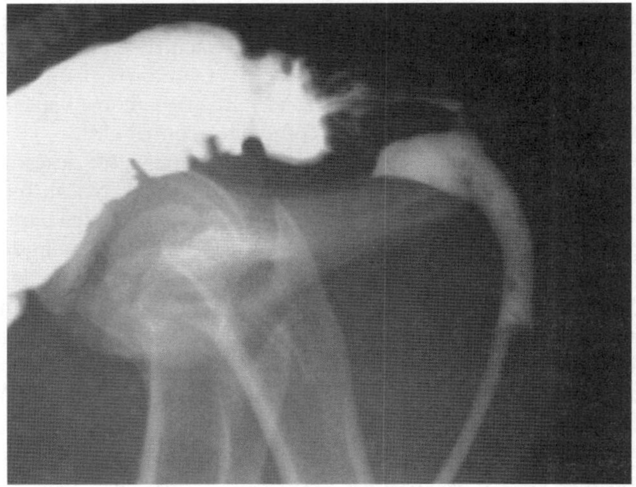

Figura 14.8 Uretrograma com contraste positivo em um burro de 3 dias com atresia anal e eliminação intermitente de material fecal pela uretra. A colocação de um cateter na uretra para injeção de contraste levou ao acúmulo de uma grande quantidade do material no reto e de uma quantidade menor na porção intrapélvica da uretra. Uma pequena quantidade de contraste é visível na fístula uretrorretal (*seta*).

Uma fístula uretrorretal que levou à eliminação de urina pelo ânus também foi descrita em um macho Puro-Sangue castrado de 3 anos de idade.[104] Acredita-se que, nesse animal, a fístula foi adquirida após trauma ou esforço, porque nenhum outro problema de desenvolvimento foi detectado, e as bordas do defeito eram irregulares e estavam inflamadas quando examinadas com um espéculo inserido no reto.

Defeitos da bexiga

O uroperitônio pode ser causado pela ruptura da bexiga durante o parto (geralmente em potros machos)[105] ou ser uma consequência do extravasamento do úraco após a infecção das estruturas umbilicais.[106,107] Além disso, Wellington descreveu casos de uroperitônio em dois potros que eram irmãos por parte de pai e mãe.[108] Nos dois animais, a urina entrou no abdome por um defeito dorsal, e as margens regulares das lesões, combinadas à ausência de inflamação visível, eram evidências em favor de uma anomalia do desenvolvimento, não de traumatismos. Outros autores sugeriram que alguns casos de uroperitônio são provavelmente associados a anomalias vesicais por causa do tamanho, da localização ou da ausência de inflamação aparente nas margens dos defeitos.[71,109-112] Bain,[109] por exemplo, descreveu o uroperitônio em um potro com ausência da porção ventral da bexiga entre os ligamentos laterais (vestígios da artéria umbilical) do umbigo à uretra.

A fusão anômala da bexiga com o anel umbilical interno (ausência de úraco) foi descrita em um potro.[113] A malformação impedia a contração e a evacuação normais da bexiga e levou ao desenvolvimento de megabexiga (órgão de volume muito aumentado). O aspecto clínico era semelhante ao do uroperitônio e a separação cirúrgica da bexiga do anel umbilical restaurou a integridade anatômica e funcional vesical normais. Um caso semelhante, com grande distensão da bexiga, foi relatado em um potro com distensão abdominal[71] atribuída a uma adesão da bexiga ao úraco ou vestígio umbilical. A bexiga flácida e aumentada também foi descrita em um potro submetido à celiotomia exploradora por suspeita de ruptura do trato urinário.[106] Não houve desenvolvimento de aderências à parede abdominal e o potro sobreviveu após a cirurgia, com ressecção de 50% da bexiga distendida. Além da distensão da bexiga, a ligação persistente do órgão à área do umbigo por meio de um vestígio do úraco causou polaciúria e disúria em uma potra Puro-Sangue de 15 meses.[114] O autor também viu uma ruptura da bexiga pós-parto em uma égua com suspeita de ligação persistente do úraco como fator contribuinte.

A distensão vesical excessiva, ou megabexiga, foi descrita em quatro potros natimortos[115] e um neonato.[116] No último potro e em outro relato,[117] a distensão crônica da bexiga pareceu levar à perda de músculo liso na parede dorsal da bexiga e sua substituição por colágeno. Isso levou à ruptura da bexiga durante o parto. Embora esses relatos sejam semelhantes a uma publicação antiga de Rooney[105] que descreve a parede dorsal da bexiga como um elo anatômico fraco e provável área de ruptura, eles são diferentes porque a distensão crônica da bexiga *in utero* com perda de músculo liso não é observada nas rupturas vesicais típicas em neonatos. Não se sabe por que a distensão da bexiga ocorre *in utero* sem obstrução do trato inferior (não observada nesses casos). Embora o comprimento excessivo do cordão umbilical (maior que 85 cm) possa levar à obstrução do úraco,[115,118] a urina produzida *in utero* também pode ser drenada para a cavidade amniótica pela uretra. Assim, a megabexiga continua pouco caracterizada e mal compreendida.

A distensão vesical também é reconhecida em alguns potros com encefalopatia hipóxico-isquêmica. Os potros acometidos podem assumir a postura de urinar com frequência, e o exame ultrassonográfico pode revelar o aumento de volume da bexiga ou seu esvaziamento incompleto. Potros em decúbito podem apresentar distensão abdominal, e um cateter vesical pode ser temporariamente utilizado para manter o órgão vazio; no entanto, a infecção do trato urinário ascendente pode ser uma complicação. A cistometrografia pode auxiliar a função do detrusor nos potros acometidos, mas nenhum relato descreve esse exame diagnóstico em neonatos equinos. Embora a administração de fármacos colinérgicos (p. ex., betanecol) para melhorar a função do detrusor ou de bloqueadores alfa-adrenérgicos (p. ex., fenoxibenzamina, acepromazina) para diminuição do tônus do esfíncter da uretra tenha sido considerada benéfica, nenhum relato descreve a eficácia desses medicamentos em potros com esse problema.

Alguns neonatos com dor abdominal aparentemente não conseguem urinar de maneira normal. O exame ultrassonográfico revela que o trato gastrintestinal é normal e a bexiga é muito aumentada, mas intacta. Esses potros podem ser tratados com cateteres urinários de demora por 2 a 3 dias e administração de fenazopiridina (4 mg/kg por via oral [VO] a cada 8 a 12 horas) por 5 a 7 dias.[119] A fenazopiridina atua como analgésico local no trato urinário inferior e pode aliviar espasmos ou melhorar o relaxamento dos esfíncteres da bexiga e promover a micção normal.

Persistência do úraco

O úraco é o canal de passagem da urina fetal da bexiga para a cavidade alantoide. Normalmente, o úraco se fecha no momento do parto, mas seu fechamento incompleto é a malformação mais comum do trato urinário equino. A persistência do úraco é mais comum em potros do que em outras espécies domésticas.[31] Sugeriu-se que o comprimento acima da média ou a torção parcial do cordão umbilical para causar tensão em sua inserção na parede corporal. Isso provoca dilatação do úraco e subsequentes problemas no fechamento ao nascer.[71,72,115,118,120] A persistência do úraco faz com que o umbigo fique sempre úmido após o nascimento em virtude do extravasamento de gotas ou fluxo de urina durante a micção. Essa malformação precisa ser diferenciada da onfalite séptica, que também pode provocar extravasamento de urina do umbigo algumas horas ou dias após o nascimento. O exame ultrassonográfico dos vestígios umbilicais é indicado para descartar ou monitorar a onfaloflebite simultânea. A persistência do úraco tem sido considerada um *problema congênito* e a onfaloflebite, um *problema adquirido*, mas ambas podem causar extravasamento de urina do úraco desde o nascimento. Não há risco de vida, mas a sepse local geralmente é acompanhada por doenças mais graves, como septicemia ou infecção localizada, principalmente nas articulações.

Tradicionalmente, a persistência congênita do úraco tem sido tratada com cauterização química frequente (2 a 4 vezes/dia) com cotonetes embebidos em uma solução concentrada de fenol ou iodo a 7% ou aplicadores de nitrato de prata.[70] Como o úraco pode se fechar de maneira espontânea em vários casos e esses agentes dessecam e irritam os tecidos (e podem predispor à infecção), a lógica dessa abordagem é questionável.[120] Em um estudo comparando os efeitos de soluções desinfetantes na flora bacteriana do umbigo de potros normais, observou-se que o uso de uma solução de iodo a 7% causa rápida dessecação do tecido umbilical e o desenvolvimento subsequente de persistência do úraco após a queda do coto, em alguns dias.[121] O diacetato de clorexidina (0,5%) parece ser mais eficaz que as soluções de iodo a 1 a 2% na redução da contagem de bactérias no umbigo. A clorexidina é menos irritante para os tecidos, liga-se ao estrato córneo e tem efeitos antissépticos prolongados.[121] O uso de soluções cáusticas ou irritantes para imersão umbilical de rotina ou tratamento da persistência do úraco deve ser evitado, pois pode causar necrose e infecção localizadas e desenvolvimento posterior de infecções umbilicais.

Consequentemente, na ausência de infecção aparente, nenhum tratamento local pode ser indicado de maneira específica, mas os potros acometidos são submetidos à antibioticoterapia profilática. Nos casos de persistência adquirida (que pode estar associada a infecção local, caquexia ou septicemia), a antibioticoterapia de amplo espectro é indicada e a resolução da doença sistêmica pode ser acompanhada pela eliminação da infecção umbilical e pelo fechamento do úraco. A maioria dos casos de persistência do úraco sem onfaloflebite séptica se resolve com cuidados de suporte, desinfecção umbilical de rotina e antibioticoterapia. A antibioticoterapia empírica com fármacos que são eliminados (e concentrados) na urina, como sulfonamidas potencializadas, cefalosporinas, aminoglicosídeos ou penicilinas, geralmente fornece proteção antimicrobiana adequada em casos de persistência do úraco não complicada em potros saudáveis. A cauterização química é contraindicada na sepse local, pois pode aumentar o risco de ruptura do úraco e desenvolvimento de uroperitônio.[122] Na ausência de diminuição no extravasamento de urina após 5 a 7 dias de tratamento medicamentoso ou se a ultrassonografia revelar anomalias de múltiplas estruturas umbilicais,[123,124] a exploração cirúrgica e a ressecção do úraco e dos vasos umbilicais podem ser indicadas. Em um estudo retrospectivo de 16 potros com sepse em vestígios do cordão umbilical, seis de nove (67%) sobreviveram após a ressecção cirúrgica e o tratamento com antibióticos, enquanto apenas três de sete (43%) sobreviveram após o tratamento apenas com antibióticos.[125] Embora essa série de 16 potros seja frequentemente citada em apoio à intervenção cirúrgica, deve-se observar que contou com um pequeno número de potros e os casos foram avaliados em 10 anos (1975-1985), período em que muitos aspectos do atendimento neonatal melhoraram. Em um relato retrospectivo subsequente de 33 potros com infecções em vestígios umbilicais, não foi observada diferença na sobrevida de potros submetidos ao tratamento antibiótico combinado ou não à ressecção cirúrgica.[124] Além disso, a insensibilidade da palpação do umbigo na detecção de infecção nas estruturas vestigiais (em comparação ao exame ultrassonográfico) e o mau resultado dos casos com acometimento da veia umbilical foram enfatizados. Além da possibilidade de onfalite com ruptura do úraco e desenvolvimento de uroperitônio, o extravasamento do úraco também pode ocorrer na musculatura abdominal e nos tecidos subcutâneos e causar aumento de volume e celulite progressivos da parede abdominal ventral e/ou do prepúcio.[126] Os dois casos requerem intervenção cirúrgica. Por fim, traumatismo ou ruptura do úraco também pode levar à evaginação umbilical da bexiga[127] com obstrução parcial ou total do fluxo urinário; nesses casos, a correção cirúrgica é indicada.

Fisiologia renal

Harold C. Schott II

Os rins desempenham duas funções essenciais na manutenção da homeostase: (1) eliminação de resíduos nitrogenados e orgânicos e (2) controle do teor de água corporal e composição iônica. Além disso, os rins são importantes órgãos endócrinos que produzem renina, eritropoetina e a forma ativa da vitamina D; também desempenham um papel importante na degradação e excreção de vários outros hormônios, inclusive gastrina e paratormônio. Para entender as alterações fisiopatológicas associadas aos distúrbios renais em equinos, é preciso primeiro revisar alguns aspectos da fisiologia renal normal nessa espécie.

PRODUÇÃO E ELIMINAÇÃO DE RESÍDUOS NITROGENADOS E ORGÂNICOS

Os dois resíduos excretados na urina mais conhecidos são a ureia e a creatinina (Cr), mas muitos outros resíduos nitrogenados ou orgânicos são produzidos todos os dias e depois eliminados pelos rins (Boxe 14.1).[128]

Metabolismo da ureia

Uma molécula de ureia é produzida no fígado a partir de dois íons de amônio que são liberados durante o catabolismo de aminoácidos. O átomo de carbono de cada molécula de ureia é derivado do bicarbonato. Um íon amônio é clivado de um aminoácido por meio de uma transaminação dependente de α-cetoglutarato acoplada à desaminação oxidativa do glutamato. O segundo íon amônio é derivado do aspartato no ciclo da ureia.[129] A ureia sintetizada no fígado é liberada no sangue, e a depuração pelos rins representa sua via principal (75 a 100%) de excreção. A excreção extrarrenal de ureia inclui as perdas no suor e pelo trato gastrintestinal. Em indivíduos com função intestinal normal, a excreção entérica é mínima por causa da recirculação êntero-hepática (reabsorção de amônia pela degradação da ureia por ureases bacterianas e subsequente reformação de ureia no fígado).[130]

BOXE 14.1 Compostos excretados pelos rins

Ureia
Fenóis
Indóis
Escatóis
Hormônios
Poliaminas
Microelementos
Proteases séricas
Creatinina (Cr)
Derivados de piridina
Compostos de guanidino
β_2-Microglobulina
Ésteres de hipurato
Aminas alifáticas
Aminas aromáticas
Moléculas médias

Nos seres humanos, erros inatos do metabolismo que provocam a deficiência de uma transaminase específica ou de uma das cinco enzimas do ciclo da ureia podem causar o acúmulo de amônia e outros intermediários do catabolismo de aminoácidos. Esses distúrbios geralmente são herdados como traços autossômicos recessivos, e sua consequência é disfunção mental moderada a grave, porque os intermediários acumulados podem ser tóxicos para o sistema nervoso central (SNC; amônia) ou atuar como falsos neurotransmissores (aminas aromáticas).[128] Como a produção de ureia é limitada nesses distúrbios, a concentração de ureia no sangue é geralmente baixa.[129] Embora esses defeitos no metabolismo pareçam ser raros em animais domésticos,[131] o desenvolvimento de encefalopatia associada à hiperamonemia foi reconhecido em equinos.[132,133] Além disso, em um relato de duas potras Morgans aparentadas em idade de desmame, suspeitou-se que a hiperamonemia persistente tenha sido causada por um defeito em um transportador mitocondrial de ornitina semelhante ao observado em uma síndrome autossômica recessiva de hiperornitinemia, hiperamonemia e homocitrulinúria de seres humanos.[134]

A concentração de ureia depende da idade, dieta, taxa de produção de ureia e função renal. A concentração de ureia, por exemplo, é normalmente baixa em neonatos em virtude da demanda anabólica por aminoácidos.[135] Pesquisas sobre o uso de nitrogênio em pôneis demonstraram que a produção de ureia é proporcional ao teor de proteína na dieta. Da mesma forma, a excreção urinária de ureia aumenta de forma proporcional à produção de ureia.[136,137] Assim, altos níveis de proteína na dieta ou a suplementação dietética de ureia podem aumentar a concentração de ureia em duas vezes ou mais.[138-140]

Em seres humanos e pequenos animais, a concentração de ureia é mais alta em amostras pós-prandiais porque as dietas são tipicamente ricas em proteínas.[130] A elevação pós-prandial da ureia não foi descrita em cavalos ou outros herbívoros. No entanto, o jejum eleva o catabolismo proteico para atender às demandas de energia e aumenta a concentração de ureia em cavalos.[141,142] Nos pôneis, no entanto, o jejum diminui os níveis de ureia.[143] Essa oposição sugere diferenças nas respostas metabólicas de cavalos e pôneis à anorexia, condizentes com uma maior capacidade de mobilização e uso de gordura dos pôneis com inanição. Outras causas de catabolismo proteico, inclusive febre, infecção, trauma, miosite, queimaduras e tratamento com corticosteroides, também podem aumentar a concentração de ureia.[130] Por fim, a diminuição no fluxo sanguíneo ou na função renal aumenta os níveis de ureia. A primeira pode ser associada à desidratação, anestesia ou exercício; a última é um reflexo da doença renal.[130] Sessões curtas de exercício moderado a intenso geralmente não mudam os níveis de ureia;[140,144] o exercício prolongado, porém, pode aumentar a concentração de ureia em 50%, ou mais, em razão dos efeitos combinados da diminuição do fluxo sanguíneo renal e do catabolismo proteico.[145,146]

O nitrogênio é excretado pelos rins principalmente na forma de ureia na urina. É preciso reconhecer que a excreção de ureia é completamente passiva e que as altas concentrações alcançadas na urina são apenas uma consequência da tonicidade medular produzida pela função multiplicadora de contracorrente da alça de Henle. Assim, embora as variações na ingestão dietética de proteínas causem alterações paralelas na excreção de ureia, a ideia de que dietas com baixo teor de proteínas diminuem a carga de trabalho renal é uma falácia.[130] As concentrações urinárias de ureia podem ser baixas, de 50 mg/dℓ em neonatos ou cavalos com polidipsia primária, a altas, acima de 2.500 mg/dℓ, em cavalos normais submetidos a dietas ricas em proteínas. A excreção diária total de ureia geralmente varia entre 100 e 300 g/dia em cavalos com função renal normal.

Metabolismo da creatinina

A Cr é produzida pela ciclagem e desidratação não enzimáticas e irreversíveis da creatina. Três aminoácidos no rim, no fígado e no pâncreas são indiretamente responsáveis por sua produção. A seguir, a Cr é transportada para outros órgãos, como músculo e cérebro, onde é fosforilada para armazenamento de energia na forma de fosfocreatina.[130,147] Nos seres humanos, 1,5 a 2% do *pool* de creatina são convertidos em Cr diariamente e a excreção de Cr é razoavelmente constante em um determinado indivíduo.[130] Quando a função renal é normal, existe uma relação direta entre a produção diária de Cr, a concentração sérica de Cr e a excreção de Cr, sendo as três proporcionais à massa muscular total. O fato de que a concentração de Cr é 30% maior em homens do que em mulheres e que a excreção urinária de Cr está correlacionada ao tamanho do corpo em uma ampla gama de espécies animais apoia essa relação.[130,148] A Cr é excretada principalmente na urina, mas o suor e o trato gastrintestinal são vias secundárias de excreção.[130] Ao contrário da ureia, não há reciclagem êntero-hepática de Cr, e o trato gastrintestinal pode representar uma importante via de excreção em caso de comprometimento da função renal. Em um grupo de pacientes humanos com azotemia, por exemplo, 15 a 65% da Cr radiomarcada foram excretadas pelo intestino.[149] A Cr excretada por essa via é rapidamente degradada por bactérias, de modo que pouco é encontrado nas fezes.

Como a ureia, a concentração de Cr pode variar com a idade, o nível de atividade e a função renal. Por outro lado, a ingestão dietética de proteínas tem pouca influência sobre os níveis de Cr em cavalos.[138] Potros recém-nascidos têm concentrações de Cr 30 a 50% superiores aos medidos na égua, e valores de até 20 a 30 mg/dℓ foram observados em alguns potros prematuros ou com asfixia.[135] Esses valores altos podem ser decorrentes da difusão limitada de Cr pela placenta. A concentração de Cr no líquido amniótico do feto equino a termo, por exemplo, é proporcionalmente muito maior que a concentração sistêmica de ureia (Cr, 10,1 mg/dℓ; ureia, 38,8 mg/dℓ).[150] Se o potro parecer saudável e todos os outros valores laboratoriais estiverem dentro dos limites de referência, a concentração de Cr entre 5 e 15 mg/dℓ não deve causar alarme. Na maioria dos potros saudáveis com função renal normal, os níveis de Cr diminuem e ficam abaixo de 3 mg/dℓ nos primeiros 3 a 5 dias de vida.[149] Após os primeiros dias de vida, a concentração de Cr é geralmente menor em potros do que em adultos[139] por causa do efeito combinado de crescimento rápido e pelo fato de o músculo esquelético compreender uma porcentagem menor de peso corporal em potros do que em cavalos adultos. Outros fatores não renais que podem influenciar os níveis de Cr são jejum, rabdomiólise ou perda de massa muscular causada por doença e exercício. Embora o jejum possa aumentar a concentração de Cr, uma parte substancial desse aumento se deve a outros compostos (talvez cetonas) cujos níveis aumentam durante o jejum e são medidos como cromógenos não Cr no ensaio colorimétrico de Jaffe comumente utilizado para determinação de Cr (ver Exame do Sistema Urinário).[139,141,151] Por outro lado, o aumento da concentração de Cr (até 80% em alguns relatos) associado a vários tipos de exercício é provavelmente o resultado combinado do aumento da liberação de creatina pelo músculo e da excreção urinária de Cr durante o exercício.[139,141,144-146]

A Cr é filtrada livremente no glomérulo e é concentrada em 100 a 300 mg/dℓ na urina equina, o que causa uma excreção diária total de 15 a 25 g de Cr.[152,153] Em comparação à ureia, a excreção de Cr é responsável por apenas um décimo da excreção urinária de nitrogênio. Diferenças menores de espécie e sexo foram relatadas no metabolismo tubular renal de Cr, com baixo mecanismo tubular secretor proximal em seres humanos e cães machos (representando 7 a 10% da excreção total de Cr na urina).[130,147] Para determinar a ocorrência de secreção tubular de Cr nos rins equinos, Finco e Groves[154] colocaram cateteres ureterais em pôneis anestesiados e realizaram estudos simultâneos de depuração *(clearance)* exógena de inulina e Cr. Como a inulina é filtrada livremente pelo glomérulo e não é secretada nem reabsorvida pelos túbulos renais, a depuração da inulina (Cl_{In}) é um padrão de comparação para a depuração de Cr (Cl_{Cr}). A secreção tubular de Cr deve gerar um valor maior de Cl_{Cr} do que Cl_{In}, enquanto o oposto deve ocorrer com a reabsorção tubular de Cr. Para ampliar qualquer secreção tubular menor de Cr, foram realizados estudos de fluxo interrompido, com oclusão temporária dos cateteres ureteral. Durante a obstrução, a pressão do lúmen tubular aumentou e o fluxo tubular diminuiu. Assim, o líquido permaneceu em contato com o epitélio tubular por um período maior, melhorando os processos tubulares locais de secreção e reabsorção. A análise de uma série de amostras de urina coletadas após a liberação da oclusão ureteral não revelou diferenças no metabolismo tubular de inulina ou Cr, levando à conclusão de que a Cr não foi reabsorvida nem secretada pelos rins equinos. Por outro lado, a medida simultânea de Cl_{Cr} e Cl_{In} em vários cavalos com doença renal crônica (observações não publicadas do autor) revelou aumento de Cl_{Cr}, indicando o possível desenvolvimento de secreção tubular de Cr em cavalos com redução da função renal (ver Insuficiência Renal Crônica). Não se sabe se, em equinos, a excreção significativa de Cr se dá pelo suor ou pelo trato gastrintestinal.

Metabolismo de outros compostos nitrogenados e orgânicos

Embora os rins excretem muitos outros resíduos nitrogenados e orgânicos além da ureia e da Cr (ver Boxe 14.1), esses compostos não têm importância quantitativa em termos de balanço de nitrogênio.[128] Duas das moléculas mais comuns são amônia e ácido úrico. Nas células epiteliais tubulares proximais, íons de amônio e α-cetoglutarato são produzidos a partir da glutamina. O metabolismo subsequente do α-cetoglutarato leva à geração de duas moléculas de bicarbonato que voltam para a circulação sistêmica. Os íons de amônio são secretados em troca de sódio no lúmen dos túbulos, onde ficam aprisionados porque os túbulos são relativamente impermeáveis a eles. Além disso, como o pK_a da amônia é superior a 9, a maior parte da amônia tubular continua na forma de íons de amônio, mesmo na urina equina alcalina. Embora a excreção de íons de amônio tenha pouco significado na excreção geral de nitrogênio, desempenha um papel importante na excreção de ácido (íon hidrogênio). O metabolismo da glutamina e a excreção de íons de amônio podem aumentar várias vezes em resposta à acidose metabólica.[155] Embora a concentração urinária de amônio não seja medida de forma rotineira, é possível estimá-la em virtude da relação direta com o hiato *(gap)* aniônico urinário ($[Na^+ + K^+] - Cl^-$) em pacientes humanos com acidose metabólica e hiato aniônico normal.[156] Mais importante, o comprometimento dessa via de secreção proximal de ácido tubular contribui para o desenvolvimento de acidose metabólica em pacientes com insuficiência renal.

O ácido úrico é um produto da degradação de nucleotídios de purina e é o principal resíduo nitrogenado em anfíbios e répteis. Nos mamíferos, no entanto, a excreção de ácido úrico (principalmente na forma iônica de urato) não é importante em termos de excreção geral de nitrogênio.[128] O metabolismo do ácido úrico tem recebido pouca atenção em espécies veterinárias, à exceção dos cães dálmatas. Esta raça apresenta altas taxas de excreção de urato e é predisposta à formação de cálculos de ácido úrico; no entanto, esse problema é provocado por diminuição da atividade da uricase hepática, e não por anomalias no metabolismo renal de urato.[157] Por fim, em seres humanos, a hiperuricemia (responsável pela gota) também pode ser atribuída à ausência de atividade da uricase nos tecidos e à maior reabsorção renal do urato em comparação a outras espécies mamíferas. Assim, a cristalização tecidual do urato parece ser limitada aos seres humanos.[128] O metabolismo do urato foi pouco estudado em equinos, embora Keenan[144] tenha observado o aumento expressivo das concentrações plasmáticas em resposta ao exercício (de menos de 1 μmol/ℓ em repouso para 150 a 200 μmol/ℓ 1 hora após a corrida), que foi acompanhado por uma elevação transitória da excreção urinária de urato (de menos de 40 μmol/ℓ em repouso para 250 a 1.270 μmol/ℓ após a corrida).

O túbulo proximal também é o principal sítio de excreção (por secreção tubular) de vários ânions e cátions orgânicos endógenos.[128] Os ânions compartilham a via comum medida pela depuração do p-aminoipurato, a substância tradicionalmente usada para medida do fluxo plasmático renal efetivo (já que mais de 90% são excretados por essa via). Vários compostos exógenos também são excretados por essas vias – acetazolamida, furosemida, probenecida, penicilina G, sulfadiazina, salicilato, atropina, cimetidina e neostigmina. Assim, a administração desses compostos pode interferir na secreção tubular de resíduos orgânicos endógenos ou outras substâncias exógenas por rins saudáveis.[158] Mais importante, os efeitos farmacocinéticos dessas substâncias são bastante variáveis em pacientes com insuficiência renal. Isso, combinado à diminuição da ligação de ânions às proteínas plasmáticas na azotemia, pode levar à necessidade de ajuste das dosagens de muitos medicamentos em pacientes com insuficiência renal.

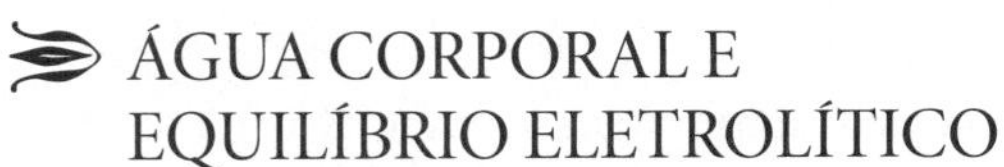

ÁGUA CORPORAL E EQUILÍBRIO ELETROLÍTICO

Líquidos corporais: volume e composição

A água representa pelo menos 60% da massa corporal total, equivalente a 300 ℓ em um cavalo de 500 kg.[128,156-161] Cerca de 200 ℓ da água corporal total são líquidos intracelulares e os 100 ℓ restantes são líquidos extracelulares. O líquido extracelular é dividido em plasma (4 a 6% da massa corporal, aproximadamente 25 ℓ), líquido intersticial e linfa (10 a 12% da massa corporal, cerca de 45 ℓ) e líquido transcelular (6 a 10% da massa corporal, aproximadamente 30 ℓ, grande parte no lúmen do trato gastrintestinal). Apesar das diferenças significativas na composição iônica (Tabela 14.1), os compartimentos de líquido extracelular e intracelular trocam água livremente para manter o equilíbrio osmótico.[155]

Tabela 14.1 Composições iônicas aproximadas (mEq/ℓ) de plasma, líquido intersticial e líquido intracelular (músculo esquelético).

Eletrólitos	Plasma	Líquido intersticial	Célula muscular esquelética
CÁTIONS			
Na^+	140	143	10
K^+	4	4,1	142
Ca^{2+}	2,5	2,4	4
Mg^{2+}	1,1	1,1	34
Total	147,6	150,6	190
ÂNIONS			
Cl^-	100	113	4
HCO_3^-	25	28,2	12
$H_2PO_4^-$, HPO_4^{-2}	2	2,3	40
Proteína	14	0	50
Outros	6,6	7,1	84[a]
Total	147,6	150,6	190

[a]Esse valor representa principalmente fosfatos orgânicos, como trifosfato de adenosina. (Adaptada de Rose BD. *Clinical physiology of acid-base and electrolyte disorders*. 3. ed. New York: McGraw-Hill; 1989.)

Os valores da Tabela 14.1 permitem a estimativa da quantidade total de sódio, potássio e cloreto permutáveis nos líquidos corporais de um cavalo de 500 kg: cerca de 16.000 mEq, 28.800 mEq e 10.800 mEq, respectivamente (incluindo o teor de íons no líquido gastrintestinal). Esses valores são precisos, exceto o de sódio, que pode ser duas vezes maior. No entanto, 40 a 50% são sequestrados no osso e não estão à disposição para equilibrar as alterações de sódio nos líquidos corporais.[159-161] Assim, a estimativa de 16.000 mEq é precisa para o conteúdo de sódio passível de troca em líquidos corporais. Da mesma forma, é possível estimar o conteúdo de cálcio, magnésio e fósforo nos líquidos corporais em cerca de 1.000 mEq (20 g), 6.875 mEq (84 g) e 8.150 mEq (140 g), respectivamente (excluindo o teor de íons nos líquidos gastrintestinais, que variam com a quantidade e solubilidade da fonte alimentar). Quanto ao sódio, os valores subestimam o conteúdo corporal total de cálcio, magnésio e fósforo, porque mais de 99, 70 e 85% desses elementos, respectivamente, estão contidos no esqueleto.[130]

Equilíbrio hídrico

O equilíbrio hídrico apropriado mantém a osmolaridade plasmática em uma faixa estreita (270 a 300 mOsm/kg) e é alcançado pela combinação da ingestão diária e perda de água.[162-164] Há três fontes de água: (1) a água livre ingerida (bebida), (2) a água nos alimentos e (3) a água metabólica (Tabela 14.2). Nos equinos, a maior parte da água é bebida (cerca de 85%), mas os alimentos e o metabolismo são responsáveis por cerca de 5 e 10% da água diária, respectivamente. Há três vias de perda de água: (1) a urina, (2) as fezes e (3) as perdas insensíveis (evaporação) pela pele e pelo trato respiratório (Tabela 14.3). Pesquisas sobre o equilíbrio hídrico revelaram que os requerimentos de manutenção de água são de 60 a 65 mℓ/kg/dia ou 27 a 30 ℓ/dia para um cavalo de 500 kg.[162,165] Esses valores são condizentes com as recomendações tradicionais de oferecimento de 20 a 40 ℓ/dia de água doce a um cavalo estável em condições ambientais amenas.[166] As perdas urinárias e fecais na água variam entre 20 e 55% e 30 e 55%, respectivamente, da perda total diária de água.[162,165,167,168] A perda restante (insensível) é responsável por até 15 a 40% da perda diária de água, apesar das condições ambientais amenas e da ausência de transpiração na maioria dos estudos sobre equilíbrio hídrico.

A ingestão de água e a produção de urina são os mecanismos de ajuste do equilíbrio hídrico; no entanto, podem variar bastante em cada cavalo e são influenciados por idade, condições ambientais, nível de exercício e dieta. É comum, por exemplo, que o consumo diário de leite por neonatos seja superior a 20% de sua massa corporal,[169] o que equivale a uma ingestão de líquidos próxima a 250 mℓ/kg/dia. A ingestão de água por cavalos aumentou 15 a 20% com a elevação da temperatura ambiente de 13°C para 25°C.[170] Em condições ambientais de alta temperatura e umidade, a concentração de urina também pode aumentar para economizar água, enquanto o teor de água nas fezes tende a permanecer razoavelmente estável em cerca de 75% do peso fecal. O exercício, especialmente em cavalos de enduro e cavalos de corrida tratados com furosemida, pode aumentar o consumo de água em 100 a 200% para reposição da água corporal perdida no suor (e na urina). Cavalos e pôneis alimentados apenas com volumoso também bebem mais e têm maior perda diária de água fecal (em virtude do maior volume fecal diário) do que os animais alimentados com uma grande quantidade de concentrado ou rações completas peletizadas.[167,168] Dietas ricas em nitrogênio (proteína) e cálcio, como o feno de leguminosas, geralmente aumentam o volume de urina em 50% ou mais e estão associadas a um aumento semelhante na excreção urinária de nitrogênio. Essas dietas também são mais digeríveis, de modo que a excreção fecal de água tende a diminuir em razão de uma redução no material fecal total.[136,141,167,168] Embora altos níveis de sal na dieta tenham sido sugeridos para aumentar o consumo e promover a diurese, o aumento no consumo de água ou no volume de urina não foi observado em pôneis que receberam sal em quantidade 5 a 10 vezes maior que o requerimento diário (equivalente a cerca de 350 g de cloreto de sódio [NaCl] para um cavalo de 500 kg).[171] Os efeitos do acesso à água, contínuo ou intermitente, ganharam menos atenção, embora um estudo de 1999 não tenha mostrado diferença no equilíbrio hídrico em cavalos que receberam água 3 vezes/dia em comparação àqueles que tiveram acesso contínuo à água.[172] Além disso, os cavalos bebem mais água na primeira hora após a alimentação,[173] e os cavalos selvagens e pôneis costumam beber água apenas 1 ou 2 vezes/dia.[174] Assim, é improvável que os cavalos exijam acesso contínuo à água. Uma exceção óbvia é o paciente com insuficiência renal, que deve ter acesso a água fresca o tempo todo.

Tabela 14.2 Equilíbrio hídrico em cavalos alimentados com feno em clima frio.

Ingestão de água (ℓ)	Perda de água (ℓ)
Consumo 23,6	Fezes 14
Feno 1,1	Urina 4,9
Metabólico 2,7	Insensível 8,5
Total 27,4	Total 27,4

Dados de Tasker JB. Fluid and electrolyte studies in the horse. 3. Intake and output of water, sodium, and potassium in normal horses. *Cornell Vet*. 1967; 57:649.

Tabela 14.3 Equilíbrio hidreletrolítico em cavalos submetidos à dieta com baixo teor de sódio (feno de alfafa e capim-rabo-de-rato).

	Ingestão	Perda urinária	Perda fecal	Perdas não medidas[a]
TASKER[b]				
Água (ℓ)	27,4	4,9	14	8,5 (31%)
Sódio (mEq)	329	7	116	206 (63%)
Potássio (mEq)	3.93	2196	993	741 (19%)
GROENENDYK, ENGLISH, ABETZ[c]				
Água (ℓ)	27,6[d]	9,9	7,2	10,5 (38%)
Sódio (mEq)	986	527	253	206 (21%)
Potássio (mEq)	3320	2661	504	155 (5%)
Cloreto (mEq)	3008	2347	174	487 (16%)

[a]As perdas não medidas incluem as perdas insensíveis de água e de eletrólitos que se acredita ocorrerem no suor; o valor entre parênteses é a porcentagem representada por essas perdas não medidas. [b]Tasker JB. Fluid and electrolyte studies in the horse. 3. Intake and output of water, sodium, and potassium in normal horses, *Cornell Vet*. 11967; 57:649. [c]Groenendyk S, English PB, Abetz I. External balance of water and electrolytes in the horse. *Equine Vet J*. 1988; 20:189. [d]A ingestão de água inclui água bebida (23,6 ℓ), a água no alimento (1,1 ℓ) e a água metabólica (2,9 ℓ).

Os dois principais estímulos para a sede são (1) o aumento da osmolaridade plasmática e (2) a hipovolemia ou hipotensão.[175] O primeiro é mediado por osmorreceptores no hipotálamo que têm alto limiar de ativação (cerca de 295 mOsm/kg) em seres humanos. Os estímulos hemodinâmicos são mediados por barorreceptores de baixa e alta pressão. Os estímulos osmóticos e hemodinâmicos podem produzir seu efeito dipsogênico em parte por ativação de um sistema local de renina-angiotensina-aldosterona no sistema nervoso central.[176,177]

A reabsorção renal de água é controlada principalmente pela ação da arginina vasopressina (hormônio antidiurético) nos ductos coletores.[178] A vasopressina é produzida por neurônios neurossecretores do núcleo supraóptico, empacotada em grânulos e transportada pelos axônios para armazenamento na neuro-hipófise (*pars* nervosa ou hipófise posterior). Quanto à sede, o aumento da osmolaridade plasmática e da hipovolemia ou hipotensão são os estímulos para a liberação de vasopressina. Os osmorreceptores para liberação de vasopressina também estão localizados no hipotálamo, adjacente aos osmorreceptores que medeiam a sede. A ativação desses receptores é o sinal para a liberação de vasopressina a partir da neuro-hipófise. Além disso, esses osmorreceptores não são igualmente sensíveis a todos os solutos plasmáticos. Aumentos na concentração plasmática de sódio e a infusão de manitol, por exemplo, são estímulos potentes, enquanto aumentos na glicemia e na concentração de ureia são estímulos fracos. Essas diferenças sugerem que a ativação dos osmorreceptores é causada por um deslocamento osmótico da água que reduz o volume celular (com maior magnitude para sódio e manitol do que para glicose ou ureia). A ativação de osmorreceptores e sinalização da liberação de vasopressina também parece ter um limiar, mas ele parece variar muito entre os indivíduos. Além disso, o limiar de liberação de vasopressina em seres humanos é significativamente menor (270 a 285 mOsm/kg) do que o da sede. Assim, a liberação de vasopressina pode ser vista como a primeira linha de defesa contra um aumento brando na osmolaridade plasmática, enquanto a sede e o ato de beber são respostas secundárias a aumentos ainda maiores.

Estudos em cavalos, pôneis e burros demonstraram que o aumento da osmolaridade plasmática (induzida por privação de água ou infusão de solução salina hipertônica) e a hipovolemia (induzida pela administração de furosemida) são estímulos para a sede.[172,178-182] Além disso, após um período de privação de água, pôneis, cavalos e burros desidratados parecem repor o *deficit* hídrico 15 a 30 minutos após o acesso à água. Os aumentos na osmolaridade plasmática e na concentração de vasopressina associados à privação de água também são corrigidos nesse mesmo período, indicando que a água ingerida é absorvida rapidamente pelo trato gastrintestinal.[179] Embora os aumentos na concentração plasmática de vasopressina tenham sido medidos em cavalos e pôneis durante a privação de água,[179,183] a vasopressina também parece ser um "hormônio do estresse" em equídeos, já que concentrações substancialmente maiores (dez vezes superiores às induzidas pela privação de água) foram detectadas após o uso de cachimbo, intubação nasogástrica ou exercício.[184,185] Assim, espera-se que aumentos na concentração plasmática de vasopressina após a privação de água sejam variáveis em cavalos, e a separação dos efeitos osmóticos dos efeitos do estresse pode ser difícil.

Ao ser liberada, a vasopressina atua nos receptores V_2 da membrana basolateral das células epiteliais do ducto coletor, levando à inserção de canais de água (proteínas transmembrânicas) na membrana apical.[175] Esses canais aumentam a permeabilidade à água das membranas apicais e a reabsorção de água. A ação dos receptores V_2 é mediada pela ativação da adenilil ciclase e uma proteína G transmembrânica estimuladora. Curiosamente, a ativação do receptor V_2 pode ser antagonizada pela ativação de adrenorreceptores α_2 adjacentes e por um efeito mediado pela prostaglandina E_2 em uma proteína G inibidora.[16,186] Embora os efeitos desses antagonistas apresentem variações espécie-específicas e ainda não tenham sido estudados em equinos, é provável que a diurese associada à administração de α_2-agonistas em cavalos[14,15] possa ser atribuída ao antagonismo da vasopressina no ducto coletor.

Como já mencionado, os equinos bebem água principalmente no período periprandial; assim, as práticas de alimentação afetam o momento da ingestão de água.[173] Se um cavalo faz uma refeição grande 1 ou 2 vezes/dia, o aumento da concentração plasmática de sódio e a diminuição do volume plasmático (em decorrência de um desvio de líquido para o intestino) estimulam a sede e a liberação de vasopressina. O resultado é o aumento da ingestão de água simultaneamente à diminuição da produção de urina.[187] Além disso, a hipovolemia estimula ainda mais a ativação do sistema renina-angiotensina-aldosterona, o que aumenta a conservação renal de sódio como outro meio de restauro do volume plasmático. Embora o aumento na concentração plasmática de sódio associado à refeição seja muito pequeno (1 a 3%), a diminuição no volume plasmático é bem maior (5 a 25%). A magnitude desse desvio de líquidos (e o grau de ativação do sistema renina-angiotensina-aldosterona) pode ser atenuado principalmente pelo oferecimento de pequenas refeições quatro a seis vezes ao longo do dia.[188,189] Assim, a alimentação mais frequente causa menor alteração dos líquidos corporais e é provável que tenha efeito protetor contra o desenvolvimento de algumas formas de cólica.

Embora o equilíbrio entre a ingestão e a produção diárias de água seja essencial para a manutenção da homeostase, os equídeos toleram bem a privação de água.[190-196] Em cavalos submetidos à privação de água por 72 horas (o que provocou perda de peso corporal superior a 10%), por exemplo, a maior parte do peso perdido (considera-se que 90% eram água) foi recuperada na primeira hora após o acesso à água.[193] Da mesma forma, perdas ainda maiores de peso corporal (cerca de 20%) induzidas pela privação de água e caminhadas no deserto em burros e burricos foram repostas em grande parte nos primeiros minutos após o fornecimento de água.[191,192] Assim, em termos de equilíbrio hídrico, os equídeos (especialmente os burros e burricos) podem realmente ser considerados animais adaptados ao deserto.[196,197] Um motivo importante para sua tolerância à privação de água parece ser uma reserva intestinal substancial de água e eletrólitos a qual recorrem durante períodos de desidratação para a manutenção do volume plasmático.[3,198] Apesar da rápida reposição de líquidos por equídeos desidratados por privação de água, os cavalos desidratados por exercícios prolongados ou doenças diarreicas (colite) geralmente não bebem. Esse comportamento pode ser atribuído à perda de água corporal e osmoles na forma de suor ou diarreia. Assim, a osmolaridade plasmática não aumenta e não há estímulo osmótico da sede. Em seres humanos praticantes de enduro atlético, esse estado de desidratação branda a moderada que não provoca sede tem sido chamado de desidratação *voluntária* e *involuntária*,[199,200] e, embora menos documentada, uma resposta semelhante parece ocorrer em cavalos de enduro.[201] Outra forma de desidratação involuntária, que pode ser acompanhada por aumentos na osmolaridade plasmática e na concentração de proteínas, também foi descrita de maneira informal em éguas após o parto.

Equilíbrio eletrolítico

A ingestão e a perda de eletrólitos também devem ser equiparadas da maneira adequada para manter o teor corporal de eletrólitos em limites bem-definidos. Esse equilíbrio é mais importante para os íons permutáveis (Na^+, K^+ e Cl^-), cujas reservas no tecido (esquelético) são mínimas e podem ser mobilizadas em momentos de necessidade. Uma exceção é a reserva hidreletrolítica no lúmen do trato gastrintestinal, que pode repor 10% ou mais do teor corporal dessas substâncias.[198] Há três fontes de eletrólitos: (1) os alimentos, (2) a água (geralmente com quantidades mínimas) e (3) os vários suplementos alimentares. Os eletrólitos também podem ser perdidos por três vias: (1) a urina, (2) as fezes e (3) o suor (perdas insensíveis; ver Tabela 14.3). Pesquisas sobre o equilíbrio eletrolítico revelaram que a maioria dos cavalos alimentados predominantemente com feno ou pasto ingere potássio e cloreto em quantidades excessivas. Por outro lado, a ingestão de sódio é variável e, em algumas dietas, pode ser marginal.[162,164,165] O requerimento de manutenção de sódio é de 0,4 a 0,8 mEq/kg/dia ou 200 a 400 mEq/dia (6 a 12 g/dia) para um cavalo de 500 kg.[165,181] No entanto, cavalos em exercício, que podem perder 500 a 1.000 mEq de sódio por hora no suor, ou tratados com furosemida apresentam requerimentos alimentares maiores para reposição dessas perdas.[164] Portanto, a adição de 50 a 75 g de sal de mesa comum (que fornece 850 a 1.275 mEq, porque 1 g de NaCl tem cerca de 17 mEq de sódio) é um método seguro e econômico de suplementação diária de sódio e cloreto em cavalos atletas.

Os dados dos estudos de equilíbrio hidreletrolítico realizados por Tasker[162] e Groenendyk, English e Abetz[165] (ver Tabela 14.3) ilustram bem a capacidade de conservação de sódio dos rins equinos quando a ingestão alimentar é baixa (ver os dados de Tasker[162] na parte superior) em comparação à ingestão ilimitada (ver os dados de Groenendyk *et al.*[165] na parte inferior). Além disso, esses estudos demonstram que a excreção urinária é a principal via de perda de potássio e cloreto. Embora a ingestão dietética de potássio geralmente seja excessiva, os rins equinos não parecem ter grande capacidade de conservação deste íon em períodos de privação de alimento e água ou anorexia associada à doença.[162,164,200] Assim, a concentração urinária e a excreção total de potássio podem continuar substanciais diante da diminuição da ingestão. Consequentemente, com a menor ingestão de alimento, os cavalos podem apresentar depleção total significativa de potássio, e a suplementação dietética é benéfica (25 a 50 g/dia de cloreto de potássio [KCl] fornecem 375 a 750 mEq, porque 1 g KCl tem cerca de 15 mEq de potássio).

Em cavalos, os estímulos para a ingestão de eletrólitos receberam muito menos atenção do que os estímulos para ingestão de água. Houpt *et al.*[181] descobriram que os cavalos que tinham ingestão marginal de sódio (250 mEq/dia) e os indivíduos tratados com furosemida ingeriam mais sal nas horas após o tratamento do que aqueles tratados com placebo e submetidos à mesma dieta. No entanto, a ingestão de sal (que era comparável à ingestão de sal em bloco ou de uma solução de NaCl a 0,9%) foi excessiva nos dois grupos experimentais (acima de 100 g). Assim, os estímulos para a ingestão de eletrólitos, diferentemente da ingestão de água, são menos regulados para equilibrar a ingestão às perdas. O fornecimento de sal *ad libitum* faz com que os cavalos pareçam consumir mais do que suas necessidades de manutenção. O excesso é eliminado pelo aumento da excreção urinária de sódio. Embora esse apetite aparentemente excessivo por sal possa parecer inadequado, pode ser considerado vantajoso em cavalos atletas, cuja necessidade diária de sal é muito maior.[202]

REGULAÇÃO RENAL DO TEOR DE ÁGUA E DA COMPOSIÇÃO IÔNICA DO CORPO

Os rins são os órgãos responsáveis pelo ajuste fino do teor de água e da composição iônica do corpo em faixas estreitas. Os principais componentes da regulação renal do teor de água e íons são o fluxo sanguíneo renal, a filtração glomerular e a modificação tubular do filtrado glomerular para produção da urina final.

Fluxo sanguíneo renal

Em repouso, os rins recebem cerca de 15 a 20% do débito cardíaco, o que equivale a cerca de 7,5 a 10 ℓ/min em um cavalo de tamanho médio.[203,204] Essa alta perfusão tecidual, 500 a 600 mℓ/min por 100 g de rim em comparação a 50 a 100 mℓ/min por 100 g de tecido cerebral, é necessária para que o rim funcione como filtro e regulador eficaz da composição do líquido extracelular. Além disso, a reabsorção tubular do filtrado glomerular requer energia. Como mais de 99% do filtrado é reabsorvido, a taxa metabólica do rim é alta (perdendo apenas para a do coração) e, apesar de os rins representarem menos de 1% do peso corporal, são responsáveis por cerca de 10% do uso de oxigênio no corpo todo.[128]

A seguir, o fluxo sanguíneo renal é distribuído preferencialmente pelo córtex renal. O fluxo sanguíneo medular renal, derivado em grande parte dos vasos retos originários das arteríolas eferentes dos glomérulos justamedulares, é responsável por menos de 20% do fluxo sanguíneo renal total.[204] Assim, o tecido medular renal normalmente funciona em ambiente hipóxico. A hipoxia medular tem sido descrita como "acompanhante inevitável da concentração urinária eficiente" como consequência da troca contracorrente.[205] Embora o último mecanismo sugira a diminuição progressiva da tensão de oxigênio em direção à medula interna, os menores valores, geralmente não superiores a 10 mmHg, são encontrados na porção interna da medula externa, denominada *faixa interna* (Figura 14.9).[206] Esse achado pode ser explicado pela atividade metabólica substancial das células epiteliais que revestem o segmento ascendente espesso medular (mTAL) da alça de Henle na faixa interna. As bombas de sódio-potássio-adenosina trifosfatase (Na^+, K^+-ATPase) na membrana basal dessas células são responsáveis pelo maior uso de ATP (e, portanto, consumo de oxigênio) na medula.[207] Os efeitos combinados da baixa oferta de oxigênio e alta taxa de uso produzem a menor tensão de oxigênio na faixa interna. Felizmente, existem vários mecanismos "protetores" para preservar o fluxo sanguíneo medular e a oxigenação tecidual durante os períodos de hipoperfusão renal, como a redução preferencial do fluxo sanguíneo cortical e a redistribuição do fluxo sanguíneo renal para a região corticomedular, o acúmulo de adenosina associado à depleção de ATP e a produção de prostaglandina E_2 (PGE_2), prostaglandina I_2 (PGI_2) e óxido nítrico.[205-207] De importância clínica, os anti-inflamatórios não esteroidais (AINEs) podem exacerbar a hipoxia tecidual em pacientes com má perfusão renal, porque a PGE_2 atua como vasodilatador e inibidor da Na^+, K^+-ATPase. De fato, as primeiras lesões da nefropatia por analgésicos são degeneração e necrose de células mTAL antes do desenvolvimento de necrose papilar franca.[207]

O fluxo sanguíneo renal equino foi medido por diversas técnicas, inclusive a depuração de p-aminoipurato (Cl_{PAH}) por técnicas clássicas com coletas de urina cronometradas e curvas de desaparecimento no plasma, além da depuração de radionuclídeos, injeção de microesferas e uso de sondas de ultrassom de fluxo Doppler na artéria renal (Tabela 14.4).[11,203,204,208-223] A última técnica não fornece valores absolutos do fluxo sanguíneo, mas mede as alterações no fluxo sanguíneo renal a partir de um valor basal.[11] As curvas de desaparecimento no plasma de ácido[131] I-ortoiodoipúrico e 99mTc-mercaptoacetiltriglicina foram validadas em cavalos normais na tentativa de estabelecer técnicas com radionuclídeos para a medida rápida e não invasiva do fluxo sanguíneo renal em indivíduos hospitalizados.[219,223] Embora o fluxo sanguíneo renal determinado por essas técnicas com radionuclídeos seja equivalente aos dados anteriores (Tabela 14.5),[224-234] é provável que seu uso clínico futuro seja limitado em virtude das despesas moderadas e da necessidade de medidas seriadas para obtenção de informações relevantes em pacientes com redução da função renal.[235]

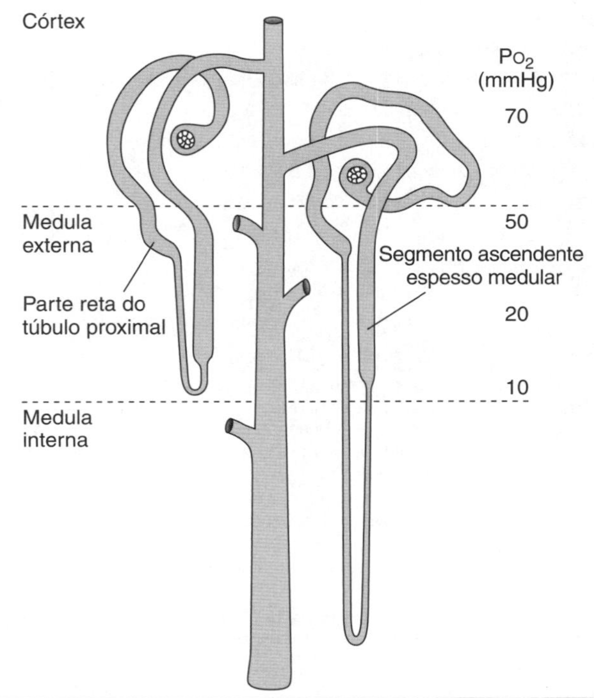

Figura 14.9 Desenho esquemático de um néfron. A medula externa apresenta a menor tensão intrarrenal de oxigênio (P_{O_2}), na porção final (reta) do túbulo proximal e no segmento ascendente espesso medular (mTAL) da alça de Henle. O baixo fluxo sanguíneo medular e as altas taxas metabólicas fazem com que esses segmentos medulares externos do néfron sejam os mais suscetíveis a danos durante a hipoperfusão renal.

Tabela 14.4 Valores relatados de fluxo renal plasmático efetivo e fluxo sanguíneo renal em cavalos e pôneis.

Número de animais	Método[a]	Fluxo renal plasmático efetivo (média ± DP/EP mℓ/min/kg [intervalo])	Fluxo sanguíneo renal (FSR) (mℓ/min/kg)[b]	Referência
Uma égua	$Cl_{Diodrast}$	6,91 ± 0,81	13,2 ± 1,6	208
Um pônei fêmea	Cl131 $\ell_{O\text{-}HA}$	Injeção em *bolus*: 12,85 ± 1,81	21,7 ± 3,1	209[c]
		Infusão constante: 11,45 ± 1,25	19,4 ± 2,1	
Três éguas	Cl131 $\ell_{O\text{-}HA}$	Injeção em *bolus*: 11,97 ± 2,63	20,2 ± 4,4	
		Infusão constante: 9,56 ± 1,84	16,2 ± 3,1	
Seis pôneis fêmeas	Cl_{PAH}	12,09 ± 0,34 (7,86 a 21,62)	20,4 ± 0,6	210
Duas éguas		9,59 ± 0,86 (4,75 a 19,78)	16,2 ± 1,4	
Cinco éguas/cavalos castrados	Cl131 $\ell_{O\text{-}HA}$	8,24 ± 2,88 (5,66 a 12,89)	13,9 ± 4,9	211
Oito éguas	Cl_{PAH}	Injeção em *bolus*: 12 ± 1,7	20,3 ± 2,9	214

(*continua*)

Tabela 14.4 Valores relatados de fluxo renal plasmático efetivo e fluxo sanguíneo renal em cavalos e pôneis (*continuação*).

Número de animais	Método[a]	Fluxo renal plasmático efetivo (média ± DP/EP mℓ/min/kg [intervalo])	Fluxo sanguíneo renal (FSR) (mℓ/min/kg)[b]	Referência
Potros de 4 dias		Injeção em *bolus*: 15,2 ± 1,5	25,7 ± 2,7	
Cinco cavalos (três machos, duas fêmeas)		Infusão (Cl-plasma): 18,2 ± 2	30,8 ± 3,4	
Três pôneis (um macho, duas fêmeas)		Infusão (Cl-urina): 11,9 ± 1,9	20,1 ± 3,2	
Seis éguas	Cl_{PAH}	8,5 a 10,8[d]	14,4 a 18,3	215
Seis éguas	Cl_{PAH}	11,9 ± 1	20 ± 1,7	216
Seis cavalos[e]	Cl131 $_{\ell\text{-}o\text{-}HA}$	6,26 (4,33 a 6,80)	10,58 (7,32 a 11,50)	217
Oito éguas	Cl_{PAH}	9,65 ± 0,84 (5,60 a 12,54)	16,31 ± 1,42	219
	Cl131 $_{\ell\text{-}o\text{-}HA}$	11,32 ± 1,03 (7,82 a 15,71)	19,14 ± 1,74	
Seis pôneis filhotes (três fêmeas, três machos)	Cl_{PAH}	16,63 (15,61 a 17,26)	28,11	221
Dez cavalos (quatro fêmeas, seis castrados)	Cl99m$_{Tc\text{-}MAG\text{-}3}$	7,92 ± 1,51 (5,58 a 10,62)	13,39 ± 2,55	222
Quatro pôneis[e]	Microesferas	–	208 ± 58[f,g]	204
Onze pôneis[e]	Microesferas	–	548 ± 87[f]	203
Oito pôneis[e]	Microesferas	–	483 ± 79[f]	212
Onze pôneis[e]	Microesferas	–	670 ± 50[d,f]	213
Três cavalos (fêmea, macho e castrado)	Microesferas	–	535 ± 93[f]	218
Nove cavalos[e]	Microesferas	–	589 ± 50[f]	220
Quatro pôneis castrados	Microesferas	–	428 ± 49[f]	223

[a]$Cl_{Diodrast}$, Depuração de ácido 3,5-di-iodo-4-piridina-*N*-acético; Cl131$_{I\text{-}o\text{-}HA}$, depuração de ^{131}I-*o*-iodoipurato; Cl_{PAH}, depuração de *p*-aminoipurato; Cl99m$_{Tc\text{-}MAG\text{-}3}$, depuração de 99mTc-mercaptoacetiltriglicina; DP, desvio-padrão; EP, erro-padrão. [b]Os valores de FSR apresentados foram calculados a partir de dados do fluxo plasmático renal efetivo (ERPF) usando taxas de extração (ERs) de 0,80 para diodrast e 0,91 para ^{131}I-*o*iodoipurato e *p*-aminoipurato: FSR = (ERPF/ER)/(1 – hematócrito); o hematócrito foi assumido como igual a 0,35. [c]Outros pôneis e cavalos também foram estudados após a injeção em *bolus* de ^{131}I-*o*-iodoipurato e produziram valores de ERPF de 16,93 ± 6,05 e 10,65 ± 2,73 mℓ/min/kg, respectivamente; esses valores corresponderam a um FSR de 8,6 ± 10,2 mℓ/min/kg em pôneis e 18,0 ± 4,6 mℓ/min/kg em cavalos. [d]Valores estimados a partir da figura. [e]Sexo não relatado. [f]Os valores de FSR em estudos em microesferas são expressos em mililitros por minuto por 100 g de tecido renal; um valor de 500 mℓ/min/100 g é correlacionado ao FSR de 18 mℓ/min/kg (ou 3,6 e 9 ℓ/min para um pônei de 200 kg e um cavalo de 500 kg, respectivamente). [g]Os valores relatados são para pôneis sob anestesia geral (halotano em oxigênio); esses autores também relataram que o fluxo sanguíneo medular renal foi de 2,6 a 18,8% do FSR total em dois pôneis.

Tabela 14.5 Valores relatados da taxa de filtração glomerular em cavalos e pôneis.

Número de animais	Método[a]	Taxa de filtração glomerular (TFG) (média ± DP/EP ml/min/kg [intervalo])	Relação ClCRend/ClIn[a]	Referência
Não relatado[b]	Cl_{In}	0,83 ± 0,13[c,d]	1,02	208[b]
	Cl_{CRend}	0,85 ± 0,22[c,d]	–	–
Um cavalo[e]	Cl_{In}	1,4	–	208[b]
Doze éguas	Cl_{In}	1,66 ± 0,33[c] (1,17 a 2,28)	0,88 ± 0,11	208
	Cl_{CRend}	1,46 ± 0,24[c] (1,10 a 1,65)	–	–
Um pônei fêmea	Cl125 $_{I\text{-}iotalamato}$	Injeção em bólus: 5,43 (um estudo)	–	209[f]
		Infusão constante: 6,10 ± 1,27	–	–
Três éguas	Cl125 $_{I\text{-}iotalamato}$	Injeção em bólus: 4,20 ± 1,13	–	–
		Infusão constante: 3,14 ± 0,53	–	–
Treze pôneis[e]	Cl_{CRend}	1,93 ± 0,37[c] (1,36 a 2,70)	–	224
Nove (sem suplemento de NaCl)		2,06 ± 0,34[c] (1,64 a 2,70)	–	–
Quatro (com suplemento de NaCl)		1,63 ± 0,27[c] (1,36 a 1,99)	–	–
Sete éguas	Cl_{CRend}	3,68 ± 1,18[c] (2,07 a 4,99)	–	225
Quatro éguas	Cl_{In}	1,65 ± 0,07[c] (1,34 a 2,04)	0,96 ± 0,02	226
	Cl_{CRend}	1,62 ± 0,03[c] (1,29 a 2,15)	–	–
Seis pôneis fêmeas	Cl_{In}	1,92 ± 0,06[c] (0,64 a 3,37)	0,86[c]	210[g]
	Cl_{CRend}	2,24 ± 0,06[c] (1,04 a 4,15)	–	–
Duas éguas	Cl_{In}	1,86 ± 0,14[c] (0,71 a 3,68)	1,11[c]	–
	Cl_{CRend}	1,67 ± 0,13[c] (0,68 a 3,09)	–	–
Doze éguas/castrados	Cl99m$_{Tc\text{-}DTPA}$	1,93 ± 0,27 (1,39 a 2,53)	–	211
Quatro cavalos castrados	Cl_{CRend}	1,34 ± 0,51[c] (1,01 a 2,10)	–	145

(*continua*)

Tabela 14.5 Valores relatados da taxa de filtração glomerular em cavalos e pôneis (*continuação*).

Número de animais	Método[a]	Taxa de filtração glomerular (TFG) (média ± DP/EP ml/min/kg [intervalo])	Relação ClCRend/ClIn[a]	Referência
Um pônei fêmea	Cl_{CRend}	1,15 ± 0,08	–	227
Quatro cavalos (um macho, três fêmeas)	Cl_{CRend}	1,45 ± 0,21[c]	–	–
Dez cavalos castrados	Cl_{CRend}	1,88 ± 0,46	–	152
Doze éguas	Cl_{CRend}	1,48 ± 0,04	–	228[h]
Um pônei macho	$Cl14_{C\text{-}In}$	1,74 ± 0,15	0,61 ± 0,11	154[i]
	Cl_{CRend}	1,06 ± 0,10	–	–
Quatro pôneis (dois machos, duas fêmeas)	$Cl14_{C\text{-}In}$	1,66 ± 0,38[c] (1,34 a 2,22)	1,02 ± 0,07[c]	–
	Cl_{CRex}	1,70 ± 0,39[c] (1,43 a 2,27)	–	–
Seis éguas	Cl_{CRend}	1,92 ± 0,51 (1,49 a 2,74)	–	153
Dois cavalos	Cl_{CRend}	Cavalos despertos: 2,65[c]	–	229[j]
		Durante a anestesia: 1,32[c]	–	–
		Após anestesia: 2,50[c]	–	–
Oito éguas	Cl_{In}	Injeção em bôlus: 1,63 ± 0,33	–	214
Potros de 4 dias	Cl_{CRend}	2,81 ± 0,55	1,00[c,k]	–
Cinco cavalos (três machos, duas fêmeas)	Cl_{In}	Injeção em bôlus: 2,30 ± 0,34	–	–
Três pôneis (um macho, duas fêmeas)		Infusão (Cl-plasma): 2,56 ± 0,30	–	–
		Infusão (Cl-urina): 2,82 ± 0,32	–	–
Seis éguas	Cl_{CRex}	2,56 ± 0,60[c]	–	230
Seis éguas	Cl_{In}	1,88 ± 0,67	–	216
Oito éguas	Cl_{In}	1,83 ± 0,21 (0,89 a 2,95)	–	219
	$Cl99_{mTc\text{-}DTPA}$	1,79 ± 0,18 (1,08 a 2,51)	–	–
Doze éguas	Cl_{In}	1,55 ± 0,04[c] (0,98 a 2,22)	–	231
	$Cl99_{mTc\text{-}DTPA}$	1,47 ± 0,27[c] (0,91 a 1,82)	–	–
	$Cl99_{mTc\text{-}DTPA(cam)}$	1,55 ± 0,22[c,l]	–	–
Trinta cavalos (7 machos, 23 fêmeas)	Cl_{In}	1,73	1,03[c]	232
	Cl_{CRend}	1,79	–	–
Seis pôneis filhotes	Cl_{In}	3,21 ± 0,36 (2,73 a 3,64)	0,60[c]	221
(três fêmeas, três machos)	Cl_{CRend}	1,92 ± 0,14 (1,60 a 2,14)	–	–
Cinco cavalos	$Cl99_{mTc\text{-}DTPA}$	3,3 ± 0,4	–	233
Seis éguas	Cl_{CRend}	1,20 a 1,87	–	234[a]

[a]Cl_{In}, Depuração de inulina; Cl_{CRend}, depuração endógena de creatinina; $Cl125_{I\text{-}iotalamato}$, depuração de ^{125}I-iotalamato; $Cl99m_{Tc\text{-}DTPA}$, depuração do ácido 99mTc-dietilenotriamina pentacético (99mTc-DTPA); $Cl14_{C\text{-}In}$, depuração de inulina ^{14}C; Cl_{CRex}, depuração exógena de creatinina; $Cl99m_{Tc\text{-}DTPA(cam)}$, depuração de 99mTc-DTPA determinada por imagem seriada na superfície corporal com câmera gama; DP, desvio-padrão; EP, erro-padrão. [b]Valores extraídos de Knudsen.[208] [c]Os valores apresentados foram calculados a partir de dados originais. [d]Valores baixos de TFG foram atribuídos ao rápido declínio das concentrações plasmáticas de inulina (condições em estado não estacionário) durante os períodos de coleta de urina. [e]Sexo não relatado. [f]Outros pôneis e cavalos também foram estudados após a injeção em *bolus* de ^{125}I-iotalamato e produziram valores de TFG de 5,39 ± 1,79 e 3,44 ± 1,11 mℓ/min/kg, respectivamente. [g]As tentativas de medida da TFG por desaparecimento no plasma após a injeção em *bolus* de inulina foram infrutíferas. [h]O valor apresentado refere-se ao grupo-controle; a TFG não foi diferente após a administração de fenilbutazona (1,36 ± 0,04 mℓ/min/kg) ou fenilbutazona e furosemida (1,44 ± 0,12 mℓ/min/kg), mas foi relatado um aumento para 1,75 ± 0,16 mℓ/min/kg após a ingestão de água (25 ℓ) e 1,77 ± 0,18 mℓ/min/kg após a ingestão de água e a administração de fenilbutazona. [i]Os pôneis foram anestesiados durante os estudos. [j]Éguas estudadas antes, durante e após a anestesia com halotano com concentração alveolar mínima de 1,2. [k]Valor calculado a partir dos valores da depuração urinária de inulina e creatinina (Cr). [l]Apesar da correção das diferenças de profundidade (o rim direito é mais próximo da superfície corporal lateral do que o rim esquerdo), a depuração de 99mTc-DTPA determinada por imagens seriadas da superfície corporal com câmera gama mostrou uma maior TFG (cerca de 60% do total) no rim direito em comparação ao rim esquerdo (cerca de 40% do total). Como diferenças similares não foram observadas em estudos do fluxo sanguíneo renal (FSR) com microesferas (em que os dois rins recebem o mesmo fluxo sanguíneo), essa técnica requer refinamentos antes que possa dar medidas precisas da TFG em cavalos.

Fatores intrínsecos e extrínsecos atuam no controle do fluxo sanguíneo renal. Os primeiros são autorregulação e ação dos nervos renais; os últimos são vasoconstritores (catecolaminas, sistema renina-angiotensina, arginina vasopressina) e vasodilatadores (prostaglandinas, dopamina, peptídeos atriais, bradicinina, adenosina e óxido nítrico).[128] Embora não seja exclusiva do rim, a autorregulação do fluxo sanguíneo é uma resposta fisiológica que mantém a normalidade do fluxo sanguíneo renal cortical em uma faixa bastante ampla de pressões de perfusão (75 a 180 mmHg em seres humanos). Acredita-se que essa resposta seja independente dos mecanismos neurais ou hormonais e atribuída a uma resposta miogênica a alterações na tensão da parede arterial. A ação local dos nervos renais ou a liberação de substâncias vasoconstritoras aumenta a resistência vascular renal em resposta a doenças (choque hipovolêmico ou endotóxico), fármacos (principalmente anestésicos) ou estresse físico (exercício). O fluxo sanguíneo renal pode ou não diminuir, dependendo do grau de vasoconstrição. Por exemplo, a resistência vascular renal aumenta durante o exercício de baixa intensidade para desviar uma porção maior do débito cardíaco para os músculos em trabalho. Assim, a fração do débito cardíaco que chega aos rins diminui; no entanto, como o débito cardíaco também aumenta em resposta ao exercício, o fluxo sanguíneo renal total não é alterado.[216] Por outro lado, durante a anestesia de pôneis com halotano, o débito cardíaco é redistribuído, mas não se eleva. Nessas circunstâncias, a vasoconstrição renal é acompanhada por uma diminuição do fluxo sanguíneo renal para cerca de 60% do valor observado no animal desperto em concentração alveolar mínima de halotano de 1 a 1,5. O aprofundamento da anestesia (para uma concentração alveolar mínima de 2) aumenta a resistência vascular renal (ou grau de vasoconstrição) e diminui ainda mais o fluxo sanguíneo renal para cerca de 25% do valor observado no animal desperto, provavelmente em virtude da maior vasodilatação de outros leitos vasculares e de uma branda diminuição no débito cardíaco.[212] Embora o fluxo sanguíneo renal não tenha sido medido, os resultados de um estudo de anestesia prolongada (18 horas) com sevoflurano são interessantes em termos de provável hipoperfusão e dano renal.[236] Após 10 horas de anestesia, o aumento na produção de urina foi acompanhado por evidências de disfunção tubular (p. ex., glicosúria, enzimúria). Além disso, as lesões microscópicas após a anestesia foram limitadas ao néfron mais distal (mTAL e túbulo distal), indicando que esses segmentos de néfron normalmente hipóxicos possam ser os primeiros a sucumbir à hipoperfusão prolongada.

A diminuição do fluxo sanguíneo renal geralmente leva à liberação de mediadores vasodilatadores neutralizantes na tentativa de melhorá-la. Entre esses mediadores vasodilatadores, os mais estudados são as prostaglandinas renais (PGE_2 e PGI_2) e a dopamina. Embora se acredite que o papel das prostaglandinas renais no controle do fluxo sanguíneo renal basal ou em repouso seja insignificante, essas moléculas são importantes mediadores da vasodilatação em resposta a vários estímulos vasoconstritores.[237] Além disso, a produção de prostaglandinas renais é várias vezes maior no tecido medular, de modo que a ação desses mediadores provoca um aumento maior no fluxo sanguíneo cortical interno (região dos glomérulos justamedulares) e medular. Como já mencionado, não é surpresa que a lesão associada ao antagonismo da produção de prostanoides pelo uso de AINEs seja a necrose medular ou papilar.[238,239] Com ou sem vasoconstrição renal, a ativação de receptores de dopamina (tipo DA_1) causa vasodilatação renal. Como os receptores estão localizados na maioria das arteríolas renais, o fluxo sanguíneo aumenta no córtex e na medula renal. Por esse motivo, as infusões de dopamina são consideradas benéficas no tratamento da insuficiência renal aguda, já que essa catecolamina aumenta o fluxo sanguíneo renal e a produção de urina por cavalos normais em 30 a 190%.[11]

Filtração glomerular

Aproximadamente 20% do sangue que entra nos glomérulos passam por pequenos poros na barreira de filtração e chegam à cápsula de Bowman. A principal força motriz da filtração é a pressão hidráulica transmural capilar glomerular. A pressão relativamente constante da parede capilar glomerular é mantida pela maior resistência na arteríola que deixa o glomérulo (arteríola eferente) do que na arteríola que entra no glomérulo (arteríola aferente). Essa diferença na resistência vascular gera a pressão hidráulica que força a saída água do plasma dos capilares glomerulares.[128] A barreira de filtração é composta por três camadas: (1) endotélio dos capilares glomerulares, (2) membrana basal e (3) processos podais das células epiteliais (podócitos) que revestem a cápsula de Bowman. O tamanho dos poros da barreira de filtração, de cerca de 8 a 10 nm de diâmetro, impede a filtração de células e proteínas maiores. Assim, o líquido que entra na cápsula de Bowman é um ultrafiltrado praticamente idêntico ao plasma, exceto por apresentar menos de 0,05% do teor proteico desse último. Curiosamente, o diâmetro da albumina é de cerca de 6 nm e, assim, seu tamanho não impede a filtração. Glicosaminoglicanos com resíduos de heparan sulfato e ácido siálico conferem uma carga negativa significativa à barreira de filtração. Assim, a repulsão da carga de albumina (que também é negativa) pode ser mais importante que o tamanho da molécula na prevenção de sua perda significativa no filtrado. No entanto, distúrbios metabólicos (acidose metabólica) podem neutralizar a carga da barreira glomerular, com desenvolvimento de proteinúria transitória na ausência de dano estrutural à barreira glomerular.[240]

Por definição, a taxa de filtração glomerular (TFG) é o volume de plasma filtrado por unidade de tempo e geralmente é descrito em mililitros por minuto por quilograma de massa corporal. A TFG de cavalos e pôneis varia entre 1,6 e 2 mℓ/kg/min, e alguns autores relatam valores um pouco maiores em pôneis. Esse intervalo é semelhante ao observado em seres humanos e outros animais. Para um cavalo de 500 kg, a TFG é igual a 800 a 1.000 mℓ/min ou cerca de 1.200 a 1.400 ℓ/dia. Esse valor representa a filtração do volume total de plasma 60 a 70 vezes/dia. Como a produção de urina é de cerca de 10 ℓ/dia, mais de 99% do filtrado glomerular é reabsorvido.

Como o fluxo sanguíneo renal, várias técnicas foram usadas para determinação da TFG em equinos, inclusive Cl_{In} por técnicas clássicas de depuração, Cl_{Cr} e depuração ou desaparecimento plasmático de radionuclídeos (ver Tabela 14.5). As curvas de desaparecimento no plasma do ácido 99mTc-dietilenotriamina penta acético (99mTc-DTPA) são bem correlacionadas à Cl_{In} (o padrão-ouro) em cavalos normais.[219] Embora essa técnica seja menos dispendiosa do que a depuração do ácido ^{131}I-ortoiodoipúrico para estimativa do fluxo sanguíneo renal,[235] seu uso clínico é limitado pela disponibilidade de recursos e pelos custos da medicina nuclear (já que várias medições são necessárias para avaliar a progressão da doença ou da resposta ao tratamento). Gleadhill *et al.*[241] descreveram uma técnica de três amostras de sangue para estimativa da TFG por desaparecimento de 99mTc-DTPA no plasma. Curiosamente, em vez de expressar a TFG em quilogramas de massa corporal ou área de superfície corporal, esses autores sugeriram que a TFG deveria ser comparada ao volume de líquido extracelular. Como a atividade plasmática de 99mTc-DTPA também pode ser usada para estimar o volume de líquido extracelular, essa estimativa da TFG pode ser feita usando apenas 99mTcDTPA. A padronização da TFG com base no volume de líquido extracelular é atraente e merece ser considerada porque elimina o efeito da composição corporal variável (p. ex., especificamente diferenças na gordura corporal) da expressão da TFG por massa. Depois, os autores usaram esse método para estimar a diminuição da TGF que acompanha o exercício.[233]

Os mecanismos responsáveis pelo controle do fluxo sanguíneo renal (autorregulação, estimulação nervosa, fatores hormonais) também atuam no controle da TFG. Além disso, a TFG ainda é influenciada por fatores como a concentração de proteínas plasmáticas (pressão oncótica) e alterações na barreira de filtração. Como já discutido, existe um equilíbrio entre essa ação das substâncias vasoconstritoras e vasodilatadoras durante períodos de diminuição do fluxo sanguíneo renal. Curiosamente, a TFG diminui menos do que o fluxo sanguíneo renal em caso de vasoconstrição renal moderada a grave. Esse menor efeito na TFG tem sido atribuído a maiores efeitos vasoconstritores da angiotensina II nas arteríolas eferentes em comparação às arteríolas aferentes.[242] Tal resposta poderia aumentar a filtração mediada pela pressão hidráulica transmural capilar glomerular e se manifestaria por um aumento na fração de filtração. Na verdade, a última resposta foi documentada em cavalos em exercício.[216] No entanto, outros vasoconstritores (endotelinas) e vasodilatadores (fatores relaxantes derivados do endotélio, óxido nítrico) atuam no controle da hemodinâmica e da filtração capilar glomerular; assim, é provável que o papel singular da angiotensina II seja uma explicação simples demais para o menor efeito sobre a TFG.[243]

Função tubular renal

Ao entrar no túbulo renal, o filtrado glomerular é bastante modificado até ser excretado pela pelve renal. Uma revisão completa da função tubular renal está além do escopo deste texto; no entanto, alguns conceitos gerais devem ser mencionados, e vários aspectos específicos são abordados em outras partes deste capítulo. Primeiro, a maior parte da reabsorção de glicose, aminoácidos, eletrólitos e água ocorre nas células epiteliais que revestem o túbulo proximal, mas essas substâncias não são todas reabsorvidas na mesma extensão. Esse segmento tubular é responsável, por exemplo, pela reabsorção de praticamente toda a quantidade filtrada de glicose e aminoácidos, além de cerca de 90% do bicarbonato, 70% do sódio e 60% do cloreto.[155] Além disso, no final do túbulo proximal o líquido não está mais concentrado do que estava no espaço de Bowman. A concentração tubular de sódio não é alterada, ao passo que a concentração tubular de cloreto realmente aumenta (pela reabsorção preferencial de bicarbonato). Apesar da modificação limitada desses componentes do líquido tubular, a reabsorção líquida entre 60 e 80% da carga total filtrada de sódio, cloreto e água se dá no interior do túbulo proximal. As células epiteliais tubulares proximais também são responsáveis pela secreção de íons de amônio e vários ânions e cátions orgânicos, como já descrito.

O líquido tubular que passa para a alça de Henle fica cada vez mais concentrado (hipertônico) à medida que trafega para a medula interna porque o membro descendente é permeável à água, à ureia e aos eletrólitos (em menor grau a estes últimos).[155] Por outro lado, o membro ascendente é relativamente impermeável à água, mas reabsorve sódio, cloreto e potássio de forma ativa por meio do cotransportador apical de $Na^+/K^+/2Cl^-$ (bloqueado pela furosemida), que é acoplado à Na^+, K^+-ATPase na membrana basolateral. Assim, o líquido que sai desse segmento de néfron é na verdade menos concentrado (hipotônico) do que o filtrado original. A alça de Henle é responsável pela reabsorção de mais 15 a 20% de sódio e cloreto filtrados e pela adição de ureia ao líquido tubular. Mais importante, a alça de Henle é responsável pela geração do gradiente osmótico medular por multiplicação em contracorrente. Essa função é decorrente dos efeitos combinados de diferentes características de permeabilidade dos membros descendentes e ascendentes da alça de Henle e da remoção ativa de sódio e cloreto no membro ascendente.

O túbulo distal é quantitativamente menos importante na reabsorção de eletrólitos e água, mas é o segmento do néfron em que a urina sofre suas últimas alterações qualitativas.[155] O túbulo distal, por exemplo, é um local importante de excreção de cálcio, potássio e ácido. Os dois últimos são trocados por sódio sob a influência da aldosterona. O líquido tubular passa do túbulo distal para os ductos coletores externos ou corticais, que são impermeáveis à ureia. Além da maior modificação do líquido nos ductos coletores corticais, a concentração de ureia tubular aumenta constantemente em virtude da remoção de água (sob a influência da vasopressina) durante o trânsito do líquido até a medula interna. Por outro lado, na ausência de vasopressina (como no diabetes insípido), os ductos coletores são impermeáveis à água e produzem urina hipotônica. Os ductos coletores continuam impermeáveis à ureia (que responde por até 50% dos osmoles na urina), exceto pelos segmentos medulares mais internos, que permitem a reciclagem da ureia no interstício para manutenção do gradiente osmótico medular.

A reabsorção do filtrado glomerular pelos túbulos renais requer uma estreita associação com o sistema vascular que transporta o soluto reabsorvido e a água para a circulação. Os túbulos proximais são adjacentes aos capilares peritubulares, que têm enorme capacidade de acomodação do fluxo maciço de soluto e água pelas células epiteliais dos túbulos proximais. Igualmente importantes na manutenção do gradiente osmótico medular são os vasos retos, capilares que seguem por regiões profundas da medula renal em associação às alças de Henle derivadas da população de néfrons justamedulares. O fluxo sanguíneo por esses capilares é geralmente lento, permitindo a troca contracorrente de soluto no interstício medular, necessário para a geração e manutenção da hipertonia medular. A ureia que sai do ramo descendente de Henle e é reciclada na parte mais interna do ducto coletor medular é responsável por cerca de metade dessa hipertonia medular.

Esses aspectos básicos da função tubular têm várias implicações clínicas importantes. Primeiro, as células epiteliais dos túbulos proximais têm alta taxa metabólica. Embora a maior parte do túbulo proximal esteja no córtex renal com maior perfusão, a hipoperfusão renal provoca uma hipoxia relativa em torno dessas células em virtude da atividade metabólica em andamento. Assim, o túbulo proximal é altamente suscetível a lesões quando o fluxo sanguíneo cortical é menor (p. ex., em caso de hipovolemia ou outros estados acompanhados por diminuição no fluxo sanguíneo renal). Segundo, como já discutido, a medula renal recebe apenas uma pequena fração do fluxo sanguíneo renal total, gerando um ambiente local normalmente hipóxico. Dessa maneira, qualquer grau de hipoperfusão renal também é acompanhado por exacerbação de hipoxia medular, especialmente na faixa interna, em decorrência da atividade metabólica das células epiteliais que revestem o mTAL. Na verdade, na insuficiência renal aguda humana, o exame histológico do tecido renal pode mostrar lesões de maior gravidade no néfron mais distal (mTAL), não no túbulo proximal.[244] O reconhecimento dessa lesão tubular mais distal também levou à consideração de intervenções terapêuticas para redução de danos nesse segmento de néfron durante períodos de má perfusão renal (p. ex., infusão contínua de furosemida para diminuição da atividade metabólica do mTAL). Terceiro, apesar de o túbulo distal e os ductos coletores serem responsáveis pela reabsorção de menos de 5% do filtrado glomerular total, uma diminuição na reabsorção de apenas 1 a 2% pode ser quantitativamente significativa e causar poliúria expressiva (ver Poliúria e Polidipsia, mais adiante neste capítulo). Além disso, a geração de um gradiente máximo de concentração medular requer fluxo lento de líquido tubular para multiplicação em contracorrente e fluxo lento de sangue pelos vasos retos para maximizar a troca contracorrente. Assim, o aumento das taxas de fluxo tubular (administração intravenosa de altos volumes de líquidos) ou do fluxo sanguíneo nos vasos retos (produção endógena de PGE_2 e PGI_2 devida à hipoperfusão renal) compromete o gradiente de concentração medular (diluição medular parcial) e leva à produção de urina mais diluída e com maior concentração (e excreção) de sódio.

Um último aspecto da função tubular que parece ser exclusivo dos equinos, entre as espécies domésticas, é a excreção de cálcio. A urina equina é turva e viscosa. Essas qualidades podem ser atribuídas à grande quantidade de cálcio excretado na urina equina normal, principalmente na forma de cristais de carbonato de cálcio ($CaCO_3$), e do muco secretado pelas glândulas da pelve renal e do ureter proximal, que "lubrifica" o trato urinário inferior para minimizar a adesão dos cristais ao epitélio de revestimento dos ureteres, da bexiga e da uretra. Embora a natureza dessa excreção tubular única de cálcio tenha sido pouco estudada em cavalos, um relato do papel da vitamina D na homeostase do cálcio e fósforo nessa espécie sugeriu que esse hormônio vitamínico tinha menor importância em comparação a outras espécies.[245] Essa fascinante diferença entre equinos e outras espécies avaliadas por especialistas em grandes animais justifica pesquisas mais aprofundadas.

Excreção de soluto e água

A função renal é tradicionalmente considerada em termos de filtração glomerular, modificação tubular do líquido filtrado e excreção da urina final. Esse conceito inclui a excreção de resíduos nitrogenados e orgânicos e os principais aspectos da regulação do teor de água corporal e do equilíbrio iônico. A concentração e o volume da urina também são influenciados pela excreção de soluto, e outra maneira de pensar a função renal é em termos de excreção total de soluto e água. Por exemplo, um cavalo pode produzir 6 ℓ de urina diariamente com osmolaridade de 900 mOsm/kg para excretar 5.400 mOsm de soluto; se a carga de soluto for duplicada para 10.800 mOsm, o cavalo pode produzir 12 ℓ de urina com uma osmolaridade de 900 mOsm/kg para eliminar o soluto adicional. Assim, a osmolaridade da urina reflete a habilidade do rim de diluir ou concentrar a urina final, mas não necessariamente fornece uma estimativa precisa da "capacidade quantitativa" de excreção de soluto ou retenção de água. Essas funções são avaliadas pelo cálculo da depuração osmolar (C_{osm}) e a depuração de água livre (C_{H_2O}).[155] Como outras depurações, esses cálculos requerem a medida do fluxo de urina (por meio de coletas programadas) e da osmolaridade do plasma e da urina.

Essas medidas do metabolismo renal de soluto e água são conceituadas considerando que a urina tem dois componentes: (1) o que contém todo o soluto urinário em uma solução isosmótica ao plasma (C_{osm}, geralmente expressa em mililitros por minuto ou litros por dia) e (2) o que contém água livre sem qualquer soluto (C_{H_2O}, também expressa em mililitros por minuto ou litros por dia). A soma desses dois componentes é a taxa de fluxo de urina real em mililitros por minuto ou litros por dia. Como a urina é mais concentrada que o plasma, C_{H_2O} geralmente tem valor negativo, indicando a conservação da água. O inverso da depuração de água livre é denominado *reabsorção renal de água*. Voltando ao exemplo anterior, a excreção dos 5.400 mOsm exigiria a produção de 18 ℓ de urina isosmótica ao plasma (considerando um valor plasmático de 300 mOsm/kg). No entanto, em virtude da produção de 6 ℓ de urina concentrada durante o período estudado, os rins reabsorveram 12 ℓ de água livre por dia. Por outro lado, apesar da produção de urina de mesma osmolaridade (900 mOsm/kg), a excreção de 10.800 mOsm exigiria a produção de 36 ℓ de urina isosmótica ao plasma. A depuração de água livre seria de 30 ℓ/dia (*i. e.*, 30 ℓ/dia de água livre seriam reabsorvidos pelos rins). Assim, embora a urina concentrada sempre tenha C_{H_2O} de valor negativo, indicando a reabsorção renal de água, e a urina diluída sempre tenha C_{H_2O} positiva, indicando a excreção renal de água, a avaliação quantitativa do metabolismo renal de soluto e água requerem a medida da depuração de água osmolar e livre.

A água livre é excretada pelo rim por meio da geração de líquido tubular hipotônico no membro ascendente da alça de Henle; a quantidade ou o volume de água livre produzida depende da quantidade de líquido tubular que chega a esse segmento. Consequentemente, a água livre é excretada mantendo os ductos coletores relativamente impermeáveis à água (falta de vasopressina). A avaliação de C_{H_2O} é mais indicada a pacientes com hiponatremia e hipo-osmolaridade que não podem ser atribuídas a outra doença primária (diarreia ou ruptura da bexiga). O desenvolvimento de hiponatremia requer uma alteração nos mecanismos de excreção de água. A hiponatremia, por exemplo, pode ser observada na insuficiência pré-renal (hipovolemia) ou na insuficiência renal oligúrica após a redução da TFG e da quantidade de filtrado que chega à alça de Henle. A hiponatremia e a hipo-osmolaridade também podem ser causadas pelo uso de diuréticos de alça em virtude da menor geração de água livre no membro ascendente da alça de Henle por bloqueio do cotransportador apical de $Na^+/K^+/2Cl^-$ (com remoção de quantidades menores de soluto). Uma última causa de hiponatremia verdadeira pode ser a síndrome da secreção inapropriada de vasopressina ou a síndrome da secreção inadequada de hormônio antidiurético. Embora essa última não tenha sido documentada em cavalos, pode atuar na hiponatremia em potros.[246]

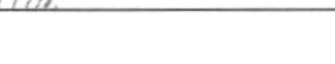

Exame do sistema urinário

Harold C. Schott II

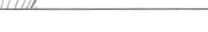

ANAMNESE E EXAME FÍSICO

A avaliação de um cavalo com doença do trato urinário deve começar pela realização de anamnese e exame físico completos. Na anamnese, as informações mais importantes são a duração da doença e os sinais clínicos, o número de cavalos acometidos, a dieta, os medicamentos administrados e a resposta ao tratamento. A ingestão de água e a produção de urina também devem ser avaliadas. Os proprietários podem confundir polaciúria (micção frequente) e poliúria (aumento da produção de urina), e a distinção entre elas auxilia o plano diagnóstico. A polaciúria é comum em fêmeas no estro e em animais de qualquer sexo com cálculos císticos ou cistite. Por outro lado, a poliúria é mais associada à doença renal, disfunção da *pars intermedia* da hipófise (PPID), problemas comportamentais (polidipsia primária), diabetes insípido ou diabetes melito. Proprietários mais atentos podem notar o aumento da sede após o exercício ou uma alteração nas características da urina, como coloração mais clara, em associação à polidipsia e à poliúria.

A ingestão de água em 24 horas pode ser determinada por meio do desligamento de todos os bebedouros automáticos e oferecimento de um volume conhecido de água ao cavalo.[247] A ingestão de água pode variar bastante conforme as condições ambientais, o nível de atividade e a dieta (ver Fisiologia Renal), de modo que medidas repetidas durante vários períodos de 24 horas são mais indicadas para documentação do consumo médio diário de água. A determinação da produção de urina, que deve variar entre 5 e 15 ℓ em um cavalo com função renal normal, é mais difícil. Bolsas especiais podem ser usadas para coletas de urina por 24 horas;[248-251] alternativamente, um cateter de Foley de demora pode ser acoplado a um aparelho de coleta para quantificação da produção de urina em éguas. Embora esses dispositivos sejam razoavelmente bem tolerados por cavalos utilizados em pesquisas, sua aplicação em pacientes é limitada. Um dispositivo de coleta para machos castrados ou inteiros pode ser feito cortando o fundo de uma garrafa plástica grande, que é acolchoada e encaixada sobre o prepúcio. A abertura da garrafa é coberta com um tubo de borracha e um clipe, e a urina pode ser removida em intervalos de algumas horas.[252] Durante o período de coleta, os cavalos geralmente são contidos para minimizar a interferência no dispositivo.

As queixas mais comuns em cavalos com doença do trato urinário são perda de peso e micção anormal. Outros sinais clínicos variam de acordo com a causa e o local do problema e podem incluir febre, anorexia, depressão, edema ventral, ulceração oral, excesso de tártaro dentário, cólica ou queimaduras ou manchas de sangue no períneo ou nos membros posteriores. Embora a dor lombar e a claudicação dos membros posteriores tenham sido atribuídas à doença do trato urinário, esses sinais clínicos são mais comuns em distúrbios musculoesqueléticos. A redução do desempenho pode ser uma das primeiras queixas da doença renal, mas o mau desempenho é provavelmente causado por alterações associadas à uremia (anemia branda e letargia), não pela dor renal. Às vezes, cavalos com urolitíase ou neoplasia renal podem ter histórico de cólica recorrente ou "cólica renal", mas a doença renal é uma causa incomum de dor abdominal. O posicionamento prolongado ou repetido para urinar e a disúria ou a hematúria seriam achados importantes para implicar o trato urinário como a provável fonte de dor abdominal nesses pacientes.

Além do exame físico completo, a palpação retal deve ser incluída na avaliação de todos os cavalos com suspeita de doença do trato urinário. A bexiga deve ser palpada para determinação do tamanho, da espessura da parede e da presença de cálculos císticos ou massas murais. Se a bexiga estiver cheia, deve ser novamente palpada após o cateterismo ou a micção. O polo caudal do rim esquerdo pode ser palpado para avaliação de tamanho e textura. Os ureteres geralmente não são palpáveis, a menos que aumentados ou obstruídos pela doença, mas o abdome dorsal (curso retroperitoneal dos ureteres) e o trígono devem ser palpados para determinar se são detectáveis. A dilatação do ureter pode ser associada à pielonefrite ou ureterolitíase; em éguas, a palpação dos ureteres distais pela parede vaginal pode ser mais gratificante. O trato reprodutivo também deve ser palpado para avaliação de um problema reprodutivo como causa dos sinais clínicos.

HEMATOLOGIA E BIOQUÍMICA SÉRICA

A elevação do número de leucócitos no hemograma completo e o aumento da concentração total de proteínas ou de fibrinogênio indicam uma doença inflamatória ou infecciosa. A anemia branda (hematócrito de 20 a 30%) pode ser observada em razão da diminuição da produção renal de eritropoetina e da vida útil das hemácias em cavalos com doença renal crônica.

As concentrações de ureia e Cr são os índices de função renal mais comumente usados, especificamente a TFG.[5,130,253] É preciso lembrar que os níveis de ureia e Cr não aumentam até que a maioria dos néfrons (geralmente cerca de 75%) deixe de ser funcional.[254] Embora essa porcentagem comumente usada se baseie em estudos em animais de laboratório submetidos à nefrectomia parcial, vários relatos clínicos em que a nefrectomia unilateral foi eficaz no manejo de distúrbios do trato urinário superior sustentam que a capacidade de reserva renal equina é semelhante.[41,74,255-257] Além disso, a função renal continuou dentro dos limites normais, e o peso corporal foi mantido após a nefrectomia experimental unilateral em pôneis[258] e em cavalos.[259] Assim, a medida das concentrações de ureia e Cr tem pouca utilidade na avaliação das primeiras mudanças ou de alterações menores na TFG. Em caso de elevação, porém, pequenos aumentos nos níveis de ureia e Cr são indicadores mais sensíveis de maior deterioração na TFG já que a duplicação da concentração de ureia ou Cr pode ser interpretada como um declínio de 50% na função renal vestigial (Figura 14.10).

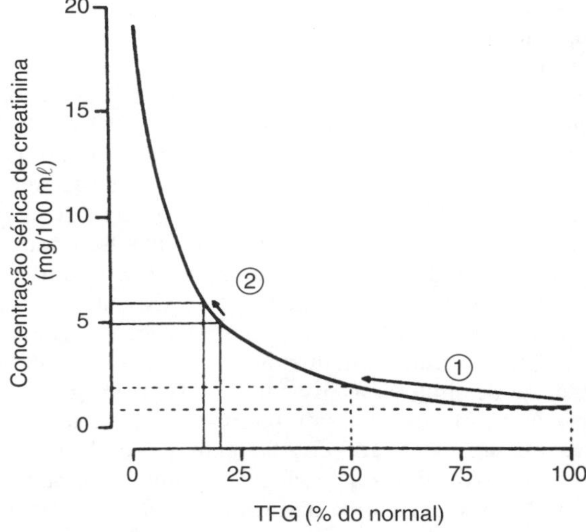

Figura 14.10 Relação entre taxa de filtração glomerular (TFG) e a concentração sérica de creatinina (Cr). Com a função renal normal, uma grande diminuição na TFG (como na insuficiência renal aguda) causa um pequeno aumento em Cr (*seta 1*). Por outro lado, em caso de redução da função renal (como na insuficiência renal crônica [IRC]), uma diminuição muito menor da TFG causa um aumento semelhante em Cr (*seta 2*). (De Brenner BM, editor. *Brenner and Rector's the kidney*. 8. ed. Philadelphia: WB Saunders; 2008.)

A ureia pode ser medida por diversos métodos, sejam diretos ou indiretos.[5,130] O método direto é a reação de diacetil monoxima, em que a ureia reage com diacetil após a hidrólise de diacetil monoxima em diacetil e hidroxilamina. A concentração de ureia é determinada por espectrofotometria conforme a geração do produto da reação, a diazina, que tem cor amarela. A análise indireta é baseada na conversão enzimática de ureia em amônia e ácido carbônico por urease. Existem vários métodos para subsequente determinação da concentração de amônia; o mais usado é a reação enzimática com glutamato desidrogenase. Embora o termo *ureia nitrogenada* seja bastante aceito, é preciso lembrar que a medida real relatada é a concentração de ureia no soro ou no plasma.

A Cr também pode ser analisada por vários métodos, mas o mais usado é a reação de Jaffe, um ensaio colorimétrico baseado na formação de um complexo entre Cr e o picrato alcalino.[5,130,253] Infelizmente várias outras substâncias presentes no plasma ou no soro contribuem para a cor amarela, levando à superestimativa de 20% da Cr real em seres humanos e equinos.[139] Entre esses cromógenos não Cr estão glicose, piruvato, acetoacetato, frutose, ácido úrico, ácido ascórbico e alguns medicamentos. A interferência de cromógenos não Cr é maior quando a concentração de Cr está na faixa normal, o que leva a um alto coeficiente de variação nas medidas repetidas da mesma amostra. Em caso de azotemia, a medida de Cr pela reação de Jaffe se torna mais precisa porque não há aumento significativo da contribuição dos cromógenos não Cr (essas moléculas são responsáveis por menos de 5% do desenvolvimento da cor quando a concentração de Cr é superior a 5 mg/dℓ). Os cromógenos não Cr não interferem de forma significativa na determinação da concentração urinária de Cr.

Além dos fatores discutidos na seção anterior que influenciam o metabolismo da ureia e da Cr (ver Fisiologia Renal), pequenos aumentos de Cr podem ser relatados em vários distúrbios metabólicos ou após a administração de determinados antibióticos da classe das cefalosporinas.[5] Quando esses aumentos de Cr são considerados espúrios, é possível medir a concentração verdadeira de Cr por vários métodos, inclusive com um analisador automático que distingue os cromógenos de Cr e não Cr pelas diferentes velocidades de desenvolvimento de cor ou utilização de ensaio enzimático com Cr imidoidrolase. Este último produz amônia, que pode ser quantificada por métodos colorimétricos. A concentração de Cr medida pela reação de Jaffe, por exemplo, aumentou 16% depois que os cavalos ficaram em jejum por 3 dias; no entanto, a análise do soro com o método enzimático não revelou esse aumento.[139] Além de aumentos espúrios no nível de Cr, outras substâncias podem causar reduções espúrias na concentração sérica de Cr. A mais comum é a bilirrubina, que, quando superior a 5 mg/dℓ, pode diminuir a Cr medida em 0,1 a 0,5 mg/dℓ.[5]

As concentrações séricas ou plasmáticas de ureia e Cr são relatadas de forma variável nos diferentes países. Nos EUA, as concentrações de ureia e a Cr são relatadas em miligramas por decilitro,** mas, em outras partes do mundo, são dadas em unidades internacionais padronizadas em milimoles por litro e micromoles por litro, respectivamente. A conversão do nível de ureia em miligramas por decilitro em milimoles por litro e de Cr de miligramas por decilitro em micromoles por litro é feita pela multiplicação por 0,357 e 88, respectivamente.[5]

Azotemia é o termo usado para descrever uma elevação nas concentrações de ureia e Cr; portanto, é estritamente uma anomalia laboratorial. A azotemia pode ter origem pré-renal em razão da diminuição da perfusão renal. Pode ser atribuível a doença renal primária ou acompanhar doenças obstrutivas ou distúrbios do trato urinário (azotemia pós-renal).[254,260] Assim, as concentrações de ureia e Cr devem ser interpretadas conforme o estado de hidratação do paciente, a queixa principal e os achados ao exame físico. De modo geral, os animais com azotemia pré-renal tendem a apresentar aumentos menores nos níveis de ureia e Cr do que os animais com insuficiência renal intrínseca, enquanto os animais com insuficiência pós-renal podem ter o maior grau de azotemia.[261] Infelizmente as concentrações de ureia e Cr podem cobrir uma ampla gama de valores das três categorias de azotemia; portanto, o tipo de azotemia não pode ser associado a intervalos específicos.[261-264] Na tentativa de melhor caracterização da azotemia, o uso da razão ureia/Cr também foi examinado. Em teoria, a razão deve ser mais alta nos casos de azotemia pré-renal (pela maior reabsorção de ureia pelas baixas taxas de fluxo nos túbulos) e azotemia pós-renal (pela difusão preferencial da ureia pelas membranas peritoneais em indivíduos com uroperitônio) do que na azotemia associada a insuficiência renal intrínseca. Quanto aos valores categóricos de ureia e Cr, as razões ureia/Cr medidas em cães com azotemia por doenças naturais se distribuíram em amplas faixas não discriminatórias de todos os três tipos de azotemia.[261,262] Em cavalos, a razão ureia/Cr é usada principalmente para separar a insuficiência renal aguda da doença renal crônica. Na insuficiência renal aguda, a concentração de Cr tende a ser proporcionalmente maior do que a concentração de ureia, com razão ureia/Cr inferior a 10:1.[265] Por outro lado, na doença renal crônica, a razão ureia/Cr é geralmente superior a 10:1. Embora uma explicação clara para essa discrepância não tenha sido estabelecida, pode estar relacionada a diferentes volumes de distribuição de ureia e Cr. A ureia, uma molécula não polar, difunde-se livremente em todos os líquidos corporais, enquanto a Cr, uma molécula com carga elétrica, provavelmente demora mais para sair do espaço extracelular. Assim, uma diminuição repentina na perfusão renal aumenta mais a concentração de Cr do que de ureia. Distúrbios ou lesões musculares, como a rabdomiólise, podem ser outro fator que contribui para o rápido aumento da concentração sérica de Cr. Além disso, o valor da razão ureia/Cr apenas sugere a duração da azotemia em equinos, pois exceções podem ser observadas na insuficiência renal aguda e crônica. Por fim, a razão ureia/Cr também pode auxiliar a avaliação da adequação da ingestão dietética de proteínas em casos de doença renal crônica (ver Doença Renal Crônica).[266]

Os termos *azotemia pré-renal* e *insuficiência pré-renal* descrevem o aumento reversível nos níveis de ureia e Cr associados à hipoperfusão renal.[254,260,264,267] Embora esses termos estejam firmemente enraizados na literatura médica humana e veterinária, é provável que contribuam para o não reconhecimento da lesão renal que acompanha várias doenças médicas e cirúrgicas. A falta de reconhecimento é atribuível à grande reserva funcional renal. De fato, em muitos casos de *insuficiência pré-renal*, a modificação da função glomerular e tubular pode ser demonstrada por proteinúria e formação de cilindros, menor capacidade de concentração e alterações na excreção de eletrólitos.[268,269] Embora essas alterações funcionais geralmente sejam reversíveis, parte da perda de néfrons pode ser permanente e explicar as evidências microscópicas de doença renal em até um terço dos rins equinos examinados.[270] Assim, considerar a insuficiência pré-renal como um período transitório e reversível de comprometimento da função renal que pode levar a uma diminuição permanente da massa funcional renal, mas que é clinicamente silente, pode ser mais apropriado. Além disso, períodos de diminuição do fluxo sanguíneo renal ou insuficiência pré-renal são acompanhados por uma série de respostas renais compensatórias mobilizadas para preservação do fluxo sanguíneo renal (resposta autorreguladora das arteríolas aferentes) e TFG (aumento da fração de filtração devido à constrição da arteríola eferente mediada pela angiotensina II). Ainda, o aumento da produção intrarrenal de prostaglandinas vasodilatadoras (PGE_2 e PGI_2) é uma resposta importante à isquemia renal que mantém ou aumenta o fluxo sanguíneo medular (ver Fisiologia Renal). Assim, a insuficiência pré-renal também pode ser considerada um período de desequilíbrio das numerosas respostas compensatórias renais à hipoperfusão.[271]

A azotemia pré-renal é tradicionalmente diferenciada da insuficiência renal intrínseca por meio da avaliação da capacidade de concentração urinária. Na azotemia pré-renal, a manutenção da capacidade de concentração urinária é demonstrada pela gravidade específica da urina superior a 1,020 e osmolaridade da urina acima de 500 mOsm/kg. Por outro lado, a insuficiência renal intrínseca geralmente leva à perda da capacidade de concentração urinária e a gravidade e a osmolaridade específicas da urina são inferiores a 1,020 e 500 mOsm/kg, respectivamente, em face da desidratação.[272] Essa avaliação é complicada, porém, porque é válida somente quando realizada na urina coletada antes do início da fluidoterapia ou da administração de qualquer medicamento (agonista de receptores α_2, furosemida) que possa alterar o fluxo e a concentração da urina.[14-16,273] Além dessas medidas da capacidade de concentração urinária, a osmolaridade, a razão das concentrações de ureia e Cr na urina e no soro e a depuração fracionada de sódio podem dar boas informações para diferenciação da azotemia pré-renal da insuficiência renal intrínseca (Tabela 14.6).[272,273] Por exemplo, as razões de Cr entre a urina e o soro superiores a 50:1 (refletindo a urina concentrada) e valores de depuração fracionada de sódio menores de 1% (indicando a função tubular adequada) seriam esperados em cavalos com azotemia pré-renal, enquanto razões abaixo de 37:1 e valores de depuração superiores a 0,8% foram relatados em um grupo de equinos com doença renal primária.[272] Embora esses valores possam ser úteis, os dados da

**N.T.: Assim como no Brasil.

Tabela 14.6 mostram que a hipoperfusão renal é acompanhada por uma perda progressiva da capacidade de concentração, já que os intervalos dessas razões tendem a ser menores em cavalos com azotemia pré-renal em comparação a indivíduos clinicamente normais. Portanto, esses dados também apoiam o conceito de que a progressão da insuficiência pré-renal para a insuficiência renal intrínseca está associada à descompensação das respostas intrarrenais à hipoperfusão.[271] Clinicamente, essa descompensação é reconhecida como persistência da azotemia, enquanto a azotemia pré-renal melhora de forma rápida (em 30 a 50% em 24 horas e completamente em 72 horas) em resposta à fluidoterapia e outros tratamentos de suporte.

Em pacientes com risco de desenvolvimento de insuficiência renal aguda, inclusive cavalos com distúrbios gastrintestinais graves ou rabdomiólise e aqueles que recebem medicamentos nefrotóxicos, a avaliação seriada da gravidade específica ou osmolaridade da urina, da concentração de sódio e da depuração fracionada de sódio pode auxiliar a identificação de alterações significativas na função renal antes do início da azotemia. Da mesma forma, a determinação da taxa de fluxo urinário durante um período de coleta programada de amostras, a avaliação da reabsorção renal de água (C_{H_2O}; ver Fisiologia Renal) pode ser um fator preditivo sensível de insuficiência renal iminente.[274-276] Infelizmente o monitoramento desses parâmetros é complicado pela administração intravenosa de líquido a esses pacientes. Embora os líquidos intravenosos possam complicar a interpretação de muitos desses índices de função renal, Roussel *et al.*[273] descobriram que a razão entre a osmolaridade urinária e plasmática continuou acima de 1,7:1 em cavalos saudáveis que receberam 20 ℓ de uma solução poliônica intravenosa ao longo de 4 horas. Assim, a medida em série da gravidade específica ou da osmolaridade da urina pode fornecer boas informações em pacientes com alto risco de insuficiência renal aguda.

De modo geral, o diagnóstico de azotemia pós-renal resultante de obstrução ou ruptura do trato urinário é baseado nos sinais clínicos, inclusive disúria e cólica renal. Alguns potros e cavalos adultos com ruptura da bexiga, no entanto, continuam a urinar, embora a distensão abdominal progressiva geralmente acompanhe o desenvolvimento de uroperitônio. A ruptura do trato urinário é confirmada pela detecção de pelo menos o dobro da concentração de Cr no líquido peritoneal em comparação à concentração sérica de Cr. Ocasionalmente, em um potro com problemas relacionados ao úraco ou macho castrado com ruptura de uretra, a azotemia pós-renal pode ser acompanhada por um aumento de volume considerável na parede abdominal ou no prepúcio, respectivamente.

Tabela 14.6 **Índices diagnósticos que podem ajudar a distinção de azotemia pré-renal e renal em cavalos.**

Índice diagnóstico	Cavalos normais	Azotemia pré-renal	Azotemia renal
Osmolaridade da urina (mOsm/kg)	727 a 145	458 a 961	226 a 495
Uosm/Posm	2,5 a 5,2	1,7 a 3,4	0,8 a 1,7
UUN/PUN	34,2 a 100,8	15,2 a 43,7	2,1 a 14,3
UCr/PCr	2 a 344,4	51,2 a 241,5	2,6 a 37
FCl_{Na}	0,01 a 0,70	0,02 a 0,50	0,80 a 10,10

Uosm, osmolaridade da urina; Posm, osmolaridade do plasma; UUN, ureia na urina; PUN, ureia no plasma; UCr, creatinina na urina; PCr, creatinina plasmática; FCl_{Na}, depuração fracionada de sódio. (Adaptada de Grossman BS, Brobst DF, Kramer JW *et al*. Urinary indices for differentiation of prerenal azotemia and renal azotemia in horses. *J Am Vet Med Assoc*. 1982; 180:284.)

Além da detecção da azotemia e da determinação da capacidade de concentração, os exames laboratoriais devem incluir concentrações séricas de eletrólitos, proteínas (albumina e globulina) e glicose, além de atividade de enzimas musculares.[5,260,263-267] Hiponatremia e hipocloremia são comuns em cavalos com doença renal. A concentração sérica de potássio pode ser normal ou elevada em casos de doença renal aguda ou crônica. A hiperpotassemia costuma ser mais extrema e grave em indivíduos com distúrbios do trato urinário e uroperitônio. As concentrações de cálcio e fósforo são variáveis em cavalos com doença renal. Hipercalcemia e hipofosfatemia são geralmente observadas em cavalos com doença renal crônica, em especial quando são alimentados com feno de alfafa (ver Doença Renal Crônica), enquanto a hipocalcemia e a hiperfosfatemia são mais comuns na insuficiência renal aguda. Nas glomerulopatias com perda de proteínas, a perda de albumina tende a ser maior em comparação às globulinas de maior peso molecular. As concentrações totais de proteína e albumina podem ser baixas em casos graves de doença renal crônica, enquanto outros equinos podem apresentar maior concentração de globulina condizente com uma resposta inflamatória crônica. A hiperglicemia (valores acima de 150 a 175 mg/dℓ) por estresse, exercício, sepse, PPID, administração de antagonista α_2 ou diabetes melito pode causar glicosúria.[277,278] Por fim, em animais com pigmentúria, as medidas da atividade das enzimas musculares e a sedimentoscopia da urina auxiliam a diferenciação da mioglobinúria da hematúria ou hemoglobinúria.

URINÁLISE

A urinálise deve ser realizada sempre que houver suspeita de doença do trato urinário. A urina pode ser coletada durante a micção (jato intermediário), por cateterismo uretral ou cistocentese em potros. Ao contrário dos bovinos, a estimulação da micção equina não é fácil, mas os cavalos costumam urinar alguns minutos depois de serem colocados em um estábulo com cama fresca. A compressão manual da bexiga durante a palpação retal pode estimular a micção após a conclusão do exame retal. A cor, a transparência, o odor, a viscosidade e a gravidade específica da urina devem ser avaliados no momento da coleta.[279,280] A urina equina normal tem cor amarela pálida a marrom profundo e geralmente é turva por causa das grandes quantidades de cristais de $CaCO_3$ e muco. O aspecto da urina tende a mudar durante a micção, especialmente em seu final, quando há maior excreção de cristais. Em animais com pigmentúria ou hematúria, a observação do momento e da duração da eliminação da urina de cor alterada pode ajudar a localizar a fonte do problema. A pigmentúria durante a micção é mais condizente com a mionecrose ou uma lesão na bexiga ou nos rins, enquanto a eliminação de urina de cor alterada no início ou no final da micção é mais frequente nos casos de lesões na uretra ou nas glândulas sexuais acessórias (ver Hematúria).

Avaliação da concentração da urina

A gravidade específica é uma medida do número de partículas na urina e é uma boa estimativa da concentração. Embora a determinação da gravidade específica com refratômetro seja rápida e fácil (as tiras reagentes não devem ser usadas para medida da gravidade específica em cavalos),[279] a concentração urinária é determinada com mais precisão pela medida da osmolaridade da urina, porque a presença de moléculas maiores, como glicose ou proteínas, superestima a concentração avaliada pela gravidade específica. Clinicamente, a superestimativa é um problema em pacientes com diabetes ou proteinúria grave.[155] A gravidade específica é usada para separar a concentração da urina em três categorias: (1) urina mais diluída que o soro (hipostenúria ou gravidade específica menor que 1,008 e osmolaridade menor que 260 mOsm/kg); (2) urina e soro de osmolaridade semelhante (isostenúria ou gravidade específica de 1,008 a 1,014 e osmolaridade de 260 a 300 mOsm/kg); e (3) urina mais concentrada que o soro (gravidade específica acima de 1,014 e osmolaridade acima de 300 mOsm/kg). Embora a urina da maioria dos cavalos normais seja concentrada (3 a 4 vezes mais concentrada do que o soro com gravidade específica de 1,025 a 1,050 e osmolaridade de 900 a 1200 mOsm/kg), às vezes um animal sadio produz urina diluída ou muito concentrada. Em resposta à privação de água por 24 a 72 horas, por exemplo, os cavalos com função renal normal geralmente produzem urina com gravidade específica maior que 1,045 e osmolaridade acima de 1.500 mOsm/kg.[194,195,200] Por outro lado, os potros têm urina hipostenúrica, já que sua dieta é composta principalmente por leite.[169] Embora a poliúria constante diminua a capacidade de geração de um grande gradiente osmótico no interstício medular, potros com desidratação ainda podem produzir urina com gravidade específica acima de 1,030. A insuficiência renal crônica leva à perda da capacidade de produção de urina concentrada (gravidade específica acima de 1,025) ou diluída (gravidade específica abaixo de 1,008). Assim, cavalos com doença renal crônica geralmente apresentam isostenúria. Como já discutido, a gravidade específica da urina auxilia a diferenciação da azotemia pré-renal e renal em cavalos com desidratação ou choque por muitos distúrbios.

Análise com tiras reagentes

O pH da urina equina tende a ser alcalino (pH 7 a 9).[279,280,281] Exercícios vigorosos ou bacteriúria podem causar pH ácido. A bacteriúria pode conferir odor de amônia em virtude da degradação da ureia por bactérias com atividade de urease. O consumo de alimentos concentrados geralmente diminui o pH da urina, deixando-a mais neutra.[281] Da mesma forma, quanto mais diluída a amostra de urina, mais próximo o pH é de 7. A urina diluída produzida por potros é neutra ou um pouco ácida e é relativamente livre de material cristalino. Curiosamente, os cristais de oxalato de cálcio são mais prevalentes na urina de potros em comparação a cavalos adultos.[282] Às vezes, equinos desidratados ou anoréticos apresentam acidúria. Embora a acidúria tenha sido atribuída à acidose metabólica, muitos pacientes realmente podem ter alcalose metabólica hipoclorêmica acompanhada por acidúria paradoxal. É provável que o mecanismo responsável pela acidúria paradoxal seja semelhante ao descrito em ruminantes com obstrução do fluxo abomasal.[283] Resumidamente, depois da absorção de todo o cloreto do filtrado glomerular, há maior reabsorção de sódio por troca com (excreção de) íons de potássio ou hidrogênio. Assim, é mais provável que a acidúria paradoxal seja associada à hipopotassemia concomitante ou à depleção total de potássio.

As tiras reagentes comercializadas podem produzir resultados falso-positivos para proteínas em amostras alcalinas. Assim, a proteinúria deve ser avaliada por meio de teste semiquantitativo de precipitação com ácido sulfossalicílico ou quantificação específica com ensaio colorimétrico (p. ex., o método do corante azul brilhante de Coomassie[284] ou outros ensaios utilizados de forma rotineira no liquor). Em éguas normais, o valor médio de excreção urinária de proteínas de 3,2 mg/kg (1,6 g) por dia, com intervalo de 3,6 a 22,3 mg/kg (1,8 a 11,2 g) por dia, foi relatado por Schott *et al.*[285] e Kohn e Strasser,[153] respectivamente. Esses valores se traduzem em concentrações de proteína na urina inferiores a 100 mg/dℓ na maioria dos cavalos normais. A comparação do resultado quantitativo de proteína (miligramas por decilitro) com a concentração de Cr na urina (miligramas por decilitro), na forma de razão urinária de proteína/Cr, também é recomendada. Essa técnica é mais prática porque evita a coleta de urina programada. Embora um intervalo normal ainda não tenha sido relatado para equinos, valores superiores a 1:1 e 3,5:1, respectivamente, são considerados acima do normal em cães[286] e indicam proteinúria na faixa nefrótica em seres humanos.[5] Assim, é provável que a razão urinária de proteína/Cr superior a 2:1 indique proteinúria significativa em um paciente equino. A proteinúria pode ser acompanhada por doença glomerular, bacteriúria ou piúria ou ocorrer de forma transitória após o exercício.[285]

A urina equina normal não deve conter glicose. Embora o limiar renal de glicose não tenha sido avaliado de maneira minuciosa em equinos, um estudo inicial de Link[287] sugeriu que pode ser menor (cerca de 150 mg/dℓ) do que o observado em pequenos animais e seres humanos. Assim, a glicosúria pode acompanhar a hiperglicemia associada às causas já descritas, à administração de líquidos com dextrose ou à nutrição parenteral.[277,278] Além disso, a glicosúria pode acompanhar a sedação com α_2-agonistas ou a administração de corticosteroides exógenos.[14,15] Em caso de detecção de glicosúria na ausência de hiperglicemia, deve-se suspeitar de disfunção tubular primária (síndrome de Fanconi). A glicosúria foi detectada com maior frequência em cavalos com insuficiência renal aguda (em especial em modelos experimentais de nefrotoxicidade) do que naqueles com doença renal crônica. Ao contrário do observado em ruminantes, cetonas raramente são detectadas na urina equina, mesmo em estados catabólicos avançados ou indivíduos com diabetes melito. Um resultado positivo para sangue em uma tira reagente pode refletir a presença de hemoglobina, mioglobina ou hemácias intactas na amostra de urina. A avaliação do soro quanto à hemólise e do sedimento da urina à procura de hemácias, combinada a um teste de precipitação com sulfato de amônio para detecção de mioglobina,[288] pode auxiliar a diferenciação desses pigmentos (ver Hematúria). Por fim, às vezes, a bilirrubinúria é detectada pela análise da urina equina com tiras reagentes. A bilirrubinúria está associada à hemólise intravascular, necrose hepática e hepatopatias obstrutivas. Na maioria dos casos, a hemólise e as doenças hepáticas são reveladas por anomalias na bioquímica sérica, como aumento da concentração sérica de bilirrubina e da atividade das enzimas hepáticas.

Sedimentoscopia

A sedimentoscopia é provavelmente a técnica diagnóstica mais subutilizada na avaliação de distúrbios do trato urinário equino. Em seres humanos, a sedimentoscopia é um bom fator preditivo do desenvolvimento e da gravidade da insuficiência renal aguda.[289] Infelizmente uma grande limitação é a necessidade de realizar a sedimentoscopia 30 a 60 minutos após a coleta da urina. No exame, 10 mℓ de urina fresca são centrifugados (geralmente em um tubo de plástico cônico) a 1.000 rpm por 3 a 5 minutos. A urina sobrenadante é descartada (ou usada para determinação quantitativa de proteínas) e o sedimento é ressuspenso nas poucas gotas de urina restantes no tubo. Uma gota de sedimento é transferida para uma lâmina de vidro e coberta com lamínula. Primeiro, o sedimento é examinado em baixo aumento para avaliação de cilindros e, depois, em aumento maior para quantificação de hemácias, leucócitos e células epiteliais, além de determinar a presença de bactérias. Os cilindros são formados por glicoproteína de Tamm-Horsfall e células nos túbulos e, depois, chegam à bexiga. Os cilindros são raros na urina equina normal, mas podem estar associados a processos inflamatórios ou infecciosos. Os cilindros são instáveis em urina alcalina; portanto, a sedimentoscopia deve ser feita o mais rápido possível após a coleta para assegurar a precisão da análise. Menos de cinco hemácias por campo em aumento maior devem ser observados em uma amostra de urina coletada de maneira atraumática. O aumento do número de hemácias na urina pode ser causado por inflamação, infecção, intoxicação, neoplasia ou exercício (ver Hematúria). A piúria (observação de mais de 10 leucócitos por campo em aumento maior) está geralmente associada a distúrbios infecciosos ou inflamatórios. A urina equina normal deve ter poucas bactérias ou ser estéril. No entanto, a não observação de bactérias à sedimentoscopia não exclui sua presença, e a cultura bacteriana da urina coletada por cateterismo ou cistocentese (em potros) deve ser realizada em caso de suspeita de cistite ou pielonefrite. Por fim, a urina equina é rica em cristais. A maioria desses cristais são formados por $CaCO_3$ e têm tamanho variável, mas cristais de fosfato de cálcio e, às vezes, de oxalato de cálcio também são encontrados na urina equina normal (Figura 14.11).[279,280,290] A adição de algumas gotas da solução de ácido acético a 10% pode ser necessária para dissolver os cristais, permitindo a avaliação precisa do sedimento de urina.[279]

Enzimúria

Os túbulos renais são metabolicamente ativos, sendo responsáveis pela absorção ou excreção de uma ampla gama de substâncias. O transporte desses compostos é facilitado por várias enzimas, encontradas em grandes quantidades nos lisossomos no interior ou nas bordas em escova das células epiteliais tubulares. A renovação regular dessas células e a liberação de vesículas e lisossomos endocitóticos no lúmen tubular levam à atividade enzimática na urina (enzimúria).[291] Várias substâncias filtradas no glomérulo (inclusive ácidos biliares, antibióticos como aminoglicosídeos e cefalosporinas, manitol, dextranas, contrastes radiográficos e metais pesados) são absorvidas por endocitose pelas células epiteliais tubulares proximais. As vesículas endocitóticas combinam-se a lisossomos, e as substâncias que não são degradadas por enzimas lisossomais são posteriormente liberadas no lúmen tubular por meio da evacuação de corpos residuais.

A inflamação ou necrose das células epiteliais tubulares é responsável pelo aumento da atividade urinária de enzimas lisossomais e da borda em escova. Como as células epiteliais tubulares proximais são as mais metabolicamente ativas de todas as células renais, são bastante suscetíveis a lesões isquêmicas. Além disso, podem ser danificadas de maneira semelhante pela exposição a grandes quantidades de nefrotoxinas no filtrado glomerular. Assim, a determinação das atividades urinárias de certas enzimas pode mostrar evidências de dano tubular vários dias antes do desenvolvimento da azotemia.[292-295] Outros contribuintes para o aumento da atividade urinária das enzimas são (1) as enzimas de baixo peso molecular, como amilase, que são normalmente filtradas pelos glomérulos e reabsorvidas nos túbulos proximais, (2) os epitélios do trato geniturinário pós-renal, geralmente responsáveis por uma quantidade desprezível da atividade enzimática do sistema urinário geral (a menos que desenvolvam neoplasias) e (3) as secreções das glândulas sexuais acessórias. As contribuições dessas últimas explicam por que os machos não castrados tendem a apresentar maiores atividades urinárias de lactato desidrogenase (LDH) e *N*-acetil-β-D-glicosaminidase (NAG).

Embora mais de 40 enzimas tenham sido detectadas na urina de diferentes espécies, apenas algumas parecem ter relevância diagnóstica. Para ter uso clínico, uma enzima urinária deve apresentar atividade mensurável no rim; sua atividade deve estar dentro de uma pequena faixa na urina de animais saudáveis; deve ser suficientemente grande (peso molecular superior a 60.000) para não ser filtrada de forma livre pelo glomérulo; e sua atividade deve aumentar cedo o suficiente durante a lesão renal para permitir a instituição do tratamento corretivo. Por fim, a atividade da enzima urinária deve continuar razoavelmente estável na urina por vários dias, sem necessidade de processamento especial. Em seres humanos e cães, várias enzimas, inclusive NAG, LDH, β-glucuronidase, alanina aminopeptidase, fosfatase alcalina (FA), leucina aminopeptidase, γ-glutamiltransferase (GGT) e calicreína, demonstraram ser indicadores sensíveis de dano renal.[292-294,296,297] Com relação aos cavalos, valores normais foram estabelecidos para atividades de GGT, FA, NAG, LDH e calicreína.[298-302] As tentativas de análise das atividades de aspartato aminotransferase e alanina aminotransferase não tiveram êxito na urina normal de cavalo.[299]

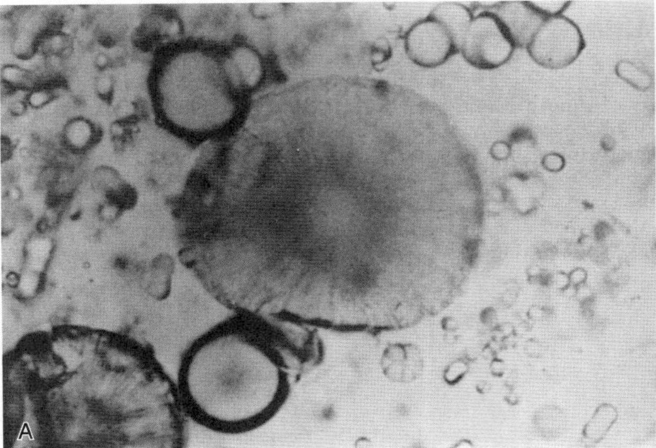

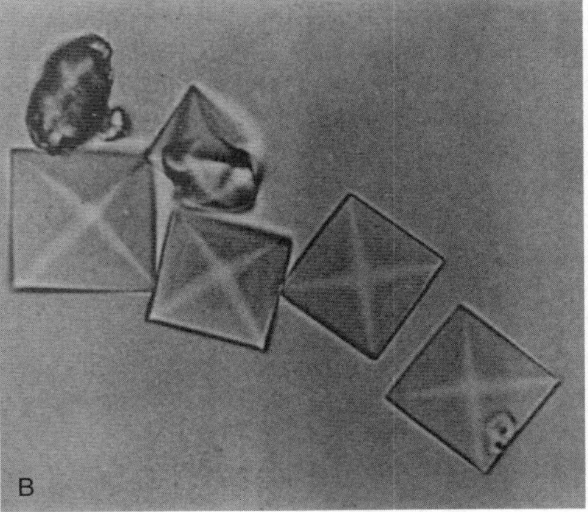

Figura 14.11 Cristais comumente observados em sedimentos de urina equina (aumento original, × 160). **A.** Cristais grandes e redondos de carbonato de cálcio ($CaCO_3$) (centro e inferior à esquerda) e cristais menores de fosfato de cálcio (alongados). **B.** Cristais de di-hidrato de oxalato de cálcio. (Reproduzida de Osborne CA, O'Brien TD, Ghobrial HK *et al*. Crystalluria: observations, interpretations, and misinterpretations. *Vet Clin North Am Small Anim Pract*. 1986; 16:45.)

FA e GGT são enzimas associadas à membrana encontradas principalmente na borda em escova do epitélio tubular proximal.[293-297,303] Sua atividade no epitélio tubular distal é desprezível.[257] Essas enzimas têm atividade em outros tecidos, mas, como não são filtradas pelo glomérulo, acredita-se que a atividade elevada na urina na ausência de proteinúria significativa seja originária dos rins. A atividade mensurável na urina normal é atribuída à renovação celular.[293] A LDH é a enzima epitelial tubular mais onipresente, sendo tão ativa nos túbulos distais e nas papilas medulares quanto no epitélio tubular proximal.[296-303] NAG é uma enzima lisossomal tubular proximal.[293-303] Apenas GGT, FA, LDH e NAG foram analisados na urina de cavalos com alguma forma de disfunção renal confirmada ou suspeita. A determinação da atividade de NAG na urina de cavalos sadios pode ser difícil pela sua alcalinidade, e os valores normais podem ser inferiores aos limites de detecção do método espectrofotométrico e não fluorométrico.[304-307] As atividades normais publicadas (expressas por grama de Cr) dessas enzimas na urina equina são: GGT, 0 a 25 UI/g Cr; FA, 0 a 28 UI/g Cr; LDH, 0 a 12 UI/g Cr; e NAG, menos de 1 UI/g de Cr (menos de 2 UI/ℓ de urina). A comparação com a concentração de Cr, que é relativamente constante, diminui a variação relacionada ao volume e permite a interpretação de uma amostra coletada de maneira aleatória (em comparação a uma amostra de urina obtida durante um período de coleta programada).[298,308,309]

Os fatores que devem ser considerados ao medir as atividades urinárias de enzimas são as condições de armazenamento da amostra, o pH da urina, a variação diurna, as variações relacionadas a sexo e idade e outros inibidores ou promotores naturais da atividade enzimática (albumina, mucoproteínas, agentes proteolíticos, aminoácidos e amônia). Embora esses fatores tenham sido pouco estudados na urina equina, sabe-se que o congelamento pode diminuir a atividade de todas as enzimas, em especial da GGT. Além disso, quanto menor a temperatura, mais rápida é a perda da atividade enzimática.[298] Para obter resultados mais precisos, as amostras devem ser refrigeradas (4 C) e analisadas até 72 horas após a coleta. Em espécies com pH urinário ligeiramente ácido ou neutro, a detecção de NAG é um dos exames diagnósticos mais valiosos. No entanto, sua atividade parece ser suscetível a alterações de pH. Em seres humanos tratados com medicamentos nefrotóxicos, a atividade de NAG na urina era indetectável em pH acima de 8.[310] Da mesma forma, as atividades de NAG eram indetectáveis (menos de 2 UI/ℓ) na urina de cavalos normais.[311] Em um estudo sobre a intoxicação por monensina em cavalos, a atividade de NAG aumentou conforme a diminuição do pH da urina.[300] Certos aminoácidos e a amônia também agem como inibidores de enzimas lisossomais, como FA e NAG, na urina de seres humanos, cães e ratos,[312,313] e técnicas foram desenvolvidas para remoção desses agentes da urina por filtração em gel antes da análise de sua atividade.[314]

Teoricamente, a avaliação de alterações na atividade urinária de algumas enzimas pode ajudar o veterinário a identificar o segmento do néfron com maior disfunção ou lesão. Embora NAG, GGT e FA estejam associadas principalmente ao epitélio tubular proximal, a LDH é geralmente associada a células epiteliais tubulares distais. Aumentos na atividade urinária de GGT e FA foram experimentalmente induzidos em cavalos por meio da administração de gentamicina e neomicina por 5 a 10 dias.[315,316] Aumentos também foram observados em cavalos com diarreia, crises abdominais agudas e choque endotóxico. Nos últimos casos, supõe-se que a enzimúria indique dano tubular após isquemia. A administração de furosemida por 5 dias consecutivos também causou aumentos moderados na atividade de GGT e FA, com elevação mais rápida dessa última.[311] No entanto, a privação de água por 48 horas não induziu alterações na atividade de GGT, FA ou LDH.[302] Da mesma forma, a atividade urinária de LDH não foi observada em cavalos tratados com fenilbutazona (8,8 mg/kg VO) por 6 dias.[302]

Embora aumentos nas atividades urinárias de enzimas geralmente indiquem danos tubulares agudos, as razões enzimas urinárias/Cr precisam ser interpretadas com cuidado. Os valores acima dos quais as elevações são significativas não foram bem documentados, embora um estudo tenha relatado que um valor de GGT/Cr superior a 25 UI/g indicava dano tubular.[298] Por outro lado, em um estudo de nefrotoxicidade induzida por gentamicina em pôneis fêmeas, Hinchcliff *et al.*[315] observaram valores de GGT/Cr superiores a 100 UI/g por vários dias antes do aumento da concentração de Cr. Além disso, valores de GGT/Cr entre 25 e 100 UI/g são comumente encontrados em cavalos tratados com gentamicina nas doses recomendadas. Como a farmacocinética da gentamicina, a enzimúria nesses cavalos é muito variável e não parece haver risco de desenvolvimento de insuficiência renal aguda. Embora a enzimúria provavelmente reflita um determinado grau de lesão tubular nesses pacientes, os aumentos nos valores de GGT/Cr entre 25 e 100 UI/g devem ser interpretados com cautela, enquanto elevações superiores a 100 UI/g geralmente tenham importância clínica.

Cavalos com doença renal crônica podem apresentar atividades enzimáticas normais ou reduzidas, refletindo as alterações celulares que ocorrem no néfron em resposta à inflamação crônica. Assim como as concentrações de ureia e Cr podem ser normais durante os primeiros estágios da doença renal, as atividades urinárias das enzimas podem não refletir com precisão a disfunção renal mais tardia, quando há maior probabilidade de achados anormais em exames de sangue e urina. Uma possível explicação para esse fenômeno é a destruição substancial do epitélio tubular no início da doença, que deixa menos células epiteliais como fonte contínua de atividades enzimáticas elevadas. Alternativamente, as células epiteliais tubulares em regeneração podem ser mais refratárias aos efeitos da toxina.

Em suma, a determinação das atividades urinárias das enzimas não conseguiu ser aceita como uma medida rotineira do dano tubular renal na maioria dos hospitais equinos. Essa falta de aceitação pode ser atribuída à alta sensibilidade para detecção de dano tubular renal subclínico. Por exemplo, embora a razão GGT/Cr na urina elevada, de 75, indique dano tubular, não mostra um risco quantificável de desenvolvimento de insuficiência renal aguda. Assim, como medida única, a razão tem uso limitado para decidir a interrupção de administração de um medicamento nefrotóxico (p. ex., gentamicina). Por outro lado, elevações mais expressivas da razão GGT/Cr podem preceder o desenvolvimento de azotemia e ser um bom aviso sobre a necessidade de interrupção do tratamento ou, no mínimo, aumento do intervalo de administração. Até que as atividades urinárias das enzimas sejam relatadas em um número maior de pacientes equinos com várias doenças, o verdadeiro valor de sua avaliação continuará incerto.

Liberação fracionada de eletrólitos

As perdas de eletrólitos na urina, que refletem a função tubular, podem ser expressas como taxas de excreção (quantidade total de eletrólitos excretados em e um determinado período, expressa como miliequivalentes por minuto) ou depuração. A determinação das taxas de depuração usa o mesmo conceito de medida da TFG. Em resumo, a taxa de depuração (Cl_A) é uma medida do volume de plasma que fica completamente livre da substância em questão (A) em um determinado período. A Cl_A é calculada pela coleta programada de urina (para determinação do fluxo de urina em mililitros por minuto) e medida da concentração da substância desejada no plasma e na urina (Cr ou inulina para determinação da TFG):[5]

$$Cl_A = ([A]\ urina/[A]\ plasma) \times fluxo\ de\ urina$$

Assim como as proteínas, a depuração urinária de muitas substâncias, inclusive eletrólitos, é geralmente comparada à da Cr.[5] Basicamente, uma substância que é filtrada principalmente pelo glomérulo, mas não é reabsorvida nem secretada pelos túbulos renais (inulina), tem taxa de depuração semelhante à da Cr. Por outro lado, uma substância que é mal filtrada (molécula maior) ou reabsorvida em grande parte pelos túbulos renais (sódio ou cloreto) tem taxa de depuração menor que a da Cr. Da mesma forma, os valores de depuração das substâncias eliminadas por filtração e secreção tubular (potássio) podem exceder os medidos para a Cr. Uma vantagem de comparar a depuração de uma substância (A) à Cl_{Cr} (expressa como uma fração de Cl_{Cr}) é evitar a necessidade de coleta de urina programada, porque o fator de fluxo urinário é cancelado no cálculo:

$$Cl_A/Cl_{Cr} = ([A]\ urina/[A]\ plasma) \times fluxo\ de\ urina/ ([Cr]\ urina/[Cr]\ plasma) \times fluxo\ de\ urina$$

que, por rearranjo e expressão em porcentagem, se torna

$$Cl_A/Cl_{Cr} = [A]\ urina \times [Cr]\ plasma \times 100/ [A]\ plasma\ [Cr]\ urina$$

Esse cálculo é chamado *valor de depuração fracionada de Cr*.[5,317] Com maior frequência, porém, o termo *excreção fracionada* é usado para descrever esse valor. Embora a maioria das fontes recomende que as amostras de sangue e urina sejam coletadas ao mesmo tempo para determinação dos valores de depuração fracionada, as concentrações séricas de eletrólitos e Cr geralmente são estáveis (exceto em pacientes com azotemia pré-renal ou insuficiência renal aguda), permitindo o uso dos valores sanguíneos determinados alguns dias após a análise de urina nos cálculos de depuração. Consequentemente, pode-se deixar um recipiente para coleta de uma amostra de urina pelo proprietário, evitando a realização de cateterismo vesical em muitos casos.

Como já discutido (ver Fisiologia Renal), os rins equinos conservam mais de 99% dos íons de sódio e cloreto filtrados. Por outro lado, os íons de potássio são pouco conservados, exceto nos períodos de depleção corporal total desse elemento (anorexia, exercício prolongado). Portanto, os valores normais de depuração fracionada de sódio são inferiores a 1%, mas são bem mais altos para o potássio (Tabela 14.7).[318-325] Aumentos nos valores da depuração fracionada de sódio e cloreto podem refletir uma boa resposta reguladora renal ao excesso alimentar, como no consumo psicogênico de sal.[265] Alternativamente, os aumentos nos valores de depuração fracionada de sódio e fósforo também podem ser os primeiros indicadores de lesões nos túbulos renais;[272,295,315,324,326] no entanto, os resultados desses cálculos devem ser interpretados à luz da fluidoterapia, pois os valores de depuração fracionada podem sofrer falsos aumentos em cavalos submetidos à administração intravenosa de soluções poliônicas.[272] Da mesma forma, medicamentos (furosemida) ou exercícios brandos também podem aumentar o fluxo urinário e os valores de depuração fracionada de sódio e cloreto.[327]

Os rins têm papel importante na homeostase equina de cálcio e fósforo, e a perda renal desses elementos varia conforme a ingestão alimentar. Assim, as depurações fracionadas de cálcio e fósforo também foram usadas para avaliar a adequação da ingestão alimentar. Embora a dieta seja mais bem avaliada no rebanho por análises de feno e concentrados, as depurações fracionadas podem ser utilizadas em indivíduos ou quando a análise dos alimentos é impraticável (p. ex., o volumoso é consumido na forma de pastagem). A determinação das depurações fracionadas de cálcio e fósforo foi estudada de forma limitada e com foco em cavalos de corrida jovens.[227,320,321,328-330] A ingestão dietética excessiva de fósforo (que pode levar ao desenvolvimento de hiperparatireoidismo secundário nutricional), por exemplo, aumenta a depuração fracionada desse elemento. A avaliação da depuração fracionada de cálcio é dificultada pelo fato de que a maior parte do cálcio na urina equina está na forma de cristais de $CaCO_3$.

Tabela 14.7 Depuração fracionada de eletrólitos em cavalos e pôneis.

Sódio	Potássio	Cloreto	Fósforo	Cálcio	Referência
ADULTOS					
0,16 ± 0,24	27 ± 14,6	0,17 ± 0,11	NR	NR	224[a]
0,02 a 1	15 a 65	0,04 a 1,60	0 a 0,50	NR	318
0,11 a 0,87	10,8 a 28,5	NR	0,07 a 0,74	NR	225
0,01 a 0,70	NR	NR	NR	NR	272
0,27 ± 0,02	38,52 ± 7,26	1,01 ± 0,24	NR	1,49 ± 1,58	152
0 a 0,46	23,9 a 75,1	0,48 a 1,64	0,04 a 0,16	NR	153
0,032 a 0,52	23,3 a 48,1[b]	0,59 a 1,86	0-20[b]	0 a 6,72[b]	70
0,034 ± 0,095	42,4 ± 9,8	0,352 ± 0,190	0,710 ± 0,250	NR	195
0,04 a 0,52	35 a 80	0,70 a 2,10	0 a 0,20	NR	319
0,0002-2,43	1 a 42,7[c]	0,012 a 3,47	0,023 a 2,77	NR	280
NR	NR	NR	0,115 a 0,302	NR	227
NR	NR	NR	0,08 a 5,53[b]	2,10 a 4,60[b]	320
NR	NR	NR	0,61 a 0,75	11 a 33	321[d]
POTROS					
0,31 ± 0,18	13,26 ± 4,49	0,42 ± 0,32	3,11 ± 3,81	2,85 ± 3,26	322
APÓS A ADMINISTRAÇÃO DA FUROSEMIDA					
12	207	9,5			318

NR, não relatado. [a]Valores calculados a partir dos dados fornecidos. [b]A depuração fracionada de potássio pode exceder o limite superior em dietas com alto teor do mineral; a depuração fracionada de fósforo superior a 4% sugere a ingestão dietética excessiva; a depuração fracionada do cálcio deve ser superior a 2,5% com a ingestão adequada. [c]Faixa baixa atribuída a baixas concentrações de potássio na urina determinadas por eletrodos íon-específicos. [d]Depuração fracionada de magnésio entre 7 e 30.

A medida confiável da concentração urinária de cálcio requer a coleta de todo o conteúdo da bexiga durante a micção ou a realização de cateterismo para obtenção das primeiras frações, com baixas quantidades de cristais, e finais, ricas em cristais. A seguir, a alíquota bem misturada de urina é tratada com ácido acético ou ácido nítrico para solubilização dos cristais.[324] Em um relato, os valores de depuração fracionada de cálcio e fósforo superiores a 2,5% e inferiores a 4% foram associados à ingestão alimentar adequada (boa ingestão de cálcio e ingestão não excessiva de fósforo).[320] Infelizmente, como os intervalos de depurações fracionadas de cálcio e fósforo podem ser amplos em cavalos sadios (ver Tabela 14.7), a determinação dessas depurações pode não ser sensível o suficiente para detecção de pequenos desequilíbrios alimentares. Como o potássio, a depuração fracionada de magnésio é alta (29% ± 8%) em cavalos que recebem dieta com teor adequado de magnésio. Cavalos alimentados com dieta pobre em magnésio apresentaram menor depuração fracionada, de 6% ± 3%.[331]

A determinação dos valores de depuração fracionada de eletrólitos também tem sido preconizada na avaliação de cavalos com rabdomiólise recorrente.[319,332,333] Depurações baixas de sódio e potássio foram relatadas em alguns cavalos acometidos. Não se sabe se esses baixos valores de depuração fracionada refletiram a depleção corporal total de eletrólitos (como consequência de sessões repetidas de exercício em clima quente ou da administração repetida de furosemida) ou uma verdadeira predisposição fisiológica à rabdomiólise. No entanto, os baixos valores de depuração fracionada indicam a necessidade de suplementação de eletrólitos em atletas equinos. Harris e Snow[332] também descreveram outra população de cavalos com rabdomiólise recorrente e aumento da depuração fracionada de fósforo que responderam à suplementação alimentar com calcário moído. Assim, embora a determinação das depurações fracionadas de eletrólitos possa auxiliar a avaliação de cavalos com rabdomiólise recorrente, é provável que somente uma pequena parte dos animais acometidos apresente melhora clínica significativa em resposta apenas à suplementação dietética com eletrólitos.

Por fim, a metodologia usada para determinar as depurações fracionadas de eletrólitos deve ser padronizada, pois vários fatores podem levar a resultados errôneos. Eletrodos de íon seletivo (em vez de um fotômetro de chama), por exemplo, devem ser usados com cautela na determinação da concentração urinária de potássio porque componentes da urina animal podem interferir no aparelho e gerar valores falsamente baixos. De modo geral, esse problema pode ser evitado pela execução da análise na urina diluída em água.[334] Como já mencionado, o exercício brando pode aumentar o fluxo de urina e a excreção de sódio.[327] Assim, as amostras de urina devem ser coletadas pela manhã, antes da alimentação e do exercício. McKenzie *et al.*[234] compararam os valores de depuração fracionada de eletrólitos entre amostras únicas de urina e coletas volumétricas de urina de 24 horas durante 3 dias em cavalos submetidos a dietas de equilíbrio aniônico-catiônico variável. Esses autores observaram uma variação substancial nos valores individuais de depuração fracionada durante os 3 dias de estudo apesar do oferecimento da mesma dieta. Ao avaliarem o efeito de diferentes dietas, os valores de depuração fracionada de sódio, potássio e cloreto eram geralmente semelhantes quando calculados a partir de concentrações de eletrólitos na urina de amostras únicas ou coletadas ao longo de 24 horas e bem misturadas. No entanto, os autores observaram maior variabilidade nos valores de depuração fracionada de cálcio e magnésio. A variabilidade considerável não deve ser surpresa ao lembrarmos que os valores de depuração fracionada são um cálculo que utiliza quatro medidas (concentrações de Cr e eletrólitos no plasma e na urina). Assim, pequenas variações em cada valor medido podem aumentar o erro no cálculo final. Em suma, esse estudo deve servir como um lembrete de que a determinação das depurações fracionadas de eletrólitos é apenas uma das ferramentas diagnósticas que devem ser utilizadas na avaliação de pacientes com doença renal ou rabdomiólise recorrente ou análise da dieta de um plantel.

TÉCNICAS DE IMAGEM

Ultrassonografia

O exame ultrassonográfico do trato urinário pode ser realizado por via transretal ou transabdominal.[335-342] As melhores imagens da bexiga são geradas por via transretal, com sonda de 5 MHz. É preciso lembrar o caráter da urina equina durante a obtenção de imagens da bexiga; a urina é um líquido ecogênico não homogêneo, em turbilhão, em virtude da presença de muco e cristais. Estes últimos podem ser observados como sedimento ecogênico no aspecto ventral da bexiga, e a manipulação do órgão pode agitar esse material ecogênico. A presença de um cálculo cístico também pode ser confirmada, já que os cálculos têm superfície altamente ecogênica e produzem sombra acústica (Figura 14.12). Da mesma forma, massas na parede da bexiga podem ser palpadas durante a obtenção das imagens.

O rim direito é triangular ou em formato de ferradura, e sua visualização é melhor por via transabdominal pelo aspecto dorsolateral dos últimos dois ou três espaços intercostais (Figura 14.13 A). O rim esquerdo tem formato um pouco mais típico de feijão, fica abaixo do baço e pode ser visualizado nos dois últimos espaços intercostais ou na fossa paralombar. Como o rim esquerdo é mais profundo do que o direito, a obtenção de imagens completas pode ser difícil e o exame deve ser feito com uma sonda de 2,5 ou 3 MHz (Figura 14.13 B). O tamanho e a forma de ambos os rins, a arquitetura e a ecogenicidade do parênquima, inclusive imagens em planos anatômicos dorsais, sagitais, transversais e transversais oblíquos, devem ser avaliados de forma sistemática.[340] Em um cavalo de tamanho normal, o rim direito não deve medir mais de 15 cm no eixo maior, enquanto o rim esquerdo pode medir até 18 cm em imagens longitudinais.

Na insuficiência renal aguda, os rins podem ser normais ou aumentados, e anomalias nos detalhes parenquimatosos nem sempre são detectadas. Quando presentes, achados anormais podem incluir edema perirrenal, alargamento do córtex renal e perda da distinção da junção corticomedular.[336,337,339,341-343] A doença renal crônica pode diminuir o tamanho do rim, que apresenta superfícies irregulares e maior ecogenicidade decorrentes da fibrose renal. Áreas císticas ou mineralizadas no parênquima renal podem estar associadas à doença renal crônica ou anomalias congênitas. Embora incomuns, bandas hiperecoicas curvilíneas distintas na medula renal externa, paralelas à junção corticomedular, foram observadas em potros e cavalos adultos com doença renal atribuível à intoxicação aguda ou crônica por fenilbutazona.[342,344,345] Acredita-se que esse achado, denominado *sinal da borda medular*, seja decorrente de danos (e possível mineralização secundária) na faixa interna da medula externa, onde estão segmentos de néfrons com atividade metabólica elevada, inclusive a extensão distal do túbulo proximal e o membro ascendente espesso da alça de Henle.

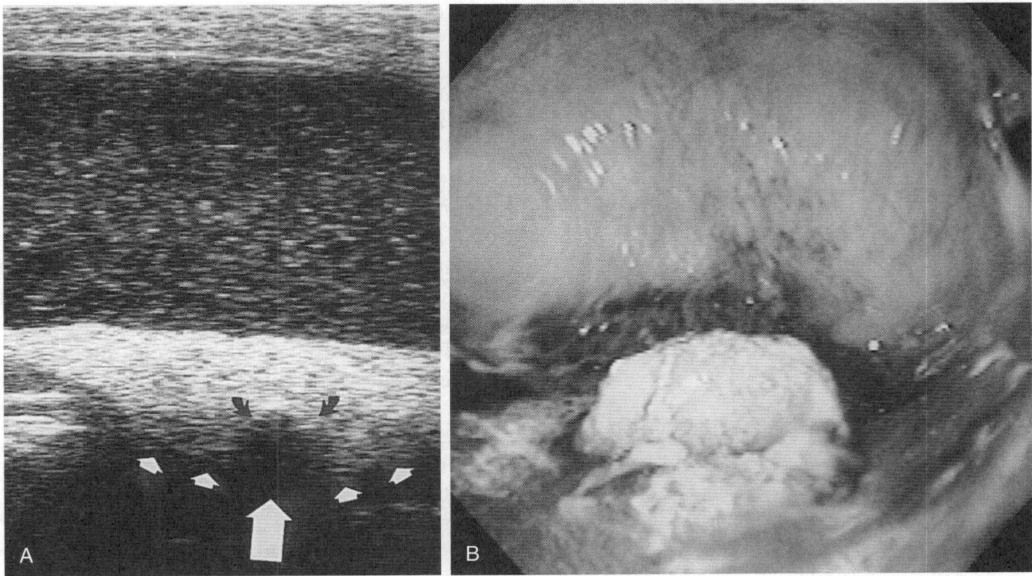

Figura 14.12 Ultrassonografia transretal da bexiga e cistoscopia de uma égua miniatura com cistite recorrente e urolitíase. **A.** A ultrassonografia mostra uma camada de material cristalino ecogênico no aspecto ventral da bexiga (*pequenas setas brancas* que delineiam a parede ventral da bexiga) e um pequeno cistólito (destacado por *pequenas setas pretas* e uma *grande seta branca*). **B.** Após a lavagem do sedimento na urina, a cistoscopia confirmou a presença de um pequeno urólito, passível de remoção por manipulação digital.

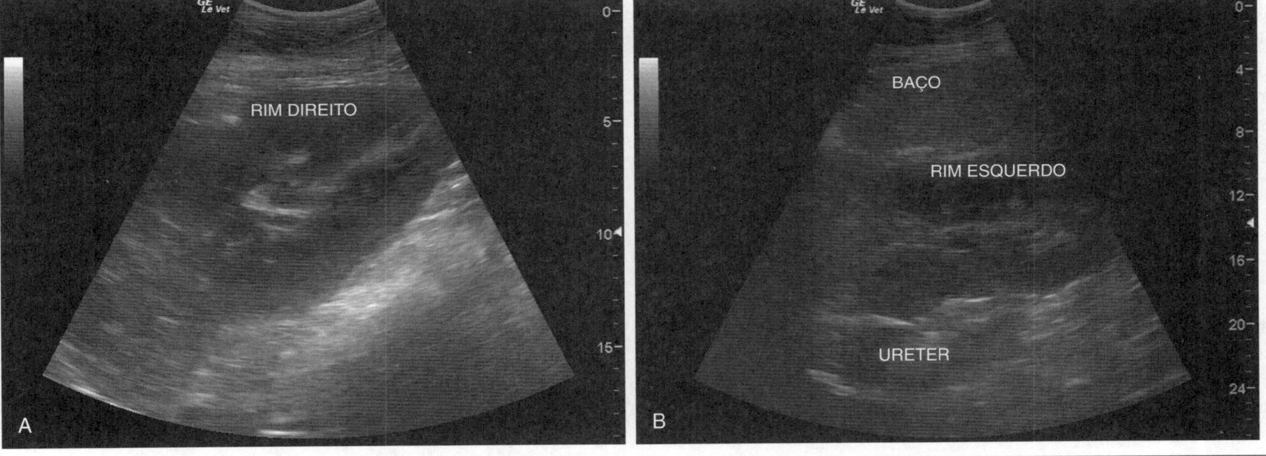

Figura 14.13 Imagem ultrassonográfica transabdominal do (**A**) rim direito e do (**B**) rim esquerdo normal. A medula renal é mais hipoecoica que o córtex renal, exceto a pelve renal, que tem ecogenicidade variável. O rim esquerdo está abaixo do baço.

Os cálculos na pelve renal geralmente projetam uma sombra acústica e podem causar hidronefrose do rim afetado (Figura 14.14).[336,337,339] Às vezes, as imagens dos rins não podem ser obtidas por causa do acúmulo intestinal de gás, entre os órgãos e a parede abdominal. Nesses casos, de modo geral, é preciso repetir o exame mais tarde. Além disso, a fluidoterapia em grandes volumes, especialmente em potros, pode causar pielectasia iatrogênica (distensão por líquido da pelve renal).[342,346] Deve-se ter cautela para não interpretar falsamente essa distensão branda da pelve renal como evidência de obstrução ureteral ou do trato urinário inferior.

Radiografia

A radiografia raramente é usada para avaliação de doença do trato urinário em cavalos adultos. De modo geral, radiografias diagnósticas do trato urinário são obtidas apenas em potros ou cavalos em miniatura. A urografia excretora com contraste intravenoso e a pielografia com liberação de contraste na pelve renal sob orientação ultrassonográfica podem auxiliar a identificação de um rim não funcional ou hipoplásico ou de um ureter ectópico ou com laceração.[78,83] O último procedimento pode ser mais gratificante, mas ambos exigem a anestesia geral para que sejam realizados com segurança e podem ser muito difíceis de interpretar em virtude da sobreposição extensa e da baixa qualidade das imagens. Estudos contrastados retrógrados também podem ser usados para avaliação dos ureteres em éguas;[347] no entanto, são realizados com maior frequência em potros com suspeita de ureter ectópico ou ruptura de bexiga. Radiografias contrastadas também podem ajudar a identificar estenoses ou massas na uretra ou na bexiga, mas nesses casos a endoscopia é geralmente mais indicada.

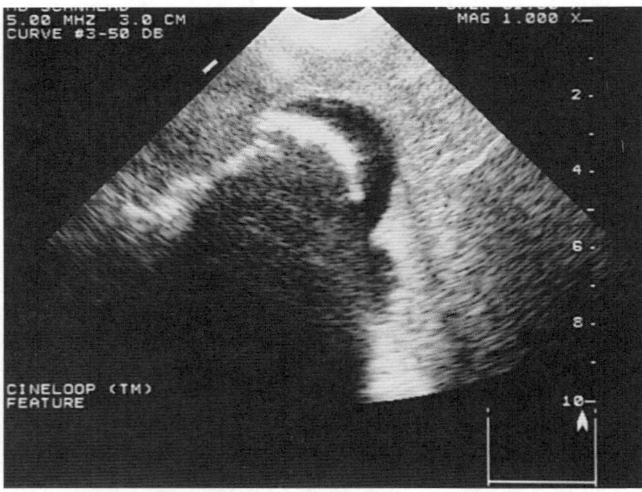

Figura 14.14 Imagem ultrassonográfica transretal do rim esquerdo de uma égua com nefrolitíase e hidronefrose. O nefrólito tem superfície ecogênica e produz uma sombra acústica. A estrutura em forma de lua crescente e ecotransparente é um resquício de parênquima renal cheio de líquido, condizente com o diagnóstico de hidronefrose.

Em pequenos animais, as radiografias abdominais são mais utilizadas para avaliação do tamanho e da forma dos rins, enquanto a ultrassonografia fornece mais informações sobre alterações parenquimatosas associadas à doença renal.[348] Assim, o uso de um protocolo padronizado para avaliação ultrassonográfica dos rins equinos deve gerar praticamente a mesma quantidade de informações que o uso combinado de radiografia e ultrassonografia em pequenos animais.[340]

Cintilografia nuclear

A cintilografia nuclear é outra modalidade de imagem bastante usada para avaliação da anatomia e da função renal em seres humanos e pequenos animais. Vários radionuclídeos e fármacos podem ser usados, dependendo do tipo de exame cintilográfico sendo realizado.[349-351] A cintilografia é utilizada de forma rotineira para a medida quantitativa da TFG nessas espécies. Walsh e Royal[231] compararam a cintilografia renal (com 99mTc-DTPA, que é semelhante à inulina, pois não é secretado nem reabsorvido após a filtração) para a medida da TFG equina, mas observaram maior variabilidade em comparação aos valores baseados no desaparecimento plasmático de inulina ou do mesmo radionuclídeo (99mTc-DTPA). No entanto, a cintilografia renal com 99mTc-DTPA pode fornecer informações qualitativas sobre a função renal e é o único método hoje disponível para avaliação da função renal dividida (ou seja, de cada rim de forma individual) em cavalos. A cintilografia renal também foi realizada com glucoeptonato (que é absorvido pelas células epiteliais do túbulo proximal e mostra detalhes anatômicos) e mercaptoacetiltriglicina (MAG_3, que é semelhante ao p-aminoipurato por ser eliminada pela secreção tubular proximal) marcados com 99mTc para obtenção de informações qualitativas sobre a anatomia e a função renal (Figura 14.15).[352,353] Assim, a cintilografia renal pode ser usada para documentar a presença de um rim funcional em cavalos quando vários exames ultrassonográficos foram complicados pela interferência intestinal ou para determinação da função de cada um dos rins.

Endoscopia

A endoscopia do trato urinário é uma boa ferramenta diagnóstica quando a queixa é micção anormal.[279,354-356] Um endoscópio flexível com diâmetro externo de 12 mm ou menos e comprimento mínimo de 1 m é adequado para o exame da uretra e bexiga de cavalos adultos de ambos os sexos. O endoscópio deve ser esterilizado antes do exame do trato urinário inferior. Recomenda-se a tranquilização do paciente e a limpeza completa da extremidade distal do pênis ou da vulva. O endoscópio é inserido com um cateter urinário, usando o controle de ar de forma intermitente para inflar a uretra ou a bexiga. É importante não inflar excessivamente com ar enquanto o endoscópio estiver embaixo da urina na bexiga, pois o muco irá borbulhar e impedir a visualização completa. A mucosa uretral normal é rosa-pálido com pregas longitudinais. Ao ser dilatada com ar, a mucosa se achata e pode parecer mais vermelha que o normal, com padrão vascular submucoso proeminente. O cateterismo antes da endoscopia (para coleta de amostras ou esvaziamento da bexiga) pode produzir irritação branda e eritema da mucosa uretral. Esses achados, portanto, não devem ser confundidos com anomalias. As regiões do arco isquiático (onde a uretra começa a se expandir na porção ampular) e do colículo seminal (no teto da uretra pélvica, distal ao esfíncter uretral) devem ser examinadas com cuidado, porque são sítios comuns de hemorragia pós-micção ou pós-reprodução em machos castrados e inteiros (ver Hematúria). A subsequente introdução do endoscópio pelo esfíncter uretral e a distensão com ar permite a avaliação da bexiga quanto à presença de cálculos, inflamação e massas (ver Figura 14.12). A visualização das aberturas ureterais no aspecto dorsal do trígono pode ajudar a determinar a fonte de hematúria ou piúria (ver Hematúria). Um pequeno volume de urina deve passar por cada abertura ureteral aproximadamente uma vez a cada minuto ou com maior frequência se o cavalo estiver bem hidratado ou tiver sido sedado com um antagonista α_2. O cateterismo ureteral pode ser realizado para obtenção de amostras de urina de cada rim, com introdução de um tubo de polietileno estéril pelo canal de biopsia do endoscópio. Além disso, pode-se fazer biopsias de massas na bexiga ou na uretra.

TÉCNICAS DIAGNÓSTICAS ESPECIALIZADAS

Cateterismo ureteral

Com o desenvolvimento de equipamento videoendoscópico de alta resolução, a instrumentação retrógrada da bexiga, ureter e pelve renal rapidamente substitui a exploração cirúrgica para avaliação diagnóstica e tratamento de distúrbios do trato urinário em seres humanos e cães.[349,357-359] Da mesma forma, o cateterismo e a instrumentação ureteral retrógrada podem ser uma boa técnica para avaliação e tratamento de cavalos com distúrbios unilaterais do trato urinário superior.[29,360,361] Além da localização de hemorragia renal unilateral, pielonefrite e neoplasia, o cateterismo ureteral ainda permite a pielografia retrógrada.[347] Como já mencionado, essa técnica pode ser executada com sucesso em cavalos e éguas durante o exame cistoscópico.[279,354-356]

Nas éguas, os ureteres podem ser submetidos ao cateterismo manual sem orientação endoscópica.[362] Após o preparo da vulva, o cateterismo vesical e a drenagem da urina são realizados. A seguir, o cateter vesical é removido e a uretra é dilatada manualmente até permitir a passagem de dois dedos pela bexiga. Os orifícios ureterais dorsais podem ser palpados como pequenas projeções regulares.

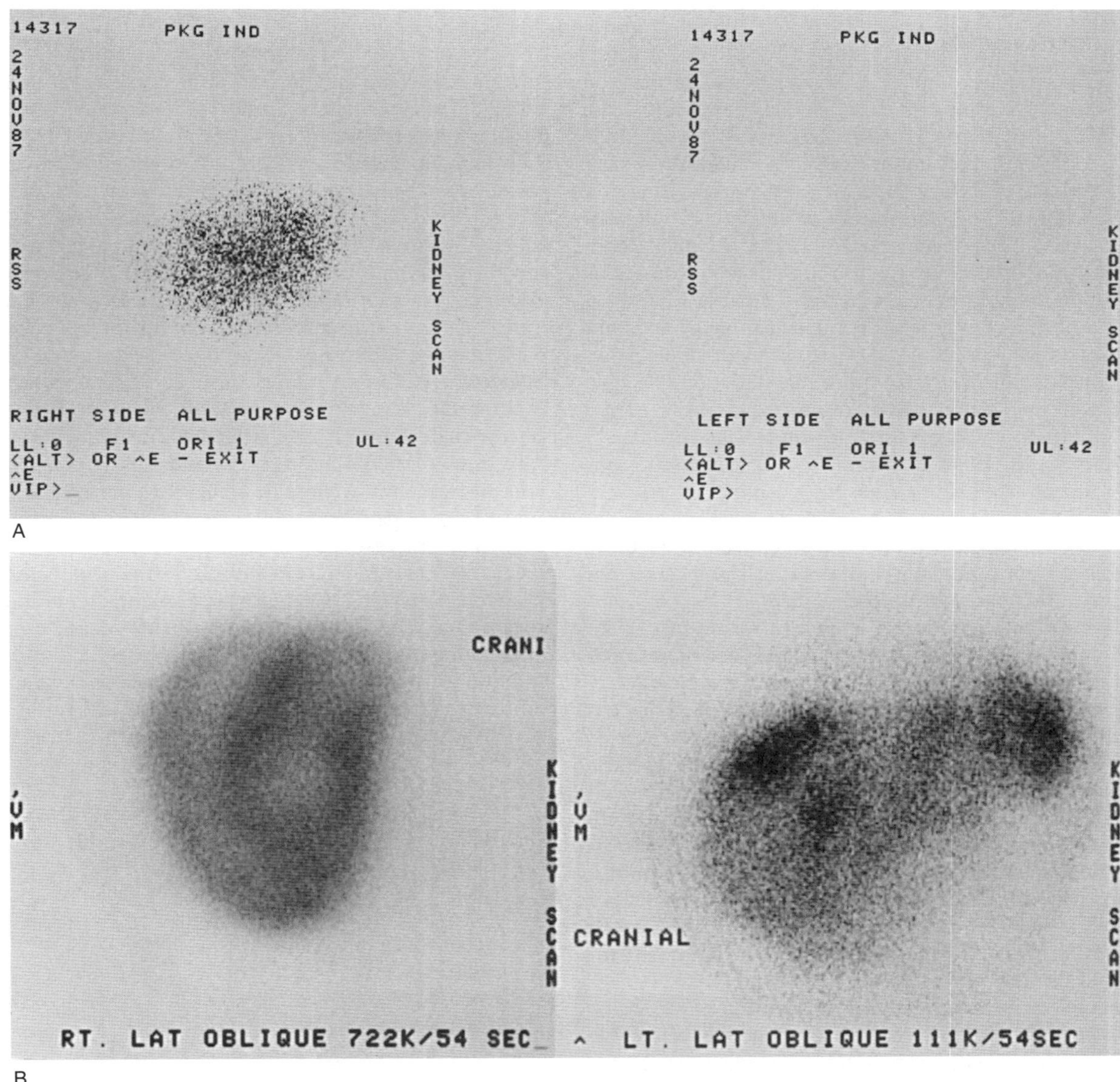

Figura 14.15 Imagens de cintilografia renal de cavalos com doença renal. **A.** A imagem de cintilografia renal com ácido tecnécio-99m-dietilenotriamina pentacético (99mTc-DTPA) revelou a ausência de tecido funcional no rim esquerdo em comparação a uma imagem do rim direito em um garanhão com insuficiência renal crônica (IRC). À necropsia, o rim esquerdo não funcional apresentava hipoplasia. **B.** A imagem de cintilografia renal com tecnécio-99m-gluco-heptonato (99mTc-GH) de um macho castrado com pielonefrite unilateral esquerda revelou a captação não homogênea do radionuclídeo e a menor contagem de emissão simultânea em comparação ao rim direito normal. O estudo cintilográfico gerou informações anatômicas e funcionais em apoio à nefrectomia unilateral, em vez da administração prolongada de antibióticos, como o tratamento de escolha para este cavalo.

Enquanto isso, um cateter é colocado entre as pontas dos dedos e introduzido na uretra até o ureter (Figura 14.16). Um cateter relbvativamente rígido com extremidade arredondada (cateter de polipropileno nº 8 a 10 Fr) facilita a passagem até o ureter. Depois de avançar o cateter por 5 a 10 cm no interior do ureter, uma seringa é acoplada à outra extremidade do cateter para coleta de uma amostra de urina. Durante a amostragem, o cateter fica no mesmo lugar, e a abertura ureteral é ocluída com as pontas dos dedos para minimizar a perda de urina ao redor do cateter.

Prova de privação de água e desafio com hormônio antidiurético

A privação de água é uma prova simples para determinar se a poliúria hipostenúrica é causada por um problema comportamental, como a polidipsia primária (psicogênica) ou por diabetes insípido central ou nefrogênico.[252] A prova de privação de água não deve ser realizada em animais com desidratação ou azotemia clínicas. Uma urinálise basal deve ser feita (amostra coletada no cateterismo para esvaziamento da bexiga no início da prova), e as concentrações séricas de ureia e Cr e o peso corporal devem ser determinados antes da remoção da água (os alimentos não precisam necessariamente ser removidos, mas isso pode ajudar a prevenir complicações gastrintestinais da privação de água). A gravidade específica da urina e a perda de peso são medidas após 12 (geralmente durante a noite) e 24 horas. Cavalos com função renal normal tendem a produzir urina com gravidade específica superior a 1,045 e osmolaridade acima de 1.500 mOsm/kg em resposta à privação de água em 24 a 72 horas.[194,195,200]

Na prática, a prova pode ser interrompida quando a gravidade específica da urina atingir 1,025 ou mais. Além disso, a prova deve ser interrompida se houver perda de mais de 5% do peso corporal ou evidências clínicas de desidratação. Na polidipsia primária de longa data, os cavalos acometidos podem não conseguir concentrar a urina de maneira completa (a uma gravidade específica superior a 1,025) em virtude da diluição parcial do gradiente osmótico intersticial medular. A extensão da prova por mais de 24 horas tem pouco benefício nesses indivíduos; no entanto, os cavalos acometidos devem responder de forma mais favorável à privação de água (produzindo urina com gravidade específica maior) após um período de privação parcial de água (denominado *prova modificada de privação de água*), em que a ingestão diária de água é restrita a 40 mℓ/kg por vários dias, o que deve dar tempo para o restauro do gradiente osmótico intersticial medular.[252] Cavalos com diabetes insípido central ou nefrogênico não conseguem concentrar a urina em resposta à prova de privação de água.[56,252,363,364] Em caso de suspeita desses problemas, os pacientes devem ser monitorados em intervalos de algumas horas, pois podem apresentar desidratação significativa nas primeiras 6 horas após a privação de água.

Na ausência de azotemia ou sinais clínicos de insuficiência renal em estágio inicial, a incapacidade de concentração de urina em resposta à privação de água indica o diagnóstico de diabetes insípido; no entanto, a prova não distingue as formas neurogênicas e nefrogênicas da doença. A diferenciação pode ser feita com a administração de vasopressina exógena (hormônio antidiurético).[56,363,364] Atualmente, existem duas abordagens para a realização do desafio com hormônio antidiurético. Primeiro, a vasopressina sintética aquosa (20 U/mℓ para injeção intramuscular ou subcutânea) pode ser administrada como infusão intravenosa (5 U [0,25 mℓ] adicionada a 1 ℓ de uma solução de dextrose a 5% e administrada por via intravenosa em taxa de 2,5 mU/kg durante 60 minutos [250 mℓ a um cavalo de 500 kg]) ou injeção intramuscular (0,5 U/kg). Um aumento na gravidade específica da urina até 1,020 ou mais após 60 a 90 minutos seria a resposta esperada, enquanto a ausência de aumento da concentração de urina indicaria diabetes insípido nefrogênico. Segundo, pode-se usar acetato de desmopressina (DDAVP), um análogo sintético da arginina vasopressina. A administração de DDAVP é considerada a técnica diagnóstica mais segura em pequenos animais, porque a alteração na estrutura desse análogo da vasopressina diminuiu as ações pressoras e os efeitos na musculatura lisa visceral e aumentou o efeito antidiurético. Um micrograma de DDAVP tem a atividade antidiurética de 4 U de arginina vasopressina. O autor e seus colaboradores validaram o uso de DDAVP como substituto no desafio com hormônio antidiurético em cavalos normais. Nesse estudo, a forma em *spray* nasal de DDAVP (0,1 mg/mℓ de DDAVP) foi diluída em água estéril e 0,05 μg/kg foi administrado por via intravenosa (25 μg, igual a 100 U de atividade antidiurética, a um cavalo de 500 kg) em animais com poliúria induzida por intubação nasogástrica repetida com água por 3 dias antes do desafio. A urina foi coletada por 8 horas após a administração de DDAVP, e um aumento na gravidade específica para valores acima de 1,020 foi observado 2 a 7 horas após o desafio (Figura 14.17).[365] Além disso, a administração de DDAVP não influenciou a frequência cardíaca ou a pressão arterial sistêmica. Esses dados demonstram que a administração intravenosa de DDAVP é uma ferramenta diagnóstica segura para avaliação de cavalos com diabetes insípido.

Um último teste para avaliação de poliúria e polidipsia é o desafio intravenoso com solução salina hipertônica (teste de Hickey-Hare).[182] O objetivo é aumentar a osmolaridade plasmática, o que deve desencadear a liberação de vasopressina endógena. Um protocolo para o teste é composto pela medida da osmolaridade plasmática e das concentrações endógenas de vasopressina antes e 30 minutos após a administração de 1 a 2 mℓ/kg de uma solução de NaCl a 7,5%.

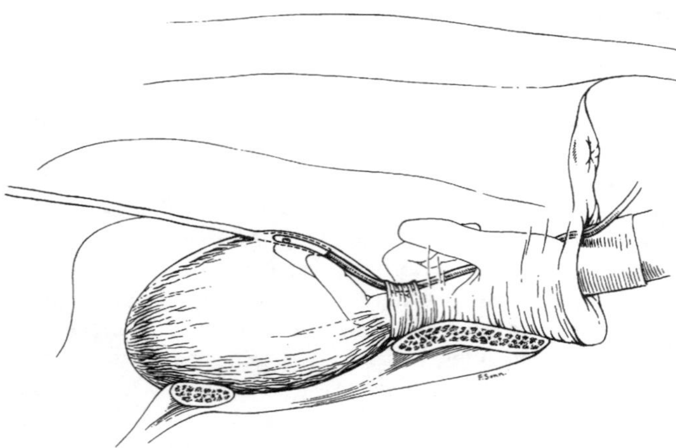

Figura 14.16 Colocação manual de um cateter de polipropileno no ureter de uma égua. (De Schott HC, Hodgson DR, Bayly WM. Ureteral catheterization in the horse. *Equine Vet Educ.* 1990; 2:140.)

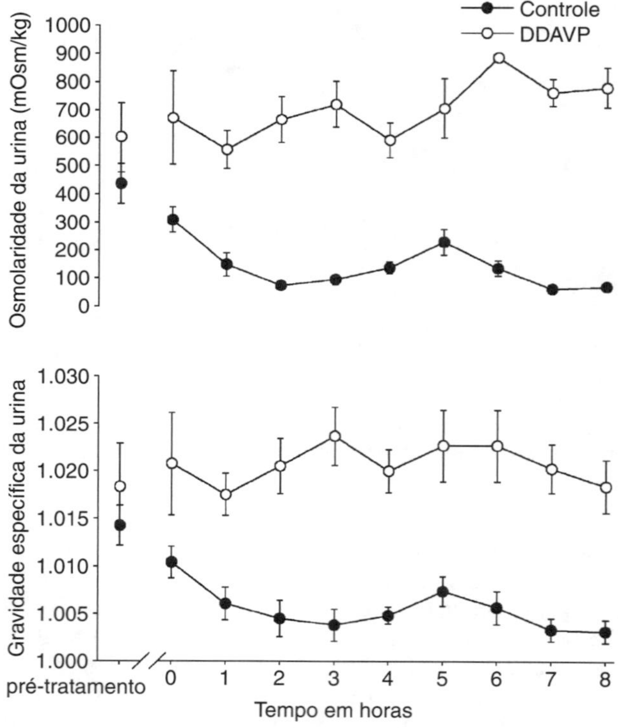

Figura 14.17 Osmolaridade e gravidade específica da urina em seis cavalos que receberam 0,05 μg/kg de acetato de desmopressina (DDAVP) (*círculos abertos*) ou placebo (*círculos cheios*) por via intravenosa no tempo 0. Os cavalos apresentaram poliúria induzida por intubação nasogástrica repetida com água (40 mℓ/kg) 2 vezes/dia durante 3 dias antes do desafio com DDAVP e novamente 4 horas após a administração de DDAVP. A urina foi coletada por 8 horas após o tratamento, e o aumento da gravidade específica da urina acima de 1,020 foi observado 2 a 7 horas após a administração de DDAVP.[365]

A resposta normal, esperada em cavalos com polidipsia primária, seria o aumento simultâneo na concentração plasmática de vasopressina e na gravidade específica da urina. Cavalos com diabetes insípido nefrogênico também apresentariam aumento da concentração plasmática de vasopressina, mas não aqueles com diabetes insípido neurogênico. A gravidade específica da urina não deve aumentar em resposta à administração de solução salina hipertônica em qualquer forma de diabetes insípido. As concentrações plasmáticas de vasopressina podem ser avaliadas de maneira semelhante, antes e no final da prova de privação de água.[179,183] Infelizmente, no entanto, laboratórios comerciais não realizam ensaios para determinar a da concentração plasmática de vasopressina. Assim, a realização desse exame diagnóstico requer a cooperação de um laboratório de pesquisa.

Medidas quantitativas da função renal

Como já mencionado, não há desenvolvimento de azotemia até que mais de 75% dos néfrons deixem de funcionar; portanto, a medida de ureia e Cr, embora fácil, não reflete bem as pequenas quedas na função renal. Há vários métodos para quantificação da função renal em cavalos.[279,235] Basicamente, esses exames podem ser separados em curvas de desaparecimento do plasma ou estudos de depuração com coletas programadas de urina. A geração de curvas de desaparecimento do plasma requer a coleta de uma primeira amostra de sangue, a administração intravenosa de um de vários compostos (inulina, Cr, sulfanilato de sódio, fenolsulfonaftaleína [vermelho de fenol] ou radionuclídeos) e a coleta de outra série de amostras de sangue nos 60 a 90 minutos subsequentes.[211,214,219,222,231,366,367] Os resultados podem ser expressos em termos de meia-vida de eliminação em minutos ou como valores de depuração em mililitros por quilograma por minuto. Foram relatadas meias-vidas médias de eliminação de 39,5 ± 4,4, 32,8 ± 4,1 e 16,4 ± 2,3 minutos para sulfanilato de sódio, 99mTc-MAG$_3$ e fenolsulfonaftaleína, respectivamente, em cavalos saudáveis.[222,366,367] A diferença nesses valores pode ser explicada em parte pelo fato de 99mTc-MAG3 e fenolsulfonaftaleína serem eliminados principalmente por secreção tubular e, assim, serem eliminados do plasma com maior rapidez do que o sulfanilato de sódio (eliminado principalmente por filtração glomerular). Os tempos de eliminação do plasma são mais úteis quando medidos de forma sequencial durante a doença renal. Bertone *et al.*[50] por exemplo, relataram um aumento progressivo na eliminação do sulfanilato de sódio no intervalo de 90 a 150 minutos durante um curso de 240 dias de doença renal crônica em um cavalo com DRP.

Ao usar curvas de desaparecimento plasmático de uma substância para estimativa da TFG, o composto usado deve atender a todos os requisitos de um agente de filtração:[211,214,219] (1) ausência de ligação significativa às proteínas plasmáticas, (2) capacidade de ser filtrado livremente pelo glomérulo e (3) ausência de reabsorção ou secreção tubular. O composto padrão-ouro é a inulina. Tradicionalmente, a TFG é medida em amostras de urina coletadas de forma cronometrada (para determinação da taxa de fluxo urinário) conforme as concentrações plasmáticas e urinárias de um composto que atenda aos requisitos listados.[5,235] Existem vários protocolos para a realização de estudos de depuração urinária. O ideal é que a urina seja coletada por um período de 24 horas, embora, por praticidade, períodos mais curtos possam ser usados.[252,235] Em todos os protocolos, documenta-se que a bexiga está vazia antes do início do período de coleta, seja por cateterismo ou observação de micção. Toda a urina produzida durante o estudo é coletada e reunida em uma amostra. No final do período de coleta, a bexiga deve ser novamente esvaziada por cateterismo, o volume total produzido de urina é registrado, e uma alíquota das amostras reunidas deve ser analisada para detecção da substância em estudo. Da mesma forma, a concentração da substância em teste é determinada em uma amostra de sangue coletada perto do ponto médio do período de coleta de urina. Nos exames de urina de 12 a 24 horas, a Cr endógena é a substância de teste usada porque é a única que não precisa ser administrada por infusão intravenosa constante durante o período de coleta. A TFG é calculada como a Cl_{Cr},

$$\text{TFG} = ([\text{Cr}]\ \text{urina}/[\text{Cr}]\ \text{plasma}) \times \text{fluxo de urina}$$

com a modificação de que o resultado é dividido pela massa corporal (em quilogramas) para expressar a TFG em termos de mililitros por minuto por quilograma. Embora a Cr endógena seja uma substância de teste conveniente, seu uso normalmente subestima a TFG porque os cromógenos não Cr no soro aumentam o valor no denominador de maneira artificial.[235] Da mesma forma, a secreção tubular significativa de Cr pode ser uma das respostas compensatórias à insuficiência renal. Isso pode levar à superestimativa da TFG calculada com base na depuração de Cr endógena. Apesar dessas limitações, essa técnica para medida da TFG pode fornecer boas informações, especialmente quando realizada em várias ocasiões durante o curso da insuficiência renal (ver Doença Renal Crônica).

Para evitar as limitações da determinação da depuração de Cr endógena como medida da TFG, vários marcadores de filtração (inulina, Cr, radionuclídeos) podem ser administrados como infusão intravenosa durante o período de coleta de urina.[154,208,210,214,216,219,226,230] A infusão começa em *bolus* para aumento da concentração plasmática da substância em teste até o nível desejado (p. ex., a concentração plasmática desejada para Cr exógena é de 5 a 10 mg/dℓ para minimizar a influência de cromógenos não Cr) e continua como infusão constante por todo o restante do período de coleta. De modo geral, esse tipo de estudo é realizado por um período menor, em cavalos contidos em bretes. A bexiga do cavalo deve ser esvaziada no início do estudo, e a urina é coletada após dois ou três intervalos de 30 minutos. O cateter deve ser introduzido e esvaziar completamente a bexiga ao final de cada período de 30 minutos. Alternativamente, um cateter vesical de demora pode ser usado por todo o período de coleta. Após a medida dos volumes de urina, uma alíquota de cada amostra é analisada, e uma amostra de sangue é coletada no ponto médio de cada período de coleta de urina para detecção da substância em estudo; então, a TFG é calculada como o valor médio dos dois ou três períodos de coleta. Para fins práticos, esses tipos de medidas de TFG (à exceção da depuração de Cr exógena) são geralmente limitados a pesquisas, já que os laboratórios comerciais não oferecem ensaios de inulina. Esse protocolo mais curto também pode ser usado para determinação da TFG com Cr endógena como substância de teste, sem a necessidade de infusão intravenosa. (Os resultados de vários estudos que medem a TFG em cavalos normais foram apresentados em uma seção anterior deste capítulo; ver Fisiologia Renal.)

Biopsia renal

A biopsia renal é uma boa técnica diagnóstica para identificação da região acometida do néfron, o tipo de lesão e a cronicidade e gravidade da doença.[5,368-371] Embora a biopsia seja um procedimento seguro quando realizada com orientação ultrassonográfica, tem riscos, inclusive hemorragia perirrenal ou hematúria e, menos comumente, penetração do intestino. Em seres humanos, os hematomas perinéfricos são comuns e foram detectados em 57 a 85% dos pacientes no dia seguinte à biopsia. A hematúria microscópica é observada em praticamente todos os pacientes nos primeiros 2 dias após a biopsia, e a hematúria macroscópica ocorre em 5 a 10% dos pacientes. A maioria dessas complicações é inconsequente, mas, em 1 a 3% dos pacientes, as complicações levaram à necessidade de transfusões pós-biopsia.[5] Da mesma forma, em um grupo de sete cavalos normais submetidos a biopsia renal, cinco apresentaram hematúria macroscópica e microscópica após o procedimento. Além disso, a hemorragia perirrenal foi um achado proeminente durante a necropsia de cinco desses animais (inclusive um examinado 27 dias após a coleta do tecido da biopsia).[371] Assim, as biopsias renais ainda são controversas em seres humanos e equinos com insuficiência renal.[372-374] As biopsias renais devem ser abordadas com cautela e são indicadas apenas quando os resultados alteram o plano terapêutico ou o prognóstico. Há poucas informações sobre o efeito dos resultados da biopsia renal no tratamento e no desfecho da doença renal humana; no entanto, em um estudo prospectivo, constatou-se que os resultados da biopsia influenciam as decisões dos médicos em cerca de metade dos casos submetidos à técnica.[375] De modo geral, a biopsia renal é realizada de forma mais agressiva em seres humanos com insuficiência renal aguda do que naqueles com insuficiência renal crônica, especialmente quando é difícil determinar o tipo de doença renal com base nos resultados da urinálise e da sedimentoscopia.[5] No paciente equino, a biopsia renal é feita com o cavalo sedado e contido em brete. A penetração da agulha (uma agulha de biopsia do tipo Tru-Cut™ ou, de preferência, um dispositivo de biopsia) no parênquima renal é captada por ultrassonografia por meio da triangulação do feixe de ultrassom com o instrumento de biopsia e o rim ou pela determinação do local e da profundidade da colocação da agulha de biopsia por imagem ultrassonográfica imediatamente antes da coleta de material. O tecido coletado deve ser colocado em formalina para avaliação histopatológica e, talvez, microscopia eletrônica. Outras amostras podem ser coletadas para cultura bacteriana e para imunofluorescência (colocadas em meio de transporte de Michel ou rapidamente congeladas após o revestimento com um conservante como o Tissue-Tek). O processamento apropriado das amostras deve ser definido com antecedência, entrando em contato com o patologista que as examinará.

Embora os resultados da biopsia renal possam dar boas informações diagnósticas e prognósticas sobre o tipo de doença renal em cavalos com insuficiência renal aguda (p. ex., glomerulonefrite, necrose tubular, nefrite intersticial), são usados com mais frequência para documentação de patologias em animais com a forma crônica da doença. Na maioria dos casos de doença renal crônica, não é possível detectar a causa incitante, a menos que possa estar associada a algum evento na anamnese ou à realização de imunofluorescência. Essa limitação pode ser atribuída ao desenvolvimento de doença renal significativa antes do início da azotemia. As lesões patológicas são comuns nesse momento, e o acometimento de todos os segmentos do néfron e do interstício é geralmente interpretado como doença renal terminal. Em alguns casos, os resultados podem ajudar a separar causas infecciosas (pielonefrite) e congênitas (displasia renal) de causas não específicas de insuficiência renal. Embora esses resultados possam auxiliar a abordagem terapêutica desses pacientes, as limitações e os riscos da biopsia renal devem ser considerados antes da execução desta técnica em cavalos com doença renal crônica.

Procedimentos urodinâmicos

Os perfis de cistometrografia e pressão uretral são utilizados para avaliação da função dos músculos detrusores e uretrais, respectivamente. As duas técnicas medem a pressão intraluminal durante a insuflação da bexiga ou da uretra. Essas técnicas têm sido utilizadas no diagnóstico de distúrbios miogênicos e neurogênicos da bexiga e da uretra em cães e seres humanos.[376] Os procedimentos foram realizados de forma experimental em cavalos e pôneis normais,[377-379] mas há poucas informações sobre o uso dessas técnicas em casos clínicos (ver Incontinência Urinária e Disfunção da Bexiga).

Insuficiência renal aguda

Warwick M. Bayly

A insuficiência renal aguda (IRA) é uma síndrome clínica associada à redução abrupta da TFG. A redução contínua da TFG está associada à não excreção renal de resíduos nitrogenados, que causam azotemia, e a alterações na homeostase hidreletrolítica e acidobásica. A literatura médica humana está repleta de termos e definições para diferentes formas de IRA. As definições médicas veterinárias são mais simples. Basicamente, a IRA pode ser provocada pela diminuição da perfusão renal sem lesão celular associada, como na desidratação (insuficiência pré-renal); obstrução ou ruptura do trato urinário (insuficiência pós-renal); ou dano isquêmico ou tóxico nos túbulos, obstrução tubular, glomerulonefrite aguda com redução primária na capacidade de filtração dos glomérulos ou inflamação e edema tubulointersticial. Qualquer uma dessas causas intrarrenais pode estar associada à insuficiência renal intrínseca. Azotemia pré-renal, desidratação e insultos tubulares isquêmicos ou necrose representam um *continuum*, em que a primeira causa a última em caso de comprometimento da perfusão a ponto de provocar a morte de células tubulares.[380] Classicamente, a IRA é associada à oligúria e, às vezes, à anúria, e é certo que esses são os sinais clínicos mais observados nesta doença em cavalos. No entanto, existem formas não oligúricas de IRA, em especial a insuficiência renal intrínseca, caracterizadas pelo desenvolvimento mais lento da azotemia, picos menores nas concentrações de creatinina, aumentos mais sutis na depuração urinária de sódio e recuperação mais rápida da função renal em resposta ao tratamento. A insuficiência renal não oligúrica parece ser diagnosticada com menos frequência em equinos, embora não seja incomum encontrar cavalos com azotemia branda e débito urinário aparentemente normal. Em alguns casos, danos localizados nos túbulos proximais e a diminuição da reabsorção de soluto podem realmente aumentar a liberação distal do filtrado, o que pode provocar IRA poliúrica.

Em cavalos, a IRA geralmente tem origem pré-renal ou renal e é causada por desidratação e lesões hemodinâmicas ou nefrotóxicas.[70] À exceção da ruptura da bexiga ou do ureter e da persistência do úraco em recém-nascidos, a insuficiência pós-renal é incomum em equinos. A identificação e a correção da causa da IRA são importantes porque, nos primeiros estágios, a disfunção renal tende a ser reversível, enquanto a IRA estabelecida requer cuidados de suporte extensivos e prognóstico reservado. A identificação de pacientes com risco maior e a interrupção do ciclo de eventos que levam ao desenvolvimento de IRA podem reduzir a incidência dessa doença.

CAUSAS

A insuficiência pré-renal está associada a doenças que diminuem o débito cardíaco e/ou aumentam a resistência vascular renal e é a causa mais comum de azotemia reversível. Em cavalos, as causas mais comuns de desidratação, redução do débito cardíaco e, portanto, diminuição da perfusão renal estão associadas a diarreia, endotoxemia, perda aguda de sangue, choque séptico e exercícios prolongados. As reduções resultantes no fluxo sanguíneo renal, TFG e produção de urina geralmente causam azotemia e retenção de água e eletrólitos. A anestesia e a diminuição da pressão arterial média também podem reduzir o débito cardíaco e a produção de urina a ponto de causar algum grau de azotemia pré-renal. Os AINEs também podem precipitar o desenvolvimento de azotemia pré-renal em pacientes com diminuição do fluxo sanguíneo renal.[381] Embora as prostaglandinas desempenhem apenas um papel menor na manutenção do fluxo sanguíneo renal no estado normal, a PGE_2 e a PGI_2 são importantes vasodilatadores do fluxo sanguíneo renal em condições de menor perfusão renal. Assim, a administração de AINEs em pacientes com desidratação ou toxemia pode contribuir ainda mais para a hipoperfusão renal, exacerbando uma diminuição no fluxo sanguíneo renal. Em alguns casos, isso pode ser suficiente para produzir danos parenquimatosos isquêmicos nos rins, causando insuficiência renal intrínseca. De modo geral, a lesão parenquimatosa associada à intoxicação por AINEs é a necrose da crista medular ou papilar. Essas lesões acontecem porque o fluxo sanguíneo da medula renal é normalmente muito menor do que no córtex renal e, assim, é muito mais suscetível a alterações induzidas por AINEs no fluxo sanguíneo renal.

Em seres humanos, as doenças renais intrínsecas que levam à IRA geralmente são categorizadas de acordo com o sítio primário da lesão: túbulos, interstício, glomérulos ou vasos.[380] A necrose tubular aguda (NTA) é a insuficiência renal intrínseca mais diagnosticada em cavalos (a doença glomerular intersticial e primária é reconhecida de forma ocasional e a doença vascular é muito rara). É provável que a isquemia, em especial quando associada à coagulação microvascular (que muitas vezes provoca necrose cortical irreversível[265]), e as nefrotoxinas sejam as causas mais comuns de NTA em equinos. As nefrotoxinas mais importantes são os antibióticos aminoglicosídeos e os AINEs. Com menor frequência, a NTA se desenvolve após a exposição a pigmentos endógenos (mioglobina ou hemoglobina), metais pesados, como mercúrio (contido em alguns irritantes) ou vitaminas D ou K_3 (menadiona).[382-385] Os aminoglicosídeos, em especial gentamicina, são uma causa comum de NTA equino.[386] A intoxicação por aminoglicosídeos danifica as células epiteliais tubulares proximais por um mecanismo mediado pelo comprometimento da função das organelas celulares. A administração de agentes com potencial nefrotóxico, como AINEs, polimixina B ou furosemida (que podem exacerbar a hipovolemia) pode aumentar o risco de nefrotoxicidade por aminoglicosídeos.

A mioglobinúria e a hemoglobinúria foram associadas ao desenvolvimento de IRA em cavalos (nefropatia pigmentar).[387] A nefrose mioglobinúrica pode ocorrer após a rabdomiólise por esforço, insolação ou lesões extensas por esmagamento. As causas de hemólise intravascular e hemoglobinúria são incompatibilidade em transfusões de sangue, anemia hemolítica imunomediada, insuficiência hepática fulminante e intoxicação por cebola (*Allium* spp.) ou folhas murchas de bordo vermelhas *(Acer rubrum)*. Embora o mecanismo da lesão renal induzida por pigmentos ainda não seja bem conhecido, é provável que a maior formação de radicais hidroxila associada à redução de compostos de ferro ferroso e obstrução tubular por cilindros de proteínas heme sejam fatores contribuintes. O fato de a nefropatia pigmentar ser incomum em cavalos bem hidratados sugere uma possível associação a vínculo com a perfusão renal. Sugeriu-se que a mioglobina e a hemoglobina induzam vasoconstrição renal.

A nefrite intersticial aguda é pouco diagnosticada, mas acredita-se ser causada por uma reação alérgica a medicamentos como antibióticos betalactâmicos e sulfonamidas. Distúrbios imunomediados e infecções bacterianas embólicas ou ascendentes também podem estar associadas à doença, caracterizada por edema e infiltração do interstício por células inflamatórias. Os túbulos frequentemente contêm leucócitos e hemácias, que passam para o lúmen através da membrana basal tubular rompida.

A glomerulonefrite é, de modo geral, identificada à necropsia em cavalos idosos,[70,270] e a maioria dos casos parece ser imunomediada. A glomerulonefrite causa insuficiência renal subaguda ou não oligúria. Embora teoricamente reversível com agentes imunossupressores, esse tratamento é considerado impraticável em cavalos e raramente tentado por muito tempo.

A insuficiência obstrutiva pós-renal pode ser associada à doença das pelves renais, ureteres, bexiga ou uretra. A gravidade da insuficiência renal depende da extensão da obstrução. É comum que esses problemas não sejam reconhecidos em cavalos até a redução óbvia do débito urinário ou da função renal a ponto de causar manifestações sistêmicas. Embora a bexiga neurogênica possa causar obstrução funcional, em equinos, a insuficiência pós-renal é geralmente provocada pelo bloqueio intraluminal por urólitos, que podem obstruir qualquer parte do trato urinário.[388,389] Outras possíveis causas intraluminais são neoplasias ou estenoses. Lesões obstrutivas extraluminais, como tumores retroperitoneais, aderências ou deslocamentos da bexiga, também estão ocasionalmente associadas ao desenvolvimento de insuficiência pós-renal.

FISIOPATOLOGIA

A fisiopatologia da IRA equina foi pouco estudada, e acredita-se que seus mecanismos sejam os mesmos identificados em experimentos realizados em outras espécies animais. Vários mecanismos participam do desenvolvimento da IRA, e a patogênese real é complexa e depende em parte da causa da doença, do estado de hidratação e da exposição a possíveis nefrotoxinas. É provável que múltiplos fatores operem em diferentes combinações, momentos e néfrons. Esses mecanismos são discutidos a seguir em relação ao tipo de insuficiência à qual estão associados (ou seja, pré-renal, intrínseca e pós-renal).

A fisiopatologia da insuficiência pré-renal e da IRA isquêmica tende a ser associada aos mesmos processos. As toxinas que causam NTA também compartilham muitas características fisiopatológicas com a IRA isquêmica.[205] A heterogeneidade do fluxo sanguíneo intrarrenal é um fator importante no desenvolvimento dessa doença. Os rins são bastante suscetíveis a lesões isquêmicas e tóxicas pelas suas características anatômicas e fisiológicas únicas. Embora recebam aproximadamente 20% do débito cardíaco, apenas cerca de 10 a 20% do fluxo sanguíneo renal total chega à medula por meio dos vasos retos. Esse baixo fluxo sanguíneo medular é necessário para assegurar a funcionalidade do mecanismo de contracorrente nessa região do rim; no entanto, o baixo fluxo sanguíneo também cria um grande gradiente de oxigênio corticomedular e torna a medula renal hipóxica e altamente suscetível a lesão isquêmica. Por outro lado, o córtex renal recebe de 80 a 90% do fluxo sanguíneo renal total e é bastante suscetível a toxinas.

A hipovolemia e a desidratação desencadeiam respostas sistêmicas e renais compensatórias. As respostas sistêmicas são a ativação do sistema nervoso autônomo e do sistema renina-angiotensina e a liberação do hormônio antidiurético. A vasoconstrição periférica é um dos efeitos dessas respostas. As respostas renais a reduções no volume sanguíneo circulante têm várias fases. A princípio, a reabsorção tubular de sódio e água aumenta e é mediada por nervos e hormônios. A reabsorção geralmente está associada à redução da depuração da ureia e a um aumento na concentração sérica de ureia em face da preservação da TFG que, por sua vez, mantém a concentração plasmática de creatinina na faixa normal. A hipovolemia mais grave supera as respostas de autorregulação renal, com redistribuição do fluxo sanguíneo renal do córtex para a medula e redução da TFG. As alterações circulatórias renais aumentam ainda mais a reabsorção do soluto dos túbulos diante da diminuição da TFG. O efeito líquido é a produção de pequenas quantidades de urina concentrada, alta razão de creatinina entre a urina e o plasma e baixa depuração fracionada de sódio.[272]

Outra redução no fluxo sanguíneo renal causa uma síndrome considerada intermediária entre a forma pré-renal e isquêmica intrínseca da IRA. Aparentemente, a perda da capacidade de concentração da urina ocorre antes da perda da capacidade de reabsorção de sódio, o que diminui a osmolaridade da urina e aumenta sua produção, mas a depuração fracionada de sódio continua baixa. Os pacientes podem apresentar poliúria branda.[390] A hipoperfusão renal mais grave ou prolongada e o insulto isquêmico aumentam a depuração urinária e fracionada de sódio e há desenvolvimento de IRA não oligúrica e, depois, oligúrica. Essas alterações estão associadas à necrose tubular cada vez mais grave conforme a progressão de IRA de pré-renal a renal. Insultos mais graves são associados à piora do prognóstico.

A vasoconstrição intrarrenal é causada pelo desequilíbrio entre os fatores vasoconstritores e vasodilatadores (sistêmicos ou locais) que atuam principalmente nos pequenos vasos renais. Esses potentes mediadores vasculares são o óxido nítrico (vasodilatador) e a endotelina (vasoconstritora). A hipercalcemia está associada a aumentos de cálcio livre na musculatura lisa vascular e aumenta o tônus vascular. A vasopressina e a angiotensina II também induzem vasoconstrição significativa em certas condições experimentais, assim como a endotoxina e a mioglobina. Algumas nefrotoxinas (p. ex., gentamicina, metais pesados e contrastes radiográficos) podem causar vasoconstrição renal, além de efeitos tóxicos diretos nos túbulos proximais.[391-393]

As prostaglandinas E_2 e I_2 são mediadores potentes responsáveis por uma importante resposta vasodilatadora diante da redução do fluxo sanguíneo renal quando a ativação isolada do sistema renina-angiotensina aumentaria a vasoconstrição. Aumentos nas concentrações circulantes de angiotensina II estimulam a síntese de prostaglandinas renais. Assim, os efeitos vasoconstritores da estimulação do sistema renina-angiotensina são geralmente um pouco diminuídos pelos aumentos concomitantes de PGE_2 e PGI_2; no entanto, diante do aumento da angiotensina II e da inibição simultânea da síntese de prostaglandinas (p. ex., decorrentes da administração de AINE), há aumento significativo da resistência vascular renal.[394]

A redução da TFG associada à menor perfusão renal está ligada a vários mecanismos com participação de glomérulos, vasos e túbulos. Nas primeiras fases, a redução na pressão hidrostática capilar glomerular está relacionada a uma queda líquida no fluxo sanguíneo renal e a um aumento na resistência vascular renal. O último fenômeno está geralmente associado à vasoconstrição arteriolar aferente e à vasodilatação arteriolar eferente e, a princípio, é reversível com a expansão do volume. Mais tarde (2 dias ou mais), o restauro do fluxo sanguíneo renal não necessariamente melhora a TFG, e a redução desse fluxo sanguíneo está associada a uma queda desproporcionalmente maior na TFG.[395] Mesmo quando a vasoconstrição é revertida, a TFG pode não melhorar, refletindo a perda de autorregulação do fluxo sanguíneo renal. Essa redução desproporcional na TFG sugere uma queda no coeficiente de ultrafiltração dos glomérulos após a diminuição da área total de filtração. O mecanismo disso não foi esclarecido, mas pode estar associado a aumentos na concentração de angiotensina II, que sabidamente induz contração mesangial e queda no coeficiente de ultrafiltração.[396]

Além das alterações vasculares já discutidas que podem afetar a TFG, os possíveis efeitos sobre a TFG na região justamedular de modificações ainda que brandas no fluxo sanguíneo renal merecem menção específica. Os glomérulos e a porção reta adjacente do túbulo proximal e os membros ascendentes espessos das alças de Henle dessa região aparentemente são bastante suscetíveis à hipoxia (*i. e.*, isquemia) em virtude das suas altas necessidades de oxigênio. O aumento de volume das células endoteliais e tubulares após a isquemia prolongada nessa região eleva a resistência vascular e provoca comprometimento contínuo da circulação medular, mesmo após o restauro do fluxo sanguíneo renal cortical.[205,397]

A TFG também pode ser comprometida de maneira significativa pela obstrução do lúmen tubular por cilindros formados por *debris* celulares, células inflamatórias e pigmentos endógenos. O aumento da pressão intratubular diminui a pressão motriz líquida da filtração glomerular da mesma maneira que a obstrução da via de saída urinária pode reduzir a taxa de filtração glomerular. Os tratamentos que aceleram a taxa de excreção de solutos (p. ex., furosemida, manitol) podem ser adjuvantes terapêuticos porque se acredita que ajudam a dispersar esses bloqueios luminais.

O *feedback* tubuloglomerular é um mecanismo regulador que reduz a TFG sempre que as concentrações de soluto (principalmente NaCl) na mácula densa são maiores. Na IRA, a redução do transporte no membro ascendente espesso da alça de Henle no contexto de resposta glomerular preservada a sinais da mácula densa diminui a TFG. Esse *feedback* é um mecanismo de proteção normal mediado principalmente pelo sistema renina-angiotensina, embora a prostaglandina, o cálcio intracelular e a adenosina possam atuar na transmissão ou regulação do sinal. Em essência, o mecanismo evita perdas maciças de líquidos associadas a uma redução da capacidade de reabsorção tubular; no entanto, nos casos de hipoperfusão renal e isquemia, o efeito é oposto, porque basicamente o mecanismo de *feedback* exacerba os efeitos do fluxo sanguíneo renal já reduzido.

As células dos túbulos proximais sofrem alterações morfológicas no início da isquemia. As células perdem suas bordas de escova e sua polaridade; além disso, há perda da integridade de suas junções de oclusão, provavelmente por alterações na actina e no citoesqueleto microtubular.[398,399] Nessas condições, o filtrado glomerular pode voltar à circulação peritubular, reduzindo a taxa de filtração glomerular (ou efetiva). Acredita-se que esse mecanismo seja uma fonte importante de redução da TFG apenas em casos mais graves de isquemia ou exposição a nefrotoxinas.

As células tubulares que participam da reabsorção de soluto têm alta taxa metabólica e alta demanda por oxigênio. O gradiente de oxigênio corticomedular torna essas células vulneráveis aos efeitos da hipoxia e da isquemia; o membro ascendente espesso da alça de Henle da medula externa é o mais suscetível.[400] No início da IRA isquêmica e tóxica, há reduções nos níveis teciduais de ATP e difosfato de adenosina, que são associadas a elevações nas concentrações de monofosfato de adenosina e fosfato inorgânico. Grande parte do monofosfato de adenosina é decomposta ainda mais em adenosina e, depois, em xantina. A adenosina é um potente constritor do fluxo sanguíneo cortical e provavelmente aumenta o efeito do sistema de *feedback* tubuloglomerular. A depleção de ATP nas células tubulares inibe a regulação do volume celular e é provável que o aumento de volume resultante contribua para a obstrução luminal e o aumento da resistência vascular. A redistribuição da Na^+-K^+-ATPase da membrana basolateral para a membrana apical das células tubulares reduz a capacidade celular de extrusão de sódio no líquido peritubular e na circulação.[401] A redistribuição de integrinas na superfície apical contribui para o colapso das junções de oclusão.[402] A depleção de ATP nas células tubulares também aumenta a concentração citosólica de cálcio. Além de ser um vasoconstritor, o cálcio ativa proteases e fosfolipases, interfere no metabolismo energético mitocondrial e pode degradar o citoesqueleto.[380,403] A administração de bloqueadores dos canais de cálcio ajudou a melhorar a IRA em algumas situações experimentais.[404]

A reperfusão do tecido renal após um período de isquemia está associada à produção rápida de radicais livres de oxigênio e a danos teciduais significativos. Xantinas, neutrófilos, fosfolipase A_2, oxidases de função mista e transportadores mitocondriais de elétrons estão associados à produção desses oxidantes.[405] A fosfolipase A_2 hidrolisa os fosfolipídios nas membranas celulares e mitocondriais para liberar ácidos graxos e lisofosfolipídios e produz ácido araquidônico. O araquidonato, por sua vez, é convertido em eicosanoides, que são vasoconstritores e quimiotáticos para neutrófilos.[406] As membranas celulares são bastante suscetíveis à atividade da fosfolipase após reperfusão. A lesão por reperfusão é uma consideração importante na cirurgia de transplante; no entanto, seu papel na patogênese da IRA pré-renal e isquêmica não foi esclarecido.

Muitas das alterações bioquímicas e estruturais celulares relacionadas à IRA isquêmica também são partes importantes da patogênese da NTA associada à exposição a nefrotoxinas. A disfunção associada à toxina e a necrose das células aumentam a pressão tubular e diminuem o gradiente de pressão hidrostática capilar glomerular. A perda da capacidade de reabsorção aciona o *feedback* tubuloglomerular e reduz ainda mais a TFG, diminuindo o fluxo sanguíneo renal por vasoconstrição e diminuição no coeficiente de ultrafiltração glomerular. O extravasamento transepitelial de solutos na circulação interfere ainda mais na função excretora dos rins.

Necrose tubular aguda

Muitos agentes são reconhecidos por seus possíveis efeitos nefrotóxicos. A intoxicação renal induzida por aminoglicosídeos é provocada pelo acúmulo desses antibióticos no córtex renal. A estreptomicina é o menos nefrotóxico dos aminoglicosídeos, enquanto a gentamicina e a canamicina são nefrotoxinas intermediárias. A neomicina é a mais nefrotóxica. A maioria dos casos de intoxicação por aminoglicosídeos está associada a condições de diminuição da perfusão renal, já que o rim saudável geralmente tolera algum grau de superdosagem de aminoglicosídeos, em especial com a administração a cada 24 horas, o que dá tempo para a recuperação das células tubulares durante a redução das concentrações do fármaco. Depois da filtração livre no glomérulo, os aminoglicosídeos se ligam aos polifosfoinositídeos na borda em escova dos túbulos proximais e são reabsorvidos por pinocitose. O acúmulo desses antibióticos interfere na função de lisossomos, mitocôndrias e Na^+-K^+-ATPase, inibindo a atividade da fosfolipase A. A ligação à borda em escova é saturável, e a exposição contínua das células proximais ao fármaco (como nos casos de administração mais frequente) aumenta o acúmulo e a nefrotoxicidade. Concentrações mínimas elevadas são mais nefrotóxicas do que concentrações máximas elevadas, já que as células tubulares são expostas a níveis maiores de aminoglicosídeos por um período longo. Assim, a administração de aminoglicosídeos 1 vez/dia pode atenuar o risco de nefrotoxicidade com eficácia terapêutica igual ou superior (em razão das maiores concentrações de pico e do efeito pós-antibiótico).[407,408] O cálcio no filtrado glomerular inibe a ligação ao aminoglicosídeo no túbulo contorcido proximal de forma competitiva. Experimentalmente, tanto a suplementação intravenosa de cálcio (gliconato de cálcio, 20 mg/kg a cada 12 horas)[409] quanto a ingestão aumentada de cálcio na dieta pelo consumo de alfafa[410] tiveram efeito protetor contra a intoxicação por gentamicina. Muitos casos brandos de intoxicação por aminoglicosídeos estão associados à IRA não oligúrica e, portanto, podem não ser identificados em equinos.

Algumas cefalosporinas, como a cefaloridina, têm potencial nefrotóxico considerável. Esses fármacos causam necrose por intoxicação mitocondrial após o acúmulo intracelular do antibiótico.[411]

A polimixina B é um antibiótico polipeptídico que pode se ligar à endotoxina. De modo geral, é administrado a cavalos suscetíveis ao desenvolvimento de IRA e com colite, endotoxemia, tratamento com AINEs e desidratação. Em ratos, as lesões histopatológicas renais da intoxicação experimental por polimixina B são vacuolização citoplasmática de células epiteliais tubulares proximais e necrose focal, dilatação tubular e edema intersticial.[412] A administração mais frequente e concentrações renais maiores do que a dose diária aceleraram o início da intoxicação renal, o que sugeriu um mecanismo ativo de captação da polimixina B nas células dos túbulos proximais. A polimixina B (6.000 UI/kg IV a cada 8 horas) não afetou significativamente a razão urinária de GGT/Cr e pareceu segura em cavalos saudáveis.[413]

Os bisfosfonatos podem ser administrados a cavalos com osteopenia ou outras doenças ortopédicas e, às vezes, causam necrose tubular aguda. A função renal dos cavalos tratados com bifosfonatos e que desenvolvem sinais clínicos de IRA após o tratamento deve ser avaliada, talvez de forma rotineira antes e após a administração desses fármacos. Doses mais altas e a administração intravenosa rápida ou concomitante a AINEs foram associadas ao risco maior de desenvolvimento de IRA.[414]

Nem todos os casos de NTA são causados por alterações tóxicas diretas nas células dos túbulos. Ainda se discute, por exemplo, se a mioglobina e a hemoglobina são mesmo nefrotóxicas. As principais características da nefropatia pigmentar causada por essas moléculas são a obstrução dos túbulos e a redução do fluxo sanguíneo renal (pelos efeitos vasoconstritores diretos). Não se sabe se a obstrução é física, causada pelo acúmulo de pigmento ou pela agregação de células descartadas. A mioglobina tende a estar mais associada à nefropatia do que a hemoglobina. Os pacientes tendem a apresentar oligúria de desenvolvimento rápido, talvez por causa da obstrução generalizada dos túbulos.

Nefrite intersticial aguda

A distinção entre NTA induzida por medicamento e nefrite intersticial aguda pode ser difícil, e esta última é raramente diagnosticada em equinos. A diferenciação pode ser um problema quando o uso contínuo de antibióticos é indicado. Na NTA, é possível alterar o esquema terapêutico, reduzindo a dose ou prolongando o intervalo de tratamento, mas, na nefrite intersticial, a administração de corticosteroides por um curto período costuma ser benéfica em seres humanos. A nefrite intersticial é geralmente caracterizada por eosinofilúria e eosinofilia e é mais provável que esteja associada à presença de hemácias do que a NTA. O mecanismo imunológico exato de desenvolvimento de nefrite intersticial não foi esclarecido, embora se acredite que seja causado por hipersensibilidade tardia mediada por células ou pela presença de anticorpos antitubulares na membrana basal.[415] O prognóstico de cavalos com nefrite intersticial aguda é ruim.

Glomerulonefrite aguda

A nefropatia glomerular aguda é rara em equinos; no entanto, quando ocorre, geralmente se manifesta como síndrome nefrótica, embora hematúria e oligúria às vezes sejam aparentes. Depósitos de gamaglobulina e complemento são encontrados ao longo da membrana basal (forma global) ou na área mesangial (forma mesangioproliferativa).[416] Os antígenos de estreptococos do grupo C foram identificados na glomerulonefrite equina, e complexos antígeno-anticorpo associados ao vírus da anemia infecciosa equina (AIE) foram identificados nos glomérulos de cavalos que não apresentavam insuficiência renal.[270,417] A deposição de imunocomplexos ativa a cascata do sistema complemento. A formação de C3b e C5a causa agregação plaquetária e atrai neutrófilos. O dano tecidual é provocado por deposição do complemento em si e pela inflamação associada à ativação dos neutrófilos e à liberação de radicais reativos de oxigênio, proteases, elastases e outras lisozimas. Essas enzimas, mais o fator de ativação plaquetária e o leucotrieno B_4, aumentam a permeabilidade vascular e a expressão de moléculas de adesão, exacerbando a inflamação.[406] A redução grave da TFG é causada por grandes quedas no coeficiente de permeabilidade glomerular, que está associado ao aumento dos espaços de Bowman após a inflamação e a deposição de imunocomplexos.

Basicamente, aumentos na pressão ureteral, por qualquer motivo, reduzem a TFG por causa da queda no gradiente de pressão hidrostática capilar glomerular, algum fluxo retrógrado tubular, diminuição no coeficiente de permeabilidade glomerular e, por fim, redução do fluxo sanguíneo renal (ver a discussão anterior sobre a fisiopatologia da IRA pós-renal).

SINAIS CLÍNICOS

Na maioria dos cavalos com IRA mediada por mecanismos hemodinâmicos (*i. e.*, pré-renal, isquêmica, desidratação), os sinais clínicos são mais pronunciados a partir do problema principal, como cólicas ou enterocolites agudas, sepse, coagulopatias, rabdomiólise ou intoxicação por metais pesados, em vez de disfunção renal. Portanto, os sinais clínicos predominantes são desidratação (com ou sem diarreia), depressão e anorexia. Outros sinais podem incluir taquicardia, hiperemia de mucosas, febre, dor abdominal branda e laminite. Como os sinais clínicos são geralmente relacionados ao problema primário, a IRA pode não ser suspeita ou detectada, a menos que o veterinário avalie especificamente a função renal como parte da investigação de uma doença mais óbvia. De modo geral, as manifestações clínicas da IRA refletem os efeitos sistêmicos de substâncias tóxicas geralmente excretadas na urina (ou seja, a azotemia é refletida por anorexia e depressão), disfunção do trato urinário e desequilíbrios hidreletrolíticos e acidobásicos. Sinais de encefalopatia ou hiperlipemia podem ser observados em cavalos com azotemia grave.

Embora a oligúria seja considerada a principal característica da IRA, a produção de urina é variável em equinos. A oligúria é frequente nos primeiros estágios da IRA mediada por mecanismos hemodinâmicos e é o sinal clínico mais relatado que está diretamente relacionado à disfunção do trato urinário. Como descrito na seção sobre fisiopatologia, porém, os estágios não oligúricos e poliúricos da IRA pré-renal e intrínseca também podem estar associados à hipoperfusão renal. A anúria é rara. A IRA não oligúrica ou poliúrica também pode estar associada à exposição a nefrotoxinas (NTA), e a poliúria é comum durante a fase de recuperação da IRA, independentemente de sua causa. A magnitude da azotemia tende a ser menor na IRA não oligúrica do que na oligúrica, talvez indicando danos menos graves na primeira. Da mesma forma, a IRA não oligúrica está associada a um prognóstico mais favorável.

A princípio, os pacientes com IRA recebem grandes volumes de líquidos intravenosos ou orais para tratamento da doença primária e restauro do volume plasmático. Nesses casos, a oligúria pode progredir para poliúria. Em caso de manutenção da lesão renal significativa, a persistência de oligúria mesmo com a administração de líquidos geralmente se manifesta como ausência de produção de um volume significativo de urina em resposta à fluidoterapia. O grau de alteração da azotemia também é mínimo nas primeiras 24 a 36 horas de tratamento. Esses pacientes devem ser monitorados por cuidado, já que a retenção de líquidos pode levar ao desenvolvimento de edema subcutâneo e pulmonar. O hematócrito, a concentração de proteínas totais e os índices renais devem ser medidos com frequência para avaliação objetiva da resposta à fluidoterapia e da função renal. Fezes moles causadas pela retenção de líquidos também podem ser observadas em pacientes com IRA oligúrica.

A uropatia pós-renal ou obstrutiva é caracterizada por dor abdominal branda a grave e polaciúria e estrangúria (ver Doença Obstrutiva do Trato Urinário).

DIAGNÓSTICO

Aumentos nas concentrações plasmáticas de ureia e creatinina (*i. e.*, azotemia) são os achados iniciais que sugerem comprometimento da função renal. A azotemia simplesmente reflete a redução da TFG; quase não tem valor diagnóstico diferencial. Após estabelecer o desenvolvimento recente de azotemia, o médico veterinário deve proceder de maneira sistemática para diferenciar as seis possíveis síndromes associadas à IRA: (1) IRA pré-renal, (2) IRA isquêmica, (3) NTA, (4) nefrite intersticial aguda, (5) glomerulonefrite aguda e (6) IRA obstrutiva (pós-renal). Uma boa maneira de fazer isso é primeiro tentar descartar a IRA pré-renal e a IRA pós-renal. Se isso for possível, o paciente deve ter um tipo de IRA intrínseca; portanto, os esforços diagnósticos podem ser direcionados à identificação dos subtipos da doença.

Como descrito em mais detalhes a seguir (ver Urolitíase), o diagnóstico de doença obstrutiva pós-renal é baseado em uma combinação de sinais clínicos, achados à anamnese e à palpação retal, ultrassonografia e endoscopia do trato urinário. Nesses casos, a frequência e o volume de micção podem variar e a obstrução total causa anúria. A reabsorção de sal e água tende a diminuir com a persistência do problema, o que causa hiponatremia (ou seja, concentração plasmática de sódio na faixa normal baixa). Embora os mecanismos para essa perda de sódio não tenham sido esclarecidos por completo, são aparentemente relacionados à redução da função do membro ascendente da alça de Henle e a um aumento do fluxo sanguíneo medular após a liberação de prostaglandinas. Esses dois eventos diminuem bastante a magnitude e o efeito dos mecanismos de concentração contracorrente medular. A prostaglandina também inibe o efeito do hormônio antidiurético de maneira direta.[418]

A determinação da gravidade específica da urina em cavalos com azotemia é um meio comum para detecção de IRA pré-renal. Nesses casos, a gravidade específica da urina é superior a 1,025 e pode chegar a 1,055. Em seres humanos, vários índices confiáveis podem ser usados para diferenciação da azotemia renal da azotemia pré-renal[419-421] com base na osmolaridade da urina e na razão de osmolaridade entre a urina e o plasma (U/P_{osm}), concentração urinária de sódio e depuração de sódio fracionada e razões das concentrações de ureia entre a urina e o plasma (U/P_{UN}) e concentrações de Cr entre a urina e o plasma (U/P_{Cr}). A depuração fracionada de sódio, em particular, é um bom indicador da reabsorção do soluto e da função dos túbulos proximais, enquanto U/P_{Cr} e, em menor grau, U/P_{UN}, são índices da capacidade tubular de reabsorção de água. A utilidade desses índices em cavalos também foi investigada e seu valor no diagnóstico diferencial é considerável.[272] Embora esses exames sejam discriminatórios, há um certo grau de sobreposição entre eles no que se refere a distúrbios pré-renais e parenquimatosos ou intrínsecos. Também é preciso lembrar que esses índices não permitem a diferenciação entre doença intrínseca e pós-renal. Vários cavalos com IRA pré-renal (não oligúrica) têm osmolaridade urinária menor que 360 mOsm. Uma pequena porcentagem de cavalos com IRA pré-renal tem U/P_{Cr} menor que 30 (geralmente superior a 50) e depuração fracionada de sódio acima de 0,80% (geralmente abaixo de 0,50%), provavelmente pela existência não reconhecida de danos nos túbulos antes da depleção volumétrica ou por um efeito natriurético de alguns tratamentos, como diuréticos ou líquidos intravenosos. É provável que a natriurese seja induzida pela administração de bicarbonato porque os cátions de sódio são perdidos com os ânions de bicarbonato não absorvidos. Nesses casos, a determinação da depuração fracionada de cloreto pode ser um melhor indicador da resposta do rim à hipoperfusão.

Nenhum parâmetro diferencia de maneira confiável a IRA pré-renal e isquêmica por causa do *continuum* fisiopatológico entre essas doenças. Em uma ponta, a diminuição da TFG é acompanhada por preservação da função tubular e dos mecanismos de concentração. Essa forma é facilmente reversível com a terapia apropriada. Reduções maiores ou mais prolongadas da TFG levam à disfunção tubular e à reversão mais lenta dos danos até chegar à outra ponta do espectro, em que há perda completa e irreversível da função renal. A avaliação da gravidade específica da urina antes do início da fluidoterapia auxilia a diferenciação da insuficiência pré-renal e renal. Como os rins em função normal preservariam o máximo de sal e água em resposta a uma diminuição transitória do fluxo sanguíneo renal na insuficiência pré-renal, a gravidade e a osmolaridade específicas da urina são maiores do que os valores associados ao soro, enquanto a urina produzida por cavalos com IRA intrínseca tende a ser isostenúrica (gravidade específica abaixo de 1,020). Na clínica, a avaliação da resposta à fluidoterapia é a maneira mais prática de diferenciação da insuficiência pré-renal das formas intrínsecas de IRA. A azotemia causada por problemas pré-renais deve resolver com rapidez após a reposição de *deficits* hídricos e o restauro da perfusão renal. Na insuficiência pré-renal, a reposição de volume também deve restaurar a função renal e diminuir a magnitude da azotemia em 50% ou mais durante o primeiro dia de tratamento. Por outro lado, a fluidoterapia geralmente não leva à rápida resolução da azotemia associada a problemas intrínsecos. A aplicação da medida das razões U/P_{Cr} e U/P_{UN} é limitada a amostras de urina coletadas antes do início da fluidoterapia ou na primeira amostra de urina colhida após o início da fluidoterapia.

Na IRA pré-renal, as anomalias eletrolíticas e acidobásicas geralmente refletem os problemas causados por uma doença primária (p. ex., enterocolite, cólica, perda de sangue). Os cavalos tendem a apresentar acidose, hiponatremia e hipocloremia brandas. As concentrações plasmáticas de potássio e cálcio variam de acordo com a doença responsável pela hipoperfusão renal. A concentração de potássio também é afetada em certa medida pelo débito urinário e pela ingestão de alimentos; a hiperpotassemia é mais associada à oligúria e à anúria.

A técnica de biopsia do rim esquerdo foi bem descrita.[369] A principal indicação da biopsia renal é ajudar a diferenciar os tipos de doenças renais intrínsecas quando se acredita que essa distinção terá relevância terapêutica e prognóstica. A insuficiência isquêmica e a NTA geralmente podem ser diagnosticadas sem biopsia. A principal complicação associada ao procedimento de biopsia é a hemorragia renal, que pode ser grave. A orientação ultrassonográfica e o uso de um instrumento de biopsia com mola podem reduzir o risco de complicações. A ultrassonografia também permite a biopsia do rim direito. A melhora do conhecimento da fisiologia e patologia renal equina e os avanços na genética molecular levaram ao desenvolvimento de técnicas que substituem ou complementam os métodos histopatológicos comuns, o que pode aumentar a utilidade diagnóstica da biopsia renal. Os resultados da biopsia, por exemplo, podem determinar o uso de imunossupressores no tratamento de algumas formas de doenças do parênquima renal (p. ex., nefrite intersticial).

A identificação de subtipos de IRA intrínseca geralmente depende da urinálise e da sedimentoscopia. O histórico de exposição a insultos isquêmicos ou possíveis nefrotoxinas, como os aminoglicosídeos, certamente ajuda nesse sentido, mas a determinação da gravidade da doença e de seu prognóstico ainda depende da urinálise. A doença tubular isquêmica é semelhante à NTA. Nos dois casos, há proteinúria branda a moderada com gravidades específicas geralmente inferiores a 1,020 e osmolaridade urinária abaixo de 350 mOsm. A depuração fracionada de sódio é quase sempre maior que 1, independentemente da produção de urina. Cilindros granulares são frequentemente observados, em especial na NTA. A enzimúria e a fosfatúria são proeminentes no início da NTA.[295,422] As concentrações plasmáticas de sódio e cloreto geralmente são baixas. As concentrações plasmáticas de cálcio e fosfato inorgânico são muito variáveis: valores maiores, menores ou normais são possíveis, dependendo da dieta do cavalo, da nefrotoxina e da localização e gravidade dos danos ao néfron.[295,417,422]

É preciso lembrar que a TFG é menor nos casos de NTA, provavelmente pelo aumento da quantidade de sódio e cloreto na mácula densa após disfunção da reabsorção proximal de sódio. A estimulação da mácula densa leva à liberação de renina e à produção local de angiotensina II, aumentando a resistência vascular renal e diminuindo o fluxo sanguíneo renal. A baixa TFG pode mascarar a magnitude absoluta do dano na função tubular; no entanto, o estudo cuidadoso da reabsorção renal de sódio ao longo do tempo nos casos de NTA revela que esse defeito parece melhorar com maior rapidez do que a TFG.[423]

A nefrite intersticial aguda geralmente não é identificada em cavalos; no entanto, em um estudo realizado há cerca de 40 anos, a doença foi diagnosticada em aproximadamente um oitavo de todos os pacientes humanos que precisavam de biopsia renal para o diagnóstico de IRA inexplicável.[424]

Edema e manchas difusas ou focais de inflamação intersticial caracterizam a doença. Na medicina humana, o número de fármacos, toxinas e agentes infecciosos conhecidos por induzir esta doença está aumentando. Não há razão para acreditar que agentes semelhantes não sejam capazes de causar a mesma doença em equídeos. As células inflamatórias circundam os túbulos e podem se mover entre as células epiteliais até o lúmen tubular. Assim, cilindros de leucócitos são comuns. Os leucócitos também podem romper a membrana basal dos túbulos, tornando muito menos provável o reparo celular; essa é uma característica distintiva importante entre a NTA e a nefrite intersticial. Na primeira, a membrana basal tende a continuar íntegra. A redução da TFG e a azotemia são provavelmente causadas por edema intersticial, obstrução intratubular e liberação de agentes vasoativos.

A nefrite intersticial aguda e a NTA são associadas a valores semelhantes de depuração fracionada de sódio, U/P_{Cr} e U/P_{osm}; no entanto, o sedimento urinário pode ser diferente em cada doença. A piúria estéril e a hematúria microscópica são observadas na nefrite intersticial, embora os cilindros hemáticos sejam raros. Proteinúria e eosinofilúria brandas também são comuns. A eosinofilúria parece estar limitada à doença intersticial renal, principalmente à nefrite intersticial induzida por fármacos, mas também à pielonefrite crônica e ao lúpus eritematoso sistêmico.[425,426] A eosinofilúria pode ou não ser acompanhada por eosinofilia. Os eosinófilos na urina equina devem ser fáceis de observar usando a coloração de Wright, graças à natureza alcalina do líquido. Ocasionalmente, acredita-se que a febre esteja associada ao desenvolvimento de nefrite intersticial. Esse sinal clínico é relativamente inespecífico e pode ser enganoso se o animal estiver sendo tratado com antibióticos para uma infecção. O que se pode observar com o monitoramento cuidadoso do paciente é uma redução ou resolução da febre após o início da terapia antimicrobiana, seguida pela recidiva da febre e desenvolvimento de azotemia. Se isso acontecer, a nefrite intersticial aguda deve estar na lista de diagnósticos a serem descartados.

A síndrome nefrótica geralmente caracteriza a glomerulonefrite aguda. A proteinúria é moderada a grave e a urina é concentrada. A osmolaridade urinária e a razão U/P_{osm} são comparáveis aos valores observados na IRA pré-renal e maiores do que aqueles associados à NTA. A concentração urinária e a depuração fracionada de sódio tendem a ser muito menores do que em outras causas renais intrínsecas e pós-renais de IRA. As razões de U/P_{UN} e U/P_{Cr} são semelhantes às associadas à insuficiência pré-renal e mais altas do que aquelas observadas na doença isquêmica, tubular, intersticial ou pós-renal. A secreção tubular renal de creatinina é maior na glomerulonefrite; assim, as concentrações de creatinina podem não aumentar com rapidez e as razões de ureia/creatinina continuam altas, como costuma ocorrer com os problemas pré-renais. Portanto, embora os índices urinários devam permitir a diferenciação da glomerulonefrite aguda de outras doenças parenquimatosas e pós-renais, são bastante sobrepostos àqueles associados à IRA pré-renal. A IRA causada por glomerulonefrite aguda é diferenciada da doença provocada por hipoperfusão com base na proteinúria significativa e nos números de hemácias geralmente associados à primeira. Cilindros hemáticos são mais comuns na glomerulonefrite do que em outras causas intrínsecas da IRA. Algumas causas de IRA pós-renal também podem ser relacionadas a cilindros hemáticos, mas nesses casos a proteinúria normalmente não é tão intensa.

 TRATAMENTO

A princípio, o tratamento de cavalos com IRA deve se concentrar na reversão da causa subjacente e na correção de desequilíbrios hidreletrolíticos. A pronta identificação dos pacientes suscetíveis e a prevenção de problemas por meio do restauro rápido e da manutenção precisa do volume de líquido intravascular, da filtração glomerular e da produção de urina (com líquidos e, talvez, diuréticos) é obviamente preferível ao tratamento. A prevenção é absolutamente essencial. Os *deficits* de líquidos devem ser corrigidos nas primeiras 6 a 12 horas de tratamento. O soro fisiológico ou a solução eletrolítica balanceada é o líquido preferencial, a menos que o paciente seja hipernatrêmico, como pode ocorrer na IRA pré-renal ou na glomerulonefrite aguda. Pacientes com hipernatremia devem receber soluções de NaCl a 0,45% e dextrose a 2,5%. A adição de 50 a 100 g de dextrose por litro de líquidos salinos ou poliônicos ajuda a atender às necessidades calóricas de cavalos com anorexia. A diurese ocorre quando a administração de líquidos é rapidamente instituída ou se o problema não for grave. Nesses casos, a fluidoterapia intravenosa deve ser mantida em pelo menos o dobro dos níveis de manutenção (até 100 mℓ/kg/dia ou mais) até que a concentração sérica de creatinina diminua de maneira expressiva. Em seguida, a administração de líquidos é diminuída para 40 a 50 mℓ/kg/dia até que a concentração de creatinina seja normalizada ou o cavalo esteja comendo e bebendo de forma adequada. O cavalo deve ser cuidadosamente observado para assegurar a micção adequada em resposta à fluidoterapia, a ausência de desenvolvimento de edema e a diminuição dos índices renais como desejado.

Em caso de oligúria por 10 a 12 horas após o início da fluidoterapia, a administração lenta de dopamina em dextrose a 5% (3 a 5 μg/kg/min) pode melhorar o fluxo sanguíneo renal e a produção de urina. A pressão arterial deve ser monitorada durante a infusão de dopamina, que pode induzir hipertensão significativa. A administração de dopamina deve ser interrompida se a pressão arterial começar a subir. A infusão pode ser reiniciada a uma taxa mais baixa quando a pressão arterial voltar ao normal. A pressão arterial também pode aumentar em decorrência da hidratação excessiva de pacientes oligúricos. O monitoramento regular do peso corporal, do hematócrito e da concentração sérica de proteínas totais, da pressão venosa central e dos sons pulmonares é importante para evitar os problemas causados pela hidratação excessiva.

O uso de diuréticos, como manitol e diuréticos de alça, no tratamento da IRA é controverso. Furosemida e ácido etacrínico são os diuréticos de alça mais comumente usados. A furosemida é um agente de ação curta, muito potente, que bloqueia o cotransportador $Na/K/2Cl^-$ no membro ascendente da alça de Henle. Além de promover a diurese, a inibição do cotransportador também pode proteger essas células tubulares, reduzindo sua taxa metabólica e, portanto, a demanda de oxigênio em face da disponibilidade limitada do gás após a hipoperfusão. A eficácia dos diuréticos de alça requer o acesso ao lúmen tubular. Assim, os diuréticos de alça podem ter valor limitado em problemas pré-renais ou isquêmicos, embora o possível efeito protetor da furosemida nas células especialmente vulneráveis do membro ascendente espesso possa justificar seu uso. A administração de diuréticos de alça também pode exacerbar ou induzir a depleção de volume nos casos de IRA caracterizados por isostenúria ou poliúria (p. ex., NTA em estágio inicial), piorando a doença e tornando o paciente mais suscetível aos efeitos de nefrotoxinas, como a gentamicina. Os diuréticos de alça parecem ser mais benéficos quando usados em casos caracterizados por obstrução tubular (p. ex., pigmentúria) porque aumentam a retenção de solutos, o que aparentemente ajuda a eliminar essas obstruções e os cilindros dos túbulos. De qualquer forma, a produção de urina deve primeiro ser estimulada com reposição de volume, em vez da administração de diuréticos.

Embora os diuréticos de alça não tenham efeito direto sobre a TFG, a administração de manitol a 20% (0,25 a 1 g/kg) por 15 a 20 minutos pode ajudar a combater a oligúria por aumentar o fluxo sanguíneo renal e a TFG. O aumento se deve a reduções na concentração plasmática de proteínas e na pressão oncótica. Essas mudanças, por sua vez, são provocadas pelos efeitos sistêmicos do aumento da osmolaridade intravascular induzido pelo manitol. O manitol também pode induzir a síntese do vasodilatador PGE_2 e a liberação do peptídeo natriurético atrial, o que também aumentaria o fluxo sanguíneo renal e a TFG. Uma vez filtrado, também atua como um diurético osmótico, diminuindo a concentração de soluto na urina e aumentando o volume urinário. Consequentemente, o manitol também pode ser eficaz no tratamento de doenças caracterizadas por obstrução tubular e aumento de volume das células tubulares.

A hiperpotassemia é incomum na IRA equina, exceto em alguns casos pós-renais. Quando presente, a hiperpotassemia é branda e responde à administração de líquidos intravenosos sem potássio. Em caso de persistência da hiperpotassemia (superior a 6,5 mEq/ℓ), a correção de qualquer acidose associada por meio da administração de bicarbonato de sódio e/ou glicose (solução até 10%) é benéfica. Casos piores ou mais refratários podem requerer a administração de insulina. A suplementação de potássio (KCl, 20 a 40 mEq/ℓ IV) pode ser necessária durante a fase poliúrica de recuperação da IRA.

O metabolismo do cálcio tende a ser alterado na IRA equina, com diversos relatos de hipocalcemia e hiperfosfatemia ou hipercalcemia e hipofosfatemia. A hipercalcemia geralmente se resolve com a mudança da alimentação para gramíneas ou feno (evite leguminosas) e tempo. A hipocalcemia provavelmente tem várias causas, inclusive resistência esquelética ao paratormônio durante os primeiros estágios da IRA e deficiência de 1,25-di-hidroxicolecalciferol provocada pela regulação negativa da 1,25-hidroxilase renal na hiperfosfatemia e/ou disfunção dessa enzima após a lesão parenquimatosa renal.[422,427] A hipoalbuminemia e a maior deposição de cálcio nos tecidos lesionados, como nos casos de rabdomiólise, são outros fatores a considerar A administração de sal de cálcio com protocolo de fluidoterapia intravenosa e o oferecimento de leguminosas, como a alfafa, são geralmente suficientes para corrigir a hipocalcemia.

A uremia grave diminui a vida útil das hemácias e induz disfunção plaquetária. Consequentemente, anemia (talvez também causada pela diminuição da produção de eritropoetina) e aumento da tendência a sangramento podem estar associadas à IRA. Essas doenças podem exigir tratamento sintomático com transfusões de sangue total.

Como a intoxicação por aminoglicosídeos é uma das causas mais comuns de IRA equina,[265,386,428] o uso contínuo desses fármacos em cavalos com a doença merece atenção específica. A gentamicina e a amicacina são os aminoglicosídeos mais utilizados na clínica equina e sua farmacocinética foi bem estudada em animais saudáveis. O volume de distribuição e a liberação desses medicamentos sofrem grandes variações interindividuais e etárias em cavalos normais e essa variabilidade é ainda maior em animais doentes. Portanto, quando um paciente com IRA necessita de antibióticos aminoglicosídeos, o monitoramento das concentrações séricas mínimas do medicamento para ajuste da dose ou do intervalo de administração é fortemente indicado, pois é a melhor proteção contra o agravamento dos danos renais. O monitoramento terapêutico de aminoglicosídeos pode ajudar a manter a concentração desejada, impedir a intoxicação e avaliar a TFG. O aumento da concentração mínima de aminoglicosídeos pode indicar redução da TFG, porque sua excreção depende da filtração glomerular. A disfunção renal associada à intoxicação por aminoglicosídeos é geralmente indicada por um aumento de pelo menos 0,3 mg/dℓ na concentração de creatinina. Nesse caso, deve-se considerar a interrupção da terapia até que os índices renais se normalizem, prolongando o intervalo de administração ou reduzindo a dose. É preciso lembrar que alterações no sedimento urinário (cilindros), enzimúria, proteinúria branda ou glicosúria e a diminuição da capacidade de concentração da urina ocorrem alguns dias antes do aumento da concentração de creatinina e são bons indicadores do desenvolvimento de nefrotoxicidade por aminoglicosídeo. De modo geral, isso pode ser resolvido com a manutenção ou aumento da fluidoterapia intravenosa para proteção contra hipoperfusão renal e o ajuste adequado do intervalo de administração do antibiótico.

A hemodiálise intermitente foi usada com sucesso no tratamento da intoxicação por oxitetraciclina e IRA em um potro de 4 dias de idade.[429] A oxitetraciclina pode ser diretamente nefrotóxica em altas doses (como no tratamento da contração tendínea em neonatos), e sua oxidação pode levar à formação de compostos nefrotóxicos. A hemodiálise é uma excelente terapia auxiliar nos casos de IRA induzida por toxinas. Em 2013, Wong *et al.*[430] relataram uma técnica de hemodiálise em cavalos adultos saudáveis com utilização de um aparelho comercial para seres humanos. Outra técnica que pode ser mais prática é a diálise peritoneal de fluxo contínuo.[431] Nessa técnica, dois cateteres de demora são colocados no flanco (entrada) e no abdome ventral (saída) para infusão contínua de dialisato. O uso de dois cateteres e o fluxo contínuo do dialisato, em vez da colocação de um único cateter abdominal ventral e infusão intermitente, pode aumentar a área de superfície do peritônio para diálise e ter menos complicações.

PROGNÓSTICO

O prognóstico da IRA equina depende da causa subjacente, da duração da insuficiência renal, da resposta ao tratamento inicial e do desenvolvimento de complicações secundárias, como diarreia, tromboflebite e laminite. De modo geral, a duração da IRA antes da instituição da terapia é o determinante mais importante do prognóstico. Das principais causas de IRA, a insuficiência isquêmica grave e a nefrite intersticial aguda provavelmente têm o pior prognóstico em equinos. No entanto, a IRA de qualquer causa deve estar associada a prognóstico ruim ou reservado caso a interrupção precoce dos eventos fisiopatológicos que levam ao desenvolvimento da doença não seja alcançada ou o animal apresente oligúria ou anúria prolongada (mais de 12 horas) após a instituição de terapia vigorosa. A maioria dos casos de IRA pós-renal tem prognóstico favorável e é reversível, desde que a doença inicial seja tratada com sucesso. Ao discutir o prognóstico com os proprietários, os profissionais devem se lembrar que o bom resultado nem sempre está associado ao retorno completo da função normal. Muitos cavalos vivem muito tempo depois de um episódio de IRA, mas nunca recuperam por completo a capacidade de concentração da urina; em outros casos, a poliúria se torna constante. A NTA, principalmente por nefrotoxicidade, tem prognóstico favorável em caso de manutenção da integridade das membranas basais dos túbulos.

Doença renal crônica

Harold C. Schott II

CONDIÇÕES PREDISPONENTES

A doença renal crônica (DRC ou insuficiência renal crônica) é reconhecida com pouca frequência em cavalos. Em cães e gatos, a prevalência de DRC foi de 0,9 e 1,6%, respectivamente,[432] enquanto o Veterinary Medical Database da Purdue University, nos EUA, relatou que apenas 515 dos 442.535 cavalos internados nos hospitais veterinários participantes entre 1964 e 1996 apresentaram DRC (prevalência de 0,12%). Na realidade, esse número pode ser subestimado, já que cavalos com diagnóstico de DRC provavelmente são submetidos à eutanásia antes do atendimento em um hospital veterinário. Como em cães e gatos, a DRC parece ser um problema maior em cavalos mais velhos (a prevalência aumentou para 0,23% em cavalos com mais de 15 anos). Uma prevalência de 0,51% em machos intactos com mais de 15 anos de idade também sugere que os garanhões podem ser mais suscetíveis.

Embora a síndrome clínica da DRC seja incomum, um estudo em matadouro, amplamente citado, revelou que 16% dos 45 cavalos examinados apresentavam lesões glomerulares à microscopia óptica e 42% (22 de 53 cavalos examinados) tinham depósitos de imunoglobulina ou complemento à imunofluorescência.[270] Embora esses achados sugiram que até um terço dos cavalos possam ter evidências microscópicas de doença renal, apenas um dos indivíduos dessa pesquisa apresentou sinais de DRC. Essa disparidade pode ser atribuída à grande capacidade de reserva renal, porque os sinais clínicos de insuficiência renal não se tornam aparentes até a perda de dois terços a três quartos dos néfrons funcionais.[254] Embora essa regra básica seja baseada em estudos com animais de laboratório parcialmente nefrectomizados, a semelhante capacidade de reserva renal equina é apoiada por vários relatos clínicos de nefrectomia unilateral usada com sucesso no tratamento de distúrbios do trato urinário superior.[41,74,255-257] Além disso, após a nefrectomia experimental unilateral em pôneis[258] e cavalos,[259] a função renal permaneceu dentro dos limites normais e os animais mantiveram o peso corporal.

Os distúrbios renais que levam à DRC podem ser congênitos ou adquiridos. Em cavalos com menos de 5 anos de idade e sem relato de evento que possa ter sido complicado pela IRA, o distúrbio renal congênito deve ser suspeito em caso de agenesia, hipoplasia ou displasia renal ou ainda doença renal policística.[27,28,32,34-40,48-51] Embora cada uma dessas anomalias congênitas seja ocasionalmente identificada, a doença adquirida decorrente de lesão glomerular ou tubular é uma causa mais comum de DRC em cavalos.[70,95,260,266,433,434] A princípio, a doença adquirida é insidiosa e a lesão renal pode ter começado anos antes. Assim, a identificação da causa da DRC é difícil, porque muitos cavalos têm evidências de doença glomerular e tubular avançada, denominada *doença renal terminal* (DRT), quando do desenvolvimento dos sinais clínicos de DRC. No entanto, o conhecimento das várias causas da DRC melhora a compreensão geral da doença em equinos.

GLOMERULONEFRITE

A lesão glomerular é um desencadeante comum da insuficiência renal e da DRC em cavalos. Embora a lesão glomerular imunomediada seja frequentemente implicada na glomerulonefrite, várias doenças não relacionadas, inclusive isquemia, insultos tóxicos e infecção, podem levar à perda da integridade glomerular.[435] Esses mecanismos geralmente provocam alterações vasculares e tubulointersticiais significativas, além de lesão glomerular. Assim, a designação glomerulonefrite é reservada à doença renal com suspeita de dano glomerular imunomediado como fator inicial no desenvolvimento de insuficiência renal. Até a década passada, a glomerulonefrite era considerada uma causa rara de DRC em animais domésticos e a nefrite intersticial era implicada com maior frequência.[436-438] O refinamento das técnicas histológicas, com coloração por imunofluorescência e microscopia eletrônica dos tecidos renais, aumentou o reconhecimento da glomerulonefrite subclínica e com importância clínica.[438]

Uma breve revisão da anatomia microscópica do glomérulo esclarece a fisiopatologia da glomerulonefrite. O corpúsculo renal, ou glomérulo, é composto por um tufo de capilares glomerulares cercados por células epiteliais que revestem a cápsula de Bowman. A raiz que suporta o pedículo da rede capilar glomerular é semelhante à raiz mesentérica que sustenta o trato intestinal, e a cápsula de Bowman é análoga ao peritônio (Figura 14.18 A). À microscopia, os componentes do glomérulo são células endoteliais capilares, mesângio (células e matriz), membrana basal glomerular (MBG) e células epiteliais viscerais. No pedículo vascular, estas últimas se tornam contíguas às células epiteliais parietais que revestem o espaço de Bowman, assim como as células mesoteliais que cobrem a serosa e o mesentério intestinal se tornam contíguas ao peritônio na raiz mesentérica.[435] As células endoteliais capilares glomerulares são únicas por serem fenestradas com poros que são a primeira barreira para a passagem de componentes do sangue para o espaço urinário (Figura 14.18 B). O mesângio, que fica entre as células endoteliais e epiteliais, é a estrutura de sustentação dos capilares glomerulares e é análogo ao tecido mesentérico que suporta o intestino. As células mesangiais são um componente do sistema reticuloendotelial e fagocitam macromoléculas, inclusive fragmentos de MBG velha ou moléculas maiores que passam pelos poros das células endoteliais, mas não pela MBG. Além disso, as células mesangiais apresentam elementos contráteis que permitem sua participação na regulação da hemodinâmica glomerular. Essas células proliferam em resposta à lesão glomerular e podem liberar várias citocinas que modulam a resposta inflamatória glomerular.[5] A MBG fica entre as células endoteliais e epiteliais e envolve os capilares glomerulares, exceto onde há mesângio (Figura 14.19 A). Retornando à analogia da cavidade abdominal, a MBG ficaria abaixo da serosa intestinal, exceto na área de inserção mesentérica, que conteria a matriz e as células mesangiais. A MBG é composta por uma camada eletrodensa central, a lâmina densa e duas camadas mais finas, mais elétron-transparentes, a lâmina rara externa e a lâmina rara interna (Figura 14.19 B).[5,435] Os principais componentes da MBG são moléculas similares ao tipo colágeno e as glicoproteínas da matriz que são produzidas principalmente por células epiteliais viscerais. A MBG normal é constantemente renovada, e os detritos são removidos por células mesangiais. As células epiteliais viscerais, também chamadas *podócitos*, cobrem o lado do ducto urinífero da MBG e têm muitas extensões citoplasmáticas, chamadas *processos podais*, que formam interdigitações extensas com processos podais das células epiteliais adjacentes. O estreito espaço entre os processos podais – a fenda de filtração ou poro da fenda – é preenchido por uma membrana fina, o diafragma.[5,435]

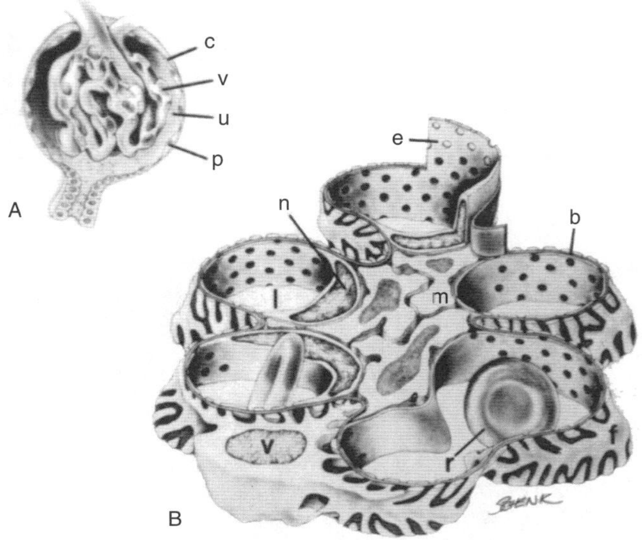

Figura 14.18 Anatomia submacroscópica de um corpúsculo renal. **A.** O corpúsculo renal com um tufo de capilares glomerulares cercado pela cápsula de Bowman (*c*) apresenta células epiteliais viscerais (*v*) e parietais (*p*) separadas pelo espaço urinário (*u*). **B.** O corte transversal de uma parte do glomérulo mostra o núcleo (*n*) e as fenestrações (*e*) de células endoteliais capilares, a membrana basal glomerular (MBG) (*b*), células mesangiais (*m*) separadas pela matriz mesangial e o núcleo (*v*) de uma célula epitelial visceral. Há uma hemácia (*r*) no lúmen (*l*) de um dos capilares glomerulares. (De Osborne CA, Hammer RF, Stevens JB *et al*. The glomerulus in health and disease: a comparative review of domestic animals and man. *Adv Vet Sci Comp Med*. 1977; 21:207.)

A barreira de filtração do glomérulo é composta por células endoteliais fenestradas, MBG e fendas de filtração entre os processos podais da célula epitelial. Essas estruturas constituem uma barreira de filtração seletiva por tamanho e carga. Embora todos os componentes dessa barreira sejam aniônicos (*i. e.*, repelem macromoléculas aniônicas), acredita-se que a MBG seja a principal responsável pelas características de permeabilidade da barreira de filtração. A MBG é rica em glicosaminoglicanos e contém resíduos de heparan sulfato e ácido siálico. Essas moléculas fortemente aniônicas são responsáveis pela carga negativa da barreira, que limita a filtração de macromoléculas aniônicas, em especial a albumina.[5,432]

A glomerulonefrite é desencadeada pela deposição dos imunocomplexos da circulação ao longo da MBG e do mesângio, levando à ativação do sistema complemento e à infiltração e adesão de leucócitos. A liberação de oxidantes e proteinases por neutrófilos e macrófagos, a produção de eicosanoides, citocinas e fatores de crescimento por macrófagos e células mesangiais e a agregação plaquetária e a ativação de fatores de coagulação aumentam o volume das células endoteliais e epiteliais (com fusão dos processos podais) e provocam a formação de microtrombos nos capilares glomerulares e a proliferação de células mesangiais.[432,435,439] Os imunocomplexos podem ser depositados em um sítio subendotelial, intra-MBG ou subepitelial, dependendo do tamanho e de sua carga, mas a maioria é encontrada no espaço subendotelial. À microscopia eletrônica, esses imunocomplexos são observados como depósitos granulares eletrodensos (Figura 14.20 A), e a coloração com anticorpos anti-imunoglobulina G e anticomplemento (C3) revela um padrão de imunofluorescência irregular (granular) (Figura 14.20 B).[270,432,435] A MBG prolifera e cerca os depósitos imunes, levando ao espessamento irregular da barreira de filtração. Apesar do aumento da barreira de filtração, há comprometimento das propriedades de filtração seletiva de tamanho e carga, o que causa hematúria microscópica e proteinúria.

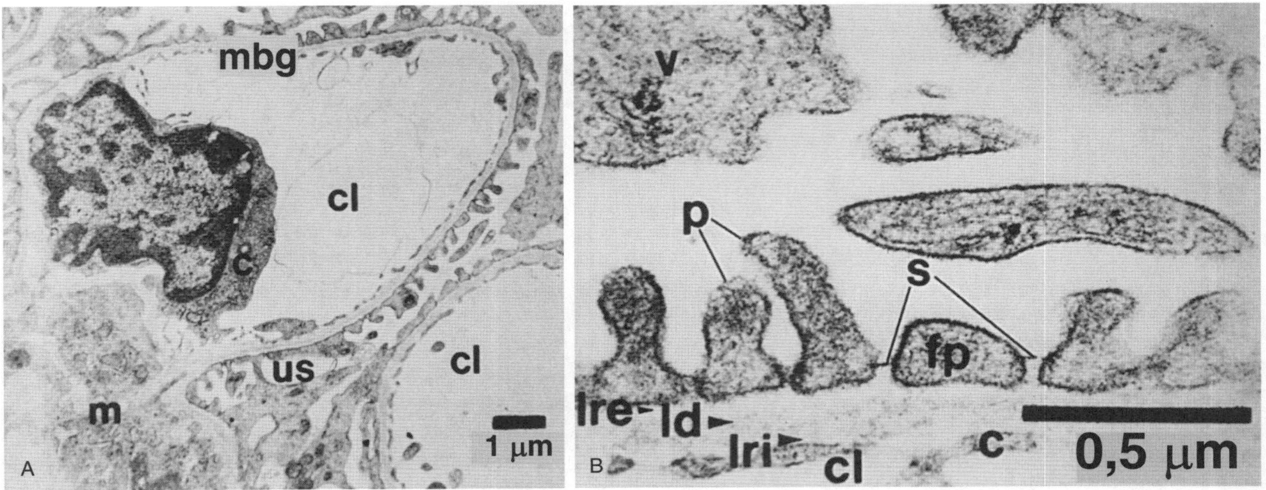

Figura 14.19 Micrografia eletrônica de um glomérulo normal. **A.** Em baixo aumento, os lúmens capilares (*cℓ*) são pérvios e separados do espaço urinário (*us*) pelo citoplasma (*c*) de células endoteliais fenestradas, membrana basal glomerular (MBG) (*mbg*) e processos podais das células epiteliais viscerais. Células mesangiais e a matriz (*m*) também são observadas (barra = 1 μm). **B.** A imagem em aumento revela as características ultraestruturais da barreira de filtração, inclusive, de baixo para cima, o lúmen capilar (*cℓ*) e o citoplasma (*c*) de células endoteliais; a lâmina rara interna (*lri*), a lâmina densa (*ld*) e a lâmina rara externa (*lre*) da MBG; e citoplasma (*v*), processos podais (*fp*) e diafragmas em fenda (*s*) das células epiteliais viscerais. Depósitos poliônicos glomerulares ou glicosaminoglicanos (*p*) são observados nos processos podais (barra = 0,5 μm). (De Osborne CA, Hammer RF, Stevens JB *et al*. The glomerulus in health and disease: a comparative review of domestic animals and man. *Adv Vet Sci Comp Med*. 1977; 21:207.)

Em casos raros, a glomerulonefrite pode ser atribuída a um verdadeiro distúrbio autoimune com produção de autoanticorpos contra componentes da MBG (p. ex., colágeno de tipo IV). Nesses casos, a microscopia eletrônica também revela espessamento da MBG com depósitos eletrodensos predominantemente subepiteliais (Figura 14.21 A), e a imunofluorescência tem padrão linear mais regular (Figura 14.21 B).[435,440,441] A glomerulonefrite imunomediada, acompanhada por proteinúria, também foi descrita como uma das manifestações do lúpus eritematoso sistêmico em cavalos.[442] Outro mecanismo imunológico da glomerulonefrite equina é a produção de crioglobulinas mistas ou monoclonais e a deposição de imunocomplexos anticorpo-anticorpo ao longo da MBG.[443,444] A crioglobulinemia está associada a várias doenças humanas,[5,443] mas foi descrita em apenas alguns, cavalos.[444,445] A deposição de imunocomplexos anticorpo-anticorpo ao longo da MBG pode ter maior importância como fator precipitante da glomerulonefrite do que se acreditava antes, porque a microscopia eletrônica é necessária para demonstração dos depósitos intracapilares e subendoteliais fibrilares ou cristalinos característicos associados à doença.[443] Independentemente do mecanismo imunológico responsável pela lesão glomerular, o resultado é o espessamento da barreira de filtração, diminuição da TFG e desenvolvimento de DRC em casos graves.

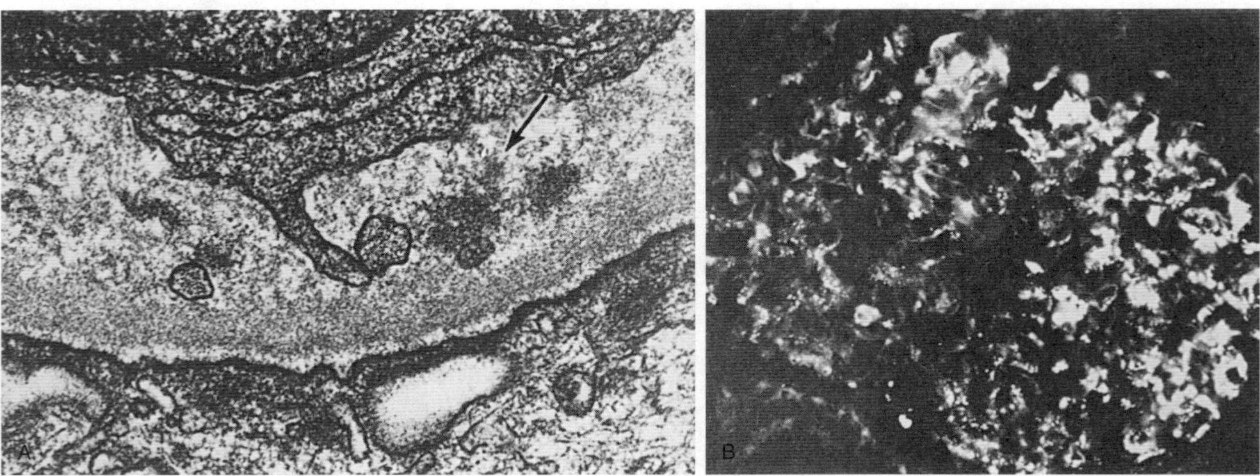

Figura 14.20 Glomerulonefrite imunomediada em um cavalo 165 dias após a infecção experimental pelo vírus da anemia infecciosa equina (EIAV). **A.** A micrografia eletrônica (× 32.500) mostra o aumento de volume das células endoteliais (*acima*), espessamento da membrana basal glomerular (MBG) com depósitos imunes eletrodensos em um sítio predominantemente subendotelial (*seta*) e fusão dos processos podais das células epiteliais viscerais. **B.** A imunofluorescência com anticorpo anti-imunoglobulina G marcado com fluoresceína (× 100) mostra depósitos granulares ou "irregulares" de imunoglobulina G ao longo da MBG e no mesângio. (De Banks KL, Henson JB, McGuire TC. Immunologically mediated glomerulitis of horses. 1. Pathogenesis in persistent infection by equine infectious anemia virus. *Lab Invest.* 1972; 26:701.)

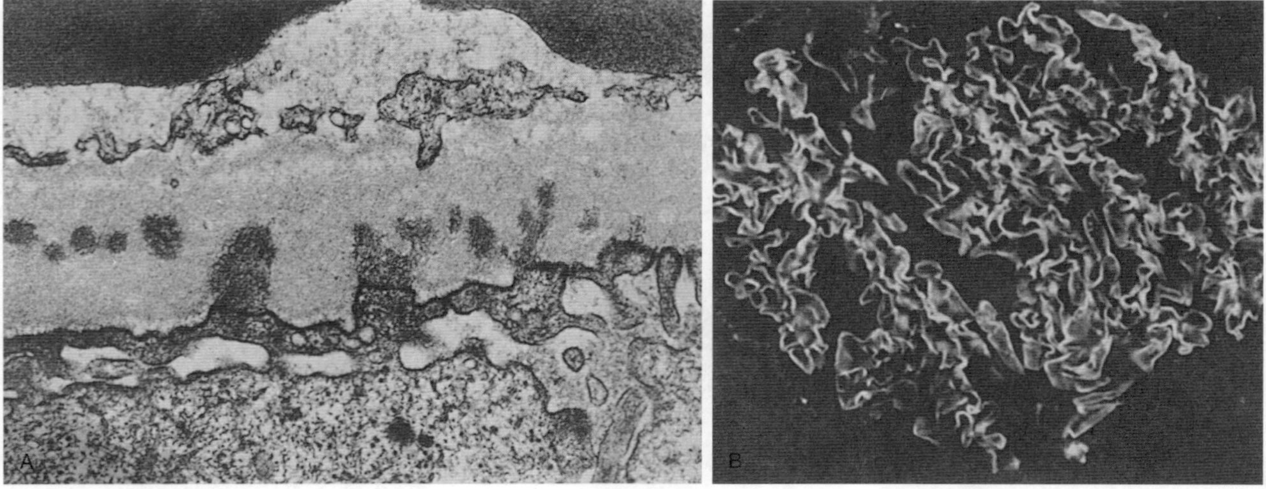

Figura 14.21 Glomerulonefrite imunomediada espontânea em um cavalo. **A.** A micrografia eletrônica (× 22.750) mostra uma hemácia no lúmen capilar (*acima*), citoplasma endotelial fenestrado relativamente normal, espessamento da membrana basal glomerular (MBG) com depósitos imunes eletrodensos em um sítio predominantemente subepitelial e fusão dos processos podais das células epiteliais viscerais. **B.** A imunofluorescência com anticorpo anti-imunoglobulina G marcado com fluoresceína (× 160) demonstra depósitos lineares e regulares de imunoglobulina G. (De Banks KL, Henson JB, McGuire TC. Immunologically mediated glomerulitis of horses. 2. Antiglomerular basement membrane antibody and other mechanisms of spontaneous disease. *Lab Invest.* 1972; 26:708.)

Embora vários termos sejam usados para descrever as alterações morfológicas específicas associadas à lesão glomerular, a glomerulonefrite é histologicamente categorizada como *proliferativa* ou *membranosa*.[432,435,438] A glomerulonefrite proliferativa (ou mesangioproliferativa) é a lesão glomerular associada ao influxo de células inflamatórias e à proliferação de células mesangiais. O achado histológico predominante é o aumento da celularidade nos glomérulos (Figura 14.22 A e B). Essa lesão tende a ser associada aos estágios mais agudos da glomerulonefrite, durante a deposição dos imunocomplexos em um sítio predominantemente subendotelial. A glomerulonefrite membranosa é a lesão glomerular acompanhada por espessamento significativo da parede capilar e da MBG; à coloração com ácido periódico-Schiff (PAS), o achado histológico predominante é maior na área mesangial e na MBG (Figura 14.22 C). A coloração de metenamina de prata aumenta ainda mais a visibilidade do espessamento do MBG.[435,438] A glomerulonefrite membranosa tende a estar associada a imunocomplexos ou autoanticorpos mais solúveis que podem passar pela MBG e repousar em um sítio predominantemente subepitelial, com menor infiltração de células inflamatórias. Como esperado, há um espectro de lesões na glomerulonefrite de ocorrência natural, com várias descrições histológicas da doença (glomerulonefrite membranoproliferativa). A progressão da lesão glomerular é acompanhada por proliferação do epitélio parietal, provavelmente em resposta à filtração de macromoléculas e *debris* celulares. As lesões associadas à proliferação de células parietais podem incluir camadas de células epiteliais (denominadas *crescentes*) no aspecto interno da cápsula de Bowman (Figura 14.23 A), formação de adesão entre o tufo glomerular e a cápsula de Bowman (Figura 14.23 B) e colapso do tufo. A glomeruloesclerose é o último estágio da lesão glomerular progressiva e é irreversível; é caracterizada pela substituição dos componentes glomerulares por material hialino ao exame histológico (Figura 14.23 C).[435]

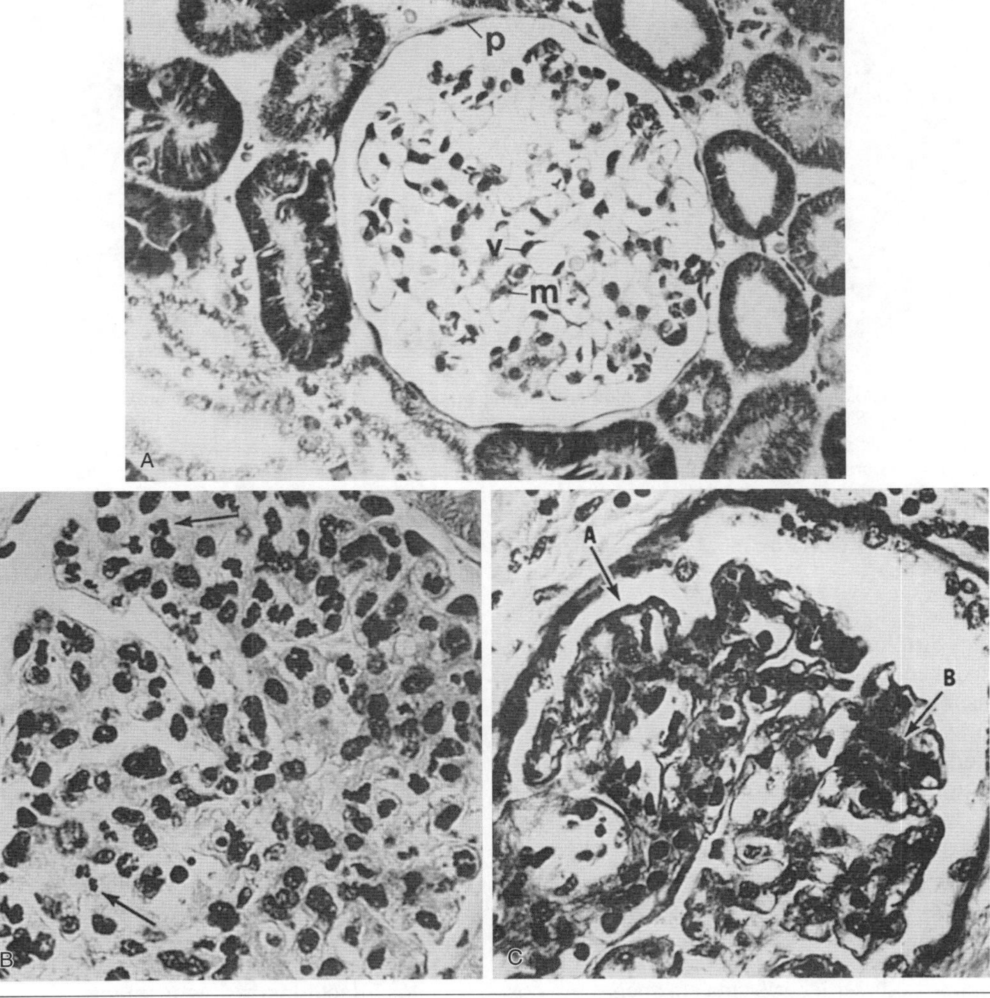

Figura 14.22 Alterações histológicas na glomerulonefrite equina. **A.** Fotomicrografia de um glomérulo normal. A cápsula de Bowman é revestida por células epiteliais parietais (*p*) achatadas. As células epiteliais viscerais (*v*) são adjacentes à membrana basal glomerular (MBG), que tem espessura uniforme. As células mesangiais (*m*) são completamente cercadas por capilares glomerulares (coloração de ácido periódico-Schiff [PAS], × 100). **B.** A fotomicrografia mostra a glomerulonefrite proliferativa em um cavalo após infecção experimental pelo vírus da anemia infecciosa equina (EIAV). Uma combinação de infiltração neutrofílica (*setas*) e proliferação de células mesangiais é aparente (coloração de hematoxilina-eosina, × 160). **C.** A fotomicrografia mostra a glomerulonefrite membranosa em um cavalo após infecção experimental com EIAV. As MBGs são espessadas (*A*) e as áreas mesangiais contêm material positivo à coloração PAS (*B*) (PAS, × 160). (A de Osborne CA, Hammer RF, Stevens JB *et al.* The glomerulus in health and disease: a comparative review of domestic animals and man. *Adv Vet Sci Comp Med.* 1977; 21:207; **B** e **C** de Banks KL, Henson JB, McGuire TC. Immunologically mediated glomerulitis of horses. 1. Pathogenesis in persistent infection by equine infectious anemia virus. *Lab Invest.* 1972; 26:701.)

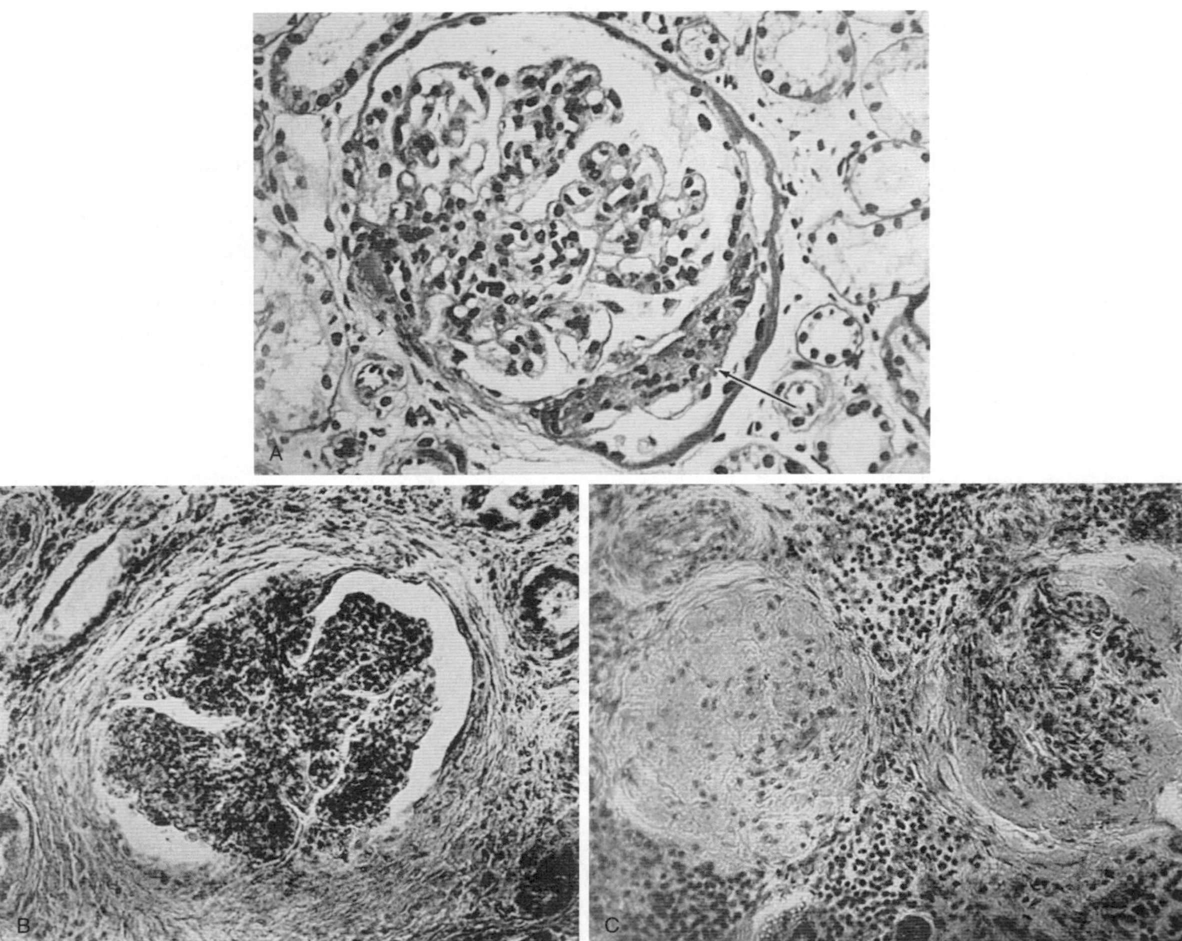

Figura 14.23 Alterações histológicas progressivas na glomerulonefrite equina. **A.** A fotomicrografia de uma amostra de biopsia renal ilustra glomerulonefrite membranoproliferativa (um aumento no número de células e espessamento da membrana basal glomerular [MBG]) e proliferação de células epiteliais parietais com formação em crescente (*seta*; coloração de ácido periódico-Schiff [PAS], 100×). **B.** A fotomicrografia mostra a glomerulonefrite progressiva, com aderência entre o tufo capilar e as células epiteliais parietais em proliferação. **C.** A fotomicrografia da glomeruloesclerose terminal mostra a substituição dos componentes glomerulares por material hialino (mais completa no glomérulo à esquerda). (**A** de Osborne CA, Hammer RF, Stevens JB *et al.* The glomerulus in health and disease: a comparative review of domestic animals and man. *Adv Vet Sci Comp Med.* 1977; 21:207; **B** e **C** de Fincher MG, Olafson P. Chronic diffuse glomerulonephritis in a horse. *Cornell Vet.* 1934; 24:356.)

A categorização histológica específica da glomerulonefrite fornece informações sobre sua causa e prognóstico em seres humanos com insuficiência renal atribuível à doença glomerular.[5] A subcategorização das glomerulopatias também foi realizada em um estudo prospectivo sobre a doença renal crônica de ocorrência natural em cães. Apesar das classificações, como glomerulonefrite focal, glomerulonefrite mesangioproliferativa, glomerulonefrite proliferativa endocapilar, glomerulonefrite crescêntica e glomerulonefrite esclerosante, os achados histológicos não auxiliaram o estabelecimento do prognóstico.[446] Esse estudo também revelou que a doença glomerular era responsável por 52% dos casos de DRC canina; no entanto, uma doença incitante pode ser identificada em apenas um dos 31 cães com glomerulonefrite (endocardite vegetativa).

A glomerulonefrite também parece ser uma causa importante de DRC em cavalos.[266] Dos 60 casos relatados de DRC atribuíveis à doença adquirida, a glomerulonefrite foi identificada como a causa incidente da DRC em 32 (53%) (Tabela 14.8).[238,260,263,266,388,416,417,433,439,443,444,447-471]

A glomerulonefrite também pode ser a doença desencadeante nos casos de DRC em que as alterações macroscópicas e histopatológicas são tão extensas que não é possível identificar um mecanismo primário de lesão renal. Em equinos, vários processos inflamatórios e infecciosos sistêmicos podem ser acompanhados por glomerulonefrite, mas a progressão para DRC parece ser uma sequela rara. A infecção experimental por *Leptospira pomona*, por exemplo, produziu glomerulonefrite subaguda caracterizada por hipercelularidade e edema de tufos capilares,[472] mas a leptospirose parece ser uma causa rara de doença renal clínica em cavalos.[473-475] Da mesma forma, a infecção experimental pelo vírus da AIE produziu evidências histológicas e imunofluorescentes de glomerulonefrite em 75 e 87% dos cavalos infectados, respectivamente.[440] As imunoglobulinas com atividade anti-AIE foram eluídas a partir de glomérulos coletados de cavalos submetidos à infecção experimental, mas nenhum dos cavalos apresentou sinais clínicos de doença renal. A glomerulonefrite pós-estreptocócica é uma causa bem conhecida de doença renal em seres humanos[5,476] e Roberts e Kelly[477] especularam que a glomerulonefrite em um cavalo com pleurite crônica e púrpura hemorrágica fosse provocada por imunocomplexos circulantes com antígenos de estreptococos. Divers *et al*.[417] deram suporte a essa hipótese por meio da eluição de antígenos de estreptococos do grupo C a partir de depósitos de imunocomplexos em glomérulos coletados de um cavalo com DRC. Por fim, um caso de glomerulonefrite equina pode ter sido provocado por uma doença autoimune verdadeira e, em outro caso, anticorpos anti-MBG foram eluídos dos glomérulos com MBG de padrão imunofluorescente linear isolada de um cavalo.[270] Há poucas informações sobre subcategorias histopatológicas de glomerulonefrite em cavalos, embora vários relatos tenham tentado fazer comparações com as lesões glomerulares mais bem caracterizadas em outras espécies.[443,455,478] Nenhum estudo tentou correlacionar as alterações histológicas ao grau de insuficiência renal em cavalos. Assim, a avaliação da gravidade da doença renal associada à glomerulonefrite em cavalos atualmente é mais baseada em achados clínicos (p. ex., condição corporal, magnitude da azotemia) do que em alterações histológicas em uma amostra de biopsia renal.

Tabela 14.8 Causas de insuficiência renal crônica em 75 cavalos (excluindo relatos de insuficiência renal congênita e indução experimental de insuficiência renal crônica).

Doenças	Número de casos	Referências (Número de casos)
DOENÇAS CONGÊNITAS (15 DE 75 [20%])		
Agenesia renal/obstrução contralateral e hidronefrose	1	27 (1)
Hipoplasia renal	4	32 (3), 39 (1)
Displasia renal	6	34 (1), 35 (1), 36 (2), 37 (1), 38 (1)
Doença renal policística (DRP)	4	48 (1), 49 (1), 50 (1), 51 (1)
DOENÇAS ADQUIRIDAS (60 DE 75 [80%])[a]		
Glomerulonefrite	32	433 (1), 260 (2), 266 (1), 439 (1), 443 (7), 444 (1), 447 (1), 448 (1), 449 (1), 416 (1), 263 (1), 450 (1), 451 (1), 452 (1), 453 (5), 454 (2), 455 (1), 456 (2), 417 (1)
Nefrite intersticial crônica (NIC)	2	457 (1), 458 (1)
Com nefrolitíase obstrutiva e/ou ureterolitíase	11	459 (1), 460 (1), 388 (7), 461 (1), 462 (1)
Com pielonefrite	8	433 (1), 266 (1), 453 (1), 463 (1), 464 (1), 465 (1), 466 (1), 467 (1)
Com necrose papilar	2	266 (1), 238 (1)
Doença renal terminal (DRT)[b]	5	458 (1), 468 (1), 469 (1), 470 (1), 471 (1)

[a]Em muitos relatos de doença renal adquirida que leva ao desenvolvimento de insuficiência renal crônica, as alterações histopatológicas envolvem os glomérulos e o interstício. Nesta tabela, a categorização é baseada nas conclusões dos autores desses relatos. Lesões graves com acometimento de glomérulos e interstício foram categorizadas como DRT. [b]DRT e relatos de nefropatia por oxalato.

Nefrite intersticial crônica

A doença tubulointersticial é geralmente causada por NTA após isquemia, endotoxemia, sepse ou exposição a compostos nefrotóxicos. A hipovolemia associada à perda aguda de sangue, cólica, diarreia, endotoxemia ou sepse pode provocar hipoperfusão renal e dano isquêmico.[265] A infecção localizada grave (p. ex., pleurite, peritonite) e a septicemia também podem ser acompanhadas por danos tubulares. Antibióticos aminoglicosídeos, AINEs, vitamina D, vitamina K_3 (menadiona), bolotas (castanhas dos gêneros *Quercus* e *Lithocarpus*) e metais pesados, como o mercúrio, são possíveis nefrotóxicos.[382] A hemólise intravascular e a rabdomiólise também podem causar danos tubulares agudos após os efeitos nefrotóxicos da hemoglobina e mioglobina (ver Insuficiência Renal Aguda). Em cavalos, a doença tubulointersticial que culmina na DRC também pode ser causada por infecções ascendentes do trato urinário, com desenvolvimento de pielonefrite,[266,433,453,463-467,479] ou doença obstrutiva bilateral por ureterólitos ou nefrólitos.[38,266,388,459-462,480] Em outros casos, a causa da doença tubular pode não ser identificada.[457,458] Por fim, embora ainda não descritos em cavalos, os mecanismos imunológicos, inclusive a doença da membrana basal antitubular, podem levar à nefrite intersticial crônica (NIC) em seres humanos.[5]

A NIC é estritamente definida por sinais clínicos de doença renal associados a alterações histológicas de dano tubular e um infiltrado intersticial de células inflamatórias (Figura 14.24). As células inflamatórias são linfócitos, monócitos e, às vezes, plasmócitos. Neutrófilos são incomuns; no entanto, infiltrados eosinofílicos sugerem reações medicamentosas em pacientes humanos.[5] As principais lesões glomerulares e vasculares não são aparentes. A NIC é diferenciada da doença tubular e intersticial aguda pela fibrose intersticial.

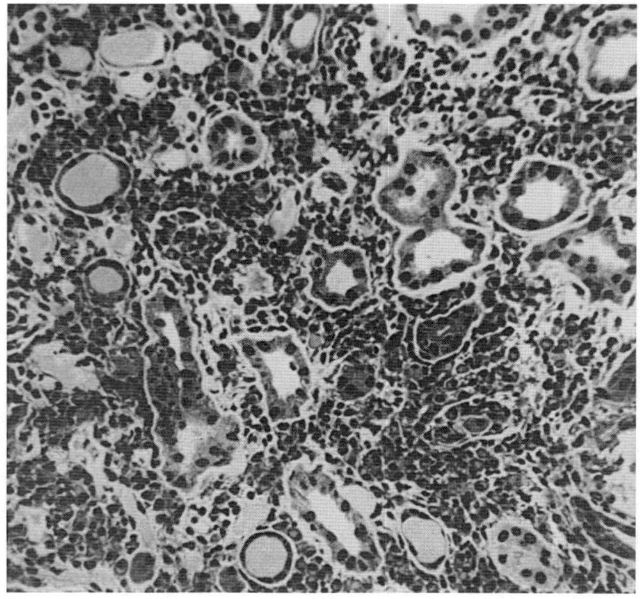

Figura 14.24 Alterações histológicas na nefrite intersticial. O interstício contém densos infiltrados de linfócitos e plasmócitos sobrepostos à fibrose intersticial moderada e atrofia tubular (coloração de hematoxilina-eosina, 275×). (De Brenner BM, editor. *Brenner and Rector's the kidney*. 8. ed. Philadelphia: WB Saunders; 2008.)

Embora a definição histológica da NIC seja bastante rigorosa, várias doenças podem causar danos tubulares. Para todos os fins práticos, *NIC* é um termo genérico para causas extraglomerulares de DRC em cavalos. Assim, os achados macroscópicos em cavalos com NIC podem variar enormemente. A intoxicação por AINEs, por exemplo, dentre os quais a fenilbutazona, tem o maior potencial nefrotóxico,[481] pode provocar necrose papilar[238,239] manifestada por hematúria[482] nos primeiros estágios da doença, enquanto a doença crônica pode estar associada à nefrolitíase e hidronefrose. Uma área de necrose papilar serve como nicho para a formação de cálculos e a doença obstrutiva subsequente leva à hidronefrose.[388,480] Da mesma forma, a infecção do trato urinário superior pode provocar alterações menores ou maiores na arquitetura dos rins e anomalias histológicas variáveis.

Usando a NIC como uma categoria ampla para causas não glomerulonefríticas de DRC em cavalos, esse grupo de doenças tubulointersticiais foi responsável por 38% (23 de 60) dos casos já relatados de DRC em cavalos (ver Tabela 14.8). Embora, em teoria, a NIC devesse ser acompanhada por maiores evidências de disfunção tubular (p. ex., enzimúria, glicosúria, aumento da depuração fracionada de sódio), medidas anormais da função tubular não foram detectadas com regularidade. Da mesma forma, hematúria microscópica e proteinúria, as características da doença glomerular, não são esperadas.

Doença renal terminal

O termo doença renal terminal descreve as graves alterações histológicas e macroscópicas nos rins coletados de animais nos estágios finais da DRC. À inspeção macroscópica, os rins são pálidos, encolhidos e firmes e podem ter superfície irregular e cápsula aderente. Histologicamente, há glomeruloesclerose grave, assim como hialinização e fibrose intersticial extensa. As lesões terminais tornam praticamente impossível determinar a causa inicial da doença renal. Em vários casos com descrição patológica condizente com a DRC, a causa subjacente da lesão renal não pôde ser estabelecida.[458,468-471]

Doença renal crônica por outras causas

Nos equinos, vários casos de DRC em estágio inicial foram atribuídos ao envenenamento por oxalato em virtude da observação de cristais dessa substância nos túbulos renais.[457,468] Os cavalos parecem ser mais resistentes do que outras espécies domésticas ao dano renal induzido por oxalato;[25] no entanto, a administração experimental de várias formas de oxalato (em grandes doses) produziu hipocalcemia e sinais gastrintestinais, em vez de insuficiência renal.[483] De fato, os primeiros relatos de nefropatia por oxalato em cavalos não demonstraram a exposição dos animais à substância.[457,468] Além disso, a ingestão a longo prazo de plantas contendo oxalato produz osteodistrofia fibrosa (os oxalatos ligam ao cálcio no trato intestinal, diminuindo sua absorção intestinal), mas o dano renal em cavalos acometidos é mínimo.[484] A formação de cristais de oxalato em rins equinos doentes agora é reconhecida como uma alteração secundária provavelmente relacionada à estase da urina nos túbulos renais danificados.[451]

A amiloidose é uma causa incomum de DRC em cavalos.[25,485] Os depósitos amiloides associados à doença sistêmica geralmente são compostos por agregados do fragmento aminoterminal da proteína amiloide sérica A, uma proteína de fase aguda.[486-489] As concentrações de amiloide sérico aumentam em muitas doenças inflamatórias, e elevações crônicas podem causar deposição de amiloide (tipo AA) em diversos tecidos, uma doença denominada *amiloidose reativa sistêmica*.[490,491] A incidência e a localização tecidual de amiloide são bastante variáveis entre as espécies. Os cães parecem ser afetados com mais frequência, mas o fato de a doença ser familiar nos gatos abissínios implica uma base genética.[491] Os depósitos amiloides acumulam-se como pilhas de proteínas em conformação em lâminas β-pregueadas e são identificados nas amostras de tecido por sua localização extracelular e aparência eosinofílica homogênea à coloração por hematoxilina e eosina. São birrefringentes à luz polarizada, e a coloração com solução alcalina de vermelho do Congo lhes confere uma cor verde característica.[490,491] A deposição de amiloide no rim é mais comum em cães e bovinos, e a amiloidose renal é uma causa significativa de DRC canina.[491] Em cavalos, a amiloidose localizada das vias respiratórias superiores (em torno das narinas ou septo nasal) ou da pele é mais comum que a amiloidose sistêmica.[490] Na forma localizada, os depósitos amiloides são compostos por cadeias leves de imunoglobulina (tipo AL). Embora os relatos descrevam amiloidose reativa sistêmica consequente à forte infestação parasitária em cavalos, o acometimento renal foi mínimo ou não aparente.[492,493] A amiloidose sistêmica é identificada com maior frequência em cavalos hiperimunizados para produção de antissoro, e, nesses indivíduos, o acometimento hepático e esplênico pode ser mais comum do que o acometimento renal.[25,485,487]

Uma última causa adquirida de DRC, a neoplasia renal, é discutida em mais detalhes em outras partes deste capítulo. Embora os cavalos com neoplasia renal possam apresentar perda de peso, os tumores geralmente são unilaterais e o desenvolvimento de DRC é incomum.

TOXINAS URÊMICAS E SÍNDROME URÊMICA

Independentemente da causa da perda de néfrons, a insuficiência renal leva ao desenvolvimento de azotemia e sua manifestação clínica, a síndrome urêmica.[5,486-488,494] A síndrome urêmica é um distúrbio multissistêmico decorrente dos efeitos das toxinas urêmicas no metabolismo e na função celular. Embora a síndrome urêmica tenha sido atribuída originalmente aos efeitos do aumento da concentração de ureia, sabe-se agora que a DRC provoca o acúmulo de vários compostos nitrogenados que contribuem para as alterações no metabolismo e na função celular. De fato, a correlação entre a gravidade da síndrome urêmica e a magnitude da azotemia é baixa. A ureia administrada a seres humanos com função renal normal, por exemplo, provoca apenas mudanças de líquidos, diurese osmótica e aumento da sede.[495] A intoxicação por ureia também foi estudada em cães nefrectomizados e em seres humanos com DRC controlada por diálise. O aumento das concentrações de ureia do dialisato para manter seus níveis em valores artificialmente maiores produziu resultados variáveis. Concentrações de ureia de até cerca de 150 mg/dℓ, por exemplo, foram associados a poucos sinais clínicos, mas o aumento acima de 175 a 200 mg/dℓ causou letargia, fraqueza, anorexia, vômito e diátese hemorrágica (por disfunção plaquetária). O excesso de ureia na circulação também pode se degradar de forma espontânea em amônia, carbonato ou cianato. Este último pode reagir com grupos amino N-terminais em várias proteínas e, por alteração da estrutura terciária, interferir na atividade enzimática e na integridade estrutural das membranas celulares.[5] Assim, o acúmulo de ureia é provavelmente responsável por alguns dos sinais da síndrome urêmica.

A insuficiência renal também leva ao acúmulo de creatinina e outros compostos de guanidino. Esses compostos são bases orgânicas fortes que contêm um grupo amidino (N-C = NH).[5] Na DRC, a excreção urinária de creatinina e outros compostos de guanidino pode realmente aumentar (por causa da secreção tubular), mas não o suficiente para impedir aumentos nas concentrações sanguíneas. O autor descobriu que, em casos naturais de DRC equina (dados não publicados), a Cl de Cr endógena, medida simultaneamente à Cl_{In}, superestima a TFG em 50 a 100%. Esses dados indicam que a secreção tubular de creatinina, que Finco e Groves não observaram em cavalos saudáveis,[154] é desencadeada pela DRC ou muito aumentada quantitativamente pela doença. Embora as vias metabólicas não tenham sido elucidadas por completo, os compostos de guanidino parecem ser produzidos predominantemente no fígado, e sua concentração no sangue e nos tecidos aumenta com a diminuição da função renal ou o aumento da ingestão dietética de proteínas.[495] A relação entre os compostos de guanidino e a síndrome urêmica também não é clara. A administração de metilguanidina em cães saudáveis, por exemplo, provocou perda de peso, sinais neurológicos e anemia, mas apenas quando as concentrações sanguíneas eram uma ordem de magnitude superior às observadas em casos espontâneos de DRC.[5] Por outro lado, a administração de outro composto de guanidino, o ácido guanidinopropiônico, causou à hemólise por depleção das concentrações de glutationa das hemácias (indicando a participação dessa toxina urêmica na anemia da DRC).

Produtos do metabolismo bacteriano intestinal – inclusive metilaminas secundárias (do metabolismo da colina e da lecitina), aminas aromáticas (do metabolismo da tirosina e da fenilalanina), poliaminas (do metabolismo da lisina e da ornitina) e produtos da decomposição do triptofano (indol, escatol, ácido indolacético e outros) – podem contribuir para os sinais clínicos associados à síndrome urêmica e à doença neurológica. Alguns desses compostos foram estudados de maneira minuciosa (p. ex., o efeito inibidor da poliamina espermina na eritropoese), enquanto outros são mal compreendidos, mas provavelmente contribuem para a alteração da função neuromuscular e neurológica.[5,494,495]

Outro grupo de toxinas urêmicas maiores foi denominado *moléculas médias*.[5,495] Esses compostos têm maior peso molecular (500 a 3.000 D) e são removidos com maior facilidade dos pacientes urêmicos por diálise peritoneal do que por hemodiálise. Esses compostos não são bem caracterizados e sua existência é indicada mais pela diferença na resposta clínica à diálise peritoneal e hemodiálise em pacientes humanos com uremia que aguardam transplante renal.

Além dos compostos nitrogenados, o metabolismo anormal de hormônios e minerais também acompanha o declínio da função renal associada à doença renal aguda e à DRC. O hiperparatireoidismo secundário (que causa osteodistrofia) e a insensibilidade à insulina são contribuições endócrinas bem reconhecidas para a síndrome urêmica em pacientes humanos e pequenos animais.[5,495-497] A disfunção endócrina pode ser atribuída a vários fatores: (1) diminuição da produção de hormônios renais (eritropoetina, vitamina D_3), (2) diminuição da depuração hormonal, com prolongamento da meia-vida plasmática (paratormônio, gastrina), (3) diminuição da produção hormonal (testosterona), (4) insensibilidade tecidual (insulina, paratormônio) e (5) hipersecreção para restabelecimento da homeostase (paratormônio).[5] Em relação aos minerais, a uremia pode ser acompanhada por intoxicação por alumínio e deficiência de zinco. O alumínio pode contribuir para alguns dos sinais neurológicos associados à azotemia (especialmente na IRA), enquanto o zinco tem sido implicado na atrofia testicular e nas anomalias gustativas em pacientes humanos com uremia.[5,495] O diagnóstico de encefalopatia urêmica é presumido em cavalos com DRC quando a disfunção neurológica não pôde ser atribuída a outras causas.[498] Todos os pacientes dos cinco casos relatados morreram ou foram submetidos à eutanásia. O aumento de volume de astrócitos foi observado à histologia em todos os cavalos analisados.

Claramente, em virtude dos efeitos de tantas possíveis toxinas urêmicas à medida que a função renal diminui, é improvável que um único composto ou mesmo alguns compostos sejam identificados como a principal causa da síndrome urêmica em pacientes com DRC. Além disso, juntos, esses compostos são mais propensos a prejudicar a função celular básica em vários tecidos, e os sinais de uremia tendem a refletir disfunção orgânica multissistêmica. A metilação das proteínas da membrana foi identificada como um dos mecanismos comuns da disfunção celular.[499] O que é verdadeiramente notável, no entanto, é a tremenda capacidade adaptativa dos rins doentes de manter o equilíbrio de sódio e água em faixas estreitas até que a TFG diminua para 20% do valor normal ou menos.[500]

SINAIS CLÍNICOS

Os cavalos com DRC são atendidos pela primeira vez de forma relativamente tardia, quando os proprietários observam letargia, anorexia e perda de peso. Um histórico de meses a anos de polidipsia e poliúria, em alguns casos, indica a doença renal de longa duração. Em outros animais, uma doença preexistente (p. ex., cólica, colite, pleuropneumonia) ou a administração prolongada de medicamentos (p. ex., antibióticos aminoglicosídeos, AINEs) pode dar informações importantes sobre o início e a duração da insuficiência renal. Na maioria dos casos, no entanto, o início é insidioso e não é possível identificar um evento precipitante ou determinar a duração da doença renal.

A perda crônica de peso é a queixa mais comum em cavalos com DRC.[70,95,260,266,433,434] Anorexia parcial, edema ventral, polidipsia e poliúria, pelagem áspera, letargia e baixo desempenho atlético também são relatados. Além disso, cavalos com DRC avançada podem ter um odor característico que provavelmente reflete os efeitos combinados da halitose urêmica e aumento da excreção de ureia no suor. Quanto aos cavalos mostrados na Tabela 14.8, perda de peso, edema ventral e periférico e polidipsia e poliúria foram relatados em 53 de 63 (84%), 24 de 56 (43%) e 21 de 48 (44%), respectivamente, dos casos. A letargia e a perda de peso podem ser atribuídas a vários fatores. Um aumento na concentração de resíduos nitrogenados no sangue pode ter efeito supressor central direto sobre o apetite, com anorexia parcial ou completa.[5,495] Com a piora da azotemia, o excesso de ureia se difunde pelo epitélio gastrintestinal e é metabolizado em amônia e dióxido de carbono por ureases bacterianas. Ademais, há excreção de ureia pela saliva em caso de altas concentrações no sangue. Na cavidade oral, o excesso de amônia pode levar à formação excessiva de tártaro dentário

(Figura 14.25), gengivite e úlceras orais. No trato gastrintestinal, o excesso de ureia e amônia pode causar ulceração e enteropatia branda a moderada, e os animais com uremia grave podem apresentar fezes amolecidas.[5,432,495] A meia-vida prolongada da gastrina (eliminada pelos rins) pode contribuir ainda mais para a formação de úlcera gástrica por causa do aumento da secreção ácida.[35] Por fim, como os efeitos combinados das toxinas urêmicas levam ao desenvolvimento de catabolismo, a massa corporal diminui com a utilização das reservas corporais para atender aos requisitos energéticos básicos.[5,495]

O edema ventral brando associado à DRC pode ser atribuído a três fatores: (1) diminuição da pressão oncótica, (2) aumento da permeabilidade vascular e (3) aumento da pressão hidrostática. Como a albumina é responsável por aproximadamente 75% da pressão oncótica do coloide plasmático, as reduções em sua concentração (para menos de 2 g/dℓ) podem diminuir a pressão oncótica do plasma apesar da concentração plasmática normal de proteínas totais.[155,501] Os efeitos das toxinas urêmicas nas membranas celulares endoteliais podem alterar a permeabilidade vascular, o que contribui para o edema.[5,495] A insuficiência renal crônica pode levar à hipoxia e hipoperfusão renais, que estimulam as células justaglomerulares renais a liberar renina. A ativação do sistema renina-angiotensina tende a elevar a pressão sanguínea (e hidrostática capilar) e contribui para o edema. A ativação do sistema renina-angiotensina também aumenta a reabsorção de sódio nos túbulos proximais (efeito direto da angiotensina II) e distais (efeito da aldosterona).[155] A retenção de sódio expande o volume circulante, que é outro fator para a formação do edema. Alterações da pressão arterial em cavalos com DRC não foram avaliadas de forma rotineira (como em pequenos animais e seres humanos), e o aumento das concentrações circulantes de angiotensina II ou aldosterona não foi amplamente documentado em equinos. A síndrome nefrótica (caracterizada por edema, hipoalbuminemia e proteinúria intensa) não é tão bem documentada em cavalos quanto em pequenos animais e seres humanos com DRC. No entanto, cavalos com DRC parecem menos suscetíveis ao derrame pleural significativo ou ascite que pode acompanhar a síndrome nefrótica em pequenos animais.[432]

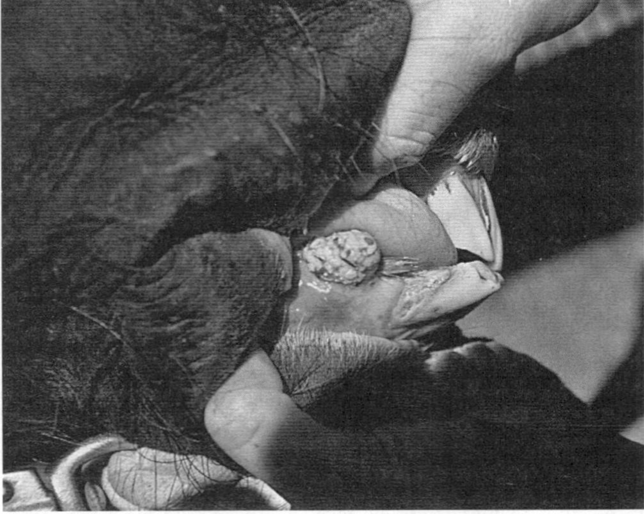

Figura 14.25 Excesso de tártaro no dente canino e incisivo inferior de um cavalo com insuficiência renal crônica (IRC).

A polidipsia e a poliúria são achados variáveis em cavalos com DRC. A magnitude da polidipsia e da poliúria está teoricamente relacionada ao grau de dano tubulointersticial; no entanto, o grau de poliúria não parece se correlacionar à magnitude da azotemia nos casos clínicos. Normalmente, a poliúria associada à DRC não é tão grave quanto no diabetes insípido ou na ingestão psicogênica de água e pode não ser percebida pelo proprietário (ver a seção Poliúria e Polidipsia, neste capítulo). A grande variação na ingestão de água em cavalos normais e o uso comum de bebedouros automáticos e tanques grandes também dificultam a observação da polidipsia. Os mecanismos da poliúria associada à DRC podem incluir (1) aumento da taxa de fluxo tubular nos néfrons sobreviventes, (2) diminuição da hipertonia medular e (3) diminuição da resposta dos ductos coletores à vasopressina (diabetes insípido nefrogênico adquirido). Embora esses mecanismos possam contribuir para a poliúria da DRC, não se sabe qual deles é o mais importante.[432,502]

Uma das primeiras queixas em cavalos com DRC é o baixo desempenho, que pode estar relacionado à anemia branda (hematócrito de 25 a 30%) e à letargia. Embora a anemia da DRC tenha sido atribuída a vários fatores, como perda de sangue, diminuição do tempo de sobrevida das hemácias, deficiências nutricionais e diminuição da produção de eritropoetina, a última emergiu claramente como a principal causa de anemia em seres humanos e pequenos animais com DRC.[5,432,503] De fato, a administração de eritropoetina humana recombinante (rhEPO) em pacientes humanos que aguardam transplante renal tem sido um dos avanços mais significativos no tratamento da DRC, porque eliminou a necessidade de transfusões de sangue, aumentou a capacidade de exercício e reduziu a morbidade associada à síndrome urêmica.[5,503] A administração de rhEPO também beneficiou cães e gatos anêmicos com IRC, embora as duas espécies possam precisar de suplementação de ferro para sustentar a eritropoese.[5,432] A resposta é geralmente apenas temporária porque muitos pequenos animais desenvolvem anemia refratária após a produção de anticorpos anti-EPO algumas semanas a meses após o início do tratamento.[432] As concentrações plasmáticas de eritropoetina foram determinadas em cavalos normais,[504] e a administração de rhEPO (15 UI/kg IV, três doses por semana, durante 3 semanas) aumentou o hematócrito em cavalos esplenectomizados;[505] no entanto, nenhum relato descreve a administração de rhEPO em cavalos com DRC. Além disso, o desenvolvimento de anemia moderada a grave que pode ser fatal foi relatado após a administração repetida de rhEPO em cavalos de corrida.[506-508] Os riscos de reações adversas superam os possíveis benefícios da rhEPO, e seu uso em cavalos deve ser evitado.

DIAGNÓSTICO E AVALIAÇÃO LABORATORIAL

O diagnóstico de DRC é estabelecido pela isostenúria persistente (gravidade específica de 1,008 a 1,014) que acompanha a azotemia e pelos sinais clínicos típicos.[70,95,260,264,266] À palpação retal do rim esquerdo, pode-se observar o rim normal ou pequeno, firme, com superfície irregular. Com menos frequência, os rins e os ureteres podem aumentar de tamanho em caso de obstrução por urólitos, infecção ou neoplasia. A razão entre a concentração de ureia e creatinina em cavalos com DRC é geralmente superior a 10:1 (Tabela 14.9) e, em cavalos com azotemia pré-renal ou IRA, é inferior a 10:1.[266]

Tabela 14.9 Valores laboratoriais anormais relatados em cavalos com insuficiência renal crônica.

Parâmetro	Número[a]	Porcentagem
Concentrações séricas de ureia/creatinina (ureia/Cr) > 10	29/34	85%
Ureia/Cr > 15	17/34	50%
Anemia (hematócrito < 30%)	12/30	40%
Hipoalbuminemia (< 2,5 g/dℓ)	12/14	86%
Hipoalbuminemia (< 2 g/dℓ)	7/14	50%
Hiponatremia (Na^+ < 135 mEq/ℓ)	26/40	65%
Hiperpotassemia (K^+ > 5 mEq/ℓ)	23/41	56%
Hipocloremia (Cl^- < 95 mEq/ℓ)	19/41	46%
Hipercalcemia (Ca^{2+} > 13,5 mg/dℓ)	26/39	67%
Hipofosfatemia (P < 1,5 mg/dℓ)	17/36	47%
Acidose (pH < 7,35)	3/5	60%

[a]Número de relatos com este achado laboratorial/número total de trabalhos em que esse parâmetro laboratorial foi relatado.

Essa diferença pode ser atribuída, em parte, a diferentes volumes de distribuição de ureia (todos os líquidos corporais) e creatinina (principalmente o espaço de líquido extracelular). Assim, em caso de reduções agudas no fluxo sanguíneo renal, o aumento na concentração de creatinina é geralmente maior, em uma base relativa ou percentual, do que o aumento nos níveis de ureia. Deve-se enfatizar, porém, que a ureia é influenciada pela ingestão dietética de proteínas, de modo que a razão ureia/Cr nem sempre distingue a IRA da DRC. Também é possível usar a razão ureia/Cr para avaliar a adequação dietética de proteínas no manejo de cavalos com DRC, porque um valor superior a 15:1 pode refletir a ingestão excessiva de proteínas.[95]

Além da azotemia, outros dados laboratoriais anormais que acompanham a DRC podem incluir anemia branda, hipoalbuminemia, hiponatremia, hiperpotassemia, hipocloremia, hipercalcemia, hipofosfatemia e acidose metabólica (ver Tabela 14.9). A anemia não regenerativa está relacionada, em grande parte, ao suprimento deficiente da glicoproteína secretada por via renal, a eritropoetina; no entanto, a menor vida útil das hemácias pode ser outro contribuinte significativo para a anemia. Normalmente, as hemácias equinas têm vida útil de 140 a 155 dias.[507] Na uremia, a vida útil das hemácias é menor, pois os resíduos nitrogenados em excesso alteram a integridade das membranas eritrocitárias e a função de seus canais iônicos, que regulam o volume das células.[154] Essas hemácias menos resilientes são mais propensas à remoção da circulação pelo sistema reticuloendotelial.

As alterações eletrolíticas associadas à DRC refletem a perda da função tubular. Como sódio, cloreto, bicarbonato e fosfato são conservados pelos túbulos renais, a perda urinária excessiva desses eletrólitos acompanha a DRC. Embora os valores da depuração fracionada de eletrólitos (ver Exame do Sistema Urinário) possam continuar dentro da faixa normal ou sofrer pequenos aumentos em cavalos com DRC, a perda diária de eletrólitos pela urina ainda pode ser significativa. Em um cavalo com DRC e concentrações de creatinina e sódio de 5 mg/dℓ e 130 mEq/ℓ, respectivamente, que produza 20 ℓ de urina por dia com as respectivas concentrações de creatinina e sódio de 50 mg/dℓ e 12,5 mEq/ℓ, por exemplo, a depuração fracionada de sódio é de 1% e a perda urinária diária de sódio é de 250 mEq. Um aumento na concentração urinária de sódio para 25 mEq/ℓ após outra diminuição na reabsorção tubular aumentaria a depuração fracionada de sódio para 2%, mas representaria mais 250 mEq de perda diária de sódio na urina. O último valor se aproximaria de 1 a 2% do sódio passível de troca do corpo e exigiria mais 15 g de ingestão diária de sal para acomodar essa perda. A hipercalcemia e a hipofosfatemia (síndrome de Williams-Smith) são achados bastante comuns em cavalos com DRC (ver Tabela 14.9), e o grau de hipercalcemia parece variar com a quantidade de cálcio na dieta.[433,450,453,509] Em seres humanos com DRC, a hipercalcemia é um achado ocasional atribuído a hiperparatireoidismo, suplementação de vitamina D ou uso de soluções de dialisato contendo cálcio. Além disso, a osteodistrofia da DRC está associada à deposição de alumínio no osso, que, especula-se, reduz a capacidade de tamponamento do esqueleto por aumentos na concentração sérica de cálcio e, assim, contribui para a hipercalcemia.[5] Como o rim equino é uma importante via de excreção de cálcio (por meio de cristais de $CaCO_3$), a redução da função tubular diante da contínua absorção intestinal é a explicação mais comum para o acúmulo de cálcio no sangue. Essa explicação é apoiada pelo rápido desenvolvimento de hipercalcemia após a nefrectomia experimental bilateral em pôneis alimentados com feno de alfafa (Figura 14.26).[258] Além disso, verificou-se que as concentrações de paratormônio estão abaixo do limite inferior de detecção em cavalos com DRC, indicando que o hiperparatireoidismo não atua no desenvolvimento da hipercalcemia.[51,458] No entanto, a depuração do paratormônio pelo rim também é menor na DRC e pode estar associada a uma alteração na regulação da concentração sérica de cálcio em seres humanos com uremia.[5] Ainda não se sabe se a hipercalcemia em cavalos com DRC leva à exacerbação da doença renal ou à mineralização tecidual. No entanto, pode-se demonstrar o efeito do cálcio na dieta por meio da mudança do tipo de feno oferecido a cavalos com DRC. Cavalos com concentrações séricas de cálcio superiores a 20 mg/dℓ submetidos à dieta composta principalmente por alfafa podem apresentar normalização desses níveis alguns dias após a mudança da dieta para feno de capim.[50,266] Da mesma forma, os pôneis nefrectomizados alimentados com feno de capim não apresentaram hipercalcemia.[266] A causa da hipofosfatemia em cavalos com DRC também não foi esclarecida, embora tenha sido explicada pela lei de ação das massa, que diminui a concentração sérica de fosfato em associação à hipercalcemia.[5,509] Uma resposta semelhante não é observada em cavalos que consomem *Cestrum diurnum* (que causa uma síndrome de hipervitaminose D); esses animais desenvolvem hipercalcemia sem hipofosfatemia.[510] Outra sugestão é que a hipofosfatemia pode ser causada por anorexia de longa data associada à DRC.[458] Independentemente da causa, os problemas clínicos associados à hipofosfatemia ainda não foram reconhecidos em cavalos com DRC.

Certo grau de acidose metabólica acompanha a DRC em seres humanos e pequenos animais e é atribuído à menor capacidade dos rins doentes de excretar íons de hidrogênio e regenerar bicarbonato.[5,432] Normalmente o equilíbrio acidobásico é mantido pela reabsorção de bicarbonato filtrado e excreção de íons de hidrogênio junto com amônia e fosfato. À medida que a função renal diminui nos primeiros estágios da insuficiência renal, a excreção de íons de hidrogênio via amoniagênese renal e de amônio aumentam. Com a progressão da insuficiência renal, o comprometimento da amoniagênese renal e a menor reciclagem medular de amônia devida ao dano renal estrutural provavelmente contribuem para a redução da excreção de amônio. Como a síntese hepática de glutamina é necessária para a amoniagênese renal, o aumento anterior da excreção de amônio pode contribuir para a desnutrição proteica em pacientes com DRC.[432] A acidose metabólica também contribui para vários sinais clínicos da síndrome urêmica e pode exacerbar algumas das alterações eletrolíticas (p. ex., hiperpotassemia) da DRC. A acidose metabólica foi relatada em um pequeno número de cavalos com DRC (ver Tabela 14.9); no entanto, na experiência do autor e de outros,[260,458] a maioria dos cavalos com DRC tem estado acidobásico normal ou apresentam alcalose até os estágios terminais da doença, quando há o desenvolvimento de acidose metabólica. A alcalose metabólica tem sido atribuída à maior reabsorção e produção de bicarbonato, em associação à hipocloremia e ao aumento da amoniagênese renal, respectivamente. Em alguns casos, a alcalose metabólica hipoclorêmica pode ser acompanhada por acidúria paradoxal.[458] O mecanismo da acidúria paradoxal é provavelmente semelhante ao da alcalose metabólica hipoclorêmica em ruminantes com obstrução do fluxo abomasal.[283] Em resumo, depois da absorção de todo o cloreto do filtrado glomerular, ocorre uma maior reabsorção de sódio por troca com (excreção de) íons de potássio ou hidrogênio. Assim, a acidúria paradoxal é mais provavelmente associada à hipopotassemia concomitante ou depleção corporal total de potássio.

Cavalos com DRC também podem desenvolver hipercolesterolemia e hiperlipidemia (hipertrigliceridemia), e às vezes o plasma apresenta lipemia macroscópica (hiperlipemia).[95,264,266] De fato, Naylor, Kronfeld e Acland[511] relataram uma correlação positiva entre as concentrações séricas de triglicerídeos e creatinina em um grupo de cavalos com azotemia. Doze dos 13 casos de hipertrigliceridemia em cavalos revistos por Dunkel e McKenzie[512] eram azotêmicos. Na azotemia, a hiperlipidemia pode ser decorrente do aumento da síntese, diminuição da degradação ou aumento da mobilização de triglicerídeos dos estoques de gordura.[5] A lipase lipoproteína, que estimula a captação de triglicerídeos nas células, é inibida pela azotemia.[513] O tratamento com heparina (40 UI/kg SC a cada 8 horas) foi recomendado para estimular a ação da lipoproteína lipase na tentativa de depuração do soro.[95,266] A hipercolesterolemia e a hiperlipidemia aumentam o risco de doença cardiovascular aterosclerótica em seres humanos com DRC.[5] Além disso, essas doenças estimulam a proliferação de células mesangiais e a produção de matriz nos glomérulos doentes e, assim, aceleram a progressão para a glomeruloesclerose.[514]

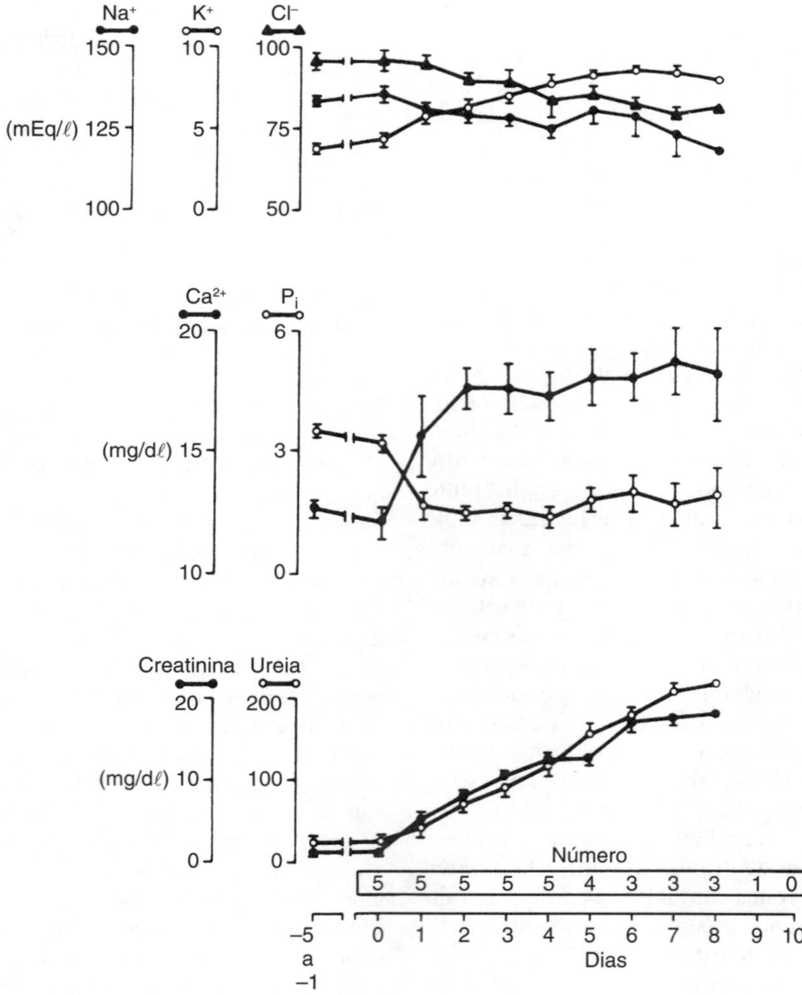

Figura 14.26 Alterações nas concentrações séricas de eletrólitos, ureia e creatinina (Cr) após nefrectomia bilateral em pôneis de Shetland. (De Tennant B, Lowe JE, Tasker JB. Hypercalcemia and hypophosphatemia in ponies following bilateral nephrectomy. *Proc Soc Exp Biol Med*. 1981; 167:365.)

Os rins doentes têm tremenda capacidade de adaptação para manter a função tubular até que a TFG esteja baixa.[500] De acordo com a experiência do autor, a disfunção tubular que causa perda significativa de sódio ou fósforo (manifestada pelo aumento dos valores de depuração fracionada), glicosúria ou enzimúria é mais comum na IRA do que na DRC. Quando presente, no entanto, a função tubular anormal raramente faz com que os valores de depuração fracionada de sódio fiquem acima de 5%.[272,461,471] Por outro lado, a perda da capacidade de concentração, que provoca isostenúria, é uma característica consistente da DRC que tende a se desenvolver antes da azotemia. A poliúria associada pode ou não ser observada pelo proprietário, mas o equilíbrio hídrico é geralmente mantido pela polidipsia. Na poliúria, a urina é clara e essencialmente desprovida de cristais e muco. Os achados à sedimentoscopia geralmente não são dignos de nota, mas o aumento do número de hemácias ou leucócitos pode ser observado na nefrolitíase ou ureterolitíase ou na pielonefrite, respectivamente. A hematúria macroscópica indica ainda mais o diagnóstico de urolitíase ou neoplasia. Uma cultura quantitativa de urina deve ser incluída no plano diagnóstico de todos os cavalos com DRC, já que a bacteriúria nem sempre é acompanhada por piúria.

Alterações na integridade da barreira de filtração glomerular altamente aniônica também podem levar à perda de proteínas na urina, em especial albumina. Há poucos dados quantitativos disponíveis sobre a perda de proteínas na urina em cavalos com DRC porque, na maioria dos relatos anteriores, a proteinúria foi avaliada com tiras reagentes. Os resultados da tira reagente de +++ ou ++++ são correlacionados a concentrações de proteína de 100 a 300 e 1.000 a 2.000 mg/dℓ, respectivamente, dependendo do produto usado. Em um cavalo com proteinúria que produz 20 ℓ de urina por dia, esses valores levariam a uma ampla gama de perda urinária de proteína (20 a 400 g por dia). O último valor se aproximaria de 25% do teor plasmático de proteínas e, portanto, não é realista. Em seres humanos com DRC, a perda urinária de proteína superior a 3,5 g/dia (50 mg/kg/dia para uma pessoa de 70 kg) é classificada como *proteinúria em intervalo nefrótico*, e alguns pacientes com proteinúria intensa podem perder mais de 15 g por dia de proteína (mais de 200 mg/kg/dia).[5] O limite superior da excreção urinária aceitável de proteína em cães é de 20 mg/kg/dia.[286] Usando esses valores, os limites superiores aceitáveis para perda urinária de proteína e proteinúria em intervalo nefrótico em um cavalo de 500 kg seriam de 10 g e mais de 25 g/dia, respectivamente. Esses valores concordam bem com o valor médio de 3,2 mg/kg (1,6 g/dia) e o intervalo de 3,6 a 22,3 mg/kg (1,8 a 11,2 g) por dia relatado em éguas normais por Schott, Hodgson e Bayly[285] e Kohn e Strasser,[153] respectivamente.

Outro método para documentação da proteinúria é a determinação da razão de proteína urinária e creatinina urinária (em miligramas por decilitro). Essa técnica é mais prática porque evita a coleta cronometrada de urina. Embora um intervalo normal ainda não tenha sido relatado para cavalos, valores acima de 1:1 e 3,5:1 são considerados elevados e indicam proteinúria em intervalo nefrótico em cães[286] e seres humanos,[5] respectivamente. Assim, a razão de proteína/Cr na urina superior a 2:1 provavelmente indica proteinúria significativa em um cavalo com DRC. Por fim, um cavalo com DRC e proteinúria intensa (mais de 200 mg/kg/dia) pode excretar até 100 g de proteína por dia (5 a 7% da proteína plasmática total). A proteinúria desta magnitude pode aumentar a gravidade específica da urina para 1,020 ou mais e certamente seria suficiente para reduzir a concentração sérica de albumina (e proteína total) apesar do aumento da produção hepática de albumina. Em alguns cavalos com DRC e concentração plasmática normal de proteínas totais, o aumento da concentração de globulina compensa a hipoalbuminemia branda e, em outros casos, a hiperglobulinemia realmente aumenta a concentração plasmática total de proteína.

A ultrassonografia pode ser usada para determinar o tamanho do rim em cavalos com DRC e avaliar a presença de cistos ou nefrólitos. Cavalos com DRT geralmente apresentam rins pequenos de maior ecogenicidade do que o normal (devido à esclerose e possível mineralização tecidual).[335,336,339,341,342] A cistoscopia também pode auxiliar o diagnóstico ao avaliar a produção de urina em cada rim de forma qualitativa e é bastante importante quando o rim não é identificado à ultrassonografia.[335] A cintilografia renal é outra opção de imagem para detecção do tecido renal funcional que pode não ser aparente à ultrassonografia.[352] A biopsia renal pode ser feita sob orientação ultrassonográfica para documentação da doença renal. Infelizmente, como a maioria dos cavalos é avaliado nos estágios mais avançados da doença, os resultados da biopsia revelam lesões glomerulares, tubulares e intersticiais condizentes com a DRT. As lesões raramente dão informações sobre a causa da doença renal, a menos que técnicas de imunofluorescência e microscopia eletrônica sejam realizadas. Isso requer a colocação de amostras em fixadores especiais, além do uso de formalina para exame histopatológico de rotina. Em alguns casos, os resultados da biopsia renal que indicam o diagnóstico de pielonefrite ou anomalia congênita (displasia) como causa da DRC auxiliam o desenvolvimento de um plano terapêutico ou a determinação do prognóstico.

A gravidade da DRC equina pode ser avaliada com técnicas sofisticadas. A magnitude da azotemia é o parâmetro mais fácil de obter, mas é insensível.[5] A azotemia torna-se aparente somente após a perda de 75% ou mais da função renal. Além disso, o grau de azotemia pode ser influenciado por fatores não renais, como dieta, massa corporal e hidratação. De modo geral, a concentração de creatinina é uma medida mais confiável do que o nível de ureia, e a duplicação do valor de creatinina se correlaciona a um declínio de cerca de 50% na TFG (ver Figura 14.6). Concentrações de creatinina entre 5 e 10 mg/dℓ indicam um declínio significativo da função renal, e valores superiores a 15 mg/dℓ são condizentes com prognóstico ruim. Por outro lado, cavalos com concentração de creatinina abaixo de 5 mg/dℓ podem exibir poucos sinais clínicos e ser tratados por meses a anos (Figura 14.27). O acompanhamento do inverso da concentração de creatinina (1/Cr) ao longo do tempo também foi usado para monitorar a progressão da DRC em seres humanos[515,516] e em um cavalo[50] na tentativa de prever o ponto final da doença (Figura 14.28). Infelizmente esses valores estão sujeitos a variações consideráveis (por alterações na secreção tubular de creatinina) e não provaram ter mais valor do que o monitoramento da creatinina ao longo do tempo.[515,516]

A medida da TFG permite a avaliação quantitativa mais precisa da função renal, mas é raramente realizada por ser demorada e tecnicamente mais difícil do que a determinação da concentração de creatinina. Embora existam vários métodos para medir a

TFG,[235] a medida da Cl de Cr endógena ou o desaparecimento plasmático de creatinina exógena, sulfanilato[270,366] ou 99mTc-D-TPA[219] são os mais práticos em um cenário clínico. A primeira requer coletas cronometradas de urina, enquanto o segundo pode exigir ensaios especiais ou medicina nuclear (ver Exame do Sistema Urinário). Cavalos nos primeiros estágios da DRC podem apresentar secreção tubular de creatinina, o que pode levar à superestimativa da TFG medida pela técnica de ClCr. À medida que a doença renal progride, porém, a excreção de creatinina diminui com maior rapidez do que o declínio da TFG em virtude da perda de secreção compensatória. Apesar dessas limitações, a medida repetida de ClCr em um único animal pode auxiliar o monitoramento da progressão da DRC ao longo do tempo (Figura 14.29).

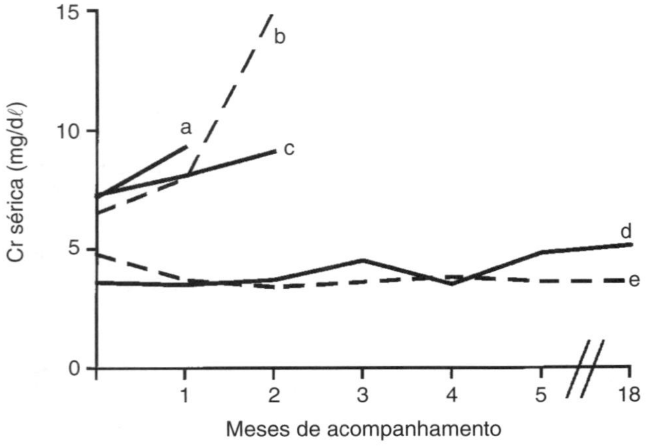

Figura 14.27 Concentrações séricas de creatinina (*Cr*) em cinco cavalos com insuficiência renal crônica (IRC). Os três cavalos com concentração inicial de Cr superior a 5 mg/dℓ (*a* a *c*) apresentaram rápida progressão da doença renal ao longo de um período de 1 a 2 meses, com necessidade de eutanásia, enquanto os dois cavalos com concentração inicial de Cr menor que 5 mg/dℓ (*d* e *e*) foram mantidos com cuidados de suporte por mais de 18 meses.

PROGRESSÃO DA DOENÇA

Uma das características da DRC é sua natureza progressiva;[517-519] as vias comuns finais da lesão renal indicam que a progressão é bastante independente da causa incitante. A resposta à diminuição da massa funcional renal é um aumento compensatório na filtração (denominada *TFG de néfron único*) e na função tubular (p. ex., secreção de creatinina, amônia) dos néfrons restantes. O aumento da TFG de néfron único é causado pelo aumento do fluxo sanguíneo capilar glomerular e da pressão hidrostática, que provoca hiperfiltração glomerular. A hiperfiltração está associada ao aumento da permeabilidade da MBG e à proteinúria. Além disso, o aumento da filtração de macromoléculas leva à ativação e proliferação de células mesangiais e epiteliais e, por fim, à progressão a glomeruloesclerose.[5,501,517-519] Além de causar proteinúria, o aumento da filtração de proteínas é acompanhado pelo aumento da reabsorção tubular proximal dessas moléculas. Isso leva à regulação positiva dos genes que codificam mediadores vasoativos e inflamatórios nas células tubulares e intersticiais e contribui de maneira substancial para a lesão do interstício renal.[519]

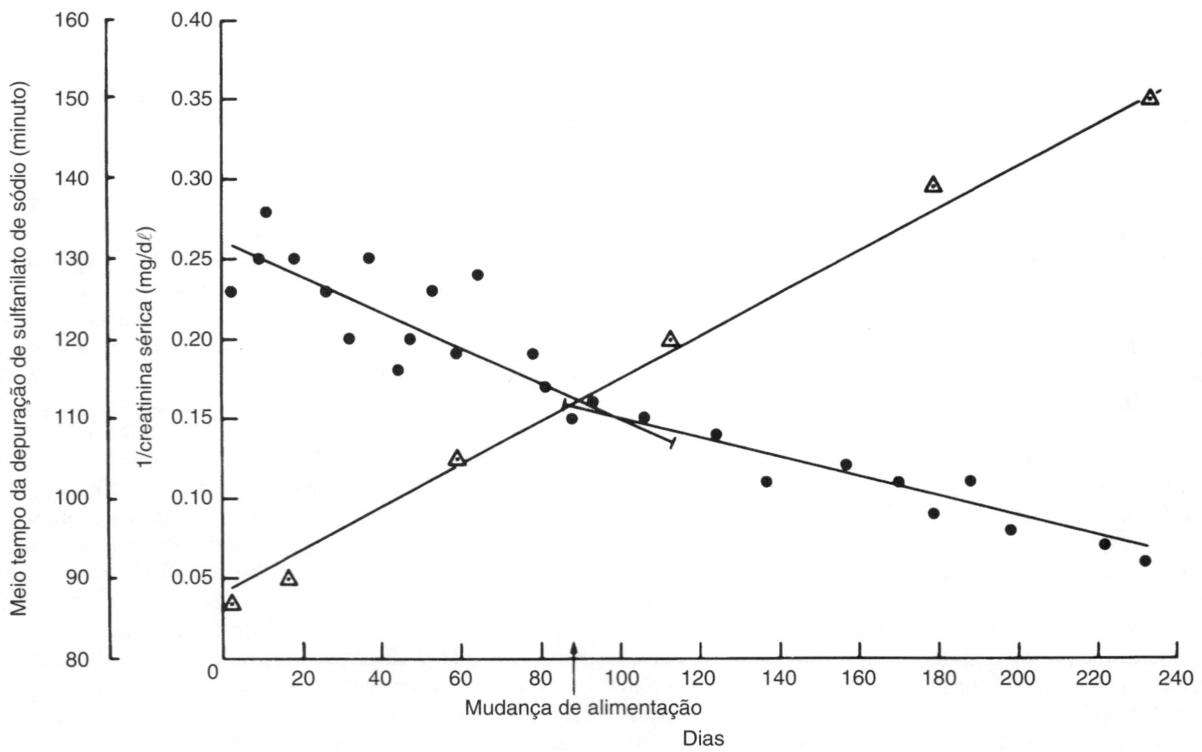

Figura 14.28 O inverso da concentração sérica de creatinina (Cr) (*círculos cheios*) e o meio tempo da depuração de sulfanilato de sódio no sangue total em um cavalo com insuficiência renal crônica (IRC) associada à doença renal policística (DRP). A inclinação da linha que descreve os recíprocos da concentração de Cr do dia 1 ao dia 98 foi significativamente diferente ($P < 0,05$) daquela do dia 99 a 235 e a alteração da inclinação foi associada à mudança de feno de alfafa para gramínea. (De Bertone JJ, Traub-Dargatz JL, Fettman MJ *et al.* Monitoring the progression of renal failure in a horse with polycystic kidney disease: use of the reciprocal of serum creatinine concentration and sodium sulfanilate clearance half-time. *J Am Vet Med Assoc.* 1987; 191:565.)

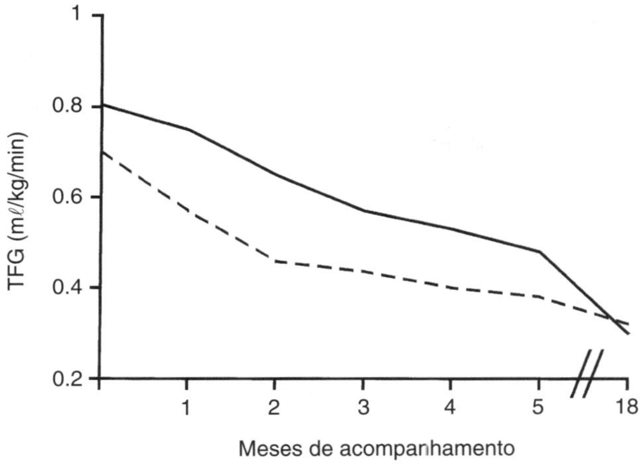

Figura 14.29 Taxa de filtração glomerular (TFG) segundo a depuração endógena de creatinina (Cl_{Cr}) (*linha sólida*) e depuração de inulina (Cl_{in}) (*linha tracejada*) em uma égua (ver o animal da Figura 14.28) com insuficiência renal crônica (IRC). A TFG caiu de forma constante ao longo do período de 18 meses, apesar da mudança mínima na concentração sérica de creatinina (Cr). Em comparação à Cl_{in}, Cl_{Cr} superestimou a TFG até o estágio terminal da doença. Essa diferença provavelmente reflete a secreção de Cr nos túbulos nos primeiros estágios da IRC que, depois, diminui nas últimas semanas da doença.

Vários estudos acerca dos mecanismos da hipertensão glomerular demonstraram que a ativação do sistema renina-angiotensina e a produção de angiotensina II são muito importantes, já que a angiotensina II é um potente constritor de arteríolas eferentes glomerulares.[520-522] A ativação do sistema renina-angiotensina intrarrenal pode produzir hipertensão glomerular significativa sem aumentar a concentração sistêmica de angiotensina II ou a pressão sanguínea. De fato, a administração de antagonistas específicos dos receptores da angiotensina II ou inibidores da enzima conversora de angiotensina diminuiu a pressão hidrostática capilar glomerular e a magnitude da proteinúria em estudos experimentais sobre a doença renal.[520-523] Inibidores da enzima conversora de angiotensina ajudaram a controlar a hipertensão e a proteinúria em pequenos animais,[432,524] mas nenhum relato descreve o uso desses fármacos em cavalos com DRC.

O papel da proteína dietética na progressão da DRC tem sido objeto de várias pesquisas em seres humanos e pequenos animais com diversas doenças renais.[525-530] Um fato bem estabelecido é a possível melhora dos sinais clínicos de uremia pela diminuição do teor de proteínas na dieta; no entanto, ainda há controvérsias se essa diminuição retarda a progressão da doença renal. O aumento da proteína na dieta eleva a ativação do sistema renina-angiotensina; portanto, a diminuição da proteína na dieta pode ser protetora pelas razões discutidas no parágrafo anterior. Ademais, a diminuição na ingestão de proteínas leva à produção de menores quantidades de ureia e outros resíduos nitrogenados. Em teoria, a carga de trabalho dos rins também diminui. Como todo trabalho (produção e uso aeróbico de ATP) está associado a um certo grau de produção de radicais livres, uma maior ingestão de proteínas geraria mais radicais livres. Os radicais livres parecem ser bastante prejudiciais para os rins doentes pelo comprometimento de seus mecanismos de eliminação. O aumento da proteína na dieta também requer aumento da amoniagênese pelos túbulos renais para excreção da carga de prótons associada; no entanto, a amoniagênese pode levar à ativação não inflamatória e não imune do sistema complemento nas células epiteliais dos túbulos proximais. Essa consequência pró-inflamatória da amoniagênese pode ser melhorada pela suplementação com bicarbonato de sódio. Em resumo, o excesso de proteína na dieta piora a uremia e pode exacerbar os danos renais relacionados à DRC por vários mecanismos.

Por outro lado, a desnutrição proteico-calórica está fortemente associada ao aumento da morbimortalidade em pacientes com DRC humana e pode ser atribuída ao aumento do catabolismo proteico quando a ingestão dietética de proteínas é marginal a baixa. Nos seres humanos, vários componentes séricos, inclusive pré-albumina, colesterol e fator de crescimento semelhante à insulina; perfis de aminoácidos plasmáticos e musculares; e medidas da composição corporal foram estudadas como possíveis índices do estado nutricional. No entanto, a concentração sérica de albumina é o índice nutricional mais prático e estudado. Além da proteinúria intensa, a hipoalbuminemia também pode ser atribuída à desnutrição proteico-calórica. Além disso, uma razão de ureia/Cr menor que 10:1 pode ser outra indicação de ingestão inadequada de proteínas. Assim, as recomendações alimentares atuais exigem ingestão calórica e proteica em níveis que atendem ou excedem ligeiramente os requisitos previstos, o que deve neutralizar o balanço de nitrogênio.[531] Por fim, um aspecto muitíssimo importante, mas muitas vezes esquecido, do manejo nutricional de pacientes com DRC é o fornecimento de uma dieta saborosa.[432,531] O oferecimento de refeições menores com mais frequência e a variação da dieta ajudam a aumentar a ingestão de alimentos em pacientes com DRC de todas as espécies.

Os estudos experimentais da DRC em cavalos são limitados a relatos que descrevem os efeitos da administração diária prolongada de compostos mercuriais.[532-535] Nesses quatro relatos, cada um com um único animal, os indivíduos foram submetidos à eutanásia 85 a 191 dias após o início da administração de mercúrio. Anorexia, perda de peso e urticária não pruriginosa foram os principais sinais clínicos. A lesão renal foi caracterizada como NIC, que foi acompanhada por diminuição na capacidade de concentração e aumento no consumo de água. A disfunção tubular também causou glicosúria em todos os quatro cavalos e um grau variável de proteinúria. Curiosamente, os sinais clínicos e a disfunção tubular precederam o desenvolvimento de azotemia em todos os cavalos, e a excreção de sódio ou cloreto não aumentou. O último relato enfocou principalmente os efeitos na função renal e não houve desenvolvimento de azotemia até a última semana de vida; a TFG (avaliada por Cl de Cr endógena) diminuiu para 35% do valor mais alto medido no dia anterior à eutanásia.[535] Acidúria e aumento da excreção de fosfato, além de glicosúria e proteinúria, também foram detectados na última semana de vida.

TRATAMENTO

À primeira consulta, a maioria dos cavalos com DRC exibe perda óbvia de peso e outros sinais clínicos. Em razão da natureza progressiva e irreversível da doença renal, o prognóstico a longo prazo é ruim. O tratamento corretivo específico da DRC (transplante renal) não é realizado em equinos e a manutenção por diálise peritoneal ou hemodiálise seria prática apenas em reprodutores valiosos. A pielonefrite pode ser considerada uma exceção porque, em teoria, o tratamento com antibióticos pode levar à resolução da infecção e à melhora da função renal. Infelizmente há danos renais significativos no momento do diagnóstico da maioria dos casos de pielonefrite bilateral; assim, o prognóstico de retorno à função renal normal é reservado. Por outro lado, o prognóstico a curto prazo pode ser mais favorável. Alguns cavalos com DRC podem manter a concentração de creatinina abaixo de 5 mg/dℓ por meses com deterioração mínima. É difícil prever quais pacientes apresentarão deterioração rápida, mas o histórico recente e a capacidade inicial de combate à perda de peso com a melhora do manejo são bons indicadores. A análise laboratorial de amostras de sangue em intervalos de 2 a 4 semanas para acompanhar o grau de azotemia e alterações eletrolíticas séricas pode auxiliar o monitoramento da progressão da doença. De modo geral, os animais que se alimentam bem e mantêm condição corporal razoável têm o melhor prognóstico a curto prazo e ainda podem realizar alguns trabalhos. Seu uso como animais reprodutores pode ser menor porque a azotemia e a perda de peso diminuem a chance de concepção e gestação normais. Cavalos com DRC de gravidade baixa a moderada podem continuar clinicamente bem até a ocorrência de uma crise hipovolêmica, como cólica ou colite, e desenvolvimento de azotemia grave. Em cada caso, o objetivo é prestar os cuidados apropriados de suporte e monitorar bem o animal para realização da eutanásia humanitária antes da descompensação urêmica.

Como já discutido, a doença renal significativa leva ao declínio irreversível da TFG e à progressão da insuficiência renal.[5,517-519] Assim, o manejo do paciente equino com DRC inclui esforços paliativos para minimizar a maior perda da função renal. Os objetivos são evitar doenças complicadoras (p. ex., com oferecimento de bastante água), interromper a administração de agentes nefrotóxicos e instituir uma dieta palatável para incentivar o apetite e minimizar a perda de peso.[70,95,266,434,536] A fluidoterapia intravenosa para promover a diurese, geralmente com NaCl a 0,9%, é muito mais benéfica em casos de insuficiência renal aguda e reversível, mas também pode ser eficaz em pacientes com exacerbação súbita da DRC. A fluidoterapia intravenosa precisa ser administrada com cautela, porque os cavalos com DRC são mais suscetíveis ao desenvolvimento de edema periférico ou pulmonar significativo.

Os cuidados de suporte também podem incluir a suplementação de bicarbonato de sódio (50 a 150 g/dia) quando a concentração sérica desse elemento for consistentemente menor que 20 mEq/ℓ.[536] A suplementação de bicarbonato pode ser adicionada a uma papa de farelo. Em caso de agravamento do edema ventral, a suplementação de bicarbonato de sódio deve ser limitada ou interrompida. O edema geralmente não é um problema significativo e o cavalo deve tolerar o edema brando (em vez de ser tratado com diuréticos, que podem ser ineficazes ou aumentar a perda de eletrólitos), a menos que interfira na deambulação. Em uma edição anterior deste texto, o autor também recomendou a suplementação com NaCl para reposição da possível perda desses eletrólitos na urina em cavalos com DRC. No entanto, um estudo[537] descobriu que a suplementação com NaCl (usada na tentativa de aumentar a ingestão de água) em gatos com doença renal preexistente levou à progressão da doença mesmo após sua interrupção. Assim, a suplementação de sal em cavalos com DRC deve ser abordada com cautela considerada somente em pacientes com hiponatremia e hipocloremia.

A substituição de alimentos com alto teor de cálcio e proteínas, como o feno de alfafa, por feno de gramíneas e carboidratos de boa qualidade (milho e aveia) pode ajudar o controle da hipercalcemia e a magnitude da azotemia. Idealmente, o feno e os grãos devem conter uma quantidade adequada, mas não excessiva, de proteína (menos de 10% de proteína bruta), que deve manter a razão entre ureia e Cr em um intervalo alvo de 10:1-15:1.[256] O acesso ilimitado à água doce e o incentivo à ingestão adequada de energia, com oferecimento de diversos alimentos palatáveis, são importantes. De fato, se houver redução do apetite pelo feno de gramíneas, é preferível oferecer alimentos menos ideais (p. ex., feno de alfafa, quantidades maiores de concentrado) para atender às necessidades de energia e reduzir a taxa de perda de peso. Muitas vezes, os cavalos continuam pastando quando o apetite por feno diminui. A administração de vitaminas B ou esteroides anabolizantes, por seus efeitos estimulantes do apetite, pode beneficiar alguns animais. Embora a gordura da dieta tenha alta densidade calórica, a suplementação deve ser abordada de maneira criteriosa em pacientes com hiperlipidemia e hipercolesterolemia, e a suplementação excessiva com gordura pode levar à recusa dos alimentos.

A administração de corticosteroides ou AINEs pode limitar a resposta inflamatória intrarrenal associada à insuficiência renal e atenuar a lesão renal. A administração de meclofenamato, por exemplo, limitou a proteinúria em um grupo de pacientes humanos com manifestações graves da síndrome nefrótica;[538] no entanto, o bloqueio inespecífico da produção de prostaglandinas por corticosteroides e a maioria dos AINEs tem o efeito adverso de diminuir a produção de importantes agentes vasodilatadores renais (prostaglandina E_2 e prostaciclina). A produção desses prostanoides aumenta durante os períodos de vasoconstrição renal ou isquemia para manter o fluxo sanguíneo intrarrenal, principalmente para a medula renal. A administração excessiva ou prolongada de AINE leva ao desenvolvimento de necrose papilar renal devido à isquemia medular.[238,239,388,461] Assim, os efeitos negativos dos corticosteroides e dos AINEs no fluxo sanguíneo renal superam os possíveis benefícios e não são recomendados de forma rotineira no manejo da DRC em cavalos.

A lesão renal progressiva da DRC está associada a danos contínuos às membranas glomerulares e tubulares, mediados pela ativação igualmente contínua da cascata inflamatória. Em teoria, o tratamento com antioxidantes e sequestradores de radicais livres pode ser benéfico, mas isso não foi confirmado por dados experimentais em equinos. Da mesma forma, o interesse no papel dos ácidos graxos da dieta como precursores de eicosanoides tem sido considerável. Especificamente a suplementação dietética com fontes ricas em ácidos graxos ω-3 (ácido linolênico; óleo de peixe e linho), em comparação a ácidos graxos ω-6 (ácido linoleico), parece diminuir a geração de metabólitos de ácidos graxos mais prejudiciais durante a ativação da cascata inflamatória. Em cavalos, a suplementação dietética com ácidos graxos ω-3 (na forma de óleo de linhaça) tem sido eficaz para melhorar os efeitos da endotoxina em estudos *in vitro*[539-541] e a suplementação com óleo de peixe (outra fonte rica em ácidos graxos ω-3) diminuiu a progressão da insuficiência renal em animais de laboratório.[542,543] Infelizmente os efeitos da endotoxina *in vivo* não foram melhorados pela administração de óleo de linhaça em estudos preliminares em equinos[544] e os possíveis benefícios do oferecimento de ácidos graxos ω-3 a cavalos com DRC ainda não são conhecidos.

O controle da hipertensão e a redução da proteinúria foram as intervenções mais bem-sucedidas para limitar a progressão da doença renal em seres humanos com DRC.[519] Assim, o monitoramento da pressão arterial e do nível de proteinúria (razão de proteína na urina/Cr na urina) em cavalos com DRC parece ser prudente. O tratamento com inibidores da enzima conversora de angiotensina pode ser benéfico em cavalos com um desses problemas, mas ainda não foi realizado em virtude do custo dos medicamentos. A atenção também tem sido direcionada ao uso de medicamentos anti-inflamatórios ou imunossupressores mais específicos para limitar a lesão renal na glomerulonefrite imunomediada. A inibição da atividade da tromboxano sintetase (o tromboxano A_2 é um potente agente vasoconstritor e ativador de plaquetas), por exemplo, limitou as alterações histológicas e funcionais renais em um modelo canino de glomerulonefrite imunomediada.[545] Da mesma forma, a ciclosporina foi usada como tratamento adjuvante em um estudo prospectivo de glomerulonefrite canina de ocorrência natural. Infelizmente a função renal diminuiu em cães tratados com ciclosporina, assim como nos controles. A ausência de qualquer efeito benéfico, junto com as reações adversas à ciclosporina, levou à conclusão de que esse fármaco não auxilia o tratamento da DRC.[546] Como esses estudos demonstram, a manipulação específica da resposta inflamatória ou imune pode limitar a lesão renal quando esses medicamentos podem ser administrados antes do desenvolvimento ou no início da doença renal; no entanto, nas doenças de longa data e ocorrência natural, esses tratamentos têm probabilidade muito menor de retardar a progressão da insuficiência renal de maneira significativa. Por fim, outros pesquisadores tentam desenvolver estratégias terapêuticas que possam modular ou limitar a fibrose renal. Seus estudos sobre os efeitos de citocinas, linfocinas e proteoglicanos na síntese e degradação da matriz por células mesangiais e na ativação de fibroblastos em glomérulos danificados podem vir a gerar novas opções de tratamento.[547,548]

Infecções do trato urinário

Harold C. Schott II

Em seres humanos, as infecções do trato urinário (ITUs) por bactérias estão entre as mais frequentes.[5] Por outro lado, as ITUs bacterianas são incomuns em cavalos.[70,95,434,549] Como em outras espécies, as ITUs ascendentes são mais comuns, embora a nefrite séptica possa ser uma consequência ocasional da septicemia, em especial em neonatos.[550] Éguas são mais suscetíveis a ITU do que machos castrados ou garanhões em razão do menor comprimento da uretra.

O desenvolvimento de uma ITU requer a colonização da uretra por bactérias patogênicas, sua entrada na bexiga e sua subsequente multiplicação no órgão.[5,551] A colonização uretral depende da adesão às células uroepiteliais, geralmente conseguida por bactérias entéricas que possuem adesinas fimbriais (*pili*) que se ligam a receptores glicolipídicos específicos nessas células. Não é surpresa que *Escherichia coli* patogênica seja rica nessas adesinas superficiais específicas, mas não a *E. coli* não patogênica. A caracterização das cepas de *E. coli* patogênicas em seres humanos por seus antígenos somáticos (O), flagelares (H) e capsulares (K) revelou que um pequeno número de cepas de *E. coli* é responsável por uma grande porcentagem de ITUs.[5,551,552] A flora vulvar e prepucial normal protege contra a colonização uretral por bactérias patogênicas, mas qualquer defeito anatômico que leve ao turbilhonamento do fluxo de urina compromete a manutenção da flora normal e pode aumentar a probabilidade de colonização por patógenos.[553,554] Embora a maior suscetibilidade das éguas não tenha sido demonstrada, a relação sexual é um fator de risco bem estabelecido para o desenvolvimento de ITUs em mulheres. Além disso, as secreções prostáticas humanas contêm uma proteína catiônica termoestável com potente atividade antibacteriana.[5] Assim, os garanhões podem ser menos suscetíveis a ITUs do que os machos castrados.

Depois da colonização da uretra distal pelo patógeno, a rápida multiplicação entre as micções permite a invasão da uretra proximal e da bexiga, que não têm flora protetora. As defesas do hospedeiro na bexiga são as imunoglobulinas na urina e uma camada de mucopolissacarídeo rica em glicosaminoglicanos que recobre a superfície uroepitelial.[551,552] A produção de glicosaminoglicanos protetores está sob controle hormonal por estrógeno e progesterona em coelhos.[555] Assim, a ausência desses efeitos hormonais benéficos tem sido sugerida como uma explicação para o aumento do risco de infecções do trato urinário em mulheres pré-púberes e pós-menopáusicas e cães castrados.[556] Além disso, especula-se que mulheres com ITUs recorrentes tenham concentrações menores de imunoglobulina A secretada na urina.[557] Embora a produção contínua de urina dilua as bactérias em proliferação, a entrada dos patógenos na bexiga faz com que a taxa de replicação supere de longe qualquer efeito de diluição e permite o estabelecimento da ITU.[5] Embora a antibioticoterapia seja altamente eficaz na eliminação da maioria das ITUs, o manejo das formas recorrentes pode ser difícil. Além de uma avaliação completa para eliminação dos fatores predisponentes, outras abordagens preventivas podem ser consideradas. As vacinas de fímbrias, por exemplo, são eficazes contra ITUs experimentais em macacos.[552]

URETRITE

A uretrite bacteriana tem sido descrita como uma causa de hemospermia em garanhões;[558,559] contudo, à exceção das doenças traumáticas, parasitárias (habronemíase) ou neoplásicas do pênis ou da uretra que interferem no fluxo da urina, o autor não tem conhecimento de casos documentados de uretrite bacteriana primária associada à disúria.[87,560] Além disso, é provável que a hemospermia atribuída à uretrite em vários casos anteriores tenha sido causada por lacerações uretrais no arco isquiático ao redor do corpo esponjoso do pênis, que são identificadas com maior facilidade pela videoendoscopia uretral (ver Hematúria).[561] Infecções bacterianas das glândulas sexuais acessórias ou do prepúcio também podem causar disúria. As infecções das glândulas sexuais acessórias são geralmente limitadas a machos inteiros e têm maior probabilidade de causar infertilidade ou hemospermia do que disúria.[87,562] As infecções prepuciais podem ser provocadas por traumatismo, corpo estranho, habronemíase ou neoplasia, e o prepúcio dos cavalos acometidos geralmente apresenta mau odor e inchaço. O exame do prepúcio e do pênis, junto com a biopsia de tecido anormal, permite o diagnóstico do problema principal. Ocasionalmente, um macho castrado idoso pode desenvolver aumento de volume ou infecção recorrente no prepúcio que não podem ser atribuídos a uma doença primária. A patogênese desse problema não é conhecida, embora o acúmulo de gordura, a falta de higiene e a inatividade possam ser fatores contribuintes. O tratamento envolve limpeza repetida do prepúcio, aplicação de pomadas anti-inflamatórias e antibacterianas tópicas e, nos casos mais graves, administração de antibióticos sistêmicos.

CISTITE

A cistite primária é incomum em cavalos e as causas predisponentes devem ser descartadas sempre que houver suspeita de cistite. A cistite bacteriana é geralmente um problema secundário que pode acompanhar alterações no fluxo urinário causadas por urolitíase, neoplasia vesical, paralisia da bexiga, um defeito anatômico na bexiga ou uretra ou ainda a entrada no trato urinário (p. ex., cateterismo, endoscopia).[70,95,389,434,553,554,563-566] Disúria pode se manifestar como polaciúria, estrangúria, hematúria ou piúria. Queimaduras e acúmulo de cristais de urina podem ser observados no períneo das éguas acometidas ou na parte frontal dos membros posteriores dos machos afetados. Esses achados não devem ser confundidos com a atividade estral normal da égua. Embora as ITUs nosocomiais sejam bem documentadas em pacientes humanos[5] e pequenos animais hospitalizados,[567] essa complicação não foi devidamente identificada em pacientes equinos, à exceção de neonatos doentes.

A avaliação diagnóstica inclui exame físico, exame retal e coleta de uma amostra para urinálise e cultura bacteriana quantitativa. Na ausência de urólitos ou outras massas vesicais, os achados à palpação transretal da bexiga geralmente estão dentro dos limites normais. Contudo, o exame endoscópico e ultrassonográfico da bexiga pode auxiliar a avaliação de danos nas mucosas e do espessamento da parede em cavalos com cistite.[335,354] Como a urina equina normal é rica em muco e cristais, o exame macroscópico pode não ser recompensador, mas a sedimentoscopia pode revelar um aumento no número de leucócitos (mais de 10 leucócitos por campo de maior aumento) e a presença de bactérias em alguns casos de cistite. Os resultados normais à sedimentoscopia não descartam ITU. Um diagnóstico definitivo requer resultados quantitativos da cultura, acima de 10.000 unidades formadoras de colônias (UFC) por mililitro em uma amostra de urina coletada no meio da micção ou por cateterismo uretral.[95,279,549] Para melhores resultados, o sedimento deve ser avaliado 30 a 60 minutos após a coleta e as amostras para cultura devem ser resfriadas durante o transporte, pois o número de bactérias pode aumentar nas amostras deixadas à temperatura ambiente. Os microrganismos que podem ser isolados na cultura são *E. coli, Proteus* spp., *Klebsiella* spp., *Enterobacter* spp., *Streptococcus* spp., *Staphylococcus* spp., *Pseudomonas aeruginosa* e, raramente, *Corynebacterium renale*.[70,95,434,549,564] O isolamento de mais de um microrganismo é comum. *Salmonella* spp. foi ocasionalmente isolada da urina de cavalos aparentemente saudáveis, e infecções do trato urinário inferior por *Candida* spp. também foram documentadas em neonatos doentes tratados com antibióticos de amplo espectro.[70,95]

O tratamento eficaz da cistite bacteriana requer correção de problemas predisponentes, como urolitíase, e a administração de antibióticos sistêmicos. Idealmente, o antibiótico é escolhido com base nos resultados do antibiograma dos microrganismos isolados, e, tradicionalmente, o tratamento deve ser mantido por pelo menos 1 semana.[70,95,434,549] Uma combinação de trimetoprima-sulfonamida, ampicilina, penicilina e um aminoglicosídeo ou ceftiofur pode ser a primeira escolha. Em seres humanos com cistite não complicada, a terapia antimicrobiana em dose única, que é menos onerosa e está associada a menos efeitos adversos, tem taxa de sucesso comparável à do tratamento convencional a longo prazo (75% ou mais). Além disso, a recidiva após a terapia de dose única não é acompanhada por sinais clínicos mais graves ou acometimento mais extenso do trato urinário.[5] No entanto, se os sinais clínicos se repetirem após a interrupção do tratamento, a cultura de urina deve ser repetida e acompanhada por uma nova avaliação diagnóstica para determinar a causa da alteração urinária ou da persistência bacteriana.

A ITU recorrente geralmente requer tratamento prolongado (4 a 6 semanas) e, assim, a facilidade de administração e o custo também devem ser considerados durante a escolha dos antibióticos. As combinações de trimetoprima-sulfonamida e betalactâmicos são excretadas pelos rins e concentradas na urina. Embora os resultados dos antibiogramas *in vitro* de patógenos isolados possam revelar resistência, esses medicamentos podem ter atividade antimicrobiana eficaz contra os microrganismos causadores em virtude das altas concentrações obtidas na urina.[549] O metabolismo do antibiótico é outro fator a ser considerado. O sulfametoxazol, por exemplo, é metabolizado principalmente em produtos inativos antes da excreção urinária, enquanto a sulfadiazina tende a ser excretada de forma inalterada na urina.[568]

Outros tratamentos para ITU recorrente podem incluir a suplementação com 50 a 75 g de sal a granel na dieta[556] ou fornecimento de água quente durante o tempo frio, na tentativa de aumentar a ingestão de água e a produção de urina. A administração de um agente de acidificação da urina, como cloreto de amônio (20 a 40 mg/kg VO por dia), também foi recomendada em casos de cistite e urolitíase.[563] O uso de cloreto de amônio nessa dose, no entanto, diminui o pH da urina de forma consistente. Doses orais maiores de cloreto de amônio (60 a 520 mg/kg/dia),[569,571] metionina (1 g/kg a cada 24 horas), vitamina C (1 a 2 g/kg/dia)[281] ou sulfato de amônio (175 mg/kg/dia)[572] foram mais eficazes na redução do pH da urina para menos de 6 em um pequeno número de cavalos. Contudo, nessas doses, os medicamentos geralmente eram desagradáveis e precisavam ser administrados com ou sonda gástrica. A adição de grãos à dieta é outra maneira simples de diminuir o pH da urina, embora o declínio seja modesto e o pH da urina normalmente continue acima de 7.[281] Uma última forma de tratamento adjuvante é a irrigação da bexiga. Esse procedimento beneficia mais os cavalos com grandes quantidades de material cristaloide acumulado na bexiga, uma doença que foi denominada *urolitíase sabulosa*.[572] O controle neurológico da função vesical deve ser avaliado em todos os pacientes com urolitíase sabulosa. O esvaziamento incompleto da bexiga pode provocar acúmulo de sedimentos urinários. Embora vários antissépticos possam ser adicionados ao líquido poliônico estéril de irrigação, o fator mais importante a ser considerado é o volume adequado à remoção completa dos detritos cristalinos da bexiga. A cistoscopia concomitante é uma boa ferramenta para avaliação da eficácia da irrigação da bexiga.

Há um relato de indução experimental de cistite em equídeos.[573] Após a irritação química da mucosa da bexiga, foram instilados $2{,}5 \times 10^{13}$ UFC de *Proteus mirabilis* nas bexigas de nove pôneis fêmeas. Três dias depois, todos os animais apresentaram estrangúria e 20.000 a 100.000 UFC/mℓ de *P. mirabilis* à cultura. A sedimentoscopia revelou um aumento no número de leucócitos (mais de 10 por campo de maior aumento) em sete dos nove pôneis, e bactérias foram observadas em todas as amostras (embora em números baixos, de um a três por campo de maior aumento). Em dois pôneis não tratados, a cistite desapareceu de forma espontânea 2 a 4 semanas após a inoculação, mas nos pôneis tratados com trimetoprima-sulfadiazina, a resolução ocorreu em 3 a 6 dias.

Epizootias de cistite também foram relatadas no sudoeste dos EUA[564,574] e na Austrália.[575] Nos relatos anteriores, uma síndrome de ataxia e incontinência urinária foi associada à ingestão de capim sudão e capim Johnson (híbridos de *Sorghum* spp.). Os dois problemas foram atribuídos à intoxicação subletal com ácido cianídrico contido nas plantas, o que provocou desmielinização da medula espinal inferior e paralisia da bexiga. A pielonefrite foi a principal causa de morte dos cavalos acometidos.[574] Outro surto de cistite, manifestado mais por hematúria do que por incontinência, ocorreu nos Territórios do Norte e na Austrália Ocidental em 1963.[575] Os rins e os ureteres não foram afetados, e os cavalos não apresentaram ataxia. O problema, que levou à perda de mais de 200 cavalos, começou logo após o final da estação chuvosa. Os cavalos acometidos estavam no pasto, e, embora isso não tenha sido comprovado, havia uma suspeita de toxina fúngica porque a esporidesmina (uma toxina produzida por *Pithomyces chartarum*) era conhecida por causar lesões na bexiga de ovinos e bovinos. Uma causa ambiental foi substanciada ainda mais pela ausência de outros casos em 1964, após uma estação chuvosa "seca".

PIELONEFRITE

As ITUs superiores com acometimento dos rins e dos ureteres são raras em cavalos.[70,95,549] O trajeto do segmento distal dos ureteres na parede dorsal da bexiga cria uma barreira ou válvula física que evita o refluxo vesiculoureteral, um pré-requisito para o desenvolvimento de pielonefrite ascendente. O refluxo vesiculoureteral é mais comum em crianças por causa do aumento da porção intramural do ureter distal com o crescimento. Além disso, o refluxo vesiculoureteral congênito geralmente é familiar, o que sugere uma tendência genética, que tem sido associada a anomalias no desenvolvimento da inserção intramural de um ou de ambos os ureteres.[5] Problemas mais óbvios que interferem nessa barreira e aumentam o risco de refluxo vesiculoureteral e ITUs superiores associadas são a ectopia ureteral e a distensão vesical, que pode ser acompanhada por paralisia da bexiga ou obstrução uretral. Com o tempo, o refluxo vesiculoureteral provoca dilatação ureteral progressiva e escoriação renal (Figura 14.30). Esse efeito explica o achado comum da dilatação ureteral em cavalos jovens com ectopia ureteral e dá maior suporte para a indicação de nefrectomia unilateral em vez do reimplante do ureter como tratamento de escolha para a ectopia ureteral.[69,76] Além do refluxo vesiculoureteral, o refluxo urinário intrarrenal também é necessário para desencadear o dano renal, predispondo o parênquima à infecção ascendente. As papilas renais contêm coleções de aberturas do ducto papilar. Essas aberturas são estruturas tipicamente cônicas que se projetam para a pelve renal. Como a natureza protetora do segmento ureteral intramural contra o refluxo vesiculoureteral, essa morfologia impede o refluxo intrarrenal. Contudo, em bebês humanos e suínos jovens, um segundo tipo de papila grande, côncava e "regurgitante" também foi descrito nas áreas da pelve renal mais afetadas pelas escoriações renais.[5] Assim, o refluxo vesiculoureteral e intrarrenal é importante no desenvolvimento de pielonefrite.

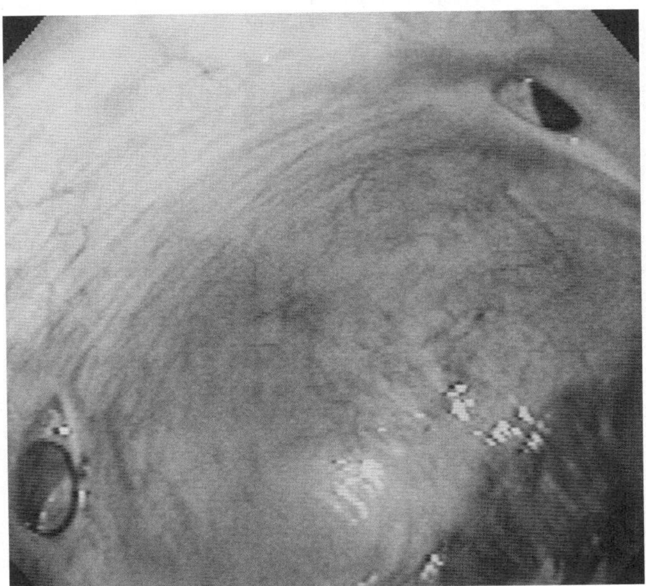

Figura 14.30 Imagem endoscópica da bexiga de uma pônei fêmea com cistite recorrente e pielonefrite. As aberturas ureterais foram facilmente distendidas pela insuflação da bexiga com ar. A dilatação ureteral levou ao desenvolvimento de refluxo vesiculoureteral a longo prazo.

O papel da ITU recorrente menor no desenvolvimento de pielonefrite não é tão claro. As escoriações pielonefríticas (sem infecção), por exemplo, podem ser observadas após obstrução do trato urinário a alta pressão (uretrolitíase) e predispor a uma futura ITU superior. Por outro lado, muitos casos de cistite recorrente nunca chegam a acometer o trato urinário superior.[5] Como os rins são órgãos densamente vasculares, a nefrite séptica pode ser associada à septicemia em cavalos adultos ou neonatos.[550] A menos que o acometimento renal seja extenso, a ITU superior pode não ser detectada, mas levar ao desenvolvimento de nefrolitíase ou doença renal crônica meses a anos mais tarde. Como na bexiga, os mecanismos de defesa do rim normal minimizam a colonização e a proliferação bacteriana. A eficácia da depuração renal varia de acordo com as espécies de bactérias que entram no rim. Além disso, a obstrução do fluxo de urina (ureterolitíase ou nefrolitíase unilateral) aumenta, em vez de diminuir, o risco de proliferação bacteriana no rim obstruído.

A pielonefrite equina foi associada à urolitíase, cistite recorrente e paralisia da bexiga.[70,95,389,549,574] Outras causas são amputação acidental do pênis durante a castração,[576] corpos estranhos na bexiga[467] e neoplasia do trato urinário inferior.[465,565] Na pielonefrite, a disúria se manifesta como hematúria ou piúria, em vez de estrangúria e polaciúria (como na cistite). Alguns casos de pielonefrite podem apresentar hematúria grave. Além disso, os cavalos com ITUs superiores geralmente têm outros sinais clínicos, como febre, perda de peso, anorexia ou depressão.[70,95,255,256,453,463,464,466,479,549] As ITUs superiores também podem ser acompanhadas por nefrolitíase e/ou ureterolitíase.[266] Nesses casos, não se sabe se a urolitíase ou a infecção se desenvolve primeiro ou se ambas são consequências do refluxo vesiculoureteral, refluxo intrarrenal e dano do parênquima renal. Ocasionalmente, pequenos urólitos podem viajar pelo ureter e causar obstrução ureteral recorrente com cólica renal como queixa principal.

Nos casos de cistite, a avaliação diagnóstica inclui exames físicos e retais, urinálise e cultura quantitativa de urina. A palpação cuidadosa pode permitir a detecção do aumento de volume do ureter ou rim, embora o rim também possa apresentar tamanho reduzido em casos de longa data. Além dos microrganismos que causam cistite, *Actinobacillus equuli, Streptococcus equi* subsp. *equi, Rhodococcus equi* e *Salmonella* spp. foram isolados de cavalos com nefrite séptica hematogênica.[95,550] Hemograma e bioquímica sérica devem ser solicitados de cavalos com ITUs superiores para avaliação da resposta inflamatória sistêmica e da função renal. Por fim, a cistoscopia (inclusive a observação do fluxo de urina de cada abertura ureteral) e ultrassonografia de bexiga, ureteres e rins são bons procedimentos diagnósticos.[335,354] O cateterismo ureteral (com introdução de sonda de polietileno pelo canal de biopsia do endoscópio ou uso de cateter de polipropileno 8 a 10 Fr, que pode ser colocado às cegas em éguas) pode permitir a coleta de amostras de urina de cada ureter para distinguir a doença unilateral da bilateral.[362]

O tratamento para ITUs superiores inclui a administração prolongada dos antibióticos sistêmicos apropriados (escolhidos com base nos resultados dos antibiogramas dos patógenos isolados). Em alguns casos de doença unilateral, a remoção cirúrgica do rim e do ureter afetados pode ser considerada.[87,255,256] Os pré-requisitos para a nefrectomia são documentação de doença unilateral pelos resultados laboratoriais normais da função renal (ausência de azotemia), recuperação de um número insignificante de bactérias (menos de 10.000 UFCs/mℓ) da urina coletada no ureter que leva ao rim não acometido e evidência ultrassonográficas de anomalias estruturais (p. ex., estruturas cheias de líquido, nefrolitíase) no rim afetado. Alternativamente, a má resposta a várias semanas de terapia antimicrobiana apropriada e a recidiva dos sinais clínicos de pielonefrite também são indicações para a nefrectomia. Infelizmente o tratamento bem-sucedido da pielonefrite bilateral é raro, mas é provável que o mau prognóstico seja relacionado ao não estabelecimento do diagnóstico até o final da doença.

INFECÇÕES PARASITÁRIAS

Ocasionalmente, lesões parasitárias causadas pelos nematoides *Strongylus vulgaris, Halicephalobus gingivalis* (antes *Micronema deletrix*) e *Dioctophyma renale* são encontradas em rins equinos.[64] Embora a migração larval de *S. vulgaris* pela artéria renal e pelo parênquima renal seja considerada aberrante,[577] foi observada em mais de 20% dos cavalos em uma pesquisa em matadouros. A passagem pelo tecido renal pode provocar infarto ou hemorragia subcapsular ou pélvica.[578] Embora rara, a infecção por *H. gingivalis* pode ser fatal em virtude do acometimento simultâneo do SNC, que causa diversos *deficits* neurológicos que geralmente levam à eutanásia.[579-583] *Halicephalobus gingivalis* foi sugerido como a causa mais importante de meningoencefalomielite verminótica equina.[584] Somente o parasita fêmea foi identificado em tecidos equinos, geralmente em órgãos altamente vasculares. De modo geral, lesões granulomatosas cheias dos nematoides rabditiformes são encontradas nos rins. O ciclo de vida de *H. gingivalis* é desconhecido, mas o aparente saprófito parece ter distribuição mundial. O achado de lesões gengivais e granulomas orais em alguns equinos sugere que a ingestão é a provável via de infecção. Tentativas de encontrar larvas de nematoides ou ovos na urina não foram bem-sucedidas e não se sabe se o cavalo é um hospedeiro acidental ou é importante para o ciclo de vida do parasita.[579] A forma de vida livre é encontrada em detritos orgânicos em decomposição (p. ex., tocos de árvores) e também tem sido relatada em seres humanos.[583] O diagnóstico *antemortem* não foi realizado, e as alterações citológicas no liquor dos cavalos acometidos não podem diferenciar a nematodíase da encefalomielite protozoótica.[582] O acometimento renal normalmente não é aparente, embora um cavalo acometido tenha apresentado estrangúria e poliúria por 2 semanas antes do início dos *deficits* neurológicos.[580]

O *Dioctophyma renale* é um nematoide grande, vermelho vivo, e a fêmea pode atingir 100 cm de comprimento. Os hospedeiros típicos são espécies carnívoras, mas o parasita ocasionalmente afeta cavalos que ingerem o hospedeiro intermediário (anelídeo) enquanto pastam ou tomam água de fontes naturais.[585] No rim, o parasita pode viver de 1 a 3 anos; os ovos são eliminados na urina. O parasita destrói completamente o parênquima renal; a morte do parasita provoca o encolhimento do rim do hospedeiro e sua transformação em uma massa fibrosa. Às vezes, a hidronefrose e a hemorragia renal podem ser uma complicação grave da infecção parasitária.[586,587]

Diferentemente dos nematoides, a infecção pela coccídia *Klossiella equi* parece comum, mas nenhum relato descreve a doença clínica associada à infecção.[588-593] Embora os distúrbios acompanhados por imunossupressão tenham sido implicados no aumento de sua probabilidade, a infecção por *K. equi* ainda é considerada um achado incidental em cavalos. O ciclo de vida não foi elucidado por completo, mas acredita-se que esporocistos (ou esporozoítos) ingeridos entrem na corrente sanguínea e sofram esquizogonia nas células endoteliais dos glomérulos. Os merozoítos são liberados no espaço urinário e passam por uma ou mais rodadas de esquizogonia nas células epiteliais tubulares. Por fim, uma população de merozoítos forma microgametas e macrogametas. Há poucas evidências de resposta inflamatória à replicação do parasita nos tecidos renais. A esporogonia continua, e há liberação de esporocistos na urina.[589,593] Embora *K. equi* não tenha sido associado a uma doença clínica, é preciso mencionar que foi encontrado em todo o mundo em cavalos, pôneis, burros e zebras; além disso, uma pesquisa *post mortem* com 47 cavalos na Austrália revelou que seis (12,8%) estavam infectados.[593]

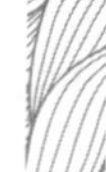

Doença obstrutiva do trato urinário

Harold C. Schott II

A maioria dos casos de doença obstrutiva do trato urinário em cavalos é causada por urolitíase. Deslocamento do trato urinário, trauma e neoplasia são outras causas.[70,95,434] A obstrução do trato urinário pode provocar diversos sinais clínicos, dependendo de seu local e grau. A obstrução incompleta pode provocar disúria, incontinência e dor abdominal branda, enquanto a obstrução completa geralmente causa dor moderada a grave, denominada *cólica renal*. A verdadeira *cólica renal* é uma causa incomum de dor abdominal, embora os cavalos possam apresentar sinais semelhantes aos de disúria com dor gastrintestinal. Outra complicação da obstrução completa é a ruptura da bexiga ou da uretra. Os sinais de dor desaparecem após a ruptura, mas são substituídos por depressão e inapetência, que acompanham a insuficiência renal aguda pós-renal. Em alguns casos de ruptura do trato urinário, também se pode observar distensão abdominal progressiva e aumento de volume da linha média ventral, do pênis e do prepúcio.

EPIDEMIOLOGIA DA UROLITÍASE

A epidemiologia da urolitíase varia de acordo com as espécies.[389,563,594,595] Os cálculos do trato urinário inferior predominam nas espécies veterinárias, enquanto os cálculos do trato urinário superior são mais comuns em seres humanos. Historicamente, os cálculos do trato urinário inferior também eram um problema substancial nos seres humanos e continuam sendo a forma mais comum de urolitíase em países subdesenvolvidos. A mudança na prevalência de cálculos do trato urinário inferior para superior parece ter acompanhado a industrialização, mas as razões disso não foram esclarecidas por completo.[595]

De 1970 a 1989, a urolitíase foi responsável por 0,11% das internações de equinos em 22 hospitais veterinários e representou 7,8% dos diagnósticos de doença do trato urinário.[389] Cavalos machos, especialmente castrados, são mais suscetíveis à urolitíase (75% de todos os casos) e não há descrição de predisposição racial. Essa predileção sexual foi atribuída à uretra mais curta e distensível da égua, o que provavelmente permite a eliminação de pequenos cálculos.[563] A urolitíase é geralmente uma doença de adultos, e a idade média dos cavalos acometidos é de cerca de 10 anos.[389] No entanto, os cavalos jovens podem ser afetados, e o autor observou nefrolitíase bilateral em um potro ao desmame (provavelmente uma consequência de septicemia neonatal) e disúria em um potro de 3 meses de idade causada por múltiplos cistólitos formados em suturas usadas para reparo da ruptura vesical neonatal. Os urólitos são mais comuns na bexiga (60%), embora também possam se desenvolver nos rins (12%), nos ureteres (4%) e na uretra (24%).[389] Curiosamente, até 10% dos cavalos acometidos têm urólitos em vários locais.[389] O tamanho dos urólitos é muito variável. Em uma égua, um cistólito de mais de 6 kg foi encontrado de forma aparentemente acidental após a eutanásia por fratura de membro.[596]

FISIOPATOLOGIA DA UROLITÍASE

De modo geral, duas etapas são necessárias para a formação do cálculo: (1) nucleação e (2) crescimento de cristais.[5,597-599] Fatores que contribuem para a precipitação de cristais urinários e nucleação são supersaturação da urina; retenção prolongada de urina; tendências genéticas à excreção de quantidades maiores de cálcio (hipercalciúria), ácido úrico (hiperuricosúria) ou oxalatos (hiperoxalúria); e inibidores e promotores do crescimento de cristais. A precipitação de dois ou mais íons em uma solução para formação de um cristal requer que o produto de suas atividades individuais seja superior ao produto de solubilidade em equilíbrio (K_{sp}). Uma solução supersaturada é aquela em que o produto de atividade iônica excede o K_{sp}. Uma solução levemente supersaturada é denominada *metaestável*, porque os cristais tendem a se precipitar e dissolver a taxas semelhantes; assim, não há crescimento de cristais e a solução continua transparente. No entanto, quando o produto da atividade iônica excede um certo limiar (razão da formação de produto), a precipitação ultrapassa a dissolução, há um rápido crescimento de cristais e a solução fica turva.[5,597-599] Normalmente a urina humana é supersaturada com um ou mais produtos de atividade iônica, mas as razões da formação de produtos são consideravelmente maiores na urina (10 vezes acima do K_{sp}) do que em uma solução aquosa por causa dos inibidores do crescimento de cristais.[5] Essa atividade explica por que a observação de cristais à sedimentoscopia é comum, mas a formação de cálculos é rara. Além disso, embora os valores de K_{sp} sejam constantes para cada tipo de cristal, variam conforme a temperatura e o pH. Normalmente o resfriamento promove a formação de cristais (como durante a refrigeração das amostras), enquanto os efeitos do pH variam conforme o tipo de cálculo (a acidificação leva à dissolução dos cristais de cálcio, mas promove a cristalização dos cristais de urato).[597] Além disso, qualquer problema que cause retenção de urina ou esvaziamento incompleto da bexiga aumenta a chance de crescimento de cristais. Embora não sejam descritas em cavalos, variações genéticas nas taxas de excreção de íons são fatores de risco bem documentados na urolitíase humana e canina. A hipercalciúria, por exemplo, é herdada como uma característica autossômica dominante em seres humanos e é responsável por 30 a 40% dos nefrólitos.[5] Da mesma forma, cães com urolitíase de cistina têm um defeito hereditário no transporte tubular renal de cistina, enquanto os dálmatas são afetados por cálculos urinários devidos a um defeito no metabolismo do ácido úrico.[594]

A urina normal é rica em vários inibidores do crescimento de cristais, inclusive pirofosfato, citrato, íons de magnésio, glicosaminoglicanos e várias glicoproteínas, como a nefrocalcina.[5,597,599] O grau de atividade inibidora varia com o tipo de cristal. O pirofosfato, por exemplo, é responsável por 50% da atividade inibidora da formação de cálculos de fosfato de cálcio na urina humana, mas tem efeito inibidor muito menor na formação de cálculos de oxalato de cálcio.[5] Embora mal documentados, os inibidores do crescimento de cristais na urina equina, inclusive o alto teor de muco, provavelmente têm papel protetor importante contra a formação de cálculos, como mostra a excreção urinária substancial de cristais de $CaCO_3$ em cavalos normais. Semelhante ao risco associado ao aumento da excreção de íons, não é surpresa que defeitos na atividade inibidora também tenham sido documentados nas síndromes de urolitíase humana.[5,597] Outros componentes da urina podem atuar como promotores do crescimento de cristais. Essas substâncias são principalmente os componentes orgânicos da matriz de cálculo: substância matriz A, uromucoide e várias proteínas séricas.[597,598] Por fim, alguns componentes da urina podem ter atividade inibidora e promotora. A glicoproteína de Tamm-Horsfall, uma proteína secretada pelo membro ascendente da alça de Henle que forma a espinha dorsal dos cilindros urinários, por exemplo, promove a formação de cristais de estruvita na urina felina.[600] Por outro lado, essa glicoproteína também inibe a agregação de cristais de oxalato de cálcio, e um grupo de pacientes humanos com urolitíase por oxalato de cálcio apresenta uma anomalia na mucoproteína de Tamm-Horsfall.[601]

Como a urina normal da maioria das espécies é supersaturada e há equilíbrio entre a precipitação e a dissolução dos cristais, a nucleação espontânea raramente desencadeia o crescimento do cálculo. Em vez disso, a nucleação geralmente requer estase do fluxo de urina, com aumento da chance de contato entre o material cristaloide e o uroepitélio (como ocorre na pelve renal) ou uma superfície uroepitelial danificada.[597-600] Esse último caso leva à ativação local de vias inflamatórias e de coagulação, produzindo um nicho para a adesão local ao cristal.[602] Além disso, células epiteliais descamadas, leucócitos ou *debris* necróticos podem formar um nicho para o crescimento de cristais em sítios mais distais do trato urinário. É provável que a lesão tecidual por diversas causas seja o fator mais importante para o desenvolvimento de urólitos em cavalos. Após o cateterismo ou endoscopia do trato urinário, por exemplo, as áreas de uroepitélio traumatizado são rapidamente recobertas por uma fina camada de material cristalino. Esse material geralmente se resolve de maneira espontânea, a menos que haja o desenvolvimento de uma infecção. Da mesma forma, os nefrólitos podem se formar na medula ou na pelve renal após a necrose papilar renal secundária à intoxicação por AINEs. Quando o cristal começa a crescer em torno de um nicho, a urina equina tem a desvantagem de ser muito alcalina, favorecendo a cristalização da maioria dos componentes do urólito, em especial $CaCO_3$.

Os cavalos desenvolvem duas formas básicas de urólitos, e ambos são compostos principalmente por $CaCO_3$.[563,603] Mais de 90% são cálculos espiculados de cor verde-amarelada que se fragmentam com facilidade (urólito de tipo I) (Figura 14.31 A). Menos comumente, os urólitos são cálculos lisos, branco-acinzentados, que são mais resistentes à fragmentação (urólito de tipo II; Figura 14.31 B). Estes últimos cálculos geralmente contêm fosfato além de $CaCO_3$. A composição cristalina do sedimento da urina equina normal (com predominância de cristais de $CaCO_3$, embora também cristais de oxalato de cálcio e fosfato também sejam observados) e dos urólitos é semelhante: $CaCO_3$ na forma de calcita (uma forma de cristal hexagonal de $CaCO_3$) é mais comum, seguido de vaterita (uma forma de cristal hexagonal metaestável em que o $CaCO_3$ é substituído parcialmente por magnésio ou, em menor grau, por manganês, estrôncio e enxofre). Outros componentes menos comuns são aragonita (uma forma de cristal ortorrômbica de $CaCO_3$), weddelita (dióxido de oxalato de cálcio), estruvita (hexa-hidrato de fosfato de magnésio e amônio), hidroxiapatita e ácido úrico (Tabela 14.10).[290,603-607] Neumann *et al.*[603] examinaram a superfície de corte de vários urólitos equinos por microscopia eletrônica de varredura e descreveram um padrão de bandas concêntricas irregulares ao redor do núcleo (Figura 14.32 A) que eram separadas por pequenas esférulas de material cristalino (Figura 14.32 B). Esse padrão sugeria que o crescimento do cálculo se deve ao acúmulo de esférulas microscópicas preexistentes (os cristais já presentes na urina equina normal) na superfície do urólito crescente, e não à formação *de novos* cristais na superfície do urólito. Além disso, acredita-se que a formação de bandas represente o crescimento por meio da incorporação de matriz orgânica na superfície do urólito em momentos com menor quantidade de esférulas na urina. As lacunas entre as esférulas adjacentes são responsáveis pela porosidade do urólito. Como a precipitação e a dissolução ocorrem de forma simultânea durante o crescimento dos cálculos urinários, a porosidade permite a exposição dos aspectos internos do urólito à urina, o que pode levar à dissolução em caso de mudança da composição urinária. Neumann *et al.*[603] descreveram dois tipos de porosidade observadas à microscopia eletrônica: (1) porosidade primária, consistindo nos poros originais ou lacunas entre as esférulas e (2) porosidade secundária, que se desenvolveu após a dissolução das áreas internas dos urólitos. A maior dissolução ou porosidade secundária é observada preferencialmente em áreas do urólito com maior teor de magnésio (vaterita). Teoricamente, o maior desenvolvimento de porosidade secundária aumenta a fragilidade do urólito, que tem o benefício terapêutico de aumentar a chance de esmagamento ou fragmentação do urólito antes da remoção.

Tabela 14.10 Resultados publicados da análise cristalográfica radiográfica dos cálculos urinários equinos.

Tipo de cálculo	Referência			
	604	605	290	603
Número total de cálculos	4	157	18	17
Calcita	2	58	2	11
Calcita/vaterita	1	11	9	5
Calcita/aragonita	1	–	–	1
Calcita/weddelita	–	63	4	–
Calcita/whewellita	–	2	–	–
Calcita/hidroxiapatita	–	8	–	–
Calcita/fosfato de octacálcio	–	5	–	–
Calcita/estruvita	–	3	–	–
Calcita/gipsita	–	2	–	–
Calcita/vaterita/weddelita	–	2	2	–
Calcita/whewellita/weddelita	–	3	–	–
Calcita/vaterita/urato ácido de sódio	–	–	1	–

O papel da ITU no desenvolvimento da urolitíase parece variar em cada espécie.[5,594,598] A urolitíase por estruvita em seres humanos e cães parece ser quase exclusivamente uma consequência da ITU, enquanto a maioria dos urólitos de estruvita em gatos e ovinos não está associada à infecção.[598] Além de contribuir para a lesão uroepitelial e a formação de nicho, a ITU por bactérias urease-positivas (em especial *Proteus* spp. e estafilococos coagulase-positivos) permite a degradação da ureia em duas moléculas de amônia, que são logo hidrolisadas em íons de amônio (um componente de cristais de estruvita).[5,598,599] Em uma revisão de 68 cavalos com urolitíase, Laverty *et al.*[389] relataram resultados positivos da cultura de urina em apenas dois dos 19 cavalos em que o procedimento foi realizado. Entretanto, a cultura do material dos centros de 30 cálculos produziu resultados positivos em 19 (63%) e diversas espécies bacterianas diferentes foi isolada. Apenas um dos 28 cálculos examinados nesse estudo continha estruvita. O significado do achado de bactérias no centro dos urólitos de $CaCO_3$ equino não é conhecido, especialmente dos isolados que não são estafilococos coagulase-positivos e *Proteus* spp.

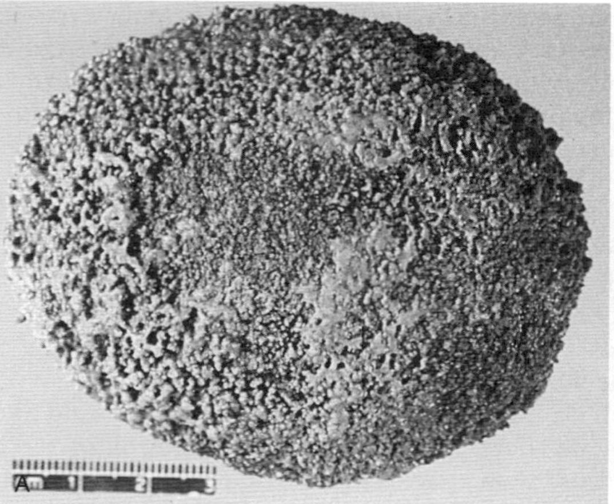

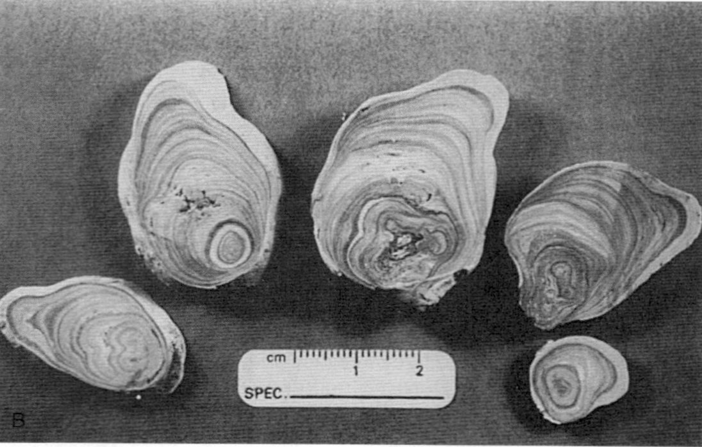

Figura 14.31 Cálculos císticos equinos. **A.** O tipo mais comum de cálculo vesical, esférico, achatado e espiculado. **B.** A forma menos comum de cálculo, cinza, de superfície lisa e mais irregular. (**B** de DeBowes RM. Surgical management of urolithiasis. *Vet Clin North Am Equine Pract.* 1988; 4:461.)

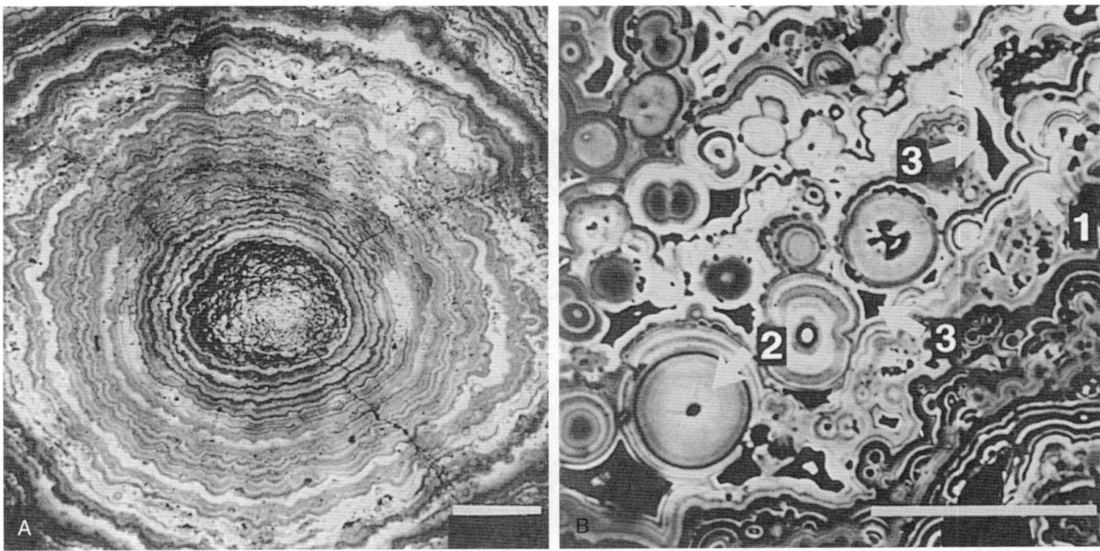

Figura 14.32 Aparência à microscopia eletrônica de varredura da superfície de corte dos cálculos císticos equinos. **A.** A micrografia de menor aumento revela o intrincado padrão de faixas concêntricas ao redor do núcleo (barra = 500 μm). **B.** A micrografia de maior aumento revela as características ultraestruturais, inclusive bandas (1), esférulas (2) e porosidade primária em preto (3) (barra = 50 μm). (De Neumann RD, Ruby AL, Ling GV *et al.* Ultrastructure and mineral composition of urinary calculi from horses. *Am J Vet Res.* 1994; 55:1357.)

A cultura de uma amostra de urina coletada adequadamente sempre é preferida à cultura de um cálculo.[389,608] Nefrólitos e ureterólitos também são encontrados em alguns casos de pielonefrite.[461-463,479] Laing *et al.*[462] descreveram um potro de 2 anos de idade com nefrolitíase bilateral e doença renal crônica. *Proteus* spp. foi isolado da urina, e os nefrólitos eram compostos principalmente por $CaCO_3$, mas também continham quantidades menores de estruvita. Por outro lado, Ehnen *et al.*[388] encontraram evidências de infecção em apenas um dos oito cavalos com nefrolitíase ou ureterolitíase (ou ambos) e doença renal crônica. Na experiência do autor, a presença de cálculos no trato urinário superior ou de vários urólitos merecem avaliação simultânea para detecção de ITU, porque observou dois cavalos com obstrução recorrente do trato urinário por ureterólitos que, em última análise, eram sequelas de pielonefrite unilateral. Holt e Pearson[609] descreveram um caso semelhante em que um cálculo renal e abscesso foram encontrados 5 meses após a remoção de um cálculo cístico.

NEFROLITÍASE E URETEROLITÍASE

Cálculos renais ou ureterais eram raramente descritos como formas de urolitíase equina;[610] no entanto, desde o advento da ultrassonografia diagnóstica, a nefrolitíase e a ureterolitíase são hoje identificadas com maior frequência.[257,360,361,388,389,459-462] Em uma revisão de 68 cavalos com urolitíase por Laverty *et al.*,[389] 16% apresentavam urólitos nos rins e ureteres, e alguns cavalos com cálculos císticos também tinham cálculos no trato urinário superior. Curiosamente, nove de 15 cavalos com nefrólitos dessa revisão eram garanhões, três eram castrados e três eram fêmeas. Não se sabe se houve um verdadeiro aumento na prevalência de nefrolitíase e ureterolitíase ou se o desenvolvimento da ultrassonografia equina como ferramenta diagnóstica facilitou a documentação dessas doenças. Uma especulação não documentada é que os jovens cavalos de corrida podem ser mais suscetíveis a desenvolver cálculos renais por causa do uso comum de AINEs (e aumento do risco de desenvolvimento de necrose papilar) nesses atletas.[388] O importante é não negligenciar a litíase do trato urinário superior equino.

O desenvolvimento de nefrólitos em torno de um nicho pode ser associado a diversas doenças renais, inclusive à doença renal policística (ver Figura 14.6), pielonefrite (Figura 14.33 A), necrose papilar (Figura 14.33 B) ou neoplasia. Hoje os dados sobre cálculos do trato urinário superior em cavalos são insuficientes para saber se seu desenvolvimento é espontâneo (na ausência de lesão tecidual) como nos seres humanos ou se há diferenças significativas na composição mineral dos cálculos císticos. Embora a nefrolitíase e a ureterolitíase sejam doenças dolorosas em seres humanos, cavalos com nefrólitos ou ureterólitos geralmente são assintomáticos até que a doença obstrutiva bilateral leve ao desenvolvimento de insuficiência renal aguda ou crônica.

Os cálculos do trato urinário superior também podem ser achados incidentais à necropsia.[610] Na presença de sinais clínicos, as queixas inespecíficas condizentes com a uremia (baixo desempenho, letargia, incapacidade e perda de peso) são mais comuns que os sinais de doença obstrutiva (cólica, estrangúria, hematúria). Em equinos, um cálculo ou nicho ocasionalmente passa pelo ureter e causa obstrução uretral e sinais de doença obstrutiva aguda. A palpação retal pode revelar o aumento de volume do rim ou ureter (ou da bexiga, nos casos de obstrução uretral), e os cálculos ureterais podem ser palpáveis em um ureter aumentado. Como os ureteres normais não são palpáveis no exame retal, todo seu trajeto deve ser palpado (em sentido retroperitoneal ao longo da parede abdominal dorsal, dos aspectos dorsolaterais do canal pélvico até sua inserção no colo dorsal da bexiga), já que o ureter aumentado pode não ser percebido.

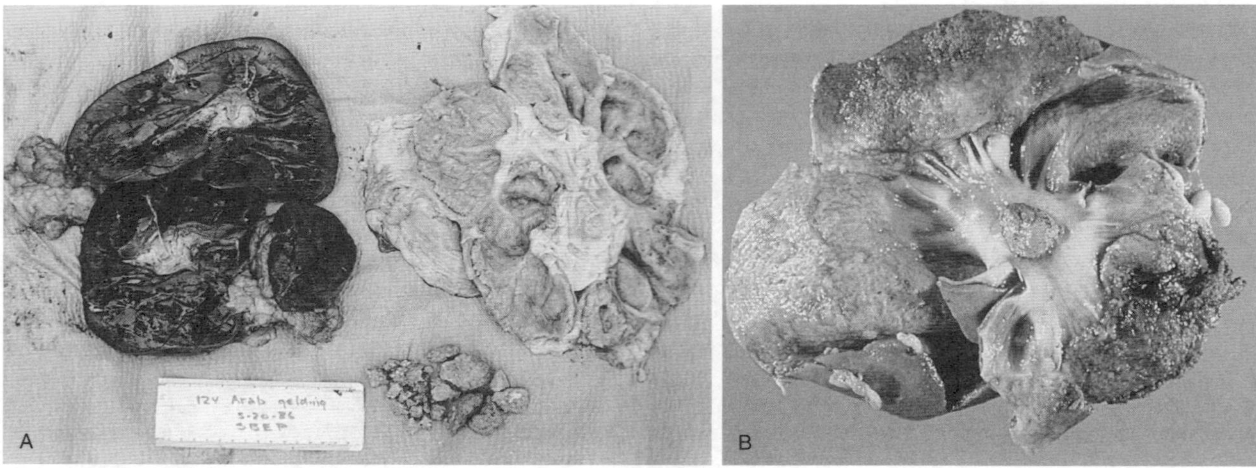

Figura 14.33 A. Desenvolvimento de múltiplos nefrólitos em associação à pielonefrite unilateral em um macho castrado com obstrução uretral recorrente. **B.** Um pequeno nefrólito alojado na pelve renal provocou obstrução ureteral e desenvolvimento de hidronefrose em um macho Standardbred castrado com histórico de 4 anos de tratamento com fenilbutazona.

De modo geral, os cálculos renais e ureterais são diagnosticados durante o exame retal ou ultrassonográfico (Figura 14.34). Embora a ultrassonografia possa dar informações sobre presença, número e localização dos cálculos, aqueles com menos de 1 cm de diâmetro podem não ser observados apesar do exame completo. Outros achados ultrassonográficos que indicam a litíase do trato superior são dilatação da pelve renal ou do ureter proximal e, em casos de longa data, hidronefrose.[336,339] Embora a azotemia acompanhe a doença bilateral, os cavalos com doença unilateral geralmente mantêm a função renal normal. Por motivos já detalhados, a cultura quantitativa de urina deve ser realizada em todos os cavalos com nefrolitíase ou ureterolitíase para avaliação de uma possível ITU simultânea.

Como a maioria dos cavalos com nefrolitíase ou ureterolitíase tem doença renal crônica no momento do diagnóstico,[266,388,480] poucos casos são passíveis de tratamento. Assim, há poucos relatos de tratamento bem-sucedido de cavalos com cálculo renal e ureteral. A remoção do cálculo, limitada a cavalos com doença unilateral ou azotemia branda, tem sido o único meio eficaz de tratamento.[257,360,361] Na ausência de azotemia, a nefrectomia é a técnica preferida para o tratamento dos cálculos renais unilaterais.[257] Além disso, a remoção do rim e do ureter afetados deve eliminar qualquer ITU superior associada ou chance de recidiva. A abordagem é feita por incisão no flanco dorsal, ressecção de costela e dissecção retroperitoneal romba para exposição do rim.[87,434,611] Em um cavalo com azotemia branda, a nefrotomia (por uma abordagem semelhante à usada na nefrectomia) foi realizada com sucesso para remover os cálculos obstrutivos na pelve renal e no ureter proximal. Infelizmente houve pouca melhora na azotemia, e o cavalo foi submetido à eutanásia algumas semanas depois.[388] Os cálculos ureterais também foram removidos por ureterolitectomia por celiotomia ventral e abordagens paralombares.[360,459] Um dispositivo específico em cesto (Dormia Stone Dislodger, V Mueller Co., McGow Park, IL, EUA), introduzido por abordagem vestibulouretral e guiado por palpação retal, também foi usado para a remoção dos cálculos ureterais distais na égua.[360]

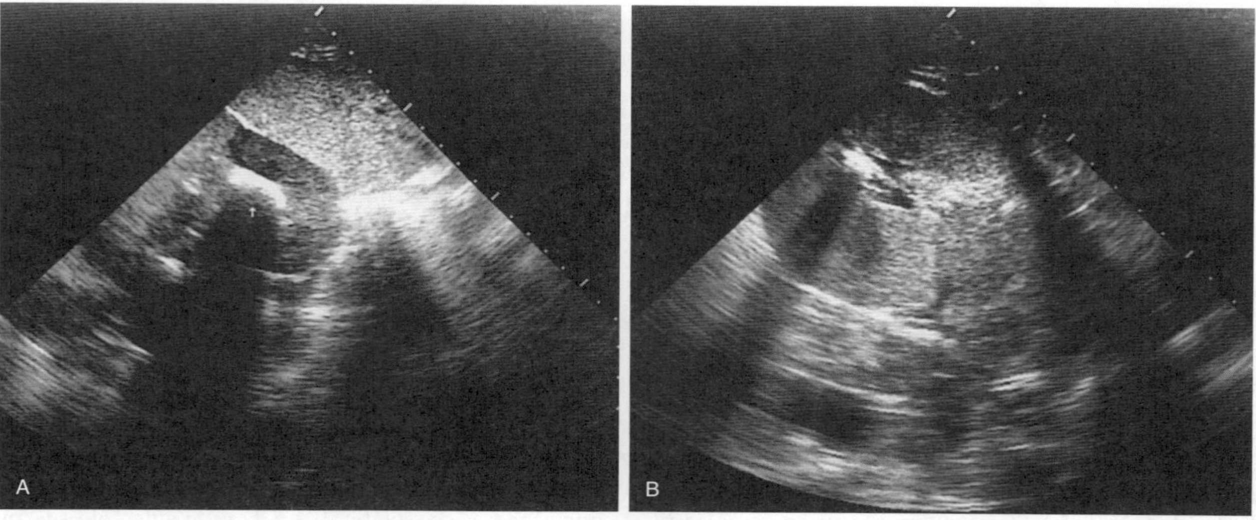

Figura 14.34 Imagens ultrassonográficas do rim esquerdo (**A**) e direito (**B**) de uma potra Árabe de 10 meses de idade com nefrolitíase bilateral e insuficiência renal crônica (IRC) como sequelas de septicemia neonatal. Os nefrólitos são altamente ecogênicos e projetam sombras acústicas nos dois rins.

O tratamento médico (antibióticos, feno de gramíneas e sal para promover a diurese) da ureterolitíase bilateral foi tentado em uma potranca Puro-Sangue de 3 anos com obstrução ureteral incompleta e azotemia branda.[459] Após 4 semanas, a deterioração dos sinais clínicos e a azotemia mais grave levaram à ureterolitectomia para remoção dos cálculos do ureter esquerdo. A nefrostomia percutânea foi utilizada com sucesso para a colocação de um cateter na pelve renal direita (para estabelecimento do fluxo percutâneo de urina) e tratamento a curto prazo da azotemia pós-operatório. Infelizmente a potra foi submetida à eutanásia após o desenvolvimento de impactação cecal 6 dias depois, e a necropsia revelou o rim esquerdo diminuído e não funcional e a presença de um nefrólito anteriormente não detectado no rim direito. Esse caso demonstrou a viabilidade e os possíveis benefícios do acesso à pelve renal equina via nefrostomia percutânea.[612,613]

Rodger *et al.*[361] descreveram o uso bem-sucedido da litotripsia eletro-hidráulica por meio de um ureteroscópio para desintegração de um único ureterólito unilateral em um cavalo com evidência de doença renal bilateral. A litotripsia eletro-hidráulica é um meio de converter energia elétrica em energia mecânica que pode ser direcionada para fragmentação do urólito.[361,614,615] Basicamente, o dispositivo produz um arco de descarga elétrica (uma faísca) entre dois eletrodos na ponta do instrumento. O calor associado à descarga faz com que uma pequena quantidade do meio líquido (urina) exploda em bolhas de gás e a onda de choque associada frature o urólito. É preciso manter a extremidade do instrumento adjacente ao urólito longe da mucosa, que pode ser atingida pelas mesmas ondas de choque que destroem o cálculo. Embora a técnica não tenha sido muito bem-sucedida no tratamento de urólitos caninos,[616] os urólitos equinos podem ser mais propensos a seu uso porque tendem a ser porosos (e frágeis). Embora a litotripsia eletro-hidráulica tenha sido eficaz no tratamento de alguns cistólitos[614,615] e um ureterólito[361] em equinos, as despesas com o equipamento e a disponibilidade de outras opções cirúrgicas provavelmente limitarão seu uso a casos que não são passíveis de tratamentos cirúrgicos de rotina. A litotripsia extracorpórea por onda de choque tem sido utilizada para remoção de cálculos do trato superior em seres humanos e cães[613] e pode ter aplicação em equídeos. Essa tecnologia não invasiva usa um refletor para concentrar a energia de uma onda de choque gerada fora do corpo em um nefrólito *in situ* e foi eficaz na nefrolitíase humana.

CÁLCULOS CÍSTICOS

Os cálculos císticos são a forma mais comum de urólito equino.[70,95,389,434,563,609] Os cistólitos geralmente são cálculos esféricos achatados com superfície lisa ou espiculada. A disúria causada por cistólitos pode ser acompanhada por hematúria, estrangúria, polaciúria, piúria ou incontinência. De modo geral, a hematúria é mais aparente após o exercício. Um cavalo macho acometido pode demonstrar estrangúria ao repetidamente deixar cair o pênis e se posicionar para urinar, mas com pouca ou nenhuma micção. Uma égua afetada também pode repetidamente se posicionar para urinar e contrair o períneo; esses sinais podem ser confundidos com a atividade estral. Sinais menos comuns são irritabilidade, cólicas recorrentes e perda de peso; um burro apresentou prolapso retal recorrente.[617]

De modo geral, os cálculos císticos são diagnosticados por palpação e exame ultrassonográfico da bexiga por via retal (Figura 14.35). Os urólitos da bexiga são grandes o suficiente para serem detectados com facilidade; no entanto, em caso de distensão da bexiga, pode ser necessário esvaziá-la com cateter para facilitar a palpação do cálculo. O cateterismo da bexiga também permite a avaliação da perviedade da uretra e a coleta de amostras para urinálise e cultura quantitativa. A bioquímica sérica e o hemograma completo devem ser solicitados para documentar o desenvolvimento de anemia, inflamação ou azotemia. O exame cistoscópico auxilia a avaliação do tamanho e do número de cálculos císticos e da gravidade das lesões na mucosa da bexiga, bem como qualquer assimetria na aparência ou função das aberturas ureterais (Figura 14.36).[335,354] Como os cálculos podem ser encontrados em vários pontos do trato urinário, a avaliação completa do trato urinário superior é necessária em todos os casos de urolitíase cística.

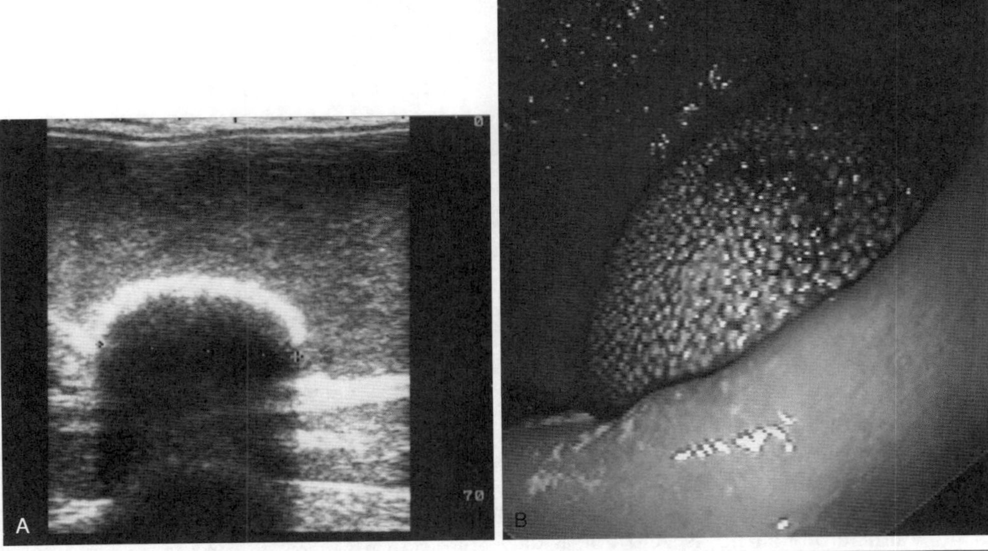

Figura 14.35 A. Exame ultrassonográfico transretal da bexiga com sonda de matriz linear de 5 mHz. Há um único cálculo extenso que projeta uma sombra acústica ventral ao urólito. **B.** Um urólito de tipo I no interior da bexiga é observado à cistoscopia.

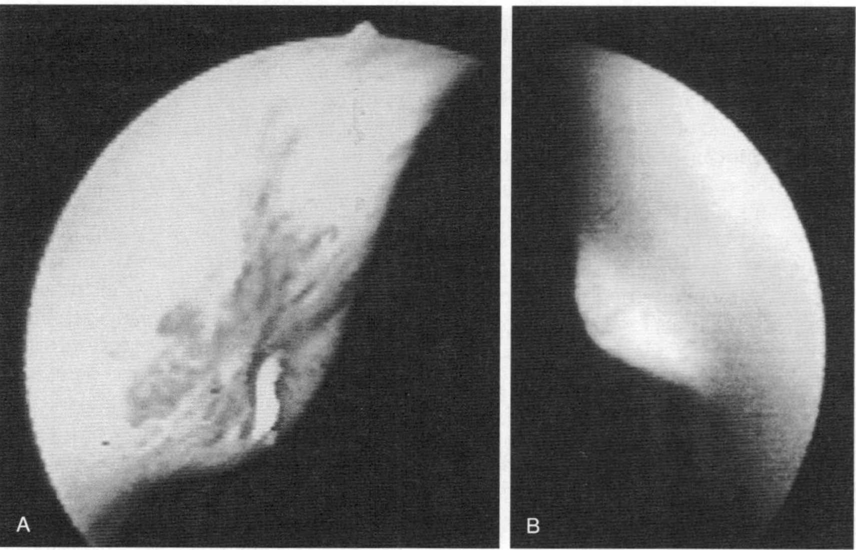

Figura 14.36 Projeção da abertura ureteral esquerda (**A**) anormal e da abertura ureteral direita (**B**) normal de um cavalo com pielonefrite unilateral e cálculos císticos recorrentes. O diagnóstico foi confirmado pela cultura de amostras de urina coletadas de cada ureter.

Diferentemente da litíase do trato urinário superior, muitos relatos[569,614,615,617-632] e várias revisões detalham os sinais clínicos e as opções cirúrgicas para o tratamento dos cálculos císticos.[570,571]

O tamanho do cálculo, o sexo do cavalo e a preferência do cirurgião são importantes na escolha do tratamento. A técnica preferida no sexo masculino, em especial para cálculos maiores, é a laparocistotomia por incisão na linha média ventral ou paramediana com o cavalo em decúbito dorsal e anestesia geral. A cistotomia laparoscópica ou assistida por laparoscopia também pode ser usada para a remoção do urólito em machos castrados.[633,634] Os cistólitos menores podem ser removidos por uretrotomia perineal no cavalo em pé com o uso de anestesia local ou peridural. A uretra é cateterizada para facilitar sua identificação e uma incisão é feita à altura do arco isquiático. Após a incisão uretral, fórceps são utilizados para agarrar e remover o cálculo e a bexiga é irrigada para retirada dos resíduos restantes. Cálculos maiores podem ser removidos por essa abordagem com uso de um litotriptor para esmagamento do urólito em fragmentos menores. A incisão uretral pode ser fechada, mas geralmente cicatriza por segunda intenção. Embora essa abordagem possa ser realizada de forma menos dispendiosa e evitando os riscos associados à anestesia geral, há maior risco de complicações, inclusive trauma uretral e formação de estenose,[559,609,635] formação de uretrólito no sítio cirúrgico,[389,636] desenvolvimento de um divertículo uretral[636] e eliminação persistente de urina através de uma fístula no sítio cirúrgico.[635,637] A uretra distensível da égua permite a recuperação de cálculos císticos por essa via. Com sedação e anestesia peridural, o cálculo intacto pode ser removido com uma pinça ou de forma direta se o cirurgião tiver mãos pequenas. O urólito espiculado pode ser esmagado com um litotriptor para facilitar a remoção. Cálculos espiculados ou fragmentos de urólito podem ser manipulados em um saco plástico estéril ou luva de palpação para minimizar o trauma na mucosa uretral durante a remoção. Se necessário, o lúmen da uretra pode ser dilatado por esfincterotomia no aspecto dorsal da estrutura.[638] Uma abordagem pararretal (Gökels) de cistotomia dorsal[611,632] e litotripsia eletro-hidráulica,[614,615] como descrito para ureterolitíase, também tem sido usada em cavalos e éguas para tratamento de cálculos císticos. A litotripsia balística de ondas de choque com cistoscópio operacional por meio de uma abordagem de uretrostomia perineal também foi usada em um macho castrado com cistólito.[639] A litotripsia a *laser* bem-sucedida em cavalos depende da composição do urólito e do tipo de *laser*.[640] Os *lasers* de corante pulsado podem ser mais eficazes na fragmentação dos urólitos equinos. No entanto, os relatos de litotripsia a *laser* em cavalos são limitados, e parece que certos *lasers* não têm sucesso uniforme contra todos os tipos de urólitos equinos.

Após a remoção cirúrgica dos cistólitos, a administração sistêmica de antibióticos e um anti-inflamatório é feita por no mínimo 1 semana. Nos casos de cistite, a escolha dos antibióticos deve ser baseada nos antibiogramas dos isolados recuperados. Se os resultados da cultura forem negativos, uma combinação de sulfonamida-trimetoprima é uma boa escolha. Em um primeiro relato, Lowe[636] descreveu excelentes resultados a longo prazo – e nenhuma recidiva – após a remoção dos cálculos císticos por laparocistotomia em quatro cavalos. Taxas igualmente baixas de recidiva foram relatadas em várias revisões sobre a urolitíase equina.[563,571,609,611] Diferentemente desses relatos favoráveis (a maioria sem dados de suporte), Laverty *et al.*[389] observaram a ocorrência de sinais clínicos de urolitíase em 12 dos 29 cavalos (41%) com dados de acompanhamento. O intervalo entre os episódios de recidiva foi de 1 a 32 meses (média de13 meses). Como inicialmente descrito por Lowe em 1965,[636] Laverty *et al.*[389] também observaram maior recidiva dos cálculos císticos após o tratamento por uretrotomia perineal (sete de 15 cavalos) em comparação à laparocistotomia. Outras complicações dos cálculos císticos não relacionadas à abordagem cirúrgica são refluxo vesicoureteral e insuficiência renal[641] e urolitíase concomitante em outros locais.[389] Uma complicação mais comum da obstrução uretral,[559] a ruptura da bexiga, também pode ocorrer após a urolitíase cística. O autor também viu um caso de carcinoma espinocelular vesical associado a um grande cálculo cístico e ao desenvolvimento de uroperitônio após a ruptura da bexiga (Figura 14.37).

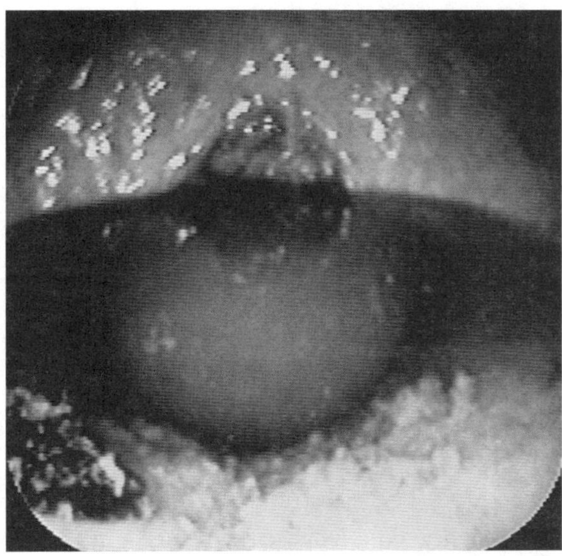

Figura 14.37 Há um grande urólito na bexiga, abaixo da superfície da urina. O cistólito foi acompanhado por cistite bacteriana e carcinoma espinocelular da bexiga.

As recomendações pós-operatórias que podem ajudar a prevenir a recidiva são o controle da ITU e o uso de acidificantes urinários, embora os benefícios desses últimos não estejam bem documentados (ver Cistite na seção Infecções do Trato Urinário, neste capítulo).[281,563,569-571] Outras considerações para diminuir as recidivas são modificações na dieta para redução da excreção de cálcio e promoção da diurese. A alteração da dieta de feno com alto teor de cálcio (p. ex., alfafa ou trevo) para feno de capim ou aveia diminui o teor de cálcio na dieta e, portanto, deve reduzir a excreção urinária do mineral, cuja excreção fecal é relativamente constante em cavalos.[642] Essa mudança na dieta deve diminuir a excreção total de cálcio e pode reduzir a excreção urinária de nitrogênio e o volume diário de urina.[168] As últimas alterações podem melhorar a supersaturação da urina. Em teoria, a adição de 50 a 75 g de sal por dia à porção concentrada da dieta deve promover diurese. No entanto, em um estudo em pôneis que receberam NaCl como 1, 3 ou 5% da matéria seca total da dieta (1% equivale a cerca de 75 g de NaCl para um cavalo de 500 kg), não houve diferenças na ingestão de água, na produção de urina ou na excreção de cálcio.[171] Outro fator que afeta o pH da urina e a excreção urinária de cálcio é o equilíbrio catiônico-aniônico da dieta (DCAB = [Na + K] – [Cl + S]). O DCAB mais baixo foi associado a uma diminuição no pH da urina e ao aumento na excreção urinária de cálcio.[643-645] O aumento da quantidade de grãos na dieta, a mudança para um feno de qualidade inferior ou a adição de um ou mais minerais à dieta (p. ex., cloreto de amônio, cloreto de cálcio, sulfato de amônio) geralmente diminui o DCAB. Não é surpresa que suplementos que diminuam o DCAB sejam conhecidos como agentes acidificantes urinários. Como uma dieta pobre em cálcio e DCAB pode levar ao balanço negativo de cálcio, um possível efeito a longo prazo seria a diminuição do teor esquelético de cálcio.

Apesar do sucesso do manejo dietético (baixo teor de proteína, fósforo e magnésio) na dissolução médica dos urólitos caninos[646] e felinos,[647] é improvável que o manejo dietético substitua o tratamento cirúrgico da urolitíase cística em cavalos. Esse problema pode ser atribuído ao fato de que o manejo alimentar de pequenos animais foi direcionado à urolitíase por estruvita e esses cálculos não são comuns em cavalos. No entanto, não se deve ignorar o manejo dietético como uma das recomendações pós-operatórias para a urolitíase, pois pode diminuir o risco de recidiva. No mínimo, fenos de leguminosas e suplementos alimentares que contenham cálcio devem ser evitados e a dieta pode ser suplementada com 50 a 75 g de sal por dia. Remillard *et al.*[572] usaram essas manipulações dietéticas de maneira efetiva, junto com a administração de sulfato de amônio como um agente acidificador da urina, no tratamento de um caso de urolitíase equina recorrente.

CÁLCULOS URETRAIS

Os cálculos uretrais são observados principalmente em cavalos machos,[70,95,389,434,559,563,636,648,649] embora tenham sido detectados em poucas éguas.[389] Na ausência de dano ou estenose uretral predisponente, os uretrólitos geralmente são pequenos cistólitos que chegam à uretra. Assim, a princípio, a maioria dos uretrólitos se aloja onde a uretra se estreita e passa sobre o arco isquiático. Os uretrólitos podem passar de forma lenta pela uretra até que a obstrução completa produza sinais de cólica renal. A presença de um cálculo uretral obstrutivo deve ser considerada quando cavalos machos apresentam sinais de cólica e frequentemente se posicionam para urinar. Às vezes, é possível ver sangue na ponta da uretra. A palpação do pênis pode revelar repetidas contrações uretrais ou uma massa firme na uretra. A palpação retal revela a bexiga distendida e túrgida, diferente da distensão flácida da paralisia vesical. Em caso de ruptura de bexiga, os sinais de cólica são suplantados por depressão progressiva e anorexia pelo desenvolvimento de insuficiência renal aguda pós-renal.[389,559,648,649] O diagnóstico é confirmado pela passagem de um cateter urinário e sua obstrução pelo urólito ou pelo exame endoscópico da uretra. A ruptura da bexiga pode ser confirmada pela concentração de creatinina no líquido peritoneal igual ou superior ao dobro da concentração sérica.

Os cálculos no arco isquiático podem ser removidos por uretrotomia perineal. A introdução de um cateter para a bexiga, se não realizada antes da cirurgia, é necessária para assegurar a perviedade do trato urinário após a remoção do cálculo. A uretrotomia cicatriza por segunda intenção, e o uso temporário de um cateter vesical de demora normalmente não é necessário. Os cálculos na uretra distal podem ser removidos de animais sedados após o esmagamento transuretral cuidadoso do urólito com a mão ou uma pinça. A remoção cirúrgica de cálculos distais ao arco isquiático e não palpáveis na porção distal do pênis geralmente requer anestesia geral e posicionamento em decúbito dorsal. A uretra pode ser suturada ou cicatrizar por segunda intenção. Um aparelho comercial de ondas de choque extracorpóreas projetada para doenças ortopédicas equinas foi usado com sucesso na fragmentação de um uretrólito distalmente alojado em um cavalo sedado em pé.[650]

O exame endoscópico uretral de acompanhamento permite avaliar a cicatrização da uretra e a possível formação de estenose (Figura 14.38). Outro tratamento é a administração de antibióticos e agentes anti-inflamatórios até o desaparecimento da disúria. Embora o tratamento inicial da obstrução do trato urinário causada por um uretrólito seja direto, o prognóstico continua reservado em razão das possíveis complicações da uretrotomia perineal (já descrita). Além disso, um número substancial de cavalos apresentou maus resultados por causa da ruptura vesical associada e da peritonite[389,559,648] ou litíase ou pielonefrite do trato urinário superior.[389,609]

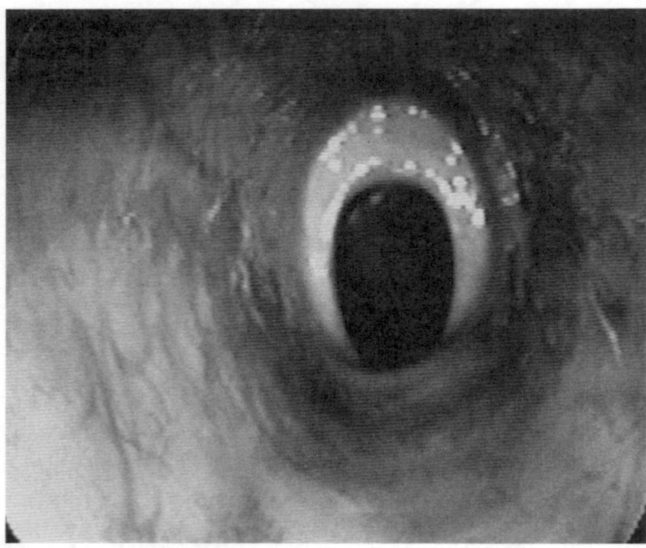

Figura 14.38 Formação de estenose na uretra à altura do arco isquiático como complicação de uma uretrotomia perineal.

UROLITÍASE SABULOSA

Outra forma de urolitíase equina, denominada *urolitíase sabulosa*, também foi descrita em um pequeno número de cavalos.[609,566] A urolitíase sabulosa (termo grego para *areia*) refere-se ao acúmulo de grandes quantidades de sedimento urinário cristaloide no aspecto ventral da bexiga. Essa doença é um problema secundário à paralisia da bexiga ou outros distúrbios físicos ou neurológicos que interferem no esvaziamento completo do órgão.[564,574,575] Os cavalos acometidos geralmente apresentam incontinência urinária ou fraqueza e ataxia dos membros posteriores, e o acúmulo de sedimento urinário pode ser detectado na bexiga distendida durante a palpação retal. Cavalos com urolitíase sabulosa ou disfunção da bexiga devem ser submetidos a exame neurológico completo. Os diagnósticos diferenciais comuns para paresia ou paralisia da bexiga são infecção por herpesvírus equino 1, polineurite equina, bloqueio ilícito da cauda, mieloencefalite protozoótica equina e fratura ou osteomielite sacral. O tratamento sintomático inclui irrigação repetida da bexiga, administração de medicamentos que promovem o esvaziamento da bexiga e antibióticos de amplo espectro, mas a doença tem prognóstico ruim, a menos que a causa principal da paralisia de bexiga possa ser resolvida (ver Incontinência Urinária e Disfunção da Bexiga).

DESLOCAMENTO DE BEXIGA

O deslocamento da bexiga é uma causa rara de obstrução e disúria.[70,651-654] Éguas podem apresentar dois tipos de deslocamentos de bexiga: (1) extrusão por uma laceração no assoalho da vagina ou (2) prolapso verdadeiro com eversão da bexiga.[655] A obstrução uretral também pode acompanhar o prolapso vaginal ou uterino. Em cavalos machos, a hérnia escrotal de bexiga foi descrita, mas esse tipo de deslocamento é raro.[656] Os deslocamentos de bexiga são normalmente causados por contrações abdominais repetidas ou tenesmo. Assim, costumam estar associados ao parto e, em menor grau, à cólica. As lacerações perineais após trauma ou parto podem levar à extrusão, enquanto o tenesmo excessivo sem laceração causa prolapso e eversão. Por causa da eversão, o diagnóstico é estabelecido pelo reconhecimento do aspecto da mucosa da bexiga e das aberturas ureterais. A eversão nem sempre causa obstrução.

Na obstrução uretral, um cateter vesical deve ser passado antes da correção do deslocamento. Na ausência de obstrução, as extrusões são corrigidas durante o reparo da laceração perineal ou vaginal. O tratamento com antibióticos de amplo espectro e um anti-inflamatório deve ser instituído porque o abscesso pélvico e a peritonite são possíveis complicações. A redução manual de eversões da bexiga pode ser bem-sucedida em alguns casos, mas, na maioria das vezes, o reposicionamento do órgão requer uma esfincterotomia uretral.[654] Em alguns casos, a redução via laparotomia pode ser necessária porque a bexiga evertida pode ser preenchida pela flexura pélvica, complicando a redução manual.[653] Uma sutura em bolsa de tabaco na área do esfíncter uretral externo pode ajudar a evitar a recidiva do prolapso, e o tratamento médico deve incluir antibióticos de amplo espectro e um agente anti-inflamatório pela possibilidade de ITU como complicação.

TRAUMATISMO PENIANO

A obstrução do trato urinário é uma complicação ocasional de traumatismo peniano ou parafimose, e a perviedade da uretra deve ser considerada em todos os casos de lesão peniana. As causas podem incluir traumatismo contuso, lesões reprodutivas, uso de anéis, sedação com tranquilizantes à base de fenotiazina ou laceração durante a castração.[70,657-659] Além do edema prepucial, a lesão pode provocar hematoma peniano ou parafimose.[660,661] Em um relato, a formação de hematoma no corpo esponjoso do pênis de um garanhão Quarto de Milha provocou obstrução completa e ruptura da bexiga.[662] Além de assegurar a perviedade do trato urinário, o tratamento inclui a administração de antibióticos e agentes anti-inflamatórios até a resolução da maior parte do aumento de volume. As lacerações uretrais podem ser fechadas ou cicatrizar por segunda intenção, dependendo da localização e condição da ferida. Como a formação de estenose é uma possível complicação, o tratamento indicado de algumas feridas é a falectomia, e não o reparo uretral.[658]

Hematúria

Harold C. Schott II

A hematúria pode ser uma queixa associada a diversos distúrbios do trato urinário, inclusive malformação vascular, infecção, urolitíase e neoplasia.[663] Além desses problemas, discutidos em outras partes deste capítulo, existem várias outras causas específicas de hematúria. Essas causas variam de hematúria microscópica que acompanha o exercício a doenças mais graves que podem causar hemorragia do trato urinário com risco de morte. Além disso, a urina equina normal pode conter pirocatecina, um agente oxidante que pode tornar a urina vermelha a marrom após a exposição ao ar, à neve ou cama (principalmente lascas de madeira).

Embora os valores normais não tenham sido determinados em equinos, a urina humana contém cerca de 5.000

(intervalo, 2.000 a 10.000) hemácias por mililitro.[5] Essa faixa de excreção de hemácias deve produzir resultados negativos à análise com tira reagente e não mais de cinco hemácias por campo de maior aumento à sedimentoscopia. Aumentos na excreção de hemácias podem levar a hematúria microscópica ou macroscópica. A hematúria microscópica, que implica um aumento na excreção de hemácias que não é visível à inspeção macroscópica, é geralmente associada a aumentos na faixa de 10.000 a 2,5 milhões de hemácias por mililitro de urina. À sedimentoscopia, pelo menos 10 hemácias por campo de maior aumento devem ser aparentes. Os resultados da análise com tiras reagentes podem variar de traço a +++. É preciso lembrar que as tiras reagentes, que usam a atividade semelhante à peroxidase da hemoglobina e da mioglobina para oxidar um cromógeno, não diferenciam entre hemoglobina e mioglobina.[664] Assim, os resultados positivos não são específicos para a hematúria e podem ser mais apropriadamente denominados *pigmentúria*. Apesar dessa limitação, as tiras reagentes podem ser usadas na diferenciação entre hematúria e hemoglobinúria ou mioglobinúria quando a mudança de cor é limitada a pontos dispersos na área de teste. Esse padrão implica a adsorção de hemácias intactas na área de teste, sua lise e produção de uma alteração localizada de cor em razão da atividade da hemoglobina nos substratos cromogênicos. A capacidade de diferenciação entre hematúria e excreção dos pigmentos heme é limitada a 250.000 a 300.000 hemácias por mililitro de urina, a menos que as amostras sejam diluídas com soro fisiológico. Outras limitações da análise com tiras reagentes são reações falso-positivas devidas à contaminação das amostras de urina com agentes oxidantes (p. ex., desinfetantes) ou reações falso-negativas quando as amostras de urina contêm vitamina C ou foram preservadas com formalina.[664]

A hematúria macroscópica indica a excreção de hemácias superior a 2,5 a 5 milhões por mililitro de urina (ou cerca de 0,5 mℓ de sangue por litro de urina).[5,285,664,665] A hematúria macroscópica pode ser diferenciada de outras causas de pigmentúria por meio da centrifugação de uma amostra de urina para produção de um *pellet* de hemácias e sobrenadante amarelo. A quantificação dos números de hemácias na hematúria macroscópica tem pouco valor clínico. Por outro lado, os números de hemácias na urina podem fornecer informações diagnósticas e prognósticas em casos de hematúria microscópica em seres humanos.[5] No entanto, variações na concentração de urina complicam a contagem precisa. Na urina concentrada (gravidade específica maior que 1.020), as hemácias tendem a ficar crenadas em virtude do deslocamento osmótico da água para fora das células. Na urina com gravidade específica abaixo de 1,010, o aumento de volume osmótico e a diluição da hemoglobina levam à formação de "células fantasmas".[5,666] Além disso, muitas hemácias sofrem lise na urina diluída (em especial na urina alcalina), de modo que a excreção dessas células é bastante subestimada. A análise com tiras reagentes pode ser usada em amostras de urina diluída para detecção da hemoglobina liberada pelas hemácias lisadas.[665]

O exame microscópico do sedimento urinário nos casos de hematúria auxilia a distinguir o sangramento glomerular do não glomerular. A principal característica do sangramento glomerular é uma variação substancial no tamanho, formato e conteúdo de hemoglobina das hemácias (denominado *dismorfia*), enquanto o sangramento de outros locais produz uma população mais uniforme de hemácias urinárias.[5,665,667] A dismorfia é atribuída à deformação da membrana quando as hemácias atravessam a barreira de filtração glomerular.[667] Em indivíduos normais, as hemácias urinárias são tipicamente dismórficas, indicando origem glomerular, mas a taxa de excreção é baixa.[5] Portanto, é preciso interpretar as características morfológicas das hemácias urinárias junto com os números dessas células para determinar a importância.[667,668] O volume de células dismórficas tende a ser menor do que o de hemácias de origem não glomerular, de modo que a medida do volume corpuscular médio também foi usada para separar o sangramento glomerular do não glomerular.[669] A presença de cilindros hemáticos ou de hemoglobina também é patognomônica do sangramento glomerular.[5,665,667] Esses cilindros se formam pela combinação de hemácias e hemoglobina na porção proximal do néfron (glomérulo) com a mucoproteína de Tamm-Horsfall secretada no membro ascendente da alça de Henle. Como as hemácias e os cilindros urinários se deterioram rapidamente nas amostras de urina, outros métodos para detecção de hematúria glomerular, como a coloração imunocitoquímica da glicoproteína de Tamm-Horsfall, foram desenvolvidos, mas não foram amplamente utilizados.[670]

A observação do momento da hematúria é geralmente o meio mais prático de determinação do local da hemorragia do trato urinário.[666] A hematúria durante a micção é condizente com a hemorragia nos rins, ureteres ou bexiga, enquanto a hematúria no início da micção está associada a lesões na uretra distal. A hematúria no final da micção é causada por hemorragia na uretra proximal ou no colo da bexiga. Uma avaliação diagnóstica completa, inclusive exame físico, palpação retal, exames de sangue e urina, endoscopia do trato inferior e ultrassonografia, geralmente ajuda a estabelecer a fonte e a causa da hemorragia do trato urinário.[663]

A infecção do trato urinário, embora incomum em cavalos, pode provocar hematúria. Na infecção do trato urinário superior, anorexia parcial, perda de peso e febre podem ser relatadas, enquanto cavalos com cistite geralmente apresentam estrangúria e polaciúria; no entanto, a hematúria tem sido a queixa principal em vários relatos de cistite e pielonefrite.[479,575,671-673] A presença de urólitos em qualquer ponto do trato urinário pode causar irritação das mucosas e hemorragia, levando à hematúria.[257,389,563] Normalmente os cavalos acometidos também apresentam sinais de cólica renal ou dor à micção (estrangúria ou polaciúria), especialmente nos casos de urólitos na bexiga ou na uretra. Por fim, a neoplasia em rins, ureteres, bexiga ou uretra pode provocar hematúria como queixa principal.[565,674-676] Essas doenças são discutidas em detalhes em outras seções deste capítulo.

INTOXICAÇÕES

A nefrotoxicidade, principalmente após a administração de AINEs (em especial fenilbutazona), pode provocar hematúria microscópica ou macroscópica.[238,239,482,677,678] O uso prévio ou atual de medicamentos nefrotóxicos dá suporte a esse diagnóstico, e a interrupção de sua administração e os cuidados de suporte são os tratamentos adequados. O consumo de feno de alfafa com besouros (cantaridíase equina) pode tornar a urina vermelha. A cantaridina é excretada na urina e é muito irritante para o trato urinário inferior, causando cistite e hemorragia da mucosa da bexiga.[679]

DEFEITOS URETRAIS

Embora uma causa muito conhecida de hemospermia em garanhões, lacerações da uretra proximal à altura do arco isquiático também podem causar hematúria em machos castrados.[561,663,680,681] Como a detecção dos defeitos sem equipamento videoendoscópico é difícil, é provável que as lesões não tenham sido identificadas em casos anteriores de sangramento uretral.[558,559] Consequentemente, a hematúria foi atribuída à uretrite ou hemorragia por "varicosidades" da vasculatura uretral.[559,680] Como a vasculatura subjacente à mucosa uretral se torna proeminente à distensão da uretra com ar durante o exame endoscópico, em especial na uretra proximal (a ponto de permitir a visualização do fluxo de sangue na vasculatura submucosa), é fácil suspeitar que a hemorragia seja causada por uretrite aparente ou varicosidade uretral.

Lacerações uretrais em machos castrados geralmente ocorrem no arco isquiático e envolvem o corpo esponjoso do pênis (CEP). A laceração da uretra no espaço vascular do pênis causa hematúria no final da micção, associada à contração uretral.[561,663,680] Os castrados acometidos geralmente eliminam um volume normal de urina, sem alteração de cor. No final da micção, uma série de contrações uretrais causa esguichos de sangue vermelho vivo. Ocasionalmente, o cavalo pode eliminar uma quantidade menor de sangue mais escuro no início da micção. Na maioria dos casos, a doença não parece dolorosa ou causa polaciúria. Curiosamente, a maioria dos garanhões com hemospermia e machos castrados com hematúria eram Quartos de Milha ou mestiços sem outras queixas.[559,561] O tratamento com antibióticos pela suspeita de cistite ou uretrite geralmente não é eficaz, embora a hematúria tenha se resolvido de forma espontânea em cerca de metade dos casos observados pelo autor.

De modo geral, o exame dos cavalos acometidos não revela achados dignos de nota. Em comparação, cavalos com hematúria causada por neoplasias que acometem a uretra distal ou o pênis apresentam outras queixas, como polaciúria, odor desagradável no prepúcio ou uma massa prepucial ou peniana.[682] Nos animais com lacerações uretrais, a análise laboratorial do sangue revela função renal normal, embora a anemia branda possa ser um achado ocasional. As amostras de urina coletadas no meio da micção ou por cateterismo da bexiga parecem normais à inspeção macroscópica. A urinálise pode ter resultados normais ou revelar aumento do número de hemácias à sedimentoscopia (um achado que também levaria a um resultado positivo para sangue em caso de utilização de tiras reagentes). A cultura bacteriana da urina produz resultados negativos.

O diagnóstico é estabelecido pelo exame endoscópico da uretra, que revela uma lesão ao longo do aspecto dorsocaudal da uretra à altura do arco isquiático (Figura 14.39 A). Na hematúria de várias semanas de duração, a lesão parece uma fístula que se comunica com a vasculatura do CEP (Figura 14.39 B). De modo geral, a palpação externa da uretra nessa área não é notável, mas pode ajudar a localizar a lesão porque a palpação digital externa é visível pelo endoscópio como movimentos uretrais.

Embora a fisiopatologia completa dessa doença ainda não tenha sido esclarecida, especula-se que o defeito seja causado por uma "explosão" do CEP no lúmen da uretra (Figura 14.40).[561] A hemorragia proveniente das lacerações uretrais se deve à maior pressão dentro do CEP durante a micção em machos castrados e a ejaculação em garanhões.[681] A pressão no CEP durante a micção é maior nos castrados em razão do menor diâmetro do CEP em comparação aos garanhões. Acredita-se que a hematúria no final da micção em castrados com lacerações uretrais seja causada por uma diminuição repentina da pressão uretral intraluminal enquanto a pressão no CEP ainda é alta. Uma vez criada, a lesão é mantida por sangramento no final de cada micção, e a mucosa circundante cicatriza e forma uma fístula no tecido vascular sobrejacente.[561] A localização no aspecto dorsocaudal da uretra à altura do arco isquiático não foi explicada, mas pode estar relacionada à anatomia da musculatura que sustenta a base do pênis e a um aumento do CEP nessa área.

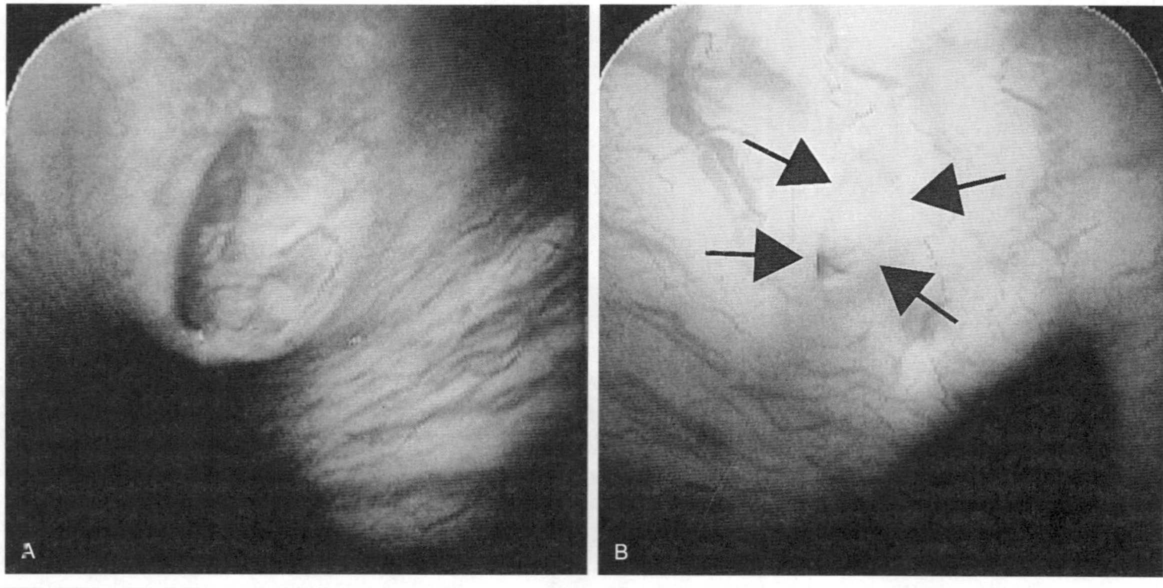

Figura 14.39 Imagens endoscópicas de defeitos ou lacerações uretrais à altura do arco isquiático. **A.** Uma lesão mais aguda (hematúria por 2 semanas) é cercada por uma borda elevada de tecido. **B.** Uma lesão crônica (hematúria por 6 meses) tem superfície plana a funda (*entre as setas*). As evidências de inflamação ao redor de ambas as lesões são mínimas.

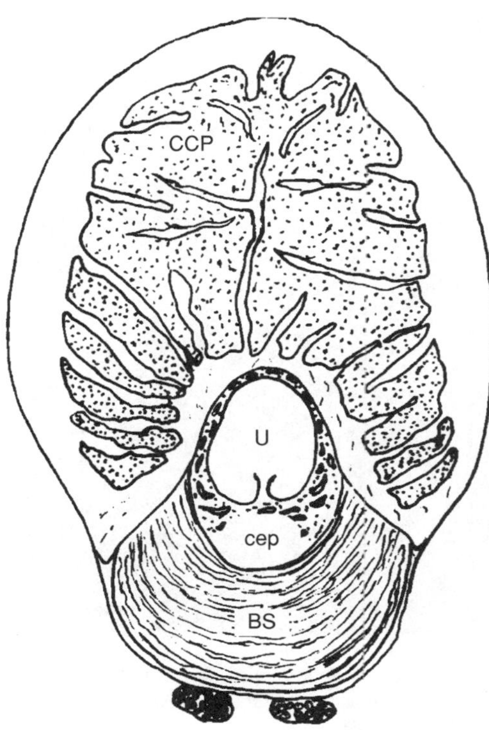

Figura 14.40 O diagrama transversal do pênis equino à altura do arco isquiático mostra um defeito entre o corpo esponjoso do pênis (CEP) (*cep*) e o lúmen da uretra (*U*). O CEP é um tecido cavernoso que circunda a uretra e é distinto do corpo cavernoso do pênis (*CCP*); o CEP também é adjacente ao músculo bulboesponjoso (*BS*) caudalmente. (De Schumacher J, Varner DD, Schmitz DG *et al*. Urethral defects in castrados with hematúria and stallions with hemospermia. *Vet Surg*. 1995; 24:250.)

Além disso, há um estreitamento do lúmen uretral na extensão distal da porção ampular da uretra que também pode contribuir para a localização dos defeitos. No entanto, estudos histológicos em castrados e garanhões mostraram que não existem diferenças na mucosa uretral, lâmina própria ou CEP entre o arco isquiático e outros sítios penianos.[681] A predisposição anatômica em Quartos de Milha não foi documentada, mas pode-se especular que seja baseada na suscetibilidade aparentemente maior dessa raça. Além disso, alguns dos cavalos acometidos apresentam assimetria muscular sob a cauda nessa área, indicando um possível defeito no desenvolvimento (Figura 14.41).

A princípio, não há necessidade de tratamento, já que a hematúria pode se resolver de forma espontânea. Em caso de persistência da hematúria por mais de 1 mês ou anemia significativa, a uretrotomia subisquial temporária foi bem-sucedida em vários castrados afetados. Sob sedação e anestesia peridural ou local, uma incisão vertical é feita até um cateter colocado na uretra. A cicatrização da ferida cirúrgica leva várias semanas, e a hemorragia moderada do CEP é aparente nos primeiros dias após o procedimento. O tratamento também inclui o cuidado local das feridas e a administração de antibioticoterapia profilática (geralmente uma combinação de trimetoprima-sulfonamida) por 7 a 10 dias. A hematúria deve se resolver 1 semana após esse procedimento. A incisão limitada ao CEP, sem extensão ao lúmen da uretra, também tem sido eficaz e agora é o tratamento cirúrgico preferido.[561] Essa opção terapêutica dá suporte à teoria da ruptura vascular e diminui o risco de formação de estenose uretral. Além disso, o tratamento reduz a chance de formação de fístula permanente no local, uma complicação cirúrgica observada em animais castrados.

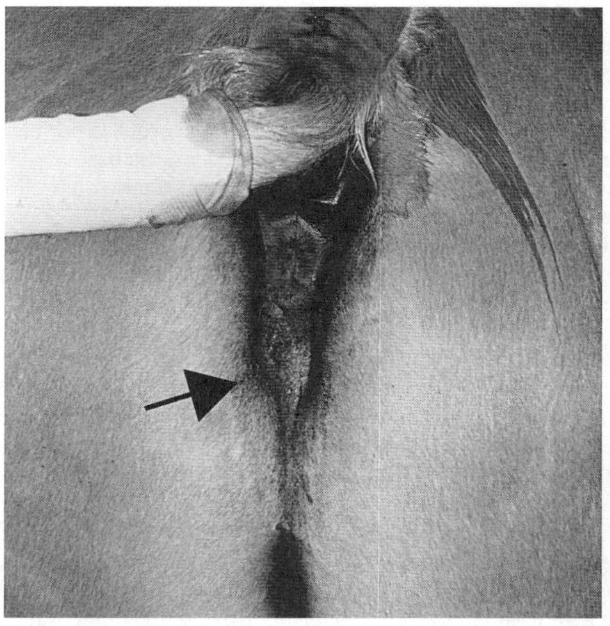

Figura 14.41 Períneo de um macho castrado Paint com hematúria associada a um defeito uretral proximal. A assimetria da musculatura perineal é visível à altura do arco isquiático. (A *seta* mostra que a assimetria é mais proeminente do lado esquerdo.)

HEMATÚRIA RENAL IDIOPÁTICA

A hematúria renal idiopática é uma síndrome caracterizada pelo início repentino de hematúria macroscópica e com risco de vida.[62,683] A hemorragia é originária de um ou de ambos os rins e se manifesta pela eliminação de coágulos sanguíneos na urina. O exame endoscópico da uretra e da bexiga geralmente não revela anomalias dessas estruturas, mas os coágulos sanguíneos podem ser vistos saindo de um ou de ambos os orifícios ureterais. Embora uma causa definitiva de hemorragia renal possa ser estabelecida em alguns cavalos (p. ex., adenocarcinoma renal, fístula arteriovenosa ou arterioureteral),[58,61] o distúrbio é denominado *idiopático* quando a doença primária não pode ser determinada. Ambos os sexos, uma ampla faixa etária e várias raças de cavalos (inclusive um burro mamute e uma mula) foram acometidos. No entanto, mais de 50% dos animais com hematúria renal idiopática são Árabes.

O uso do termo *hematúria renal idiopática* para descrever essa síndrome de equinos foi adotado de humanos e cães com hemorragia renal grave.[5,61,684-690] *Hematúria essencial benigna* e *hematúria primária benigna* são outros termos que descrevem a hematúria menos grave que não está associada a traumatismo ou outras causas óbvias. Nas últimas espécies, a hematúria tende a ser unilateral e não bilateral, semelhante ao que foi observado nos poucos cavalos acometidos. A fisiopatologia ainda não foi esclarecida, mas a hematúria macroscópica foi associada a danos glomerulares imunomediados (p. ex., glomerulonefrite pós-infecciosa aguda, glomerulonefrite membranoproliferativa, nefropatia por imunoglobulina A, nefropatia por imunoglobulina A, doença de Berger), nefropatia da membrana basal delgada e síndrome de dor lombar-hematúria em pacientes humanos.

Embora hematúria e pigmentúria possam acompanhar várias doenças sistêmicas em cavalos,[477,691,692] os pacientes com hematúria renal idiopática apresentam hematúria espontânea e grave na ausência de outros sinais de doença. Embora um relato sugerisse que hemorragia renal grave fosse provocada por pielonefrite,[673] não havia dados que sustentassem essa hipótese. Nos casos tratados pelo autor, infecções do trato urinário ou urolitíases não foram detectadas; a magnitude da hematúria frequentemente levava à necessidade de repetidas transfusões de sangue. Como na micose da bolsa gutural, a síndrome pode produzir hemorragia episódica. A princípio, a hemorragia é observada pelo encontro de uma grande quantidade de sangue coagulado na cama ou no pasto. No entanto, outros sinais clínicos (p. ex., depressão, anorexia, perda de peso) estão ausentes. O exame pode revelar sangue seco na ponta do pênis ou no prepúcio de machos ou nos lábios da vulva e entre os membros posteriores das éguas. Em ambos os sexos, a neoplasia da genitália externa ou do trato urinário é um diagnóstico diferencial importante; nas éguas, também é preciso considerar varicosidades na área do esfíncter vestibulovaginal, principalmente nas multíparas. Em caso de ausência de sangue no prepúcio ou nas áreas vulvares, uma avaliação mais aprofundada pode não ser recompensadora, pois o sangramento renal pode cessar de maneira espontânea. Em um relato informal, o sangramento foi atribuído à cistite e à pielonefrite na ausência de resultados positivos da cultura de urina, porque a hemorragia para durante a terapia antimicrobiana. A resolução provavelmente foi espontânea. Além disso, a magnitude da hematúria é bem maior na hematúria renal idiopática do que na maioria das infecções do trato urinário, não há piúria e os resultados da urocultura são negativos. Na experiência do autor, um ou dois episódios iniciais de hemorragia são seguidos por uma crise hemorrágica mais grave meses a anos após a primeira ocorrência. Curiosamente, não há relatos de cólica renal entre os cavalos acometidos.

O diagnóstico de hematúria renal idiopática é estabelecido por exclusão de doença sistêmica, outras causas de hematúria e alterações hemostáticas. O exame físico pode revelar taquicardia, taquipneia e palidez de mucosas condizentes com perda aguda de sangue. A palpação retal pode revelar uma bexiga aumentada e irregular em decorrência de coágulos sanguíneos. A azotemia é inconsistente. O exame endoscópico é importante para documentar que a hematúria é originária do trato urinário superior e determinar se a hemorragia é unilateral ou bilateral (Figura 14.42). A resposta à última pergunta pode exigir exames repetidos. A ultrassonografia é necessária para descartar nefrolitíase ou ureterolitíase e, às vezes, pode revelar a distensão do espaço vascular ou uma anomalia vascular renal como causa da hematúria. A cintilografia renal pode ser uma boa técnica em cavalos acometidos, pois pode gerar informações semiquantitativas sobre a função renal enquanto a realização de nefrectomia é considerada. A biopsia renal e a imunofluorescência podem auxiliar a documentação da lesão glomerular imunomediada, mas o significado desses resultados ainda não está bem definido.

O tratamento da hematúria renal idiopática é composto por cuidados de suporte à perda aguda de sangue, inclusive transfusões. Medicamentos destinados a promover hemostasia (p. ex., ácido aminocaproico, formalina) também foram administrados, mas sua eficácia não foi validada. O tratamento com corticosteroides pode ser realizado quando possíveis mecanismos imunomediados são responsáveis pelo sangramento. Como a doença pode ser autolimitada em alguns pacientes, cuidados de suporte são necessários.

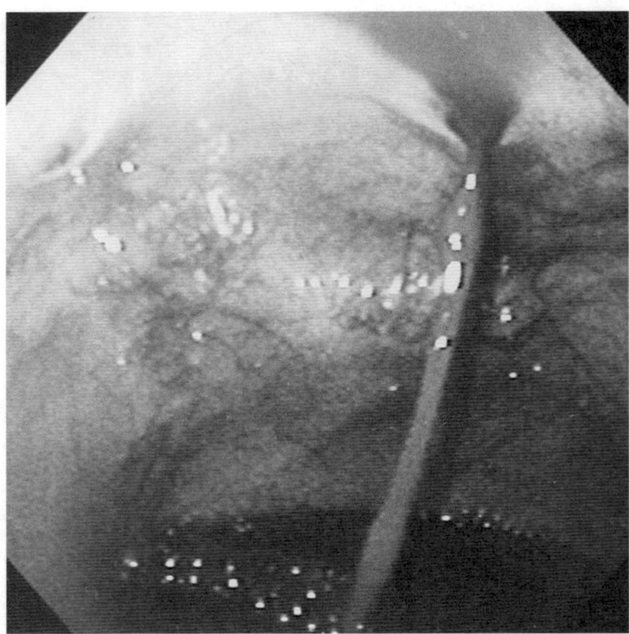

Figura 14.42 Imagem endoscópica de um grande coágulo sanguíneo saindo da abertura ureteral direita em um macho castrado com hematúria renal idiopática.

Nos animais com hematúria unilateral grave e recorrente, uma nefrectomia pode ser indicada, mas os proprietários devem ser alertados sobre o risco de desenvolvimento de hematúria no rim contralateral. Na experiência do autor, o risco de sangramento renal contralateral parece ser maior na raça Árabe.

HEMATÚRIA ASSOCIADA AO EXERCÍCIO

O exercício é acompanhado pelo aumento da filtração de hemácias e proteínas pela barreira glomerular em uma grande porcentagem de atletas humanos e equinos.[285,693] Normalmente, a hematúria é microscópica, mas às vezes pode ser macroscópica. A hematúria macroscópica é mais frequentemente causada por erosões da bexiga, que podem ser induzidas por traumatismo do conteúdo abdominal que bate a bexiga contra a pelve durante o exercício.[356] A detecção de erosões ou úlceras vesicais focais com distribuição em contragolpe e histórico de esvaziamento da bexiga imediatamente antes do treino são características desse problema. Um diagnóstico de hematúria associada ao exercício deve ser estabelecido pela exclusão de outras causas, como a presença de um cistólito.

PIGMENTÚRIA ASSOCIADA À DOENÇA SISTÊMICA

Qualquer doença sistêmica que cause hemólise, trombocitopenia, coagulopatia ou alterações na permeabilidade vascular pode provocar hematúria ou hemoglobinúria. A alteração da cor da urina pode ser acompanhada por um certo grau de nefrotoxicidade pela interação de íons de ferro das moléculas de heme com moléculas de superfície nas células epiteliais tubulares proximais. Na pigmentúria transitória (como na hematúria associada ao exercício), as alterações da função renal podem não ser aparentes, mas doenças mais graves podem levar ao desenvolvimento de insuficiência renal aguda. Em seres humanos, uma síndrome de anemia hemolítica e trombocitopenia que causa insuficiência renal aguda foi denominada *síndrome hemolítico-urêmica*.[694] A síndrome é mais comum em crianças do que em adultos e é a principal causa de insuficiência renal aguda em crianças. Síndromes semelhantes foram descritas em um pequeno número de cavalos.[477,691,692] Além disso, a hemólise e a hemoglobinúria podem ser associadas à doença hepática, medicamentos (p. ex., anemia hemolítica imunomediada por penicilina, administração intravenosa de soluções concentradas de DMSO) ou intoxicações (p. ex., ingestão de folhas de bordo vermelho). Por fim, doenças acompanhadas por rabdomiólise extensa também podem causar pigmentúria e insuficiência renal aguda.[695] Nesses casos, a avaliação das atividades das enzimas musculares ajuda a estabelecer a mioglobina como a causa mais provável de pigmentúria. Além disso, o teste de Blondheim (precipitação com sulfato de amônio) pode ser usado para diferenciar mioglobinúria e hemoglobinúria.[288] A hemólise intravascular também altera a cor do soro, que parece normal em caso de hematúria ou mioglobinúria. A centrifugação da urina e a análise dos sedimentos diferencia a pigmentúria ou hematúria como causa da alteração de cor da urina.

Poliúria e polidipsia

Harold C. Schott II

Em pequenos animais, a poliúria e a polidipsia foram definidas como o débito urinário superior a 50 mℓ/kg/dia e a ingestão de líquidos superior a 100 mℓ/kg/dia.[696,697] Esses valores equivaleriam a 25 ℓ de urina e 50 ℓ de água para um cavalo de 500 kg. Em comparação aos valores normais de produção diária de urina e consumo de água de 5 a 15 ℓ e 20 a 30 ℓ, respectivamente,[152,153,162,165,167,194,200,247] essas definições de poliúria e polidipsia também parecem aplicáveis aos equinos. É preciso lembrar que a produção de urina e o consumo de água variam com a idade, dieta, carga de trabalho, temperatura ambiente e absorção de água gastrintestinal. A produção de urina aumenta em 50 a 100%, por exemplo, ao mudar a dieta de gramíneas para feno de leguminosas.[168] Embora esse aumento na produção de urina tenha sido associado à maior ingestão dietética de proteínas e excreção urinária de nitrogênio,[136] aumentos na ingestão e excreção urinária de cálcio podem ser outro fator contribuinte. Da mesma forma, os cavalos submetidos a exercícios intensos, mantidos em climas quentes ou com diarreia crônica podem apresentar ingestão de água superior a 100 ℓ por dia e ainda assim produzir volumes normais de urina.[163]

Uma breve revisão sobre o metabolismo da água pelos rins equinos dá informações sobre como uma pequena alteração na reabsorção renal de água pode causar um aumento expressivo na produção de urina (poliúria). Em cavalos normais, a filtração glomerular excede 1.000 ℓ/dia, um volume 10 vezes maior que o volume total de líquido extracelular; no entanto, cerca de 99% dessa água são reabsorvidos nos túbulos renais e nos ductos coletores, levando à produção de 5 a 15 ℓ de urina por dia. O resultado é a urina três a quatro vezes mais concentrada que o plasma (urina de osmolaridade entre 900 e 1.200 mOsm/kg e com gravidade específica de 1,025 a 1,050). Além disso, a ureia (na urina) substituiu o sódio (no plasma) como o soluto mais importante. Se apenas 98% da água forem reabsorvidos, o volume de urina dobrará e a água adicional fará com que a urina fique mais diluída (urina de osmolaridade entre 450 e 600 mOsm/kg e com gravidade específica de 1,015 a 1,025). Se a reabsorção da água diminuísse para 96% da água filtrada, o cavalo produziria aproximadamente 40 ℓ de urina com osmolaridade de 225 a 300 mOsm/kg e gravidade específica de 1,005 a 1,010 (Tabela 14.11). Neste último caso, a urina é mais diluída que o plasma (hipostenúria) e os rins excretam ou perdem água de forma ativa. Sob certas condições, a excreção ativa de água pelos rins é importante para a manutenção da normalidade da osmolaridade plasmática. O melhor exemplo é o neonato que pode ingerir um volume de leite superior a 20% do seu peso corporal por dia.[169] Isso equivale a uma ingestão de líquidos de quase 250 mℓ/kg/dia, e a não produção de um grande volume de urina hipostenúrica pode provocar retenção de água, diminuição da osmolaridade plasmática e hiponatremia clínica (que se manifesta com sinais neurológicos).

De modo geral, é difícil determinar que um cavalo produz mais urina do que o normal, principalmente aqueles mantidos no pasto. Os proprietários podem relatar que um cavalo apresenta poliúria quando, na verdade, há aumento da frequência de micção (polaciúria), e não do volume. A polaciúria é observada em doenças como cistite e urolitíase ou durante o estro na égua. É difícil avaliar cavalos alojados em baias cobertas com palha porque o excesso de urina pode não ser óbvio para o observador casual. O excesso de urina tende a ser mais óbvio em camas de maravalha ou serragem, mas essa é uma impressão subjetiva. Às vezes, a poliúria pode ser tão grave que a urina flui da baia para o corredor do estábulo. Em caso de dúvida sobre a existência de poliúria e polidipsia em um cavalo, a documentação do consumo de água por um ou mais períodos de 24 horas pode ser necessária.[247]

Tabela 14.11 Relação da porcentagem de água filtrada que é reabsorvida na produção diária de urina e na absorção renal de água.

Taxa de filtração glomerular (TFG) (ℓ/dia)	Porcentagem de água filtrada reabsorvida	Produção de urina (ℓ/dia)	Excreção osmolar na urina (mOsm)	Osmolaridade da urina (mOsm/kg)	Reabsorção renal de água[a] (ℓ/dia)
1.000	99%	10	10.000	1.000	23,3
1.000	98%	20	10.000	500	13,3
1.000	96%	40	10.000	250	6,7

[a]A reabsorção renal de água (o inverso da depuração da água livre) é um volume calculado de água que é retido ou perdido pelo rim. A reabsorção renal da água é calculada a partir do volume real de urina e do volume calculado de urina necessário para excretar todos os osmoles na urina que é isosmótica ao plasma. Nesta tabela, supõe-se que a osmolaridade da urina de 300 mOsm/kg seja isosmótica ao plasma, 1 kg de água seja igual a 1 ℓ de água e um total de 10.000 Osm seja excretado diariamente. Assim, quando 98% da água filtrada é reabsorvida, os 20 ℓ de urina produzidos (se isosmóticos) terão 6.000 mOsm. Como seriam necessários mais 13,3 ℓ de água para excretar os 4.000 mOsm restantes (como urina isosmótica), considera-se que os rins reabsorvem ativamente 13,3 ℓ de água.

A produção de urina pode ser quantificada pela coleta por um período de 12 ou 24 horas. Em machos castrados e garanhões, um dispositivo de coleta pode ser construído ao cortar o fundo de uma grande garrafa de plástico, que é forrada e encaixada sobre o prepúcio. A abertura da garrafa é fechada com um tubo de borracha e grampo para permitir a remoção regular de urina. Nas éguas, é possível colocar um cateter de Foley na bexiga ou usar um coletor de urina.[248-252] Durante a coleta, os cavalos geralmente são contidos para minimizar a interferência no dispositivo.

As principais causas de poliúria em cavalos são insuficiência renal, disfunção da *pars intermedia* da hipófise (PPID) e polidipsia primária ou psicogênica.[70,252] As causas menos comuns são consumo excessivo de sal, diabetes insípido central e nefrogênico, diabetes melito, sepse e endotoxemia e causas iatrogênicas (sedação com antagonistas α_2 e administração de corticosteroides ou diuréticos).

INSUFICIÊNCIA RENAL

Cavalos com insuficiência renal aguda geralmente apresentam um período transitório de anúria ou oligúria. Se os cavalos sobrevivem à fase aguda da doença renal, o dano tubular causa um período subsequente de poliúria em razão da menor capacidade de concentração.[252,260] Nesse período de reparo tubular, a urina tende a ser hipostenúrica. Os cavalos em recuperação da insuficiência renal aguda devem receber as quantidades adequadas de água, sal e dieta com baixo teor de nitrogênio (proteína) e cálcio. Essa dieta é composta por feno de capim de boa qualidade ou pastagem não leguminosa. O reparo dos túbulos e o retorno da capacidade de concentração podem levar várias semanas. Embora a função renal pareça normal após esse período de recuperação, é provável que haja uma redução permanente na função renal total porque a maioria dos animais pode se manter aparentemente saudável com apenas cerca de 30 a 50% de néfrons funcionais.

A doença renal crônica pode ser decorrente de danos causados por nefrotoxinas. Além disso, mecanismos imunomediados, infecção crônica e nefrolitíase podem dar origem a doença renal crônica.[260,266,698] Cavalos que não se recuperam do dano renal isquêmico associado ao choque hipovolêmico ou endotóxico também podem desenvolver doença renal crônica. Os sinais são variáveis, e alguns casos apresentam poliúria e polidipsia. Quando presentes, a poliúria e a polidipsia geralmente são moderadas em comparação aos aumentos expressivos na produção de urina observados na polidipsia primária ou no diabetes insípido. A maioria dos cavalos com doença renal crônica também apresenta outros sinais, inclusive baixo desempenho, perda de peso e edema ventral. Há um grau variável de azotemia, e a urinálise revela isostenúria (a urina é isosmótica em relação ao plasma [260 a 300 mOsm/kg] e tem gravidade específica de 1,008 a 1,014).

Os mecanismos responsáveis pela poliúria após a doença renal aguda e crônica não foram esclarecidos por completo.[158] O aumento da vazão tubular nos néfrons sobreviventes é um possível mecanismo que diminuiria o tempo para a remoção da água do líquido tubular. Além disso, a hipertonia medular pode diminuir em virtude do menor transporte de sódio e cloreto do líquido tubular que passa pelo membro ascendente da alça de Henle (segmento diluidor do néfron) e do aumento do fluxo sanguíneo pelo tecido medular restante. Uma terceira possibilidade é a menor resposta dos ductos coletores à vasopressina (diabetes insípido nefrogênico adquirido). Embora todos esses mecanismos possam contribuir para a poliúria da insuficiência renal, não se sabe qual deles é o mais influente. Além disso, como o cavalo pode produzir urina hipostenúrica durante a fase de recuperação da insuficiência renal aguda, os mecanismos da poliúria são um pouco diferentes na doença renal aguda e crônica.

DISFUNÇÃO DA *PARS INTERMEDIA* DA HIPÓFISE

A PPID é um distúrbio comum em cavalos idosos, também chamado *doença de Cushing equina* pela sua semelhança com a doença observada em cães e seres humanos.[70,699-706] A síndrome clínica de PPID em cavalos está associada a hipertricose, laminite, perda de peso, polidipsia e poliúria. A doença é discutida em detalhes em outras partes deste livro.

Em uma revisão de 17 cavalos com PPID, 13 (76%) apresentavam poliúria e polidipsia;[706] no entanto, em outra série de 21 cavalos com PPID, poliúria e polidipsia não foram relatadas em nenhum dos cavalos acometidos.[705] Assim, a poliúria e a polidipsia associadas à PPID geralmente são menos graves do que as observadas na polidipsia primária ou no diabetes insípido. A PPID pode causar poliúria por vários mecanismos. Primeiro, a poliúria pode ser provocada por ações de hormônios derivados da pró-opiomelanocortina, mais especificamente da adrenocorticotropina. O hiperadrenocorticismo decorrente da atividade excessiva de adrenocorticotrofina no córtex adrenal pode causar hiperglicemia, que pode exceder o limiar tubular renal de reabsorção. O limiar renal de glicose dos equinos parece menor em comparação com pequenos animais (cerca de 150 mg/dℓ).[287] Concentrações de glicose acima desse limiar causam glicosúria, que pode levar a uma diurese osmótica. Embora comumente implicada como causa de poliúria em cavalos com PPID, a glicosúria foi encontrada em apenas um dos cinco cavalos de um relato clínico.[705] Além disso, cavalos com hiperglicemia e glicosúria ainda conseguem concentrar a urina em resposta à privação de água.[702] Um segundo mecanismo implicado no desenvolvimento da poliúria é o antagonismo do cortisol sobre a ação da vasopressina nos ductos coletores. Embora frequentemente citado como o mecanismo da poliúria no hiperadrenocorticismo canino, não há evidências experimentais que apoiem esse mecanismo em cães e cavalos. Também há considerável heterogeneidade entre as espécies nos efeitos dos corticoides sobre a atividade da vasopressina e, em algumas espécies, o efeito dipsogênico primário pode ser mais importante. Ademais, o crescimento da *pars intermedia* pode comprimir os núcleos hipofisários e hipotalâmicos posteriores (imediatamente dorsais à hipófise), que são os sítios de armazenamento e produção de vasopressina, respectivamente. A redução da produção e liberação de vasopressina seria responsável por diabetes insípido central parcial como um terceiro mecanismo de poliúria.[699] O diabetes insípido central, no entanto, não é a causa da poliúria em todos os casos, porque alguns cavalos acometidos podem concentrar a urina em resposta à privação de água.[702] Consequentemente, é provável que a poliúria e a polidipsia observadas em muitos cavalos com PPID sejam o resultado combinado de vários mecanismos.

POLIDIPSIA PRIMÁRIA

Embora rara, a polidipsia primária ou psicogênica provavelmente é a causa mais comum de poliúria e polidipsia em cavalos adultos com queixa primária de elevação do consumo de água e da micção.[70,252] A polidipsia primária pode ser atribuída às boas condições corporais e ausência de azotemia nos animais acometidos. Além disso, a magnitude da poliúria costuma ser muito maior do que a observada na insuficiência renal ou PPID. Os proprietários podem relatar que cavalos com polidipsia primária bebem duas a três vezes mais água do que seus companheiros de estábulo e que suas baias são frequentemente inundadas com urina. Em alguns casos, a polidipsia primária parece ser um vício estável decorrente de tédio, enquanto outros casos podem se desenvolver após uma alteração nas condições ambientais, alojamento, dieta ou administração de medicamentos. Em relatos informais, a polidipsia primária é mais comum no sul dos EUA durante períodos de alta temperatura e umidade. Nos seres humanos, a polidipsia primária pode ser um comportamento compulsivo associado à doença mental ou causada por uma anomalia primária na osmorregulação da sede, quando é chamada de diabetes insípido *dipsogênico*.[5] Esta última pode ser idiopática ou ser uma sequela de doença neurológica com acometimento dos osmorreceptores hipotalâmicos que regulam a sede. O consumo excessivo de água causa expansão e diluição dos líquidos corporais, levando a uma diminuição da osmolaridade plasmática e à supressão da liberação de vasopressina. Em virtude das baixas concentrações plasmáticas de vasopressina, os ductos coletores tornam-se impermeáveis à água e há indução de hipostenúria para que a taxa de excreção de água equilibre a ingestão. Nos seres humanos, a magnitude da polidipsia e da poliúria resultantes é muito variável entre os indivíduos acometidos, e, embora não documentadas, é provável que variações semelhantes ocorram em equinos.

O diagnóstico de polidipsia primária é estabelecido por exclusão de insuficiência renal e hiperadrenocorticismo. Além disso, outros fatores, como suplementação excessiva de sal e administração de medicamentos, devem ser excluídos. O diabetes insípido é excluído, e o diagnóstico de polidipsia primária é confirmado pela demonstração da capacidade de concentração da urina após a privação de água.[194,200] A gravidade específica deve exceder 1,025 após a privação de água de duração suficiente (12 a 24 horas) para produzir uma perda de 5% do peso corporal. Nos casos de poliúria de longa data, o gradiente osmótico entre o lúmen do túbulo coletor e o interstício medular pode ser menor (diluição medular). Nesses casos, a atividade da vasopressina pode não aumentar a gravidade específica da urina para valores acima de 1,020. Consequentemente, cavalos com polidipsia primária por várias semanas que não conseguem concentrar a urina após 24 horas de privação de água podem ser submetidos à prova modificada. A ingestão de água é restrita a cerca de 40 mℓ/kg/dia durante 3 a 4 dias. Até o final desse período, a gravidade específica da urina deve ser superior a 1,025 em um cavalo com diluição medular. Se a gravidade específica da urina continuar na faixa isostenúrica (1,008 a 1,014), o cavalo com poliúria deve ser submetido a exames mais extensos para detecção de doença renal crônica em estágio inicial, com comprometimento da capacidade de concentração da urina antes do desenvolvimento de azotemia significativa. Em teoria, a doença renal crônica pode ocorrer após a perda de dois terços a três quartos dos néfrons funcionais. Sinais sutis de diminuição do desempenho e perda branda de peso também indicariam insuficiência renal em estágio inicial. Por fim, os cavalos com polidipsia primária geralmente produzem urina hipostenúrica. Embora essa urina diluída seja um achado improvável nos primeiros estágios da doença renal crônica, pode ser observada na fase de recuperação poliúrica após a insuficiência renal aguda. Neste último caso, a anamnese completa deve revelar a ocorrência recente de algum evento complicado por insuficiência renal aguda.

O manejo de cavalos com polidipsia primária é empírico. Como o diagnóstico é de exclusão, após estabelecido que o cavalo não apresenta doença renal significativa, pode-se considerar a restrição segura da ingestão de água para atender aos requisitos ambientais, de manutenção e trabalho. Além disso, medidas para melhorar o estado geral do cavalo, reduzindo o tédio, devem ser instituídas. O aumento da quantidade de exercícios e a troca de pasto são algumas opções, além de dar um acompanhante ou colocar brinquedos no estábulo. O aumento da frequência de alimentação ou da quantidade de volumoso na dieta também pode aumentar o tempo gasto para comer e, assim, reduzir o consumo habitual de água.

CONSUMO EXCESSIVO DE SAL

Em alguns casos de polidipsia primária aparente, a poliúria e a polidipsia podem ser atribuídas ao consumo excessivo de sal e se manifestam com o aumento da depuração fracionada de sódio. Parece ser menos comum o consumo psicogênico de sal do que de água, já que os animais teriam de consumir uma quantidade substancial de sal para desenvolver poliúria. Na verdade, os autores conhecem apenas um relato bem documentado de ingestão psicogênica de sal, em que um potro de 1 ano de idade bebia mais de 500 mℓ/kg/dia e urinava excessivamente quando tinha acesso livre ao sal.[326] As depurações fracionadas de sódio (3,4%) e cloreto (2,6%) eram aumentadas e indicavam ingestão excessiva. Embora a ingestão de sal não tenha sido quantificada nesse animal, pode ter sido superior a 10% da matéria seca e parecia associada a fasciculações musculares e à marcha rígida. Uma ingestão tão alta de sal é sugerida porque aumentos no consumo de água ou no volume de urina não foram detectados por um estudo em que pôneis receberam dietas com 1, 3 e 5% de NaCl.[171] A dieta com NaCl a 5% continha 5 a 10 vezes a necessidade diária de NaCl e era semelhante ao oferecimento diário de cerca de 350 g de NaCl a um cavalo de 500 kg. Como nos casos de polidipsia primária, a potranca descrita neste relato conseguia concentrar a urina em resposta à privação de água e o problema foi resolvido com a limitação da ingestão de água para 50 mℓ/kg/dia e impedindo o acesso ao sal.

DIABETES INSÍPIDO

O diabetes insípido causa poliúria e polidipsia em razão da deficiência de vasopressina ou insensibilidade das células epiteliais do ducto coletor renal à vasopressina. Nos seres humanos, a deficiência de vasopressina, diabetes insípido central ou neurogênico, é a forma mais comum e a doença pode ser hereditária ou adquirida. A forma hereditária parece ser causada pelo menor número de neurônios neurossecretores nos núcleos supraópticos do hipotálamo e a doença é autossômica dominante. No entanto, os seres humanos acometidos não desenvolvem poliúria e polidipsia até os primeiros anos de vida, o que sugere perda progressiva do tecido neurossecretor. A forma adquirida de diabetes insípido neurogênica é provocada por degeneração dos neurônios nos núcleos supraópticos em razão de traumatismo, anomalias vasculares, infecção, diversos tumores ou, às vezes, pressão pelo aumento da hipófise (PPID).[5,707,708] Como na forma hereditária, a poliúria e a polidipsia geralmente não se manifestam até a destruição de 80 a 90% dos neurônios neurossecretores.

Dois casos bem documentados de diabetes insípido neurogênico foram descritos em equídeos.[363,364] Nenhum dos animais concentrava a urina em resposta à privação de água, mas a administração de vasopressina exógena aumentou a concentração urinária e diminuiu o volume urinário. Em um pônei Galês em que a doença foi considerada idiopática, a ausência de um aumento na concentração plasmática de vasopressina após a privação de água (em comparação aos pôneis controles) também justificou o diagnóstico de diabetes insípido neurogênico.[364] O diabetes insípido neurogênico adquirido após a encefalite foi confirmado histologicamente em outro cavalo.[363] Dois outros relatos de diabetes insípido em cavalos mais provavelmente descreveram casos de polidipsia primária, já que os dois animais demonstraram capacidade de concentração da urina durante a privação de água ou apresentaram gravidades específicas aleatórias acima de 1,020.[709,710]

O diabetes insípido nefrogênico é provocada por resistência dos ductos coletores corticais e medulares à ação antidiurética da vasopressina.[5,707,708] Na ausência de doença sistêmica, o diabetes insípido nefrogênico é mais comumente um distúrbio familiar em seres humanos, com herança semirrecessiva ligada ao X. Como tal, o distúrbio é transmitido pelo sexo feminino e expresso na prole masculina.[711] O diabetes insípido nefrogênico foi relatado em três potros, sendo dois Puros-Sangues irmãos, sugerindo a possível ocorrência de uma forma hereditária de diabetes insípido nefrogênico em cavalos.[56,712] Dois dos três potros estavam abaixo do peso para a idade. Os potros acometidos não conseguiam aumentar a concentração de urina em resposta à privação de água, embora mostrassem aumentos apropriados na concentração plasmática de vasopressina. Além disso, a resposta mínima à administração exógena de vasopressina nos três potros confirmou a resistência dos ductos coletores corticais e medulares à ação antidiurética do hormônio.

O diabetes insípido nefrogênico também pode ser adquirido após o tratamento medicamentoso ou diversos distúrbios metabólicos, infecciosos ou mecânicos (pós-obstrução). Anomalias ou neoplasias que provocam deformação estrutural dos rins são outra possível causa de diabetes insípido nefrogênico.[5,707,708] A necropsia e a histopatologia não revelaram lesões em um potro, e, em outro, poucos agregados intersticiais focais de linfócitos e plasmócitos, além de áreas raras de fibrose intersticial nos rins com necrose focal da pelve renal e do epitélio ureteral, foram observados.[56] As lesões histopatológicas encontradas nas biopsias renais de um caso[712] incluíram vacuolização grave e alterações granulares eosinofílicas intracitoplasmáticas no epitélio do ducto coletor distal e ocasional aumento brando da celularidade dos glomérulos. No entanto, essas lesões pareciam reversíveis e não foram observadas em biopsias repetidas depois da instituição da dieta e do tratamento de suporte de diabetes insípido.

A patogênese das formas neurogênicas e nefrogênicas de diabetes insípido tem algumas semelhanças. A poliúria, pela ausência de atividade da vasopressina, causa perda líquida de água e aumento da osmolaridade plasmática. O aumento da osmolaridade plasmática estimula a sede para causar um aumento compensatório no consumo de água. Em indivíduos normais e naqueles com diabetes insípido nefrogênico, os osmorreceptores no hipotálamo detectam o aumento da osmolaridade plasmática e sinalizam a liberação de vasopressina. Aumentos baixos, de 1%, na osmolaridade plasmática (cerca de 3 mOsm/kg) causam um aumento de 1 pg/mℓ na concentração plasmática de vasopressina. Em indivíduos normais, essa pequena alteração é suficiente para aumentar a osmolaridade e diminuir o fluxo de urina. Aumentos maiores na osmolaridade plasmática causam maior secreção de vasopressina. Em seres humanos, a osmolaridade da urina se aproxima do máximo após um aumento na concentração de vasopressina para cerca de 5 pg/mℓ (de um valor em repouso de cerca de 1 pg/mℓ).[5,708]

Alguns estudos em pôneis e cavalos sugerem um grau semelhante de liberação de vasopressina em resposta a pequenos aumentos na osmolaridade plasmática;[179,182,183] no entanto, a vasopressina também parece ser um "hormônio do estresse" em cavalos, já que concentrações bem maiores (dez vezes maiores do que aquelas induzidas pela privação de água) foram medidas após a aplicação de cachimbo, intubação nasogástrica ou exercício.[185] Assim, espera-se que os aumentos na concentração plasmática de vasopressina após a privação de água sejam variáveis, e a separação dos efeitos osmóticos dos efeitos do estresse pode ser difícil em um determinado cavalo. Também é preciso cautela ao submeter cavalos com suspeita de diabetes insípido à privação de água. Como a capacidade de concentração na urina pode mostrar uma melhora mínima em qualquer forma de diabetes insípido, os cavalos acometidos podem continuar a excretar água em excesso durante a privação. Assim, os animais podem apresentar desidratação grave (10 a 15%) nas primeiras 12 horas de privação de água. Os cavalos com suspeita de diabetes insípido devem ser monitorados de maneira cuidadosa durante a prova de privação de água para diminuir o risco de desidratação hipertônica grave.

O teste de Hickey-Hare para diagnóstico de diabetes insípido requer a infusão de solução salina hipertônica (2,5%) (0,25 mℓ/min/kg IV por 45 min) para estimular a liberação de vasopressina e a retenção de água.[712] Animais normais apresentam urina concentrada e redução do volume urinário após a infusão de sódio. Cavalos com diabetes insípido não concentraram a urina após a administração de solução salina hipertônica.[56,712]

Além de avaliar os efeitos da privação de água na capacidade de concentração da urina e nas concentrações plasmáticas de vasopressina, o último exame diagnóstico é a administração de vasopressina exógena (2,5 mU/kg em 5% de dextrose [5 U vasopressina/ℓ] em infusão em taxa constante por 60 minutos ou 0,5 U/kg por via intramuscular [IM]).[713] Em cavalos normais, a gravidade específica da urina deve aumentar para pelo menos 1,020 60 a 90 minutos após a administração de vasopressina. Alternativamente, DDAVP, um análogo sintético da vasopressina, pode ser usada. A DDAVP é comercializada como solução nasal (0,1 mg/mℓ) para seres humanos com diabetes insípido central. O *spray* nasal pode ser diluído em água estéril e administrado (0,05 μg/kg IV) para o diagnóstico de diabetes insípido em equinos. Cavalos normais submetidos à diurese induzida experimentalmente por administração repetida de água por sonda nasogástrica apresentaram aumento da gravidade específica da urina para mais de 1,020 2 a 7 horas após a administração de DDAVP.

O desenvolvimento do gradiente osmótico intersticial medular deve-se à troca contracorrente, e sua magnitude é inversamente relacionada ao fluxo tubular. As altas taxas de fluxo tubular que acompanham a doença renal podem ser associadas à diluição medular. Embora a diluição medular parcial possa contribuir para o defeito de concentração do diabetes insípido, a resposta rápida à administração de vasopressina exógena nos casos de diabetes insípido neurogênico (aumento da osmolaridade da urina para 900 mOsm/kg ou mais) indica a ausência de comprometimento grave do gradiente de concentração medular.[5,714] Essa resposta explica ainda por que, em alguns casos de diabetes insípido, a osmolaridade da urina pode ser maior que a osmolaridade plasmática após a privação de água. Acredita-se que essa resposta seja causada por uma diminuição da taxa de fluxo tubular, dando mais tempo para a extração passiva de água do líquido tubular hiposmótico. O diabetes insípido nefrogênico também pode apresentar uma pequena melhora na capacidade de concentração da urina (um aumento na osmolaridade da urina de até 500 mOsm/kg) em resposta à administração de vasopressina exógena. Essa resposta foi atribuída à sensibilidade parcial dos ductos coletores à vasopressina e à atividade da molécula em outras partes do túbulo renal.[5,707]

O tratamento do diabetes insípido deve ter como objetivo controlar a polidipsia e a poliúria. No diabetes insípido neurogênico, a recuperação da secreção de vasopressina é rara, uma vez que os neurônios secretores sofrem degeneração a ponto de causar poliúria e polidipsia aparentes. Consequentemente, o tratamento é composto por reposição hormonal. No passado, a injeção intramuscular de tanato de pitressina em óleo a cada 2 a 3 dias era eficaz na limitação da poliúria; no entanto, foi relatado o desenvolvimento de reações alérgicas ou de resistência, e formulações de vasopressina de ação prolongada não são mais comercializadas. A vasopressina tem efeitos antidiuréticos relativamente curtos e meia-vida plasmática baixa, o que dificulta a terapia de reposição em cavalos.[715] Com o desenvolvimento de potentes análogos da vasopressina (desmopressina), o tratamento eficaz por instilação nasal agora é possível.[5] Os colírios de desmopressina também foram usados para aumentar a gravidade específica da urina em um potro com diabetes insípido central.[716] O uso da desmopressina no diagnóstico e tratamento do diabetes insípido neurogênico em pequenos animais foi descrito.[714,717] Em grande parte por acaso, outros medicamentos orais, inclusive clorpropamida e clofibrato, foram considerados eficazes no tratamento do diabetes insípido neurogênico. O mecanismo de ação desses medicamentos é incerto, mas acredita-se que potencializem o efeito da vasopressina nos ductos coletores.[5,714]

No diabetes insípido nefrogênico, a terapia de reposição hormonal é ineficaz, e, há muitos anos, a única forma prática de tratamento é a restrição da ingestão de sódio e água ou a administração de diuréticos da classe das tiazidas. Esses fármacos podem reduzir a poliúria em 50% em muitos casos.[5] Os diuréticos da classe das tiazidas inibem a reabsorção de sódio no túbulo distal (segmento diluidor do néfron) e aumentam a liberação de soluto no ducto coletor. Não se sabe muito bem como essa terapia paradoxalmente beneficia pacientes com diabetes insípido nefrogênico. As explicações são aumento da reabsorção de líquido tubular proximal (via equilíbrio glomerulotubular) e diminuição da filtração glomerular e do fluxo tubular (por aumento do estímulo osmótico para a mácula densa e subsequente *feedback* tubuloglomerular).[5,708] O tratamento com inibidores da prostaglandina ou amilorida também diminuiu a poliúria em pacientes com diabetes insípido nefrogênico. Os inibidores da prostaglandina provavelmente diminuem o fluxo sanguíneo renal e a filtração glomerular, enquanto a amilorida, um bloqueador dos canais de sódio, age de maneira semelhante aos diuréticos da classe das tiazidas.[5] Um cavalo apresentou melhora clínica apenas com a restrição de sal na dieta (ausência de adição de sal além do contido na ração) e acesso limitado, mas regular, à água.[712]

DIABETES MELITO

O diabetes melito é um estado de hiperglicemia crônica geralmente acompanhado por glicosúria.[277,718] A diurese osmótica resultante é uma causa ocasional de poliúria e polidipsia em cavalos e levou à ingestão de água superior a 80 ℓ/dia.[719,720] O diabetes melito de tipo 1 (dependente de insulina) é causado por uma ausência de insulina que, em seres humanos, é geralmente atribuída a doenças virais ou autoimunes. Os pacientes com diabetes melito de tipo 2 (não dependente de insulina) têm concentrações de insulina normais a altas, mas seus tecidos são insensíveis à insulina. Assim, a resposta à ingestão oral de carboidratos ou a um desafio intravenoso com glicose é menor e causa hiperglicemia prolongada.[718] O mecanismo de resistência à insulina não está bem documentado em cavalos, mas pode ser relacionado ao antagonismo da insulina, diminuição do número de receptores de insulina ou ausência de ativação desses receptores em resposta à interação com a insulina. Em equinos, as causas mais comuns de diabetes melito não dependente de insulina são a síndrome metabólica equina e a PPID, ambas discutidas em detalhes em outras partes deste livro.[700-704]

Embora muito incomum, alguns relatos descrevem diabetes melito dependente ou não de insulina que não foram causados por PPID ou síndrome metabólica equina e provocaram poliúria e polidipsia.[719-724] A avaliação diagnóstica revela hiperglicemia, mas resultados negativos nos testes de supressão com dexametasona (uma diminuição normal do cortisol plasmático para concentrações baixas). Na maioria dos casos o tratamento é de suporte, embora a reposição de insulina possa ser utilizada nos casos com baixas concentrações séricas (diabetes melito não dependente de insulina). Em um caso de insuficiência das células β pancreáticas,[702] o tratamento com gliburida (0,02 mg/kg) e metformina (1,9 mg/kg) reduziu as concentrações de glicose no líquido intersticial para valores normais. A terapia com insulina pode ter algum benefício em cavalos com concentrações séricas elevadas da molécula porque doses farmacológicas podem, em parte, superar a insensibilidade à insulina. Nesses casos, a insulina sintética pode ser preferível à insulina protamina-zinco, porque um cavalo com PPID e diabetes melito secundário desenvolveu anticorpos anti-insulina e teve uma recaída dos sinais clínicos após 7 semanas de administração de insulina.[704]

SEPSE E ENDOTOXEMIA

A poliúria e a polidipsia também foram relatadas como sinais clínicos em cavalos com sepse ou endotoxemia, embora outros sinais clínicos, como febre, dor abdominal e perda de peso, sejam predominantes.[725] O mecanismo não é claro, mas pode ser relacionado à produção de prostaglandinas induzida por endotoxina. A prostaglandina E_2 é um potente agente vasodilatador renal em animais de laboratório e antagoniza os efeitos do hormônio antidiurético nos ductos coletores.[186] Em alguns cavalos com infecções bacterianas gram-negativas crônicas (p. ex., peritonite, pleurite), a endotoxemia de baixo grau ou intermitente pode ser responsável pela poliúria, como na poliúria observada na piometra canina.[726]

POLIÚRIA IATROGÊNICA

Por fim, a poliúria pode ser iatrogênica e causada por várias práticas de manejo ou tratamentos médicos. A causa iatrogênica mais óbvia é a fluidoterapia, em que a poliúria é a resposta desejada. A poliúria também foi observada após a administração de corticoide exógeno, embora, quanto à PPID, o mecanismo ainda não tenha sido elucidado. Os seres humanos e os cães parecem apresentar potente resposta de sede a corticoides exógenos; assim, a polidipsia pode ser uma causa importante da poliúria observada. Cavalos submetidos ao tratamento prolongado com dexametasona por doenças imunomediadas podem apresentar glicosúria profunda (2 a 3 g/dℓ) que leva à diurese osmótica. Por fim, a diurese ou poliúria transitória acompanha a sedação com xilazina e detomidina, dois α_2-agonistas.[14,15] Embora esses agentes causem hiperglicemia por algumas horas após a administração e, às vezes, glicosúria, um mecanismo mais provável para a poliúria transitória é a existência de α_2-adrenorreceptores nas células epiteliais do ducto coletor. A ativação desses receptores é outro mecanismo de antagonismo da vasopressina.[16]

Acidose tubular renal

Warwick M. Bayly

Os veterinários sabem bem que a acidose é comum em cavalos com doença renal aguda ou crônica. Esses animais quase sempre apresentam azotemia, hipocloremia e normocalemia ou hiperpotassemia e, com frequência, anomalias significativas à urinálise. Uma doença renal menos associada à acidose é a acidose tubular renal (ATR). A ATR é uma síndrome clínica de comprometimento da acidificação renal, caracterizada por acidose hipopotassêmica e hipoclorêmica sem azotemia. Os achados à urinálise geralmente são normais. A doença foi bem descrita em seres humanos,[727-729] e vários relatos de casos documentam sua existência em cavalos desde meados da década de 1980.[730-738]

As causas e os mecanismos patogênicos responsáveis pelo desenvolvimento da ATR são pouco conhecidos. Nos seres humanos, a ATR pode ser primária (genética ou idiopática) ou secundária a diversas doenças, inclusive hiperglobulinemia, vários distúrbios autoimunes, doenças renais, como polinefrite e uropatia obstrutiva, cirrose, nefropatias induzidas por fármacos ou toxinas (inclusive anfotericina B), distúrbios metabólicos envolvendo nefrocalcinose e múltiplas doenças genéticas. Todos os casos relatados em equinos parecem idiopáticos em virtude da ausência de sinais evidentes de doença renal, hepática ou imunomediada primária, ou distúrbio do metabolismo do cálcio, e da ausência de histórico de acesso a toxinas. Em alguns casos, no entanto, houve suspeita de doença tubular renal de baixo grau por causa da proteinúria branda.

Acredita-se que existam três tipos de ATR.[155] O tipo 1, também conhecido como ATR *distal* ou *clássica*, é causado pela incapacidade de estabelecimento de um gradiente acentuado de íons hidrogênio entre o sangue e a urina pelas células do túbulo distal. Essa incapacidade é provocada por problemas na excreção normal de H^+ dos túbulos distais. Em muitos casos, esse gradiente pode ser menor que 10:1. Não se sabe se essa razão baixa é causada pelo número insuficiente de bombas secretoras de prótons no néfron distal ou pela difusão de H^+ pela membrana luminal após a secreção. A secreção acelerada de K^+ deve-se às forças eletroquímicas existentes no néfron distal e à falta de prótons para compensá-las. Além da alta depuração urinária de K^+, os pacientes podem apresentar hipercalciúria e hiperfosfatúria, embora essa avaliação possa ser difícil em cavalos. Nesses animais, as concentrações urinárias de K^+ e Ca^{+2} são altas. Nos seres humanos, cerca de 70% dos adultos com ATR distal desenvolvem alguma forma de urolitíase.[739] Essa doença não foi identificada nos poucos casos relatados em equídeos e pode não vir a sê-lo em razão das diferenças significativas entre as duas espécies.

A ATR de tipo 2, ou proximal, é causada por distúrbios na reabsorção de HCO_3^- no túbulo proximal. Essa parte do néfron geralmente reabsorve a maior parte do HCO_3^- filtrado – via troca Na^+ e H^+ e a subsequente decomposição do ácido carbônico em dióxido de carbono e água sob a influência da anidrase carbônica. A interrupção da troca normal de Na^+ e H^+ ou da atividade da anidrase carbônica, portanto, aumenta o fluxo de HCO_3^- para o túbulo distal, onde a capacidade de reabsorção do ânion é baixa. Essa bicarbonatúria também acelera a secreção de K^+ e causa hipopotassemia. Em seres humanos com essa forma da doença, sugere-se que há uma redução na concentração limiar de reabsorção de HCO_3^- no néfron proximal. Assim, a reabsorção é retomada quando a concentração sérica de HCO_3^- fica abaixo desse limite e há o desenvolvimento de um novo estado estacionário. É provável que a perda urinária de HCO_3^- diminua a concentração plasmática do íon, assim como sua filtração glomerular. Por fim, o túbulo distal atinge um ponto em que pode lidar com a quantidade de HCO_3^- apresentada. O pH da urina pode começar a diminuir em virtude da menor quantidade de HCO_3^- excretada. Uma nova concentração plasmática estável de HCO_3^- é estabelecida, embora bem abaixo da faixa normal e há retorno gradual da homeostase acidobásica. Consequentemente, a ATR de tipo 2 parece autolimitada em seres humanos.[740] Essa forma da doença é rara em seres humanos e quase sempre está associada a outras disfunções dos túbulos proximais, como distúrbios na reabsorção de glicose, aminoácidos e fosfato (síndrome de Fanconi). A ATR de tipo 2 foi relatada em dois cavalos.[730]

Há raros relatos de síndrome de Fanconi em cavalos, seja pela intoxicação experimental com cloreto mercúrico[535] ou como uma síndrome transitória idiopática da perda de peso, glicosúria, acidúria láctica e aminoacidúria em dois Quartos de Milha adultos.[741] Um exame de triagem metabólica que detecta carboidratos e ácidos orgânicos na urina para o diagnóstico da síndrome de Fanconi em cães foi usado em equinos. Animais com síndrome de Fanconi apresentam aminoacidúria e, talvez, proteinúria com outras indicações de doenças tubulares, como glicosúria, bicarbonatúria e acidúria láctica. Um dos Quartos de Milha relatado por Ohmes *et al.*[741] apresentava doença renal crônica, mas ambos responderam em dias ou meses à suplementação intravenosa e oral de bicarbonato e potássio.

A ATR de tipo 4 é caracterizada por acidose hiperpotassêmica e hiperclorêmica e é comum em seres humanos, mas não foi relatada em equinos. A ATR de tipo 4 parece associada ao hipoaldosteronismo ou resistência das células do néfron distal aos efeitos da aldosterona. Assim, a depuração renal de K^+ e H^+ é menor. A natriurese associada, em última análise, pode diminuir a capacidade de concentração da urina por causa da "diluição" do gradiente de concentração medular caso a doença se torne crônica. Outra forma de ATR (tipo 3), antes descrita como tendo características dos tipos 1 e 2, agora é considerada uma variação do tipo 1.[155]

A diferenciação entre a forma distal (retenção de H^+) e a forma proximal (perda de HCO_3^-) de ATR é teoricamente importante na doença humana, em que os dois tipos diferem quanto à gravidade clínica, ao tratamento e ao e prognóstico.[742] A capacidade de diferenciação das formas de ATR em cavalos parece ser menos importante porque o tratamento não parece diferir muito de acordo com o tipo suspeito.

A Tabela 14.12 resume algumas características diferenciais dos dois tipos de ATR. Em seres humanos com ATR de tipo 2, as concentrações plasmáticas de HCO_3^- tendem a ser mais altas do que as associadas à forma distal da doença, mas isso não parece ocorrer em cavalos, já que todos os equinos atendidos pelo autor, mais aqueles descritos na literatura, apresentavam acidose grave (concentrações de HCO_3^- de 10 mmol/ℓ ou menos). Em cavalos, a diferenciação entre o tipo distal e o tipo proximal de ATR foi baseada no pH da urina. A avaliação da excreção urinária de amônio, da carga líquida ou hiato aniônico da urina e $Paco_2$ na urina não foi relatada em equinos, embora seja considerada essencial para a diferenciação do tipo de ATR em seres humanos.[156,743,744] Em virtude da alcalinidade da urina equina normal, é provável que a medida de $Paco_2$ tenha pouco benefício. Na ATR de tipo 1, o pH da urina tende a continuar alto (ou seja, na faixa normal a alcalina). No tipo 2, o pH da urina é neutro ou ligeiramente ácido. Uma maneira de fazer essa diferenciação é avaliar a resposta urinária à administração do agente acidificante da urina cloreto de amônio (0,1 g/kg). Essa solução é administrada por via oral e deve baixar o pH da urina para menos de 7, o que supostamente ocorre em equinos normais e naqueles com ATR de tipo 2. Nos casos de ATR distal (tipo 1), o pH da urina continua alto diante do aumento da carga ácida. Como a administração desses agentes acidificantes pode piorar o grau de acidose nos casos de ATR de tipo 2 (devido à redução da capacidade de tamponamento), esse teste não é recomendado até tentar a reposição pelo menos parcial do *deficit* de HCO_3^-. Na experiência do autor, o desafio com cloreto de amônio é pouco confiável e não acidificou a urina de cavalos saudáveis normais, mesmo quando administrado por via intravenosa. É possível que a dose e a taxa de administração devam ser aumentadas antes que esse exame seja considerado útil. Uma alternativa mais adequada pode ser a infusão de sulfato de sódio, ocasionalmente feita em seres humanos.[727] O autor não encontrou relatos do uso desse teste em cavalos.

Outra opção diagnóstica que pode ser digna de pesquisas em equinos é o cálculo da carga líquida de urina. Como em qualquer líquido corporal, a soma dos cátions urinários deve ser igual à soma de seus ânions. Portanto, na urina,

$$Na^+ + K^+ + Mg^{2+} + NH_4^+ = Cl^- + HPO^- + SO^- + \text{outros tampões urinários} + \text{ânions orgânicos}$$

Nos seres humanos, Ca^{2+} e Mg^{2+} são encontrados na urina em pequenas quantidades constantes. A excreção de HPO^-, SO^-, tampões tituláveis e ânions orgânicos também é constante e excede Ca^{+2} e Mg^{+2} em uma quantidade que é chamada de *hiato aniônico na urina* (AG_u). Assim,

$$Na^+ + K^+ - Cl^- = AG_u + NH_4^+$$

A expressão ($Na^+ + K^+ - Cl^-$) é chamada de *carga líquida da urina* e reflete a excreção de NH_4^+.[156] Em virtude das alterações eletrolíticas e acidobásicas no plasma, já mencionadas, a existência de ATR de tipo 2 é provavelmente associada à carga líquida negativa da urina (ou seja, Cl^- maior que [$Na^+ + K^+$]) porque NH_4^+ é maior que AG_u. Em outras palavras, a secreção de H^+ pelo túbulo distal continua normalmente e há grande produção de NH_4^+. Quando ($Na^+ + K^+$) é maior que Cl^-, a carga líquida é positiva, indicando que a excreção de NH_4^+ é baixa em razão da menor excreção de H^+ (ou seja, ATR de tipo 1 ou distal).

A ATR não tem predileção racial ou sexual, e a idade média de 16 cavalos acometidos foi de 7 anos.[737] Os sinais clínicos mais comuns em equinos são depressão, baixo desempenho, perda de peso e anorexia. Vários outros sinais, como perda crônica de peso, ataxia, disfagia e colapso periódico, também foram relatados. Os últimos três sinais podem ser manifestações de fraqueza intensa, provavelmente causada pela hipopotassemia grave. A menor concentração de K^+ também pode estar associada à bradicardia.

No exame clínico, os cavalos acometidos geralmente são afebris. A icterícia branda é comum, talvez por causa da anorexia, embora hiperbilirrubinemia indireta significativa e aumentos nas atividades séricas de GGT e FA tenham sido observados. Embora a cirrose hepática tenha sido associada ao desenvolvimento de ATR em seres humanos, os casos equinos que o autor conhece não apresentaram alterações clinicopatológicas compatíveis com a doença hepática grave. A meia-vida de depuração da sulfobromoftaleína foi normal no caso em que foi medida.[731]

A ATR deve ser suspeita sempre que um cavalo apresentar acidose metabólica hiperclorêmica grave na ausência de qualquer causa óbvia de hipovolemia extrarrenal, como diarreia ou íleo do intestino delgado. Nesses casos, o hiato aniônico plasmático é geralmente maior, mas é normal na ATR. No entanto, a hipoalbuminemia pode mascarar o aumento do hiato aniônico porque a albumina é normalmente responsável por grande parte do hiato aniônico normal.[745] Portanto, o hiato aniônico deve ser menor em equinos com hipoalbuminemia. A azotemia não foi identificada em cavalos com ATR, embora sinais de disfunção tubular, como proteinúria branda e aumento da depuração fracionada de K^+ e atividade de GGT na urina, tenham sido observados. Os achados à biopsia e exame ultrassonográfico dos rins são normais.

Tabela 14.12 Características usadas para diferenciar a acidose tubular renal de tipo 1 e tipo 2.

Variável	Tipo 1	Tipo 2
Acidose	Grave	Menos grave, autolimitante
Hipopotassemia	Grave	Branda a moderada
Glicosúria, proteinúria	Ausente	Frequentemente presente
pH da urina durante a acidose branda/moderada	Inadequadamente alto	Inadequadamente alto
Acidose grave	Inadequadamente alta	Normal
Efeito da administração de álcalis	Diminui ou piora a hipopotassemia, dependendo do estágio da doença	Piora a hipopotassemia
Quantidade de HCO_3^- necessária para correção da acidose	Baixa	Alta
Desafio do cloreto de amônio	Ausência de excreção de ácido (a urina não acidifica)	O pH da urina diminui
Administração de bicarbonato	O bicarbonato filtrado é reabsorvido	Perda de bicarbonato na urina

O diagnóstico definitivo de ATR é baseado na demonstração de hipopotassemia grave (2,3 mmol/ℓ ou menos) e pH urinário neutro ou alcalino diante de uma acidose grave (pH do sangue venoso inferior a 7,15), embora, teoricamente, a ATR de tipo 2 possa causar acidúria branda. A hipopotassemia é incomum em casos de acidose grave. Classicamente, o inverso é esperado devido ao tamponamento intracelular de H^+ e ao papel recíproco de H^+ e K^+ na manutenção da eletroneutralidade do líquido extracelular. Às vezes, as concentrações séricas de cloreto estão na faixa normal alta, e não são elevadas. A gasometria geralmente revela algum grau de alcalose respiratória compensatória ($Paco_2$ = 25 a 35 mmHg).

O diagnóstico diferencial de ATR deve ser incluído em qualquer animal com fraqueza súbita, depressão e colapso: insuficiência cardiovascular, doença neurológica (inclusive raiva), hipoglicemia e intoxicação ou endotoxemia aguda. De modo geral, tudo isso pode ser descartado com um exame físico completo. Esses achados, além da demonstração das alterações eletrolíticas e acidobásicas já mencionadas, sugerem ATR. Doenças como paralisia periódica hipopotassêmica, doença de Addison, disfunção da *pars intermedia* da hipófise, além do uso crônico de corticosteroides ou diuréticos, podem causar alguns desses distúrbios clinicopatológicos, mas não a combinação de hipercloremia, acidose, hipopotassemia e um hiato aniônico plasmático normal.

O reconhecimento imediato da doença e a rápida instituição da terapia são importantes porque casos não tratados podem ser fatais. Todos os casos equinos relatados de ATR responderam bem ao tratamento, assim como os casos vistos pelo autor. Embora a capacidade de diferenciação de ATR de tipo 1 e ATR de tipo 2 possa ser importante em seres humanos do ponto de vista terapêutico, não parece ser essencial em cavalos. Independentemente do tipo suspeito, o tratamento da doença equina está associado à reposição de HCO_3^- e K^+. Embora a administração de $KHCO_3$ pareça ideal, sua disponibilidade é baixa e a necessidade de terapia imediata geralmente leva à administração de uma combinação de KCl VO e $NaHCO_3$ e KCl IV. É preciso enfatizar que não se deve administrar $NaHCO_3$ sem alguma forma de suplementação de potássio para assegurar a ausência de piora da hipopotassemia. De modo geral, o paciente melhora depois de 12 a 24 horas de tratamento. Líquidos são administrados por via oral 4 a 6 vezes/dia nas primeiras 48 horas e a fluidoterapia intravenosa é feita de forma lenta, mas constante. A adição de glicose ou dextrose nos líquidos intravenosos ajuda a promover a captação intracelular de K^+. A concentração de cloreto no soro geralmente diminui à medida que a concentração de HCO_3^- aumenta. Na experiência do autor, a concentração de HCO_3^- melhora de forma constante e mais rápida do que a de K^+. A normalização das concentrações séricas de potássio parece ser lenta, talvez porque a reposição dos depósitos intracelulares ocorra primeiro. É impossível estimar o *deficit* total de potássio antes do início do tratamento por causa do enorme *deficit* intracelular apresentado por esses animais. Na experiência do autor, os *deficits* totais de K^+ são acima de 4.000 mmol.

A correção dos distúrbios acidobásicos e eletrolíticos normaliza a força muscular e o apetite 48 horas após o início do tratamento. Nesse ponto, a suplementação de potássio pode ser reduzida e, depois, interrompida quando o animal voltar a consumir volumoso. Obviamente, é importante oferecer ao cavalo uma dieta com grandes quantidades de feno de boa qualidade pelo seu alto teor de potássio. A administração de bicarbonato geralmente continua por mais tempo, embora a fluidoterapia intravenosa seja interrompida com o retorno do apetite. A suplementação oral a longo prazo com bicarbonato de sódio é geralmente necessária para a manutenção do estado acidobásico normal. A verificação periódica é recomendada até que a estabilidade da doença seja óbvia. O acompanhamento a longo prazo dos casos vistos pelo autor e daqueles relatados na literatura sugere que o prognóstico é favorável, mas a probabilidade de recidiva é maior em cavalos com evidência de doença renal.[737]

Neoplasia do trato urinário

Harold C. Schott II

A neoplasia do trato urinário em cavalos é incomum.[64,70,95,746-748] As neoplasias renais primárias, que representam menos de 1% de todos os tumores equinos, são adenoma, carcinoma de células renais e nefroblastoma.[749-751] Os adenomas renais são pequenas lesões bem circunscritas no córtex renal que geralmente são achados incidentais de necropsia.[25]

O tumor renal mais comum e bem descrito em equinos é carcinoma ou adenocarcinoma de células renais.[674,675,750-760] Essas neoplasias são geralmente originárias do epitélio dos túbulos contorcidos proximais. Em seres humanos, os carcinomas de células renais são caracterizados por seus sintomas diversos e obscuros. Embora uma tríade sintomática clássica, composta por dor no flanco, hematúria macroscópica e massa renal palpável, tenha sido descrita, é observada em menos de 10% dos seres humanos.[5] Da mesma forma, os cavalos acometidos geralmente apresentam queixas inespecíficas, inclusive baixo desempenho, depressão, perda de peso e cólica recorrente (Tabela 14.13).[751] Um processo paraneoplásico que leva à hipoglicemia grave foi relatado em dois casos de carcinoma de células renais em equinos, provavelmente causado pela produção de um fator semelhante à insulina, uma variante anormal do fator de crescimento semelhante à insulina II ou, com menor probabilidade, pelo uso excessivo de glicose pelo tumor.[758,759] Os sinais clínicos mais específicos que aumentam a suspeita de carcinoma de células renais são hematúria e detecção de uma massa palpável no exame retal (ver Tabela 14.13).[751] Os carcinomas de células renais são tipicamente unilaterais e o rim contralateral mantém a função normal. Portanto, índices de função renal, como concentração de ureia e creatinina, tendem a ser normais. Um estudo retrospectivo relatou leucocitose com neutrofilia madura em 59% dos casos e hiperfibrinogenemia em apenas 33%.[751] A abdominocentese revelou hemoabdome ou células neoplásicas em 71% dos casos. Embora a nefrectomia seja o tratamento de escolha em seres humanos, os tumores geralmente são grandes e aderentes aos órgãos circundantes, em especial estruturas vasculares, ao serem detectados em cavalos. Portanto, a remoção cirúrgica normalmente não é possível. Além disso, as metástases frequentes (ver Tabela 14.13) fazem com que o adenocarcinoma renal seja um problema intratável. O prognóstico ruim pode ser atribuído à ausência de sinais clínicos de neoplasia intra-abdominal em cavalos até que a doença seja avançada.[761] Em um relato de carcinoma renal, o cavalo não apresentava sinais clínicos do tumor até a anestesia para cirurgia da laringe. Após a cirurgia sem complicações, o cavalo foi reposicionado para recuperação, mas morreu pouco depois. Suspeitou-se que a compressão da veia cava caudal por um carcinoma renal extenso tenha reduzido o retorno venoso, levando à morte súbita.[762] Em outro cavalo, os sinais clínicos não foram observados até que a metástase óssea do olécrano causasse claudicação.[760]

Tabela 14.13 Características clínicas de 15 cavalos com carcinoma de células renais.

Raça	Idade (anos)	Sexo	Unilateral ou bilateral	Queixa principal	Perda de peso	Dor/cólica	Hematúria	Massa palpável no exame retal	Azotemia	Resultados *post-mortem*	Referência
American Saddlebred	15	M	Bilateral	Cólica recorrente	Sim	Sim	Sim	Sim	Não	Cálculo renal de 25 cm de diâmetro, metástases no fígado e no outro rim	752
Albino	10	F	Unilateral, esquerdo	Aborto e ascite	Não	Não	Sim	Sim	Branda	Massa de 75 cm de diâmetro e 31 kg, metástases em peritônio	754
Standardbred	16	F	Unilateral, direito	Perda de peso, hematúria	Sim	Não	Sim	Sim	Não	Massa de 30 cm de diâmetro e 8 kg, aderências no fígado e intestino, sem metástases	754
Puro-Sangue	16	F	Unilateral, esquerdo	Perda de peso	Sim	Não	Sim	Sim	Branda	Massa de 35 cm de diâmetro e 20 kg, hemoperitônio, sem metástases	755
Puro-Sangue	16	F	Unilateral, direito	Perda de peso, fezes amolecidas	Sim	Não	Não	Não	Branda	Metástases no fígado e nos pulmões	756
Pônei	15	G	Unilateral, esquerdo	Perda de peso, hematúria	Sim	Não	Sim	Sim	Não	Massa de 6,6 kg, metástases no fígado e nos pulmões	757
Pônei	10	G	Unilateral, direito	Perda de peso, dor nas costas, cólica, poliúria/polidipsia	Sim	Sim	Não	Não	Não	Massa de 6 cm de diâmetro, hemoperitônio, sem metástases	757
Puro-Sangue	4	G	Unilateral, esquerdo	Ruído respiratório	Não	Não	NR	NR	Não	Massa com 30 cm de diâmetro, invasão local dos músculos sublombares	757
Sem raça definida	7	G	Unilateral, direito	Hematúria seguida de perda de peso e cólica	Sim	Sim	Não	Não	Branda	Massa de 40 cm de diâmetro e 23 kg de peso, hemotórax e hemoperitônio, metástases no fígado e nos pulmões	757
Puro-Sangue	9	F	Unilateral, direito	Cólica recorrente, perda de peso	Sim	Sim	Sim	Sim	Não	Massa com 30 cm de diâmetro, metástases no omento e músculo	674

(continua)

Tabela 14.13 Características clínicas de 15 cavalos com carcinoma de células renais (*continuação*).

Raça	Idade (anos)	Sexo	Unilateral ou bilateral	Queixa principal	Perda de peso	Dor/cólica	Hematúria	Massa palpável no exame retal	Azotemia	Resultados *post-mortem*	Referência
Shire	4	F	Unilateral, direito	Hematúria seguida de perda de peso	Sim	Sim	Sim	Sim	Não	Massa de 65 cm de diâmetro e 47,7 kg, aderências no fígado e intestino, sem metástases	675
Sem raça definida	14	F	Unilateral, esquerdo	Febre, hematúria, diarreia	Sim	Não	Sim	Sim	Não	Massa de 5 kg; metástases no fígado, pâncreas e nos pulmões	758
Mustang[a]	14	M	Unilateral, direito	Colapso Hipoglicemia Anorexia Cólica Diarreia	Sim	Sim	Não	Não	Não		760
Puro-Sangue[a]	6	M	Unilateral, direito	Depressão Pressão da cabeça sobre superfície sólida Diminuição de consciência Perda de peso Fraqueza	Sim	Sim	Sim	Sim	Não	Massa de 35 kg, duodeno e jejuno aderidos frouxamente à massa, metástases no fígado	759
Árabe	21	M	Unilateral, direito	Claudicação do membro anterior Diminuição do apetite	Não	Sim	NR	NR	NR	Massa extrarrenal de 2 × 5 cm no polo cranial do rim, metástase única no pulmão	5

M, macho castrado; F, égua; NR, não relatado. [a]Síndrome paraneoplásica (hipoglicemia).

Outras doenças neoplásicas que podem afetar os rins são nefroblastoma,[763-765] carcinoma de células de transição[761,766] e carcinoma espinocelular.[767] O nefroblastoma (tumor de Wilms) é um tumor embrionário originário do tecido nefrogênico primitivo ou de focos do tecido renal displásico, enquanto os últimos tipos de tumor são originários do uroepitélio da pelve renal ou do ureter.[25] O adenoma papilar renal da diferenciação do néfron distal foi descrito como um achado incidental durante a necropsia de uma égua idosa.[768] O acometimento neoplásico do trato urinário superior também pode ser decorrente da disseminação de linfossarcoma, hemangiossarcoma, melanoma ou adenocarcinoma de outros tecidos do abdome.[25,95,749,761,769]

Por fim, embora não sejam doenças verdadeiramente tumorais, a hiperplasia mucinosa do uroepitélio pélvico renal e ureteral proximal ou a formação de pólipo ureteropélvico podem levar ao desenvolvimento de uma massa tecidual nos rins e à obstrução ureteral e hidronefrose.[41,770] Os cistadenomas das glândulas mucosas renais foram achados incidentais à necropsia.[771] A hiperplasia da glândula mucosa da pelve renal ou da uretra proximal é diferenciada dos cistadenomas por sua fina cápsula fibrosa de tecido conjuntivo, compressão do parênquima renal adjacente, múltiplas projeções papilares intraluminais proliferativas e grandes lúmens císticos cheios de muco.

Além da palpação retal de uma massa na área do rim e da observação de hemácias à urinálise (hematúria), evidências ultrassonográficas de uma massa tecidual que destrói a arquitetura normal do rim indicariam o diagnóstico de neoplasia renal. Infelizmente as tentativas de estabelecer um diagnóstico definitivo *antemortem* foram bem-sucedidas em apenas dois relatos de casos. No primeiro caso, as células neoplásicas foram detectadas na análise do líquido peritoneal[755] e, em um segundo cavalo, a biopsia percutânea da massa revelou tecido neoplásico. A biopsia renal deve ser realizada com cautela, pois a neoplasia pode aumentar o risco de complicações, como hemorragia e cólica. Recomenda-se uma biopsia renal guiada por ultrassom para amostragem da massa suspeita. No entanto, o exame histopatológico pode ser inconclusivo, pois as neoplasias renais tendem a apresentar poucos detalhes histológicos.[750] A maioria dos carcinomas renais é diagnosticada em definitivo durante o exame *post mortem*. Assim, esses procedimentos são recomendados em todos os cavalos com uma massa condizente com uma neoplasia renal. Além da análise da urina para detecção de hematúria, o exame citológico da urina para possível observação de células neoplásicas também é indicado.[565]

A queixa principal mais comum em animais com neoplasia da bexiga é a hematúria.[565,680,772] Diferentemente dos cães, em que o carcinoma de células de transição é a neoplasia vesical mais descrita, o carcinoma espinocelular é relatado com maior frequência em cavalos.[565,680,773] Há células epiteliais escamosas na bexiga equina normal, e isso foi sugerido como o motivo da maior ocorrência, em cavalos, de carcinoma espinocelular em comparação ao carcinoma de células de transição, uma neoplasia vesical comum em outras espécies.

Outros tipos de neoplasias vesicais em equinos são carcinoma de células de transição, linfossarcoma, leiomiossarcoma, rabdomiossarcoma e pólipos fibromatosos. Diferentemente dos bovinos, que desenvolvem neoplasia da bexiga em associação à ingestão crônica de samambaias e outras plantas (hematúria enzoótica), os fatores alimentares não foram incriminados no desenvolvimento de câncer vesical em cavalos.[25] As queixas principais geralmente são similares às dos cálculos císticos: estrangúria, polaciúria e hematúria.[773] O diagnóstico de neoplasias de bexiga pode ser estabelecido por palpação retal ou ultrassonografia da massa vesical, exame endoscópico, biopsia (Figura 14.43) e exame citológico da urina. Alguns cavalos com neoplasia da bexiga podem apresentar pielonefrite secundária. O tratamento incluiu ressecção parcial da bexiga ou instilação intravesical de 5-fluoruracila, mas não há relatos de resultados bem-sucedidos.[565,773,774] A terapia com doxorrubicina (30 mg/m^2 IV) não teve êxito no tratamento de um leiomiossarcoma vesical extenso e pouco diferenciado.[775] Quando os sinais clínicos são observados, a maioria dos cavalos apresenta doença metastática local, principalmente da aorta, das artérias ilíacas e dos linfonodos e o prognóstico é ruim.

Os tumores da uretra e da genitália externa são as neoplasias mais comuns do trato urinário de cavalos e representam 6 a 10% de todas as neoplasias; o carcinoma espinocelular é o mais comum desses tumores.[776,777] Embora os relatos descrevam um lipoma parauretral[554] e um fibrossarcoma[465] que causaram micção frequente ou incontinência urinária e infecção do trato urinário, respectivamente, tumores da genitália externa são mais comuns que tumores uretrais.[86,87,560] Os tumores que afetam a genitália externa são carcinoma espinocelular, sarcoide, melanoma, mastocitoma, hemangioma e papiloma ou verrugas. A habronemíase era uma causa significativa de lesões genitais antes do uso generalizado de ivermectina, mas deve continuar na lista de diagnósticos diferenciais, pois pode ser distinguida do carcinoma espinocelular ou sarcoide apenas por exame microscópico. A biopsia ou esfregaço de impressão simples das lesões causadas por *Habronema* revela extensa infiltração de eosinófilos, o que a diferencia da neoplasia; além disso, a habronemíase geralmente é muito pruriginosa.[778,779] As raças com genitália não pigmentada (Appaloosas e Paints) parecem ser mais suscetíveis ao desenvolvimento de carcinoma espinocelular. Da mesma forma, uma predileção por machos idosos castrados ou não tem sido associada a um potencial carcinogênico do esmegma, que pode causar irritação crônica e estimular a progressão de papilomas para carcinoma espinocelular.[777-780] Como em seres humanos, a infecção pelo papilomavírus é um fator de risco para o desenvolvimento de carcinoma espinocelular.[778,779]

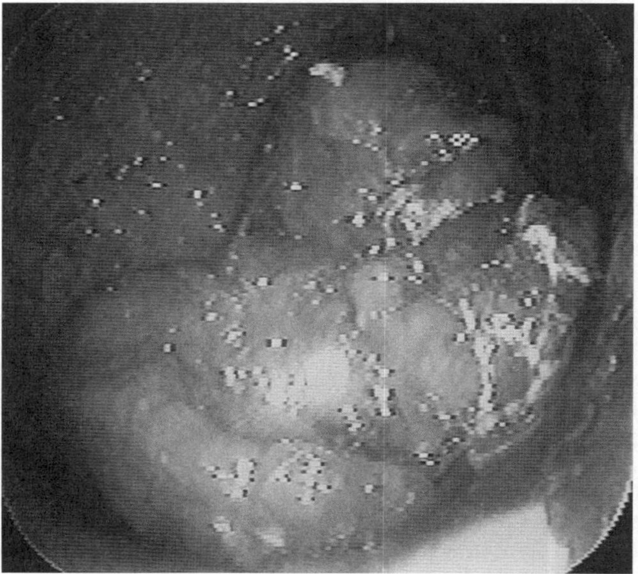

Figura 14.43 O leiomiossarcoma da bexiga provocou hematúria. (Cortesia R. MacKay, University of Florida.)

As queixas principais são massas no pênis, no prepúcio ou na vulva; edema do pênis ou da vulva; extrusão frequente do pênis; e um prepúcio fétido ou hematúria em caso de acometimento da uretra distal. A obstrução do trato urinário é incomum, a menos que os tumores sejam extensos. O diagnóstico geralmente é estabelecido pelo exame direto da genitália externa, com encontro de lesões elevadas e ulceradas, únicas ou múltiplas. As lesões em estágio avançado têm aspecto de couve-flor e áreas de ulceração ou necrose. Embora a metástase seja incomum (12 a 16%), recomenda-se palpação retal e exame ultrassonográfico do pênis, tecidos locais e linfonodos regionais.[777,779] O diagnóstico é feito por inspeção visual e coleta de biopsia, geralmente por excisão completa da lesão. Além da remoção cirúrgica, a altíssima taxa de recidiva levou ao uso de vários tratamentos auxiliares, como quimioterapia intralesional, imunoterapia, crioterapia, hipertermia e radioterapia. Em cavalos machos, a cirurgia pode variar de excisão local até postioplastia, falectomia parcial ou ressecção em bloco com retroversão peniana.[781] Alguns carcinomas espinocelulares podem responder bem ao tratamento adjuvante com piroxicam (80 mg VO a cada 24 horas).[782] A resposta do tumor provavelmente depende da expressão de ciclo-oxigenase 2 (COX-2), que não é produzida da mesma forma por todos os carcinomas espinocelulares equinos. O piroxicam é um inibidor seletivo da COX-2 em outras espécies. A inibição da COX-2 pode induzir apoptose nas células neoplásicas, inibir a angiogênese ou atuar como imunoestimulante. O piroxicam pode causar efeitos gastrintestinais adversos, que são evitados pela administração a cada 48 a 72 horas. A administração de piroxicam também foi recomendada no tratamento de carcinoma de células de transição em pequenos animais.[715] Como todas as combinações terapêuticas tiveram sucesso variável, alguns autores recomendam o tratamento cirúrgico agressivo no início do doença.[783] A injeção local de cisplatina, um agente antineoplásico citotóxico, tem sido usada com alta taxa de sucesso no tratamento do sarcoide e do carcinoma espinocelular em equinos.[784,785] O creme tópico de fluoruracila a 5% (a cada 24 horas em éguas; a cada 14 dias em machos) com ou sem citorredução de intervalo pode ser eficaz no tratamento de carcinoma espinocelular não invasivo da genitália externa.[786] A incidência de recidiva do carcinoma espinocelular é de 11 a 30%.[777-779] Em razão das respostas e sucessos variáveis, recomenda-se a combinação de terapia cirúrgica e adjuvante.

Incontinência urinária e disfunção da bexiga

Warwick M. Bayly

A perda de controle da função da bexiga é um problema pouco frequente em cavalos. Quando identificada, é geralmente causada pelo desenvolvimento de algum grau de incontinência, o que, por definição, significa que a pressão intravesical excede a pressão uretral em repouso. Embora várias anomalias do esvaziamento da bexiga possam afetar seres humanos, as disfunções do controle da bexiga e da micção em equinos tendem a se enquadrar em uma de três categorias, dependendo dos sinais clínicos. Basicamente, as três categorias são (1) bexiga reflexa ou tipo neurônio motor superior (NMS) (também conhecida como *bexiga espástica* ou *autônoma*), (2) bexiga paralítica ou tipo neurônio motor inferior (NMI) e (3) bexiga miogênica ou não neurogênica. As duas últimas doenças podem estar associadas à síndrome da bexiga atônica, o que faz sentido, pela semelhança dos sinais clínicos e tratamentos. De fato, embora os sinais de disfunção vesical do tipo NMS sejam, a princípio, diferentes dos observados nos outros dois grupos, essa doença geralmente não é identificada em equinos até o desenvolvimento de um certo grau de incontinência. Uma última forma de neuropatia vesical descrita em seres humanos e cães, mas não em cavalos, é a dissinergia reflexa. Essa doença é caracterizada por perda de coordenação da contração do detrusor e do relaxamento da uretra, e o animal pode tentar urinar, mas não consegue fazê-lo. Esses casos frequentemente parecem semelhantes aos de obstrução uretral e é preciso distinguir as duas doenças.

Embora as opções terapêuticas sejam limitadas e tendam a ser as mesmas, independentemente do tipo de doença responsável pela incontinência, a determinação da origem do problema é importante em termos prognósticos. Para tanto, é preciso bom conhecimento do controle normal da micção.

CONTROLE DA MICÇÃO

Do ponto de vista neurológico, a bexiga apresenta um corpo e uma via de saída, que podem ser divididos em colo (ou trígono) e uretra proximal. Funcionalmente, a bexiga alterna entre fases de enchimento e armazenamento, esvaziamento e eliminação.[787] A disfunção de qualquer um desses locais ou fases pode provocar problemas clínicos. A inervação somática é primariamente para o músculo estriado da uretra por um ramo do nervo pudendo, que é originário da medula espinal sacral (S1 a S2). Outros ramos desse nervo vão para o esfíncter anal e para o períneo. O suprimento simpático é dado pelo nervo hipogástrico, cujas fibras pré-ganglionares vêm de L1 a L4 e fazem sinapse no gânglio mesentérico caudal. A partir daí, as fibras pós-ganglionares suprem a bexiga (receptores $\beta 2$) e a uretra proximal (principalmente receptores α_1-adrenérgicos e alguns receptores α_2-adrenérgicos).[19] A inervação parassimpática também é originária da medula sacral, e os neurônios se combinam para formar o nervo pélvico. Existem muitas conexões interneuronais complexas entre os nervos simpáticos e parassimpáticos na parede da bexiga, bem como pequenas células adrenérgicas que facilitam o contato entre as vias simpáticas e parassimpáticas.[22] Assim, a desnervação completa da bexiga é praticamente impossível. A fase de enchimento é caracterizada por aumento do tônus dos músculos lisos e estriados que compõem os esfíncteres uretrais externo e interno. O nervo pudendo e os nervos simpáticos, respectivamente, inervam esses músculos. A contração desses músculos durante o enchimento mantém a continência. Embora o músculo estriado forme um esfíncter definitivo em torno da uretra pélvica, a existência anatômica de um esfíncter interno real é discutível.[788] No entanto, a restrição ao fluxo de urina após a estimulação dos receptores alfa-adrenérgicos no colo da bexiga tem um efeito semelhante ao esfíncter. O músculo liso da bexiga, chamado de *músculo detrusor*, é inervado pelo nervo pélvico parassimpático e fibras pós-ganglionares α_2-adrenérgicas. Lesões neurológicas em qualquer parte da medula espinal, não apenas nos segmentos sacrais, podem causar disfunção vesical.[789]

A fase de armazenamento ou enchimento é dominada pela atividade do nervo simpático e é um excelente exemplo dos efeitos da inervação recíproca.[790] Durante o preenchimento, o músculo detrusor relaxa em virtude da inibição mediada por receptores α dos aferentes do nervo pélvico e da estimulação dos receptores simpáticos β_2 no músculo liso do corpo da bexiga. Essa estimulação é uma resposta reflexa que envolve estímulos sensoriais de estiramento da bexiga e dos receptores de pressão por meio de fibras aferentes do nervo pélvico para a medula espinal sacral, interneurônios na medula e axônios simpáticos pré-ganglionares e pós-ganglionares no nervo hipogástrico. O relaxamento desse músculo permite o acúmulo de grandes volumes de urina com pouco ou nenhum aumento da pressão intravesical.

A pressão intravesical começa a aumentar após o estiramento total das fibras do músculo detrusor. Os receptores na parede da bexiga detectam esses aumentos, e os impulsos são transmitidos pelo nervo pélvico e pelas vias ascendentes do cordão espinorreticular para a ponte, o cérebro e o cerebelo, onde são interpretados como a sensação de plenitude da bexiga. Os sinais responsáveis pela micção voluntária são originários do cérebro e exercem sua influência por meio do tronco cerebral, de onde os NMS descem nos tratos reticulospinais para os núcleos parassimpáticos sacrais. Isso aciona a fase de esvaziamento. A partir desses segmentos sacrais, os impulsos do nervo pélvico estimulam a contração do músculo detrusor, e os potenciais de ação seguem pelos gânglios parassimpáticos no plexo pélvico ou na parede da bexiga para as fibras pós-ganglionares estimularem o músculo liso. A despolarização se espalha por toda a bexiga por meio de junções de oclusão, com desenvolvimento de um processo forte, coordenado e contrátil. A inibição simultânea do nervo pudendo e a atividade hipogástrica α e β_2-adrenérgica facilitam ainda mais a atividade do músculo detrusor e o relaxamento dos esfíncteres uretrais externos e internos, respectivamente. Parte dessa atividade inibidora representa a atividade neuronal reflexa que liga os axônios do nervo pélvico e pudendo na medula espinal sacral e inibe as conexões internunciais entre os segmentos sacrais e os neurônios simpáticos na medula espinal lombar. O relaxamento do esfíncter uretral também é coordenado de forma central em várias áreas, inclusive o cerebelo. A contração do músculo detrusor abre o colo da bexiga e a micção ocorre. A fase de esvaziamento termina quando os receptores do estiramento da bexiga percebem que o órgão está vazio e param de enviar impulsos parassimpáticos (nervo pélvico) aferentes. A atividade eferente do nervo pélvico também para, e a atividade nervosa motora e simpática pudenda é retomada (porque não é mais inibida); assim, o músculo detrusor relaxa, restaurando o tônus do esfíncter uretral externo e interno.

SINAIS CLÍNICOS DE DISFUNÇÃO DA BEXIGA

O controle da função da bexiga obviamente é complexo e a micção normal pode ser interrompida em vários sítios. Na realidade, os problemas geralmente são detectáveis em cavalos apenas após o desenvolvimento de algum grau de incontinência, com eliminação constante ou periódica de urina da vulva ou do pênis. Em casos crônicos, frequentemente há evidências de queimaduras e perda de pelos no períneo de éguas e no abdome ventral de machos, bem como nos membros posteriores. Qualquer atividade que aumente a pressão intra-abdominal, como tosse ou exercício, pode exacerbar os sinais ou estar associada à sua primeira observação. Esses problemas são bem mais comuns em cavalos adultos do que em potros. A duração da disfunção vesical influencia muito o prognóstico e o tratamento, porque a incontinência por transbordamento pode levar anos a meses para ser observada pelos proprietários e pode não ser identificada até o desenvolvimento de atonia significativa do músculo detrusor e acúmulo de grandes quantidades de sabulo.[789]

Academicamente, a diferenciação das formas neurogênicas ou miogênicas de disfunção vesical pode parecer importante. Na verdade, os sinais clínicos e tratamentos tendem a ser os mesmos, independentemente da causa. A doença do NMS é caracterizada pelo aumento da resistência uretral, apesar do enchimento da bexiga, e pode dificultar o cateterismo ou o esvaziamento vesical manual por compressão retal. A doença é geralmente associada a lesões amplas e profundas na medula espinal. Em cavalos, essa doença é raramente identificada em virtude da natureza grave dos problemas clínicos associados, como decúbito e miopatias. Com frequência, tais situações são consideradas incompatíveis com a vida. É possível que uma lesão focal causada por uma doença como a mieloencefalopatia protozoótica equina ou a migração aberrante de parasitas leve ao desenvolvimento de bexiga espástica sem sinais neurológicos associados.

Cavalos com esse tipo de doença que conseguem permanecer em pé, são mantidos em lingas ou têm um problema isolado podem, com o tempo, desenvolver a capacidade de urinar de forma reflexa. Esse reflexo se desenvolve com a estimulação dos receptores de pressão conectados aos aferentes do nervo pélvico, que ativam os eferentes do nervo pélvico (parassimpático) e o nervo pudendo. Essa ativação provoca a contração do músculo detrusor e o relaxamento do músculo estriado uretral (esfíncter externo), levando à micção frequente, principalmente se os aumentos na pressão abdominal forem regulares, como durante qualquer movimento. Esses pacientes geralmente apresentam algum volume residual de urina na bexiga após a micção. Nesses casos, a incontinência geralmente é intermitente, o que é uma parte importante da diferenciação desse tipo de disfunção das causas paralíticas (*i. e.*, NMI) de incontinência.

Quanto à bexiga do tipo NMI, é provável que trauma lombossacro, mieloencefalite por herpesvírus equino 1 (EHV-1) e neurite da cauda equina sejam as causas mais comuns de disfunção; no entanto, em algumas partes do mundo, a intoxicação por capim sudão[574] e a cistite-ataxia por sorgo (cistite-ataxia enzoótica)[564,574] são problemas graves. Tumores da medula espinal lombossacra, como linfossarcoma e melanoma, também são capazes de induzir bexiga paralítica. Por fim, há relatos ocasionais de paralisia iatrogênica após a administração peridural de álcool em cavalos de exposição. Como essa prática é desencorajada e antiética, é impossível saber com que frequência provoca complicações.

A bexiga paralítica (NMI) é geralmente acompanhada por outros sinais de disfunção do NMI e da região lombossacra, inclusive todos ou alguns dos seguintes: perda do tônus do esfíncter anal, paralisia da cauda, analgesia ou hipalgesia da região perineal, atrofia dos músculos do quadril e dos membros posteriores e fraqueza dos membros posteriores. Lesões no nervo pudendo e a perda da integridade do esfíncter uretral externo são, portanto, bastante importantes no desenvolvimento desse problema. A bexiga é atônica e distendida e os músculos da uretra são relaxados, o que causa incontinência urinária por transbordamento da bexiga. Essa incontinência pode parecer contínua, o que ajuda a diferenciá-la da disfunção espástica (NMS). Às vezes, o pênis ou a vulva também podem parecer paralisados. De modo geral, o prognóstico é ruim por causa do desenvolvimento de cistite secundária e lesões na parede da bexiga e no músculo detrusor.

A incontinência idiopática em machos castrados é uma síndrome de paresia ou paralisia da bexiga e urolitíase sabulosa sem *deficits* neurológicos evidentes.[789] Alguns casos podem ter histórico de doença neurológica sutil ou possíveis doenças osteomusculares que impedem a postura de urinar e o esvaziamento completo da bexiga, o que por fim leva à atonia progressiva do músculo detrusor e ao acúmulo de sedimentos urinários. O desenvolvimento da doença geralmente é lento e há acúmulo de grandes quantidades de sedimento ou lama urinária sabulosa ou mucoide na bexiga, composta principalmente por cristais de $CaCO_3$. Com o tempo, o peso e o volume desse material, associados ao acúmulo normal de urina, causam estiramento progressivo do músculo detrusor. Normalmente, a incontinência não é notável até que o aspecto cranial da bexiga comece a se projetar sobre a borda do púbis, o que causa deslocamento cranial e ventral do sedimento. Isso estira o músculo da bexiga além do seu módulo elástico normal e altera a contração e a micção. A distensão e o estiramento graves também rompem as junções de oclusão, o que impede a passagem das ondas de despolarização de uma fibra muscular para outra. Por fim, a distensão excessiva se torna tão significativa que há perda da função do esfíncter e o desenvolvimento de incontinência. Esses casos geralmente não são acompanhados por outros sinais de doença neurológica; no entanto, pela falta de uma causa identificável ou mecanismo fisiopatológico específico, lesões focais específicas em um nervo periférico, como o nervo hipogástrico, podem de fato provocar uma síndrome semelhante. Obviamente, a retenção de urina na bexiga por qualquer período leva à deposição de grandes quantidades de sedimentos que, por sua vez, exacerbam a doença. É preciso reconhecer que, nos casos de atonia miogênica, parte do problema pode ser causada pela cistite secundária, que se desenvolve após a retenção de urina por qualquer período. A ureia na urina retida se decompõe em amônia, que irrita a parede da mucosa. A inflamação subsequente danifica ainda mais a musculatura da bexiga.

A cistite e a uretrite crônica, por si só, podem ser causas não neurogênicas e não miogênicas de aparente incontinência. A irritação dos receptores de estiramento na parede da bexiga parece causar estimulação regular dos receptores de estiramento nos aferentes parassimpáticos e das contrações do músculo detrusor que não podem ser inibidas de maneira voluntária. Esse efeito causa um aparente aumento na frequência da micção (polaciúria) e a incapacidade de controlá-la. A doença é chamada *incontinência de urgência* e pode ser associada à ectopia ureteral unilateral, em que a bexiga é muito menor do que o habitual (por causa do desuso) e incapaz de armazenar um volume normal de urina. Mais uma vez, a frequência de micção é maior.

Em éguas, a incontinência pode ser associada à cistolitíase ou secundária a traumatismos no esfíncter uretral durante o parto em fêmeas multíparas, com ou sem histórico de distocia.[789] O hipoestrogenismo também foi relatado como causa de incontinência não neurogênica em um pônei shetland de 18 anos.[791] Uma doença semelhante foi observada em cadelas idosas castradas. O mecanismo fisiopatológico da doença não é conhecido, mas é provavelmente associado a um efeito modulador do estrógeno na norepinefrina e na atividade do receptor alfa-adrenérgico no esfíncter uretral interno.[792] No caso documentado, o paciente respondeu bem a pequenas doses (2 mg IM a cada 48 horas) de cipionato de estradiol.

Uma doença pós-operatória transitória que causa retenção de urina após cirurgia abdominal ou perineal foi observada em seres humanos.[793] A causa não foi explicada, embora se acredite que uma depressão reflexa dos nervos parassimpáticos possa ser responsável pela estimulação do músculo detrusor. Essa doença é distinta da dor e relutância de contração dos músculos abdominais após a cirurgia. Não se sabe se essa doença existe em cavalos.

DIAGNÓSTICO

Exames físicos e neurológicos cuidadosos são a base para a caracterização da disfunção da bexiga em pacientes equinos e para qualquer tentativa de identificar uma causa. Embora nunca seja bom, o prognóstico parece ser mais positivo nos casos em que a pressão intravesical ainda pode aumentar de forma significativa. Portanto, exames destinados a avaliar as capacidades de pressão da bexiga e da uretra podem auxiliar o diagnóstico. A cistometria, em que a bexiga é inflada com água estéril, solução salina isotônica ou dióxido de carbono, foi descrita em cavalos e pôneis fêmeas.[377,378] Resumidamente, um cateter calibroso (30 Fr) é introduzido na bexiga e conectado, por uma válvula tripla, a uma bomba de infusão e transdutor de pressão. O transdutor de pressão está conectado a um registrador de sinais. A bexiga é enchida até a micção. A pressão intravesical é registrada de forma contínua. De modo geral, um aumento gradual da pressão está relacionado à infusão de líquido até que a pressão suba de maneira repentina, refletindo o início da contração do músculo detrusor. A pressão no ponto desse aumento acentuado é considerada o limiar de contração. Em cavalos normais, esse limiar é de cerca de 90 ± 20 cmH_2O.[377] Para determinação do perfil de pressão uretral, a ponta de um cateter com múltiplas aberturas laterais é posicionada no esfíncter uretral. Em seguida, o cateter é enchido com líquido em taxa constante durante o registro da pressão intrauretral. Os valores normais geralmente são maiores que 50 cmH_2O. As pressões foram significativamente menores em três éguas com incontinência.[378] Embora esses exames não tenham sido amplamente utilizados, seu potencial prognóstico é considerável. Simplificando, quanto mais altas as pressões, melhor o prognóstico. Também é possível determinar o comprimento da região de alta pressão na uretra. Essa determinação também pode ser importante porque dá mais informações sobre a integridade dos esfíncteres uretrais.

TRATAMENTO

Apenas 21% dos casos (oito de 37) de incontinência urinária relatados por Schott *et al.*[789] foram tratados com sucesso; cerca de 50% dos animais foram submetidos à eutanásia devido à incontinência. Nos animais que respondem ao tratamento de doenças neurológicas ou têm condições predisponentes passíveis de correção, como cistólitos em éguas, ou lesões congênitas, como ectopia ureteral ectópico, o prognóstico geralmente é bom. O prognóstico também é bom nos cavalos que recuperam a função do músculo detrusor e esfíncter da bexiga 10 a 14 dias após o início dos sinais clínicos. Cavalos com doença crônica precisam de cuidados e higiene constantes para tratar e prevenir as queimaduras por urina, além de tratamento esporádico para infecção do trato urinário, redução do cálcio dietético (evitar leguminosas) para diminuição dos cristais urinários e irrigação ocasional da bexiga para remoção de sabulos e, talvez, melhorar o esvaziamento da bexiga e reduzir o desenvolvimento de cistite.

Alguns cavalos com doença do NMS se recuperam de forma gradual, principalmente se for possível determinar e tratar uma causa específica. Uma complicação importante das formas paralíticas e miogênicas de disfunção vesical é a demora na identificação dos casos e a impossibilidade de reversão da atonia. A essa altura, o prognóstico tende a ser ruim e a identificação de uma causa inicial é difícil – e provavelmente irrelevante. Nesses casos, o tratamento é infrutífero; no entanto, muitas vezes isso só pode ser determinado de forma definitiva pela avaliação da resposta à tentativa terapêutica. Independentemente do diagnóstico de NMS, NMI ou distúrbios miogênicos, o tratamento tende a ser o mesmo em relação à bexiga.

Se uma causa definitiva, como mieloencefalite por EHV-1 ou mieloencefalopatia protozoótica equina, for identificada, seu tratamento específico deve ser instituído. No que diz respeito à disfunção vesical, o objetivo básico é dar suporte enquanto se espera uma recuperação espontânea, o que pode levar muito tempo (p. ex., meses em casos de lesões no nervo pélvico). O tratamento tem como objetivo básico impedir a retenção de urina em virtude dos problemas secundários que isso implica. Portanto, a promoção do esvaziamento da bexiga é um objetivo importante que se pode tentar por cateterismo regular ou colocação de cateter de demora. Em pacientes do sexo masculino, esses cateteres são geralmente colocados por meio de uretrostomia perineal. Embora facilite a drenagem, o cateterismo intermitente ou de demora parece predispor o cavalo à cistite bacteriana secundária e, portanto, não deve ser usado sem um pouco de cuidado. Alguns cavalos com incontinência crônica parecem sobreviver de maneira confortável sem nenhum tipo de cateterismo.[564] A terapia antimicrobiana é importante nos casos de incontinência, mas principalmente durante o cateterismo regular ou de demora.

Um bloqueador alfa-adrenérgico, como a fenoxibenzamina (0,7 mg/kg VO a cada 6 horas), pode ser administrado para eliminar qualquer resistência uretral, facilitando o esvaziamento por reflexo do NMS ou em situações de distensão atônica excessiva. O cloreto de betanecol é um agente parassimpaticomimético resistente à ação da acetilcolinesterase e parece ter efeito seletivo no músculo liso do trato gastrintestinal e da bexiga. É usado principalmente para estimulação da atividade do músculo detrusor e age sobre as células efetoras parassimpáticas pós-ganglionares, em vez das placas terminais motoras. A dosagem recomendada varia de 0,25 a 0,75 mg/kg por via subcutânea a cada 8 horas. É recomendável começar com a dose menor. Esse medicamento tem resultados variados.[794] O betanecol não tem efeito sobre a bexiga com atonia ou arreflexia completa. O betanecol pode ser útil caso o músculo consiga gerar contrações fracas. As contrações podem ser determinadas por cistometria. Embora o betanecol possa aumentar a pressão intravesical, a ajuda no esvaziamento da bexiga também depende das condições do esfíncter uretral e do músculo estriado. É preciso lembrar que fármacos como fenoxibenzamina e betanecol podem ter efeitos colaterais indesejados em outros sistemas corporais. O uso de relaxantes musculares e um bloqueador alfa-adrenérgico pode provocar o relaxamento muscular da uretra. O diazepam (0,2 a 0,5 mg/kg IV) e o dantroleno são os relaxantes mais usados. O diazepam é eficaz em grandes doses, que geralmente também provocam sedação. O dantroleno (dose de ataque de 10 mg/kg VO e dose de manutenção de 2,5 mg/kg VO a cada 6 horas) retarda a liberação de cálcio do retículo sarcoplasmático e foi testado em cães com efeitos variados.

A remoção cirúrgica do lodo sabuloso encontrado em vários desses cavalos foi tentada por uretrostomia ou cistotomia perineal, com maus resultados.[566] A remoção por cistotomia não é recomendada em razão das dificuldades de evacuação do material sem contaminação da cavidade peritoneal. A cistotomia para remoção da urolitíase sabulosa é desnecessária, e é provável que o sedimento retorne em algumas semanas a meses.[789] A uretrostomia perineal, combinada à irrigação com grandes volumes de líquido com o cavalo anestesiado, parece ser a maneira mais eficaz de remoção de sabulos. Cinco cavalos acometidos foram tratados por até 3 anos, com esvaziamento repetido da bexiga por cateter urinário e irrigação com solução salina sob orientação cistoscópica para retirada do material sabuloso residual.[795] A cistite foi tratada com antimicrobianos e anti-inflamatórios, além de cloreto de betanecol. O cateterismo frequente provocou estenose uretral em um cavalo. Quatro cavalos voltaram ao trabalho e um foi aposentado por causa de incontinência persistente.[795] Nos cavalos mais acometidos, o prognóstico é ruim em virtude das alterações crônicas irreversíveis na parede da bexiga, que parecem impedir qualquer possível retorno da função normal do músculo detrusor.

REFERÊNCIAS BIBLIOGRÁFICAS

1. Getty R, ed. *Sisson and Grossman's the anatomy of domestic animals*. 5th ed. Philadelphia: WB Saunders; 1975.
2. Schummer A, Nickel F, Sack WO. *The viscera of the domestic animals*. 2nd ed. New York: Springer-Verlag; 1979.
3. Webb AI, Weaver BQM. Body composition of the horse. *Equine Vet J*. 1979;11:39–47.
4. Calhoun ML. Comparative histology of the ureters of domestic animals. *Anat Rec*. 1959;133:365.
5. Brenner BM, ed. *Brenner and Rector's the kidney*. 8th ed. Philadelphia: WB Saunders; 2008.
6. Rytand DA. The number and size of mammalian glomeruli as related to kidney and to body weight, with methods for their enumeration and measurement. *Am J Anat*. 1938;62:507.
7. Beech DJ, Sibbons PD, Rossdale PD, et al. Organogenesis of lung and kidney in Thoroughbreds and ponies. *Equine Vet J*. 2001;33:438.
8. Yadava RP, Calhoun ML. Comparative histology of the kidney of domestic animals. *Am J Vet Res*. 1958;19:958.
9. DiBona GF. The function of renal nerves. *Rev Physiol Biochem Pharmacol*. 1982;94:75.
10. DiBona GF. Neural regulation of renal tubular sodium reabsorption and renin secretion. *Fed Proc*. 1985;44:2816.
11. Trim CM, Moore JN, Clark ES. Renal effects of dopamine infusion in conscious horses. *Equine Vet J Suppl*. 1989;7:124.
12. Denton MD, Chertow GM, Brady HR. Renal-dose dopamine for the treatment of acute renal failure: scientific rationale, experimental studies and clinical trials. *Kidney Int*. 1996;49:4.
13. Stone GW, Tumlin JA, Madyoon H, et al. Design and rationale of CONTRAST: a prospective, randomized, placebo-controlled trial of fenoldopam mesylate for the prevention of radiocontrast nephropathy. *Rev Cardiovasc Med*. 2001;2(suppl 1):S31.
14. Thurmon JC, Steffey EP, Zinkl JG, et al. Xylazine causes transient dose-related hyperglycemia and increased urine volume in mares. *Am J Vet Res*. 1984;45:224.
15. Trim CM, Hanson RR. Effects of xylazine on renal function and plasma glucose in ponies. *Vet Rec*. 1986;118:65.
16. Gellai M. Modulation of vasopressin antidiuretic action by renal alpha 2-adrenoceptors. *Am J Physiol*. 1990;259:F1.
17. Prieto D, Hernandez M, Rivera L, et al. Catecholaminergic innervation of the equine ureter. *Res Vet Sci*. 1994;54:312.
18. Labadiáa A, Rivera L, Costa G, et al. Alpha and beta adrenergic receptors in the horse ureter. *Rev Esp Fisiol*. 1987;43:421.

19. Labadia A, Rivera L, Costa G, et al. Influence of the autonomic nervous system in the horse urinary bladder. *Res Vet Sci.* 1988;44:282.
20. Prieto D, Benedito S, Rivera L, et al. Autonomic innervation of the equine urinary bladder. *Anat Histol Embryol.* 1990;19:276.
21. Prieto D, Benedito S, Rodrigo R, et al. Distribution and density of neuropeptide Y-immunoreactive nerve fibers and cells in the horse urinary bladder. *J Auton Nerv Syst.* 1989;27:173.
22. de Groat WC, Booth AM. Physiology of the urinary bladder and urethra. *Ann Intern Med.* 1980;92:312.
23. Carlson BM. *Patten's foundations of embryology.* 6th ed. New York: McGraw-Hill; 2003.
24. Höflinger VH. Zur Kenntnis der kongenitalen unilateralen Nierenagenesie bei Haustieren II. Ihr Vorkommen bei den einzelnen Tierarten. *Schweiz Arch Tierheilkd.* 1971;13:330.
25. Jubb KVF, Kennedy PC, Palmer N, eds. *Pathology of domestic animals.* 3rd ed. vol. 2. San Diego: Academic Press; 1985.
26. Huston R, Saperstein G, Leipold HW. Congenital defects in foals. *J Equine Med Surg.* 1977;1:146.
27. Johnson BD, Klingborg DJ, Heitman JM, et al. A horse with one kidney, partially obstructed ureter, and contralateral urogenital anomalies. *J Am Vet Med Assoc.* 1976;169:217.
28. Brown CM, Parks AH, Mullaney TP, et al. Bilateral renal dysplasia and hypoplasia in a foal with an imperforate anus. *Vet Rec.* 1988;122:91.
29. Schott HC, Papageorges M, Hodgson DR. Diagnosis of renal disease in the nonazotemic horse (abstract #15). *J Vet Intern Med.* 1989;3:116.
30. Waldridge BM, Lenz SD, Hudson J, Rodriguez-Hurtado I. Multiple congenital urogenital abnormalities in a Tennessee Walking Horse colt. *Equine Vet Educ.* 2009;21:315.
31. Jones TC, Hunt RD. *Veterinary pathology.* Philadelphia: Lea & Febiger; 1983.
32. Andrews FM, Rosol TJ, Kohn CW, et al. Bilateral renal hypoplasia in four young horses. *J Am Vet Med Assoc.* 1986;189:209.
33. Taxy JB. Renal dysplasia: a review. *Pathol Annu.* 1985;20:139.
34. Roberts MC, Kelly WR. Chronic renal failure in a young pony. *Aust Vet J.* 1980;56:599.
35. Anderson WI, Picut CA, King JM, et al. Renal dysplasia in a Standardbred colt. *Vet Pathol.* 1988;25:179.
36. Ronen N, van Amstel SR, Nesbit JW, et al. Renal dysplasia in two adult horses: clinical and pathological aspects. *Vet Rec.* 1993;132:269.
37. Ramirez S, Williams J, Seahorn TL, et al. Ultrasound-assisted diagnosis of renal dysplasia in a 3-month-old Quarter Horse colt. *Vet Radiol Ultrasound.* 1998;39:143.
38. Woolridge AA, Seahorn TL, Williams J, et al. Chronic renal failure associated with nephrolithiasis, ureterolithiasis, and renal dysplasia in a 2-year-old Quarter Horse gelding. *Vet Radiol Ultrasound.* 1999;40:361.
39. Gull T, Schmitz A, Bahr A, et al. Renal hypoplasia and dysplasia in an American Miniature foal. *Vet Rec.* 2001;149:199.
40. Zicker SC, Marty GD, Carlson GP, et al. Bilateral renal dysplasia with nephron hypoplasia in a foal. *J Am Vet Med Assoc.* 2001;196:1990.
41. Jones SL, Langer DL, Sterner-Kock A, et al. Renal dysplasia and benign ureteropelvic polyps associated with hydronephrosis in a foal. *J Am Vet Med Assoc.* 1994;204:1230.
42. Grantham JJ. Polycystic kidney disease: a predominance of giant nephrons. *Am J Physiol.* 1983;244:F3.
43. Gardner KD. Pathogenesis of human cystic renal disease. *Annu Rev Med.* 1988;39:185.
44. Zerres K, Eggermann T, Rudnik-Schoneborn S. DNA diagnosis in hereditary nephropathies. *Clin Nephrol.* 2001;56:181.
45. Cannon MJ, MacKay AD, Barr FJ, et al. Prevalence of polycystic kidney disease in Persian cats in the United Kingdom. *Vet Rec.* 2001;149:409.
46. Barrs VR, Gunew M, Beatty JA, et al. Prevalence of autosomal dominant polycystic kidney disease in Persian cats and related-breeds in Sydney and Brisbane. *Aust Vet J.* 2001;79:257.
47. O'Leary CA, Ghoddusi M, Huxtable CR. Renal pathology of polycystic kidney disease and concurrent hereditary nephritis in bull terriers. *Aust Vet J.* 2002;80:353.
48. Ramsey G, Rothwell TLW, Gibson KT, et al. Polycystic kidneys in an adult horse. *Equine Vet J.* 1987;19:243.
49. Scott PC, Vasey J. Progressive polycystic renal disease in an aged horse. *Aust Vet J.* 1986;63:92.
50. Bertone JJ, Traub-Dargatz JL, Fettman MJ, et al. Monitoring the progression of renal failure in a horse with polycystic kidney disease: use of the reciprocal of serum creatinine concentration and sodium sulfanilate clearance half-time. *J Am Vet Med Assoc.* 1987;191:565.
51. Aguilera-Tejero E, Estepa JC, Lopez I, et al. Polycystic kidneys as a cause of chronic renal failure and secondary hypoparathyroidism in a horse. *Equine Vet J.* 2000;32:167.
52. Ohba Y, Kitagawa H, Okura Y, et al. Clinical features of renal tubular dysplasia, a new hereditary disease in Japanese black cattle. *Vet Rec.* 2001;149:115.
53. Ohba Y, Kitagawa H, Kitoh K, et al. Inheritance of renal tubular dysplasia in Japanese black cattle. *Vet Rec.* 2001;149:153.
54. Sasaki Y, Kitagawa H, Kitoh K, et al. Pathological changes of renal tubular dysplasia in Japanese black cattle. *Vet Rec.* 2002;150:628.
55. Rhyan JC, Sartin EA, Powers RD, et al. Severe renal oxalosis in five young Beefmaster calves. *J Am Vet Med Assoc.* 1992;201:1907.
56. Schott HC, Bayly WM, Reed SM, et al. Nephrogenic diabetes insipidus in sibling colts. *J Vet Intern Med.* 1993;7:68.
57. Colahan PT, Mayhew IG, Merritt AM, et al. Equine medicine and surgery. 5th ed. vol. 2. St. Louis: Mosby; 1999.
58. Latimer FG, Magnus R, Duncan RB. Arterioureteral fistula in a colt. *Equine Vet J.* 1991;23:483.
59. Crotty KL, Orihuela E, Warren MM. Recent advances in the diagnosis and treatment of renal arteriovenous malformations and fistulas. *J Urol.* 1993;150:1355.
60. Takaha M, Matsumoto A, Ochi K, et al. Intrarenal arteriovenous malformation. *J Urol.* 1980;124:315.
61. Schott HC, Barbee DD, Hines MT, et al. Renal arteriovenous malformation in a Quarter Horse foal. *J Vet Intern Med.* 1996;10:204.
62. Schott HC, Hines MT. Severe urinary tract hemorrhage in two horses. *J Am Vet Med Assoc.* 1994;204:1320 (letter).
63. Spiro I. Hematuria and a complex congential heart defect in a newborn foal. *Can Vet J.* 2002;43:375.
64. Wintzer HJ, ed. *Equine diseases: a textbook for students and practitioners.* New York: Springer-Verlag; 1986.
65. Baker JR, Ellis CE. A survey of post mortem findings in 480 horses 1958 to 1980: (1) causes of death. *Equine Vet J.* 1981;13:43.
66. Ordidge RM. Urinary incontinence due to unilateral ureteral ectopia in a foal. *Vet Rec.* 1976;98:384.
67. Rossdale PD, Ricketts SW. *Equine stud farm medicine.* 2nd ed. London: Baillière Tindall; 1980.
68. Christie B, Haywood N, Hilbert B, et al. Surgical correction of bilateral ureteral ectopia in a male Appaloosa foal. *Aust Vet J.* 1981;57:336.
69. Modransky PD, Wagner PC, Robinette JD, et al. Surgical correction of bilateral ectopic ureters in two foals. *Vet Surg.* 1983;12:141.
70. Robinson NE, ed. *Current therapy in equine medicine.* 6th ed. St. Louis: WB Saunders; 2009.
71. Richardson DW. Urogenital problems in the neonatal foal. *Vet Clin North Am Equine Pract.* 1985;1:179.
72. Robertson JT, Embertson RM. Surgical management of congenital and perinatal abnormalities of the urogenital tract. *Vet Clin North Am Equine Pract.* 1988;4:359.

73. Houlton JEF, Wright IM, Matic S, et al. Urinary incontinence in a Shire foal due to ureteral ectopia. *Equine Vet J*. 1987;19:244.
74. Sullins KE, McIlwraith CW, Yovich JV, et al. Ectopic ureter managed by unilateral nephrectomy in two female horses. *Equine Vet J*. 1988;20:463.
75. MacAllister CG, Perdue BD. Endoscopic diagnosis of unilateral ectopic ureter in a yearling filly. *J Am Vet Med Assoc*. 1990;197:617.
76. Pringle JK, Ducharme NG, Baird JD. Ectopic ureter in the horse: three cases and a review of the literature. *Can Vet J*. 1990;31:26.
77. Squire KRE, Adams SB. Bilateral ureterocystostomy in a 450-kg horse with ectopic ureters. *J Am Vet Med Assoc*. 1992;201:1213.
78. Blikslager AT, Green EM, MacFadden KE, et al. Excretory urography and ultrasonography in the diagnosis of bilateral ectopic ureters in a foal. *Vet Radiol Ultrasound*. 1992;33:41.
79. Blikslager AT, Green EM. Ectopic ureter in horses. *Compend Contin Educ Pract Vet*. 1992;14:802.
80. Odenkirchen S, Huskamp B, Scheidemann W. Two anomalies of the urinary tract of horses: ectopia ureteris and diverticulum vesicae. *Tierarztl Prax*. 1994;22:462.
81. Tech C, Weiler H. Ectopia ureteris: a contribution to diagnosis, therapy, and pathology. *Pferdeheilkunde*. 1996;12:843.
82. Jansson N, Thofner M. Ureterocystotomy for treatment of unilateral ureteral ectopia in a 300 kg horse. *Equine Vet Educ*. 1999;11:132.
83. Tomlinson JE, Farnsworth K, Sage AM, et al. Percutaneous ultrasound-guided pyelography aided diagnosis of ectopic ureter and hydronephrosis in a 3-week-old filly. *Vet Radiol Ultrasound*. 2001;42:349.
84. Holt PE, Thrusfield MV. Hotston Moore A: breed predisposition to ureteral ectopia in bitches in the UK. *Vet Rec*. 2000;146:561.
85. Rossoff IS. *Handbook of veterinary drugs and chemicals*. 2nd ed. Taylorville, IL: Pharmatox Publishing; 1994.
86. Walker DF, Vaughan JT. *Bovine and equine urogenital surgery*. Philadelphia: Lea & Febiger; 1980.
87. Auer JA, Stick JA, eds. *Equine surgery*. 3rd ed. St. Louis: WB Saunders; 2006.
88. Stickle RL, Wilcock BP, Huseman JL. Multiple ureteral defects in a Belgian foal. *Vet Med Small Anim Clin*. 1975;70:819.
89. Richardson DW, Kohn CW. Uroperitoneum in the foal. *J Am Vet Med Assoc*. 1983;182:267.
90. Robertson JT, Spurlock GH, Bramlage LR, et al. Repair of ureteral defect in a foal. *J Am Vet Med Assoc*. 1983;183:799.
91. Divers TJ, Byars TD, Spirito M. Correction of bilateral ureteral defects in a foal. *J Am Vet Med Assoc*. 1988;192:384.
92. Cutler TJ, MacKay RJ, Johnson CM, et al. Bilateral ureteral tears in a foal. *Aust Vet J*. 1997;75:413.
93. Jean D, Marcoux M, Louf CF. Congenital bilateral distal defect of the ureters in a foal. *Equine Vet Educ*. 1998;10:17.
94. Morisset S, Hawkins JF, Frank N, et al. Surgical management of a ureteral defect with ureterorrhaphy and of ureteritis with ureteroneocystostomy in a foal. *J Am Vet Med Assoc*. 2002;220:354.
95. Smith BP, ed. *Large animal internal medicine*. 4th ed. St. Louis: Mosby; 2009.
96. Kawashima A, Sandler CM, Corriere JN, et al. Ureteropelvic junction injuries secondary to blunt abdominal trauma. *Radiology*. 1997;205:487.
97. Chandler JC, MacPhail CM. Congenital urethrorectal fistulas. *Compend Contin Educ Pract Vet*. 2001;23:995.
98. Fuchsloser RK, Rusch K. Atresia recti bei einem Vollblutfohlen. *Dtsch Tierarztl Wochenschr*. 1971;78:519.
99. Gideon L. Anal agenesis with rectourethral fistula in a colt. *Vet Med*. 1977;72:238.
100. Chaudhry NI, Cheema NI. Atresia ani and rectovaginal fistula in an acaudate filly. *Vet Rec*. 1980;107:95.
101. Kingston RS, Park RD. Atresia ani with an associated urogenital tract anomaly in foals. *Vet Clin North Am Equine Pract*. 1982;4(1):32.
102. Furie WS. Persistent cloaca and atresia ani in a foal. *Vet Clin North Am Equine Pract*. 1983;5(1):30.
103. Jansson N. Anal atresia in a foal. *Compend Contin Educ Pract Vet*. 2002;24:888.
104. Cruz AM, Barber SM, Kaestner SBR, et al. Urethrorectal fistula in a horse. *Can Vet J*. 1999;40:122.
105. Rooney J. Rupture of the urinary bladder in the foal. *Vet Pathol*. 1971;8:445.
106. Adams RA, Koterba AM, Cudd TC, et al. Exploratory celiotomy for suspected urinary tract disruption in neonatal foals: a review of 18 cases. *Equine Vet J*. 1988;20:13.
107. Kablack KA, Embertson RM, Bernard WV, et al. Uroperitoneum in the hospitalized equine neonate: retrospective study of 31 cases, 1988–1997. *Equine Vet J*. 2000;32:505.
108. Wellington JKM. Bladder defects in newborn foals. *Aust Vet J*. 1972;48:426.
109. Bain AM. Diseases of foals. *Aust Vet J*. 1954;30:9.
110. Pascoe RR. Repair of a defect in the bladder of a foal. *Aust Vet J*. 1971;47:343.
111. Crowe MW, Swerczek TW. Equine congenital defects. *Am J Vet Res*. 1985;46:353.
112. Radostits OM, Blood DC, Gay CC. *Veterinary medicine: a textbook of the diseases of cattle, sheep, pigs, goats, and horses*. 9th ed. Philadelphia: Baillière Tindall; 2000.
113. Dubs VB. Megavesica zufolge Urachusmangel bei einem neugeborenen Fohlen. *Schweiz Arch Tierheilkd*. 1976;118:395.
114. Dean PW, Robertson JT. Urachal remnant as a cause of pollakiuria and dysuria in a filly. *J Am Vet Med Assoc*. 1988;192:375.
115. Whitwell KE, Jeffcott LB. Morphological studies on the fetal membranes of the normal singleton foal at term. *Res Vet Sci*. 1975;19:44.
116. Rossdale PD, Greet TRC. Mega vesica in a newborn foal. *Int Soc Vet Perinatol Newsletter*. 1989;2(2):10.
117. Oikawa M, Yoshihara T, Katayama Y, et al. Ruptured bladder associated with smooth muscle atrophy of the bladder in a neonatal foal. *Vet Clin North Am Equine Pract*. 1993;15(7):38.
118. Whitwell KE. Morphology and pathology of the equine umbilical cord. *J Reprod Fertil Suppl*. 1975;23:599.
119. Britt B, Byars TD. Hagyard-Davidson-McGee: proceedings. *Am Assoc Equine Pract*. 1997;43:170–177.
120. Turner TA, Fessler JF, Ewert KM. Patent urachus in foals. *Vet Clin North Am Equine Pract*. 1982;4(1):24.
121. Lavan RP, Madigan J, Walker R, et al. Effect of disinfectant treatments on the bacterial flora of the umbilicus of neonatal foals. In: *Proceedings of the fortieth annual meeting of the American Association of Equine Practitioners*. Vancouver. Canada; 1994:37.
122. Ford J, Lokai MD. Ruptured urachus in a foal. *Vet Med Small Anim Clin*. 1982;77:94.
123. Reef VB, Collatos C. Ultrasonographic examination of normal umbilical structures in the foal. *Am J Vet Res*. 1988;49(2143).
124. Reef VB, Collatos C, Spencer PA, et al. Clinical, ultrasonographic, and surgical findings in foals with umbilical remnant infections. *J Am Vet Med Assoc*. 1989;195:69.
125. Adams SB, Fessler JF. Umbilical cord remnant infections in foals: 16 cases (1975-1985). *J Am Vet Med Assoc*. 1987;190(316).
126. Lees MJ, Easley KJ, Sutherland JV, et al. Subcutaneous rupture of the urachus, its diagnosis and surgical management in three foals. *Equine Vet J*. 1989;21:462.
127. Textor JA, Goodrich L, Wion L. Umbilical evagination of the urinary bladder in a neonatal filly. *J Am Vet Med Assoc*. 2001;219:953.
128. Brenner BM, ed. *Brenner and Rector's the kidney*. 8th ed. vol. 2. Philadelphia: WB Saunders; 2008.
129. Dimski DS. Ammonia metabolism and the urea cycle: function and clinical implications. *J Vet Intern Med*. 1994;8:73.
130. Kaneko JJ, ed. *Clinical biochemistry of domestic animals*. 3rd ed. New York: Academic Press; 1980.

131. Strombeck DR, Meyer DJ, Freedland RA. Hyperammonemia due to a urea cycle enzyme deficiency in two dogs. *J Am Vet Med Assoc*. 1975;166:1109.
132. Peek SF, Divers TJ, Jackson CJ. Hyperammonaemia associated with encephalopathy and abdominal pain without evidence of liver disease in four mature horses. *Equine Vet J*. 1997;29:70.
133. Hasel KM, Summers BA, De Lahunta A. Encephalopathy with idiopathic hyperammonaemia and Alzheimer type II astrocytes in equidae. *Equine Vet J*. 1999;31:478.
134. McConnico RS, Duckett WM, Wood PA. Persistent hyperammonemia in two related Morgan weanlings. *J Vet Intern Med*. 1997;11:264.
135. Koterba AM, Drummond WH, Kosch PC, eds. *Equine clinical neonatology*. Philadelphia: Lea & Febiger; 1990.
136. Prior RL, Hintz HF, Lowe JE, et al. Urea recycling and metabolism of ponies. *J Anim Sci*. 1974;38:565.
137. Hintz HF, Schryver HF. Nitrogen utilization in ponies. *J Anim Sci*. 1972;34:592.
138. Reitnour CM, Treece JM. Relationship of nitrogen source to certain blood components and nitrogen balance in the equine. *J Anim Sci*. 1971;32:487.
139. Landwehr K. *Untersuchungen über die Beeinflussung von Kreatinin und Harnstoff im Blutplasma des Pferdes durch extrarenale Faktoren, inaugural dissertation*. Hannover Germany: Tierärztliche Hochschule Hannover; 1986.
140. Miller PA, Lawrence LM. The effect of dietary protein level on exercising horses. *J Anim Sci*. 1988;66(2185).
141. Patterson PH, Coon CN, Hughes IM. Protein requirements of mature working horses. *J Anim Sci*. 1985;61:187.
142. Sticker LS, Thompson DL, Bunting LD, et al. Feed deprivation in mares: plasma metabolite and hormonal concentrations and responses to exercise. *J Anim Sci*. 1995;73:3696.
143. Baetz AL, Pearson JE. Blood constituent changes in fasted ponies. *Am J Vet Res*. 1972;33:1941.
144. Keenan DM. Changes of blood metabolites in horses after racing, with particular reference to uric acid. *Aust Vet J*. 1979;55:54.
145. Snow DH, Kerr MG, Nimmo MA, et al. Alterations in blood, sweat, urine and muscle composition during prolonged exercise in the horse. *Vet Rec*. 1982;110:377.
146. Rose RJ, Ilkiw JE, Arnold KS, et al. Plasma biochemistry in the horse during 3-day event competition. *Equine Vet J*. 1980;12:132.
147. Narayanan S, Appleton HD. Creatinine: a review. *Clin Chem*. 1980;26:1119.
148. Gärtner VK, Reulecke W, Hackbarth H, et al. Zur Abhängigkeit von Muskelmasse und Körpergröβe im Verleich von Maus, Ratte, Kaninchen, Hund, Mensch und Pferd. *Dtsch Tierarztl Wochenschr*. 1987;94:52.
149. Jones JD, Burnett PC. Creatinine metabolism in humans with decreased renal function: creatinine deficit. *Clin Chem*. 1974;20:1204.
150. Schott HC, Mansmann RA. Biochemical profiles of normal equine amniotic fluid at parturition. *Equine Vet J Suppl*. 1988;5:52.
151. Mascioli SR, Bantle JP, Freier EF, et al. Artifactual elevation of serum creatinine level due to fasting. *Arch Intern Med*. 1984;144:1575.
152. Morris DD, Divers TJ, Whitlock RH. Renal clearance and fractional excretion of electrolytes over a 24-hour period in horses. *Am J Vet Res*. 1984;45:2431.
153. Kohn CW, Strasser SL. 24-Hour renal clearance and excretion of endogenous substances in the mare. *Am J Vet Res*. 1986;47:1332.
154. Finco DR, Groves C. Mechanism of renal excretion of creatinine by the pony. *Am J Vet Res*. 1985;46:1625.
155. Rose BD, ed. *Clinical physiology of acid-base and electrolyte disorders*. 3rd ed. New York: McGraw-Hill; 1989.
156. Goldstein MB, Bear R, Richardson RMA, et al. The urine anion gap: a clinically useful index of ammonium excretion. *Am J Med Sci*. 1986;292:198.
157. Gronwall R, Brown MP. Probenicid infusion in mares: effect on para-aminohippuric acid clearance. *Am J Vet Res*. 1988;49:250.
158. Boveáe KC, ed. *Canine nephrology*. Media, PA: Harwal; 1984.
159. Carlson GP. *Thermoregulation and fluid balance in the exercising horse, Equine exercise physiology*. Cambridge: Granta Editions; 1983.
160. Carlson GP. *Hematology and body fluids in the equine athlete: a review. Equine exercise physiology*. 2nd ed. Davis, CA: ICEEP Publications; 1987.
161. Schott HC, Hinchcliff KW. Fluids, electrolytes, and bicarbonate. *Vet Clin North Am Equine Pract*. 1993;9:577.
162. Tasker JB. Fluid and electrolyte studies in the horse. III. Intake and output of water, sodium, and potassium in normal horses. *Cornell Vet*. 1967;57:649.
163. Carlson GP. Fluid and electrolyte dynamics in the horse. *Proc Annu Vet Med Forum Am Coll Vet Intern Med*. 1986;4:7–29.
164. Rose RJ. Electrolytes: clinical applications. *Vet Clin North Am Equine Pract*. 1990;6:281.
165. Groenendyk S, English PB, Abetz I. External balance of water and electrolytes in the horse. *Equine Vet J*. 1988;20:189.
166. Hinton M. On the watering of horses: a review. *Equine Vet J*. 1978;10:27.
167. Fonnesbeck PV. Consumption and excretion of water by horses receiving all hay and hay-grain diets. *J Anim Sci*. 1968;27:1350.
168. Cymbaluk NF. Water balance of horses fed various diets. *Vet Clin North Am Equine Pract*. 1989;11(1):19.
169. Martin RG, McMeniman NP, Dowsett KF. Milk and water intakes of foals sucking grazing mares. *Equine Vet J*. 1992;24:295.
170. Caljuk EA. Water metabolism and water requirements of horses. *Nutr Abstr Rev*. 1962;32:574.
171. Schryver HF, Parker MT, Daniluk PD, et al. Salt consumption and the effect of salt on mineral metabolism in horses. *Cornell Vet*. 1987;77:122.
172. Freeman DA, Cymbaluk NF, Schott HC, et al. Clinical, biochemical, and hygiene assessment of stabled horses provided continuous or intermittent access to drinking water. *Am J Vet Res*. 1999;60:1445.
173. Sufit E, Houpt KA, Sweeting M. Physiological stimuli of thirst and drinking patterns in ponies. *Equine Vet J*. 1985;17:12.
174. Keiper RR, Keenan MA. Nocturnal activity patterns of feral ponies. *J Mammal*. 1980;61:116.
175. 8th ed. Brenner BM, ed. *Brenner and Rector's the kidney*. vol. 1. Philadelphia: WB Saunders; 2008.
176. Andersson B, Augustinsson O, Bademo E, et al. Systemic and centrally mediated angiotensin II effects in the horse. *Acta Physiol Scand*. 1987;129:143.
177. Fitzsimons JT. Angiotensin, thirst, and sodium appetite. *Physiol Rev*. 1998;78:583.
178. Houpt KA. Drinking: the behavioral sequelae of diuretic treatment. *Vet Clin North Am Equine Pract*. 1987;9(9):15.
179. Houpt KA, Thorton SN, Allen WR. Vasopressin in dehydrated and rehydrated ponies. *Physiol Behav*. 1989;45:659.
180. Jones NL, Houpt KA, Houpt TR. Stimuli of thirst in donkeys (Equus asinus). *Physiol Behav*. 1989;46:661.
181. Houpt KA, Northrup A, Wheatley T, et al. Thirst and salt appetite in horses treated with furosemide. *J Appl Physiol*. 1991;71:2380.
182. Irvine CHG, Alexander SL, Donald RA. Effect of an osmotic stimulus on the secretion of arginine vasopressin and adrenocorticotropin in the horse. *Endocrinology*. 1989;124:3102.
183. Sneddon JC, van der Walt J, Mitchell G, et al. Effects of dehydration and rehydration on plasma vasopressin and aldosterone in horses. *Physiol Behav*. 1993;54:223.

184. McKeever KH, Hinchcliff KW, Schmall LM, et al. Plasma renin activity and aldosterone and vasopressin concentrations during incremental treadmill exercise in horses. *Am J Vet Res.* 1992;53:1290.
185. Nyman S, Hydbring E, Dahlborn K. Is vasopressin a "stress hormone" in the horse? *Pferdeheilkunde.* 1996;12:419.
186. Kinter LB, Huffman WF, Stassen FL. Antagonists of the antidiuretic activity of vasopressin. *Am J Physiol.* 1988;254:F165.
187. Clarke LL, Argenzio RA, Roberts MC. Effect of meal feeding on plasma volume and urinary electrolyte clearance in ponies. *Am J Vet Res.* 1990;51:571.
188. Youket RJ, Carnevale JM, Houpt KA, et al. Humoral, hormonal and behavioral correlates of feeding in ponies: the effects of meal frequency. *J Anim Sci.* 1985;61:1103.
189. Clarke LL, Ganjam VK, Fichtenbaum B, et al. Effect of feeding on renin-angiotensin-aldosterone system of the horse. *Am J Physiol.* 1988;254:R524.
190. Tasker JB. Fluid and electrolyte studies in the horse. IV. The effects of fasting and thirsting. *Cornell Vet.* 1967;57:658.
191. Yousef MK, Dill DB, Mayes MG. Shifts in body fluids during dehydration in the burro, Equus asinus. *J Appl Physiol.* 1970;29:345.
192. Maloiy GMO. Water economy of the Somali donkey. *Am J Physiol.* 1970;219:1522.
193. Carlson GP, Rumbaugh GE, Harrold D. Physiological alterations in the horse produced by food and water deprivation during periods of high environmental temperatures. *Am J Vet Res.* 1979;40:982.
194. Brobst DF, Bayly WM. Responses of horses to a water deprivation test. *J Equine Vet Sci.* 1982;2:51.
195. Genetzky RM, Lopanco FV, Ledet AE. Clinical pathologic alterations in horses during a water deprivation test. *Am J Vet Res.* 1987;48:1007.
196. Sneddon JC, van der Walt JG, Mitchell G. Water homeostasis in desert-dwelling horses. *J Appl Physiol.* 1991;71:112.
197. Sneddon JC. Physiological effects of hypertonic dehydration on body fluid pools in arid-adapted mammals: how do Arab-based mammals compare? *Comp Biochem Physiol.* 1993;104A:201.
198. Meyer H, Coenen M. Influence of exercise on the water and electrolyte content of the alimentary tract. *Proc Equine Nutr Physiol Symp.* 1989;11:3.
199. Hubbard RW, Sandick BL, Matthew WT, et al. Voluntary dehydration and alliesthesia for water. *J Appl Physiol.* 1984;57:868.
200. Rumbaugh GE, Carlson GP, Harrold D. Urinary production in the healthy horse and in horses deprived of feed and water. *Am J Vet Res.* 1982;43:735.
201. Greenleaf JE. Problem: thirst, drinking behavior, and involuntary dehydration. *Med Sci Sports Exerc.* 1992;24:645.
202. Butudom P, Schott HC, Davis MW, et al. Drinking salt water enhances rehydration in horses dehydrated by furosemide administration and endurance exercise. *Equine Vet J Suppl.* 2002;34:513.
203. Parks CM, Manohar M. Distribution of blood flow during moderate and strenuous exercise in horses. *Am J Vet Res.* 1983;44:1861.
204. Staddon GE, Weaver BMQ, Webb AI. Distribution of cardiac output in anaesthetized horses. *Res Vet Sci.* 1979;27:38.
205. Brezis M, Rosen S. Hypoxia of the renal medulla: its implication for disease. *N Engl J Med.* 1995;332:647.
206. Epstein FH. Oxygen and renal metabolism. *Kidney Int.* 1997;51:381.
207. Heyman SN, Rosen S, Brezis M. The renal medulla: life at the edge of anoxia. *Blood Purif.* 1997;15:232.
208. Knudsen E. Renal clearance studies on the horse. I. Inulin, endogenous creatinine and urea. *Acta Vet Scand.* 1959;1:52.
209. Paul JW. A comparative study of renal function in horses and ponies and a study of the pharmacokinetics of oxytetracycline in the horse. Master's thesis. Columbus: The Ohio State University; 1973.
210. Zatzman ML, Clarke L, Ray WJ, et al. Renal function of the pony and the horse. *Am J Vet Res.* 1982;43:608.
211. Hood DM, Amoss MS, Gremmel SM, et al. Renovascular nuclear medicine in the equine: a feasibility study. *Southwest Vet.* 1982;35:19.
212. Manohar M, Goetz TE. Cerebral, renal, adrenal, intestinal, and pancreatic circulation in conscious ponies and during 1.0, 1.5, and 2.0 minimal alveolar concentrations of halothane-O_2 anesthesia. *Am J Vet Res.* 1985;46:2492.
213. Manohar M. *Furosemide and systemic circulation during severe exercise. Equine exercise physiology.* 2nd ed. Davis, CA: ICEEP Publications; 1987.
214. Brewer BD, Clement SF, Lotz WS, et al. A comparison of inulin, para-aminohippuric acid, and endogenous creatinine clearances as measures of renal function in neonatal foals. *J Vet Intern Med.* 1990;4:301.
215. Hinchcliff KW, McKeever KH, Schmall LM, et al. Renal and systemic hemodynamic responses to sustained submaximal exertion in horses. *Am J Physiol.* 1990;258:R1177.
216. Schott HC, Hodgson DR, Bayly WM, et al. *Renal responses to high intensity exercise. Equine exercise physiology.* 3rd ed. Davis, CA: ICEEP Publications; 1991.
217. Held JP, Daniel GB. Use of nonimaging nuclear medicine techniques to assess the effect of flunixin meglumine on effective renal plasma flow and effective renal blood flow in healthy horses. *Am J Vet Res.* 1991;52:1619.
218. Armstrong RB, Esseán-Gustavsson B, Hoppeler H, et al. O_2 delivery at VO_{2max} and oxidative capacity in muscles of Standardbred horses. *J Appl Physiol.* 1992;73:2274.
219. Matthews HK, Andrews FM, Daniel GB, et al. Comparison of standard and radionuclide methods for measurement of glomerular filtration rate and effective renal blood flow in female horses. *Am J Vet Res.* 1992;53:1612.
220. Manohar M, Goetz TE, Saupe B, et al. Thyroid, renal, and splanchnic circulation in horses at rest and during short-term exercise. *Am J Vet Res.* 1995;56:1356.
221. Holdstock NB, Ousey JC, Rossdale PD. Glomerular filtration rate, effective renal plasma flow, blood pressure and pulse rate in the equine neonate during the first 10 days postpartum. *Equine Vet J.* 1998;30:335.
222. Woods PR, Drost WT, Clarke CR, et al. Use of 99mTc-mercaptoacetyltriglycine to evaluate renal function in horses. *Vet Radiol Ultrasound.* 2000;41:85.
223. McConaghy FF, Hodgson DR, Hales JRS, et al. Thermoregulatory-induced compromise of muscle blood flow in ponies during intense exercise in the heat: a contributor to the onset of fatigue? *Equine Vet J Suppl.* 2002;34:491.
224. Rawlings CA, Bisgard GE. Renal clearance and excretion of endogenous substances in the small pony. *Am J Vet Res.* 1975;36:45–48.
225. Traver DS, Salem C, Coffman JR, et al. Renal metabolism of endogenous substances in the horse: volumetric vs clearance ratio methods. *J Equine Med Surg.* 1977;1:378.
226. Gelsa H. The renal clearance of inulin, creatinine, trimethoprim and sulphadoxine in horses. *J Vet Pharmacol Ther.* 1979;2:257.
227. Lane VM, Merritt AM. Reliability of single-sample phosphorous fractional excretion determination as a measure of daily phosphorous renal clearance in equids. *Am J Vet Res.* 1983;44:500.
228. Gronwall R. Effect of diuresis on urinary excretion and creatinine clearance in the horse. *Am J Vet Res.* 1985;46:1616.
229. Smith CM, Steffey EP, Baggott JD, et al. Effects of halothane anesthesia on the clearance of gentamicin sulfate in horses. *Am J Vet Res.* 1988;49:19.

230. McKeever KH, Hinchcliff KW, Schmall LM, et al. Renal tubular function in horses during sustained submaximal exercise. *Am J Physiol*. 1991;261:R553.
231. Walsh DM, Royal HD. Evaluation of 99mTc-labeled diethylenetriaminepentaacetic acid for measuring glomerular filtration rate in horses. *Am J Vet Res*. 1992;53:776.
232. Bickhardt K, Deegen E, Espelage W. Kidney function tests in horses: methods and reference values in healthy animals. *Dtsch Tierarztl Wochenschr*. 1996;103:117.
233. Gleadhill A, Marlin D, Harris PA, et al. Reduction of renal function in exercising horses. *Equine Vet J*. 2000;32:509.
234. McKenzie EC, Valberg SJ, Godden SM, et al. Comparison of volumetric urine collection versus single-sample urine collection in horses consuming diets varying in cation-anion balance. *Am J Vet Res*. 2003;64:284–291.
235. Matthews HK, Andrews FM, Daniel GB, et al. Measuring renal function in horses. *Vet Med*. 1993;88:349.
236. Driessen B, Zarucco L, Steffey EP, et al. Serum fluoride concentrations, biochemical and histopathological changes associated with prolonged sevoflurane anesthesia in horses. *J Vet Med A Physiol Pathol Clin Med*. 2002;49:337.
237. Dunn MJ, Zambraski EJ. Renal effects of drugs that inhibit prostaglandin synthesis. *Kidney Int*. 1980;18:609.
238. Gunson DE. Renal papillary necrosis in horses. *J Am Vet Med Assoc*. 1983;182:263.
239. Gunson DE, Soma LR. Renal papillary necrosis in horses after phenylbutazone and water deprivation. *Vet Pathol*. 1983;20:603.
240. Kanwar YS. Biology of disease: biophysiology of glomerular filtration and proteinuria. *Lab Invest*. 1984;51:7.
241. Gleadhill A, Marlin D, Harris PA, et al. Use of a three-blood-sample plasma clearance technique to measure GFR in horses. *Vet J*. 1999;158:204.
242. Steinhausen M, Endlich K, Wiegman DL. Glomerular blood flow. *Kidney Int*. 1990;38:769.
243. Lüscher TF, Bock HA, Yang Z, et al. Endothelium-derived relaxing and contracting factors: perspectives in nephrology. *Kidney Int*. 1991;39:575.
244. Molitoris BA, Finn WF, eds. *Acute renal failure: a companion to Brenner & Rector's the kidney*. Philadelphia: WB Saunders; 2001.
245. Breidenbach A, Schlumbohm C, Harmeyer J. Peculiarities of vitamin D and of the calcium and phosphate homeostatic system in horses. *Vet Res*. 1998;29:173.
246. Lakritz J, Madigan J, Carlson GP. Hypovolemic hyponatremia and signs of neurologic disease associated with diarrhea in a foal. *J Am Vet Med Assoc*. 1992;200:1114.
247. Sneddon JC, Colyn P. A practical system for measuring water intake in stabled horses. *J Equine Vet Sci*. 1991;11:141.
248. Vander Noot GW, Fonnesbeck PV, Lydman RK. Equine metabolism stall and collection harness. *J Anim Sci*. 1965;24:691.
249. Warwick IS. Urine collection apparatus for male horses. *J Sci Technol*. 1966;12:181.
250. Tasker JB. Fluid and electrolyte studies in the horse. II. An apparatus for the collection of total daily urine and feces from horses. *Cornell Vet*. 1966;56:77.
251. Harris P. Collection of urine. *Equine Vet J*. 1988;20:86.
252. Brown CM, ed. *Problems in equine medicine*. Philadelphia: Lea & Febiger; 1989.
253. Perrone RD, Madias NE, Levey AS. Serum creatinine as an index of renal function: new insights into old concepts. *Clin Chem*. 1992;38:1933.
254. Osborne CA, Polzin DJ. Azotemia: a review of what's old and what's new. I. Definition of terms and concepts. *Compend Contin Educ Pract Vet*. 1983;5:497.
255. Irwin DHG, Howell DW. Equine pyelonephritis and unilateral nephrectomy. *J S Afr Vet Assoc*. 1980;51:235.
256. Trotter GW, Brown CM, Ainsworth DM. Unilateral nephrectomy for treatment of a renal abscess in a foal. *J Am Vet Med Assoc*. 1984;184:1392.
257. Juzwiak JS, Bain FT, Slone DE, et al. Unilateral nephrectomy for treatment of chronic hematuria due to nephrolithiasis in a colt. *Can Vet J*. 1988;29:931.
258. Tennant B, Lowe JE, Tasker JB. Hypercalcemia and hypophosphatemia in ponies following bilateral nephrectomy. *Proc Soc Exp Biol Med*. 1981;167:365.
259. DeBowes R. Personal communication; 1991.
260. Koterba AM, Coffman JR. Acute and chronic renal disease in the horse. *Compend Contin Educ Pract Vet*. 1981;3:S461.
261. Finco DR, Duncan JR. Evaluation of blood urea nitrogen and serum creatinine concentrations as indicators of renal dysfunction: a study of 111 cases and a review of related literature. *J Am Vet Med Assoc*. 1976;168:593.
262. Osborne CA, Polzin DJ. Azotemia: a review of what's old and what's new. II. Localization. *Compend Contin Educ Pract Vet*. 1983;5:561.
263. Brobst DF, Grant BD, Hilbert BJ, et al. Blood biochemical changes in horses with prerenal and renal disease. *J Equine Med Surg*. 1977;1:171.
264. Bayly WM. A practitioner's approach to the diagnosis and treatment of renal failure in horses. *Vet Med*. 1991;86:632.
265. Divers TJ, Whitlock RH, Byars TD, et al. Acute renal failure in six horses resulting from haemodynamic causes. *Equine Vet J*. 1987;19:178.
266. Divers TJ. Chronic renal failure in horses. *Compend Contin Educ Pract Vet*. 1983;5:S310.
267. Tennant B, Dill SG, Rebhun WC, et al. Pathophysiology of renal failure in the horse. In: *Proceedings of the thirty-first annual meeting of the American Association of Equine Practitioners*. Toronto, Canada; 1985:627.
268. Grauer GF. Clinicopathologic evaluation of early renal disease in dogs. *Compend Contin Educ Pract Vet*. 1985;7:32.
269. Allen TA, Fettman MJ. Comparative aspects of nonoliguric renal failure. *Compend Contin Educ Pract Vet*. 1987;9:293.
270. Banks KL, Henson JB. Immunologically mediated glomerulitis of horses. II. Antiglomerular basement membrane antibody and other mechanisms of spontaneous disease. *Lab Invest*. 1972;26:708.
271. Badr KF, Ichikawa I. Prerenal failure: a deleterious shift from renal compensation to decompensation. *N Engl J Med*. 1988;319:623.
272. Grossman BS, Brobst DF, Kramer JW, et al. Urinary indices for differentiation of prerenal azotemia and renal azotemia in horses. *J Am Vet Med Assoc*. 1982;180:284.
273. Roussel AJ, Cohen ND, Ruoff WW, et al. Urinary indices of horses after intravenous administration of crystalloid solutions. *J Vet Intern Med*. 1993;7:241.
274. Baek SM, Brown RS, Shoemaker WC. Early prediction of acute renal failure and recovery. I. Sequential measurements of free water clearance. *Ann Surg*. 1973;177:253.
275. Baek SM, Makabali GG, Brown RS, et al. Free-water clearance patterns as predictors and therapeutic guides in acute renal failure. *Surgery*. 1975;77:632.
276. Kosinski JP, Lucas CE, Ledgerwood AM. Meaning and value of free water clearance in injured patients. *J Surg Res*. 1982;33:184.
277. Taylor FGR, Hillyer MH. The differential diagnosis of hyperglycemia in horses. *Equine Vet Educ*. 1992;4:135.
278. Chapman DI, Haywood PE, Lloyd P. Occurrence of glycosuria in horses after strenuous exercise. *Equine Vet J*. 1981;13:259.
279. Kohn CW, Chew DJ. Laboratory diagnosis and characterization of renal disease in horses. *Vet Clin North Am Equine Pract*. 1987;3:585.
280. Edwards DJ, Brownlow MA, Hutchins DR. Indices of renal function: reference values in normal horses. *Aust Vet J*. 1989;66:60.
281. Wood T, Weckman TJ, Henry PA, et al. Equine urine pH: normal population distributions and methods of acidification. *Equine Vet J*. 1990;22:118.

282. Edwards DJ, Brownlow MA, Hutchins DR. Indices of renal function: values in eight normal foals from birth to 56 days. *Aust Vet J*. 1990;67:251.
283. Gingerich DA, Murdick PW. Paradoxic aciduria in bovine metabolic alkalosis. *J Am Vet Med Assoc*. 1975;166:227.
284. Bradford MM. A rapid and sensitive method for the quantification of microgram quantities of protein utilizing the principle of protein-dye binding. *Anal Biochem*. 1976;72:248.
285. Schott HC, Hodgson DR, Bayly WM. Haematuria, pigmenturia and proteinuria in exercising horses. *Equine Vet J*. 1995;27:67.
286. Grauer GF, Thomas CB, Eicker SW. Estimation of quantitative proteinuria in the dog, using the urine protein-to-creatinine ratio from a random, voided sample. *Am J Vet Res*. 1985;46:2116.
287. Link RP. Glucose tolerance in horses. *J Am Vet Med Assoc*. 1940;97:261.
288. Blondheim SH, Margoliash E, Shafrir E. A simple test for myohemoglobinuria (myoglobinuria). *J Am Med Assoc*. 1958;167:453.
289. Marcussen N, Schumann J, Campbell P, et al. Cytodiagnostic urinalysis is very useful in the differential diagnosis of acute renal failure and can predict the severity. *Ren Fail*. 1995;17:721.
290. Mair TS, Osborn RS. The crystalline composition of normal equine urine deposits. *Equine Vet J*. 1990;22:364.
291. Burchardt U, Peters JE, Neef L, et al. Der diagnostiche Wert von Enzymbestimmugen im Harn. *Z Med Lab Diagn*. 1977;18:190.
292. Raab WP. Diagnostic value of urinary enzyme determinations. *Clin Chem*. 1972;18:5.
293. Price RG. Urinary enzymes, nephrotoxicity and renal disease. *Toxicology*. 1982;23:99.
294. Stroo WE, Hook JB. Enzymes of renal origin in urine as indicators of nephrotoxicity. *Toxicol Appl Pharmacol*. 1977;39:423.
295. Bayly WM, Brobst DF, Elfers RS, et al. Serum and urinary biochemistry and enzyme changes in ponies with acute renal failure. *Cornell Vet*. 1986;76:306.
296. Prescott LF. Assessment of nephrotoxicity. *Br J Clin Pharmacol*. 1982;13:303.
297. Mahrun D, Paar D, Bock KD. Lysosomal and brush-border enzymes in urine of patients with renal artery stenosis and with essential hypertension. *Clin Biochem*. 1978;12:228.
298. Adams R, McClure JJ, Gossett KA, et al. Evaluation of a technique for measurement of γ-glutamyltransferase in equine urine. *Am J Vet Res*. 1986;46:147.
299. Brobst DF, Carroll RJ, Bayly WM. Urinary enzyme concentrations in healthy horses. *Cornell Vet*. 1986;76:229.
300. Amend J, Nicholson R, King R, et al. Equine monensin toxicosis: useful ante-mortem and post-mortem clinicopathologic tests. In: *Proceedings of the thirty-first annual meeting of the American Association of Equine Practitioners*. Toronto, Canada; 1985:361.
301. Giusti EP, Sampaio AM, Michelacci YM, et al. Horse urinary kallikrein I: complete purification and characterization. *Biol Chem*. 1988;369:387.
302. Schmitz DG, Green RA. Effects of water deprivation and phenylbutazone administration on urinary enzyme concentrations in healthy horses. In: *Proceedings of the thirty-third annual meeting of the American Association of Equine Practitioners*. New Orleans; 1987:301.
303. Guder W, Ross B. Enzyme distribution along the nephron. *Kidney Int*. 1984;26:101.
304. Jung K, Pergande M, Schreiber G, et al. Stability of enzymes in urine at 37° C. *Clin Chim Acta*. 1983;131:185.
305. Goren M, Wright R, Osborne S, et al. Two automated procedures for N-acetyl-β-D-glucosaminidase determination evaluated for detection of drug-induced tubular nephrotoxicity. *Clin Chem*. 1986;32(2052).
306. Leaback D, Walker P. Studies on glucosaminidase. IV. The fluorometric assay of N-acetyl-β-d-glucosaminidase. *Biochem J*. 1961;78:151.
307. Irie A, Tabuchi A, Ura T. Influence of pH and temperature on the activities of the urinary enzymes. *Jpn J Clin Pathol*. 1985;13:441.
308. Vestergaard P, Leverett R. Constancy of urinary creatinine excretion. *J Lab Clin Med*. 1958;51:211.
309. Werner M, Heilbron DC, Mahrun D, et al. Patterns of urinary enzyme excretion in healthy subjects. *Clin Chim Acta*. 1970;29:437.
310. Mahrun D, Fuchs I, Mues G, et al. Normal limits of urinary excretion of eleven enzymes. *Clin Chem*. 1976;22:1567.
311. Akins JA. *Evaluation of equine urinary N-acetyl-β-d-glucosaminidase, gamma glutamyltransferase, and alkaline phosphatase as markers for early renal tubular damage, master's thesis*. Pullman, WA: Washington State University; 1989.
312. Mattenheimer H, Frolke W, Grotsch H, et al. Identification of inhibitors of urinary alanine aminopeptidase. *Clin Chim Acta*. 1986;160:125.
313. Reusch C, Vochezer R, Weschta E. Enzyme activities of alanine aminopeptidase (AAP) and N-acetyl-β-d-glucosaminidase (NAG) in healthy dogs. *Am J Vet Med*. 1991;38:90.
314. Werner A, Mahrun D, Atoba A. Use of gel filtration in the assay of urinary enzymes. *J Chromatogr*. 1969;40:234.
315. Hinchcliff KW, McGuirk SM, MacWilliams PS. Gentamicin nephrotoxicity. In: *Proceedings of the thirty-third annual meeting of the American Association of Equine Practitioners*. New Orleans; 1987:67.
316. Edwards DJ, Love DN, Rause J, et al. The nephrotoxic potential of neomycin in the horse. *Equine Vet J*. 1989;21:206.
317. Constable PD. Letter to the editor. *J Vet Intern Med*. 1991;5:357.
318. Traver DS, Coffman JR, Moore JN, et al. Urine clearance ratios as a diagnostic aid in equine metabolic disease. In: *Proceedings of the twenty-second annual meeting of the American Association of Equine Practitioners*. Dallas; 1976:177.
319. Harris P, Colles C. The use of creatinine clearance ratios in the prevention of equine rhabdomyolysis: a report of four cases. *Equine Vet J*. 1988;20:459.
320. Caple IW, Doake PA, Ellis PG. Assessment of the calcium and phosphorous nutrition in horses by analysis of urine. *Aust Vet J*. 1982;58:125.
321. Cuddeford D, Woodhead A, Muirhead R. Potential of alfalfa as a source of calcium for calcium deficient horses. *Vet Rec*. 1990;126:425.
322. Brewer BD, Clement SF, Lotz WS, et al. Renal clearance, urinary excretion of endogenous substances, and urinary indices in healthy neonatal foals. *J Vet Intern Med*. 1991;5:28.
323. Coffman J. Percent creatinine clearance ratios. *Vet Med Small Anim Clin*. 1980;75:671.
324. King C. Practical use of urinary fractional excretion. *J Equine Vet Sci*. 1994;14:464.
325. McKenzie EC, Valberg SJ, Godden SM, et al. Plasma and urine electrolyte and mineral concentrations in Thoroughbred horses with recurrent exertional rhabdomyolysis after consumption of diets varying in cation-anion balance. *Am J Vet Res*. 2002;63:1053.
326. Buntain BJ, Coffman JR. Polyuria and polydipsia in a horse induced by psychogenic salt consumption. *Equine Vet J*. 1981;13:266.
327. Schott HC, Bayly WM, Hodgson DR. Urinary excretory responses in exercising horses: effects on fractional excretion values. In: *Proceedings of the eleventh annual meeting of the Association for Equine Sports Medicine*. Orlando, FL; 1992:23.
328. Caple IW, Bourke JM, Ellis PG. An examination of the calcium and phosphorous nutrition of Thoroughbred racehorses. *Aust Vet J*. 1982;58:132.
329. Mason DK, Watkins KL, McNie JT. Diagnosis, treatment and prevention of nutritional secondary hyperparathyroidism in Thoroughbred race horses in Hong Kong. *Vet Clin North Am Equine Pract*. 1988;10(3):10.

330. Ronen N, van Heerden J, van Amstel SR. Clinical and biochemistry findings, and parathyroid hormone concentrations in three horses with secondary hyperparathyroidism. *J S Afr Vet Assoc.* 1992;63:134.
331. Stewart AJ, Hardy J, Kohn CW, et al. Validation of diagnostic tests for determination of magnesium status in horses with reduced magnesium intake. *Am J Vet Res.* 2004;65:422.
332. Harris PA, Snow DH. Role of electrolyte imbalances in the pathophysiology of the equine rhabdomyolysis syndrome. In: Persson SGB, Lindholm A, Jeffcott LB, eds. *Equine exercise physiology*. 3rd ed. Davis, CA: ICEEP Publications; 1991.
333. Beech J, Lindborg S. Potassium concentrations in muscle, plasma, and erythrocytes and urinary fractional excretion in normal horses and those with chronic intermittent exercise-associated rhabdomyolysis. *Res Vet Sci.* 1993;55:43.
334. Brooks CL, Garry F, Swartout MS. Effect of an interfering substance on determination of potassium by ion-specific potentiometry in animal urine. *Am J Vet Res.* 1988;49:710.
335. Traub-Dargatz JL, McKinnon AO. Adjunctive methods of examination of the urogenital tract. *Vet Clin North Am Equine Pract.* 1988;4:339.
336. Rantanen NW. Diseases of the kidneys. *Vet Clin North Am Equine Pract.* 1986;2:89.
337. Reef VB. Ultrasonic evaluation of large animal renal diseases. *Proc Annu Vet Med Forum Am Coll Vet Intern Med.* 1986;4:2–45.
338. Penninck DG, Eisenberg HM, Teuscher EE, et al. Equine renal ultrasonography: normal and abnormal. *Vet Radiol.* 1986;27:81.
339. Kiper ML, Traub-Dargatz JL, Wrigley RH. Renal ultrasonography in horses. *Compend Contin Educ Pract Vet.* 1990;12:993.
340. Hoffman KL, Wood AKW, McCarthy PH. Sonographic-anatomic correlation and imaging protocol for the kidneys of horses. *Am J Vet Res.* 1995;56:1403.
341. Divers TJ, Yeager AE. The value of ultrasonographic examination in the diagnosis and management of renal diseases in horses. *Equine Vet Educ.* 1997;7:334.
342. Reef VB. *Equine diagnostic ultrasound.* Philadelphia: WB Saunders; 1998.
343. Bayly WM, Elfers RS, Liggitt HD, et al. A reproducible means of studying acute renal failure in the horse. *Cornell Vet.* 1986;76:287.
344. Leveille R, Miyabayashi T, Weisbrode SE, et al. Ultrasonographic renal changes associated with phenylbutazone administration in three foals. *Can Vet J.* 1996;37:235.
345. Ramirez S, Seahorn TL, Williams J. Renal medullary rim sign in 2 adult Quarter horses. *Can Vet J.* 1998;39:647.
346. Jakovljeric S, Rivers WJ, Chun R, et al. Results of renal ultrasonography performed before and during administration of saline (0.9% NaCl) solution to induce diuresis in dogs without evidence of renal disease. *Am J Vet Res.* 1999;60:405.
347. Rapp HJ, Tellhelm B, Spurlock SL. Die röntgenologische Darstellung der Harnableitenden wege der Stute mit Hilfe retrograder Kontrastmittelgabe. *Pferdeheilkunde.* 1987;3:309.
348. Konde LJ, Park RD, Wrigley RH, et al. Comparison of radiography and ultrasonography in the evaluation of renal lesions in the dog. *J Am Vet Med Assoc.* 1986;188:1420.
349. Tanagho EA, McAnninch JW, eds. *Smith's general urology.* 12th ed. Norwalk: Appleton & Lange; 1988.
350. Blaufox MD. Procedures of choice in renal nuclear medicine. *J Nucl Med.* 1991;32:1301.
351. Twardock AR, Krawiec DR, Lamb CR. Kidney scintigraphy. *Semin Vet Med Surg (Small Anim).* 1991;6:164.
352. Schott HC, Roberts GD, Hines MT, et al. Nuclear scintigraphy as a diagnostic aid in the evaluation of renal disease in horses. In: *Proceedings of the thirty-ninth annual meeting of the American Association of Equine Practitioners.* San Antonio, TX; 1993:251.
353. Schott HC. Recurrent urolithiasis associated with unilateral pyelonephritis in five equids. In: *Proceedings of the forty-eighth annual meeting of the American Association of Equine Practitioners.* Orlando, FL; 2002:136.
354. Sullins KE, Traub-Dargatz JL. Endoscopic anatomy of the equine urinary tract. *Compend Contin Educ Pract Vet.* 1984;6(11):S663.
355. Rapp HJ, Sernetz M. Urethroskopie und Ureterenkatheterisierung bei der Stute. *Pferdeheilkunde.* 1985;1:197.
356. Traub-Dargatz JL, Brown CM, eds. *Equine endoscopy.* 2nd ed. St. Louis: Mosby; 1997.
357. Huffman JL, Bagley DH, Lyon ES. Extending cystoscopic techniques into the ureter and renal pelvis. *JAMA.* 1983;250:2002.
358. Ensor RD, Boyarksy S, Glenn JF. Cystoscopy and ureteral catheterization in the dog. *J Am Vet Med Assoc.* 1966;149:1067.
359. Senior DF, Newman RC. Retrograde ureteral catheterization in female dogs. *J Am Anim Hosp Assoc.* 1986;22:831.
360. MacHarg MA, Foerner JJ, Phillips TN, et al. Two methods for the treatment of ureterolithiasis in a mare. *Vet Surg.* 1984;13:95.
361. Rodger LD, Carlson GP, Moran ME, et al. Resolution of a left ureteral stone using electrohydraulic lithotripsy in a Thoroughbred colt. *J Vet Intern Med.* 1995;9:280.
362. Schott HC, Hodgson DR, Bayly WM. Ureteral catheterization in the horse. *Equine Vet Educ.* 1990;2:140.
363. Filar J, Ziolo T, Szalecki J. Diabetes insipidus in the course of encephalitis in the horse. *Med Weter.* 1971;27:205.
364. Breukink HJ, Van Wegen P, Schotman AJH. Idiopathic diabetes insipidus in a Welsh pony. *Equine Vet J.* 1983;15:284.
365. Unpublished data.
366. Brobst DF, Bramwell K, Kramer JW. Sodium sulfanilate clearance as a method of determining renal function in the horse. *J Equine Med Surg.* 1978;2:500.
367. Hinchcliff KW, McGuirk SM, MacWilliams PS. Pharmacokinetics of phenolsulfonphthalein in horse and pony mares. *Am J Vet Res.* 1987;48:1256.
368. Osborne CA, Fahning ML, Schultz RH, et al. Percutaneous renal biopsy in the cow and the horse. *J Am Vet Med Assoc.* 1968;153:563.
369. Bayly WM, Paradis MR, Reed SM. Equine renal biopsy: indications, technique, interpretation, and complications. *Mod Vet Pract.* 1980;61:763.
370. Modransky PD. *Comparative evaluation of ultrasound-directed biopsy techniques in the horse, master's thesis.* Pullman, WA: Washington State University; 1983.
371. Barratt-Boyes S, Spensley MS, Nyland TG, et al. Ultrasound localization and guidance for renal biopsy in the horse. *Vet Radiol.* 1991;32:121.
372. Striker GE. Controversy: the role of renal biopsy in modern medicine. *Am J Kidney Dis.* 1982;1:241.
373. Morel-Maroger L. The value of renal biopsy. *Am J Kidney Dis.* 1982;1:244.
374. Donadio JV. The limitations of renal biopsy. *Am J Kidney Dis.* 1982;1:249.
375. Turner MW, Hutchinson TA, Barre PE, et al. A prospective study on the impact of renal biopsy in clinical management. *Clin Nephrol.* 1986;26:217.
376. Gleason DM, Bottaccini MR, Drach GW. Urodynamics. *J Urol.* 1976;115:356.
377. Clark SE, Semrad SD, Bichsel P, et al. Cystometrography and urethral pressure profiles in healthy horse and pony mares. *Am J Vet Res.* 1987;48:552.
378. Kay AK, Lavoie JP. Urethral pressure profilometry in mares. *J Am Vet Med Assoc.* 1987;191:212.
379. Ronen N. Measurements of urethral pressure profiles in the male horse. *Equine Vet J.* 1994;26:55.
380. Thadhani R, Pascual M, Bonventre JV. Acute renal failure. *N Engl J Med.* 1996;334:1448.
381. Shankel SW, Johnson DC, Clark PS, et al. Acute renal failure and glomerulopathy caused by nonsteroidal anti-inflammatory drugs. *Arch Intern Med.* 1992;152:986.

382. Schmitz DG. Toxic nephropathy in horses. *Compend Contin Educ Pract Vet.* 1988;10:104.
383. Markel MD, Dyer RM, Hattel AL. Acute renal failure associated with application of a mercuric blister in a horse. *J Am Vet Med Assoc.* 1984;185:92.
384. Harrington DD, Page EH. Acute vitamin D_3 toxicosis in horses: case reports and experimental studies of the comparative toxicity of vitamins D_2 and D_3. *J Am Vet Med Assoc.* 1983;182:1358.
385. Rebhun WC, Tennant BC, Dill SG, et al. Vitamin K_3-induced renal toxicosis in the horse. *J Am Vet Med Assoc.* 1984;184:1237.
386. Riviere JE, Traver DS, Coppoc GL. Gentamicin toxic nephropathy in horses with disseminated bacterial infection. *J Am Vet Med Assoc.* 1982;180:648.
387. Brown C. Equine nephrology. *Vet Annu.* 1986;26:1.
388. Ehnen SJ, Divers TJ, Gillette D, et al. Obstructive nephrolithiasis and ureterolithiasis associated with chronic renal failure in horses: eight cases (1981-1987). *J Am Vet Med Assoc.* 1990;197:249.
389. Laverty S, Pascoe JR, Ling GV, et al. Urolithiasis in 68 horses. *Vet Surg.* 1992;21:56.
390. Miller PD, Krebs RA, Neal BJ, et al. Polyuric prerenal failure. *Arch Intern Med.* 1980;140:907.
391. Baylis C. The mechanism of the decline in glomerular filtration in gentamicin induced acute renal failure in the rat. *J Antimicrob Chemother.* 1980;6:381.
392. Flamenbaum W, McNeil JS, Kotchen TA, et al. Experimental acute renal failure induced by uranyl nitrate in the dog. *Circ Res.* 1972;31:682.
393. Katzberg RW, Morris TW, Schulman G, et al. Reactions to intravenous contrast media. II. Acute renal response in euvolemic and dehydrated dogs. *Radiology.* 1983;147:331.
394. Levenson DJ, Simmons Jr CD, Brenner BM. Arachidonic acid metabolism, prostaglandins, and the kidney. *Am J Med.* 1982;72:354.
395. Reineck HJ, O'Connor GJ, Lifschitz MD, et al. Sequential studies on the pathophysiology and glycerol-induced acute renal failure. *J Lab Clin Med.* 1980;96:356.
396. Dworkin LD, Ichikawa I, Brenner VN. Hormonal modulation of glomerular function. *Am J Physiol.* 1983;244:F95.
397. Frega NS, DiBona DR, Guertter B, et al. Ischemic renal injury. *Kidney Int.* 1976;10:517.
398. Molitoris BA. Ischemia-induced loss of epithelial polarity: potential role of the actin cytoskeleton. *Am J Physiol.* 1991;260:F769.
399. Abbate M, Bonventre JV, Brown D. The microtubule network of renal epithelial cells is disrupted by ischemia and reperfusion. *Am J Physiol.* 1994;267:F971.
400. Venkatachalam MA, Bernard DB, Donohoe DF, et al. Ischemic damage and repair in the rat proximal tubule: differences among the S1, S2, and S3 segments. *Kidney Int.* 1978;14:31.
401. Molitoris BA, Dahl R, Geerde SA. Cytoskeleton disruption and apical redistribution of proximal tubule Na^+/K^+ATPase during ischemia. *Am J Physiol.* 1992;263:F483.
402. Goligorsky MS, DiBona GF. Pathogenetic role of Arg-Gly-Asp-recognizing integrins in acute renal failure. *Proc Natl Acad Sci U S A.* 1993;90:5700.
403. Kribben A, Widder ED, Wetzels JFM, et al. Evidence for role of cytosolic free calcium in hypoxia-induced proximal tubule injury. *J Clin Invest.* 1994;93:1922.
404. Bonventre JV. Mechanisms of ischemic acute renal failure. *Kidney Int.* 1993;43:1160.
405. Johnson KJ, Weinberg JM. Postischemic renal injury due to oxygen radicals. *Curr Opin Nephrol Hypertens.* 1993;2:625.
406. Klausner JM, Paterson IS, Goldman G, et al. Postischemic renal injury is mediated by neutrophils and leukotrienes. *Am J Physiol.* 1989;256:F794.
407. Hinchcliff KW, McGuirk SM, MacWilliams TS. Gentamicin nephrotoxicity. *Proc Am Assoc Equine Pract.* 1988;33:67.
408. Hostetler K, Hall L. Aminoglycoside antibiotics inhibit lysosomal phospholipase A and C from rat liver in vitro. *Biochim Biophys Acta.* 1982;710:506.
409. Brashier MK, Geor RJ, Ames TR, et al. Effect of intravenous calcium administration on gentamicin-induced nephrotoxicosis in ponies. *Am J Vet Res.* 1998;59:1055.
410. Schumacher J, Wilson RC, Spano JS, et al. Effect of diet on gentamicin-induced nephrotoxicosis in horses. *Am J Vet Res.* 1991;52:1274.
411. Blantz RC. Intrinsic renal failure: acute. In: Seldin DW, Giebsich G, eds. *The kidney: physiology and pathophysiology.* New York: Raven Press; 1985.
412. Abdelraouf K, Braggs KH, Yin T, et al. Characterization of polymyxin B-induced nephrotoxicity: implications for dosing regimen design. *Antimicrob Agents Chemother.* 2012;56:4625.
413. Morresey PR, Mackay RJ. Endotoxin-neutralizing activity of polymyxin B in blood after IV administration in horses. *Am J Vet Res.* 2006;67:642.
414. Nieto JE, Maher O, Stanley SD, et al. Pharmacokinetics, pharmacodynamics, and safety of zoledronic acid in horses. *Am J Vet Res.* 2013;74:550.
415. Galpin J, Shinaberger J, Stanley T, et al. Acute interstitial nephritis due to methicillin. *Am J Med.* 1978;17:756.
416. McCausland IP, Milestone BA. Diffuse mesangioproliferative glomerulonephritis in a horse. *N Z Vet J.* 1976;24:239.
417. Divers TJ, Timoney JF, Lewis RM, et al. Equine glomerulonephritis and renal failure associated with complexes of group-C streptococcal antigen and IgG antibody. *Vet Immunol Immunopathol.* 1992;32:93.
418. Shimizu K, Kurosawa T, Maeda T, et al. Free water excretion and washout of renal medullary urea by prostaglandin E_1. *Jpn Heart J.* 1969;10:437.
419. Eliahou HD, Bata A. The diagnosis of acute renal failure. *Nephron.* 1965;2:287.
420. Miller TR, Anderson RG, Linas SL, et al. Urinary diagnostic indices in acute renal failure. *Ann Intern Med.* 1978;89:47.
421. Espinel CH, Gregory AW. Differential diagnosis of acute renal failure. *Clin Nephrol.* 1980;13:73.
422. Elfers RS, Bayly WM, Brobst DF, et al. Alterations in calcium, phosphorus, and C-terminal parathyroid hormone levels in equine acute renal disease. *Cornell Vet.* 1986;76:317.
423. Meroney WH, Rubini MD. Kidney function during acute tubular necrosis: clinical studies and a theory. *Metabolism.* 1959;8:1.
424. Wilson DM, Turner DR, Cameron JS, et al. Value of renal biopsy in acute intrinsic renal failure. *BMJ.* 1976;2:459.
425. Simenhoff NL, Guild WR, Gammin GJ. Acute diffuse interstitial nephritis. *Am J Med.* 1968;44:618.
426. Ruffing KA, Hoope SP, Blend D, et al. Eosinophils in urine revisited. *Clin Nephrol.* 1994;41:163.
427. Llach F, Felsenfeld AJ, Haussler MR. Pathophysiology of altered calcium metabolism in rhabdomyolysis-induced acute renal failure: interactions of parathyroid hormone, 25-hydroxycholecalciferol and 1,25-dihydroxycholecalciferol. *N Engl J Med.* 1981;305:117.
428. Sweeney RW, MacDonald M, Hall J, et al. Kinetics of gentamicin elimination in two horses with acute renal failure. *Equine Vet J.* 1988;20:182.
429. Vivrette S, Cowgill LD, Pascoe J, et al. Hemodialysis for treatment of oxytetracycline-induced acute renal failure in a neonatal foal. *J Am Vet Med Assoc.* 1993;203:105.
430. Wong DM, Witty D, Alcott CJ, et al. Renal replacement therapy in healthy adult horses. *J Vet Intern Med.* 2013;27:308.
431. Gallatin LL, Couëtil LL, Ash SR. Use of continuous-flow peritoneal dialysis for the treatment of acute renal failure in an adult horse. *J Am Vet Med Assoc.* 2005;226:756. Chronic Kidney Disease.
432. 6th ed. Ettinger SJ, Feldman EC, eds. *Textbook of veterinary internal medicine.* vol. 2. St. Louis: WB Saunders; 2005.

433. Tennant B, Kaneko JJ, Lowe JE, et al. Chronic renal failure in the horse. In: *Proceedings of the twenty-third annual meeting of the American Association of Equine Practitioners*. St. Louis; 1978:293.
434. Kobluk CN, Ames TR, Geor RJ, eds. *The horse, diseases and clinical management*. Philadelphia: WB Saunders; 1995.
435. Osborne CA, Hammer RF, Stevens JB, et al. The glomerulus in health and disease: a comparative review of domestic animals and man. *Adv Vet Sci Comp Med*. 1977;21:207.
436. Langham RF, Hallman ET. The incidence of glomerulonephritis in domesticated animals. *J Am Vet Med Assoc*. 1949;49:471.
437. Slauson DO, Lewis RM. Comparative pathology of glomerulonephritis in animals. *Vet Pathol*. 1979;16:135.
438. Winter H, Majid NH. Glomerulonephritis: an emerging disease? *Vet Bull*. 1984;54:327.
439. Van Biervliet J, Divers TJ, Porter B, et al. Glomerulonephritis in horses. *Compend Contin Educ Pract Vet*. 2002;24:892.
440. Banks KL, Henson JB, McGuire TC. Immunologically mediated glomerulitis of horses. I. Pathogenesis in persistent infection by equine infectious anemia virus. *Lab Invest*. 1972;26:701.
441. Banks KL. Animal model of human disease: antiglomerular basement antibody in horses. *Am J Pathol*. 1979;94:443.
442. Geor RJ, Clark EG, Haines DM, et al. Systemic lupus erythematosus in a filly. *J Am Vet Med Assoc*. 1990;197:1489.
443. Sabnis SG, Gunson DE, Antonovych TT. Some unusual features of mesangioproliferative glomerulonephritis in horses. *Vet Pathol*. 1984;21:574.
444. Maede Y, Inaba M, Amano Y, et al. Cryoglobulinemia in a horse. *J Vet Med Sci*. 1991;53:379.
445. Traub-Dargatz J, Bertone A, Bennett D, et al. Monoclonal aggregating immunoglobulin cryoglobulinaemia in a horse with malignant lymphoma. *Equine Vet J*. 1985;17:470.
446. MacDougall DF, Cook T, Steward AP, et al. Canine chronic renal disease: prevalence and types of glomerulonephritis in the dog. *Kidney Int*. 1986;29:1144.
447. Fincher MG, Olafson P. Chronic diffuse glomerulonephritis in a horse. *Cornell Vet*. 1934;24:356.
448. Frank ER, Dunlap GL. Chronic diffuse glomerulo-tubular nephritis in a horse. *North Am Vet*. 1935;16:20.
449. Kadaás I, Szaázados I. Membrano-proliferative diffuse glomerulonephritis in a horse. *Dtsch Tierarztl Wochenschr*. 1974;81:618.
450. Brobst DF, Lee HA, Spencer GR. Hypercalcemia and hypophosphotemia in a mare with renal insufficiency. *J Am Vet Med Assoc*. 1978;173:1370.
451. Roberts MC, Seiler RJ. Renal failure in a horse with chronic glomerulonephritis and renal oxalosis. *J Equine Med Surg*. 1979;3:278.
452. Dobos-Kovaács M. Chronic, diffuse, membrane-proliferative glomerulonephritis and its complications in a horse. *Magy Aállatorvosok Lapja*. 1981;36:533.
453. Tennant B, Bettleheim P, Kaneko JJ. Paradoxic hypercalcemia and hypophosphotemia associated with chronic renal failure in horses. *J Am Vet Med Assoc*. 1982;180:630.
454. Morris DD, Lee JW. Renal insufficiency due to chronic glomerulonephritis in two horses. *Vet Clin North Am Equine Pract*. 1982;4(8):21.
455. Waldvogel A, Wild P, Wegmann C. Membranoproliferative glomerulonephritis in a horse. *Vet Pathol*. 1983;20:500.
456. Scarratt WK, Sponenberg DP. Chronic glomerulonephritis in two horses. *J Equine Vet Sci*. 1984;4:252.
457. Webb RF, Knight PR. Oxalate nephropathy in a horse. *Aust Vet J*. 1977;53:554.
458. Brobst DF, Bayly WM, Reed SM, et al. Parathyroid hormone evaluation in normal horses and horses with renal failure. *J Equine Vet Sci*. 1982;2:150.
459. Byars TD, Simpson JS, Divers TJ, et al. Percutaneous nephrostomy in short-term management of ureterolithiasis and renal dysfunction in a filly. *J Am Vet Med Assoc*. 1989;195:499.
460. Hope WD, Wilson JH, Hager DA, et al. Chronic renal failure associated with bilateral nephroliths and ureteroliths in a two-year-old Thoroughbred colt. *Equine Vet J*. 1989;21:228.
461. Hillyer MH, Mair TS, Lucke VM. Bilateral renal calculi in an adult horse. *Equine Vet Educ*. 1990;2:117.
462. Laing JA, Raisis AL, Rawlinson RJ, et al. Chronic renal failure and urolithiasis in a 2-year-old colt. *Aust Vet J*. 1992;69:199.
463. Held JP, Wright B, Henton JE. Pyelonephritis associated with renal failure in a horse. *J Am Vet Med Assoc*. 1986;189:688.
464. Carrick JB, Pollitt CC. Chronic pyelonephritis in a brood mare. *Aust Vet J*. 1987;64:252.
465. Sloet van Oldruitenborgh-Oosterbaan MM, Klabec HC. Ureteropyelonephritis in a Fresian mare. *Vet Rec*. 1988;122:609.
466. Mair TS, Taylor FGR, Pinsent PJN. Fever of unknown origin in the horse: a review of 63 cases. *Equine Vet J*. 1989;21:260.
467. Hamlen H. Pyelonephritis in a mature gelding with an unusual urinary bladder foreign body: a case report. *J Equine Vet Sci*. 1993;13:159.
468. Andrews EJ. Oxalate nephropathy in a horse. *J Am Vet Med Assoc*. 1971;159:49.
469. Buntain B, Greig WA, Thompson H. Chronic nephritis in a pony. *Vet Rec*. 1979;104:307.
470. Alders RG, Hutchins DR. Chronic nephritis in a horse. *Aust Vet J*. 1987;64:151.
471. Snyder JR, Batista, de Cruz J. Chronic renal failure in a stallion. *Compend Contin Educ Pract Vet*. 1984;6:S134.
472. Morter RL, Williams RD, Bolte H, et al. Equine leptospirosis. *J Am Vet Med Assoc*. 1969;155:436.
473. Divers TJ, Byars TD, Shin SJ. Renal dysfunction associated with infection of Leptospira interrogans in a horse. *J Am Vet Med Assoc*. 1992;201:1391.
474. Hogan PM, Bernard WV, Kazakevicius PA, et al. Acute renal disease due to Leptospira interrogans in a weaning. *Equine Vet J*. 1996;28:331.
475. Frazer ML. Acute renal failure from leptospirosis in a foal. *Aust Vet J*. 1999;77:499.
476. Srivastava T, Warady BA, Alon US. Pneumonia-associated acute glomerulonephritis. *Clin Nephrol*. 2002;57:175.
477. Roberts MC, Kelly WR. Renal dysfunction in a case of purpura haemorrhagica in a horse. *Vet Rec*. 1982;110:144.
478. Wimberly HC, Antonovych TT, Lewis RM. Focal glomerulosclerosis-like disease with nephrotic syndrome in a horse. *Vet Pathol*. 1981;18:692.
479. Boyd WL, Bishop LM. Pyelonephritis of horses and cattle. *J Am Vet Med Assoc*. 1937;90:154.
480. Divers TJ. Nephrolithiasis and ureterolithiasis in horses and their association with renal disease and failure. *Equine Vet J*. 1989;21:161 (editorial).
481. MacAllister CG, Morgan SJ, Borne AT, et al. Comparison of adverse effects of phenylbutazone, flunixin meglumine, and ketoprofen in horses. *J Am Vet Med Assoc*. 1993;202:71.
482. Behm RJ, Berg IE. Hematuria caused by renal medullary crest necrosis in a horse. *Compend Contin Educ Pract Vet*. 1987;9:698.
483. Stewart J, McCallum JW. The anhydraemia of oxalate poisoning in horses. *Vet Rec*. 1944;56:77.
484. Walthall JC, McKenzie RA. Osteodystrophia fibrosa in horses at pasture in Queensland: field and laboratory investigations. *Aust Vet J*. 1976;52:11.
485. Jakob W. Spontaneous amyloidosis of animals. *Vet Pathol*. 1971;8:292.
486. Nunokawa Y, Fujinaga T, Taira T, et al. Evaluation of serum amyloid A protein as an acute-phase reactive protein in horses. *J Vet Med Sci*. 1993;55:1011.
487. Husebekk A, Husby G, Sletten K, et al. Characterization of amyloid protein AA and its serum precursor SAA in the horse. *Scand J Immunol*. 1986;23:703.

488. Sletten K, Husebekk A, Husby G. The amino acid sequence of an amyloid fibril protein AA isolated from the horse. *Scand J Immunol.* 1987;26:79.
489. Sletten K, Husebekk A, Husby G. The primary structure of equine serum amyloid A (SAA) protein. *Scand J Immunol.* 1989;30:117.
490. van Andel ACJ, Gruys E, Kroneman J, et al. Amyloid in the horse: a report of nine cases. *Equine Vet J.* 1988;20:277.
491. DiBartola SP, Benson MD. The pathogenesis of reactive systemic amyloidosis. *J Vet Intern Med.* 1989;3:31.
492. Hayden DW, Johnson KH, Wolf CB, et al. AA amyloid-associated gastroenteropathy in a horse. *J Comp Pathol.* 1988;98:195.
493. Vanhooser SL, Reinemeyer CR, Held JP. Hepatic AA amyloidosis associated with severe strongylosis in a horse. *Equine Vet J.* 1988;20:274.
494. Bovée KC. The uremic syndrome. *J Am Anim Hosp Assoc.* 1976;12:189.
495. Wills MR. Uremic toxins, and their effect on intermediary metabolism. *Clin Chem.* 1985;31:5.
496. Malluche H, Faugere MC. Renal bone disease 1990: an unmet challenge for the nephrologist. *Kidney Int.* 1990;38:193.
497. Nagode LA, Chew DJ. Nephrocalcinosis caused by hyperparathyroidism in progression of renal failure. *Semin Vet Med Surg (Small Anim).* 1992;7:202.
498. Frye MA, Johnson JS, Traub-Dargatz JL, et al. Putative uremic encephalopathy in horses: five cases (1978-1998). *J Am Vet Med Assoc.* 2001;218:560–566.
499. Perna AF, Ingrosso D, Galletti P, et al. Membrane protein damage and methylation reactions in chronic renal failure. *Kidney Int.* 1996;50:358.
500. Hayslett JP. Functional adaptation to reduction in renal mass. *Physiol Rev.* 1979;59:137.
501. Pearson EG. Hypoalbuminemia in horses. *Compend Contin Educ Pract Vet.* 1990;12:555.
502. Bovée KC. Functional responses to nephron loss. In: Bovée KC, ed. *Canine nephrology.* Media, PA: Harwal; 1984.
503. Ersley AJ. Erythropoeitin. *N Engl J Med.* 1991;324:1339.
504. Jaussand P, Audran M, Gareau RL. Kinetics and haematological effects of erythropoietin in horses. *Vet Res.* 1994;25:568.
505. Effects of erythropoietin on plasma and red cell volume. VO_{2max}, and hemodynamics in exercising horses. *Med Sci Sports Exerc.* 1993;25:S25.
506. Geor RJ, Weiss DJ. Drugs affecting the hematologic system of the performance horse. *Vet Clin North Am Equine Pract.* 1993;9:649.
507. Piercy RJ, Swardson CJ, Hinchcliff KW. Erythroid hypoplasia and anemia following administration of recombinant human erythropoietin to two horses. *J Am Vet Med Assoc.* 1998;212:244.
508. Woods PR, Campbell G, Cowell RL. Nonregenerative anaemia associated with administration of recombinant human erythropoietin to a Thoroughbred racehorse. *Equine Vet J.* 1997;29:326–328.
509. Matthews HK, Kohn CW. Calcium and phosphorous homeostasis in horses with renal disease. In: *Proceedings of the eleventh annual Forum of the American College of Veterinary Internal Medicine.* San Diego; 1993:623.
510. Krook L, Wasserman RH, Shively JN, et al. Hypercalcemia and calcinosis in Florida horses: implication for the shrub Cestrum diurnum as the causative agent. *Cornell Vet.* 1975;65:26.
511. Naylor JM, Kronfeld DS, Acland H. Hyperlipemia in horses: effects of undernutrition and disease. *Am J Vet Res.* 1980;41:899.
512. Dunkel B, McKenzie III HC. Severe hypertriglyceridaemia in clinically ill horses: diagnosis, treatment and outcome. *Equine Vet J.* 2003;35:590–595.
513. Mogg TD, Palmer JE. Hyperlipidemia, hyperlipemia, and hepatic lipidosis in American Miniature Horses: 23 cases (1990–1994). *J Am Vet Med Assoc.* 1995;207:604–607.
514. Gröne HJ, Hohbach J, Gröne EF. Modulation of glomerular sclerosis and interstitial fibrosis by native and modified lipoproteins. *Kidney Int.* 1996;49(suppl 54):S18.
515. Levey AS. Measurement of renal function in chronic renal disease. *Kidney Int.* 1990;38:167.
516. Walser M. Progression of chronic renal failure in man. *Kidney Int.* 1990;37:1195.
517. Klahr S, Schreiner G, Ichikawa I. The progression of renal disease. *N Engl J Med.* 1988;318:1657.
518. Remuzzi G, Bertani T. Pathophysiology of progressive nephropathies. *N Engl J Med.* 1998;339:1448.
519. Reggenenti P, Schieppati A, Remuzzi G. Progression, remission, regression of chronic renal diseases. *Lancet.* 2001;357:1601.
520. Yoshioka T, Mitarai T, Kon V, et al. Role for angiotensin II in an overt functional proteinuria. *Kidney Int.* 1986;30:538.
521. Heeg JE, de Jong PE, van der Hem GK, et al. Reduction of proteinuria by angiotensin converting enzyme inhibition. *Kidney Int.* 1987;32:78.
522. Keane WF, Anderson S, Aurell M, et al. Angiotensin converting enzyme inhibitors and progressive renal insufficiency: current experience and future directions. *Ann Intern Med.* 1989;111:503.
523. Taal MW, Brenner BM. Renoprotective effects of RAS inhibition: from ACEI to angiotensin II antagonists. *Kidney Int.* 2000;57:1803.
524. Brown SA, Walton C, Crawford P, et al. Long-term effects of antihypertensive regimens on renal hemodynamics and proteinuria in diabetic dogs. *Kidney Int.* 1993;43:1210.
525. Ihle BU, Becker GJ, Whitworth JA, et al. The effect of protein restriction on the progression of renal insufficiency. *N Engl J Med.* 1989;321:1773.
526. Mitch WE. Dietary protein restriction in patients with chronic renal failure. *Kidney Int.* 1991;40:326.
527. Fouque D, Laville M, Boissel JP, et al. Controlled low protein diets in chronic renal insufficiency: meta-analysis. *BMJ.* 1992;304:216.
528. Klahr S, Level AS, Beck GJ, et al. The effects of dietary protein restriction and blood-pressure control on the progression of chronic renal disease. *N Engl J Med.* 1994;330:877.
529. Polzin DJ, Osborne CA, Hayden DW, et al. Influence of reduced protein diets on morbidity, mortality, and renal function in dogs with induced chronic renal failure. *Am J Vet Res.* 1984;45:506.
530. Brown SA, Finco DR, Crowell WA, et al. Dietary protein intake and the glomerular adaptations to partial nephrectomy in dogs. *J Nutr.* 1991;121:S125.
531. Ikizler TA, Hakim RM. Nutrition in end-stage renal disease. *Kidney Int.* 1996;50:343.
532. Seawright AA, Roberts MC, Costigan P. Chronic methylmercurialism in a horse. *Vet Hum Toxicol.* 1978;20:6.
533. Roberts MC, Ng JC, Seawright AA. The effects of prolonged daily low level mercuric chloride dosing in a horse. *Vet Hum Toxicol.* 1978;20:410.
534. Roberts MC, Seawright AA, Ng JC. Chronic phenylmercuric acetate toxicity in a horse. *Vet Hum Toxicol.* 1979;21:321.
535. Roberts MC, Seawright AA, Ng JC, et al. Some effects of chronic mercuric chloride intoxication on renal function in a horse. *Vet Hum Toxicol.* 1982;24:415.
536. Divers TJ. Management of chronic renal failure in the horse. In: *Proceedings of the thirty-first annual meeting of the American Association of Equine Practitioners.* Toronto, Canada; 1985:1.
537. Kirk CA. Dietary salt and FLUTD: risk or benefit? In: *Proceedings of the twentieth annual forum of the American College of Veterinary Internal Medicine.* Toronto, Canada; 2002:553.

538. Velosa JA, Torres VE, Donadio JV. Treatment of severe nephrotic syndrome with meclofenamate: an uncontrolled pilot study. *Mayo Clin Proc.* 1985;60:586.
539. Morris DD, Henry MM, Moore JN, et al. Effect of dietary linolenic acid on endotoxin-induced thromboxane and prostacyclin production by equine peritoneal macrophages. *Circ Shock.* 1989;29:311.
540. Henry MM, Moore JN, Feldman EB. The effect of dietary alpha linolenic acid on equine monocyte procoagulant activity and eicosanoid synthesis. *Circ Shock.* 1990;32:173.
541. Morris DD, Henry MM, Moore JN, et al. Dietary alpha linolenic acid reduces endotoxin- induced production of tumor necrosis factor activity by peritoneal macrophages. *Am J Vet Res.* 1991;52:528.
542. Barcelli UO, Weiss M, Pollack VE. Effects of dietary prostaglandin precursor on the progression of experimentally induced chronic renal failure. *J Lab Clin Med.* 1982;100:786.
543. Scharschmidt LA, Gibbons NB, McGarry L, et al. Effects of dietary fish oil on renal insufficiency in rats with subtotal nephrectomy. *Kidney Int.* 1987;32:700.
544. Henry MM, Moore JN, Fischer JK. Influence of an omega-3 fatty acid-enriched ration on in vivo responses of horses to endotoxin. *Am J Vet Res.* 1991;52:523.
545. Longhofer SL, Frisbie DD, Johnson HC, et al. Effects of thromboxane synthetase inhibition on immune complex glomerulonephritis. *Am J Vet Res.* 1991;52:480.
546. Vaden SL, Breitschwerdt EB, Armstrong PJ, et al. The effects of cyclosporine versus standard care in dogs with naturally occurring glomerulonephritis. *J Vet Intern Med.* 1995;9:259.
547. Müller GA, Schettler V, Müller CA, et al. Prevention of progression of renal fibrosis: how far are we? *Kidney Int.* 1996;49(suppl 5):S75.
548. Davies M, Kastner S, Thomas GJ. Proteoglycans: their possible role in renal fibrosis. *Kidney Int.* 1996;49(suppl 54):S55.
549. Divers TJ. Diagnosis and management of urinary tract infections in the horse. In: *Proceedings of a symposium on trimethoprim/sulfadiazine, clinical application in equine medicine, Princeton Junction.* Yardley, PA: Veterinary Learning Systems; 1984.
550. Robinson JA, Allen GK, Green EM, et al. A prospective study of septicaemia in colostrum-deprived foals. *Equine Vet J.* 1993;25:214–219.
551. Reid G, Sobel JD. Bacterial adherence in the pathogenesis of urinary tract infection: a review. *Rev Infect Dis.* 1987;9:470.
552. Senior DF. Bacterial urinary tract infections: invasion, host defenses, and new approaches to prevention. *Compend Contin Educ Pract Vet.* 1985;7:334.
553. Johnson PJ, Goetz TE, Baker GJ, et al. Treatment of two mares with obstructive (vaginal) urinary outflow incontinence. *J Am Vet Med Assoc.* 1987;191:973.
554. Sertich PL, Hamir AN, Orsini P, et al. Paraurethral lipoma in a mare associated with frequent urination. *Equine Vet Educ.* 1990;2:121.
555. Mulholland SG, Qureshi SM, Fritz RW, et al. Effect of hormonal deprivation on the bladder defense mechanism. *J Urol.* 1982;127:1010.
556. Roberts JA. Bacterial adherence and urinary tract infection. *South Med J.* 1987;80:347.
557. Reidasch G, Heck P, Rauterberg E, et al. Does low urinary sIgA predispose to urinary tract infection? *Kidney Int.* 1983;23:759.
558. Voss JL, Pickett BW. Diagnosis and treatment of haemospermia in the stallion. *J Reprod Fertil Suppl.* 1975;23:151.
559. Sullins KE, Bertone JJ, Voss JL, et al. Treatment of hemospermia in stallions: a discussion of 18 cases. *Compend Contin Educ Pract Vet.* 1988;10:1396.
560. McKinnon AO, Voss JL, eds. *Equine reproduction.* Philadelphia: Lea & Febiger; 1993.
561. Schumacher J, Varner DD, Schmitz DG, et al. Urethral defects in geldings with hematuria and stallions with hemospermia. *Vet Surg.* 1995;24:250.
562. Blanchard TL, Varner DD, Hurtgen JP, et al. Bilateral seminal vesiculitis and ampullitis in a stallion. *J Am Vet Med Assoc.* 1988;192:525.
563. DeBowes RM, Nyrop KA, Boulton CH. Cystic calculi in the horse. *Compend Contin Educ Pract Vet.* 1984;6:S268.
564. Adams LG, Dollahite JW, Romane WM, et al. Cystitis and ataxia associated with sorghum ingestion. *J Am Vet Med Assoc.* 1969;155:518.
565. Fischer AT, Spier S, Carlson GP, et al. Neoplasia of the urinary bladder as a cause of hematuria. *J Am Vet Med Assoc.* 1985;186:1294–1296.
566. Holt PE, Mair TS. Ten cases of bladder paralysis associated with sabulous urolithiasis in horses. *Vet Rec.* 1990;127:108.
567. Wise LA, Jones RL, Reif JS. Nosocomial canine urinary tract infections in a veterinary teaching hospital. *J Am Anim Hosp Assoc.* 1990;26(148):1983–1988.
568. Nouws JFM, Firth EC, Vree TB, et al. Pharmacokinetics and renal clearance of sulfamethazine, sulfamerazine, and sulfadiazine and their N_4-acetyl and hydroxy metabolites in horses. *Am J Vet Res.* 1987;48:392.
569. Johnson PJ, Crenshaw KL. The treatment of cystic and urethral calculi in a gelding. *Vet Med.* 1990;85:891.
570. White NA, Moore JN, eds. *Current practice of equine surgery.* Philadelphia: JB Lippincott; 1990.
571. Mair TS, Holt PE. The aetiology and treatment of equine urolithiasis. *Equine Vet Educ.* 1994;6:189.
572. Remillard RL, Modransky PD, Welker FH, et al. Dietary management of cystic calculi in a horse. *J Equine Vet Sci.* 1992;12:359.
573. Divers TJ, Byars TD, Murch O, et al. Experimental induction of Proteus mirabilis cystitis in the pony and evaluation of therapy with trimethoprim-sulfadiazine. *Am J Vet Res.* 1981;42:1203.
574. Van Kempen KR. Sudan grass and sorghum poisoning of horses: a possible lathyrogenic disease. *J Am Vet Med Assoc.* 1970;156:629.
575. Hooper PT. Epizootic cystitis in horses. *Aust Vet J.* 1968;44:11.
576. Roberts MC. Ascending urinary tract infection in ponies. *Aust Vet J.* 1979;55:191.
577. Cranley JJ, McCullagh KG. Ischaemic myocardial fibrosis and aortic strongylosis in the horse. *Equine Vet J.* 1981;13:35.
578. Poynter D. The arterial lesions produced by Strongylus vulgaris and their relationship to the migratory route of the parasite in its host. *Res Vet Sci.* 1960;1:205.
579. Rubin HL, Woodard JC. Equine infection with Micronema deletrix. *J Am Vet Med Assoc.* 1974;165:256.
580. Alstad AD, Berg JE, Samuel C. Disseminated Micronema deletrix infection in the horse. *J Am Vet Med Assoc.* 1979;174:264.
581. Blunden AS, Khalil LF, Webbon PM. Halicephalobus deletrix infection in a horse. *Equine Vet J.* 1987;19:255.
582. Darien BJ, Belknap J, Nietfeld J. Cerebrospinal fluid changes in two horses with central nervous system nematodiasis (Micronema deletrix). *J Vet Intern Med.* 1988;2:201.
583. Angus KW, Roberts L, Archibald DRN, et al. Halicephalobus deletrix infection in a horse in Scotland. *Vet Rec.* 1992;131:495. letter.
584. Lester G. Parasitic encephalomyelitis in horses. *Compend Contin Educ Pract Vet.* 1992;14:1624.
585. Cheng TC. *General parasitology.* New York: Academic Press; 1973.
586. Smits GM, Misdorf W. Dioctophyma renale beim Hund in den Neiderlanden. *Zentralbl Veterinarmed B.* 1965;12:327.
587. Szwejkowski H. Sektionsbild der Dioctophymease der Hunde. *Arch Exp Veterinarmed.* 1960;14:1184.
588. Newberne JW, Robinson VB, Bowen NE. Histological aspects of Klossiella equi in the kidney of a zebra. *Am J Vet Res.* 1958;19:304.
589. Vetterling JM, Thompson DE. Klossiella equi Baumann, 1946 (Sporozoa: Eucoccidia: Adeleina) from equids. *J Parasitol.* 1972;58:589.

590. Todd KS, Gosser HS, Hamilton DP. Klossiella equi Baumann, 1946 (Sporozoa: Eucoccidiorida) from an Illinois horse. *Vet Med Small Anim Clin*. 1977;72:443.
591. Lee CG, Ross AD. Renal coccidiosis of the horse associated with Klossiella equi. *Aust Vet J*. 1977;53:287.
592. Austin RJ, Dies KH. Klossiella equi in the kidneys of a horse. *Can Vet J*. 1981;22:159.
593. Reppas GP, Collins GH. Klossiella equi infection in horses: sporocyst stage identified in urine. *Aust Vet J*. 1995;72:316.
594. DiBartola, Chew DJ. Canine urolithiasis. *Compend Contin Educ Pract Vet*. 1981;3:226.
595. Sutor DJ, Wooley SE, Illingsworth JJ. A geographical and historical survey of the composition of urinary stones. *Br J Urol*. 1974;46:393.
596. Wharrier J. Cystic calculus in the horse. *Vet Rec*. 1964;76:187 (letter).
597. Smith LH. The medical aspects of urolithiasis: an overview. *J Urol*. 1989;141:707.
598. Osborne CA, Polzin DJ, Abdullahi SU, et al. Struvite urolithiasis in animals and man: formation, detection, and dissolution. *Adv Vet Sci Comp Med*. 1985;29:1.
599. Senior DF, Finlayson B. Initiation and growth of uroliths. *Vet Clin North Am Small Anim Pract*. 1986;16:19.
600. Buffington CA, Blaisdell JL, Sako T. Effects of Tamm-Horsfall glycoprotein and albumin on struvite crystal growth in urine of cats. *Am J Vet Res*. 1994;55:965.
601. Hess B, Nakagawa Y, Parks JH, et al. Molecular abnormality of Tamm-Horsfall glycoprotein in calcium oxalate nephrolithiasis. *Am J Physiol*. 1991;260:F569.
602. See WA, Williams RD. Urothelial injury and clotting cascade activation: common denominators in particulate adherence to urothelial surfaces. *J Urol*. 1992;147:541.
603. Neumann RD, Ruby AL, Ling GV, et al. Ultrastructure and mineral composition of urinary calculi from horses. *Am J Vet Res*. 1994;55:1357.
604. Sutor DJ, Wooley SE. Animal calculi: an x-ray diffraction study of their crystalline composition. *Res Vet Sci*. 1970;11:299.
605. Grünberg W. Carbonate urinary calculi in herbivorous domestic animals. *Zentralbl Veterinarmed A*. 1971;18:767.
606. Mair TS. Crystalline composition of equine urinary calculi. *Res Vet Sci*. 1986;40:288.
607. Osborne CA, Sanna JJ, Unger LK, et al. Analyzing the mineral composition of uroliths from dogs, cats, horses, cattle, sheep, goats, and pigs. *Vet Med*. 1989;84:750.
608. Ruby AL, Ling GV. Bacterial culture of uroliths: techniques and interpretation of results. *Vet Clin North Am Small Anim Pract*. 1986;16:325.
609. Holt PE, Pearson H. Urolithiasis in the horse: a review of 13 cases. *Equine Vet J*. 1984;16:31.
610. Jackson OE. Renal calculi in a horse. *Vet Rec*. 1972;91:7.
611. DeBowes RM. Surgical management of urolithiasis. *Vet Clin North Am Equine Pract*. 1988;4:461.
612. Donner GS, Ellison GW, Ackerman N, et al. Percutaneous nephrolithotomy in the dog: an experimental study. *Vet Surg*. 1987;16:411.
613. Mulley AG. Management of nephrolithiasis: new approaches to "surgical" kidney stones. *Annu Rev Med*. 1988;39:347.
614. MacHarg MA, Foerner JJ, Phillips TN, et al. Electrohydraulic lithotripsy for treatment of a cystic calculus in a mare. *Vet Surg*. 1985;14:325.
615. Eustace RA, Hunt JM. Electrohydraulic lithotripsy for treatment of cystic calculus in two geldings. *Equine Vet J*. 1988;20:221.
616. Senior DF. Electrohydraulic shock-wave lithotripsy in experimental canine struvite bladder stone disease. *Vet Surg*. 1984;13:143.
617. Snyder JR, Pascoe JR, Williams JW. Rectal prolapse and cystic calculus in a burro. *J Am Vet Med Assoc*. 1985;187:421.
618. Kendrick JW. Cystic calculi in a horse. *Cornell Vet*. 1950;40:187.
619. Usenik EA, Larson LL, Sauer F. Cystotomy and removal of a urolith in a Shetland mare. *J Am Vet Med Assoc*. 1956;128:453.
620. Menon MN, Lingam UM. Laparo-cystotomy in a horse. *Indian Vet J*. 1958;35:482.
621. Lowe JE. Suprapubic cystotomy in a gelding. *Cornell Vet*. 1960;50:510.
622. Furness TR. Cystic calculus in a three-year-old gelding. *Can Vet J*. 1960;1:221.
623. Wright JG, Neal PA. Laparo-cystotomy for urinary calculus in a gelding. *Vet Rec*. 1960;72:301.
624. Lowe JE. Surgical removal of equine uroliths via the laparocystotomy approach. *J Am Vet Med Assoc*. 1961;139:345.
625. Reed DG. Suprapubic cystotomy in a stallion. *Can J Comp Med Vet Sci*. 1964;28:95.
626. Williams KR. Laparo-cystotomy in a gelding. *Vet Rec*. 1964;76:83.
627. Williams PFB. Removal of an urinary calculus from a gelding. *N Z Vet J*. 1979;27:223.
628. Mair TS, McCaig J. Cystic calculus in a horse. *Equine Vet J*. 1983;15:173.
629. Belling TH. Equine laparocystotomy. *Vet Clin North Am Equine Pract*. 1983;5(1):16.
630. Kaneps AJ, Shires GMH, Watrous BJ. Cystic calculi in two horses. *J Am Vet Med Assoc*. 1985;187:737.
631. Crabbe BG, Bohn AA, Grant BD. Equine urocystoliths. *Vet Clin North Am Equine Pract*. 1991;13(1):12.
632. van Dongen PL, Plenderleith RW. Equine urolithiasis: surgical treatment by Gökels pararectal cystotomy. *Equine Vet Educ*. 1994;6:186.
633. Röcken M, Stehle C, Mosel G, et al. Laparoscopic-assisted cystotomy for urolith removal in geldings. *Vet Surg*. 2006;35:394–397.
634. Lund CM, Ragle CA, Lutter JD. Laparoscopic removal of a bladder urolith in a standing horse. *J Am Vet Med Assoc*. 2013;243:1323.
635. Dyke TM, Maclean AA. Urethral obstruction in a stallion with possible synchronous diaphragmatic flutter. *Vet Rec*. 1987;121:425.
636. Lowe JE. Long-term results of cystotomy for removal of uroliths from horses. *J Am Vet Med Assoc*. 1965;147:147.
637. Trotter GW, Bennett DG, Behm RJ. Urethral calculi in five horses. *Vet Surg*. 1981;10:159.
638. Firth EC. Urethral sphincterotomy for delivery of vesical calculus in the mare: a case report. *Equine Vet J*. 1976;8:99.
639. Koenig J, Hurtig M, Pearce S, et al. Ballistic shockwave lithotripsy in an 18-year-old Thoroughbred gelding. *Can Vet J*. 1999;40:185.
640. May KA, Pleasant RS, Howard RD, et al. Failure of holmium: yttrium-aluminum-garnet laser lithotripsy in two horses with calculi in the urinary bladder. *J Am Vet Med Assoc*. 2001;219:957–961.
641. Crabbe BG, Grant BD. Complications secondary to a chronic urocystolith. *Vet Clin North Am Equine Pract*. 1991;13(3):8.
642. Schryver HF, Hintz HF, Lowe JE. Calcium and phosphorous in the nutrition of the horse. *Cornell Vet*. 1974;64:493.
643. Hintz HF. Dietary cation-anion balance. *Vet Clin North Am Equine Pract*. 1991;13(10):6.
644. Wall DL, Topliff DR, Freeman DW, et al. Effects of dietary cation-anion balance on urinary mineral excretion in exercised horses. *J Equine Vet Sci*. 1992;12:168.
645. Cooper SR, Kline KH, Foreman JH, et al. Effects of dietary cation-anion balance on blood pH, acid-base parameters, serum and urine mineral levels, and parathyroid hormone (PTH) in weanling horses. *J Equine Vet Sci*. 1995;15:417.
646. Osborne CA, Polzin DJ, Kruger JM, et al. Medical dissolution of canine struvite urocystoliths. *Vet Clin North Am Small Anim Pract*. 1986;16:349.
647. Osborne CA, Lulich JP, Kruger JM, et al. Medical dissolution of feline struvite urocystoliths. *J Am Vet Med Assoc*. 1990;196:1053.

648. McCue PM, Brooks PA, Wilson WD. Urinary bladder rupture as a sequela to obstructive urethral calculi. *Vet Med.* 1989;84:912.
649. Gibson KT, Trotter GW, Gustafson SB. Conservative management of uroperitoneum in a gelding. *J Am Vet Med Assoc.* 1992;200:1692.
650. Verwilghen D, Ponthier J, Van Galen G, et al. The use of radial extracorporeal shockwave therapy in the treatment of urethral urolithiasis in the horse: a preliminary study. *J Vet Intern Med.* 2008;22:1449.
651. Pascoe JR, Pascoe RRR. Displacements, malpositions, and miscellaneous injuries of the mare's urogenital tract. *Vet Clin North Am Equine Pract.* 1988;4:439.
652. Donaldson RS. Eversion of the bladder in a mare. *Vet Rec.* 1973;92:409.
653. Haynes PF, McClure JR. Eversion of the urinary bladder: a sequel to third-degree perineal laceration in the mare. *Vet Surg.* 1980;9:66.
654. Alvarenga J, Oliveira CM. Correia da Silva LCL: prolapse with eversion of the urinary bladder in a mare. *Vet Clin North Am Equine Pract.* 1995;17(8):8.
655. Jennings PB, ed. *The practice of large animal surgery*. vol. 2. Philadelphia: WB Saunders; 1984.
656. Noone JP. Scrotal herniation of the urinary bladder in the horse. *Ir Vet J.* 1966;20:11.
657. Wheat JD. Penile paralysis in stallions given propiopromazine. *J Am Vet Med Assoc.* 1966;148:405.
658. Yovich JV, Turner AS. Treatment of a postcastration urethral stricture by phallectomy in a gelding. *Compend Contin Educ Pract Vet.* 1986;8:S393.
659. Todhunter RJ, Parker JE. Surgical repair of urethral transection in a horse. *J Am Vet Med Assoc.* 1988;193:1085.
660. Gibbons WJ. Hematoma of penis. *Mod Vet Pract.* 1964;45:76.
661. Memon MA, McClure JJ, Usenik EA. Preputial hematoma in a stallion. *J Am Vet Med Assoc.* 1987;191:563.
662. Firth EC. Dissecting hematoma of corpus spongiosum and urinary bladder rupture in a stallion. *J Am Vet Med Assoc.* 1976;169:800.
663. Schumacher J, Schumacher J, Schmitz D. Macroscopic haematuria of horses. *Equine Vet Educ.* 2002;4:255.
664. Osborne CA, Stevens JB. *Handbook of canine and feline urinalysis*. St. Louis: Ralston Purina Company; 1981.
665. Fairley KF, Birch DF. Microscopic urinalysis in glomerulonephritis. *Kidney Int.* 1993;44(suppl 42):S9.
666. Hitt ME. Hematuria of renal origin. *Compend Contin Educ Pract Vet.* 1986;8:14.
667. Pollock C, Pei-Ling L, Györy AZ, et al. Dysmorphisms of urinary red blood cells: value in diagnosis. *Kidney Int.* 1989;36:1045.
668. Jai-Trung L, Hiroyoshi W, Hiroshi M, et al. Mechanism of hematuria in glomerular disease: an electron microscopic study in a case of diffuse membranous glomerulonephritis. *Nephron.* 1983;35:68.
669. Gibbs DD, Lynn KL. Red cell volume distribution curves in the diagnosis of glomerular and non-glomerular hematuria. *Clin Nephrol.* 1990;33:143.
670. Janssens PMW. New markers for analyzing the cause of hematuria. *Kidney Int.* 1994;46(suppl 47):S115.
671. Johnson JK, Neely DP, Latterman SA. Hematuria caused by abdominal abscessation in a foal. *J Am Vet Med Assoc.* 1987;191:971.
672. Bernard WV, Williams D, Tuttle PA, et al. Hematuria and leptospiruria in a foal. *J Am Vet Med Assoc.* 1993;203:276.
673. Kisthardt KK, Schumacher J, Finn-Bodner ST, et al. Severe renal hemorrhage caused by pyelonephritis in 7 horses: clinical and ultrasonographic evaluation. *Can Vet J.* 1999;40:571.
674. Owen RR, Haywood S, Kelly DF. Clinical course of renal adenocarcinoma associated with hypercupraemia in a horse. *Vet Rec.* 1986;119:291.
675. West HJ, Kelly DF, Ritchie HE. Renal carcinomatosis in a horse. *Equine Vet J.* 1987;19:548.
676. Patterson-Kane JC, Tramontin RR, Giles Jr RC, et al. Transitional cell carcinoma of the urinary bladder in a Thoroughbred, with intra-abdominal dissemination. *Vet Pathol.* 2000;37:692.
677. DiPiro JT, Talbert RL, Hayes PE, et al. *Pharmacotherapy: a pathophysiologic approach*. New York: Elsevier; 1989.
678. Edwards JF, Carter GK. Severe renal pelvic necrosis and hematuria of Arabian horses associated with possible analgesic nephrosis. In: *Proceedings of the forty-second annual meeting of the American College of Veterinary Pathology.*; 1991:45.
679. Helman RG, Edwards WC. Clinical features of blister beetle poisoning in equids: 70 cases (1983–1996). *J Am Vet Med Assoc.* 1997;211:1018–1021.
680. Lloyd KCK, Wheat JD, Ryan AM, et al. Ulceration in the proximal portion of the urethra as a cause of hematuria in horses: four cases (1978–1985). *J Am Vet Med Assoc.* 1989;194:1324.
681. Taintor J, Schumacher J, Schumacher J, et al. Comparison of pressure within the corpus spongiosum penis during urination between geldings and stallions. *Equine Vet J.* 2004;36:362–364.
682. Mair TS, Walmsley JP, Phillips TJ. Surgical treatment of 45 horses affected by squamous cell carcinoma of the penis and prepuce. *Equine Vet J.* 2000;32:406.
683. Schott HC. Idiopathic renal hematuria. In: *Proceedings of the eighteenth annual forum of the American College of Veterinary Internal Medicine*. Seattle; 2000:190.
684. Pardo V, Berian MG, Levi DF, et al. Benign primary hematuria: clinicopathologic study of 65 patients. *Am J Med.* 1979;67:817.
685. Lano MD, Wagoner RD, Leary FJ. Unilateral essential hematuria. *Mayo Clin Proc.* 1979;54:88.
686. Aber GM, Higgins PM. The natural history and management of the loin pain/hematuria syndrome. *Br J Urol.* 1982;54:613.
687. Hughes JH, Stanisic TH, Buster D, et al. Massive nontraumatic hematuria: a challenging demand demanding immediate action. *Postgrad Med J.* 1990;67:97.
688. Stone EA, DeNovo RC, Rawlings CA. Massive hematuria of nontraumatic renal origin in dogs. *J Am Vet Med Assoc.* 1983;183:868.
689. Holt PE, Lucke VM, Pearson H. Idiopathic renal hemorrhage in the dog. *J Small Anim Pract.* 1987;28:253.
690. Kaufman AC, Barsanti JA, Selcer BA. Benign essential hematuria in dogs. *Compend Contin Educ Pract Vet.* 1994;16:1317.
691. Morris CF, Robertson JL, Mann PC, et al. Hemolytic uremic-like syndrome in two horses. *J Am Vet Med Assoc.* 1987;191:1453.
692. Dolente BA, Seco OM, Lewis ML. Streptococcal toxic shock in a horse. *J Am Vet Med Assoc.* 2000;217:64.
693. Abarbanel J, Benet AE, Lask D, et al. Sports hematuria. *J Urol.* 1990;143:887.
694. Corrigan Jr JJ, Boineau FG. Hemolytic-uremic syndrome. *Pediatr Rev.* 2001;22:365.
695. Sprayberry K, Madigan J, LeCouteur RA, et al. Renal failure, laminitis, and colitis following severe rhabdomyolysis in a draft horse-cross with polysaccharide storage myopathy. *Can Vet J.* 1998;39:500.
696. Grauer GF. The differential diagnosis of polyuric-polydipsic diseases. *Compend Contin Educ Pract Vet.* 1981;3:1079.
697. Hughes D. Polyuria and polydipsia. *Compend Contin Educ Pract Vet.* 1992;14:1161.
698. Tennant B, Kaneko JJ, Lowe JE, et al. Chronic renal failure in the horse. *Proc Am Assoc Equine Pract.* 1978;23:293.
699. Love S. Equine Cushing's disease. *Br Vet J.* 1993;149:139.
700. King JM, Kavanaugh JF, Bentinck-Smith J. Diabetes mellitus with pituitary neoplasms in a horse and a dog. *Cornell Vet.* 1962;52:133.
701. Loeb WF, Capen CC, Johnson LE. Adenomas of the pars intermedia associated with hyperglycemia and glycosuria in two horses. *Cornell Vet.* 1966;56:623.

702. Green EM, Hunt EL. Hypophyseal neoplasia in a pony. *Compend Contin Educ Pract Vet*. 1985;7:S249.
703. Horvath CJ, Ames TR, Metz AL, et al. Adrenocorticotropin-containing neoplastic cells in a pars intermedia adenoma in a horse. *J Am Vet Med Assoc*. 1988;192:367.
704. Staempfli HR, Eigenmann EJ, Clarke LM. Insulin treatment and development of anti-insulin antibodies in a horse with diabetes mellitus associated with a functional pituitary adenoma. *Can Vet J*. 1988;29:934.
705. van der Kolk JH, Kalsbeek HC, van Garderen E, et al. Equine pituitary neoplasia: a clinical report of 21 cases (1990–1992). *Vet Rec*. 1993;133(594).
706. Hillyer MH, Taylor FGR, Mair TS. Diagnosis of hyperadrenocorticism in the horse. *Equine Vet Educ*. 1992;4:131.
707. Coggins CH, Leaf A. Diabetes insipidus. *Am J Med*. 1967;42:806.
708. Robertson GL. Differential diagnosis of polyuria. *Annu Rev Med*. 1988;39:425.
709. Chenault L. Diabetes insipidus in the equine. *Southwest Vet*. 1969;22:321.
710. Satish C, Sastry KNV. Equine diabetes insipidus: a case report. *Indian Vet J*. 1978;55:584.
711. Forssman H. Two different mutations of the X-chromosome causing diabetes insipidus. *Am J Hum Genet*. 1955;7:21.
712. Brashier M. Polydipsia and polyuria in a weanling colt caused by nephrogenic diabetes insipidus. *Vet Clin North Am Equine Pract*. 2006;22:219–227.
713. Bertone JJ, Horspool LJ, eds. *Equine clinical pharmacology*. Philadelphia: WB Saunders; 2004.
714. Greene CE, Wong P, Finco DR. Diagnosis and treatment of diabetes insipidus in two dogs using two synthetic analogs of antidiuretic hormone. *J Am Anim Hosp Assoc*. 1979;15:371.
715. Plumb DC. *Plumb's veterinary drug handbook*. 6th ed. Ames, IA: Blackwell; 2008.
716. Kranenburg LC, Thelen MHM, Westermann CM, et al. Use of desmopressin eye drops in the treatment of equine congenital central diabetes insipidus. *Vet Rec*. 2010;167:790.
717. Kraus KH. The use of desmopressin in diagnosis and treatment of diabetes insipidus in cats. *Compend Contin Educ Pract Vet*. 1987;9:752.
718. Corke MJ. Diabetes mellitus: the tip of the iceberg. *Equine Vet J*. 1986;18:87 (editorial).
719. Muylle E, van den Hende C, DePrez P, et al. Non-insulin dependent diabetes mellitus in a horse. *Equine Vet J*. 1986;18:143.
720. Johnson PJ, Scotty NC, Weidmeyer C, et al. Diabetes mellitus in a domesticated Spanish Mustang. *J Am Vet Med Assoc*. 2005;226:584–588.
721. Siegel ET. Diabetes mellitus in a horse. *J Am Vet Med Assoc*. 1966;149:1016.
722. Jeffrey JR. Diabetes mellitus secondary to chronic pancreatitis in a pony. *J Am Vet Med Assoc*. 1968;153:1168.
723. Baker JR, Richie HE. Diabetes mellitus in the horse: a case report and review of the literature. *Equine Vet J*. 1974;6:7.
724. Ruoff WW, Baker DC, Morgan SJ, et al. Type II diabetes mellitus in a horse. *Equine Vet J*. 1986;18:143.
725. Traver DS, Moore JN, Coffman JR, et al. Peritonitis in a horse: a cause of acute abdominal distress and polyuria-polydipsia. *J Equine Med Surg*. 1977;1:36.
726. Hardy RM, Osborne CA. Canine pyometra: pathophysiology, diagnosis and treatment of uterine and extra-uterine lesions. *J Am Anim Hosp Assoc*. 1974;10:245.
727. Gennari FJ, Cohen JJ. Renal tubular acidosis. *Annu Rev Med*. 1978;29:521.
728. Fauci AS, Braunwald E, Kasper DL, et al. *Harrison's principles of internal medicine*. 17th ed. New York: McGraw-Hill; 2008.
729. Maxwell MM, Kleeman DR, Narins RG, eds. *Clinical disorders of fluid and electrolyte metabolism*. 4th ed. New York: McGraw-Hill; 1987.
730. Trotter GW, Miller D, Parks A, et al. Type II renal tubular acidosis in a mare. *J Am Vet Med Assoc*. 1986;188:1050.
731. Hansen TO. Renal tubular acidosis in a mare. *Compend Contin Educ Pract Vet*. 1986;8:864.
732. Ziemer EL, Parker HR, Carlson GP, et al. Renal tubular acidosis in two horses: diagnostic studies. *J Am Vet Med Assoc*. 1987;190:289.
733. Van der Kolk JH, Kalsbeek HC. Renal tubular acidosis in a mare. *Vet Rec*. 1993;133:44.
734. Van der Kolk JH, de Graaf-Roelfsema E, Joles JA, et al. Mixed proximal and distal renal tubular acidosis without aminoaciduria in a mare. *J Vet Intern Med*. 2007;21:1121–1125.
735. Gull T. Type: 1 renal tubular acidosis in a broodmare. *Vet Clin North Am Equine Pract*. 2006;22:29–237.
736. Stewart AJ. Secondary renal tubular acidosis in a quarter horse gelding. *Vet Clin North Am Equine Pract*. 2006;22:e47–e61.
737. Aleman MR, Kuesis B, Schott HC. Renal tubular acidosis in horses (1980–1999). *J Vet Intern Med*. 2001;15:136–143.
738. MacLeay JM, Wilson JH. Type-II renal tubular acidosis and ventricular tachycardia in a horse. *J Am Vet Med Assoc*. 1998;212:1597–1599.
739. Van den Berg CJ, Harrington TM, Bunch TW, et al. Treatment of renal lithiasis associated with renal tubular acidosis. *Proc Eur Dial Transplant Assoc*. 1983;20:473.
740. Battle D. Renal tubular acidosis: symposium on acid-base disorders. *Med Clin North Am*. 1983;67:859.
741. Ohmes CM, Davis EG, Beard LA, et al. Transient Fanconi syndrome in Quarter horses. *Can Vet J*. 2014;55:147.
742. Frolich ED, ed. *Pathophysiology: altered regulatory mechanisms in disease*. Philadelphia: JB Lippincott; 1984.
743. Halperin ML, Richardson RMA, Bear R, et al. Urine ammonium: the key to the diagnosis of distal renal tubular acidosis. *Nephron*. 1988;50:1.
744. Rodriguez-Soriano J, Vallo A. Renal tubular acidosis. *Pediatr Nephrol*. 1990;4:268.
745. van Leeuwen AM. Net cation equivalency (base-binding power) of the plasma proteins. *Acta Med Scand*. 1964;176(suppl 422):36.
746. Brown CM. Equine nephrology. *Vet Annu*. 1986;26:1.
747. Sundberg JP, Burnstein T, Page EH, et al. Neoplasms of equidae. *J Am Vet Med Assoc*. 1977;170:150.
748. Cotchin E. A general survey of tumors in the horse. *Equine Vet J*. 1977;9:16.
749. Theilen GH, Madewell BR, eds. *Veterinary cancer medicine*. 2nd ed. Philadelphia: Lea & Febiger; 1987.
750. Tyner GA, Nolen-Walston RD, Hall T, et al. A multicenter retrospective study of 151 renal biopsies in horses. *J Vet Intern Med*. 2011;25:532.
751. Wise LN, Bryan JN, Sellon DC, et al. A retrospective analysis of renal carcinoma in the horse. *J Vet Intern Med*. 2009;23:913.
752. Berggren PC. Renal adenocarcinoma in a horse. *J Am Vet Med Assoc*. 1980;176:1252.
753. Haschek WM, King JM, Tennant BC. Primary renal cell carcinoma in two horses. *J Am Vet Med Assoc*. 1981;179:992.
754. Pomroy W. Renal adenocarcinoma in a horse. *Equine Vet J*. 1981;13:198.
755. Van Amstel SR, Huchzermeyer D, Reyers F. Primary renal cell carcinoma in a horse. *J S Afr Vet Assoc*. 1984;55:35.
756. Brown PJ, Holt PE. Primary renal cell carcinoma in four horses. *Equine Vet J*. 1985;17:473.
757. Van Mol KAC, Fransen JLA. Renal carcinoma in a horse. *Vet Rec*. 1986;119:238.
758. Swain JM, Pirie RS, Hudson NPH, et al. Insulin-like growth factors and recurrent hypoglycemia associated with renal cell carcinoma in a horse. *J Vet Intern Med*. 2005;19:613–616.
759. Baker JL, Aleman M, Madigan J. Intermittent hypoglycemia in a horse with anaplastic carcinoma of the kidney. *J Am Vet Med Assoc*. 2001;218:235–237.

760. Rumbaugh ML, Latimer FG, Porthouse KP, et al. Renal carcinoma with osseous and pulmonary metastases in an Arabian gelding. *Equine Vet J*. 2003;35:107–109.
761. Traub JL, Bayly WM, Reed SM, et al. Intraabdominal neoplasia as a cause of chronic weight loss in the horse. *Compend Contin Educ Pract Vet*. 1983;5:S526.
762. Robertson SA, Waterman AE, Lane JG, et al. An unusual cause of anaesthetic death in a horse. *Equine Vet J*. 1985;17:403.
763. Nyka W. Sur une tumeur renal du cheval issue du blastème meátaneáphrique. *Bull Cancer*. 1928;17:241.
764. Köhler H. Nephroblastom in der Niere eines Pferds. *Dtsch Tierarztl Wochenschr*. 1977;84:400.
765. Jardine JE, Nesbit JW. Triphasic nephroblastoma in a horse. *J Comp Pathol*. 1996;114:193.
766. Servantie J, Magnol JP, Regnier A, et al. Carcinoma of the renal pelvis with bony metaplasia in a horse. *Equine Vet J*. 1986;18:236.
767. Vivotec J. Carcinomas of the renal pelvis in slaughter animals. *J Comp Pathol*. 1977;87:129.
768. Matsuda K, Kousaka Y, Nagamine N, et al. Papillary renal adenoma of distal nephron differentiation in a horse. *J Vet Med Sci*. 2007;69:763–765.
769. Carrick JB, Morris DD, Harmon BG, et al. Hematuria and weightlossinamarewithpancreaticadenocarcinoma. *Cornell Vet*. 1992;82:91.
770. Kim DY, Cho DY, Snider III TG. Mucinous hyperplasia in the kidney and ureter of horse. *J Comp Pathol*. 1994;110:309.
771. Loynachan AT, Bryant UK, Williams NM. Renal mucus gland cystadenomas in a horse. *J Vet Diagn Invest*. 2008;20:520–522.
772. Sweeney RW, Hamir AN, Fisher RR. Lymphosarcoma with urinary bladder infiltration in a horse. *J Am Vet Med Assoc*. 1991;199:1177.
773. Traub-Dargatz JL. Urinary tract neoplasia. *Vet Clin North Am Equine Pract*. 1998;14:495.
774. Zantingh AJ, Gaughan EM, Bain FT. Case report: squamous cell carcinoma of the urinary bladder in a horse. *Compend Contin Educ Vet*. 2012;34(10):E1.
775. Hurcombe SDA, Slovis NM, Kohn CW, et al. Poorly differentiated leiomyosarcoma of the urogenital tract in a horse. *J Am Vet Med Assoc*. 2008;233:1908–1912.
776. van den Top JG, de Heer N, Klein WR, et al. Penile and preputial tumours in the horse: a retrospective study of 114 affected horses. *Equine Vet J*. 2008;40:528.
777. McCue PM. Neoplasia of the female reproductive tract. *Vet Clin North Am Equine Pract*. 1998;14:505.
778. Strafuss AC. Squamous cell carcinoma in horses. *J Am Vet Med Assoc*. 1976;168:61.
779. van den Top JG, de Heer N, Klein WR, et al. Penile and preputial squamous cell carcinoma in the horse: a retrospective study of treatment of 77 affected horses. *Equine Vet J*. 2008;40:533.
780. Plaut A, Kohn-Speyer AC. The carcinogenic action of smegma. *Science*. 1947;105:656.
781. Rizk A, Mosbah E, Karrouf G, et al. Surgical management of penile and preputial neoplasms in equine with special reference to partial phallectomy. *J Vet Med*. 2013;891413:2013.
782. Moore AS, Beam SL, Rassnick KM, et al. Long-term control of mucocutaneous squamous cell carcinoma and metastasis in a horse using piroxicam. *Equine Vet J*. 2003;35:715–718.
783. Markel MD, Wheat JD, Jones K. Genital neoplasms treated by en bloc resection and penile retroversion in horses: 10 cases (1977-1986). *J Am Vet Med Assoc*. 1988;192(396).
784. Theáon AP, Pascoe JR, Carlson GP, et al. Intratumoral chemotherapy with cisplatin in oily emulsion in horses. *J Am Vet Med Assoc*. 1993;202:261.
785. Theáon AP, Pascoe JR, Meagher DM. Perioperative intratumoral administration of cisplatin for treatment of cutaneous tumors in Equidae. *J Am Vet Med Assoc*. 1994;205:1170.
786. Fortier LA, MacHarg MA. Topical use of 5-fluorouracil for treatment of squamous cell carcinoma of the external genitalia of horses: 11 cases (1988-1992). *J Am Vet Med Assoc*. 1994;205:1183–1185.
787. Khanna OMP. Disorders of micturition. *Urology*. 1976;8:316.
788. Brorasmussen F, Sorensen AH, Bredahl E, et al. The structure and function of the urinary bladder. *Urol Int*. 1965;19:280.
789. Schott HC, Carr EA, Patterson JS, et al. Urinary incontinence in 37 horses, in Proceedings. *Am Assoc Eq Pract*. 2004;50:345.
790. Learmonth JR. Contribution to neurophysiology of urinary bladder in man. *Brain*. 1930;54:147.
791. Madison JB. Estrogen-responsive urinary incontinence in an aged pony mare. *Compend Contin Educ Pract Vet*. 1984;6:S390.
792. Hodgson DJ, Dumas S, Bolling DR, et al. Effect of estrogen on sensitivity of the rabbit bladder and urethra to phenylephrine. *Invest Urol*. 1978;16:67.
793. Starr I, Ferguson LK. Beta-methylcholine-urethane: its action in various normal and abnormal conditions, especially postoperative urinary retention. *Am J Med Sci*. 1940;200:372.
794. Finkbeiner AE. Is bethanechol chloride clinically effective in promoting bladder emptying? A literature review. *J Urol*. 1985;134:443.
795. Rendle DI, Durham AE, Hughes KJ, et al. Long-term management of sabulous cystitis in five horses. *Vet Rec*. 2008;162:783–788.

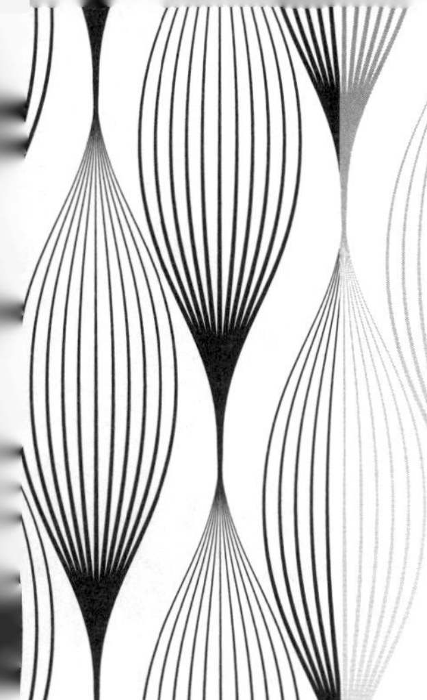

CAPÍTULO 15

Distúrbios do Sistema Hematopoético

Bettina Dunkel

INVESTIGAÇÃO DOS DISTÚRBIOS HEMATOLÓGICOS

A investigação sobre o sistema hematopoético geralmente começa com um hemograma completo. O número de qualquer tipo celular no sangue é determinado pelo equilíbrio entre produção e liberação das células da medula óssea e remoção da circulação por perda, destruição ou extravasamento. Todas as células sanguíneas são originárias de uma célula-tronco pluripotente comum. A Figura 15.1 traz uma representação esquemática da hematopoese.

Hemácias

Fisiologia

A eritropoese, o desenvolvimento e a maturação das hemácias dependem da presença de eritropoetina, um hormônio glicoproteico sintetizado pelo rim em resposta à hipoxia renal. A ausência de eritropoetina, como nos casos de doença renal crônica,[1,2] ou seu excesso podem causar anemia não regenerativa grave ou eritrocitose, respectivamente. Como em seres humanos, as tentativas de manipulação da eritropoese para melhora do desempenho são uma preocupação crescente em atletas equinos. A eritropoetina humana recombinante e o cobalto foram utilizados de modo abusivo no *doping* de cavalos de corrida. O cobalto é um indutor químico de respostas semelhantes à hipoxia, inclusive da indução da transcrição de eritropoetina.[3]

Diferentemente de outras espécies, as hemácias imaturas com ácido ribonucleico (RNA) (reticulócitos) produzidas na medula óssea equina normalmente não são liberadas na circulação, mesmo durante a anemia moderada a grave. Até recentemente, a avaliação da regeneração de hemácias em cavalos era, portanto, limitada à análise do tamanho das hemácias ou à avaliação de biopsias da medula óssea. A macrocitose (o aumento no volume corpuscular médio [VCM]; Boxe 15.1) geralmente é correlacionada à anemia regenerativa. A crescente sensibilidade dos analisadores hematológicos automatizados modernos que enumeram as hemácias com ácidos nucleicos por citometria de fluxo levou à detecção do aumento do número de reticulócitos no sangue de um cavalo com anemia grave e em cavalos tratados com eritropoetina humana recombinante.[4]

A hemoglobina, o componente que transporta o oxigênio pelas hemácias, é composta por quatro cadeias polipeptídicas (duas cadeias α e duas cadeias β) e uma porção heme. O heme é a parte funcional da molécula e contém um átomo de ferro entre os quatro anéis de pirrol de uma molécula de porfirina. O ferro da hemoglobina deve estar em forma ferrosa (Fe^{2+}) para se ligar ao oxigênio de maneira reversível. A oxidação do ferro de heme na forma férrica (Fe^{3+}) gera metemoglobina, uma molécula incapaz de transportar oxigênio. A concentração normal de metemoglobina no sangue não excede 1 a 2% da concentração total de hemoglobina. Em condições normais, há formação de pequenas quantidades de metemoglobina com ferro férrico, que é rapidamente convertido de volta à forma ferrosa pela metemoglobina redutase. Várias outras enzimas celulares contêm ferro em seu estado reduzido funcional.

A glutationa, um importante antioxidante tripeptídico celular, é encontrada em altas concentrações nas hemácias e auxilia a manutenção de proteínas em seu estado reduzido funcional. Esse processo depende da energia, que, por sua vez, depende da glicose. Como não há ciclo de Krebs nas hemácias, essas células metabolizam a glicose por via glicolítica anaeróbica de Emden-Meyerhof ou derivação de monofosfato hexose. A deficiência hereditária de enzimas essenciais dessas vias metabólicas, glicose-6-fosfato desidrogenase e dinucleotídio de flavina adenina, causou anemia hemolítica e hiperbilirrubinemia[5] e metemoglobinemia persistente[6] em um potro e em um cavalo adulto, respectivamente.

As hemácias equinas normais ficam na circulação por cerca de 150 dias antes de serem removidas por fagócitos mononucleares no baço, no fígado e na medula óssea. No fígado, o heme é convertido em biliverdina e, depois, bilirrubina, que é liberada em forma não conjugada na circulação.

A hemoglobina liberada no sangue durante a hemólise intravascular é transportada para o fígado pela haptoglobina. A saturação da capacidade de transporte da haptoglobina leva à presença de hemoglobina livre no plasma. A hemoglobina é filtrada pelos glomérulos renais e reabsorvida pelas células epiteliais tubulares renais. As moléculas de pigmento com heme podem ser nefrotóxicas em decorrência de efeitos citotóxicos diretos e pró-inflamatórios indiretos. O heme pode oxidar lipídios, desnaturar proteínas, alterar o citoesqueleto, diminuir a atividade das enzimas citosólicas, ativar enzimas que danificam as células e interromper o metabolismo mitocondrial.[7]

Avaliação

O eritrograma é avaliado pelos números, tamanho e volume de hemácias; concentração de hemoglobina; e determinação dos índices hematimétricos (ver Boxe 15.1). Essas medidas são complementadas pela avaliação subjetiva da morfologia

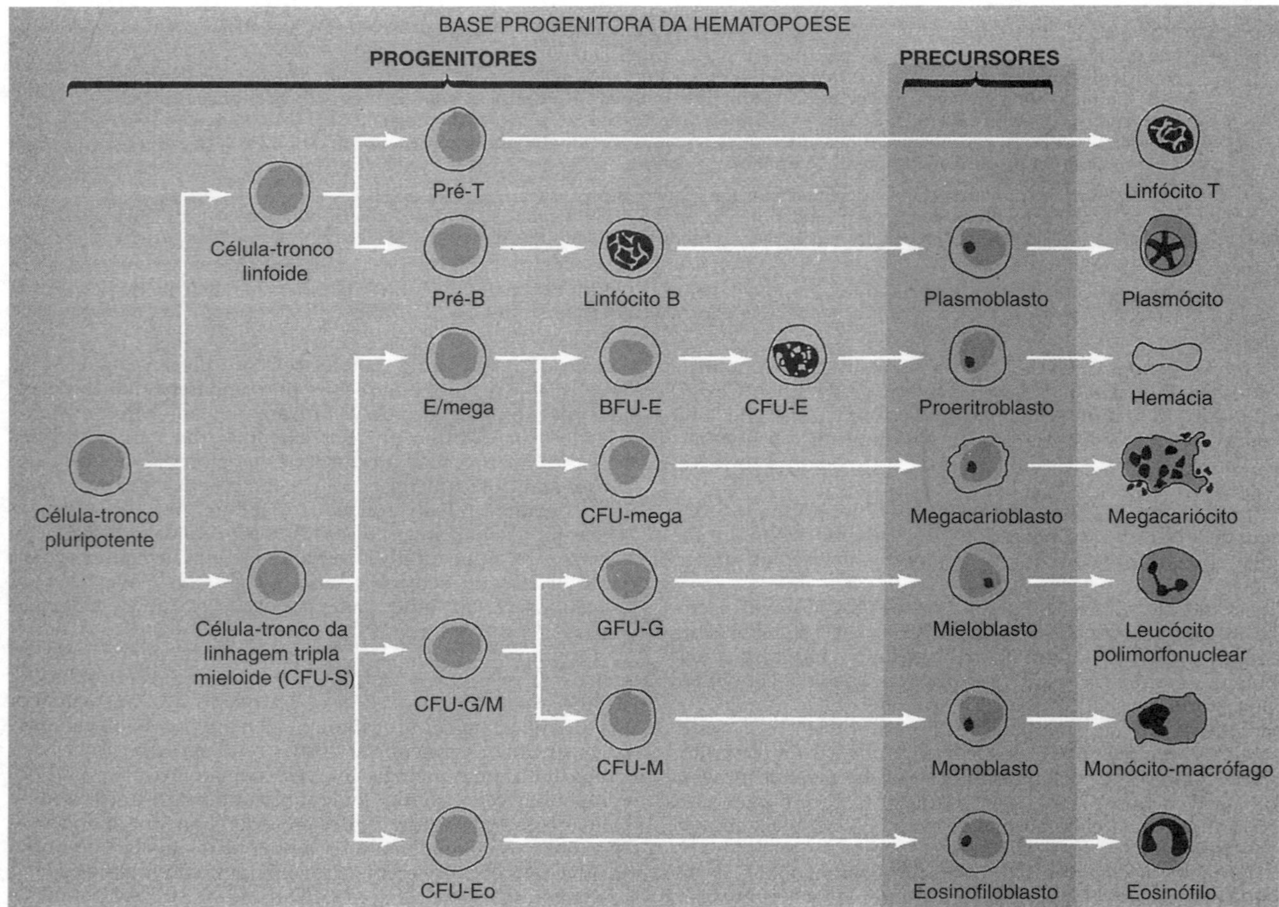

Figura 15.1 Representação esquemática da base progenitora da hematopoese. A maturação é representada da esquerda para a direita e as células sanguíneas circulantes finais são mostradas na extremidade direita do desenho. A amplificação progressiva de progenitores e precursores durante o amadurecimento e a diferenciação não é mostrada. CFU-S, unidade formadora de colônias, baço; CFU-G/M, CFU de granulócitos/macrófagos; CFU-Eo, CFU de eosinófilos; BFU-E, unidade formadora de *burst* eritroide; CFU-mega, CFU de megacariócitos; CFU-G, CFU de granulócitos; CFU-M, CFU de monócitos; CFU-E, CFU de eritrócitos. (Fonte: Wyngaarden JB, Smith LH, editors. *Cecil textbook of medicine*. 18. ed. Philadelphia: WB Saunders, 1988.)

das hemácias. O hematócrito e o volume celular medem a porcentagem do volume de sangue total que é ocupado pelas hemácias. Se ambos forem medidos por centrifugação, os termos podem ser usados de forma intercambiável. O hematócrito determinado pelos analisadores automatizados geralmente é um valor calculado (VCM × número de hemácias/10). A concentração de hemoglobina é cerca de um terço do hematócrito; esse percentual aumenta em caso de presença de hemoglobina livre na corrente sanguínea (hemoglobinemia). As Tabelas 15.1 e 15.2 mostram os valores hematológicos normais em cavalos de diferentes raças; os cálculos dos índices hematimétricos são mostrados no Boxe 15.1.

A avaliação do sangue periférico deve incluir o exame minucioso de um esfregaço corado para avaliação da morfologia das hemácias. A hemácia equina normal é um disco bicôncavo; no entanto, ao contrário de outras espécies, a maioria das hemácias equinas não apresenta palidez central distinta. As hemácias equinas sedimentam rapidamente em decorrência da formação de Rouleaux (empilhamento de hemácias como moedas). Esse fenômeno fisiológico pode ser diferenciado da autoaglutinação patológica (diagnóstico de hemólise intravascular) pela diluição do sangue com soro fisiológico, que dispersa as células em Rouleaux, mas não a autoaglutinação.

Ocasionalmente, a realização de testes especializados de função ou estabilidade das hemácias é indicada. Os testes de fragilidade osmótica medem a resistência das hemácias à hemólise *in vitro* durante a incubação com soluções de

BOXE 15.1 Avaliação dos índices hematimétricos: cálculo do hematócrito, número de hemácias (milhões) e hemoglobina (g/dℓ)

VCM = (hematócrito × 10)/número de hemácias
Expresso em fentolitros (fℓ)
Maior em alguns cavalos com anemia regenerativa
Menor na anemia ferropriva
Maior em cavalos mais velhos
VCM = (hemoglobina × 10)/número de hemácias
Expresso como picogramas (pg)
Maior na hemólise intravascular
Menor na anemia ferropriva
CHCM = (hemoglobina × 100)/hematócrito
Expressa em gramas por decilitro (g/dℓ)
Maior na hemólise intravascular
Menor na anemia ferropriva

Tabela 15.1 Intervalos de referência de parâmetros hematológicos equinos.[a]

Parâmetro	Unidades	Cavalo leve[b]	Cavalo de tração[c]	Cavalo miniatura[d]	Burro[e]
Contagem de hemácia	$10^6/\mu\ell$	6 a 10	5,5 a 9,5	4,3 a 10,3	4,7 a 9
Hemoglobina	g/dℓ	12 a 17	8 a 14	9 a 16	9,5 a 16,5
Hematócrito	%	32 a 50	24 a 44	24 a 42	28 a 47
VCM	fℓ	42 a 58	–	38 a 61	46 a 67
HCM	µg	15 a 20	–	14 a 23	16 a 23
CHCM	g/dℓ	32 a 38	–	33 a 40	32 a 36

VCM, volume corpuscular médio; HCM, hemoglobina corpuscular média; CHCM, concentração de hemoglobina corpuscular média. [a]Os números são apenas para comparação. Cada laboratório deve estabelecer seus próprios valores normais. [b]Valores de referência para equinos do Laboratório de Patologia Clínica da North Carolina State University. [c]Dados de Jain N. *Schalm's veterinary hematology*. 4. ed. Philadelphia: Lea & Febiger, 1986. [d]Dados de Harvey R, Hambright M, Rowe L. Clinical biochemical and hematologic values of the American Miniature Horse: reference value. *Am J Vet Res*. 1984; 45:987. [e]Dados de Zinkl J, Mae D, Merida P *et al*. Reference ranges and the influence of age and sex on hematologic and serum biochemical values in donkeys. *(Equus asinus), Am J Vet Res*. 1990; 51:408.

Tabela 15.2 Influência racial nos valores normais do eritrograma (média ± desvio-padrão) em cavalos adultos.

Raça	Hemácias (× $10^6/\mu\ell$)	HGB (g/dℓ)	Hematócrito (%)	VCM (fℓ)	HCM (pg)	CHCM (%)
Puro-Sangue	9,35 ± 1,05	14,8 ± 1,3	41,7 ± 3,8	44,7 ± 3,4	15,9 ± 1,4	35,8 ± 1,4
Standardbred	8,37 ± 1,02	13,6 ± 1,6	38,3 ± 3,5	46,1 ± 4	16,3 ± 1,4	35,5 ± 1,6
Quarto de Milha	8,26 ± 1,02	13,3 ± 1,6	38 ± 4	46,2 ± 3,9	16,1 ± 1,7	34,9 ± 1,6
Appaloosa	8,6 ± 1,11	13,3 ± 1,6	38,4 ± 4,7	44,8 ± 4,4	15,5 ± 1,3	34,5 ± 0,8
Árabe	8,41 ± 1,21	13,8 ± 2,1	39,3 ± 5	46,9 ± 1,9	16,4 ± 0,9	34,9 ± 1
Clydesdale	7,3 ± 0,87	12,4 ± 1,1	33 ± 3	44,6	–	38,1
Percheron	7,39 ± 1,08	11,7 ± 1,4	–	–	–	–
Coldblood mestiço	7,76 ± 1,23	–	33 ± 7	42,3	–	–

HGB, hemoglobina; VCM, volume corpuscular médio; HCM, hemoglobina corpuscular média; CHCM, concentração de hemoglobina corpuscular média. Fonte: Moms DD. Review of anemia in horses. I. Clinical signs, laboratory findings and diagnosis, *Vet Clin North Am Equine Pract.* 1989; 11:27-34; modificada de Jain NC, editor. *Schalm's veterinary hematology*. 4. ed. Philadelphia: Lea & Febiger, 1986.

cloreto de sódio (NaCl) cada vez mais hipotônicas. As hemácias de cavalos com anemia hemolítica imunomediada (IMHA, do inglês *immune-mediated hemolytic anemia*) sofrem lise com maior rapidez em solução hipotônica (ou seja, são mais frágeis) do que hemácias de cavalos normais. Os testes diretos e indiretos de Coombs também são usados no diagnóstico de IMHA. O teste direto de Coombs detecta imunoglobulina (Ig) ou complemento na superfície das hemácias por meio do uso de anticorpos contra IgG, IgM e complemento 3 (C3). A incubação a 10°C e 30°C detecta aglutininas frias e quentes, respectivamente. Como a aglutinação é o desfecho do teste direto de Coombs, a autoaglutinação do sangue é considerada diagnóstica de IMHA. O teste indireto de Coombs detecta anticorpos contra hemácias no soro do paciente ao incubá-lo com hemácias equinas normais para observação de aglutinação ou não.

Interpretação

O aumento (eritrocitose) e a diminuição (anemia) dos números de hemácias são indicativos de aumento ou diminuição de sua produção na medula óssea ou do aumento de sua remoção da circulação por perda sanguínea aguda ou crônica (Boxes 15.2 e 15.3) ou destruição intravascular ou extravascular (hemólise; Boxe 15.4). A hemoglobinemia indica hemólise intravascular; a confirmação de hemólise extravascular é mais complexa. O diagnóstico de IMHA é indicado pelo aumento da fragilidade osmótica, resultado positivo no teste direto ou indireto de Coombs ou presença de autoaglutinação.

O exame morfológico das hemácias em um esfregaço de sangue corado pode revelar as seguintes anomalias:

- *Poiquilócito*: qualquer hemácia com formato anormal; esse termo geralmente é reservado para descrever hemácias com morfologias diversas em vez de uma forma predominante
- *Anisocitose*: variabilidade no tamanho das hemácias, geralmente associada a aumento na largura de distribuição das hemácias
- *Policromasia*: variabilidade na cor das hemácias, geralmente causada pelo teor variável de hemoglobina e RNA
- *Esferócito*: hemácias esféricas podem ser observadas em casos de hemólise imunomediada
- *Equinócito*: célula com membrana rugosa e espículas curtas, a espaços regulares, que se projetam da superfície; esse tipo celular pode estar associado à uremia
- *Acantócito*: célula com membrana rugosa e espículas de formato irregular que se estendem da superfície; esse tipo celular pode estar associado a doença hepática ou má absorção gastrintestinal
- *Eliptócito*: hemácia elipsoide ou ovalada observada em animais com deficiência de ferro ou anemia mieloftísica
- *Leptócito*: hemácia fina e plana frequentemente associada a doença hepática ou deficiência de ferro

BOXE 15.2 Diagnósticos diferenciais da perda de sangue em equinos

Epistaxe
Micose da bolsa gutural
Abscesso pulmonar
Hemorragia pulmonar induzida pelo exercício
Hematoma etmoidal
Abscesso ou infecção do seio paranasal
Intubação nasogástrica traumática
Neoplasia do trato respiratório superior
Coagulopatia
Traumatismo
Ruptura do músculo reto da cabeça
Pneumonia/pleurite
Hemotórax
Traumatismo torácico
- Fratura de costela
- Laceração cardíaca ou vascular

Tromboembolia pulmonar
Ruptura de abscesso pulmonar
Ruptura de grande vaso
Neoplasia
Coagulopatia

Hematúria
Pielonefrite
Cistite/urolitíase
Neoplasia
Traumatismo
Úlcera uretral
Coagulopatia

Hemoperitônio
Traumatismo
- Ruptura esplênica
- Ruptura hepática

Ruptura do vaso mesentérico
Arterite verminótica
Ruptura da artéria uterina
Tratamento com fenilefrina
Abscesso abdominal
Neoplasia
Coagulopatia

Hemorragia gastrintestinal
Úlceras
Intoxicação por anti-inflamatórios não esteroides (AINEs)
Parasitas
- *Strongylus vulgaris*
- Pequenos estrôngilos

Doença intestinal granulomatosa
- Histoplasmose
- Tuberculose
- Enterite granulomatosa

Neoplasia
- Carcinoma de células escamosas
- Linfossarcoma

Coagulopatia

Hemorragia externa
Traumatismo
Complicação cirúrgica
Coagulopatia
Parasitas externos

- *Codócito*: célula-alvo com área central densa de hemoglobina cercada por uma zona pálida; pode estar associado a anemias hipocrômicas ou doenças hepáticas
- *Corpúsculos de Howell-Jolly*: remanescentes nucleares basofílicos observados no citoplasma das hemácias. Em cavalos normais, cerca de 10 em cada 10.000 hemácias contêm corpúsculos de Howell-Jolly
- *Corpúsculos de Heinz*: hemoglobina precipitada oxidada, indicativa de dano oxidativo à hemácia, que geralmente provoca hemólise intra ou extravascular. A observação dos corpúsculos de Heinz é melhor com coloração nova de azul de metileno, mas também é possível vê-los em esfregaços corados com Wright como estruturas redondas que se projetam da borda da membrana das hemácias.

Metabolismo de ferro

Fisiologia

O ferro é abundante na dieta normal do cavalo, e sua absorção, que ocorre predominantemente no intestino delgado, é correlacionada à demanda. A absorção aumenta durante a depleção de ferro e diminui durante a abundância de ferro. Na circulação, o ferro se combina à apotransferrina, formando transferrina. O excesso de ferro é depositado na forma de ferritina nos hepatócitos e células reticuloendoteliais do baço e da medula óssea. A ingestão excessiva de ferro, especialmente em potros, pode causar hemocromatose, cirrose hepática e insuficiência hepática.[8-10] No entanto, a alimentação experimental de pôneis adultos com 50 mg/kg de ferro (22,7 mg/lb) como sulfato ferroso com 20% de ferro elementar não provocou sinais clínicos adversos ou alterações histopatológicas no fígado.[11]

A deficiência de ferro é caracterizada pela baixa concentração sérica de ferritina e pela diminuição das reservas de ferro passíveis de coloração na medula óssea. Em concentrações de ferro baixas a ponto de afetar a eritropoese, há redução da porcentagem de saturação plasmática de transferrina, aumento da capacidade total de ligação do ferro (TIBC, do inglês *total iron binding capacity*), hemácias hipocrômicas (diminuição da concentração de hemoglobina corpuscular média [CHCM]) e, por fim, liberação de células pequenas (microcitose; diminuição de VCM). Em potros saudáveis ao nascimento, as concentrações séricas de ferro e ferritina são inferiores às observadas em adultos, mas aumentam rapidamente nas primeiras 24 horas devido à absorção do ferro no colostro.[12] Nas 3 semanas seguintes, as concentrações ficam abaixo das observadas em adultos, chegando ao ponto mais baixo às 3 semanas. O hematócrito dos neonatos é muito bem correlacionado às concentrações séricas de ferro e ferritina. Em potros saudáveis, o hematócrito é maior nos primeiros dias após o parto e, a seguir, fica abaixo do intervalo de referência para adultos e há aumento da produção de micrócitos após 2 semanas.[13] Essa relativa deficiência de ferro em potros saudáveis não responde à suplementação; além disso, o hematócrito não fica abaixo de 32% e as anomalias morfológicas são limitadas à microcitose branda.[14,15]

BOXE 15.3 Diagnósticos diferenciais de anemia não regenerativa em equinos

Deficiência de ferro
Hemorragia crônica
Deficiência nutricional (rara)
Doença crônica
Infecção/inflamação crônica
  Pleurite/pneumonia
  Peritonite/enterite
  Endocardite bacteriana
  Abscesso interno
  Doença viral crônica (p. ex., anemia infecciosa equina [AIE])
Neoplasia
Distúrbios endócrinos
Insuficiência da medula óssea
Mielofitose
Doença mieloproliferativa
Substâncias tóxicas para a medula óssea
  Fenilbutazona
  Cloranfenicol
Radiação
Pancitopenia idiopática
Outros
Administração de eritropoetina humana recombinante humana
Doença hepática crônica
Doença renal crônica
Hemorragia ou hemólise recente

Avaliação

A ingestão inadequada ou a perda descompensada de ferro gera anemia ferropriva hipocrômica microcítica, que pode ser identificada à avaliação do esfregaço de sangue e cálculo dos índices hematimétricos. O metabolismo do ferro pode ser avaliado de maneira direta pela medida da quantidade de ferro no sangue (73 a 140 μg/dℓ), enquanto a capacidade do sangue de transportar ferro é determinada pela medida de transferrina ou TIBC (231 a 455 μg/dℓ), e a quantidade de armazenamento de ferro, pela ferritina.[16,17] A TIBC mede todas as proteínas transportadoras de ferro no sangue, inclusive a transferrina. Como a transferrina é a principal proteína ligante de ferro, a TIBC pode ser usada como uma medida indireta da transferrina. A transferrina é produzida conforme a necessidade de ferro. Quando as reservas de ferro são baixas, os níveis de transferrina aumentam, e vice-versa. Em cavalos saudáveis, cerca de 30 a 40% dos sítios de ligação da transferrina são usados para transporte de ferro. A capacidade não saturada de ligação de ferro mede a capacidade de reserva da transferrina, ou seja, a porção da molécula que ainda não está saturada. A saturação de transferrina representa a porcentagem de transferrina saturada com ferro. A concentração sérica de ferritina é um índice de ferro hepático e esplênico armazenado e é de 152 ± 55 ng/mℓ em cavalos normais. As concentrações de ferritina diminuem em caso de deficiência de ferro e aumentam durante a sobrecarga de ferro, hemólise, doença hepática, inflamação e cólica.[16,18] Os efeitos de diferentes doenças nas medidas de ferro são resumidos na Tabela 15.3.

BOXE 15.4 Diagnósticos diferenciais de hemólise em equinos

Doenças infecciosas
Piroplasmose
Anemia infecciosa equina (AIE)
Leptospirose
Micoplasma hemotrófico
Doença imunomediada
Doença autoimune
Infecção bacteriana
  Clostridium perfringens
  Infecções estreptocócicas
Infecção viral
  AIE
Neoplasia
  Linfossarcoma
Reação medicamentosa
  Penicilina
Isoeritrólise neonatal
Lesão oxidativa
Fenotiazina
Consumo de cebola e alho
Folhas de bordo vermelho (*Acer rubrum*), bordo prata (*Acer saccharinum*) e bordo-açucareiro (*Acer saccharum*)
Folhas de pistácia
Envenenamento por abelhas ou acidentes ofídicos
Metemoglobinemia familiar
Doenças iatrogênicas
Soluções hipotônicas
Solução salina hipertônica
Formaldeído
Dimetilsulfóxido (DMSO)
Outras condições
Doença hepática
Síndrome hemolítico-urêmica
Coagulação intravascular disseminada
Outras intoxicações
Administração intravenosa de DMSO
Toxinas bacterianas (*Clostridium*)
Carvalho
Queimaduras

Leucócitos

Os leucócitos são classificados como granulócitos (neutrófilos, eosinófilos, basófilos e mastócitos), monócitos e macrófagos e linfócitos. São essenciais para a função imunológica normal e o aumento ou diminuição da circulação é mais comumente secundário a outras doenças. No entanto, ocasionalmente, doenças da medula óssea, neoplasia ou anomalias funcionais podem dar origem a doenças primárias.

Neutrófilos

Fisiologia. O fator estimulador de colônias de granulócitos (G-CSF, do inglês *granulocyte colony-stimulating fator*) e o fator estimulador de colônias de granulócitos e macrófagos (GM-CSF, do inglês *granulocyte-macrophage colony-stimulating factor*), entre várias outras citocinas, regulam a proliferação e a diferenciação de células precursoras em granulócitos e fagócitos mononucleares. Os neutrófilos maduros são armazenados na medula óssea. Ao serem liberados, sua meia-vida na circulação é de aproximadamente 10,5 horas antes do

Tabela 15.3 Índices de metabolismo do ferro.

Doença	Concentração plasmática de ferro	TIBC/transferrina	Saturação de transferrina (%)	Ferritina
Deficiência de ferro	Baixa	Alta	Baixa	Baixa
Doença crônica	Baixa	Baixa	Baixa	Normal ou alta
Anemia hemolítica	Alta	Normal ou baixa	Alta	Alta
Sobrecarga de ferro	Normal ou alta	Normal	Alta	Normal ou alta
Valores normais (média ± DP e intervalo de referência)[a]	123 ± 37 μg/dℓ	343 ± 56 μg/dℓ	30 a 40%	152 ± 55 ng/mℓ
	73 a 140 μg/dℓ	231 a 455 μg/dℓ		43 a 261 ng/mℓ

DP, desvio-padrão; TIBC, capacidade total de ligação do ferro. (Fonte: Smith JE, Cipriano JE, DeBowes R *et al*. Iron deficiency and pseudoiron deficiency in hospitalized horses. *J Am Vet Med Assoc*. 1986;188(3):285-287. Kaneko JJ, Harvey JW, Bruss ML, editors. *Clinical biochemistry of domestic animals*. 6th ed. 2008. p 262-285.)

extravasamento para os tecidos periféricos, onde permanecem ativos por vários dias. O aumento da demanda por neutrófilos na periferia leva à liberação de células imaturas, os bastonetes, da medula óssea. O *pool* de neutrófilos no sangue é composto por células circulantes e células marginais próximas ao endotélio. Somente os neutrófilos circulantes, não os marginais, são incluídos na contagem de células periféricas; as mudanças entre a localização marginal ou não dessas células podem explicar alterações rápidas nos números de neutrófilos. Após o rolamento dos neutrófilos, mediado por selectina, ao longo do endotélio, há a adesão mediada por integrina em caso de contato com células endoteliais ativadas nos sítios de lesão ou inflamação. Estresse, exercício, glicocorticoides e epinefrina mobilizam neutrófilos marginalizados. Além disso, os glicocorticoides aumentam a liberação de neutrófilos da medula óssea e retardam o extravasamento e a apoptose. Os mecanismos de defesa dos neutrófilos são a liberação de enzimas líticas e espécies reativas de oxigênio, fagocitose e, mais recentemente descrita, a liberação de ácido desoxirribonucleico (DNA) na forma de armadilhas extracelulares neutrofílicas (NETs, do inglês *neutrophil extracellular traps*). Essas NETs podem ligar-se a microrganismos extracelulares e matá-los. A formação de NETs por neutrófilos equinos foi demonstrada.[19]

A função dos neutrófilos pode ser influenciada pela idade e por doenças. Alterações em concentrações de hormônios, como as observadas em cavalos com disfunção da *pars intermedia* da hipófise (PPID, do inglês *pituitary pars intermedia dysfunction*), diminuem a adesão e a explosão (*burst*) oxidativa de neutrófilos, mas não a fagocitose, em comparação a controles saudáveis. A quimiotaxia é maior em cavalos idosos saudáveis do que em cavalos jovens ou com PPID. A razão plasmática entre insulina e hormônio estimulador de α-melanócitos (MSH, do inglês *α-melanocyte-stimulating hormone*), mas não as concentrações de cada hormônio, foi correlacionada à atividade de explosão oxidativa de neutrófilos.[20] As capacidades fagocíticas e a atividade de explosão oxidativa são menores em neonatos em comparação a cavalos adultos.[21,22] Os produtos de G-CSF recombinante humano têm sido utilizados no tratamento de potros com neutropenia[23,24] e, de forma experimental, na prevenção de doenças após viagens longas (0,23 μg/kg por via subcutânea [SC], uma vez).[25] Nestes relatos, o número de neutrófilos aumentou de forma acentuada após o tratamento. Curiosamente, menor aumento no número de plaquetas também foi observado.[23] O G-CSF recombinante humano também é usado de forma ilegal para *doping* de cavalos de corrida.[26]

Avaliação. O número e a morfologia dos neutrófilos podem indicar a gravidade de um insulto. A presença de neutrófilos bastonetes (imaturos) na circulação é denominada *desvio regenerativo à esquerda* e indica uma resposta da medula óssea a um estímulo inflamatório. Quando há mais bastonetes do que neutrófilos maduros no sangue periférico, há *desvio degenerativo à esquerda*. As alterações morfológicas indicativas de insulto tóxico aos neutrófilos (forte estímulo inflamatório) são basofilia citoplasmática, formação de vacúolos e corpos de Döhle (resquícios de RNA do retículo endoplasmático rugoso, dos estágios anteriores de maturação). Ocasionalmente, microrganismos infecciosos, como *Anaplasma phagocytophilum*, podem ser observados no citoplasma dos neutrófilos. Uma anomalia morfológica congênita que causa hipossegmentação do núcleo (anomalia de Pelger-Huët) também foi descrita em cavalos Árabes.[27,28] Em outras espécies, a hipersegmentação é considerada um processo de envelhecimento associado a maior tempo de trânsito no sangue e associada à resolução de inflamações crônicas, administração de glicocorticoides e hiperadrenocorticismo. Em cavalos, a hipersegmentação foi descrita em um caso de anemia hemolítica secundária a doença hepática e como achado idiopático em três Quartos de Milha.[29-31]

Interpretação. A maioria das alterações no número de neutrófilos é secundária a inflamação sistêmica, infecção, estresse ou administração de glicocorticoides. Infelizmente, o número de leucócitos também pode ser normal, apesar da presença de inflamação ou infecção grave. A leucocitose exuberante tende a acompanhar infecções bacterianas crônicas, como aquelas causadas por *Rhodococcus equi* ou *Corynebacterium pseudotuberculosis*. Experimentalmente, a endotoxina é o produto bacteriano mais bem investigado como indutor de neutropenia que, às vezes, pode ser seguida por neutrofilia rebote (ver Capítulo 12, *Distúrbios do Sistema Gastrintestinal*). Outros mediadores microbianos ou inflamatórios provavelmente têm capacidades semelhantes e a inflamação intra-abdominal aguda, como nos casos de colite, enterite ou peritonite aguda, é uma das causas mais comuns de leucopenia em cavalos. A leucopenia e a neutropenia extremas podem ser observadas em animais com ruptura intestinal e subsequente peritonite fecal. Em potros, a neutropenia é um forte indicador de inflamação e sepse sistêmica. Em animais com alterações persistentes ou progressivas, anomalias da medula óssea devem ser consideradas.

Eosinófilos

Fisiologia. Os eosinófilos são células que habitam principalmente os tecidos e são encontrados na circulação em números baixos. Antigamente, acreditava-se que os eosinófilos eram associados à imunidade inata, em especial contra parasitoses e doenças alérgicas. No entanto, vários outros papéis não inflamatórios cruciais também foram identificados. Os eosinófilos são essenciais à sobrevida a longo prazo dos plasmócitos na medula óssea e sua manutenção na lâmina própria do epitélio intestinal. Os eosinófilos são necessários para a estimulação da troca (*switch*) de classe de anticorpos para IgA e manutenção dos plasmócitos de IgA de mucosa em longo prazo. Também atuam de forma vital na integridade e no remodelamento dos tecidos.[32]

Avaliação e interpretação. Os números de eosinófilos no sangue periférico geralmente são baixos e, assim, a avaliação de eosinopenia é difícil. O tratamento com corticosteroides e o estresse são frequentemente associados a baixos números de eosinófilos. A eosinofilia em cavalos é incomum, mas parasitismo, como ciatostomíase, e formas de colite eosinofílica, enterite ou doença multissistêmica devem ser descartados em cavalos com histórico e quadro clínico condizentes.[33-35] Em seres humanos e outras espécies, inclusive em equinos, a eosinofilia foi observada ao mesmo tempo ou mesmo antes de neoplasias hematológicas e de outras naturezas, principalmente tipos de linfomas.[36-38]

Basófilos e mastócitos

Os basófilos são os leucócitos menos numerosos no sangue periférico. Junto com os mastócitos, são considerados células efetoras da inflamação alérgica dependente de IgE e rapidamente liberam histamina e mediadores inflamatórios após a ligação cruzada do receptor FcεR1 com complexos formados por alergênios e IgE.[39] Recentemente, sua atuação em doenças inflamatórias não mediadas por IgE também foi elucidada.[39] Os mastócitos são células granulares de longa duração, derivadas de precursores hematopoéticos; no entanto, há um número muito pequeno de seus progenitores no sangue. Os mastócitos completam sua diferenciação e maturação nos microambientes de quase todos os tecidos, geralmente em contato próximo com os possíveis alvos de seus mediadores.[40]

Linfócitos

Fisiologia. Os linfócitos foram considerados as células efetoras primárias da imunidade adaptativa, mas, com o aumento do conhecimento, as fronteiras entre a imunidade inata e a adaptativa estão se tornando cada vez menos distintas. Os linfócitos circulantes podem ser divididos em linfócitos B, linfócitos T e células *natural killer*, e cada vez mais subpopulações são identificadas. A maioria dos linfócitos está localizada nos tecidos linfáticos distribuídos por todo o corpo, inclusive o baço e os linfonodos.

Avaliação e interpretação. A investigação do número, da função e da morfologia dos linfócitos é importante nos casos de suspeita de imunodeficiências ou neoplasia linfoide. As linfopenias absolutas e relativas foram associadas à administração ou liberação de glicocorticoides, infecção viral, velhice e imunodeficiência combinada grave em potros Árabes, um potro Cáspio e um potro de pônei Fell.[41-43] A linfocitose pode ser observada em casos de liberação ou administração de epinefrina, exercício, infecção pelo herpes-vírus equino 2 (EHV-2) em potros e leucemia linfocítica.[44] A investigação dos tipos e funções dos linfócitos é discutida no Capítulo 1, *Mecanismos de Doença e Imunidade.*

Plaquetas

Fisiologia. Plaquetas ou trombócitos são fragmentos celulares anucleados que brotam das membranas de células precursoras poliploides, os megacariócitos, na medula óssea. Em outras espécies, a geração de plaquetas também ocorre no sangue periférico, especialmente na circulação pulmonar, que, além do baço, é um dos principais sítios de armazenamento dessas células. A produção diária de plaquetas foi estimada em cerca de 35.000/μℓ. As plaquetas equinas radiomarcadas têm meia-vida média de 4 a 5 dias antes de serem removidas da circulação por macrófagos residentes no fígado, baço e medula óssea. Embora fundamentalmente semelhantes, as plaquetas equinas apresentam algumas diferenças morfológicas e funcionais sutis em comparação a outras espécies, como a ausência de um sistema canalicular aberto e diferenças na capacidade de resposta a alguns mediadores.[45,46] Nos últimos anos, ficou ainda mais evidente que as plaquetas, além de suas funções hemostáticas, são importantíssimas na inflamação, imunidade, regeneração tecidual e fisiopatologia de muitas doenças. As plaquetas de outras espécies não apenas contêm e liberam uma infinidade de mediadores inflamatórios e regenerativos, mas também sintetizam novos fatores, como a interleucina-1β, por meio da tradução rápida e dependente de sinal do mRNA adquirido do megacariócito progenitor. Evidências recentes sugerem que a geração de plaquetas é um processo muito sofisticado. Dependendo das circunstâncias, as plaquetas são equipadas com diferentes subconjuntos de filamentos de mRNA durante o processo de brotamento, que depois viabilizam a síntese de diferentes mediadores. Na circulação, interagem com outras células, em especial leucócitos e células endoteliais, e desempenham um papel essencial na atração de leucócitos para sítios de inflamação ou dano tecidual. As plaquetas humanas são capazes de locomoção celular ativa e quimiotaxia guiada por gradiente em resposta a peptídeos bacterianos e estímulos alergênicos. Com o interesse crescente em plaquetas equinas e a maior disponibilidade de instalações para avaliação dos vários aspectos da função plaquetária, da expressão de marcadores de superfície celular e interações com outras células, o conhecimento sobre esses fragmentos celulares tende a se expandir com rapidez no futuro.

Avaliação. A agregação plaquetária, um indicador da função plaquetária, é avaliada por meio da contagem de plaquetas antes e depois da agitação das amostras com uma barra magnética e cálculo da diminuição percentual. Alternativamente, e com mais precisão, essa determinação pode ser feita com agregômetros.[47] A citometria de fluxo é hoje bastante utilizada no cenário experimental para investigação da expressão superficial de glicoproteínas (GPs) da membrana plaquetária, inclusive GP IIb-IIIa (CD41/61), GPIV, CD62 P (P-selectina), proteína de membrana integral lisossomal (LIMP, do inglês *lysosomal integral membrane protein*), e da ligação de anexina V e fibrinogênio.[48-50] Micropartículas de plaquetas e agregados de plaquetas e leucócitos também foram detectados usando esta técnica.[49-51] Métodos para detecção da adesão plaquetária em placas de microtitulação revestidas em condições estáticas e ao subendotélio em condições de fluxo foram descritos.[46,52] Vários produtos de liberação de plaquetas podem ser medidos no plasma e em outras amostras de líquidos biológicos como indicação da ativação e desgranulação dessas células. Fatores de crescimento, serotonina e tromboxano A_2 (TXA_2) estão entre os marcadores mais usados.[53,54] Em razão da curta meia-vida do fator plaquetário 4 (PF4, do inglês *platelet factor 4*), uma razão β-tromboglobulina (β-TG)/PF4 superior a 2 foi usada para distinguir a ativação plaquetária *in vivo* e acidental *in vitro*.[55]

Interpretação. A trombocitose é definida pelo número de plaquetas superior a 400.000/μℓ, embora contagens de até 500.000/μℓ possam ser normais em cavalos machos jovens.[56] A trombocitopenia, definida como o número de plaquetas inferior a 100.000/μℓ, também é relativamente rara e afetou cerca de 1,5% dos cavalos hospitalizados submetidos a um hemograma completo.[57,58] A trombocitopenia pode estar associada a doenças sistêmicas e coagulopatias, destruição imunemediada ou produção insuficiente de plaquetas (Boxe 15.5). A ativação plaquetária geralmente acompanha a inflamação sistêmica e foi observada na obstrução recorrente das vias respiratórias, laminite, doença gastrintestinal e infecção por EHV-1.[49,52,55,59,60] Defeitos congênitos na função plaquetária foram descritos em cavalos.[61-65] Trombocitose, trombocitopenia e disfunção plaquetária são discutidas em mais detalhes em distúrbios da hemostasia e hematopoese, mais adiante neste capítulo. Por outro lado, a pseudotrombocitopenia é uma redução artificial comum no número de plaquetas relacionada com os procedimentos de amostragem e contagem. As contagens automatizadas de plaquetas realizadas em sangue anticoagulado com ácido etilenodiaminotetracético (EDTA) e, com menor frequência, heparina e citrato, são as mais afetadas. No sangue anticoagulado com EDTA, as plaquetas podem formar agregados em decorrência da quelação do cálcio e, assim, as contagens são artificialmente reduzidas. A inspeção de um esfregaço de sangue ao longo da borda emplumada e a contagem manual de plaquetas pode rapidamente determinar o número preciso dessas células. Raramente, a verdadeira pseudotrombocitopenia secundária à formação EDTA-dependente de anticorpos e à subsequente aglomeração plaquetária é observada em equinos.[66,67] O uso de um anticoagulante diferente abole a aglomeração de plaquetas.

Medula óssea

A avaliação da medula óssea é indicada em caso de detecção de anomalias quantitativas, funcionais ou morfológicas das células sanguíneas que não possam ser explicadas pelo aumento da demanda ou da perda de células, ou ainda por influências exógenas.

Fisiologia

A produção dos elementos celulares do sangue – ou seja, hemácias, linfócitos, monócitos, granulócitos polimorfonucleares (neutrófilos, basófilos e eosinófilos) e plaquetas – ocorre no fígado e no baço do feto antes que a medula óssea passe a ser o principal sítio de hematopoese no cavalo adulto. Durante o envelhecimento, a medula óssea produtiva é gradualmente substituída por gordura, e a medula do esterno, costelas, vértebra, crânio, pelve e medula epifisária do úmero e do fêmur passam a ser os principais sítios de hematopoese nos animais mais velhos. Sob a influência de citocinas mediadoras não elucidadas por completo, as células-tronco pluripotentes autorrenováveis se diferenciam em linhagens celulares separadas (ver Figura 15.1) e, após maior diferenciação e maturação, leucócitos, hemácias e plaquetas funcionais são liberados na corrente sanguínea.

BOXE 15.5 Diagnósticos diferenciais de trombocitopenia em equinos

Diminuição da produção de plaquetas
Defeitos hereditários
Mielofitose
Doença mieloproliferativa
Pancitopenia idiopática
Fármacos mielossupressores
  Fenilbutazona
  Cloranfenicol
  Estrógenos
  Farinha de soja extraída com tricloroetileno
Irradiação
Aumento do uso de plaquetas
Coagulação intravascular
  Coagulação intravascular disseminada
  Localizada:
  - Síndrome hemolítico-urêmica
  - Hemangioma/hemangiossarcoma
Hemorragia
Trombose
Sequestro de plaquetas
Esplenomegalia
Aumento da destruição de plaquetas
Doenças infecciosas
  Anemia infecciosa equina
  Anaplasma phagocytophilum
Doenças imunomediadas
  Doença autoimune
  Lúpus eritematoso sistêmico
  Doença idiopática
  Doença secundária
  Neoplasia (linfossarcoma)
  Infecção bacteriana
  Infecção viral
  Fármacos
  Doença aloimune neonatal
Fármacos ou toxinas
Acidentes ofídicos
Erros laboratoriais
Pseudotrombocitopenia

Avaliação

Aspirados da medula óssea ou biopsias por agulha grossa (*core*) são mais comumente coletados do esterno de cavalos adultos, mas também podem ser obtidos das tuberosidades coxais ou costelas proximais. No cavalo sedado, as junções cartilaginosas entre a sétima, a sexta (muitas vezes parcialmente fundida), a quinta e a quarta estérnebras são identificadas por ultrassonografia. O quinto-sexto espaço interesternebral é imediatamente caudal ao olécrano no cavalo em pé, e a medula óssea pode ser aspirada a partir da sexta, quinta e, às vezes, quarta estérnebra (localizada entre os membros anteriores). A marcação dos espaços interesternebrais com equipamentos de tosa ou canetas ajuda a identificar o meio das estérnebras. A área é tricotomizada, preparada de maneira estéril, e o anestésico local é injetado antes de fazer uma pequena incisão na pele e no tecido subcutâneo. Uma agulha Jamshidi ou similar com calibre ≥ 16 e ≥ 2 polegadas (5 cm) de comprimento, idealmente com estilete, é avançada até entrar em contato com a superfície óssea. O dedo indicador é colocado a 2 cm da superfície cutânea e a agulha é avançada pelo osso até a cavidade medular, até que a ponta do dedo toque a pele. Isso requer bastante força; movimentos rotacionais geralmente ajudam a inserção. Em um Puro-Sangue, a sexta, a quinta e a quarta estérnebra têm aproximadamente 3,5, 4,8 e 6,2 cm de diâmetro, respectivamente.[68] O ápice do coração é adjacente à sétima estérnebra e ao xifoide.[68] O estilete é removido e o material é aspirado em uma seringa de 10 mℓ pré-carregada com heparina (concentração final de 625 UI/mℓ de medula óssea) e misturada com cuidado durante a extremamente rápida coagulação da medula óssea. As lâminas podem ser preparadas imediatamente ou a medula óssea pode ser transferida para uma placa de Petri, de onde as espículas podem ser transferidas para lâminas de vidro para coloração e avaliação.

Interpretação

A avaliação inclui a identificação de células progenitoras de diferentes linhagens celulares e a estimativa da razão mieloide-eritroide (M:E; 0,5 a 3,76 em equinos normais). Razões inferiores a 0,5 são indicativas de regeneração eritrocitária ou supressão mieloide. A coloração com azul da Prússia pode ser usada para avaliação das reservas periféricas de ferro. Macrófagos da medula óssea que fagocitam hemácias podem ser observados em animais com anemia hemolítica. A redução de todos os elementos celulares é denominada *mielofitose* e geralmente se deve à proliferação de tecido fibroso (mielofibrose). Mielodisplasia indica a presença de células anormais e é bastante associada a neoplasias mieloproliferativas.

Hemostasia

Fisiologia

O reparo da lesão microvascular e macrovascular é essencial para a sobrevida durante o período de saúde, mas é ainda mais importante em momentos de doença ou lesão. A hemostasia eficaz é um processo rigorosamente controlado e depende da interação da parede vascular, em especial do endotélio, com as plaquetas e proteínas plasmáticas solúveis. No vaso íntegro, a coagulação espontânea é evitada por vários mecanismos anticoagulantes expressos e liberados pelas células endoteliais. O endotélio saudável é recoberto por um glicocálice, uma rede complexa de macromoléculas com carga negativa, formada por proteoglicanos, cadeias laterais de glicosaminoglicano e sialoproteínas ligados às células. Outros componentes são moléculas solúveis em ligações frouxas, como albumina, ácido hialurônico, sulfato de heparana, trombomodulina e antitrombina.[69] O glicocálice desempenha papel fundamental na regulação do tônus microvascular e da permeabilidade endotelial ao manter o gradiente oncótico, regular a adesão e o extravasamento de leucócitos e inibir a trombose intravascular.[69] Além disso, o estado em repouso das plaquetas circulantes e a presença dos fatores de coagulação na circulação em forma de zimogênio inativo evitam a formação espontânea de coágulos. A perda da regulação da hemostasia, como durante a inflamação sistêmica grave, é importante fonte de morbidade e mortalidade em cavalos doentes. O sistema plasmático da coagulação é composto por vários fatores que atendem vagamente a quatro funções diferentes: coagulação, anticoagulação, fibrinólise e antifibrinólise. Os principais fatores de coagulação são listados na Tabela 15.4. No entanto, há grande sobreposição e um fator pode ter várias funções, dependendo das circunstâncias e dos efeitos dos ciclos de *feedback* negativo e positivo. A compreensão da formação de coágulos e seu oponente biológico, a fibrinólise, está em constante evolução. A formação de coágulos, ou a tendência à trombose (hipercoagulabilidade), é favorecida por um ambiente pró-coagulante, diminuição da atividade anticoagulante e inibição da lise de coágulos (antifibrinólise). A inibição da formação de coágulos, ou a maior tendência a sangramentos (hipocoagulação), é associada a altas atividades antitrombóticas e fibrinolíticas e a menor atividade dos fatores de coagulação. Na lesão vascular, a primeira resposta é a vasoconstrição intensa para desviar o fluxo sanguíneo do local afetado. Dois componentes principais, a hemostasia primária e a hemostasia secundária, iniciam o fechamento do defeito e o reparo vascular. Hemostasia primária se refere à agregação plaquetária para formação de um tampão plaquetário. As plaquetas são ativadas (ver a seção sobre coagulação) e aderem ao sítio da lesão e umas às outras, fechando o defeito. Hemostasia secundária se refere à conversão de fibrinogênio em fibrina pela cascata proteolítica de coagulação e deposição da fibrina insolúvel para formação de uma malha que incorpora e estabiliza o tampão plaquetário. Esses dois processos acontecem de forma simultânea e estão mecanicamente entrelaçados.[70] Os defeitos da hemostasia primária são caracterizados por petéquias, equimoses, sangramento espontâneo das superfícies mucosas (inclusive epistaxe e sangramento gengival), hifema, hematúria e melena. Os defeitos da hemostasia secundária geralmente estão associados a uma tendência à formação de hematomas e sangramento nos tecidos subcutâneos, cavidades corpóreas, músculos ou articulações. Há certa sobreposição e, principalmente nos distúrbios adquiridos, como coagulação intravascular disseminada (CID), múltiplos defeitos hemostáticos causam sinais clínicos compatíveis com problemas na hemostasia primária e secundária. Da mesma maneira, a forma branda da doença de von Willebrand pode assemelhar-se a um defeito hemostático primário, mas os casos graves também apresentam sinais de um distúrbio hemostático secundário.

A próxima seção descreve os quatro sistemas e sua interação com mais detalhes. Os exames para avaliação de diferentes aspectos da hemostasia e os tempos normais de coagulação estão resumidos nas Tabelas 15.5 e 15.6.

Tabela 15.4 Fatores de coagulação.

Fator	Sinônimo
I	Fibrinogênio
II	Protrombina
III	Fator tecidual, tromboplastina tecidual
IV	Cálcio
V	Pró-acelerina, fator lábil
VI	Não atribuído
VII	Pró-convertina, fator estável
VIII	Fator anti-hemofílico
IX	Fator de Christmas
X	Fator de Stuart-Prower
XI	Antecedente de tromboplastina plasmática
XII	Fator de Hageman
XIII	Fator estabilizador de fibrina
Pré-calicreína	Fator de Fletcher
Cininogênio de alto peso molecular	Fator de Fitzgerald

Tabela 15.5 Interpretação de parâmetros hemostáticos.

	Hipocoagulação	Hipercoagulação	Fibrinólise	Função plaquetária
Tempo de protrombina	++	–	–	–
Tempo de tromboplastina parcial ativada	++	–	–	–
Concentração de plaquetas ↓	+	–	–	+/– (↓↓)
Concentração de fibrinogênio ↓↑	+/– (↓)	+/– (↑)	–	–
Produtos de degradação de fibrinogênio ↑	–	+/–	+/–	–
Concentração de dímero-D ↑	–	++	+/-	–
Atividade do fator tecidual ↑	–	++	–	–
Atividade antitrombina ↓	++	+	–	–
Complexos trombina-antitrombina ↑	–	+	–	–
Atividade da proteína C ↓	–	+	–	–
Concentração de plasminogênio ↓	–	+/–	+	–
Atividade do inibidor do ativador de plasminogênio 1 ↑	–	+/–	++	–
Viscoelastografia	++	++	++	++

↑, aumento da concentração ou atividade; ↓, diminuição da concentração ou atividade.

Tabela 15.6 Intervalos de referência dos valores hemostáticos em equinos.[a]

Parâmetro	Unidades	Valor	Referência
Contagem de plaquetas	por μℓ	75.000 a 300.000	NCSU[b]
Fibrinogênio	g/dℓ	< 400	NCSU
TP	segundos	8,5 a 9,9	NCSU
TTPA	segundos	30 a 44	NCSU
FDPs	mg/dℓ	< 20	NCSU
AT III	% PNEP	63 a 131	Johnstone *et al.*[c]
AT III	% PNHP	218 ± 18	Bernard *et al.*[d]
Plasminogênio	% PNEP	64,6 a 155,9	Welles *et al.*[e]
Proteína C	% PNEP	104,5 ± 13,8	Welles *et al.*[f]

TP, tempo de protrombina; TTPA, tempo de tromboplastina parcial ativada; FDPs, produtos de degradação de fibrina; AT III, antitrombina III; PNEP, *pool* de plasma equino normal; PNHP, *pool* de plasma humano normal. [a]Estes números são apenas para referência. Cada laboratório deve estabelecer seus próprios valores normais para equinos. [b]Valores normais de referência para equinos do Laboratório de Patologia Clínica de NCSU, North Carolina State University College of Veterinary Medicine. [c]Johnstone IB, Physick-Sheard P, Crane S: Breed, age, and gender differences in plasma antithrombin-III activity in clinically normal young horses, *Am J Vet Res*. 1989;50:1751. [d]Bernard W, Morris DD, Divers TJ *et al.*: Plasma antithrombin-III values in healthy horses: effect of sex and/or breed, *Am J Vet Res*. 1987;48:866. [e]Welles EG, Prasse KW, Duncan A: Chromogenic assay for equine plasminogen, *Am J Vet Res*. 1990;51:1080. [f]Welles EG, Prasse KW, Duncan A *et al.*: Antigenic assay for protein C determination in horses, *Am J Vet Res*. 1990;51:1075.

Coagulação. Os antigos modelos de coagulação em cascata, que dividiam o processo em uma via intrínseca e uma extrínseca, foram substituídos por modelos celulares.[71] Há extensa comunicação cruzada entre os sistemas inflamatório e de coagulação e muitos fatores de coagulação têm ações pró- ou anti-inflamatórias, que não serão discutidas. Um elemento essencial da coagulação é a ativação da protrombina em trombina e a subsequente conversão do fibrinogênio em fibrina. Atualmente, acredita-se que o ativador mais importante da coagulação seja o fator tecidual (FT). O FT é altamente expresso no tecido extravascular, como músculo liso e fibroblastos, e fica exposto a danos vasculares. As plaquetas aderem ao sítio danificado, em um processo mediado pelo fator de von Willebrand, e formam agregados por meio de interações dos receptores plaquetários com ligantes extracelulares e proteínas solúveis. A exposição induzida pelo dano vascular ao FT subendotelial gera quantidades vestigiais de trombina com múltiplos efeitos sobre outros fatores de coagulação e plaquetas. Essa progressão pode ser dividida em três fases: iniciação, amplificação e propagação (Figura 15.2). Durante a fase de iniciação (correspondente à via extrínseca do modelo em cascata), o FT exposto se liga ao fator VII (FVII) e o ativa. O complexo FT/FVIIa ativa FIX e FX em FIXa e FXa, respectivamente. FXa se associa ao cofator FVa para formar um complexo de protrombinase em células que expressam FT e para converter protrombina (FII) em trombina.[71] Na fase de amplificação, as pequenas quantidades de trombina geradas na

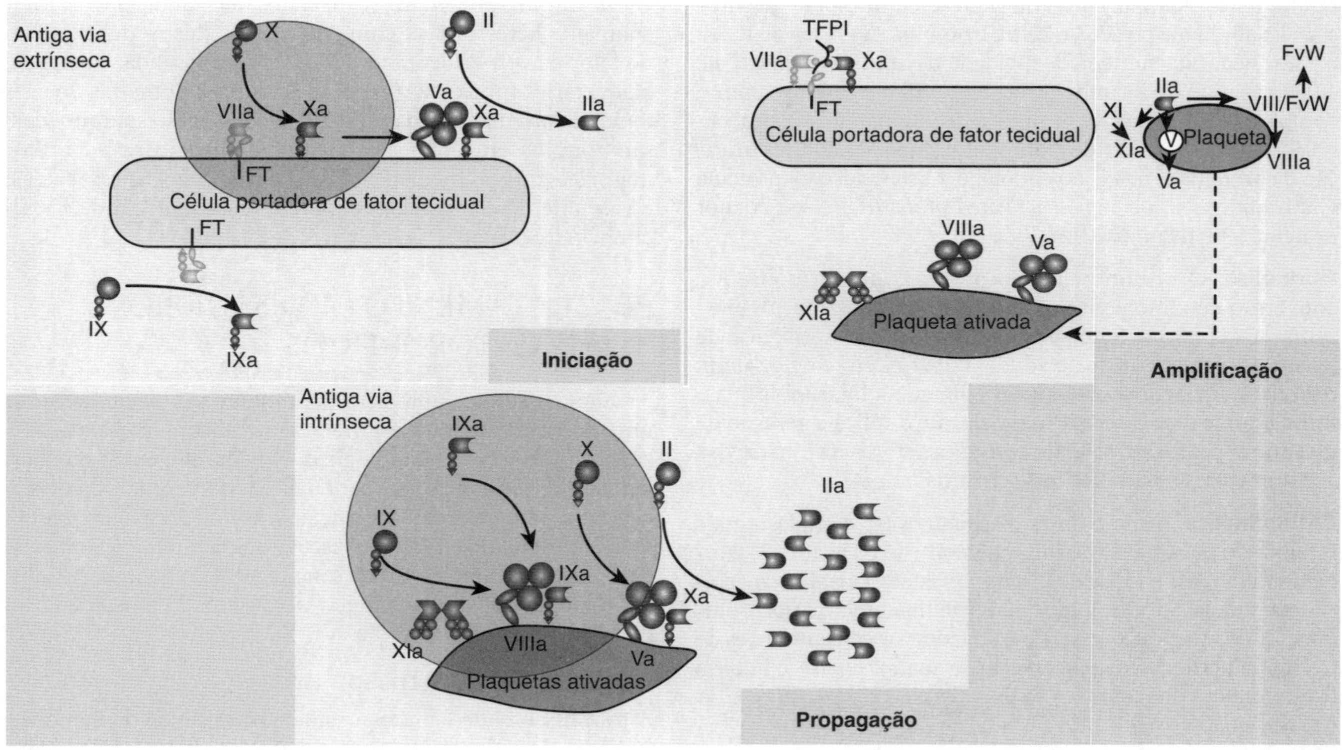

Figura 15.2 Modelo de coagulação baseado em células. A coagulação ocorre em três fases: iniciação, amplificação e propagação. Na fase de iniciação, o fator VIIa ligado ao FT ativa o fator (F) IX e o FX. O FXa FXa, então, ativa o FV na célula portadora de FT, forma um complexo com FVa e converte uma pequena quantidade de protrombina (II) em trombina (IIa). Na fase de amplificação, a pequena quantidade de IIa ativa as plaquetas, causando a liberação do conteúdo dos grânulos α, inclusive FV, e ativa FV, FXI e FVIII, clivando-o do fator de von Willebrand (FvW). Na fase de propagação, o FIXa gerado por FVIIa/FT se liga às plaquetas ativadas e, a seguir, ativa FX. Este fator IXa é suplementado pelo fator IXa gerado na superfície das plaquetas pelo fator XIa. FXa e FVa formam o complexo de protrombinase, catalisando uma explosão de geração de trombina. (Modificado de Monroe DM, Hoffman M, Roberts HR: Platelets and thrombin generation. *Arterioscler Thromb Vasc Biol.* 2002; 22 (9): 1381-1389.)

fase de iniciação ativam outras plaquetas que aderiram ao sítio da lesão. Paralelamente, a trombina converte o FV derivado de plaquetas em FVa, amplificando a atividade da protrombinase, e converte o FVIII em FVIIIa, que atua como cofator em FIXa na superfície das plaquetas ativadas para aumentar a geração de FXa. A fase de propagação (via intrínseca do modelo em cascata) ocorre principalmente em superfícies celulares contendo fosfolipídios, em especial plaquetas ativadas. O FXIa ativado converte FIX em FIXa, que depois se associa ao FVIII clivado da trombina. Nas membranas celulares expostas à fosfatidilserina, o complexo FIXa/FVIIIa catalisa a conversão de FX em FXa, que forma complexos com FVa para geração de trombina suficiente para produção de fibras de fibrina. Na etapa final, o FXIIIa ativado por trombina catalisa a reticulação covalente entre fibras de fibrina adjacentes, gerando um coágulo de fibrina.[71] Os múltiplos ciclos de reforço do sistema de coagulação e da ativação plaquetária geram grandes quantidades de fibrina, estabilizando os trombos plaquetários já formados.[71] Atualmente, sabe-se bem que o FT também é expresso por células intravasculares, principalmente quando ativado. Acredita-se que células endoteliais, monócitos, plaquetas e micropartículas contribuam para a coagulação intravascular durante os estados de inflamação. A deficiência do fator VIII em cavalos e a deficiência de fator IX em outras espécies causam graves complicações hemorrágicas (hemofilia A e B, respectivamente), destacando a importância dessas moléculas de coagulação na hemostasia normal.

A vitamina K é uma coenzima essencial para os fatores II, VII, IX e X, e sua deficiência pode causar disfunções hemostáticas graves e até fatais (ver distúrbios adquiridos da hemostasia). A vitamina K é necessária para a síntese de quatro fatores de coagulação (II, VII, IX e X) no fígado, bem como das proteínas anticoagulação C e S. A vitamina K catalisa a carboxilação pós-transcricional de resíduos de ácido glutâmico nos fatores II, VII, IX e X. Esse processo é essencial para sua atividade biológica e possibilita a ligação de cálcio e sua localização em superfícies fosfolipídicas com carga negativa, com subsequente ativação da via de coagulação.[72-74] Na ausência de carboxilação, os fatores dependentes da vitamina K não podem se ligar às plaquetas, o que causa disfunções hemostáticas. Os déficits de vitamina K podem ocorrer rapidamente em razão da meia-vida curta dos fatores de coagulação dependentes dessa molécula. A vitamina K é lipossolúvel e presente em dois tipos: K_1 (filoquinona) é encontrada em vegetais e óleos, e K_2 (menaquinona) é produzida pela microflora intestinal. A absorção ocorre no intestino na presença de sais biliares.

Anticoagulação. Mecanismos de anticoagulação impedem a propagação da coagulação para áreas não afetadas e ajudam a reter a formação de coágulos nos sítios de lesão. As duas vias mais bem descritas são a via das proteases inibidoras de antitrombina com seu cofator heparina e o inibidor da via do fator tecidual (TFPI, do inglês *tissue factor pathway inhibitor*), e a via da proteína C/proteína S. A antitrombina é um dos inibidores mais importantes da geração de trombina devido à sua alta afinidade por FIXa, FXa e trombina. A presença de seu cofator heparina aumenta a atividade da antitrombina em até 1.000 vezes. O TFPI inibe diretamente FXa e interage com o complexo FT/FVIIa/FXa. A própria trombina inicia a anticoagulação pela ligação à trombomodulina, que possibilita a ativação da proteína C ligada ao endotélio. O complexo da proteína C ativada (APC, do inglês *activated protein C*) e seu cofator proteína S inativam FVIIIa e FVa.

Fibrinólise. O último passo no processo de fibrinólise é a conversão do zimogênio plasminogênio circulante em plasmina ativa. Isso é feito, principalmente, pelo ativador de plasminogênio do tipo tecidual (t-PA) e, em menor grau, pela uroquinase. Na presença de fibrina, a ligação do plasminogênio e do t-PA à fibrina mais que duplica a geração de plasmina.[75] A localização de ambos os fatores na fibrina visa a minimizar a fibrinólise indiscriminada.

Antifibrinólise. Os inibidores plasmáticos (α_2-antiplasmina e inibidor do ativador de plasminogênio 1 [PAI-1] e PAI-2) também limitam a atividade da plasmina em nível local e sua geração na circulação. O inibidor de fibrinólise ativável por trombina (TAFI) há pouco descrito é ativado por concentrações de trombina perto de coágulos recém-formados e parece inibir a lise prematura dos coágulos ao impedir o acoplamento de t-PA e plasminogênio à fibrina.[75]

Avaliação

Um número crescente de exames torna possível a investigação de todos os aspectos do sistema hemostático, pelo menos no cenário experimental. Infelizmente, há menos exames comerciais e muitos testes funcionais precisam ser realizados com sangue fresco. Os perfis de coagulação mais tradicionais são a contagem de plaquetas, o tempo de protrombina (TP; analisa os fatores V, VII, X, protrombina e fibrinogênio), o tempo de tromboplastina parcial ativada (TTPA; fatores V, VIII, IX, X, XI, XII, protrombina e fibrinogênio), a atividade de antitrombina (AT), a concentração de fibrinogênio e a medida da degradação da fibrina como produtos de degradação do fibrinogênio (FDPs) ou concentrações de dímero-D (ver Tabela 15.5). Embora os FDPs incorporem fragmentos produzidos pela degradação do fibrinogênio e da fibrina, os dímeros-D são específicos para a degradação da fibrina e, portanto, melhores indicadores de coagulação intravascular e subsequente fibrinólise.

A reticulação forma um novo epítopo do dímero-D que é reconhecido por anticorpos em ensaios.[76] O teste viscoelástico tem a vantagem de avaliar a coagulação no sangue total, considerando a função celular e a interação com as proteínas da coagulação. Em teoria, deve gerar informações sobre a velocidade da formação do coágulo, a resistência do coágulo e a rapidez e eficiência da lise do coágulo, como ocorre no corpo. O clínico deve ser capaz de diferenciar os estados hipo e hipercoaguláveis e o aumento ou diminuição da fibrinólise. A técnica foi investigada em numerosos estudos experimentais e clínicos em cavalos, mas, apesar das várias modificações dos ensaios à disposição,[77-79] muitos clínicos ainda acham que geram poucas informações em comparação aos perfis de coagulação comumente realizados.

Interpretação

Anomalias do sistema hemostático podem estar associadas a distúrbios da parede vascular, número ou função de plaquetas e alterações no sistema plasmático de coagulação. Os distúrbios podem ser congênitos ou adquiridos. Várias anomalias hereditárias foram descritas, inclusive deficiências no fator de von Willebrand, FVIII e pré-calicreína, e defeitos plaquetários funcionais (ver a seção sobre anomalias do sistema plasmático de coagulação). As anomalias adquiridas são comuns em doenças sistêmicas infecciosas ou inflamatórias graves, inclusive neoplasias e doenças associadas à vasculite. Recentemente, a deficiência adquirida de FVIII também foi relatada.[80]

 TRATAMENTO DE DISTÚRBIOS HEMATOPOÉTICOS

As anomalias hematológicas geralmente são secundárias a uma doença primária e seu tratamento eficaz leva à normalização das funções hematológicas. No entanto, em anomalias hematológicas que podem ser fatais em decorrência da perda aguda de sangue, hipocoagulação grave ou formação inadequada de coágulos na microvasculatura, a intervenção direta é necessária. A transfusão de sangue total ou hemoderivados e a manipulação farmacológica do sistema hemostático são discutidas na próxima seção.

Medicina de transfusão

A transfusão pode ser composta por sangue total ou hemoderivados, dependendo das necessidades do paciente. Na medicina equina, o sangue geralmente é recém-coletado, enquanto o plasma pode ser preparado a partir de sangue fresco por sedimentação por gravidade ou adquirido congelado.

Abordagem à perda aguda de sangue

O volume total de sangue de um cavalo depende de raça, idade e sexo; potros com menos de 100 dias de idade e garanhões apresentam volumes sanguíneos maiores do que animais com mais de 100 dias de idade e do que machos castrados e éguas, respectivamente.[81,82] Em cavalos Puros-Sangues, de raças leves e de tração, o volume de sangue é de cerca de 100 ml/kg, 78 ml/kg e 61 ml/kg (6 a 10% do peso corpóreo), respectivamente.[83] Os cavalos podem tolerar a perda de até 15% do seu volume sanguíneo (cerca de 9 a 15 ml/kg, dependendo da raça; 4,5 a 7,5 l em um cavalo de 500 kg) sem efeitos evidentes nos parâmetros físicos; a perda de até 25 a 30% (aproximadamente 15 a 30 ml/kg, dependendo da raça; 7,5 a 15 l em um cavalo de 500 kg) pode ser tolerada sem necessidade de transfusão. A transfusão de sangue total é indicada quando a capacidade de transporte de oxigênio diminui a ponto de comprometer a oxigenação dos tecidos. Como 98% do oxigênio no sangue é transportado pela hemoglobina (Boxe 15.6), é muito mais provável que a perda aguda de sangue cause hipoxia tecidual do que muitas doenças respiratórias. Cólicas, arritmias cardíacas e aumento da concentração de troponina cardíaca I (cTnI), talvez causado por hipoxia tecidual, foram relatados em cavalos com hemorragia aguda e também como secundários à metemoglobinemia.[84] A decisão sobre a necessidade ou não de transfusão depende da quantidade de sangue perdido e da duração dessa perda (a perda aguda de sangue é menos bem tolerada que a anemia crônica). Em seres humanos, a concentração de hemoglobina de 7 g/dl é usada como limiar de transfusão. A hipovolemia deve ser corrigida primeiro; no entanto, a correção excessivamente agressiva é desencorajada para evitar aumentos rápidos na pressão sanguínea e a interrupção da formação de coágulos, principalmente em

BOXE 15.6 Cálculo do teor de oxigênio no sangue

Teor arterial de oxigênio (Cao_2) =
($Hg \times 1{,}34 \times Sao_2$) + ($0{,}0031 \times Pao_2$)

Hg: hemoglobina (g/dℓ); 1,34 mℓ de oxigênio transportado por grama de hemoglobina; Sao_2: porcentagem de hemoglobina saturada com oxigênio (%); 0,0031: mℓ de oxigênio dissolvido por dℓ de sangue por mmHg (mℓ/dℓ/mmHg); Pao_2: pressão parcial de oxigênio no sangue arterial. Um paciente com concentração de hemoglobina de 15 g/dℓ, Sao_2 de 98% e Pao_2 de 95 mmHg apresenta teor de oxigênio no sangue de 20 mℓ/dℓ.

sangramentos descontrolados. A reanimação hipotensiva inicial na forma de bólus de 20 ml/kg de líquidos isotônicos ou 2 a 4 ml/kg de solução salina hipertônica e a manutenção de uma pressão sanguínea de cerca de 60 mmHg foram recomendadas até o controle do sangramento.[85] No entanto, a hipotensão prolongada e problemas na correção da hipovolemia também podem ter efeitos deletérios; pode ser difícil alcançar um equilíbrio. O hidroxietilamido deve ser evitado por causa de seus efeitos hipocoagulatórios.[86] Os parâmetros clinicopatológicos comumente usados, como frequência cardíaca e respiratória, hematócrito e concentração total de proteínas plasmáticas, são mais adequados ao monitoramento das alterações em pacientes previamente estáveis do que para avaliação primária da perda sanguínea aguda. Os parâmetros clínicos são bastante influenciados pela doença primária, enquanto a interpretação do hematócrito e da concentração de proteínas plasmáticas requer conhecimento dos valores basais de cada animal. Além disso, os valores não são confiáveis em condições de perda aguda de sangue, pois o hematócrito e a concentração de proteínas plasmáticas não são alterados até que o volume perdido seja substituído pelo líquido intersticial. A concentração de proteínas plasmáticas geralmente diminui primeiro e o hematócrito normal ou com elevação mínima e a concentração plasmática normal ou normal baixa em um animal com hipovolemia clínica grave devem levar à suspeita de perda aguda de sangue. Anemia, hipoproteinemia ou hiperproteinemia e contração esplênica preexistentes complicam ainda mais a avaliação precisa. Medidas mais objetivas de hipoxia tecidual e aumento da extração de oxigênio na periferia, como concentrações de lactato, pressão parcial de oxigênio no sangue venoso (Pv_O2) e razão de extração de oxigênio, podem ter maior utilidade.

Transfusão de sangue total alogênico

Os equinos têm sete grupos sanguíneos conhecidos (A, C, D, K, P, Q, U) e cada grupo também apresenta múltiplos fatores. Essa combinação de grupos e fatores dá origem a aproximadamente 400.000 tipos sanguíneos possíveis. Anticorpos anti-Aa e anti-Qa estão mais associados à reação transfusional ou isoeritrólise neonatal; o ideal é que os doadores de sangue sejam negativos para Aa e Qa. Os doadores de sangue também não devem ter parido (daí a preferência por machos castrados) ou sido submetidos a transfusões de sangue para diminuir as chances da presença de anticorpos contra hemácias. As hemácias de burros e mulas têm um antígeno chamado *donkey factor* e acredita-se que essa molécula contribua para o alto risco de isoeritrólise neonatal em mulas.[87] Há suspeita de um antígeno semelhante em plaquetas de burro, predispondo-as à trombocitopenia aloimune neonatal.[88] Portanto, os burros não devem ser usados como doadores de sangue para cavalos e somente recebem sangue de cavalos sem anticorpos contra *donkey factor*. Análises de compatibilidade maior (hemácias do doador com plasma do receptor) e menor (plasma do doador com hemácias do receptor) devem incluir a avaliação de aglutinação e hemólise. A investigação de uma resposta hemolítica requer adição de complemento de coelho e não é realizada por todos os laboratórios. Felizmente, um estudo recente mostrou que a incompatibilidade sempre foi indicada pelo teste de aglutinação, independentemente da detecção de hemólise.[89] Em decorrência da baixa ocorrência natural e de efeitos clínicos mínimos dos aloanticorpos em cavalos, uma primeira transfusão frequentemente é realizada sem determinação prévia de compatibilidade. No entanto, o uso de um doador compatível prolonga a sobrevida das hemácias transfundidas de maneira significativa. Se o tipo sanguíneo for compatível e as demais análises indicarem compatibilidade, a sobrevida média das hemácias autólogas e alogênicas transfundidas é de cerca de 89 e 39 dias, respectivamente, e a meia-vida média de hemácias alogênicas pós-transfusão é de 33,5 dias.[89,90] A meia-vida caiu para 11 e 4,7 dias, respectivamente, em caso de observação de evidências de aglutinação mínima ou moderada na reação de compatibilidade maior.[89] Isso sugere que pelo menos uma análise de compatibilidade maior deve ser realizada caso haja tempo e vários doadores de sangue. O grupo mais antigênico parece ser Aa, e todos os cavalos negativos para Aa desenvolvem anticorpos após a transfusão com hemácias Aa-positivas; esses anticorpos persistiram por mais de 1 ano.[89,91] Os anticorpos contra outros antígenos eritrocitários se desenvolvem com pouca frequência, podem ser detectados 1 a 154 semanas após a transfusão e desaparecer em 4 semanas.[91]

Os doadores de sangue não devem ter doenças infecciosas, em especial anemia infecciosa equina (AIE). É possível coletar cerca de 20% do volume de sangue do doador (8 l em um cavalo de 500 kg) a cada 30 dias. Recomenda-se a reposição volumétrica com líquidos isotônicos após a coleta de mais de 15% do volume de sangue. O objetivo é repor 25 a 50% do sangue perdido para assegurar a oxigenação adequada durante a regeneração das hemácias do paciente. Em cavalos submetidos a perda sanguínea experimental de 15 μl/kg uma vez ou 15 μl/kg três vezes em dias consecutivos, a produção diária de hemácias aumentou de 54.207 ± 7.682 células/μl por dia para 83.620 ± 28.740 e 105.840 ± 19.290 células/ml por dia, respectivamente,[92] o que equivale a um aumento de cerca de 0,5 a 1% no hematócrito por dia. A quantidade aproximada de sangue necessária pode ser calculada usando a equação mostrada no Boxe 15.7. O sangue deve ser coletado com um cateter de diâmetro grande (calibre 10 a 12) inserido em direção rostral (contra a direção do fluxo) na veia jugular e posto em bolsas com citrato de sódio a 3,2% na razão sangue/anticoagulante de 9:1. Para armazenamento, o sangue deve ser mantido a 4°C em citrato-fosfato-dextrose com adenina (CPDA). A meia-vida das hemácias do sangue equino autólogo armazenado por 28 dias foi de 29 dias, enquanto hemácias de sangue alogênico compatível armazenado por 24 horas apresentaram meia-vida de 20 dias.[90,93] A frequência cardíaca, a frequência respiratória e a temperatura retal pré-transfusionais devem ser determinadas antes da administração do sangue com filtro em linha, inicialmente de forma lenta, a 0,1 ml/kg nos primeiros 15 minutos (3 a 4 ml/min em um cavalo de 500 kg), com verificação dos parâmetros vitais a cada 5 minutos. Se nenhuma reação adversa for observada, a transfusão restante pode ser administrada a 20 ml/kg/h, com verificação dos

BOXE 15.7 Cálculo do volume de sangue necessário para aumento do hematócrito na porcentagem desejada

Volume de transfusão de sangue (mℓ) = peso corpóreo (kg) × 80 mℓ/kg × [(hematócrito desejado – hematócrito real)/ hematócrito do doador]
Se o receptor (500 kg) apresentar hematócrito de 12% e o hematócrito de 20% for desejado, é necessário administrar 9 ℓ de sangue de um doador com hematócrito de 35%: 500 kg × 80 mℓ/kg × [(20 a 12)/35] = 9.142 mℓ = aproximadamente 9 ℓ.

parâmetros vitais a cada 10 a 15 minutos até o término do procedimento. As reações adversas ocorrem em cerca de 16% dos cavalos[94] e sua incidência pode chegar a 87,5% em transfusões incompatíveis.[89] As reações hemolíticas podem ser imediatas ou ocorrer até 24 horas e mais após a transfusão. Outras reações adversas são febre e reações de hipersensibilidade de tipo I, que variam de urticária, prurido e piloereção a choque anafilático.[95] Dependendo da gravidade, a administração de anti-histamínicos (hidroxizina, 0,5 a 1 mg/kg por via oral [VO] a cada 12 horas), corticosteroides (dexametasona, 0,1 mg/kg por via intravenosa [IV]) ou epinefrina (0,01 a 0,02 ml/kg de uma solução 1: 1.000 IV; 5 a 10 ml para um cavalo de 500 kg) pode ser indicada.

Transfusão de sangue autólogo

Transfusões de sangue autólogo podem ser consideradas nos casos em que a perda de sangue é antecipada – por exemplo, durante uma cirurgia planejada ou após grandes sangramentos da cavidade corpórea, mais comumente hemoabdome. A vantagem é a maior meia-vida das hemácias devido à coleta antecipada de sangue e o risco mínimo de reação transfusional. A meia-vida das hemácias obtidas de uma cavidade corpórea não foi investigada em equinos. No passado, a presença ou suspeita de neoplasia era considerada uma contraindicação à autotransfusão; no entanto, em seres humanos, nenhum efeito sobre metástase ou prognóstico foi estabelecido. Há controvérsias sobre a adição ou não de um anticoagulante ao sangue coletado de uma cavidade corpórea, pois o sangue em contato com superfícies serosas por mais de uma hora perde fibrina. Os níveis de plaquetas e fatores de coagulação também diminuem e, assim, a transfusão alogênica pode ser uma opção melhor em casos de hipocoagulação. Em cães, recomenda-se a adição de 0,05 a 0,14 mℓ de anticoagulante por mililitro de sangue e, em equinos, sugere-se uma razão de sangue para anticoagulante de 15:1 (0,07 mℓ/mℓ de sangue).[96,97] Em cavalos, o sangue abdominal pode ser coletado usando um cateter de Foley 30 Fr ou um dreno torácico de 28 Fr inserido no abdome por uma incisão estéril e conectado a uma bolsa. O sangue pode, então, ser administrado por via intravenosa de forma direta com o conjunto específico.[97,98]

Carreadores alternativos de oxigênio

Os carreadores de oxigênio à base de hemoglobina foram investigados em estudos experimentais e utilizados clinicamente em cavalos (11 a 16 mℓ/kg) e um potro (22 mℓ/kg).[99-102] A meia-vida é curta (1,3 a 12 horas, dependendo do tamanho dos agregados), tornando-a adequada apenas como terapia emergencial até a localização de um doador de sangue adequado.[103] A disponibilidade do produto foi limitada nos últimos anos.

Transfusão de plaquetas

As transfusões de plaquetas podem ser indicadas em cavalos com trombocitopenia grave ou anomalias funcionais conhecidas das plaquetas que sofreram traumatismos ou serão submetidas a cirurgias. O risco de hemorragia depende do número de plaquetas, da função plaquetária e do estado de ativação do sistema plasmático de coagulação e fibrinólise, do endotélio e da parede vascular. Em equinos, é provável que o número de plaquetas inferior a 30.000 a 50.000/μℓ esteja associado a sinais clínicos como petéquias ou epistaxe.[57,104,105] A diminuição do número de plaquetas a menos de 10.000/μℓ causa hemorragia ativa, como sangramento prolongado após punção venosa ou formação de hematoma.[105-107] Os sinais clínicos geralmente se estabilizam ou desaparecem quando o número de plaquetas fica acima de 15.000 a 30.000/μℓ, em especial em animais saudáveis ou com poucas comorbidades. Em cavalos com trombocitopenia secundária a neoplasias, mas raramente também naqueles com trombocitopenia imunomediada primária (PTI), os sinais clínicos podem ser observados em uma faixa muito maior, de 20.000 a 91.000 plaquetas/μℓ, sugerindo que outros fatores também influenciam a tendência a sangramento. A transfusão de plaquetas é indicada em caso de sangramento prolongado observado ou suspeito (p. ex., em razão da diminuição repentina no hematócrito).[105,108] A maioria dos hospitais equinos não tem capacidade de aférese ou concentração de plaquetas, mas a transfusão ainda pode ser preparada se houver um cavalo doador à disposição. Em seres humanos, seis sistemas de antígenos plaquetários foram descritos até o momento, contribuindo para trombocitopenia aloimune neonatal, refratariedade à transfusão e reações transfusionais.[109] Possíveis aloantígenos plaquetários foram identificados em equídeos, mas seu significado clínico ainda é desconhecido.[88,110] Parece provável que os antígenos plaquetários equinos funcionem de maneira semelhante aos seus homólogos humanos. As soluções anticoagulantes à base de citrato são recomendadas na maioria das preparações plaquetárias e deve-se ter cuidado para não encher demais os recipientes, pois a função das plaquetas é influenciada pelo aumento das concentrações de citrato.[111] Garrafas de vidro não devem ser usadas na coleta, pois suas superfícies ativam as plaquetas. Devido ao seu tamanho pequeno, as plaquetas continuam em suspensão enquanto as hemácias se depositam por gravidade, como é comum durante o preparo do plasma equino fresco. O plasma coletado, portanto, contém a grande maioria das plaquetas sanguíneas (e leucócitos) e pode ser usado como na transfusão de plaquetas. Se não for administrado imediatamente, o plasma rico em plaquetas deve ser armazenado em temperatura ambiente (22 °C), pois a exposição a temperaturas abaixo de 15 °C induz alterações irreversíveis e diminui a função plaquetária de maneira significativa. As plaquetas podem ser armazenadas sob agitação constante por até 5 dias, mas o risco de contaminação bacteriana é considerado maior nesta temperatura de armazenamento. Em cães, a transfusão de sangue total fresco de 10 mℓ/kg de peso corpóreo deve aumentar o número de plaquetas do receptor em um máximo de 10.000/μℓ, enquanto a administração de 8×10^{10} plaquetas por 10 kg de peso corpóreo provoca aumento máximo de 40.000/μℓ.[112] Não há diretrizes para equinos, mas um aumento semelhante ou um pouco menor pode ser esperado, dependendo do número de plaquetas do doador. É provável que a administração de medicamentos com influência negativa sobre a função plaquetária (ácido acetilsalicílico, clopidogrel, heparina) seja contraindicada. Outros medicamentos anti-inflamatórios não esteroidais (AINEs), como flunixino meglumina e fenilbutazona, têm efeitos mínimos sobre a função plaquetária *in vitro* e seus benefícios podem superar quaisquer efeitos negativos teóricos.[113-115] Os medicamentos que melhoram a função plaquetária ou diminuem a fibrinólise, como etansilato, ácido tranexâmico ou ácido ε-aminocaproico, também são benéficos.[78,116,117]

Transfusão de plasma

As transfusões de plasma podem ser indicadas em cavalos com baixa pressão oncótica em decorrência de doenças com perda de proteínas, no combate à inflamação sistêmica, em potros com falha na transferência passiva ou com necessidade de profilaxia contra *Rhodococcus equi* e em cavalos com coagulopatias para reposição dos fatores essenciais de coagulação. O plasma equino congelado é comercializado; alternativamente, o plasma fresco pode ser preparado por sedimentação por gravidade do sangue coletado. O plasma fresco congelado é aquele separado do sangue até 8 horas após a coleta e armazenado a -18°C por até 1 ano. O plasma separado após 8 horas ou armazenado por mais de 1 ano é denominado *plasma congelado*. Após o preparo do plasma por sedimentação por gravidade do sangue total durante 48 horas a 5°C, os fatores de coagulação retêm 66 a 95% de sua atividade e todas as atividades continuam dentro dos limites de referência do laboratório. As atividades de todos os fatores, à exceção de FX, continuam dentro dos limites normais após o armazenamento a -20°C por 90 dias.[118] A quantidade de plasma para aumento das concentrações de proteínas plasmáticas pode ser calculada da seguinte forma: Volume (ℓ) = ([Proteína Total (TP) Alvo – TP Paciente] × 0,05 × Peso Corpóreo [kg]) ÷ TP Doador. Um cavalo de 500 kg precisa de cerca de 4 a 5 ℓ de plasma para aumentar a concentração de proteínas plasmáticas em 1 g/dℓ. A administração de plasma segue as mesmas diretrizes da administração de sangue, com uso de filtro e início lento, com monitoramento cuidadoso das reações adversas. A incidência de reações ao plasma comercial é de 8,7% em potros e 0% em adultos, enquanto a incidência de reações ao plasma não comercial é de 10%.[118,119] Em caso de reação, a infusão plasmática deve ser imediatamente interrompida. Dependendo da gravidade, os tratamentos descritos na discussão sobre transfusões de sangue total podem ser iniciados. Frequentemente, a administração de um AINE, como flunixino meglumina (1 mg/kg IV), é suficiente para controle dos sintomas, e as transfusões podem ser continuadas em uma taxa muito lenta assim que os sinais clínicos retornarem aos valores pré-transfusionais.

Tratamento farmacológico das disfunções hemostáticas

As opções farmacológicas para o tratamento de disfunções hemostáticas podem ser divididas em pró-coagulantes e anticoagulantes, fármacos fibrinolíticos e aqueles que modificam a função plaquetária; algumas dessas moléculas pertencem a mais de uma classe.

Pró-coagulantes e fármacos que melhoram a função plaquetária

Os medicamentos que promovem a hemostasia são os análogos sintéticos da lisina, o ácido ε-aminocaproico e o ácido tranexâmico. Ambos bloqueiam, de forma reversível, os sítios de ligação à lisina no plasminogênio. Isso evita a formação de plasmina e aumenta a estabilidade e a longevidade do coágulo, diminuindo a fibrinólise. As indicações em cavalos são traumatismo, ruptura de vasos maiores e sangramento em cavidades corpóreas. Curiosamente, o ácido tranexâmico foi usado em um cavalo com trombastenia de Glanzmann com aparente sucesso clínico. Hoje, as doses sugeridas de ácido ε-aminocaproico (3,5 mg/kg/min por 15 minutos e, a seguir, 0,25 mg/kg/min IV) em cavalos têm como alvo a concentração plasmática terapêutica necessária em humanos. Sugeriu-se que em cavalos, devido à menor atividade fibrinolítica e maior limiar mais alto para indução de fibrinólise, uma concentração plasmática 20 vezes menor pode ser suficiente para alcançar o efeito desejado.[78] Doses ainda menores não foram clinicamente analisadas em equinos. Não há dados farmacocinéticos do ácido tranexâmico em cavalos, mas doses de 5 a 25 mg/kg VO a cada 6 a 12 horas ou 10 mg/kg IV a cada 12 horas foram sugeridas. O formaldeído (10 a 150 mℓ de formalina tamponada a 10% em 1 ℓ de líquidos isotônicos IV ou formaldeído a 0,37%) é muito utilizado em situações desesperadoras. Sua administração foi sugerida para melhora da hemostasia primária em seres humanos e caprinos devido à ativação de plaquetas, mas análises experimentais não demonstraram efeitos sobre os parâmetros de coagulação equinos. Doses maiores (1 ℓ de formaldeído a 0,74 a 1% em solução de lactato de Ringer IV) causam reações adversas, inclusive tremor muscular, taquicardia, taquipneia, secreção nasal e ocular, inquietação e sinais brandos de cólica. Esses sinais desaparecem logo após a interrupção da infusão.[120] A administração de concentrações maiores está associada à hemólise. O etansilato, um fármaco anti-hemorrágico e não trombótico que promove a adesão plaquetária ao aumentar a expressão de P-selectina nas plaquetas, não tem efeito no tempo de sangramento em cavalos saudáveis quando administrado em dose de 12,5 mg/kg.[116] O tramadol, usado em concentrações similares às esperadas *in vivo*, aumenta a agregação plaquetária *in vitro* induzida por difosfato de adenosina (ADP) em cavalos alimentados, mas não em jejum. Os possíveis efeitos pró-agregadores do tramadol precisam ser mais investigados no cenário experimental e clínico.[121] Estrógenos conjugados (0,05 a 0,1 mg/kg IV a cada 12 a 24 horas) foram usados em éguas com hemorragia pós-parto.[122]

Anticoagulantes e fármacos que diminuem a função plaquetária

O tratamento com heparina não fracionada (HNF) ou heparina de baixo peso molecular (HBPM) pode impedir a formação de coágulos na microcirculação. A HBPM tem menos efeitos colaterais que a HNF, e um número significativamente menor de alterações na veia jugular foi observado em cavalos tratados com HBPM em comparação aos tratados com HNF em casos de cólica cirúrgica; isso sugere que as propriedades anticoagulantes da HBPM podem ser superiores.[123] Em um estudo acerca da deposição de fibrina na microcirculação de cavalos com doença gastrintestinal, depósitos de fibrina foram detectados em 40% do total de animais que não sobreviveram, mas em apenas em 1 a cada 8 cavalos (12,5%) que receberam 50 UI/kg de HBPM 1 vez/dia durante 4 dias.[124] O teste viscoelástico parece ser a melhor forma de monitoramento da terapia com HBPM: o TTPA tem baixa correlação com a atividade antifator Xa, enquanto as variáveis de tromboelastografia e Sonoclot são correlacionadas de maneira significativa, embora modesta, com a atividade antifator Xa. Alterações absolutas e relativas no parâmetro de tromboelastografia R (ΔR e $\%\Delta R$) preveem a atividade antifator Xa abaixo do melhor nível tromboprofilático sugerido, ao menos em cavalos saudáveis.[125] A HBPM e a HNF também exercem efeito inibidor dose-dependente sobre a mieloperoxidase (MPO) equina *in vitro* e podem ser capazes de suprimir a atividade da MPO sobre as células endoteliais digitais equinas, indicando a existência de algumas propriedades anti-inflamatórias.[126] A dose recomendada de enoxaparina é de 0,35 mg/kg SC a cada 24 horas, enquanto a dose recomendada de dalteparina é de 50 UI/kg SC a cada 24 horas em cavalos adultos e 100 UI/kg SC a cada 24 horas em neonatos.[123,127,128] O plasma fresco ou fresco congelado, com ou sem a adição de heparina (em concentração de 1.500 U/ℓ HNF em relatos informais), também pode ser usado em casos de hipercoagulação, pois as concentrações de antitrombina, um dos principais anticoagulantes, tendem a ser baixas em cavalos com inflamação sistêmica. O ácido acetilsalicílico foi sugerido como um agente antitrombótico em equinos em razão de sua capacidade de diminuição da agregação plaquetária em pacientes humanos e da produção de tromboxano em cavalos.[54,129] No entanto, sua meia-vida plasmática em equinos é curta e, ao contrário do observado em plaquetas humanas, os efeitos são amplamente limitados à agregação induzida por colágeno, que, provavelmente, é muito pouco importante nas coagulopatias associadas à inflamação.[129,130] No entanto, o ácido acetilsalicílico reduz a formação de tromboxano induzida por endotoxina e a hipoperfusão digital no cenário experimental.[131] As doses sugeridas são muito variáveis, de 10 a 100 mg/kg VO a cada 24 a 48 horas. Até 30 a 40% dos seres humanos não respondem ao ácido acetilsalicílico (não respondedores).[132] A ausência de resposta ao ácido acetilsalicílico também foi identificada em vários estudos equinos e parece ter magnitude semelhante.[54,129] O clopidogrel é um antiplaquetário que inibe os receptores de ADP nas plaquetas. Experimentalmente, o clopidogrel inibe algumas funções plaquetárias em cavalos, como a agregação induzida por ADP e ácido araquidônico, poucas horas após a administração de uma dose de ataque (6,5 mg/kg VO, uma vez). Esse efeito pode ser mantido durante o tratamento com dose baixa (1,4 mg/kg VO a cada 24 horas) e a função plaquetária é restaurada em 6 dias após o término da administração.[47] Outras medidas da função e ativação plaquetárias, como agregação induzida por colágeno, expressão de P-selectina, formação de agregados de plaquetas e neutrófilos, tromboelastografia modificada e testes de citometria de fluxo para avaliação da ligação de fibrinogênio plaquetário e externalização de fosfatidilserina não são afetadas pelo clopidogrel (2 mg/kg VO a cada 24 horas) ou ácido acetilsalicílico (5 mg/kg VO a cada 24 horas).[133,134] Após a administração experimental de lipopolissacarídeo (LPS), cavalos tratados com clopidogrel apresentaram menor agregação plaquetária induzida por ADP e menor frequência cardíaca. No entanto, diferenças significativas em outras variáveis hematológicas e hemostáticas não foram detectadas, o que torna duvidosa sua eficácia clínica em doenças inflamatórias equinas.[50] Além disso, nenhuma resposta ao clopidogrel foi observada em dois dos seis cavalos em um estudo, sugerindo estado de ausência de resposta semelhante ao observado com o ácido acetilsalicílico. Outros tratamentos, inclusive pentoxifilina e aminofilina, têm pouco ou nenhum efeito sobre a função plaquetária equina, e suas ações clínicas e sobre o sistema de coagulação ainda precisam ser estabelecidas.[121]

Fármacos fibrinolíticos

O ativador de plasminogênio tecidual recombinante humano (rt-PA) tem sido administrado de forma local para remoção de acúmulos intraoculares e intrapleurais de fibrina em cavalos com uveíte e pleuropneumonia, respectivamente.[135,136] Em relatos informais, também tem sido administrado de maneira sistêmica em casos de suspeita de acidente vascular encefálico neonatal (0,2 mg/kg IV uma vez até 4 horas após o início dos sinais neurológicos; Kevin Corley, comunicação pessoal, novembro de 2015). Sua farmacocinética foi descrita em cavalos adultos; a dose de 1 mg/kg (administrada em infusão com concentração final de 2 mg/mℓ IV em 30 minutos) é bem tolerada e gera níveis plasmáticos semelhantes aos exigidos para trombólise em seres humanos.[137] O tratamento regional da trombose da artéria digital com uroquinase (aproximadamente 80 U/kg/min por 60 minutos) foi realizado em um potro, mas sem êxito.[138] Ao contrário do rt-PA e da uroquinase, a estreptoquinase, uma enzima de ativação do plasminogênio humano secretada por espécies de estreptococos, teve capacidade mínima para ativação do plasminogênio equino em ensaios experimentais.[139] No entanto, a administração em bólus regional de 100 mℓ de solução de estreptoquinase (7.500 U/mℓ em cloreto de sódio a 0,9%) teve efeitos trombolíticos, mas não permitiu a recanalização permanente de veias jugulares equinas com trombose experimental.[140] Em outro relato, a infiltração de 6 mℓ de estreptoquinase de 125.000 U/mℓ em cloreto de sódio a 0,9%, a cada 24 horas por 3 dias, em uma veia jugular com trombose gerou certo grau de trombólise.[141]

DISTÚRBIOS ASSOCIADOS À PERDA AGUDA E CRÔNICA DE SANGUE

A perda aguda de sangue de uma ferida ou lesão externa geralmente é óbvia e não representa um desafio diagnóstico; o estabelecimento da fonte do sangramento em cavidades corpóreas ou em casos de epistaxe, no entanto, pode ser mais difícil. Em geral, a combinação de anamnese completa, exame físico e laboratorial e diagnóstico por imagem, em especial ultrassonografia e endoscopia, possibilita a identificação da origem da perda de sangue. O Boxe 15.2 lista as possíveis causas de perda de sangue no cavalo.

Hemoperitônio

O hemoperitônio (ou hemoabdome) é uma das causas mais comuns de perda interna aguda de sangue. Ocorre em cavalos de todas as idades e raças, mas o risco pode ser maior em Puros-Sangues, Árabes e animais adultos ou idosos.[142] Os sinais clínicos podem ser semelhantes aos observados em cólicas agudas, com hipovolemia grave, taquicardia, taquipneia, palidez de mucosas, aumento do tempo de preenchimento capilar e sudorese profusa, além de dor ou fasciculações musculares. Depressão, distensão abdominal, relutância de movimentação, fraqueza e ataxia também podem ser observadas. A análise laboratorial pode revelar anemia e hipoproteinemia. Na perda aguda de sangue, porém, essas alterações podem ser brandas; além disso, os números de hemácias e a concentração proteica podem ser normais ou até mesmo estar elevadas.[142] O número de leucócitos pode ser baixo, normal ou alto, dependendo da gravidade e da causa subjacente, enquanto o número de plaquetas tende a ser menor. As concentrações de lactato geralmente são altas, correspondendo à baixa tensão venosa de oxigênio (Pv_{O_2}). A princípio, os parâmetros de coagulação não são alterados, a menos que o sangramento seja causado por uma coagulopatia subjacente. O diagnóstico definitivo pode ser estabelecido à ultrassonografia por meio da observação de líquido ecoico livre com a aparência característica em turbilhão. A abdominocentese raramente é necessária para confirmar a presença de sangue e é desencorajada em razão do risco de infecção. O líquido recuperado é semelhante ao sangue, com hematócrito elevado e alta concentração de proteína. O hemoperitônio é causado por ruptura dos vasos esplênicos, hepáticos ou mesentéricos, neoplasia, abscesso intra-abdominal com necrose dos vasos associados, complicações de gestação, parto e castração, lesão ou fratura pélvica e coagulopatias.[142-144] Hematomas ovarianos associados ao hemoperitônio foram identificados em raças de cavalos em miniatura.[99,142,145] O hemoperitônio foi observado após o tratamento com varfarina, e a morte súbita secundária ao hemoperitônio foi relatada em cavalos de corrida nos quais traços de anticoagulantes rodenticidas foram encontrados.[146] A ultrassonografia abdominal pode ajudar a estabelecer a causa subjacente, mas a etiologia não pode ser estabelecida em 25 a 42% dos casos.[143,144] O tratamento visa, primariamente, à estabilização hemodinâmica do paciente por meio da administração IV de líquidos e transfusões, como necessário. Os animais devem ser observados com cuidado porque a hipoxia tecidual pode predispor o desenvolvimento de arritmias, em especial taquicardia ventricular, e cólicas secundárias.[84] A celiotomia pode ser necessária nos casos de suspeita de sangramento de um vaso mesentérico associado a uma lesão intestinal cirúrgica ou se o sangramento continuar ou se repetir apesar do tratamento médico. Em um estudo retrospectivo, a fonte do sangramento pôde ser abordada durante a cirurgia em 19% dos casos tratados, mas a origem da hemorragia não pôde ser identificada em 35% dos pacientes.[143] Em termos gerais, 42% dos cavalos submetidos ao tratamento cirúrgico sobreviveram neste estudo e 57% em outro.[142,143] É provável que a laparoscopia tenha valor limitado, pois o sangue prejudica a visualização.[143] O prognóstico geral do hemoperitônio depende da gravidade da hemorragia e da causa subjacente, com taxas de sobrevida entre 39 e 75%.[144]

Hemotórax

Em potros, fraturas nas costelas são uma causa comum de hemotórax; já em cavalos adultos, trauma, neoplasia, lesão iatrogênica em cunha pulmonar e em biopsias centrais, além de extenuante exercício de esteira, foram relatados.[147-150]

Perda de sangue intestinal

A perda de sangue pós-operatória grave e com risco de morte foi relatada após enterotomias e anastomoses intestinais em equinos. Os sinais são compatíveis com perda aguda de sangue e melena pode ser notada até 72 horas após a cirurgia. O sangramento contínuo exigiu uma segunda celiotomia em dois dos seis cavalos em um estudo.[151] Anemia branda com hematócrito entre 25 e 30% e exames de sangue oculto nas fezes ocasionalmente positivos foram relatados em cavalos com colite dorsal direita.[152,153] Os exames de sangue oculto nas fezes não são bem validados em cavalos. Já se afirmou que a perda de 1 a 2 ℓ de sangue pelo trato intestinal é necessário para produzir um resultado positivo no exame de sangue oculto nas fezes. Exames mais novos parecem ter maior sensibilidade. O exame de sangue oculto nas fezes à base de o-tolidina ou guaiaco apresenta sensibilidade e especificidade de 64 e 100% (qualquer tipo de úlcera gastrintestinal), 70 e 53% (úlcera de cólon) e 64 e 52% (úlcera gástrica).[154] Um ensaio imunosorbente ligado à enzima (ELISA) para isoenzima anidrase carbônica I (presente nas hemácias, mas não no trato intestinal) e II, com capacidade de detecção de 50 μg de hemoglobina por grama de fezes, foi investigado como marcador de sangue oculto em cavalos. O nível de anidrase carbônica I aumentou após a administração oral de 200 mℓ de sangue em cavalos saudáveis, mas de forma muito variável.[155] Um novo imunoensaio de fluxo lateral (SUCCEED Equine Fecal Blood Test, Freedom Health LLC, EUA), que detecta hemoglobina equina em concentrações de 5 a 10 μg/g de fezes, está sendo analisado. Com essa sensibilidade, os exames retais geram resultados positivos por 24 a 48 horas. É provável que o resultado negativo exclua a presença de hemorragia significativa, mas a relevância clínica do resultado positivo ainda precisa ser estabelecida (N. Kerbyson, comunicação pessoal, novembro de 2015).

Hemorragia pulmonar

A hemorragia pulmonar secundária à infecção por *Leptospira* spp., que causa anemia branda a moderada, foi documentada em potros e proposta em cavalos adultos.[156,157] As observações clínicas sugerem que cavalos de raças leves com fibrilação atrial isolada ocasionalmente apresentam epistaxe solitária, enquanto cavalos de tração com fibrilação atrial podem sofrer hemorragia pulmonar grave induzida por exercício. É provável que pequenos trombos formados ou alojados na vasculatura pulmonar sejam observados clinicamente. Por outro lado, a tromboembolia pulmonar maciça, definida pelo acometimento de mais de dois terços do pulmão e pela oclusão de mais de 50% da vasculatura pulmonar, e a embolia pulmonar bilateral podem rapidamente causar insuficiência cardíaca do lado direito, choque cardiogênico, broncoconstrição reflexa e morte. Os sinais clínicos são taquipneia, epistaxe e hemoptise; três de seis cavalos sofreram morte súbita.[158] A inalação de corpos estranhos também pode estar associada à hemorragia pulmonar recorrente. O Boxe 15.2 mostra as causas de epistaxe em cavalos.

Sangramento associado à fenilefrina

Epistaxe, hemoptise, hemotórax, hemoperitônio, hemopericárdio e ruptura da artéria uterina média foram relatados em cinco éguas não gestantes após a administração de fenilefrina para correção do encarceramento nefroesplênico. Quatro dos cinco animais morreram, e um risco 64 vezes maior de sangramento associado à fenilefrina foi identificado em cavalos com idade igual ou superior a 15 anos. Um episódio brando e transitório de epistaxe ou hemoptise imediatamente após a administração de fenilefrina pode ser um sinal prodrômico. Os cavalos devem ser monitorados com cuidado quanto ao desenvolvimento de hemorragia interna, e o preparo para uma transfusão de sangue deve começar imediatamente se houver alguma evidência de sangramento, mesmo se a perda externa de sangue parecer pequena.[159]

Perda de sangue em éguas periparturientes

O sangramento periparturiente das artérias uterinas maiores ou, com menor frequência, das artérias ovarianas, ilíacas externas, vaginais e adrenais é uma causa bem conhecida de perda de sangue urogenital em éguas. As lesões arteriais são mais comuns na artéria uterina proximal e a atrofia das células musculares lisas acompanhada por fibrose da parede arterial é um fator predisponente.[160] Os sítios menos comuns de perda de sangue são a inserção placentária do útero, sangramento intrauterino ou vaginal e hematomas intramurais. Estima-se que 2 a 3% das éguas apresentem hemorragia, responsável por 17% das emergências pós-parto com internação hospitalar.[122,161] A hemorragia também é responsável por quase 40% das mortes pós-parto em éguas.[162] A hemorragia geralmente ocorre até 48 horas após o parto, mas já pode ser observada no quinto mês de gestação e até 4 meses após o parto.[122] Os fatores predisponentes são idade avançada, multiparidade e distocia, mas o sangramento pode ocorrer em éguas de qualquer idade ou paridade.[161] As éguas apresentam sinais de dor abdominal e choque hipovolêmico; sangramento vaginal, ataxia e decúbito também são relatados. Os resultados da avaliação laboratorial são condizentes com a recente perda de sangue, com hematócrito mediano de 39% e concentração proteica total de 5 g/ℓ em um relato. A suspeita de hemorragia frequentemente é baseada na anamnese e nos achados clínicos e laboratoriais, mas a confirmação do diagnóstico pode ser difícil. A palpação transretal e a ultrassonografia retal e transabdominal têm maior utilidade. No passado, os exames retais eram desencorajados em decorrência do receio de interromper a formação de hematoma e piorar o sangramento. Um estudo recente não observou associação entre a palpação retal e o desfecho, mas uma abordagem cautelosa ainda é aconselhada.[122] O tratamento médico imediato, visando à estabilização cardiovascular, com ou sem o uso de fármacos pró-coagulantes e analgésicos, é de máxima prioridade. Medicamentos anti-inflamatórios e, dependendo do caso, antimicrobianos também podem ser indicados. A maioria dos médicos veterinários desaconselha a exploração cirúrgica em caso de confirmação do sangramento, por causa do acesso cirúrgico limitado à vasculatura urogenital e do alto risco anestésico. No entanto, lesões intestinais também são comuns em éguas pós-parto e há relatos de sua presença concomitante à hemorragia.[122,161] A exploração abdominal pode ser necessária em caso de suspeita.[122] Complicações são observadas em quase 80% das éguas sobreviventes e incluem febre, retenção de anexos fetais, laminite, arritmias, cólica, colite e peritonite em frequência decrescente. Os desfechos relatados são muito variáveis, com sobrevida de 0 a 88%.[142] Em relatos informais, o sangramento no ligamento largo, diferentemente do desenvolvimento do hemoperitônio, foi sugerido como mais favorável, e dois estudos associaram a hemorragia pré-parto a um prognóstico ruim, sem sobreviventes.[142,143] Isso não foi confirmado no maior estudo feito até agora; o único fator associado ao prognóstico foi a taquicardia à internação e durante a hospitalização e a hemorragia vaginal, embora apenas duas éguas a tenham apresentado.[122] Pouco se sabe sobre os efeitos da hemorragia periparturiente no desempenho reprodutivo futuro. Arnold *et al.*[122] relataram que 49% das éguas sobreviventes com informações de acompanhamento tiveram pelo menos um potro.

Hemorragia renal e uretral

Hemorragia renal grave o suficiente para causar anemia foi relatada em cavalos com pielonefrite (quatro dos sete cavalos eram Árabes), hematúria idiopática e pseudoaneurisma renal em um potro Árabe.[163-165] Em cavalos machos, o sangramento pode ser causado por lacerações uretrais, mas essas lesões raramente estão associadas a perda significativa de sangue. Essas doenças são discutidas em detalhes no Capítulo 14, *Distúrbios do Sistema Urinário*.

DISTÚRBIOS ASSOCIADOS À HEMÓLISE

Hemólise é a destruição intra ou extravascular de hemácias. A destruição pode ser imunomediada ou secundária à infecção ou lesão oxidativa; o Boxe 15.4 mostra uma lista de diagnósticos diferenciais da hemólise em equinos.

Hemólise imunomediada

Anemia hemolítica imunomediada

Em equinos, a IMHA pode ocorrer de forma independente ou associada à trombocitopenia imunomediada (IMT). As duas doenças são causadas pela destruição, mediada por anticorpos, de hemácias e plaquetas, respectivamente. Os anticorpos podem ser direcionados contra a superfície celular inalterada (primária ou idiopática; exemplos são doenças autoimunes, isoeritrólise neonatal ou hemólise pós-transfusional) ou contra uma superfície com alterações antigênicas por causas secundárias.[166] A IMHA secundária equina foi associada à neoplasia, infecção por *Rhodococcus equi* em potros, miosite por clostrídios, formação de abscesso e administração de medicamentos.[166-172] A penicilina é um dos fármacos mais conhecidos por causar IMHA em cavalos, e baixos títulos de imunoglobulina M (IgM) antipenicilina foram observados em 77% dos cavalos testados.[173-176] Acredita-se que a hemólise está associada a anticorpos IgG, e altos títulos de anticorpos IgG que aglutinaram hemácias equinas revestidas com penicilina são encontrados em cavalos com IMHA induzida pelo fármaco. Os títulos de anticorpos antipenicilina diminuem rapidamente após a interrupção do tratamento, mas ainda são detectáveis por meses. O desafio com penicilina pode não causar o reaparecimento da anemia, mas é provável que seu uso deva ser desencorajado em cavalos com IMHA induzida por medicamento.[175] Também há suspeita de sulfametoxazol-trimetoprima como causa de IMHA.[177] Além disso, a IMHA e o aumento das atividades de enzimas hepáticas foram relatadas em quatro potros 17 a 20 dias após o início do tratamento da infecção por *R. equi* com doxiciclina e rifampicina.[178] O tratamento da IMHA inclui fármacos imunossupressores, como dexametasona (0,1 a 0,2 mg/kg IV a cada 24 horas), prednisolona (1 a 2 mg/kg IV, IM ou VO a cada 24 horas) ou, em casos refratários, azatioprina (3 mg/kg VO a cada 24 horas).

Isoeritrólise neonatal

A isoeritrólise neonatal é uma IMHA comum causada por incompatibilidade entre o plasma da égua e as hemácias do potro. É discutida em detalhes no Capítulo 20, *Doenças dos Potros*.

Neutropenia neonatal aloimune

A destruição imunomediada de neutrófilos em potros foi relatada em um Puro-Sangue e um Árabe.[24,179] Outro relato descreveu três potros de raças variadas, mas o diagnóstico de sepse não foi descartado de forma convincente.[180] Acredita-se que a fisiopatologia seja semelhante à da isoeritrólise neonatal, mas a doença parece ser relativamente rara. A administração de uma única injeção de G-CSF (3,5 a 6 μg/kg SC) causou aumento considerável do número de neutrófilos periféricos, mas um potro precisou de injeções repetidas a cada 3 a 4 dias (total de quatro injeções). Os dois potros se recuperaram por completo.[24,179]

Síndrome de Evans

A síndrome de Evans é caracterizada pela presença simultânea de IMHA, trombocitopenia e/ou leucopenia na ausência de uma causa subjacente conhecida. Há autoanticorpos específicos de reação cruzada (geralmente IgG) contra hemácias e plaquetas, o que leva ao desenvolvimento simultâneo ou sequencial de anemia hemolítica e trombocitopenia. A síndrome de Evans é rara e poucos casos equinos foram publicados.[181-184]

Causas infecciosas de hemólise

Anemia infecciosa equina

O vírus da anemia infecciosa equina (AIE) é um RNA vírus de distribuição mundial, transmitido por sangue, pertencente à família Retroviridae, gênero *Lentivirus*. A doença também é conhecida como *febre do pântano*. O vírus utiliza duas enzimas, a transcriptase reversa e a integrase, para geração e integração do DNA viral no genoma da célula hospedeira. A replicação do vírus ocorre em monócitos, células dendríticas, macrófagos teciduais e células endoteliais.[185] Uma vez infectados, os cavalos continuam portadores ao longo da vida. A transmissão ocorre de forma natural, por meio de insetos que se alimentam de sangue, em especial tabanídeos, ou instrumentos e agulhas contaminadas com sangue. Em um surto na Irlanda, a introdução do vírus no país foi atribuída à contaminação de hemoderivados e houve forte suspeita da propagação de aerossóis entre os cavalos em um celeiro.[186,187] Três fases distintas (aguda, crônica e não aparente) foram descritas; os sinais clínicos diferem dependendo do estágio da doença. Após um período de incubação de 1 a 4 semanas, quando a carga viral alcança certo limite, a liberação de citocinas pró-inflamatórias desencadeia os sinais clínicos. Febre e trombocitopenia são consideradas os indicadores clínicos mais confiáveis, mas estão longe de ser patognomônicos para a AIE. Acredita-se que a resposta febril seja induzida por interleucina 6 (IL-6) e fator de necrose tumoral (TNF). A trombocitopenia é causada por uma combinação de destruição imunomediada; supressão do crescimento de colônias de megacariócitos na medula óssea pelo TNF e pelo fator transformador do crescimento β (TGF-β); e, talvez, pelo aumento da liberação de agonistas de plaquetas, inclusive trombina, plasmina e serotonina, que desencadeiam agregação plaquetária.[188] A função plaquetária também é comprometida, o que aumenta a tendência a sangramento.[189] A hemólise intra e extravascular e a regulação negativa da eritropoese pelo TNF causam anemia. Depressão, fraqueza, hemorragia, edema periférico e perda de peso são comuns na forma crônica, mas também podem ocorrer nos estágios agudos.[186,187] Os portadores assintomáticos não apresentam sinais clínicos, mas períodos de estresse, imunossupressão ou tratamento com corticosteroides podem induzir a recrudescência. Hiperglobulinemia e glomerulonefrite também podem ser observadas. Hoje, o diagnóstico ainda depende de sorologia. Como o vírus da AIE causa infecção ao longo da vida, a existência de anticorpos implica sua presença, não a mera exposição. A imunodifusão em gel de ágar (AGID; Coggins, Zoetis, EUA) ainda é o teste mais amplamente utilizado e detecta anticorpos contra a proteína principal p26. Outros testes aprovados pelo Ministério da Agricultura dos EUA (USDA) são os vários *kits* de ELISA. Em comparação à AGID, o ELISA é considerado menos propenso a erros humanos e mais sensível, embora menos específico. Portanto, o resultado positivo de ELISA precisa ser confirmado pela AGID. O *immunoblot* não foi aprovado, mas pode ser usado para resolver resultados ambíguos. Um *kit* de ELISA também detecta a glicoproteína 45 (gp45) e o *immunoblot* pode detectar as proteínas gp90 e gp45 além de p26. O tempo entre a infecção e a soroconversão é muito variável, dependendo da dose viral, da cepa do vírus e do teste usado (entre 21 e 180 dias).[190] O DNA pró-viral integrado na célula hospedeira pode ser detectado por reação em cadeia de polimerase (PCR), enquanto o RNA viral pode ser detectado por transcriptase reversa-PCR (RT-PCR). A alta variabilidade do genoma viral e a ausência de uma região genômica conservada confirmada que seja adequada como sequência *primer* de ligação dificultaram ampla implementação desta técnica. Em um surto na Irlanda, ensaios de PCR e RT-PCR específicos para a cepa viral foram desenvolvidos. Esses ensaios detectaram RNA e DNA virais em todos os tecidos, secreções nasais e *swabs* genitais; além disso, o RNA também foi detectado na saliva. O DNA viral foi detectado no plasma de todos os cavalos soropositivos testados, mas o RNA viral foi encontrado em apenas 52% dessas amostras.[191,192]

Piroplasmose/babesiose

A piroplasmose, ou babesiose equina, é uma doença transmitida por carrapatos causada por dois hemoprotozoários intraeritrocitários apicomplexos equinos específicos, *Babesia caballi* e *Theileria* (antes *Babesia*) *equi*. Embora a América do Norte e o Canadá sejam considerados livres da doença, os parasitas e seus vetores, os carrapatos, são endêmicos na maioria dos países com climas tropicais, subtropicais e, ocasionalmente, temperados. A América Central e do Sul, Cuba, pelo menos partes do México, o sul da Europa, a Ásia e a África são considerados áreas endêmicas, e surtos nos EUA foram repetidamente relatados.[193,194] O fato de os cavalos que se recuperam da doença continuarem como portadores assintomáticos e um possível reservatório influencia muito o manejo em áreas endêmicas, não endêmicas ou livres. O estado de portador em cavalos não tratados é vitalício para *T. equi*, mas *B. caballi* pode ser eliminada desses animais. A virulência é muito variável, dependendo da localização geográfica e das possíveis diferenças genéticas.[195] Os vetores naturais de *T. equi* na América do Norte são *Dermacentor variabilis*, *Boophilus (Rhiphicephalus) microplus* e *Amblyomma cajennense*; para *B. caballi*, são *Dermacentor nitens* e *Dermacentor albipictus*. A transmissão de mãe para feto também foi relatada. A transmissão iatrogênica por transfusões de sangue contaminadas, mas também por carrapatos, causou surtos recentes na Flórida e no sul do Texas, ambos nos EUA.[194,196] O ciclo de vida de *B. caballi* e *T. equi* difere. *B. caballi* invade diretamente hemácias, enquanto o primeiro estágio de desenvolvimento de *T. equi* ocorre nos leucócitos. Há hemólise intra e extravascular, frequentemente acompanhada por trombocitopenia e coagulopatias, levando a sinais clínicos de letargia, febre, petéquias, edema e hemoglobinúria. Cólica, sinais respiratórios e neurológicos também podem ser observados. Os sinais são mais brandos na infecção por *B. caballi* em comparação a *T. equi* e se desenvolvem em 10 a 30 dias e 12 a 19 dias após a infestação por carrapatos, respectivamente. Após a transmissão IV, os sinais podem surgir em 5 dias. Os cavalos sobreviventes apresentam sinais brandos, mas a recrudescência da infecção por *T. equi* sob condições estressantes foi relatada. Cavalos infectados com *T. equi* desenvolvem anticorpos contra antígenos específicos de merozoítos (*equi merozoite antigens*, EMAs) em 7 a 11 dias; a resposta imune contra a proteína apical *rhoptry* do merozoíto de *B. caballi* (RAP) 1 é menos compreendida. O estado de portador protege os cavalos da reinfecção, mas a coinfecção com os dois parasitas é possível. O diagnóstico por identificação microscópica de parasitas à inspeção cuidadosa de um esfregaço de sangue é viável nos estágios agudos. Nos estágios crônicos, a parasitemia é muito baixa para a detecção visual e, assim, testes sorológicos, inclusive fixação de complemento (CFT), imunofluorescência indireta (IFA), *Western blot* e ELISA competitivo (cELISA), são os métodos diagnósticos de escolha. A fixação de complemento é muito específica, mas não é sensível o suficiente para a detecção de portadores não sintomáticos; além disso, há reatividade cruzada entre os dois parasitas. O teste mais sensível para detecção de infecção crônica é cELISA para EMA 1 e 2; também existe um cELISA para detecção de RAP-1. A imunofluorescência frequentemente é usada como adjuvante. Um *Western blot* e um *nested* PCR estão em desenvolvimento. O tratamento durante os estágios agudos é, principalmente, de suporte. Como o estado de portador protege contra doenças ativas e reinfecção, a eliminação do parasita não é desejada em áreas endêmicas. Nas áreas não endêmicas, a eliminação de todos os riscos de transmissão para outros animais é fundamental e as opções são a inscrição em um programa terapêutico aprovado, quarentena vitalícia ou eutanásia. O diproprionato de imidocarbe (2,2 a 4,4 mg/kg IM uma vez ou a cada 72 horas por 4 doses) é o tratamento de escolha para a eliminação do parasita. A atividade anticolinesterase do medicamento pode ser neutralizada pela pré-administração de *n*-butilescopolamina (0,3 mg/kg IV). Reações no sítio de injeção são comuns, e o aumento da sensibilidade a efeitos colaterais e até mesmo reações fatais foram relatados em burros e mulas. A eliminação do parasita é confirmada por PCRs seriadas ou sorologia negativa. As estratégias de controle variam entre os países, mas, de modo geral, requerem resultados sorológicos negativos. Nos EUA, o resultado positivo deve ser relatado às autoridades reguladoras federais e estaduais.

Leptospirose

A leptospirose é uma zoonose com distribuição mundial. A soroprevalência e os sorovares predominantes são bastante variáveis entre diferentes localizações geográficas. A infecção pode ser assintomática ou causar sinais brandos e inespecíficos. Além da uveíte recorrente equina associada a *Leptospira*, aborto, natimortalidade ou parto prematuro, doença neonatal e insuficiência renal representam as manifestações clínicas mais comuns.[197-199] Anemia, epistaxe e hemorragias nas formas de petéquias e equimoses foram descritas em potros de 4 a 12 semanas de idade infectados por *Leptospira*, mas essa manifestação parece ser muito rara.[200] Potros e cavalos adultos podem apresentar hemorragia pulmonar.[156,157]

Infecção hemotrópica por micoplasma

Os micoplasmas hemotrópicos ou hemoplasmas (antes classificados como Eperythrozoon e *Haemobartonella*) são bactérias que infectam hemácias de várias espécies, inclusive suínos, bovinos, gatos e cães.[201,202] A infecção equina foi relatada na Alemanha e, talvez, na Nigéria, mas muito pouco se sabe sobre o significado e o quadro clínico da doença.[203] Em outras espécies, anemia hemolítica, estado geral ruim e infertilidade são observados. Em equinos, os sinais clínicos relatados são perda de peso, depressão e anemia branda, que podem ser mais graves em animais com menos de 1 ano de idade.[201,202] A identificação microscópica carece de sensibilidade e especificidade e, assim, a PCR é a ferramenta diagnóstica preferida. Em outras espécies, o tratamento inclui tetraciclinas ou fluoroquinolonas.

Hemólise secundária à lesão oxidativa

As hemácias equinas são mais suscetíveis a danos induzidos por oxidantes do que as hemácias humanas; além disso, apresentam maior formação de metemoglobina, alteração de agregação e redução da deformabilidade celular quando expostas ao ânion superóxido.[204] Os oxidantes podem danificar as hemácias em decorrência de oxidação do ferro heme da hemoglobina de Fe^{2+} para Fe^{3+}, formando metemoglobina. Em equinos, a redução da metemoglobina se dá por uma via dependente de lactato, que é menos eficiente que a via dependente de glicose preferida pelas hemácias de outras espécies.[205,206] Acredita-se que isso, além da maior formação de metemoglobina, torne os cavalos mais vulneráveis à metemoglobinemia com importância clínica. Outras formas de dano são a oxidação de grupos sulfidrila na porção globina da hemoglobina, que leva à desnaturação da proteína e formação de corpúsculos de Heinz. A oxidação de grupos sulfidrila e lipídios insaturados também compromete a integridade da membrana, o que aumenta a fragilidade celular e acelera a remoção das hemácias da circulação. A glutationa reduzida (GSH) é um potente sistema antioxidante; no entanto, os cavalos apresentam taxa menor de redução de GSH em comparação a seres humanos e outras espécies, deixando-os mais predispostos a lesões oxidativas.[207,208]

Intoxicação por folha de bordo vermelho

A ingestão de folhas murchas de bordo vermelho (*Acer rubrum*) é uma causa bem documentada de anemia hemolítica e metemoglobinemia em cavalos. Da mesma forma, folhas murchas de bordo prata (*Acer saccharinum*) e bordo-açucareiro (*Acer saccharum*) também podem ser tóxicas para cavalos.[209]

A maioria dos casos ocorre no verão e outono, geralmente após condições climáticas adversas. As folhas frescas não são tóxicas para os pôneis no ambiente experimental, mas as folhas secas, oferecidas em dose de 3 g/kg, produzem intoxicações fatais. As folhas continuam tóxicas por pelo menos 30 dias e é provável que os cavalos que consomem mais de 1,5 g/kg de peso corpóreo apresentem sintomas.[210] Dependendo da época do ano, há predominância de sinais de hemólise (antes de meados de setembro) ou de metemoglobinemia (após meados de setembro). Acredita-se que o ácido gálico e um composto ainda não identificado sejam responsáveis pelo dano oxidativo observado.[209] Além disso, as galotaninas e o ácido gálico presentes nas folhas podem ser metabolizados por *Klebsiella pneumonia* e *Enterobacter cloacae*, encontradas no íleo equino, para formar pirogalol, um agente oxidante ainda mais potente.[211] Os sinais clínicos estão relacionados à hipoxia tecidual causada por anemia e metemoglobinemia e incluem letargia, taquicardia, taquipneia, febre, hemoglobinúria e, com frequência, cólica, insuficiência renal e laminite. As mucosas mudam de cor e podem ficar amarronzadas, cianóticas ou marrom chocolate, enquanto a esclera pode estar ictérica. Os exames laboratoriais confirmam a presença de anemia, comprometimento renal e inflamação sistêmica com leucopenia ou leucocitose. As concentrações totais de metemoglobina são de 0 a 4,08 g/dℓ (normal, inferior a 1,77 g/dℓ), correspondendo a 44% da concentração total de hemoglobina (normal, inferior a 3%).[212] O tratamento é principalmente de suporte e composto por administração IV de líquidos, controle da dor e transfusões de sangue, se necessário. O uso de óleo mineral para reduzir a absorção de toxinas e ácido ascórbico como antioxidante tem sido preconizado. A vitamina C (30 a 50 mg/kg IV a cada 12 horas diluída em cloreto de sódio a 0,9% e administrada até o término da hemólise; a suplementação oral precisa de mais tempo para alcançar os níveis teciduais) foi usada no cenário clínico.[213,214] Experimentalmente, a alimentação diária de 9.000 mg/dia durante 12 semanas reduziu significativamente a hemólise e a formação de metemoglobina em resposta ao extrato de folhas, enquanto a administração de 8.000 U/kg de α-tocoferol por dia apenas diminuiu a hemólise.[215] O uso de bicarbonato de sódio para prevenção da nefropatia por pigmento é controverso em humanos.[216] O objetivo da alcalinização urinária é prevenir a obstrução tubular causada pela formação de cilindros ao reduzir a conversão de hemoglobina em metemoglobina, diminuir a captação de hemoglobina pelas células tubulares, diminuir a produção de radicais hidroxila e promover a eliminação de radicais livres.[217] Os corticosteroides frequentemente são usados na tentativa de diminuir a destruição das hemácias. Complicações são frequentes; 44% dos cavalos apresentam febre; 43% têm cólica; 32%, laminite; 7%, CID; e 6%, impactações cecais. O prognóstico é reservado e 41% dos cavalos sobreviveram no maior estudo retrospectivo. Os fatores associados à mortalidade incluíram ausência de febre à internação e administração de corticosteroides; o hematócrito e a porcentagem de metemoglobina não foram associados ao desfecho.[212]

Intoxicação por folha de pistácia

Anemia hemolítica, metemoglobinemia, insuficiência renal e morte foram relatadas em cavalos após a ingestão de folhas de pistacia. Embora não seja nativa da América do Norte, *Pistacia atlantica, P. terebinthus* e *P. chinensis* são encontradas em vários estados do sudoeste ao sudeste dos EUA. As folhas de pistácia contêm ácido gálico e o quadro clínico se assemelha muito à intoxicação por folhas de bordo vermelho.[218,219]

Intoxicação por alho e cebola

A alimentação experimental com a ingestão voluntária máxima de alho (0,25 g/kg VO a cada 12 horas) causou anemia branda (diminuição do hematócrito médio de 36 a 28%) com aumento da formação de corpúsculos de Heinz. Sudorese excessiva também foi observada. Os sinais começaram 4 dias após o início da alimentação e a recuperação da anemia foi concluída 5 semanas após a interrupção do consumo de alho.[220] A anemia hemolítica também foi relatada após a ingestão natural e experimental de cebola selvagem e doméstica (*Allium canadense* e *Allium cepa*). As cebolas silvestres são consumidas pelos cavalos apenas na ausência de todos os demais volumosos e, no cenário experimental, o consumo de 1 a 1,8 kg/dia é necessário para criação de sinais clínicos e laboratoriais. Os cavalos se recuperam por completo quando a ingestão é interrompida.[221]

Envenenamento por abelhas e acidentes ofídicos

Os acidentes ofídicos e, menos comumente, o envenenamento por múltiplas picadas de abelha podem causar hemólise intra e extravascular, trombocitopenia e coagulopatias profundas com aumento da tendência a sangramento e/ou trombose excessiva, geralmente compatível com CID.[222,223] Os efeitos são, em grande parte, mediados por proteínas enzimáticas e não enzimáticas e proteases contidas no veneno. Além da administração de antiveneno, o tratamento é, principalmente, de suporte.

Outras causas de hemólise

Síndrome hemolítico-urêmica

Em seres humanos, a síndrome hemolítico-urêmica é descrita como forma de microangiopatia trombótica. O quadro clínico é caracterizado pela combinação de anemia hemolítica microangiopática, trombocitopenia e insuficiência renal. Muitas vezes, a síndrome hemolítico-urêmica é provocada pela exposição à *E. coli* produtora da toxina Shiga, mas causas não infecciosas, inclusive mutações hereditárias em proteínas reguladoras do sistema complemento e distúrbios associados a danos endoteliais, também são observadas em seres humanos. A ativação subsequente do sistema inflamatório e, em especial, do sistema complemento, causa espessamento da parede vascular e deposição de trombos ricos em fibrina e trombócitos na microcirculação. Isso compromete a função do órgão final, principalmente os rins ou o encéfalo. A formação de esquistócitos e a hemólise se devem à exposição das hemácias ao maior estresse de cisalhamento nos vasos parcialmente obstruídos pela fibrina. A trombocitopenia é provocada pelo consumo de plaquetas decorrente da coagulação excessiva e destruição imunomediada.[224] Os tempos de coagulação geralmente são normais, diferenciando a síndrome da CID. Em equinos, a síndrome foi descrita em uma égua pós-parto com metrite e em três cavalos sem causa subjacente aparente. Os sinais clínicos são compatíveis com inflamação sistêmica, hemólise, trombocitopenia e insuficiência renal e incluem hemoglobinúria, epistaxe, oligúria ou anúria, edema periférico, linfadenopatia e alteração neurológica. O tratamento de suporte foi malsucedido em todos os casos relatados.[225-227]

Defeito enzimático congênito

A deficiência grave de glicose-6-fosfato desidrogenase causou anemia hemolítica persistente, hiperbilirrubinemia e corpúsculos de Howell-Jolly em um potro e sua mãe de raça Saddle.[5] A metemoglobinemia persistente, a excentrocitose e a picnocitose em uma égua Mustang espanhola foram atribuídas à deficiência do dinucleotídio de flavina e adenina (DAF) provocada por um defeito no metabolismo de riboflavina nas hemácias.[6] Cavalos com deficiência de hemoglobina glicada em hemácias apresentam tanto excentrocitose (atribuível à grave deficiência de atividade da glutationa redutase) quanto metemoglobinemia (atribuível à deficiência de citocromo b5 redutase); a deficiência enzimática é dupla porque o DAF é um cofator necessário para as duas enzimas.[228] Suspeitou-se de uma diminuição familiar de glutationa redutase e glutationa eritrocitária em uma égua trotadora e sua mãe, que seria responsável pelo baixo desempenho secundário à metemoglobinemia e à anemia hemolítica persistentes.[229]

Outras causas

Uma síndrome hemolítica intravascular fulminante rara com hemoglobinúria proeminente foi relatada em cavalos nos estágios finais da insuficiência hepática, mas também em um cavalo que se recuperou após uma lesão hepática aguda. Este animal também apresentou redução acentuada no teor de glutationa (GSH) e no número de hemácias, além de hipersegmentação acentuada de neutrófilos. O mecanismo exato da hemólise não é conhecido, mas suspeita-se que as maiores concentrações de ácidos biliares e seus sais exerçam papel importante.[29,230] A anemia hemolítica foi observada repetida vezes em cavalos tratados com doses predominantemente altas, mas também recomendadas (20 a 30 g/500 kg de cavalo), de fenotiazina. Os cavalos são, declaradamente, uma das espécies mais sensíveis e os sinais são vistos 6 a 13 dias após a administração. Os corpúsculos de Heinz são um achado frequente.[231,232] A administração experimental de L-triptofano causa hemólise em pôneis.[233] Em equinos, a selenose provoca, principalmente, anomalias cutâneas e do casco e sintomas neurológicos, mas a anemia hemolítica foi descrita após intoxicação aguda em outras espécies.

DISTÚRBIOS DA HEMOSTASIA

A disfunção hemostática pode ser causada por anomalias da parede vascular, mais comumente na forma de vasculite, alterações no número ou na função de plaquetas e anomalias no sistema plasmático de coagulação.

Vasculite

Vasculite é um termo patológico que descreve inflamação e, com frequência, necrose dos vasos sanguíneos. Pode ser imunomediada, secundária à inflamação sistêmica grave, em razão dos efeitos diretos de microrganismos infecciosos no endotélio vascular ou uma combinação desses mecanismos. Entre os microrganismos infecciosos comumente implicados no desenvolvimento de vasculite estão *Streptococcus equi* subsp. *equi* (garrotilho), vírus da arterite viral equina, *Anaplasma phagocytophila, Corynebacterium pseudotuberculosis* e, ocasionalmente, vírus da anemia infecciosa equina.

Vasculite imunomediada/púrpura hemorrágica

O termo *púrpura hemorrágica* se refere à vasculite imunomediada que é, frequentemente, mas nem sempre, secundária à infecção por *S. equi* subsp. *equi*. Pode ser desencadeada por vários fatores, afetar um ou vários sistemas orgânicos e variar drasticamente em gravidade. Em cavalos, a vasculite mediada por imunossupressão geralmente é secundária a outra doença, como a exposição a um microrganismo infeccioso. A infecção por *S. equi* subsp. *equi* é a causa mais bem descrita de vasculite imunomediada. Os sinais são notados pela primeira vez 2 a 4 semanas após a infecção, mas se desenvolveram em 2 a 6 dias em cavalos previamente vacinados.[234] A vasculite também pode ser secundária a outras infecções virais ou do trato respiratório, administração de medicamentos, feridas abertas, abscessos, vacinação contra garrotilho e neoplasia. A vasculite imunomediada grave e com alta taxa de mortalidade foi observada em cavalos em miniatura após a administração de uma vacina de antraz com esporos vivos.[235] Não raramente, a causa subjacente não pode ser detectada.[236] A doença pode afetar cavalos de qualquer idade, de 6 meses a 20 anos ou mais.[236] Acredita-se que a deposição de complexos de antígenos e imunoglobulinas nas paredes dos capilares e outros pequenos vasos sanguíneos leve a uma reação de hipersensibilidade do tipo III. Em cavalos com exposição prévia a *S. equi*, uma associação entre o desenvolvimento de vasculite e anticorpos IgA foi sugerida. Os títulos de IgA contra proteínas do tipo M e proteínas de sobrenadantes de cultura foram maiores em cavalos com vasculite do que em cavalos recentemente infectados com *S. equi* ou sem histórico conhecido de exposição.[237] Além disso, complexos imunes de IgA e proteínas do tipo M foram encontrados nos soros de cavalos com vasculite.[238] Microscopicamente, as lesões são caracterizadas por vasculite leucocitoclástica.[238,239] O aumento da permeabilidade vascular é responsável pelos sinais clínicos de edema, hemorragias nas formas de petéquias e equimoses nos tecidos mucosos e subcutâneos, extravasamento de soro e, menos comumente, epistaxe. O edema tende a ser bem demarcado e é mais comum nos membros, seguido por ventre e cabeça. Febre, taquicardia, taquipneia, anorexia e depressão são observadas com frequência. Dependendo dos sistemas orgânicos acometidos, os animais podem apresentar cólica, relutância de movimentação, claudicação ou sinais neurológicos.[240] Disfunção renal e glomerulonefrite, múltiplas intussuscepções do intestino delgado e infartos musculares também foram relatados como secundários à vasculite supostamente induzida por garrotilho.[241,242] As anomalias laboratoriais são leucopenia ou leucocitose, anemia, trombocitopenia, hipergamaglobulinemia, aumento das proteínas da fase aguda e aumento das atividades das enzimas musculares. De modo geral, o diagnóstico presuntivo pode ser estabelecido com base na anamnese, no quadro clínico e na exclusão de outras causas de edema e/ou diátese hemorrágica. Títulos muito elevados de anticorpos SeM-específicos (acima de 1:12.800) são altamente sugestivos de vasculite secundária à vacinação ou exposição a garrotilho.[243] As biopsias de pele podem confirmar a presença de vasculite leucocitoclástica ou não leucocitoclástica, mas evidências histológicas podem estar ausentes em cavalos tratados com corticosteroides.[236] Complicações secundárias, como laminite e tromboflebite, não são incomuns; casos raros podem ser acompanhados por hemorragia maciça e até fatal.[236] O tratamento é baseado na remoção da causa subjacente, se possível, e imunossupressão com corticosteroides (dexametasona, 0,1 a 0,2 mg/kg IV IM ou VO a cada 24 horas ou prednisolona, 0,5 a 1 mg/kg VO a cada 24 horas). A azatioprina (3 mg/kg VO a cada 24 horas) também tem sido usada em relatos informais. Cuidados de suporte, inclusive hidroterapia, ataduras para membros, exercícios leves e líquidos intravenosos, podem ser úteis. Com a melhora dos sinais clínicos, a dose de corticosteroide deve ser gradualmente reduzida durante o monitoramento do animal. A recidiva dos sintomas é comum em caso de diminuição ou interrupção rápida do tratamento. Quase 50% dos cavalos em um estudo precisaram de tratamento por mais de 21 dias. O prognóstico é bom na ausência de complicações graves, com sobrevida de 92% dos cavalos na maior série de casos.[236]

Anaplasma phagocytophila

Anaplasma phagocytophila (antes *Ehrlichia equi*) é um microrganismo intracelular obrigatório que infecta neutrófilos e, às vezes, eosinófilos de várias espécies mamíferas.[244] O microrganismo é transmitido por carrapatos *Ixodes*, mas *Dermacentor* spp., *Rhipicephalus* spp., *Hyalomma* spp. e *Haemaphysalis* spp. também podem ser vetores. O microrganismo é encontrado em todo o Hemisfério Norte, onde os vetores são endêmicos. Estudos recentes sugerem que várias cepas com diferentes patogenicidades e tropismos por hospedeiros podem circular em populações de animais silvestres e domésticos. A transmissão do microrganismo é transestadial e não transovariana; assim, um reservatório mamífero é necessário para infecção dos carrapatos.[245] A transmissão da doença de carrapatos para um hospedeiro suscetível ocorre em 2 a 36 horas durante o repasto do inseto. Coinfecções com outros patógenos transmitidos por carrapatos podem ser observadas. O período de incubação é de cerca de 10 dias e os sinais variam de infecção subclínica a febre alta (37,7 a 41,6°C), com média de 40,1°C em um estudo, depressão, inapetência, petéquias, relutância de movimentação e edema distal em membros.[244,246] Ocasionalmente, a febre alta com ou sem edema periférico pode ser o único sinal clínico e os cavalos parecem saudáveis e normais. Sinais neurológicos, inclusive ataxia e decúbito dorsal, têm sido relatados com pouca frequência. Os sinais neurológicos se resolveram com rapidez após a terapia com oxitetraciclina em dois casos, mas outro animal foi submetido a eutanásia devido à ausência de melhora apesar do tratamento.[247-249] Alguns relatos afirmam que animais mais jovens (com menos de 4 anos) apresentam sinais clínicos mais brandos, mas isso não foi confirmado por outros estudos.[244,249,250] As anomalias laboratoriais são trombocitopenia, com frequência acentuada (menos de 10.000 a 100.000/μℓ; presume-se que seja causada, pelo menos em parte, pela supressão da medula óssea), anemia branda (hematócrito geralmente superior a 20%), linfopenia e neutropenia, seguidas de leucocitose rebote.[246,249] A doença pode ser autolimitada se não tratada e os sinais clínicos tendem a durar 7 a 14 dias. Recidivas foram relatadas.[244] O diagnóstico é baseado na identificação de inclusões granulocíticas, sejam mórulas ou corpúsculos iniciais, nos esfregaços de sangue corados com Wright-Giemsa ou hematoxilina e eosina. No sangue periférico, os corpos de inclusão são mais bem observados 3 a 5 dias após o início da febre e podem estar presentes em 30 a 50% dos neutrófilos; porcentagens muito menores (1 a 8%) de células infectadas foram observadas em outros estudos.[244,251] Nos estágios posteriores ou em cavalos tratados, técnicas moleculares, como PCR e sorologia com demonstração de aumento nos títulos de anticorpos, podem ser necessárias para confirmar a infecção. O microrganismo é muito sensível ao tratamento com oxitetraciclina (7 mg/kg IV a cada 24 horas por 3 a 7 dias) e a melhora clínica frequentemente é observada em 12 a 24 horas.[244] A doxiciclina (10 mg/kg VO a cada 12 horas) também foi usada. Na infecção experimental, o tratamento com dexametasona aumentou a carga bacteriana total, mas provocou pequena melhora nos sinais clínicos. Os parâmetros hematológicos não diferiram entre os animais tratados com dexametasona ou não.[252] O prognóstico é excelente, com recuperação de 96% dos cavalos de um estudo. Este mesmo estudo não observou abortos em éguas prenhes e nenhum paciente desenvolveu laminite. Casos fatais, decorrentes de lesões associadas a ataxia, ausência de recuperação da forma neurológica, infecções secundárias, hemorragia generalizada e vasculite e trombose consistentes com CID, foram relatados.[244,249,253]

Arterite viral equina

O vírus da arterite viral equina (EVA) é abordado em detalhes nos Capítulos 8, *Distúrbios do Sistema Respiratório*, e 19, *Distúrbios do Sistema Reprodutivo*, mas essa infecção continua a ser um diagnóstico diferencial importante em cavalos com sinais de vasculite. O vírus da EVA, um vírus de RNA de fita simples pertencente à família Arteriviridae, gênero *Arterivirus*, tem distribuição mundial e pode afetar cavalos de todas as idades. A transmissão ocorre por vias venéreas ou respiratórias. O sêmen de garanhões com infecção persistente e o aerossol de líquidos corpóreos contaminados são as principais fontes de infecção. O período de incubação varia entre 2 e 14 dias. A maioria das infecções é clinicamente silente ou causa apenas febre, mas infecções graves podem ser observadas em potros e animais com comprometimento imunológico. O vírus tem como alvo células mononucleares e células endoteliais, e os sinais clínicos estão associados, principalmente, à vasculite. Isolados distintos de EVA são associados a grandes variações na gravidade dos sinais clínicos induzidos e, de modo geral, os isolados americanos são considerados mais virulentos do que os europeus. Dependendo do isolado, há necrose extensa de pequenas artérias musculares de vários tecidos, infecção branda dos capilares terminais ou pouco acometimento endotelial.[254-256] Febre e leucopenia são relatadas com mais frequência, mas depressão, edema periorbital e supraorbital ou dependente, conjuntivite, lacrimejamento, petéquias, sinais respiratórios e cólicas ou diarreia podem ocorrer. Em éguas prenhes, o aborto é comum entre o terceiro e o décimo mês, assim como o nascimento de potros comprometidos, caso a infecção ocorra no final da gestação.[257]

Distúrbios plaquetários

Trombocitopenia

O Boxe 15.5 mostra uma lista de diagnósticos diferenciais de trombocitopenia. A trombocitopenia secundária à diminuição da produção na medula óssea é discutida com os distúrbios da hematopoese.

Trombocitopenia secundária a doença sistêmica. A causa mais comum de trombocitopenia em cavalos hospitalizados é o aumento da utilização ou destruição de plaquetas secundária a uma doença primária, seja infecciosa, inflamatória ou neoplásica. A trombocitopenia também é comum em distúrbios gastrintestinais com estrangulamento/isquemia e o número de plaquetas pode ser muito baixo, de 4.000/μℓ. As demais alterações laboratoriais refletem a inflamação sistêmica e incluem aumento do hematócrito e da porcentagem de neutrófilos maduros, leucopenia ou leucocitose e diminuição das concentrações plasmáticas de proteínas.[58] A trombocitopenia geralmente é observada em cavalos com CID subclínica ou clínica e é considerada um indicador sensível de presença de CID.[258] Uma associação entre trombocitopenia e prognóstico ruim foi demonstrada em cavalos hospitalizados em geral e naqueles com torção de cólon.[58,259] A trombocitopenia também é frequentemente encontrada em outras doenças, como anemia infecciosa equina (um efeito combinado de destruição imunomediada e diminuição da produção de plaquetas), infecção por *A. phagocytophilum* (presumivelmente, pelo menos em parte, em decorrência de supressão da medula óssea), babesiose/piroplasmose (por mecanismos não bem compreendidos), neoplasia (talvez imunomediada) e envenenamento por picadas de abelhas ou acidentes ofídicos (um efeito combinado de sequestro, aumento da agregação e consumo frequentemente associado à CID).[222,260] A trombocitopenia secundária à sepse e também a hematomas císticos foi relatada em neonatos.[261,262]

Trombocitopenia imunemediada. A trombocitopenia imunomediada (IMT) é uma doença incomum em cavalos adultos e seu diagnóstico é baseado na exclusão de outras causas. A resposta imune inadequada pode ser direcionada contra antígenos intrínsecos das plaquetas, antígenos/substâncias ligadas à membrana plaquetária ou microrganismos infecciosos. O termo *púrpura trombocitopênica imune* é ocasionalmente usado caso a destruição das plaquetas seja causada por autoanticorpos. No entanto, a diferenciação clínica entre uma resposta imune primária e secundária pode ser difícil. Suspeita-se que a administração de penicilina e trimetoprima-sulfadoxina esteja envolvida na IMT, mas isso não foi confirmado.[105] A suspeita de IMT é reforçada pela detecção de anticorpos na membrana de plaquetas ou megacariócitos por citometria de fluxo.[105] A disfunção plaquetária secundária à ligação de anticorpos também pode ser esperada e concentrações plaquetárias relativamente altas podem causar hemorragia em casos graves. Clinicamente, uma resposta positiva à terapia imunossupressora, com dexametasona (0,1 a 0,2 mg/kg IV a cada 24 h) ou, em casos refratários, azatioprina (3 mg/kg VO a cada 24 horas) também é bastante favorável.[263,264] A vincristina, em dose recomendada em humanos (1,4 mg/m^2 IV a cada 7 a 10 dias; 8,4 mg em 500 mℓ de NaCl a 0,9%), foi usada em um garanhão com trombocitopenia recorrente. O tratamento pareceu ter sucesso e foi bem tolerado, à exceção do desenvolvimento de alopecia simétrica na cabeça, pescoço e parte interna das coxas.[263] A recidiva não é incomum e os cavalos devem ser monitorados com cuidado quanto à recorrência de sinais.[265,266]

Trombocitopenia aloimune neonatal. A destruição imunomediada de plaquetas foi relatada após a ingestão de anticorpos antiplaquetários pré-formados com o colostro em equinos e mulas; suspeita-se que essa destruição seja mais comum em mulas. A trombocitopenia pode ser a única anomalia ou ser concomitante à isoeritrólise neonatal. Nas mulas, suspeita-se que a destruição plaquetária seja mediada por IgG contra o receptor de colágeno (GP Ia IIa). A disfunção plaquetária secundária à adesão de anticorpos foi descrita nesses animais, destacando o fato de que o risco de sangramento não é determinado apenas pelo número de plaquetas, mas também pelo seu estado funcional. Uma síndrome de dermatite ulcerativa, trombocitopenia e neutropenia foi descrita em seis neonatos de raças variadas. O número de plaquetas variou de 0 a 30.000/μℓ e quatro dos seis potros apresentaram petéquias ou equimoses. Todos os potros se recuperaram por completo e a trombocitopenia pareceu responder à administração de corticosteroides, sugerindo um componente imunomediado. Embora a etiologia exata não tenha sido estabelecida, houve forte suspeita de aquisição de anticorpos ou outros fatores por meio do colostro.[23]

Alterações na função plaquetária

Trombastenia de Glanzmann. A trombastenia de Glanzmann é uma deficiência quantitativa ou um defeito qualitativo do receptor plaquetário de fibrinogênio (também conhecido como GP IIb/IIIa, $\alpha_{IIb}\beta_3$ integrina ou CD41/61). É um distúrbio autossômico recessivo e o defeito genético foi localizado no gene que codifica GP IIb (também conhecido como α_{IIb}).[61,267,268] A doença foi relatada em Quartos de Milha, Puros-Sangues, Standardbreds, Warmbloods e um Paso Peruano.[62,269,270] A epistaxe prolongada ou recorrente parece ser o sinal clínico mais comum, enquanto a presença de petéquias ou equimoses é mais variável. O diagnóstico é baseado na confirmação da normalidade do número de plaquetas e do perfil de coagulação, inclusive TP, TTPA e, idealmente, pela medida da atividade do fator de von Willebrand. Outros exames clínicos simples, como demonstração de tempo prolongado de sangramento e retração prolongada de coágulos, sugerem um distúrbio da função plaquetária, mas não são diagnósticos. Da mesma forma, um perfil de coagulação viscoelástica anormal, indicando redução da força do coágulo ou uma resposta menor de agregação, confirma o defeito funcional das plaquetas. O diagnóstico definitivo requer demonstração da expressão menor de CD41/61 na superfície plaquetária à citometria de fluxo. Alternativamente, a ausência de ligação ao fibrinogênio em resposta à estimulação também pode ser usada. Não há qualquer tratamento eficaz, mas, em relatos informais, a administração de ácido tranexâmico diminuiu a frequência e a gravidade da epistaxe em um cavalo. Até onde tenho conhecimento, a farmacocinética do ácido tranexâmico não foi estabelecida em cavalos, mas doses de 10 g/kg IV a cada 12 horas ou 5 a 25 mg/kg VO a cada 6 a 12 horas foram sugeridas. Teoricamente, o ácido ε-aminocaproico pode gerar um efeito semelhante.

Trombastenia equina atípica/redução da ligação a fibrinogênio em Puro-Sangue. Um segundo defeito genético plaquetário associado à redução da ligação ao fibrinogênio, mas diferente da trombastenia de Glanzmann, foi recentemente identificado em Puro-Sangue. Os cavalos afetados têm ligação normal com fibrinogênio em resposta ao difosfato de adenosina (ADP) e níveis normais de receptor de fibrinogênio (também conhecido como CD41/61, GP IIb/IIIa ou $\alpha_{IIb}\beta_3$ integrina), mas apresentam menor ligação ao fibrinogênio em resposta à trombina. Acredita-se que o defeito impossibilite a geração de trombina após a ativação devido a um defeito na secreção do fator V dos grânulos α.[63] Uma prevalência de 0,7% na população de Puro-Sangue foi estimada com base no exame de 444 animais. Clinicamente, observou-se hemorragia grave após traumatismos e tempos prolongados de sangramento.[63-65,271] As anomalias laboratoriais são aumento do tempo da resposta de agregação a colágeno e trombina. Diferentemente dos cavalos com trombastenia de Glanzmann, quantidades normais de CD41/61 podem ser demonstradas à citometria de fluxo, e a ligação de fibrinogênio após a estimulação com trombina é apenas menor, não ausente.

Alteração da função plaquetária por doença sistêmica. A contribuição das plaquetas em muitas doenças só foi reconhecida nos últimos anos. Com a conscientização crescente e a maior disponibilidade de ensaios de função plaquetária e viscoelastografia, as alterações da função plaquetária durante doenças sistêmicas são gradualmente elucidadas. A ativação plaquetária foi demonstrada em cavalos com inflamação das vias respiratórias, laminite e lesões intestinais com estrangulamento e em resposta ao herpes-vírus equino 1.[49,52,60,272,273] Há cada vez mais evidências que associam a diminuição da função plaquetária à redução da sobrevida em cavalos com doença gastrintestinal aguda e em potros com enfermidades graves.[274,275] Mais pesquisas são necessárias para delinear a contribuição das plaquetas na fisiopatologia das doenças equinas.

Anomalias do sistema plasmático de coagulação

Distúrbios hereditários

Doença de von Willebrand. A doença de von Willebrand é causada por defeitos quantitativos e/ou qualitativos do fator de von Willebrand (FvW), uma glicoproteína multimérica sintetizada por células endoteliais e megacariócitos. Esse fator medeia a adesão/agregação plaquetária e estabiliza o fator VIII (FVIII) na circulação.[276] A ausência de FvW reduz a ligação de plaquetas ao colágeno e provoca a perda de hemostasia primária. O FvW é um reagente de fase aguda e sofre flutuações naturais. As concentrações em éguas aumentam entre o meio da gestação e chegam à atividade quase máxima no parto;[277] alterações em FvW e FVIII foram observadas em Standardbreds e Puros-Sangues submetidos a exercícios vigorosos.[278] A doença de von Willebrand pode ser congênita ou adquirida. Hoje, em humanos, seis tipos diferentes (1, 3, 2A, 2B, 2 M, 2N) da forma congênita são reconhecidos. Um defeito quantitativo parcial define o tipo 1, enquanto o tipo 3 é caracterizado pela ausência quase completa de FvW no plasma e nas plaquetas. O tipo 2 é caracterizado por defeito em FvW e é dividido em quatro subtipos. Os tipos 2A e 2B são marcados pela ausência de multímeros de FvW de alto peso molecular, mas o tipo 2B também apresenta maior afinidade do FvW por seu receptor plaquetário, a glicoproteína Ib alfa.[276] A doença de von Willebrand é rara em cavalos e, até agora, apenas deficiências congênitas correspondentes ao tipo 2A humano e um caso suspeito de tipo 1 foram relatadas.[279-281] Nos equinos, os sinais clínicos são hemorragia de superfícies mucosas, epistaxe, formação de hematoma, hemartrose e sangramento prolongado nos sítios de punção venosa, lesões ou após cirurgias. O diagnóstico pode ser estabelecido pela medida da concentração do antígeno de von Willebrand no plasma por ELISA; os resultados são baixos ou normais, dependendo do tipo da doença. O teste de cofator de FvW ristocetina mede a capacidade de aglutinação de plaquetas do plasma de um paciente na presença desse antibiótico. A aglutinação plaquetária causada pela ristocetina ocorre apenas na presença de multímeros de FvW. A não aglutinação indica ausência do fator ou de seu receptor; assim, o teste auxilia a identificação dos tipos 2A, B e M. A medida da atividade coagulante do FVIII também é útil e é necessária à identificação do tipo 2N. Sem o efeito estabilizador do FvW, o FVIII é logo eliminado e suas concentrações tendem a ser baixas. Os tempos de sangramento são prolongados, enquanto o número de plaquetas e o TP são normais; o TTPA pode ser normal ou aumentado em caso de deficiência de FVIII. Em outras espécies, o tratamento é composto por transfusão de plasma ou administração de desmopressina (deamino-8-D-arginina vasopressina [DDAVP]). A desmopressina é um análogo sintético da vasopressina que aumenta a liberação do FvW pelas células endoteliais; é bastante eficaz nos casos do tipo 1.[282] Em cães saudáveis, a concentração de FvW e fator VIII aumenta após a administração de DDAVP. Em seres humanos, a forma adquirida está associada a hipotireoidismo, distúrbios mieloproliferativos e linfoproliferativos e doenças autoimunes, e também à administração de ciprofloxacino ou hetastarch.[283]

Deficiência de pré-calicreína. A deficiência de pré-calicreína foi diagnosticada em uma família de cavalos Belgas e em Miniatura.[284,285] Hemorragia excessiva e prolongamento acentuado de TTPA levaram à investigação mais profunda e, assim, ao diagnóstico. Acredita-se que animais com baixa atividade de pré-calicreína possam ser homozigotos para a deficiência de pré-calicreína, enquanto parentes próximos, com valores mais perto do normal, podem ser heterozigotos.

Hemofilia A (deficiência de fator VIII). A hemofilia hereditária A foi relatada em Puros-Sangues, Standardbreds e Quartos de Milha e em um potro Árabe com vários defeitos de coagulação, inclusive dos fatores VIII, IX e X e, em menor grau, de fator VII e protrombina.[286-291] O distúrbio é transmitido por uma característica recessiva ligada ao cromossomo X, e os potros acometidos geralmente apresentam episódios repetidos de sangramento. Uma forma mais branda também foi descrita em um Puro-Sangue castrado com 3 anos de idade ao diagnóstico; a castração havia sido feita sem intercorrências.[292]

Distúrbios adquiridos

Hemofilia adquirida A. Uma égua Puro-Sangue de 23 anos foi diagnosticada com atividade plasmática inibidora temporária do fator VIII após a avaliação de uma coagulopatia associada a hemoperitônio, hematomas e anemia. O perfil de coagulação revelou prolongamento de TTPA, deficiência de fator VIII e aumento da atividade de anticorpos inibidores de fator VIII em um ensaio Bethesda.[293] O tratamento incluiu transfusões e terapia imunossupressora (dexametasona e azatioprina). A deficiência do fator VIII e os sinais de coagulopatia se resolveram e o título de anticorpo inibidor diminuiu. A égua continuou saudável, sem recidivas, por pelo menos 1 ano após o tratamento.[80]

Sangramento por deficiência de vitamina K em neonatos. Suspeitou-se de sangramento por deficiência de vitamina K (VKDB) em um potro de 4 semanas de idade com hemartrose, hemorragia gengival espontânea, fezes cobertas por sangue e formação de hematoma após punção venosa. As atividades dos fatores II, VII, IX e X, que são dependentes de vitamina K, eram bastante menores e melhoraram após a suplementação com vitamina K_1 (2 mg/kg SC a cada 12 horas por 2 dias, depois 0,5 mg/kg VO a cada 12 horas por 17 dias). A administração subcutânea é preferida para evitar a formação de hematoma e o risco de reações anafilactoides após injeções intramusculares e intravasculares, respectivamente.[72] A doença também era suspeita em um potro meio-irmão, mas não foi mais investigada. Portanto, não se sabe se a doença era hereditária ou adquirida. O VKDB, antes conhecido como doença hemorrágica do recém-nascido, é um distúrbio hemorrágico causado por baixos níveis de fatores de coagulação dependentes da vitamina K. O VKDB adquirido é mais comum em neonatos humanos, que são muito suscetíveis à deficiência de vitamina K por causa dos baixos estoques ao nascimento, baixa transferência placentária, baixas concentrações no leite e ausência de produção pela microflora intestinal imatura. A administração profilática rotineira de vitamina K fez com que o VKDB humano se tornasse uma raridade na maioria dos países desenvolvidos. A deficiência hereditária combinada de fatores de coagulação dependentes da vitamina K foi descrita em gatos e ovinos; nesses últimos, um defeito na atividade de g-glutamil carboxilase foi identificado como causa da deficiência.[294]

Intoxicação por varfarina/rodenticida anticoagulante. Os cavalos podem entrar em contato com rodenticidas anticoagulantes durante o tratamento de doenças trombóticas ou por consumo acidental. Os rodenticidas anticoagulantes comercializados são os compostos de primeira geração (varfarina, difacinona e clorofacinona) e de segunda geração (brodifacume, bromadiolona, difetialona e difenacume). Os rodenticidas de segunda geração são mais tóxicos e têm meia-vida maior em comparação à primeira geração. Todos inibem, de maneira competitiva, a atividade da epóxido redutase da vitamina K_1 no fígado, reduzindo, assim, os fatores de coagulação circulantes dependentes da vitamina K, ou seja, os fatores II, VII, IX e X.[146] O brodifacume é altamente potente em cavalos, com dose letal de 50% (DL50) de 0,1 a 0,2 mg/kg (cerca de 1 a 2 kg de isca comercial por cavalo) e administração de 0,125 mg/kg causando sinais clínicos e laboratoriais de coagulopatia.[295,296] Os sinais clínicos começam 3 a 7 dias após a exposição, mas podem surgir em 24 horas.[297] A meia-vida do brodifacume em cavalos é de 1,22 dias, mas a normalização do tempo de coagulação pode levar até 23 dias após a ingestão de 0,125 mg/kg.[296] O diagnóstico é baseado no histórico de exposição, evidência de sangramento e anomalias em tempos de coagulação. A diátese hemorrágica de grandes vasos, acompanhada por formação de hematoma, epistaxe, sangramento em cavidades corpóreas, hemorragias pulmonares, hifema, melena e hemopericárdio, é típica, mas equimose e sangramento subcutâneo também foram relatados.[146,297] Em decorrência da menor meia-vida do fator VII, o TP aumenta antes dos demais tempos de coagulação; o prolongamento do TP de 1,5 a 2 vezes tem sido utilizado como alvo para o tratamento com varfarina. O número de plaquetas é, pelo menos a princípio, normal, diferenciando a intoxicação da CID. A intoxicação pode ser agravada por disfunção hepática, administração simultânea de substâncias com alta capacidade de ligação proteica que deslocam as toxinas ligadas a proteínas (p. ex., fenilbutazona) e hipoproteinemia.[298] Corticosteroides e tiroxina também agravam a intoxicação, aumentando a afinidade do receptor e o catabolismo do fator de coagulação. O aumento da atividade enzimática microssomal no fígado, induzido por rifampicina, cloranfenicol ou barbitúricos, por exemplo, diminui a meia-vida da varfarina no sangue. O tratamento específico é composto pela administração de vitamina K_1 (filoquinona, fitomenadiona ou fitonadiona; 0,5 a 1 mg/kg SC a cada 6 horas até a normalização do TP). Por causa da meia-vida longa dos rodenticidas de segunda geração, o tratamento pode precisar ser mantido por semanas. A vitamina K_3 (menadiona), uma vitamina sintética, não deve ser usada em forma injetável devido à nefrotoxicidade observada após a administração intravenosa e intramuscular em equinos.[299,300] A ação terapêutica deficiente por administração oral também havia sido relatada, mas estudos recentes mostraram aumento das concentrações de menaquinona-4 após a suplementação oral com menadiona, mas não com vitamina K_2 (menaquinona).[301,302] Uma transfusão de plasma ou sangue total pode fornecer fatores de coagulação e hemácias em casos de hemorragia com risco de vida. O carvão ativado pode ser indicado para diminuir a absorção de toxinas caso a ingestão seja recente.

Intoxicação por trevo doce (*Melilotus* spp.) mofado. As cumarinas naturalmente presentes no trevo doce são convertidas em dicumarol durante o preparo inadequado do feno ou da silagem e o desenvolvimento de mofo. A intoxicação é mais comum em bovinos, mas pode ocorrer em equinos.[303] Os sinais clínicos, o diagnóstico e o tratamento são os mesmos descritos para a intoxicação por varfarina.

Doença hepática. Os fatores circulantes da coagulação são produzidos principalmente pelo fígado e as coagulopatias não são incomuns em cavalos com comprometimento hepático significativo. Anomalias em pelo menos um parâmetro de coagulação foram observadas em 58% dos cavalos com doença hepática confirmada, mas complicações secundárias à biopsia hepática percutânea foram detectadas em apenas quatro cavalos e não foram correlacionadas às anomalias do perfil de coagulação.[304]

Coagulação intravascular disseminada (CID). A ativação da cascata de coagulação acompanha diversas doenças inflamatórias, traumáticas, infecciosas ou neoplásicas primárias. Na maioria dos casos, isso não gera complicações clínicas em decorrência da capacidade corpórea de manutenção de equilíbrio entre as tendências pró-coagulantes e anticoagulantes. No entanto, a ativação potente da cascata de coagulação, que é frequente em pacientes em estado crítico por inflamação sistêmica, há perda da homeostase do sistema de coagulação, e a coagulopatia resultante pode aumentar a morbidade e a mortalidade de forma significativa. Em casos graves, a coagulopatia pode progredir para sua forma mais extrema, a CID.[305] A CID subclínica ou clínica é caracterizada por perda da regulação da coagulação, anticoagulação e fibrinólise.[306] Classicamente, a CID se manifesta primeiro como um estado hipercoagulável em razão do aumento dos níveis de mediadores inflamatórios circulantes e fator tecidual (FT). O FT, junto com o fator VII (FVIIa), hoje é considerado o principal ativador da cascata de coagulação. Além disso, todas as principais vias anticoagulantes (antitrombina III [AT], o sistema de proteína C e inibidor da via de FT) são bastante prejudicadas pela redução do consumo, degradação e síntese. Além disso, o sistema fibrinolítico é amplamente suprimido durante o tempo de ativação máxima da coagulação, aumentando a deposição de fibrina e a formação de coágulos na microcirculação, o que pode levar a um comprometimento significativo de órgãos finais.[305] A ativação contínua da cascata de coagulação causa trombocitopenia, anomalias funcionais das plaquetas e depleção dos fatores de coagulação, levando, por fim, à hipocoagulação profunda.[307,308] A progressão da CID nem sempre é linear e o mesmo paciente pode apresentar tendências de hipercoagulação e hipocoagulação de forma simultânea. Coagulopatias e CID subclínica ou clínica são comuns em pacientes equinos em estado grave, em especial aqueles com doença gastrintestinal.[124,258,259,309-313] A deposição de fibrina na microvasculatura pode levar ao desenvolvimento de isquemia, falência múltipla de órgãos e morte. Em um estudo, os depósitos de fibrina foram detectados nos rins, pulmões ou fígado de 40% dos cavalos com enterite, peritonite e cólica isquêmica que não sobreviveram, e em 88% dos potros neonatos com sepse; os pulmões foram os órgãos mais afetados.[124,312] A insuficiência de órgãos, embora estatisticamente não associada à deposição de fibrina, ocorreu em 56% desses potros; a insuficiência respiratória foi responsável por 25% dos casos de insuficiência de órgãos.[312] Esses achados sugerem que a formação intravascular de fibrina é uma complicação significativa em pacientes equinos em estado grave. Não existe uma definição universalmente aceita de CID em equinos, mas os critérios de anomalias em três ou mais parâmetros de coagulação com (CID clínica) ou sem (CID subclínica) sinais clínicos são bem aceitos.[258,313,314] Infelizmente, a comparação de coagulopatias identificadas *ante mortem* e o diagnóstico *post mortem* de CID não gerou evidências de associação, sugerindo que nossa capacidade de identificação de equinos que precisam de tratamento é bastante limitada pelos exames à disposição.[315] O tratamento, além de eliminar a causa subjacente, é ainda mais complicado pela coexistência de hipocoagulação e hipercoagulação. Em humanos, a administração de HBPM é recomendada até a observação de sangramento, e as transfusões de plaquetas são usadas para manter o número mínimo dessas células entre 20.000 e 50.000/μℓ.[316] Algumas pesquisas sugerem que a heparina e a HBPM podem ser benéficas em cavalos com coagulopatias, mas estudos controlados não foram realizados.[124,314] O prognóstico de cavalos com CID subclínica é reservado, com sobrevida relatada de 58%; estudos com inclusão de cavalos com CID clínica relataram desfechos positivos em 0 a 34% dos casos.[258,314,317]

Trombose. A trombose surge de um desequilíbrio de mediadores pró-coagulantes e anticoagulantes em um ambiente com tendência à hipercoagulação. Em cavalos com doenças sistêmicas, os trombos microvasculares e em grandes vasos são frequentes e contribuem para morbidade e mortalidade. Os trombos microvasculares são discutidos na seção que descreve a CID. Trombose se refere à formação de um coágulo sanguíneo no lúmen vascular, enquanto a tromboflebite é acompanhada por inflamação da veia circundante que, na maioria dos casos, desencadeou a formação de trombos. A trombose causada por cateterismo também pode ser acompanhada por infecção do trombo.

Trombose de grandes vasos. Na maioria dos casos, a trombose de grandes vasos é, ao menos em parte, um problema iatrogênico causado por punção venosa ou cateterismo de uma veia periférica calibrosa. Casos de trombose espontânea sem lesão vascular externa são relatados em potros e cavalos adultos como sequela de sepse e coagulopatias sistêmicas, discutidas na seção anterior. Os trombos envolviam artérias cutâneas e dos membros, veia cava caudal, ventrículo direito, artéria aortoilíaca e vasculatura pulmonar.[158,318-323] A trombose aortoilíaca é discutida nos Capítulos 9, *Doenças do Sistema Cardiovascular*, e 10, *Doenças do Sistema Musculoesquelético*. A incidência geral de tromboflebite associada ao cateterismo é bastante variável. Em uma população hospitalar cirúrgica e médica mista, houve tromboflebite clinicamente perceptível em 1% dos cateteres colocados e em 8,3 a 18% dos cavalos submetidos à cirurgia de emergência por cólica.[324-326] A etiologia da tromboflebite associada ao cateterismo é multifatorial e influenciada pela habilidade e técnica do profissional, pelas substâncias administradas pelo cateter e também, em grande parte, por fatores associados ao paciente. Soluções com alta osmolaridade, como nutrição parenteral, são irritantes para a parede vascular e devem ser diluídas ou administradas com líquidos intravasculares. A administração intravenosa de dextrose a até 25% (1.330 mOsmol/ℓ) em equinos não levou ao desenvolvimento de flebite.[327] A taxa de complicações relacionadas com o cateter e associadas à administração da nutrição parenteral varia entre 6 e 15% em potros e ocorre em pelo menos 5% dos cavalos adultos.[328-330] Qualquer doença primária associada à inflamação sistêmica e coagulopatias clínicas ou subclínicas aumenta muito o risco. As chances de desenvolver tromboflebite associada ao cateter são 4, 5, 18 e 68 vezes maiores em cavalos com doença do intestino grosso, hipoproteinemia, endotoxemia e salmonelose, respectivamente, em comparação a cavalos sem esses achados.[331] Outro estudo observou risco 4 vezes maior em cavalos com temperatura retal de 38,5°C à inserção do cateter.[326] Os sinais clínicos de tromboflebite podem surgir minutos a horas após a punção venosa ou o cateterismo. Os primeiros sinais são o espessamento sutil da parede vascular e tecidos perivenosos, que pode ser detectado à palpação ou ultrassonografia. Uma alteração no padrão de enchimento à oclusão da veia distal à ponta do cateter também pode ser observada. As alterações geralmente começam no sítio de inserção do cateter ou em sua extremidade distal, onde pode entrar em contato com o endotélio.[326] Após a formação do trombo, há distensão não passível de compressão do vaso e um cordão palpável no lúmen vascular. O ingurgitamento das veias faciais e o aumento de volume unilateral da face podem ser observados nos casos de oclusão completa, mas são mais comuns na obstrução bilateral. A ultrassonografia é mais sensível que a palpação em casos precoces e sutis e auxilia o estabelecimento da extensão da lesão. À ultrassonografia, a parede venosa normal mede menos de 1 mm de diâmetro e os trombos são observados como massas luminais hiperecoicas de formato irregular, com ecogenicidade homogênea, ou bolsas de hiperecogenicidade e hipoecogenicidade.[326,332] Em um estudo recente, a tromboflebite clinicamente evidente foi observada em 1% dos casos, mas, à ultrassonografia, o espessamento da parede venosa foi observado em 28% (31,4% do primeiro cateter inserido) e trombos foram encontrados em 16% das veias cateterizadas.[326] O cateter intravenoso deve ser removido imediatamente após a ocorrência de qualquer sinal de flebite; no entanto, não raramente, a trombose progride mesmo após a remoção do cateter. O ideal é que a ponta do cateter e um pedaço adjacente ao *hub* sejam enviados para cultura; além disso, a veia não deve ser acessada até a resolução completa dos sinais.[326] O aumento da temperatura local e os sinais de dor à palpação podem sugerir a presença de infecção. Nos casos de tromboflebite infecciosa, a aspiração de uma bolsa de líquidos sob orientação ultrassonográfica e a cultura do material recuperado podem auxiliar na escolha dos antimicrobianos apropriados. A trombose da veia jugular bilateral pode causar edema grave da cabeça e das vias nasais e obstrução respiratória, com necessidade de traqueostomia. Por isso, muitos veterinários preferem não usar a veia jugular oposta ao cateterismo em animais com trombose. As veias torácicas e cefálicas laterais são alternativas óbvias, mas, ocasionalmente, até a veia safena é usada. Outras complicações que podem ser graves são endocardite e hemiplegia laríngea.[333,334] O tratamento inclui compressas quentes e aplicação tópica de géis de dimetilsulfóxido (DMSO), AINEs e/ou heparina. O uso sistêmico de ácido acetilsalicílico (10 a 100 mg/kg VO a cada 24 a 48 horas), HBPM (enoxaparina, 0,35 mg/kg SC a cada 24 horas, ou dalteparina, 50 UI/kg SC a cada 24 horas em cavalos adultos ou 100 UI/kg SC a cada 24 horas em neonatos) ou heparina não fracionada (30 a 40 U/kg SC a cada 12 horas) não resolve o trombo existente, mas pode impedir seu crescimento. Nenhum desses tratamentos foi avaliado de forma crítica. Terapias fibrinolíticas foram tentadas em alguns casos. A administração em bólus regional de 100 mℓ de solução de estreptoquinase (7.500 U/mℓ em cloreto de sódio a 0,9%) teve efeitos trombolíticos, mas não permitiu a recanalização permanente das veias jugulares de cavalos com trombose experimental.[140] Em outro relato, a infiltração de uma veia jugular com trombose usando 6 mℓ de estreptoquinase em solução de 125.000 U/mℓ em cloreto de sódio a 0,9%, a cada 24 horas, por 3 dias, causou trombólise parcial.[141] É provável que a fibrinólise dos trombos infectados não deva ser tentada. Os casos de tromboflebite séptica devem ser submetidos a tratamento antimicrobiano, idealmente orientado pelos resultados de cultura e antibiograma. Diversas bactérias, inclusive *S. equi* subsp. *zooepidemicus, E. coli, Actinobacillus, Pseudomonas, Enterobacter* e *Enterococcus*, foram cultivadas.[326,333] O tratamento cirúrgico tem sido utilizado em casos refratários. Esse tratamento pode envolver trombectomia com remoção do coágulo infectado, drenagem do abscesso e lavagem subsequente. Um pré-requisito para o procedimento é a oclusão completa da veia proximal e distal ao sítio planejado da incisão. O prognóstico depende muito da etiologia subjacente. O prognóstico de cavalos com trombose de grandes vasos secundária à sepse é bastante influenciado pela doença primária e, na melhor das hipóteses, é reservado a ruim. Os cavalos com trombose associada ao cateter, por outro lado, têm prognóstico bom para sobrevida e desempenho futuro. Com o tempo, a veia tende a ser recanalizada com a resolução completa do trombo. O desempenho atlético de cavalos que não são de corrida não foi influenciado, ao passo que os cavalos de corrida tiveram chance menor de retornar às competições; no entanto, entre aqueles que voltaram a correr, o desempenho não foi prejudicado.[335] A prevenção da tromboflebite é difícil e não foi bem pesquisada. A atenção meticulosa à esterilidade e à colocação atraumática, o uso do cateter de menor calibre possível e a remoção do acesso intravascular assim que não for mais necessário ajudam a reduzir o risco. É melhor evitar qualquer irritação em uma veia com cateter e muitos hospitais têm a política de não coletar sangue de veias cateterizadas. A administração de AINEs pelo cateter diminui o risco de tromboflebite, mas só deve ser realizada se houver indicação clínica.[326]

DISTÚRBIOS DA HEMATOPOESE

Anemia não regenerativa/hipoproliferativa

Anemia ferropriva

A deficiência de ferro é uma causa rara de anemia em cavalos, pois a ingestão do mineral presente no volumoso geralmente é mais do que suficiente para atender às necessidades. No entanto, deficiências crônicas por perda externa de sangue podem ser observadas. A anemia não regenerativa secundária à deficiência de ferro é caracterizada por baixa concentração sérica de ferritina, diminuição das reservas de ferro coradas na medula óssea, diminuição da saturação plasmática de transferrina, TIBC normal ou elevada, hemácias hipocrômicas (diminuição de CHCM) e microcitose (diminuição de VCM) (ver Boxe 15.1 e Tabela 15.3).[14] O tratamento deve abordar o problema subjacente. Caso a suplementação de ferro seja necessária, é provável que os produtos para administração oral à base de sulfato ferroso (2 mg/kg) sejam os mais seguros. Como alternativa, o cacodilato de ferro (2 mg/kg) pode ser administrado de forma lenta por via intravenosa, mas é preciso ter cuidado em razão da possível ocorrência de reações anafiláticas. A administração intramuscular de ferro dextrana foi associada a fatalidades.[336] A anemia ferropriva se desenvolve com maior rapidez em potros, pois o consumo de volumoso é baixo ou nulo durante o período neonatal. A deficiência pode ser decorrente do armazenamento limitado de ferro no corpo, aumento da demanda por ferro durante o crescimento e baixa concentração de ferro no leite da égua.[14] A anemia ferropriva foi relatada em potros sem acesso ao pasto e em um potro hospitalizado para tratamento de suposta sepse.[14,337] Esse último potro não apresentava microcitose ou hipocromasia, mas diversas anomalias eritrocitárias, inclusive equinocitose, queratocitose e esquistocitose.[14] Neonatos com anemia ferropriva confirmada devem ser submetidos ao tratamento com sulfato férrico (2 mg/kg VO a cada 12 horas). A suplementação profilática de ferro em potros saudáveis não é recomendada, e insuficiência hepática aguda e fatal foi relatada após a administração de produtos à base de fumarato férrico (16 mg/kg) a neonatos nas primeiras 48 horas de vida. Acredita-se que potros com baixos níveis de vitamina E e selênio são mais suscetíveis. O colostro fornece grandes quantidades de vitamina E e, assim, a administração antes da ingestão de colostro é particularmente perigosa.[8,338-340]

Anemia secundária a outras deficiências

A anemia e a leucopenia persistentes secundárias à transformação gelatinosa da medula óssea, também conhecida como *atrofia serosa*, ocorrem em humanos e outras espécies veterinárias e também foram relatadas em um pônei desnutrido.[341] As razões são pouco conhecidas, mas há participação de desnutrição ou má digestão, câncer, infecção, insuficiência cardíaca e distúrbios endócrinos em outras espécies. A perda de peso é frequente, mas nem sempre observada. Suspeita-se que um ambiente desfavorável combinado à disponibilidade inadequada de substrato hematopoético, ausência de estimulação de adipócitos ou fibrócitos e deficiência de fatores estimuladores de colônias também contribuam.[341] As características à ressonância magnética da atrofia serosa na porção distal dos membros de cavalos emaciados foram descritas.[342]

Anemia por inflamação/doença crônica

A anemia por inflamação ou doença crônica é uma anemia branda, normocítica e normocrômica com deficiência funcional de ferro associada à homeostase alterada do mineral durante a doença. Acredita-se que a hipoferremia faça parte do sistema imune inato, limitando a disponibilidade de ferro para microrganismos invasores. A anemia é causada pela retenção de ferro nos macrófagos em decorrência da inflamação, tornando o metal indisponível para a síntese do heme. Simultaneamente, a redução da atividade biológica da eritropoetina e da capacidade proliferativa das células progenitoras eritroides agravam ainda mais a eritropoese.[343] Acredita-se que a hepcidina, um peptídeo derivado do fígado, seja o hormônio regulador central do ferro e o principal regulador desse processo. A hepcidina pode ser induzida pelos altos níveis de ferro, mas também por citocinas inflamatórias, inclusive interleucina 1 (IL-1) e IL-6. A hepcidina se liga ao exportador de ferro ferroportina. As subsequentes internalização e degradação da ferroportina inibem o influxo de ferro no plasma, reduzindo a captação do ferro dietético pelos enterócitos. Além disso, há diminuição da reciclagem de ferro por macrófagos, responsável por cerca de 95% das necessidades diárias do metal para a eritropoese.[343] A hepcidina também é uma proteína de fase aguda em cavalos[344] e a expressão do mRNA da hepcidina hepática é regulada de forma positiva após a administração experimental de LPS, o que causa hipoferremia. Os achados laboratoriais sugestivos de anemia por doença crônica são baixas concentrações séricas de ferro, diminuição da saturação de transferrina, concentração sérica normal a alta de ferritina, TIBC normal a menor e aumento das reservas de ferro no sistema reticuloendotelial. A anemia geralmente é branda e o tratamento com hemoderivados ou suplementação de ferro não é indicado. Os casos de anemia grave são, provavelmente, acompanhados por outras causas, que devem ser descartadas cuidadosamente.

Anemia secundária à administração de eritropoetina humana recombinante

A anemia grave com hematócrito muito baixo, até 4,1%, foi relatada em cavalos de corrida tratados com eritropoetina humana recombinante (rhEPO).[4,345,346] Acredita-se que há o desenvolvimento de anticorpos equinos contra a rhEPO, que reagem de forma cruzada com a eritropoetina equina, inibindo sua ligação aos receptores nos precursores eritroides da medula óssea.[345,346] A supressão da medula óssea pode ser temporária, com retorno à função completa, ou permanente e, por fim, fatal.[346] O diagnóstico é baseado nos achados à anamnese e na identificação de hipoplasia eritroide na avaliação da medula óssea. Há vários exames para a detecção de rhEPO no plasma e na urina equina poucos dias após a administração e para detecção de anticorpos contra rhEPO no plasma.[347]

Anemia aplásica e pancitopenia

A anemia aplásica é uma síndrome de insuficiência da medula óssea caracterizada por aplasia medular e pancitopenia no sangue periférico. Em humanos, a maioria dos casos é adquirida e idiopática, mas a anemia aplásica também pode ser secundária a várias causas, inclusive infecções bacterianas ou virais, doença renal ou hepática crônica, neoplasia e terapia medicamentosa.[348] A pancitopenia também pode ser provocada por *mielofitose*, um termo usado que indica a infiltração e repopulação do espaço medular normal por células não hematopoéticas ou anormais. As causas são neoplasia metastática, distúrbios mieloproliferativos e fibrose medular, que também podem ser secundárias às doenças neoplásicas.[349] Os primeiros sinais clínicos são representativos da trombocitopenia, inclusive petéquias, epistaxe, formação de hematoma e sangramento em sítio de injeção.[349,350] A leucopenia progressiva aumenta a suscetibilidade a infecções. O diagnóstico é estabelecido pelo exame de aspirados ou biopsias da medula óssea; várias amostras podem ser necessárias. A pancitopenia secundária à administração de medicamentos foi relatada em cavalos. Um animal foi tratado com penicilina, oxitetraciclina, trimetoprima-sulfadiazina, fenilbutazona, dipirona, flunixino meglumina e isoxsuprina, mas o agente agressor não foi identificado de forma definitiva.[349] O cavalo respondeu ao tratamento com corticosteroides, andrógenos e retirada dos medicamentos suspeitos. A pancitopenia secundária à administração de sulfonamidas potencializadas, frequentemente combinadas à suplementação oral com ácido fólico, foi observada em cavalos adultos e em potros nascidos de éguas tratadas. Dois em cada três cavalos adultos sobreviveram, mas todos os potros vieram a óbito.[351-353] Embora um dos casos tenha sido considerado uma reação imunomediada,[351] acredita-se que os demais tenham sido secundários à deficiência de ácido fólico. Além dos efeitos das sulfonamidas potencializadas na síntese de folato, a administração oral de ácido fólico em outras espécies reduz, por um mecanismo competitivo, a absorção da forma ativa do ácido fólico. Isso, paradoxalmente, piora a deficiência de ácido fólico e os efeitos teratogênicos da pirimetamina. A administração de ácido folínico pode prevenir essas complicações, mas pode neutralizar as propriedades antimicrobianas das sulfonamidas potencializadas.[352,353] A pancitopenia responsiva ao tratamento com corticosteroides foi observada em cavalo com fibrose pulmonar multinodular. Os corpos de inclusão e o DNA do herpes-vírus equino 5 foram identificados na medula óssea e suspeita-se de destruição celular imunomediada.[354] Anemia branda (hematócrito entre 25 e 30%) foi observada em cavalos com insuficiência renal crônica.[2] Outras causas de pancitopenia em cavalos são mielofibrose fatal de etiologia desconhecida,[355] e pancitopenia transitória associada a suposto hematoma esplênico foi descrita em um burro.[356] Em vários casos, a causa subjacente não foi estabelecida.[350,357,358] Diferentemente dos bovinos, os equinos não desenvolvem anemia aplásica após a intoxicação aguda por samambaias, mas apresentam sinais neurológicos.[359]

O tratamento geralmente não é recompensador, a menos que a pancitopenia seja imunomediada. A administração dos possíveis medicamentos e suplementos ofensivos deve ser interrompida e o tratamento com corticosteroides e andrógenos (decanoato de nandrolona, 250 mg/500 kg IM) pode ser tentado.[349]

Hipoplasia mieloide e megacariocítica familiar em Standardbreds

A neutropenia moderada a grave combinada à trombocitopenia intermitente por hipoplasia mieloide e megacariocítica da medula óssea foi diagnosticada em oito cavalos da raça Standardbred. Todos eram crias do mesmo garanhão e, assim, é provável que haja uma base familiar. Os cavalos tinham entre 4 meses e 3 anos de idade ao primeiro exame e apresentavam febre persistente, mal-estar e feridas que não cicatrizavam. A avaliação seriada dos números de neutrófilos em dois cavalos sugeriu a existência de variações cíclicas, além de aumento do número de linfócitos e diminuição do número de plaquetas durante a neutropenia. As células progenitoras mieloides estavam presentes e eram capazes de responder a fatores de crescimento exógenos, sugerindo que o microambiente da medula óssea ou um defeito no fator de crescimento era responsável pelas alterações observadas. Sete dos oito cavalos morreram ou foram sacrificados; o indivíduo sobrevivente apresentou neutropenia moderada e número normal de plaquetas e correu por 3 anos.[360]

Eritrocitose

A eritrocitose descreve aumento nos números de hemácias na circulação e pode ser relativa (causada por hemoconcentração e/ou contração esplênica) ou absoluta (aumento real).

Eritrocitose primária/policitemia vera

A eritrocitose absoluta primária, às vezes chamada de policitemia vera, é causada pela proliferação de células da linhagem eritroide sem aumento de eritropoetina. Em seres humanos, a policitem,ia vera é uma neoplasia mieloproliferativa associada à mutação no gene *JAK2* que causa eritrocitose (com ou sem aumento da eritropoetina); os números de outros tipos de células também podem ser aumentados. A doença progride de forma lenta e a sobrevida é longa, mas há risco de transformação leucêmica ou fibrótica.[361] A eritrocitose absoluta primária foi diagnosticada em um cavalo e suspeita em outro. O primeiro cavalo foi inicialmente tratado com uma combinação de flebotomias repetidas, hidroxiureia (até 29 mg/kg a cada 24 horas) e dexametasona. Por fim, todo o tratamento foi interrompido e o cavalo viveu com hematócrito entre 65 e 70% sem doença aparente por um período de acompanhamento de 2 anos.[362] No outro caso, um mioblastoma de células granulares também foi identificado e, portanto, não foi possível excluir conclusivamente o diagnóstico de policitemia secundária.[363]

Eritrocitose secundária

A eritrocitose absoluta secundária é desencadeada por aumento fisiológico ou patológico nas concentrações de eritropoetina. A eritrocitose secundária pode ser congênita, por conta de anomalias genéticas (não relatadas em cavalos) que provocam hipersensibilidade dos progenitores eritroides à eritropoetina, ou adquirida.[364] A eritrocitose secundária adquirida pode ser causada por hipoxia e já foi chamada eritrocitose secundária apropriada. Doença pulmonar crônica, altitude, anomalias cardíacas congênitas e hipoxia renal local são causas comuns.[365] Em equinos, as concentrações de eritropoetina aumentaram de forma apenas transitória a 3.800 m, enquanto o aumento do hematócrito à mesma altitude era variável, mas teve duração maior.[366-368] De modo geral, é provável que a altitude até 3.800 m não contribua para a eritrocitose em repouso significativo em cavalos. O grau de hipoxia necessário para indução da eritrocitose em equinos não é conhecido, mas a Pa_{O_2} inferior a 60 a 80 mmHg (Sa_{O_2} inferior a 90 a 92%) foi sugerida. A administração de rhEPO em dose baixa (50 UI/kg de peso corpóreo de rhEPO/3 mℓ de soro fisiológico, 3 vezes/semana por 3 semanas) aumenta o volume de hemácias e a capacidade aeróbica sem alterar o poder anaeróbico.[369] A produção patológica de eritropoetina (também chamada eritrocitose secundária inapropriada) é causada pela liberação de eritropoetina ou substâncias semelhantes sem demanda fisiológica subjacente e frequentemente é associada a neoplasias, em especial hepatoblastoma e carcinoma hepatocelular.[370-374] A administração de fármacos que melhoram o desempenho, como a eritropoetina humana recombinante, pode causar eritrocitose em cavalos. O cobalto é usado como agente de *doping* em atletas humanos e equinos e no tratamento de anemia em seres humanos. O cobalto impede a degradação do fator induzível por hipoxia 1α (HIF1α), que regula a expressão da eritropoetina. A administração de uma dose única de cobalto (109 mg de cloreto de cobalto ou 169 mg de gliconato de cobalto) não aumentou os níveis de eritropoetina ou hemácias em cavalos, mas um efeito cumulativo não pode ser descartado.[375]

Trombocitose

Trombocitose primária ou clonal

A trombocitose primária (também conhecida como essencial ou clonal) é um distúrbio mieloproliferativo crônico raro, suspeito em um cavalo com 1.104.000/μℓ plaquetas.[56] A doença está associada à proliferação contínua de megacariócitos, que aumenta o número de plaquetas circulantes. Os números de outros tipos de células também podem ser aumentados. Em humanos, a doença progride de forma lenta e a sobrevida é longa, mas, como a policitemia vera, há risco de transformação leucêmica ou fibrótica.[361] Devido ao maior risco de trombose, o tratamento com fármacos supressores de plaquetas é instituído com frequência. Curiosamente, o cavalo com suspeita da doença também apresentou trombose pulmonar e laminite, e acredita-se que possa haver risco semelhante.[56]

Trombocitose reativa ou secundária

A trombocitose secundária, com números de plaquetas entre 400.000 e 839.000/μℓ, é rara e afeta aproximadamente 1% dos cavalos hospitalizados submetidos a essa contagem.[56] A trombocitose ocorre, principalmente, em garanhões jovens (menos de 3 anos de idade) e é associada à taquicardia, febre e doenças infecciosas ou inflamatórias; além disso, com frequência é acompanhada por hiperfibrinogenemia, leucocitose, hipoproteinemia e anemia. Uma relação entre trombocitose e infecção por *Rhodococcus equi* em potros foi sugerida, mas não confirmada.[376,377] Acredita-se que a liberação excessiva de citocinas (IL-1, IL-4, IL-6, TNF-α, trombopoetina etc.) ativa a proliferação de megacariócitos mediada por citocinas. Embora não tenha sido possível estabelecer uma associação estatisticamente significativa à diminuição da sobrevida, em um estudo, 33% dos cavalos com trombocitose não sobreviveram. Aumentos muito menores no número de plaquetas foram relatados em éguas prenhes no momento do parto. Acredita-se que isso faça parte de uma resposta protetora de hipercoagulação.[378]

Distúrbios linfoproliferativos

Os linfomas (linfoma maligno ou linfossarcoma) são um grupo diversificado de neoplasias originárias de células linforreticulares. De modo geral, são originários de tecidos linfoides, como linfonodos e baço, mas podem ser formados em praticamente qualquer tecido do corpo. Nisso diferem das leucemias primárias, que são originárias de células linfoides, mieloides, monocíticas ou eritroides da medula óssea e/ou do sangue periférico, e geralmente acompanhadas por células neoplásicas na circulação. O termo *leucemia secundária* indica a invasão da medula óssea por metástases de outro sítio (p. ex., linfossarcoma multicêntrico). Alguns consideram o linfossarcoma e a leucemia do mesmo tipo celular como manifestações diferentes da mesma doença.[379]

Linfossarcoma/linfoma

O linfossarcoma é o tumor hematopoético equino mais comum e afeta indivíduos de todas as idades, até mesmo em estágios fetais. Os sistemas de classificação humana não são aplicados a animais com facilidade e a nomenclatura pode ser confusa. Em cavalos, diversos imunofenótipos foram descritos, inclusive células B, células T, células B ricas em células T e células *natural killers*. Outras classificações são tipos de células grandes, pequenas e mistas. Com base na localização, linfossarcomas multicêntricos (generalizados); alimentares; mediastinais, tímicos e torácicos; subcutâneos e cutâneos; hepatoesplênicos e esplênicos; nasais, paranasais e nasofaríngeos; neurológicos; e oculares podem ser diferenciados.[379] Os sinais clínicos são determinados pela localização e extensão do tumor. Os achados laboratoriais comuns são anemia, talvez causada por hemólise imunomediada, inflamação crônica, mielofitose, perda de sangue, neutrofilia, hipoalbuminemia, hipogamaglobulinemia com diminuição/ausência de IgM, hipergamaglobulinemia (com gamopatia policlonal ou monoclonal), hiperfibrinogenemia e hipercalcemia. As síndromes paraneoplásicas descritas em cavalos com linfossarcoma são alopecia e prurido,[380] hipercalcemia,[381] pseudo-hiperparatireoidismo,[382] anemia hemolítica e/ou trombocitopenia imunomediada,[168] policitemia em decorrência da expressão do gene da eritropoetina[371] e hipereosinofilia.[38] O prognóstico depende da localização e extensão do tumor e da ocorrência ou não de metástase. A excisão cirúrgica completa, se factível, pode ser curativa e, em casos raros, a quimioterapia foi bem-sucedida.[383,384]

Leucemia

O termo *leucemia* descreve a proliferação e o desenvolvimento anormais de uma ou mais linhagens celulares na medula óssea. As classificações de leucemias são baseadas no tipo celular e no estágio de diferenciação. As leucemias agudas geralmente são formas de progressão mais rápida e pouco diferenciada, enquanto as leucemias crônicas são caracterizadas pelo acúmulo lento e progressivo (sem proliferação) de células na medula óssea e nos tecidos periféricos.[379] A substituição do tecido hematopoético normal da medula óssea por células tumorais pode ocorrer antes do início da leucemia evidente. Clinicamente, pode-se observar imunossupressão e suscetibilidade a infecções secundárias e, em exames laboratoriais, é evidente certo grau de insuficiência da medula óssea, como anemia, trombocitopenia, neutropenia e/ou linfopenia.[379,385-387] Também foi relatada necrose da medula óssea secundária ao linfoma de células T.[387] Há descrições de leucemias de todas as linhagens de leucócitos presentes na medula óssea. As leucemias mieloides relatadas em equinos são leucemia mielomonocítica aguda com proliferação simultânea de linhagens celulares neutrofílicas e monocíticas, leucemia monocítica aguda, distúrbio mieloproliferativo eosinofílico e leucemia eritroide aguda (mielose eritêmica) em um potro de 10 semanas de idade.[386,388-392] As leucemias linfoides com origem em células B e T foram descritas e as formas de células T tendem a predominar em cavalos.[393-395]

Mieloma múltiplo

O mieloma múltiplo é uma neoplasia altamente maligna derivada de plasmócitos ou linfócitos plasmocitoides (linfócitos B grandes com alguma semelhança com plasmócitos) na medula óssea. Gamopatia monoclonal, hiperviscosidade do sangue, osteólise, dor óssea e mielofitose são características comuns.[379,396,397] Um Quarto de Milha castrado apresentou amiloidose de cadeia branda secundária a mieloma múltiplo.[398]

 TUMORES VASCULARES

Em humanos, a nomenclatura de anomalias vasculares foi definida pela International Society for the Study of Vascular Anomalies (ISSVA). Os tumores vasculares são diferenciados de malformações vasculares com base em sua aparência clínica, características radiológicas e patológicas e comportamento biológico. Os tumores vasculares podem ser originários de vasos sanguíneos ou linfáticos e crescer por hiperplasia endotelial, enquanto as malformações vasculares têm endotélio quiescente e são consideradas defeitos localizados da morfogênese vascular.

Hemangiossarcoma e hemangioma

Os hemangiossarcomas geralmente são tumores disseminados com acometimento de baço, coração, pulmão, fígado e tecidos moles do tronco e dos membros, enquanto os hemangiomas geralmente são tumores benignos, solitários e dérmicos profundos.[399] O hemangiossarcoma, uma neoplasia maligna das células endoteliais vasculares, também conhecido como hemangioendotelioma maligno ou angiossarcoma, é raro, mas os Puros-Sangues podem estar super-representados.[400,401] Ocorre principalmente em cavalos de meia-idade, mas animais jovens e até neonatos podem ser afetados.[400-402] A radiação solar pode atuar no desenvolvimento da neoplasia.[403] Os hemangiossarcomas podem ocorrer em formas cutâneas, localmente invasivas ou disseminadas e afetar qualquer sistema orgânico ou localização. Invasões locais das vértebras e da medula espinal, cavidade oral, olho, terceira pálpebra, bainha do tarso e seio frontal foram relatadas, além de doenças disseminadas.[402,404-406] A localização variável faz com que muitos achados clínicos sejam observados. Em cavalos adultos, pulmões, pleura, baço e músculo esquelético são mais comumente acometidos, mas, em animais jovens, os tumores tendem a afetar a pele e os membros.[400,401] Aumentos de volume subcutâneos ou musculares, taquipneia, epistaxe e claudicação geralmente são as queixas principais, e de início, com pouca frequência, o tumor é confundido com hematoma não resolvido ou ferida que sangra de maneira contínua.[400,407] A progressão pode ser extremamente rápida, com desenvolvimento de novas massas em dias; o tempo médio entre o início dos sinais clínicos e a eutanásia é de 17 dias (intervalo de 0 a 4 anos), mas pode-se estender por alguns meses.[400,401] O exame laboratorial pode identificar anemia, trombocitopenia, leucocitose e hiper ou hipofibrinogenemia. Alterações hematológicas mais profundas do que o esperado em traumatismos simples podem indicar a presença de hemangiossarcoma. Casos avançados podem ser acompanhados por anomalias da coagulação ou coagulação intravascular disseminada. Os resultados de técnicas de diagnóstico por imagem geralmente são inespecíficos, com aparência ultrassonográfica semelhante à destruição tecidual e formação de hematoma. A citologia de aspirados ou paracentese geralmente condiz com sangue.[401,408] O diagnóstico definitivo requer histologia e várias biopsias podem ser necessárias antes da confirmação de uma suspeita clínica. A coleta de amostras pode ser dificultada por hemorragia maciça. Em adultos, embora a forma disseminada pareça ser sempre fatal, excisões curativas de massas cutâneas ou localmente invasivas e até a regressão espontânea em cavalos com menos de 3 anos de idade foram relatadas.[400]

Os hemangiomas foram bastante descritos na pele de animais jovens (idade média de 8 meses em um estudo), mas também ocorrem em cavalos adultos.[399] As lesões estão presentes ao nascimento ou se desenvolvem em semanas a meses, com aumento progressivo.[409,410] As massas geralmente ocorrem em membros, cabeça ou pescoço, mas o acometimento sinovial também foi relatado. A ressecção é curativa, mas cirurgias repetidas podem ser necessárias.[409,411]

Linfangioma e linfangiossarcoma

Linfangiomas e linfangiossarcomas são muito raros em cavalos. Os linfangiossarcomas têm comportamento infiltrativo e a diferenciação entre tumores originários de vasos linfáticos ou sanguíneos pode ser difícil em razão da sobreposição das características morfológicas. A confirmação do diagnóstico é baseada em uma combinação de achados clínicos, macroscópicos, microscópicos, imuno-histoquímicos e ultraestruturais.[412] Linfangiossarcoma com acometimento do membro anterior, terceira pálpebra e órgãos internos de cavalos adultos e linfangiomas cutâneos em cavalos jovens, envolvendo membros e pescoço, foram descritos.[412-418]

REFERÊNCIAS BIBLIOGRÁFICAS

1. Zicker SC, Marty GD, Carlson GP, et al. Bilateral renal dysplasia with nephron hypoplasia in a foal. *J Am Vet Med Assoc.* 1990;196:2001–2005.
2. Schott HC, Patterson KS, Fitzgerald SD, et al. Chronic renal failure in 99 horses. *Proceedings of the 43rd Annual Convention of the American Association of Equine Practitioners.* 1997:345–346.
3. Ho EN, Chan GH, Wan TS, et al. Controlling the misuse of cobalt in horses. *Drug Test Anal.* 2015;7:21–30.
4. Cooper C, Sears W, Bienzle D. Reticulocyte changes after experimental anemia and erythropoietin treatment of horses. *J Appl Physiol* (1985). 2005;99(3):915–921.
5. Stockham SL, Harvey JW, Kinden DA. Equine glucose-6-phosphate dehydrogenase deficiency. *Vet Pathol.* 1994;31:518–527.
6. Harvey JW, Stockham SL, Scott MA, et al. Methemoglobinemia and eccentrocytosis in equine erythrocyte flavin adenine dinucleotide deficiency. *Vet Pathol.* 2003;40:632–642.
7. Tracz MJ, Alam J, Nath KA. Physiology and pathophysiology of heme: implications for kidney disease. *J Am Soc Nephrol.* 2007;18:414–420.
8. Mullaney TP, Brown CM. Iron toxicity in neonatal foals. *Equine Vet J.* 1988;20:119–124.
9. Pearson EG, Hedstrom OR, Poppenga RH. Hepatic cirrhosis and hemochromatosis in three horses. *J Am Vet Med Assoc.* 1994;204:1053–1056.
10. Lavoie JP, Teuscher E. Massive iron overload and liver fibrosis resembling haemochromatosis in a racing pony. *Equine Vet J.* 1993;25:552–554.
11. Pearson EG, Andreasen CB. Effect of oral administration of excessive iron in adult ponies. *J Am Vet Med Assoc.* 2001;218:400–404.
12. Harvey JW, Asquith RL, Sussman WA, et al. Serum ferritin, serum iron, and erythrocyte values in foals. *Am J Vet Res.* 1987;48:1348–1352.
13. Harvey JW, Asquith RL, McNulty PK, et al. Haematology of foals up to one year old. *Equine Vet J.* 1984;16:347–353.
14. Fleming KA, Barton MH, Latimer KS. Iron deficiency anemia in a neonatal foal. *J Vet Intern Med.* 2006;20:1495–1498.
15. Kohn CW, Jacobs RM, Knight D, et al. Microcytosis, hypoferremia, hypoferritemia, and hypertransferrinemia in Standardbred foals from birth to 4 months of age. *Am J Vet Res.* 1990;51:1198–1205.
16. Smith JE, Cipriano JE, DeBowes R, et al. Iron deficiency and pseudo-iron deficiency in hospitalized horses. *J Am Vet Med Assoc.* 1986;188:285–287.
17. Kaneko JJ, Harvey JW, Bruss ML, editors. *Clinical biochemistry of domestic animals.* 6th edition, 2008, pp 262–285.
18. Dondi F, Lukacs RM, Gentilini F, et al. Serum amyloid A, haptoglobin, and ferritin in horses with colic: association with common clinicopathological variables and short-term outcome. *Vet J.* 2015;205:50–55.
19. Rebordao MR, Carneiro C, Alexandre-Pires G, et al. Neutrophil extracellular traps formation by bacteria causing endometritis in the mare. *J Reprod Immunol.* 2014;106:41–49.
20. McFarlane D, Hill K, Anton J. Neutrophil function in healthy aged horses and horses with pituitary dysfunction. *Vet Immunol Immunopathol.* 2015;165:99–106.
21. McTaggart C, Yovich JV, Penhale J, et al. A comparison of foal and adult horse neutrophil function using flow cytometric techniques. *Res Vet Sci.* 2001;71:73–79.
22. Demmers S, Johannisson A, Grondahl G, et al. Neutrophil functions and serum IgG in growing foals. *Equine Vet J.* 2001;33:676–680.
23. Perkins GA, Miller WH, Divers TJ, et al. Ulcerative dermatitis, thrombocytopenia, and neutropenia in neonatal foals. *J Vet Intern Med.* 2005;19:211–216.
24. Wong DM, Alcott CJ, Clark SK, et al. Alloimmune neonatal neutropenia and neonatal isoerythrolysis in a Thoroughbred colt. *J Vet Diagn Invest.* 2012;24:219–226.
25. Endo Y, Hobo S, Korosue K, et al. Effects of low-dose G-CSF formulation on hematology in healthy horses after long-distance transportation. *J Vet Med Sci.* 2015;77:507–509.
26. Ho EN, Kwok WH, Lau MY, et al. Doping control analysis of filgrastim in equine plasma and its application to a co-administration study of filgrastim and recombinant human erythropoietin in the horse. *J Chromatogr A.* 2014;1338:92–101.
27. Grondin TM, DeWitt SF, Keeton KS. Pelger-Huet anomaly in an Arabian horse. *Vet Clin Pathol.* 2007;36:306–310.
28. Gill AF, Gaunt S, Sirninger J. Congenital Pelger-Huet anomaly in a horse. *Vet Clin Pathol.* 2006;35:460–462.
29. Ramaiah SK, Harvey JW, Giguere S, et al. Intravascular hemolysis associated with liver disease in a horse with marked neutrophil hypersegmentation. *J Vet Intern Med.* 2003;17:360–363.
30. Prasse KW, George LW, Whitlock RH. Idiopathic hypersegmentation of neutrophils in a horse. *J Am Vet Med Assoc.* 1981;178:303–305.
31. Tvedten H, Riihimaki M. Hypersegmentation of equine neutrophils. *Vet Clin Pathol.* 2007;36:4–5.
32. Berek C. Eosinophils: important players in humoral immunity. *Clin Exp Immunol.* 2015;183:57–64.
33. Corning S. Equine cyathostomins: a review of biology, clinical significance and therapy. *Parasit Vectors.* 2009;2(suppl 2):S1.
34. Wong DM, Crisman MV. Eosinophilic enterocolitis in a 4-year-old miniature horse stallion. *Can Vet J.* 2004;45:73–75.
35. Latimer KS, Bounous DI, Colatos C, et al. Extreme eosinophilia with disseminated eosinophilic granulomatous disease in a horse. *Vet Clin Pathol.* 1996;25:23–26.
36. Jin JJ, Butterfield JH, Weiler CR. Hematologic malignancies identified in patients with hypereosinophilia and hypereosinophilic syndromes. *J Allergy Clin Immunol Pract.* 2015;3:920–925.

37. Marchetti V, Benetti C, Citi S, et al. Paraneoplastic hypereosinophilia in a dog with intestinal T-cell lymphoma. *Vet Clin Pathol.* 2005;34:259–263.
38. Duckett WM, Matthews HK. Hypereosinophilia in a horse with intestinal lymphosarcoma. *Can Vet J.* 1997;38:719–720.
39. Sarfati M, Wakahara K, Chapuy L, et al. Mutual interaction of basophils and T cells in chronic inflammatory diseases. *Front Immunol.* 2015;6:399.
40. Galli SJ, Tsai M, Marichal T, et al. Approaches for analyzing the roles of mast cells and their proteases in vivo. *Adv Immunol.* 2015;126:45–127.
41. McFarlane D, Sellon DC, Gibbs SA. Age-related quantitative alterations in lymphocyte subsets and immunoglobulin isotypes in healthy horses. *Am J Vet Res.* 2001;62:1413–1417.
42. Larson J, Buechner-Maxwell V, Crisman MV, et al. Severe combined immunodeficiency in a Caspian filly. *J Vet Intern Med.* 2011;25:954–958.
43. Jelinek F, Faldyna M, Jasurkova-Mikutova G. Severe combined immunodeficiency in a Fell pony foal. *J Vet Med A Physiol Pathol Clin Med.* 2006;53:69–73.
44. Brault SA, Blanchard MT, Gardner IA, et al. The immune response of foals to natural infection with equid herpesvirus-2 and its association with febrile illness. *Vet Immunol Immunopathol.* 2010;137:136–141.
45. Weiss DJ, Evanson OA, Wells RE. Evaluation of arginine-glycine-aspartate-containing peptides as inhibitors of equine platelet function. *Am J Vet Res.* 1997;58:457–460.
46. Segura D, Monreal L, Perez-Pujol S, et al. Assessment of platelet function in horses: ultrastructure, flow cytometry, and perfusion techniques. *J Vet Intern Med.* 2006;20:581–588.
47. Roscher KA, Failing K, Moritz A. Inhibition of platelet function with clopidogrel, as measured with a novel whole blood impedance aggregometer in horses. *Vet J.* 2015;203:332–336.
48. Kingston JK, Bayly WM, Sellon DC, et al. Measurement of the activation of equine platelets by use of fluorescent-labeled annexin V, anti-human fibrinogen antibody, and anti-human thrombospondin antibody. *Am J Vet Res.* 2002;63:513–519.
49. Dunkel B, Rickards KJ, Werling D, et al. Neutrophil and platelet activation in equine recurrent airway obstruction is associated with increased neutrophil CD13 expression, but not platelet CD41/61 and CD62P or neutrophil-platelet aggregate formation. *Vet Immunol Immunopathol.* 2009;131:25–32.
50. Watts AE, Ness SL, Divers TJ, et al. Effects of clopidogrel on horses with experimentally induced endotoxemia. *Am J Vet Res.* 2014;75:760–769.
51. Springer NL, Smith E, Brooks MB, et al. Flow cytometric detection of circulating platelet-derived microparticles in healthy adult horses. *Am J Vet Res.* 2014;75:879–885.
52. Dunkel B, Rickards KJ, Page CP, et al. Platelet activation in ponies with airway inflammation. *Equine Vet J.* 2007;39:557–561.
53. Dunkel B, Bolt DM, Smith RK, et al. Stimulus-dependent release of tissue-regenerating factors by equine platelets. *Equine Vet J.* 2012;44:346–354.
54. Brainard BM, Epstein KL, LoBato D, et al. Effects of clopidogrel and aspirin on platelet aggregation, thromboxane production, and serotonin secretion in horses. *J Vet Intern Med.* 2011;25:116–122.
55. Delesalle C, van de Walle GR, Nolten C, et al. Determination of the source of increased serotonin (5-HT) concentrations in blood and peritoneal fluid of colic horses with compromised bowel. *Equine Vet J.* 2008;40:326–331.
56. Sellon DC, Levine JF, Palmer K, et al. Thrombocytosis in 24 horses (1989–1994). *J Vet Intern Med.* 1997;11:24–29.
57. Sellon DC. Thrombocytopenia in horses. *Equine Vet Educ.* 1998;10:133–139.
58. Sellon DC, Levine J, Millikin E, et al. Thrombocytopenia in horses: 35 cases (1989–1994). *J Vet Intern Med.* 1996;10:127–132.
59. Bailey SR, Adair HS, Reinemeyer CR, et al. Plasma concentrations of endotoxin and platelet activation in the developmental stage of oligofructose-induced laminitis. *Vet Immunol Immunopathol.* 2009;129:167–173.
60. Stokol T, Yeo WM, Burnett D, et al. Equid herpesvirus type 1 activates platelets. *PLoS One.* 2015;10:e0122640.
61. Macieira S, Lussier J, Bedard C. Characterization of the cDNA and genomic DNA sequence encoding for the platelet integrin alpha IIB and beta III in a horse with Glanzmann thrombasthenia. *Can J Vet Res.* 2011;75:222–227.
62. Macieira S, Rivard GE, Champagne J, et al. Glanzmann thrombasthenia in an Oldenbourg filly. *Vet Clin Pathol.* 2007;36:204–208.
63. Norris JW, Pombo M, Shirley E, et al. Association of factor V secretion with protein kinase B signaling in platelets from horses with atypical equine thrombasthenia. *J Vet Intern Med.* 2015;29:1387–1394.
64. Norris JW, Pratt SM, Auh JH, et al. Investigation of a novel, heritable bleeding diathesis of Thoroughbred horses and development of a screening assay. *J Vet Intern Med.* 2006;20:1450–1456.
65. Norris JW, Pratt SM, Hunter JF, et al. Prevalence of reduced fibrinogen binding to platelets in a population of Thoroughbreds. *Am J Vet Res.* 2007;68:716–721.
66. Hinchcliff KW, Kociba GJ, Mitten LA. Diagnosis of EDTA-dependent pseudothrombocytopenia in a horse. *J Am Vet Med Assoc.* 1993;203:1715–1716.
67. Lippi G, Plebani M. EDTA-dependent pseudothrombocytopenia: further insights and recommendations for prevention of a clinically threatening artifact. *Clin Chem Lab Med.* 2012;50:1281–1285.
68. Kasashima Y, Ueno T, Tomita A, et al. Optimisation of bone marrow aspiration from the equine sternum for the safe recovery of mesenchymal stem cells. *Equine Vet J.* 2011;43:288–294.
69. Chelazzi C, Villa G, Mancinelli P, et al. Glycocalyx and sepsis-induced alterations in vascular permeability. *Crit Care.* 2015;19:26.
70. Gale AJ. Continuing education course #2: current understanding of hemostasis. *Toxicol Pathol.* 2011;39:273–280.
71. Versteeg HH, Heemskerk JW, Levi M, et al. New fundamentals in hemostasis. *Physiol Rev.* 2013;93:327–358.
72. McGorum BC, Henderson IS, Stirling D, et al. Vitamin K deficiency bleeding in a Standardbred colt. *J Vet Intern Med.* 2009;23:1307–1310.
73. Burke CW. Vitamin K deficiency bleeding: overview and considerations. *J Pediatr Health Care.* 2013;27:215–221.
74. Ardell S, Offringa M, Soll R. Prophylactic vitamin K for the prevention of vitamin K deficiency bleeding in preterm neonates. *The Cochrane Library.* 2000;(4):CD002776.
75. Draxler DF, Medcalf RL. The fibrinolytic system—more than fibrinolysis? *Transfus Med Rev.* 2015;29:102–109.
76. Stang LJ. D-dimer and fibrinogen/fibrin degradation products. *Methods Mol Biol.* 2013;992:415–427.
77. Rossi TM, Smith SA, McMichael MA, et al. Evaluation of contact activation of citrated equine whole blood during storage and effects of contact activation on results of recalcification-initiated thromboelastometry. *Am J Vet Res.* 2015;76:122–128.
78. Fletcher DJ, Brainard BM, Epstein K, et al. Therapeutic plasma concentrations of epsilon aminocaproic acid and tranexamic acid in horses. *J Vet Intern Med.* 2013;27:1589–1595.
79. Epstein KL, Brainard BM, Giguere S, et al. Serial viscoelastic and traditional coagulation testing in horses with gastrointestinal disease. *J Vet Emerg Crit Care (San Antonio).* 2013;23:504–516.
80. Winfield LS, Brooks MB. Hemorrhage and blood loss–induced anemia associated with an acquired coagulation factor VIII inhibitor in a Thoroughbred mare. *J Am Vet Med Assoc.* 2014;244:719–723.
81. Persson SG, Ullberg LE. Blood volume and rate of growth in Standardbred foals. *Equine Vet J.* 1981;13:254–258.
82. Persson SG, Funkquist P, Nyman G. Total blood volume in the normally performing Standardbred trotter: age and sex variations. *Zentralbl Veterinarmed A.* 1996;43:57–64.
83. Marcilese NA, Valsecchi RM, Figueiras HD, et al. Normal blood volumes in the horse. *Am J Physiol.* 1964;207:223–227.

84. Navas de Solis C, Dallap Schaer BL, Boston R, et al. Myocardial insult and arrhythmias after acute hemorrhage in horses. *J Vet Emerg Crit Care (San Antonio)*. 2015;25:248–255.
85. Mudge MC. Acute hemorrhage and blood transfusions in horses. *Vet Clin North Am Equine Pract*. 2014;30:427–436.
86. Epstein KL, Bergren A, Giguere S, et al. Cardiovascular, colloid osmotic pressure, and hemostatic effects of 2 formulations of hydroxyethyl starch in healthy horses. *J Vet Intern Med*. 2014;28:223–233.
87. McClure JJ, Koch C, Traub-Dargatz J. Characterization of a red blood cell antigen in donkeys and mules associated with neonatal isoerythrolysis. *Anim Genet*. 1994;25:119–120.
88. Ramirez S, Gaunt SD, McClure JJ, et al. Detection and effects on platelet function of anti-platelet antibody in mule foals with experimentally induced neonatal alloimmune thrombocytopenia. *J Vet Intern Med*. 1999;13:534–539.
89. Tomlinson JE, Taberner E, Boston RC, et al. Survival time of cross-match incompatible red blood cells in adult horses. *J Vet Intern Med*. 2015;29:1683–1688.
90. Mudge MC, Walker NJ, Borjesson DL, et al. Post-transfusion survival of biotin-labeled allogeneic RBCs in adult horses. *Vet Clin Pathol*. 2012;41:56–62.
91. Wong PL, Nickel LS, Bowling AT, et al. Clinical survey of antibodies against red blood cells in horses after homologous blood transfusion. *Am J Vet Res*. 1986;47:2566–2571.
92. Radin MJ, Eubank MC, Weiser MG. Electronic measurement of erythrocyte volume and volume heterogeneity in horses during erythrocyte regeneration associated with experimental anemias. *Vet Pathol*. 1986;23:656–660.
93. Owens SD, Johns JL, Walker NJ, et al. Use of an in vitro biotinylation technique for determination of posttransfusion survival of fresh and stored autologous red blood cells in Thoroughbreds. *Am J Vet Res*. 2010;71:960–966.
94. Hurcombe SD, Mudge MC, Hinchcliff KW. Clinical and clinicopathologic variables in adult horses receiving blood transfusions: 31 cases (1999–2005). *J Am Vet Med Assoc*. 2007;231:267–274.
95. Mudge MC. Acute hemorrhage and blood transfusions in horses. *Vet Clin North Am Equine Pract*. 2014;30:(9) 427–436.
96. Higgs VA, Rudloff E, Kirby R, et al. Autologous blood transfusion in dogs with thoracic or abdominal hemorrhage: 25 cases (2007–2012). *J Vet Emerg Crit Care (San Antonio)*. 2015;25(6):731–738.
97. Finding EJT, Eliashar E, Johns IC, et al. Autologous blood transfusion following an allogenic transfusion reaction in a case of acute anaemia due to intra-abdominal bleeding. *Equine Vet Educ*. 2011;23:339–342.
98. Waguespack R, Belknap J, Williams A. Laparoscopic management of postcastration hemorrhage in a horse. *Equine Vet J*. 2001;33:510–513.
99. Maxson AD, Giger U, Sweeney CR, et al. Use of a bovine hemoglobin preparation in the treatment of cyclic ovarian hemorrhage in a miniature horse. *J Am Vet Med Assoc*. 1993;203:1308–1311.
100. Vin R, Bedenice D, Rentko VT, et al. The use of ultrapurified bovine hemoglobin solution in the treatment of two cases of presumed red maple toxicosis in a miniature horse and a pony. *J Vet Emergency and Critical Care*. 2002;12:169–175.
101. Belgrave RL, Bayly WM, Hines MT, et al. Effects of oxyglobin administered to ponies with normovolemia anemia. *J Vet Intern Med*. 2001;15:289.
102. Perkins GA, Divers TJ. Polymerized hemoglobin therapy in a foal with neonatal isoerythrolysis. *J Vet Emerg Crit Care*. 2001;11:141–146.
103. Soma LR, Uboh CE, Guan F, et al. The pharmacokinetics of hemoglobin-based oxygen carrier hemoglobin glutamer-200 bovine in the horse. *Anesth Analg*. 2005;100:1570–1575.
104. Byars TD, Greene CE. Idiopathic thrombocytopenic purpura in the horse. *J Am Vet Med Assoc*. 1982;180:1422–1424.
105. McGurrin MK, Arroyo LG, Bienzle D. Flow cytometric detection of platelet-bound antibody in three horses with immune-mediated thrombocytopenia. *J Am Vet Med Assoc*. 2004;224:83–87. 53.
106. Larson VL, Perman V, Stevens JB. Idiopathic thrombocytopenic purpura in two horses. *J Am Vet Med Assoc*. 1983;183:328–330.
107. Buechner-Maxwell V, Scott MA, Godber L, et al. Neonatal alloimmune thrombocytopenia in a quarter horse foal. *J Vet Intern Med*. 1997;11:304–308.
108. Dunkel B. Platelet transfusion in thrombocytopenic horses. *Equine Vet Educ*. 2013;25:359–362.
109. Cooper N, Bein G, Heidinger K, et al. A bead-based assay in the work-up of suspected platelet alloimmunization. *Transfusion*. 2015;56:115–118.
110. Boudreaux MK, Humphries DM. Identification of potential platelet alloantigens in the Equidae family by comparison of gene sequences encoding major platelet membrane glycoproteins. *Vet Clin Pathol*. 2013;42:437–442.
111. Dunkel B, Chan D, Monreal L. Influence of citrate concentration and material of blood tubes on thromboelastographic parameters in horses. *J Vet Emerg Crit Care*. 2009;19:A14.
112. Ohto H, Nollet KE. Overview on platelet preservation: better controls over storage lesion. *Transfus Apher Sci*. 2011;44: 321–325.
113. Meyers KM, Lindner C, Grant B. Characterization of the equine platelet aggregation response. *Am J Vet Res*. 1979;40:260–264.
114. Johnstone IB. Comparative effects of phenylbutazone, naproxen and flunixin meglumine on equine platelet aggregation and platelet factor 3 availability in vitro. *Can J Comp Med*. 1983;47:172–179.
115. Kopp KJ, Moore JN, Byars TD, et al. Template bleeding time and thromboxane generation in the horse: effects of three non-steroidal anti-inflammatory drugs. *Equine Vet J*. 1985;17:322–324.
116. Segura D, Monreal L, Perez-Pujol S, et al. Effects of etamsylate on equine platelets: in vitro and in vivo studies. *Vet J*. 2007;174:325–329.
117. Heidmann P, Tornquist SJ, Qu A, et al. Laboratory measures of hemostasis and fibrinolysis after intravenous administration of epsilon-aminocaproic acid in clinically normal horses and ponies. *Am J Vet Res*. 2005;66:313–318.
118. Wilson EM, Holcombe SJ, Lamar A, et al. Incidence of transfusion reactions and retention of procoagulant and anticoagulant factor activities in equine plasma. *J Vet Intern Med*. 2009;23:323–328.
119. Hardefeldt LY, Keuler N, Peek SF. Incidence of transfusion reactions to commercial equine plasma. *J Vet Emerg Crit Care (San Antonio)*. 2010;20:421–425.
120. Taylor EL, Sellon DC, Wardrop KJ, et al. Effects of intravenous administration of formaldehyde on platelet and coagulation variables in healthy horses. *Am J Vet Res*. 2000;61:1191–1196.
121. Casella S, Giannetto C, Giudice E, et al. ADP-induced platelet aggregation after addition of tramadol in vitro in fed and fasted horses plasma. *Res Vet Sci*. 2013;94:325–330.
122. Arnold CE, Payne M, Thompson JA, et al. Periparturient hemorrhage in mares: 73 cases (1998–2005). *J Am Vet Med Assoc*. 2008;232:1345–1351.
123. Feige K, Schwarzwald CC, Bombeli T. Comparison of unfractioned and low molecular weight heparin for prophylaxis of coagulopathies in 52 horses with colic: a randomised double-blind clinical trial. *Equine Vet J*. 2003;35:506–513.
124. Cotovio M, Monreal L, Navarro M, et al. Detection of fibrin deposits in tissues from horses with severe gastrointestinal disorders. *J Vet Intern Med*. 2007;21:308–313.
125. Tennent-Brown BS, Epstein KL, Whelchel DD, et al. Use of viscoelastic coagulation testing to monitor low molecular weight heparin administration to healthy horses. *J Vet Emerg Crit Care (San Antonio)*. 2013;23:291–299.
126. de la Rebiere G, Franck T, Deby-Dupont G, et al. Effects of unfractionated and fractionated heparins on myeloperoxidase activity and interactions with endothelial cells: possible effects on the pathophysiology of equine laminitis. *Vet J*. 2008;178:62–69.
127. de la Rebiere de Pouyade G, Grulke S, Detilleux J, et al. Evaluation of low-molecular-weight heparin for the prevention of equine laminitis after colic surgery. *J Vet Emerg Crit Care (San Antonio)*. 2009;19:113–119.

128. Armengou L, Monreal L, Delgado MA, et al. Low-molecular-weight heparin dosage in newborn foals. *J Vet Intern Med.* 2010;24:1190–1195.
129. Cambridge H, Lees P, Hooke RE, et al. Antithrombotic actions of aspirin in the horse. *Equine Vet J.* 1991;23:123–127.
130. Heath MF, Evans RJ, Poole AW, et al. The effects of aspirin and paracetamol on the aggregation of equine blood platelets. *J Vet Pharmacol Ther.* 1994;17:374–378.
131. Menzies-Gow NJ, Sepulveda MF, Bailey SR, et al. Roles of thromboxane A_2 and 5-hydroxytryptamine in endotoxin-induced digital vasoconstriction in horses. *Am J Vet Res.* 2008;69:199–207.
132. Grundmann K, Jaschonek K, Kleine B, et al. Aspirin non-responder status in patients with recurrent cerebral ischemic attacks. *J Neurol.* 2003;250:63–66.
133. Brooks MB, Divers TJ, Watts AE, et al. Effects of clopidogrel on the platelet activation response in horses. *Am J Vet Res.* 2013;74:1212–1222.
134. Brainard BM, Epstein KL, LoBato DN, et al. Treatment with aspirin or clopidogrel does not affect equine platelet expression of P selectin or platelet-neutrophil aggregates. *Vet Immunol Immunopathol.* 2012;149:119–125.
135. Tomlinson JE, Byrne E, Pusterla N, et al. The use of recombinant tissue plasminogen activator (rTPA) in the treatment of fibrinous pleuropneumonia in horses: 25 cases (2007–2012). *J Vet Intern Med.* 2015;29:1403–1409.
136. Clark-Price SC, Cox JH, Bartoe JT, et al. Use of dapsone in the treatment of *Pneumocystis carinii* pneumonia in a foal. *J Am Vet Med Assoc.* 2004;224(3):407–410, 371.
137. Baumer W, Herrling GM, Feige K. Pharmacokinetics and thrombolytic effects of the recombinant tissue-type plasminogen activator in horses. *BMC Vet Res.* 2013;9:158.
138. Forrest LJ, Cooley AJ, Darien BJ. Digital arterial thrombosis in a septicemic foal. *J Vet Intern Med.* 1999;13:382–385.
139. Yakovlev SA, Rublenko MV, Izdepsky VI, et al. Activating effect of the plasminogen activators on plasminogens of different mammalia species. *Thromb Res.* 1995;79:423–428.
140. Dias DPM. *Avaliação hemodinâmica de equinos com oclusão jugular por trombose induzida submetidos a exercício físico e teste da terapia com estreptoquinase.* Sao Paulo, Brazil: Doutor em Cirurgia Veterinária: Unesp, Câmpus de Jaboticabal; 2011.
141. des Lions JA, Carette O, de Broucker C-A, et al. Utilisation de la streptokinase dans le traitement des thrombophlebites de la jugulair chez le cheval: a propos de 2 cas cliniques. *Bull Soc Vet Prat de France.* 2008;92:17–22.
142. Dechant JE, Nieto JE, Le Jeune SS. Hemoperitoneum in horses: 67 cases (1989–2004). *J Am Vet Med Assoc.* 2006;229:253–258.
143. Conwell RC, Hillyer MH, Mair TS, et al. Haemoperitoneum in horses: a retrospective review of 54 cases. *Vet Rec.* 2010;167:514–518.
144. Pusterla N, Fecteau ME, Madigan JE, et al. Acute hemoperitoneum in horses: a review of 19 cases (1992–2003). *J Vet Intern Med.* 2005;19:344–347.
145. Sedrish SA, Johnson PJ. Theriogenology question of the month. Excessive hemorrhaging from ovarian hematomas on both ovaries. *J Am Vet Med Assoc.* 1997;210:179–180.
146. Carvallo FR, Poppenga R, Kinde H, et al. Cluster of cases of massive hemorrhage associated with anticoagulant detection in race horses. *J Vet Diagn Invest.* 2015;27:112–116.
147. Lugo J, Stick JA, Peroni J, et al. Safety and efficacy of a technique for thoracoscopically guided pulmonary wedge resection in horses. *Am J Vet Res.* 2002;63:1232–1240.
148. Perkins G, Ainsworth DM, Yeager A. Hemothorax in 2 horses. *J Vet Intern Med.* 1999;13:375–378.
149. Gruys E, Kok HA, Van Der Werff YD. [Dyspnoea due to intrathoracic hemorrhage and haemangiosarcoma in a horse (author's transl)]. *Tijdschr Diergeneeskd.* 1976;101:310–312.
150. Hassel DM. Thoracic trauma in horses. *Vet Clin North Am Equine Pract.* 2007;23:67–80.
151. Doyle AJ, Freeman DE, Rapp H, et al. Life-threatening hemorrhage from enterotomies and anastomoses in 7 horses. *Vet Surg.* 2003;32:553–558.
152. Cohen ND, Carter GK, Mealey RH, et al. Medical management of right dorsal colitis in 5 horses: a retrospective study (1987–1993). *J Vet Intern Med.* 1995;9:272–276.
153. Galvin N, Dillon H, McGovern F. Right dorsal colitis in the horse: minireview and reports on three cases in Ireland. *Ir Vet J.* 2004;57:467–473.
154. Pellegrini FL. Results of a large-scale necroscopic study of equine colonic ulcers. *J Equine Vet Sci.* 2005;25:113–117.
155. Nishita T, Anezaki R, Matsunaga K, et al. Measurement of carbonic anhydrase I and II isozymes in feces as a marker of occult blood in horses with intestinal tract bleeding. *J Equine Sci.* 2013;24:57–62.
156. Broux B, Torfs S, Wegge B, et al. Acute respiratory failure caused by *Leptospira* spp. in 5 foals. *J Vet Intern Med.* 2012;26:684–687.
157. Hamond C, Martins G, Lilenbaum W. Pulmonary hemorrhage in horses seroreactive to leptospirosis in Rio de Janeiro. *Brazil. J Vet Intern Med.* 2012;26:1237; author reply 1238.
158. Norman TE, Chaffin MK, Perris EE, et al. Massive pulmonary thromboembolism in six horses. *Equine Vet J.* 2008;40:514–517.
159. Frederick J, Giguere S, Butterworth K, et al. Severe phenylephrine-associated hemorrhage in five aged horses. *J Am Vet Med Assoc.* 2010;237:830–834.
160. Ueno T, Nambo Y, Tajima Y, et al. Pathology of lethal peripartum broad ligament haematoma in 31 Thoroughbred mares. *Equine Vet J.* 2010;42:529–533.
161. Dolente BA, Sullivan EK, Boston R, et al. Mares admitted to a referral hospital for postpartum emergencies: 163 cases (1992–2002). *J Vet Emerg Crit Care.* 2005;15:193–200.
162. Dwyer R. Postpartum deaths in mares. *Equine Dis Q.* 1993;2:5.
163. Kisthardt KK, Schumacher J, Finn-Bodner ST, et al. Severe renal hemorrhage caused by pyelonephritis in 7 horses: clinical and ultrasonographic evaluation. *Can Vet J.* 1999;40: 571–576.
164. Larsdotter S, Ley C, Pringle J. Renal pseudoaneurysm as a cause of hematuria in a colt. *Can Vet J.* 2009;50:759–762.
165. Vits L, Araya O, Bustamante H, et al. Idiopathic renal haematuria in a 15-year-old Arabian mare. *Vet Rec.* 2008;162:251–252.
166. Mair TS, Taylor FG, Hillyer MH. Autoimmune haemolytic anaemia in eight horses. *Vet Rec.* 1990;126:51–53.
167. McGovern KF, Lascola KM, Davis E, et al. T-cell lymphoma with immune-mediated anemia and thrombocytopenia in a horse. *J Vet Intern Med.* 2011;25:1181–1185.
168. Reef VB, Dyson SS, Beech J. Lymphosarcoma and associated immune-mediated hemolytic anemia and thrombocytopenia in horses. *J Am Vet Med Assoc.* 1984;184:313–317.
169. Johns IC, Desrochers A, Wotman KL, et al. Presumed immune-mediated hemolytic anemia in two foals with *Rhodococcus equi* infection. *J Vet Emerg Crit Care (San Antonio).* 2011;21:273–278.
170. Weiss DJ, Moritz A. Equine immune-mediated hemolytic anemia associated with *Clostridium perfringens* infection. *Vet Clin Pathol.* 2003;32:22–26.
171. Anderson FL, Secombe CJ, Lester GD. Clostridial myonecrosis, haemolytic anaemia, hepatopathy, osteitis and transient hypertrophic cardiomyopathy after intramuscular injection in a Thoroughbred gelding. *Aust Vet J.* 2013;91:204–208.
172. Reef VB. *Clostridium perfringens* cellulitis and immune-mediated hemolytic anemia in a horse. *J Am Vet Med Assoc.* 1983;182:251–254.
173. McConnico RS, Roberts MC, Tompkins M. Penicillin-induced immune-mediated hemolytic anemia in a horse. *J Am Vet Med Assoc.* 1992;201:1402–1403.
174. Step DL, Blue JT, Dill SG. Penicillin-induced hemolytic anemia and acute hepatic failure following treatment of tetanus in a horse. *Cornell Vet.* 1991;81:13–18.
175. Blue JT, Dinsmore RP, Anderson KL. Immune-mediated hemolytic anemia induced by penicillin in horses. *Cornell Vet.* 1987;77:263–276.
176. Robbins RL, Wallace SS, Brunner CJ, et al. Immune-mediated haemolytic disease after penicillin therapy in a horse. *Equine Vet J.* 1993;25:462–465.

177. Thomas HL, Livesey MA. Immune-mediated hemolytic anemia associated with trimethoprim-sulphamethoxazole administration in a horse. *Can Vet J.* 1998;39:171–173.
178. Venner M, Credner N, Lammer M, et al. Comparison of tulathromycin, azithromycin and azithromycin-rifampin for the treatment of mild pneumonia associated with *Rhodococcus equi*. *Vet Rec.* 2013;173:397.
179. Davis EG, Rush B, Bain F, et al. Neonatal neutropenia in an Arabian foal. *Equine Vet J.* 2003;35:517–520.
180. Leidl W, Cwik S, Schmid DO. [Neonatal isoimmune leukopenia in foals]. *Berl Munch Tierarztl Wochenschr.* 1980;93:141–144.
181. Väänänen L, Shivo H-K, Hewetson M. Cerebral hemorrhage in a pregnant Standardbred mare with Evan's syndrome. *Equine Vet Educ.* 2013;27:353–358.
182. Sockett DC, Traub-Dargatz J, Weiser MG. Immune-mediated hemolytic anemia and thrombocytopenia in a foal. *J Am Vet Med Assoc.* 1987;190:308–310.
183. Jahn P, Doubek J, Doubek M, et al. Idiopathic thrombocytopenic purpura and anaemia in a pregnant mare. *Equine Vet Educ.* 2006;18:80–83.
184. Lubas VL, Ciattini F, Gavazza A. Immune-mediated thrombocytopenia and haemolytic anaemia (Evan's syndrome) in a horse. *Equine Pract.* 1997;19:27–32.
185. Maury W, Oaks JL, Bradley S. Equine endothelial cells support productive infection of equine infectious anemia virus. *J Virol.* 1998;72:9291–9297.
186. More SJ, Aznar I, Bailey DC, et al. An outbreak of equine infectious anaemia in Ireland during 2006: investigation methodology, initial source of infection, diagnosis and clinical presentation, modes of transmission and spread in the Meath cluster. *Equine Vet J.* 2008;40:706–708.
187. More SJ, Aznar I, Myers T, et al. An outbreak of equine infectious anaemia in Ireland during 2006: the modes of transmission and spread in the Kildare cluster. *Equine Vet J.* 2008;40:709–711.
188. Issel CJ, Cook RF, Mealey RH, et al. Equine infectious anemia in 2014: live with it or eradicate it? *Vet Clin North Am Equine Pract.* 2014;30:561–577.
189. Russell KE, Perkins PC, Hoffman MR, et al. Platelets from thrombocytopenic ponies acutely infected with equine infectious anemia virus are activated in vivo and hypofunctional. *Virology.* 1999;259:7–19.
190. Cook RF, Leroux C, Issel CJ. Equine infectious anemia and equine infectious anemia virus in 2013: a review. *Vet Microbiol.* 2013;167:181–204.
191. Cullinane A, Quinlivan M, Nelly M, et al. Diagnosis of equine infectious anaemia during the 2006 outbreak in Ireland. *Vet Rec.* 2007;161:647–652.
192. Quinlivan M, Cook RF, Cullinane A. Real-time quantitative RT-PCR and PCR assays for a novel European field isolate of equine infectious anaemia virus based on sequence determination of the gag gene. *Vet Rec.* 2007;160:611–618.
193. Beard LA, Pelzel AM, Rush BR, et al. *Babesia equi*–induced anemia in a Quarter Horse and subsequent regulatory response. *J Am Vet Med Assoc.* 2013;242:992–996.
194. Short MA, Clark CK, Harvey JW, et al. Outbreak of equine piroplasmosis in Florida. *J Am Vet Med Assoc.* 2012;240: 588–595.
195. Wise LN, Pelzel-McCluskey AM, Mealey RH, et al. Equine piroplasmosis. *Vet Clin North Am Equine Pract.* 2014;30:677–693.
196. Ueti MW, Mealey RH, Kappmeyer LS, et al. Re-emergence of the apicomplexan *Theileria equi* in the United States: elimination of persistent infection and transmission risk. *PLoS One.* 2012;7:e44713.
197. Leon A, Pronost S, Tapprest J, et al. Identification of pathogenic *Leptospira* strains in tissues of a premature foal by use of polymerase chain reaction analysis. *J Vet Diagn Invest.* 2006;18:218–221.
198. Frazer ML. Acute renal failure from leptospirosis in a foal. *Aust Vet J.* 1999;77:499–500.
199. Hogan PM, Bernard WV, Kazakevicius PA, et al. Acute renal disease due to *Leptospira interrogans* in a weanling. *Equine Vet J.* 1996;28:331–333.
200. van den Ingh TS, Hartman EG, Bercovich Z. Clinical *Leptospira interrogans* serogroup Australis serovar lora infection in a stud farm in The Netherlands. *Vet Q.* 1989;11:175–182.
201. Dieckmann SM, Winkler M, Groebel K, et al. Haemotrophic *Mycoplasma* infection in horses. *Vet Microbiol.* 2010;145:351–353.
202. Dieckmann SM, Hoelzle K, Dieckmann MP, et al. Occurrence of hemotrophic mycoplasmas in horses with correlation to hematological findings. *Vet Microbiol.* 2012;160:43–52.
203. Gretillat S. L'he´mobartonellose equine au Niger. *Bull Acad Vet Fr.* 1978;51:351–358.
204. Baskurt OK, Meiselman HJ. Susceptibility of equine erythrocytes to oxidant-induced rheologic alterations. *Am J Vet Res.* 1999;60:1301–1306.
205. Robin H, Harley JD. Regulation of methaemoglobinaemia in horse and human erythrocytes. *Aust J Exp Biol Med Sci.* 1967;45:77–88.
206. Medeiros LO, Nurmberger Jr R, Medeiros LF. The special behavior of equine erythrocytes connected with the methemoglobin regulation. *Comp Biochem Physiol B.* 1984;78: 869–871.
207. Mahaffey E, Smith JE. Species differences in erythrocyte glutathione reduction rates after oxidation with t-butyl hydroperoxide. *Int J Biochem.* 1975;6:853–854.
208. Smith JE, Kiefer S, Lee M. Glutathione reduction and other enzyme activities in equine erythrocytes. *Comp Biochem Physiol B.* 1972;43:413–417.
209. Boyer JD, Breeden DC, Brown DL. Isolation, identification, and characterization of compounds from *Acer rubrum* capable of oxidizing equine erythrocytes. *Am J Vet Res.* 2002;63:604–610.
210. George LW, Divers TJ, Mahaffey EA, et al. Heinz body anemia and methemoglobinemia in ponies given red maple (*Acer rubrum* L.) leaves. *Vet Pathol.* 1982;19:521–533.
211. Agrawal K, Ebel JG, Altier C, et al. Identification of protoxins and a microbial basis for red maple *(Acer rubrum)* toxicosis in equines. *J Vet Diagn Invest.* 2013;25:112–119.
212. Alward A, Corriher CA, Barton MH, et al. Red maple *(Acer rubrum)* leaf toxicosis in horses: a retrospective study of 32 cases. *J Vet Intern Med.* 2006;20:1197–1201.
213. McConnico RS, Brownie CF. The use of ascorbic acid in the treatment of 2 cases of red maple *(Acer rubrum)*–poisoned horses. *Cornell Vet.* 1992;82:293–300.
214. Witonsky SG, Grubbs ST, Andrews FM. A case of red maple *(Acer rubrum)* toxicity associated with fallen branches. *Equine Vet Educ.* 2001;13:119–123.
215. O'Callaghan DK, Schall SA, Brimingham SSW, et al. Protective effects of ascorbic acid and α-Tocopherol on the in vitro oxidation of equine erythrocytes caused by extracts of wilted red maple leaves. *J Equine Vet Sci.* 2015;35:940–946.
216. Schiffl H. Sodium bicarbonate infusion for prevention of acute kidney injury: no evidence for superior benefit, but risk for harm? *Int Urol Nephrol.* 2015;47:321–326.
217. Wetz AJ, Brauer A, Quintel M, et al. Does sodium bicarbonate infusion really have no effect on the incidence of acute kidney injury after cardiac surgery? A prospective observational trial. *Crit Care.* 2015;19:183.
218. Bozorgmanesh R, Magdesian KG, Rhodes DM, et al. Hemolytic anemia in horses associated with ingestion of *Pistacia* leaves. *J Vet Intern Med.* 2015;29:410–413.
219. Walter KM, Moore CE, Bozorgmanesh R, et al. Oxidant-induced damage to equine erythrocytes from exposure to *Pistacia atlantica, Pistacia terebinthus*, and *Pistacia chinensis*. *J Vet Diagn Invest.* 2014;26:821–826.
220. Pearson W, Boermans HJ, Bettger WJ, et al. Association of maximum voluntary dietary intake of freeze-dried garlic with Heinz body anemia in horses. *Am J Vet Res.* 2005;66:457–465.
221. Pierce KR, Joyce JR, England RB, et al. Acute hemolytic anemia caused by wild onion poisoning in horses. *J Am Vet Med Assoc.* 1972;160:323–327.

222. Lewis N, Racklyeft DJ. Mass envenomation of a mare and foal by bees. *Aust Vet J.* 2014;92:141–148.
223. Dickinson CE, Traub-Dargatz JL, Dargatz DA, et al. Rattlesnake venom poisoning in horses: 32 cases (1973–1993). *J Am Vet Med Assoc.* 1996;208:1866–1871.
224. Conway EM. HUS and the case for complement. *Blood.* 2015;126:2085–2090.
225. Dickinson CE, Gould DH, Davidson AH, et al. Hemolytic-uremic syndrome in a postpartum mare concurrent with encephalopathy in the neonatal foal. *J Vet Diagn Invest.* 2008;20:239–242.
226. Morris CF, Robertson JL, Mann PC, et al. Hemolytic uremic-like syndrome in two horses. *J Am Vet Med Assoc.* 1987;191:1453–1454.
227. MacLachlan NJ, Divers TJ. Hemolytic anemia and fibrinoid change of renal vessels in a horse. *J Am Vet Med Assoc.* 1982;181:716–717.
228. Harvey JW. Pathogenesis, laboratory diagnosis, and clinical implications of erythrocyte enzyme deficiencies in dogs, cats, and horses. *Vet Clin Pathol.* 2006;35:144–156.
229. Dixon PM, McPherson EA, Muir A. Familial methaemoglobinaemia and haemolytic anaemia in the horse associated with decreased erythrocytic glutathione reductase and glutathione. *Equine Vet J.* 1977;9:198–201.
230. Tennant BC, Evans CD, Kaneko JJ, et al. Intravascular hemolysis associated with hepatic failure in the horse. *Calif Vet.* 1972;27:15–18.
231. McSherry BJ, Roe CK, Milne FJ. The hematology of phenothiazine poisoning in horses. *Can Vet J.* 1966;7:3–12.
232. Baird JD, Hutchins DR, Lepherd EE. Phenothiazine poisoning in a Thoroughbred horse. *Aust Vet J.* 1970;46:496–499.
233. Paradis MR, Breeze RG, Bayly WM, et al. Acute hemolytic anemia after oral administration of L-tryptophan in ponies. *Am J Vet Res.* 1991;52:742–747.
234. Sweeney CR, Whitlock RH, Meirs DA, et al. Complications associated with *Streptococcus equi* infection on a horse farm. *J Am Vet Med Assoc.* 1987;191:1446–1448.
235. Wobeser BK. Anthrax vaccine associated deaths in miniature horses. *Can Vet J.* 2015;56:359–360.
236. Pusterla N, Watson JL, Affolter VK, et al. Purpura haemorrhagica in 53 horses. *Vet Rec.* 2003;153:118–121.
237. Heath SE, Geor RJ, Tabel H, et al. Unusual patterns of serum antibodies to *Streptococcus equi* in two horses with purpura hemorrhagica. *J Vet Intern Med.* 1991;5:263–267.
238. Galan JE, Timoney JF. Immune complexes in purpura hemorrhagica of the horse contain IgA and M antigen of *Streptococcus equi*. *J Immunol.* 1985;135:3134–3137.
239. Roberts MC, Kelly WR. Renal dysfunction in a case of purpura haemorrhagica in a horse. *Vet Rec.* 1982;110:144–146.
240. Gunson DE, Rooney JR. Anaphylactoid purpura in a horse. *Vet Pathol.* 1977;14:325–331.
241. Dujardin CL. Multiple small-intestine intussusceptions: a complication of purpura haemorrhagica in a horse. *Tijdschr Diergeneeskd.* 2011;136:422–426.
242. Kaese HJ, Valberg SJ, Hayden DW, et al. Infarctive purpura hemorrhagica in five horses. *J Am Vet Med Assoc.* 2005;226(11):1893–1898, 1845.
243. Sweeney CR, Timoney JF, Newton JR, et al. *Streptococcus equi* infections in horses: guidelines for treatment, control, and prevention of strangles. *J Vet Intern Med.* 2005;19:123–134.
244. Madigan JE, Gribble D. Equine ehrlichiosis in northern California: 49 cases (1968–1981). *J Am Vet Med Assoc.* 1987;190: 445–448.
245. Dziegiel B, Adaszek L, Kalinowski M, et al. Equine granulocytic anaplasmosis. *Res Vet Sci.* 2013;95:316–320.
246. Reubel GH, Kimsey RB, Barlough JE, et al. Experimental transmission of *Ehrlichia equi* to horses through naturally infected ticks *(Ixodes pacificus)* from Northern California. *J Clin Microbiol.* 1998;36:2131–2134.
247. Gussmann K, Czech C, Hermann M, et al. *Anaplasma phagocytophilum* infection in a horse from Switzerland with severe neurological symptoms. *Schweiz Arch Tierheilkd.* 2014;156:345–348.
248. Nolen-Walston RD, D'Oench SM, Hanelt LM, et al. Acute recumbency associated with *Anaplasma phagocytophilum* infection in a horse. *J Am Vet Med Assoc.* 2004;224(12):1964–1966, 1931.
249. Butler CM, Nijhof AM, Jongejan F, et al. *Anaplasma phagocytophilum* infection in horses in the Netherlands. *Vet Rec.* 2008;162:216–217.
250. Ziemer EL, Keenan DP, Madigan JE. *Ehrlichia equi* infection in a foal. *J Am Vet Med Assoc.* 1987;190:199–200.
251. Berrington A, Moats R, Lester S. A case of *Ehrlichia equi* in an adult horse in British Columbia. *Can Vet J.* 1996;37:174–175.
252. Davies RS, Madigan JE, Hodzic E, et al. Dexamethasone-induced cytokine changes associated with diminished disease severity in horses infected with *Anaplasma phagocytophilum*. *Clin Vaccine Immunol.* 2011;18:1962–1968.
253. Franzen P, Berg AL, Aspan A, et al. Death of a horse infected experimentally with *Anaplasma phagocytophilum*. *Vet Rec.* 2007;160:122–125.
254. Szeredi L, Hornyak A, Denes B, et al. Equine viral arteritis in a newborn foal: parallel detection of the virus by immunohistochemistry, polymerase chain reaction and virus isolation. *J Vet Med B Infect Dis Vet Public Health.* 2003;50:270–274.
255. Vairo S, Favoreel H, Scagliarini A, et al. Identification of target cells of a European equine arteritis virus strain in experimentally infected ponies. *Vet Microbiol.* 2013;167:235–241.
256. Vairo S, Saey V, Bombardi C, et al. The recent European isolate (08P178) of equine arteritis virus causes inflammation but not arteritis in experimentally infected ponies. *J Comp Pathol.* 2014;151:238–243.
257. Balasuriya UB. Equine viral arteritis. *Vet Clin North Am Equine Pract.* 2014;30:543–560.
258. Dolente BA, Wilkins PA, Boston RC. Clinicopathologic evidence of disseminated intravascular coagulation in horses with acute colitis. *J Am Vet Med Assoc.* 2002;220:1034–1038.
259. Dallap BL, Dolente B, Boston RC. Coagulation profiles in 27 horses with large colon volvulus. *J Vet Emerg Crit Care.* 2003;13:215–225.
260. Fielding CL, Pusterla N, Magdesian KG, et al. Rattlesnake envenomation in horses: 58 cases (1992–2009). *J Am Vet Med Assoc.* 2011;238:631–635.
261. Arnold CE, Chaffin MK, Rush BR. Hematuria associated with cystic hematomas in three neonatal foals. *J Am Vet Med Assoc.* 2005;227(5):778–780, 741.
262. Bentz AI, Wilkins PA, MacGillivray KC, et al. Severe thrombocytopenia in 2 thoroughbred foals with sepsis and neonatal encephalopathy. *J Vet Intern Med.* 2002;16:494–497.
263. Fey K, Sasse HHL. Relapsing immune-mediated thrombocytopenia of unknown origin in a stallion. *Equine Vet Educ.* 1998;10:127–132.
264. Humber KA, Beech J, Cudd TA, et al. Azathioprine for treatment of immune-mediated thrombocytopenia in two horses. *J Am Vet Med Assoc.* 1991;199:591–594.
265. Eberspacher E, Stanley SD, Rezende M, et al. Pharmacokinetics and tolerance of transdermal fentanyl administration in foals. *Vet Anaesth Analg.* 2008;35:249–255.
266. Morris DD, Whitlock RH. Relapsing idiopathic thrombocytopenia in a horse. *Equine Vet J.* 1983;15:73–75.
267. Christopherson PW, Insalaco TA, van Santen VL, et al. Characterization of the cDNA encoding alphaIIb and beta3 in normal horses and two horses with Glanzmann thrombasthenia. *Vet Pathol.* 2006;43:78–82.
268. Christopherson PW, van Santen VL, Livesey L, et al. A 10-base-pair deletion in the gene encoding platelet glycoprotein IIb associated with Glanzmann thrombasthenia in a horse. *J Vet Intern Med.* 2007;21:196–198.
269. Sanz MJ, Alvarez A, Piqueras L, et al. Rolipram inhibits leukocyte-endothelial cell interactions in vivo through P- and E-selectin downregulation. *Br J Pharmacol.* 2002;135:1872–1881.
270. Livesey L, Christopherson P, Hammond A, et al. Platelet dysfunction (Glanzmann's thrombasthenia) in horses. *J Vet Intern Med.* 2005;19:917–919.

271. Fry MM, Walker NJ, Blevins GM, et al. Platelet function defect in a thoroughbred filly. *J Vet Intern Med*. 2005;19:359–362.
272. Weiss DJ, Evanson OA, McClenahan D, et al. Effect of a competitive inhibitor of platelet aggregation on experimentally induced laminitis in ponies. *Am J Vet Res*. 1998;59:814–817.
273. Weiss DJ, Evanson OA, McClenahan D, et al. Evaluation of platelet activation and platelet-neutrophil aggregates in ponies with alimentary laminitis. *Am J Vet Res*. 1997;58:1376–1380.
274. Epstein KL, Brainard BM, Gomez-Ibanez SE, et al. Thrombelastography in horses with acute gastrointestinal disease. *J Vet Intern Med*. 2011;25:307–314.
275. Dallap Schaer BL, Bentz AI, Boston RC, et al. Comparison of viscoelastic coagulation analysis and standard coagulation profiles in critically ill neonatal foals to outcome. *J Vet Emerg Crit Care (San Antonio)*. 2009;19:88–95.
276. Federici AB. Clinical and laboratory diagnosis of VWD. *Hematology Am Soc Hematol Educ Program*. 2014;(1):524–530.
277. Gentry PA, Feldman BF, O'Neill SL, et al. Evaluation of the haemostatic profile in the pre- and post parturient mare, with particular focus on the perinatal period. *Equine Vet J*. 1992;24:33–36.
278. Smith JM, Meyers KM, Barbee DD, et al. Plasma von Willebrand factor in thoroughbreds in response to high-intensity treadmill exercise. *Am J Vet Res*. 1997;58:71–76.
279. Brooks M, Leith GS, Allen AK, et al. Bleeding disorder (von Willebrand disease) in a quarter horse. *J Am Vet Med Assoc*. 1991;198:114–116.
280. Laan TT, Goehring LS. Sloet van Oldruitenborgh-Oosterbaan MM: Von Willebrand's disease in an eight-day-old quarter horse foal. *Vet Rec*. 2005;157:322–324.
281. Rathgeber RA, Brooks MB, Bain FT, et al. Clinical vignette. Von Willebrand disease in a Thoroughbred mare and foal. *J Vet Intern Med*. 2001;15:63–66.
282. Neff AT. Current controversies in the diagnosis and management of von Willebrand disease. *Ther Adv Hematol*. 2015;6: 209–216.
283. Budde U, Scheppenheim S, Dittmer R. Treatment of the acquired von Willebrand syndrome. *Expert Rev Hematol*. 2015;8:799–818.
284. Geor RJ, Jackson ML, Lewis KD, et al. Prekallikrein deficiency in a family of Belgian horses. *J Am Vet Med Assoc*. 1990;197:741–745.
285. Turrentine MA, Sculley PW, Green EM, et al. Prekallikrein deficiency in a family of Miniature Horses. *Am J Vet Res*. 1986;47:2464–2467.
286. Hinton M, Jones DR, Lewis IM, et al. A clotting defect in an Arab colt foal. *Equine Vet J*. 1977;9:1–3.
287. Henninger RW. Hemophilia A in two related quarter horse colts. *J Am Vet Med Assoc*. 1988;193:91–94.
288. Littlewood JD, Bevan SA, Corke MJ. Haemophilia A (classic haemophilia, factor VIII deficiency) in a Thoroughbred colt foal. *Equine Vet J*. 1991;23:70–72.
289. Archer RK, Allen BV. True haemophilia in horses. *Vet Rec*. 1972;91:655–656.
290. Sanger VL, Mairs RE, Trapp AL. Hemophilia in a foal. *J Am Vet Med Assoc*. 1964;144:259–264.
291. Nossel HL, Archer RK, Macfarlane RG. Equine haemophilia: report of a case and its response to multiple infusions of heterospecific AHG. *Br J Haematol*. 1962;8:335–342.
292. Mills JN, Bolton JR. Haemophilia A in a 3-year-old Thoroughbred horse. *Aust Vet J*. 1983;60:63–64.
293. Duncan E, Collecutt M, Street A. Nijmegen-Bethesda assay to measure factor VIII inhibitors. *Methods Mol Biol*. 2013;992:321–333.
294. Johnson JS, Soute BA, Olver CS, et al. Defective gamma-glutamyl carboxylase activity and bleeding in Rambouillet sheep. *Vet Pathol*. 2006;43:726–732.
295. McConnico RS, Copedge K, Bischoff KL. Brodifacoum toxicosis in two horses. *J Am Vet Med Assoc*. 1997;211:882–886.
296. Boermans HJ, Johnstone I, Black WD, et al. Clinical signs, laboratory changes and toxicokinetics of brodifacoum in the horse. *Can J Vet Res*. 1991;55:21–27.
297. Ayala I, Rodriguez MJ, Martos N, et al. Fatal brodifacoum poisoning in a pony. *Can Vet J*. 2007;48:627–629.
298. Thijssen HH, van den Bogaard AE, Wetzel JM, et al. Warfarin pharmacokinetics in the horse. *Am J Vet Res*. 1983;44:1192–1196.
299. Rebhun WC, Tennant BC, Dill SG, et al. Vitamin K_3–induced renal toxicosis in the horse. *J Am Vet Med Assoc*. 1984;184: 1237–1239.
300. Maxie G, van Dreumel T, McMaster D, et al. Ontario. Menadione (vitamin K(3)) toxicity in six horses. *Can Vet J*. 1992;33:756–757.
301. Skinner JE, Cadwell-Smith AJ, Biffen JR, et al. Intestinal absorption of different vitamin K compounds in the horse. *J Equine Vet Sci*. 2015;35:387.
302. Terachi T, Inoue Y, Ashihara N, et al. Plasma vitamin K concentration in horses supplemented with several vitamin K homologs. *J Anim Sci*. 2011;89:1056–1061.
303. McDonald GK. Moldy sweetclover poisoning in a horse. *Can Vet J*. 1980;21:250–251.
304. Johns IC, Sweeney RW. Coagulation abnormalities and complications after percutaneous liver biopsy in horses. *J Vet Intern Med*. 2008;22:185–189.
305. Levi M. Disseminated intravascular coagulation. *Crit Care Med*. 2007;35:2191–2195.
306. Bastarache JA, Ware LB, Bernard GR. The role of the coagulation cascade in the continuum of sepsis and acute lung injury and acute respiratory distress syndrome. *Semin Respir Crit Care Med*. 2006;27:365–376.
307. Donahue SMO, Cynthia M. Thromboelastography: a tool for measuring hypercoagulability, hypocoagulability, and fibrinolysis. *J Vet Emerg Crit Care*. 2005;15:9–16.
308. de Laforcade AM, Freeman LM, Shaw SP, et al. Hemostatic changes in dogs with naturally occurring sepsis. *J Vet Intern Med*. 2003;17:674–679.
309. Dallap BL. Coagulopathy in the equine critical care patient. *Vet Clin North Am Equine Pract*. 2004;20:231–251.
310. Dallap Schaer BL, Wilkins PA, Boston R, et al. Preliminary evaluation of hemostasis in neonatal foals using a viscoelastic coagulation and platelet function analyzer. *J Vet Emerg Crit Care (San Antonio)*. 2009;19:81–87.
311. Armengou L, Monreal L, Tarancon I, et al. Plasma D-dimer concentration in sick newborn foals. *J Vet Intern Med*. 2008;22:411–417.
312. Cotovio M, Monreal L, Armengou L, et al. Fibrin deposits and organ failure in newborn foals with severe septicemia. *J Vet Intern Med*. 2008;22:1403–1410.
313. Monreal L, Angles A, Espada Y, et al. Hypercoagulation and hypofibrinolysis in horses with colic and DIC. *Equine Vet J Suppl*. 2000:19–25.
314. Welch RD, Watkins JP, Taylor TS, et al. Disseminated intravascular coagulation associated with colic in 23 horses (1984–1989). *J Vet Intern Med*. 1992;6:29–35.
315. Cesarini C, Cotovio M, Rios J, et al. Association between necropsy evidence of disseminated intravascular coagulation and hemostatic variables before death in horses with colic. *J Vet Intern Med*. 2015;30:269–275.
316. Squizzato A, Hunt BJ, Kinasewitz GT, et al. Supportive management strategies for disseminated intravascular coagulation. An international consensus. *Thromb Haemost*. 2015;115:896–904.
317. Morris DD, Beech J. Disseminated intravascular coagulation in six horses. *J Am Vet Med Assoc*. 1983;183:1067–1072.
318. Banse H, Holbrook TC, Gilliam L, et al. Right ventricular and saphenous vein thrombi associated with sepsis in a Quarter Horse foal. *J Vet Intern Med*. 2012;26:178–182.
319. Brianceau P, Divers TJ. Acute thrombosis of limb arteries in horses with sepsis: five cases (1988–1998). *Equine Vet J*. 2001;33:105–109.
320. Duggan VE, Holbrook TC, Dechant JE, et al. Diagnosis of aorto-iliac thrombosis in a quarter horse foal using Doppler ultrasound and nuclear scintigraphy. *J Vet Intern Med*. 2004;18:753–756.
321. Moore LA, Johnson PJ, Bailey KL. Aorto-iliac thrombosis in a foal. *Vet Rec*. 1998;142:459–462.

322. Ness SL, Kennedy LA, Slovis NM. Hyperammonemic encephalopathy associated with portal vein thrombosis in a thoroughbred foal. *J Vet Intern Med.* 2013;27:382–386.
323. Schoster A, Anderson ME. Caudal vena cava thrombosis-like syndrome in a horse. *Can Vet J.* 2010;51:891–894.
324. Mair TS, Smith LJ. Survival and complication rates in 300 horses undergoing surgical treatment of colic. Part 2: Short-term complications. *Equine Vet J.* 2005;37:303–309.
325. Lankveld DP, Ensink JM, van Dijk P, et al. Factors influencing the occurrence of thrombophlebitis after post-surgical long-term intravenous catheterization of colic horses: a study of 38 cases. *J Vet Med A Physiol Pathol Clin Med.* 2001;48:545–552.
326. Geraghty TE, Love S, Taylor DJ, et al. Assessment of subclinical venous catheter-related diseases in horses and associated risk factors. *Vet Rec.* 2009;164:227–231.
327. Spurlock SL. Providing parenteral nutritional support for equine patients. *Vet Med.* 1990;85:883–890.
328. Myers CJ, Magdesian KG, Kass PH, et al. Parenteral nutrition in neonatal foals: clinical description, complications and outcome in 53 foals (1995–2005). *Vet J.* 2009;181:137–144.
329. Krause JB, McKenzie 3rd HC. Parenteral nutrition in foals: a retrospective study of 45 cases (2000–2004). *Equine Vet J.* 2007;39:74–78.
330. Lopes MA, White 2nd NA. Parenteral nutrition for horses with gastrointestinal disease: a retrospective study of 79 cases. *Equine Vet J.* 2002;34:250–257.
331. Dolente BA, Beech J, Lindborg S, et al. Evaluation of risk factors for development of catheter-associated jugular thrombophlebitis in horses: 50 cases (1993–1998). *J Am Vet Med Assoc.* 2005;227:1134–1141.
332. Gardner SY, Reef VB, Spencer PA. Ultrasonographic evaluation of horses with thrombophlebitis of the jugular vein: 46 cases (1985–1988). *J Am Vet Med Assoc.* 1991;199:370–373.
333. Russell TM, Kearney C, Pollock PJ. Surgical treatment of septic jugular thrombophlebitis in nine horses. *Vet Surg.* 2010;39:627–630.
334. Gilbert GH. Laryngeal hemiplegia following jugular injury. *J Am Vet Med Assoc.* 1972;161:1686–1687.
335. Moreau P, Lavoie JP. Evaluation of athletic performance in horses with jugular vein thrombophlebitis: 91 cases (1988–2005). *J Am Vet Med Assoc.* 2009;235:1073–1078.
336. Wagenaar G. [Iron dextran administered to horses (author's transl)]. *Tijdschr Diergeneeskd.* 1975;100:562–563.
337. Brommer H. Sloet van Oldruitenborgh-Oosterbaan MM: Iron deficiency in stabled Dutch Warmblood foals. *J Vet Intern Med.* 2001;15:482–485.
338. Divers TJ, Warner A, Vaala WE, et al. Toxic hepatic failure in newborn foals. *J Am Vet Med Assoc.* 1983;183:1407–1413.
339. Swerczek TW, Crowe MW. Hepatotoxicosis in neonatal foals. *J Am Vet Med Assoc.* 1983;183:388.
340. Mullaney TP, Brown CM, Watson GL, et al. Suspected hepatotoxicity in neonatal foals: preliminary report of an emerging syndrome. *Vet Rec.* 1984;114:115–117.
341. Beeler-Marfisi J, Gallastegui Menoyo A, Beck A, et al. Gelatinous marrow transformation and hematopoietic atrophy in a miniature horse stallion. *Vet Pathol.* 2011;48:451–455.
342. Sherlock CE, Mair TS, Murray RC, et al. Magnetic resonance imaging features of serous atrophy of bone marrow fat in the distal limb of three horses. *Vet Radiol Ultrasound.* 2010;51:607–613.
343. Weiss G. Anemia of chronic disorders: new diagnostic tools and new treatment strategies. *Semin Hematol.* 2015;52:313–320.
344. Oliveira-Filho JP, Badial PR, Cunha PH, et al. Lipopolysaccharide infusion up-regulates hepcidin mRNA expression in equine liver. *Innate Immun.* 2012;18:438–446.
345. Piercy RJ, Swardson CJ, Hinchcliff KW. Erythroid hypoplasia and anemia following administration of recombinant human erythropoietin to two horses. *J Am Vet Med Assoc.* 1998;212:244–247.
346. Woods PR, Campbell G, Cowell RL. Nonregenerative anaemia associated with administration of recombinant human erythropoietin to a Thoroughbred racehorse. *Equine Vet J.* 1997;29:326–328.
347. Lonnberg M, Bondesson U, Cormant F, et al. Detection of recombinant human EPO administered to horses using MAIIA lateral flow isoform test. *Anal Bioanal Chem.* 2012;403:1619–1628.
348. Zeng Y, Katsanis E. The complex pathophysiology of acquired aplastic anaemia. *Clin Exp Immunol.* 2015;180:361–370.
349. Lavoie JP, Morris DD, Zinkl JG, et al. Pancytopenia caused by bone marrow aplasia in a horse. *J Am Vet Med Assoc.* 1987;191:1462–1464.
350. Berggren PC. Aplastic anemia in a horse. *J Am Vet Med Assoc.* 1981;179:1400–1402.
351. Cudmore L, Jalim S, Williamson MM, et al. Pancytopenia in two horses following administration of potentiated sulfonamide antimicrobials. *Equine Vet Educ.* 2015;27:519–523.
352. Toribio RE, Bain FT, Mrad DR, et al. Congenital defects in newborn foals of mares treated for equine protozoal myeloencephalitis during pregnancy. *J Am Vet Med Assoc.* 1998;212:697–701.
353. Piercy RJ, Hinchcliff KW, Reed SM. Folate deficiency during treatment with orally administered folic acid, sulphadiazine and pyrimethamine in a horse with suspected equine protozoal myeloencephalitis (EPM). *Equine Vet J.* 2002;34:311–316.
354. Hart KA, Barton MH, Williams KJ, et al. Multinodular pulmonary fibrosis, pancytopenia and equine herpesvirus-5 infection in a Thoroughbred gelding. *Equine Veterinary Education.* 2008;20:470–476.
355. Angel KL, Spano JS, Schumacher J, et al. Myelophthisic pancytopenia in a pony mare. *J Am Vet Med Assoc.* 1991;198:1039–1042.
356. Ayala I, Rodriguez MJ, Martos N, et al. Nonfatal splenic haematoma and pancytopenia in an ass. *Aust Vet J.* 2004;82:479–480.
357. Archer RK, Miller WC. A case of idiopathic hypoplastic anaemia in a two-year-old Thoroughbred filly. *Vet Rec.* 1965;77: 538–540.
358. Milne EM, Pyrah ITG, Smith KC, et al. Aplastic anemia in a Clydesdale foal: a case report. *J Equine Vet Sci.* 1995;15:129–131.
359. Vetter J. A biological hazard of our age: bracken fern [*Pteridium aquilinum* (L.) Kuhn]—a review. *Acta Vet Hung.* 2009;57: 183–196.
360. Kohn CW, Swardson C, Provost P, et al. Myeloid and megakaryocytic hypoplasia in related Standardbreds. *J Vet Intern Med.* 1995;9:315–323.
361. Tefferi A, Barbui T. Polycythemia vera and essential thrombocythemia: 2015 update on diagnosis, risk-stratification and management. *Am J Hematol.* 2015;90:162–173.
362. McFarlane D, Sellon DC, Parker B. Primary erythrocytosis in a 2-year-old Arabian gelding. *J Vet Intern Med.* 1998;12:384–388.
363. Steiger R, Feige K. [Case report: polycythemia in a horse]. *Schweiz Arch Tierheilkd.* 1995;137:306–311.
364. McMullin MF. The classification and diagnosis of erythrocytosis. *Int J Lab Hematol.* 2008;30:447–459.
365. Belli CB, Baccarin RY, Ida KK, et al. Appropriate secondary absolute erythrocytosis in a horse. *Vet Rec.* 2011;169:609.
366. McKeever KH. The endocrine system and the challenge of exercise. *Vet Clin North Am Equine Pract.* 2002;18:321–353. vii.
367. Greene HM, Hurson MJ, Wickler SJ. Haematological and respiratory gas changes in horses and mules exercised at altitude (3800 m). *Equine Vet J Suppl.* 2006:551–556.
368. Wickler SJ, Anderson TP. Hematological changes and athletic performance in horses in response to high altitude (3,800 m). *Am J Physiol Regul Integr Comp Physiol.* 2000;279:R1176–R1181.
369. McKeever KH, Agans JM, Geiser S, et al. Low dose exogenous erythropoietin elicits an ergogenic effect in Standardbred horses. *Equine Vet J Suppl.* 2006:233–238.
370. Lennox TJ, Wilson JH, Hayden DW, et al. Hepatoblastoma with erythrocytosis in a young female horse. *J Am Vet Med Assoc.* 2000;216:718–721. 685.
371. Koch TG, Wen X, Bienzle D. Lymphoma, erythrocytosis, and tumor erythropoietin gene expression in a horse. *J Vet Intern Med.* 2006;20:1251–1255.
372. Axon JE, Russell CM, Begg AP, et al. Erythrocytosis and pleural effusion associated with a hepatoblastoma in a Thoroughbred yearling. *Aust Vet J.* 2008;86:329–333.

373. Cook G, Divers TJ, Rowland PH. Hypercalcaemia and erythrocytosis in a mare associated with a metastatic carcinoma. *Equine Vet J.* 1995;27:316–318.
374. Roby KA, Beech J, Bloom JC, et al. Hepatocellular carcinoma associated with erythrocytosis and hypoglycemia in a yearling filly. *J Am Vet Med Assoc.* 1990;196:465–467.
375. Knych HK, Arthur RM, Mitchell MM, et al. Pharmacokinetics and selected pharmacodynamics of cobalt following a single intravenous administration to horses. *Drug Test Anal.* 2015;7:619–625.
376. Leadon D, Farrelly B, Fogarty U, et al. Platelet counting in diagnosis of *Rhodococcus equi. Vet Rec.* 1988;123:279.
377. Knottenbelt DC. *Rhodococcus equi* infection in foals: a report of an outbreak on a Thoroughbred stud in Zimbabwe. *Vet Rec.* 1993;132:79–85.
378. Bazzano M, Giannetto C, Fazio F, et al. Hemostatic profile during late pregnancy and early postpartum period in mares. *Theriogenology.* 2014;81:639–643.
379. Haematopoietic (round cell) neoplasms. In: Knottenbelt DC, Patterson-Kane JC, Snalune KL, eds. *Clinical equine oncology.* Elsevier Ltd. 2015:342–362.
380. Finley MR, Rebhun WC, Dee A, et al. Paraneoplastic pruritus and alopecia in a horse with diffuse lymphoma. *J Am Vet Med Assoc.* 1998;213:102–104.
381. Mair TS, Yeo SP, Lucke VM. Hypercalcaemia and soft tissue mineralisation associated with lymphosarcoma in two horses. *Vet Rec.* 1990;126:99–101.
382. Marr CM, Love S, Pirie HM. Clinical, ultrasonographic and pathological findings in a horse with splenic lymphosarcoma and pseudohyperparathyroidism. *Equine Vet J.* 1989;21:221–226.
383. Saulez MN, Schlipf Jr JW, Cebra CK, et al. Use of chemotherapy for treatment of a mixed-cell thoracic lymphoma in a horse. *J Am Vet Med Assoc.* 2004;224:733–738. 699.
384. Finding EJT, Ciasca T, Pinilla MJ, et al. Diagnosis, treatment and outcome of spinal lymphoma in a pony. *Equine Vet Educ.* 2014;26:303–305.
385. Lester GD, Alleman AR, Raskin RE, et al. Pancytopenia secondary to lymphoid leukemia in three horses. *J Vet Intern Med.* 1993;7:360–363.
386. Morris DD, Bloom JC, Roby KA, et al. Eosinophilic myeloproliferative disorder in a horse. *J Am Vet Med Assoc.* 1984;185:993–996.
387. Kelton DR, Holbrook TC, Gilliam LL, et al. Bone marrow necrosis and myelophthisis: manifestations of T-cell lymphoma in a horse. *Vet Clin Pathol.* 2008;37:403–408.
388. Clark P, Cornelisse CJ, Schott HC, et al. Myeloblastic leukaemia in a Morgan horse mare. *Equine Vet J.* 1999;31:446–448.
389. Boudreaux MK, Blue JT, Durham SK, et al. Intravascular leukostasis in a horse with myelomonocytic leukemia. *Vet Pathol.* 1984;21:544–546.
390. Spier SJ, Madewell BR, Zinkl JG, et al. Acute myelomonocytic leukemia in a horse. *J Am Vet Med Assoc.* 1986;188:861–863.
391. Burkhardt E, von Saldern F, Huskamp B. Monocytic leukemia in a horse. *Vet Pathol.* 1984;21:394–398.
392. Forbes G, Feary DJ, Savage CJ, et al. Acute myeloid leukaemia (M6B: pure acute erythroid leukaemia) in a Thoroughbred foal. *Aust Vet J.* 2011;89:269–272.
393. Rendle DI, Durham AE, Thompson JC, et al. Clinical, immunophenotypicandfunctionalcharacterisationofT-cellleukaemiainsix horses. *Equine Vet J.* 2007;39:522–528.
394. Dascanio JJ, Zhang CH, Antczak DF, et al. Differentiation of chronic lymphocytic leukemia in the horse. A report of two cases. *J Vet Intern Med.* 1992;6:225–229.
395. Roberts MC. A case of primary lymphoid leukaemia in a horse. *Equine Vet J.* 1977;9:216–219.
396. Pusterla N, Stacy BA, Vernau W, et al. Immunoglobulin A monoclonal gammopathy in two horses with multiple myeloma. *Vet Rec.* 2004;155:19–23.
397. Barton MH, Sharma P, LeRoy BE, et al. Hypercalcemia and high serum parathyroid hormone-related protein concentration in a horse with multiple myeloma. *J Am Vet Med Assoc.* 2004;225:409–413. 376.
398. Kim DY, Taylor HW, Eades SC, et al. Systemic AL amyloidosis associated with multiple myeloma in a horse. *Vet Pathol.* 2005;42:81–84.
399. Warren AL, Summers BA. Epithelioid variant of hemangioma and hemangiosarcoma in the dog, horse, and cow. *Vet Pathol.* 2007;44:15–24.
400. Johns I, Stephen JO, Del Piero F, et al. Hemangiosarcoma in 11 young horses. *J Vet Intern Med.* 2005;19:564–570.
401. Southwood LL, Schott 2nd HC, Henry CJ, et al. Disseminated hemangiosarcoma in the horse: 35 cases. *J Vet Intern Med.* 2000;14:105–109.
402. Dunkel BM, Del Piero E, Kraus BM, et al. Congenital cutaneous, oral, and periarticular hemangiosarcoma in a 9-day-old Rocky Mountain horse. *J Vet Intern Med.* 2004;18:252–255.
403. Gumber S, Baia P, Wakamatsu N. Vulvar epithelioid hemangiosarcoma with solar elastosis in a mare. *J Vet Diagn Invest.* 2011;23:1033–1036.
404. Sansom J, Donaldson D, Smith K, et al. Haemangiosarcoma involving the third eyelid in the horse: a case series. *Equine Vet J.* 2006;38:277–282.
405. Arenas-Gamboa AM, Mansell J. Epithelioid haemangiosarcoma in the ocular tissue of horses. *J Comp Pathol.* 2011;144:328–333.
406. Ladd SM, Crisman MV, Duncan R, et al. Central nervous system hemangiosarcoma in a horse. *J Vet Intern Med.* 2005;19:914–916.
407. Cian F, Stewart J, Minshall GJ, et al. What is your diagnosis? Swelling of the left antebrachium and carpus in a horse. *Vet Clin Pathol.* 2015;44(4):609–610.
408. Recknagel S, Nicke M, Schusser GF. [Diagnostic assessment of peritoneal fluid cytology in horses with abdominal neoplasia]. *Tierarztl Prax Ausg G Grosstiere Nutztiere.* 2012;40:85–93.
409. Johnson GC, Miller MA, Floss JL, et al. Histologic and immunohistochemical characterization of hemangiomas in the skin of seven young horses. *Vet Pathol.* 1996;33:142–149.
410. Hargis AM, McElwain TF. Vascular neoplasia in the skin of horses. *J Am Vet Med Assoc.* 1984;184:1121–1124.
411. Holzhausen L, Nowak M, Junginger J, et al. Synovial hemangioma in an adult horse. *J Vet Diagn Invest.* 2012;24:427–430.
412. Junginger J, Rotting A, Staszyk C, et al. Identification of equine cutaneouslymphangiomabyapplicationofalymphaticendothelialcell marker. *J Comp Pathol.* 2010;143:57–60.
413. Sanchez B, Nieto A, de Ruiz Leon MA, et al. Metastatic lymphangiosarcoma in a horse. *Vet Pathol.* 2002;39:266–268.
414. Puff C, Herder V, Philipp A, et al. Lymphangiosarcoma in the nictitating membrane of a horse. *J Vet Diagn Invest.* 2008;20:108–110.
415. Ijzer J, van den Ingh TS. Lymphangiosarcoma in a horse. *J Comp Pathol.* 2000;122:312–316.
416. Turk JR, Gallina AM, Liu IM, et al. Cystic lymphangioma in a colt. *J Am Vet Med Assoc.* 1979;174:1228–1230.
417. Gehlen H, Wohlsein P. Cutaneous lymphangioma in a young Standardbred mare. *Equine Vet J.* 2000;32:86–88.
418. Platt H. Vascular malformations and angiomatous lesions in horses: a review of 10 cases. *Equine Vet J.* 1987;19:500–504.

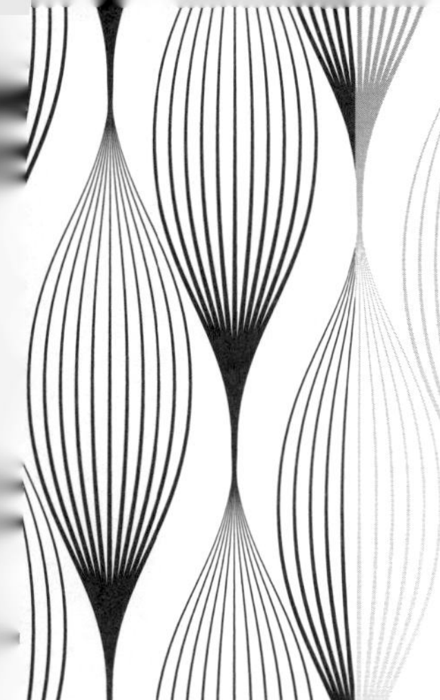

CAPÍTULO 16

Distúrbios do Sistema Endócrino

Ramiro E. Toribio

O cálcio e o fósforo têm funções estruturais (mecânicas) e não estruturais (iônicas), e suas concentrações nos compartimentos extracelulares e intracelulares são influenciadas por condições fisiológicas e patológicas. Distúrbios do metabolismo de cálcio e fósforo são frequentes em cavalos e potros com várias doenças, infecciosas ou não, agudas e crônicas, e, em muitos casos, suas concentrações sanguíneas foram associadas à gravidade e ao desfecho da doença.[1] Houve progresso na elucidação de como as patologias equinas alteram a homeostase do cálcio e do fósforo;[1-7] no entanto, ainda existem grandes lacunas no conhecimento. Esses minerais são altamente interativos com outros íons (Mg^{2+}, Na^+, K^+) e analitos (glicose), e os desequilíbrios devem ser avaliados no contexto dos achados laboratoriais e clínicos.

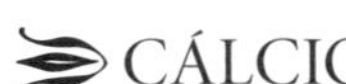 CÁLCIO

O cálcio é essencial para processos fisiológicos, como contração muscular, excitabilidade neuromuscular, coagulação sanguínea, ativação enzimática, secreção hormonal, divisão celular e estabilidade da membrana celular.[8] Também participa de processos que causam a lesão e morte celular, inclusive produção de radicais livres, ativação de proteases, vasoconstrição e apoptose. Pela importância do cálcio nos processos intracelulares e extracelulares, é essencial que suas concentrações sejam estáveis.[9]

Distribuição e propriedades físicas do cálcio

O cálcio é encontrado em três compartimentos principais: o *esqueleto*, os *tecidos moles* e o *líquido extracelular*. O esqueleto contém aproximadamente 99% do cálcio total do corpo como cristais de hidroxiapatita ($Ca_{10}(PO_4)_6(OH)_2$). Como parte do esqueleto (função estrutural), o cálcio fornece suporte contra a gravidade, protege os órgãos internos vitais (cérebro, medula espinal, órgãos torácicos) e é um nicho para os elementos formadores do sangue. O esqueleto também atua como um reservatório de cálcio. As funções não estruturais estão relacionadas com o cálcio como um íon regulador. O 1% restante do cálcio total do corpo está nas membranas celulares, mitocôndrias, retículo endoplasmático (0,9%) e líquido extracelular (0,1%).[8] No sangue, praticamente todo o cálcio está no plasma, onde pode existir em forma livre (ou ionizada), ligada a proteínas (40 a 45%) ou complexada a ânions como citrato, bicarbonato, fosfato e lactato (5 a 10%) (Figura 16.1).[8,10] Em cavalos, o cálcio ionizado representa 50 a 58% da concentração sérica total de cálcio.[4,11,12] O cálcio livre, não ligado ou ionizado (Ca^{2+}) é a forma biologicamente ativa do mineral. Do cálcio ligado às proteínas, aproximadamente 80% está associado à albumina e 20% às globulinas.

O Ca^{2+} plasmático liga-se a proteínas aniônicas (albumina), e sua afinidade por sítios com carga negativa depende do pH. Na acidose, a ligação de Ca^{2+} à albumina é reduzida em decorrência do aumento das concentrações de H^+, o que eleva as concentrações de Ca^{2+}; durante a alcalose, as concentrações de Ca^{2+} são menores. As concentrações totais de cálcio não são alteradas. A hipoalbuminemia causa hipocalcemia total (pseudo-hipocalcemia), e as concentrações de Ca^{2+} ficam dentro da faixa normal a menos que a causa principal de hipoalbuminemia também altere a homeostase do cálcio (p. ex., sepse ou doença gastrintestinal). As concentrações plasmáticas e séricas de cálcio são menores em potros do que em cavalos adultos.[13]

As concentrações citosólicas de Ca^{2+} (Ca^{2+}_i) são muito baixas (10^{-6} a 10^{-7} M) em comparação às concentrações extracelulares de Ca^{2+} (10^{-3} M). Esse gradiente de Ca^{2+} 10.000 vezes maior entre os compartimentos extracelulares e intracelulares aumenta a utilidade do cálcio na transdução de sinal. Aproximadamente 95% do Ca^{2+}_i é sequestrado no retículo endoplasmático e nas mitocôndrias (ver Figura 16.1). Entre os mecanismos que controlam alterações nas concentrações de Ca^{2+}_i estão os canais de Ca^{2+} na membrana plasmática (MP), no retículo endoplasmático (RE) e no retículo sarcoplasmático (RS). Alguns dos mecanismos que removem Ca^{2+} do citosol são Ca^{2+}-ATPases e trocadores de Na^+/Ca^{2+} na MP, no RE e no RS. As mitocôndrias também são importantes na regulação do Ca^{2+}_i, fornecendo energia para o transporte ativo de cálcio e o armazenamento de Ca^{2+}_i.

A liberação de cálcio dos estoques intracelulares depende dos canais ativados por mensageiros presentes no RE, no RS e nas mitocôndrias. Ao interagir com receptores específicos da membrana celular, os hormônios, por exemplo, podem ativar a fosfolipase C para a hidrólise do fosfatidilinositol 4,5-bifosfato em inositol 1,4,5-trifosfato (IP_3) e diacilglicerol. IP_3 tem alta capacidade de difusão e interage com seus receptores no RE e no RS, abrindo os canais de cálcio e aumentando as concentrações de Ca^{2+}_i. Os receptores de rianodina são canais intracelulares de cálcio presentes em células excitáveis (miócitos, neurônios), e sua ativação medeia a liberação de cálcio induzida por cálcio (CICR) do retículo sarcoplasmático.

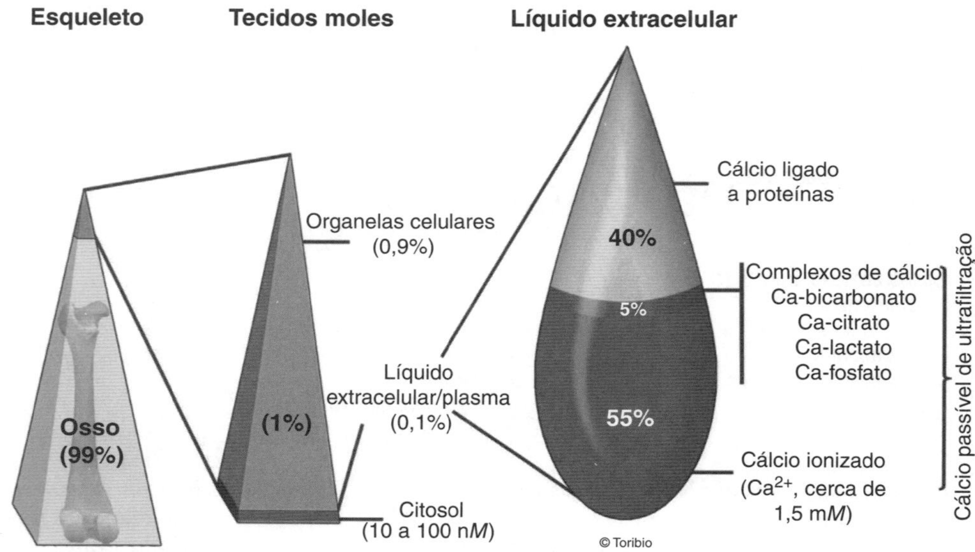

Figura 16.1 Distribuição de cálcio no corpo. O esqueleto contém aproximadamente 99% do cálcio total do corpo. O 1% restante do cálcio está presente na membrana celular, mitocôndria, retículo endoplasmático e líquido extracelular. No sangue, o cálcio está em forma livre ou ionizada (Ca^{2+}), ligado a proteínas ou em complexos com ânions como citrato, bicarbonato, fosfato e lactato. Em cavalos, o cálcio ionizado sérico representa 50 a 58% da concentração sérica total de cálcio.[4,11,12] (Cortesia do dr. R. E. Toribio, The Ohio State University.)

Os canais de Ca^{2+} (canais lentos) são levemente permeáveis ao Na^+ e são abundantes no músculo cardíaco e liso, onde regulam os potenciais de ação. Como a cinética do íon do canal Ca^{2+} é lenta, a despolarização das células do músculo liso é lenta e dependente de Ca^{2+}. Por outro lado, os canais de Na^+ (canais rápidos) são abundantes no músculo esquelético e nos neurônios, onde regulam a liberação de neurotransmissores e a despolarização rápida das células. Durante a hipocalcemia, os canais rápidos de Na^+ se abrem com pequenas alterações no potencial da membrana, tornando as fibras nervosas e musculares muito excitáveis. Isso está associado a hiperexcitabilidade, fasciculações musculares e tetania. O Ca^{2+} extracelular liga-se aos canais de Na^+ para reduzir a entrada de Na^+, aumentando o limiar de despolarização e estabilizando a membrana celular. Esse é o mecanismo pelo qual o Ca^{2+} antagoniza os efeitos da hiperpotassemia.

No músculo esquelético, quase todo Ca^{2+} necessário para excitação e contração vem do RS. Por outro lado, na célula muscular lisa, o RS é uma organela rudimentar e a maior parte do Ca^{2+} necessário para a contração vem do líquido extracelular. Isso tem implicações clínicas e explica por que a hipocalcemia frequentemente causa íleo e hipotensão e pode contribuir para doenças como a retenção de membranas fetais.

O Ca^{2+} (fator IV) é necessário para o processo de coagulação. O Ca^{2+} é um cofator para os fatores II, VII, IX, X, XI, XII e XIII (pró-coagulantes) e as proteínas C, S e Z (anticoagulantes). É interessante observar que os fatores dependentes da vitamina K (II, VII, IX, X, proteínas C, S, Z) contêm resíduos de ácido glutâmico γ-carboxilado (Gla) que permitem a interação com Ca^{2+} para desempenho de suas funções específicas. Os resíduos de Gla da osteocalcina, uma proteína óssea secretada pelos osteoblastos, ligam-se ao cálcio nos cristais de hidroxiapatita para facilitar alterações conformacionais e a formação óssea. As concentrações de Ca^{2+} necessárias para a coagulação são mínimas e baixas concentrações de Ca^{2+} parecem não interferir no processo de coagulação. No entanto, a hipercalcemia prolongada ou grave pode reduzir os tempos de coagulação.[14]

Requerimentos

Os requerimentos de cálcio e fósforo em cavalos e pôneis dependem da idade, do *status* fisiológico e da quantidade de trabalho ou exercício realizado (Tabela 16.1). Os cavalos não têm impulso nutricional para atender às suas necessidades de cálcio, que são altamente dependentes da ingestão alimentar. No entanto, parece haver um impulso nutricional para o fósforo, pois os animais com deficiência de fósforo comem ou lambem materiais estranhos (sujeira, rochas e ossos) em uma doença conhecida como pica. Como o Ca^{2+} extracelular está sob o controle homeostático de vários fatores, a concentração sérica de Ca^{2+} não é um indicador confiável da ingestão de cálcio na dieta. A dieta equina aceitável deve ter 0,15 a 1,5% de cálcio e 0,15 a 0,6% de fósforo na matéria seca (MS) (Tabela 16.2). A razão cálcio:fósforo menor que 1:1 pode ter efeitos negativos na absorção de cálcio e no desenvolvimento do esqueleto, enquanto as razões cálcio:fósforo de 6:1 para equídeos em crescimento podem não ser prejudiciais desde que a ingestão de fósforo seja adequada.[18] Os cavalos adultos devem receber aproximadamente 40 mg de cálcio/kg de peso corporal (PC) por dia. Esses requerimentos dependem do *status* fisiológico do animal. Éguas prenhes precisam de cerca de 50 a 60 g

Tabela 16.1 Requerimentos de cálcio e fósforo em cavalos.[15]

	Porcentagem na dieta		Diariamente (g)	
	Ca	P	Ca	P
Potros (menos de 6 meses)	0,8	0,55	33	20
Potros em idade de desmame	0,6	0,45	34	25
Potros de 1 ano de idade	0,5	0,35	31	22
Dois anos	0,4	0,3	25	17
Égua, final da gestação	0,45	0,3	34	23
Égua, lactação	0,45	0,3	50	34
Cavalos adultos	0,3	0,2	23	14

Adaptada de Schryver HF, Hintz HF. Minerals. In: Robinson NE (ed.). *Current therapy in equine medicine*. 2nd ed. Philadelphia: W.B. Saunders; 1987. p. 393-405.[15]

Tabela 16.2 Faixas aceitáveis de minerais e vitaminas na alimentação de equinos.[16,17,36,37,51]

	Em matéria seca
Ca (%)	0,25 a 1,5
P (%)	0,15 a 0,6
Mg (%)	0,08 a 0,16 (14 mg/kg de peso corporal)
Vitamina D (UI/kg)	300 a 800

de cálcio/dia, e éguas em lactação e cavalos em crescimento podem precisar de 50 a 75 g de cálcio/dia.

As necessidades diárias de cálcio da égua no início da lactação são o dobro da quantidade de manutenção. A concentração de cálcio no leite das éguas varia de 1,3 g/ℓ de leite fluido durante as primeiras 2 semanas de lactação a 0,8 g/ℓ de leite durante as semanas 15 a 17.[19,20] Para uma égua de 500 kg que produz 15 ℓ de leite/dia com uma concentração de cálcio de 1,2 g/ℓ de leite, isso representa uma demanda de 36 g de cálcio (15 kg de leite × 1,2 g de cálcio × 50% de absorção) por dia além de suas necessidades de manutenção.

Estima-se que o cavalo médio deve absorver 20 a 25 mg de cálcio e 10 a 12 mg de fósforo/kg de peso corporal/dia para equilibrar as perdas.[21-23] De acordo com o National Research Council (NRC) dos EUA,[24] o teor máximo tolerável de fósforo na dieta em cavalos que recebem quantidades adequadas de cálcio é de 1%. O teor de cálcio e fosfato em alguns suplementos minerais e alimentos para equinos é mostrado nas Tabelas 16.3 e 16.4.

Absorção

Os cavalos absorvem uma razão maior de cálcio da dieta em comparação a outras espécies.[26] Eles absorvem cálcio e fósforo com alta eficiência e com pouco efeito da idade.[23,26] Cavalos que recebem dietas com quantidades adequadas de cálcio absorvem 50 a 75% do cálcio e menos da metade do fósforo presente.[23,27] Na maioria dos volumosos para cavalos, o cálcio é mais de 50% digerível (Tabela 16.5). A eficiência da absorção de cálcio está inversamente relacionada com o teor de cálcio da dieta. A metade proximal do intestino delgado é o principal sítio de absorção de cálcio em equinos, seguido pelo intestino delgado distal e pelo cólon dorsal (Figura 16.2).[23,28] A quantidade de cálcio absorvida no cólon dorsal é mínima, e o ceco e o cólon ventral são principalmente locais secretores de cálcio (Figura 16.2). A absorção intestinal de cálcio é paracelular e transcelular. A absorção paracelular é passiva e impulsionada por altas concentrações luminais de cálcio. A absorção transcelular de cálcio é um processo ativo mediado pelos canais epiteliais de cálcio para captação apical, proteínas de ligação ao cálcio (calbindinas) para sua movimentação pela célula e proteínas basolaterais para sua sua extrusão. A absorção transcelular é regulada por $1,25(OH)_2D$. Os mecanismos específicos participantes no transporte transepitelial de cálcio são discutidos na seção sobre os efeitos fisiológicos do paratormônio no rim. O alto teor de fosfato ou fitato na dieta inibe a absorção de cálcio,[29] embora um alto teor dietético de cálcio tenha efeito mínimo na absorção de fósforo.[30] O oxalato na dieta reduz a absorção de cálcio; uma dieta equina com 1% de oxalato reduz a absorção de cálcio em 66%.[31] O teor de oxalato na dieta superior a 0,5% ou a razão cálcio:oxalato abaixo de 0,5 podem levar ao balanço negativo de cálcio.[32] Algumas plantas com quantidades perigosas de oxalato são listadas na Tabela 16.6.

Tabela 16.3 Teor de cálcio e fósforo (%) em alguns suplementos minerais.[1,15,23,25,43,46,214]

	Ca (%)	P (%)
Farinha de osso	30	13
Carbonato de cálcio	39	0
Fosfato desfluorado	32	18
Fosfato dicálcico	22	19
Calcário moído	34	0
Fosfato monocálcico	16	22
Fosfato de sódio monobásico[a]	0	23
Fosfato de sódio dibásico[a]	0	22
Fosfato de potássio monobásico[a]	0	23
Fosfato de potássio dibásico[a]	0	18
Gliconato de cálcio 23%[b]	2,14	0

A biodisponibilidade do fósforo nesses suplementos é de 40 a 50%. [a]Teor de fósforo com base em sais anidros de grau químico. Os enemas de fosfato de sódio contêm fosfato de sódio monobásico e dibásico. [b]Cálcio elementar calculado com base no peso molecular do sal de cálcio gliconato de hemicálcio. Cada mℓ da solução parenteral a 23% contém 21,4 mg de cálcio elementar.

Tabela 16.4 Composição mineral de alguns alimentos equinos com base em matéria seca.[16]

Fonte	Ca (%)	P (%)	Mg (%)
Alfafa	1,71	0,3	0,36
Feno de alfafa	1,41	0,21	0,34
Capim-timóteo (*Phleum pratense*)	0,4	0,26	0,16
Feno de capim-timóteo (*Phleum pratense*)	0,51	0,29	0,13
Bluegrass (*Poa pratensis*)	0,5	0,4	0,18
Feno de aveia	0,32	0,25	0,29
Panasco (*Dactylis glomerata*)	0,25	0,39	0,31
Cevada	0,05	0,37	0,15
Milho	0,05	0,60	0,03
Aveia	0,09	0,38	0,16
Trigo	0,05	0,42	0,14
Farelo de algodão	0,18	1,22	0,59
Farinha de linhaça	0,43	0,9	0,67
Leite desnatado	1,36	1,09	0,13
Soja em grãos	0,4	0,71	0,31
Melaço, cana	1,1	0,15	0,47
Farelo de trigo	0,14	1,27	0,63

Adaptada de National Academy of Sciences. *Nutrient Requirements of Horses*. 5th ed. Washington, DC: National Research Council; 1989.[16]

Tabela 16.5 Disponibilidade (%) de cálcio e fósforo em alguns alimentos e suplementos para equinos.

Fonte	Ca	P
Milho	–	38
Feno de capim-timóteo (*Phleum pratense*)	70	42
Feno de alfafa	77	38
Produtos lácteos	77	57
Farelo de trigo	–	34
Calcáreo	67	–
Fosfato dicálcico	73	44
Farinha de osso	71	46
Fosfato monossódico	–	47

Adaptada de Schryver HF, Hintz HF. Minerals. In: Robinson NE (ed.). *Current Therapy in Equine Medicine*. 2nd ed. Philadelphia: W.B. Saunders; 1987. p. 393-405.[15]

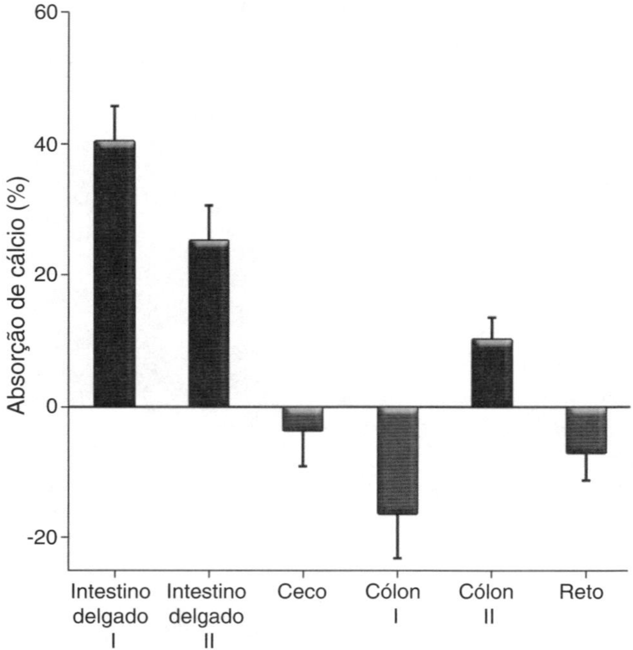

Figura 16.2 Absorção líquida de cálcio no intestino equino. O intestino foi dividido em seis regiões: metade proximal (intestino delgado I) e metade distal (intestino delgado II) do intestino delgado, ceco, cólon maior proximal (cólon I) e distal (cólon II), cólon transverso e reto. (Adaptada de Schryver HF, Craig PH, Hintz HF et al. The site of calcium absorption in the horse. *J Nutr.* 1970; 100:1127-1131.[28])

O balanço catiônico-aniônico da dieta (DCAB) afeta a absorção de Ca^{2+} – dietas aniônicas com baixo DCAB aumentam a absorção intestinal de Ca^{2+} e as concentrações séricas de Ca^{2+},[33] enquanto uma dieta com alto DCAB tem o efeito oposto.

Os glicocorticoides afetam o metabolismo do cálcio em equinos. A dexametasona diminui a absorção intestinal de cálcio, diminui a reabsorção óssea e aumenta a excreção urinária de cálcio.[34,35]

Há poucas informações sobre o efeito do magnésio na absorção de cálcio e fósforo pelo intestino equino.[36,37] Não foram detectadas alterações nas concentrações séricas de cálcio e fósforo em potros que receberam uma dieta deficiente em magnésio, embora houvesse mineralização da aorta.[36]

Eliminação

O cálcio é eliminado por urina, leite, suor e fezes, e pelo feto. Como os cavalos absorvem uma razão maior de cálcio na dieta, o teor fecal de cálcio é menor em comparação a ruminantes que recebem dietas equivalentes.[23,26] Estima-se que as perdas endógenas de cálcio em cavalos sejam de 20 a 25 mg/kg de peso corporal/dia.[21] Supondo uma digestibilidade de cálcio de 50%, um cavalo de 500 kg precisaria de 20 g de cálcio para repor as perdas, ou 40 mg/kg de peso corporal/dia. Esses requerimentos podem dobrar em cavalos em crescimento e éguas em lactação. A eliminação do cálcio depende do *status* fisiológico, da quantidade de cálcio ingerido, da presença de substâncias que interferem na absorção de cálcio (fosfatos, oxalatos, fitatos) e de doenças. A excreção fracionada urinária de cálcio e a razão de cálcio e fósforo no soro e na urina foram propostas como métodos para estimativa da ingestão de cálcio.[38] No entanto, a interpretação da excreção

Tabela 16.6 Plantas com quantidades nocivas de oxalato.[a]

Nome científico	Nome comum
Amaranthus spp.	Amaranto, bredo, caruru[b]
Bassia (Kochia) scoparia	Berverde, mirabela ou valverde[b]
Beta vulgaris	Beterraba, beterraba-sacarina
Brachiaria spp.	Braquiária
Cenchrus ciliaris	Capim Buffel
Chenopodium spp.	Erva-formigueira-branca
Cynodon dactylon	Capim bermuda
Digitaria eriantha	Capim-pangola
Halogeton glomeratus	Halogeton[b]
Oxalis spp.	Azedinhas[b], erva-canária[b]
Panicum spp.	Capim coloninho, capim milhã, capim guiné
Paspalum dilatatum	Capim Dallas
Panicum virgatum	*Switchgrass*
Panicum (Megathyrsus) maximum	Capim-mombaça
Pennisetum clandestinum	Capim kikuio
Pennisetum polystachion	-
Pennisetum purpureum	Capim elefante
Pennisetum typhoides	Milheto
Phytolacca americana	Uva-de-rato, erva-tintureira
Portulaca oleracea	Beldroega comum, baldroega, onze-horas
Rheum rhaponticum	Falso ruibarbo, ruibarbo inglês ou rapôntico
Rumex spp.	Azeda[b]
Salsola spp.	Barba de frade, agretti ou alga-da-terra
Sarcobatus vermiculatus	*Greasewood*[b]
Setaria incrassata	-
Setaria sphacelata	Capim setária[b]
Setaria spp.	Capim *foxtail*

[a]Essas plantas apresentam teor de oxalato superior a 0,5% de matéria seca (MS) ou razão cálcio:oxalato inferior a 0,5. [b]O teor de oxalato nessas plantas é superior a 5% de MS. Sua ingestão pode causar deficiência de cálcio e sinais clínicos condizentes com hiperparatireoidismo nutricional secundário. Algumas dessas plantas também podem causar irritação gastrintestinal, diarreia, lesão renal e sinais de hipocalcemia aguda.

de cálcio é difícil por causa das grandes quantidades de cálcio eliminadas na urina equina.[39] Uma grande parte do cálcio ultrafiltrado é reabsorvida nos túbulos contorcidos proximais (PCTs), no segmento ascendente espesso cortical da alça de Henle (CTAL) e nos túbulos contorcidos distais (DCTs) por diferentes mecanismos. Os princípios da absorção intestinal de cálcio (mecanismos paracelulares e transcelulares) aplicam-se à reabsorção renal de cálcio.

A excreção fracionada urinária de cálcio ou fósforo pode ser calculada com a seguinte fórmula:

$$(Ca^{2+} \text{ ou P na Urina}/Ca^{2+} \text{ ou P no Soro}) \times \text{Creatinina no Soro/Creatinina na Urina}) \times 100$$

A excreção fracionada de cálcio e fósforo em cavalos saudáveis é de 3 a 10% e menor que 0,5%, respectivamente (Tabela 16.7).[4,6,7] Na maioria dos cavalos saudáveis, a depuração de fósforo é menor que 0,2%.[7] A alimentação recente pode ter certa influência sobre esses valores.

Tabela 16.7 Concentrações séricas normais de cálcio, fósforo, magnésio, vitamina D e paratormônio (PTH) e excreção urinária de cálcio, fósforo e magnésio em equinos.

Cálcio total (mg/dℓ)[a]	11,1 a 13
Cálcio ionizado (mg/dℓ)[a]	6 a 7
Fósforo (mg/dℓ)[b]	2 a 4,8
Magnésio total (mmol/ℓ)	0,53 a 0,91
Magnésio ionizado (mmol/ℓ)	0,46 a 0,66
PTH (pmol/ℓ)	< 4 (< 40 pg/mℓ)
Calcitonina (pg/mℓ)	< 20
FCa (%)	3 a 10[4,6,7]
FP (%)	< 0,5%[4,6,7]
FMg (%)	15 a 35[6,7,40]
25(OH)D$_3$[a]	< 2 ng/mℓ[113]
	4,7 ± 1 ng/mℓ[113 c]
	1,90 ± 0,23 ng/mℓ – inverno[110]
	2,43 ± 0,09 ng/mℓ – verão[110]
	4,2 ± 0,34 µg/ℓ – inverno[111 d]
	6,2 ± 0,36 µg/ℓ – verão[111 d]
	11,42 ± 3,26 ng/mℓ[114]
	14,3 a 37,2 ng/mℓ[115]
	9,5 a 19,2 ng/mℓ[3,115a]
1,25(OH)$_2$D$_3$	18,6 ± 7,3 ng/ℓ – inverno[111c]
	18,7 ± 8 ng/ℓ – verão[111c]
	55 ± 24 pmol/ℓ[107]
	7,1 a 16,5 pmol/ℓ[3c]
	8,6 ± 4,7 pg/mℓ[120]
	13,4 ± 5,9 pg/mℓ[120e]

Valores do laboratório do College of Veterinary Medicine, The Ohio State University. 25(OH)D$_3$ = 25-hidroxivitamina D$_3$; 1,25 (OH)$_2$D$_3$ = 1,25-di-hidroxivitamina D$_3$. [a]Os valores em soro/plasma são mais baixos em potros do que em adultos. [b]Os valores em soro/plasma são maiores em potros. [c]Metabólito D$_2$. [d]Inclui os metabólitos D$_2$ e D$_3$. [e]Valores em asininos.
Conversão de cálcio: mg/dℓ = mmol/ℓ × 4; mmol/ℓ = mg/dℓ × 0,25
Conversão de magnésio: mg/dℓ = mmol/ℓ × 2,43; mmol/ℓ = mg/dℓ × 0,415
Conversão de fósforo: mg/dℓ = mmol/ℓ × 3,1; mmol/ℓ = mg/dℓ × 0,32
Conversão de PTH: pg/mℓ = pmol/ℓ × 0,105; pmol/ℓ = pg/mℓ × 9,5
Conversão de calcitonina: pg/mℓ = pmol/ℓ × 3,42; pmol/ℓ = pg/mℓ × 0,29
Conversão de 1,25(OH)$_2$D: pg/mℓ = pmol/ℓ × 2,4; pmol/ℓ = pg/mℓ × 0,42
Conversão de 25(OH)D: ng/mℓ = nmol/ℓ × 2,5; nmol/ℓ = ng/mℓ × 0,40

Deficiência

A deficiência de cálcio pode ser aguda ou crônica. Os sinais de deficiência aguda de cálcio são geralmente associados ao aumento da excitabilidade neuromuscular, enquanto a deficiência crônica de cálcio provoca anomalias do desenvolvimento de cartilagens e ossos, doença ortopédica do desenvolvimento (DOD) e claudicação. No entanto, casos crônicos podem apresentar sinais neuromusculares. Em caso de suspeita de deficiência de cálcio, recomenda-se a análise da ração para determinar a adequação do teor de cálcio e fósforo na dieta.

FÓSFORO

O fósforo (ou fosfato) representa aproximadamente 1% do peso corporal; a maior parte do fósforo (85%) está na matriz óssea (hidroxiapatita), com 15% no sangue e tecidos moles e menos de 0,1% no líquido extracelular. No sangue, o fosfato existe em forma orgânica (70%) e inorgânica (30%). A maioria dos fosfatos no líquido extracelular é inorgânica. O fosfato orgânico está ligado a lipídios, proteínas e células sanguíneas; no entanto, apenas o fosfato inorgânico (PO_4; P_i) é medido. No plasma, o PO_4 pode ser ionizado (40 a 50%), complexado a cátions (Na^+, Ca^{2+}, Mg^{2+}; 30 a 40%) e ligado a proteínas (1 a 15%) (Figura 16.3). Existem quatro formas de PO_4 no compartimento extracelular: H_3PO_4, $H_2PO_4^-$, HPO_4^{2-}, PO_3^{2-}. No entanto, em pH fisiológico, apenas PO_4 divalentes ($H_2PO_4^{2-}$) e monovalentes ($H_2PO_4^-$) estão em concentrações relevantes, em razão de 4:1. Durante a acidose, essa razão pode ser baixa, de 1:1, e, na alcalose, pode ser alta, chegando a 9:1.[41] Como o Ca^{2+} intracelular, a concentração de PO_4 citosólico livre é muito baixa. O fosfato é o principal ânion intracelular em formas orgânicas (fosfolipídios, ácidos nucleicos, fosfoproteínas, fosfato de creatina, trifosfato de adenosina [ATP], trifosfato de guanosina [GTP], monofosfato cíclico de adenosina [cAMP], fosfato de dinucleotídio de adenina e nicotinamida [$NADP^+$], pirofosfato de tiamina, 2,3-difosfoglicerato [2,3-DPG ou 2,3-BPG], trifosfato de inositol, DNA, RNA) e formas inorgânicas. Portanto, o fósforo é importante para a função nervosa, contração muscular, transporte de eletrólitos, transporte de oxigênio, atividade enzimática e transcrição de genes; metabolismo de proteínas, carboidratos e gorduras; e proliferação celular. A regulação do PO_4 extracelular está intimamente associada à homeostase do Ca^{2+}.

Os requerimentos de fósforo dependem da idade, do *status* fisiológico e da atividade física (ver Tabela 16.1). Em equinos, a absorção de fósforo varia de 20 a 55% e ocorre no intestino delgado e grosso (Figura 16.4).[23,42-47] A digestibilidade aparente do fósforo é mais alta em potros do que em cavalos adultos.[45] Estima-se que a digestibilidade verdadeira do fósforo em cavalos em crescimento é de 45%[45] e, em cavalos adultos, é de cerca de 25 a 35%.[45-47] O fitato (fósforo orgânico; ácido fítico; polifosfato de inositol) tem baixa digestibilidade, é a principal forma de fósforo presente em grãos e volumosos e requer a presença de fitase bacteriana no cólon maior dos equinos para liberação de fósforo e aumento de sua absorção.[48] A idade não influencia a digestibilidade do fitato e potros podem utilizar fósforo orgânico (fitato) em nível semelhante ao observado em adultos, sugerindo que dietas sem fósforo inorgânico podem ser aceitáveis na criação de equídeos.[45] Os cavalos têm boa capacidade de degradação de fitato;[45,49,50] no entanto, não se sabe quanto do fosfato liberado é absorvido. Supõe-se que a maioria dos fosfatos da degradação do fitato seja excretada nas fezes.[50] Os resultados sobre o efeito benéfico da suplementação de dietas equinas com fitase para aumento da absorção de fosfato têm sido controversos.[50] Em um estudo, a suplementação com fitase teve mais influência sobre a absorção de cálcio do que PO_4, sugerindo que poderia ser útil em cavalos que recebem dietas ricas em fitato.[47] No entanto, os resultados da digestibilidade de um estudo recente em potros de 1 ano de idade e cavalos adultos indicam que a suplementação de fitase pode não ser necessária, pois esses animais podem digerir a maior parte do fitato na dieta.[45] Diferentemente de outras espécies, o excesso de alumínio ou magnésio na dieta não parece interferir na absorção de PO_4 em cavalos.[48,51,52] A maior parte da reabsorção renal de PO_4 (superior a 80%) ocorre nos túbulos proximais por mecanismos dependentes de Na^+ (proteína transportadora de fosfato dependente de sódio [cotransportador Na^+/P_i; cotransportador NPT2]), com reabsorção mínima no néfron distal. A excreção fracionada urinária de PO_4 em equinos é baixa (menos de 0,5%). O excesso crônico de fósforo na dieta está associado a sinais clínicos de deficiência de

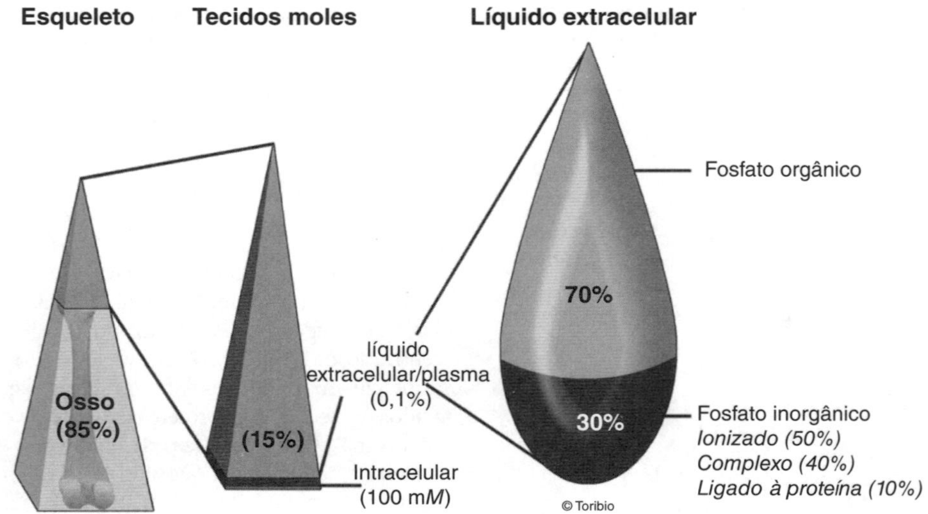

Figura 16.3 Distribuição de fósforo no corpo. O esqueleto contém aproximadamente 85% do fósforo corporal total. Os 15% restantes do fósforo estão nos tecidos moles e no líquido extracelular. No sangue, o fósforo está em forma orgânica (70%) ou inorgânica (30%). O fósforo inorgânico, que é medido clinicamente, está em forma ionizada, complexado a cátions como Na^+, Ca^{2+}e Mg^{2+} e ligado a proteínas. (Cortesia do dr. R. E. Toribio, The Ohio State University.)

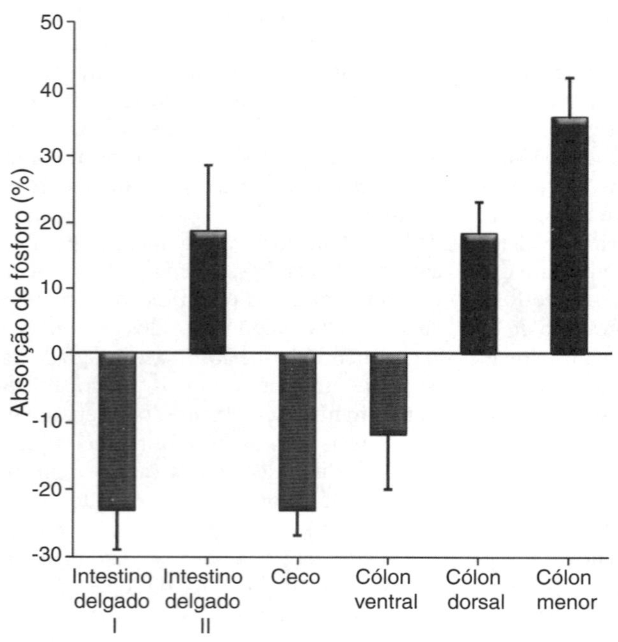

Figura 16.4 Absorção líquida de fósforo no intestino de pôneis alimentados com alfafa. (Adaptada de Schryver HF, Hintz HF, Craig PH et al. Site of phosphorus absorb form the intestine of the horse. *J Nutr.* 1972; 102:143-148.[42])

cálcio, que são claudicação, anomalias no desenvolvimento de cartilagens e ossos, fraturas e osteodistrofia fibrosa (hiperparatireoidismo secundário nutricional). A deficiência crônica de fósforo se manifesta como perda de peso, fraqueza, depravação do apetite (pica), claudicação e DOD. As concentrações séricas de PO_4 são mais indicativas da ingestão e do *status* dietético de fósforo do que as concentrações séricas de cálcio porque o controle homeostático da PO_4 não é tão preciso quanto o do Ca^{2+}.

As concentrações séricas de PO_4 são maiores em potros (até 9 mg/dℓ; 2,9 mmol/ℓ) do que nos cavalos adultos (2,5 a 5 mg/dℓ; 0,8 a 1,6 mmol/ℓ) devido ao aumento da absorção intestinal e da reabsorção renal de PO_4 para suprir o esqueleto em crescimento e outros tecidos. A atividade da fosfatase alcalina também é maior nos potros, devido ao aumento da atividade osteoblástica e à formação óssea. As concentrações normais de PO_4 são mostradas na Tabela 16.7.

O peso atômico do fósforo é 31. Portanto, para conversão de unidades, 1 mmol/ℓ = 3,1 mg/dℓ (1 mmol = 31 mg); mg/dℓ × 0,32 = mmol/ℓ (1 mg/dℓ = 0,32 mmol/ℓ; 1 mg = 0,032 mmol); 1 mmol/ℓ = 1,8 mEq/ℓ.

A insuficiência renal aguda e o hipoparatireoidismo estão associados à hiperfosfatemia. As concentrações séricas de PO_4 em cavalos com insuficiência renal crônica são variáveis.

Doenças associadas à lise celular (hemólise, rabdomiólise, necrose tumoral) e a acidemia podem causar hiperfosfatemia aguda. A hiperfosfatemia também é um achado comum em potros hospitalizados por distúrbios acidobásicos e endócrinos. As condições associadas à hipofosfatemia são ingestão inadequada, diminuição da absorção intestinal, perda renal, hiperparatireoidismo, sepse e mudança de PO_4 para o compartimento intracelular (insulina, alcalose). A translocação de PO_4 para o compartimento intracelular é uma causa frequente de hipofosfatemia em humanos com doenças graves e é ocasionalmente observada em cavalos com inanição, síndrome de realimentação, nutrição parenteral (hiperglicemia, hiperinsulinemia) e hiperlipemia (hipertrigliceridemia). A hipofosfatemia aguda pode levar à fragilidade e lise da membrana celular (hemólise, rabdomiólise).

O tratamento da hipofosfatemia deve ser baseado no déficit extracelular. Esse déficit deve ser superestimado, pois o PO_4 é um dos principais ânions intracelulares e é provável que animais com hipofosfatemia apresentem depleção celular. A solução parenteral preferida é o fosfato de potássio, embora o fosfato de sódio seja uma boa alternativa. Os cavalos em estado crítico também podem receber a suplementação com fosfato de potássio ou fosfato de sódio por via oral (soluções de enema de grau químico ou à base de fosfato). A hipopotassemia e a hipomagnesemia são achados frequentes em cavalos com hipofosfatemia em razão das suas interações complexas.

Na deficiência crônica de fosfato, a suplementação oral com fosfato bicálcico é uma boa opção (ver Tabela 16.3).

Homeostase do cálcio e do fósforo

As concentrações extracelulares de cálcio são reguladas por um complexo sistema homeostático com três hormônios principais: paratormônio (PTH), calcitonina (CT) e 1,25-di-hidroxivitamina D_3 (1,25$[OH]_2D_3$ ou calcitriol).[4,10,53] A proteína relacionada ao paratormônio (PTHrP) compartilha considerável homologia com o PTH, liga e ativa o receptor PTH-1 e é importante para a homeostase do cálcio no feto (mas não no adulto).[54,55] O PTH aumenta durante a hipocalcemia, enquanto a CT aumenta durante a hipercalcemia (Figura 16.5). O fator de crescimento de fibroblastos 23 (FGF-23) e o klotho (eixo FGF-23/klotho) desempenham papéis centrais na regulação de fósforo, cálcio, PTH e vitamina D.

Paratormônio

A principal função do PTH é manter as concentrações de cálcio dentro de limites fisiológicos estreitos. O PTH é secretado pelas células principais da glândula paratireoide em resposta à hipocalcemia. A relação entre as concentrações séricas de Ca^{2+} e a secreção de PTH em cavalos é inversa e sigmoide, o que permite que a paratireoide responda rapidamente a mudanças mínimas nas concentrações de Ca^{2+}.[4,9,56-59] As concentrações extracelulares de Ca^{2+} são detectadas por um receptor de cátion ligado à proteína G sensível a Ca^{2+} (CaSR) nas células da paratireoide.[60]

Os cavalos têm quatro paratireoides. As paratireoides IV (craniais ou superiores) geralmente estão localizadas na gordura dorsolateral ao polo cranial da tireoide e ao longo da artéria tireoidiana; no entanto, podem ser encontradas em qualquer ponto ao redor da tireoide. Vários cavalos também podem ter tecido paratireóideo incorporado à tireoide. As paratireoides III (inferiores, caudais) podem estar localizadas na bifurcação do tronco bicarotídeo, no polo cranial do timo ou em seu interior (cavalos jovens) e, de modo geral, têm o dobro do tamanho das paratireoides superiores. As paratireoides são constituídas por células principais, células oxifílicas e células claras, que representam diferentes estágios morfológicos e metabólicos das mesmas células parenquimatosas. As células principais são consideradas as mais ativas.

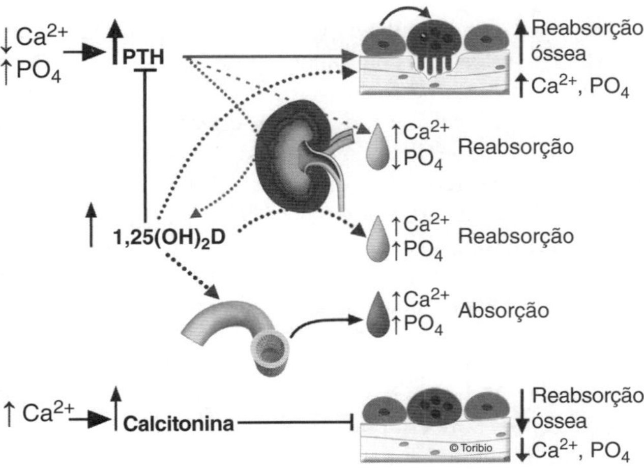

Figura 16.5 Homeostase de cálcio e fosfato. A diminuição das concentrações de cálcio (Ca^{2+}) ou o aumento das concentrações de fosfato (PO_4) estimula a secreção de paratormônio (PTH). O PTH aumenta a reabsorção renal de Ca^{2+}, a excreção de PO_4 e a ativação de vitamina D em 1,25$(OH)_2$D. No osso, o PTH promove a diferenciação osteoclástica, a reabsorção óssea e a liberação subsequente de Ca^{2+} e PO_4 na circulação sistêmica. Após a ativação, 1,25$(OH)_2$D aumenta a absorção intestinal e a reabsorção renal de Ca^{2+} e PO_4, facilita o remodelamento ósseo e inibe a secreção de PTH. Elevações nas concentrações de Ca^{2+} estimulam as células C da glândula tireoide a liberar calcitonina que suprime a reabsorção óssea osteoclástica. (Cortesia do dr. R. E. Toribio, The Ohio State University.)

O PTH intacto equino maduro é uma cadeia linear de 84 aminoácidos (peso molecular [PM]: 9.393 daltons em cavalos; PM: 9.500 daltons em seres humanos).[61] Outras formas de PTH (peptídeos amino e carboxiterminais) podem ser encontradas na circulação após a clivagem em diferentes órgãos.[62] De 50 a 90% da imunorreatividade ao PTH no sangue são provenientes de fragmentos carboxiterminais.[63-65] A meia-vida plasmática do PTH em várias espécies é de aproximadamente 2 minutos.[65-68] No entanto, a meia-vida do PTH equino não é conhecida. O metabolismo rápido do PTH, juntamente com a resposta veloz das células principais da paratireoide às alterações nas concentrações de Ca^{2+}, faz com que as concentrações de PTH possam logo se ajustar às alterações no Ca^{2+}. Aproximadamente 60 a 70% do PTH são removidos pelo fígado, cerca de 25% pelos rins e o restante por outros órgãos.[65,66,68]

A expressão e secreção do gene PTH estão sob a influência das concentrações extracelulares de Ca^{2+}, PO_4, 1,25$(OH)_2D_3$ e FGF-23. O papel dos metabólitos da vitamina D na função da paratireoide equina e na regulação do cálcio ainda não foi elucidado, embora seja bem aceito que 1,25$(OH)_2D_3$ diminua a expressão do gene e a secreção PTH.[69] Esse conceito é importante para entender o papel do rim no metabolismo da vitamina D e na fisiologia da paratireoide. Nas células principais, a vitamina D liga-se ao seu receptor, que atua como um fator de transcrição para diminuir a transcrição do gene e a secreção do PTH. Diferentemente da vitamina D, os efeitos do Ca^{2+} e do fósforo na regulação da secreção de PTH não são apenas mediados pela transcrição gênica, mas também pela alteração da estabilidade e tradução do mRNA do PTH.[70] Baixas concentrações de Ca^{2+} aumentam a expressão do mRNA do PTH nas células principais da paratireoide equina.[5]

Ações fisiológicas do paratormônio

Rim. O rim é o principal órgão alvo do PTH, onde aumenta a reabsorção de Ca^{2+}, reduz a reabsorção de fosfato e promove a síntese de 1,25$(OH)_2D_3$ (ver Figura 16.5). Esses efeitos são mediados pelo receptor PTH-1 (PTH1R), que é amplamente distribuído por todo o néfron.[71] O PTH1R é acoplado às proteínas G para ativar a adenilato ciclase e aumentar o cAMP intracelular. O PTH também ativa fosfolipases (A, C, D), proteinoquinase A e proteinoquinase C.[71,72]

a. Efeito na reabsorção de Ca2+ e Mg2+. Estima-se que 60% do cálcio filtrado e 20% do magnésio filtrado são reabsorvidos nos PCTs por processos paracelulares passivos impulsionados pelas altas concentrações luminais de Ca^{2+} e Mg^{2+}.[73,74] No CTAL, o transporte de Ca^{2+} e Mg^{2+} também é paracelular, mas, nesse segmento, há maior permeabilidade ao Mg^{2+} (60% para Mg^{2+} contra 20% para Ca^{2+}). O lúmen do CTAL tem carga positiva e a principal força para o movimento paracelular de Ca^{2+}, Mg^{2+} e Na^+ é o gradiente de tensão transepitelial gerado pelo cotransportador eletroneutro de $Na^+/K^+/2Cl^-$ (NKCC2).[75] A maior parte do K^+ que entra nas células tubulares via NKCC2 retorna ao lúmen pelo canal de K^+ da porção medular externa do rim (ROMK), hiperpolarizando a membrana apical.[76] A Na^+/K^+-ATPase na membrana basolateral aciona NKCC2.

Além disso, o movimento basolateral de Cl^- aumenta o gradiente de voltagem. O PTH, por meio do PTH1R e do cAMP, aumenta a atividade de NKCC2 e ROMK, enquanto o Ca^{2+} extracelular (e, em menor extensão, Mg^{2+}), por meio de CaSR, inibe a atividade de NKCC2 e ROMK, bem como a reabsorção paracelular de Ca^{2+} e Mg^{2+}[74,76] (Figura 16.6). A hipercalcemia induz diurese em equinos porque o NKCC2, o alvo dos diuréticos de alça, também é bloqueado pelo Ca^{2+}.[7] A hipercalcemia também promove a diurese ao reduzir a inserção apical mediada por vasopressina dos canais de aquaporina e reabsorção de água nos ductos coletores. A paracelina 1 (claudina 16) é uma proteína essencial para a permeabilidade paracelular de Ca^{2+} e Mg^{2+} no CTAL.[76,77] O PTH tem efeito mínimo nos DCTs, onde $1,25(OH)_2D$ parece ser o principal hormônio regulador do cálcio. Ao contrário de PCT e CTAL, onde o transporte de cálcio é paracelular, o transporte de cálcio no DCT é transcelular, mediado por canais epiteliais de cálcio (canal de cátion de potencial receptor transitório de subfamília V, membros 5 e 6 [TRPV5, TRPV6]), proteínas de ligação ao cálcio (calbindina $D_{9\,k}$, calbindina $D_{28\,k}$), proteínas basolaterais (cálcio-ATPase da membrana plasmática [PMCA], trocador Na^+/Ca^{2+} [NCX]) e regulado por $1,25(OH)_2D$ (Figura 16.7).[78,79] TRPV5 é o principal canal epitelial de cálcio nos rins e TRPV6 é expresso no intestino, rim e outros epitélios em várias espécies, inclusive a equina.[80,80a] A calbindina $D_{9\,k}$ é mais importante para o transporte intestinal de cálcio do que a calbindina $D_{28\,k}$, mas ambas participam do movimento renal de cálcio.[80] Em equinos, a expressão renal de calbindina $D_{28\,k}$ é maior em comparação à calbindina D_{9k}.[80]

b. Efeitos sobre o fósforo. O movimento de PO_4 no PCT é contrário a gradientes eletroquímicos e de concentração e é mediado pelos cotransportadores Na^+/P_i (cotransportadores NPT2). O PTH reduz o transporte de Na^+ e PO na borda em escova, aumentando a degradação dos cotransportadores de Na^+/P_i.[71,81,82] Isso reduz a reabsorção de PO_4 e causa fosfatúria. Baixas concentrações de PTH provocam hiperfosfatemia, enquanto o contrário ocorre com altos níveis de PTH.

c. Efeitos no metabolismo da vitamina D. O PTH, por meio de cAMP, aumenta a síntese renal de $1,25(OH)_2D_3$, aumentando a atividade da 1α-hidroxilase e suprimindo a 24-hidroxilase, a enzima que inativa $1,25(OH)_2D_3$.[71]

Osso

O osso é um órgão muito ativo que está em um processo contínuo de formação (osteoblastos) e reabsorção (osteoclastos). Nos vertebrados adultos, a formação está em equilíbrio (acoplada) com a reabsorção. No entanto, em animais em crescimento, a formação óssea excede a reabsorção óssea, enquanto em indivíduos adultos, inclusive humanos, ocorre o contrário. É interessante observar que concentrações mais altas de PTH foram medidas em éguas mais velhas em comparação a éguas jovens no final da gestação.[83] Não existem receptores de PTH nos osteoclastos, mas sim nos osteoblastos. Assim, o efeito do PTH na ativação dos osteoclastos é mediado pelos osteoblastos. Estimulados pelo PTH, os osteoblastos secretam uma série de fatores, inclusive o fator estimulador de colônias de macrófagos (M-CSF) e o ligante (RANKL) do receptor ativador do fator nuclear kappa B (RANK).[84] Esses dois fatores (M-CSF e RANKL) são essenciais para a função dos osteoclastos (Figura 16.8). Monócitos e pré-osteoclastos expressam RANK, o receptor de membrana de RANKL, e a interação de RANKL com RANK e M-CSF com seus receptores leva ao recrutamento e à ativação de osteoclastos. Para manter a formação e a reabsorção em equilíbrio, os osteoblastos também liberam osteoprotegerina (OPG), um receptor falso (*decoy*) de RANKL que bloqueia sua ação nos osteoclastos.[85] Outros fatores que estimulam a diferenciação dos osteoclastos são $1,25(OH)_2D$, fator de necrose tumoral alfa (TNF-α), interleucina 1 beta (IL-1β), interleucina 6 (IL-6) e interleucina 11 (IL-11). Os osteoclastos criam poços de reabsorção (lacunas de Howship) que são selados por integrina $\alpha_v\beta_3$ para conservar as condições ácidas necessárias para a reabsorção mineral. Pela borda em escova, os osteoclastos liberam $H^+(H_2O + CO_2 \rightarrow$ anidrase carbônica $\rightarrow HCO3^- + H^+)$ e Cl^- (trocados com $HCO3^-$) na lacuna, diminuindo o pH, dissolvendo a matriz óssea mineralizada e liberando Ca^{2+}, PO_4 e outros produtos. A catepsina K é uma protease essencial que degrada as proteínas da matriz extracelular, inclusive o colágeno de tipo I. As metaloproteinases de matriz (MMPs) são endopeptidases com zinco que facilitam a reabsorção óssea. A fosfatase ácida resistente ao tartarato (TRAP) é necessária para a atividade dos osteoclastos, desfosforila a osteopontina e a sialoproteína óssea para permitir a migração dos osteoclastos e gera espécies reativas de oxigênio que participam da degradação óssea (Figura 16.8).

Os marcadores da formação óssea em cavalos são osteocalcina sérica, peptídeo N-terminal do pró-colágeno de tipo I e fosfatase alcalina óssea específica.[86-88] Os marcadores de reabsorção óssea são telopeptídeo carboxiterminal em ligação cruzada com colágeno sérico ou urinário de tipo I (CTX), telopeptídeo N-terminal em ligação cruzada com colágeno urinário de tipo 1 (NTX), hidroxiprolina urinária, piridinolina total urinária e TRAP 5b sérica.[86,88]

Intestino

O PTH tem ações diretas mínimas na absorção intestinal de cálcio e fósforo. No entanto, efeitos indiretos são mediados por $1,25(OH)_2D$.

Vitamina D

A vitamina D desempenha papéis importantes na homeostase do cálcio e do fosfato e, em menor grau, no metabolismo do magnésio. A vitamina D deriva de fontes alimentares (vitamina D_2 ou ergocalciferol de fungos e plantas; vitamina D_3 ou colecalciferol de dietas carnívoras) e da ativação cutânea de 7-desidrocolesterol em colecalciferol. Em mamíferos, a clivagem fotolítica da luz ultravioleta (290 a 315 nm) do 7-desidrocolecalciferol gera pré-vitamina D_3 que, após a isomerização térmica, forma a vitamina D_3 (colecalciferol).[89] Da pele, a vitamina D_3 é translocada para o fígado por uma proteína de ligação à vitamina D (DBP), onde é hidroxilada no carbono 25 por uma P450 oxidase de função mista (25-hidroxilase) para formar 25-hidroxivitamina D_3 ($25[OH]D_3$; calcidiol). Outros tecidos também podem ativar a vitamina D_3, principalmente em condições patológicas. A conversão da vitamina D_3 em $25(OH)D_3$ é uma reação mal regulada e, portanto, suas concentrações plasmáticas são um indicador das condições da vitamina D.

Do fígado, 25(OH)D é transportado para o rim pela DBP, onde é convertido por outra oxidase de função mista do citocromo P450, 25(OH)D-1α-hidroxilase (1α-hidroxilase), no metabólito ativo de vitamina D, $1,25[OH]_2D_3$ (calcitriol). O rim é considerado o principal local de síntese de $1,25(OH)_2D_3$, embora outros órgãos (placenta, pele, monócitos) também tenham atividade de 1α-hidroxilase.

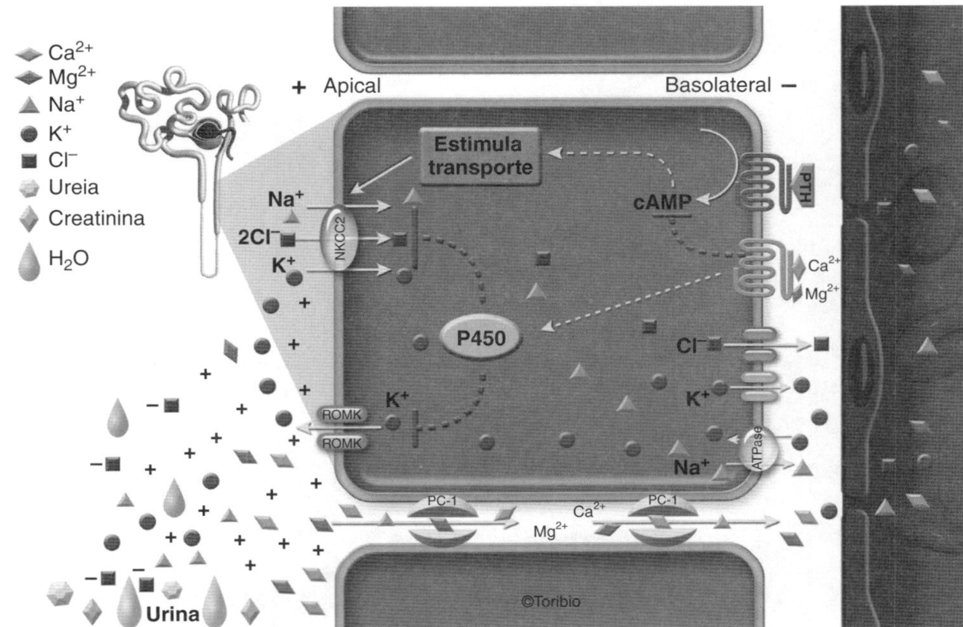

Figura 16.6 Representação esquemática do transporte paracelular renal de Ca^{2+} e Mg^{2+} no segmento ascendente espesso cortical da alça de Henle (CTAL). O lúmen do CTAL tem carga positiva e o cotransportador $Na^+/K^+/2Cl$ eletroneutro (NKCC2) é a principal força para o movimento paracelular de Ca^{2+}, Mg^{2+} e Na^+. A maior parte do K^+ que entra nas células tubulares via NKCC2 retorna ao lúmen por meio do canal de K^+ da porção medular externa do rim (ROMK), hiperpolarizando a membrana celular apical. A Na^+/K^+-ATPase basolateral ativa indiretamente o NKCC2 luminal. O paratormônio (PTH), via monofosfato cíclico de adenosina (cAMP), aumenta a atividade de NKCC2 e ROMK e o transporte de Ca^{2+} e Mg^{2+} paracelular, enquanto o Ca^{2+} (e, em menor extensão, o Mg^{2+}) extracelular, por meio do receptor sensível ao cálcio, inibe a atividade de NKCC2 e ROMK, diminuindo a reabsorção de Ca^{2+} e Mg^{2+}.[74,76] A paracelina 1 (PC-1) aumenta a permeabilidade paracelular a Ca^{2+} e Mg^{2+}. O PTH também aumenta a ativação renal da vitamina D (não mostrada). (Cortesia do dr. R. E. Toribio, The Ohio State University.)

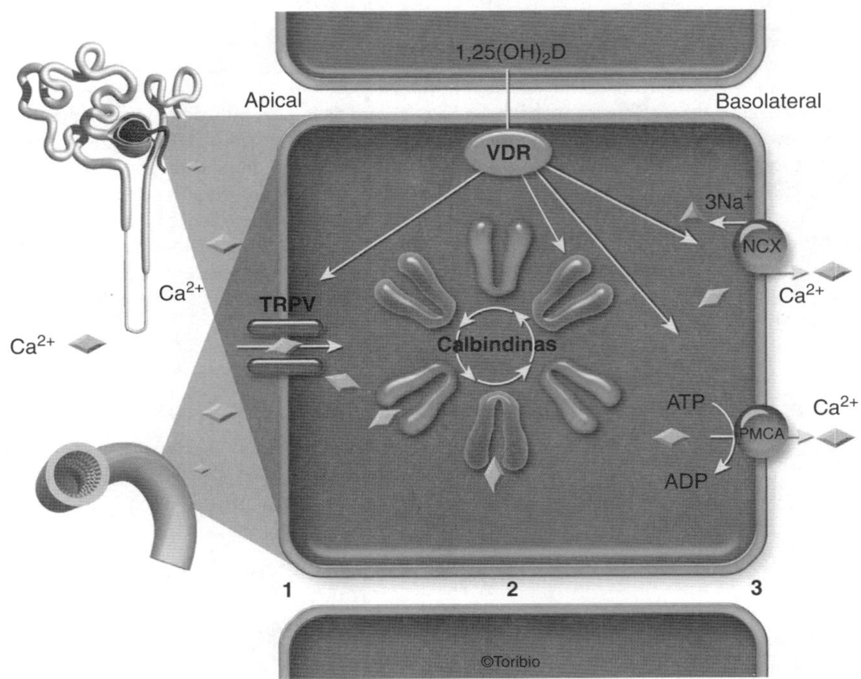

Figura 16.7 Representação esquemática do transporte transcelular de cálcio (Ca^{2+}) no intestino delgado e no rim. O transporte transcelular de Ca^{2+} é considerado um processo de três etapas em que o cálcio (1) entra na célula de forma passiva por meio dos canais epiteliais de cálcio (canal de cátion de potencial receptor transitório de subfamília V [TRPV]), (2) difunde-se pelo citosol em um movimento facilitado por proteínas ligantes de cálcio (calbindinas) e (3) é extruído, na membrana basolateral, por uma Ca^{2+} ATPase (PMCA) e um trocador de Na^+-Ca^{2+} (NCX) da membrana plasmática. Por meio do receptor de vitamina D (VDR), $1{,}25(OH)_2D$ aumenta todas as três etapas do transporte transcelular de cálcio. ADP, Difosfato de adenosina; ATP, trifosfato de adenosina. (Cortesia do dr. R. E. Toribio, The Ohio State University.)

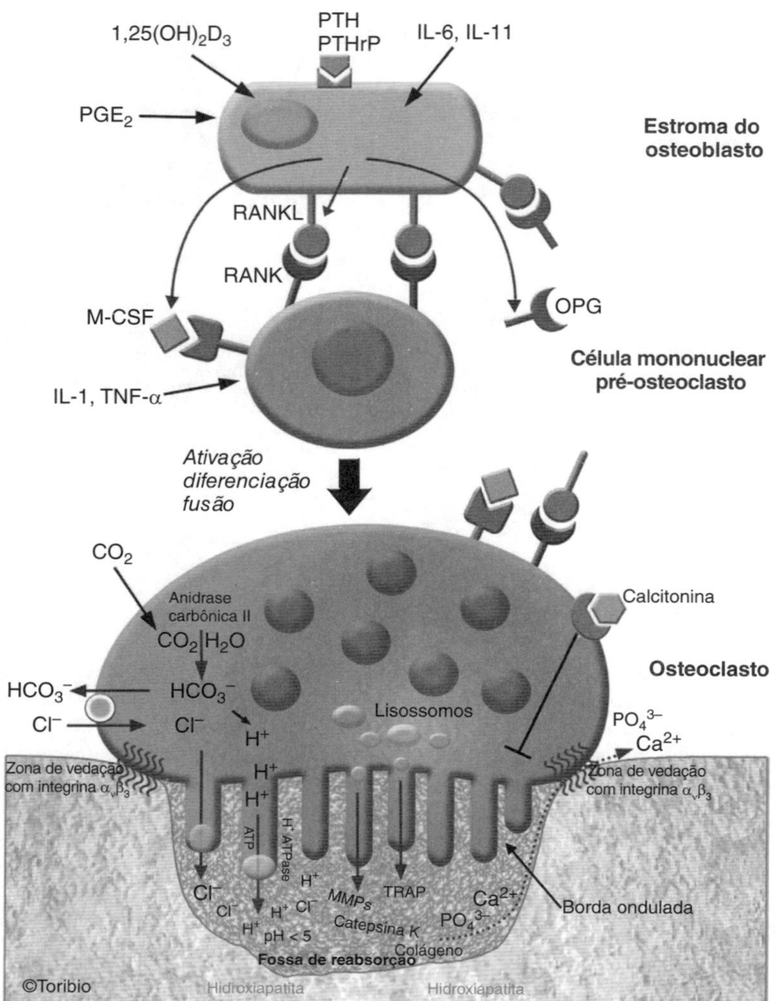

Figura 16.8 Representação da ativação osteoclástica e reabsorção óssea. Entre os fatores que, de maneira indireta, por meio dos osteoblastos, estimulam a diferenciação dos osteoclastos, estão o paratormônio (PTH), a proteína relacionada ao PTH (PTHrP), $1{,}25(OH)_2D$, interleucina (IL)-6, IL-11 e prostaglandina E_2 (PGE_2). Em resposta, os osteoblastos secretam o fator estimulador de colônias de macrófagos (M-CSF), o ativador do receptor do fator nuclear kappa B (NF-κB) (RANK) e seu ligante (RANKL). As células mononucleares, precursores de osteoclastos e osteoclastos expressam RANK (receptor de RANKL) e receptores de M-CSF. Os osteoblastos também liberam osteoprotegerina (OPG), que é um falso (*decoy*) receptor solúvel de RANKL. IL-1 e o fator de necrose tumoral alfa (TNF-α) promovem a diferenciação de osteoclastos. A calcitonina inibe a atividade dos osteoclastos. Os osteoclastos criam um fosso de reabsorção que é vedado por integrina $\alpha_v\beta_3$ para propiciar um ambiente ácido para a reabsorção mineral. ATP, trifosfato de adenosina; MMPs, metaloproteinases de matriz; TRAP, fosfatase ácida resistente ao tartarato. (Cortesia do dr. R. E. Toribio, The Ohio State University.)

No caso do ergocalciferol, não há as etapas cutâneas. Em vez disso, após a absorção intestinal, o ergocalciferol é convertido em 25-hidroxivitamina D2 ($25[OH]D_2$) no fígado e, depois, em 1,25-di-idroxivitamina D_2 ($1{,}25[OH]_2D_2$) nos rins pelas mesmas enzimas.

Diferentemente da 25-hidroxilase, a 1α-hidroxilase é uma enzima muito bem regulada (PTH, PO_4, $1{,}25[OH]_2D_3$, FGF-23). Mutações do gene 1α-hidroxilase em humanos e animais de laboratório causam raquitismo de tipo I dependente de vitamina D.[90] Vamos nos referir aos metabólitos ativos da vitamina D, $1{,}25(OH)_2D_2$ e $1{,}25(OH)_2D_3$, como 1,25-di-idroxivitamina D ($1{,}25[OH]_2D$). No sangue, as concentrações de $1{,}25(OH)_2D$ são 1/1.000 das concentrações de 25(OH)D. A meia-vida de 25(OH)D pode ser medida em semanas, enquanto a meia-vida de $1{,}25(OH)_2D$ é medida em poucas horas. 25(OH)D e $1{,}25(OH)_2D$ são inativadas nos órgãos-alvos por 24-hidroxilase.

Regulação do metabolismo da vitamina D

As concentrações sanguíneas de $1{,}25(OH)_2D$ são reguladas por PTH, Ca^{2+}, PO_4, $1{,}25(OH)_2D$ e FGF-23. Baixas concentrações de PO_4 e PTH aumentam, enquanto altas concentrações de Ca^{2+}, PO_4, $1{,}25(OH)_2D$ e FGF-23 suprimem a atividade renal de 1α-hidroxilase e, portanto, a síntese de $1{,}25(OH)_2D_3$.

O papel da calcitonina no metabolismo da vitamina D ainda não foi elucidado. O eixo FGF-23/klotho é um mecanismo homeostático recentemente descoberto de síntese de vitamina D.[91,92] O FGF-23 secretado pelos osteócitos liga-se ao seu receptor e a klotho (correceptor) nas células tubulares renais para suprimir a atividade da 1α-hidroxilase e a síntese da $1{,}25(OH)_2D_3$.[91,92] Também inibe os cotransportadores de Na^+/P_i para promover a fosfatúria (ação da fosfatonina).

Ações da vitamina D

As ações da vitamina D são mediadas pelo receptor da vitamina D (VDR) encontrado em órgãos envolvidos na homeostase mineral e na saúde óssea (intestino, osso, rim, paratireoide – ações clássicas da vitamina D), bem como em órgãos que não participam da regulação mineral (pele, pâncreas, sistema imune e órgãos reprodutivos – ações não clássicas da vitamina D).[93] O VDR ativado por vitamina D forma um heterodímero com o receptor retinoide X para ligação a sequências específicas de DNA (elemento de resposta à vitamina D [VDRE]) na região promotora dos genes-alvo para aumentar ou diminuir sua expressão, dependendo do tipo de órgão ou célula.

No trato intestinal e nos rins, $1,25(OH)_2D$ promove o transporte transcelular de Ca^{2+} em um processo de três etapas: (1) entrada de cálcio pelos canais epiteliais de cálcio (TRPV5/6), (2) difusão de cálcio pelo citosol facilitada pelas proteínas ligantes de cálcio (calbindinas) e (3) extrusão de cálcio no lado basolateral pelas Ca^{2+}-ATPases da membrana plasmática (PMCA) e trocadores Na^+-Ca^{2+} (NCX) (ver Figura 16.7).[94,95] A vitamina D aumenta a expressão dessas proteínas. Além de seus efeitos no transporte intestinal e renal de cálcio, a $1,25(OH)_2D$ também promove o transporte de PO_4 aumentando o número de cotransportadores de Na^+/P_i.

No rim, 1,25(OH)D estimula a reabsorção de Ca^{2+} (DCT) e a reabsorção de fósforo (PCT).[93] No esqueleto, $1,25(OH)_2D$ é essencial para o remodelamento ósseo; a formação e a reabsorção óssea são processos dependentes de vitamina D. A vitamina D estimula a secreção de FGF-23 pelos osteócitos, que, por sua vez, suprimem a atividade renal de 1α-hidroxilase, criando um sistema de *feedback* osso-rim. A deficiência de vitamina D causa raquitismo em animais em crescimento e osteomalacia em adultos. Casos de raquitismo ou osteomalacia em equinos não foram documentados.

Como já mencionado, o PTH aumenta a atividade renal de 1α-hidroxilase, aumentando a secreção de $1,25(OH)_2D_3$, que suprime a proliferação de células principais da paratireoide e a secreção de PTH.[96] Essa é a explicação para o desenvolvimento de hiperplasia da paratireoide e hiperparatireoidismo em humanos e animais com doença renal crônica e deficiência de vitamina D.

A vitamina D também tem funções não clássicas. Anemia, predisposição a infecções por comprometimento da função imunológica, fraqueza da musculatura esquelética, cardiomegalia, diminuição da secreção pancreática de insulina mediada por glicose, infertilidade e doença grave estão entre as doenças associadas à deficiência de vitamina D.[93,97-99] A vitamina D é importante no desenvolvimento da pele e dos pelos, modula a proliferação e a diferenciação celular e tem propriedades antibacterianas mediadas por catelicidinas e defensinas.[97-101] Por isso, vários compostos à base de vitamina D com propriedades antiproliferativas e de diferenciação foram desenvolvidos para tratamento de patologias em humanos e pequenos animais (seborreia, psoríase, hiperparatireoidismo secundário, câncer de mama, câncer de próstata, leucemia).[93] As baixas concentrações de vitamina D foram associadas a uma infinidade de patologias humanas[98,102-106] e, mais recentemente, foram ligadas à sepse e mortalidade em potros neonatos com doenças graves.[3]

Metabolismo da vitamina D em equinos

Há poucas informações sobre a vitamina D em equídeos. Em comparação a outros animais domésticos (à exceção dos coelhos), os cavalos têm altas concentrações séricas de cálcio total e ionizado, alta absorção intestinal de cálcio, alta excreção fracionada urinária de cálcio, um alto ponto de ajuste de Ca^{2+} e baixas concentrações séricas de metabólitos da vitamina D ($25[OH]_2D$ e $1,25[OH]_2D$).[3,4,23,107-115] Apesar das baixas concentrações de vitamina D, raquitismo e osteomalacia não foram documentados em cavalos.[116] Cavalos com acesso limitado à luz solar e que receberam uma dieta deficiente em vitamina D apresentaram menor crescimento, claudicação e baixa densidade óssea.[116,116] Em cavalos de latitudes do norte, a síntese de 25(OH)D3 e $1,25(OH)_2D_3$ durante os meses de inverno é baixa.[110,111] Um fenômeno semelhante foi observado em cavalos do Hemisfério Sul, onde as concentrações de 25(OH)D, $25(OH)D_2$ e $1,25(OH)_2D_3$ foram mais altas na primavera e no verão em comparação aos meses de inverno.[117] O ritmo circadiano de $1,25(OH)_2D$ foi observado nos dias mais longos do ano em cavalos da Nova Zelândia.[119] Um estudo em que os cavalos usaram cobertores durante todo o ano não encontrou diferenças nas concentrações séricas 25(OH)D2, $25(OH)D_3$ e $1,25(OH)_2D$ entre indivíduos cobertos ou não.[117] É interessante observar que as concentrações séricas de $25(OH)D_3$ eram indetectáveis, mas não as de $25(OH)D_2$. Os autores concluíram que os cavalos produzem quantidades mínimas de vitamina D_3 e que a vitamina D_2, e não a vitamina D_3, é a principal forma de vitamina D nos equídeos.[117] Como já afirmado, outros estudos mediram os dois metabólitos da vitamina D e hoje não se sabe se essas discrepâncias são estatísticas (tamanho da amostra, população do estudo), analíticas ou se a vitamina D_2 é mais importante em cavalos.

As concentrações plasmáticas 25(OH)D e $1,25(OH)_2D$ foram muito baixas ou indetectáveis em cavalos e pôneis saudáveis em comparação às concentrações do metabólito de vitamina D em outras espécies.[107] No mesmo estudo, a atividade renal de 1α-hidroxilase não pôde ser detectada. As concentrações séricas de 25(OH)D e $1,25(OH)_2D$ são menores em potros saudáveis do que em cavalos.[3,115] Outro estudo observou concentrações maiores de calcitriol em burros do que em cavalos;[120] no entanto, esses valores foram semelhantes às concentrações medidas em cavalos por outros grupos.[107,111] Os níveis dos dois metabólitos da vitamina D eram mais baixos em potros hospitalizados e estavam ligados à gravidade da doença e à mortalidade.[3] Essa informação indica um possível papel para $1,25(OH)_2D_3$ como um fator modulador na imunidade, inflamação e metabolismo. Um estudo descobriu que a atividade física reduzia as concentrações de vitamina D_3 em cavalos.[121]

O fato de a vitamina D ser importante para a modulação imune e ter propriedades antimicrobianas indiretas sugere que a deficiência de vitamina D contribui para um estado pró-inflamatório e de imunodeficiência em potros com doenças graves.[3] Nos mesmos potros desse estudo, baixas concentrações foram inversamente associadas às concentrações de PTH, dando suporte à importância de $1,25(OH)_2D$ na regulação da função das células principais da paratireoide e na secreção de PTH em potros doentes e, provavelmente, em cavalos adultos. Propusemos que a hipovitaminose D poderia explicar as altas concentrações de PTH medidas em potros e cavalos com doenças graves e em outras espécies. Veja mais informações sobre esse tópico na seção sobre o fósforo, em que o possível papel do eixo FGF-23/klotho é incorporado à discussão da hipovitaminose D e aumento da secreção de PTH.

As concentrações normais de metabólitos de vitamina D em cavalos, potros e burros são mostradas na Tabela 16.7.

Calcitonina

A calcitonina (tireocalcitonina; CT) é um peptídeo de 32 aminoácidos que inibe a função dos osteoclastos. É secretada pelas células parafoliculares (células C) da tireoide em resposta à hipercalcemia. A CT equina tem 90% de homologia com a calcitonina humana.[122] A secreção da CT é controlada por vários fatores, sendo Ca^{2+} e gastrina os mais importantes. As células C detectam alterações nas concentrações extracelulares de Ca^{2+} pelo mesmo receptor sensor de cálcio (CaSR) presente nas células principais da paratireoide e nas células tubulares renais.[123] A CT diminui as concentrações plasmáticas de Ca^{2+} e PO_4, suprimindo a reabsorção óssea osteoclástica e aumentando a excreção urinária de Ca^{2+} e PO_4. Apesar desses efeitos, a importância da CT na homeostase de Ca^{2+} em mamíferos ainda não foi elucidada. Foi proposto que a CT pode ter ação protetora contra a hipercalcemia extrema, mas pode não ser tão relevante nas variações diárias de Ca^{2+}.[10,124] Com base em pesquisas recentes, parece que a função da CT mais importante em mamíferos é evitar a reabsorção óssea excessiva durante a lactação.[125] Os aumentos pós-prandiais nas concentrações séricas de CT são mediados pela gastrina, e este é provavelmente um mecanismo para prevenção da hipercalcemia após uma refeição rica em cálcio. Poucos estudos avaliaram a CT em equinos.[80,126-129] As células C equinas são altamente responsivas à hipercalcemia.[80]

Ao contrário do que ocorre nos vertebrados terrestres, a CT é importante para regulação das concentrações extracelulares Ca^{2+} em peixes de água salgada, que vivem em ambientes com concentrações de cálcio extremamente altas (10 mM; 40 mg/dℓ).

Proteína relacionada ao paratormônio

A PTHrP, descoberta pela primeira vez como o fator responsável pela hipercalcemia humoral da malignidade (HHM),[54] tem importantes funções fisiológicas no desenvolvimento esquelético. PTH e PTHrP compartilham homologia em seus primeiros 13 aminoácidos e atuam por meio do mesmo receptor (PTH1R). Diferentemente do PTH, que é sintetizado exclusivamente pelas glândulas paratireoides, a PTHrP é produzida por quase todos os tecidos e tem uma ampla gama de funções.[53,55] As funções *fisiológicas* da PTHrP são consideradas parácrinas, autócrinas e intrácrinas, enquanto as ações *endócrinas* da PTHrP são consideradas patológicas (HHM). A PTHrP é essencial para a regulação do cálcio fetal, mas tem efeito mínimo na homeostase do cálcio em adultos. Dependendo do domínio proteico envolvido, a PTHrP tem funções variadas: a porção aminoterminal interage com PTH1R, iniciando ações semelhantes ao PTH (reabsorção óssea, reabsorção renal de Ca^{2+}; excreção de PO_4); a região intermediária da PTHrP participa do transporte transplacentário de Ca^{2+}; e a porção carboxiterminal inibe a reabsorção óssea osteoclástica.[55] A PTHrP é essencial para o desenvolvimento mamário e a lactação; animais transgênicos sem o gene PTHrP não desenvolvem tecido mamário.[130] Altas concentrações de PTHrP são encontradas no leite de humanos e animais em lactação, inclusive éguas.[131] Embora as funções da PTHrP no leite não sejam claras, a PTHrP aumenta o transporte de Ca^{2+} para o leite e talvez promova a absorção intestinal de Ca^{2+} no neonato. Foi proposto que, durante a lactação, a liberação de PTHrP na circulação sistêmica é necessária para promover a atividade osteoclástica para atendimento às demandas de cálcio da produção de leite.[130] Altas concentrações de PTHrP circulante foram correlacionadas à diminuição da massa óssea em mulheres e roedores,[130] mas não há informações em éguas.

A HHM, uma síndrome paraneoplásica associada à secreção excessiva de PTHrP por alguns tumores, foi relatada em cavalos com linfoma, carcinoma de células escamosas gástricas e prepuciais, ameloblastoma e mieloma múltiplo.[132-136]

Fator de crescimento de fibroblastos 23 e eixo Klotho

O fator de crescimento de fibroblastos 23 (FGF-23) e o Klotho têm funções centrais na regulação de cálcio, fósforo, vitamina D e PTH. O FGF-23 é considerado o principal hormônio regulador do PO_4 e é secretado pelos osteócitos e osteoblastos em resposta às concentrações de $1,25(OH)_2D$, PTH e PO_4.[91,137,138] Promove a excreção renal de PO_4 (*fosfatonina*) de forma direta, diminuindo o número de cotransportadores renais de Na^+/P_i, e indireta, suprimindo a atividade da 1α-hidroxilase (síntese de $1,25[OH]_2D$).[137-141] O FGF-23 também inibe a síntese e secreção de PTH.[137-141] Klotho é uma proteína transmembrânica que funciona como correceptor de FGF-23 para promover a excreção renal de fósforo, reduzir a síntese de $1,25(OH)_2D$ e diminuir a produção de PTH.[91,138,142] Anomalias em FGF-23 e Klotho podem causar distúrbios em vários sistemas corporais.[143]

DISTÚRBIOS DO CÁLCIO EM EQUINOS

Em equinos, a desregulação do cálcio está associada a distúrbios hipocalcêmicos ou hipercalcêmicos. As doenças associadas à homeostase anormal do cálcio são hipocalcemia do potro,[144] hipoparatireoidismo,[145,146] hiperparatireoidismo primário,[147-149] hiperparatireoidismo secundário nutricional,[150] hipercalcemia maligna,[134-136] intoxicação por vitamina D,[151] insuficiência renal,[152] hipocalcemia induzida pelo exercício[56,153] e síndrome da resposta inflamatória sistêmica (SIRS)/sepse.[4,154,155] As concentrações normais de cálcio em equinos são mostradas na Tabela 16.7.

Hipocalcemia

Diferentes patologias estão associadas à hipocalcemia no cavalo (Tabela 16.8). Os sinais clínicos de hipocalcemia aguda são causados por aumento da excitabilidade neuromuscular e diminuição da contratilidade das células musculares lisas (Tabela 16.9). As concentrações extracelulares de Ca^{2+} afetam a voltagem de ativação dos canais de Na^+ nas fibras nervosas e musculares; o Ca^{2+} diminui a permeabilidade ao Na^+ e aumenta o limiar de despolarização. Assim, o Ca^{2+} pode ser visto como um bloqueador natural do canal de Na^+. Quando as concentrações Ca^{2+} são baixas, os canais de Na^+ são facilmente ativados, levando à hiperexcitabilidade das fibras nervosas e musculares, fasciculações musculares, tremores e tetania. Taquicardia e arritmias cardíacas podem ser observadas durante a hipocalcemia, embora a hipocalcemia grave possa levar ao desenvolvimento de bradicardia (provavelmente por diminuição da contratilidade do músculo cardíaco). Dependendo da gravidade, os sinais clínicos de hipocalcemia podem incluir ansiedade, depressão, *flutter* diafragmático sincrônico (ver discussão a seguir), hiperexcitabilidade, ataxia, marcha rígida, tetania, fasciculações e tremores musculares, taquipneia com dilatação das narinas, estertor em vias respiratórias superiores, dispneia, disfagia, hipersalivação, hiperidrose, íleo, convulsões, hipotensão, decúbito/colapso e morte (Tabela 16.8).

Tabela 16.8 Condições associadas à hipocalcemia em cavalos e potros.

Cólica	Pancreatite
Enterocolite	Administração de furosemida
Sepse/septicemia	Administração excessiva de $NaHCO_3$
Endotoxemia	Ingestão de oxalato
Após exercícios de resistência	Hipoparatireoidismo primário
Final da prenhez	Hipomagnesemia
Durante a lactação (tetania da lactação)	Intoxicação por cantaridina
Durante o transporte (tetania do transporte)	Doença hepática
Insuficiência renal aguda	Distocia
Insuficiência renal crônica	Hipertermia maligna
Rabdomiólise	Intoxicação por magnésio
Pleuropneumonia	Retenção de membranas fetais
Insolação	Miopatia pós-operatória

Flutter diafragmático sincrônico

O *flutter* diafragmático sincrônico (FDS) refere-se a um movimento rítmico no flanco decorrente de contrações diafragmáticas sincronizadas com o batimento cardíaco. O FDS é causado por hipocalcemia ionizada e/ou hipomagnesemia e foi relatado em cavalos com doença gastrintestinal,[4,156] tetania da lactação (eclâmpsia),[157] hematoma torácico,[158] intoxicação por cantaridina,[159] obstrução uretral,[160] enduro,[161] hipoparatireoidismo,[146,162] hipocalcemia idiopática[144] e sepse.[4] A despolarização do átrio direito estimula potenciais de ação no nervo frênico hiperexcitável em seu trajeto pela superfície do coração. Essa doença é frequente em cavalos submetidos a exercícios prolongados que perdem quantidades significativas de eletrólitos (Ca^{2+}, Na^+, K^+, Mg^{2+}, Cl^-) no suor.[163,164] Durante a alcalose, há um aumento da ligação de Ca^{2+} e Mg^{2+} aos ânions plasmáticos, em particular à albumina, diminuindo suas concentrações. Os cavalos que se exercitam tendem a desenvolver alcalose em virtude da hiperventilação (alcalose respiratória) e perda de Cl^- pelo suor (alcalose hipoclorêmica metabólica).[158] Os distúrbios gastrintestinais proximais associados à perda de Cl^- (duodenite/jejunite) também podem causar alcalose metabólica. O cálcio é um bloqueador natural do canal de Na^+ e uma redução nas concentrações de Ca^{2+} aumenta a permeabilidade ao Na^+, diminuindo o limiar de despolarização da membrana celular e aumentando a excitabilidade neuromuscular. As concentrações séricas de Mg^{2+} costumam ser baixas em cavalos com FDS e, como a hipocalcemia, a hipomagnesemia também aumenta a excitabilidade neuromuscular. A baixa concentração de Mg^{2+} aumenta a condutância do canal de Na^+. A hipopotassemia é comum na alcalose (troca K^+-H^+) e pode contribuir para o FDS. A hipopotassemia aumenta o potencial da membrana celular em repouso e aumenta a excitabilidade neuromuscular, provavelmente por manter os canais de Na^+ abertos por mais tempo. A hipomagnesemia deve sempre ser incluída no diagnóstico diferencial de hipocalcemia e FDS.

Tabela 16.9 Sinais clínicos relatados na literatura em cavalos com hipocalcemia.

Ansiedade	Hipersalivação
Asfixia	Hipertermia
Ataxia	Íleo
Bruxismo	Espasmo laríngeo
Arritmia cardíaca	Fasciculações musculares
Cólica	Convulsões
Convulsões	Marcha rígida
Morte	*Flutter* diafragmático sincrônico
Depressão	Taquicardia
Disfagia	Taquipneia
Dispneia	Tetania
Excitação	Tremores
Hiperidrose	Trismo

Tetania

As baixas concentrações de Ca^{2+} aumentam a excitabilidade da membrana celular e alguns cavalos podem desenvolver contrações musculares esqueléticas excessivas e sustentadas ou tetania. A tetania da lactação ocorre nas éguas a partir de 2 semanas antes do parto até alguns dias após o desmame. As perdas de cálcio no leite predispõem à tetania da lactação. Éguas que produzem grandes quantidades de leite, recebem dieta com baixo teor de cálcio e realizam trabalho físico (tração) são as mais suscetíveis. Alguns cavalos transportados por longas distâncias podem desenvolver hipocalcemia e tetania do transporte.[157] A hipomagnesemia, geralmente presente, pode piorar os sinais de hipocalcemia.

Convulsões hipocalcêmicas

Uma queda nas concentrações extracelulares de Ca^{2+} nos nervos periféricos do sistema nervoso central (SNC) aumenta a neuroexcitabilidade. Convulsões hipocalcêmicas foram relatadas em potros e cavalos com hipocalcemia, sepse e hipoparatireoidismo.[144] Os sinais clínicos geralmente melhoram com a suplementação de cálcio, embora alguns animais possam exigir tratamentos repetidos com sais de cálcio. Outros, além da suplementação de cálcio, também precisam de terapia com magnésio. O prognóstico da recuperação de cavalos com convulsões hipocalcêmicas é ruim.

Íleo

As células da musculatura lisa têm mais canais de Ca^{2+} dependentes de voltagem e menos canais de Na^+ dependentes de voltagem do que as fibras musculares esqueléticas; portanto, o Na^+ é menos importante para o potencial de ação e contração muscular. Isso causa contrações mais lentas e sustentadas (os canais de Ca^{2+} são canais lentos). No músculo esquelético, quase todo o Ca^{2+} necessário para a contração vêm do retículo sarcoplasmático, mas, nas células musculares lisas, o retículo sarcoplasmático é uma organela rudimentar; essas células dependem de Ca^{2+} extracelular para contração. Portanto, qualquer doença que reduza a concentração de Ca^{2+} afeta a contratilidade do músculo liso. Isso é evidente em cavalos que desenvolvem íleo e cólica secundárias à hipocalcemia (p. ex., após o exercício, transporte ou sepse). Um estudo recente descobriu que baixas concentrações de cálcio ionizado eram associadas à cólica em éguas prenhes.[165] O tratamento com gliconato de cálcio pode restaurar a motilidade gastrintestinal.

Retenção de membranas fetais

A incidência de retenção de membranas fetais em éguas é de até 10% dos partos.[166] Baixas concentrações séricas de cálcio total e ionizado são frequentemente observadas em éguas com retenção de membranas fetais e endometrite aguda. Quanto à motilidade gastrintestinal, é provável que a diminuição do tônus e da contratilidade uterina possa ser causada por um mecanismo semelhante ao íleo. Um estudo descobriu que éguas com retenção de membranas fetais apresentavam concentrações séricas totais de cálcio estatisticamente menores do que éguas sem retenção de membranas fetais.[167] Além disso, 64% das éguas tratadas com uma combinação de ocitocina em uma solução de borogliconato de cálcio/magnésio responderam ao tratamento em comparação a 44% das éguas tratadas com ocitocina em solução salina. Esse estudo não detectou diferenças nas concentrações séricas de magnésio.

Tratamento da hipocalcemia

O tratamento da hipocalcemia deve considerar o déficit, a manutenção, as perdas e o sequestro de cálcio. No entanto, como o esqueleto é um importante reservatório de cálcio, o tratamento deve se concentrar na correção do déficit. O tratamento com cálcio é essencial em cavalos com hipocalcemia de rápido desenvolvimento e em cavalos com redução da paratireoide que não podem restaurar a normocalcemia. A decisão de tratar cavalos com hipocalcemia deve ser baseada na existência do distúrbio e não necessariamente na presença de seus sinais. A maioria dos cavalos com hipocalcemia ionizada não apresenta sinais de hipocalcemia ou os sinais são muito sutis e difíceis de detectar; assim, o retardo no início da instituição do tratamento pode provocar outras complicações (p. ex., íleo). Cavalos com hipocalcemia branda geralmente voltam a apresentar normocalcemia sem administração de cálcio. No entanto, é improvável que a administração de cálcio seja prejudicial, e ela pode acelerar a recuperação; portanto, deve ser considerada. Cavalos com rins funcionais podem eliminar rapidamente grandes quantidades de cálcio e a hipercalcemia decorrente da administração excessiva de cálcio IV é rara, em especial em animais submetidos à fluidoterapia.

O uso de fórmulas padronizadas para cálculo dos déficits eletrolíticos com base no líquido extracelular e no peso corporal não se aplica ao cálcio. O cálcio pode ser rapidamente eliminado ou sequestrado em diferentes compartimentos, e doses maiores de cálcio são frequentemente necessárias.

O déficit de Ca^{2+} é calculado com a seguinte fórmula:

$$([6{,}5 - Ca^{2+}][0{,}3][PC][10])/\text{razão } Ca^{2+} = \text{déficit de } Ca^{2+}$$

Nesta fórmula, a diferença entre o Ca^{2+} medido e o Ca^{2+} normal (6,5 mg/dℓ) é multiplicada pelo volume de líquido extracelular, peso corporal (kg) e um fator de 10 (Ca^{2+} é expresso em dℓ, mas o peso corporal está em kg = L) e, depois, dividido pela razão Ca^{2+} (Ca^{2+}/cálcio total). Para um cavalo de 450 kg com uma concentração sérica de Ca^{2+} de 4,5 mg/dℓ e cálcio total de 10 mg/dℓ, o déficit estimado de Ca^{2+} será de 6.000 mg:

$$([6{,}5 \text{ a } 4{,}5][0{,}3][450 \text{ kg}][10]) = 6.000 \text{ mg}$$

Esse é um déficit de cálcio elementar e o gliconato ou borogliconato de cálcio são os sais de escolha para o tratamento parenteral. O gliconato de cálcio contém 9,3% de cálcio elementar; em outras palavras, cada 100 mℓ de solução de gliconato de cálcio a 23% contém 2,14 g de cálcio elementar ou 21,4 mg/mℓ. O cavalo deste exemplo precisaria de aproximadamente 300 mℓ de solução de gliconato de cálcio a 23% por 24 horas para reposição do déficit de Ca^{2+}. Os fatores de conversão de Ca^{2+} são mg/dℓ = mmol/ℓ × 4; mmol/ℓ = mg/dℓ × 0,25.

A maioria dos laboratórios veterinários não mede as concentrações de Ca^{2+}; no entanto, as concentrações totais de cálcio também podem ser usadas para cálculo do déficit global. Ao se substituir pelo cálcio total medido e normal (12 mg/dℓ) na mesma fórmula e dividir por uma razão de Ca^{2+} de 0,5, essa fórmula dá o valor aproximado do déficit de cálcio. É importante mencionar que o cálcio total tem mais variabilidade e é controlado com menos rigidez do que a concentração de Ca^{2+}. O cavalo pode apresentar hipocalcemia total, mas as concentrações séricas de Ca^{2+} podem estar dentro da faixa normal; nesse caso, a administração de cálcio pode não ser necessária.

Recomenda-se o monitoramento frequente das concentrações de cálcio para ajuste da dose. Alguns cavalos com doença gastrintestinal grave e sepse continuam a apresentar hipocalcemia apesar do tratamento agressivo com cálcio. Nos cavalos com cólica, a resposta à administração de cálcio foi associada ao desfecho – os animais sobreviventes voltaram a apresentar valores normais, o que não foi observado nos não sobreviventes.[168] A administração rápida de cálcio pode provocar complicações cardiovasculares, em especial em animais com sepse, que podem ser mais vulneráveis aos efeitos citotóxicos do cálcio. Felizmente, os cavalos toleram grandes doses de cálcio.[7,169] Com base na experiência no tratamento de cavalos com doenças graves, doses de cálcio de 2 mg/kg/h são seguras. Isso representa cerca de 50 mℓ de solução de gliconato de cálcio a 23% para um cavalo de 500 kg por hora durante a fluidoterapia. Doses mais altas são indicadas em cavalos com sinais de hipocalcemia.

O cloreto de cálcio pode ser outra opção para tratamento da hipocalcemia; no entanto, não é comercializado em grandes volumes, é mais caro e pode causar irritação no sítio de administração. Sais de cálcio não devem ser adicionados a líquidos com bicarbonato por causa da formação e precipitação de complexos de carbonato de cálcio.

O tratamento oral com sais de cálcio é viável em cavalos com hipocalcemia sem risco de morte. O fosfato bicálcico e o carbonato de cálcio (calcário) podem ser usados com segurança (Tabela 16.3). O manejo de cavalos com ingestão reduzida de cálcio, que normalmente desenvolvem sinais de doenças ortopédicas, é diferente e direcionado ao aumento do teor de cálcio na dieta. Isso geralmente ocorre em cavalos com altos teores de fosfato ou oxalato na dieta.

Não há evidências claras de que o tratamento com vitamina D afete o desfecho em potros ou cavalos com hipocalcemia refratária. No entanto, esse tratamento deve ser considerado em situações com persistência dos sinais clínicos e em que o animal é refratário às terapias de rotina. Com base em trabalhos recentes do nosso grupo que mostram a alta prevalência da hipovitaminose D em pacientes equinos com doenças graves,[3] ao decidir usar vitamina D em um animal refratário à terapia com cálcio, recomenda-se a administração de calcitriol ($1{,}25[OH]_2D_3$) em vez de precursores em virtude do rápido início de ação, da ausência de necessidade de ativação renal e da meia-vida curta (menor potencial de intoxicação). A dose de calcitriol para equídeos não é conhecida. A dose diária recomendada de calcitriol para pequenos animais é de 0,025 a 0,06 μg/kg. Para crianças acima de 6 anos de idade e adultos com hipoparatireoidismo, a dose oral é de 0,5 a 2 μg/dia e a dose intravenosa (IV) é de 1 a 2 μg, 2 a 3 vezes/semana.

Distúrbios hipocalcêmicos

Hipoparatireoidismo

O hipoparatireoidismo é uma doença caracterizada por hipocalcemia, hiperfosfatemia e diminuição das concentrações séricas de PTH. A hipomagnesemia pode estar presente. O hipoparatireoidismo primário é causado por redução da síntese e secreção de PTH, enquanto o hipoparatireoidismo secundário é mais comumente provocado por hipomagnesemia ou sepse. O Mg^{2+} é necessário para a secreção de PTH e ativação de PTH1R; portanto, a depleção de Mg^{2+} prejudica a liberação e ação do PTH.

Hipoparatireoidismo primário

Essa doença foi relatada em cavalos.[146,162] Os equinos apresentam sinais clínicos de hipocalcemia, inclusive ataxia, convulsões, hiperexcitabilidade, FDS, taquicardia, taquipneia, fasciculações musculares, marcha rígida, decúbito dorsal, íleo e cólica. O diagnóstico é baseado na determinação das concentrações séricas de Ca^{2+}, Mg^{2+}, fósforo e PTH. Hipocalcemia, hiperfosfatemia, hipomagnesemia e baixas concentrações séricas de PTH são as principais características do hipoparatireoidismo primário.[146,162] O baixo nível de PTH leva à hipocalcemia e à redução da excreção renal de PO_4 e contribui para a hipomagnesemia porque o PTH também promove a reabsorção de Mg^{2+} no néfron distal. Cavalos com hipoparatireoidismo primário podem se beneficiar da administração de $MgSO_4$ ou $MgCl_2$.

Hipoparatireoidismo secundário

O hipoparatireoidismo secundário como entidade patológica não foi descrito em cavalos; no entanto, cavalos com sepse e hipocalcemia e redução da função da glândula paratireoide provavelmente apresentam uma forma de hipoparatireoidismo secundário decorrente de hipomagnesemia e altas concentrações de mediadores inflamatórios. Isso foi demonstrado em cavalos com doença gastrintestinal aguda.[4] Também foi demonstrado que mediadores inflamatórios que sabidamente aumentam em cavalos com doenças graves (IL-1, IL-6, TNF-α) prejudicam a secreção de PTH.[4-6] Vários potros com hipocalcemia não têm o aumento esperado nas concentrações de PTH intacto, sugerindo hipoparatireoidismo.[2,3,144] É interessante observar que a maioria dos potros hospitalizados com hipocalcemia tem resposta apropriada do PTH à hipocalcemia.[2,3] O hipoparatireoidismo secundário com hipercalcemia foi relatado em um Andaluz castrado de 11 anos de idade com insuficiência renal crônica e doença renal policística.[145]

Sepse e inflamação sistêmica

Por motivos ainda não definidas com clareza, a hipocalcemia é um achado frequente em humanos e animais com doenças graves.[2-4,154,155,170-172] A sepse é a causa mais comum de hipocalcemia em pacientes equinos,[4,168] em especial em neonatos hospitalizados[2,3] e cavalos com doença gastrintestinal grave;[4,154,155,168,173] além disso, a hipocalcemia pode contribuir para a morte do paciente. A hipocalcemia total e a ionizada são altamente prevalentes em cavalos com enterocolite, e 75% desses pacientes apresentam hipocalcemia total, 80%, hipocalcemia ionizada, e 70%, hipomagnesemia ionizada.[4] Uma prevalência semelhante de hipocalcemia foi documentada em cavalos com cólica.[168] Cavalos com hipocalcemia grave eram mais propensos ao óbito do que aqueles com normocalcemia.[168]

Os mecanismos responsáveis pelo desenvolvimento de hipocalcemia em doenças graves são pouco conhecidos. Acredita-se que, na maioria dos cavalos e potros com doença grave, a endotoxemia é o gatilho que leva à hipocalcemia.[1] Cavalos com doença gastrintestinal podem ter endotoxina detectável no plasma[174-176] e a administração parenteral de endotoxina em cavalos saudáveis causou hipocalcemia.[6,177] As possíveis causas da hipocalcemia são perda renal de cálcio,[178] sequestro de cálcio no lúmen gastrintestinal,[179] acúmulo intracelular de cálcio,[180] redução da mobilização de cálcio,[181-183] sequestro tecidual,[170,178] menor liberação de cálcio em resposta ao PTH,[178] problemas na síntese de $1,25(OH)_2D$[171] e disfunção da glândula paratireoide.[4] A perda renal de cálcio parece improvável, pois foi demonstrado que cavalos com endotoxemia, enterocolite e hipocalcemia apresentam baixa excreção fracionada urinária de cálcio.[4,6]

Alguns cavalos com evidência de SIRS e hipocalcemia apresentam concentrações séricas muito baixas de PTH, indicando disfunção da glândula paratireoide.[4] A maioria dos potros hospitalizados com hipocalcemia tem resposta adequada ao PTH.[2] No entanto, alguns deles continuam hipocalcêmicos, com concentrações de PTH abaixo ou dentro da faixa normal, o que condiz com o hipoparatireoidismo funcional secundário à doença grave. Em alguns casos, baixas concentrações de Mg^{2+} podem explicar o PTH baixo, mas, em outros casos, as concentrações de Mg^{2+} estão na faixa normal. É provável que subprodutos inflamatórios, endotoxinas e citocinas (IL1-β, IL-6 e TNF-α) atrapalhem a função das células principais da paratireoide.[6] Na endotoxemia, IL-1β e IL-6 podem diminuir a transcrição e secreção do mRNA de PTH pelas células principais da paratireoide equina.[5] O aumento nos níveis dessas citocinas em potros e cavalos com inflamação sistêmica está bem documentado.[6]

Hipocalcemia em potros

Sepse, SIRS, hipomagnesemia, lesão renal aguda, pancreatite e lesão muscular aguda têm sido associadas à hipocalcemia em potros neonatos. *Hipocalcemia idiopática* é um termo amplo usado para descrever uma doença hipocalcêmica que ocorre em potros jovens por motivos pouco compreendidas. Por experiência, a hipocalcemia idiopática provavelmente representa vários distúrbios e se deve ao aumento de citocinas inflamatórias, função anormal da glândula paratireoide, hipomagnesemia e alterações de cálcio em diferentes compartimentos. Também é possível que distúrbios genéticos possam explicar essa doença em alguns potros.

Hipocalcemia induzida por exercício

Anomalias eletrolíticas e acidobásicas são frequentes em cavalos submetidos à atividade física intensa. Diferentemente dos atletas humanos, que desenvolvem hipocalcemia ou hipercalcemia ionizada, a hipocalcemia ionizada é mais comum em cavalos.[153,184,185] Nesses animais, a hipocalcemia poderia ser explicada pela perda de cálcio no suor,[163,186] deslocamento de cálcio para o compartimento intracelular[187] e aumento da ligação de Ca^{2+} à albumina devido à alcalose.[182] Os cavalos em exercício desenvolvem alcalose respiratória por hiperventilação, alcalose metabólica por perda de Cl^- pelo suor (hipoclorêmica) ou alcalose combinada. A concentração sérica de Ca^{2+} diminuiu enquanto o nível sérico de PTH aumentou em cavalos de salto, sugerindo que é improvável que a disfunção da paratireoide seja a causa da hipocalcemia.[56] Um estudo em cavalos de enduro descobriu que as concentrações séricas de PTH não aumentavam em todos os animais que desenvolviam hipocalcemia, indicando que, em alguns indivíduos, a redução da função paratireoide pode ser um fator contribuinte.[153] A perda renal de cálcio como causa de hipocalcemia durante o exercício é improvável porque as concentrações urinárias de cálcio diminuem nos cavalos de alto desempenho.[164] A suplementação dietética de cálcio e fósforo não prejudicou a secreção de PTH em equinos atletas.[185]

Sinais clínicos comuns em cavalos com hipocalcemia induzida pelo exercício são FDS, fraqueza muscular, fasciculação muscular, íleo, cólica, excitação e arritmias cardíacas.

Cantaridíase

A cantaridíase equina (intoxicação por cantaridina) é uma doença relatada no centro, sul e centro-oeste dos EUA e é produzida pela ingestão de alfafa contaminada por besouros (*Epicauta* spp.) que produzem cantaridina (ácido cantarídico).[159,188,189] A cantaridina é um composto tão cáustico que está sendo usado na dermatologia humana para tratamento de verrugas recalcitrantes e molusco contagioso.[190] Os cavalos são muito suscetíveis aos efeitos irritantes dessa toxina nas superfícies mucosas (tratos gastrintestinal e urinário). A cantaridina causa necrose e descamação da mucosa intestinal, necrose tubular aguda/insuficiência renal e necrose miocárdica. As anomalias laboratoriais são uma consequência da disfunção gastrintestinal, renal e miocárdica. Hipocalcemia aguda e hipomagnesemia são achados consistentes. Os sinais clínicos são FDS, fasciculações musculares, ataxia, dispneia, espasmo laríngeo, disritmias cardíacas, cólica, diarreia, endotoxemia, desidratação, hipotensão, hematúria, estrangúria, polaciúria e morte súbita.[1,159,188,189] Outros sinais sistêmicos são o resultado de múltiplas anomalias, inclusive alterações acidobásicas, eletrolíticas, pró-inflamatórias e hemodinâmicas.

Insuficiência renal aguda

Hipocalcemia e hipomagnesemia são achados comuns em cavalos com lesão renal aguda. A reabsorção de Ca^{2+} e Mg^{2+} pelo néfron é altamente dependente de células epiteliais funcionais, que são muito suscetíveis a vários insultos (hipoxia, toxinas). A lesão de células epiteliais tubulares reduz a capacidade de absorção de Ca^{2+} e Mg^{2+}. Mais detalhes são discutidos no Capítulo 14.

Rabdomiólise por esforço

A patogênese da hipocalcemia na rabdomiólise por esforço não é conhecida. Especula-se que danos às fibras musculares durante exercícios intensos provocam influxo de Ca^{2+} e sequestro no sarcoplasma e no RS. Um aumento de várias vezes na concentração sarcoplasmática de $Ca^{2+}{}_i$ foi relatado em cavalos com rabdomiólise por esforço,[191] indicando que elevações nos níveis de $Ca^{2+}{}_i$ podem ser importantes em sua patogênese. Também é possível que alterações no estado acidobásico durante o exercício, especialmente a alcalose, possam contribuir para o desenvolvimento de hipocalcemia em alguns cavalos. Veja mais informações sobre esse tópico no Capítulo 10.

Pancreatite

A pancreatite é uma causa bem reconhecida de hipocalcemia em seres humanos e pequenos animais; no entanto, existem poucos relatos de doença pancreática em potros ou cavalos.[192-195] A pancreatite é rara em cavalos e, quando ocorre, é frequentemente associada a doenças gastrintestinais.[193] Hipocalcemia associada a pancreatite e convulsões foi relatada em um potro neonato[195] que apresentava diarreia, distensão abdominal, derrame peritoneal, aumento das atividades de lipase e amilase, hipoglicemia e hipertrigliceridemia. Não ficou claro se a hipocalcemia foi uma consequência de doença pancreática ou da SRIS. A pancreatite deve estar na lista de diagnósticos diferenciais em potros e cavalos com hipocalcemia e doença abdominal aguda; além disso, a avaliação das atividades de lipase e amilase e das concentrações de triglicerídeos deve ser considerada em animais sem diagnóstico claro. Baixas concentrações de cálcio foram relatadas em cavalos com doença pancreática e muitos deles também apresentavam grandes patologias intestinais.[194]

Intoxicação por oxalato

A rápida ingestão de plantas com oxalato (Tabela 16.6) pode causar sinais de hipocalcemia aguda. Mais comumente, a intoxicação por oxalato é crônica e causada pelo consumo prolongado dessas plantas. O quadro clínico está associado a problemas ortopédicos (claudicação, fraturas) como consequência do hiperparatireoidismo secundário e redução da massa óssea (ver a seção Hiperparatireoidismo secundário nutricional, mais adiante neste capítulo). Alguns desses animais podem desenvolver sinais neuromusculares de hipocalcemia.

Outras causas de hipocalcemia são administração excessiva de tetraciclinas, furosemida e bicarbonato. A hipovitaminose D continua sendo documentada como causa de hipocalcemia em cavalos.

Distúrbios hipercalcêmicos

Os distúrbios hipercalcêmicos podem ser divididos em duas categorias: (1) hipercalcemia associada à disfunção da glândula paratireoide (hipercalcemia dependente de paratireoide) e (2) hipercalcemia independente da função da glândula paratireoide (há desenvolvimento de hipercalcemia apesar da supressão da paratireoide). Em equinos, a hipercalcemia dependente de paratireoide é limitada ao hiperparatireoidismo primário, enquanto a hipercalcemia independente da paratireoide é associada a várias doenças (hiperparatireoidismo secundário, insuficiência renal crônica, câncer, intoxicação por vitamina D).

Hiperparatireoidismo primário

O hiperparatireoidismo primário (HPTP) é uma endocrinopatia em que as células principais das glândulas paratireoides secretam, de forma autônoma, quantidades excessivas de PTH e não respondem ao *feedback* negativo de Ca^{2+}. Em cavalos, o HPTP é causado por adenomas da paratireoide ou hiperplasia da paratireoide.[148,149,196] O carcinoma da paratireoide não foi relatado em equinos. Nos rins, o PTH aumenta a reabsorção de Ca^{2+} (hipocalciúria), reduz a reabsorção de fósforo (hiperfosfatúria) e promove síntese de $1,25(OH)_2D_3$ e, nos ossos, aumenta a atividade osteoclástica. Assim, hipercalcemia, hipofosfatemia e aumento das concentrações de PTH intacto são achados laboratoriais típicos do HPTP. A perda óssea excessiva pode causar osteodistrofia fibrosa (também conhecida como "maxila de borracha" ou "cabeça grande"). O HPTP associado à osteodistrofia fibrosa foi relatado em pôneis e cavalos.[147,197-200] Esses cavalos podem apresentar aumento dos ossos da face, claudicação e má condição corporal. Os achados radiográficos são redução da densidade óssea, em especial em ossos planos, e perda da lâmina dura ao redor de molares e pré-molares.[147] O exame endoscópico pode revelar estreitamento das passagens nasais. Tentativas anteriores de identificação de tecido paratireoide equino anormal por cintilografia nuclear não tiveram sucesso.[196] No entanto, a cintilografia nuclear e a ultrassonografia foram usadas com sucesso na detecção de adenomas funcionais da paratireoide em cavalos.[148,148a] Somente a ultrassonografia foi útil na identificação do tecido da paratireoide (adenoma) na glândula tireoide de um cavalo com achados clínicos e laboratoriais consistentes com o HPTP, inclusive hipercalcemia, hipofosfatemia, aumento da concentração sérica de PTH e baixa excreção fracionada urinária de cálcio.[149]

Os exames para descartar outras doenças associadas à hipercalcemia são função renal, excreção urinária de eletrólitos e determinação das concentrações de PTHrP e do metabólito da vitamina D.

Os achados *post mortem* em cavalos com HPTP são aumento da maxila e mandíbula, estenose das passagens nasais e afrouxamento de pré-molares e molares. O exame histológico da glândula paratireoide é importante para confirmar o diagnóstico de HPTP (hiperplasia das células principais); no entanto, o achado das glândulas paratireoides em cavalos pode ser um desafio devido ao seu tamanho pequeno e localização variável.

Hiperparatireoidismo secundário

No hiperparatireoidismo secundário, a secreção excessiva de PTH é a resposta da glândula paratireoide à hipocalcemia e/ou hiperfosfatemia e/ou hipovitaminose D por doença renal ou desequilíbrio nutricional.

Hiperparatireoidismo secundário renal

No hiperparatireoidismo secundário renal em pequenos animais e humanos, a retenção de fósforo da doença renal e a diminuição da síntese de $1{,}25(OH)_2D$ estimulam a secreção de PTH.[201] Além disso, a hiperfosfatemia reduz as concentrações séricas de Ca^{2+} e inibe a 1α-hidroxilase renal, necessária para a síntese de $1{,}25(OH)_2D$. As menores concentrações de $1{,}25(OH)_2D$ diminuem a absorção intestinal de Ca^{2+}, contribuindo ainda mais para a hipocalcemia e a liberação de PTH. A hipercalcemia é um achado consistente em cavalos com insuficiência renal crônica (IRC); no entanto, as concentrações de fósforo são variáveis. É interessante observar que a hipercalcemia em cavalos com IRC não é o resultado de altas concentrações de PTH (hiperparatireoidismo), mas uma consequência da ingestão e retenção de cálcio. As concentrações séricas de PTH em cavalos com IRC e hipercalcemia geralmente estão na faixa normal.[145,202] Como a absorção intestinal de cálcio é alta e mal regulada nos equinos, a função renal normal é crucial para eliminar o excesso de cálcio. Qualquer redução na filtração glomerular causada por lesão renal crônica prejudica a excreção, levando ao desenvolvimento de hipercalcemia.

Hiperparatireoidismo secundário nutricional

O hiperparatireoidismo secundário nutricional (HPTSN) é o resultado do aumento da secreção de PTH (hiperparatireoidismo) por redução da absorção intestinal de cálcio, e não um distúrbio hipercalcêmico em si. De qualquer maneira, pode ser classificado como um distúrbio hipocalcêmico porque, diferentemente de outras formas de hiperparatireoidismo, a hipercalcemia não é uma característica do HPTSN. Distúrbios semelhantes ao HPTSN foram relatados na literatura revista por pares no século XIX;[198,203] no entanto, existem relatos, desde o século IV, de uma doença descrita por Vegetius como osteomalacia animal[198] que pode ser assumida como HPTSN.

Cavalos que receberam uma dieta pobre em cálcio ou rica em fósforo ou oxalato podem desenvolver HPTSN. Essa doença, também conhecida como doença do farelo, doença do moleiro, cabeça grande, osteodistrofia fibrosa, osteíte fibrosa e osteoporose equina, pode afetar um ou muitos animais de um plantel. Dietas equinas balanceadas devem apresentar razão cálcio:fósforo maior que 1,5:1 para atender às necessidades diárias. Dietas com razão cálcio: fósforo menor que 1:3 predispõem cavalos a HPTSN.[150,204] Essa doença é incomum nos países desenvolvidos; no entanto, um cavalo jovem ocasionalmente apresenta sinais de HPTSN, inclusive aumento dos ossos da face, ruído respiratório superior e claudicação. A doença é endêmica em algumas regiões da América Latina, América do Norte, África, Ásia, Austrália e Europa.[32,150,205-211] Em cavalos idosos, o aumento ósseo facial é variável, mas, de modo geral, não é tão evidente quanto em animais jovens. No passado, o HPTSN estava associado a dietas ricas em grãos (alto teor de fitato – PO_4); no entanto, devido ao desenvolvimento da nutrição animal, o HPTSN é raramente associado ao consumo excessivo de grãos. Em vez disso, é mais comumente associado à ingestão de plantas com grandes quantidades de oxalato (ácido oxálico) (Tabela 16.6), que se liga ao cálcio da dieta para formar oxalato de cálcio insolúvel (CaC_2O_4), diminuindo, assim, a absorção de cálcio (Figura 16.9).[206-212] Um teor de oxalato de 1% na dieta equina pode reduzir a absorção de cálcio em cerca de 67%.[31] Dietas com mais de 0,5% de oxalato ou uma razão cálcio:oxalato menor que 0,5 são prejudiciais ao balanço de cálcio em cavalos e pôneis.[32] Os ruminantes são mais tolerantes à intoxicação por oxalato do que os animais monogástricos porque as bactérias do rúmen degradam grande parte do oxalato em ácido fórmico e dióxido de carbono.[213] Algumas plantas com quantidades perigosas de oxalato são listadas na Tabela 16.6. Muitas dessas plantas podem conter até 20% de seu peso seco como oxalatos solúveis e insolúveis.[211,212] O oxalato também se liga ao magnésio, mas o complexo resultante (MgC_2O_4) é mais solúvel que CaC_2O_4 e tem maior probabilidade de ser absorvido. Se o teor de cálcio na dieta for baixo, o oxalato solúvel poderá ser absorvido e combinado com cálcio ou magnésio na circulação para formar cristais que precipitam nos rins, causando insuficiência renal. No entanto, este não é um problema tão observado em equinos quanto em outras espécies.

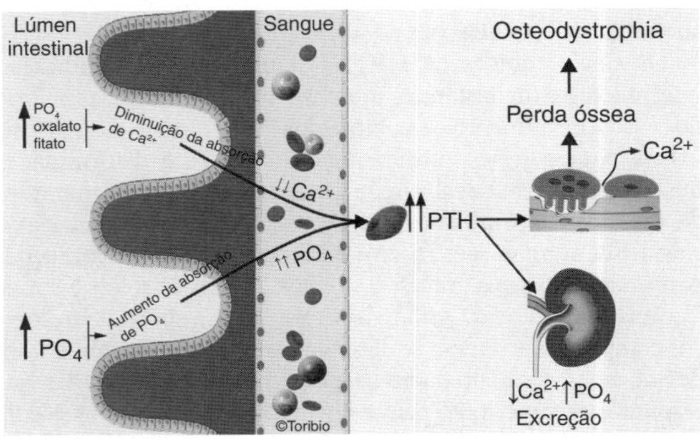

Figura 16.9 Patogênese do hiperparatireoidismo secundário nutricional. A ingestão de dietas ricas em fitatos, fosfatos (PO_4) ou oxalatos que interferem na absorção de cálcio (Ca^{2+}) estimula a glândula paratireoide a liberar quantidades excessivas de paratormônio (PTH). Nos rins, o PTH promove a reabsorção de Ca^{2+} e a excreção de PO_4 e, nos ossos, o PTH aumenta a reabsorção óssea osteoclástica, levando à perda óssea que será reposta por tecido fibroso não mineralizado. Isso é responsável pelos sinais condizentes com o hiperparatireoidismo nutricional secundário (Figuras 16.10 e 16.11). (Cortesia do dr. R. E. Toribio, The Ohio State University.)

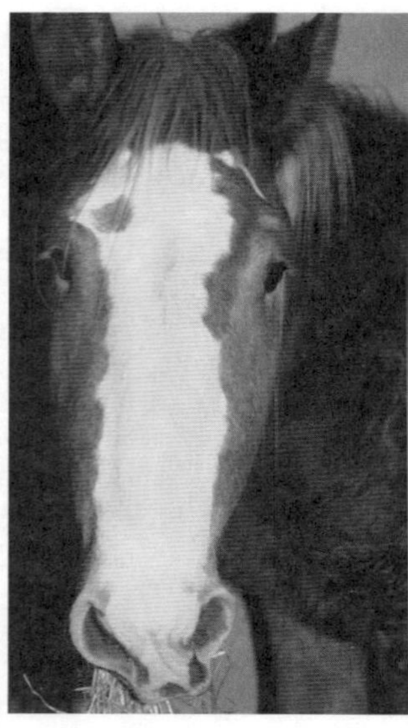
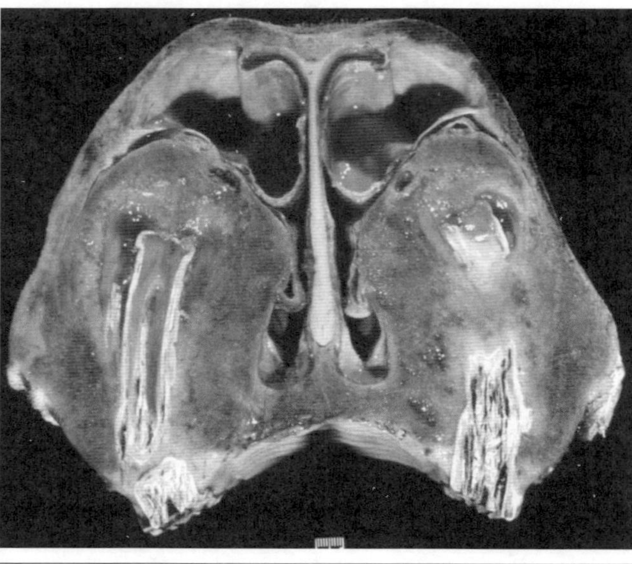

Figura 16.10 Potro belga de 1 ano de idade atendido no Centro Médico Veterinário da The Ohio State University com sinais clínicos condizentes com hiperparatireoidismo nutricional secundário, inclusive aumento de volume dos ossos faciais e ruído respiratório superior. O animal havia sido alimentado com quantidades excessivas de grãos. Estreitamento das passagens nasais, perda de massa óssea e acúmulo excessivo de matriz óssea não mineralizada (osteodistrofia fibrosa) eram evidentes. (Cortesia do dr. R. E. Toribio, The Ohio State University.)

O excesso de fósforo na dieta reduz a absorção de cálcio, causando hipocalcemia, hiperfosfatemia e hiperparatireoidismo (ver Figura 16.9).[198] A hiperfosfatemia estimula a secreção de PTH, mas inibe a síntese renal de $1,25(OH)_2D$. Uma vez que $1,25(OH)_2D$ é um supressor da função das células da paratireoide, baixas concentrações de $1,25(OH)_2D$ contribuem ainda mais para a hiperplasia das células da paratireoide e a secreção de PTH. Como já mencionado, o PTH aumenta a atividade osteoclástica, a reabsorção óssea e a perda óssea.[214] A perda óssea facial e o acúmulo excessivo de matriz óssea não mineralizada (osteodistrofia fibrosa) provocam aumento da face (cabeça grande) (Figura 16.10). Por se tratar de uma doença lentamente progressiva, os mecanismos homeostáticos que regulam as concentrações extracelulares de Ca^{2+} (PTH, vitamina D, calcitonina) podem ser eficazes para manter os níveis de Ca^{2+} próximos ou dentro da faixa normal. Assim, esses animais raramente apresentam concentrações de cálcio anormais.

Os sinais clínicos de HPTSN podem incluir claudicação intermitente e inconstante e marcha rígida.[211,215,216] Na maioria dos casos, há aumento de volume dos ossos da face. Os animais jovens podem desenvolver aumento de fises e deformidades nos membros.[204] A reabsorção óssea ao redor da lâmina dura de molares e pré-molares pode causar problemas mastigatórios. Esses animais são fracos e podem estar em más condições corporais. Em casos graves, os dentes podem se soltar e sofrer fraturas espontâneas. Anomalias vertebrais e sinais neurológicos compressivos podem se desenvolver.[211] Pode ocorrer epífora devido à obstrução do ducto nasolacrimal. A obstrução das vias respiratórias superiores pela deformação das passagens e cornetos nasais pode prejudicar o fluxo aéreo, causando estridor e dispneia.[205,211,217] Alguns animais podem apresentar sinais de hipocalcemia aguda como consequência do alto teor de oxalato na dieta combinado a uma dieta com pouco cálcio.[211] Além disso, a absorção do oxalato solúvel pode quelar o cálcio (e, em menor grau, o magnésio) na circulação, levando à hipocalcemia.

Os diagnósticos diferenciais relacionados à perda óssea excessiva são HPTSN, HPTP, HHM e síndrome da fragilidade óssea (osteoporose associada à sílica). No entanto, existem características clínicas, laboratoriais e epidemiológicas únicas típicas dessas doenças. O HPTP e a HHM afetam indivíduos isolados e são caracterizados por hipercalcemia e hipofosfatemia, com aumento de PTH, mas baixa concentração de PTHrP (ou seja, HPTP) ou PTHrP aumentada e PTH baixo (ou seja, HHM). A condição corpórea tende a ser melhor no HPTSN e no HPTP do que na HHM e na síndrome da fragilidade óssea.

Os achados laboratoriais típicos durante a doença ativa são hipocalcemia branda e hiperfosfatemia, embora esses valores possam estar dentro da faixa normal.[218,219] Dependendo da causa incitante, as concentrações séricas de fósforo podem estar altas (alto teor de fosfato na dieta), baixas ou dentro dos limites normais (intoxicação por oxalato). As concentrações séricas de PTH podem estar aumentadas.[209,215] A excreção urinária de cálcio é baixa (normal, de 3 a 10%) e de fósforo é alta (normal, menor que 0,5%).[209] O cálculo da excreção fracionada urinária de fósforo pode auxiliar a avaliação da ingestão de fósforo e a atividade do PTH. A fosfatúria é uma consequência da hiperfosfatemia quando o teor de fosfato na dieta é alto, mas também reflete as ações fosfatúricas do PTH. No caso da intoxicação por oxalato, a fosfatúria é mediada principalmente por altas concentrações de PTH. A atividade da fosfatase alcalina sérica pode estar aumentada. É provável que os marcadores de reabsorção óssea estejam aumentados, mas não foram investigados em cavalos com essa doença.

Os achados radiológicos incluem diminuição da densidade óssea;[215,219] no entanto, a massa óssea deve ser reduzida em 30% antes que possa ser detectada radiograficamente.[219,220] A reabsorção das cavidades alveolares dentárias pode ser observada antes que outras alterações radiográficas sejam evidentes. Radiotransparência, osteólise difusa e osteopenia podem ser detectadas em ossos longos, vértebras e costelas no início do processo e podem progredir para um padrão osteoporótico irregular devido à reabsorção óssea excessiva, em especial na intoxicação crônica por oxalato (Figura 16.11). Recomenda-se a realização de radiografias com configurações semelhantes de animais saudáveis com a mesma idade para fins de comparação. Isso também auxilia o acompanhamento radiográfico da resposta à terapia.

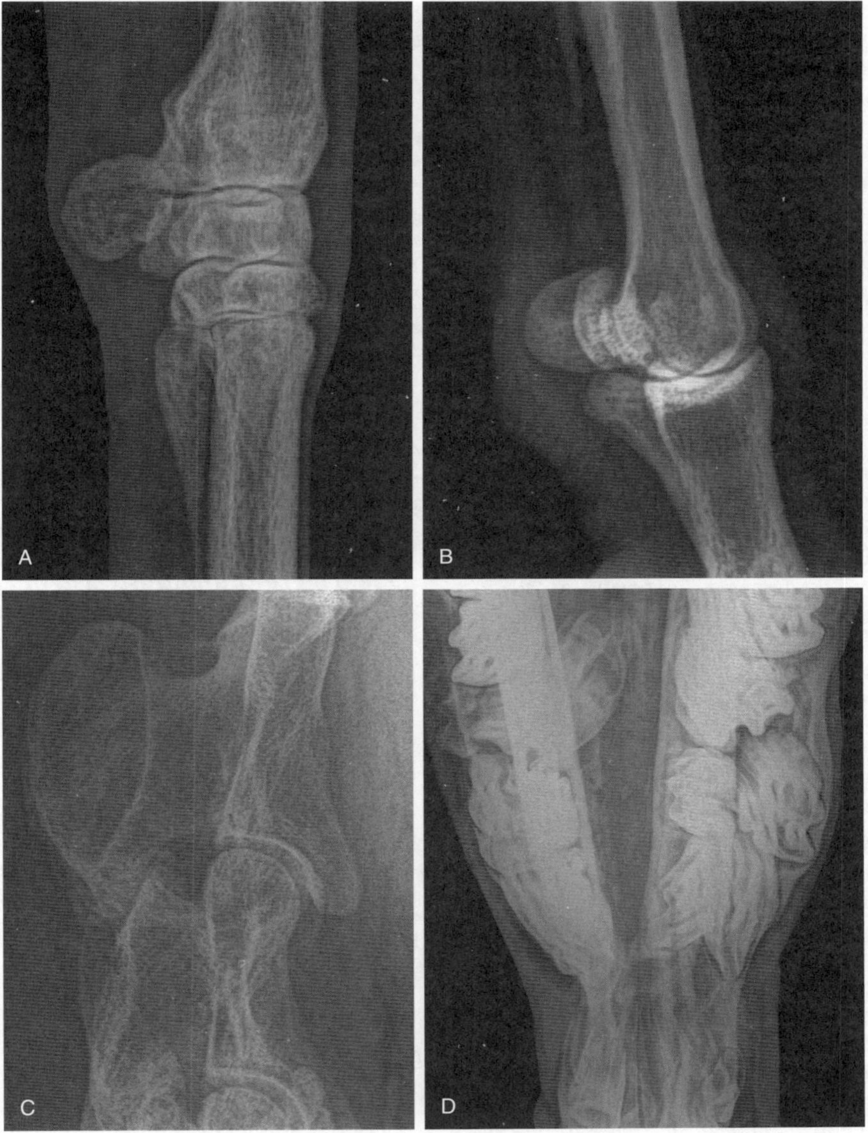

Figura 16.11 Radiografias de cavalos em Miniatura adultos com hiperparatireoidismo nutricional secundário associado à intoxicação por oxalato por ingestão crônica de erva-canária (*Oxalis pes-caprae*). As projeções em perfil do carpo (A) e do boleto (B) mostram perda óssea difusa e excessiva e osteólise, redução de densidade (osteopenia), radiotransparência generalizada (evidente nos ossos acessórios do carpo e sesamoides) e adelgaçamento do osso cortical. Um padrão semelhante é observado nas vértebras cervicais (C). A projeção dorsoventral do crânio revela redução da densidade óssea, deslocamento dentário e perda da lâmina dura (D). (Cortesia do dr. E. W. Herbert, Adelaide Plains Equine Clinic, Gawler, Austrália.)

Os achados patológicos são aumento ósseo facial, em particular da maxila e da mandíbula, fraqueza óssea, redução da espessura cortical, fraturas e deformidades no esqueleto apendicular e axial.[198,211] Os rins são geralmente normais, mas podem apresentar mineralização. Histologicamente, o osso cortical e trabecular é poroso e fino e há espessamento fibroso periósteo e remodelamento ósseo ativo com aumento do número de osteoclastos.[211] Há hipertrofia da glândula paratireoide com hiperplasia das células principais, condizente com hipocalcemia crônica ou hiperfosfatemia.[198,211]

A suplementação dietética com carbonato de cálcio (calcário; $CaCO_3$) ou fosfato bicálcico (fosfato de cálcio dibásico; $CaHPO_4$) provocou melhora clínica.[150] Um animal acometido pode precisar de um total de 100 a 300 g/dia e a dieta deve apresentar razão Ca:P de 3 a 4:1. O calcário pode diminuir a palatabilidade do alimento e a adição de melaço pode melhorar o sabor. Plantas ricas em oxalato com alto teor de cálcio (p. ex., leguminosas) são consideradas seguras para equídeos.[213,221] A adição de feno de alfafa e a redução na ingestão de grãos podem ser benéficas. Recomenda-se o confinamento de cavalos gravemente afetados. O uso de anti-inflamatórios não esteroidais (AINEs) pode ser indicado em cavalos e pôneis com dor intensa. A suplementação com vitamina D foi proposta. Cavalos jovens podem precisar de até 12 meses para recuperação completa. Nos animais que consomem alimentos com alto teor de oxalato, mais 20 mg de cálcio/kg e 10 mg de fósforo/kg de peso corporal por dia podem ser necessários.[32]

O prognóstico do HPTSN varia dependendo da idade, duração, gravidade dos sinais clínicos, causa incitante (ingestão de fósforo × oxalato) e resposta ao tratamento. Os animais jovens têm um prognóstico razoável a bom se tratados precocemente. Os animais com sinais clínicos brandos têm bom prognóstico, enquanto aqueles com deformação facial grave, perda dentária, complicações ortopédicas e sinais neurológicos têm prognóstico ruim. Os sinais tendem a ser mais graves com a intoxicação por oxalato.

Hipervitaminose D

A ingestão ou administração de ergocalciferol (vitamina D_2) ou colecalciferol (vitamina D_3) altera a homeostase do cálcio e fósforo em animais domésticos.[151,222-229] A intoxicação pelas duas formas de vitamina D foi relatada em equinos.[151,223,229] A ingestão de plantas com compostos semelhantes à 1,25$(OH)_2$D causa sinais clínicos de intoxicação por vitamina D.[224,226-228,230] *Solanum glaucophyllum (S. malacoxylon)* está associado a uma doença conhecida como "enteque seco" na Argentina e "espichamento" no Brasil.[222,228,230] No Havaí, a ingestão de *S. sodomaeum* e *S. torvum* causa hipercalcemia.[230] *Nierembergia* spp. também foram associadas à hipervitaminose D no Brasil e no Uruguai.[230] O jasmim (*Cestrum diurnum*), um arbusto de ampla distribuição no sul dos EUA (da Flórida à Califórnia), Jamaica e Cuba, pode causar hipervitaminose D.[224,230] Na Europa, *Trisetum flavescens* tem sido associado à calcinose enzoótica em ruminantes e equinos.[230-233] A hiperfosfatemia é o primeiro e mais importante achado laboratorial em cavalos com intoxicação por vitamina D.[223] As concentrações séricas de cálcio podem ser normais ou elevadas.[151,223,227,229] Como a vitamina D é um regulador negativo da proliferação de células da paratireoide, atrofia das células da paratireoide e baixas concentrações de PTH podem ser observadas.[225]

Os sinais clínicos são anorexia, perda de peso, poliúria, polidipsia, claudicação e relutância de movimentação.[223,229,233] A morte aguda por mineralização cardiovascular grave foi relatada.[151] A deposição de minerais nos rins pode preceder a mineralização em outros sítios e causar insuficiência renal, uremia, hipostenúria, poliúria e polidipsia.[151] A claudicação provavelmente se deve à calcificação de ligamentos e tendões. Radiograficamente, esses cavalos apresentam aumento da densidade óssea, diminuição do lúmen da cavidade medular e aumento da calcificação dos tecidos moles.

O prognóstico de cavalos com hipervitaminose D é ruim. O tratamento pode incluir a redução da ingestão de cálcio na dieta. O uso de ligantes de cálcio, como o fitato de sódio, que é encontrado em altos níveis em muitos cereais, foi proposto.[229] Os glicocorticoides são usados em seres humanos com hipervitaminose D por seu suposto efeito de inibição da absorção intestinal de cálcio mediada pela vitamina D. A administração de dexametasona a potros de pôneis diminuiu a absorção intestinal de cálcio, reduziu a reabsorção óssea e aumentou a excreção urinária de cálcio.[34,35] A dexametasona foi administrada a cavalos com hipervitaminose D com resultados inconclusivos.[229]

O exame *post mortem* pode revelar mineralização dos tecidos moles. A mineralização cardiovascular extensa do endotélio da aorta e dos vasos pulmonares, bem como do endocárdio do átrio e dos ventrículos, é frequente. Placas mineralizadas podem ser observadas no endotélio e no endocárdio. A mineralização pode ocorrer nos rins, fígado, linfonodos, pulmões, ligamentos e tendões. A osteopetrose das epífises e metáfises pode estar presente. A atrofia das células principais da paratireoide pode ser grave.[225]

Hipercalcemia da malignidade

A HHM é uma doença paraneoplásica em que os tumores secretam PTHrP (pseudo-hiperparatireoidismo), levando à hipercalcemia. Em equinos, a HHM foi associada a carcinomas de células escamosas gástricas, vulvares e prepuciais, carcinoma adrenocortical, linfossarcoma, mieloma múltiplo e ameloblastoma.[132-136,234,235] Esses animais apresentam hipercalcemia, hipofosfatemia, concentrações de PTH baixas a normais, redução da excreção urinária de cálcio, aumento da excreção urinária de PO_4 e, com o tempo, redução da densidade óssea. A maioria dos sinais clínicos é decorrente do problema principal e não da hipercalcemia. A hipercalcemia grave pode reduzir a motilidade gastrintestinal, induzir diurese e alterar a função neurológica.

Hipercalcemia e asfixia neonatais

Observações clínicas indicam que vários potros neonatos com doença grave desenvolvem hipercalcemia não associada a insuficiência renal ou secreção excessiva de PTH. Esses potros geralmente estão em decúbito, apresentam hipotensão grave e morrem por asfixia. Entre os fatores a serem considerados na patogênese dessa doença, estão as altas concentrações de PTHrP e 1,25$(OH)_2$D; no entanto, mais pesquisas são necessárias.

Doença granulomatosa sistêmica idiopática

Parece ser um distúrbio imunomediado (equivalente à sarcoidose humana) documentado em cavalos e pôneis em que lesões cutâneas crostosas e exsudativas se desenvolvem em diferentes sítios, bem como ao longo das bandas coronárias e junções mucocutâneas.[236-238] Equinos, bovinos e humanos com doença granulomatosa sistêmica apresentam inflamação granulomatosa e linfoplasmocítica perivascular em vários órgãos, inclusive pulmões, fígado, trato gastrintestinal, rins e pele.[236,239,240] Alguns animais podem desenvolver hipercalcemia.[236,239,240] Supõe-se que a produção excessiva de vitamina D ou PTHrP pelas células granulomatosas é responsável pela hipercalcemia nesses animais.[1] O aumento da expressão de PTHrP em células mononucleares foi documentado em pelo menos um caso da doença, em um pônei.[236] Em equinos, as lesões podem se distribuir de forma semelhante à observada na doença epiteliotrópica eosinofílica multissistêmica. Nos bovinos, a intoxicação por ervilhaca peluda (*Vicia villosa*) tem sido associada à infiltração de muitos órgãos e pele por monócitos, linfócitos, eosinófilos e células multinucleadas.[241] Esses animais apresentam dermatite, prurido, diarreia e perda de peso.[241] Um distúrbio semelhante foi observado em cavalos que pastam ervilhaca peluda[237,238] e apresentavam dermatite crostosa, alopecia, conjuntivite, linfadenopatia, edema ventral, diarreia e perda de peso.[236-238]

Calcinose

A calcificação de tecidos moles (fígado, coração, rim, pulmões, vasos, músculos), hiperfosfatemia, elevação do produto cálcio × fósforo e evidência de calcifilaxia foram relatados em diversos cavalos com várias patologias.[242] A calcinose foi definida como a mineralização ou deposição de cálcio em tecidos moles. Esse distúrbio é diferente da calcinose enzoótica por ingestão de plantas com atividade semelhante à vitamina D. A calcifilaxia é uma forma de calcificação extraesquelética (como a calcinose), mas se refere mais especificamente à calcificação e necrose das estruturas vasculares, o que causa danos em órgãos. Nos seres humanos, a calcifilaxia é associada principalmente à doença renal crônica avançada. Os mecanismos subjacentes ao desenvolvimento de calcinose e hiperfosfatemia em equinos não foram esclarecidos. No entanto, a precipitação de fosfato de cálcio por um alto produto de cálcio × fósforo pode ser vista simplesmente como consequência.

Síndrome da fragilidade óssea equina (osteoporose, silicose)

Em equinos, a síndrome da fragilidade óssea (SFO) ou osteoporose associada à sílica (OAS) é um distúrbio progressivo e crônico caracterizado por intolerância ao exercício, aumento dos esforços respiratórios, deformação esquelética, claudicação, rigidez e fraturas.[243,244] Lordose, curvatura dos ossos apendiculares (principalmente da escápula) e sinais neurológicos decorrentes da deformação vertebral e compressão da medula espinal também são observados.[243,244] A doença ocorre em cavalos de qualquer idade, com medianas de 9 e 14 anos (4 a 25 anos).[243,245] A doença foi documentada em animais a partir dos 6 meses de idade.[244]

A patogênese dessa doença não foi esclarecida, mas há uma forte associação à silicose pulmonar (uma forma de pneumoconiose). Radiograficamente, o esqueleto apresenta osteopenia e, no trato respiratório, o padrão condiz com a silicose. O exame citológico das células broncoalveolares revela a presença de cristais de sílica. Histologicamente, há ativação osteoclástica excessiva e reabsorção óssea. No trato respiratório, há formação de granuloma pulmonar, fibrose e linfadenite.[246] Cristais intracelulares em macrófagos pulmonares e linfoides e calcificação distrófica são achados comuns em cavalos com OAS.[246] Esses cristais foram identificados como polimorfos citotóxicos de dióxido de sílica.[246] É interessante observar que altas concentrações de uma forma citotóxica e fibrogênica de silicato (cristobalita) são encontradas em regiões da Califórnia, EUA, onde a doença é mais comum (solo de xisto de Monterey).[243,244,246,247]

Os mecanismos precisos que levam à perda óssea excessiva nesses animais, em que as primeiras manifestações tendem a ser sinais respiratórios, ainda precisam ser elucidados. Foi proposto que citocinas inflamatórias conhecidas por serem produzidas em excesso na silicose pulmonar humana (IL-1, IL-6, TNF-α), bem como a liberação de RANKL, podem ativar a osteoclastogênese.[246] O papel do sistema homeostático de cálcio e fósforo no desenvolvimento de SFO ainda precisa ser determinado. Alguns cavalos podem apresentar altas concentrações de PTH, mas esse achado é inconsistente.[246]

Parte da distribuição multifocal e lítica óssea da SFO se assemelha à doença óssea de Paget em seres humanos, caracterizada por fraturas patológicas, deformação esquelética, atividade osteoclástica em excesso e aumento da espessura cortical. No entanto, a SFO é progressiva e afeta cavalos de qualquer idade, enquanto a doença de Paget, uma vez desenvolvida, é mais estática e acomete principalmente os idosos.

Embora certos achados sejam compartilhados com o hiperparatireoidismo secundário (claudicação, lordose, fraturas, PTH alto), outros são diferentes. A associação à doença respiratória, morfologia normal do crânio, aumento da espessura óssea cortical e ausência de hiperplasia da paratireoide, por exemplo, condizem com a SFO. Ainda não foi documentado se um mecanismo semelhante à osteopatia pulmonar hipertrófica (doença de Marie) contribui para as alterações esqueléticas observadas nessa doença. No final, as evidências indicam que esse é um distúrbio secundário à silicose pulmonar, e não uma doença óssea primária. Isso também é indicado pela ausência de níveis mensuráveis de silício no tecido ósseo dos cavalos acometidos.[246]

O diagnóstico de SFO é baseado na anamnese, achados clínicos, geografia e técnicas de diagnóstico por imagem (ultrassonografia, radiografia e cintilografia). A cintilografia continua a ser a melhor modalidade de diagnóstico, embora a ultrassonografia escapular possa ser diagnóstica em animais com doença grave.[245] A bioquímica sérica e os marcadores do remodelamento ósseo não parecem ter valor diagnóstico.[245]

O manejo desses cavalos depende dos sinais clínicos predominantes e prevenção. Os anti-inflamatórios não esteroidais (p. ex., fenilbutazona) devem ser considerados em animais com dor ortopédica, lembrando que a deambulação excessiva pode aumentar o risco de fraturas. O uso de glicocorticoides deve ser bem justificado, talvez em doenças pulmonares, pois também favorece a perda óssea. Essa é uma das poucas doenças equinas em que os bisfosfonatos podem ser indicados. Os dados de um estudo mostraram benefícios na maioria dos cavalos com SFO 6 meses após a administração de zoledronato.[248] No entanto, esse estudo não teve um grupo controle para permitir uma avaliação objetiva dos resultados. A redução da atividade física e a manipulação da dieta são indicadas.

A osteopatia pulmonar hipertrófica, ou doença de Marie, foi descrita em humanos e animais domésticos e associada a lesões intratorácicas que ocupam espaço (neoplasia, abscessos, pneumonia crônica) e, com menor frequência, massas abdominais, e provoca proliferação perióstea e mineralização dos ossos apendiculares. O envolvimento do sistema endócrino regulador do cálcio não foi demonstrado na patogênese dessa doença. No entanto, deve ser considerado um diagnóstico diferencial nas síndromes endócrinas, metabólicas e paraneoplásicas de equinos com alteração de massa e estrutura ósseas.

Tratamento da hipercalcemia

A hipercalcemia raramente é uma emergência equina; no entanto, seu diagnóstico diferencial é importante para o tratamento. A hipercalcemia branda a moderada geralmente não é associada a risco de morte e o tratamento deve ser direcionado à causa primária (hiperparatireoidismo primário, insuficiência renal crônica). A hipervitaminose D pode ser fatal em caso de mineralização de órgãos vitais. A remoção cirúrgica de tumores epiteliais pode ser um tratamento bem-sucedido em alguns pacientes. Os casos de hipercalcemia grave com necessidade de tratamento devem receber soro fisiológico e diuréticos de alça. A furosemida é o diurético de escolha, pois inibe o cotransportador $Na^+/K^+/2\ Cl^-$ no néfron distal, aumentando a excreção urinária de cálcio. Os diuréticos tiazídicos são contraindicados porque estimulam a reabsorção do cálcio. A administração de glicocorticoides deve ser considerada.

DISTÚRBIOS DE FÓSFORO EM EQUINOS

Os distúrbios da homeostase do fósforo podem ser agudos ou crônicos, levando ao desenvolvimento de hipofosfatemia ou hiperfosfatemia. Nos equídeos com doença grave, a hipofosfatemia é mais frequente e, nos potros, a hiperfosfatemia é mais comum.[3] As doenças genéticas que levam à hipofosfatemia ou hiperfosfatemia ainda não foram documentadas em cavalos.

Hipofosfatemia

A hipofosfatemia se desenvolve a partir de três mecanismos: (1) diminuição da absorção intestinal de PO_4, (2) aumento da excreção urinária de PO_4 e (3) deslocamento intracelular de PO_4 (redistribuição). A hipofosfatemia aguda pode refletir a redistribuição de PO_4 entre os compartimentos intracelulares e extracelulares e não necessariamente implicar uma depleção corpórea total de PO_4. No entanto, em cavalos doentes há muitos dias, deve-se supor a presença de depleção de PO_4. Com base na experiência clínica, a hipofosfatemia é mais frequente em cavalos em Miniatura, pôneis e burros do que em cavalos e é geralmente associada à hiperlipemia e nutrição parenteral.

Absorção

A absorção intestinal de PO_4 é diminuída por patologias gastrintestinais (diarreia, doença inflamatória intestinal, enterite), hipovitaminose D, dietas deficientes em PO_4 e substâncias interferentes. A hipovitaminose D pode provocar hipofosfatemia por várias razões. A vitamina D promove a absorção intestinal e a reabsorção renal de cálcio e PO_4. Uma redução de $1,25(OH)_2D$ leva à hipocalcemia, o que aumenta a secreção de PTH e, depois, aumenta a excreção urinária de PO_4. Além disso, baixas concentrações de $1,25(OH)_2D$ exacerbam a secreção de PTH, pois $1,25(OH)_2D$ é um regulador negativo da função das células principais da paratireoide e da secreção de PTH.

Excreção

A excreção urinária de PO_4 é aumentada por hiperparatireoidismo, hipovitaminose D, tumores, insuficiência renal e medicamentos (aminoglicosídeos, diuréticos). O hiperparatireoidismo (primário e secundário) foi já discutido. A hipofosfatemia do câncer é principalmente causada pelo aumento da excreção urinária de PO_4. A hipofosfatemia induzida por câncer ocorre por dois mecanismos: (1) fosfatúria por altas concentrações de PTHrP (PTHrP ativa os receptores de PTH em associação à HHM) e (2) fosfatúria mediada por fosfatonina.[1] Há poucos dados sobre a hipofosfatemia mediada por fosfatonina em animais domésticos.

A hiperfosfatemia e a hipocalcemia são as características da insuficiência renal aguda em equinos; a insuficiência renal crônica é caracterizada por hipercalcemia e hipofosfatemia.[1] Os diuréticos aumentam a excreção urinária de PO_4, e aqueles que atuam nos túbulos proximais (inibidores da anidrase carbônica) têm os efeitos mais fosfatúricos, pois esse é o principal sítio de reabsorção de PO_4.[249,250] O diabetes insípido neurogênico e nefrogênico também pode estar associado a hipofosfatemia por perda renal. Em outras espécies, a acidose tubular distal renal, a acidose metabólica e a síndrome de Fanconi podem provocar hipofosfatemia por diminuição da reabsorção renal de PO_4.[249,251]

Redistribuição

A redistribuição de fosfato é a principal causa de hipofosfatemia em pacientes humanos com doenças graves.[252-254] É provável que a redistribuição seja importante no desenvolvimento de hipofosfatemia em cavalos, pôneis e potros com doenças graves. As causas da redistribuição são desvio de PO_4 mediado por insulina, aumento das concentrações de catecolaminas e alcalose respiratória.[252-254] Sepse, dietas ricas em carboidratos, hiperglicemia, administração de insulina, inanição, síndrome de realimentação, hiperlipemia e nutrição parenteral (hiperglicemia, hiperinsulinemia) diminuem a concentração sérica de PO_4 por desvio intracelular de PO_4 mediado por insulina e aumento da glicólise. A hipofosfatemia associada a esses distúrbios está bem documentada em humanos e pequenos animais com doença grave.[249] A experiência clínica indica que a hipofosfatemia está associada a doenças semelhantes em pacientes equinos com doenças graves. As catecolaminas, como a insulina, estimulam a atividade da ATPase Na^+/K^+ e os requerimentos de PO_4. Na alcalose respiratória, o pH aumenta à medida que a concentração sanguínea e intracelular de CO_2 diminuem. A alcalose estimula a atividade da fosfofrutoquinase (glicólise), e há maior requerimento de PO_4 para síntese de ATP. Assim, o PO_4 do compartimento extracelular se move para o interior da célula, levando à hipofosfatemia. A hiperventilação (alcalose respiratória) é considerada a principal causa de hipofosfatemia em unidades de terapia intensiva (UTIs) humanas.[254,255] Embora o diabetes melito seja raro em cavalos, foi associado à hipofosfatemia em outras espécies.[249] Indivíduos diabéticos desenvolvem hipofosfatemia decorrente das menores concentrações de insulina (diabetes de tipo 1), resistência à insulina (diabetes de tipo 2) e poliúria que levam ao desperdício de PO_4. A administração de insulina pode induzir ou piorar a hipofosfatemia, um fator a ser considerado no tratamento de pacientes equinos com desregulação energética. Isso é geralmente observado em pôneis ou cavalos em Miniatura com hiperlipemia. A cetoacidose não é uma consideração comum na clínica equina.

Em cavalos com histórico de desnutrição, o monitoramento rigoroso das concentrações séricas de PO_4 é altamente indicado ao aumentar a ingestão calórica devido ao risco de síndrome de realimentação.[256] A mudança de um estado catabólico para um estado anabólico aumenta as necessidades intracelulares de PO_4. A secreção de insulina contribui para a redistribuição intracelular de PO_4 durante a síndrome de realimentação.

A hipofosfatemia pode ser espúria, por erro laboratorial ou manuseio inadequado das amostras (armazenamento prolongado à temperatura ambiente). Altas doses de manitol podem causar pseudo-hipofosfatemia.[257]

Sinais clínicos de hipofosfatemia

Os sinais clínicos da hipofosfatemia aguda são uma consequência da disfunção da musculatura esquelética e lisa e do sistema nervoso, enquanto os sinais da hipofosfatemia crônica são associados principalmente ao comportamento e ao esqueleto. A hipofosfatemia pode ser classificada em grave (menos de 1 mg/dℓ; 0,32 mmol/ℓ), moderada (1 a 2 mg/dℓ; 0,32 a 0,65 mmol/ℓ) e branda (2,1 a 2,5 mg/dℓ; 0,66 a 0,8 mmol/ℓ).

Em equinos, os sinais clínicos de hipofosfatemia geralmente passam despercebidos e, quando presentes, a concentração sérica de PO_4 é inferior a 1 mg/dℓ. Esses sinais estão relacionados às funções reguladoras do PO_4 no metabolismo energético, estabilidade da membrana celular e transporte de íons.[1] Entre eles, estão fraqueza muscular, fasciculações, disritmias, excitabilidade neuromuscular, íleo e fragilidade e lise da membrana celular (hemólise, rabdomiólise) devida a problemas do uso de glicose, diminuição da síntese de ATP e alteração do potencial da membrana celular.[249,254,258] Os sinais associados à hipofosfatemia branda ou moderada são difíceis de documentar. A hipofosfatemia pode provocar hipoxia tecidual pela menor quantidade de 2,3-bifosfoglicerato (2,3-BPG; ou 2,3-difosfoglicerato [2,3-DPG]) nas hemácias, o que desloca a curva de dissociação da hemoglobina para a esquerda e prejudica a liberação de oxigênio. Em humanos, ruminantes e cães, a hipofosfatemia foi associada a fraqueza muscular, rabdomiólise, disfunção miocárdica, disritmias, hemólise, convulsões e mielinólise pontina.[249,252,259] A hipofosfatemia também pode predispor a infecções por redução da fagocitose leucocitária.[254]

A hipofosfatemia crônica é rara em equinos e se manifesta como perda de peso, fraqueza, apetite depravado (pica), redução da densidade óssea, DOD, claudicação e hemólise.[1] O raquitismo por deficiência de PO_4 ou hipovitaminose D é pouco documentado nos equídeos em crescimento.

Achados laboratoriais

Os achados laboratoriais associados à hipofosfatemia podem incluir hiperglicemia, hiperinsulinemia, hipopotassemia e hipomagnesemia. A hemólise foi relatada em pequenos animais, ruminantes e humanos.[254,259,260-262] A atividade das enzimas musculares pode aumentar.

Tratamento da hipofosfatemia

Há pouquíssimas informações sobre o tratamento da hipofosfatemia em cavalos.[263] Os suplementos com fosfato estão listados na Tabela 16.3. Os equídeos com doenças graves raramente recebem tratamento específico para a hipofosfatemia, mas, considerando a miríade de processos que dependem de PO_4 como um íon regulador, isso deve ser considerado. A hipopotassemia e a hipomagnesemia são anomalias frequentes em cavalos, pôneis, burros e potros com hipofosfatemia, e as concentrações séricas desses íons devem ser avaliadas como parte do manejo terapêutico da hipofosfatemia.

A maioria do PO_4 no corpo (semelhante ao K^+ e ao Mg^{2+}) é intracelular, e os cálculos de déficit com base nas concentrações séricas não refletem o *status* corporal total do PO_4. O déficit de PO_4 pode ser calculado a partir de fórmulas eletrolíticas comuns e, caso presente, sua quantidade deve ser superestimada, principalmente durante hipofosfatemia prolongada, porque é provável que haja depleção celular. Em seres humanos, a hipofosfatemia por alcalose respiratória não requer suplementação de PO_4.[255]

Os produtos injetáveis e orais formulados para outras espécies para tratamento da hipofosfatemia (Tabelas 16.10 e 16.11) podem ser usados em equinos. O fosfato de potássio é uma boa opção parenteral para hipofosfatemia aguda, principalmente quando também há hipopotassemia; no entanto, o fosfato de sódio é igualmente comercializado e é uma boa alternativa. Cavalos e potros doentes também podem receber suplementação por intubação nasogástrica com sais de potássio ou fosfato de sódio de grau químico. Os produtos formulados para bovinos que contêm Ca^{2+}, Mg^{2+} e K^+ devem ser contemplados. Enemas de fosfato de sódio com fosfato de sódio monobásico e dibásico podem ser administrados por intubação nasogástrica. Há relatos informais de seu uso IV sem complicações, mas isso só deve ser considerado na ausência de outros produtos parenterais. É importante verificar o teor de fosfato, que é variável.

A taxa de administração de fosfato é determinada pela duração e gravidade da hipofosfatemia (déficit, depleção) e pela presença de sinais clínicos. O fosfato pode ser reposto em um curto período (horas) em animais com sinais clínicos. Há pouquíssimos dados sobre as taxas entéricas ou parenterais de suplementação de PO_4 em cavalos. Taxas de 0,01 a 0,06 mmol/kg/h são consideradas seguras em pequenos animais.[249] Em seres humanos, taxas de 0,08 a 0,16 mmol/kg/h são recomendadas.[254] No entanto, doses mais altas (0,2 a 0,6 mmol/kg/h) são indicadas para pacientes com hipofosfatemia grave.[252,264,265] Bovinos em decúbito com hipofosfatemia grave podem ser tratados com solução oral de 200 g de fosfato de sódio ou com 23 g de fosfato de sódio IV em solução salina.[266] Há evidências de que a correção rápida da hipofosfatemia pode ser benéfica em seres humanos com doença grave.[267]

Durante a terapia de reposição rápida de PO_4, é importante monitorar as concentrações séricas de cálcio, pois altas doses de PO_4 podem causar hipocalcemia.

Tabela 16.10 Produtos usados para suplementação parenteral de fosfato.

Produto	Composição/mℓ	Fósforo/mℓ	Potássio/mℓ	Sódio/mℓ	Apresentação	Fabricante
Fosfato de potássio[a]	236 mg de K_2HPO_4 224 mg de KH_2PO_4	3 mM ou 93 mg	4,4 mM ou 170 mg	0	5, 15, 50 mℓ	American Reagents, Inc.
Fosfato de sódio[a]	142 mg de Na_2HPO_4 276 mg de NaH_2PO_4	3 mM ou 93 mg	0	4 mM ou 92 mg	5, 15, 50 mℓ	American Reagents, Inc. Hospira, Inc.
Phosphaid[b,c]	200 mg de NaH_2PO_2	2 mM ou 60 mg	0	46 mg	100 mℓ	Vedco, Inc.
Phos-Aid[b,c]	200 mg de NaH_2PO_2	2 mM ou 60 mg	0	46 mg	100 mℓ	Neogen, Inc.
Phos P 200[b,c]	200 mg de NaH_2PO_2	2 mM ou 60 mg	0	46 mg	100 mℓ	Phoenix, Inc.
CMPK[b,d]	5 mg de NaH_2PO_2 16 mg de KCL	1,5 mg	0,4 mM ou 16 mg	1,1 mg	500 mℓ	Vedco, Inc.

[a]Para uso em seres humanos. [b]Aprovado para o gado. Contém ácido fosfônico (ácido hipofósforo [H3PO2]; hipofosfito de sódio [NaH2PO2]). [c]A dose para bovinos adultos varia de 1 ml/25 a 50 kg de peso corporal. [d]Para tratar hipocalcemia e hipomagnesemia no gado. A dose sugerida para bovinos adultos é de 500 ml/360 a 450 kg de peso corporal. Também contém magnésio, cálcio e potássio.
Outras formulações que contêm fósforo incluem Norcalciphos (Zoetis, Inc.) e Cal-Phos (Vedco, Inc.). K_2HPO_4, fosfato de potássio dibásico; KH_2PO_4, fosfato de potássio monobásico; Na_2HPO_4, fosfato de sódio dibásico; NaH_2PO_4, fosfato de sódio monobásico.

Tabela 16.11 Produtos com fosfato usados para suplementação enteral em seres humanos e pequenos animais.[a,b]

Produto	Fósforo/mℓ	Potássio/mℓ	Sódio/mℓ	Apresentação	Fabricante
Neutra-Phos	250 mg (8,1 mM)	278 mg (7,1 mM)	164 mg (7,1 mM)	Por comprimido ou solução de 75 mℓ	Baker Norton
Neutra-Phos-K	250 mg (8,1 mM)	566 mg (14,2 mM)	0	Por comprimido ou solução de 75 mℓ	Baker Norton
K-Phos-Neutral	250 mg (8,1 mM)	45 mg (1,1 mM)	298 mg (13 mM)	Por comprimido	Beach
Fleet Phospho-soda	129 mg (4,15 mM)	0	110 mg (4,8 mM)	Por solução oral de 45 mℓ	Fleet
Fleet Enema[c,d]	43 mg (1,38 mM)	0	37 mg (1,6 mM)	Por 118 mℓ	Fleet
Fleet Enema Extra[c,d]	25 mg (0,8 mM)	0	23 mg (1 mM)	Por 197 mℓ	Fleet

[a]Há outras formulações no mercado. [b]Sais de fosfato de sódio e potássio (grau químico) podem ser usados por meio de intubação nasogástrica em equinos. [c]Os enemas de fosfato contêm fosfato de sódio monobásico (19 g) e dibásico (7 g) na solução de 118 mℓ ou fosfato de sódio monobásico (19 g) e dibásico (7 g) na solução de 197 mℓ. [d]Os enemas de fosfato são frequentemente usados IV em ruminantes para tratamento da hipofosfatemia. Há relatos informais de sua utilização em equinos.

Hiperfosfatemia

A hiperfosfatemia, definida como uma concentração sérica de PO_4 superior a 5 mg/dℓ (1,6 mmol/ℓ) em cavalos (maior que 8,5 mg/dℓ [2,75 mmol/ℓ] em potros), é causada pelo aumento da absorção de PO_4, lesão renal, hipoparatireoidismo, intoxicação por vitamina D, acidose metabólica, lise celular (hemólise, rabdomiólise, necrose tumoral) ou fatores iatrogênicos.[249,1] A acidose láctica e a cetoacidose podem causar hiperfosfatemia por deslocamento do PO_4 para o compartimento extracelular. A acidose metabólica e os altos níveis intracelulares de ATP inibem a fosfofrutoquinase, uma enzima essencial na glicólise e no uso de PO_4. Em potros neonatos, o uso excessivo de enemas à base de fosfato pode causar hiperfosfatemia.

O manuseio inadequado das amostras pode provocar hiperfosfatemia espúria, geralmente associada à hiperpotassemia. Hemólise, hiperbilirrubinemia, hiperlipemia (hipertrigliceridemia) e hiperproteinemia podem causar falsos aumentos nas concentrações de PO_4 (pseudo-hiperfosfatemia).[257] O mieloma múltiplo também pode causar pseudo-hiperfosfatemia devido a imunoglobulinas que interferem na determinação de PO_4.[257,268,269] Essas amostras devem ser submetidas à desproteinização para a medida correta de PO_4.

A hiperfosfatemia aguda pode provocar hipocalcemia devido à interação entre PO_4 e Ca^{2+} (lei das massas) e à diminuição da síntese renal de $1,25(OH)_2D_3$. Em outras espécies, a hiperfosfatemia e um produto sérico de cálcio × PO_4 maior que 70 são fatores de risco para a mineralização de tecidos moles.[249,270] No entanto, não há evidências de que isso se aplique a equinos, à exceção daqueles com intoxicação por vitamina D.[223] A calcificação dos tecidos moles e a hiperfosfatemia foram documentadas em cavalos com várias doenças, inclusive enterocolite, desconforto respiratório e necrose muscular.[243] A causa definitiva da calcinose nesses animais ainda não foi elucidada. A hiperfosfatemia é comum em potros com doenças graves.[2,3] Há relatos de humanos com hiperfosfatemia causada pelo tratamento com bifosfonatos e os exames de sangue devem ser monitorados em cavalos submetidos a tratamentos semelhantes.[271]

Veja a patogênese da hiperfosfatemia crônica na seção sobre hiperparatireoidismo secundário nutricional deste capítulo.

Sinais clínicos de hiperfosfatemia

Os sinais de hiperfosfatemia aguda são os mesmos da hipocalcemia aguda e incluem tetania, hiperexcitabilidade, fasciculação muscular, cólica e disritmias. Os sinais de hiperfosfatemia crônica são os de deficiência de cálcio, inclusive claudicação, patologias ortopédicas, fraturas e osteodistrofia fibrosa (hiperparatireoidismo secundário nutricional).[258] As doenças ortopédicas do desenvolvimento podem atrapalhar o crescimento dos animais. A mineralização de tecidos moles (calcinose) pode estar presente, embora seja rara.

Tratamento da hiperfosfatemia

Com base na patologia primária e na duração, o tratamento para redução da concentração sérica de PO_4 pode não ser necessária. Se a hiperfosfatemia aguda for uma consequência da lise celular aguda (p. ex., rabdomiólise) ou iatrogênica (p. ex., enemas de fosfato), a fluidoterapia e os diuréticos são o tratamento de escolha. Os diuréticos, além de diminuir os efeitos deletérios da nefropatia por pigmentos, também aumentam a excreção de PO_4.

Em humanos e pequenos animais, a insuficiência renal crônica é uma causa comum de hiperfosfatemia, embora isso raramente ocorra em cavalos. A restrição dietética de PO_4 deve ser implementada no tratamento da hiperfosfatemia crônica. A diálise e a administração de ligantes de fosfato são impraticáveis ou muito caros em equinos. Além disso, as doenças associadas à hiperfosfatemia prolongada geralmente têm prognóstico ruim. Em cavalos com hiperfosfatemia crônica causada pela intoxicação por vitamina D, é improvável que a administração de glicocorticoides seja benéfica. O carbonato de cálcio é um aglutinante barato de fosfato que também fornece suplementação de cálcio. O acetato de cálcio é uma alternativa. Em seres humanos e pequenos animais, os polímeros de ligação ao fosfato (p. ex., sevelamer) são a maneira mais eficaz de tratar a hiperfosfatemia crônica.

Magnésio e doenças relacionadas

Ramiro E. Toribio, DVM, MS, PhD, Dipl ACVIM

MAGNÉSIO

O magnésio (Mg) é um macroelemento essencial envolvido em processos fisiológicos, como ativação enzimática, metabolismo intermediário de carboidratos, gorduras e proteínas, metabolismo de ácidos nucleicos, regulação da função da membrana, função nervosa, contração muscular e proliferação celular.[272,273] Mais de 600 reações enzimáticas requerem Mg como cofator ou ativador.[274] O Mg extracelular não está sob controle homeostático hormonal rígido como o cálcio (Ca), e as concentrações plasmáticas dependem da absorção gastrintestinal, excreção renal e troca óssea.[272,273] No entanto, vários fatores hormonais e não hormonais influenciam as concentrações extracelulares de Mg.[272] Como vários processos celulares são altamente dependentes de Mg, suas concentrações intracelulares são fortemente reguladas.[274] Muitos transportadores e canais envolvidos com a homeostase intracelular de Mg foram recentemente identificados, e sua importância é evidente em distúrbios genéticos relacionados a alterações em Ca e Mg.[274] Como o cálcio total e o cálcio ionizado (Ca^{2+}), nos líquidos biológicos, o magnésio total (tMg) existe em frações ligadas a proteínas, quelado em ânions orgânicos e em forma ionizada/ativa/livre (Mg^{2+}). Como o Mg como soluto interage com mais moléculas de água do que outros cátions biológicos, e sua ligação à água é muito estável, a permeabilidade transmembrânica ao Mg é menor em comparação a Na^+, K^+ ou Ca^{2+}.[274-277] Assim, o movimento de Mg por meio dos canais e proteínas transportadoras é altamente dependente de energia.[274-277] Além disso, graças às suas características químicas e elétricas, o Mg é um poderoso antagonista do Ca.[274-278] Apesar de propriedades eletroquímicas semelhantes, o Ca pode ser um gatilho da morte em sistemas biológicos, enquanto o Mg não é e pode bloquear a morte celular induzida pelo Ca.[276]

As concentrações de Mg são mais altas no compartimento intracelular, onde o íon se liga a moléculas com carga negativa (como ATP, DNA e RNA), enzimas e outras proteínas. Qualquer reação dependente de ATP também requer Mg^{2+} porque o ATP está associado a Mg^{2+} (ATP.Mg^{2+}).[274-277] Existe uma dependência semelhante do GTP (GTP.Mg^{2+}). Aproximadamente 90% do Mg intracelular está ligado a ribossomos, polinucleotídios e ao esqueleto de fosfato de ácidos nucleicos para facilitar o pareamento de bases.[277] O Mg^{2+} é necessário para estabilidade genômica, o reparo de nucleotídios e a fidelidade de replicação do DNA.[274,279] As mitocôndrias funcionam como reservas intracelulares de Mg^{2+}. Ao interagir com várias proteínas, o Mg afeta o ciclo celular e estabiliza as membranas celulares.[274,276-279] O Mg^{2+} interage com Ca^{2+} nos compartimentos intracelulares e extracelulares.[274,276-278] Dependendo do sistema fisiológico ou da molécula de ligação, Mg^{2+} e Ca^{2+} interagem das seguintes maneiras: (1) podem ter efeitos biológicos semelhantes, (2) podem se ligar a moléculas com diferentes afinidades, levando ao desenvolvimento de sinergia ou antagonismo, (3) podem se antagonizar ou (4) seus efeitos podem ser interdependentes. A fisiopatologia dos distúrbios relacionados ao Mg é frequentemente complicada pelo *status* de Ca^{2+} do animal acometido. Da mesma maneira, patologias relacionadas a Ca^{2+} podem ser confundidas pelo *status* de Mg^{2+}. A hipomagnesemia exagera os efeitos de Ca^{2+}, enquanto a hipermagnesemia pode antagonizar as ações do Ca^{2+}. A hiperexcitabilidade da hipocalcemia pode ser exacerbada por baixas concentrações de Mg^{2+}.[274]

As concentrações de Mg nos líquidos corporais são relatadas em mg/dℓ, mEq/ℓ ou mmol/ℓ. Como o peso atômico do Mg é 24,3 e sua valência é 2+, 1 mEq de Mg é igual a 12,15 mg (0,5 mmol) de Mg. Os fatores de conversão são os seguintes: mmol/ℓ = mg/dℓ × 0,41; mg/dℓ = mmol/ℓ × 2,43; mg/dℓ = mEq/ℓ × 1,21; mmol/ℓ = mEq/ℓ × 0,5. O magnésio na dieta é relatado como %, g/kg ou partes por milhão (ppm; mg/kg).

Requerimentos de magnésio em equinos

Com base nas perdas urinárias e fecais de Mg, estimou-se que os cavalos adultos devem absorver 5 mg/kg de peso corporal (PC) de Mg para reposição das perdas diárias obrigatórias.[46] Com uma absorção média de 40%, os requerimentos dietéticos de Mg para cavalos adultos ficam em torno de 12,5 mg/kg de PC/dia (7,5 a 12 g/cavalo/dia).[46] Um suprimento diário de 13 a 15 mg/kg de PC/dia deve cobrir os requerimentos da maioria dos cavalos adultos,[51] mas essas necessidades podem ser maiores, dependendo do *status* fisiológico do animal. Animais em crescimento, em lactação ou que realizam exercícios têm demandas maiores; éguas no início da lactação e cavalos submetidos a exercícios intensos podem precisar de 15 a 30 mg/kg de Mg (10 a 15 g/cavalo/dia).[46] Uma ingestão diária de Mg de 5 a 6 mg/kg foi associada à hipomagnesemia.[17] O teor de Mg é menor nas gramíneas, principalmente nos pastos de primavera, e em grãos (0,1 a 0,2% MS) em comparação às leguminosas (0,2 a 0,3% MS). O teor em oleaginosas (soja, semente de algodão, amendoim, linhaça, cártamo, girassol) e melaço varia de 0,3 a 0,8%.[46] Na farinha de peixe, o teor de Mg varia de 0,1 a 0,3%.[46]

Distribuição de magnésio no corpo

O magnésio é o quarto cátion mais abundante no corpo, atrás de Ca^{2+}, Na^+ e K^+, mas é o segundo cátion intracelular mais abundante após K^+.[280] A distribuição de Mg se assemelha à de K^+, e suas dinâmicas intracelulares e extracelulares são inter-relacionadas. O corpo de animais domésticos contém 0,05% de Mg em peso, dos quais 60% estão no esqueleto (0,5 a 1% de cinzas ósseas), 38% nos tecidos moles e 1 a 2% no líquido extracelular (Figura 16.12). Aproximadamente 30% do Mg ósseo é limitado à superfície e está em pronta disposição para atuar como *pool* permutável para tamponamento de mudanças agudas nas concentrações extracelulares de Mg, enquanto os 70% restantes têm funções estruturais como parte da rede de hidroxiapatita e sua liberação depende da reabsorção óssea. Células com maior atividade metabólica apresentam maior teor de Mg. Embora a maior parte do Mg esteja no compartimento intracelular, as concentrações livres intracelulares e extracelulares de Mg são semelhantes, e o gradiente transmembrânico é pequeno comparado ao de Ca. As concentrações de Mg nas hemácias são cerca do triplo das concentrações séricas de Mg e foram usadas para avaliar o *status* do mineral em cada animal.

Na circulação, o magnésio total (tMg) é ligado a proteínas, quelado em ânions orgânicos (carbonato, sulfato, lactato, citrato) e ionizado ou livre (Mg^{2+}) (ver Figura 16.12). Mg^{2+} é a forma de Mg que é importante para a maioria dos processos biológicos, em particular aqueles relacionados à excitabilidade neuromuscular. Quando possível, é melhor medir o Mg^{2+} do que as concentrações de tMg. Em equídeos, 60% do tMg sérico é ionizado, 30% é ligado a proteínas e 10% é complexado em ácidos fracos[6,7,12,13,40,120,281] (ver Figura 16.12). As concentrações séricas de tMg dependem das concentrações de proteínas (albumina), enquanto as concentrações de Mg^{2+} dependem do *status* acidobásico. A acidose aumenta os níveis de Mg^{2+}, e a alcalose faz o oposto. Isso é clinicamente relevante, pois as doenças associadas à alcalose (refluxo nasogástrico, duodenite/jejunite proximal, alcalose associada ao exercício por hiperventilação e perdas de Cl^-) podem abaixar as concentrações de Mg^{2+} e causar sinais clínicos de hipomagnesemia, apesar das concentrações normais de tMg. Uma dieta ácida com um baixo DCAB aumenta a porcentagem de Mg^{2+}.[40]

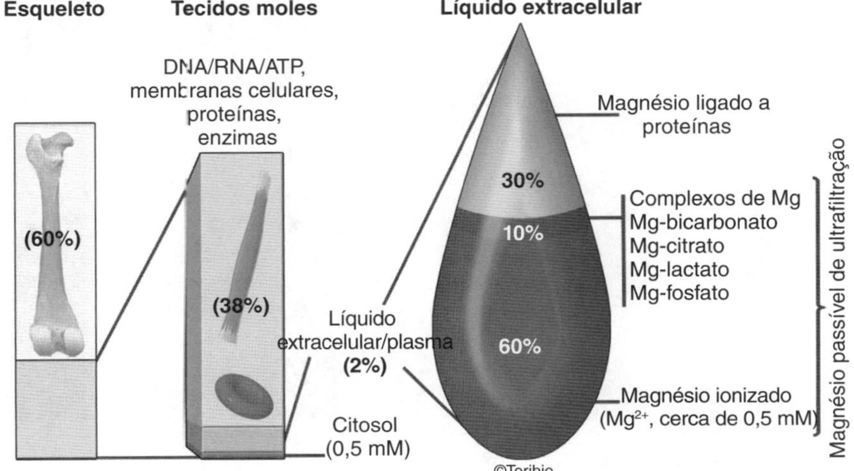

Figura 16.12 Distribuição de magnésio no corpo. Aproximadamente 60% do Mg corporal total está no esqueleto, 38% nos tecidos moles e 2% no líquido extracelular. Embora a maior parte do Mg esteja no compartimento intracelular ligado a proteínas e nucleotídios, as concentrações de Mg citosólico livre são semelhantes às concentrações extracelulares de Mg. No sangue equino, 60% do Mg está na forma livre ou ionizada (Mg^{2+}), 30% estão ligados às proteínas e 10% formam complexos com ânions, como citrato, bicarbonato, fosfato e lactato.[6,7,12,13,40,120] ATP, trifosfato de adenosina; DNA, ácido desoxirribonucleico; RNA, ácido ribonucleico. (Cortesia do dr. R. E. Toribio, The Ohio State University.)

As concentrações séricas normais relatadas em cavalos são tMg = 1,4 a 2,2 mg/dℓ (0,6 a 0,9 mmol/ℓ) e Mg^{2+} = 0,9 a 1,5 mg/dℓ (0,42 a 0,6 mmol/ℓ).[4,6,7,12,13,40,120,281] Nos potros, as concentrações normais são tMg = 1,3 a 2,4 mg/dℓ (0,55 a 1 mmol/ℓ) e Mg^{2+} = 1 a 1,9 mg/dℓ (0,42 a 0,8 mmol/ℓ).[13,2,282] Um estudo detectou concentrações mais altas de tMg em burros.[120] As concentrações séricas de tMg e Mg^{2+} tendem a ser maiores em potros.[13] Além disso, efeitos sazonais foram relatados nas concentrações de tMg em equídeos, com maiores concentrações séricas de tMg no verão em comparação aos meses de inverno.[119]

Absorção de magnésio

O Mg é absorvido como um íon de difusão livre (Mg^{2+}) por mecanismos paracelulares (passivos, não saturáveis, dependentes da concentração) e transcelulares (transporte saturável e ativo) (Figura 16.13; ver também a Figura 16.6).[273,283] A absorção de Mg ocorre no intestino delgado distal e no cólon de animais monogástricos[37,273,284,285] e, nos ruminantes, o rúmen é o principal local de absorção de Mg.[273,284] A absorção transcelular de Mg é mediada por TRPM6 e TRPM7 (Figura 16.13). Em outras espécies, a expressão de TRPM7 é onipresente em todos os segmentos do trato intestinal, enquanto TRPM6 é encontrado principalmente no intestino delgado distal, no intestino grosso proximal e nos rins.[274,286] Diferentemente do cálcio, cujo transporte transcelular é dependente da vitamina D, a vitamina D tem efeito mínimo sobre a expressão de TRPM6 e a absorção de Mg.[287]

Em cavalos, a maior parte da absorção de Mg^{2+} ocorre no intestino delgado, e aproximadamente 25% são absorvidos no intestino delgado proximal, 30 a 35% no intestino delgado distal e 5 a 10% no cólon maior.[37] A absorção intestinal de Mg é proporcional ao teor de Mg na dieta, mas sua eficiência de absorção diminui à medida que o teor de Mg na dieta aumenta.[273,284] O alto nível de Mg na dieta aumenta as concentrações séricas, eritrocitárias e teciduais de Mg, especialmente ósseas.[273,288] O teor de Ca na dieta tem efeito mínimo na absorção de Mg em animais monogástricos.[273] A digestibilidade do Mg varia de 30 a 50%, dependendo da dieta, atividade e idade.[27,36,37,44,289,290] Esses valores são maiores em cavalos do que em outros herbívoros.[37] O feno de alfafa e a alfafa têm a maior digestibilidade de Mg (50%) em comparação a alimentos peletizados e cereais (aproximadamente 20 a 30%).[27] A digestibilidade de suplementos orais como MgO, $MgSO_4$, e $MgCO_3$ é semelhante, variando de 50 a 70%. A digestibilidade do magnésio é maior nos potros.[36] Quantidades excessivas de ácidos graxos, oxalatos, fosfatos e fibras reduzem a absorção intestinal de Mg^{2+}. O alto teor de fosfato na dieta reduz a absorção de Mg em cavalos;[290] no entanto, fitatos, cálcio e alumínio têm pouca influência.[37,45,289,290,291] Um estudo descobriu que a ingestão de fósforo tem efeito mínimo na digestibilidade do Mg.[44] Síndromes de má absorção e enteropatias podem diminuir a absorção. O uso prolongado de inibidores da bomba de prótons (p. ex., omeprazol) tem sido associado à hipomagnesemia em seres humanos, aparentemente pela menor absorção intestinal.[292] Esse fenômeno ainda não foi documentado na medicina veterinária.

Excreção de magnésio

As principais vias de excreção de Mg são (1) o trato gastrintestinal, (2) os rins e (3) a glândula mamária durante a lactação. Além disso, o Mg pode ser perdido no suor e no feto em desenvolvimento em animais prenhes.

Os rins desempenham um papel central na regulação do Mg, no qual o Mg é reabsorvido nos PCTs, no CTAL e nos DCTs.[7,272,293-295] A excreção renal de Mg é fortemente associada à absorção gastrintestinal de Mg; O Mg absorvido em excesso pelo trato gastrintestinal é excretado pelos rins. A reabsorção tubular é regulada pela disponibilidade alimentar de

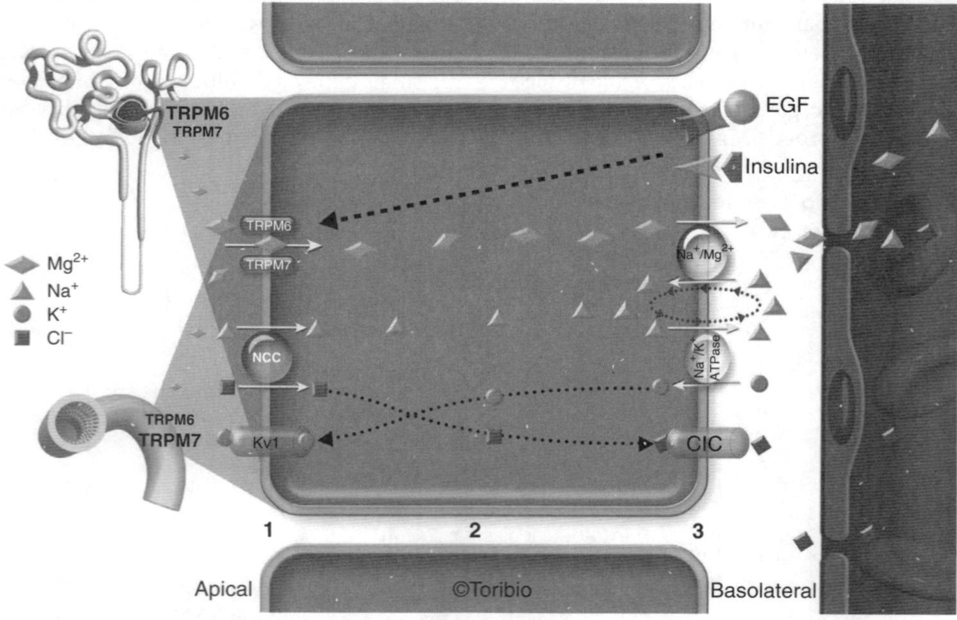

Figura 16.13 Absorção intestinal e reabsorção renal de magnésio.[76,274,286] A captação apical de Mg^{2+} é mediada pelo canal de melastatina potencial receptor transitório membro 6 (TRPM6) e membro 7 (TRPM7). A expressão de TRPM7 é ubíqua em todos os segmentos do trato intestinal, enquanto TRPM6 é encontrado principalmente no intestino delgado distal e proximal. Nos túbulos contorcidos distais renais, o TRPM6 é o principal canal epitelial de Mg^{2+}. O fator de crescimento epidérmico (EGF) e a insulina promovem a captação apical de Mg^{2+}. O cotransportador de Na^+/Cl^- (NCC) aumenta o movimento transcelular do Mg^{2+}. A Na^+/K^+-ATPase basolateral cria um gradiente transcelular para movimentação de Mg^{2+} pelo epitélio. O canal de K^+ acionado por voltagem (Kv1) auxilia a manutenção deste gradiente de voltagem ao transportar K^+ para o lúmen. Um suposto trocador de Mg^{2+}/Na^+ leva o Mg^{2+} para o lado basolateral. Um canal basolateral de Cl^- (ClC) é responsável pela extrusão desse íon. (Cortesia do dr. R. E. Toribio, The Ohio State University.)

Mg, concentrações séricas de Ca^{2+} e Mg^{2+}, excreção urinária de Ca^{2+} e vários hormônios.[7,272,293,294]

O Mg ionizado e ligado a ânions (Mg passível de ultrafiltração) é filtrado pelo glomérulo, mas não o Mg ligado à proteína (ver Figura 16.12). Aproximadamente 70% do Mg^{2+} do sangue é filtrado pelos glomérulos, sendo que 70 a 90% são reabsorvidos em diferentes segmentos do néfron.[7,294] Cerca de 10 a 20% do Mg filtrado são reabsorvidos no PCT, 50 a 70% são reabsorvidos no CTAL, e os 5 a 10% restantes são reabsorvidos no DCT.[272] O DCT parece ser o local que determina a excreção urinária final de Mg.[7,283] A reabsorção renal de Mg é paracelular (PCT, CTAL) e transcelular (DCT). A reabsorção paracelular ocorre no PCT (passivo, dependente da concentração) e no CTAL (ativo, dependente da voltagem), enquanto a reabsorção transcelular (ativa) ocorre no DCT (ver Figura 16.13).[7,76,286] A reabsorção paracelular de Mg no PCT é ditada principalmente pelas concentrações de Mg no ultrafiltrado. Os mecanismos responsáveis pela reabsorção paracelular de Mg no CTAL são descritos em detalhes na seção sobre o cálcio (Figura 16.6). As claudinas são proteínas intercelulares que determinam a permeabilidade iônica de junções de oclusão do epitélio. A claudina 16 (paracelelina 1) é necessária para o transporte de Ca^{2+} e Mg^{2+} no CTAL.[76,286] A claudina 16 é mais seletiva para o Mg^{2+} e humanos com mutações inativadoras desenvolvem hipomagnesemia, hipercalciúria e nefrocalcinose.[76,286] Um distúrbio comparável é associado às mutações em claudina 19.[76,286] Semelhante ao transporte de Ca^{2+} no CTAL, o paratormônio (PTH), o Ca^{2+} e o Mg^{2+} na membrana basolateral regulam a reabsorção paracelular de Mg^{2+} em diferentes espécies, inclusive em equinos.[7,76,274,286] Uma infinidade de fatores afeta a reabsorção renal de Mg^{2+} (ver discussão a seguir).

No DCT, o transporte de Mg^{2+} é transcelular e mediado por TRPM6 e TRPM7. No entanto, TRPM6 é considerado o principal canal de captação de Mg.[76,274,286] Os mecanismos para extrusão basolateral de Mg ainda não foram elucidados, mas parecem depender da captação de Na^+ e são acionados pela Na^+/K^+-ATPase.[76,274,286] O cotransportador de Na^+/Cl^- (NCC) aumenta o movimento transcelular de Mg^{2+} (ver Figura 16.13). Os diuréticos tiazídicos, que inibem o NCC, aumentam a excreção de Mg^{2+} e seu uso prolongado em seres humanos pode provocar hipomagnesemia.[76,274,286] A síndrome de Gitelman, uma doença humana hereditária decorrente de mutações inativadoras em NCC, é caracterizada por hipomagnesemia, hipocalciúria, hipocalciúria, hipopotassemia, alcalose metabólica e hiperaldosteronismo hiper-reninêmico.[286] Parece haver diafonia entre NCC e TRPM6, e a redução na atividade de um é seguida por uma diminuição concomitante no outro.[286]

Além de Na^+ e Cl^-, o *status* normal de K^+ é necessário para a reabsorção de Mg^{2+}; a Na^+/K^+-ATPase basolateral cria gradientes iônicos no CTAL e no DCT. Portanto, há interdependência entre Mg^{2+} e K^+; a entrada apical de Mg^{2+} requer captação basolateral de K^+, que também requer ATP e, portanto, Mg^{2+}. A hipopotassemia geralmente está ligada à hipomagnesemia em cavalos e potros com doença gastrintestinal e sepse.[2,4,6,7]

O PTH e o $1{,}25[OH]_2D$ (calcitriol) não parecem desempenhar papéis importantes na entrada de Mg^{2+} no DCT. Mais importantes nesse segmento são fator de crescimento epidérmico (EGF), insulina e concentrações extracelulares de Mg^{2+}.[76,274,286] A ativação do receptor de EGF aumenta o tráfego e a atividade de TRPM6, e a ausência de EGF causa hipomagnesemia.[76,274,286] Os distúrbios genéticos do transporte de Mg ainda não foram documentados em equinos. Por outro lado, há várias doenças genéticas que afetam diferentes transportadores de Mg no CTAL e no DCT em seres humanos.[76,274,286]

A glândula mamária secreta Mg no leite de forma ativa. A produção de Mg no leite é estimada em 3 a 6 mg/kg de PC/dia, e os requerimentos diários de Mg em éguas em lactação são de 15 a 30 mg/kg de PC.[46] As concentrações de Mg no leite de égua mudam de 470 mg/ℓ no potro (colostro) para 90 a 120 mg/ℓ na semana 1, para 60 a 120 mg/ℓ na semana 2 a 8 e 40 a 60 mg/ℓ no final de lactação.[19,20,296,297] Valores maiores foram determinados em zebras.[19,20] Éguas que produzem grandes volumes de leite têm maior probabilidade de desenvolvimento de hipomagnesemia clínica.

Os cavalos também podem perder Mg no suor.[163,298] Foi proposto que as glândulas salivares podem contribuir para a excreção e homeostase de Mg em equinos.[44]

Homeostase do magnésio

Não existe um sistema homeostático preciso de Mg^{2+} e suas concentrações extracelulares dependem da absorção gastrintestinal, excreção renal e troca óssea.[272,273] No entanto, fatores hormonais e não hormonais influenciam a absorção, excreção e concentrações extracelulares de Mg.[272,273] Hormônios que *aumentam* a reabsorção renal de Mg^{2+} são PTH, PTHrP, EGF, hormônio antidiurético (vasopressina), insulina, glucagon, agonistas beta-adrenérgicos, aldosterona e, em menor grau, $1{,}25(OH)_2D$.[272,293,299,303] A ativação do receptor sensor de cálcio (CaSR) no CTAL por hipercalcemia e hipermagnesemia em várias espécies, inclusive a equina, aumenta a excreção urinária de Ca^{2+} e Mg^{2+} (Figura 16.6).[7,304] A reabsorção de Mg^{2+} diminui na presença de diurese osmótica (expansão de volume, hiperglicemia), diuréticos de alça, diuréticos tiazídicos, hipercalciúria, hipercalcemia, hipermagnesemia, hipopotassemia, hipofosfatemia, acidose tubular renal, acidose metabólica, prostaglandinas e várias intoxicações (aminoglicosídeos, ciclosporina, cantaridina).[76,274,286,293,304-307] A furosemida e a hipercalcemia diminuem as concentrações séricas de tMg e Mg^{2+} em cavalos saudáveis.[7,305] Tanto a hipercalcemia quanto os diuréticos de alça agem por um mecanismo semelhante (inibição do cotransportador $Na^+/K^+/2\ Cl^-$) no CTAL.[7,304] O PTH, por outro lado, aumenta a atividade do cotransportador $Na^+/K^+/2\ Cl^-$ e ROMK no CTAL, aumentando, assim, a reabsorção paracelular de Ca^{2+} e Mg^{2+} (Figura 16.6).[1,7,76,274,286,307] O PTH aumenta a liberação de Mg^{2+} do esqueleto de forma indireta durante a reabsorção óssea. A hipermagnesemia diminui a secreção de PTH, as concentrações séricas de Ca^{2+} e a reabsorção renal de Ca^{2+} em cavalos, ativando CaSR no CTAL e nas células principais da paratireoide.

Magnésio e o sistema nervoso central

No sistema nervoso central (SNC), o Mg^{2+} é direta ou indiretamente (via ATP) necessário em processos que envolvem tráfego transmembrânico de íons e liberação de neurotransmissores. O Mg^{2+} interage com Ca^{2+} nos compartimentos intracelulares e extracelulares, e essas interações podem ser aditivas, sinérgicas ou antagônicas. A hipocalcemia, por exemplo, pode alterar a função neuronal, e o *status* de Mg pode piorar a gravidade dos sinais clínicos. Os íons de Mg são necessários para a atividade da bomba Na^+/K^+-ATPase, Mg^{2+}-ATPase, H^+/K^+-ATPase (bomba de prótons), Ca^{2+}-ATPase da membrana plasmática (PMCA), trocador Na^+/Ca^{2+} (NCX), receptor de N-metil-d-aspartato (NMDA) (NMDAR), canais de Ca^{2+} e outras proteínas envolvidas na função neuronal e glial. As ações neuroprotetoras de Mg^{2+} devem-se, principalmente, à sua capacidade de competir com

Ca^{2+} em várias proteínas (p. ex., NCX, NMDAR, canais de Ca^{2+}) que aumentam as concentrações intracelulares de Ca^{2+}. O Mg^{2+} também bloqueia os canais de Na^+. Além disso, o Mg^{2+} pode proteger as células cerebrais contra lesões por radicais livres, neurotoxicidade e inflamação.[308]

O NMDAR é um canal seletivo para cátions (Ca^{2+}, Na^+) que medeia a plasticidade neuronal, a ritmicidade e a excitabilidade. Com a ativação excessiva por glutamato, o influxo de Ca^{2+} e Na^+ desencadeia a morte excitotóxica, um processo bloqueado por cátions como Zn^{2+} e Mg^{2+}.[309,310] Essa ação protetora de Mg^{2+} pode ter implicações terapêuticas na lesão cerebral aguda, isquemia e hipoxia. Também pode ser importante no cérebro neonatal em desenvolvimento, no qual o NMDAR é um mediador predominante da excitointoxicação.[309] Sob essa premissa, o Mg^{2+} tem sido usado no tratamento de potros com encefalopatia isquêmica hipóxica e cavalos com lesão cerebral;[311-313] no entanto, não há estudos controlados sobre os benefícios terapêuticos do Mg^{2+} em cavalos ou potros com lesão cerebral. O cenário clínico parece ser diferente em condições experimentais de lesão cerebral, cujo desfecho, segundo vários estudos, melhora com $MgSO_4$.[314,315] Ao bloquear os canais de Ca^{2+} no músculo liso vascular, o Mg^{2+} é um vasodilatador[316] (um efeito que pode ser benéfico ou não, dependendo da doença e da gravidade).

O Mg^{2+} também é um modulador da resposta à dor. Como a quetamina, o Mg^{2+} reduz a entrada neuronal de Ca^{2+} antagonizando o NMDAR, o que reduz a excitabilidade ou a nocicepção. Isso provavelmente justifica o uso IV de $MgSO_4$ em combinação ao hidrato de cloral como um antigo anestésico geral para equinos. Além disso, esse conhecimento tem sido utilizado em humanos para tratamento da nocicepção excessiva e a hipersensibilidade à dor (síndrome *wind-up*). Os benefícios analgésicos do Mg^{2+} nas doenças equinas ainda precisam ser demonstrados. O Mg também é frequentemente usado em cavalos de exposição sob a premissa de seus efeitos calmantes; no entanto, isso é inadequado, uma vez que a intenção de uso é conferir uma vantagem competitiva.

O Mg^{2+} reduz a neuroexcitabilidade e a condução nervosa ao bloquear a liberação pré-sináptica de acetilcolina dependente de Ca^{2+} e o acoplamento excitação-secreção.[8,284] O alto nível de Ca^{2+} promove, enquanto o alto nível de Mg^{2+} inibe, a liberação de acetilcolina a partir do terminal pré-sináptico.[317] A depleção de Mg contribui para a tetania, aumentando a liberação de acetilcolina na junção neuromuscular e retardando sua degradação pela acetilcolinesterase.[8,284]

As ações de bloqueio do Ca^{2+} pelo Mg^{2+} no músculo liso estão sendo usadas na medicina humana para tratamento de doenças como hipertensão e asma.[318]

Distúrbios do magnésio

A hipomagnesemia é bem descrita na literatura, enquanto os distúrbios hipermagnesêmicos raramente são encontrados. Em seres humanos, baixas concentrações de Mg têm sido associadas a uma infinidade de doenças crônicas, inclusive cardiovasculares (hipertensão, disritmias), neurológicas (enxaquecas, déficits de atenção, depressão, irritabilidade, doença de Alzheimer, eclâmpsia), respiratórias (asma), endócrinas (baixa secreção de PTH, resistência ao PTH, hipovitaminose D, resistência à vitamina D, osteoporose) e metabólicas (resistência à insulina/diabetes melito tipo 2, síndrome metabólica), além de distúrbios eletrolíticos (hipopotassemia, hipocalcemia).[318] A medicina veterinária equina ainda não solidificou a importância da depleção de Mg em doenças crônicas de cavalos.

A deficiência aguda de Mg pode ser associada a doenças gastrintestinais e renais, sepse, endotoxemia, disfunção endócrina, alterações do estado acidobásico e lise celular. Hormônios do estresse, como catecolamina e insulina, podem piorar os sinais clínicos de hipomagnesemia, estimulando as mudanças intracelulares de Mg^{2+}.[284] A gravidade da hipomagnesemia é o resultado de menor ingestão, menor absorção, mobilização excessiva de estoques endógenos, aumento da excreção urinária, redistribuição tecidual ou uma combinação desses efeitos.

Hipomagnesemia e doença equina

Em grandes animais, a hipomagnesemia é diagnosticada com mais frequência em ruminantes, mas, nos últimos anos, tornou-se objeto de atenção clínica em cavalos e potros com doenças graves.[4,40,284,319-321] A hipomagnesemia foi identificada como a anomalia eletrolítica mais comum em pacientes caninos e felinos com doenças graves.[322] A hipomagnesemia crônica geralmente está ligada à ingestão inadequada de Mg^{2+}, enquanto a hipomagnesemia aguda pode ser o resultado de vários distúrbios.[284,321] No caso de ruminantes, a hipomagnesemia primária (tetania) é normalmente observada em animais que se alimentam exclusivamente de pastos frescos de crescimento rápido e com baixo teor de Mg no início da primavera.[40,284,321]

O Mg desempenha papéis essenciais na inflamação, proteção contra lesões por radicais livres e neurotoxicidade.[323,324] No entanto, há poucas informações sobre o papel do Mg nas doenças inflamatórias dos equinos.[4,36,40,325] A hipomagnesemia tem sido associada ao aumento da produção de citocinas e à inflamação sistêmica.[323,324] É provável que um processo semelhante ocorra em cavalos e potros com doença grave, nos quais as concentrações das mesmas citocinas pró-inflamatórias são elevadas.[4,6,326,327] Cavalos e potros com doença gastrintestinal geralmente apresentam endotoxemia e hipomagnesemia.[2,4,6,327,328] A indução de endotoxemia experimental em equinos saudáveis diminuiu tMg e Mg^{2+}, indicando um papel do Mg na doença inflamatória equina.[6]

Um estudo em cavalos submetidos à cirurgia de cólica descobriu que as concentrações séricas de tMg e Mg^{2+} estavam abaixo do intervalo de referência em 17 e 54% dos animais, respectivamente.[155] O mesmo estudo constatou que cavalos não sobreviventes tinham concentrações séricas de Mg^{2+} pré-operatórias significativamente menores. Toribio *et al.* descobriram que 78% dos cavalos com doença gastrintestinal grave tinham hipomagnesemia ionizada.[4] Em outro estudo com cavalos hospitalizados, 48,7% dos animais eram hipomagnesêmicos, embora não tenha sido encontrada uma associação à mortalidade ou tempo de internação.[320] Uma associação entre hipomagnesemia, gravidade da doença e mortalidade foi demonstrada em outras espécies, e há evidências crescentes de que isso também se aplica a cavalos e potros doentes.[2,4,6,155,320] Hurcombe *et al.* não observaram associação entre as concentrações séricas de Mg^{2+} e a mortalidade em potros com sepse e doenças graves, embora 15% desses animais fossem hipomagnesêmicos.[2] Outro estudo encontrou concentrações mais altas de tMg em potros com evidência de síndrome de asfixia perinatal em comparação a potros saudáveis e com sepse.[282] O mesmo estudo observou concentrações mais altas de tMg à internação em não sobreviventes em comparação a potros doentes sobreviventes.[282]

A cantaridíase equina (intoxicação por besouro) é uma doença caracterizada por hipomagnesemia aguda e hipocalcemia. É relatada no centro, sul e centro-oeste dos EUA e associada à ingestão de alfafa contaminada por besouros (*Epicauta* spp.) que produzem cantaridina (ácido cantarídico).[159,188,189] A cantaridina causa necrose da mucosa intestinal, túbulos renais (necrose tubular aguda) e miocárdio. Os sinais clínicos são FDS, fasciculação muscular, ataxia, dispneia, espasmo laríngeo, disritmias cardíacas, cólica, diarreia, endotoxemia, desidratação, hipotensão, hematúria, estrangúria, polaciúria e morte súbita.[159,188,189]

Uma associação entre hipomagnesemia e hipocalcemia foi demonstrada em éguas em lactação, cavalos transportados e aqueles com estrangulamento intestinal, íleo, enterocolite, endotoxemia, FDS e intoxicação por cantaridina.[4,6,155,189,329] Pacientes com hipocalcemia e hipomagnesemia geralmente não respondem ao tratamento com cálcio até o restauro da normomagnesemia.[330] A hipomagnesemia pode promover hipocalcemia por diversos mecanismos. A depleção de Mg pode prejudicar a síntese e secreção de PTH e causar resistência do órgão-alvo ao PTH.[331] Isso se traduz em diminuição da reabsorção renal de Ca^{2+} e Mg^{2+} (desperdício), redução da reabsorção óssea e menor síntese renal de vitamina D ativa (1,25[OH]$_2$D). Em outras palavras, a hipocalcemia por deficiência de Mg pode ser atribuída à menor secreção de PTH (disfunção da glândula paratireoide) combinada à insensibilidade do órgão-alvo (osso, rim) ao PTH.

Ao contrário de outras espécies em que há uma ligação entre hipomagnesemia e doenças metabólicas,[332] uma associação entre obesidade, resistência à insulina, laminite e deficiência de Mg não foi demonstrada em equinos.[333] O Mg^{2+} é importante para a transdução do sinal do receptor de insulina e o metabolismo da glicose, e a insulina aumenta os desvios intracelulares de Mg^{2+}.[332] A insulina também é importante para a reabsorção renal de Mg^{2+}.[76,274] Assim, a resistência à insulina pode levar ao desperdício renal de Mg^{2+} em virtude do aumento do fluxo tubular (hiperglicemia) e diminuição da reabsorção de Mg^{2+}.[332] Posteriormente, a depleção de Mg pode piorar a sinalização da insulina, criando um ciclo vicioso.

Magnésio e eletrólitos

O Mg é um cofator para a Na^+/K^+-ATPase que mantém o potencial da membrana celular. A hipomagnesemia leva à perda de K^+ intracelular, acúmulo intracelular de Na^+ e redução do potencial da membrana em repouso, o que causa hiperexcitabilidade, convulsões, arritmias, fraqueza muscular, fasciculações musculares, FDS e arritmias cardíacas. Há pouquíssimas informações sobre uma relação de causa-efeito entre hipomagnesemia e anomalias eletrolíticas em cavalos ou potros; no entanto, a hipomagnesemia é bastante associada à hipopotassemia, principalmente em potros e pôneis que recebem nutrição parenteral. Curiosamente, a hipofosfatemia também é um achado frequente nesses animais. Por causa de suas interações estreitas, interdependência e homeostase, a maioria dos cavalos com hipomagnesemia também têm hipocalcemia. Como já mencionado, a secreção e a ação do PTH requerem Mg^{2+} e, ao mesmo tempo, o PTH promove a reabsorção renal de Mg^{2+}.

Sinais clínicos da deficiência de magnésio

A hipomagnesemia é causada por ingestão reduzida de Mg (má nutrição, dietas com baixo teor de Mg), absorção reduzida (diarreia, má absorção, ressecção intestinal), redistribuição (terceiro espaço e sequestro intracelular) e aumento de perdas (distúrbios tubulares renais, administração de gentamicina e/ou furosemida, hipercalcemia, gestação, lactação e exercício intenso). Sinais clínicos específicos de hipomagnesemia são frequentemente negligenciados em cavalos e potros.

A depleção de Mg está associada a fraqueza muscular, tremores, convulsões, hipopotassemia, hipocalcemia, arritmias cardíacas (arritmias ventriculares, taquicardia supraventricular, fibrilação atrial), íleo e FDS. As alterações eletrocardiográficas associadas à hipomagnesemia são prolongamento do intervalo P-R, alargamento do complexo QRS, depressão do segmento ST e ondas T altas.[334] A tetania hipocalcêmica foi relatada em cavalos e pôneis adultos[329,335] e em potros que recebem dietas com deficiência de Mg.[325] Os potros acometidos apresentavam nervosismo, tremores musculares, ataxia, sudorese profusa, hiperpneia, colapso e convulsões.[325] À necropsia, todos os potros tinham mineralização grave das fibras elásticas da aorta e artéria pulmonar.[36,325] Em um estudo de pacientes com cólica, os cavalos não sobreviventes apresentaram concentrações séricas pré-operatórias de Mg^{2+} significativamente menores.[155]

Diagnóstico da hipomagnesemia

A maneira mais fácil de avaliar o *status* de Mg é determinar as concentrações séricas de tMg e Mg^{2+}. O Mg^{2+} sérico é mais confiável porque é a forma ativa de Mg e é minimamente afetado pelas concentrações de proteínas. Em animais com alcalose respiratória ou metabólica (observada após exercício prolongado, enterite proximal), as concentrações séricas Ca^{2+} e Mg^{2+} podem estar baixas em razão do aumento da ligação às proteínas. Os métodos para avaliar o *status* corporal total de Mg são excreção urinária em 24 horas, percentual de retenção de Mg após a administração parenteral e teor de Mg nas hemácias. Destes, a excreção urinária em 24 horas e os testes de retenção foram validados em cavalos.[40]

Para avaliar a excreção renal de Mg, a urina é coletada por 24 horas; a excreção de Mg é então expressa em mg/kg/dia. A excreção urinária de Mg auxilia a avaliação da ingestão alimentar. A excreção de Mg é baixa quando a ingestão alimentar é reduzida.[40] A excreção fracionada de Mg (FMg) pode ser determinada pela expressão da excreção renal de Mg em relação à excreção de creatinina.[6,7,40] A FMg em cavalos saudáveis varia de 15 a 35%,[6,7,40] e valores inferiores a 6% indicam ingestão inadequada de Mg na dieta.[40] O teor de Mg no músculo tem sido usado para estimar o estoque corporal total em potros e cavalos.[40,336] Um estudo avaliou o teor muscular de Mg e as concentrações intracelulares de Mg^{2+} em cavalos que receberam uma dieta deficiente em Mg e não observou diferenças no teor muscular de Mg em comparação a cavalos controle; no entanto, as concentrações intracelulares de Mg^{2+} foram menores em equinos com deficiência de Mg.[40]

O teste de retenção de Mg para avaliação do *status* corporal total foi avaliado em cavalos que receberam dietas com deficiência de Mg.[40] $MgSO_4$ foi administrado por IV em dose de 10 mg/kg de Mg elementar (100 mg/kg de $MgSO_4$). A porcentagem de retenção (%Ret) foi calculada como %Ret = (1 – [excreção de Mg em 24 horas]/[Mg infundido]) × 100). Neste estudo, a excreção de Mg em 24 horas foi um indicador mais sensível da ingestão reduzida de Mg do que o teste de retenção de Mg, e a FMg *spot* (ou seja, em uma amostra isolada de urina) refletiu a excreção de Mg em 24 horas.[40] Assim, a FMg *spot* pode ser usada como uma maneira mais simples de avaliação do *status* de Mg.

O valor da medida das concentrações de Mg no líquido cefalorraquidiano e no humor vítreo como ferramenta *post mortem* para confirmação da hipomagnesemia equina ainda precisa ser determinado. Esta abordagem, porém, é bem aceita no diagnóstico da hipomagnesemia em ruminantes.

Tratamento da hipomagnesemia

O Mg para administração oral é comercializado como sulfato de magnésio ($MgSO_4$; sal amargo, sais de Epsom), óxido de magnésio (MgO), carbonato de magnésio ($MgCO_3$), cloreto de magnésio ($MgCl_2$) e hidróxido de magnésio (Mg $[OH]_2$). $MgSO_4$ e $MgCl_2$ estão disponíveis para administração IV. O tipo de sal e a via de administração são importantes na suplementação de Mg. Uma dose de 100 mg/kg de $MgSO_4$ (9,7% Mg) fornece 9,7 mg/kg de Mg elementar, enquanto uma dose de 100 mg/kg de $MgCl_2$ (25,5% Mg) fornece 25,5 mg/kg de Mg elementar. A atenção a esse detalhe é importante, pois a superdosagem pode ser fatal. Da mesma maneira, a suplementação oral (nasogástrica) excessiva com $MgSO_4$ pode ser laxante e induzir depressão.

As doses IV recomendadas de $MgSO_4$ em equinos variam de 25 a 150 mg/kg/dia diluídas em soro fisiológico, dextrose ou soluções isotônicas poliônicas. Infusões em taxa constante (CRI) de $MgSO_4$ de 100 a 150 mg/kg/dia atendem aos requerimentos diários de potros e cavalos. Na maioria dos cavalos com doença gastrintestinal e hipomagnesemia, a suplementação com 1 g de $MgSO_4$ por litro de solução cristaloide em 1 a 2 vezes a taxa de manutenção de líquido deve restaurar a normomagnesemia ou, pelo menos, repor as perdas renais e intestinais. Os cavalos toleram 10 a 20 g de $MgSO_4$ IV administrados por 10 a 20 minutos. Alguns animais podem precisar de doses mais altas de $MgSO_4$, em especial aqueles com evidências de inflamação sistêmica que recebem sais de cálcio ao mesmo tempo por via IV.

Em potros, o $MgSO_4$ pode ser administrado em *bolus* (40 a 60 mg/kg IV) por 10 a 20 minutos, em líquidos de reposição ou via CRI. A dose de $MgSO_4$ em CRI em potros com encefalopatia isquêmica hipóxica e convulsões (dose de ataque de 50 mg/kg/h, seguida de 10 a 25 mg/kg/h) funciona bem em animais com hipomagnesemia grave. Alternativamente, uma dose inicial (40 a 60 mg/kg IV) por 10 minutos, seguida de 25 a 50 mg/kg a cada 4 a 6 horas ou um CRI de 50 a 150 mg/kg/dia, é segura. Para colocar em perspectiva, as doses de $MgSO_4$ usadas em crianças com hipocalcemia e hipomagnesemia variam de 25 a 50 mg/kg IV ou intramuscular (IM) por 10 a 20 minutos a cada 4 a 6 horas, lentamente, ou via CRI de 30 a 60 mg/kg/dia. O monitoramento das concentrações de Mg^{2+} é fortemente recomendado para facilitar o ajuste da dose, se necessário.

O $MgSO_4$ é usado no tratamento de arritmias ventriculares, em particular intoxicação por quinidina (*torsade de pointes*), e deve ser considerado em cavalos com íleo refratário e FDS. As doses de $MgSO_4$ para tratamento das arritmias ventriculares variam de 2 a 6 mg/kg/min IV até um total de 50 mg/kg.

A suplementação oral com MgO, $MgCO_3$ ou $MgSO_4$ deve ser considerada em animais com hipomagnesemia crônica, má absorção, doença renal e hipomagnesemia associada ao exercício. As doses recomendadas são de 30 a 50 mg/kg/dia para MgO, 60 a 80 mg/kg/dia para $MgCO_3$ ou 80 a 100 mg/kg/dia para $MgSO_4$. Essas doses são seguras para cavalos, em particular em comparação às doses catárticas de $MgSO_4$ (0,5 a 1 g/kg).

A administração oral de Mg não melhorou as medidas morfométricas e a sensibilidade à insulina em cavalos obesos com evidência de resistência à insulina e laminite.[333]

Uma combinação de *psyllium* (1 g/kg) e $MgSO_4$ (1 g/kg) enteral por vários dias foi mais eficaz do que cada constituinte isoladamente na remoção de areia do cólon maior de cavalos.[337]

Hipermagnesemia

A hipermagnesemia raramente é documentada em equinos e, de modo geral, é iatrogênica por superdosagem de Mg, associada à insuficiência renal ou observada em animais com extenso dano celular (mionecrose, câncer, hemólise, sepse grave). A presença de hiperpotassemia e hiperfosfatemia é outro indicador que sugere dano celular. A hipermagnesemia foi relatada em cavalos com impactação do cólon maior tratados com sais de Epsom e dioctil sulfosuccinato de sódio.[338] Nesses cavalos, os sinais clínicos incluíram sudorese, hiperexcitabilidade, tremores musculares, decúbito, paralisia flácida, taquicardia, taquipneia, alargamento do complexo QRS e prolongamento do intervalo QP. Concentrações muito altas de Mg^{2+} podem induzir depressão, bradicardia e hipotensão. O tratamento da hipermagnesemia inclui a administração parenteral de soro fisiológico, furosemida e cálcio. O sulfato de sódio (Na_2SO_4) é considerado um tratamento mais seguro e eficaz para impactações do cólon maior do que $MgSO_4$.

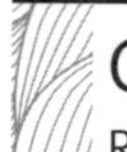

Glândula tireoide

Ramiro E. Toribio

A glândula tireoide tem duas origens embriológicas: a *endoderme da laringe primitiva*, que dá origem às células foliculares que secretam hormônios da tireoide, e o *corpo ultimobranquial da quarta bolsa faríngea*, que contém células neuroendócrinas (da crista neural) que dão origem às células C (células parafoliculares) que secretam calcitonina.

Nos equinos, as glândulas tireoides são dois lobos firmes e discretos localizados no aspecto dorsolateral do terceiro ao sexto anel traqueal.[339,340] Os dois lobos são conectados por um istmo estreito de tecido fibroso. Na maioria dos cavalos saudáveis, as glândulas tireoides não são visíveis, mas podem ser palpadas como estruturas firmes e móveis. O peso das glândulas tireoides em relação ao peso corporal é maior em fetos e potros (média de 0,28 g/kg; variação de 0,12 a 0,67) e diminui com a idade; em adultos, essa razão é de 0,08 g/kg (variação de 0,01 a 0,15).[341] Nos cavalos de tamanho médio, o peso de ambos os lobos da tireoide é de 30 a 40 g. O peso total da glândula de potros neonatos é de cerca de 15 g.[342] As glândulas são muito vasculares, recebendo suprimento sanguíneo de duas artérias principais que surgem das artérias carótida externa e subclávia. O suprimento sanguíneo da glândula tireoide é relativamente maior (4 a 6 mℓ/min/g) em comparação a outros órgãos altamente vasculares. Um estudo descobriu que o fluxo sanguíneo da glândula tireoide equina (1.655 ± 339 mℓ/minuto/100 g) é o triplo do observado nos rins.[343]

O tamanho da glândula não é paralelo à função e testes funcionais devem ser usados para estabelecimento do diagnóstico preciso da disfunção tireoidiana.

Função do hormônio tireoidiano

A compreensão da biologia do hormônio tireoidiano (TH) é importante no diagnóstico, tratamento e prognóstico de distúrbios tireoidianos e não tireoidianos. Os hormônios da tireoide (THs; tri-iodotireoidina – T_3; tiroxina – T_4) são essenciais para o crescimento, diferenciação e metabolismo celular em quase todos os tecidos. Os THs circulantes são T_4 total (tT_4), T_4 livre (fT_4), T_3 total (tT_3), T_3 livre (fT_3) e T_3 reverso (rT_3).

A síntese e secreção de THs são reguladas por um sistema de *feedback* negativo que inclui o hipotálamo, a hipófise e a tireoide (eixo hipotalâmico-hipofisário-tireoidiano; HPTA). Os neurônios parvocelulares hipotalâmicos que se projetam até a eminência mediana secretam o hormônio liberador de tirotrofina (TRH; tiroliberina) nos capilares do sistema portal hipofisário. Posteriormente, o TRH estimula as células tireotrópicas na hipófise anterior (*pars distalis*) para secretar o hormônio tireoestimulante (TSH, tirotrofina).[344] O hipotálamo também inibe a secreção de TSH por meio da dopamina e somatostatina.[345] O TSH é uma glicoproteína com duas subunidades (α e β) – a subunidade α é compartilhada com outros hormônios glicoproteicos hipofisários e placentários (LH, FSH, eCG) e a subunidade β determina sua afinidade e especificidade. Modificações pós-traducionais (glicosilação) são essenciais para a função e o metabolismo do TSH. Essas modificações limitaram o uso de imunoensaios humanos e caninos para medida das concentrações de TSH equino. O TSH estimula as células foliculares da tireoide (tireócitos) a liberar T_4 e T_3 na circulação sistêmica. Posteriormente, T_3 diminui a síntese de TSH e a resposta do TSH à estimulação com TRH (glândula hipófise) e à expressão e secreção de mRNA do TRH (hipotálamo).[346-348] Em várias espécies, inclusive em equinos, o TRH também é um fator de liberação da liberação de prolactina e hormônio adrenocorticotrófico (ACTH).[349-353]

No SNC e na hipófise, T_4 é convertido em T_3 pela deiodinase de tipo II. Para que T_4 tenha acesso aos neurônios hipotalâmicos, deve ser transportado por meio do plexo coroide para os ventrículos laterais ligado à transtirretina (proteína ligante de T_4).

Por causa de seu tipo de placentação, em humanos e roedores, uma grande parte dos THs fetais provém da transferência placentária.[354,355] Assim, nessas espécies, os THs maternos são importantes para o desenvolvimento fetal e a maturação no final da gestação. No entanto, isso não parece ocorrer em animais com placentação epiteliocorial, que dependem da transferência transplacentária de iodo e de suas próprias glândulas tireoides para a síntese T_4 e T_3.[355] No feto em desenvolvimento, as concentrações de T_4 e T_3 são baixas, enquanto as concentrações do metabólito inativo, T_3 reverso (rT_3), são altas, refletindo a maturação do HPTA e a coordenação com o sistema da deiodinase.[354] Embora o significado fisiológico de baixas concentrações de T_3 durante a gestação seja desconhecido, foi sugerido que seja uma adaptação ontogênica para evitar a termogênese excessiva e facilitar o estado anabólico do feto em crescimento rápido.[354]

Metabolismo do hormônio tireoidiano

Uma das principais funções da glândula tireoide é capturar e conservar ativamente o iodo contra um grande gradiente de concentração (de 30 a 40 vezes).[339,356,357] O iodo é absorvido em sua forma solúvel, iodeto (I^-), pela mucosa intestinal ou de qualquer superfície corporal úmida ou pele danificada.[339] O iodeto é transportado ativamente e concentrado na glândula tireoide por um simportador de Na^+/I^- (NIS), que é associado a um gradiente de Na^+ gerado pela Na^+/K^+-ATPase para promover o acúmulo de I^-.[358,359] O transporte de I^- por meio da membrana apical do tireócito para a interface célula-coloide é mediado por pendrina.[359] Uma vez no lúmen, o I^- aprisionado é oxidado em iodo pela tireoide peroxidase e incorporado nos resíduos de tirosina da tiroglobulina para formar os precursores inativos monoiodotirosina (MIT) e di-iodotirosina (DIT). O acoplamento desses precursores leva à síntese de tiroxina (T_4) e tri-iodotironina (T_3). A tiroglobulina iodada contendo MIT, DIT, T_3 e T_4 é armazenada como um polipeptídeo extracelular no coloide folicular.[360] Quando necessário, T_4 e T_3 são clivados da tiroglobulina, apanhados pelas células foliculares por endocitose e transferidos para a circulação sistêmica.[339,357] A maior parte do TH liberado em circulação é T_4, e as concentrações séricas de tT_4 são 20 vezes maiores que tT_3. A síntese e liberação de hormônios são controladas principalmente pela disponibilidade de TSH e iodo. A regulação do *feedback* do TSH está intimamente ligada às concentrações circulantes de THs livres (não ligados) (fT_4 e fT_3).[339,357]

A conversão de T_4 (pró-hormônio) em T_3 (hormônio ativo) ocorre por meio da remoção de um iodo do anel externo. A remoção de iodo do anel interno causa a conversão de T_4 em rT_3. Todo o T_4 da circulação é diretamente derivado da glândula tireoide, enquanto apenas 10 a 20% do T_3 na circulação é secretado diretamente pela glândula tireoide. A principal via de produção de T_3 é a 5'-monodeiodinação de T_4 pela deiodinase tipo I (uma selenoproteína) nos tecidos periféricos. Isso é chamado de "neogênese de T_3". No feto, a neogênese de T_3 é baixa em virtude da baixa atividade de deiodinase tipo I, e a maioria da atividade de deiodinase converte T_4 em rT_3. Uma mudança na atividade enzimática perto do nascimento, em parte devido à influência dos glicocorticoides, aumenta as altas concentrações de T_3 em neonatos, inclusive potros.[355,357,361-365] Os THs circulam ligados às proteínas plasmáticas (proteínas ligantes da tireoide; TBP). A globulina de ligante de tiroxina (TBG) é a principal proteína (70% de T_4 e T_3 estão ligados a TBG); a transtirretina (pré-albumina ligante da tireoide; TBPA) e a albumina se ligam aos TH em menor grau. Em cavalos, as porcentagens de T_4 circulante ligado a TBG, TBPA e albumina foram de 61, 22 e 17%, respectivamente.[366] T_3 está ligado a TBG e albumina, mas não a TBPA. A transtirretina é importante para o transporte de T_4 para o SNC. Como os THs são ligados de forma reversível a proteínas transportadoras, essas agem como reservatórios de TH. O T_4 tem maior afinidade de ligação às proteínas e é considerado o pró-hormônio. Como uma grande fração dos THs está ligada às proteínas plasmáticas, alterações nas concentrações proteicas podem alterar as concentrações totais de TH. Somente THs livres e não ligados atravessam o endotélio capilar para exercer suas funções biológicas.[367] T_3 é muito mais potente que T_4 e tem meia-vida mais curta. A meia-vida de T_4 em cavalos é de aproximadamente 50 horas.[368]

As enzimas responsáveis pela produção de T_3 e rT_3 também são responsáveis por sua inativação. Existem três classes de 5'-deiodinases (iodotironina deiodinases). A *deiodinase de tipo I* é encontrada predominantemente em tecidos periféricos, como tireoide, rim e fígado; é responsável pela conversão de T_4 em T_3 e rT_3; e é inibida pelo propiltiouracil (PTU). A atividade da deiodinase de tipo I é aumentada por TSH e T_3 e no hipertireoidismo, mas reduzida no hipotireoidismo. A *deiodinase de tipo II* é encontrada na tireoide, tecido adiposo marrom (BAT), cérebro, trato reprodutivo e hipófise. É a principal enzima de conversão de T_4 a T_3,[360] controla a disponibilidade intracelular de T_3 e não é afetada por PTU.[357] Como a deiodinase de tipo II só pode remover o iodo do anel externo de T_4, não pode produzir rT_3. A atividade da deiodinase de tipo II é maior no hipotireoidismo, provavelmente sendo responsável pela manutenção das concentrações intracelulares de T_3, apesar das baixas concentrações periféricas de T_4, principalmente no SNC. A *deiodinase de tipo III* é encontrada principalmente na placenta, no cérebro em desenvolvimento e na pele, apenas remove o iodo do anel interno de T_4 e T_3, e sua função principal é regular a disponibilidade de T_3 durante o desenvolvimento, desativando T_4 e T_3 (converte T_4 em rT_3; T_3 em T_2 [di-iodotironina]). Também impede o acesso excessivo de THs maternos ao feto. A geração de rT_3 inativo pelas deiodinases de tipo I e III é essencial na homeostase do TH. Os metabólitos são excretados pela urina e alguns são conjugados e entram na circulação êntero-hepática. A maior parte do iodo é devolvida à glândula tireoide.

A glândula tireoide também é o local de produção de calcitonina, secretada pelas células parafoliculares (células C). A calcitonina participa da homeostase do cálcio[214,339,357] (ver a seção sobre o cálcio.)

Ações moleculares dos hormônios tireoidianos

A função da glândula tireoide é fornecer THs para atender às necessidades metabólicas com base no *status* fisiológico e nas condições patológicas. As ações dos THs são mediadas por receptores específicos que pertencem à superfamília de receptores nucleares. Existem dois tipos de receptores TH (TR-α e TR-β). Após a ligação a T_3, os receptores TH formam homodímeros ou heterodímeros com o receptor X retinoide (RXR) que é transcripcionalmente ativo e liga sequências de DNA específicas (elementos de resposta) para aumentar ou suprimir a expressão gênica, dependendo do órgão-alvo.

O crescimento, a diferenciação, a termogênese e o metabolismo energético são altamente dependentes dos THs. T_3 estimula a termogênese, a fosforilação oxidativa, o consumo de oxigênio, a síntese de proteínas, a taxa metabólica, a absorção de carboidratos, a sensibilidade à insulina, o metabolismo da glicose, o metabolismo lipídico, a lipoproteína lipase, a lipólise e a conversão do colesterol em sais biliares. T_3 também promove o crescimento, a maturação, a eritropoese, a frequência cardíaca, o débito cardíaco e o fluxo sanguíneo, além de ser essencial para o desenvolvimento cerebral e neuronal de animais jovens.[339,356] Os THs também são cruciais para a função de outros órgãos endócrinos (adrenal, pâncreas).

Fatores que influenciam a função e os resultados de exames da tireoide

Muitos fatores endógenos e exógenos podem influenciar a função da tireoide e os resultados dos exames. O conhecimento desses fatores é relevante para a interpretação das medidas de TH, bem como para o estabelecimento do diagnóstico, prognóstico e tratamento.

Idade

Cavalos e burros apresentam diferenças relacionadas à idade nas concentrações de TH (Tabelas 16.12 e 16.13).[361-365,373-377] No final da gestação, há um grande estímulo para o HPTA.[367] As concentrações séricas de T_3 e T_4 em potros são muito altas ao nascer e diminuem com a idade;[361-365,373-380] a maior parte do declínio ocorre nos primeiros 3 a 4 meses de vida.[363,380,381] As concentrações de tT_4, fT_4, tT_3 e fT_3 no sangue do cordão umbilical de potros neonatos eram 14, 5, 7 e 3 vezes as concentrações observadas em adultos, respectivamente.[367] A concentração plasmática de rT_3 caiu rapidamente, enquanto os níveis de tT_3 aumentaram durante as primeiras 24 a 48 horas após o nascimento.[367] Outro estudo descobriu que as concentrações plasmáticas de tT_3 diminuíram de 7,9 ng/mℓ ao nascimento para 0,9 ng/mℓ aos 6 meses e 0,7 ng/mℓ aos 9 meses de idade.[365] A concentração plasmática de tT_3 em éguas foi de 0,5 ng/mℓ. No mesmo estudo, as concentrações de tT_4 diminuíram de 233 ng/mℓ ao nascimento para 49 ng/mℓ aos 14 dias e 35 ng/mℓ aos 6 meses de idade.[365] Assim, as concentrações de TH nos potros neonatos são aproximadamente dez vezes mais altas que nos cavalos adultos e as concentrações de TH na faixa adulta podem indicar um estado hipotireoidiano.

Sexo e raça

Não existe uma associação clara entre sexo e concentrações de TH. Vários estudos descobriram concentrações mais altas de TH em machos,[361,382,383] menores em garanhões e castrados,[374,384] semelhantes ou menores em castrados que garanhões[383] e menores em éguas que em garanhões,[382] enquanto outros não detectaram diferenças.[377,381,385-387] Não há evidências de que as concentrações de TH sejam diferentes entre as raças,[361,387] embora um estudo tenha encontrado concentrações mais altas de T_3 e T_4 em burros em comparação a cavalos.[377] Isso pode ser atribuído a diferenças genéticas, bem como ao tamanho metabólico.

Estado fisiológico

As éguas examinadas em todas as etapas do ciclo estral não apresentaram diferenças nas concentrações de TH.[386] As concentrações de T_4, porém, foram menores após a ovulação, que é o padrão oposto ao observado em outras espécies. Concentrações mais altas de TH foram relatadas em éguas prenhes,[388] como em outros mamíferos.[357] Isso pode se dever, em parte, ao aumento das concentrações de TBG durante a gestação.[357] As concentrações de T_4 foram estatisticamente maiores entre os dias 49 e 55 de gestação em comparação a éguas em gestação avançada.[389] Alguns estudos não observaram o efeito da gestação nas concentrações de T_4,[383,390] embora as concentrações de tT_3 e fT_3 fossem maiores em éguas prenhes.[383] As concentrações de T_3 foram menores no final da gravidez;[390] no entanto, outros estudos não encontraram diferenças nos THs entre éguas e burras prenhes ou não.[368,384,391,392] As concentrações séricas de TH não foram diferentes entre as éguas que emprenharam ou não,[393] sugerindo que a disfunção tireoidiana é uma causa incomum de infertilidade. Essa descoberta também questiona a prática de suplementar éguas com TH para aumentar as taxas de gestação.[393] As concentrações séricas de T_4 e T_3 são maiores em éguas em amamentação em comparação às éguas secas.[391] As concentrações de TH aumentaram durante a lactação em burras.[394]

Hormônios

Glicocorticoides exógenos e endógenos suprimem a secreção de TSH, diminuem a resposta do TSH ao TRH, inibem a desiodação (exceto no período perinatal, em que a conversão de T_4 a T_3 é maior) e diminuem a liberação de TH.[357,395] Os glicocorticoides diminuem as concentrações séricas de T_4 e T_3, e o efeito é mais profundo em T_3.[396] Em um estudo, a administração de dexametasona em cavalos saudáveis por 5 dias não alterou as concentrações de tT_3 e tT_4, mas aumentou as concentrações séricas de rT_3 e fT_3 e diminuiu a resposta de fT_3 à estimulação com TSH.[397] Em outro estudo, a dexametasona tópica suprimiu as concentrações de T_4 e T_3.[398] As catecolaminas aumentam a taxa de desiodação de T_4 a T_3 e têm efeitos potencializadores.[399] O estrógeno aumenta a produção de TBG, enquanto os andrógenos tendem a suprimi-la.[357] A administração oral de levotiroxina em cavalos saudáveis provocou perda de peso, aumento das concentrações de tT_4, fT_4 e rT_3 e redução da resposta de TSH e TH à estimulação com TRH.[400]

Estação do ano e ritmo diário

Os hormônios tireoidianos são essenciais para a termogênese e a regulação do gasto energético em repouso, principalmente durante a exposição ao frio.[401] Esse é um processo mediado por proteínas de desacoplamento (UCP-1, UCP-2 e UCP-3) no BAT e no músculo esquelético, com participação do sistema nervoso simpático para aumentar a produção e o uso de ATP.[401] Temperaturas frias estimulam e altas temperaturas inibem o HPTA.[368,402,403] O efeito da estação do ano foi mínimo em éguas gestantes em comparação às não gestantes.[391] As concentrações de TH apresentam um ritmo diário em cavalos.[380,390,404,405] Em machos castrados, o pico de T_4 ocorreu por volta das 16:00 e os valores mais baixos de T_4 foram observados por volta das 4:00. O pico de T_3 ocorreu entre 8:00 e 16:00 e os valores mais baixos de T_3 foram observados por volta da meia-noite.[404] Em outro estudo, as concentrações de T_4 foram maiores entre as 17:00 e as 20:00 e foram menores às 8:00.[405] Uma ritmicidade diurna nas concentrações de TH não foi observada em potros.[380] Variações diurnas nas concentrações de glicocorticoides parecem controlar as variações diurnas de TH por supressão da resposta da hipófise ao TRH.[406]

Atividade

A atividade física teve efeitos variáveis nas concentrações de TH.[362,407-409] Um estudo em jovens Standardbreds descobriu que as concentrações séricas de T_4 diminuíram no início do período de treinamento.[410] No mesmo estudo, as concentrações séricas de T_4 foram menores em cavalos com má adaptação ao treinamento. Aumentos de T_4 foram relatados nos primeiros 30 minutos após o exercício, com diferenças mínimas em T_3.[385,388] Cinco minutos após uma prova de velocidade máxima (1.200 m), as concentrações séricas de T_3 aumentaram em Puros-Sangues de corrida, embora as concentrações de T_4 não tenham mudado.[411] Aumentos significativos nas concentrações de T_3 e T_4 foram observados 1 hora após a natação.[412] As concentrações séricas de T_4, T_3 e rT_3 diminuíram progressivamente ao longo de uma viagem de vários dias.[413] Em um estudo com pôneis, a taxa metabólica, a frequência cardíaca em repouso e a atividade locomotora foram positivamente correlacionadas a tT_3, mas negativamente correlacionadas às concentrações de tT_4.[409]

Tabela 16.12 **Concentrações de hormônios tireoidianos em equinos e asininos.**

Pesquisadores	tT_4	tT_3	fT_4	fT_3	rT_3	TSH
Sommardahl *et al.*, 2005[400]		0,49 ± 0,05 ng/mℓ		0,5 ± 0,2 pg/mℓ		
Messer *et al.*, 1995[397]	19,97 ± 3,46 mol/ℓ	0,79 ± 0,52 nmol/ℓ	14,35 ± 1,16 pmol/ℓ	1,03 ± 0,53 pmol/ℓ	0,55 ± 0,07 nmol/ℓ	
Messer *et al.*, 1995[422]	19,87 ± 1,74 nmol/ℓ	1,02 ± 0,16 nmol/ℓ	11,55 ± 0,7 pmol/ℓ	2,05 ± 0,33 pmol/ℓ	0,68 ± 0,06 nmol/ℓ	
McBride *et al.*, 1985[403]	1,79 ± 0,17 µg/dℓ	62 ± 4,3 ng/dℓ				
Thomas e Adams, 1978[387]	1,57 ± 0,62 µg/dℓ (0,30 a 3,70 µg/dℓ)					
Anderson *et al.*, 1988[383]	12,9 ± 5,6 nmol/ℓ	67,7 ± 10,2 ng/dℓ	5,9 ± 0,39 pg/mℓ	3,22 ± 0,18 pg/mℓ		
Duckett *et al.*, 1989[404]	2,13 ± 0,76 µg/dℓ	47,38 ± 13,66 ng/dℓ				
Sojka *et al.*, 1993[369]	6,2 a 25,1 ng/mℓ	0,21 a 0,80 ng/mℓ		0,07 a 0,47 ng/dℓ		
Breuhaus, 2002[451]	12,9 ± 5,6 nmol/ℓ	0,99 ± 0,51 nmol/ℓ	12,2 ± 3,5 pmol/ℓ	2,07 ± 1,14 pmol/ℓ		0,40 ± 0,29 ng/mℓ
Wehr *et al.*, 2002[370]	1,9 ± 0,4 µg/dℓ[a]	89,3 ± 26,2 ng/dℓ[a]				
Marcella, 1992[371]	0,25 a 3,7 µg/dℓ[b]	10 a 127 ng/dℓ[b]				
Marcella, 1992[371]	2,57 ± 0,71 µg/dℓ	77,1 ± 45,75 ng/dℓ				
Frank *et al.*, 2008[438]	1,7 ± 0,4 µg/dℓ	4,4 ± 1,6 ng/dℓ				
Rothschild *et al.*, 2004[439]		1,16 ± 0,16 nmol/ℓ		2,56 ± 0,35 pmol/ℓ		
Johnson *et al.*, 2003[450]	10,33 ± 6,92 nmol/ℓ	0 92 ± 0,61 nmol/ℓ				0,10 ± 0,06 ng/mℓ
Hilderbran *et al.*, 2014[431]	19 ± 2,22 nmol/ℓ	0,9 ± 0,11 nmol/ℓ	22 ± 2,1 pmol/ℓ	1,7 ± 0,31 pmol/ℓ		0,35 ± 0,05 ng/mℓ
Mendoza *et al.*, 2013[377]	1,64 ± 0,15 µg/dℓ	47,7 ± 1,79 ng/dℓ	0,23 ± 0,02 ng/dℓ	1,01 ± 0,1 pg/mℓ	0,41 ± 0,04 ng/mℓ	
Mendoza *et al.*, 2013[377]	3,53 ± 0,25 µg/dℓ[c]	67,1 ± 2,93 ng/dℓ[c]	0,44 ± 0,02 ng/dℓ[c]	1,81 ± 0,1 pg/mℓ[c]	0,63 ± 0,03 µg/mℓ[c]	
Fazio *et al.*, 2012[392]	31,01 a 63,67 nmol/ℓ	1,57 a 2,9 nmol/ℓ	22,47 a 33,69 pmol/ℓ	3,15 a 15,52 pmol/ℓ		

[a]Pôneis. [b]Cavalos em Miniatura. [c]Asininos. tT4, T_4 total; fT4, T_4 livre; tT3, T_3 total; fT3, T_3 livre; TSH, hormônio tireoestimulante.

Tabela 16.13 Concentrações de hormônios tireoidianos em potros.

Pesquisadores	Idade	tT_4	tT_3	fT_4	fT_3	rT_3	TSH
Himler *et al.*, 2012[378]	1 a 2 dias	712 nmol/ℓ (295 a 1.012)	7,9 nmol/ℓ (3,2 a 9,5)	50,2 pmol/ℓ (27 a 70)	21,2 pmol/ℓ (6,9 a 34,3)	6,6 pmol/ℓ (5,2 a 8,1)	
Breuhaus, 2014[379]	1 dia	260,5 nmol/ℓ (191 a 318)	8,2 nmol/ℓ (6 a 11,8)	97,5 pmol/ℓ (49 a 144)	10 pmol/ℓ (5,6 a 24,2)		0,24 ng/mℓ (0,1 a 0,68)
Pirone *et al.*, 2013[375]	Nascimento	394,81 ± 140,8 nmol/ℓ	9,63 ± 4,76 nmol/ℓ				
	3 dias	178,91 ± 73,96 nmol/ℓ	9,06 ± 3,5 nmol/ℓ				
	7 dias	100,67 ± 79,68 nmol/ℓ	7,03 ± 2,42 nmol/ℓ				
Irvine e Evans, 1975[363]	1 a 10 h	28,86 μg/dℓ	991 ng/dℓ	12,12 pg/mℓ	2,99 pg/mℓ		
	4 dias	11,2 μg/dℓ	935 ng/dℓ	1,2 ± 0,4 ng/dℓ	3,4 ± 1,1 pg/mℓ		
Murray e Luba, 1993[372]	4 dias	231,7 ± 61,8 nmol/ℓ	7,8 ± 4,2 nmol/ℓ				
Shaftoe *et al.*, 1988[456]	28 dias	30,6 ± 17,4 nmol/ℓ	3,1 ± 0,4 nmol/ℓ				
Chen e Riley, 1981[361]	1 dia	4,4 a 25,1 μg/dℓ	26 a 732,7 ng/dℓ				
	1,5 a 4 meses	4,02 a 0,19 μg/dℓ (2,9 a 5,25)	192,86 ± 8,54 ng/dℓ (135 a 270)				
Dudan *et al.*, 1987[496]	5 min	29,3 μg/dℓ					
	48 h	20,5 μg/dℓ					
Malinowski *et al.*, 1996[365]	Nascimento	233 μg/dℓ	7,9 ng/mℓ				
	1 dia	207 μg/dℓ	6,7 ng/mℓ				
	7 dias	92 μg/dℓ	4,2 ng/mℓ				
	14 dias	49 μg/dℓ	2,4 ng/mℓ				
	1 mês	26 μg/dℓ	1,6 ng/mℓ				
	6 meses	35 μg/dℓ	0,9 ng/mℓ				
Panzani *et al.*, 2012[376]	Nascimento	481,2 ± 137,4 nmol/mℓ	11,69 ± 5,69 nmol/mℓ				
	1 dia	262,2 ± 11,9 nmol/mℓ	11,84 ± 4,23 nmol/mℓ				
	7 dias	117,9 ± 89,5 nmol/mℓ	7,54 ± 2,67 nmol/mℓ				
	14 dias	29,6 ± 0,58 mol/mℓ	2,44 ± 011 nmol/mℓ				

tT4, T_4 total; fT4, T_4 livre; tT3, T_3 total; fT3, T_3 livre; TSH, hormônio tireoestimulante.

Alimentação

A alimentação de cavalos com alto teor de energia e proteína estimula a secreção de TH.[414,415] Carboidratos solúveis, e não proteínas, parecem ser responsáveis por esse aumento.[416] A conversão de T_4 para T_3 após a ingestão de carboidratos foi associada à liberação de insulina.[417] A resposta do TH aos carboidratos depende da idade; em cavalos com 12 a 14 meses de idade, as dietas ricas em carboidratos e proteínas têm efeito mínimo sobre as concentrações de TH.[417] Os pôneis alimentados 1 vez/dia tinham concentrações de T_3 maiores do que os animais alimentados 6 vezes/dia.[418] Outro estudo em pôneis não detectou um efeito da restrição alimentar nas concentrações de T_4.[419]

Em diferentes espécies, inclusive a equina, a fome reduz as concentrações de T_3 e fT_3.[420-422] A privação de energia inibe a desiodação de T_4 a T_3 pela deiodinase de tipo I e diminui as concentrações de T_3, mas aumenta os níveis de rT_3. Este poderia ser um ajuste biológico para reduzir a taxa metabólica e economizar energia. Nesses animais, as concentrações de TSH são baixas ou normais apesar das baixas concentrações de TH. Quando o efeito da privação alimentar nas concentrações basais de TH foi avaliado em cavalos eutireóideos, verificou-se que as concentrações séricas de T_3, fT_3 e fT_4 diminuíram, enquanto as concentrações de rT_3 aumentaram após 1 dia de retirada de alimentos.[422] As concentrações séricas de tT_3 foram menores após 2 dias de privação, e tT_4, fT_3 e fT_4 atingiram suas menores concentrações no dia 4 de privação. Três dias após a normalização da alimentação, as concentrações séricas de tT_4 e fT_4 aumentaram significativamente e as concentrações de rT_3 diminuíram.[422] Em pôneis de Shetland, a restrição alimentar prolongada também diminuiu as concentrações séricas de tT_3 e fT_3.[423] Esses estudos trouxeram informações valiosas para a interpretação das concentrações de TH em cavalos anoréticos e doentes. Se, por exemplo, uma diminuição (superior a 50%) nas concentrações séricas T_3 e T_4 pode ocorrer em 1 a 2 dias de privação de alimentos, então a validade da determinação de TH em cavalos doentes é questionável.

Os mecanismos que regulam a função da glândula tireoide durante a fome ainda não foram esclarecidos. A leptina, o hormônio derivado de adipócitos que controla a fome, parece ser o principal sinal neuroendócrino que regula o HPTA durante o jejum e a doença.[424,425] As concentrações de leptina diminuem durante a fome para aumentar o apetite e economizar energia. Uma diminuição nas concentrações de leptina reduz a atividade dos neurônios TRH hipotalâmicos, levando à menor secreção de TRH e, assim, de TSH e TH. Isso parece fazer parte de uma estratégia econômica em que uma redução na concentração de leptina promove a fome e reduz a atividade do HPTA. É provável que esse processo se aplique a cavalos; a restrição alimentar diminui, enquanto a ingestão calórica aumenta, as concentrações de leptina,[426-428] e os THs seguem padrões semelhantes.[420-422]

Apesar das informações publicadas sobre a leptina em cavalos e potros,[426,429,430] seu papel direto na função da glândula tireoide ainda não é conhecido.

Doenças (síndrome da doença não tireoidiana, síndrome do eutireóideo)

Doenças, inflamação sistêmica, estresse e fome suprimem o HPTA. Como não há evidências clínicas de que baixas concentrações de TH durante a doença estejam associadas ao hipotireoidismo, essa doença foi chamada de *síndrome do T_3 baixo*, *síndrome do eutireóideo doente* e, mais recentemente, *síndrome da doença não tireoidiana (NTIS)* por não gerar suposições sobre o *status* metabólico do paciente.[421] Na NTIS, as concentrações de T_3 diminuem, enquanto as concentrações de T_4 podem ser baixas, normais ou elevadas. Em pacientes humanos com doenças graves, uma diminuição significativa em T_4 e T_3 ou um aumento em rT_3 estão associados ao aumento da taxa de mortalidade.[421]

Estudos recentes fornecem evidências de que a NTIS é altamente prevalente em cavalos e potros.[375,378,379,431] Baixas concentrações de tT, fT_3, tT_4 e fT_4 foram medidas em potros prematuros, sépticos e hospitalizados.[375,378,379] As doenças sistêmicas reduzem as concentrações de TH em cavalos adultos, e esse efeito é mais profundo que aquele associado ao jejum, glicocorticoides ou AINEs.[431] Em pelo menos um estudo, as concentrações de tT_3 diminuíram antes de outros THs.[431] As concentrações séricas de TH foram menores em cavalos hospitalizados que morreram ou foram eutanasiados.[431] As concentrações de TH também diminuíram em cavalos enfermos de acordo com a gravidade da doença.[431] As concentrações séricas de fT_3, fT_4 e TSH foram menores nos potros hospitalizados e prematuros que morreram em comparação aos sobreviventes.[378,379] As concentrações de TH e TSH foram negativamente correlacionadas ao escore de sepse em potros neonatos hospitalizados.[378,379] Em potros com sepse, as concentrações de rT_3 foram positivamente associadas ao escore de sepse.[378]

Com base na ausência de aumento das concentrações de TSH em cavalos doentes com baixos níveis de TH, parece que a NTIS altera todos os níveis do HPTA.[431] Parece também que a disfunção hipotalâmica e hipofisária é central na patogênese da NTIS,[421] pois a administração de TRH em pacientes com NTIS aumenta a liberação de TSH, T_4 e T_3.[432] Isso também apoia o papel central da leptina no HPTA. Embora a NTIS possa ser vista como um estado hipotireóideo, não há evidências de que os tecidos-alvo sejam quimicamente hipotireoidianos.[421] É provável que qualquer doença aguda ou crônica reduza a atividade do HPTA, o que não equivale a hipotireoidismo.

Citocinas, glicocorticoides e leptina são os principais candidatos na patogênese da NTIS. Citocinas como IL1-β, IL-6 e TNF-α suprimem a secreção e síntese de TSH, T_4 e T_3. A IL1-β prejudica a síntese de TH, enquanto IL-6 e TNF-α diminuem as concentrações de T_4 e T_3, e aumentam as concentrações de rT_3. Os glicocorticoides são reguladores negativos da função tireoidiana; altas concentrações de cortisol são comuns em cavalos e potros em diferentes condições, inclusive estresse, doença gastrintestinal, dor, sepse, obesidade, resistência à insulina e disfunção da *pars intermedia* da hipófise (PPID; doença de Cushing),[378,379,431,433-435] e baixas concentrações de TH podem ser medidas nos mesmos animais.[378,379,431] Como já mencionado, o papel da leptina na patogênese da NTIS está relacionado à ingestão calórica e à conservação de energia.

Baixas concentrações de TH são comuns em cavalos com resistência à insulina (síndrome metabólica equina) e laminite; no entanto, o valor clínico dessas determinações é limitado. As concentrações de leptina tendem a ser altas, e não baixas, em cavalos com síndrome metabólica e propensos ao desenvolvimento de laminite[436,437] e, como seres humanos com obesidade central, esses animais também apresentam baixas concentrações de TH, apoiando o conceito de redução da sinalização de leptina no hipotálamo.

Não há evidências de que a terapia de reposição de TH em humanos ou animais com NTIS seja benéfica ou não.[421] Alguns acreditam que a terapia de reposição pode ser prejudicial porque o TH exógeno pode inibir o HPTA. A única indicação clara da suplementação exógena de THs em cavalos é induzir a perda de peso e aumentar a sensibilidade à insulina em animais obesos, em especial aqueles com síndrome metabólica.[438]

Compostos exógenos

Substâncias goitrogênicas como tiocianato e perclorato competem com a captação de iodeto. A oxidação do iodeto e o acoplamento de iodotirosinas são inibidos por drogas como sulfonamidas, fenilbutazona, fenotiazinas, tiouracilos, tiopental e metimazol. Um estudo não observou efeito supressor de trimetoprima-sulfadiazina na função da tireoide equina.[439] O farelo de soja, o farelo de linhaça e as plantas da família Brassica (ou seja, colza) contêm substâncias goitrogênicas.[339,356] A administração de fenilbutazona diminui as concentrações de TH em cavalos[405,440] e esse efeito pode durar até 10 dias após a interrupção da administração de fenilbutazona.[440] O resultado do teste de estimulação com TSH pode ser normal ou exacerbado em cavalos tratados com fenilbutazona.[405] Altos níveis de nitratos na água podem induzir a hipertrofia da tireoide em seres humanos[441] porque os nitratos reduzem o transporte de iodo para a glândula.

O propiltiouracila (PTU), além de afetar o metabolismo do iodo, inibe a conversão periférica de T_4 a T_3. Substâncias que competem pelos sítios de ligação ao TH nas proteínas transportadoras podem levar a um estado hipermetabólico por aumento de frações livres (fT_4, fT_3).[395] Atletas humanos que receberam esteroides anabolizantes apresentaram menores concentrações de TSH, T_4, T_3 e TBG;[441a] no entanto, a administração de esteroides anabolizantes em cavalos não influenciou os resultados de exames de função da tireoide.[442]

Os compostos exógenos com iodo ou iodetos são de particular interesse. O excesso e a deficiência de iodo podem induzir o desenvolvimento de disfunção da tireoide e interferir nos exames.[443] Os cavalos são expostos a compostos de iodo ou iodeto na forma de alimentos para animais, expectorantes, larvicidas de uso tópico, xampus, contrairritantes injetáveis, contrastes radiográficos e medicamentos antiprotozoários (iodocloro-hidroxiquina). Os animais podem responder a quantidades excessivas de iodo por meio de supressão ou aceleração da produção de hormônios.

O excesso de iodo reduz a captação e a organificação do iodo tireoidiano (incorporação em MIT e DIT inativo) e diminui as concentrações de TH e a resposta aos testes de estimulação com TSH e TRH. Isso pode causar hipotireoidismo, conhecido como "efeito de Wolff-Chaikoff". Medicamentos contendo iodo, como a amiodarona, têm esse efeito em seres humanos e cães,[444] mas não em cavalos. A segunda possível resposta de animais e seres humanos à exposição excessiva ao iodo é a elevação da produção de TH. Isso é conhecido como "fenômeno de Jod-Basedow" e é geralmente observado em indivíduos com deficiência de iodo.[357]

Neonatos de éguas que pastam festuca infectada por *Neotyphodium coenophialum* apresentaram concentrações de T_3 menores do que os controles, sem diferenças nas concentrações T_4 e rT_3.[445] Os alcaloides endófitos são agonistas do receptor de dopamina D_2, e a dopamina é um inibidor da secreção de TSH. Ainda não se sabe se as baixas concentrações de TH nesses potros são uma consequência direta dos alcaloides no HPTA fetal ou um efeito indireto no desenvolvimento placentário e fetal. Alcaloides endófitos não parecem alterar a função da tireoide em cavalos adultos.[446]

Exames diagnósticos

Diferentemente da clínica humana, na qual as medidas funcionais e diretas dos THs são frequentemente usadas, estamos longe de avaliar a função da glândula tireoide de maneira organizada na medicina equina. Nossa abordagem de rotina é determinar as concentrações de TH, compará-las aos valores de referência e fazer um diagnóstico e recomendações específicas, em muitos casos ignorando a causa subjacente às anomalias nas concentrações de TH. As concentrações normais de TH são bastante variáveis entre laboratórios e métodos de determinação (Tabelas 16.12 e 16.13). Para maior consistência, os exames devem ser sempre realizados no mesmo laboratório. As razões de hormônios circulantes podem ser indicativas de disfunção.

A diálise de equilíbrio tem sido considerada o método mais preciso para determinação das frações livres de THs; no entanto, os imunoensaios são mais usados devido à maior praticidade e sensibilidade. Há imunoensaios para medida das concentrações de tT_4, fT_4, tT_3, fT_3 e rT_3. Os radioimunoensaios (RIAs) foram validados para determinação de THs equinos.[387,447] A quantificação de T_4 e T_3 por RIA não é afetada pela hemólise.[448] Os ensaios imunoadsorventes ligados a enzima (ELISA) e os métodos de imunoluminescência estão se tornando populares devido à sua simplicidade, segurança (sem necessidade de trabalho com material radioativo) e limites de detecção. As frações livres ou não acopladas de THs devem ser medidas para determinar a disponibilidade do hormônio para atingir os tecidos.[449]

O soro é a amostra preferida para medida das concentrações de T_4 e T_3, embora o plasma com heparina ou EDTA possa ser usado. T_4 é estável no soro a 4 C por várias semanas. Evite amostras hemolisadas e lipêmicas e de cavalos que recebem "suplementos tireoidianos". A taxa de secreção de T_4 é um teste funcional que calcula a secreção de T_4 após a injeção de ^{131}I. Este método não é prático.[362]

Os THs livres circulam em equilíbrio aos THs ligados às proteínas, e as alterações em TBP (TBG, TBPA, albumina) podem afetar as concentrações de TH. Há imunoensaios para determinação das concentrações de TBG e transtirretina em seres humanos, mas esses métodos não foram validados em equinos.

Em cavalos saudáveis, a razão tT_4:tT_3 foi de 23:1, e a razão fT_4:fT_3 foi de 1,83:1.[383] Em um estudo mais recente, a razão tT:tT_3 foi de 21:1, e a razão fT_4:fT_3, 13:1.[431] Em potros neonatos saudáveis, as razões tT_4:tT_3 e fT_4:fT_3 foram de 32:1 e 10:1, respectivamente.[379] Essas razões aumentaram em cavalos e potros doentes.[379,431] As concentrações séricas de rT_3 geralmente são maiores no hipertireoidismo e na NTIS.[19]

Existem ensaios comerciais para determinação das concentrações de TSH humano e canino, mas que não conseguiram medir o TSH equino. Espera-se o aumento da concentração de TSH no hipotireoidismo e o oposto no hipertireoidismo.[352,450] As concentrações de TSH em equinos foram determinadas com ensaios personalizados.[430,439,450-452] Breuhaus validou um RIA de anticorpo duplo específico para determinação de TSH em equinos de um modelo de hipotireoidismo.[451] Nesse estudo, o hipotireoidismo foi induzido em cavalos saudáveis por meio da administração de PTU por 6 semanas. As concentrações séricas de tT_3 e fT_3 caíram rapidamente, enquanto as de fT_4 e tT_4 não diminuíram até as semanas 4 e 5, respectivamente. As concentrações de TSH continuaram estáveis até a semana 5 e, depois, aumentaram. A resposta do TSH à estimulação com TRH (1 e 5 mg) foi exagerada. Estudos semelhantes sobre hipotireoidismo primário induzido por PTU observaram diminuição na concentração sérica de T_3, T_4 e rT_3 e aumento nos níveis de TSH.[352,450]

Os testes de resposta hormonal auxiliam a diferenciação da disfunção tireoidiana primária e secundária e eliminam a possível influência de fatores endógenos e exógenos nos resultados.

Teste de estimulação com hormônio tireoestimulante

O teste de estimulação com TSH consiste na administração de 2,5 a 5 UI de TSH IV e comparação das concentrações de TH antes e depois da injeção.[453,454] Em cavalos normais, o pico de T_4 ocorre 3 a 4 horas após a injeção em uma concentração 2,4 vezes os valores basais. O nível de T_3 dobra em 30 minutos e atinge o pico em 2 horas em uma concentração cinco vezes o valor basal.[455] A resposta normal é caracterizada por um aumento de T_3 antes do aumento de T_4. Após a administração de 5 UI de TSH por via IM a cavalos, o pico de T_4 foi o dobro do valor basal 3 a 12 horas após a injeção e o pico de T_3 ocorreu em 1 a 3 horas.[405] Não foram encontradas diferenças nas concentrações de T_4 entre 2,5 e 5 UI de TSH.[453] O protocolo sugerido para o teste de resposta à administração IV de TSH é medir as concentrações de TH antes e 3 a 4 horas após a injeção.[455] No protocolo IM, as concentrações hormonais são determinadas antes e 3 e 6 horas após a injeção.[405] O protocolo para potros neonatos é a medida de T_3 antes e 1 e 3 horas após a injeção IV de 5 UI de TSH. Uma resposta normal é um aumento de 50% em 3 horas. Os valores de T_4 após a estimulação com TSH são variáveis em potros.[456] A resposta hormonal insuficiente é consistente com o diagnóstico de hipotireoidismo primário. A fenilbutazona diminui as concentrações de TH em cavalos, mas não afeta a resposta ao teste de estimulação com TSH.[405] A dexametasona diminui a resposta do TH ao teste de estimulação com TSH.[397] Essa informação deve ser considerada na interpretação do teste de estimulação do TSH.[405,455] O tratamento com agonistas da dopamina não parece afetar as concentrações séricas de T_3, T_4, rT_3 ou de TSH em cavalos.[450]

O custo e a disponibilidade do TSH de grau médico limitam o uso clínico deste teste. Em vez disso, o teste de estimulação com TRH é muito mais barato e fácil de executar.

Teste de estimulação com hormônio liberador de tirotrofina

A estimulação com TRH tornou-se um método amplamente usado para avaliação da função da glândula tireoide e da PPID em cavalos.[453,457-462] O TRH é administrado por via IV em dose de 1 mg para cavalos e 0,5 mg para pôneis e potros, e as concentrações hormonais são medidas antes e 2 e 4 horas depois da injeção. Em uma resposta normal, os níveis dos dois hormônios devem dobrar ou triplicar. A resposta inadequada do TH ocorre no hipotireoidismo primário (tireoide) ou secundário (hipófise). Em animais normais, T_4 atinge o pico 4 horas[453,459] e T_3 2 horas após a administração do TRH.[459] Os efeitos colaterais da administração de TRH são salivação, micção, defecação, miose, taquicardia, taquipneia, bocejo, movimentos labiais e tremores.[458] A resposta baixa à administração de TRH sugere disfunção hipofisária ou tireoidiana. Outros exames (concentrações de TSH, teste de estimulação com TSH) podem ser necessários para diferenciar a doença tireoidiana da doença hipofisária. Baixas concentrações de TH e altas de TSH e uma baixa resposta à estimulação com TSH condizem com a disfunção da glândula tireoide. Baixas concentrações de TH com concentrações baixas ou normais de TSH indicam disfunção hipotalâmica ou hipofisária. Baixas concentrações de TH e TSH com uma resposta normal de TSH e TH ao TRH indicam um distúrbio hipotalâmico (hipotireoidismo terciário). A administração de levotiroxina diminui a resposta ao teste de estimulação com TRH.[400]

Teste de supressão da tireoide (teste de supressão com T_3)

A secreção autônoma de TH (independente de TSH) pode ser demonstrada pelo teste de supressão da tireoide. A administração exógena de TH deve suprimir a secreção de TSH e TH. Após a administração de T_3, espera-se que as concentrações de T_4 caiam em equinos eutireóideos, enquanto mudanças mínimas ou inexistentes nas concentrações de T_4 são esperadas em animais hipertireóideos (hipertireoidismo primário). Este teste foi usado para diagnóstico de hipertireoidismo em cavalos com adenomas e adenocarcinomas de tireoide.[463,464] Nesse teste, 2,5 mg de T_3 (3,3',5-tri-iodo-l-tironina) diluídos em 5 mℓ de solução salina estéril são administrados por via IM às 8:00 e 18:00 nos dias 1, 2 e 3, e às 8:00 no dia 4. As concentrações séricas de T_4 e T_3 são medidas 5 minutos antes de cada administração de T_3. Mais amostras de sangue são coletadas às 18:00 nos dias 4 a 10.[463,464] A ausência de supressão de T_4 após a administração de T_3 indica secreção autônoma de THs, o que condiz com o diagnóstico de hiperparatireoidismo. Em cavalos eutireóideos, as concentrações de T_4 diminuem no dia 4 e continuam baixas até o dia 10; além disso, são necessárias 2 a 3 semanas para que as concentrações de T_4 retornem aos valores basais.[463]

Técnicas de diagnóstico por imagem

A cintilografia nuclear (tecnécio 99m [^{99m}Tc]) auxilia a avaliação da função da glândula tireoide equina.[465] Padrões anormais de captação foram observados em cavalos com carcinoma da tireoide.[466-468] A avaliação ultrassonográfica das glândulas pode diferenciar estruturas sólidas das císticas.[357] A ultrassonografia é a modalidade de imagem mais usada para avaliação da morfologia da glândula tireoide equina.[463,469]

Biopsia

Amostras obtidas por aspiração ou biopsia podem ajudar a diferenciação de cistos, neoplasias, bócio hiperplásico, bócio coloidal e inflamação.

Hipotireoidismo

Não há evidências de que o hipotireoidismo seja comum em cavalos ou potros, embora seja frequentemente diagnosticado com base em baixas concentrações de TH. Muitas doenças, inclusive obesidade, resistência à insulina, síndrome metabólica, laminite, anidrose, rabdomiólise, agalactia, infertilidade, alopecia e hipotermia, foram atribuídas a baixas concentrações de TH em cavalos e burros.[350,470-475] Nos potros, o hipotireoidismo tem sido associado a insuficiência respiratória, úlceras gástricas e anomalias esqueléticas.[476-481]

Em termos gerais, o hipotireoidismo é definido como deficiência de TH, atividade folicular tireoidiana inadequada ou alteração do HPTA. O hipotireoidismo pode ser classificado como primário (glândula tireoide), secundário (hipófise) e terciário (hipotálamo). O hipotireoidismo é causado por doenças que afetam a função da tireoide, compostos exógenos que interferem na síntese do TH e, com menor frequência, distúrbios do hipotálamo ou da hipófise. O fígado, os músculos, o esqueleto, os rins, o coração, o pâncreas, as adrenais, o trato gastrintestinal, o sistema respiratório e o SNC são os principais órgãos-alvo dos THs durante o desenvolvimento.[357] O hipotireoidismo manifesta-se de várias maneiras e seu diagnóstico pode ser desafiador, pois vários fatores não tireoidianos podem alterar as concentrações de TH e dificultar a interpretação. O hipotireoidismo primário pode ser causado por deficiência (bócio endêmico) ou excesso de iodo (efeito de Wolff-Chaikoff), tireoidite, neoplasia, defeitos bioquímicos, agenesia da tireoide ou ingestão de compostos goitrogênicos que bloqueiam a síntese de TH. Destes, a deficiência de iodo, o excesso de iodo e a neoplasia foram relatados como causas de hipotireoidismo equino. O bócio sem evidência de hipotireoidismo foi descrito em potros nascidos de éguas que receberam excesso de iodo durante a gestação.[482] Lesões histológicas condizentes com a tireoidite de Hashimoto foram recentemente descritas em cavalos.[483]

Cavalos com hipotireoidismo primário apresentam menores concentrações de T_4 e T_3 e maiores concentrações de TSH.[451] O hipotireoidismo central deve-se a disfunção hipofisária ou hipotalâmica. Há relatos de baixas concentrações de TH em cavalos com adenoma hipofisário.[457,484,485] A resistência ou insensibilidade ao TH (síndrome de Refetoff) denota um defeito na sinalização do TH[486] que ainda precisa ser documentado em animais domésticos.

Hipotireoidismo em potros

As consequências da inadequação de TH na circulação podem ser devastadoras para o feto em desenvolvimento e o potro neonato. A recuperação é improvável após a passagem de estágios críticos de desenvolvimento. Os resultados dos exames para avaliação da função da glândula tireoide podem estar dentro dos limites normais no momento de sua realização, dificultando a confirmação de uma deficiência transitória prévia ou uterina de TH.[367] A deficiência de iodo pode provocar bócio hiperplásico em potros (Figura 16.14).

Sinais

Os sinais clínicos nos potros hipotireoidianos estão relacionados às funções essenciais dos THs no desenvolvimento e na maturação dos sistemas nervoso, respiratório e musculoesquelético durante os períodos pré e pós-natal. Os sinais de hipotireoidismo são frequentemente observados ao nascimento. Ocorrem natimortalidade, prematuridade, fraqueza e pelame longo;[342,487] diminuição do reflexo de sucção;[488] insuficiência e angústia respiratória;[479,489] incoordenação;[363] letargia, depressão e pelame áspero;[490] intolerância ao frio e hipotermia;[367] disgenesia física;[481] ossificação defeituosa com colapso dos ossos do carpo e do tarso;[480,481] hipoplasia dos ossos do carpo, ruptura do tendão extensor digital comum, contratura do membro anterior e prognatismo;[478,491] e erupção tardia do incisivo, retardo do crescimento e morte.[492] Os potros podem ser aparentemente normais ao nascimento, mas desenvolverem lesões esqueléticas semanas depois.[490]

Causa

A principal causa de hipotireoidismo em potros é nutricional. O aumento de volume congênito da tireoide (bócio congênito) com diminuição da função tireoidiana está associado à ingestão inadequada e excessiva de iodo pela égua. Há vários relatos de bócio e hipotireoidismo em potros associados à ingestão de quantidades excessivas de iodo, em particular rações suplementadas com algas.[342,425,443,487,493-495] As mães desses potros podem ou não ser afetadas.[425,443] A alimentação com 40 mg ou mais de iodo por dia pode produzir essa síndrome.[488]

Diagnóstico

Como a ingestão reduzida de iodo é considerada a principal causa de hipotireoidismo e bócio neonatal, a função da hipófise (secreção de TSH) pode estar normal ou aumentada. A falta de *feedback* negativo do TH nas células tireotrópicas da hipófise leva à secreção excessiva de TSH, hiperplasia das células foliculares da tireoide e aumento da tireoide (bócio).

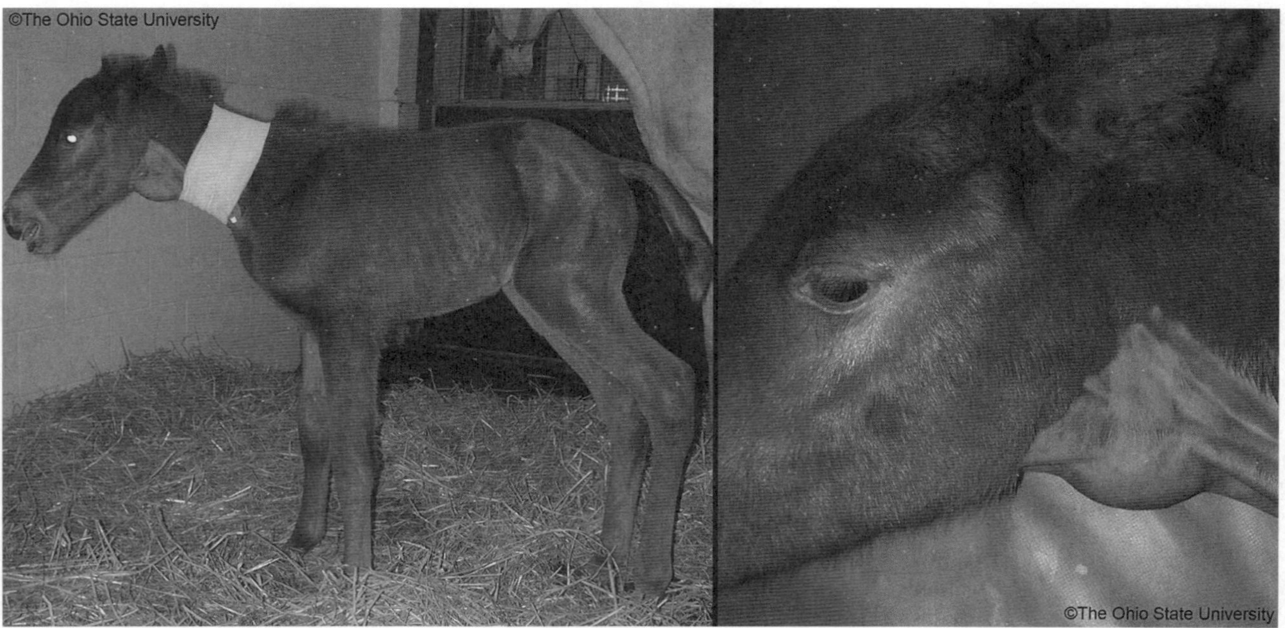

Figura 16.14 O potro neonato apresentou dificuldade respiratória e aumento da glândula tireoide (bócio congênito). As concentrações do hormônio tireoidiano eram normais, mas a biopsia da tireoide revelou hiperplasia folicular.

O hipotireoidismo é suspeito em potros com sinais condizentes acompanhados ou não por aumento de volume das tireoides. A nutrição da égua e de outros cavalos do plantel deve ser examinada. O aumento da tireoide não implica hipotireoidismo ou hipertireoidismo. Outras doenças devem ser descartadas (p. ex., cistos braquiais) antes da realização de exames funcionais (testes de estimulação com TSH e TRH) para confirmar o diagnóstico de hipotireoidismo. Ao avaliar as concentrações de TH em potros doentes, é crucial comparar os resultados com potros saudáveis da mesma idade.[378,379] Também é importante lembrar que altas concentrações de TH são normais em potros saudáveis (Tabela 16.13). Potros prematuros e sépticos podem ter concentrações menores de TH que os controles, o que não implica hipotireoidismo, mas NTIS.[378,379] As concentrações séricas de rT_3 em potros prematuros e sépticos podem ser menores, semelhantes ou maiores do que nos potros a termo.[378,452,496] Um potro com evidência clínica de hipotireoidismo pode ter concentrações normais de TH, sugerindo que a deficiência de TH ocorreu durante o desenvolvimento. O hipotireoidismo em potros tem prognóstico ruim mesmo após a terapia de reposição de TH.

Hipotireoidismo congênito e síndrome da dismaturidade em potros

Uma síndrome em potros neonatos caracterizada por hiperplasia da glândula tireoide, múltiplas deformidades musculoesqueléticas congênitas e altas taxas de mortalidade foi identificada pela primeira vez no oeste do Canadá e no noroeste dos EUA no final da década de 1970.[381,476,489,491,497-500] Em alguns surtos, 30 a 100% dos potros neonatos foram afetados,[476] sem predileção por sexo ou raça.[498] A gestação geralmente é prolongada, mas esses potros mostram sinais de dismaturidade, inclusive fraqueza, pelagem sedosa e curta, orelhas flexíveis, flacidez tendínea, abaulamento da cabeça e fechamento incompleto da parede abdominal.[476] As anomalias musculoesqueléticas são prognatismo, osteocondrose, deformidades angulares e flexurais dos membros, ruptura dos tendões extensores digitais comuns e ossificação tardia dos ossos do carpo e tarso (Figura 16.15).[476,498-500] Embora o aumento da tireoide seja raro, há hiperplasia da glândula tireoide.[499] Essa síndrome é conhecida como hipotireoidismo e dismaturidade congênita (HDC). A etiologia ainda não é conhecida. Um estudo de caso-controle descobriu que os potros com doença arterial coronariana tinham um tempo de gestação mais longo e que as éguas que pastam em campos irrigados, alimentadas com volumosos, sem receber suplementos minerais ou que saíram de sua fazenda de origem tiveram maior probabilidade de produzir potros acometidos.[476] A alta ingestão de nitrato tem sido proposta como a possível causa. Os nitratos podem atravessar a placenta e prejudicar a função da glândula tireoide.[441] O volumoso pode concentrar altos níveis de nitrato e nitrito. Alfafa, azevém, timóteo e cereais, como trigo, aveia, centeio e cevada, também acumulam nitrato. Além disso, essas plantas têm baixos níveis de iodo. A concentração de nitratos também pode ser alta na água, em especial em áreas com alto uso de fertilizantes, confinamentos e laticínios.[476] As concentrações de TH em potros com doença arterial coronariana são baixas ou estão dentro da faixa normal e sua resposta à estimulação com TSH é baixa.[478] É interessante observar que potros com doença musculoesquelética por deficiência de TH têm uma resposta adrenocortical normal ao ACTH,[501] sugerindo que os THs, além dos glicocorticoides, desempenham papéis essenciais na diferenciação esquelética, pelo menos no final da gestação.

No passado, acreditava-se que o HDC era restrito ao oeste do Canadá e ao noroeste dos EUA; no entanto, casos esporádicos no leste do Canadá e no centro-oeste dos EUA foram relatados.[500,502,503] O HDC foi recentemente documentado na Finlândia.[504]

É importante que o clínico esteja ciente de que o quadro clínico da doença coronariana pode ser variável, do potro que parece fraco, mas maduro, àqueles com sinais típicos da doença. Isso pode ter implicações diagnósticas, prognósticas e epidemiológicas.

O prognóstico de potros com HDC é ruim, e a maioria dos potros morre ou é sacrificada poucos dias após o nascimento.[500,504] É provável que os potros sobreviventes desenvolvam outras anomalias, em especial doenças ortopédicas.

Hipotireoidismo em cavalos adultos

O hipotireoidismo em cavalos é uma doença rara e, diferentemente do observado em potros, não é fatal. Altas concentrações de colesterol, hipotermia, bradicardia e anemia são possíveis indicadores de hipotireoidismo; no entanto, não são consideradas marcadores confiáveis. Anemia branda, diminuição da temperatura corpórea, da frequência cardíaca, da frequência respiratória e do débito cardíaco, edema dos membros posteriores, pelame áspero e diminuição do apetite foram relatados em cavalos tireoidectomizados.[485,505-507] Letargia, edema dos membros posteriores, pelame áspero e diminuição do apetite foram observados em éguas tireoidectomizadas.[507] Éguas com hipotireoidismo podem apresentar ciclos estrais irregulares e ausentes.[342,505] Éguas tireoidectomizadas podem conceber e levar a gestação a termo.[507] Garanhões apresentam redução de libido.[472,505] Os garanhões tireoidectomizados apresentaram menor contagem total de espermatozoides, mas sêmen de características normais e podiam gerar potros.[492,507] Bradicardia, obesidade e letargia foram observadas em éguas com supressão da função tireoidiana pela ingestão excessiva de iodo.[342] Alopecia atribuída ao iodinismo e baixos valores de TH circulante foram documentados em um cavalo tratado com um expectorante com iodeto e iodeto de povidona tópico.[508] Há um relato de baixas concentrações de T_4 em éguas com agalactia.[350] O baixo desempenho de cavalos de corrida em estações quentes pode estar relacionado a baixas concentrações de TH.[407] O hipotireoidismo tem sido implicado como causa de anidrose. Cavalos anidróticos apresentaram diferenças pequenas ou nulas nas concentrações de T_3 e T_4.[470,509,510] A resposta do TH ao teste de estimulação com TRH não foi diferente entre os cavalos com anidrose e controles.[470]

Baixas concentrações de TH podem ser observadas em cavalos com PPID e laminite, mas é improvável que o hipotireoidismo seja a causa da laminite nesses animais.[511] As concentrações de TH são baixas, enquanto as concentrações de TRH e TSH são elevadas em cavalos hipotireóideos.[512]

Tratamento do hipotireoidismo

Em caso de suspeita de hipotireoidismo, é importante determinar se o animal recebe quantidades adequadas de iodo. A diferenciação entre hipotireoidismo e NTIS é essencial, pois animais com NTIS podem não precisar de reposição de TH. Além disso, a terapia com TH em cavalos eutireóideos pode ser prejudicial, inibindo o HPTA e suprimindo a síntese e secreção endógenas de TH. O National Research Council, EUA, recomenda a ingestão diária de 1 a 5 mg de iodo por cavalo, dependendo da idade, *status* fisiológico e peso corporal.[342] O solo de algumas regiões (p. ex., Grandes Lagos, na fronteira entre EUA e Canadá) tem teor baixo ou marginal de iodo. A caseína iodada e a tireoproteína (5 g/dia via oral [VO]) foram usadas para reverter os efeitos do hipotireoidismo.[473,492]

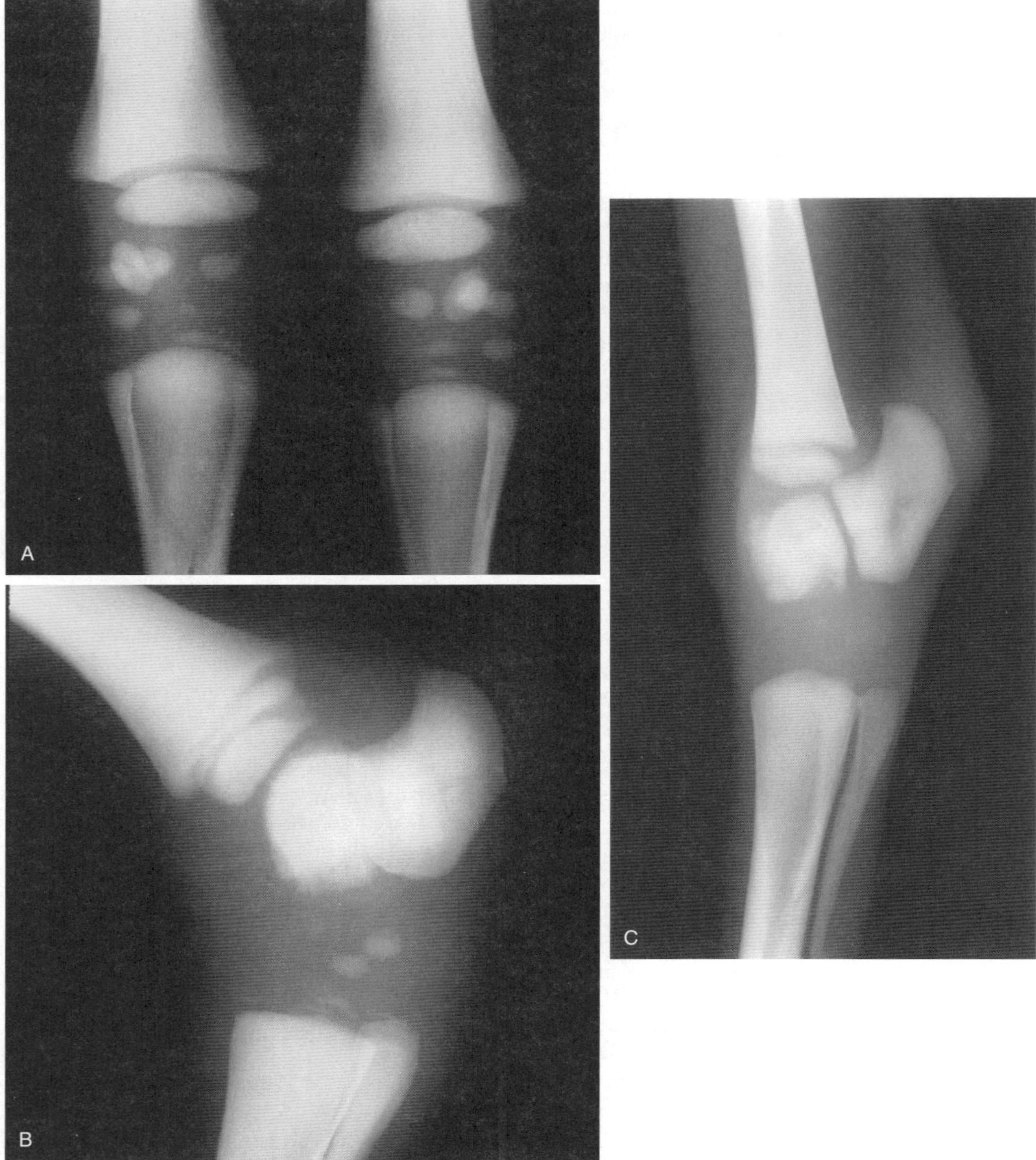

Figura 16.15 Radiografias de potros neonatos com evidências de hipotireoidismo congênito e síndrome de dismaturidade. Observe (A) a ossificação incompleta dos ossos cuboides do carpo e (B, C) do tarso. (A, B, Cortesia de M. T. Hines. C, The Ohio State University.)

A suplementação hormonal com T_4 pode ser eficaz no tratamento do hipotireoidismo, a menos que haja um defeito de desiodação. Recomenda-se uma dose oral inicial de T_4 de 20 µg/kg/dia.[385] A levotiroxina (l-tiroxina, T_4) pode ser usada em cavalos e potros corretamente diagnosticados com hipotireoidismo. Infelizmente, os suplementos tireoidianos são bastante utilizados em uma infinidade de doenças equinas que, surpreendentemente, também são associadas a baixas concentrações de TH (obesidade, laminite, resistência à insulina, infertilidade, baixo desempenho, dermatopatias, anidrose etc.).[471] De acordo com o fabricante, a levotiroxina sódica é indicada para cavalos com baixas concentrações de TH, presumivelmente por hipotireoidismo, na dose oral de 0,01 a 0,06 mg/kg. O animal deve ser monitorado quanto à resposta clínica à terapia, que pode levar pelo menos 2 semanas. As medidas periódicas de TH são importantes para ajuste da dose caso a resposta desejada não seja alcançada.

Hipertireoidismo

O hipertireoidismo é uma consequência do estado hipermetabólico de altas concentrações de T_4 e T_3 livres. Altas concentrações de TH podem ser encontradas em estados fisiológicos, como a gestação, em fetos no final da gestação e nas primeiras semanas de vida.[361-365,367,373,374,381,389] Existem poucos casos documentados de hipertireoidismo equino.[463,469] Tremores, excitabilidade, taquicardia, sudorese e perda de peso foram descritos em cavalos de corrida com suspeita de hipertireoidismo.[407,513] Não há relatos de hipertireoidismo associado a doenças autoimunes no cavalo. O hipertireoidismo por adenomas e adenocarcinomas de tireoide foi documentado em cavalos.[463,464,469] O teste de supressão com T_3 foi usado para confirmar o diagnóstico de hipertireoidismo.[463,464]

Os cavalos podem apresentar produção acelerada de TH quando expostos a quantidades aumentadas de compostos com iodo, como expectorantes, contrairritantes, contrastes, medicamentos, larvicidas de uso tópico e xampus à base de povidona (fenômeno de Jod-Basedow).[357]

Como parte do tratamento do hipertireoidismo, é importante eliminar a exposição a compostos contendo iodo. Os glicocorticoides podem aliviar os sinais clínicos em casos graves.[357] A hemitireoidectomia pode ser bem-sucedida na restauração das concentrações de TH em cavalos com tumores unilaterais da tireoide. Os cavalos podem melhorar com a terapia antitireoidiana à base de iodeto de potássio (1 g/dia VO).[402,407] O PTU (8 mg/kg VO a cada 24 horas) foi usado com sucesso no tratamento de uma égua de 19 anos com adenocarcinoma da tireoide e hipertireoidismo.[464] Recomenda-se medir a TH nas duas primeiras semanas de tratamento para ajuste da dose.[464] A administração de PTU em dias alternados, durante semanas a meses, parece ser segura, eficaz e barata. O prognóstico de cavalos com hipertireoidismo é variável, dependendo da causa e da resposta ao tratamento. Nos tumores unilaterais da tireoide, o prognóstico após a excisão cirúrgica é bom. O uso da tireoidectomia para melhorar o comportamento em cavalos irascíveis teve sucesso variável.[492]

Tumores da tireoide

Os tumores da glândula tireoide tendem a ser mais frequentes em raças leves do que em cavalos de tração e em cavalos idosos em comparação a jovens.[514] Existem três tipos de células na glândula tireoide equina: células indiferenciadas, células parafoliculares (que secretam calcitonina) e células epiteliais foliculares. Uma pesquisa com cavalos idosos encontrou tumores da tireoide em 30% dos animais,[515] nenhum em cavalos com menos de 18 anos de idade. Massas na garganta ou nas áreas retrofaríngeas também podem ser cistos branquiais remanescentes, relatados em cavalos jovens e adultos.[516]

Adenoma

O adenoma é a neoplasia mais comum da tireoide equina.[463,494,515,517-522] É um fenômeno relacionado à idade, observado principalmente em cavalos com mais de 16 anos. É benigno, geralmente unilateral e não associado à disfunção tireoidiana. Às vezes, seu tamanho pode justificar a excisão cirúrgica. O prognóstico é bom. Um adenoma de tireoide associado ao hipertireoidismo foi diagnosticado em um macho castrado de 23 anos.[463] Nesse caso, o diagnóstico foi auxiliado pela biopsia percutânea e pelo uso do teste de supressão com T_3, em que a concentração de T_4 não foi suprimida após a administração por via IM de T_3. A hemitireoidectomia da glândula afetada restaurou as concentrações de TH. A imuno-histoquímica de tumores benignos da tireoide equina em cavalos idosos revelou que os adenomas são frequentemente classificados como foliculares quando, na verdade, muitos deles são originários de células C.[523]

Adenocarcinoma

As neoplasias malignas da tireoide são menos frequentes. Nos casos relatados de adenocarcinomas da tireoide, os cavalos eram eutireóideos, hipotireódeos e hipertireóideos.[464,466-469,524] Há um caso relatado de carcinoma de tireoide com metástase sistêmica e adenoma hipofisário concomitante.[525]

Carcinoma medular

Carcinomas medulares (tumores de células C ou parafoliculares) foram documentados em cavalos.[340,526,527] Na maioria dos casos, os tumores são unilaterais. Adenomas benignos de células C são comuns em cavalos idosos, sem evidência de doença ou disfunção endócrina.[523,528] Um adenoma de células C associado a múltiplas neoplasias endócrinas foi documentado à necropsia.[526] A hiperplasia das células C foi descrita em cavalos com apenas 3 anos de idade.[518] Dependendo do tamanho da massa, a remoção cirúrgica pode ser recomendada para alívio dos sinais clínicos.[340] Em outros casos, a estética é o principal motivo da cirurgia. A imuno-histoquímica ou a microscopia eletrônica podem ser necessárias para distinguir os tumores de células C de outras neoplasias da tireoide.[523]

Neoplasia endócrina múltipla

A neoplasia endócrina múltipla (NEM) é uma síndrome humana caracterizada por diversos tumores de glândulas de origem neuroendócrina. Há um relato de caso de uma égua Puro-Sangue de 22 anos com adenoma de células C, feocromocitoma e hiperplasia nodular bilateral multicêntrica da medula adrenal.[526] Uma avaliação retrospectiva de tumores endócrinos em cavalos submetidos à necropsia sugeriu que hiperplasia e neoplasia das glândulas tireoide e adrenal, como ocorre em humanos com NEM, também são observadas em equinos.[525,526]

Tratamento

Nas circunstâncias que justificam a excisão cirúrgica, o prognóstico é melhor quando a doença é unilateral. As possíveis complicações cirúrgicas são infecção, hemorragia e hemiplegia da laringe. Como as glândulas paratireoides equinas geralmente não estão conectadas à tireoide, é improvável que a hipocalcemia seja uma complicação.

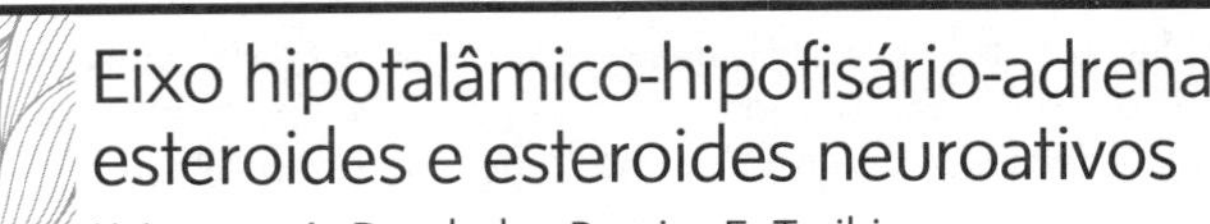

Eixo hipotalâmico-hipofisário-adrenal, esteroides e esteroides neuroativos

Katarzyna A. Dembek e Ramiro E. Toribio

FISIOLOGIA DO EIXO HIPOTALÂMICO-HIPOFISÁRIO-ADRENAL

O eixo hipotalâmico-hipofisário-adrenal (HPAA) representa um complexo sistema regulador que modula vários sistemas homeostáticos (metabolismo, dor, fome, sede, pressão arterial, balanço eletrolítico, atividade autônoma, imunidade e comportamento sexual), além da resposta de estresse a estímulos internos e externos, para assegurar a função e a sobrevivência dos órgãos. Grandes avanços foram feitos no entendimento da fisiologia e fisiopatologia do HPAA em seres humanos e animais com vários distúrbios agudos e crônicos.

Hipotálamo

O hipotálamo está localizado no diencéfalo ventral, abaixo do tálamo. Faz parte do sistema límbico (com hipocampo, amígdala, núcleos talâmicos, corpo mamilar, córtex límbico e outras estruturas) e medeia funções autônomas, endócrinas e comportamentais. É o principal regulador de vários processos fisiológicos.[529,530] Gera e recebe informações humorais e neurais; coordena diferentes níveis de comunicação autônoma entre o SNC e os órgãos centrais e periféricos; e regula a temperatura corporal, fome, sede, ritmo circadiano e circanual, sono, impulso reprodutivo, dimorfismo sexual, crescimento, comportamento, atividade metabólica e outras funções essenciais.[529-531] O hipotálamo conecta-se a outras estruturas do SNC por meio de circuitos neurais, mas também envia e recebe informações humorais. Um bom exemplo de conexão humoral hipotalâmica é com a hipófise por meio do sistema porta na eminência mediana.[529,530]

Histologicamente, o hipotálamo é organizado em uma série de núcleos com neurônios magnocelulares e parvocelulares que secretam fatores liberadores (p. ex., hormônio liberador de corticotropina [CRH], TRH, hormônio liberador de hormônio do crescimento [GHRH], hormônio liberador de gonadotropina [GnRH]) e inibidores (p. ex., somatostatina, dopamina) no sistema hipofisário para controlar a síntese e secreção de hormônios pela adeno-hipófise (p. ex., ACTH, hormônio do crescimento [GH], TSH, prolactina).[532,533] O hipotálamo também produz peptídeos que são armazenados na neuro-hipófise (p. ex., ocitocina, vasopressina), bem como fatores que modulam a atividade das células melanotrópicas da *pars intermedia* da hipófise (p. ex., dopamina, serotonina, TRH). O hipotálamo responde a hormônios periféricos (leptina, grelina, insulina, esteroides, hormônios da tireoide), metabólitos (glicose), eletrólitos (sódio), estímulos neurais (luz, odor, toque, pressão vascular, feromônios, temperatura, estímulos do tórax, trato gastrintestinal e trato reprodutivo), citocinas e produtos microbianos. O nível de estimulação ou supressão dos neurônios hipotalâmicos é determinado por pontos de ajuste específicos para cada função (p. ex., termorregulação, sede, osmolaridade, pressão arterial).[532,533]

Os peptídeos e as moléculas grandes são detectados ou chegam aos neurônios hipotalâmicos por meio dos órgãos circunventriculares, inclusive o órgão subfornical e o *organum vasculoum* da lâmina terminal. Essas estruturas têm um endotélio fenestrado e não apresentam barreira hematencefálica eficaz, permitindo que o hipotálamo tenha acesso contínuo à circulação sistêmica e retransmita informações para diferentes partes do SNC; assim, são essenciais para mecanismos reguladores de *feedback* que modulam a função neuroendócrina.[533]

Dinâmica do eixo hipotalâmico-hipofisário-adrenal

CRH, ACTH e cortisol são secretados de maneira circadiana e mediada por informações da hipófise e do núcleo supraquiasmático do hipotálamo; as maiores concentrações são observadas pela manhã, e as menores, à noite. Curiosamente, o ritmo circadiano na secreção de cortisol foi relatado em cavalos adultos, mas não em neonatos (com menos de 5 dias de vida).[534] A concentração média de cortisol em 24 horas foi menor nos potros em comparação aos cavalos adultos; no entanto, a produção endógena diária de cortisol foi maior em potros do que em cavalos.[534] O ACTH é liberado em picos irregulares (tempo e amplitude) que ocorrem cerca de 10 vezes por hora no cavalo.[535] Variações sazonais na secreção de ACTH e cortisol nos meses de outono e inverno foram documentadas em equinos.[536-540] Portanto, intervalos de referência sazonalmente específicos são necessários para avaliação adequada das concentrações de ACTH.[536-540]

Sob estresse ou necessidades fisiológicas, o hipotálamo secreta CRH (CRF, corticoliberina, 41 aminoácidos [41aa]) e arginina vasopressina (AVP, hormônio antidiurético, 9aa). O CRH é sintetizado por neurônios parvocelulares localizados no núcleo paraventricular (PVN).[529,532,533] Em resposta ao estresse, o CRH é liberado no sistema porta da eminência mediana pelos terminais neurossecretores desses neurônios e atua nas células corticotrópicas da hipófise por meio do receptor CRH-1 (CRH-1R) para provocar a secreção de ACTH (39aa) e outros peptídeos derivados da proopiomelanocortina (POMC), inclusive β-endorfina (β-END) e hormônio estimulador de α-melanócitos (α-MSH).[529,532,533] Entre os fatores que modulam a secreção de CRH estão o fator neurotrópico derivado do cérebro (BDNF), citocinas, lipopolissacarídeos (LPS), glicocorticoides, neuroesteroides, óxido nítrico, glutamato (via NMDAR) e receptores de ácido γ-aminobutírico [GABA] (por meio de receptores $GABA_A$).[541-544] O BDNF é um fator estimulador essencial para a secreção de CRH.[542] O AVP é sintetizado por neurônios magnocelulares (AVPérgicos) localizados no PVN e no núcleo supraóptico (NSO). Esses neurônios liberam AVP no sistema porta para estimular as células corticotrópicas a liberar ACTH por meio do receptor AVP 3 (AVPR3, V1bR).[545,546] Entre os fatores que regulam a secreção de AVP, estão BDNF, LPS, citocinas, óxido nítrico, angiotensina II e a hipocortisolemia.[547-551] A regulação do AVP no que se refere ao HPAA é diferente do AVP armazenado nos terminais neurossecretores (corpos de Herring) da neuro-hipófise, nos quais a secreção é controlada por osmolaridade e pressão arterial.[541,546]

Em seres humanos e ratos, CRH e AVP estão nos mesmos neurônios parvocelulares;[552,553] no entanto, há pouquíssimos dados sobre sua distribuição celular hipotalâmica em equinos.[549] A importância relativa de CRH e AVP para estimular a secreção de ACTH depende da espécie.[554] Um estudo *in vitro* sobre a dinâmica da secreção de ACTH por células da hipófise anterior mostrou que, em equinos, o CRH é um importante secretagogo da ACTH na hipófise.[555] Outro estudo em cavalos adultos descobriu que a endotoxemia estimula a secreção de CRH e AVP e concluiu que o AVP parece ser mais importante que o CRH no estímulo à liberação de ACTH durante a doença.[556] Mais recentemente, foi demonstrado que o CRH e o AVP são sinérgicos ao evocar ACTH em cavalos, principalmente durante a hipocortisolemia.[549] O HPAA também é regulado por esteroides neuroativos por meio de sinais GABAérgicos.[544,557] Assim, os neuroesteroides derivados do estresse e os esteroides de geração central podem influenciar o HPAA, bem como atuar em outras funções hipotalâmicas.[544,554,558,559]

O núcleo periventricular (que não deve ser confundido com o núcleo paraventricular) é um grupo difuso de neurônios hipotalâmicos responsáveis pela secreção de somatostatina, TRH, gastrina e dopamina. Os neurônios periventriculares TRHérgicos aumentam e os neurônios dopaminérgicos suprimem a proliferação e a secreção hormonal por células melanotrópicas da *pars intermedia* da hipófise. A disfunção desses neurônios dopaminérgicos em equinos idosos tem sido associada ao desenvolvimento de PPID (doença de Cushing), levando à secreção excessiva e não regulada de peptídeos derivados de POMC, inclusive ACTH e α-MSH.[560]

Glândula hipófise

A glândula hipófise está localizada na sela túrcica, uma depressão no osso esfenoide, e é conectada ao hipotálamo por meio do pedúnculo infundibular.[561] Histologicamente, a glândula hipófise consiste em um lobo anterior (adeno-hipófise), um lobo intermediário (*pars intermedia*) e um lobo posterior (*pars nervosa*, neuro-hipófise).[561,562] O lobo anterior é ainda dividido em *pars distalis*, que contém a maioria das células, e *pars tuberalis*, a parte proximal do lobo anterior que circunda o infundíbulo mais próximo da eminência mediana (hipotálamo ventral). Nos equídeos, a distinção entre os lobos anterior, intermediário e posterior não reflete a anatomia da hipófise descrita em outras espécies, já que o lobo anterior equino envolve os outros dois lobos. Portanto, *pars distalis, pars intermedia* e *pars nervosa* são termos melhores.[530]

Os fatores estimuladores e inibidores liberados na eminência mediana são transportados para a *pars distalis* por meio do sistema porta-hipofisário. O plexo proximal ou primário está localizado na eminência mediana. A partir daqui os fatores são transportados pela veia porta hipofisária para o plexo distal ou secundário até chegarem às células-alvo na *pars distalis*.

As células da *pars distalis* são somatotrópicas, gonadotrópicas, lactotrópicas, tireotrópicas e corticotrópicas. Com base nas propriedades de coloração, essas células são cromófilas e cromófobas. As células cromófilas são acidófilas (somatotrópicas, lactotrópicas) e basófilas (gonadotrópicas, tireotrópicas e corticotrópicas).[561] As células somatotrópicas (somatotróficas) produzem o GH; as células lactotrópicas (lactotróficas, mamotróficas), a prolactina; as células gonadotrópicas (gonadotróficas), o hormônio luteinizante (LH) e o hormônio foliculoestimulante (FSH); as células tireotrópicas (tireotróficas) produzem TSH; e as células corticotrópicas (corticotróficas), a ACYTH (adrenocorticotrofina, corticotropina).[561,562]

A *pars intermedia* forma a junção entre a *pars distalis* e a neuro-hipófise. As células melanotrópicas (melanotróficas) são as principais células da *pars intermedia* e, após a clivagem de POMC, os principais produtos são α-MSH, ACTH, β-lipotropina, β-END e peptídeo intermediário semelhante à corticotropina (CLIP).[531,554,560,561] A *pars intermedia* está sob o controle de neurônios hipotalâmicos principalmente por inibição dopaminérgica.

A *pars nervosa* consiste em axônios de neurônios magnocelulares que se estendem a partir do NSO e PVN. Esses neurônios armazenam e liberam AVP e ocitocina.[530,561] A AVP é liberada em resposta à hipotensão e hiperosmolalidade. A secreção de ocitocina na circulação sistêmica é afetada por vários estímulos táteis, visuais e de distensão.

Nesta seção, enfocaremos as células corticotrópicas, que são responsáveis pela síntese e secreção de ACTH. Na *pars distalis*, ACTH é o principal peptídeo derivado de POMC e, na *pars intermedia*, α-MSH é o principal produto de POMC. O ACTH estimula o córtex da adrenal a secretar cortisol e, em menor grau, estimula outras camadas adrenocorticais a liberar outros esteroides.[563-567] Além de AVP e CRH, a síntese e secreção de ACTH são reguladas por citocinas, LPS, TRH, glicocorticoides e óxido nítrico.[568,569]

Glândula adrenal

Nos equinos, as glândulas adrenais estão localizadas retroperitonealmente e incorporadas na gordura no polo cranial medial de cada rim. São marrom-avermelhadas, com 7 a 8 × 3 a 3,5 cm, e cada uma pesa 15 a 20 g. O suprimento de sangue para a adrenal é da artéria adrenal, originária da aorta ou da artéria renal.[529-531] A inervação é feita por fibras simpáticas do nervo esplâncnico.[570] O tecido cortical adrenal acessório pode ser encontrado na cápsula da glândula adrenal, no tecido adiposo periadrenal ou perirrenal, no mesórquio e perto do testículo equino.[570] As adrenais se desenvolvem a partir de dois tecidos embriológicos separados: a medula é derivada de células da crista neural que se originam nas proximidades da aorta dorsal, e o córtex se desenvolve a partir do mesoderma intermediário (crista urogenital).[571]

A medula está funcionalmente relacionada ao sistema nervoso simpático e consiste em células cromafins que secretam catecolaminas (epinefrina, norepinefrina e dopamina) em resposta à estimulação simpática.[529,531] As células cromafins são consideradas neurônios pós-ganglionares modificados, controlados diretamente por fibras pré-ganglionares do sistema nervoso autônomo. A epinefrina (epinefrina) é o principal hormônio adrenomedular.

O córtex adrenal é derivado do mesoderma e secreta diferentes tipos de esteroides, que são sintetizados a partir do colesterol. O córtex da glândula adrenal apresenta três zonas: a *zona glomerulosa* mais externa, que secreta mineralocorticoides (aldosterona) em resposta ao sistema renina-angiotensina-aldosterona (principalmente angiotensina II), hiperpotassemia e alterações na osmolaridade do líquido extracelular (sódio, cloreto); a *zona fasciculada*, que secreta glicocorticoides (cortisol) em resposta à estimulação com ACTH; e a *zona reticular*, que produz esteroides sexuais, em especial andrógenos.[434,530,570]

A função adrenocortical (principalmente a síntese de glicocorticoides) é controlada pelo HPAA. Como já mencionado, o hipotálamo secreta CRH e AVP para estimular a secreção hipofisária de ACTH que, por sua vez, estimula o córtex adrenal a secretar cortisol e, em menor grau, aldosterona e outros esteroides.[434,529] Posteriormente, o cortisol inibe a secreção de CRH, AVP e ACTH como parte de um mecanismo de controle de *feedback* negativo.[434,529]

O córtex da glândula adrenal participa de diversas funções corpóreas, inclusive a manutenção do equilíbrio de líquidos e eletrólitos, imunidade, defesa e metabolismo energético. A adrenal também secreta esteroides com atividade neuroativa, além de esteroides que podem ser precursores em outros órgãos. A remoção ou destruição das adrenais leva à morte, a menos que hormônios adrenocorticais exógenos sejam administrados.[529,570] A aldosterona aumenta a reabsorção renal de sódio e a excreção de potássio. O cortisol aumenta a gliconeogênese, mobiliza aminoácidos de tecidos extra-hepáticos para entrada na gliconeogênese, diminui a utilização de glicose, aumenta a glicemia e inibe as ações da insulina na captação e lipogênese da glicose. O cortisol aumenta a mobilização de gordura e aminoácidos para torná-los disponíveis durante o estresse.[529] Os glicocorticoides endógenos são anti-inflamatórios e imunossupressores; a hipercortisolemia causa eosinopenia e linfopenia. O cortisol também é essencial para a maturação e diferenciação de órgãos (pulmão, gastrintestinal, endócrino), uma etapa essencial no desenvolvimento do feto e do neonato.[529,531]

Função da glândula adrenal no feto

Evidências convincentes mostram que HPAA de potros sofre rápida maturação nos últimos 5 dias de gestação e nas primeiras semanas de vida, muito mais tarde do que o descrito em outras espécies.[572,573] A síntese de cortisol depende de três enzimas principais: clivagem da cadeia lateral do colesterol (citocromo P450-scc; CYP11A1), 3β-hidroxiesteroide desidrogenase (3β-HSD) e 17α-hidroxilase (P450-17; CYP17A1). O citocromo P450-scc é expresso no córtex adrenal fetal desde os 150 dias de gestação, e 3β-HSD, que sintetiza progesterona a partir de pregnenolona, é observada a partir de 280 dias de gestação.[573] No entanto, o P450-17, necessário para a produção de cortisol, é expresso 5 dias antes do nascimento.[572,573] Portanto, os potros prematuros (com idade gestacional inferior a 320 dias) têm concentrações basais menores de cortisol e ACTH endógeno mais alto do que os potros a termo após o nascimento, em parte devido à ausência de *feedback* negativo. Além disso, esses potros apresentam menor resposta de cortisol à estimulação com ACTH em comparação a potros normais.[574]

Curiosamente, todas as três enzimas estão presentes ao nascimento e não há alterações em sua expressão no período perinatal. Uma maior resposta ao ACTH exógeno foi descrita no final da gestação e ao nascimento, com uma correlação positiva entre a resposta de cortisol do potro neonato e sua idade gestacional ao parto. Isso sugere que outros fatores, como a densidade do receptor de ACTH (MC2R), a depuração de ACTH e o fluxo sanguíneo adrenal, podem estar envolvidos na resposta do cortisol ao ACTH em potros neonatos.[572,573]

Esteroidogênese

Os esteroides adrenais são sintetizados a partir do colesterol e as primeiras etapas de produção são semelhantes às observadas em outros órgãos esteroidogênicos (testículos, ovários) (Figura 16.16). As células adrenocorticais armazenam pequenas quantidades de esteroides; portanto, uma resposta rápida aos esteroides requer um mecanismo enzimático altamente coordenado para rápida síntese e secreção de hormônios. O ACTH regula a esteroidogênese por meio de efeitos agudos e crônicos na glândula adrenal. O ACTH se liga ao receptor de melanocortina de tipo 2 (MC2R) acoplado à proteína G para estimular a transcrição e tradução da proteína reguladora aguda esteroidogênica (StAR).[575,576] A StAR aumenta a transferência de colesterol da membrana mitocondrial externa para a interna, onde é convertida em pregnenolona no primeiro passo esteroidogênico, que também é limitante da taxa de conversão.[575,576] O ACTH também aumenta a captação de colesterol da circulação. De fato, a maior parte do colesterol no córtex adrenal vem de fora da glândula, embora isso ainda deva ser documentado em cavalos, principalmente porque o córtex adrenal equino é rico em lipídios. Cronicamente, o ACTH promove a transcrição de genes que codificam várias enzimas esteroidogênicas, inclusive o citocromo P450 e as hidroxiesteroides desidrogenases.

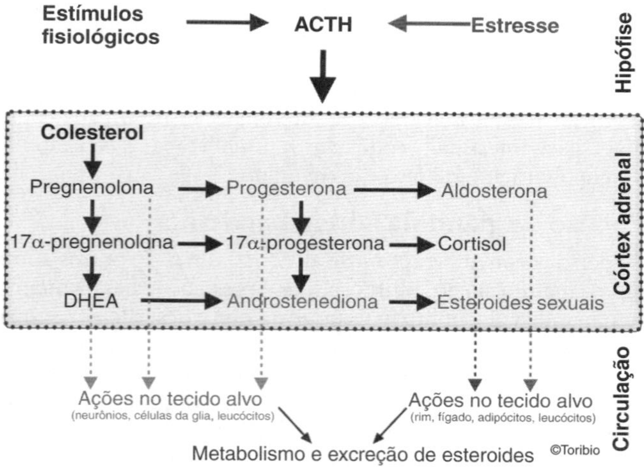

Figura 16.16 Esteroidogênese adrenocortical. No córtex adrenal, os esteroides são sintetizados a partir do colesterol, gerando progestágenos (pregnenolona, progesterona), glicocorticoides (cortisol), mineralocorticoides (aldosterona) e andrógenos (desidroepiandrosterona [DHEA] e androstenediona). Os principais produtos do córtex adrenal são o cortisol e a aldosterona. Os precursores de esteroides também são liberados na circulação sistêmica para exercer funções múltiplas, sendo usados em outros órgãos (p. ex., sistema nervoso) como precursores de outros esteroides (p. ex., neuroesteroides). ACTH, Hormônio adrenocorticotrófico; DHEA, desidroepiandrosterona. (Cortesia do dr. R. E. Toribio, The Ohio State University.)

Além disso, o ACTH estimula a síntese do fator de crescimento básico de fibroblastos, do fator de crescimento epidérmico e do fator de crescimento semelhante à insulina II (IGF-II), e esses mediadores estimulam a hiperplasia e a hipertrofia adrenocortical.[575,576]

A pregnenolona é transportada para o retículo endoplasmático para ser convertida em progesterona e 17α-hidroxiprogesterona que, na zona glomerulosa e fasciculada, se tornam aldosterona e cortisol, respectivamente. Andrógenos, como desidroepiandrosterona (DHEA), androstenediona e epitestosterona, são sintetizados a partir de 17α-hidroxiprogesterona e 17α-hidroxipregnenolona na zona reticular. Uma fração dos progestágenos é liberada na circulação sistêmica para exercer ações específicas ou é utilizada como precursora de outros esteroides.

Os seres humanos apresentam vários distúrbios genéticos no início da esteroidogênese que causam insuficiência adrenal primária, como a adrenoleucodistrofia ou doença de Wolman (doença de armazenamento de éster de colesterol).[575,576] Distúrbios equivalentes não foram descritos em equinos.

No cérebro, progesterona, DHEA e pregnenolona podem ser convertidas em esteroides neuroativos (p. ex., alopregnanolona, alotetraidrodesoxicorticosterona [THDOC]) para promover neurogênese, plasticidade neuronal e neuroproteção (Figura 16.17)[577] e modular a síntese e secreção de BDNF, CRH e AVP,[558] influenciando direta e indiretamente o HPAA. A alopregnanolona é um neuroesteroide potente com uma infinidade de ações, inclusive modulação do HPAA e proteção contra convulsões e morte neuronal.[558] Em humanos, as concentrações sanguíneas desses esteroides estão sendo usadas para avaliação da função da glândula adrenal,[563,565-567,578,579] além de doenças neurológicas, como distúrbios bipolares, depressão e doença de Alzheimer. (Ver seção sobre neuroesteroides mais adiante neste capítulo.)

Sepse e eixo hipotalâmico-hipofisário-adrenal

Inflamação, citocinas (TNF-α, IL1-β) e LPS ativam o HPAA em humanos e animais.[568,580,581] Em outras espécies, citocinas inflamatórias aumentam a expressão e secreção de mRNA de CRH, AVP e ACTH.[582] As concentrações de CRH, AVP, ACTH e cortisol também são maiores em modelos experimentais de endotoxemia.[545,556,568,580] Os efeitos do LPS na expressão do mRNA de CRH e na secreção de ACTH são em parte mediados pelo óxido nítrico.[583] IL1-β e TNF-α podem estimular ou suprimir a secreção de cortisol, dependendo da duração da exposição.[584] Embora as concentrações de ACTH aumentem em potros com inflamação sistêmica,[585] a prevalência de hipossecreção de ACTH no contexto da disfunção do HPAA é baixa. Da mesma maneira, o papel da desregulação hipotalâmica (diminuição de AVP e CRH) no desenvolvimento da disfunção do HPAA é mínimo em comparação à insuficiência adrenocortical, já que a maioria dos potros em estado crítico tem altas concentrações de AVP[585] e CRH. A doença grave em potros neonatos, independente da pressão arterial ou da osmolaridade, pode estimular a secreção de AVP.[585] Nos humanos, a sepse pode causar danos irreversíveis no hipotálamo e na hipófise.[586] A necrose hipofisária é um fenômeno bem documentado em pacientes humanos com sepse que pode levar à falência endócrina múltipla (GH, ACTH, AVP, hormônios da tireoide).[586] Um processo semelhante pode ocorrer em potros com sepse grave e falência de vários órgãos.

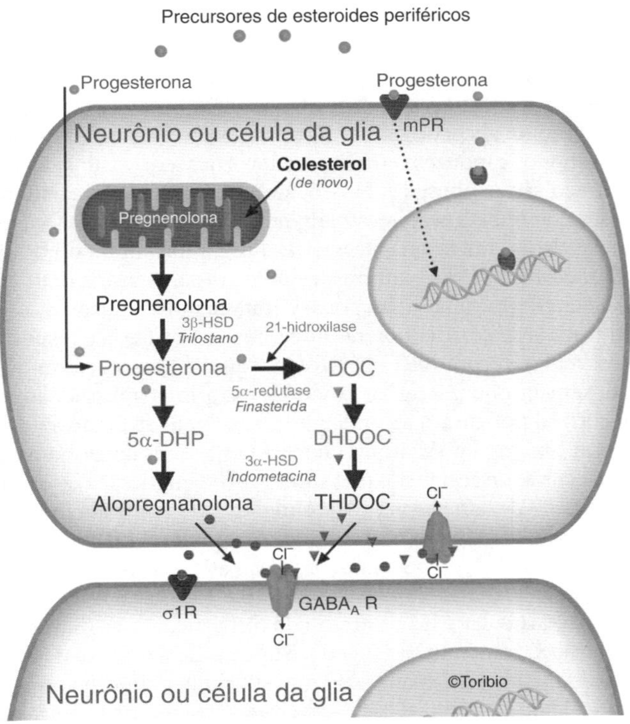

Figura 16.17 Síntese de esteroides neuroativos por neurônios e células da glia no sistema nervoso central. A progesterona e outros precursores de esteroides na circulação periférica podem ser ingeridos por neurônios e astrócitos para serem convertidos em neuroesteroides. Essas células também apresentam a maquinaria enzimática para a síntese *de novo* de esteroides neuroativos a partir do colesterol. Os esteroides neuroativos atuam principalmente por meio do receptor GABA$_A$ na membrana celular, mas existem outros receptores. A progesterona atua por meio dos receptores nucleares tradicionais, bem como por meio dos receptores de progesterona da membrana celular (mPRs). O trilostano, a finasterida e a indometacina podem inibir enzimas específicas necessárias para a esteroidogênese. 3α-HSD, 3α-hidroxiesteroide desidrogenase; 3β-HSD, 3β-hidroxiesteroide desidrogenase; 5α-DHP, 5α-di-idroprogesterona; DHDOC, desidrodeoxicorticosterona; DOC, desoxicorticosterona; THDOC, alotetraidrodesoxicorticosterona; GABA$_A$R, receptor do tipo A do ácido γ-aminobutírico (GABA); mPR, receptor de progesterona de membrana; σ1R, receptor sigma 1. (Cortesia do dr. R. E. Toribio, The Ohio State University.)

Insuficiência adrenal

Em termos gerais, a insuficiência adrenal (IA) é definida como uma diminuição da capacidade da glândula adrenal de secretar esteroides adrenocorticais em quantidades suficientes para atender às necessidades fisiológicas, provocando o desenvolvimento de distúrbios clínicos e laboratoriais. O problema primário que leva à IA pode estar em qualquer nível do HPAA, mas é a deficiência de esteroides que causa os sinais documentados em potros e cavalos. Deve-se observar que a patogênese da IA em cavalos em estado não crítico (IA crônica) é diferente da IA da doença aguda em cavalos e potros.

Tipos e definições de insuficiência adrenal

- A *insuficiência adrenal irreversível* ou hipoadrenalismo (doença de Addison) é causada pela não produção de hormônios adrenocorticais (mineralocorticoides e glicocorticoides) pela glândula adrenal[531]
- A *insuficiência adrenal relativa (IAR)* é uma forma transitória de IA geralmente observada em seres humanos, potros neonatos e cavalos com doença grave. A IAR é definida como uma produção inadequada de cortisol em relação a uma maior demanda durante períodos de doença e estresse graves e é caracterizada por altas taxas de ACTH/cortisol[434,531,587]
- A *insuficiência de corticosteroide relacionada à doença grave (CIRCI)* é um termo recente que substitui IAR por considerar os achados clínicos, a resposta pró-inflamatória exagerada da deficiência de cortisol e a refratariedade tecidual aos corticosteroides[531,588]
- A *IA iatrogênica*, causada pela administração crônica de glicocorticoide, leva à supressão do HPAA e é o tipo mais comum de IA em seres humanos e cavalos adultos.

A insuficiência adrenal também pode ser classificada com base no nível afetado do HPAA.

- *IA primária*: causada por dano ou disfunção do córtex da adrenal
- *IA secundária*: causada pela menor secreção de ACTH pela hipófise
- *IA terciária:* causada pela menor secreção de CRH e/ou AVP do hipotálamo para a eminência mediana.

Insuficiência adrenal em equinos

Em cavalos, a IA também é conhecida como fadiga adrenal ou hipoadrenocorticismo e é caracterizada por baixas concentrações de cortisol e baixa resposta ao teste de estimulação com ACTH. A insuficiência adrenal também ocorre em cavalos com doenças graves (cólica, enterocolite, endotoxemia, sepse) e potros com sepse, em parte porque a adrenal é um órgão de choque em equídeos (hemorragia adrenal, trombose e necrose cortical são comuns em equídeos doentes). Os animais que se recuperam podem desenvolver atrofia e disfunção adrenal.[531,589,590]

Em cavalos adultos, a IA tem sido associada à administração crônica ou à interrupção da administração de glicocorticoides ou esteroides anabolizantes.[591] A resposta da adrenal ao ACTH exógeno em cavalos Puros-Sangues não foi alterada pelo treinamento[592] e as concentrações de cortisol estavam dentro dos limites normais em cavalos de corrida com histórico de baixo desempenho.[593] Altas concentrações plasmáticas de cortisol e ACTH foram observadas em cavalos após o exercício máximo.[594-597] Cavalos de enduro em uma prova de 160 km apresentaram concentrações plasmáticas de cortisol significativamente maiores no meio do circuito em comparação às concentrações basais.[598] Um aumento de seis vezes na taxa de secreção de cortisol e um aumento de três vezes nas concentrações plasmáticas de cortisol também foram observados nos cavalos em exercício.[599] O aumento das concentrações séricas totais de cortisol foi relatado em cavalos com cólica[435] e cavalos Royal Dutch Sport exercitados com diferentes posicionamentos de cabeça e pescoço.[600] Esses achados sugerem que a principal razão de desenvolvimento de IA em cavalos sem doenças graves é iatrogênica. É preciso enfatizar que esse tipo de IA tem uma patogênese diferente da IA da doença grave.

Glicocorticoides endógenos e exógenos suprimem o HPAA e a exposição crônica pode induzir atrofia da zona fasciculada. A zona glomerulosa pode apresentar alterações morfológicas mínimas, mas anomalias eletrolíticas são frequentes. Isso indica que a IA equina pode envolver várias camadas adrenocorticais.

Os cavalos com suspeita de IA apresentam histórico de depressão, anorexia, intolerância ao exercício, perda de peso, pelame ruim, claudicação, desconforto abdominal e convulsões.[531,590,591,601-603] Portanto, é importante realizar a anamnese completa, incluindo desempenho, doenças prévias, administração de medicamentos e condições estressantes. Os resultados da bioquímica sérica podem ser normais ou revelar hiponatremia, hipocloremia, hiperpotassemia e hipoglicemia.[531,590,591,601-603]

Algumas das características clínicas do hipoadrenocorticismo equino (hiponatremia e hiperpotassemia sem evidência de doença renal) se assemelham à doença de Addison de humanos e pequenos animais, embora essa última não tenha sido documentada em cavalos. Um caso de uma síndrome poliendócrina autoimune com diabetes melito dependente de insulina e sinais clínicos semelhantes à doença de Addison foi descrito em uma égua Standardbred de 5 anos de idade.[604] As anomalias clínicas incluíram letargia, falta de apetite, perda de peso, poliúria, polidipsia, hiperglicemia persistente, hiponatremia, hipocloremia e hiperpotassemia. A égua foi diagnosticada *post mortem* com pancreatite linfocítica e tireoidite, bem como IA secundária à adrenalite linfocítica.[604]

A insuficiência adrenal é raramente diagnosticada na clínica equina. No entanto, deve-se suspeitar de qualquer cavalo com histórico de anorexia, letargia, má condição corpórea, baixo desempenho atlético, histórico de administração de glicocorticoides, desequilíbrio eletrolítico (hiponatremia, hipocloremia, hiperpotassemia) e hipoglicemia.[591,604] As concentrações basais de cortisol e ACTH, bem como o teste de estimulação com ACTH, são essenciais para o estabelecimento do diagnóstico. A concentração de cortisol tem flutuações diárias e as medidas isoladas podem não fornecer informações suficientes para o diagnóstico de hipoadrenocorticismo. Portanto, o teste de estimulação com ACTH auxilia a avaliação da função da glândula adrenal.[601,603,605] Cavalos com IA têm baixas concentrações de cortisol e respondem de forma mínima ou nula ao teste de estimulação com ACTH.[601,606] Além disso, a medida das concentrações de ACTH é importante para determinar outras causas de hipoadrenocorticismo (iatrogênico, adrenal, hipofisário). Acredita-se que os glicocorticoides exógenos diminuam as concentrações de ACTH (hipoadrenocorticismo secundário), enquanto a disfunção adrenocortical (hipoadrenocorticismo primário) é associada ao aumento das concentrações de ACTH devido à redução do *feedback* negativo dos glicocorticoides. Em cavalos com concentrações plasmáticas aumentadas de ACTH, a PPID deve ser descartada.

No teste de estimulação com ACTH, 1 UI/kg de gel de ACTH natural é administrado por via IM.[606] Para determinação de cortisol, uma amostra de sangue deve ser coletada em tubos heparinizados ou simples; a seguir, o ACTH é administrado entre 8:00 e 10:00. As amostras de sangue são novamente coletadas 2 e 4 horas após a administração de ACTH. Cavalos com adrenal funcional devem ter aumentos de duas a três vezes nas concentrações plasmáticas de cortisol em comparação aos valores basais.[602,606] No teste de estimulação com ACTH sintético ($ACTH_{1-24}$, cosintropina, tetracosactida, tetracosactrina), 100 UI (1 mg) de cosintropina (Cortrosyn®) são administrados por via IV entre 8:00 e 12:00.[607] Colete uma amostra de sangue, administre a cosintropina e repita a coleta da amostra 2 horas depois. As concentrações plasmáticas de cortisol devem ser pelo menos o dobro dos valores basais. A cosintropina (25 UI; 250 μg) pode duplicar as concentrações basais de cortisol em cavalos. Mais recentemente, uma dose de 0,1 μg/kg de cosintropina foi relatada para indução da estimulação adrenal máxima 30 minutos após a administração em cavalos saudáveis.[605] Dependendo da duração e gravidade da doença, os achados de necropsia em cavalos com hipoadrenocorticismo variam de hemorragia e necrose adrenocortical a atrofia e fibrose adrenocortical.

O tratamento do hipoadrenocorticismo envolve repouso, correção de anomalias clínicas e laboratoriais graves e terapia de reposição de glicocorticoides. A duração e a dose de esteroides exógenos que induzem atrofia adrenocortical em cavalos saudáveis não são conhecidas. No entanto, há informações sobre as doses que inibem a secreção adrenocortical em cavalos. Doses baixas de dexametasona, de apenas 4 mg, suprimiram o HPAA por até 24 horas.[602] A administração de dexametasona (0,044 a 0,088 mg/kg) a cada 5 dias, por seis tratamentos, reduziu as concentrações de cortisol por até 4 dias, mas não alterou a resposta à estimulação com ACTH.[608] Toutain *et al.*[609] descobriram que a dexametasona (50 μg/kg IV ou IM) suprimia a função adrenocortical por até 4 dias, enquanto o succinato de prednisolona sódica (0,6 mg/kg IV ou IM) o fazia por menos de 24 horas, e a suspensão de acetato de prednisolona (0,6 mg/kg IM), por até 21 dias. A dexametasona (0,044 mg/kg IM) e a triancinolona (0,044 mg/kg IM) suprimiram o HPAA por 7 e 14 dias, respectivamente.[610,611] As concentrações plasmáticas de cortisol continuaram abaixo do valor basal por 4, 10 e 15 dias após a injeção IV, intra-articular e IM de acetonido de triancinolona (0,04 mg/kg), respectivamente.[612] Uma dose intra-articular única de acetato de metilprednisolona (200 mg) suprimiu a função adrenocortical por até 10 dias.[613,614] Uma dose intra-articular única de betametasona (30 mg) suprimiu as concentrações plasmáticas de cortisol por 3 dias em cavalos Puros-Sangues.[615] Não há dados sobre o uso parenteral de hidrocortisona (cortisol) em equinos para tratamento do hipoadrenocorticismo; no entanto, devido à sua rápida eliminação em cavalos e potros (menos de 24 horas),[534] essa pode ser uma boa alternativa terapêutica a curto prazo. De fato, a hidrocortisona é o glicocorticoide recomendado para potros em estado crítico com IA.[616] Com base nessas informações (meia-vida, supressão adrenocortical), no tratamento do hipoadrenocorticismo, o succinato de hidrocortisona ou a prednisolona sódica devem ser a primeira opção, a dose baixa de dexametasona é a segunda opção, e o acetonido de triancinolona e o acetato de prednisolona devem ser evitados. A prednisolona oral (200 a 400 mg/cavalo) é uma boa opção para uso prolongado. A prednisona foi usada com sucesso no tratamento de um cavalo com IA secundária à administração de esteroides anabolizantes e um potro com IA.[591,601] A eficácia da prednisona em cavalos é questionável em razão da sua baixa absorção e produção mínima do metabólito ativo, a prednisolona.[617] É provável que os animais tratados com prednisona tenham melhorado por outras razões além do medicamento.[617] Isso também é indicado pela ausência de supressão de cortisol após a administração de prednisona em comparação à prednisolona.[617] Por outro lado, a prednisolona oral apresenta biodisponibilidade excelente e pode ser um agente terapêutico melhor em cavalos. Como em qualquer tratamento prolongado com glicocorticoides, recomenda-se a retirada lenta.

A administração prolongada de glicocorticoides é frequentemente recomendada no tratamento da obstrução recorrente das vias respiratórias (asma equina). O dipropionato de beclometasona inalado (500 a 1500 μg a cada 12 horas) suprimiu a secreção endógena de cortisol de maneira dose-dependente por 1 a 4 dias após a administração em cavalos com obstrução recorrente das vias respiratórias.[618,619] Do mesmo modo, o propionato de fluticasona inalado (2 mg 1 vez/dia a 3 mg 2 vezes/dia) reduziu as concentrações de cortisol por 8 a 24 horas após o tratamento em cavalos com obstrução recorrente das vias respiratórias.[620] Apesar da supressão da função adrenocortical, sinais clínicos de

IA ou efeitos sistêmicos adversos, como laminite ou infecções bacterianas, não foram observados nos cavalos tratados.

A resposta pró-inflamatória exagerada que ocorre em potros e cavalos com síndrome da resposta inflamatória sistêmica (SIRS) e sepse grave pode ser em parte atribuída à insuficiência adrenocortical e supressão do HPAA. No entanto, dados experimentais e clínicos sugerem que a resistência tecidual aos glicocorticoides pode estar envolvida na desregulação do HPAA.[531,588,590] Um estudo relatou que cavalos com SIRS que morreram tinham menor afinidade de ligação a glicocorticoides em comparação a sobreviventes, sugerindo que, além da disfunção do HPAA, a alteração da atividade dos receptores de glicocorticoides contribui para o estado pró-inflamatório.[590]

Insuficiência adrenal em potros

Nosso entendimento da atividade do HPAA em potros saudáveis e doentes melhorou nos últimos anos.[434,585,621,622] No entanto, além do cortisol e da aldosterona, estamos longe de ter uma visão integrada dos diferentes fatores endócrinos liberados pelo córtex adrenal equino, suas funções, interações e metabolismo. *Insuficiência adrenal* como diagnóstico em potros ou cavalos com doenças graves é um termo amplo, pois o problema pode estar em qualquer nível do HPAA, Portanto, a capacidade de determinação dos principais fatores hipotalâmicos, hipofisários e adrenocorticais pode ser valiosa para descobrir qual é o componente do eixo afetado. Em potros com sepse, a esteroidogênese alterada parece ser o principal motivo para a IA.[434] Outra questão a considerar é que as determinações únicas de cortisol podem não refletir a função adrenal e a comparação de concentrações de cortisol proporcionalmente às de ACTH pode melhorar a avaliação da função adrenocortical. Por esse motivo específico, o termo *IAR/CIRCI* parece mais apropriado porque incorpora dois componentes do HPAA, e a razão entre ACTH e cortisol será responsável pela resposta adrenocortical boa ou má. A IAR/CIRCI é secundária a doenças graves, como sepse, trauma grave, cirurgia de grande porte ou síndrome do desconforto respiratório agudo (SDRA) em pacientes humanos.[587,588] Do mesmo modo, doenças graves foram associadas a IAR/CIRCI em neonatos equinos com sepse, choque séptico e disfunção de múltiplos órgãos.[622-624]

Estudos recentes mostraram que as disfunções hipofisárias e adrenocorticais são frequentes em potros com doenças graves e, em muitos casos, estão ligadas à mortalidade.[434,585,622] Hart *et al.* descobriram que 40% dos potros com sepse tinham disfunção do HPAA.[622] Gold *et al.* determinaram a razão ACTH/cortisol em potros com sepse e descobriram que a IAR era comum e que os não sobreviventes apresentavam razão maior.[621] Em um estudo semelhante, Hurcombe *et al.* avaliaram as razões AVP/ACTH e ACTH/cortisol em potros com sepse e mostraram que a disfunção do HPAA em nível hipofisário e adrenal era frequente nesses indivíduos.[585] A AVP é um importante secretagogo para ACTH no cavalo[556] e uma alta razão AVP/ACTH sugere uma diminuição da resposta do ACTH à estimulação por AVP (insuficiência hipofisária). Da mesma maneira, altas razões ACTH/cortisol[585,621] e ACTH/aldosterona[434] indicam diminuição da resposta adrenal ao ACTH (IAR) em potros com doenças graves. As baixas concentrações de cortisol observadas em potros prematuros não parecem ser causadas pela insuficiência de ACTH, pois altas concentrações de ACTH são frequentes nesses potros,[625] indicando que a IA é um grande problema nesses animais. Estudos descobriram que concentrações baixas e altas de cortisol estavam associadas à não sobrevida em potros com sepse.[434,621,622]

Fisiopatologia da insuficiência adrenal relativa e insuficiência de corticosteroide relacionada a doença grave

A patogênese da IAR/CIRCI em cavalos e outras espécies não é clara, mas é provavelmente multifatorial e inclui redução da produção de CRH, ACTH e cortisol, além de interações complexas entre os sistemas endócrino e imunológico.[531,626,627] A adrenal equina é um órgão altamente vascular; portanto, é suscetível a hemorragias e necrose, frequentemente documentadas em potros com sepse que não sobrevivem. Hipotensão e hipoperfusão prolongadas por sepse e choque séptico podem causar danos adrenocorticais irreversíveis em potros com doenças graves, como a síndrome de Waterhouse-Friderichsen descrita em humanos.[531,588] Baixas concentrações de cortisol em potros com IA são principalmente o resultado de insuficiência adrenocortical (IA primária), em vez de disfunção hipofisária (IA secundária) ou hipotalâmica (IA terciária), menos frequentes. Vários mecanismos podem, direta ou indiretamente, causar disfunção do HPAA, inclusive (1) redução da secreção de CRH, AVP e ACTH; (2) diminuição da sensibilidade do tecido-alvo a CRH, AVP ou ACTH; (3) redução das concentrações de ACTH bioativo; (4) diminuição da esteroidogênese adrenocortical; (5) resistência do tecido ao cortisol; e (6) redução do metabolismo do cortisol, com diminuição da secreção de ACTH por *feedback* negativo e desenvolvimento de hipocortisolemia.[531,628,629] Sabe-se que vários medicamentos (p. ex., cetoconazol e rifampicina) inibem diretamente a atividade do HPAA em humanos e animais com doenças graves;[588] no entanto, raramente são usados em potros neonatos.

Citocinas inflamatórias (IL-1α, IL-1β, IL-6, TNF-α) e endotoxina (LPS) podem estimular diretamente o HPAA, aumentando as concentrações de CRH, AVP, ACTH e esteroides adrenais.[568,588,626] Essa seria uma resposta apropriada ao estresse da inflamação sistêmica. No entanto, a exposição prolongada a citocinas pró-inflamatórias e LPS pode provocar danos diretos em todos os níveis do HPAA.[568,588,626] A liberação muito baixa de ACTH por aumento das concentrações de TNF-α e IL-6 foi documentada em seres humanos com sepse grave e choque séptico.[568,588] Curiosamente, altas concentrações de ACTH foram positivamente associadas à expressão do mRNA da IL-6 em leucócitos periféricos de potros com sepse.[630] Altas concentrações de TNF-α e IL-6 também foram associadas à diminuição da ligação ao receptor de glicocorticoides em um modelo ovino de lesão pulmonar aguda e em um modelo de queimaduras em roedores. Não se sabe, contudo, como um estado pró-inflamatório afeta a expressão e a função dos receptores de glicocorticoides em potros ou cavalos com doenças graves.

Por fim, a hipocortisolemia também pode ser causada por deficiência de substrato, pois as concentrações plasmáticas de lipoproteína de alta densidade geralmente são baixas em pacientes humanos com sepse.[631] Não há dados sobre os níveis de lipoproteína de alta densidade e lipoproteína de densidade muito baixa (VLDL) em potros saudáveis e doentes com IAR.

O conceito de IAR foi recentemente desafiado em um estudo porque pacientes humanos com doença grave geralmente apresentavam hipercortisolemia e redução da depuração de cortisol atribuídos à diminuição da expressão e atividade da 11β-hidroxiesteroide desidrogenase de tipo 2 (rins) e 5β/5α-redutase (fígado).[628] Esses pacientes também apresentavam concentrações menores de ACTH que, de acordo com os autores, eram uma consequência da supressão de ACTH mediada por cortisol. Portanto, o termo *dissociação ACTH-cortisol (ACD)* foi introduzido como mais apropriado para descrever a disfunção do HPAA em seres humanos. A supressão prolongada de ACTH pode ter efeitos adversos na integridade do HPAA que, em última análise, levam ao desenvolvimento de IA.[628,632,633] Essas observações contrastam com aquelas em potros neonatos com doenças graves e IRA que, de modo geral, apresentam altas concentrações de ACTH e baixas concentrações de cortisol com maiores razões ACTH/cortisol.[434,585,621] Por esse motivo, o termo *desequilíbrio ACTH-cortisol (ACI)* é sugerido como mais adequado para descrever potros com IRA.[633a] Esse é um bom exemplo da necessidade de cautela ao extrapolar informações de outras espécies. No entanto, o menor metabolismo dos esteroides adrenocorticais pode parcialmente explicar a disfunção do HPAA em neonatos equinos com doenças graves.

Fisiologicamente, cerca de 90% do cortisol e 95% dos progestágenos e andrógenos são transportados na circulação pela albumina, globulina ligante de corticosteroide (CBG; transcortina) e globulina ligante de hormônio sexual (SHBG). Em neonatos, uma quantidade significativamente maior de cortisol circulante (30 a 60%) não está ligada a CBG.[6] Esteroides não ligados ou "livres" são biologicamente ativos e, portanto, têm maior relevância clínica. Estudos clínicos em pacientes humanos com sepse mostraram melhor correlação entre a concentração de cortisol livre basal e estimulada por ACTH com a gravidade e o desfecho da doença do que o nível de cortisol total.[588,634] É interessante observar que Hart *et al.* descobriram que a concentração de cortisol livre basal ou estimulada por ACTH não era melhor que de cortisol total para diagnosticar CIRCI ou prever a gravidade e mortalidade da doença em potros com sepse.[635]

Diagnóstico

A relevância clínica da CIRCI, bem como seus critérios de diagnóstico, tornou-se uma questão controversa na medicina intensiva humana e veterinária devido aos dados conflitantes de estudos clínicos. Os métodos para diagnóstico de IAR/CIRCI são concentrações basais de cortisol, determinações de cortisol e ACTH após testes de estimulação com ACTH sintético (cosintropina), hipoglicemia induzida por insulina e teste com metirrapona.[531,588] Existem métodos comerciais para medida das concentrações de cortisol e ACTH em cavalos. Há poucos dados sobre o uso de hipoglicemia induzida por insulina e teste com metirrapona para avaliação da atividade do HPAA em potros ou cavalos.

Em animais e seres humanos saudáveis, as concentrações de cortisol obedecem a ritmos circadianos e circanuais. Além disso, fatores ambientais, medicamentos e doenças influenciam as concentrações de cortisol. As concentrações de glicocorticoides durante a sepse variam de forma significativa ao longo do curso da doença, sendo mais altas no estágio inicial da sepse e caindo de maneira gradual nas fases posteriores.[626] Portanto, a interpretação da concentração basal de cortisol é ocasionalmente difícil e esse não é um método preciso para diagnóstico da disfunção do HPAA em humanos e potros com doenças graves.[531,588] O teste dinâmico de integração do HPAA mais comum é o teste de estimulação com ACTH, que permite a avaliação da resposta adrenal ao ACTH sintético exógeno (cosintropina). A cosintropina é tradicionalmente usada em seres humanos com doença grave em doses altas (250 μg) e baixas (1 μg).[588] As amostras de sangue são coletadas antes e 30 ou 60 minutos após a estimulação. Existem várias definições de CIRCI, mas os critérios diagnósticos mais amplamente estudados em seres humanos são os seguintes: concentração basal de cortisol inferior a 10 μg/dℓ, um aumento após a estimulação com cosintropina inferior a 9 μg/dℓ (delta cortisol) ou baixa resposta de cortisol a 1 μg de ACTH.[588,636] No entanto, a ausência de sensibilidade e a baixa reprodutibilidade do teste de estimulação com ACTH para definição de CIRCI limitam seu uso clínico em seres humanos com doença grave. Assim, as diretrizes atuais recomendam o tratamento de pacientes com choque séptico resistente a pressores com hidrocortisona sem testar a função do HPAA.[587] As diretrizes mais recentes da campanha *Surviving Sepse* (sobrevivendo à sepse) de 2012 não recomendam o uso do teste de estimulação com ACTH para determinar quais pacientes devem receber a terapia de reposição com cortisol.[587] Curiosamente, Boonen *et al.* propuseram tratar pacientes graves como portadores de insuficiência adrenal caso apresentassem sinais clínicos de vasoplegia inexplicada, inflamação avassaladora ou coma por mais de 6 dias com nível plasmático basal de cortisol inferior a 6 μg/dℓ e resposta incremental de cortisol a um teste de estimulação com ACTH (250 μg) inferior a 6 μg/dℓ.[633] Critérios semelhantes não foram investigados em potros com doenças graves.

Como em pacientes humanos, os critérios específicos para CIRCI em potros com doenças graves não estão muito bem estabelecidos. As concentrações basais de cortisol, um teste de cosintropina e a razão ACTH/cortisol foram estudadas em potros saudáveis e com sepse.[585,621,622,637-639] As concentrações basais de cortisol mudam ao longo do tempo em neonatos. Portanto, a variação relacionada à idade precisa ser considerada durante a avaliação da função do HPAA. Hart *et al.* relataram concentrações basais de cortisol em potros saudáveis inferiores a 13,5 μg/dℓ ao nascer, inferiores a 6,7 μg/dℓ em 12 a 24 horas, inferiores a 4,4 μg/dℓ em 36 a 48 horas e inferiores a 2,7 μg/dℓ aos 5 a 7 dias de idade.[534] A interpretação de uma única concentração aleatória de cortisol pode ser difícil em virtude da variabilidade e alterações individuais durante o dia e a estação do ano. Assim, a medida das concentrações de cortisol e outros esteroides em conjunto com o ACTH permite a avaliação mais adequada da integridade do HPAA. A documentação de altas razões ACTH/cortisol[585] e ACTH/aldosterona[434] em potros com doenças graves pode sugerir CIRCI; os valores de corte, porém, não são muito bem definidos devido às grandes variações. Testes dinâmicos, como o teste de estimulação com ACTH, são mais adequados para diagnóstico de CIRCI em seres humanos e potros com doença grave.[588,622] De modo geral, as doses de ACTH usadas para avaliação da função adrenocortical em potros são divididas em protocolos de doses altas (1 a 2 μg/kg ou superior) e doses baixas (0,01 a 0,2 μg/kg).[622,637-640] Após a coleta de sangue para determinação das concentrações basais de cortisol, o ACTH é administrado por via IV ou IM e novas amostras de sangue são coletadas 30 e 90 minutos após a estimulação. A alta dose de ACTH produz a liberação máxima de cortisol; portanto, é considerada suprafisiológica e pode ser menos sensível para o diagnóstico de CIRCI. As concentrações de δ-cortisol (valores a 30 minutos – valores basais) são altamente variáveis em potros saudáveis e com doenças graves e os pontos de corte não foram estabelecidos.[622,637-640] No entanto, um aumento das concentrações basais de cortisol de menos de uma a duas vezes 30 minutos após a estimulação com ACTH em doses baixas e de três a quatro vezes entre 90 e 120 minutos após o estímulo com ACTH em doses altas pode ser indicativo de CIRCI em cavalos e potros.[622,637]

A hipoglicemia induzida por insulina (IIH), o teste com metirrapona e o teste com CRH avaliam a integração de todo o HPAA. A metirrapona inibe a 11β-hidroxilase adrenocortical, que converte o 11-desoxicortisol em cortisol. Quando administrada a indivíduos com função adrenal normal, a redução nas concentrações de cortisol estimula a liberação de ACTH e CRH, aumentando a esteroidogênese adrenocortical e o acúmulo de 11-desoxicortisol.[531,588] A IIH é considerada o padrão-ouro para o diagnóstico de disfunção do HPAA em seres humanos.[531,588] Após a administração de insulina exógena, a resposta do cortisol e do ACTH à hipoglicemia é determinada. O uso clínico deste teste em potros com doenças graves é limitado, porque a hipoglicemia é uma anomalia frequente, as concentrações de ACTH e cortisol costumam ser elevadas e a administração de insulina pode ser contraindicada. O teste de estimulação com CRH foi descrito em cavalos com CRH ovino.[641] No entanto, não existem dados em potros sobre a liberação de ACTH e cortisol em resposta ao CRH e a maioria dos potros com doenças graves apresenta concentrações basais elevadas de ACTH. Portanto, este teste não é recomendado para o diagnóstico de CIRCI em neonatos equinos.

Tratamento

Atualmente, a terapia de reposição com hidrocortisona (200 mg/dia) é recomendada em pacientes humanos com choque séptico responsivo a vasopressores. O uso do teste de estimulação com ACTH para identificar pacientes críticos que devem receber hidrocortisona não é mais recomendado porque a resposta ao ACTH exógeno não prevê uma resolução mais rápida ou desfecho melhor.[587] A administração em *bolus* de hidrocortisona tem sido associada a hiperglicemia e hipernatremia em pacientes em unidade de terapia intensiva; portanto, a infusão IV contínua, em vez da injeção em *bolus*, é preferida.[587,636] As recomendações sobre o uso de hidrocortisona em potros com sepse são baseadas na produção endógena diária em indivíduos saudáveis.[534] O exame ideal para diagnóstico de CIRCI em potros não foi estabelecido. Portanto, recomenda-se uma terapia de reposição curta, com interrupção gradual, com hidrocortisona (1,3 mg/kg/dia IV dividida a cada 4 horas) em potros com sinais clínicos de CIRCI, como hipotensão sem resposta aos vasopressores, hipoglicemia ou SIRS persistente.[531]

Precursores de esteroides e esteroides neuroativos

Os esteroides neuroativos (neuroesteroides) representam uma infinidade de esteroides que modificam direta ou indiretamente a atividade de neurônios e células da glia e, portanto, o comportamento, a resposta ao estresse e as funções endócrinas. São influenciados pelo ciclo reprodutivo, gestação, estresse agudo e crônico, distúrbios neurológicos e lesões.[642] Os neuroesteroides são classificados como neuroesteroides gravídicos (alopregnanolona, THDOC), androstanos (androstanodiol, etiocolanona) e sulfatados (sulfato de pregnenolona, sulfato de desidroepiandrosterona [DHEAS]). A maioria das pesquisas sobre neuroesteroides enfoca pregnenolona, progesterona, 5α-di-hidroprogesterona, alopregnanolona, DHEA e THDOC.[643,644] Essas moléculas são cruciais para a plasticidade neuronal e glial, excitabilidade, mielinização, transmissão sináptica e organização da conectividade cerebral. A DHEA é produzida no córtex da glândula adrenal, gônadas e tecido neural e sua principal função é como precursor da síntese de andrógenos e estrógenos. A DHEA é o esteroide mais abundante na circulação e a maioria está na forma de sulfato de DHEA, com concentrações cerca de 300 vezes maiores em comparação à DHEA livre.

Os efeitos dos esteroides neuroativos no SNC são mediados por vias clássicas e não clássicas.[645] As ações clássicas são mediadas por receptores nucleares que alteram a transcrição de genes. Este é considerado o mecanismo tradicional de funcionamento dos esteroides. As ações não clássicas são rápidas e envolvem a ligação de esteroides aos receptores da membrana celular, inclusive o receptor do tipo A de GABA (receptor $GABA_A$ [$GABA_A$ R]), NMDAR, o receptor alfa-amino-3-hidroxi-5-metil-4-isoxazolepropionato (AMPA)/cainato, o receptor de 5-hidroxitriptamina de tipo 3 (5 HT3) e o receptor sigma 1 (σ1R).[645-648] Também existem receptores de progesterona específicos de membrana (mPRs), que são receptores acoplados à proteína G que se ligam às progestinas. Há evidências de que os mPRs medeiam os efeitos neuroprotetores da progesterona e alopregnanolona, promovendo a sobrevida celular e suprimindo a apoptose.[649] Esses receptores são expressos principalmente nos neurônios, mas também são encontrados em astrócitos. Os receptores $GABA_A$ são amplamente distribuídos nos neurônios e astrócitos, onde medeiam as ações dos neuroesteroides durante isquemia, lesão cerebral e citotoxicidade induzida por amônia. Os receptores $GABA_A$ são membros da superfamília dos canais iônicos acionados por ligantes associada ao canal de cloreto. A abertura de canais de cloreto nos neurônios causa hiperpolarização da membrana e inibição da atividade neuronal, reduzindo a neurotransmissão e a propagação do potencial de ação.

Os neuroesteroides modulam a resposta ao estresse agudo e o equilíbrio do HPAA por meio da regulação negativa da transcrição gênica de CRH e ACTH.[643,644] No entanto, sob estresse crônico, a modulação do HPAA por neuroesteroides pode ser prejudicada devido à redução da atividade neuronal e glial de 5α-redutase e subsequente diminuição das concentrações de alopregnanolona. As concentrações de neuroesteroides no SNC variam de maneira dinâmica, dependendo das condições fisiológicas e patológicas, inclusive estresse, ansiedade, depressão e outros distúrbios.[643] Os neuroesteroides podem ser neuroprotetores durante a lesão celular por hipoxia aguda e trauma.[642,644] Tanto os neurônios quanto as células da glia (astrócitos e oligodendrócitos) possuem a maquinaria enzimática para a síntese *de novo* de neuroesteroides ou a conversão de esteroides periféricos (p. ex., progesterona) em metabólitos neuroativos (Figura 16.17).[650]

A progesterona é considerada um hormônio reprodutivo produzido principalmente pelas células lúteas do ovário e pela placenta. A progesterona também é sintetizada pela adrenal como precursora de vários hormônios adrenocorticais. A síntese *de novo* de progesterona também ocorre no SNC, onde atua diretamente como um neuroesteroide, mas também pode ser convertida em outros esteroides que influenciam a atividade neuronal e glial (Figura 16.17).[642] A alopregnanolona é sintetizada a partir de progesterona em um processo de duas etapas que requer 5α-redutase e 3α-hidroxiesteroide desidrogenase. Essas enzimas são altamente expressas nas regiões do cérebro com neurônios GABAérgicos e glutamatérgicos.[643,651] Perifericamente, a alopregnanolona é produzida no córtex adrenal e nas gônadas. A THDOC é um derivado 21-hidroxilado da desoxicorticosterona com propriedades semelhantes. A principal fonte de THDOC no cérebro após o estresse é o córtex adrenal. A alopregnanolona e a THDOC são consideradas os neuroesteroides mais importantes. Essas moléculas têm ações inibidoras, inclusive sedação, efeitos anticonvulsivantes e efeitos ansiolíticos e foram implicadas em distúrbios comportamentais, como o transtorno bipolar em seres humanos.[652]

Os esteroides neuroativos sulfatados, como o sulfato de pregnenolona e as DHEAs, são principalmente excitatórios, com funções ansiogênicas e pró-convulsivantes.[650] A DHEA é um modulador alostérico positivo do NMDAR, um modulador alostérico negativo de $GABA_A$ e um agonista de σ1R. A alopregnanolona e esteroides similares (THDOC) são moduladores alostéricos positivos do receptor $GABA_A$, mas têm ação mínima nos receptores NMDA e AMPA, que são excitatórios e medeiam a neurotoxicidade e a morte celular.[650] A progesterona, por outro lado, atua por meio de receptores nucleares e de membrana (NMDAR, $GABA_AR$, mPRs).[653]

A função alterada do receptor $GABA_A$ foi proposta como causa de disfunção neurológica em seres humanos (p. ex., distúrbio do espectro autista). Em neurônios fetais imaturos, o receptor $GABA_A$ é um receptor excitatório primário.[654,655] No entanto, logo antes do nascimento, há uma redução transitória nas concentrações intracelulares de cloreto, levando a uma troca excitatório-inibidora no receptor $GABA_A$. Essa mudança na sinalização do receptor $GABA_A$ é em parte mediada pela ocitocina.[654,655] É possível que um processo semelhante possa participar da patogênese da síndrome de desajuste neonatal em potros. Curiosamente, altas concentrações de ocitocina, progesterona, 17α-hidroxiprogesterona e pregnenolona à internação foram associadas à disfunção neurológica em neonatos hospitalizados.[656]

Além de doenças neurológicas, a alopregnanolona e a THDOC foram associadas a distúrbios sistêmicos, como encefalopatia hepática (EH) e obesidade.[657] Os mecanismos responsáveis pelo aumento de neuroesteroides no cérebro de seres humanos com EH ainda não são conhecidos, mas a regulação positiva da proteína de translocação TSPO (proteína transportadora de colesterol) após a exposição a amônia e manganês foi proposta.[658] Em relação à obesidade, vários neuroesteroides têm sido associados à ingestão de alimentos. A alopregnanolona aumentou o consumo de alimentos ricos em calorias em roedores e foi associada à obesidade em meninas.[659,660] A associação entre neuroesteroides e EH e obesidade em equinos ainda não foi investigada.

Esteroides neuroativos e doenças equinas

Em comparação a outras espécies, a maturação do HPAA equino ocorre no final da gestação e continua no período pós-natal.[573,661] A atividade do HPAA no feto equino aumenta 25 a 5 dias antes do parto.[573] Assim, o córtex adrenal desenvolve-se morfologicamente e libera altas concentrações de pregnenolona, que é convertida em vários progestágenos pela placenta. Nos últimos 5 dias de gestação, o córtex adrenal fetal equino começa a expressar 17α-hidroxilase necessária para a produção de cortisol a partir da progesterona.[573] Os neonatos têm altas concentrações de pregnana ao nascimento que diminuem de forma gradual nas primeiras 48 horas após o parto.[623,662] Altas concentrações de pregnana e neuroatividade foram associadas à gravidade da doença, anomalias neurológicas (síndrome de desajuste neonatal [SDN]), prematuridade e mortalidade em potros hospitalizados.[623,624,656,662-665]

Os mecanismos que levam à elevação da pregnana em potros com doenças graves ainda não foram estabelecidos, embora tenha sido proposto que altas concentrações de neuroesteroides são uma consequência da transição alterada da vida intrauterina para a vida extrauterina, com subsequente disfunção neurológica.[666] Com base em seus efeitos nos receptores $GABA_A$ e em evidências farmacológicas de que os agonistas de esteroides podem suprimir a função neuronal, compostos exógenos foram desenvolvidos para uso veterinário e médico (p. ex., alfaxalona). Sob essa premissa, pode-se especular que altas concentrações de esteroides em potros doentes podem suprimir a atividade neuronal, induzindo sinais neurológicos. Medidas das concentrações de neuroesteroides no líquido cefalorraquidiano serão necessárias para elucidar ainda mais sua importância na função neuronal e glial em potros doentes.

O equilíbrio de neuroesteroides no período periparto pode explicar muitas anomalias clínicas nesses potros.[662,664,666] Afinal, níveis aumentados de neuroesteroides no final da gestação promovem o desenvolvimento neuronal e protegem contra hipoxia e isquemia.[667] Resta determinar se o aumento de progestágeno em potros com doenças graves representa uma resposta neuroprotetora à lesão ou uma consequência da doença. As concentrações de progesterona e 17α-hidroxiprogesterona são maiores em pacientes críticos do que em potros saudáveis e em doentes, mas sem sepse.[623,656] Com base nesses achados e no fato de que as ações das progestinas mediadas por mPR são neuroprotetoras,[649] pode-se especular que esses esteroides podem ter funções protetoras em potros doentes.

Concentrações altas e baixas de esteroides neuroativos podem ser prejudiciais à função neuronal, dependendo da doença e dos compostos envolvidos. Compostos com atividade GABAérgica, bem como inibidores de enzimas esteroidogênicas (trilostano, finasterida, indometacina), foram desenvolvidos e alguns estão sob avaliação clínica em distúrbios neurológicos (Figura 16.17). A ganaxolona, por exemplo, um derivado da alopregnanolona, é um modulador alostérico positivo seletivo do receptor $GABA_A$ em estudo no tratamento de epilepsia, ansiedade e outros distúrbios neurológicos.[651] A alfaxolona é um esteroide neuroativo e um agonista potente do receptor $GABA_A$ usado como anestésico em cães, gatos e cavalos.[668,669] A finasterida e a dutasterida são inibidores da 5α-redutase usados no tratamento da alopecia e hipertrofia prostática em homens.[670] Esses compostos bloqueiam a conversão de testosterona em 5α-di-hidrotestosterona, mas também a conversão de progesterona em 5α-di-hidroprogesterona, um precursor essencial da alopregnanolona. Sob essa premissa, podemos especular que, se altas concentrações de derivados de progesterona estiverem envolvidas na patogênese da SDN, a redução de suas concentrações no SNC pode ser benéfica. Por outro lado, se os derivados da progesterona forem neuroprotetores, o bloqueio de algumas dessas vias pode ser prejudicial. Isso ainda precisa ser avaliado de forma prospectiva em potros doentes com e sem evidência de distúrbio neurológico.

O trilostano é um inibidor competitivo da 3β-hidroxiesteroide desidrogenase que bloqueia a conversão de pregnenolona em progesterona, reduzindo a síntese de cortisol.[671,672] A finasterida bloqueia as etapas terminais na síntese de alopregnanolona; no entanto, o trilostano inibe a segunda reação na esteroidogênese, que pode causar mais efeitos colaterais associados à deficiência de esteroide adrenal.

OUTROS DISTÚRBIOS DA GLÂNDULA ADRENAL

Hiperadrenocorticismo

O hiperadrenocorticismo por PPID é discutido em outras partes deste capítulo. O hiperadrenocorticismo iatrogênico e adrenal é menos comum que o hiperadrenocorticismo hipofisário-dependente (PPID), mas foi descrito em cavalos.[673-675] O hiperadrenocorticismo iatrogênico foi induzido em um cavalo com doença cutânea pruriginosa tratado com uma injeção de 12 mg de acetonido de triancinolona, seguida de duas injeções de 200 mg do mesmo composto, todas em

6 semanas.[673] Os sinais clínicos incluíram depressão, poliúria/polidipsia, perda de peso e laminite. As anomalias no sangue e na urina (neutrofilia, linfopenia, hiperglicemia, glicosúria) foram semelhantes às observadas na PPID. No entanto, este cavalo também apresentou aumento da atividade sérica de γ-glutamil transferase, aspartato transaminase e ácido biliar, indicando hepatopatia induzida por esteroides.

O diagnóstico de hiperadrenocorticismo iatrogênico é baseado na história clínica, nas baixas concentrações basais de ACTH e cortisol e na baixa resposta do cortisol ao teste de estimulação com ACTH. O tratamento consiste na interrupção da administração de esteroides exógenos e talvez na terapia de reposição com esteroides de ação curta.

Um caso de hiperadrenocorticismo hipofisário-independente (adrenal-dependente) foi documentado.[675] Um macho castrado de 12 anos apresentou sinais clínicos de hiperadrenocorticismo hipofisário-dependente. As concentrações basais de cortisol e ACTH estavam dentro da faixa normal e a resposta do cortisol ao teste de estimulação com ACTH era normal. O cavalo foi tratado com bromocriptina sem melhora e, nos 11 meses seguintes, os sinais clínicos pioraram. À necropsia, havia um adenoma adrenocortical associado à hipófise e atrofia da adrenal contralateral.

Neoplasia adrenocortical

Tumores adrenocorticais são raros em cavalos[234,675-677] e os poucos casos relatados na literatura eram tumores não funcionais. Recentemente, o caso de um Warmblood Holandês macho castrado de 12 anos de idade com um adenoma adrenocortical funcional e sinais clínicos consistentes com a doença de Cushing (hiperadrenocorticismo) foi relatado.[675] Um carcinoma adrenocortical caracterizado como um tumor primário localmente agressivo, com múltiplas metástases para órgãos abdominais e torácicos, linfonodos e úmero proximal, foi descrito em um Puro-Sangue macho castrado de 18 anos e em um Quarto de Milha garanhão de 14 anos de idade.[234,678]

Feocromocitoma

Os feocromocitomas são tumores derivados de células cromafins da medula adrenal que fazem parte do sistema simpático-cromafim (juntamente com o sistema nervoso simpático). Durante a vida fetal, as células cromafins são associadas aos gânglios simpáticos e, após o nascimento, a maioria degenera, e as poucas células restantes constituem a medula adrenal. Em humanos, aproximadamente 90% dos feocromocitomas são originários da medula adrenal e, de modo geral, estão associados a uma doença conhecida como neoplasia endócrina múltipla (NEM).[679,680] Feocromocitomas extra-adrenais foram descritos em humanos, mas não em equinos. Em cavalos, esses tumores têm baixa incidência de malignidade e geralmente são unilaterais.[681,682] Os feocromocitomas (funcionais e não funcionais) são raros em cavalos, com uma incidência *post mortem* de 0,95%.[680] Os feocromocitomas funcionais secretam catecolaminas em taxa suficiente para causar sinais clínicos.[682] Assim, os feocromocitomas funcionais são diagnosticados com mais frequência do que os feocromocitomas não funcionais.[680,683] A maioria dos feocromocitomas equinos não são funcionais e não são diagnosticados.[680,684] Tanto a epinefrina quanto a norepinefrina foram identificadas como as catecolaminas produzidas pelos feocromocitomas equinos.[685]

Os feocromocitomas funcionais equinos não têm predileção por raça ou sexo[682] e foram descritos em cavalos com idade média de 17 anos (faixa etária de 13 a 38 anos).[680,683,686] Como os sinais clínicos são agudos e progridem de maneira rápida devido à estimulação adrenérgica intensa, são semelhantes aos de cólica, rabdomiólise, laminite aguda, enterocolite e paralisia periódica hiperpotassêmica. Os sinais clínicos são dor abdominal por grandes hematomas ou distensão gastrintestinal secundária a íleo, ansiedade, taquicardia, taquipneia, sudorese profusa, tremores musculares, hipertermia, mucosas secas e pálidas, aumento do tempo de preenchimento capilar, ataxia e midríase.[680,682,683,686] O aborto foi documentado. Os sinais clínicos de feocromocitomas não funcionais são condizentes com dor abdominal, e a idade média desses cavalos é de 27 anos (faixa etária de 16 a 27 anos).[680,682-684,686]

As anomalias hematológicas associadas aos feocromocitomas funcionais são hemoconcentração, leucograma de estresse (neutrofilia madura com linfopenia)[686] e leucopenia com neutropenia.[683] A hemoconcentração é provavelmente causada por contração esplênica induzida por epinefrina, e não desidratação.[683,684,686] A liberação de epinefrina e esteroide induzida por epinefrina pode ser responsável pelo leucograma de estresse. As anomalias bioquímicas séricas são inespecíficas e incluem hiperlactatemia, hiperglicemia, azotemia, acidose metabólica, hiponatremia, hiperpotassemia, hipocalcemia e hiperfosfatemia.[680,682,686] A hiperlactatemia pode ser associada à vasoconstrição mediada por catecolamina ou choque hemorrágico em cavalos com hemoperitônio, bem como os efeitos metabólicos das catecolaminas na gliconeogênese. A hiperglicemia é uma consequência provável do aumento da atividade α e β-adrenérgica.[679] A hiponatremia com hiperpotassemia, hipocalcemia e hiperfosfatemia sugere insuficiência renal aguda; no entanto, a função renal era normal na maioria dos casos relatados.[683,684] Hiperpotassemia, hipocalcemia e hiperfosfatemia podem ser decorrentes de atividade muscular prolongada, isquemia e acidose metabólica.[682-684,686] É improvável que a hiperpotassemia seja causada por aumento das concentrações de catecolaminas, pois as essas moléculas induzem hipopotassemia por deslocamento do potássio para o compartimento intracelular (mediado pelo receptor β) e aumento da atividade do sistema renina-angiotensina-aldosterona.[687] A glicosúria também é um achado frequente. Os feocromocitomas podem secretar outros hormônios de origem neuroendócrina (calcitonina, paratormônio, ACTH, CRH, somatostatina, peptídeo intestinal vasoativo, leu-encefalina);[683,688-690] no entanto, essas moléculas ainda precisam ser determinadas em cavalos.

O médico veterinário deve estar ciente de que essa doença tem prognóstico ruim e que a eutanásia pode ser uma decisão razoável. A determinação das catecolaminas no sangue ou de seus metabólitos na urina é valiosa no estabelecimento de um diagnóstico; no entanto, essa avaliação pode ser um desafio e a maioria dos laboratórios não a realiza.[682,683,686,691] A ultrassonografia e a aferição da pressão arterial podem apoiar o diagnóstico.[680]

Se o diagnóstico for estabelecido, a adrenalectomia pode ser tentada; no entanto, a localização das adrenais, bem como a proximidade dos principais vasos sanguíneos, o tamanho do tumor e as arritmias (interação entre catecolaminas e agentes anestésicos)[684] tornam essa decisão difícil.[682,684,686] Antagonistas alfa-adrenérgicos hipotensivos, como fentolamina, cloridrato de fenoxibenzamina e cloridrato de prazosina, são usados em humanos com feocromocitomas funcionais antes da cirurgia.

Em equinos, os feocromocitomas funcionais parecem não produzir metástase, são unilaterais e tendem a sangrar; além disso, à necropsia, o tumor frequentemente está rompido.

Infarto e degeneração do miocárdio podem estar presentes, provavelmente devido ao aumento das concentrações de catecolaminas.[682-684]

Feocromocitomas malignos foram documentados em cavalos jovens e idosos.[526,692] Um feocromocitoma maligno foi relatado em uma potra de 6 meses de idade com histórico de claudicação dos membros posteriores e doença da medula espinal.[692] As duas adrenais tinham massas amarelas múltiplas e bem circunscritas e metástases no fígado, pulmões, canal vertebral, escápula esquerda e veia ázigos. Um feocromocitoma maligno também foi diagnosticado em uma égua de 22 anos que morreu de hemorragia intrauterina maciça.[526] Essa égua também apresentava adenoma medular de células C da tireoide e hiperplasia nodular bilateral da medula adrenal, achados consistentes com NEM. Esse foi o primeiro caso documentado de NEM em equinos, embora relatos anteriores tenham sido condizentes com a doença.[525] Um estudo retrospectivo encontrou anomalias endócrinas simultâneas, inclusive adenoma da tireoide, hiperplasia adrenal, PPID e carcinoma de células C em 73% dos cavalos diagnosticados com feocromocitoma *post mortem*. Desses cavalos, 21% apresentavam alterações consistentes com NEM.[680]

Pâncreas endócrino equino

Teresa A. Burns e Ramiro E. Toribio

ANATOMIA DO PÂNCREAS ENDÓCRINO

O pâncreas fica principalmente à direita, na parte dorsal do abdome. Tem forma triangular e é composto por lobos esquerdo e direito e um corpo. O corpo está dentro da flexura sigmoide do duodeno e possui duas regiões (duodenal e intermediária). Os lobos são menos distinguíveis em comparação a outras espécies. O lobo esquerdo é mais longo que o direito, cruza a linha média e faz contato com o estômago. O lobo direito está próximo ao duodeno descendente, em contato com o rim direito e a base do ceco. A superfície ventral é ligada ao cólon dorsal direito e à base do ceco. A superfície dorsal está em contato direto com o rim direito e o fígado. A veia porta perfura o pâncreas no anel pancreático. Os ductos pancreático e acessório persistem durante o desenvolvimento em equídeos. A secreção pancreática exócrina é praticamente constante, mas aumenta após a alimentação. Isso fornece ao intestino delgado e grosso um suprimento constante de solução tamponada, o que facilita a digestão e cria um ambiente favorável para a microbiota. Nos equinos, a distribuição das ilhotas de Langerhans, bem como sua composição celular, varia conforme a localização.[693,694] As ilhotas dos lobos esquerdo e direito e da região intermediária contêm uma massa central de células α cercadas por células β, com poucas células δ e γ.[694] As ilhotas da região duodenal são menores em comparação ao restante do pâncreas e contêm principalmente células β e δ, mas poucas células α. Algumas ilhotas do lobo direito e da região duodenal são ricas em células γ.[694] Independentemente da localização no pâncreas, as células α ficam principalmente no centro das ilhotas, as células β formam um anel em torno das células α e as células δ e γ são intercaladas.[693,694] Alterações na distribuição das células das ilhotas com a idade foram documentadas em cavalos, mas não são bem caracterizadas (inclusive seu efeito na doença é desconhecido).[695]

FISIOLOGIA DO PÂNCREAS ENDÓCRINO: CONCEITOS GERAIS

A regulação do metabolismo energético requer coordenação entre diferentes sistemas, inclusive hipotálamo, hipófise, trato gastrintestinal, fígado, músculo esquelético, tecido adiposo e pâncreas. O pâncreas endócrino é o principal controlador da homeostase energética, detectando o *status* energético e liberando hormônios que facilitam o armazenamento de energia durante o excesso e promovem a liberação de energia quando há aumento da demanda. A secreção de hormônio pancreático é influenciada por fatores endócrinos e parácrinos, metabólitos (glicose, aminoácidos) e sistema nervoso autônomo. A disfunção do pâncreas endócrino está associada à perda do controle glicêmico e pode acompanhar uma infinidade de distúrbios.

As ilhotas de Langerhans são as unidades funcionais endócrinas do pâncreas. Cada ilhota contém quatro tipos de células primárias (células α, β, δ e γ) – as células α secretam glucagon, as células β secretam insulina, as células δ secretam somatostatina e as células γ (células PP) secretam polipeptídeo pancreático (PP). As células β também secretam urocortina 3 e peptídeo C, cujas funções são descritas mais adiante. A insulina e o glucagon são considerados os principais hormônios pancreáticos. As concentrações de glicose no sangue e aminoácidos são importantes reguladores da secreção de insulina e glucagon. A liberação de insulina é estimulada por glicose, glucagon, alguns aminoácidos e hormônios incretinas (embora nem todos no mesmo grau; a glicose continua a ser o secretagogo primário e mais importante da insulina) e é suprimida pela somatostatina. A secreção de glucagon aumenta na hipoglicemia. A função endócrina pancreática também é regulada por fibras simpáticas e parassimpáticas por meio das ações da norepinefrina, epinefrina e acetilcolina. O sistema simpático inibe a insulina e estimula a secreção de glucagon e o sistema parassimpático estimula a secreção de insulina durante a ingestão de alimentos.[696,697] Existem mecanismos do SNC que regulam a secreção de insulina e glucagon; no entanto, os caminhos específicos pelos quais influenciam o pâncreas endócrino não foram esclarecidos.

Glicogenólise é a liberação de glicose do glicogênio armazenado em resposta a demandas metabólicas. A insulina suprime a glicogenólise ativando a proteína fosfatase 1 e a fosfodiesterase e inibindo a glicogênio fosforilase. Esse processo é aumentado pelo glucagon e pela epinefrina. A insulina também promove a glicólise por meio da ativação da proteína fosfatase 1 e piruvato quinase. A *glicólise* é um processo enzimático citosólico em que a glicose é convertida em duas moléculas de piruvato para gerar energia (ATP) na ausência de oxigênio. A glicólise converte a glicose em 1,6-bifosfato de frutose (aprisionamento), que é clivada em produtos de três carbonos fosforilados que geram energia (ATP) durante a oxidação do piruvato. *Glicogênese* é a síntese de glicogênio a partir da glicose quando há excesso de energia (na forma de glicose ou ATP) para armazenamento no fígado e/ou músculo esquelético. *Gliconeogênese* é a síntese de glicose a partir de substratos não carboidratos, como aminoácidos glicogênicos (p. ex., alanina, glutamina, arginina, serina), triglicerídeos (glicerol), piruvato e lactato. Nos ruminantes, devido à atividade metabólica da microbiota ruminal, a gliconeogênese usando propionato como substrato primário é praticamente constante. O objetivo da gliconeogênese é a manutenção da concentração de glicose no sangue em uma faixa relativamente estreita (fisiológica) durante o jejum ou o exercício. Em outras espécies, é frequentemente associada à cetose. Ocorre principalmente no fígado e nos rins, mas também no cérebro e nos músculos esqueléticos. A insulina promove a glicogênese e inibe a glicogenólise e a gliconeogênese.

A *insulina* é o principal hormônio a controlar o metabolismo e o armazenamento de energia. Suas ações envolvem três principais substratos orgânicos (carboidratos, proteínas e gorduras) e três tecidos principais (fígado, músculo esquelético e tecido adiposo). No fígado, a insulina diminui a glicogenólise, a gliconeogênese e a cetogênese e estimula a glicogênese, a glicólise e a síntese de ácidos graxos. No *tecido adiposo*, a insulina diminui a lipólise e estimula a absorção, síntese e esterificação de ácidos graxos. A lipase sensível a hormônio é uma enzima intracelular expressa nos tecidos adiposo e esteroidogênico e sua função é mobilizar gorduras armazenadas por meio da hidrólise de triglicerídeos em ácidos graxos. Também é importante para a liberação de colesterol dos ésteres de colesteril durante a esteroidogênese. Sua atividade é suprimida pela insulina durante o excesso de energia e estimulada por catecolaminas, ACTH e glucagon quando há maior demanda por energia. No *músculo esquelético*, a insulina diminui a proteólise e a produção de aminoácidos e aumenta a captação de glicose e aminoácidos, a síntese de proteínas e a síntese de glicogênio.[698] A insulina aumenta a atividade da lipase lipoproteína de adipócitos e células endoteliais, que medeia a captação de lipoproteínas (p. ex., VLDL) e a hidrólise de triglicerídeos. A deficiência de lipoproteína lipase ou suas mutações estão associadas à hipertrigliceridemia em outras espécies,[699,700] embora a superprodução de triglicerídeos, em vez da remoção, pareça ser a principal razão da hiperlipemia nos pôneis.[701,702] Outras funções da insulina são modulação da complacência vascular, troca intracelular de K^+ via Na^+/K^+ ATPase, captação de fosfato celular e síntese de DNA.

Os principais locais de depuração de insulina são o fígado e os rins. A maior parte da insulina liberada pelo pâncreas é eliminada pelo fígado na primeira passagem, enquanto os rins podem ser mais relevantes para retirada da insulina da circulação sistêmica, pelo menos em outras espécies.[703] A remoção da insulina não implica necessariamente degradação, pois uma parte da insulina ligada ao receptor é liberada pela célula de volta à circulação.[703] Há poucas informações sobre a cinética (meia-vida, modelo compartimental) da insulina equina endógena. Em humanos, usando a técnica de *clamp* euglicêmico-hiperinsulinêmico [EHC], um modelo de cinco compartimentos foi proposto em que a insulina endógena tem um tempo médio de permanência de 71 minutos: ligada aos receptores hepáticos por 62 minutos, ligada aos receptores periféricos por 6 minutos e persistência no líquido extracelular por 3 minutos.[704] Também foi estimado que aproximadamente 80% da insulina total está ligada aos receptores hepáticos, sugerindo que o fígado é o maior reservatório de insulina.[704]

O peptídeo de conexão (peptídeo C) é a sequência da proinsulina que liga as cadeias A e B da insulina. Após uma série de etapas dentro do aparelho de Golgi, o peptídeo C é removido, armazenado e liberado com a insulina em quantidades equimolares. Tradicionalmente, o peptídeo C é medido como um subproduto do processamento da insulina e indicador da função das células β porque, diferentemente da insulina, o peptídeo C é minimamente metabolizado pelo fígado. A insulina e o peptídeo C têm cinética diferente e a meia-vida da insulina é medida em alguns minutos, enquanto a meia-vida do peptídeo C é de cerca de 30 minutos.[705] Há evidências de que o peptídeo C não é uma molécula inerte, mas tem funções fisiológicas, a maioria ainda não elucidada.[705] O peptídeo C liga-se com alta afinidade a um receptor acoplado à proteína G sensível à toxina *pertussis*.[705] Estudos em animais mostraram que o peptídeo C melhora algumas das complicações do diabetes tipo 1, inclusive nefropatia e neuropatia.[705,706] Acredita-se que uma função principal do peptídeo C seja promover a função endotelial e microvascular normal. Diminui a formação de espécies reativas de oxigênio por meio da proteinoquinase ativada por adenosina monofosfato (AMPK), melhora a produção de óxido nítrico, reduz a adesão de leucócitos, reduz a liberação de citocinas pró-inflamatórias e tem ações antiapoptóticas.[705,706] Parece também que o peptídeo C promove a utilização da glicose e contribui para as ações da insulina nos tecidos periféricos. Esse efeito não parece ser direto, mas sim por facilitação de cascatas de sinalização iniciadas pela insulina.[705,706]

Essas informações podem ser relevantes para nosso entendimento da patogênese de distúrbios equinos, como a síndrome metabólica equina (SME), PPID, hiperlipemia e miopatia de armazenamento de polissacarídeos.

O *glucagon* tem efeitos opostos aos da insulina no metabolismo da glicose. Seus principais alvos são o fígado e o tecido adiposo. Sua principal função é aumentar as concentrações de glicose durante a hipoglicemia, promovendo a glicogenólise e a gliconeogênese. Ao suprimir a glicólise, o glucagon desvia os intermediários para a via gliconeogênica. No tecido adiposo, melhora a lipólise, embora esse pareça ser um efeito menor. A secreção de glucagon é estimulada por hipoglicemia, catecolaminas, acetilcolina, colecistoquinina e polipeptídeo insulinotrópico dependente de glicose (GIP). A hipoglicemia é responsável por estímulos autônomos que promovem a secreção de glucagon. A síntese de glucagon é suprimida por insulina, somatostatina, hiperglicemia e estímulos nervosos, alguns de nível hipotalâmico.[707]

O *polipeptídeo pancreático* é secretado pelas células γ (células PP), e sua principal função é reduzir o apetite. Também diminui a motilidade gastrintestinal, retarda o esvaziamento gástrico e reduz a secreção de grelina. A ativação colinérgica vagal é o principal estímulo para a secreção de PP. Gastrina, motilina, polipeptídeo intestinal vasoativo (VIP), colecistocinina (CCK), grelina e hipoglicemia também aumentam a secreção de PP. Somatostatina, glicocorticoides e hiperglicemia inibem a secreção de PP.

As *catecolaminas* inibem a secreção de insulina estimulada pela glicose e aumentam a glicemia, tanto de forma direta por efeitos hepáticos quanto de forma indireta pela modulação da secreção de glucagon.

O *hormônio do crescimento (GH)* tem uma infinidade de funções que não serão discutidas de maneira abrangente aqui. O GH neutraliza as ações da insulina no metabolismo da glicose e lipídios e é importante na definição da glicemia basal (*glucostat*, "sensor de glicemia").[698,708] Há uma extensa pesquisa indicando os efeitos positivos do GH nas células das ilhotas. O GH participa da manutenção da massa de células β, promovendo a secreção endócrina das ilhotas e contribuindo para a sensibilidade normal à insulina e a homeostase da glicose.[709] A maioria das ações do GH foi atribuída ao fator de crescimento semelhante à insulina 1 (IGF-1; somatomedina C), que é sintetizado principalmente pelo fígado (hipótese da somatomedina). Embora esse conceito ainda seja válido, também é verdade que muitas ações de GH são independentes do IGF-1. Esse parece ser o caso dos efeitos de GH no pâncreas endócrino, onde os receptores de GH estão nas células β, enquanto os receptores de IGF-1 estão localizados nas células endoteliais e células α.[709] Apesar desses efeitos positivos do GH nas ilhotas de Langerhans, no tecido periférico, o GH promove a resistência à insulina, em parte ao desacoplar fosfatidilinositol 3-quinase, reduzindo a fosforilação do receptor de insulina e do substrato do receptor de insulina 1 (IRS-1).[710] O GH também medeia a lipólise durante o jejum, o que parece ser um efeito direto e também uma consequência da interferência na sinalização da insulina.

A *somatostatina (SST)* ou hormônio inibidor do hormônio do crescimento (GHIH) é um peptídeo produzido no hipotálamo, no pâncreas endócrino, no duodeno proximal e no piloro. Os axônios dos neurônios SST hipotalâmicos descem pela eminência mediana e terminam à altura do sistema venoso porta hipofisário, de onde a SST alcançará as células somatotrópicas da hipófise para suprimir a secreção de GH.[711] Os neurônios SST hipotalâmicos respondem a altas concentrações de GH e IGF-1 liberando SST como parte de um sistema de *feedback*. Esses neurônios também são ativados pela hiperglicemia, o que é mais uma explicação para os efeitos supressores da glicose na secreção de GH.[712] Na hipófise, a SST também inibe a secreção de TSH e prolactina (PRL). A SST pode suprimir a secreção de ACTH em outras espécies, mas há poucas informações em equinos. Vários agonistas de SST (octreotida, lanreotida e pasireotida) foram desenvolvidos para suprimir a secreção de GH, PRL e TSH em humanos com acromegalia/gigantismo, prolactinomas e tireotropinomas. No pâncreas endócrino, a SST inibe a secreção de insulina, glucagon e PP. A secreção de SST é estimulada pela urocortina 3, um peptídeo liberado com a insulina pelas células β como parte do sistema de *feedback* negativo parácrino de controle glicêmico.[713] A deficiência de urocortina 3 diminui a secreção de SST e aumenta a secreção de insulina, criando um desequilíbrio que tem sido associado à fisiopatologia do diabetes.[713] A SST anormal tem outras ações no trato gastrintestinal (reduz a motilidade e a secreção exócrina do pâncreas) e no sistema enteroendócrino (inibe a maioria dos hormônios gastrintestinais). Devido à sua multiplicidade de ações na hipófise, no trato gastrintestinal e no pâncreas endócrino e considerando que os distúrbios metabólicos relacionados à desregulação da insulina estão bem documentados em equinos (SME, PPID, hiperlipemia), o papel da SST hipotalâmica e pancreática merece investigação nesta espécie.

O *eixo enteroinsular* compreende fatores enteroendócrinos conhecidos como incretinas (do inglês, *INtestinal seCRETion of Insulina*, secreção intestinal de insulina) que regulam a secreção de hormônios pancreáticos. Entre as incretinas estão o peptídeo semelhante ao glucagon 1 (GLP-1) e o polipeptídeo insulinotrópico dependente de glicose (GIP; polipeptídeo inibidor gástrico), que promovem a liberação de insulina e suprimem a secreção de glucagon.[714,715] Em outras espécies, o GIP é secretado pelas células K no intestino delgado proximal e o GLP-1, pelas células L no intestino delgado distal.[714,715] Carboidratos solúveis, aminoácidos e ácidos graxos promovem a secreção de incretina. Existem também fatores neurogênicos que influenciam a secreção de incretina. O efeito incretina explica o aumento das concentrações de insulina antes que haja um aumento da glicemia e foi proposto como um mecanismo preventivo para evitar a hiperglicemia e facilitar a rápida captação periférica de glicose. O GLP-1 e o GIP também têm uma infinidade de funções não pancreáticas; essas moléculas diminuem o esvaziamento gástrico e a secreção ácida (principalmente GLP-1), promovem a deposição de gordura, aumentam a sensibilidade à insulina, modulam o metabolismo do músculo esquelético, estimulam a formação óssea, aumentam o fluxo sanguíneo microvascular e reduzem o apetite.[714,716] A compreensão da fisiologia das células enteroendócrinas e do eixo intestinal-pancreático-cerebral tornou-se uma área importante de pesquisa, em particular para o desenvolvimento de estratégias terapêuticas para modulação da atividade da incretina no diabetes, na obesidade e na hipertensão.[717] De todas essas informações, é razoável supor que a desregulação da incretina possa contribuir para doenças equinas relacionadas à atividade metabólica, secreção e sensibilidade à insulina, captação de nutrientes, inflamação, obesidade e saciedade. Há evidências de que os equídeos têm eixo enteroinsular funcional.[718-721] Os carboidratos solúveis administrados por via oral e IV aumentam a secreção de GIP, GLP-1 e insulina em cavalos e pôneis,[718-721] e esses efeitos são mais evidentes após a administração oral de glicose em comparação à IV.[719] Quanto à SME e à laminite endocrinopática, foi recentemente demonstrado que os pôneis resistentes à insulina apresentam eixo enteroinsular hiper-responsivo à glicose oral e IV.[719]

O *eixo hipotalâmico-hipofisário-adrenal (HPAA)*, especificamente ACTH e cortisol, influencia a função das células β.[722] Isso foi recentemente documentado em potros superexpostos a glicocorticoides em resposta à administração de ACTH que apresentaram menor resposta à insulina à estimulação com glicose.[722] Altas concentrações de cortisol livre foram associadas à hiperinsulinemia em cavalos com doença endócrina.[723] Os hormônios da tireoide também são essenciais para a diferenciação de outros órgãos endócrinos, inclusive o pâncreas e o córtex adrenal. É razoável supor que baixas concentrações de hormônio tireoidiano no final da gestação possam alterar a função das células β e causar desregulação energética. A insulina, por meio da indução de hipoglicemia, também influencia todos os níveis do HPAA de cavalos e burros.[724,725] A administração de insulina em cavalos saudáveis aumentou a liberação de CRH, arginina vasopressina, ACTH e de cortisol.[725]

Há poucas informações sobre o papel do SNC na regulação do pâncreas endócrino equino; no entanto, é razoável supor que anomalias neurológicas possam contribuir para distúrbios da secreção e sensibilidade à insulina (p. ex., SME, PPID). Em ratos, por exemplo, antes da entrada de glicose no intestino delgado após a alimentação, a insulina é secretada secundária à estimulação nervosa que parece se originar nas papilas gustativas.[726,727] Além disso, existem mecanismos de detecção de glicose no estômago, no fígado e no hipotálamo que não estão vinculados às incretinas.[727,728] Os estudos de ablação periférica e central em roedores mostraram que o hipotálamo detecta e regula a glicemia (eixo cérebro-pâncreas endócrino) via secreção de insulina e glucagon.[728,729] O tônus parassimpático para manter a proliferação e função das células β é maior em lesões do hipotálamo ventral, indicando a importância do controle vagal.[728]

PÂNCREAS ENDÓCRINO EQUINO

Sabe-se relativamente pouco sobre a fisiologia e a fisiopatologia pancreática em equídeos. Não apenas as doenças pancreáticas primárias são declaradamente raras em cavalos e pôneis,[194] como é difícil acessar o próprio órgão para avaliação anatômica e fisiológica *ante mortem*, obtenção de amostras ou geração de imagens. A resistência à insulina (RI) e a hiperinsulinemia resultante surgiram nos últimos anos como fatores de risco para o desenvolvimento de laminite endocrinopática em cavalos e pôneis, com base nos resultados de vários estudos epizootiológicos transversais.[730-731] Além disso, a hiperinsulinemia experimental demonstrou induzir laminite em cavalos e pôneis normalmente sensíveis à insulina.[732,733] Portanto, embora o papel da insulina na fisiopatologia da laminite ainda não tenha sido caracterizado por completo, a importância desse hormônio em várias doenças equinas é óbvia. Sabe-se que a resistência à insulina em equídeos pode provocar hiperinsulinemia; no entanto, não se sabe se isso é causado pelo aumento da secreção de insulina e/ou diminuição da depuração de insulina. Propõe-se que a hiperinsulinemia em cavalos com PPID é causada pelas altas concentrações de cortisol, enquanto a hiperinsulinemia em cavalos com SME é uma consequência da produção local (adiposa, hepática, lamelas) de cortisol a partir de cortisona inativa via 11β-hidroxiesteroide desidrogenase.[734] A administração de medicamentos, como glicocorticoides, tem sido associada à RI em cavalos e pôneis,[735,736] provavelmente por mecanismos periféricos, em vez de ações diretas no pâncreas endócrino. Levando em consideração que a RI é um fator de risco para laminite equina e que glicocorticoides reduzem a sensibilidade à insulina, essa pode ser uma explicação para o desenvolvimento de laminite em cavalos e pôneis após a administração de glicocorticoides (no entanto, não foi reproduzida experimentalmente de maneira convincente). Estudos funcionais serão necessários para esclarecer a importância desses mecanismos na RI, hiperinsulinemia e SME. Esses estudos são desafiadores por vários motivos, alguns descritos a seguir.

A ontogenia da função pancreática endócrina equina foi avaliada em vários estudos.[737-739] O pâncreas endócrino equino é funcional antes do nascimento. As células β pancreáticas do feto equino amadurecem no final da gestação,[739] mas a insulina é detectável no dia 150.[738] Antes do dia 230, a glicose não afeta a liberação fetal de insulina; no entanto, após o dia 290, a administração de glicose evoca uma resposta rápida à insulina.[739] A secreção de insulina pancreática fetal está ligada a concentrações de cortisol, com uma liberação mais rápida e intensa de insulina observada em potros com concentrações mais altas de cortisol perto do parto.[739] Os potros prematuros com baixas concentrações de cortisol apresentam baixa resposta à insulina à estimulação com glicose.[739,740] Variações na taxa de crescimento intrauterino afetam a secreção pós-natal de insulina em equinos.[741] O crescimento intrauterino excessivo, e não o retardo do crescimento, altera a função das células β equinas no início do período neonatal e aumenta as concentrações basais de insulina e as respostas insulinêmicas à glicose nos potros afetados.[741] As células β equinas respondem à glicose e à arginina e liberam insulina e proinsulina durante o início do período pós-natal.[742] Imediatamente após o nascimento, as células β equinas respondem à administração de glicose; no entanto, os potros desenvolvem resistência fisiológica à insulina no primeiro dia após o nascimento, o que provavelmente está relacionado às altas concentrações de cortisol,[742] pois essas células se tornam muito responsivas dias depois.[740] As circunstâncias do parto influenciam a função endócrina pancreática nos potros; potros nascidos após a indução do trabalho de parto apresentam menores respostas insulinêmicas à infusão de glicose e esse achado está correlacionado a um aumento de duas a três vezes na concentração plasmática de cortisol nesses animais.[743] O sexo parece ter um papel importante na resposta pancreática aguda à glicose em neonatos e em potros em idade de desmame, pois observou-se que as fêmeas apresentam maior resposta insulinêmica à infusão de glicose do que os machos, embora suas taxas de eliminação de glicose fossem similares (sugerindo RI em fêmeas em comparação a machos).[744] Esses mesmos autores também mostraram que a ativação do HPAA pode afetar a secreção pancreática de insulina em neonatos e potros em idade de desmame; animais tratados diariamente com ACTH por 5 dias após o nascimento apresentaram respostas insulinêmicas menores à infusão de glicose do que os não tratados.[722] Isso também é apoiado por outro estudo em que éguas prenhes tratadas com dexametasona e seus potros apresentaram alteração da dinâmica de insulina.[744] Outro fator que pode influenciar a função das células β pancreáticas pós-natal é a nutrição. A secreção de insulina e a sensibilidade das células β à glicose foram maiores em potros nascidos de éguas que sofreram restrição calórica em meados da gestação.[745] As células α pancreáticas também são funcionais no feto equino *in utero*, produzindo glucagon; no entanto, essa secreção responde à arginina, mas não à glicemia até o período pós-natal.[746]

Como já mencionado (ver a seção sobre anatomia do pâncreas endócrino), o pâncreas é um órgão bastante heterogêneo.[747] Possui funções exócrinas e endócrinas, com ilhotas endócrinas de Langerhans intercaladas no tecido acinar exócrino. O tamanho e a distribuição das ilhotas são bastante heterogêneos no pâncreas em outras espécies,[747] variando conforme a idade do animal e a localização anatômica do tecido amostrado (p. ex., da cabeça, cauda ou corpo do pâncreas); isso também parece ocorrer em equídeos.[693,694] Para aumentar a validade das conclusões dos estudos de morfologia e função das ilhotas equinas (importantes para maior caracterização do papel das células β no início e na perpetuação da RI equina), amostras pancreáticas de tamanho semelhante devem ser coletadas de um sítio anatômico semelhante em todos os indivíduos. Como o pâncreas equino é geralmente um tanto amorfo e difícil de localizar no abdome (mesmo durante um exame *post mortem*), essa tarefa pode ser difícil.

O tecido endócrino do pâncreas é cercado por tecido pancreático acinar exócrino, rico em proteases, lipases, amilases e nucleases. Isso faz com que os analitos sensíveis e lábeis, como o RNA, sejam facilmente degradados durante a extração dos homogenatos do tecido pancreático, complicando os estudos de expressão gênica. Além disso, a autodigestão do tecido pancreático é rápida à temperatura ambiente, exigindo manuseio veloz e adequado (*i. e.*, com pequenas quantidades de tecido para acelerar a fixação) das amostras pancreáticas que devem ser processadas para estudos histológicos. Além disso, essa propensão à autodigestão tem sido associada a sinais clínicos de doença pancreática (como dor abdominal intensa) e ao desenvolvimento de hipocalcemia em indivíduos acometidos devido à saponificação enzimática da gordura regional. Por fim, o acesso cirúrgico ao pâncreas para amostragem *ante mortem* é difícil no cavalo adulto devido à sua localização no abdome. Mesmo que fosse de fácil acesso, as biopsias pancreáticas estão associadas a um risco maior de lesão tecidual iatrogênica do que outros tecidos por causa do alto teor enzimático e do possível desenvolvimento de pancreatite. Por esses motivos, os estudos que envolvem a coleta de tecido pancreático fresco em cavalos, embora necessários para aprimorar nosso conhecimento da fisiologia pancreática equina, são difíceis na prática. Estudos de secreção de hormônio pancreático são igualmente complicados; os hormônios pancreáticos endócrinos são secretados nas veias pancreáticas, que se fundem e se unem à veia porta. O efeito hepático de primeira passagem nas secreções pancreáticas complica qualquer avaliação dessas secreções em sangue venoso periférico. Na caracterização adequada da secreção pancreática de insulina – cuja contribuição à hiperinsulinemia e a RI equina ainda é incompleta –, a canulação da veia porta e a coleta de amostras de sangue pré-hepáticas pós-pancreáticas seriam muito úteis.

SECREÇÃO DE INSULINA PELO PÂNCREAS ENDÓCRINO

Após uma refeição, os componentes nutricionais são decompostos em seus respectivos elementos por atividade enzimática salivar, gástrica, pancreática e intestinal. Embora uma refeição média à base de grãos (p. ex., uma mistura de grãos a 10%) para cavalos contenha proteínas, lipídios e carboidratos, a maior parte da ração é composta por carboidratos (especialmente amido e açúcares simples). A degradação do amido e açúcares da dieta em hexoses (glicose, galactose e frutose) leva à sua absorção por difusão simples e facilitada (cotransporte com sódio) pela mucosa gastrintestinal até o sangue venoso portal e, por fim, a circulação sistêmica. Embora o aparecimento de outras substâncias derivadas da dieta no sangue (como certos aminoácidos) possa induzir a secreção pancreática de insulina, o aumento pós-prandial da glicemia é um secretagogo potente (e, o mais importante, fisiológico) da insulina das células β do pâncreas endócrino. Nos últimos 30 anos, acreditou-se que o transporte de glicose para a célula β (principalmente por meio das proteínas de transporte de glicose não dependentes de insulina GLUT2 e GLUT1) durante períodos de hiperglicemia aumenta a glicólise e a produção de ATP. Há um canal de potássio responsivo a ATP na membrana plasmática da célula β; altas concentrações de ATP no citosol inibem esse canal, reduzindo a condutância de potássio da célula β e levando ao desenvolvimento de despolarização relativa da célula. O aumento da ativação dos canais de cálcio dependentes de voltagem na membrana plasmática e o aumento do influxo de cálcio ativa mecanismos dependentes de cálcio responsáveis pela fusão de vesículas citoplasmáticas contendo insulina (e quantidades equimolares de peptídeo C) com a membrana plasmática, levando à liberação de insulina para o líquido intersticial e, por fim, o sangue venoso pancreático.

Pesquisas recentes em ilhotas cultivadas sugerem que esse mecanismo provavelmente não é o único responsável pela liberação de insulina. Há duas fases de secreção de insulina em resposta a uma carga glicêmica entérica: uma primeira fase rápida (*i. e.*, nos primeiros 10 minutos) e uma fase mais lenta e contínua (começando cerca de 15 minutos após a primeira fase). A inibição farmacológica dos canais de potássio sensíveis a ATP já descritos atenua significativamente a primeira fase rápida de secreção de insulina, mas tem efeito limitado na secreção contínua observada depois. Os hormônios incretinas derivados do intestino (GLP-1 e GIP) provavelmente são responsáveis por essa segunda fase da liberação de insulina e, como já mencionado, tornaram-se alvos terapêuticos atraentes para o tratamento da deficiência relativa de insulina em humanos com diabetes melito tipo 2. As incretinas foram descobertas e subsequentemente descritas após a observação de que uma refeição/carga de glicose oral provocaria uma resposta insulinêmica duas a três vezes maior do que uma carga de glicose semelhante administrada por via IV (ignorando, assim, o trato gastrintestinal); a resposta da incretina é muito menor em humanos com diabetes melito tipo 2, uma anomalia que pode ser resolvida cirurgicamente (por meio de procedimentos de *bypass* gástrico) ou farmacologicamente (por meio da administração de análogos do GLP-1 [como homólogos da exendina 4, por exemplo, exenatida] ou inibidores da enzima de degradação de incretinas, a dipeptidil peptidase 4 [como sitagliptina]).

Os fatores que provavelmente modificarão essa resposta em um cavalo que consome ração concentrada são, primeiro, a composição da refeição, em especial seu "*índice glicêmico*". O índice glicêmico é um termo tecnicamente aplicado aos alimentos humanos e é definido como a capacidade de uma dose específica do alimento em questão de aumentar a glicemia em comparação a uma quantidade semelhante de pão branco. Essa definição foi um pouco modificada para uso na nutrição equina e os índices glicêmicos "relativos" de certos cereais foram relatados (p. ex., a resposta glicêmica do cavalo a uma farinha de milho é maior em comparação à cevada). Como a glicemia pós-prandial é o secretagogo fisiologicamente mais importante para a insulina, seria esperado que a capacidade da refeição ingerida de aumentar a glicemia tivesse um efeito profundo na resposta insulinêmica a essa refeição. Isso é explorado terapeuticamente no manejo dietético de cavalos e pôneis com SME, pois tenta-se minimizar a quantidade de carboidrato não estrutural (CNE) em suas dietas e a subsequente hiperinsulinemia pós-prandial.

A massa de células β pancreáticas funcionais, que é correlacionada à resposta insulinêmica aos desafios entéricos e IV de glicose em animais experimentais, é uma variável importante a ser considerada na avaliação da resposta insulinêmica de um animal a uma refeição. Isso não foi efetivamente caracterizado em populações equinas, mas a deficiência das células β (resposta insuficiente à insulina ao desafio com carboidratos) parece ser incomum nessa espécie. Além disso, é praticamente impossível medir com precisão a massa de células β *in vivo* (e é difícil fazê-lo *ex vivo*); essa determinação pode ser feita experimentalmente, o que pode esclarecer os mecanismos de preservação da função das células β equinas na hiperinsulinemia prolongada (onde se espera o desenvolvimento de diabetes tipo 2 em seres humanos).

A sensibilidade relativa à insulina dos tecidos primários responsivos à molécula (músculo esquelético, fígado e tecido adiposo), responsáveis pela maior parte da eliminação pós-prandial de glicose, tem ramificações importantes para a resposta de secreção de insulina. Os animais com resistência sistêmica à insulina apresentam menor eliminação da glicose no plasma após uma refeição e altas concentrações plasmáticas de ácidos graxos nos estados de jejum e de alimentação (diminuição da inibição mediada por insulina da lipase sensível a hormônios no tecido adiposo, diminuição da inibição da síntese e secreção hepática de VLDL). A glicointoxicação e/ou a lipotoxicidade experimental diminuem a secreção de insulina de ilhotas cultivadas *in vitro* ao longo de várias horas de incubação ou infusão de glicose e lipídios; o mecanismo disso ainda precisa ser esclarecido, mas, como se suspeita da participação do ciclo metabólico dos derivados do piruvato (*i. e.*, isocitrato-malato, citrato-malato, piruvato-malato) na secreção de insulina, pode-se esperar que a adição dramática de metabólitos dessas vias afete esse resultado (secreção de insulina). Além disso, demonstrou-se que a expressão e funcionalidade dos receptores de incretina nas células β são reduzidas na resistência à insulina; novamente, o mecanismo disso não é claro, mas essa é uma área ativa de pesquisa em medicina humana. Por fim, embora o pâncreas não seja responsável por uma grande quantidade da eliminação de glicose dependente de insulina, é responsivo à insulina; acredita-se que a sinalização do receptor de insulina participe da secreção pancreática de insulina, que pode se tornar disfuncional na resistência sistêmica à insulina (cuja importância relativa é hoje completamente desconhecida em cavalos e pôneis).

DOENÇAS

Diabetes melito

Como mencionado, o diabetes melito é bastante raro em equídeos, muito menos comum do que em humanos e outras espécies domésticas (como cães e gatos). Dito isto, a doença foi documentada em cavalos e pode ser mais frequente do que anteriormente relatado; não se sabe se isso representa um verdadeiro aumento na incidência da doença ou um aumento na capacidade de detecção e/ou conscientização. O diabetes melito tipo 1 (dependente de insulina) foi diagnosticado em uma égua Puro-Sangue de 5 anos e o controle glicêmico por meio da administração de insulina exógena foi eficaz por 18 meses após o diagnóstico. À necropsia após a morte espontânea da égua, observou-se infiltração linfocítica do pâncreas (e de vários outros órgãos endócrinos), sugerindo a existência de um componente imunomediado.[604] O diabetes melito tipo 2 (não dependente de insulina) foi descrito em um mustang espanhol.[748] Testes de tolerância à glicose modificados com insulina e amostragem frequente e análise de modelo mínimo foram usados para diagnosticar a doença em três cavalos de outro relato, documentando claramente não apenas a RI sistêmica grave, mas também a redução da resposta de insulina à glicose; os casos descritos neste relato responderam positivamente ao tratamento médico com modificação da dieta, metformina, glibenclamida e pergolida, com restauro da euglicemia.[749]

PAPEL DO PÂNCREAS NA SÍNDROME METABÓLICA EQUINA

Obesidade, resistência à insulina e laminite endocrinopática surgiram como questões críticas na medicina equina, causando morbidade, mortalidade e perdas econômicas significativas para o setor.[750,751] Em seres humanos obesos e modelos experimentais de obesidade nutricional em roedores, a resistência sistêmica à insulina e a hiperinsulinemia são seguidas temporalmente por diminuição da tolerância à glicose, deficiência das células β pancreáticas e diabetes melito tipo 2 na maioria dos indivíduos.[752] Os mecanismos disso não são compreendidos por completo; no entanto, nos últimos anos, as pesquisas revelaram a ocorrência de mudanças progressivas na função e na morfologia (em especial na produção/secreção de insulina e hiperplasia das células β) do pâncreas endócrino longo do tempo em resposta a doenças condições por aumentar o risco de desenvolvimento de diabetes melito tipo 2, como obesidade genética ou nutricionalmente induzida,[64,65] alimentação rica em carboidratos[755] e alimentação rica em gorduras.[754] A ausência do aumento de secreção de insulina e de hiperplasia das células β em resposta a esses estímulos é considerada uma característica do diabetes melito tipo 2.[756]

Em forte contraste com os seres humanos, cavalos e pôneis obesos com RI sistêmica ficam, de forma crônica, no que é chamado de estado "pré-diabético" na RI humana, caracterizado por euglicemia hiperinsulinêmica.[757] Embora tenha sido sugerido que o aumento da secreção pancreática de insulina seja responsável pela hiperinsulinemia decorrente da resistência sistêmica à insulina em equídeos (e existem evidências de aumento da secreção pancreática de insulina em resposta à infusão de glicose em equídeos resistentes à insulina),[758] a contribuição da alteração da depuração hepática de insulina para o aumento das concentrações basais de insulina nesses animais foi pouco caracterizada até o momento.[759] A função (e disfunção) pancreática endócrina parece ser muito importante na fisiopatologia da SME, mas, surpreendentemente, há poucas informações acerca da biologia do pâncreas endócrino equino em indivíduos com resistência crônica à insulina.

Embora alterações na morfologia das ilhotas pancreáticas sejam bem caracterizadas na obesidade e resistência sistêmica à insulina em outras espécies,[756] em especial em resposta a dietas ou infusões com alto nível de glicose,[755] essas alterações não parecem ocorrer em equídeos obesos e com resistência à insulina. A hiperplasia das células β pancreáticas é observada em roedores e humanos obesos com resistência crônica à insulina, antes do início da insuficiência secretora e do desenvolvimento de diabetes melito tipo 2.[747,753,760] No entanto, essa alteração morfológica nas ilhotas pancreáticas ocorre em resposta a infusões parenterais de glicose ao longo de apenas 6 dias.[755] Uma associação entre o escore de condição corporal ou a sensibilidade sistêmica à insulina e a histomorfometria pancreática não foi observada em pôneis;[761] da mesma maneira, não houve associação entre a quantidade de insulina pancreática determinada por ELISA e a histomorfometria pancreática, o escore de condição corporal ou a sensibilidade sistêmica à insulina. Os resultados não indicam alterações morfológicas no pâncreas endócrino equino após um período curto de alimentação rica em carboidratos.

Devido às alterações relativamente modestas na área superficial das ilhotas pancreáticas que acompanham aumentos acentuados nas concentrações séricas de insulina em pôneis que receberam uma dieta rica em CNE, parece importante avaliar a função das células β e os mecanismos de eliminação de insulina em estudos futuros para delinear o(s) mecanismo(s) de hiperinsulinemia nesta espécie. A RI sistêmica e a subsequente hiperinsulinemia basal e pós-prandial foram cada vez mais bem caracterizadas em equídeos na última década.[762-764] Supõe-se que, nesse cenário, a hiperinsulinemia seja causada por hipersecreção pancreática em resposta à hiperglicemia;[731,765,766] no entanto, isso ainda não foi quantificado. A concentração plasmática de insulina é regulada não apenas pela taxa de secreção pancreática da molécula (a princípio maior na resistência sistêmica à insulina secundária à hiperplasia das células β), mas também pela taxa de eliminação hepática de insulina. Tentou-se esclarecer o papel da depuração hepática da insulina na hiperinsulinemia equina por meio da avaliação das concentrações plasmáticas de peptídeo C após um teste de tolerância à glicose modificado pela administração por via IV de insulina e coleta de amostras com maior frequência.[759] No entanto, embora os resultados sugiram que a depuração da insulina diminui à medida que a secreção pancreática de insulina aumenta em resposta à infusão de dextrose (indicando o papel da alteração da depuração na hiperinsulinemia), este estudo foi realizado em um pequeno número de equinos e as conclusões tiradas devem, portanto, ser consideradas preliminares. Novos estudos, inclusive uma avaliação mais específica da secreção pancreática de insulina (talvez por meio de amostragem de sangue venoso porta após a administração de um secretagogo de insulina), precisam ser realizados para esclarecer melhor essa questão, que é importante porque se refere diretamente à fisiopatologia da SME em cavalos e pôneis. Além disso, a compreensão da fisiologia do pâncreas endócrino equino no cenário da resistência sistêmica crônica à insulina pode esclarecer por que a RI em cavalos (análoga ao "pré-diabetes" em humanos) progride de maneira incomum para o franco diabetes melito tipo 2. A pesquisa comparativa e translacional sobre esse assunto pode, em última análise, gerar benefícios para a medicina veterinária e a medicina humana.

DISFUNÇÃO DO PÂNCREAS E DA *PARS INTERMEDIA* DA HIPÓFISE

A resistência à insulina como consequência da PPID é pouco conhecida. Vários cavalos com PPID apresentam maiores concentrações de insulina,[433] mas isso pode refletir a secreção excessiva de glicocorticoides, a interferência de peptídeos POMC na sinalização da insulina ou mecanismos centrais que influenciam a função das células β.

Pancreatite

A pancreatite, embora comum em outras espécies (como gatos, cães e humanos), parece ser uma doença rara em equídeos. Isso pode ser causado, em parte, pela grande dificuldade de fazer esse diagnóstico *ante mortem* em cavalos e pôneis devido à ausência de exames diagnósticos definitivos; a maioria dos relatos de casos publicados de doença pancreática equina descreve um diagnóstico necroscópico.[193,194,767,768] Quando ocorre, no entanto, as características macroscópicas e histológicas da pancreatite equina são relatadas como semelhantes às observadas em outras espécies; por exemplo, um Frísio macho castrado sacrificado por cólica crônica foi diagnosticado com pancreatite fibrosante crônica com metaplasia acinar-ductal e displasia ductal, alterações pré-neoplásicas comuns em humanos.[767] Uma aparente predisposição de raça, idade ou sexo não foi descrita, mas doenças como sobrecarga de grãos, doença endócrina (especialmente PPID) e migração de parasitas foram associadas à pancreatite em equídeos.[194] Há outras associações descritas entre pancreatite equina e doenças gastrintestinais,[193,768] reprodutivas[193,769] e endócrinas.[193] A avaliação retrospectiva dos casos de pancreatite diagnosticados *post mortem* sugere que, nessa espécie, a maioria é secundária ou associada a outra doença; no entanto, 6 dos 43 cavalos de um estudo foram diagnosticados com pancreatite primária e, portanto, parece que os médicos devem, no mínimo, estar cientes dessa possibilidade.[193] A doença também foi relatada em potros muito jovens, sugerindo a suscetibilidade de cavalos com características demográficas muito variáveis.[192,195,770] Os achados clínicos mais comuns em cavalos com pancreatite aguda são cólica, refluxo nasogástrico, dilatação gástrica, peritonite e necrose de gordura abdominal.[193] A avaliação das atividades de lipase e amilase no soro e no líquido peritoneal pode auxiliar o diagnóstico, e pelo menos um relato de tratamento bem-sucedido de um cavalo com pancreatite aguda foi publicado.[771] Um monitoramento mais cuidadoso e uma avaliação diagnóstica no futuro podem revelar que a pancreatite é mais comum em equídeos do que se supunha.

Neoplasia

A neoplasia pancreática, como outras doenças pancreáticas, parece ser incomum e rara em equídeos. O adenocarcinoma pancreático exócrino parece ser o tipo de tumor mais comum, tendo sido relatado em vários cavalos;[772-775] alguns pacientes apresentaram doenças bem disseminadas.[774,775] Tumores pancreáticos endócrinos também foram relatados em equinos, mas, novamente, parecem ser bastante raros. Vários tumores neuroendócrinos pancreáticos produtores de glucagon foram diagnosticados em um cavalo,[776] e um pônei com crises recorrentes de hipoglicemia apresentou diversos tumores de ilhotas e hiperinsulinismo.[777]

Desregulação da insulina e síndrome metabólica equina*

Teresa A. Burns e Ramiro E. Toribio

INTRODUÇÃO

A obesidade e a resistência/desregulação da insulina (RI) são problemas cada vez mais importantes na medicina humana e veterinária. Complicações associadas à obesidade (como diabetes melito tipo 2, doenças cardiovasculares e certas neoplasias) são diagnosticadas com frequência em muitas espécies. Há correlações entre a fisiopatologia da obesidade em seres humanos e equinos e, embora existam semelhanças, há também diferenças importantes. A PPID e a SME são os dois distúrbios endócrinos mais comuns diagnosticados em cavalos. A PPID afeta cavalos mais velhos, enquanto a SME geralmente se desenvolve em animais jovens e de meia idade. Cavalos com SME geralmente apresentam predisposição à obesidade que se torna evidente quando atingem a maturidade e esse problema é agravado pelas condições ambientais, como alimentação rica em carboidratos e/ou que promove ganho de peso. A RI é uma característica fundamental da SME o principal motivo para a doença ser considerada um distúrbio endócrino. No entanto, a RI também é observada em um subconjunto de pacientes com PPID, bem como no cenário de outras doenças sistêmicas (como endotoxemia e sepse); a RI é, portanto, um achado clinicopatológico e não uma doença em si. A laminite é a complicação mais importante da SME e seu reconhecimento precoce em equídeos suscetíveis pode melhorar a detecção e a prevenção dessa doença dolorosa e frequentemente debilitante.

Síndrome metabólica humana: uma visão comparativa

Definição e visão geral da síndrome metabólica humana

A obesidade humana tem sido associada a efeitos adversos à saúde. Mais recentemente, demonstrou-se que um conjunto de fatores de risco ligados à obesidade prediz o aparecimento de doenças cardiovasculares e diabetes melito tipo 2 nos indivíduos acometidos; essa síndrome dos fatores de risco, antes conhecida como síndrome X, síndrome cardiometabólica ou síndrome de resistência à insulina, agora é chamada de síndrome metabólica humana (SMH).[778] A primeira definição formal de SMH foi criada por um grupo de trabalho da Organização Mundial da Saúde em 1998.[779] A definição adotada por esse grupo incluiu evidências de resistência sistêmica à insulina e pelo menos mais dois fatores de risco de uma lista de critérios, como obesidade, hipertensão, hipertrigliceridemia, baixa concentração sérica de lipoproteínas de alta densidade e microalbuminúria. Embora aparentemente inclusiva, a aplicação global dessa definição às diversas doenças que envolvem resistência à insulina (como terapia antirretroviral para HIV/AIDS, lipodistrofias congênitas, síndrome do ovário policístico, síndrome de Cushing, obesidade etc.) é difícil, e as exceções aos critérios de diagnóstico são facilmente identificadas, principalmente por indivíduos que trabalham nas diferentes especialidades médicas que cuidam dos pacientes afetados (p. ex., cardiologistas, endocrinologistas, gerontologistas, infectologistas). Consequentemente, a definição de síndrome metabólica na medicina humana emergiu como uma questão um tanto controversa.[780,781] Uma declaração provisória conjunta publicada recentemente como um esforço colaborativo da International Diabetes Federation Task Force on Epidemiology and Prevention, National Heart, Lung, and Blood Institute, American Heart Association, World Heart Federation, International Atherosclerosis Society e International Association for the Study of Obesity em 2009 sugeriu que o diagnóstico de síndrome metabólica fosse estabelecido em um indivíduo que apresentasse três dos cinco critérios a seguir: hipertensão, hipertrigliceridemia, baixa concentração de lipoproteína de alta densidade, alta glicemia em jejum e obesidade truncal.[782] Desses critérios de diagnóstico, essa colaboração enfatizou a importância da *morfometria do corpo/tecido adiposo* (circunferência da cintura como indicativo de obesidade central/truncal) como uma boa ferramenta de pacientes em risco. O valor do estabelecimento de um conjunto uniforme de critérios diagnósticos para orientar os médicos no manejo desses pacientes é baseado na gravidade das sequelas adversas da síndrome

*Com contribuições da seção sobre síndrome metabólica equina escrita pelo dr. Nicholas Frank, contida na terceira edição deste livro.

metabólica (criando urgência na identificação de indivíduos em risco para fins de prevenção desses eventos) e o grande (e crescente) número de pacientes acometidos em todo o mundo; isso pode ser claramente correlacionado ao manejo de equídeos obesos na medicina veterinária equina.

De uma perspectiva epidemiológica, a obesidade e suas consequências metabólicas e cardiovasculares emergiram nos últimos 10 a 15 anos como doenças muito importantes na medicina humana em todo o mundo, criando uma carga econômica crescente para os sistemas de saúde dos países desenvolvidos.[783] De fato, nos EUA e no Reino Unido, dois terços de todos os adultos relatam sobrepeso ou obesidade;[784-786] esses achados são acompanhados por taxas crescentes de doença cardiovascular aterotrombótica, acidente vascular cerebral, diabetes melito tipo 2 (e todas as suas comorbidades associadas), doença articular degenerativa e certos tipos de doenças neoplásicas.[787,788] Talvez mais alarmante seja a crescente taxa de obesidade entre jovens nos países industrializados;[789,790] estima-se que a geração atual de crianças em idade escolar tenha expectativa de vida menor do que a de seus pais, algo sem precedentes na história.[791] Claramente, a obesidade é uma questão muito importante na medicina humana, tanto para o bem-estar das populações humanas quanto para a priorização de gastos nas alocações cada vez mais limitadas de financiamento à assistência médica. Com esse imperativo econômico, muitas pesquisas foram realizadas nos últimos anos para elucidar os fatores de risco para a resistência sistêmica à insulina e a síndrome metabólica em humanos e para caracterizar o papel que o próprio tecido adiposo expandido pode desempenhar na patogênese das sequelas cardiometabólicas da síndrome.

Síndrome metabólica equina

Definição e visão geral da síndrome metabólica equina

Os veterinários de equinos sabem há muito tempo que os cavalos com sobrepeso e obesos têm tendência a desenvolver laminite. Como em seres humanos, a obesidade equina também foi associada à desregulação/resistência periférica à insulina.[437,766] Como a SMH é cada vez mais bem descrita na literatura médica, foram traçadas correlações entre essa síndrome de humanos obesos e as observações clínicas em cavalos obesos.[792] Com o tempo, a síndrome equina de obesidade (em especial a adiposidade regional), a resistência periférica à insulina, a dislipidemia e maior risco de laminite endocrinopática foi chamada *síndrome metabólica equina* (SME).[437,792]

A Declaração de Consenso do American College of Veterinary Internal Medicine (ACVIM) sobre a SME, publicada em 2010,[757] reuniu e sintetizou a maioria das pesquisas e evidências disponíveis sobre essa doença em cavalos e pôneis, identificando três critérios principais para o diagnóstico de SME: aumento da adiposidade (generalizada e/ou regional, com ênfase no acúmulo de tecido adiposo no ligamento nucal e na base da cauda), resistência sistêmica à insulina (avaliada de várias maneiras; ver discussão a seguir) e predisposição à laminite na ausência de outro fator de risco para a doença, como sepse[793] ou sobrecarga enteral macroscópica de carboidratos.[794,795] Outros fatores que têm sido associados à SME, como hiperleptinemia,[436,796,796] menores concentrações de adiponectina,[798] altas concentrações de incretina,[718,719] aumento sazonal da pressão arterial média[799] e alteração do ciclo reprodutivo em éguas,[800] não foram incluídos nos critérios diagnósticos hoje aceitos. Com base em descobertas recentes e em pesquisas em andamento, é provável que esses (e outros) fatores sejam incorporados à futura definição e classificação da SME. Embora todos os critérios atualmente aceitos tenham sido submetidos a uma avaliação objetiva razoável, ainda existem alguns possíveis problemas em sua interpretação (metodologia, sensibilidade etc.) que diminuem sua precisão na previsão de risco de desenvolvimento de laminite. Mesmo a definição da variável de desfecho, a laminite, pode ser ambígua em certas circunstâncias.

Cavalos com SME geralmente têm sobrepeso e obesidade, com escores de condição corporal (ECCs) entre 7 e 9.[436,437,801] Todas as raças podem ser acometidas, embora a maioria dos relatos indique a existência de predisposições raciais devido à representatividade excessiva em pôneis, Morgans, Tennessee Walking Horses, American Saddlebreds, Mustangs Espanhóis, Andaluzes e outras raças espanholas.[802,803] Do ponto de vista fenotípico e clínico, a doença também é comum em Pasos Finos, Crioulos e outras raças de origem espanhola na América Latina. Nas raças mais suscetíveis, os indivíduos acometidos geralmente apresentam adiposidade regional pronunciada, principalmente sobre o ligamento nucal e a cauda.[804] Um relato sugere que a avaliação morfométrica do pescoço de cavalos resistentes à insulina (que incorpora a avaliação do grau de adiposidade do ligamento nucal) pode diferenciar esses indivíduos daqueles sensíveis à insulina.[437] Curiosamente, embora o grau de resistência à insulina seja razoavelmente bem correlacionado ao peso corporal em cavalos,[765,766] nem todos os equinos obesos são resistentes à insulina. Por outro lado, alguns cavalos relativamente magros podem apresentar grande resistência à insulina, principalmente se forem membros de uma raça predisposta. Observações semelhantes foram feitas na medicina humana e anomalias na função dos adipócitos foram implicadas em algumas das formas mais graves de resistência à insulina (p. ex., lipodistrofia congênita).[805] Os mecanismos fisiológicos subjacentes à predisposição de algumas raças à SME ainda não foram elucidados, mas há uma hipótese de participação, pelo menos em parte, de alguma faceta da estrutura e/ou função dos adipócitos. Sugeriu-se que componentes do eixo somatotrópico (p. ex., somatostatina) podem estar implicados na desregulação da insulina equina ou que as células pancreáticas sejam refratárias a mecanismos autorreguladores que controlam a secreção de insulina.[806] A somatostatina é um peptídeo expresso pelas células neuroendócrinas hipotalâmicas e suprime a secreção do hormônio do crescimento pela glândula hipófise. Também é secretada pelas células δ no piloro/duodeno e no pâncreas endócrino e inibe a secreção de insulina e glucagon. Sob a premissa de que a desregulação endócrina pancreática participa da patogênese da SME, a octreotida, um análogo da somatostatina, foi administrada a cavalos para avaliar seu status de regulação da insulina (teste de resposta à octreotida). A octreotida suprimiu a secreção de insulina, embora esse efeito fosse menos evidente em cavalos com desregulação da insulina; esses achados indicam a ausência de inibição das células β como um possível mecanismo para a hiperinsulinemia equina.[806]

É importante enfatizar que a associação entre variáveis morfométricas e RI depende da raça e, apesar da existência de princípios gerais, a extrapolação de um tipo de equídeo para outro pode não refletir sua sensibilidade à insulina e seu *status* regulador.[807] É possível (até mesmo provável) que intervalos de referência para interpretação de avaliações laboratoriais da desregulação da insulina específicos para raça (e espécie) sejam criados no futuro para melhorar a capacidade de prever a laminite e suas complicações a partir desses dados.

Ao contrário dos seres humanos com síndrome metabólica, os cavalos com SME não parecem apresentar complicações cardiovasculares significativas de sua disfunção metabólica. Embora um relato sugira que os pôneis resistentes à insulina possam ser hipertensos,[799] nenhuma evidência concreta de complicações cardiovasculares relacionadas à SME foi publicada. No entanto, esses cavalos têm maior risco de desenvolvimento de laminite[436,808] e foi sugerido (mas não confirmado) o compartilhamento de uma fisiopatologia inflamatória com as complicações cardiovasculares mais graves de seres humanos obesos, especificamente a doença arterial coronariana aterosclerótica.[809,810] Vários estudos revelaram uma correlação robusta entre marcadores de SME em pôneis (ou seja, ECC, concentração plasmática de triglicerídeos e grau de resistência à insulina) e a incidência de laminite associada à pastagem, que talvez seja a manifestação mais comum de laminite endocrinopática em cavalos.[436,730] De fato, em um estudo, a presença de mais de três achados clínicos de SME previu corretamente o desenvolvimento de laminite em 11 dos 13 cavalos quando esses animais foram expostos a um pasto com alto teor de amido.[730] Evidências informais sustentam a afirmação de que a SME é considerada, por muitos veterinários, a causa mais comum de laminite.

A resistência à insulina em humanos está frequentemente associada ao aumento das concentrações plasmáticas de certos marcadores inflamatórios (principalmente TNF-α e IL-1β), ligando o metabolismo anormal de carboidratos nesses indivíduos à inflamação crônica de baixo grau.[811] Esse fenômeno também foi descrito em espécies veterinárias, inclusive cães, camundongos, ratos e cavalos.[812,813] A obesidade e a resistência à insulina foram vagamente correlacionadas de forma positiva às concentrações plasmáticas de TNF-α e IL-1β em equinos[813] e vários autores sugeriram (com base nas concentrações sistêmicas e teciduais de mediadores inflamatórios) que a SME está associada a um estado inflamatório sistêmico de baixo grau.[813-815] A causa da laminite em equídeos resistentes à insulina não é conhecida, mas acredita-se que seja relacionada a um estado pró-inflamatório crônico associado à resistência à insulina;[816] isso ainda não foi documentado em equinos de forma conclusiva e existem evidências que sustentam a alegação de que as lesões laminares da laminite associada à SME são minimamente inflamatórias, pelo menos na doença aguda.[817]

Embora grande parte da caracterização dos critérios diagnósticos de SME tenha sido realizada em animais de pesquisa, esses critérios devem ser aplicados a pacientes com o objetivo de orientar seus cuidados médicos. Espera-se que a maior precisão dos critérios diagnósticos melhore a prevenção da laminite e que a maior facilidade da coleta de amostras de diagnóstico aumente a realização de exames nas populações equinas em geral (e, portanto, a coleta de dados, que também pode auxiliar as pesquisas). O aumento do valor preditivo dos critérios diagnósticos da SME e da facilidade de coleta de amostras (validando a coleta de amostras únicas de sangue ou a avaliação diagnóstica de tecidos que podem ser facilmente amostrados, como o tecido adiposo do ligamento nucal, o músculo esquelético ou fígado) seriam etapas razoáveis para melhorar os critérios diagnósticos da SME.

O diagnóstico da SME tem como objetivo definir o risco de laminite em cavalos e pôneis; uma avaliação adequada desse risco requer a medida da incidência de laminite em coortes separadas por vários fatores de risco. Embora pequenos estudos prospectivos sobre populações consanguíneas de pôneis tenham avaliado a incidência de laminite após a exposição a pastagens,[436,730] estes trabalhos não foram repetidos em larga escala (ou com populações equinas geneticamente mais diversificadas). Além disso, os mesmos critérios que definem o risco de laminite na coorte de pôneis consanguíneos já mencionados são extrapolados para cavalos de raças leves, populações nas quais esse mesmo tipo de estudo não foi realizado. Estudos prospectivos em coortes grandes (um pouco parecidos com o Framingham Cohort,[818] um estudo seminal que define fatores de risco para doença arterial coronariana e infarto do miocárdio em humanos que durou várias décadas) validariam (e talvez revelassem com maior precisão) fatores de risco para o desenvolvimento de laminite endocrinopática relacionada à obesidade em equídeos. Em conjunto com determinados registros de raças (raças predispostas [de cavalos, pôneis, mulas, burros] e não predispostas [Quarto de Milha, Puro-Sangue], por exemplo), os dados podem ser coletados de forma individual durante a vida útil do animal (em exposições etc.). A documentação de tendências familiares e, por fim, a identificação de genes candidatos por meio de análises de ligação (*linkage*) podem levar ao reconhecimento de determinantes genéticos específicos do metabolismo anormal de carboidratos ou lipídios (biogênese mitocondrial, enzima degradadora de insulina, receptor de insulina [RI], anticorpos anti-RI, fosfatidilinositol-3-quinase [PI3 K] etc.) em cavalos e pôneis.

Os biomarcadores séricos que apresentam correlação positiva com o risco metabólico foram muito bem caracterizados em populações humanas; embora o primeiro trabalho incorporando biomarcadores séricos (como leptina e insulina) em uma "síndrome metabólica pré-laminítica" tenha sido realizado em pôneis,[436,730] esses estudos não avaliaram os biomarcadores mais fortemente correlacionados à RI em humanos (a saber, proteína C reativa,[811,819] inibidor de ativador do plasminogênio 1,[820,821] amiloide sérico A,[822,823] adiponectina[824] e resistina[825,826]). A identificação de outros biomarcadores séricos do risco de laminite, que poderia ser feita nos estudos de coorte de longo prazo já mencionados, pode permitir a construção de um painel de analitos de fácil determinação em uma única amostra de soro (adipocinas, proteínas inflamatórias séricas, citocinas pró-inflamatórias etc.). Novamente, isso exigiria a avaliação de grandes populações equinas (cavalos de raças leves, pôneis, burros e mulas; raças predispostas e não predispostas), inclusive avaliação da resposta ao desafio alimentar, avaliação da estação e correlação à incidência de laminite na resposta à exposição a pastagens. Protocolos validados de coletas de amostras de soro aumentariam a facilidade dos exames diagnósticos para SME e, assim, aumentariam a frequência dos exames realizados pelos profissionais em casos de campo.

Idealmente, a validação de biomarcadores séricos ou um de painel para prever a RI deve ser comparada a um padrão-ouro. Ao revisar a literatura equina sobre exames diagnósticos acerca da dinâmica da insulina e da glicose, esse padrão-ouro parece não existir (ou existir apenas em nome). A sensibilidade equina à insulina é avaliada por pesquisadores com uma gama diversificada de técnicas.[763,764] Para avançar de maneira mais coesa no campo, é necessário chegar a um consenso sobre como esse exame deve ser realizado. A comparação direta das técnicas mais usadas (concentração de insulina e glicemia de jejum com modelos mínimos,[731] teste combinado de glicose e insulina [CGIT][827] e teste oral de tolerância à glicose [OGTT][828]) na mesma coorte de equinos (resistentes à insulina [RI] e sensíveis à insulina [SI]) de acordo com um padrão-ouro (EHC e/ou teste de tolerância à glicose IV modificado com insulina e amostras frequentes [FSIGTT]) devem ser realizados para avaliar seus benefícios e deficiências relativas. O consenso sobre o melhor protocolo de exames laboratoriais para definir a RI em cavalos (que é clinicamente viável) é necessário para avançar no campo.

Tornou-se claro na obesidade e na RI humanas que os papéis relativos do músculo esquelético e do fígado na resistência à insulina podem não ser equivalentes. De fato, a resistência hepática à insulina parece ser mais bem correlacionada à RI sistêmica e aos resultados adversos de doenças em seres humanos do que a RI do músculo esquelético. Protocolos de EHC com diferentes taxas de infusão de insulina (taxa menor para avaliação da RI do músculo esquelético; taxa maior para avaliação da RI hepática) foram descritos para análise do papel diferencial desses tecidos e podem ter algum benefício na avaliação da RI equina (já que as respectivas contribuições do fígado e do músculo esquelético nesta população ainda são incertas). Além disso, o papel do lipídio ectópico – que é mais correlacionado à resistência sistêmica à insulina e ao desfecho de risco em humanos e roedores do que o grau, ou mesmo a localização, do tecido adiposo – na fisiopatologia da RI equina foi pouco descrito (embora uma doença significativa associada à RI equina, a hiperlipemia, seja definida pelo acúmulo de lipídio ectópico). A relativa facilidade de amostragem do músculo esquelético e do fígado equino com técnicas minimamente invasivas e a importância desses tecidos para a fisiopatologia da síndrome metabólica humana fazem com que essa seja uma possibilidade futura atraente para a avaliação diagnóstica de equídeos com SME.

Definições

Desregulação/resistência à insulina refere-se à resposta anormal dos tecidos à insulina e/ou à depuração alterada da insulina. O músculo esquelético e os tecidos adiposos são afetados por serem dois locais importantes para a eliminação da glicose mediada por insulina. O fígado também responde à insulina. A gliconeogênese é inibida e a síntese de glicogênio é promovida pelo aumento dos níveis de insulina no sangue após a alimentação. Além disso, até 50% da insulina secretada pelo pâncreas é eliminada pelo fígado durante a circulação do sangue por esse órgão antes da entrada na circulação sistêmica. A hiperinsulinemia pode, portanto, refletir o aumento da secreção de insulina, a redução da depuração de insulina ou uma combinação desses mecanismos.

Resistência compensada à insulina é um termo usado quando a hiperinsulinemia é detectada em um animal com menor sensibilidade à insulina.[731] A secreção de insulina pelo pâncreas aumenta para compensar a menor sensibilidade do tecido e há manutenção da euglicemia. No entanto, relatos recentes sugerem que a hiperinsulinemia em repouso não pode ser atribuída ao aumento da secreção de insulina em todos os casos, o que sugere que a liberação de insulina pode ser afetada em alguns animais.[759]

Resistência não compensada à insulina refere-se à menor sensibilidade à insulina associada à hiperglicemia. As concentrações de insulina podem estar elevadas ou dentro do intervalo de referência e supõe-se que a RI não compensada se desenvolva devido à insuficiência pancreática em equídeos e em outras espécies (embora não com a mesma frequência). A RI compensada é a forma mais comum de RI em cavalos e pôneis, mas a RI não compensada deve ser considerada em indivíduos com glicemia elevada. O termo *diabetes melito tipo 2* deve ser usado na presença de hiperglicemia e glicosúria; essa doença foi identificada em cavalos.[748,829,830]

Como mencionado, a síndrome metabólica equina é caracterizada por (1) obesidade ou adiposidade regional, (2) resistência à insulina e (3) laminite subclínica ou clínica.[792] A hipertrigliceridemia também foi associada à SME e os animais acometidos geralmente apresentam altas concentrações de leptina no sangue.[437,730] A leptina é um hormônio liberado pelo tecido adiposo que sinaliza o hipotálamo para suprimir o apetite após a refeição. As concentrações plasmáticas de leptina geralmente se correlacionam ao ECC e ao grau de adiposidade, mas, às vezes, níveis elevados são detectados em cavalos mais magros, sugerindo um estado de "resistência à leptina" e desregulação metabólica.[437,831] Estudos compararam cavalos com concentrações plasmáticas baixas ou altas de leptina e um valor de corte de 7 ng/mℓ foi usado para definir os grupos.[797] A pressão arterial sistêmica elevada também foi associada à laminite e à RI em pôneis mantidos no pasto.[799] A pressão arterial média foi maior nos cavalos propensos a laminite quando aferida no verão, mas os valores não diferiram dos controles no inverno.

A *obesidade* é definida como um aumento no peso corporal decorrente do acúmulo excessivo de gordura. Ao aplicar o sistema de ECC desenvolvido por Henneke *et al.*[832] a obesidade é definida por um ECC ≥ 7 em uma escala de 1 a 9. A obesidade e a RI estão associadas em cavalos e pôneis.[437,833] Deve-se reconhecer, no entanto, que os sistemas de pontuação das condições corporais são ocasionalmente inadequados para avaliação de cavalos com distúrbios endócrinos. Alguns cavalos com SME e muitos com PPID têm pouca gordura na região das costelas, embora apresentem depósitos pronunciados de tecido adiposo nas regiões do pescoço e da cauda. Esse acúmulo de tecido adiposo em locais específicos é chamado de *adiposidade regional.*

A laminite é o componente mais importante da SME devido ao seu impacto negativo no bem-estar do cavalo acometido. O desenvolvimento da laminite é o que geralmente leva o proprietário a procurar atenção veterinária e essa doença apresenta o maior desafio no que se refere a manejo. A laminite subclínica assume a forma de anéis de crescimento divergentes nos cascos e evidências radiográficas de rotação da terceira falange ou deslocamento distal. Esse quadro é chamado de *laminite endocrinopática* devido à sua associação à SME e à PPID. O termo *síndrome metabólica pré-laminítica* também tem sido usado para descrever pôneis com maior risco de desenvolvimento de laminite associada a pastagem por causa da RI.[730]

Etiologia

A predisposição genética desempenha um papel importante no desenvolvimento da obesidade e da RI em cavalos. Os pôneis tendem a ser mais resistentes à insulina que os cavalos[833] e certas raças e linhagens genéticas equinas parecem ser mais predispostas à obesidade e à RI.[437,792] Cavalos de todas as raças podem ser obesos, mas esse problema parece ser mais comum em Morgan, Paso Fino, Árabe, Saddlebred, American Quarter Horse e Tennessee Walking Horse (entre outras). Os cavalos predispostos à obesidade são algumas vezes chamados de "mantenedores fáceis", pois parecem precisar de menos calorias para manutenção do peso corporal (às vezes em excesso).

A maioria dos cavalos ou pôneis com SME é obesa e essa síndrome provavelmente começa com uma predisposição genética que afeta a eficiência da distribuição e do metabolismo dos nutrientes. Os animais acometidos parecem precisar de menos calorias para manter o peso corporal e apresentam maior apetite. Os proprietários costumam relatar que seu cavalo passa mais tempo pastando. O conceito de "mantenedor fácil" é relevante para a questão da suscetibilidade genética. Certas raças ou linhagens genéticas podem ter sido submetidas a adaptações evolutivas para sobreviver a ambientes mais adversos e esses cavalos ou pôneis podem ser mais eficientes na conversão de volumosos de baixa qualidade em energia. É provável que a falta de exercício também desempenhe um papel no desenvolvimento da SME, pois o exercício aumenta a sensibilidade à insulina em curto e longo prazo.[834,835]

A genética e o ambiente interagem quando os cavalos acometidos têm acesso *ad libitum* ao pasto, principalmente quando um pequeno número de animais pasta em uma grande área.

A ingestão de carboidratos das pastagens é influenciada pelo tempo e área de pastejo, localização geográfica, clima, qualidade do solo e estação do ano.[836] Em muitas regiões dos EUA, o pasto é abundante e rico em nutrientes, ainda mais quando certos tipos de gramíneas são plantados para melhorar as pastagens para bovinos ou fertilizantes são usados. Um segundo ponto de interação ocorre com o oferecimento de concentrados a cavalos suscetíveis. Isso é desnecessário em animais com metabolismo eficiente e promove obesidade e RI. Infelizmente, muitos proprietários oferecem grãos a seus cavalos para tirá-los do pasto ou porque percebem que a qualidade de vida do animal é afetada negativamente pela manutenção apenas com volumoso. É um erro comum dar grãos a cavalos capazes de manter sua condição corporal apenas com pasto ou feno. Os cavalos também podem comer de forma excessiva se alimentados em grupo ou se os grãos forem usados como recompensa. Alguns proprietários deliberadamente dão alimentos demais para o cavalo porque preferem ECCs mais altos e esses preconceitos às vezes se refletem nos julgamentos de exposições. Outros proprietários simplesmente não reconhecem o desenvolvimento de obesidade em seus animais.

Por fim, os seres humanos interferem em uma importante interação entre genética e meio ambiente, dando mais grãos no inverno para evitar a perda de peso. A perda sazonal de peso é natural em cavalos selvagens e é provável que corrija problemas com a obesidade que se desenvolveram em outras épocas do ano.

Sinais clínicos e diagnósticos diferenciais

A obesidade é detectada no exame físico e na determinação do ECC. A Figura 16.18 mostra um cavalo com SME. A adiposidade regional é comumente detectada na RI equina e a circunferência média do pescoço foi negativamente correlacionada à sensibilidade à insulina em equinos obesos com RI.[436,437,807] A circunferência do pescoço pode ser medida com uma fita métrica. Essas medidas são feitas dividindo a distância ao longo de uma linha da nuca ao aspecto cranial da cernelha (x) por 4 e medindo a circunferência do pescoço em três pontos equidistantes dentro de x (0,25x, 0,5x e 0,75x). A expansão do tecido adiposo no pescoço é comumente chamada "pescoço cristado" e, à exceção dos garanhões, esse achado é sugestivo de RI em cavalos.[437] Trabalhos recentes acerca da relação entre circunferência do pescoço, adiposidade nucal e concentrações plasmáticas de insulina e leptina em cavalos Andaluzes sugerem que, embora as medidas da circunferência do pescoço possam ser fortemente influenciadas pelo sexo (e não pareçam ser bem correlacionadas às medidas hormonais), a medida ultrassonográfica da espessura do tecido adiposo do ligamento nucal não é influenciada de maneira semelhante (e é bem correlacionada às medidas hormonais).[837] A validação de parâmetros/medidas ultrassonográficas correlacionadas ao risco metabólico em cavalos provavelmente teria grande importância clínica.

Grandes depósitos de gordura também podem ser observados perto da cauda ou como inchaços subcutâneos de distribuição aleatória. Às vezes, os machos castrados apresentam edema prepucial e as éguas podem ter aumento das glândulas mamárias. Esses dois problemas estão relacionados ao acúmulo de tecido adiposo, que também pode interferir no retorno linfático nessas regiões e causar edema local. O edema nessas áreas (especialmente em animais estabulados por períodos prolongados) geralmente se resolvem com o exercício. O acúmulo de gordura supraorbital também é um achado frequente. Às vezes, a SME é identificada após o desenvolvimento de outras doenças, inclusive cólicas, hiperlipemia e problemas reprodutivos. Cavalos com SME podem desenvolver lipomas pedunculados em idade mais jovem, talvez por causa da gordura adicional ao redor das vísceras abdominais. A obesidade também foi associada a anomalias em ciclos reprodutivos em éguas.[74]

A adiposidade regional é uma característica da SME, mas deve-se reconhecer que a redistribuição de gordura também é observada em cavalos mais velhos com PPID. Portanto, é necessário examinar o paciente quanto a sinais clínicos de PPID, inclusive queda tardia do pelame, hipertricose, hiperidrose, atrofia muscular esquelética, poliúria, polidipsia e/ou infecções piogênicas recorrentes.[433] Os cavalos acometidos podem entrar em um *estado de transição* quando há o desenvolvimento de PPID após o diagnóstico de SME. A queda tardia do pelame geralmente é o primeiro sinal dessa transição e os proprietários devem ser aconselhados a observar essa alteração.

Cavalos com SME geralmente sofrem de laminite, identificada pela claudicação, pinças de casco ou radiografias podais. Anéis de crescimento divergentes, indicando crescimento anormal do casco, podem ser observados em cavalos com ou sem histórico de laminite (Figura 16.19). Alguns cavalos não apresentam claudicação no exame físico, mas têm evidências radiográficas de rotação da terceira falange ou deslocamento distal. A laminite geralmente se desenvolve após o cavalo ter consumido volumosos ricos em CNEs. Isso acontece nas épocas do ano com pasto abundante e de crescimento rápido ou em resposta às temperaturas menores do outono. Os proprietários de cavalos com laminite recorrente também relatam que os episódios ocorrem após mudanças de estação ou o início do tempo frio.

Patologia clínica

Os resultados do hemograma completo e da bioquímica sérica geralmente não são dignos de nota, à exceção da glicemia, discutida mais adiante. A hiperglicemia é mais comumente associada à PPID e pode ser acompanhada por neutrofilia madura e linfopenia. Às vezes, concentrações séricas elevadas de triglicerídeos são detectadas em pôneis[730] ou cavalos[437] com obesidade e RI, mas esse achado é inconsistente em cavalos com SME. Cavalos com SME de longa data apresentam atividade γ-glutamil transferase levemente elevada, uma alteração que pode estar associada à lipidose hepática.

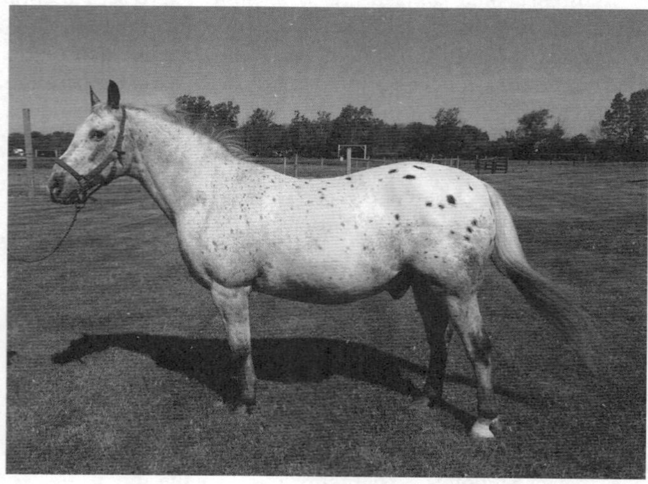

Figura 16.18 Fotografia de um cavalo Appaloosa castrado de 13 anos com síndrome metabólica equina. (Cortesia do dr. R. E. Toribio, The Ohio State University.)

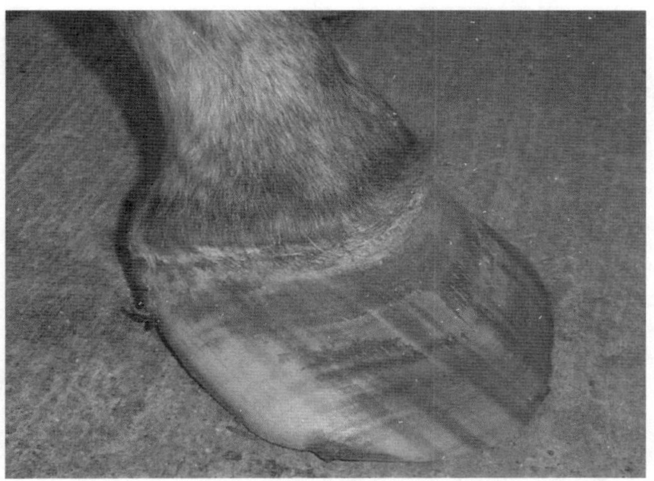

Figura 16.19 Crescimento anormal do casco (divergência dos anéis de crescimento) em um cavalo com síndrome metabólica equina e histórico de laminite crônica.

Às vezes, baixas concentrações de tT_3 e tT_4 em repouso são observadas em cavalos com SME, mas a importância desse achado foi exagerada. É um equívoco comum achar que os cavalos obesos têm hipotireoidismo porque a obesidade está associada ao hipotireoidismo em cães e humanos. Entretanto, as concentrações séricas de hormônio tireoidiano aumentam de forma adequada após a injeção de TRH IV,[603] sugerindo o funcionamento normal do eixo hipotalâmico-hipofisário-tireoidiano nesses pacientes. Portanto, é provável que baixas concentrações séricas de hormônio tireoidiano simplesmente reflitam respostas a alterações metabólicas extratireoidianas.[838] Breuhaus *et al.*[839] detectaram menores concentrações séricas de tT_4 e fT_4 em cavalos com doença sistêmica. A fenilbutazona também reduz significativamente as concentrações séricas de tT_4 em cavalos[440] e esse medicamento é bastante usado no tratamento da laminite em cavalos com SME.

EXAMES DIAGNÓSTICOS

Resistência à insulina em equinos

Avaliação clínica da resistência à insulina em equídeos

A avaliação da resistência sistêmica à insulina é extremamente importante para a definição de SME, em especial devido à recente associação direta entre o aumento da concentração plasmática de insulina e a laminite.[732,733] Em equídeos, a RI é frequentemente determinada clínica e experimentalmente; no entanto, a metodologia usada nesses dois cenários tende a ser diferente, dificultando as comparações entre estudos clínicos maiores, populacionais, e trabalhos experimentais menores. A medida da concentração sérica de insulina em jejum (em conjunto com uma avaliação da glicemia) é o exame de campo mais comum conforme a disponibilidade da metodologia e a facilidade com que uma única amostra de sangue pode ser coletada. No entanto, aspectos da dinâmica da insulina e da glicose podem não ser revelados por uma única amostra; uma única concentração de insulina "normal" (que é um parâmetro que hoje também requer maior definição em cavalos e pôneis) geralmente não prediz a sensibilidade normal à insulina em resposta a um desafio oral ou IV à glicose, e muitos não foram diretamente comparados na mesma coorte de cavalos. Estudos preliminares comparando os resultados da concentração basal de insulina, do teste com glicose oral (OST) e do teste combinado de glicose e insulina com os do FSIGTT na mesma coorte de 12 cavalos revelaram que a concentração basal de insulina e o OST têm sensibilidade inadequada para uso como exames de triagem no diagnóstico de RI em cavalos de raças leves; embora os resultados anormais desses testes sejam fortemente sugestivos de RI, valores normais não descartam a doença.[840] A validação de alguns dos exames de maior viabilidade clínica (como as concentrações séricas de insulina em jejum ou o teste combinado de glicose e insulina) em relação aos padrões-ouro em estudos experimentais (EHC ou FSIGTT com análise cinética de modelo mínimo) auxiliaria a aceitação de uma metodologia padronizada para determinação da RI em cavalos e pôneis, tanto em pesquisas futuras quanto para uso clínico.

Vários exames laboratoriais foram avaliados e utilizados em humanos e cavalos para o diagnóstico e monitoramento da RI, inclusive concentrações plasmáticas de insulina e glicemia em jejum,[437,833] o teste de tolerância à glicose oral,[833] o teste de tolerância à glicose IV,[841] o teste de tolerância à insulina e glicose IV modificado,[437] o teste de tolerância à insulina IV,[833] a técnica de EHC[842] e o FSIGTT.[763] Desses métodos, apenas FSIGTT e EHC são bem estabelecidos para avaliação quantitativa precisa da ação da insulina.[843]

Primeiros exames de sangue

Os exames basais de sangue mais comuns na avaliação da RI equina são as concentrações de insulina e a glicemia em jejum (Tabela 16.14). Outros analitos, como leptina[436,437] e adiponectina de alto peso molecular,[844] podem vir a ser validados como bons biomarcadores diagnósticos no futuro. Os metabólitos lipídicos (como triglicerídeos e ácidos graxos livres) também podem trazer novas informações sobre o grau de RI e balanço energético negativo, enquanto as enzimas hepáticas podem identificar animais com risco de lipidose hepática. Como parte da avaliação de rotina de um cavalo com RI e laminite, também é recomendado medir as concentrações de ACTH em repouso, principalmente em animais idosos.[433]

A medida das concentrações basais de glicose e insulina no sangue foi recomendada como teste de triagem para SME; no entanto, trabalhos recentes sugerem que, embora esses exames sejam bastante específicos, é provável que sua sensibilidade seja inaceitável para usado na triagem.[840] Os cavalos não devem receber alimentos que contenham mais de 10% de CNE com base em matéria seca 6 a 8 horas antes do exame para que a interpretação dos resultados seja mais precisa; no entanto, há um debate sobre a preparação dietética adequada para avaliar a dinâmica da insulina e da glicose em equídeos e as recomendações provavelmente serão esclarecidas em um futuro próximo. Um método padronizado de alimentação preparatória anterior ao exame foi sugerido,[804] em que o cavalo em questão recebe feno de capim (com menos de 10% de CNE) durante a noite (depois das 22:00) e o sangue é coletado pela manhã (idealmente entre 7:00 e 10:00). As amostras de sangue devem ser submetidas para análise em um laboratório que realiza exame diagnóstico validado em equinos. A RI é diagnosticada em cavalos com glicemia de jejum superior a 110 mg/dℓ (6,1 mmol/ℓ) e concentrações de insulina em jejum acima de 20 μUI/mℓ.[804]

Tabela 16.14 Orientações para interpretação das concentrações basais de glicose e insulina em amostras de sangue de cavalos em jejum.

Glicose (mg/dℓ)	Insulina (μUI/mℓ)	Interpretação[a]
< 100	< 20	Não condiz com resistência à insulina (RI) Repita o exame em uma data posterior ou realize o teste combinado de glicose-insulina (CGIT) na presença de fenótipo da síndrome metabólica equina (SME) Aborde a obesidade, se presente
< 100	> 20	Normoglicemia com hiperinsulinemia RI compensada; pode haver um maior risco de laminite Recomendar plano de controle de peso, mudanças na dieta e exercícios
< 100	> 100	Normoglicemia com hiperinsulinemia acentuada RI gravemente compensada; aumento do risco de laminite Controle estrito da dieta e considere a intervenção farmacológica
> 100	> 20	O cavalo está perdendo sua capacidade de regulação de glicose devido à insuficiência pancreática Transição de RI compensada para não compensada; alto risco de laminite Solicite exame para diagnóstico de disfunção da *pars intermedia* da hipófise (PPID)
> 120	< 20	A glicemia está desregulada e houve desenvolvimento de insuficiência pancreática O cavalo sofre de RI não compensada; alto risco de laminite Verifique a glicose na urina para diagnóstico de diabetes melito e teste para PPID

[a]O paciente não está com dor ou estressado; jejum de 6 horas antes da coleta da amostra.

Existem duas limitações importantes que devem ser consideradas ao usar este exame de RI em cavalos. Primeiro, condições ambientais afetam os resultados de forma significativa; portanto, é necessário tomar cuidado para coletar as amostras de sangue em condições padronizadas. Segundo, os ensaios para quantificação de insulina variam entre os laboratórios; assim, diferentes laboratórios produzem resultados diferentes. Isso não significa que os laboratórios usem métodos imprecisos; em vez disso, refere-se à metodologia empregada. Dessa forma, é muito importante interpretar os resultados de acordo com o intervalo de referência fornecido pelo laboratório. Os veterinários são aconselhados a enviar as amostras para um único laboratório e escolher um que trabalhe rotineiramente com soro ou plasma equino. Uma concentração de insulina acima do intervalo de referência (para equinos) fornecido pelo laboratório define hiperinsulinemia e, portanto, sugere RI. Uma concentração de insulina em repouso acima de 20 μUI/mℓ define RI se o cavalo foi privado de ração por aproximadamente 6 horas. Se o animal foi alimentado com feno, um valor de corte de 30 μUI/mℓ pode ser usado para definir a RI, mas é aconselhável verificar novamente o paciente após a privação de alimento. Observe que alguns laboratórios relatam concentrações de insulina em pmol/ℓ, e um fator de conversão aproximado de 7 é usado para converter unidades de μUI/mℓ em pmol/ℓ (ou seja, 30 μUI/mℓ são aproximadamente iguais a 210 pmol/ℓ). Unidades de μUI/mℓ também podem ser escritas como mUI/ℓ.

Em uma coorte de pôneis Galeses e mestiços, concentrações de insulina em repouso superiores a 32 μUI/mℓ apresentaram sensibilidade e especificidade para prever laminite de 100 e 78%, respectivamente, após a exposição a pastagens de primavera.[436] Fundamental para a baixa especificidade desses exames basais, hoje se sabe que muitos animais com SME e que apresentam hiperinsulinemia anormal após desafios dinâmicos (entéricos ou parenterais) têm concentrações basais normais de insulina. Em um relato, a avaliação da concentração sérica basal de insulina foi normal (menos de 20 μUI/mℓ em 12 dos 12 cavalos); de acordo com o FSIGTT com análise de modelo mínimo, 7 desses cavalos eram realmente resistentes à insulina.[840] Com base nesses resultados, a concentração basal de insulina, embora específica, tem sensibilidade insuficiente para ser usada como um único teste de triagem para RI em equídeos. Uma variação interdiária acentuada das concentrações séricas de insulina também foi relatada e representa outra limitação à interpretação deste exame.

A razão glicose/insulina pode ser calculada a partir das medidas basais de insulina e glicemia; a glicemia em mg/dℓ é dividida pela concentração de insulina em μUI/mℓ (ou mUI/ℓ). Como as unidades corretas devem ser usadas, as concentrações de insulina relatadas em pmol/ℓ devem ser divididas por 7 para gerar valores em μUI/mℓ. Os proponentes deste exame consideram uma razão abaixo de 10 como indicativa de RI e se referem a cavalos com razões inferiores a 4,5 como portadores de resistência grave ou descompensada à insulina. Ao assumir a glicemia de 90 mg/dℓ, esses valores de corte são equivalentes às concentrações séricas de insulina de 9 e 20 μUI/mℓ, respectivamente; esses valores estão dentro da maioria dos intervalos de referência de insulina em cavalos em jejum. Razões glicose/insulina abaixo de 10 são comumente detectadas em éguas Quarto de Milha e Tennessee Walking Horse saudáveis e alguns desses animais apresentam razões abaixo de 4,5 (N. Frank, comunicação pessoal). O uso da razão glicose/insulina leva, portanto, ao sobrediagnóstico da RI em equinos. Outra limitação importante da razão glicose/insulina é que os resultados da insulina diferem entre os laboratórios, dependendo do procedimento utilizado. No entanto, a maioria dos laboratórios usa o mesmo ensaio colorimétrico para determinação da glicemia e, assim, esses resultados são mais consistentes. Na interpretação independente das concentrações de insulina em repouso, o intervalo de referência do laboratório pode explicar as diferenças de metodologia. No entanto, não há essa flexibilidade para a razão glicose/insulina devido aos estabelecimentos dos valores de corte. Portanto, é concebível que os resultados de insulina de um laboratório façam com que a razão seja baixa, enquanto os resultados de outro laboratório gerem uma razão dentro da faixa aceitável. Também deve ser observado que as concentrações de glicose das amostras de sangue diminuem em caso de algum atraso entre a coleta e a centrifugação. Por fim, um cavalo com RI ou diabetes melito descompensado apresenta glicemia alta com baixa concentração de insulina, o que pode fazer com que a razão glicose/insulina seja superior a 10 e, portanto, considerada normal. Portanto, deve-se ter cuidado na interpretação dessa razão no diagnóstico e tratamento da RI em equinos.

Indicadores substitutivos da sensibilidade à insulina e da função das células β pancreáticas foram estimados a partir de medidas únicas de glicose e insulina para o diagnóstico de RI.[730,731,804] Os indicadores sugeridos foram a razão glicose/insulina, a recíproca da raiz quadrada de insulina (RISQI; insulina$^{-0,5}$), o índice quantitativo de sensibilidade à insulina (QUICKI; 1/[log(insulina)+log(glicose)]), a avaliação do modelo homeostático da resistência à insulina (HOMA-RI; [glicose × insulina]/22,5) e a razão insulina/glicose modificada (MIRG; 800-0,3 × [insulina – 50]^2/[glicose – 30]);[731] esta última é uma estimativa da capacidade de resposta das células β pancreáticas. Essas medidas auxiliaram a distinguir grupos de pôneis propensos a laminite e controles,[731] mas não previram com precisão a predisposição à laminite em cada animal. Variações sazonais nessas medidas de sensibilidade à insulina também foram observadas, confundindo a interpretação.[845]

A maioria dos cavalos resistentes à insulina mantém a glicemia dentro dos limites de referência fornecidos pelos laboratórios, pois geralmente estão em um estado de RI compensada (euglicemia hiperinsulinêmica). No entanto, a glicemia pode tender ao limite superior do intervalo de referência e é provável que os cavalos acometidos tenham respostas exageradas à glicemia desencadeada por alimentos com alto teor de CNEs. Portanto, é importante privar os cavalos de ração (abordagem preferida) por 6 horas ou oferecer apenas o feno na noite anterior à coleta de sangue. A maioria dos intervalos de referência de glicemia em cavalos adultos inclui valores de 80 a 120 mg/dℓ, com valores em jejum entre 80 e 100 mg/dℓ, exceto em coletas de sangue com estresse significativo. Valores acima de 120 mg/dℓ sugerem hiperglicemia. A glicemia relatada em mmol/ℓ deve ser multiplicada por 18 para conversão em mg/dℓ.

A determinação da glicemia é importante porque a análise apenas das concentrações de insulina em repouso não permitiria a detecção de RI ou diabetes melito não compensados. As concentrações de insulina podem retornar ao intervalo de referência nesses pacientes devido à diminuição da secreção de insulina decorrente da insuficiência pancreática. No entanto, a glicemia aumenta como consequência da RI e da menor secreção de insulina e, assim, os pacientes podem ser identificados pela presença de hiperglicemia (e, às vezes, glicosúria).

A concentração sérica de triglicerídeos pode ser um bom exame para diagnóstico e monitoramento de pacientes com SME. O aumento da concentração sérica de triglicerídeos foi associado ao fenótipo de SME em um plantel fechado de pôneis Galeses (97,2 ± 10,7 mg/dℓ em pôneis com laminite anterior e 52,3 ± 3,6 mg/dℓ em pôneis sem histórico de laminite).[730] Em outra coorte de cavalos mestiços, os animais com o fenótipo de SME apresentaram maior concentração sérica de triglicerídeos no verão, mas não no inverno.[799] Um recente estudo colaborativo multicêntrico com uma grande coorte de cavalos e pôneis (n > 600) também demonstrou a elevação das concentrações séricas de triglicerídeos em animais com histórico de laminite e outras características da SME.[846]

O refinamento da definição de caso da SME provavelmente incluirá concentrações plasmáticas ou séricas de adipocina. Altas concentrações de leptina foram associadas a RI e laminite em cavalos e pôneis.[436,437] Em uma coorte de pôneis, concentrações de leptina superiores a 7,3 ng/mℓ apresentaram sensibilidade e especificidade de 83 e 78%, respectivamente, para prever laminite.[436] No entanto, em estudos recentes, a leptina sérica não auxiliou a identificação de animais propensos ao desenvolvimento de laminite, embora, assim como trabalhos anteriores em cavalos e outras espécies, as concentrações de leptina tenham sido positivamente correlacionadas ao escore de condição corporal.[847] Os imunoensaios para adiponectina e adiponectina de alto peso molecular foram validados em soro equino[844] e as concentrações foram maiores em cavalos magros e menores em indivíduos com SME e laminite.[848] Este analito tem potencial diagnóstico quando o ensaio for comercializado para veterinários de equídeos e os intervalos de referência forem validados.

Teste dinâmico de resistência à insulina em equinos

Quando as concentrações basais de insulina são variáveis ou a concentração de insulina em jejum é normal frente aos achados clínicos ou históricos sugestivos de SME, recomenda-se uma avaliação dinâmica da sensibilidade à insulina. Esses testes também auxiliam a determinação da gravidade da RI, o monitoramento da progressão da doença e a avaliação da resposta ao tratamento. Os testes dinâmicos são o teste de tolerância à glicose IV (IVGTT), CGIT, OGTT/OST e o teste de resposta à insulina em duas etapas (IRT). Os métodos para avaliação quantitativa da sensibilidade à insulina, como EHC e FSIGTT, dão informações valiosas no cenário de pesquisa, mas são impraticáveis para uso clínico.[804]

Historicamente, o IVGTT é um dos métodos mais usados para avaliação da tolerância à glicose em equinos.[804] Os cavalos devem ser mantidos em jejum por 6 a 8 horas antes do teste, assim como para a avaliação da concentração basal de insulina. A dextrose (150 a 300 mg/kg de peso corporal; solução a 50%) é administrada por via IV após a coleta de uma amostra de sangue basal, e as amostras de sangue subsequentes são coletadas a cada 30 minutos por 180 minutos. A glicemia deve ser medida com um glicosímetro portátil antes da injeção de dextrose e em todas as amostras coletadas posteriormente (isso pode ser feito com facilidade no ponto de atendimento). Em cavalos sensíveis à insulina, a glicemia deve voltar aos valores basais em 150 minutos após a administração de dextrose. Cavalos com glicemia elevada aos 180 minutos provavelmente apresentam RI. Este teste pode ser simplificado para uso em campo com coleta de amostras aos 0, 150 e 180 minutos após a administração da dextrose.

O CGIT foi projetado para avaliação da sensibilidade à insulina, determinando o tempo em que a glicemia retorna ao valor basal após a administração de *bolus* IV simultâneos de dextrose e insulina.[804] Um cateter IV é colocado antes do teste. O cavalo é submetido a jejum assim como para a avaliação inicial da concentração de insulina. Após a coleta de uma amostra de sangue basal, a dextrose (150 mg/kg de peso corporal; solução a 50%) é administrada por via IV e imediatamente seguida por uma injeção IV de insulina comum (0,1 UI/kg de peso corporal). As amostras de sangue são coletadas aos 0, 1, 5, 15, 25, 35, 45, 60, 75, 90, 105, 120, 135 e 150 minutos para medida da glicemia. A concentração de insulina pode ser medida em uma amostra coletada 45 minutos após a administração. Considera-se que um cavalo tem RI se a glicemia for acima do valor basal ou se a concentração de insulina for superior a 100 μUI/mℓ 45 minutos após a administração da dextrose (Figura 16.20). Esse teste pode ser realizado em campo, com determinação da glicemia na baia com um glicosímetro portátil. A hipoglicemia pode complicar esse teste, especialmente em indivíduos sensíveis à insulina, e a solução de dextrose deve estar à disposição para tratamento dos cavalos acometidos, se necessário. Uma modificação deste teste que pode ter maior utilidade clínica a campo é a coleta de uma amostra de sangue basal, a administração das doses prescritas de dextrose e insulina e a medida da glicemia e das concentrações de insulina 45 minutos após a administração (com interpretação dos resultados como já descrito). A extrapolação do CGIT equino para burros e pôneis pode ser enganosa.[90] Em burros sensíveis à insulina, a curva de glicose é deslocada para a direita, atingindo o nadir em 120 minutos em comparação a 75 minutos em cavalos, e 240 minutos são necessários para que a glicemia volte ao valor basal, contra 150 minutos em cavalos.[827,849] Além disso, 45 minutos após a administração da insulina, os burros podem apresentar glicemia acima do valor basal que, sob os critérios de referência em equinos, os categorizariam como resistentes à insulina.[849] Isso indica que, com uma dose equivalente de glicose e insulina, a captação de glicose mediada por insulina (e talvez a liberação de insulina pancreática) em burros é retardada, indicando diferenças evolutivas na sensibilidade à insulina entre espécies equídeas.

O OST foi recentemente recomendado como método preferido para avaliação dinâmica da desregulação da insulina em contextos clínicos. O xarope de milho leve é administrado na dose de 15 mℓ por 100 kg de peso corporal após o jejum, como já descrito nos demais testes. As amostras de sangue são coletadas 60 e 90 minutos após a administração do xarope de milho para medida da glicemia e das concentrações de insulina. Animais com concentração de insulina maior que 60 μUI/mℓ 60 ou 90 minutos após a administração provavelmente apresentam RI. Além disso, a glicemia superior a 125 mg/dℓ aos 60 ou 90 minutos é considerada excessiva e associada à RI.

O OGTT alimentar também foi descrito no diagnóstico de SME. O cavalo recebe uma refeição de dextrose em pó (1 g/kg de peso corporal) misturada com uma pequena quantidade (cerca de 450 g) de um alimento com baixo índice glicêmico (palha de feno). Uma amostra de sangue para medida da concentração de insulina é coletada 2 horas após a alimentação; valores superiores a 85 μUI/mℓ são considerados anormais. Tanto no OST quanto no OGTT alimentar, os proprietários podem estar preocupados com o risco de laminite associado à administração de açúcar/glicose em animais resistentes à insulina; no entanto, esse risco parece ser muito pequeno com base na experiência clínica. Além disso, os pesquisadores que administraram centenas de OSTs a cavalos e pôneis para estudos epidemiológicos e genéticos de SME não relataram novos episódios de laminite imediatamente após o teste (Dra. Jane Manfredi, comunicação pessoal); o risco parece ser muito baixo.

Um teste de tolerância à insulina em duas etapas foi desenvolvido e avalia a resposta da glicemia a uma injeção IV de insulina (0,1 U/kg de insulina humana normal). A glicemia é medida antes e 30 minutos após a injeção de insulina. O tempo para atingir uma redução de 50% da glicemia basal é calculado a partir dessas duas medidas. Este teste foi sugerido como seguro, rápido e de baixo custo para o diagnóstico de RI equina e recentemente sua correlação moderada ao OST foi relatada em cavalos com SME.[850]

Hiperinsulinemia no equídeo resistente à insulina

Depuração de insulina. Há vários métodos descritos na literatura para quantificação da secreção de insulina em muitas espécies (inclusive cavalos e pôneis). Infelizmente, os resultados dos métodos tecnicamente mais simples (como a medida da insulina no sangue venoso periférico após a injeção oral ou IV de glicose) são bastante confundidos pelo efeito da depuração hepática de primeira passagem no sangue porta (que contém a secreção pancreática de insulina). A concentração plasmática de insulina aumenta rapidamente, de maneira dose-dependente, em resposta a um desafio (oral ou IV) com carboidratos e presume-se que isso seja decorrente, pelo menos em parte, da secreção pancreática. No entanto, as contribuições relativas da alteração da depuração e secreção pancreática de insulina não podem ser avaliadas de maneira efetiva com este método e ensaio de amostragem (mesmo com análises cinéticas de modelo mínimo).

A avaliação das concentrações plasmáticas de peptídeo C simultaneamente à determinação das concentrações de insulina pode ser mais útil. O peptídeo C é um produto de clivagem da proinsulina e é secretado em quantidades equimolares à insulina, mas (ao contrário da insulina) é excretado em maior parte inalterado na urina. A medida das concentrações de peptídeo C permitiria a avaliação da função das células β independentemente da ação hepática sobre as secreções pancreáticas e essa técnica foi utilizada em equinos.[759] No entanto, os imunoensaios específicos do peptídeo C humano precisam de maior validação em cavalos e pôneis saudáveis e resistentes à insulina. Este método também não é comercializado para amostras equinas, limitando seu uso em pacientes. Por fim, as avaliações pontuais das concentrações plasmáticas de peptídeo C (que, novamente, seriam mais importantes para os veterinários de equinos) não foram validadas em larga escala, ainda exigindo um teste de estimulação com glicose para análise da função das células β.

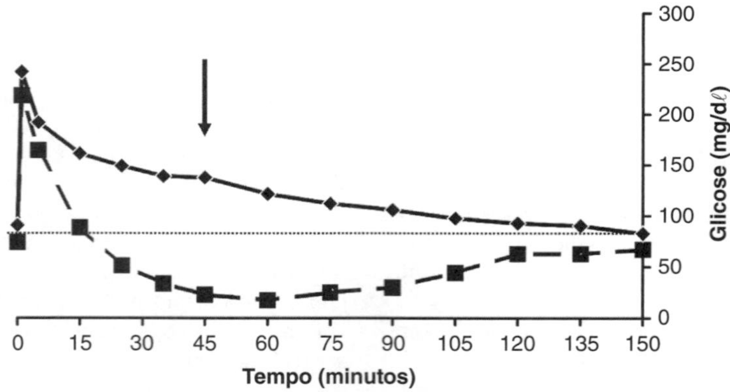

Figura 16.20 Glicemia durante o teste combinado de glicose e insulina (CGIT) em um cavalo mestiço saudável e não obeso (*linha tracejada*) e uma égua Morgan obesa e com resistência à insulina (*linha contínua*). A linha horizontal representa a glicemia basal aproximada, e a *seta* indica o tempo (45 minutos após a injeção) escolhido para definição da resistência à insulina com este teste. A glicemia continua acima do valor basal por 45 minutos ou mais se o cavalo tiver resistência à insulina. Figura adaptada de Eiler *et al.*[827] (Cortesia de dr. N. Frank, Tufts University.)

A medida direta da secreção de insulina do pâncreas exigiria a amostragem do sangue venoso porta após desafio entérico ou IV com carboidratos; isso foi relatado em modelos experimentais com roedores. Isso seria, na melhor das hipóteses, muito complicado em cavalos e pôneis, pois o acesso cirúrgico à veia porta é difícil e acompanhado por um risco significativo para o animal. No entanto, essa continua sendo a única maneira de medir com precisão o fluxo pré-hepático de insulina pancreática.[851-853]

Aumento da liberação de insulina. Em relação à participação de outros hormônios na liberação de insulina pelo pâncreas, como já descrito, as incretinas demonstraram ser mediadores muito importantes da liberação de insulina durante o aumento da glicemia (na verdade, elas têm pouco efeito na secreção de insulina durante a euglicemia, o que aumenta sua atratividade como agentes terapêuticos, pois há pouco ou nenhum risco de episódios hipoglicêmicos, diferentemente da insulina).[854] O eixo enteroinsular é um sistema pouco caracterizado em equinos que provavelmente contribui para distúrbios metabólicos.[855] Em termos gerais, esse eixo compreende fatores intestinais que estimulam as células das ilhotas pancreáticas, mas se referem especificamente às incretinas. Dentre os hormônios gastrintestinais, o GIP e o GLP-1 são considerados incretinas (que promovem a liberação de insulina e suprimem a secreção de glucagon). Em outras espécies, o GIP é secretado pelas células K (intestino delgado proximal), e o GLP-1, pelas células L (a partir de pró-glucagon; intestino delgado distal). No intestino delgado, os nutrientes (principalmente os carboidratos) promovem a secreção de incretina. A atividade da incretina explica o aumento da secreção de insulina antes do aumento da glicemia, que é considerado um mecanismo que evita a hiperglicemia e facilita a captação de glicose no tecido periférico. Os miméticos de incretina (p. ex., agonistas de GLP-1, como exenatida e liraglutida) são utilizados em humanos e pequenos animais para o tratamento de diabetes melito tipo 2. A dipeptidil peptidase 4 (DPP-4) inativa GIP e GLP-1. Com base nessa propriedade, novos fármacos (gliptinas) que inibem DPP-4 foram desenvolvidos para prolongar o efeito da incretina, promover a secreção de insulina e reduzir a glicemia. Esses medicamentos também foram aprovados para uso isolado ou combinado à metformina no tratamento de pacientes com dificuldade na normalização da glicemia. Além de suas ações no pâncreas endócrino, o GIP e o GLP-1 têm uma infinidade de outras funções; inibem o esvaziamento gástrico e a secreção ácida, promovem a sensibilidade à insulina, influenciam o metabolismo da gordura e modulam o fluxo sanguíneo microvascular no metabolismo do músculo esquelético.[716] O GIP aumenta a secreção de resistina via proteinoquinase ativada por mitógeno (MAPK), ativa PI3 K e suprime a sinalização de AMPK.[714] Altas concentrações de GIP foram associadas à obesidade humana. Indivíduos obesos têm maiores níveis de GIP e uma resposta maior a uma refeição do que indivíduos magros.[856] A redução da função do eixo enteroinsular tem sido associada à secreção inadequada de insulina em seres humanos com diabetes melito tipo 2. Com base nessas informações, pode-se especular que as pesquisas com incretina devem ser consideradas uma prioridade não só para melhorar o entendimento da endocrinologia e do metabolismo equino, mas também elucidar a importância das incretinas na SME. Há poucos estudos sobre as incretinas em cavalos.[719,720,857]

O efeito da incretina foi demonstrado em equídeos[719,857] e trabalhos recentes com administração IV e entérica de carboidratos em pôneis sugeriram que a atividade do eixo enteroinsular (AEI) provavelmente contribui para a hiperinsulinemia pós-prandial excessiva observada nesses animais.[719] A AEI pode ser um alvo terapêutico eficaz para equídeos com SME/RI, mas, ao contrário de seres humanos, o objetivo pode ser suprimir sua atividade para minimizar a secreção de insulina em equídeos (em vez de promover a secreção de insulina, como em humanos).

Outro sistema que merece mais pesquisas no que se refere à homeostase energética equina é o eixo somatotrópico. Composto por GH e IGF-1, é provável que o eixo somatotrópico equino participe integralmente do metabolismo energético, da sensibilidade à insulina, do acúmulo/distribuição de gordura e da saúde tegumentar. É bem aceito que o GH tem propriedades contrárias à insulina, enquanto o IGF-1 possui ações semelhantes à insulina e pode ser um fator de proteção vascular.[858,859] Concentrações altas e baixas de GH têm sido associadas à SMH, enquanto baixos níveis de IGF-1 parecem ser um achado consistente nos indivíduos acometidos. Vários estudos mediram GH e IGF-1 em cavalos e associaram suas concentrações plasmáticas à dieta e ao ECC.[420,797] Em outras espécies, está bem documentado que o GH pode diminuir a sensibilidade à insulina por desacoplar a sinalização de PI3 K (uma via essencial para a sinalização do receptor de insulina/fator de crescimento; já discutido[710]). O aumento dos níveis de GH e a diminuição das concentrações de IGF-1 foram associados à resistência à insulina e ao risco de desenvolvimento de síndrome metabólica.[860] Também foi sugerido que baixas concentrações de IGF-1 poderiam ser um bom marcador para identificação de seres humanos em risco de RI e doenças cardiovasculares.[860] O papel do eixo somatotrópico na patogênese da obesidade equina e da laminite endocrinopática foi pouco analisado, embora evidências preliminares sugiram que as concentrações séricas de IGF-1 não aumentam em animais experimentais submetidos ao EHC (nas condições em que há diminuição da expressão do gene lamelar do receptor de insulina e do receptor de IGF-1).[861] No entanto, é razoável supor que as elevações nos níveis de GH possam interferir na captação de glicose e no metabolismo lipídico e contribuir para o desenvolvimento da resistência à insulina. A estimulação do receptor de IGF-1 pode alterar vários eventos relacionados à laminite, inclusive proliferação celular lamelar, regulação citoesquelética e processos de adesão celular, sugerindo uma conexão entre esse sistema de sinalização e a patogênese da laminite hiperinsulinêmica.[861,862] Isso também indica o possível envolvimento do eixo somatotrópico na manutenção da saúde lamelar.

Acredita-se que a enzima de degradação da insulina (IDE) seja a principal enzima responsável pela degradação da insulina após sua liberação pelo pâncreas endócrino.[863] Embora a IDE seja onipresente (em tecidos que respondem ou não à insulina, sugerindo funções alternativas em diferentes tecidos), acredita-se que a IDE hepática seja responsável pela degradação da maior parte da insulina plasmática (pelo menos 60%).[863] Após a ligação ao receptor de insulina, a insulina e seu receptor são internalizados por endocitose em um processo que é aumentado pela sinalização da insulina (alça de *feedback* negativo). Acredita-se que a acidificação endossômica é necessária para a liberação de insulina de seu receptor (que pode ser reciclado e voltar à membrana plasmática); a IDE pode, então, degradar a insulina livre. A IDE está presente no citosol, na membrana celular e em algumas organelas; também é secretada no espaço extracelular.[863] A atividade da IDE induzida por insulina em linhagens celulares de hepatoma é inibida por concentrações elevadas de glicose no meio de cultura, sugerindo um mecanismo pelo qual refeições maiores (especialmente o aumento do teor de CNE na dieta) pode diminuir a depuração da insulina hepática e, consequentemente, causar hiperinsulinemia.[864] Por outro lado, a sinalização normal da insulina regula positivamente a atividade da IDE, e a maioria desses estudos foi realizada em modelos experimentais da doença de Alzheimer. (O β-amiloide é um alvo da IDE, cujo acúmulo é correlacionado ao maior risco de desenvolvimento da doença.) Pacientes com doença de Alzheimer apresentam diminuição do transcrito e da atividade da IDE no tecido cerebral.[865] Além disso, os camundongos IDE-*knockout* apresentam hiperinsulinemia, diminuição da tolerância à glicose e diabetes melito tipo 2, implicando a enzima em alguns dos aspectos mais característicos da síndrome metabólica.

É certo que a manipulação da depuração da insulina (p. ex., por meio da ativação farmacológica da IDE ou modificação da dieta para aumentar a depuração hepática da insulina) pode auxiliar o tratamento da SME. No entanto, primeiro deve ser estabelecido que a alteração da depuração de insulina é responsável pela maior parte da hiperinsulinemia observada nesses pacientes (p. ex., em comparação à secreção exuberante de insulina pancreática em resposta à resistência à insulina). Isso não foi demonstrado em equídeos. Experimentalmente, em especial se orçamento e tempo não fossem fatores limitantes, a comparação das concentrações séricas de insulina no fígado (ou seja, no sangue venoso porta e no sangue venoso sistêmico [de preferência, o sangue atrial direito]) em resposta a testes de tolerância à glicose VO identificaria as contribuições relativas da secreção pancreática e da depuração hepática da insulina para os níveis sistêmicos da molécula. Devido à dificuldade técnica, a avaliação das respostas do peptídeo C junto com as respostas à insulina em um teste de tolerância à glicose oral e IV pode ser uma maneira mais fácil e eficiente de obter a mesma resposta.

Sinalização à insulina e resistência à insulina. Pesquisas recentes em seres humanos e modelos experimentais com roedores revelaram a importância da sinalização de insulina aberrante tanto na patogênese da síndrome metabólica quanto no risco de desenvolvimento de consequências adversas nos pacientes acometidos.[866,867] A hiperinsulinemia basal e estimulada não é apenas considerada um critério marcador/diagnóstico em indivíduos em risco, como também desempenha papéis diretos e indiretos na fisiopatologia das doenças associadas à síndrome metabólica.[782] O conhecimento da sinalização da insulina na saúde e os mecanismos de sua alteração funcional no indivíduo resistente à insulina são essenciais para o planejamento de programas racionais de tratamento e prevenção.

A glicose, o principal carboidrato combustível do metabolismo celular intermediário, atravessa as membranas celulares por meio da difusão facilitada por diversos membros de uma família de proteínas de transporte de glicose (GLUTs), das quais 14 foram descritas em sistemas mamíferos até o momento.[868] No estado pós-prandial, a elevação da glicemia após a absorção de glicose pelo trato gastrintestinal é um potente secretagogo para insulina de células β nas ilhotas de Langerhans do pâncreas endócrino. A secreção de insulina do pâncreas endócrino aumenta a concentração plasmática desse hormônio e sua subsequente liberação via circulação sistêmica nos tecidos-alvos (principalmente músculo esquelético, tecido adiposo e fígado); aqui, a insulina se liga a seu receptor na superfície celular.[869]

A ligação da insulina ao seu receptor, uma tirosinoquinase heterotetramérica composta por duas subunidades α e β, provoca a autofosforilação de resíduos críticos de tirosina citoplasmática nas cadeias β do receptor e o recrutamento de proteínas do substrato do receptor de insulina (IRS) para o lado citoplasmático da membrana plasmática.[870,871] Embora vários IRSs tenham sido descritos (pelo menos quatro), IRS-1 e IRS-2 são os principais responsáveis pela transdução de sinal do receptor de insulina (IRS-1 é de importância primordial no músculo esquelético e no tecido adiposo; IRS-2 é mais importante no fígado).[872] Os IRSs contêm vários sítios de fosforilação de tirosina e serina; em geral (com algumas exceções), a fosforilação da tirosina dos IRSs pelo receptor de insulina ativado causa alterações conformacionais nos IRSs que ativam e promovem sua função como proteínas de acoplamento, recrutando outras moléculas com domínio SH-2 envolvidas na transdução do sinal de insulina por duas vias.[872] A fosforilação de serina dos IRSs é bastante inibidora de sua função no recrutamento de efetores a jusante da sinalização; embora mais de 50 sítios canônicos de fosforilação de serina tenham sido descritos em IRS-1, cujas funções ainda não foram totalmente caracterizadas, a fosforilação de alguns deles (como Ser312/307) leva à retenção de IRS-1 no citosol em associação às proteínas 14-3-3 e ao aumento da ubiquitinação e degradação de IRS-1. Dessa maneira, a fosforilação da serina dos IRSs é um importante sítio de *feedback* negativo da ação da insulina; também é um mecanismo primário responsável pela resistência adquirida à insulina em estados patológicos, como obesidade e inflamação.[867]

Como mencionado, os IRSs recrutam efetores de duas cascatas de sinalização intracelular que são ativadas pela ligação da insulina ao seu receptor: a via da MAPK, responsável pelos efeitos mitogênicos e de diferenciação da insulina, não desempenha um papel significativo no metabolismo da glicose. A ativação da via da PI3 K é responsável pelo aumento da condutância transcelular da glicose observada após a ligação à insulina. A fosforilação da tirosina de IRS-1 e/ou IRS-2 leva ao recrutamento da subunidade p85 de PI3 K para a membrana plasmática, onde estão seus substratos fosfolipídicos primários. A fosforilação de PIP2 pela subunidade catalítica p110 de PI3 K e a geração subsequente de PIP3 ativam a proteinoquinase dependente de fosfatidilinositol (PDK1). PDK1 fosforila PKB/Akt, uma quinase que depois fosforila o substrato Akt de 160 kDa (AS160).[752,871,873-875] O transportador de glicose de tipo 4 (GLUT4), a principal proteína transportadora de glicose responsiva à insulina no músculo esquelético, é sequestrado em vesículas citoplasmáticas na ausência de ativação do receptor de insulina; o AS160 participa (provavelmente com muitas outras moléculas) dessa retenção. Na fosforilação e inibição de AS160, as vesículas que contêm GLUT4 se translocam e fundem com a membrana plasmática, aumentando a expressão de GLUT4 na superfície celular. A glicose plasmática, então, pode entrar nas células musculares esqueléticas por difusão facilitada por GLUT4 até que esses transportadores sejam sequestrados após a interrupção do sinal da insulina.[869] Outros GLUTs são expressos no músculo esquelético (p. ex., GLUT1, GLUT2); no entanto, não respondem à insulina, e sua participação no transporte de glicose para o músculo esquelético é considerada menor em comparação a GLUT4.[868] O aprisionamento intracelular de glicose e a ausência de retrodifusão por meio de GLUT4 são impedidos pela fosforilação rápida da glicose intracitoplasmática em glicose-6-fosfato (que não passa pelos GLUTs) pela glicoquinase/hexoquinase. Essas são as etapas essenciais que promovem o movimento de glicose mediado por insulina da circulação sistêmica para o miócito esquelético, que é o principal responsável pelo descarte de glicose no plasma mediado por insulina em condições pós-prandiais.

Resistência/desregulação da insulina em cavalos obesos com síndrome metabólica equina. As relações entre obesidade e RI são complexas. Deve-se lembrar que *nem todos os cavalos obesos são resistentes à insulina e a RI nem sempre é acompanhada por obesidade.* No entanto, essas doenças estão associadas e há evidências de que a RI predispõe pôneis à laminite. Os tecidos adiposos se expandem à medida que a obesidade se desenvolve por meio de um aumento no tamanho (hipertrofia) e/ou número (hiperplasia) de adipócitos. Isso se manifesta como obesidade generalizada ou adiposidade regional e pode ser acompanhado por RI. Nos cavalos, a adiposidade regional aumenta o tamanho dos tecidos adiposos na crista nucal e a circunferência do pescoço foi negativamente correlacionada à sensibilidade à insulina em cavalos obesos com RI. A espessura da gordura na garupa também tem sido usada como uma medida da massa de gordura corporal em cavalos, e alguns indivíduos desenvolvem coxins adiposos aumentados nessa área.

Os cavalos evolutivamente adaptados a forrageiras esparsas e condições mais graves podem ser predispostos à obesidade devido ao acúmulo mais rápido de lipídios quando a dieta é excessivamente calórica. Esse estado de supernutrição tende a ser induzido pela colocação de cavalos geneticamente predispostos em pastos novos. A dieta equina natural contém pouca gordura, mas o excesso de glicose pode ser convertido em gordura pela lipogênese *de novo*. As gorduras são usadas como fonte de energia ou armazenadas como triglicerídeos nas células. Quando a capacidade de armazenamento dos tecidos adiposos é excedida, as gorduras são direcionadas para os tecidos não adiposos (redistribuição). Músculos esqueléticos, fígado e tecidos pancreáticos tentam utilizar as gorduras por meio do aumento da β-oxidação, mas os lipídios podem se acumular nesses tecidos e alterar as funções celulares normais. Esse mecanismo fisiopatológico é ocasionalmente chamado de lipotoxicidade.

As espécies reativas de oxigênio também são geradas pela regulação positiva das vias oxidativas. Os danos causados por oxidantes contribuem para a lipotoxicidade e a morte celular programada induzida por lipídios (lipoapoptose). Esses eventos são acompanhados por inflamação, com liberação de TNF-α e IL-6 dos tecidos adiposos. Os adipócitos liberam essas citocinas pró-inflamatórias que agem localmente ou entram no sangue. Hormônios e citocinas liberados pelos tecidos adiposos são chamados adipocinas. A leptina é uma adipocina envolvida na resposta cerebral de saciedade. Cavalos obesos e resistentes à insulina geralmente apresentam maiores concentrações plasmáticas de leptina.[436,796,876] Por outro lado, a liberação de adiponectina diminui com a obesidade e a RI, o que pode vir a ser um marcador para a SME.[798,844,877] A resistência à insulina se deve à resposta anormal dos tecidos musculares adiposo, hepático e esquelético sensíveis à insulina. Receptores de insulina, vias de sinalização a jusante e transportadores de glicose, como GLUT4, são possíveis sítios de desregulação. As células β pancreáticas liberam mais insulina para compensar a menor sensibilidade tecidual à molécula, o que causa hiperinsulinemia. A insuficiência pancreática se desenvolve devido à RI crônica ou aos efeitos do acúmulo de lipídios nos tecidos pancreáticos. A RI não compensada se deve à incapacidade do pâncreas em manter a maior taxa de secreção de insulina necessária para compensar a menor sensibilidade tecidual à molécula e isso leva ao desenvolvimento de hiperglicemia.

Todas as peças do quebra-cabeça devem ser montadas antes que possamos entender completamente a relação entre RI e laminite em cavalos e pôneis. Hoje, estamos limitados ao conhecimento de que a RI predispõe pôneis à laminite associada ao pasto e que a doença pode ser induzida experimentalmente por infusão IV de insulina por vários dias. Existem três mecanismos amplos pelos quais a RI e a obesidade podem predispor os cavalos à laminite: (1) alteração do fluxo sanguíneo ou disfunção das células endoteliais nos vasos sanguíneos do pé, (2) diminuição da quantidade de nutrientes que chega nos tecidos do casco ou (3) um estado pró-inflamatório ou pró-oxidativo induzido pela obesidade crônica e RI. É provável que esses processos contribuam para a redução do limiar para o desenvolvimento de laminite em cavalos com SME.

Cavalos magros com síndrome metabólica equina. Nosso entendimento atual da RI crônica no cavalo magro é muito limitado, mas várias explicações foram propostas. Uma delas é que o fígado responde de maneira diferente aos nutrientes nos animais acometidos. Em um estudo, os pôneis com RI apresentaram respostas exageradas de insulina a uma refeição contendo frutose, o que sugere que o fígado responde de maneira diferente a certos nutrientes em cavalos com SME e isso pode representar *resistência hepática à insulina*. Outra causa proposta de RI em animais magros é o aumento da produção local de cortisol nos tecidos adiposos ao redor dos órgãos abdominais. Acredita-se que isso é causado pelo aumento da atividade da 11β-hidroxiesteroide desidrogenase 1 (11β-HSD1) nos tecidos adiposos viscerais, o que aumenta a produção local de cortisol e leva ao desenvolvimento de RI. Johnson se referiu a essa doença como *doença de Cushing periférica*, mas esse termo não é recomendado por ser facilmente confundido com a doença de Cushing equina, decorrente da PPID. Mais estudos são necessários para determinar a atividade de 11β-HSD1 em cavalos com SME.

Laminite associada à síndrome metabólica equina (laminite endocrinopática). As lâminas digitais equinas são uma estrutura integral única, na qual a adesão das lâminas epidérmicas (contínuas à parede do casco) às lâminas dérmicas (ligadas à terceira falange; P3) permite a suspensão de P3 (e, portanto, de todo o sistema musculoesquelético e do peso do cavalo) pela parede do casco. O tipo de célula responsável por essa adesão, e que é o local da falta de adesão que leva à insuficiência laminar na laminite, é a célula epitelial laminar basal (LBEC). A LBEC é uma célula epitelial polarizada, altamente diferenciada, com importantíssimas funções de adesão em seu aspecto da membrana basal, mantendo a adesão adequada para que a parede do casco sustente o peso do cavalo. Além dessa função essencial, a LBEC equina se comporta de maneira semelhante aos queratinócitos em outros locais (e espécies), respondendo a eventos extracelulares por meio de uma infinidade de mecanismos de sinalização relacionados à inflamação, fatores endócrinos/parácrinos e estresse epitelial na laminite relacionada à sepse. Embora tenha havido um grande esforço para encontrar uma via de sinalização comum pela qual diversas doenças sistêmicas podem levar à insuficiência laminar/laminite, é mais provável que várias entidades patológicas causem disfunção laminar porque qualquer insulto à LBEC altera sua polaridade, levando à perda de adesão à membrana basal e separação laminar devido às tensões incríveis impostas às lâminas digitais. Assim, a causa da insuficiência laminar na laminite associada à pastagem (PAL) pode ter pouca semelhança com a ocorrida nos outros tipos de laminite em relação a eventos extracelulares ou mesmo sinalização celular; no entanto, uma disfunção laminar semelhante se deve a distúrbios exclusivos das funções citoesqueléticas e de adesão e subsequente perda de adesão entre a LBEC e a membrana basal subjacente.[794]

Embora a laminite equina tenha sido associada a diversas causas (inclusive distúrbios do trato gastrintestinal, placenta ou metrite retida, infecções graves e excesso de peso),[793] a PAL é hoje relatada como a causa mais comum de laminite, afetando principalmente cavalos e pôneis com fenótipo de obesidade (em especial adiposidade regional) e resistência à insulina quando expostos a pastagens ricas em CNEs.[436,730,751] Observações clínicas e estudos epidemiológicos sustentam que o risco de PAL é maior quando os equídeos recebem volumosos com alto teor de CNE (ou seja, frutanos, açúcares simples e/ou amido) e teorias sobre a patogênese da PAL foram extrapoladas a partir de modelos experimentais de sobrecarga de carboidratos. No entanto, a extensão em que esses modelos graves refletem eventos do desenvolvimento de laminite relacionada à SME pode ser questionada. Primeiro, é provável que a quantidade e taxa de administração de amido ou frutano para indução de sobrecarga de carboidratos nesses estudos exceda em muito a quantidade de CNE ingerida por equídeos em pastagens. Segundo, estudos anteriores não usaram animais com fenótipo de SME e, portanto, não abordaram a interação entre fatores dietéticos, fenotípicos e genéticos associados à suscetibilidade à laminite.

A LBEC dá sustentação à carga das lâminas digitais por sua adesão à membrana basal, neutralizando as forças do peso da reação do animal e do solo. Sua função é muito importante e a separação/insuficiência da LBEC da membrana basal provoca o descolamento das lâminas dérmicas e epidérmicas, o que geralmente desloca o osso podal no interior da cápsula do casco. Como já mencionado, a LBEC é uma célula epitelial altamente polarizada cuja função é bastante dependente de sua adesão tanto às células epiteliais vizinhas quanto à sua membrana basal de ancoragem. É tentador especular que a redução da atividade de AMPK (recentemente observada no tecido laminar de pôneis submetidos a um desafio com aumento da quantidade de carboidratos na dieta, um estímulo associado à indução de laminite em equídeos com RI[878]) pode levar à perda da polaridade citoesquelética da célula laminar basal (como observado *in vitro* em outros modelos de células epiteliais[879]) e subsequente descolamento da membrana basal. A perda de polaridade das células epiteliais basais e a menor manutenção das junções de oclusão do epitélio podem levar à ruptura mecânica da interface laminar secundária à tensão constante do tendão flexor digital profundo. Evidências recentes de diminuição da fosforilação da AMPK em um modelo de laminite endocrinopática[878] sugerem que a redução da atividade laminar de AMPK pode ser patológica; no entanto, não se sabe qual o papel que desempenha na fisiologia laminar normal e anormal. Embora os efeitos líquidos da ativação de AMPK nas lâminas digitais não sejam claros hoje, é razoável supor que a molécula desempenhe um papel importante nesse tipo de célula altamente polarizada, como demonstrado em diversos tipos de células epiteliais em outras espécies.

A laminite está associada a uma ampla gama de doenças clínicas em cavalos, desde sepse a doenças endócrinas associadas à RI. A RI, demonstrada na obesidade e na sepse equina, pode provocar hiperinsulinemia devido à diminuição do transporte de glicose para os tecidos responsivos à insulina (principalmente o músculo esquelético). Embora a RI e a subsequente privação de glicose tenham sido sugeridas como possíveis mecanismos subjacentes à insuficiência laminar em equídeos com SME, foi recentemente demonstrado que o tipo de transportador primário de glicose expresso no tecido laminar é GLUT1,[880] que não é dependente de insulina nem altamente responsivo a ela.[128] As lâminas digitais podem realmente apresentar aumento do fluxo de glicose em indivíduos resistentes à insulina, em especial após o consumo de uma refeição com alto teor de CNE. O aumento da captação de glicose (passivo e dependente da concentração por meio de GLUT1) está associado ao aumento da produção de ATP e à diminuição da razão intracelular AMP:ATP, condições em que se espera a diminuição da fosforilação (e ativação) de AMPK.[881] Se a polaridade da LBEC (considerada importante para o seu bom funcionamento) depende da função de AMPK como mostrado em outros tipos de células epiteliais *in vitro*,[882] esse cenário pode logicamente levar à insuficiência laminar (o que é observado clinicamente).

A hiperinsulinemia é repetidamente identificada como um importante fator de risco para o desenvolvimento de laminite endocrinopática, relatada por vários grupos de forma independente em estudos transversais.[437,730,801] Recentemente, uma ligação direta entre insulina e laminite foi identificada por meio da indução experimental de laminite por hiperinsulinemia iatrogênica em pôneis normais[732] e cavalos Standardbreds.[733] A insulina é um hormônio pleiotrópico cujas funções foram classicamente limitadas à regulação do metabolismo de carboidratos, lipídios e proteínas em tempos de excesso de energia (ou seja, no período pós-prandial).[883] No entanto, a sinalização por meio do receptor de insulina demonstrou ativar não apenas as vias que determinam os destinos dos metabólitos nutricionais por meio da ativação de PI3 K, mas também a regulação da replicação celular e a produção de matriz extracelular por meio da ativação das vias de MAPK.[871] Os efeitos diretos da insulina nas células basais da epiderme laminar, com alterações subsequentes de sua matriz extracelular (que dá suporte à integridade da membrana basal laminar), podem atuar na laminite endocrinopática. Estudos recentes relatam poucas evidências da expressão do receptor de insulina em células epidérmicas laminar, tornando essa teoria menos provável.[758] A sinalização da insulina por meio de seu receptor pode ter um efeito maior na perfusão das lâminas, já que o receptor de insulina parece ser expresso principalmente na microvasculatura laminar.[758]

A incubação *in vitro* de células endoteliais com altas concentrações de insulina altera sua capacidade de resposta à insulina, induzindo a resistência celular à insulina após uma exposição relativamente curta (24 a 48 horas).[884] Curiosamente, os cavalos e pôneis desenvolvem laminite em cerca de 72 horas de hiperinsulinemia experimental.[732] A rápida regulação negativa da expressão superficial do receptor de insulina foi documentada nas células endoteliais em resposta ao tratamento com insulina exógena, o que pode explicar parcialmente a resistência à insulina endotelial observada em resposta à hiperinsulinemia *in vivo*. A sinalização por meio do receptor de insulina também tende a ser autolimitada;[872] esse mecanismo de resistência à insulina pode ser mais importante nas lâminas, onde a expressão endotelial do receptor de insulina parece ser maior no cenário de hiperinsulinemia.[758] Acredita-se que a responsividade vascular alterada em indivíduos resistentes à insulina seja causada pela diminuição da síntese de óxido nítrico (NO) mediada por insulina e de seus efeitos vasodilatadores no músculo liso vascular.[885] A diminuição da sinalização de PI3 K reduz a atividade da NO sintase endotelial (eNOS) e a produção de NO. Ao mesmo tempo, enquanto a sinalização defeituosa de PI3 K é observada na interação entre a insulina e seu receptor na RI endotelial, a sinalização pela via MAPK parece ser preservada. Acredita-se que o aumento da produção do vasoconstritor endotelina 1 por essa via, juntamente com a diminuição da síntese de NO, cause vasoconstrição inadequada, reduza a vasodilatação dependente do fluxo e provoque hipertensão. A perfusão local, em especial nos tecidos sem circulação colateral, pode ser inadequada e ativar sistemas quinases de estresse, como MAPK e AMPK. Além disso, o NO tem importantes efeitos anti-inflamatórios e anticoagulantes, cuja perda foi associada à propagação de lesões aterotrombóticas em seres humanos e modelos animais experimentais de síndrome metabólica.[875] Em cavalos com RI, alterações patológicas no tônus vasomotor em um tecido com má circulação colateral (as lâminas digitais) podem promover hipoxia/isquemia que atuam na patogênese da laminite.[886] Trombos na microvasculatura laminar foram observados na laminite experimental e de ocorrência natural.[887]

A insulina também pode desencadear a sinalização nas células epiteliais laminares por meio do receptor IGF-1, e não do receptor de insulina (que não parece presente em níveis significativos nas células epiteliais laminares). A insulina se liga a IGF-1R e o ativa em concentrações suprafisiológicas em culturas celulares (concentrações que foram observadas em equídeos resistentes à insulina em resposta a um desafio alimentar com carboidratos),[888] e a distribuição de IGF-1R nas lâminas parece ser muito mais extensa em comparação ao receptor de insulina.[758] Enquanto o receptor de insulina parece estar limitado à microvasculatura laminar, IGF-1R está presente nas células epiteliais laminares, células endoteliais e fibroblastos (e provavelmente em outros tipos celulares). A importância da sinalização de IGF-1R na epiderme laminar, em especial seus efeitos na matriz extracelular e nos componentes do citoesqueleto, ainda não está clara, mas é uma área ativa de pesquisa.

Achados à necropsia

Cavalos e pôneis com SME apresentam obesidade ou adiposidade regional e evidências de laminite. A lipidose hepática foi observada em alguns laudos patológicos, mas não está claro se isso simplesmente reflete o aumento do armazenamento lipídico ou fornece evidências de um processo patológico.

Manejo

O manejo da RI envolve três abordagens: (1) reduzir o teor de açúcar e amido dos alimentos fornecidos ao cavalo, (2) limitar ou eliminar o acesso ao pasto até a melhora da RI e (3) aumentar o exercício. A primeira abordagem envolve a escolha de feno com menor teor de açúcar e amido, o que pode ser determinado pelo envio de uma amostra para análise. Os EquiAnalytical Laboratories analisam o feno quanto a seu teor de amido, carboidrato solúvel em etanol (ESC) e carboidrato solúvel em água (WSC). Os ESCs são açúcares simples, como monossacarídeos e dissacarídeos, enquanto os WSCs também incluem frutanos. O teor de CNEs do feno deve ser calculado a partir dos valores fornecidos pelo laboratório. Infelizmente, os pesquisadores discordam sobre o método apropriado de calcular o teor de CNE. Alguns acreditam que WSCs devem ser incluídos; portanto, os CNEs são calculados pela adição dos valores de WSC e amido. No entanto, outros argumentam que apenas os ESCs são relevantes porque os frutanos são digeridos principalmente no intestino grosso e, portanto, não contribuem para o aumento da glicemia após uma refeição. No momento, recomendamos o cálculo de CNE pela adição de amido e ESC; o ideal é que esse nível fique abaixo de 10% na alimentação com feno. É importante reconhecer que a importância relativa da ingestão de CNE varia com a gravidade da RI. Cavalos com RI grave (concentração de insulina em repouso maior que 100 μUI/mℓ) devem ser mantidos em uma dieta rigorosa, com teor de CNE inferior a 10%, enquanto animais com casos brandos podem receber feno com níveis mais altos. Se o feno já tiver sido comprado e o nível de CNE estiver entre 10 e 20%, seu mergulho em água fria por 3 a 6 horas antes da alimentação deve diminuir o teor de açúcar para um nível mais seguro para os cavalos com SME.[888a]

O manejo dietético de cavalos mais magros com SME é desafiador porque é preciso fornecer mais calorias sem exacerbar a RI. Isso pode ser conseguido com alimentos peletizados com baixo teor de açúcar/baixo teor de amido (baixo CNE) agora comercializados para equinos. Esses alimentos têm teor variável de CNE; portanto, a gravidade da RI deve ser levada em consideração antes que um seja escolhido. Também é melhor dividir a ração diária em várias pequenas refeições e dar o feno antes para retardar o esvaziamento gástrico. Essas estratégias são empregadas para diminuir a resposta glicêmica à refeição, que é o grau em que a glicemia aumenta em resposta à alimentação. Cada cavalo responde de maneira diferente à mesma ração e, por isso, é aconselhável verificar novamente as concentrações de glicose e insulina 7 a 14 dias após o início de uma nova dieta. O manejo de cavalos com RI grave é bastante difícil e pode exigir a formulação de dieta individual com a ajuda de um nutricionista. A polpa de beterraba sem melaço lavada e umedecida pode ser oferecida como uma alternativa de custo mais baixo às rações comerciais. Esse alimento tem baixa resposta glicêmica, mas fornece calorias por meio da fermentação na porção posterior do intestino e produção de ácidos graxos voláteis.

Cavalos obesos devem perder peso, restringindo o número total de calorias consumidas. Em cavalos superalimentados, a remoção de todos os concentrados da dieta costuma ser suficiente para atingir o peso corporal ideal. A princípio, a ingestão calórica total deve ser atendida pelo oferecimento de feno em quantidades equivalentes a 1,5 a 2% do peso atual (p. ex., 8 a 11 kg de feno por dia para um cavalo de 540 kg). Se o cavalo não perder peso, a quantidade de alimento deve ser reduzida por várias semanas para 1,5% do PC ideal (p. ex., 6,8 kg de feno para um peso ideal de 450 kg). O cavalo não deve receber menos de 1% do seu PC ideal em volumoso por dia; isso representa uma restrição calórica grave e, em especial nas restrições agudas, pode aumentar o risco de hiperlipidemia/hiperlipemia em equídeos com SME.

Essas estratégias são eficazes em cavalos mantidos em baias ou piquetes de terra, mas a perda de peso é mais difícil de alcançar em cavalos a pasto. As estratégias para limitar o consumo de gramíneas são períodos curtos (menos de 1 hora) de acesso ao pasto; confinamento em um piquete pequeno, redondel ou área fechada com cerca elétrica; ou uso de focinheira. Suplementos vitamínicos e minerais adequados devem ser fornecidos aos cavalos confinados a piquetes ou baias de terra. O acesso ao pasto deve ser restrito ou impedido até a melhora da sensibilidade à insulina, pois os carboidratos consumidos no pasto podem desencadear eventos gastrintestinais que causam laminite em cavalos suscetíveis. As gramíneas também são uma fonte não regulada de amido e açúcar; portanto, esses carboidratos continuam a exacerbar a RI, mesmo quando outros aspectos da dieta tiverem sido controlados.

A laminite deve ser considerada no manejo de cavalos com SME, e os indivíduos com laminite recorrente podem precisar de restrição permanente do acesso às pastagens. Esses pacientes podem ser alojados em piquetes de terra para que possam se exercitar após o controle da laminite. Cavalos com casos brandos podem retornar ao pasto se a RI puder ser controlada, mas deve-se tomar cuidado para restringir o acesso ao pasto quando as gramíneas estão em fases dinâmicas, como crescimento rápido na primavera ou senescência no outono. A medida do teor de CNE nos pastos em diferentes momentos do dia revelou que o pastejo no início da manhã é provavelmente mais seguro para cavalos com RI, exceto após uma geada forte, quando as gramíneas acumulam açúcar.

Farmacoterapia

A maioria dos cavalos ou pôneis com SME pode ser tratada de maneira eficaz pela diminuição do teor de açúcar e amido na dieta, redução da massa de gordura corporal se o animal for obeso, instituição de um programa de exercícios e limitação ou eliminação do acesso à pastagem. No entanto, como essas alterações de manejo são demoradas, as intervenções farmacológicas podem ser consideradas para acelerar a melhora de pacientes com laminite recorrente. Hoje, os veterinários têm duas opções, cada uma com suas vantagens e desvantagens. A levotiroxina sódica pode ser administrada para acelerar a perda de peso e melhorar a sensibilidade à insulina em cavalos obesos, mas deve ser evitada em cavalos mais magros devido à redução do PC. A metformina também pode ser utilizada; esse medicamento melhora a sensibilidade à insulina em cavalos e pôneis resistentes à insulina sem afetar o PC.[838] Os efeitos a longo prazo da metformina na sensibilidade à insulina, porém, não foram determinados, e a segurança desse medicamento em equinos deve ser avaliada.

Levotiroxina sódica

Em cavalos obesos resistentes à insulina, a levotiroxina sódica pode acelerar a perda de peso e melhorar a sensibilidade à insulina ao ser administrada por via oral em dose de 48 mg (total por cavalo de 500 kg) por dia durante 3 a 6 meses. Os pôneis menores e os cavalos em miniatura podem receber 24 mg de levotiroxina sódica por dia durante o mesmo período. Thyro-L® (Lloyd, Inc., Shenandoah, IA) é recomendado para esse fim e 1 colher de chá de pó tem 12 mg de levotiroxina sódica, portanto, 4 colheres de chá devem ser administradas na ração ou dadas por via oral 1 vez/dia. A interrupção do tratamento com levotiroxina deve ser feita de maneira gradual, diminuindo a dose para 24 mg (2 colheres de chá) por dia durante 2 semanas e depois 1 colher de chá (12 mg) por dia durante 2 semanas. Os benefícios do tratamento de cavalos com doses menores de levotiroxina por períodos mais longos não foram avaliados.

As concentrações séricas de tT4 aumentam com a administração de levotiroxina na dose de 48 mg (4 colheres de chá) por dia, mas esses níveis são bastante variáveis entre diferentes cavalos e até no mesmo indivíduo. As concentrações séricas de tT_4 geralmente variam entre 40 e 100 ng/mℓ em cavalos tratados, indicando que a administração de levotiroxina sódica em dosagem suprafisiológica. No entanto, os cavalos tratados não apresentaram sinais clínicos de hipertireoidismo, como sudorese ou taquicardia. É importante que a dieta seja controlada durante o tratamento com levotiroxina sódica porque há relatos subjetivos de aumento da ingestão de alimentos em resposta ao tratamento. A perda de peso é improvável se o cavalo tiver acesso livre ao pasto, o que será percebido pelos proprietários como insucesso terapêutico.

Metformina

Regulação energética e resistência à insulina: proteinoquinase ativada por adenosina-5'-monofosfato. A AMPK é um complexo proteico heterotrimérico eucariótico que é altamente conservado entre os filos e amplamente distribuído na maioria dos tipos teciduais de organismos multicelulares.[889,890] A ativação de AMPK causa grandes alterações no metabolismo de carboidratos, lipídios e proteínas que, de modo geral, diminuem o consumo de energia (vias anabólicas, como síntese de glicogênio, lipídios e proteínas) e aumentam a produção de energia (vias catabólicas, como absorção de glicose, glicólise, glicogenólise, lipólise, oxidação lipídica).[891]

O papel da AMPK no músculo esquelético é responsável (pelo menos em parte) pelos efeitos sensibilizadores à insulina e não dependentes da insulina no transporte de glicose após o exercício. A ativação da AMPK, que pode ocorrer no exercício muscular por meio de vários mecanismos (aumento da razão AMP:ATP em exercícios fatigantes [LKB1], aumento da concentração citoplasmática de cálcio [CaMKK]),[892] causa fosforilação de AS160 e translocação de GLUT4 para a membrana citoplasmática na ausência de sinalização de insulina; a AMPK também aumenta a atividade de sinalização da insulina em vários níveis (em especial IRSs), mas o aumento da eliminação de glicose durante o exercício não é dependente da insulina (pelo menos em parte).[893]

A AMPK pode interagir de forma cruzada significativa com a sinalização de insulina (e IGF-1) em vários níveis.[894] Por exemplo, AMPK fosforila IRS-1 em um sítio de serina que aumenta sua afinidade por PI3 K, um efeito que aumenta a sinalização de insulina (e, portanto, promove a sensibilidade à insulina). A AMPK também promove a oxidação do lipídio ectópico acumulado em vários tecidos; esses lipídios provavelmente sinalizam por meio da PKCè para inibição da sinalização de IRS-1 e insulina (novamente, aumentando a sensibilidade à insulina).[895] A AMPK também pode fosforilar diretamente e inibir a atividade de AS160, o que retém GLUT4 nas vesículas citoplasmáticas na ausência de sinalização da insulina; esse provavelmente é o mecanismo (ou pelo menos parte do mecanismo) pelo qual a AMPK provoca translocação de GLUT4 não dependente de insulina e aumenta a eliminação de glicose durante a contração muscular.[894] Por outro lado, Akt/PKB (um importante efetor quinase da via PI3 K de sinalização a jusante do receptor de insulina) pode fosforilar subunidades alfa de AMPK e inibir sua fosforilação por LKB1. As interações insulina/AMPK são muito complexas e, em última análise, podem ser consideradas altamente específicas ao tecido no cenário da síndrome metabólica.

Embora o fígado responda à insulina de várias maneiras, muitas de suas funções no metabolismo da glicose não dependem dessa molécula. A sinalização da insulina no fígado tende a inibir a glicogenólise e a gliconeogênese, incentivando o armazenamento de glicogênio; esses efeitos são atenuados no cenário de resistência à insulina, com persistência da gliconeogênese e exacerbação da hiperglicemia (especialmente em pacientes com diabetes melito tipo 2).[896] No músculo esquelético, no entanto, a captação de glicose se dá principalmente por meio de GLUT4, que é bastante responsivo à insulina.[897] No músculo, a resistência à insulina está associada à diminuição da eliminação da glicose e ao acúmulo de lipídios intramiocelulares.[898-900] Embora o papel da AMPK no fígado e nos músculos esqueléticos provavelmente seja complexo e influenciado por múltiplos fatores, sugere-se, desde o final dos anos 1990, que a ativação de AMPK pode reverter muitas das anomalias características do metabolismo de carboidratos e lipídios observadas em pacientes com RI. Isso levou ao desenvolvimento e amplo uso clínico de agonistas funcionais da AMPK, como a metformina, no tratamento de seres humanos com síndrome metabólica e diabetes melito tipo 2.[901]

A administração de ribonucleotídio de 5-aminoimidazol-4-carboxamida (AICAR), um agonista da AMPK, em cavalos saudáveis reduziu a glicemia e aumentou as concentrações de insulina, aumentou a AMPK fosforilada do músculo esquelético, sem efeito sobre GLUT4 e GLUT1, mas aumentou a proteína GLUT8.[902] Esta informação apoia o uso de agonistas da AMPK para promover a captação de glicose em cavalos com evidência clínica de RI.

A metformina, um agonista funcional da AMPK, é um composto de biguanida biodisponível VO que foi usado clinicamente como anti-hiperglicêmico e sensibilizante à insulina no tratamento da SMH e do diabetes melito tipo 2.[901] A farmacocinética e a farmacodinâmica deste medicamento foram bem caracterizadas em seres humanos; no entanto, embora a metformina tenha sido usada empiricamente no tratamento da SME[903] (e alguns estudos farmacocinéticos tenham sido publicados[904,905]), há poucas informações farmacodinâmicas revistas por pares sobre a metformina em equídeos.[905,906] Quando os efeitos da metformina na sensibilidade à insulina foram avaliados em cavalos e pôneis com RI, uma resposta positiva foi detectada inicialmente sem o desenvolvimento de hipoglicemia, mas os resultados no longo prazo foram variáveis.[905] A metformina foi administrada na dose de 15 mg/kg VO 2 vezes/dia no estudo mencionado, mas a farmacocinética desse medicamento foi examinada recentemente e os resultados sugerem que deve ser administrado a cada 8 horas (Anna Firshman, comunicação pessoal). Mais estudos são necessários para avaliar a segurança e eficácia deste tratamento na RI.

Além disso, hoje se sabe que a AMPK pode ter efeitos profundos na integridade e confluência de células epiteliais em cultura, inclusive sua capacidade de remodelamento de junções de oclusão após a aplicação de um estressor celular.[882] A AMPK, portanto, pode ser um elo atraente entre o teor de carboidratos na dieta, a sensibilidade à insulina e a disfunção epitelial laminar. A análise dos efeitos da ativação de AMPK nas lâminas digitais em resposta ao teor de carboidratos da dieta pode abrir novos caminhos de pesquisa sobre a fisiopatologia da laminite endocrinopática, idealmente levando ao desenvolvimento de novas modalidades para o tratamento dessa doença complexa.

Outros tratamentos para a resistência à insulina em equinos

Inúmeros outros tratamentos foram propostos para o manejo da RI em equinos, inclusive suplementação de magnésio, cromo, clembuterol, canela e tiazolidinedionas. Cada um desses tratamentos pode ter algum benefício, mas mais estudos são necessários para estabelecer sua eficácia; as pesquisas realizadas até o momento não indicam um efeito terapêutico significativo em cavalos. Por exemplo, vários estudos foram publicados sobre a farmacocinética[907] e a farmacodinâmica[908,909] da pioglitazona (uma tiazolidinediona e agonista do receptor gama ativado por proliferador de peroxissomo); embora esta molécula pareça ter biodisponibilidade oral em equinos, seu efeito de sensibilização à insulina nessa espécie é aparentemente pequeno, pelo menos na administração em curto prazo. Outros estudos podem revelar uma utilidade para essa classe de medicamentos em equídeos resistentes à insulina, mas o conhecimento atual não sugere um forte benefício terapêutico em pacientes com SME. Em relação às preparações nutracêuticas, embora existam poucas pesquisas que orientem o uso clínico racional desses produtos, trabalhos preliminares sugerem que pelo menos um suplemento nutricional comercializado não teve efeito detectável no grau de RI em cavalos tratados.[333]

Disfunção da *pars intermedia* da hipófise

Teresa A. Burns, Dianne McFarlane e Ramiro E. Toribio

Uma síndrome clínica associada à hipertricose (hirsutismo), atrofia muscular esquelética, perda de peso, poliúria e polidipsia (PU/PD) e laminite é bem conhecida em cavalos e pôneis idosos.[676,910-914] A síndrome foi originalmente chamada doença de Cushing equina devido a semelhanças com a doença de Cushing em humanos e cães, caracterizada por secreção excessiva e autônoma de peptídeos derivados de POMC, inclusive ACTH, levando ao desenvolvimento de hiperadrenocorticismo hipofisário-dependente. Entretanto, em equídeos, os adenomas da hipófise ocorrem na *pars intermedia* (lobo intermediário) do órgão, diferentemente do observado em humanos e cães, nos quais os adenomas da hipófise geralmente acometem o lobo anterior (*pars distalis*, adeno-hipófise). Assim, em equinos, há secreção excessiva dos hormônios da *pars intermedia*, como descrito mais adiante. PPID parece ser, portanto, um termo mais apropriado para descrever a síndrome, já que, diferentemente dos humanos, a hiperplasia adrenocortical e a hipercortisolemia não são achados consistentes nos cavalos acometidos.

SINAIS CLÍNICOS

Os sinais clínicos de PPID em cavalos e pôneis idosos são hipertricose, pelame de má qualidade, laminite, PU/PD, perda de massa muscular, perda/redistribuição de peso, docilidade, letargia, hiperidrose, narcolepsia (e outros sinais de disfunção do SNC, inclusive convulsão), cegueira, diminuição da capacidade de resposta a estímulos dolorosos, aumento do apetite e infecções recorrentes.[606,910,911,915,916] Embora existam muitos sinais clínicos associados à PPID, o indivíduo acometido geralmente apresenta somente um subconjunto de sinais, talvez devido a diferenças no perfil de secreção de peptídeos derivados de POMC ou ao grau de compressão de tecidos neuroendócrinos adjacentes.

A hipertricose (55 a 80%) é considerada o sinal clínico mais frequente em cavalos com PPID, embora essas estimativas possam ser tendenciosas devido à crescente solicitação de exames específicos à doença em indivíduos idosos com anomalias de pelame.[676,910,911,915,917] Os cavalos com hipertricose têm pelos longos, grossos e geralmente encaracolados (Figura 16.21). Outras anomalias no pelame podem incluir ausência de perda completa ou oportuna; alguns cavalos perdem pelos no final da primavera e apresentam maior crescimento piloso no início do outono. A retenção de pelos compridos no sulco jugular, nos membros distais, no espaço intermandibular ou ao longo do abdome ventral também é um achado frequente. A patogênese da hipertricose não é conhecida, mas um estudo demonstrou que os cavalos com PPID têm uma porcentagem maior de folículos capilares na fase anágena do que indivíduos não acometidos de mesma idade.[918] Este estudo também relatou uma maior proporção de folículos capilares na fase telógena em cavalos com PPID após 6 meses de tratamento com mesilato de pergolida.[918]

A laminite crônica é observada em cerca de 30% dos cavalos com PPID.[919] O desenvolvimento da laminite endocrinopática tende a ser mais insidioso em comparação à laminite por outras causas (como sepse). Especulou-se que a laminite no cenário de PPID pode ser provocada por altas concentrações de glicocorticoides endógenos, que se sabe estarem associados à resistência sistêmica à insulina em equídeos.[735,736,920-923] No entanto, dados mais atuais sugerem que a desregulação da insulina (DI) ou a RI e a hiperinsulinemia associada provavelmente atuam no desenvolvimento da laminite em cavalos com PPID, pois intensas pesquisas na década passada fortaleceram a conexão entre

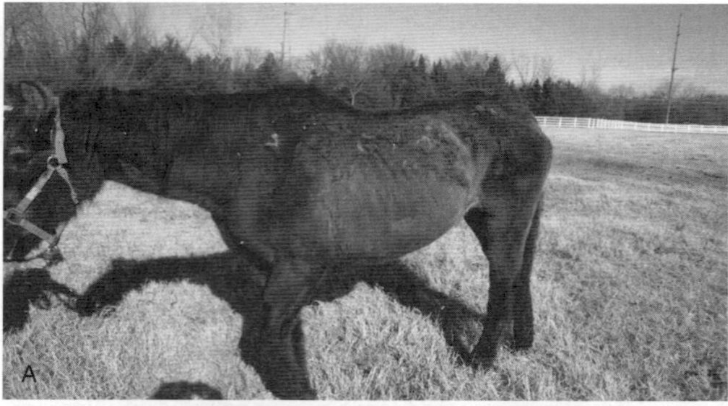

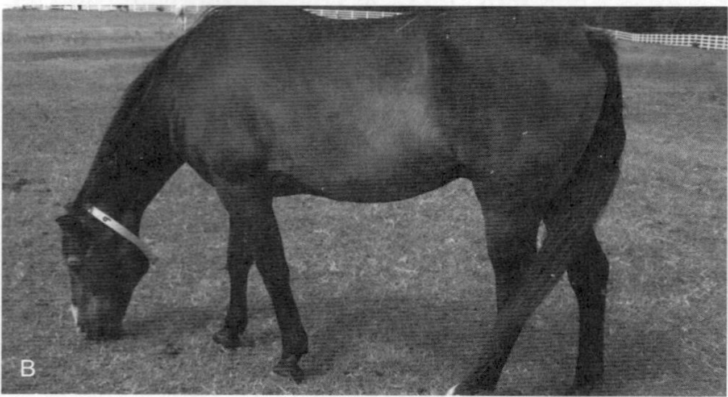

Figura 16.21 A. Cavalo com diagnóstico de disfunção da *pars intermedia* da hipófise de acordo com as concentrações basais de hormônio adrenocorticotrófico (ACTH). **B.** O mesmo cavalo, 6 meses depois do início do tratamento (cuidados odontológicos, vermifugação, mudança de dieta) e tratamento com mesilato de pergolida (Prascend®).

hiperinsulinemia e laminite equina.[732,733] A associação a glicocorticoides é mais fraca, porém, pois a hipercortisolemia é um achado inconsistente nos equídeos com PPID.[924-926] Pôneis suscetíveis à laminite apresentaram maiores concentrações séricas de insulina em comparação aos controles.[799] A manutenção experimental de hiperinsulinemia prolongada em pôneis clinicamente normais e cavalos Standardbred provocou indução consistente de laminite dentro de 72 horas após o início da hiperinsulinemia, sugerindo que o aumento da concentração sérica de insulina na ausência de hiperglicemia pode induzir laminite.[732,733] Além disso, um estudo relatou que os cavalos com PPID apresentaram taxas basais médias de metabolismo da glicose significativamente menores às observadas em cavalos controles saudáveis, sem PPID submetidos a EHC.[927] Isso pode representar um decréscimo relacionado à idade (esperado, normal) na sensibilidade periférica à insulina (semelhante à bem descrita em muitas espécies), pois trabalhos mais recentes comparando cavalos com PPID a controles de mesma idade usando esse mesmo teste não mostraram diferença entre os dois grupos com relação às taxas de eliminação de glicose.[928] Em cavalos idosos, a PPID não necessariamente afeta a sensibilidade à insulina.[928] Cavalos com PPID não parecem ser consistentemente hiperglicêmicos quando avaliados por meio das concentrações plasmáticas de frutosamina (que permitem a avaliação em médio prazo da concentração média de glicemia); os autores de um relato não encontraram diferença na concentração de frutosamina entre cavalos com PPID e controles. Os cavalos com crises recentes de laminite, no entanto, apresentaram concentrações elevadas de frutosamina, sugerindo que a laminite (ou mais especificamente, a dor laminítica) tinha maior probabilidade de estar associada à hiperglicemia do que a PPID.[929] Por fim, em um estudo comparando cavalos com PPID e laminite ou não, a hiperinsulinemia foi documentada em todos os indivíduos com laminite (mediana de 74,1 mUI/ℓ, intervalo interquartil de 49,9 a 349,5 mUI/ℓ) e nenhum dos indivíduos sem laminite (menos de 20 mUI/ℓ [menos de 20 μUI/mℓ]), novamente implicando a hiperinsulinemia na fisiopatologia da laminite nesse cenário.[919] Independentemente da causa subjacente da laminite, a PPID deve ser incluída no diagnóstico diferencial de qualquer cavalo idoso com laminite crônica, mesmo na ausência de outros sinais clínicos de PPID.[433]

Poliúria e polidipsia foram relatadas em até 76% dos cavalos diagnosticados com PPID.[911] É provável que cavalos alojados em baias tenham PU/PD óbvio, pois a probabilidade de detecção da doença é muito menor em animais em pasto, questionando a precisão das avaliações da prevalência de PU/PD em cavalos com PPID. A patogênese por trás do desenvolvimento de PU/PD não é clara. Especula-se que a compressão da *pars nervosa* por um adenoma em expansão da *pars intermedia* pode diminuir a secreção de vasopressina (AVP, hormônio antidiurético [ADH]).[910,930] A hiperglicemia, que pode ser um achado laboratorial nesses cavalos (ainda que de forma inconsistente[929]), pode induzir diurese osmótica. Os glicocorticoides podem aumentar a taxa de filtração glomerular e contribuir para a diurese, mas a hipercortisolemia também é inconsistente em cavalos com PPID.[677,926] É importante descartar outros diagnósticos diferenciais de PU/PD, inclusive diabetes insípido neurogênico, diabetes insípido nefrogênico, polidipsia psicogênica e hiperglicemia de várias origens (dor crônica, doença pancreática, feocromocitoma, resistência à insulina).

A perda ou redistribuição de peso é relatada na maioria dos cavalos com PPID (até 88%) e geralmente é um dos primeiros sinais clínicos;[911] no entanto, alguns cavalos podem ser obesos ou estar boas condições corporais.[931] Os cavalos acometidos costumam ter um abdome fraco e pendular, alterações posturais e costas mal desenvolvidas. O ventre distendido é provavelmente decorrente da ausência de tônus da musculatura abdominal. A perda muscular ao longo da linha mediana dorsal e em outros lugares faz com que as tuberosidades coxais e sacrais ganhem proeminência. Não se sabe qual o efeito de diferentes peptídeos derivados de POMC no metabolismo energético ou na atrofia muscular em equinos. Em alguns cavalos, a perda de peso pode ser causada por outras doenças associadas ao envelhecimento (como problemas dentários, má nutrição ou doença crônica) ou PPID (infecções oportunistas, inclusive parasitismo secundário à imunossupressão), e não pelo efeito direto da regulação anormal do HPAA na condição corporal. Os glicocorticoides, além de imunomoduladores, podem ter efeitos catabólicos no músculo esquelético; no entanto, o papel do aumento da concentração de cortisol na perda de peso associada à PPID não foi esclarecido. O tecido muscular de cavalos com PPID apresenta atrofia seletiva das fibras musculares de tipo 2 e expressão diferencial da m-calpaína (um importante sistema proteolítico que pode atuar no desenvolvimento de atrofia muscular em cavalos com PPID);[932,933] no entanto, o papel específico dos hormônios POMC na atrofia muscular não foi investigado. Em cavalos com concentrações normais ou baixas de cortisol, outras causas além da hipercortisolemia podem ser responsáveis pela perda/redistribuição de peso.

O aumento da docilidade nos cavalos acometidos é frequentemente relatado por proprietários e veterinários. Cavalos com PPID apresentam aumento das concentrações de β-endorfina (β-END) no plasma e no líquido cefalorraquidiano,[934] o que pode explicar a docilidade e a letargia em alguns desses animais. Altas concentrações de β-END também podem explicar a menor capacidade de resposta a estímulos dolorosos e à estimulação da córnea que é observada em animais acometidos.[935] A diminuição da sensibilidade da córnea que se desenvolve com a idade, a PPID também pode explicar a frequência de ceratite ulcerativa crônica nessas populações.[935]

O comprometimento neurológico, embora incomum, foi relatado em cavalos com PPID e inclui cegueira, convulsões e narcolepsia.[433] A cegueira pode ser causada por compressão do quiasma óptico pelo aumento de volume da hipófise; no entanto, a cegueira pode ocorrer em cavalos com PPID na ausência de evidências *post mortem* de danos no nervo óptico. Foi sugerido um aumento na ocorrência de narcolepsia ou distúrbios do sono em cavalos com PPID. Não se sabe por que alguns desses cavalos desenvolvem narcolepsia. É possível que a perda do controle dopaminérgico altere o ciclo sono-vigília, como ocorre em seres humanos. A narcolepsia pode ser causada por diminuição da atividade da orexina no hipotálamo. As orexinas (hipocretinas) são neurotransmissores peptídicos expressos no hipotálamo lateral (neurônios orexinérgicos) que são importantes no ciclo sono-vigília; a ausência da função da orexina causa narcolepsia.[936] Cavalos com PPID apresentam concentrações menores de hipocretina (orexina) no líquido cefalorraquidiano.[937]

A sudorese excessiva (hiperidrose) e, menos comumente, a ausência de transpiração (anidrose) são relatadas em cavalos com PPID, embora os mecanismos subjacentes à transpiração anormal não sejam claros.

A expansão do tecido adiposo supraorbital geralmente observada em cavalos com PPID é causada pela redistribuição de gordura.[911] Esse achado pode ser visto em cavalos sem obesidade generalizada. Da mesma maneira, alguns cavalos com escores mais altos de condição corporal podem apresentar ligamento nucal proeminente ("pescoço cristado") e acúmulo de tecido adiposo na cauda (adiposidade regional). Não está claro se a adiposidade (generalizada ou regional) é provocada pela PPID ou uma consequência da SME (ou desregulação da insulina) que ocorre como uma comorbidade em cavalos com PPID. Dados limitados sugerem a presença de SME em cerca de um terço dos cavalos com PPID e que certos sinais clínicos, como laminite e adiposidade, podem ser mais um resultado de SME do que de PPID.[919,928]

Infecções cutâneas (como dermatofilose e piodermite), sinusite, pneumonia e formação de abscesso (dentário, pulmonar, subsolar etc.) são sequelas comuns de PPID. O mecanismo preciso de comprometimento imunológico não é conhecido, mas o aumento da concentração de hormônios imunossupressores, inclusive α-MSH, cortisol, insulina e/ou β-END (ou suas razões) é um provável fator contribuinte. Anomalias na função dos neutrófilos foram observadas em cavalos com PPID em comparação a controles de mesma idade; os neutrófilos de cavalos com PPID apresentam menor capacidade de explosão oxidativa e adesão funcional, que podem aumentar o risco de infecções oportunistas.[938] Além disso, em cavalos com PPID, o período para reaparecimento de ovos de estrôngilos após a administração de anti-helmínticos é menor em comparação a indivíduos controles da mesma idade, sugerindo novamente que o *milieu* hormonal associado a esta doença afeta a resposta do hospedeiro a vários tipos de infecções.[939] O manejo dessas infecções é uma parte importante do tratamento da PPID equina.

Anomalias em ciclos estrais e infertilidade foram relatadas em cavalos com PPID.[912] Isso pode ser um efeito direto ou indireto da PPID ou um efeito não relacionado da idade avançada, já que a fertilidade (em especial em fêmeas) diminui significativamente com a idade em éguas saudáveis.[940-942] A compressão da *pars distalis* ou do hipotálamo pela expansão da *pars intermedia* doente pode ter um efeito profundo nos hormônios reprodutivos. Além disso, uma diminuição generalizada da produção de dopamina pode afetar diretamente a liberação de hormônios reprodutivos, pois muitos estão sob regulação dopaminérgica, inclusive o hormônio liberador de gonadotropina e prolactina. Não há estudos controlados que documentem a relação entre cavalos com PPID tratada ou não e a fertilidade.

EPIDEMIOLOGIA

Em comparação a alguns outros distúrbios endócrinos equinos, a PPID parece ser uma síndrome clínica comum. Dito isso, nenhum estudo clínico prospectivo em larga escala documentou com precisão a incidência da doença até o momento. Além disso, as estimativas da prevalência da doença variam um pouco. Em um estudo do Reino Unido com mais de 300 cavalos com idade ≥ 15 anos submetidos à avaliação da concentração plasmática de ACTH (com intervalos de referência ajustados de forma sazonal) e α-MSH, a PPID foi diagnosticada em 21,2% dos animais.[943] O avanço da idade e a hipertricose foram significativamente associados ao diagnóstico de PPID nesse estudo, que também mostrou que a doença é pouco reconhecida pelos proprietários.[943] Uma clínica veterinária equina do leste dos EUA apontou que 30% dos proprietários relataram alterações na pelagem de seus cavalos, sugerindo PPID.[944,945] Pesquisas *post mortem* também sugerem que a doença é bastante comum em cavalos idosos, com achados patológicos macroscópicos ou microscópicos na *pars intermedia* em 30 a 40% dos cavalos examinados.[46,47] A incidência de 15 a 30% é muito maior do que a originalmente relatada na década de 1970 (0,075 a 0,15% de 4.000 cavalos de todas as idades atendidos em um ambulatório e diagnosticados pela presença de hipertricose generalizada).[914] A hipertricose teve 71% de sensibilidade, 95% de especificidade, valor preditivo positivo de 91% e valor preditivo negativo de 84% para diagnóstico da doença em que o diagnóstico definitivo foi estabelecido pelo exame *post mortem* da glândula hipófise.[462] No momento, não se sabe se essa alteração reflete um aumento real na prevalência da doença, uma alteração na demografia equina com aumento da população idosa ou aumento da conscientização e reconhecimento precoce da doença devido a alterações nos métodos ou na frequência dos exames diagnósticos.

A PPID foi diagnosticada em cavalos com 7 anos de idade (faixa etária de 7 a 40; média de 19 a 21).[676,910,911,931,947] Embora todas as raças sejam suscetíveis, os pôneis e os cavalos Morgan podem ser mais predispostos.[433,676,911,915,948] Apesar de estudos anteriores sugerirem que a PPID é mais prevalente em fêmeas[910,949-951] ou machos,[911] parece não haver predileção por sexo.[433,676,911,931,952] A doença também ocorre em burros, mas não há estudos de prevalência.

Os adenomas e microadenomas da *pars intermedia* são frequentemente observados no exame *post mortem* em cavalos idosos sem histórico ou sinais clínicos da doença.[462,946] A importância desses achados histológicos clinicamente silentes não é conhecida.

PATOGÊNESE

A hiperplasia e hipertrofia da *pars intermedia* são achados consistentes na PPID[606,953] e os dados sugerem que a perda do controle inibidor da função celular da *pars intermedia* está associada ao desencadeamento da proliferação celular não regulada e ao desenvolvimento de adenomas. A *pars intermedia* equina e de outras espécies é inibida pela dopamina de origem hipotalâmica.[954] Existem três tratos dopaminérgicos neuroendócrinos: os neurônios dopaminérgicos tuberoinfundibulares, tubero-hipofisários e periventriculares.[955] Os neurônios periventriculares parecem mais importantes na regulação da proliferação celular e na produção e liberação de hormônios da *pars intermedia*.[956] Os neurônios periventriculares são originários do núcleo periventricular, adjacente ao terceiro ventrículo, e se projetam pela haste infundibular, terminando na *pars intermedia*. Na *pars intermedia*, os neurônios periventriculares inervam diretamente as células melanotrópicas, onde liberam dopamina que interage com os receptores dopaminérgicos do tipo D_2 nessas células. Na presença de dopamina, os receptores D_2 inibem a expressão do mRNA de POMC e a liberação de hormônio derivado de POMC do lobo intermediário. Em roedores, a destruição cirúrgica dos neurônios periventriculares aumenta a liberação de α-MSH, confirmando o papel inibidor das células melanotrópicas nos neurônios periventriculares.[956] Por outro lado, a liberação de prolactina é regulada principalmente pelos neurônios dopaminérgicos tuberoinfundibulares. Estes neurônios são originários do núcleo arqueado e liberam dopamina na eminência mediana. A partir daí, a dopamina é transportada para o lobo anterior por meio do sistema porta hipotálamo-hipofisário.[955]

A perda de inibição dopaminérgica em cavalos com PPID foi sugerida por Orth *et al.*[957] (que descobriram que os agonistas dos receptores D_2, bromocriptina ou pergolida, diminuíram as concentrações de peptídeos derivados de POMC em cavalos com PPID) e Millington *et al.*[934] (que observaram baixas concentrações de dopamina e seus metabólitos na *pars intermedia* de cavalos com PPID). Esses dados sugeriram que, apesar da ausência de dopamina na *pars intermedia* de cavalos com PPID, a resposta à dopamina e aos agonistas dopaminérgicos exógenos estava intacta (inclusive agonistas dopaminérgicos exógenos).[957] Este entendimento possibilitou a recomendação de agonistas dopaminérgicos (p. ex., pergolida) no tratamento sintomático de PPID. Vários estudos[433,917,958,959] documentaram a eficácia dos agonistas da dopamina no tratamento da PPID, como descrito a seguir. Estudos sugeriram que a perda de estimulação dopaminérgica na *pars intermedia* é uma consequência da neurodegeneração dos neurônios periventriculares.[560] A perda de corpos celulares dopaminérgicos no núcleo periventricular do hipotálamo e nos terminais nervosos na *pars intermedia* em cavalos com PPID foi demonstrada à imuno-histoquímica.[560] Além disso, em cavalos com PPID, os terminais nervosos dopaminérgicos apresentaram evidências de estresse oxidativo, sugerindo que os radicais livres podem ser responsáveis pelos danos e perda de neurônios periventriculares. O estresse oxidativo tem sido implicado como um fator contribuinte na patogênese de muitas outras doenças neurodegenerativas.[960] Evidências de outras espécies sugerem que mais fatores hipotalâmicos, como TRH, serotonina e GABA, são importantes na regulação da função melanotrópica da *pars intermedia*.[934,961] Em cavalos, há um efeito positivo direto de TRH nos melanotrópicos.[962] Em células melanotrópicas equinas mantidas em cultura, o tratamento com TRH levou à liberação de α-MSH. Além disso, os cavalos que receberam TRH apresentaram aumento rápido e substancial na concentração plasmática de α-MSH.[962] Em outras espécies, a serotonina também é um fator de liberação positivo para células da *pars intermedia*.[954] No entanto, o papel da serotonina na função da *pars intermedia* equina não é claro e Millington *et al.*[934] não observaram diferenças nas concentrações de serotonina na *pars intermedia* entre cavalos acometidos e controles. O GABA tem um efeito inibidor tônico na síntese de POMC na *pars intermedia* de outras espécies;[961] no entanto, o papel do GABA na patogênese da PPID equina não foi investigado.

Tanto o lobo anterior (células corticotrópicas) quanto o lobo intermediário (células melanotrópicas) sintetizam a mesma molécula precursora hormonal, POMC;[963] no entanto, no lobo intermediário, a clivagem pós-tradução e o processamento do POMC são diferentes dos do lobo anterior.[934,964] No lobo anterior, os principais produtos de POMC são ACTH e β-lipotropina (β-LPH) (Figura 16.22). No lobo intermediário, o ACTH é novamente clivado para produzir α-MSH e CLIP, enquanto β-LPH é processado em β-END.[964,965] Portanto, na *pars intermedia*, o ACTH é um produto pós-traducional menor (2%) de POMC.[65] Parece também que a produção e a clivagem de POMC na *pars intermedia* de cavalos com PPID continuam intactas, mas a modificação pós-clivagem dos peptídeos é alterada.[934,963] Millington *et al.*[934] descobriram que o processamento pós-tradução de β-END em tecidos normais era diferente em comparação aos adenomas da hipófise equina, com presença significativamente maior da forma ativa (agonista) de β-END na hipófise de cavalos com PPID.

Embora nosso entendimento da patogênese de PPID em cavalos tenha progredido, muitas perguntas continuam sem resposta. Por exemplo, por que vários cavalos com PPID apresentam baixas concentrações de cortisol, apesar das altas concentrações de ACTH? As concentrações de cortisol são variáveis nos cavalos acometidos[457,606,951,966] e a hiperplasia adrenocortical não é um achado consistente.[910,951] Portanto, é difícil explicar hiperglicemia, neutrofilia, linfopenia e outros sinais clínicos, como laminite e predisposição a infecções, como resultado do excesso de glicocorticoide. O cortisol pode ser responsável por alguns dos sinais clínicos associados à PPID; no entanto, muitos estudos descobriram que as concentrações de cortisol em cavalos com PPID podem estar dentro ou abaixo da faixa normal, sugerindo que fatores não identificados podem ser tão importantes quanto ou mais importantes que a hipercortisolemia na patogênese dessa doença. Além disso, esses achados condizem com a baixa frequência (20%) de hiperplasia adrenocortical em cavalos com PPID.[910,951] Uma explicação para a baixa concentração de cortisol em alguns cavalos acometidos pode ser a subregulação da síntese e secreção de glicocorticoides da glândula adrenal pela exposição excessiva e prolongada ao ACTH. Alternativamente, o ACTH secretado em cavalos com PPID pode ser imunologicamente reativo, mas biologicamente inerte (talvez devido a modificações pós-traducionais). Por fim, trabalhos recentes demonstraram que, embora os cavalos com PPID tenham concentrações totais de cortisol semelhantes aos animais controles, a fração livre de cortisol é maior; a menor capacidade de ligação ao cortisol no plasma poderia, portanto, contribuir para a fisiopatologia da PPID, mesmo na ausência de hipercortisolemia evidente.[723]

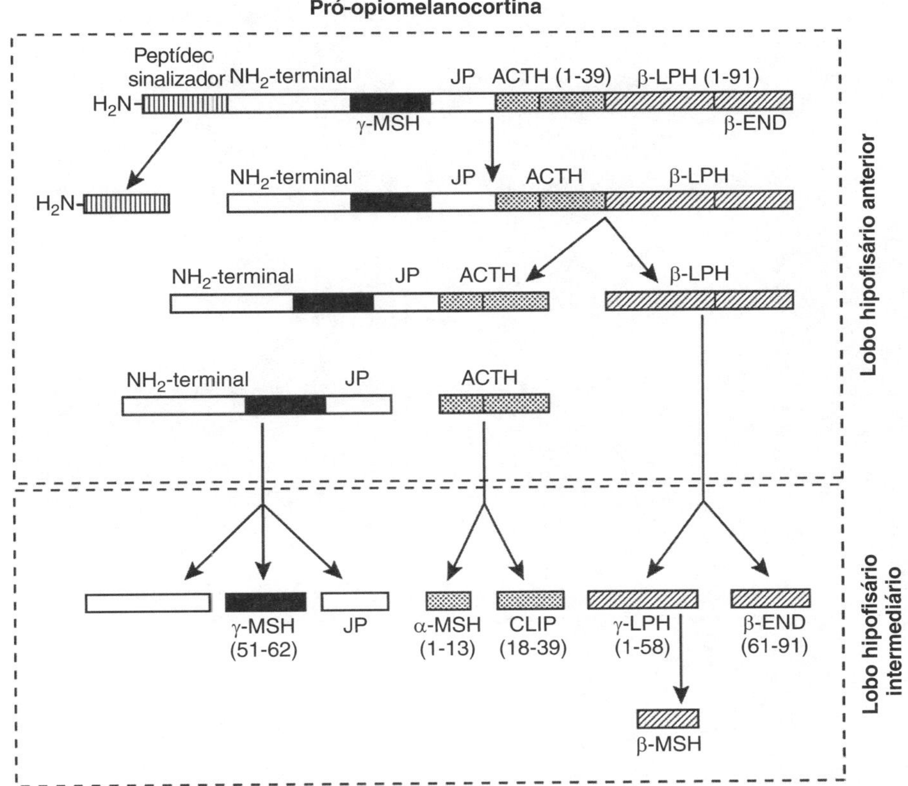

Figura 16.22 Processamento de pró-opiomelanocortina (POMC) no lobo hipofisário anterior, no lobo hipofisário intermediário e no sistema nervoso central. No lobo anterior, o hormônio adrenocorticotrófico (ACTH) e a lipotropina beta (β-LPH) são os principais produtos de POMC. No lobo intermediário e no sistema nervoso central, o ACTH é clivado para produzir hormônio estimulador de melanócitos alfa (α-MSH) e peptídeo de lobo intermediário semelhante à corticotropina (CLIP), e β-LPH é clivada para produção de beta endorfina (β-END). JP, peptídeo de junção. (Adaptada de Castro *et al.*[965])

ACHADOS PATOLÓGICOS

Cavalos com PPID geralmente apresentam aumento macroscópico da hipófise devido à hipertrofia, hiperplasia e formação de adenoma na *pars intermedia* (Figura 16.23). Os adenomas da *pars intermedia* são massas brancas a amarelas, nodulares ou multinodulares que podem infiltrar ou comprimir a *pars distalis* e a *pars nervosa*.[910,951] Em alguns cavalos, microadenomas hipofisários (com menos de 1 cm) podem ser evidentes. Microscopicamente, esses adenomas são compostos por grandes células colunares, fusiformes ou poliédricas que formam paliçadas e pseudoácinos.[910] As células tumorais são levemente acidófilas à coloração com hematoxilina e eosina e cromofóbicas à coloração tricrômica.[910] Os adenomas da *pars intermedia* podem comprimir o hipotálamo ou o quiasma óptico, levando ao desenvolvimento de danos em núcleos importantes para as funções endócrinas e metabólicas.

A hiperplasia adrenocortical não é um achado consistente; 1 de 5,[51] 4 de 19[910] e 14 de 32[951] cavalos apresentaram hiperplasia do córtex adrenal. A ausência de hiperplasia cortical na maioria dos cavalos com PPID apoia a alegação de que os sinais clínicos nesses indivíduos não são causados pelo hiperadrenocorticismo. A variabilidade entre os cavalos acometidos ao teste de estimulação com ACTH (medida da liberação de cortisol) pode ser o resultado da hiperplasia adrenal inconsistente.

As biopsias de pele revelam folículos capilares normais na fase anágena, epiderme e colágeno dérmico normais e ausência das lesões características observadas em cães com doença de Cushing devido ao excesso de cortisol; no entanto, uma relativa ausência de folículos na fase telógena pode caracterizar a biopsia cutânea de um paciente com PPID não tratada.[918] Embora a laminite seja um achado relativamente comum em cavalos com PPID, as características histopatológicas laminares não são específicas para a doença.[919,967]

EXAMES LABORATORIAIS

Em muitos casos, o diagnóstico de PPID pode ser sugerido pela anamnese, sinais clínicos e resultados laboratoriais preliminares. Os primeiros exames devem incluir hemograma completo, bioquímica sérica e urinálise. Cavalos com PPID podem apresentar resultados normais no hemograma completo e na bioquímica. As anomalias clinicopatológicas relatadas em cavalos com PPID são anemia, neutrofilia, linfopenia, eosinopenia, hiperglicemia, hiperlipemia, aumento das enzimas hepáticas e glicosúria.[353,676,911,947,949-951] A hiperglicemia persistente não é incomum em cavalos clinicamente afetados; mais de 45% (94% em um estudo) de cavalos com PPID apresentavam hiperglicemia.[676,911,915,949,951] Muitos cavalos com PPID e hiperglicemia têm desregulação da insulina (hiperglicemia e hiperinsulinemia), mas nenhum desses achados deve ser considerado diagnóstico de PPID.[968] Embora a hiperglicemia resistente à insulina possa ser observada, também é possível que a hiperglicemia em alguns cavalos possa ser causada por condições dolorosas ou estressantes (como laminite).[929] A glicosúria é um achado frequente (até 77% em um estudo) em cavalos com PPID e hiperglicemia.[911] A hiperlipemia pode estar presente em cavalos acometidos, mas é mais frequente em pôneis.[926,969]

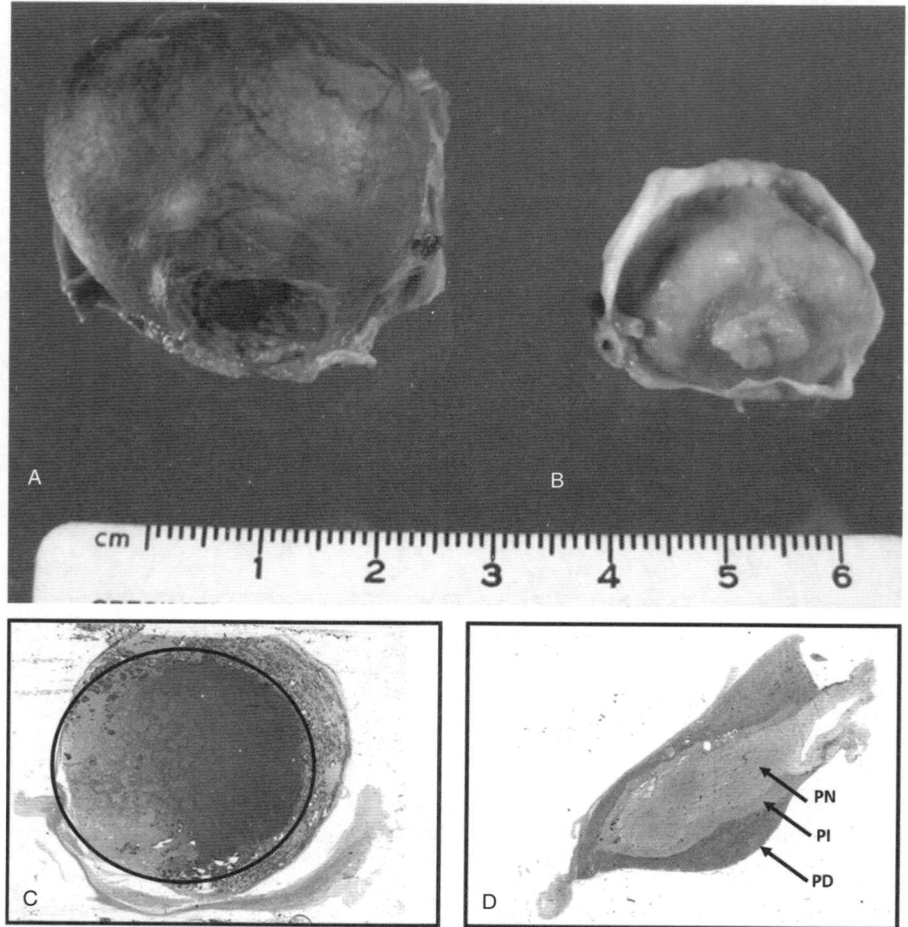

Figura 16.23 A hipófise de um cavalo com disfunção da *pars intermedia* avançada mostra aumento de volume e arredondamento (**A**) marcantes em comparação ao órgão de um cavalo saudável (**B**). Corte sagital da hipófise de *A* (**C**) mostra um grande adenoma (*círculo preto*) com compressão das estruturas hipofisárias adjacentes. Três lobos distintos (*pars distalis* [PD], *pars intermedia* [PI] e *pars nervosa* [PN]) são aparentes no corte sagital da hipófise do cavalo saudável (**D**) de *B* (coloração com hematoxilina e eosina).

EXAMES DIAGNÓSTICOS

Exames diagnósticos específicos para PPID podem ser indicados com base na anamnese, sinais clínicos e achados laboratoriais. Muitos exames para o diagnóstico de PPID foram avaliados; no entanto, com base no número limitado de cavalos analisados e nos resultados variáveis de alguns desses estudos, é difícil recomendá-los para uso clínico amplo sem maior validação. Uma limitação no diagnóstico de PPID é estabelecer um padrão-ouro contra o qual avaliar novos exames diagnósticos; hoje, talvez o único padrão-ouro bem aceito seja o exame *post mortem* interpretado em conjunto com sinais clínicos. De fato, mesmo esse padrão-ouro *post mortem* (avaliação histopatológica da hipófise) foi questionado por ter precisão insuficiente.[970] Outra consideração importante é a estação em que o exame é realizado. Sabe-se que a produção secretória da equina *pars intermedia* aumenta no outono (Hemisfério Norte) e, assim, resultados falso-positivos podem ser observados entre agosto e outubro, a menos que os intervalos de referência usados para interpretação sejam ajustados sazonalmente (ACTH).[537-540]

Concentrações basais de cortisol

A medida das concentrações plasmáticas basais de cortisol foi proposta para auxiliar o diagnóstico de PPID. No entanto, em cavalos com PPID, as concentrações plasmáticas de cortisol total em repouso podem ser normais,[951] um pouco maiores[606] ou menores[457,966] e, portanto, não é recomendado medir as concentrações plasmáticas basais de cortisol para diagnosticar PPID. Cavalos saudáveis têm variações diurnas nas concentrações plasmáticas de cortisol, com níveis mais altos pela manhã do que no final da noite, embora ocorram variações individuais significativas.[971,972] Variações diurnas mínimas nas concentrações de cortisol foram relatadas em cavalos com PPID.[606] No entanto, a variabilidade circadiana do cortisol tende a ser menor em cavalos com outras doenças ou doenças relacionadas ao estresse,[973] impedindo assim sua utilidade como exame diagnóstico.

Além do plasma, as concentrações de cortisol foram determinadas na saliva e na urina de cavalos saudáveis e com PPID.[925,926,972] Van der Kolk *et al.*[972] mediram as concentrações de cortisol salivar em cavalos saudáveis e descobriram que tendiam a ser maiores pela manhã do que à noite, embora as diferenças não fossem estatisticamente significativas. Esses autores também descobriram que as concentrações plasmáticas e salivares de cortisol estavam correlacionadas e que aumentavam ou diminuíam após a administração de ACTH ou dexametasona, respectivamente. A concentração salivar de cortisol não é recomendada para diagnóstico de PPID. As concentrações lacrimais de cortisol foram maiores em alguns cavalos e pôneis com PPID em comparação a controles saudáveis.[974]

Embora a concentração total de cortisol no plasma e na saliva tenha mostrado sensibilidade e especificidade insuficientes para o diagnóstico de PPID, trabalhos recentes demonstraram que a fração de cortisol livre no plasma é mais discriminatória para a doença endócrina equina.[723] Cavalos com PPID, obesos e com desregulação da insulina apresentaram frações de cortisol livre mais altas do que os controles saudáveis (mesmo quando suas concentrações totais de cortisol eram semelhantes). Embora a utilidade diagnóstica desse achado ainda não esteja clara, o cortisol livre pode ser mais relevante para a patogênese das endocrinopatias equinas do que o cortisol total e merece um estudo mais aprofundado.

Razão corticoide:creatinina na urina

A razão corticoide:creatinina (c:c) na urina foi determinada em pôneis e cavalos com PPID.[925,926] Van der Kolk *et al.*[925] descobriram que cavalos com PPID apresentavam concentrações urinárias maiores de corticoides e uma razão c:c maior do que cavalos saudáveis; no entanto, em seu estudo, houve sobreposição na razão c:c entre cavalos saudáveis e doentes, levando a vários resultados falso-positivos e falso-negativos, limitando, portanto, o valor desse exame sozinho no diagnóstico de PPID. Além disso, os cavalos foram incluídos nesse estudo com base no teste de estimulação com ACTH que, por si só, tem variabilidade significativa entre cavalos com PPID e saudáveis.[915] O grupo controle não tinha pôneis, que eram a maioria dos animais acometidos. Mais estudos comparando a razão c:c a procedimentos diagnósticos validados e bem aceitos são necessários para recomendar esse teste em relação a outros.

Teste de supressão com dexametasona

O teste de supressão com dexametasona (DST) tem sido bem aceito e recomendado para o diagnóstico de PPID em cavalos.[606,975,976] Esse teste é baseado na ausência de supressão das concentrações plasmáticas de cortisol em cavalos com PPID em 19 a 24 horas após a administração de dexametasona.[606] Sugeriu-se que as concentrações plasmáticas de cortisol não são suprimidas pela administração de dexametasona em cavalos com PPID devido à produção de ACTH pelas células melanotrópicas da *pars intermedia* que, como já descrito, não respondem ao *feedback* do cortisol.[606] O protocolo mais usado para a supressão da dexametasona é o DST noturno. Uma amostra de sangue é coletada para medida da concentração sérica basal de cortisol entre 16:00 e 18:00 e, então, a dexametasona é administrada (40 μg/kg IM). As amostras de sangue são coletadas às 15 e 19 horas (8:00 e 12:00) após a administração da dexametasona. Muitos veterinários omitem a amostra de 15 horas e coletam somente uma amostra depois de 19 horas. As concentrações plasmáticas de cortisol devem estar abaixo de 1 μg/dℓ em cavalos com supressão normal; concentrações acima desse nível sugerem PPID. Este teste é simples, barato e bem aceito pelos médicos veterinários. Embora auxilie a distinção de cavalos com PPID ou HPAA aparentemente funcional, falso-positivos e falso-negativos podem ser observados. Os falso-positivos são comuns nos exames realizados no outono devido à ausência de intervalos de referência ajustados sazonalmente para avaliação dos resultados. Portanto, é provável que esse teste só deva ser realizado entre os meses de novembro e julho (Hemisfério Norte). Donaldson *et al.*[539] relataram 20 e 40% de resultados falso-positivos em pôneis e cavalos saudáveis, respectivamente, submetidos ao teste no outono. Os resultados falso-negativos são mais comumente observados no início da doença. Cavalos com indicadores clínicos de PPID e supressão normal da dexametasona devem ser monitorados e testados novamente após 4 a 6 meses; alternativamente, um teste que possa ser interpretado em relação aos intervalos de referência ajustados sazonalmente (ACTH) ou um teste diagnóstico mais sensível (teste de estimulação com TRH) deve ser realizado.[977] Embora muitos médicos veterinários estejam preocupados com o desenvolvimento de laminite induzida por esteroides decorrente do teste DST, nenhum efeito adverso foi relatado à avaliação de um grande número de cavalos com PPID.[606] Esse teste foi recentemente substituído por métodos mais convenientes, sensíveis, rápidos e fáceis de interpretar (como a concentração basal de ACTH e o teste de simulação com TRH).

Concentrações basais de ACTH

Altas concentrações plasmáticas de ACTH e peptídeos derivados de POMC (como α-MSH) foram relatadas em cavalos com PPID.[537-539,603,915,916,934,957,963,978] Couetil *et al.*[915] descobriram que as concentrações plasmáticas de ACTH tinham sensibilidade de 90,9% em cavalos e 81,8% em pôneis e especificidade de 100% para o diagnóstico de PPID usando a supressão com dexametasona como padrão-ouro.[915] Outros estudos relataram resultados falso-positivos e falso-negativos.[931] A determinação das concentrações de ACTH em repouso é um bom exame inicial para PPID, e a realização nos meses de outono pode aumentar a sensibilidade do exame quando os resultados são interpretados de acordo com os intervalos de referência ajustados sazonalmente.[537,538,952,978] As concentrações plasmáticas de ACTH são mais altas no outono em animais normais e esse efeito é exacerbado em indivíduos com PPID, o que aumenta a sensibilidade do teste (aumentando a separação entre valores normais e anormais). Ao determinar as concentrações basais de ACTH, é importante considerar que doenças estressantes podem aumentar os níveis plasmáticos do hormônio, embora a probabilidade de isso interferir na interpretação do teste seja considerada improvável em todos os pacientes, exceto nos equinos em estado mais crítico. Além disso, embora a variação circadiana e ultradiana na concentração plasmática de ACTH tenha sido documentada em cavalos, é improvável que afete a interpretação do exame para o diagnóstico de PPID.[979] A avaliação do ACTH em várias amostras do mesmo paciente não foi, em termos de diagnóstico, superior a uma única medida.[979,980] Um estudo recente não encontrou nenhuma vantagem da medida pareada ou única de ACTH, com sensibilidades e especificidades semelhantes.[980] As amostras de sangue para determinar as concentrações de ACTH devem ser coletadas em tubos (idealmente de plástico) com EDTA, mantidas a 4 °C e centrifugadas em até 8 horas; o plasma deve ser enviado imediatamente em gelo ou armazenado congelado até a análise.[915,959] O ACTH parece estável à temperatura ambiente por mais tempo do que se acreditava antes.[981] Um estudo observou alterações mínimas nas concentrações de ACTH em 48 horas quando o sangue total foi armazenado a 4 °C.[981] No mesmo estudo, as concentrações no sangue total não mudaram durante 8 horas com as amostras em temperatura ambiente. Independentemente disso, é importante seguir as recomendações ao manusear amostras para medidas de ACTH. As recomendações alimentares pré-teste não foram padronizadas para a determinação do nível basal de ACTH ou teste de estimulação com TRH, mas, recentemente, um grupo mostrou que a alimentação afeta os resultados dos dois exames (as concentrações basais e estimuladas de ACTH são mais altas em animais alimentados em comparação àqueles em jejum);[982] outros autores, porém, não observaram efeito da alimentação na concentração de ACTH basal ou estimulada por TRH.[983]

Teste de estimulação com ACTH

A administração de ACTH (1 UI/kg de gel natural de ACTH IM; 25 a 100 UI [250 a 1.000 μg] de ACTH1-24 sintético [cosintropina; tetracosactida; tetracosactrina] IV) tem sido usada em diferentes estudos com resultados distintos.[603,606,607,676,916,925] Espera-se que o cavalo com PPID apresente resposta exagerada (pelo menos o quádruplo) de cortisol à estimulação com ACTH; a presença de uma resposta aumentada em um cavalo com concentrações elevadas de ACTH em repouso pode indicar um diagnóstico de PPID.[603] Dybdal *et al.*[606] não detectaram uma diferença estatística nas concentrações de cortisol entre cavalos com PPID e controles após a administração IM de 1 UI/kg de gel natural de ACTH entre as 8:00 e as 10:00 da manhã; as amostras são coletadas em tubos heparinizados antes e 2, 4, 8 e 12 horas após a administração do ACTH. Van der Kolk *et al.*[916] observaram um aumento significativamente maior nas concentrações de cortisol em cavalos com PPID após administração IV de 25 UI de ACTH1-24 sintético às 9:00; as amostras foram coletadas em tubos com EDTA imediatamente antes e 2 horas após a administração de ACTH. Embora o teste de estimulação com ACTH seja mais útil na avaliação da função ou exaustão da glândula adrenal, não parece ser eficaz para avaliar a função do HPAA em cavalos com suspeita de PPID. A combinação do teste de estimulação com ACTH com o DST não melhorou o desempenho dos exames na distinção de cavalos com PPID e controles.[606]

Teste de estimulação com TRH

Beech e Garcia avaliaram o efeito da administração de TRH nas concentrações plasmáticas de cortisol em cavalos saudáveis e com PPID.[457] Esses autores descobriram que a administração de TRH (1 mg IV) em cavalos com PPID, além de aumentar as concentrações de T_3 e T_4, também provocou um aumento significativo nas concentrações plasmáticas de cortisol dentro de 15 minutos após a administração do TRH; além disso, as concentrações de cortisol continuaram elevadas por 90 minutos. Não houve aumento significativo nas concentrações plasmáticas de cortisol em cavalos saudáveis. Eiler *et al.*[966] avaliaram o teste de estimulação com TRH em dois cavalos com suspeita de PPID e três cavalos saudáveis e descobriram que as concentrações máximas de cortisol não eram estatisticamente diferentes entre os grupos; no entanto, o número de animais incluídos no estudo era muito pequeno.[966] A sensibilidade e o desempenho diagnóstico do teste de estimulação com TRH foram posteriormente aprimorados pela medida do ACTH como variável de estimulação, em vez de cortisol (ver a discussão anterior sobre o ACTH imunorreativo ou biologicamente ativo).[924] O TRH demonstrou ser um fator liberador direto em células melanotrópicas equinas e aumenta a secreção de α-MSH e ACTH em cavalos normais e com PPID. A utilidade diagnóstica desse teste reside no fato de que as concentrações de ACTH são mais altas por mais tempo após a administração de TRH em cavalos com PPID do que nos indivíduos saudáveis.[924,984,985] É provável que esse teste tenha a maior sensibilidade para a detecção de PPID subclínico dentre os exames diagnósticos hoje à disposição; assim, esse teste de estimulação foi recomendado em casos com sinais clínicos vagos ou resultados ambíguos das concentrações basais de ACTH.[977] A variabilidade sazonal nos resultados deste teste também foi relatada[986] e, embora se esperasse a maximização da sensibilidade durante os meses de outono (como nas concentrações basais de ACTH), ainda não foram criados intervalos de referência ajustados sazonalmente para este método. Portanto, o teste é recomendado apenas durante os meses de novembro a julho no Hemisfério Norte.[977]

Não há solução de TRH aprovada para uso veterinário em equinos. No entanto, o TRH de grau químico em pó pode ser adquirido de várias empresas, diluído em solução salina, esterilizado por filtração e congelado em alíquotas de 1 mg até o uso. As farmácias veterinárias de manipulação também oferecem TRH como solução injetável. Os efeitos colaterais que podem ser observados em cavalos após a administração do TRH são bocejos, movimentos labiais, salivação, tremores e tosse.

No teste, 1 mg de TRH esterilizado e filtrado deve ser administrado por via IV após a coleta de uma amostra de sangue em um tubo com EDTA (como para ACTH, já descrito). Outra amostra de sangue em EDTA deve ser coletada 10 minutos após a administração do TRH e as duas amostras devem ser submetidas à medida da concentração de ACTH; valores de $[ACTH]_{10min}$ maiores que 110 pg/mℓ condizem com o diagnóstico de PPID.[977] Uma amostra coletada aos 30 minutos, usando um ponto de corte de 65 pg/mℓ, também é aceitável. A amostra basal pode ser omitida para melhorar a viabilidade econômica.

Teste combinado DST/TRH

A combinação de um DST com o teste de estimulação com TRH foi avaliada como um método de diagnóstico para PPID em 42 cavalos.[462] A dexametasona (40 μg/kg IV) (entre as 8:00 e as 10:00) foi administrada após a coleta inicial de amostras em tubos com EDTA. Uma segunda amostra foi coletada 3 horas depois e, em seguida, o TRH (1,1 mg IV) foi administrado. As amostras de sangue foram coletadas 3,5 (30 min após a administração do TRH) e 24 horas após a administração da dexametasona. O teste foi considerado positivo se a concentração de cortisol fosse superior a 1 μg/dℓ em 24 horas ou se a concentração de cortisol de 3 horas aumentasse em ≥ 66% 30 minutos após a administração do TRH. O desempenho do teste foi avaliado usando o diagnóstico *post mortem* como padrão-ouro. O componente TRH sozinho apresentou sensibilidade de 41% e especificidade de 92%, e o DST sozinho apresentou sensibilidade de 65% e especificidade de 76%. No teste combinado, a sensibilidade (88%) e a especificidade (76%) melhoraram. As desvantagens são os custos e a necessidade de várias coletas de amostras. Esse teste, como outros, foi suplantado pela determinação da concentração basal de ACTH e do teste de estimulação com TRH.

Concentrações de insulina em repouso

A regulação da insulina deve ser avaliada em todos os cavalos com suspeita de PPID, pois a hiperinsulinemia é um forte fator preditivo de laminite nessa população. Outras doenças, como SME e estresse, também estão associadas à hiperinsulinemia ou DI; portanto, a presença de hiperinsulinemia ou DI sozinha não é diagnóstica. Embora a hiperinsulinemia sozinha não seja diagnóstica de PPID, tem valor prognóstico, pois cavalos ou pôneis com hiperinsulinemia têm maior probabilidade de desenvolver laminite.[799,987] Cavalos com PPID que tinham laminite eram muito mais propensos a apresentar hiperinsulinemia do que cavalos com PPID sem laminite.[919] Portanto, recomenda-se a medida de insulina e glicemia de jejum em cavalos com suspeita de PPID. Se a insulina e a glicemia em repouso não forem diagnósticas, mas houver suspeita de DI, outros exames podem auxiliar a confirmação da DI, como o teste combinado de glicose-insulina, o teste oral com açúcar ou métodos mais complexos (como FISGTT ou EHC). Esse teste é discutido na seção sobre síndrome metabólica equina.

Determinação de peptídeos de POMC

Com base em nosso conhecimento atual da disfunção da *pars intermedia* equina, seria razoável determinar as concentrações plasmáticas de peptídeos derivados de POMC (ACTH, α-MSH, β-END, CLIP) em cavalos com suspeita de PPID. Verificou-se que os níveis desses peptídeos aumentam em cavalos com PPID.[537,913,915,916,934,957,963,988] A determinação de peptídeos derivados de POMC no cenário clínico foi limitada às concentrações plasmáticas de ACTH, e o uso de imunoensaios humanos para determinar as concentrações equinas de ACTH foi validado.[915]

As concentrações de β-END no plasma e no líquido cefalorraquidiano aumentaram várias vezes em cavalos com PPID.[934] Além disso, os níveis de peptídeos de POMC da *pars intermedia* (α-MSH, β-END, CLIP) eram desproporcionalmente maiores em comparação às concentrações plasmáticas de ACTH em cavalos acometidos.[957,963] A sensibilidade do α-MSH, seja como concentração basal ou variável após a estimulação com TRH, foi semelhante à do ACTH, mas a especificidade pode ser maior.[952,985] Embora o uso de um radioimunoensaio para amostras humanas tenha sido validado para amostras equinas,[988] este teste não é comercializado no momento, mas será clinicamente útil no futuro.

Teste de resposta à domperidona

Outro teste que foi avaliado para o diagnóstico de PPID é o teste de resposta à domperidona.[985,989] A domperidona é um antagonista do receptor da dopamina. Em cavalos com PPID, sugere-se a administração de domperidona para exacerbar a perda de inibição dopaminérgica e provocar a liberação de ACTH da *pars intermedia*. Em um estudo com 33 cavalos, a concentração plasmática de ACTH 8 horas após a administração de domperidona foi positivamente correlacionada ao escore histológico de PPID e à análise morfométrica do tamanho da *pars intermedia*, embora nem todos os animais considerados "positivos" à análise histológica e ao teste com domperidona exibissem sinais clínicos de doença. Na ausência de quaisquer sinais clínicos, é difícil determinar se alterações histológicas relativamente brandas (hiperplasia difusa da *pars intermedia*) eram indicativas de doença em estágio inicial ou associadas a um aumento da função do lobo intermediário por outras razões. Em um segundo estudo, o teste de resposta à domperidona foi comparado ao teste de estimulação com TRH em 28 cavalos, usando histologia e sinais clínicos como padrão-ouro para diagnóstico.[985] Nesta população, a avaliação da concentração de ACTH 30 minutos após a administração de TRH foi mais precisa no diagnóstico de PPID do que o achado do dobro da concentração de ACTH após a administração de domperidona.[985]

Métodos radiográficos

A tomografia computadorizada (TC) tem sido usada no diagnóstico de PPID em cavalos.[990-992] Embora as medidas da hipófise por TC sejam razoavelmente bem correlacionadas às mensurações *post mortem*, têm precisão marginal.[992] A radiografia ventral e a venografia por contraste foram usadas com sucesso no diagnóstico de PPID em cavalos e pôneis.[993] A ressonância magnética (RM) é a modalidade de diagnóstico por imagem preferida na doença da hipófise humana. A ressonância magnética auxiliou a identificação do tamanho da glândula hipófise e da *pars intermedia* em cavalos com PPID.[994] Microadenomas e macroadenomas hipofisários podiam ser visualizados e a pontuação de imagens ponderadas em T2 foi correlacionada ao escore histológico.[994] Embora disponíveis para veterinários de equinos, esses métodos estão longe de serem práticos no diagnóstico de PPID, pois requerem anestesia e equipamentos caros e não têm boa relação custo-benefício em comparação a outros métodos de diagnóstico.

TRATAMENTO

O tratamento ideal da PPID inclui uma combinação de manejo e intervenções farmacêuticas. A PPID é observada principalmente em cavalos mais velhos; portanto, é importante tratar a disfunção hipofisária, bem como muitas das condições patológicas associadas ao envelhecimento. Atenção especial deve ser dada ao manejo ideal, inclusive alimentação de alta qualidade, atendimento odontológico, vermifugação e cuidados com os cascos. Também é importante prestar atenção especial à pele e ao pelame. Muitos cavalos não conseguem perder o pelame de inverno da maneira adequada e, assim, podem desenvolver hipertermia. Além disso, cavalos com PPID são propensos a infecções de pele. A complicação de tratamento mais difícil é a laminite, que pode ser piorada pelo oferecimento excessivo de feno, gramíneas ou grãos com teor excessivo de CNEs. Portanto, é aconselhável reduzir a quantidade de carboidrato solúvel na dieta (mesmo em animais sem laminite). O exercício também é recomendado em pacientes sem laminite. Devido à natureza insidiosa da laminite em cavalos com endocrinopatias, o crescimento do casco e a liberdade de movimento devem ser monitorados com rigor em todos os cavalos idosos. A avaliação radiográfica periódica dos pés em cavalos com risco de desenvolvimento de PPID pode ser prudente.

Como já discutido nesta seção, a regulação da síntese e secreção de peptídeos de POMC está sob a influência dos sistemas dopaminérgicos periventriculares hipotalâmicos. A síntese e secreção de POMC pela *pars intermedia* de cavalos com PPID normalmente continua responsiva a fatores de liberação e inibição similares aos observados na *pars intermedia* de equinos saudáveis e outras espécies.[957] Com base nessas informações, o tratamento médico da PPID envolve o uso de agonistas da dopamina ou antagonistas da serotonina.

A pergolida é o agonista do receptor de dopamina D_2 mais usado no tratamento de PPID; no entanto, outros medicamentos, inclusive bromocriptina e cabergolina, foram investigados.[995-1001] A absorção oral da pergolida em cavalos é boa, com uma meia-vida semelhante à observada em humanos (cerca de 20 horas).[1002] No entanto, para uma dose equivalente, as concentrações plasmáticas de pergolida são mais altas em cavalos do que em humanos; essa diferença foi atribuída a um maior volume de distribuição, menor biodisponibilidade e extenso metabolismo de primeira passagem em seres humanos.[1002]

A bromocriptina pode ser administrada por via oral ou injeção subcutânea (0,03 a 0,09 mg/kg, 2 vezes/dia),[675,957,675] mas seu uso no tratamento de PPID é limitado. A cabergolina, semelhante à bromocriptina, lisurida e pergolida, é um derivado do ergot com potentes ações agonistas em receptores de dopamina D_2; esse fármaco é usado em humanos para suprimir a secreção da prolactina hipofisária (células lactotrópicas) em doenças associadas à hiperprolactinemia, como terapia adjuvante na acromegalia e na doença de Parkinson. Devido à sua alta afinidade por receptores D_2, tem potencial para utilização no tratamento de PPID. A cabergolina em veículo de liberação lenta diminui a resposta da *pars intermedia* à estimulação em éguas saudáveis e éguas com resistência à insulina; no entanto, sua eficácia no tratamento da PPID não foi explorada.[1000,1001]

A pergolida oral é bastante utilizada e foi benéfica no tratamento de cavalos e pôneis com PPID. Uma formulação aprovada pela Food and Drug Administration (FDA) dos EUA é hoje comercializada (Prascend®, Boehringer-Ingelheim). O tratamento vitalício é recomendado após o diagnóstico.[917,931,998] Doses de pergolida de 0,2 mg a 5 mg/cavalo por dia, 1 vez/dia ou divididas em duas administrações, foram usadas em pôneis e cavalos, com duração de tratamento superior a 5 anos.[958] O tratamento geralmente começa com uma dose diária total de 1 mg/dia e, se não houver evidência clínica de melhora em 4 a 6 semanas, é aumentada de forma gradual a cada 3 a 4 semanas em 0,5 mg. O sucesso do tratamento deve ser avaliado conforme a melhora dos sinais clínicos e a normalização dos resultados dos exames diagnósticos. A maioria dos cavalos melhora 6 a 8 semanas após o tratamento com doses de 1 a 2 mg de pergolida/dia (Figura 16.21). A ausência de resposta ao tratamento com pergolida pode ser observada em doenças muito avançadas, quando o medicamento tem baixa qualidade ao ser obtido em uma farmácia de manipulação ou não é consumido por completo pelo paciente ou se o diagnóstico estiver incorreto. Reavaliações periódicas de ACTH ou após a estimulação com TRH são recomendadas, principalmente se houver exacerbação dos sinais clínicos, pois a dose necessária para controle da doença pode mudar com o passar do tempo.[917] A administração oral de pergolida em longo prazo é eficaz na redução das concentrações de ACTH em cavalos idosos; além disso, os níveis de ACTH aumentaram e voltaram aos valores iniciais 10 dias após a interrupção do tratamento.[958] É interessante observar que as concentrações de ACTH aumentaram em vários cavalos 2 dias após a interrupção da administração de pergolida, que ainda era detectável no plasma.[958] As propriedades farmacocinéticas da pergolida IV foram investigadas.[1003] Embora dois estudos tenham encontrado uma meia-vida superior a 20 horas,[958,1002] um terceiro estudo observou uma meia-vida de eliminação terminal de 5,6 horas,[1003] indicando que a administração 2 vezes/dia pode ser necessária em alguns cavalos para manter as concentrações apropriadas. Vários cavalos tratados com pergolida podem desenvolver anorexia, que geralmente se resolve com a redução da dose.[931] Embora a terapia de longo prazo com pergolida tenha sido associada a lesões fibróticas em valvas cardíacas humanas,[1004] lesões semelhantes não foram relatadas em cavalos até o momento.

Um segundo fármaco sugerido para o tratamento de PPID é a cipro-heptadina, embora os cavalos tratados com pergolida apresentem resposta melhor em comparação àqueles tratados com cipro-heptadina.[917,931] Além disso, hoje não há nenhuma formulação de cipro-heptadina aprovada pela FDA para cavalos. A cipro-heptadina é um agente bloqueador não seletivo dos receptores da 5-hidroxitriptamina (antagonista da serotonina) que reduz a secreção de ACTH e β-END em tumores produtores de ACTH em humanos.[1005] Há poucas informações sobre as funções da serotonina no hipotálamo e na hipófise equina e não foram encontradas diferenças na concentração de serotonina entre a *pars intermedia* de cavalos com PPID e controles.[934] No entanto, este medicamento tem sido amplamente utilizado de forma isolada ou combinada à pergolida para tratamento da PPID.[917,959] A serotonina também é um antagonista do receptor de histamina (H_1) com atividade anticolinérgica fraca. A serotonina inibe a liberação de prolactina das células da hipófise anterior de maneira não dependente do receptor de serotonina, bloqueando o influxo de cálcio na membrana celular.[1006] A cipro-heptadina é utilizada há muitos anos no tratamento de cavalos com PPID com resultados variáveis. A cipro-heptadina também foi proposta para o tratamento do *headshaking* fótico em cavalos.[1007] Estima-se que um terço dos cavalos com PPID melhore com o tratamento com cipro-heptadina.[917,948] Recomenda-se a administração de 0,25 mg/kg VO 1 vez/dia durante 4 a 8 semanas, idealmente em conjunto com o tratamento com pergolida.[917] Se não houver evidência clínica de melhora e ausência de redução nas concentrações plasmáticas de ACTH, a frequência de administração deve ser aumentada para 2 vezes/dia durante 1 mês, momento em que as concentrações de ACTH devem ser determinadas ou a estimulação com TRH repetida.

Compostos terapêuticos alternativos foram sugeridos no tratamento de cavalos com PPID. Extratos aquosos de *Vitex agnus-castus* (comercializados com os nomes Evitex e Hormonise nos EUA e no Reino Unido, respectivamente) foram usados no tratamento de cavalos com PPID. Os extratos de *Vitex agnus-castus* contêm compostos (diterpenoides) que estimulam a atividade do receptor D_2 de dopamina e inibem diferentes receptores opioides.[1008] Por causa de seus efeitos dopaminérgicos, o *Vitex* foi recomendado como um agente fitoterapêutico alternativo no tratamento da hiperprolactinemia e síndrome pré-menstrual em mulheres.[1009] Em um estudo cego, não houve melhora clínica ou nos resultados dos exames diagnósticos em 14 cavalos com PPID tratados com extrato de *Vitex agnuscastus*.[1010] Embora exista uma justificativa fisiológica e farmacológica para o uso desses extratos para aumentar a atividade dopaminérgica na hipófise equina, hoje não há evidências para recomendação de *Vitex* no tratamento de cavalos com PPID, principalmente devido às outras opções terapêuticas à disposição.

O trilostano é um inibidor enzimático da 3-β-hidroxiesteroide desidrogenase, uma enzima importante na síntese de esteroides. No entanto, há poucas informações sobre os efeitos do trilostano no metabolismo dos esteroides equinos.[1011] O trilostano foi proposto para o tratamento de PPID e SME.[1012] Em um estudo com 20 cavalos ou pôneis tratados por 1 a 2 anos, houve melhora de sinais clínicos além da hipertricose; no entanto, os resultados do DST continuaram anormais, sugerindo uma resposta insuficiente ao medicamento.[1012] Até meados da década de 1980, o trilostano era recomendado no tratamento da doença de Cushing em humanos; no entanto, devido à ausência de potência no bloqueio da síntese de cortisol, o trilostano não é mais recomendado para tratar essa doença.[1013] Apenas alguns cavalos com PPID têm evidências de hiperplasia adrenal; portanto, os tratamentos direcionados à restauração da função da *pars intermedia* e à limitação da expansão da massa hipofisária são considerados mais apropriados do que aqueles que visam a inibição da síntese de cortisol.

Hiperadrenocorticismo hipofisário-independente (síndrome de Cushing adrenal)

No hiperadrenocorticismo hipofisário-independente ou independente de ACTH, o córtex adrenal secreta quantidades excessivas de esteroides, principalmente cortisol, que não estão sujeitos a *feedback* negativo. Em outras espécies, isso geralmente ocorre em tumores adrenais. Tumores adrenocorticais primários são raros em cavalos,[234,675-677] e os poucos casos relatados na literatura eram tumores não funcionais. Um macho Warmblood Holandês de 12 anos de idade apresentava história de polifagia, polidipsia, massa muscular reduzida, hiperidrose, letargia e queda tardia do pelame.[675] O cavalo tinha hiperglicemia persistente e resposta adrenocortical normal à estimulação com ACTH. Após o tratamento malsucedido com bromocriptina, o cavalo foi submetido à eutanásia e um adenoma adrenocortical unilateral foi encontrado.

Os carcinomas adrenocorticais foram documentados em cavalos e geralmente não são funcionais.[234,677] É interessante observar que um carcinoma adrenocortical em um garanhão Quarto de Milha de 14 anos com inapetência, perda de peso e dor abdominal foi associado à hipercalcemia maligna, que é uma síndrome paraneoplásica da secreção excessiva de peptídeo relacionado ao paratormônio.[234]

Anidrose

Ramiro E. Toribio

A anidrose equina é definida como a incapacidade de suar em resposta à estimulação apropriada. A anidrose parcial (hipoidrose) é o quadro clínico mais comum dessa doença.

EPIDEMIOLOGIA

A anidrose é frequente nos trópicos e em áreas com altas temperaturas e umidade, inclusive o sul dos EUA, Ásia, Oceania e América Latina. Relatos anteriores de anidrose foram documentados em colônias tropicais britânicas, onde os cavalos Puros-Sangues transportados da Inglaterra e da Austrália para regiões tropicais desenvolveram sudorese profusa após a chegada e, depois, passaram à sudorese baixa ou insuficiente.[1014] A princípio, foi proposto que a anidrose era causada pela ausência de adaptação às condições locais, em particular em cavalos de climas frios e temperados que se deslocavam para áreas mais quentes e úmidas.[1015] Alguns estudos não encontraram diferenças na prevalência de anidrose entre cavalos nativos do sul dos EUA e de outros estados ou países,[510,1016,1017] enquanto outros mostraram uma associação entre a anidrose e a origem geográfica do cavalo.[1018] Um estudo até descobriu que a anidrose é mais frequente em cavalos nativos da Flórida.[1017] Esses resultados conflitantes provavelmente se devem a amostras de diferentes populações, condições ambientais, critérios de inclusão (origem geográfica, idade, raça, sexo, tipo de atividade) e análise de dados.

A prevalência da anidrose nos EUA não é conhecida, embora tenha sido estimado que varia de 6 a 20% no sul do país.[510,1016,1017,1019] Em um estudo em Puros-Sangues no centro da Flórida, a prevalência foi de 6,1%, sendo maior em cavalos em treinamento e éguas não gestantes; no entanto, a doença não era frequente em indivíduos jovens.[510] Uma pesquisa epidemiológica de anidrose na Flórida publicada em 2010 incluiu 500 fazendas e 4.620 cavalos.[1018] Nesse estudo, os cavalos foram classificados como anidróticos pelo proprietário, tratador ou veterinário da fazenda. O teste intradérmico com agonista dos receptores beta-adrenérgicos não foi empregado por ser raramente utilizado em campo para estabelecimento do diagnóstico. As fazendas foram classificadas como afetadas se relatassem a doença em pelo menos um cavalo. A prevalência de anidrose em fazendas foi de 11,2% e, em animais, de 1,8%. A prevalência variou de 0,08% no norte da Flórida a 4,3% no sul do estado. As fazendas localizadas no centro e no sul da Flórida tinham duas vezes mais chances de ter cavalos com anidrose do que as do norte do estado. As chances de anidrose foram maiores em plantéis de exposição e equitação do que nos de criação.[1018] É interessante observar que cavalos Puros-Sangues e Warmbloods, animais nascidos nos estados do oeste ou centro-oeste dos EUA e aqueles com histórico familiar dessa doença eram mais propensos à anidrose.[1018] A doença parece ser mais comum em cavalos aposentados ou cavalos usados em provas que não de corridas do que naqueles de halter, recreação, cavalgadas ou trabalho.[1018] Na Coreia, a prevalência de anidrose em cavalos Puros-Sangues foi de 22% com base no teste intradérmico com epinefrina.[1020] No Paquistão, a prevalência foi de 12,4%.[1021]

A anidrose não parece estar associada ao exercício, como já sugerido, mas às condições ambientais.[1016] Não há uma associação clara com sexo, raça, cor da pelagem ou país de origem.[510,1016,1017,1020] Parece haver um componente genético. Por exemplo, cavalos com histórico familiar de anidrose tiveram 22 vezes mais chances de sofrer esse distúrbio. A influência da dieta é controversa e alguns veterinários alegam que a anidrose está associada a dietas ricas em proteínas e à ingestão insuficiente de eletrólitos.

FISIOLOGIA

A adaptação térmica de animais endotérmicos (aves e mamíferos) a temperaturas ambientais heterogêneas é o resultado de ajustes evolutivos e da pressão de seleção para manutenção das funções biológicas ideais para o sucesso da espécie. As funções fisiológicas são em grande parte ditadas pela temperatura corporal. Fica claro, então, que deve haver um sistema homeostático térmico que detecte e mantenha a temperatura corporal dentro de um intervalo estreito (homeotérmico), coordenando mecanismos de perda, conservação e geração de calor. A perda da capacidade de termorregulação causa hipotermia ou hipertermia, dependendo da temperatura e umidade circundantes, e é causada por patologias que alteram a detecção de temperatura, a geração de calor ou o ponto de ajuste da temperatura no hipotálamo. A perda de calor se dá por irradiação, condução, convecção, respiração e evaporação. A irradiação é simplesmente a emissão de energia infravermelha para longe do corpo. A convecção ocorre quando o calor é transferido do corpo para o ar ou a água em movimento. A condução é a transferência térmica de uma superfície para a superfície de uma estrutura sólida ou da água. Durante a respiração, o ar mais frio entra nos pulmões e o ar mais quente é exalado no ambiente. No caso de evaporação (transpiração), a perda de calor se deve à conversão de água em gás. Especificamente, a vaporização remove o calor do corpo ao converter a água em vapor (resfriamento evaporativo) por meio de um processo que requer energia.

A eficiência de cada um desses mecanismos depende da espécie, da atividade física, de doenças e das condições ambientais. A condução e a convecção são influenciadas pela vasoconstrição e vasodilatação. Quando a temperatura ambiente é superior à temperatura do corpo, a irradiação, a condução e a convecção se tornam ineficazes (o oposto pode ocorrer e o corpo pode ganhar calor). Nesse caso, a evaporação e a respiração se tornam muito importantes. Isso é evidente em cães que dependem principalmente do sistema respiratório para troca de calor (e, por isso, ficam ofegantes). Qualquer processo que interfira na dissipação de calor causa hipertermia, taquipneia, estresse e, em casos graves, insolação, falência de órgãos e morte.

As glândulas sudoríparas equinas (400 a 1.128/cm^2) são apócrinas, associadas ao folículo piloso (glândulas epitriquiais) e compostas por uma porção secretora e um ducto em serpentina que se abre no canal folicular.[1022-1026] Uma característica importante das glândulas sudoríparas equinas, em comparação a outras espécies, é sua rica rede capilar.[1023,1025] Detalhes da termorregulação equina são discutidos em outra publicação.[1027]

A evaporação do suor, seguida pela respiração, é a principal maneira de dissipação de calor em equídeos e seres humanos.[1028-1030] Nos equinos, a transpiração é controlada por mecanismos endócrinos, nervosos e vasculares.[1025,1031] A regulação nervosa envolve principalmente a inervação beta-adrenérgica simpática, enquanto os mecanismos endócrinos consistem na estimulação do receptor beta-adrenérgico pelas catecolaminas circulantes.[1030] Parece que o controle nervoso simpático da sudorese em equídeos é indireto, pelo controle do fluxo sanguíneo regional, enquanto o controle simpático humoral é direto para as glândulas.[1023] Isso é evidente em cavalos com síndrome de Horner, nos quais a desnervação simpática causa sudorese regional atribuída à vasodilatação e aumento do fluxo sanguíneo cutâneo.[1032]

O caminho nervoso central para a glândula sudorípara é principalmente simpático.[1033] As fibras eferentes passam do hipotálamo, via tegmento, para a coluna intermediolateral da medula espinal, emergem nos cornos ventrais e fazem sinapse com os gânglios simpáticos. A partir daqui, as fibras não mielinizadas pós-ganglionares se unem aos nervos periféricos para alcançar as glândulas sudoríparas. Essas fibras simpáticas controlam a transpiração, a resposta pilomotora, a vasoconstrição cutânea e a vasodilatação.[1033] As fibras simpáticas que atingem as glândulas sudoríparas, pelo menos em seres humanos, são colinérgicas e adrenérgicas. Diferentemente dos seres humanos, em que a estimulação colinérgica neural (receptores muscarínicos) é importante para a produção de suor, a ativação do receptor[1033] β_2-adrenérgico parece dominar a transpiração equina.[1019,1023,1024,1026] A inervação colinérgica nas glândulas sudoríparas equinas foi demonstrada e acredita-se que possa ser importante na regulação do fluxo sanguíneo regional.[1031,1034] O papel relativo da estimulação purinérgica (ATP, adenosina) e nitrinérgica (óxido nítrico) ainda não foi elucidado.[1023-1026,1031,1034-1038] As glândulas sudoríparas equinas respondem à ativação do receptor purinérgico.[1039] A importância do óxido nítrico na fisiologia das glândulas sudoríparas equinas é indicada pelo fato de que a inibição da óxido nítrico sintase atenua a transpiração em cavalos saudáveis.[1036,1037] Acredita-se que o óxido nítrico haja por meio da vasodilatação cutânea ou modulação do controle simpático da transpiração.[1036,1037]

FISIOPATOLOGIA

Embora a patogênese da anidrose equina não seja entendida por completo, os mecanismos propostos são a deficiência de agonistas de β_2-adrenorreceptores (deficiência da estimulação β_2-adrenérgica), baixa resposta da glândula sudorípara à estimulação β_2-adrenérgica (refratariedade ou regulação negativa do receptor) e inflamação.[1016] Em relação ao controle nervoso da sudorese, sugeriu-se a participação da disfunção hipotalâmica na hipertermia grave;[1019] no entanto, não há evidências que substanciem essa hipótese. Parece que a patogênese da anidrose é relacionada a uma combinação de estimulação nervosa e endócrina insuficiente. Cavalos com desnervação cutânea podem suar, embora sua resposta à estimulação térmica seja menor.[1040,1041] Um estudo descobriu que a inervação das glândulas sudoríparas de cavalos com anidrose era normal,[1015] tornando a desnervação improvável na patogênese da anidrose.[1019,1040] Um exemplo clínico que apoia outros fatores que não a ausência de inervação autônoma na anidrose equina é a síndrome de Horner, em que a desnervação simpática causa transpiração excessiva.

No que diz respeito ao papel da medula adrenal na patogênese da anidrose equina, alguns estudos demonstraram a improbabilidade da associação entre a disfunção medular e o desenvolvimento da doença.[1019,1040-1042] A disfunção vascular das glândulas sudoríparas também parece improvável. Em vez disso, sugeriu-se que a perfusão vascular dérmica anormal poderia ser relevante para a patogênese da anidrose equina.[1023,1035]

O fato de que as concentrações de epinefrina em cavalos com anidrose são normais ou elevadas,[1043] mas que as glândulas sudoríparas têm resposta reduzida à estimulação adrenérgica, indicam que a possível regulação negativa do receptor.[1015] A regulação negativa dos β_2-adrenorreceptores foi demonstrada em cavalos anidróticos.[1044] É possível que a exposição excessiva ou prolongada às catecolaminas reduza a sinalização do receptor. A presença de atrofia das glândulas sudoríparas, achatamento das células e obstrução ductal à análise histológica não implica que essas alterações sejam a causa, mas as consequências dessa doença.[1035,1045,1046] Não há evidências de que a inflamação ou processos imunomediados sejam centrais na patogênese da anidrose equina. Em humanos, foi proposto que a insuficiência sudomotora idiopática ou a anidrose generalizada idiopática, uma doença caracterizada por redução ou ausência de sudorese, sejam causadas pela ligação anormal da acetilcolina, menor número de receptores muscarínicos ou interferência imunomediada na sinalização colinérgica.[1047] Altas concentrações de imunoglobulina E (IgE), presença de dor (urticária colinérgica) e uma resposta positiva à terapia com glicocorticoides indicam a existência de um componente imune em humanos,[1047] mas isso ainda é incerto em cavalos, apesar da documentação de anomalias histológicas.[1023,1035,1046,1048]

Recentemente, demonstrou-se que os agonistas purinérgicos aumentam as concentrações intracelulares de cálcio nas glândulas sudoríparas de cavalos saudáveis[1039] e foi sugerido que os receptores purinérgicos P2Y podem ser relevantes na anidrose equina.[1049] Os agonistas purinérgicos estimularam o transporte de eletrólitos nas células das glândulas sudoríparas de cavalos normais, mas não geraram resposta nas células de cavalos anidróticos.[1038] Da mesma maneira, a estimulação do agonista do receptor β_2-adrenérgico não provocou resposta nas células de cavalos anidróticos.[1038] Isso indica que os mecanismos purinérgicos e adrenérgicos de transporte de íons podem estar envolvidos na patogênese dessa doença. Supondo que a sinalização anormal do receptor β_2-adrenérgico seja central na patogênese da anidrose, os polimorfismos do receptor poderiam apoiar a predisposição genética a essa doença. No entanto, é possível que defeitos em outras proteínas, não necessariamente os receptores em si, estejam implicados. A baixa expressão do canal de água aquaporina 5 em cavalos anidróticos pode ter relevância clínica para a fisiopatologia da anidrose, mas não implica que essa seja a causa.[1045]

A entrada de Ca^{2+} operada por estoque (SOCE, do inglês *store-operated Ca^{2+} entry*) envolve várias proteínas que aumentam as concentrações intracelulares de Ca^{2+} para manter a função secretora das células exócrinas.[1050] Uma dessas proteínas é a molécula de interação estromal 1 (STIM1), que atua como um sensor de Ca^{2+} na membrana do retículo endoplasmático para modular a entrada do íon na célula.[1050] É interessante observar que a expressão de mRNA e a atividade proteica de STIM1 são menores em glândulas sudoríparas isoladas de cavalos com anidrose, indicando que SOCE contribui para a produção do suor equino e que anomalias neste sistema podem estar envolvidas na patogênese da doença.[1051] A bestrofina 2 é um canal aniônico que facilita o transporte iônico associado ao Ca^{2+} e a troca iônica monovalente para o suor por meio do cotransportador $Na^+/K^+/2\ Cl^-$; a regulação negativa dessa proteína foi documentada em modelos animais de anidrose e suspeita-se que ocorra em humanos com anidrose idiopática.[1052]

O papel dos hormônios da tireoide na patogênese da anidrose não é claro. Alguns acreditam que a anidrose é causada por hipotireoidismo; no entanto, não há dados para comprovar isso. Alguns estudos observaram concentrações menores de hormônios da tireoide em cavalos anidróticos, enquanto outros não.[470,509,510,1017] Baixas concentrações de hormônio tireoidiano em equinos com sinais clínicos de anidrose podem representar uma adaptação à doença (síndrome da doença não tireoidiana). A concentração basal de hormônios tireoidianos e a resposta do hormônio tireoidiano ao teste de estimulação com TRH não foram diferentes entre cavalos com anidrose e controles pareados.[470] O fato de alguns cavalos apresentarem melhora com a suplementação de l-tiroxina ou caseína iodada indica que os hormônios da tireoide podem aumentar a sensibilidade dos receptores adrenorreceptores, como documentado em outras espécies.[1053] Afirmou-se que anomalias nas concentrações de eletrólitos fazem parte da patogênese da anidrose; no entanto, em estudos controlados, não foram observadas diferenças entre cavalos anidróticos e saudáveis.[510]

A anidrose, o estresse térmico e a intolerância ao exercício são doenças documentadas em equídeos com PPID, em especial em climas tropicais.[1054] Foi proposto que a anidrose induzida por fármacos é a provável causa de hipertermia em potros tratados com antibióticos macrolídeos, principalmente eritromicina.[1055]

SINAIS CLÍNICOS

Os sinais clínicos típicos são depressão, anorexia, baixo desempenho, taquipneia, hipertermia (principalmente após o exercício), ausência ou diminuição da transpiração, alopecia, pelame seco e descamação cutânea, em especial na face. Algumas áreas podem continuar a suar, predominantemente abaixo da sela, na crina e nas regiões inguinal e axilar. Os primeiros sinais são inespecíficos e estão relacionados ao baixo desempenho e problemas respiratórios. A taquipneia é o sinal clínico mais comum em cavalos com anidrose.[1018] O reconhecimento precoce da anidrose é importante, em especial em climas quentes, onde o retardo no resfriamento da temperatura central pode levar a insolação. Além disso, a anidrose representa um grande estresse para o animal, o que pode predispor a outras doenças.

DIAGNÓSTICO

De modo geral, o diagnóstico de anidrose é baseado em sinais clínicos. O primeiro método específico desenvolvido para o diagnóstico de anidrose foi a injeção intradérmica de epinefrina.[1056] Cavalos com anidrose apresentam resposta de sudorese tardia ou ausente a este teste. No entanto, como a epinefrina não é específica para receptores β_2, os efeitos alfa-adrenérgicos podem mascarar a resposta das glândulas sudoríparas. Posteriormente, testes baseados em agonistas dos receptores β_2 (salbutamol, terbutalina) foram desenvolvidos.[1029,1057] Esses métodos são semiquantitativos. Soro fisiológico e diluições seriadas de salbutamol ou terbutalina (10^{-3} a 10^{-8} p/v) são injetados por via intradérmica na lateral do pescoço.[1029,1057] A transpiração é evidente em 10 minutos, mas a resposta final é avaliada em 20 a 30 minutos. No teste de terbutalina, o sulfato de terbulatina (1 mg/mℓ [1000 mg/ℓ]) em diluições de 10 vezes com NaCl a 0,9% (1.000, 100, 10, 1, 0,1, 0,01, 0,001 e 0 mg/ℓ) é injetado por via intradérmica (0,1 mℓ) com uma agulha de calibre 25 a 5 cm de distância.[1029,1057] No teste de resposta à epinefrina, 0,1 mℓ de epinefrina em diluições de 10 vezes (1:1.000, 1:10.000, 1:100.000; 1:1.000.000) é injetado como já descrito. Cavalos com anidrose têm resposta mínima ou nula a qualquer uma das diluições,[1019,1029,1057] enquanto cavalos normais têm resposta de sudorese à maioria das diluições.

Os diagnósticos diferenciais são limitados ao trato respiratório, já que a maioria dos cavalos anidróticos e hipoidróticos apresentam taquipneia e uma resposta respiratória exagerada (taquipneia) ao exercício. Além disso, a temperatura corporal desses animais continua elevada por períodos mais longos do que em animais saudáveis. A hipertermia idiopática deve ser considerada em potros de raças com problemas termorreguladores. A etiologia não é conhecida. Esses animais apresentam hipertermia e taquipneia persistentes, com evidência mínima ou ausente de doença sistêmica ou pulmonar, e tendem a ser espertos e alertas. Essa doença é resolvida em 3 a 7 dias com tratamento de suporte que inclui o resfriamento do ambiente, banhos de álcool e administração IV de líquidos resfriados.

TRATAMENTO, PREVENÇÃO E PROGNÓSTICO

Não há tratamento específico para anidrose equina. A manutenção dos cavalos acometidos em um ambiente fresco e a redução da atividade física são fundamentais para o tratamento paliativo da anidrose. O uso de persianas, ventiladores, ar-condicionado, nebulização e resfriamento a água são medidas que reduzem a temperatura ambiental/aumentam a perda de calor. Como muitos cavalos acometidos são usados para várias atividades de desempenho, infelizmente algumas medidas de manejo podem não ser práticas ou não ser instituídas. Em dias quentes, é recomendável trabalhar esses cavalos nas horas mais frescas. Em casos graves e, se possível, deve-se considerar realocar esses animais em locais de clima mais frio. Modificações na dieta e suplementação mineral podem ajudar. O uso de sais e eletrólitos, inclusive NaCl (sal de mesa), KCl (sal leve), $NaHCO_3$ (bicarbonato de sódio) e $MgSO_4$ (sal de Epsom) pode ser benéfico, embora não haja estudos controlados. Uma infinidade de suplementos com eletrólitos, aminoácidos, L-tirosina (precursor da catecolamina), cobalto, vitamina E (antioxidante), vitamina C (antioxidante), vitamina B_{12}, outras vitaminas hidrossolúveis e fitoterápicos, para citar alguns, está disponível para o tratamento da anidrose, embora sua eficácia não tenha sido cientificamente avaliada. A metildopa, um agente anti-hipertensivo que diminui a atividade simpática central (simpatolítica), também tem sido utilizada, mas não há pesquisas para apoiar sua eficácia em cavalos anidróticos. Os anti-histamínicos foram ineficazes. A administração oral diária de caseína iodada (10 a 15 g/dia) ou levotiroxina sódica (1 a 6 mg/100 kg) melhorou os sinais clínicos.[1019,1035] Como existem informações de que os hormônios da tireoide aumentam a sensibilidade ao receptor β_2-adrenorreceptor em outras espécies, esses suplementos devem ser considerados em alguns cavalos com anidrose, lembrando das possíveis complicações (hipertireoidismo iatrogênico, perda de peso, hipertermia).

O uso de agonistas dos receptores β_2 é controverso, pois as informações disponíveis indicam que a regulação negativa desses receptores é o resultado da estimulação adrenérgica excessiva. No entanto, alguns veterinários relatam que o uso de clembuterol em cavalos com anidrose branda ou hipoidrose em temperatura e a umidade ambientes elevadas pode melhorar a gravidade dos sinais clínicos. Um estudo recente não encontrou efeito do tratamento prolongado com clembuterol na resposta de sudorese à administração intradérmica de epinefrina em cavalos Puros-Sangues.[1058]

Não há evidências de que a anidrose seja um processo imunomediado; no entanto, os glicocorticoides têm sido um tratamento proposto. Uma combinação de glicocorticoides com clembuterol foi sugerida sob a lógica de que os agonistas dos receptores β_2 podem potencializar os efeitos anti-inflamatórios dos corticoides. Outra justificativa é que os glicocorticoides podem melhorar a resposta dos receptores β_2 aos agonistas. Novamente, essa abordagem ainda não foi elucidada, pois a estimulação adrenérgica excessiva parece fazer parte do problema. Também é importante evitar o uso de sedativos (agonistas do receptor α_2) que podem estimular a transpiração no cavalo.

A acupuntura e a acupressão são tratamentos não tradicionais que proprietários, treinadores e alguns veterinários alegam melhorar a transpiração em cavalos anidróticos, principalmente em caso de insucesso de outras terapias. Em um estudo retrospectivo que incluiu cavalos anidróticos tratados com acupuntura e fitoterapia, de acordo com os proprietários, os sinais clínicos melhoraram.[1059] Uma limitação deste estudo foi o critério de inclusão, que provavelmente introduziu o viés do cliente – apenas cavalos anidróticos com controle médico completo e a capacidade de contato com o proprietário para acompanhamento foram incluídos.[1059] Uma avaliação de campo da acupuntura combinada com fitoterápicos em cavalos diagnosticados com anidrose com base no teste intradérmico com terbutalina na Flórida não demonstrou uma clara diferença entre animais tratados e aqueles que receberam placebo.[1060] Nesse estudo, o tratamento melhorou a transpiração, mas sem diferença estatística significativa em comparação ao placebo.[1060] Segundo o autor, a acupuntura combinada à fitoterapia pode melhorar a transpiração em cavalos anidróticos, mas o efeito é de curta duração após a interrupção do tratamento.[1060] Algumas publicações leigas recomendam uma lata de cerveja de 355 mℓ todas as manhãs como um tratamento eficaz para a anidrose. Algumas fontes afirmam que a cerveja escura é mais eficaz.

O prognóstico de cavalos com anidrose é reservado e determinado pela gravidade da doença, resposta à terapia, geografia e instituição de medidas paliativas.

REFERÊNCIAS BIBLIOGRÁFICAS

1. Toribio RE. Disorders of calcium and phosphate metabolism in horses. *Vet Clin North Am Equine Pract*. 2011;27:129–147.
2. Hurcombe SD, Toribio RE, Slovis NM, et al. Calcium regulating hormones and serum calcium and magnesium concentrations in septic and critically ill foals and their association with survival. *J Vet Intern Med*. 2009;23:335–343.
3. Kamr AM, Dembek KA, Reed SM, et al. Vitamin D Metabolites and Their Association with Calcium, Phosphorus, and PTH Concentrations, Severity of Illness, and Mortality in Hospitalized Equine Neonates. *PLoS One*. 2015;10:e0127684.
4. Toribio RE, Kohn CW, Chew DJ, Sams RA, Rosol TJ. Comparison of serum parathyroid hormone and ionized calcium and magnesium concentrations and fractional urinary clearance of calcium and phosphorus in healthy horses and horses with enterocolitis. *Am J Vet Res*. 2001;62:938–947.
5. Toribio RE, Kohn CW, Capen CC, Rosol TJ. Parathyroid Hormone (PTH) Secretion, PTH mRNA and Calcium-Sensing Receptor mRNA Expression in Equine Parathyroid Cells, and Effects of IL-1, IL-6, and TNF-alpha on Equine Parathyroid Cell Function. *J Mol Endocrinol*. 2003.
6. Toribio RE, Kohn CW, Hardy J, Rosol TJ. Alterations in serum parathyroid hormone and electrolyte concentrations and urinary excretion of electrolytes in horses with induced endotoxemia. *J Vet Intern Med*. 2005;19:223–231.
7. Toribio RE, Kohn CW, Rourke KM, Levine AL, Rosol TJ. Effects of hypercalcemia on serum concentrations of magnesium, potassium, and phosphate and urinary excretion of electrolytes in horses. *Am J Vet Res*. 2007;68:543–554.
8. Rosol TJ, Capen CC. Calcium-regulating hormones and diseases of abnormal mineral (calcium, phosphorus, magnesium) metabolism. In: Kaneko JJ, Harvey JW, Bruss ML, eds. *Clinical Biochemistry of Domestic Animals*. San Diego: Academic Press; 1997:619–702.
9. Aguilera-Tejero E, Sanchez J, Almaden Y, Mayer-Valor R, Rodriguez M, Felsenfeld AJ. Hysteresis of the PTH-calcium curve during hypocalcemia in the dog: effect of the rate and linearity of calcium decrease and sequential episodes of hypocalcemia. *J Bone Miner Res*. 1996;11:1226–1233.
10. Hurwitz S. Homeostatic control of plasma calcium concentration. *Crit Rev Biochem Mol Biol*. 1996;31:41–100.
11. Kohn CW, Brooks CL. Failure of pH to predict ionized calcium percentage in healthy horses. *Am J Vet Res*. 1990; 51:1206–1210.
12. Lopez I, Estepa JC, Mendoza FJ, Mayer-Valor R, Aguilera-Tejero E. Fractionation of calcium and magnesium in equine serum. *Am J Vet Res*. 2006;67:463–466.
13. Berlin D, Aroch I. Concentrations of ionized and total magnesium and calcium in healthy horses: effects of age, pregnancy, lactation, pH and sample type. *Vet J*. 2009;181:305–311.
14. Hilgard P. Experimental hypercalcaemia and whole blood clotting. *J Clin Pathol*. 1973;26:616–619.
15. Schryver HF, Hintz HF. Minerals. In: Robinson NE, ed. *Current Therary in Equine Medicine*. Philadelphia: W.B. Saunders; 1987:393–405.
16. National Research Council. *Nutrient Requirements of Horses*. 5th ed. Washington, D.C.: National Academic Press; 1989.
17. Meyer H, Ahlswede L. Magnesium metabolism in the horse. *Zentralbl Veterinarmed A*. 1977;24:128–139.
18. Jordan RM, Meyers VS, Yoho B, Spurrel FA. Effect of calcium and phosphorus levels on growth, reproduction, and bone development of ponies. *J Anim Sci*. 1975;40:78.
19. Schryver HF, Oftedal OT, Williams J, Soderholm LV, Hintz HF. Lactation in the horse: the mineral composition of mare milk. *J Nutr*. 1986;116:2142–2147.
20. Schryver HF, Oftedal OT, Williams J, Cymbaluk NF, Antczak D, Hintz HF. A comparison of the mineral composition of milk of domestic and captive wild equids (Equus przewalski, E. zebra, E. burchelli, E. caballus, E. assinus). *Comp Biochem Physiol A*. 1986;85:233–235.
21. Schryver HF, Craig PH, Hintz HF. Calcium metabolism in ponies fed varying levels of calcium. *J Nutr*. 1970;100:955–964.
22. Schryver HF, Hintz HF, Craig PH. Phosphorus metabolism in ponies fed varying levels of phosphorus. *J Nutr*. 1971;101:1257–1263.
23. Schryver HF, Hintz HF, Lowe JE. Calcium and phosphorus in the nutrition of the horse. *Cornell Vet*. 1974;64:493–515.
24. National Research Council. *Mineral tolerance of domestic animals*. Washington, D.C.: National Academic Press; 1980.
25. Hintz HF, Meakim DW. A Comparison of the 1978 National Research Council's Recommendations of Nutrient Requirements of Horses With Recent Studies. *Equine Vet J*. 1981;13(3):187–191.
26. Schryver HF, Foose TJ, Williams J, Hintz HF. Calcium excretion in feces of ungulates. *Comp Biochem Physiol A*. 1983;74:375–379.
27. Meyer H, Stadermann B, Schnurpel B. The influence of type of diet (roughage or concentrate) on the plasma level, renal excretion, and apparent digestibility of calcium and magnesium in resting and exercising horses. *J Equine Vet Sci*. 1992;12:233–239.
28. Schryver HF, Craig PH, Hintz HF, Hogue DE, Lowe JE. The site of calcium absorption in the horse. *J Nutr*. 1970; 100:1127–1131.

29. Schryver HF, Hintz HF, Craig PH. Calcium metabolism in ponies fed a high phosphorus diet. *J Nutr.* 1971;101:259–264.
30. Schryver HF, Hintz HF, Lowe JE. Calcium and phosphorus inter-relationships in horse nutrition. *Equine Vet J.* 1971;3:102–109.
31. Swartzman JA, Hintz HF, Schryver HF. Inhibition of calcium absorption in ponies fed diets containing oxalic acid. *Am J Vet Res.* 1978;39:1621–1623.
32. McKenzie RA, Gartner RJ, Blaney BJ, Glanville RJ. Control of nutritional secondary hyperparathyroidism in grazing horses with calcium plus phosphorus supplementation. *Aust Vet J.* 1981;57:554–557.
33. McKenzie EC, Valberg SJ, Godden SM, et al. Plasma and urine electrolyte and mineral concentrations in Thoroughbred horses with recurrent exertional rhabdomyolysis after consumption of diets varying in cation-anion balance. *Am J Vet Res.* 2002;63:1053–1060.
34. Glade MJ, Krook L, Schryver HF, Hintz HF. Calcium metabolism in glucocorticoid-treated pony foals. *J Nutr.* 1982; 112:77–86.
35. Glade MJ, Krook L. Glucocorticoid-induced inhibition of osteolysis and the development of osteopetrosis, osteonecrosis and osteoporosis. *Cornell Vet.* 1982;72:76–91.
36. Harrington DD. Influence of magnesium deficiency on horse foal tissue concentration of Mg, calcium and phosphorus. *Br J Nutr.* 1975;34:45–57.
37. Hintz HF, Schryver HF. Magnesium metabolism in the horse. *J Anim Sci.* 1972;35:755–759.
38. Caple IW, Doake PA, Ellis PG. Assessment of the calcium and phosphorus nutrition in horses by analysis of urine. *Aust Vet J.* 1982;58:125–131.
39. Coffman J. Percent creatinine clearance ratios. *Vet Med Small Anim Clin.* 1980;75:671–676.
40. Stewart AJ, Hardy J, Kohn CW, Toribio RE, Hinchcliff KW, Silver B. Validation of diagnostic tests for determination of magnesium status in horses with reduced magnesium intake. *Am J Vet Res.* 2004;65:422–430.
41. Endres DB, Rude RK. Mineral and Bone Metabolism. In: Burtis CA, Ashwood ER, Bruns DE, eds. *Tietz Textbook of Clinical Chemistry and Molecular Diagnostics.* St. Louis, Mo: Elsevier Saunders; 2006:1891–1963.
42. Schryver HF, Hintz HF, Craig PH, Hogue DE, Lowe JE. Site of phosphorus absorption from the intestine of the horse. *J Nutr.* 1972;102:143–147.
43. Schryver HF. Intestinal absorption of calcium and phosphorus by horses. *J S Afr Vet Assoc.* 1975;46:39–45.
44. van Doorn DA, Everts H, Wouterse H, Homan S, Beynen AC. Influence of high phosphorus intake on salivary and plasma concentrations, and urinary phosphorus excretion in mature ponies. *J Anim Physiol Anim Nutr (Berl).* 2011;95:154–160.
45. Fowler AL, Hansen TL, Strasinger LA, Harlow BE, Lawrence LM. Phosphorus digestibility and phytate degradation by yearlings and mature horses. *J Anim Sci.* 2015;93:5735–5742.
46. National Research Council (U.S.). *Committee on Nutrient Requirements of Horses. Nutrient requirements of horses.* 6th rev. ed. Washington, DC: National Academies Press; 2007.
47. van Doorn DA, Everts H, Wouterse H, Beynen AC. The apparent digestibility of phytate phosphorus and the influence of supplemental phytase in horses. *J Anim Sci.* 2004; 82:1756–1763.
48. Hintz HF, Williams AJ, Rogoff J, Schryver HF. Availability of phosphorus in wheatbran when fed to ponies. *J Anim Sci.* 1973;36:522–525.
49. Matsui T, Murakami Y, Yano H, Fujikawa H, Osawa T, Asai Y. Phytate and phosphorus movements in the digestive tract of horses. *Equine Vet J Suppl.* 1999:505–507.
50. Lavin TE, Nielsen BD, Zingsheim JN, et al. Effects of phytase supplementation in mature horses fed alfalfa hay and pelleted concentrate diets. *J Anim Sci.* 2013;91:1719–1727.
51. Hintz HF, Schryver HF. Magnesium, calcium and phosphorus metabolism in ponies fed varying levels of magnesium. *J Anim Sci.* 1973;37:927–930.
52. Roose KA, Hoekstra KE, Pagan JD, Geor RJ. Effect of an aluminum supplement on nutrient digestibility and mineral metabolism in Thoroughbred horses. *16th Equine Nutr Physiol Soc Symp.* 2001:364–369.
53. Mundy GR, Guise TA. Hormonal control of calcium homeostasis. *Clin Chem.* 1999;45:1347–1352.
54. Suva LJ, Winslow GA, Wettenhall RE, et al. A parathyroid hormone-related protein implicated in malignant hypercalcemia: cloning and expression. *Science.* 1987;237:893–896.
55. Wysolmerski JJ, Stewart AF. The physiology of parathyroid hormone-related protein: an emerging role as a developmental factor. *Annu Rev Physiol.* 1998;60:431–460.
56. Aguilera-Tejero E, Garfia B, Estepa JC, Lopez I, Mayer-Valor R, Rodriguez M. Effects of exercise and EDTA administration on blood ionized calcium and parathyroid hormone in horses. *Am J Vet Res.* 1998;59:1605–1607.
57. Brown EM. Four-parameter model of the sigmoidal relationship between parathyroid hormone release and extracellular calcium concentration in normal and abnormal parathyroid tissue. *J Clin Endocrinol Metab.* 1983;56:572–581.
58. Estepa JC, Aguilera-Tejero E, Mayer-Valor R, Almaden Y, Felsenfeld AJ, Rodriguez M. Measurement of parathyroid hormone in horses. *Equine Vet J.* 1998;30:476–481.
59. Felsenfeld AJ, Llach F. Parathyroid gland function in chronic renal failure. *Kidney Int.* 1993;43:771–789.
60. Brown EM, Gamba G, Riccardi D, et al. Cloning and characterization of an extracellular Ca(2+)-sensing receptor from bovine parathyroid. *Nature.* 1993;366:575–580.
61. Rourke KM, Kohn CW, Rosol TJ, Toribio RE. Equus caballus parathyroid hormone precursor (PTH) mRNA. *NIH-GenBank.* 2006. Retrieved from http://www.ncbi.nlm.nih.gov/nuccore/DQ399295.1.
62. Capen CC, Rosol TJ. Pathobiology of Parathyroid Hormone and Parathyroid Hormone-Related Protein: Introducing and Evolving Concepts. In: LiVolsi VA, DeLellis RA, eds. *Pathobiology of the Parathyroid and Thyroid Glands.* Baltimore: Williams & Wilkins; 1993:1–33.
63. Dambacher MA, Fischer JA, Hunziker WH, et al. Distribution of circulating immunoreactive components of parathyroid hormone in normal subjects and in patients with primary and secondary hyperparathyroidism: the role of the kidney and of the serum calcium concentration. *Clin Sci (Lond).* 1979;57:435–443.
64. Kronengerg HM, Bringhurst FR, Segre GV, Potts Jr JT. Parathyroid hormone biosynthesis and metabolism. In: Bilezikian JP, Marcus R, Levine MA, eds. *The Parathyroids: Basic and Clinical Concepts.* San Diego: Academic Press; 2001:17–30.
65. Martin KJ, Hruska KA, Freitag JJ, Klahr S, Slatopolsky E. The peripheral metabolism of parathyroid hormone. *N Engl J Med.* 1979;301:1092–1098.
66. Bringhurst FR, Stern AM, Yotts M, Mizrahi N, Segre GV, Potts Jr JT. Peripheral metabolism of PTH: fate of biologically active amino terminus in vivo. *Am J Physiol.* 1988;255:E886–E893.
67. Fox J, Scott M, Nissenson RA, Heath III H. Effect of plasma calcium concentration on the metabolic clearance rate of parathyroid hormone in the dog. *J Lab Clin Med.* 1983;102:70–77.
68. Segre GV, D'Amour P, Hultman A, Potts Jr JT. Effects of hepatectomy, nephrectomy, and nephrectomy/uremia on the metabolism of parathyroid hormone in the rat. *J Clin Invest.* 1981;67:439–448.
69. Silver J, Russell J, Sherwood LM. Regulation by vitamin D metabolites of messenger ribonucleic acid for preproparathyroid hormone in isolated bovine parathyroid cells. *Proc Natl Acad Sci U S A.* 1985;82:4270–4273.

70. Moallem E, Kilav R, Silver J, Naveh-Many T. RNA-Protein binding and post-transcriptional regulation of parathyroid hormone gene expression by calcium and phosphate. *J Biol Chem*. 1998;273:5253–5259.
71. Bringhurst FR. Physiologic actions of PTH and PTHrP. II. Renal actions. In: Bilezikian JP, Marcus R, Levine MA, eds. *The Parathyroids: Basic and Clinical Concepts*. San Diego: Academic Press; 2001:223–243.
72. Bellorin-Font E, Lopez C, Diaz K, Pernalete N, Lopez M, Starosta R. Role of protein kinase C on the acute desensitization of renal cortical adenylate cyclase to parathyroid hormone. *Kidney Int*. 1995;47:38–44.
73. de Rouffignac C, Quamme G. Renal magnesium handling and its hormonal control. *Physiol Rev*. 1994;74:305–322.
74. Friedman PA. Codependence of renal calcium and sodium transport. *Annu Rev Physiol*. 1998;60:179–197.
75. Brown EM. Physiology and pathophysiology of the extracellular calcium-sensing receptor. *Am J Med*. 1999;106:238–253.
76. Houillier P. Mechanisms and regulation of renal magnesium transport. *Annu Rev Physiol*. 2014;76:411–430.
77. Simon DB, Lu Y, Choate KA, et al. Paracellin-1, a renal tight junction protein required for paracellular Mg^{2+} resorption. *Science*. 1999;285:103–106.
78. Hoenderop JG, van der Kemp AW, Hartog A, et al. Molecular identification of the apical Ca^{2+} channel in 1, 25-dihydroxyvitamin D3-responsive epithelia. *J Biol Chem*. 1999;274:8375–8378.
79. Hoenderop JG, Willems PH, Bindels RJ. Toward a comprehensive molecular model of active calcium reabsorption. *Am J Physiol Renal Physiol*. 2000;278:F352–F360.
80. Rourke KM, Coe S, Kohn CW, Rosol TJ, Mendoza FJ, Toribio RE. Cloning, comparative sequence analysis and mRNA expression of calcium-transporting genes in horses. *Gen Comp Endocrinol*. 2010;167:6–10.
80a. Wilkens MR, Marholt L, Eigendorf N, et al. Trans- and paracellular calcium transport along the small and large intestine in horses. *Comp Biochem Physiol A Mol Integr Physiol*. 2017;204:157–163.
81. Gmaj P, Murer H. Cellular mechanisms of inorganic phosphate transport in kidney. *Physiol Rev*. 1986;66:36–70.
82. Malmstrom K, Murer H. Parathyroid hormone regulates phosphate transport in OK cells via an irreversible inactivation of a membrane protein. *FEBS Lett*. 1987;216:257–260.
83. Filipovic N, Stojevic Z, Plevnik N, Masek T, Prvanovic N, Tucek Z. The influence of age on bone metabolism in mares during late pregnancy and lactation. *Res Vet Sci*. 2014;97:194–198.
84. Teitelbaum SL. Bone resorption by osteoclasts. *Science*. 2000;289:1504–1508.
85. Simonet WS, Lacey DL, Dunstan CR, et al. Osteoprotegerin: a novel secreted protein involved in the regulation of bone density. *Cell*. 1997;89:309–319.
86. Lepage OM, Carstanjen B, Uebelhart D. Non-invasive assessment of equine bone: an update. *Vet J*. 2001;161:10–22.
87. Price JS. Biochemical markers of bone metabolism in horses: potentials and limitations? *Vet J*. 1998;156:163–165.
88. Carstanjen B, Hoyle NR, Gabriel A, Detilleux J, Amory H, Remy B. Assessment of Bone Formation- and Bone Resorption-Markers in Horses. *J Bone Miner Res*. 2002;17:S319.
89. Holick MF, Frommer JE, McNeill SC, Richtand NM, Henley JW, Potts Jr JT. Photometabolism of 7-dehydrocholesterol to previtamin D3 in skin. *Biochem Biophys Res Commun*. 1977;76:107–114.
90. Fu GK, Lin D, Zhang MY, et al. Cloning of human 25-hydroxyvitamin D-1 alpha-hydroxylase and mutations causing vitamin D–dependent rickets type 1. *Mol Endocrinol*. 1997;11:1961–1970.
91. Kuro-o M. Overview of the FGF23-Klotho axis. *Pediatr Nephrol*. 2010;25:583–590.
92. Martin A, David V, Quarles LD. Regulation and function of the FGF23/klotho endocrine pathways. *Physiol Rev*. 2012;92:131–155.
93. Brown AJ, Dusso A, Slatopolsky E. Vitamin D. *Am J Physiol*. 1999;277:F157–F175.
94. Friedman PA, Gesek FA. Cellular calcium transport in renal epithelia: measurement, mechanisms, and regulation. *Physiol Rev*. 1995;75:429–471.
95. Wasserman RH, Fullmer CS. Vitamin D and intestinal calcium transport: facts, speculations and hypotheses. *J Nutr*. 1995;125:1971S–1979S.
96. Szabo A, Merke J, Beier E, Mall G, Ritz E. 1,25(OH)2 vitamin D3 inhibits parathyroid cell proliferation in experimental uremia. *Kidney Int*. 1989;35:1049–1056.
97. Bikle D. Nonclassic actions of vitamin D. *J Clin Endocrinol Metab*. 2009;94:26–34.
98. Borella E, Nesher G, Israeli E, Shoenfeld Y. Vitamin D: a new anti-infective agent? *Ann N Y Acad Sci*. 2014;1317:76–83.
99. Zittermann A, Gummert JF. Nonclassical vitamin D action. *Nutrients*. 2010;2:408–425.
100. Gombart AF. The vitamin D-antimicrobial peptide pathway and its role in protection against infection. *Future Microbiol*. 2009;4:1151–1165.
101. Guo C, Gombart AF. The antibiotic effects of vitamin D. *Endocr Metab Immune Disord Drug Targets*. 2014;14:255–266.
102. Lee P, Eisman JA, Center JR. Vitamin D deficiency in critically ill patients. *N Engl J Med*. 2009;360:1912–1914.
103. Nair P, Lee P, Reynolds C, et al. Significant perturbation of vitamin D-parathyroid-calcium axis and adverse clinical outcomes in critically ill patients. *Intensive Care Med*. 2013;39:267–274.
104. Jeng L, Yamshchikov AV, Judd SE, et al. Alterations in vitamin D and anti-microbial peptides in patients in the intensive care unit with sepsis. *J Transl Med*. 2009;7:28.
105. Leaf DE, Croy HE, Abrahams SJ, Raed A, Waikar SS. Cathelicidin antimicrobial protein, vitamin D, and risk of death in critically ill patients. *Crit Care*. 2015;19:80.
106. Lee P, Nair P, Eisman JA, Center JR. Vitamin D deficiency in the intensive care unit: an invisible accomplice to morbidity and mortality? *Intensive Care Med*. 2009;35:2028–2032.
107. Breidenbach A, Schlumbohm C, Harmeyer J. Peculiarities of vitamin D and of the calcium and phosphate homeostatic system in horses. *Vet Res*. 1998;29:173–186.
108. Horst RL, Littledike ET, Riley JL, Napoli JL. Quantitation of vitamin D and its metabolites and their plasma concentrations in five species of animals. *Anal Biochem*. 1981;116:189–203.
109. Horst RL, Littledike ET. Comparison of plasma concentrations of vitamin D and its metabolites in young and aged domestic animals. *Comp Biochem Physiol B*. 1982;73:485–489.
110. Maenpaa PH, Lappetelainen R, Virkkunen J. Serum retinol, 25-hydroxyvitamin D and alpha-tocopherol of racing trotters in Finland. *Equine Vet J*. 1987;19:237–240.
111. Maenpaa PH, Koskinen T, Koskinen E. Serum profiles of vitamins A, E and D in mares and foals during different seasons. *J Anim Sci*. 1988;66:1418–1423.
112. Maenpaa PH, Pirhonen A, Koskinen E. Vitamin A, E and D nutrition in mares and foals during the winter season: effect of feeding two different vitamin-mineral concentrates. *J Anim Sci*. 1988;66:1424–1429.
113. Smith BS, Wright H. 25-Hydroxyvitamin D concentrations in equine serum. *Vet Rec*. 1984;115:579.
114. Enbergs H, Karp HP, Schonherr U. Course of blood levels of calcium, inorganic phosphate, alkaline phosphatase, parathyroid hormone and calcidiol (25-OH-D3) in one and two year old thoroughbred horses. *Dtsch Tierarztl Wochenschr*. 1996;103:491–493.
115. Pozza ME, Kaewsakhorn T, Trinarong C, Inpanbutr N, Toribio RE. Serum vitamin D, calcium, and phosphorus concen-

trations in ponies, horses and foals from the United States and Thailand. *Vet J.* 2014;199:451–456.

116. El Shorafa WM, Feaster JP, Ott EA, Asquith RL. Effect of vitamin D and sunlight on growth and bone development of young ponies. *J Anim Sci.* 1979;48:882–886.
117. Azarpeykan S, Dittmer KE, Gee EK, et al. Influence of blanketing and season on vitamin D and parathyroid hormone, calcium, phosphorus, and magnesium concentrations in horses in New Zealand. *Domest Anim Endocrinol.* 2016;56:75–84.
118. Piccione G, Assenza A, Fazio F, Bergero D, Caola G. Daily rhythms of serum vitamin D-metabolites, calcium and phosphorus in horses. *Acta Veterinaria Brno.* 2008;77:151–157.
119. Azarpeykan S, Dittmer KE, Gee EK, et al. Circadian rhythm of calciotropic hormones, serum calcium, phosphorus and magnesium during the shortest and longest days of the year in horses in New Zealand. *J Anim Physiol Anim Nutr (Berl).* 2016;100:1058–1066.
120. Lopez I, Estepa JC, Mendoza FJ, Rodriguez M, Aguilera-Tejero E. Serum concentrations of calcium, phosphorus, magnesium and calciotropic hormones in donkeys. *Am J Vet Res.* 2006;67:1333–1336.
121. Ceylan E, Dede S, Deger Y, Yoruk I. Investigation of the Effects of Carrying Heavy Load on Prooxidation/Antioxidant Status and Vitamin D-3 in Healthy Horses. *Asian J Anim Vet Adv.* 2009;4:41–46.
122. Toribio RE, Kohn CW, Leone GW, Capen CC, Rosol TJ. Molecular cloning and expression of equine calcitonin, calcitonin gene-related peptide-I, and calcitonin gene-related peptide-II. *Mol Cell Endocrinol.* 2002.
123. Garrett JE, Tamir H, Kifor O, et al. Calcitonin-secreting cells of the thyroid express an extracellular calcium receptor gene. *Endocrinology.* 1995;136:5202–5211.
124. Munson PL, Hirsch PF. Importance of calcitonin in physiology, clinical pharmacology, and medicine. *Bone Miner.* 1992;16:162–165.
125. Woodrow JP, Sharpe CJ, Fudge NJ, Hoff AO, Gagel RF, Kovacs CS. Calcitonin plays a critical role in regulating skeletal mineral metabolism during lactation. *Endocrinology.* 2006;147:4010–4021.
126. Blahser S. Immunocytochemical demonstration of calcitonin-containing C-cells in the thyroid glands of different mammals. *Cell Tissue Res.* 1978;186:551–558.
127. Gray AW, Davies ME, Jeffcott LB. Generation and activity of equine osteoclasts in vitro: effects of the bisphosphonate pamidronate (APD). *Res Vet Sci.* 2002;72:105–113.
128. Garel JM, Martin-Rosset W, Barlet JP. Plasma immunoreactive calcitonin levels in pregnant mares and newborn foals. *Horm Metab Res.* 1975;7:429–432.
129. Sandusky Jr GE, Wightman KA. Application of the peroxidase-antiperoxidase procedure to the localization of pituitary hormones and calcitonin in various domestic animals and human beings. *Am J Vet Res.* 1985;46:739–741.
130. Wysolmerski JJ. Parathyroid hormone-related protein: an update. *J Clin Endocrinol Metab.* 2012;97:2947–2956.
131. Care AD, Abbas SK, Ousey J, Johnson L. The relationship between the concentration of ionised calcium and parathyroid hormone-related protein (PTHrP[1-34]) in the milk of mares. *Equine Vet J.* 1997;29:186–189.
132. Barton MH, Sharma P, LeRoy BE, Howerth EW. Hypercalcemia and high serum parathyroid hormone-related protein concentration in a horse with multiple myeloma. *J Am Vet Med Assoc.* 2004;225:409–413, 376.
133. Karcher LF, Le Net JL, Turner BF, Reimers TJ, Tennant BC. Pseudohyperparathyroidism in a mare associated with squamous cell carcinoma of the vulva. *Cornell Vet.* 1990;80:153–162.
134. Marr CM, Love S, Pirie HM. Clinical, ultrasonographic and pathological findings in a horse with splenic lymphosarcoma and pseudohyperparathyroidism. *Equine Vet J.* 1989;21:221–226.
135. Meuten DJ, Price SM, Seiler RM, Krook L. Gastrict carcinoma with pseudohyperparathyroidism in a horse. *Cornell Vet.* 1978;68:179–195.
136. Rosol TJ, Nagode LA, Robertson JT, Leeth BD, Steinmeyer CL, Allen CM. Humoral hypercalcemia of malignancy associated with ameloblastoma in a horse. *J Am Vet Med Assoc.* 1994;204:1930–1933.
137. Berndt T, Kumar R. Phosphatonins and the regulation of phosphate homeostasis. *Annu Rev Physiol.* 2007;69:341–359.
138. Kuro-o M. Klotho, phosphate and FGF-23 in ageing and disturbed mineral metabolism. *Nat Rev Nephrol.* 2013;9:650–660.
139. Lanske B, Razzaque MS. Molecular interactions of FGF23 and PTH in phosphate regulation. *Kidney Int.* 2014;86:1072–1074.
140. Gattineni J, Bates C, Twombley K, et al. FGF23 decreases renal NaPi-2a and NaPi-2c expression and induces hypophosphatemia in vivo predominantly via FGF receptor 1. *Am J Physiol Renal Physiol.* 2009;297:F282–F291.
141. Schiavi SC, Kumar R. The phosphatonin pathway: new insights in phosphate homeostasis. *Kidney Int.* 2004;65:1–14.
142. Hu MC, Kuro-o M, Moe OW. The emerging role of klotho in clinical nephrology. *Nephrol Dial Transplant.* 2012;27:2650–2657.
143. Kamr A, Dembek K, Hildreth III B, Reed SM, Slovis N, Barr B, Zaghawa A, Toribio R. The fibroblast growth factor-23/klotho axis in healthy and hospitalized foals. *ACVIM Abstracts.* 2016;E20:1504.
144. Beyer MJ, Freestone JF, Reimer JM, Bernard WV, Rueve ER. Idiopathic hypocalcemia in foals. *J Vet Intern Med.* 1997;11:356–360.
145. Aguilera-Tejero E, Estepa JC, Lopez I, Bas S, Rodriguez M. Polycystic kidneys as a cause of chronic renal failure and secondary hypoparathyroidism in a horse. *Equine Vet J.* 2000;32:167–169.
146. Couetil LL, Sojka JE, Nachreiner RF. Primary hypoparathyroidism in a horse. *J Vet Intern Med.* 1998;12:45–49.
147. Frank N, Hawkins JF, Couetil LL, Raymond JT. Primary hyperparathyroidism with osteodystrophia fibrosa of the facial bones in a pony. *J Am Vet Med Assoc.* 1998;212:84–86.
148. Tomlinson JE, Johnson AL, Ross MW, et al. Successful detection and removal of a functional parathyroid adenoma in a pony using technetium Tc 99m sestamibi scintigraphy. *J Vet Intern Med.* 2014;28:687–692.

148a. Cottle HJ, Hughes KJ, Thompson H, Johnston PEJ, Philbey AW. Primary hyperparathyroidism in a 17-year-old Arab × Welsh Cob pony mare with a functional parathyroid adenoma. *Equine Vet Educ.* 2016;28:477–485.

149. Villagran CC, Frank N, Schumacher J, Reel D. Persistent Hypercalcemia and Hyperparathyroidism in a Horse. *Case Reports Vet Medicine.* 2014;2014:1–6.
150. Ronen N, Van Heerden J, van Amstel SR. Clinical and biochemistry findings, and parathyroid hormone concentrations in three horses with secondary hyperparathyroidism. *J S Afr Vet Assoc.* 1992;63:134–136.
151. Harrington DD, Page EH. Acute vitamin D3 toxicosis in horses: case reports and experimental studies of the comparative toxicity of vitamins D2 and D3. *J Am Vet Med Assoc.* 1983;182:1358–1369.
152. Elfers RS, Bayly WM, Brobst DF, et al. Alterations in calcium, phosphorus and C-terminal parathyroid hormone levels in equine acute renal disease. *Cornell Vet.* 1986;76:317–329.
153. Aguilera-Tejero E, Estepa JC, Lopez I, Bas S, Garfia B, Rodriguez M. Plasma ionized calcium and parathyroid hormone concentrations in horses after endurance rides. *J Am Vet Med Assoc.* 2001;219:488–490.

154. Dart AJ, Snyder JR, Spier SJ, Sullivan KE. Ionized calcium concentration in horses with surgically managed gastrointestinal disease: 147 cases (1988–1990). *J Am Vet Med Assoc.* 1992;201:1244–1248.
155. Garcia-Lopez JM, Provost PJ, Rush JE, Zicker SC, Burmaster H, Freeman LM. Prevalence and prognostic importance of hypomagnesemia and hypocalcemia in horses that have colic surgery. *Am J Vet Res.* 2001;62:7–12.
156. Kaneps AJ, Knight AP, Bennett DG. Synchronous diaphragmatic flutter associated with electrolyte imbalances in a mare with colic. *Equine Pract.* 1980;2:18.
157. Baird JD. Lactation tetany (eclampsia) in a Shetland pony mare. *Aust Vet J.* 1971;47:402–404.
158. Mansmann RA, Carlson GP, White NA, Milne DW. Synchronous diaphragmatic flutter in horses. *J Am Vet Med Assoc.* 1974;165:265–270.
159. Schoeb TR, Panciera RJ. Blister beetle poisoning in horses. *J Am Vet Med Assoc.* 1978;173:75–77.
160. Dyke TM, Maclean AA. Urethral obstruction in a stallion with possible synchronous diaphragmatic flutter. *Vet Rec.* 1987;121:425–426.
161. Carlson GP, Mansmann RA. Serum electrolyte and plasma protein alterations in horses used in endurance rides. *J Am Vet Med Assoc.* 1974;165:262–264.
162. Hudson NP, Church DB, Trevena J, Nielsen IL, Major D, Hodgson DR. Primary hypoparathyroidism in two horses. *Aust Vet J.* 1999;77:504–508.
163. Kerr MG, Snow DH. Composition of sweat of the horse during prolonged epinephrine (adrenaline) infusion, heat exposure, and exercise. *Am J Vet Res.* 1983;44:1571–1577.
164. Schryver HF, Hintz HF, Lowe JE. Calcium metabolism, body composition, and sweat losses of exercised horses. *Am J Vet Res.* 1978;39:245–248.
165. Holcombe SJ, Embertson RM, Kurtz KA, Roessner HA, Wismer SE, Geor RJ, Kaneene JB. Increased serum nonesterified fatty acid and low ionised calcium concentrations are associated with post partum colic in mares. *Equine Vet J.* 2016;48:39–44.
166. Vandeplassche M, Spincemaille J, Bouters R. Aetiology, pathogenesis and treatment of retained placenta in the mare. *Equine Vet J.* 1971;3:144–147.
167. Sevinga M, Barkema HW, Hesselink JW. Serum calcium and magnesium concentrations and the use of a calcium-magnesium-borogluconate solution in the treatment of Friesian mares with retained placenta. *Theriogenology.* 2002;57:941–947.
168. Delesalle C, Dewulf J, Lefebvre RA, Schuurkes JA, Van VB, Deprez P. Use of plasma ionized calcium levels and Ca^{2+} substitution response patterns as prognostic parameters for ileus and survival in colic horses. *Vet Q.* 2005;27:157–172.
169. Toribio RE, Kohn CW, Sams RA, Capen CC, Rosol TJ. Hysteresis and Calcium Set-point for the Calcium Parathyroid Hormone (PTH) Relationship in Healthy Horses. *Gen Comp Endocrinol.* 2003.
170. Carlstedt F, Eriksson M, Kiiski R, Larsson A, Lind L. Hypocalcemia during porcine endotoxemic shock: effects of calcium administration. *Crit Care Med.* 2000;28:2909–2914.
171. Zaloga GP. Ionized hypocalcemia during sepsis. *Crit Care Med.* 2000;28:266–268.
172. Carlstedt F, Lind L, Rastad J, Stjernstrom H, Wide L, Ljunghall S. Parathyroid hormone and ionized calcium levels are related to the severity of illness and survival in critically ill patients. *Eur J Clin Invest.* 1998;28:898–903.
173. van der Kolk JH, Nachreiner RF, Refsal KR, Brouillet D, Wensing T. Heparinised blood ionised calcium concentrations in horses with colic or diarrhoea compared to normal subjects. *Equine Vet J.* 2002;34:528–531.
174. King JN, Gerring EL. Detection of endotoxin in cases of equine colic. *Vet Rec.* 1988;123:269–271.
175. Meyers K, Reed S, Keck M, Clem M, Bayly W. Circulating endotoxin-like substance(s) and altered hemostasis in horses with gastrointestinal disorders: an interim report. *Am J Vet Res.* 1982;43:2233–2238.
176. Moore JN, White NA, Berg JN, Trim CM, Garner HE. Endotoxemia following experimental intestinal strangulation obstruction in ponies. *Can J Comp Med.* 1981;45:330–332.
177. Pantaleon LG, Furr MO, McKenzie HC, Donaldson L. Effects of small- and large-volume resuscitation on coagulation and electrolytes during experimental endotoxemia in anesthetized horses. *J Vet Intern Med.* 2007;21:1374–1379.
178. Zaloga GP, Malcolm D, Chernow B, Holaday J. Endotoxin-induced hypocalcemia results in defective calcium mobilization in rats. *Circ Shock.* 1988;24:143–148.
179. Nakamura T, Mimura Y, Uno K, Yamakawa M. Parathyroid hormone activity increases during endotoxemia in conscious rats. *Horm Metab Res.* 1998;30:88–92.
180. Crouser ED, Dorinsky PM. Metabolic consequences of sepsis. Correlation with altered intracellular calcium homeostasis. *Clin Chest Med.* 1996;17:249–261.
181. Assicot M, Gendrel D, Carsin H, Raymond J, Guilbaud J, Bohuon C. High serum procalcitonin concentrations in patients with sepsis and infection. *Lancet.* 1993;341:515–518.
182. Dandona P, Nix D, Wilson MF, et al. Procalcitonin increase after endotoxin injection in normal subjects. *J Clin Endocrinol Metab.* 1994;79:1605–1608.
183. Sperber SJ, Blevins DD, Francis JB. Hypercalcitoninemia, hypocalcemia, and toxic shock syndrome. *Rev Infect Dis.* 1990;12:736–739.
184. Schott HC, Marlin DJ, Geor RJ, et al. Changes in selected physiological and laboratory measurements in elite horses competing in a 160 km endurance ride. *Equine Vet J Suppl.* 2006:37–42.
185. Vervuert I, Stanik K, Coenen M. Effects of different levels of calcium and phosphorus intake on calcium homeostasis in exercising horses. *Equine Vet J Suppl.* 2006:659–663.
186. McCutcheon LJ, Geor RJ, Hare MJ, Ecker GL, Lindinger MI. Sweating rate and sweat composition during exercise and recovery in ambient heat and humidity. *Equine Vet J Suppl.* 1995:153–157.
187. Geiser DR, Andrews FM, Rohrbach BW, White SL, Maykuth PL, Green EM, Provenza MK. Blood ionized calcium concentrations in horses before and after the cross-country phase of three-day event competition. *Am J Vet Res.* 1995;56:1502–1505.
188. Gulick MA, MacAllister CG, Panciera R. Equine cantharidiasis. *Comp Cont Educ Equine Pract.* 1996;18:77–83.
189. Helman RG, Edwards WC. Clinical features of blister beetle poisoning in equids: 70 cases (1983–1996). *J Am Vet Med Assoc.* 1997;211:1018–1021.
190. Torbeck R, Pan M, DeMoll E, Levitt J. Cantharidin: a comprehensive review of the clinical literature. *Dermatol Online J.* 2014;20.
191. Lopez JR, Linares N, Cordovez G, Terzic A. Elevated myoplasmic calcium in exercise-induced equine rhabdomyolysis. *Pflugers Arch.* 1995;430:293–295.
192. Taintor J, Sartin EA, Waldridge BM, Schumacher J. Acute pancreatitis in a 3-day-old foal. *J Vet Intern Med.* 2006;20(1):210–212.
193. Yamout SZ, Nieto JE, Anderson J, De Cock HE, Vapniarsky N, Aleman M. Pathological evidence of pancreatitis in 43 horses (1986–2011). *Equine Vet J Suppl.* 2012:45–50.
194. Newman SJ. Equine pancreatic disease: A review and characterization of the lesions of four cases (2005–2014). *J Vet Diagn Invest.* 2015;27(1):92–96.
195. Ollivett TL, Divers TJ, Cushing T, et al. Acute pancreatitis in two five-day-old appaloosa foals. *Equine Vet J Suppl.* 2012;41:96–99.

196. Wong D, Sponseller B, Miles K, Butt T, Kersh K, Myers R. Failure of Technetium Tc 99m sestamibi scanning to detect abnormal parathyroid tissue in a horse and a mule with primary hyperparathyroidism. *J Vet Intern Med.* 2004;18:589–593.
197. Bienfet V, Dewaele A, Van Essch R. A primary parathyroid disorder. Osteofibrosis caused by a parathyroid adenoma in a Shetland pony. *Ann Med Vet.* 1964;108:252–256.
198. Krook L, Lowe JE. Nutritional secondary hyperparathyroidism in the horse. *Pathol Vet.* 1964;65:26–56.
199. Peauroi JR, Fisher DJ, Mohr FC, Vivrette SL. Primary hyperparathyroidism caused by a functional parathyroid adenoma in a horse. *J Am Vet Med Assoc.* 1998;212:1915–1918.
200. Roussel AJ, Thatcher CD. Primary hyperparathyroidism in a pony mare. *Comp Cont Educ Equine Pract.* 1987;9:781–783.
201. Almaden Y, Canalejo A, Hernandez A, Ballesteros E, Garcia-Navarro S, Torres A, Rodriguez M. Direct effect of phosphorus on PTH secretion from whole rat parathyroid glands in vitro. *J Bone Miner Res.* 1996;11:970–976.
202. Brobst DF, Bayly WM, Reed SM. Parathyroid hormone evaluation in normal horses and horses with renal failure. *Equine Vet Sci.* 1982;2:150.
203. Varnell G. A peculiar and unusual disease of the osseous tissue in the horse; resembling in many characteristics mollitis ossium, rachitis, osteoporosis and fatty degeneration of bone. *Veterinarian.* 1860;33:493.
204. Joyce JR, Pierce KR, Romane WM, Baker JM. Clinical study of nutritional secondary hyperparathyroidism in horses. *J Am Vet Med Assoc.* 1971;158:2033–2042.
205. Clarke CJ, Roeder PL, Dixon PM. Nasal obstruction caused by nutritional osteodystrophia fibrosa in a group of Ethiopian horses. *Vet Rec.* 1996;138:568–570.
206. Jaramillo Morales C, Zapata Marín J, Agudelo Agudelo P, Sánchez Piedrahita L, García Osorio A, Aguilar Pérez LC. Hiperparatiroidismo nutricional de origen secundario en 3 yeguas de raza Criollo Colombiano en Antioquia. *J Agric Anim Sci.* 2015;4:74–82.
207. Walthall JC, McKenzie RA. Osteodystrophia fibrosa in horses at pasture in Queensland: field and laboratory observations. *Aust Vet J.* 1976;52:11–16.
208. Stewart J, Liyou O, Wilson G. Bighead in Horses—Not an Ancient Disease. *Aust Equine Vet.* 2010;29:55–62.
209. David JB, Cohen ND, Nachreiner R. Equine nutritional secondary hyperparathyroidism. *Compendium Cont Educ Vet.* 1997;19:1380–1387.
210. Ospina JC, Doncel Díaz B. Prevalence and pathologic features of fibrous osteodystrophy in horses in Colombia: 23 cases (1971–2012). *Proc Am Coll Vet Pathol.* 2013;142.
211. Herbert EW, Dittmer KE. Acute and chronic oxalate toxicity in Miniature Horses associated with soursob (Oxalis pes-caprae) ingestion. *Equine Vet Educ.* 2016. http://dx.doi.org/10.1111/eve.12605.
212. Rahman MM, Kawamura O. Oxalate Accumulation in Forage Plants: Some Agronomic, Climatic and Genetic Aspects. *Asian-Australas JAnimal Sci.* 2011;24:439–448.
213. Rahman MM, Abdullah RB, Wan Khadijah WE. A review of oxalate poisoning in domestic animals: tolerance and performance aspects. *J Anim Physiol Anim Nutr (Berl).* 2013;97:605–614.
214. Argenzio RA, Lowe JE, Hintz HF, Schryver HF. Calcium and phosphorus homeostasis in horses. *J Nutr.* 1974;104:18–27.
215. Benders NA, Junker K, Wensing T, van den Ingh TS, van der Kolk JH. Diagnosis of secondary hyperparathyroidism in a pony using intact parathyroid hormone radioimmunoassay. *Vet Rec.* 2001;149:185–187.
216. Hintz HF, Kallfelz FA. Some nutritional problems of horses. *Equine Vet J.* 1981;13:183–186.
217. Freestone JF, Seahorn TL. Miscellaneous conditions of the equine head. *Vet Clin North Am Equine Pract.* 1993;9:235–242.
218. Kintner JH, Holt RL. Equine osteomalacia. *Philipine J Sci.* 1932;49:1–89.
219. Brook D. Osteoporosis in a six year old pony. *Equine Vet J.* 1975;7:46–48.
220. Bertone JJ. Nutritional secondary hyperparathyroidism. In: Robinson NE, ed. *Current Therary in Equine Medicine.* Philadelphia: W.B. Saunders; 1992:119–122.
221. Cymbaluk NF, Millar JD, Christensen DA. Oxalate concentration in feeds and its metabolism by ponies. *Can J Anim Sci.* 1986;66:1107–1116.
222. Boland RL. Solanum malacoxylon: a toxic plant which affects animal calcium metabolism. *Biomed Environ Sci.* 1988;1:414–423.
223. Harrington DD. Acute vitamin D2 (ergocalciferol) toxicosis in horses: case report and experimental studies. *J Am Vet Med Assoc.* 1982;180:867–873.
224. Hughes MR, McCain TA, Chang SY, Haussler MR, Villareale M, Wasserman RH. Presence of 1,25-dihydroxyvitamin D3-glycoside in the calcinogenic plant Cestrum diurnum. *Nature.* 1977;268:347–349.
225. Kasali OB, Krook L, Pond WG, Wasserman RH. Cestrum diurnum intoxication in normal and hyperparathyroid pigs. *Cornell Vet.* 1977;67:190–221.
226. Krook L, Wasserman RH, McEntee K, Brokken TD, Teigland MB. Cestrum diurnum poisoning in Florida cattle. *Cornell Vet.* 1975;65:557–575.
227. Krook L, Wasserman RH, Shively JN, Tashjian Jr AH, Brokken TD, Morton JF. Hypercalcemia and calcinosis in Florida horses: implication of the shrub, Cestrum diurnum, as the causative agent. *Cornell Vet.* 1975;65:26–56.
228. Worker NA, Carrillo BJ. "Enteque seco," calcification and wasting in grazing animals in the Argentine. *Nature.* 1967;215:72–74.
229. Muylle E, Oyaert W, de Roose P, Van den HC. Hypercalcaemia and mineralisation of non-osseous tissues in horses due to vitamin-D toxicity. *Zentralbl Veterinarmed A.* 1974;21:638–643.
230. Mello JR. Calcinosis—calcinogenic plants. *Toxicon.* 2003;41:1–12.
231. Braun U, Diener M, Hilbe M, Busch M, Bischoff M, Brosi G. [Enzootic calcinosis in 16 cows from 6 dairy farms in Unterengadin]. *Schweiz Arch Tierheilkd.* 2000;142:333–338.
232. Grabner A, Kraft W, Essich G, Hanichen T. Enzootic calcinosis in the horse. *Tierarztl Prax Suppl.* 1985;1:84–93.
233. Bockisch F, Aboling S, Coenen M, Vervuert I. Yellow oat grass intoxication in horses: Pitfalls by producing hay from extensive landscapes? A case report. *Tierarztl Prax Ausg G Grosstiere Nutztiere.* 2015;43:296–304.
234. Fix AS, Miller LD. Equine adrenocortical carcinoma with hypercalcemia. *Vet Pathol.* 1987;24:190–192.
235. Mair TS, Yeo SP, Lucke VM. Hypercalcaemia and soft tissue mineralisation associated with lymphosarcoma in two horses. *Vet Rec.* 1990;126:99–101.
236. Sellers RS, Toribio RE, Blomme EA. Idiopathic systemic granulomatous disease and macrophage expression of PTHrP in a miniature pony. *J Comp Pathol.* 2001;125:214–218.
237. Anderson CA, Divers TJ. Systemic granulomatous inflammation in a horse grazing hairy vetch. *J Am Vet Med Assoc.* 1983;183:569–570.
238. Woods LW, Johnson B, Hietala SK, Galey FD, Gillen D. Systemic granulomatous disease in a horse grazing pasture containing vetch (Vicia sp.). *J Vet Diagn Invest.* 1992;4:356–360.
239. Peters M, Graf G, Pohlenz J. Idiopathic systemic granulomatous disease with encephalitis in a horse. *J Vet Med A Physiol Pathol Clin Med.* 2003;50:108–112.

240. Reijerkerk EP, Veldhuis Kroeze EJ, Sloet van Oldruitenborgh-Oosterbaan MM. Generalized sarcoidosis in two horses. *Tijdschr Diergeneeskd*. 2008;133:654–661.
241. Panciera RJ, Mosier DA, Ritchey JW. Hairy vetch (Vicia villosa Roth) poisoning in cattle: update and experimental induction of disease. *J Vet Diagn Invest*. 1992;4:318–325.
242. Tan JY, Valberg SJ, Sebastian MM, et al. Suspected systemic calcinosis and calciphylaxis in 5 horses. *Can Vet J*. 2010;51:993–999.
243. Anderson JD, Galuppo LD, Barr BC, et al. Clinical and scintigraphic findings in horses with a bone fragility disorder: 16 cases (1980–2006). *J Am Vet Med Assoc*. 2008;232:1694–1699.
244. Durham MG, Armstrong CM. Fractures and bone deformities in 18 horses with silicosis. *Proc Am Assoc Equine Pract*. 2006;52:1–7.
245. Arens AM, Puchalski SM, Whitcomb MB, Bell R, Gardner IA, Stover SM. Comparison of the use of scapular ultrasonography, physical examination, and measurement of serum biomarkers of bone turnover versus scintigraphy for detection of bone fragility syndrome in horses. *J Am Vet Med Assoc*. 2013;242:76–85.
246. Arens AM, Barr B, Puchalski SM, et al. Osteoporosis associated with pulmonary silicosis in an equine bone fragility syndrome. *Vet Pathol*. 2011;48:593–615.
247. Schwartz LW, Knight HD, Whittig LD, Malloy RL, Abraham JL, Tyler NK. Silicate pneumoconiosis and pulmonary fibrosis in horses from the Monterey-Carmel peninsula. *Chest*. 1981;80:82–85.
248. Katzman SA, Nieto JE, Arens AM, et al. Use of zoledronate for treatment of a bone fragility disorder in horses. *J Am Vet Med Assoc*. 2012;240:1323–1328.
249. DiBartola SP, Willard MD. Disorders of phosphorus: hypophosphatemia and hyperphosphatemia. In: DiBartola SP, ed. *Fluid, Electrolyte and Acid-Base Disorders in Small Animal Practice*. Philadelphia, PA: Elsevier Saunders; 2005:195–209.
250. Liamis G, Milionis HJ, Elisaf M. Medication-induced hypophosphatemia: a review. *QJM*. 2010;103:449–459.
251. Krapf R, Vetsch R, Vetsch W, Hulter HN. Chronic metabolic acidosis increases the serum concentration of 1,25-dihydroxyvitamin D in humans by stimulating its production rate. Critical role of acidosis-induced renal hypophosphatemia. *J Clin Invest*. 1992;90:2456–2463.
252. Geerse DA, Bindels AJ, Kuiper MA, Roos AN, Spronk PE, Schultz MJ. Treatment of hypophosphatemia in the intensive care unit: a review. *Crit Care*. 2010;14:R147.
253. Gaasbeek A, Meinders AE. Hypophosphatemia: an update on its etiology and treatment. *Am J Med*. 2005;118:1094–1101.
254. Amanzadeh J, Reilly Jr RF. Hypophosphatemia: an evidence-based approach to its clinical consequences and management. *Nat Clin Pract Nephrol*. 2006;2:136–148.
255. O'Brien TM, Coberly L. Severe hypophosphatemia in respiratory alkalosis. *Adv Stud Med*. 2003;3:345–348.
256. Witham CL, Stull CL. Metabolic responses of chronically starved horses to refeeding with three isoenergetic diets. *J Am Vet Med Assoc*. 1998;212:691–696.
257. Liamis G, Liberopoulos E, Barkas F, Elisaf M. Spurious electrolyte disorders: a diagnostic challenge for clinicians. *Am J Nephrol*. 2013;38:50–57.
258. Toribio RE. Disorders of calcium and phosphorus. In: Reed SM, Bayly WM, Sellon DC, eds. *Equine Internal Medicine*. St. Louis, MO: Saunders/Elsevier; 2010:1277–1291.
259. Jubb TF, Jerrett IV, Browning JW, Thomas KW. Haemoglobinuria and hypophosphataemia in postparturient dairy cows without dietary deficiency of phosphorus. *Aust Vet J*. 1990;67:86–89.
260. Willard MD, Zerbe CA, Schall WD, Johnson C, Crow SE, Jones R. Severe hypophosphatemia associated with diabetes mellitus in six dogs and one cat. *J Am Vet Med Assoc*. 1987;190:1007–1010.
261. Adams LG, Hardy RM, Weiss DJ, Bartges JW. Hypophosphatemia and hemolytic anemia associated with diabetes mellitus and hepatic lipidosis in cats. *J Vet Intern Med*. 1993;7:266–271.
262. Ogawa E, Kobayashi K, Yoshiura N, Mukai J. Hemolytic anemia and red blood cell metabolic disorder attributable to low phosphorus intake in cows. *Am J Vet Res*. 1989;50:388–392.
263. Toribio RE. Phosphorus homeostasis and derangements. In: Magdesian KG, Fielding CL, eds. *Equine Fluid Therapy*. Ames, IA: Wiley Blackwell; 2015:88–100.
264. Charron T, Bernard F, Skrobik Y, Simoneau N, Gagnon N, Leblanc M. Intravenous phosphate in the intensive care unit: more aggressive repletion regimens for moderate and severe hypophosphatemia. *Intensive Care Med*. 2003;29:1273–1278.
265. Clark CL, Sacks GS, Dickerson RN, Kudsk KA, Brown RO. Treatment of hypophosphatemia in patients receiving specialized nutrition support using a graduated dosing scheme: results from a prospective clinical trial. *Crit Care Med*. 1995;23:1504–1511.
266. Goff JP. Calcium, magnesium, and phosphorus. In: Smith BP, ed. *Large Animal Internal Medicine*. St. Louis, Mo: Mosby; 2009:1369–1377.
267. Bollaert PE, Levy B, Nace L, Laterre PF, Larcan A. Hemodynamic and metabolic effects of rapid correction of hypophosphatemia in patients with septic shock. *Chest*. 1995;107:1698–1701.
268. Larner AJ. Pseudohyperphosphatemia. *Clin Biochem*. 1995;28:391–393.
269. Barutcuoglu B, Parildar Z, Mutaf I, Habif S, Bayindir O. Spuriously elevated inorganic phosphate level in a multiple myeloma patient. *Clin Lab Haematol*. 2003;25:271–274.
270. Caudarella R, Vescini F, Buffa A, Francucci CM. Hyperphosphatemia: effects on bone metabolism and cardiovascular risk. *J Endocrinol Invest*. 2007;30:29–34.
271. Walton RJ, Russell RG, Smith R. Changes in the renal and extrarenal handling of phosphate induced by disodium etidronate (EHDP) in man. *Clin Sci Mol Med*. 1975;49:45–56.
272. Quamme GA, de RC. Epithelial magnesium transport and regulation by the kidney. *Front Biosci*. 2000;5:D694–D711.
273. Schweigel M, Martens H. Magnesium transport in the gastrointestinal tract. *Front Biosci*. 2000;5:D666–D677.
274. de Baaij JH, Hoenderop JG, Bindels RJ. Magnesium in man: implications for health and disease. *Physiol Rev*. 2015;95:1–46.
275. Wolf FI, Torsello A, Fasanella S, Cittadini A. Cell physiology of magnesium. *Mol Aspects Med*. 2003;24:11–26.
276. Jahnen-Dechent W, Ketteler M. Magnesium basics. *Clin Kidney J*. 2012;5:i3–i14.
277. Wolf FI, Cittadini A. Chemistry and biochemistry of magnesium. *Mol Aspects Med*. 2003;24:3–9.
278. Saris NE, Mervaala E, Karppanen H, Khawaja JA, Lewenstam A, Magnesium. An update on physiological, clinical and analytical aspects. *Clin Chim Acta*. 2000;294:1–26.
279. Hartwig A. Role of magnesium in genomic stability. *Mutat Res*. 2001;475:113–121.
280. Altura BM, Altura BT. Role of magnesium in patho-physiological processes and the clinical utility of magnesium ion selective electrodes. *Scand J Clin Lab Invest Suppl*. 1996;224:211–234.
281. Navarro M, Monreal L, Segura D, Armengou L, Anor S. A comparison of traditional and quantitative analysis of acid-base and electrolyte imbalances in horses with gastrointestinal disorders. *J Vet Intern Med*. 2005;19:871–877.
282. Mariella J, Isani G, Andreani G, Freccero F, Carpene E, Castagnetti C. Total plasma magnesium in healthy and critically ill foals. *Theriogenology*. 2016;85:180–185.

283. Hoenderop JG, Bindels RJ. Epithelial Ca^{2+} and Mg^{2+} channels in health and disease. *J Am Soc Nephrol.* 2005;16:15–26.
284. Martens H, Schweigel M. Pathophysiology of grass tetany and other hypomagnesemias. Implications for clinical management. *Vet Clin North Am Food Anim Pract.* 2000;16:339–368.
285. Schweigel M, Park HS, Etschmann B, Martens H. Characterization of the Na^+-dependent Mg^{2+} transport in sheep ruminal epithelial cells. *Am J Physiol Gastrointest Liver Physiol.* 2006;290:G56–G65.
286. de Baaij JH, Hoenderop JG, Bindels RJ. Regulation of magnesium balance: lessons learned from human genetic disease. *Clin Kidney J.* 2012;5:i15–i24.
287. Groenestege WM, Hoenderop JG, van den HL, Knoers N, Bindels RJ. The epithelial Mg^{2+} channel transient receptor potential melastatin 6 is regulated by dietary Mg^{2+} content and estrogens. *J Am Soc Nephrol.* 2006;17:1035–1043.
288. Chester-Jones H, Fontenot JP, Veit HP. Physiological and pathological effects of feeding high levels of magnesium to steers. *J Anim Sci.* 1990;68:4400–4413.
289. van Doorn DA, van der Spek ME, Everts H, Wouterse H, Beynen AC. The influence of calcium intake on phosphorus digestibility in mature ponies. *J Anim Physiol Anim Nutr (Berl).* 2004;88:412–418.
290. van Doorn DA, Schaafstra FJ, Wouterse H, et al. Repeated measurements of P retention in ponies fed rations with various Ca:P ratios. *J Anim Sci.* 2014;92:4981–4990.
291. Schryver HF, Millis DL, Soderholm LV, Williams J, Hintz HF. Metabolism of some essential minerals in ponies fed high levels of aluminum. *Cornell Vet.* 1986;76:354–360.
292. William JH, Danziger J. Proton-pump inhibitor-induced hypomagnesemia: Current research and proposed mechanisms. *World J Nephrol.* 2016;5:152–157.
293. Dai LJ, Ritchie G, Kerstan D, Kang HS, Cole DE, Quamme GA. Magnesium transport in the renal distal convoluted tubule. *Physiol Rev.* 2001;81:51–84.
294. Konrad M, Schlingmann KP, Gudermann T. Insights into the molecular nature of magnesium homeostasis. *Am J Physiol Renal Physiol.* 2004;286:F599–F605.
295. de RC, Quamme G. Renal magnesium handling and its hormonal control. *Physiol Rev.* 1994;74:305–322.
296. Ullrey DE, Struthers RD, Hendricks DG, Brent BE. Composition of mare's milk. *J Anim Sci.* 1966;25:217–222.
297. Grace ND, Pearce SG, Firth EC, Fennessy PF. Concentrations of macro- and micro-elements in the milk of pasture-fed thoroughbred mares. *Aust Vet J.* 1999;77:177–180.
298. McConaghy FF, Hodgson DR, Evans DL, Rose RJ. Equine sweat composition: effects of adrenaline infusion, exercise and training. *Equine Vet J Suppl.* 1995;158–164.
299. Dai LJ, Ritchie G, Bapty B, Quamme GA. Aldosterone potentiates hormone-stimulated Mg2+ uptake in distal convoluted tubule cells. *Am J Physiol.* 1998;274:F336–F341.
300. Dai LJ, Bapty B, Ritchie G, Quamme GA. Glucagon and arginine vasopressin stimulate Mg2+ uptake in mouse distal convoluted tubule cells. *Am J Physiol.* 1998;274:F328–F335.
301. de RC, Mandon B, Wittner M, di SA. Hormonal control of renal magnesium handling. *Miner Electrolyte Metab.* 1993;19:226–231.
302. Kang HS, Kerstan D, Dai LJ, Ritchie G, Quamme GA. Beta-adrenergic agonists stimulate Mg(2+) uptake in mouse distal convoluted tubule cells. *Am J Physiol Renal Physiol.* 2000;279:F1116–F1123.
303. Dai LJ, Ritchie G, Bapty BW, Kerstan D, Quamme GA. Insulin stimulates Mg^{2+} uptake in mouse distal convoluted tubule cells. *Am J Physiol.* 1999;277:F907–F913.
304. Brown EM, MacLeod RJ. Extracellular calcium sensing and extracellular calcium signaling. *Physiol Rev.* 2001;81:239–297.
305. Freestone JF, Gossett K, Carlson GP, Church G. Exercise induced alterations in the serum muscle enzymes, erythrocyte potassium and plasma constituents following feed withdrawal or furosemide and sodium bicarbonate administration in the horse. *J Vet Intern Med.* 1991;5:40–46.
306. Norris CR, Nelson RW, Christopher MM. Serum total and ionized magnesium concentrations and urinary fractional excretion of magnesium in cats with diabetes mellitus and diabetic ketoacidosis. *J Am Vet Med Assoc.* 1999;215:1455–1459.
307. van der Wijst J, Bindels RJ, Hoenderop JG. Mg^{2+} homeostasis: the balancing act of TRPM6. *Curr Opin Nephrol Hypertens.* 2014;23:361–369.
308. Weglicki WB. Hypomagnesemia and inflammation: clinical and basic aspects. *Annu Rev Nutr.* 2012;32:55–71.
309. Mishra OP, Fritz KI, ivoria-Papadopoulos M. NMDA receptor and neonatal hypoxic brain injury. *Ment Retard Dev Disabil Res Rev.* 2001;7:249–253.
310. Levenson CW. Regulation of the NMDA receptor: implications for neuropsychological development. *Nutr Rev.* 2006;64:428–432.
311. Wilkins PA. Magnesium Infusion in Hypoxic Ischemic Encephalopathy. *Proc 19th Annual ACVIM Forum.* 2001:242–244.
312. MacKay RJ. Brain injury after head trauma: pathophysiology, diagnosis, and treatment. *Vet Clin North Am Equine Pract.* 2004;20:199–216.
313. Wong DM, Wilkins PA, Bain FT, Brockus CW. Neonatal encephalopathy in foals. *Comp Cont Educ Vet.* 2011:E1–E10.
314. Siemkowicz E. Magnesium sulfate solution dramatically improves immediate recovery of rats from hypoxia. *Resuscitation.* 1997;35:53–59.
315. Hallak M, Hotra JW, Kupsky WJ. Magnesium sulfate protection of fetal rat brain from severe maternal hypoxia. *Obstet Gynecol.* 2000;96:124–128.
316. Seelig JM, Wei EP, Kontos HA, Choi SC, Becker DP. Effect of changes in magnesium ion concentration on cat cerebral arterioles. *Am J Physiol.* 1983;245:H22–H26.
317. Fawcett WJ, Haxby EJ, Male DA. Magnesium: physiology and pharmacology. *Br J Anaesth.* 1999;83:302–320.
318. Grober U, Schmidt J, Kisters K. Magnesium in Prevention and Therapy. *Nutrients.* 2015;7:8199–8226.
319. Hurcombe SDA, Toribio RE, Slovis NM, et al. Calcium regulating hormones and serum calcium and magnesium concentrations in septic and critically ill foals and their association with survival. *J Vet Intern Med.* 2009.
320. Johansson AM, Gardner SY, Jones SL, Fuquay LR, Reagan VH, Levine JF. Hypomagnesemia in hospitalized horses. *J Vet Intern Med.* 2003;17:860–867.
321. Stewart AJ. Magnesium disorders in horses. *Vet Clin North Am Equine Pract.* 2011;27:149–163.
322. Dhupa N, Proulx J. Hypocalcemia and hypomagnesemia. *Vet Clin North Am Small Anim Pract.* 1998;28:587–608.
323. Weglicki WB, Phillips TM, Freedman AM, Cassidy MM, Dickens BF. Magnesium-deficiency elevates circulating levels of inflammatory cytokines and endothelin. *Mol Cell Biochem.* 1992;110:169–173.
324. Kramer JH, Misik V, Weglicki WB. Magnesium-deficiency potentiates free radical production associated with postischemic injury to rat hearts: vitamin E affords protection. *Free Radic Biol Med.* 1994;16:713–723.
325. Harrington DD. Pathological features of magnesium deficiency in young horses fed purified rations. *Am J Vet Res.* 1974;35:503–513.
326. Bueno AC, Seahorn TL, Cornick-Seahorn J, Horohov DW, Moore RM. Plasma and urine nitric oxide concentrations in horses given below a low dose of endotoxin. *Am J Vet Res.* 1999;60:969–976.

327. Seethanathan P, Bottoms GD, Schafer K. Characterization of release of tumor necrosis factor, interleukin-1, and superoxide anion from equine white blood cells in response to endotoxin. *Am J Vet Res*. 1990;51:1221–1225.
328. Barton MH, Morris DD, Norton N, Prasse KW. Hemostatic and fibrinolytic indices in neonatal foals with presumed septicemia. *J Vet Intern Med*. 1998;12:26–35.
329. Meijer P. [Two cases of tetany in the horse (author's transl)]. *Tijdschr Diergeneeskd*. 1982;107:329–332.
330. Fatemi S, Ryzen E, Flores J, Endres DB, Rude RK. Effect of experimental human magnesium depletion on parathyroid hormone secretion and 1,25-dihydroxyvitamin D metabolism. *J Clin Endocrinol Metab*. 1991;73:1067–1072.
331. Abbott LG, Rude RK. Clinical manifestations of magnesium deficiency. *Miner Electrolyte Metab*. 1993;19:314–322.
332. Barbagallo M, Dominguez LJ, Galioto A, et al. Role of magnesium in insulin action, diabetes and cardio-metabolic syndrome X. *Mol Aspects Med*. 2003;24:39–52.
333. Chameroy KA, Frank N, Elliott SB, Boston RC. Effects of a supplement containing chromium and magnesium on morphometric measurements, resting glucose, insulin concentrations and insulin sensitivity in laminitic obese horses. *Equine Vet J*. 2011;43(4):494–499.
334. Marr CM. Arrhythmias. *Cardiology of the horse*. London: W.B. Saunders; 1999:190–205.
335. Green HH, Allcroft WM, Montgomerie RF. Hypomagnesemia in equine transit tetany. *J Comp Pathol Therap*. 1935;48:74–79.
336. Grace ND, Pearce SG, Firth EC, Fennessy PF. Content and distribution of macro- and micro-elements in the body of pasture-fed young horses. *Aust Vet J*. 1999;77:172–176.
337. Niinisto K, Hewetson M, Kaikkonen R, Sykes BW, Raekallio M. Comparison of the effects of enteral psyllium, magnesium sulphate and their combination for removal of sand from the large colon of horses. *Vet J*. 2014;202:608–611.
338. Henninger RW, Horst J. Magnesium toxicosis in two horses. *J Am Vet Med Assoc*. 1997;211:82–85.
339. Kaneko JJ. Thyroid function. In: Kaneko JJ, ed. *Biochemistry of Domestic Animals*. San Diego: Academic Press; 1989:630.
340. Lucke VM, Lane JG. C-cell tumours of the thyroid in the horse. *Equine Vet J*. 1984;16:28–30.
341. Dimock WW, Westerfield C, Doll ER. The equine thyroid in health and disease. *J Am Vet Med Assoc*. 1944;104:313.
342. Drew B, Barber WP, Williams DG. The effect of excess dietary iodine on pregnant mares and foals. *Vet Rec*. 1975;97:93–95.
343. Manohar M, Goetz TE, Saupe B, Hutchens E, Coney E. Thyroid, renal, and splanchnic circulation in horses at rest and during short-term exercise. *Am J Vet Res*. 1995;56:1356–1361.
344. Jackson IM. Thyrotropin-releasing hormone. *N Engl J Med*. 1982;306:145–155.
345. Reichlin S. Neuroendocrinology. In: Wilson JD, Foster DW, Kronenberg HM, Larsen PR, eds. *Williams' Textbook of Endocrinology*. Philadelphia: W.B. Saunders; 1998:165–248.
346. Dahl GE, Evans NP, Thrun LA, Karsch FJ. A central negative feedback action of thyroid hormones on thyrotropin-releasing hormone secretion. *Endocrinology*. 1994;135:2392–2397.
347. Dyess EM, Segerson TP, Liposits Z, et al. Triiodothyronine exerts direct cell-specific regulation of thyrotropin-releasing hormone gene expression in the hypothalamic paraventricular nucleus. *Endocrinology*. 1988;123:2291–2297.
348. Segerson TP, Kauer J, Wolfe HC, et al. Thyroid hormone regulates TRH biosynthesis in the paraventricular nucleus of the rat hypothalamus. *Science*. 1987;238:78–80.
349. Thompson DL, Nett TM. Thyroid stimulating hormone and prolactin secretion after thyrotropin releasing hormone administration to mares—dose-response during anestrus in winter and during estrus in summer. *Domest Anim Endocrinol*. 1984;1:263–268.
350. Thompson FN, Caudle AB, Kemppainen RJ, Nett TM, Brown J, Williams DJ. Thyroidal and prolactin secretion in agalactic mares. *Theriogenology*. 1986;25:575–580.
351. Gentry LR, Thompson Jr DL, Stelzer AM. Responses of seasonally anovulatory mares to daily administration of thyrotropin-releasing hormone and (or) gonadotropin-releasing hormone analog. *J Anim Sci*. 2002;80:208–213.
352. Pruett HE, Thompson Jr DL, Cartmill JA, Williams CC, Gentry LR. Thyrotropin releasing hormone interactions with growth hormone secretion in horses. *J Anim Sci*. 2003;81:2343–2351.
353. Beech J. Evaluation of thyroid, adrenal, and pituitary function. *Vet Clin North Am Equine Pract*. 1987;3:649–660.
354. Chung HR. Adrenal and thyroid function in the fetus and preterm infant. *Korean J Pediatr*. 2014;57:425–433.
355. Forhead AJ, Fowden AL. Thyroid hormones in fetal growth and prepartum maturation. *J Endocrinol*. 2014;221:R87–R103.
356. Capen CC, Martin SL. The thyroid gland. In: McDonald LE, ed. *Veterinary Endocrinology and Reproduction*. Philadelphia: Lea and Febiger; 1989:58.
357. Ingbar SH. The thyroid gland. In: Wilson JD, Foster DW, eds. *Williams' Textbook of Endocrinology*. Philadelphia: W.B. Saunders; 1985:682.
358. Dai G, Levy O, Carrasco N. Cloning and characterization of the thyroid iodide transporter. *Nature*. 1996;379:458–460.
359. Fong P. Thyroid iodide efflux: a team effort? *J Physiol*. 2011;589:5929–5939.
360. Yen PM. Physiological and molecular basis of thyroid hormone action. *Physiol Rev*. 2001;81:1097–1142.
361. Chen CL, Riley AM. Serum thyroxine and triiodothyronine concentrations in neonatal foals and mature horses. *Am J Vet Res*. 1981;42:1415–1417.
362. Irvine CH. Thyroxine secretion rate in the horse in various physiological states. *J Endocrinol*. 1967;39:313–320.
363. Irvine CH, Evans MJ. Postnatal changes in total and free thyroxine and triiodothyronine in foal serum. *J Reprod Fertil Suppl*. 1975:709–715.
364. Irvine CH, Evans MJ. Hypothyroidism in foals. *N Z Vet J*. 1977;25:354.
365. Malinowski K, Christensen RA, Hafs HD, Scanes CG. Age and breed differences in thyroid hormones, insulin-like growth factor (IGF)-I and IGF binding proteins in female horses. *J Anim Sci*. 1996;74:1936–1942.
366. Larsson M, Pettersson T, Carlstrom A. Thyroid hormone binding in serum of 15 vertebrate species: isolation of thyroxine-binding globulin and prealbumin analogs. *Gen Comp Endocrinol*. 1985;58:360–375.
367. Irvine CH. Hypothyroidism in the foal. *Equine Vet J*. 1984;16:302–306.
368. Katovich M, Evans JW, Sanchez O. Effects of season, pregnancy and lactation on thyroxine turnover in the mare. *J Anim Sci*. 1974;38:811–818.
369. Sojka JE, Johnson MA, Bottoms GD. Serum triiodothyronine, total thyroxine, and free thyroxine concentrations in horses. *Am J Vet Res*. 1993;54:52–55.
370. Wehr U, Englschalk B, Kienzle E, Rambeck WA. Iodine balance in relation to iodine intake in ponies. *J Nutr*. 2002;132:1767S–1768S.
371. Marcella KL. General care of miniature horses. Part 2. *Equine Pract*. 1992;14:26–28.
372. Murray MJ, Luba NK. Plasma gastrin and somatostatin, and serum thyroxine (T_4), triiodothyronine (T_3), reverse triiodothyronine (rT_3) and cortisol concentrations in foals from birth to 28 days of age. *Equine Vet J*. 1993;25:237–239.
373. Khan VTS. Studies on thyroidal states in equines during normal and certain disturbed conditions of reproduction. *Mysore J Agr Sci*. 1980;14:1382.

374. Motley JS. Use of radioactive triiodothyronine in the study of thyroid function in normal horses. *Vet Med Small Anim Clin*. 1972;67:1225–1228.
375. Pirrone A, Panzani S, Govoni N, Castagnetti C, Veronesi MC. Thyroid hormone concentrations in foals affected by perinatal asphyxia syndrome. *Theriogenology*. 2013;80:624–629.
376. Panzani S, Comin A, Galeati G, et al. How type of parturition and health status influence hormonal and metabolic profiles in newborn foals. *Theriogenology*. 2012;77:1167–1177.
377. Mendoza FJ, Perez-Ecija RA, Toribio RE, Estepa JC. Thyroid hormone concentrations differ between donkeys and horses. *Equine Vet J*. 2013;45:214–218.
378. Himler M, Hurcombe SD, Griffin A, et al. Presumptive nonthyroidal illness syndrome in critically ill foals. *Equine Vet J Suppl*. 2012:43–47.
379. Breuhaus BA. Thyroid function and dysfunction in term and premature equine neonates. *J Vet Intern Med*. 2014;28:1301–1309.
380. Komosa M, Flisinska-Bojanowska A, Gill J. Development of diurnal rhythm in some metabolic parameters in foals. *Comp Biochem Physiol A Comp Physiol*. 1990;95:549–552.
381. McCall CA, Potter GD, Kreider JL, Jenkins WL. Physiological-responses in foals weaned by abrupt or gradual methods. *J Equine Vet Sci*. 1987;7:368–374.
382. Reap M, Cass C, Hightower D. Thyroxine and triiodothyronine levels in ten species of animals. *Southwest Vet*. 1978;31:31.
383. Anderson RR, Nixon DA, Akasha MA. Total and free thyroxine and triiodothyronine in blood serum of mammals. *Comp Biochem Physiol A*. 1988;89:401–404.
384. Irvine CH. Protein bound iodine in the horse. *Am J Vet Res*. 1967;28:1687.
385. deMartin BW. Study on the thyroid function of thoroughbred horses by means of "in vitro" ^{125}I-T3 modified and ^{125}I-T4 tests. *Rev Fac Med Vet Zootec Univ S Paulo*. 1975;12:107.
386. Kelley ST, Oehme FW, Brandt GW. Measurement of thyroid gland function during the estrous cycle of nine mares. *Am J Vet Res*. 1974;35:657–660.
387. Thomas Jr CL, Adams JC. Radioimmunoassay of equine serum for thyroxine: reference values. *Am J Vet Res*. 1978;39:1239.
388. deMartin BW. Study on the thyroid function of male and female thoroughbred horses in different times after winning races at the Hippodrome Cidade Jardim, with the use of "in vitro" ^{125}I-T3, and ^{125}I-T4 tests. *Rev Fac Med Vet Zootec Univ S Paulo*. 1977;14:199.
389. deMartin BW. Study on the thyroid function of thoroughbred females in varying stages of pregnancy using "in vitro" tests ^{125}I-T3 and ^{125}I-T4. *Rev Fac Med Vet Zootec Univ S Paulo*. 1975;12:121.
390. Flisinska-Bojanowska A, Komosa M, Gill J. Influence of pregnancy on diurnal and seasonal changes in cortisol, T_3 and T_4 levels in the mare blood serum. *Comp Biochem Physiol A Comp Physiol*. 1991;98:23–30.
391. Fazio E, Medica P, Cravana C, Bruschetta G, Ferlazzo A. Seasonal thyroid and lipid profiles in Thoroughbred pregnant and nonpregnant mares (Equus caballus). *Theriogenology*. 2016.
392. Fazio E, Medica P, Cravana C, Ferlazzo A. Total and free iodothyronines profile in the donkey (Equus asinus) over a 12-month period. *Acta Vet BRNO*. 2012;81:239–244.
393. Meredith TB, Dobrinski I. Thyroid function and pregnancy status in broodmares. *J Am Vet Med Assoc*. 2004;224:892–894.
394. Todini L, Salimei E, Malfatti A, Ferraro S, Fantuz F. Thyroid hormones in milk and blood of lactating donkeys as affected by stage of lactation and dietary supplementation with trace elements. *J Dairy Res*. 2012;79:232–237.
395. Hershman JM. Use of thyrotropin-releasing hormone in clinical medicine. *Med Clin North Am*. 1978;62:313–325.
396. Gittoes NJL, Franklyn JA, Sarne DH, Refetoff S, Sheppard MC. Thyroid function tests. In: DeGroot LJ, Jameson JL, eds. *Endocrinology*. Philadelphia: W.B. Saunders; 2001:1361–1398.
397. Messer NT, Ganjam VK, Nachreiner RF, Krause GF. Effect of dexamethasone administration on serum thyroid hormone concentrations in clinically normal horses. *J Am Vet Med Assoc*. 1995;206:63–66.
398. Abraham G, Allersmeier M, Schusser GF, Ungemach FR. Serum thyroid hormone, insulin, glucose, triglycerides and protein concentrations in normal horses: association with topical dexamethasone usage. *Vet J*. 2011;188:307–312.
399. Galton VA. Thyroid hormone-catecholamine interrelationships. *Endocrinology*. 1965;77:278–284.
400. Sommardahl CS, Frank N, Elliott SB, et al. Effects of oral administration of levothyroxine sodium on serum concentrations of thyroid gland hormones and responses to injections of thyrotropin-releasing hormone in healthy adult mares. *Am J Vet Res*. 2005;66:1025–1031.
401. Nillni EA. Regulation of the hypothalamic thyrotropin releasing hormone (TRH) neuron by neuronal and peripheral inputs. *Front Neuroendocrinol*. 2010;31:134–156.
402. Irvine CH. Thyroid Function in the Horse. *Proc 12th Am Assoc Equine Pract Conv*. 1966:197–205.
403. McBride GE, Christopherson RJ, Sauer W. Metabolic-rate and plasma thyroid-hormone concentrations of mature horses in response to changes in ambient-temperature. *Can J Anim Sci*. 1985;65:375–382.
404. Duckett WM, Manning JP, Weston PG. Thyroid hormone periodicity in healthy adult geldings. *Equine Vet J*. 1989;21:123–125.
405. Morris DD, Garcia M. Thyroid-stimulating hormone: response test in healthy horses, and effect of phenylbutazone on equine thyroid hormones. *Am J Vet Res*. 1983;44:503–507.
406. Brabant G, Brabant A, Ranft U, et al. Circadian and pulsatile thyrotropin secretion in euthyroid man under the influence of thyroid hormone and glucocorticoid administration. *J Clin Endocrinol Metab*. 1987;65:83–88.
407. Irvine CHG. The role of hormones in exercise physiology. In: Snow DH, Persson SGB, Rose RJ, eds. *Equine Exercise Physiology*. Cambridge: Granta Editions; 1983:377.
408. Takagi S, Ito K, Shibata H. Effects of training on plasma fibrinogen concentration and thyroid hormone level in young race horses. *Exper Results Equine Health Lab*. 1974;11:94.
409. Brinkmann L, Gerken M, Hambly C, Speakman JR, Riek A. Thyroid hormones correlate with field metabolic rate in ponies, Equus ferus caballus. *J Exp Biol*. 2016;219:2559–2566.
410. Leleu C, Haentjens F. Morphological, haemato-biochemical and endocrine changes in young Standardbreds with "maladaptation" to early training. *Equine Vet J Suppl*. 2010:171–178.
411. Gonzalez O, Gonzalez E, Sanchez C, et al. Effect of exercise on erythrocyte beta-adrenergic receptors and plasma concentrations of catecholamines and thyroid hormones in Thoroughbred horses. *Equine Vet J*. 1998;30:72–78.
412. Garcia MC, Beech J. Endocrinologic, hematologic, and heart rate changes in swimming horses. *Am J Vet Res*. 1986;47:2004–2006.
413. Graves EA, Schott HC, Marteniuk JV, Refsal KR, Nachreiner RF. Thyroid hormone responses to endurance exercise. *Equine Vet J Suppl*. 2006:32–36.
414. Gupta S, Glade MJ. Hormonal responses to high and low planes of nutrition in weanling Thoroughbreds. *Equine Vet Data*. 1983;4:170.
415. Powell DM, Lawrence LM, Fitzgerald BP, et al. Effect of short-term feed restriction and calorie source on hormonal and metabolic responses in geldings receiving a small meal. *J Anim Sci*. 2000;78:3107–3113.

416. Biesik LM, Glade MJ. Changes in serum hormone concentrations in weanling horses following gastric infusion of sucrose or casein. *Nutr Rep Int*. 1986;33:651–658.
417. Glade MJ, Reimers TJ. Effects of dietary energy supply on serum thyroxine, tri-iodothyronine and insulin concentrations in young horses. *J Endocrinol*. 1985;104:93–98.
418. Youket RJ, Carnevale JM, Houpt KA, Houpt TR. Humoral, hormonal and behavioral correlates of feeding in ponies: the effects of meal frequency. *J Anim Sci*. 1985;61:1103–1110.
419. Brinkmann L, Gerken M, Riek A. Effect of long-term feed restriction on the health status and welfare of a robust horse breed, the Shetland pony (Equus ferus caballus). *Res Vet Sci*. 2013;94:826–831.
420. Christensen RA, Malinowski K, Massenzio AM, Hafs HD, Scanes CG. Acute effects of short-term feed deprivation and refeeding on circulating concentrations of metabolites, insulin-like growth factor I, insulin-like growth factor binding proteins, somatotropin, and thyroid hormones in adult geldings. *J Anim Sci*. 1997;75(5):1351–1358.
421. De Groot LJ. Dangerous dogmas in medicine: the nonthyroidal illness syndrome. *J Clin Endocrinol Metab*. 1999;84:151–164.
422. Messer NT, Johnson PJ, Refsal KR, Nachreiner RF, Ganjam VK, Krause GF. Effect of food deprivation on baseline iodothyronine and cortisol concentrations in healthy, adult horses. *Am J Vet Res*. 1995;56:116–121.
423. Suwannachot P, Verkleij CB, Kocsis S, Enzerink E, Everts ME. Prolonged food restriction and mild exercise in Shetland ponies: effects on weight gain, thyroid hormone concentrations and muscle Na(+),K(+)-ATPase. *J Endocrinol*. 2000;167:321–329.
424. Boelen A, Wiersinga WM, Fliers E. Fasting-induced changes in the hypothalamus-pituitary-thyroid axis. *Thyroid*. 2008; 18:123–129.
425. Flier JS, Harris M, Hollenberg AN. Leptin, nutrition, and the thyroid: the why, the wherefore, and the wiring. *J Clin Invest*. 2000;105:859–861.
426. McManus CJ, Fitzgerald BP. Effects of a single day of feed restriction on changes in serum leptin, gonadotropins, prolactin, and metabolites in aged and young mares. *Domest Anim Endocrinol*. 2000;19:1–13.
427. Buff PR, Morrison CD, Ganjam VK, Keisler DH. Effects of short-term feed deprivation and melatonin implants on circadian patterns of leptin in the horse. *J Anim Sci*. 2005;83:1023–1032.
428. Steelman SM, Michael-Eller EM, Gibbs PG, Potter GD. Meal size and feeding frequency influence serum leptin concentration in yearling horses. *J Anim Sci*. 2006;84:2391–2398.
429. Fitzgerald BP, McManus CJ. Photoperiodic versus metabolic signals as determinants of seasonal anestrus in the mare. *Biol Reprod*. 2000;63:335–340.
430. Berg EL, McNamara DL, Keisler DH. Endocrine profiles of periparturient mares and their foals. *J Anim Sci*. 2007;85:1660–1668.
431. Hilderbran AC, Breuhaus BA, Refsal KR. Nonthyroidal illness syndrome in adult horses. *J Vet Intern Med*. 2014;28:609–617.
432. Van den BG, de Zegher F, Baxter RC, et al. Neuroendocrinology of prolonged critical illness: effects of exogenous thyrotropin-releasing hormone and its combination with growth hormone secretagogues. *J Clin Endocrinol Metab*. 1998;83:309–319.
433. McFarlane D. Equine pituitary pars intermedia dysfunction. *Vet Clin North Am Equine Pract*. 2011;27(1):93–113.
434. Dembek KA, Onasch K, Hurcombe SD, et al. Renin-angiotensin-aldosterone system and hypothalamic-pituitary-adrenal axis in hospitalized newborn foals. *J Vet Intern Med*. 2013;27:331–338.
435. Mair TS, Sherlock CE, Boden LA. Serum cortisol concentrations in horses with colic. *Vet J*. 2014;201:370–377.
436. Carter RA, Treiber KH, Geor RJ, Douglass L, Harris PA. Prediction of incipient pasture-associated laminitis from hyperinsulinaemia, hyperleptinaemia and generalised and localised obesity in a cohort of ponies. *Equine Vet J*. 2009;41(2):171–178.
437. Frank N, Elliott SB, Brandt LE, Keisler DH. Physical characteristics, blood hormone concentrations, and plasma lipid concentrations in obese horses with insulin resistance. *J Am Vet Med Assoc*. 2006;228(9):1383–1390.
438. Frank N, Buchanan BR, Elliott SB. Effects of long-term oral administration of levothyroxine sodium on serum thyroid hormone concentrations, clinicopathologic variables, and echocardiographic measurements in healthy adult horses. *Am J Vet Res*. 2008;69:68–75.
439. Rothschild CM, Hines MT, Breuhaus B, Gay J, Sellon DC. Effects of trimethoprim-sulfadiazine on thyroid function of horses. *J Vet Intern Med*. 2004;18:370–373.
440. Ramirez S, Wolfsheimer KJ, Moore RM, Mora F, Bueno AC, Mirza T. Duration of effects of phenylbutazone on serum total thyroxine and free thyroxine concentrations in horses. *J Vet Intern Med*. 1997;11:371–374.
441. van Maanen JM, van Dijk A, Mulder K, et al. Consumption of drinking water with high nitrate levels causes hypertrophy of the thyroid. *Toxicol Lett*. 1994;72:365–374.
441a. Alèn M, Rahkila P, Reinilä M, Vihko R. Androgenic-anabolic steroid effects on serum thyroid, pituitary and steroid hormones in athletes. *Am J Sports Med*. 1987;15(4):357–361.
442. Morris DD, Garcia MC. Effects of phenylbutazone and anabolic steroids on adrenal and thyroid gland function tests in healthy horses. *Am J Vet Res*. 1985;46:359–364.
443. Eroksuz H, Eroksuz Y, Ozer H, Ceribasi AO, Yaman I, Ilhan N. Equine goiter associated with excess dietary iodine. *Vet Hum Toxicol*. 2004;46:147–149.
444. Laurberg P. Amiodarone inhibits T4 and T3 secretion but does not affect T_4 deiodination to T_3 in perfused dog thyroid lobes. *Thyroidology*. 1988:1–4.
445. Boosinger TR, Brendemuehl JP, Bransby DL, Wright JC, Kemppainen RJ, Kee DD. Prolonged gestation, decreased triiodothyronine concentration, and thyroid gland histomorphologic features in newborn foals of mares grazing Acremonion coenophialum-infected fescue. *Am J Vet Res*. 1995;56:66–69.
446. Breuhaus BA. Thyroid function in mature horses ingesting endophyte-infected fescue seed. *J Am Vet Med Assoc*. 2003;223:340–345.
447. Reimers TJ, Cowan RG, Davidson HP, Colby ED. Validation of radioimmunoassay for triiodothyronine, thyroxine, and hydrocortisone (cortisol) in canine, feline, and equine sera. *Am J Vet Res*. 1981;42:2016–2021.
448. Reimers TJ, Lamb SV, Bartlett SA, Matamoros RA, Cowan RG, Engle JS. Effects of hemolysis and storage on quantification of hormones in blood samples from dogs, cattle, and horses. *Am J Vet Res*. 1991;52:1075–1080.
449. Irvine CHG. Measurement of free and total T_4 and T_3 in domestic animals. In: Stockigt JR, Nagatake S, eds. *Thyroid Research VIII*. New York: Pergamon; 1980:252.
450. Johnson PJ, Messer NT, Ganjam VK, et al. Effects of propylthiouracil and bromocryptine on serum concentrations of thyrotrophin and thyroid hormones in normal female horses. *Equine Vet J*. 2003;35:296–301.
451. Breuhaus BA. Thyroid-stimulating hormone in adult euthyroid and hypothyroid horses. *J Vet Intern Med*. 2002;16:109–115.
452. Breuhaus BA, LaFevers DH. Thyroid Function in Normal, Sick and Premature Foals. *Proc 23rd Annual ACVIM Forum*. 2005.
453. Harris P, Marlin D, Gray J. Equine thyroid-function tests—a preliminary investigation. *Brit Vet J*. 1992;148:71–80.

454. Held JP, Oliver JW. A sampling protocol for the thyrotropin-stimulation test in the horse. *J Am Vet Med Assoc.* 1984;184:326–327.
455. Oliver JW, Held JP. Thyrotropin stimulation test—new perspective on value of monitoring triiodothyronine. *J Am Vet Med Assoc.* 1985;187:931–934.
456. Shaftoe S, Schick MP, Chen CL. Thyroid-stimulating hormone response tests in one-day-old foals. *J Equine Vet Sci.* 1988;8:310–312.
457. Beech J, Garcia M. Hormonal response to thyrotropin-releasing hormone in healthy horses and in horses with pituitary adenoma. *Am J Vet Res.* 1985;46:1941–1943.
458. Chen CL, Li WI. Effect of thyrotropin releasing hormone (TRH) on serum levels of thyroid hormones in thoroughbred mares. *J Equine Sci.* 1986;6:58.
459. Lothrop Jr CD, Nolan HL. Equine thyroid function assessment with the thyrotropin-releasing hormone response test. *Am J Vet Res.* 1986;47:942–944.
460. Thompson Jr DL, Godke RA, Nett TM. Effects of melatonin and thyrotropin releasing hormone on mares during the nonbreeding season. *J Anim Sci.* 1983;56:668–677.
461. Beech J, Boston R, Lindborg S, Russell GE. Adrenocorticotropin concentration following administration of thyrotropin-releasing hormone in healthy horses and those with pituitary pars intermedia dysfunction and pituitary gland hyperplasia. *J Am Vet Med Assoc.* 2007;231:417–426.
462. Frank N, Andrews FM, Sommardahl CS, Eiler H, Rohrbach BW, Donnell RL. Evaluation of the combined dexamethasone suppression/thyrotropin-releasing hormone stimulation test for detection of pars intermedia pituitary adenomas in horses. *J Vet Intern Med.* 2006;20:987–993.
463. Alberts MK, McCann JP, Woods PR. Hemithyroidectomy in a horse with confirmed hyperthyroidism. *J Am Vet Med Assoc.* 2000;217:1051–1054, 1009.
464. Tan RH, Davies SE, Crisman MV, Coyle L, Daniel GB. Propylthiouracil for treatment of hyperthyroidism in a horse. *J Vet Intern Med.* 2008;22:1253–1258.
465. Hillidge CJ, Theodorakis MC, Duckett WM. Scintigraphic Evaluation of Equine Thyroid Function. *Proc 27th Am Assoc Equine Pract Conv.* 1981:477–478.
466. Held JP, Patton CS, Toal RL, Geiser DR. Work intolerance in a horse with thyroid carcinoma. *J Am Vet Med Assoc.* 1985;187:1044–1045.
467. Hillidge CJ, Sanecki RK, Theodorakis MC. Thyroid carcinoma in a horse. *J Am Vet Med Assoc.* 1982;181:711–714.
468. Joyce JR, Thompson RB, Kyzar JR, Hightower D. Thyroid carcinoma in a horse. *J Am Vet Med Assoc.* 1976;168:610–612.
469. Ramirez S, McClure JJ, Moore RM, Wolfsheimer KJ, Gaunt SD, Mirza MH, Taylor W. Hyperthyroidism associated with a thyroid adenocarcinoma in a 21-year-old gelding. *J Vet Intern Med.* 1998;12:475–477.
470. Breuhaus BA. Thyroid function in anhidrotic horses. *J Vet Intern Med.* 2009;23:168–173.
471. Messer NT, Johnson PJ. Evidence-based literature pertaining to thyroid dysfunction and Cushing's syndrome in the horse. *Vet Clin North Am Equine Pract.* 2007;23:329–364.
472. Stanley O, Hillidge CJ. Alopecia associated with hypothyroidism in a horse. *Equine Vet J.* 1982;14:165–167.
473. Waldron-Mease E. Hypothyroidism and myopathy in racing thoroughbreds and standardbreds. *J Equine Med Surg.* 1979;3:124.
474. Breuhaus BA. Disorders of the equine thyroid gland. *Vet Clin North Am Equine Pract.* 2011;27:115–128.
475. Stephen JO, Baptiste KE, Townsend HG. Clinical and pathologic findings in donkeys with hypothermia: 10 cases (1988–1998). *J Am Vet Med Assoc.* 2000;216:725–729.
476. Allen AL, Townsend HG, Doige CE, Fretz PB. A case-control study of the congenital hypothyroidism and dysmaturity syndrome of foals. *Can Vet J.* 1996;37:349–351.
477. Furr MO, Murray MJ, Ferguson DC. The effects of stress on gastric ulceration, T3, T4, reverse T3 and cortisol in neonatal foals. *Equine Vet J.* 1992;24:37–40.
478. McLaughlin BG, Doige CE, McLaughlin PS. Thyroid-hormone levels in foals with congenital musculoskeletal lesions. *Can Vet J.* 1986;27:264–267.
479. Murray MJ. Hypothyroidism and respiratory insufficiency in a neonatal foal. *J Am Vet Med Assoc.* 1990;197:1635–1638.
480. Shaver JR, Fretz PB, Doige CE. Skeletal manifestations of suspected hypothyroidism in two foals. *J Equine Med Surg.* 1979;3:269.
481. Vivrette SL, Reimers TJ, Krook L. Skeletal disease in a hypothyroid foal. *Cornell Vet.* 1984;74:373–386.
482. Durham AE. Congenital goitre in two colt foals born to mares fed excess iodine during pregnancy. *Equine Vet Educ.* 1995;7:239–241.
483. Perillo A, Passantino G, Passantino L, et al. First observation of an Hashimoto thyroiditis-like disease in horses from Eastern Europe: histopathological and immunological findings. *Immunopharmacol Immunotoxicol.* 2005;27:241–253.
484. Green EM, Hunt EL. Hypophyseal neoplasia in a pony. *Compend Contin Ed Practic Vet.* 1985;7:S249.
485. Lowe JE, Kallfelz FA. Thyroidectomy and the T4 Test to Assess Thyroid Dysfunction in the Horse and Pony. *Proc 16th Am Assoc Equine Pract Conv.* 1970:135–154.
486. Refetoff S, Bassett JH, Beck-Peccoz P, et al. Classification and proposed nomenclature for inherited defects of thyroid hormone action, cell transport, and metabolism. *Eur Thyroid J.* 2014;3:7–9.
487. Conway DA, Cosgrove JS. Equine goiter. *Irish Vet J.* 1980;34:29–31.
488. Baker JR, Wyn-Jones G, Eley JL. Case of equine goitre. *Vet Rec.* 1983;112:407–408.
489. Doige CE, McLaughlin BG. Hyperplastic goitre in newborn foals in Western Canada. *Can Vet J.* 1981;22:42–45.
490. McLaughlin BG, Doige CE. A study of ossification of carpal and tarsal bones in normal and hypothyroid foals. *Can Vet J.* 1982;23:164–168.
491. McLaughlin BG, Doige CE. Congenital musculoskeletal lesions and hyperplastic goitre in foals. *Can Vet J.* 1981;22:130–133.
492. Lowe JE, Baldwin BH, Foote RH, Hillman RB, Kallfelz FA. Equine hypothyroidism: the long term effects of thyroidectomy on metabolism and growth in mares and stallions. *Cornell Vet.* 1974;64:276–295.
493. Baker HJ, Lindsey JR. Equine goiter due to excess dietary iodide. *J Am Vet Med Assoc.* 1968;153:1618–1630.
494. Cubillos V, Norambuena L, Espinoza E. [Cell growth and neoplasms of the thyroid gland in horses]. *Zentralbl Veterinarmed A.* 1981;28:201–208.
495. Driscoll J, Hintz HF, Schryver HF. Goiter in foals caused by excessive iodine. *J Am Vet Med Assoc.* 1978;173:858–859.
496. Dudan FE, Ferguson DC, Little TV. Circulating Serum Thyroxine (T_4), Triiodothyronine (T_3) and Reverse T_3 (RT_3) in Neonatal Term and Preterm Foals. *Proc 5th Annual ACVIM Forum.* 1987;881.
497. McLaughlin BG, Doige CE, Fretz PB, Pharr JW. Carpal bone lesions associated with angular limb deformities in foals. *J Am Vet Med Assoc.* 1981;178:224–230.
498. Allen AL, Doige CE, Fretz PB, Townsend HG. Hyperplasia of the thyroid gland and concurrent musculoskeletal deformities in western Canadian foals: reexamination of a previously described syndrome. *Can Vet J.* 1994;35:31–38.
499. Allen AL. Hyperplasia of the thyroid gland and musculoskeletal deformities in two equine abortuses. *Can Vet J.* 1995;36:234–236.
500. Allen AL. Congenital hypothyroidism in horses: looking back and looking ahead. *Equine Vet Educ.* 2014;26:190–193.

501. Card CE, Manning ST. Response of newborn foals with thyroid musculoskeletal disease to adrenocorticotrophic hormone (ACTH). *J Reprod Fertil Suppl.* 2000:709–715.
502. Lohr CV, Polster U, Kuhnert P, Karger A, Rurangirwa FR, Teifke JP. Mesenteric lymphangitis and sepsis due to RTX toxin-producing Actinobacillus spp in 2 foals with hypothyroidism-dysmaturity syndrome. *Vet Pathol.* 2012;49:592–601.
503. Gawrylash SK. Thyroid hyperplasia and musculoskeletal deformity in a standardbred filly in Ontario. *Can Vet J.* 2004;45:424–426.
504. Koikkalainen K, Knuuttila A, Karikoski N, Syrja P, Hewetson M. Congenital hypothyroidism and dysmaturity syndrome in foals: first reported cases in Europe. *Equine Vet Educ.* 2014;26:181–189.
505. Lowe JE, Baldwin BH, Foote RH, Hillman RB, Kallefelz FA. Semen characteristics in thyroidectomized stallions. *J Reprod Fertil Suppl.* 1975:81–86.
506. Vischer CM, Foreman JH, Constable PD, et al. Hemodynamic effects of thyroidectomy in sedentary horses. *Am J Vet Res.* 1999;60:14–21.
507. Lowe JE, Foote RH, Baldwin BH, Hillman RB, Kallfelz FA. Reproductive patterns in cyclic and pregnant thyroidectomized mares. *J Reprod Fertil Suppl.* 1987;35:281–288.
508. Fadok VA, Wild S. Suspected cutaneous iodism in a horse. *J Am Vet Med Assoc.* 1983;183:1104–1106.
509. Poomvises P, Gesmankit P, Tawatsin A. Studies on serum triiodothyronine and thyroxine in anhidrotic horses. *Centaur.* 1986;II:139.
510. Mayhew IG, Ferguson HO. Clinical, clinicopathologic, and epidemiologic features of anhidrosis in central Florida Thoroughbred horses. *J Vet Intern Med.* 1987;1:136–141.
511. Hood DM, Hightower D, Amoss MS. Thyroid function in horses affected with laminitis. *Southwest Vet.* 1987;38:85.
512. Alexander SL, Irvine CH, Evans MJ. Inter-relationships between the secretory dynamics of thyrotrophin-releasing hormone, thyrotrophin and prolactin in periovulatory mares: effect of hypothyroidism. *J Neuroendocrinol.* 2004;16:906–915.
513. deMartin BW. Study on the thyroid function of Thoroughbred horses using 131I-TBI. *Rev Fac Med Vet Zootec Univ S Paulo.* 1973;10:35.
514. Tateyama S, Tanimura N, Moritomo Y, et al. The ultimobranchial remnant and its hyperplasia or adenoma in equine thyroid gland. *Nippon Juigaku Zasshi.* 1988;50:714–722.
515. Dalefield RR, Palmer DN. The frequent occurrence of thyroid tumours in aged horses. *J Comp Pathol.* 1994;110:57–64.
516. Nolen-Walston RD, Parente EJ, Madigan JE, David F, Knafo SE, Engiles JB. Branchial remnant cysts of mature and juvenile horses. *Equine Vet J.* 2009;41:918–923.
517. Damodaran S, Ramachandran PV. A survey of neoplasms in equidae. *Centaur.* 1986;II:161.
518. Hopper LD, Kennedy GA, Taylor WA. Diagnosing and treating thyroid adenoma in a horse. *Vet Med.* 1987;82:1252.
519. Hovda LR, Shaftoe S, Rose ML, Clemmons LH. Mediastinal squamous cell carcinoma and thyroid carcinoma in an aged horse. *J Am Vet Med Assoc.* 1990;197:1187–1189.
520. Ralston SL, Nockels CF, Squires EL. Differences in diagnostic test results and hematologic data between aged and young horses. *Am J Vet Res.* 1988;49:1387–1392.
521. Schlotthauer CF. The incidence and types of disease of the thyroid gland of adult horses. *J Am Vet Med Assoc.* 1931;78:211.
522. Yoshikawa T, Yoshikawa H, Oyamada T, Suzuki K. A follicular adenoma with C-cell hyperplasia in the equine thyroid. *Nippon Juigaku Zasshi.* 1984;46:615–623.
523. Ueki H, Kowatari Y, Oyamada T, Oikawa M, Yoshikawa H. Non-functional C-cell adenoma in aged horses. *J Comp Pathol.* 2004;131:157–165.
524. Elce YA, Ross MW, Davidson EJ, Tulleners EP. Unilateral thyroidectomy in 6 horses. *Vet Surg.* 2003;32:187–190.
525. Chiba S, Okada K, Numakunai S, Ohshima K. A case of equine thyroid follicular carcinoma accompanied with adenohypophysial adenoma. *Nippon Juigaku Zasshi.* 1987;49:551–554.
526. De Cock HE, MacLachlan NJ. Simultaneous occurrence of multiple neoplasms and hyperplasias in the adrenal and thyroid gland of the horse resembling multiple endocrine neoplasia syndrome: case report and retrospective identification of additional cases. *Vet Pathol.* 1999;36:633–636.
527. van der Velden MA, Meulenaar H. Medullary thyroid carcinoma in a horse. *Vet Pathol.* 1986;23:622–624.
528. Kuwamura M, Shirota A, Yamate J, Kotani T, Ohashi F, Sakuma S. C-cell adenoma containing variously sized thyroid follicles in a horse. *J Vet Med Sci.* 1998;60:387–389.
529. Hurcombe SD. Hypothalamic-pituitary gland axis function and dysfunction in horses. *Vet Clin North Am Equine Pract.* 2011;27:1–17.
530. van der Kolk JH, Fouche N, Gross JJ, Gerber V, Bruckmaier RM. A comparison between the equine and bovine hypothalamus-pituitary-adrenocortical axis. *Domest Anim Endocrinol.* 2016;56(suppl):S101–S111.
531. Hart KA, Barton MH. Adrenocortical insufficiency in horses and foals. *Vet Clin North Am Equine Pract.* 2011;27:19–34.
532. Belda X, Fuentes S, Daviu N, Nadal R, Armario A. Stress-induced sensitization: the hypothalamic-pituitary-adrenal axis and beyond. *Stress.* 2015;18:269–279.
533. Keller-Wood M. Hypothalamic-pituitary-adrenal axis—feedback control. *Compr Physiol.* 2015;5:1161–1182.
534. Hart KA, Dirikolu L, Ferguson DC, Norton NA, Barton MH. Daily endogenous cortisol production and hydrocortisone pharmacokinetics in adult horses and neonatal foals. *Am J Vet Res.* 2012;73:68–75.
535. Alexander SL, Irvine CH, Donald RA. Dynamics of the regulation of the hypothalamo-pituitary-adrenal (HPA) axis determined using a nonsurgical method for collecting pituitary venous blood from horses. *Front Neuroendocrinol.* 1996;17:1–50.
536. Schreiber CM, Stewart AJ, Kwessi E, Behrend EN, Wright JC, Kemppainen RJ, Busch KA. Seasonal variation in results of diagnostic tests for pituitary pars intermedia dysfunction in older, clinically normal geldings. *J Am Vet Med Assoc.* 2012;241:241–248.
537. Beech J, Boston RC, McFarlane D, Lindborg S. Evaluation of plasma ACTH, alpha-melanocyte-stimulating hormone, and insulin concentrations during various photoperiods in clinically normal horses and ponies and those with pituitary pars intermedia dysfunction. *J Am Vet Med Assoc.* 2009;235:715–722.
538. Cordero M, Brorsen BW, McFarlane D. Circadian and circannual rhythms of cortisol, ACTH, and alpha-melanocyte-stimulating hormone in healthy horses. *Domest Anim Endocrinol.* 2012;43:317–324.
539. Donaldson MT, McDonnell SM, Schanbacher BJ, Lamb SV, McFarlane D, Beech J. Variation in plasma adrenocorticotropic hormone concentration and dexamethasone suppression test results with season, age, and sex in healthy ponies and horses. *J Vet Intern Med.* 2005;19:217–222.
540. McFarlane D, Paradis MR, Zimmel D, et al. The effect of geographic location, breed, and pituitary dysfunction on seasonal adrenocorticotropin and alpha-melanocyte-stimulating hormone plasma concentrations in horses. *J Vet Intern Med.* 2011;25:872–881.
541. Itoi K, Jiang YQ, Iwasaki Y, Watson SJ. Regulatory mechanisms of corticotropin-releasing hormone and vasopressin gene expression in the hypothalamus. *J Neuroendocrinol.* 2004;16:348–355.
542. Jeanneteau FD, Lambert WM, Ismaili N, et al. BDNF and glucocorticoids regulate corticotrophin-releasing hormone

(CRH) homeostasis in the hypothalamus. *Proc Natl Acad Sci U S A*. 2012;109:1305–1310.

543. Marini AM, Popolo M, Pan H, Blondeau N, Lipsky RH. Brain adaptation to stressful stimuli: a new perspective on potential therapeutic approaches based on BDNF and NMDA receptors. *CNS Neurol Disord Drug Targets*. 2008;7:382–390.
544. Camille ML, Maguire J. GABAergic regulation of the HPA and HPG axes and the impact of stress on reproductive function. *J Steroid Biochem Mol Biol*. 2016;160:196–203.
545. Polito A, Sonneville R, Guidoux C, et al. Changes in CRH and ACTH synthesis during experimental and human septic shock. *PLoS One*. 2011;6:e25905.
546. Volpi S, Rabadan-Diehl C, Aguilera G. Vasopressinergic regulation of the hypothalamic pituitary adrenal axis and stress adaptation. *Stress*. 2004;7:75–83.
547. Givalois L, Naert G, Rage F, Ixart G, Arancibia S, Tapia-Arancibia L. A single brain-derived neurotrophic factor injection modifies hypothalamo-pituitary-adrenocortical axis activity in adult male rats. *Mol Cell Neurosci*. 2004;27:280–295.
548. Grinevich V, Ma XM, Jirikowski G, Verbalis J, Aguilera G. Lipopolysaccharide endotoxin potentiates the effect of osmotic stimulation on vasopressin synthesis and secretion in the rat hypothalamus. *J Neuroendocrinol*. 2003;15:141–149.
549. Keenan DM, Alexander S, Irvine C, Veldhuis JD. Quantifying nonlinear interactions within the hypothalamo-pituitary-adrenal axis in the conscious horse. *Endocrinology*. 2009;150:1941–1951.
550. Naert G, Ixart G, Tapia-Arancibia L, Givalois L. Continuous i.c.v. infusion of brain-derived neurotrophic factor modifies hypothalamic-pituitary-adrenal axis activity, locomotor activity and body temperature rhythms in adult male rats. *Neuroscience*. 2006;139:779–789.
551. Xu Z, Hu F, Shi L, et al. Angiotensin-induced vasopressin release and activation of hypothalamic neuron in pre-term fetuses. *Peptides*. 2005;26:307–314.
552. Bartanusz V, Jezova D, Bertini LT, Tilders FJ, Aubry JM, Kiss JZ. Stress-induced increase in vasopressin and corticotropin-releasing factor expression in hypophysiotrophic paraventricular neurons. *Endocrinology*. 1993;132:895–902.
553. Mouri T, Itoi K, Takahashi K, et al. Colocalization of corticotropin-releasing factor and vasopressin in the paraventricular nucleus of the human hypothalamu. *Neuroendocrinology*. 1993;57:34–39.
554. Goncharova ND. Stress responsiveness of the hypothalamic-pituitary-adrenal axis: age-related features of the vasopressinergic regulation. *Front Endocrinol (Lausanne)*. 2013;4:26.
555. Evans MJ, Marshall AG, Kitson NE, Summers K, Donald RA. Factors affecting ACTH release from perifused equine anterior pituitary cells. *J Endocrinol*. 1993;137:391–401.
556. Alexander SL, Irvine CH. The effect of endotoxin administration on the secretory dynamics of oxytocin in follicular phase mares: relationship to stress axis hormones. *J Neuroendocrinol*. 2002;14:540–548.
557. Crowley SK, Girdler SS. Neurosteroid, GABAergic and hypothalamic pituitary adrenal (HPA) axis regulation: what is the current state of knowledge in humans? *Psychopharmacology (Berl)*. 2014;231:3619–3634.
558. Naert G, Maurice T, Tapia-Arancibia L, Givalois L. Neuroactive steroids modulate HPA axis activity and cerebral brain-derived neurotrophic factor (BDNF) protein levels in adult male rats. *Psychoneuroendocrinology*. 2007;32:1062–1078.
559. Wirth MM. Beyond the HPA Axis: Progesterone-Derived Neuroactive Steroids in Human Stress and Emotion. *Front Endocrinol (Lausanne)*. 2011;2:19.
560. McFarlane D, Dybdal N, Donaldson MT, Miller L, Cribb AE. Nitration and increased alpha-synuclein expression associated with dopaminergic neurodegeneration in equine pituitary pars intermedia dysfunction. *J Neuroendocrinol*. 2005;17:73–80.
561. Amar AP, Weiss MH. Pituitary anatomy and physiology. *Neurosurg Clin North Am*. 2003;14:11–23. v.
562. Hong GK, Payne SC, Jane Jr JA. Anatomy, Physiology, and Laboratory Evaluation of the Pituitary Gland. *Otolaryngol Clin North Am*. 2016;49:21–32.
563. Al-Aridi R, Abdelmannan D, Arafah BM. Biochemical diagnosis of adrenal insufficiency: the added value of dehydroepiandrosterone sulfate measurements. *Endocr Pract*. 2011;17:261–270.
564. Contreras LN, Arregger AL, Persi GG, Gonzalez NS, Cardoso EM. A new less-invasive and more informative low-dose ACTH test: salivary steroids in response to intramuscular corticotrophin. *Clin Endocrinol (Oxf)*. 2004;61:675–682.
565. Holst JP, Soldin SJ, Tractenberg RE, et al. Use of steroid profiles in determining the cause of adrenal insufficiency. *Steroids*. 2007;72:71–84.
566. Xing Y, Edwards MA, Ahlem C, et al. The effects of ACTH on steroid metabolomic profiles in human adrenal cells. *J Endocrinol*. 2011;209:327–335.
567. Yamakita N, Murai T, Kokubo Y, Hayashi M, Akai A, Yasuda K. Dehydroepiandrosterone sulphate is increased and dehydroepiandrosterone-response to corticotrophin-releasing hormone is decreased in the hyperthyroid state compared with the euthyroid state. *Clin Endocrinol (Oxf)*. 2001;55:797–803.
568. Beishuizen A, Thijs LG. Endotoxin and the hypothalamo-pituitary-adrenal (HPA) axis. *J Endotoxin Res*. 2003;9:3–24.
569. Turnbull AV, Rivier CL. Regulation of the hypothalamic-pituitary-adrenal axis by cytokines: actions and mechanisms of action. *Physiol Rev*. 1999;79:1–71.
570. Vrezas I, Willenberg HS, Bornstein SR. Adrenal Cortex, Development, Anatomy, Physiology. In: De Groot LJ, Chrousos G, Dungan K, et al, eds. *Endotext [Internet]*. South Dartmouth (MA): MDText.com, Inc; 2000-2013.
571. Vinson GP. Functional Zonation of the Adult Mammalian Adrenal Cortex. *Front Neurosci*. 2016;10:238.
572. Conley AJ. Review of the reproductive endocrinology of the pregnant and parturient mare. *Theriogenology*. 2016;86:355–365.
573. Fowden AL, Forhead AJ, Ousey JC. Endocrine adaptations in the foal over the perinatal period. *Equine Vet J Suppl*. 2012:130–139.
574. Rossdale PD, Silver M, Ellis L, Frauenfelder H. Response of the adrenal cortex to tetracosactrin (ACTH1-24) in the premature and full-term foal. *J Reprod Fertil Suppl*. 1982;32:545–553.
575. Miller WL, Auchus RJ. The molecular biology, biochemistry, and physiology of human steroidogenesis and its disorders. *Endocr Rev*. 2011;32:81–151.
576. Miller WL. Steroid hormone synthesis in mitochondria. *Mol Cell Endocrinol*. 2013;379:62–73.
577. Mayo W, Lemaire V, Malaterre J, et al. Pregnenolone sulfate enhances neurogenesis and PSA-NCAM in young and aged hippocampus. *Neurobiol Aging*. 2005;26:103–114.
578. Jonklaas J, Holst JP, Verbalis JG, Pehlivanova M, Soldin SJ. Changes in Steroid Concentrations with the Timing of ACTH Stimulation Testing in Normal Subjects. *Endocr Pract*. 2011:1–23.
579. Mohn CE, Fernandez-Solari J, De Laurentiis A, et al. The rapid release of corticosterone from the adrenal induced by ACTH is mediated by nitric oxide acting by prostaglandin E_2. *Proc Natl Acad Sci U S A*. 2005;102:6213–6218.
580. Dadoun F, Guillaume V, Sauze N, et al. Effect of endotoxin on the hypothalamic-pituitary-adrenal axis in sheep. *Eur J Endocrinol*. 1998;138:193–197.
581. Toribio RE. Endocrine dysregulation in critically ill foals and horses. *Vet Clin North Am Equine Pract*. 2011;27:35–47.
582. Suda T, Tozawa F, Ushiyama T, Sumitomo T, Yamada M, Demura H. Interleukin-1 stimulates corticotropin-releasing

factor gene expression in rat hypothalamus. *Endocrinology.* 1990;126:1223–1228.
583. Akasaka S, Nomura M, Nishii H, et al. The hypothalamo-pituitary axis responses to lipopolysaccharide-induced endotoxemia in mice lacking inducible nitric oxide synthase. *Brain Res.* 2006;1089:1–9.
584. Tkachenko IV, Jaaskelainen T, Jaaskelainen J, Palvimo JJ, Voutilainen R. Interleukins 1alpha and 1beta as regulators of steroidogenesis in human NCI-H295R adrenocortical cells. *Steroids.* 2011;76:1103–1115.
585. Hurcombe SD, Toribio RE, Slovis N, et al. Blood arginine vasopressin, adrenocorticotropin hormone, and cortisol concentrations at admission in septic and critically ill foals and their association with survival. *J Vet Intern Med.* 2008;22:639–647.
586. Prigent H, Maxime V, Annane D. Science review: mechanisms of impaired adrenal function in sepsis and molecular actions of glucocorticoids. *Crit Care.* 2004;8:243–252.
587. Dellinger RP, Levy MM, Rhodes A, et al. Surviving sepsis campaign: international guidelines for management of severe sepsis and septic shock: 2012. *Crit Care Med.* 2013;(41):580–637.
588. Marik PE. Critical illness-related corticosteroid insufficiency. *Chest.* 2009;135:181–193.
589. Hinchcliff KW, Rush BR, Farris JW. Evaluation of plasma catecholamine and serum cortisol concentrations in horses with colic. *J Am Vet Med Assoc.* 2005;227:276–280.
590. Hoffman CJ, McKenzie III HC, Furr MO, Desrochers A. Glucocorticoid receptor density and binding affinity in healthy horses and horses with systemic inflammatory response syndrome. *J Vet Intern Med.* 2015;29:626–635.
591. Dowling PM, Williams MA, Clark TP. Adrenal insufficiency associated with long-term anabolic steroid administration in a horse. *J Am Vet Med Assoc.* 1993;203:1166–1169.
592. Wilson DW, Kingery S, Snow DH. The effect of training on adrenocortical function in Thoroughbred racehorses. In: Persson SGB, Lindholm A, Jeffcott LB, eds. *Equine Exercise Physiology 3.* Davis: ICEEP Publications; 1991:482–489.
593. Baker HW, Baker ID, Epstein VM, Hudson B. Effect of stress on steroid hormone levels in racehorses. *Aust Vet J.* 1982;58:70–71.
594. Cayado P, Munoz-Escassi B, Dominguez C, et al. Hormone response to training and competition in athletic horses. *Equine Vet J Suppl.* 2006:274–278.
595. Church DB, Evans DL, Lewis DR, Rose RJ. The effect of exercise on plasma adrenocorticotropin, cortisol and insulin in the horse and adaptations with training. In: Gillespie JR, Robinson NE, eds. *Equine Exercise Physiology.* Davis: ICEEP Publications; 1987:506–515.
596. Linden A, Art T, Amory H, Desmecht D, Lekeux P. Comparison of the adrenocortical response to both pharmacological and physiological stresses in sport horses. *Zentralbl Veterinarmed A.* 1990;37:601–604.
597. Snow DH, Mackenzie G. Some metabolic effects of maximal exercise in the horse and adaptations with training. *Equine Vet J.* 1977;9:134–140.
598. Dybdal NO, Gribble D, Madigan JE, Stabenfelt GH. Alterations in plasma corticosteroids, insulin and selected metabolites in horses used in endurance rides. *Equine Vet J.* 1980;12:137–140.
599. Lassourd V, Gayrard V, Laroute V, et al. Cortisol disposition and production rate in horses during rest and exercise. *Am J Physiol.* 1996;271:R25–R33.
600. Smiet E, Van Dierendonck MC, Sleutjens J, et al. Effect of different head and neck positions on behaviour, heart rate variability and cortisol levels in lunged Royal Dutch Sport horses. *Vet J.* 2014;202:26–32.
601. Couetil LL, Hoffman AM. Adrenal insufficiency in a neonatal foal. *J Am Vet Med Assoc.* 1998;212:1594–1596.
602. Dybdal NO. Endocrine and metabolic diseases. In: Smith BP, ed. *Large Animal Internal Medicine.* St. Louis: Mosby; 2002:1233–1265.
603. Sojka JE, Levy M. Evaluation of endocrine function. *Vet Clin North Am Equine Pract.* 1995;11:415–435.
604. Giri JK, Magdesian KG, Gaffney PM. Insulin-dependent diabetes mellitus associated with presumed autoimmune polyendocrine syndrome in a mare. *Can Vet J.* 2011;52(5):506–512.
605. Stewart AJ, Behrend EN, Wright JC, et al. Validation of a low-dose ACTH stimulation test in healthy adult horses. *J Am Vet Med Assoc.* 2011;239:834–841.
606. Dybdal NO, Hargreaves KM, Madigan JE, Gribble DH, Kennedy PC, Stabenfeldt GH. Diagnostic testing for pituitary pars intermedia dysfunction in horses. *J Am Vet Med Assoc.* 1994;204:627–632.
607. Eiler H, Goble D, Oliver J. Adrenal gland function in the horse: effects of cosyntropin (synthetic) and corticotropin (natural) stimulation. *Am J Vet Res.* 1979;40:724–726.
608. MacHarg MA, Bottoms GD, Carter GK, Johnson MA. Effects of multiple intramuscular injections and doses of dexamethasone on plasma cortisol concentrations and adrenal responses to ACTH in horses. *Am J Vet Res.* 1985;46:2285–2287.
609. Toutain PL, Brandon RA, de Pomyers H, Alvinerie M, Baggot JD. Dexamethasone and prednisolone in the horse: pharmacokinetics and action on the adrenal gland. *Am J Vet Res.* 1984;45:1750–1756.
610. Ekstrand C, Bondesson U, Gabrielsson J, et al. Plasma concentration-dependent suppression of endogenous hydrocortisone in the horse after intramuscular administration of dexamethasone-21-isonicotinate. *J Vet Pharmacol Ther.* 2015;38:235–242.
611. Slone DE, Purohit RC, Ganjam VK, Lowe JL. Sodium retention and cortisol (hydrocortisone) suppression caused by dexamethasone and triamcinolone in equids. *Am J Vet Res.* 1983;44:280–283.
612. Soma LR, Uboh CE, You Y, Guan F, Boston RC. Pharmacokinetics of intra-articular, intravenous, and intramuscular administration of triamcinolone acetonide and its effect on endogenous plasma hydrocortisone and cortisone concentrations in horses. *Am J Vet Res.* 2011;72:1234–1242.
613. Menendez MI, Phelps MA, Hothem EA, Bertone AL. Pharmacokinetics of methylprednisolone acetate after intra-articular administration and subsequent suppression of endogenous hydrocortisone secretion in exercising horses. *Am J Vet Res.* 2012;73:1453–1461.
614. Soma LR, Uboh CE, Luo Y, Guan F, Moate PJ, Boston RC. Pharmacokinetics of methylprednisolone acetate after intra-articular administration and its effect on endogenous hydrocortisone and cortisone secretion in horses. *Am J Vet Res.* 2006;67:654–662.
615. Menendez MI, Phelps MA, Bertone AL. Pharmacokinetics of intra-articular betamethasone sodium phosphate and betamethasone acetate and endogenous hydrocortisone suppression in exercising horses. *J Vet Pharmacol Ther.* 2016;39:22–26.
616. Hart KA, Barton MH, Vandenplas ML, Hurley DJ. Effects of low-dose hydrocortisone therapy on immune function in neonatal horses. *Pediatr Res.* 2011;70:72–77.
617. Peroni DL, Stanley S, Kollias-Baker C, Robinson NE. Prednisone per os is likely to have limited efficacy in horses. *Equine Vet J.* 2002;34:283–287.
618. Rush BR, Trevino IC, Matson CJ, Hakala JE. Serum cortisol concentrations in response to incremental doses of inhaled beclomethasone dipropionate. *Equine Vet J.* 1999;31:258–261.
619. Rush BR, Raub ES, Thomsen MM, Davis EG, Matson CJ, Hakala JE. Pulmonary function and adrenal gland suppression with incremental doses of aerosolized beclomethasone dipropionate in horses with recurrent airway obstruction. *J Am Vet Med Assoc.* 2000;217:359–364.

620. Munoz T, Leclere M, Jean D, Lavoie JP. Serum cortisol concentration in horses with heaves treated with fluticasone proprionate over a 1 year period. *Res Vet Sci*. 2015;98:112–114.
621. Gold JR, Divers TJ, Barton MH, et al. Plasma adrenocorticotropin, cortisol, and adrenocorticotropin/cortisol ratios in septic and normal-term foals. *J Vet Intern Med*. 2007;21:791–796.
622. Hart KA, Slovis NM, Barton MH. Hypothalamic-pituitary-adrenal axis dysfunction in hospitalized neonatal foals. *J Vet Intern Med*. 2009;23:901–912.
623. Dembek KA, Johnson L, Timko K, et al. Dynamics of Adrenal Steroids, Steroid Precursors and Neurosteroids in Neonatal Foals during Hospitalization. *Proc 33rd Annual ACVIM Forum*. 2015;1241.
624. Dembek KA, Minuto J, Burns T, Barr B, Slovis NM, Toribio RE. Association of Androgen and Pregnane Response to ACTH Stimulation with Adrenal Dysfunction in Hospitalized Foals. *Proc 34th Annual ACVIM Forum*. 2016;1503.
625. Silver M, Ousey JC, Dudan FE, Fowden AL, Knox J, Cash RS, Rossdale PD. Studies on equine prematurity 2: Post natal adrenocortical activity in relation to plasma adrenocorticotrophic hormone and catecholamine levels in term and premature foals. *Equine Vet J*. 1984;16:278–286.
626. Annane D. Adrenal insufficiency in sepsis. *Curr Pharm Des*. 2008;14:1882–1886.
627. Annane D. Defining critical illness-related corticosteroid insufficiency: one step forward! *Crit Care Med*. 2010;38:721–722.
628. Boonen E, Bornstein SR, Van den BG. New insights into the controversy of adrenal function during critical illness. *Lancet Diabetes Endocrinol*. 2015;3:805–815.
629. Jellyman JK, Valenzuela OA, Allen VL, Forhead AJ, Holdstock NB, Fowden AL. Neonatal glucocorticoid overexposure programs pituitary-adrenal function in ponies. *Domest Anim Endocrinol*. 2015;50:45–49.
630. Gold JR, Cohen ND, Welsh Jr TH. Association of adrenocorticotrophin and cortisol concentrations with peripheral blood leukocyte cytokine gene expression in septic and nonseptic neonatal foals. *J Vet Intern Med*. 2012;26:654–661.
631. Wu A, Hinds CJ, Thiemermann C. High-density lipoproteins in sepsis and septic shock: metabolism, actions, and therapeutic applications. *Shock*. 2004;21:210–221.
632. Boonen E, Vervenne H, Meersseman P, et al. Reduced cortisol metabolism during critical illness. *N Engl J Med*. 2013;368:1477–1488.
633. Boonen E, Van den BG. Mechanisms in endocrinology: new concepts to further unravel adrenal insufficiency during critical illness. *Eur J Endocrinol*. 2016;175:R1–R9.
633a. Dembek KA, Timko KJ, Johnson LM, et al. Steroids, steroid precursors, and neuroactive steroids in critically ill equine neonates. *Vet J*. 2017. in press.
634. Marik PE, Zaloga GP. Adrenal insufficiency during septic shock. *Crit Care Med*. 2003;31:141–145.
635. Hart KA, Barton MH, Ferguson DC, et al. Serum free cortisol fraction in healthy and septic neonatal foals. *J Vet Intern Med*. 2011;25:345–355.
636. Marik PE, Pastores SM, Annane D, et al. Recommendations for the diagnosis and management of corticosteroid insufficiency in critically ill adult patients: consensus statements from an international task force by the American College of Critical Care Medicine. *Crit Care Med*. 2008;36:1937–1949.
637. Hart KA, Heusner GL, Norton NA, Barton MH. Hypothalamic-pituitary-adrenal axis assessment in healthy term neonatal foals utilizing a paired low dose/high dose ACTH stimulation test. *J Vet Intern Med*. 2009;23:344–351.
638. Wong DM, Vo DT, Alcott CJ, et al. Adrenocorticotropic hormone stimulation tests in healthy foals from birth to 12 weeks of age. *Can J Vet Res*. 2009;73:65–72.
639. Wong DM, Vo DT, Alcott CJ, Peterson AD, Sponseller BA, Hsu WH. Baseline plasma cortisol and ACTH concentrations and response to low-dose ACTH stimulation testing in ill foals. *J Am Vet Med Assoc*. 2009;234:126–132.
640. Stewart AJ, Wright JC, Behrend EN, Martin LG, Kemppainen RJ, Busch KA. Validation of a low-dose adrenocorticotropic hormone stimulation test in healthy neonatal foals. *J Am Vet Med Assoc*. 2013;243:399–405.
641. Reijerkerk EP, Visser EK, van Reenen CG, van der Kolk JH. Effects of various doses of ovine CRH on plasma and saliva cortisol concentrations in horses. *Am J Vet Res*. 2009;70:361–364.
642. Guennoun R, Labombarda F, Gonzalez Deniselle MC, Liere P, De Nicola AF, Schumacher M. Progesterone and allopregnanolone in the central nervous system: response to injury and implication for neuroprotection. *J Steroid Biochem Mol Biol*. 2015;146:48–61.
643. Bali A, Jaggi AS. Multifunctional aspects of allopregnanolone in stress and related disorders. *Prog Neuropsychopharmacol Biol Psychiatry*. 2014;48:64–78.
644. Weng JH, Chung BC. Nongenomic actions of neurosteroid pregnenolone and its metabolites. *Steroids*. 2016;111:54–59.
645. Faroni A, Magnaghi V. The neurosteroid allopregnanolone modulates specific functions in central and peripheral glial cells. *Front Endocrinol (Lausanne)*. 2011;2:103.
646. Maurice T. Neurosteroids and sigma1 receptors, biochemical and behavioral relevance. *Pharmacopsychiatry*. 2004;37(suppl 3):S171–S182.
647. Sedlacek M, Korinek M, Petrovic M, et al. Neurosteroid modulation of ionotropic glutamate receptors and excitatory synaptic transmission. *Physiol Res*. 2008;57(suppl 3):S49–S57.
648. Zheng P. Neuroactive steroid regulation of neurotransmitter release in the CNS: action, mechanism and possible significance. *Prog Neurobiol*. 2009;89:134–152.
649. Thomas P, Pang Y. Membrane progesterone receptors: evidence for neuroprotective, neurosteroid signaling and neuroendocrine functions in neuronal cells. *Neuroendocrinology*. 2012;96:162–171.
650. Rahmani B, Ghasemi R, Dargahi L, Ahmadiani A, Haeri A. Neurosteroids; potential underpinning roles in maintaining homeostasis. *Gen Comp Endocrinol*. 2016;225:242–250.
651. Reddy DS, Rogawski MA. Neurosteroids—Endogenous Regulators of Seizure Susceptibility and Role in the Treatment of Epilepsy. In: Noebels JL, Avoli M, Rogawski MA, Olsen RW, Delgado-Escueta AV, eds. *Jasper's Basic Mechanisms of the Epilepsies [Internet]*. Bethesda (MD): National Center for Biotechnology Information (US); 2012.
652. Carta MG, Bhat KM, Preti A. GABAergic neuroactive steroids: a new frontier in bipolar disorders? *Behav Brain Funct*. 2012;8:61.
653. Borowicz KK, Piskorska B, Banach M, Czuczwar SJ. Neuroprotective actions of neurosteroids. *Front Endocrinol (Lausanne)*. 2011;2:50.
654. Tyzio R, Cossart R, Khalilov I, et al. Maternal oxytocin triggers a transient inhibitory switch in GABA signaling in the fetal brain during delivery. *Science*. 2006;314:1788–1792.
655. Tyzio R, Nardou R, Ferrari DC, et al. Oxytocin-mediated GABA inhibition during delivery attenuates autism pathogenesis in rodent offspring. *Science*. 2014;343:675–679.
656. Dembek KA, Brown C, Mudge MM, Reed SM, David B, Toribio RE. Association of Oxytocin and Neurosteroids with Neonatal Maladjustment Syndrome (NMS) in Hospitalized Foals. *Proc 33rd Annual ACVIM Forum*. 2016;1503.
657. Ahboucha S, Butterworth RF. The neurosteroid system: an emerging therapeutic target for hepatic encephalopathy. *Metab Brain Dis*. 2007;22:291–308.

658. Butterworth RF. Neurosteroids in hepatic encephalopathy: Novel insights and new therapeutic opportunities. *J Steroid Biochem Mol Biol*. 2016;160:94–97.
659. Holmberg E, Johansson M, Backstrom T, Haage D. Allopregnanolone preferentially induces energy-rich food intake in male Wistar rats. *Physiol Rep*. 2014;2:e12190.
660. Predieri B, Luisi S, Casarosa E, et al. High basal serum allopregnanolone levels in overweight girls. *Int J Obes (Lond)*. 2007;31:543–549.
661. O'connor SJ, Gardner DS, Ousey JC, et al. Development of baroreflex and endocrine responses to hypotensive stress in newborn foals and lambs. *Pflugers Arch*. 2005;450:298–306.
662. Houghton E, Holtan D, Grainger L, Voller BE, Rossdale PD, Ousey JC. Plasma progestagen concentrations in the normal and dysmature newborn foal. *J Reprod Fertil Suppl*. 1991;44:609–617.
663. Holtan DW, Houghton E, Silver M, Fowden AL, Ousey J, Rossdale PD. Plasma progestagens in the mare, fetus and newborn foal. *J Reprod Fertil Suppl*. 1991;44:517–528.
664. Madigan JE, Haggettt EF, Pickles KJ, et al. Allopregnanolone infusion induced neurobehavioural alterations in a neonatal foal: is this a clue to the pathogenesis of neonatal maladjustment syndrome? *Equine Vet J Suppl*. 2012;44(suppl 41):109–112.
665. Rossdale PD, Ousey JC, McGladdery AJ, et al. A retrospective study of increased plasma progestagen concentrations in compromised neonatal foals. *Reprod Fertil Dev*. 1995;7:567–575.
666. Aleman M, Pickles KJ, Conley AJ, et al. Abnormal plasma neuroactive progestagen derivatives in ill, neonatal foals presented to the neonatal intensive care unit. *Equine Vet J*. 2013;45:661–665.
667. Hirst JJ, Cumberland AL, Shaw JC, et al. Loss of neurosteroid-mediated protection following stress during fetal life. *J Steroid Biochem Mol Biol*. 2016;160:181–188.
668. Chiu KW, Robson S, Devi JL, Woodward A, Whittem T. The cardiopulmonary effects and quality of anesthesia after induction with alfaxalone in 2-hydroxypropyl-beta-cyclodextrin in dogs and cats: a systematic review. *J Vet Pharmacol Ther*. 2016.
669. Wakuno A, Aoki M, Kushiro A, et al. Comparison of alfaxalone, ketamine and thiopental for anaesthetic induction and recovery in Thoroughbred horses premedicated with medetomidine and midazolam. *Equine Vet J*. 2017;49:94–98.
670. Kelly Y, Blanco A, Tosti A. Androgenetic Alopecia: An Update of Treatment Options. *Drugs*. 2016;76:1349–1364.
671. Woolcock AD, Bugbee AC, Creevy KE. Evaluation of baseline cortisol concentration to monitor efficacy of twice-daily administration of trilostane to dogs with pituitary-dependent hyperadrenocorticism: 22 cases (2008–2012). *J Am Vet Med Assoc*. 2016;248:814–821.
672. McGowan CM, Neiger R. Efficacy of trilostane for the treatment of equine Cushing's syndrome. *Equine Vet J*. 2003;35:414–418.
673. Cohen ND, Carter GK. Steroid hepatopathy in a horse with glucocorticoid-induced hyperadrenocorticism. *J Am Vet Med Assoc*. 1992;200:1682–1684.
674. Traver DS, Bottoms GD. Adrenal Dysfunction. *Proc 24th Am Assoc Equine Pract Conv*. 1981:499–514.
675. van der Kolk JH, Ijzer J, Overgaauw PA, van der Linde-Sipman JS. Pituitary-independent Cushing's syndrome in a horse. *Equine Vet J*. 2001;33:110–112.
676. van der Kolk JH, Kalsbeek HC, van Garderen E, Wensing T, Breukink HJ. Equine pituitary neoplasia: a clinical report of 21 cases (1990–1992). *Vet Rec*. 1993;133:594–597.
677. van der Kolk JH, Mars MH, van dG I. Adrenocortical carcinoma in a 12-year-old mare. *Vet Rec*. 1994;134:113–115.
678. Young AC, Hoffmann KL, Begg AP, Major DA. Acute lameness associated with osseous metastasis of a peri-renal carcinoma in a horse. *Aust Vet J*. 2010;88:346–350.
679. Cryer PE. Diseases of the sympathochromaffin system. In: Felig P, Baxter JD, Frohman LA, eds. *Endocrinology and Metabolism*. New York: McGraw-Hill, Inc; 1995:713–748.
680. Luethy D, Habecker P, Murphy B, Nolen-Walston R. Clinical and Pathological Features of Pheochromocytoma in the Horse: A Multi-Center Retrospective Study of 37 Cases (2007–2014). *J Vet Intern Med*. 2016;30:309–313.
681. Buckingham JD. Case report. Pheochromocytoma in a mare. *Can Vet J*. 1970;11:205–208.
682. Yovich JV, Horney FD, Hardee GE. Pheochromocytoma in the horse and measurement of norepinephrine levels in horses. *Can Vet J*. 1984;25:21–25.
683. Duckett WM, Snyder JR, Harkema JR, Carlson GP. Functional pheochromocytoma in a horse. *Comp Cont Educ Equine Pract*. 1987;9:1118–1121.
684. Johnson PJ, Goetz TE, Foreman JH, Zachary JF. Pheochromocytoma in two horses. *J Am Vet Med Assoc*. 1995;206:837–841.
685. Gelberg H, Cockerell GL, Minor RR. A light and electron microscopic study of a normal adrenal medulla and a pheochromocytoma from a horse. *Vet Pathol*. 1979;16:395–404.
686. Yovich JV, Ducharme NG. Ruptured pheochromocytoma in a mare with colic. *J Am Vet Med Assoc*. 1983;183:462–464.
687. Kolloch RE, Kruse HJ, Friedrich R, Ruppert M, Overlack A, Stumpe KO. Role of epinephrine-induced hypokalemia in the regulation of renin and aldosterone in humans. *J Lab Clin Med*. 1996;127:50–56.
688. Ivanova RS, Dashev GI. Neuroendocrine features of adrenal pheochromocytomas: histological and immunocytochemical evaluation. *Neoplasma*. 1990;37:219–224.
689. Moreno AM, Castilla-Guerra L, Martinez-Torres MC, Torres-Olivera F, Fernandez E, Galera-Davidson H. Expression of neuropeptides and other neuroendocrine markers in human phaeochromocytomas. *Neuropeptides*. 1999;33:159–163.
690. Wilson RB, Holscher MA, Kasselberg AG, Jones M. Leu-enkephalin and somatostatin immunoreactivities in canine and equine pheochromocytomas. *Vet Pathol*. 1986;23:96–98.
691. Hardee GE, Wang LJ, Semrad SD, Trim CM. Catecholamines in equine and bovine plasmas. *J Vet Pharmacol Ther*. 1982;5:279–284.
692. Froscher BG, Power HT. Malignant pheochromocytoma in a foal. *J Am Vet Med Assoc*. 1982;181:494–496.
693. Helmstaedter V, Feurle GE, Forssmann WG. Insulin-, glucagon-, and somatostatin-immunoreactive endocrine cells in the equine pancreas. *Cell Tissue Res*. 1976;172:447–454.
694. Furuoka H, Ito H, Hamada M, Suwa T, Satoh H, Itakura C. Immunocytochemical component of endocrine cells in pancreatic islets of horses. *Nihon Juigaku Zasshi*. 1989;51:35–43.
695. Forssmann A. The ultrastructure of the cell types in the endocrine pancreas of the horse. *Cell Tissue Res*. 1976;167:179–195.
696. Gilon P, Henquin JC. Mechanisms and physiological significance of the cholinergic control of pancreatic beta-cell function. *Endocrine Reviews*. 2001;22:565–604.
697. McClain DA. The endocrine pancreas. In: Conn PM, Melmed S, eds. *Endocrinology: Basic and clinical principles*. Totowa, New Jersey: Humana Press; 1997:349–360.
698. Felig P, Bergman M. The endocrine pancreas: Diabetes mellitus. In: Felig P, Baxter JD, Frohman LA, eds. *Endocrinology and Metabolism*. New York: McGraw-Hill; 1995:1107–1250.
699. Brunzell JD. Familial lipoprotein lipase deficiency. In: Pagon RA, Adam MP, Ardinger HH, et al, eds. *GeneReviews(R)*. Seattle (WA): University of Washington, Seattle; 1993.
700. Reue K, Doolittle MH. Naturally occurring mutations in mice affecting lipid transport and metabolism. *J Lipid Res*. 1996;37:1387–1405.
701. Breidenbach A, Fuhrmann H, Deegen E, Lindholm A, Sallmann HP. Studies on equine lipid metabolism. 2. Lipolytic activities of plasma and tissue lipases in large horses and ponies. *Zentralbl Veterinarmed A*. 1999;46:39–48.

702. Watson TD, Burns L, Love S, Packard CJ, Shepherd J. Plasma lipids, lipoproteins and post-heparin lipases in ponies with hyperlipaemia. *Equine Vet J.* 1992;24:341–346.
703. Duckworth WC, Bennett RG, Hamel FG. Insulin degradation: progress and potential. *Endocr Rev.* 1998;19:608–624.
704. Hovorka R, Powrie JK, Smith GD, Sonksen PH, Carson ER, Jones RH. Five-compartment model of insulin kinetics and its use to investigate action of chloroquine in NIDDM. *Am J Physiol.* 1993;265:E162–E175.
705. Yosten GL, Kolar GR. The physiology of proinsulin C-peptide: Unanswered questions and a proposed model. *Physiology (Bethesda).* 2015;30:327–332.
706. Hills CE, Brunskill NJ. Cellular and physiological effects of C-peptide. *Clin Sci (London).* 2009;116:565–574.
707. Rutter GA. Regulating glucagon secretion: somatostatin in the spotlight. *Diabetes.* 2009;58:299–301.
708. Dominici FP, Turyn D. Growth hormone-induced alterations in the insulin-signaling system. *Exp Biol Med.* 2002;227:149–157.
709. Huang Y, Chang Y. Regulation of pancreatic islet beta-cell mass by growth factor and hormone signaling. *Prog Mol Biol Transl Sci.* 2014;121:321–349.
710. Takano A, Haruta T, Iwata M, et al. Growth hormone induces cellular insulin resistance by uncoupling phosphatidylinositol 3-kinase and its downstream signals in 3T3-L1 adipocytes. *Diabetes.* 2001;50(8):1891–1900.
711. Eigler T, Ben-Schlomo A. Somatostatin system: molecular mechanisms regulating anterior pituitary hormones. *J Mol Endocrinol.* 2014;53:R1–R19.
712. Park C, Yang I, Woo J, et al. Acute hyperglycemia and activation of the beta-adrenergic system exhibit synergistic inhibitory actions on growth hormone (GH) releasing hormone–induced GH release. *Eur J Endocrinol.* 2003;148:635–640.
713. van der Meulen T, Donaldson CJ, Caceres E, et al. Urocortin3 mediates somatostatin-dependent negative feedback control of insulin secretion. *Nat Med.* 2015;21(7):769–776.
714. Seino Y, Fukushima M, Yabe D. GIP and GLP-1, the two incretin hormones: similarities and differences. *J Diabetes Investig.* 2010;1(1-2):8–23.
715. Seino Y, Yabe D. Glucose-dependent insulinotropic polypeptide and glucagon-like peptide-1: Incretin actions beyond the pancreas. *J Diabetes Investig.* 2013;4:108–130.
716. Abdulla H, Phillips B, Smith K, Wilkinson D, Atherton PJ, Idris I. Physiological mechanisms of action of incretin and insulin in regulating skeletal muscle metabolism. *Curr Diabetes Rev.* 2014;10:327–335.
717. Ezcurra M, Reimann F, Gribble FM, Emery E. Molecular mechanisms of incretin hormone secretion. *Curr Opin Pharmacol.* 2013;13:922–927.
718. Chameroy KA, Frank N, Elliott SB, Boston RC. Comparison of plasma active glucagon-like peptide 1 concentrations in normal horses and those with equine metabolic syndrome and in horses placed on a high-grain diet. *J Equine Vet Sci.* 2016;40:16–25.
719. de Laat MA, McGree JM, Sillence MN. Equine hyperinsulinemia: investigation of the enteroinsular axis during insulin dysregulation. *Am J Physiol Endocrinol Metab.* 2016;310(1):E61–E72.
720. Bamford NJ, Baskerville CL, Harris PA, Bailey SR. Postprandial glucose, insulin, and glucagon-like peptide-1 responses of different equine breeds adapted to meals containing micronized maize. *J Anim Sci.* 2015;93(7):3377–3383.
721. Schmidt O, Deegen E, Fuhrmann H, Duhlmeier R, Sallmann HP. Effects of fat feeding and energy level on plasma metabolites and hormones in shetland ponies. *J Vet Med A Physiol Pathol Clin Med.* 2001;48(1):39–49.
722. Jellyman JK, Allen VL, Holdstock NB, Fowden AL. Glucocorticoid overexposure in neonatal life alters pancreatic beta-cell function in newborn foals. *J Anim Sci.* 2013;91(1):104–110.
723. Hart KA, Wochele DM, Norton NA, McFarlane D, Wooldridge AA, Frank N. Effect of age, season, body condition, and endocrine status on serum free cortisol fraction and insulin concentration in horses. *J Vet Intern Med.* 2016;30(2):653–663.
724. Forhead AJ, Dobson H. Plasma glucose and cortisol responses to exogenous insulin in fasted donkeys. *Res Vet Sci.* 1997;62:265–269.
725. Alexander SL, Roud HK, Irvine CH. Effect of insulin-induced hypoglycaemia on secretion patterns and rates of corticotrophin-releasing hormone, arginine vasopressin and adrenocorticotrophin in horses. *J Endocrinol.* 1997;153(3):401–409.
726. Berthoud HR, Trimble ER, Bereiter DA, Jeanrenaud B. Cephalic-phase insulin secretion in normal and pancreatic islet-transplanted rats. *Am J Physiol.* 1980;238:E336–E340.
727. Berthoud HR, Powley TL. Identification of vagal preganglionics that mediate cephalic phase insulin response. *Am J Physiol.* 1990;258:R523–R530.
728. Thorens B. Brain glucose sensing and neural regulation of insulin and glucagon secretion. *Diabetes Obes Metab.* 2011;13(suppl 1):82–88.
729. Taborsky Jr GJ. The physiology of glucagon. *J Diabetes Sci Technol.* 2010;4:1338–1344.
730. Treiber KH, Kronfeld DS, Hess TM, Byrd BM, Splan RK, Staniar WB. Evaluation of genetic and metabolic predispositions and nutritional risk factors for pasture-associated laminitis in ponies. *J Am Vet Med Assoc.* 2006;228(10):1538–1545.
731. Treiber KH, Kronfeld DS, Hess TM, Boston RC, Harris PA. Use of proxies and reference quintiles obtained from minimal model analysis for determination of insulin sensitivity and pancreatic beta-cell responsiveness in horses. *Am J Vet Res.* 2005;66(12):2114–2121.
732. Asplin KE, Sillence MN, Pollitt CC, McGowan CM. Induction of laminitis by prolonged hyperinsulinaemia in clinically normal ponies. *Vet J.* 2007;174(3):530–535.
733. de Laat MA, McGowan CM, Sillence MN, Pollitt CC. Equine laminitis: induced by 48 h hyperinsulinaemia in Standardbred horses. *Equine Vet J.* 2010;42(2):129–135.
734. Johnson PJ, Ganjam VK, Slight SH, Kreeger JM, Messer NT. Tissue-specific dysregulation of cortisol metabolism in equine laminitis. *Equine Vet J.* 2004;36:41–45.
735. Bailey SR, Menzies-Gow NJ, Harris PA, et al. Effect of dietary fructans and dexamethasone administration on the insulin response of ponies predisposed to laminitis. *J Am Vet Med Assoc.* 2007;231:1365–1373.
736. Tiley HA, Geor RJ, McCutcheon LJ. Effects of dexamethasone administration on insulin resistance and components of insulin signaling and glucose metabolism in equine skeletal muscle. *Am J Vet Res.* 2008;69(1):51–58.
737. Fowden AL, Barnes RJ, Comline RS, Silver M. Pancreatic beta-cell function in the fetal foal and mare. *J Endocrinol.* 1980;87(2):293–301.
738. Fowden AL, Silver M, Ellis L, Ousey J, Rossdale PD. Studies on equine prematurity 3: Insulin secretion in the foal during the perinatal period. *Equine Vet J.* 1984;16(4):286–291.
739. Fowden AL, Gardner DS, Ousey JC, Giussani DA, Forhead AJ. Maturation of pancreatic beta-cell function in the fetal horse during late gestation. *J Endocrinol.* 2005;186(3):467–473.
740. Fowden AL, Ellis L, Rossdale PD. Pancreatic beta cell function in the neonatal foal. *J Reprod Fertil Suppl.* 1982;32:529–535.
741. Forhead AJ, Ousey JC, Allen WR, Fowden AL. Postnatal insulin secretion and sensitivity after manipulation of fetal growth by embryo transfer in the horse. *J Endocrinol.* 2004;181(3):459–467.
742. Holdstock NB, Allen VL, Bloomfield MR, Hales CN, Fowden AL. Development of insulin and proinsulin secretion in newborn pony foals. *J Endocrinol.* 2004;181(3):469–476.

743. Holdstock NB, Allen VL, Fowden AL. Pancreatic endocrine function in newborn pony foals after induced or spontaneous delivery at term. *Equine Vet J Suppl.* 2012;(41):30–37 (41).
744. Jellyman JK, Valenzuela OA, Allen VL, Holdstock NB, Fowden AL. Sex-associated differences in pancreatic beta cell function in healthy preweaning pony foals. *Equine Vet J.* 2014;46(6):722–728.
745. Ousey JC, Fowden AL, Wilsher S, Allen WR. The effects of maternal health and body condition on the endocrine responses of neonatal foals. *Equine Vet J.* 2008;40(7):673–679.
746. Fowden AL, Forhead AJ, Bloomfield M, Taylor PM, Silver M. Pancreatic alpha cell function in the fetal foal during late gestation. *Exp Physiol.* 1999;84(4):697–705.
747. Augstein P, Salzsieder E. Morphology of pancreatic islets: a time course of pre-diabetes in zucker fatty rats. *Methods Mol Biol.* 2009;560:159–189.
748. Johnson PJ, Scotty NC, Wiedmeyer C, Messer NT, Kreeger JM. Diabetes mellitus in a domesticated Spanish Mustang. *J Am Vet Med Assoc.* 2005;226(4):584–588. 542.
749. Durham AE, Hughes KJ, Cottle HJ, Rendle DI, Boston RC. Type 2 diabetes mellitus with pancreatic beta cell dysfunction in 3 horses confirmed with minimal model analysis. *Equine Vet J.* 2009;41(9):924–929.
750. American Association of Equine Practitioners. AAEP membership equine research study report. www.aaepfoundation.org. Updated 2009. Accessed March 14, 2011.
751. USDA-NAHMS. Lameness and laminitis in US horses. *U S Department Agriculture National Anim Health Monit Syst.* 2000. April (#N318.0400).
752. Frojdo S, Vidal H, Pirola L. Alterations of insulin signaling in type 2 diabetes: A review of the current evidence from humans. *Biochim Biophys Acta.* 2009;1792(2):83–92.
753. Paulsen SJ, Jelsing J, Madsen AN, et al. Characterization of beta-cell mass and insulin resistance in diet-induced obese and diet-resistant rats. *Obesity (Silver Spring).* 2010;18(2):266–273.
754. Mercado AB, Castells S. Pancreatic beta-cell hyperactivity in morbidly obese adolescents. *Pediatr Endocrinol Rev.* 2006;3(suppl 4):560–563.
755. Alonso LC, Yokoe T, Zhang P, et al. Glucose infusion in mice: a new model to induce beta-cell replication. *Diabetes.* 2007;56(7):1792–1801.
756. Heit JJ, Karnik SK, Kim SK. Intrinsic regulators of pancreatic beta-cell proliferation. *Annu Rev Cell Dev Biol.* 2006;22:311–338.
757. Frank N, Geor RJ, Bailey SR, Durham AE, Johnson PJ. American College of Veterinary Internal Medicine. Equine metabolic syndrome. *J Vet Intern Med.* 2010;24(3):467–475.
758. Burns TA, Watts MR, Weber PS, McCutcheon LJ, Geor RJ, Belknap JK. Distribution of insulin receptor and insulin-like growth factor-1 receptor in the digital laminae of mixed-breed ponies: an immunohistochemical study. *Equine Vet J.* 2013;45:326–332.
759. Toth F, Frank N, Martin-Jimenez T, Elliott SB, Geor RJ, Boston RC. Measurement of C-peptide concentrations and responses to somatostatin, glucose infusion, and insulin resistance in horses. *Equine Vet J.* 2010;42(2):149–155.
760. Meier JJ, Butler AE, Saisho Y, et al. Beta-cell replication is the primary mechanism subserving the postnatal expansion of beta-cell mass in humans. *Diabetes.* 2008;57(6):1584–1594.
761. Burns TA, Watts MR, Geor RJ, McCutcheon LJ, Belknap JK. Evaluation of the response of the endocrine pancreas to short-term high-carbohydrate feeding in mixed breed ponies. *Proc 29th Annual ACVIM Forum.* 2011:668–669.
762. Pratt SE, Geor RJ, McCutcheon LJ. Effects of dietary energy source and physical conditioning on insulin sensitivity and glucose tolerance in standardbred horses. *Equine Vet J Suppl.* 2006;36(36):579–584.
763. Pratt SE, Geor RJ, McCutcheon LJ. Repeatability of 2 methods for assessment of insulin sensitivity and glucose dynamics in horses. *J Vet Intern Med.* 2005;19(6):883–888.
764. Firshman AM, Valberg SJ. Factors affecting clinical assessment of insulin sensitivity in horses. *Equine Vet J.* 2007;39(6):567–575.
765. Carter RA, McCutcheon LJ, George LA, Smith TL, Frank N, Geor RJ. Effects of diet-induced weight gain on insulin sensitivity and plasma hormone and lipid concentrations in horses. *Am J Vet Res.* 2009;70(10):1250–1258.
766. Hoffman RM, Boston RC, Stefanovski D, Kronfeld DS, Harris PA. Obesity and diet affect glucose dynamics and insulin sensitivity in Thoroughbred geldings. *J Anim Sci.* 2003;81(9):2333–2342.
767. Leipig M, Abenthum K, Wollanke B, et al. Chronic pancreatitis with acinar-ductal metaplasia and ductal dysplasia in a horse. *J Comp Pathol.* 2015;153(2-3):131–134.
768. Lohmann KL, Allen AL. Chronic active pancreatitis as a cause of transverse colonic obstruction and colic in a horse. *Can Vet J.* 2015;56(11):1177–1180.
769. Gomez DE, Radtke CL, Russell LA, Lopez A, Wichtel MW. Acute pancreatitis following granulosa cell tumor removal in a mare. *Can Vet J.* 2015;56(10):1049–1052.
770. Buote M. Cholangiohepatitis and pancreatitis secondary to severe gastroduodenal ulceration in a foal. *Can Ve. J.* 2003;44(9):746–748.
771. Bakos Z, Krajcsovics L, Toth J. Successful medical treatment of acute pancreatitis in a horse. *Vet Rec.* 2008;162(3):95–96.
772. Carrick JB, Morris DD, Harmon BG, Fawzi M. Hematuria and weight loss in a mare with pancreatic adenocarcinoma. *Cornell Vet.* 1992;82(1):91–97.
773. Church S, West HJ, Baker JR. Two cases of pancreatic adenocarcinoma in horses. *Equine Vet J.* 1987;19(1):77–79.
774. de Brot S, Junge H, Hilbe M. Acinar cell carcinoma of exocrine pancreas in two horses. *J Comp Pathol.* 2014;150(4):388–392.
775. Rendle DI, Hewetson M, Barron R, Baily JE. Tachypnoea and pleural effusion in a mare with metastatic pancreatic adenocarcinoma. *Vet Rec.* 2006;159(11):356–359.
776. Herbach N, Nagel L, Zwick T, Hermanns W. Multiple glucagon-producing pancreatic neuroendocrine tumors in a horse (equus caballus). *Vet Pathol.* 2014;51(3):607–611.
777. Ross MW, Lowe JE, Cooper BJ, Reimers TJ, Froscher BA. Hypoglycemic seizures in a shetland pony. *Cornell Vet.* 1983;73(2):151–169.
778. Day C. Metabolic syndrome, or what you will: Definitions and epidemiology. *Diab Vasc Dis Res.* 2007;4(1):32–38.
779. Alberti KG, Zimmet PZ. Definition, diagnosis and classification of diabetes mellitus and its complications. Part 1: diagnosis and classification of diabetes mellitus provisional report of a WHO consultation. *Diabet Med.* 1998;15(7):539–553.
780. Stolar M. Metabolic syndrome: Controversial but useful. *Cleve Clin J Med.* 2007;74(3):199–202. 205-208.
781. Saely CH, Rein P, Drexel H. The metabolic syndrome and risk of cardiovascular disease and diabetes: experiences with the new diagnostic criteria from the international diabetes federation. *Horm Metab Res.* 2007;39(9):642–650.
782. Alberti KG, Eckel RH, Grundy SM, et al. Harmonizing the metabolic syndrome: A joint interim statement of the International Diabetes Federation task force on epidemiology and prevention; National Heart, Lung, and Blood Institute; American Heart Association; World Heart Federation; International Atherosclerosis Society; and International Association for the Study of Obesity. *Circulation.* 2009;120(16):1640–1645.
783. Polonsky KS. The past 200 years in diabetes. *N Engl J Med.* 2012;367(14):1332–1340.

784. Ljungvall A, Zimmerman FJ. Bigger bodies: Long-term trends and disparities in obesity and body-mass index among U.S. adults, 1960–2008. *Soc Sci Med.* 2012;75(1):109–119.
785. Martinson ML. Income inequality in health at all ages: a comparison of the United States and England. *Am J Public Health.* 2012;102(11):2049–2056.
786. Stevens VL, Jacobs EJ, Sun J, et al. Weight cycling and mortality in a large prospective US study. *Am J Epidemiol.* 2012;175(8):785–792.
787. Daviglus ML, Talavera GA, Aviles-Santa ML, et al. Prevalence of major cardiovascular risk factors and cardiovascular diseases among hispanic/latino individuals of diverse backgrounds in the United States. *JAMA.* 2012;308(17):1775–1784.
788. Kraschnewski JL, Sciamanna CN, Stuckey HL, et al. A silent response to the obesity epidemic: Decline in US physician weight counseling. *Med Care.* 2013;51(2):186–192.
789. Robbins JM, Mallya G, Polansky M, Schwarz DF. Prevalence, disparities, and trends in obesity and severe obesity among students in the Philadelphia, Pennsylvania, school district, 2006–2010. *Prev Chronic Dis.* 2012;9:E145.
790. Turchiano M, Sweat V, Fierman A, Convit A. Obesity, metabolic syndrome, and insulin resistance in urban high school students of minority race/ethnicity. *Arch Pediatr Adolesc Med.* 2012;166(11):1030–1036.
791. Bray GA, Bellanger T. Epidemiology, trends, and morbidities of obesity and the metabolic syndrome. *Endocrine.* 2006;29(1):109–117.
792. Johnson PJ. The equine metabolic syndrome peripheral Cushing's syndrome. *Vet Clin North Am Equine Pract.* 2002;18(2):271–293.
793. Belknap JK, Moore JN, Crouser EC. Sepsis—from human organ failure to laminar failure. *Vet Immunol Immunopathol.* 2009;129(3-4):155–157.
794. Pollitt CC, Visser MB. Carbohydrate alimentary overload laminitis. *Vet Clin North Am Equine Pract.* 2010;26(1):65–78.
795. van Eps AW, Pollitt CC. Equine laminitis induced with oligofructose. *Equine Vet J.* 2006;38(3):203–208.
796. Kearns CF, McKeever KH, Roegner V, Brady SM, Malinowski K. Adiponectin and leptin are related to fat mass in horses. *Vet J.* 2006;172(3):460–465.
797. Cartmill JA, Thompson DL Jr , Storer WA, Gentry LR, Huff NK. Endocrine responses in mares and geldings with high body condition scores grouped by high vs. low resting leptin concentrations. *J Anim Sci.* 2003;81(9):2311–2321.
798. Wray H, Elliott J, Bailey SR, Harris PA, Menzies-Gow NJ. Plasma concentrations of inflammatory markers in previously laminitic ponies. *Equine Vet J.* 2013;45(5):546–551.
799. Bailey SR, Habershon-Butcher JL, Ransom KJ, Elliott J, Menzies-Gow NJ. Hypertension and insulin resistance in a mixed-breed population of ponies predisposed to laminitis. *Am J Vet Res.* 2008;69(1):122–129.
800. Waller CA, Thompson Jr DL, Cartmill JA, Storer WA, Huff NK. Reproduction in high body condition mares with high versus low leptin concentrations. *Theriogenology.* 2006;66(4):923–928.
801. Kronfeld DS, Treiber KH, Hess TM, et al. Metabolic syndrome in healthy ponies facilitates nutritional countermeasures against pasture laminitis. *J Nutr.* 2006;136(suppl 7):2090S–2093S.
802. Johnson PJ, Messer NT, Ganjam VK. Cushing's syndromes, insulin resistance and endocrinopathic laminitis. *Equine Vet J.* 2004;36(3):194–198.
803. Morgan R, Keen J, McGowan C. Equine metabolic syndrome. *Vet. Rec.* 2015;177(7):173–179.
804. Frank N. Equine metabolic syndrome. *Vet Clin North Am Equine Pract.* 2011;27(1):73–92.
805. Wildman RP, Muntner P, Reynolds K, et al. The obese without cardiometabolic risk factor clustering and the normal weight with cardiometabolic risk factor clustering: Prevalence and correlates of 2 phenotypes among the US population (NHANES 1999–2004). *Arch Intern Med.* 2008;168(15):1617–1624.
806. Frank N, Hermida P, Sanchez-Londono A, Uricchio C, Singh R. Development of an octreotide response test for detection of insulin dysregulation in horses. *Proc. 34th Annual ACVIM Forum.* 2016;1502.
807. Carter RA, Geor RJ, Burton Staniar W, Cubitt TA, Harris PA. Apparent adiposity assessed by standardised scoring systems and morphometric measurements in horses and ponies. *Vet J.* 2009;179(2):204–210.
808. Treiber KH, Kronfeld DS, Geor RJ. Insulin resistance in equids: Possible role in laminitis. *J Nutr.* 2006;136(suppl 7):2094S–2098S.
809. Maury E, Brichard SM. Adipokine dysregulation, adipose tissue inflammation and metabolic syndrome. *Mol Cell Endocrinol.* 2010;314(1):1–16.
810. Piya MK, McTernan PG, Kumar S. Adipokine inflammation and insulin resistance: The role of glucose, lipids and endotoxin. *J Endocrinol.* 2013;216(1):T1–T15.
811. Yudkin JS, Stehouwer CD, Emeis JJ, Coppack SW. C-reactive protein in healthy subjects: Associations with obesity, insulin resistance, and endothelial dysfunction: A potential role for cytokines originating from adipose tissue? *Arterioscler Thromb Vasc Biol.* 1999;19(4):972–978.
812. Vick MM, Murphy BA, Sessions DR, et al. Effects of systemic inflammation on insulin sensitivity in horses and inflammatory cytokine expression in adipose tissue. *Am J Vet Res.* 2008;69(1):130–139.
813. Vick MM, Adams AA, Murphy BA, et al. Relationships among inflammatory cytokines, obesity, and insulin sensitivity in the horse. *J Anim Sci.* 2007;85(5):1144–1155.
814. Treiber K, Carter R, Gay L, Williams C, Geor R. Inflammatory and redox status of ponies with a history of pasture-associated laminitis. *Vet Immunol Immunopathol.* 2009;129(3–4):216–220.
815. Burns TA, Geor RJ, Mudge MC, McCutcheon LJ, Hinchcliff KW, Belknap JK. Proinflammatory cytokine and chemokine gene expression profiles in subcutaneous and visceral adipose tissue depots of insulin-resistant and insulin-sensitive light breed horses. *J Vet Intern Med.* 2010;24(4):932–939.
816. Johnson PJ, Wiedmeyer CE, LaCarrubba A, Ganjam VK, Messer NT 4th. Laminitis and the equine metabolic syndrome. *Vet Clin North Am Equine Pract.* 2010;26(2):239–255.
817. Burns TA, Watts MR, Weber PS, McCutcheon LJ, Geor RJ, Belknap JK. Laminar inflammatory events in lean and obese ponies subjected to high carbohydrate feeding: Implications for pasture-associated laminitis. *Equine Vet J.* 2015;47(4):489–493.
818. Wilson PW, Meigs JB. Cardiometabolic risk: a Framingham perspective. *Int J Obes (Lond).* 2008;32(suppl 2):S17–S20.
819. Behre CJ, Fagerberg B, Hulten LM, Hulthe J. The reciprocal association of adipocytokines with insulin resistance and C-reactive protein in clinically healthy men. *Metabolism.* 2005;54(4):439–444.
820. Cao YL, Wang YX, Wang DF, Meng X, Zhang J. Correlation between omental TNF-alpha protein and plasma PAI-1 in obesity subjects. *Int J Cardiol.* 2008;128(3):399–405.
821. Juhan-Vague I, Alessi MC, Morange PE. Hypofibrinolysis and increased PAI-1 are linked to atherothrombosis via insulin resistance and obesity. *Ann Med.* 2000;32(suppl 1):78–84.
822. Jylhava J, Haarala A, Eklund C, et al. Serum amyloid A is independently associated with metabolic risk factors but not with early atherosclerosis: The cardiovascular risk in young finns study. *J Intern Med.* 2009;266(3):286–295.
823. van Bussel BC, Ferreira I, van de Waarenburg MP, et al. Multiple inflammatory biomarker detection in a prospective cohort study: A cross-validation between well-established single-biomarker techniques and an electrochemiluminescense-based multi-array platform. *PLoS One.* 2013;8(3):e58576.

824. Okamoto Y, Kihara S, Funahashi T, Matsuzawa Y, Libby P. Adiponectin: a key adipocytokine in metabolic syndrome. *Clin Sci (Lond)*. 2006;110(3):267–278.
825. Ou HC, Lee WJ, Wu CM, Chen JF, Sheu WH. Aspirin prevents resistin-induced endothelial dysfunction by modulating AMPK, ROS, and akt/eNOS signaling. *J Vasc Surg*. 2012;55(4):1104–1115.
826. Chen XD, Lei T, Xia T, Gan L, Yang ZQ. Increased expression of resistin and tumour necrosis factor-alpha in pig adipose tissue as well as effect of feeding treatment on resistin and cAMP pathway. *Diabetes Obes Metab*. 2004;6(4):271–279.
827. Eiler H, Frank N, Andrews FM, Oliver JW, Fecteau KA. Physiologic assessment of blood glucose homeostasis via combined intravenous glucose and insulin testing in horses. *Am J Vet Res*. 2005;66(9):1598–1604.
828. Brojer JT, Nostell KE, Essen-Gustavsson B, Hedenstrom UO. Effect of repeated oral administration of glucose and leucine immediately after exercise on plasma insulin concentration and glycogen synthesis in horses. *Am J Vet Res*. 2012;73(6):867–874.
829. Baker JR, Ritchie HE. Diabetes mellitus in the horse: a case report and review of the literature. *Equine Vet J*. 1974;6(1): 7–11.
830. Jeffrey JR. Diabetes mellitus secondary to chronic pancreatitis in a pony. *J Am Vet Med Assoc*. 1968;153(9):1168–1175.
831. Gentry LR, Thompson Jr DL, Gentry Jr GT, Davis KA, Godke RA, Cartmill JA. The relationship between body condition, leptin, and reproductive and hormonal characteristics of mares during the seasonal anovulatory period. *J Anim Sci*. 2002;80(10):2695–2703.
832. Henneke DR, Potter GD, Kreider JL, Yeates BF. Relationship between condition score, physical measurements and body fat percentage in mares. *Equine Vet J*. 1983;15(4):371–372.
833. Jeffcott LB, Field JR, McLean JG, O'Dea K. Glucose tolerance and insulin sensitivity in ponies and Standardbred horses. *Equine Vet J*. 1986;18(2):97–101.
834. Freestone JF, Beadle R, Shoemaker K, Bessin RT, Wolfsheimer KJ, Church C. Improved insulin sensitivity in hyperinsulinaemic ponies through physical conditioning and controlled feed intake. *Equine Vet J*. 1992;24(3):187–190.
835. Hawley JA. Exercise as a therapeutic intervention for the prevention and treatment of insulin resistance. *Diabetes Metab Res Rev*. 2004;20:383–393.
836. Vervuert I, Coenen M, Dahlhoff S, Sommer W. Fructan concentrations in grass, silages, and hay. *Proc Equine Sci Soc*. 2005:309–310.
837. Martin-Gimenez T, de Blas I, Aquilera-Tejero E, Diez de Castro E, Aguirre-Pascasio CN. Endocrine, morphometric, and ultrasonographic characterization of neck adiposity in andalusian horses. *Domest Anim Endocrinol*. 2016;56:57–62.
838. Vick MM, Sessions DR, Murphy BA, Kennedy EL, Reedy SE, Fitzgerald BP. Obesity is associated with altered metabolic and reproductive activity in the mare: Effects of metformin on insulin sensitivity and reproductive cyclicity. *Reprod Fertil Dev*. 2006;18(6):609–617.
839. Breuhaus BA, Refsal KR, Beyerlein SL. Measurement of free thyroxine concentration in horses by equilibrium dialysis. *J Vet Internl Med*. 2006;20:371–376.
840. Dunbar LK, Mielnicki KA, Dembek KA, Toribio RE, Burns TA. Evaluation of four diagnostic tests for insulin dysregulation in adult light-breed horses. *J Vet Intern Med*. 2016;30(3):885–891.
841. Ralston SL. Insulin and glucose regulation. *Vet Clin North Am Equine Pract*. 2002;18(2):295–304, vii.
842. Rijnen KE, van der Kolk JH. Determination of reference range values indicative of glucose metabolism and insulin resistance by use of glucose clamp techniques in horses and ponies. *Am J Vet Res*. 2003;64(10):1260–1264.
843. Radziuk J. Insulin sensitivity and its measurement: Structural commonalities among the methods. *J Clin Endocrinol Metab*. 2000;85(12):4426–4433.
844. Wooldridge AA, Edwards HG, Plaisance EP, et al. Evaluation of high-molecular weight adiponectin in horses. *Am J Vet Res*. 2012;73(8):1230–1240.
845. Borer KE, Bailey SR, Menzies-Gow NJ. Use of proxy measurements of insulin sensitivity and insulin secretory responses to distinguish between normal and previously laminitic ponies. *Equine Vet J*. 2012;44:444–448.
846. Geor RJ, McCue ME, Schultz N. Current understanding of equine metabolic syndrome. *Proc 59th Am Assoc Equine Pract Conv*. 2013:297–304.
847. Schultz N, Geor RJ, Manfredi JM. Factors associated with leptin and adiponectin concentrations in a large across breed cohort of horses and ponies. *J Vet Intern Med*. 2014;28:998.
848. Menzies-Gow NJ, Harris PA, Elliott J. Prospective cohort study evaluating risk factors for the development of pasture-associated laminitis in the united kingdom. *Equine Vet J*. 2016;Jul 1.
849. Mendoza FJ, Aguilera-Aguilera R, Gonzalez-De Cara CA, Toribio RE, Estepa JC, Perez-Ecija A. Characterization of the intravenous glucose tolerance test and the combined glucose-insulin test in donkeys. *Vet J*. 2015;206(3):371–376.
850. Bertin FR, Sojka-Kritchevsky JE. Comparison of a 2-step insulin-response test to conventional insulin-sensitivity testing in horses. *Domest Anim Endocrinol*. 2013;44:19–25.
851. Matveyenko AV, Veldhuis JD, Butler PC. Measurement of pulsatile insulin secretion in the rat: Direct sampling from the hepatic portal vein. *Am J Physiol Endocrinol Metab*. 2008;295(3). E569–E574.
852. Porksen N, Munn S, Steers J, Vore S, Veldhuis J, Butler P. Pulsatile insulin secretion accounts for 70% of total insulin secretion during fasting. *Am J Physiol*. 1995;269(3 pt 1):E478–E488.
853. Song SH, McIntyre SS, Shah H, Veldhuis JD, Hayes PC, Butler PC. Direct measurement of pulsatile insulin secretion from the portal vein in human subjects. *J Clin Endocrinol Metab*. 2000;85(12):4491–4499.
854. Chrysant SG, Chrysant GS. Clinical implications of cardiovascular preventing pleiotropic effects of dipeptidyl peptidase-4 inhibitors. *Am J Cardiol*. 2012;109(11):1681–1685.
855. de Graaf-Roelfsema E. Glucose homeostasis and the entero-insular axis in the horse: a possible role in equine metabolic syndrome. *Vet J*. 2014;199(1):11–18.
856. Vilsboll T, Krarup T, Sonne J, et al. Incretin secretion in relation to meal size and body weight in healthy subjects and people with type 1 and type 2 diabetes mellitus. *J Clin Endocrinol Metab*. 2003;88(6):2706–2713.
857. Duhlmeier R, Deegen E, Fuhrmann H, Widdel A, Sallmann HP. Glucose-dependent insulinotropic polypeptide (GIP) and the enteroinsular axis in equines (equus caballus). *Comp Biochem Physiol A Mol Integr Physiol*. 2001;129(2–3): 563–575.
858. Conti E, Carrozza C, Capoluongo E, et al. Insulin-like growth factor-1 as a vascular protective factor. *Circulation*. 2004;110(15):2260–2265.
859. Yuen KC, Dunger DB. Therapeutic aspects of growth hormone and insulin-like growth factor-I treatment on visceral fat and insulin sensitivity in adults. *Diabetes Obes Metab*. 2007;9(1):11–22.
860. Sesti G, Sciacqua A, Cardellini M, et al. Plasma concentration of IGF-I is independently associated with insulin sensitivity in subjects with different degrees of glucose tolerance. *Diabetes Care*. 2005;28(1):120–125.
861. de Laat MA, Pollitt CC, Kyaw-Tanner MT, McGowan CM, Sillence MN. A potential role for lamellar insulin-like growth factor-1 receptor in the pathogenesis of hyperinsulinaemic laminitis. *Vet J*. 2013;197(2):302–306.

862. Mezi S, Todi L, Orsi E, Angeloni A, Mancini P. Involvement of the src-cortactin pathway in migration induced by IGF-1 and EGF in human breast cancer cells. *Int J Oncol.* 2012;41(6):2128–2138.
863. Fernandez-Gamba A, Leal MC, Morelli L, Castano EM. Insulin-degrading enzyme: Structure-function relationship and its possible roles in health and disease. *Curr Pharm Des.* 2009;15(31):3644–3655.
864. Valera Mora ME, Scarfone A, Calvani M, Greco AV, Mingrone G. Insulin clearance in obesity. *J Am Coll Nutr.* 2003;22(6):487–493.
865. Messier C, Teutenberg K. The role of insulin, insulin growth factor, and insulin-degrading enzyme in brain aging and alzheimer's disease. *Neural Plast.* 2005;12(4):311–328.
866. Wang Q, Jin T. The role of insulin signaling in the development of beta-cell dysfunction and diabetes. *Islets.* 2009;1(2):95–101.
867. Tanti JF, Jager J. Cellular mechanisms of insulin resistance: Role of stress-regulated serine kinases and insulin receptor substrates (IRS) serine phosphorylation. *Curr Opin Pharmacol.* 2009;9(6):753–762.
868. Augustin R. The protein family of glucose transport facilitators: It's not only about glucose after all. *IUBMB Life.* 2010;62(5):315–333.
869. Leto D, Saltiel AR. Regulation of glucose transport by insulin: Traffic control of GLUT4. *Nat Rev Mol Cell Biol.* 2012;13(6):383–396.
870. Saltiel AR, Pessin JE. Insulin signaling pathways in time and space. *Trends Cell Biol.* 2002;12(2):65–71.
871. Vigneri R, Squatrito S, Sciacca L. Insulin and its analogs: Actions via insulin and IGF receptors. *Acta Diabetol.* 2010;47(4):271–278.
872. Copps KD, White MF. Regulation of insulin sensitivity by serine/threonine phosphorylation of insulin receptor substrate proteins IRS1 and IRS2. *Diabetologia.* 2012;55(10):2565–2582.
873. Avogaro A, de Kreutzenberg SV, Fadini GP. Insulin signaling and life span. *Pflugers Arch.* 2010;459(2):301–314.
874. Jensen M, De Meyts P. Molecular mechanisms of differential intracellular signaling from the insulin receptor. *Vitam Horm.* 2009;80:51–75.
875. Bashan N, Kovsan J, Kachko I, Ovadia H, Rudich A. Positive and negative regulation of insulin signaling by reactive oxygen and nitrogen species. *Physiol Rev.* 2009;89(1):27–71.
876. Gordon ME, McKeever KH, Betros CL, Manso Filho HC. Plasma leptin, ghrelin and adiponectin concentrations in young fit racehorses versus mature unfit standardbreds. *Vet J.* 2007;173(1):91–100.
877. Menzies-Gow NJ, Wray H, Bailey SR, Harris PA, Elliott J. The effect of exercise on plasma concentrations of inflammatory markers in normal and previously laminitic ponies. *Equine Vet J.* 2014;46(3):317–321.
878. Burns T, Watts M, Geor R, McCutcheon L, Belknap J. Effect of dietary carbohydrate challenge on activation of 5′-adenosine monophosphate activated protein kinase (AMPK) in liver, skeletal muscle, and digital laminae of lean and obese ponies. *J Vet Intern Med.* 2012;26(3):735.
879. Miranda L, Carpentier S, Platek A, et al. AMP-activated protein kinase induces actin cytoskeleton reorganization in epithelial cells. *Biochem Biophys Res Commun.* 2010;396(3): 656–661.
880. Asplin KE, Curlewis JD, McGowan CM, Pollitt CC, Sillence MN. Glucose transport in the equine hoof. *Equine Vet J.* 2011;43(2):196–201.
881. Hardie DG. AMP-activated protein kinase: an energy sensor that regulates all aspects of cell function. *Genes Dev.* 2011;25(18):1895–1908.
882. Zhang L, Li J, Young LH, Caplan MJ. AMP-activated protein kinase regulates the assembly of epithelial tight junctions. *Proc Natl Acad Sci U S A.* 2006;103(46):17272–17277.
883. Rask-Madsen C, Kahn CR. Tissue-specific insulin signaling, metabolic syndrome, and cardiovascular disease. *Arterioscler Thromb Vasc Biol.* 2012;32(9):2052–2059.
884. Schulman IH, Zhou MS. Vascular insulin resistance: a potential link between cardiovascular and metabolic diseases. *Curr Hypertens Rep.* 2009;11(1):48–55.
885. Muniyappa R, Yavuz S. Metabolic actions of angiotensin II and insulin: a microvascular endothelial balancing act. *Mol Cell Endocrinol.* 2013;378:59–69.
886. Robertson TP, Bailey SR, Peroni JF. Equine laminitis: a journey to the dark side of venous. *Vet Immunol Immunopathol.* 2009;129(3–4):164–166.
887. Noschka E, Moore JN, Peroni JF, Lewis SJ, Morrow JD, Robertson TP. Thromboxane and isoprostanes as inflammatory and vasoactive mediators in black walnut heartwood extract induced equine laminitis. *Vet Immunol Immunopathol.* 2009;129(3–4):200–210.
888. Varewijck AJ, Janssen JA. Insulin and its analogues and their affinities for the IGF1 receptor. *Endocr Relat Cancer.* 2012;19(5):F63–F75.
888a. Longland AC, Barfoot C, Harris PA. Effects of soaking on the water-soluble carbohydrate and crude protein content of hay. *Vet Rec.* 2011;168(23):618.
889. Hardie DG. AMP-activated/SNF1 protein kinases: Conserved guardians of cellular energy. *Nat Rev Mol Cell Biol.* 2007;8(10):774–785.
890. Hardie DG. Organismal carbohydrate and lipid homeostasis. *Cold Spring Harb Perspect Biol.* 2012;4(5). 10.1101/cshperspect.a006031.
891. Hardie DG. Sensing of energy and nutrients by AMP-activated protein kinase. *Am J Clin Nutr.* 2011;93(4):891S–896S.
892. Hardie DG. Energy sensing by the AMP-activated protein kinase and its effects on muscle metabolism. *Proc Nutr Soc.* 2011;70(1):92–99.
893. Lefort N, St-Amand E, Morasse S, Cote CH, Marette A. The alpha-subunit of AMPK is essential for submaximal contraction-mediated glucose transport in skeletal muscle in vitro. *Am J Physiol Endocrinol Metab.* 2008;295(6):E1447–E1454.
894. Towler MC, Hardie DG. AMP-activated protein kinase in metabolic control and insulin signaling. *Circ Res.* 2007;100(3):328–341.
895. Hardie DG, Ross FA, Hawley SA. AMPK: a nutrient and energy sensor that maintains energy homeostasis. *Nat Rev Mol Cell Biol.* 2012;13(4):251–262.
896. Meshkani R, Adeli K. Hepatic insulin resistance, metabolic syndrome and cardiovascular disease. *Clin Biochem.* 2009;42(13–14):1331–1346.
897. Joost HG, Thorens B. The extended GLUT-family of sugar/polyol transport facilitators: Nomenclature, sequence characteristics, and potential function of its novel members (review). *Mol Membr Biol.* 2001;18(4):247–256.
898. Corcoran MP, Lamon-Fava S, Fielding RA. Skeletal muscle lipid deposition and insulin resistance: Effect of dietary fatty acids and exercise. *Am J Clin Nutr.* 2007;85(3):662–677.
899. Eckardt K, Taube A, Eckel J. Obesity-associated insulin resistance in skeletal muscle: role of lipid accumulation and physical inactivity. *Rev Endocr Metab Disord.* 2011;12(3):163–172.
900. Franklin RM, Kanaley JA. Intramyocellular lipids: Effect of age, obesity, and exercise. *Phys Sportsmed.* 2009;37(1):20–26.
901. Mehnert H. Metformin, the rebirth of a biguanide: Mechanism of action and place in the prevention and treatment of insulin resistance. *Exp Clin Endocrinol Diabetes.* 2001;109(suppl 2). S259– S264.
902. de Laat MA, Robinson MA, Gruntmeir KJ, Lui Y, Soma LR, Lacombe VA. AICAR administration affects glucose metab-

olism by upregulating the novel glucose transporter, GLUT8, in equine skeletal muscle. *Vet J.* 2015;205(3):381–386.
903. Durham AE, Rendle DI, Newton JE. The effect of metformin on measurements of insulin sensitivity and beta cell response in 18 horses and ponies with insulin resistance. *Equine Vet J.* 2008;40(5):493–500.
904. Hustace JL, Firshman AM, Mata JE. Pharmacokinetics and bioavailability of metformin in horses. *Am J Vet Res.* 2009;70(5):665–668.
905. Tinworth KD, Edwards S, Noble GK, Harris PA, Sillence MN, Hackett LP. Pharmacokinetics of metformin after enteral administration in insulin-resistant ponies. *Am J Vet Res.* 2010;71(10):1201–1206.
906. Rendle DI, Rutledge F, Hughes KJ, Heller J, Durham AE. Effects of metformin hydrochloride on blood glucose and insulin responses to oral dextrose in horses. *Equine Vet J.* 2013;45(6):751–754.
907. Wearn JM, Crisman MV, Davis JL, et al. Pharmacokinetics of pioglitazone after multiple oral dose administration in horses. *J Vet Pharmacol Ther.* 2011;34(3):252–258.
908. Wearn JG, Suagee JK, Crisman MV, et al. Effects of the insulin sensitizing drug, pioglitazone, and lipopolysaccharide administration on markers of systemic inflammation and clinical parameters in horses. *Vet Immunol Immunopathol.* 2012;145 (1–2):42–49.
909. Suagee JK, Corl BA, Wearn JG, et al. Effects of the insulin-sensitizing drug pioglitazone and lipopolysaccharide administration on insulin sensitivity in horses. *J Vet Intern Med.* 2011;25(2):356–364.
910. Heinrichs M, Baumgartner W, Capen CC. Immunocytochemical demonstration of proopiomelanocortin-derived peptides in pituitary adenomas of the pars intermedia in horses. *Vet Pathol.* 1990;27:419–425.
911. Hillyer MH, Taylor FGR, Mair TS, Murphy D, Watson TDG, Love S. Diagnosis of hyperadrenocorticism in the horse. *Equine Vet Educ.* 1992;4:121–134.
912. Love S. Equine Cushing's disease. *Br Vet J.* 1993;149:139–153.
913. Moore JN, Steiss J, Nicholson WE, Orth DN. A case of pituitary adrenocorticotropin-dependent Cushing's syndrome in the horse. *Endocrinology.* 1979;104:576–582.
914. Evans DR. The recognition and diagnosis of a pituitary tumor in the horse. *Proc Am Assoc Equine Pract.* 1972;18:417–419.
915. Couetil L, Paradis MR, Knoll J. Plasma adrenocorticotropin concentration in healthy horses and in horses with clinical signs of hyperadrenocorticism. *J Vet Intern Med.* 1996;10:1–6.
916. van der Kolk JH, Wensing T, Kalsbeek HC, Breukink HJ. Laboratory diagnosis of equine pituitary pars intermedia adenoma. *Domest Anim Endocrinol.* 1995;12:35–39.
917. Donaldson MT, LaMonte BH, Morresey P, Smith G, Beech J. Treatment with pergolide or cyproheptadine of pituitary pars intermedia dysfunction (equine Cushing's disease). *J Vet Intern Med.* 2002;16:742–746.
918. Innera M, Petersen AD, Desjardins DR, Steficek BA, Rosser Jr EJ, Schott HC. Comparison of hair follicle histology between horses with pituitary pars intermedia dysfunction and excessive hair growth and normal aged horses. *Vet Dermatol.* 2013;24:212–217.
919. Karikoski NP, Patterson-Kane JC, Singer ER, McFarlane D, McGowan CM. Lamellar pathology in horses with pituitary pars intermedia dysfunction. *Equine Vet J.* 2016;48:472–478.
920. Cartmill JA, Thompson Jr DL, Storer WA, Crowley JC, Huff NK, Waller CA. Effect of dexamethasone, feeding time, and insulin infusion on leptin concentrations in stallions. *J Anim Sci.* 2005;83:1875–1881.
921. Firshman AM, Valberg SJ, Karges TL, Benedict LE, Annandale EJ, Seaquist ER. Serum creatine kinase response to exercise during dexamethasone-induced insulin resistance in Quarter Horses with polysaccharide storage myopathy. *Am J Vet Res.* 2005;66:1718–1723.
922. Haffner JC, Eiler H, Hoffman RM, Fecteau KA, Oliver JW. Effect of a single dose of dexamethasone on glucose homeostasis in healthy horses by using the combined intravenous glucose and insulin test. *J Anim Sci.* 2009;87:131–135.
923. Tiley HA, Geor RJ, McCutcheon LJ. Effects of dexamethasone on glucose dynamics and insulin sensitivity in healthy horses. *Am J Vet Res.* 2007;68:753–759.
924. Beech J, Boston R, Lindborg S. Comparison of cortisol and ACTH responses after administration of thyrotropin releasing hormone in normal horses and those with pituitary pars intermedia dysfunction. *J Vet Intern Med.* 2011;25:1431–1438.
925. van der Kolk JH, Kalsbeek HC, Wensing T, Breukink HJ. Urinary concentration of corticoids in normal horses and horses with hyperadrenocorticism. *Res Vet Sci.* 1994;56:126–128.
926. van der Kolk JH, Wensing T. Urinary concentration of corticoids in ponies with hyperlipoproteinaemia or hyperadrenocorticism. *Vet Q.* 2000;22:55–57.
927. Klinkhamer K, Menheere PP, van der Kolk JH. Basal glucose metabolism and peripheral insulin sensitivity in equine pituitary pars intermedia dysfunction. *Vet Q.* 2011;31:19–28.
928. Mastro LM, Adams AA, Urschel KL. Pituitary pars intermedia dysfunction does not necessarily impair insulin sensitivity in old horses. *Domest Anim Endocrinol.* 2015;50:14–25.
929. Knowles EJ, Menzies-Gow NJ, Mair TS. Plasma fructosamine concentrations in horses with pituitary pars intermedia dysfunction with and without laminitis. *Equine Vet J.* 2014;46:249–251.
930. Loeb WF, Capen CC, Johnson LE. Adenomas of the pars intermedia associated with hyperglycemia and glycosuria in two horses. *Cornell Vet.* 1966;56:623–639.
931. Schott HC, Coursen CL, Eberhart SW, et al. The Michigan Cushing's project. *Proc Am Assoc Equine Pract.* 2001;47: 22–24.
932. Aleman M, Watson JL, Williams DC, LeCouteur RA, Nieto JE, Shelton GD. Myopathy in horses with pituitary pars intermedia dysfunction (Cushing's disease). *Neuromuscul Disord.* 2006;16:737–744.
933. Aleman M, Nieto JE. Gene expression of proteolytic systems and growth regulators of skeletal muscle in horses with myopathy associated with pituitary pars intermedia dysfunction. *Am J Vet Res.* 2010;71:664–670.
934. Millington WR, Dybdal NO, Dawson Jr R, Manzini C, Mueller GP. Equine Cushing's disease: differential regulation of beta-endorphin processing in tumors of the intermediate pituitary. *Endocrinology.* 1988;123:1598–1604.
935. Miller C, Utter ML, Beech J. Evaluation of the effects of age and pituitary pars intermedia dysfunction on corneal sensitivity in horses. *Am J Vet Res.* 2013;74:1030–1035.
936. Chemelli RM, Willie JT, Sinton CM, et al. Narcolepsy in orexin knockout mice: molecular genetics of sleep regulation. *Cell.* 1999;98:437–451.
937. McFarlane D. Cerebrospinal fluid concentration of hypocretin-1 in horses with equine pituitary pars intermedia disease and its relationship to oxidative stress. *J Vet Intern Med.* 2007;21:602.
938. McFarlane D, Hill K, Anton J. Neutrophil function in healthy aged horses and horses with pituitary dysfunction. *Vet Immunol Immunopathol.* 2015;165:99–106.
939. McFarlane D, Hale GM, Johnson EM, Maxwell LK. Fecal egg counts after anthelmintic administration to aged horses and horses with pituitary pars intermedia dysfunction. *J Am Vet Med Assoc.* 2010;236:330–334.
940. Allen WR, Brown L, Wright M, Wilsher S. Reproductive efficiency of Flatrace and National Hunt Thoroughbred mares and stallions in England. *Equine Vet J.* 2007;39:438–445.
941. Hanlon DW, Stevenson M, Evans MJ, Firth EC. Reproductive performance of Thoroughbred mares in the Waikato

region of New Zealand: 1. Descriptive analyses. *N Z Vet J.* 2012;60:329–334.

942. Hemberg E, Lundeheim N, Einarsson S. Reproductive performance of Thoroughbred mares in Sweden. *Reprod Domest Anim.* 2004;39:81–85.
943. McGowan TW, Pinchbeck GP, McGowan CM. Prevalence, risk factors and clinical signs predictive for equine pituitary pars intermedia dysfunction in aged horses. *Equine Vet J.* 2013;45:74–79.
944. Brosnahan MM, Paradis MR. Demographic and clinical characteristics of geriatric horses: 467 cases (1989–1999). *J Am Vet Med Assoc.* 2003;223:93–98.
945. Brosnahan MM, Paradis MR. Assessment of clinical characteristics, management practices, and activities of geriatric horses. *J Am Vet Med Assoc.* 2003;223:99–103.
946. van der Kolk JH, Heinrichs M, van Amerongen JD, Stooker RC, in de Wal LJ, van den Ingh TS. Evaluation of pituitary gland anatomy and histopathologic findings in clinically normal horses and horses and ponies with pituitary pars intermedia adenoma. *Am J Vet Res.* 2004;65:1701–1707.
947. Field JR, Wolf C. Cushing's syndrome in a horse. *Equine Vet J.* 1988;20:301–304.
948. Schott HC. Pituitary pars intermedia dysfunction: equine Cushing's disease. *Vet Clin North Am Equine Pract.* 2002;18:237–270.
949. Beech J. Tumors of the pituitary gland. In: Robinson NE, ed. *Current Therapy in Equine Medicine 1.* Philadelphia: W.B. Saunders; 1983:164–169.
950. Beech J. Tumors of the pituitary gland (pars intermedia). In: Robinson NE, ed. *Current Therapy in Equine Medicine 2.* Philadelphia: W.B. Saunders; 1987:182–185.
951. Boujon CE, Bestetti GE, Meier HP, Straub R, Junker U, Rossi GL. Equine pituitary adenoma: a functional and morphological study. *J Comp Pathol.* 1993;109:163–178.

951a Glover CM, Miller LM, Dybdal NO, Lopez A, Duckett WM, McFarlane D. Extrapituitary and Pituitary Pathological Findings in Horses with Pituitary Pars Intermedia Dysfunction: A Retrospective Study. *J Equine Vet Sci.* 2009;29(3):146–153.

952. McGowan TW, Pinchbeck GP, McGowan CM. Evaluation of basal plasma alpha-melanocyte-stimulating hormone and adrenocorticotrophic hormone concentrations for the diagnosis of pituitary pars intermedia dysfunction from a population of aged horses. *Equine Vet J.* 2013;45:66–73.
953. Beech J. Diseases of the pituitary gland. In: Colahan PT, Merritt AM, Moore JN, Mayhew IG, eds. *Equine Medicine and Surgery.* St. Louis: Mosby, Inc; 1999:1951–1956.
954. Saland LC. The mammalian pituitary intermediate lobe: an update on innervation and regulation. *Brain Res Bull.* 2001;54:587–593.
955. DeMaria JE, Lerant AA, Freeman ME. Prolactin activates all three populations of hypothalamic neuroendocrine dopaminergic neurons in ovariectomized rats. *Brain Res.* 1999;837:236–241.
956. Goudreau JL, Lindley SE, Lookingland KJ, Moore KE. Evidence that hypothalamic periventricular dopamine neurons innervate the intermediate lobe of the rat pituitary. *Neuroendocrinology.* 1992;56:100–105.
957. Orth DN, Holscher MA, Wilson MG, Nicholson WE, Plue RE, Mount CD. Equine Cushing's disease: plasma immunoreactive proopiolipomelanocortin peptide and cortisol levels basally and in response to diagnostic tests. *Endocrinology.* 1982;110:1430–1441.
958. McFarlane D, Banse H, Knych HK, Maxwell LK. Pharmacokinetic and pharmacodynamic properties of pergolide mesylate following long-term administration to horses with pituitary pars intermedia dysfunction. *J Vet Pharmacol Ther.* 2016.
959. Perkins GA, Lamb S, Erb HN, Schanbacher B, Nydam DV, Divers TJ. Plasma adrenocorticotropin (ACTH) concentrations and clinical response in horses treated for equine Cushing's disease with cyproheptadine or pergolide. *Equine Vet J.* 2002;34:679–685.
960. McFarlane D. Advantages and limitations of the equine disease, pituitary pars intermedia dysfunction as a model of spontaneous dopaminergic neurodegenerative disease. *Ageing Res Rev.* 2007;6:54–63.
961. Garcia dY, Li S, Pelletier G. Regulation of proopiomelanocortin gene expression by endogenous ligands of the GABAA receptor complex as evaluated by in situ hybridization in the rat pars intermedia. *Brain Res.* 1997;750:277–284.
962. McFarlane D, Beech J, Cribb A. Alpha-melanocyte stimulating hormone release in response to thyrotropin releasing hormone in healthy horses, horses with pituitary pars intermedia dysfunction and equine pars intermedia explants. *Domest Anim Endocrinol.* 2006;30:276–288.
963. Wilson MG, Nicholson WE, Holscher MA, Sherrell BJ, Mount CD, Orth DN. Proopiolipomelanocortin peptides in normal pituitary, pituitary tumor, and plasma of normal and Cushing's horses. *Endocrinology.* 1982;110:941–954.
964. Orth DN, Nicholson WE. Bioactive and immunoreactive adrenocorticotropin in normal equine pituitary and in pituitary tumors of horses with Cushing's disease. *Endocrinology.* 1982;111:559–563.
965. Castro MG, Morrison E. Post-translational processing of proopiomelanocortin in the pituitary and in the brain. *Crit Rev Neurobiol.* 1997;11:35–57.
966. Eiler H, Oliver JW, Andrews FM, Fecteau KA, Green EM, McCracken M. Results of a combined dexamethasone suppression/thyrotropin-releasing hormone stimulation test in healthy horses and horses suspected to have a pars intermedia pituitary adenoma. *J Am Vet Med Assoc.* 1997;211:79–81.
967. Karikoski NP, McGowan CM, Singer ER, Asplin KE, Tulamo RM, Patterson-Kane JC. Pathology of Natural Cases of Equine Endocrinopathic Laminitis Associated with Hyperinsulinemia. *Vet Pathol.* 2015;52:945–956.
968. Garcia MC, Beech J. Equine intravenous glucose tolerance test: glucose and insulin responses of healthy horses fed grain or hay and of horses with pituitary adenoma. *Am J Vet Res.* 1986;47:570–572.
969. van der Kolk JH, Wensing T, Kalsbeek HC, Breukink HJ. Lipid metabolism in horses with hyperadrenocorticism. *J Am Vet Med Assoc.* 1995;206:1010–1012.
970. McFarlane D, Miller LM, Craig LE, et al. Agreement in histologic assessments of the pituitary pars intermedia in aged horses. *Am J Vet Res.* 2005;66:2055–2059.
971. Bottoms GD, Roesel OF, Rausch FD, Akins EL. Circadian variation in plasma cortisol and corticosterone in pigs and mares. *Am J Vet Res.* 1972;33:785–790.
972. van der Kolk JH, Nachreiner RF, Schott HC, Refsal KR, Zanella AJ. Salivary and plasma concentration of cortisol in normal horses and horses with Cushing's disease. *Equine Vet J.* 2001;33:211–213.
973. Douglas RH. Circadian cortisol rhythmicity and equine Cushing's-like disease. *J Eq Vet Sci.* 2000;19:684–686.
974. Hart KA, Kitchings KM, Kimura S, Norton NA, Myrna KE. Measurement of cortisol concentration in the tears of horses and ponies with pituitary pars intermedia dysfunction. *Am J Vet Res.* 2016;77:1236–1244.
975. Levy M, Sojka JE, Dybdal NO. Diagnosis and treatment of equine Cushing's disease. *Compend Contin Educ Pract Vet.* 1999;21:766–769.
976. Sojka JE, Johnson MA, Bottoms GD. The effect of starting time on dexamethasone suppression test results in horses. *Domest Anim Endocrinol.* 1993;10:1–5.
977. Frank N, Andrews F, Durham A, Kritchevsky J, McFarlane D, Schott H. Recommendations for the diagnosis and treatment of pituitary pars intermedia dysfunction (PPID). *Havemeyer Equine Geriatric Workshop II and 3rd Equine Endocrine Summit.* 2014.

978. Lee ZY, Zylstra R, Haritou SJ. The use of adrenocorticotrophic hormone as a potential biomarker of pituitary pars intermedia dysfunction in horses. *Vet J.* 2010;185:58–61.
979. Rendle DI, Litchfield E, Heller J, Hughes KJ. Investigation of rhythms of secretion and repeatability of plasma adrenocorticotropic hormone concentrations in healthy horses and horses with pituitary pars intermedia dysfunction. *Equine Vet J.* 2014;46:113–117.
980. Rendle DI, Duz M, Beech J, Parkin T, Durham AE. Investigation of single and paired measurements of adrenocorticotropic hormone for the diagnosis of pituitary pars intermedia dysfunction in horses. *J Vet Intern Med.* 2015;29:355–361.
981. Prutton JS, Kass PH, Watson JL, Pusterla N. Pre-analytical stability of adrenocorticotrophic hormone from healthy horses in whole blood, plasma and frozen plasma samples. *Vet J.* 2015;204:123–124.
982. Diez de CE, Lopez I, Cortes B, Pineda C, Garfia B, guilera-Tejero E. Influence of feeding status, time of the day, and season on baseline adrenocorticotropic hormone and the response to thyrotropin releasing hormone-stimulation test in healthy horses. *Domest Anim Endocrinol.* 2014;48:77–83.
983. Restifo MM, Frank N, Hermida P, Sanchez-Londono A. Effects of withholding feed on thyrotropin-releasing hormone stimulation test results and effects of combined testing on oral sugar test and thyrotropin-releasing hormone stimulation test results in horses. *Am J Vet Res.* 2016;77:738–748.
984. Thompson JC, Ellison R, Gillet RBL. Problems in the diagnosis of pituitary adenoma (Cushing's syndrome) in horses. *N Z Vet J.* 1995;43:79–82.
985. Beech J, McFarlane D, Lindborg S, Sojka JE, Boston RC. Alpha-Melanocyte-stimulating hormone and adrenocorticotropin concentrations in response to thyrotropin-releasing hormone and comparison with adrenocorticotropin concentration after domperidone administration in healthy horses and horses with pituitary pars intermedia dysfunction. *J Am Vet Med Assoc.* 2011;238:1305–1315.
986. Funk RA, Stewart AJ, Wooldridge AA, et al. Seasonal changes in plasma adrenocorticotropic hormone and alpha-melanocyte-stimulating hormone in response to thyrotropin-releasing hormone in normal, aged horses. *J Vet Intern Med.* 2011; 25:579–585.
987. McGowan CM, Frost R, Pfeiffer DU, Neiger R. Serum insulin concentrations in horses with equine Cushing's syndrome: response to a cortisol inhibitor and prognostic value. *Equine Vet J.* 2004;36:295–298.
988. McFarlane D, Donaldson MT, McDonnell SM, Cribb AE. Effects of season and sample handling on measurement of plasma alpha-melanocyte-stimulating hormone concentrations in horses and ponies. *Am J Vet Res.* 2004;65:1463–1468.
989. Miller MA, Pardo ID, Jackson LP, Moore GE, Sojka JE. Correlation of pituitary histomorphometry with adrenocorticotrophic hormone response to domperidone administration in the diagnosis of equine pituitary pars intermedia dysfunction. *Vet Pathol.* 2008;45:26–38.
990. Allen JR, Barbee DD, Crisman MV. Diagnosis of pituitary tumors by computed tomography-part I. *Compend Contin Educ Pract Vet.* 1988;10:1103–1106.
991. McKlveen TL, Jones JC, Sponenberg DP, Scarratt K, Ward DL, Aardema Jr CH. Assessment of the accuracy of computed tomography for measurement of normal equine pituitary glands. *Am J Vet Res.* 2003;64:1387–1394.
992. Pease AP, Schott HC, Howey EB, Patterson JS. Computed tomographic findings in the pituitary gland and brain of horses with pituitary pars intermedia dysfunction. *J Vet Intern Med.* 2011;25:1144–1151.
993. Levy M, Blevins WE, Janovitz EB. Radiological diagnosis of pituitary adenoma in the horse. *Proc Third Congress World Equine Vet Assoc.* 1993;18.
994. Pease A, Patterson J, Howey E, McFarlane D, van der Kolk H, Schott II H. Comparison of magnetic resonance imaging and histological scores for assessing pituitary pars intermedia enlargement in horses with pituitary pars intermedia dysfunction. *Proc 32nd Annual ACVIM Forum.* 2014:1113–1114.
995. Beck DJ. Effective long term treatment of a suspected pituitary adenoma with bromocriptine mesylate in a pony. *Am J Vet Res.* 1985;46:1941–1943.
996. Beech J. Treatment of hypophyseal adenomas. *Compend Contin Educ Pract Vet.* 4:119–121.
997. Krieger DT, Amorosa L, Linick F. Cyproheptadine-induced remission of Cushing's disease. *N Engl J Med.* 1975;293:893–896.
998. Munoz MC, Doreste F, Ferrer O, Gonzalez J, Montoya JA. Pergolide treatment for Cushing's syndrome in a horse. *Vet Rec.* 1996;139:41–43.
999. Peters D. Low dose pergolide mesylate treatment for equine hypophyseal adenomas (Cushing's syndrome). *Proc Am Assoc Equine Pract.* 1995;41:154–155.
1000. Oberhaus EL, Thompson DL, Arana Valencia N, Gilley RM. The effects of long-term treatment with cabergoline on the vernal transition in mares. *J Equine Vet Sci.* 2014;34:104.
1001. Valencia NA, Thompson Jr DL, Oberhaus EL. Dopaminergic (cabergoline) and antidopaminergic (sulpiride) effects on indices of insulin sensitivity in horses. *J Equine Vet Sci.* 2015;35:418.
1002. Gehring R, Beard L, Wright A, Coetzee J, Havel J, Apley M. Single-dose oral pharmacokinetics of pergolide mesylate in healthy adult mares. *Vet Ther.* 2010;11:E1–E8.
1003. Rendle DI, Hughes KJ, Doran GS, Edwards SH. Pharmacokinetics of pergolide after intravenous administration to horses. *Am J Vet Res.* 2015;76:155–160.
1004. Antonini A, Poewe W. Fibrotic heart-valve reactions to dopamine-agonist treatment in Parkinson's disease. *Lancet Neurol.* 2007;6:826–829.
1005. Tanakol R, Alagol F, Azizlerli H, Sandalci O, Terzioglu T, Berker F. Cyproheptadine treatment in Cushing's disease. *J Endocrinol Invest.* 1996;19:242–247.
1006. Lamberts SW, Verleun T, Oosterom R. The mechanism of action of cyproheptadine on prolactin release by cultured anterior pituitary cells. *Life Sci.* 1985;36:2257–2262.
1007. Madigan JE, Kortz G, Murphy C, Rodger L. Photic headshaking in the horse: 7 cases. *Equine Vet J.* 1995;27:306–311.
1008. Meier B, Berger D, Hoberg E, Sticher O, Schaffner W. Pharmacological activities of Vitex agnus-castus extracts in vitro. *Phytomedicine.* 2000;7:373–381.
1009. Berger D, Schaffner W, Schrader E, Meier B, Brattstrom A. Efficacy of Vitex agnus castus L. extract Ze 440 in patients with pre-menstrual syndrome (PMS). *Arch Gynecol Obstet.* 2000;264:150–153.
1010. Beech J, Donaldson MT, Lindborg S. Comparison of Vitex agnus castus extract and pergolide in treatment of equine cushing's syndrome. *Proc Am Assoc Equine Pract.* 2002;48:175–177.
1011. Schutzer WE, Kerby JL, Holtan DW. Differential effect of trilostane on the progestin milieu in the pregnant mare. *J Reprod Fertil.* 1996;107:241–248.
1012. McGowan CM, Neiger R. Efficacy of trilostane for the treatment of equine Cushing's syndrome. *Equine Vet J.* 2003;35:414–418.
1013. Dewis P, Anderson DC, Bu'lock DE, Earnshaw R, Kelly WF. Experience with trilostane in the treatment of Cushing's syndrome. *Clin Endocrinol (Oxf).* 1983;18:533–540.
1014. Wright TWW, Tull TC. A preliminary report of an investigation of a condition known as "dry coat" in horses. *Vet J.* 1925;81:235.
1015. Evans CL, Nisbet AM, Ross KA. A histological study of the sweat glands of normal and dry-coated horses. *J Comp Pathol.* 1957;67:397–405.

1016. Warner A, Mayhew IG. Equine anhidrosis: a review of pathophysiologic mechanisms. *Vet Res Commun*. 1983;6:249–264.
1017. Warner AE, Mayhew IG. Equine anhidrosis: a survey of affected horses in Florida. *J Am Vet Med Assoc*. 1982;180:627–629.
1018. Johnson EB, MacKay RJ, Hernandez JA. An epidemiologic study of anhidrosis in horses in Florida. *J Am Vet Med Assoc*. 2010;236:1091–1097.
1019. Hubert JD, Beadle RE, Norwood G. Equine anhidrosis. *Vet Clin North Am Equine Pract*. 2002;18:355–369.
1020. Yang J, Lim YK. Prevalence of anhidrosis in Thoroughbred racehorses in Korea. *J Anim Sci Technol*. 2011;53:571–573.
1021. Rasheed SU, Khan MS, Rehman ZU, Avais M, Khan JA, Shabbir MZ. A study on prevalence and treatment of anhidrosis in horses. *J Anim Plant Sci*. 2016;20:70–72.
1022. Watanabe A, Kanemaki N, Matsuura K. Distribution densities of hair follicles in racehorses. *Jpn J Equine Sci*. 1993;4:55–60.
1023. Jenkinson DM, Elder HY, Bovell DL. Equine sweating and anhidrosis Part 1—equine sweating. *Vet Dermatol*. 2006;17:361–392.
1024. Bijman J, Quinton PM. Predominantly beta-adrenergic control of equine sweating. *Am J Physiol*. 1984;246:R349–R353.
1025. Scott CM, Marlin DJ, Schroter RC. Quantification of the responseofequineapocrinesweatglandstobeta2-adrenergicstimulation. *Equine Vet J*. 2001;33:605–612.
1026. Snow DH. Identification of the receptor involved in adrenaline mediated sweating in the horse. *Res Vet Sci*. 1977;23:246–247.
1027. McCutcheon LJ, Geor RJ. Thermoregulation and exercise-associated heat illness. In: Hinchcliff KW, Kaneps AJ, Geor RJ, eds. *Equine Sorts Medicine and Surgery Basic and Clinical Sciences of the Equine Athlete*. Elsevier; 2014:901–918.
1028. Kingston JK, Geor RJ, McCutcheon LJ. Rate and composition of sweat fluid losses are unaltered by hypohydration during prolonged exercise in horses. *J Appl Physiol*. 1985;1997(83):1133–1143.
1029. MacKay RJ. Quantitative intradermal terbutaline sweat test in horses. *Equine Vet J*. 2008;40:518–520.
1030. Hodgson DR, McCutcheon LJ, Byrd SK, et al. Dissipation of metabolic heat in the horse during exercise. *J Appl Physiol*. 1993;74:1161–1170.
1031. Jenkinson DM, Blackburn PS. The distribution of nerves, nonoamine oxidase and cholinesterase in the skin of the horse. *Res Vet Sci*. 1968;9:165–169.
1032. DeLahunta A, Glass E. Lower motor neuron: general visceral efferent system. In: DeLahunta A, Glass E, eds. *Veterinary Neuroanatomy and Clinical Neurology*. St. Louis, Mo: Saunders/Elsevier; 2009:168–191.
1033. Shibasaki M, Crandall CG. Mechanisms and controllers of eccrine sweating in humans. *Front Biosci (Schol Ed)*. 2010;2:685–696.
1034. Bell M, Montagna W. Innervation of sweat glands in horses and dogs. *Br J Dermatol*. 1972;86:160–163.
1035. Jenkinson DM, Elder HY, Bovell DL. Equine sweating and anhidrosis. Part 2: anhidrosis. *Vet Dermatol*. 2007;18:2–11.
1036. Mills PC, Marlin DJ, Scott CM, Smith NC. Nitric oxide and thermoregulation during exercise in the horse. *J Appl Physiol*. 1985;1997(82):1035–1039.
1037. Mills PC, Scott CM, Marlin DJ. Effects of nitric oxide inhibition on thermoregulation during exercise in the horse. *Ann N Y Acad Sci*. 1997;813:591–599.
1038. Wilson DC, Corbett AD, Steel C, Pannirselvam R, Bovell DL. A preliminary study of the short circuit current (Isc) responses of sweat gland cells from normal and anhidrotic horses to purinergic and adrenergic agonists. *Vet Dermatol*. 2007;18:152–160.
1039. Bovell DL, Riggs CM, Sidlow G, Troester S, MacLaren W, Yip W, Ko WH. Evidence of purinergic neurotransmission in isolated, intact horse sweat glands. *Vet Dermatol*. 2013;24:398–396.
1040. Robertshaw D. Proceedings: neural and humoral control of apocrine glands. *J Invest Dermatol*. 1974;63:160–167.
1041. Robertshaw D, Taylor CR. Sweat gland function of the donkey (Equus asinus). *J Physiol*. 1969;205:79–89.
1042. Beadle RE, Norwood GL, Brencick VA. Summertime plasma catecholamine concentrations in healthy and anhidrotic horses in Louisiana. *Am J Vet Res*. 1982;43:1446–1448.
1043. Marlin DJ, Schroter RC, Scott CM, et al. Sweating and skin temperature responses of normal and anhidrotic horses to intravenous adrenaline. *Equine Vet J Suppl*. 1999;30:362–369.
1044. Rakhit S, Murdoch R, Wilson SM. Persistent desensitisation of the beta 2 adrenoceptors expressed by cultured equine sweat gland epithelial cells. *J Exp Biol*. 1998;201:259–266.
1045. Bovell DL, Lindsay SL, Corbett AD, Steel C. Immunolocalization of aquaporin-5 expression in sweat gland cells from normal and anhidrotic horses. *Vet Dermatol*. 2006;17:17–23.
1046. Jenkinson DM, Montgomery I, Elder HY, Mason DK, Collins EA, Snow DH. Ultrastructural variations in the sweat glands of anhidrotic horses. *Equine Vet J*. 1985;17:287–291.
1047. Nakazato Y, Tamura N, Ohkuma A, Yoshimaru K, Shimazu K. Idiopathic pure sudomotor failure: anhidrosis due to deficits in cholinergic transmission. *Neurology*. 2004;63:1476–1480.
1048. Jenkinson DM, Loney C, Elder HY, Montgomery I, Mason DK. Effects of season and lower ambient temperature on the structure of the sweat glands in anhidrotic horses. *Equine Vet J*. 1989;21:59–65.
1049. Moran SA, Bovell DL, Corbett AD, et al. Comparison of P2Y Receptor Subtypes in Equine Sweat Gland Epithelial Cells From Normal and Anhidrotic Animals. *Proc Physiol Soc 16. Poster Commun PC17*. 2009.
1050. Bovell DL. The human eccrine sweat gland: Structure, function and disorders. *J Local Global Health Sci*. 2015;2015:1–16.
1051. Robertson J, Bovell DL. Pharmacological blockers of STIM1 inhibit increases in intracellular calcium in horse sweat gland cells. *FASEB*. 2014;28:650.
1052. Cui CY, Childress V, Piao Y, et al. Forkhead transcription factor FoxA1 regulates sweat secretion through Bestrophin 2 anion channel and Na-K-Cl cotransporter 1. *Proc Natl Acad Sci U S A*. 2012;109:1199–1203.
1053. Bilezikian JP, Loeb JN. The influence of hyperthyroidism and hypothyroidism on alpha- and beta-adrenergic receptor systems and adrenergic responsiveness. *Endocr Rev*. 1983;4:378–388.
1054. Spelta CW, Axon JE. Case series of equine pituitary pars intermedia dysfunction in a tropical climate. *Aust Vet J*. 2012;90:451–456.
1055. Stieler AL, Sanchez LC, Mallicote MF, Martabano BB, Burrow JA, MacKay RJ. Macrolide-induced hyperthermia in foals: Role of impaired sweat responses. *Equine Vet J*. 2016;48:590–594.
1056. Evans CL. Physiological mechanisms that underlie sweating in the horse. *Br Vet J*. 1966;122:117–123.
1057. Guthrie AJ, Van den Berg JS, Killeen VM, Nichas E. Use of a semi-quantitative sweat test in thoroughbred horses. *J S Afr Vet Assoc*. 1992;63:162–165.
1058. Read JR, Boston RC, Abraham G, Bauquier SH, Soma LR, Nolen-Walston RD. Effect of prolonged administration of clenbuterol on airway reactivity and sweating in horses with inflammatory airway disease. *Am J Vet Res*. 2012;73:140–145.
1059. Atria S, Carson E, Xie H, Tangjitjaroen W. Acupuncture and Chinese herbal medicine treatment of eighteen Florida horses with anhidrosis. *Am J Tradit Chinese Vet Med*. 2010;5:30–42.
1060. Mallicote M. Anhidrosis: Can acupuncture help non-sweaters? *Vet Extension Univ Fla*. 2013. https://vetmed-extension.sites.medinfo.ufl.edu/files/2013/05/Healthy-Horses-2013-Presentations.pdf.

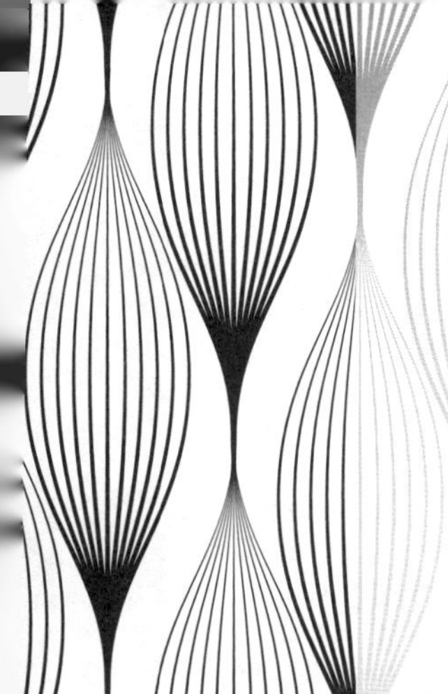

CAPÍTULO **17**

Distúrbios do Olho e da Visão

Mary Lassaline

O olho equino é único em seu grande tamanho, posicionamento lateral e propensão a lesões em relação a outras espécies de animais de grande porte. Essa suscetibilidade provavelmente está associada ao temperamento do cavalo como um animal de fuga, cuja principal defesa é a corrida. O exame do olho equino pode ser desafiador em virtude desse temperamento, em especial na presença de dor, mas o ambiente, o equipamento e o conhecimento adequados da anatomia normal podem facilitar essa tarefa ocasionalmente difícil.

A oftalmologia é uma especialidade visual, e muitos diagnósticos são feitos com base na inspeção visual. A capacidade de descrever o que é observado durante um exame oftalmológico em termos completos e precisos, verbais ou pictóricos, e destilar uma lista de problemas a partir dos achados do exame é fundamental para prosseguir com precisão no desenvolvimento de diagnósticos diferenciais e de um plano diagnóstico e terapêutico. A precisão no relato dos achados do exame pode ser aperfeiçoada pela conversão de informações contínuas ou análogas em achados distintos, como a caracterização numérica do blefarospasmo pela porcentagem de abertura palpebral e os recursos de classificação, como hiperemia conjuntival, quemose e edema de córnea como brando, moderado ou grave.

Exame

O exame oftalmológico deve começar à luz ambiente e antes da sedação, com uma avaliação "sem as mãos" da simetria facial, orbital e palpebral e posição e mobilidade do globo; avaliação de secreção ocular ou blefarospasmo; e determinação da resposta à ameaça (que requer funcionalidade do II e do VII par de nervos cranianos, além de envolver o córtex visual), do reflexo de piscar (que requer funcionalidade do II e do VII par de nervos cranianos) e dos reflexos pupilares diretos e indiretos à luz (que requerem funcionalidade do II e do III par de nervos cranianos). A avaliação dos reflexos pupilares à luz deve ser repetida em uma área escura e é mais precisa com o uso de um foco luminoso. As secreções oculares devem ser caracterizadas por sua natureza (*i. e.*, serosas, mucoides, mucopurulentas) e gravidade. A visão pode ser avaliada com exames comportamentais, inclusive a capacidade de superar obstáculos, como passar por cima de cavaletes e caminhar pela pista de salto sem cometer erros. Não existe uma rotina padronizada e bem estabelecida para exame da visão, mas o mínimo é avaliar a visão de cada olho separadamente, com o olho oposto tapado, e realizar o teste de visão binocular. Para exame da visão separadamente em cada olho, um olho pode ser coberto com uma toalha enfiada no cabresto, de maneira que possa ser imediatamente retirada caso o cavalo fique irritado ou difícil de controlar. A disposição do cavalo em prosseguir e a capacidade de andar sem cambalear ou tropeçar em obstáculos podem mostrar uma correlação aproximada à visão. É importante executar o exame visual com luz ambiente e luz fraca para análise da visão fotópica ou dependente de cones, e escotópica ou dependente de bastonetes, respectivamente. Alguns cavalos com deficiência visual branda podem apresentar somente déficits (p. ex., relutância em avançar ou tropeçar em obstáculos) ao passar do claro para o escuro ou vice-versa.

Depois do exame "sem as mãos", as estruturas oculares devem ser examinadas da parte frontal para a parte posterior do olho, com a sedação necessária para facilitar o procedimento. Um bloqueio do nervo auriculopalpebral (AP), que leva à acinesia da pálpebra superior e, portanto, pode facilitar a abertura forçada das pálpebras, geralmente não é necessário se o paciente for dócil e o veterinário for cuidadoso, mas é indicado caso a integridade estrutural do globo esteja ameaçada por um defeito profundo ou perfurante na córnea. O nervo AP pode ser palpado em seu trajeto pelo arco zigomático na área da sutura temporofrontal. O bloqueio do nervo AP é feito com injeção de 1,5 mℓ de lidocaína ou mepivacaína a 2% com agulha 16 × 0,5 mm sobre o arco zigomático nessa área. Caso a dor ocular dificulte o exame, a anestesia deve ser realizada, bem como a acinesia, usando um anestésico tópico para dor na córnea e um bloqueio nervoso local para a dor palpebral.

Antes da instilação de qualquer solução, como um anestésico tópico na córnea, devem ser obtidas amostras para cultura bacteriana ou fúngica e medida da produção do componente aquoso das lágrimas. A produção do componente aquoso das lágrimas pode ser medida com o teste de lágrima de Schirmer (STT, do inglês *Schirmer tear test*) usando tiras reagentes comerciais. O resultado normal é o umedecimento de 20 mm ou mais em 30 segundos e a maioria dos cavalos molha toda a faixa de 35 mm em menos de 1 minuto. No entanto, os resultados do STT parecem ser bastante variáveis em cavalos e pôneis normais.[1]

A medida da pressão intraocular (PIO) deve ser incluída em um exame oftalmológico completo. Dois tipos de tonômetros, aplanação e rebote, são os mais usados para estimativa da PIO no olho equino. Os tonômetros de aplanação medem a força necessária para achatar ou aplanar uma área precisa da superfície da córnea e, fazendo suposições sobre as características físicas da córnea, como espessura e curvatura, convertem essa força em uma estimativa da

PIO. Os tonômetros de rebote usam características do movimento criado pela propulsão eletromagnética de uma sonda que entra em contato com a superfície da córnea por um breve período. Em um estudo que avaliou o uso de tonômetros de rebote para medida da PIO em cavalos normais, os valores obtidos foram, em média, 1 mmHg mais altos em comparação àqueles obtidos com o tonômetro de aplanação.[2] É importante entender as estimativas calculadas por esses tipos de tonômetros. O tonômetro de aplanação exibe cada leitura individual seguida por uma medida de tendência central e uma medida de concordância entre as leituras. O tonômetro de rebote, por outro lado, calcula a média interna de cada nova leitura com todas as leituras anteriores em uma série de seis leituras consecutivas e exibe, após cada uma das cinco primeiras leituras, o valor médio atual em vez do valor individual. Depois da sexta leitura, a mais baixa e a mais alta são descartadas, e a média dos quatro valores restantes é exibida; se houver desvio excessivo entre as medições, um problema com o movimento da sonda ou desalinhamento com a parte central da córnea, o visor mostrará mensagem de erro. A tonometria de aplanação deve ser realizada após a instilação de um anestésico tópico; ela torna possível a medida da PIO com o paciente em qualquer posição. A tonometria de rebote não requer o uso de anestésico tópico, mas exige que a sonda tonométrica seja paralela ao horizonte.

A posição da cabeça pode introduzir artefato nas medições da tonometria da PIO, e leituras mais altas são obtidas quando a cabeça está posicionada abaixo do coração, como na sedação; assim, deve-se tomar cuidado para assegurar que a cabeça fique acima da altura do coração durante a medida da PIO.[3] A sedação pode diminuir as estimativas da PIO e a administração de xilazina é associada à diminuição nas leituras tonométricas superior a 20%;[4] da mesma maneira, a administração de detomidina pode ser associada à diminuição de 15 a 20% nas leituras da PIO.[5] A administração tópica de atropina pode estar associada a alterações na PIO. Em um estudo do efeito da atropina na PIO de cavalos normais, a administração 2 vezes/dia foi associada a uma redução média de 11% na PIO; um cavalo nesse estudo, porém, apresentou aumento significativo da PIO após a administração de atropina.[6]

Anestésicos tópicos

Dentre os anestésicos tópicos normalmente usados para dessensibilização da córnea antes da tonometria de aplanação, bem como antes da coleta de amostras para citologia de córnea, estão a proparacaína e a tetracaína. A proparacaína manteve a córnea anestesiada por cerca de 25 minutos em cavalos de um estudo, com efeito anestésico máximo em menos de 5 minutos; no entanto, uma dose única pode não dessensibilizar a córnea por completo.[7] A tetracaína diminuiu a sensibilidade da córnea por 30 a 60 minutos, dependendo da concentração e do volume do medicamento administrado; uma única gota de tetracaína a 0,5% reduziu a sensibilidade por 30 minutos, duas gotas de tetracaína a 0,5%, por 60 minutos, e uma única gota de tetracaína a 1%, por 50 minutos. O efeito anestésico máximo foi alcançado por cerca de 5 minutos com uma única gota de tetracaína a 0,5%, e por mais de 15 minutos com duas gotas de tetracaína a 0,5% e uma única gota de tetracaína a 1%. Juntos, esses resultados sugerem que o uso de uma segunda gota ou uma concentração maior de tetracaína tópica aumentou o grau e a duração do efeito anestésico máximo na córnea equina.[8] Em um estudo que avaliou o efeito e a duração da proparacaína e da tetracaína, o efeito máximo ocorreu em 10 minutos; além disso, a duração do efeito de uma solução viscosa de tetracaína foi maior, de 30 minutos, em comparação à tetracaína e à proparacaína aquosa, de 20 minutos.[9]

O segmento anterior do olho, inclusive o cristalino e as estruturas anteriores, deve ser examinado com um foco de luz, como um transiluminador de Finoff, embora um biomicroscópio portátil com lâmpada de fenda possa ajudar na identificação e na localização de lesões no segmento anterior, mostrando imagens ampliadas e fornecendo informações de profundidade. O segmento posterior do olho, inclusive o vítreo, o nervo óptico, os vasos sanguíneos da retina, o fundo tapetal e o fundo não tapetal, deve ser avaliado por oftalmoscopia indireta e direta. A oftalmoscopia indireta com lente 15D ou 20D e transiluminador de Finoff possibilita a visualização panorâmica do fundo, embora submetida a uma rotação de 180°. A oftalmoscopia direta, por sua vez, torna possível a visualização com aumento de 10 vezes em relação à obtida com a lente 20D e, portanto, requer maior busca para análise de uma área semelhante do fundo. Ambas devem ser realizadas.

A midríase é recomendada para melhor visualização das estruturas posteriores à íris, mas não deve ser induzida em caso de suspeita ou diagnóstico de glaucoma ou se houver suspeita ou diagnóstico de instabilidade ou luxação do cristalino. O consentimento do proprietário deve ser obtido antes da instilação de um agente midriático para assegurar a permissão para dilatação das pupilas e o entendimento da duração prevista da midríase, que pode alterar a percepção de profundidade e causar deficiência visual. Se o proprietário se recusar a permitir a dilatação das pupilas, deve ficar claro que o exame do cristalino e do segmento posterior será limitado. Deve-se usar um midriático de ação curta, como tropicamida a 1%, em vez de um fármaco mais potente, como atropina a 1%, que pode causar midríase por pelo menos 2 semanas em cavalos normais.[10]

Os estesiômetros de córnea, como Cochet-Bonnet, podem ser usados para estimativa da sensibilidade da córnea, medindo a pressão limiar necessária para estimulação das terminações nervosas sensoriais locais e, assim, induzir o reflexo corneano, que normalmente provoca o piscar de olhos, mas também pode causar retração do globo e elevação da terceira pálpebra. A sensibilidade da córnea equina diminui com a idade e na presença de disfunção da *pars intermedia* da hipófise (PPID, do inglês *pituitary pars intermedia dysfunction*). Como a diminuição da sensibilidade da córnea está associada ao comprometimento da cicatrização de feridas, o aumento da idade e a PPID podem aumentar o risco de úlceras de córnea que não cicatrizam ou são recorrentes em cavalos.[11] Um estudo que estabeleceu intervalos de referência para o limiar de toque da córnea equina descobriu que a córnea axial é a mais sensível e encontrou uma correlação negativa entre idade e sensibilidade da córnea na área axial, inferior e temporal.[12] A sensibilidade da córnea também é menor em potros neonatos doentes em comparação a potros e adultos saudáveis.[13]

TÉCNICAS DE DIAGNÓSTICO POR IMAGEM

A ultrassonografia ocular é indicada para avaliação do conteúdo intraocular quando um ou mais meios transmissores oculares são opacos, como na opacificação da córnea, dos humores aquoso e vítreo e do cristalino. As indicações mais comuns para a ultrassonografia ocular são catarata, para avaliação do descolamento de retina, após hifema traumático, para determinação de dano no segmento posterior, ou na presença de opacificação corneana grave. Além disso, a ultrassonografia ocular pode ser usada para avaliar a órbita em casos de exoftalmia ou traumatismo orbital. A biomicroscopia por ultrassonografia pode determinar a profundidade de uma lesão da córnea, como um carcinoma espinocelular, ou ser usada no exame de massa uveal anterior quanto à extensão do acometimento. A ultrassonografia ocular não deve ser realizada se houver suspeita de integridade estrutural do globo, em razão do risco de ruptura iatrogênica do globo e expulsão do conteúdo intraocular causado pela pressão em um globo frágil ou perfurado.

 DISTÚRBIOS DAS PÁLPEBRAS EQUINAS

Anatomia normal

A inervação sensorial das pálpebras equinas é feita pelos ramos supraorbitais (frontais), infratrocleares, lacrimais e zigomáticos do nervo trigêmeo (V par de nervos cranianos).

Entrópio

O distúrbio palpebral mais comum em potros é o entrópio, o rolamento interno da margem palpebral. Os casos de entrópio grave o suficiente para que os pelos faciais entrem em contato com a córnea podem ser acompanhados por dor e ulceração na córnea. O entrópio pode ser causado por uma anomalia conformacional primária ou ser secundário à prematuridade ou desidratação em potros com enoftalmia ou dor ocular, o que provoca entrópio espástico. A redução manual e a lubrificação ocular tópica frequente com lágrimas artificiais para impedir o desenvolvimento de úlcera de córnea podem ser o único tratamento necessário em alguns potros, principalmente se o entrópio for secundário à desidratação, e se resolverá de maneira espontânea com a correção da doença sistêmica. O entrópio grave ou persistente pode ser temporariamente corrigido com a colocação de três suturas verticais em colchoeiro para posicionamento correto da pálpebra. Sedação e bloqueio local geralmente são suficientes para a sutura. A correção excessiva deve ser evitada para não impedir o fechamento das pálpebras durante o piscar. O entrópio primário (anatômico) com necessidade de correção cirúrgica permanente e excisão de pele é raro.

Cílios ectópicos

Um cílio ectópico, um cílio aberrante que atravessa a conjuntiva diretamente até a córnea, deve ser considerado como diagnóstico diferencial em cavalos com epífora, blefarospasmo e ceratite e sem achado de corpo estranho. Em uma série de sete cavalos com cílio ectópico, um único cílio translúcido foi detectado na conjuntiva palpebral superior, emergindo de uma pequena região focal de palidez conjuntival a aproximadamente 5 mm da margem palpebral. Nenhum desses cavalos apresentou úlcera de córnea e a maioria respondeu bem à excisão cirúrgica transconjuntival.[14]

Distiquíase

A distiquíase, cílios únicos ou múltiplos que emergem das aberturas da glândula meibomiana ao longo da margem palpebral, deve ser considerada um diagnóstico diferencial em cavalos com ceratite ulcerativa ou não crônica ou recorrente. Esses cílios podem ser moles e de pouco significado clínico ou rígidos, causando dor e úlcera de córnea. O tratamento da distiquíase foi bem descrito e inclui epilação, crioepilação e excisão da placa tarsal. Há uma predisposição racial em cavalos Frísios e, assim, as margens palpebrais devem ser examinadas de forma cuidadosa em casos de ceratite nesses animais.[15,16]

Laceração

As lacerações palpebrais devem ser reparadas imediatamente, se possível com fechamento primário. O suprimento vascular para a pálpebra é extenso e muitos segmentos aparentemente avasculares da pálpebra se recuperam após o reparo. A amputação de pedículos de tecido palpebral deve ser evitada para preservar a margem palpebral e evitar subsequente vascularização e desenvolvimento de úlcera de córnea por perda da margem palpebral. As lacerações palpebrais devem ser reparadas com o fechamento em duas camadas, assegurando a aposição anatômica precisa das bordas da ferida e da margem palpebral. Pequenos reparos cirúrgicos podem ser realizados com sedação e bloqueio nervoso local, mas a anestesia geral é necessária se a lesão for grave. A terapia pós-operatória deve incluir anti-inflamatório não esteroide (AINE) sistêmico para reduzir a dor e a inflamação, um antibiótico sistêmico para prevenir a infecção e a administração de toxoide tetânico. A medicação tópica não é necessária em lesões palpebrais, exceto naquelas acompanhadas por danos na córnea ou no segmento anterior, e sua administração pode, de fato, atrapalhar o reparo da laceração. Um procedimento de Kuhnt-Szymanowski modificado foi usado para corrigir o ectrópio cicatricial decorrente da remoção do tecido palpebral durante o reparo inicial da laceração palpebral.[17]

Carcinoma espinocelular

A neoplasia mais comum da pálpebra equina é o carcinoma espinocelular (CEC) (Figura 17.1). Além disso, sarcoide, melanoma, tumor de mastócitos, linfossarcoma, carcinoma basocelular e papiloma podem acometer as pálpebras. O diagnóstico diferencial das neoplasias palpebrais inclui doenças parasitárias, como a habronemíase ocular, e outras causas de doença granulomatosa cutânea. O tratamento da neoplasia palpebral depende de localização, tamanho, tipo de tumor, idade e finalidade do cavalo, custo, habilidade cirúrgica e equipamento disponível. As modalidades terapêuticas são excisão cirúrgica, radioterapia, quimioterapia intralesional, hipertermia, imunoterapia, criocirurgia ou uma combinação destes métodos. O objetivo do tratamento é eliminar ou interromper a progressão do tumor, mantendo a função das pálpebras e preservando o olho e a visão. A excisão completa com fechamento primário é o tratamento ideal; porém, muitas vezes, não pode ser realizada em razão das limitações teciduais para reconstrução e da natureza extensa e agressiva de muitas neoplasias palpebrais. Caso a aposição das margens palpebrais após a excisão do tumor não seja possível, técnicas blefaroplásticas mais complexas, como retalhos cutâneos avançados, podem ser indicadas. O CEC palpebral geralmente é erosivo e ulcerativo, e a invasão do tecido orbital ósseo e mole adjacente pode ocorrer se a doença não for tratada.

A cisplatina é um quimioterápico à base de platina que se liga ao ácido desoxirribonucleico (DNA) de forma cruzada, o que desencadeia a apoptose das células tumorais. É mais comumente usada de forma intralesional, em conjunto com a excisão cirúrgica de tumores maiores.

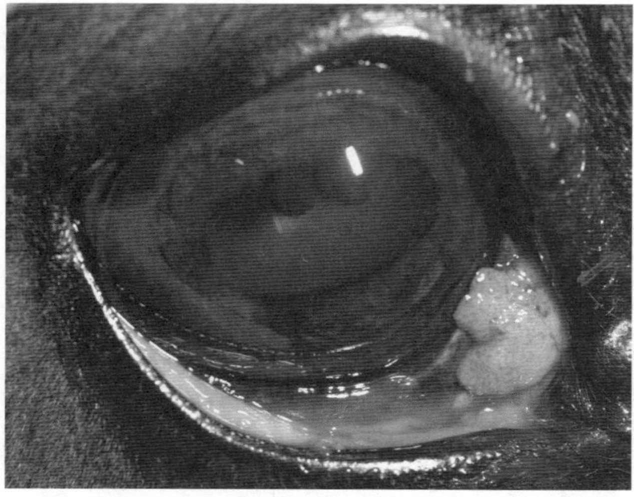

Figura 17.1 Carcinoma espinocelular (CEC) da membrana nictitante (terceira pálpebra). Esta massa áspera elevada com aspecto de couve-flor é típica do CEC da membrana nictitante.

Um grande estudo retrospectivo de 573 equídeos com 630 tumores cutâneos por um período de 10 anos confirmou o valor da quimioterapia intratumoral com cisplatina com controle local em 4 anos de 88% dos 151 CECs com confirmação histológica.[18] Nesse estudo, a eficácia do tratamento foi menor em tumores grandes, com doença residual macroscópica após a excisão e o desbridamento cirúrgico ou que já haviam sido submetidos a outra modalidade terapêutica. A probabilidade de ocorrência de reações locais foi maior após o terceiro e o quarto tratamentos. No estudo de Theon *et al.*,[18] o protocolo terapêutico era composto por uma série de quatro injeções percutâneas intratumorais de uma solução viscosa de cisplatina a 3,3 mg/mℓ em óleo de gergelim para liberação lenta do medicamento, administradas em intervalos de 2 semanas em dose de 1 mg de cisplatina injetada por centímetro cúbico de tecido tumoral. Partículas biodegradáveis de cisplatina têm sido usadas no tratamento do CEC cutâneo,[19] mas podem causar efeitos adversos na córnea associados às altas concentrações locais do fármaco. Cada partícula contém aproximadamente 1,6 mg de cisplatina e sua colocação a intervalos de 2 cm, teoricamente, gera concentrações de cisplatina comparáveis à injeção a 1 mg/mℓ de tecido.

A terapia fotodinâmica (TFD) utiliza reações fotoquímicas mediadas pela interação de agentes fotossensibilizadores, luz e oxigênio. A verteporfina é injetada no tecido tumoral antes da aplicação do *laser*. Isso induz dano oxidativo à microvasculatura, contribuindo para a morte do tumor por isquemia. Em um estudo de 10 cavalos com CEC periocular tratados com excisão e TFD, nenhum apresentou recidiva do tumor por um período mínimo de acompanhamento de 25 meses.[20]

Sarcoide

O sarcoide é o tumor cutâneo mais comum em cavalos e pode ser um desafio terapêutico significativo, seja cirúrgico ou médico. Os sarcoides periorbitais podem ser bastante difíceis de tratar em decorrência da importância de preservação da função palpebral para manter a saúde da córnea e a natureza elástica fina da pele palpebral. Seis tipos de sarcoides foram descritos: oculto, verrucoso, nodular, fibroblástico, misto e maligno. Em uma revisão de 445 casos de sarcoide em um período de 25 anos, de 1974 a 1999, a radioterapia teve o melhor resultado, com quase 100% de resolução em 66 casos, embora o tratamento imunomodulador com bacilo de Calmette-Guérin (BCG) de sarcoides fibroblásticos e nodulares tenha gerado bons resultados em 69% dos 300 casos. Dos 42 casos não tratados, 27 apresentavam lesões muito extensas ao encaminhamento e os pacientes foram submetidos à eutanásia. As taxas de recidiva com as outras modalidades terapêuticas são as seguintes, em ordem crescente: braquiterapia com radiação gama, 53 casos, 8% de recidiva; aplicação tópica de 5-fluoruracila em creme, 9 casos, 33% de recidiva; tratamento tópico com AW4 (material de uso não aprovado com 10% de 5-fluoruracila e óleo de alecrim), 146 casos, 65% de recidiva; injeção de cisplatina, 18 casos, 66% de recidiva; excisão cirúrgica isolada, 28 casos, 82% de recidiva; criocirurgia, 23 casos, 91% de recidiva.[21] No entanto, em um estudo retrospectivo mais recente que avaliou o resultado a longo prazo da quimioterapia intratumoral com cisplatina em tumores cutâneos equinos, a taxa de cura foi de 96% com acompanhamento mínimo de 2 anos após o tratamento com quatro injeções em 409 sarcoides.[18]

DOENÇAS DA CONJUNTIVA E DA TERCEIRA PÁLPEBRA EQUINA

Anatomia normal

A conjuntiva é dividida em superfície bulbar e superfície palpebral. A conjuntiva se funde à córnea no limbo e a pálpebra na margem palpebral, e a conjuntiva bulbar e a palpebral se juntam para formar o fórnice. De modo geral, isolados gram-positivos são mais comuns que gram-negativos na conjuntiva equina normal, mas fungos também são comumente isolados.

Dermoide

O dermoide conjuntival é uma das anomalias oculares congênitas mais comuns em cavalos, mas as doenças conjuntivais congênitas são raras nesses animais. O dermoide é uma massa congênita de pele, glândulas, pelos e folículos capilares que podem afetar a córnea e a conjuntiva adjacente. O dermoide que provoca irritação no globo ou nos anexos deve ser removido cirurgicamente por ceratectomia superficial ou conjuntivectomia.

Corpo estranho

Corpos estranhos conjuntivais devem ser considerados em qualquer cavalo com erosão de córnea, dor ocular ou conjuntivite recorrente e podem ser detectados pelo exame dos fórnices superior e inferior e da superfície bulbar e palpebral da membrana nictitante após administração tópica de proparacaína a 0,5%. A magnificação pode ser necessária para a detecção de corpos estranhos. Além disso, a irrigação do sistema nasolacrimal pode produzir material estranho associado à conjuntivite crônica ou dacriocistite.

Doença parasitária

Dentre os parasitas da conjuntiva equina estão *Thelazia lacrymalis*, *Habronema* spp. e *Onchocerca cervicalis*. Embora a infecção parasitária da conjuntiva não esteja geralmente associada a sinais clínicos, pode causar conjuntivite crônica, secreção seromucoide e nódulos conjuntivais. O tratamento inclui a remoção dos vermes adultos, irrigação do sistema nasolacrimal, administração tópica de corticosteroides para reduzir a inflamação e controle de moscas. As manifestações oculares da habronemíase cutânea equina, como prurido intenso, epífora e "grânulos de enxofre" caseosos amarelos, são observadas pela deposição de larvas de *Habronema* spp. sobre ou ao redor dos olhos por moscas domésticas (*Musca domestica*) ou moscas-de-estábulo (*Stomoxys calcitrans*). As lesões oculares da habronemíase são mais comuns no canto medial e podem envolver a pele, o ducto nasolacrimal, a terceira pálpebra e a conjuntiva. O tratamento pode ser composto por excisão dos "grânulos de enxofre", administração local e sistêmica de corticosteroides e ivermectina sistêmica. O objetivo do tratamento é matar as larvas e controlar a inflamação resultante. O controle das moscas é uma parte essencial de um programa de manejo geral.

Os mosquitos sugadores da espécie *Culicoides nubeculosus* transmitem microfilárias de *O. cervicalis*. Após a transmissão, as microfilárias imaturas migram pelos vasos linfáticos e podem chegar aos tecidos oculares e anexos. A prevalência de oncocercose equina aumenta com a idade e é de 50 a 60% no sudeste e no meio-oeste dos EUA.[22] Além disso, sua prevalência no exame histológico da conjuntiva bulbar lateral foi de 10,8% em um estudo de 368 olhos equinos.[23] Acredita-se que a patogênese envolva a morte das microfilárias, liberação de antígenos e desenvolvimento de hipersensibilidade em cavalos suscetíveis. O tratamento é indicado nos cavalos com conjuntivite ativa, ceratite ou uveíte atribuível à oncocercose e inclui agentes anti-inflamatórios, como corticosteroides tópicos, e administração sistêmica de meglumina flunixino e ivermectina.

Carcinoma espinocelular

O CEC é o tipo tumoral predominante da terceira pálpebra (Figura 17.2). Outras neoplasias que afetam a conjuntiva e a terceira pálpebra são linfossarcoma, melanocitoma, mastocitoma, hemangioma e angiossarcoma. A excisão cirúrgica completa da terceira pálpebra pode ser curativa em tumores que não se estendem além dessa estrutura. A excisão cirúrgica geralmente pode ser realizada com sedação e bloqueio nervoso local, sem fechamento com sutura da conjuntiva bulbar e palpebral. Uma complicação rara da remoção da terceira pálpebra sem sutura da incisão cirúrgica é o prolapso da gordura orbital, que é facilmente reparado pela excisão do prolapso, criação de uma nova margem conjuntival cirúrgica com dissecção aguda e fechamento com sutura da margem conjuntival. Em uma série de casos, inclusive 50 cavalos com neoplasia da terceira pálpebra, houve 20% de recidiva em um período mediano de 1,5 ano após a excisão, sugerindo que o monitoramento a longo prazo é importante em todos os pacientes submetidos a esse procedimento.[24]

DISTÚRBIOS DO SISTEMA NASOLACRIMAL EQUINO

O sistema nasolacrimal é composto por pontos e canalículos superiores e inferiores, saco nasolacrimal, ducto nasolacrimal e ponto nasal, localizado no assoalho do vestíbulo nasal. O sistema nasolacrimal leva as lágrimas do canto medial do olho para o vestíbulo nasal. Anomalias do sistema nasolacrimal causam epífora, o transbordamento de lágrimas, ou secreção ocular que pode ser serosa, mucoide ou mucopurulenta e deve ser diferenciada da lacrimação reflexa provocada por irritação ou inflamação ocular.

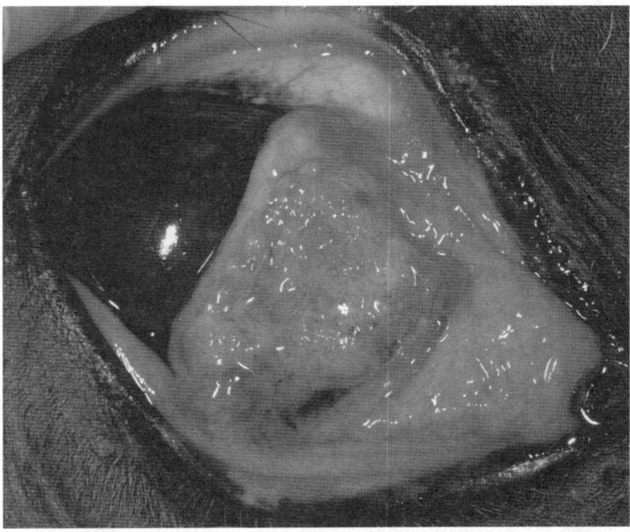

Figura 17.2 Carcinoma espinocelular da terceira pálpebra com maior extensão. A visualização dessa massa foi melhor após a retropulsão do globo para elevação da terceira pálpebra.

O teste de Jones avalia o lúmen do ducto nasolacrimal por meio da instilação de corante à base de fluoresceína no fundo do saco conjuntival e sua observação na abertura nasal. A irrigação do ducto nasolacrimal pode ser realizada de maneira anterógrada, da pálpebra ao ponto nasal, ou retrógrada, a partir do ponto nasal. Um anestésico tópico deve ser utilizado antes da irrigação do ducto nasolacrimal. A imagem radiográfica do ducto nasolacrimal, a dacriocistorrinografia, pode ser realizada com injeção de contraste no ducto a partir do ponto palpebral superior. As imagens radiográficas laterais e oblíquas oferecem melhor visualização do ducto nasolacrimal. As indicações de dacriocistorrinografia são epífora crônica, incapacidade de irrigação do ducto nasolacrimal, suspeita de corpo estranho nasolacrimal e avaliação do ducto nasolacrimal para detecção de anomalias congênitas ou adquiridas. O ducto nasolacrimal também pode ser visualizado por tomografia computadorizada (TC).

As anomalias do sistema nasolacrimal podem ser congênitas ou adquiridas. Em equinos, a anomalia congênita mais comum é a atresia da porção distal do ducto nasolacrimal e do ponto nasal, que causa epífora mucoide aos 3 a 4 meses de idade. Outras anomalias congênitas são a atresia de um ponto palpebral, o posicionamento anormal de um ponto palpebral e múltiplas aberturas nasais. Não se sabe se essas anomalias são hereditárias. Dentre as doenças adquiridas do sistema nasolacrimal estão dacriocistite, obstrução por corpo estranho, traumatismo e acometimento secundário de neoplasias ou inflamações do canto medial ou das passagens nasais. A dacriocistite é caracterizada por secreção ocular mucopurulenta sem inflamação ocular. A dacriocistite e as obstruções por corpos estranhos são tratadas com irrigação nasolacrimal com ou sem o auxílio de avaliação radiográfica ou tomográfica; além disso, culturas bacterianas e fúngicas devem ser realizadas. A solução tópica de antibiótico oftálmico de amplo espectro deve ser administrada após a irrigação para evitar infecções, enquanto corticosteroides tópicos ou AINEs sistêmicos podem reduzir o inchaço e a inflamação.

O reparo cirúrgico do ducto nasolacrimal envolve trefinação cirúrgica (conjuntivorrinotomia) para estabelecimento de uma nova via de saída das lágrimas. Após a criação do novo ducto, um *stent* que conecta a pálpebra aos pontos nasais é usado por várias semanas pós-operatórias para manter o lúmen do ducto nasolacrimal reparado até o revestimento completo pela mucosa nasal. Esses *stents* podem ser desalojados, o que causa obstrução do ducto reparado. A canaliculossinostomia para desvio das secreções lacrimais para os seios nasais, que pode ser realizada em cavalos sedados em pé, pode melhorar a epífora provocada pela obstrução do ducto nasolacrimal com bom resultado funcional e cosmético.[25]

 DISTÚRBIOS DA CÓRNEA EQUINA

Anatomia normal

A córnea é composta por epitélio, estroma, membrana de Descemet e endotélio. O epitélio tem 7 a 15 células de espessura e é substituído a cada 7 a 10 dias. O endotélio da córnea é uma monocamada celular com pouca ou nenhuma capacidade regenerativa. As lesões endoteliais, portanto, são de grande importância, porque o reparo completo geralmente não é possível e há desenvolvimento de edema permanente de córnea. A córnea normal é transparente e avascular. A inervação sensorial vem do ramo oftálmico do nervo trigêmeo. O epitélio e o estroma anterior são ricamente inervados por nervos sensoriais, enquanto a córnea média e interna não é tão bem suprida. A nutrição e a remoção de resíduos são realizadas pelo filme lacrimal, pelo humor aquoso e pela difusão de e para os vasos sanguíneos esclerais e conjuntivais. A córnea é mantida em um estado de relativa deturgescência (desidratação) pela barreira mecânica do epitélio e pelo mecanismo da bomba endotelial.

Alterações na transparência da córnea

A córnea normalmente transparente pode tornar-se opaca e assumir uma cor correlacionada ao mecanismo subjacente à opacidade da córnea, como branca em caso de fibrose, amarela na presença de infiltrado celular, marrom na presença de pigmento, vermelha na vascularização da córnea, brilhante na presença de lipídios ou mineralização ou azul no edema de córnea. O edema de córnea se deve à perda da barreira epitelial ou da função da bomba endotelial. A irritação crônica da córnea causa vascularização superficial, enquanto a inflamação da úvea anterior leva ao desenvolvimento de vascularização profunda da córnea. A pigmentação da córnea geralmente ocorre após a vascularização, bem como a infecção profunda da córnea, embora isso não seja tão comum em cavalos quanto em cães e gatos. A infiltração celular da córnea é observada em doenças neoplásicas, infecciosas e inflamatórias. Todos esses processos podem ocorrer de forma isolada ou combinada e alteram a transparência da córnea. Além disso, a formação de cicatrizes ou depósitos de minerais ou fosfolipídios podem alterar a transparência da córnea. É essencial estabelecer e eliminar as causas dessas alterações.

Úlcera de córnea

Uma úlcera de córnea é uma ruptura no epitélio da córnea. Clinicamente, a úlcera provoca lacrimejamento, blefarospasmo, fotofobia, hiperemia conjuntival, edema de córnea e, talvez, miose e *flare* aquoso. Uma úlcera da córnea é diagnosticada pela coloração positiva com fluoresceína, embora as lesões com perda completa do epitélio e do estroma da córnea, chamadas *descemetoceles*, não sejam coradas por fluoresceína (Figura 17.3). A fluorescência é absorvida pelo estroma hidrossolúvel da córnea, mas não pelo epitélio da córnea ou pela membrana de Descemet; isso é responsável pelo aspecto de "rosquinha verde" da descemetocele, com um anel de estroma positivo em torno de um centro escuro. As úlceras de córnea devem ser caracterizadas por tamanho, profundidade, presença ou ausência de infiltração celular da córnea e sinais de uveíte anterior reflexa, como *flare* aquoso e miose.

Úlceras de córnea não complicadas

O tratamento de uma úlcera de córnea não complicada é composto por controle da dor e da inflamação, eliminação ou prevenção de infecções e prevenção de complicações secundárias. A cicatrização se deve à migração e mitose das células epiteliais adjacentes e, dependendo do tamanho da úlcera, deve ser concluída em 2 a 6 dias. O tratamento comum de uma úlcera de córnea não complicada inclui um antibiótico tópico de amplo espectro, atropina tópica para controle da uveíte reflexa e um AINE sistêmico.

Úlceras sem cicatrização

Essas são as úlceras de córnea que não cicatrizam em 7 a 10 dias. As causas de ulceração persistente, inclusive infecção e traumatismo mecânico contínuo, precisam ser descartadas antes dessa classificação. Histologicamente, as características das úlceras de córnea que não cicatrizam em equinos são semelhantes às observadas em outras espécies e incluem ausência de adesão e dismaturidade epitelial, além de inflamação estromal branda a moderada; no entanto, a zona hialina acelular estromal anterior comumente encontrada em defeitos epiteliais corneanos crônicos espontâneos (SCCEDs, do inglês *spontaneous chronic corneal epithelial defects*) caninos não é observada de forma consistente em cavalos com úlceras que não cicatrizam.[26] O termo *úlcera indolente* geralmente é reservado aos SCCEDs em seres humanos e cães.

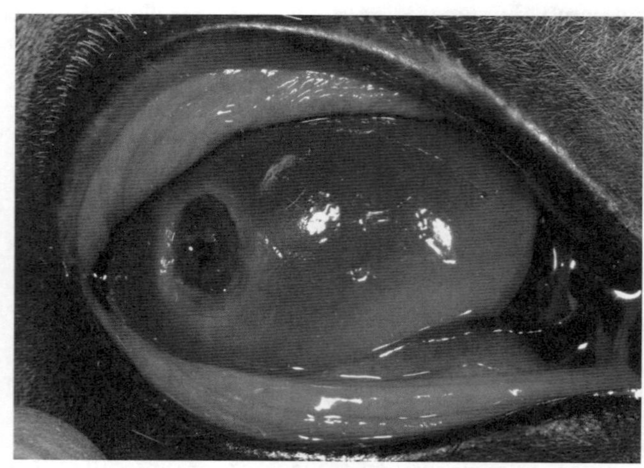

Figura 17.3 Descemetocele com edema difuso da córnea, vascularização da córnea e hipópio.

É improvável que o tratamento medicamentoso para úlceras não complicadas leve à resolução das úlceras que não cicatrizam sem alguma outra intervenção. Em uma série de casos de 23 cavalos com úlcera superficial sem cicatrização, reepitelização completa da córnea após uma intervenção como desbridamento, ceratotomia em grade ou ceratectomia superficial, além do tratamento medicamentoso, ocorreu em cerca de 2 a 3 semanas.[27] Outra série de casos de 60 cavalos com úlceras não cicatrizantes de aproximadamente 1 mês de duração sugeriu que o desbridamento com broca de diamante pode ser um tratamento eficaz, com 92% de reepitelização completa em uma média de 16 dias.[28]

Úlceras complicadas

Úlceras de córnea complicadas são aquelas que não cicatrizam no momento apropriado, apresentam infecção secundária, têm fonte contínua de irritação ou ulceração, apresentam componentes de colagenase, estão associadas à vascularização da córnea ou pioram apesar do tratamento adequado (Figuras 17.4 a 17.12). A infecção secundária de uma úlcera de córnea é sugerida pelo aumento da dor, edema de córnea, ceratite intersticial associada a aumento de células inflamatórias no estroma, vascularização da córnea, secreção purulenta, uveíte anterior grave e necrose e liquefação estromal. Os exames diagnósticos, inclusive a cultura bacteriana e talvez fúngica, e a citologia da córnea, devem orientar o tratamento medicamentoso. Em muitos casos, as úlceras de córnea complicadas requerem terapia frequente e prolongada e a colocação de um sistema de lavagem subpalpebral pode ser indicada. Muitas úlceras de córnea complicadas precisam de tratamento médico e cirúrgico combinado para aumentar a probabilidade de sucesso. A microscopia confocal *in vivo* pode gerar um diagnóstico que não é possível com exames de rotina, como cultura e citologia da córnea.[29] O tratamento medicamentoso de uma úlcera complicada geralmente é composto por antimicrobiano, antifúngico, anticolagenase e atropina tópica, além de um AINE sistêmico.

Antibióticos

A terapia antimicrobiana de primeira escolha pode ser guiada pela citologia em caso de observação de bastonetes ou cocos bacterianos. Caso essas estruturas não sejam observadas, uma fluoroquinolona de segunda geração, como a ofloxacino, normalmente é uma boa opção para tratamento de possível infecção por *Pseudomonas*. Uma cefalosporina, como a cefazolina, pode ser adicionada para tratamento de uma possível infecção por *Streptococcus* spp. em caso de observação de cocos. A avaliação da penetração transcórnea de um medicamento pode ajudar a estimar seu potencial de chegar ao tecido-alvo. Muitos antibióticos oftálmicos têm pouca penetração pelo epitélio intacto da córnea, mas isso não é problema ao tratar uma úlcera de córnea infectada. As fluoroquinolonas de segunda geração, como o ciprofloxacino e o ofloxacino, geralmente têm boa atividade *in vitro* contra patógenos comuns da córnea equina. O ofloxacino e as fluoroquinolonas de quarta geração, como o moxifloxacino, tendem a apresentar melhor atividade *in vitro* contra patógenos gram-positivos. O moxifloxacino penetra melhor na córnea que o ciprofloxacino.[30] Em um estudo retrospectivo de ceratite ulcerativa bacteriana em 65 equinos, *Pseudomonas aeruginosa* foi o isolado mais comum (22%), seguido por *Streptococcus equi* subespécie *zooepidemicus* (20%); além disso, houve aumento da resistência de *Pseudomonas* spp. a gentamicina e tobramicina durante o período do estudo.[31]

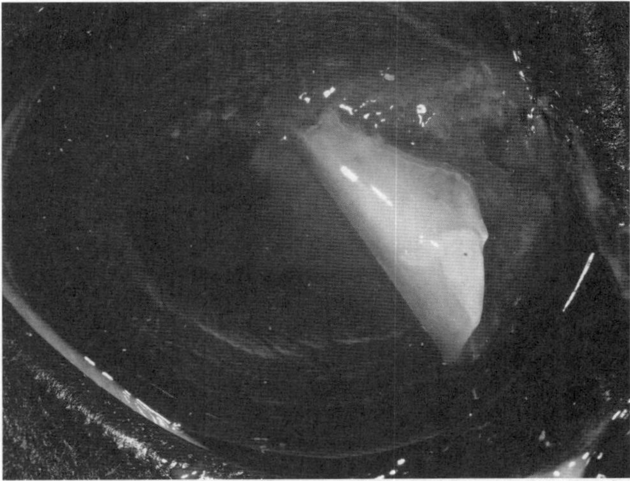

Figura 17.4 Laceração oblíqua da córnea com desenvolvimento de retalho de córnea.

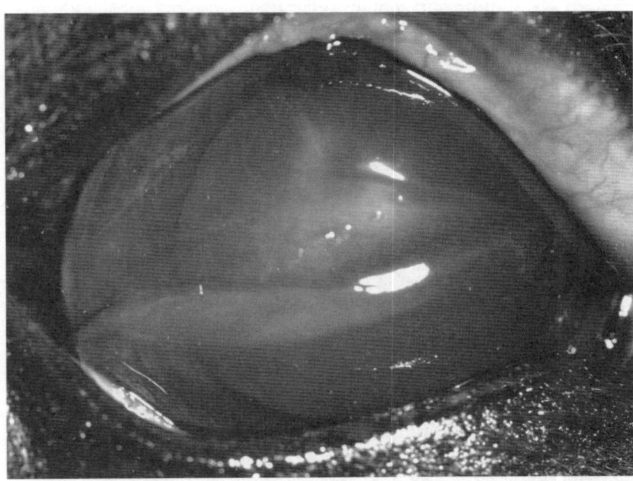

Figura 17.5 Laceração horizontal da córnea associada a edema de córnea.

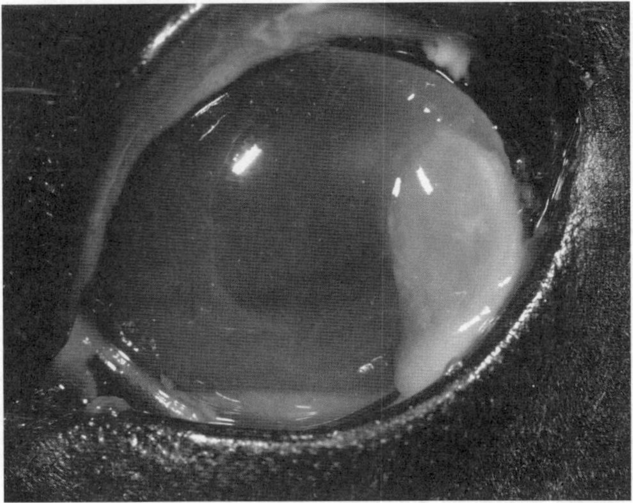

Figura 17.6 Úlcera de córnea em *melting* com ceratomalacia grave. Essa úlcera de córnea deve ser vista como emergência e tratada de maneira empírica até a disponibilização dos resultados de exames diagnósticos.

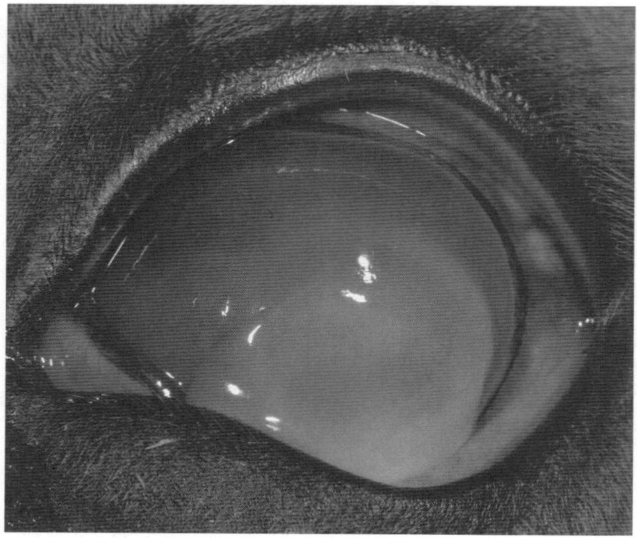

Figura 17.7 Úlcera de córnea em *melting* em potro. Essas lesões muitas vezes não são detectadas porque os potros com úlceras em *melting* nem sempre apresentam sinais de desconforto ocular até que a doença esteja bem avançada e a úlcera possa ter espessura total.

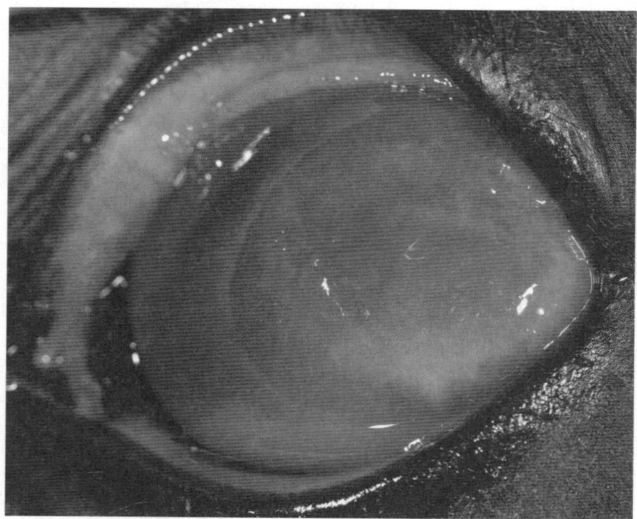

Figura 17.8 Ceratite fúngica com isolamento de fungo dematiáceo. Esses fungos têm hifas pigmentadas e aspecto clínico pigmentado. Dentre os fungos dematiáceos isolados da córnea equina estão *Curvularia* e *Cladosporium*.

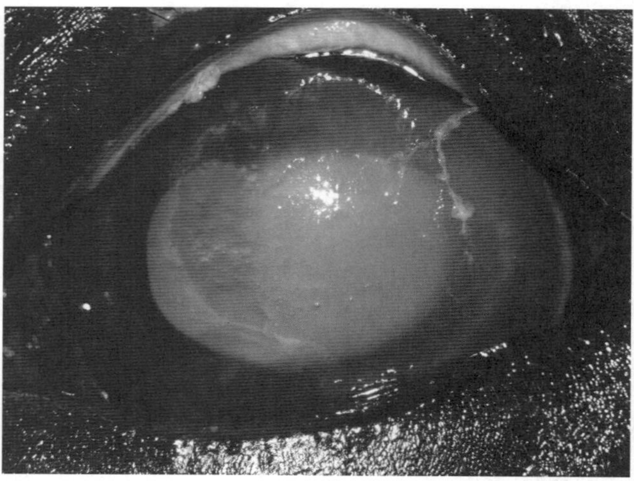

Figura 17.9 Ceratite fúngica em estágio inicial, caracterizada por edema de córnea moderado, mas frequentemente acompanhada por dor ocular intensa e córnea áspera.

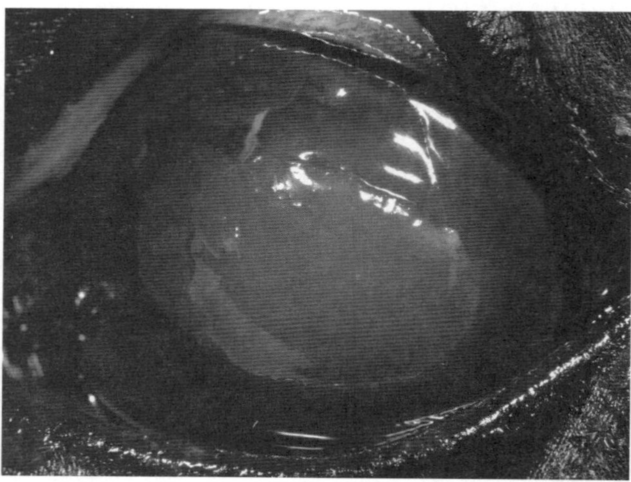

Figura 17.10 Progressão da ceratite fúngica da Figura 17.9, com formação de uma placa sobre a área ulcerada. Essas placas são características da ceratite fúngica.

Antifúngicos

A natamicina é o único antifúngico comercial aprovado pela Food and Drug Administration dos EUA para uso oftálmico. Todos os demais antifúngicos devem ser preparados para uso oftálmico em farmácias de manipulação. Em cavalos, o voriconazol demonstrou absorção no humor aquoso e no plasma[32] e foi bem tolerado quando administrado por vias subconjuntival,[33] intraestromal[34] e tópica. Em um estudo com fungos patogênicos da córnea equina comumente isolados de animais com ceratite fúngica ulcerativa na Flórida, no Missouri, no Tennessee e na Geórgia, nos EUA, 14 isolados fúngicos, sendo 8 de *Aspergillus* e 4 de *Fusarium* spp., apresentaram sensibilidade coletiva significativamente maior ao voriconazol em comparação a outros 4 agentes antifúngicos (natamicina, itraconazol, fluconazol e cetoconazol). Nesse estudo, *Aspergillus* spp. foram mais suscetíveis ao voriconazol, miconazol e itraconazol. *Fusarium* spp. eram mais suscetíveis à natamicina e voriconazol.[35] A sulfadiazina de prata provou ser inibidora e fungicida para 17 isolados de fungos da córnea equina em outro estudo.[36]

Anticolagenases

O estroma da córnea pode degradar-se rapidamente, ou "derreter", em cavalos com úlceras de córnea. Essa colagenólise estromal é causada por enzimas proteolíticas produzidas por microrganismos, células inflamatórias, células epiteliais da córnea e fibroblastos. Existem duas famílias principais de enzimas envolvidas na degradação do estroma da córnea: metaloproteinases da matriz (MMPs, do inglês *matrix metalloproteinases*), como MMP-2 e MMP-9, e serina-proteases, como elastase de neutrófilos. A MMP-2, sintetizada por queratócitos da córnea, participa

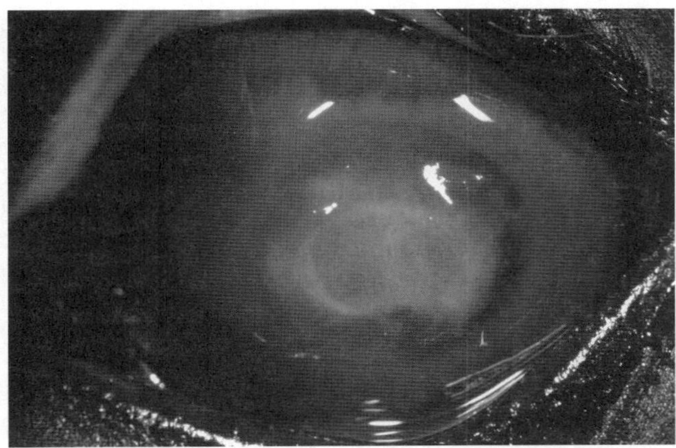

Figura 17.11 Progressão da ceratite fúngica das Figuras 17.9 e 17.10, com desenvolvimento de sulco profundo na periferia temporal da úlcera de córnea.

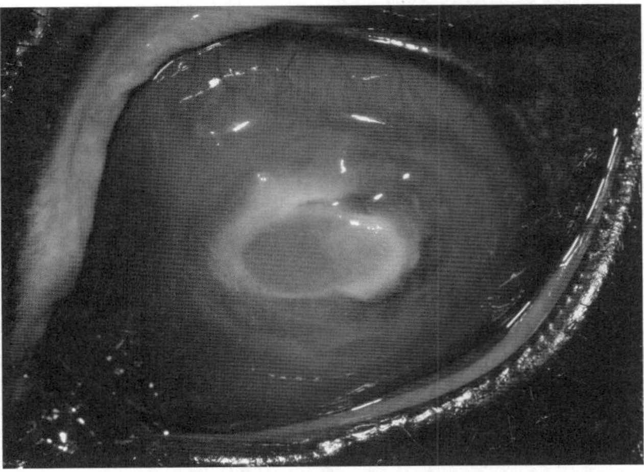

Figura 17.12 Progressão da ceratite fúngica das Figuras 17.9 a 17.11, com desenvolvimento de uma perfuração de espessura total. Por fim, esse paciente foi submetido a um transplante de córnea e enxerto de conjuntiva que restaurou a integridade estrutural do globo e proporcionou a manutenção parcial da visão.

do reparo de rotina de moléculas danificadas de colágeno, enquanto a MMP-9, produzida por células epiteliais da córnea e neutrófilos polimorfonucleares, atua no reparo após ferimentos na córnea. Inibidores de protease, como o soro, que inibe as metaloproteinases da matriz e a elastase de neutrófilos, podem reduzir a progressão das úlceras estromais da córnea, acelerar a cicatrização e minimizar as cicatrizes.

Diversos estudos dão suporte empírico ao uso de anticolagenases no tratamento de úlceras de córnea complicadas em cavalos. Primeiro, houve uma redução significativa na atividade *in vitro* das MMPs equinas após o tratamento com várias anticolagenases, inclusive EDTA, doxiciclina, *N*-acetilcisteína e soro equino.[37] Segundo, em um estudo sobre o tratamento oral de cavalos com úlceras de córnea em *melting* (termo em inglês para derretimento) com o antibiótico doxiciclina, que possui atividade anticolagenase além de sua atividade antibiótica, o fármaco foi encontrado no filme lacrimal pré-ocular de oito éguas normais tratadas com 20 mg/kg 1 vez/dia. Essa dose de doxiciclina foi bem tolerada, sugerindo que pode ser um bom tratamento para cavalos com úlceras de córnea em *melting*.[38]

AINEs sistêmicos

A dor ocular associada a úlceras de córnea pode ser aliviada pela administração sistêmica de AINEs que também ajudam a controlar a inflamação ocular. No entanto, a administração sistêmica de AINEs pode estar associada a efeitos indesejáveis em equinos, inclusive tóxicos no trato gastrintestinal e renal. Em caso de preocupações por desenvolvimento de toxicidade renal associada a AINEs, a concentração sérica de creatinina deve ser medida em cavalos submetidos ao tratamento sistêmico para obter um valor basal e depois monitorados quanto ao desenvolvimento de azotemia. Também é importante monitorar os cavalos quanto ao desenvolvimento de colite dorsal direita associada ao uso sistêmico de AINEs. Uma queda na concentração total de proteínas geralmente ocorre antes do desenvolvimento de quaisquer sinais clínicos, como diarreia, inapetência ou perda de peso em cavalos com colite dorsal direita; assim, o monitoramento do hematócrito e da proteína total pode viabilizar a detecção precoce da perda proteica. Se a azotemia ou a hipoproteinemia forem atribuídas a efeitos tóxicos dos AINEs (*i. e.*, com base em outros exames, inclusive exame de urina para detecção de toxicidade renal e ultrassonografia abdominal para colite dorsal direita), o tratamento sistêmico com esses fármacos deve ser interrompido para evitar danos permanentes aos rins ou ao sistema gastrintestinal.

A administração tópica de AINEs pode reduzir a dor e a inflamação associadas à ceratite; no entanto, efeitos tóxicos nas células epiteliais da córnea, aumento dos tempos de cicatrização e até malacia da córnea podem ocorrer em pacientes com úlcera de córnea. O tratamento tópico com agonistas-antagonistas opioides, como morfina e nalbufina, foi sugerido para reduzir a dor na córnea sem interferir na cicatrização da ferida e evitar as complicações associadas à administração sistêmica de AINEs, mas a eficácia analgésica desses medicamentos em equinos não foi avaliada. Um estudo acerca do uso tópico de nalbufina em córneas equinas normais não observou efeito sobre a sensibilidade da córnea; portanto, embora pareça não causar nenhum dano, é improvável que a nalbufina proporcione alívio da dor. Assim, seu uso não é recomendado.[39]

Cateteres de lavagem subpalpebral

O cateter de lavagem subpalpebral (SPL, do inglês *subpalpebral lavage*) é um método conveniente de administração de medicamentos na forma de solução na superfície ocular dos equinos. Tem maior utilidade em indivíduos de tratamento difícil, prolongado ou de alta frequência e ainda naqueles com pálpebras ou córneas muito frágeis. Seu uso incorreto, porém, pode causar úlceras de córnea. Um motivo comum para encaminhamento de cavalos com úlcera de córnea é a incapacidade de administração da medicação tópica. O SPL deve ser colocado em caso de dúvida sobre a possibilidade de administração de medicamentos tópicos sem esse dispositivo.

Há *kits* comerciais de SPL da MILA International®, Inc (EUA). Estes *kits* são compostos por uma agulha e um tubo de calibre 12 com 36 ou 60 polegadas (91 a 152 cm) de comprimento. O tubo mais curto pode não alcançar a cernelha de cavalos grandes, além de dificultar o acesso à porta de injeção para administração de medicamentos em pacientes que elevam a cabeça e o pescoço em antecipação ao tratamento. O SPL pode ser colocado na pálpebra superior ou inferior.[40] A decisão de colocação do SPL na pálpebra inferior pode ser influenciada pelo temperamento do cavalo em razão da dificuldade de substituição da sutura que fixa o tubo do dispositivo à face ou de manejo ou contenção do paciente. Um exemplo é o potro que não foi manipulado com frequência, não está acostumado ao cabresto e pode ficar muito estressado pela repetição da sutura do tubo à face. Em caso de perda da sutura da borboleta do SPL na pálpebra inferior, há pouco risco de escorregamento da placa do dispositivo e desenvolvimento de úlcera. No entanto, a perda da sutura de um SPL na pálpebra superior, a migração da placa para a superfície da córnea pode facilmente causar uma úlcera de difícil resolução. Um estudo que resume dados de 135 cavalos tratados com SPL sugeriu que as complicações podem ser mais frequentes quando o dispositivo é colocado na pálpebra inferior e não na superior, embora as taxas de complicações relatadas neste estudo tenham sido altas.[41] As complicações são improváveis caso SPL seja colocado e monitorado de maneira adequada. A sedação apropriada é obrigatória para colocação do SPL. Uma dose mais alta de sedativo deve ser administrada por conta da aversão intensa da maioria dos pacientes à manipulação palpebral e à inserção dos dedos entre a pálpebra e a córnea dolorosa.

Um bloqueio auriculopalpebral deve ser realizado para colocação de SPL tanto na pálpebra inferior quanto na superior para paralisar o músculo orbicular e, assim, impedir que o forte blefarospasmo comprometa o acesso ao fórnice conjuntival. Para colocação de SPL superior, o bloqueio supraorbital do nervo frontal anestesia a porção medial da pálpebra superior e pode dessensibilizar completamente o sítio pretendido de implante do trocarte; no entanto, um bloqueio local também pode ser necessário. A colocação de SPL inferior requer um bloqueio local do sítio pretendido de implante do trocarte com 1 a 1,5 mℓ de lidocaína. Antes da inserção do trocarte do SPL na pálpebra, a córnea e a conjuntiva devem ser dessensibilizadas com um anestésico tópico. A pele da pálpebra, a córnea e a superfície conjuntival são preparadas com solução diluída de iodopovidona; e a adequação da sedação e da anestesia local é testada colocando um dedo sob a pálpebra submetida ao procedimento e empurrando-o, através da pálpebra, com um dedo da outra mão. Se o paciente não se opuser, é provável que a inserção do trocarte do SPL seja bem tolerada. Usando luvas estéreis, o trocarte do SPL deve ser manejado com a mão dominante, enquanto a mão oposta abre a pálpebra, como necessário, para viabilizar a inserção do trocarte, guiada pelo dedo indicador, no fórnice conjuntival. É essencial que o trocarte passe pela pálpebra na profundidade do fórnice conjuntival, não mais perto da margem palpebral, para evitar o movimento da placa do SPL sobre a córnea, o que pode levar ao desenvolvimento de úlcera de córnea. A inserção do trocarte pela pele normalmente requer grande esforço por parte do veterinário. Depois da extração do tubo pela pálpebra, uma borboleta deve ser colocada a cerca de 25 mm do ponto de saída do tubo do SPL e um único ponto simples separado com fio de sutura não absorvível 2.0 atravessa o esparadrapo colocado sobre a borboleta dos dois lados do tubo. A borboleta deve estar bem fixada ao tubo para que não deslize em direção à pálpebra, afastando a placa. Uma segunda borboleta deve ser colocada cerca de 25 mm abaixo do tubo, como reserva em caso de perda da primeira. O tubo do SPL deve, então, ser trançado na crina para evitar deslizamentos sobre a orelha e para fixação ao pescoço. Um cateter de calibre 20 deve ser inserido na extremidade distal do tubo do SPL, afastando o estilete por uma pequena distância para não danificar o dispositivo; o cateter é inserido no tubo até o *hub* e, então, o estilete é removido. O cateter dá estabilidade para a ponta do tubo e é o local de fixação de uma porta para injeção de soluções oftálmicas no sistema. O lúmen do SPL deve ser testado com administração lenta de soro fisiológico ou colírio estéril pela porta de injeção e do tubo até que apareça na fissura palpebral e escorra pela face. O SPL sempre deve ser verificado antes da administração de medicamento para assegurar que o tubo não deslize pela borboleta, de modo a possibilitar que a placa alcance a córnea e que a solução seja direcionada pelo tubo para a córnea. Além disso, ele não deve ser administrado por via subconjuntival.

O volume de medicamento injetado no cateter é de 0,2 mℓ por dose. Existem diferentes métodos de administração de medicamentos por meio do SPL, cada um com vantagens e desvantagens. Primeiro, cada dose pode ser seguida por 1 mℓ de ar, para limpar o tubo e levar medicamento não diluído à superfície ocular. A vantagem desse padrão de administração é dar tempo para os olhos absorverem o primeiro medicamento antes de receber qualquer outro fármaco; além disso, os medicamentos não ficam no tubo, onde poderiam ser inativados pela mistura com outras substâncias, calor ou luz. Alternativamente, cada dose de medicamento pode ser administrada sem limpeza do tubo com ar. A vantagem deste método é que o ar não é soprado na superfície da córnea. Há alguma evidência de que a mistura de medicamentos e deixá-los no tubo, em vez de eliminá-los, pode não alterar sua eficácia.[42,43] Independentemente do método escolhido, pelo menos 5 minutos devem decorrer entre a administração de cada medicamento injetado de forma individual. A infusão em taxa contínua também pode ser realizada.[44]

Se o paciente for calmo, é possível permitir o acesso a um piquete pequeno, mesmo com o SPL, em vez de restringir a atividade ao repouso e caminhar sendo levado pelo cabresto, como é feito com pacientes menos disciplinados; é preciso, porém, aceitar o risco de dano ou desalojamento do SPL e a necessidade de substituição (p. ex., se o paciente rolar e quebrar o tubo ou o prender em uma cerca ou no pé). A colocação de um colar elizabetano de plástico rígido para evitar autotraumatismos no sistema de lavagem é preferida por alguns veterinários; esses colares podem ser inestimáveis para proteger o SPL. No entanto, colares elizabetanos rígidos também podem desencorajar a inspeção visual do olho e do SPL; gerar um ambiente úmido, escuro e quente que pode não ser ideal para a cura; e incentivar o desenvolvimento de uma dermatite úmida onde o colar entra em contato com a pele. Outras opções para proteger o SPL são capuzes de corrida ou pescoceiras de *lycra* para proteger a crina, as suturas e os tubos do SPL. É improvável que os cavalos com úlcera de córnea esfreguem os olhos, a menos que haja um desconforto adicional, como colar elizabetano mal ajustado ou deslizamento da placa do SPL sobre a córnea.

Perda de estroma em frísios

Uma síndrome de perda de estroma da córnea foi descrita em nove cavalos Frísios (Figura 17.13). Essa síndrome é incomum na ausência de uveíte reflexa associada, bem como em sua localização bilateral simétrica, que tende a ser inferotemporal. Embora a doença tenha localização simétrica bilateral, começa

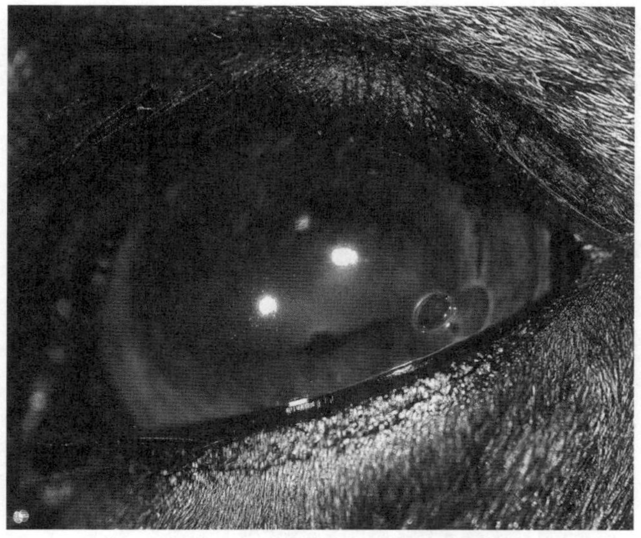

Figura 17.13 Perda bilateral do estroma da córnea em um Frísio castrado.

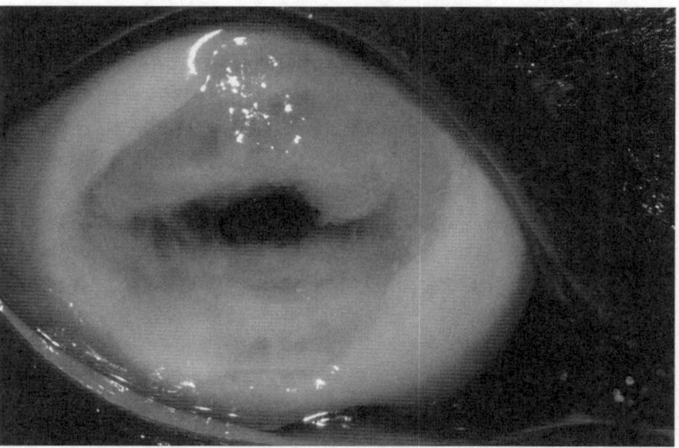

Figura 17.14 Prolapso da íris caracterizado por opacidade marrom-escura na córnea axial cercada por estroma de córnea com malacia e grave infiltrado leucocitário no estroma.

de forma assimétrica. Essa perda bilateral do estroma da córnea parece ser progressiva e pode causar perfuração, mas respondeu bem ao reparo cirúrgico. Essa síndrome, que pode ser uma variante de um tipo de degeneração da córnea chamada degeneração da margem pelúcida, tem sido relatada com mais frequência em machos. A síndrome pode ter um componente genético em cavalos Frísios.[45]

Prolapso da íris

A perfuração de córnea de espessura total frequentemente é chamada de prolapso da íris (Figura 17.14). O prolapso da íris pode ser ulcerativo ou traumático e é considerado uma emergência cirúrgica em ambos os casos. Em um estudo retrospectivo de 32 cavalos com prolapso da íris reparado com enxerto conjuntival, 73% dos globos perfurados não foram enucleados e 37% dos olhos preservaram a visão. Os fatores associados a um bom prognóstico de retenção do globo após o reparo cirúrgico do prolapso da íris são sua natureza traumática e não ulcerativa, enquanto os fatores associados a bom prognóstico visual são duração inferior a 15 dias, lacerações inferiores a 15 mm e lesões com acometimento isolado da córnea, sem extensão até o limbo ou além.[46] Um estudo retrospectivo recente, com 37 cavalos com prolapso da íris causado por úlceras de córnea com queratomalacia, mostrou que a ceratoplastia penetrante, sozinha ou combinada a um enxerto de conjuntiva ou membrana amniótica, pode alcançar um resultado visual bem-sucedido; 65% dos cavalos enxergavam no pós-operatório e 89% dos globos acometidos foram mantidos e não enucleados, o que é um aumento na sobrevida do globo e no resultado visual em relação ao estudo anterior, em que o enxerto conjuntival sozinho foi usado como reparo cirúrgico.[47]

Abscesso estromal

Abscessos estromais, que são clinicamente observados como lesões estromais circulares a multifocais amarelas, amarronzadas ou brancas associadas a dor ocular intensa, blefarospasmo, lacrimejamento, vascularização corneana variável e uveíte secundária, são mais frequentes em equinos do que em qualquer outra espécie (Figura 17.15). A principal característica de um abscesso estromal da córnea é a dor ocular, que é desproporcional à aparente gravidade da lesão. Os abscessos estromais ocorrem abaixo do epitélio intacto e, portanto, são negativos à coloração com fluoresceína. Quando a uveíte é grave, o edema e a vascularização da córnea podem impedir a visualização do abscesso. É necessário ter muito cuidado ao tratar uma opacidade da córnea negativa para a fluoresceína (*i. e.*, sem úlcera de córnea) com corticosteroides tópicos, que podem exacerbar um abscesso. Os abscessos estromais podem ser bacterianos ou fúngicos; no entanto, na ausência de um defeito epitelial, a cultura e a citologia da córnea não são viáveis e, assim, o tratamento deve ser direcionado a agentes bacterianos e fúngicos. O tratamento medicamentoso é semelhante ao de uma úlcera infectada, embora a penetração do medicamento pelo epitélio intacto possa ser ruim. O desbridamento do epitélio sobrejacente para melhorar a penetração do medicamento não é recomendado para evitar a criação de uma ferida aberta suscetível à infecção. O tratamento medicamentoso é prolongado em muitos casos, de semanas a meses, e geralmente inclui antibióticos e antifúngicos tópicos. Os abscessos estromais podem estar associados a uveíte secundária grave, que deve ser tratada com atropina tópica e AINEs sistêmicos. Os abscessos estromais com vascularização geralmente se resolvem com o tratamento medicamentoso; no entanto, a falta de vascularização ou a persistência ou progressão da uveíte em face do tratamento medicamentoso agressivo ou apropriado pode justificar a intervenção cirúrgica. O tratamento cirúrgico inclui a excisão do abscesso estromal e enxertia para que a córnea volte a apresentar sua resistência tectônica normal. Os procedimentos cirúrgicos mais comuns são enxertos de espessura parcial, como a queratoplastia lamelar posterior (PLK, do inglês *posterior lamellar keratoplasty*) ou queratoplastia endotelial lamelar profunda (DLEK, do inglês *deep lamellar endothelial keratoplasty*).[48] A terapia cirúrgica combinada com o tratamento medicamentoso geralmente tem duração mais curta e leva à recuperação mais rápida do que o tratamento apenas medicamentoso, embora a formação de cicatrizes seja quase sempre observada.[49]

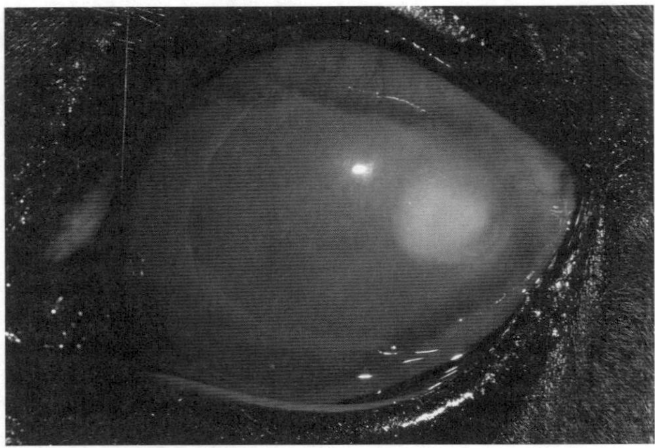

Figura 17.15 Abscesso estromal profundo na córnea temporal, caracterizado por opacidade amarela, edema de córnea difuso grave, vascularização da córnea e pupila miótica.

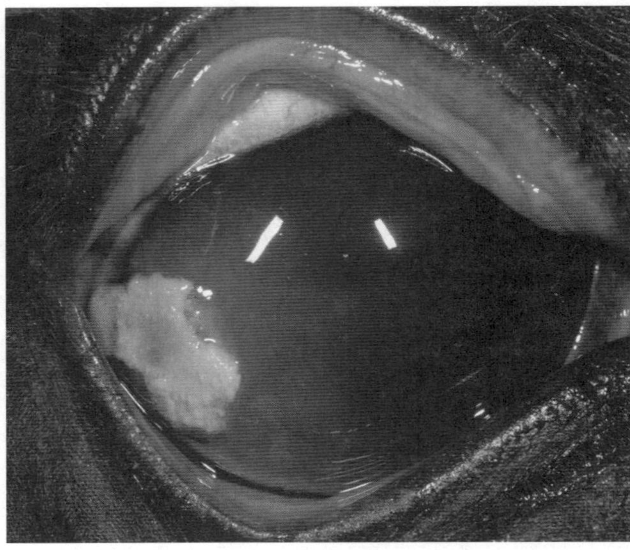

Figura 17.16 Ceratite eosinofílica caracterizada por placa caseosa branco-rosada frequentemente localizada no limbo.

Biomateriais para enxertos de córnea

Vários biomateriais foram usados na reconstrução da córnea equina doente. A escolha do biomaterial é determinada pelo objetivo da reconstrução: restauração ou preservação da integridade tectônica do globo, substituição do tecido doente ausente ou excisado, preservação ou restauração da visão, ou melhora do aspecto cosmético. Tradicionalmente, os enxertos conjuntivais são usados para obtenção de suprimento vascular, mas podem causar cicatrizes significativas. O tecido da córnea de um doador pode repor o tecido ausente, mas também pode causar cicatrizes significativas. A membrana amniótica pode ser usada para reconstrução da superfície ocular, otimizando o resultado visual e com menor formação de cicatrizes por ser avascular, forte, antiangiogênica e anti-inflamatória.[50] Os enxertos de matriz extracelular da bexiga urinária suína, que têm vantagens sobre outros biomateriais por sua disponibilidade comercial e fácil armazenamento, podem ser uma alternativa viável na córnea equina, como mostra a taxa de visão e retenção de globo de 94% em um estudo retrospectivo com 17 casos.[51]

Ceratite eosinofílica

A ceratite eosinofílica é uma doença inflamatória da córnea que, a princípio, é caracterizada por dor intensa e úlceras no limbo esclerocorneano e frequentemente é acompanhada por secreção caseosa, quemose grave e hiperemia conjuntival (Figura 17.16). Nos primeiros estágios da doença, os sinais clínicos são limitados às pálpebras e à conjuntiva, com blefarospasmo, blefarite e hiperemia conjuntival graves. Se tratada nesta fase com corticosteroides sistêmicos, a doença da córnea pode ser prevenida. A doença tem ocorrência sazonal no verão, provavelmente associada a um estímulo ambiental ou inseto vetor. A presença de eosinófilos à citologia é diagnóstica. O tratamento com corticosteroides tópicos frequentemente está associado à infecção fúngica secundária. O uso de um corticosteroide sistêmico como prednisolona ou dexametasona e um anti-histamínico como a cetirizina pode reduzir a gravidade da doença. De modo geral, o tratamento é longo. Recidivas anuais são relatadas. Em um estudo de 27 cavalos diagnosticados com ceratite eosinofílica, o tempo médio para resolução da doença foi de 3,7 meses, sendo significativamente menor em cavalos tratados com dexametasona sistêmica (2,2 meses) em comparação àqueles não tratados (4,2 meses).[52] Nesse mesmo estudo, apenas 8% dos cavalos tratados com cetirizina apresentaram recidiva de sinais clínicos de ceratite eosinofílica nos anos subsequentes; no entanto, 57% dos cavalos não tratados com cetirizina apresentam recidiva.

Ceratite não ulcerativa idiopática

A ceratite imunomediada foi descrita como uma opacidade crônica da córnea (*i. e.*, não superior a 3 meses), que não se acredita ser causada por um agente infeccioso e que normalmente responde a medicamentos imunossupressores tópicos, como acetato de prednisolona, dexametasona, ciclosporina ou tacrolimus. Três tipos foram descritos com base na profundidade de infiltração do estroma: superficial, caracterizado por infiltração do estroma, vascularização difusa e resposta ao tratamento medicamentoso ou à ceratectomia; estromal médio, caracterizado por infiltrado estromal, edema focal brando, vascularização e resposta à ciclosporina; e endotelial, caracterizado por infiltrado, edema difuso e prognóstico ruim. A ceratite imunomediada não é associada à uveíte ou à dor. O tratamento medicamentoso costuma ser constante e, em alguns casos, a cirurgia pode ser curativa.[53]

Uma investigação das alterações histopatológicas associadas à ceratite imunomediada identificou anomalias inespecíficas, inclusive infiltrado celular, edema, neovascularização e alterações degenerativas secundárias da córnea. A imuno-histoquímica sugeriu um processo predominantemente provocado por linfócitos T positivos à coloração de CD3+. As imunoglobulinas detectadas na córnea doente sugeriram acometimento humoral local, mas imunoglobulinas ligantes à córnea não foram detectadas no soro ou humor aquoso de cavalos com ceratite imunomediada, sugerindo que a imunidade humoral sistêmica não é um componente da doença. O tratamento medicamentoso das córneas incluídas pode ter influenciado os resultados deste estudo.[54]

Os implantes episclerais de ciclosporina em matriz de silicone foram desenvolvidos para administração local de terapia imunossupressora em cavalos com ceratite imunomediada.

Esses implantes são bem tolerados e controlam a ceratite (*i. e.*, reduzem sua gravidade de modo que nenhum medicamento, ou apenas um, seja necessário) por cerca de 6 meses quando colocados em pacientes com ceratite imunomediada superficial com duração média de 4 meses, e em pacientes com ceratite imunomediada endotelial com duração média de 10 meses. No mesmo estudo retrospectivo, os implantes episclerais de ciclosporina em matriz de silicone não controlaram a ceratite imunomediada estromal média com tempo médio de evolução de 16 meses e, em média, 5 meses de acompanhamento após o tratamento.[55]

Carcinoma espinocelular

O CEC pode ocorrer na córnea e geralmente é observado como uma lesão vascular elevada, de cor rosa, no limbo (Figuras 17.17 e 17.18). A luz ultravioleta tem sido implicada no desenvolvimento de CEC por causar mutações em um gene de supressão tumoral, *p53*. Além disso, as concentrações de prostaglandinas derivadas da ciclo-oxigenase, especificamente COX-2, podem ser aumentadas em associação às mutações em *p53*, estimulando o crescimento de tumores, as metástases e a angiogênese.

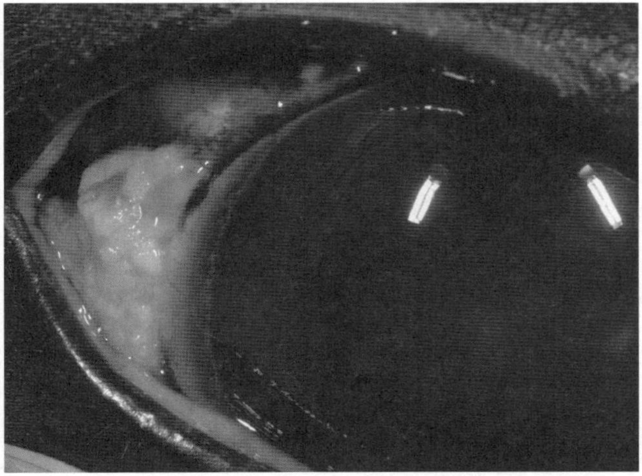

Figura 17.17 Carcinoma espinocelular do limbo temporal que parece confinado à conjuntiva e não é recoberto pela pálpebra superior ou inferior.

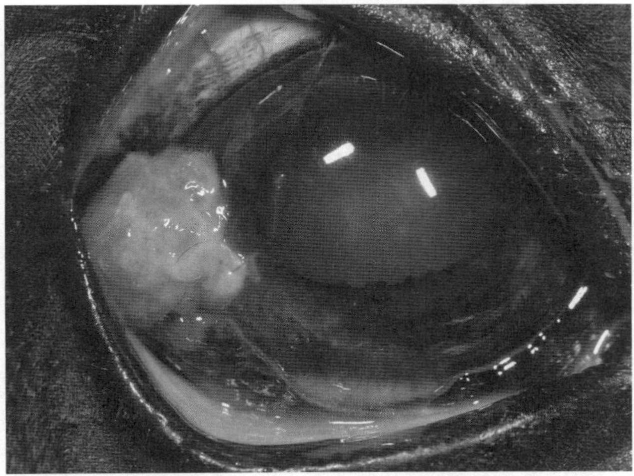

Figura 17.18 Carcinoma espinocelular do limbo com clássico aspecto de "couve-flor".

Existem inúmeros tratamentos para o CEC, como em qualquer doença que nenhum tratamento é perfeito. A escolha do tratamento pode não ser tão importante quanto a rápida intervenção. A excisão é frequentemente combinada a uma terapia adjuvante. A excisão do CEC com acometimento da membrana nictitante normalmente pode ser realizada em pé se o tumor for focal e a excisão completa. A crioablação costuma ser usada em lesões com menos de 2 mm de espessura. A crionecrose ideal é conseguida entre −20°C e −40°C com uma técnica de congelamento e degelo duplo. O congelamento rápido e o degelo lento facilitam a criodestruição. A crioterapia tem as vantagens de ser acessível e portátil. Os efeitos adversos são incomuns, embora o excesso de tecido de granulação possa estar associado à crioterapia em tumores do limbo. A crioterapia pode ser usada para CEC de pálpebras, membrana nictitante e limbo.[56] O 5-fluoruracila é um análogo da pirimidina que atua como antimetabólito por inibição não competitiva da timidilato sintase. Pode ser usado em forma tópica no CEC do limbo, e intralesional no CEC da pálpebra. A mitomicina C é um produto natural contendo aziridina isolada de espécies de *Streptomyces*. Atua como potente indutor de ligações cruzadas de DNA. Seu uso tópico é baseado em um estudo retrospectivo de 10 pacientes humanos com CEC limbal recorrente extenso.[57] O uso tópico em cavalos foi eficaz.[58,59]

A radioterapia tem sido usada como método primário e adjuvante no tratamento do CEC. O estrôncio 90 (Sr90) penetra a uma profundidade de aproximadamente 3 mm e 80% da dose de radiação é absorvida nos primeiros 2 mm; assim, pode ser eficaz para o CEC do limbo.[60] O irídio 129 (Ir129) é liberado por implantes no CEC de pálpebra. O cobalto 60 (Co60) está associado a uma penetração mais profunda e, portanto, não tem aplicação periocular em razão dos riscos de danos colaterais.

Haflingers podem estar super-representados dentre os cavalos com CEC do limbo e ser diagnosticados em uma idade inferior à de outras raças; um estudo relatou idade média ao diagnóstico inferior a 9 anos. Os Haflingers acometidos eram parentes próximos, sugerindo possível base hereditária para o CEC limbal.[61]

DOENÇAS DA ÚVEA EQUINA

Anatomia normal

A úvea, a túnica vascular do olho, compreende a íris e o corpo ciliar, anteriormente, e a coroide, posteriormente. Histologicamente, a úvea contém vasos sanguíneos, células pigmentares, músculo liso e, nos equinos, um tapete fibroso acelular na coroide. O corpo ciliar é a fonte de humor aquoso responsável pela nutrição da córnea e do cristalino. A coroide nutre a retina e é um dissipador térmico para proteção dos fotorreceptores do calor gerado pela luz que afeta a retina. O *tapetum*, contido na coroide superior, reflete a luz de volta para a retina, maximizando o uso da luz disponível. A úvea é o sítio primário da barreira hemato-ocular, uma barreira imunológica para os componentes internos do olho. A uveíte, ou inflamação do trato uveal, rompe essa barreira. Além disso, a uveíte é acompanhada por espasmo dos músculos lisos da íris e do corpo ciliar, o que causa dor intraocular, fotofobia e constrição da pupila ou miose.

A pupila equina é horizontalmente elíptica e suas margens dorsais e ventrais apresentam proeminências pigmentadas, denominadas *corpora nigra*. O reflexo pupilar à luz nos equinos é semelhante ao observado em outras espécies, com uma resposta direta e uma resposta consensual. As fibras aferentes do reflexo pupilar à luz são transportadas pelo II par de nervos cranianos e as fibras parassimpáticas eferentes trafegam pelo III par de nervos cranianos. Anomalias na resposta pupilar a um estímulo leve são provocadas por lesões aferentes com acometimento da retina ou do nervo óptico. As anomalias aferentes estão associadas à perda da visão no olho afetado. As lesões eferentes são raras, mas incluem danos ao III par de nervos cranianos com estrabismo ventrolateral e anomalias da própria íris, como sinéquias. O glaucoma, uma neuropatia óptica caracterizada por elevação da PIO, pode causar midríase secundária a lesões no nervo óptico aferente e/ou à incapacidade eferente de contração da pupila em face da PIO elevada. É importante diferenciar cavalos excitados, com estimulação simpática, fonte de luz fraca e técnica inadequada de exame de uma resposta pupilar anormal à luz.

As fibras nervosas simpáticas suprem os músculos dilatadores da íris. Essas fibras trafegam pela medula espinal, emergem nas raízes do nervo ventral no primeiro e no segundo nervos torácicos, percorrem o tórax associado à artéria carótida interna, fazem sinapse no gânglio simpático cervical cranial e chegam até o olho com as artérias oculares. A lesão das fibras simpáticas causa síndrome de Horner. Os sinais clínicos incluem ptose, miose, enoftalmia, protrusão da terceira pálpebra e sudorese no lado afetado da face e do pescoço. O tratamento é direcionado à doença primária, se possível. Em alguns cavalos, os sinais clínicos da síndrome de Horner desaparecem sem tratamento.

Hipoplasia do estroma da íris

O adelgaçamento excessivo do estroma da íris, em especial em cavalos com íris azul, pode se projetar anteriormente em razão do acúmulo de humor aquoso, formado pelo corpo ciliar na câmara posterior, atrás da íris. Essa hipoplasia estromal pode ser confundida com uma massa sólida da íris; no entanto, a transiluminação pode diferenciar essas anomalias.

Cistos de corpora nigra

Os cistos da úvea anterior são formados pelo epitélio pigmentado posterior da íris (Figura 17.19). O tratamento desses cistos não é necessário, a menos que sejam numerosos ou prejudiquem a visão. Em um estudo retrospectivo acerca do uso de *laser* de diodo semicondutor para deflação e coagulação de cistos uveais anteriores em cães, gatos e equinos, não foram relatadas recidivas em nenhum dos cavalos com cistos de *corpora nigra* na margem pupilar; além disso, comportamentos indesejáveis, como se assustar ou recuar, observados antes do tratamento com *laser* de diodo, melhoraram ou desapareceram em todos os casos.[62]

Uveíte

Uveíte é uma inflamação da íris e do corpo ciliar (anterior) e da coroide (posterior). A uveíte é uma manifestação comum de muitas doenças oculares e sistêmicas infecciosas e não infecciosas e, assim, é essencial tentar averiguar sua causa. Também é essencial diferenciar a uveíte de outras doenças oftálmicas que deixam os olhos vermelhos e dolorosos, como glaucoma, úlcera de córnea e conjuntivite.

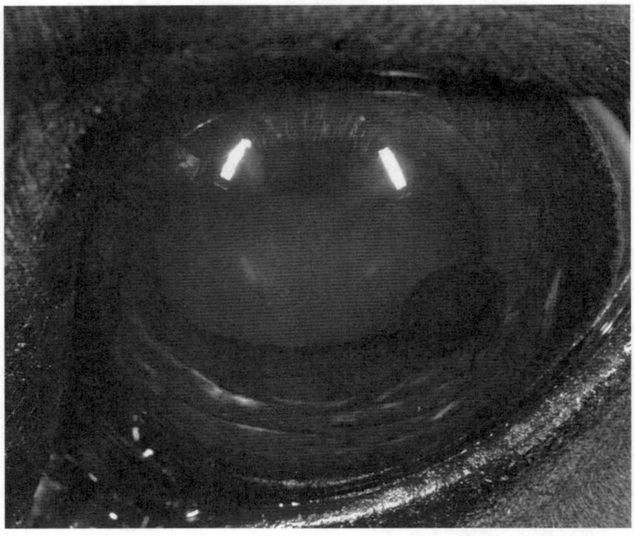

Figura 17.19 Cisto em *corpora nigra* na margem inferior da pupila. Essas estruturas se originam do epitélio pigmentado posterior da íris.

A inflamação aguda da úvea anterior provoca espasmo da íris e dos músculos ciliares e rompe a barreira hemato-ocular, o que causa miose e fotofobia. As pálpebras e a conjuntiva podem apresentar aumento de volume e hiperemia na fase aguda da uveíte anterior. Há extravasamento de proteínas e células para a câmara anterior, o que provoca *flare* aquoso, hipópio e precipitados ceratíticos. A córnea pode apresentar edema difuso, e a PIO é baixa na uveíte aguda. Alterações inflamatórias crônicas no humor aquoso podem causar alterações secundárias no endotélio da córnea e no cristalino, como edema de córnea e catarata, além de sinéquias, que são aderências entre a íris e a córnea (sinéquias anteriores) ou o cristalino (sinéquias posteriores). O cristalino pode ficar amarelado em decorrência de extravasamento de sérico crônico. A uveíte crônica provoca atrofia dos *corpora nigra*, que parecem anormalmente pequenos e lisos. A inflamação da coroide geralmente acomete a retina em razão da estreita associação entre essas estruturas, sendo denominada *coriorretinite*. A coriorretinite é diagnosticada por oftalmoscopia direta ou indireta e causa transudato e exsudato retiniano e subrretiniano, alterações vasculares, hemorragia, descolamento e degeneração da retina. O nervo óptico pode apresentar hiperemia e atrofia posterior. Alterações vítreas podem ser associadas à uveíte posterior. Dentre elas estão *debris* vítreos e celulares, liquefação e amarelamento do vítreo. A despigmentação da coroide e áreas de repigmentação ou aglomeração de pigmentos podem ser observadas. Outras alterações crônicas decorrentes da inflamação intraocular são glaucoma secundário, descolamento de retina, cegueira e *phtisis bulbi* (Figura 17.20). O desenvolvimento de alterações intraoculares após a uveíte está diretamente relacionado com a duração e a gravidade do episódio agudo e é exacerbado pela inflamação recorrente.

A uveíte pode ser primária ou secundária a outras doenças oftalmológicas ou sistêmicas. As causas oculares da uveíte secundária incluem traumatismo ocular contuso ou penetrante, neoplasia intraocular, úlcera de córnea, ruptura do cristalino, catarata e infiltração parasitária. A úlcera de córnea causa uveíte anterior secundária

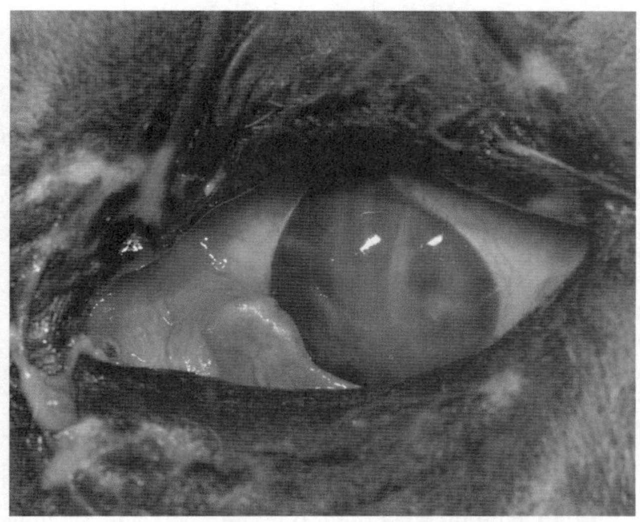

Figura 17.20 *Phthisis bulbi* (atrofia ocular) em Appaloosa com uveíte recorrente equina crônica.

por uma via reflexa com participação do ramo oftálmico do V par de nervos cranianos. Portanto, a coloração da córnea com fluorescência é indicada em olhos com uveíte anterior. O cristalino é considerado um sítio de privilégio imunológico e, como tal, é capaz de estimular uma reação inflamatória. A proteína do cristalino é exposta por ruptura traumática da cápsula do cristalino ou durante o processo degenerativo de uma catarata hipermadura que sofre liquefação e extravasamento. Qualquer um desses processos pode levar à uveíte anterior; a ruptura do cristalino provoca inflamação mais grave e glaucoma secundário. A uveíte causada pelo traumatismo ocular direto pode estar associada a ruptura da túnica fibrosa do olho, hifema, luxação do cristalino, lesão endotelial da córnea, descolamento de retina ou proptose.

Diversas doenças sistêmicas provocam uveíte anterior e posterior, como bacteriemia, septicemia, doença por imunocomplexos, viremia, micoses disseminadas e a síndrome da uveíte recorrente equina. As causas infecciosas comuns da uveíte são *Streptococcus equi* subespécie *equi* (garrotilho) e *Leptospira interrogans* sorogrupo *pomona*, bem como sepse gram-negativa.

Potros com septicemia neonatal são especialmente propensos a uveíte anterior e posterior. Nesses indivíduos, a uveíte costuma ser estéril. A administração sistêmica de antimicrobiano, a terapia anti-inflamatória tópica e sistêmica e a administração tópica de atropina a 1% são os tratamentos de escolha. A uveíte anterior pode levar à produção abundante de fibrina, especialmente em potros jovens, e causar sinéquia posterior e opacificação da cápsula do cristalino. A administração intracameral de ativador de plasminogênio tecidual, em dose de 25 a 75 mg, nos primeiros dias após a formação de fibrina, pode provocar lise e resolução completas.

Uveíte recorrente equina

A uveíte recorrente equina (URE) tem sido descrita como a principal causa de cegueira em cavalos. A doença é também chamada cegueira da lua e oftalmia periódica. Uma revisão dos prontuários de 224 cavalos com URE correlacionou alta frequência de cegueira, perda do globo e de função à mudança de propriedade e até eutanásia como sequelas comuns.[63] A uveíte começa como comprometimento da barreira hemato-ocular e há extravasamento de células e citocinas inflamatórias dos vasos sanguíneos da íris, do corpo ciliar e da coroide que, assim, entram no olho. Os agentes infecciosos podem desencadear a uveíte, mas respostas imunes contra diferentes autoantígenos podem ser responsáveis por episódios recorrentes. Autoantígenos da córnea, do cristalino e da retina foram identificados em equídeos e acredita-se serem alvos do sistema imunológico em cavalos com URE; esses autoantígenos perpetuam a doença. A URE é mediada por uma resposta dos linfócitos T auxiliares do tipo 1 (Th1) contra várias proteínas da retina, inclusive a proteína ligante interfotorreceptora-retinoide e a proteína celular ligante de retinaldeído. As células gliais de Mueller da retina podem desempenhar um papel fatal na progressão da doença uveítica, por meio do desencadeamento direto de processos inflamatórios por expressão e secreção de interferona gama.[64]

Embora a leptospirose tenha sido implicada no início da URE, a presença contínua de *Leptospira* spp. no humor aquoso ou vítreo não parece desempenhar um papel direto na patogênese da doença com base na avaliação de amostras de humor aquoso, humor vítreo e soro de 24 cavalos clinicamente normais, 52 cavalos com URE e 17 cavalos com inflamação ocular não associada à URE quanto à presença de DNA bacteriano e produção intraocular de anticorpos contra *Leptospira* spp. [65] No entanto, em outro estudo que avaliou amostras de humor aquoso e vítreo de 31 cavalos com URE e 21 controles por meio de cultura, reação em cadeia da polimerase (PCR) e teste de microaglutinação (MAT, do inglês *microagglutination test*) para detecção de *Leptospira*, cavalos com URE apresentaram alta prevalência de resultados positivos à PCR e MAT, mas não à cultura, sugerindo que o diagnóstico da infecção intraocular por *Leptospira* requer exames invasivos.[66] Por conta de seu possível papel na patogênese e persistência da URE, o quadro diagnóstico complicado e o baixo risco de tratamento da infecção por *Leptospira* em relação às consequências associadas à dor ocular persistente, inflamação e cegueira, é provável que o tratamento da leptospirose em casos de uveíte aguda com nenhuma outra causa subjacente aparente (p. ex., traumatismo contuso, úlcera de córnea, catarata) seja razoável.

Os cavalos Appaloosas são predispostos ao desenvolvimento de URE, sugerindo uma associação genética. A avaliação da associação entre marcadores genéticos nos cromossomos equinos 1 (ECA1, do inglês *equine chromosomes 1*) e 20 (ECA20) em 53 Appaloosas com URE e 43 controles saudáveis da mesma raça demonstrou fortes associações entre a doença e marcadores no gene *TRPM1* no ECA1 e no complexo de histocompatibilidade principal equino (ELA, do inglês *equine major histocompatibility complex*) no ECA20.[67]

Os implantes de ciclosporina A (CsA) diminuem a frequência e a gravidade dos surtos de URE. A maioria dos cavalos com implante de CsA tem menos inflamação e menos crises no período pós-operatório.[68] O tratamento comum das crises da URE ainda é feito com atropina tópica e anti-inflamatórios (corticosteroides e AINEs) tópicos e sistêmicos. O uso de qualquer um desses medicamentos a longo prazo é associado a riscos e complicações.

DOENÇAS DO CRISTALINO EQUINO

Anatomia normal

O cristalino é originário do ectoderma de superfície e é uma estrutura transparente, avascular e biconvexa, suspensa posteriormente à íris por zônulas lenticulares que surgem do corpo ciliar. O cristalino depende dos humores aquoso e vítreo para nutrição e remoção de resíduos.

Luxação

A luxação e a subluxação do cristalino podem ser congênitas ou adquiridas. A luxação adquirida do cristalino é causada por glaucoma e buftalmia, traumatismo ou uveíte crônica. A luxação pode deslocar o cristalino em sentido anterior ou posterior. O cristalino em luxação posterior se move e provoca liquefação vítrea. O cristalino assenta na porção inferior, pode ou não se fixar à retina e, de modo geral, não causa problemas significativos ou requer tratamento. A luxação anterior do cristalino pode provocar uveíte anterior e traumatismo no endotélio da córnea, com desenvolvimento de edema difuso da córnea, obstrução da circulação do humor aquoso e glaucoma secundário (Figura 17.21). O tratamento da luxação anterior do cristalino em um olho com visão preservada requer a remoção cirúrgica do cristalino luxado, embora o sucesso desse procedimento em equinos não tenha sido bem documentado. Em um olho cego e doloroso, a enucleação é justificada. É possível reposicionar o cristalino com luxação anterior no segmento posterior com pressão digital; no entanto, complicações, como descolamento de retina e prolapso vítreo com desenvolvimento de glaucoma secundário podem ocorrer.

Catarata

A catarata é qualquer opacidade do cristalino ou de sua cápsula (Figuras 17.22 a 17.24). As cataratas podem ser uni ou bilaterais e devem ser classificadas de acordo com a idade ao início, localização e grau de acometimento do cristalino para ajudar a determinar a causa e a probabilidade de progressão. De modo geral, as cataratas anteriores, corticais e equatoriais têm maior probabilidade de progressão do que as cataratas corticais nucleares e posteriores. Por idade ao início, a catarata é classificada como congênita, juvenil, adulta e senil. As causas da formação de catarata incluem anomalias hereditárias, inflamatórias, traumáticas, metabólicas, tóxicas e nutricionais; em equinos, a causa mais comum de catarata é a URE. Suspeita-se de catarata hereditária em várias raças equinas e acredita-se que ocorra em outras raças, mas a confirmação é difícil em razão do pequeno número de filhotes produzidos. Animais com catarata de causa indeterminada e ausência de inflamação intraocular não devem fazer parte de programas de reprodução. O único tratamento para a catarata é cirúrgico. O tratamento de cataratas unilaterais ou de gravidade menor, que não interferem na visão de forma significativa, pode não ser justificado. Muitos cavalos desenvolvem cataratas relacionadas com a idade com efeitos variáveis na visão. A decisão de tratamento da catarata sempre deve considerar o grau de deficiência visual funcional, a presença de inflamação ativa e o uso pretendido do cavalo. Antes da cirurgia de catarata, a anatomia e a função da retina devem ser avaliadas por ultrassonografia ocular e eletrorretinografia.

As taxas de sucesso da cirurgia de catarata equina foram relatadas em dois estudos retrospectivos recentes. Em uma revisão de prontuários de 95 cavalos submetidos à cirurgia de catarata, inclusive 44 potros e 24 cavalos com catarata secundária à URE, 95% recuperaram a visão no período pós-operatório; a porcentagem de cavalos com visão preservada, porém, logo diminuiu para 87% em menos de 1 mês, 49% aos 6 meses, 35% em 1 ano e apenas 26% depois de 2 anos. No entanto, os cavalos sem dados de acompanhamento não foram incluídos como "visão preservada", mas não foram removidos do denominador , sendo assim efetivamente contados como "sem visão", o que pode ter subestimado o sucesso a longo prazo.[69] Em outro estudo retrospectivo com 41 cavalos submetidos à cirurgia de catarata, 26% com uveíte crônica, 54% tiveram visão preservada no último acompanhamento, realizado em média aos 35 meses. Nesse estudo, o resultado visual não foi associado à idade do paciente ou à colocação de lente artificial, mas um número menor de cavalos com uveíte (25%) tinha visão preservada no último acompanhamento em comparação àqueles sem uveíte (65%).[70] As lentes intraoculares corrigem a visão equídea após a cirurgia de catarata.[71]

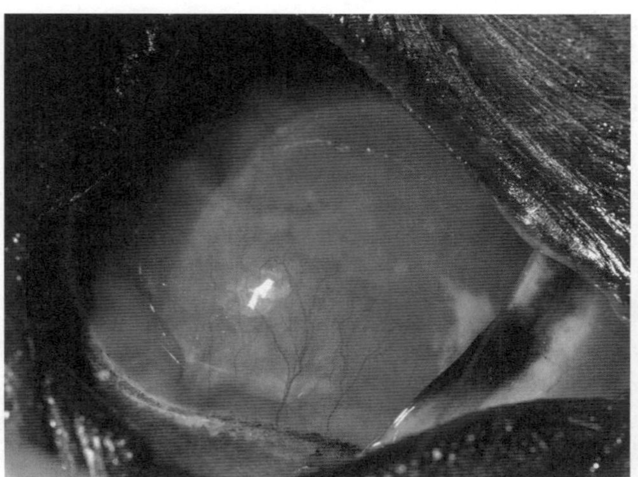

Figura 17.21 Luxação anterior crônica do cristalino com catarata brunescente (catarata nuclear muito avançada que se tornou marrom e opaca).

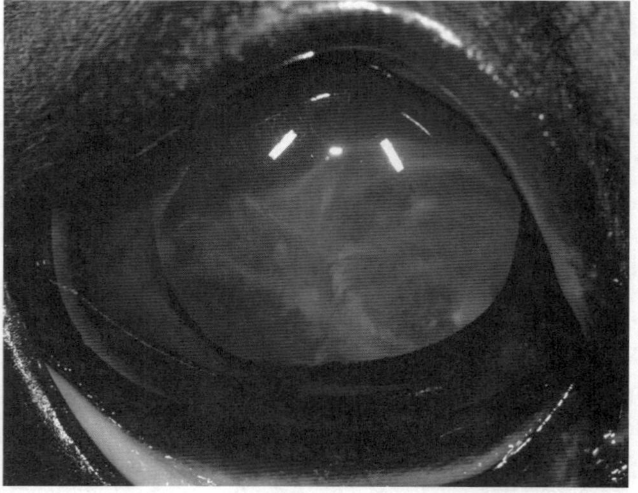

Figura 17.22 Catarata imatura em estágio inicial no olho direito de um cavalo adulto jovem.

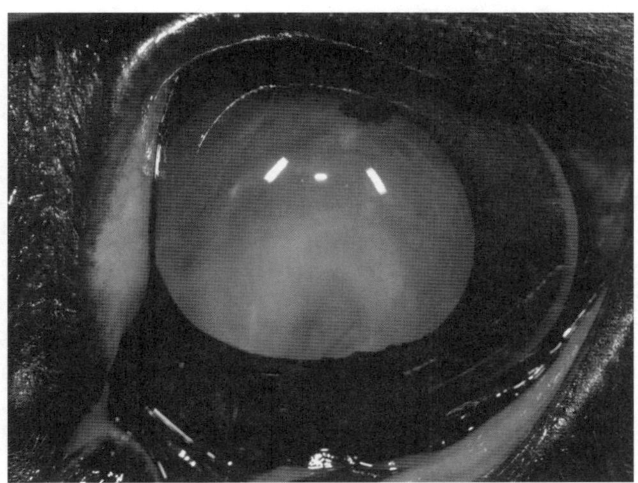

Figura 17.23 Catarata imatura tardia no olho esquerdo do cavalo ilustrado na Figura 17.22.

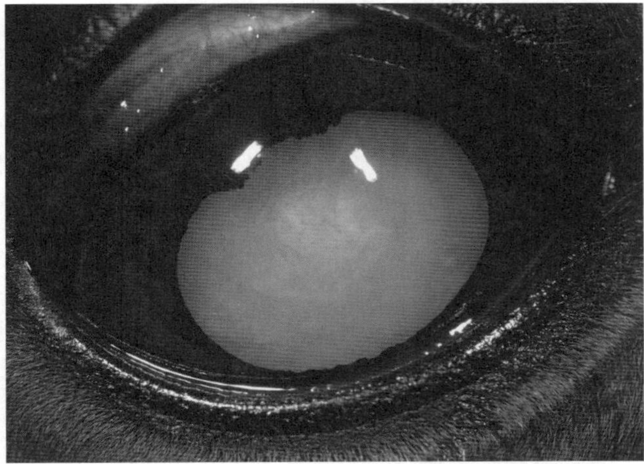

Figura 17.24 Catarata imatura em um potro.

DOENÇAS DA RETINA EQUINA

Anatomia normal

A retina equina é paurangiótica (parcialmente vascularizada), com 30 a 60 pequenos vasos retinianos que se irradiam da margem do disco óptico e são visíveis por uma distância de 1 a 2 diâmetros do disco. Além dessa distância, o restante da retina equina é avascular, sendo nutrida pelos vasos sanguíneos coroides subjacentes. O fundo equino é dividido em regiões tapetal dorsal e não tapetal ventral; o disco óptico oval, de cor salmão, está localizado no fundo não tapetal. Variações na cor do tapete estão relacionadas com a cor da pelagem e incluem verde, amarelo, laranja e azul esverdeado. O tapete do cavalo é fibroso e penetrado por pequenos vasos coroides, observados como pontos escuros, denominados *estrelas de Winslow*. O fundo ventral não tapetal geralmente é marrom-escuro ou preto, mas pode parecer mais claro ou não pigmentado, dependendo da cor da pelagem. A função retiniana pode ser analisada por um eletrorretinograma (ERG). Os ERGs podem ser realizados em cavalos sedados em pé.[72]

Descolamento de retina

O descolamento de retina pode ser congênito ou adquirido, parcial ou completo. Como a retina equina depende quase totalmente da coroide subjacente para suprimento sanguíneo, o descolamento provoca rápida degeneração grave da retina e cegueira irreversível. As causas comuns de descolamento de retina em equinos são uma anomalia hereditária associada à displasia de retina, URE e traumatismo. O tratamento é limitado ao controle da doença incitante e ao uso de anti-inflamatórios sistêmicos, mas a restauração da visão não é possível. A recolocação cirúrgica da retina não teve sucesso em equinos.

Coriorretinite

Nos equinos, a inflamação da retina e da coroide costuma ser causada por URE e pode estar associada à uveíte anterior e neurite óptica concomitantes. Além disso, a natureza vascular da coroide a torna suscetível a doenças hematogênicas, como bacteriemia, septicemia e viremia. O tratamento da coriorretinite é composto por terapia sistêmica para a doença infecciosa primária, se presente, e flunixino meglumina para diminuir a inflamação. O tratamento tópico é indicado apenas em caso de acometimento da úvea anterior. As sequelas da coriorretinite são degeneração de retina, descolamento de retina e atrofia do nervo óptico.

Embora as cicatrizes coriorretinianas pontuais (lesões do tipo "buraco de bala") tenham sido associadas à coriorretinite crônica, a função da retina externa ao ERG não parece estar comprometida em cavalos com lesões extensas em buraco de bala.[73]

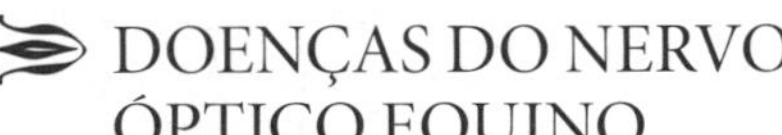

DOENÇAS DO NERVO ÓPTICO EQUINO

Anatomia normal

O nervo óptico equino é oval, rosa-salmão e está localizado na região não tapetal do fundo. Arteríolas e vênulas se estendem a uma curta distância do nervo óptico até a retina peripapilar circundante. No exame oftalmoscópico direto, a margem do nervo óptico é nítida e bem definida, assim como os vasos sanguíneos da retina. A camada de fibras nervosas da retina pode ser visualizada como faixas brancas lineares que se irradiam em sentido externo ao nervo óptico.

Glaucoma

O glaucoma é uma doença caracterizada por elevação da PIO incompatível com a saúde do nervo óptico. Nos cavalos, o glaucoma geralmente é secundário à uveíte. Os sinais clínicos são midríase, edema de córnea, hiperemia da esclera, rubor ciliar e, em casos crônicos, buftalmia (Figura 17.25). As estrias de Haab, que representam rupturas na membrana de Descemet, podem estar associadas ao glaucoma, mas também podem não ter causa aparente e representar lesões inflamatórias. O glaucoma é diagnosticado com base em sinais clínicos e aferição da PIO. Há vários tipos diferentes de tonômetros comerciais que se prestam bem ao uso em campo. O glaucoma pode ser classificado como primário, resultante de anomalias anatômicas associadas ao ângulo iridocorneal, ou secundário a outras doenças oculares, como uveíte, luxação do cristalino ou neoplasia intraocular. O glaucoma primário não está bem caracterizado em equinos.

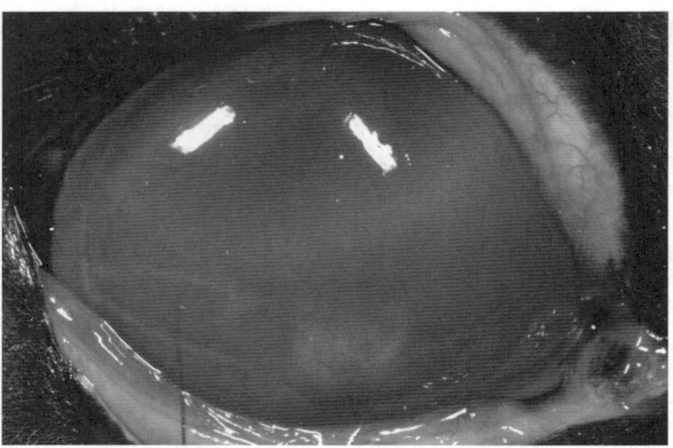

Figura 17.25 Glaucoma caracterizado por edema de córnea difuso grave.

O tratamento do glaucoma pode ser dividido em duas categorias gerais: medicamentos para redução da produção aquosa, como betabloqueadores e inibidores da anidrase carbônica, e medicamentos que aumentam a vazão aquosa, como os análogos da prostaglandina. Outra maneira de categorizar os fármacos utilizados no tratamento do glaucoma é baseada em sua função, como medicamentos de resgate ou manutenção. Alguns medicamentos, como os análogos da prostaglandina (p. ex., latanoprosta), desempenham funções de resgate e manutenção. Infelizmente, os análogos da prostaglandina, que comprovadamente controlam bem a PIO em outras espécies, não diminuem a PIO equina. Os dois medicamentos mais importantes na diminuição da PIO em cavalos com glaucoma são o timolol e a dorzolamida, comercializados como um produto combinado chamado Cosopt®. Esses medicamentos estão associados a uma pequena, mas significativa diminuição da PIO em cavalos normais;[74] porém, não há estudos controlados de sua eficácia em equinos com glaucoma. A brinzolamida, um inibidor tópico da anidrase carbônica oftálmica com pH mais próximo do ponto fisiológico e, portanto, com menor probabilidade de irritação ocular, diminui a PIO em cavalos normais quando administrada 1 ou 2 vezes/dia.[75]

Como no tratamento medicamentoso, os tratamentos cirúrgicos para glaucoma podem ser classificados com base em seu mecanismo de ação, como diminuição da produção aquosa (p. ex., procedimentos ciclodestrutivos, que danificam o corpo ciliar) ou aumento da vazão aquosa (p. ex., *shunts* da câmara anterior). A ciclofotocoagulação transcleral (TSCP, do inglês *transcleral cyclophotocoagulation*) por *laser* de diodo pode realizar o controle a longo prazo da PIO em cavalos com glaucoma, mas normalmente não elimina a necessidade de tratamento tópico prolongado.[76] A TSCP geralmente pode ser realizada sob sedação com o animal em pé, em vez de anestesia geral. Cavalos submetidos à TSCP normalmente apresentam um pico de PIO em associação à uveíte induzida por *laser* por 3 semanas; depois, porém, a PIO fica em um nível pós-operatório estável.

A endociclofotocoagulação e a colocação de gonioimplantes são cada vez mais realizadas por oftalmologistas veterinários no tratamento de cães com glaucoma, mas, até agora, nenhuma dessas terapias cirúrgicas teve sucesso consistente com cavalos com glaucoma. Em um experimento de colocação de gonioimplantes de Ahmed em sete olhos normais de quatro cavalos, a PIO diminuiu significativamente durante todo o período de estudo de 4 semanas; isso sugere que os gonioimplantes podem ser uma opção terapêutica viável em cavalos com glaucoma.[77] Um relato de caso que descreve a colocação de um gonioimplante de Baerveldt em um cavalo com glaucoma documentou o controle da PIO por 402 dias, sugerindo que esses dispositivos podem levar ao controle prolongado da PIO.[78]

Neuropatia óptica traumática

O traumatismo craniano equino tem sido associado à cegueira uni ou bilateral aguda por lesão do nervo óptico. A pupila do olho acometido é dilatada, mas, a princípio, o restante do exame oftalmológico pode ser normal. Ocasionalmente, hemorragia retiniana e papiledema são observados. A fundoscopia 3 a 4 semanas após o episódio traumático revela palidez do nervo óptico e ausência de vasos sanguíneos na retina, indicando atrofia. Supõe-se que a causa dessa lesão seja o alongamento do nervo óptico com subsequente ruptura dos axônios do nervo óptico ou traumatismo por fraturas ósseas adjacentes ao nervo óptico, embora estudos anatômicos não tenham sido realizados para confirmar essa hipótese. A terapia anti-inflamatória sistêmica pode ser benéfica na fase aguda; no entanto, o prognóstico de retorno da visão é reservado. A atrofia do nervo óptico também pode ser causada por URE e glaucoma crônico.

DOENÇAS DA ÓRBITA EQUINA

Anatomia normal

A borda orbital óssea completa que protege o globo equino é formada pelo osso frontal, dorsalmente, o osso lacrimal, medialmente, o osso zigomático, ventralmente, e o osso temporal, lateralmente.

Fratura orbital

O processo zigomático do osso frontal e do arco zigomático, que formam a borda orbital dorsal, é propenso a fraturas e consequente abertura nos seios maxilares frontais e caudais. A epistaxe pode ser causada por fratura dos ossos da concha e a obstrução do ducto nasolacrimal pode ser provocada por uma fratura do osso lacrimal. Em um estudo retrospectivo de 18 cavalos diagnosticados com fraturas orbitais confirmadas às radiografias de crânio ou tomografia computadorizada, 56% apresentaram fraturas da borda orbital, 72% tinham fraturas expostas e 83% das fraturas apresentavam luxação. O processo zigomático do osso frontal foi o sítio mais comum de fratura, com 56% dos casos. A intervenção cirúrgica para remoção ou reposicionamento de fragmentos ósseos por meio de retração digital e ganchos ósseos foi realizada em 83% desses casos. O globo foi mantido em 89% dos casos e houve preservação da visão em 78%, sugerindo que os cavalos diagnosticados com fraturas orbitais têm prognóstico favorável no que se refere à visão.[79]

Neoplasia

Os tumores orbitais mais comuns são neuroendócrinos e paragangliomas extra-adrenais de crescimento lento e que raramente metastatizam.[80] Os sinais clínicos de neoplasia retrobulbar são exoftalmia, estrabismo, elevação da terceira pálpebra, edema periorbital, diminuição da retropulsão do globo, quemose, midríase e perda da visão. A ultrassonografia ocular pode identificar uma lesão em massa com ou sem recuo do globo, mas sua interpretação pode ser difícil. A TC pode identificar a localização e a extensão de um tumor orbital.[80] Embora a órbita e os seios nasais dos equinos possam dar espaço para a progressão dos tumores orbitais a um estágio avançado antes do diagnóstico, fazendo com que o prognóstico de sobrevida do globo seja ruim, a exenteração pode ser associada ao aumento do tempo de sobrevida, impedindo a extensão além da órbita.

Enucleação

A enucleação pode ser justificada em globos cegos e extremamente dolorosos quando o tratamento medicamentoso ou as alternativas cirúrgicas não são viáveis. A enucleação é realizada por duas abordagens: transpalpebral e subconjuntival. Na enucleação transpalpebral, as pálpebras são fechadas e a margem palpebral é removida em um único bloco de tecido com a conjuntiva, terceira pálpebra e globo, o que pode minimizar a contaminação orbital nos casos de doença ocular infecciosa ou neoplásica. Na enucleação subconjuntival, o globo é removido antes da remoção da margem palpebral, que pode estar associada à diminuição do tempo cirúrgico e hemorragia.

A enucleação transpalpebral pode ser realizada com segurança em um cavalo sedado em pé e elimina os riscos associados à anestesia geral.[81] Em um relato retrospectivo de 40 cavalos enucleados sob sedação em pé, a anestesia local aceitável e a acinesia da pálpebra foram obtidas com uma combinação de bloqueio motor auriculopalpebral, bloqueio supraorbital do nervo frontal, bloqueio subcutâneo anelar ao redor das pálpebras para dessensibilização dos nervos infratroclear, lacrimal e zigomático e bloqueio retrobulbar de quatro pontos com agulha para punção espinal dobrada de calibre 20 inserida na pele da pálpebra.[82] De modo geral, os campos cirúrgicos normalmente não são usados para evitar movimentos exagerados da cabeça, embora um pequeno campo estéril possa ser colocado sobre o focinho e a lateral do cabresto após a excisão do globo para cobrir a região ventral do olho e, assim, evitar a contaminação da sutura durante o fechamento da ferida.

O efeito da enucleação unilateral na visão e a possível perda de desempenho em cavalos não são bem conhecidos. Em um estudo com 34 cavalos submetidos à enucleação unilateral, 74% foram relatados como cegos no momento da enucleação e 85% retornaram à sua disciplina pré-cirúrgica. A duração da perda de visão antes da enucleação não pareceu afetar o retorno à disciplina anterior.[83] No estudo de Pollock *et al.*, 30 de 32 cavalos com informações de acompanhamento haviam retornado ao uso anterior e os outros dois foram aposentados para reprodução ou pasto.[82]

REFERÊNCIAS BIBLIOGRÁFICAS

1. Beech J, Zappala R, Smith G, Lindborg S. Schirmer tear test results in normal horses and ponies: effect of age, season, environment, sex, time of day and placement of strips. *Vet Ophthalmol.* 2003;6(3):251–254.
2. Knollinger AM, La Croix NC, Barrett PM, Miller PE. Evaluation of a rebound tonometer for measuring intraocular pressure in dogs and horses. *J Am Vet Med Assoc.* 2005;227(2):244–248.
3. Komáromy AM, Garg CD, Ying G-S, Liu C. Effect of head position on intraocular pressure in horses. *Am J Vet Res.* 2006;67(7):1232–1235.
4. van der Woerdt A, Gilger BC, Wilkie DA, Strauch SM. Effect of auriculopalpebral nerve block and intravenous administration of xylazine on intraocular pressure and corneal thickness in horses. *Am J Vet Res.* 1995;56(2):155–158.
5. Holve DL. Effect of sedation with detomidine on intraocular pressure with and without topical anesthesia in clinically normal horses. *J Am Vet Med Assoc.* 2012;240(3):308–311.
6. Herring IP, Pickett JP, Champagne ES, Troy GC, Marini M. Effect of topical 1% atropine sulfate on intraocular pressure in normal horses. *Vet Ophthalmol.* 2000;3(2-3):139–143.
7. Kalf KL, Utter ME, Wotman KL. Evaluation of duration of corneal anesthesia induced with ophthalmic 0.5% proparacaine hydrochloride by use of a Cochet-Bonnet aesthesiometer in clinically normal horses. *Am J Vet Res.* 2008;69(12):1655–1658. http://dx.doi.org/10.2460/ajvr.69.12.1655.
8. Monclin S, Farnir F, Grauwels M. Duration of corneal anaesthesia following multiple doses and two concentrations of tetracaine hydrochloride eyedrops on the normal equine cornea. *Equine Vet J.* 2011;43(1):69–73.
9. Sharrow-Reabe KL, Townsend WM. Effects of action of proparacaine and tetracaine topical ophthalmic formulations on corneal sensitivity in horses. *J Am Vet Med Assoc.* 2012;241(12): 1645–1649.
10. Davis JL, Stewart T, Brazik E, Gilger BC. The effect of topical administration of atropine sulfate on the normal equine pupil: influence of age, breed and gender. *Vet Ophthalmol.* 2003;6(4): 329–332.
11. Miller C, Utter ML, Beech J. Evaluation of the effects of age and pituitary pars intermedia dysfunction on corneal sensitivity in horses. *Am J Vet Res.* 2013;74(7):1030–1035. http://dx.doi.org/10.2460/ajvr.74.7.1030.
12. Kaps S, Richter M, Spiess BM. Corneal esthesiometry in the healthy horse. *Vet Ophthalmol.* 2003;6(2):151–155.
13. Brooks DE, Clark CK, Lester GD. Cochet-Bonnet aesthesiometer-determined corneal sensitivity in neonatal foals and adult horses. *Vet Ophthalmol.* 2000;3(2-3):133–137.
14. Hurn S, Turner A, Cowan CM. Ectopic cilium in seven horses. *Vet Ophthalmol.* 2005;8(3):199–202.
15. Hermans H, Ensink J. Treatment and long-term follow-up of distichiasis, with special reference to the Friesian horse: a case series. *Equine Vet J.* 2014;46(4):458–462.
16. Utter M, Wotman K. Distichiasis causing recurrent corneal ulceration in two Friesian horses. *Equine Vet Educ.* 2012;24(11): 556–560.
17. Henriksen M. d. L, Plummer CE, Brooks DE. Modified Kuhnt-Szymanowski surgical procedure for secondary cicatricial ectropion in a horse. *Vet Ophthalmol.* 2013;16(4):276–281.
18. Theon AP, Wilson WD, Magdesian KG, Pusterla N, Snyder JR, Galuppo LD. Long-term outcome associated with intratumoral chemotherapy with cisplatin for cutaneous tumors in equidae: 573 cases (1995–2004). *J Am Vet Med Assoc.* 2007;230(10): 1506–1513. http://dx.doi.org/10.2460/javma.230.10.1506.
19. Hewes CA, Sullins KE. Use of cisplatin-containing biodegradable beads for treatment of cutaneous neoplasia in equidae: 59 cases (2000–2004). *J Am Vet Med Assoc.* 2006;229(10):1617–1622.
20. Giuliano EA, Johnson PJ, Delgado C, Pearce JW, Moore CP. Local photodynamic therapy delays recurrence of equine periocular squamous cell carcinoma compared to cryotherapy. *Vet Ophthalmol.* 2014;17(s1):37–45.
21. Knottenbelt DC, Kelly DF. The diagnosis and treatment of periorbital sarcoid in the horse: 445 cases from 1974 to 1999. *Vet Ophthalmol.* 2000;3(2-3):169–191.
22. Cummings E, James ER. Prevalence of equine onchocerciasis in southeastern and midwestern United States. *J Am Vet Med Assoc.* 1985;186(11):1202–1203.
23. Schmidt GM, Krehbiel JD, Coley SC, Leid RW. Equine ocular onchocerciasis: histopathologic study. *Am J Vet Res.* 1982;43(8):1371–1375.
24. Scherrer NM, Lassaline-Utter M, McKenna BC. Characterization and outcome following excision of masses in the nictitating membranes of horses: 50 cases (1998–2012). *J Am Vet Med Assoc.* 2014;245(7):812–815. http://dx.doi.org/10.2460/javma.245.7.812.
25. Brink P, Schumacher J. Canaliculosinostomy as a long-term treatment of seven horses for permanent obstruction of the nasolacrimal duct. *Vet Surg.* 2015.
26. Hempstead JE, Clode AB, Borst LB, Gilger BC. Histopathological features of equine superficial, nonhealing, corneal ulcers. *Vet Ophthalmol.* 2014;17(suppl 1):46–52.

27. Michau T, Schwabenton B, Davidson M, Gilger B. Superficial, nonhealing corneal ulcers in horses: 23 cases (1989–2003). *Vet Ophthalmol.* 2003;6(4):291–297.
28. Lassaline-Utter M, Cutler TJ, Michau TM, Nunnery CM. Treatment of nonhealing corneal ulcers in 60 horses with diamond burr debridement (2010–2013). *Vet Ophthalmol.* 2014;17(suppl 1):76–81. http://dx.doi.org/10.1111/vop.12148.
29. Ledbetter EC, Irby NL, Schaefer DMW. In vivo confocal microscopy of corneal microscopic foreign bodies in horses. *Vet Ophthalmol.* 2014.
30. Clode AB, Davis JL, Salmon J, LaFevers H, Gilger BC. Aqueous humor and plasma concentrations of ciprofloxacin and moxifloxacin following topical ocular administration in ophthalmologically normal horses. *Am J Vet Res.* 2010;71(5):564–569.
31. Sauer P, Andrew S, Lassaline M, Gelatt K, Denis H. Changes in antibiotic resistance in equine bacterial ulcerative keratitis (1991–2000): 65 horses. *Vet Ophthalmol.* 2003;6(4):309–313.
32. Clode AB, Davis JL, Salmon J, Michau TM, Gilger BC. Evaluation of concentration of voriconazole in aqueous humor after topical and oral administration in horses. *Am J Vet Res.* 2006;67(2): 296–301.
33. Gilmour M. Subconjunctival voriconazole for the treatment of mycotic keratitis in a horse. *Equine Vet Educ.* 2012;24(10): 489–492.
34. Smith KM, Pucket JD, Gilmour MA. Treatment of six cases of equine corneal stromal abscessation with intracorneal injection of 5% voriconazole solution. *Vet Ophthalmol.* 2014;17(s1): 179–185.
35. Pearce JW, Giuliano EA, Moore CP. In vitro susceptibility patterns of *Aspergillus* and *Fusarium* species isolated from equine ulcerative keratomycosis cases in the midwestern and southern United States with inclusion of the new antifungal agent voriconazole. *Vet Ophthalmol.* 2009;12(5):318–324.
36. Betbeze CM, Wu CC, Krohne SG, Stiles J. In vitro fungistatic and fungicidal activities of silver sulfadiazine and natamycin on pathogenic fungi isolated from horses with keratomycosis. *Am J Vet Res.* 2006;67(10):1788–1793.
37. Ollivier FJ, Brooks DE, Kallberg ME, et al. Evaluation of various compounds to inhibit activity of matrix metalloproteinases in the tear film of horses with ulcerative keratitis. *Am J Vet Res.* 2003;64(9):1081–1087.
38. Baker A, Plummer CE, Szabo NJ, Barrie KP, Brooks DE. Doxycycline levels in preocular tear film of horses following oral administration. *Vet Ophthalmol.* 2008;11(6):381–385.
39. Wotman KL, Utter ME. Effect of treatment with a topical ophthalmic preparation of 1% nalbuphine solution on corneal sensitivity in clinically normal horses. *Am J Vet Res.* 2010;71(2): 223–228. http://dx.doi.org/10.2460/ajvr.71.2.223.
40. Giuliano EA, Maggs DJ, Moore CP, Boland LA, Champagne ES, Galle LE. Inferomedial placement of a single-entry subpalpebral lavage tube for treatment of equine eye disease. *Vet Ophthalmol.* 2000;3(2-3):153–156.
41. Cornelissen S, Finding E, Bowen I, Bullard C, Hallowell G. Factors affecting complication rates with subpalpebral lavage catheter use in horses. *Equine Vet J.* 2015;47(S48). 21–21.
42. Scotty NC, Brooks DE, Schuman Rose CD. In vitro efficacy of an ophthalmic drug combination against corneal pathogens of horses. *Am J Vet Res.* 2008;69(1):101–107. http://dx.doi.org/10.2460/ajvr.69.1.101.
43. Johns IC, Beech J, Benson CE, Parente LL. In vitro evaluation of the antibiotic activity of combinations of ophthalmic drugs against common equine ocular pathogens. *J Equine Vet Sci.* 2010;30(5):231–236.
44. Myrna KE, Herring IP. Constant rate infusion for topical ocular delivery in horses: a pilot study. *Vet Ophthalmol.* 2006;9(1):1–5.
45. Lassaline-Utter M, Gemensky-Metzler AJ, Scherrer NM, et al. Corneal dystrophy in Friesian horses may represent a variant of pellucid marginal degeneration. *Vet Ophthalmol.* 2014;17(suppl 1):186–194. http://dx.doi.org/10.1111/vop.12152.
46. Chmielewski NT, Brooks DE, Smith PJ, Hendrix DVH, Whittaker C, Gelatt KN. Visual outcome and ocular survival following iris prolapse in the horse: a review of 32 cases. *Equine Vet J.* 1997;29(1):31–39.
47. Linde Henriksen M, Plummer CE, Mangan B, et al. Visual outcome after corneal transplantation for corneal perforation and iris prolapse in 37 horses: 1998–2010. *Equine Vet J.* 2012;44(S43):115–119.
48. Brooks DE, Plummer C, Kallberg M, et al. Corneal transplantation for inflammatory keratopathies in the horse: visual outcome in 206 cases (1993–2007). *Vet Ophthalmol.* 2008;11(2):123–133.
49. de Linde Henriksen M, Andersen PH, Thomsen PD, et al. Equine deep stromal abscesses (51 cases—2004–2009)—Part 1: the clinical aspects with attention to the duration of the corneal disease, treatment history, clinical appearance, and microbiology results. *Vet Ophthalmol.* 2014;17(suppl 1):6–13. http://dx.doi.org/10.1111/vop.12103.
50. Plummer CE, Ollivier F, Kallberg M, et al. The use of amniotic membrane transplantation for ocular surface reconstruction: a review and series of 58 equine clinical cases (2002–2008). *Vet Ophthalmol.* 2009;12(suppl 1):17–24. http://dx.doi.org/10.1111/j.1463-5224.2009.00741.x.
51. Mancuso LA, Lassaline M, Scherrer NM. Porcine urinary bladder extracellular matrix grafts (ACell Vet® Corneal Discs) for keratomalacia in 17 equids (2012–2013). *Vet Ophthalmol.* 2014.
52. Lassaline-Utter M, Miller C, Wotman KL. Eosinophilic keratitis in 46 eyes of 27 horses in the mid-Atlantic United States (2008–2012). *Vet Ophthalmol.* 2014;17(5):311–320. http://dx.doi.org/10.1111/vop.12076.
53. Gilger BC, Michau TM, Salmon JH. Immune-mediated keratitis in horses: 19 cases (1998–2004). *Vet Ophthalmol.* 2005;8(4):233–239. http://dx.doi.org/10.1111/j.1463-5224.2005.00393.x.
54. Pate DO, Clode AB, Olivry T, Cullen JM, Salmon JH, Gilger BC. Immunohistochemical and immunopathologic characterization of superficial stromal immune-mediated keratitis in horses. *Am J Vet Res.* 2012;73(7):1067–1073. http://dx.doi.org/10.2460/ajvr.73.7.1067.
55. Gilger BC, Stoppini R, Wilkie DA, et al. Treatment of immune-mediated keratitis in horses with episcleral silicone matrix cyclosporine delivery devices. *Vet Ophthalmol.* 2014;17(suppl 1): 23–30. http://dx.doi.org/10.1111/vop.12087.
56. Bosch G, Klein WR. Superficial keratectomy and cryosurgery as therapy for limbal neoplasms in 13 horses. *Vet Ophthalmol.* 2005;8(4):241–246.
57. Shields CL, Naseripour M, Shields JA. Topical mitomycin C for extensive, recurrent conjunctival-corneal squamous cell carcinoma. *Amer J Ophthalmol.* 2002;133:601–606.
58. Clode AB, Miller C, McMullen Jr RJ, Gilger BC. A retrospective comparison of surgical removal and subsequent CO_2 laser ablation versus topical administration of mitomycin C as therapy for equine corneolimbal squamous cell carcinoma. *Vet Ophthalmol.* 2012;15(4):254–262. http://dx.doi.org/10.1111/j.1463-5224.2011.00982.x.
59. Rayner S, Zyl NV. The use of mitomycin C as an adjunctive treatment for equine ocular squamous cell carcinoma. *Aust Vet J.* 2006;84(1-2):43–46.
60. Plummer CE, Smith S, Andrew SE, et al. Combined keratectomy, strontium-90 irradiation and permanent bulbar conjunctival grafts for corneolimbal squamous cell carcinomas in horses (1990–2002): 38 horses. *Vet Ophthalmol.* 2007;10(1):37–42. http://dx.doi.org/10.1111/j.1463-5224.2007.00489.x.
61. Lassaline M, Cranford TL, Latimer CA, Bellone RR. Limbal squamous cell carcinoma in Haflinger horses. *Vet Ophthalmol.* 2014. http://dx.doi.org/10.1111/vop.12229.
62. Gemensky-Metzler AJ, Wilkie DA, Cook CS. The use of semiconductor diode laser for deflation and coagulation of anterior uveal cysts in dogs, cats and horses: a report of 20 cases. *Vet Ophthalmol.* 2004;7(5):360–368.

63. Gerding JC, Gilger BC. Prognosis and impact of equine recurrent uveitis. *Equine Vet J.* 2015. http://dx.doi.org/10.1111/evj.12451.
64. Deeg CA. Ocular immunology in equine recurrent uveitis. *Vet Ophthalmol.* 2008;11(s1):61–65.
65. Gilger BC, Salmon JH, Na YY, et al. Role of bacteria in the pathogenesis of recurrent uveitis in horses from the southeastern United States. *Am J Vet Res.* 2008;69(10):1329–1335.
66. Polle F, Storey E, Eades S, et al. Role of intraocular *Leptospira* infections in the pathogenesis of equine recurrent uveitis in the southern United States. *J Equine Vet Sci.* 2014;34(11):1300–1306.
67. Fritz K, Kaese H, Valberg S, et al. Genetic risk factors for insidious equine recurrent uveitis in Appaloosa horses. *Animal Genetics.* 2014;45(3):392–399.
68. Gilger BC, Wilkie DA, Clode AB, et al. Long-term outcome after implantation of a suprachoroidal cyclosporine drug delivery device in horses with recurrent uveitis. *Vet Ophthalmol.* 2010;13(5):294–300. http://dx.doi.org/10.1111/j.1463-5224.2010.00807.x.
69. Brooks DE, Plummer CE, Carastro SM, Utter ME. Visual outcomes of phacoemulsification cataract surgery in horses: 1990–2013. *Vet Ophthalmol.* 2014;17(suppl 1):117–128. http://dx.doi.org/10.1111/vop.12168.
70. Edelmann ML, McMullen R, Stoppini R, Clode A, Gilger BC. Retrospective evaluation of phacoemulsification and aspiration in 41 horses (46 eyes): visual outcomes vs. age, intraocular lens, and uveitis status. *Vet Ophthalmol.* 2014;17(suppl 1):160–167.
71. McMullen RJ, Davidson MG, Campbell NB, Salmon JH, Gilger BC. Evaluation of 30- and 25-diopter intraocular lens implants in equine eyes after surgical extraction of the lens. *Am J Vet Res.* 2010;71(7):809–816. http://dx.doi.org/10.2460/ajvr.71.7.809.
72. Komáromy AM, Andrew SE, Sapp HL, Brooks DE, Dawson WW. Flash electroretinography in standing horses using the DTL™ microfiber electrode. *Vet Ophthalmol.* 2003;6(1):27–33.
73. Allbaugh RA, Ben-Shlomo G, Whitley RD. Electroretinogram evaluation of equine eyes with extensive "bullet-hole" fundic lesions. *Vet Ophthalmol.* 2014;17(s1):129–133.
74. Willis AM, Robbin TE, Hoshaw-Woodard S, Wilkie DA, Schmall ML. Effect of topical administration of 2% dorzolamide hydrochloride or 2% dorzolamide hydrochloride-0.5% timolol maleate on intraocular pressure in clinically normal horses. *Am J Vet Res.* 2001;62(5):709–713.
75. Germann S, Matheis F, Rampazzo A, Burger D, Roos M, Spiess B. Effects of topical administration of 1% brinzolamide on intraocular pressure in clinically normal horses. *Equine Vet J.* 2008;40(7):662–665.
76. Annear MJ, Wilkie DA, Gemensky-Metzler AJ. Semiconductor diode laser transscleral cyclophotocoagulation for the treatment of glaucoma in horses: a retrospective study of 42 eyes. *Vet Ophthalmol.* 2010;13(3):204–209.
77. Townsend W, Langohr I, Mouney M, Moore G. Feasibility of aqueous shunts for reduction of intraocular pressure in horses. *Equine Vet J.* 2014;46(2):239–243.
78. Wilson R, Dees D, Wagner L, Monheit B, O'Gan D. Use of a Baerveldt gonioimplant for secondary glaucoma in a horse. *Equine Vet Educ.* 2015;27:346–351.
79. Gerding JC, Clode A, Gilger BC, Montgomery KW. Equine orbital fractures: a review of 18 cases (2006–2013). *Vet Ophthalmol.* 2014;17(suppl 1):97–106. http://dx.doi.org/10.1111/vop.12162.
80. Montgomery KW. Equine ocular neoplasia: a review. *Equine Vet Educ.* 2014.
81. Hewes CA, Keoughan GC, Gutierrez-Nibeyro S. Standing enucleation in the horse: a report of 5 cases. *Can Vet J.* 2007;48(5):512.
82. Pollock PJ, Russell T, Hughes TK, Archer MR, Perkins JD. Transpalpebral eye enucleation in 40 standing horses. *Veterinary Surgery.* 2008;37(3):306–309.
83. Utter ME, Wotman KL, Covert KR. Return to work following unilateral enucleation in 34 horses (2000–2008). *Equine Vet J.* 2010;42(2):156–160. http://dx.doi.org/10.2746/042516409X479577.

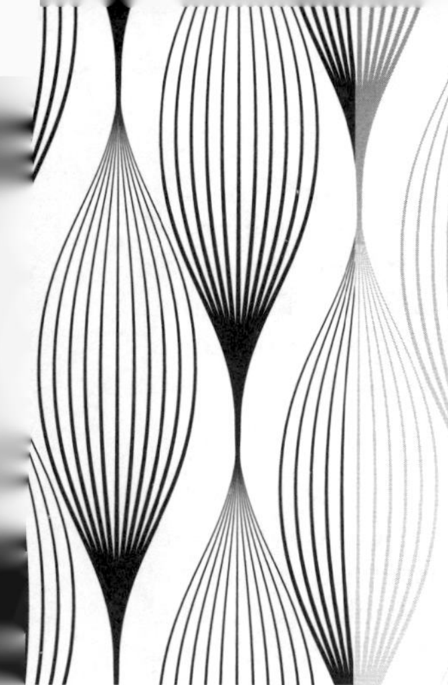

CAPÍTULO **18**

Distúrbios da Pele

Ann M. Rashmir-Raven*

Os distúrbios da pele são comuns e podem ser debilitantes para os equinos e uma fonte significativa de frustração para os proprietários. Os cavalos podem apresentar várias dermatites, como doenças infecciosas, alérgicas, hereditárias e idiopáticas, distúrbios imunomediados e neoplasias. A avaliação da pele é uma parte importante do exame físico do paciente equino. As lesões podem ser identificadas e tratadas enquanto ainda são pequenas, antes que influenciem o bem-estar do cavalo de forma negativa. Algumas doenças cutâneas podem deixar o cavalo desconfortável a ponto de interferir na equitação e no treinamento. Algumas também podem ser fatais.

Além de ser responsável por funções vitais essenciais, como termorregulação, sensibilidade e imunovigilância, a pele equina pode determinar uma parte significativa disso com relação à cor e ao padrão do pelo e ao comprimento e à espessura da crina, da cauda e dos pelos das patas. Como muitos distúrbios cutâneos compartilham as mesmas características físicas, seu diagnóstico e seu tratamento podem ser difíceis caso o veterinário não os conheça bem e tenha algumas habilidades e técnicas específicas.

ESTRUTURA DA PELE E DOS ANEXOS CUTÂNEOS

Pele

A espessura da pele varia entre 1 e 5 mm, dependendo da localização. A espessura é maior no dorso e nas porções proximais dos membros e torna-se mais fina no ventre e nos membros distais. A pele é mais espessa na testa, no pescoço dorsal, no tórax dorsal e na base da cauda e mais fina nos pavilhões auriculares e nas áreas axilares, inguinais e perianais.[1,2]

A pele compõe-se de duas camadas principais: epiderme e derme. A epiderme consiste nas camadas basal, espinhosa, granular, clara e córnea. Cada camada tem diferentes tipos de células e função distinta. A camada basal é composta por apenas uma coluna de células conectadas com a membrana basal. Os queratinócitos basais típicos apresentam núcleo oval, um ou mais nucléolos proeminentes e pouca heterocromatina. Os queratinócitos basais contêm melanossomos; várias organelas metabólicas e sintetizadoras, como mitocôndrias, lisossomos, retículos endoplasmáticos rugosos e complexos de Golgi; e estruturas citoesqueléticas, como filamentos intermediários de queratina, microfilamentos e microtúbulos. Além disso, apresentam estruturas como desmossomos e hemidesmossomos, que ajudam a aderência e moldam a camada basal.[3]

A camada espinhosa da epiderme tem duas a quatro camadas. As células tornam-se progressivamente diferenciadas à medida que avançam para a superfície da pele. A princípio, as células da camada espinhosa são poliédricas. Depois, achatam-se durante o desenvolvimento e o avanço à superfície. As células espinhosas contêm organelas celulares e filamentos de queratina. As células da primeira e da segunda camadas granular contêm organelas pequenas, ovais e ligadas à membrana (300 nm) que apresentam lamelas alternadas, chamadas *grânulos lamelares* (queratinossomos ou corpos de Odland), formadas na região de Golgi. Esses grânulos contêm lipídios polares, como fosfolipídios, glicoesfingolipídios, esteróis livres e outros lipídios pró-barreira e enzimas hidrolíticas que convertem os lipídios pró-barreira em pilhas de lamelas neutras ricas em lipídios que se reúnem no espaço intercelular, revestem as superfícies das células cornificadas e formam uma barreira à penetração na pele. As células espinhosas têm desmossomos abundantes, formados por placas de adesão e placas submembrânicas envolvidas na coesão celular.[4,5]

A camada granular compõe-se de células altamente diferenciadas que são poliedros achatados com grânulos de querato-hialina. Nesta camada da pele, a desfosforilação e a proteólise ativam a filagrina, que forma ligações cruzadas e agrupa os filamentos de queratina em grandes macrofilamentos. A filagrina é decomposta no estrato córneo para liberar aminoácidos importantes para a hidratação adequada da epiderme. Os grânulos lamelares presentes na camada granular agregam-se abaixo da membrana plasmática e fundem-se a ela, abrindo um canal para a liberação do conteúdo granular, como polissacarídeos, glicoproteínas, hidrolases ácidas, lipases ácidas e lipídios pró-barreira nos espaços intercelulares. Após a liberação, os lipídios polares são remodelados em lamelas hidrofóbicas, neutras e ricas em lipídios, que formam uma barreira eficaz. A síntese lipídica necessária para a função da barreira ocorre em todas as camadas de células nucleadas da epiderme. Esses lipídios são armazenados no interior dos corpos lamelares epidérmicos, visíveis na camada espinhosa e em toda a camada granular. Na camada granular mais externa, o conteúdo dos corpos lamelares é

*Os editores e autores reconhecem e agradecem as contribuições de Christine A. Rees como colaboradora anterior deste capítulo. Parte de seus trabalhos originais foi incorporada a esta edição.

secretado nos domínios intercelulares na interface estrato granuloso/estrato córneo. Os corpos lamelares contêm colesterol, fosfolipídios e glicosilceramidas, bem como enzimas hidrolíticas que convertem os fosfolipídios, glicosilceramidas e esfingomielinas secretados em ácidos graxos e ceramidas livres. As esfingomielinas também atuam como reguladores bioativos e mensageiros na homeostase cutânea e nas respostas imunemediadas. A ceramida é um metabólito importante da esfingomielina, além de ser um dos principais componentes lipídicos da barreira cutânea.[6] As ceramidas são essenciais para a função de barreira e são necessárias para seu reparo. Alterações nos lipídios epidérmicos têm sido associadas à dermatite atópica em humanos, e a esfingomielina parece ser um possível participante na alergia à picada de insetos em equinos, pois as alterações em suas concentrações estão associadas a mudanças nos sinais clínicos.[7]

Uma camada densa de proteínas altamente reticuladas é depositada no folheto interno da membrana. Junto com a membrana, essa fronteira chama-se *envelope celular córneo*, uma estrutura rígida que resiste à degradação e é rica em isopeptídeos de glutamil-lisina em ligações cruzadas. No aspecto superior dessa camada, substâncias como a queratina, a filagrina e o envelope celular córneo passam para a camada celular córnea.[4,5]

A camada córnea contém as maiores e mais numerosas células entre as zonas da epiderme. As células são grandes, achatadas e poliédricas, de margens sobrepostas e unidas por sulcos interligados e desmossomos modificados. O conteúdo da célula é limitado, sobretudo, a filamentos de queratina ligados a dissulfeto, feixes altamente reticulados de macrofilamentos e filagrina. A organização compacta das proteínas torna-se mais frouxa em direção à superfície epidérmica externa. A decomposição da filagrina em seus aminoácidos constituintes nas camadas celulares externas é responsável pela maior capacidade de retenção de água das células e pela organização mais difusa dos filamentos. O ácido urocânico degrada-se a partir da filagrina pela histidase e absorve a luz ultravioleta. Portanto, o ácido urocânico é importante na proteção contra a luz ultravioleta. O ácido pirrolidona carboxílico derivado da glutamina é higroscópico e ajuda a manter a pele hidratada, mesmo em ambiente seco. A membrana plasmática trilaminar preservada fora do envelope celular córneo passa a ser descontínua e descama na direção da porção superior da camada córnea. Assim, o envelope age como a verdadeira membrana celular.[4,5]

A derme contém elementos celulares, inclusive fibroblastos, macrófagos, histiócitos, eosinófilos e mastócitos na matriz fibrosa e não fibrosa. A matriz fibrosa é composta por colágeno e fibras elásticas. A matriz não fibrosa compõe-se de glicosaminoglicanos e proteoglicanos. A derme apresenta vasos sanguíneos, nervos, vasos linfáticos, pelos e glândulas sebáceas e apócrinas. As glândulas sebáceas e apócrinas equinas são maiores e mais numerosas em comparação com as de outras espécies de animais de grande porte.[4,5]

A área que separa a epiderme da derme é conhecida como *zona da membrana basal*. Essa camada cutânea funciona como um arcabouço para a organização (importante para o crescimento e a diferenciação dos queratinócitos) e o reparo (acelera a reepitelização), regula a permeabilidade seletiva, permitindo apenas a passagem de moléculas com carga e tamanho moleculares corretos, forma uma barreira física intercelular (contenção de tumores) e liga os epitélios às suas matrizes. A membrana basal é composta por estruturas como tonofilamentos, hemidesmossomos, laminina e fibronectina; proteínas, como o colágeno; moléculas similares à laminina, como a entactina e o nidogênio; glicosaminoglicanos aniônicos, como o asulfato de heparina, as fibrilas de ancoragem, os filamentos de oxitalam, as fibras de elaunina e os microfilamentos; e glicoproteínas grandes, como a fibrilina.[5]

Pelo

O ciclo de crescimento do pelo começa na fase de crescimento ou anágena e progride por uma fase intermediária ou catágena até uma fase de repouso ou telógena (Figura 18.1). Os pelos ficam em fase catágena por pouco tempo e, muitas vezes, é difícil encontrar pelos nesta fase do ciclo ao tricograma (exame microscópico de pelos avulsionados). Diversas condições, como temperatura, fotoperíodo, genética e hormônios, podem afetar o ciclo piloso.[1,2]

Os folículos pilosos estão localizados na derme e são associados às glândulas sebáceas e apócrinas. O pelo é importante na termorregulação e na proteção da pele contra fatores externos. A pele equina contém pelos primários simples que não são perdidos todos de uma vez. Pelo contrário, seus pelos tendem a cair em áreas definidas ou ter um padrão de mosaico.[1,2]

A temperatura ambiente pode influenciar a textura do pelo. Em locais quentes, o pelame é composto por pelos grossos e medulados e a piloereção ajuda o resfriamento do animal. Em locais mais frios, o pelame é composto por fibras mais longas e finas e com menor quantidade de medula, que aumentam o isolamento contra o frio. Os pelos do boleto, da crina e da cauda geralmente não caem como os pelos do corpo.[2]

Outras estruturas relacionadas com a pele

Os cavalos e outros equídeos têm estruturas cutâneas exclusivas, como esporão, castanha e casco. O esporão é uma pequena massa de tecido córneo localizado em um tufo de pelos na superfície flexora do boleto. É um vestígio do segundo e do quarto dígitos dos extintos equídeos. A castanha é uma massa tecidual córnea na superfície medial do rádio, e acredita-se ser um vestígio do primeiro dígito. O casco é a cobertura córnea da extremidade distal do terceiro dígito e formado por muralha do casco, bulbos e superfície solar (ranilha, sulco, sola, linha branca, muralha do casco e barras).

ABORDAGEM ÀS DOENÇAS CUTÂNEAS

Anamnese

A anamnese detalhada pode dar pistas importantes para determinar a causa de um problema dermatológico. A Figura 18.2 é um exemplo de um formulário para a anamnese dermatológica equina. A resposta para perguntas simples, como "Há quanto tempo o cavalo tem a(s) lesão(ões)?", pode ajudar a distinguir um caso de sarcoide equino da dermatofitose.

Da mesma maneira, saber se há compartilhamento de produtos de higiene pessoal (escovas, raspadeiras etc.) pode ajudar a descartar doenças contagiosas ou infecciosas. Os produtos usados no banho também são importantes. Os detergentes comumente utilizados para limpeza profunda ou embranquecer determinadas áreas ou mesmo o corpo inteiro do cavalo podem retirar as gorduras e óleos protetores da pele e contribuir para o desenvolvimento de processos infecciosos e alérgicos.

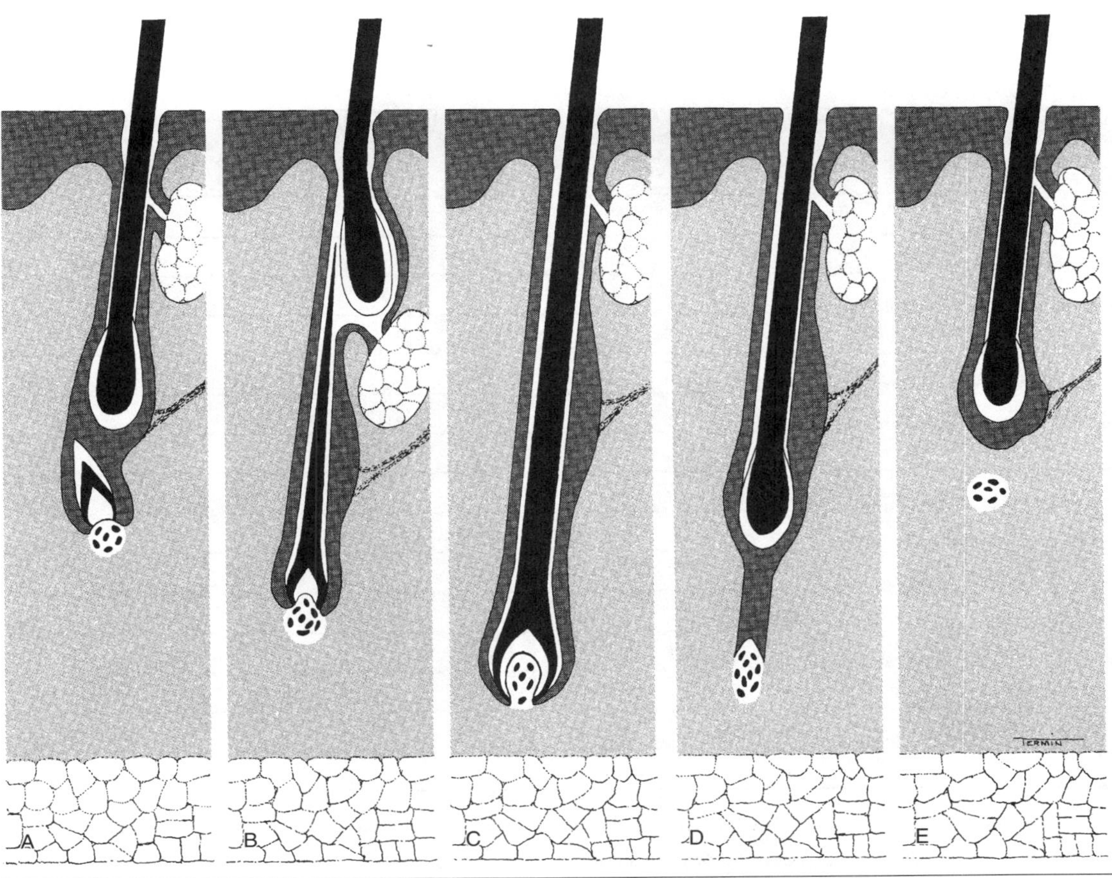

Figura 18.1 Fases do ciclo de vida de um pelo. **A.** A fase anágena começa com a renovação da relação íntima entre as células indiferenciadas e a papila que a envolve de forma parcial. **B.** Com a progressão da fase anágena, as células da matriz geram um novo pelo que empurra para cima, em direção à superfície, o antigo pelo, desalojando-o. **C.** O folículo piloso anágeno maduro é composto por segmento infundibular, istmo e segmento inferior. **D.** Durante a fase catágena, todo o segmento inferior do folículo encolhe e sobe como um cordão fino de células epiteliais, seguido pela papila. **E.** Durante a fase telógena, o pelo repousa em seu saco córneo à altura do músculo eretor do pelo. (De Moschella SL, Herley HJ. *Dermatology*. 3rd ed. Philadelphia: WB Saunders; 1992.)

A resposta ao tratamento anterior é outra pista importante. O veterinário deve determinar a dose e a frequência de administração do medicamento. É improvável que o animal responda a fármacos inadequados ou em doses incorretas.

Outros fatores a serem considerados são alimentação, condições de alojamento e suplementos ou outros medicamentos (p. ex., vermífugos, *sprays*, xampus). Esses fatores podem estar relacionados com o problema caso tenham mudado antes do desenvolvimento das lesões dermatológicas.

Exame físico

O veterinário deve considerar o caráter das lesões cutâneas e sua distribuição (Figura 18.3) ao realizar um exame físico. Pústulas, vesículas, pápulas, urticária, eritema e nódulos são considerados lesões primárias. Pústulas e vesículas são mais comuns em doenças cutâneas bacterianas e autoimunes, mas podem ser frágeis a ponto de serem difíceis de encontrar. As lesões secundárias são escamas, crostas, escoriações, fístulas, úlceras, necrose, hiperpigmentação, hipopigmentação, liquenificação, hiperidrose e cicatrizes.

A localização da lesão é importante porque muitas doenças dermatológicas são mais frequentes em áreas específicas do corpo. Problemas dermatológicos relacionados com parasitas são um bom exemplo disso.[1,2] Os vermes, por exemplo, podem causar prurido intenso na cauda e no períneo, e os simulídeos (borrachudos) têm predileção por cabeça, pavilhões auriculares e abdome ventral. As preferências de repasto de insetos são discutidas com mais detalhes a seguir. Além disso, convém atenção especial a mucosas, junções mucocutâneas, região inguinal e pelos dos membros, se presentes. A ausência de exame específico dessas áreas pode impedir o estabelecimento do diagnóstico.

A avaliação do paciente geralmente inclui um ou mais dos seguintes itens: preparação para ácaros e piolhos; coleta de amostras de pelos para dermatófitos e dermatófilos; raspado cutâneo ou preparação com fita adesiva para ácaros, bactérias, leveduras e ovos de oxiúros; *swabs* para cultura; e aspirado por agulha fina ou biopsia (Boxes 18.1 a 18.3).

O veterinário também deve realizar um exame físico completo, determinando a temperatura, as frequências cardíaca e respiratória, a presença ou a ausência de borborigmos e a qualidade dos pulsos digitais. A presença de anomalias pode indicar uma doença sistêmica ou mais de um problema médico (Tabela 18.1). É importante explorar todos os problemas em nome da saúde e do bem-estar a longo prazo do animal.

FORMULÁRIO DE ANAMNESE PARA DERMATOLOGIA EQUINA

Data ______

Idade à compra ______

Qual é a finalidade deste cavalo? ______

Qual é a queixa sobre a pele do cavalo? ______

Qual é a idade do cavalo? ______ Em que idade o problema de pele começou? ______

Qual era a aparência inicial do problema de pele? ______

Em qual parte do corpo o problema começou? ______

______

Como o problema se espalhou ou mudou? ______

O problema é contínuo ou intermitente? ______

Em que estação o problema começou? ______

O problema é sazonal ou ocorre durante todo o ano? ______

Se sazonal, em que estações a doença está presente? ______

______

O cavalo se coça? ______ Se sim, onde? ______

______

Algum cavalo em contato com o indivíduo acometido tem problemas de pele? ______

Em caso afirmativo, são semelhantes ou diferentes do problema deste cavalo? ______

Alguma pessoa em contato com o cavalo tem problemas de pele? ______

Há controle de insetos? ______

______

Algum parente deste cavalo tem problemas de pele? ______ Se sim, explique. ______

______

Liste todos os medicamentos injetáveis, orais ou tópicos que foram usados para tratar o problema (medicamentos veterinários ou "remédios caseiros"). ______

______

Algum medicamento ajudou o controle da doença? ______ Se sim, quais? ______

Algum medicamento agravou a doença? ______ Se sim, quais? ______

Descreva o ambiente onde o cavalo é mantido: Interno ______

______ Ao ar livre ______

Qual é a alimentação do cavalo? ______

Quais suplementos alimentares são usados? ______

Qual é o cronograma de vermifugação? ______

O cavalo recebeu ivermectina? ______ Se sim, quando? ______

Liste quaisquer outros problemas médicos ou medicamentos importantes que o cavalo recebeu. ______

______

Liste qualquer outra informação que você considere relevante para a doença cutânea. ______

______

Figura 18.2 Exemplo de formulário para anamnese equina.

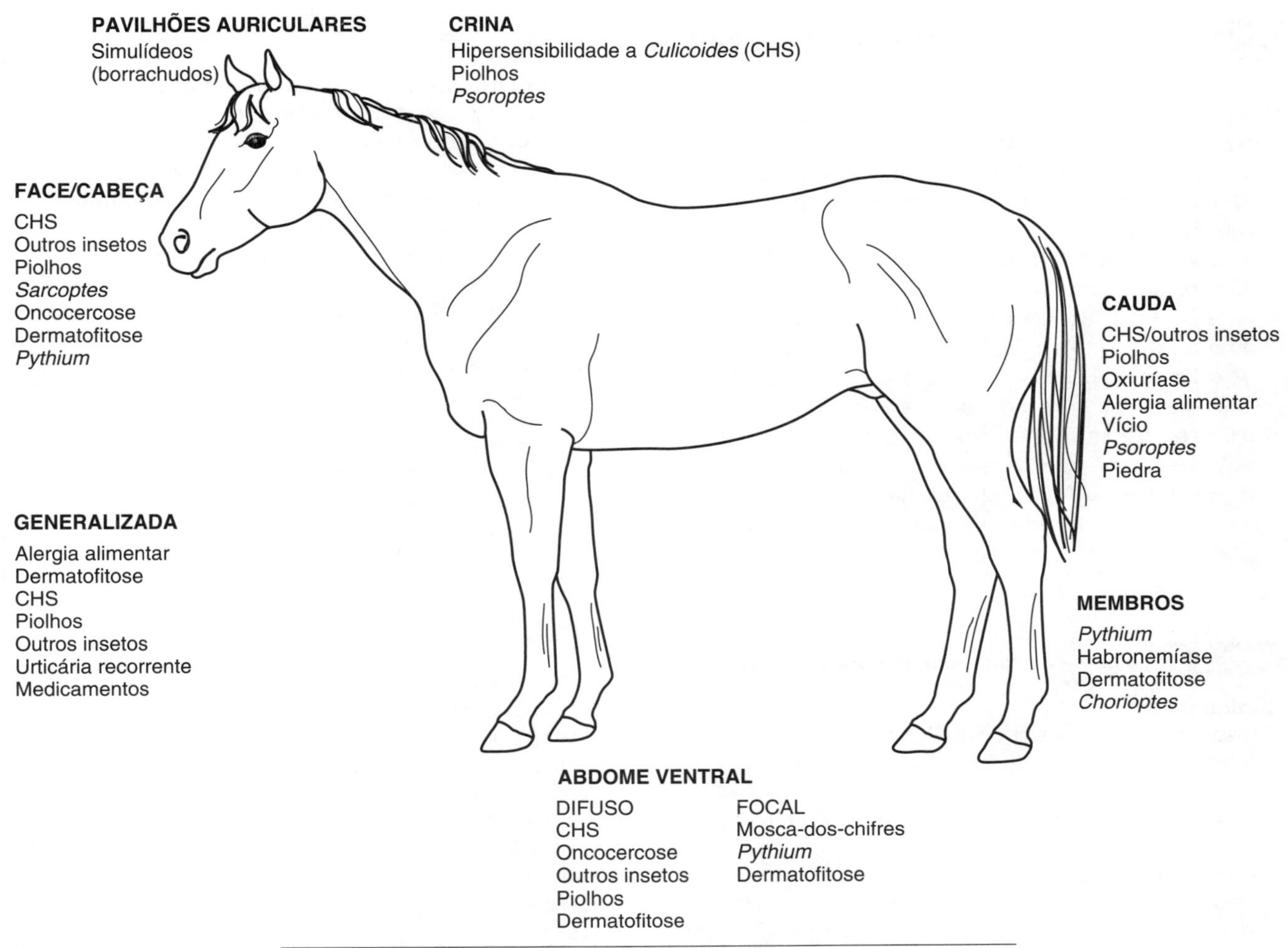

Figura 18.3 Prurido regional: diagnóstico diferencial das dermatoses pruriginosas.

BOXE 18.1 Coleta de amostras para cultura fúngica e bacteriana

Considerações iniciais

- **Indicações:** os cavalos podem apresentar várias dermatoses bacterianas e fúngicas. Além disso, apresentam uma grande população de bactérias e fungos residentes que podem atrapalhar os resultados da cultura caso a técnica adequada de coleta de amostra não seja usada
- **Equipamentos/materiais:** entre os materiais necessários, estão o meio de teste para dermatófitos (DTM; Remel, Lenexa, KS, EUA) para culturas de fungos (ver cultura de fungos a partir de amostras de pelos avulsionados nos próximos tópicos), agulhas estéreis de qualquer tamanho e *swabs* de cultura com meio de transporte
- **Considerações especiais**
  - Sempre que possível, suspenda o uso de antibióticos tópicos e sistêmicos 36 horas antes da coleta. Alguns dermatófitos precisam de meio mais especializado
  - Os *swabs* da superfície das lesões geralmente têm baixo valor diagnóstico
  - A cultura ou detecção viral requer meio de transporte especializado do laboratório que realiza o procedimento. Crostas e tecido infectado embalados com gelo costumam ser suficientes ao diagnóstico de doenças virais.

Procedimento básico

- Não limpe com antisséptico antes da coleta da amostra
- Localize uma pústula intacta ou uma área com infecção recente
- Use uma agulha estéril para abrir a pústula antes de coletar a amostra da lesão
- Colete a amostra com o *swab* e coloque-o imediatamente no meio de transporte
- Alternativamente, colete a amostra com o *swab* de camadas mais profundas de um espécime obtido por biopsia ou de um aspirado com agulha fina
- Para a realização de cultura a campo, use o *swab* e transfira a amostra diretamente para o meio de cultura
- Em lesões profundas, a técnica de biopsia de dupla punção é o método preferido para obter amostras para cultura.

Procedimento para culturas fúngicas

O material para culturas de fungos deve ser obtido da borda de uma lesão ativa. Pelos e descamações raspadas com uma lâmina de bisturi podem ser colocados em um

(*continua*)

BOXE 18.1 Coleta de amostras para cultura fúngica e bacteriana (*continuação*)

recipiente estéril, como um tubo de tampa vermelha, e enviados ao laboratório para cultura. Alternativamente, a cultura pode ser realizada a campo, por meio da colocação dos pelos arrancados diretamente no meio específico (DTM). Empurre, com firmeza, os pelos em dois frascos separados de DTM, mas não os enterre no meio. Envie as amostras para o laboratório ou incube uma amostra à temperatura ambiente e a outra a 37°C. As amostras devem ser monitoradas por 14 dias e diariamente analisadas quanto à mudança de cor e ao crescimento de colônias de fungos. Os dermatófitos patogênicos costumam mudar a cor do meio para vermelho em 3 a 5 dias e geram colônias brancas ou esbranquiçadas pulverulentas ou algodonosas logo em seguida. Mudanças de cor depois de 14 dias ou mais de cultura e colônias marrons, pretas ou verdes são consideradas negativas para dermatófitos patogênicos.

Procedimento para culturas anaeróbicas

As culturas anaeróbicas devem ser inoculadas em frascos de cultura especializados para evitar a rápida deterioração da amostra. Consulte o laboratório antes da cultura.

Procedimento para diagnóstico de dermatofilose

De modo geral, é mais fácil usar a coloração de Gram em lesões recentes do que realizar a cultura de *Dermatophilus congolensis*. A crosta é removida de uma lesão recente, e sua parte inferior, esfregada ou pressionada contra uma lâmina de vidro para coloração. O *Dermatophilus* tem aparência característica de trilhos de trem à coloração de Gram (2 a 6 fileiras paralelas de cocos Gram-positivos); Diff-Quik, Giemsa e outras colorações também podem ser realizadas. Alternativamente, a infecção por *D. congolensis* pode ser diagnosticada à histopatologia da crosta ou biopsia da lesão. A cultura requer um ambiente com 20% de CO_2. As crostas devem ser coletadas e umedecidas com água destilada ou soro fisiológico estéril.

BOXE 18.2 Coleta de amostras por aspiração com agulha fina

Indicações

O aspirado com agulha fina auxilia o diagnóstico de tumores sólidos e cavidades preenchidas por fluido, como bolhas e abscessos. A manutenção do posicionamento da agulha após a aspiração orienta a drenagem de abscessos profundos.

Considerações especiais

O uso de um transdutor de ultrassonografia de 5 MHz ajuda a delinear os melhores sítios para a aspiração dos abscessos. A ultrassonografia é bastante indicada em abscessos de paredes espessas e aqueles rodeados por celulite ou edema (o que se mostra comum em lesões causadas por vacinação ou outras injeções) para evitar a exploração aleatória.

Equipamentos/materiais

Entre os materiais necessários, estão uma agulha hipodérmica estéril 25 × 1,00 ou 25 × 0,90 e seringa de 20 mℓ ou similar, várias lâminas de vidro para microscopia, novas, com ou sem lamínulas, e meio para hemocultura ou meio de transporte para cultura bacteriana ou viral. Uma ultrassonografia pode ajudar em casos com lesões cheias de fluido.

Procedimento

- Introduza a agulha fixada à seringa no centro da massa
- Succione por vários segundos. A menos que encontre fluido, redirecione a agulha e repita o processo de aspiração por três a quatro vezes. Lesões sólidas podem requerer várias passagens
- A contaminação por sangue é comum e não deve desencorajar o envio das amostras. Retire a agulha e a seringa da massa e, em seguida, desconecte a agulha da seringa. Aspire vários centímetros cúbicos de ar com a seringa. Troque a agulha e force o ar da seringa pela agulha para expelir o conteúdo em lâminas de vidro limpas
- Repita as duas últimas etapas, conforme necessário, para dissipar todo o aspirado. Aconselha-se fazer um esfregaço das lâminas caso as preparações sejam muito espessas, embora isso possa deformar as células. Em caso de achado de uma quantidade significativa de fluido, introduza-o em frascos de hemocultura ou meio de transporte para cultura bacteriana e antibiograma.

Outras considerações

Provavelmente, as preparações em lâminas de cor preta a olho nu são melanomas. Se quantidades significativas de material purulento forem encontradas, a agulha pode ser mantida para orientar a drenagem do abscesso. A cultura não contaminada pode ser obtida a partir do conteúdo da seringa.

BOXE 18.3 Obtenção de biopsia de pele

Indicações

A biopsia de pele é um dos melhores procedimentos para o veterinário de equinos confrontado com doenças cutâneas. As biopsias de pele podem estabelecer um diagnóstico específico, eliminar diagnósticos errôneos e confirmar a excisão completa do tumor. Uma biopsia de pele bem realizada, analisada por um dermatopatologista experiente, é diagnóstica em mais de 90% dos casos. Mesmo na ausência de um diagnóstico, a biopsia de pele pode ajudar a orientar o tratamento ou estabelecer um grupo de doenças a serem consideradas.

Equipamento/materiais

Entre os materiais necessários, estão uma gama de instrumentos de biopsia de 6 a 9 mm, fármacos para sedação em pé e anestesia regional, luvas estéreis, pinça de Brown-Adson ou dente de rato, compressas de gaze de 10 × 10 cm, frasco(s) de formalina tamponada neutra a 10%, pinças pequenas, porta-agulhas e material de sutura (de preferência,

(*continua*)

BOXE 18.3 Obtenção de biopsia de pele (*continuação*)

náilon 2 a 0 em agulha cortante) ou grampos de 35 mm para a síntese do sítio de biopsia.

Considerações especiais

- Os achados da anamnese completa do cavalo devem sempre ser enviados com a amostra para que o patologista possa ajustar apropriadamente a investigação para benefício máximo
- A administração de agentes anti-inflamatórios deve ser interrompida 2 a 3 semanas antes da biopsia de pele
- É importante realizar biopsias em áreas que representam a doença primária e não naquelas com infecções bacterianas secundárias. Sempre que possível, as infecções bacterianas secundárias devem ser eliminadas com antibióticos sistêmicos antes da biopsia de pele, a menos que haja áreas não infectadas para biopsia. Várias amostras de lesões em vários estágios geram a quantidade máxima de informações. Não prepare as lesões de maneira vigorosa, principalmente se apresentarem crostas ou descamação; as lesões a serem usadas para cultura devem ser lavadas com soro fisiológico estéril sem esfoliante antimicrobiano. Um bisturi com lâmina de número 10 ou 20 pode ser necessário para obter amostras maiores, de bolhas, pústulas ou vesículas e de camadas profundas, além de ressecção em bloco
- Biopsias de espessura total da banda coronária podem deixar defeitos permanentes na muralha do casco; portanto, o autor recomenda raspar as lesões coronárias na primeira tentativa de obter um diagnóstico. Em caso de insucesso, recomenda-se a biopsia. Alternativamente, alguns cavalos com doença imunomediada também apresentam lesões em esporões ou castanhas. A biopsia de lesões nessas áreas costuma ser diagnóstica e é recomendada porque não causa os problemas na muralha do casco associados à biopsia da banda coronária.

Procedimento

- Centralize o *punch* de biopsia sobre a lesão
- Gire o *punch* em apenas uma direção para evitar artefatos de cisalhamento
- Depois de obter uma amostra de espessura total, afaste delicadamente o *punch* de biopsia da pele
- Seccione todos os fios de tecido restantes com a lâmina de bisturi, tomando cuidado para obter uma biopsia de espessura total
- Eleve suavemente a amostra do *punch* com uma agulha com 0,5 mm de calibre. As pinças não são recomendadas porque podem esmagar ou distorcer a amostra
- Coloque imediatamente a amostra coletada em formalina ou outro fixador apropriado. As amostras para cultura devem ser colocadas diretamente no meio de hemocultura ou transporte. Além da histologia de rotina, imuno-histoquímica, cultura bacteriana, fúngica e viral e microscopia eletrônica podem ser realizadas em espécimes de biopsia colocados em meio apropriado
- Em caso de ausência de pele normal na amostra coletada, uma amostra da pele normal adjacente pode ser usada para comparação histopatológica
- Uma amostra *profunda* para cultura ou histologia pode ser obtida com o método de *punch* duplo. Resumidamente, uma biopsia com *punch* de 8 mm é usada para acessar o tecido profundo. Após a retirada da amostra de 8 mm, insere-se um *punch* de 6 mm no mesmo orifício e submete-se o tecido obtido nessa biopsia mais profunda a cultura e/ou histologia
- Uma sutura com pontos simples separados ou cruzados pode ser utilizada para a síntese do sítio de biopsia por *punch*, caso indicada
- Se a biopsia por *punch* não for possível, realiza-se a biopsia em cunha, fazendo uma incisão elíptica centralizada na lesão. Sempre que possível, as incisões devem ser verticais ao longo dos planos cutâneos frouxos para evitar o comprometimento do tecido. Grandes áreas sobre regiões, como a dorsal medial, têm tensão significativa quando fechadas; e a cicatrização por segunda intenção pode ser uma alternativa melhor
- Deve-se ter extremo cuidado para minimizar a apreensão da amostra com pinça para não a esmagar ou danificar
- Amostras com mais de 1 cm devem ser parcialmente seccionadas a cada 1 cm para facilitar a fixação
- Amostras grandes devem ser pressionadas com o lado subcutâneo para baixo em um abaixador de língua de madeira antes da imersão para minimizar os artefatos de fixação. Mergulhe o depressor de língua e a amostra juntos para manter a orientação e evitar que a amostra se dobre
- O fechamento da ferida pode ser feito com pontos simples separados ou cruzados ou grampos cutâneos
- Proceda à profilaxia antitetânica adequada
- Repelentes de moscas podem ser colocados ao redor da ferida, mas não na lesão em si
- Os grampos ou suturas devem ser retirados em 10 a 14 dias.

Tabela 18.1 Doenças cutâneas com manifestações sistêmicas.

Doença	Sinais cutâneos	Sinais sistêmicos
AMBIENTAIS		
Gangrena	Úmida: aumento de volume com umidade, alteração da cor normal, mau odor, decomposição tecidual Seca: pele seca, com coloração alterada e textura semelhante a couro	Depende da causa subjacente; febre
Queimaduras	Superficiais: eritema, edema, dor, vesículas Profundas: necrose, ulceração, perda de sensibilidade, cicatrizes	Choque, comprometimento respiratório
Selenose	Dor na banda coronária, descamação e necrose do casco, pelame áspero, perda progressiva dos pelos longos da crina e cauda	Claudicação, perda de peso

(*continua*)

Tabela 18.1 Doenças cutâneas com manifestações sistêmicas (*continuação*).

Doença	Sinais cutâneos	Sinais sistêmicos
Envenenamento por arsênico	Seborreia grave, úlcera, feridas que não cicatrizam, hipertricose	Gastrenterite, emaciação, apetite variável
Envenenamento por mercúrio	Alopecia progressiva	Gastrenterite, claudicação, emagrecimento
Iodinismo	Seborreia seca grave com ou sem queda de pelo	Tosse, apetite variável, dor nas articulações, secreção nasal seromucoide, lacrimejamento
Fotossensibilização hepatógena	Eritema, edema, prurido, dor em área de pele clara ou branca; as vesículas e as bolhas podem progredir para exsudação, necrose e descamação	Aguda: encefalopatia hepática, icterícia, depressão, diminuição do apetite Crônica: perda de peso, depressão, sinais neurológicos
Ergotismo	Aumento de volume da banda coronária; necrose podal; descamação em pavilhões auriculares, cauda, pés	Claudicação de membros posteriores, febre, perda de peso, falta de apetite
Leucinose	Distrofias de casco, queda de pelo	Laminite, claudicação
Intoxicação por ervilhaca-peluda (*Vicia villosa*)	Placas e pápulas cutâneas com exsudação amarelada; prurido; perda de pelo	Conjuntivite, anorexia, febre, perda de peso
DOENÇAS BACTERIANAS		
Garrotilho	Edema de membro; edema de lábios, pálpebras; hemorragias petequiais de mucosas e esclera	Histórico de infecção respiratória superior contagiosa aguda; febre, secreção nasal mucopurulenta; abscessos nos linfonodos mandibulares ou retrofaríngeos
Abscessos por *Corynebacterium pseudotuberculosis*	Abscessos profundos únicos ou múltiplos de desenvolvimento lento ou rápido; 50% ocorrem na área abdominal peitoral ou ventral; edema medial ventral	Edema depressível, depressão, febre, claudicação, abscesso interno, febre prolongada, aborto
Dermatofilose	Lesões com crosta exsudativa no tronco dorsal, face, quartela ou coroa do casco	Depressão, febre, letargia, falta de apetite, perda de peso, linfadenopatia; as lesões em membros podem causar edema, dor e claudicação
Actinobacilose	Abscesso de tecido mole de parede espessa	Em potros neonatos, é uma doença septicêmica altamente fatal e as lesões cutâneas são raras
Infecções por clostrídios	Edema maligno: aumento de volume no sítio de infecção, edema depressível, eritema local; a pele pode ficar quente ao toque, dolorida ou descamada; crepitação Carbúnculo: aumento de volume quente e doloroso que passa a ser frio e doloroso e acompanhado por edema e enfisema subcutâneo	Febre alta, anorexia, tremores musculares, morte aguda possível em 24 a 48 h
Mormo *Burkholderia mallei* (menos nos EUA)	Os nódulos subcutâneos geralmente começam na face medial do jarrete; as lesões logo ulceram e há exsudação de um material cor de mel; linfadenopatia e cordões linfáticos são comuns	Infecção respiratória que leva rapidamente à morte
DOENÇA FÚNGICA		
Histoplasma farciminosum (linfangite epizoótica)	Nódulos unilaterais em face, cabeça, pescoço e ocasionalmente tronco; a princípio, os nódulos são firmes, mas se rompem e liberam exsudato verde-claro tingido de sangue; uma grande úlcera pode formar-se e as lesões podem espalhar-se de modo bilateral	Lacrimejamento, conjuntivite e sinais respiratórios podem ser observados
PARASITAS		
Piolhos	Prurido, descamação, alopecia	Anemia em infestações graves por piolhos sugadores
Simulídeos (borrachudos)	Pápulas e pústulas dolorosas que podem se tornar vesiculares, hemorrágicas e necróticas; a lesão pode estar localizada nos pavilhões auriculares ou áreas intermandibulares	A toxina na picada pode causar aumento da permeabilidade piloso; depressão, fraqueza, cambaleios, taquipneia, taquicardia, pulso fraco, choque e possível morte

(*continua*)

Tabela 18.1 Doenças cutâneas com manifestações sistêmicas (*continuação*).

Doença	Sinais cutâneos	Sinais sistêmicos
DOENÇAS IMUNOMEDIADAS		
Atopia	Urticária pruriginosa crônica, escoriações, alopecia, liquenificação	Dificuldade respiratória, especialmente na expiração
Pênfigo foliáceo	Crostas, escamas, secreção, erupção anular, pelame emaranhado; as lesões podem ser limitadas à banda coronária	Depressão, perda de peso, falta de apetite, febre
Penfigoide bolhoso	Vesículas e bolhas na boca, virilha e axila; crostas, úlceras	Anorexia, depressão, febre
Lúpus eritematoso sistêmico	Linfedema, paniculite, alopecia, leucoderma; descamação de face, pescoço e tronco	Poliartrite, trombocitopenia, proteinúria, febre, depressão, perda de peso
Reações transfusionais e doença do enxerto contra o hospedeiro (podem ocorrer em cavalos após transfusão de sangue incompatível)	Dermatite esfoliativa a ulcerativa, estomatite ulcerativa	Diarreia, aumento das frequências cardíaca e respiratória, lacrimejamento, fasciculação muscular
Eritema multiforme	Lesões maculopapulares simétricas, urticária com formação de pústulas anulares arciformes ou policíclicas que não desaparecem	Associado a gestação, medicamentos, neoplasia, doença do tecido conjuntivo e infecções; pode ser idiopático
Vasculite	Púrpura, edema, eritema, necrose, crostas; a púrpura hemorrágica causa edema e inchaço hemorrágico em tecidos, mucosas e vísceras	Pode ser associada a garrotilho ou influenza; depressão, febre, relutância de movimentação, cólicas, diarreia
Dermatite esfoliativa eosinofílica e estomatite equinas	Descamação e crostas que progridem para esfoliação generalizada, alopecia, ulceração e exsudação; prurido variável	Perda de peso grave e progressiva; sem diarreia, apetite voraz
Amiloidose cutânea equina	Pápulas, nódulos e placas de desenvolvimento rápido sobre a cabeça e o pescoço	Nódulos difusos no sistema respiratório superior podem causar dispneia grave
DOENÇAS ENDÓCRINAS		
Hipotireoidismo	Pelame áspero e fosco, com retardo de troca, edema de face e membros	Relatos informais de laminite, infertilidade, anidrose, anemia, miopatia; ganho de peso e diminuição da ingestão alimentar; distúrbios esqueléticos em membros foram relatados em potros
Disfunção da *pars intermedia* da hipófise	Pelame longo e desgrenhado não trocado; crina e cauda não são afetadas	Polidipsia, poliúria, perda de massa muscular, perda de peso, letargia, aspecto oscilante, abdome pendular, cegueira, infecções crônicas, distúrbios ou sinais neurológicos
DISTÚRBIOS DAS GLÂNDULAS SUDORÍPARAS		
Anidrose	Episódio agudo: nenhum Crônica: pelame seco, descamação excessiva, alopecia parcial, prurido	Aguda: respiração difícil, febre, dilatação das narinas, ausência de suor, colapso, morte Crônica: polidipsia, poliúria, falta de apetite, perda de condição corpórea
OUTRAS DOENÇAS		
Paniculite	Nódulos firmes a flutuantes principalmente no tecido subcutâneo do tronco que se rompem e liberam uma secreção amarelo-amarronzada oleosa a sanguinolenta	Anorexia, depressão, letargia, febre
DOENÇAS NEOPLÁSICAS		
Hemangioma e hemangiossarcoma	Dois tipos: nódulos bem circunscritos de aparência azul-escura; lesões hiperceratóticas escuras e verrucosas que sangram facilmente	Anemia
Linfossarcoma	Nódulos dérmicos ou subcutâneos únicos ou múltiplos, especialmente no tronco	Acometimento de órgãos internos; geralmente fatal

DISTÚRBIOS DE PIGMENTAÇÃO

A cor da pele e do pelame depende da produção cutânea de melanina. Os melanócitos produzem pigmento na junção dérmico-epidérmica e na bainha radicular externa do folículo piloso. A proporção é de um melanócito para cada 10 a 20 queratinócitos. Os pigmentos de melanina têm várias cores, inclusive eumelaninas (marrons/pretas), feomelaninas (amarelas/vermelhas) e diversos pigmentos intermediários. Organelas especiais ricas em tirosinase, chamadas de *melanossomos*, produzem os pigmentos de melanina no citoplasma dos melanócitos. A tirosina converte-se em dopa, que é oxidada em dopaquinona. A enzima tirosinase que contém cobre catalisa as duas reações. Os produtos intermediários subsequentes são polimerizados e, por fim, formam a melanina. Os melanócitos secretam ou injetam melanossomos nos queratinócitos adjacentes. A produção de melanina é controlada por fatores genéticos, hormônios, queratinócitos locais e células de Langerhans. Luz ultravioleta, inflamação, subprodutos do ciclo do ácido araquidônico, andrógenos, estrógeno, glicocorticoides e hormônio tireoidiano também podem influenciar a pigmentação.

O número, o tamanho, o tipo e a distribuição dos melanossomos determinam a cor da pele e do pelame. Os melanossomos são responsáveis pela cor do pelame, pela fotoproteção, pela eliminação de radicais livres e pela conservação de calor.

A hipopigmentação é uma diminuição da pigmentação normal da melanina. A despigmentação refere-se especificamente a uma perda de melanina preexistente. Leucoderma e leucotriquia são termos clínicos usados para descrever a perda de cor na pele e no pelo, respectivamente. Amelanose é a ausência total de melanina.

A hiperpigmentação é quase sempre uma mudança adquirida. A pele e o pelame podem ficar hiperpigmentados. A causa habitual de hiperpigmentação localizada ou irregular é inflamação ou irritação crônica. Manchas de hiperpigmentação não inflamatória, chamadas de *lentigo*, podem ocorrer em cavalos. É mais comum nas junções mucocutâneas. O diagnóstico diferencial mais importante do lentigo é o melanoma cutâneo. Uma biopsia de pele da área afetada mostra-se o exame diagnóstico mais importante. A hiperpigmentação generalizada do pelame ou pele não foi relatada, mas, se observada, pode sugerir um distúrbio hormonal subjacente.

Síndrome letal do overo branco

A síndrome letal do overo branco (OLWS do inglês *overo lethal white syndrome*) é um distúrbio associado ao leucismo causado por uma mutação no receptor de endotelina B.[8] Apesar do nome, a síndrome pode ser produzida pelo acasalamento de cavalos de cor sólida, embora a incidência de produção de um potro anormal seja muito menor.[9] Os padrões de cores com maior incidência (> 94%) de heterozigotos são overo *frame*, overo cálico com alta quantidade de branco e overo *frame blend*. As linhagens de padrão branco com a menor incidência de heterozigotos (< 21%) são tobiano, sabino, overo cálico com baixa quantidade de branco, overo branco *splash*, overo não *frame blend* e sólida.[9] Embora um pequeno número de potros brancos produzidos por esses acasalamentos tenha função gastrintestinal normal, a maioria desses indivíduos apresenta aganglionose mioentérica, que leva à obstrução intestinal funcional fatal. Recomenda-se o teste de DNA antes da reprodução de cavalos em risco. O albinismo, que pode ser confundido com a OLWS, é raro em cavalos e transmitido por um gene autossômico dominante. Os animais afetados têm pele e pelame branco, íris hipopigmentadas e fotofobia.

Leucoderma

O leucoderma desenvolve-se em áreas de trauma ou inflamação anterior e pode ser temporário ou permanente. As áreas acometidas parecem normais, mas são despigmentadas. Ele costuma ser observado em cavalos com oncocercose, lúpus eritematoso, úlceras de decúbito, dermatite ventral medial, doenças cutâneas virais, queimaduras por frio ou calor e danos causados pelo sol. Pode ser provocado pelo contato da pele com produtos químicos que inibem ou interferem na melanogênese, como fenol e produtos à base de borracha contendo éter monobenzílico ou hidroquinona.

O diagnóstico é geralmente fundamentado nos sinais clínicos, mas a biopsia elíptica da junção das áreas pigmentada e não pigmentada confirma o diagnóstico. O leucoderma não causa desconforto ao cavalo, mas pode ser uma fonte de grande agitação para o proprietário. Não há tratamento conhecido.

Vitiligo em cavalos Árabes

O termo *vitiligo* refere-se a uma despigmentação idiopática adquirida. O leucoderma desenvolve-se em áreas sem histórico conhecido de traumatismo. O vitiligo pode ocorrer em cavalos de qualquer idade, sexo ou raça, porém é mais comum em Árabes. Por isso, recebe o nome de *síndrome do desbotamento do Árabe* (Figura 18.4). O vitiligo parece ser mais comum em éguas prenhes ou recém-paridas, o que sugere uma influência hormonal ou do estresse. A doença pode ser hereditária.

No vitiligo, as áreas anulares de despigmentação desenvolvem-se de modo simétrico no focinho, na face, nos lábios e nas áreas perioculares. A despigmentação também pode ocorrer nas junções mucocutâneas da área genital e anal. As áreas de despigmentação têm 1 mm a 2 a 3 cm e as manchas podem tornar-se confluentes nas junções mucocutâneas. A despigmentação pode aumentar e diminuir e, em raros casos, a pele recupera completamente a pigmentação dentro de 1 a 2 anos.

A anamnese, o exame físico e a biopsia de pele são diagnósticos. A biopsia cutânea mostra a completa ausência de melanina epidérmica e a falta de infiltrado inflamatório. Não há sucesso no tratamento com glicocorticoides tópicos ou suplementação vitamínico-mineral (ou seja, cobre); a doença é frequentemente considerada hereditária.

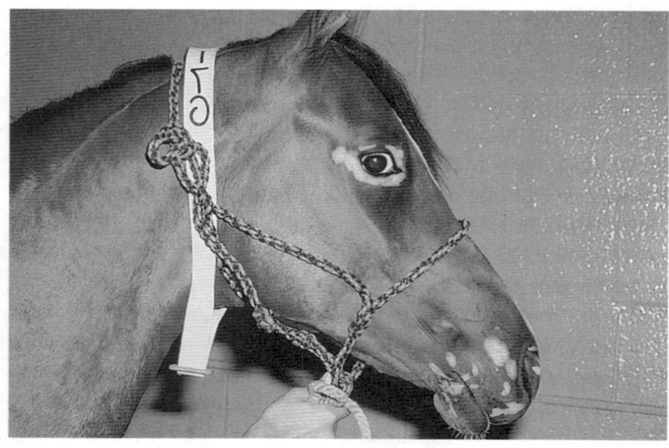

Figura 18.4 Cavalo com vitiligo (síndrome do desbotamento do Árabe). As áreas despigmentadas da face são notáveis.

Leucotriquia

A leucotriquia é a perda adquirida de pigmento no pelame e mostra-se mais comum em áreas de traumatismo ou inflamação anterior. A leucotriquia também pode ocorrer no sítio de injeções de diversos compostos, inclusive dexametasona e lidocaína com epinefrina.

A leucotriquia reticulada pode ser um distúrbio hereditário em Quartos de Milha, Puros-Sangues e Standardbreds, mas também pode ocorrer em outras raças (Figura 18.5).[10] Não há predileção sexual. Os cavalos acometidos começam a mostrar sinais clínicos quando filhotes. Crostas lineares reticuladas ou cruzadas desenvolvem-se do dorso à cernelha até a região da cabeça da cauda. As crostas descamam e, após o desaparecimento da alopecia temporária, o novo pelo é branco. A pele subjacente é normal, e a leucotriquia, permanente. Esse tipo de leucotriquia geralmente não causa desconforto ao cavalo ou interfere no treinamento ou no uso do animal.

A leucotriquia em manchas mostra-se uma doença semelhante, observada principalmente em Árabes, Quartos de Milha e Warmbloods. A leucotriquia permanente desenvolve-se nos quartos traseiros e no tronco. As manchas têm tamanho variável e podem ser únicas ou várias áreas grandes de pele branca que podem aumentar à medida que o animal envelhece. Alternativamente, pequenas áreas de leucotriquia podem aumentar de forma gradual em número durante o envelhecimento. Esse quadro é conhecido como *manchas em apanhador de pássaros* (*bird catcher spots*, em inglês) (Figura 18.6). Em raras ocasiões, as lesões desaparecem de modo espontâneo. Não há tratamento conhecido.

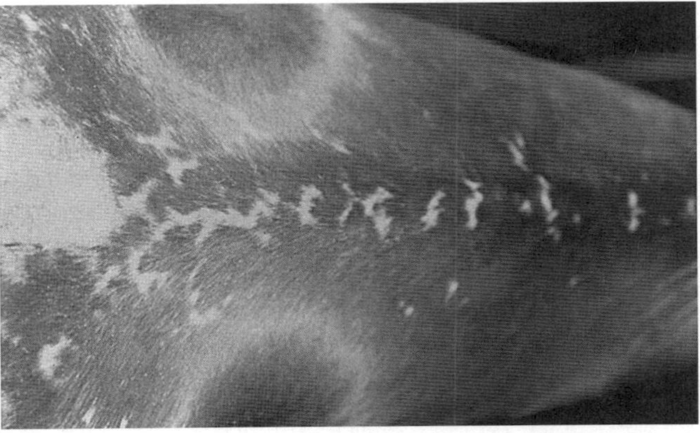

Figura 18.5 Leucotriquia reticulada em um Quarto de Milha.

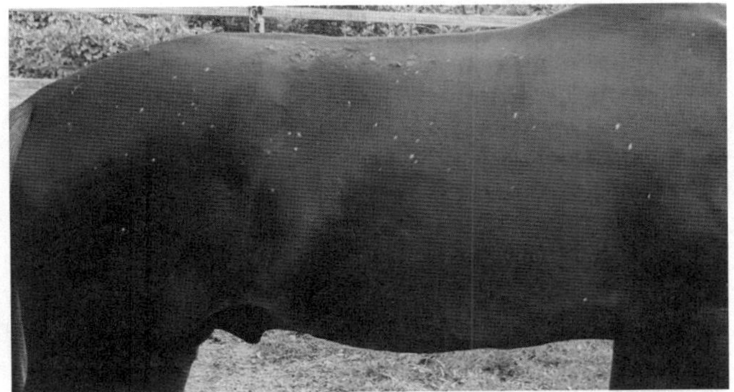

Figura 18.6 Leucotriquia em manchas em um cavalo Morgan castrado de 12 anos.

A leucotriquia hiperestésica é uma forma rara e dolorosa de leucotriquia. Crostas únicas ou múltiplas intensamente dolorosas caracterizam esse distúrbio. As lesões desenvolvem-se na linha média dorsal da cernelha até a cabeça da cauda. Em algumas semanas, pelos brancos desenvolvem-se nas áreas das crostas. A dor intensa e as crostas podem durar semanas a meses. Por fim, as lesões desaparecem, mas a leucotriquia é permanente. As características histológicas mais comuns são a presença de grandes células estreladas, edema na derme superficial, inflamação linfocítica perivascular a difusa, incontinência pigmentar, queratinócitos apoptóticos e formação de vesículas. A doença acomete principalmente cavalos Árabes e American Paints, ocorre no verão e pode ser espontânea. Não há tratamento conhecido, e grandes doses de glicocorticoides não têm valor.

 DISTÚRBIOS DO PELAME

Os cavalos têm folículos pilosos simples, acompanhados por glândulas sebáceas e sudoríparas e um músculo eretor do pelo. Os fotoperíodos e a temperatura ambiente são os principais determinantes do ciclo piloso. Nutrição, hormônios, genética e bem-estar geral também podem influenciar o crescimento do pelo. Nos equinos, a troca de pelos ocorre em padrão aleatório (mosaico), com exceção dos pelos mais grossos permanentes da crina, da cauda e do boleto.

Anomalias do folículo piloso

Distrofia da crina e da cauda

A distrofia de crina e cauda pode ser congênita ou adquirida.[10] Não se sabe se a doença é hereditária. Os cavalos acometidos (jovens ou adultos) têm pelos curtos, quebradiços e opacos na crina e na cauda. Não há tratamento conhecido, mas a doença não afeta a saúde ou a função do cavalo.

Distrofia folicular em preto ou branco

Os cavalos acometidos (jovens e adultos) têm pelos anormais que crescem em áreas de pelame branco ou preto. Esses pelos são curtos, quebradiços e sem brilho. As áreas afetadas podem ser hipotricóticas. Não há tratamento conhecido.

Pelame encaracolado

O pelame encaracolado é uma doença hereditária em Percherons, Missouri Fox Trotters e Bashkir Horses, herdada como uma característica autossômica recessiva. Os cavalos acometidos têm pelames incomumente encaracolados.

Tricorrexe nodosa

A tricorrexe nodosa é um distúrbio adquirido da haste pilosa equina causada por traumatismo físico ou químico. O excesso de higiene, xampus, pesticidas, álcool ou solventes são as causas mais comuns. As lesões são visíveis sem ampliação como pequenos nódulos brancos a cinzentos na haste pilosa. Nesses pontos, a haste do pelo quebra-se com facilidade. Microscopicamente, os pelos afetados têm a aparência de duas vassouras juntas. O tratamento é composto pela identificação e pela eliminação do traumatismo.

Alopecia areata

A alopecia areata é uma doença cutânea idiopática rara de cavalos caracterizada por áreas focais de alopecia.[11] As lesões podem ser únicas ou múltiplas, e a pele subjacente apresenta-se normal. O pelo que eventualmente voltar a crescer pode ser de cor diferente. O diagnóstico é feito por biopsia. Classicamente, nas lesões em estágio inicial, a biopsia cutânea mostra um acúmulo de células linfoides ao redor da extremidade proximal dos folículos pilosos anágenos. Essa alteração é diagnóstica, mas sua observação pode exigir inúmeras biopsias. O prognóstico é incerto, mas a maioria dos cavalos se recupera em 1 ano.

Hirsutismo

O hirsutismo, o crescimento excessivo de pelos com ausência de queda apropriada, é mais comumente secundário à disfunção da *pars intermedia* da hipófise (PPID) equina, discutida em detalhes no Capítulo 16. A função hipofisária anormal altera a secreção de vários hormônios. Os sinais clínicos são mais comuns em cavalos idosos (12 a 15 anos ou mais), porém a doença é ocasionalmente relatada em animais com 7 a 10 anos. O primeiro sinal clínico observado pelo proprietário pode ser a ausência de troca do pelame (Figura 18.7). No entanto, apenas 10% dos cavalos com PPID realmente apresentam hirsutismo. O pelame fica desgrenhado e os pelos do corpo podem alcançar comprimentos de 10 a 12 cm. Pelos de crina, cauda e boleto cadarços não são afetados. Pode haver desenvolvimento de seborreia secundária. Os cavalos também podem demonstrar sudorese anômala. Os cavalos acometidos podem ser mais suscetíveis a dermatofitose, dermatofilose ou piodermite bacteriana secundária. Os sinais não dermatológicos são polidipsia, poliúria, perda de massa muscular, letargia, perda de peso, abdome pendular, laminite e músculos flácidos, além de transtornos neurológicos e cegueira.

O diagnóstico baseia-se em sinais clínicos e resultados de exames laboratoriais. Hemogramas completos podem revelar neutrofilia, linfopenia e eosinopenia. O exame de urina pode revelar baixa gravidade específica e, às vezes, glicosúria. A bioquímica sérica pode revelar combinações de hiperglicemia, hipercolesterolemia e lipemia. O diagnóstico e o tratamento definitivos da PPID equina são discutidos no Capítulo 16.

Defluxo anágeno e defluxo telógeno

O defluxo (também chamado eflúvio) anágeno refere-se à alteração, induzida por doença ou fármaco, do crescimento piloso anágeno, gerando pelos anormais e/ou anomalias na haste pilosa.[12] A perda de pelos ocorre alguns dias após o insulto ou a administração de fármaco. É mais comum em cavalos com febre alta, doenças sistêmicas ou desnutrição (Figura 18.8). A crina e a cauda normalmente não são afetadas.

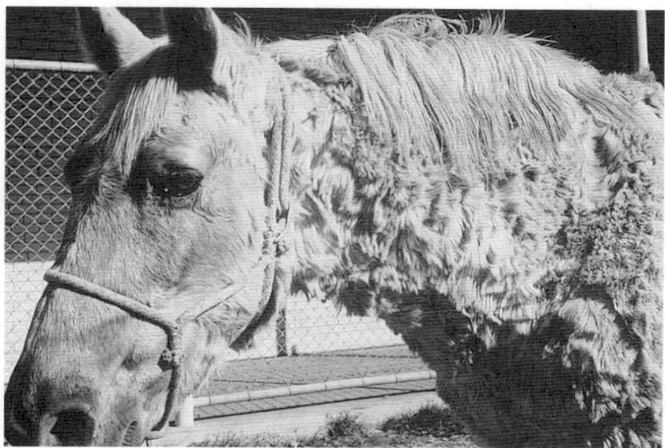

Figura 18.7 Cavalo com disfunção da *pars intermedia* da hipófise. O pelame longo não caiu na primavera.

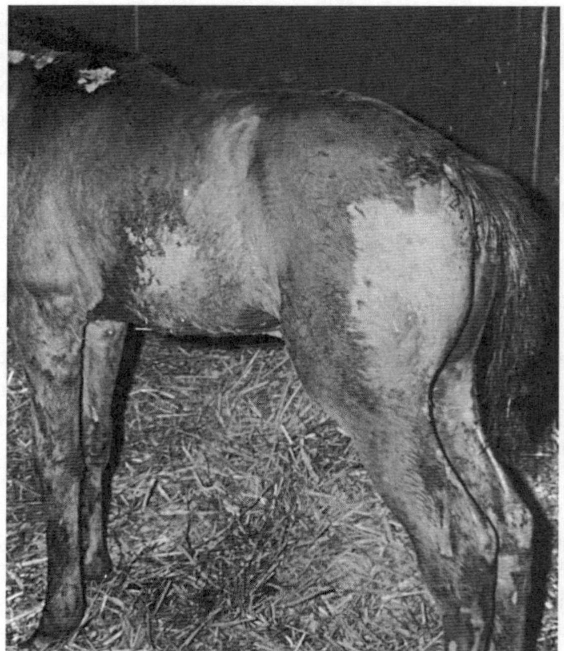

Figura 18.8 Potro com defluxo telógeno após doença.

No defluxo telógeno, uma situação estressante causa a interrupção repentina do crescimento piloso anágeno, e há sincronização súbita de muitos folículos pilosos no estágio telógeno do ciclo piloso.[13] Dois a 3 meses depois, ocorre uma queda repentina e uma nova onda de crescimento piloso.

Tais doenças não podem ser distinguidas clinicamente. O diagnóstico baseia-se no exame da haste de pelos facilmente retirados. O defluxo anágeno caracteriza-se por pelos displásicos; o pelo pode ser fraco ou muito fino e a raiz apresenta bainha. O defluxo telógeno caracteriza-se por pelos uniformes, sem anomalias na haste, e com extremidade radicular não pigmentada sem bainha. As duas doenças resolvem-se de modo espontâneo após a recuperação da doença predisponente.

Outras anomalias relacionadas com a perda de pelame

A perda anormal de pelos pode gerar grandes áreas de alopecia na face, nos ombros ou em todo o corpo durante um período inadequado do ano (Figura 18.9). A patogênese não é conhecida. A biopsia de pele é recomendada para eliminar as causas infecciosas ou parasitárias da queda de pelos. Em geral, a biopsia da pele não é digna de nota e mostra folículos pilosos normais em vários estágios de desenvolvimento. Os cavalos podem recuperar-se de maneira espontânea, mas apresentam queda anormal de pelos no ano seguinte. O tratamento com melatonina (40 mg por cavalo por dia por via oral [VO]) e hormônio tireoidiano pode ser benéfico. O hormônio tireoidiano estimula o crescimento piloso, mesmo quando há função tireoidiana normal.

DISTÚRBIOS DA QUERATINIZAÇÃO

Seborreia

Seborreia é um termo que descreve a descamação excessiva e a formação de crostas com ou sem oleosidade. Seu diagnóstico baseia-se nessas características. A seborreia primária é um distúrbio raro da queratinização, com possível predisposição

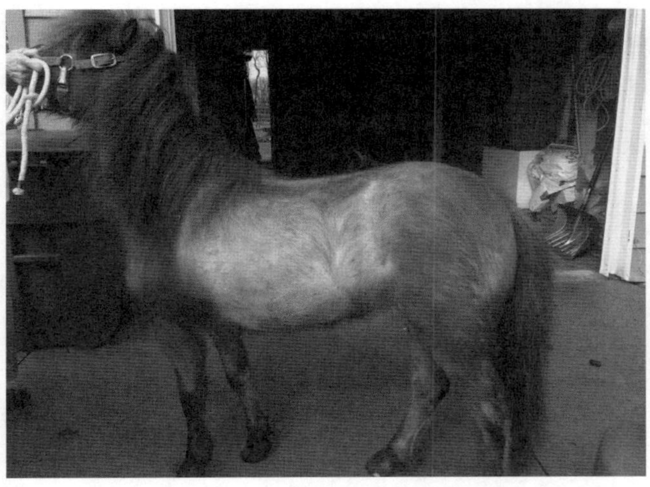

Figura 18.9 Alopecia em um pônei de 14 anos. O pônei foi tosado, e os pelos não voltaram a crescer por mais de 1 ano. Também há alopecia na extremidade do ombro devido à fricção da manta.

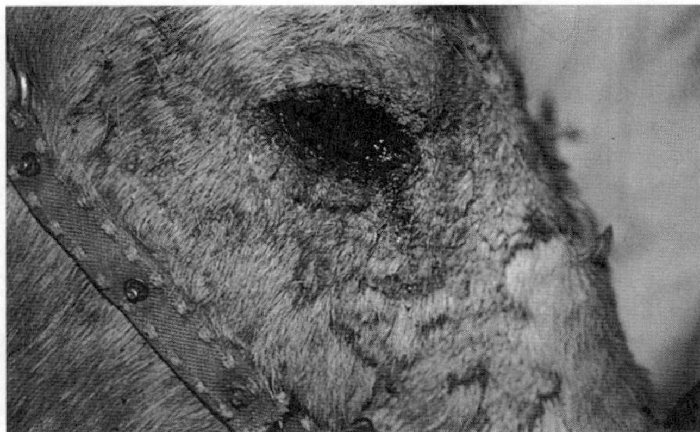

Figura 18.10 Cavalo com seborreia primária.

genética por aumento do tempo de renovação das células epidérmicas e proliferação basocelular. A seborreia secundária pode ser causada por várias doenças subjacentes, como dermatofitose, dermatofilose ou qualquer doença inflamatória, infecciosa ou parasitária.

A seborreia idiopática ou primária em cavalos pode ser generalizada ou localizada na cauda e na crina. Não existe predileção por idade, sexo ou raça. A seborreia generalizada é clinicamente observada pelo acometimento difuso do pelame (Figura 18.10). A textura do pelame pode ser oleosa e espessa; crostas aderentes são facilmente removidas. Há descamações oleosas ou secas na base dos pelos. O animal com a forma oleosa da doença pode apresentar odor desagradável. A seborreia primária da crina e da cauda é mais comum e caracterizada por crostas ou escamas presas às bases dos pelos. De modo geral, não há dor ou inflamação.

A seborreia primária é um diagnóstico de exclusão. A seborreia generalizada grave deve ser diferenciada do pênfigo foliáceo (PF). Raspados cutâneos, culturas de fungos, preparações para diagnóstico de dermatofiloses e biopsias de pele são indicados em todos os cavalos com suspeita de seborreia. As biopsias de pele podem ajudar a determinar a existência de seborreia primária ou secundária. Nos casos de seborreia primária equina generalizada em estágio inicial, com pouca ou nenhuma inflamação por patógenos oportunistas, os achados da biopsia de pele são bastante sugestivos de um distúrbio primário da queratinização. A hiperqueratose ortoqueratótica significativa é associada à epiderme de espessura normal. A derme superficial apresenta apenas epiderme não córnea, o que sugere um defeito de queratinização. Em cavalos com seborreia primária e uma fonte secundária de inflamação ou em que a doença seborreica é mais antiga, a interpretação dos achados da biopsia mostra-se mais difícil. A epiderme córnea é acantótica e apresenta ortoqueratose ou hiperqueratose paraqueratótica significativa. Observa-se comumente a inflamação perivascular superficial na derme superficial. Felizmente, a seborreia primária generalizada é rara. Tende a ser simétrica, poupar os membros e não ser pruriginosa, a menos que haja infecção oportunista por bactérias ou leveduras. Formas secas e oleosas de seborreia primária foram descritas.[1,2]

De modo geral, a seborreia primária é incurável, porém o manejo satisfatório pode ser conseguido com xampus antisseborreicos. O proprietário deve ser instruído a lavar o cavalo primeiro com um xampu de limpeza, para remover o excesso de sujeira e a incrustação, melhorar a eficácia do xampu medicamentoso e diminuir a quantidade necessária do produto, minimizando a possibilidade de ocorrência de uma reação de contato. Vários tipos de xampus podem precisar ser explorados antes que o produto mais adequado para cada paciente seja identificado. A seborreia seca tende a responder melhor aos xampus à base de enxofre, enquanto a seborreia oleosa é tratada com agentes desengordurantes, como xampus à base de alcatrão, peróxido de benzoíla ou sulfeto de selênio. Em cavalos com ressecamento e descamação cutânea branda, xampus e condicionadores hidratantes podem ser adequados. Sempre que possível, as formulações veterinárias desses xampus são recomendadas. A maioria dos produtos requer um tempo de contato de 10 a 15 minutos antes do enxágue. O enxágue cuidadoso do cavalo é sempre importante com qualquer xampu, especialmente nas regiões axilares e inguinais, pois os resíduos geralmente irritam a pele. A princípio, o cavalo pode ser banhado 1 vez/dia nas primeiras 1 a 2 semanas. Quando o pelame estiver normal, o proprietário pode diminuir a frequência dos banhos para 2 vezes/semana durante a vida do cavalo. Deve-se usar *spray* ou loção hidratante se o xampu ressecar o pelame e agravar a seborreia.[1,2]

A seborreia secundária é muito mais comum que a primária, e seu tratamento requer a eliminação da causa predisponente. A seborreia secundária costuma desaparecer em 1 a 2 meses.

Queratose do terceiro metacarpo

A queratose do terceiro metacarpo (também chamada *stud crud*) é um distúrbio idiopático caracterizado pela presença de placas e áreas de hiperqueratose na pele dorsal do terceiro metacarpo. Os membros posteriores são acometidos com frequência muito maior do que os membros anteriores. Não há predileção por idade, raça ou sexo. Clinicamente, há placas bem circunscritas de crostas e descamações bastante aderentes, com ou sem alopecia. As lesões não são pruriginosas.

De modo geral, o diagnóstico é clínico e a biopsia da pele não se mostra necessária. A dermatofilose e a dermatofitose devem ser descartadas. O tratamento compõe-se de xampus antisseborreicos. Glicocorticoides tópicos podem ser úteis. O creme tópico de vitamina A (tretinoína® [creme Retin-A® 0,1%; Ortho Pharmaceutical Corporation, Raritan, NJ, EUA]) pode ser benéfico, mas deve ser usado de modo criterioso.

Queratose linear

A queratose linear é um distúrbio idiopático da queratinização bastante incomum. A doença afeta cavalos de todas as idades e tipos, mas os Quartos de Milha e os Puros-Sangues podem estar super-representados. As lesões desenvolvem-se entre 1 e 5 anos de idade. Uma ou mais bandas de alopecia e hiperqueratose, unilaterais, indolores e não pruriginosas, em orientação vertical, desenvolvem-se no pescoço, nos membros anteriores ou na lateral do tórax. As lesões têm tamanho variável, de 0,25 a 3,5 cm de largura e 5 a 70 cm de comprimento.

De modo geral, o diagnóstico é clínico. Às vezes, recomenda-se a biopsia de pele para descarte de sarcoide equino, que também pode acometer vários sítios no mesmo cavalo. A biopsia revela hiperplasia epidérmica regular, irregular ou em papilas com hiperqueratose ortoqueratótica compacta significativa. A foliculite mural linfocítica pode ou não ser observada.[14] A queratose linear geralmente não interfere na função do cavalo, e não há necessidade de tratamento; a excisão cirúrgica de lesões não costuma ser recomendada devido à progressão da doença. O creme tópico de vitamina A ou o creme de ácido salicílico podem ser bons queratolíticos para diminuir a altura, a largura ou a espessura da queratose, mas devem ser usados de maneira criteriosa.

DISTÚRBIOS DA FORMAÇÃO DE COLÁGENO

Astenia dérmica equina hereditária

A astenia dérmica equina hereditária (HERDA; hiperelastose cutânea, dermatosparaxia, síndrome de Ehlers-Danlos) é uma forma específica da síndrome de Ehlers-Danlos que ocorre em Quartos de Milha e raças relacionadas, como American Paint Horses e Appaloosas. A HERDA é causada por uma mutação *missense* no gene da peptidil-prolil cis-trans isomerase B,[15] que codifica a ciclofilina B e é importante na formação da molécula helicoidal tripla do colágeno. A mutação é herdada de modo autossômico recessivo.[16,17] Doenças semelhantes foram esporadicamente relatadas em outras raças, como Puro-Sangue, Hanoveriano e Haflinger, mas elas não compartilham a mesma mutação observada em Quartos de Milha. Nem todos os Quartos de Milha com Ehlers-Danlos apresentam a mutação HERDA. A HERDA passou a ser importante por causa da alta frequência de portadores heterozigotos. Embora a HERDA seja mais comum em cavalos de *cutting*, com 28,3% de portadores,[17] outras disciplinas, como *reining* e *western pleasure*, também apresentam números significativos de indivíduos acometidos (9,3 a 12,8%).[17] A análise das informações de *pedigree* de cavalos de *cutting* indica que 30% dos dez principais garanhões (todas as idades, todas as divisões) são portadores confirmados. As características de desempenho dessas linhagens são altamente desejadas, o que provavelmente aumenta a prevalência de HERDA.[18]

Os cavalos homozigotos acometidos parecem normais ao nascimento. Nos primeiros 2 anos de vida, no entanto, passam a apresentar lassidão cutânea, hiperextensão e feridas que geram cicatrizes desfigurantes de forma espontânea ou por pequenos traumatismos (Figura 18.11). Alguns cavalos com doença grave também desenvolvem hematomas e seromas (Figura 18.12). O efeito negativo da luz solar no colágeno anormal explica a distribuição dorsal da maioria das lesões em cavalos com HERDA. Além das lesões cutâneas, alguns cavalos com HERDA podem apresentar hipermotilidade.

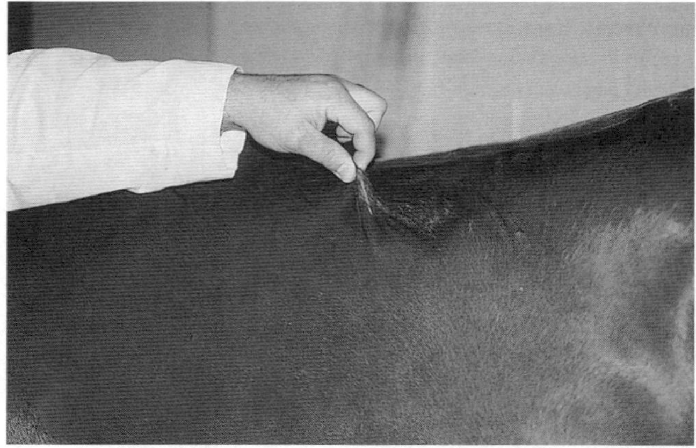

Figura 18.11 Cavalo com hiperelastose cutânea grave.

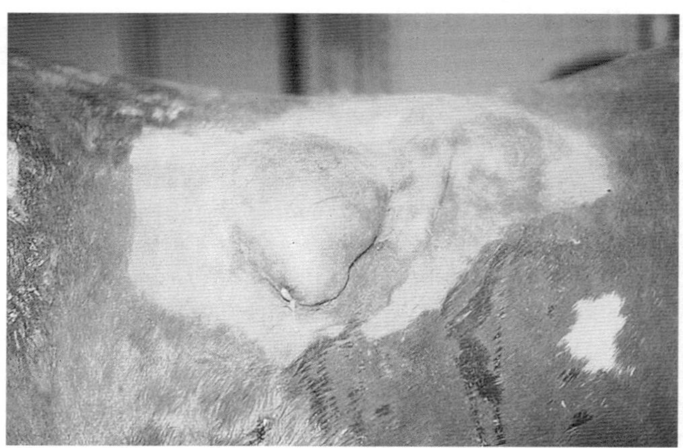

Figura 18.12 Cavalo com hiperelastose cutânea branda.

Os animais também podem apresentar anomalias de córnea, valvas cardíacas, tendões, ligamentos, ossos e grandes vasos. Consequentemente, os cavalos mais acometidos são sacrificados em tenra idade. Hoje, não existem outras opções além do tratamento paliativo, que inclui restrição à luz solar. A American Quarter Horse Association exige testes de DNA para HERDA em todos os garanhões. Não há restrições ao registro de cavalos heterozigotos ou homozigotos para a mutação HERDA. Devido à natureza autossômica recessiva da doença, éguas Quartos de Milha e cavalos de todas as raças associadas à HERDA também devem ser testados.

O diagnóstico baseia-se em sinais clínicos, exame físico e teste de DNA. Animais com biopsia de pele sugestiva da doença devem ser submetidos à análise de DNA para a confirmação do diagnóstico. As lesões da HERDA em estágio inicial apresentam adelgaçamento brando dos feixes de colágeno (áreas hiperextensíveis) na região dérmica medial.[19] Com a progressão das lesões, observa-se o aumento do espaço entre os feixes de colágeno, além de perda da compactação e aumento da fragilidade dos feixes. Nas lesões mais avançadas (dependendo do estágio de resolução), o tecido inflamatório colagenoso ou conjuntivo denso parece expandir-se com facilidade, preenchendo o defeito na camada intermediária da derme. Nas lesões cutâneas com descamação crônica, os feixes de colágeno são desgastados entre as camadas superficial e profunda.[19] Significativamente, na ausência de infecção ou perfuração cutânea, as lesões da

HERDA apresentam escassez de infiltrado inflamatório e poucas evidências de reparo fisiológico. As biopsias de áreas com úlceras cutâneas geralmente revelam inflamação extensa e proliferação fibrovascular, o que pode dificultar o diagnóstico. A separação dérmica zonal é uma lesão histopatológica distinta associada à HERDA, mas não observada em todas as biopsias.[20] O tratamento é paliativo e inclui restrição à exposição à luz solar, modificação da dieta e proteção contra traumatismo. Embora a maioria dos cavalos acometidos seja sacrificada devido à fragilidade cutânea, vários competem com sucesso apesar de serem homozigotos para a doença. A prevalência e o valor econômico dos Quartos de Milha portadores do defeito genético responsável pela HERDA fazem com que tal doença continue a ser observada por muitas gerações. O efeito da mutação genética da ciclofilina B em heterozigotos ainda não foi determinado. Estratégias de reprodução baseadas em testes de DNA de cavalos ou embriões são o único método atual para minimizar a produção de indivíduos acometidos.

Outros distúrbios do colágeno

Outros distúrbios do colágeno em cavalos são a síndrome da fragilidade do potro Warmblood (WFFS, do inglês *warmblood fragile foal syndrome*) de tipo 1[21] e a epidermólise bolhosa juncional. A WFFS é um distúrbio autossômico recessivo causado por uma mutação pontual no gene pró-colágeno-lisina, 2-oxoglutarato 5-dioxigenase-1 (lisil hidroxilase-1) dos equinos. Os potros acometidos nascem com pele fina e friável, caracterizada por lacerações e ulceração por pequenos traumatismos. Pequenas lesões cutâneas podem ocorrer em qualquer parte do corpo, porém são mais observadas em pontos de pressão. Lesões mucosas também podem ser encontradas. A frouxidão das articulações pode ser grave a ponto de impedir que os potros fiquem em pé. Em um relato de caso, o potro nasceu com o abdome aberto. Os potros afetados são submetidos à eutanásia por motivos humanitários. O exame histológico releva o adelgaçamento da derme e quantidades muito reduzidas de colágeno dérmico.

Na epidermólise bolhosa juncional de tipo 1 (JEB-1), que acomete cavalos de tração franceses e belgas,[22-25] os potros desenvolvem bolhas, erosões e ulceração da pele e das mucosas logo após o nascimento. Essas lesões aumentam rapidamente, criando uma perda cutânea irregular em todo o corpo. Anomalias dentárias costumam ser observadas, como erupção precoce dos dentes e hipoplasia de esmalte. Os potros acometidos podem apresentar descamação dos cascos. A epidermólise bolhosa juncional leva à sepse secundária, que é universalmente fatal. A doença é causada por uma inserção em LAMC2 e herdada de modo autossômico recessivo.

A epidermólise bolhosa juncional de tipo 2 (JEB-2) é semelhante à JEB-1 e afeta os American Saddlebreds. É causada por uma deleção parcial no gene *LAMA3*.[24] Outras síndromes de fragilidade cutânea em potros são vasculite e sepse, geralmente tratáveis.[26]

DOENÇAS INFECCIOSAS DA PELE

Doenças bacterianas

Dermatofilose

A dermatofilose é uma das infecções bacterianas mais comuns da pele equina em todo o mundo. É uma piodermite superficial aguda ou crônica causada pelo actinomiceto anaeróbio facultativo Gram-positivo *Dermatophilus congolensis*.[27] Os sinais clínicos da dermatofilose são pápulas e crostas em tufos, regionais ou generalizadas, que podem se parecer com pequenos pincéis. As lesões em estágio inicial podem apresentar exsudato sob as crostas. De modo geral, as lesões ocorrem no dorso, na face, no pescoço e nos membros distais (Figura 18.13). Cavalos gravemente acometidos e aqueles com infecções bacterianas secundárias podem apresentar febre, depressão, letargia, anorexia e linfadenopatia regional.

Os animais portadores são a principal fonte de infecção. Fatores que afetam a resposta do sistema imune do hospedeiro à infecção, como doenças e/ou estresse simultâneos, podem possibilitar a proliferação do microrganismo e causar doenças clínicas. As lesões são provocadas pela exposição da pele à umidade crônica e a danos.[1,2] A umidade é necessária para a liberação dos zoósporos infecciosos, móveis e flagelados. Os zoósporos são atraídos por baixas concentrações de dióxido de carbono e migram para a pele, onde podem continuar viáveis em crostas a temperaturas ambientes de 28 a 31°C por até 42 meses.[28]

A dermatofilose é diagnosticada pela observação do microrganismo em esfregaços diretos do exsudato, histopatologia ou preparação feita com crostas secas ou frescas. As crostas secas são finamente trituradas em algumas gotas de soro fisiológico estéril; após secagem por 45 minutos, a preparação é corada. Uma coloração rápida de Giemsa, Diff-Quik ou Gram pode ser usada em esfregaços diretos ou preparações de crostas secas. Visualiza-se o microrganismo em aumento 1.000× sob imersão em óleo como hifas multiseptadas, finamente ramificadas, com cocos em disposição transversal e longitudinal (aparência de trilhos de trem; Figura 18.14). Ao coletar uma biopsia cutânea de um cavalo com suspeita de dermatofilose, é importante que haja crosta presa à pele ou aos pelos. Os principais achados histológicos são foliculite, pústulas intraepidérmicas, edema intradérmico e camadas alternadas de hiperqueratose paraqueratótica (células epidérmicas com núcleos retidos) e ortoqueratóticas (células epidérmicas queratinizadas sem núcleos) com *debris* leucocitários.[2] O microrganismo costuma ser encontrado apenas em crostas que podem, se necessário, ser submetidas no lugar de uma amostra completa de biopsia caso a anamnese e o exame físico sugiram o diagnóstico de dermatofilose.

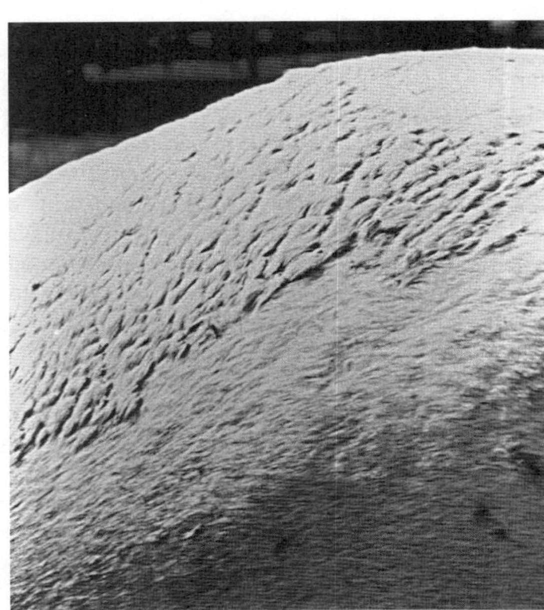

Figura 18.13 Cavalo com pelame emaranhado causado por dermatofilose.

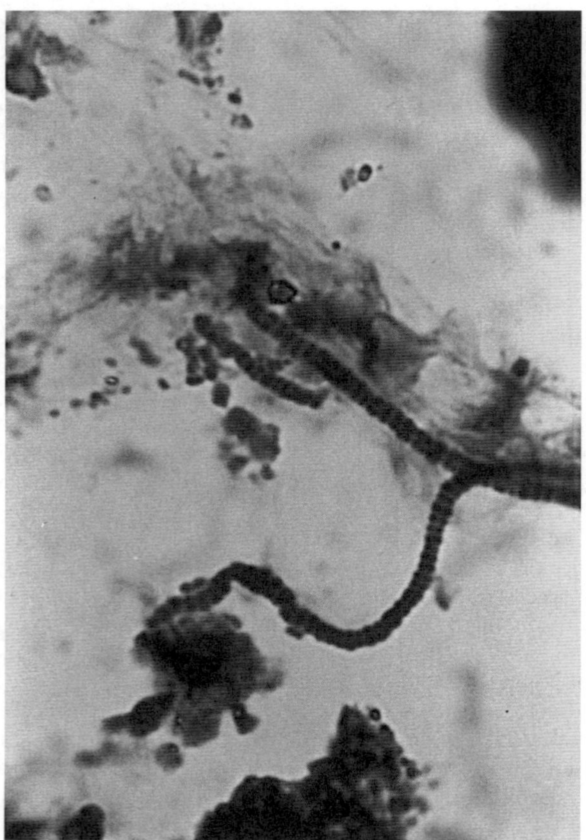

Figura 18.14 Aparência microscópica do *Dermatophilus congolensis.*

Cavalos com infecções brandas podem ser tratados por meio da restrição do contato com a umidade e a aplicação de antimicrobianos tópicos. As crostas são suavemente umedecidas e removidas durante o banho com xampu antibacteriano suave, como a clorexidina. Em alguns cavalos, isso é bastante doloroso e pode exigir sedação. Após a secagem do cavalo com toalhas, aplica-se um produto antibacteriano tópico. Casos graves requerem antibióticos sistêmicos, como procaína penicilina, a 22.000 UI/kg por via intramuscular [IM] 2 vezes/dia durante 5 a 7 dias. A trimetoprima-sulfa (TMS), em dose de 10 a 15 mg/kg VO 2 vezes/dia durante 5 a 7 dias, também pode ser eficaz. Os antibiogramas sugerem que a doxiciclina é uma opção razoável para o tratamento de casos refratários de dermatofilose. Independentemente de todos os outros tratamentos, a exposição à umidade excessiva deve ser controlada. Em surtos de dermatofilose, a nutrição inadequada é um achado comum e a correção de inadequações alimentares geralmente mostra-se suficiente para resolver problemas em andamento.

Piodermite estafilocóccica

Os *Staphylococcus* spp. coagulase-positivos são outra causa comum de piodermite superficial em cavalos. O *Streptococcus* spp. e o *Corynebacterium pseudotuberculosis* podem causar piodermites superficiais, embora com menos frequência. As infecções por *Corynebacterium* são mais associadas a piodermites profundas. As infecções são mais frequentes no verão, quando o calor, a umidade, o aumento da população de insetos e o aumento do uso do cavalo atuam em conjunto como fatores predisponentes.

A patogênese da foliculite bacteriana no cavalo assemelha-se à de outros animais. Os agentes causadores são normalmente encontrados no hospedeiro; o comprometimento da barreira protetora natural da pele torna possível a invasão de bactérias, que se multiplicam nos folículos pilosos. A infecção provoca inflamação, destruição do folículo piloso e queda do pelo. Além da alopecia, as piodermites estafilocócicas geralmente apresentam crostas, o que pode dificultar a distinção entre a infecção e a dermatofitose, prejudicando o diagnóstico das piodermites estafilocócicas. As lesões bacterianas tendem a ser mais dolorosas e pruriginosas. A infecção pode ocorrer na área de sela e da cabeçada, mas pode ser limitada ao metacarpo, em que é um componente comum do complexo de dermatite. Alguns cavalos com piodermites superficiais (e profundas) podem sentir dor a ponto de causar claudicação musculoesquelética.

O diagnóstico definitivo de piodermite estafilocócica é feito por cultura bacteriana, mas o exame citológico e a biopsia de pele também são diagnósticos, às vezes com mais eficiência. A biopsia cutânea revela vários graus de foliculite, pústulas intraepidérmicas e inflamação perivascular. Os neutrófilos são a principal célula inflamatória. Os queratinócitos costumam apresentar edema intracelular; paraqueratose e ortoqueratose são comuns nas crostas. Às vezes, as bactérias podem ser vistas nas crostas e nos folículos pilosos.

O tratamento depende da gravidade dos sinais clínicos. Infecções brandas podem ser autolimitadas, mas as infecções moderadas devem ser submetidas ao tratamento tópico. Casos graves requerem tratamento tópico e antibióticos sistêmicos. A rigor, a antibioticoterapia sistêmica deve basear-se nos resultados da cultura e do antibiograma. Como o *Staphylococcus aureus* resistente à meticilina já foi isolado em cavalos, o veterinário deve ter cuidado ao avaliar esses indivíduos e obter amostras para cultura. Empiricamente, a TMS é usada com frequência como antibiótico de primeira linha, em parte por causa de seu espectro de atividade, mas também por sua facilidade de administração, em dose de 15 a 30 mg/kg VO a cada 12 horas. Em caso de resistência, 2,2 mg/kg de ceftiofur sódico (IM a cada 12 horas) costumam ser uma boa escolha.

Infecções por *Corynebacterium*

A *C. pseudotuberculosis* é uma bactéria gram-positiva facultativa, intracelular, pleiomórfica, com distribuição mundial. É associada a muitas formas clínicas em cavalos: as mais comuns são abscessos externos na região peitoral (febre do pombo) ou na área abdominal ventral, abscessos internos e uma infecção ulcerativa dos membros (linfangite ulcerativa).

A incidência de infecções por *C. pseudotuberculosis* tem aumentado nos EUA e em partes do Canadá. Originalmente relatada como infecções sazonais do oeste dos EUA, mais frequentes nas condições secas do verão e do outono concomitantes ao aumento do número de moscas, a doença é agora observada todos os meses do ano e em cavalos de todas as idades. Acredita-se que o microrganismo seja transmitido por moscas, sobretudo moscas-dos-chifres (*Haematobia irritans*), moscas-dos-estábulos (*Stomoxys calcitrans*) e moscas-domésticas (*Musca domestica*). A bactéria fica no solo e consegue sobreviver e persistir em várias condições ambientais.

As lesões desenvolvem-se de forma lenta e podem ser únicas ou múltiplas. Esses abscessos drenam um material cremoso a caseoso que pode ser esbranquiçado a esverdeado. Edema depressível, dermatite medial ventral, depressão, febre e claudicação são comuns. A doença pode ser crônica, e abscessos internos recorrentes são frequentes. Os abscessos peitorais, em particular, tendem a ser bastante profundos (13 a 20 cm), e sua drenagem pode ser difícil.

Em cavalos com linfangite ulcerativa, as lesões geralmente se desenvolvem nos membros posteriores, sobretudo nos boletos. Cadeias de nódulos duros a flutuantes com abscedação, ulceração e exsudação são mais comuns. As lesões antigas cicatrizam em 1 a 2 semanas, mas surgem novas lesões. O membro afetado pode estar inchado e dolorido, e o cavalo pode estar deprimido. Os vasos linfáticos regionais são aparentes. Em casos crônicos, o espessamento permanente do tecido ao redor dos vasos linfáticos regionais é comum e pode causar claudicação e rigidez da marcha.

O diagnóstico de linfangite ulcerativa e abscessos profundos baseia-se na aparência do abscesso e do exsudato. Como a identificação do microrganismo no exame citológico do exsudato pode ser difícil, recomenda-se a cultura. A doença parece ter um componente geográfico; abscessos internos são mais relatados na Califórnia, e observa-se a linfangite ulcerativa quase que exclusivamente no Texas, nos EUA. Assim, propõe-se que os vetores dos dois locais sejam diferentes, explicando a diferença nos quadros clínicos.[29]

O tratamento é prolongado e complicado pela resposta limitada do microrganismo aos antibióticos sistêmicos. O veterinário deve deixar o abscesso amadurecer para, então, drená-lo cirurgicamente. A administração de antibióticos sistêmicos antes da ruptura do abscesso pode prolongar a doença, e a interrupção do tratamento leva à recidiva do abscesso. Grandes doses de penicilina procaína (20.000 UI/kg IM a cada 12 h) por até 6 meses foram recomendadas, mas a ausência de solubilidade lipídica e o baixo volume de distribuição da penicilina podem torná-la má escolha para o tratamento dos abscessos bem encapsulados típicos de *C. pseudotuberculosis*. Com base na concentração inibidora mínima para muitos isolados, doxiciclina, fluoroquinolonas e sulfonamidas potenciadas podem ser opções melhores para o tratamento de primeira linha. A escolha final do antibiótico deve ser fundamentada na cultura e no antibiograma.

O veterinário deve iniciar o tratamento rapidamente para evitar debilitação e desfiguração permanentes. Em casos em estágio inicial tratados com hidroterapia, exercício e drenagem cirúrgica, os antibióticos devem ser administrados por pelo menos 30 dias após a normalidade clínica. Os anti-inflamatórios não esteroides (AINEs) podem ser benéficos. Se as lesões da linfangite ulcerosa se tornarem crônicas e fibróticas, há restrição ao movimento articular e o prognóstico é ruim. Qualquer abscesso grande em uma cavidade corpórea ou outra estrutura significativa tem prognóstico ruim. Uma vacina contra *C. pseudotuberculosis* foi brevemente comercializada em 2016, mas logo foi retirada do mercado devido a efeitos adversos. Uma segunda geração da vacina pode ser aprovada futuramente.

Botriomicose

A botriomicose, também conhecida como *granuloma bacteriano* ou *pseudomicetoma estafilocóccico*, é rara e mais comumente vista como secundária a uma ferida, inclusive cirúrgicas, como a castração.[1] Pode ocorrer em qualquer parte do corpo, inclusive o úbere. O microrganismo mais encontrado na botriomicose é o *S. aureus*, porém outras bactérias, como *Pseudomonas aeruginosa*, *Proteus* spp., *Escherichia coli* ou outras aeróbias ou anaeróbias não filamentosas podem causar supuração granulomatosa.

Acredita-se que os granulomas bacterianos comecem como lesões cutâneas traumáticas com inoculação de um microrganismo infeccioso na derme. O desenvolvimento da reação granulomatosa ocorre quando o cavalo é capaz de conter a infecção, mas não a erradica. Lesões mal circunscritas e firmes que podem ou não ser dolorosas são típicas (Figura 18.15). O centro da lesão pode ser ulcerado ou exsudativo. Em alguns casos, um número variável de partículas de material branco-amarelado, assemelhado a grãos de areia (grãos tissulares), pode ser observado no exsudato.

O diagnóstico é confirmado por biopsia de pele; e a identificação do microrganismo causador, por cultura bacteriana ou fúngica (neste último caso, a lesão denomina-se *micetoma*). O exame histológico das lesões costuma revelar inflamação nodular a piogranulomatosa com ou sem grãos tissulares. A bactéria causadora pode estar encapsulada em grânulos os quais, acredita-se, a protegem dos efeitos de antibióticos e da fagocitose, o que leva à cronificação da infecção. Essa reação é conhecida como fenômeno de Splendore-Hoeppli e caracteriza-se pela formação *in vivo* de material intensamente eosinofílico em torno de microrganismos ou material biologicamente inerte.[30]

A excisão cirúrgica ou desbridamento radical, seguida por antibioticoterapia a longo prazo com base nos achados de cultura e antibiograma, tem sido o tratamento mais bem-sucedido da botriomicose. O isolamento de microrganismos a partir de amostras de tecido de biopsia pode ser difícil, e recomenda-se o envio de grandes cortes teciduais obtidos no momento da cirurgia. Se possível, deve-se obter tecido para cultura aeróbica, anaeróbica e fúngica da porção mais profunda da lesão, usando a técnica de punção dupla já descrita para aumentar a probabilidade de isolamento de um agente infeccioso.

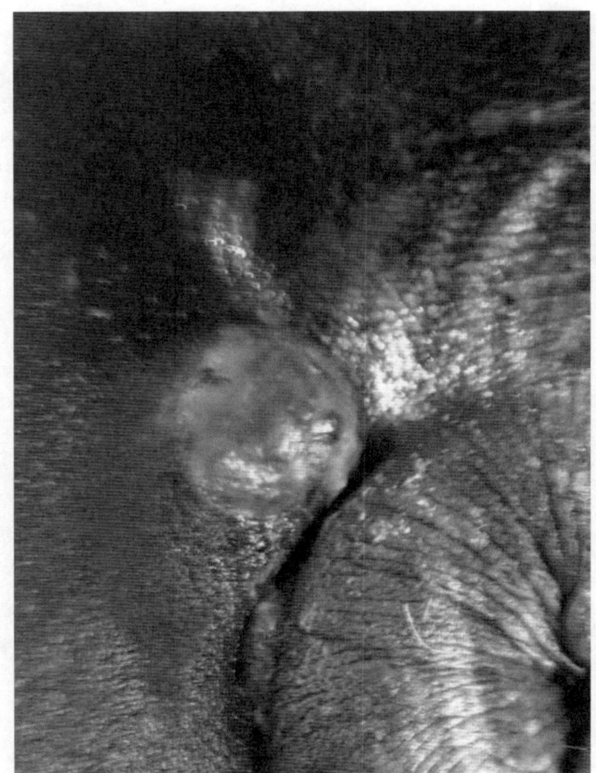

Figura 18.15 Granuloma bacteriano perianal. A ressecção cirúrgica foi curativa.

Doenças virais

Papilomatose viral

A papilomatose viral equina (verrugas) é causada pelo papilomavírus de *Equus caballus*, um vírus de DNA de cadeia dupla específico do hospedeiro que pertence à família dos Papovavírus. Duas lesões distintas estão associadas a esse vírus: verrugas e placas aurais. As duas lesões caracterizam-se como neoplasias cutâneas benignas, proliferativas, epiteliais e cutâneas comuns em equinos de todo o mundo. Nenhuma predileção por sexo ou raça foi identificada para as duas formas da doença. No entanto, as verrugas tendem a afetar cavalos jovens de 6 meses a 4 anos, e a placa aural é mais comum em cavalos com mais de 1 ano de idade.

As lesões originam-se na camada basocelular do epitélio após a infecção local pelo vírus. É provável que um traumatismo cutâneo seja necessário para a infecção natural. O traumatismo predisponente pode ser causado por pastagens fibrosas, espinhos de plantas, picadas de insetos, cercas de arame, dermatite actínica, escovas de limpeza ou instrumentos cirúrgicos. O contato subsequente da pele danificada com pentes, escovas, instrumentos cirúrgicos ou insetos picadores contaminados pode levar à infecção. Simulídeos (borrachudos; *Simulium* spp.) têm sido bastante implicados na transmissão de placas aurais. Esses insetos podem ser encontrados na superfície interna dos pavilhões auriculares dos cavalos, produzindo gotículas de sangue seco. O papilomavírus pode ser transmitido pelo contato direto com um cavalo infectado ou de maneira indireta, pelo contato com fômites contaminados. O contato sexual entre cavalos dissemina a doença. O período de incubação após a infecção natural é de cerca de 60 dias. Os papilomas alcançam a maturidade após um período de crescimento de 4 a 8 semanas e tendem a regredir de forma espontânea em 3 a 4 meses, com o desenvolvimento da imunidade. Por outro lado, as placas aurais geralmente não regridem de maneira espontânea.

Os papilomas são múltiplos crescimentos em couve-flor de cor cinza a rosa ou creme, com 5 a 20 mm de tamanho (Figura 18.16). As lesões geralmente afetam o focinho, o nariz e a comissura labial. Outros locais que podem ser acometidos são outras áreas da cabeça (regiões perioculares), pescoço, membros distais e genitália externa de animais de ambos os sexos. Os papilomas costumam necrosar antes da regressão. A maioria das lesões resolve-se de maneira espontânea e regride em 3 a 4 meses, mas algumas podem persistir por até 18 meses. O comprometimento da resposta imune deve ser investigado em cavalos jovens com lesões por 2 anos ou mais, com papilomas generalizados ou com lesões em regiões corpóreas atípicas. As lesões em cavalos idosos tendem a persistir e ficar em estado estático por anos.

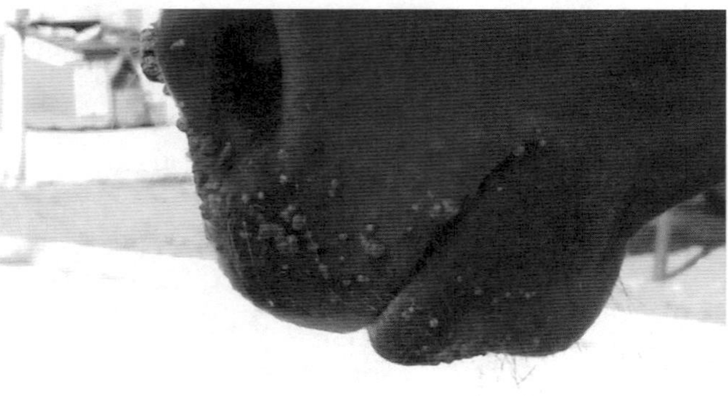

Figura 18.16 Papilomas no focinho de potro de 1 ano de idade.

O diagnóstico de papilomatose viral baseia-se na aparência clínica das lesões. A maioria dos crescimentos é inconfundível, mas aqueles em membros, ânus, pênis ou vulva podem se assemelhar a sarcoides do tipo verrucoso. Uma amostra de biopsia pode ser obtida e enviada para confirmação histológica do diagnóstico. As características histológicas da papilomatose são hiperqueratose ortoqueratótica, hiperplasia epidérmica papilada com degeneração em balão de queratinócitos e corpos de inclusão basofílicos de diferentes tamanhos. As placas aurais geralmente são amelanóticas e têm base ampla.

As placas aurais são mais comumente causadas por uma infecção mista com tipos de papilomavírus equino (EcPV) 1 a 7.[31] A doença manifesta-se como lesões únicas ou múltiplas, lisas ou elevadas, de cor cinza ou branca, na superfície interna do pavilhão auricular. A princípio, as lesões são pequenas pápulas que aumentam de modo progressivo e, por fim, coalescem para formar placas hiperqueratóticas proeminentes. As lesões do tipo placa aural são menos comuns perto do ânus, do pênis e da vulva. A localização dessas placas sustenta a crença de que a transmissão se dá por meio de picadas de insetos e durante a reprodução. As lesões costumam ser assintomáticas, a menos que haja irritação por picadas de insetos.

As lesões da papilomatose nem sempre são tratadas, já que papilomas e placas aurais não costumam causar problemas clínicos significativos. A remoção cirúrgica deve ser considerada caso as lesões interfiram na função. Relatos informais que sugerem que a remoção cirúrgica ou esmagamento das lesões induzem remissão não são comprovados; e estudos controlados sugerem que essa intervenção pode, na verdade, aumentar a duração da lesão. Indica-se o tratamento em animais com placas aurais que parecem sentir dor, agitam a cabeça ou desenvolvem outros problemas comportamentais, como dificuldade de colocação da cabeçada. Também pode ser indicado em cavalos com lesões que atrapalham o preparo para exibições ou vendas ou com irritação por traumatismo, insetos ou infecções bacterianas secundárias. Excisão cirúrgica, crionecrose e hipertermia por meio de radiofrequência têm sido preconizadas no tratamento de papilomas, mas, quando há muitas lesões, o traumatismo secundário à pele normal pode ser substancial e levar a um resultado estético ruim. Antígenos virais liberados durante a fase tardia da necrose tecidual provocada pela criocirurgia podem melhorar a resposta imune e a eficácia da remoção parcial dos papilomas. A disseminação da infecção, no entanto, pode ocorrer nesse período; e o desenvolvimento regional de pelos brancos na região pode prejudicar o resultado cosmético. Substâncias imunomoduladoras intralesionais ou intravenosas (IV) e vários agentes cáusticos tópicos também foram utilizados no tratamento da papilomatose. O imiquimod foi eficaz no tratamento de placas aurais, mas convém tomar cuidado para evitar o uso excessivo, que pode causar irritação e dificultar a colocação da cabeçada. O tratamento tópico de placas aurais equinas com solução de ácido nítrico, nitrato de potássio e nitrato de zinco (Oxalic®; N-vet, Uppsala, Suécia) levou ao controle a longo prazo das lesões em 4 semanas sem produzir efeitos colaterais dolorosos. As lesões desapareceram em 91% dos cavalos após dois tratamentos, e 9% dos animais precisaram de três tratamentos.[32] O controle das populações de insetos picadores melhora o prognóstico com qualquer tipo de tratamento e evita a propagação da doença. Máscaras antimoscas com proteção para os pavilhões auriculares ou aplicação de produtos à base de petróleo no interior dos pavilhões auriculares são meios de controle fáceis e baratos.

Estomatite vesicular

A estomatite vesicular é uma doença viral de notificação obrigatória que afeta equinos, bovinos, ovinos, suínos, caprinos, lhamas, alpacas e, ocasionalmente, seres humanos, que apresentam uma doença aguda semelhante à influenza. O sudoeste e o oeste dos EUA sofreram vários surtos de estomatite vesicular nos últimos anos, afetando vários estados e muitos fazendas. Em geral, a salivação excessiva é o primeiro sinal observado. O período de incubação é curto (24 a 72 horas). Os cavalos infectados logo desenvolvem vesículas de até 2 cm de diâmetro na boca e nos lábios. Essas lesões se rompem, deixando grandes erosões e úlceras dolorosas (Figura 18.17).

Febre e anorexia são comuns, e os cavalos podem recusar-se a tomar líquidos. Raramente, há o desenvolvimento de lesões nos cascos, no prepúcio e nos tetos. A princípio, o exame da boca revela lesões semelhantes a bolhas ao longo de gengivas, língua e lábios com crostas em focinho, lábios ou abdome ventral. A doença tem ocorrência sazonal no verão e no outono, e acredita-se que seja transmitida por picadas de insetos. Dentro de um grupo de cavalos, no entanto, a doença é transmitida por contato direto. Os animais acometidos tendem a se recuperar em cerca de 2 semanas. Não existe tratamento específico.

A estomatite vesicular é reconhecida internacionalmente como uma doença de notificação obrigatória com graves repercussões econômicas e regulatórias. É significativa devido à sua semelhança com a febre aftosa e a doença vesicular suína, ambas erradicadas nos EUA. Em caso de suspeita de estomatite vesicular ou qualquer outra doença vesicular, os veterinários devem entrar em contato imediatamente com as autoridades sanitárias estaduais ou federais. O diagnóstico baseia-se na detecção de anticorpos em amostras de fluidos do animal ou no isolamento do vírus a partir de *swabs* de lesões, fluido de bolhas e retalhos de tecido. Confirma-se o diagnóstico por exame sorológico. Os achados histológicos são inespecíficos e envolvem hiperplasia epidérmica, edema intercelular e intracelular da epiderme, degeneração reticular, microvesículas espongióticas e necrose focal. Além disso, há dermatite perivascular superficial e profunda.

Os cavalos acometidos devem ser alimentados com papa até a resolução das lesões orais, geralmente em alguns dias. A despigmentação em áreas de ulceração anterior pode ser permanente. A infecção confere imunidade por até 6 meses.

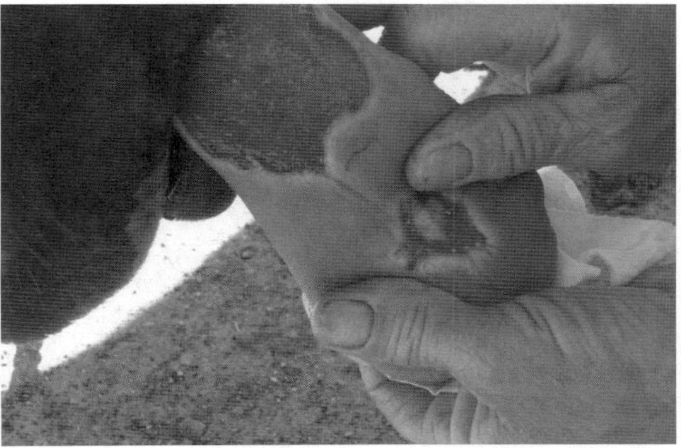

Figura 18.17 Ulcerações na língua de um cavalo devido à infecção pelo vírus da estomatite vesicular.

Exantema genital equino

O exantema genital é uma doença venérea contagiosa causada pela infecção pelo herpesvírus equino de tipo 3 (EHV-3), um alfa-herpesvírus diferente dos demais EHVs e endêmico na maioria das populações equinas. A doença é transmitida por coito, insetos, fômites e inalação. O exantema genital caracteriza-se pela formação de pápulas, vesículas, pústulas e úlceras dolorosas na genitália externa de éguas ou garanhões. Vesículas e bolhas podem ser observadas na boca, nas narinas ou nos lábios. As lesões podem ser pruriginosas. Áreas com lesões cicatrizadas geralmente apresentam despigmentação. O estresse pode precipitar recidivas.

O diagnóstico baseia-se no aparecimento de lesões em vulva, períneo, pênis ou prepúcio, nos achados à biopsia cutânea e no isolamento do vírus. Os achados histológicos são dermatite perivascular superficial e profunda hiperplásica com degeneração em balão e corpos de inclusão intranuclear eosinofílicos.

O tratamento é sintomático, mas corticosteroides são contraindicados. O impacto negativo do exantema genital na reprodução de equinos inclui a interrupção temporária forçada das atividades de acasalamento de éguas e garanhões; o cuidado e o tratamento de suporte necessários nos cavalos acometidos; e o risco de propagação do vírus por meio de sêmen fresco ou congelado, inseminação artificial e transferência de embriões. Como o exantema genital não é uma doença de notificação obrigatória, mostra-se difícil avaliar sua verdadeira prevalência e seu impacto econômico, que provavelmente são subestimados.[a33] Os cavalos acometidos devem ser isolados e removidos do programa de reprodução por um período mínimo de 4 semanas. A doença não tem efeito conhecido sobre a fertilidade.

Varíola

A varíola equina consiste em uma doença viral relativamente benigna quase erradicada.[34] O vírus é transmitido por contato direto com um hospedeiro infectado ou fômites.

Febre e anorexia podem ser observadas no início da doença, e cavalos de todas as idades podem ser acometidos. A princípio, a lesão cutânea é uma erupção maculopapular eritematosa, seguida pelo desenvolvimento de vesículas. Esse estágio é transitório e pode não ser observado. As vesículas desenvolvem-se em pústulas umbilicadas com centro deprimido e borda eritematosa elevada. O rompimento da pústula leva ao desenvolvimento de uma crosta, e a lesão se fecha, geralmente com cicatrizes. Três quadros clínicos (oral, membro e vulvar) foram descritos. A varíola oral (varíola bucal, estomatite pustular contagiosa) caracteriza-se pelo desenvolvimento de lesões na mucosa interna dos lábios e da boca. Em formas graves, observam-se lesões na faringe, na laringe e nas narinas. A varíola em membros geralmente se desenvolve nos metacarpos e nos boletos e, muitas vezes, é confundida com a dermatite do metacarpo. Dor e claudicação são comuns. A varíola vulvar (varíola genital) é incomum e predominantemente observada em casos graves.

O diagnóstico baseia-se na anamnese e nos sinais clínicos e confirmado pelo exame histológico. A demonstração dos corpos de inclusão intracitoplasmáticos pelo exame histopatológico de rotina à microscopia de luz ou eletrônica é diagnóstica. Outros achados são degeneração em balão da

[a] N.R.T.: no Brasil, o exantema genital equino requer notificação mensal de qualquer caso confirmado ao Serviço Veterinário Oficial.

epiderme (estrato espinhoso), degeneração reticular, acantólise (perda de coesão celular na área granular), microvesículas intraepidérmicas, dermatite perivascular superficial e profunda e microabscessos e pústulas intraepidérmicas.

O tratamento é sintomático. A maioria dos cavalos recupera-se em 2 a 4 semanas. Ocasionalmente, a doença é fatal em cavalos jovens com quadros graves. A recuperação confere imunidade vitalícia. Esta doença também afeta seres humanos e bovinos.

Doenças fúngicas

Dermatofitose (micose superficial)

A dermatofitose é a doença fúngica mais comum em cavalos. *Trichophyton equinum*, *T. mentagrophytes*, *Microsporum gypseum* e *M. canis* são os isolados mais frequentes.[1,2] As infecções por dermatófitos mostram-se autolimitadas, mas podem se tornar uma fonte significativa de frustração, sobretudo em grandes estábulos.

Os dermatófitos são transmitidos por contato direto com um hospedeiro infectado ou por contato indireto com fômites contaminados ou com o meio ambiente. Doença, má nutrição, superlotação, idade (indivíduos jovens ou idosos imunossuprimidos) e estresse predispõem à infecção. A umidade crônica decorrente da transpiração ou do banho excessivo com xampus detergentes danifica a barreira protetora da pele e aumenta a oportunidade de infecção. De modo geral, o período de incubação é de várias semanas. Durante esse período, os fungos invadem a queratina epidérmica, os folículos pilosos e o próprio pelo com o auxílio de enzimas alergênicas para o hospedeiro. A integridade da haste pilosa é comprometida, e os pelos caem ou se quebram com facilidade, gerando áreas de alopecia com crostas e descamações variáveis, características da doença (Figuras 18.18 e 18.19). Embora raro, o prurido pode ser grave. Infecções bacterianas secundárias podem complicar o quadro clínico e o diagnóstico. A infecção é eliminada de um determinado pelo por sua queda ou sua entrada em fase telógena ou ainda quando o dermatófito provoca uma resposta inflamatória.

As lesões são mais comuns em áreas em que os arreios entram em contato com a pele, porém podem estar limitadas aos membros distais, aos metacarpos posteriores e, raramente, às bandas coronárias.

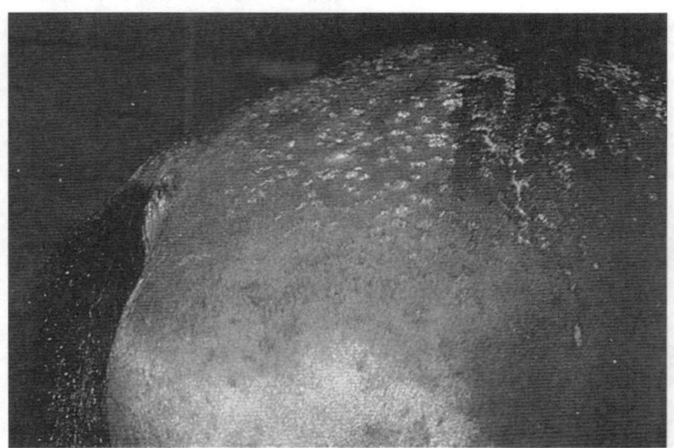

Figura 18.18 Dermatofitose. Nota-se a erupção papular na borda avançada das lesões.

Confirma-se o diagnóstico por demonstração e identificação do microrganismo. Os exames com lâmpadas de Wood geralmente não têm utilidade porque as espécies implicadas não fluorescem. As ferramentas diagnósticas mais usadas são o exame direto dos pelos para detecção de microconídios e hifas, biopsia de pele e cultura de fungos. Recentemente, alguns laboratórios passaram a oferecer uma reação em cadeia de polimerase (PCR). Os pelos para PCR e cultura são coletados da periferia de uma lesão recente, evitando áreas já tratadas. Para a cultura de fungos, a área é delicadamente limpa com um algodão embebido em álcool para minimizar o crescimento de contaminantes antes da coleta de amostras de pelo. Os pelos devem ser arrancados em direção do crescimento e enviados para um laboratório que realiza cultura de dermatófitos equinos de modo rotineiro. Algumas culturas de dermatófitos equinos podem exigir enriquecimento em meio. Para a biopsia, as lesões em estágio inicial, com crostas, são ideais. Deve-se tomar cuidado para proteger as crostas durante o preparo da pele e, às vezes, recomenda-se enxaguá-las delicadamente com soro fisiológico, sem esfregá-las, assim como outras lesões crostosas. Os achados histológicos são foliculite, perifoliculite e furunculose; dermatite perivascular superficial com ortoqueratose ou paraqueratose; e dermatite vesicular ou pustular intraepidérmica. Hifas fúngicas septadas e esporos ovais podem ser observados na queratina superficial ou no folículo piloso.[2]

Embora a maioria dos casos de dermatofitose se cure de maneira espontânea em 1 a 6 meses, recomenda-se o tratamento para minimizar o contágio de outros animais e humanos. O banho semanal com xampus antifúngicos veterinários (2% de miconazol ou 1% de cetoconazol) ou de peróxido de hidrogênio e a aplicação de enilconazol a 0,2% como *leave-in*, com diluição de 1:50, 1 vez/semana, por 6 a 8 semanas (Imaverol®; Elanco, Basileia, Suíça) são boas escolhas, com maior adesão do proprietário em comparação com a aplicação de calda sulfocálcica ou hipoclorito diluído (1:10 com água), provavelmente pelo odor mais suave e pela ausência de alterações na cor do pelame.

Utilizam-se medicamentos antifúngicos sistêmicos, como griseofulvina (50 mg/kg VO 1 vez/dia ou 100 mg/kg 1 vez/dia durante 7 a 10 dias), itraconazol (5 a 10 mg/kg VO 1 vez/dia) e iodeto de sódio a 20% (250 mℓ por cavalo de 500 kg a cada 7 dias), mas não existem estudos controlados de eficácia. Além disso, o uso desses medicamentos é contraindicado em éguas prenhes.

A eliminação da dermatofitose de uma propriedade exige a eliminação do microrganismo dos hospedeiros infectados e a descontaminação do ambiente, inclusive fômites como escovas, arreios, mantas, bandagens para membros e roupas de montaria, em especial botas do cavaleiro. Não há vacinas antifúngicas comerciais para dermatofitose equina nos EUA.

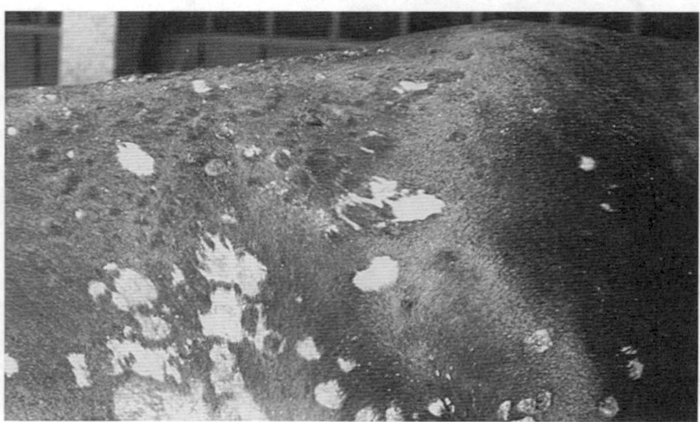

Figura 18.19 Sinais clássicos de dermatofitose (micose).

Piedra

A piedra consiste em uma doença fúngica superficial rara que causa nódulos na haste pilosa. Nódulos filamentosos pretos ou brancos, constituídos por hifas bem compactadas, são mais comuns na crina e na cauda. Os pelos afetados quebram no local da infecção. O diagnóstico definitivo é estabelecido por cultura de fungos e identificação microscópica do agente *Piedraia* sp. ou *Trichosporon beigelii*. O tratamento dos cavalos acometidos é formado por tricotomia e aplicação de fungicidas tópicos.

Esporotricose

A esporotricose é uma micose zoonótica causada por *Sporothrix schenckii*, um fungo aeróbio dimórfico. O microrganismo vive no solo e na vegetação em decomposição e entra na pele do cavalo por uma ferida traumática. As lesões começam como pápulas com possível exsudação seropurulenta. Os nódulos são mais comuns na coxa ou no membro anterior proximal e no peito (Figuras 18.20 e 18.21). Se o sistema imunológico não eliminar o microrganismo, há o desenvolvimento de nódulos subcutâneos duros ao longo dos vasos linfáticos que drenam a área. Os vasos linfáticos ficam endurecidos, e há liberação de exsudato espesso, marrom a vermelho. A doença raramente se torna sistêmica.

Determina-se o diagnóstico definitivo pela demonstração do microrganismo em exame citológico do exsudato, cultura de tecido ou exsudato ou biopsia cutânea. O microrganismo é uma levedura em forma de charuto em macrófagos e neutrófilos em esfregaços corados com Giemsa. O exame histológico do tecido revela dermatite nodular a difusa, supurativa a granulomatosa. Microabscessos intraepidérmicos podem ser observados. A levedura é raramente vista nos cortes de tecido. O número de microrganismos presentes no tecido pode variar, e a repetição das culturas é frequentemente necessária.

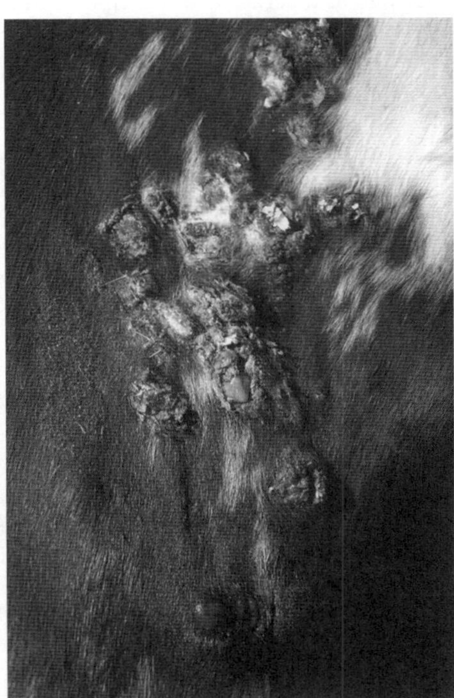

Figura 18.20 Nódulos subcutâneos típicos com ulceração e formação de cordões linfáticos no ombro de uma égua Paint Horse de 16 anos com esporotricose. (Sellon DC, Maureen LT. *Equine infectious diseases*. St. Louis: Saunders Elsevier; 2014.)

O di-hidroiodeto de etilenodiamina (EDDI), um suplemento para a alimentação animal e pó de iodeto orgânico, é o medicamento de escolha devido a seu custo e à facilidade de administração. É administrado em dose de ataque de 1 a 2 mg/kg a cada 12 horas por 7 a 10 dias, passando a 0,5 a 1,0 mg/kg a cada 12 horas por 1 mês após a resolução dos sinais clínicos. A dose de EDDI baseia-se no ingrediente ativo do suplemento alimentar, que geralmente é de 3,65% ou 3,65 mg/g de produto. O iodeto de sódio (solução a 20%) também tem sido bem-sucedido no tratamento de esporotricose equina. Uma dose de ataque de 20 a 40 mg/kg é administrada por via IV por 2 a 5 dias, seguida de tratamento oral 1 vez/dia (20 a 40 mg/kg) por 1 mês após o desaparecimento das lesões. Tanto o EDDI quanto o iodeto de sódio podem ser administrados por VO com seringa ou misturados ao concentrado. O desenvolvimento de iodinismo pode exigir a interrupção temporária do tratamento. O iodo causa aborto e não deve ser usado em éguas prenhes.

Micetomas

Os micetomas são infecções piogranulomatosas crônicas da pele e tecidos subcutâneos causadas por actinomicetos (actinomicetomas) ou fungos (micetomas eumicóticos).[35,36] Os micetomas equinos foram relatados na América do Norte, na África do Sul e na Austrália.[37] Os agentes mais relacionados com os micetomas eumicóticos equinos pertencem ao complexo *Scedosporium/Pseudallescheria* (SPC) e aos gêneros *Madurella* (*M. mycetomatis*). No entanto, *Curvularia verruculosa*, *Phialophora oxyspora* e *Aspergillus* spp. também foram ocasionalmente detectados.[36,37]

As lesões caracterizam-se por aumento de volume, exsudação e grânulos tissulares. O microrganismo, seja qual for, costuma entrar no corpo por inoculação traumática. Como em outras reações granulomatosas, o corpo é capaz de reconhecer o invasor e isolá-lo, mas não o eliminar.

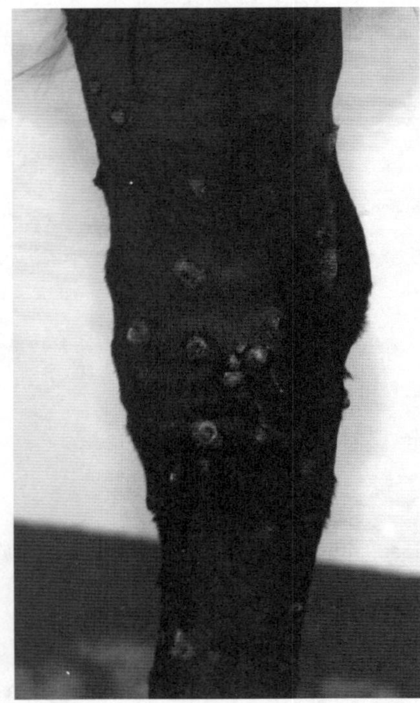

Figura 18.21 Esporotricose em membro distal de cavalo. (De Sellon DC; Maureen LT. *Equine infectious diseases*. St. Louis: Saunders Elsevier; 2014.)

As lesões podem variar em forma, tamanho, textura e cor, dependendo do agente etiológico. Nódulos únicos ou múltiplos de tamanhos variados podem ocorrer em quase qualquer parte do corpo do cavalo. Os nódulos geralmente são pigmentados e ulcerados e podem liberar grãos tissulares (pequenas partículas semelhantes a areia). Esses grãos são massas de hifas do microrganismo causador. Os grânulos marrom-escuros são dos gêneros *Madurella*, e os grãos brancos, de SPC.[35,36] O diagnóstico definitivo pode ser feito com aspirado com agulha fina ou biopsia excisional ou em cunha de uma lesão. O exame histológico mostra inflamação difusa a nodular piogranulomatosa a granulomatosa ao redor das hifas de ramificação septal. Os grãos tissulares podem ser visualizados à microscopia. As hifas contidas nos grãos ou nos tecidos podem ser pigmentadas ou não. Os melhores materiais para cultura de fungos são os grãos tissulares e, ocasionalmente, o exsudato. A excisão cirúrgica completa é curativa; se não for possível, o tratamento local adicional pode ser benéfico.[38]

Feo-hifomicose

A feo-hifomicose (Tabela 18.2), também conhecida como cromomicose, é uma infecção crônica cutânea, subcutânea, mucosa e, às vezes, sistêmica causada por fungos oportunistas pigmentados. Os microrganismos mais implicados são *Alternaria* spp., *Drechslera spicifera* e *Curvularia* spp., porém as espécies de *Hormodendrum, Phialophora* e *Cladosporium* também foram registradas. Muitos dos microrganismos que causam micetomas fúngicos podem causar feo-hifomicose, porém a principal diferença é a ausência de grãos tissulares. Os fungos pigmentados (fungos dematiáceos) que causam esta doença são saprófitos do solo e vegetação que entram no corpo por uma ferida ou uma abrasão. O corpo não é capaz de eliminar o microrganismo, que prolifera nos tecidos. A imunossupressão pode ser um fator predisponente.

As lesões podem aparecer em qualquer parte do corpo, porém são mais comuns na cabeça e no pescoço e podem ser nódulos cutâneos ou subcutâneos ulcerados, únicos ou múltiplos.[39] Algumas lesões são bem pigmentadas ao exame macroscópico, mas a pigmentação pode ser apenas uma característica microscópica. Os nódulos variam em tamanho e são frios, não dolorosos e não pruriginosos. A dermatite granulomatosa regional pode estar presente.

O diagnóstico definitivo é feito pelo exame histológico e pela cultura de fungos de um nódulo excisado. A biopsia de pele revela dermatite supurativa a granulomatosa com hifas septadas pigmentadas. A observação de hifas septadas pigmentadas na pele indica invasão tecidual oportunista.

A excisão cirúrgica completa e a administração de fluconazol quando a excisão completa não é possível, por 10 dias (dose inicial de 14 mg/kg administrada 1 vez, seguida de 5 mg/kg VO por dia) e iodeto de potássio (30 mg/kg VO por dia por 30 dias) são os tratamentos hoje recomendados.[38]

Pitiose

A pitiose (antes chamada ficomicose) consiste em uma das poucas emergências dermatológicas na prática equina. É causada por um fungo aquático chamado *Pythium insidiosum*.[40] Originalmente mais comum em climas quentes e úmidos, como o sudeste dos EUA e partes da América do Sul e da Austrália, o microrganismo chegou a Michigan, Indiana, Washington e outros locais de climas mais frios. O *Pythium* é um parasita de plantas que normalmente vive em vegetação aquática e detritos orgânicos. Pode sobreviver no solo e no pasto por longos períodos e tornar-se infeccioso após chuvas prolongadas. Os zoósporos infecciosos entram no cavalo por pequenas feridas ou contato prolongado com a água contaminada.

As áreas mais afetadas são os membros distais, o ventre, a área perioral e nasal e o tórax (Figura 18.22). Os primeiros sinais de invasão fúngica são pequenos focos de necrose, únicos ou múltiplos, que progridem rapidamente a massas circulares, ulcerativas e do tipo tecido de granulação com secreções serossanguinolentas. Essas massas são intensamente pruriginosas, uma característica importante dessa doença.

Tabela 18.2 Doenças fúngicas em equinos.

Doença	Agentes etiológicos comuns	Sinais clínicos
INFECÇÕES SUPERFICIAIS		
Dermatofitose	*Microsporum* e *Trichophyton* spp.	Áreas circulares de queda de pelo, crostas e descamação, urticária, pápulas
Piedra	*Piedraia* spp. ou *Trichosporon beigelii*	Nódulos filamentosos pretos ou brancos na haste do pelo
INFECÇÕES INTERMEDIÁRIAS		
Esporotricose	*Sporothrix schenckii*	Pápulas e nódulos ao longo dos vasos linfáticos; os nódulos podem ulcerar, ficar grossos e liberar um exsudato espesso de cor vermelha a marrom
Feo-hifomicose (infecção fúngica subcutânea crônica causada por fungos oportunistas pigmentados)	*Hormodendrum, Drechslera, Phialophora, Curvularia, Cladosporium*	Nódulos únicos ou múltiplos; as lesões podem ser macroscopicamente pigmentadas, são frias ao toque e não se mostram pruriginosas ou dolorosas
Micetoma (infecção subcutânea crônica)	Bactérias filamentosas e fungos oportunistas	Lesões nodulares únicas ou múltiplas; lesões ulceradas exsudativas são comuns; liberação de grãos tissulares nos micetomas, mas não na feo-hifomicose

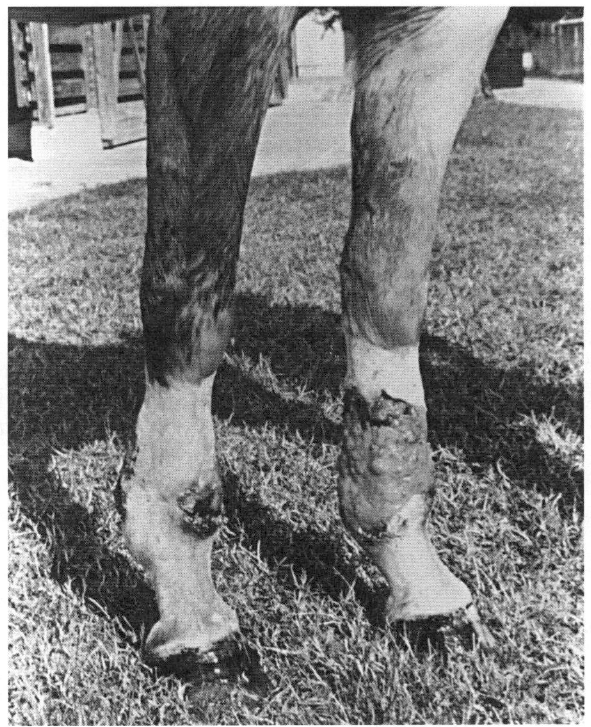

Figura 18.22 Cavalo com pitiose bilateral em membros.

Claudicação, acometimento de linfonodos regionais, anemia e hipoproteinemia são achados comuns. Se não tratada, a doença torna-se sistêmica, e a maioria dos cavalos sucumbe em 6 meses. As lesões de pitiose podem ser confundidas com habronemíase, tecido de granulação exuberante, granuloma bacteriano e carcinoma espinocelular (CEC) invasivo, o que pode retardar o tratamento apropriado. As lesões costumam ser hemorrágicas devido ao autotraumatismo e liberam material serossanguinolento espesso que se assemelha a sanguessugas. Os tratos no interior das lesões apresentam *kunkers* (outra característica importante desta doença), que são massas duras, arenosas e brancas a amarelas, que podem ser espremidas com pressão moderada. Os *kunkers* podem ramificar-se a olho nu, o que pode ser usado para distingui-los dos grânulos observados em várias outras doenças cutâneas. Os *kunkers* são compostos por hifas fúngicas, exsudato do hospedeiro e proteínas. O diagnóstico da infecção por *Pythium* pode ser feito rapidamente pela avaliação do *kunker* por um laboratório especializado. O diagnóstico definitivo também pode ser estabelecido por sorologia, biopsia, cultura e exame citológico do exsudato. A biopsia de lesões recentes de pitiose equina revela microabscessos abundantes com eosinófilos e alguns neutrófilos, linfócitos e macrófagos. Em casos crônicos, um granuloma eosinofílico com células gigantes é observado com microabscessos e *kunkers* no centro. Nas colorações de ácido periódico-Schiff (PAS) e de prata, observa-se o *P. insidiosum* como hifas esparsamente septadas de 6 a 10 mm de diâmetro. O diagnóstico inicial pode ser feito com base na aparência macroscópica da lesão, na localização e/ou na presença de *kunkers*. Devido à agressividade e à gravidade da doença, o tratamento não deve esperar os resultados de outros exames diagnósticos. O resultado é favorável caso a doença seja adequadamente tratada logo após o início dos sinais clínicos. A taxa de mortalidade é de 100% se o animal não for tratado. A probabilidade de resolução bem-sucedida das lesões diminui com a cronicidade da doença.

As lesões equinas devem ser tratadas de modo combinado, com excisão cirúrgica radical, três ou mais doses de imunoterapia para *Pythium* (www.pavlab.com) e aplicação tópica de soluções antifúngicas. Os cavalos acometidos também podem beneficiar-se da perfusão regional dos membros com 50 mg de anfotericina B[41] ou iodetos orais e/ou IV. O prognóstico da pitiose cutânea é bom nos casos com diagnóstico precoce e tratamento imediato e agressivo. A doença não é considerada uma zoonose, mas luvas de látex devem ser usadas ao examinar pacientes com suspeita de pitiose.

Estaquibotriotoxicose

A estaquibotriotoxicose consiste em uma micotoxicose causada pelas toxinas do fungo *Stachybotrys atra*.[2] Este fungo cresce no feno e na palha e produz toxinas conhecidas como *tricotecenos macrocíticos*. Essas toxinas causam supressão da medula óssea, neutropenia profunda, trombocitopenia e lesões necróticas-ulcerativas da pele e das mucosas.

As lesões geralmente começam na junção mucocutânea como áreas focais de necrose e ulceração. A seguir, há petéquias, úlceras, grandes áreas de necrose, rinite catarral, rinofaringite supurativa e laringite. As lesões cutâneas já começam a ocorrer 24 horas após a ingestão da toxina. Os sinais sistêmicos são letargia, anorexia, perda de peso, hiperatividade, *deficits* proprioceptivos, cólica, rigidez muscular e bloqueio atrioventricular de segundo grau. Os animais acometidos desenvolvem diátese hemorrágica, enterite hemorrágica e sepse e morrem.

O diagnóstico baseia-se na anamnese, nos sinais clínicos e na descoberta da toxina no alimento. Ao reconhecer a intoxicação no início da doença, a retirada da alimentação afetada leva à resolução dos sinais. O prognóstico é ruim em animais com lesões extensas e exposição crônica.

Dermatite do metacarpo

Dermatite do metacarpo é o termo usado para descrever lesões de etiologias variadas na parte de trás dos metacarpos e/ou bulbos dos talões (Figura 18.23) que às vezes se espalham pelos membros. De modo geral, a infecção bacteriana é um componente significativo. O *D. congolensis* costuma ser observado com duas ou mais outras espécies bacterianas. As lesões podem estar associadas a outras doenças, como fotossensibilidade em cavalos com extremidades brancas, sarna corióptica em cavalos de tração ou foliculite bacteriana estafilocóccica simples. As lesões podem ser descamativas, crostosas ou exsudativas e bastante sensíveis ao toque. A claudicação pode ser observada. Casos brandos podem ser resolvidos com a tricotomia do excesso de pelos dos metacarpos para que sequem mais rápido, a limpeza suave com clorexidina seguida de secagem completa e a aplicação tópica de pomadas antibacterianas hidrossolúveis. O cavalo deve ser mantido em ambiente seco até a cura completa das lesões. Casos graves de dermatite de metacarpo requerem antibióticos sistêmicos, e a biopsia com cultura e antibiograma pode melhorar o tratamento. A coloração com prata do espécime histológico para detecção de espiroquetas deve ser realizada em cavalos que não respondem ao tratamento. Os casos graves podem ser submetidos à perfusão regional dos membros com o antibiótico apropriado para as bactérias isoladas.

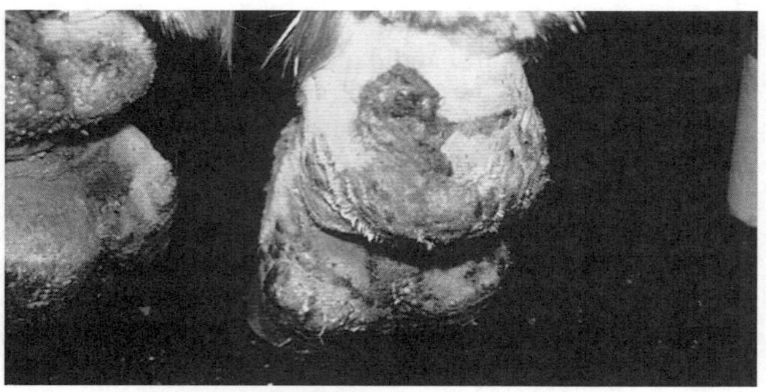

Figura 18.23 Dermatite da quartela.

Doenças parasitárias

Os ectoparasitas são uma causa comum de dermatite em cavalos e podem ter um grave impacto no bem-estar do animal. Também são vetores importantes na transmissão de muitos agentes infecciosos.

Piolhos (pediculose)

Os piolhos geralmente causam prurido intenso, o que provoca escoriações autotraumáticas e alopecia irregular. Sem tratamento, o pelame pode ficar opaco, com descamações. Os cavalos acometidos podem ficar agitados e com pouco apetite. Os potros podem desenvolver fasciculações musculares sem outros sintomas. As infestações graves por piolhos sugadores podem causar anemia ou debilitação grave. A infestação não tem predileção por idade, raça ou sexo.

Os piolhos são parasitas obrigatórios altamente específicos que passam todo o ciclo de vida (20 a 40 dias) no hospedeiro. Em condições ideais, os piolhos podem viver por 2 a 3 semanas fora do hospedeiro, mas normalmente morrem em menos de 7 dias.[42] As infestações por piolhos são transmitidas por contato direto ou indireto. Rasqueadeiras e arreios servem como fômites para transmissão, e os cavalos adultos podem atuar como reservatórios assintomáticos, identificados apenas quando potros ou outros animais suscetíveis são infestados.

Os piolhos-fêmeas prendem suas lêndeas aos pelos do cavalo com uma secreção adesiva transparente. Dois tipos de piolhos alimentam-se de cavalos. Os piolhos mastigadores (*Damalinia equi*) alimentam-se de detritos epidérmicos e preferem a região dorsolateral do tronco. Os piolhos sugadores (*Haematopinus asini*) alimentam-se de sangue e fluidos teciduais e geralmente infestam a região da crina, da cauda e do boleto.

As infestações por piolhos podem ocorrer durante todo o ano, porém são mais comuns no inverno nos climas do norte, quando o pelo mais comprido e as menores temperaturas da pele e do pelo são mais favoráveis à reprodução.

O diagnóstico de infestações por piolhos é feito por visualização de adultos e/ou ovos nos pelos do cavalo. Sob luz solar intensa ou em animais com pelos claros, o veterinário pode precisar usar um pente de dentes finos ou escovar o pelo em uma superfície mais escura para encontrar os piolhos. As biopsias de pele podem revelar dermatite eosinofílica perivascular superficial inespecífica, acompanhada ou não por microabscessos intraepidérmicos.[2]

Nas infestações por piolhos, o objetivo é tratar todos os animais do local. A ivermectina, em dose de 200 μg/kg VO a cada 2 semanas por três tratamentos, é geralmente eficaz no tratamento de piolhos sugadores. Há controvérsias sobre se os piolhos mastigadores respondem ao tratamento com ivermectina oral tão bem como os piolhos sugadores, mas o uso da solução tópica de eprinomectina (Eprinex Pour-on®; Merial, Manukau City, Nova Zelândia), em dose de 500 μg/kg de peso corpóreo semanalmente por uma a quatro administrações parece curar. Os piolhos sugadores e mastigadores respondem aos xampus inseticidas ou de sulfeto de selênio a 1%, que matam os piolhos adultos. Uma segunda aplicação em 2 semanas é necessária para matar as lêndeas. Duas aplicações de *sprays* ou pós inseticidas à base de piretrinas e piretroides a intervalos de 14 dias também são eficazes. As permetrinas mais antigas causavam parestesia e perda de pelo local em alguns cavalos. Uma formulação mais recente de permetrina que também contém piriproxifeno e dinotefurano (Vecta 3D®; Ceva, Lenexa, KS, EUA) não parece produzir esses efeitos indesejáveis (consulte o tópico *Tratamento de doenças alérgicas da pele*), e um tratamento costuma ser suficiente para adultos e lêndeas. Aplicações de imidacloprid, foxim e fipronil a 0,25% também são eficazes.[43,44] Os banhos de calda sulfocálcica e piretrina são associados a menos reações adversas em equinos do que outros tratamentos por imersão. Como esses produtos não afetam os ovos de piolhos, duas a três aplicações são recomendadas em intervalos de 2 semanas. Todo o corpo do cavalo deve ser tratado para que a eficácia seja ótima. Todos os produtos devem ser utilizados de acordo com as instruções da bula. A presença de piolhos no ambiente deve ser tratada com a limpeza e a descontaminação de todos os arreios e rasqueadeiras e a descontaminação da área de estabulação com *spray* comercial para pulgas. Os *trailers* para cavalos tendem a ser ignorados durante o tratamento, mas podem ser a fonte de infestação. O tratamento profilático de animais que retornam de exibições, reprodução ou treinamento deve ser considerado em locais de alto risco.

Ácaros (sarna)

Diversos ácaros podem infestar cavalos. *Sarcoptes scabiei* var. *equi* (sarna, sarna da cabeça), *Chorioptes equi* (sarna do membro), *Psoroptes equi* (sarna do corpo), *Pyemotes tritici* (ácaro pruriginoso da palha) e as espécies *Trombicula* e *Eutrombicula* estão associados a doenças cutâneas pruriginosas dos equinos.[42] O prurido que acompanha uma infestação por ácaros é causado por uma combinação de irritação mecânica e hipersensibilidade a esses aracnídeos e seus subprodutos (ou seja, fezes). A lesão cutânea primária de uma infestação por ácaros é uma erupção maculopapular. Nas infestações crônicas, a pele fica bastante inflamada e espessa, e infecções bacterianas secundárias são frequentes. Desde 2006, as infestações por ácaros em equinos não são mais doenças passíveis de notificação ao governo federal dos EUA, embora possam continuar a ser para algumas agências veterinárias estaduais. Independentemente do tipo de ácaro presente no cavalo, raspados cutâneos devem fazer parte da investigação diagnóstica. À exceção das larvas de piolhos e trombiculídeos que podem ser vistas a olho nu, as infestações por ácaros devem ser confirmadas pelo exame microscópico de amostras de raspados cutâneos.

Sarcoptes scabiei. O *S. scabiei* é altamente contagioso em cavalos e infesta, de maneira transitória, seres humanos em contato com os animais. Ele consegue de sobreviver fora do hospedeiro por até 3 semanas, e a transmissão por fômites ou fontes ambientais é possível. Os ácaros da sarna enterram-se na epiderme superficial, onde depositam seus ovos. No início das infestações, os ácaros são encontrados em maior concentração na cabeça e no pescoço e parecem preferir os pavilhões auriculares dos cavalos. Com a progressão da doença, os ácaros espalham-se por todo o corpo. Em equinos, a sarna causa intenso prurido e descamação e formação generalizada de crostas com escoriações e liquenificação. Infecções bacterianas secundárias podem ser observadas. O ácaro da sarna é circular, com membros curtos, ânus terminal e pedículos longos e sem articulações. Infelizmente, como em outras espécies, o achado de ácaros da sarna em raspados de pele pode ser difícil. Portanto, raspados negativos não asseguram que o cavalo não tenha sarna.

A ivermectina em dose de 200 μg/kg VO é eficaz no tratamento de cavalos com sarna. Como em outras espécies, a administração de ivermectina deve ser repetida em intervalos de 2 semanas por um total de dois a três tratamentos devido à eclosão de ovos e presença de novos ácaros adultos naquele momento. Alternativamente, tratamentos tópicos também foram utilizados, como imersão em calda sulfocálcica, lindano, coumafós, diazinon, malation ou toxafeno. Os cavalos acometidos e seus contactantes devem ser tratados a cada 7 a 10 dias por três a seis tratamentos. Fômites devem ser descontaminados (p. ex., arreios, escovas), bem como o ambiente.

Chorioptes equi. Estes ácaros são específicos do hospedeiro e não parasitam os seres humanos (Figura 18.24). Passam o ciclo de vida completo de 3 semanas no hospedeiro, mas podem viver no cavalo por 70 dias. O ácaro tende a ser mais comum nos meses de inverno. O *C. equi* alimenta-se de detritos epidérmicos em locais preferidos, como os membros distais e o períneo. Cavalos infestados apresentam prurido intenso e mastigam, lambem, batem com os pés e esfregam a cauda e a área perineal. Em alguns cavalos, apenas os membros posteriores são afetados. As lesões cutâneas são pápulas, alopecia, eritema, descamação e crostas em metacarpos, boletos ou períneo.

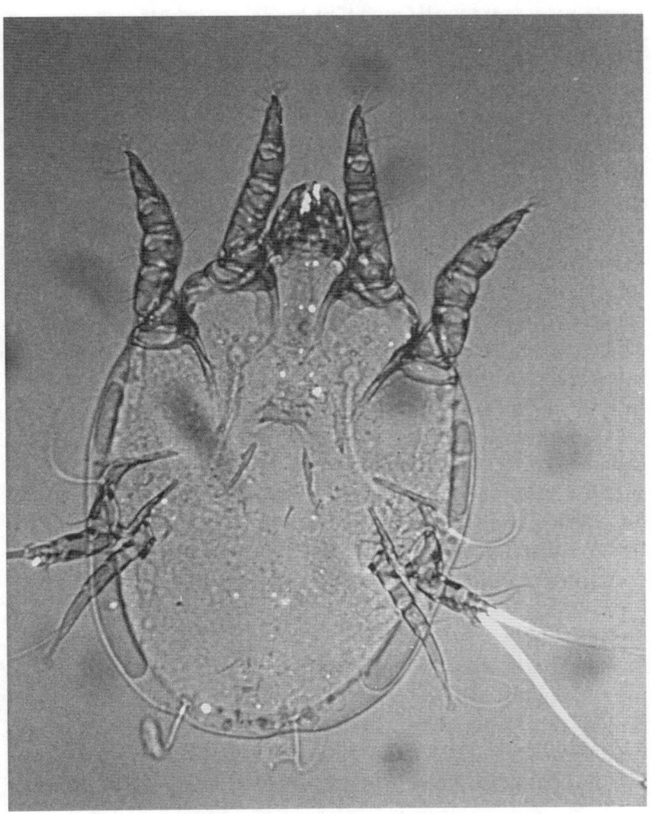

Figura 18.24 Ácaro *Chorioptes*.

Às vezes, o diagnóstico pode ser feito com raspados cutâneos profundos, frequentemente em fita adesiva transparente ou uma gota de óleo colocada em uma lâmina de vidro para que os ácaros não escapem. Se o quadro clínico for condizente com a infestação por *C. equi*, mas o ácaro não for recuperado, a resposta ao tratamento pode ser usada para o diagnóstico. Embora os cavalos infestados possam ter muitos ácaros facilmente recuperáveis, parece haver uma população equina em que poucos ou nenhum ácaro é encontrado. Nesses animais, os sinais clínicos podem ser causados por hipersensibilidade. Cavalos de tração ou pelos longos nos boletos são predispostos a *C. equi*, que podem contribuir para as lesões do linfedema progressivo crônico (CPL; Figura 18.25).

O *C. equi* deve ser incluído na lista de diagnósticos diferenciais de cavalos com dermatite do metacarpo. Ao diagnosticar uma infestação por *C. equi*, todos os cavalos da propriedade devem ser tratados. Como *C. equi* não causa sinais clínicos graves em todos os cavalos infestados, a sarna corióptica costuma ser ignorada quando diagnosticada em apenas um animal.

O tratamento recomendado é composto por solução tópica de eprinomectina (Eprinex Pour-on®; Merial, Manukau City, Nova Zelândia) na dose recomendada pelo fabricante para bovinos, de 500 μg/kg de peso corpóreo 1 vez/semana por quatro administrações.[45] A dose apropriada para cada cavalo é administrada no dorso, da cernelha à porção proximal da cauda. O fipronil tópico (Frontline®; Merial, Iselin, NJ, EUA) também pode ser utilizado, embora aparente causar agitação em alguns cavalos, talvez pelo aumento da atividade dos ácaros. Tanto a ivermectina quanto a moxidectina foram preconizadas no tratamento de *C. equi* em equinos. No entanto, os ácaros parecem estar ficando resistentes a esses produtos. A terapia tópica por imersão pode ser indicada em alguns cavalos. Para a utilização de um medicamento tópico, aconselha-se cortar o pelo ao redor dos boletos e metacarpos para assegurar o contato ideal do produto com a pele e os ácaros. As instalações devem ser descontaminadas com um *spray* comercial para as pulgas.

Psoroptes equi. Os ácaros *P. equi* são altamente contagiosos para outros cavalos, mas não infestam seres humanos. Vivem na superfície da pele e alimentam-se de soro e componentes celulares. A transmissão de *P. equi* ocorre por contato direto e exposição a fômites. As infestações por ácaros tendem a começar na testa, na crina e na cauda e espalhar-se para o tronco. Sabe-se que esses ácaros infestam o canal auditivo e causam otite externa. Os cavalos acometidos geralmente chacoalham a cabeça ou a esfregam em superfícies sólidas. Como muitos outros ácaros, o prurido causa alopecia, pápulas, crostas exsudativas, escoriações e úlceras cutâneas. A intensidade do prurido é variável. A anamnese e os sinais clínicos sugerem o diagnóstico de *P. equi*. Raspados de pele são necessários para confirmar o diagnóstico. O *P. equi* tem corpo oval com pedículos segmentados. O tratamento da infestação por *P. equi* assemelha-se ao descrito para todos os ácaros.

Trombiculíase. A trombiculíase é causada pela infestação por larvas de ácaros adultos de vida livre (gênero *Eutrombicula* ou *Neotrombicula*). As larvas são mais prevalentes em gramíneas, florestas ou pântanos ao final do verão e no outono. Pequenos roedores são os hospedeiros naturais. As lesões cutâneas patognomônicas são pápulas com um pequeno ponto laranja ou vermelho (larvas de trombiculídeos) no centro. As lesões ocorrem principalmente na face, no focinho, nos membros distais, no tórax ventral e no abdome. A trombiculíase é sazonal, mas essa sazonalidade varia de acordo com o gênero e a espécie.

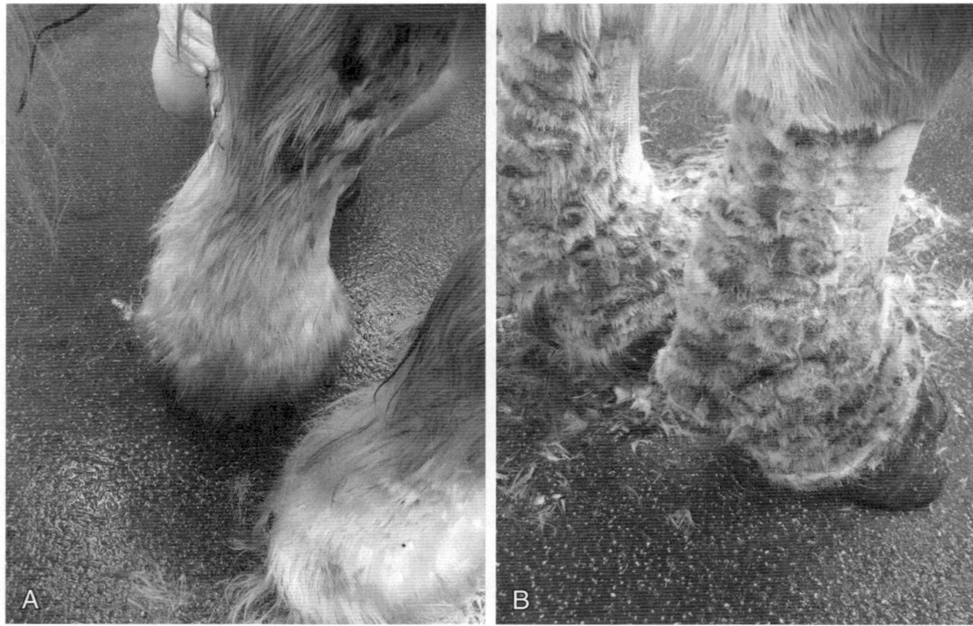

Figura 18.25 Um cavalo de tração de 10 anos com linfedema progressivo crônico. Antes (**A**) e depois (**B**) da tricotomia em um cavalo com infestação crônica por *Chorioptes equi* e infecção bacteriana mista secundária. Isso demonstra que o pelame pode esconder lesões cutâneas graves. O cavalo já havia sido tratado com ivermectina várias vezes sem resolução do prurido ou das lesões cutâneas. A solução de eprinomectina aplicada à linha superior do cavalo, o tratamento tópico da ferida e a administração de antibióticos sistêmicos controlaram a progressão da doença.

O *E. alfreddugesi* é ativo no fim da primavera e alcança o pico no verão, enquanto o *Neotrombicula autumnalis* é mais ativo do fim do verão a meados do outono.[46] As larvas alimentam-se do hospedeiro ao final da tarde e no início da noite. O diagnóstico baseia-se na observação da lesão distinta, com larvas de cerca de 0,2 a 0,4 mm de tamanho, formato oval e seis membros, em seu centro. A trombiculíase é uma doença autolimitante. Em alguns cavalos, essa infestação de ácaros causa desconforto; esses animais devem ser tratados. Os tratamentos recomendados são *sprays* ou imersões em calda sulfocálcica, permetrina, piretrina, cipermetrina e foxim como tratamento único em associação à prednisolona em dose de 0,5 mg/kg VO por 3 a 5 dias.

Pyemotes tritici. O *P. tritici* (ácaro pruriginoso da palha) normalmente parasita as larvas de insetos em grãos. Às vezes, esse ácaro parasita humanos e equinos.[15] A infestação em cavalos é causada por feno contaminado oferecido em suportes elevados. O ácaro produz uma erupção maculopapular com crosta na cabeça, no pescoço e no tronco que pode ser pruriginosa. O diagnóstico baseia-se na anamnese e no exame clínico. Esta doença é autolimitante, e o proprietário deve remover a forragem contaminada ou colocar o alimento no chão até o consumo de todo o material contaminado. Infestações por fômites ou feno oferecido no solo não foram relatadas.

Dermanyssus gallinae. As ninfas e os adultos do ácaro das aves, *Dermanyssus gallinae*, ocasionalmente parasitam o cavalo. Tal ácaro alimenta-se à noite. Os adultos são ovais e têm 0,6 a 1 mm de comprimento e oito membros longos. O ácaro tem cor branca, cinza ou preta. Após o repasto, assumem cor vermelha.

Esse ácaro causa pápulas e crostas pruriginosas na cabeça e nos membros dos cavalos. Raspados de pele e preparações com fita, obtidos à noite, aumentam a chance de isolamento do ácaro. Os ácaros podem ser mais facilmente identificados em galinhas no ambiente do cavalo. A limpeza do ambiente e os tratamentos rotineiros contra ácaros, já descritos, são benéficos. Se não for possível eliminar o contato entre equinos e aves, a recidiva da dermatite pode ser evitada por meio da aplicação regular de permetrina nos cavalos e da descontaminação semestral dos estábulos.[47]

Demodicose. Os ácaros demodécicos são residentes normais da pele equina. Portanto, é provável que o raro animal que apresenta sinais clínicos de demodicose seja imunocomprometido. Duas espécies de *Demodex* podem infestar cavalos, *D. equi* e *D. caballi*, e cada uma afeta diferentes áreas do corpo. O *D. caballi* prefere as pálpebras e o focinho, enquanto as lesões de *D. equi* são mais generalizadas. Clinicamente, esses cavalos têm uma ou mais áreas alopécicas ou de descamação. Nos equinos, as áreas mais afetadas por *Demodex* são a face, o pescoço e, às vezes, os ombros. O ácaro é facilmente identificado em raspados de pele das regiões acometidas. Como a infestação costuma ser assintomática e tende a regredir com a resolução da causa da imunossupressão, a maioria dos cavalos não é tratada. O tratamento tópico com triclorfon a 2% a cada 2 dias ou ivermectina VO por 15 dias mostrou algum sucesso. O amitraz é contraindicado, pois pode causar cólica em cavalos. Independentemente disso, o veterinário deve identificar e tratar a causa subjacente da demodicose, que é mais comumente a doença de Cushing equina (PPID).[1,2,46]

Carrapatos

Os carrapatos não apenas prejudicam seu hospedeiro localmente, devido às lesões causadas pelas picadas, mas também podem desempenhar um papel significativo na transmissão de diversos vírus, protozoários, riquétsias e bactérias. Além disso, os cavalos sofrem paralisia por carrapatos, como os cães. As infestações por carrapatos são mais comuns na primavera e no verão.

Os carrapatos moles (família Argasidae) depositam ovos em áreas protegidas do ambiente; os carrapatos recém-nascidos sugam sangue e linfa do cavalo e depois caem para tornar-se adultos (carrapatos de um hospedeiro). Os carrapatos moles infestam celeiros, galpões e outras áreas de alojamento de animais. Nos cavalos, o carrapato mole *Otobius megnini* (carrapato-espinhoso-da-orelha) tende a infestar as orelhas e o canal auditivo. Os sinais clínicos de infestação são otite externa, inclinação da cabeça, tremor de cabeça, fricção do pavilhão auricular e, ocasionalmente, hematomas auditivos. Os carrapatos duros (família Ixodidae), como as espécies *Dermacentor*, *Ixodes* e *Amblyomma*, são os mais comuns em equinos. Eles também depositam seus ovos em áreas externas protegidas, mas precisam de três hospedeiros. Isso significa que devem se alimentar de três hospedeiros distintos para concluir seu ciclo de vida.

A gravidade dos sinais clínicos da infestação por carrapatos depende da densidade de artrópodes e do desenvolvimento de uma reação de hipersensibilidade às picadas. As infestações são mais comuns nos pavilhões auriculares, na face, no pescoço, na virilha, nos membros distais e na cauda. A princípio, as lesões consistem em erupções papulares a pustulares que logo formam crostas, erosões e úlceras, com perda de pelo. As reações de hipersensibilidade podem ser locais ou generalizadas. As respostas locais caracterizam-se por nódulos no local da picada do carrapato. As reações sistêmicas caracterizam-se por urticária no corpo inteiro ou placas urticárias multifocais. Na Austrália, uma reação de hipersensibilidade a *Boophilus microplus* foi observada em cavalos sensibilizados. Prurido intenso e pápulas surgem nos primeiros 30 minutos após o início do repasto dos carrapatos.

O diagnóstico definitivo é estabelecido pela observação de carrapatos presos ao corpo ou canal auditivo do cavalo. O tratamento visa a matar os carrapatos no cavalo, e o conhecimento da resistência parasiticida da população local é muito importante. Banhos de esponja com piretrina ou piretroides podem ser aplicados no corpo do cavalo, como cuidado especial no tratamento de dobras cutâneas. Dois a três tratamentos costumam ser necessários para a erradicação de carrapatos moles. O tratamento para carrapatos duros deve ser repetido durante toda a temporada devido ao ciclo de vida de três hospedeiros. As infestações por *O. megnini* requerem a remoção mecânica do maior número possível de carrapatos. A aplicação de uma parte de rotenona e três partes de óleo mineral 2 vezes/semana é um tratamento parasiticida ótico eficaz, assim como as preparações óticas de piretrina (Otomite Plus®; Virbac, Fort Worth, TX, EUA). A ivermectina e o fipronil também demonstraram eficácia. O fipronil em gota ou *spray* pode ser aplicado mensalmente no pavilhão auricular para evitar carrapatos.

Helmintos

Oncocercose. As lesões da infecção por *Onchocerca cervicalis* começam como um simples adelgaçamento do pelame, geralmente ao redor de olhos, focinho, pescoço, tórax e abdome ventral.[1,2] Com a progressão da doença, as lesões variam de áreas focais a generalizadas de alopecia, descamações, crostas e placas (Figuras 18.26 e 18.27) e podem apresentar escoriação, ulceração, exsudação e liquenificação acentuadas.

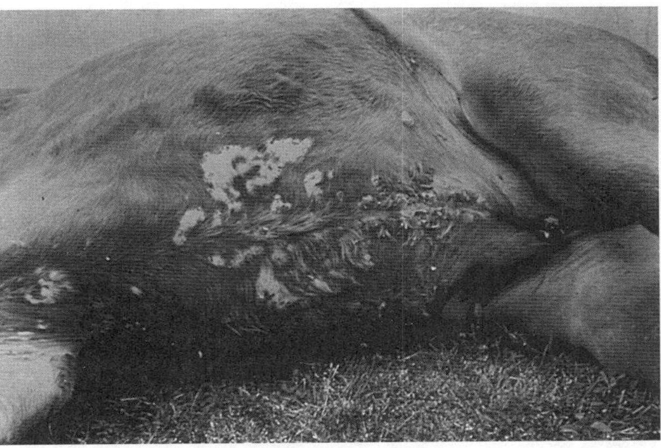

Figura 18.26 Dermatite medial ventral causada por oncocercose.

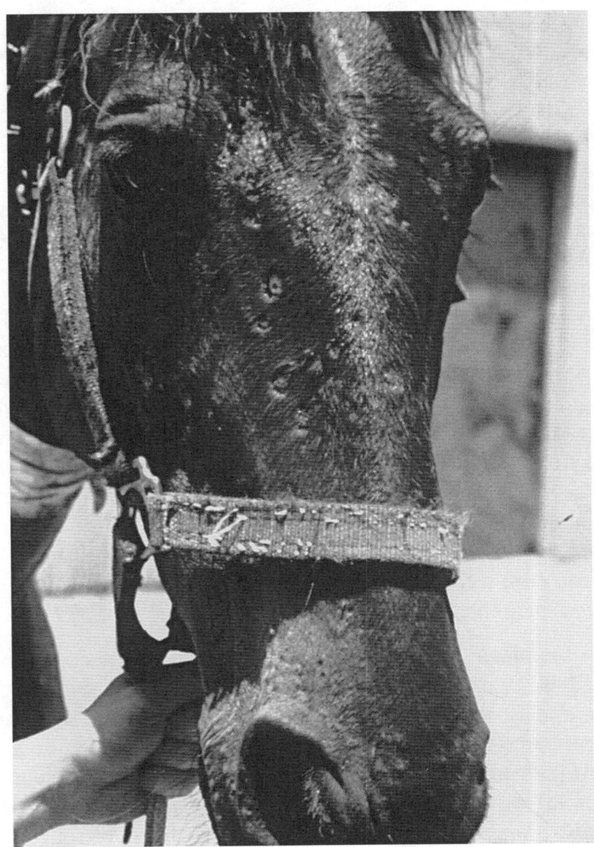

Figura 18.27 Oncocercose equina.

Pode desenvolver-se leucoderma no local da lesão, mas geralmente é reversível. Entre as doenças oculares associadas ao *O. cervicalis* estão uveíte recorrente equina (a causa mais comum de cegueira em cavalos em todo o mundo), ceratite esclerosante, vitiligo da conjuntiva bulbar e nódulos conjuntivais.[48]

O nematoide vive no ligamento nucal e produz microfilárias que migram pela pele e são ingeridas pelos hospedeiros intermediários, do gênero *Culicoides*. As populações de microfilárias apresentam variações sazonais e são mais altas na primavera e no verão, que também se mostram a alta temporada para o vetor *Culicoides*. Acredita-se que os sinais clínicos de oncocercose sejam causados por uma reação de hipersensibilidade idiossincrática a um ou mais antígenos das microfilárias porque muitos cavalos que têm microfilárias circulantes não apresentam lesões.[49]

A oncocercose é uma doença importante em cavalos de todo o mundo, não tem predileção por raça ou sexo e geralmente afeta animais com 4 anos de idade ou mais. A confiabilidade do diagnóstico de oncocercose é maior quando baseada em preparação triturada ou exame histológico da pele de uma amostra de biopsia. As preparações trituradas requerem uma amostra de tecido de 4 ou 6 mm. Coloca-se a amostra de tecido em uma placa de Petri com uma pequena quantidade de soro fisiológico, picada com uma lâmina de bisturi ou navalha e incubada em temperatura ambiente por 30 a 60 minutos. O espécime é então examinado microscopicamente quanto à evidência de movimento rápido das microfilárias. As biopsias cutâneas revelam uma dermatite eosinofílica perivascular superficial. As microfilárias são frequentemente visíveis na derme superficial.

O tratamento com ivermectina ou moxidectina em doses padronizadas é eficaz. Alguns cavalos precisam de dois a três tratamentos mensais antes da resolução dos sinais clínicos. Aproximadamente 25% dos cavalos com doença grave têm uma reação adversa, como edema da linha média ventral ou prurido, 1 a 10 dias após o tratamento. Acredita-se que tal reação seja causada por microfilárias moribundas e mortas. Casos raros podem ser acompanhados por febre e edema umbilical e palpebral grave. Relatos informais sugerem que o tratamento também pode precipitar um episódio de uveíte.

Alguns veterinários tratam cavalos com uveíte recorrente equina com AINEs. Alternativamente, o tratamento pode ser feito com prednisolona, em dose de 0,5 mg/kg VO, mas esse esquema não é recomendado de modo rotineiro. Nenhum dos anti-helmínticos hoje comercializados mata parasitas adultos no ligamento nucal, e os indivíduos acometidos precisam de repetições periódicas do tratamento com ivermectina devido à recidiva dos sinais clínicos. A prevalência de oncocercose cutânea diminuiu significativamente ao longo dos anos devido aos protocolos de vermifugação de rotina com ivermectina. O uso mais recente de vermifugação de acordo com a contagem de ovos nas fezes parece ter aumentado a incidência de dermatite relacionada ao *Onchocerca*.

Habronemíase. A habronemíase cutânea é uma doença nodular cutânea comum causada por três espécies de nematoides: *Habronema muscae*, *H. majus* (*H. microstoma*) e *Draschia megastoma* (*H. megastoma*). A mosca doméstica é o hospedeiro intermediário de *H. muscae* e *D. megastoma*, enquanto a mosca-dos-estábulos é o hospedeiro intermediário do *H. microstoma*. Os nematoides adultos vivem no estômago e produzem larvas que são eliminadas nas fezes e ingeridas pelas larvas dos hospedeiros intermediários já mencionados. O hospedeiro intermediário deposita larvas infectantes perto da boca do cavalo, que as engole, completando o ciclo. A habronemíase cutânea ocorre quando o hospedeiro intermediário deposita larvas infectantes na pele, feridas abertas ou áreas com umidade crônica.

Cavalos com habronemíase cutânea apresentam nódulos ulcerativos na primavera e no verão que regridem de maneira parcial ou completa no inverno. Árabes, cavalos cinzentos e com cores diluídas (ou seja, palomino, *buckskin*, *dun* ou baio) podem estar predispostos à habronemíase cutânea. Os cavalos Puros-Sangues parecem sub-representados. Não há predileção por sexo, raça ou idade. Alguns cavalos podem estar predispostos à habronemíase cutânea, exibindo sinais clínicos a cada ano, enquanto outros indivíduos do mesmo local nunca apresentam a doença.

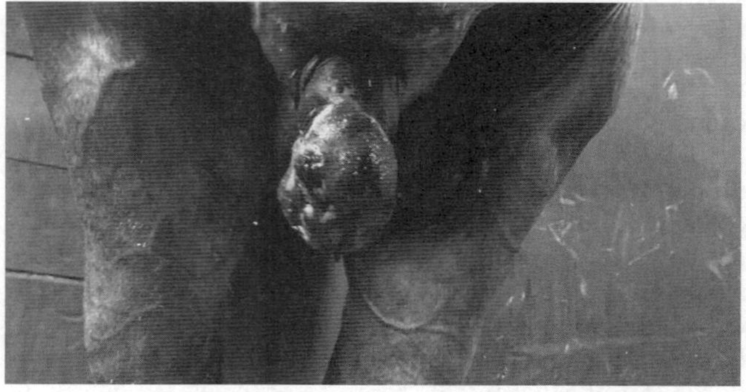

Figura 18.28 Infecção recorrente por *Habronema* no pênis de um Lusitano castrado.

De modo geral, as lesões ocorrem nos membros, no processo uretral do pênis, no prepúcio ou em qualquer área com traumatismo cutâneo (Figura 18.28). Entre os sítios perioculares comuns estão o canto medial, o saco conjuntival, o ducto lacrimal e a terceira pálpebra. Nódulos únicos ou múltiplos podem ser observados. A maioria dos casos apresenta prurido, provavelmente causado por uma reação de hipersensibilidade ao parasita. A intensidade do prurido pode variar de branda a grave. Nos casos graves com lesões oculares, o cavalo pode sofrer de fotofobia, epífora e quemose. As lesões que afetam o processo uretral podem provocar disúria.

As lesões geralmente são ulceradas e semelhantes a um tecido de granulação exuberante. Grânulos amarelos ("grânulos de enxofre") com cerca de 1 mm de diâmetro podem ser observados. O exame microscópico desses grânulos não revela hifas ramificadas, como as observadas nas lesões de pitiose ou zigomicose.

Os diagnósticos diferenciais da habronemíase cutânea são granuloma bacteriano, granuloma fúngico, pitiose, tecido de granulação exuberante, ceratite eosinofílica, CEC e sarcoide equino. As infestações por *Habronema* spp. são frequentemente concomitantes a outras doenças dermatológicas, e a biopsia é importante para o diagnóstico completo e definitivo.

O diagnóstico baseia-se na anamnese, no exame físico, no exame citológico e na biopsia de lesões. Às vezes, o próprio parasita pode ser visto diretamente, e o exame citológico do exsudato pode revelar a presença de larvas de nematoides. Essas larvas são grandes (3 mm × 60 μm), com cauda espinhosa, e costumam ser móveis. As biopsias de pele revelam dermatite granulomatosa nodular a difusa com grande número de mastócitos e eosinófilos; os focos de necrose coagulativa são característicos. Às vezes, essa área de necrose contém cortes transversais de larvas.[1,2]

O tratamento da habronemíase cutânea deve incluir o controle da reação de hipersensibilidade associada e a eliminação do parasita. O uso rotineiro de lactonas macrocíclicas (ivermectina ou moxidectina) deve remover os adultos do estômago e minimizar a transmissão contínua. Nos cavalos com lesões em andamento, recomendam-se o tratamento com ivermectina e sua repetição a cada 2 semanas, além do tratamento tópico da ferida. Esse tratamento tópico costuma ser feito com uma mistura de glicocorticoides, dimetilsulfóxido (DMSO), ivermectina ou moxidectina e fention, tiabendazol, ronel ou triclorfon. Corticosteroides sistêmicos podem ser necessários em alguns cavalos; a prednisolona é administrada em dose de 0,05 a 1 mg/kg 1 vez/dia durante 10 a 14 dias, com diminuição gradual ao longo de mais 2 semanas. A adição de dietilcarbamazina (3 mg/kg VO a cada 24 h) para matar a microfilária pode ser feita em alguns cavalos. Esses animais podem precisar de tratamento simultâneo com corticosteroides para o controle do prurido causado pelas microfilárias morrendo.

Os casos graves precisam de excisão cirúrgica das lesões acompanhada por tratamento tópico e sistêmico. Embora a criocirurgia tenha sido recomendada na habronemíase cutânea, o retardo na cicatrização em comparação com a remoção cirúrgica torna o cavalo suscetível à reinfecção por um longo período. Em todos os casos de habronemíase cutânea, é necessário proteger a lesão do contato com moscas para interromper o ciclo de reinfestação.

A habronemíase conjuntival é tratável com colírio de ecotiofato, administrado 3 vezes/dia para matar larvas, combinado com uma pomada oftálmica com dexametasona e antibiótico. Outros tratamentos oculares são a aplicação tópica de neomicina, polimixina B e dexametasona 3 a 4 vezes/dia até a cura. Na presença de úlceras de córnea, antibióticos oftálmicos sem corticosteroides são usados até a cicatrização da lesão. Após a cicatrização da úlcera da córnea, adiciona-se uma pomada oftálmica de dexametasona. A maioria das lesões oculares cura-se em 5 a 18 dias, com média de 8,2 dias.[50]

O controle da mosca é uma parte essencial do tratamento, e diferentes métodos são recomendados (Boxe 18.4).

BOXE 18.4 Estratégias primárias de manejo de pragas equinas comuns

Estabulação
Tabanídeos: períodos diurnos e crepusculares
Simulídeos (borrachudos): períodos diurnos e crepusculares
Mosquitos picadores (mosquitos-pólvora): sob os ventiladores; períodos noturnos e crepusculares

Dispositivos de exclusão
Simulídeos (borrachudos): redes para pavilhão auricular
Moscas domésticas: máscaras faciais
Moscas-da-face (*Musca autumnalis*): máscaras faciais

Manejo de feno e estrume
Moscas-dos-estábulos: feno, especialmente no pasto
Moscas domésticas: saneamento geral

Manejo de bovinos
Moscas-dos-chifres (*Haematobia irritans*): controle de pragas em hospedeiros naturais
Moscas-da-face (*Musca autumnalis*): o estrume intacto é requisito para o desenvolvimento larval

Manejo de água
Mosquitos: apenas algumas espécies
Mosquitos picadores (mosquitos-pólvora): apenas algumas espécies

Identificação e remoção da fonte
Ácaro pruriginoso da palha (*Pyemotes tritici*): infestação do feno
Cantáridas (família Meloidae): produtos à base de alfafa

Restrição do pastoreio ou da movimentação
Trombilídeos: distribuição irregular na primavera ou outono
Carrapatos: o corte das gramíneas e o controle do solo também são importantes
Tabanídeos: permitir que os cavalos escapem para áreas arborizadas
Pragas avícolas (pulgas e piolhos): separar cavalos e aves

De Robinson NE (ed.). *Current therapy in equine medicine*. 6th ed. St. Louis: Saunders; 2009.

O prognóstico de cavalos com habronemíase submetidos ao tratamento adequado e oportuno é bom. O veterinário deve avisar o proprietário que a habronemíase pode ocorrer nos anos subsequentes. O controle da mosca é essencial para evitar a recidiva. A coleta e a compostagem regulares de esterco longe do local de alojamento do cavalo mora também ajudam a evitar a recidiva. A colocação de um umidificador no celeiro como um atrativo para as moscas durante surtos de habronemíase em condições secas pode diminuir a incidência de infecções em equinos.

Oxiúros. O *Oxyuris equi* consiste em uma causa comum de fricção da cauda em cavalos. É um pequeno verme branco com cauda pontuda, parecido com um alfinete. Os vermes adultos são encontrados no cólon; as fêmeas migram pelo sistema gastrintestinal e depositam os ovos ao redor do ânus. Estes ovos são presos à pele com uma substância espessa, pegajosa, cinza-amarelada que pode causar prurido intenso. Em infestações graves, os cavalos também podem desenvolver um desconforto abdominal vago.

Os ovos desenvolvem-se no estágio infeccioso em 4 a 5 dias. Nesse momento, a substância que prendia os ovos racha, seca e depois se desprende como flocos. Estes flocos contêm muitos ovos que aderem a paredes, baldes e outros objetos no ambiente.

Como os ovos de *O. equi* geralmente não são observados na flutuação fecal de rotina, o diagnóstico baseia-se em sinais clínicos e na identificação de ovos em preparações com fita adesiva. Um pedaço de fita adesiva transparente é pressionado contra a pele ao redor do ânus. A fita é removida e colocada em lâmina para exame microscópico dos ovos, que apresentam um opérculo ou um tampão em uma extremidade.

Realiza-se o tratamento por meio da vermifugação de rotina com ivermectina, moxidectina, pamoato de pirantel ou benzimidazóis. Há relatos informais de resistência ocasional a ivermectina e pirantel, mas a resistência deve ser diferenciada da reinfestação rápida. Se houver resistência verdadeira, o fembendazol é o tratamento de escolha. Para evitar reinfestação, a área perineal deve ser bem limpa no momento da vermifugação. A aplicação de uma leve camada de óleo por alguns minutos, seguida da lavagem com sabão neutro, é suficiente. A infestação dos pastos pode ser minimizada por meio do uso de rastelos no meio do verão. Os ovos de oxiúros não sobrevivem à exposição a altas temperaturas, mas, em condições ideais, podem sobreviver no ambiente por até 1 mês.

Miíase

A miíase é ocasionalmente observada em cavalos e causada por um estágio larval de *Hypoderma bovis* e *H. lineatum*. Os cavalos acometidos costumam pastar com bovinos. As moscas adultas depositam ovos nos pelos e as larvas migram para a superfície da pele e a penetram. No corpo do hospedeiro, as larvas migram e alcançam os tecidos subcutâneos do pescoço e do tronco. Há o desenvolvimento de um inchaço no local das larvas que, por fim, apresenta uma perfuração, o poro respiratório. Os nódulos são mais visíveis na cernelha e quase todos desenvolvem um poro respiratório, além de serem frequentemente dolorosos. A ruptura espontânea pode causar anafilaxia. A migração aberrante pode causar sinais neurológicos.

A presença de um aumento de volume ou nódulo dorsal com poros respiratórios é diagnóstica. A principal consideração diferencial é o granuloma colagenolítico; no entanto, esses nódulos não têm poros respiratórios. A miíase é tratada por meio de aumento cuidadoso do poro respiratório à cirurgia e à remoção da larva e remoção completa do nódulo ou deixando a larva cair de modo espontâneo. Em áreas de alta incidência, inseticidas *pour-on* podem ser usados como preventivo. Os cavalos devem ser tratados na mesma época do ano em que os bovinos acometidos.

DOENÇAS CUTÂNEAS NUTRICIONAIS E TÓXICAS

Desnutrição proteica

A desnutrição proteica em equinos geralmente se deve à ingestão inadequada por baixa qualidade do volumoso. Cavalos com doença sistêmica de longa data, problemas odontológicos, parasitismo significativo, disfagia, queimaduras, proteinúria, doença hepática, doenças gastrintestinais ou qualquer outra doença em que haja aumento da demanda metabólica e a redução da disponibilidade de proteínas também sofrem desnutrição proteica. Esses cavalos podem apresentar pelame seco, sem brilho e quebradiço (Figura 18.29). Embora a baixa densidade do pelame tenha sido relatada em alguns animais, o pelame também pode ser mais longo, com queda prolongada.

Intoxicação por iodo

A intoxicação por iodo ou iodinismo é incomum em equinos e geralmente tem natureza iatrogênica. Usa-se o iodo no tratamento de agentes infecciosos como *P. insidiosum* e *S. schenckii*, além da conidiobolomicose. Mesmo quando administrado em doses adequadas, o tratamento prolongado às vezes necessário pode causar sinais clássicos de intoxicação, como seborreia grave e seca da crina e cauda. Em alguns cavalos, todo o pelame é acometido. Os sinais não cutâneos são tosse, lacrimejamento excessivo, salivação, secreção nasal e dor articular.

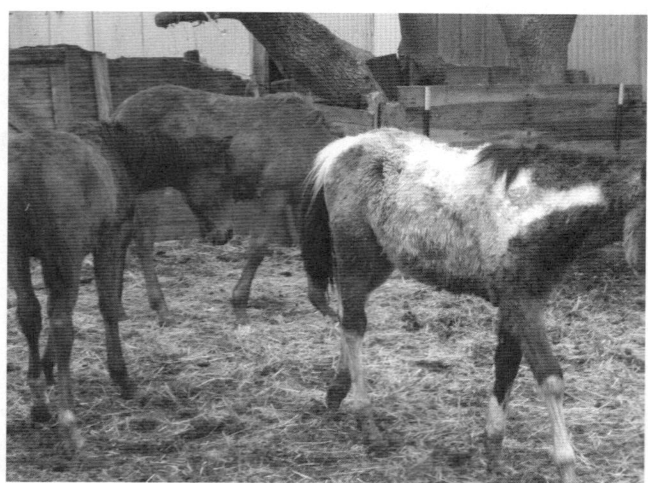

Figura 18.29 Pelame longo, seco e sem brilho em potros Quarto de Milha e Paint de 1 ano de idade com desnutrição proteica crônica e parasitismo. A troca normal de pelo não ocorreu. Mudanças na dieta e vermifugação melhoraram a pelagem e o crescimento geral. (Cortesia da dra. Judy Marteniuk.)

Não há nenhuma terapia específica indicada, pois os cavalos se recuperam de maneira espontânea após a remoção da fonte de excesso de iodo.

Intoxicação por selênio

A intoxicação por selênio é mais comum quando os cavalos ingerem plantas com alto teor de selênio que crescem em solos com alta concentração do mineral, como as áreas das Grandes Planícies e das Montanhas Rochosas, nos EUA. Em níveis tóxicos, o selênio substitui o enxofre nos aminoácidos que o contêm e altera a queratinização do casco e do pelo. A intoxicação ocorre em quaisquer idade, raça ou sexo. O pelame fica áspero e há uma perda considerável de pelos da crina e da cauda. Também pode ser observada alopecia generalizada. A claudicação pode ser grave devido ao desenvolvimento de rachaduras e à separação da banda coronária e do casco. Alguns cascos acabam se soltando (Figura 18.30).

O diagnóstico definitivo é estabelecido por anamnese, sinais clínicos e análise tecidual dos níveis de selênio. Níveis de selênio acima de 1 a 4 partes por milhão (ppm) no sangue, 11 a 45 ppm nos pelos e 8 a 20 ppm no casco indicam intoxicação crônica. A fonte de selênio deve ser removida o mais rápido possível, mas a recuperação é muitas vezes prolongada e o prognóstico dos casos graves, ruim. Uma dieta rica em proteínas rica em aminoácidos sulfatados e 2 a 3 mg VO de DL-metionina por dia pode ser benéfica. A administração de arsênico inorgânico e cobre tem sido sugerida como tratamento.

Intoxicação por arsênico

Entre os sinais clínicos da intoxicação crônica por arsênico estão pelame longo, afinamento da crina e da cauda e seborreia seca grave, além de más condições corporais e perda de peso. Antigamente, pequenas doses de arsênico eram usadas para melhorar o pelame e a condição corpórea dos equinos; esse tratamento ainda pode ser usado por alguns veterinários.

O diagnóstico baseia-se no histórico de ingestão ou tratamento com arsênico ou um composto contendo arsênico e na presença de sinais clínicos compatíveis. O diagnóstico definitivo é determinado pela medida dos níveis de arsênico no rim ou no fígado (> 10 ppm).[2] Os tratamentos relatados para intoxicação crônica ao arsênico são tiossulfato de sódio e dimercaprol.[2]

Intoxicação por mercúrio

A intoxicação por mercúrio é rara em cavalos, mas pode ocorrer após a ingestão de alimentos contaminados com fungicida ou ainda do mercúrio presente em contrairritantes. Os contrairritantes à base de mercúrio podem causar inflamação cutânea significativa no local da aplicação e ulceração da língua e dos lábios caso o cavalo tente lamber a substância. Os cavalos com acometimento sistêmico podem apresentar distúrbios gastrintestinais, depressão, anorexia e perda de peso, seguidos de alopecia generalizada com subsequente perda de pelos da crina e da cauda. Confirma-se o diagnóstico pela análise de tecido renal, em que há concentração de mercúrio. Além do tratamento com tiossulfato de sódio e dimercaprol, o iodeto de potássio administrado em dose de 4 g/dia VO por 14 dias pode ser benéfico.

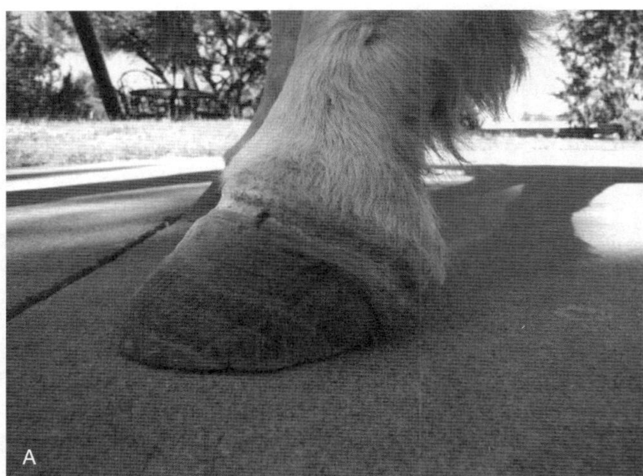

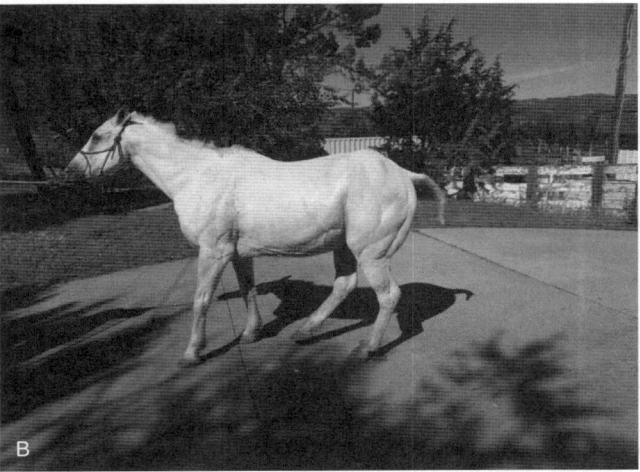

Figura 18.30 Intoxicação por selênio em uma égua. Observe o crescimento anormal na banda coronária (**A**) e a considerável perda dos pelos da crina e da cauda (**B**). (Cortesia de Skip Aaroe.)

Reações cutâneas a medicamentos

As reações cutâneas a medicamentos em cavalos são raras e representam uma reação adversa a qualquer composto químico que chegue à pele por ingestão, injeção, inalação ou absorção tópica. Essas reações podem ocorrer na primeira exposição ao medicamento, porém a reação em si pode ser adiada por semanas ou meses. É mais comum, no entanto, que o início da reação ocorra 24 a 48 horas após a administração do medicamento. Os fármacos com maior probabilidade de causar essas reações são antibacterianos (em especial a penicilina e as sulfonamidas), tranquilizantes à base de fenotiazina, AINEs, diuréticos e anestésicos locais. Acredita-se que as reações a medicamentos envolvam reações de hipersensibilidade de tipos I, II, III ou IV. A urticária é o sinal mais comumente observado e pode ser acompanhada por prurido intenso, angioedema, eritema difuso, lesões bilaterais simétricas, erupções papulares, erosões e ulcerações muito bem demarcadas, erupções vesiculares e bolhosas, fotossensibilização e alopecia adquirida não inflamatória. Após a interrupção do uso do fármaco, os sinais podem persistir por períodos variados, de horas a mais de 6 meses. Os diagnósticos diferenciais a serem considerados são outros tipos de hipersensibilidade, lúpus eritematoso sistêmico (LES) e pênfigo foliáceo (PF). A exposição ao medicamento causador deve ser cuidadosamente evitada no futuro.

O diagnóstico de uma reação medicamentosa depende do histórico preciso de medicação. As biopsias de pele podem ajudar a apoiar o diagnóstico clínico. Os padrões de inflamação mais relatados são dermatite perivascular e dermatite vesicular intraepidérmica ou subepidérmica.[1,2] O diagnóstico pode ser confirmado por provocação, mas, que, por poder levar à anafilaxia ou morte, não é recomendada.

O tratamento requer a remoção do medicamento agressor, a terapia sintomática e a evitação de compostos relacionados. As reações medicamentosas geralmente desaparecem em 2 a 3 semanas, mas podem persistir por meses.

Dermatite de contato irritativa

A dermatite de contato irritativa é bastante comum em cavalos e, diferentemente da dermatite de contato alérgica, a substância agressora invariavelmente causa uma reação após o contato direto com a pele. Não há necessidade de sensibilização prévia. O mecanismo da reação de contato irritativa depende do produto químico causador, mas a umidade e a maceração do tecido são fatores predisponentes importantes. São substâncias irritantes comuns fezes, urina, secreções de feridas, substâncias cáusticas, derivados de petróleo, óleo diesel, aguarrás, bolhas, bandagens em membros, inseticidas usados de maneira indevida, protetores contra moscas, desinfetantes concentrados, plantas irritantes e sujeira em camas.

A dermatite de contato irritativa não tem predileção por idade, sexo ou raça. As lesões agudas são eritematosas, vesiculares, erosivas ou ulceradas e dolorosas. A progressão da doença causa necrose, formação de crostas, descamação e perda de pelo. Leucoderma e leucotriquia são comuns e podem ser permanentes. Prurido e dor são variáveis.

Determina-se o diagnóstico a partir de anamnese, sinais clínicos e inspeção do ambiente do cavalo. Testes provocativos ajudam a identificação e a confirmação do agente causador, desde que o risco para o animal seja mínimo. O exame histológico da pele revela necrose, vesículas espongióticas e ulceração.

O tratamento requer a identificação e a remoção da substância agressora. As áreas acometidas devem ser diariamente lavadas com xampu suave e grandes quantidades de água. Infecções bacterianas secundárias devem ser tratadas. A cura costuma ser rápida após a remoção do irritante.

Causas irritantes e tóxicas das vesículas mucocutâneas

Reações a substâncias irritantes ou tóxicas e reações alérgicas a medicamentos podem causar vesículas mucocutâneas orais. Essas causas devem ser suspeitas em animais com lesões agudas, mas sem sinais de doença sistêmica; indivíduos isolados de um plantel; ou cavalos tratados com medicamentos ou contrairritantes. Alguns vermífugos à base de ivermectina, antibióticos da classe da fluoroquinolona e AINEs administrados por via oral estão entre os produtos veterinários que mais comumente provocam vesículas mucocutâneas. Os compostos à base de mercúrio (muito usados em contrairritantes) também podem causar alopecia generalizada, claudicação e emaciação em casos de intoxicação crônica. Creosol e cantáridas são causas comuns de úlceras orais. Corpos estranhos, como caules de gramíneas, podem causar ulceração e vesículas mucocutâneas.

Envenenamento

Muitas espécies de serpentes, aranhas e insetos podem causar envenenamento. À exceção das serpentes, esses animais não apresentam quantidade suficiente de veneno para causar mais do que dor transitória ou inflamação local. Os venenos contêm diversas substâncias, como enzimas, peptídeos, polipeptídeos, aminas e glicosídeos, que agem localmente, causando necrose tecidual, trombose vascular e hemorragia, ou sistemicamente, provocando hemólise e neurotoxicidade generalizadas.

Acidentes ofídicos

Entre as serpentes peçonhentas dos EUA, os acidentes com cascavéis (dos gêneros *Crotalus* e *Sistrurus*) e víboras (*Agkistrodon piscivorus* e *Agkistrodon contortrix*) são os mais comuns em cavalos.[51,52] A peçonha pode ser hemotóxica e proteolítica e produz edema local extremo com destruição significativa de tecido e hemácias.

A maioria dos acidentes ocorre na primavera e no verão. As picadas geralmente afetam o focinho, a cabeça, o pescoço e os membros. Os acidentes podem não causar envenenamento. Na ausência de inoculação de peçonha, há aumento de volume mínimo e dor branda (picada seca). No envenenamento (picada úmida), há aumento de volume rápido, dor e hemorragia local, geralmente em até 60 minutos após a mordida. Muitas vezes, a observação das marcas de presas é difícil devido ao inchaço dos tecidos. Desenvolvem-se edema, eritema e necrose tecidual ao longo de dias, e a pele pode desprender-se (Figura 18.31). As picadas na face ou na cabeça são graves devido ao risco de edema respiratório e nasal. Animais com desconforto respiratório grave precisam de traqueotomia.

Os acidentes ofídicos devem ser tratados de maneira sintomática. A ferida deve ser limpa, e a hidroterapia com água fria é realizada para minimizar o aumento de volume. Se este já estiver presente, a hidroterapia quente pode estimular a circulação e diminuir o edema tecidual. Não se sabe se a hidroterapia aumenta a absorção do veneno logo após o acidente. Antibióticos de amplo espectro são indicados para evitar infecções secundárias. O uso de glicocorticoides é controverso, mas pode ser benéfico na diminuição da inflamação e da dor. AINEs também podem ser benéficos. Desbridamento cirúrgico e fechamento da ferida podem ser necessários em caso de necrose e descamação graves. Embora existam antivenenos específicos, seu uso é limitado. O benefício máximo é alcançado apenas quando são administrados poucas horas após o acidente. O volume de antiveneno necessário para o tratamento de acidentes ofídicos em cavalos pode ter custo proibitivo.

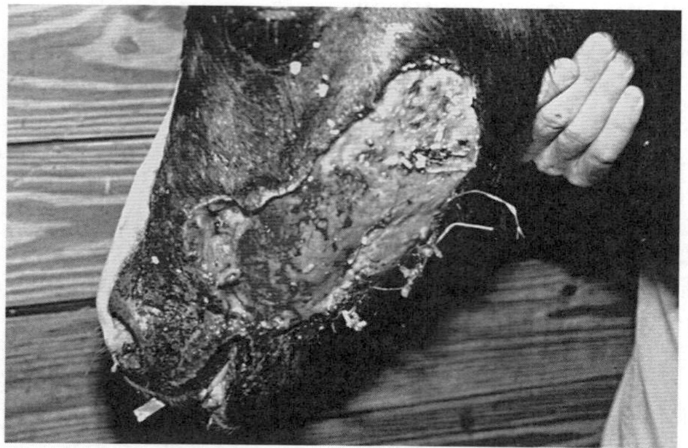

Figura 18.31 Face de um cavalo após acidente ofídico com cascavel da espécie *Crotalus adamanteus*.

Acidentes com formigas-lava-pés

As formigas-lava-pés ou formigas-de-fogo, *Solenopsis* spp., são comuns no sul dos EUA. Uma ou poucas picadas são suficientes para causar dor extrema e rápido desenvolvimento de pústulas ou crostas no local. As picadas são mais comuns em membros, focinho e ventre, mas a exposição pode ser maciça em caso de ataques por centenas ou milhares de formigas. Felizmente, os cavalos que vivem nessas regiões logo aprendem a evitar os formigueiros de *Solenopsis* e a exposição maciça é incomum. As complicações da exposição maciça são infecção, choque anafilático, broncospasmo e descamação epidérmica. Uma ou algumas picadas isoladas geralmente requerem pouco ou nenhum tratamento. É prudente aplicar uma pomada antibiótica para minimizar a chance de miíase. Caso contrário, as feridas cicatrizam sem complicações. Na exposição maciça, antibióticos sistêmicos e AINEs podem ser necessários para diminuir a dor e o inchaço.

Acidentes com aranhas

A aranha viúva-negra (*Latrodectus* spp.) e a aranha-violinista (*Loxosceles reclusa*) são comuns na América. Na Austrália, a aranha-preta (*Ixeuticus*) causa lesões dolorosas e inflamadas. As picadas de aranha caracterizam-se por edemas quentes e dolorosos. O *Loxosceles* tem uma necrotoxina que pode causar necrose dérmica significativa.

O tratamento é sintomático. A aplicação de compressas geladas e/ou a administração de glicocorticoides ou anti-histamínicos sistêmicos são indicadas. A pulverização do ambiente com um parasiticida é importante. Os proprietários devem limpar as instalações e remover materiais que possam servir de refúgio para aranhas venenosas.

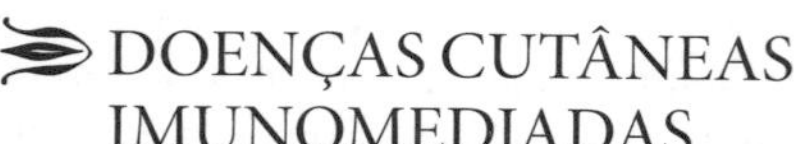

DOENÇAS CUTÂNEAS IMUNOMEDIADAS

Reações de hipersensibilidade

A dermatite alérgica é comum na clínica equina e geralmente causa urticária e/ou prurido. Os cavalos são sensíveis a vários alergênios, e cada um deles contribui para a carga total de antígenos e o limiar pruriginoso. Assim, é necessário identificar e corrigir o maior número possível de fatores para obter controle a longo prazo.

Urticária

As lesões da urticária (Figura 18.32) são causadas pela desgranulação dérmica de mastócitos e liberação de compostos ativos, como histamina, fator de ativação de plaquetas (PAF) e prostaglandinas. O relaxamento das células musculares lisas vasculares e a retração das células endoteliais possibilitam o extravasamento de plasma e a formação de pápulas. A urticária não imunológica (física) pode ser causada por calor, frio, pressão e exercício. A superfície das lesões pode parecer normal, mas, no edema dérmico grave, o soro atinge a superfície da pele, causando crostas focais e emaranhamento do pelame, com alopecia focal. As lesões podem manifestar-se como erupções singulares, erupções intermitentes ou urticária crônica recorrente. As lesões têm de 2 a 3 mm a 20 a 40 cm. Pápulas (3 a 6 mm) costumam estar associadas a picadas de insetos. A formação de pápulas gigantes ou urticária policíclica é frequentemente relacionada com reações medicamentosas.

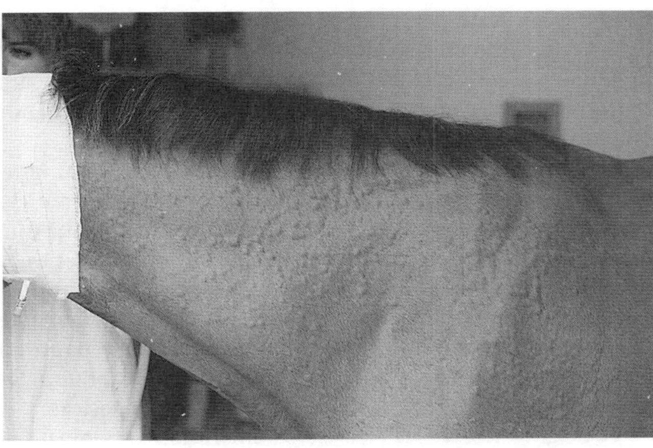

Figura 18.32 Cavalo com urticária após a administração de penicilina.

Nas pápulas anulares, há um anel de edema em torno de uma depressão central não edematosa. O angioedema é um edema difuso da derme e do tecido subcutâneo e uma manifestação de alergia bem mais rara do que a urticária. As lesões de urticária e angioedema tendem a desaparecer em 24 a 48 horas, mas podem recidivar.

As picadas de insetos são a causa mais comum de urticária em equinos. Os antígenos salivares provocam uma resposta inflamatória mediada por IgE que causa prurido. A desgranulação de mastócitos e basófilos provoca a liberação de histaminas, interleucinas (ILs), prostaglandinas e cininas.

O tratamento da urticária aguda geralmente inclui glicocorticoides. Recomendações terapêuticas específicas para urticária aguda e crônica são descritas em detalhes no próximo tópico.

Hipersensibilidade à picada de inseto

A hipersensibilidade à picada de inseto (HPI) é a doença alérgica cutânea mais comum em cavalos[53] e geralmente se manifesta como uma dermatite alérgica sazonal recorrente. Ao contrário do que seu nome indica, a HPI não é simplesmente uma resposta a antígenos salivares na picada. Na verdade, a absorção transcutânea e a inalação de partes dessecadas de insetos também podem incitar a resposta alérgica. As lesões são mais comuns no dorso e no ventre. Os cavalos acometidos podem apresentar pápulas com crostas e evidências de autotraumatismo, como úlceras e erosões, alopecia, liquenificação e alterações pigmentares. A urticária recorrente crônica, pruriginosa ou não, também pode ser observada. Alguns casos são tão graves que há perda de toda a crina e/ou cauda. Infecções bacterianas secundárias e alterações comportamentais são comuns, e a doença pode influenciar de modo significativo o bem-estar de animais gravemente acometidos. Tradicionalmente, a HPI tem sido associada a insetos do gênero *Culicoides*, como mosquitos-pólvora (*Culicoides sonorensis*), e flebotomíneos, pertencentes à família Ceratopogonidae. Os *Culicoides* estão intimamente relacionados com os *Simuliidae* (simulídeos [borrachudos]), que também estão implicados na HPI. *Haematobia* (moscas-dos-chifres), *Stomoxys calcitrans* (moscas-dos-estábulos), mosquitos (*Culicidae*) e, menos comumente, *Musca* (moscas domésticas), *Chrysops* e *Tabanus* (tabanídeos, as populares mutucas), abelhas e vespas também podem desencadear HPI. Alguns cavalos têm hipersensibilidade a vários insetos picadores.[54]

As reações de hipersensibilidade aos insetos são sazonais em climas mais frios, mas podem não ser sazonais em climas mais quentes, em que há insetos o ano inteiro. A maioria dos cavalos com HPI começa a mostrar sinais clínicos entre 3 e 4 anos de idade; a hipersensibilidade costuma ser exacerbada pelo envelhecimento do animal. Não há predisposição de sexo, raça ou cor. Certas raças parecem mais suscetíveis, como Islandês, Frísio, Árabe e Quarto de Milha. A HPI apresenta um componente hereditário, além de um componente de imunotolerância, conforme demonstrado em cavalos importados da Islândia, onde não há *Culicoides* spp. A idade no momento da importação é positivamente correlacionada com a probabilidade de desenvolvimento de HPI ao longo da vida. Dos cavalos importados antes dos 10 meses de idade, apenas 6% desenvolveram HPI, mas, entre os importados aos 12 anos de idade, 80% desenvolveram a doença.

A distribuição das lesões cutâneas da HPI é variável e depende das preferências de repasto dos insetos envolvidos. Algumas espécies de *Culicoides* comumente picam a crina, a cauda, o dorso (Figura 18.33) e a linha média ventral do cavalo, mas a face, os pavilhões auriculares, a garupa, membros distais, tronco ventral e pescoço podem ser os pontos preferidos de outros *Culicoides*. Os simulídeos (borrachudos) tendem a picar a cabeça, os pavilhões auriculares e o abdome ventral e podem produzir um padrão generalizado de edema da linha média ventral. As moscas-dos-chifres normalmente picam ao redor do umbigo (Figura 18.34). Os mosquitos preferem os aspectos laterais do corpo, porém as lesões associadas às picadas podem ser mais uma urticária papular generalizada ou uma urticária verdadeira. As moscas-dos-estábulos preferem os membros, mas também são conhecidas por picarem o abdome, o peito e o dorso. Em qualquer cavalo, as lesões de HPI podem mudar em semanas a meses devido à alteração da população específica de *Culicoides* spp. ou outros insetos no ambiente.

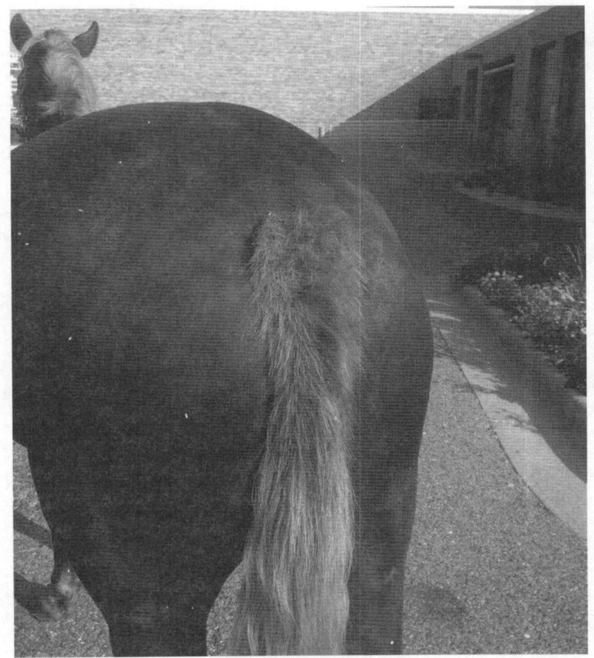

Figura 18.33 Cavalo com hipersensibilidade a *Culicoides*. Este animal apresenta evidências de fricção da crina e da cauda e dermatite medial ventral típica dessa doença. O teste cutâneo intradérmico confirmou a hipersensibilidade a diversos outros antígenos.

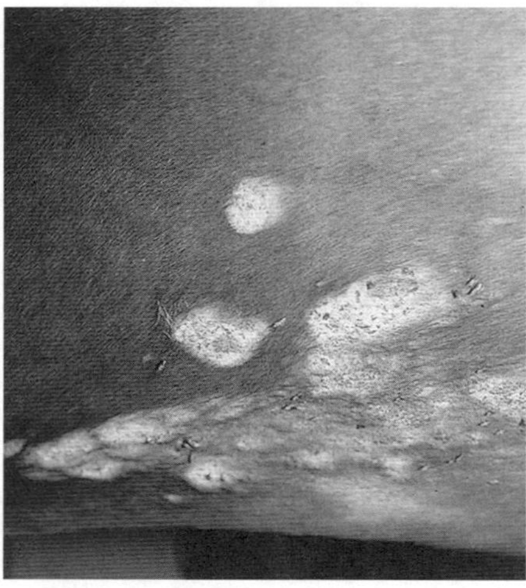

Figura 18.34 Alopecia com algumas crostas ao redor do umbigo em um cavalo com infestação por mosca-dos-chifres (*Haematobia irritans*).

Alguns insetos precisam de um ambiente específico para a propagação. O conhecimento desses requisitos pode auxiliar o estabelecimento de programas de controle de insetos. *Culicoides* spp. e mosquitos preferem água parada para a propagação, enquanto os simulídeos preferem água em movimento, como córregos, riachos ou rios. As moscas-dos-chifres são parasitas obrigatórios de bovinos que precisam de fezes frescas destes animais para reprodução. Várias espécies de insetos, como moscas-dos-estábulos e moscas domésticas, preferem a vegetação em decomposição ou o esterco para reprodução. Tais insetos tendem a ser um problema maior quando o saneamento dos estábulos é abaixo do ideal.

A hora do dia em que um inseto prefere se alimentar também difere entre as espécies. Os *Culicoides* spp. geralmente são mais ativos à noite; e os simulídeos, mais ativos de manhã e ao final da tarde. Os mosquitos são mais ativos ao entardecer e nas primeiras 2 horas após o pôr do sol. As moscas, as moscas-dos-estábulos, os simulídeos e as moscas-dos-chifres geralmente são ativos durante o dia. Se o tempo preferido de repasto do possível inseto agressor for conhecido, o cavalo pode ficar parado durante o horário de pico para limitar a exposição.

O diagnóstico de HPI baseia-se em histórico compatível, achados físicos e eliminação de outras causas de prurido no cavalo. As biopsias de pele podem revelar a presença de dermatite eosinofílica perivascular superficial ou profunda com espongiose epidérmica (edema intercelular da epiderme), necrose e degeneração do colágeno. Embora o teste intradérmico tenha sido usado para diagnosticar hipersensibilidade, é melhor confirmar os alergênios necessários para a hipossensibilização (consulte o tópico *Tratamento*). O aspecto mais importante do tratamento da HPI é o controle de insetos. Felizmente, as medidas de controle são semelhantes para a maioria dos insetos que picam e voam (ver Boxes 18.4 e 18.5). Outras estratégias terapêuticas são descritas no próximo tópico.

BOXE 18.5 Estratégias de controle de parasitas na hipersensibilidade a picadas de insetos

Os tratamentos da hipersensibilidade à picada de inseto, compostos por corticosteroides, anti-histamínicos e produtos tópicos (xampus ou *sprays*), são apenas paliativos e devem ser combinados com práticas que reduzam a exposição do cavalo a esses insetos. Essas práticas são as estratégias de manejo a seguir.

Uso de inseticidas e agentes farmacológicos

- Aplique repelentes de insetos de ação prolongada 2 vezes/dia, especialmente à noite e nas primeiras horas da manhã. Os piretroides modernos, como a cipermetrina combinada com o butóxido de piperonila para o aumento da potência, estão entre as melhores escolhas. Repelentes contra moscas de ação prolongada também podem ser aplicados em capas especializadas
- "Tratamentos pontuais" de ação prolongada também podem ser usados, como Vectra 3D (Ceva Animal Health, LLC, Lenexa, KS, EUA), que contém dinotefurano, piriproxifeno (um regulador do crescimento de insetos) e permetrina. Três pipetas do tamanho "cão com mais de 95 lb (43 kg)" são utilizadas: uma é aplicada na crina e na face, uma nas costas e nas nádegas e uma no abdome ventral
- O tratamento com permetrina concentrada (44 a 64%) pode causar queda de pelo e/ou parestesia no sítio de aplicação. O uso local de óleo de vitamina E antes da aplicação do produto pode atenuar esse efeito (Freedom 45 Spot-On [Star Horse Products NV, Carson City, NV, EUA])
- Existem capas especializadas impregnadas com inseticida, que podem ser lavadas várias vezes sem perda de eficácia (Amigo Bug Blaster, Horseware Ireland, Dundalk, Irlanda)
- Coloque dispositivos impregnados com permetrina na crina, na cauda e no topete
- Para os clientes interessados em repelentes naturais de mosca, recomenda-se o EcoVet (Snohomish, WA, EUA), um repelente à base de ácido graxo.

Outras estratégias de manejo

- Use capas, máscaras com proteção para os pavilhões auriculares e protetores de membros quando o cavalo estiver no pasto
- Mantenha o cavalo no estábulo nos horários em que há abundância de insetos picadores
- Use um ventilador de boa qualidade (industrial, apropriado para uso em celeiro) quando o cavalo estiver parado (muitos dos insetos que picam voam mal)
- Use pulverizadores automáticos na baia do cavalo afetado ou em toda a área de estábulo
- Use um Mosquito Magnet (Woodstream Corporation, Lititz, PA, EUA) ou um sistema semelhante, que atrai e mata mosquitos, simulídeos (borrachudos), *Culicoides*, mosquitos-palha e outros insetos picadores com dióxido de carbono. Uma área do tamanho de um acre pode ser controlada com o colapso da população de mosquitos em 6 a 8 semanas, pois as fêmeas que põem ovos são destruídas
- Evite o acesso a locais próximos a refúgios de insetos, como corpos d'água, montes de esterco ou gado
- Cuide das áreas úmidas ao redor da propriedade e limpe ou trate regularmente os bebedouros
- Use suplementos alimentares larvicidas (SimpliFly, Farnam Corporation, Phoenix, AZ, EUA)
- Coloque vespas predadoras de moscas (Spalding Laboratories, Reno, NV, EUA) em áreas de acúmulo de estrume.

Dermatite atópica

A atopia apresenta-se como a segunda forma mais comum de alergia cutânea em equinos. É uma hiper-reatividade hereditária a alergênios ambientais que produz doenças cutâneas e, com menor frequência, doenças respiratórias. A atopia também pode estar associada ao agitar de cabeça (*headshaking*). Cavalos com atopia produzem anticorpos sensibilizadores contra diversos antígenos, como gramíneas, pólens, ácaros, fungos, árvores e tecidos. Um ou mais desses alergênios podem estar envolvidos em um determinado cavalo.[37]

Um estudo preliminar sobre a barreira cutânea de cavalos atópicos indica que ela é diferente da observada em cavalos normais.[56] Sabe-se que anomalias semelhantes na barreira cutânea de cães e humanos atópicos possibilitam a absorção de proteínas alergênicas, as quais são transportadas para os linfonodos. Os linfócitos T *naïve* (não experimentados) são ativados e a produção de IgE é induzida.[54] Várias citocinas, como IL-4, IL-5, IL-6, IL-13 e IL-31, são liberadas e algumas estimulam o prurido.[54] A IgE específica aos alergênios liga-se a mastócitos, basófilos, células de Langerhans, e outras células da pele e mucosas e outros alergênios são capturados. A exposição subsequente ao alergênio amplifica a resposta alérgica.[54]

O teste intradérmico pode ser usado para confirmar o diagnóstico de atopia e identificar os alergênios necessários no tratamento de hipossensibilização. Embora exames sorológicos também tenham sido recomendados para esse fim, a sensibilidade e a confiabilidade dos exames atuais são ruins.[57] Outras estratégias para o tratamento da atopia são dadas mais adiante neste capítulo.

Hipersensibilidade alimentar

A hipersensibilidade alimentar é uma reação adversa imunomediada a um alimento, mas não relacionada com qualquer efeito fisiológico do alimento. Os alimentos podem causar hipersensibilidade por contato ou ingestão. A alergia alimentar é suspeita em cavalos com doença pruriginosa não sazonal ou sinais de urticária. Prurido e urticária podem ser observados em áreas com menor probabilidade de serem afetadas pela HPI. Prurido generalizado ou multifocal e urticária são comuns. O prurido limitado à base da cauda e ao ânus também aumenta a suspeita de uma reação alimentar adversa. Descamação, liquenificação e sinais gastrintestinais podem ser concomitantemente observados.

Não há exame diagnóstico *in vitro* ou *in vivo* preciso para alergias alimentares em cavalos,[58] e a imunoterapia alergênio-específica (ASIT) para diagnóstico de alergia alimentar continua controversa. As lesões observadas em amostras de biopsia de pele de cavalos acometidos são inespecíficas (dermatite perivascular com eosinofilia) e idênticas às observadas em qualquer outra doença cutânea alérgica.

As alergias alimentares são classicamente consideradas decorrentes da ingestão de tipos específicos de alimentos. Em cavalos, no entanto, as reações alérgicas aos alimentos também podem ocorrer por inalação ou exposição transdérmica. Alimentos em pó devem ser removidos da dieta em caso de presença de um alergênio inalante. Feno e outras forragens conservadas devem ser investigados. O alojamento do cavalo acometido deve ser modificado para evitar o armazenamento aéreo de ração ou a exposição às dietas de outros cavalos.

O diagnóstico de alergia alimentar é feito com maior precisão por meio de remoção do alimento causador da dieta dos cavalos acometidos, em um teste de eliminação. A obtenção do histórico alimentar completo é essencial, e todos os componentes da dieta (concentrado, volumoso e suplementos) devem ser considerados. Uma abordagem prática para o teste de eliminação é começar pela remoção de quaisquer suplementos e concentrados da dieta por 4 a 6 semanas. Grandes mudanças na dieta (feno e grãos) devem ser feitas de modo gradual para evitar cólicas. O feno deve ser trocado de gramínea para alfafa ou vice-versa. Depois do desaparecimento dos sinais clínicos, os alimentos são reintroduzidos para confirmar que o prurido é causado por uma alergia alimentar e que a melhora não foi coincidente. A substância agressora é identificada por meio da reintrodução de um item da dieta por vez a cada semana e observando o cavalo quanto à recidiva de sinais clínicos, geralmente em 24 a 72 horas. A dieta hipoalergênica é restabelecida até a diminuição dos sinais clínicos.

O manejo de cavalos com alergia alimentar é composto por restrições permanentes de alimentos e pastagens, junto com a administração de glicocorticoides e anti-histamínicos, como necessário. A suplementação com ácidos graxos ômega pode ser benéfica. Xampus de aveia coloidal podem ser usados para minimizar a exposição alérgica transdérmica a alimentos. Outras informações sobre estratégias terapêuticas são dadas no próximo tópico.

Hipersensibilidade de contato

As verdadeiras alergias de contato são raras em cavalos, talvez em parte porque o pelo age como uma barreira protetora. Contudo, podem ser causadas por exposição a plantas de pasto, cama, arreios e agentes tópicos. Parasiticidas e óleos de banho aplicados como repelentes de insetos são algumas das causas mais comumente identificadas de alergia de contato. As alergias de contato, quando ocorrem, são reações de hipersensibilidade do tipo IV. Os possíveis alergênios costumam ser pequenas moléculas que penetram na pele, se ligam ao colágeno dérmico ou às proteínas transportadoras e são absorvidas pelas células apresentadoras de antígenos (células de Langerhans) na derme. À reexposição, ocorre uma resposta inflamatória que causa a doença de pele. O desenvolvimento de reações de contato alérgicas pode levar meses a anos. O cavalo pode subitamente apresentar sinais clínicos de uma reação de hipersensibilidade a uma substância à qual foi exposto por anos sem incidentes anteriores.

Os sinais clínicos de alergia por contato variam e dependem da duração da reação alérgica. Surgem eritema, aumento de volume, vesículas, pápulas, exsudação, dor ou prurido 2 a 3 dias após a aplicação da substância agressora. Se não tratadas, as lesões geralmente progridem por semanas ou meses para alopecia, liquenificação e crostas. A distribuição das lesões pode sugerir a causa: membros (plantas e cama); face e focinho (plantas e cama); face e tronco (cabresto); e face, pavilhão auricular, pescoço e tronco (repelentes de insetos).

O diagnóstico definitivo de alergia de contato baseia-se em exposição provocativa ou teste cutâneo (*patch*). A exposição provocativa requer evitar a substância suspeita por 10 dias ou até a resolução das lesões, reexpor o cavalo à substância e observar a recidiva das lesões ou dos sinais clínicos nos próximos 7 a 10 dias. O teste provocativo não distingue entre uma reação irritante e uma reação alérgica, porém identifica a substância agressora.

O teste *patch* requer a aplicação da substância suspeita em uma área da pele por 48 a 72 horas. O material vegetal, a cama e outros materiais particulados não aderem bem à pele e devem ser testados com um curativo oclusivo (teste em sistema fechado). Para cada substância em estudo, tricotomiza-se uma área de 3 cm^2 no tórax ou dorso, aplica-se uma pequena quantidade da substância suspeita à pele e cobre-se o local com uma bandagem de gaze por 48 a 72 horas. Um sítio controle também deve ser preparado. Ao remover as bandagens, a área é avaliada quanto a eritema, aumento de volume, endurecimento, dor e exsudação. Biopsias dos sítios controles e testes devem ser realizadas para a confirmação histológica do diagnóstico. Substâncias líquidas podem ser aplicadas à pele diariamente sem o uso de curativo oclusivo.

O material suspeito deve ser removido do ambiente do cavalo por um período mínimo de 10 dias. Após a regressão dos sinais clínicos, a substância pode ser reintroduzida. Sinais de recidiva em 1 a 3 dias estabelecem o diagnóstico definitivo. Se o agente causador não puder ser identificado, glicocorticoides orais ou tópicos, xampus de limpeza suave e suplementação com ácidos graxos ômega são usados para reduzir a inflamação, conforme descrito no próximo tópico.

Tratamento de alergias cutâneas

A eliminação ou a redução da exposição a alergênios são os tratamentos ideais das alergias equinas, mas, infelizmente, podem ser impraticáveis em muitos cavalos. Os casos mais graves são tratados com alguma combinação de mudanças de manejo, ASIT, terapia farmacológica, suplementação alimentar e xampus medicamentosos.

Terapia farmacológica. Os corticosteroides são, há muito, o medicamento preferido para o tratamento farmacológico das alergias, apesar da associação a diversos efeitos adversos. A laminite é o efeito adverso mais preocupante dos corticosteroides em cavalos, mas poliúria, polidipsia, maior suscetibilidade a infecções, alterações de humor e aumento das enzimas hepáticas também podem ocorrer. Os corticosteroides mais usados para o controle a curto prazo das reações alérgicas em equinos são a prednisolona e a dexametasona. As recomendações terapêuticas precisas devem ser individualizadas para cada paciente e ajustadas de acordo com sua resposta. Um esquema sugerido para a prednisolona é a administração oral diária de 0,5 a 1,5 mg/kg como dose de indução por 7 a 14 dias, com diminuição para 0,2 a 0,5 mg/kg a cada 48 horas por 2 a 5 semanas para manutenção. A administração de prednisolona antes das 9 horas da manhã pode diminuir a probabilidade de desenvolvimento de laminite, talvez por condizer com o ritmo diurno natural da produção de cortisol nos equinos.[59] A dose de ataque de dexametasona é de 0,05 a 0,1 mg/kg VO IM ou IV, a cada 24 horas por 4 a 7 dias, diminuindo para uma dose de manutenção de 0,01 a 0,02 mg/kg a cada 48 a 72 horas. A formulação injetável de dexametasona também pode ser administrada por VO, mas a biodisponibilidade é de apenas 60 a 70%. A diminuição da biodisponibilidade observada com a administração oral deve ser considerada no esquema de redução gradual da dose para um paciente.

O uso prolongado de glicocorticoides não é recomendado se puder ser evitado. Anti-histamínicos e antidepressivos tricíclicos podem ser usados para reduzir a dosagem e a duração do tratamento com glicocorticoides. Os agentes mais usados são cetirizina (0,2 a 0,4 mg/kg VO a cada 12 h) e cloridrato ou pamoato de hidroxizina (0,5 a 1 mg/kg VO a cada 8 a 12 h). As alternativas são doxepina (0,5 a 0,75 mg/kg VO a cada 12 h), clorfeniramina (0,25 a 0,5 mg/kg VO a cada 12 h), difenidramina (1 a 2 mg/kg VO a cada 8 a 12 h) e maleato de pirilamina (0,8 a 1,32 mg/kg IV IM ou subcutâneo; pode ser repetido em 6 a 12 h, se necessário). De modo geral, prefere-se a administração oral de anti-histamínicos devido à possibilidade de reações adversas com a administração por via intravenosa. Como a resposta a esses agentes pode variar de modo significativo, talvez seja necessário experimentar medicamentos de diferentes classes em intervalos de 2 semanas para encontrar um tratamento eficaz. Os efeitos adversos associados aos anti-histamínicos são sedação e mudanças de comportamento.

A pentoxifilina (8 a 10 mg/kg VO a cada 8 a 12 h) é um inibidor da fosfodiesterase com efeitos imunomoduladores poupadores de corticosteroides que podem melhorar ainda mais os sinais clínicos em cavalos alérgicos. Altera a ativação e proliferação dos linfócitos T e B, diminui a adesão e agregação de leucócitos e diminui a resposta às citocinas inflamatórias. A pentoxifilina também tem efeitos reológicos que podem minimizar o risco de laminite associado aos corticosteroides.

Imunoterapia alergênio-específica. O objetivo da ASIT ou hipossensibilização consiste em redirecionar a resposta imune a um alergênio para reduzir a reação de hipersensibilidade. O mecanismo de ação preciso da ASIT é desconhecido, mas várias teorias foram propostas. Entre elas estão a produção de anticorpos bloqueadores, fazendo com que a resposta imune dominada por IgE passe a ser dominada por IgG, alteração da proporção de linfócitos T auxiliares de tipo 1 e tipo 2 e indução de linfócitos T reguladores. A porcentagem de cavalos que respondem à ASIT varia entre 60 e 85% e pode estar relacionada com a preparação de antígenos. Um a 24 meses (média de 3 a 6 meses) podem ser necessários antes da observação dos efeitos da ASIT. Como a ASIT não é proibida em cavalos de competição, mostra-se um tratamento interessante nessa população. Ao contrário de outros tratamentos, a ASIT pode levar à remissão da alergia. A ASIT foi recomendada para o controle a longo prazo da HPI, da urticária recorrente e da atopia. Outras modalidades, como corticosteroides, anti-histamínicos e ácidos graxos, podem ser usadas simultaneamente à ASIT para o tratamento das doenças alérgicas cutâneas.

Suplementação alimentar. Os ácidos graxos ômega podem ter ação sinérgica aos corticosteroides e anti-histamínicos para diminuir a inflamação. A linhaça-marrom moída fresca tem efeito anti-inflamatório na pele de cavalos alérgicos.[60] A linhaça inteira é quimicamente estável, mas passa intacta pelo sistema gastrintestinal equino, e a linhaça moída pode ficar rançosa à temperatura ambiente em 7 a 10 dias. A linhaça inteira pode ser moída até a forma apropriada com um pequeno moedor de café e oferecida de 0,2 a 0,4 kg/dia para um cavalo de 500 kg. Há muitos suplementos de ácidos graxos comercializados em formulações de cápsulas, pós, granulados ou óleos.

Xampus medicamentosos. A via transcutânea é a principal responsável pelo contato com alergênios em humanos e cães. Não se sabe se isso ocorre em cavalos, porém o tratamento tópico com xampus apropriados parece aumentar significativamente o nível de conforto e diminuir a necessidade de medicamentos sistêmicos, talvez por remover irritantes, bactérias e alergênios de superfície, além de reduzir a carga pruriginosa. A reidratação da pele melhora a integridade da barreira epidérmica.

Os cavalos devem ser banhados em água fria, o que contrai os vasos superficiais e minimiza a liberação de histamina e de outros mediadores inflamatórios na pele. A limpeza da superfície da pele com agente não irritante, como detergente de louças diluído, antes do uso do xampu medicamentoso, pode ser necessária em cavalos extremamente sujos. No entanto, xampus com um forte componente detergente podem retirar ceramidas e outras gorduras importantes na manutenção da barreira natural da pele aos alergênios. O tempo de contato (geralmente 10 a 15 minutos) é importante durante o uso de xampu medicamentoso. Existem diversos xampus hipoalergênicos hidratantes e/ou de aveia coloidal, de fabricantes e fornecedores diferentes. Esses xampus ajudam a aumentar o limiar pruriginoso, resfriando e hidratando a pele seca. Os produtos com anestésicos locais, como a pramoxina, podem proporcionar alívio por pelo menos curtos períodos. Xampus, *sprays* e *mousses* contendo clorexidina, cetoconazol e peróxido de benzoíla podem ajudar a reduzir infecções cutâneas secundárias. Os xampus antibacterianos podem ser usados para reduzir infecções secundárias e não exigem o tempo de contato prolongado dos xampus hidratantes e coloidais de aveia. Deixar xampus antibacterianos no cavalo por longos períodos causou irritação da pele em alguns animais.

Outros tratamentos. Relatos informais sugerem possíveis benefícios de diversos tratamentos para cavalos alérgicos. O metilsulfonilmetano (MSM), um derivado do DMSO com propriedades antioxidantes, pode auxiliar a aliviar o prurido associado à HPI. Administra-se o MSM em dose de 10 a 12 g/500 kg VO, primeiro a cada 12 horas e, depois, a cada 24 horas. Estudos preliminares em cultura de fibroblastos equinos indicam que agentes não passíveis de saponificação de soja e abacate são anti-inflamatórios eficazes na pele quando administrados na faixa superior das doses indicadas.

Relatos informais também sugerem que o oclacitinibe (Apoquel; Zoetis, Parsippany, NJ, EUA), um inibidor da Janus quinase que tem sido bem-sucedido no controle da dermatite alérgica em cães, tem um efeito positivo em cavalos quando administrado em dose de 0,25 mg/kg VO a cada 12 horas por 14 dias.

Pênfigo foliáceo

O PF é uma doença autoimune cutânea incomum, mas que pode ser fatal. Os cavalos acometidos produzem autoanticorpos contra as proteínas da superfície dos queratinócitos que medeiam a adesão intercelular. Os autoanticorpos contra desmogleína 1 e desmogleína 3 (DSG-1 e DSG-3) destroem as ligações que mantêm a adesão entre as células.[59] As células separam-se, deixando um espaço que se enche de fluido, provocando a formação de uma bolha ou uma pústula na superfície da pele equina. Embora essas lesões iniciais sejam os locais de biopsia preferidos, são bastante frágeis e rompem-se rapidamente. Isso causa exsudação, formação de crostas, descamação e erosões cutâneas (Figura 18.35), que são os sinais mais comuns de PF.[61] Alguns cavalos podem desenvolver urticária aguda, recorrente ou crônica antes de progredir para PF fulminante. Vários cavalos com PF sofrem alopecia significativa. As lesões geralmente começam na face, nos membros ou no abdome e espalham-se rapidamente nos próximos 1 a 3 meses. Às vezes, os cavalos apresentam lesões na face ou na banda coronária por períodos prolongados. Diversos cavalos com PF apresentam edema considerável em membros distais e abdome ventral com ou sem dor ou prurido e na ausência de hipoproteinemia. Muitos cavalos sofrem tanto que relutam em se mover e podem exibir sinais sistêmicos como febre, depressão, letargia, anorexia e perda de peso.

Embora Appaloosas, Quartos de Milha e Puros-Sangues tenham sido considerados predispostos, qualquer raça pode desenvolver PF, e não há relato de predisposição de idade ou sexo.[62] Alguns estudos indicam uma sazonalidade do PF (entre setembro e fevereiro).[63] Isso sugere que a hipersensibilidade a insetos, alergênios sazonais, como polens, e a luz ultravioleta podem ser fatores predisponentes ou desencadeantes em alguns cavalos. Medicamentos frequentemente usados durante esse período, como antibióticos, vermífugos, vacinas e alguns suplementos, também podem estar envolvidos.

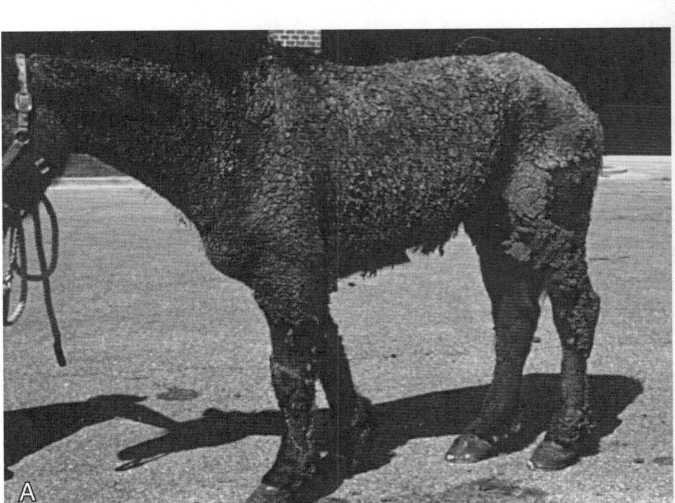

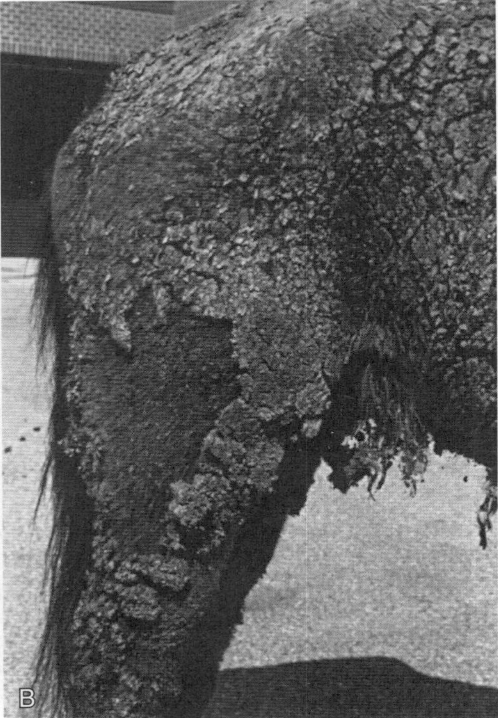

Figura 18.35 **A.** Pênfigo foliáceo em um cavalo. **B.** Pele com formação significativa de crostas.

A confirmação do diagnóstico de PF pode ser muito difícil. Os estágios iniciais podem ser confundidos com reações alérgicas, como alergias a medicamentos ou insetos, dermatofitose, dermatofilose, linfoma e defeitos de queratinização, como queratose do terceiro metacarpo. Outras doenças devem ser descartadas com os exames apropriados (colorações especiais, culturas de fungos etc.). Um diagnóstico provisório de PF pode ser feito com base em esfregaços por impressão do conteúdo de pústulas intactas ou da parte inferior das crostas exsudativas (Figura 18.36). Jangadas de células acantolíticas bastante basofílicas e neutrófilos não degenerados são altamente sugestivas dessa doença.

Faz-se o diagnóstico definitivo pelo exame histológico de rotina de uma amostra de biopsia de pele. O envio de uma biopsia cutânea com crostas intactas ligadas à pele ou aos pelos subjacentes é essencial. Histologicamente, o PF caracteriza-se por acantólise intragranular a subcórnea. Camadas de jangadas de células acantolíticas em crostas intercaladas entre neutrófilos podem ser observadas. Um pequeno número de cavalos com PF apresenta predominância de eosinófilos no infiltrado inflamatório.[64] A imunofluorescência direta não é confiável para o diagnóstico, mas, se positiva, revela fluorescência intercelular difusa.

O tratamento principal é composto por altas doses de glicocorticoides, como a prednisolona, em dose de 1,0 a 2,5 mg/kg VO pela manhã, a cada 12 horas, até que não surjam novas lesões, o que geralmente ocorre em 7 a 10 dias, quando se indica a redução gradual da dose por várias semanas.[59] Uma dose de manutenção de 0,5 mg/kg a 1 mg/kg a cada 48 horas é administrada de maneira indefinida. Como alternativa, uma dose imunossupressora de dexametasona (0,02 a 0,1 mg/kg/dia) pode ser administrada durante 7 a 10 dias, passando a 0,01 a 0,02 mg/kg a cada 48 a 72 horas.

A crisoterapia (sais de ouro) também tem sido utilizada com sucesso em cavalos com PF. Infelizmente, a aurotioglucose (Solganal; Schering Corporation, Kenilworth, NJ, EUA) não é mais comercializada, mas o aurotiomalato (Myochrysine; Merck and Co., White House Station, NJ, EUA) pode ser usado. Doses de teste de 20 e 50 mg são administradas em intervalos semanais para avaliar possíveis efeitos adversos (eosinofilia e reações cutâneas). Na ausência de reações adversas, administra-se uma dose de indução de 1 mg/kg IM semanalmente, mas 6 a 12 semanas se passam antes da observação de uma resposta positiva. Recomenda-se o monitoramento de estomatite, urticária, descamação cutânea, discrasias sanguíneas e proteinúria. Se efeitos adversos não forem observados, mantém-se a terapia semanal com 1 mg/kg IM até o controle da doença (6 a 12 semanas). A terapia de manutenção é adaptada ao animal e pode ser administrada quinzenal ou mensalmente. A remissão completa dos sinais clínicos nem sempre é possível, mesmo com a terapia combinada. Recomenda-se o monitoramento semanal por meio de hemograma completo e urinálise durante o primeiro mês e, depois, mensalmente, caso nenhuma anomalia seja observada. A azatioprina foi usada como fármaco poupador de corticosteroides para o tratamento do PF equino. A dose recomendada de azatioprina é de 1 mg/kg VO por dia durante 14 dias e, então, em dias alternados, ou 2,2 mg/kg VO em dias alternados. O uso de suplementos de ácidos graxos ômega, como linhaça-marrom moída fresca, e banhos com água fria podem aumentar o conforto dos pacientes.

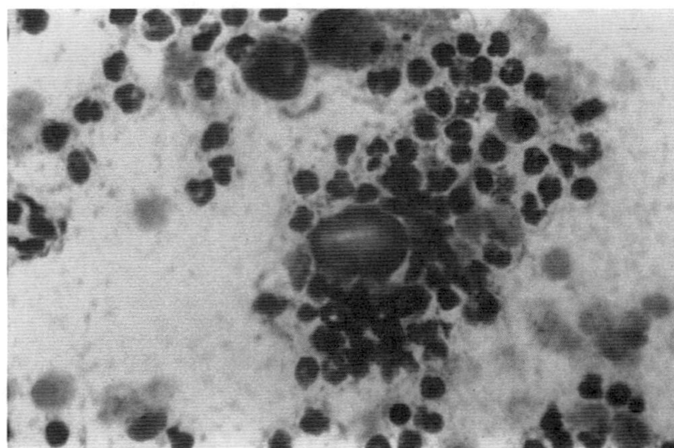

Figura 18.36 Aparência citológica de um esfregaço por impressão de uma lesão de pênfigo. As células arredondadas (acantócitos) são notáveis.

A regressão espontânea foi relatada em casos raros de cavalos jovens com PF, mas a maioria dos animais precisa de tratamento prolongado, senão vitalício. De modo geral, os cavalos mais jovens têm maior probabilidade de remissão do que os mais velhos e tendem a apresentar doenças menos graves e respondem melhor ao tratamento. Infelizmente, independentemente da idade, cerca de 50% dos cavalos que inicialmente respondem ao tratamento apresentam recidivas e se tornam cada vez menos responsivos à terapia a cada recidiva. Com frequência, os cavalos são sacrificados por causa da doença ou pelo desenvolvimento de laminite possivelmente relacionada com o tratamento com glicocorticoides. Alguns cavalos morrem de maneira aguda devido ao insucesso terapêutico.

Pênfigo vulgar

O pênfigo vulgar (PV) e o penfigoide bolhoso são menos comuns que o PF em cavalos e têm prognóstico pior.[61] As lesões de PV ocorrem na boca e em outras junções mucocutâneas, em que vesículas, bolhas e úlceras dolorosas são comuns. A reação imune ocorre na membrana basal, na qual a imunofluorescência identificou IgG anti-DSG-3 circulante nos cavalos acometidos. Como no PF, também podem ocorrer lesões na crina, na cauda e nas bandas coronárias. Apesar da terapia agressiva, o prognóstico é ruim. À necropsia, os cavalos com PV podem apresentar ulcerações no esôfago e no estômago.

Penfigoide bolhoso

Das doenças autoimunes que compõem o complexo do pênfigo, o penfigoide bolhoso é o mais raro e apresenta o pior prognóstico.[61] Como o pênfigo vulgar, crostas e úlceras são comuns e as úlceras podem estender-se por todo o sistema gastrintestinal.[61] Lesões cutâneas são observadas na axila e na virilha. As vesículas e bolhas rompem-se com facilidade e apresentam crostas; infecções bacterianas secundárias podem ocorrer. Dor, prurido, anorexia, febre e salivação são comuns.

A reação imune no penfigoide bolhoso deve-se à ligação do anticorpo à zona da membrana basal e à fixação de complemento, que leva à produção de mediadores inflamatórios quimiotáticos para neutrófilos e eosinófilos. Essas células liberam enzimas proteolíticas que alteram a coesão entre a derme e a epiderme, levando à formação de fendas subepidérmicas e vesículas. Não há acantólise nessa doença. O diagnóstico definitivo é estabelecido pela eliminação de outras causas de lesões vesiculares e pela biopsia cutânea. A biopsia de uma vesícula ou bolhas intactas é essencial. A biopsia de lesões com crostas ou ulcerativas não se mostra diagnóstica. O penfigoide bolhoso caracteriza-se por alterações vacuolares, fendas e vesículas subepidérmicas.[1] A infiltração neutrofílica e eosinofílica da epiderme superficial é comum. A imuno-histoquímica e a sorologia estão tornando-se cada vez mais importantes no diagnóstico de doenças autoimunes. Existem poucos relatos do tratamento do penfigoide bolhoso em cavalos.[1,2] O tratamento é o mesmo do PF, mas, de modo geral, tem menor eficácia.

Lúpus eritematoso sistêmico

O LES é uma doença autoimune multissistêmica rara em cavalos.[61] Os sinais clínicos de LES são perda de peso, alopecia simétrica bilateral, seborreia, úlceras orais e linfadenopatia. A necropsia pode revelar glomerulonefrite membranosa e sinóvia fibrosa. Alguns cavalos também apresentam resultados de anemia hemolítica Coombs-positiva e anticorpos antinucleares positivos. A avaliação histológica revela dermatite de interface com deposição linear de IgG nas zonas da membrana basal da epiderme e folículos pilosos. Em alguns cavalos com lúpus sistêmico, o linfedema profundo dos membros pode ser o único sinal clínico. Trata-se a doença com doses imunossupressoras de glicocorticoides, como no PF. O prognóstico de cavalos com LES é ruim.

Lúpus eritematoso discoide

O lúpus eritematoso discoide (LED) é uma doença cutânea rara em cavalos que se acredita ser uma variante do LES. Os cavalos acometidos desenvolvem áreas de eritema irregular, alopecia crostosa e descamação na face, pavilhões auriculares e pescoço. A doença pode ser limitada às bandas coronárias com ou sem acometimento das castanhas e esporões em alguns animais. As bandas coronárias acometidas podem ser friáveis e exsudativas. Dor e claudicação podem ser observadas; porém, alguns cavalos com lesões significativas na banda coronária continuam, surpreendentemente, em pé. Leucodermia e leucotriquia podem estar presentes.

O exame diagnóstico de escolha é a biopsia cutânea. Como a biopsia de espessura total da banda coronária provocaria uma anomalia permanente da muralha do casco, prefere-se a biopsia da castanha quando as lesões também a acometem. A biopsia cutânea revela uma dermatite de interface (hidrópica e/ou liquenoide). Degeneração hidrópica focal das células epidérmicas basais, incontinência pigmentar (grânulos de pigmento na derme ou em macrófagos dérmicos) e espessamento focal da membrana basal são características histológicas importantes. A imunofluorescência direta pode mostrar a deposição linear de imunoglobulinas na zona da membrana basal. Este exame não é confiável e não recomendado como substituto do estudo histopatológico de rotina.

O LED é tratado de forma individual. A rigor, o proprietário deve manter o cavalo estabulado durante o dia, pois a luz do sol agrava a doença. Protetores solares tópicos e glicocorticoides tópicos, como a betametasona 17-valerato a 0,1%, podem ser benéficos. Casos graves ou refratários de LED podem exigir doses imunossupressoras de prednisolona, administradas por VO.

Vasculite imunemediada

A vasculite é uma reação inflamatória na parede do vaso sanguíneo (Figura 18.37). As vasculites são classificadas por tipo de célula inflamatória. As vasculites neutrofílicas subdividem-se em leucocitoclásticas (quando os núcleos dos neutrófilos sofrem cariorrexia) ou não leucocitoclásticas.

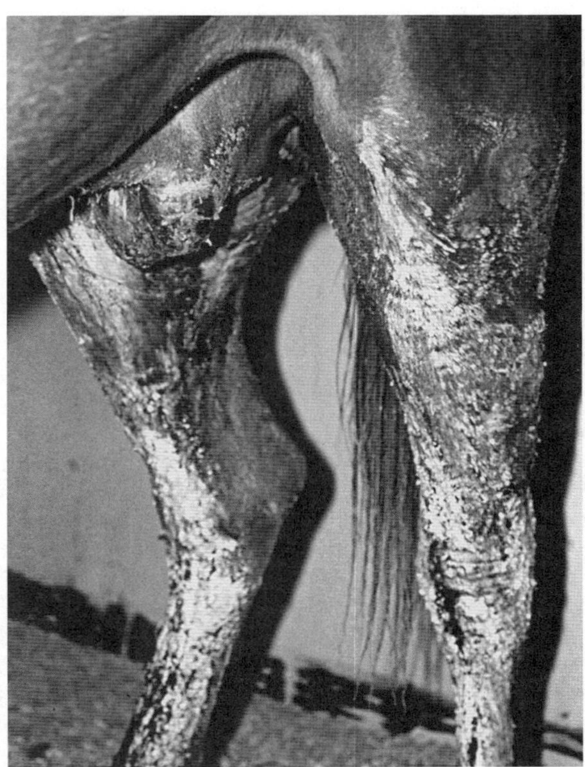

Figura 18.37 Cavalo com vasculite decorrente de garrotilho.

Os mecanismos imunológicos envolvidos são tipicamente reações de hipersensibilidade do tipo I e II. Arterite viral equina, influenza equina, *C. pseudotuberculosis* e *Streptococcus* spp. (especialmente *S. zooepidemicus* subespécie *equi*) foram postulados como fatores desencadeantes da vasculite imunemediada.[65] A vasculite também pode ser observada após pneumonia por *Rhodococcus equi*, colângio-hepatite e tratamento com alguns antibióticos. A causa subjacente frequentemente não é identificada.

A vasculite idiopática não tem predileção por sexo, raça ou idade. As lesões são observadas, sobretudo, em membros distais, pavilhões auriculares, lábios e áreas perioculares.[2] Úlceras orais e bolhas podem estar presentes. As lesões cutâneas consistem em púrpura, edema e eritema. Os sinais sistêmicos podem ser febre, depressão, anorexia, perda de peso e claudicação.

A púrpura hemorrágica é uma doença aguda não contagiosa de equinos caracterizada por extenso edema e hemorragia do tecido subcutâneo. Hemorragias em mucosas e vísceras são comuns. Os sinais clínicos costumam desenvolver-se 2 a 4 semanas após uma infecção do sistema respiratório, frequentemente garrotilho ou influenza. A urticária seguida de edema dos membros distais, cabeça e abdome ventral é comum. O edema grave da cabeça pode comprometer a respiração. Exsudação e perda tecidual podem ser observadas. Dor e prurido são raros. Os cavalos acometidos geralmente apresentam depressão, relutância de movimentação e anorexia.

O diagnóstico de vasculite é estabelecido por biopsia cutânea. A obtenção de amostras de biopsia de pele de lesões com 8 a 24 horas de aparecimento mostra-se importante porque essas lesões tendem a apresentar as alterações mais diagnósticas. Lesões com mais de 24 horas podem não ser diagnósticas devido ao intenso infiltrado celular secundário ou à necrose. A biopsia de pele revela infiltrados celulares neutrofílicos, eosinofílicos, linfocitários ou mistos na parede do vaso. Degeneração fibrinoide e hemorragia são comuns. A imunofluorescência direta pode auxiliar o diagnóstico.

O prognóstico de cavalos com vasculite é imprevisível. Discute-se o tratamento da vasculite no Capítulo 15.

DOENÇAS CUTÂNEAS NECROSANTES

As doenças cutâneas necrosantes podem ter muitas causas. A característica que unifica essas doenças é a morte local ou generalizada de toda a espessura da pele, a descamação do tecido, a ulceração e a exsudação. Em alguns casos, o diagnóstico definitivo da causa subjacente pode ser difícil.

Úlceras de decúbito

As úlceras de decúbito são causadas por pressão prolongada da pele, geralmente sobre uma proeminência óssea. Animais magros e emaciados que passam muito tempo em decúbito dorsal são mais suscetíveis ao desenvolvimento de úlceras de decúbito. Elas podem ser causadas por arreios malajustados nas costas, no pescoço ou no perímetro do cavalo; decúbito durante a cirurgia; curativos aplicados ou mantidos de maneira incorreta; bandagem para membros; ou bandagens elásticas. A quantidade de pressão necessária para criar uma úlcera de decúbito não é grande caso ocorra por tempo suficiente. Arreios e selas podem causar lesões sobre proeminências ósseas ou outras áreas sujeitas a pressão prolongada. A circulação capilar é interrompida ou muito limitada, o que provoca anoxia tecidual e retenção de resíduos metabólicos, responsáveis por dano tecidual e morte. A maioria das lesões começa como pequenas áreas de necrose tecidual e progride para ulceração. Infecções secundárias são comuns.[2]

Clinicamente, as lesões em estágio inicial começam com queda de pelo, inchaço e eritema. Uma área vermelho-púrpura de alteração da cor do tecido pode ser visível. Em alguns dias, observam-se exsudação, necrose e ulceração. Em casos graves, a pele perde sua elasticidade, os tecidos subcutâneos desprendem-se e a pele pode endurecer. Faixas de tecido vivo podem estar ligados ao tecido necrótico. As lesões geralmente são fétidas. Há formação de cicatrizes, e leucotriquia ou leucoderma são sequelas comuns.

O diagnóstico baseia-se na anamnese e no exame clínico. Áreas cutâneas com perda de sensibilidade ou com sensação de pergaminho são suspeitas.

O tratamento pode ser difícil caso o cavalo continue em decúbito. Devido à significativa congestão capilar e venosa, os antibióticos sistêmicos geralmente não são eficazes. As feridas devem ser tratadas de modo tópico. Convém ser limpas diariamente com grandes quantidades de água para remover os restos de tecido e estimular a circulação; e pomadas ou unguentos antibióticos tópicos (p. ex., iodo e clorexidina) devem ser aplicados para evitar infecções secundárias e impedir a desidratação da ferida. A reepitelialização e a cicatrização melhoram bastante com o uso de curativos cirúrgicos, mas o tratamento de algumas lesões pode ser muito difícil, como as que ocorrem sobre a asa do ílio. Nesses casos, a supercola pode ser usada para criar uma estrutura em torno da lesão para ancorar o esparadrapo que cobre um curativo com formato de rosca. O desbridamento cirúrgico e o enxerto de pele podem ser indicados em alguns casos.

Gangrena

Gangrena é um termo clínico usado para descrever necrose de tecido úmido ou seco. A gangrena pode ser causada por pressão externa, edema grave, queimaduras por calor ou frio, acidentes ofídicos, vasculite, ergotismo, intoxicação por festuca, sepse bacteriana ou infecções virais.[2] A lesão característica é causada por oclusão do suprimento sanguíneo venoso ou arterial.

A gangrena seca é provocada pela obstrução do suprimento sanguíneo arterial para uma área, mas com drenagem venosa ou linfática intacta. Já a gangrena úmida é causada por oclusão ou comprometimento da drenagem linfática e venosa e pela putrefação causada por uma infecção bacteriana. As lesões da gangrena seca têm aparência semelhante a couro, coloração alterada, deprimidas e frias ao toque. A pele pode demorar muito tempo a desprender-se. As lesões da gangrena úmida são inchadas, de cor alterada e fétidas.

O diagnóstico costuma ser feito por exame clínico e confirmado por biopsia. A causa principal da gangrena deve ser identificada e tratada.

Lesões térmicas

Queimaduras

O calor excessivo pode ocorrer em casos de incêndios em celeiros ou matas, soluções quentes, raios, eletrocussão, queimaduras em cordas, contrairritantes ou irradiação. Incêndios em celeiros são a causa mais comum de queimaduras graves em cavalos.

O tratamento de grandes lesões térmicas em cavalos mostra-se difícil.[66] A grande área superficial da queimadura aumenta consideravelmente a possibilidade de perdas de fluidos, eletrólitos e calorias. Dependendo da profundidade da queimadura, aquelas que cobrem 50% ou mais do corpo geralmente são fatais.[66] É difícil evitar a contaminação de feridas devido à ausência de ambiente estéril. Os cavalos podem precisar de contenção prolongada para evitar traumatismo contínuo; as feridas geralmente são pruriginosas e a automutilação é comum. Cavalos com queimaduras graves são frequentemente desfigurados e apresentam tecido cicatricial de baixa qualidade, impedindo o retorno funcional pleno.[66]

As queimaduras são classificadas de acordo com a profundidade da lesão.[66] As queimaduras de primeiro grau acometem apenas as camadas mais superficiais da epiderme. Essas queimaduras caracterizam-se por eritema, edema, descamação superficial da pele e dor. A camada germinativa da epiderme é poupada, e essas queimaduras cicatrizam sem complicações. As queimaduras de segundo grau envolvem toda a epiderme e podem ser superficiais ou profundas. As queimaduras superficiais de segundo grau envolvem o estrato córneo, o estrato granuloso e algumas células da camada basal. Queimaduras profundas de segundo grau acometem todas as camadas da epiderme. Clinicamente, essas queimaduras caracterizam-se por eritema, edema na junção epidérmica, necrose da epiderme, acúmulo de leucócitos na camada basal da queimadura, formação de escaras (descamação produzida por uma queimadura térmica) e dor mínima. As únicas células germinativas poupadas são aquelas dentro dos ductos das glândulas sudoríparas e folículos pilosos. As queimaduras de segundo grau geralmente cicatrizam bem com o cuidado apropriado da ferida. As queimaduras de terceiro grau caracterizam-se pela perda de componentes epidérmicos e dérmicos. Há perda de fluido, assim como resposta celular significativa nas margens e tecidos mais profundos, formação de escara, ausência de dor, choque, infecção da ferida e possível bacteriemia e sepse. A cicatrização ocorre por contração e epitelização e apenas a partir das margens da ferida. Infecções e problemas com a cicatrização de feridas frequentemente complicam essas queimaduras. As queimaduras de quarto grau envolvem toda a pele e músculos, ossos e ligamentos subjacentes.

As queimaduras têm efeitos locais e sistêmicos.[66] O dano tecidual local é causado por coagulação maciça de proteínas e morte celular. Na área imediata da queimadura, artérias e vênulas contraem-se e os capilares dilatam-se. A permeabilidade da parede capilar aumenta em resposta a aminas vasoativas liberadas devido a danos e inflamação nos tecidos.[66] Essas respostas vasculares provocam o acúmulo de fluidos, proteínas e células inflamatórias na ferida. Aglutinações intravasculares, trombose e isquemia dérmica ocorrem e aumentam o dano tecidual. A isquemia tecidual continua por 24 a 48 horas após a lesão, e acredita-se que seja causada pela liberação local de tromboxano A_2. As camadas lipídicas da pele são destruídas, e a perda de fluido quadruplica. As perdas de fluidos são provocadas pela perda de calor por evaporação e aumento da taxa metabólica. A extensão total e a profundidade da queimadura podem não ser evidentes por vários dias. A função dos neutrófilos e a quimiotaxia diminuem bastante, predispondo a ferida a infecção local, bacteriemia e sepse. Os seguintes microrganismos são comuns em queimaduras: *P. aeruginosa*, *Staphylococcus*, *E. coli*, *Klebsiella* spp., *Streptococcus* não hemolítico, *Proteus* spp., *Clostridium* spp. e *Candida* spp. [13,67,68] Os efeitos sistêmicos são fatais e envolvem hipovolemia, perdas de fluidos e eletrólitos, perda de proteínas, edema pulmonar, anemia, aumento da taxa metabólica basal, aumento das necessidades calóricas e depressão da imunidade humoral e celular. A hipovolemia agrava a diminuição do débito cardíaco devido a um fator depressor do miocárdio circulante.

Queimaduras de primeiro grau e queimaduras superficiais de segundo grau devem ser tratadas imediatamente com água fria para evitar a maior necrose tecidual. Um creme antibacteriano hidrossolúvel deve ser aplicado à ferida para evitar a infecção. Analgésicos não esteroides devem ser administrados para aliviar a dor e ajudar a reduzir a isquemia dérmica. A administração de ácido acetilsalicílico em dose de 10 a 20 mg/kg VO 1 ou 2 vezes/dia diminui a produção de tromboxano, pode interromper a progressão da isquemia dérmica e pode ser o fármaco inicial de escolha se a dor for controlada de outra maneira.

As queimaduras de espessura total (terceiro e quarto graus) são tratadas com curativo oclusivo (técnica fechada), produção de escara (técnica de exposição), curativos úmidos contínuos (técnica semiaberta) ou técnicas de excisão e enxerto. O tratamento mais prático de grandes queimaduras em equinos é o método semiaberto, deixando a escara intacta com a aplicação contínua de bandagens úmidas e agentes antibacterianos. Os curativos úmidos ajudam a evitar a perda de calor e umidade pela escara, protegendo-a e ajudando a impedir a invasão bacteriana na ferida.

Antibióticos sistêmicos devem ser usados com cautela e, na ausência de sepse, são contraindicados. Os medicamentos tópicos devem ser cremes à base de água, de amplo espectro e não irritantes, como a sulfadiazina de prata, que é eficaz contra bactérias Gram-negativas, não causa desconforto ao cavalo, penetra na escara e tem ação por 24 horas. Há relatos de que a *Aloe vera* alivia a dor, diminui a inflamação, estimula o crescimento celular e mata bactérias e fungos. A *Aloe vera* é mais útil no tratamento inicial de queimaduras leves. Cavalos com queimaduras graves geralmente sucumbem a doenças respiratórias secundárias à inalação de fumaça. Danos às córneas também são comuns. Existem várias referências excelentes sobre o tratamento médico e cirúrgico a longo prazo de cavalos com grandes queimaduras térmicas.[66]

Queimaduras por frio

A queimadura por frio deve-se à exposição do tecido ao frio extremo. Animais doentes, debilitados e neonatos são mais suscetíveis. Temperaturas baixas inibem o metabolismo celular e causam desidratação tecidual, ruptura celular por cristais de gelo, isquemia e danos vasculares. As áreas mais afetadas são a glande do pênis, os pavilhões auriculares, as bandas coronárias e os calcanhares.[1,2] O primeiro sinal da lesão da queimadura por frio é a palidez cutânea. A seguir, há eritema, descamação e perda de pelo. A perda de pigmento pode ser observada. Em casos graves, ocorrem necrose e gangrena seca.

Casos leves de queimaduras por frio não requerem tratamento. Casos mais graves precisam de reaquecimento e aplicação de pomadas antibióticas sem corticosteroides. Em casos graves com necrose e descamação, compressas úmidas e terapia sintomática com antibióticos podem ser necessários para evitar a sepse. O desbridamento cirúrgico não deve ser realizado até que haja uma demarcação evidente entre o tecido viável e o inviável. Áreas previamente congeladas podem ser mais suscetíveis a lesões por frio futuramente.

Fotossensibilização

A fotossensibilização deve-se à exposição da pele à luz ultravioleta após a sensibilização por agentes fotodinâmicos. É uma causa incomum de dermatite, mas um problema grave em cavalos. O espectro da doença associado à fotossensibilização varia de um simples incômodo a uma crise com risco de vida.[69]

Patogênese

Os agentes fotodinâmicos responsáveis pela fotossensibilização podem ser fototóxicos ou fotoalérgicos. Os agentes fototóxicos produzem uma reação de fotossensibilidade em quase todos os animais sob condições adequadas. Os agentes fotoalérgicos exigem a sensibilização do animal ao composto. Os dois tipos de agentes fotodinâmicos chegam à pele pela corrente sanguínea ou por meio de contato direto, absorvem comprimentos de onda da luz ultravioleta ou visível que excede a faixa de UV-B e ativam-se, danificando a epiderme e os vasos sanguíneos superficiais.

Há quatro tipos de fotossensibilização em animais: fotossensibilidade primária (fotossensibilidade de tipo 1), fotossensibilidade hepatógena (fotossensibilidade de tipo 2), fotossensibilidade por síntese de pigmentos aberrantes (porfiria) e fotossensibilidade de etiologia incerta.

A fotossensibilização primária ocorre após a ingestão, a administração sistêmica (alguns antibióticos) ou a absorção cutânea do agente fotodinâmico. A ingestão é típica de plantas como a erva-de-são-joão (*Hypericum perforatum*), o trigo-sarraceno (*Fagopyrum* spp.), a *Cymopterus watsonii* e a *Ammi* spp. A erva-de-são-joão contém um pigmento fluorescente vermelho chamado *hipericina*. Observa-se a hipericina como pequenos pontos claros nas folhas da planta. Os sinais clínicos aparecem em 21 dias. A fotossensibilização primária por outras plantas é incomum em equinos.[69]

A fotossensibilização por contato está associada a pastos de leguminosas, como trevos. Cavalos com sinais de fotossensibilização por contato devem ser avaliados quanto a doença hepática, pois alguns trevos podem causar fotossensibilização hepática e por contato. Muitos medicamentos e produtos químicos causam fotossensibilização primária por meio de vários mecanismos (Tabela 18.3). *Sprays* contra moscas, sabões antimicrobianos e antibióticos, como a tetraciclina, são fontes comuns.

Tabela 18.3 Causas de fotossensibilização primária.

Substância	Agente fotodinâmico
PLANTAS	
Hypericum perforatum (erva-de-são-joão) *H. pseudomaculatum*, *H. punctatum*	Hipericina (ingerida)
Fagopyrum esculentum, *F. sagittatum*, *F. tatoricum* (trigo-sarraceno)	Fagopirina, fotofagopirina, pseudo-hipericina (ingerida)
Cymopterus watsonii	Furocumarinas
Ammi majus (âmio-maior)	Furocumarinas
Thamnosma texana	Furocumarinas (ingeridas)
Lolium perenne (azevém)	Perlolina (ingerida)
Froelichia humboldtiana	Derivado de naftodiantrona
Medicago denticulate	Afídios
Trifolium hybridum, *T. pretense*	Ingestão e possível contato com fototoxina e hepatotoxina desconhecidas
Medicago spp. (alfafa)	Não identificado
Sphenociadium capitellatum	Agente ingerido – não identificado
Heracleum mantegazzianum	Furanocumarina (contato)
Cooperia pedunculata (tipo de lírio)	Agente não identificado
Avena sativa (aveia)	Agente não identificado
Brassica napus (colza)	Agente não identificado
Brassica rapa (nabo)	Agente não identificado
Vicia spp. (ervilhacas)	Agente não identificado
MICOTOXINAS	
Fungos no aipo e pastinaca	Fitoalexinas (xantotoxina, tripsoraleno)
FÁRMACOS E SUBSTÂNCIAS QUÍMICAS	
Fenotiazina	Sulfóxido de fenotiazina
Tiazidas	Agente não identificado
Retinoides, fotoagentes terapêuticos	Tazaroteno (aplicação superficial)
Promazinas	Agente não identificado
Acriflavinas	Agente não identificado
Rosa-bengala	Agente não identificado
Azul de metileno	Agente não identificado
Sulfonamidas	Agente não identificado
Tetraciclinas	Agente não identificado
Clorpromazina	Agente não identificado
Quinidina	Agente não identificado
Derivados de alcatrão	Agente não identificado
Furosemida	Agente não identificado
Alguns sabonetes antimicrobianos	Agente não identificado
METABÓLITOS ENDÓGENOS	
Porfirinas	Anomalia genética (porfirina)
Filoeritrina	Falha hepática (ingerida)
Bilirrubina	Fígado, distúrbios sanguíneos (endógenos)

Adaptada de Scott DW, Miller WH (eds.). Equine dermatology, 2. ed. Maryland Heights: Elsevier Saunders, 2011.

A fotossensibilidade hepatógena é secundária à lesão hepática. Em caso de comprometimento da função hepática, o fígado não pode excretar a filereritrina (um produto de degradação da clorofila), que se acumula. A filereritrina é um agente fotodinâmico, e altos níveis tornam o animal fotossensível. Os sinais clínicos desenvolvem-se quando as concentrações de filoeritrina ficam acima de 8,0 μg/dℓ. A fotossensibilização hepatógena pode ser secundária a lesões hepáticas e colestase, mas costuma ser causada pela ingestão de plantas tóxicas e micotoxinas (Tabela 18.4).

Os alcaloides pirrolizidínicos, uma das causas tóxicas mais comuns da fotossensibilização hepatógena, são encontrados em plantas de todo o mundo. Eles são transportados para o fígado e metabolizados em pirróis. Os metabólitos têm um efeito antimitótico que impede a divisão das células. Por fim, há o desenvolvimento de fibrose e insuficiência hepática. Além da fotossensibilização, uma doença neurológica significativa pode ser observada (encefalopatia hepática). Os cavalos rejeitam plantas com alcaloides pirrolizidínicos, a menos que não haja mais nada para pastar. Os animais comem mais as plantas processadas no feno ou na silagem. A intoxicação por alcaloides pirrolizidínicos desenvolve-se ao final do inverno e no início da primavera e manifesta-se como hepatite crônica no início do verão, quando os níveis de luz ultravioleta aumentam.

Tabela 18.4 Causas de fotossensibilização hepatógena.

Doenças	
Oclusão do ducto biliar comum; inflamação, colelitíase, migração de parasitas	
Doença de Theiler, doença do soro, doença hepática imunomediada	
Hepatite crônica ativa	
Colângio-hepatite	
Infecção bacteriana ascendente	
Substância	**Hepatotoxina**
PLANTAS	
Senecio jacobaea (tasneirinha, erva-de-são-tiago), *S. riddellii*, *S. douglasii* (cinerária), *S. vulgaris* (cardo-morto)	Alcaloides pirrolizidínicos (retrorsina)
Amsinckia spp. (asterídeas)	Alcaloides pirrolizidínicos
Crotalaria spp. (xiquexique)	Alcaloides pirrolizidínicos
Echium plantagineum (borrago-do-campo, flor-roxa, chupa-mel)	Alcaloides pirrolizidínicos
Heliotropium europaeum (heliotrópio comum)	Alcaloides pirrolizidínicos (lasiocarpina, heliotrina)
Cynoglossum officinale (língua-de-cão)	Alcaloides pirrolizidínicos
Kochia scoparia (cochia, mirabela)	Agente não identificado
Myoporum laetum (mióporo ou mióporo-acuminado)	Ngaiona
Lantana camara (lantana)	Lantadenos
Tribulus terrestris (abrolhos)	Agente não identificado
Nolina texana	Agente não identificado
Narthecium ossifragum	Agente não identificado
Tetradymia canescens (escova-de-cavalo), *T. glabrata*	Agente não identificado
Trifolium hybridum (trevo sueco)	Agente não identificado
Medicago spp. (alfafa)	Agente não identificado
Holocalyx glaziovii (alecrim-de-campinas)	Agente não identificado
Lippia spp. (erva-cidreira-de-arbusto)	Agente não identificado
Panicum antidotale, *P. coloratum* (capim-macaricam), *P. dichotomiflorum* (grama-de-castela), *P. maximum* (capim-colonião), *P. miliaceam* (painço), *P. virgatum* (*switchgrass*)	Saponinas (diosgenina, tamagenina, epismilagenina)
Agave lechuguilla (*lechuguilla*)	Saponinas
Brachiaria brizantha, *B. decumbens* (braquiária), *B. humidicola*, *Brassica rapa* (nabo)	Saponinas
MICOTOXINAS	
Microcystis spp. (algas verde-azuladas na água)	Peptídeo cíclico
Phomopsis leptostromiformis (em tremoços)	Fomopsinas
Pithomyces chartarum (eczema facial, esporodesmina)	Agente não identificado
Lupinus spp. (lupinose, tremoço)	Agente não identificado
Medicago sativa (alfafa-mofada)	Agente não identificado
Fusarium spp. (milho-mofado)	Toxinas T-2
Aspergillus spp.	Aflatoxina
TOXINAS E SUBSTÂNCIAS QUÍMICAS	
Tetracloreto de carbono	
Dissulfeto de carbono	
Fenantrídio	
Cobre	
Fósforo	
Ferro	
DIVERSOS	
Soro, antissoro	Doença por imunocomplexos
Doenças hepáticas (abscesso, neoplasia, migração de parasitas, colelitíase, inflamação)	Mediadores químicos

Adaptada de Scott DW, Miller WH (eds.). Equine dermatology, 2. ed. Maryland Heights: Elsevier Saunders, 2011.

O trevo-sueco (*Trifolium hybridum*) é único porque causa fotossensibilidades primária e secundária.[70,71] A fotossensibilização primária é uma reação aguda e não está associada à doença hepática. O envenenamento crônico por trevo provoca necrose hepática, fibrose e cirrose. Isso leva a sinais clínicos semelhantes aos da intoxicação por alcaloides pirrolizidínicos. Acredita-se que pastagens com menos de 25% de densidade de trevo-sueco sejam seguras para o pastoreio de equinos.

Outras causas de fotossensibilização hepática (ver Tabela 18.4) são hepatopatia por cristais, hepatopatia relacionada com produtos farmacêuticos e doença hepática associada à administração de produtos biológicos de origem equina ou suplementos de ferro.

A porfiria consiste em uma forma congênita rara de fotossensibilidade decorrente da síntese aberrante de pigmentos e não foi relatada em cavalos. Em bovinos, suínos e gatos, é causada por um defeito metabólico na uroporfirinogênio III cossintetase, uma enzima necessária para a síntese de hemoglobina. Os bovinos acometidos apresentam dentes, ossos e urina de cor entre rosa e marrom-avermelhado. Lesões dérmicas são observadas em áreas não pigmentadas quando os animais afetados são expostos à luz solar.

Diagnóstico

Os sinais clínicos de fotossensibilização são tradicionalmente observados em áreas glabras ou com pelos brancos ou não pigmentados. Esses sinais possibilitam o diagnóstico presuntivo do distúrbio (Figura 18.38). A princípio, há eritema, edema e prurido. Transudação sérica, erosão ou ulceração da pele podem levar à invasão bacteriana secundária. A icterícia costuma ser observada na fotossensibilização hepatógena causada por alterações na capacidade hepática de processamento de bilirrubina. Lesões generalizadas sugerem acometimento do fígado, e a função hepática deve ser avaliada, enquanto lesões localizadas que afetam os lábios e membros distais sugerem fotossensibilidade primária. A biopsia revela degeneração superficial dos vasos dérmicos e trombose com inflamação perivascular. As lesões crônicas podem apresentar dermatite perivascular linfocítica, hiperplasia epidérmica e hiperqueratose, com formação de crostas serosas. Queratinócitos apoptóticos, ou "células queimadas pelo sol", podem estar presentes.

Tratamento

O objetivo do tratamento é evitar mais danos. O tratamento concentra-se no confinamento em estábulo, longe da luz solar, e na remoção de agentes fotodinâmicos. Pomadas, adstringentes ou antissépticos podem ser aplicados. Os corticosteroides podem reduzir a inflamação e o prurido. Antibióticos podem tratar infecções bacterianas secundárias. A doença hepática deve ser tratada imediatamente.

A fotossensibilidade secundária à hepatopatia produz sinais vagos e inespecíficos, como falta de apetite, perda de peso, icterícia, febre, cólica branda e lesões cutâneas. Anomalias neurológicas estão associadas à disfunção hepática avançada. Outros sinais de doença hepática podem ser colite, polidipsia e anomalias do nervo craniano, como disfagia e estridor inspiratório.

Os diagnósticos diferenciais são queimaduras solares, dermatite de contato, dermatofilose, vasculite fotoativada, PF e infecções bacterianas e fúngicas.[69]

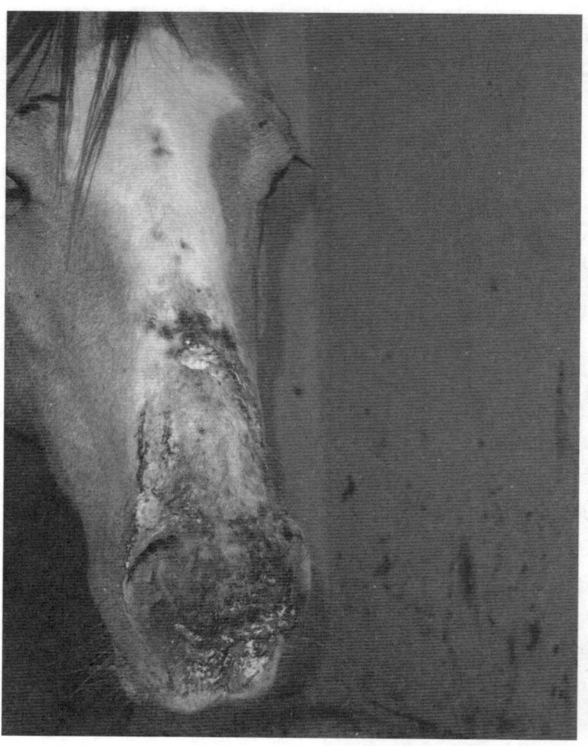

Figura 18.38 Fotossensibilização no focinho de um cavalo. Observe a distribuição limitada às áreas brancas da pele que estiveram em contato com o agente agressor. (Cortesia da dra. Judy Marteniuk.).

O tratamento da fotossensibilização por contato inclui a remoção de agentes sensibilizadores e o confinamento em estábulo. O acesso ao pasto é feito à noite. Protetores contra moscas, máscaras, botas e protetores solares com fator de proteção solar (FPS) 30 a 55 podem ser suficientes em casos brandos. A administração sistêmica de glicocorticoides ou AINEs, corticosteroides tópicos, pramoxina e controle da miíase podem ser benéficos.

Cavalos com fotossensibilização hepatógena podem responder ao tratamento e ao manejo médico apropriados (Capítulo 13). Retardos no diagnóstico e no tratamento aumentam as complicações e as taxas de mortalidade. O cavalo deve ser protegido da luz solar, e os agentes ofensores devem ser removidos. Convém tratar a dermatite branda a moderada com agentes antimicrobianos hidrossolúveis tópicos, como a sulfadiazina de prata. Os corticosteroides podem reduzir a inflamação. A hidroterapia com água fria retira detritos da superfície da pele, diminui a inflamação e evita a miíase. Bandagens devem ser colocadas em membros com edema e exsudação, usando materiais limpos e não adesivos, feitos de algodão. Dermatite e celulite graves estão associadas a aumento de volume, calor, dor, claudicação e febre baixa (38,8 a 40°C). Cavalos com infecções graves apresentam inapetência e mostram sinais de desconforto. Indica-se o tratamento antimicrobiano sistêmico nos casos de celulite. Os antimicrobianos betalactâmicos são indicados nas doenças causadas por clostrídios e outras infecções por bactérias anaeróbias. Doses comuns de ceftiofur de sódio (2,2 mg/kg IV ou IM a cada 6 a 8 h), procaína penicilina G (22.000 UI/kg IM) ou penicilina G potássio (22.000 UI/kg IV a cada 6 h), combinadas com um aminoglicosídeo e metronidazol (20 a 25 mg/kg VO ou retal a cada 6 a 8 h) oferecem cobertura para a maioria das bactérias. O tratamento antimicrobiano para celulite deve continuar por, pelo menos, 10 a 14 dias.

Vasculite leucocitoclástica

A vasculite leucocitoclástica, ou vasculite fotoagravada, é relativamente comum em cavalos com uma quantidade significativa de pelos brancos e pele rosada nos membros inferiores. Depósitos imunes (IgG e/ou componente 3 do sistema complemento) ao redor das paredes dos vasos foram detectados em lesões cutâneas em estágio inicial por meio de imunofluorescência direta. O fato de a pele não pigmentada parecer ser afetada sugere um papel da luz ultravioleta no desenvolvimento dessa doença dermatológica. Reações medicamentosas e a infecção bacteriana por *Staphylococcus* spp. podem ser causas subjacentes. Tal doença dermatológica geralmente acomete cavalos adultos. As lesões são confinadas ao membro inferior (Figura 18.39). Acredita-se que a ausência de pigmento na área afetada seja o principal fator de risco, mas a doença também foi observada na pele pigmentada. De modo geral, as lesões são múltiplas e bem demarcadas. A princípio, há eritema e exsudação, que progridem para crostas e feridas ou áreas ulceradas. A área acometida pode ser exsudativa e edematosa. Nos casos crônicos, a superfície pode ter aparência áspera. Essa doença mostra-se mais dolorosa do que pruriginosa. O diagnóstico é confirmado pelos achados histopatológicos de lesões cutâneas leucocitoclásticas com inflamação perivascular, degeneração dos vasos sanguíneos e coágulos nos pequenos vasos da derme superficial. O tratamento compõe-se de corticosteroides sistêmicos em doses relativamente altas por 1 semana, com redução gradual por mais 4 a 6 semanas. Recomenda-se a redução da exposição à luz ultravioleta, enfaixando o membro afetado ou mantendo o cavalo em áreas cobertas durante o dia. A aplicação de protetor solar (com FPS mínimo de 20) pode ser benéfica. Infecções bacterianas secundárias devem ser tratadas.

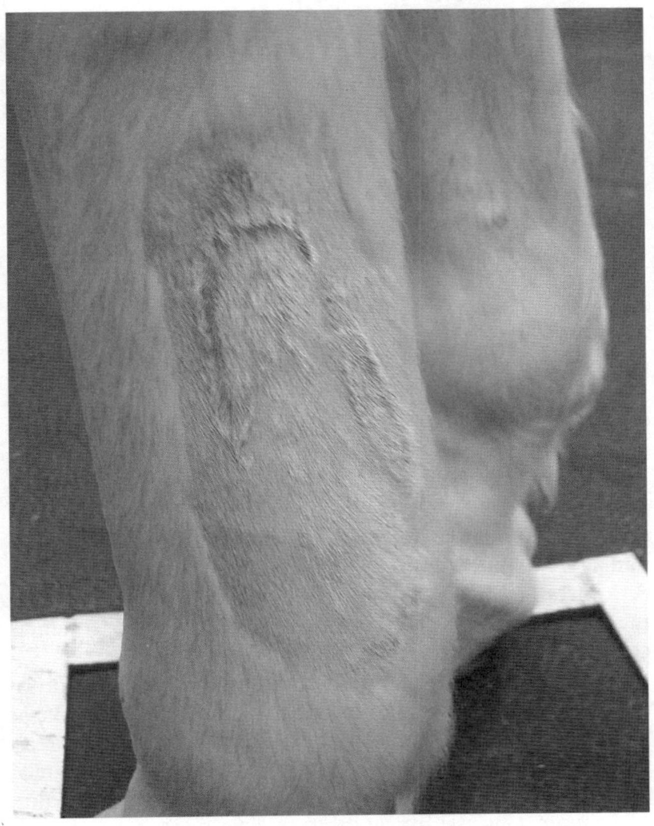

Figura 18.39 Cavalo com vasculite leucocitoclástica.

NEOPLASIAS CUTÂNEAS

Sarcoide

Os sarcoides são a neoplasia mais comum em cavalos em todo o mundo, com prevalência entre 12,9 e 67% de todos os tumores equinos. Os sarcoides são acúmulos cutâneos de fibroblastos transformados, localmente invasivos, não metastáticos, e raramente regridem de modo espontâneo. Podem ocorrer em qualquer parte do corpo, individualmente ou em grupos; o abdome ventral, os membros e a cabeça, em especial a região ao redor dos olhos, pavilhões auriculares e comissuras labiais, são os locais mais acometidos. As lesões frequentemente ocorrem em áreas que sofreram traumatismo. A detecção precoce e o tratamento responsável fornecem o melhor resultado possível para os cavalos acometidos.

Os sarcoides têm sido etiologicamente associados aos papilomavírus bovinos (BPV) de tipos 1 e 2[72-74] e, talvez, do tipo BR-UEL-4. Estudos recentes indicaram que as infecções latentes por BPV podem causar transformação neoplásica em indivíduos com suscetibilidade genética.[75,76] Isso pode explicar a alta incidência de recidivas tumorais após a excisão isolada; o traumatismo cirúrgico pode induzir a proliferação e a expressão do vírus latente, levando ao novo crescimento do tumor. A carga viral tem sido associada à gravidade dos sarcoides, e tumores mais agressivos apresentam maiores cargas virais. Tabanídeos podem ser a via de transmissão. Além das evidências de suscetibilidade genética aos sarcoides, identificou-se uma tendência familiar.[77]

Os tumores sarcoides geralmente apresentam espessamento dérmico linear ou focal. A epiderme varia de espessa, rugosa e hiperqueratótica a ulcerada. Os tumores também podem ocorrer no tecido subcutâneo como massas móveis e firmes, com cobertura cutânea intacta. Existem várias formas de sarcoides, com diferentes recomendações terapêuticas e prognósticos. Independentemente da modalidade terapêutica utilizada, os sarcoides pequenos são mais propensos à resolução do que os grandes. Sarcoides benignos relativamente pequenos podem fazer a transição para tipos mais agressivos se tratados de maneira inadequada. A localização do tumor também é um fator importante ao considerar a modalidade de tratamento. Os tumores periorbitais, por exemplo, exigem um plano de tratamento que não ameace a visão futura. De modo geral, a duração do tumor é inversamente correlacionada com a resolução, independentemente do tamanho da lesão.

Os sarcoides ocultos são mais comuns na pele ao redor de boca, olhos, pescoço e outras áreas relativamente glabras, como as partes mediais do antebraço e da coxa. Essas lesões manifestam-se como uma área ligeiramente espessada da pele, com superfície levemente áspera e desprovida de pelos. Tais sarcoides são comumente confundidos com dermatofitose ou traumatismos simples. Os sarcoides ocultos podem permanecer inativos por longos períodos antes de aumentarem ou se converterem de modo espontâneo em tipos mais agressivos (Figura 18.40). Qualquer sarcoide que passe por uma transformação mais agressiva deve ser tratado imediatamente.

Os sarcoides verrucosos têm predileção pelas áreas de face, corpo, virilha e prepúcio. De modo geral, as lesões são pequenas, raramente excedendo 6 cm de diâmetro, com superfície seca e córnea e aparência de couve-flor. Esses tumores podem crescer lentamente ao longo dos anos e, às vezes, tornam-se bastante grandes, cobrindo uma área de 20 cm de diâmetro ou mais. Como os grandes sarcoides ocultos, os sarcoides verrucosos extensos podem sofrer transformação maligna.

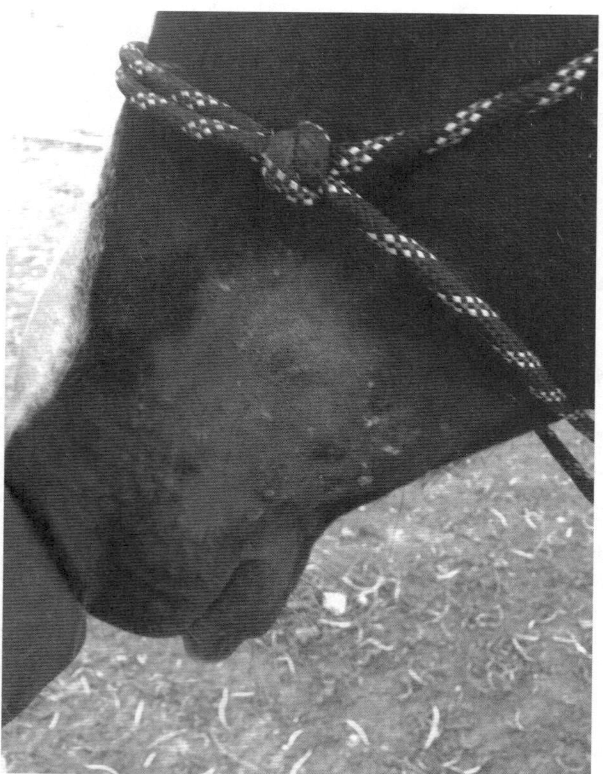

Figura 18.40 Sarcoide oculto extenso começando a mostrar características de um sarcoide verrucoso.

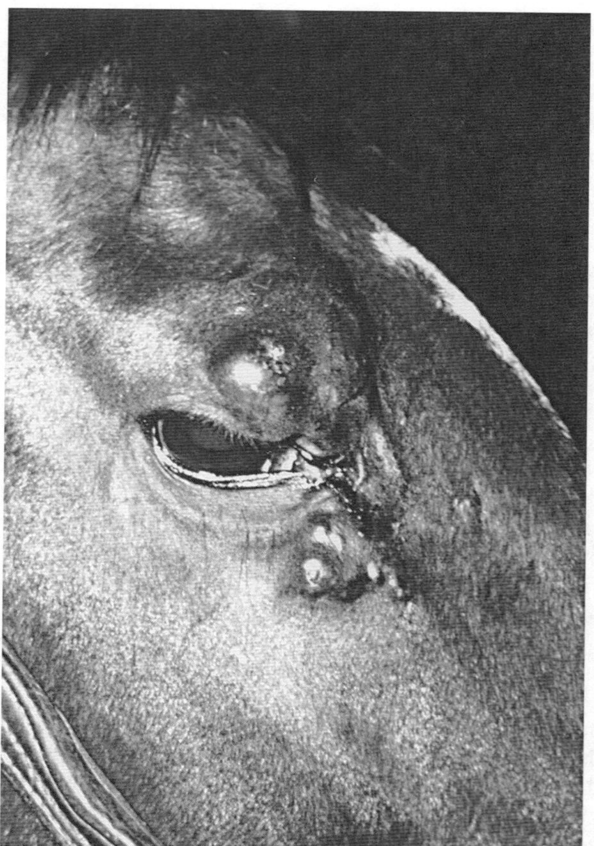

Figura 18.41 Sarcoide fibroblástico (proliferativo).

Os sarcoides nodulares consistem em massas firmes e geralmente redondas de tamanho muito variável. Os sarcoides nodulares são classificados com base no acometimento tecidual.[1] No tipo A1, não há acometimento cutâneo e as massas são subcutâneas e são bem móveis. As massas do tipo A2 também não acometem a pele, mas são localmente invasivas e têm caráter "limitado". Esses tipos são muito comuns ao redor dos olhos. Nos nódulos do tipo B, a pele sobre o nódulo não pode ser movida e tende a ser muito fina, hiperqueratótica ou ulcerada. Os nódulos do tipo B geralmente são mais agressivos que os do tipo A e podem ser bem problemáticos ao redor dos olhos e da boca. Os nódulos do tipo B1 não apresentam invasão tecidual profunda, enquanto os nódulos do tipo B2 estão ligados a estruturas adjacentes mais profundas. Os sarcoides nodulares podem ser facilmente confundidos com outras massas nodulares, como melanomas, linfossarcomas, tumores de células redondas e cistos dermoides. As principais localizações dos sarcoides nodulares são as áreas de virilha, prepúcio ou pálpebra. Assim como os sarcoides ocultos e verrucosos, os sarcoides nodulares podem progredir rapidamente para formas mais agressivas, em especial nos casos de traumatismo local.

Os sarcoides fibroblásticos têm aparência variável e geralmente são encontrados na virilha, na pálpebra, nos membros inferiores, em feridas anteriores e em locais de outros tipos de sarcoides sujeitos a traumatismos. Alguns são nódulos fibrosos bem circunscritos na derme, cobertos por epiderme intacta (Figura 18.41), mas a maioria apresenta superfícies ulceradas que sangram com facilidade e podem ser cobertas por *debris* necróticos. Essas lesões geralmente são agressivas e se espalham pela derme. O sarcoide fibroblástico assemelha-se a um tecido de granulação exuberante. Os sarcoides fibroblásticos do tipo 1 são pedunculados, com ou sem raiz discernível, enquanto os de tipo 2 apresentam uma base ampla (séssil). Os tumores do tipo 2 frequentemente se estendem abaixo da lesão visível a uma distância significativa. Como os sarcoides fibroblásticos podem ser muito semelhantes ao tecido de granulação, muitas vezes é difícil diferenciar o crescimento de um novo tumor e a cicatrização normal depois do desbridamento e tratamento dos sarcoides fibroblásticos. A cicatrização prolongada e/ou tecido de granulação excessivo no pós-operatório no sítio de qualquer remoção de sarcoide são motivo de preocupação. Até que a ferida esteja totalmente cicatrizada com cobertura epidérmica normal, deve-se considerar o crescimento de um novo sarcoide. Qualquer ferida que não cicatrize pode conter tecido sarcoide misturado ao tecido de granulação. Os sarcoides fibroblásticos também podem ser confundidos com lesões da pitiose. Ao contrário da pitiose, os sarcoides geralmente não são dolorosos nem pruriginosos e crescem de maneira mais lenta.

Os sarcoides *mistos* são compostos por diversos tipos de sarcoides. O termo misto é usado quando não há predominância de nenhum tipo. Provavelmente, esse tipo representa a progressão de tipos ocultos ou verrucosos para formas mais agressivas. Os sarcoides mistos são uma consequência comum de biopsia ou traumatismo (Figura 18.42).

Sarcoides malignos também foram descritos. Esses tumores são "localmente malignos", porém, como todas as outras formas de sarcoides, não metastatizam para outras áreas. É comum um histórico de cirurgias repetidas e tratamentos fracassados de outra forma de sarcoide. Os sarcoides malignos podem acompanhar ou infiltrar vasos linfáticos ou outros vasos e invadir as estruturas subjacentes (Figura 18.43).

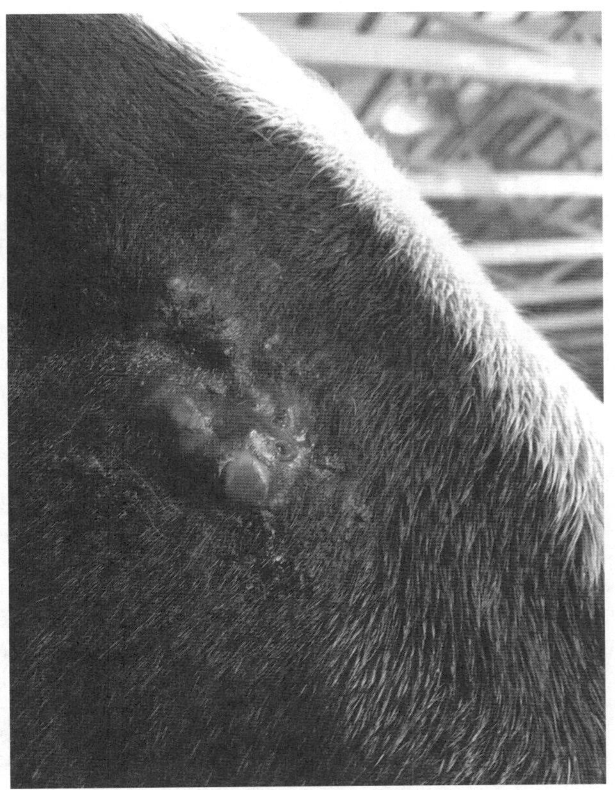

Figura 18.42 Originalmente um sarcoide verrucoso, essa lesão desenvolveu aparência mais agressiva vários meses após a biopsia.

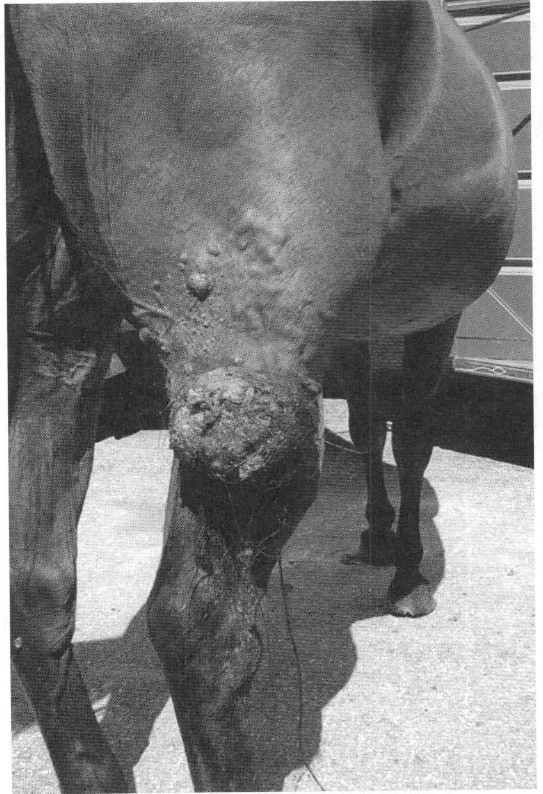

Figura 18.43 Um grande sarcoide maligno em uma égua Quarto de Milha. O tumor segue proximal e distalmente à grande massa fibroblástica ulcerada. Há presença de várias áreas ulceradas.

Os diagnósticos diferenciais de qualquer forma de sarcoide são muito variáveis. Dependendo da aparência física da lesão, podem ser tecido de granulação em excesso, dermatofitose, hiperqueratose linear, bolhas, queimaduras, marcas de arreios, papilomatose, hiperqueratose, CEC, fibromas, neurofibromas, granulomas eosinofílicos equinos, melanoma, pitiose, fibrossarcoma e linfossarcoma.

Embora a biopsia de tumores ocultos, nodulares e verrucosos pequenos não seja frequentemente recomendada para evitar alterar a morfologia e o comportamento da lesão, o diagnóstico definitivo baseia-se no exame histológico do tecido afetado. Quando possível, deve-se considerar uma ressecção em bloco de todo o tumor. Se for necessário tentar o fechamento do local da biopsia, é imprescindível a troca de todos os instrumentos cirúrgicos e luvas para evitar a recontaminação acidental da área. A ressecção em bloco ou biopsia por punção deve ser seguida por algum outro tipo de tratamento. A biopsia sozinha pode fazer com que um sarcoide se torne mais agressivo. Ao considerar o tratamento de pequenos sarcoides, pode ser prudente simplesmente tratar a lesão como um tumor sem biopsia.

À histopatologia, os sarcoides equinos são uma proliferação fibroblástica de células que formam espirais ou feixes entrelaçados.[1,2] A orientação geral comum dessa proliferação é perpendicular à membrana basal, mas existem exceções. A epiderme, quando presente, é hiperplásica com cristas retas alongadas características, mas pode ser normal ou mesmo atrófica com hiperqueratose significativa (sarcoides planos). O melhor momento para a biopsia de um sarcoide é antes do início do tratamento; as biopsias subsequentes podem ser mais difíceis de interpretar pelo dermatologista. Os tumores sarcoides podem ser difíceis de diferenciar dos schwannomas com base apenas na histopatologia.[78]

A presença de sarcoides no exame de pré-compra deve ser observada, e o comprador, avisado. Os sarcoides equinos podem ter um impacto perceptível na saúde e bem-estar dos animais e tornar-se um encargo financeiro significativo para os possíveis proprietários.

Há vários tratamentos para sarcoides equinos. A modalidade terapêutica selecionada é determinada pela localização, pelo tamanho e pela agressividade do tumor, bem como pela experiência clínica, pelo comprometimento do cliente e pela disponibilidade de serviços, equipamentos e instalações.

A excisão cirúrgica convencional do sarcoide equino é simples, mas a taxa de recidiva varia entre 15 e 82%. A maioria dos tumores recidiva, geralmente de modo mais agressivo, em 6 meses. A excisão cirúrgica deve ser utilizada para reduzir o volume do tumor e melhorar a eficiência de outras modalidades terapêuticas. Sempre que a excisão cirúrgica é usada no tratamento de sarcoide, recomenda-se uma margem de 0,5 a 1 cm de tecido normal. Margens adequadas nem sempre são possíveis, no entanto, quando o tumor está localizado perto da órbita ou de estruturas igualmente importantes. Prefere-se o fechamento primário quando as margens podem ser alcançadas. As pré-suturas e/ou as incisões de liberação podem auxiliar o fechamento primário. Durante a síntese de ressecções em bloco, em particular se forem realizadas incisões de liberação, novas lâminas de bisturi, instrumentos e luvas devem ser usados para minimizar as chances de propagação do tumor. Recomenda-se a terapia adjuvante sempre que um sarcoide for removido de modo cirúrgico.

A excisão com *laser* de dióxido de carbono do sarcoide equino pode, em alguns casos, ser melhor do que a excisão cirúrgica convencional. Como a energia do *laser* é absorvida pelos tecidos circundantes, as células tumorais são mortas até 0,2 mm além das margens da ferida. Além disso, o *laser* de CO_2 pode ser usado para desbridamento de tumores por vaporização. As taxas de recidiva após a excisão a *laser* variam de 17 a 33%.[79,80] A excisão a *laser* pode ser combinada com outras modalidades de tratamento para evitar ainda mais o crescimento do tumor.

A crioterapia com nitrogênio líquido tem boa relação custo-benefício no tratamento de sarcoide equino, mas as taxas de recidiva após esse procedimento são muito variáveis; a seleção de casos e o método de congelamento provavelmente influenciam a variabilidade observada nos resultados. Tumores grandes devem ser submetidos ao desbridamento antes dos três ciclos de congelamento/descongelamento da crioterapia. O tumor deve ser novamente examinado em intervalos de 2 a 4 semanas, e outros ciclos de congelamento/descongelamento devem ser realizados em caso de aparente recidiva. A cicatrização ocorre por segunda intenção ou fechamento tardio, o que gera cicatrizes e despigmentação do pelame. Devido à destruição tecidual significativa associada à crioterapia, essa modalidade de tratamento pode ser inadequada em tumores perto de olhos, narinas ou estruturas similares. Em todos os casos, o proprietário deve ser avisado quanto a edema, hiperemia, hemorragia, necrose e edema local, além da leucotriquia permanente, que ocorrem após o tratamento.

A hipertermia intratumoral tem sido bem-sucedida no tratamento de sarcoides equinos e pode ser facilmente combinada com a quimioterapia intralesional. Recentemente, a disponibilidade das unidades de hipertermia cresceu, e seu uso parece estar aumentando. Usada em conjunto com a quimioterapia intralesional, primeiramente o tumor é injetado e, depois, aquecido. O aquecimento de tumores a temperaturas entre 38 e 43°C aumenta a liberação de oxigênio para a lesão, melhora a distribuição da quimioterapia no interior do tumor e aumenta significativamente a captação do agente quimioterápico.

O uso intralesional de agentes antineoplásicos à base de platina, cisplatina (suspensão injetável ou esferas absorvíveis) e carboplatina (suspensão injetável) possibilita o controle prolongado dos sarcoides equinos, geralmente com bom resultado cosmético. Em um dos maiores estudos sobre tratamentos de sarcoides já realizados, a terapia com suspensão de cisplatina foi associada a uma taxa de resolução de 96,4% (taxa de recidiva de 3,7%) após 4 anos em 573 cavalos.[81] A cisplatina é adquirida como uma emulsão composta em óleo de gergelim esterilizado para liberação lenta, o que possibilita a alta taxa de concentração de fármaco no tumor/plasma. Os tumores são tratados, no mínimo, três a cinco vezes em intervalos de 2 semanas com 1 mg de cisplatina para cada centímetro cúbico de leito tumoral e margem de tecido normal. A dose de carboplatina é maior, de no mínimo de 1,3 mg/cm^3. O volume do tumor deve ser estimado com precisão para dosagem apropriada, o que pode ser realizado de várias maneiras (http://www.calculator.net/volume-calculator.html).

Nos pequenos sarcoides e aqueles com texturas mais regulares, a injeção é feita com agulhas 7 × 0,25 mm ou 13 × 0,45 mm. Nos sarcoides mais densos, a injeção da solução de cisplatina no tumor pode ser difícil e exigir uma agulha maior (25 × 1,00 ou 0,80 × 25); insere-se a agulha no tumor e injeta-se o agente quimioterápico à medida que a agulha é lentamente retirada. De modo geral, o agente é injetado em vários pontos do tumor; o número exato de pontos depende do tamanho e da configuração do tumor. O espaço entre cada linha de injeção deve ser de 6 a 8 mm para assegurar a difusão adequada do agente quimioterápico. Repete-se o processo até um plano do tumor ser totalmente tratado. Em seguida, as injeções são rotacionadas em 90° e o tumor é totalmente tratado ao longo desse plano, formando um padrão cruzado. Como isso pode levar algum tempo, uma válvula tripla deve estar à disposição para garantir que a suspensão de óleo e água não se separe. O tumor é tratado a cada 2 semanas até a resolução. Os tumores grandes devem ser debridados e tratados logo, independentemente de o fechamento primário ter sido alcançado. O manuseio de qualquer medicamento perigoso, inclusive esses agentes quimioterápicos, exige precauções adequadas, como o uso de uma seringa Luer Lock para minimizar a possível exposição humana e de equipamentos de proteção individual, inclusive luvas de nitrilo, protetor facial e avental específico. Todo o material contaminado ou possivelmente contaminado deve ser descartado em um recipiente de risco biológico após o uso.

As esferas de cisplatina bioabsorvíveis são facilmente implantadas, têm menor probabilidade de causar contaminação humana pelo agente e demonstraram excelente resolução tumoral (taxa de recidiva de 9%). As esferas de 1,6 mg de cisplatina liberam o fármaco ao longo de 30 dias. Os tumores devem ser removidos se tiverem mais de 1,5 cm de tamanho. As esferas são colocadas a 1,5 cm de distância por meio de incisões subcutâneas em todo o tumor e a margem. Recomenda-se a repetição do implante de contas em 1 mês caso o tumor não desapareça. As esferas são comercializadas por farmácias de manipulação especializadas em equinos.

Relatos recentes do tratamento de sarcoides equinos com eletroquimioterapia com cisplatina indicam uma taxa de sucesso de 99,5% em 194 tumores[82] e 92,3% em 52 tumores com recidiva 60 meses após o tratamento.[83] Quando a ressecção cirúrgica foi combinada com eletroquimioterapia, a taxa de sucesso mostrou-se de 100% em 18 tumores, com uma recidiva 14 meses depois.[83] A eletroquimioterapia combina um efeito físico, a formação de poros na membrana celular, com a administração de fármacos citotóxicos. A membrana celular é perfurada pelo campo elétrico em pulsos curtos e intensos. A formação de poros na membrana celular torna possível a entrada da cisplatina na célula, aumentando sua toxicidade local de maneira significativa. Os cavalos precisam de anestesia, e o tratamento é repetido a cada 4 semanas, o que aumenta muito seu custo e a possibilidade de eventos adversos. O número de tratamentos recomendados varia de uma a cinco sessões.

A mitomicina C, um agente de reticulação do DNA semelhante à carboplatina e à cisplatina, também se mostrou promissora no tratamento de sarcoides equinos. Os sarcoides são tratados com injeções de uma solução de mitomicina C a 0,04%, em dose de 0,5 a 1,0 mℓ/cm^3 de tumor a cada 8 semanas até a resolução. Em um estudo com 59 sarcoides, nove de nove sarcoides perioculares foram resolvidos com uma média de 1,9 injeções.[84] Dos outros 50 sarcoides, 48 (96%) foram resolvidos após uma média de 2,4 injeções. Os efeitos adversos foram o desenvolvimento de leucotriquia e inchaço e exsudação infrequentes do tumor necrótico. As taxas de recidiva de 6 a 30 meses foram nulas em sarcoides perioculares e 3 de 48 (6%) nos outros tipos de tumor. Novas injeções foram eficazes em cavalos com recidiva tumoral.[84]

A excisão eletrocirúrgica de sarcoides equinos teve taxa de sucesso de 86,8% em 319 tumores. Os tumores foram excisados sob anestesia geral. O contato direto com o tumor foi evitado durante o protocolo de preparação da pele para evitar sua disseminação. Obtiveram-se margens livres ≥ 12 mm, e o instrumento eletrocirúrgico foi utilizado com uma técnica sem toque para evitar a disseminação iatrogênica das células tumorais. Todas as feridas foram fechadas com um novo conjunto de instrumentos e luvas. Infelizmente, o tamanho dos sarcoides em tratamento não foi descrito, dificultando a comparação com outras modalidades terapêuticas.[85]

Uma pomada tópica, AW-3-LUDES, foi eficaz no tratamento de sarcoides graves. Essa pomada possui diversos metais pesados e os compostos antimitóticos 5-fluoruracila e tiouracila. A pomada é administrada em dias sucessivos ou alternados por três a cinco tratamentos. A resposta deve ser evidente nas próximas 5 a 10 semanas e é observada como necrose preferencial e descamação dos tecidos sarcoides.

O tratamento bem-sucedido de sarcoides equinos por aplicação tópica de aciclovir também foi relatado[86] e pode ser uma alternativa segura e de bom custo-benefício ou um complemento ao tratamento com cisplatina e excisão cirúrgica. Todos os 47 (100%) sarcoides responderam à aplicação de aciclovir, diminuindo de tamanho. Além disso, observou-se a regressão completa do tumor em 68% das lesões. A resolução foi incompleta em 32% das lesões, provavelmente pela incapacidade de penetração do aciclovir em áreas mais espessas. Propõe-se que o aciclovir seja usado de modo rotineiro no tratamento de sarcoides do tipo plano e brando ou como uma forma relativamente barata de diminuir o tamanho dos tumores antes do uso da cisplatina. O medicamento é aplicado diariamente por um período mínimo de 2 meses nos tumores mais finos. Os tumores mais espessos precisam de mais tempo para resolução e podem precisar de desbridamento prévio. A vantagem do aciclovir é não causar uma reação inflamatória como muitos outros agentes tópicos.

O imiquimod 5% (Aldara; 3 M Pharmaceuticals, St. Paul, MN, EUA), um imunomodulador que estimula macrófagos, células de Langerhans, células *natural killers* (NK) e linfócitos B, foi eficaz no tratamento do sarcoide equino com uma resolução geral de 60% de tumores não debridados.[87] A redução significativa no tamanho do tumor (de 75%) foi observada em 80% dos tumores tratados. A remoção de tumores antes do uso do imiquimod parece melhorar ainda mais o resultado, provavelmente devido à melhor penetração no produto. Aplica-se o imiquimod ao sarcoide 3 vezes/semana em dias alternados por 32 semanas ou até a resolução da lesão. O tratamento pode causar inflamação local, exsudação, despigmentação, alopecia e problemas comportamentais (se o cavalo não gostar de ser tocado na área de aplicação). O uso do creme de tazaroteno em conjunto com o imiquimod melhorou a taxa de resolução geral dos sarcoides, mas também parece aumentar a dor e a inflamação associadas ao tratamento.[88]

Outras formas de imunoterapia são relativamente comuns no tratamento de sarcoide equino. O bacilo de Calmette-Guérin (BCG), uma cepa atenuada de *Mycobacterium bovis*, é a mais utilizada. Acredita-se que os antígenos micobacterianos estimulem os linfócitos do hospedeiro e aumentem o número de células NK. As taxas de sucesso do tratamento de sarcoides perioculares com BCG variam de 83 a 100%; sarcoides em outras partes do corpo têm taxas de sucesso muito menores (48%). O BCG pode causar reações inflamatórias graves, com febre, necrose e edema extenso. A anafilaxia também foi relatada; e recomenda-se o pré-tratamento com flunixino meglumina ou corticosteroides. O BCG é injetado no tumor a cada 2 a 3 semanas por quatro tratamentos. Hoje, não há um produto comercial de BCG para cavalos nos EUA.

O *Propionibacterium acnes* não viável em etanol (EqStim; Neogen Corporation, Lexington, KY, EUA) teve resultados variáveis no tratamento do sarcoide. Os protocolos são muito diferentes e envolvem injeções intralesionais e/ou IV, administradas 1 vez/semana, por 6 a 8 semanas. Lesões suscetíveis geralmente melhoram após dois a três tratamentos e, por fim, sofrem necrose e descamação.

As vacinas autógenas têm sido descritas com algum sucesso em um número limitado de cavalos.[89] Essa técnica envolve a remoção do sarcoide, seu congelamento e o reimplante no mesmo cavalo. A transferência de tecido sarcoide, homogenatos tumorais e extratos tumorais sem células de um cavalo para outro foi proposta para estimular a produção de novos tumores ou a regressão de tumores existentes. Como outros tratamentos menos invasivos geralmente funcionam bem e o transplante de tumor tem riscos, como produção de neoplasias e transmissão de outras doenças, esse procedimento só deve ser tentado nos casos mais refratários e com indivíduos sabidamente negativos para doenças infecciosas, como a anemia infecciosa equina.

Vários produtos contendo extratos de *Sanguinaria canadensis* e cloreto de zinco têm sido utilizados no tratamento de diversos tipos de lesões cutâneas, como sarcoides. A pomada de *Sanguinaria canadensis* leva à formação de escaras, penetra na lesão e mata as células afetadas. Tais preparações nem sempre poupam o tecido saudável circundante, e acredita-se que alterem a antigenicidade dos sarcoides, para que o corpo reconheça essas células como estranhas e produza anticorpos contra elas. Alternativamente, o cloreto de zinco concentrado nesses produtos pode ser cáustico a ponto de ser responsável pelos resultados do tratamento. Aplica-se o extrato de *S. canadensis* com luvas no sarcoide e coloca-se um curativo sobre a área por 4 dias. Se o sarcoide não cair por 4 dias, repete-se o tratamento. De modo geral, a resposta é rápida, e a lesão diminui em 7 a 10 dias. Às vezes, é necessário repetir o tratamento. Em um estudo de 125 sarcoides em 49 cavalos, a resolução completa foi obtida em 65,6% dos tumores, com resolução parcial em 23,2%, ausência de resposta em 5,6% e piora em 5,6%.[90] Nesse estudo, o tamanho do tumor foi bastante significativo; tumores com menos de 2 cm apresentaram uma taxa de recidiva de 14%. A *S. canadensis* é uma opção terapêutica razoável e barata para pequenos sarcoides que podem ser facilmente enfaixados e em sarcoides maiores, com restrições financeiras significativas.

Vários radioisótopos têm sido utilizados na braquiterapia intersticial de sarcoides equinos. Foram usados implante permanente de esferas de radônio-222 ou ouro-198 e agulhas removíveis de rádio-226, cobalto-60 ou irídio-192. Embora dispendiosa, essa modalidade deve ser fortemente considerada em sarcoides recorrentes, agressivos e inacessíveis cirurgicamente.

Carcinoma espinocelular

O CEC é o segundo tumor mais diagnosticado em equinos, sendo responsável por 20% das neoplasias equinas. É a neoplasia mais diagnosticada em olhos, conjuntiva, estruturas oculares anexas e genitais externos, mas também pode afetar o estômago, o esôfago, as fossas nasais, os seios paranasais, o palato duro, a faringe, a laringe, o tecido perianal, o canal auditivo, a língua, os cascos e as bolsas guturais. Os cavalos mais velhos são mais suscetíveis ao desenvolvimento de CEC, assim como as raças com pele ou pelame não pigmentado nas junções mucocutâneas, como Appaloosa, American Paint e Pinto.

Os Haflingers também são mais suscetíveis ao desenvolvimento de CEC no limbo e/ou na terceira pálpebra, apesar da pele e do pelame pigmentados.[91] Um marcador de DNA identifica os Haflingers com maior risco de desenvolver esse tipo de CEC e há um teste genético comercial. Haflingers homozigotos para o fator de risco (R/R) têm 5,5 vezes mais chances de desenvolver CEC ocular do que aqueles com uma cópia (R/N) ou sem cópias (N/N) do fator de risco. Acredita-se também que a maior incidência de CEC em raças de tração seja genética.

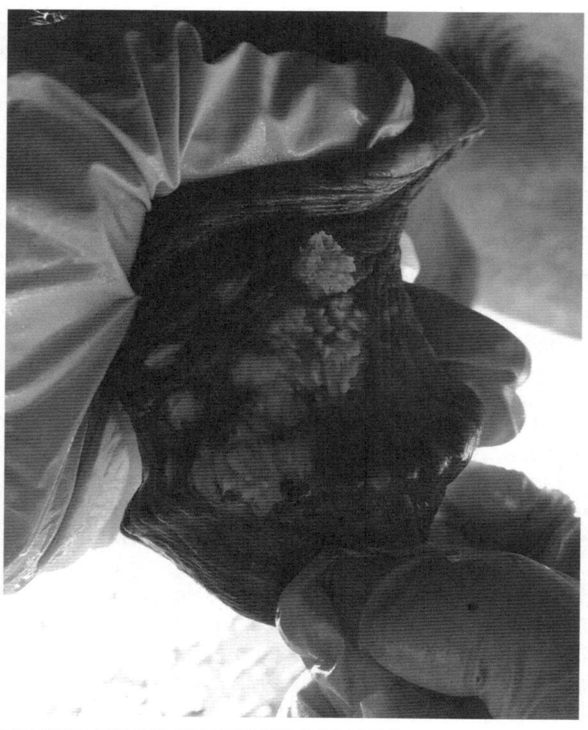

Figura 18.44 Carcinoma espinocelular em estágio inicial no pênis de um Morgan castrado de 23 anos. Provavelmente, este tumor responderia bem a várias aplicações tópicas de 5-fluoruracila.

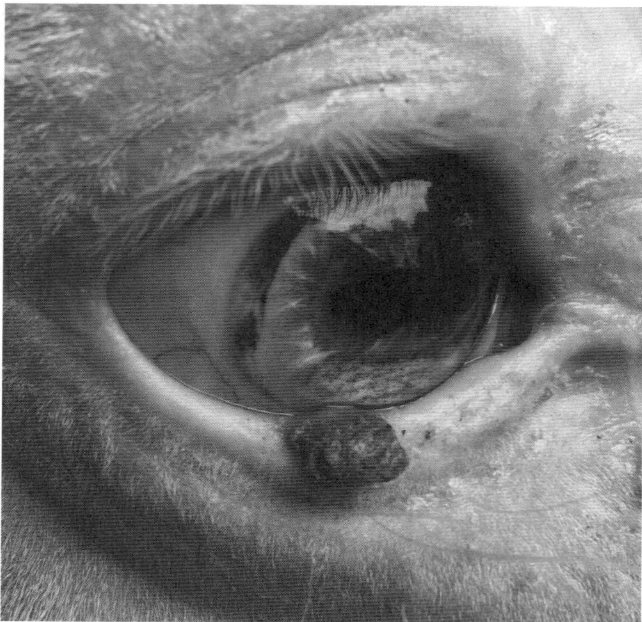

Figura 18.45 Carcinoma espinocelular na pálpebra inferior de um Paint idoso.

A patogênese do CEC está relacionada com a exposição à luz ultravioleta associada à ausência de pigmentação em áreas glabras. O EcPV2 foi implicado como um agente etiológico positivo no CEC genital, ocular e nasal dos equinos.[92,93] A presença de esmegma, fimose persistente ou traumatismo repetido pode predispor garanhões e castrados ao desenvolvimento de lesões na genitália externa.

Os primeiros sinais clínicos do CEC são espessamento e esfoliação e ulceração cutânea branda. Lesões maduras podem ter natureza erosiva ou produtiva. A taxa de metástase tumoral varia entre os CECs e costuma ser baixa, de 2 a 18,6% dos casos.[94] Tumores pouco diferenciados são mais propensos a metástase. Os linfonodos locais são mais acometidos pelas metástases, porém em casos raros o CEC também pode atingir os pulmões. Os diagnósticos diferenciais são sarcoides, melanoma, tecido de granulação exuberante e pitiose.

No CEC da genitália masculina, os tumores geralmente são originários da glande do pênis ou do revestimento interno do prepúcio e espalham-se para o corpo cavernoso (Figura 18.44). Os primeiros sinais clínicos são edema prepucial e secreção fétida. Hemorragia intermitente, disúria, polaciúria, perda de peso e incontinência urinária também podem ser observadas. Os linfonodos regionais devem ser avaliados quanto à presença de metástase por palpação inguinal e retal. O exame e a lavagem regulares do prepúcio e do pênis facilitam a detecção precoce do CEC e podem ajudar a impedir seu desenvolvimento. O CEC da genitália feminina geralmente se origina no clitóris e progride em direção ao vestíbulo vaginal e às glândulas mamárias. Hipertrofia do clitóris e do tecido circundante e rugosidade da comissura ventral podem ser observadas no início da doença. Lesões ulcerativas dos lábios laterais também são relativamente comuns; quando tratadas de forma precoce, seu prognóstico geralmente é excelente.

As lesões que afetam a pálpebra começam como placas brancas ou rosadas elevadas na borda da pálpebra e prosseguem para extensa ulceração e destruição da pálpebra, com rápida invasão dos tecidos periorbitais (Figura 18.45). Nos estágios iniciais, as lágrimas podem estar tingidas de sangue e há rápida progressão para uma lesão granulomatosa e ulcerada. Mais informações sobre o CEC oftalmológico são discutidas em outras partes deste texto (Capítulo 17).

O diagnóstico de CEC pode ser realizado por exame citológico ou histológico. Dependendo do local e do tamanho da lesão, a biopsia realizada pode ser excisional, em cunha, por *punch* ou elíptica. Outros métodos diagnósticos são aspiração com agulha fina de lesões nodulares, exame citológico de raspados superficiais de lesões ulceradas com lâmina cega e esfregaços de impressão.

O tratamento do CEC mostra-se mais eficaz quando o diagnóstico é precoce. Mesmo assim, a recidiva do CEC não é incomum. O desbridamento do tumor pode ser acompanhado por criocirurgia, injeção ou implante de cisplatina ou mitomicina C ou radioterapia, conforme já descrito no tratamento de sarcoides. Da mesma maneira, o extrato de *S. canadensis* e outros medicamentos tópicos podem ser úteis.

Comparada com o sarcoide equino, a excisão cirúrgica ampla isolada como tratamento de casos precoces de CEC geralmente tem prognóstico mais favorável. No entanto, a recidiva é sempre possível, e as características da lesão podem ser alteradas, o que diminui a probabilidade de reconhecimento do tumor. Quando a terceira pálpebra for removida por completo, deve-se tomar cuidado para verificar a extensão do tumor na conjuntiva próxima e, para aumentar a segurança, um colírio mitomicina C ou 5-fluoruracila devem ser adicionados ao esquema terapêutico. Na excisão cirúrgica isolada para tratamento do CEC, recomenda-se uma margem de 0,5 a 1 cm de diâmetro do tecido normal. A obtenção dessa margem pode ser difícil no CEC periocular. Em um estudo de nove cavalos com CEC ocular, 80% apresentaram resolução do tumor após o desbridamento e o tratamento com mitomicina C.[95] Colírios de 5-fluoruracila podem conseguir controle semelhante ou melhor. Os colírios de mitomicina C ou 5-fluoruracila são administrados de maneira pulsada. No caso da mitomicina C, instilam-se 0,2 mℓ de uma solução a 0,04% no saco conjuntival do olho afetado a cada 6 horas, durante 7 dias. Interrompe-se o tratamento por 7 dias e repete-se o ciclo até a resolução do tumor. No tratamento com 5-fluoruracila, o colírio ou a pomada são aplicados no olho acometido a cada 6 a 8 horas por 3 a 4 dias e, em seguida, a terapia é interrompida até o mês seguinte. Repete-se o ciclo mensalmente até a resolução. Com as evidências mais recentes da atuação de EcPV2 na etiologia do CEC, talvez seja hora de repensar o tratamento apenas por excisão cirúrgica.

Existem muitos tratamentos tópicos para o CEC genital. Os tumores espessos ou nodulares devem ser removidos antes da terapia tópica. O creme tópico de 5-fluoruracila a 5% tem 90% de sucesso no tratamento de CEC superficial do pênis e prepúcio.[96] O pênis e o prepúcio devem ser limpos e secos antes da aplicação de uma pequena quantidade (o tamanho de uma ervilha é adequado para a maioria dos CEC de diagnóstico precoce) de creme em todos os tecidos afetados. Repete-se o processo a cada 2 semanas até a resolução, porque a 5-fluoruracila é retida no prepúcio por 10 a 14 dias. Um tubo de 40 g é geralmente suficiente para o tratamento de todos os casos, à exceção dos mais extensos. Se necessário, a aplicação pode ser feita na uretra. Os erros mais comuns são a aplicação de uma quantidade muito grande (a qual gera mais inflamação do que o necessário) e a não obediência ao intervalo de 2 semanas. O pênis deve ser reavaliado a cada 3 meses durante o primeiro ano após a resolução do tumor e, depois, a cada 6 meses. Nos tumores prepuciais externos, perineais ou da parede vaginal, realiza-se a aplicação diariamente até que a área esteja inflamada. Após a recuperação da área, o tumor residual é novamente tratado.

A irradiação beta (estrôncio-90) tem sido usada com sucesso no tratamento da CEC e é bastante indicada em lesões oculares por tornar possível a preservação da órbita e dos anexos. A radioterapia fracionada com cobalto-60 gerou bons a excelentes resultados a longo prazo em vários casos com acometimento grave dos seios paranasais.[97]

O piroxicam (80 mg/450 kg VO, 1 vez/dia), um inibidor inespecífico da ciclo-oxigenase 2 (COX-2), é uma terapia adjuvante eficaz para alguns cavalos com CEC.[98] Acredita-se que o piroxicam induza apoptose e angiogênese e estimule o sistema imune por meio da inibição da produção de PGE_2 em tumores epiteliais. Há relatos conflitantes sobre a produção de COX-2 por CECs equinos,[99-101] e não há nenhum estudo controlado de seu uso no tratamento de tumores epiteliais em cavalos.

Melanoma

Os melanomas são tumores comuns decorrentes da transformação maligna dos melanócitos. Podem ocorrer em cavalos e mulas com qualquer cor de pelame, mas a incidência é muito maior em cavalos cinza e brancos. Árabes, Puros-Sangues e Percherons podem ser mais suscetíveis ao desenvolvimento desta doença. Em um estudo com 264 cavalos Camargueses de pele cinza, a prevalência de melanomas na população geral foi de 31,4%.[102] A incidência, o tamanho e o número de melanomas foram significativamente correlacionados com a idade, com prevalência de 67% em animais com mais de 15 anos. Outras fontes indicam que aproximadamente 80% de todos os cavalos cinzentos desenvolverão um ou mais melanomas em algum local até os 15 anos de idade.[103] Esses tumores parecem não ter predileção por sexo. As áreas mais afetadas são embaixo da cauda e nos órgãos genitais externos (Figuras 18.46 e 18.47). Outras regiões menos afetadas são pavilhão auricular, pálpebra, pescoço, glândula salivar parótida, bolsas guturais, lábios e membros. Melanomas em cavalos de outras cores podem ter maior risco de se tornar malignos.

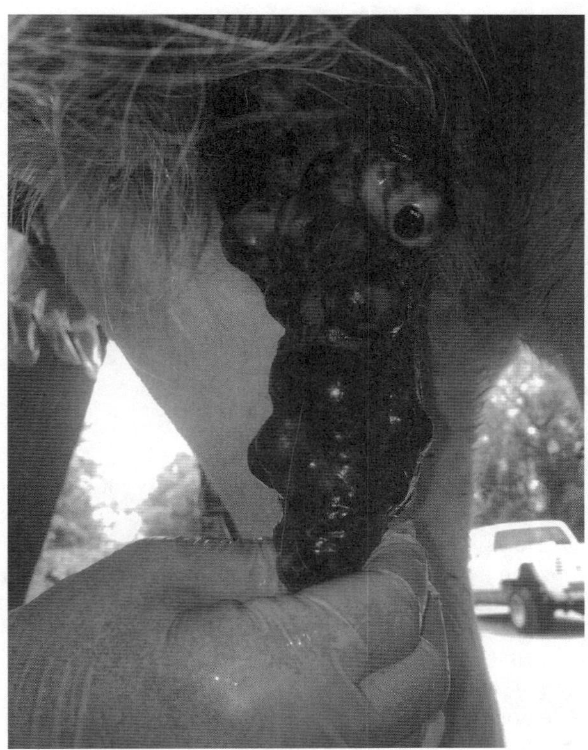

Figura 18.46 Múltiplos melanomas no pênis de um pônei cinza castrado de 12 anos.

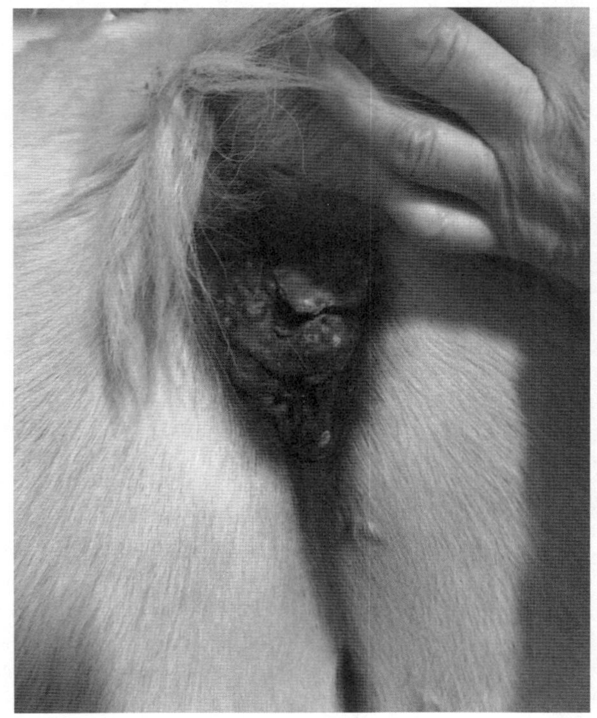

Figura 18.47 Melanomatose dérmica em um cavalo castrado idoso.

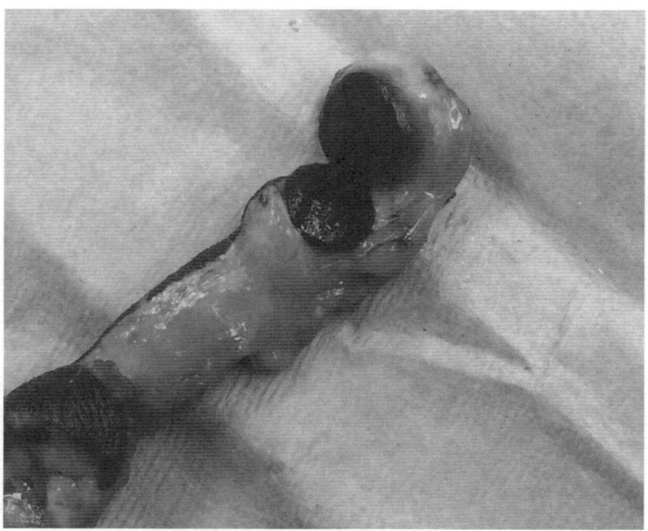

Figura 18.48 A superfície de corte de tumor melanocítico apresenta pigmento escuro e margem bem encapsulada.

A etiologia dos melanomas equinos não foi claramente definida, mas se acredita ser secundária a mutações genéticas na via molecular do metabolismo da melanina. Discute-se se a exposição a maiores níveis de radiação ultravioleta também possa atuar na patogênese. Noventa e cinco por cento dos melanomas têm pouco significado clínico, exceto quando inibem o uso de arreios ou interferem na micção, na defecação e no coito. Com a idade, porém, esses tumores podem progredir e demonstrar um comportamento maligno claro, inclusive invasão local e metástase. As metástases podem ocorrer por disseminação hematógena ou linfática para qualquer região do corpo, inclusive linfonodos, baço, fígado e pulmões. Em casos raros, os melanomas exibem rápido crescimento e propriedades malignas desde o início. O diagnóstico de melanomas equinos geralmente se baseia em sua aparência negra, mas pode ser confirmado por meio de histologia (Figura 18.48).

O termo *melanoma equino* ou *tumor melanocítico* abrange todas as variantes histológicas e clínicas, das variantes benignas às malignas mais anaplásicas. Em cavalos cinzentos, parece haver um *continuum* entre esses dois extremos. Quatro manifestações distintas de tumores melanocíticos equinos foram definidas com base em quadro clínico, exame histológico, tendência à transformação maligna e resposta à excisão cirúrgica. Os *nevos melanocíticos benignos (melanocitoma benigno)* caracterizam-se por sua origem na derme superficial ou na junção dermoepidérmica. O acometimento do epitélio é comum. Histologicamente, o tumor parece um ninho de grandes células epitelioides pleomórficas, que contêm quantidades variáveis de pigmento misturado a melanófagos. Células mitóticas, células binucleadas e núcleos eucromáticos são ocasionalmente vistos. A excisão cirúrgica é quase sempre curativa. Os *melanomas dérmicos* estão localizados na derme profunda e, à histologia, são células tumorais pequenas, homogêneas, indistintas, redondas ou dendríticas, de cromatina condensada e pigmentação citoplasmática densa. Demonstram critérios malignos mínimos. O termo *melanomatose dérmica* refere-se à coalescência de muitos melanomas dérmicos. Os *melanomas malignos* caracterizam-se por células epitelioides pleomórficas com invasão vascular, linfoide e/ou dérmica, pigmentação variável e um número moderado a alto de figuras mitóticas. O diagnóstico diferencial inclui habronemíase, necrose do colágeno cutâneo, tumores de mastócitos e sarcoide.

Os melanomas geralmente são nódulos pretos ou cinza, solitários, discretos, firmes, esféricos ou planos na pele ou subcutâneos e podem ter um pedículo. Os tumores frequentemente coalescem, e centenas de nódulos de tamanho variável podem estar presentes sem afetar o bem-estar do cavalo. Muitos tumores pequenos podem ser observados, produzindo uma aparência de paralelepípedos. A pele sobrejacente pode estar intacta ou levemente alopécica. Alguns tumores desenvolvem úlceras de superfície.

O tratamento de pequenos tumores melanocíticos localizados em áreas não problemáticas geralmente não é necessário. Massas grandes ou em áreas onde podem causar incômodo são tratadas com excisão cirúrgica. Esta deve, quando possível, ser realizada com margem ampla. A criocirurgia pode ser associada à excisão cirúrgica. No entanto, o crescimento do tumor é possível.

A injeção intralesional ou implante de cisplatina tem sido muito eficaz no tratamento de tumores com menos de 3 cm de diâmetro. O uso de micro-ondas (Thermofield System; Parmenides Inc., Franklin, TN, EUA) foi relatado e possibilita o tratamento de tumores maiores. É ainda mais eficaz quando combinado com a cisplatina intratumoral. Da mesma maneira, o uso de cisplatina e hipertermia melhora o efeito da terapia intratumoral de cisplatina, mesmo em doenças mais avançadas.[104] Os poucos relatos de eletroquimioterapia no tratamento de grandes melanomas são menos promissores.

Estudos acerca da cimetidina no tratamento de melanomas mostraram resultados variados.[105,106] A regressão dos tumores deve ser evidente em 3 meses após o início do tratamento; caso contrário, a terapia é interrompida. Administra-se a cimetidina em dose de 2,5 mg/kg a cada 8 horas e mantém-se por 2 a 3 semanas após a resolução do tumor. Alguns cavalos podem necessitar de tratamento a vida inteira. As enzimas hepáticas devem ser monitoradas semestralmente em cavalos que recebem esse medicamento. Como no tratamento dos CECs, a adição de piroxicam (80 mg/450 kg VO, 1 vez/dia) pode ser benéfica nos melanomas, mas não há estudos controlados.

Técnicas de preparo de anticorpos monoclonais e vetores de DNA que codificam eqIL12 e eqIL18 para promover o reconhecimento imunológico e a rejeição de melanomas foram desenvolvidos, mas não estão disponíveis para uso clínico.[107]

Atualmente, uma vacina contra o melanoma canino (Oncept; Merial) está sendo submetida a ensaios clínicos em equinos. A vacina contém a sequência de DNA humano que codifica uma proteína específica (tirosinase) encontrada apenas nos melanócitos. A tirosinase é uma enzima fundamental para a produção de melanina pelo melanócito e para a sobrevida da própria célula. A proteína tirosinase humana parece semelhante à do cavalo. Espera-se que a vacina destrua a tirosinase das células tumorais do melanoma e, por fim, impossibilite a sobrevida dessas células. Os primeiros resultados parecem promissores, e a maioria dos cavalos demonstrou retração do tumor após a vacinação, com alguns casos consideráveis. A vacina é administrada quatro vezes em intervalos de 2 semanas e, depois, a cada 6 meses pelo restante da vida do cavalo.

Mastocitomas

Os mastocitomas são incomuns em cavalos e parecem ser mais frequentes em Árabes do que em qualquer outra raça.[1,29] Esses tumores são benignos e geralmente ocorrem como apenas um nódulo cutâneo localizado na cabeça (Figura 18.49). Os nódulos

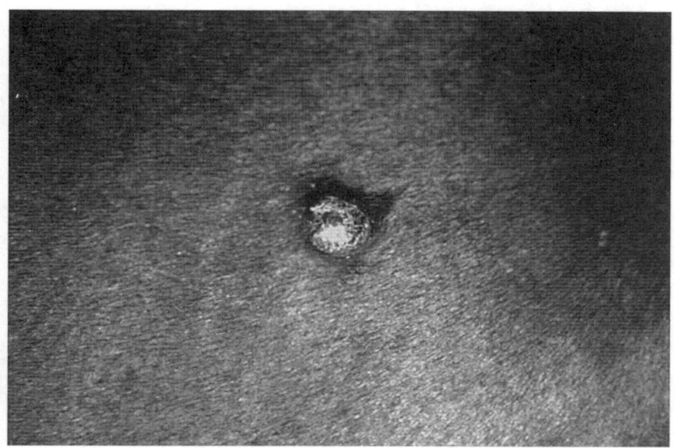

Figura 18.49 Tumor hiperplásico de mastócitos em um cavalo.

têm 2 a 20 cm de diâmetro. A superfície dos nódulos pode ser normal, sem pelos ou ulcerada. Alternativamente, os mastocitomas podem causar edema difuso de membros, em geral abaixo do carpo ou do jarrete. O inchaço é firme, e a pele sobrejacente tem aparência normal. As radiografias do membro geralmente revelam áreas multifocais de mineralização de tecidos moles.[64]

O diagnóstico de um mastocitoma é estabelecido à biopsia. Há proliferação difusa a nodular de mastócitos na derme. As células tumorais podem ser bem diferenciadas ou mais atípicas. Eosinofilia tecidual, degeneração do colágeno e mineralização distrófica são comuns.

A excisão cirúrgica é curativa, mas os tumores também respondem bem ao acetonido de triancinolona sublesional (5 a 10 mg por lesão), à criocirurgia e à carboplatina. A remissão espontânea pode ocorrer após a excisão incompleta ou em cavalos jovens. Metástases não foram relatadas.[29]

Linfoma cutâneo

Discute-se o linfoma sistêmico em detalhes no Capítulo 15. O linfoma cutâneo é raro em equinos. A raça mais afetada é a Quarto de Milha, seguida por Puro-Sangue e Standardbred. Os linfomas cutâneos equinos podem ser classificados em dois tipos.[108] O linfoma cutâneo de células T é uma doença epiteliotrópica descamativa amplamente disseminada por toda a pele. O linfoma cutâneo de grandes células B rico em células T ou linfoma não epiteliotrópico é uma doença nodular. Um diagnóstico definitivo é feito pelo exame histológico de uma biopsia de pele com várias amostras de tecido representativas. O linfoma epiteliotrópico tem prognóstico ruim. As estratégias de tratamento são prednisolona a 1 mg/kg VO, 1 vez/dia durante 7 dias, e, depois, a cada 2 dias. A PEG-1-asparaginase em dose de 10.000 UI/m^2 1 vez/semana também pode ser benéfica. A ciclofosfamida em dose baixa e a imunização com células tumorais autólogas infectadas pelo vírus Vaccinia foram bem-sucedidas na indução de remissão por 19 meses em um cavalo de 13 anos de idade.[109] O linfoma não epiteliotrópico tem prognóstico muito melhor. Os cavalos acometidos podem ter um ou muitos nódulos, e alguns deles apresentam apenas um nódulo por anos sem outros efeitos do tumor. A presença de doenças subjacentes, como infecção por *Borrelia* e EHV-5, deve ser descartada em cavalos com linfoma não epiteliotrópico. Nódulos removidos de cavalos com uma ou algumas lesões tendem a recidivar, mas a expectativa de vida de muitos cavalos pode ser perto da normal. Além da ressecção cirúrgica, corticosteroides e injeções intralesionais de cisplatina foram eficazes em alguns cavalos.

Pseudolinfoma

Os pseudolinfomas são comuns em cavalos em comparação com os linfomas.[2] A diferenciação das duas doenças mostra-se importante porque o prognóstico do pseudolinfoma é excelente.

Os pseudolinfomas são lesões cutâneas nodulares às papulares que se desenvolvem devido à estimulação antigênica crônica. Acredita-se que os estímulos antigênicos mais comuns sejam picadas de insetos e reações a medicamentos. As lesões são mais comuns no fim do verão e no outono e geralmente são solitárias, mas podem ser múltiplas. Os pseudolinfomas geralmente ocorrem na cabeça e no tronco. As lesões são firmes, elevadas e com pelos.

O diagnóstico definitivo é estabelecido por uma biopsia de pele. O exame histológico do tecido mostra infiltração dérmica e subcutânea densa de linfócitos, histiócitos, plasmócitos e eosinófilos. Nódulos linfoides e eosinófilos estão presentes e ajudam muito na diferenciação entre pseudolinfoma e linfoma.

Os pseudolinfomas frequentemente regridem de maneira espontânea, mas podem ser excisados cirurgicamente ou tratados com injeção sublesional de acetonido de triancinolona, em dose de 3 a 5 mg por lesão, sem exceder uma dose total de 15 a 20 mg.

Hemangioma

Os hemangiomas (hamartoma vascular e hemangioma verrucoso) são tumores benignos das células endoteliais dos vasos sanguíneos. As lesões são mais comuns em cavalos com menos de 1 ano de idade, e alguns animais nascem com elas. Os hemangiomas tendem a ser tumores solitários nos membros distais (Figura 18.50). A aparência clínica é variável e pode ser circunscrita, nodular, firme a flutuante, de cor azul a preta, cutânea ou subcutânea, hiperqueratótica ou verrucosa. Ulceração e sangramento são comuns.

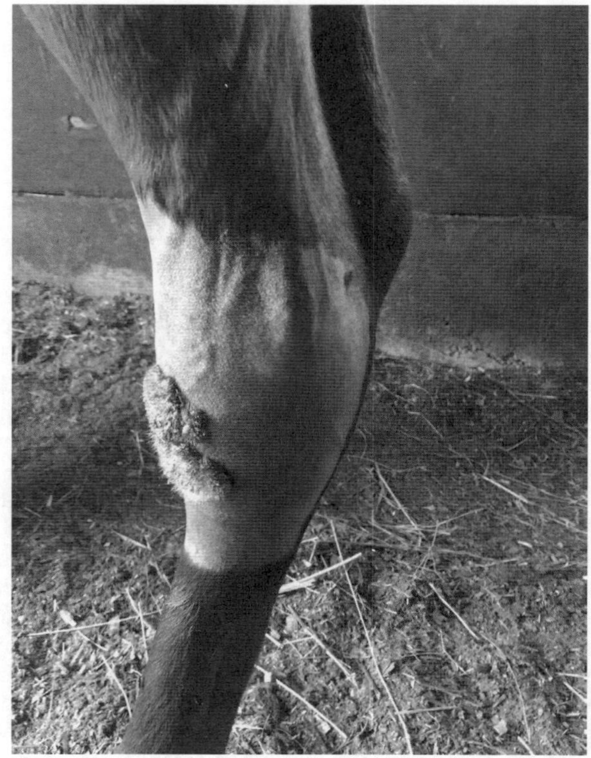

Figura 18.50 Hemangioma na superfície dorsal do jarrete em potro de 1 ano de idade. (Cortesia de Karl Frees.).

A confirmação do diagnóstico é feita por biopsia de pele, que revela proliferação de espaços vasculares cheios de sangue, revestidos por camadas únicas de células endoteliais bem diferenciadas. As lesões equinas caracterizam-se por hemangioma capilar multinodular com hiperplasia e hiperqueratose da epiderme sobrejacente.

O extrato de *S. canadensis* tem sido usado no tratamento desses tumores, além de criocirurgia, excisão cirúrgica isolada e eletroquimioterapia por cisplatina. A remoção completa costuma ser curativa, e há relatos de regressão espontânea. As taxas de recidiva são desconhecidas.

Cistos dermoides

Um cisto dermoide é um tumor do desenvolvimento composto por uma parede de tecido fibroso revestida por epitélio estratificado contendo folículos pilosos, glândulas sudoríparas, glândulas sebáceas e/ou nervos em qualquer combinação. Os cistos dermoides podem ser congênitos ou hereditários, foram relatados em cavalos de 6 meses a 9 anos de idade e são mais comuns em Puros-Sangues. De modo geral, ocorrem na linha média dorsal entre a garupa e a cernelha. Os cistos são aumentos de volume de aparência regular e flutuante com a pele sobrejacente normal. O diagnóstico é feito por exame histológico após excisão.

Ateroma

Um ateroma é um cisto na narina falsa. Acredita-se que essas lesões se desenvolvam a partir de cistos de retenção de folículos pilosos ou por deslocamento de material germinativo. Os ateromas estão presentes ao nascimento, geralmente são unilaterais e aumentam com o tempo. Não são visíveis até ficarem com mais de 2 cm. O tumor é firme à palpação, mas raramente se mostra doloroso.

O diagnóstico baseia-se nos sinais clínicos. O tratamento não é necessário, a menos que o ateroma afete negativamente o fluxo de ar ou incomode o proprietário. A excisão cirúrgica é o tratamento de escolha, mas convém ter o cuidado de remover todo o cisto para que não ocorra recidiva ou exsudação crônica.

DOENÇAS CUTÂNEAS DIVERSAS E IDIOPÁTICAS

Anidrose

A anidrose caracteriza-se pela incapacidade de suar em resposta a um estímulo adequado.[110] Isso causa intolerância ao exercício e problemas dermatológicos e, em casos extremos, colapso e morte. Esta doença é um problema principalmente em climas quentes e úmidos, como na Costa do Golfo, nos EUA. Os sintomas são observados nos meses mais quentes do ano, quando as temperaturas diurnas podem exceder 38°C, com mínimas na faixa de 20°C. Nos meses mais frios do ano, a doença tende a resolver-se. Os casos são incomuns em climas temperados. A anidrose pode afetar até 20% dos cavalos de algumas áreas geográficas. A doença não tem uma predileção por sexo, raça, idade ou cor do pelame. Cavalos que nasceram e foram criados no norte dos EUA são conhecidos por desenvolver anidrose logo após chegar à região sul do país. Cavalos que nasceram e foram criados nas regiões do sul são conhecidos por desenvolver a doença aos 12 anos ou mais. Cavalos nativos e importados tendem a ser igualmente afetados.

A patogênese da anidrose não é claramente compreendida. Acredita-se que a doença seja provocada por uma insensibilidade condicionada de glândulas sudoríparas à epinefrina. Estudos sobre as glândulas sudoríparas de cavalos anidróticos revelaram o número reduzido de vesículas citoplasmáticas, espaços intercelulares compactados, ausência de evidências de contração de células mioepiteliais e evidências de contração de ductos luminais, que pareciam ocluídos por *debris* celulares. Tais resultados sugerem a ocorrência de uma alteração ou uma redução da produção de suor. A causa desses achados não é conhecida, mas hipotireoidismo, hipocloremia e regulação negativa e exaustão de receptores beta-adrenérgicos em glândulas sudoríparas apócrinas foram propostos.

Cavalos com anidrose podem ser atendidos devido a doenças respiratórias ou cutâneas, intolerância ao exercício e ausência de suor. Esses cavalos podem apresentar intolerância ao exercício, taquipneia, alargamento das narinas em repouso, elevação da temperatura retal e ausência parcial ou total de sudorese. Qualquer sudorese observada provavelmente se restringe às regiões de crina, axila e virilha. Em casos prolongados, alopecia irregular da cabeça e pescoço e seborreia podem ser observadas e estão associadas à função reduzida do folículo piloso. Outros sinais clínicos que podem ser evidentes são prurido, polidipsia, poliúria, falta de apetite e perda de condições corpóreas.

O diagnóstico da anidrose é estabelecido pela ausência de sudorese localizada em resposta a injeções intradérmicas de epinefrina ou terbutalina. A epinefina ou a terbutalina são injetadas por via intradérmica na dose de 0,5 mℓ nas concentrações de 1:1.000, 1:10.000, 1:100.000 e 1:1.000.000. Em cavalos normais, a transpiração é evidente nos locais de injeção em 30 minutos, em todas as diluições. Os cavalos anidróticos respondem apenas à diluição de 1:1.000, e até mesmo essa resposta pode levar 5 horas ou mais. Os diagnósticos diferenciais são PF, sarcoidose e dermatofilose.

O melhor tratamento para a anidrose é a mudança do cavalo para um clima mais temperado. Se isso não for possível, o cavalo deve ser mantido em um estábulo com ar-condicionado. O cavalo também deve ser treinado durante a parte mais fria do dia, e a intensidade dos exercícios deve ser modificada. Diversos outros tratamentos, como eletrólitos, suplementos nutricionais, clembuterol, vitamina E e caseína iodada, foram considerados úteis em relatos informais. Em alguns cavalos, a redução do estresse e o repouso por um período prolongado podem ajudar a diminuir a gravidade dos sinais clínicos.

Linfedema progressivo crônico

O linfedema progressivo crônico de cavalos de tração caracteriza-se por inchaço progressivo, hiperqueratose e fibrose dos membros distais.[111,112] A doença é observada em Shires, Clydesdales, cavalos de tração belgas e Ciganos. Os sinais clínicos aparecem em tenra idade e progridem ao longo da vida do cavalo. Os primeiros sinais clínicos imitam a dermatite do metacarpo, mas progridem para espessamento da pele e dobras com lesões crostosas na região metacárpica. Devido à grande quantidade de pelos nas patas das raças afetadas, as lesões podem passar despercebidas até serem extensas. Sarna corióptica e/ou infecções bacterianas secundárias não são incomuns. A inflamação crônica causa linfedema, e o aumento de volume do membro torna-se permanente. O tratamento inclui tricotomia dos pelos das patas, abordagem às infecções cutâneas subjacentes, exercícios, curativos e hidroterapia com água fria. A eutanásia é comum em cavalos gravemente acometidos.

Paniculite dérmica e necrose gordurosa

A paniculite é a inflamação da gordura subcutânea. Essa doença mostra-se rara em cavalos e é causada por morte generalizada de lipócitos.[113] As células adiposas são vulneráveis a traumatismo, isquemia e inflamação vizinha. Lipócitos danificados liberam lipídios, que são hidrolisados em glicerol e ácidos graxos. Os ácidos graxos são agentes inflamatórios potentes que provocam mais reações inflamatórias.

A paniculite dérmica é rara e pode ser precipitada por vários fatores, como traumatismo, infecções, doença autoimune, doença pancreática, terapia com glicocorticoides, vasculite, deficiência de vitamina E e causas idiopáticas. No cavalo, há poucos casos relatados, e suas causas eram obscuras. Embora houvesse suspeita de deficiência de vitamina E em alguns cavalos, o tratamento com a vitamina não resolveu a doença em vários casos.

Clinicamente, cavalos com paniculite apresentam nódulos e placas profundas. As lesões podem ser únicas ou múltiplas e têm tamanho variável. Podem ser rígidas e bem definidas ou moles e mal-definidas. A princípio, as lesões não são fixas na pele subjacente, mas, com a progressão da doença, os nódulos tornam-se císticos e rompem na superfície cutânea. Os nódulos ulcerantes drenam um material oleoso de cor amarela a marrom ou sanguinolento. A dor é variável. A resolução pode gerar cicatrizes deprimidas. Os animais acometidos podem apresentar febre, depressão, letargia e anorexia.

O diagnóstico definitivo é feito por biopsia de pele. As amostras para avaliação histopatológica devem ser obtidas por biopsia excisional profunda com lâmina de bisturi, pois os *punches* não obtêm amostras profundas o suficiente para o diagnóstico. Colorações especiais (como PAS, prata metenamina de Gomori, Brown e Brenn) devem ser solicitadas para a determinação do agente etiológico. A biopsia de pele revela inflamação piogranulomatosa lobular a difusa.

As causas subjacentes devem ser adequadamente identificadas e tratadas. A paniculite idiopática pode responder à prednisolona de 1 a 2 mg/kg VO, 1 vez/dia, por 7 a 14 dias, ou a apenas um tratamento com 20 a 30 mg de dexametasona IM. A melhora clínica pode ocorrer em 7 a 14 dias. Observam-se recidivas, e o cavalo pode precisar de tratamento ao longo da vida.

Necrose nodular axilar equina

A necrose nodular axilar equina assemelha-se ao granuloma eosinofílico equino com degeneração de colágeno, exceto que as lesões estão localizadas na região axilar. A doença não tem predileção conhecida por idade, sexo ou raça. Clinicamente, há o desenvolvimento unilateral de nódulos únicos ou múltiplos nas axilas. Os nódulos são massas firmes e indolores, não pruriginosas, com pelos e bem circunscritas, com 0,5 a 4 cm ou mais em diâmetro. Lesões múltiplas tendem a ser organizadas em uma fileira.

A biopsia de pele é diagnóstica. Os achados da biopsia são dermatite piogranulomatosa eosinofílica com focos de necrose de coagulação. A degeneração do colágeno não é um achado comum. O tratamento é o mesmo do granuloma eosinofílico equino.

Granuloma eosinofílico

Os granulomas eosinofílicos (necrobiose nodular) são, provavelmente, a doença nodular cutânea mais comum em equinos. As lesões são nódulos dérmicos firmes que estão associados ao colágeno degenerativo. Não há predisposição de raça, sexo ou idade. Em geral, os nódulos surgem nos meses mais quentes do ano. Os locais mais acometidos são a cernelha, as costas e os lados do pescoço. Outras áreas do corpo que podem ser afetadas são a circunferência da cintura, a crina, a garupa e a face. De modo geral, os cavalos são atendidos porque o proprietário teme que a lesão seja neoplásica ou está em uma área em que é irritada pelos arreios.

A etiologia dos granulomas eosinofílicos não é conhecida. Uma reação de hipersensibilidade foi sugerida em sua patogênese. Picadas de insetos, especialmente as de mosquitos, têm sido implicadas como a causa desta doença, apesar das evidências fracas. Como as lesões são comuns na região da sela, é possível que o traumatismo contribua para o desenvolvimento da lesão. Cavalos atópicos podem ser mais suscetíveis à formação de nódulos. Os nódulos são lesões únicas ou múltiplas, com 0,5 a 10 cm de diâmetro; as lesões pequenas são significativamente mais comuns (Figura 18.51). As lesões são tipicamente arredondadas, bem circunscritas e firmes, sem alopecia ou ulceração. De modo geral, não há dor ou prurido associado aos nódulos. Áreas com colagenólise extensa e acometimento da derme superficial podem sofrer eliminação transepidérmica, o que gera lesões ulceradas com núcleo central caseoso branco-acinzentado. A pele e o pelame sobre os nódulos geralmente são normais, exceto nos casos de traumatismo. Alguns casos apresentaram centenas de nódulos do tamanho de ervilhas.

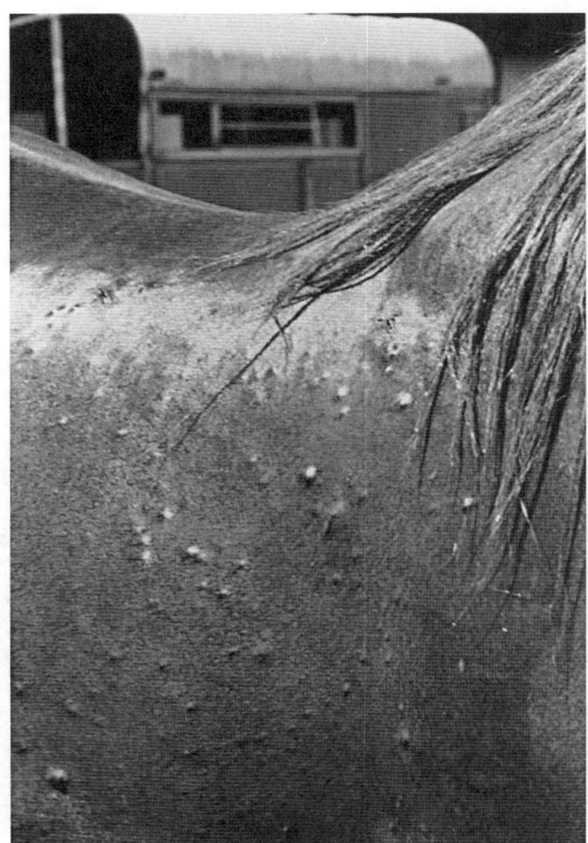

Figura 18.51 Cavalo com granuloma eosinofílico múltiplo.

O diagnóstico de granulomas eosinofílicos geralmente baseia-se na anamnese e na aparência física, mas não pode ser estabelecido de modo definitivo sem a biopsia de um nódulo. Os resultados da cultura para bactérias e fungos são negativos. A observação histológica de uma amostra de biopsia mostra vários focos de colagenólise, e as fibras de colágeno têm aparência hialina ou granular. Às vezes, há pelos livres nas lesões. Esses cavalos geralmente têm histórico de tricotomia antes do desenvolvimento dos nódulos, o que pode sugerir uma associação. Nódulos mais antigos tendem a exibir acentuada mineralização distrófica e podem ser confundidos com lesões de calcinose circunscrita. O diagnóstico diferencial inclui necrose nodular axilar, hipodermíase, amiloidose e linfossarcoma cutâneo.

O tratamento do granuloma eosinofílico pode ser realizado por excisão cirúrgica, corticosteroides intralesionais ou corticosteroides sistêmicos. O método terapêutico utilizado depende do número e tamanho dos nódulos. Uma única lesão pequena pode não ser tratada por ser assintomática ou, se for indesejável para o proprietário, pode ser removida cirurgicamente. Quando há um pequeno número de lesões, os corticosteroides intralesionais podem ser o melhor método de tratamento. O acetonido de triancinolona (3 a 5 mg por sítio; a dose total não deve exceder 20 mg/450 kg) ou acetato de metilprednisolona (20 mg por sítio) pode ser injetado dentro e sob o nódulo usando uma seringa Luer Lock e agulha 25 × 0,6 mm. Se necessário, as injeções podem ser repetidas em intervalos de 2 semanas. Quaisquer lesões remanescentes após múltiplas injeções provavelmente não serão suscetíveis aos corticosteroides e podem ser submetidas à remoção cirúrgica. Devido ao risco de indução de laminite, mais de 20 mg de triancinolona não devem ser administrados de uma só vez. Na presença de múltiplas lesões, recomenda-se a administração de prednisolona em dose de 1 mg/kg VO, 1 vez/dia durante 2 a 3 semanas. Após a resolução das lesões, a dose de prednisolona deve ser reduzida por um período de 5 a 10 dias até a interrupção do tratamento. Cavalos com recidivas sazonais e HPI registrada por teste intradérmico podem beneficiar-se da ASIT para insetos. Lesões mineralizadas mais antigas podem não responder à terapia com glicocorticoides e ser excisadas à cirurgia. Os nódulos costumam responder bem aos tratamentos com corticosteroides, mas recidivas são comuns. Nesses casos, a repetição do tratamento costuma ser bem-sucedida.

Doença epiteliotrópica eosinofílica multissistêmica

A doença epiteliotrópica eosinofílica multissistêmica é uma doença idiopática rara de equinos caracterizada por nódulos ou massas em vários órgãos, estomatite ulcerativa, caquexia acentuada, esfoliação significativa e infiltração eosinofílica na pele.[1,2,114] Não existe predileção por sexo ou raça, mas as lesões tendem a ser mais comuns em cavalos mais jovens. As lesões começam como descamação, crostas, exsudação e fissuras na banda coronária. Úlceras orais geralmente são observadas nesta fase. Ao longo de semanas, há o desenvolvimento de dermatose esfoliativa generalizada. Os pelos são removidos com facilidade, e há alopecia com áreas multifocais de ulceração e exsudação. O cavalo pode apresentar prurido. Cavalos acometidos sem estomatite ulcerativa têm bom apetite, mas exibem rápida e grave perda de peso. Alguns cavalos têm síndrome de enteropatia ou má absorção concomitante à perda de proteínas ou sinais respiratórios, como secreção nasal e ocular, aumento de volume de linfonodos submandibulares, tosse crônica e desconforto respiratório.

O diagnóstico definitivo se baseia em anamnese, exame físico, exame retal e biopsia de pele. É importante excluir PF e penfigoide bolhoso. A natureza crônica da doença e os sinais multissistêmicos são essenciais para o diagnóstico. As características laboratoriais são hipoalbuminemia, hipoproteinemia, redução da absorção de carboidratos no intestino delgado e aumento das atividades de gamaglutamil transferase, fosfatase alcalina sérica e isoenzimas do ducto biliar. Há também dermatite eosinofílica e linfoplasmocítica superficial e profunda com hiperplasia epidérmica irregular. Ocorre exocitose de eosinófilos e linfócitos e necrose de queratinócitos. Degeneração do colágeno perivascular, nódulos linfoides e infiltrado inflamatório liquenoide podem estar presentes. Infiltrados eosinofílicos em pâncreas, glândulas salivares, cavidade oral e sistema gastrintestinal são comuns. De modo geral, não há eosinofilia periférica. A ultrassonografia abdominal pode revelar aumento de volume do fígado, dos linfonodos mesentéricos e intestinais, além de espessamento do intestino. Em alguns casos, as radiografias torácicas podem ser anormais com a presença de um padrão intersticial e de nódulos.

O tratamento é sintomático e inclui anti-helmínticos, antibióticos, azatioprina e corticosteroides. Dois cavalos responderam à dexametasona em dose de 0,2 mg/kg, IM, nos primeiros 5 dias, seguida por prednisolona em dose de 0,5 mg/kg VO, a cada 12 horas por 7 dias, e, em seguida, a 1,0 mg/kg a cada 24 horas durante 1 semana e, depois, em dias alternados. A maioria dos cavalos, no entanto, responde mal aos glicocorticoides sistêmicos, e o prognóstico é ruim. Apenas um cavalo com tal doença respondeu de forma parcial à terapia com hidroxiureia e dexametasona.[115]

Sarcoidose

A sarcoidose equina (SE), também conhecida como doença granulomatosa idiopática equina, pode ser uma doença localizada, parcialmente generalizada ou generalizada. Embora todas as formas sejam raras, parece que estão se tornando mais frequentes na clínica equina. A forma localizada da doença tende a permanecer focada na pele, mais comumente nos membros. As formas parcialmente generalizadas e generalizadas caracterizam-se por extensa esfoliação, caquexia acentuada e inflamação granulomatosa de múltiplos sistemas orgânicos.

Várias raças foram afetadas, e a maioria dos cavalos acometidos tinha mais de 3 anos de idade. A prevalência da doença parece ser maior em éguas.[116] A doença cutânea começa como descamação, crostas e alopecia na face, membros e/ou tronco (Figura 18.52). Os sinais clínicos podem progredir rápida ou lentamente. A linfadenopatia periférica pode desenvolver-se simultaneamente à perda de peso, à perda de massa muscular, à anorexia, à intolerância ao exercício e à febre.

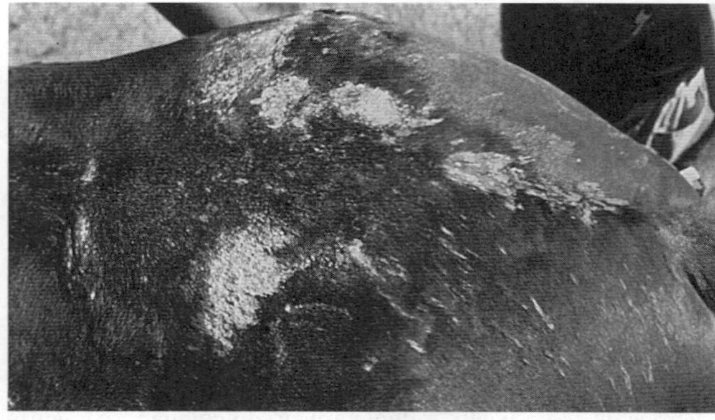

Figura 18.52 Cavalo com dermatite granulomatosa generalizada. (Cortesia A. A. Stannard, University of California at Davis.)

O diagnóstico definitivo é feito por biopsia de pele, que revela dermatites linfogranulomatosas multifocais nodulares a difusas com células gigantes multinucleadas, com ou sem vasculite. Infiltrados granulomatosos também ocorrem em outros órgãos, como linfonodos, pulmões, órgãos gastrintestinais, fígado e baço. O hemograma completo revela leucocitose, aumento da concentração de fibrinogênio e hiperglobulinemia. Pode ser observada anemia causada por infecção crônica.

O tratamento recomendado inclui uma dose alta de prednisolona (1 a 2 mg/kg VO, a cada 24 h, administrados pela manhã), seguida de 0,2 a 1 mg/kg VO, a cada 24 horas por várias semanas ou mais. Alternativamente, a dexametasona pode ser utilizada em dose de ataque de 0,04 a 0,08 mg/kg, IM, a cada 24 horas por 7 a 14 dias, seguida pela dose mais baixa de prednisolona. A pentoxifilina em dose de 10 mg/kg VO, a cada 12 horas, e os ácidos graxos ômega podem ser boas terapias adjuvantes. O prognóstico da SE generalizada e parcialmente generalizada é ruim. O prognóstico da SE localizada é bom para sobrevida, mas a maioria dos cavalos precisará de tratamento com prednisolona em dose baixa por toda a vida para o controle da lesão, embora possa ocorrer remissão espontânea.[116,117]

REFERÊNCIAS BIBLIOGRÁFICAS

1. Knottenbelt DC. *Pascoe's principles and practice of equine dermatology*. London: Saunders Elsevier; 2009.
2. Scott DW, Miller WH. *Equine dermatology*. 2nd ed. St. Louis, MO: Saunders Elsevier; 2011.
3. Talukdar AH, Calhoun ML, Stinson AW. Microscopic anatomy of the skin of the horse. *Am J Vet Res*. 1972;33:2365–2390.
4. Fitzpatrick TB, Eisen AZ, Wolff K, et al. *Dermatology in general medicine*. 3rd ed. New York: McGraw-Hill; 1986.
5. Muller EJ, Galichet A, Wiener D, et al. Keratinocyte biology and pathology. *Vet Dermatol*. 2014;25:236–238.
6. Proksch E, Jensen JM, Elias PM. Skin lipids and epidermal differentiation in atopic dermatitis. *Clin Dermatol*. 2003;21:134–144.
7. Hallamaa R, Batchu K. Phospholipid analysis in sera of horses with allergic dermatitis and in matched healthy controls. *Lipids Health Dis*. 2016;15:45.
8. Yang GC, Croaker D, Zhang AL, et al. A dinucleotide mutation in the endothelin-B receptor gene is associated with lethal white foal syndrome (LWFS); a horse variant of Hirschsprung disease. *Hum Mol Genet*. 1998;7:1047–1052.
9. Santschi EM, Vrotsos PD, Purdy AK, et al. Incidence of the endothelin receptor B mutation that causes lethal white foal syndrome in white-patterned horses. *Am J Vet Res*. 2001;62:97–103.
10. Fadok VA. Update on four unusual equine dermatoses. *Vet Clin North Am Equine Pract*. 1995;11:105–110.
11. Hoolahan DE, White SD, Outerbridge CA, et al. Equine alopecia areata: a retrospective clinical descriptive study at the University of California, Davis (1980-2011). *Vet Dermatol*. 2013;24:282–e264.
12. Rosychuk RA. Noninflammatory, nonpruritic alopecia of horses. *Vet Clin North Am Equine Pract*. 2013;29:629–641.
13. Robinson NE, Sprayberry KA. *Current therapy in equine medicine*. 6 ed. St. Louis, MO: Saunders; 2009.
14. Pilsworth RC, Knottenbelt DC. Linear keratosis. *Equine Vet Educ*. 2006;18:212–213.
15. Ishikawa Y, Vranka JA, Boudko SP, et al. Mutation in cyclophilin B that causes hyperelastosis cutis in American Quarter Horse does not affect peptidylprolyl cis-trans isomerase activity but shows altered cyclophilin B-protein interactions and affects collagen folding. *J Biol Chem*. 2012;287:22253–22265.
16. Rashmir-Raven AM, W NJ, Read RW, et al. Equine hyperelastosis cutis update. *Proc Am Assoc Eq Pract*. 2004;50:47–50.
17. Tryon RC, Penedo MC, McCue ME, et al. Evaluation of allele frequencies of inherited disease genes in subgroups of American Quarter Horses. *J Am Vet Med Assoc*. 2009;234:120–125.
18. Rashmir-Raven A. Heritable equine regional dermal asthenia. *Vet Clin North Am Equine Pract*. 2013;29:689–702.
19. White SD, Affolter VK, Bannasch DL, et al. Hereditary equine regional dermal asthenia ("hyperelastosis cutis") in 50 horses: clinical, histological, immunohistological and ultrastructural findings. *Vet Dermatol*. 2004;15:207–217.
20. Brounts SH, Rashmir-Raven AM, Black SS. Zonal dermal separation: a distinctive histopathological lesion associated with hyperelastosis cutis in a Quarter Horse. *Vet Dermatol*. 2001;12:219–224.
21. Monthoux C, de Brot S, Jackson M, et al. Skin malformations in a neonatal foal tested homozygous positive for Warmblood Fragile Foal syndrome. *BMC Vet Res*. 2015;11:12.
22. Frame SR, Harrington DD, Fessler J, et al. Hereditary junctional mechanobullous disease in a foal. *J Am Vet Med Assoc*. 1988;193:1420–1424.
23. Kohn CW, Johnson GC, Garry F, et al. Mechanobullous disease in two Belgian foals. *Equine Vet J*. 1989;21:297–301.
24. Lieto LD, Cothran EG. The epitheliogenesis imperfecta locus maps to equine chromosome 8 in American Saddlebred horses. *Cytogenet Genome Res*. 2003;102:207–210.
25. Lieto LD, Swerczek TW, Cothran EG. Equine epitheliogenesis imperfecta in two American saddlebred foals is a lamina lucida defect. *Vet Pathol*. 2002;39:576–580.
26. Perkins GA, Miller WH, Divers TJ, et al. Ulcerative dermatitis, thrombocytopenia, and neutropenia in neonatal foals. *J Vet Intern Med*. 2005;19:211–216.
27. Weese JS, Yu AA. Infectious folliculitis and dermatophytosis. *Vet Clin North Am Equine Pract*. 2013;29:559–575.
28. Lloyd DH, Sellers KC. *Dermatophilus infection in domestic animals and man*. New York: Academic Press; 1976.
29. Kilcoyne I, Spier SJ, Carter CN, et al. Frequency of *Corynebacterium pseudotuberculosis* infection in horses across the United States during a 10-year period. *J Am Vet Med Assoc*. 2014;245:309–314.
30. Hussein MR. Mucocutaneous Splendore-Hoeppli phenomenon. *J Cutan Pathol*. 2008;35:979–988.
31. Mira J, Herman M, Olivo G, et al. Papillomavirus co-infections in equine aural plaques. *Vet Dermatol*. 2016;27(S1):59–60.
32. Borglund A, Bergvall K. Topical treatment of equine aural plaques with nitric acid, potassium nitrate and zinc nitrate solution (Oxalic). *Vet Dermatol*. 2016;27(S1):61–62.
33. Barrandeguy M, Thiry E. Equine coital exanthema and its potential economic implications for the equine industry. *Vet J*. 2012;191:35–40.
34. Esparza J. Has horsepox become extinct? *Vet Rec*. 2013;173:272–273.
35. Ahmed AO, van Leeuwen W, Fahal A, et al. Mycetoma caused by *Madurella mycetomatis*: a neglected infectious burden. *Lancet Infect Dis*. 2004;4:566–574.
36. Elad D. Infections caused by fungi of the *Scedosporium/Pseudallescheria* complex in veterinary species. *Vet J*. 2011;187:33–41.
37. Elad D, Blum S, Kol A, et al. Eumycetoma caused by *Madurella mycetomatis* in a mare. *Med Mycol*. 2010;48:639–642.
38. Cafarchia C, Figueredo LA, Otranto D. Fungal diseases of horses. *Vet Microbiol*. 2013;167:215–234.
39. Valentine BA, Taylor GH, Stone JK, et al. Equine cutaneous fungal granuloma: a study of 44 lesions from 34 horses. *Vet Dermatol*. 2006;17:266–272.
40. Gaastra W, Lipman LJ, De Cock AW, et al. Pythium insidiosum: an overview. *Vet Microbiol*. 2010;146:1–16.
41. Doria RG, Freitas SH, Linardi RL, et al. Treatment of pythiosis in equine limbs using intravenous regional perfusion of amphotericin B. *Vet Surg*. 2012;41:759–765.

42. Marsella R. Ectoparasites: diagnosis and management. *8th World Conference of Veterinary Dermatology.* 2016;379–387.
43. Mencke N, Larsen KS, Eydal M, et al. Natural infestation of the chewing lice *(Werneckiella equi)* on horses and treatment with imidacloprid and phoxim. *Parasitol Res.* 2004;94:367–370.
44. Mencke N, Larsen KS, Eydal M, et al. Dermatological and parasitological evaluation of infestations with chewing lice *(Werneckiella equi)* on horses and treatment using imidacloprid. *Parasitol Res.* 2005;97:7–12.
45. Ural K, Ulutas B, Kar S. Eprinomectin treatment of psoroptic mange in hunter/jumper and dressage horses: a prospective, randomized, double-blinded, placebo-controlled clinical trial. *Vet Parasitol.* 2008;156:353–357.
46. Bergvall K. Advances in acquisition, identification and treatment of equine parasites. *Clin Tech Equine Pract.* 2005;4:296–301.
47. Mignon B, Losson B. Dermatitis in a horse associated with the poultry mite *(Dermanyssus gallinae). Vet Dermatol.* 2008;19:38–43.
48. Gilger B. *Equine ophthalmology.* 2nd ed. St. Louis, MO: Saunders Elsevier; 2011.
49. Stannard AA, Cello RM. *Onchocerca cervicalis* infection in horses from the western United States. *Am J Vet Res.* 1975;36:1029–1031.
50. Pusterla N, Watson JL, Wilson WD, et al. Cutaneous and ocular habronemiasis in horses: 63 cases (1988-2002). *J Am Vet Med Assoc.* 2003;222:978–982.
51. Fielding CL, Pusterla N, Magdesian KG, et al. Rattlesnake envenomation in horses: 58 cases (1992–2009). *J Am Vet Med Assoc.* 2011;238:631–635.
52. Gilliam LL, Holbrook TC, Ownby CL, et al. Cardiotoxicity, inflammation, and immune response after rattlesnake envenomation in the horse. *J Vet Intern Med.* 2012;26:1457–1463.
53. Pilsworth RC, Knottenbelt DC. Equine insect hypersensitivity. *Equine Vet Educ.* 2004;16:324–325.
54. Fadok VA. Update on equine allergies. *Vet Clin North Am Equine Pract.* 2013;29:541–550.
55. Sommer-Locher B, Endriss V, Fromm E. Various circumstances regarding initial allergen exposure and their influence on development of insect bite hypersensitivity in horses. *J Equine Vet Sci.* 2012;32:158–163.
56. Marsella R, Samuelson D, Johnson C, et al. Pilot investigation on skin barrier in equine atopic dermatitis: observations on electron microscopy and measurements of transepidermal water loss. *Vet Dermatol.* 2012;23:77.
57. Lorch G, Hillier A, Kwochka KW, et al. Comparison of immediate intradermal test reactivity with serum IgE quantitation by use of a radioallergosorbent test and two ELISA in horses with and without atopy. *J Am Vet Med Assoc.* 2001;218:1314–1322.
58. Rosenkrantz W, White S. Diagnostic workup of equine atopic disease. In: Noli C, Foster A, Rosenkrantz W, eds. *Veterinary allergy.* Oxford: John Wiley & Sons; 2013.
59. Sloet van Oldruitenborgh-Oosterbaan MM, Grinwis GC. Equine pemphigus and its differential diagnoses. 8th World Congress of Veterinary Dermatology 2016;335–340.
60. O'Neill W, McKee S, Clarke AF. Flaxseed *(Linum usitatissimum)* supplementation associated with reduced skin test lesional area in horses with *Culicoides* hypersensitivity. *Can J Vet Res.* 2002;66:272–277.
61. Rosenkrantz W. Immune-mediated dermatoses. *Vet Clin North Am Equine Pract.* 2013;29:607–613.
62. Vandenabeele SI, White SD, Affolter VK, et al. Pemphigus foliaceus in the horse: a retrospective study of 20 cases. *Vet Dermatol.* 2004;15:381–388.
63. Zabel S, Mueller RS, Fieseler KV, et al. Review of 15 cases of pemphigus foliaceus in horses and a survey of the literature. *Vet Rec.* 2005;157:505–509.
64. Scott DW, Walton DK, Slater MR, et al. Immune-mediated dermatoses in domestic animals: ten years after. *Compend Contin Educ Vet.* 1987;9:424–435.
65. Pusterla N, Watson JL, Affolter VK, et al. Purpura haemorrhagica in 53 horses. *Vet Rec.* 2003;153:118–121.
66. Hansen R, Musterman A. Treatment of burn injuries and dog bite wounds. In: Theoret C, Schumacher J, eds. *Equine wound management.* 3rd ed. Ames, IA: John Wiley & Sons; 2016.
67. Geiser DR, Walker RD. Management of thermal injuries in large animals. *Vet Clin North Am Large Anim Pract.* 1984;6:91–105.
68. Gillespie JH, Timoney JF. *Hagen and Bruner's infectious diseases of domestic animals.* Ithaca, NY: Cornell University Press; 1981.
69. Rashmir-Raven AM, McConnico RM. Photosensitivity. In: Sprayberry KA, Robinson NE, eds. *Robinson's current therapy in equine medicine.* St. Louis, MO: Saunders Elsevier; 2014:536–542.
70. Nation PN. Hepatic disease in Alberta horses: a retrospective study of "alsike clover poisoning" (1973–1988). *Can Vet J.* 1991;32:602–607.
71. Nation PN. Alsike clover poisoning: a review. *Can Vet J.* 1989;30:410–415.
72. Angelos JA, Marti E, Lazary S, et al. Characterization of BPV-like DNA in equine sarcoids. *Arch Virol.* 1991;119:95–109.
73. Chambers G, Ellsmore VA, O'Brien PM, et al. Association of bovine papillomavirus with the equine sarcoid. *J Gen Virol.* 2003;84:1055–1062.
74. Gaynor AM, Zhu KW, Dela Cruz Jr FN, et al. Localization of bovine papillomavirus nucleic acid in equine sarcoids. *Vet Pathol.* 2016;53:567–573.
75. Bugno-Poniewierska M, Staron B, Potocki L, et al. Identification of unbalanced aberrations in the genome of equine sarcoid cells using CGH technique. *Annals Anim Sci.* 2016;16:79–85.
76. Martano M, Corteggio A, Restucci B, et al. Extracellular matrix remodeling in equine sarcoid: an immunohistochemical and molecular study. *BMC Vet Res.* 2016;12:24.
77. Staiger EA, Tseng CT, Miller D, et al. Host genetic influence on papillomavirus-induced tumors in the horse. *Int J Cancer.* 2016;139:784–792.
78. Bogaert L, Heerden MV, Cock HE, et al. Molecular and immunohistochemical distinction of equine sarcoid from schwannoma. *Vet Pathol.* 2011;48:737–741.
79. Compston PC, Turner T, Wylie CE, et al. Laser surgery as a treatment for histologically confirmed sarcoids in the horse. *Equine Vet J.* 2016;48:451–456.
80. McCauley CT, Hawkins JF, Adams SB, et al. Use of a carbon dioxide laser for surgical management of cutaneous masses in horses: 32 cases (1993–2000). *J Am Vet Med Assoc.* 2002;220:1192–1197.
81. Theon AP, Wilson WD, Magdesian KG, et al. Long-term outcome associated with intratumoral chemotherapy with cisplatin for cutaneous tumors in equidae: 573 cases (1995–2004). *J Am Vet Med Assoc.* 2007;230:1506–1513.
82. Tamzali Y, Borde L, Rols MP, et al. Successful treatment of equine sarcoids with cisplatin electrochemotherapy: a retrospective study of 48 cases. *Equine Vet J.* 2012;44:214–220.
83. Tozon N, Kramaric P, Kos Kadunc V, et al. Electrochemotherapy as a single or adjuvant treatment to surgery of cutaneous sarcoid tumours in horses: a 31-case retrospective study. *Vet Rec.* 2016;179:627.
84. McKane SA, Coomer RP. A practical protocol for the clinical use of mitomycin-C in the treatment of sarcoids in horses. *6th Congress of the European College of Equine Internal Medicine.* 2013;704.
85. Haspeslagh M, Vlaminck LE, Martens AM. Treatment of sarcoids in equids: 230 cases (2008-2013). *J Am Vet Med Assoc.* 2016;249:311–318.

86. Stadler S, Kainzbauer C, Haralambus R, et al. Successful treatment of equine sarcoids by topical aciclovir application. *Vet Rec.* 2011;168:187.
87. Nogueira SA, Torres SM, Malone ED, et al. Efficacy of imiquimod 5% cream in the treatment of equine sarcoids: a pilot study. *Vet Dermatol.* 2006;17:259–265.
88. Tamzali Y. Use of combination of tazarotene cream and imiquimod 5% cream in the treatment of equine sarcoids: a 20 case retrospective study. *6th Congress of the European College of Equine Internal Medicine.* 2013;709.
89. Espy BM. How to treat equine sarcoids by autologous implantation. *Proc Amer Assoc Eq Pract.* 2008;54:61–72.
90. Wilford S, Woodward E, Dunkel B. Efficacy of bloodroot ointment for the treatment of equine sarcoids. *6th Congress of the European College of Equine Internal Medicine.* 2013;704.
91. Lassaline M, Cranford TL, Latimer CA, et al. Limbal squamous cell carcinoma in Haflinger horses. *Vet Ophthalmol.* 2015;18:404–408.
92. Lange CE, Tobler K, Lehner A, et al. EcPV2 DNA in equine papillomas and in situ and invasive squamous cell carcinomas supports papillomavirus etiology. *Vet Pathol.* 2013;50: 686–692.
93. Schellenbacher C, Shafti-Keramat S, Huber B, et al. Establishment of an in vitro equine papillomavirus type 2 (EcPV2) neutralization assay and a VLP-based vaccine for protection of equids against EcPV2-associated genital tumors. *Virology.* 2015;486:284–290.
94. Gelatt KN, Myers Jr VS, Perman V, et al. Conjunctival squamous cell carcinoma in the horse. *J Am Vet Med Assoc.* 1974;165:617–620.
95. Malalana F, Knottenbelt D, McKane S, Mitomycin C. with or without surgery, for the treatment of ocular squamous cell carcinoma in horses. *Vet Rec.* 2010;167:373–376.
96. Fortier LA, Mac Harg MA. Topical use of 5-fluorouracil for treatment of squamous cell carcinoma of the external genitalia of horses: 11 cases (1988–1992). *J Am Vet Med Assoc.* 1994;205:1183–1185.
97. Walker MA, Schumacher J, Schmitz DG, et al. Cobalt 60 radiotherapy for treatment of squamous cell carcinoma of the nasal cavity and paranasal sinuses in three horses. *J Am Vet Med Assoc.* 1998;212:848–851.
98. Moore AS, Beam SL, Rassnick KM, et al. Long-term control of mucocutaneous squamous cell carcinoma and metastases in a horse using piroxicam. *Equine Vet J.* 2003;35:715–718.
99. Dore M. Cyclooxygenase-2 expression in animal cancers. *Vet Pathol.* 2011;48:254–265.
100. Thamm DH, Ehrhart 3rd EJ, Charles JB, et al. Cyclooxygenase-2 expression in equine tumors. *Vet Pathol.* 2008;45:825–828.
101. van den Top JG, Harkema L, Ensink JM, et al. Expression of cyclo-oxygenases-1 and -2, and microsomal prostaglandin E synthase-1 in penile and preputial papillomas and squamous cell carcinomas in the horse. *Equine Vet J.* 2014;46:618–624.
102. Fleury C, Berard F, Balme B, et al. The study of cutaneous melanomas in Camargue-type gray-skinned horses (1): clinical-pathological characterization. *Pigment Cell Res.* 2000;13:39–46.
103. Seltenhammer MH, Heere-Ress E, Brandt S, et al. Comparativehistopathologyofgrey-horse-melanomaandhumanmalignant melanoma. *Pigment Cell Res.* 2004;17:674–681.
104. Phillips JC, Lembcke LM. Equine melanocytic tumors. *Vet Clin North Am Equine Pract.* 2013;29:673–687.
105. Goetz TE, Ogilvie GK, Keegan KG, et al. Cimetidine for treatment of melanomas in three horses. *J Am Vet Med Assoc.* 1990;196:449–452.
106. MacGillivray KC, Sweeney RW, Del Piero F. Metastatic melanoma in horses. *J Vet Intern Med.* 2002;16:452–456.
107. Mahlmann K, Feige K, Juhls C, et al. Local and systemic effect of transfection-reagent formulated DNA vectors on equine melanoma. *BMC Vet Res.* 2015;11:132.
108. Miller CA, Durham AC, Schaffer PA, et al. Classification and clinical features in 88 cases of equine cutaneous lymphoma. *J Vet Diagn Invest.* 2015;27:86–91.
109. Gollagher RD, Ziola B, Chelack BJ, et al. Immunotherapy of equine cutaneous lymphosarcoma using low dose cyclophosphamide and autologous tumor cells infected with *Vaccinia* virus. *Can Vet J.* 1993;34:371–373.
110. Hubert JD, Beadle RE, Norwood G. Equine anhidrosis. *Vet Clin North Am Equine Pract.* 2002;18:355–369.
111. Affolter VK. Chronic progressive lymphedema in draft horses. *Vet Clin North Am Equine Pract.* 2013;29:589–605.
112. de Keyser K, Janssens S, Buys N. Chronic progressive lymphoedema in draught horses. *Equine Vet J.* 2015;47:260–266.
113. Karcher LF, Scott DW, Paradis M, et al. Sterile nodular panniculitis in five horses. *J Am Vet Med Assoc.* 1990;196:1823–1826.
114. Nimmo Wilkie JS, Yager JA, Nation PN, et al. Chronic eosinophilic dermatitis: a manifestation of a multisystemic, eosinophilic, epitheliotropic disease in five horses. *Vet Pathol.* 1985;22:297–305.
115. Hillyer MH, Mair TS. Multisystemic eosinophilic epitheliotropic disease in a horse: attempted treatment with hydroxyurea and dexamethasone. *Vet Rec.* 1992;130:392–395.
116. Sloet van Oldruitenborgh-Oosterbaan MM, Grinwis GC. Equine sarcoidosis. *Vet Clin North Am Equine Pract.* 2013;29:615–627.
117. Sloet van Oldruitenborgh-Oosterbaan MM, Grinwis GC. Equine sarcoidosis: clinical signs, diagnosis, treatment and outcome of 22 cases. *Vet Dermatol.* 2013;24:218–224.

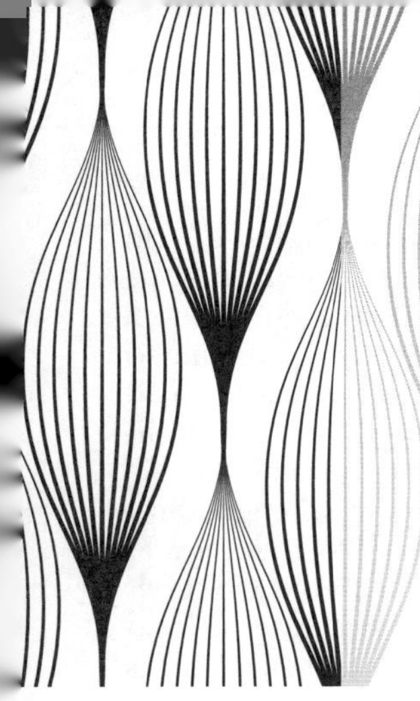

CAPÍTULO 19

Distúrbios do Sistema Reprodutivo

Maria R. Schnobrich*

Este capítulo revisa a anatomia e a fisiologia normais da égua e do garanhão e discute a patologia e o quadro clínico comum de distúrbios reprodutivos. Também discute o manejo e as técnicas avançadas de reprodução para melhorar a fertilidade e o diagnóstico da disfunção reprodutiva.

Anatomia e fisiologia reprodutivas da égua não gestante

Maria R. Schnobrich

INTRODUÇÃO

A anatomia e fisiologia reprodutivas equinas divergem das de outros animais domésticos de várias e consideráveis maneiras, exigindo um entendimento profundo para o manejo e o tratamento reprodutivos adequados. Esta seção revisa a anatomia e fisiologia reprodutivas da égua não gestante, enfocando as características clinicamente importantes e destacando em que a égua difere de outras espécies.

ANATOMIA REPRODUTIVA

A anatomia reprodutiva da égua inclui estruturas intrínsecas ao sistema reprodutivo (trato tubular e ovários) e estruturas distantes dele que atuam na regulação da função reprodutiva (hipotálamo, hipófise anterior, retina e glândula pineal) ou estão ligadas a ela (glândula mamária). Esta seção revisa a origem embrionária e as principais características das estruturas anatômicas relevantes.

Sistema reprodutivo interno

O sistema reprodutivo da égua é composto por ovários (gônadas), trato tubular (ovidutos, útero, colo do útero, vagina e vestíbulo) e genitália externa (vulva e clitóris).

Ovários

Os ovários são compostos por tecido derivado do mesoderma (parênquima ovariano e vasculatura) e das células germinativas primordiais (oócitos).[1] Os ovários têm formato de feijão e aproximadamente 2 a 4 cm de altura e 8 a 10 cm de comprimento.[2] De modo geral, estão localizados no aspecto mais cranial do sistema reprodutivo, cerca de 15 cm caudal ao rim correspondente, suspensos pelos mesovários.[3,4] Os ovários costumam estar posicionados com seu eixo longo paralelo à coluna da égua, com a fossa ovulatória (a porção côncava do ovário) na direção ventral.[4]

Repousando nas vísceras abdominais, a posição dos ovários é um pouco variável na região sublombar entre as posições de 10 e 2 horas, ventral à quarta ou à quinta vértebra lombar, cerca de 4 a 8 cm craniolateral à ponta do corno uterino.[5] O tamanho do ovário varia de acordo com o ambiente hormonal e a atividade folicular. Em geral, os ovários são pequenos e inativos durante o anestro (3 a 4 cm de comprimento) ou podem ser bastante grandes (10 a 12 cm de comprimento) ao apresentarem múltiplos folículos no estro, na transição vernal ou outonal ou sob a influência de hormônios da gestação. O folículo pré-ovulatório da égua costuma ser maior (≥ 35 mm) do que o da maioria das outras espécies domésticas e pode ser observado à palpação transretal como uma vesícula tonificada e cheia de fluido que apresenta uma diferença característica de consistência em comparação com o tecido ovariano circundante.[3-6]

O ovário da égua é único em comparação com outras espécies domésticas de duas maneiras: (1) o córtex (contendo folículos e oócitos) é interno à medula ovariana (vasculatura ovariana), que fica no exterior do ovário; e (2) a ovulação ocorre internamente, com liberação do oócito na fossa ovulatória, enquanto a ovulação acontece em toda a superfície externa do ovário em outras espécies.[4,6] Essa anatomia única do ovário da égua torna a palpação transretal e a identificação dos corpos lúteos impraticáveis ou imprecisas.[4,6] Além disso, a patologia da fossa ovulatória pode causar infertilidade, pois os oócitos ovulados podem ser impedidos de alcançar o oviduto para fertilização.

Oviduto

Os ovidutos (tubas uterinas) são originários do segmento mais anterior dos ductos paramesonéfricos ou müllerianos.[1] As camadas de tecido concêntrico do oviduto da superfície externa para o lúmen do oviduto consistem em superfície serosa, muscular (camadas musculares longitudinais e circulares), submucosa e mucosa. Em uma égua de 500 kg, têm aproximadamente 20 a 30 cm de comprimento e percorrem um caminho tortuoso na mesossalpinge, do ovário à ponta do corno uterino.[4] O oviduto divide-se anatomicamente em três seções: o infundíbulo, a ampola e o istmo.[1-4]

*Os editores e autores reconhecem e agradecem as contribuições de Daniel C. Sharp, Michael B. Porter, Nigel R. Perkins, John B. Chopin, Carlos RF Pinto, Dale L. Paccamonti, Elizabeth Metcalf, Grant S. Frazer, Michelle M. LeBlanc, Elaine M. Carnevale, Marco A. Coutinho da Silva e Juan C. Samper como colaboradores anteriores deste capítulo. Parte de seus trabalhos originais foi incorporada a esta edição.

O infundíbulo é uma dilatação em formato de funil que cobre a fossa ovulatória que transporta o oócito do ovário para a região ampular do oviduto, onde se dá a fertilização.[1] Após a fertilização, o concepto passa pelo istmo (a porção mais estreita do oviduto que entra no útero na junção uterotubal) até o lúmen uterino. A junção uterotubal apresenta um esfíncter muscular que possibilita a passagem seletiva de embriões (que produzem prostaglandina E_2 [PGE_2]), mas não de oócitos não fertilizados, para o útero cerca de 5,6 a 6 dias após a ovulação (Figura 19.1).[7,8] Além disso, a anatomia e a fisiologia únicas da junção uterotubal fazem com que a salpingite seja rara em éguas em comparação com outras espécies, como bovinos e suínos.[6,9]

Útero

O útero da égua é formado por dois cornos uterinos e um corpo uterino que deriva da fusão parcial dos ductos paramesonéfricos.[1,3,5] As camadas de tecido uterino da égua são as seguintes, do lúmen externo para o interno: serosa (perimétrio), miométrio (fibras musculares lisas longitudinais externas e fibras circulares internas separadas por uma camada vascular) e endométrio. O endométrio divide-se histologicamente em três camadas, do lúmen profundo ao superficial: (1) o estrato esponjoso (tecido conjuntivo frouxo, submucosa e glândulas); (2) o estrato compacto (região de 1 mm abaixo do epitélio luminal com alta densidade de células estromais estreladas); e (3) epitélio luminal (composto por epitélio colunar simples).[4,5] O útero, os ovários e os ovidutos são suspensos no abdome pelo ligamento largo em forma de T ou Y quando visto de cima.[3,4] O ligamento largo é originário da região sublombar, e as fibras convergem sobre o corpo uterino e o colo do útero, fazendo com que o útero da égua pareça menos tubular à palpação retal em comparação com a vaca.[6] O endométrio do útero da égua tem 5 a 10 pregas longitudinais que se estendem das pontas dos cornos uterinos, atravessam o corpo uterino e continuam pelo colo do útero, onde se tornam as pregas cervicais observadas à vaginoscopia (Figura 19.2).[4,10] Acredita-se que as pregas endometriais auxiliem o transporte de espermatozoides para o oviduto e formem canais para a remoção de fluidos e detritos após o acasalamento.[4]

O útero é o local de deposição de sêmen durante a reprodução e o de nutrição do feto em desenvolvimento durante a gestação. É um ambiente dinâmico, influenciado pelos hormônios circulantes e locais, que alteram consideravelmente o tamanho, a contratilidade, o tônus, a atividade secretora das glândulas, a competência imune e o caráter e a função gerais do útero.

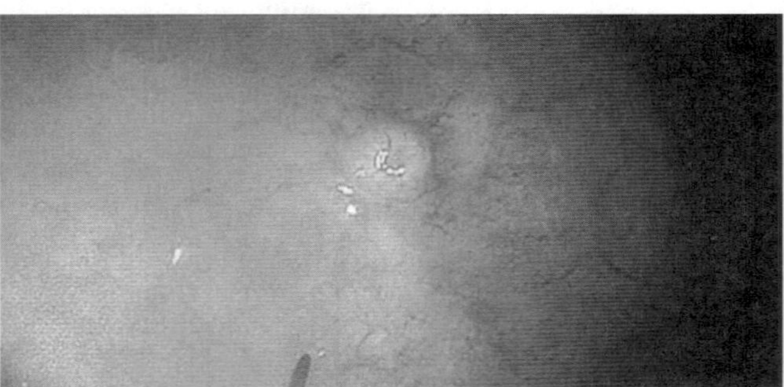

Figura 19.1 Papila do oviduto ou junção uterotubal observada à avaliação histeroscópica do lúmen uterino.

Colo do útero

A égua tem colo do útero muscular (com cerca de 6 a 7 cm de comprimento), derivado do tecido ectodérmico e da fusão dos ductos paramesonéfricos.[1,4] O colo do útero da égua difere de algumas outras espécies de grandes animais por carecer de anéis cervicais proeminentes e poder ser facilmente dilatado por manipulação digital.[6] O epitélio luminal é um epitélio escamoso secretor e estratificado, cercado por uma camada muscular circular externa e longitudinal interna. As pregas longitudinais do útero são contínuas às pregas cervicais e dão a aparência recortada do orifício cervical externo durante o estro.[4] O orifício cervical externo localiza-se no fórnice vaginal (vagina anterior) e tem duas bandas de tecido que se estendem das margens dorsal e ventral até a parede vaginal (frênulo dorsal e ventral) que geralmente são confundidas com aderências (Figura 19.3).[2,4,9]

O colo do útero pode ser apreciado à palpação transretal como uma estrutura tubular de tônus variável, localizada na entrada pélvica anterior na região da bexiga. O colo do útero da égua difere da vaca por ser menos proeminente e tubular à palpação, devido à inserção mais dorsal dos ligamentos largos e à ausência de anéis fibrocartilaginosos. O colo do útero da égua não pode ser agarrado e usado para a retração do sistema reprodutivo como na vaca.[6] O comprimento cervical da maioria das éguas é de aproximadamente 5 a 7 cm, e a largura aumenta durante o estro para cerca de 2 a 4 cm. O tamanho, o tônus e o caráter do colo do útero variam de acordo com a raça, a idade, o traumatismo anterior e o *status* reprodutivo.[2,4] O colo do útero é uma estrutura versátil que, no estro, fornece lubrificação e acomoda o pênis do garanhão durante o coito. Em seguida, mantém o tônus e atua como barreira protetora para o ambiente uterino no diestro e na gestação e, por fim, durante o parto, dilata-se para possibilitar a expulsão do feto. Tais mudanças dinâmicas estão sob o controle dos hormônios reprodutivos, tornando possível que o colo do útero seja clinicamente usado como um barômetro do meio hormonal da égua (Figura 19.4).

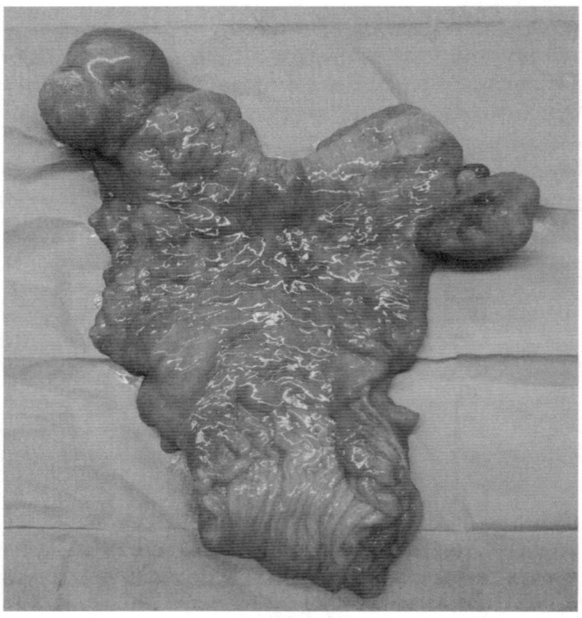

Figura 19.2 Útero excisado *post mortem* com o lúmen uterino exposto para mostrar as pregas endometriais.

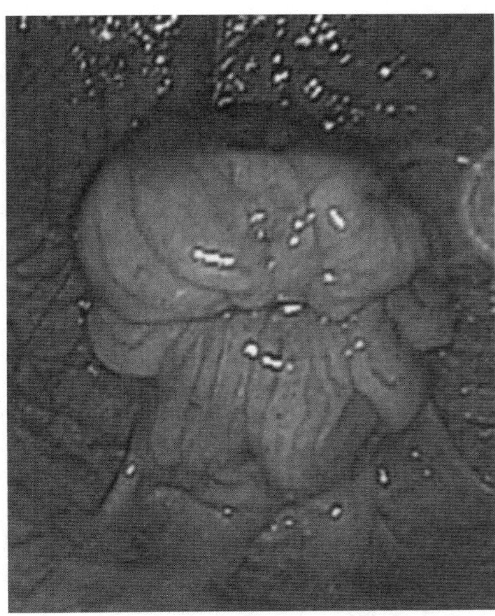

Figura 19.3 Fórnice vaginal cranial mostrando o frênulo dorsal e o frênulo ventral do colo do útero.

Vagina

A vagina origina-se da fusão dos ductos paramesonéfricos cranialmente (origem mesodérmica) e do seio urogenital caudalmente (origem ectodérmica).[1] Consiste em um espaço potencial em colapso que se estende do fórnice vaginal cranial caudalmente até a prega transversal.[1,11] Alguns autores consideram o vestíbulo parte da vagina, e outros definem a borda caudal na prega transversal.[4,11,12] O epitélio vaginal é um tecido escamoso estratificado e aglandular cercado por uma parede fina de tecido fibroelástico e escasso músculo liso.[11] A porção cranial da vagina fica na cavidade peritoneal e é coberta por serosa, sem camada muscular distinguível. A vagina caudal fica no espaço retroperitoneal e não é coberta por serosa. Isso tem implicações clínicas, pois lacerações vaginais craniais podem causar peritonite. O lúmen vaginal costuma ser colapsado, e a prega vestibulovaginal (ou hímen) em éguas normais impede a aspiração de ar e material fecal pela vagina. A mucosa da vagina deve ser rosa-pálido e apresentar fluido apenas em determinados momentos (lóquios após o parto ou pequenas quantidades de fluido translúcido durante o estro). Caso contrário, deve-se suspeitar de patologia.

A prega vestibulovaginal (prega transversal ou "hímen") é uma prega de tecido derivada da fusão dos ductos paramesonéfricos cranialmente e do seio urogenital caudalmente.[1] Essa dobra de tecido forma uma barreira contra a contaminação externa da vagina cranial e do útero. É facilmente visualizada como uma folha de tecido rosa no aspecto cranial do vestíbulo quando os lábios vulvares são separados (Figura 19.5).[13] Ao realizar um exame vaginal ou com espéculo em uma égua virgem, a ruptura manual desse tecido pode ser necessária (causando desconforto mínimo). De modo geral, é fino, ocasionalmente fenestrado e rasgado com facilidade. A função desse tecido como barreira pode ser avaliada dividindo-se os lábios. Em caso de aspiração de ar pela vagina (diagnosticada por um ruído audível ou evidência visual de pneumovagina à ultrassonografia transretal), considera-se incompetente a prega vestibulovaginal.[13] Clinicamente, essa incompetência pode ser menos preocupante se o selo vulvar for adequado.

Vestíbulo

O vestíbulo, originário do seio urogenital caudal (ectoderma), consiste na região do sistema reprodutivo que se estende da prega vestibulovaginal até os lábios vulvares.[1] O vestíbulo da égua é revestido por epitélio escamoso estratificado e apresenta uma série de glândulas vestibulares ramificadas com aberturas visíveis nas paredes vestibulares ventral e lateral.[11] As paredes laterais do vestíbulo contêm tecido erétil que forma os bulbos vestibulares esquerdos e direitos, que se associam abaxialmente ao músculo constritor vestibular.[4] O orifício uretral externo fica abaixo da prega vestibulovaginal, e a posição da abertura uretral com relação à pelve e essa dobra podem predispor a égua ao desenvolvimento de urovagina ou urometra (Figuras 19.6 e 19.7).[4]

Vulva

Os lábios vulvares pareados são originários do tecido ectodérmico do seio urogenital e formam a primeira e provavelmente a mais importante barreira externa ao sistema reprodutivo interno.[1,4] Os lábios vulvares de éguas normais tocam-se por completo, sem superfície mucosa visível. A comissura ventral é arredondada e abriga um clitóris proeminente (aproximadamente 2 cm de diâmetro), situado na fossa do clitóris, que pode ser vista em eversão rítmica durante o estro. A comissura dorsal da vulva é pontiaguda, e sua localização e seu grau de inclinação cranial costumam ser avaliados criticamente durante o exame reprodutivo, já que a má conformação vulvar tem sido associada à contaminação e à patologia (Figura 19.8).[12,13] Éguas com ângulo cranial aumentado com relação à vulva, ânus afundado ou baixa aposição labial são predispostas à contaminação fecal do sistema reprodutivo e podem precisar de cirurgia corretiva (procedimento de Caslick ou episioplastia e procedimento de Gadd ou reconstrução do corpo perineal).[5,13]

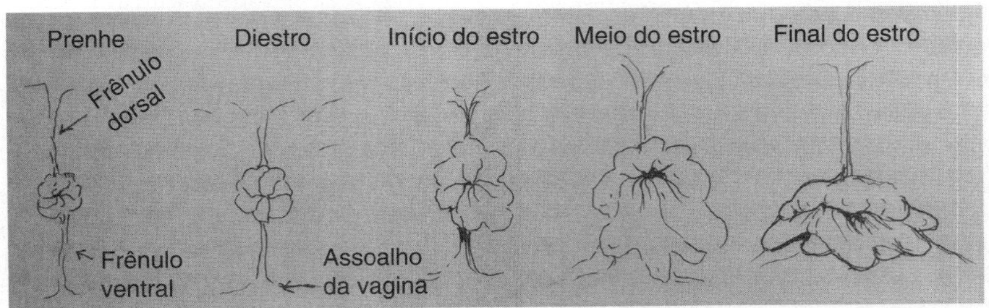

Figura 19.4 Mudança na aparência do orifício cervical externo da égua, visto durante o exame com espéculo vaginal, em diferentes ambientes hormonais.

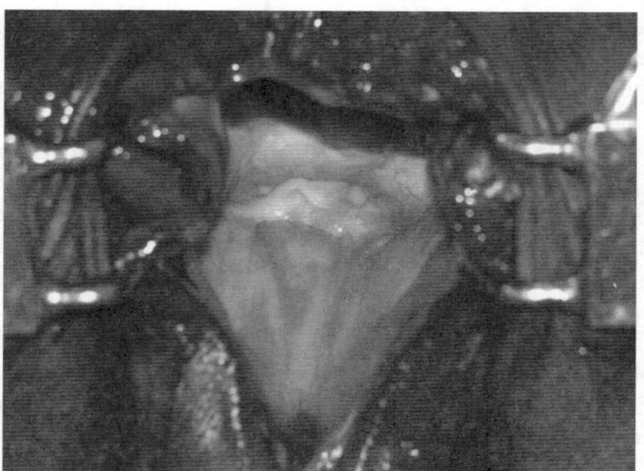

Figura 19.5 Aspecto da prega vestibulovaginal (hímen) em uma égua após cirurgia de extensão uretral. (Cortesia do Dr. Rolf Embertson.)

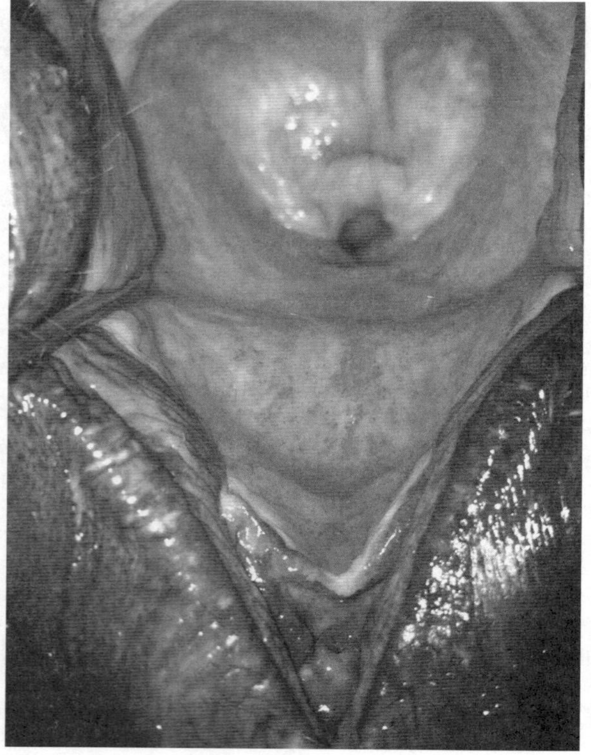

Figura 19.6 Abertura do esfíncter uretral dilatado sob a prega vestibulovaginal. (Cortesia do dr. Rolf Embertson.)

Clitóris

O clitóris da égua é originário do tecido ectodérmico e composto por corpo e glande.[1,12] O corpo do clitóris (5 cm de comprimento) forma-se a partir da crura do ísquio.[12] A glande do clitóris da égua é mais proeminente do que na maioria das espécies domésticas (2 a 3 cm de diâmetro) e, tal qual o correspondente masculino, a glande do pênis, contém tecido erétil.[1,12] O clitóris fica dentro da fossa do clitóris, e a pele sobrejacente apresenta três seios (Figura 19.9).[2,3] Existem dois seios laterais menores e um seio medial maior que pode acumular detritos, formando um ambiente que promove o crescimento de certas bactérias patogênicas (*Taylorella equigenitalis*).[4,12,14]

Anatomia do sistema não reprodutivo

Glândula mamária

As glândulas mamárias são derivadas do tecido ectodérmico e ficam na região inguinal. De modo geral, são imperceptíveis mesmo durante a lactação.[1] O úbere da égua divide-se ao meio, e cada lado tem seu respectivo teto.[2] Cada teto possui dois (às vezes três) sistemas separados de ductos lactíferos que se esvaziam em apenas um único óstio.[2] Dois ou três óstios são observados em cada teto, e cada abertura representa um sistema ductal distinto. Durante a lactação, as glândulas são moles e não devem ser firmes e distendidas se o potro estiver amamentando de maneira adequada. No período seco, as glândulas involuem e tornam-se macias e flácidas.

Hipotálamo e hipófise

O hipotálamo (parte do diencéfalo) está localizado abaixo do tálamo, no aspecto rostral do tronco cerebral.[2,3] Os corpos celulares dos nervos hipotalâmicos (núcleos hipotalâmicos) que influenciam a função reprodutiva são agrupados em centros "tônicos" e "oscilatórios".[1] Os neurônios dessas regiões têm axônios que terminam em um sistema capilar que perfunde a hipófise anterior ou que terminam na hipófise posterior para liberar hormônios na circulação sistêmica.[1,2] O sistema porta hipotalâmico-hipofisário transporta o hormônio liberador de gonadotrofina (GnRH) das terminações nervosas hipotalâmicas em pequenas concentrações não diluídas até as células na hipófise anterior.[1,2,4]

A hipófise divide-se em lobo posterior (neuro-hipófise) e lobo anterior (adeno-hipófise), que é posteriormente dividido em lobo anterior e intermediário.[3,12] As células da hipófise anterior, estimuladas pelo GnRH, liberam seus hormônios na circulação sistêmica. Os hormônios primários liberados pelas células gonadotróficas da hipófise anterior são hormônio foliculoestimulante (FSH), hormônio luteinizante (LH) e prolactina (PRL). Os neurônios de núcleos hipotalâmicos, como os núcleos paraventriculares (PVN) no hipotálamo, estendem-se diretamente para a hipófise posterior, na qual, por estímulo do corpo celular, os hormônios (ocitocina e vasopressina) são liberados diretamente na circulação.[1,2,4]

FISIOLOGIA REPRODUTIVA DA ÉGUA NÃO GESTANTE

Hormônios reprodutivos

Os fatores ambientais (duração do fotoperíodo, feromônios e nutrição) transmitem informações por meio da sinalização nervosa e da glândula pineal ao hipotálamo para regular a liberação de GnRH.[1,4-6] A frequência de liberação em pulso é regulada pelos *feedbacks* positivo e negativo de outros hormônios reprodutivos (inibina, estrógenos e progestágenos) secretados pelo sistema reprodutivo. O sistema reprodutivo sofre alterações devido a esse meio hormonal, que é ditado pela interação do eixo hipotalâmico-hipofisário-gonadal (HPG). A Tabela 19.1 resume os principais hormônios reprodutivos e seus principais objetivos e efeitos. A Figura 19.10 é um resumo simplificado deste eixo hormonal e do sistema reprodutivo que ilustra os hormônios, seus alvos e efeitos.

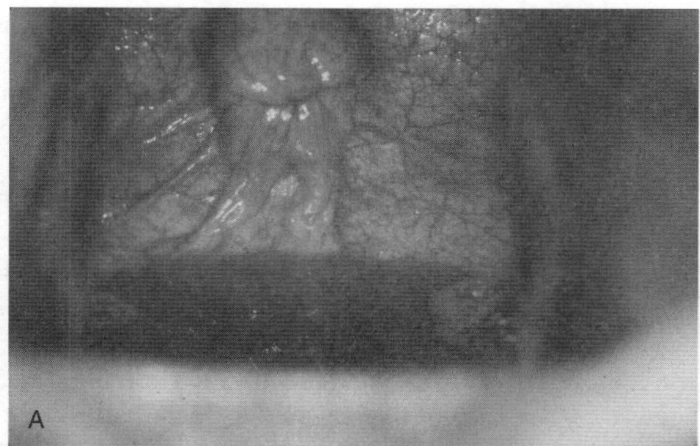

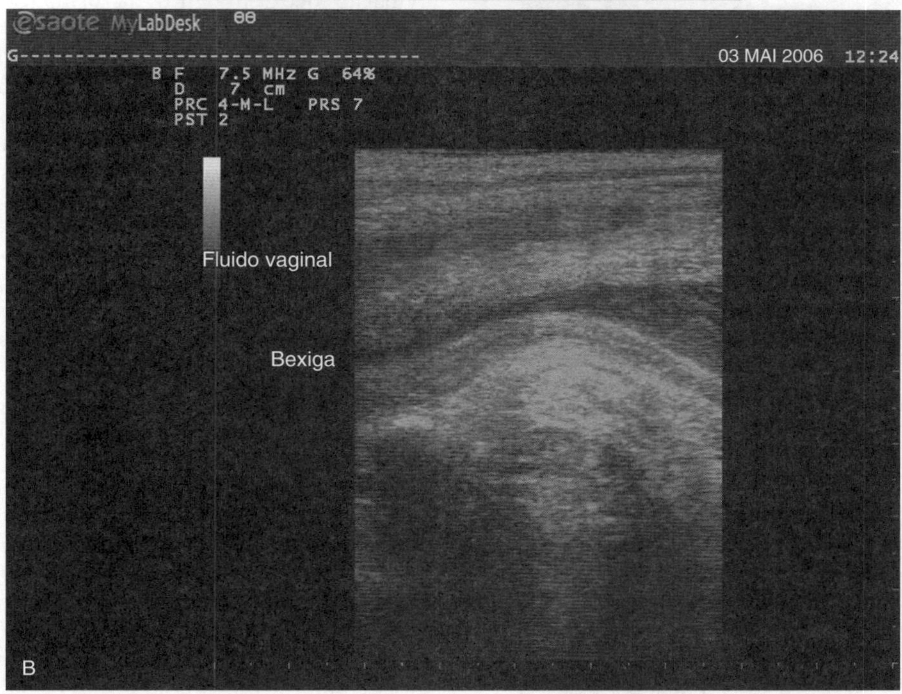

Figura 19.7 **A.** Urovagina visualizada à vaginoscopia, com hiperemia da mucosa vaginal. **B.** À ultrassonografia transretal, com presença de fluido hipoecoico na vagina. (Cortesia da dra. Patricia Sertich.)

Fases reprodutivas da égua não gestante

A égua é poliestra sazonal, que se acasala principalmente na primavera e no verão, e tem ciclos estrais regulares repetidos quando os dias são longos e os recursos para mãe e potro são ideais.[4-6] O ritmo reprodutivo anual da égua (no Hemisfério Norte) pode ser dividido em quatro fases: (1) anestro de inverno; (2) transição vernal; (3) estação ovulatória/reprodutiva; e (4) transição outonal. A transição para essas diferentes fases é mediada por indicações ambientais, em especial o tempo de exposição à luz ou fotoperíodo.[4,5,15]

Acredita-se que essa alteração no fotoperíodo seja transmitida pela retina por uma via multineuronal que modula a secreção de melatonina que, então, regula a secreção hipotalâmica de GnRH.[4,5] No fotoperíodo maior, a secreção de melatonina é menor (secreta-se a maior parte da melatonina durante a noite/no escuro), e bloqueia-se a influência inibidora da melatonina na síntese e secreção de GnRH, o que aumenta a secreção de GnRH. Concentrações crescentes de GnRH estimulam o desenvolvimento folicular e o início da transição vernal.[4]

Anestro/estação anovulatória de inverno

De modo geral, a incidência de éguas em período de inatividade reprodutiva ou anestro varia com relação ao aumento da distância do equador. A incidência de anestro em latitudes entre 30° e 50° é de aproximadamente 70%, enquanto em latitudes entre 10° e 30°, menos de 50% das éguas entram em anestro.[15-18] Durante o anestro, a produção de GnRH é reduzida, o que diminui a secreção hipofisária de FSH e LH. Consequentemente, há pouco desenvolvimento folicular e não há formação de corpos lúteos. Portanto, as concentrações circulantes de estradiol e progesterona são baixas.

A palpação e a ultrassonografia do sistema reprodutivo durante o anestro revelam pequenos ovários inativos (folículo maior < 10 mm), um útero flácido e um colo do útero que pode ter tônus, mas relaxa e cede à pressão ou à dilatação digital. Edema uterino e fluido uterino intraluminal não devem ser observados, e o colo do útero é frequentemente rosa-pálido e parece fechado à vaginoscopia. Considera-se o comportamento reprodutivo ambivalente, sem forte aversão ao garanhão nem provocações demonstrativas.

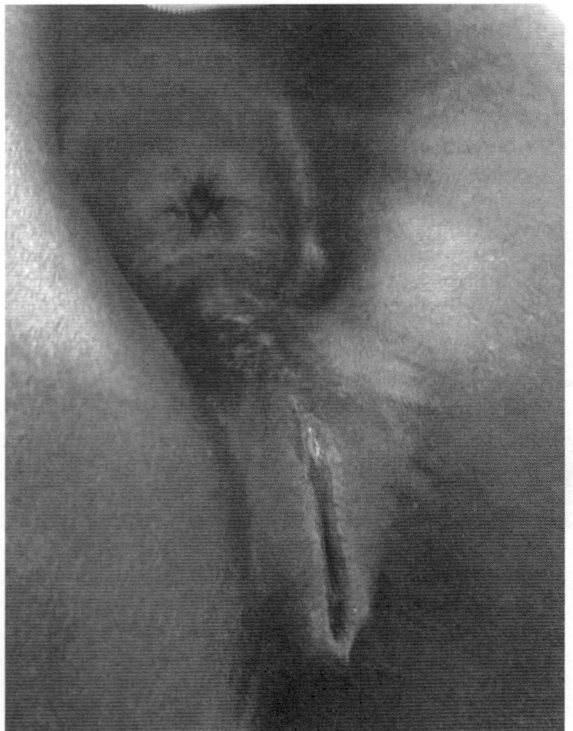

Figura 19.8 Má conformação perineal em égua submetida à episioplastia (tipo Caslick). Observe o ânus afundado e a inclinação cranial da vulva dorsal. (Cortesia do dr. Rolf Embertson.)

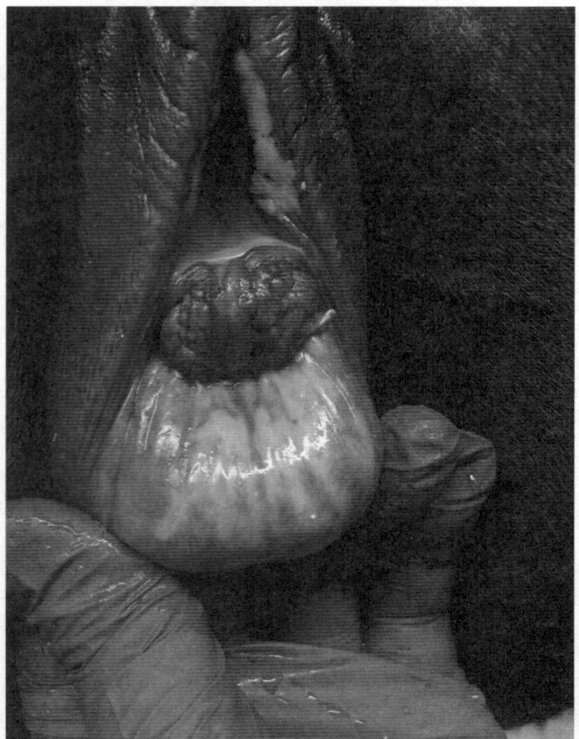

Figura 19.9 Clitóris com esmegma na fossa clitoriana.

Ocasionalmente, a égua em anestro possibilita o coito, o que pode ser confundido como um sinal de verdadeiro estro fértil e desenvolvimento folicular. Isso é confuso, porque o termo *anestro* significa ausência de estro ou receptividade ao garanhão, e, como já mencionado, éguas neste período são conhecidas por permitir o coito e até demonstrar comportamento sexual receptivo. Isso destaca outra diferença na fisiologia reprodutiva das éguas em comparação com a maioria das espécies domésticas.

Transição vernal/receptividade anovulatória

Com o aumento do fotoperíodo, a produção e a secreção hipotalâmica de GnRH aumentam, elevando a concentração de FSH circulante e, por fim, de LH.[4,19] Várias ondas (média de 3,7) de crescimento e regressão folicular sem ovulação ocorrem antes da primeira ovulação da estação.[20,21] A primeira ovulação marca o fim da transição vernal e o início de intervalos interovulatórios regulares, a "estação de monta". Os níveis de FSH são variáveis durante a transição, enquanto as concentrações de LH continuam baixas, gerando períodos prolongados de estro por aproximadamente 1 a 2 meses antes da ovulação.[22] As primeiras ondas foliculares diminuíram a esteroidogênese e, assim, o nível de estradiol aumenta apenas nas ondas foliculares posteriores que levam à ovulação.[23] Esses períodos transitórios de estro infértil podem fazer com que o proprietário ou o veterinário inexperiente percam tempo tentando reproduzir uma égua que não ovulará, o que gera custos desnecessários e possível contaminação. Deve-se notar que nem todas as éguas têm uma fase de transição definida. Algumas permanecem em anestro profundo e desenvolvem apenas uma onda folicular antes da ovulação.[24]

A avaliação reprodutiva da égua durante esse período geralmente revela ovários grandes com múltiplos folículos médios (> 20 mm) a grandes e nenhum corpo lúteo. O edema endometrial pode variar de inexistente a proeminente, e há um aumento palpável na espessura e no tônus uterino. Pequenas quantidades de fluido intrauterino podem ser observadas, o que coincide com o aumento do edema uterino. O colo do útero da égua relaxa em um ambiente com alta concentração de estradiol e níveis baixos ou nulos de progesterona. O comportamento da égua costuma ser caracterizado como intervalos persistentes, intermitentes ou irregulares de estro com receptividade ao acasalamento, mas sem concepção devido à ausência de ovulação.[5,6,15] Esse pode ser um momento muito frustrante para os proprietários com cavalos em treinamento, pois alguns acreditam que o estro persistente interfere no desempenho.

Receptividade ovulatória/estação de monta

Após a primeira ovulação da transição, a égua começa a ter intervalos interovulatórios regulares (ciclos estrais). O momento de ocorrência da primeira ovulação pode variar de acordo com o indivíduo, a latitude, o manejo e a raça. No Hemisfério Norte, a primeira ovulação do ano geralmente ocorre naturalmente entre o fim de abril e maio.[4] A duração média do ciclo estral na égua é de 21 dias (variação de 18 a 24). Oestro (crescimento folicular com receptividade sexual) dura, em média, de 4 a 7 dias; e o diestro (corpo lúteo [CL] ativo, sem receptividade), 14 a 15 dias.[4-6]

Estro. Define-se estro como o comportamento de receptividade sexual ao garanhão, mas também se refere à fase do ciclo estral em que a égua se aproxima da ovulação e é sexualmente receptiva.[21,22,25] O estro da égua, como já afirmado, geralmente dura cerca de 7 dias, sendo mais longo no início da estação de monta e mais curto ao final.[4,5] No início do estro, os folículos são recrutados para o desenvolvimento sob a secreção crescente de FSH e LH, e a concentração de progesterona é baixa (< 1 ng/mℓ).[1,4,5] À medida que a coorte de folículos cresce (3 a 5 mm/dia), secretam estradiol, que tem *feedback* positivo na hipófise anterior, induzindo um aumento na secreção de LH e, portanto, na maturação folicular.[1,4,22] A inibina, produzida a partir dos folículos dominantes em crescimento, inibe a secreção de FSH, e um ou dois folículos dominantes continuam a se desenvolver (> 30 mm) sob estímulo apenas do LH. Esse folículo único ou, ocasionalmente, dois ou mais folículos dominantes continuam a crescer e, ao alcançar os níveis pré-ovulatórios de estradiol, o aumento da concentração de LH (pico de LH) é induzido, causando a ovulação.[24,26,27] Acredita-se que o processo de ovulação leve aproximadamente 2 a 7 minutos e provoque a liberação do oócito do folículo por meio da fossa ovulatória. A ovulação costuma ocorrer 1 a 2 dias após o início do aumento de LH, cujas concentrações são máximas geralmente 1 dia após a ovulação.[1,4,26] Há um remodelamento tecidual notável para que o oócito possa ser liberado, e sugere-se que esse processo seja mediado por prostaglandinas (PGE_2 e $PGF_2\alpha$) e enzimas de remodelamento tecidual (metaloproteínas de matriz [MMP]-1 e MMP-2).[1,23,28]

Tabela 19.1 Resumo dos hormônios reprodutivos.

Nome do hormônio	Classificação bioquímica	Fonte	Tecido-alvo	Ação principal
GnRH	Neuropeptídeo (decapeptídeo)	Pico hipotalâmico e centros tônicos	Lobo anterior da hipófise (células gonadotróficas)	Liberação de FSH e LH da hipófise anterior
FSH	Glicoproteína	Lobo anterior da hipófise (células gonadotróficas)	Ovário (células da granulosa)	Estimula o desenvolvimento folicular
LH	Glicoproteína	Lobo anterior da hipófise (células gonadotróficas)	Ovário (células da teca interna e células lúteas)	Indução da ovulação, amadurecimento folicular Suporte do tecido lúteo
Prolactina	Proteína	Lobo anterior da hipófise (células lactotróficas)	Células mamárias	Indução de comportamento materno e da lactação
Ocitocina	Neuropeptídeo (octapeptídeo)	Sintetizada no hipotálamo; armazenada e liberada pela hipófise posterior Evidência de produção no endométrio	Miométrio e endométrio, células mioepiteliais na glândula mamária	Indução de contrações uterinas, ejeção de leite e liberação de prostaglandinas; promoção do comportamento materno
E_2	Esteroide	Células da granulosa do folículo, placenta	Hipotálamo, sistema reprodutivo inteiro	Facilitação do comportamento sexual receptivo, regulação da secreção de GnRH, aumento da atividade secretora do sistema reprodutivo e melhora da motilidade uterina
P4	Esteroide	Corpo lúteo e placenta	Endométrio uterino, miométrio, glândula mamária e hipotálamo	Inibição da receptividade sexual, alteração da secreção da glândula endometrial, promoção da manutenção da gestação e inibição da liberação de GnRH
Testosterona	Esteroide	Células da teca interna do folículo	Cérebro, músculo esquelético e células da granulosa	Substrato para síntese de E_2, masculinização anormal
Inibina	Glicoproteína	Células da granulosa do folículo	Células gonadotróficas da hipófise anterior	Inibição da secreção de FSH
Prostaglandina $F_2\alpha$ ($PGF_2\alpha$)	Prostaglandina (ácido graxo de cadeia C-20)	Endométrio e folículo	Corpo lúteo, miométrio uterino e folículos ovulatórios	Luteólise, promoção da contração uterina, papel na indução da ovulação
Melatonina	Neuropeptídeo	Glândula pineal	Hipotálamo	Inibição da secreção de GnRH

E_2, Estradiol; FSH, hormônio foliculoestimulante; GnRH, hormônio liberador de gonadotrofina; LH, hormônio luteinizante; P4, progesterona; $PGF_2\alpha$, prostaglandina $F_2\alpha$. (Adaptada de Blanchard TL, Varner DD, Schumacher J *et al*. Manual of equine reproduction. 2. ed. St. Louis: Mosby; 2003, e informações de outras fontes.)

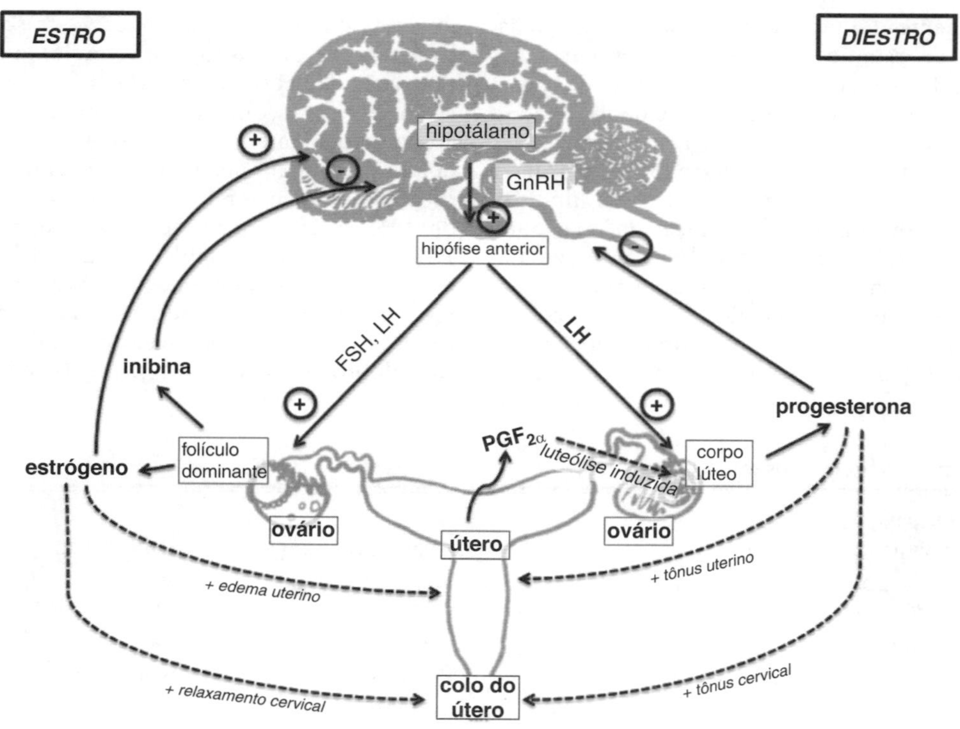

Figura 19.10 Ilustração dos principais hormônios reprodutivos, seu local de produção e principais alvos em éguas não gestantes. FSH, hormônio foliculoestimulante; GnRH, hormônio liberador de gonadotrofina; LH, hormônio luteinizante. (Cortesia de Stephanie Gayer.)

Durante o estro, o sistema reprodutivo prepara-se para o acasalamento. Há aumento da lubrificação do sistema, pois as glândulas uterinas e cervicais aumentam a secreção glandular e de muco. A ultrassonografia dos ovários revela múltiplos folículos (> 20 mm) que crescem de 3 a 5 mm/dia. De modo geral, um ou dois folículos pré-ovulatórios dominantes alcançam tamanhos pré-ovulatórios de 35 a 50 mm.[4,5] Logo antes da ovulação, a parede folicular pode ficar mais espessa, o folículo amolece e, muitas vezes, a égua é sensível à palpação na janela periovulatória.[4,5,25] O edema endometrial é máximo 3 a 4 dias antes da ovulação e diminui aproximadamente 1 a 2 dias antes da ovulação.[3,26] O útero da égua torna-se mais edemaciado e "pastoso" à palpação transretal, e o colo do útero relaxa de modo significativo com a aproximação da ovulação.[1,5,26] Durante o estro, o escasso fluido intraluminal hipoecoico pode ser visualizado à ultrassonografia transretal da égua normal, mas se acredita que mais de 2 cm de fluido – ou fluido ecogênico a qualquer momento – está associado a menores taxas gestacionais e possível patologia.[30,31] O colo do útero relaxa à medida que a ovulação se aproxima, tornando-se edematosa, flexível e bem lubrificada. Essas mudanças ajudam o profissional a avaliar o ambiente hormonal da égua e, assim, determinar com precisão o momento do acasalamento (ver Figura 19.4). Os sinais comportamentais observados durante o estro são elevação da cauda na presença do garanhão; eversão dos lábios vulvares para exposição do clitóris; agachamento com rotação da pelve, micção e inclinação em direção ao garanhão; voltar a cabeça para este; e mover-se em direção a ele.[32] O monitoramento do comportamento sexual da égua é uma parte essencial do bom manejo porque ajuda a identificar o estágio atual do ciclo e a determinar o momento ideal para o acasalamento ou o retorno ao estro.

Diestro. O diestro caracteriza-se pela elevação da concentração circulante de progesterona do CL logo após a ovulação.[1,4] Os níveis de progesterona no sangue aumentam de menos de 1 ng/mℓ durante o estro para os níveis máximos (8 a 16 ng/mℓ) aproximadamente 6 dias após a ovulação, e concentrações de progesterona acima de 4 ng/mℓ persistem até a luteólise.[4,5] Clinicamente, isso é importante se não houver certeza do estágio atual da égua no ciclo estral, pois a determinação da concentração sérica de progesterona pode determinar se há tecido lúteo ativo presente (> 1 ng/mℓ). Os níveis de FSH aumentam e diminuem durante o diestro, induzindo o desenvolvimento folicular e a secreção de estradiol, mas, devido à ação inibidora da progesterona na secreção de LH, esses folículos do diestro raramente ovulam.[33] A luteólise ocorre quando picos episódicos de $PGF_2\alpha$ são liberados pelo endométrio da égua 13 a 16 dias após a ovulação na ausência de reconhecimento materno da gestação. A luteólise é rápida, e as concentrações de progesterona caem para menos de 1 ng/mℓ em 2 dias após o início da liberação de prostaglandina.[4]

Durante o diestro, o sistema reprodutivo dá apoio ao início da gestação. O útero fica tonificado, e as contrações uterinas mudam para facilitar o estabelecimento da gestação.[34,35] O colo do útero alonga-se e fecha-se, protegendo o ambiente uterino da contaminação do sistema reprodutivo caudal.[4,5] A principal característica morfológica ovariana no diestro é a presença de um CL ativo, e convém observar que, nessa fase, os folículos podem ter qualquer tamanho (de 10 a 50 mm em éguas normais). Devido à estrutura invertida do ovário e à restrição da ovulação à fossa ovulatória, o CL permanece quase inteiramente dentro do ovário, dificultando a identificação por palpação transretal. O advento da ultrassonografia transretal melhorou as capacidades diagnósticas, permitindo a visualização dos CLs e, com uma resolução cada vez maior, também é possível visualizar o CL inativo de idade avançada. Durante o diestro médio a tardio, normalmente não há edema uterino ou presença de fluido intraluminal. A égua é categoricamente não receptiva ao garanhão e pode chutar, atacar e evitar as interações pré-copulatórias.[32]

Transição outonal. Durante a "transição outonal", a égua progride de intervalos interovulatórios regulares à interrupção da ovulação e, por fim, o anestro. Muitas vezes, as mudanças associadas a essa transição começam a ocorrer logo após o solstício de verão no Hemisfério Norte. O início deste período é marcado pela última ovulação da estação.[36] A transição caracteriza-se por intervalos estrais irregulares, ausência de ovulação e período lúteo prolongado ou reduzido. Acredita-se que o fotoperíodo e os estressores ambientais (nutrição, temperatura e estresse) tenham algum papel na diminuição das gonadotrofinas durante esse período.[4,36] Nessa janela de aproximadamente 60 dias, a produção e a secreção de GnRH, FSH e LH diminuem e, em consequência, as concentrações sistêmicas de estradiol e progesterona acabam diminuindo e voltam para os valores basais.[4,36]

Nesse momento, o exame do sistema reprodutivo revela múltiplos grandes folículos anovulatórios no início da transição para a atividade ovariana mínima tardia no fim da transição. Às vezes, o último CL ainda é visível à ultrassonografia transretal. O útero sob concentrações decrescentes de estradiol e progesterona torna-se cada vez mais flácido, com edema mínimo ou nulo. O colo do útero geralmente continua tonificado e fechado por causa da diminuição da progesterona desde a última ovulação. A duração e a frequência do estro são instáveis, como na transição vernal e, mais uma vez, o comportamento da égua frustra os proprietários.

Período pós-parto

Logo após a expulsão do feto, o útero equino inicia o rápido processo de involução. A placentação da égua (difusa e epiteliocorial) requer menos reparo endometrial após o parto em comparação com outras espécies domésticas (bovinos, caprinos e ovinos), possibilitando que a égua conceba e tenha uma nova gestação logo após o parto.[1,4,5] O retorno histológico do endométrio ao tamanho pré-gestacional ocorre em 10 a 14 dias, e o tamanho do útero volta ao valor pré-gestacional em 23 a 32 dias.[4,37,38] O "cio do potro" é definido como o primeiro período de receptividade sexual e capacidade de concepção após o parto e geralmente começa em 7 a 9 dias.[4] A primeira ovulação após o parto ocorre, em média, depois de 9 dias.[4] Dependendo da eficiência da involução uterina, a fertilidade desse cio varia. Existem muitas opiniões sobre a fertilidade no cio do potro, e é provável que a raça e o manejo possam ter influência. Em caso de presença de uma quantidade significativa (> 3 cm) de fluido no útero durante o cio do potro, o acasalamento não é recomendável.[38] Além disso, estudos sobre o efeito da estação na primeira ovulação pós-parto sugerem que as éguas que param em janeiro e fevereiro tendem a ter intervalos mais longos do parto até a primeira ovulação fértil em comparação com as éguas que parem ao final da primavera. Após o cio do potro, a maioria das éguas tem um segundo cio de 30 dias que ocorre aproximadamente 14 dias após o término do primeiro cio e pode representar um momento mais favorável ao acasalamento. Vários estudos sugeriram o aumento das taxas gestacionais e a diminuição da perda embrionária quando as éguas acasalam, pelo menos, 10 a 20 dias após o parto. Alguns autores sugerem que um período ainda mais longo após o parto é necessário para retorno às taxas gestacionais do pré-parto.[38-40]

Durante a janela pós-parto em pacientes hospitalizados, é importante monitorar diariamente a temperatura retal, o acúmulo de fluido uterino e a atitude da égua, pois uma endometrite significativa pode evoluir para metrite em animais sem a oportunidade de deambular e expulsar os lóquios. Embora o fluido no interior do lúmen uterino detectado à ultrassonografia não seja anormal, lavados e agentes ecbólicos podem auxiliar a involução. Em éguas saudáveis, o fluido uterino (lóquios) e os detritos geralmente se dissipam 7 a 10 dias após o parto.[4,30,31]

Anestro lactacional

O anestro lactacional, ou inibição do desenvolvimento folicular por causa da amamentação, não é tão bem definido na égua quanto em outras espécies.[6] Devido à prevalência do cio do potro e à ciclicidade normal na maioria das éguas que amamentam, quase todos acreditam que não exista, sendo uma consequência do estresse do período puerperal e, talvez, de maiores demandas metabólicas. Poucos estudos sobre a separação de potros e éguas em diferentes momentos após o parto foram realizados. Um estudo indicou que a remoção do potro acelera o aparecimento do estro.[41] A remoção do potro foi associada a concentrações elevadas de LH e aumento do diâmetro do folículo ovariano em alguns estudos, mas teve resultados conflitantes em outros.[40,41]

Avaliação da capacidade reprodutiva da égua

Maria R. Schnobrich

Este tópico descreve o exame ginecológico da égua, os procedimentos realizados e as patologias comuns identificadas. O exame ginecológico da égua pode ser realizado por diversas razões, inclusive exames de pré-compra ou pré-parto para confirmar os achados normais do sistema reprodutivo, a avaliação de éguas subférteis ou a identificação e o tratamento de patologias do sistema reprodutivo. Os procedimentos que devem ser realizados em todos os exames ginecológicos são identificação adequada do indivíduo, anamnese e revisão da história médica e reprodutiva pertinente, exame físico geral, exame perineal, palpação transretal e ultrassonografia do sistema reprodutivo, vaginoscopia e exame digital cervical e vaginal. Outros procedimentos que podem ser considerados, dependendo do objetivo do exame ginecológico e dos achados preliminares, são cultura e citologia uterina, biopsia uterina e histeroscopia. A seguir, os procedimentos executados em um exame ginecológico completo são descritos passo a passo.

IDENTIFICAÇÃO

A identificação detalhada da égua é de extrema importância por motivos legais e éticos. O registro de marcas adquiridas e tatuagens e a detecção de um *microchip* devem ser considerados como complemento da descrição física ou das fotografias. Na pior das hipóteses, a identificação inadequada pode levar a conclusões e recomendações errôneas ou à realização de procedimentos na égua incorreta, o que pode comprometer a gestação.

ANAMNESE

A anamnese pode sugerir possíveis problemas e orientar a abordagem diagnóstica (Tabela 19.2). A administração de certos medicamentos (esteroides anabolizantes, progestágenos e vacina contra GnRH) durante uma carreira atlética pode afetar a fertilidade futura do animal e a possibilidade de administração prévia deve ser investigada. O uso de esteroides anabolizantes pode causar comportamento masculinizado e alterações nos órgãos genitais externos. Também pode haver um efeito de regulação negativa no eixo HPG, causando senescência reprodutiva que precisa ser revertida. A vacina anti-GnRH (Equity; Pfizer Animal Health, West Ryde, Austrália) é usada como uma maneira supostamente eficaz de inibir o estro em potrancas. Infelizmente, várias potrancas apresentaram inatividade ovariana prolongada em sua carreira reprodutiva causada por esta vacina.[42-44] Há vários casos descritos de éguas citogeneticamente normais que apresentaram prolongamento (por quatro estações ou mais) da inatividade ovariana após o uso da vacina de GnRH. A idade de administração da vacina também pode ser importante, pois as potrancas peripúberes que receberam a vacina pareceram apresentar períodos mais prolongados de inatividade ovariana.

A história reprodutiva deve incluir informações detalhadas do passado imediato, inclusive sobre o padrão de manejo e instalações atuais ou anteriores. Também é interessante, embora mais difícil, obter informações sobre toda a carreira reprodutiva da égua. Convém atenção especial aos detalhes específicos da hora e da causa de qualquer perda gestacional; qualquer distocia e acompanhamento da função reprodutiva; ou traumatismo conhecido, hemorragia ou patologia associada ao acasalamento, à gestação ou ao parto, porque podem destacar regiões específicas que devem ser avaliadas com maior cuidado durante o exame. Muitas vezes, a história reprodutiva detalhada de uma égua infértil ajuda a direcionar a avaliação e os exames diagnósticos, pois a lista de diagnósticos diferenciais de uma égua que nunca emprenhou difere daquela de uma égua com repetidas perdas no início da gestação.

Tabela 19.2 Detalhes a serem coletados à anamnese.

História	Comentários
Saúde geral	Vacinação, vermifugação, cuidados com as patas, atendimento odontológico, histórico nutricional, doenças sistêmicas e manejo
Atlético	Nível de atividade, idade em que a carreira atlética terminou, qualquer uso conhecido de medicamentos
Ciclo estral	Duração do estro, expressão do estro, intervalo interovulatório
Reprodução	Número de ciclos com acasalamento, filhotes por ciclo, inseminação natural ou artificial, fertilidade do garanhão, idade em que a égua pariu pela última vez
Gestações	Número de gestações diagnosticadas e resultados
Parto	Qualquer história de distocia, tipo de manejo
Exames reprodutivos anteriores	Diagnósticos, tratamento, manejo
Cirurgias reprodutivas anteriores	Natureza da cirurgia, data da realização e resultado
Uso de fármacos durante a estação de monta	Indução da ovulação, manipulação do ciclo estral

Além da história reprodutiva, a história médica e o manejo atual da égua devem ser avaliados para identificar áreas (nutrição, cuidados com os cascos, manejo da dor, vermifugação e vacinação) que podem precisar ser abordadas para otimizar as chances de concepção e gestação a termo. Qualquer problema médico anterior ou atual deve ser avaliado para determinar se ainda tem efeitos adversos na saúde sistêmica da égua. O manejo e o tratamento adequados devem ser instituídos para otimizar a saúde geral do animal.

COMPORTAMENTO

A estação do ano deve ser considerada na avaliação do comportamento reprodutivo da égua, pois aquelas em anestro transicional e no estro podem demonstrar comportamento semelhante, apesar de estarem em diferentes fases reprodutivas.[45] O comportamento esperado para cada fase do ciclo reprodutivo foi descrito no tópico anterior. A avaliação da resposta da égua a um garanhão durante o estro é importante e pode ajudar a determinar o momento adequado de reprodução e identificar outras medidas que devem ser tomadas para que a cobertura ocorra de maneira segura. Se a égua estiver acompanhada por seu potro, o estro pode não ser demonstrado tão prontamente ao garanhão até que o filhote seja retirado. Além disso, o comportamento tímido ou agressivo com relação ao garanhão durante o estro fisiológico verdadeiro pode exigir treinamento e manejo diferenciado para a cobertura. O comportamento excessivamente agressivo, semelhante ao de um garanhão, também pode ajudar a confirmar a presença de um desequilíbrio hormonal ou patologia reprodutiva.

EXAME FÍSICO GERAL

A observação geral da égua solta e sendo conduzida aos estábulos possibilita a avaliação do comportamento e uma avaliação preliminar de conforto, condição e conformação, podendo destacar problemas ósseos e/ou musculares. Um breve exame físico geral deve ser realizado para garantir que a égua não tem nenhuma doença detectável que interfira na capacidade de conceber ou levar a gestação a termo. O veterinário deve inspecionar visualmente as glândulas mamárias e palpá-las para detectar evidências de anomalias, como lactação espúria, mastite, fibrose e neoplasia. A condição corpórea excessiva e depósitos anormais de gordura (pescoço cristado) ou pelame podem sugerir distúrbios endócrinos, como síndrome metabólica ou disfunção da *pars intermedia* da hipófise (PPID), que podem ter efeitos negativos sobre a fertilidade da égua.[45-48] A má condição corpórea foi associada à diminuição da fertilidade, e convém identificar e tratar uma causa subjacente. O pelame da égua também deve ser avaliado, pois um pelame ruim pode sugerir problemas de saúde sistêmicos.

CONTENÇÃO

A égua deve ser adequadamente contida antes de mais exames. A contenção adequada depende da disposição da égua, da habilidade e experiência do tratador e do veterinário, dos procedimentos executados e das instalações disponíveis. Cuidados especiais devem ser tomados ao se realizar um exame ginecológico em éguas com pouca exposição prévia à palpação transretal ou colocação de espéculo vaginal. De modo geral, recomenda-se a colocação da égua em bretes para exame ginecológico, embora a contenção adequada (química e/ou com cachimbo) contra a porta da baia possa ser suficiente. Para histeroscopia, recomendam-se a sedação e contenção da égua em brete. Isso minimiza o movimento da égua durante o exame e protege o veterinário e o equipamento.

A contenção química aumenta a segura e a eficiência de certos procedimentos do exame ginecológico que são menos bem tolerados ou mais prolongados. A contenção química pode causar algum grau de relaxamento do períneo e, portanto, recomenda-se a avaliação da conformação perineal antes da sedação. Além disso, os alfa-2-agonistas aumentam o tônus uterino. A dose de sedação baseia-se no comportamento e na excitabilidade da égua. De modo geral, a administração de cloridrato de detomidina (0,01 a 0,02 mg/kg) e tartarato de butorfanol (0,01 a 0,02 mg/kg) por via intravenosa (IV) confere a sedação adequada para a maioria dos procedimentos. A xilazina (0,2 a 1,0 mg/kg) ou o cloridrato de detomidina (0,006 a 0,01 mg/kg) são administrados novamente caso a sedação não seja adequada ou se a duração do procedimento assim o exigir.

EXAME DA GENITÁLIA EXTERNA

Inspeciona-se a região perineal é quanto à presença de secreção vulvar e anomalias graves da região anogenital. Corrimento vulvar ou queimaduras por urina na parte interna das coxas podem sugerir infecção, acúmulo de urina ou incontinência urinária. Secreções fluidas e secas na cauda também podem evidenciar corrimento vulvar. O aumento do clitóris ou anomalias da distância anogenital podem indicar exposição prévia a andrógenos ou progestágenos ou uma condição de intersexo (Figura 19.11). Os lábios vulvares normais são verticais, têm bom tônus e estão em justaposição.

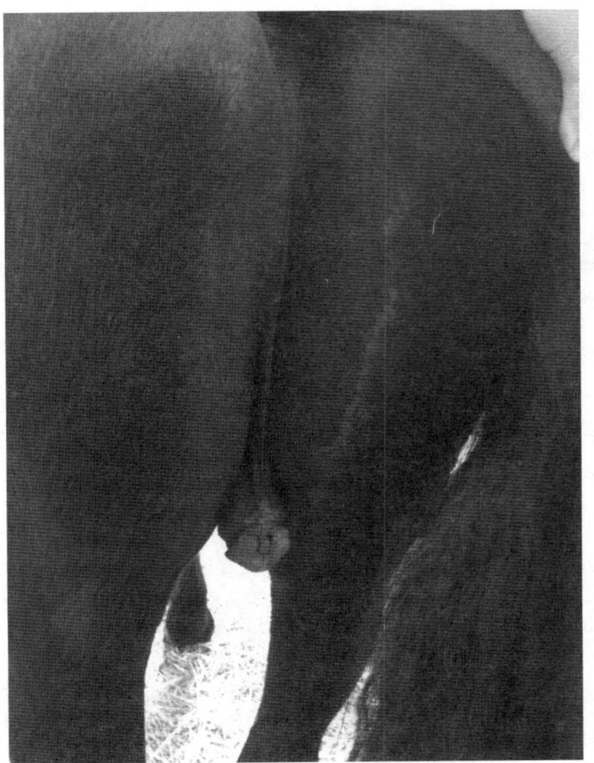

Figura 19.11 Distância anogenital anormal em um frísio pseudo-hermafrodita masculino.

A integridade vulvar é importante na formação de um selo eficaz contra a contaminação do sistema genital por ar, urina, fezes e possíveis patógenos.[13,49] Avalia-se a conformação vulvar por palpação digital adjacente aos lábios vulvares para localizar a posição da borda pélvica (túber isquiático) com relação à comissura dorsal da vulva. A descrição de Pascoe do índice de Caslick foi adaptada, o que gerou uma técnica simples de avaliação da conformação vulvar.[49] De modo geral, a comissura dorsal deve estar nivelada a menos de 4 cm acima da borda da pelve com lábios bem posicionados e inclinação cranial mínima da vulva; o ânus deve estar no mesmo plano vertical dos lábios da vulva. Ânus afundado, lábios vulvares finos, baixa aposição labial e inclinação cranial à vulva predispõem à contaminação fecal e foram associados à diminuição das taxas gestacionais.[13,49] A competência do selo vulvar e da prega vestibulovaginal pode ser determinada à ultrassonografia transretal. Além disso, a vagina e o vestíbulo devem ser avaliados quanto à contaminação por ar. Tradicionalmente, essa avaliação é feita por meio da separação cuidadosa dos lábios da vulva para determinar se há aspiração de ar para dentro da vagina.[13] Se houver baixa aposição labial ou aspiração de ar, a égua pode estar propensa ao desenvolvimento de pneumovagina e apresentar maior risco de vaginite ascendente e subsequente endometrite.[13]

- Conformação vulvar (CV) boa: não há necessidade de realização do procedimento de Caslick. A comissura dorsal da vulva está a menos de 4 cm acima da borda pélvica e os lábios vulvares estão a 10° da vertical e formam um selo eficaz
- CV marginal: o procedimento de Caslick pode ser necessário. A comissura dorsal da vulva é 4 a 7 cm acima da borda pélvica, os lábios vulvares ficam a 10-20° da vertical e eles ainda formam um selo eficaz
- CV ruim: o procedimento de Caslick, ou algum outro procedimento corretivo, é definitivamente necessário. A comissura dorsal da vulva está 5 a 9 cm ou mais acima da borda pélvica, os lábios vulvares ficam 30° ou mais à frente da vertical e o selo vulvar não é eficaz
- Deve-se notar que, em certas raças (Puro-Sangue), recomenda-se o procedimento de Caslick em quase todas as éguas, pois mesmo aquelas que parecem ter conformação vulvar normal são predispostas à contaminação e a placentite ascendente é mais comum.

PALPAÇÃO TRANSRETAL E EXAME ULTRASSONOGRÁFICO DO SISTEMA REPRODUTIVO

É essencial que o *status* de não gestante da égua seja confirmado antes de qualquer procedimento que possa comprometer uma prenhez. A palpação transretal do sistema genital costuma ser considerada segura e apropriada, mas apresenta algum risco de traumatismo e laceração da mucosa retal. O risco aumenta em caso de uso de força excessiva, continuação da palpação na presença de pneumorreto e oposição intensa da égua. A sedação branda para minimizar a ansiedade e a reatividade pode ser realizada com um alfa-2-antagonista, conforme já descrito, com ou sem um opioide (p. ex., butorfanol). A administração IV de *N*-butilescopolamina (0,3 mg/kg) vários minutos antes do exame também pode ajudar a evitar o esforço e relaxar o reto, mas pode interferir na avaliação precisa do tônus uterino.[50] Como já observado, alfa-2-agonistas aumentam e a *N*-butilescopolamina diminui o tônus uterino.

A palpação transretal do sistema reprodutivo deve ser feita de maneira organizada e metódica. Por exemplo, um autor, após remover todo o material fecal, apalpa o ovário esquerdo, o corno uterino esquerdo, o corno uterino direito, o ovário direito, o corno uterino direito, o corpo uterino e, por fim, o colo do útero. É importante observar a posição ovariana, a atividade folicular, o tamanho, a textura e a presença da fossa ovulatória. A ausência de uma fossa ovulatória palpável pode ser um dos primeiros indicadores de distorção da forma ovariana normal secundária a neoplasia ou outra patologia.[51,52] A posição do útero com relação à borda pélvica; o tamanho, o tônus, as saculações ou as diferenças na textura dos cornos; e a presença e o caráter das pregas endometriais devem ser avaliados. O tônus geral do útero deve ser avaliado e comparado com a fase do ciclo. Por exemplo, o útero deve ser tonificado no diestro, e resultados conflitantes podem sugerir patologia. O tamanho do colo do útero (comprimento e largura aproximados), o tônus e a consistência são avaliados por pressão contra o assoalho pélvico. O relaxamento cervical pode ser determinado com maior precisão em uma escala que vai do colo do útero tonificado fechado, 0% relaxado (ou seja, colo tubular e bem fechado) a 100% relaxado (*i. e.*, indistinguível do útero adjacente). A presença do tônus apropriado para a fase do ciclo estral deve ser avaliada de maneira crítica.

É importante avaliar propositalmente as estruturas anatômicas que não pertencem ao sistema reprodutivo como parte do exame de palpação, como a entrada pélvica, a aorta caudal, os ligamentos largos, a bexiga, os intestinos e os linfonodos. Observe a presença de tecidos moles ou alterações ósseas que possam estreitar o diâmetro da entrada pélvica, sugerir patologia (aneurisma da aorta, neoplasia) ou interferir no parto. Por exemplo, inchaços firmes nos ligamentos largos podem sugerir hemorragia prévia, neoplasia ou abscesso. Entre as estruturas que podem restringir a entrada pélvica e causar problemas durante o parto estão abscessos, lacerações, hematomas, neoplasias, aneurismas vasculares, cálculos vesicais e fraturas pélvicas.

O exame ultrassonográfico transretal deve ser considerado parte rotineira do exame do sistema reprodutivo. Compassos eletrônicos podem ser usados para medir estruturas; além disso, a ultrassonografia facilita a avaliação das características de tecidos e fluidos e possibilita a observação de patologias sutis que podem não ser detectadas por palpação. A Tabela 19.3 compara a palpação e a ultrassonografia na avaliação de várias estruturas do sistema genital.

A abordagem básica, já descrita para o exame retal, é usada na ultrassonografia transretal. A maioria dos veterinários utiliza um transdutor linear retal de 5 a 10 MHz, e ajusta-se a distância focal a uma profundidade de 5 a 10 cm para o início da avaliação inicial. Enquanto segura o transdutor linear, o profissional estende os dedos além do final do equipamento para ajudar a localizar estruturas do sistema genital e impedir a penetração na parede retal. A princípio, identifica-se o corpo uterino como um ponto de referência, passando o transdutor de um lado para o outro na pelve anterior. Acompanha-se o corpo uterino, então, em sentido cranial à bifurcação e passa-se o transdutor em direção a um corno uterino e ao ovário. As estruturas são examinadas na mesma ordem da palpação: ovário esquerdo, corno esquerdo, corno direito, ovário direito, corpo uterino, colo do útero, bexiga e, por fim, vagina e vestíbulo. A orientação do transdutor é ajustada para obter uma imagem transversal clara dos cornos uterinos; no plano longitudinal, o corpo uterino, o colo do útero e a vagina são visualizados com a movimentação de um lado para o outro e caudal do transdutor (Figuras 19.12 e 19.13).

Um sistema simples de gravação deve ser usado com abreviações definidas. Isso assegura o entendimento posterior dos registros e facilita a comunicação entre vários veterinários. O tamanho do ovário, os folículos e a presença de qualquer corpo lúteo devem ser registrados junto com qualquer cisto suspeito ou estrutura anormal. O diâmetro do corno uterino deve ser medido em cerca de um terço da distância da bifurcação, e convém registrar a presença de edema endometrial, profundidade e caráter de qualquer fluido intraluminal (no plano dorsoventral). O tônus uterino e cervical, avaliado à palpação, deve ser registrado. Todos os folículos com diâmetro superior a 15 mm são registrados individualmente. Folículos menores são registrados como múltiplos folículos pequenos ou podem ser medidos e registrados em alguns casos. O tônus dos folículos presentes também deve ser registrado, pois muitas vezes há perda de turgidez nos folículos pré-ovulatórios.

Tabela 19.3 Aplicação da palpação transretal e da ultrassonografia do sistema genital para a avaliação de vários parâmetros.

Órgão	Estrutura	Detalhe da avaliação	Técnica
Ovário	Ovário	Tamanho, forma, presença de fossa ovulatória	P, US
		Ecotextura de conteúdos	US
		Consistência de tecido	P
	Corpo hemorrágico	Presença	P, US
	Corpo lúteo	Presença ou ausência, tamanho, forma, ecotextura	US
	Folículos	Tamanho	P, US
		Forma, espessura e ecotextura da parede, ecotextura do conteúdo	US
		Turgidez	P
Útero		Diâmetro, forma, tônus, espessura da parede, pregas endometriais, fluido luminal (quantidades maiores)	P, US
		Ecotextura de parede, pregas endometriais, volume e ecotextura do fluido luminal	US
Colo do útero		Comprimento, largura, profundidade	P, US
		Ecotextura	US
		Relaxamento	P
Vagina e vestíbulo		Acúmulo de fluido, acúmulo de gás (ar)	P, US

P, palpação transretal; US, ultrassonografia.

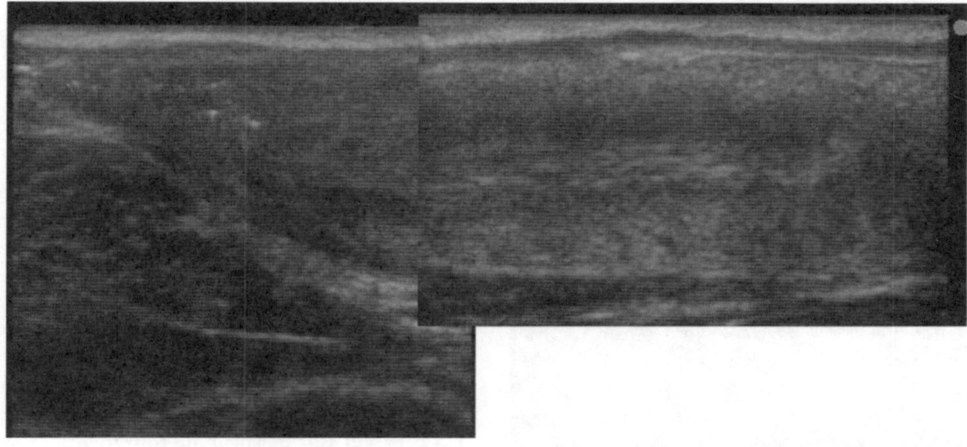

Figura 19.12 Imagem longitudinal do colo do útero com ar na vagina. A orientação nesta imagem é cranial à direita e caudal à esquerda. Esta imagem foi feita pela combinação de duas imagens obtidas com o transdutor posicionado caudalmente.

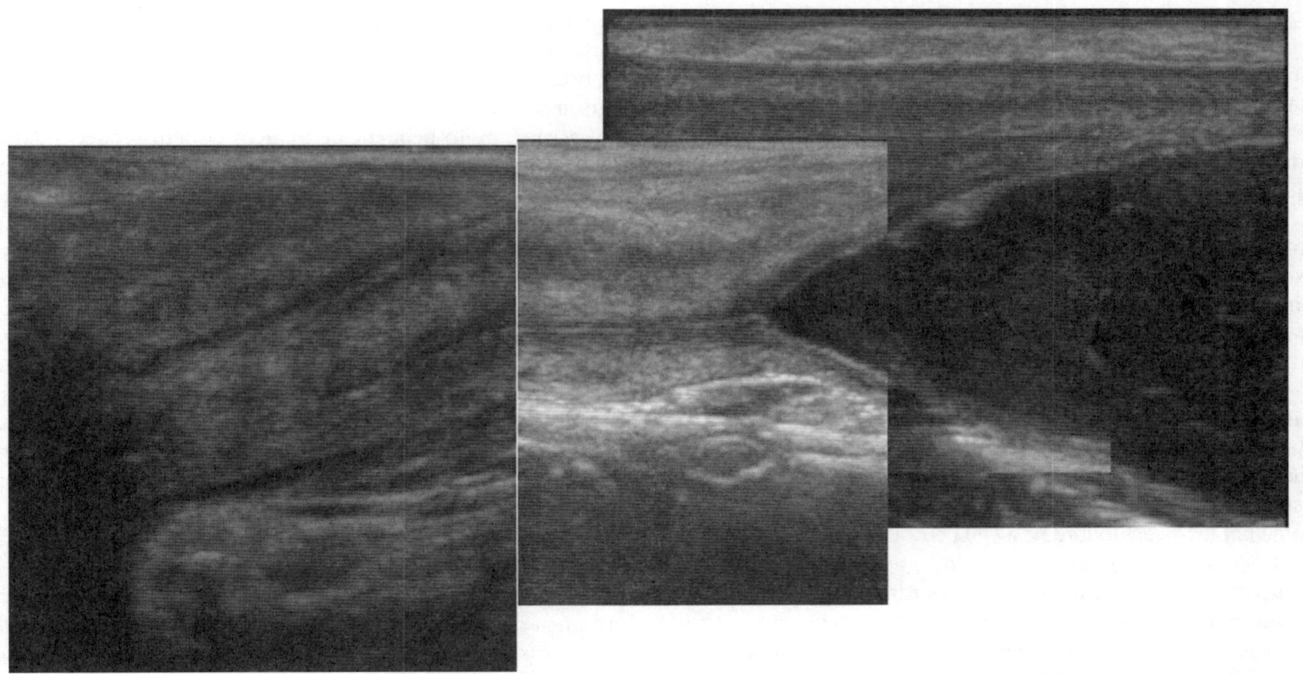

Figura 19.13 Imagem longitudinal de bexiga, uretra pélvica e abertura do ureter na parede dorsal da bexiga. Esta imagem foi feita pela combinação de imagens seriadas do sistema obtidas com um transdutor retal linear padrão.

DIAGNÓSTICO DE PATOLOGIAS OVARIANAS

Deve-se suspeitar de aumento anormal do ovário caso o órgão apresente mais de 10 cm de diâmetro e o tamanho aumentado não puder ser atribuído à ovulação recente ou a um folículo e persistir por mais de 1 mês.[51-53] Ovários grandes podem estar associados a causas fisiológicas (p. ex., persistência de folículos, hematoma, múltiplos corpos lúteos no meio da gestação) ou processos patológicos (p. ex., neoplasia, hematoma, abscesso).

As neoplasias são mais comuns em um ovário, embora possam afetar os dois e normalmente provocam alteração no tamanho, na forma e na consistência do órgão. Parece não haver um padrão consistente de alterações em ovários neoplásicos, à exceção dos teratomas, nos quais o diagnóstico pode ser fundamentado na detecção de tecidos germinativos, como cartilagem, pelos e ossos. Outras neoplasias podem ser observadas como grandes estruturas císticas ou multicísticas ou mesmo como tecido sólido e, em casos raros, não há evidência ultrassonográfica de anomalia ovariana. Em muitos pacientes, o diagnóstico de neoplasia ovariana baseia-se no aumento unilateral persistente do ovário com obliteração da fossa ovulatória e inatividade ou função normal do ovário contralateral.[54,55] Pode haver história de atividade ovariana aberrante antes do desenvolvimento do tumor.[54] Um tumor de células da granulosa (GCT), a neoplasia ovariana mais comum, pode produzir níveis variados de testosterona, estrógeno, inibina e hormônio antimülleriano (AMH), mas raramente produz progesterona.[56-58]

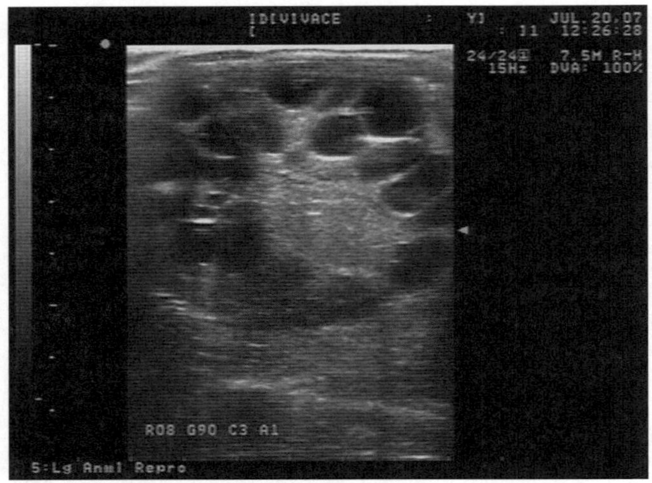

Figura 19.14 Imagem transretal de tumor de células da granulosa-teca com aparência multiloculada em "favo de mel".

Tumores funcionais do ovário, como o tumor de células da granulosa-teca (GTCT) ou GCT, podem causar masculinização da aparência. O aumento da concentração plasmática de AMH, inibina ou testosterona em conjunto com sinais clínicos (anomalias do parênquima ovariano ou do comportamento) é considerado diagnóstico de GTCT.[57,59] A aparência ultrassonográfica da maioria dos GTCT mostra-se característica, variando de uniformemente denso, multiloculado a cístico (Figura 19.14). No entanto, deve-se notar que alguns GTCTs não apresentam anomalias detectáveis à palpação transretal ou à ultrassonografia e são confirmados no momento da análise histológica com a única queixa de comportamento anormal.[59,60]

Em geral, os folículos anovulatórios crescem muito (50 mm ou mais) e enchem-se de sangue, organizando-se em uma estrutura com a aparência ultrassonográfica de um hematoma que diminui de modo gradual ao longo do tempo. Algumas dessas estruturas parecem desenvolver uma borda espessa de tecido semelhante ao tecido lúteo e a égua entra em diestro, com concentrações de progesterona superiores a 4 ng/mℓ. Em outras éguas, não há desenvolvimento de borda grossa de tecido e a estrutura pode parecer inerte. Não há consenso quanto à terminologia; alguns autores distinguem folículos hemorrágicos anovulatórios (AHFs; sem luteinização) de folículos luteinizados não rompidos (desenvolvimento da borda lútea). Outros sugerem que as duas estruturas são variações da mesma doença.[61,62] A doença parece ser mais comum em éguas que se aproximam do anestro de inverno e em éguas prenhes sob a influência da gonadotrofina coriônica equina (eCG). Além disso, algumas evidências sugerem um aumento da incidência em éguas que recebem um agente luteolítico.[61] Folículos anovulatórios ocorrem em 8% de todos os ciclos estrais,[63] mas em 5% dos ciclos estrais do início da estação ovulatória e em 20% dos ciclos estrais ao final da estação ovulatória.[63] As aparências ultrassonográficas dos folículos ovulatórios e anovulatórios são praticamente iguais. O processo de ovulação raramente é normal nessas estruturas; portanto, éguas com esses processos podem ter histórico de infertilidade e ciclos estrais irregulares.

Alterações no processo normal de luteólise podem causar manutenção lútea prolongada. O diagnóstico depende da confirmação da ausência de gestação e da presença de um CL por um período maior que a duração normal do diestro (cerca de 14 dias).[64] Essa doença, denominada *pseudociese*, deve ser diferenciada dos casos em que uma égua está ovulando entre os exames e apresenta CL aparentemente persistente. A luteólise depende da liberação de $PGF_2\alpha$ do útero,[65-67] que se baseia em um mecanismo temporal (aproximadamente 12 a 14 dias após a ovulação) para que a liberação de $PGF_2\alpha$ do endométrio seja funcional. Uma ovulação durante o diestro prolonga o diestro, e o CL resultante pode durar mais de 2 meses.[65,67] Outras causas de alterações na luteólise são a liberação de $PGF_2\alpha$ com o CL ainda imaturo e incapaz de responder de maneira ideal à molécula (tradicionalmente, 5 dias após a ovulação), a ausência de liberação de $PGF_2\alpha$ no momento adequado e a liberação crônica de baixos níveis de $PGF_2\alpha$ pelo endométrio (descrita em éguas com endometrite).[68]

Pequenas estruturas císticas podem ser palpadas ou visualizadas à ultrassonografia transretal adjacente ao ovário. Essas estruturas geralmente têm forma ovoide ou serpentina, fluido anecoico, estão fora do parênquima ovariano e apresentam menos de 2 cm de diâmetro. As estruturas (cistos paraovarianos) são tipicamente achados incidentais que se supõe serem restos císticos dos túbulos e ductos mesonéfricos.[1] É possível que tais estruturas possam interferir no transporte de gametas em caso de obstrução da função normal da bolsa e do infundíbulo ovariano, mas quase nunca têm significado funcional.

Ovários muito pequenos e inativos podem ser secundários a anestro sazonal, senescência reprodutiva em éguas idosas, disfunção da hipófise, desnutrição grave, tratamento com esteroides anabolizantes, administração da vacina anti-GnRH ou infertilidade congênita decorrente de anomalias nos cromossomos sexuais.[45,69-71] As anomalias em cromossomos sexuais costumam ser associadas à hipoplasia ou à aplasia segmentar do trato tubular. A cariotipagem pode ser usada para investigar melhor essas éguas. Anomalias cromossômicas também foram relatadas em éguas subférteis que já haviam tido potros antes e não apresentam anomalias detectáveis no sistema genital. À luz desse fato, a cariotipagem pode ser considerada em éguas nas quais os procedimentos diagnósticos de rotina não conseguem explicar a subfertilidade.[72-77]

Indivíduos com cariótipo 63,X0 tendem a ter baixa estatura, fenótipo feminino e útero e ovários pequenos.[71,74,78] Essas éguas apresentam estro irregular ou ambivalência na presença de um garanhão, e os resultados da palpação e do exame histológico do útero podem estar dentro dos limites normais.[71,74] Os níveis plasmáticos de estrógeno são baixos e os níveis plasmáticos de LH são normais a altos.[71] A reversão de sexo ocorre em cavalos e geralmente torna o animal infértil.[72,76,77] As duas formas mais comuns de reversão de sexo são o fenótipo feminino com cariótipo masculino 64,XY e o fenótipo masculino com cariótipo feminino 64,XX. Nas duas, o fenótipo pode ser muito variável.[72,79]

A trissomia X é relativamente rara em equinos. A égua XXX é infértil, geralmente apresenta estro irregular, genitália externa normal e fenótipo feminino, com útero pequeno de paredes finas e pequenos ovários hipoplásicos. Sabe-se que algumas dessas éguas desenvolvem folículos e sofrem o que parece ser ovulação.[79-82]

Mosaicos e quimeras são indivíduos com mais de uma linhagem celular com diferentes composições cromossômicas. Os mosaicos 63,X/64,XX apresentam fenótipo feminino. O desenvolvimento do útero é variável, mas os ovários podem ser pequenos e não funcionais. Esses animais podem ter estro, e seu clitóris é aumentado. A biopsia endometrial frequentemente revela hipoplasia glandular.[70,72,73]

DIAGNÓSTICO DE PATOLOGIAS UTERINAS

Endometrite

A endometrite refere-se à inflamação infecciosa ou não infecciosa do endométrio e é uma das principais causas de infertilidade na égua. É essencial diferenciar a endometrite da metrite, em que há extensão da inflamação até o miométrio e que pode causar sequelas com risco de vida, como sepse ou laminite. Embora a endometrite comprometa a fertilidade de uma égua, de modo geral não há comprometimento sistêmico, e o animal pode viver de modo normal se não for tratado. Um tópico posterior deste capítulo discute o diagnóstico e o tratamento da endometrite em detalhes devido à sua importância no manejo reprodutivo bem-sucedido. Este tópico do texto revisa o diagnóstico de endometrite no contexto do exame ginecológico.

A ultrassonografia transretal é muito importante para avaliar a presença, a quantidade e a ecotextura do fluido luminal uterino. A maior ecogenicidade do fluido uterino está positivamente correlacionada com a quantidade de detritos ou a infiltração de leucócitos no fluido e é mais comum em éguas mais velhas.[83,84] A Tabela 19.4 mostra um sistema de classificação para o registro da ecotextura do fluido uterino.[85] A presença de fluido de grau I, II ou III durante qualquer estágio do ciclo provavelmente indica endometrite. A presença de fluido no diestro tem sido associada a menor taxa gestacional e maior perda de embriões,[86] talvez causada por altos níveis de $PGF_2\alpha$ no fluido dos neutrófilos.[87] A presença de mais de 2 cm de fluido intraluminal no plano dorsoventral durante o estro, a existência de fluido no diestro e por 72 horas após a inseminação são fortes indicadores do aumento da suscetibilidade das éguas à endometrite.[31] A Tabela 19.5 mostra um sistema de classificação para o registro do volume de fluido intrauterino.

A ausência completa de fluido intraluminal detectável durante o estro está associada à ausência de inflamação citológica na maioria dos casos.[31,88] A importância do fluido luminal anecoico (grau IV) mostra-se menos clara. É provável que volumes pequenos ou muito pequenos de fluido transparente durante o estro sejam normais, sobretudo no início desse período, antes do relaxamento cervical completo e da drenagem uterina máxima. Grandes volumes de fluido transparente durante o estro, com persistência até o fim do estro ou em volumes menores no início do diestro, sugerem maior predisposição a endometrite e menores taxas gestacionais em comparação com éguas sem fluido.[88-90] O fluido luminal visível mais de 12 a 20 horas após a reprodução indica endometrite induzida pelo acasalamento.[31,90,91] Essa doença foi relatada em 10 a 15% das éguas submetidas à cobertura em uma fazenda comercial de Puros-Sangues.[91] A endometrite, o significado e o caráter do fluido intraluminal são discutidos com maior profundidade mais adiante neste capítulo.

No exame ultrassonográfico, reflexões hiperecoicas discretas no lúmen uterino podem indicar ar, cristais de urina, *debris* mucoides e material estranho. O pneumoútero pode ser observado em éguas normais logo após a cultura uterina, tratamento intrauterino, inseminação artificial (IA) ou monta natural, mas não deve ser visto mais de 24 horas após a reprodução ou tratamento. A presença de pneumoútero em outros momentos que não após a monta ou o tratamento uterino indica perda da integridade das barreiras físicas à contaminação (vulva, esfíncter vestibulovaginal e colo do útero), e sua causa deve ser identificada.

Tabela 19.4 Sistema de classificação para registro da ecotextura do fluido uterino.

Grau	Aparência ultrassonográfica	Aparência macroscópica
I	Branco (hiperecoico)	Espesso e cremoso
II	Cinza claro	Leitoso
III	Preto com manchas brancas	Sedimento óbvio no fluido
IV	Preto (anecoico)	Fluido transparente

Tabela 19.5 Sistema de classificação para registro do volume de fluido intrauterino.

Classificação	Profundidade máxima do fluido (mm)	Descrição macroscópica
VS	1 a 2	Dificilmente detectável
S	1 a 5	Frequentemente focal
M	5 a 20	Fluido óbvio
L	> 20	Imediatamente aparente

L, grande; M, moderado; S, pequeno; VS, muito pequeno.

Cistos endometriais

Coleções discretas e circunscritas de fluido no lúmen uterino podem indicar cistos endometriais, acúmulo de fluido intraluminal ou concepto. Os cistos endometriais costumam ser classificados como linfáticos ou glandulares. Em geral, os cistos linfáticos são cistos intraluminais maiores, anecoicos, visualizados à ultrassonografia transretal, enquanto os cistos glandulares continuam pequenos, cercados por fibrócitos e não se mostram facilmente identificados à ultrassonografia transretal. Os cistos podem projetar-se para o lúmen uterino ou continuar intramurais. Os cistos podem ser estruturas únicas e discretas que se assemelham a um concepto ou estruturas complexas e compartimentadas com bordas irregulares. Os cistos que se projetam ou ocluem o lúmen uterino podem reduzir a fertilidade, interferindo na mobilidade do embrião e no reconhecimento materno da gestação.[92,93] Os cistos no endométrio podem interferir na função da glândula, e um alto número de cistos provavelmente indica o comprometimento do endométrio.[94]

As propriedades de um concepto em fase inicial de desenvolvimento que pode ser usado para distingui-lo de um cisto endometrial são movimento pelo lúmen uterino entre os dias 10 e 16 após a ovulação; aparência esférica e simétrica com reflexão especular visível à ultrassonografia; taxa de crescimento (presume-se que o crescimento dos cistos seja pequeno ou nulo); e aparência adequada do embrião após cerca do 20º dia ou batimentos cardíacos após o dia 25. Além disso, há alterações palpáveis no sistema que condizem com o início da gestação (p. ex., aumento do tônus uterino e fechamento e prolongamento do colo do útero, persistindo após o 14º dia pós-ovulação) e a ausência de retorno ao estro, o que não seria esperado na égua não gestante. A associação entre cistos e redução da fertilidade é debatida, e a incidência de cistos endometriais aumenta com a idade e a paridade.[94,95] Cistos grandes ou em grande número podem interferir na depuração (*clearance*) uterina, no movimento embrionário, no reconhecimento materno da gestação e no início da placentação. Uma extensa alteração cística glandular também pode afetar a função da glândula uterina de modo adverso e comprometer o estabelecimento ou o desenvolvimento normal da gestação. Para determinar a localização intraluminal do cisto e

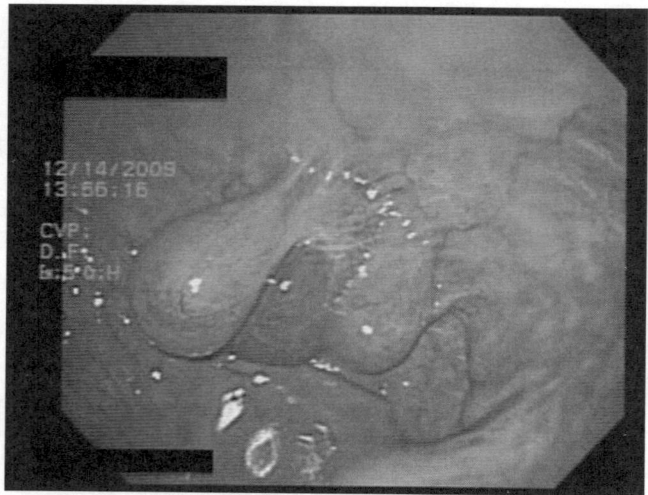

Figura 19.15 Imagem histeroscópica de um aglomerado de cistos linfáticos intraluminais no corno uterino.

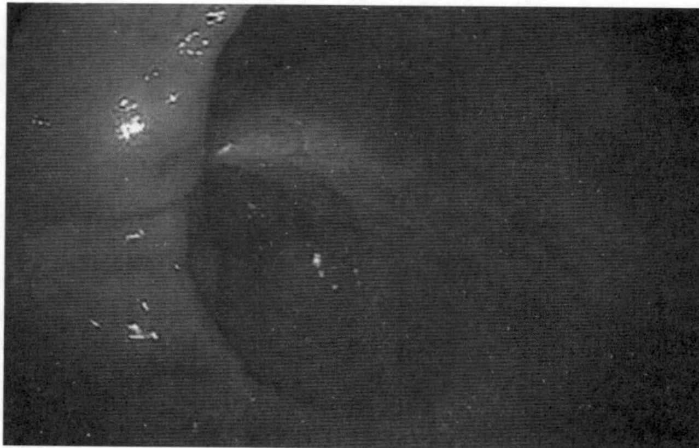

Figura 19.16 Aderências luminais diagnosticadas à avaliação histeroscópica de uma égua com endometrite crônica.

avaliar melhor sua localização, o útero pode ser distendido com soro fisiológico ou solução de lactato de Ringer (SLR) estéril. O contorno do cisto com relação ao lúmen pode ser avaliado à ultrassonografia transretal. A histeroscopia também auxilia a identificar o grau de interferência de um cisto no lúmen uterino (Figura 19.15). A biopsia de cistos e a remoção por *laser* ou ruptura manual foram descritas. Para minimizar a inflamação e evitar recidivas, a remoção do cisto com *laser* de diodo é muito eficaz e segura e melhorou a fertilidade de éguas antes estéreis.[95]

Piometra

A piometra é uma doença crônica com acúmulo de material mucoide ou mucopurulento no lúmen uterino, com ou sem oclusão cervical. A doença pode ocorrer na presença ou na ausência de um CL e geralmente não provoca sinais sistêmicos. A piometra pode ser confundida com gestação à palpação devido à distensão hídrica do útero, mas pode ser bem diagnosticada à ultrassonografia transretal.[96] O tratamento da piometra geralmente requer dilatação do colo do útero para drenagem e irrigação uterina com ou sem antibióticos.

Aderências

As aderências e cicatrizes do endométrio podem ser causadas por infusão de soluções irritantes no útero, cesárea e traumatismo associado a parto ou distocia. Ocasionalmente, o tecido redundante pode ser observado devido a problemas no desenvolvimento uterino normal ou à ausência de um corno uterino.[97] As aderências no colo do útero têm causas iniciais semelhantes e podem prejudicar a função cervical. O papel da endometrite crônica ou de causas iatrogênicas, como curetagem mecânica das aderências uterinas ou cervicais, é menos claro. As aderências podem reduzir a fertilidade, interferindo na função da junção uterotubal, na depuração uterina, no movimento embrionário, no reconhecimento materno da gestação e na placentação normal.[98,99]

As aderências oclusivas podem provocar o acúmulo de fluido nas porções proximais do trato tubular que é detectado à palpação ou ao exame ultrassonográfico do sistema. Mais comumente, as aderências são detectadas durante a histeroscopia (Figura 19.16). Às vezes, essas aderências podem causar uma piometra que pode evoluir para doença sistêmica em caso de estabelecimento de infecção sem drenagem.

As lesões uterinas focais podem responder bem à remoção cirúrgica com instrumento de biopsia ou equipamento cirúrgico a *laser* guiado por histeroscopia.[98] As lesões extensas ou que afetam as camadas mais profundas do endométrio podem ter prognóstico ruim, e não se justifica o tratamento. As aderências cervicais costumam ser tratadas por ruptura manual seguida por aplicação repetida de pomada tópica com antimicrobiano e corticosteroide na tentativa de evitar a recidiva. As aderências cervicais tendem a se repetir após a interrupção do tratamento.

Saculação uterina ventral

A saculação ventral está associada a uma perda da contratilidade muscular normal na parede uterina. As saculações uterinas são mais frequentes na base ventral de um ou de ambos os cornos uterinos. A doença é mais comum em éguas multíparas mais velhas e pode aumentar o risco de endometrite devido à perda dos mecanismos contráteis normais responsáveis pela expulsão do fluido luminal uterino. Também pode ser mais comum em éguas com útero mais pendular. Quando o ângulo uterocervical é mais ventral do que horizontal, a égua mostra-se mais propensa ao acúmulo de fluido, pela menor capacidade mecânica de expelir fluido.[99]

Exame vaginal e cervical

A boa higiene é essencial na realização de qualquer procedimento vaginal, em especial naquele em que há penetração do colo do útero, para evitar a inoculação do útero. A higiene talvez seja o princípio mais simples e fundamental das boas práticas reprodutivas. O veterinário deve, no mínimo, enrolar a porção proximal da cauda ou colocá-la em uma luva de palpação de plástico e prendê-la ao pescoço da égua com um nó de liberação rápida. Como alternativa, um assistente pode manter a cauda fora do caminho. A região perineal deve ser lavada com água e detergente neutro ou limpa com iodopovidona e enxaguada de maneira abundante. O veterinário deve, então, limpar apenas o interior dos lábios vulvares com algodão úmido e retirar o esmegma da fossa e dos seios do clitóris. Isso é muito importante em éguas com lábios vulvares inclinados ou logo após o exame retal. A presença de matéria fecal no vestíbulo, sem história de procedimento invasivo, indica problemas no selo vulvovestibular.

Luvas estéreis de plástico devem ser usadas em procedimentos vaginais. Uma alternativa prática usada por um autor é manter, em uma área livre de poeira, um saco com sistema de fechamento (p. ex., Ziploc®) com luvas de plástico limpas apenas para procedimentos vaginais. Uma nova luva é retirada cuidadosamente segurando-a apenas pela extremidade aberta ou virada do avesso logo antes da colocação para minimizar o risco de contaminação. A remoção dos dedos da luva de palpação durante o uso de uma luva cirúrgica estéril pode aumentar a sensibilidade e facilitar a limpeza. Lubrificantes e equipamentos estéreis devem ser utilizados. O profissional deve ser cuidadoso para evitar a contaminação de qualquer equipamento ou das luvas durante qualquer procedimento.

Exame com espéculo vaginal

Insere-se um espéculo lubrificado e estéril no vestíbulo em direção ligeiramente dorsal para evitar a abertura da uretra e empurra-se pelo esfíncter vulvovestibular, cuja integridade é avaliada à medida que se coloca o instrumento. Como reduzem o risco de infecção iatrogênica, preferem-se os espéculos descartáveis estéreis aos espéculos metálicos de Caslick para exames de rotina. Em alguns casos, um espéculo metálico de Caslick com retração automática pode proporcionar melhor visualização da vagina e do vestíbulo.

A vaginoscopia auxilia a detecção de hiperemia vaginal, contaminação fecal, exsudato supurativo, persistência do hímen, acúmulo de urina, varizes, traumatismo vaginal, defeitos retovaginais e defeitos cervicais. Embora o exame com espéculo vaginal possa ser realizado em qualquer estágio do ciclo, a avaliação de éguas com suspeita de urovagina deve ser feita durante o estro, devido ao máximo relaxamento estrogênico do sistema genital e da região perineal.[100] O exame com espéculo vaginal é um componente importante do exame ginecológico e frequentemente destaca anomalias não identificadas à palpação transretal e ultrassonografia.

O momento do exame vaginal em relação ao exame retal também é importante. A realização prévia do exame retal tende a aumentar a contaminação fecal do períneo e da vulva. Essa ligeira desvantagem é compensada pela realização prévia da ultrassonografia retal para a avaliação de pneumovagina e pneumoútero. A existência de ar na vagina e no útero é difícil de interpretar após um exame vaginal. No entanto, a presença de ar antes do exame vaginal pode indicar disfunção da prega vulvovestibular. A vaginoscopia repetida pode estar associada a um maior risco de vaginite iatrogênica e infecção persistente. Assim, o autor prefere realizar a avaliação de rotina do relaxamento cervical por palpação transretal.

O vestíbulo e a mucosa vestibular são avaliados pela separação dos lábios vulvares e pela observação pelo espéculo durante sua retirada após a vaginoscopia. Essa é a melhor maneira de identificar e avaliar as varicosidades da prega vestibulovaginal.

Exame manual da vagina e do colo do útero

O exame do trato genital é incompleto sem a exploração manual da vagina e do colo do útero. O principal benefício desse procedimento é a detecção de defeitos cervicais. Insere-se a mão na vagina anterior, põe-se o indicador no lúmen cervical e coloca-se o polegar no fórnice vaginal. A mão é, então, girada; e palpa-se toda a circunferência do colo do útero entre o indicador e o polegar para detectar alguma ruptura na musculatura cervical. Anomalias na musculatura ou danos às camadas submucosas podem interferir na capacidade de fechamento do colo do útero. O canal cervical deve ser avaliado quanto a defeitos, tortuosidade ou divertículos com possível acúmulo de detritos. Anomalias cervicais (aderências, defeitos musculares e divertículos) são consideradas significativas se impedirem o relaxamento do colo do útero durante o estro para facilitar a depuração uterina, prejudicarem a formação de selo durante o diestro e a gestação ou servirem como nicho de infecção. O veterinário também deve considerar o comprimento e o diâmetro do canal cervical com relação ao estágio estral da égua. Uma ruptura parcial em todo o orifício externo do colo do útero pode não precisar de tratamento se ainda conseguir manter o selo durante o diestro. Por esse motivo, a avaliação da gravidade da ruptura cervical deve ser realizada quando a égua estiver em diestro. Alternativamente, o tônus de diestro pode ser replicado pela administração de progesterona por alguns dias para o fechamento do colo do útero.

Deve-se tomar cuidado ao realizar um exame manual da vagina e do colo do útero, palpando sem pressa a superfície vaginal em busca de doenças, como fístulas retovaginais, lacerações vaginais e tecido cicatricial, varicosidades, cristais de urina, hematoma ou abscesso perivaginal e qualquer massa ou estrutura que sugira patologia. Em caso de suspeita de urovagina, a integridade do esfíncter uretral também deve ser avaliada.

Cultura e citologia endometrial

A cultura e a citologia endometrial são ferramentas diagnósticas para identificar a endometrite, avaliar sua gravidade e determinar a etiologia. Diversos instrumentos e técnicas foram descritos para a coleta de amostras do endométrio da égua para análise citológica, cultura microbiana e isolamento de DNA, e há muito debate sobre a metodologia e a interpretação desses diagnósticos. Hoje, acredita-se que o padrão-ouro com base na sensibilidade e na especificidade da identificação correta de uma infecção bacteriana ou fúngica seja a cultura de uma amostra de biopsia obtida com uma técnica restrita e sua avaliação histológica. Isso nem sempre é prático; portanto, no mínimo, deve ser realizada uma cultura (*swab* com dupla guarda ou lavado de pequenos volumes com proteção) e citologia (técnica de *swab* com dupla guarda, tampa de *swab*, lavado de pequeno volume ou técnica de escova com proteção).[101-104] A Tabela 19.6 resume a sensibilidade e a especificidade de cada método para diagnóstico de endometrite. De modo geral, acredita-se que uma cultura aeróbica negativa sem inflamação à citologia reflita a ausência de endometrite subclínica ou não. A cultura negativa com inflamação à citologia (> 2 neutrófilos por campo, 400 a 1.000×) mostra-se um falso-negativo e é provável que o agente agressor não tenha sido identificado. Por fim, considera-se uma cultura positiva com citologia inflamatória diagnóstica de endometrite.[105,106] Há um debate sobre o que constitui inflamação e o que realmente é um patógeno uterino, mas o leitor deve consultar o tópico sobre endometrite, mais adiante neste capítulo, para uma discussão mais aprofundada sobre o assunto.

Em caso de a endometrite persistir apesar do tratamento adequado, culturas de vários locais do sistema genital, como endométrio, colo do útero, vagina, fossa e seios do clitóris, devem ser obtidas. Na maioria das éguas, um *swab* endometrial de dupla guarda ou amostra de fluido é a única amostra enviada para cultura aeróbica, embora culturas anaeróbias e fúngicas possam ser úteis em alguns casos. Há um crescente número de evidências que sugerem a presença de bactérias comensais no sistema reprodutivo vaginal e caudal da égua, bem como de bactérias dormentes no endométrio, o que pode confundir os resultados da cultura.[107-109] A coleta de amostras para cultura endometrial deve ser realizada antes de qualquer outro procedimento invasivo do exame ginecológico para reduzir o risco de contaminação inadvertida do lúmen uterino.

Tabela 19.6 Técnicas clinicopatológicas para diagnóstico de endometrite em éguas.

Metodologia	Exame	Sensibilidades relativas (número de animais positivos para a doença com exame positivo)	Especificidades relativas (número de animais negativos para a doença com exame negativo)
Swab Kalayjian®	Cultura	Baixa	Alta
	Citologia	Moderada	Alta
Swab de dupla guarda	Cultura	Baixa	Alta
	Citologia	Não realizada	Não realizada
Lavado de baixo volume	Cultura	Moderada	Alta
	Citologia	Alta	Moderada
Biopsia	Cultura	Moderada	Alta
	Citologia	Moderada	Alta
Escova de citologia	Cultura	Baixa	Alta
	Citologia	Alta	Alta

Adaptada de LeBlanc MM, Causey RC. Clinical and subclinical endometritis: both threats to fertility. *Reprod Domest Anim*. 2009; 44:10; Nielsen JM. Endometritis in the mare: a diagnostic study comparing cultures from *swab* and biopsy. *Theriogenology*. 2005; 64:510; Overbeck W, Witte TS, Heuwieser W. Comparison of three diagnostic methods to identify subclinical endometritis in mares. *Theriogenology*. 2011; 75:1311.

Um *swab* de cultura com proteção ou um conjunto para lavado em pequeno volume deve ser usado para minimizar o risco de contaminação em locais que não o lúmen uterino. Não há consenso sobre o momento ideal do ciclo para a obtenção de amostras para cultura e citologia endometriais. Alguns especialistas recomendam a realização de culturas endometriais no primeiro ou no segundo dias de estro, quando as secreções uterinas estão aumentando e a ação de depuração do útero está apenas começando.[110-112] As éguas com endometrite acumulam fluido luminal livre ao final do diestro, e isso representa um momento alternativo para a cultura endometrial, embora possa haver contaminação.[86] Muitas vezes, obtêm-se amostras de cultura e citologia independentemente do ciclo estral da égua, devido ao período limitado para avaliação. Em caso de obtenção de amostras de cultura ou biopsia do endométrio ou ainda de rompimento da barreira cervical no diestro, recomenda-se induzir a luteólise (administração de $PGF_2\alpha$) após a avaliação para ajudar resolução de qualquer contaminação ou inflamação iatrogênica.

Para a coleta de amostra do endométrio para cultura com *swab* de dupla guarda, o veterinário deve colocar a haste de cultura protegida dentro da vagina até o colo do útero, com espéculo ou manualmente. A haste fechada atravessa o colo do útero, e sua ponta é empurrada contra a proteção e rolada pela superfície endometrial por 30 a 60 segundos. A ponta da cultura volta para o interior da haste, e gira-se a bainha externa três vezes para coletar células endometriais na tampa para análise citológica. O protetor e o *swab* são removidos com cuidado, evitando-se a contaminação da tampa com secreções vaginais ou vestibulares. Assim, a haste é extraída sem contato com a bainha e colocada em um meio de cultura de transporte (como o meio Amies, por exemplo). Coloca-se o conteúdo da tampa em lâmina de vidro para avaliação citológica.[106]

A rigor, a amostra deve ser transferida para o meio de crescimento final (p. ex., ágar tripticase de soja [TSA], com 5% de sangue de ovelha e eosina-azul de metileno [EMB] e caldo de tioglicolato) o mais rápido possível para permitir a quantificação do número de colônias como indicação da gravidade da infecção. Quando possível, a quantificação do crescimento das colônias deve ser realizada, pois o crescimento intenso após 24 a 48 horas de incubação é mais significativo do que o surgimento de algumas colônias dispersas. Se o plaqueamento imediato não for possível, transfira a ponta de cultura de maneira estéril para o meio de transporte apropriado. O uso do meio de transporte permite a proliferação de algumas espécies e pode reduzir o crescimento de outras. Desse modo, a contagem de colônias não é interpretável.

Diversos microrganismos foram isolados de éguas com endometrite aguda. Uma combinação de cultura positiva e evidência de inflamação à citologia endometrial é suficiente para o diagnóstico de endometrite e a identificação dos principais patógenos. Considera-se provável que uma cultura bacteriana positiva na ausência de qualquer evidência citológica de inflamação ou sinais clínicos seja causada por contaminação durante o procedimento de coleta, não indicando endometrite. No entanto, o *Escherichia coli* foi associado à inflamação mínima e deve ser considerado em caso de crescimento intenso.[105,106]

É muito difícil interpretar os resultados da cultura na ausência de evidência citológica. A recuperação de culturas relativamente puras ou com predomínio dos seguintes microrganismos pode ser considerada indicativa de endometrite: estreptococos beta-hemolíticos, *E. coli*, *Pseudomonas* spp., *Klebsiella* spp. e *Candida* spp.[113-116] A recuperação de outros microrganismos sem informações citológicas simultâneas deve ser vista com mais suspeita.

Utiliza-se a citologia endometrial por alguns profissionais como um teste rápido de triagem para a detecção de inflamação endometrial em éguas no início da estação de monta ou antes do acasalamento. Quando descrita pela primeira em éguas, a detecção de neutrófilos foi correlacionada com achados bacteriológicos positivos. Na ausência de neutrófilos ou quando o número dessas células era muito baixo, os achados bacteriológicos tendiam a ser negativos.[117] Éguas com evidência citológica de inflamação apresentaram menores taxas gestacionais em 28 dias do que éguas com resultados citológicos normais, independentemente dos resultados da cultura. No 28º dia, as taxas gestacionais também foram menores em éguas que tiveram bactérias isoladas do útero, mesmo que os resultados citológicos fossem normais.[118]

Inúmeras técnicas foram descritas para a coleta de amostras citológicas.[117-119] A abordagem usada pelo autor é simples, rápida e viável na clínica ocupada. Conforme já descrito, uma haste de cultura protegida (Kalayjian Industries Inc., Long Beach, CA, EUA) pode ser usada para obter amostras de cultura e citologia endometrial. A ponta do *swab* volta para a bainha, e a haste é rolada contra o endométrio para coletar fluido e células na tampa. Depois que a haste é retirada da égua, a tampa pode ser cortada e batida contra uma lâmina para fazer esfregaço com uma pequena gota de fluido. O esfregaço é secado e corado com qualquer kit comercial de coloração do tipo Romanowsky (p. ex., Diff-Quik; American Scientific Products, McGaw Park, IL, EUA). Se nenhuma célula endometrial for observada à primeira inspeção da lâmina, a amostra pode não ser do útero, e outra amostra deve ser coletada. Acredita-se que a presença de polimorfonucleares neutrófilos (PMNs) indique endometrite infecciosa, porém a metodologia mais apropriada para a quantificação dessas células continua sujeita a debate.[120-122] As sugestões de critérios para diagnóstico de inflamação endometrial são a observação de mais de dois PMNs em cinco campos à microscopia em maior aumento (400 a 1.000×) ou mais de um PMN por 10 células endometriais em mais de uma área da lâmina.[121,122] A maioria das éguas com endometrite clínica apresenta um grande número de PMNs à avaliação citológica e, ocasionalmente, bactérias fagocitadas intracelulares são observadas.

Biopsia endometrial

O preparo para biopsia endometrial é o mesmo utilizado para cultura ou citologia. Há um debate sobre o melhor momento do ciclo para coleta de uma biopsia endometrial. Amostras de diestro foram recomendadas em contraposição às amostras de estro porque as alterações fisiológicas no endométrio durante o estro dificultam a interpretação das lâminas.[119,122,123] No entanto, as amostras podem ser coletadas em qualquer estágio do ciclo, desde que essas informações sejam fornecidas e que a análise seja feita por um profissional com experiência na avaliação de biopsias endometriais equinas. Na ausência de patologia clinicamente detectável com acometimento do útero, apenas uma amostra de biopsia endometrial é representativa de todo o endométrio.[124,125] No entanto, outro estudo descobriu que, mesmo em éguas clinicamente normais, os escores de biopsia endometrial variavam conforme o local selecionado. Portanto, a coleta de mais de uma amostra pode ser prudente.[124,126-128]

O instrumento de biopsia estéril é usado para a coleta de uma amostra com, pelo menos, 2,5 cm de epitélio luminal. O instrumento mais usado é uma pinça rígida tipo jacaré (Figura 19.17). A mão cobre o cesto enquanto o instrumento é guiado (fechado) pelo colo do útero até o lúmen uterino. Guia-se a ponta da pinça de biopsia manualmente pelo colo do útero. Depois que a ponta do instrumento chega ao lúmen uterino, retira-se e insere-se a mão-guia no reto para orientar a ponta fechada até o sítio desejado para amostragem (geralmente a base de um corno uterino). O instrumento é então virado de lado, e a ponta, aberta com cuidado. Agarra-se uma porção do endométrio usando o dedo indicador no reto e retira-se o instrumento rapidamente para a coleta da amostra de tecido.

Uma técnica vaginal mais simples auxilia a coleta de amostras de biopsia quando não há necessidade de amostragem de um sítio específico. Introduz-se o instrumento no lúmen uterino e deixa-se a mão na vagina com o dedo indicador no lúmen cervical. A ponta do instrumento, fechada, avança cerca de 2 a 3 cm no lúmen uterino. A ponta é aberta e o instrumento avança mais 1 a 2 cm. O instrumento pode ser movido levemente para um lado e a ponta é fechada para coletar a amostra. Retira-se a amostra do corpo uterino cranial próximo à bifurcação. Essa abordagem tem a vantagem de ser rápida e simples. Permite que o veterinário retorne logo para a coleta de uma segunda amostra se a primeira for muito pequena, enquanto a técnica retovaginal geralmente provoca grande contaminação do instrumento e da vulva durante o procedimento, impossibilitando a repetição deste, a menos que a égua seja limpa novamente e haja um segundo instrumento estéril à disposição.

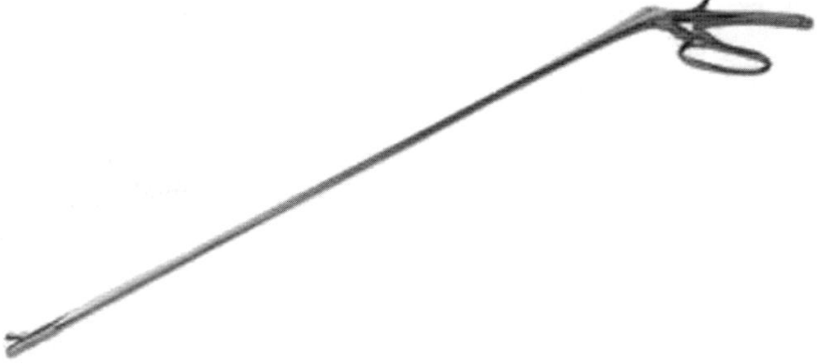

Figura 19.17 Haste rígida de biopsia endometrial com pinça tipo jacaré.

A amostra é removida do cesto de biopsia usando-se uma agulha de pequeno calibre e transferida para uma solução fixadora, preferencialmente Bouin ou formalina tamponada a 10%. As amostras colocadas em Bouin devem ser transferidas para formalina a 10% ou etanol a 80% após 12 a 24 horas para a preservação de detalhes das células e da integridade do tecido.[119,123]

Há fortes argumentos para que os veterinários analisem as lâminas de seus próprios casos ou solicitem a interpretação por um especialista em reprodução devidamente capacitado. Embora a avaliação por um patologista experiente possa refletir melhor as alterações histológicas do tecido, é vital interpretar as alterações histológicas à luz das informações clínicas e históricas da égua. O treinamento e a prática permitirão ao veterinário detectar a maioria das alterações patológicas comuns observadas nas amostras de biopsia. O laudo de biopsia endometrial deve incluir avaliação histológica e epícrise, com determinação do grau de biopsia (I, IIA, IIB ou III); prognóstico para gestação a termo e recomendações de tratamento/manejo com base no caráter histológico do endométrio; e os resultados de exame reprodutivo, cultura endometrial e citológica e história do paciente.

O método de avaliação da biopsia difere, mas deve ser uma sequência passível de repetição que possibilite a determinação da patologia presente no endométrio. Primeiramente, o veterinário deve verificar se as características celulares condizem com o estágio do ciclo estral. As alterações patológicas são inflamação, fibrose, distensão glandular cística e estase linfática.[10,119,122,123,127] De modo geral, a inflamação é avaliada por caracterização de frequência, distribuição e caráter de tipo celulares. O conteúdo luminal uterino, o epitélio, o endométrio superficial (estrato compacto) e o endométrio mais profundo (estrato esponjoso) são descritos tendo por base o infiltrado celular presente (neutrófilos, eosinófilos, linfócitos, plasmócitos e hemossiderófagos), a frequência (branda, moderada ou grave) e, no endométrio, a distribuição (difusa, multifocal, perivascular ou periglandular). A inflamação aguda está associada aos PMNs e à maior probabilidade de cultura endometrial positiva.[119] Um número crescente de PMNs e sua presença em camadas mais profundas da lâmina própria indicam inflamação mais grave. A alteração inflamatória crônica envolve linfócitos, plasmócitos, eosinófilos e mastócitos. Os eosinófilos têm sido associados a urometra, pneumoútero ou pneumovagina e infecção por leveduras. Os hemossiderófagos costumam ser associados a parto ou aborto.[119,122-126,128]

Acredita-se que a fibrose endometrial seja uma alteração degenerativa permanente vista como aumento do número de fibrócitos ao redor das glândulas endometriais. Quando grave, causa o agrupamento de glândulas (ninhos fibróticos) ou seus ramos. A fibrose também pode ser observada adjacente à membrana basal do epitélio luminal. A fibrose geralmente se forma em camadas concêntricas ao redor das glândulas ou seus ramos, e o número de camadas de fibrose está relacionado com a gravidade da alteração degenerativa.[127,128] A fibrose pode ser localizada ou difusa e, quanto mais difundida ou grave for a alteração, mais adverso o efeito sobre a função glandular e a fertilidade. Tais alterações degenerativas parecem estar intimamente associadas à idade e não à paridade.[10,127,129-132] A fibrose endometrial degenerativa grave pode ser observada em éguas virgens mais velhas que não tiveram os desafios da gestação e da exposição ao sêmen.[127,131,132]

A distensão glandular cística pode ser observada em éguas normais durante o anestro. Quando diagnosticada durante a estação de monta, é considerada uma alteração patológica e está associada à redução da fertilidade. A fibrose glandular também pode estar associada à distensão cística das glândulas afetadas. A fibrose extensa interfere na função da glândula uterina e pode causar morte embrionária precoce.[10,128]

A atrofia endometrial persistente está associada a um prognóstico reprodutivo muito ruim.[10,123,126,128] Grandes espaços vazios na lâmina de biopsia devem ser interpretados com cautela, pois podem ser artefatos associados ao processamento da amostra. O alinhamento dos espaços com uma camada de células endoteliais indica estase linfática. A estase linfática generalizada pode estar associada à redução da capacidade contrátil do útero, a uma sensação pastosa do útero à palpação transretal e à diminuição da fertilidade.[119]

A avaliação da gravidade e da distribuição das alterações patológicas torna possível que a amostra seja classificada em um dos quatro níveis de diagnóstico e prognóstico com base em uma versão modificada do sistema original de três níveis proposto por Kenney:[10,119,128]

- Categoria I: não há alteração significativa no endométrio e não há necessidade de tratamento; a taxa prevista de gestação a termo após a concepção é de 80 a 90%
- Categoria IIA: alteração inflamatória branda a moderada. A alteração fibrótica dispersa pode consistir em fibrose ao redor de ramos glandulares ou menos de dois ninhos fibróticos por campo de maior aumento. Há distensão glandular cística moderada ou estase linfática extensa. A presença de duas ou mais dessas alterações na mesma amostra leva à classificação IIB. A taxa esperada de gestação a termo após a concepção varia de 50 a 80%
- Categoria IIB: as alterações inflamatórias são generalizadas e moderadamente graves. Há alterações fibróticas generalizadas ou até quatro ninhos fibróticos por campo de maior aumento. A distinção generalizada e grave da glândula cística ou estase linfática é evidente. A presença de duas ou mais dessas alterações na mesma amostra leva à classificação III. As taxas esperadas de gestação a termo após a concepção são de 10 a 50%
- Categoria III: a égua apresenta alterações graves generalizadas que podem incluir fibrose ou inflamação grave ou ambas. A taxa esperada de gestação a termo após a concepção é inferior a 10%.

O pareamento de amostras de biopsia, com segunda coleta 4 semanas após a conclusão do tratamento, parece melhorar a utilidade da biopsia como indicador prognóstico da fertilidade de uma égua.[129] Nas éguas classificadas em grau III antes do tratamento e que melhoraram para o grau II após o tratamento, a taxa gestacional chegou a 40%, enquanto as éguas que ainda eram grau III após o tratamento apresentaram taxa gestacional de 0%. Provavelmente, isso decorre da melhora das alterações patológicas reversíveis.[129,130,132] Essa abordagem possibilita o uso efetivo da categorização de grau III à biopsia de acompanhamento para justificar a recomendação de retirada dessas éguas do programa reprodutivo ou considerar outras alternativas (transferência de embriões, transferência de oócitos ou injeção intracitoplasmática de espermatozoides [ICSI]).

A epícrise do laudo de biopsia resume os achados histológicos e interpreta o significado dessas alterações à luz dos resultados da cultura e citologia, dos achados do exame reprodutivo e da história do paciente. A rigor, a epícrise identifica a patologia significativa e sua gravidade e orienta o tratamento adequado e o futuro manejo reprodutivo.

Exame endoscópico uterino: histeroscopia

A histeroscopia torna possível a inspeção visual direta do lúmen uterino com um endoscópio flexível de fibra ótica. É indicada quando outros procedimentos diagnósticos não detectam a causa da subfertilidade, em éguas com endometrite persistente apesar do tratamento apropriado ou para examinar melhor uma égua com suspeita de patologia uterina.[4-6]

A histeroscopia é mais comumente realizada com a égua em diestro para que o colo do útero continue fechado o suficiente para possibilitar a avaliação de insuflações/dilatação do útero.[133-135] A sedação costuma ser necessária porque o procedimento está associado a desconforto brando. Prepara-se o períneo assepticamente como para outros procedimentos vaginais ou uterinos e insere-se e guia-se um endoscópio esterilizado na vagina digitalmente pelo colo do útero e pelo útero. O lúmen cervical é então ocluído, seja pela inserção de um ou dois dedos no colo do útero ao lado do endoscópio ou pelo fechamento delicado do orifício externo do colo do útero ao redor do endoscópio. O lúmen uterino é distendido com soro fisiológico ou água infundida por um cateter flexível adjacente ao endoscópio ou com o ar fornecido pelo equipamento. As pregas endometriais devem ser avaliadas durante a distensão do útero, pois se achatam e são difíceis de distinguir no útero totalmente distendido. Desse modo, o endoscópio é manipulado pelo lúmen uterino, o que possibilita a visualização de toda a superfície endometrial, inclusive as pontas dos cornos uterinos e as duas papilas do oviduto. A histeroscopia proporciona a visualização direta de diversas anomalias, inclusive inflamação, pólipos ou neoplasia, cistos, retenção de cálices endometriais, placas bacterianas ou fúngicas, aderências e cicatrizes graves ou alterações fibróticas. Também pode auxiliar vários procedimentos, inclusive recuperação guiada de corpos estranhos, tratamento cirúrgico a *laser* de doenças como cistos ou aderências endometriais, biopsia de áreas patológicas do endométrio ou hidrotubação histeroscópica dos ovidutos.

A distensão excessiva (> 100 mmHg) do útero pode causar desconforto e aumentar a frequência cardíaca; logo, deve ser evitada.[133] Éguas submetidas à histeroscopia parecem suscetíveis ao desenvolvimento de endometrite subsequente causada pela inflamação associada ao procedimento. Um agente anti-inflamatório pode ser administrado antes do procedimento (flunixino meglumina, 1,1 mg/kg IV, ou dexametasona, 0,04 mg/kg IV); e uma irrigação uterina (1 a 5 ℓ de soro fisiológico ou SLR estéril) com ocitocina (10 a 20 UI por via intramuscular [IM]) pode ser feita após o procedimento. Se a histeroscopia foi realizada com a égua em diestro, recomenda-se a administração de um agente luteolítico para que o animal volte ao estro, o que facilita a recuperação do procedimento. Além disso, recomenda-se avaliar e solicitar uma cultura do endométrio da égua no estro subsequente para tratar qualquer inflamação ou infecção residual associada ao procedimento.

ESTUDOS HORMONAIS

Na égua não gestante, amostras de soro ou plasma podem ser coletadas para medir diversas concentrações de hormônios reprodutivos, como progesterona, estrógenos, testosterona, inibina, AMH e gonadotrofinas. Outras doenças sistêmicas que podem ter efeitos sobre a ciclicidade e fertilidade são síndrome metabólica equina, PPID e doença sistêmica geral. Veja a discussão sobre exames apropriados para distúrbios endócrinos no Capítulo 16.

A progesterona é produzida pelo tecido lúteo do ovário. As concentrações séricas de progesterona são baixas durante o estro e começam a aumentar 12 a 24 horas após a ovulação, alcançando o pico entre os dias 5 e 10 após a ovulação.[4,5,136,137] Os ensaios de progesterona em éguas não prenhes podem ser utilizados para auxiliar a determinação do estágio do ciclo e confirmar a ocorrência da ovulação. Também são usados como um método indireto de diagnóstico da gestação, mas resultados falso-positivos são comuns.[1,6]

A progesterona é necessária para a manutenção inicial da gestação, e a insuficiência lútea primária tem sido associada à perda gestacional.[138,139] Baixos níveis de progesterona estão associados ao aumento da perda gestacional precoce, e níveis mais altos de progesterona, à dupla ovulação.[140-142] Éguas mais velhas parecem precisar de uma concentração maior de progesterona para manter a gestação.[138,139] Os níveis de progesterona no dia 7 foram significativamente menores em éguas com acúmulo de fluido intrauterino periovulatório e naquelas que sofreram perda embrionária.[88,139] A presença de fluido luminal no diestro foi associada a um nível mais baixo de progesterona e ao aumento da perda embrionária, o que indica endometrite como a causa das baixas concentrações de progesterona.[31,86,138,139]

Alguns pesquisadores recomendam que a concentração de progesterona no sangue periférico de éguas prenhes seja superior a 2,5 a 4 ng/mℓ para a manutenção normal da gestação. Discute-se isso em mais detalhes a seguir.[142] As concentrações no sangue periférico determinadas a partir de amostras únicas são difíceis de interpretar. A amostragem repetida de éguas prenhes normais mostrou que os níveis sanguíneos são muito variáveis em curtos períodos.[137,138] É claro que, na égua, a progesterona sérica determinada em apenas uma coleta deve ser comparada com os valores normais para o estágio do ciclo e da gestação, os quais mudam de modo significativo como parte da fisiologia normal.

A disfunção da glândula tireoide tem sido discutida como causa de subfertilidade em éguas, com recomendações para medida de tiroxina sérica total (T_4) ou resposta de tiroxina à administração do hormônio tireoestimulante (TSH). A concentração de tiroxina endógena é bastante influenciada pela estação e pelo estado reprodutivo.[16,143] A tiroxina é regulada sazonalmente quando as éguas são mantidas em balanço energético constante fora da estação de monta.[143,144] Embora a tireoidectomia de pôneis não tenha tido nenhum efeito adverso no desempenho reprodutivo,[144] éguas que continuaram a apresentar ciclos fora da estação tiveram níveis mais altos de tiroxina do que as éguas em anestro, o que levou alguns veterinários a suplementar éguas subférteis com tiroxina.[16,143,145,146] Éguas com baixos níveis de tiroxina apresentaram maior probabilidade de entrar em anestro após o parto.[16] Pesquisas mostraram que o hipotireoidismo verdadeiro é raro em equinos, diferentemente do observado em outras espécies domésticas. Além disso, um estudo que avaliou o efeito da suplementação de tiroxina em éguas com baixo T_4 (< 16 μg/dℓ) não observou benefícios com a suplementação, nas taxas gestacionais precoces.[146] Vários outros estudos mostraram a ausência de associação entre o nível de tiroxina e a taxa gestacional 15 a 16 dias após a ovulação.[144,146]

Neoplasias ovarianas, principalmente GCTs, podem estar associadas ao aumento da produção de testosterona, inibina e AMH pelo ovário acometido. A concentração sérica de inibina é elevada em aproximadamente 80% das éguas com GCT, e os níveis de testosterona são altos em cerca de 50 a 60% dos casos.[147-149] Trabalhos recentes sugerem um aumento de AMH, um hormônio expresso nas células da granulosa de folículos pré-antrais e antrais pequenos, em éguas com GCTs. Acredita-se que uma concentração sérica elevada de AMH seja o exame mais sensível para o diagnóstico de GCT no momento, com sensibilidade de 98%.[148-150] Um estudo realizado em 2013 demonstrou que a sensibilidade da alta concentração sanguínea de AMH (95%) para a detecção de GCTs confirmados à histologia foi significativamente maior do que a elevação de inibina (85%) ou testosterona (55%) isoladamente ou da combinação de inibina e testosterona (89%).[149,150] De modo geral, as concentrações normais de inibina, testosterona e AMH em éguas não prenhes são inferiores a 0,7 ng/mℓ, 45 pg/mℓ e 4 ng/mℓ, respectivamente, mas esses valores devem ser comparados conforme os valores de referência do laboratório responsável pelo processamento das amostras.[149,150]

Os cavalos com PPID geralmente apresentam graus variáveis de hirsutismo com diversos outros sinais sistêmicos. O efeito direto no sistema reprodutivo e na fertilidade é objeto de muito debate. Curiosamente, éguas com PPID podem ter alterações reprodutivas, como aumento da incidência de folículos anovulatórios, perda do tônus uterino, aumento do acúmulo de fluidos, diminuição do relaxamento cervical e menor resistência à endometrite bacteriana ou fúngica. O diagnóstico e o tratamento desse distúrbio são discutidos a seguir no tópico *Endometrite e tratamento uterino*.

A medida da concentração de estrógeno em sangue, urina, fezes, leite e saliva tem sido usada para monitorar o ciclo estral, determinar o estado da prenhez[92-94] e monitorar a viabilidade fetoplacentária. Os estrógenos do sangue periférico podem ser conjugados (ligados a sulfatos) ou não. Além disso, as éguas apresentam diferentes formas de estrógenos, sobretudo durante a gestação. A produção de estrógeno pela égua prenhe será analisada mais minuciosamente mais tarde, porém, de modo geral, há estrógenos conjugados na circulação em concentrações muito mais altas do que as formas não conjugadas, e a medida de sulfato de estrona ou estrógenos conjugados totais tem sido usada para avaliar o *status* e a viabilidade da gestação. Frequentemente, há um considerável aumento nas concentrações de sulfato de estrona no sangue periférico em éguas prenhes após o 60º dia da gestação. Em ensaios fecais, esse aumento pode levar até 150 dias para ocorrer.[153,156,157] Um rápido declínio da concentração de sulfato de estrona em uma égua prenhe pode indicar perda de viabilidade fetal.[155-158] Uma das dificuldades de medir estrógenos específicos é a reatividade cruzada na maioria dos imunoensaios comerciais e a interpretação de achados relativos a alterações normais na concentração.

A gonadotropina coriônica equina (eCG, antes chamada de gonadotrofina sérica da égua prenhe) é um hormônio produzido por células trofoblásticas derivadas da cintura coriônica que invade o endométrio, formando "cálices endometriais" por volta do 35º dia da gestação.[1,4,6,158,159] Esse hormônio tem efeitos de FSH e LH no ovário, induzindo a formação de CLs acessórios para ajudar a manutenção da gestação até o desenvolvimento da placenta e produzindo hormônios que sustentam a fase final da égua prenhe.

Os CLs acessórios ou secundários formam-se a partir de folículos que geralmente sofrem luteinização sem ovular.[159] Às vezes, a perda gestacional após o 35º dia pode estar associada a concentrações indetectáveis de eCG no sangue e à ausência de formação do cálice endometrial, que se acredita ter papel essencial na manutenção da gestação. A perda gestacional após o 35º dia pode ser acompanhada por uma concentração sanguínea positiva ou elevada de eCG, e as éguas afetadas não costumam apresentar ciclo adequado porque os folículos não passam por ovulação e luteinização. Caso haja ovulação, a taxa gestacional é baixa, talvez por causa de uma endometrite de baixo grau decorrente da existência de cálices endometriais,[160-162] que têm uma vida útil de cerca de 100 dias e, portanto, não são funcionais após cerca de 150 dias de gestação.[160] No entanto, há relatos de sobrevida prolongada de cálices endometriais após o aborto e até de nascimentos normais.[161,162] A persistência anormal dos cálices endometriais dura, em média, 18 meses, mas pode continuar por até 30 meses. Isso tem implicações na próxima estação de monta, e éguas com atividade ovariana aberrante devem ser investigadas quanto à possibilidade de persistência dos cálices endometriais (Figura 19.18). A elevação máxima do eCG ocorre naturalmente entre os 50º e 85º dias da gestação (15 a 125 UI/mℓ) e deve terminar após 150 dias de gestação.[162] As éguas podem apresentar CLs acessórios anormais, retenção de tecido do cálice endometrial e ciclos erráticos com níveis de eCG de 2 UI/mℓ, e destaca-se a importância do ensaio em casos apropriados.

A medida das concentrações séricas ou plasmáticas de GnRH, gonadotrofinas (FSH e LH) e esteroides parece promissor na avaliação diagnóstica do eixo hipotálamo-hipófise-ovário. A hipófise anterior produz FSH em resposta à liberação de GnRH.[1,4,163,164] O FSH é liberado em um padrão bimodal com picos (35 ng/mℓ) no início e no fim do diestro. Há duas ondas principais de crescimento folicular coincidentes com os dois picos de FSH.[4,164-166] O FSH começa a aumentar 4 a 5 dias antes de uma onda folicular ovariana. O pico de FSH é de 3 dias antes da onda e, depois, há um platô de 5 dias. A amostragem de FSH no sangue circulante pode ser feita em éguas com ovários inativos ou ondas foliculares irregulares para determinar a causa dessas alterações.

A liberação de GnRH pelo hipotálamo estimula a liberação de LH pela hipófise anterior,[4,166] embora exista uma associação entre a liberação de ocitocina nas éguas em estro e a liberação de LH. Isso sugere que a estimulação sexual repetida também pode aumentar a concentração de LH e promover a ovulação.[167] As concentrações de LH são baixas durante a fase lútea média (5 ng/mℓ), mas aumentam alguns dias antes do estro após a diminuição da progesterona (< 1 ng/mℓ) devido à luteólise. O pico de LH (45 ng/mℓ) ocorre durante o estro, após a ovulação, e o retorno aos níveis lúteos acontece em alguns dias.[166]

Há poucas informações sobre a existência de anomalias no eixo hipotálamo-hipófise-ovário e sua relação com a subfertilidade ou sua detecção por medida das concentrações hormonais. A avaliação da produção e liberação de GnRH ou FSH e LH apresenta dificuldades práticas, pois pode exigir canulação dos seios venosos da hipófise.[168] Além disso, esses hormônios são liberados de maneira pulsátil e a frequência e a amplitude do pulso influenciam a função.[4,169] Por fim, existem diversas isoformas com bioatividade diferente que podem ser difíceis de distinguir nos ensaios imunoadsorventes ligados a enzima (ELISA) ou radioimunoensaios (RIA).[169,170]

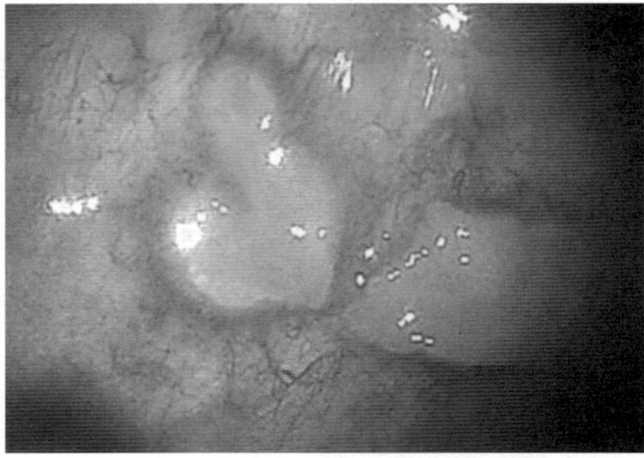

Figura 19.18 Imagem histeroscópica de cálices endometriais retidos na base do que era um corno gestante.

A leptina é uma proteína sintetizada pelo tecido adiposo (gordura).[171,172] Atua como *feedback* negativo nos centros cerebrais para controle da obesidade (centros de saciedade) em tempos de abundância nutricional.[171-176] Na inanição, os menores níveis de leptina alteram a endocrinologia reprodutiva e limitam a atividade reprodutiva.[173] A restrição alimentar de curto prazo (por 24 h) diminui significativamente os níveis de leptina nas éguas, mas não afeta os hormônios reprodutivos.[176] Pode haver uma influência sazonal nos níveis de leptina, pois éguas em boas condições corpóreas apresentam um declínio geral nas concentrações de leptina durante o inverno. O declínio não é tão grande quanto o observado em éguas em más condições corpóreas, e as éguas em boas condições corpóreas continuam a ter ciclos estrais durante o inverno.[177]

Hoje, a medida desses e de outros hormônios do sistema nervoso central (SNC) parece estar restrita a pesquisas. Essa determinação pode ter benefícios consideráveis no futuro, porém mais pesquisas e desenvolvimentos são necessários antes que possam ser utilizados por profissionais de campo.

CONCLUSÃO

Após a avaliação, a interpretação dos resultados dos exames e a revisão do histórico da égua, os achados do exame ginecológico devem ser resumidos com o objetivo de identificar qualquer anomalia, gerar um possível plano terapêutico e discutir com o proprietário o prognóstico da futura saúde reprodutiva. Algumas doenças não podem ser tratadas (anomalias de cariótipo, aderências graves e endometrite crônica incurável), mas, para todas as éguas, independentemente da patologia, várias opções de planos terapêuticos específicos, como correção cirúrgica (colo do útero, uretra, área perineal e vulva) e opções reprodutivas avançadas (transferência de embriões e ICSI), devem ser discutidas. Para alguns proprietários, o exame ginecológico assegura que o investimento na carreira reprodutiva da égua não seja em vão, e a ausência de anomalias pode trazer informações importantes. Deve-se enfatizar, com base nos resultados desse exame, que o *status* reprodutivo futuro de uma égua não pode ser definitivamente rotulado como fértil ou infértil, mas, sim, que o animal atende ou não aos parâmetros normais esperados em um bom reprodutor. Também é importante reconhecer as implicações legais de um exame ginecológico e, se o veterinário não estiver confortável ou for experiente o suficiente para fazer conclusões, é melhor consultar um profissional experiente ou um especialista em reprodução.

Patologia reprodutiva da égua

Maria R. Schnobrich

Este tópico é uma revisão de patologia reprodutiva específica na égua não gestante. Parte disso foi discutida no tópico anterior, entre os resultados de um exame ginecológico, mas aqui há mais detalhes sobre as opções de patogênese, diagnóstico e tratamento.

PATOLOGIA VULVAR

A integridade dos lábios vulvares e sua relação anatômica à área perineal e o ânus são componentes essenciais da saúde reprodutiva de uma égua, pois são a primeira barreira contra a contaminação uterina pelo ambiente externo. Os padrões endócrinos associados a cada estágio do ciclo estral e da gestação podem influenciar a disposição da vulva. O aumento do nível de estrógeno relaxa o tônus vulvar e aumenta o comprimento vulvar. De modo geral, a vulva deve ter pelo menos dois terços de seu comprimento abaixo da borda pélvica, a inclinação da vulva com relação ao eixo vertical não deve ser superior a 10° e os lábios vulvares devem estar em aposição uniforme e firme. A ausência (natural ou adquirida) da conformação perineal normal pode facilitar a entrada de ar (pneumovagina), fezes e possíveis patógenos no sistema reprodutivo, o que compromete a fertilidade da égua, conforme já mencionado.[4,6,13]

Peso corpóreo

A grave perda de condição corpórea, observada em algumas éguas prenhes que não recebem suplementação adequada durante o inverno ou a lactação, provoca afundamento do ânus, aumenta o declive da vulva e diminui a quantidade de gordura que mantém a conformação adequada. A conformação perineal aparentemente normal observada em éguas em boas condições corpóreas pode piorar em caso de extrema perda de peso corpóreo. A perda de peso diminui a eficiência das barreiras caudais do sistema reprodutivo, possibilitando a ocorrência de pneumovagina e contaminação do sistema reprodutivo. A contaminação da vagina com fezes do meio ao final da gestação pode levar ao desenvolvimento de placentite bacteriana ascendente, que é uma das principais causas de aborto e sepse neonatal nos EUA.[178]

Paridade e idade

O envelhecimento da égua associado a partos repetidos pode causar alongamento e perda de tônus dos músculos perineais que possibilitam à vulva formar uma barreira eficaz. As lesões sofridas pela égua durante o parto agravam essa doença, levando à perda do tônus vulvar e da aposição dos lábios. Éguas submetidas a episiotomias repetidas também podem apresentar danos permanentes em estruturas vulvares.

Vulvoplastia de Caslick

O fechamento cirúrgico da parte dorsal dos lábios vulvares visa a corrigir a má conformação perineal. O procedimento de Caslick remove a superfície da mucosa vulvar na junção mucocutânea dos lábios da comissura dorsal até a altura aproximada da borda pélvica ou abaixo. A abertura vulvar é reduzida significativamente, e os lábios debridados opostos são unidos por sutura. A diminuição do comprimento da fenda vulvar reduz a entrada de ar e possíveis patógenos no vestíbulo e na vagina em uma égua que seria suscetível a pneumovagina, contaminação fecal e complicações associadas. Nas éguas com conformação perineal deficiente e submetidas ao procedimento de Caslick, a sutura deve ser refeita logo após o parto para minimizar as chances de contaminação uterina e consequente desenvolvimento de endometrite. Acredita-se que tal medida preventiva contribua para taxas gestacionais adequadas e manutenção da gestação a termo.[4,49,178-181]

Esse procedimento, no entanto, é usado em excesso e realizado em éguas sem indicação para a intervenção. Paradoxalmente, uma égua submetida a sucessivas cirurgias de Caslick pode sofrer perda considerável de tecido vulvar, fazendo com que sua conformação perineal fique anormal. Outra complicação indireta associada à vulvoplastia de Caslick é o aumento da incidência de lacerações vulvares e distocias em éguas não submetidas à abertura da vulva antes do parto. Independentemente da causa original, usa-se a cirurgia de Caslick para corrigir laceração perineal de primeiro grau, afetando apenas a pele perineal e a mucosa vulvar. As lacerações de segundo grau (laceração de tecidos mais profundos do corpo perineal) e de terceiro grau (um defeito que provoca a comunicação do reto ventral com a vagina dorsal) exigem uma cirurgia reconstrutiva mais elaborada.[180] Como regra, qualquer cirurgia corretiva do corpo perineal e da vulva deve ser adiada até a resolução da inflamação e do edema tecidual. Éguas com laceração retovestibular de terceiro grau invariavelmente desenvolvem endometrite, porém a biopsia endometrial de éguas com laceração de terceiro grau demonstrou uma resposta endometrial rápida ao reparo cirúrgico da lesão. As éguas podem ser submetidas à IA 2 semanas após a cirurgia.[181]

Exantema genital equino

O exantema genital equino é uma doença venérea causada pelo herpesvírus equino de tipo 3 (EHV-3). Éguas infectadas desenvolvem pústulas e úlceras na mucosa vulvar e na área perineal. Quando as lesões começam a cicatrizar (em geral 14 dias após o início dos sinais clínicos), pequenas áreas circulares despigmentadas (normalmente < 1 cm) são visíveis nos lábios vulvares e na pele perineal.[182] Como outras doenças induzidas por herpesvírus, a infecção vitalícia é a regra. Pode ocorrer recrudescência após estímulos como estresse, doença sistêmica ou traumatismo na área genital. Não há recomendação de tratamento específico além da desinfecção de pústulas e úlceras para evitar infecções bacterianas secundárias durante a fase aguda. A monta natural deve ser evitada na presença de lesões ativas para impedir a transmissão da doença. As éguas acometidas podem ser submetidas à IA durante o estágio sintomático da doença. Caso contrário, é preciso esperar até 6 semanas após a cura completa das lesões associadas ao exantema genital equino antes da monta natural.

Neoplasia

O melanoma é a doença mais comum da vulva e do períneo, afetando 80 a 100% dos cavalos cinzentos adultos e, com menor frequência, cavalos idosos de outras cores. Ânus, períneo e vulva são sítios comuns de melanomas. Não há nenhum tratamento eficaz para os melanomas, mas o tratamento oral com cimetidina (um antagonista do receptor de histamina H_2) teve sucesso variável, levando à regressão parcial ou completa dos nódulos melanocíticos.[183] Além disso, pesquisas recentes sugeriram que a vacinação autóloga pode ser eficaz, assim como outros tipos de vacina contra melanomas.[184] Os carcinomas espinocelulares são menos comuns que os melanomas e hemangiossarcomas foram relatados.[185]

CLITÓRIS

O clitóris da égua é um importante reservatório para a bactéria *Taylorella equigenitalis*, o agente etiológico da metrite equina contagiosa (CEM). A doença é altamente contagiosa e o microrganismo pode ser abrigado na fossa e nos seios do clitóris (especialmente nos seios medianos) por períodos prolongados. A detecção de CEM em uma égua requer um *swab* dos seios mediais do clitóris e semeadura em meio de carvão Amies para transporte (de preferência mantido a 4°C) para um laboratório de diagnóstico.

Mesmo em áreas livres de CEM, é importante lembrar que os seios do clitóris podem funcionar como nicho para a infecção uterina, em especial infecções iatrogênicas induzidas durante procedimentos de diagnóstico do sistema reprodutivo ou IA. A assepsia cuidadosa da área perineal e vulvar (inclusive a fossa do clitóris) com um desinfetante brando antes da realização de qualquer procedimento invasivo minimiza o risco de introdução de possíveis patógenos no útero. Em casos raros, a clitorectomia pode ser realizada para eliminar esse nicho de infecção.

Anomalias congênitas da genitália externa são observadas em animais intersexuais, que podem apresentar subdesenvolvimento dos lábios vaginais associados a um clitóris anormalmente aumentado. O tratamento de éguas pré-púberes ou éguas prenhes com esteroides anabolizantes pode levar ao aumento do clitóris na mãe ou no potro exposto a andrógenos *in utero*, com exterioração parcial e permanente.

VAGINA

O vestíbulo é a área que separa a vulva e o clitóris da vagina propriamente dita. Na borda cranial do vestíbulo, onde se encontra a vagina, repousa a prega vaginovestibular. Esta prega mucosa atua como a segunda barreira física entre o útero e o ambiente externo. Em éguas jovens, o hímen costuma ser uma extensão membranosa delicada da prega vaginovestibular. Ocasionalmente, o hímen pode ser persistente. O exame manual da vagina tende a ser suficiente para romper o hímen persistente. Algumas éguas com hímen persistente podem acumular fluido na vagina propriamente dita e no útero (mucometra). Após a ruptura do hímen persistente, a evacuação do fluido ocorre sem intercorrências.

Pneumovagina

Ouvir uma irrupção de ar na vagina ao delicadamente separar os lábios vulvares ou observar evidências de ar na vagina à ultrassonografia transretal pode determinar a adequação da prega vaginovestibular como barreira física aos contaminantes externos. Um teste positivo (som perceptível do ar entrando na vagina ou visualização do ar na vagina à ultrassonografia transretal) indica que a prega vestibular não separa bem a vagina do ambiente externo.

O funcionamento inadequado da primeira barreira (vulva) e da segunda barreira (prega vaginovestibular) pode levar à entrada constante ou frequente de ar na vagina. A doença pode ser exacerbada durante o estro, quando o corpo perineal está mais relaxado do que em outros estágios do ciclo estral. O acúmulo de pequenas quantidades de fluido espumoso na vagina cranial pode indicar pneumovagina. A coloração com fezes e detritos também pode sugerir essa doença, bem como a presença de ar na vagina e, às vezes, no útero (pneumoútero), que é visível como partículas hiperecoicas durante o exame ultrassonográfico transretal.

O fechamento vulvar com vulvoplastia de Caslick pode não corrigir alterações graves da conformação perineal. Assim, recomenda-se a reconstrução cirúrgica do corpo perineal (perineoplastia). Além disso, em éguas com más condições corpóreas, o ganho de peso também pode ser benéfico.

Urovagina

A *urovagina*, também conhecida como *refluxo vesicovaginal*, refere-se à presença de urina na vagina cranial e, talvez, no útero. Como na pneumovagina, éguas com conformação perineal marginal podem ser predispostas ao acúmulo de urina na vagina durante o estro, quando os órgãos reprodutivos e o corpo perineal estão relaxados. Em éguas mais velhas com esplancnoptose, o refluxo de urina no sistema genital pode ser permanente. A urovagina pode causar vaginite, cervicite, endometrite e placentite, que acabam levando à infertilidade. A perineoplastia e a extensão uretral são procedimentos cirúrgicos comuns para corrigir essa doença. Em alguns casos, o fluido só pode ser observado no útero; uma amostra desse fluido pode ser coletada para avaliar a concentração de creatinina a fim de determinar a presença de urina. De modo geral, valores > 2 mg/dℓ condizem com a contaminação por urina.

Varicosidades

Varicosidades podem se desenvolver em éguas mais velhas durante o estro e, sobretudo, durante a gestação. As varicosidades podem ser observadas em qualquer parte da vagina, mas geralmente estão na área vaginovestibular. O sangramento pode ocorrer após a monta natural ou de forma espontânea do meio ao final da gestação. Ocasionalmente, a hemorragia persistente provoca perda considerável de sangue, mas a doença tende a desaparecer com o fim da gestação. A curetagem ou a ligadura das varicosidades devem ser feitas em animais com hemorragia persistente ou frequente. Há evidências informais de sucesso com a aplicação tópica de cremes para hemorroidas com cloridrato de fenilefrina a 0,25% em casos menos graves.

Neoplasia

As neoplasias vaginais não são comuns em éguas, mas liomiomas, carcinomas espinocelulares e melanomas foram relatados.

Vaginite

Pequenas lacerações e hematomas são achados comuns nas vaginas das éguas após o parto. De modo geral, o tratamento médico não é necessário, e a maioria das éguas não apresenta complicações no período pós-parto. Os traumatismos mais graves podem levar ao desenvolvimento de vaginite. Éguas com vaginite extensa ou hematoma grande podem apresentar sinais de dor e recusam-se a ficar quietas para amamentar o potro. Abscessos vaginais podem desenvolver-se após a infecção da laceração vaginal microbiota local ou por meio de contaminação fecal.[108] Os sinais clínicos causados pelo inchaço de um hematoma ou abscesso são secreção vulvar, estrangúria e esforço para defecar. Vaginites ou abscessos vaginais extensos devem ser tratados com antibióticos e anti-inflamatórios. O abscesso que colide com a uretra ou interfere na defecação pode exigir drenagem. Às vezes, o traumatismo vaginal pode causar aderências que podem interferir na drenagem uterina.

Fístulas retovaginais

Durante o parto, a pata do potro pode ficar em direção à vagina dorsal ou reto ventral e, sem interferência, pode causar uma laceração perineal de terceiro grau. No entanto, se a distocia for corrigida a tempo, o dano pode ser limitado a uma ruptura retovaginal de primeiro ou segundo grau ou fístula retovaginal. A correção cirúrgica do defeito anatômico é necessária para restaurar a fertilidade caso o defeito permita a contaminação vaginal. De modo geral, no caso da perda completa de barreira entre o reto e a vagina, a égua é avaliada 3 a 4 semanas após a lesão, para possibilitar a cicatrização do tecido antes do reparo cirúrgico, a fim de evitar problemas na cirurgia corretiva.

Traumatismo reprodutivo

Lacerações vaginais podem ocorrer durante a monta natural quando o pênis do garanhão é desproporcionalmente grande em comparação com o sistema reprodutivo da égua ou quando a contenção da égua impede o posicionamento apropriado durante o acasalamento. Dependendo da localização da laceração quanto à reflexão peritoneal, a lesão vaginal pode comunicar-se com a cavidade peritoneal, o que provavelmente causa peritonite, ou pode ser retroperitoneal. O tratamento inclui antibióticos de amplo espectro, anti-inflamatórios e profilaxia antitetânica. O lavado peritoneal pode ser benéfico em caso de comunicação da laceração com a cavidade peritoneal. Um rolo de reprodução posicionado sob a cauda da égua e dorsalmente ao pênis do garanhão impede que o garanhão insira todo o comprimento do pênis na vagina e pode ajudar a prevenir traumatismos induzidos pelo acasalamento. Algumas lacerações são grandes o suficiente para exigir correção cirúrgica e qualquer égua com sangramento ou desconforto excessivo após a cobertura deve ser avaliada.

COLO DO ÚTERO

O colo do útero é a última das três barreiras físicas que protegem o útero do ambiente externo. Alterações hormonais cíclicas determinam o tônus do colo do útero. Durante o estro, o colo do útero fica relaxado e aberto. Altas concentrações de progesterona durante o diestro ou a gestação fazem com que o colo do útero seja alongado, tubular, firme e bem fechado. Essas alterações são prontamente observadas à palpação transretal. Além disso, o exame vaginal durante o estro revela o colo do útero posicionado abaixo da vagina cranial, relaxado, bem lubrificado e facilmente dilatado, o que torna possível o acesso ao útero. Durante o diestro ou a gestação, um exame vaginal revela um orifício cervical bem fechado, pálido e posicionado acima do assoalho da vagina.

Cervicite

A inflamação do colo do útero geralmente acompanha a vaginite ou a endometrite. A cervicite costuma ocorrer no período pós-parto, em especial após uma distocia. A cervicite grave associada à metrite também pode ocorrer em éguas infectadas com microrganismos, como *T. equigenitalis*, que causam secreção purulenta abundante.[186] A infusão de certos produtos químicos (p. ex., clorexidina, soluções com altas concentrações de iodo) no útero para tratamento da endometrite pode irritar não apenas o endométrio, mas também o colo do útero e a mucosa vaginal. É preciso cautela durante o uso dessas soluções para que não haja o desenvolvimento de aderências e fibrose como sequela.

Traumatismo

Embora as lacerações cervicais possam ocorrer durante a monta natural, essas lesões geralmente são pequenas e desaparecem sem grandes consequências. Às vezes, éguas virgens apresentam colo do útero bem fechado no estro que pode sofrer laceração durante a monta natural, especialmente se o garanhão for muito maior que a égua. No entanto, em geral essas lacerações são pequenas e cicatrizam sem tratamento. As lacerações mais graves ocorrem durante o parto. Podem ser decorrentes do parto normal ou ser iatrogênicas, causadas por uma intervenção para corrigir uma distocia por mutação ou fetotomia.

Embora o colo do útero deva ser examinado digitalmente após um difícil parto ou distocia (em especial, nos casos de fetotomia), convém avaliar a extensão e a gravidade de uma laceração cervical após a cicatrização da lesão cervical. A competência do colo do útero deve ser analisada no diestro ou quando a égua estiver sob a influência de progestágenos exógenos, para que a competência do canal cervical seja determinada com precisão. O diagnóstico de aderências transluminais cervicais e defeitos anatômicos deve ser feito por meio do exame digital do colo do útero, e não à vaginoscopia. A ultrassonografia transretal e a histeroscopia também podem auxiliar a detecção de defeitos cervicais. Como a correção cirúrgica é difícil e nem sempre gratificante, o veterinário deve coletar uma amostra de biopsia do útero para avaliar a capacidade de manutenção da gestação antes de tentar a correção cirúrgica de uma laceração cervical.

De modo geral, qualquer defeito cervical que prejudique a função cervical deve ser tratado. Em um estudo retrospectivo com éguas submetidas ao reparo cirúrgico de um defeito cervical em 24 meses, a taxa gestacional pós-operatória (67,24%) foi maior naquelas que não foram submetidas ao procedimento ou em que este foi realizado depois de 24 meses (41,78%).[187]

Pólipos ou cistos

Ocasionalmente, as estruturas císticas pedunculadas são observadas à ultrassonografia transretal, ao exame vaginoscópico ou ao exame digital do colo do útero. Tais estruturas são frequentemente ligadas ao orifício cervical ou emanam do lúmen cervical e projetam-se na vagina ou no corpo uterino. Embora sua causa seja desconhecida, parecem estar associados à infertilidade, e recomenda-se sua remoção por *laser* ou ligadura.

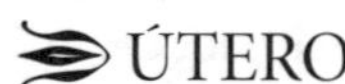

ÚTERO

Saculações ventrais

Além das alterações associadas à gestação, outras patologias causam aumento de volume focal na porção ventral do útero. Essas alterações uterinas costumam estar associadas ao aumento da idade e da paridade e, invariavelmente, são encontradas na base de um ou de ambos os cornos uterinos. Veterinários inexperientes podem confundir esses alargamentos com uma gestação, especialmente se não usarem a ultrassonografia para confirmar seus achados à palpação. Os mecanismos que contribuem para a formação de aumento uterino ventral foram identificados, inclusive atrofia endometrial, atonia miométrica focal e lacunas linfáticas.[92] Além disso, em éguas mais velhas e multíparas, o útero pode inclinar-se ventralmente com relação à borda pélvica (esplancnoptose uterina). Éguas com saculações ventrais e esplancnoptose uterina apresentam maior incidência de depuração uterina retardada do que as éguas normais.[99]

Endometriose

A *endometriose* já foi conhecida como *endometrite infiltrativa crônica* e hoje se refere à presença de fibrose nos compartimentos estromal e periglandular. O grau de endometriose está intimamente associado à capacidade de estabelecimento e manutenção de uma gestação saudável até o termo. Paridade e idade contribuem para as alterações degenerativas no endométrio de éguas.[10,130]

Alterações fibróticas podem ocorrer ao redor das glândulas endometriais e em associação à membrana basal do estrato compacto. A quantidade e o padrão de distribuição do tecido fibrótico foram classificados descritivamente como brandos (1 a 3 camadas de fibrose periglandular), moderados (4 a 10 camadas) e graves (mais de 10 camadas).[10] A dilatação glandular cística é outra manifestação da endometriose. Fibrose periglandular, hipertrofia epitelial glandular ou drenagem linfática inadequada podem levar à dilatação das glândulas endometriais.

Outras alterações degenerativas no endométrio que levam à endometriose são lacunas linfáticas e angiose.[130,188] Lacunas linfáticas são indicações histopatológicas de linfangiectasia. A angiose (uma patologia vascular) está associada ao envelhecimento e à paridade, especialmente no útero, e saculações ventrais e congestão venosa, que são fatores patogênicos nessa doença.[188] Tais alterações degenerativas anatômicas e vasculares no útero não têm tratamento. Éguas com lacunas linfáticas e angiose uterina disseminada correm risco de infertilidade pelo atraso na depuração uterina e pela endometrite induzida pelo acasalamento persistente.[130,188]

A perda gestacional atribuída à fibrose endometrial manifesta-se, principalmente, durante o período embrionário. A secreção de histotrofos pelo endométrio é essencial para o desenvolvimento embrionário adequado. A área do endométrio em contato imediato com o concepto sofre alterações específicas na densidade glandular no 16º ao 30º dia de gestação; este é um período em que a perda embrionária é comumente diagnosticada em éguas com endometriose.[189] Se a gestação progredir além dos primeiros 30 dias, o aborto durante o início do período fetal ainda pode ocorrer caso a fibrose uterina interfira no implante da placenta. Os anexos microcotiledonares começam a desenvolver-se entre 80 e 120 dias de gestação.[190] A avaliação ultraestrutural da placenta em éguas com endometrite degenerativa crônica (CDE; endometriose) demonstrou um atraso no desenvolvimento de microcotilédones e uma redução no número de microcotilédones e vilosidades por área de superfície. A atrofia endometrial pode não causar aborto, mas pode influenciar o crescimento fetal. Os pesos fetais em éguas com endometrite degenerativa foram menores do que nas éguas normais.[191] A atrofia endometrial pode ser evidente à inspeção da placenta após o parto.[192]

Endometrite

Enquanto a endometriose reflete alterações estruturais crônicas associadas à idade e à paridade, a endometrite abrange alterações endometriais associadas à inflamação aguda ou crônica. As alterações associadas à endometrite são moduladas pela ação do sistema imunológico local e influenciadas pelo meio hormonal. Uma endometrite transitória normalmente ocorre em todas as éguas submetidas à monta natural ou IA. As éguas apresentam uma reação inflamatória em resposta à presença de sêmen no útero, mas essa resposta aparentemente normal desaparece (histologicamente) em 2 a 3 dias.[193,194] A detecção de fluido intrauterino à ultrassonografia transretal 24 horas após o acasalamento sugere uma depuração tardia. A endometrite induzida pelo acasalamento persistente é uma entidade clínica reconhecida como uma das principais causas de infertilidade em éguas. Discute-se a endometrite de forma mais detalhada nos tópicos posteriores deste capítulo.

Biopsia endometrial

Uma biopsia endometrial, abordada no tópico sobre o exame ginecológico, é frequentemente considerada parte de rotina de um exame ginecológico completo. Como uma biopsia endometrial pode ajudar a prever as chances de uma égua gestar um potro a termo, as informações geradas por esse procedimento devem ser consideradas antes da compra do animal ou da realização de uma cirurgia reprodutiva, como o reparo de uma laceração cervical. Às vezes, as biopsias trazem informações importantes para o diagnóstico da infertilidade e podem basear o tratamento. No entanto, é preciso compreender que a biopsia endometrial por si só não é a parte mais significativa de um exame ginecológico, porém deve ser considerada à luz de outras informações obtidas na anamnese e no exame reprodutivo.

De modo geral, retira-se a amostra de biopsia da base de um dos cornos uterinos. Ao coletar a amostra, o médico deve tomar cuidado para não obter tecido de um local próximo ao orifício cervical interno. As glândulas são menos densas perto do colo do útero, tornando uma biopsia obtida dessa área menos representativa do útero e mais difícil de interpretar. Além disso, a coleta acidental de uma amostra de biopsia do colo do útero pode causar aderências.

Uma biopsia apenas foi considerada representativa de todo o útero, mas estudos mostraram variações de até uma categoria inteira entre diferentes sítios.[125] Portanto, primeiramente convém realizar um exame minucioso por palpação e ultrassonografia para determinar se alguma área do útero parece anormal e descartar a gestação antes da biopsia. As amostras de biopsia devem ser obtidas de áreas anormais e normais. Biopsias repetidas ou múltiplas não afetam significativamente a fertilidade. Uma égua pode emprenhar ao acasalamento apenas alguns dias após a coleta de uma amostra de biopsia.[195]

É preciso retransmitir todo o histórico pertinente, inclusive o estágio estral em que a amostra da biopsia foi obtida, ao patologista. A fibrose periglandular pode parecer pior em amostras de biopsia coletadas durante o anestro, devido à escassez de glândulas. Além disso, as amostras de biopsia coletadas durante o anestro ou a transição podem apresentar evidências de aumento da inflamação porque o colo do útero continua em estado de relaxamento por um período prolongado pela ausência de progesterona.

As biopsias endometriais são classificadas em quatro categorias, como já descrito (I, IIA, IIB e III). Uma égua com biopsia de categoria I apresenta endométrio essencialmente normal. A probabilidade de a égua emprenhar e levar a gestação a termo, estimada em 80 a 90%, depende mais do manejo do que da fertilidade inerente à égua. Éguas com biopsia de categoria III apresentam alterações patológicas graves no endométrio e uma chance estimada de 10% de levar a gestação a termo, mesmo com um bom manejo reprodutivo. A maioria das éguas é classificada como categoria IIA ou IIB, com uma chance estimada de 50 a 80% e 10 a 50%, respectivamente, de levar a gestação a termo, o que reflete uma combinação de práticas de manejo e a fertilidade inerente da égua.

As principais preocupações do veterinário são a gravidade e a distribuição da inflamação e a presença de alterações degenerativas, como fibrose periglandular, angiose e lacunas linfáticas (aumento e dilatação de vasos linfáticos). As alterações degenerativas têm prognóstico pior do que as alterações inflamatórias, pois são consideradas permanentes e progressivas. Não há tratamento eficaz para essas doenças. A origem dessas doenças degenerativas não é conhecida, mas acredita-se que sejam causadas por repetidos insultos ao útero. Essas doenças são mais comuns em éguas mais velhas.[130] A dilatação dos vasos linfáticos geralmente indica um problema de depuração uterina. No entanto, o médico pode diagnosticar a depuração tardia com maior confiabilidade pelo exame ultrassonográfico no período pós-reprodutivo.

Embora a biopsia possa revelar a presença de uma doença inflamatória, outros métodos (p. ex., exame da conformação perineal) são necessários para revelar a causa da doença. Além disso, uma cultura endometrial é necessária para identificar o patógeno específico. A repetição da biopsia repetida após o tratamento adequado pode fornecer informações sobre a extensão do sucesso terapêutico e ajudar a determinação de um prognóstico para a fertilidade futura.[129]

Cistos endometriais

Os cistos endometriais são frequentemente citados como causa de infertilidade, porém uma relação clara de causa e efeito não foi estabelecida. A proporção de éguas com cistos endometriais aumenta com a idade. Éguas com mais de 11 anos de idade têm mais de quatro vezes mais chances de ter cistos endometriais em comparação com éguas mais jovens, e a maioria das éguas com mais de 17 anos apresenta cistos endometriais. Relatos que associam cistos endometriais a uma menor taxa gestacional ou aumento da perda embrionária geralmente não conseguem explicar o efeito do avanço da idade. Ao controlar os efeitos de confusão, como paridade e idade, a suposição de que os cistos são a causa da infertilidade é negada. Considerando os fatores de confusão na análise de quase 300 éguas, os cistos endometriais não tiveram um efeito estatisticamente significativo no estabelecimento ou na manutenção da gestação, embora o momento de diagnóstico da gestação não tenha sido controlado com rigor.[94] Um grupo diferente de pesquisadores controlou o momento de diagnóstico da gestação e também não encontrou diferenças na perda gestacional entre éguas com cistos ou não, embora aquelas com cistos endometriais tendessem a apresentar menor taxa gestacional no 40º dia. O efeito dos cistos na fertilidade parecia quantitativo, pois o efeito não era evidente até a presença de cistos numerosos ou grandes. No entanto, mesmo assim, o efeito dos cistos endometriais na fertilidade foi muito menor em comparação com o retardo da depuração uterina ou o acúmulo de fluido intrauterino. O efeito quantitativo dos cistos endometriais pode decorrer da interferência na mobilidade embrionária. Sabe-se que o embrião equino passa por um período de mobilidade após entrar no útero e finalmente se fixar aos cerca de 16 ou 17 dias de gestação. Se a mobilidade for restrita durante esse período e o embrião não puder entrar em contato com uma porção suficiente do endométrio, o reconhecimento materno da gestação pode não ocorrer, o que provoca luteólise e perda embrionária.

Em vez de considerar os cistos endometriais como causa de infertilidade, deve-se pensar nessas lesões como uma indicação de alterações patológicas uterinas. Os cistos endometriais grandes geralmente são de origem linfática, e sua ocorrência pode estar associada a uma interrupção da função linfática.

Os cistos endometriais devem ser diagnosticados à ultrassonografia. Os cistos são identificados como estruturas imóveis hipoecoicas, com borda clara, em oposição ao fluido intraluminal, que é móvel e tem uma forma ou borda menos distinta. Os cistos endometriais costumam ser múltiplos e encontrados na base dos cornos uterinos. Os cistos podem mudar de tamanho e número entre estro, diestro e gestação.

Cistos endometriais podem complicar o diagnóstico da gestação em fase inicial. De modo geral, assemelham-se em tamanho e aparência a um concepto. Os cistos que parecem esféricos geralmente têm forma mais irregular ao reorientar o transdutor de ultrassonografia. Para facilitar e aumentar a confiabilidade do diagnóstico precoce da gestação, o profissional deve registrar o tamanho e a localização dos cistos endometriais com um diagrama ou armazenar as imagens ultrassonográficas do exame pré-parto. Mesmo assim, pode ser necessário repetir o exame de gestação ou atrasar a confirmação em algumas éguas com cistos endometriais. A maioria dos casos de cistos endometriais não requer tratamento além de registro de seu tamanho e sua localização para referência futura durante o exame de gestação. No entanto, se os cistos forem de tamanho ou número suficientes para representar uma ameaça à migração embrionária, o tratamento com progestágeno exógeno pode ter como objetivo facilitar o estabelecimento da gestação.

Os progestágenos, geralmente na forma de altrenógenos (0,044 mg/kg/dia, administrados por via oral [VO]), podem manter a gestação mesmo na ausência de sinal para o reconhecimento materno da gestação. Vários estudos demonstraram a capacidade do altrenogeste em manter a gestação após a luteólise ou em éguas ovariectomizadas. É importante observar que, se o tratamento com progestágeno for considerado essencial, a dose e a frequência de administração precisam ser corretas ou não haverá sucesso. A administração mensal de medroxiprogesterona, por exemplo, é insuficiente para manter a gestação. Portanto, não seria benéfica em éguas com cistos endometriais grandes ou numerosos.

Alternativamente, os cistos endometriais podem ser removidos cirurgicamente. A cirurgia a *laser* é o método ideal. A ligadura e a transecção do pedúnculo dos cistos pedunculados são uma alternativa. As simples perfuração e drenagem do cisto ou incisão de sua parede geralmente não possibilitam a remissão a longo prazo.

Aderências transluminais

Traumatismo ou endometrite infecciosa ou induzida quimicamente (p. ex., após infusão intrauterina de produtos químicos irritantes) podem induzir a formação de aderências transluminais no útero. Essas lesões costumam ser assintomáticas e observadas à histeroscopia. As aderências uterinas podem causar a retenção de secreções endometriais, levando ao desenvolvimento de mucometra ou piometra. A motilidade embrionária precoce, um fenômeno primordial para o reconhecimento materno em equinos, pode ser prejudicada por aderências intraluminais. As modalidades terapêuticas são ruptura manual das aderências intraluminais ou ablação por meio de cirurgia a *laser*.

Piometra

A piometra é o acúmulo de exsudato purulento no útero. Diferentemente das vacas, as éguas com piometra não necessariamente têm persistência do CL e muitas podem apresentam ciclos normais. Um defeito anatômico cervical ou a persistência do "hímen", impedindo a liberação de fluido do útero, podem predispor as éguas à piometra. No entanto, essa doença também pode afetar as éguas sem defeito anatômico aparente no trato reprodutivo. A piometra é facilmente diagnosticada à ultrassonografia transretal, devido à visualização de fluido intraluminal com ecogenicidade moderada no útero. Como a maioria das éguas com piometra é atendida pelo veterinário em estágio avançado, alterações degenerativas, como atrofia endometrial, podem impedir o retorno à fertilidade normal após o tratamento. Uma amostra de biopsia do útero deve ser examinada antes do tratamento para determinar o prognóstico da fertilidade. Embora se possa tentar a evacuação médica do útero, a histerectomia é uma opção para éguas refratárias ao tratamento ou com degeneração avançada do endométrio (endometriose grave).

Neoplasia

As neoplasias uterinas são incomuns em éguas. Os *liomiomas*, também chamados de *fibroides*, são neoplasias mesenquimatosas benignas derivadas do músculo liso e estão frequentemente associados à presença de tecido fibroso. O liomioma é a neoplasia mais comum no útero equino; as pequenas neoplasias não necessariamente causam insucesso reprodutivo. Liomiossarcoma, linfossarcoma e adenocarcinoma são neoplasias malignas raras que acometem as éguas.

As neoplasias que afetam o útero equino costumam ser descobertas durante a palpação retal e a ultrassonografia transretal durante a estação de monta. Em caso de suspeita de neoplasia uterina, a endoscopia uterina e a coleta de uma amostra de biopsia do tecido devem ser realizadas para estabelecer o diagnóstico final. Indica-se a excisão cirúrgica de neoplasias quando há hemorragia e endometrite extensas ou quando a lesão impossibilitaria o estabelecimento de uma gestação. O prognóstico para a fertilidade futura é menor, mas gestações em éguas submetidas à histerectomia parcial foram relatadas.[196]

Lacerações uterinas

Lacerações uterinas podem ocorrer durante o parto com ou sem assistência. A palpação retal e vaginal e a abdominocentese ajudam o diagnóstico.[197] Historicamente, acredita-se que lacerações uterinas sejam mais frequentes na parede dorsal do corpo uterino, porém trabalhos mais recentes sugeriram um aumento da frequência no corno uterino, principalmente do lado direito (73%) em comparação com o esquerdo.[198,199] As lacerações uterinas, uma vez confirmadas, são reparadas cirurgicamente porque podem causar peritonite com risco de morte ou infertilidade persistente. As aderências na superfície serosa do útero podem ser causadas por cesáreas ou lesões uterinas. Não há tratamento efetivo, além da tentativa de excisão cirúrgica. Portanto, alguns recomendam palpação diária do útero para evitar a formação de aderências após a cesárea.

Ruptura da artéria uterina

Há evidências conflitantes sobre os fatores predisponentes para a ruptura da artéria uterina. A idade (> 15 anos) e a paridade demonstraram ser fatores contribuintes para éguas suscetíveis à ruptura da artéria uterina.[5,200-202] A ruptura arterial periparturiente pode ocorrer antes do parto, mas, na maioria das vezes, ocorre durante ou logo depois do parto. A égua pode parecer ter cólica após o parto ou sofrer hemorragia após a irrigação uterina ou palpação transretal depois de vários dias. Em um estudo, éguas com ruptura arterial periparturiente representaram 1,5% do total de casos de necropsia equina. Não havia predileção pelos lados esquerdo ou direito, e a artéria uterina era o vaso mais acometido.[201] Os vasos uterinos sofrem remodelamento dinâmico extenso durante a gestação e o período pós-parto, o que deve contribuir para alterações vasculares degenerativas progressivas. Em uma égua com suposta hemorragia, o esquema terapêutico mais comum é composto por sedação e suporte hemostático (ácido aminocaproico e Yunnan Baiyao**). Embora muitos tratamentos diferentes tenham se mostrado eficazes, o objetivo mais importante é manter a égua calma e confortável.[202,203] Se a égua sobreviver ao episódio agudo de ruptura da artéria uterina, indica-se a terapia antimicrobiana para impedir que o hematoma se torne um abscesso. O monitoramento das mucosas e do pulso por 30 minutos após o parto é indicado se o parto foi induzido ou assistido por um veterinário e, principalmente, após a realização de uma intervenção para a correção de distocia.[204] A fertilidade de éguas que sobrevivem à ruptura da artéria uterina geralmente não é alterada, mas o risco de hemorragia fatal repetida durante o parto subsequente pode ser maior. Mais discussões sobre essa doença podem ser encontradas no tópico sobre éguas prenhes.

**N.R.T.: composto da medicina tradicional chinesa.

TUBAS UTERINAS

Conforme já mencionado, as éguas são únicas, pois os oócitos não fertilizados são retidos nas tubas uterinas ou ovidutos e não são transportados para o útero. O mecanismo responsável por esse fenômeno (transporte seletivo de oócitos fertilizados ou não) está relacionado com a secreção embrionária de PGE_2.[8] O oviduto saudável responde a sinais embrionários, dando tempo adequado para o transporte tubário. O diagnóstico de patologias nas tubas uterinas é difícil, mas avaliações laparoscópicas e luminais foram descritas.

O exame *post mortem* do trato reprodutivo revelou que a salpingite é comum em éguas: 37% apresentavam infundibulite; 21%, ampulite; e 9%, ismitite. Nesse estudo, 50% das éguas tinham mais de 15 anos, e 85%, mais de 11 anos. O infundíbulo geralmente estava aderido ao útero, ao mesovário ou ao ovário. A incidência de aderências no lado direito foi significativamente maior do que no lado esquerdo.[205]

A análise *post mortem* das tubas uterinas sugeriu que a permeabilidade tubária não é um problema grave em éguas. Obstruções do oviduto são menos comuns em égua do que em vacas, embora massas de colágeno tenham sido observadas nos ovidutos de éguas virgens jovens e éguas prenhes. Além disso, foram mais frequentes em éguas com mais de 7 anos de idade.[206] A análise de 700 espécimes *post mortem*, principalmente de éguas com mais de 11 anos de idade, descobriu que quase todos os ovidutos eram patentes, embora mais de 40% apresentassem aderências nos infundíbulos.[205] Apenas um tuba uterina estava ocluída entre 1.248 pares de tubas uterinas analisadas *post mortem*.[205,206] Apesar desta pesquisa, há evidências de que o tratamento tópico do oviduto com PGE_2 por meio de uma abordagem laparoscópica e a irrigação do oviduto aumentaram a fertilidade em uma certa população de éguas com infertilidade inexplicável e história de ausência de gestação apesar do sistema reprodutivo aparentemente normal.[207-211]

OVÁRIO

A presença de um ovário aumentado em uma égua pode ser normal ou uma indicação de uma patologia ovariana. Considerações sobre as várias possibilidades e procedimentos diagnósticos cuidadosos são necessários para evitar a remoção cirúrgica de ovários normais. Uma revisão completa da história, inclusive mudanças de comportamento, características do ciclo estral, comportamento sexual e o último estro observado, é importante. A ultrassonografia, a palpação e os exames hormonais auxiliam o estabelecimento do diagnóstico preciso. Em algumas éguas, os exames sequenciais ajudam a determinação de alterações no tamanho dos ovários ou em várias estruturas ovarianas.

O ovário aumentado pode ser um achado incidental durante um exame reprodutivo normal ou ser descoberto devido aos sinais clínicos específicos. Alterações comportamentais ou sinais de cólica justificam o exame do sistema reprodutivo, com atenção especial aos ovários. Nas éguas com história de infertilidade, geralmente há suspeitas de anomalias nos ovários, e esses animais merecem um exame minucioso antes da remoção cirúrgica de um ovário aumentado. O veterinário deve considerar vários fatores, como estação e *status* gestacional, ao interpretar um achado de aumento de volume do ovário. Ovários grandes podem ser normais durante os períodos de transição na primavera e no outono e são esperados durante certos estágios da gestação.

Neoplasia

Tumores de células da granulosa (GCTs) ou tumores de células da granulosa-teca (GCTCs) são os tumores mais comuns do sistema reprodutivo em éguas. São tumores benignos do cordão sexual que podem ocorrer em éguas de qualquer idade. Também foram relatados em potros e éguas prenhes. Apesar do possível acometimento das camadas celulares da granulosa e da teca interna, a camada celular da granulosa é mais comumente afetada.

Alterações comportamentais são comuns em éguas com GCTs que secretam hormônios esteroides. O comportamento pode ser similar ao do garanhão, ou a égua pode apresentar estro ou anestro persistente, dependendo dos esteroides produzidos pelo tumor. Em outros casos de GCT, o comportamento pode não ser alterado, mas a égua pode ter sinais de desconforto abdominal, claudicação, anemia ou outros sinais aparentemente não relacionados com o sistema reprodutivo. O comportamento de garanhão é a mudança comportamental mais comumente observada. É possível que ocorra porque a mudança do comportamento anterior é óbvia para o proprietário e aumenta a dificuldade no manejo da égua. Em um relato de 63 éguas diagnosticadas com GCT, 20 apresentaram anestro, 14 estavam em estro persistente e 29 apresentaram comportamento semelhante ao do garanhão, o que geralmente está associado a níveis séricos elevados de testosterona (> 45 pg/mℓ). No entanto, o estro persistente não foi correlacionado com a concentração elevada de estrógeno.[147,212-214]

À palpação retal, o ovário acometido costuma ser aumentado, enquanto o ovário contralateral é tipicamente pequeno e inativo. A atrofia do ovário contralateral pode ser enganosa durante o anestro de inverno, quando os ovários são pequenos e o crescimento folicular é mínimo. A atrofia do ovário contralateral não se mostra absoluta. Embora incomuns, os GCTs foram relatados em éguas prenhes e éguas cíclicas com um ovário contralateral funcional e até em ambos os ovários.[212,213] O ovário aumentado pode ser liso ou nodoso, duro ou mole e pode parecer apresentar vários folículos, conforme já descrito. Normalmente, a fossa ovulatória do ovário afetado não pode ser palpada, embora essa palpação possa ser difícil ou impossível em qualquer ovário com extenso aumento de volume. Em um relato, uma égua desenvolveu um GCT no ovário contralateral 4,5 anos após a remoção cirúrgica do ovário inicialmente acometido.[213] A avaliação ultrassonográfica geralmente mostra a aparência multiloculada clássica, com estruturas císticas de bordas nítidas e não arredondadas. No entanto, às vezes, o tumor pode parecer sólido ou com uma única área hipoecoica semelhante a um cisto.[147,214] Embora a ultrassonografia seja um bom complemento, pode não produzir um diagnóstico definitivo, conforme já mencionado. A imagem ultrassonográfica dos GCTs pode ser semelhante à de outras anomalias ovarianas, principalmente hematomas ovarianos. As diversas aparências relatadas impossibilitam o diagnóstico de muitos casos com base apenas na ultrassonografia.

Éguas com GCTs apresentam alterações nas concentrações circulantes de hormônios, conforme já descrito. Embora a testosterona geralmente seja elevada em éguas com GCTs que exibem comportamento semelhante ao do garanhão, está dentro dos limites normais em 10 a 50% dos casos. A concentração de testosterona em éguas em ciclos normais é inferior a aproximadamente 45 pg/mℓ e tende a ser superior a 100 pg/mℓ em éguas com comportamento semelhante ao do garanhão. McCue relatou que apenas 54% das éguas com GCTs tinham testosterona elevada, mas 87% tinham inibina elevada, levando à conclusão de que a inibina é um melhor indicador da doença.[147,214] A inibina suprime o FSH, diminuindo o crescimento folicular, o que explica o profundo efeito de *feedback* negativo no ovário contralateral. Trabalhos recentes, mencionados no tópico anterior, destacaram o aumento da sensibilidade (98%) de uma concentração elevada de AMH para a detecção da presença de um GCT.[149] Neste momento, a maioria dos veterinários solicita a quantificação de AMH, inibina e testosterona, e uma elevação anormal nessas concentrações, em conjunto com sinais comportamentais e anomalia da arquitetura ovariana por mais de 30 dias, é considerada evidência suficiente da presença de um GCT e para recomendação de ovariectomia unilateral.[149,215]

De modo geral, o prognóstico de sobrevida e função reprodutiva em uma égua com um GCT é bom. Dependendo da época do ano em que o ovário é removido, de cada indivíduo e da duração do tumor, a retomada da atividade ovariana geralmente ocorre 83 a 392 dias após a cirurgia, com média de 209 dias. Se o uso pretendido da égua for apenas como reprodutora, recomenda-se um exame ginecológico, inclusive uma biopsia uterina, antes da cirurgia.

Os teratomas, embora incomuns, são os segundos tumores ovarianos mais comuns. Contêm pelo menos duas, se não todas as três, camadas germinativas. A maioria dos teratomas encontrados nas éguas é benigna. De modo geral, têm pelos e podem conter ossos, dentes e tecido neural. Os teratomas normalmente são achados incidentais, porque a maioria é pequena e não causa aumento significativo do ovário. No entanto, às vezes, grandes teratomas provocam o aumento de volume do ovário. Os teratomas não afetam o ciclo estral e, portanto, carecem de sinais clínicos externos evidentes.

Cistadenomas serosos são neoplasias de origem epitelial geralmente observadas em éguas mais velhas. Esses tumores não metastatizam. Embora tenham sido encontrados em éguas com alta concentração plasmática de testosterona,[216] alterações comportamentais não são características. O ovário contralateral não é afetado, continua a ter atividade normal e não se atrofia. Assim, as éguas acometidas geralmente não apresentam alterações do ciclo estral. No ovário afetado, a fossa ovulatória não é obliterada e é palpável.

Disgerminomas são tumores muito malignos que também são de origem germinativa. Metastatizam rapidamente para a cavidade abdominal e torácica e são considerados equivalentes ao seminoma testicular. Devido à sua natureza, os disgerminomas podem afetar outros sistemas orgânicos e há relatos de casos com osteoartropatia pulmonar hipertrófica associada.[217] Os sinais clínicos, portanto, geralmente não têm relação com o sistema reprodutivo. Esses tumores têm prognóstico ruim.

Abscesso ovariano

Os abscessos ovarianos são frequentemente atribuídos a procedimentos de punção do ovário, como biopsia ou aspiração folicular. O aumento do sucesso das técnicas de reprodução e, portanto, de sua popularidade, parecia responsável pela maior incidência de abscessos ovarianos. No entanto, isso não foi comprovado. Além disso, nem todos os abscessos ovarianos podem ser atribuídos a causas iatrogênicas. Abscessos ovarianos foram relatados em éguas não submetidas a tais procedimentos. Nesses casos, os abscessos são provavelmente causados pela disseminação hematógena de bactérias ou podem estar associados à migração de estrôngilos.

As éguas acometidas podem apresentar febre, anorexia e número elevado de leucócitos. No exame ultrassonográfico, o ovário aumentado costuma ser uma estrutura de paredes espessas e cheia de fluido. O fluido é heterogêneo e hiperecoico. O tratamento médico com antibioticoterapia prolongada tem sido bem-sucedido. A remoção cirúrgica do ovário afetado é um tratamento alternativo, mas convém cuidar para que o abscesso não se rompa na cavidade abdominal.

Torção ovariana

A torção ovariana, uma doença não incomum em mulheres, foi relatada em uma égua com um grande GTCT que mostrava sinais de desconforto abdominal.[218] A torção ovariana deve ser suspeita em éguas com aumento conhecido do ovário que apresentem sinais repentinos de dor abdominal.

Aumento de volume do ovário na ausência de neoplasia

Um hematoma ovariano pode formar-se após aspiração folicular ou quando há hemorragia no lúmen folicular após a ovulação. Ocasionalmente, essa hemorragia pode ser excessiva, talvez devido a um anticoagulante presente no fluido folicular. Os hematomas podem ser grandes, com até 20 cm de diâmetro ou mais. Embora a fossa ovulatória ainda esteja presente, a palpação pode ser difícil se o hematoma for grande. A aparência ultrassonográfica varia, causando confusão com um GCT. Grandes cavidades cheias de fluido podem ser observadas; alternativamente, o hematoma pode ter uma aparência mais sólida, às vezes com fios de fibrina. Uma característica que pode auxiliar a diferenciação de um hematoma de um GCT é a capacidade de resposta à administração de $PGF_2\alpha$. Os hematomas com pelo menos 5 ou 6 dias de idade tendem a responder à $PGF_2\alpha$, diminuindo de tamanho devido ao efeito luteolítico. Os GCTs não respondem ao tratamento com $PGF_2\alpha$ e não sofrem alteração de tamanho, forma ou aparência ultrassonográfica. Como a parede folicular ainda sofre luteinização, apesar da presença do hematoma, as concentrações de progesterona no sangue podem aumentar e o ciclo estral tende a continuar de modo inalterado. A menos que o hematoma obstrua a fossa ovulatória, a fertilidade não é comprometida. No entanto, devido à presença de um hematoma, o aumento do ovário pode persistir por vários ciclos estrais, embora a vida útil do tecido lúteo seja normal. Como essa estrutura é um fenômeno pós-ovulatório, o oócito foi liberado e a égua pode emprenhar se for acasalada.

Os folículos anovulatórios são mais comuns em éguas perto do fim da estação de monta, durante a transição do outono. Esses folículos ficam muito grandes (70 a 100 mm), mas não ovulam. Em vez disso, enchem-se de sangue e desenvolvem consistência gelatinosa. Uma parede espessa (comparável com um folículo normal) costuma ser observada. Os folículos ficam mais firmes e depois regridem ao longo do tempo, desaparecendo em 1 mês. Manchas ecogênicas flutuantes são evidentes no antro do folículo à ultrassonografia e aumentam em número conforme o folículo cresce. Quando o folículo para de crescer, o conteúdo organiza-se com aparência ecogênica e fios de fibrina. A formação de tecido lúteo ao redor da periferia do folículo anovulatório costuma ser mínima em um verdadeiro folículo outonal do fim da estação. A causa dos folículos anovulatórios não é conhecida. Acredita-se que sejam alterações no *status* hormonal da égua durante a transição do outono. Essa hipótese, porém, não explica a ocorrência ocasional de folículos anovulatórios durante a estação de monta. Os folículos anovulatórios luteinizados, embora incomuns durante a estação ovulatória, são mais frequentes em éguas mais velhas, com endometrite ou tratadas com agentes luteolíticos. Sua resposta à luteólise induzida é variável.

Durante a gestação, o aumento ovariano é normal e deve ser esperado na presença de altos níveis de eCG e CLs acessórios. O aumento do ovário está associado ao aumento da atividade folicular e à subsequente ovulação (CLs secundários) ou à luteinização anovulatória (CLs acessórios). O aumento no crescimento folicular começa antes do 20º dia da gestação. Novos CLs formam-se aproximadamente aos 40 dias de gestação. Os corpos hemorrágicos e os folículos hemorrágicos são mais comuns entre os 40º e 60º dias. As éguas acasaladas no início da estação apresentam maior atividade folicular durante os primeiros 4 meses de gestação do que as éguas acasaladas depois de julho.

Conforme já descrito, as éguas passam pela transição do anestro de inverno para a estação ovulatória normal durante a primavera. A transição da primavera caracteriza-se pelo desenvolvimento e pela regressão de várias ondas foliculares sem ovulação e os ovários podem ser bastante grandes e apresentar múltiplos folículos. Esse período de transição até a ovulação tem duração variável, dependendo da égua, do fotoperíodo e de outros fatores indeterminados. Os ovários podem ser grandes durante a transição da primavera e ser erroneamente chamados de *císticos*. Não há necessidade de tratamento, embora uma combinação de progesterona e estrógeno seja frequentemente usada para suprimir a atividade folicular na tentativa de acelerar o início da ovulação e normalizar o ciclo.

Ovários pequenos e inativos são normalmente encontrados em éguas em anestro profundo, pré-púberes ou no último terço da gestação, quando, curiosamente, as gônadas fetais são maiores que os ovários da mãe. Éguas com desnutrição grave, de idade avançada, tratadas com esteroides anabolizantes e com alterações cromossômicas que causam disgenesia gonadal podem apresentar ovários anormalmente pequenos e inativos. As éguas que receberam vacinas contra GnRH também apresentaram períodos prolongados de inatividade ovariana.[42,44]

Este tópico mostrou a abordagem básica às patologias mais comuns associadas ao sistema reprodutivo da égua não gestante. O próximo tópico discute a endometrite de forma mais aprofundada, já que, sem dúvidas, esse é um dos temas mais importantes no manejo reprodutivo equino, por ser um problema mais comum associado ao estabelecimento da gestação na égua.

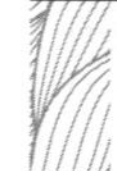

Endometrite e tratamento uterino

Charles F. Scoggin, Kirsten E. Scoggin

A endometrite é a principal causa de subfertilidade em éguas. A identificação da(s) causa(s), o tratamento específico e o monitoramento periódico são componentes importantes do manejo bem-sucedido. Além disso, algumas causas (p. ex., doenças sexualmente transmissíveis, DSTs) têm importantes considerações regulatórias e podem afetar o comércio e o transporte internacional. Este tópico dá uma visão geral da fisiopatologia, dos métodos diagnósticos e das estratégias terapêuticas para a endometrite.

INTRODUÇÃO

Considera-se a inflamação do útero após a procriação uma resposta fisiológica normal, porém transitória, nas éguas.[219] A maioria das éguas (cerca de 90%) é capaz de controlar essa inflamação com pouca ou nenhuma intervenção; essas éguas são consideradas reprodutivamente normais ou *resistentes*. As 10% restantes têm ou são propensas à endometrite e consideradas éguas *suscetíveis*.[220,221] As causas de suscetibilidade são infiltração de microrganismos patogênicos, defeitos anatômicos e funcionais, resposta imune local aberrante e método reprodutivo.

FISIOPATOLOGIA DA ENDOMETRITE

Clinicamente, as causas mais importantes de endometrite são: (1) endometrite infecciosa (IE); (2) endometrite induzida pelo acasalamento; (3) CDE; e (4) DSTs. Essas doenças não são mutuamente exclusivas e podem ocorrer em conjunto.

Endometrite infecciosa

A endometrite infecciosa ocorre após a colonização do útero por bactérias oportunistas. Os patógenos mais frequentemente encontrados nas éguas são os estreptococos beta-hemolíticos (*Streptococcus equi* subespécie *zooepidemicus;* betaestreptococos) e o *E. coli*.[222,223] Menos comuns, mas não menos patogênicas, são as bactérias *Pseudomonas aeruginosa* e *Klebsiella* spp. e as leveduras *Candida* spp. e *Aspergillus* spp. Conforme discutido mais adiante, esses patógenos são identificados por técnicas microbiológicas, avaliações citológicas e estudos histológicos do endométrio.

Endometrite induzida pelo acasalamento persistente

Tão significativa quanto a IE é a endometrite induzida pelo acasalamento persistente (PMIE). Essa doença ocorre em éguas com anomalias anatômicas ou fisiológicas que levam ao acúmulo excessivo de fluido intraluminal e/ou comprometimento dos mecanismos de depuração uterina. Éguas normais ou resistentes devem apresentar apenas uma quantidade vestigial (p. ex., < 1 cm de profundidade) de fluido anecoico observado à ultrassonografia transretal 24 a 36 horas após o acasalamento.[224] Por outro lado, as éguas suscetíveis têm uma quantidade significativa de fluido ecogênico, com vários centímetros, dentro do lúmen uterino. Esse fluido geralmente é um acúmulo de células inflamatórias, secreções uterinas e sêmen (Figura 19.19). O edema endometrial costuma ser presente e excessivo, o que indica uma resposta inflamatória local exagerada (Figura 19.20).

Endometrite degenerativa crônica

A endometrite degenerativa crônica é normalmente considerada um fenômeno relacionado com a idade.[225] Alterações no sistema reprodutivo associadas à CDE são independentes da paridade ou da história reprodutiva. Uma revisão recente sobre esse assunto avaliou dados de três diferentes regiões do mundo com grandes programas de criação de Puro-Sangue.[226] Em média, a eficiência reprodutiva das matrizes aumentou de maneira constante até ± 10 anos de idade e permaneceu relativamente estável até ± 14 anos de idade. O desempenho reprodutivo diminui lenta, mas constantemente, a partir de então e entra em uma espiral descendente no fim da adolescência. O diagnóstico de CDE é facilmente estabelecido por biopsia endometrial. São achados comuns aumento da fibrose, distensão glandular cística e linfangiectasia (Figuras 19.21 e 19.22). Clinicamente, essas alterações colocam as éguas em risco de desenvolvimento de IE ou PMIE. Além disso, há alterações relacionadas com a idade em outras partes importantes do sistema reprodutivo, como o colo do útero e o períneo.[227,228] Assim, o veterinário deve lembrar-se de avaliar todas as estruturas do sistema reprodutivo ao examinar éguas com endometrite ou outras causas de subfertilidade.

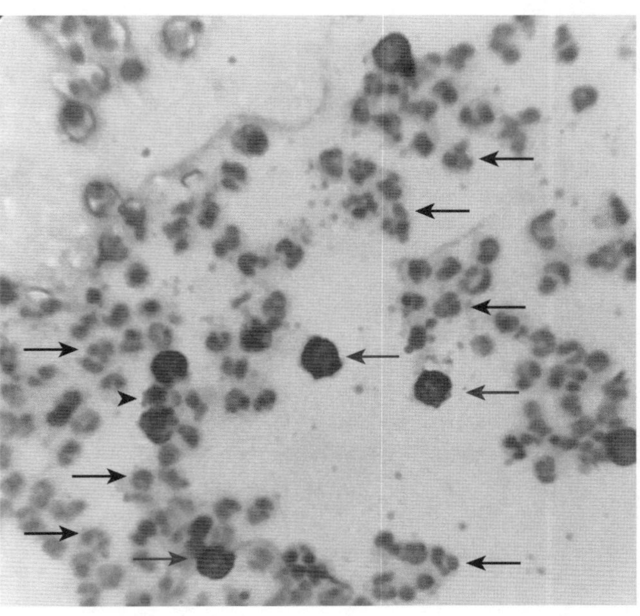

Figura 19.19 Fotomicrografia da citologia endometrial de uma égua com endometrite induzida pelo acasalamento persistente (PMIE). Numerosos neutrófilos e eosinófilos são observados nesta amostra. Colônias bacterianas também são evidentes.

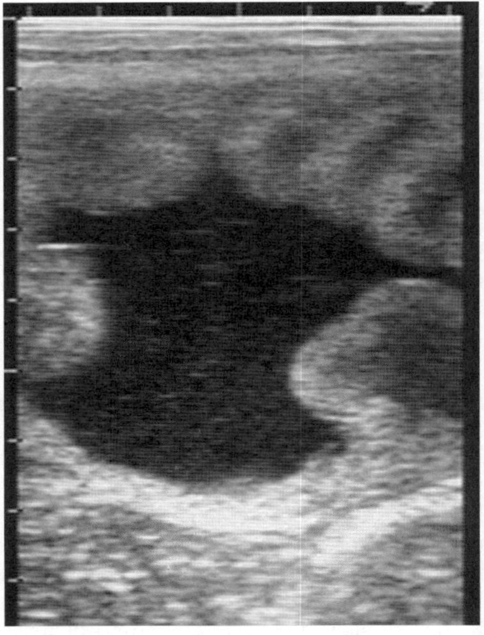

Figura 19.20 Imagem transversal de ultrassonografia transretal do útero de uma égua com endometrite induzida pelo acasalamento persistente (PMIE). Observe o padrão de edema no endométrio, associado à presença de fluido intraluminal ecogênico. (Cortesia de P. M. McCue.)

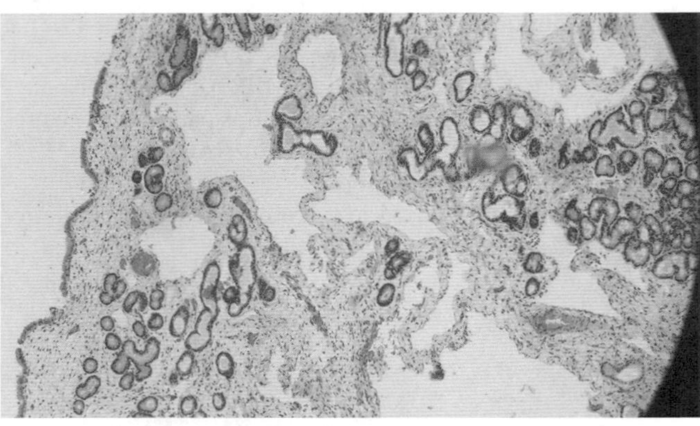

Figura 19.21 Fotomicrografia de uma biopsia endometrial mostrando mudanças relacionadas com a idade no estrato compacto condizente com endometrite crônica degenerativa (CDE). Observe o epitélio desnudo, as glândulas esparsas e os focos de células inflamatórias. (Cortesia de C. F. Scoggin.)

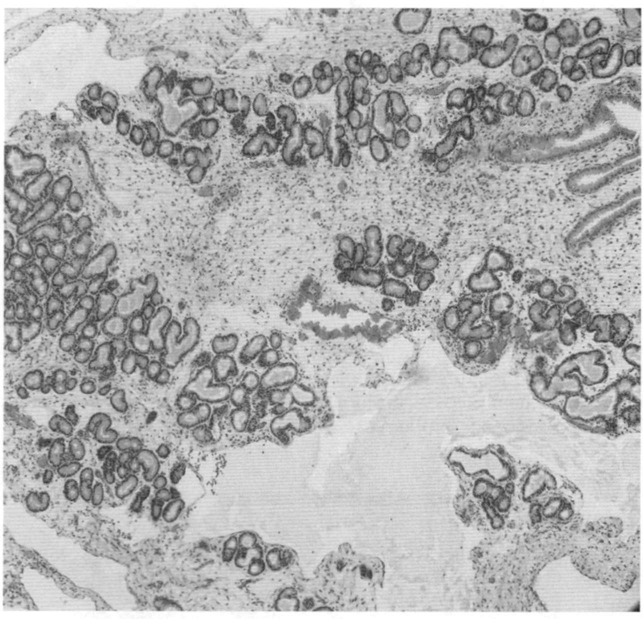

Figura 19.22 Micrografia óptica de uma biopsia endometrial do estrato esponjoso. As alterações relacionadas com a idade são evidentes e condizentes com a endometrite degenerativa crônica. (Cortesia de C. F. Scoggin.)

Estudos de expressão molecular e genética

Estudos recentes mostraram que há múltiplas e complexas vias de sinalização em casos experimentais e clínicos de endometrite. Entre elas está a liberação de citocinas pró-inflamatórias e anti-inflamatórias. As citocinas da família da interleucina (IL) 1 (IL-1α, IL-1β e antagonista do receptor de IL-1 [IL-1Ra]) têm papel importante na regulação imune e nos processos inflamatórios.[229] Vários estudos recentes tentaram caracterizar essa via de sinalização de citocinas no sistema reprodutivo da égua em resposta à endometrite bacteriana ou induzida por reprodução (como revisto por Woodward e Troedsson[230]). Os modelos experimentais atuais usam bactérias (como betaestreptococos ou *E. coli*) ou espermatozoides para induzir uma resposta inflamatória. Tais modelos mostraram a regulação positiva de citocinas pró-inflamatórias, como fator de necrose tumoral alfa (TNF-α), IL-1β e IL-8 (quimiotático para neutrófilos), bem como da citocina anti-inflamatória IL-10, 3 horas após o desafio.[231] Esse mesmo grupo também detectou um aumento sistêmico na expressão sérica de amiloide A (SAA) até 12 horas após a inoculação. Um estudo de acompanhamento comparando éguas classificadas como resistentes ou suscetíveis à endometrite persistente descobriu que os dois grupos apresentavam uma resposta imune após a infusão de *E. coli*. No entanto, as éguas suscetíveis mostraram uma resposta imune celular sustentada (até 72 h).[232] As éguas suscetíveis apresentaram aumento da expressão de IL-1β e IL-8 em 24 horas e IL-1β em 72 horas em comparação com as resistentes. Além disso, as éguas suscetíveis tiveram menor expressão de IL-6 e TNF-α em comparação com éguas resistentes 3 horas após a infusão. Este estudo não observou regulação positiva ou negativa da citocina IL-10, um modulador da inflamação, mas isso pode ter sido causado por uma dose mais baixa de *E. coli* usada no desafio bacteriano.

A expressão de genes da citocina no endométrio também foi analisada em éguas resistentes e suscetíveis à endometrite após o acasalamento persistente. Fumuso *et al.*[233] examinaram a expressão de IL-1β, IL-6 e TNF-α em éguas resistentes e suscetíveis 24 horas após a IA e descobriram que os dois grupos apresentaram aumento nessas citocinas pró-inflamatórias, mas as éguas suscetíveis mostraram níveis basais maiores dessas citocinas. O mesmo grupo subsequentemente descobriu que éguas suscetíveis tinham maior expressão de IL-8 (que medeia o recrutamento e a ativação de leucócitos nos sítios inflamatórios) e menor expressão do mediador anti-inflamatório IL-10 em comparação com éguas resistentes 24 horas após a inseminação.[233,234] A resposta de citocinas aos espermatozoides mortos também foi comparada entre éguas resistentes e suscetíveis em vários momentos após a inseminação (0, 2, 6, 12 e 24 h).[235] Ambos os grupos exibiram alterações na expressão de citocinas, porém diferenças significativas entre os grupos foram observadas apenas 6 horas após a inseminação. Nesse momento, as éguas suscetíveis apresentaram menor expressão das citocinas anti-inflamatórias IL-1Ra e IL-10 e da citocina pró-inflamatória IL-6 (que pode estimular a resposta imune e possui propriedades anti-inflamatórias[236]) em comparação com éguas resistentes. Assim, a resposta gênica inflamatória pode diferir em éguas com endometrite induzida pelo acasalamento persistente. Uma melhor compreensão das causas moleculares e vias envolvidas na doença pode gerar novos tratamentos específicos. Isso inclui o tratamento local e sistêmico com substâncias imunomoduladoras, o que será discutido em um tópico posterior referente às opções terapêuticas na endometrite.

Infecções por biofilme

Na última década, as infecções por biofilme receberam muita atenção como causa da subfertilidade da égua. As bactérias podem existir em um de dois estados: o primeiro é o estado de flutuação livre ou planctônico; e o segundo, o estado de biofilme. Esse estado de biofilme contém uma comunidade de bactérias que, juntas, criam outra barreira de proteção contra o sistema imunológico e os agentes antibióticos do hospedeiro, superior à das bactérias planctônicas. Propõem-se esses biofilmes como a causa de infecção endometrial persistente e crônica, e eles são ativamente estudados.

O biofilme é composto de uma matriz de exopolissacarídeo (EPS) produzida pela comunidade bacteriana.[237] Esse EPS contém plasmídeos que podem ser compartilhados entre essa comunidade para conferir resistência a estresses externos ou a um ambiente adverso. O EPS também possibilita a transdução química de sinal, permitindo que as bactérias coordenem suas atividades para aumentar a eficiência e a resiliência do biofilme.

Os biofilmes foram encontrados em várias áreas, inclusive lesões na bexiga e na pele, e podem levar a infecções persistentes, dificultando o tratamento e a resolução. A presença real de biofilme no útero da égua não foi confirmada, mas parece que essa pergunta será logo respondida.[238,239]

As bactérias patogênicas implicadas na formação de biofilme na égua são *E. coli*, *K. pneumoniae*, *P. aeruginosa* e betaestreptococos. O diagnóstico presuntivo de infecção uterina por biofilme pode ser estabelecido em éguas que não respondem aos tratamentos convencionais, com culturas "sujas" e citologias inflamatórias repetidas. As terapias atuais têm como objetivo interromper a formação de biofilme e serão discutidas em um tópico adiante.

Doenças sexualmente transmissíveis

Existem várias DSTs equinas que são relevantes tanto do ponto de vista clínico quanto regulatório. Nos EUA, entre em contato com o Department of Agriculture – Animal and Plant Health Inspection Service (USDA-APHIS) para obter informações atualizadas ou sempre que houver suspeita de uma doença animal importada (FAD) ou que requer notificação.*** Questões relativas ao manuseio de gametas possivelmente infectados (p. ex., espermatozoides e embriões) devem ser direcionadas a essa e outras entidades regulatórias.

Metrite equina contagiosa

Como o nome indica, a CEM é uma doença contagiosa que afeta o útero da égua. É de maior importância devido a seus impactos no transporte internacional de animais. Verdadeira doença venérea, a CEM é causada pela bactéria *Taylorella equigenitalis*, um cocobacilo gram-negativo considerado altamente contagioso.[240] A transmissão via fômites também parece provável e foi implicada como causa de um surto nos EUA de 2008 a 2009. Os sinais clínicos variam de relativamente pouco aparentes a corrimento vulvar abundante originário do útero.[241] A maioria das éguas afetadas pela CEM é clinicamente normal, e resolve-se a infecção em 2 a 4 semanas. Infelizmente, na presença de sinais clínicos, há perda de pelo menos um ciclo devido à endometrite; e a disseminação da doença para outras éguas e garanhões é rápida. Garanhões portadores assintomáticos ou "silenciosos" são a fonte mais comum de transmissão de doenças entre equinos. Há queda significativa na produtividade (medida pelas taxas gestacionais por ciclo) e aumento dos custos associados ao tratamento e aos cuidados veterinários. Conforme descrito mais adiante, o tratamento para *T. equigenitalis* é bastante direto e consiste em limpeza cuidadosa da genitália interna e externa e aplicação de agentes anti-infecciosos locais. Antibióticos sistêmicos podem ser necessários em casos graves. Os autores não conhecem uma vacina para tal doença. Devido ao recente surto de CEM, os EUA sofreram uma reclassificação em seu *status* de país livre da doença. No momento de publicação da edição norte-americana deste capítulo, o transporte internacional de cavalos de e para os EUA é permitido pela maioria dos ministérios da agricultura, desde que a triagem adequada e os tratamentos necessários sejam realizados antes da introdução do animal na população reprodutora do país.#

***N.R.T: no Brasil, há o Serviço Veterinário Oficial do Ministério da Agricultura, Pecuária e Abastecimento.

#N.R.T: no Brasil, a metrite contagiosa equina é de notificação obrigatória e imediata de caso suspeito ou diagnóstico laboratorial ao Serviço Veterinário Oficial por ser doença erradicada ou nunca registrada no país.

Arterite viral equina

A arterite viral equina (EVA) é outra doença com implicações regulatórias importantes. É causada pelo vírus da arterite equina (EAV), um vírus envelopado de fita simples.[242] Os sinais clínicos variam em grau e intensidade e envolvem vasculite, edema distal dos membros, febre, rinite, conjuntivite e anorexia. Mais importante, pode causar surtos de aborto e pneumonia neonatal grave em rebanhos não experimentados, levando a danos econômicos significativos e perda de produtividade. Os modos de transmissão são secreções respiratórias e outras secreções corpóreas, como sêmen, fluidos/tecidos fetais e fômites. A maioria das éguas tem uma resposta imune significativa à doença e é geralmente considerada imune por vários anos após a infecção clínica. As estimativas atuais sugerem que 30 a 70% dos garanhões expostos apresentam infecção persistente pelo vírus e são chamados de *shedders*, termo em inglês que indica sua atuação na disseminação do vírus.[243] Veja uma revisão mais completa da EVA em garanhões no Capítulo 8 e no tópico relacionado com as doenças do garanhão deste capítulo. Nas éguas, a doença costuma ser autolimitada, e o tratamento consiste principalmente em estratégias de cuidados de suporte e isolamento. Uma vacina de vírus vivo modificada é comercializada nos EUA (Arvac; Zoetis, Inc., Parsippany-Troy Hills, NJ) e foi aprovada para uso em animais reprodutores não prenhes. Os autores utilizaram-na com segurança em éguas em vários estágios da gestação. O controle da doença deve ser composto por triagem, isolamento e vacinação. O uso de sêmen infectado com EAV é permitido com a documentação adequada do *status* vacinal da égua. Certos registros de raças e secretarias estaduais de agricultura têm restrições quanto à vacinação de matrizes e ao uso de sêmen infectado por EAV. O leitor deve compilar e organizar essas informações antes da vacinação ou do uso de sêmen de um garanhão Shedder.

Herpesvírus equino de tipo 3

O EHV-3 consiste no agente etiológico do exantema genital equino.## Atualmente, essa não é considerada uma doença que requer notificação nos EUA. Esse vírus é transmitido principalmente por coito, mas a transmissão também pode ocorrer por fômites, inclusive luvas de exame e espéculos vaginais. A doença clínica manifesta-se, sobretudo, como lesões vesiculares e dolorosas na genitália externa de éguas e garanhões. Tais lesões causam desconforto durante as avaliações reprodutivas e a monta natural, mas, além da febre transitória e muitas vezes autolimitada, a infecção normalmente não tem efeitos duradouros ou impressionáveis na fertilidade.[244] As lesões cicatrizam em 4 a 6 semanas e são caracterizadas por áreas focais de despigmentação. A limpeza suave das lesões ativas pode acalmar e reduzir a inflamação. Os relatos de terapias antivirais são escassos, e o tratamento geralmente é expectante. As éguas podem retomar a reprodução após a cicatrização das lesões. A recrudescência desse herpesvírus específico é desconhecida.[245] O controle visa à detecção precoce e à remoção temporária de animais infectados da reprodução até a diminuição das lesões. Não existe vacina comercial contra o EHV-3 nos EUA.

Durina

Durina, daurina, mal do coito ou sífilis é uma DST grave de equídeos, devido à sua alta morbidade e à mortalidade. O agente etiológico é o protozoário *Trypanosoma equiperdum*. A infecção

##N.R.T.: no Brasil, o exantema genital equino é de notificação obrigatória e imediata de caso suspeito ou diagnóstico laboratorial ao Serviço Veterinário Oficial por ser doença erradicada ou nunca registrada no país.

afeta vários sistemas corpóreos, e os sinais clínicos são febre intermitente, inchaço e secreção genital, placas cutâneas e sinais neurológicos.[246] De modo geral, é considerada uma doença crônica e progressiva; o início do decúbito dorsal geralmente indica a doença terminal. Esta doença foi erradicada em vários países desenvolvidos, como os EUA. Ainda é observada na África, no Oriente Médio, na América do Sul e na América Central, mas foram relatados surtos esporádicos na Ásia e na Alemanha.[240] O diagnóstico baseia-se nos sinais clínicos compatíveis e em um teste de fixação do complemento (CF), que é propenso a falso-positivos de outras espécies de *Trypanosoma*. Métodos mais recentes de diagnóstico, inclusive ELISA e tecnologias de reação em cadeia de polimerase (PCR), são atualmente explorados para teste e triagem. Se encontrados em uma área específica, os animais infectados devem ser identificados, e a atividade reprodutiva deve cessar até a remoção dos indivíduos positivos, geralmente por abate. O tratamento com medicamentos antiprotozoários foi realizado em algumas áreas endêmicas, porém não foram comprovados e chegaram a ser desencorajados devido à preocupação de gerar animais assintomáticos infectantes.[###]

Piroplasmose

A piroplasmose é uma doença que se tornou predominante nos EUA no início desta década, após um período prolongado de ausência. Considera-se ela uma FAD nos EUA, mas endêmica em muitas outras partes do mundo.[δ] Esta doença é causada pelos protozoários *Babesia caballi* e *Theileria equi* (anteriormente *Babesia equi*). A transmissão é feita por um vetor (p. ex., carrapatos) ou é mecânica (p. ex., instrumentos higienizados incorretamente). Também pode ser transmitida de modo venéreo em casos de hematospermia. A piroplasmose cria distúrbios nos sistemas circulatório, musculoesquelético, abdominal e nervoso. Os sinais clínicos podem ser inespecíficos e variar de acordo com a gravidade da doença e o grau de cronicidade. Cavalos que sobrevivem à fase aguda da doença podem se tornar portadores. O diagnóstico pode ser estabelecido pela observação do microrganismo em esfregaços de sangue e testes sorológicos. O tratamento com medicamentos antiprotozoários não é comprovado; e a recrudescência, uma preocupação.[240] Como outras doenças passíveis de notificação, as preocupações com uma possível FAD devem ser direcionadas ao funcionário local do USDA-APHIS.

DIAGNÓSTICO

Anamnese

A avaliação de problemas reprodutivos, médicos e de manejo anteriores é essencial para o tratamento eficaz de éguas suscetíveis. O cálculo das taxas gestacionais por ciclo, perda embrionária e potro vivo é uma boa medida da eficiência reprodutiva. Distúrbios em outros órgãos também podem ser responsáveis pela suscetibilidade. Lesões crônicas no sistema musculoesquelético podem ser bastante problemáticas, pois podem ser uma fonte de dor constante e redução da condição corpórea. Doenças metabólicas também podem afetar a fertilidade (p. ex., PPID). Essa doença é abordada com mais detalhes no Capítulo 16, mas pode afetar o sistema reprodutivo, levando a infecções crônicas e ciclos irregulares. Por fim, deve-se considerar a fertilidade do garanhão. As chances de concepção são maiores quando a fertilidade do garanhão é conhecida. O fenômeno da *incompatibilidade égua-garanhão* nunca foi comprovado, porém inúmeros relatos de troca de garanhões e melhora das taxas de fertilidade de éguas problemáticas sugerem sua existência.

Avaliações reprodutivas

O exame físico completo é essencial. Conforme já mencionado, anomalias em outros sistemas corpóreos podem diminuir a eficiência reprodutiva das éguas. Tais anomalias devem ser anotadas e incorporadas no plano futuro. A triagem para doenças infecciosas e metabólicas também deve ser realizada quando indicada.

As avaliações reprodutivas consistem na inspeção da genitália externa e interna, inclusive as glândulas mamárias. A conformação perineal é avaliada pela inclinação e pela localização da vulva em relação ao ânus e ao ísquio. Uma medida mais objetiva é o cálculo do índice de Caslick descrito por Pascoe.[49] Em éguas normais, o ânus, a vulva e o ísquio estão em um plano vertical relativamente semelhante, com cerca de dois terços da vulva posicionados dorsalmente ao ísquio. Os lábios vulvares devem ficar bem fechados sobre o vestíbulo, o orifício uretral e o clitóris. São achados anormais pelve inclinada para a frente, ânus afundado e vulva de maior localização dorsal do que ventral ao ísquio. Clinicamente, essas anomalias podem levar a pneumovagina e urovagina, além de contaminação fecal do vestíbulo e da vagina.

A palpação retal deve revelar dois ovários em forma de feijão com fossas ovulatórias facilmente distinguíveis. Os cornos, o corpo e o colo do útero também devem ser identificados e avaliados quanto a tônus, turgidez relativa e localização do órgão com relação à pelve. A varredura dessas estruturas em um movimento contínuo pode ajudar a identificar aderências e/ou massas intramurais. Éguas suscetíveis geralmente têm útero pendular, o que pode restringir a depuração uterina. A ultrassonografia retal é um componente essencial dos exames reprodutivos em éguas e possibilita uma maior caracterização de ovários, útero, colo do útero e vagina. Os achados arquetípicos da endometrite são: fluido uterino intraluminal ecogênico com mais de 2 cm de altura por 2 cm de largura, edema endometrial com pontuação subjetiva elevada e pneumovagina, evidenciada por manchas hiperecoicas no compartimento vaginal.

De caudal a cranial, as três barreiras importantes ao útero são a vulva, a prega vestibulovaginal e o colo do útero. Lesões em quaisquer dessas barreiras podem causar inflamação aguda ou crônica e/ou contaminação por microrganismos patogênicos. O exame vaginal pode identificar fontes de secreção vulvar, o selo relativo da prega vestibulovaginal, o caráter da vagina e a integridade do colo do útero. A maioria dos especialistas prefere fazer exames manuais e com espéculo, pois a detecção de algumas anomalias é melhor à palpação, e outras, à visualização.

Por fim, recomenda-se a avaliação do úbere. As anomalias são raras, mas podem afetar a maternidade e sugerem distúrbios endócrinos. As mamas podem apresentar defeitos congênitos, traumatismos prévios e infecções. A associação entre anomalias das mamas e endometrite é incomum. No entanto, vale ressaltar que a produção de leite pode ser prejudicada em casos graves de endometrite que evoluem para metrite.

Avaliação do endométrio

As últimas duas décadas trouxeram avanços significativos nos exames diagnósticos usados para a identificação da endometrite. Este tópico específico inclui técnicas consagradas pelo tempo

###N.R.T.: no Brasil, assim como a metrite contagiosa equina e o exantema genital equino, a durina requer notificação obrigatória e imediata de caso suspeito ou diagnóstico laboratorial ao Serviço Veterinário Oficial por ser doença erradicada ou nunca registrada no país.

δN.R.T.: no Brasil, a piroplasmose requer notificação mensal de qualquer caso confirmado ao Serviço Veterinário Oficial.

(p. ex., cultura, citologia e biopsia) que compreendem um banco de dados mínimo esperado para a avaliação de éguas com endometrite e discute novas técnicas que podem ajudar no diagnóstico e no tratamento da doença. A Tabela 19.6 lista as várias técnicas clinicopatológicas e seu mérito relativo no diagnóstico da endometrite na égua.

A égua deve ser adequadamente contida com a cauda presa ou amarrada para coleta de amostras do sistema reprodutivo interno. O reto deve ser evacuado, e o períneo, completamente limpo para remover fezes, esmegma e outros detritos. O profissional deve usar luvas de procedimento e palpação, pipetas, espéculos e *swabs* estéreis para manter a limpeza.

Cultura endometrial

Há vários meios para a aquisição de amostras para culturas endometriais. O método mais comum utiliza *swab* Kalayjian ou de guarda dupla. A parte penetrante do *swab* é protegida na palma ou nos dedos do veterinário antes da entrada na vagina. Localiza-se o orifício externo do colo do útero e insere-se o *swab* no colo e no lúmen do útero. Depois de entrar em contato com o endométrio, o *swab* é aberto e rolado delicadamente na superfície endometrial. Deve-se tomar cuidado para girar o *swab* na mesma direção para evitar que ele se rompa no endométrio. O *swab* é então recolhido de volta para sua bainha e colocado no meio de transporte, identificado de maneira adequada e enviado ao laboratório para cultura e antibiograma. As culturas aeróbias são mais comuns. Nos casos de suspeita de infecções anaeróbias ou fúngicas, o profissional deve comunicar-se diretamente com o laboratório ao preparar essas culturas e tentar identificar o(s) agente(s) envolvido(s). A principal vantagem da técnica de *swab* é a relativa facilidade de coleta. Alguns veterinários preferem esse método ao usar um espéculo para acesso à cavidade vaginal. A principal desvantagem deste método é a amostragem de apenas uma pequena parte do endométrio. Assim, infecções focais podem não ser detectadas, o que leva a um resultado falso-negativo.

Outros meios de obter culturas uterinas são o lavado em baixo volume (LVL), a aspiração direta de fluido intraluminal e as amostras de biopsia. O LVL é um método popular para avaliar casos de endometrite aguda e crônica, principalmente em éguas suscetíveis. Consiste na inserção de um cateter Bivona no útero e na instilação de uma quantidade predeterminada de soro fisiológico ou SLR. Massageia-se o útero suavemente por via retal e coleta-se o efluente por gravidade. O fluido recuperado é primeiro avaliado por sua relativa transparência e quantidade de muco. Embora subjetiva, a avaliação visual parece importante porque a turbidez do efluente está altamente correlacionada com a presença de bactérias.[247] Este fluido é então transferido para frascos estéreis de 50 mℓ e posteriormente centrifugado a 400 g por 10 minutos. O sobrenadante é descartado, e dois *swabs* estéreis são colocados no sedimento: um para cultura e outro para citologia (ver adiante). A principal vantagem do LVL é a obtenção de uma amostra mais representativa de todo o endométrio. A principal desvantagem consiste na propensão a resultados bacteriológicos falso-positivos por uma possível contaminação da vagina.

A aspiração direta de fluido intraluminal implica a coleta de fluido já presente (diagnosticado à ultrassonografia) no lúmen do útero. Isso pode ser conseguido por meio da inserção de uma pipeta flexível de inseminação no útero, conectada com uma seringa na outra extremidade da pipeta e, sob orientação ultrassonográfica, o fluido uterino é delicadamente aspirado. Envia-se este fluido ao laboratório para cultura e citologia. Esse método tem duas vantagens: não requer a instilação uterina de fluido, e há alta probabilidade de achado de detritos inflamatórios e/ou micróbios patogênicos no fluido recuperado. As desvantagens são a necessidade de maior conhecimento técnico e, nos casos em que as éguas não apresentam grande quantidade de fluido intraluminal, o insucesso da recuperação.

O último método de obtenção da cultura endometrial é a coleta de uma biopsia de endométrio. A técnica e a avaliação histológica já foram discutidas em um tópico anterior. A biopsia também pode ser usada para obter amostras microbiológicas e citológicas. Para a bacteriologia, a própria amostra pode ser colocada em uma placa de ágar-sangue. Alternativamente, uma Culturette® pode ser passada sobre a amostra e colocada no meio de transporte antes da imersão em fixador. Os esfregaços por impressão também podem ser feitos e avaliados com técnicas comuns de coloração. Os principais benefícios dessa técnica são a maior sensibilidade dos achados bacteriológicos com relação aos *swabs* e a avaliação citológica, o alto valor preditivo positivo e a possibilidade de identificação de microrganismos infecciosos em áreas mais profundas do estrato compacto.[222] As desvantagens desse método são a maior habilidade técnica na obtenção da amostra e o valor preditivo negativo relativamente baixo.

Citologia endometrial

Conforme já mencionado, a citologia endometrial costuma ser realizada em conjunto com as culturas endometriais. A coleta é feita da mesma maneira que nas culturas endometriais, e a preferência do médico decide o método a ser utilizado. Com *swabs* Kalayjian®, a amostra citológica pode ser obtida pelo rolamento suave da bainha externa da haste no endométrio, o que possibilita a coleta da amostra na tampa. É importante que o *swab* de cultura tenha sido reinserido na bainha antes de usar a haste para a coleta da amostra citológica. Depois de coletada, a haste pode ser retirada da égua, coloca-se *swab* no meio de transporte e a tampa é cuidadosamente "sacudida" sobre duas lâminas separadas, uma para coloração de eosina-nigrosina e outra para coloração de Gram. A amostra é então avaliada quanto à presença de células inflamatórias à microscopia de campo claro. Outros exemplos são a técnica LVL já descrita, as escovas de citologia e os esfregaços por impressão de amostras de biopsia. As escovas de citologia para éguas assemelham-se às usadas em mulheres para esfregaços de Papanicolaou e fixados a uma haste de plástico de maneira semelhante à dos *swabs* de dupla guarda; o procedimento é idêntico. As amostras de biopsia coletadas para histologia podem ser usadas para fazer esfregaços por impressão nas lâminas antes da imersão no fixador.

Além dos avanços na coleta de amostras, nossa compreensão e nossa interpretação dos resultados também evoluíram. Nenhuma técnica mostra-se perfeita, e cada uma delas é propensa a falso-positivos e falso-negativos, o que influencia a sensibilidade (porcentagem de indivíduos positivos para a doença que dão positivo) e a especificidade (porcentagem de indivíduos negativos da doença que são negativos) de cada teste. A Tabela 19.6 lista as medidas de probabilidade para cada técnica já descrita e usada no diagnóstico da endometrite. As amostras de biopsia uterina são as mais consistentes e servem como padrão-ouro para comparação do valor de outros métodos diagnósticos para a detecção de endometrite. Pelo menos dois estudos mostraram que os resultados da bacteriologia a partir de amostras de biopsia endometrial são superiores às técnicas de *swab* com dupla guarda na identificação positiva de patógenos bacterianos.[222,248] Além disso, esses estudos e outro[106] demonstraram a importância de coleta de amostras para cultura e citologia. De fato, a citologia era pelo menos duas vezes mais sensível que a cultura na previsão da presença de endometrite.[106]

A técnica de LVL apresentou maior sensibilidade para detectar crescimento bacteriano com relação ao *swab* de dupla guarda, mas tinha especificidades menores para cultura e citologia do que o método do *swab*.[220] Consequentemente, parece que o LVL subestima a inflamação, talvez por diluição do fluido recuperado. No entanto, deve-se notar que, quando o caráter do efluente foi considerado, a especificidade melhorou de maneira substancial.

Biopsia e histologia do endométrio

A avaliação histológica das biopsias é uma ferramenta inestimável e amplamente aceita como padrão-ouro ao determinar a capacidade reprodutiva futura de uma égua.[10] O procedimento já descrito envolve o preparo asséptico do períneo e utiliza fórceps de biopsia uterina de 60 cm para a obtenção da amostra. Além da contenção adequada, as éguas geralmente não reagem à biopsia, e o cuidado mínimo é necessário após a cirurgia. O instrumento é então removido da vagina, e a amostra, imersa no fixador adequado. Os autores preferem a solução de Bouin à formalina a 10% em tampão neutro, pois a preservação da arquitetura histológica e do conteúdo luminal e mostra melhor. As amostras, porém, devem ser transferidas da solução de Bouin para outro fixador (p. ex., água e álcool) em 24 horas para evitar a ruptura do tecido. A formalina é uma alternativa adequada e deve ser usada caso as amostras não sejam imediatamente processadas. Para a realização simultânea de cultura e citologia, as amostras de biopsia devem ser separadas antes da imersão no fixador. Várias biopsias podem ser coletadas em diferentes áreas do útero, e as anomalias focais detectadas no endométrio podem ser biopsiadas com orientação ultrassonográfica ou histeroscópica. As amostras podem ser enviadas para processamento e preparo. Cada grau está associado à probabilidade de uma égua levar uma gestação a termo (expressa em porcentagem) e foi já descrita:[249]

- Grau I: endométrio normal ou inflamação focal branda ou fibrose; > 80% de probabilidade de manutenção da gestação a termo
- Grau IIA: inflamação branda a moderada e/ou fibrose multifocal com uma a três camadas de fibroblastos ao redor das glândulas ou menos de dois ninhos fibróticos por campo linear de 5 mm; 50 a 80% de probabilidade de manutenção da gestação a termo
- Grau IIB: inflamação moderada e/ou fibrose multifocal a difusa com quatro ou mais camadas de fibroblastos ao redor das glândulas ou dois a quatro ninhos fibróticos por campo linear de 5 mm; 10 a 50% de probabilidade de manutenção da gestação a termo
- Grau III: inflamação grave e/ou fibrose difusa com cinco ou mais ninhos por campo linear de 5 mm; < 10% de probabilidade de manutenção da gestação a termo.

Recomenda-se a revisão e a interpretação da amostra por um especialista para atribuição do grau e formulação de um plano de tratamento (ou seja, epícrise).

As técnicas citadas anteriormente representam um banco de dados mínimo para a avaliação de uma égua subfértil. Em resumo, envolvem anamnese completa; exame físico; avaliação reprodutiva; e cultura, citologia e biopsia do endométrio. Os especialistas discutem os benefícios e limitações relativas de cada teste e como usá-los em conjunto para melhorar a confiabilidade dos resultados e a detecção da causa incitante. No entanto, há alguns casos em que o diagnóstico de rotina não identifica problemas ou em que o tratamento prescrito é ineficaz. O próximo tópico discute os avanços nos métodos diagnósticos que estão melhorando a precisão dos resultados e a resposta à terapia.

 TÉCNICAS AUXILIARES

Histeroscopia

A histeroscopia possiblita a avaliação visual completa do lúmen do útero por videoendoscopia. Essa técnica pode identificar aderências transluminais, anomalias congênitas, persistência de cálices endometriais, lacerações uterinas, corpos estranhos e áreas focais de inflamação/infecção. A rigor, esse procedimento deve ser realizado com a égua em diestro, para que o colo do útero esteja fechado, tornando possível a insuflação adequada. O preparo da égua para histeroscopia com progesterona é uma opção. O endoscópio deve ser esterilizado a frio com um desinfetante apropriado e depois enxaguado abundantemente com soro fisiológico estéril ou SLR. O procedimento costuma ser realizado sob sedação em pé. Limpa-se o períneo de maneira adequada e guia-se a extremidade distal do endoscópio para dentro da vagina. A avaliação da cúpula vaginal pode auxiliar a detecção de fontes de secreção hemorrágica periódica ou persistente (p. ex., varicosidades) ou anomalias cervicais. A ponta passa pelo colo do útero e chega ao útero. A insuflação com ar ou um fluido poliônico balanceado possibilita a visualização de todo o lúmen durante a expansão do útero. O endoscópio é então manobrado para a avaliação completa do corpo e dos dois cornos. Cada corno deve ser examinado ao longo de todo o seu comprimento para a visualização da papila que representa a junção uterotubal. O endométrio normal tem cor rosa-pálido e é bastante regular. No estro, o edema endometrial é evidente e caracterizado por pregas e superfície brilhante.[250] No exame endoscópico normal do sistema reprodutivo da égua, o endoscópio avança pelo colo do útero e a insuflação rápida distende os dois cornos, possibilitando a visualização completa do corpo e dos dois cornos do útero.

Um sinal característico da endometrite aguda é o fluido turvo e cheio de neutrófilos. Em um exemplo de exame endoscópico anormal com exsudato mucopurulento difuso por todo o endométrio, as amostras de biopsia subsequentes podem apresentar grande crescimento de betaestreptococos. Os sinais de endometrite crônica são mais variáveis, mas envolvem alterações focais em textura ou cor, erosões ou ulcerações e placas ou detritos mucoides.[250] Após a histeroscopia, o útero deve ser lavado; e recomenda-se a administração de uma dose luteolítica de $PGF_2\alpha$ para a contração do útero e a abertura do colo para drenagem adequada.

A histeroscopia também pode ajudar o tratamento. Com um sistema de *laser* Nd:YAG, pode ser usada para remover cistos endometriais, aderências e cálices endometriais retidos.[160] Além disso, pode facilitar a ligadura de vasos e a remoção de massas no útero ou na vagina. A endoscopia do sistema reprodutivo também pode ser usada para inseminação de baixo volume, extração de mumificação ou membranas fetais, hidrotubação dos ovidutos e remoção de corpo estranho.

Amiloide sérico A

As proteínas de fase aguda (APPs), como haptoglobina e SAA, são produzidas no fígado, estimulam a resposta imune inata e ajudam a eliminação da infecção.[251] Sua produção é estimulada por citocinas pró-inflamatórias, inclusive IL-1, IL-6 e TNF-α, que ajudam a modular a resposta imune local e sistêmica. Estudos em equinos mediram o SAA no monitoramento da resposta inflamatória a várias doenças clínicas, como endometrite e placentite,[253,254] artrite induzida[255] e doenças neonatais,[256] e após a castração.[252]

Acredita-se também que essas proteínas atuam na cascata inflamatória do sistema reprodutivo da égua. Estudos em bovinos mostraram elevações nas APPs associadas a outros sinais clínicos e diagnósticos de endometrite.[257,258] Assim, essas moléculas poderiam ser biomarcadores úteis em éguas. O SAA é uma proteína importante normalmente encontrada em níveis baixos ou indetectáveis em um cavalo saudável; no entanto, as concentrações plasmáticas podem aumentar mais de dez vezes em resposta a lesão ou traumatismo.[259] As concentrações de SAA continuam estáveis nos níveis basais durante os 4 meses antes do parto[260] e aumentam significativamente em 36 horas após o parto.[261] Estudos em éguas com perda embrionária precoce mostraram níveis aumentados de SAA no sangue periférico 72 horas após a inseminação e a ovulação,[262] porém um estudo de campo comparando as concentrações de SAA nos dias 0 e 15 em éguas com perda embrionária precoce e que mantiveram a gestação não observou correlação entre os níveis elevados da molécula e a perda gestacional.[263] Um estudo de Nash *et al.*[264] revelou que os níveis periféricos de SAA não aumentaram 24 horas após a inseminação com sêmen congelado/descongelado, mas a resposta uterina local não foi analisada. Estudos recentes concentraram-se na resposta do SAA na endometrite equina usando o modelo de doença induzida por bactérias para monitorar alterações nas concentrações periféricas da molécula, bem como alterações locais, medindo a expressão gênica no endométrio. A infusão uterina de altas doses de *E. coli* produziu um aumento mensurável nas concentrações de SAA, que foi significativamente correlacionado com a regulação positiva do SAA nas biopsias endometriais às 3 e 12 horas após a infusão.[231] Desse modo, alguns marcadores da reação de fase aguda sistêmica foram alterados na circulação em resposta à IE experimental. Um estudo subsequente do mesmo grupo avaliou o efeito dos glicocorticoides na expressão do gene endometrial do SAA em éguas suscetíveis após a infusão de *E. coli*. Os pesquisadores descobriram uma diminuição nas concentrações de SAA nas éguas tratadas,[265] o que sustentou estudos clínicos anteriores que demonstram a eficácia do tratamento preventivo com corticosteroides em éguas propensas à PMIE.[266,267] Mais estudos são necessários para melhor caracterização da correlação e da utilidade clínica das concentrações de SAA nos casos de endometrite.

 ESTRATÉGIAS TERAPÊUTICAS

Antibióticos

O uso de antibióticos na reprodução equina tem uma longa história. As infusões intrauterinas locais têm sido usadas há décadas como tratamento ou profilaxia contra a endometrite. Os antibióticos sistêmicos ganharam popularidade nos últimos anos para uso em conjunto ou como alternativa às infusões intrauterinas. As doses, as vias e a frequência de administração de antibióticos sistêmicos quase sempre seguem as diretrizes publicadas para equinos (ver uma discussão detalhada no Capítulo 2). No entanto, ao escolher um antibiótico sistêmico, é importante basear a escolha nos resultados do antibiograma e na possibilidade de obtenção de concentrações efetivas no endométrio e em outros tecidos do sistema urogenital. Essas e outras indicações e opções para uso de antibióticos em éguas são discutidas a seguir.

Antibióticos intrauterinos

Em 1992, Pycock e Newcombe publicaram um relato em que mostraram uma associação significativa entre a administração intrauterina pós-acasalamento de antibióticos e melhores taxas gestacionais.[268] Os autores levantaram a hipótese de que esses resultados estavam relacionados com a redução ou a eliminação de bactérias levadas para o útero após o acasalamento. Em outras palavras, como o ato de acasalar, especialmente a monta natural, era visto como um processo inerentemente sujo, o uso de antibióticos intrauterinos auxiliava as defesas imunológicas locais contra bactérias oportunistas. Curiosamente, os antibióticos intrauterinos utilizados isoladamente produziram taxas gestacionais semelhantes às de éguas tratadas apenas com uma dose única de ocitocina. No entanto, a combinação desses dois tratamentos fez com que as taxas gestacionais fossem significativamente maiores do que em outros grupos de tratamento. Tal estudo deu credibilidade às infusões intrauterinas profiláticas de antibióticos e popularizou seu uso a ponto de torná-las parte rotineira de um exame pós-acasalamento em operações de monta natural, independentemente de outros achados (ou da ausência deles). Com as preocupações com a resistência antimicrobiana alcançando níveis quase pandêmicos, essa prática não é mais tolerada. É mais prudente usar agentes antimicrobianos quando houver evidência clínica e/ou diagnóstica para o tratamento. De fato, uma revisão recente sobre o uso profilático de antibióticos intrauterinos concluiu que, apesar das pressões justificáveis, essa prática era questionável, e tratamentos alternativos, como ecbólicos e irrigação uterina, podem ser mais benéficos.[269]

Os seguintes fatores devem ser considerados na escolha de um antimicrobiano para infusão intrauterina:

- Padrão apropriado de sensibilidade
- Estágio do ciclo estral
- Se é relativamente não irritante para o endométrio e a genitália
- Compatibilidade de diferentes agentes em caso de combinação de dois medicamentos.

Embora alguns médicos não incentivem a terapia empírica, há casos em que retardar o tratamento ou ignorar a intuição clínica e outros achados podem ter consequências negativas. Assim, antibióticos de amplo espectro que atendem aos outros requisitos discutidos podem ser escolhidos. Com relação à fase do ciclo estral, estudos anteriores sugerem que o tratamento intrauterino só deve ser realizado no estro. O tratamento durante o diestro pode ter consequências não intencionais, como contaminação iatrogênica e aumento do risco de desenvolvimento de endometrite fúngica.[270] A escolha também deve depender das propriedades químicas do antibiótico e de seu respectivo diluente. As soluções ideais devem ser não irritantes, atingir a concentração inibidora mínima (CIM) adequada para o micróbio alvo e deixar resíduos mínimos. Outras características, como efeitos -cida ou -estáticos e dependentes de dose ou tempo, também podem ser levadas em consideração. No entanto, a maioria das doses é empírica. As doses de vários antibióticos para administração intrauterina são listadas na Tabela 19.7.

Em uma pesquisa recente envolvendo mais de 200 veterinários de equinos, Dascanio *et al.*[271] relataram que o ceftiofur foi o antibiótico mais usado, seguido pela gentamicina (21 e 19%, respectivamente). Depois, vieram ticarcilina e ácido clavulânico (13%), ampicilina (12%), outros (12%), amicacina (5%), penicilina procaína (3%), penicilina potássica (3%) e ticarcilina (3%). Não se sabe se essas escolhas foram baseadas em cultura e antibiograma. Com relação à terapia empírica, um estudo mostrou que 100% dos isolados clínicos de beta-estreptococos eram sensíveis à ampicilina e à penicilina G, enquanto 100% de *E. coli* eram sensíveis à gentamicina.[272]

Tabela 19.7 Antibióticos, doses sistêmicas e intrauterinas e considerações clínicas para tratamento de endometrite em éguas.[a]

Antibiótico	Dose sistêmica	Dose intrauterina	Suposto espectro de atividade	Comentários
Sulfato de amicacina	10 a 15 mg/kg IV a cada 24 h	1 a 2 g a cada 24 h	Gram (–)	Tamponar com bicarbonato para uso intrauterino
Ampicilina	29 mg/kg IV a cada 12 h	1 a 3 g a cada 24 h	Gram (+) e *Escherichia coli*	Diluir em grandes volumes (~200 mℓ) para evitar precipitação ao usar a dose intrauterina
Ceftiofur sódico	2 mg/kg IV ou IM a cada 12 a 24 h	1 a 2 g a cada 24 h	Gram (+) e (–)	Diluir apenas com água estéril para uso intrauterino (inativado em soro fisiológico)
Ceftiofur cristalino livre de ácido	6,6 mg/kg IM, duas doses com 4 dias de intervalo	Não aprovado ou estudado para uso intrauterino	Gram (+) e (–)	Pode ser administrado a cada 7 dias para mais duas doses e manter concentrações eficazes no tecido endometrial[b]
Enrofloxacino	5 a 7,5 mg/kg IV a cada 24 h; 7,5 mg/kg VO a cada 12 h	50 mℓ de suspensão à base de água a 2,5% a cada 24 h[c]	Gram (–)	Apenas formulações compostas disponíveis para VO e uso intrauterino
Gentamicina	6,6 mg/kg IV ou IM a cada 24 h	1 a 2 g a cada 24 h	Gram (+) e (–)	Tamponar com volume igual de solução de bicarbonato e diluir ainda mais em água estéril ou soro fisiológico para uso intrauterino
Neomicina	5 a 15 mg/kg VO a cada 24 h	4 g a cada 24 h	Gram (–)	Usada com pouca frequência
Polimixina B	5.000 U/kg IV a cada 8 a 12 h	100.000 IU, a cada 24 h	Gram (–)	Diluir em 1 ℓ de fluidos para administração sistêmica; diluir em 100 a 200 mℓ para uso intrauterino
Penicilina G potássica	20.000 a 40.000 U/kg IV, a cada 6 h	5 milhões de unidades a cada 24 h	*Streptococcus equi* subespécie *zooepidemicus*	É sinérgica aos aminoglicosídeos quando administrada por via IV; interação adversa quando administrada de modo concomitante para uso intrauterino[d]
Penicilina G procaína	20.000 a 40.000 U/kg IM a cada 12 h	5 milhões de unidades a cada 24 h	*S. equi* subespécie *zooepidemicus*	Possíveis resíduos intraluminais no uso intrauterino
Sulfadiazina e trimetoprima	24 mg/kg VO a cada 12 h	Não aprovado ou disponível nos EUA	Espécies Gram (+) e espécies de *Nocardioform*	Resistência emergente de *S. equi* subespécie *zooepidemicus*
Ticarcilina e ácido clavulânico	50 mg/kg IV ou IM a cada 6 a 8 h	3 a 6 g a cada 12 a 24 h	Gram (+) e (–)	Diluir em 60 a 120 mℓ de água estéril para uso intrauterino

IM, intramuscular; IV, intravenoso; VO, oral. [a]Adaptada de LeBlanc MM. The chronically infertile mare. *Proc Ann Conv Am Assoc Equine Pract*. 2008; 54:391-407. [b]De Scofield D, Black J, Wittenburg L *et al*. Endometrial tissue and blood plasma concentration of ceftiofur and metabolites following intramuscular administration of ceftiofur crystalline free acid to mares. *Equine Vet J*. 2014; 46:606-610. [c]De Schnobrich MR, Pearson LK, Barber BK *et al*. Effects of intrauterine infusion of a water-based suspension of enrofloxacin on mare endometrium. *J Equine Vet Sci*. 2015; 35:662-667. [d]De Wallace SM, Chan LY. *In vitro* interaction of aminoglycosides with betalactam penicillins. *Antimicrob Agents Chemother*. 1985; 28:274-281.

A frequência e a duração do tratamento são outras considerações importantes. Como mostra a Tabela 19.7, a maioria das infusões uterinas é realizada 1 vez/dia. A exceção é a ticarcilina e o ácido clavulânico, já que estudos anteriores indicam que várias infusões diárias podem ser mais apropriadas para alcançar concentrações terapêuticas do que a dose padrão diária única.[273] Por outro lado, verificou-se que o ceftiofur alcança concentrações efetivas à administração intrauterina ou intramuscular.[274,275] Um relato recente demonstrou o possível benefício de uma solução hidrossolúvel de enrofloxacino no tratamento de infecções resistentes.[276] As concentrações terapêuticas estavam acima das CIMs em metade das éguas analisadas, e não foram observados efeitos duradouros no endométrio indicando sua relativa segurança. Estudos com outros agentes antibacterianos no útero são necessários para o combate de infecções recorrentes e da resistência antimicrobiana.

Antibióticos sistêmicos

O uso de agentes antimicrobianos sistêmicos no tratamento da endometrite ganhou impulso significativo na última década. As doses são listadas na Tabela 19.7. Os benefícios dos antibióticos sistêmicos, em comparação com os administrados por via intrauterina, são a capacidade de tratamento independentemente do estágio do ciclo estral e de manutenção de concentrações terapêuticas efetivas e estáveis por um período prolongado. Além disso, não estão sujeitos ao ambiente adverso do lúmen uterino e não há inoculação iatrogênica do sistema reprodutivo, como nos tratamentos vaginais repetidos.[220] As desvantagens são os custos maiores associados aos maiores volumes utilizados e aos tratamentos diários. Riscos menos comuns, mas não menos importantes, são diarreia induzida por antibióticos, reações no local da injeção, tromboflebite e anafilaxia.

O tratamento sistêmico deve ser precedido ou acompanhado por irrigação uterina para a remoção de detritos inflamatórios luminais. A irrigação deve ser realizada criteriosamente para reduzir o risco de entrada de bactérias no sistema reprodutivo. Antimicrobianos sistêmicos também podem ser associados a ecbólicos, discutidos no próximo tópico. Os autores desconhecem comparações sobre os efeitos de terapias sistêmicas e intrauterinas ou outras abordagens terapêuticas.

Ecbólicos

Os ecbólicos são usados para induzir contrações uterinas e promover a drenagem uterina. A ocitocina é um neuropeptídeo produzido no hipotálamo e liberado pela hipófise posterior. Costuma ser administrado de forma exógena por seu efeito ecbólico, e sua utilidade na depuração uterina já foi registrada.[268,277] O tratamento exógeno é um tanto empírico, mas convém considerar o estágio do ciclo estral no plano terapêutico. A administração IV de 30 unidades em éguas no estro, por exemplo, reduziu as contrações uterinas em comparação com doses mais baixas de 5 a 10 unidades.[278] Curiosamente, a densidade dos receptores de ocitocina é maior no final do diestro e diminui durante o estro e o início do diestro.[279] Além disso, a resposta uterina à ocitocina está inversamente relacionada com as concentrações de progesterona.[280] Portanto, o ajuste das doses com relação ao estágio do ciclo estral parece prudente. As doses hoje recomendadas são de 10 a 20 unidades durante o estro e 25 a 40 unidades após a ovulação.[220] As vias de administração são intravenosa, intramuscular e intrauterina. A ocitocina não é uma "bala de prata", e seus efeitos podem ser limitados por déficits anatômicos (p. ex., colo do útero fechado, útero pendular) e mecânicos (p. ex., contrações anormais por fibrose) no sistema reprodutivo. A carbetocina, um análogo sintético, é comercializada em alguns países.[δδ] Sua meia-vida plasmática mostra-se duas vezes superior à da ocitocina; e a carbetocina pode ser útil em éguas que não respondem à ocitocina.[281]

A ocitocina é diretamente responsável pela liberação de $PGF_2\alpha$ pelo endométrio, como mostra o aumento da concentração sérica de seu metabólito PGFM logo após a administração do fármaco.[279] A administração exógena de $PGF_2\alpha$ pode, portanto, ser usada clinicamente como ecbólica; e pesquisas sugerem que o análogo sintético, cloprostenol, produz a melhor resposta entre as preparações estudadas de $PGF_2\alpha$.[282] A principal diferença entre a ocitocina e $PGF_2\alpha$ é que a primeira produz contrações uterinas fortes e rápidas durante um período relativamente curto (± 0 min). A última produz contrações de amplitude menor por um período maior (4 a 6 h). Esses efeitos variados devem ser considerados na instituição do tratamento. É relativamente desconhecido quanto de ocitocina e quantas contrações são necessários para obter o efeito clínico ideal. O tratamento com ocitocina geralmente requer várias doses diárias, mas a $PGF_2\alpha$ é administrada apenas 1 vez/dia. Há algumas evidências de que o cloprostenol pode interferir no início do desenvolvimento lúteo, porém o significado clínico não é conhecido porque não há comprometimento da fertilidade em éguas tratadas até o segundo dia após a ovulação.[283]

Outros fármacos que podem afetar a contratilidade uterina são os sedativos alfa-2-agonistas e os anti-inflamatórios não esteroides (AINEs). A detomidina causa contrações em éguas normais, não gestantes, enquanto os AINEs, devido à sua ação inibitória na liberação de prostaglandinas induzidas, podem inibir a depuração uterina.

[δδ]N.R.T.: inclusive no Brasil.

Lavado e tratamentos não antibióticos

O lavado ou irrigação uterina é um componente importante no tratamento e no manejo da endometrite. Em éguas suscetíveis à PMIE, o lavado pode ser realizado antes ou depois do acasalamento. Não foram observados efeitos prejudiciais nas taxas gestacionais em éguas submetidas à irrigação com SLR antes do acasalamento.[284] No entanto, parece que o lavado não deve ser feito por no mínimo 4 horas após o acasalamento.[285] Em éguas com endometrite secundária a outras doenças (p. ex., retenção de membranas fetais [RFMs], metrite, piometra), o lavado pode ser realizado várias vezes ao dia para a evacuação do conteúdo uterino séptico. Fluidos isotônicos, como o SLR, são preferidos devido ao pH mais fisiológico, mas podem ser substituídos por soro fisiológico, caso necessário.

Aditivos são frequentemente combinados com os fluidos de lavado. São listados exemplos na Tabela 19.8. Tanto a betadina quanto o peróxido de hidrogênio têm propriedades antissépticas, enquanto o dimetilsulfóxido (DMSO) e a *N*-acetilcisteína (NAC) são utilizados por suas atividades mucolíticas e anti-inflamatórias. O vinagre é adicionado aos fluidos para aumentar a acidez, geralmente no tratamento de infecções fúngicas. A seguir, são usados fluidos comuns ou sem aditivos. O lavado uterino deve ser repetido diariamente até que o efluente esteja limpo. Um desinfetante veterinário comum que causa irritação uterina substancial e deve ser evitado é a solução de gliconato de clorexidina a 2% (CHG).[286] A diluição de CHG a 0,25% demonstrou ser menos irritante, porém as propriedades desinfetantes não foram avaliadas.

A NAC é um bom agente mucolítico no tratamento de casos de endometrite. A solução a 20% (200 mg/mℓ) é diluída em 150 a 250 mℓ de soro fisiológico para obter uma solução de 3,3% para instilação no útero.[287] A irrigação pode ser feita 24 a 48 horas antes ou 6 a 24 horas após o acasalamento. Lavados uterinos em série são frequentemente realizados 12 a 24 horas após a infusão e repetidos até que o efluente esteja limpo. Em um estudo clínico, éguas tratadas com NAC antes do acasalamento apresentaram taxas de fertilidade maiores do que aquelas não tratadas. Além disso, a biopsia uterina mostrou que o tratamento não teve efeitos adversos sobre endométrio.[288]

O querosene é um fluido transparente formado por destilação fracionada de petróleo. Usado principalmente como combustível, também pode ser utilizado como solvente para remover graxa e mucilagem resistente, além de pesticida para matar piolhos e percevejos. A infusão intrauterina de querosene em éguas subférteis foi relatada pela primeira vez por Bracher *et al.*[289] Os autores relataram taxas relativamente altas de gestação precoce (87,5%) e nascimentos vivos (62,5%) em éguas subférteis tratadas com querosene no ciclo anterior ao acasalamento. Apesar da indução de inflamação intensa, éguas tratadas com querosene não apresentaram efeitos colaterais a longo prazo, como aderências cervicais ou uterinas. O querosene pode ser usado em qualquer estágio do ciclo estral, inclusive no diestro e até 48 horas antes da reprodução. O único efeito adverso observado foi o escaldamento moderado nos membros de uma pequena parte (menos de 5%) das éguas. Éguas que ficaram estéreis por mais de 1 ano, que não responderam favoravelmente a vários ciclos de outras terapias intrauterinas ou que tiveram grande acúmulo de fluido intrauterino são candidatas à infusão uterina de querosene. Acredita-se que o tratamento faça uma curetagem química do epitélio endometrial, com eliminação efetiva de detritos, materiais condensados e microrganismos do epitélio.[290]

Tabela 19.8 **Terapias intrauterinas e aditivos para o fluido de irrigação.**

Agente	Dose intrauterina		Indicações/comentários
NAC, 20%	30 mℓ em 150 a 250 mℓ de soro fisiológico a cada 24 h		Mucolítico
Peptídeos antimicrobianos (Ceragyn®)	60 mℓ		Pode romper biofilmes
Dimetilsulfóxido (90%)	50 mℓ em 1 ℓ de soro fisiológico a cada 24 h		Mucolítico
Peróxido de hidrogênio (3% USP)	20 mℓ qsp 60 mℓ com soro fisiológico	100 mℓ em 1 ℓ de fluido para lavagem	Pode romper biofilmes, antisséptico, contrairritante
Querosene	250 a 500 mℓ, uma vez		Contrairritante; usado em casos de CDE
Solução de lactato de Ringer	1 a 6 ℓ a cada 12 a 24 h		Usado para irrigação para auxiliar a drenagem uterina e a eliminação de detritos
Solução de iodopovidona a 10%	5 a 15 mℓ em 1 ℓ de soro fisiológico a cada 24 h		Desinfetante
Soro fisiológico (0,9%)	1 a 6 ℓ a cada 12 a 24 h		Lavagem e diluente de fluido
Tricida (EDTA-tris)	250 a 500 mℓ a cada 24 h		Efeito sinérgico com aminoglicosídeos e clotrimazol, usado em casos de IE crônica e suspeita de produção de biofilme
Vinagre (5%)	100 mℓ em 1 ℓ de soro fisiológico a cada 24 h		Infecções por leveduras

CDE, Endometrite degenerativa crônica; EDTA, ácido etilenodiaminotetracético; IE, endometrite infecciosa; NAC, *N*-acetilcisteína; qsp, quantidade suficiente para.

Os especialistas recomendam volumes variáveis de querosene para infusão. Alguns usam volumes moderados (p. ex., 90 mℓ), enquanto outros usam volumes muito maiores (500 mℓ). Devido a essa ampla variação, alguns postulam que o tempo de contato com o endométrio pode ser tão importante quanto (se não mais que) o volume. Infelizmente, essa observação é apenas subjetiva, pois não existem estudos comparando essas variáveis. O lavado uterino com SLR é feito cerca de 12 a 16 horas após a infusão. O lavado deve ser repetido diariamente até que o efluente esteja limpo. O caráter do efluente pode variar de praticamente translúcido (ainda com forte odor de querosene) a hemorrágico com consistência de leite coalhado. Deve-se tomar cuidado ao manusear e usar o querosene, pois é inflamável. Além disso, recomenda-se que as éguas passem a noite após a infusão no pasto. Os autores descobriram que o querosene é uma opção terapêutica confiável e eficaz no tratamento da CDE.

Outros aditivos para fluidos são aqueles direcionados a possíveis infecções por biofilme. Com base no entendimento atual das infecções por biofilme, o tratamento deve ter como alvo o EPS e suas bactérias. Entre os agentes que supostamente destroem biofilmes, estão o peróxido de hidrogênio já mencionado, o DMSO, agentes quelantes contendo *tris*-EDTA e Ceragyn (Purishield Life Sciences, LLC, Walnut Creek, CA, EUA), que simula um peptídeo antimicrobiano. *In vitro*, todos esses agentes reduziram a massa do biofilme e/ou mataram microrganismos do biofilme de forma variável.[239]

Por muito tempo usado como antisséptico, o peróxido de hidrogênio (H_2O_2) tem amplo espectro de atividade contra vários micróbios, inclusive bactérias, vírus, fungos, leveduras e esporos. Em éguas, a dose recomendada é de 20 mℓ de uma solução de H_2O_2 a 3% diluída para 60 mℓ em SLR.[287] Um estudo *in vitro* demonstrou que o H_2O_2 a 1% foi eficaz contra a maioria dos patógenos no estado planctônico e de biofilme, exceto *P. aeruginosa*, que conseguiu inativar o H_2O_2.[239] A resistência bacteriana ao H_2O_2 foi registrada em casos humanos, mas não há pesquisas em equinos.

As soluções quelantes tamponadas têm se mostrado úteis em casos de infecções bacterianas e fúngicas refratárias.[291] O *tris*-EDTA potencializa os efeitos de certos agentes antimicrobianos, talvez por alteração da permeabilidade da parede celular.[292] Os aminoglicosídeos são um exemplo e podem ser combinados com o *tris*-EDTA. Os antimicrobianos betalactâmicos podem precipitar na presença de Tricide®, que, acredita-se, inativa essa classe de antibióticos. Estudos *in vitro* que avaliaram o uso de uma solução quelante tamponada semelhante, *tris*-EDTA, mostraram que é altamente eficaz em bactérias em flutuação livre.[239] No entanto, o *tris*-EDTA não foi consistente na interrupção da produção de biofilmes a partir de isolados clínicos de *P. aeruginosa*.[239] Portanto, não é de forma alguma uma bala de prata nas suspeitas de infecções por biofilme.

Os AMPs são produzidos e usados pelos neutrófilos para degradar bactérias. O Ceragyn® (Purishield Life Sciences, LLC, Walnut Creek, CA, EUA) é um produto médico comercial para cicatrização de feridas que simula os AMPs. Curiosamente, os AMPs precisam apenas entrar em contato com a membrana celular para exercer efeito bactericida. Outros atributos dos AMPs são um amplo espectro de atividade, menor risco de desenvolvimento de resistência aos mecanismos de defesa microbiana e atividade direta contra o biofilme. O Ceragyn® também tem sido usado em lavados uterinos 4 horas antes ou 6 a 48 horas após o acasalamento. Estudos preliminares avaliando sua atividade contra certas bactérias produtoras de biofilme têm sido promissores. Ferris[239] mostrou que o Ceragyn® era eficaz na degradação da biomassa de biofilme produzida *in vitro* por *E. coli*, *K. pneumoniae*, *P. aeruginosa* e betaestreptococos, além de conseguir matar betaestreptococos em um biofilme. Mais pesquisas sobre este e outros produtos são necessárias para avaliar melhor sua eficácia clínica. Uma coisa é certa: nenhum parece ser uma panaceia para o tratamento de éguas com contaminação crônica.

Terapias adjuntas

Existem várias outras estratégias para o tratamento da endometrite. A maioria pode ser usada de maneira bastante eficaz em conjunto com outros tratamentos. Conforme discutido a seguir, acredita-se que algumas dessas terapias auxiliem a drenagem uterina, enquanto outras atuam no sistema imunológico para modular a resposta ao acasalamento.

Acupuntura

A acupuntura tem sua origem na medicina oriental e tem sido usada para várias doenças que afetam o sistema reprodutivo da égua. Na endometrite, acredita-se que a acupuntura induza contrações uterinas para ajudar a expulsão do fluido intraluminal. Um estudo retrospectivo com 44 éguas com história de suscetibilidade mostrou uma redução no fluido pós-acasalamento e melhores taxas gestacionais.[293] Estudos controlados são necessários para comparar essa modalidade a tratamentos mais tradicionais, como ocitocina e lavado uterino. Além disso, os protocolos e métodos atuais usados (p. ex., agulhamento "úmido" ou "seco", eletroestimulação) estão sujeitos a preferências individuais do profissional, e a resposta pode ser confundida pela ausência de controles. Conforme afirmado em uma revisão sobre o uso da acupuntura na reprodução equina: "Embora a fisiologia e a eficácia da acupuntura ainda não tenham sido completamente definidas no sentido tradicional da medicina ocidental, as pesquisas atuais justificam o uso continuado, bem como uma investigação mais aprofundada".[294]

Imunomoduladores

A influência da defesa imune sistêmica ou local foi investigada em éguas. Os corticosteroides têm sido usados para a modulação da resposta imune de éguas suscetíveis. Acredita-se que seus principais benefícios sejam a redução da marginalização de neutrófilos no útero e o combate à linfangiectasia. O benefício clínico da dexametasona foi descrito em um relato de Bucca *et al.*[267] que relatou melhores taxas gestacionais em éguas suscetíveis tratadas com 50 mg (IM) de dexametasona antes da reprodução. A prednisolona (0,1 mg/kg VO, a cada 12 h), iniciada 2 dias antes do acasalamento, também foi usada para o controle da inflamação aguda associada ao uso de sêmen congelado.[266] Convém prestar atenção à seleção do paciente e à duração do esquema de administração devido aos possíveis efeitos colaterais indesejáveis da administração de corticosteroides em equídeos.

A modulação dos mecanismos de defesa local tem sido explorada para melhorar as taxas de fertilidade em éguas suscetíveis. Mais especificamente, a melhora da atividade fagocítica das células mononucleares e a redução da produção de citocinas pró-inflamatórias são possíveis benefícios da alteração do sistema imunológico uterino. Éguas tratadas com um extrato comercial de parede celular de *Mycobacterium* apresentaram redução mais rápida da inflamação em comparação com os controles.[295] Um produto semelhante com *Propionibacterium acnes* aumenta as taxas gestacionais e de nascimentos vivos em éguas estéreis tratadas e submetidas a estratégias convencionais de manejo.[296] O uso desses agentes parece, portanto, justificar mais considerações no manejo da endometrite, especialmente a PMIE.

Embora comumente usadas em doenças ortopédicas, as terapias regenerativas têm sido exploradas na endometrite. Éguas prenhes tratadas com uma infusão intrauterina com plasma autólogo e antibióticos apresentaram taxas gestacionais maiores do que os controles.[297] Acredita-se que melhore a opsonização de bactérias, porém esse tratamento não foi usado em larga escala. Mais recentemente, o uso de plasma rico em plaquetas (PRP) foi explorado. Estudos preliminares mostraram que a infusão intrauterina de PRP causou regulação negativa de citocinas inflamatórias e melhorou as taxas gestacionais em éguas suscetíveis.[298,299] Pesquisadores da Colorado State University avaliaram o uso de soro condicionado autólogo (ACS) e células-tronco mesenquimatosas alogênicas (MSCs) em éguas reprodutivamente normais.[238] Éguas tratadas com ACS 24 horas antes de um desafio com espermatozoides mortos apresentaram contagem de neutrófilos significativamente menor 6 e 24 horas após esse desafio em comparação com éguas controles. Aquelas tratadas com MSCs apresentaram contagens de neutrófilos significativamente menores 6 horas após o desafio em comparação com os controles. Mais pesquisas e estudos clínicos são necessários para explorar a eficácia e as indicações para esses tratamentos. Dados os custos atuais, os recursos necessários e a previsão de implementação dessas estratégias, essas parecem mais uma modalidade nova ou temporária nos casos com insucesso repetido das terapias convencionais.

Exercício

Os autores defendem que animais reprodutores devem se exercitar o máximo possível. O manejo da propriedade, o clima e a saúde geral da égua são fatores que determinam o tipo e a quantidade de exercício. No centro de Kentucky, nos EUA, os cavalos ficam em pastos enormes, com outras éguas, por boa parte do dia. A manutenção em pasto em condições climáticas adversas fica a critério da propriedade, porém a maioria dos cavalos é muito mais resistente a esses ambientes do que se pensava. Os possíveis benefícios do exercício são tonificação dos membros posteriores para a melhora da conformação perineal e a maior depuração uterina associada à locomoção. Além disso, o exercício e a socialização são bons para os cavalos, tanto mental quanto fisicamente. Nos seres humanos, a aptidão física comprovadamente gera benefícios à saúde, evitando os efeitos negativos do avanço da idade, que é o fator mais significativo para a eficiência reprodutiva das éguas.[226]

Suplementos

Há vários suplementos nutricionais para cavalos, com evidências registradas ou informais que sustentam o uso de alguns deles. A suplementação com ácidos graxos ômega 3 (OM3FAs) tornou-se popular, e um pequeno corpo de pesquisa apoia seu uso. A suplementação de dietas de éguas e garanhões com OM3FAs melhorou certas medidas de desempenho reprodutivo. Por exemplo, éguas que receberam um suplemento comercial contendo ácido docosaexaenoico (DHA)/OM3FA (Releira, Arenus, Fort Collins, CO, EUA) apresentaram menor expressão de citocinas endometriais após a inseminação com sêmen congelado em comparação com éguas controles.[300] Além disso, acredita-se que a suplementação com OM3FAs melhore a saúde folicular e lútea para apoiar uma gestação saudável, mas essas afirmações precisam de mais estudos. Com relação aos garanhões, aqueles alimentados com nutracêuticos enriquecidos com DHA apresentaram melhor qualidade seminal com base na maior motilidade progressiva após 24 e 48 horas de resfriamento, bem como motilidade significativamente maior após o congelamento, em comparação com garanhões controles.[301] Embora ainda não tenha sido totalmente avaliado, o uso de OM3FAs pode ajudar a diminuir a inflamação e melhorar a chance de manter uma gestação viável.

Outros suplementos são antioxidantes e hormônios miméticos. A terapia antioxidante pode ser benéfica na prevenção de danos na membrana espermática por radicais livres no plasma seminal ou no útero. Os hormônios miméticos têm como objetivo melhorar o desempenho reprodutivo por aumentar a libido, seja por elevar a excitação sexual ou remover inibições. Não há estudos independentes e revistos por pares que sustentem o uso de muitos desses produtos. Portanto, mais pesquisas são necessárias para determinar seu valor. Além disso, deve-se ter cuidado ao usar ou misturar suplementos devido a possíveis interações adversas.

ENDOMETRITE FÚNGICA

A endometrite secundária à colonização do útero por fungos é uma doença clínica incomum (1 a 5% dos casos), mas altamente frustrante em éguas.[302,303] Patógenos fúngicos mais comumente identificados a partir de culturas uterinas são *Candida* spp. e *Aspergillus* spp. No entanto, outros microrganismos foram relatados. Por exemplo, a *Cladophialophora bantiana* foi identificada em um relato de caso de uma égua Standardbred de 15 anos posteriormente sacrificada por causa do potencial zoonótico do fungo.[304] A pele e as fezes são as fontes mais comuns de fungos, mas elementos fúngicos também foram encontrados na fossa uretral e no pênis dos garanhões, levando a uma possível (embora improvável) transmissão venérea.[270,305] Os fatores que predispõem as éguas à endometrite fúngica são antibioticoterapia intrauterina prolongada, terapia imunossupressora, doença endócrina ou traumatismo periparto.[270] O diagnóstico de endometrite fúngica baseia-se em uma combinação de cultura aeróbica e citologia, conforme descrito no tópico anterior. A presença de leveduras em brotamento (Figura 19.23) e/ou hifas ramificadas (Figura 19.24) confirma o diagnóstico de endometrite fúngica. Biopsias endometriais também foram usadas para diagnosticar e/ou confirmar formas mais invasivas de endometrite fúngica quando a citologia é inconclusiva. Outros métodos, como a PCR quantitativa, foram desenvolvidos para a detecção e a identificação do DNA de fungos em amostras endometriais de equinos. Tais métodos podem ser usados em conjunto com amostras citológicas e/ou histológicas para confirmar o diagnóstico e quantificar ainda mais o(s) microrganismo(s) presente(s).[306]

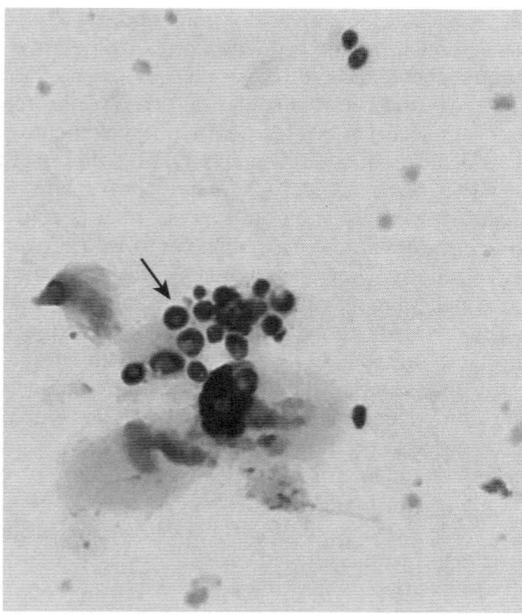

Figura 19.23 Citologia uterina demonstrando a presença de levedura em brotamento à coloração de Wright-Giemsa modificada. (Cortesia de C. F. Scoggin.)

O tratamento da endometrite fúngica tem sido historicamente fundamentado em estudos de casos individuais, usando esquemas terapêuticos empíricos. Há inúmeros tratamentos disponíveis, porém nenhum deles parece ser particularmente eficaz ou possui amplo espectro de atividade. Vários agentes antifúngicos e seus esquemas terapêuticos são mostrados na Tabela 19.9. Os antifúngicos são tipicamente divididos em duas categorias principais: polienos e imidazólicos. Os polienos contemplam a anfotericina B, a natamicina e a nistatina. Os medicamentos imidazólicos são o clotrimazol, o cetoconazol e o miconazol.[307] Os triazólicos (fluconazol e itraconazol) são outro grupo de antifúngicos sintéticos usados no tratamento de infecções fúngicas. Com base em um estudo retrospectivo de Beltaire *et al.*,[308] os polienos são a melhor primeira escolha para o tratamento de infecções fúngicas (100% de suscetibilidade *in vitro*), mas é preciso ter cuidado ao usar esses antifúngicos devido à sua possível citotoxicidade. Consequentemente, tais medicamentos são mais utilizados de forma local, como infusões intrauterinas. Os polienos também foram eficazes contra a maioria dos bolores (69 a 100%), enquanto os imidazólicos tiveram eficácia marginal (38 a 46%) contra bolores e hifas septadas. Todos os isolados de bolores eram resistentes ao fluconazol. Relatos como esses ajudam a melhorar a eficiência e, talvez, o sucesso do tratamento. Além disso, embora a endometrite fúngica seja um problema incomum, é uma área de pesquisa que pode se beneficiar de estudos prospectivos que correlacionam resultados clínicos com a cultura fúngica e a abordagem terapêutica.

Outro tratamento para infecções fúngicas frequentemente associado aos agentes antifúngicos é o lavado uterino com vinagre de vinho branco. O ácido acético pode diminuir o pH do ambiente uterino, inibindo o crescimento de fungos planctônicos. Os lavados com fluidos comuns (p. ex., SLR) são usados para irrigação até que o efluente esteja limpo. O inibidor da quitina, lufenuron, também foi usado no tratamento de infecções fúngicas.[309] A instilação de 540 mg deste fármaco diluído em 60 mℓ de soro fisiológico tem sido utilizada para resolver a colonização do útero por *Candida* spp. e *Aspergillus* spp. Apesar desses resultados promissores, no entanto, esse tratamento não conseguiu se firmar como viável. Hoje, o tratamento de infecções fúngicas é considerado difícil e a resolução geralmente requer tempo.

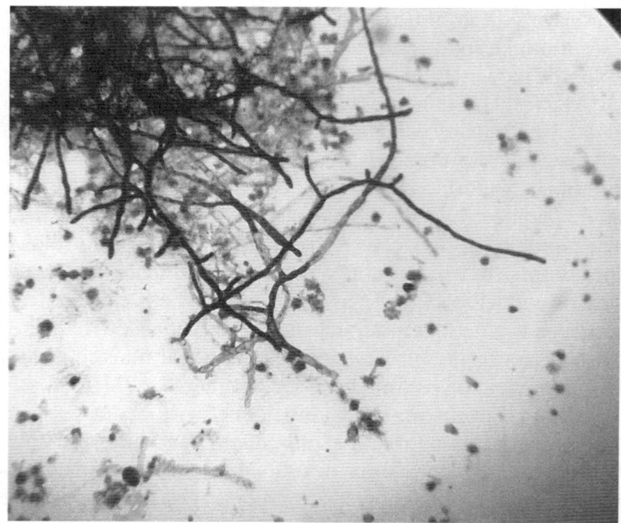

Figura 19.24 Citologia endometrial de uma égua demonstrando numerosas e prolíficas hifas fúngicas ramificadas à coloração de Wright-Giemsa modificada. (Cortesia de C. F. Scoggin.)

Tabela 19.9 Medicamentos antimicóticos, doses e considerações clínicas para o tratamento de endometrite em éguas.

Medicamento	Dose sistêmica	Dose intrauterina	Suposto espectro de atividade	Comentários
Anfotericina B	0,3 a 0,9 mg/kg IV a cada 24 a 48 h	100 a 200 mg a cada 24 h	Amplo espectro	Diluir para 1 mg/mℓ em dextrose a 5% e administrar ao longo de 1 a 2 h
Clotrimazol	Não relatada	500 a 700 mg a cada 24 h	Amplo espectro	–
Fluconazol	Dose de ataque de 14 mg/kg, seguida por 5 mg/kg VO ou IV, a cada 24 h	100 mg	Leveduras	–
Itraconazol	5 mg/kg VO ou IV, a cada 12 a 24 h	Não relatada	Leveduras, *Aspergillus* spp. e fungos dimórficos	–
Cetoconazol	20 mg/kg (em HCl 0,2 N), NGT, a cada 12 h	Não relatada	*Candida* spp.	Deve ser administrado via NGT para evitar irritação por ácido
Lufenuron	Não relatada	540 mg qsp 60 mℓ em soro fisiológico	*Candida* spp.	Inibidor de quitina
Miconazol	Não relatada	500 a 700 mg, a cada 24 h	Amplo espectro	–
Nistatina	Não relatada	0,5 a 2,5 milhões de unidades a cada 24 h	Leveduras	Diluir em água estéril para evitar precipitação

HCl, ácido clorídrico; IV, intravenoso; NGT, sonda nasogástrica; VO, via oral; qsp, quantidade suficiente para.

CONCLUSÃO

A endometrite ainda é uma questão importante no manejo das éguas. Inúmeras causas de endometrite foram identificadas, e a doença pode manifestar-se de várias maneiras. Não importa quão inovador um tratamento: ele não substitui a importância da realização dos exames físico e reprodutivo completos. A avaliação cuidadosa da história, da fertilidade do garanhão, da conformação perineal e dos órgãos reprodutivos ajuda a identificar áreas problemáticas que talvez precisem ser abordadas antes do tratamento do endométrio. Os objetivos do tratamento são auxiliar a drenagem/depuração uterina, abordar defeitos anatômicos, instituir a terapia antimicrobiana apropriada, modular a resposta inflamatória e usar outros meios para criar um ambiente hospitaleiro para o transporte de espermatozoides e o desenvolvimento do concepto.

Manipulação hormonal da égua

Carleigh E. Fedorka, Maria R. Schnobrich

Este tópico descreve como as terapias hormonais são usadas para otimizar a eficiência reprodutiva das éguas. A fisiologia e a resposta ou objetivo de cada tratamento são descritas. O leitor deve consultar os tópicos anteriores deste capítulo para rever os alvos hormonais naturais e a fisiologia da égua prenhe ou não.

TRANSIÇÃO VERNAL

As éguas são poliestras sazonais e, durante o inverno ou épocas com fotoperíodos menores, o aumento da secreção de melatonina pela glândula pineal inibe a liberação de GnRH. Por esse motivo, a maioria das éguas passa por uma fase senescência reprodutiva quando o fotoperíodo é abreviado. O aumento do fotoperíodo no início da primavera no Hemisfério Norte reduz a supressão do eixo HPG. Assim, a égua entra na "transição vernal", caracterizada por um aumento acentuado do FSH com baixos níveis de LH e, portanto, ausência de ovulação, conforme já descrito.

Muitos esquemas hormonais têm como alvo essa fase de transição e visam a reduzir o período anovulatório e acelerar o início da ciclicidade normal. O aumento da exposição à luz (para 14,5 h por dia, equivalente a uma lâmpada de 100 W em uma tenda ou "luz suficiente para ler um jornal"), começando aproximadamente 60 dias antes do início da primeira ovulação alvo, é o meio mais utilizado e eficaz de reduzir o tempo até a primeira ovulação da estação.[310] Consegue-se isso com iluminação dos piquetes ao ar livre, manutenção dos cavalos em períodos prolongados de iluminação ou uso de máscaras especiais.[311] Junto com a iluminação para aumento do fotoperíodo, as manipulações hormonais são usadas para acelerar a ciclicidade normal.

A dopamina é secretada nas sinapses entre neurônios dopaminérgicos na eminência mediana do hipotálamo e neurônios GnRH hipotalâmicos. Pesquisas mostraram que a inibição de dopamina (receptores D2 de dopamina) aumenta a secreção de LH, embora o mecanismo exato não seja claro. Acredita-se que remova a inibição da secreção de PRL e, talvez, reduza o *feedback* negativo do estradiol sobre GnRH.[312] Muitos antagonistas da dopamina, como sulpirida, domperidona e perfenazina, foram testados, mas inconsistências em doses, início do tratamento e duração dos estudos fizeram com que os resultados desses estudos fossem muito variáveis, dificultando as comparações.

A domperidona acelera significativamente o tempo até a primeira ovulação (51 dias contra 129 dias nos controles).[313] Quando iniciado em 15 de janeiro e sem a adição de um programa de iluminação, o tratamento com domperidona aumenta as concentrações de LH, estradiol e PRL, e seis das oito éguas tratadas retomaram a ciclicidade normal. A perfenazina, outro antagonista da dopamina, também é capaz de reduzir o período anovulatório em aproximadamente 30 dias quando administrado em uma dose de 0,08 mg/kg/dia sem a adição de um programa de iluminação.[314]

A sulpirida é outro antagonista da dopamina bastante utilizado. Um estudo de Mari *et al.* comparou sua eficácia à da domperidona.[315] As éguas foram tratadas com 1 mg/kg de sulpirida (Championyl®), 1 mg/kg de domperidona (Motilium) ou um controle diário por 25 dias sem a adição de um programa de iluminação. A sulpirida diminui significativamente o tempo até a primeira ovulação (36,9 dias) em comparação com a domperidona (74,7 dias) e o controle (81,4 dias), além de acelerar o estabelecimento da gestação em uma média de 20 dias.[315] Em um segundo estudo, as éguas foram tratadas com sulpirida após a presença de um folículo de 25 mm. O tratamento diário com 1 mg/kg de sulpirida acelerou o desenvolvimento folicular.[316]

Outra estratégia para manipular a transição vernal é a suplementação com progestágenos, em particular o altrenogeste. Acredita-se que o mecanismo de ação seja causado pelo *feedback* negativo no eixo hipotalâmico-hipofisário, que, quando removido, aumenta o LH. A administração diária de 27 mg de altrenogeste (Regu-Mate®) na presença de um folículo de 20 mm diminuiu significativamente o tempo até a ovulação em comparação com os controles.[317]

Além disso, a primeira ovulação pode ser acelerada pelo uso de análogos de GnRH. O hormônio foliculoestimulante equino (eFSH) em dose de 12,5 mg IM (Bioniche®) 2 vezes/dia diminui o tempo até a primeira ovulação quando administrado a éguas em transição com folículo de 25 mm.[318] Além disso, o eFSH recombinante (reFSH) foi desenvolvido e, quando administrado na dose de 0,65 mg 2 vezes/dia, é capaz de estimular o desenvolvimento folicular em éguas em anestro sob luz. Infelizmente, essas éguas retornaram ao anestro após o tratamento e ovularam naturalmente em um momento semelhante ao das éguas controles.[319] A obtenção do eFSH pode ser difícil; portanto, esse protocolo, embora eficaz, não é usado com frequência. Outro protocolo com agonista de GnRH consiste na administração de 25 μg de buserelina 2 vezes/dia após o desenvolvimento de um folículo de 20 mm até a ovulação.[320] Consegue-se a indução da ovulação com a maioria dos protocolos com administração de análogos de GnRH e gonadotrofina coriônica humana (hCG) em doses entre 1.500 e 3.000 UI, por via IV ou IM, depois que o folículo alcança o tamanho de 35 mm ou mais.[321]

SINCRONIZAÇÃO DO CICLO ESTRAL

Para otimizar a eficiência reprodutiva, a capacidade de prever o estro e a ovulação torna-se uma ferramenta importante para o bom manejo reprodutivo. Embora as éguas mostrem respostas variáveis ao tratamento hormonal, o conceito de inseminação em tempo fixo tem sido bem-sucedido na reprodução equina. Os motivos comuns para a sincronização do estro são a sincronização de um grupo de éguas (p. ex., em um programa de transferência de embriões), a manipulação do tempo de ovulação para melhor ajuste a um garanhão popular, a limitação da programação de exibições para reprodução e o manejo estratégico para inseminação com sêmen enviado ou congelado.

A manipulação do ciclo estral da égua com alguma precisão requer o entendimento dos eventos endócrinos básicos do ciclo normal de 21 a 22 dias da égua, já revisto.[4] A ovulação é considerada no dia 0 e é precedida por um período de estro de duração variável (5 a 7 dias).

A maioria dos esquemas hormonais para sincronização do estro visa a manipular e encurtar a fase lútea (diestro) do ciclo. Talvez o método mais simples de sincronizar o ciclo de uma égua seja o uso de preparações sintéticas de $PGF_2\alpha$, que de forma efetiva e confiável encurtam o diestro por meio da indução de luteólise e da remoção da fonte de produção de progesterona. Antes, acreditava-se que era preciso esperar até o 5º dia após a ovulação para induzir a luteólise com segurança com uma dose única de $PGF_2\alpha$.[322,323] As pesquisas mostraram que doses repetidas de $PGF_2\alpha$ administradas após a ovulação impedem a formação de CL, e o acasalamento no estro subsequente não foi associado a uma diminuição nas taxas gestacionais.[324] O tamanho do folículo no momento da administração da prostaglandina geralmente determina a duração da ovulação, e éguas com folículos maiores ovulam mais cedo.

É fundamental avaliar os folículos presentes no momento da administração de $PGF_2\alpha$ por duas razões: (1) observar se a égua tem um folículo grande para, assim, poder agendar o reexame e o acasalamento; e (2) porque a indução do estro e o acasalamento com um folículo diestral grande não é o ideal, sendo melhor esperar a regressão do folículo. Éguas que receberam prostaglandina quando os folículos tinham mais de 30 mm apresentaram uma taxa gestacional por ciclo aproximadamente 20% menor do que as éguas acasaladas em estro natural.[325] Também se demonstrou que o tratamento de éguas com um análogo de $PGF_2\alpha$ no dia 0 (ovulação) ou no 1º dia tem um efeito negativo no CL em desenvolvimento. Não apenas o tamanho e a ecogenicidade do CL são menores, mas também há uma supressão transitória e significativa nos níveis de progesterona. Mais importante ainda: as taxas gestacionais podem ser menores em éguas tratadas.[326-328] O tratamento com análogos de $PGF_2\alpha$ aumenta o risco de AHFs, e esse risco deve ser levado em consideração, em especial nas éguas que podem estar predispostas a seu desenvolvimento.[329]

Diversas preparações de $PGF_2\alpha$ foram usadas eficazes na luteólise em éguas. Os efeitos colaterais associados à administração são sudorese, ansiedade, diarreia e sinais de cólica. A gravidade dos efeitos colaterais depende da dose e da preparação de $PGF_2\alpha$. Um esquema de duas administrações de uma dose muito mais baixa (0,5 mg de $PGF_2\alpha$) é tão eficaz na indução da luteólise quanto a administração de uma dose única mais alta (50 mg de $PGF_2\alpha$), porém é desprovida de efeitos adversos.[330] Da mesma maneira, uma dose única de 25 μg de cloprostenol (Estrumate; Bayer Corp., Shawnee, KS, EUA), que é um décimo da dose recomendada anteriormente, mostra-se eficaz na indução da luteólise e não causa efeitos colaterais adversos.[331] De modo geral, a maioria dos profissionais utiliza 10 mg de dinoprosta (Lutalyse®) ou 250 μg de cloprostenol 5 dias após a ovulação. O cloprostenol está associado a menos efeitos colaterais e demonstrou ser tão eficaz na indução da luteólise quanto o dinoprosta, embora o custo possa determinar o medicamento utilizado.

O tratamento com progestágenos com ou sem estrógenos representa um dos meios mais antigos e confiáveis de sincronização do estro em éguas, especialmente quando associado à exposição à luz e à administração apropriada de PGF2α. A administração exógena de progesterona simula o período diestro do ciclo estral. Repositol progesterona, progesterona em óleo (Sigma Chemical Co., St. Louis, MO, EUA) ou compostos de progestina orais (altrenogeste [Regu-Mate], Intervet Inc., Millsboro, DE, EUA) são eficazes na supressão do estro, mas não necessariamente eficazes na inibição do desenvolvimento folicular ou da ovulação.

O tratamento com progestágenos com ou sem estrógenos representa um dos meios mais antigos e confiáveis de sincronizar o estro na égua, especialmente quando associado à exposição à luz e administração apropriada de $PGF_2\alpha$. A administração de progesterona exógena simula o período de diestro do ciclo estral. A progesterona repositol, a progesterona em óleo (Sigma Chemical Co., St. Louis, MO, EUA) e os compostos de progestina para administração oral (altrenogeste [Regu-Mate], Intervet Inc., Millsboro, DE, EUA) são eficazes na supressão do estro, mas não são necessariamente eficazes na inibição do desenvolvimento folicular ou da ovulação.

Um protocolo bastante usado na sincronização é a administração de progesterona por um período mínimo de 10 dias em éguas em ciclo e 14 dias em éguas em transição. No último dia do tratamento com progesterona, administra-se uma injeção de $PGF_2\alpha$ para induzir a luteólise de qualquer CL restante. Como no tratamento apenas com prostaglandinas, a égua deve ser avaliada no momento da administração desse fármaco, pois o progestágeno ainda pode ser associado ao crescimento folicular. A programação do acasalamento e a previsão da ovulação podem ser feitas com base no tamanho do folículo no momento da luteólise induzida. De modo geral, acredita-se que a maioria das éguas entra no cio 3 a 5 dias após o último tratamento com progesterona e ovula, em média, 7 dias após o tratamento, mas isso depende do tamanho dos folículos presentes no ovário no momento da luteólise.

A adição de estradiol a um protocolo de sincronização inibe o crescimento folicular e possibilita a melhor sincronia das estruturas ovarianas no momento da luteólise. Chamada de "P e E" ou "programação", é composta pela administração de injeções diárias (IM) de 10 mg de 17-betaestradiol e 150 mg de progesterona em um folículo de 20 mm. No 10º dia, há a administração de $PGF_2\alpha$, e a égua é avaliada por ultrassonografia transretal. Recomenda-se o acasalamento quando um folículo dominante for maior que 35 mm, o que tende a coincidir com o 19º dia desde o início do tratamento. Alguns acham que esse protocolo é melhor porque a adição de estradiol inibe a atividade folicular. Portanto, no momento da administração da prostaglandina, todas as éguas deste protocolo devem ter atividade folicular mínima e ovular em um período semelhante.

A preparação oral de progestágeno altrenogeste talvez ainda seja o composto de progestina mais popular em éguas. O altrenogeste é fácil de administrar, não é doloroso e tem poucos efeitos adversos. Embora seja mais usado para a supressão do estro, não inibe o desenvolvimento folicular. Portanto, é raramente utilizado na tentativa de sincronização do crescimento folicular de uma égua. As preparações injetáveis de altrenogeste repositol podem ser eficazes na supressão do estro do ponto de vista comportamental, mas não foram completamente investigadas em sua capacidade de sincronização do crescimento folicular e da ovulação.

Por várias razões, todas as preparações de progestágeno devem ser empregadas com cautela em éguas suscetíveis a atraso na depuração uterina ou infecções uterinas. A progesterona aumenta o tônus do colo do útero, o que pode inibir a depuração física do fluido. A progesterona também foi associada a níveis mais baixos de imunoglobulina (especialmente IgG) no útero.[332] Assim, a combinação de efeitos adversos da maioria dos progestágenos pode atrasar a depuração uterina e causar endometrite, piometra e outras doenças reprodutivas indesejáveis.

SUPRESSÃO DO ESTRO

Embora a maioria dos esquemas hormonais acelere o intervalo entre o estro e a ovulação, há motivos comportamentais e de manejo para suprimir o estro. O altrenogeste foi projetado para impedir que as éguas apresentem estro indesejado durante provas e mostrou-se eficaz nesse sentido, suprimindo os sinais de estro em 95% das éguas que receberam uma dose diária de 0,044 mg/kg por 3 dias. Em uma tentativa de encontrar um meio mais rápido e barato para supressão do estro em éguas, os implantes de progestágeno-estradiol (Synovex; Syntex Animal Health, Des Moines, IA, EUA) aprovados para animais destinados ao consumo humano foram investigados em equinos. Embora alguns proprietários relatem uma melhora no comportamento da égua, os relatos científicos têm sido menos favoráveis a seu uso. McCue *et al.* observaram que éguas tratadas com esses implantes não apresentaram supressão do comportamento estral e da ciclicidade, mesmo com 20 vezes a dose usual.[333] Vanderwall *et al.* examinaram o efeito da administração de ocitocina durante o diestro no prolongamento do tempo de luteólise.[334] Éguas que receberam ocitocina (60 UI, 2 vezes/dia) nos 7º e 14º dias após a ovulação apresentaram função lútea prolongada até 30 dias após a ovulação. Isso sugere que esse tratamento pode ser um meio de supressão de longo prazo do estro. A medroxiprogesterona também foi sugerida de maneira informal para suprimir o estro, porém esse efeito não foi comprovado por nenhuma pesquisa. A medroxiprogesterona não teve efeitos supressores na atividade folicular, embora muitos treinadores acreditem ser benéfica.[335]

A imunização contra GnRH é outro meio eficaz de supressão do desenvolvimento folicular na égua. É importante lembrar que esse tratamento pode fazer com que um subconjunto de éguas apresente estro ou receptividade sexual, apesar da ausência de atividade folicular. As éguas imunizadas 2 vezes, com 4 semanas de intervalo, com uma vacina contra GnRH (Equity; Pfizer Animal Health, Sydney, Austrália), não apresentaram estro folicular durante a estação de monta, mas retornaram à ciclicidade no ano seguinte. As taxas de nascimento não foram significativamente diferentes das observadas em éguas controles.[336] A vacina não é comercializada em todo o mundo, e há relatos de infertilidade no longo prazo após sua administração.[337] Outro tipo de imunização para inibição do estro fértil é a imunocontracepção. Joone *et al.* demonstraram que a vacinação de pôneis com zona pelúcida porcina (pZP) prolongou o estro em 86% (seis em sete) das fêmeas e inibiu a gestação em todos os animais vacinados.[338] Além da supressão do desenvolvimento folicular, esse tratamento era reversível, e todas as éguas retornaram à ciclicidade normal em 10 meses. Infelizmente, a vacina pZP não é comercializada, e esses resultados devem ser revistos de modo crítica, devido ao pequeno tamanho da amostra.

Outra opção para a supressão do estro é a progesterona, ou altrenogeste, formulada pela BioRelease (BET Pharm, Lexington, KY, EUA). Esses medicamentos injetáveis têm sido eficazes na supressão do estro ao usar um veículo de liberação hormonal retardada ou formulações em micropartículas (empregadas em suturas absorvíveis). Um estudo de Storer *et al.* mostrou que o altrenogeste suspenso no veículo de liberação sustentada na dose de 225 mg ou altrenogeste suspenso na micropartícula lactideglicolida na dose de 500 mg aumenta significativamente o intervalo interovulatório (3,9 dias entre Lutalyse e ovulação em comparação com 33,5 dias com a administração da formulação de micropartículas).[339]

Teoricamente, se o aumento da concentração de LH ainda não ocorreu, o tratamento com progestágeno oral deve inibir a liberação de LH e atrasar a ovulação. O altrenogeste na dose recomendada na bula ou o dobro dessa dose é eficaz no retardo da ovulação em comparação com as éguas controles se um agente de indução de ovulação não tiver sido administrado.[340] A retenção de fluido intraluminal, talvez causada pela menor contratilidade uterina, foi observada em algumas éguas tratadas.

O atraso do intervalo até a primeira ovulação das éguas que pariram aumenta as taxas gestacionais no primeiro cio. Embora algumas se reproduzam nesse "cio do potro", o atraso do acasalamento até o segundo estro, ou "cio de 30 dias", após o parto está associado a taxas gestacionais maiores e menor perda gestacional.[39] O acasalamento no cio do potro ou antes de 10 dias após o parto está associado a um aumento na perda gestacional, o que provavelmente se deve ao ambiente uterino mais hostil, embora isso possa depender da raça.[39,341,342] Para otimizar a manutenção dessas gestações precoces e ainda aumentar a eficiência reprodutiva da égua, acasalando-a o mais rapidamente possível, tentou-se aumentar o intervalo entre o parto e a primeira ovulação. Devido a alguns dos efeitos adversos da administração de progestágeno, isso pode ser feito retardando a administração de um agente indutor de ovulação. A combinação de 150 mg de progesterona e 10 mg de 17-betaestradiol (E2-17β; Sigma) foi sugerida para prolongar a ovulação até pelo menos o 10º dia após o parto.[343] A maioria dos veterinários experientes avalia a égua criticamente após o parto para determinar se o acasalamento no cio do potro se mostra apropriado (tempo adicional necessário para involução, prática da raça, disponibilidade de garanhões, possibilidade de gestar a termo ou transferência de embriões), e esse protocolo raramente é usado.

INDUÇÃO DA OVULAÇÃO

A indução é feita para que a ovulação seja oportuna com relação à inseminação, sincronizar as éguas e diminuir o comprimento do estro. As limitações relacionadas com a disponibilidade e a longevidade do sêmen são a presença de garanhões por apenas 1 dia para monta natural, o cronograma rigoroso de remessa de sêmen e a pequena janela de viabilidade de apenas uma dose de sêmen congelado. Vários agentes indutores de ovulação foram investigados e são utilizados na prática. Os agentes mais eficazes possuem atividade de LH com graus variados de atividade de FSH. O hCG (Chorulon; Intervet, Millsboro, DE, EUA), com sua potente atividade semelhante a LH, é hoje o agente mais barato e talvez o mais popular para a indução da ovulação. Administrado por via IM, IV ou subcutânea (SC), o hCG induz a ovulação de maneira confiável em 48 horas em éguas com folículo de 35 mm ou mais e é eficaz em doses que variam entre 1.000 e 5.000 UI.

O uso de hCG na égua tem algumas limitações. Primeiramente, o uso repetido pode levar ao desenvolvimento de anticorpos.[344,345] Segundo, os proprietários tendem a queixar-se de dor aparente associada à administração de alguns produtos de hCG, embora isso seja raro. Por fim, a confiabilidade do hCG em sua capacidade de acelerar o intervalo até a ovulação, especialmente em éguas mais velhas ou comprometidas, foi questionada. Independentemente de suas possíveis desvantagens, o hCG continua sendo um meio popular, barato e eficaz de induzir a ovulação na maioria das éguas.

Os análogos sintéticos de GnRH também são eficazes na indução da ovulação, pois causam liberação endógena de LH, o que leva à ovulação.[346] São exemplos de análogos sintéticos do GnRH acetato de deslorelina (Ovuplant; Fort Dodge, Canadá), buserelina (Intervet; Millsboro, DE, EUA) e cistorrelina (BET Pharm, Lexington, KY, EUA).[327-348] O uso local de Ovuplant tem sido associado a um atraso no retorno ao estro e, em alguns casos, pode inibir a atividade folicular por períodos prolongados (em relatos informais, por até 3 meses), porém a remoção do implante alguns dias após a inserção pode melhorar essa demora. A deslorelina injetável é fornecida por farmácias de manipulação dos EUA. Uma opção aprovada nos EUA pela Food and Drug Administration é o SucroMate injetável, que contém 1,8 mg/mℓ de acetato de deslorelina. O SucroMate induz efetivamente a ovulação em 48 horas ao ser injetado por via IM em dose de 1 mℓ em éguas com folículo maior que 30 mm. Em um grande estudo clínico realizado por Ferris *et al.*, um número maior de éguas ovulou quando tratadas com SucroMate em comparação com hCG, e não houve diferença no intervalo de tempo entre a injeção e a ovulação entre os dois tratamentos.[349] A impressão geral dos profissionais é que os análogos do GnRH são mais confiáveis na indução da ovulação, especialmente em éguas propensas a falhas ovulatórias (p. ex., éguas mais velhas, em transição vernal, tratadas concomitantemente com agentes inibidores da prostaglandina, como muitos medicamentos anti-inflamatórios).

Os agentes de indução da ovulação são confiáveis e eficazes somente se administrados no momento apropriado durante o estro. Quando há um edema endometrial e um grande folículo mole dominante (> 35 mm de diâmetro), espera-se que o hCG, o acetato de deslorelina e a buserelina induzam a ovulação em uma média de 36, 41 a 48 horas[344] e 24 a 48 horas,[348] respectivamente, após a administração. Samper relatou que 98% das éguas com edema endometrial máximo que receberam hCG ou deslorelina ovularam 48 horas após a administração.[350] O mais notável é que a maioria das éguas submetidas ao tratamento com Ovuplant® no momento adequado ovula em 36 a 40 horas, facilitando a ovulação oportuna com relação ao acasalamento programado.[351]

SUPEROVULAÇÃO

Na tentativa de aumentar o número de filhotes produzidos durante a vida de um animal ou em uma estação qualquer, os pesquisadores investigaram vários meios de superovulação para elevar o número de oócitos disponíveis para fertilização. De modo geral, as tentativas de superovulação confiável em éguas não foram tão bem-sucedidas quanto em animais para consumo humano; e o aumento do número de ovulações e o ganho de embriões recuperados mostraram-se mínimos. Diferentemente dos modelos suínos e bovinos, a administração de preparações de FSH porcina é ineficaz em éguas.[352] A estimulação da secreção endógena de FSH por imunização direta e indireta contra inibina não gerou uma resposta superovulatória em éguas.[353] A administração experimental de preparações de extrato de hipófise equina aumenta o número de embriões recuperados de 0,5 por ciclo para 2,2 por ciclo, mas com alta variabilidade entre as éguas.[354,355]

Conseguiram-se resultados promissores com eFSH (Boxe 19.1). O tratamento de éguas em ciclo com eFSH no início do diestro (12,5 mg, administrados 2 vezes/dia) aumentou a taxa gestacional em comparação com éguas controles não tratadas (1,8 contra 0,6, respectivamente).[356] Em outro estudo, em que Welsh *et al.* incorporaram um período sem tratamento no delineamento experimental já descrito, a taxa de ovulação e recuperação dos embriões foi de 3,8 ± 1,2 ovulações e 1,7 ± 1,4 embriões, respectivamente.[357]

BOXE 19.1 Protocolo recomendado para superovulação em éguas com hormônio foliculoestimulante equino

1. Determine o dia da ovulação.
2. Monitore o desenvolvimento folicular no início do diestro.
3. Inicie a terapia com eFSH (12,5 mg, IM, 2 vezes/dia) quando o folículo maior tiver 22 a 25 mm de diâmetro.
4. Administre cloprostenol (259 μg IM) no segundo dia de terapia com eFSH.
5. Suspenda o tratamento com eFSH quando o(s) folículo(s) tiver(em) mais de 32 a 35 mm de diâmetro.
6. Administre hCG (2.500 UI) para induzir a ovulação.
7. Realize monta natural ou inseminação de acordo com o procedimento padrão.

eFSH, hormônio foliculoestimulante equino; hCG, gonadotrofina coriônica humana; IM, intramuscular. (Adaptado de McCue PM, LeBlanc MM, Squires EL. eFSH in clinical equine practice. *Theriogenology.* 2007; 68:429-433.)

Devido à incapacidade de obtenção comercial de eFSH, os pesquisadores começaram a examinar proteínas recombinantes. A combinação de LH recombinante (reLH) e reFSH foi eficaz em estimular numerosas ovulações.[358] Embora o protocolo seja intensivo, parece ser o mais eficiente para estimular numerosas ovulações. O tratamento começa após a observação de um folículo de 22 a 25 mm, e as injeções intramusculares são feitas 2 vezes/dia (1,3 mg reLH/0,65 mg reFSH). A regressão lútea é estimulada pela administração de $PGF_2\alpha$ no segundo dia de tratamento com reFSH. Três dias após o início do tratamento, a administração de reFSH foi reduzida para 1 vez/dia, até a presença de um folículo superior a 29 mm. A seguir, 1,3 mg de reLH era administrado 3 vezes/dia até a maioria dos folículos alcançar 35 a 38 mm. Nesse momento, a administração de hCG foi feita para induzir a ovulação. Em comparação com o tratamento apenas com reFSH, a administração dupla de reFSH/reLH aumentou significativamente o número de ovulações e o número de embriões recuperados, mas não elevou o número de folículos anovulatórios observados.[358] A incidência de folículos anovulatórios tem sido preocupante na maioria dos outros protocolos de superovulação. Infelizmente, nenhuma das proteínas recombinantes é comercializada.

DILATAÇÃO CERVICAL

Uma das condições mais desafiadoras em éguas reprodutoras é a incapacidade de relaxamento do colo do útero durante o estro. Embora não seja estudado de maneira objetiva, isso é mais comum em éguas virgens mais velhas e em certas raças. No entanto, mesmo éguas virgens normais podem não ter o mesmo grau de relaxamento cervical durante o estro que as éguas multíparas. Essa ausência de relaxamento normal também é observada em éguas com trauma cervical, aderências e fibrose. À palpação transretal, o colo do útero pode parecer tonificado em vez de relaxado no estro, e a ultrassonografia transretal pode revelar a maior ecogenicidade do colo do útero, o que pode ser evidência de fibrose. De modo geral, não se sabe da existência dessa patologia até o período periovulatório, e a ausência de relaxamento provoca acúmulo de fluidos e aumento da incidência de PMIE.

Embora essa doença não impeça o acasalamento, pode impedir a dilatação do colo do útero pelo pênis do garanhão na monta natural e a evacuação normal de fluido nas horas após o acasalamento, o que provoca atraso na depuração uterina e endometrite persistente. Um análogo sintético da PGE_1, o misoprostol (Cytotec; Searle Corp., Chicago, IL, EUA), foi utilizado com sucesso em mulheres para dilatação cervical. Durante anos, os veterinários usaram essa terapêutica para estimular o relaxamento cervical equino e obtiveram resultados promissores, porém um estudo controlado de McNaughten *et al.* demonstrou que a aplicação do misoprostol diretamente no orifício cervical externo não teve efeito no tônus, no comprimento, na altura ou no grau de relaxamento.[359] Esse tratamento ainda é utilizado clinicamente, tanto para estimular o relaxamento cervical no acasalamento quanto durante a indução do parto, com relatos informais de bons resultados. Segundo outros relatos informais, o brometo de *N*-butilescopolamina combinado com um gel estéril e aplicado no colo do útero provocou o relaxamento cervical. Além de relaxar o colo do útero na estação de monta, tais agentes também foram usados para relaxar o colo do útero das éguas prenhes em preparo para o parto induzido em vários estágios e podem ajudar a evitar o traumatismo cervical.[360]

CONTRAÇÃO DO OVIDUTO

O embrião inicial secreta PGE_2, que se acredita atuar na contratilidade do músculo liso do oviduto e permitir o transporte seletivo do embrião para o lúmen uterino.[8] A PGE também é secretada durante a fase de alta mobilidade do embrião dentro do útero, e suspeita-se que estimule a contração uterina e melhore o tônus uterino.[361] A aplicação laparoscópica de PGE_2 ao longo da superfície serosa do oviduto pode modificar o transporte embrionário. Curiosamente, não apenas o transporte de embriões é acelerado, mas também há liberação dos oócitos não fertilizados que raramente são recuperados na égua. A aplicação de PGE_2 guiada por laparoscopia no oviduto da égua ajudou a limpar os detritos do oviduto e melhorou a fertilidade em um pequeno subconjunto de éguas com suspeita de patologia do oviduto.[362]

CONTRATILIDADE UTERINA

Um dos hormônios mais usados para induzir a contratilidade uterina é a ocitocina. Naturalmente produzida pelo hipotálamo e armazenada na hipófise posterior, induz contrações uterinas após o acasalamento e durante o parto, auxilia a involução do útero e promove o vínculo social. A ocitocina sintética aumenta a pressão intrauterina de maneira dose-dependente em doses de 2,5 a 10 UI em éguas reprodutivamente normais e éguas com atraso na depuração uterina.[194] O efeito é afetado pelo dia do ciclo em que se administra a ocitocina, e a influência da ocitocina exógena mostra-se maior na fase periovulatória do que na fase pós-ovulatória.[280] O efeito também parece ser influenciado pela estação do ano, pois éguas em anestro que receberam progesterona mostram resposta contrátil mínima após a administração de ocitocina, embora o tônus uterino aumente. Clinicamente, a ocitocina é usada para facilitar a depuração uterina em éguas com suspeita de acúmulo anormal de fluidos. Quando administrada na dose de 10 a 20 UI, IM, 2 a 4 vezes/dia no período periovulatório, é eficaz na promoção da depuração uterina. Recomenda-se que a ocitocina exógena não seja administrada antes de 4 horas após o acasalamento – e não logo antes do acasalamento – para evitar qualquer efeito negativo no transporte de espermatozoides para o oviduto.

A combinação de PGE_2 e ocitocina também é usada para induzir o parto na égua em fim de gestação. O pré-tratamento com 2,0 mg de PGE_2 intracervical 6 horas antes da administração IV de 15 UI de ocitocina aumentou o diâmetro cervical, reduziu a necessidade de repetição das injeções repetidas de ocitocina e acelerou o parto em comparação com as éguas que não receberam PGE_2.[360] Éguas pré-tratadas com PGE_2 antes da injeção de ocitocina também produzem potros que ficam em pé e mamam com maior rapidez em comparação com as éguas induzidas apenas com ocitocina. Clinicamente, a adição de PGE_2 ao protocolo parece apressar o parto, além de reduzir a dose de ocitocina necessária para estimulá-lo.[363]

Além disso, as prostaglandinas induzem contrações uterinas, e a administração de cloprostenol, um análogo sintético de $PGF_2\alpha$, na dose de 250 µg, demonstrou ser eficaz na indução de efeitos mais coordenados e longos em comparação com a ocitocina (> 6 h contra 20 min, respectivamente). O uso de cloprostenol também demonstrou ser mais eficaz na melhora da depuração uterina em um subconjunto de éguas.[282]

APOIO HORMONAL À GESTAÇÃO

A gestação equina difere de outras espécies, pois a progesterona é quase indetectável no soro de éguas na segunda metade da gestação. Em vez disso, no segundo e no terceiro trimestres, a unidade fetoplacentária produz altas concentrações de metabólitos de progesterona, considerados progestágenos, que inibem as contrações uterinas e mantêm o colo do útero fechado, promovendo o ambiente uterino ideal para a gestação. Apesar das evidências conflitantes sobre os benefícios da suplementação com progestágeno, essa é uma prática comum. Estudos recentes elucidaram ainda mais a regulação hormonal da gestação; e os protocolos adequados de suplementação devem ser revistos por profissionais e criadores. Isso também é discutido em mais detalhes nos tópicos a seguir, que descrevem o manejo da égua prenhe.

Em equinos, a primeira fonte de suporte hormonal à gestação é a progesterona derivada das células lúteas do CL primário. A secreção de progesterona é mantida por quase 30 dias após a ovulação por um mecanismo pouco conhecido do reconhecimento materno da gestação e subsequente supressão da luteólise. Há um aumento secundário de progesterona aproximadamente 35 dias após a gestação em resposta à formação de cálices endometriais, que sintetizam eCG de forma ativa. Por causa de sua dupla funcionalidade de LH e FSH, estimula o crescimento e o desenvolvimento folicular, além da ovulação e/ou da luteinização.[364] Por causa dessa dupla funcionalidade, os CLs acessórios podem manter a síntese e a secreção lútea de progesterona. Esse aumento na concentração de progesterona perdura até aproximadamente 120 dias de gestação, quando os cálices endometriais são destruídos por uma resposta imune linfocítica do endométrio.

Com cerca de 120 dias de gestação, a regulação esteroidal da gestação é transferida do ovário para a unidade fetoplacentária. Hoje, acredita-se que a quiescência uterina seja mantida pelos metabólitos da progesterona e da pregnenolona, comumente referidos como progestágenos e especificamente 5-alfapregnana-3,20-diona (5α-DHP) e 20-alfa-hidroxi-5-alfapregnana-3-ona (20α-5P).[365-368] Esse suporte hormonal da gestação é possibilitado pela sincronia das gônadas fetais, das adrenais fetais e da placenta, que funcionam como órgãos endócrinos complementares. Embora a concentração desses progestágenos no soro materno depois aumente na gestação, o nível de progesterona logo diminui e mantém-se em valores basais até o aumento abrupto imediatamente antes do parto.

Além disso, a unidade fetoplacentária produz grandes quantidades de desidroepiandrosterona (DHEA) no fim da gestação, que é rapidamente aromatizada na placenta em estrógenos. Além do sulfato de estrona e estradiol, a equilina e a equilenina, estrógenos exclusivos de equinos, também são produzidas em altas concentrações durante o fim da gestação.[368] As concentrações totais de estrógeno aumentam rapidamente a partir de cerca de 100 dias de gestação para milhares de nanogramas por mililitro, alcançam o pico cerca de 2 semanas antes do parto e depois logo diminuem. O sulfato de estrona tem sido usado como um marcador do bem-estar fetal no início da gestação por representar a eficácia da conversão da produção gonadal fetal de estrógeno.[155] Os estrógenos fetais são enzimaticamente convertidos em sulfato de estrona solúvel na placenta. A diminuição da concentração de sulfato de estrona sugere a interrupção desse processo de conversão, seja por morte fetal ou disfunção placentária.[155] Alguns argumentaram que a suplementação com estrógeno em éguas com nível total baixo de estrógeno durante a gestação pode ajudar, e há um crescente corpo teórico que sugere efeitos benéficos.[369] Diferentemente de outras espécies, as éguas apresentam um rápido declínio na concentração total de estrógeno antes do parto, cujo motivo exato não foi determinado com clareza. Esteller-Vico *et al.* fizeram um estudo em que o letrozol, um potente inibidor da aromatase, foi usado para a supressão significativa do sulfato de estrona na circulação de éguas no fim da gestação.[369] Embora as concentrações de sulfato de estrona tenham sido suprimidas para os níveis basais, a duração da gestação não foi afetada, o que indica ainda a ausência de dados suficientes e a necessidade de mais pesquisas explorando a suplementação de estrógeno no fim da gestação.

O baixo tônus uterino, a presença de edema uterino anormal, a baixa concentração sérica de progesterona e o embrião pequeno para a idade são indicadores de comprometimento da gestação, que geralmente leva à suplementação hormonal. Infelizmente, nenhuma dessas condições é bem caracterizada, e seu diagnóstico e sua interpretação são muito variáveis entre os veterinários. Além disso, baixas concentrações séricas de progesterona são pouco correlacionadas com a perda embrionária precoce.[370] Ainda assim, muitos veterinários fazem a suplementação com progestágenos durante a gestação. Os dois tipos mais comuns de progestágenos exógenos são os altrenógenos orais ou as injeções intramusculares diárias de progesterona em óleo. Em um estudo realizado por McKinnon *et al.*, avaliaram-se cinco progestágenos sintéticos diferentes para manter a gestação.[371] Apenas o altrenogeste, administrado na dose recomendada de 0,044 mg/kg/dia, conferiu suporte suficiente para a manutenção da gestação após a indução da luteólise com PGF2α. Além do altrenogeste, uma formulação de progesterona de ação prolongada hoje comercializada (BioRelease® P4 LA 150) demonstrou ser eficaz quando administrada uma vez a cada 7 dias (BioPharm®). Além disso, o BioRelease® também produz níveis suficientes de progesterona para manter a gestação na ausência de tecido lúteo.[372] Embora ambos deem suporte embrionário adequado na ausência de funcionalidade lútea, a formulação do BioRelease® é menos trabalhosa, exigindo injeções semanais em vez de diárias.

Embora tenha sido bem registrado que as concentrações séricas de progesterona são desprezíveis no fim da gestação, progestágenos suplementares são rotineiramente administrados. Nos casos de suspeita de placentite, separação placentária, insuficiência placentária e doenças inflamatórias, a suplementação com progestágenos é feita para promover a quiescência uterina e por suas propriedades anti-inflamatórias. Recomenda-se o altrenogeste no tratamento da placentite, além de antimicrobianos e anti-inflamatórios que, combinados, diminuem significativamente o risco de aborto causado por placentite induzida experimentalmente.[373] A suplementação rotineira com altrenogeste ao final da gestação está associada ao aumento do clitóris nos neonatos do sexo feminino e a um aumento do LH sérico em potrancas pré-púberes produzidas por éguas submetidas ao tratamento.[374] Os potros nascidos de éguas que receberam altrenogeste no fim da gestação eram imunocomprometidos e apresentavam menor proporção de neutrófilos/linfócitos do que os potros normais.[375] Embora isso possa ser causado por dismaturidade ao nascimento, um segundo estudo contradisse esses resultados e descobriu que o altrenogeste suplementar ao final da gestação não tem efeitos anti-inflamatórios no endométrio das éguas após o parto.[376] Este assunto é discutido de modo mais abrangente em um tópico posterior.

INDUÇÃO DE LACTAÇÃO EM ÉGUAS NÃO GESTANTES

Quando a mãe do potro morre, não pode amamentar da maneira adequada ou não há uma ama de leite ou mãe adotiva à disposição, os protocolos de indução de lactação são usados para que uma égua possa amamentar o filhote. A lactação pode ser induzida em égua não prenhe, o que pode reduzir a necessidade de amas de leite. Chavatte-Palmer *et al.* demonstraram que a manipulação hormonal da égua, iniciada a qualquer momento do ciclo, poderia induzir a lactação em poucos dias.[377] Tal protocolo utiliza uma esponja intravaginal com 500 mg de altrenogeste e 50 mg de benzoato de estradiol e provou ser eficaz. Uma semana após o início do tratamento, coloca-se uma segunda esponja, com 100 mg de benzoato de estradiol e 50 mg/100 kg de sulpirida. Em um segundo estudo, a domperidona (1,1 mg/kg) foi avaliada em substituição à sulpirida. Os dois tratamentos induzem a lactação em 7 a 12 dias, inclusive com produção de colostro.

Um segundo estudo constatou que as injeções IM de rotina de sulpirida (2 vezes/dia em dose de 0,5 mg/kg), começando durante o diestro e continuando por 9 a 14 dias, eram eficazes na indução da lactação.[378] A produção diária de leite é muito variável. As éguas apenas responderam à sulpirida quando os ovários estavam em esteroidogênese funcional e produzindo estrógeno e progesterona. Éguas em anestro ou ovariectomizadas não responderam ao tratamento. Clinicamente, a indução da lactação é auxiliada por ordenha diária e injeções repetidas de ocitocina.

Um estudo de acompanhamento realizado por Korosue *et al.* demonstrou que o tamanho do potro não é afetado pelo uso de uma égua substituta com lactação induzida.[379] A estimulação hormonal da lactação não teve efeito no desempenho reprodutivo subsequente. Isso indica que essas éguas adotivas ainda podem emprenhar.

Manejo reprodutivo para otimização das taxas gestacionais

E. Bradecamp

Vários componentes do manejo reprodutivo podem ser manipulados e controlados na tentativa de otimizar as taxas gestacionais. A fertilidade pode ser medida pela taxa gestacional por ciclo, que é o número de ciclos estrais necessários para o estabelecimento de uma gestação. Quanto mais conciso o manejo reprodutivo, mais provável a maximização das taxas gestacionais e mais eficiente, econômico e oportuno o programa reprodutivo.

É fundamental reconhecer que o manejo reprodutivo pode ser dividido em duas categorias, os fatores da égua e os fatores do garanhão. Além disso, o fator humano – o manejo da égua e do garanhão que é diretamente afetado pelas decisões humanas – não pode ser negligenciado como um elemento importante no sucesso de um programa reprodutivo. Independentemente de quão férteis sejam uma égua ou um garanhão, fatores humanos que tornam o manejo abaixo do ideal podem gerar menores taxas gestacionais.

MANEJO DE GARANHÕES PARA OTIMIZAÇÃO DAS TAXAS GESTACIONAIS

O padrão-ouro para a medida da fertilidade do garanhão é a taxa gestacional por ciclo. A análise do sêmen pode fornecer uma infinidade de informações e valores sobre a qualidade dos espermatozoides em um ejaculado. Enquanto um único teste *in vitro* não pode prever a fertilidade com segurança, os ejaculados com porcentagens maiores de espermatozoides morfologicamente normais e com motilidade progressiva produzem taxas gestacionais maiores do que os ejaculados com morfologia e motilidade de qualidade inferior. Segundo, mesmo que um garanhão tenha excelente fertilidade, seu manejo inadequado pode causar baixas taxas gestacionais. Portanto, o manejo adequado é essencial para otimizar a fertilidade. Dependendo do programa reprodutivo e do método de acasalamento (monta natural ou IA com sêmen fresco, resfriado ou congelado), há condições importantes que devem ser atendidas para maximizar as taxas gestacionais.

OTIMIZAÇÃO DAS TAXAS GESTACIONAIS À REPRODUÇÃO EM CAMPO

Embora menos relatada em pesquisas científicas e literatura, a reprodução em campo continua a ser o principal método reprodutivo em muitas propriedades de todo o mundo. Na América do Norte, muitas fazendas de grande porte e que produzem urina de éguas gestantes (PMU) (em que a urina de éguas prenhes é usada para recuperação de estrógenos para uso comercial) continuam a contar com a reprodução em campo. É importante perceber que, mesmo com as muitas técnicas de manejo em programas de reprodução manual ou IA, as maiores taxas gestacionais não são garantidas e muitas vezes não são alcançadas acima daquelas conseguidas pelo acasalamento em campo. Ao mesmo tempo, a reprodução em campo tem suas limitações; os garanhões maduros costumam se restringir a 20 a 35 éguas para monta natural em pasto. A colocação de um garanhão em um plantel com muitas éguas pode ter um efeito negativo em sua capacidade de alcançar taxas gestacionais ideais. Além disso, pode ser prejudicial à saúde do garanhão. Nos programas reprodutivos em que os garanhões são reservados para mais de 100 éguas por estação, outros métodos de acasalamento devem ser usados para otimizar as taxas gestacionais.

Para a reprodução em campo, é ideal ter um plantel fechado de éguas que tiveram tempo para estabelecer sua ordem de dominância antes da introdução do garanhão. Os garanhões geralmente ficam com as éguas por um período que possibilita que todas passem por dois ciclos consecutivos de cio (45 a 60 dias). Assim, o garanhão é removido do plantel, e os exames de gestação são realizados 21 ou mais dias depois. Caso o acasalamento ocorra no dia em que o garanhão é removido e a égua não ovule por vários dias, cada fêmea estará no mínimo com 14 dias de gestação quando os exames forem realizados.

Após o estabelecimento do plantel e a colocação do garanhão, outras éguas não devem ser adicionadas devido à necessidade de estabelecimento de uma nova hierarquia. Além disso, o garanhão pode não aceitar a nova égua, mesmo que ela esteja em estro. A probabilidade de ocorrência de lesões é maior após a adição de novos cavalos ao plantel. Se houver necessidade de adição de uma nova égua, o garanhão deve ser removido por alguns dias para que as fêmeas restabeleçam sua hierarquia. Em seguida, o garanhão pode voltar ao plantel. Se a égua for externa (não nativa da fazenda), é fundamental que tenha sido colocada em quarentena antes de ser adicionada ao plantel para evitar a transmissão de doenças que afetariam negativamente a saúde e a fertilidade dos demais animais.

Os pastos precisam ter cercas seguras que, a rigor, impeçam o contato direto com outros cavalos. Os pastos precisam ser grandes o suficiente para possibilitar que os cavalos se afastem dos companheiros mais agressivos. Todos os cavalos devem estar sem ferraduras e com os cascos aparados para minimizar lesões e claudicação.

Os exames ginecológicos e andrológicos devem ser realizados antes do início da estação de monta para identificar qualquer necessidade de tratamento ou mudanças de manejo. Toda a estação de monta pode ser perdida quando as éguas alojadas com um garanhão por 45 a 60 dias não são submetidas a exames para detecção de gestação até várias semanas após a remoção do macho e, então, há descoberta de uma patologia reprodutiva.

Vários fatores ajudam a maximização das taxas gestacionais da reprodução em campo, inclusive:

- O exame andrológico de garanhões férteis deve ser realizado antes da estação de monta; o ideal é que o garanhão tenha bom histórico de reprodução em campo
- Cada égua fértil deve ser submetida ao exame ginecológico antes da estação de monta
- Não force demais o garanhão nem o coloque com mais éguas do que ele pode emprenhar. Um garanhão jovem e inexperiente pode não ser capaz de cruzar com tantas éguas quanto um garanhão mais velho e maduro
- Mantenha o plantel fechado para reduzir a possibilidade de estresse e a introdução de doenças que podem diminuir as taxas gestacionais
- Mantenha boas práticas de saúde do plantel, como vacinação, vermifugação, cuidados com os cascos, tratamentos dentários e um plano nutricional adequado. Todos esses aspectos devem ser abordados, instituídos e atualizados antes da janela de criação para minimizar o estresse durante esse período.

OTIMIZAÇÃO DAS TAXAS GESTACIONAIS COM MONTA NATURAL NA REPRODUÇÃO MANUAL

Muitas pequenas fazendas de criação dependem da monta natural das éguas reprodutoras e todos os Puros-Sangues precisam ser fruto da monta natural para registro no Jockey Club. Os principais fatores que afetam as taxas gestacionais em situações de monta natural são o número adequado de éguas para a cobertura pelo garanhão (*book size*), com base na história e na produção diária de esperma, e a ovulação em tempo hábil após o acasalamento. A ovulação deve ocorrer em 48 horas após o acasalamento ou a égua deve ser acasalada novamente. O ideal é que a égua receba um agente indutor da ovulação para assegurar sua ocorrência 24 horas após o acasalamento.

Uma discussão profunda sobre o cálculo do *book size* com base no tamanho dos testículos do garanhão e nos parâmetros seminais é feita nos tópicos posteriores. Resumidamente, Love *et al.* descreveram como estimar o *book size* de um garanhão com base no tamanho dos testículos e na produção diária prevista ou conhecida de espermatozoides (DSO).[380] Com um garanhão reservado para mais éguas do que indicado por sua DSO, a taxa de gestação por ciclo pode não ser aceitável, fazendo com que mais éguas precisem ser acasaladas nos ciclos subsequentes e piorando um *book size* já superestimado. O monitoramento da taxa gestacional contínua por ciclo de um garanhão durante a estação de monta auxilia a identificação de qualquer patologia e problemas de manejo ou fertilidade e possibilita os ajustes necessários para otimizar a fertilidade.

Pesquisas também mostraram que, para cerca de 60% dos garanhões, o "acasalamento de reforço" após a monta melhora as taxas gestacionais em aproximadamente 10%.[381] O acasalamento de reforço requer a coleta do sêmen pós-ejaculado que goteja da uretra após a monta e sua combinação a um diluente para ser inseminação no útero da égua. Os acasalamentos de reforço têm sido mais benéficos em garanhões que desmontam rotineiramente antes de concluir a ejaculação. Um garanhão com quem o autor trabalhou teve um aumento de 30% nas taxas gestacionais por ciclo quando se adicionou o acasalamento de reforço ao manejo.

OTIMIZAÇÃO DAS TAXAS GESTACIONAIS COM INSEMINAÇÃO ARTIFICIAL COM SÊMEN FRESCO

Se o garanhão e a égua residem na mesma fazenda, então, em vez da monta natural, o sêmen do garanhão pode ser coletado, e submete-se a égua à IA com sêmen fresco. Como na monta natural, a égua deve estar programada para ovular em 24 a 48 horas após a IA. Para otimizar as taxas gestacionais, quando o ejaculado for usado em mais de uma égua em um determinado dia, cada uma deve ser inseminada com um mínimo de 500 milhões de espermatozoides com motilidade progressiva ou 250 milhões de espermatozoides com motilidade progressiva e morfologia normal. Embora alguns garanhões possam alcançar taxas aceitáveis de gestação por ciclo com menos espermatozoide por dose de inseminação, até que o limiar mínimo de espermatozoides/dose de um garanhão seja determinado, 500 milhões de espermatozoides com motilidade progressiva são considerados uma boa dose de sêmen fresco. As taxas gestacionais de um garanhão subfértil podem ser melhoradas pelo aumento do número de espermatozoides por dose ou realização de técnicas de inseminação em corno uterino profundo ou com histeroscopia para deposição do sêmen mais perto ou sobre a papila do oviduto ipsilateral ao folículo dominante.

OTIMIZAÇÃO DAS TAXAS GESTACIONAIS COM INSEMINAÇÃO ARTIFICIAL COM SÊMEN REFRIGERADO

O preparo adequado do sêmen resfriado é fundamental para a maximização das taxas gestacionais. Neste programa, o sêmen é coletado do garanhão, processado de acordo com os padrões conhecidos de preparo do sêmen e colocado em um dispositivo de resfriamento (Equitainer® ou recipiente descartável) para ser mantido a 5°C até chegar ao local para inseminação. De modo geral, a maior parte do sêmen é enviada durante a noite para chegada no dia seguinte, embora isso possa variar dependendo das opções de remessa disponíveis. Quando o sêmen chega, a égua é submetida à inseminação artificial e idealmente ovulará depois de 24 horas. Erros humanos no preparo do sêmen para remessa e atraso no tempo entre a inseminação e a ovulação ou a perda da ovulação são os problemas mais comuns no estabelecimento de gestações.

Antes do início da estação de monta, exames andrológicos e ginecológicos devem ser realizados em todos os garanhões e éguas do programa, para identificação de patologias, estabelecimento das técnicas ideais de processamento do sêmen para otimizar as taxas gestacionais e minimização dos custos associados a vários acasalamentos. Com relação ao garanhão, uma análise da longevidade da motilidade espermática com diferentes diluentes de sêmen e condições deve ser conduzida para identificar o processamento e o preparo que mantenham a motilidade espermática ideal por 24 a 48 horas sob refrigeração.

De modo geral, o processamento de sêmen para envio sob refrigeração é feito da seguinte maneira:

1. Logo após a coleta, o sêmen é diluído em proporção mínima de 1:3 em diluente (idealmente, 1:4 ou superior) e mantido à temperatura ambiente, longe da luz direta, até o término da análise e do preparo. O diluente deve ser aquecido a 37°C antes da coleta e, em seguida, deixado esfriar passivamente até a temperatura ambiente na mesma velocidade que o sêmen para evitar qualquer choque térmico à combinação.
2. A concentração final do sêmen estendido deve estar entre 25 e 50 milhões de espermatozoides por mililitro.
3. Os padrões do setor estabeleceram a inclusão de, no mínimo, 1 bilhão de espermatozoides com motilidade progressiva em cada dose de sêmen para otimizar as taxas gestacionais.

A égua a ser inseminada deve receber um agente indutor de ovulação 24 horas antes para assegurar que ovule em 24 horas após o procedimento. Não se sabe se as melhores taxas gestacionais são obtidas quando duas doses de sêmen são usadas para inseminação ao mesmo tempo ou com intervalo de 24 horas.[382,383] Infelizmente, os dois estudos continham um número limitado de garanhões e mais pesquisas precisam ser realizadas para responder a essa pergunta. A fertilidade do garanhão e a saúde reprodutiva da égua e a tolerância dos espermatozoides de um determinado garanhão ao resfriamento também influenciam o manejo.

OTIMIZAÇÃO DAS TAXAS GESTACIONAIS COM INSEMINAÇÃO ARTIFICIAL COM SÊMEN CONGELADO

Ao usar sêmen congelado, o momento exato da IA com relação à ovulação é imprescindível para alcançar as taxas máximas de gestação. O sêmen congelado e descongelado tem menor viabilidade (estimada em 12 h em média) do que o sêmen fresco ou resfriado (cerca de 48 h) na égua, talvez por alterações de capacitação durante o processo de criopreservação.[384] Estudos recentes mostraram que taxas gestacionais semelhantes podem ser obtidas com sêmen congelado e refrigerado. Loomis *et al.* relataram taxas gestacionais no primeiro ciclo de 60 e 63%, respectivamente, em um estudo de três fazendas com um total combinado de 36 garanhões e inseminação com sêmen resfriado ou congelado em um total de 648 éguas.[385] O número de doses disponíveis para inseminação em um ciclo determina se a égua pode ser inseminada com duas doses em um protocolo programado ou uma dose após a detecção da ovulação. Taxas gestacionais semelhantes podem ser conseguidas com os dois métodos, desde que a inseminação ocorra no máximo 12 horas antes e 6 horas após a ovulação. Se houver disponibilidade de duas doses de sêmen, a égua recebe um agente indutor da ovulação após a observação de um folículo de 35 mm e edema uterino máximo. A inseminação ocorre 24 e 41 horas depois, e confirma-se a ovulação 12 horas após a segunda ovulação. Se apenas uma dose de sêmen estiver à disposição, o agente indutor de ovulação é administrado conforme já descrito e, 24 horas depois, a ultrassonografia transretal é realizada aproximadamente a cada 6 horas até a detecção da ovulação, quando se insemina a égua. O sêmen congelado causa uma reação inflamatória mais grave no endométrio do que o sêmen fresco ou resfriado por causa da remoção do plasma seminal e de suas propriedades anti-inflamatórias. Por esse motivo, a decisão de usar uma ou duas doses baseia-se na saúde reprodutiva e na história da égua.

O manuseio adequado do sêmen congelado também é importante para a obtenção de taxas gestacionais máximas. O sêmen congelado deve ser mantido em unidades apropriadas de nitrogênio líquido até logo antes do descongelamento e não deve ser exposto à temperatura ambiente do ar a qualquer momento por mais de alguns segundos. A exposição ao ar ambiente provoca o descongelamento e, em seguida, o retorno ao nitrogênio líquido volta a congelar a amostra, danificando os espermatozoides. O sêmen congelado deve ser descongelado de acordo com as instruções enviadas para assegurar a manutenção da viabilidade máxima. Na ausência de instruções, é mais seguro descongelar as pipetas de 0,5 mℓ a 37°C por 30 segundos. Pipetas maiores precisam de mais tempo de descongelamento. Uma vez descongelado, o sêmen deve ser inseminado na égua imediatamente. Embora não exista um padrão definido para o número de espermatozoides totais ou com motilidade progressiva necessários em uma dose de sêmen congelado, há algumas diretrizes. Um estudo com mais de 30 mil inseminações no Haras National du Pin francês concluiu que a inseminação das éguas com doses contendo menos de 750×10^6 espermatozoides descongelados totais resultou em menores taxas gestacionais por ciclo.[386] Com base nesses resultados, a World Breeding Federation of Sport Horses atualmente recomenda esse valor como o número mínimo aceito de espermatozoides por dose de sêmen congelado. Além disso, Volkmann e van Zyl mostraram que as taxas gestacionais por ciclo foram significativamente maiores quando a dose de inseminação de sêmen congelado e descongelado aumentou de 137 para 210×10^6 e de 222 para 333×10^6 espermatozoides com motilidade progressiva (44 e 73%, respectivamente).[387] Tais estudos fizeram com que o padrão do setor seja a dose comercial de sêmen congelado com 200 milhões de espermatozoides com motilidade progressiva e apresentando motilidade progressiva superior a 30% no descongelamento. Deve-se lembrar que, diferentemente dos touros, a fertilidade dos garanhões é muito variável e nem sempre pode ser altamente correlacionada com a motilidade.

OUTROS FATORES QUE INFLUENCIAM AS TAXAS GESTACIONAIS

Além do manejo adequado do garanhão e da égua, outras variáveis influenciam as taxas gestacionais. Compreender, controlar ou ajustar o manejo da égua para abordar essas variáveis sempre que possível assegura a obtenção de taxas gestacionais ideais. Além disso, é importante entender como os fatores listados a seguir influenciam as taxas gestacionais esperadas. Isso torna possível que o profissional dê ao proprietário um prognóstico realista do sucesso reprodutivo sobre:

- *Status* reprodutivo da égua (não gestante, gestante ou virgem)
- Idade da égua ou garanhão
- Época do ano da estação de monta
- Presença de endometrite
- Os efeitos da citologia inflamatória e da cultura positiva nas taxas gestacionais
- Tratamentos uterinos e sistêmicos que podem ajudar a melhorar as taxas gestacionais em éguas com endometrite
- Corticosteroides
- Ecbólicos
- Lavado uterino
- Antibióticos intrauterinos e sistêmicos
- Anti-inflamatórios e mucolíticos.

Embora esses fatores não sejam discutidos neste tópico, são abordados em detalhes em outras partes do capítulo. É importante lembrar que o manejo adequado dessas variáveis pode auxiliar a obter melhores taxas gestacionais. No que se refere ao estado reprodutivo, as maiores taxas gestacionais por ciclo de éguas com idade igual ou inferior a 9 anos são observadas em éguas virgens > gestantes > não gestantes, embora possam ocorrer exceções. De modo geral, as taxas gestacionais mais altas são alcançadas com animais jovens e férteis, usando-se sêmen fresco ou resfriado. Éguas idosas apresentam menores taxas gestacionais por ciclo e maior perda gestacional.[388,389] O acasalamento fora da estação de monta natural, quando o fotoperíodo é curto, pode estar associado a uma diminuição da fertilidade em éguas e garanhões. Animais mais distantes do equador apresentam um período maior e mais considerável de inatividade reprodutiva. Embora a endometrite, associada à presença de fluido no útero, citologia inflamatória e culturas positivas, diminua as taxas gestacionais, seu tratamento adequado pode melhorar esses valores.[390]

Há uma população de éguas em que esses programas reprodutivos tradicionais não atendem às expectativas por causa de saúde uterina deficiente, perda gestacional repetida ou incapacidade de produzir um potro viável a termo ou desejo de mais de um filhote por estação. Nessas éguas, técnicas de reprodução assistida, como transferência de embriões e aspiração de oócitos para ICSI, são opções que devem ser consideradas ao se consultar o proprietário.

Transferência de embriões equinos

E. Bradecamp

A transferência de embriões como meio de produzir potros é usada por diversas razões. Conforme já mencionado, é a próxima opção para éguas que não podem gerar filhos viáveis devido a limitações do sistema reprodutivo (dano cervical, endometrite persistente, fibrose e perda gestacional repetida), problemas sistêmicos (laminite, fratura pélvica e claudicação), quando o proprietário deseja vários filhotes em uma estação ou em uma égua saudável que não pode emprenhar em razão de competições. Resumidamente, a transferência de embriões equinos envolve o acasalamento de uma égua "doadora" com a genética desejada, o monitoramento da ovulação e a recuperação do embrião por lavado uterino 7 a 8 dias após a ovulação. Assim, o embrião é transferido para uma égua "receptora" sincronizada que levará a gestação a termo e criará o potro. Uma infinidade de fatores tem papel importante no sucesso de um programa de transferência de embriões; e é imprescindível um entendimento abrangente dos efeitos da fertilidade da égua doadora, do manejo da égua receptora e das técnicas de aquisição e processamento de embriões, para maximizar as chances de gestação. Este tópico dá uma visão geral dos fatores envolvidos no manejo de éguas doadoras e receptoras e as técnicas de lavado, transporte e transferência de embriões equinos.

O primeiro potro vivo produzido por transferência de embriões foi relatado por Oguri e Tsutsumi no Japão em 1974.[391] A princípio, as transferências embrionárias eram realizadas cirurgicamente, por laparotomia de flanco em pé, pela qual o embrião depositado no lúmen uterino era exteriorizado por meio de uma pequena incisão em um corno uterino. A incisão era então fechada, o corno uterino retornava ao abdome e o local da laparotomia de flanco era também fechado. No fim dos anos 1990, com os avanços na técnica de transferência transcervical, Foss *et al.* relataram que taxas gestacionais por transferência não cirúrgica de embriões poderiam ser comparáveis ou superiores com a transferência cirúrgica.[392] A partir daí, a transferência não cirúrgica de embriões tornou-se o padrão do setor.

A princípio, esperava-se que a transferência de embriões fosse uma modalidade para a obtenção de potros por éguas com infertilidade por várias causas. Embora bem-sucedido em alguns desses casos, o sucesso da transferência de embriões depende da causa da infertilidade e pode não melhorar as taxas gestacionais em algumas éguas inférteis. O procedimento é mais bem-sucedido em éguas que emprenham, mas não conseguem manter a gestação do que em éguas em que a gestação não foi diagnosticada. A transferência de embriões possibilita que os potros sejam produzidos a partir de éguas de exposição ou corrida que o proprietário deseja manter em competição; éguas que não podem emprenhar devido a doença sistêmica, musculoesquelética ou reprodutiva; éguas de 2 anos; e éguas que deram à luz no fim da estação de monta. Isso torna possível o acasalamento no início do ano seguinte. A transferência de embriões também possibilita a criopreservação e o armazenamento dos embriões para uso posterior.

O sucesso de um programa de transferência de embriões depende de vários fatores, como fertilidade da égua doadora, fertilidade e sincronia da receptora, qualidade do sêmen e experiência dos veterinários que tratam das éguas e executam os procedimentos. Uma extensa revisão dos fatores que influenciam as taxas de transferência de embriões é feita mais adiante neste tópico. A maioria dos embriões é enviada para os plantéis receptores com sincronização e seleção adequadas, mas também podem ser usadas éguas. Embora a maioria dos registros de raças (à exceção do Jockey Club) hoje permita potros produzidos por transferência de embriões, os proprietários de éguas precisam verificar sua documentação específica para se familiarizar com os regulamentos da organização. Algumas instituições permitem a produção de um número ilimitado de potros a partir de uma égua em um determinado ano, enquanto outras, como a United States Trotting Association, permitem o registro de apenas um potro por égua por ano.

ÉGUA DOADORA

Fatores que afetam a fertilidade

A fertilidade e a idade da égua doadora têm um efeito significativo no sucesso de um programa de transferência de embriões. As chances de obter um embrião são maiores em éguas jovens (com menos de 10 anos de idade) e férteis. Foss *et al.* relataram taxas de recuperação de embriões de até 84,2% em éguas de exposição; 59,7% em éguas multíparas e não estéreis; e até 30% em éguas com histórico de infertilidade.[392] McCue *et al.* relataram a recuperação de um ou mais embriões de 144 de 252 lavados (57,1%) de éguas com até 15 anos de idade e 93 de 236 descargas (39,4%) de éguas com idade superior a 15 anos.[393] Marione *et al.* também mostraram que a idade da égua teve um efeito significativo na taxa de recuperação de embriões. Quando as éguas foram divididas em três faixas etárias – potrancas (3 e 4 anos), éguas de meia-idade (5 a 10 anos) e idosas (13 a 25 anos) –, as taxas de recuperação de embrião foram de 171/244 (70,1%), 774/1.081 (71,6%) e 385/701 (54,9%), respectivamente, com recuperação de um número significativamente menor de embriões de fêmeas mais velhas.[394]

O tipo de sêmen usado para inseminar a égua doadora também afeta as taxas gestacionais e a taxa de recuperação de embriões. Squires *et al.* relataram que as taxas gestacionais eram mais altas ao usar sêmen fresco (60 a 77%) e significativamente mais baixas ao utilizar sêmen refrigerado (44%) ou congelado (46%).[389] A qualidade do sêmen deve ser levada em consideração em um programa de transferência de embriões. Garanhões com baixas taxas gestacionais por ciclo produzem taxas menores de recuperação de embriões.

Tanto o exercício quanto o calor podem afetar negativamente as taxas de recuperação do embrião. Isso deve ser considerado nas tentativas de obter embriões de éguas em treinamento e/ou competição ativa. Um estudo realizado por Kelley *et al.* demonstrou que as éguas exercitadas apresentaram menores picos de LH, níveis mais altos de cortisol e dinâmica folicular alterada em comparação com as éguas não exercitadas.[395] As éguas exercitadas apresentaram intervalos interovulatórios mais longos, menos folículos de 6 a 10 mm e mais folículos de 20 mm ou mais no dia da ovulação, o que sugere ovulação tardia. Além disso, um número significativamente menor de embriões foi recuperado das éguas exercitadas em comparação com as controles. As éguas foram divididas em três grupos: controles não exercitados; éguas exercitadas moderadamente por 30 minutos por dia durante o período periovulatório, mas que descansaram por 7 dias após a ovulação; e éguas exercitadas por 30 minutos diariamente do período periovulatório até o 7º dia após a ovulação. As taxas de recuperação de embriões foram significativamente maiores nos controles (67%) do que nos grupos parcialmente exercitados (44%) ou totalmente exercitados (43%). A perfusão vascular da parede folicular periovulatória diminuiu significativamente no dia anterior à ovulação nos dois grupos de éguas exercitadas, e a perfusão vascular da parede folicular correlacionou-se com a probabilidade de recuperação de um embrião.[395] Mortensen *et al.* também demonstraram que, quando as éguas eram exercitadas por 30 minutos diariamente sob condições ambientais acima de 30°C e 50% de umidade, a temperatura retal aumentava de 38°C para 39,9°C. As taxas de recuperação de embriões nas éguas exercitadas foram 50% menores em comparação com as éguas controles e 50% menos embriões de grau I foram recuperados das éguas exercitadas.[396] Por outro lado, alguns estudos não mostraram nenhum efeito do exercício em condições quentes e úmidas sobre as taxas de recuperação de embriões, mas as éguas desses estudos apresentaram menor elevação da temperatura retal e podem ter maior nível de aptidão física do que os animais de outros estudos.

Manejo da égua doadora para transferência de embriões

O manejo da égua doadora para transferência de embriões é muito semelhante ao manejo de qualquer égua para acasalamento. A égua deve estar saudável, em boas condições corpóreas. Todos os problemas relacionados com a saúde devem ser abordados, e todo o possível deve ser feito para manter a égua sem dor e estresse. O processo inflamatório que ocorre naturalmente no sistema reprodutivo durante a reprodução deve ser minimizado e modulado, e os tratamentos necessários para isso podem variar muito de égua para égua. Éguas jovens e saudáveis geralmente requerem tratamento mínimo, enquanto éguas mais velhas e subférteis podem exigir modalidades terapêuticas mais agressivas que auxiliam na evacuação de fluidos do útero e reduzem a chance de desenvolvimento de endometrite pós-acasalamento. É essencial que o dia exato da ovulação seja registrado para garantir a coleta do embrião no momento correto. As coletas de embriões são realizadas 7 a 8 dias após a ovulação. Se a égua tiver menos de 10 anos e tiver sido inseminada com sêmen fresco ou resfriado, a coleta poderá ser realizada no 7º ou no 8º dia, dependendo da preferência do veterinário. Os embriões são normalmente coletados no 8º dia em éguas mais velhas e inseminadas com sêmen congelado. O embrião parece levemente atrasado em seu desenvolvimento e sua movimentação em éguas mais velhas e na inseminação com sêmen congelado. Portanto, a realização do procedimento 1 dia depois aumenta a probabilidade de recuperação de um embrião com desenvolvimento ideal.[355]

Na realização de várias coletas de embriões em uma égua doadora durante a estação de monta, é essencial estar ciente da inflamação incitada a cada ciclo de reprodução e recuperação. Pesquisas mostraram que esses episódios inflamatórios são aditivos, e éguas submetidas a várias coletas em uma temporada apresentam níveis mais altos de inflamação e fibrose em biopsias uterinas em comparação com éguas controles. Carnevale *et al.* mostraram uma correlação positiva entre repetidas tentativas de recuperação embrionária e alterações inflamatórias crônicas no útero.[397] Além disso, embora existam evidências informais de que coletas repetidas de embriões ao longo de vários anos tenham um efeito negativo na fertilidade de algumas éguas, há estudos que não mostram uma alteração nas taxas de recuperação de embriões com um número crescente de coletas sucessivas.

ÉGUA RECEPTORA

A égua receptora ideal deve ter entre 3 e 10 anos, com bom tamanho corpóreo (1,5 a 1,6 m) ou o mais próximo possível do tamanho da égua doadora, com boa saúde sistêmica, temperamento fácil e boas características reprodutoras. As éguas Standardbreds e Quartos de Milha já demonstraram ser bem adequadas como receptoras, mas o tipo predominante de égua em qualquer plantel é muitas vezes determinado pelos tipos de animais disponíveis como receptores na região e, talvez, pelos tipos predominantes de éguas doadoras. Embora tenha sido bem demonstrado que o tamanho do útero da égua controla o tamanho do feto, possibilitando a transferência de embriões de cavalos de tração para pôneis e produção de potros vivos sem causar distocia grave, demonstrou-se que, quando há uma disparidade grosseira (tração para pônei), o feto pode não alcançar seu tamanho máximo como seus irmãos transferidos para receptoras de tamanho semelhante ao da doadora. Convém notar que esses estudos examinaram os extremos da transferência de embriões e é devido à capacidade das éguas de controlar o tamanho fetal que a transferência de embriões pode ser realizada tão prontamente. Além disso, os filhotes produzidos são capazes de crescer conforme seu potencial genético na transferência entre raças de tração e raças leves. A restrição de crescimento intrauterino (RCIU), que pode aumentar a incidência de lesões de osteocondrite dissecante e alterações conformacionais, foi atribuída a grandes diferenças entre éguas receptoras e doadoras, e todo o possível deve ser feito para que esses animais tenham tamanhos compatíveis.

Descrições detalhadas dos procedimentos cirúrgicos e não cirúrgicos específicos para coleta, transporte e transferência de embriões equinos estão fora do escopo deste texto, e o leitor deve consultar essas informações em outras publicações recentes.

A égua prenhe

Igor F. Canisso, Maria R. Schnobrich

Este tópico revisa a fisiologia e as considerações anatômicas relevantes para o manejo clínico da égua prenhe. Além disso, discute o manejo, o tratamento e as patologias associadas à égua gestante e ao período periparto.

FISIOLOGIA DA GESTAÇÃO

Reconhecimento materno da gestação

Depois que o oócito é fertilizado, o zigoto começa sua jornada pelo oviduto, alcançando o corno uterino entre o 6º e 7º dias.[398-401] Em éguas mais velhas ou fertilizadas após a ovulação ou com sêmen congelado, o transporte da vesícula embrionária pelas tubas uterinas pode levar mais 1 ou 2 dias. Sugeriu-se que a vesícula embrionária equina deve ser viável e sinalizar sua presença na junção uterotubal para possibilitar sua passagem no lúmen uterino.[4,402] Acredita-se que esse mecanismo seja mediado pela produção embrionária de PGE,[401] já que a administração de PGE_2 no oviduto acelera o transporte embrionário pela tuba uterina.[8] Oócitos não fertilizados são retidos nas tubas uterinas da égua até a degeneração completa.[4] Descrições detalhadas do início do desenvolvimento do embrião equino estão fora do escopo deste texto, e o leitor deve consultar outras publicações.[4,401-403] O início do desenvolvimento embrionário equino caracteriza-se pela formação de uma "cápsula" glicoproteica acelular resistente, elástica e incomum, semelhante à mucina, que cobre o trofectoderma e a zona pelúcida sobreposta.[400,403] Detecta-se essa estrutura pela primeira vez no 7º dia após a ovulação e ela envolve completamente o concepto esférico até o 23º ao 25º dias de gestação.[400,403] Embora o termo *embrião* seja usado rotineiramente para descrever o concepto em estágio inicial, é importante entender que, de modo geral, o que está sendo discutido é a vesícula embrionária e o próprio embrião. Essas duas estruturas acabarão formando as membranas fetais e o feto, respectivamente. O desenvolvimento embrionário progride o suficiente até o 40º dia da gestação, quando o termo *feto* passa a ser usado.[4]

Acredita-se que a disposição longitudinal das pregas endometriais favoreça a mobilidade do embrião equino esférico.[4] Depois de entrar na ponta do corno uterino entre o 6º e 7º dias, o embrião desce em direção ao corpo uterino no dia 8.[404,405] A fase de mobilidade intrauterina continua até o 15º ao 17º dia após a ovulação e, durante esse período, o embrião pode se mover entre os cornos 10 a 20 vezes por dia.[399,401,404-406] Suspeita-se que um fator derivado do embrião sinalize a supressão da liberação de luteolisina uterina ($PGF_2\alpha$), que interrompe a interação ocitocina-$PGF_2\alpha$ e possibilita a manutenção da gestação.[279,407-409] A mobilidade do concepto equino esférico é fundamental para esse suposto bloqueio da luteólise[398,399,401] e, por isso, grandes cistos uterinos causam perda gestacional.[135,410,411] Se a vesícula aumentada não conseguir passar por um grande cisto linfático uterino, talvez não entre em contato com todas as superfícies endometriais para inibir a produção de $PGF_2\alpha$.[93] Historicamente, sugere-se que o reconhecimento materno da gestação começa 10 dias após a ovulação nas éguas,[412] porém um estudo recente relatou o estabelecimento bem-sucedido de gestações quando os embriões do 10º dia foram transferidos para éguas receptoras que ovularam 2 a 6 dias depois da doadora.[413] Isso sugere que a cascata luteolítica não começa até o 12º dia e que a janela crítica para o reconhecimento materno da gestação equina provavelmente ocorre entre o 12º e 14º dias após a ovulação.

Na ausência de reconhecimento materno da gestação ou se a égua não estiver prenhe, a luteólise começa com a liberação de $PGF_2\alpha$ na circulação sistêmica por células endometriais. Isso contrasta com os ruminantes, nos quais a $PGF_2\alpha$ é levada diretamente para o ovário por meio da troca de contracorrente entre a artéria ovariana e a veia utero-ovariana.[414,415] Éguas não prenhes ou com problemas na migração embrionária no dia 15 do ciclo apresentam maior expressão de ciclo-oxigenase 2 (COX-2) pelas células epiteliais endometriais em comparação com as éguas prenhes.[416,417] Portanto, considera-se a inibição da enzima COX-2 um fator essencial para o reconhecimento materno da gestação em éguas.[412,417] Curiosamente, embora essa liberação de $PGF_2\alpha$ seja estimulada pela ocitocina produzida pelas células lúteas nos ruminantes, não existe essa produção lútea de ocitocina em éguas, nas quais o endométrio é a principal fonte da molécula.[4,418]

A vesícula embrionária fica normalmente fixada na base de um dos cornos uterinos com seu polo embrionário oposto à inserção no mesométrio (antimesometrial).[419] Essa fixação resulta do aumento do diâmetro da vesícula embrionária, do tônus uterino e de sua chegada à bifurcação uterina, que presumivelmente possui o menor diâmetro luminal. Um dos primeiros indicadores vasculares da posição futura do embrião propriamente dito é uma mancha colorida vista na imagem em Doppler do endométrio, perto da parede do polo embrionário. Esse achado pode auxiliar a diferenciação de um cisto e uma vesícula antes que o próprio embrião se torne visível na imagem ultrassonográfica.[420,421] Nas éguas multíparas, o embrião geralmente se fixa no corno mais involuído,[421,424] e as perdas gestacionais mais altas são associadas às vesículas embrionárias que se fixam no corno anteriormente gravídico por um mecanismo desconhecido.[424]

Placentação

As células trofoblásticas do embrião são programadas para formar o contato placentário absorvente com o endométrio.[4] A placenta da égua mostra-se microcotiledônea epiteliocorial, difusa e não decídua.[4,402,403,425-430] Toda a superfície materna das membranas fetais é coberta por microvilosidades delicadas e difusas que formam interdigitações com as células epiteliais luminais em proliferação para gerar microcotilédones intricadamente ramificados.[425-430] A interdigitação tende a ser mais profunda na ponta do corno não gestacional, o que pode ajudar a explicar a maior incidência de retenção da membrana fetal nessa estrutura.[431-433] Em uma gestação normal, o alantocórion não invasivo estende-se lentamente para preencher o útero entre o 80º e 85º dias de gestação, e sua arquitetura microcotiledônea, responsável pela nutrição hemotrófica e histotrófica para o feto em crescimento, não é totalmente estabelecida até o 120º ao 140º dia da gestação.[4,161] Na segunda metade da gestação, a maior parte da atividade mitótica está confinada à periferia dos microcotilédones, que ainda estão crescendo.[434,435]

O fator de crescimento endotelial vascular, um potente fator vasculogênico e angiogênico e seus dois principais receptores, Flt-l e KDR, são expressos no endométrio (materno) e na corioalantoide (fetal) durante a gestação equina.[436] Acredita-se que essas moléculas facilitem o desenvolvimento contínuo das redes capilares fetais e maternas proeminentes dentro dos microplacentomas da placenta equina.[436-438]

Alterações degenerativas no endométrio (endometriose) podem prejudicar a nutrição hemotrófica e a remoção de metabólitos pela placenta microcotiledônea.[437] Se a gestação for mantida, a placentação disfuncional pode levar ao nascimento de potros fracos e dismaturos devido à RCIU, que pode ter consequências prejudiciais à saúde e ao desempenho atlético do cavalo adulto.[437,439,440]

Problemas no desenvolvimento dos microcotilédones geram porções brancas avilosas características na superfície materna das membranas fetais de gêmeos abortados.[441,442] Embora a nutrição histotrófica (ou seja, por secreções das glândulas endometriais e absorção pelas células coriônicas) provavelmente continue a ser importante durante toda a gestação, a boa nutrição hemotrófica é essencial para o rápido crescimento fetal na última parte da gestação.[4] A morfologia dos vasos sanguíneos endometriais à biopsia uterina pode ser muito variável, dependendo da idade e do estado reprodutivo da égua.[443] Lesões degenerativas brandas a graves podem ser observadas em vasos arteriais e venosos menores e maiores em até 20,5% das amostras endometriais examinadas.[188]Detectaram-se vasos inalterados apenas em éguas virgens.[188]

A incidência e a gravidade da angiopatia aumentam com o número de gestações anteriores e o avanço da idade.[188,443] Alterações na vasculatura endometrial de éguas multíparas foram comparadas com a chamada esclerose gestacional de outras espécies, com desgaste e rompimento da membrana interna elástica, elastose medial e adventícia e fibrose e processos de calcificação na camada média.[188,443]

Em éguas multíparas, acredita-se que os ciclos de crescimento vascular durante a gestação e a subsequente involução pós-parto provoquem alterações vasculares degenerativas progressivas no endométrio. Processos de envelhecimento, inflamação crônica e curtos intervalos entre partos foram implicados como fatores prejudiciais adicionais.[188,437,438,443] A angiopatia grave costuma ser combinada com a flebectasia e a linfangiectasia, talvez indicando a menor capacidade de adaptação dos vasos às demandas variadas da circulação uterina, com diminuição da perfusão uterina e da drenagem linfática.[188,443] Além disso, éguas com escore de biopsia de grau III, consistente com alterações degenerativas endometriais graves (classificação de Kenney e Doig[249]), apresentaram menor perfusão vascular durante o início da gestação em comparação com éguas com graus I e II (sem ou com fibrose endometrial mínima).[444] A angiose em éguas multíparas mais velhas pode, portanto, estar intimamente relacionada com a infertilidade, talvez por efeitos prejudiciais sobre a nutrição do embrião e subsequente placentação. Estudos controlados demonstraram o impacto que a capacidade uterina e a área placentária podem ter no tamanho e no peso ao nascer do potro e em seu desenvolvimento pós-natal.[445-448] Em um estudo, transferiram-se embriões de pônei para éguas receptoras de tração e, em seguida, as mães genéticas foram acasaladas e gestaram o irmão a termo.[445] Os potros de transferência de embriões eram todos maiores que seus irmãos ao nascimento, provavelmente devido ao útero maior nas receptoras de tração.[445] Embora o aumento da produção de leite das éguas de tração possa explicar as maiores taxas de crescimento subsequentes, observou-se que todos os três potros nascidos de éguas de tração ainda eram mais pesados aos 4 anos de idade.[445]

Recentemente, um estudo semelhante demonstrou que potros de pônei nascidos de éguas receptoras de tração (ou seja, um modelo para melhora do ambiente uterino) apresentavam resistência à insulina pós-natal, enquanto potros Saddlebreds nascidos de pôneis (ou seja, modelo de ambiente uterino restrito) tinham maior sensibilidade à insulina e eram consideravelmente mais leves.[447] Um experimento semelhante de transferência de embriões usou comparou Puro-Sangue-em-pônei (Tb-P) e pônei-em-Puro-Sangue (P-Tb), com as transferências de Puro-Sangue-Puro-Sangue e pônei-pônei como controles.[449] Os potros de Tb-P eram mais leves que os potros de P-Tb e tinham menor peso, volume e área superficial da placenta, além de menor capacidade de resposta adaptativa pós-natal e hipercortisolemia.[448,449] No total, esses estudos foram consistentes com uma pesquisa anterior em que se inseminou uma égua de pônei de Shetland com sêmen de Shire, e uma égua de Shire com sêmen de pônei de Shetland. O potro da égua pônei tinha 50% do peso do meio-irmão gestado na égua Shire, e a discrepância acentuada de tamanho continuou na vida adulta.[448] Do lado prático, conforme mencionado na discussão sobre transferência de embriões, esses estudos demonstraram a importância da compatibilidade da estrutura corpórea de doadoras e receptoras para evitar efeitos de um ambiente uterino aprimorado ou restrito. Vale ressaltar que a perda repentina de peso pode imitar a situação de um ambiente uterino restrito, levando a baixo crescimento fetal e fraqueza neonatal. Isso foi observado na prática clínica e demonstrado experimentalmente em éguas Puros-Sangues primíparas usando a infecção-se por *Streptococcus equi* subespécie *equi* mediada por insultos nutricionais.[450]

Endocrinologia da gestação

A endocrinologia da gestação equina foi muito bem revista, e o leitor deve consultar essas publicações para obter uma descrição mais detalhada de todos os eventos endocrinológicos dessa fase.[4,451] Independentemente de a égua estar prenhe ou não, há uma rápida organização e vascularização do corpo hemorrágico, que culmina na formação de um CL e no aumento da produção de progesterona.[4] Existe controvérsia sobre se as células lúteas grandes (ou seja, originárias de células da granulosa) e pequenas (ou seja, originárias da teca interna) são esteroidogenicamente ativas como em outros mamíferos domésticos. A ausência de receptores de progesterona e enzimas esteroidogênicas em células lúteas pequenas confirma a hipótese de que não secretam progesterona.[452] É interessante notar que, após a inseminação artificial, as éguas que engravidaram apresentaram concentrações de progesterona significativamente mais altas já 5 dias após a ovulação em comparação com as éguas que não engravidaram.[453] Além disso, éguas com perda gestacional ou luteólise prematura podem apresentar menores concentrações de progesterona 10 a 15 dias após a ovulação.[454,455] Esse achado destaca a importância de verificar as concentrações de progesterona em éguas com morte embrionária recorrente 10 dias após a ovulação e no diagnóstico de gestação no 15º dia em éguas com sinais de regressão lútea prematura (p. ex., tônus uterino/cervical deficiente, edema endometrial, CL ausente/pequeno, presença de vesícula embrionária menor que o esperado).[455]

Após o 15º dia da ovulação, as éguas não prenhes normalmente começam a sofrer luteólise e retornam ao estro e ovulam, em média, 20 a 22 dias depois da ovulação primária anterior.[4] No entanto, algumas éguas normais (acasaladas ou não) podem apresentar função lútea prolongada por ovulação diestral, lesões endometriais ou motivos desconhecidos.[4,66]

Nas éguas prenhes, a cintura coriônica é uma estrutura distinta e especializada que pode ser vista ao redor do terço superior da vesícula embrionária no 25º dia após a ovulação.[398,399] Cerca de 35 dias após a ovulação, células trofoblásticas originárias da cintura coriônica desprendem-se da vesícula embrionária e invadem o endométrio.[4,456-460] As células invasivas agregam-se para formar os cálices endometriais – tecidos endocrinologicamente ativos que secretam grandes quantidades de eCG.[456-460]

Os cálices endometriais ficam visíveis entre os dias 38 e 40 como um anel de pequenas placas pálidas no endométrio que circunda o concepto em desenvolvimento.[4,401-403] Como as células fetais são fornecidas pelo pai e, portanto, diferem genotipicamente das células maternas, os antígenos fetais invocam uma resposta imune celular.[461,462] Esse influxo de linfócitos cria uma reação imunológica pronunciada e localizada e, no 120º dia da gestação, os cálices endometriais são descartados.[461-463] O tecido necrótico subsequente e as secreções condensadas formam invaginações na corioalantoide que ainda podem ser vistas na superfície alantoide no momento do parto como bolsas alantoides.[464]

A gonadotrofina coriônica equina, uma glicoproteína de alto peso molecular, tem atividade semelhante a FSH e LH, conforme já descrito.[465] No início da gestação, picos periódicos (com intervalo de 10 a 12 dias) de FSH hipofisário desencadeiam as ondas do desenvolvimento folicular ovariano.[466] A eCG também promove a luteinização e a ovulação dos folículos ovarianos, formando CLs acessórios (secundários) os quais aumentam a produção de progesterona a partir dos CLs primários que se desenvolveram no momento da concepção.[4,401,402] Esse processo é essencial para garantir a manutenção da prenhez antes que a placenta seja totalmente capaz de suportar a gestação por volta dos 100 dias.[4,401,402]

Altas concentrações de eCG podem ser detectadas no sangue de éguas prenhes entre 40 e 120 dias de gestação.[4,401] Curiosamente, éguas que perderam a gestação nesse intervalo podem ter persistência de cálices endometriais ativos que secretam eCG, causando comportamento estral incorreto, desenvolvimento folicular não confiável, luteinização de folículos imaturos e ovulação imprevisível. O tratamento da persistência dos cálices endometriais pode ser feito com *laser*, infusão intrauterina de querosene, lavado do útero com salina hipertônica e remoção endoscópica de cistos, porém tais métodos não foram avaliados de maneira crítica.

A vesícula embrionária equina é capaz de produzir grandes quantidades de estrógeno.[451] As concentrações de estrógeno aumentam significativamente no saco vitelino e no lúmen uterino no 12º dia após a ovulação e o estradiol tornando-se o estrógeno predominante no saco vitelino 18 a 20 dias após a ovulação.[467] Outra característica única do início da gestação da égua é que os corpos lúteos produzem concentrações crescentes de estrógeno conjugado (p. ex., sulfato de estrona) e testosterona em resposta à eCG.[468-471] A partir dos 70 dias após a ovulação, há um aumento progressivo na concentração de estrógeno (talvez de origem fetoplacentária), alcançando um pico 210 a 240 dias após a ovulação e diminuindo de modo gradual até o parto.[451]

Os estrógenos fetoplacentários são sintetizados a partir de andrógenos produzidos pelas gônadas fetais aumentadas.[472] A gonadectomia fetal bilateral realizada entre o 197º e 253º dias da gestação causa uma queda abrupta nos níveis plasmáticos de estrógeno, que continuam basais até o nascimento de pequenos potros em partos normais em 70 a 97 dias.[473] Após o 220º dia, as gônadas aumentadas diminuem gradualmente até um tamanho insignificante ao nascer.[471] Observam-se dois grupos de estrógenos em éguas prenhes: estrógenos fenólicos clássicos (estradiol, estrona e suas formas conjugadas) e estrógenos com anel beta insaturado específicos de equinos (equilina e equilenina).[472] O DHEA e o 7-desidro DHEA são precursores dos estrógenos clássicos e com anel beta insaturado (equilina e equilenina), respectivamente.

Quatro componentes separados combinam-se para produzir progesterona e pregnanas biologicamente ativas com 5α-redução, necessárias para manter a gestação na égua.[4,451,474] O CL primário prolonga-se além de sua vida útil cíclica pela regulação negativa dos receptores endometriais de ocitocina para impedir a ativação da via luteolítica. Sua produção decrescente de progesterona é suplementada a partir do dia 40 da gestação pela formação de CLs acessórios que se desenvolvem nos ovários maternos devido às ações gonadotrópicas do FSH da hipófise e da eCG endometrial.[4] A unidade fetoplacentária equina produz quantidades significativas de progesterona e progestágenos C-21.[4,474] A princípio, a placenta (corioalantoide e endométrio) usa o colesterol derivado da mãe para metabolizar em pregnenolona e depois progesterona. Uma quantidade significativa de progesterona origina-se dessa fonte aproximadamente a partir do 70º dia da gestação.[4,474]

Em éguas prenhes normais, a concentração periférica de progesterona começa a cair aos 4 meses de gestação, alcançando os níveis basais entre o 150º e 180º dias.[473-475] A progesterona pode ser indetectável no soro a essa altura (< 1 ng/mℓ), dependendo do tipo de ensaio utilizado, e não é mais indicativa do que acontece no útero, pois a placenta secreta progesterona e progestágenos diretamente no endométrio e no miométrio subjacente. Na segunda metade da gestação, a maior parte da progesterona derivada da placenta é ainda metabolizada em pregnanas com 5α-redução (5α-di-hidroprogesterona ou 5α-pregnana-3,-20-diona e 20α-5 P ou 20α-hidroxi-5α-pregnana-3-ona, junto com outros metabólitos de progesterona e pregnenolona reduzidos em 5α).[4,367,474] Mesmo em fases mais tardias da gestação, sugeriu-se que outro corticosteroide, talvez 5α-pregnana-3,-20-diona (5α-DHP), e não a progesterona, fosse um precursor importante dos outros metabólitos da progestina encontrados no plasma circulante.[4,367,474] Um estudo recente demonstrou que 5α-DHP se liga ao receptor de progesterona com, pelo menos, a mesma afinidade da progesterona, e acredita-se que seja responsável pela manutenção da gestação na égua durante o segundo e o terceiro trimestres.[451,474] Nos últimos meses da gestação, a glândula adrenal fetal em expansão secreta quantidades consideráveis de pregnenolona, que é então usada pela placenta para sintetizar progestágenos.[4] Mesmo nessa fase tardia da gestação equina, há atividade adrenal de 17-alfa-hidroxilase insuficiente para converter a pregnenolona em cortisol fetal, de modo que a molécula passa pelos vasos umbilicais e é convertida em pregnanas com 5α-redução na placenta. Assim, diferentemente dos ruminantes, há um aumento significativo nas concentrações de progestágeno no plasma da égua durante as últimas 4 a 6 semanas de gestação, seguido por uma queda vertiginosa nas concentrações no momento do parto.[4,473] Há um aumento prematuro de progestinas em éguas com placentite crônica, e acredita-se que esse fenômeno esteja associado ao estresse fetal, à maturação prematura do eixo adrenocortical da hipófise e ao maior escape de progesterona da metabolização placentária.[476] Injeções intrafetais de hormônio adrenocorticotrófico (ACTH) no 300º dia da gestação em pôneis aumentaram as concentrações plasmáticas de progestágeno materno de maneira significativa.[477]

A fisiologia do parto na égua não está tão bem registrada quanto em ruminantes. O mecanismo preciso do eixo hipotálamo-hipófise-adrenal fetal do potro a termo ainda não foi determinado.[451,478] Em diversas espécies e condições normais, o parto é desencadeado pelo amadurecimento completo do feto.[478-481] Na égua, as concentrações fetais de cortisol continuam nos valores basais até os últimos 2 dias de gestação, quando um aumento acentuado culmina no parto;[4,481] o aumento da atividade adrenocortical fetal também está associado ao início do parto em muitas espécies.[479,482] O término do amadurecimento do feto aumenta a liberação de ACTH pela hipófise e depois estimula o córtex adrenal fetal. No entanto, os altos níveis de pregnenolona somente são metabolizados em cortisol fetal quando a glândula adrenal em amadurecimento passa a apresentar capacidade de 17-alfa-hidroxilase.[4,483,484] Sugeriu-se que interrupções desses processos de amadurecimento do feto, com supressão da atividade adrenocortical fetal, sejam eventos essenciais na intoxicação por festuca.[485] O amadurecimento fetal normal (conversão de pregnenolona em cortisol fetal) faz com que os níveis de progestágeno materno caiam, aumentando a proporção entre estrógeno e progestágeno até que, nas horas finais, há predominância de estrógeno antes do parto.[4,451,486]

As injeções intrafetais de ACTH provocam o amadurecimento precoce do feto equino e reduzem o tempo de gestação por uma ação mediada pela regulação adrenal do amadurecimento fetal e pela produção de progestágenos maternos.[481] Mais trabalhos são necessários para estabelecer a idade gestacional e a dose ideais para a administração de ACTH em éguas antes que sejam feitas recomendações clínicas.[485]

Antigamente, acreditava-se que a transferência transplacentária de cortisol era mínima devido à presença da enzima 11α-hidroxisteroide desidrogenase, que inativa o cortisol, convertendo-o em cortisona.[487] No entanto, um trabalho do Reino Unido demonstrou que as éguas Puros-Sangues saudáveis que receberam 100 mg de dexametasona nos 315º, 316º e 317º dias de gestação podiam ter potros vivos.[488] Isso demonstrou que os profissionais que cuidam de gestações de alto risco podem salvar o potro ou melhorar a probabilidade de nascimento vivo de um potro viável ao aplicar esse protocolo.

A relaxina é produzida pelas células trofoblásticas da placenta, e especula-se sua participação no amolecimento dos ligamentos pélvicos para facilitar a passagem fetal e promover a quietude uterina até o parto ser iminente.[4] O miométrio torna-se mais responsivo à ocitocina e à progesterona (PG) e, por fim, as altas concentrações de ocitocina e PG podem superar os efeitos inibidores da relaxina.[4,483,489] Acredita-se que a súbita dominância do estrógeno promova a produção cervical de PGE_2. A $PGF_2\alpha$ promove contratilidade miometrial ao agir sobre o cálcio intracelular, mas a PGE_2 proporciona o relaxamento cervical.[486]

Endocrinologia do parto

O terceiro trimestre da gestação caracteriza-se por concentrações crescentes de $PGF_2\alpha$, promovidas pelo estrógeno.[490] O estrógeno também aumenta a expressão dos receptores de ocitocina e das junções comunicantes do miométrio, facilitando as contrações coordenadas do útero. Curiosamente, éguas prenhes apresentam um aumento nas concentrações de estrógeno e $PGF_2\alpha$ durante a noite,[473,491] o que pode explicar o fenômeno porque a maioria dos potros nasce à noite.[492] Juntas, essas moléculas aumentam a contratilidade miometrial, o que facilita o parto normal.[493] Durante o estágio I do parto, o miométrio em contração força mudanças posicionais no feto em preparo para a expulsão, e o saco corioalantoide começa a ser empurrado contra o colo do útero relaxado, levando à ruptura da corioalantoide, que define o início do estágio II do parto. Com o potro no canal do parto, a expulsão é impulsionada pelo aumento das concentrações de ocitocina e prostaglandina, que alcançam o pico durante o estágio II do parto. A contração dos músculos abdominais (esforço materno) está quase sempre associada a grandes contrações uterinas prolongadas. Éguas com doenças debilitantes graves (p. ex., diarreia crônica, neoplasia), idade avançada e baixa condição corpórea e aquelas com curativos abdominais (p. ex., após cirurgia de cólica, ruptura da parede corpórea, hidropisia) podem não apresentar contrações abdominais adequadas, o que retarda o estágio II e causa distocia. Tais éguas precisam de auxílio para o parto; caso contrário, há distocia por inércia uterina.

A concentração de PRL aumenta na última semana antes do parto. Esse aumento responde pelo desenvolvimento mamário e pelo início da lactação.[4] A liberação de prolactina pelas células lactotróficas da hipófise anterior é regulada pela secreção hipotalâmica do fator de liberação de PRL. Acredita-se que o fator inibidor da PRL seja a dopamina.[4] A ocitocina é sintetizada nos núcleos supraópticos e paraventriculares do hipotálamo. O leite é produzido nos alvéolos e expelido para os ductos lactíferos e cisternas dos tetos quando a ocitocina causa contração das células mioepiteliais. Supõe-se que a sucção do potro em aleitamento estimula a liberação de ocitocina a partir da neuro-hipófise.

Atividade miométrica

O miométrio do útero é composto por uma camada interna circular e uma camada externa longitudinal de músculo liso. Essa disposição das fibras musculares possibilita a regulação do tamanho luminal (fibras circulares) e do comprimento uterino (fibras longitudinais).[4] O útero é flácido à palpação durante e logo após o estro; depois, seu tônus aumenta e o órgão fica túrgido na égua prenhe.[4,494] A atividade miometrial é de vital importância para a depuração uterina após o acasalamento.[494-496] As contrações uterinas também são essenciais durante a fase de mobilidade embrionária no início da gestação.[496] Entre pelo menos o 9º e o 16º dias após a ovulação, o concepto equino esférico migra continuamente por todo o lúmen uterino, impulsionado por contrações miometriais peristálticas.[4,402] Tal período incomumente longo de movimento intrauterino assegura que o concepto transmita seu sinal antiluteolítico para todo o endométrio. A mobilidade do concepto é alta entre o 10º e 14º dias após a ovulação, mas pode ser reduzida de maneira imediata e acentuada por uma injeção IV de flunixino meglumina.

Isso sugere que as prostaglandinas são o estímulo primário para as contrações miometriais que impulsionam a migração do concepto.[407] O embrião produz prostaglandinas que atuam como estimulantes do miométrio, e as contrações uterinas subsequentes provocam a mobilidade do embrião.[404] O concepto produz estrógenos no 12º dia, e acredita-se que essas moléculas, junto com a produção embrionária de PGE_2, atuem no estímulo das contrações uterinas e no aumento do tônus uterino durante a fase de mobilidade.[4] A progesterona é vital para o desenvolvimento embrionário e tem papel na mobilidade, na fixação, na orientação e na manutenção do concepto equino.[497]

Como existe pouca ou nenhuma progesterona na circulação materna durante o fim da gestação, acredita-se que a quiescência do útero seja mantida pelos progestágenos, que são metabólitos uteroplacentários da pregnenolona e da progesterona.[367,498] Acredita-se que esses hormônios tenham atuação significativa por meio de uma ação parácrina no feto e nos tecidos uteroplacentários.[498] A administração de um progestágeno (altrenogeste) impede o aborto induzido por PG no primeiro trimestre da gestação.[115] Há muitas controvérsias sobre a suplementação de progestágeno nos trimestres posteriores, que serão discutidas a seguir.

Os mecanismos celulares envolvidos na contratilidade miometrial não foram bem caracterizados na égua gestante, e talvez não seja apropriado extrapolá-los a partir de estudos em éguas não prenhes. A teoria clássica em muitas espécies é que a excitação miometrial e a contratilidade uterina são suprimidas pelo chamado bloqueio de progesterona.[499] A progesterona e os progestágenos eram considerados necessários para a quiescência miometrial na égua prenhe, e acreditava-se que a ligação da 5α-di-hidroprogesterona aos receptores endometriais de progesterona controlava a produção uterina de prostaglandina e inibia a atividade miometrial.[500] Hoje, sabe-se que a 5α-di-hidroprogesterona se liga ao receptor de progesterona com igual afinidade.[474] O gene da ocitocina-neurofisina I é transcrito em RNA mensageiro (mRNA) no endométrio das éguas, e os níveis de mRNA são negativamente correlacionados com as concentrações séricas de progesterona.[501] No entanto, os progestágenos foram ineficazes no controle da contratilidade miometrial *in vitro* e não inibiram os efeitos da ocitocina, causando dúvidas acerca da precisão da teoria do bloqueio de progesterona na égua.[502]

Uma redução nos níveis circulantes de progestágeno pelo bloqueio experimental com o inibidor da desidrogenase 3β-hidroxiesteroide (epostano) não aumentou a atividade miometrial (trabalho de parto) em éguas de pônei no fim da gestação, conforme ocorre em outras espécies de animais domésticos.[368,503] No entanto, apesar da escassez de evidências de que uma deficiência na produção fetoplacentária de progestágeno seja causa de perda gestacional na égua, a terapia exógena com progestágeno é bastante utilizada de maneira preventiva em éguas prenhes, acreditando-se que promova a quietude uterina e impeça abortos. Os progestágenos podem aumentar a atividade da enzima endometrial 15-hidroxiprostaglandina desidrogenase, promovendo o metabolismo rápido das prostaglandinas em metabólitos inativos.[368] Casos de regressão lútea prematura só podem sobreviver se a égua for tratada com progestágenos, e isso tem sido usado para justificar a suplementação com progestágeno.[455]

A atividade eletromiográfica no útero de éguas prenhes aumenta durante a última semana antes do parto, mesmo que os níveis circulantes de progestágeno ainda sejam muito altos.[451,493,504] Há um aumento progressivo e reversível da atividade mioelétrica à noite nos últimos 6 dias antes do parto.[505] O perfil endócrino da égua periparturiente caracteriza-se por concentrações crescentes de progestágenos e decrescentes de estrógenos.[369] Apesar desse declínio, os estrógenos são essenciais para o parto normal da égua. Trabalhos recentes sugerem que elevações noturnas nos níveis de 17β-estradiol podem causar alterações nos tecidos uteroplacentários, o que facilita a liberação de PG e ocitocina que promovem o aparecimento de contrações miométricas.[369] Pashen e Allen demonstraram que, após a remoção das gônadas fetais, a gestação continua, porém as contrações miometriais são ineficazes e fracas, e há redução significativa da produção de prostaglandinas durante o trabalho de parto.[490] No entanto, um estudo recente não conseguiu demonstrar a importância do estrógeno em éguas no fim da prenhez. As concentrações periféricas de estrógeno foram reduzidas em 90% pelo letrozol (inibidor da aromatase), e as éguas ainda produziam potros normalmente. Além disso, não foram observadas alterações na perfusão vascular.[369]

Os altos níveis de relaxina na égua pré-parto podem inibir as contrações miometriais até que as concentrações crescentes de ocitocina e PG se tornem impressionantes.[479] O número de receptores de ocitocina e junções comunicantes no miométrio não pode aumentar até pouco antes do parto na égua.[493] Nesse momento, o miométrio torna-se bastante sensível a doses baixas de ocitocina.[369] Uma despolarização rápida da membrana provoca o aparecimento de fortes contrações uterinas coordenadas que caracterizam o primeiro estágio do trabalho de parto. Nas últimas 6 horas antes da ruptura da corioalantoide, há um aumento significativo nas concentrações de $PGF_2\alpha$ antes de uma elevação significativa na concentração de ocitocina.[506] Mesmo que as concentrações de $PGF_2\alpha$ sejam reduzidas pelo inibidor de COX flunixino meglumina (1,1 mg/kg), a administração de ocitocina ainda pode facilitar o parto rápido.[506,507]

Teratogênese

Pouco se sabe sobre os efeitos embriotóxicos e possíveis efeitos teratogênicos de produtos químicos, fármacos e outros agentes administrados a éguas prenhes. O bócio foi relatado em dois potros Árabes neonatos depois da suplementação excessiva de iodo durante as últimas 24 semanas gestação.[508] Fenotiazinas, tiabendazol e anti-helmínticos organofosforados causam perda gestacional.[6] Do mesmo modo, pastos de capim-sudão ou sorgo são tóxicos para o feto.[6,509] Nos últimos anos, os efeitos tóxicos de alguns medicamentos foram registrados de maneira mais definitiva. Uma égua recebeu griseofulvina para tratamento de dermatomicose durante o segundo mês de gestação e teve um potro com 331 dias de gestação.[510] O potro apresentava microftalmia bilateral, braquignatia superior grave e palatoqueilosquise. As lesões eram incompatíveis com a vida, e sacrificou-se o animal. A administração de griseofulvina durante a gestação tem sido associada a lesões semelhantes em outras espécies. Uma vez que o desenvolvimento dos olhos e ossos faciais equinos ocorre no segundo mês de gestação, as lesões descritas neste caso provavelmente podem ser atribuídas à griseofulvina.

Três neonatos equinos com fraqueza, em decúbito e com lesões cutâneas, inclusive pelame fino e lanoso, nasceram de éguas em tratamento de mieloencefalite protozoária equina.[511] Os potros apresentavam anemia, leucopenia, azotemia e hiperpotassemia. As éguas gestantes receberam sulfadiazina ou sulfametoxazol-trimetoprima, pirimetamina, ácido fólico e vitamina E por via oral. As concentrações séricas de folato nos três potros e duas éguas foram inferiores às relatadas na literatura para animais clinicamente normais. À necropsia, os potros apresentavam rins lobulados com córtices finos e medula pálida. O baço e o timo eram pequenos. O exame histológico revelou necrose epidérmica acentuada sem células inflamatórias, córtices renais finos, nefrose tubular renal, aplasia linfoide e aplasia e hipoplasia da medula óssea. Tais observações indicaram que a administração oral de 2,4-diaminopirimidinas (pirimetamina com ou sem trimetoprima), sulfonamidas e ácido fólico a éguas durante a gestação está relacionada com defeitos congênitos em potros neonatos. Mais pesquisas são necessárias para determinar o agente tóxico e em qual estágio da gestação o feto é mais vulnerável. De modo geral, há poucas pesquisas sobre teratógenos conhecidos na égua gestante, porém os efeitos conhecidos em equinos e outras espécies e o risco e a necessidade do tratamento devem sempre ser considerados antes da administração de qualquer medicamento.

DIAGNÓSTICO DA GESTAÇÃO

A técnica padrão de geração de imagens transretais possibilita que um profissional experiente (usando um transdutor de ultrassonografia de 5 MHz em condições ideais de iluminação) detecte até 98% dos embriões desde o 11º dia após a confirmação da ovulação.[512] No entanto, a primeira verificação da gestação geralmente não é realizada antes dos 14 dias após a ovulação, pois há maior probabilidade de detecção de gêmeos assíncronos e o aumento do tamanho da vesícula facilita a confirmação da prenhez. A vesícula esférica preta (anecoica) é característica da aparência ultrassonográfica da gestação equina nesta fase. Os iniciantes devem perceber que linhas brancas (ecoicas) brilhantes nas margens superior e inferior da vesícula são o artefato normal de ultrassonografia (chamado de "reflexão especular") gerado pelas ondas que penetram e são refletidas por uma estrutura fluida perfeitamente redonda.[513] Lembre-se que a vesícula embrionária equina pode estar em qualquer lugar do lúmen uterino antes da fixação no 16º dia.

Erros diagnósticos podem ser facilmente cometidos, a menos que todo o comprimento dos cornos e do corpo uterino até o colo do útero seja meticulosamente analisado durante o exame ultrassonográfico. A confirmação da mobilidade, bem como a presença da reflexão especular, auxilia a diferenciação entre uma vesícula embrionária e um cisto. No momento da fixação na base de um corno uterino, o saco vitelino apresenta três camadas germinativas (ectoderma, mesoderma e endoderme) próximas ao polo embrionário e apenas duas camadas (ectoderma e endoderme) no polo oposto.[4] A diferença de rigidez entre a parede ventral de três camadas e a dorsal de duas camadas explica a imagem característica como palheta de guitarra à ultrassonografia no 18º dia. A porção mais espessa da parede do saco vitelino (polo embrionário) gira para uma posição ventral. A alteração da forma esférica anterior é causada por turgidez uterina e espessamento da parede uterina dorsal. O aumento do tônus uterino é responsável pela ausência de aumento do diâmetro da vesícula embrionária entre o 18º e 26º dias, assim criando o perfil de crescimento clássico em platôs nesse período.[4]

No 21º dia após a ovulação, a cavidade amniótica formou-se completamente, e o embrião pode ser detectado à ultrassonografia. Com o aumento de volume do saco alantoide, o embrião propriamente dito pode ser visto acima do assoalho ventral até o 24º dia. O embrião pode ser visto suspenso em uma fina linha ecoica que delineia a aposição do alantoide e do saco vitelino.[513] Essa membrana de separação tende a ser horizontal e, portanto, é um bom meio para diferenciar uma vesícula embrionária única ou gemelar. Nesse último caso, as paredes adjacentes das duas vesículas tendem a formar uma separação vertical. O batimento cardíaco primitivo pode ser detectado entre 22 e 25 dias e é um bom indicador de viabilidade embrionária. No 40º dia, o embrião (agora chamado de feto) foi elevado para o polo dorsal porque a cavidade alantoide deslocou quase completamente o saco vitelino vestigial. As membranas e os vasos sanguíneos que separam o alantoide e o saco vitelino dão origem ao cordão umbilical. O tamanho crescente do feto faz com que o feto e o saco amniótico desçam gradualmente de volta ao assoalho da vesícula corioalantoide até o 48º dia. O restante do saco vitelino é incorporado ao cordão umbilical. O local em que o cordão umbilical se liga ao corioalantoide identifica o corno e o sítio original de fixação do embrião. A fixação dorsal garante que o feto em desenvolvimento não comprima essa área vital.[402]

Esses eventos gestacionais podem ser usados pelo profissional para determinar o desenvolvimento normal da prenhez. De modo geral, cada profissional deve definir as idades gestacionais em que as avaliações da gestação são realizadas para assegurar o desenvolvimento normal desta. A maioria dos veterinários realiza as avaliações ultrassonográficas nos seguintes momentos: 14 a 16 dias para verificar o tamanho normal e identificar a presença de gêmeos; 28 a 30 dias para confirmar o desenvolvimento normal, o batimento cardíaco e a ausência de gêmeos antes da formação de cálices endometriais; e 42 a 60 dias para avaliar o desenvolvimento e o possível sexo do feto. Os exames posteriores são realizados em intervalos mais variáveis, de apenas uma vez a uma avaliação por mês. De modo geral, éguas com história de perda gestacional ou achados anormais à ultrassonografia são avaliadas e monitoradas com mais frequência para determinar o manejo e o tratamento adequados.

Embora os exames ultrassonográficos tenham se tornado uma prática padrão para a confirmação da gestação em éguas, ainda é essencial que o veterinário seja competente no diagnóstico manual. Aos 18 dias após o acasalamento, um profissional experiente pode perceber alterações no tônus e na consistência uterina que, junto com a palpação de um colo estreito e alongado, são condizentes com o início da gestação. No entanto, deve-se lembrar que não é incomum que um CL persistente forneça progesterona por um período prolongado em uma égua não gestante. É importante não confundir a curvatura na base do corno uterino com uma vesícula embrionária.[4] Uma imagem ultrassonográfica da vesícula embrionária é necessária para a confirmação definitiva da gestação nessa fase inicial. No entanto, o aumento gradual da vesícula embrionária cria uma protuberância ventral discernível que foi descrita como do tamanho de um ovo de galinha (30º dia), ovo de gansa (35º dia) e uma laranja (40º ao 45º dia). Como há uma distensão dorsal mínima nessa fase da gestação, é essencial que o aspecto ventral de cada corno uterino seja examinado. Erros podem ser cometidos se os dedos não passarem o suficiente em torno do aspecto cranial do corno uterino para alcançar bem abaixo do corpo e dos cornos uterinos. Uma protuberância ventral condizente com uma gestação de 35 a 45 dias pode ser identificada pelas margens distintas palpáveis quando os dedos se movem ao longo do aspecto ventral do útero. O concepto torna-se mais oval à medida que se expande durante o terceiro mês de gestação. Aos 90 dias, a vesícula coriônica é comparável em tamanho e forma com uma bola de futebol. A idade da égua e o número de potros anteriores influenciam a taxa de descida do útero gestante sobre a borda pélvica. O diagnóstico positivo da gestação torna-se progressivamente mais difícil à medida que o útero grande e pesado desce para a cavidade abdominal. Éguas prenhes normais devem ter parede uterina fina e flexível, enquanto os casos de piometra têm parede uterina espessada e fluido purulento viscoso no útero. O feto em si nem sempre é palpável antes do 120º dia da gestação, mas o balotamento delicado o revela após esse período. A palpação de alguma parte do feto deve ser capaz de confirmar a gestação entre 5 meses e o termo.

Às vezes, exames de sangue para diagnóstico da gestação são indicados, especialmente em raças em miniatura.[514] A medida dos níveis de eCG verifica se a égua apresenta cálices endometriais, mas não garante a presença de um feto viável.[4] Com essa ressalva, o eCG é adequado para diagnóstico da gestação em éguas em miniatura entre 40 e 100 dias após o acasalamento.[515] No entanto, éguas diagnosticadas como prenhes devem ser submetidas a um exame de sulfato de estrona no sangue 100 ou mais dias após o acasalamento para eliminar a possibilidade de um diagnóstico falso-positivo. A determinação da concentração de eCG é usada para confirmar a retenção suspeita de cálices endometriais em éguas com história de perda gestacional nos primeiros 100 dias.

A unidade fetoplacentária secreta grandes quantidades de estrógeno.[4,451] A medida dos níveis de sulfato de estrona no sangue é recomendada como método de escolha para determinar a gestação em éguas em miniatura, 100 ou mais dias após o acasalamento.[515] As medidas de sulfato de estrona fecal são uma alternativa não invasiva aos exames de sangue 150 dias após o acasalamento. No entanto, a discriminação entre a concentração de sulfato de estrona na gestante e não gestante não é tão grande nas fezes quanto no sangue.[515] A determinação das concentrações de sulfato de estrona e eCG pode ser utilizada em alguns casos para confirmar o diagnóstico de gestação. Por exemplo, éguas em miniatura são inicialmente submetidas a um exame ultrassonográfico para o diagnóstico de gestação. Se forem detectados sinais de gestação (fluidos, batimentos cardíacos e movimentos fetais), a prenhez é confirmada. No entanto, caso esses achados não sejam observados à ultrassonografia, o sangue pode ser coletado para determinação de eCG e/ou sulfato de estrona. Éguas não prenhes apresentam concentrações basais dos dois hormônios.

GESTAÇÃO GEMELAR

Na égua, supõe-se que a maioria das gestações gemelares surja de ovulações duplas, mas foi relatada a ocorrência de gestações monozigóticas e triplas.[516-519] Acredita-se que as gestações gemelares monozigóticas podem ser mais frequentes em éguas após a transferência de apenas um embrião, porém não se sabe o motivo.[516] Há uma incidência maior de ovulações duplas nas éguas Puros-Sangues e Warmbloods, mas éguas de qualquer raça podem apresentar ovulação dupla.[520-524]

Em um grande estudo retrospectivo com mais de 3.000 ciclos em 1.581 éguas Puros-Sangues, a ovulação múltipla foi detectada em 29,3% dos ciclos.[523] A incidência de ovulação múltipla aumentou com a idade (20,7% entre 2 e 4 anos; 35,6% entre 17 e 19 anos). A ovulação múltipla pode ocorrer de modo síncrono (mesmo dia ou menos de 2 dias de intervalo) ou assíncrono (mais de 2 dias de intervalo).[4,523] A ovulação assíncrona é denominada *ovulação diestral* porque, mais de 2 dias após a primeira ovulação, as concentrações de progesterona aumentam e a égua está em diestro. A ovulação síncrona e a ovulação assíncrona podem causar gestações gemelares, sobretudo quando o sêmen de um garanhão fértil é utilizado. Isso enfatiza a importância da contagem do número de CLs presentes no primeiro (13 a 16 dias) e no segundo (23 a 28 dias) diagnósticos de gestação, bem como da avaliação minuciosa à ultrassonografia, buscando-se a presença de uma segunda vesícula embrionária, mesmo que apenas uma ovulação tenha sido detectada. Epidemiologicamente, éguas que ovulam de diferentes ovários têm maior probabilidade de ter gestações gemelares do que éguas que ovulam nos mesmos ovários. Além disso, ovulações assíncronas no mesmo ovário têm menos probabilidade de causar gestações gemelares em comparação com ovulações síncronas no mesmo ovário.[4,525] Em um grande estudo com éguas Puros-Sangues no Reino Unido, 25,2% das ovulações múltiplas foram observadas como gestações múltiplas e 37,8% como gestações únicas entre 13 e 14 dias após a ovulação.[523] Em um estudo anterior com éguas Puro-Sangues no Reino Unido, a taxa de vesículas gêmeas presentes entre o 13º e 16º dias após a ovulação foi de 10,3 a 13,1%.[526] Esses valores foram semelhantes aos observados em um estudo sueco (n = 430), no qual a frequência de vesículas gêmeas entre o 14º e 15º dias foi de 10,5%.[527]

Antigamente, os veterinários não incentivavam a reprodução de uma égua após a palpação de dois folículos grandes (> 30 mm) ou ao descobrirem o segundo folículo 10 a 12 horas após a primeira ovulação detectada.[528] Como um oócito ovulado tem menos probabilidade de gerar um embrião viável após esse período, o acasalamento podia ser retardado em antecipação à segunda ovulação. Hoje, recomenda-se o acasalamento de todas as éguas elegíveis, independentemente do número de folículos pré-ovulatórios, além de realizar o diagnóstico completo da gestação entre o 13º e 16º dias. A ampla adoção de exames ultrassonográficos no início da gestação possibilitou o enfoque na redução da vesícula embrionária após a confirmação da presença de uma gestação gemelar.

Redução manual

O tamanho crescente da vesícula embrionária, junto com o aumento do tônus do útero no início da gestação, leva à fixação do concepto na base de um corno uterino no 16º dia.[4] Ao realizar o diagnóstico de gestação em éguas, sobretudo durante os primeiros 100 dias, é essencial que o exame ultrassonográfico do útero seja completo, com avaliação total dos cornos uterinos e do corpo uterino até o colo do útero. Isso é ainda mais importante antes do 16º dia, pois a vesícula se move livremente no lúmen dos cornos e do corpo do útero.[525] A separação manual de vesículas gêmeas é mais fácil antes do 16º dia. A probabilidade de sucesso na eliminação de uma vesícula é maior nesse momento, pois as paredes uterinas são finas e a estrutura pode ser esmagada com pressão mínima.[529] Um barulho de "pop" geralmente pode ser percebido à ruptura da vesícula, mas o sucesso sempre deve ser confirmado à ultrassonografia. Essa sensação é atribuível à ruptura da cápsula embrionária.[4,530]

A desvantagem dessa abordagem é a facilidade com que uma vesícula embrionária em início de desenvolvimento pode ser confundida com um cisto endometrial. O embrião em si não é facilmente identificável até a 4ª semana de gestação (ou seja, detecção do batimento cardíaco embrionário). Portanto, recomenda-se anotar o tamanho e a localização de qualquer cisto durante o exame da égua. O mapeamento do cisto uterino é mais fácil após a ovulação, com o corno uterino mais tonificado devido às concentrações crescentes de progesterona. Curiosamente, alguns cistos mudam de forma de acordo com o tônus uterino. A impressão de imagens de alta qualidade dos cistos ou a capacidade de gravá-las em um *pendrive* conectado ao equipamento ultrassonográfico é bastante útil em éguas com cistos linfáticos excessivos. Na ausência de registro do tamanho e da localização do cisto, é praticamente impossível distinguir as vesículas gêmeas em início de desenvolvimento de uma vesícula única e um cisto em apenas um exame. Isso ocorre porque ovulações assíncronas provavelmente são associadas a discrepâncias consideráveis de tamanho entre as duas vesículas.[4]

Se houver suspeita de gêmeos na primeira avaliação de uma égua sem cisto linfático uterino mapeado, recomenda-se que o profissional registre o tamanho e a localização de cada estrutura e reavalie a paciente em 1 ou 2 dias. À próxima ultrassonografia, o formato dos cistos linfáticos uterinos terá mudado pouco, porém as vesículas embrionárias devem crescer aproximadamente 4 mm por dia e é provável que se movam.[530] O diagnóstico precoce de gestações gemelares é fundamental para aumentar as chances de sucesso na redução de uma das vesículas embrionárias antes da fixação, pois atrasos podem dificultar a separação das vesículas unilateralmente fixas, devido a seu crescimento contínuo e ao aumento do tônus uterino.

A redução manual de vesículas com fixação bilateral requer menos manipulação do que os gêmeos unilaterais. É um procedimento relativamente fácil, e taxas de sucesso superiores a 90% não são incomuns se a vesícula for esmagada antes do 16º dia.[529,531] Após a fixação, uma taxa de sucesso de 75% ainda é possível se o gêmeo bilateral for esmagado antes do 30º dia.[529] Em caso de fixação unilateral, o profissional deve tentar mover a vesícula mais proximal em direção à ponta do corno uterino. Nesse local, é menos provável que o procedimento de redução manual perturbe a vesícula remanescente. A vesícula pode ser esmagada apertando-a entre o polegar e os demais dedos. Alternativamente, a vesícula é esmagada contra a pelve da égua usando-se o transdutor de ultrassonografia ou os dedos até sua ruptura. Se os gêmeos puderem ser separados antes do esmagamento, a taxa de sucesso pode ser semelhante à da redução de gêmeos bilaterais. A taxa de sucesso é menor em gêmeos unilaterais que não puderam ser separados ou tinham mais de 20 dias de gestação.[532] Após a fixação unilateral (menos de 20 dias), os autores preferem reduzir a gestação gemelar usando o método de "floco de neve", que consiste em aplicar pressão com o transdutor até a observação de manchas hiperecoicas (semelhantes a flocos de neve) no interior da vesícula embrionária. Uma vantagem desse método é que há menos manipulação do útero e, portanto, menor possibilidade de traumatismo para a outra vesícula. A vesícula danificada que apresentou a aparência do floco de neve pode lentamente liberar o fluido do saco vitelino, com menor probabilidade de desalojar a vesícula viável e causar a perda das duas vesículas embrionárias.

Como o esmagamento da vesícula embrionária aumenta as concentrações de 15-cetodi-hidro-PGF($_2\alpha$) e cortisol,[533] a maioria dos veterinários geralmente administra uma combinação de anti-inflamatórios (flunixino meglumina, 1,1 mg/kg a cada 24 h por 3 dias) e progesterona (150 a 300 mg/dia por égua) ou altrenogeste (0,044 mg/kg) até o diagnóstico de gestação aos 25 dias após a ovulação.

A ultrassonografia transretal deve ser usada para identificar gestações gemelares e manobrar a vesícula embrionária em direção à ponta do corno uterino ou contra o colo do útero em casos excepcionais. Na maioria de reduções de gêmeos, os autores recomendam o uso do transdutor de ultrassonografia para identificar, manipular e comprimir a vesícula embrionária a ser eliminada. Em algumas éguas, um dos autores (IC) recomenda mover a vesícula embrionária em direção à ponta do corno uterino à ultrassonografia e depois esmagá-la manualmente sem o transdutor. Essa técnica parece particularmente útil em pequenas vesículas embrionárias (cerca de 10 a 12 mm). Se o veterinário não conseguir separar vesículas próximas uma da outra, recomenda-se examinar novamente a égua em 1 hora ou no dia seguinte caso a fixação das vesículas embrionárias no dia seguinte não seja provável. A reclassificação da égua no dia seguinte pode permitir a redução manual da gestação, pois as vesículas embrionárias cresceram em diâmetro e podem estar em um local mais fácil para manipulação.

A probabilidade de sucesso melhora com a experiência.[529,530] Se as vesículas unilaterais não forem detectadas até depois do 20º dia, as manipulações podem facilmente provocar a ruptura de ambas. Na ausência de familiaridade com redução manual de gêmeos, as vesículas com fixação unilateral não devem ser usadas para ganhar experiência. Nesses casos, a melhor opção pode ser esperar e ver se há redução natural ou chamar um colega mais experiente.

Redução natural

Há uma redução natural insignificante de gêmeos antes do 15º dia, quando as vesículas estão próximas do fim de sua fase de mobilidade.[4] Portanto, a redução manual é o tratamento de escolha em caso de diagnóstico de gêmeos antes da fixação. Quase três quartos (70%) das vesículas embrionárias gêmeas apresentam fixação unilateral, e apenas 30% das vesículas gêmeas, fixação bilateral.[534,535] Nas vesículas gêmeas de tamanho diferente, a incidência de fixação unilateral parece muito maior. Acredita-se que a vesícula maior impede a mobilidade contínua da vesícula menor.[402] Felizmente, a redução natural de apenas uma vesícula é muito mais provável nas fixações unilaterais. É provável que mais de 80% dos gêmeos com fixação unilateral sejam naturalmente reduzidos a somente um potro; mais da metade dessas reduções ocorre entre o 16º e 20º dias.[6,158,159] Por outro lado, a maioria das vesículas com fixação bilateral continua a se desenvolver. O mecanismo proposto para redução tem a ver com a perda de aposição entre a superfície trofoblástica do embrião e o endométrio, especialmente se o próprio embrião estiver adjacente a outra vesícula.[402,534-537]

Interrupção da gestação com prostaglandina

A probabilidade de ocorrência de redução natural diminui significativamente no 40º dia.[534,536] Na ausência de redução natural, a interrupção do início da gestação com uma injeção de PG pode ser considerada. Isso deve lisar os CLs resultantes da dupla ovulação, e o declínio vertiginoso da progesterona trará a égua de volta ao estro. No entanto, insucessos terapêuticos foram relatados e a interrupção bem-sucedida da gestação deve ser confirmada à ultrassonografia.[538] Esse tratamento deve ser administrado antes do 35º dia, porque, após o início da formação dos cálices endometriais, injeções repetidas de PG podem ser necessárias para interromper a gestação.[498] Os proprietários devem estar cientes de que é improvável que a égua retorne aos ciclos ovulatórios normais até a descamação dos cálices endometriais. Enquanto isso, eles secretam eCG, um hormônio que causa o desenvolvimento de CLs acessórios. Conforme já mencionado, éguas com eCG elevado demonstram comportamento estral irregular, desenvolvimento folicular não confiável e ovulação imprevisível.

É bem provável que éguas com gestações gemelares sofram aborto entre 7 e 9 meses. O aborto induzido não é isento de riscos, e os proprietários devem estar cientes da possibilidade de distocia, lacerações cervicais e retenção de membranas fetais.[529] Embora vários pesquisadores tenham investigado a indução do parto a termo, poucos protocolos para a interrupção precoce de uma gestação avançada foram publicados. O análogo natural da PG cloprostenol tem sido utilizado em várias doses e frequências, porém os resultados são inconsistentes quanto à eficácia e à duração da expulsão fetal. Daels *et al.* administraram cloprostenol (250 μg) diariamente até a expulsão fetal ou por até 5 dias em éguas com 98 a 153 dias de gestação. A expulsão fetal ocorreu após duas a três administrações de cloprostenol.[498] A adição de PGE_1 intracervical no segundo dia pode ajudar a dilatar o colo do útero e acelerar o parto.

Na Argentina, criadores de pôneis de polo não querem potros machos. Assim, muitas éguas receptoras de embriões são submetidas a aborto induzido para interromper a gestação de fetos masculinos após a determinação do sexo fetal 60 dias após a ovulação. Recentemente, introduziu-se uma nova técnica que consiste na administração intracervical de uma dose de 500 μg de cloprostenol diluído em 10 mℓ de soro fisiológico. Essa técnica fez com que 100% das 104 éguas abortassem em 48 horas. Um estudo de acompanhamento relatou que 84,4% (27 de 32) das éguas abortaram em 48 horas após somente uma infusão uterina de cloprostenol.[539] O mesmo estudo relatou que a maioria das éguas passou por 1 a 2 ciclos anovulatórios (57,2%), enquanto cerca de 37,5% aparentemente ovularam normalmente e 6,2% evoluíram para o estro. Após o aborto, 18 éguas foram reutilizadas como receptoras de embriões e emprenharam após a transferência (média de 58 ± 4,4 dias).[539]

Redução dupla orientada por ultrassonografia transvaginal

Embora o advento da ultrassonografia transretal tenha melhorado consideravelmente o diagnóstico precoce de gestações gemelares, erros ainda ocorrem. Esses erros podem ser causados pelo diagnóstico precoce da gestação, quando a segunda vesícula é muito pequena para ser detectada; há exame incompleto de todo o útero; e em caso de baixa qualidade de imagem ou incapacidade do veterinário de diferenciar duas vesículas embrionárias que estão intimamente justapostas. Se a redução natural não ocorrer ou o diagnóstico de gêmeos não for confirmado antes de 30 dias, a aspiração transvaginal de uma vesícula é uma opção.[529,532,540] Os resultados são melhores se o procedimento for realizado antes do 35º dia e, de preferência, antes do 25º dia. Embora a redução espontânea de gestações gemelares possa ocorrer mesmo após o 40º dia, a probabilidade de isso ocorrer é baixa. A redução natural de gêmeos mostra-se mais provável caso haja uma discrepância de tamanho óbvia entre as duas vesículas.

Para tentar uma redução transvaginal, a égua deve ser tratada com flunixino meglumina. Muitos veterinários também administram altrenogeste oral. Como a sedação causa um relaxamento uterino significativo, a maioria dos médicos usa um enema de lidocaína para reduzir o esforço.[541] A técnica de aspiração transvaginal utiliza um transdutor curvilíneo endovaginal de 5 ou 7,5 MHz. O transdutor e o *case* devem ser desinfetados a frio ou esterilizados antes do uso. Desse modo, coloca-se a unidade montada em uma capa de proteção estéril com gel lubrificante estéril. O transdutor é avançado assepticamente até que a placa entre em contato com a parede vaginal cranial, lateral ao colo do útero. O veterinário apreende o concepto por palpação retal e avança uma agulha espinal estéril, de 60 cm, calibre 18, com ponta ecogênica pelo guia do *case* do transdutor. A linha pontilhada na tela de ultrassonografia pode ser usada para escolher o caminho de entrada da agulha na vesícula embrionária. Com um golpe certeiro, a agulha penetra a parede vaginal, o revestimento peritoneal, o útero e, finalmente, o saco alantoide ou vitelino. Conecta-se uma seringa de 60 mℓ à agulha e aspira-se o fluido embrionário. A aspiração deve ser interrompida quando houver risco de danificar a vesícula adjacente em fixação unilateral. Na eliminação do gêmeo bilateral, a agulha pode ser movida dentro da vesícula até a aspiração de todo o fluido detectável. A taxa de sucesso é maior nas reduções de gêmeos bicornuais.[529] É provável que a morte do gêmeo remanescente ocorra até 2 semanas após o procedimento. Um estudo retrospectivo recente comparou duas técnicas para reduzir a gestação de gêmeos em 35 a 45 dias após a ovulação. As duas usaram a abordagem guiada à ultrassonografia transvaginal para alcançar um dos embriões/fetos ou aspirar o saco vitelino ou alantoide. Não houve diferença nos resultados entre as duas técnicas.[541] Profissionais experientes podem conseguir o nascimento vivo de apenas um potro em cerca de um terço dos casos.

Luxação craniocervical

Os resultados das técnicas de redução gemelar pós-fixação têm sido inconsistentes com relação à produção de somente um potro saudável. Em um método de luxação craniocervical, há luxação da primeira vértebra cervical, com ruptura dos anexos ligamentares e da medula espinal por meio de uma incisão no flanco ou por via transretal.[529] A abordagem transretal pode ser realizada em uma égua sedada entre 60 e 90 dias, mas a estrutura do corpo da égua e o comprimento do braço do profissional podem limitar a capacidade de execução do procedimento com segurança. Na abordagem transretal, recomenda-se o brometo de propantelina (30 mg IV) para relaxar os músculos lisos do útero e do reto. Além disso, a flunixino meglumina (1,1 mg/kg) é administrada para inibir a liberação de PG. Recomenda-se a administração diária de altrenogeste (0,044 a 0,088 mg/kg) por 3 a 4 semanas após o procedimento ou até a detecção de batimento cardíaco de apenas um feto. Usa-se um procedimento cirúrgico com mais frequência em gestações com 2 a 4 meses de duração, e o gêmeo mais próximo da ponta do corno é escolhido para eliminação. Realiza-se essa técnica com manipulação uterina e fetal por meio de uma incisão no flanco, o que possibilita a redução de um gêmeo antes da formação completa da placenta. Isso torna possível que o feto restante use toda a superfície endometrial e cresça em todo o seu potencial. Curiosamente, relatou-se o caso de um feto com coração batendo por até 7 semanas após a luxação craniocervical.[529]

Punção fetal transcutânea (abdominal) orientada por ultrassonografia

Nas gestações gemelares avançadas (até aproximadamente 5,5 meses), é possível tentar a redução por uma abordagem transabdominal.[532] A injeção intracardíaca fetal de cloreto de potássio (KCl) é eficaz, mas requer grande precisão. Os melhores resultados são obtidos em até 115 a 130 dias de gestação. Nessa fase, profissionais experientes podem obter uma taxa de sucesso de 50%.[532] A penicilina G procaína pode causar morte fetal quando injetada no tórax ou no abdome, porém o efeito não é instantâneo. A vantagem deste último tratamento é que não requer a injeção precisa no coração fetal. A penicilina G procaína também reduz a probabilidade de infecção bacteriana, e a injeção pode ser visualizada na tela da ultrassonografia. As éguas devem ser tratadas com altrenogeste, antibióticos sistêmicos e flunixino meglumina por via oral no dia do procedimento. A cobertura antibiótica e a medicação anti-inflamatória devem ser mantidas por 3 dias em casos não complicados.

Um transdutor de 3 MHz pode ser usado para criar imagens do feto de 90 a 130 dias no abdome caudal, imediatamente cranial ao úbere. Podem ser obtidos melhores resultados após o 115º dia.[532,542] Na égua sedada, o útero relaxa e a localização dos fetos passa a ser cranial. Uma combinação de sedativos e analgésicos que funciona bem nesse procedimento é acepromazina (10 mg), xilazina (100 mg) e butorfanol (10 mg). O feto menor ou mais acessível é escolhido para redução. O abdome ventral deve ser preparado cirurgicamente, e infiltra-se o anestésico local no local da punção. Uma agulha espinal de calibre 18 e 20 cm de comprimento, com estilete, pode ser usada na maioria das injeções fetais, mas o comprimento da agulha é determinado pela profundidade do feto na parede abdominal. Existem agulhas especializadas com pontas ecogênicas para melhor visualização ultrassonográfica.[529] Após a confirmação da localização do tórax do gêmeo escolhido, introduz-se a agulha através de pele, parede abdominal e útero preparados de maneira asséptica. Para a injeção de penicilina G procaína, a agulha pode perfurar o tórax ou o abdome fetal. Até 20 mℓ são tipicamente injetados no feto. A morte fetal deve ser confirmada no dia seguinte.[529,532]

Embora os benefícios da terapia suplementar com progestina sejam discutíveis, muitos veterinários sugerem que a égua seja medicada por pelo menos 2 semanas caso a primeira redução de gêmeos tenha sido bem-sucedida. É essencial que a viabilidade fetal seja verificada com regularidade, pois a terapia suplementar com progestágeno pode interferir nas vias normais que facilitam a eliminação dos fetos mortos, se ambos morrerem. A maioria dos abortos ocorre 1 a 2 meses após o procedimento de redução.[532] Nas mãos de profissionais experientes, 40 a 60% dos casos relatados levaram ao nascimento de um potro vivo, embora se deva observar que as estimativas conservadoras na prática clínica são mais prováveis e, muitas vezes, o gêmeo restante apresenta algum grau de RCIU.[529,532] Nesses casos, o gêmeo eliminado pode ser visto como um resquício mumificado contido em uma bolsa invaginada que se projeta para o espaço alantoide das membranas fetais do potro viável. Uma teoria para a perda de ambos os gêmeos após uma injeção intrafetal tem a ver com a presença de anastomoses vasculares entre as duas unidades fetoplacentárias.[532] Sugeriu-se que a circulação da solução injetada ou de outros produtos de degradação do tecido poderia causar a morte do feto gêmeo adjacente. Pequenos vasos anastomosados estão presentes entre as vesículas gêmeas já aos 40 a 60 dias de gestação.

PERDA GESTACIONAL PRECOCE E ABORTO

Perda embrionária

As perdas que ocorrem antes do 40º dia da gestação são definidas como perdas embrionárias, enquanto as perdas além desse ponto são consideradas perdas fetais ou abortos (Tabela 19.10).[4] De acordo com o estágio de ocorrência, a perda da gestação também pode ser classificada como natimorto (parto de potro morto ≥ 300 dias de gestação), abortos (perdas de 40 a 300 dias de gestação) e perdas neonatais (mortes durante a primeira semana ou 60 dias de vida).

Tabela 19.10 Causas de perdas embrionárias em éguas.

Intrínsecas	Doença endometrial	A endometrite prejudica o embrião, o que pode levar à produção de prostaglandinas e ao retorno precoce ao estro
		A fibrose endometrial prejudica a nutrição embrionária, pois equinos são altamente dependentes das secreções do leite uterino para sobrevida durante esse período
		Grandes cistos linfáticos no lúmen uterino podem alterar a sinalização endometrial, prejudicando o reconhecimento materno da gestação
		Grandes cistos na base do corno uterino podem causar morte embrionária por prejudicar a nutrição do embrião pelas glândulas endometriais
	Insuficiência de progesterona	Acredita-se que a regressão lútea prematura ou a formação inadequada de CL levem ao retorno precoce ao estro, e as baixas concentrações plasmáticas de progesterona afetam as secreções de proteínas no leite uterino e, consequentemente, o crescimento embrionário
	Idade materna	Éguas mais velhas têm oócitos defeituosos, estágio avançado de fibrose endometrial, mais cistos linfáticos uterinos e nas glândulas endometriais e fibrose endometrial, que estão associados a maiores perdas gestacionais
	Lactação	As éguas em lactação apresentam taxas maiores de perda gestacional, principalmente se desnutridas
	Acasalamento no cio do potro	O acasalamento no cio do potro é associado a maiores taxas de perdas embrionárias, em especial se a égua ovular antes do 9º dia pós-parto, quando o embrião chega ao útero antes da regeneração completa do endométrio
	Acasalamento pós-ovulação	O acasalamento pós-ovulação é associado a maiores perdas gestacionais, provavelmente relacionadas com o envelhecimento do oócito
	Sítio de fixação intrauterina da vesícula embrionária	Vesículas embrionárias fixadas no corpo uterino, sobretudo caudal, apresentam maior incidência de perda gestacional. Isso é conhecido como "gestação em corpo"
	Anomalia cromossômica materna	Éguas com anomalias cromossômicas são propensas a produzir embriões defeituosos, o que leva à perda embrionária ou fetal precoce
	Defeitos embrionários	Embriões com anomalias morfológicas e desenvolvimento abaixo do esperado para o estágio sofrem maiores perdas embrionárias
Extrínsecas	Estresse	O estresse aumenta a concentração de cortisol e pode reduzir a concentração de LH e a função lútea; também pode causar falha ovulatória
Nutrição		A má nutrição está associada à redução da progesterona e a maiores taxas de perdas embrionárias
Temporada/clima		Acredita-se que climas extremos (calor/frio) aumentem a perda gestacional
		Em condições experimentais, éguas exercitadas sob o clima intenso do Texas apresentaram menor taxa de recuperação embrionária em comparação com éguas não exercitadas. Além disso, tendiam a apresentar mais embriões de grau II
Manipulação de embriões		Acredita-se que a transferência de embriões e a produção de embriões *in vitro* ou por ICSI resultem em taxas gestacionais mais altas

CL, corpo lúteo; ICSI, injeção intracitoplasmática de espermatozoide; LH, hormônio luteinizante.

Entre 10 e 15% das éguas sofrem perda embrionária ou aborto em algum momento da gestação, e a maioria dessas perdas ocorre nos primeiros 40 dias de gestação, quando o CL primário é a única fonte de progesterona.[526,543] No entanto, as evidências atuais sugerem que a luteólise indesejável não é tão comum nesse período como se suspeita, e as perdas têm outras causas. A insuficiência lútea/regressão lútea prematura, porém, foi registrada em éguas, conforme já descrito.[453,454]

Em um estudo de 376 gestações em Puros-Sangues, 12,2% apresentaram perda embrionária em 45 dias após a ovulação.[544] Um estudo muito maior (n = 3.373 éguas) relatou uma perda de 7,2 a 8,0% no 42º dia.[526] No estudo menor, três quartos das perdas ocorreram entre 16 e 25 dias e foram mais comuns em éguas anteriormente estéreis, seguidas por éguas idosas (mais de 15 anos) e éguas com mais de 10 paridades. Esses resultados foram semelhantes aos relatados pelos pesquisadores suecos.[527] O aumento da idade da égua foi o maior fator limitante de uma taxa de fertilidade ainda mais alta no estudo maior com Puros-Sangues bem manejados no Reino Unido.[526] Perdas embrionárias maiores podem ser esperadas em éguas acasaladas durante o primeiro estro pós-parto e naquelas com cistos no útero.

Não é fácil diferenciar a falha de fertilização e a perda embrionária antes do 10º dia, pois esse é o primeiro estágio de desenvolvimento que possibilita a detecção ultrassonográfica sob condições experimentais ideais. As taxas de falha de fertilização e perdas embrionárias são maiores em éguas idosas.[545-549] As taxas de fertilização em éguas jovens e bem manejadas podem exceder 90% e parecem estar acima de 80% em éguas idosas.[547,550]

Oócitos de éguas idosas podem apresentar maior probabilidade de geração de embriões não viáveis devido a defeitos morfológicos inerentes.[547,551] Carnevale transferiu oócitos de éguas jovens e idosas para receptoras jovens, para que a fertilização e o desenvolvimento embrionário inicial ocorressem em um oviduto com ambiente ideal. A taxa gestacional no 12º dia das receptoras que receberam oócitos de éguas idosas foi significativamente menor do que a alcançada com os oócitos das éguas mais jovens.[552] A pesquisa mostrou que as taxas de recuperação de embriões são consideravelmente menores em éguas idosas e que existem perdas significativas antes do 14º dia da gestação.[545,553-555]

O ambiente uterino pode não ser o único motivo de subfertilidade em algumas éguas. A coleta de embriões de éguas normais gerou taxas gestacionais semelhantes em receptoras férteis e subférteis (estágios avançados de patologia endometrial) no 28º dia.[556] Em uma reversão do delineamento experimental, os embriões foram coletados dos ovidutos de éguas normais e subférteis 4 dias após a ovulação e depois transferidos para receptoras normais. As taxas gestacionais foram menores nas éguas normais que receberam embriões das doadoras subférteis.[553] Assim, embora o ambiente uterino possa ter um efeito tardio na perda embrionária e fetal, parece que a qualidade dos oócitos e as influências do oviduto têm papel significativo na subfertilidade e na perda embrionária precoce em éguas.[557] Na prática, as perdas embrionárias que podem ser detectadas entre o 14º e 40º dias podem variar de 8 a 15% em éguas jovens e bem manejadas a 25 ou 30% em éguas idosas.[526,550,558] A presença de inflamação endometrial e o acúmulo de fluido uterino prejudicam a sobrevida do embrião e podem aumentar muito a probabilidade de perda precoce da gestação.[83,85,544]

Perda fetal precoce

Em um estudo com éguas Puros-Sangues, apenas 4 a 6% das perdas gestacionais ocorreram entre o 40º e 150º dias de gestação e somente mais 2 a 3% ocorreram antes do termo.[526] A formação dos cálices endometriais é um momento decisivo para a perda precoce da gestação em éguas. Se o embrião morrer antes do 35º dia, as células da cintura coriônica não invadem o endométrio, e não há formação de cálices endometriais. Essas éguas devem retornar à atividade normal do ciclo estral e podem ser acasaladas com sucesso durante a mesma estação de monta. No entanto, se o feto for perdido após o 40º dia, o estabelecimento de cálices endometriais é irreversível.[4] Assim, éguas que perdem a gestação após o 40º dia, depois da formação do cálice endometrial, apresentam concentrações elevadas de eCG até o desprendimento desses cálices endometriais entre o 120º e 140º dias. Assim, a detecção de eCG no sangue tem resultado falso-positivo. A retenção dos cálices endometriais após a perda fetal provoca comportamento estral irregular, desenvolvimento folicular não confiável e ovulação imprevisível.[161] Portanto, esse mecanismo fisiológico exclusivo normalmente impede que éguas que sofrem perda fetal após a formação do cálice endometrial se reproduzam na mesma estação de monta.[160]

As perdas gestacionais nas éguas podem ser multifatoriais e de difícil determinação. Além do 40º dia da gestação, os corpos lúteos secundários recebem poderoso apoio luteotrópico da eCG, o que aumenta as concentrações de progesterona. Isso torna os corpos lúteos resistentes à luteólise, pois múltiplas doses exógenas de prostaglandina podem ser necessárias para induzir o aborto. Do 80º ao 100º dia até o fim da gestação, o órgão de suprimento (placenta) e os tecidos-alvos (endométrio e miométrio) estão em contato direto entre si por toda a superfície. Poucas evidências sugerem que uma deficiência na produção de progesterona causa a perda gestacional na égua.[543] Evidentemente, a morte fetal pode ser causada por insuficiência uteroplacentária ou sepse avassaladora.[559] Nos últimos anos, houve um consenso de que o mediador inflamatório $PGF_2\alpha$ pode ser essencial em muitos casos de perda gestacional. Sabe-se que as PGs são luteolíticas e aumentam a contratilidade uterina. Assim, nos primeiros 70 a 80 dias, quando a gestação depende da produção de progesterona pelo corpo lúteo (primário e acessório), a égua é bastante suscetível aos efeitos luteolíticos das PGs. É importante lembrar, no entanto, que injeções repetidas de PGs exógenas podem ser necessárias para a interrupção eletiva de uma gestação após a formação dos cálices endometriais. Isso ocorre porque alguns dos CLs acessórios imaturos podem não estar desenvolvidos o suficiente para responder à primeira injeção de PG. Outra característica abortigênica provável das PGs pode ser a hipermotilidade miometrial, que pode ser associada à inflamação da placenta ou a altos níveis sistêmicos de PG.

A perda gestacional precoce pode ser causada pela deficiência lútea induzida por PG associada à endotoxemia.[560,561] O efeito prejudicial da endotoxina só poderia ser evitado se um inibidor da COX (flunixino meglumina) fosse administrado antes que os sinais clínicos de endotoxemia fossem evidentes.[498,562,563] Assim, embora se saiba que a sepse gram-negativa e a endotoxemia associadas a muitas crises gastrintestinais aumentam os níveis de mediadores inflamatórios, é provável que qualquer efeito protetor da gestação dos inibidores da PG seja eficaz apenas se agentes anti-inflamatórios como a flunixino meglumina forem administrados na fase aguda da doença.[559] Como uma unidade fetoplacentária saudável pode produzir progesterona suficiente para manter a prenhez após 80 dias, o conceito de administração profilática de altrenogeste nos últimos 3 meses de gestação é controverso.[371,498,543,563]

Embora estudos *in vitro* recentes sugiram que a progesterona pode não ser o principal regulador da quiescência do miométrio, em situações com grande probabilidade de elevação dos níveis de PG, parece haver justificativa clínica para suporte com progestágeno exógeno em éguas gestantes de alto risco.[502,564] Com base no conhecimento atual, sugere-se a administração de uma dose dupla (0,088 mg/kg/dia) de altrenogeste durante a fase aguda de uma doença médica ou cirúrgica, quando é provável que os níveis de PG estejam elevados.[565] Se a medicação oral não for possível, convém o uso em curto prazo de progesterona em óleo (300 mg/dia IV). A injeção intramuscular de uma formulação composta de progesterona de ação prolongada (BioRelease® P4 LA, 150 mg/mℓ) a cada 7 dias também pode ser uma alternativa eficaz às formulações de progesterona hoje comercializadas que requerem administração diária.[372] O autor usa BioRelease® P4 LA em situações em que a administração diária não é possível ou não confiável. Éguas com alto risco de aborto iminente são preferencialmente tratadas com progestágenos de ação curta.

A administração de progesterona suplementar baseia-se em trabalhos de Daels *et al.* demonstrando que o tratamento com uma dose mais alta de progestina (0,088 mg/kg de altrenogeste) pode impedir o aborto induzido por PG aos 3 a 5 meses de gestação.[498,563] O aborto não ocorreu em cinco das oito éguas tratadas com progesterona e oito das oito éguas tratadas com altrenogeste, e a secreção endógena de $PGF_2\alpha$ foi inibida em comparação com as éguas que abortaram. Concluiu-se que as concentrações circulantes de progestágeno podem influenciar o aborto induzido por PG, o que pode ocorrer após a exposição à endotoxina.

Parece lógico que a separação entre corioalantoide e endométrio prejudique a função endócrina local. A unidade fetoplacentária tenta compensar essa disfunção placentária aumentando a produção de progesterona.[564,566] No entanto, a endotoxemia pode prejudicar a circulação placentária e interromper o metabolismo vital de esteroides na unidade fetoplacentária. Assim, a administração de flunixino meglumina em éguas prenhes é indicada no início de qualquer doença em que haja possibilidade de endotoxemia.[567-569] Caso a égua desenvolva cólica cirúrgica no fim da gestação, o feto corre risco não apenas da endotoxemia materna que pode estar associada a crises gastrintestinais, mas também de quaisquer episódios hipóxicos maternos que possam ocorrer durante a anestesia.[568,570-572] Enterite ou colite aguda em uma égua prenhe também pode causar aborto devido à endotoxemia.[570,572] Como a hipoxia materna é um fator de risco para o aborto, a hipoxia intraoperatória deve ser evitada na égua prenhe que precisa de cirurgia. Aproximadamente 16 a 20% das éguas abortam após a cirurgia de cólica, mas melhores técnicas de ventilação e oxigenação intraoperatórias podem reduzir esse risco.[570,572] O estágio da gestação e a duração da anestesia são fatores menos críticos se a oxigenação materna for adequada. Aparentemente, as aberrações no estado cardiovascular e metabólico da égua e do feto são mais prejudiciais para a manutenção da gestação do que a doença médica ou cirúrgica real.

Síndrome da perda reprodutiva da égua

Na primavera de 2001, uma crise reprodutiva epidêmica afetou a criação de equinos no centro de Kentucky, sul de Ohio, Virgínia Ocidental e Tennessee, nos EUA, custando centenas de milhões de dólares. Houve partos prematuros, com separação prematura do corioalantoide (aborto tardio "em bolsa vermelha"). Muitas éguas com cerca de 45 a 80 dias de gestação sofreram perda fetal aguda, e a maioria das éguas acometidas não conseguiu retomar a atividade cíclica normal até o término da estação oficial de monta devido à formação de cálices endometriais antes da ocorrência da síndrome da perda reprodutiva da égua (MRLS).[573] A região dos Apalaches, ao norte, também registrou um alto número de casos semelhantes. Relatos de padrões climáticos e o grande número de lagartas de uma espécie de mariposa (ETCs; *Malacosoma americanum*) eram idênticos nas regiões centrais de Kentucky e no sudeste de Ohio.[574] A epidemia que afetou os cavalos no vale de Ohio entre o fim de abril e o início de maio de 2001 e 2002 ficou conhecida como MRLS.

No primeiro surto, o laboratório de diagnóstico do estado foi inundado com fetos de abortos tardios, e os veterinários identificaram aproximadamente 2.000 perdas fetais precoces.[575] Muitas destas perdas foram detectadas durante o que deveria ter sido uma determinação rotineira do sexo do feto. Felizmente, nenhuma causa infecciosa contagiosa foi identificada, e esta doença recém-conhecida tornou-se autolimitada à medida que a estação de monta progredia. Veterinários e cientistas consideraram a possibilidade de micotoxinas, alcaloides do *ergot*, fitoestrógenos e até cianeto em folhas de cerejeiras-selvagens.[576-578] Uma correlação temporal foi estabelecida entre MRLS e a presença de ETCs.[573,576,579-590] As éguas inadvertidamente ingerem ETCs em grandes números no pasto, no feno ou na água. Abortos condizentes com MRLS podem ser induzidos pela administração oral de ETCs inteiras ou de seus exoesqueletos, que contêm pelos. Os pelos ingeridos são incorporados à submucosa do sistema gastrintestinal. A perda fetal deve-se à infecção por bactérias do sistema alimentar (*Estreptococcus, Actinobacillus*), devido ao comprometimento do sistema imunológico local (a unidade fetoplacentária). Estratégias de manejo para controle de ETCs foram propostas para reduzir o risco de MRLS.[575,583] Na Austrália, uma síndrome de aborto semelhante está associada à ingestão de lagartas de outra espécie de mariposas (*Ochrogaster lunifer*).[590]

Placentite

A placentite é uma das principais causas de perda ao final da gestação.[178,591,592] A inflamação da placenta pode afetar a troca de gases, nutrientes e resíduos, além de interromper as vias metabólicas e endocrinológicas fetais.[593] Nos últimos anos, estudos controlados e observações clínicas de vários laboratórios e clínicas de todo o mundo contribuíram para grandes avanços no reconhecimento e no tratamento da placentite equina. O leitor pode obter informações mais detalhadas em análises abrangentes recentes.[594,595] Quatro tipos de placentite são descritos com base nas lesões macroscópicas: ascendente (extensa focal), nocardioforme (mucoide focal), difusa (hematógena) e multifocal.[594]

A doença tende a ser um problema esporádico que raramente tem efeito duradouro na fertilidade da égua. Tanto bactérias (*Streptococcus zooepidemicus, S. equisimilis, E. coli, Enterobacter agglomerans, P. aeruginosa* e *K. pneumoniae*) quanto fungos (*Aspergillus* spp.) podem causar placentite. De modo geral, a placentite ascendente é o tipo mais comum observado em todo o mundo.[594] A infecção ascendente provoca inflamação necrótica e supurativa da corioalantoide que pode levar ao descolamento da placenta na área ao redor da estrela cervical e ventralmente em direção ao corpo uterino.[594] No momento do diagnóstico, o colo do útero está relaxado, e há exsudato purulento na vagina. Como a estrela cervical é o local mais comum de placentite nas éguas, essa parte das membranas fetais deve ser examinada minuciosamente após o aborto e em qualquer parto. O esfíncter vestibular, o colo do útero e os lábios vulvares são barreiras importantes para evitar infecções ascendentes. Muitas éguas idosas requerem um procedimento de Caslick e reconstrução cervical para diminuir a probabilidade de infecção ascendente. Éguas jovens, no entanto, com conformação vulvar aparentemente apropriada e colo do útero intacto também podem desenvolver placentite ascendente. As bactérias mais comumente isoladas são os estreptococos beta-hemolíticos (*Streptococcus equi* subespécie *zooepidemicus* ou *equi*), *E. coli* e *Enterococcus* spp., embora muitas outras bactérias também tenham sido isoladas de éguas acometidas. Alguns animais apresentam infecções bacterianas e fúngicas mistas; sugeriu-se que a infecção fúngica é secundária à infecção bacteriana primária.[594]

A placentite mucoide focal caracteriza-se por lesões localizadas na base dos cornos uterinos e no corpo uterino.[596] É comumente associada à placentite nocardioforme em que os pulmões fetais também apresentam lesões supurativas, mas outros microrganismos (p. ex., *Cellulosimicrobium cellulans*) podem causar danos semelhantes.[597] A placentite nocardioforme foi diagnosticada pela primeira vez em éguas no centro de Kentucky, nos EUA, em 1986, como uma causa esporádica de aborto e fraqueza neonatal. A partir daí, foi descrita em éguas na Flórida (EUA), na Itália, na África do Sul e na Austrália.[594,596] O número anual de casos confirmados de placentite nocardioforme é bastante variável, com mais de 400 casos no centro de Kentucky, nos EUA, em 2011.

A placentite nocardioforme está associada a actinomicetos ramificados gram-positivos, como *Crossiella equi* e *Amycolatopsis* spp. Sugeriu-se que esses microrganismos podem ter acesso ao útero no momento do acasalamento, porém essa forma incomum de placentite equina não se torna aparente até a última parte da gestação.[598] A lesão inicial está localizada no aspecto mais dependente do córion no aspecto cranioventral do corpo uterino e, depois, estende-se em direção cranial até a base dos cornos e de maneira circunferencial à placenta.[596]

Os resultados variam do aborto ao nascimento de um potro normal. Alguns potros nascem de modo prematuro. Outros a termo, mas natimortos e potros fracos, com aparência emaciada, também são observados.[594,596,598] O corrimento vaginal não é uma característica dessa doença, devido ao não acometimento da região da estrela cervical. Após a expulsão do feto, a infecção resolve-se rapidamente e, de maneira geral, não há efeitos adversos na fertilidade subsequente.[594,596,598] O exame das membranas fetais revela uma linha evidente de demarcação entre o tecido patológico e o normal. Além disso, a área afetada é recoberta por um material característico espesso, marrom, mucoide e viscoso.[594,596,598] As vilosidades coriônicas subjacentes têm tamanho menor e, na parte central da lesão, a superfície coriônica pode ser completamente desnudada.[594,596,598]

Leptospira spp., a causa mais comum de placentite hematógena,[594] provoca lesões difusas com grande número de espiroquetas nos tecidos placentários acometidos.[596] Sua ocorrência é bastante esporádica, porém surtos foram descritos.[594,596] Éguas em final de gestação podem abortar sem sinais clínicos premonitórios e, ocasionalmente, há nascimento prematuro ou a termo de um potro com fraqueza e icterícia. A placenta é edemaciada, e o córion necrótico, recoberto por um exsudado mucoide.[178,596,599] As lesões placentárias macroscópicas estão associadas a trombose, vasculite e infiltrados de células inflamatórias. As espiroquetas tendem a ser numerosas e são facilmente demonstradas no estroma e nas vilosidades da placenta.[596,599] O teste de aglutinação microscópica (MAT) em fluidos fetais (coração e cavidades corpóreas) ou soro materno provavelmente revela um título alto (1:6.400 a 1:819.200 ou mais).[600] As leptospiras podem ser detectadas no feto pelo teste com anticorpos fluorescentes (FAT), coloração com prata ou microscopia de campo escuro.[600] A imuno-histoquímica é mais sensível que a coloração com prata e mais específica que a sorologia (MAT).[601,602] O rim fetal deve ser submetido ao FAT por produzir a maior porcentagem de resultados positivos e ser o melhor tecido para cultura.[596,603] Amostras de urina para FAT ou microscopia de campo escuro na urina devem ser coletadas e transportadas conforme determinado pelo laboratório de diagnóstico. A amostra deve ser obtida antes da administração de qualquer terapia antimicrobiana. Um estudo retrospectivo recente demonstrou que a PCR é o método mais sensível para diagnóstico de *Leptospira* spp. em casos de aborto.[600]

No gênero *Leptospira*, a espécie *L. interrogans* contém vários sorogrupos (antígenos comuns) e sorovares (linhagens específicas) patogênicos. Os sorogrupos consistem em sorovares intimamente relacionados. O sorovar predominante em equinos varia de acordo com o país e a região. O sorovar *Bratislava* é mais comum em fetos abortados na Irlanda do Norte, mas, no centro de Kentucky, nos EUA, a maioria dos abortos causados por leptospiras associa-se ao sorogrupo *Pomona*, ocasionalmente ao sorogrupo *Grippotyphosa* e, raramente, ao sorogrupo *Hardjo*.[600,604] Hoje, as infecções equinas antes relatadas como *L. pomona* são mais corretamente identificadas como *L. interrogans* sorogrupo *Pomona* sorovar *Kennewicki* e *L. kirschneri* sorogrupo *Grippotyphosa* sorovar *Grippotyphosa*.[600,604] Na América do Norte, as éguas prenhes são consideradas hospedeiros acidentais infectados após a exposição dos hospedeiros de manutenção (ou seja, animais selvagens, como gambás e guaxinins para *Kennewicki* e *Grippotyphosa* e bovinos para *Hardjo*).[600,604] Éguas infectadas podem liberar leptospiras na urina por até 14 semanas.[604] Assim, o tratamento visa a impedir a disseminação do microrganismo pela urina e, talvez, a profilaxia em éguas prenhes em contato com animais com altos títulos. Recomenda-se uma combinação de penicilina (10.000 a 15.000 UI/k IM) e estreptomicina (10 mg/kg IM) a cada 12 horas por um período de 1 semana, porém a estreptomicina não é mais tão utilizada na clínica equina. Altas doses de penicilina G potássica (20 milhões UI IV, a cada 12 h) podem ser eficazes na prevenção da infecção do feto de uma égua com título alto, porém essa recomendação não foi validada em estudos controlados. A dosagem e a duração do tratamento parecem ser importantes. A oxitetraciclina (5 a 10 mg/kg) também foi sugerida, mas se mostrou menos eficaz na prevenção da disseminação de leptospiras pela urina em todos os casos testados (cinco de sete éguas infectadas).[605] Em relatos informais, a doxiciclina e o enrofloxacino têm sido usadas para evitar o aborto em éguas expostas a outras éguas que abortaram devido a infecções por leptospira. No entanto, é importante observar que, até o momento, nenhum medicamento provou ser seguro para o feto ou eficaz no tratamento e na prevenção da placentite em éguas.

Uma vacina aprovada para leptospirose equina foi recentemente disponibilizada nos EUA, mas sua eficácia na prevenção do aborto não foi avaliada. O contato direto entre hospedeiros de manutenção e éguas prenhes deve ser impedido, assim como a exposição à urina infectada dessas espécies (p. ex., água e alimento contaminados).[594] O uso dessa vacina pode ser prudente em éguas que residam na mesma propriedade que éguas prenhes com aborto por leptospira confirmado e com isolamento desses animais.[594,596]

O *Rhodococcus equi* foi incriminado como causa de placentite e aborto em éguas.[606] O *Mycoplasma* spp. foi associado à infertilidade, à endometrite, à vulvite e ao aborto em éguas.[607] Descreveu-se o *Nocardia* spp. como causa de placentite em duas éguas na Flórida, nos EUA. As lesões eram semelhantes à placentite nocardioforme, mas os potros nasceram com lesões pulmonares supurativas.[608] Casos de aborto e placentite micobacteriana foram confirmados por técnicas microbiológicas, PCR e imuno-histoquímica.[609] As micobactérias atípicas eram do grupo não tuberculoso e classificadas como microrganismos saprófitas e oportunistas adquiridas do ambiente (solo, água e vegetação em decomposição).[609,610] As lesões macroscópicas observadas nesses casos variaram de nenhuma a aquelas de placentite "tipo nocardioforme". Os fetos acometidos apresentaram vários graus de desnutrição e placentite crônica. Vários fetos tinham pneumonia granulomatosa a piogranulomatosa, e um feto sem pneumonia apresentava granulomas disseminados em vários órgãos.[609,610]

O *Cellulosimicrobium cellulans*, um bacilo gram-positivo, é um microrganismo oportunista encontrado no solo.[597] Os nove casos descritos de aborto equino e placentite causados por *C. cellulans* apresentaram lesões de placentite do tipo nocardioforme e pneumonia granulomatosa. Como os micobactérias atípicas e *C. cellulans* podem causar lesões macroscópicas e histológicas semelhantes no feto e na placenta, devem ser considerados como diagnósticos diferenciais em lesões placentárias macroscópicas sugestivas de placentite nocardioforme.[597,609,610]

Aborto induzido por protozoários

Há poucas informações sobre a associação entre infecções por *Neospora* e abortos em equinos.[611-616] No entanto, o protozoário apicomplexa *Neospora caninum* foi reconhecido como uma das principais causas de aborto em bovinos.[616] Anticorpos contra *Neospora* spp. foram descritos em éguas que abortaram recentemente.[614] Usando um teste de aglutinação, os pesquisadores descobriram que o número de animais com níveis elevados (acima de 80) de anticorpos anti-*Neospora* spp. foi maior em um grupo de 54 éguas que abortaram do que em um grupo de 121 éguas escolhidas de modo aleatório ($P < 0,001$). O DNA de *N. caninum* foi encontrado em 3 de 91 cérebros fetais, 2 de 77 corações fetais e 1 de 1 placenta e estava presente no cérebro e no coração de dois fetos. A mera presença do microrganismo em um feto abortado não implica necessariamente que seja a causa do aborto.[616] Anticorpos contra *Neospora* spp. foram detectados nos soros de 11,9% de 800 cavalos assintomáticos em Israel e de 37,5% das éguas que abortaram.[617] Anticorpos para *Neospora* spp. também foram detectados em éguas do Brasil.[612] Mais estudos são necessários para determinar se existe uma associação entre falha reprodutiva e infecção por *Neospora* spp. em equinos.[612,615]

Aborto induzido por vírus

O vírus da arterite equina (EAV) e o herpesvírus equino 1 (EHV-1) são as causas mais importantes de aborto viral em cavalos no mundo. Os dois vírus estão associados à infecção aguda do sistema respiratório e são discutidos em detalhes no Capítulo 8.

O EAV é transmitido por inalação ou de modo venéreo pelo sêmen de garanhões assintomáticos (*shedders*).[618-623] O aborto pode ocorrer após a infecção no estágio posterior da gestação (5 a 10 meses).[619,622,624,625] Os sinais clínicos são variáveis, mas podem incluir febre, conjuntivite, rinorreia e edema dependente associado à vasculite.[618,620,626] Os sinais clínicos são brandos ou subclínicos em muitos cavalos e podem ser clinicamente indistinguíveis de outras infecções respiratórias. A miometrite viral com degeneração dos miócitos e infiltração de células mononucleares leva à infecção transplacentária do feto.[627] As placentas acometidas são edematosas, e fibroblastos degenerados podem ser observados nas camadas subvilosas. No tecido fetal, as lesões envolvem uma atrofia dos folículos linfoides no baço e nos linfonodos com linfócitos degenerados. A imunofluorescência pode detectar o antígeno de EAV no miométrio e nas glândulas endometriais das éguas, na camada subvilosa da placenta e nos fetos abortados. O vírus pode ser recuperado do útero e do feto, mas é provável que a maior quantidade do vírus esteja na placenta. A doença pode ser controlada por um programa eficaz de vacinação e testes de triagem.[618]

A maioria dos abortos associados ao herpesvírus é causada pelo EHV-1, porém alguns casos são provocados por outros herpesvírus equinos.[592,628] O número de abortos resultantes da infecção por EHV-1 diminuiu nos últimos 20 anos, e abortos isolados, em vez de surtos, agora são uma característica mais comum dessa doença.[629] Isso se deve à adoção generalizada de programas rigorosos de vacinação em combinação com melhores práticas de manejo.[630,631] Éguas prenhes devem receber a vacina aprovada aos 5, 7 e 9 meses de gestação. Muitas fazendas também vacinam aos 3 meses. Os recém-chegados devem ser isolados por 3 semanas, e os grupos de éguas prenhes devem ser isolados por estágio de gestação. É muito importante segregar éguas prenhes de potros desmamados e outros cavalos.[632]

O EHV-1 pode infectar o feto em caso de viremia na égua durante a gestação. O vírus causa o aborto devido ao rápido descolamento da placenta.[633,634] As células endoteliais no endométrio e no alantocórion são frequentemente infectadas pelo vírus, que causa lesões vasculares. O feto pode ser infectado por meio da vasculatura coriônica ou por inalação de fluido amniótico infectado.[635-637] O aborto pode ocorrer logo após a infecção ou depois de várias semanas. Portanto, a sorologia materna tem pouco valor diagnóstico.[638] O feto abortado é fresco, com grandes quantidades de fluido pleural e peritoneal. A traqueia pode conter um coágulo de fibrina. Pequenos focos necróticos podem ser observados no fígado com aumento de volume. Uma bronquiolite necrosante e hiperplásica pode ser observada em cortes pulmonares, e grandes corpos de inclusão eosinofílica intranuclear são uma lesão histológica característica. Embora a vacinação seja amplamente praticada, os proprietários devem estar cientes de que a proteção não é absoluta. A exposição de uma égua prenhe a animais infectados que foram recentemente a um evento ou que estão voltando de uma instalação de treinamento pode sobrepujar a imunidade protetora conferida pela vacina. Os abortos foram associados à reativação do vírus latente induzido pelo estresse de transporte.[639] Portanto, a história de vacinação regular de uma égua que abortou não elimina a possibilidade de herpesvírus. Testes de neutralização e imunofluorescência indireta, bem como PCR e isolamento viral, são utilizados no diagnóstico de EHV-1. A detecção de antígenos, em combinação com o isolamento do vírus e PCR dos pulmões fetais, fornece resultados confiáveis. Revisões mais detalhadas foram publicadas, e o leitor deve consultá-las para uma discussão mais aprofundada.[640,641]

Várias outras infecções virais agudas foram associadas ao aborto equino, especialmente na presença de doença sistêmica grave no início da infecção. Por exemplo, as éguas podem abortar devido aos efeitos sistêmicos da infecção aguda pelo vírus da anemia infecciosa equina (EIAV), embora esse vírus geralmente não seja considerado abortigênico.[642] Quando a vacinação generalizada contra o vírus do Nilo Ocidental foi adotada nos EUA, alguns sugeriram que a vacina de vírus morto poderia causar abortos, natimortos e deformidades em potros. Contudo, a revisão crítica subsequente demonstra claramente que a vacinação de éguas durante qualquer período de gestação não está associada a um aumento da incidência de perda gestacional.[643]

Tratamento da placentite

A campo, a placentite é diagnosticada com base nos sinais clínicos compatíveis de desenvolvimento prematuro das glândulas mamárias e corrimento vulvar (placentite ascendente). Esses sinais clínicos devem levar à realização de palpação transretal e exame ultrassonográfico. De modo geral, as éguas com sinais de placentite apresentam espessamento placentário significativo e separação da placenta do endométrio.[594]

A placentite é prejudicial à gestação, não apenas por interromper a troca de nutrientes, mas também devido aos mediadores inflamatórios (citocinas pró-inflamatórias) liberados. A causa exata da expulsão fetal não é conhecida, mas, na maioria dos esquemas terapêuticos, mostra-se essencial assegurar a quiescência do miométrio.[505,644] Os casos de placentite têm concentrações muito aumentadas de $PGF_2\alpha$ e PGE_2 nos fluidos fetais.[645,646] Portanto, a medicação anti-inflamatória (flunixino meglumina a 1,1 mg/kg; fenilbutazona a 4 mg/kg, a cada 12 h) é recomendada,[647] embora não haja estudos controlados que demonstrem especificamente sua eficácia.[594] A placentite associada ao aborto precoce tende a ser aguda, com morte fetal por bacteriemia e lesões placentárias mínimas.[648]

Os antibióticos de amplo espectro recomendados para o tratamento da placentite equina são trimetoprima-sulfadiazina (15 a 30 mg/kg VO a cada 12 h), penicilina procaína (30.000 UI/kg/dia) e gentamicina (6 mg/kg/dia) e ceftiofur (1 a 5 mg/kg, a cada 12 horas).[647,649-651] O ceftiofur foi usado no tratamento da placentite, porém um estudo recente demonstrou que não atravessa a placenta e é ineficaz no tratamento da placentite induzida experimentalmente.[652] A gentamicina era indetectável no plasma de potros neonatos depois do tratamento das éguas (em dose de 6,6 mg/kg) 1 hora antes do parto. A princípio, acredita-se que a gentamicina não atravessa a placenta das éguas a termo.[653] Murchie *et al.* usam microdiálise *in vivo* para o monitoramento das concentrações de fármacos no fluido alantoide de éguas de pônei prenhes para determinar se esse método poderia detectar concentrações alantoides de substâncias em éguas normais ou com placentite.[654] As comparações farmacocinéticas indicaram que a penicilina G potássica (22.000 UI/kg 1 vez/dia) persiste muito mais tempo no fluido alantoide do que no sangue, enquanto a gentamicina (6,6 mg/kg/dia) exibia perfis semelhantes nos dois compartimentos. O flunixino meglumina (1 mg/kg a cada 12 h) não foi detectado no fluido alantoide. Em éguas infectadas, a penicilina G alcançou um pico de concentração semelhante no fluido alantoide, enquanto o pico de concentração de gentamicina pareceu ser menor com relação às concentrações de fármacos em éguas não infectadas. Assim, a penicilina G e a gentamicina parecem sofrer transferência placentária eficaz em éguas prenhes, porém a transferência transplacentária de fármacos pode ser alterada de maneira seletiva por uma infecção placentária ativa.

Se a produção localizada de altas concentrações de prostaglandinas estimular a formação de junções comunicantes, a hipermotilidade miometrial subsequente pode impedir o fluxo sanguíneo para a placenta durante a contração uterina.[505,644,655] Isso reduz a oxigenação fetal e aumenta o estresse fetal. Como se sabe que a progesterona inibe a formação de junções comunicantes, sugeriu-se que a suplementação com progestina pode ser benéfica em caso de suspeita de inflamação uteroplacentária.[594] Essa é a lógica por trás da recomendação atual de tratamento de casos suspeitos de placentite com uma dose dupla de altrenogeste (0,088 mg/kg/dia).[594,647] O retardo do parto prematuro por tempo suficiente para possibilitar o amadurecimento fetal acelerado pode melhorar as taxas de sobrevida do potro.[656]

O objetivo principal no tratamento da placentite é retardar o parto prematuro por tempo suficiente para tornar possível o amadurecimento fetal acelerado e, assim, melhorar as taxas de sobrevida do potro.[594] Os progestágenos podem aumentar a atividade da enzima endometrial 15-hidroxiprostaglandina desidrogenase e, desse modo, promover o metabolismo rápido de PGs em metabólitos inativos.[368,564] Embora o altrenogeste não seja metabolizado em 5α-pregnanas, os níveis de 5α-DHP e 3β-5 P podem aumentar devido à suplementação.[657] No entanto, Ousey e outros sugeriram que a suplementação com progesterona pode ser contraindicada porque altos níveis podem inibir a enzima placentária 3β-hidroxisteroide desidrogenase.[368,564,658] Tal enzima produz progesterona a partir de pregnenolona. Assim, a inibição pode interferir na via esteroidogênica fetoplacentária normal. Hoje, esse tratamento bastante usado continua controverso e, mesmo que não cause danos, o custo da suplementação em longo prazo de progesterona pode não ser justificado em muitos casos. Essencialmente, o uso de terapias hormonais é subjetivo e, em grande medida, reflete a falta de conhecimento sobre as relações endócrinas entre a égua, a placenta e o feto. A justificativa para outros esquemas terapêuticos baseia-se em extrapolações da literatura médica humana e na aplicação de um bom raciocínio para a possível eficácia de um determinado medicamento. Pesquisas científicas nessa área são fundamentais. Um β2-simpatomimético (clembuterol) oral foi sugerido para suprimir a motilidade uterina em éguas com placentite.[647,659] Nos EUA, o produto é comercializado como uma formulação oral para o tratamento da obstrução reativa crônica das vias respiratórias. São necessárias pesquisas para determinar qual dose oral desse composto broncodilatador, se houver, é realmente eficaz no útero gestante. Nos países em que uma formulação IV é comercializada, uma dose de clembuterol de 300 µg IV reduz o tônus uterino por aproximadamente 2 horas.[660,661] No entanto, a administração IV diária de clembuterol em éguas com níveis máximos de cálcio no leite não foi eficaz na prevenção do início de contrações miometriais e do parto em éguas normais a termo.[662]

A administração de pentoxifilina (8,5 mg/kg VO, a cada 12 h) é questionável. Embora pareça não melhorar a perfusão no sistema reprodutivo da égua,[663,664] alguns veterinários a recomendam por ser usada em humanos para o tratamento da isquemia tecidual, devido à sua capacidade de modular o processo inflamatório por meio da regulação negativa de citocinas pró-inflamatórias e por causa de seu possível efeito na deformabilidade das hemácias.[647,649,656] A pentoxifilina parece ter boa penetração uterina e foi detectada no fluido alantoide das éguas.[650,651] Apesar desses estudos conflitantes, uma abordagem multifacetada (ou seja, antibióticos, agentes anti-inflamatórios, altrenogeste) à terapia em longo prazo para placentite pode melhorar a sobrevida fetal e a viabilidade do potro.

Causas não infecciosas de aborto

Gestação gemelar

Na América do Norte, a incidência de abortos gemelares diminuiu significativamente devido à intervenção precoce após o diagnóstico ultrassonográfico de uma gestação múltipla.[178,529,532] Antes da ampla adoção dessa tecnologia, os abortos gemelares eram uma das principais causas de perda fetal.[441,442] Um grande estudo europeu (n = 12.648 gestações) de éguas Puros-Sangues revelou uma taxa de gêmeos de 3,5%, com 443 gêmeos e apenas dois trigêmeos.[665] O tipo de placentação na égua (difusa, microcotiledônea) torna altamente improvável que uma gestação gemelar seja levada a termo. Evidentemente, existe uma superfície endometrial finita para a fixação de alantocórion. As vesículas gêmeas unicornuais mais comuns são um problema, pois um concepto está inevitavelmente restrito ao aspecto proximal do corno gestacional.[421] Assim, os dois conceptos estão literalmente em uma competição mortal por alimento adequado e subsequente placentação. A manutenção da gestação gemelar até o fim da prenhez faz com que as demandas nutricionais dos fetos em rápido crescimento superem o fornecimento placentário. O crescimento fetal é tal que as demandas de nutrientes podem ser atendidas até a segunda metade da gestação, porém o grande desenvolvimento do último trimestre geralmente requer mais capacidade de troca do que a placenta pode dar. O feto sofre estresse, emaciação progressiva e, enfim, morre.[529,666] O aborto ocorre após a morte de um ou ambos os fetos, e as áreas avilosas características nas membranas fetais confirmam a quantidade de perda placentária.[178,442,522] As éguas acometidas apresentam aumento prematuro de volume mamário e podem expelir leite antes de abortar. A avaliação ultrassonográfica transabdominal pode auxiliar a confirmar o diagnóstico nessa fase tardia. Embora a área de aposição das duas membranas corioalantoides (membrana gemelar) possa ser observada, a medida dos diâmetros torácicos fetais e da frequência cardíaca pode confirmar o diagnóstico de gêmeos.[666] É provável que abortos gemelares nos últimos meses de gestação causem distocia. Os gêmeos bicornuais têm maior probabilidade de sobrevida, pois cada membrana pode se prender a um corno inteiro e a um lado do corpo do útero, mas é provável que os potros sejam atrofiados devido à RCIU.[402,442,529] O nascimento vivo de potros gêmeos é extremamente incomum, e muitos desses neonatos não sobrevivem. Apenas 14% dos potros sobreviventes chegam à segunda semana de vida.[442,531] As éguas são propensas a retenção de membranas fetais, e a nova reprodução pode ser difícil. Portanto, não surpreende que o setor de criação de equinos sempre tenha tentado impedir a gestação gemelar. Após esse diagnóstico, o proprietário é confrontado com três opções: tentar eliminar um feto no útero, tentar levar a gestação a termo na esperança remota de obter dois potros viáveis ou induzir o aborto. Discute-se o manejo de uma gestação gemelar em mais detalhes no tópico anterior.

Comprometimento do cordão umbilical

Em raras ocasiões, um grande resquício ossificado do saco vitelino pode comprometer o fluxo sanguíneo pelo cordão umbilical e causar aborto.[667] A patologia chamada de *torção do cordão umbilical* pode ser definida como a torção excessiva do cordão, com oclusão completa ou parcial dos vasos umbilicais ou do úraco.[668] As duas veias umbilicais que retornam sangue oxigenado da placenta fundem-se no aspecto distal da porção amniótica do cordão e apenas uma veia entra no abdome fetal.[669] O enrolamento firme do cordão em torno de uma parte do feto pode causar estrangulamento. Úlceras de pressão sobre ou ao redor de partes fetais podem ser causadas pelos efeitos da constrição por tensão prolongada no cordão umbilical estrangulado.[670] Em geral, os fetos acometidos não são expulsos logo após a morte; portanto, espera-se um certo grau de autólise tecidual.[671]

O comprimento do cordão umbilical equino na gestação normal pode ser bastante variável, e os fatores que afetam o comprimento do cordão e o número de torções presentes são desconhecidos. A torção umbilical letal parece ser uma doença esporádica, sem um aumento aparente do risco de problemas futuros em éguas que abortam devido a complicações fetais.[672] Whitwell mostrou que algumas éguas têm três ou mais potros com cordões anormalmente longos.[441] Um estudo de 93 Standardbreds padrão não demonstrou um efeito do pai sobre o comprimento do cordão, e estudos muito maiores são necessários para verificar a influência genética.[429] Embora a possibilidade de um componente hereditário no comprimento do cordão não seja descartada, uma explicação mais plausível seria a associação entre cordões anormalmente longos e a quantidade de movimento fetal.[669]

Os estudos ultrassonográficos da mobilidade fetal ajudaram a explicar a característica principal de torção do cordão umbilical equino normal.[402,673-675] Diferentemente dos ruminantes, o âmnio equino flutua livremente dentro do fluido alantoide. A rotação fetal dentro da cavidade amniótica e a rotação do saco amniótico dentro da cavidade alantoide provocam a torção característica do cordão umbilical equino.[676,677] O lúmen de ambos os cornos uterinos fica restrito (talvez em razão de contrações musculares circulares localizadas) entre 5 e 7 meses, e o fluido alantoide junto com o feto está contido nos limites do corpo do útero.[402,673-676] Ginther descreveu que, à medida que o corno sem cordão continua fechado, o outro corno gradualmente permite a entrada dos membros posteriores entre 7 e 9 meses.[675] Os membros podem entrar no corno apenas quando o feto está em decúbito dorsal, porque o ângulo entre o corno e o corpo é muito agudo nesse estágio da gestação. Depois, os membros posteriores continuam fechados dentro do corno e os cascos estendem-se até sua ponta no 10º mês. É interessante que o pico de incidência de abortos devido a torções umbilicais ocorra quando os membros posteriores podem ficar permanentemente fechados no corno uterino. Em alguns casos, isso pode impedir o desenrolar dessas poucas rotações críticas que podem causar comprometimento circulatório. Não há dúvida de que um cordão umbilical mais longo predispõe o feto a essa doença.

Relatos do Reino Unido sugerem que, com o declínio do aborto gemelar, a torção excessiva do cordão umbilical se tornou o diagnóstico mais frequentemente realizado em alguns laboratórios. Tais abortos foram associados a cordões excessivamente longos, com muito mais de 80 cm de comprimento.[592,678] Como a espiral do cordão equino (quatro a cinco vezes ao longo de seu comprimento) é uma característica normal, convém determinar se a morte fetal foi causada por comprometimento vascular.[669,677] A evidência de torção patológica com tensão e forças compressivas na parte afetada do cordão pode incluir aneurismas, rompimento da íntima dos vasos, hemorragia, trombose dos vasos, áreas comprimidas embranquecidas, edema local e dilatações variáveis do úraco. A perfusão inadequada pode causar trombose intravascular nos tecidos periféricos da corioalantoide e possível necrose do aspecto da placenta mais distante da fixação do cordão (o polo cervical do segmento corpóreo).[669,671] De modo algum tais achados não são definitivos, e pode haver variabilidade na interpretação entre os laboratórios. Outras considerações devem envolver alterações agônicas gerais e os possíveis efeitos da tensão do cordão à expulsão de um feto vivo. Os estudos morfológicos de Whitwell estabeleceram métricas normais para membranas fetais equinas. O comprimento médio do cordão umbilical em um Puro-Sangue é de 55 cm (intervalo de confiança de 95%; 36 a 83 cm; $n = 143$).[679]

Williams revisou 168 casos de torção do cordão umbilical do Laboratório de Diagnóstico Veterinário da University of Kentucky, nos EUA, o que representa 6% das amostras de fetos equinos enviadas durante um período de 5 anos.[672] A idade gestacional variou entre 5 e 10 meses, com média de 7,5 meses. O comprimento do cordão umbilical variou entre 62 e 125 cm, com comprimento médio de 96 cm. Os cordões tendiam a ser bastante torcidos, com áreas de constrição, edema, hemorragia e saculações cheias de fluido. Os fetos sofreram autólise branda a moderada, de maneira condizente à morte fetal antes do aborto. Observou-se a dilatação da bexiga urinária em alguns casos. O achado histopatológico mais consistente foi a evidência de alterações necróticas com deposição secundária de material calcificado nos vasos sanguíneos do corioalantoide.[591,672] Uma causa menos comum de aborto por obstrução do cordão umbilical é quando uma porção amniótica excessivamente longa do cordão fica bem enrolada em torno de uma parte do feto.[670,679,680] Embora o acometimento de membros do feto possa ser mais comum, o autor observou um caso em um pônei em que o cordão bem enrolado deixou um sulco profundo ao redor da região lombar, com evidências de edema local.[670]

DETERMINAÇÃO DE SEXO (SEXAGEM FETAL)

O advento da sexagem fetal possibilitou que a determinação precoce do sexo influencie o valor da égua prenhe. Os fatores que podem variar conforme o sexo previsto do potro são escolha do estado, avaliações e cobertura de seguro, reservas de vendas, reservas de garanhão na próxima estação de monta e retenção ou venda da égua.[681] A determinação precisa do sexo do feto equino pode ser feita à ultrassonografia transretal ou transabdominal.[78,681-683] O sexo fetal deve ser certificado apenas quando as estruturas de identificação foram claramente delineadas e a determinação é precisa. Em alguns casos, a determinação precisa do sexo fetal pode ser difícil ou impossível devido ao excesso de movimento da égua ou do feto ou pela localização excessivamente ventral do feto para permitir a obtenção de uma imagem adequada. Embora a tranquilização (p. ex., xilazina e tartarato de butorfanol) seja às vezes usada, pode causar relaxamento do útero e dificultar a visualização.[681] Um transdutor de matriz linear de 5 MHz é adequado para a determinação de sexo por via transretal, porém um transdutor de 3,5 MHz tem a profundidade de penetração necessária para obter imagens transabdominais.

A determinação do sexo baseia-se na avaliação ultrassonográfica da localização relativa do tubérculo genital, uma estrutura embriológica inicialmente localizada entre os membros posteriores de ambos os sexos. O tubérculo genital diferencia-se em clitóris ou pênis e tem aparência ultrassonográfica distinta, bilobulada e hiperecoica e em ambos os sexos. Curran relatou que o momento ideal para a determinação do sexo é entre o 59º e 68º dias, e Holder concorda que uma janela entre o 60º e 70º dias é ideal.[681,682] Um segundo período ideal para a determinação do sexo pode ser entre o 110º e 120º dias, devido ao bom desenvolvimento dos órgãos genitais e ao maior acesso ao feto. Após esse período, a profundidade crescente do útero pode impossibilitar o diagnóstico se o feto estiver em apresentação anterior (cranial) no momento do exame.[681] Na abordagem transabdominal, a janela ideal em ambos os sexos é entre 100 e 220 dias de gestação.[78,681,682] Depois disso, a identificação das estruturas anatômicas necessárias para determinar com precisão o sexo pode ficar cada vez mais difícil. Foram descritas instruções detalhadas para sexagem fetal à ultrassonografia.[78,681,682] As identificações transabdominais de sexo com base na presença do pênis e/ou do prepúcio em machos e glândulas mamárias e tetos ou gônadas fetais em fêmeas podem ser bastante precisas.[78]

MONITORAMENTO DE ÉGUAS PRENHES

Deve-se suspeitar de placentite em éguas com aumento mamário prematuro (acompanhado ou não por secreção vulvar). Vários marcadores sanguíneos são recomendados no monitoramento de éguas ao final da prenhez.[594] A relaxina é um hormônio proteico produzido pela placenta. A baixa concentração de relaxina periférica tem sido associada a várias causas de disfunção placentária, inclusive intoxicação por festuca, oligoidrâmnio e placentite.[684,685] Hoje, porém, não há um ensaio comercial e as concentrações normais de relaxina são altamente variáveis entre as éguas.

O amiloide sérico A e a haptoglobina foram sugeridos como marcadores diagnósticos e prognósticos na placentite ascendente.[253,261] Da mesma forma, a alfafetoproteína e o 17-beta-estradiol[472] demonstraram ser bons marcadores na placentite ascendente induzida experimentalmente. Resta determinar, no entanto, se essas moléculas são úteis para o diagnóstico da placentite de ocorrência natural.

A medida de uma proteína fetal equina e dos níveis de sulfato de estrona no plasma materno não se mostrou útil na detecção precoce do estresse fetal associado a cólicas médicas e cirúrgicas.[514,686] No centro de Kentucky, nos EUA, um laboratório comercial oferece um teste para "estrógenos totais" que supostamente mede frações diferentes de estrógenos fenólicos clássicos não conjugados, presentes em éguas prenhes a termo. Éguas com concentrações mais baixas de estrógeno total são teoricamente propensas ao aborto.[687] Antes do 310º dia da gestação, níveis totais de estrógeno inferiores a 1.000 ng/mℓ podem ser indicativos de estresse fetal, e há grande probabilidade que éguas com níveis inferiores a 500 ng/mℓ tenham feto gravemente comprometido ou morto. Tal ensaio não foi testado em condições controladas.

É importante lembrar que as concentrações circulantes de hormônios no plasma materno representam uma pequena porcentagem dos níveis metabolizados pela unidade fetoplacentária.[368,564,688] Os estudos definitivos sobre progestágenos da égua (progestinas) foram realizados usando cromatografia gasosa-espectrometria de massa (GC-MS) ou cromatografia líquida.[368,475,688] É fundamental que os veterinários entendam que os ensaios comuns comerciais (p. ex., RIA, ELISA) com anticorpos contra progesterona ou estrógeno geralmente reagem de maneira cruzada com vários outros esteroides presentes no plasma de éguas prenhes. Assim, os resultados tipicamente relatados pelos laboratórios como progesterona, estradiol ou estrona representam uma mistura de diferentes progestágenos e estrógenos, respectivamente. Na clínica, isso pode ser muito importante ao tentar comparar os resultados de um ensaio apresentado por um laboratório com aqueles obtidos em outro. Os resultados do exame podem não ser facilmente comparáveis.

Embora a patologia placentária tenha sido associada ao aumento das concentrações plasmáticas de progestina em alguns relatos, outros não conseguiram detectar diferenças nas concentrações plasmáticas de progestina em éguas com aborto iminente e éguas com gestações normais à amostragem mensal de sangue.[368,439,475,476,688] Portanto, recomenda-se que, sempre que possível, amostras seriadas (p. ex., diariamente por 3 dias e depois semanalmente) sejam obtidas da égua com suspeita. Isso pode ajudar o profissional a identificar uma tendência clinicamente significativa nas concentrações de progestágeno.[688] Infelizmente, em contextos práticos, tal fato pode não ser viável e, assim, a medida da progesterona não é aplicável a todas as situações.

As concentrações plasmáticas de progestágeno aumentam nas éguas normais durante a gestação e podem variar entre 5 e 50 ng/mℓ ou até mais perto do parto. Acredita-se que o estresse fetal crônico possa aumentar as concentrações de progesterona e pregnenolona (bem como as de vários metabólitos) em éguas com placentite.[688,689]

Ousey descreveu três padrões anormais de progestágeno que podem ser clinicamente úteis: um declínio rápido, uma elevação precoce e a ausência de aumento a termo.[368,688] O declínio rápido condiz com a morte fetal ou a expulsão fetal iminente e pode ser observado após uma torção uterina ou cólica.[367,688] Éguas prenhes com cólica ou torção uterina e concentrações plasmáticas de progestágeno abaixo de 2 ng/mℓ têm alto risco de perda fetal.[686] O aumento prolongado de progestágenos por várias semanas antes do parto (especialmente se antes de 305 dias de gestação) é consistente com a atividade metabólica no tecido fetal e uteroplacentário, apesar da presença de patologia placentária.[476,646,688-692] Embora tipicamente pequenos, com baixo desenvolvimento esquelético, os potros nascidos após serem expostos ao estresse fetal crônico (placentite) tendem a amadurecer de maneira precoce, mesmo com semanas de prematuridade.[693]

A ultrassonografia transretal possibilita a excelente avaliação das condições do alantocórion caudal e, como tal, é um auxílio inestimável ao examinar uma égua com sinais de placentite ao final da gestação.[694,695] Uma imagem dos tecidos placentários ventrais na área adjacente à estrela cervical proporciona o diagnóstico preciso dos primeiros estágios da placentite ascendente.[694,695] Profissionais experientes conseguem observar a espessura anormal do tecido e até evidências de separação da placenta com uma bolsa de exsudato inflamatório.

A intervenção terapêutica precoce pode oferecer a melhor chance de sucesso. Em uma placenta normal, a membrana corioalantoide e o endométrio estão intimamente conectados, tornando-os indistinguíveis um do outro à ultrassonografia. Assim, uma medida combinada do tecido é usada, e os valores normais da espessura combinada do útero e da placenta (CTUP) foram estabelecidos.[696] A membrana amniótica não deve ser incluída, e isso deve ser lembrado se os membros do feto estiverem ativos no momento do exame. A área de 2,5 a 5 cm craniais e ventrais ao colo do útero proporciona a melhor medida da CTUP em éguas normais, e este é o local recomendado para todas as medições. A imagem de ultrassonografia deve ser congelada assim que o vaso de referência (um ramo da artéria uterina) na parede uterina ventral for localizado, e as medidas de espessura são feitas da superfície dorsal interna do vaso uterino ventral até a borda do fluido alantoide.[694] Recomenda-se a obtenção de três medidas individuais.

Um aumento da CTUP a qualquer momento, desde o meio da gestação até o termo, pode indicar interrupção da placenta e aborto pendente.[697] As medições transretais de CTUP consideradas anormais são superiores a 8 mm (entre os dias 271 e 300), 10 mm (entre os dias 301 e 330) e 12 mm após o dia 330.[694,696,698]

O aumento da CTUP na ausência de outros sinais clínicos é somente uma evidência fraca de placentite. Ao examinar uma égua com suspeita de placentite, o profissional deve procurar outros sinais, como separação placentária, acúmulo de fluido intracervical, secreção vulvar ou desenvolvimento prematuro das glândulas mamárias.[594] As pregas da placenta, o âmnio e, às vezes, variações individuais podem ser responsáveis pelo aparente aumento da CTUP na ausência de placentite.

A maioria dos veterinários não recomenda o exame vaginal de éguas prenhes, a menos na presença de corrimento vulvar purulento ou de outras indicações clínicas para sua realização. Se o exame for necessário, porém, é importante empregar procedimentos higiênicos rigorosos ao usar o espéculo vaginal em uma égua com uma gestação de alto risco, devido ao rompimento das duas primeiras barreiras ao útero gestante (lábios vaginais e esfíncter vestibular). Éguas em risco de aborto costumam ter colo úmido, hiperêmico e relaxado. Mesmo que o corrimento vaginal não tenha sido relatado, muitos desses casos apresentam corrimento cervical purulento se houver placentite. Enquanto o relaxamento cervical e o corrimento vaginal podem ser observados em infecções ao redor da estrela cervical, a placentite nocardioforme não atinge essa estrutura, e o corrimento vaginal está visivelmente ausente.[596,699,700] Embora a ultrassonografia transretal ajude muito o diagnóstico de placentite ascendente, o local da lesão nocardioforme diminui seu valor diagnóstico.[659] O exame transabdominal do útero ventral pode revelar a separação da membrana corioalantoide do endométrio, geralmente com evidências de acúmulo de fluido hiperecoico entre as duas superfícies. A placentite e o edema placentário associado geram uma imagem uteroplacentária espessada. A CTUP em uma imagem de ultrassonografia transabdominal deve estar entre 7 e 12 mm.

A ultrassonografia transabdominal tornou-se um auxílio diagnóstico de rotina para avaliar éguas entre o meio e o fim da gestação. Embora o transdutor de matriz linear de 5 MHz seja ideal para a ultrassonografia reprodutiva transretal, alguns transdutores têm baixa profundidade de penetração (aproximadamente 10 cm), o que limita sua utilidade em exames transabdominais de éguas no fim da gestação. O autor recomenda o uso de um transdutor que alcance uma profundidade de 15 a 20 cm para o exame transabdominal ideal. Se a égua não apresentar uma placa pronunciada de edema ventral, a maioria das unidades modernas de ultrassonografia com transdutor de 5 MHz é suficiente para visualizar a unidade uteroplacentária e alguns dos fluidos fetais e possibilitar a avaliação da frequência cardíaca fetal.

Um transdutor de matriz linear curva ou setorial de 3,5 ou 2,5 MHz é o melhor para exames transabdominais porque pode penetrar a uma profundidade de 20 ou 30 cm, respectivamente. Embora o feto de 70 a 90 dias possa ser visualizado a partir do abdome ventral, imediatamente cranial à glândula mamária, na gestação tardia, o útero gestante estende-se ao longo do abdome ventral até o xifoide.[694,701-704] No nono mês de gestação, o feto deve estar em apresentação anterior (cranial) e posição dorsopúbica ou dorsolateral.[402,675,702] Assim, ao final da gestação, a cabeça do feto deve estar perto da pelve da égua. A observação da cabeça fetal ao longo do abdome ventral no fim da gestação pode indicar apresentação anormal ou a presença de gêmeos. Um exame mais detalhado é indicado nesses casos. A postura dos membros varia conforme o movimento fetal.[702]

Uma metodologia padronizada deve ser seguida para exame do útero a partir do abdome ventral, começando-se imediatamente cranial à glândula mamária da égua e movendo-se em direção cranial para localizar o tórax fetal. As costelas causam múltiplas sombras acústicas que delineiam a cavidade torácica. Um exame completo do feto e do útero envolve a varredura cranial até o xifoide em múltiplos planos parassagitais e, em seguida, a varredura da esquerda para a direita do abdome em múltiplos planos transversais.[704] O exame ultrassonográfico transabdominal é uma importante ferramenta diagnóstica para a identificação de fetos gêmeos no fim da gestação. A identificação do corno não gestacional pode auxiliar a ajudar a descartar a possibilidade de gêmeos. A discrepância óbvia de tamanho geralmente confirma a presença de gêmeos. Em outros casos, a cavidade torácica não apresenta coração batendo, confirmando que um dos gêmeos já morreu.

Em uma gestação normal, a maioria dos fluidos fetais está dentro da cavidade alantoide. O âmnio é visto como uma fina membrana que circunda o feto e fica em contato próximo com grande parte de seu corpo. A membrana amniótica divide o fluido fetal em duas cavidades distintas. É mais facilmente vista ao redor de pescoço, ombro, tórax e membros anteriores do feto. A maior bolsa de fluido amniótico é normalmente observada no ponto em que o membro anterior e o pescoço encontram o tórax.[704] A profundidade vertical máxima do fluido amniótico e alantoide e a ecogenicidade e o caráter do fluido amniótico e alantoide são bons guias do bem-estar fetal. Quaisquer medições da profundidade do fluido devem ser feitas o mais perpendicular possível à superfície uteroplacentária. Na gestação equina normal, a profundidade máxima da bolsa ventral de fluido amniótico é de 8 cm, e de 13 cm para o fluido alantoide.[694,703,704] Extremos em qualquer sentido não são normais. Quantidades evidentemente deficientes de fluido fetal indicam disfunção placentária, e quantidades excessivas sugerem hidropisia. As quantidades de fluido fetal devem ser consideradas excessivas se a profundidade máxima do fluido amniótico vertical exceder 14,9 cm ou se a profundidade máxima do fluido alantoide vertical exceder 22,1 cm. A qualidade do fluido fetal é pontuada de 0 (transparente) a 3 (fluido ecogênico com inúmeras partículas).[702] Não é incomum observar partículas ecogênicas nos fluidos fetais, especialmente durante os períodos de atividade fetal. Tais partículas representam células descartadas e detritos proteicos. A pele fetal libera vérnix durante a gestação, e essas partículas flutuantes podem aumentar a turbidez do fluido amniótico. Portanto, um aumento no número de partículas ecogênicas ao final da gestação pode não ser anormal.[702] No entanto, se uma gestação de alto risco estiver sendo monitorada regularmente e houver aumento repentino na turbidez de fluidos (nível 3), o prognóstico não é bom.[702] O profissional deve considerar a possibilidade de exsudatos inflamatórios, eliminação de mecônio por um feto comprometido ou até hemorragia. Deve-se lembrar que os cálculos alantoides são uma característica normal da gestação equina. Essas estruturas podem ser frequentemente observadas como acúmulos ecogênicos flutuantes no aspecto ventral da cavidade alantoide.[704]

O perfil biofísico equino foi proposto como um guia para avaliar o bem-estar fetal e prever a morbidade e a mortalidade perinatal.[694,702,705] Embora uma pontuação baixa seja definitivamente indicativa de resultado negativo, pontuações mais altas não asseguram o nascimento de um potro viável. Embora o estabelecimento do perfil biofísico dos fetos durante a gestação seja um conceito interessante, alguns veterinários questionam sua validade clínica por ser uma técnica demorada, e os resultados não são necessariamente úteis para determinação de intervenções. A respiração, a frequência e o ritmo cardíaco, o tônus e a atividade geral do feto são bons guias para a avaliação da saúde e do bem-estar fetal. Portanto, a sedação química da égua não é recomendada, pois os medicamentos comumente usados podem induzir bradicardia fetal e suprimir a atividade fetal normal.[706] A respiração fetal caracteriza-se pelo movimento do diafragma entre o tórax e o abdome em conjunto com a expansão da caixa torácica sem nenhum outro movimento do feto. Os padrões respiratórios fetais devem ser monitorados por, pelo menos, 30 segundos.[694,704]

Quando a frequência e o ritmo cardíaco do feto são monitorados, não é apropriado fazer a varredura por apenas 10 a 15 s e depois multiplicar por um fator de correção para obter o número de batimentos por minuto. Variações entre batimentos e a observação de acelerações periódicas são importantes. É normal que frequência cardíaca se acelere com a atividade fetal. Múltiplas medidas da frequência cardíaca fetal e avaliações do ritmo cardíaco fetal devem ser feitas durante um período de 30 minutos enquanto o feto, os fluidos fetais e a placenta são analisados. A rigor, três medidas devem ser obtidas com o feto em repouso e outras três após períodos de atividade. É difícil monitorar com precisão a frequência cardíaca durante os períodos de atividade fetal, a menos que o equipamento de ecocardiografia em modo M esteja disponível. As frequências cardíacas fetais variam de acordo com o estágio da gestação e a quantidade de atividade fetal no momento do exame.[694,707-709] O batimento cardíaco fetal costuma ser regular e diminui de mais de 120 bpm no meio da gestação para entre 60 e 90 bpm no fim da gestação. As acelerações cardíacas (20 a 40 bpm acima dos valores basais) são normais se estiverem associadas ao movimento fetal, porém a taquicardia persistente na ausência de atividade fetal indica estresse. Uma frequência cardíaca em repouso superior a 104 bpm indica estresse fetal ao final da gestação.[702,704] Uma frequência cardíaca inferior a 57 bpm em um feto com menos de 330 dias de gestação e uma frequência inferior a 50 bpm em um feto com mais de 329 dias de gestação devem ser consideradas anormais. Um feto com hipoxia apresenta frequência cardíaca baixa, atividade mínima dos membros e baixa frequência respiratória, indicativas de depressão do SNC. No entanto, em doenças crônicas e isquêmicas, o feto apresenta taquicardia apesar da ausência de atividade fetal. Este é um prelúdio de morte fetal. Nos casos terminais, há bradicardia extrema logo antes da morte fetal. Embora a ausência de atividade fetal possa ser causada pelo estágio normal do ciclo de atividade e repouso, a confirmação do batimento cardíaco regular verifica pelo menos se o feto está vivo. Essa é uma grande vantagem sobre o balotamento fetal transretal, em que a ausência de detecção de movimento pode gerar preocupações desnecessárias sobre a saúde fetal.

Caso haja um equipamento de ultrassonografia com Doppler à disposição, coloca-se o transdutor Doppler diretamente sobre o local em que a melhor imagem ultrassonográfica foi detectada. Os traçados da frequência e do ritmo cardíaco do feto podem ser registrados ao longo do tempo (geralmente em intervalos de 5 a 10 min). Isso facilita a análise e serve como um registro permanente do *status* fetal naquele momento. Se houver alguma dúvida sobre a presença de gêmeos após a ultrassonografia transabdominal, os traçados do eletrocardiograma fetal (ECG) podem mostrar dois padrões fetais distintos.[708,709] As características do traçado de ECG que devem ser observadas são frequência e ritmo cardíacos fetais, acelerações e desacelerações, alterações complexas de polaridade e variação de batimentos e ritmos. Nas últimas semanas de gestação, os fetos costumam ter frequência cardíaca basal na faixa de 60 a 75 bpm. Frequências cardíacas baixas transitórias, inferiores a 60 bpm, não são incomuns. Esses valores são preocupantes apenas se não forem intercalados com acelerações. Da mesma maneira, elevações transitórias da ordem de 120 bpm (ocasionalmente acima de 200 bpm) não são anormais, desde que retornem aos valores basais. Se a frequência cardíaca fetal for inferior a 60 bpm ou superior a 120 bpm durante um período de observação, o monitoramento mais frequente é justificado para determinar se há angústia fetal. Variações entre batimentos são normais, e a ausência de variabilidade é mau sinal. Medicamentos maternos, como agonistas alfa-2 (p. ex., detomidina, xilazina) ou opioides (p. ex., butorfanol), provocam a redução transitória da variabilidade da frequência cardíaca fetal.

O tônus fetal é observado pelo flexionar e estender de membros, tronco ou pescoço. O tônus é ruim ou ausente caso o feto pareça flácido. Os movimentos fetais envolvem rotação parcial a total em torno do eixo longo, além de atividades menos acentuadas, como extensão e flexão dos membros. Classifica-se a atividade fetal em uma escala de 0 a 3 em que 3 indica um feto muito ativo. Uma pontuação 0 indica a ausência de movimento fetal durante o período do exame. Períodos longos sem atividade fetal perceptível são preocupantes e devem ser avaliados em conjunto com informações sobre a frequência e o ritmo cardíacos fetais. O feto pode estar angustiado, com hipoxia avançada e depressão do SNC.

O diâmetro da aorta fetal está correlacionado com o peso da égua prenhe e o peso final do neonato.[694,702,703] Assim, o peso da égua prenhe pode ser usado para estimar o diâmetro da aorta fetal com a equação de regressão ($Y = 0{,}00912 \times$ peso da égua em libras + 12,46), em que Y é o diâmetro aórtico fetal previsto (em milímetros).[702,703] Assim, o diâmetro real da aorta fetal deve ser medido na cavidade torácica o mais perto possível do coração do feto. Um diâmetro aórtico menor que o previsto pode indicar RCIU ou gestação gemelar. O diâmetro torácico fetal máximo é medido da coluna vertebral ao esterno sobre a parte caudal do tórax e, ao final da gestação, deve ser de 18,4 ± 1,2 cm. Esse diâmetro foi correlacionado com o diâmetro da aorta fetal e o peso do neonato em gestações de alto risco.[702,703] As medidas da circunferência do potro e a altura do quadril também estão correlacionadas com o diâmetro da aorta fetal.[704,710] Medidas biparietais e diâmetros orbitais também foram utilizados para estimar o tamanho fetal.[694,710] O comprimento dos olhos (esclera a esclera) é um bom preditor de dias antes do parto em pôneis pequenos.[711] O menor fluxo sanguíneo diminuído para a unidade placentária inibe o crescimento fetal, e deve-se suspeitar de algum tipo de insuficiência placentária crônica em fetos de tamanho pequeno.

É importante monitorar a viabilidade fetal ao manter uma gestação de alto risco com a suplementação com altrenogeste. Embora a maioria dos fetos não viáveis seja abortada, há um relato de uma retenção de feto mumificado em uma égua recebendo suplementação de progestágeno no longo prazo.[712]

COMPLICAÇÕES DO FINAL DA GESTAÇÃO

Após a confirmação da gestação de pelo menos 45 a 60 dias, pode-se esperar que a maioria das éguas leve o feto a termo. A incidência de perda fetal após 100 a 120 dias de gestação é baixa e representa apenas uma pequena porcentagem das perdas gestacionais totais. A morte e a maceração fetal são muito incomuns na égua. A maceração de gêmeos foi observada por um dos autores (GF) em uma égua de tração sem efeitos sistêmicos negativos. A égua foi avaliada somente depois que o proprietário notou um corrimento vaginal fétido.[713]

As rupturas da parede corpórea ventral e as torções uterinas são incomuns, e a hidropisia das membranas fetais é bastante rara. O diagnóstico preciso e o manejo adequado desses casos clínicos podem impedir o desenvolvimento de uma doença com risco de morte. O nascimento de um potro viável após a ruptura da parede corpórea ventral ou torção uterina ainda é possível, desde que o caso seja tratado de maneira adequada.[714] As éguas com defeitos na parede corpórea são atendidas em hospitais de referência em estágio avançado, o que dificulta o tratamento. Os desfechos de várias doenças do fim da gestação podem ser melhorados pelo treinamento de tratadores e proprietários para a identificação de problemas clínicos. Os proprietários devem ser treinados para verificar éguas prenhes a termo, diária ou semanalmente, em busca de sinais de placentite (p. ex., corrimento vulvar, desenvolvimento prematuro da glândula mamária) e áreas de edema ventral focal. Conforme descrito em outras partes deste texto, o edema ventral pode ser observado em algumas éguas periparturientes normais. Éguas com áreas em expansão de edema no abdome ventral devem ser examinadas imediatamente por palpação e ultrassonografia local e da parede corpórea circundante. A insuficiência muscular pode ser sentida e observada com frequência, e o tratamento clínico, em vez de cirúrgico, pode gerar um resultado melhor para a mãe e o feto.[715]

Hidropisia das membranas fetais

A hidropisia é uma doença do último trimestre, e a gestação desenvolve-se normalmente até algo entre 7,5 meses e o termo. Hidralantoide e hidrâmnio são doenças raras de éguas multíparas em que há acúmulo patológico de fluido nos compartimentos alantoide e amniótico, respectivamente. Os volumes normais de fluido alantoide nas éguas a termo variam de 8 a 18 ℓ. Em casos registrados de hidropisia, o volume de fluido alantoide variou de 110 a 230 ℓ. Como em bovinos, o hidralantoide é responsável pela maioria das doenças edematosas na égua.[716-719] A fisiopatologia do hidralantoide bovino tem sido relacionada com uma anomalia placentária, enquanto o hidrâmnio foi associado a uma anomalia na cabeça do feto que impede a deglutição.[200] A placentação disfuncional pode aumentar a produção de transudato ou impedir a absorção de fluidos transplacentários. Não parece haver nenhuma anomalia consistente do feto ou das membranas fetais característica da doença na égua. Uma égua com hidrâmnio confirmado teve um potro viável.[720] Uma placentite difusa branda ou vasculite endometrial foi incriminada em alguns casos. Uma possível correlação entre hidralantoide e infecção por *Leptospira* foi sugerida, mas a causa não foi estabelecida.[720]

De modo geral, há um início repentino de distensão abdominal que atrapalha o caminhar. A égua pode apresentar graus variáveis de cólica. Há uma perda progressiva de apetite, e a égua pode ter alguma dificuldade em defecar. A pressão crescente no diafragma causa dispneia, e as mucosas podem parecer cianóticas, especialmente quando a égua está em decúbito. No exame físico, a temperatura retal é normal, mas a frequência cardíaca se mostra alta. A palpação transretal revela achados característicos. Deve-se usar lubrificação abundante e ter muito cuidado, pois a passagem do antebraço será impedida pela pressão do grande útero cheio de fluido. Em estágios avançados, as fezes tendem a ser cobertas com muco devido à passagem prolongada pelo sistema gastrintestinal inferior. A distensão intensa do útero geralmente impede a palpação do feto. A ausência de detecção do feto por balotamento externo apoia ainda mais o diagnóstico, porém algumas éguas podem não tolerar o procedimento. A ultrassonografia transabdominal pode confirmar a presença de quantidades excessivas de fluido hiperecoico. Um exame minucioso de ambos os lados do abdome deve ser realizado para descartar a possibilidade de gestação gemelar.

Os proprietários devem ser avisados de que essa é uma doença progressiva, e mostra-se extremamente improvável que a égua seja capaz de sustentar a gestação e gerar um potro viável. Apesar disso, um relato recente registrou um caso tratado com sucesso até o parto de um potro viável aos 321 dias de gestação.[720] Nesse caso, o acompanhamento da saúde materna e fetal foi rigoroso e combinado com uso de um suporte abdominal, medicamentos anti-inflamatórios e altrenogeste. Às vezes, uma técnica de drenagem parcial é utilizada na tentativa de tratamento de casos diagnosticados a 2 a 4 semanas do termo. As éguas afetadas usam um suporte abdominal (com faixa) e recebem fluidos IV, antibióticos de amplo espectro e medicamentos anti-inflamatórios. A técnica de drenagem lenta e repetida é demorada e não tem boa relação custo-benefício em muitos casos. A morte fetal pode ser causada pela separação da placenta. Também parece haver um risco considerável de infecção fetal iatrogênica após a contaminação dos fluidos fetais, apesar das tentativas de drenagem de maneira asséptica. Apesar das tentativas heroicas em éguas valiosas, a perda fetal é provável nos casos de hidralantoide. O prognóstico de sobrevida da égua e do potro pode não ser favorável, sobretudo quando a égua está com menos de 300 dias de gestação. Os proprietários podem optar pela eutanásia da égua sem maiores esforços, por motivos econômicos, se o potro tiver poucas chances de sobrevida.

Na maioria dos casos, a indução do parto pode ser aconselhável antes que a condição da égua se deteriore ainda mais. O aumento abdominal contínuo predispõe a égua às lacerações da parede corpórea ou à ruptura do tendão pré-púbico. Além disso, relatou-se a ruptura uterina.[721] A indução do parto não é isenta de riscos (choque e distocia), mas o prognóstico de sobrevida da égua é bom, desde que a terapia de suporte apropriada seja instituída, em especial no início da doença. O prognóstico do futuro reprodutivo da égua também pode ser favorável se não houver sequelas desagradáveis (lacerações cervicais, retenção de membranas fetais e metrite) ou distocia grave.

A aplicação de PGE_1 no colo do útero antes da indução pode facilitar a extração atraumática do feto.[360] Seis das oito éguas que haviam desenvolvido hidropisia posteriormente emprenharam e tiveram potros saudáveis normais a termo.

Antes da indução terapêutica do parto, a cauda deve ser enrolada, limpa-se a área perineal e insere-se um cateter IV de demora. A fluidoterapia IV com grandes volumes pode tornar-se necessária em caso de desenvolvimento de choque hipovolêmico durante a retirada do fluido alantoide.[714] Em alguns casos, a drenagem controlada pode ser benéfica antes da indução do parto. Outra complicação dos casos de hidropisia é a dificuldade de romper a membrana corioalantoide espessa e edemaciada.[716] Se a pressão digital sozinha não for bem-sucedida, um fórceps de biopsia endometrial pode ser usado para criar uma abertura na corioalantoide. Alguns autores relatam que a ausência de pressão da parede uterina atônica provoca liberação mínima de fluido fetal a partir do saco corioalantoide perfurado, mas na maioria dos casos há uma liberação maciça de fluido após o rompimento da membrana corioalantoide. Em caso de liberação insuficiente de fluido, uma sonda nasogástrica estéril pode ser introduzida no útero para iniciar o sifonamento controlado. Os autores recomendam o descolamento do polo caudal do corioalantoide e a introdução de uma sonda nasogástrica pelo colo do útero e pelo corioalantoide. Uma técnica alternativa é a introdução de um cateter de trocarte torácico no colo do útero e a punção aguda do corioalantoide. Essa abordagem possibilita a remoção do excesso de fluido por drenagem controlada. A administração IV de fluidos com remoção gradual do excesso de fluido alantoide torna possível a adaptação do sistema cardiovascular da égua.

Injeções de ocitocina e $PGF_2\alpha$ foram usadas na tentativa de abortar esses casos.[716-718] Embora a ocitocina seja considerada o método mais eficaz para a indução rotineira do parto, éguas com hidropisia podem apresentar contração insuficiente da musculatura uterina distendida.[716,722] Essa inércia uterina primária é comum, e uma dilatação manual cuidadosa do colo do útero pode ser necessária, ou talvez a aplicação tópica prévia de PGE_1.[360] A indução cuidadosa e a extração manual do potro foram relatadas em uma égua após a administração de duas doses de cloprostenol com 30 minutos de intervalo.[723] A eficácia dos ecbólicos é, provavelmente, mais favorável em éguas com distensão branda a moderada do útero.

A musculatura abdominal pode ser enfraquecida pelo alongamento, o que compromete as contrações abdominais típicas do estágio II. A presença de um curativo abdominal faz com que muitas éguas não tenham contrações abdominais e o estágio II do trabalho de parto clássico não ocorre sem intervenção para extração manual do potro. O mau posicionamento e a má postura não são incomuns. O feto pode precisar ser extraído por parto vaginal assistido, mas convém tomar cuidado para não traumatizar o colo do útero por tração excessivamente zelosa. O feto expulso geralmente está vivo e a eutanásia costuma ser necessária.

Após o parto, a ocitocina em infusão em taxa contínua de 1,0 UI/min ou bólus intramuscular intermitente de 5 a 10 unidades a 30 minutos deve ser incluída no plano de tratamento para promover a involução uterina e facilitar a expulsão das membranas fetais. A retenção de membranas fetais deve ser esperada, e indicam-se o tratamento apropriado para sua remoção e a prevenção do complexo metrite-laminite. A involução uterina deve ser monitorada por palpação transretal e ultrassonografia.

Hérnias da parede corpórea ventral e ruptura do tendão pré-púbico

Além daquelas com gestações patológicas, éguas com defeitos na parede corpórea ventral geralmente estão próximas do termo.[715,724,725] A égua prenhe pode apresentar ruptura dos músculos transversos e oblíquos do abdome, dos músculos retos abdominais e do tendão pré-púbico. Em casos extremos, a ruptura pode causar hemorragia, choque e morte. O tendão pré-púbico liga-se à borda craniana do púbis, e sua ruptura causa lordose. Embora a raça (éguas de tração e Standardbreds) e a idade (éguas mais velhas) possam predispor a égua ao desenvolvimento da doença, não há causa predisponente aparente na maioria dos casos. A distensão abdominal extrema associada à hidropisia pode causar ruptura do suporte musculotendíneo ventral. Defeitos na parede abdominal ventrolateral são mais comuns que a ruptura completa do tendão pré-púbico, e o acometimento bilateral da parede abdominal parece ser mais comum.[9] Em um estudo retrospectivo de 13 casos, apenas três eram na linha média caudal (lesões do tendão pré-púbico). Todos os três também apresentaram acometimento da musculatura da parede corpórea.[715]

O sinal clínico mais evidente de uma ruptura iminente da parede corpórea ventral é uma placa espessa de edema ventral que se estende por uma distância variável do crânio até o úbere. No entanto, o edema ventral pode ser uma consequência normal do fim da gestação ou indicar traumatismo externo. Um grande aumento de volume ventral também pode ser associado a hematomas por traumatismo externo e deve ser considerado no diagnóstico diferencial. Éguas no fim da gestação geralmente desenvolvem uma espessa placa de edema ventral que pode se estender do úbere até os membros anteriores. Essa placa está associada ao peso do útero gestante e à compressão da drenagem venosa e linfática do abdome ventral. A presença de secreção hemorrágica na glândula mamária sustenta o diagnóstico de traumatismo tecidual, em vez de edema gestacional. O edema unilateral é mais indicativo de dano à parede corpórea ventrolateral, mas pode estar associado à ruptura parcial do tendão pré-púbico. A dor extrema associada ao aumento progressivo de uma ruptura da parede corpórea ventral causa taquicardia acentuada que pode não ser responsiva aos analgésicos.

Éguas prenhes com ruptura do tendão pré-púbico ou da parede abdominal podem apresentar sinais de cólica e geralmente relutam em se mover. A ruptura completa do tendão pré-púbico inclina a pelve, elevando a base da cauda e o túber isquiático e causando lordose.[714,715,724,725] A glândula mamária costuma ser deslocada em sentido cranial e ventral devido à perda da inserção caudal à pelve. Além disso, de modo geral, há uma secreção sanguinolenta. Uma laceração na musculatura abdominal pode ser complicada pelo encarceramento intestinal.

A confirmação do diagnóstico pode ser difícil. Como nem sempre é possível ter certeza da ocorrência de uma ruptura, éguas com edema ventral grave devem ser confinadas a uma baia com exercícios restritos à caminhada com cabresto. A palpação retal do defeito geralmente não é possível, pelo estágio avançado da gestação. A palpação externa não é recompensadora, devido à espessura do edema, embora alguma crepitação da parede abdominal ventral possa ser notada. A égua tende a ser extremamente sensível e resiste à palpação da área. O exame ultrassonográfico do aspecto posterior do abdome ventral pode ser útil em alguns casos e detectar a presença de um segmento intestinal.[204,704,714,715] A ruptura do tendão pré-púbico pode ser identificada como ruptura das fibras do tendão imediatamente cranial ao púbis, enquanto as rupturas musculares da parede abdominal são vistas como rupturas discretas nas fibras musculares, geralmente associadas a hematomas.[715] Uma avaliação precisa das dimensões do defeito não costuma poder ser feita até que o feto e os fluidos fetais sejam expelidos e o edema ventral diminua. Muitas vezes, também se observam lacerações na parede corpórea no flanco, e a ultrassonografia transcutânea na região do flanco pode ser benéfica.

Dependendo do grau de desconforto e do estágio da prenhez, a interrupção da gestação pode ser o tratamento mais humano para a égua, uma vez que a ocorrência de maior dano tecidual é provável até o parto. A possibilidade de encarceramento de um segmento do intestino no defeito também deve ser considerada. Em casos extremos, a égua pode ficar em decúbito, em especial se houver um defeito na parede corpórea em rápida expansão. Os proprietários devem estar cientes de que, a menos que o parto seja iminente, o prognóstico para o potro não se mostra bom, pois é difícil prever suas condições ao nascimento. Se o objetivo do proprietário for salvar o feto, o plano de manejo deve concentrar-se nos cuidados de suporte para facilitar a manutenção da gestação no longo prazo. Nessas éguas, o tratamento é essencialmente favorável e o prognóstico do potro mostra-se bom. Anti-inflamatórios ajudam a diminuir o desconforto da égua. Uma faixa abdominal feita de lona, couro ou bandagem confortável ajuda a sustentar a parede abdominal ventral. Nesses casos, a área sobre as costas deve ser bem acolchoada para evitar necrose por pressão, pois o objetivo desse suporte é transferir o peso do útero gestante para a coluna vertebral. A redução do volumoso da alimentação e a administração de um laxante suave podem ajudar a reduzir o grau de esforço abdominal associado à defecação.

O parto deve ser assistido, pois a égua pode ter dificuldade em aumentar a pressão abdominal suficiente para expulsar o feto, especialmente se tiver um curativo abdominal.[715,725] No entanto, um relato sugere que algumas éguas podem posicionar o potro e dar à luz sem assistência.[715,724] Uma fonte alternativa de colostro deve ser obtida, pois o edema ventral pode impedir o aleitamento do potro. O proprietário deve ser informado que, embora o reparo cirúrgico do defeito por herniorrafia com malha possa ser realizado em alguns casos, não é aconselhável acasalar novamente a égua com a expectativa de levar o potro a termo. Algumas éguas com defeitos pequenos e não reparados podem, posteriormente, dar à luz sem assistência, porém a possibilidade de exacerbação da doença em uma futura gestação deve ser considerada. A transferência de embriões é uma alternativa viável se esse procedimento for tolerado pela associação da raça.

Torção uterina

A torção uterina é responsável por 5 a 10% de todas as doenças obstétricas complicadas na égua.[726,727] Nem a idade da égua nem a paridade parecem ser um fator de risco significativo.[728,729] As causas da torção uterina na égua não estão bem definidas. A doença é muito mais comum em bovinos e, nessa espécie, um feto grande a termo tem sido implicado como um fator de risco importante. Em vacas, a maioria das torções uterinas ocorre a termo, e acredita-se que seja um resultado direto de alterações posicionais do feto durante o primeiro e o segundo estágios do trabalho de parto. Uma diferença marcante entre a égua e a vaca é que mais de 50% das torções uterinas nas éguas ocorrem antes do fim da gestação.[730] Parece que a maioria das torções uterinas equinas ocorre antes do termo, e os casos podem ocorrer já aos 8 meses de gestação.[714] Houve o relato de uma égua afetada a partir dos 126 dias de gestação.[731] Um estudo retrospectivo multicêntrico de 63 casos indicou que 59% das éguas estavam com menos de 320 dias de gestação.[728] Embora Ginther *et al.* tenham demonstrado que o feto está bloqueado em posição dorsopúbica nos últimos meses de gestação, ainda é possível que útero e feto girem aproximadamente 90° na parede abdominal inferior da mãe.[402] Isso acontece porque qualquer movimento rotacional da metade caudal do feto (pelve e membros posteriores) necessariamente envolve o útero bem ajustado. Parece provável que, em casos extremos, essa ação de rotação possa causar uma torção uterina clínica. Os proprietários mais observadores podem observar movimentos fetais excessivos na área do flanco 1 ou 2 dias antes. Em um estudo recente, 80% dos fetos a termo estavam em posição dorsosacral quando a torção uterina foi corrigida. Isso sugere que os reflexos de endireitamento fetal podem ter contribuído para a criação da torção.[726] Os movimentos fetais vigorosos durante os últimos estágios da gestação provavelmente são um fator significativo na etiologia dessa doença na égua.

Os sinais clínicos que chamam a atenção do proprietário são resultado de dor abdominal e podem envolver inquietação, sudorese, anorexia, micção frequente, postura em cavalete, olhar para os flancos e chutar o abdome. Quando o veterinário é contatado pela primeira vez, os sinais podem ser observados por um período que varia entre 2 horas e 3 dias ou mais, principalmente se forem intermitentes e moderados. Em éguas a termo, o proprietário pode assumir que os sinais indicam parto iminente. Em casos mais extremos, os sinais são mais graves e podem estar associados ao acometimento simultâneo do cólon menor ou maior. Os veterinários devem sempre considerar a possibilidade de torção uterina quando uma égua no último trimestre de gestação apresentar cólica branda e persistente. O atraso no diagnóstico definitivo aumenta a probabilidade de comprometimento fetal. Em um estudo de 63 casos, o tempo médio até a internação foi superior a 20 horas.[728] Às vezes, a doença pode continuar sem diagnóstico por várias semanas.[732] Nesses casos, o proprietário pode ter tentado o tratamento com analgésicos prescritos para episódios brandos anteriores de cólica.

A palpação transretal é essencial para determinar a presença de torção uterina. Todas as éguas no fim da gestação com sinais de cólica branda a moderada devem ser submetidas a um exame transretal completo para descartar a possibilidade de torção uterina. Embora o acometimento vaginal seja muito comum em vacas com torção, as torções uterinas na égua raramente causam alterações detectáveis na vagina.[714,733,734] Assim, o exame vaginal geralmente não auxilia o diagnóstico em éguas.

À palpação transretal, o veterinário deve procurar avançar cuidadosamente o antebraço enquanto tenta localizar uma banda esticada nos dois lados do reto. O ligamento largo no lado da torção tende a ser mais caudal e é palpável como uma faixa vertical estreita. À medida que o braço avança, o ligamento oposto passa a ser palpável por ser puxado horizontalmente pela parte superior do útero antes de ser deslocado em sentido ventral. O exame preciso dos ligamentos amplos confirma o diagnóstico, determina a direção da torção e dá uma ideia de sua gravidade. Uma retrospectiva de 54 éguas relatou que 79% dos casos relatados apresentavam rotação não superior a 180°, e 59% tinham torção em sentido horário.[728]

A ultrassonografia transretal auxilia a avaliação dos fluidos fetais e a detecção de algum descolamento da placenta. O grau de comprometimento uterino pode ser medido pela observação da parede uterina espessada e da vasculatura distendida. A compressão das veias e dos vasos linfáticos ocorre antes da oclusão do suprimento sanguíneo arterial. Assim, as primeiras alterações são associadas ao acúmulo de fluido dentro da parede uterina. As forças compressivas dos ligamentos largos deslocados podem causar quantidades variáveis de constrição do cólon menor.[734,735]

A imagem ultrassonográfica transabdominal pode ser usada para avaliar a viabilidade fetal (frequência e ritmo cardíaco) e o caráter do fluido fetal. A compressão do suprimento sanguíneo uterino pode causar hipoxia fetal e uma resposta de estresse, especialmente em gestações mais avançadas.

A abdominocentese pode fornecer informações prognósticas e orientar a escolha de um modo de correção.[197] Como a obtenção de fluido peritoneal de uma égua no fim da gestação pode ser difícil, a ultrassonografia transabdominal às vezes auxilia a localização de uma bolsa de fluido.

A ruptura uterina pode ser uma complicação da torção uterina na égua.[734,736] Torções uterinas brandas ou de curta duração não alteram a cor, a celularidade ou o teor total de proteínas do fluido peritoneal.[197] Éguas com torção uterina grave ou crônica podem desenvolver comprometimento uterino significativo que altera a composição do fluido peritoneal. Quaisquer alterações na composição do fluido peritoneal podem indicar a presença de comprometimento ou ruptura da parede uterina ou acometimento gastrintestinal concomitante.[3] Um exame laparoscópico no flanco pode confirmar as condições da parede uterina.[737] Essas informações facilitam a escolha informada da abordagem cirúrgica ou, talvez, sustentem a decisão de eutanásia caso as considerações econômicas impeçam a intervenção cirúrgica.

O estágio da gestação e a frequência cardíaca da égua são importantes indicadores prognósticos de sua sobrevida. Um estudo recente relatou que as éguas que morreram tinham batimentos cardíacos significativamente mais altos (média de 74 bpm) à internação do que as sobreviventes (média de 59 bpm).[728] O aumento do tamanho fetal e o peso do útero gestante dificultam a correção mais próxima do termo (> 320 dias), o que pode explicar a baixa taxa de sobrevida da égua (65%) em comparação com os casos em gestações menos avançadas (< 320 dias), em quais taxas de sobrevida são excelentes (97%). Os proprietários devem ser avisados de que as taxas de sobrevida fetal não são tão boas, porém se aplica um efeito semelhante do estágio da gestação. As chances de o potro sobreviver são superiores a 70% se a égua estiver com menos de 320 dias de gestação, mas apenas 30% sobrevivem em fases mais tardias da gestação.

Na égua em estágio I do trabalho de parto e dilatação suficiente do colo do útero para tornar possível a passagem de um braço bem lubrificado até o corpo uterino, o feto pode ser alcançado. O potro deve ser agarrado ventrolateralmente e depois balançado para frente e para trás até que haja impulso suficiente para continuar em um arco. Essa manobra reprodutiva nem sempre é possível em éguas com edema do sistema reprodutivo devido a uma torção crônica e não diagnosticada. Essa manipulação deve rolar o feto e o útero de volta à posição normal. Mais de 80% das torções a termo podem ser corrigidas dessa maneira.[716,727] As opções para o tratamento de uma torção uterina pré-termo são o rolamento da égua, a laparotomia de flanco ou a celiotomia medial ventral.

No ambiente controlado dos hospitais de referência, o método de correção não está associado à sobrevida da égua, porém o rolamento e a celiotomia medial requerem anestesia geral e, portanto, envolvem outros riscos.[728] A sobrevida do potro é influenciada de modo significativo pela idade gestacional inferior a 320 dias, e a laparotomia em pé deve ser associada a um prognóstico significativamente melhor em comparação com a abordagem medial ventral. No entanto, a decisão final deve basear-se em vários fatores, inclusive a gravidade da dor exibida pela égua, as restrições financeiras do proprietário e a preferência do cirurgião. Deve-se notar também que uma celiotomia medial ventral possibilita a melhor avaliação da viabilidade uterina e do sistema gastrintestinal em comparação com uma incisão no flanco.

A égua anestesiada pode ser rolada na tentativa de girar o corpo em torno do útero gestante estacionário.[738] É essencial que a égua seja posicionada em decúbito lateral e rolada na direção da torção. O objetivo do procedimento é rolar a égua de modo que a pelve "alcance" o útero deslocado. A correção por rolamento é controversa. A literatura relata um número limitado de casos.[730,738,739] As preocupações com tal abordagem são as seguintes: as tentativas malsucedidas de correção da torção prolongam seus efeitos adversos; o diagnóstico incorreto da direção da torção significa que o rolamento da égua pode piorar a doença; a condição do útero não pode ser avaliada; e o procedimento pode causar deslocamento do cólon.[714] Além disso, há um risco maior de descolamento da placenta e ruptura uterina.[204,739,740] Outra preocupação é que a indução de anestesia geral em condições abaixo do ideal pode gerar hipoxia materna e causar complicações fatais no feto já comprometido.

Na abordagem ao flanco estacionário, uma incisão é feita no mesmo lado que a direção da torção.[734] A torção é corrigida colocando-se o antebraço sob o útero. O útero e seu conteúdo são movimentados para frente e para trás, a fim de ganhar impulso. Uma combinação de movimentos de elevação e rotação geralmente leva à fácil correção da torção. A presença de um feto vivo facilita muito as manipulações para a resolução da torção. Pode haver mais dificuldade em éguas próximas do termo, o que pode justificar a abordagem mais cara da celiotomia medial ventral. Ao tentar o procedimento em pé, uma incisão no flanco oposto possibilita o auxílio de um segundo cirurgião, que delicadamente puxa a parte superior do útero durante a elevação por baixo. Se o feto estiver morto, a égua deve abortar naturalmente após a correção da torção uterina, eliminando-se a necessidade de histerotomia e quaisquer complicações associadas.[571,714] No entanto, a égua deve ser monitorada com cuidado, e a assistência obstétrica deve estar à disposição para corrigir qualquer posicionamento ou postura incorreta. Éguas com dor intratável devem receber anestesia geral durante o procedimento. Uma celiotomia medial ventral também é indicada quando há comprometimento uterino significativo ou outro problema abdominal coexistente. O prognóstico de éguas com torção uterina depende do grau de comprometimento vascular. A gravidade e a duração da doença afetam a circulação placentária e a viabilidade fetal subsequente.[714] Em casos crônicos com comprometimento uterino significativo, uma ovário-histerectomia pode ser realizada para salvar a égua para fins não reprodutivos.[732,741] Se o feto estiver vivo e a parede uterina não apresentar congestão e edema grave, o prognóstico de sobrevida da égua e nascimento de um potro vivo a termo é bom. A suplementação com progestágeno por 3 a 5 dias após as manipulações para a correção de uma torção uterina pode ser indicada para promover a quiescência miometrial e a manutenção da inserção placentária. Embora a suplementação após uma torção uterina seja feita nos últimos 2 a 3 meses de gestação, há relatos de retenção de feto inviável (que morreu aos 3 a 5 meses de gestação) durante o tratamento com progestágenos.[712] Assim, se a suplementação com progestina for administrada a uma égua após a correção de uma torção uterina, é prudente monitorar a viabilidade fetal em intervalos regulares. Provavelmente, há pouco mérito em continuar a suplementação depois que a égua tiver alta do hospital. Em um estudo, 28 de 30 éguas que estavam prenhes no momento da alta tiveram um potro vivo e a fertilidade futura foi boa (24 de 29 foram reproduzidas com sucesso).[728]

Hemorragia vaginal

O sangue visível nos pelos da cauda ou nos membros posteriores de uma égua prenhe merece um exame cuidadoso.[742] A integridade da inserção placentária imediatamente cranial ao colo do útero deve ser avaliada à ultrassonografia transretal. Uma bolsa de fluido pode ser evidente em caso de separação da placenta, e a CTUP deve ser determinada.[697] A CTUP elevada indica placentite.[594] Como duas das três barreiras que protegem o feto (lábios vulvares, esfíncter vestibular e colo do útero) são adentradas durante o exame com espéculo vaginal, é essencial que a higiene seja rigorosa. Os coágulos sanguíneos podem ser vistos no vestíbulo após a separação dos lábios da vulva. Um espéculo estéril deve ser coberto com lubrificante estéril e depois delicadamente inserido na vagina. Algumas éguas com corrimento vulvar com sangue podem ter sofrido traumatismo infligido por companheiros de plantel.[743]

Algumas éguas podem apresentar secreção serossanguinolenta no orifício cervical. Éguas que abortam uma gestação gemelar também podem apresentar corrimento vaginal com sangue. No entanto, o profissional deve estar ciente que as fontes mais comuns de hemorragia vaginal em éguas prenhes são as varicosidades na prega vestibulovaginal (hímen), e não o aborto iminente. Em muitos casos, não há visualização de sangue na vagina cranial. Se o colo do útero estiver fechado, pálido e recoberto com muco espesso, é improvável que o sangue esteja associado à unidade fetoplacentária. Embora o sangue possa estar associado a cistite ou urolitíase, as fontes da hemorragia geralmente são as varicosidades no resquício do hímen à altura do esfíncter vestibular ou da vagina cranial. Não é incomum não as ver ao inserir o espéculo. Portanto, atenção especial deve ser dada a essa área durante a retirada do espéculo.[742]

As varicosidades vaginais ocorrem mais em éguas multíparas mais velhas nos últimos meses de gestação.[742,744] Um grande plexo de veias dilatadas pode desenvolver-se na mucosa pedunculada à altura da junção vestibulovaginal ou menos comumente na vagina cranial. As veias podem ficar ingurgitadas em 1 a 2 cm ao final da gestação. A ulceração de vasos pode causar episódios brandos e intermitentes de sangramento da comissura ventral da vulva. O proprietário pode relatar ter visto grandes coágulos de sangue na cama ao alimentar a égua pela manhã. Embora essa quantidade seja alarmante para um proprietário, pode ser explicada como meramente representativa da liberação do sangue acumulado enquanto a égua estava deitada à noite. Outra explicação é que a tração dos anexos retais ao ficar em pé cria tensão suficiente na parede vaginal para controlar a hemorragia, mas a perda de sangue pode ocorrer quando a égua está deitada. Em casos mais graves, pode haver sangue seco no períneo, nos pelos da cauda e nos membros posteriores. A hemorragia vaginal franca pode ser suficiente para causar anemia.[744]

A etiologia das varicosidades vaginais em éguas não é conhecida. A doença não se mostra uma complicação incomum da gestação em mulheres multíparas, e propôs-se que uma obstrução semelhante do retorno venoso é responsável pelo desenvolvimento de varicosidades vaginais na égua. A má conformação vulvar com deslocamento cranial do períneo pode ser observada em alguns casos.[49,742,744] É possível que o alongamento repetido dos tecidos vestibulovaginais e as alterações na conformação vulvar das éguas multíparas provoquem um comprometimento físico do retorno venoso dos componentes vestibulares e vaginais da veia pudenda interna. As veias dilatadas geralmente estão localizadas no aspecto cranial da prega vestibular e no aspecto dorsal da parede vaginal caudal. Assim, é fácil não ver as varicosidades vaginais ao introduzir ou retirar um espéculo tubular. Em alguns casos, um espéculo metálico de Caslick com três válvulas pode melhorar a exposição para eversão e exploração total dos tecidos da prega vestibulovaginal. Se o diagnóstico ainda não for conclusivo, o próximo passo lógico no exame físico é a ultrassonografia e a visualização endoscópica da vagina e da prega vestibulovaginal cranial. O veterinário deve primeiro avançar o endoscópio flexível em direção ao colo do útero e depois inclinar a lente para trás para melhor avaliação do aspecto cranial da prega vestibulovaginal. Varicosidades vaginais geralmente não requerem tratamento, pois os vasos regridem de modo espontâneo após o parto (negligência benigna).[742] No entanto, se houver hemorragia persistente ou excessiva ou o proprietário estiver angustiado, os vasos agressores podem ser cauterizados (diatermia) ou ligados.[742,745] A localização da fonte do sangramento pode ser difícil. A tração na mucosa vaginal adjacente pode interromper o sangramento e ajudar a identificar a fonte nesses casos. A ressecção submucosa de um plexo pediculado de varicosidades foi bem-sucedida.[742,744] Alguns autores tiveram sucesso com a aplicação tópica de um creme para hemorroidas humanas em vasos proeminentes ou suspeitos. O tratamento geralmente é bem-sucedido, e não há relato de recidiva.

É importante considerar o sangramento do sistema urinário em éguas com hemorragia vaginal. Se o proprietário relatar ter visto urina com sangue no chão, convém lembrar que a urina equina normal contém pirocatecina. Esse agente oxidante pode fazer com que a urina fique marrom-avermelhada após a exposição ao ar.[742] A hematúria pode ser causada por vários distúrbios do sistema urinário.[746] A presença de sangue durante a micção pode indicar lesão nos rins, nos ureteres ou na bexiga. Se o exame endoscópico não identificou varicosidades vaginais como a fonte da hemorragia, o endoscópio deve ser avançado pela uretra para visualização do lúmen da bexiga (cistoscopia). Embora os urólitos sejam mais comuns em machos castrados e garanhões do que nas éguas, podem causar irritação nas mucosas e hemorragia, o que causa hematúria.[747,748] A palpação retal pode revelar uma massa firme na bexiga que pode ser visualizada à ultrassonografia. A porção pélvica da uretra também deve ser palpada.[742] Embora a neoplasia da bexiga urinária seja rara, as éguas têm duas vezes mais chances do que os cavalos machos de desenvolver tumores vesicais primários.[746] O carcinoma espinocelular é o tumor de bexiga mais comumente relatado, mas carcinomas de células de transição também podem ser observados. A doença foi relatada como causa de hematúria, geralmente com coágulos sanguíneos.[749] Uma discussão mais detalhada da hematúria pode ser encontrada no Capítulo 14.

Intoxicação por festuca e agalactia

Uma ampla gama de problemas reprodutivos (p. ex., espessamento de placenta, aborto, gestação prolongada, distocia, potros mortos ou fracos, agalactia) foram atribuídos aos efeitos do fungo endófito (*Acremonium coenophialum*, agora conhecido como *Neotyphodium coenophialum*).[750-752] O endófito produz um alcaloide dopaminérgico vasoativo, a ergopeptina (ergovalina). Esse alcaloide interrompe a produção fetoplacentária de progestágenos, porém o mecanismo preciso não foi estabelecido.[753,754] Os níveis de progestágeno na veia umbilical sugerem que a interrupção não ocorre à altura da esteroidogênese placentária, o que é uma observação notável quando as membranas fetais são tão edemaciadas. A separação corioalantoide prematura e a ausência de ruptura da membrana (bolsa vermelha) são atribuíveis ao edema do mesoderma esplâncnico.[750] As concentrações de ACTH, T_4, triiodotironina, progestágeno e cortisol são menores em potros nascidos de éguas expostas a endófitos. Isso sugere que os efeitos estão realmente no eixo hipotálamo-hipófise, na tireoide e no córtex adrenal fetal.[753] Esse é o provável motivo da gestação prolongada e da dismaturidade fetal associadas à intoxicação por festuca.

A ergovalina também inibe a secreção de prolactina em éguas afetadas, agindo como agonista da dopamina na hipófise materna.[754] A secreção de prolactina pode ser inibida experimentalmente pela administração de agonistas da dopamina, como a bromocriptina.[755] Esse tratamento inibidor da prolactina em éguas prenhes provoca agalactia e imita os outros sintomas de intoxicação por festuca (espessamento de placenta, gestação prolongada e distocia). Um efeito da intoxicação por festuca em éguas prenhes é uma diminuição dos níveis de relaxina circulante.[756] Observações clínicas sugerem que apenas uma injeção de flufenazina melhorou o desfecho da gestação, reduzindo os efeitos adversos da intoxicação por festuca e estabilizando as concentrações plasmáticas de relaxina. (Deve-se ter cuidado com a administração de flufenazina em cavalos, devido ao possível desenvolvimento de sinais neurológicos extrapiramidais graves.) Esses dados sustentam a hipótese de que a relaxina sistêmica pode ser um bom meio bioquímico para monitorar a função placentária e a eficácia do tratamento na égua.[756]

Como as éguas no fim da gestação são tão suscetíveis aos efeitos tóxicos dos alcaloides da ergopeptina, não devem ter acesso a pastos de festuca alta infectada com endófitos ou ingerir feno derivado dessas pastagens. A exposição a curto prazo aos 300 dias de gestação provoca um declínio significativo nas concentrações de PRL e de progestágeno total em 48 horas. Felizmente, a remoção de éguas prenhes (300 dias de gestação) dos pastos infectados provoca um aumento significativo nos níveis de prolactina e progestágeno em 3 dias. Isso impede o desenvolvimento dos sintomas típicos associados à intoxicação por festuca.[753] Mesmo quando forem limitadas as fontes alimentares alternativas, todo o possível deve ser feito para remover as éguas prenhes da festuca infectada com endófitos 30 a 60 dias antes da data prevista para o parto. Caso contrário, a administração profilática do antagonista do receptor da dopamina domperidona (Equidona®) em dose de 1,1 mg/kg ou sulpirida por VO no último mês de gestação pode impedir os efeitos negativos da intoxicação por festuca.[314,751,757-759]

MANEJO DO PARTO

A duração da gestação é notoriamente imprevisível em equinos, e seu maior fator preditivo pode ser a própria égua.[760,761] Embora a duração mínima recomendada da gestação para uma indução bem-sucedida seja de 330 dias, deve-se lembrar que muitas gestações duram 340 dias e, às vezes, 360 dias e além. Algumas éguas podem ter um potro normal aos 320 dias de gestação. A exposição à luz afeta a duração da gestação nas éguas, sobretudo no início da temporada de parto, quando elas tendem a gestações mais longas.[762] As éguas que parem no início da temporada devem ser mantidas sob luz para ciclicidade normal pós-parto e duração normal da gestação. As éguas acasaladas no outono darão à luz no verão e tendem a apresentar gestações mais curtas.

A duração da gestação também parece variar conforme a raça, com média em Frísios de 332 dias, Lipizzaners de 334 dias, Andaluzes de 337 dias e Árabes de 340 dias.[761,763,764] Em um estudo retrospectivo de éguas Standardbreds, a duração média da gestação foi de 343,3 dias e significativamente maior nos fetos machos (344,4 dias) em comparação com fêmeas (342,2 dias).[765] Uma duração média de gestação de 344,1 ± 0,49 dias foi relatada em um estudo recente em Puro-Sangue ($n = 344$ éguas). As gestações de potros machos foram significativamente mais longas (346,2 ± 0,72) do que de fêmeas (342,4 ± 0,65).[766] A gestação de machos durou 1,5 dia a mais em um estudo de 495 éguas Frísias.[763] O pai foi associado à duração da gestação, e o acasalamento com certos garanhões, à prenhez com menos de 340 dias de duração, enquanto outros garanhões foram relacionados com gestações com mais de 350 dias.[763,765] Em Andaluzes e Árabes, um atraso de 1 mês no acasalamento correspondia a uma diminuição de 3 dias na duração da gestação.[761]

Como a duração da gestação é altamente imprevisível em éguas, vários outros métodos foram recomendados para o manejo rotineiro dos partos. Toda égua periparturiente deve ser monitorada com cuidado para que seu parto seja assistido. Isso aumenta as chances de sobrevida da égua e do potro. O parto assistido possibilita a intervenção precoce e a correção de distocias simples a mais complicadas, a determinação da necessidade atenção veterinária imediata e a intervenção em casos de "bolsa vermelha" (ou seja, separação prematura da placenta).

Embora o desenvolvimento mamário seja um bom sinal da proximidade do parto em éguas normais, os monitoramentos das alterações nas concentrações de eletrólitos da secreção mamária e no pH são boas ferramentas para controlar o tempo até o parto.[767-769] Uma inversão na razão sódio:potássio, seguida por um rápido aumento nas concentrações de cálcio (Ca) nas últimas 24 a 48 horas, foi correlacionada com a maturidade fetal em éguas e mulas.[767] Os valores exatos podem variar de acordo com o tipo de analisador químico usado pelo laboratório de diagnóstico.

Em uma gestação normal, os níveis combinados de secreção mamária de Ca (> 40 mg/dℓ), potássio (> 30 mEq/mℓ) e sódio (< 30 mEq/mℓ) indicam a maturidade fetal.[767] A avaliação seriada dessas concentrações é mais útil pelas flutuações diárias que podem ocorrer. A concentração de cálcio de 10 mmol/ℓ (40 mg/dℓ, 400 ppm) nas secreções mamárias é um indicador confiável da maturidade fetal para o parto.[760,767,768]

Vários testes a campo podem medir a concentração de íons Ca (Ca^{2+}) nas secreções mamárias, com base em uma mudança colorimétrica em tiras reagentes. Os *kits* de dureza da água também podem ser usados para determinar a concentração de Ca nas secreções mamárias.[770-774] Nesses *kits*, uma amostra diluída é titulada até a mudança de cor de um indicador e, embora mais trabalhosos do que as tiras reagentes, são mais confiáveis para prever o início do parto nas próximas 24 horas. No entanto, é importante garantir que o *kit* de dureza da água meça apenas as concentrações de Ca para determinar o momento mais seguro de indução do parto.[760] Muitos *kits* testam cátions divalentes, como magnésio e cálcio. Como os níveis de magnésio alcançam um pico antes das concentrações de cálcio, informações enganosas sobre a maturidade fetal podem ser obtidas.[768,771] Se a intenção é apenas prever o início do parto espontâneo, o tipo de teste não é tão importante.

Um estudo questionou a interpretação dos dados do *kit* de teste de carbonato de cálcio ($CaCO_3$) que basearam as recomendações de 200 partes por milhão (ppm) ou 250 ppm de $CaCO_3$ como referência da maturidade fetal. Paccamonti afirma que, como o cálcio no leite não está na forma de $CaCO_3$, qualquer teste que meça os níveis de $CaCO_3$ em solução deve ser ajustado para considerar esse fato.[760] Como o peso molecular de $CaCO_3$ é 100 e o de cálcio é de apenas 40, o fator de conversão é 2,5 (ou seja, divida o valor em ppm de $CaCO_3$ por 2,5 para obter o valor em ppm de cálcio). Além disso, como as secreções mamárias geralmente devem ser diluídas antes da utilização de um teste de dureza da água para medir o cálcio, Paccamonti recomenda que 1 mℓ de secreção seja diluído em 4 mℓ de água destilada. Assim, a leitura final deve ser corrigida por um fator de 5.[760] A divisão por 2,5 para converter $CaCO_3$ em cálcio e a multiplicação por 5 para corrigir a média da diluição precisam apenas ser duplicadas para fornecer um nível preciso de cálcio em ppm. Usando essa lógica, Paccamonti afirma que os relatos de 200 a 250 ppm de $CaCO_3$ como uma indicação de prontidão para o nascimento realmente usando valores de cálcio de apenas 80 a 100 ppm. No entanto, se esses valores forem corrigidos para o fator de diluição de teste relatado (1:6), o nível de $CaCO_3$ relatado seria de 1.400 a 1.750 ppm (560 a 700 ppm de cálcio; 14 a 17,5 mmol/ℓ). Portanto, esses valores corrigidos excedem as concentrações de cálcio de 400 ppm (10 mmol/ℓ) relatadas por outros pesquisadores. Evidentemente, é importante manter esses cálculos em mente, pois os *kits* de dureza da água podem variar e usar diferentes diluições. A aplicação inadequada da matemática pode levar a uma conclusão errônea sobre a maturidade fetal e a subsequente indução de um potro prematuro.[760]

De modo geral, as concentrações de cálcio na secreção mamária preveem melhor a ausência de um parto espontâneo do que quando provavelmente dará à luz. Ley usou um *kit* de dureza da água e relatou que os níveis de $CaCO_3$ superiores a 200 ppm (ver a discussão anterior) indicavam 54% de probabilidade de parto espontâneo em 24 horas, 84% de probabilidade em 2 dias e 97% de probabilidade em 3 dias. Uma pequena porcentagem de éguas pariu em 24 horas, apesar de um nível de $CaCO_3$ abaixo de 200 ppm.[769] No entanto, usando a lógica de Paccamonti, isso equivale a um valor corrigido inferior a 560 ppm de Ca^{2+}. Como o valor de 400 ppm de Ca^{2+} indica maturidade fetal, não é surpresa que algumas dessas éguas tenham parido.

Embora o feto inicie o parto, a égua parece ser capaz de regular o momento real do parto.[775] Portanto, qualquer alteração indesejável no ambiente da égua pode fazer com que o parto seja adiado, criando discrepâncias com as previsões baseadas nas concentrações de eletrólitos na secreção mamária. As concentrações de cálcio e outros eletrólitos podem mudar rapidamente em apenas um dia. Assim, a análise das secreções pela manhã e à noite pode ser útil. Se um único teste for realizado, é preferível verificar os níveis de cálcio no final do dia. De modo geral, quanto mais rápido o aumento dos níveis de cálcio no leite, mais iminente é o parto. O monitoramento de éguas primíparas pode ser muito difícil, pois a composição dos eletrólitos na secreção mamária pode não se alterar até logo antes do parto.[770]

A avaliação seriada do pH das secreções da glândula mamária em éguas periparturientes também pode ajudar a prever o parto.[776-778] O valor preditivo positivo para o parto em 72 horas e o valor preditivo negativo para o parto em 24 horas foram de 97,9 e 99,4%, respectivamente, com tiras reagentes de pH.[778] O pH das secreções das glândulas mamárias está alto e significativamente correlacionado com as concentrações de eletrólitos (Ca, Na, K) nessas secreções. As éguas que apresentam uma rápida redução (0,5 a 0,8 unidades de pH) de pH alcalino (p. ex., 7,8) para pH levemente ácido (6,8 a 6,4) em 24 horas tipicamente parem nas próximas 24 horas.[777] Éguas que apresentam uma redução lenta do pH tendem a parir quando o pH alcança 6,4 a 6,2. Além disso, o pH é ácido por vários dias antes do parto. Um subconjunto de éguas apresenta somente uma branda redução no pH e pode parir em pH alcalino (7,4 a 7,8). Essas éguas não apresentam inversão de sódio/potássio e parem com baixas concentrações de cálcio nas secreções mamárias.[777]

Existem vários métodos para medir o pH das secreções mamárias da égua. Embora as tiras reagentes sejam baratas e facilmente encontradas, podem não ser sensíveis o suficiente para detectar alterações clinicamente relevantes no pH. Um medidor de pH portátil que permite uma determinação mais precisa pode ser preferido.

A placentite e outras patologias da placenta estão frequentemente associadas ao desenvolvimento precoce da glândula mamária e a alterações prematuras nas concentrações de eletrólitos da secreção mamária. As alterações dos eletrólitos do leite não são confiáveis para avaliar a maturidade fetal para o nascimento em gestações anormais (p. ex., placentite, aborto gemelar iminente) ou após a administração de domperidona para a produção de leite. Em casos de gestação anormal, as concentrações de cálcio na secreção mamária podem ser elevadas (> 10 mmol/ℓ; > 400 ppm; > 40 mg/dℓ) antes do 310º dia da gestação.[476]

INDUÇÃO DO PARTO

A indução do parto pode ser indicada como procedimento clínico em algumas gestações de alto risco, com hidropisia, ruptura do tendão pré-púbico e hérnia ventral. Essas éguas geralmente precisam de assistência com o parto devido ao possível comprometimento das contrações abdominais no estágio II.[714] A indução do parto não deve ser praticada apenas por conveniência, mas deve ocorrer apenas por motivos associados ao bem-estar clínico da égua ou do potro. Os proprietários devem ser informados de que complicações como distocia, separação prematura da placenta, hipoxia fetal e dismaturidade não são sequelas incomuns do procedimento de indução.[770,779-781] O objetivo do parto controlado não é apenas gerar um potro viável, mas também evitar qualquer ferimento na égua que comprometa a fertilidade futura.

Às vezes, os partos induzidos são indicados para assegurar a disponibilidade da assistência veterinária ideal ao esperar complicações e para otimizar as tentativas de reanimação em caso de observação de comprometimento fetal *in utero*. Quando o estresse fetal é detectado em uma gestação de alto risco, o veterinário depara-se com o dilema de induzir o parto e tentar um atendimento de suporte em uma unidade intensiva neonatal ou deixar o feto comprometido no útero. Os proprietários devem ser informados de que o parto é indicado apenas se a probabilidade de sobrevida extrauterina exceder aquela de suporte materno contínuo.

A experiência sugere que um ambiente uterino anormal costuma ser mais propício à manutenção da vida de um potro fetal do que uma unidade de terapia intensiva neonatal. Um feto exposto a um ambiente uterino adverso por algum tempo pode ser mais tolerante ao parto prematuro.[565] Muitos veterinários administram uma dose de corticosteroides na égua se o parto prematuro parecer inevitável. Isso pode estimular a produção de surfactante e promover o amadurecimento acelerado do pulmão fetal.

Os processos fisiológicos normais na égua e no feto antes do parto foram discutidos em um tópico anterior. Há evidências claras de que o eixo hipotálamo-hipófise-adrenal fetal inicia os estágios finais do amadurecimento fetal, que inicia a cascata hormonal que culmina no parto.[564] O amadurecimento final do feto aumenta a liberação de ACTH da hipófise e, subsequentemente, estimula o córtex adrenal fetal. Somente quando a glândula adrenal em amadurecimento alcança a capacidade de 17-alfa-hidroxilase é que os altos níveis de pregnenolona são metabolizados no cortisol fetal. Essas mudanças vitais aumentam o nível de cortisol fetal nos últimos 2 ou 3 dias antes do nascimento. Assim, o feto equino corre risco bem maior de dismaturidade ou prematuridade se a indução não for planejada com cuidado.[770] Tradicionalmente, esse planejamento requer a confirmação da duração da gestação, o monitoramento do desenvolvimento mamário e da produção de leite ou colostro e, por fim, a avaliação quantitativa do relaxamento cervical.[782] O feto geralmente está em posição dorsopúbica, com o pescoço e os membros flexionados, antes da indução. A incidência de apresentações posteriores e transversais é rara, porém a detecção dessas anomalias por palpação retal antes da indução seria motivo para a reavaliação dos planos de indução. O parto por cesárea pode ser mais prudente, especialmente em apresentações transversais.

A presença de relaxamento cervical é tradicionalmente sugerida como um pré-requisito para a indução ideal do parto na égua. Em um estudo recente, o parto foi mais rápido em éguas com colo do útero relaxado antes da indução.[722] O mesmo estudo descobriu que os potros nascidos de éguas com colo do útero relaxado antes da indução ficaram em pé e mamaram mais cedo e apresentaram menos sinais de asfixia intraparto (hipercapnia e mau ajuste) do que os potros nascidos de éguas com colo do útero não dilatado. As éguas que desenvolveram complicações periparto (separação prematura da placenta e distocia) apresentavam colo do útero fechado antes da indução. As condições do colo do útero são controversas, pois relatos anteriores sugerem que as induções podem prosseguir com sucesso mesmo que o colo do útero esteja bem fechado e coberto de muco.[781]

A administração intracervical de PGE_2 (2,5 mg) antes da indução do parto pode ajudar no relaxamento cervical e na indução do parto, embora nenhuma diferença tenha sido aparente no intervalo médio entre o tratamento inicial com ocitocina e a ruptura do corioalantoide ou o nascimento do potro nas éguas pré-tratadas com PGE_2 em comparação com éguas que receberam somente ocitocina.[360] Contudo, o impacto na viabilidade do potro foi positivo, pois os potros nascidos de éguas tratadas com PGE_2 mamaram mais cedo. A aplicação intracervical de PGE_2 pode ter algum mérito no término de uma gestação patológica (p. ex., hidropisia) em que a indução é sabidamente prematura e tem como objetivo preservar o futuro reprodutivo da égua. Embora não exista correlação entre a resposta da faixa miometrial (*in vitro*) ao tratamento com ocitocina e a idade gestacional, a indução prematura com ocitocina pode levar muito mais tempo (1 a 2 h) do que a indução em éguas a termo. Isso condiz com a crença de que uma sequência crítica de alterações hormonais é necessária antes que a expulsão fetal possa ocorrer. Como o feto abortado geralmente está vivo e sem ar, é aconselhável ter alguma solução para a eutanásia do neonato não viável. Após o parto, nem todos os fetos têm vasos sanguíneos facilmente acessíveis. A injeção intracardíaca da solução de eutanásia pode ser considerada em caso de necessidade imediata.

Vários protocolos experimentais foram relatados para a indução de parto na égua a termo, com glicocorticoides,[779,781,783-785] prostaglandinas,[779,781,786,787] e ocitocina.[360,507,722,780-782] Doses altas (100 mg/dia) e repetidas (administradas por via intramuscular diariamente por 4 dias) são necessárias para a indução com glicocorticoides, pois esse esquema tem eficácia limitada na égua (diferentemente do observado em ruminantes).[781] No entanto, um estudo mais recente sugere que múltiplas injeções de dexametasona em éguas saudáveis do 315º ao 317º dia de gestação podem induzir o amadurecimento fetal e o parto de potros viáveis em 5 a 7 dias. As éguas continuaram saudáveis, sem evidência de laminite.[783] Mais estudos são necessários para determinar se o tratamento com dexametasona pode ser usado com segurança em éguas com gestações comprometidas. A indução com prostaglandina não é muito eficiente na égua. Os produtos sintéticos (p. ex., cloprostenol) são mais eficazes que a prostaglandina natural, porém os resultados podem ser bastante variáveis. A ocitocina é o medicamento preferido para a indução do parto na égua. Vários protocolos foram sugeridos ao longo dos anos, inclusive uma dose em bôlus (20 a 75 unidades), doses baixas (2,5 a 20 unidades) repetidas a cada 15 minutos até o efeito desejado e gotejamento IV lento de 60 a 120 unidades no total (1 a 2 unidades/min).

A escolha do esquema de administração de ocitocina é menos importante na viabilidade do potro do que a escolha apropriada de casos e a adesão aos critérios de indução.[722,770] Um protocolo de dose baixa foi recomendado porque parece funcionar apenas naquelas éguas com feto maduro.[507] As éguas foram diagnosticadas como prontas para o nascimento por meio da determinação de cálcio na secreção mamária com tiras reagentes. Uma injeção única de 2,5 UI de ocitocina (IV) foi administrada entre 1.700 e 1.900 horas e levou ao parto de um potro normal em 120 minutos em 95% das éguas. Em resposta à primeira injeção de ocitocina, 24 de 38 (63%) éguas tratadas pariram. Outras 9 de 38 (24%) deram à luz na noite seguinte em resposta à segunda injeção, e 3 de 38 (8%) deram à luz em resposta ao terceiro tratamento. Concluiu-se que a principal vantagem da injeção de uma dose baixa diária de ocitocina parece ser a indução do parto apenas nas éguas com feto maduro. Tal protocolo de ocitocina em doses baixas no início da noite foi proposto como um método confiável para induzir o parto ou prever que a égua não daria à luz naquela noite caso o parto não ocorresse em 2 horas após o tratamento. No entanto, mesmo esse protocolo promissor tem limitações, pois ainda é possível induzir uma égua a parir um potro prematuro.

Villani e Romano estudaram os efeitos de um tratamento diário com ocitocina (3,5 UI) em 174 éguas Standardbred a termo com níveis de cálcio na secreção mamária maiores ou iguais a 200 ppm.[788] Neste estudo, 69% das éguas pariram com 2 horas de tratamento (51,3% responderam à primeira administração de ocitocina, 14,2% à segunda e 3,4% à terceira). Não se observou diferença significativa entre as éguas tratadas e controles quanto à duração da gestação (340 ± 8 dias *versus* 337 ± 7 dias), duração do parto (10 ± 5,6 min *versus* 11 ± 4,9 min), incidência de distocia (1,4% *versus* 1,7%) ou ausência de ruptura do alantocórion (0% *versus* 0,6%). Nenhuma diferença significativa foi observada na incidência de retenção placentária entre éguas tratadas e controles (8,1% *versus* 6,3%). As características físicas e comportamentais dos potros foram normais nos dois grupos. Os autores concluíram que as injeções diárias de doses baixas de ocitocina em éguas a termo tiveram apenas eficácia moderada na indução do parto. No entanto, a fácil aplicabilidade e a segurança, tanto para a égua quanto para o potro, desse método de indução o tornam uma boa ferramenta para simplificar o manejo em fazendas comerciais.

Como a maioria das induções é realizada porque complicações são esperadas, o profissional deve estar bem preparado antes da administração do agente de indução (ocitocina em baixa dose). Mesmo que a indução não esteja sendo realizada por gotejamento IV, recomenda-se a inserção de um cateter IV. Isso facilita a rápida indução da anestesia geral se surgirem dificuldades obstétricas. Um *kit* obstétrico completo e amplos volumes de lubrificante devem estar ser colocados fora da baia. Os esforços de reanimação neonatal devem ser antecipados e suprimentos adequados (p. ex., sistema de fornecimento de oxigênio) devem estar à disposição. A separação prematura da placenta não é uma complicação incomum de nascimentos induzidos. O veterinário deve imediatamente romper a corioalantoide exposta e, em seguida, ajudar o parto do feto em conjunto com os esforços expulsivos da égua. A tração excessivamente zelosa nesse momento pode causar uma laceração do colo do útero em caso de dilatação incompleta. Se for preciso, um cateter de oxigênio pode ser colocado na narina do potro durante 1 ou 2 minutos, que podem ser necessários para o término do parto assistido. O Capítulo 20 traz mais discussões sobre reanimação e cuidados intensivos neonatais.

MANEJO DA ÉGUA PRENHE

Uma série de manuscritos abordando os efeitos da nutrição em vários aspectos da reprodução equina foi recentemente publicada.[789-792] O cobre é um fator superestimado na etiopatogenia das lesões de osteocondrose. A suplementação de éguas prenhes com cobre não teve efeito significativo na concentração de cobre no fígado de potros ao nascimento ou na frequência ou gravidade de lesões na cartilagem articular aos 160 dias de idade.[793] Exercícios regulares e manutenção de rotina dos cascos são importantes para as éguas. Um programa de vermifugação anti-helmíntica regular é essencial para assegurar o bem-estar da égua. Além disso, a vermifugação reduz a exposição do potro a ovos de parasitas nas fezes da égua e a transferência transmamária de larvas de *Strongyloides westeri*. A imunização de éguas prenhes deve estar atualizada com todas as vacinas recomendadas para suas localizações geográficas específicas. Na América do Norte, é especialmente importante aconselhar os proprietários sobre o programa regular de vacinação contra EHV. Proprietários e tratadores devem estar cientes da necessidade de isolar éguas prenhes de cavalos de fora da propriedade para reduzir o risco de doenças infecciosas, sobretudo infecções virais respiratórias. Um reforço de tétano pode ser indicado 1 mês antes do parto. A American Association of Equine Practitioners publicou uma diretriz geral para a vacinação de cavalos, inclusive éguas prenhes. O leitor deve consultar essa publicação para conhecer as melhores práticas atuais relacionadas com a vacinação de equinos.[794]

A rigor, a égua deve ser transferida para o ambiente final de parto pelo menos 1 mês antes da data prevista. Os potros nascem essencialmente agamaglobulinêmicos, e o neonato depende da transferência passiva de imunoglobulinas colostrais para proteção inicial contra patógenos ambientais. Se uma vulvoplastia (cirurgia de Caslick) tiver sido realizada, deve-se planejar sua abertura cerca de 1 semana antes da data prevista para o parto. Em caso de história de hemólise (isoeritrólise) neonatal, deve-se planejar como impedir a amamentação até a remoção de todo o colostro ou realizar testes de compatibilidade entre o leite e o sangue do potro. A égua pode ser rastreada quanto à presença de anticorpos para antígenos comuns do sangue equino 2 semanas antes da data prevista do parto para identificar o risco de produção de colostro incompatível. As éguas de risco devem ser ordenhadas logo após o parto, e o potro não deve ser amamentado por sua mãe por 24 horas. Alguns profissionais recomendam a administração de sulpirida ou domperidona para a produção precoce de leite e a ordenha da égua no pré-parto para evitar a formação de colostro. Uma fonte alternativa de colostro de uma doadora apropriada deve estar disponível para o potro, e convém considerar a suplementação com plasma.

Os responsáveis pelo monitoramento da égua devem compreender que o desenvolvimento mamário, seguido pela distensão dos tetos e pelo surgimento de secreção de aparência cerosa e, depois, pelo relaxamento da área perineal, indica a aproximação do parto. O papel das concentrações de eletrólitos e do pH na secreção mamária para prever o parto foi discutido em um tópico anterior. Embora seja aceito que o feto sinalize sua prontidão para o nascimento, a égua pode regular o momento final do parto. Há também sistemas de monitoramento eletrônico que podem ser utilizados para sinalizar o início do parto.

O pessoal inexperiente deve ser instruído sobre os eventos normais do parto e como reconhecer a necessidade de assistência profissional. A intervenção inadequada de indivíduos mal informados pode comprometer a vida do potro e causar complicações com risco de vida na égua. A separação das membranas fetais priva o feto de oxigênio, e esse é o fator crítico que deve ser considerado na avaliação de um caso obstétrico com potro vivo. Embora a maioria das referências sugira que as taxas de sobrevida fetal são muito baixas se o potro não nascer 30 a 40 minutos após a ruptura corioalantoide, um autor relata ter obtido potros vivos por cesárea até 90 minutos depois.[795] Outro estudo relata altas taxas de sobrevida de potros em éguas com distocia até 1,5 hora pós a ruptura corioalantoide. Esses autores sugerem que, como a apresentação transversal parece ser mais comum em éguas de tração, o parto não progride conforme o esperado, as éguas param de ter contrações uterinas e, assim, o descolamento de placenta é mínimo. Esses casos foram prontamente encaminhados para o hospital veterinário e submetidos à intervenção vaginal mínima ou nula na fazenda. É provável que a intervenção vaginal limitada seja menos prejudicial à placenta e que esses potros não sejam privados de seu suprimento de oxigênio. A manutenção da égua em pé e caminhando, se necessário, pode ajudar a reduzir o esforço enquanto se procura por assistência profissional. Se uma égua estiver a uma grande distância de um centro de referência equipado para prestar os cuidados adequados, ela deve ser sedada com detomidina, e convém administrar o clembuterol por VO antes do transporte.

Parto normal

Terminologia

Os termos *apresentação, posição* e *postura* são usados para descrever a orientação do feto ao entrar no canal vaginal. Muitas vezes, o feto é descrito como mal apresentado ou mal posicionado quando a única anomalia presente é postural, a causa mais comum de distocia na égua.[796]

Para evitar confusão, o termo abrangente *má posição fetal* pode ser usado para descrever a combinação de anomalias de apresentação, posição e postura que podem contribuir para uma distocia. A *apresentação* descreve o aspecto do feto ao entrar no canal vaginal e a orientação do eixo espinal fetal com relação ao da égua (longitudinal anterior ou posterior; transversal ventral ou dorsal). Mais recentemente, o uso dos termos *apresentação cranial* e *apresentação caudal* ficou mais comum. A *posição* descreve a relação do dorso (longitudinal) ou da cabeça (transversal) do feto com os quadrantes da pelve da égua. A posição normal para o parto é dorsossacral. Um feto que ainda está de lado seria dorsoilíaco direito ou esquerdo e um feto de cabeça para baixo seria dorsopúbico. Os termos *cefaloilíaco direito* e *esquerdo* referem-se à posição da cabeça fetal com relação às paredes pélvicas da égua e implicam a presença de uma apresentação transversal. A postura é puramente fetal e descreve a relação das extremidades (cabeça, pescoço e membros) com o corpo do potro (flexionado ou estendido).[200,796]

Cinética fetal

A mobilidade fetal tem sido discutida com relação à torção do cordão umbilical e ao aborto. A rotação fetal dentro da cavidade amniótica e a rotação do saco amniótico dentro da cavidade alantoide provocam a torção característica do cordão umbilical.[676,677] Um mecanismo altamente eficiente direciona a maioria dos fetos equinos para uma apresentação longitudinal e cranial. Estudos ultrassonográficos observaram que o percentual de apresentações anterior, posterior e transversal em 5 a 6 meses era de 52, 29 e 19%, respectivamente, mas a apresentação fetal se torna predominantemente anterior entre 7 e 11 meses.[673,675-677,682] Vandeplassche relatou a incidência de apresentações anterior, posterior e transversal na população de éguas parturientes normais em 98,9, 1 e 0,1%, respectivamente.[797] Ginther observou que as contrações musculares fecham o lúmen de ambos os cornos uterinos entre 5 e 7 meses. Assim, o fluido alantoide (com o feto) fica confinado ao corpo uterino.[673,674,676] Durante esse período, o feto posiciona-se de modo que sua cabeça aponte para o colo do égua (apresentação cranial). Propôs-se que os sinais neurológicos dentro da orelha interna do feto podem responder à inclinação da parede uterina ventral e guiar o feto a ficar com a cabeça elevada em direção ao colo do útero.[673] Na maioria dos casos, o corno sem cordão continua fechado, enquanto o corno com cordão possibilita a entrada gradual dos membros posteriores entre 7 e 9 meses. Os membros podem entrar no corno apenas quando o feto está em decúbito dorsal, pois o ângulo entre o corno e o corpo é muito agudo nesse estágio da gestação. Posteriormente, os membros posteriores continuam fechados dentro do corno com cordão, e os cascos estendem-se até a ponta do corno no 10º mês. Assim, acredita-se que o fechamento e a abertura seletivos dos cornos uterinos, com subsequente aprisionamento dos membros posteriores, sejam uma característica essencial do mecanismo que direciona a orientação fetal para a apresentação cranial.[673,675] O aprisionamento dos membros posteriores no corno uterino geralmente significa que a porção caudal do feto em apresentação anterior está em posição dorsopúbica e, ocasionalmente, dorsoilíaca.[675] As investigações ultrassonográficas de Ginther substanciaram o estudo radiográfico clássico demonstrando que o feto equino a termo está inicialmente em posição dorsopúbica com a cabeça, o pescoço e os membros dianteiros flexionados.[675,798]

No início da gestação, os ligamentos mesometriais suspendem os cornos uterinos, de modo que apontem em sentido cranial e dorsal, mas, no fim da gestação, o corno que contém os membros posteriores repousa na superfície dorsal do corpo uterino com sua ponta voltada para o colo do útero.[402,675] Os cascos e a ponta do corno podem ser empurrados tão caudalmente que passam a ficar sobre a cabeça do feto. Isso significa que, à avaliação retal de uma égua ao final da gestação, os cascos fetais palpáveis podem ser presos ao membros posteriores. Em algumas éguas, os movimentos vigorosos de pistão dos membros posteriores, associados à elevação da garupa fetal, podem empurrar os cascos além do colo do útero para a bolsa retogenital. Tal observação pode explicar os episódios agudos de cólica previamente atribuídos à dorsorretroflexão uterina. Embora o aspecto caudal do feto esteja intimamente associado à parede uterina, a porção cranial tem espaço para girar dentro do próprio corpo uterino. Estudos ultrassonográficos em éguas próximas ao termo (mais de 330 dias de gestação) mostraram que a metade cranial do feto estava na posição dorsopúbica aproximadamente 60% das vezes e em posição dorsoilíaca cerca de 40% das vezes. Em geral, os membros anteriores e a cabeça estavam em flexão (cerca de 80%), porém o restante da cabeça ou membros estava em extensão.[673] Alterações posturais são comuns; portanto, a palpação retal antes do início do primeiro estágio do parto não prediz bem a distocia iminente. No entanto, a detecção de uma apresentação posterior ou transversal nesse estágio tardio é motivo de preocupação, e o parto iminente deve ser planejado da maneira adequada.

Estágios do parto

A égua apresenta mudanças comportamentais que caracterizam o primeiro estágio do parto, como olhar para o flanco, deitar e se levantar com frequência, se esticar como se estivesse urinando e eliminar pequenas quantidades de fezes. Algumas éguas podem apresentar sudorese irregular e gotejamento de colostro.[200,796] O comportamento inquieto assemelha-se ao da cólica branda e está associado ao desenvolvimento de contrações uterinas coordenadas que aumentam a pressão uterina e empurram o saco corioalantoide (na região da estrela cervical) para dentro do colo do útero gradualmente dilatado. O aumento do tônus uterino durante o estágio I do parto pode estimular o feto a estender sua cabeça e subir para o canal pélvico em dilatação.[402] É improvável que a cabeça e os membros anteriores em extensão completa voltem à postura flexionada, a menos que o potro reaja à intervenção manual. No entanto, é possível que o pescoço ou o membro anterior fiquem em posição incorreta caso não estejam bem alinhados no início do esforço expulsivo. A eliminação do fluido alantoide, semelhante à urina ("ruptura da bolsa"), conclui o primeiro estágio do trabalho de parto. A ruptura corioalantoide e a eliminação do fluido alantoide não ocorrem até que os boletos, ou às vezes os joelhos, estejam à altura da abertura cervical externa. Se a corioalantoide não se romper, uma maior separação do endométrio pode levar ao parto em "bolsa vermelha", com surgimento de uma membrana vermelha aveludada nos lábios vulvares. Em um parto normal, acredita-se que a corioalantoide permaneça ligada ao endométrio até a saída do potro.[796]

A ausência de ruptura corioalantoide é uma complicação comum do parto induzido.[722] Nesse caso, a separação contínua do endométrio compromete a troca transplacentária de oxigênio, e há desenvolvimento de hipoxia fetal.[796] A separação prematura da placenta, ou "bolsa vermelha", é uma emergência. Por isso, os profissionais devem ser instruídos a romper a membrana e fazer uma tração delicada, junto com os esforços expulsivos da égua. Embora o potro deva nascer o mais rápido possível, a tração imprudente nesse momento pode causar uma laceração no colo do útero com dilatação incompleta.[796] A tração aplicada apenas em conjunto com os esforços expulsivos da égua reduz a probabilidade de traumatismo cervical.

À medida que o parto progride, a passagem do feto pela entrada pélvica inicia uma liberação reflexa de ocitocina da hipófise posterior (reflexo de Ferguson), aumentando a contratilidade uterina.[200] O estágio II caracteriza-se por fortes contrações abdominais com força expulsiva necessária para expulsar o feto. A maioria das éguas fica em decúbito lateral ao início do esforço ativo. Muitas se levantam uma ou duas vezes durante o estágio II, no que se acredita ser uma tentativa de posicionamento correto do feto.[796] Espera-se que a aparência do ânion cheio de fluido translúcido nos lábios vulvares ocorra em 5 minutos após a ruptura corioalantoide.[799] Qualquer atraso no processo de expulsão do estágio II aumenta a probabilidade de asfixia fetal ou problemas neonatais associados à hipoxia causada pela separação da placenta. Pelo menos um casco deve estar visível dentro do saco amniótico e o outro deve estar localizado aproximadamente 5 cm atrás dele. Se tudo estiver progredindo normalmente, as solas dos cascos devem ficar voltadas para baixo em direção aos jarretes da égua. Já a cabeça do potro deve descansar entre os carpos.

Quando o focinho atinge a vulva, a metade cranial do torso deve ter girada de uma posição dorsopúbica para uma posição dorsoilíaca. Provavelmente, a égua ajuda o feto a se reposicionar pela característica movimentação lateral a cada vez que se deita. É provável que algumas distocias por má posição e má postura fetal sejam causadas pela não participação ativa do feto comprometido no processo de parto. Reflexos de endireitamento fetal menos vigorosos ou ausentes no início do parto são sugeridos por muitos autores como causa da má posição fetal.[200,726,798] A observação de que o desvio ventral da cabeça e do pescoço é mais provável em fetos em posição dorsoilíaca do que dorsossacral sustenta ainda mais a hipótese de comprometimento precoce dos reflexos de endireitamento fetal nesses casos.[726]

O segundo estágio do trabalho de parto na égua é rápido, e as contrações mais fortes ocorrem quando o tórax passa pela cavidade pélvica. A maioria dos potros nasce 20 a 30 minutos após a ruptura da membrana corioalantoide. Em geral, éguas primíparas precisam de mais tempo para expulsar o feto do que éguas multíparas.[200,799] O saco amniótico rompe-se durante esses esforços expulsivos. No entanto, o saco amniótico equino não está ligado à corioalantoide, como na placenta de ruminantes, e, às vezes, o potro pode nascer com uma parte do saco enrolada em volta da cabeça. Os profissionais devem ser instruídos a retirar logo o saco amniótico da cabeça do potro para evitar asfixia. O esforço ativo cessa quando os quadris do potro passam e a égua descansa em decúbito lateral. Um potro ativo extrai os membros posteriores da vagina enquanto luta para ficar em pé. O estágio III do parto envolve a expulsão das membranas fetais, que normalmente leva entre 30 minutos e 3 horas.[200] Os proprietários devem ser orientados a procurar assistência veterinária se a eliminação das membranas demorar mais de 4 a 6 horas, pois a metrite e a laminite tóxicas que ameaçam a vida são sequelas comuns da retenção de membranas fetais.

Etiologia da distocia

A incidência de distocia na população equina geral varia entre as raças (4% em Puro-Sangue, 8% em pôneis de Shetland e 10% em raças de tração).[800] A distocia é uma das poucas emergências verdadeiras na clínica equina. Literalmente, uma questão de minutos pode determinar um resultado bem-sucedido (ou seja, o nascimento de um potro vivo). A asfixia perinatal associada à distocia é uma das principais causas de perda reprodutiva em equinos.[591,592] As extremidades fetais longas (membros e pescoço) predispõem a égua a problemas de parto. Profissionais alertas e bem informados são essenciais no reconhecimento precoce de anomalias. Os profissionais devem suspeitar de problemas obstétricos em caso de prolongamento ou ausência de progressão do primeiro ou segundo estágio do parto.

Os sinais de distocia são não observação de qualquer parte do feto ou da membrana amniótica nos lábios da vulva por um período prolongado após a ruptura corioalantoide; aparecimento de apenas um casco ou de cascos de cabeça para baixo na vulva; relação anormal entre cascos e focinho; e presença de focinho, mas não de cascos na vulva. Os impedimentos mais comuns ao parto são posturas incorretas das extremidades fetais (cabeça, pescoço e membros).[726] O profissional experiente pode conseguir corrigir pequenos problemas e facilitar o parto, porém uma intervenção inadequada pode ter consequências fatais para a égua. Além disso, manipulações obstétricas podem facilmente danificar o útero e o colo do útero, comprometendo o futuro reprodutivo da égua.

Manejo da distocia

Ao atender uma égua com distocia, o veterinário deve fazer uma avaliação rápida do estado físico geral do animal, observando principalmente a cor da mucosa e o tempo de preenchimento capilar (hemorragia, desidratação e choque). Uma égua que está abortando no fim da gestação pode sofrer distocia porque o feto morto não participa do processo de parto. Secreção fétida e presença de pelos fetais nas mãos do veterinário são bastante sugestivas de enfisema fetal. A área perineal deve ser inspecionada para determinar a presença e a natureza de qualquer secreção vulvar e a existência de membranas fetais e identificar quaisquer extremidades fetais. Hemorragia excessiva ou inchaço vulvar podem indicar que a intervenção de indivíduos inexperientes causou traumatismo no sistema reprodutivo. Ocasionalmente, a égua apresenta prolapso retal, eversão de bexiga ou protrusão de alças intestinais nos lábios vulvares. Os intestinos podem ser de origem fetal em caso de fechamento incompleto do abdome ventral, porém a ruptura de vagina é mais provável. Nesse último caso, o pé do potro pode ter rompido o assoalho da vagina cranial, mas as manipulações inadequadas de um profissional inexperiente não devem ser desconsideradas. Se o prolapso retal ou da bexiga for evidente, deve-se administrar um anestésico peridural para evitar maiores esforços. Alternativamente, a égua pode ser anestesiada para facilitar a elevação dos quartos traseiros. A vantagem dessa abordagem é que o esforço pode ser interrompido imediatamente. Isso é muito importante se o prolapso envolver um cólon passível de intussuscepção (tipo IV). Nesses casos, um defeito palpável pode estender-se por vários metros no reto e a avulsão do mesentério pode ser uma complicação fatal que não é facilmente passível de correção cirúrgica.

Devido à natureza imprevisível e talvez violenta das éguas no estágio II do trabalho de parto, o uso de bretes para contenção é contraindicado. O exame inicial pode ser realizado com a égua em pé, sem maior contenção além do cachimbo, se seu comportamento possibilitar sua realização com segurança. É importante assegurar que a área de exame esteja limpa e com boa base. Deve haver amplo espaço para o manipulador da égua, o obstetra e os assistentes se moverem para um local seguro se necessário. Embora a maioria dos tranquilizantes veterinários atravesse bem a placenta e possa comprometer o feto, a contenção adequada é essencial para a segurança de todos os envolvidos.[801] A sedação com tranquilizantes pode ser necessária em algumas éguas não cooperativas e, em casos extremamente intratáveis, pode ser preferível anestesiar a égua com uma combinação de ação curta. Nesses casos, um dispositivo para elevação dos quartos traseiros deve estar à disposição, pois às vezes é difícil manipular o potro com a égua em decúbito lateral. Embora não seja essencial, um exame retal inicial pode ajudar o veterinário a descartar a presença de torção uterina a termo e a determinar a condição da parede uterina (lacerações e espasmos). Também pode fornecer boas informações sobre a disposição do feto. Antes de qualquer exame vaginal, a cauda da égua deve ser enrolada e a área perineal, completamente limpa. Os braços e as mãos do veterinário devem ser lavados e luvas estéreis de palpação devem ser usadas. A limpeza e a lubrificação são os pilares da obstetrícia.

A vagina e o colo do útero da égua são facilmente traumatizados pelo atrito associado às manipulações vaginais. A abrasão das mucosas aumenta a probabilidade de aderências e fibrose. Assim, grandes quantidades de lubrificante são vitais para que os tecidos moles do trato genital não sejam traumatizados, preservando-se a fertilidade futura da égua.[802] Os lubrificantes são metilcelulose, polímero de polietileno, petrolato branco combinado com 10% de ácido bórico e óleo mineral. Os lubrificantes hidrossolúveis geralmente não são tão desejáveis, pois logo perdem suas propriedades na presença de fluidos. Para bombear um grande volume de lubrificante ao redor do feto, é essencial investigar a possibilidade de uma laceração uterina. Em uma situação de encaminhamento, a abdominocentese deve ser realizada. O fluido serossanguinolento a sanguinolento que contém níveis elevados de proteína total e altos números de leucócitos é altamente sugestivo de ruptura uterina.[197] Se uma ruptura uterina for improvável, o lubrificante obstétrico pode ser instilado com cuidado no lúmen uterino com sonda estomacal e bomba limpas.[802] Repete-se isso quantas vezes forem necessárias durante o procedimento para manter o feto e o sistema reprodutivo revestidos com lubrificante.

A vagina, o colo do útero e as partes acessíveis do útero devem ser cuidadosamente exploradas para determinar a fonte de qualquer hemorragia. As lacerações devem ser observadas e sua presença, discutida com os proprietários ou o pessoal responsável antes de tentar qualquer manipulação veterinária. Ocasionalmente, a causa da distocia é uma deformidade pélvica (p. ex., calo, neoplasia). É importante determinar o grau de dilatação cervical. Se a égua estiver em trabalho de parto há algum tempo, é possível que o útero esteja relativamente seco e contraído firmemente ao redor do feto. Isso dificulta muito as manipulações intrauterinas, principalmente porque fica difícil voltar o feto para o útero sem correr o risco de ruptura. No útero contraído, o lubrificante quente tende a induzir algum relaxamento uterino, e a expansão do volume aumenta o espaço para manipulações.[204,802] As contrações do miométrio (espasmo uterino) podem ser controladas por medicamentos tocolíticos (isoxsuprina e clembuterol), se estiverem disponíveis para uso veterinário.[800] Algumas éguas nunca param de ter fortes contrações uterinas; a anestesia geral é altamente benéfica para essas éguas e possibilita a realização de intervenções obstétricas apropriadas.

Embora a desproporção fetopélvica seja menos comum na égua do que na vaca, pode ser importante em algumas distocias equinas.[445,796,803] A disposição do feto deve ser observada, e a viabilidade fetal, determinada. Deve-se tomar cuidado, pois a resposta fetal ativa às manipulações pode logo complicar uma distocia inicialmente simples. A colocação de uma corda por trás das orelhas e na boca do potro assegura o controle da cabeça. Isso facilita a correção de algo que pode ser fatal, como o desvio lateral da cabeça e do pescoço se o feto se afastar das manipulações. Se a corda for colocada ao redor da mandíbula, é essencial que a tração seja delicada e apenas guie a cabeça do feto pelo canal vaginal. Força excessiva pode causar uma fratura da mandíbula. Na ausência de movimento fetal evidente, a retirada digital pode ser iniciada em resposta à compressão da banda coronariana. Uma branda pressão digital sobre a pálpebra no globo ocular pode provocar uma resposta, assim como a estimulação da língua (deglutição). Se o tórax puder ser alcançado, o batimento cardíaco fetal é definitivo. Nos casos em apresentação posterior, os reflexos digitais e anais são bons indicadores de viabilidade fetal. Às vezes, o cordão umbilical pode ser alcançado.

O proprietário deve ser informado das várias opções, custos e prognóstico assim que a condição atual do potro for conhecida e a causa da distocia tiver sido determinada. É importante que o proprietário esteja ciente das possíveis complicações, pois os cuidados médicos pós-parto podem se tornar bastante caros. Se o nascimento de um potro vivo for previsto, o profissional deve considerar a possibilidade de comprometimento cardiovascular fetal antes da administração de qualquer tranquilizante na égua. A sedação branda da égua com acetilpromazina (2 a 3 mg/100 kg IV) tem um efeito mínimo sobre potro e pode ser utilizada em alguns casos.[801] A xilazina é preferível à detomidina se o feto for viável, pois seus efeitos depressivos duram muito menos. No entanto, nem a xilazina nem a detomidina devem ser usadas de modo isolado para sedar uma égua com distocia, devido ao possível desenvolvimento de hipersensibilidade dos quartos posteriores.[706,801] A combinação de xilazina e acetilpromazina confere boa sedação em uma égua calma.[198] O autor usa rotineiramente uma combinação de xilazina (0,3 a 0,5 mg/kg IV) e butorfanol (0,01 a 0,02 mg/kg IV) para procedimentos obstétricos em pé que exijam maior sedação (p. ex., procedimento de fetotomia). Essa combinação proporciona boa sedação e analgesia, e doses adicionais podem ser administradas conforme necessário. Os auxiliares são instruídos a manter a correia labial solta e a apertá-la somente quando solicitados. Isso assegura a eficácia quando necessário para desviar a atenção da égua. LeBlanc sugeriu uma combinação de xilazina (1,1 mg/kg) e morfina (0,1 a 0,2 mg/kg) para a sedação de casos de fetotomia, mas alerta que a estase gastrintestinal é uma complicação frequente.[801]

Embora a maioria das distocias possa ser resolvida a campo com rapidez, por meio de uma breve manipulação e parto vaginal assistido, o veterinário deve considerar as alternativas se a resolução levar mais de 10 a 15 minutos. Manipulações vaginais improdutivas e prolongadas são contraindicadas na obstetrícia equina. As decisões sobre a próxima ação devem ser baseadas na viabilidade do potro, nas habilidades obstétricas do profissional, na disponibilidade de equipamentos e instalações e nas restrições financeiras impostas pelo proprietário.

A epidural não impede as contrações miométricas da égua ou a pressão abdominal, e o tempo necessário para administração de um anestésico epidural eficaz pode tornar esse modo de contenção impraticável na presença de um potro vivo.[796,801] No entanto, se o potro estiver morto, a anestesia epidural reduz a sensibilidade vaginal e, portanto, a percepção da égua de manipulações vaginais (reflexo de Ferguson). A anestesia epidural caudal deve ser usada conforme o critério clínico, especialmente se houver necessidade de anestesia geral ou encaminhamento. Na epidural, o autor usa uma combinação de xilazina (0,17 mg/kg) e lidocaína (2 a 3 mℓ) diluídas em soro fisiológico, de modo que o volume final não exceda 8 a 10 mℓ para reduzir a probabilidade de fraqueza nos membros posteriores.[801,804] O excesso de volume pode causar ataxia da égua. A anestesia geral de curta duração pode ser indicada na presença de pequenas alterações posturais e quando os esforços expulsivos maternos dificultam a correção. A xilazina (1,1 mg/kg IV) seguida pela quetamina (2,2 mg/kg IV) é um anestésico geral com ação tranquila e curta (10 a 15 min). A adição de guaifenesina, um relaxante muscular de ação central (1 ℓ de uma solução de guaifenesina a 5% em dextrose a 5%), pode fornecer mais 10 a 20 minutos para manipulação fetal.[801]

Nos hospitais equinos de referência perto de fazendas bem administradas, o feto ainda está vivo à chegada da égua. Uma equipe de distocia bem coordenada que usa um protocolo definido pode minimizar o tempo gasto de maneira improdutiva. A intubação intratraqueal intraparto e a ventilação com pressão positiva do feto (tratamento *ex utero* intraparto [EXIT]) durante a resolução da distocia melhoraram as taxas de sobrevida. Convém lembrar que a ventilação com pressão positiva deve ser continuada após iniciada, pois promove a conversão dos padrões circulatórios fetais em padrões neonatais, praticamente eliminando o papel do umbigo.[805] Nos hospitais de referência, é comum anestesiar a égua após uma breve intervenção vaginal e, em seguida, mantê-la em halotano-oxigênio com ventilação controlada. Como a anestesia com halotano compromete a circulação umbilical, a concentração deve ser mantida no mínimo se o potro ainda estiver vivo.[806]

A anestesia IV total (o chamado gotejamento triplo de quetamina, xilazina e guaifenesina) pode ser preferível até o parto.[801] A égua deve ser ventilada com oxigênio e fluidos IV devem ser administrados conforme necessário. O uso da técnica de elevação da extremidade traseira faz com que quase três quartos desses casos sejam resolvidos pelo parto vaginal controlado. No entanto, se o feto ainda estiver vivo e não tiver nascido em 15 minutos, realiza-se uma cesárea imediata com taxa de sobrevida do potro de 30% desde que o tempo entre a ruptura corioalantoide e a chegada ao hospital veterinário seja mínimo.[795,807] A fertilidade após a cesárea é bastante boa, e os relatos adversos provavelmente se referem mais à extensão da manipulação vaginal após a cirurgia.[808,809] Caso haja um dispositivo para a elevação dos quartos traseiros, as peias podem ser colocadas nos metacarpos traseiros e nos membros posteriores em leve elevação de 0,3 a 0,6 m. A combinação de um útero relaxado e os efeitos da gravidade podem facilitar a repulsão e a manipulação fetais. Se as tentativas de mutação forem bem-sucedidas, a égua deve ser colocada em decúbito lateral para possibilitar a extração do potro. O decúbito dorsal prolongado provoca compressão da aorta e da veia cava e redução no retorno venoso, no débito cardíaco e na pressão arterial.[801] A paresia dos membros posteriores pode ocorrer após a suspensão prolongada dos quartos traseiros e complicar o processo de recuperação. O uso de coxins para apoio dos quartos traseiros ajuda a tirar um pouco de peso dos membros enquanto a égua estiver suspensa.

Mutação é um termo obstétrico usado para descrever a manipulação das extremidades fetais para a correção de qualquer anomalia de posição e permitindo a progressão do parto vaginal assistido.[200] Embora haja espaço disponível para manipulações quando o feto for repelido para o útero, o veterinário deve continuar sempre consciente de que manipulações obstétricas excessivamente zelosas são uma das principais causas de ruptura uterina.[197,198,200,204,735,810-812] A repulsão fetal para a pelve materna é contraindicada se o útero estiver contraído ao redor do feto. Nos países em que são legais, os agentes tocolíticos são eficazes para relaxar um útero contraído. Se o feto estiver morto, muitos casos podem ser passíveis de correção por fetotomia, desde que o veterinário apresente as habilidades e equipamentos adequados.[813-817] Embora a má técnica e os cortes inadequados de fetotomia muitas vezes levem à infertilidade, os médicos experientes podem resolver rapidamente uma distocia, preservando o futuro reprodutivo da égua. A alternativa é cesárea.

A tração deve ser aplicada com cuidado ao bem-estar materno e fetal. De modo geral, a tração inteiramente manual é o suficiente. As tiras ou correntes obstétricas podem melhorar a empunhadura, com um laço acima do boleto e o segundo laço ao redor do metacarpo. Nos partos vaginais assistidos, a tração deve ser aplicada de modo complementar à força expulsiva da égua e deve ser interrompida quando a égua parar de fazer força, o que possibilita seu descanso e sua recuperação. Essa abordagem é essencial para a dilatação adequada do sistema reprodutivo caudal. Lubrificação abundante e tração lenta com monitoramento contínuo da dilatação cervical são bastante importantes no parto vaginal controlado em uma égua anestesiada. O uso excessivo de força pode estar associado a fraturas fetais (costelas, vértebras e membros), traumatismo em tecidos moles materno e prolapso uterino.[818] Não mais que duas ou três pessoas (dependendo do tamanho e força) devem aplicar tração no feto.

Apresentação cranial (anterior)

Um feto em apresentação anterior, posição dorsosacral e com a cabeça e os membros anteriores estendidos precisa de tração mínima para completar o parto desde que o canal vaginal esteja bem lubrificado. Ao assegurar a aplicação de um pouco mais de tração em um membro em comparação com o outro, o profissional reduz a largura dos ombros do feto e tem sucesso na maioria dos casos. Se não houver progresso, a tração deve parar e o canal vaginal deve ser totalmente explorado. Existem três possibilidades prováveis: trava de cotovelo (extensão incompleta do membro anterior), flexão do quadril e, ocasionalmente, um feto muito grande.

A desproporção fetopélvica absoluta ou relativa é incomum na égua, mesmo nas gestações bem prolongadas. De fato, em algumas gestações longas, o feto pode ser imaturo e menor que o normal. Em um estudo em um hospital de referência, menos de 2% das distocias foram atribuídas a essa doença.[726] É significativo, no entanto, que aproximadamente 30% dos casos de distocia em hospitais de referência sejam em éguas primíparas.[726,799] As éguas primíparas foram representadas de modo desproporcional em um relato sobre distocia e asfixia neonatal da área central de Kentucky, nos EUA.[178] Embora a desproporção fetopélvica não seja comum na égua, a assistência obstétrica (tração) é necessária com muito mais frequência em primíparas.[200,730] A distocia nessas éguas é ainda mais complicada por um esfíncter vaginovestibular apertado, que pode predispor as éguas primíparas a lacerações retovaginais. Se a lubrificação abundante e a tração suave não ajudarem, a cesárea ou a fetotomia parcial são as únicas alternativas.

A extensão incompleta do cotovelo pode ser unilateral ou bilateral e deve ser suspeita caso o focinho fetal esteja à mesma altura dos cascos. Nessa postura, os cotovelos do feto são dobrados para trás da articulação do ombro, causando aumento da profundidade e da largura do feto na entrada pélvica materna. Para a correção, o tronco fetal é repelido para que os membros anteriores possam ser estendidos, elevando-se os cotovelos sobre o assoalho da entrada pélvica.

A flexão do quadril pode ser bilateral (postura em cão sentado) ou unilateral (postura em corrida de obstáculo). Isso faz com que o(s) casco(s) do feto seja(m) empurrado(s) contra a borda pélvica durante as tentativas de extração fetal. A postura unilateral é mais comum.[726] A égua pode sofrer traumatismo grave se essa má postura não for identificada e quantidades inadequadas de tração forem aplicadas. Portanto, é importante parar toda a tração e repelir o feto o suficiente para varrer o assoalho da entrada pélvica. Em casos extremos, os membros posteriores podem realmente se estender sob o feto e até a vagina.[726] Embora o membro posterior possa ser repelido com sucesso se o feto estiver vivo, é um procedimento difícil e está associado a algum risco de laceração uterina. O uso criterioso de uma corda ou fetótomo pode facilitar a repulsão segura dos membros posteriores, passando ao redor do metacarpo e usando o instrumento para afastar o casco da borda pélvica. Não se deve tentar repulsão em uma égua em pé com o feto morto, pois os membros posteriores podem não retornar à sua posição normal. Nesses casos, o casco do membro posterior flexionado pode perfurar a parede uterina ventral durante a extração do feto. Se o potro com flexão de quadril estiver morto, recomenda-se que a anestesia geral e a elevação dos quartos traseiros sejam usadas para reduzir o risco de ruptura uterina ventral.[819] Em mãos experientes, a fetotomia parcial é uma alternativa viável à cesárea.[813,814,817] Uma alternativa cirúrgica à cesárea é a manipulação do membro posterior por uma incisão de celiotomia na linha média ventral. Um assistente pode conseguir extrair o feto pela vagina depois que o membro posterior tiver sido apreendido pela incisão ventral. Se for bem-sucedida, essa técnica reduz a possibilidade de contaminação que pode estar associada à cesárea. Na cesárea, alguns cirurgiões preferem remover a parte do potro que se projeta pelos lábios vulvares antes de retirar a extremidade posterior pelo sítio cirúrgico.

O feto também pode estar com um ou ambos os membros anteriores sobre a cabeça, empurrados contra o teto da vagina.[802] Para corrigir essa má posição, o feto deve ser repelido no útero pressionando-se a cabeça. Depois da colocação dos membros anteriores sob a cabeça, a extração fetal pode prosseguir sem intercorrências. Se essa postura não for corrigida logo, o esforço da égua pode fazer com que o casco fetal lacere o teto vaginal e, em casos extremos, cause uma fístula retovaginal. Uma fístula ocorre quando o potro retira o casco do reto antes do parto. Uma laceração perineal de terceiro grau é provocada pelos grandes esforços expulsivos da égua que levam à penetração do membro no reto, à dissecção da camada retovaginal caudal e ao rompimento do esfíncter anal, criando uma cloaca.[820,821]

A flexão do carpo é uma causa comum de distocia. Pode ser unilateral ou bilateral, e o carpo afetado normalmente está localizado na entrada pélvica.[802] A correção segura desse mau posicionamento requer que o corpo fetal seja repelido para o útero. Se a distocia for prolongada, a quantidade de contração uterina pode impedir a repulsão significativa do feto de volta ao útero. Como é provável que o feto esteja morto nesses casos, um corte relativamente simples de fetotomia pode ser feito à altura da fileira distal dos ossos do carpo. Isso torna possível o parto seguro do potro sem a necessidade de traumatizar o sistema reprodutivo e geralmente facilita a extração em questão de minutos.[813,815,817] Se o potro estiver vivo, a repulsão no útero irá possibilitar que o membro flexionado seja agarrado à altura do boleto e do metacarpo. Ao girar o pulso, o obstetra pode girar o carpo em sentido lateral enquanto traz o boleto flexionado medial e caudalmente para dentro do canal do parto. Tal manobra proporciona o uso máximo do espaço à disposição, inclinando o membro na entrada pélvica. O obstetra deve estar ciente de que as deformidades flexurais são consideradas as anomalias congênitas mais comuns dos potros e que a deformidade rígida geralmente significa que uma cesárea ou uma fetotomia devem ser realizadas.[178,591,797,813,814] As contraturas dos membros costumam ser bilaterais. A contratura é mais comum nos membros anteriores do que nos membros posteriores, mas pode acometer todos os quatro membros.[797,802] Os membros gravemente afetados não podem ser endireitados e traumatismos desnecessários podem ser infligidos no trato genital por tentativas infrutíferas de correção manual do mau posicionamento. É importante que o profissional mantenha a mão sobre a sola do casco fetal o tempo todo enquanto tenta endireitar o membro. Não fazer isso pode causar ferimentos no sistema reprodutivo. Uma corrente ou uma corda obstétrica no membro distal podem ajudar a manipulação, possibilitando a aplicação da tração no membro distal enquanto a mão cobre e guia o casco.

A anomalia mais comum nas populações de distocia em hospitais de referência é a cabeça e o pescoço refletidos.[726,797,816] Infelizmente, essas más posturas tendem a ser iatrogênicas por afastamento do feto viável da intervenção vaginal inicial que visava a corrigir um pequeno problema postural. Se a égua se esticar enquanto a cabeça do potro é puxada para trás, o focinho pode engatar na parede ou no assoalho da entrada pélvica. Os esforços expulsivos forçados da égua podem, então, dirigir a cabeça e o pescoço em sentido ventral ou lateral ao longo do tórax, enquanto os membros anteriores são empurrados mais para dentro do canal vaginal. Os deslocamentos ventrais ou laterais da cabeça e pescoço podem ser muito difíceis de corrigir. Muitas vezes, o comprimento do pescoço do potro impossibilita o alcance da cabeça. Profissionais inexperientes devem considerar o encaminhamento assim que essa postura for diagnosticada, pois manipulações prolongadas e infrutíferas podem facilmente comprometer a fertilidade futura da égua. Um corte de fetotomia relativamente simples pode resolver esses casos com facilidade se o feto estiver morto quando o veterinário chegar. O autor acredita que essa abordagem é preferível a tentativas prolongadas e muitas vezes malsucedidas de correção manual desse posicionamento ruim extremamente complexo.

Se o feto estiver vivo, pode-se tentar colocar ganchos oculares ou prender uma corda na mandíbula. Alguns obstetras até sugerem a aplicação de um grampo no pavilhão auricular para puxar a cabeça para trás o suficiente para colocar a corda. O autor prefere usar a corda sempre que possível. Se a tração puder ser aplicada à cabeça, o corpo do potro deve ser cuidadosamente repelido enquanto o profissional tenta colocar a cabeça e o pescoço em uma postura normal para o parto. Os fatores que influenciam o sucesso do procedimento são tonicidade uterina, comprimento do braço e habilidade do veterinário e presença ou ausência de torcicolo e escoliose facial. Como nos tendões contraídos, é essencial que o veterinário considere a possibilidade de deformidade cervical. Isso não é passível de correção por mutação, e traumatismos desnecessários podem ser infligidos ao trato genital por tentativas infrutíferas de correção. O desvio ventral da cabeça é relativamente fácil de corrigir se o focinho fetal estiver logo abaixo da borda pélvica (postura da enquete). De modo geral, é mais fácil girar a cabeça lateralmente antes de tentar elevar o focinho sobre a borda pélvica. Nos casos mais graves, o pescoço é dobrado para baixo entre os membros anteriores e a cabeça geralmente está além do alcance. Se as tentativas de reposicionar a cabeça e o pescoço não forem bem-sucedidas, indicam-se a cesárea ou a fetotomia.

A postura de flexão do ombro pode ser unilateral (postura de "natação") ou bilateral (postura de "mergulho"). O acesso ao membro retido costuma ser obtido após repelir a cabeça e o pescoço para o útero. Uma cesárea imediata pode ser preferível se o potro estiver vivo, pois a correção dessa má postura pode ser difícil e demorada. Se a cesárea não for uma opção, recomenda-se que uma corda macia seja colocada na cabeça do feto (atrás das orelhas e na boca) para sua fácil recuperação após a correção da flexão do ombro. Se o membro puder ser acessado, realiza-se a correção dessa má posição em duas etapas. A princípio, converte-se a flexão do ombro em flexão do carpo quando o membro é agarrado na área do úmero trabalhando até o rádio distal. Assim, o membro é tracionado em sentido caudal e medial quando se repele o corpo fetal. O carpo é então enganchado sobre a borda pélvica para sofrer flexão, agora corrigida conforme já descrito. Deve-se lembrar que nem sempre é possível repelir a cabeça o suficiente para obter acesso ao membro anterior retido. Nesses casos, a cesárea é a única opção para o parto de um potro vivo. Se o feto estiver morto, um corte de fetotomia para remover a cabeça e o pescoço pode fornecer espaço suficiente para corrigir a má postura.

Apresentação caudal (posterior)

Um potro em apresentação posterior tem as solas dos cascos voltadas para cima. Embora o autor tenha visto distocias em que um potro em apresentação anterior estava em posição dorsopúbica com os dois membros anteriores estendidos, essa é uma complicação muito incomum. Os profissionais devem ser instruídos a lavar o períneo da égua e, em seguida, usar um braço limpo para verificar se há jarretes em algum lugar do canal vaginal. A tração delicada dos membros posteriores em conjunto com os esforços expulsivos da égua pode facilitar o nascimento de um potro vivo. No entanto, aproximadamente metade dos fetos também pode estar mal posicionada e muitas vezes requer assistência veterinária para possibilitar o parto atraumático. Potros em apresentação caudal (posterior) têm mais probabilidade de estar em uma posição dorsoilíaca do que potros em apresentação cranial (anterior).[726] Embora o parto de um feto normalmente posicionado em apresentação caudal possa não ser particularmente difícil, a ocorrência de hipoxia é mais provável devido à compressão do cordão umbilical sob o tórax fetal ou à ruptura prematura do cordão umbilical.[802] Embora apenas cerca de 1% dos potros estejam em apresentação posterior, essa condição é responsável por 14 a 16% dos casos de distocia do hospital de referência, pois qualquer anomalia postural cria uma complicação importante.[726,797,800]

Normalmente, os dois membros posteriores estão envolvidos e esses tipos de distocia (flexão do jarrete e flexão do quadril) são extremamente difíceis de corrigir em campo. O mau posicionamento da flexão do jarrete é responsável por cerca de um quarto dos casos de apresentação posterior.[726,797,800] A correção de uma flexão do jarrete é perigosa, devido ao risco de perfuração do aspecto dorsal do útero. O feto deve ser repelido para o útero enquanto se empurra um jarrete em sentido dorsolateral e se direciona o membro distal medialmente. O procedimento para inclinação da extremidade no canal de parto é semelhante ao já descrito para a correção de uma flexão do carpo. Uma corrente ou uma cinta obstétrica podem ser usadas para aplicar tração no membro enquanto o casco estiver em concha na mão. O endireitamento de um jarrete flexionado implica um risco considerável, pois o jarrete é invariavelmente forçado contra a parede uterina dorsal. Quando o útero é contraído, há uma possibilidade real de laceração ou perfuração. A cesárea pode ser preferível para o parto de um feto vivo. O autor acredita firmemente que a fetotomia é um procedimento mais seguro do que tentativas de mutação se o feto estiver morto. Aproximadamente metade dos casos de apresentação posterior relatados é de postura bilateral com flexão do quadril.[726,797] Indica-se a cesárea se o feto estiver vivo, pois as manipulações para a correção dessa má postura são demoradas e extremamente difíceis. Os comentários para a resolução da flexão do jarrete aplicam-se porque, ao tentar uma mutação, a flexão do quadril deve primeiro ser convertida em uma postura com jarrete flexionado. Um ponto importante é lembrar a flexão dos dois jarretes antes de tentar endireitar o membro. Se um membro estiver em extensão no canal vaginal e o outro quadril continuar flexionado, o corpo do feto retorna para o canal pélvico, o que dificulta muito o acesso ao membro retido. Se o feto estiver morto, o autor recomenda a tentativa de conversão da flexão bilateral do quadril em uma postura com flexão do jarrete, seguida de correção com dois cortes de fetotomia na fileira distal dos tarsos. Isso pode ser mais seguro e menos traumático do que a tentativa de endireitamento dos membros, desde que o veterinário saiba usar o fetótomo. As tentativas de corrigir uma flexão bilateral do quadril por fetotomia, sem antes criar uma flexão bilateral do jarrete, geralmente são infrutíferas devido à dificuldade de colocação correta do fio de fetotomia. Nesses casos, o encaminhamento para cesárea melhora o prognóstico de fertilidade futura.

Apresentação transversal

Apenas cerca de 1 em 1.000 potros está em apresentação transversal. A resolução desses casos de distocia exige muita experiência obstétrica, o que explica por que essas raras apresentações representam 10 a 20% dos casos de distocia no hospital de referência.[726,797,809] Em sua maioria, as apresentações transversais são ventrais, com o abdome e os membros do feto em direção ao canal do parto. Embora a ampla adoção da ultrassonografia tenha reduzido bastante a probabilidade de um parto gemelar, essa possibilidade sempre deve ser explorada quando mais de dois membros estão no canal do parto.[178,591] Em alguns casos, a cabeça e os membros anteriores do feto podem ser repelidos enquanto os dois membros posteriores são estendidos para o interior do canal pélvico. Se as manipulações forem bem-sucedidas, a apresentação transversal será convertida em uma apresentação posterior para o parto vaginal. A probabilidade de êxito desses casos é melhor com a égua anestesiada e os quartos traseiros elevados.[802] As apresentações transversais podem estar associadas a deformidades flexurais ou angulares dos membros e deformidades da coluna vertebral. Se o feto estiver vivo, o método preferido é a cesárea. As apresentações transversais dorsais, com a coluna vertebral do feto em direção ao canal do parto, são muito raras. Esses casos justificam a indicação imediata para cesárea, mesmo que o potro esteja morto. Embora um obstetra experiente possa retirar um feto em apresentação transversal por fetotomia, o proprietário deve ser avisado de que este será um procedimento difícil e demorado, com um alto risco de traumatismo que provavelmente prejudicará a futura fertilidade da égua.[802,813,814]

Anomalias fetais

A hidrocefalia não é incomum em fetos equinos, sobretudo em pôneis.[726,797,822] É causada pela elevação da pressão intracraniana que leva ao aumento dos ossos do crânio, às vezes quase dobrando o tamanho da cabeça. O crânio costuma ser bem fino, e muitos potros acometidos podem nascer após uma incisão na parte macia do crânio com bisturi, o que permite seu colapso. O tronco do feto hidrocefálico é menor que o normal e raramente interfere no parto. Se o crânio aumentado for ósseo, um corte de fetotomia pode ser necessário para reduzir o tamanho da cabeça.

CUIDADOS COM A ÉGUA APÓS O PARTO

As membranas fetais devem ser examinadas após cada parto para verificar sua integridade e a presença de anomalias placentárias que indiquem problemas iminentes no neonato. A corioalantoide geralmente apresenta lacerações que podem ser enganosas, em especial caso a égua tenha pisado várias vezes nas membranas. O exame do lado alantoide da membrana pode ser importante, pois os vasos sanguíneos podem ser reunidos e indicar a possível ausência de uma parte.[431] A rigor, todas as éguas devem ser submetidas a um breve exame físico até 24 horas após o parto. Se a atitude da égua for normal, com comportamento materno típico com relação ao potro, o úbere deve ser examinado e a área perineal deve ser inspecionada quanto a evidências de traumatismo.

De modo geral, não há justificativa para o exame ginecológico detalhado devido à possível interferência desnecessária no vínculo normal entre mãe e filho que está se desenvolvendo no momento.[823] O uso rotineiro de ocitocina ou prostaglandina (cloprostenol) não é justificado, pois não há benefício aparente de involução uterina após o parto normal.[824] Se o potro não conseguir mamar, mãe e filho devem ser alojados em baias com exercícios limitados, convém considerar e o tratamento com ocitocina (10 a 20 UI) a cada 6 horas. Todas as éguas devem ser submetidas ao exame ginecológico completo no cio do potro.

Ocasionalmente, detecta-se o aumento de volume do ovário. Pode ser um GTCT que tenha aumentado durante a gestação anterior ou um hematoma ovariano causado por sangramento intraparto. O diagnóstico imediato e a intervenção cirúrgica podem proporcionar que a égua retome a ciclicidade normal e conceba durante a atual estação de monta.

O desconforto abdominal na égua periparto pode ser causado por contrações uterinas, especialmente após o tratamento com ocitocina para promover a eliminação das membranas fetais. No entanto, outras causas de dor abdominal não devem ser descartadas.[736,825-827] O desconforto abdominal em uma égua pós-parto pode ser indicação para a ultrassonografia transabdominal e/ou a abdominocentese, especialmente em caso de ausência de resposta a uma dose analgésica de flunixino meglumina. O processo normal de parto não altera a composição do fluido peritoneal dentro dos valores de referência. Mesmo uma distocia não causa necessariamente alterações significativas no fluido peritoneal. O fluido deve continuar normal após a realização de manipulações vaginais ou fetotomia por um obstetra experiente.[197] Se o fluido peritoneal estiver normal, a égua deve ser monitorada com cuidado quanto a sinais de deterioração clínica. A repetição da abdominocentese ou ultrassonografia pode ser indicada caso os sinais clínicos sugiram a presença de uma lesão abdominal relacionada com o parto, pois os constituintes do fluido peritoneal podem mudar em poucas horas.[197] A elevação de apenas um parâmetro no fluido peritoneal (proteína total, número de leucócitos ou porcentagem de neutrófilos) pode ser um achado incidental. A elevação de dois ou mais parâmetros geralmente sinaliza o aparecimento de anomalias clínicas. O valor total de proteína acima de 3,0 g/dℓ em conjunto com número de leucócitos maior que 15.000 células/μℓ e mais de 80% de neutrófilos (especialmente se houver alterações degenerativas) em uma amostra de fluido peritoneal pós-parto indica uma lesão com risco de morte.[197] A análise do fluido peritoneal não deve ser vista isoladamente e deve ser considerada em conjunto com a história e os sinais clínicos exibidos pela égua. A detecção de alterações no fluido peritoneal quase invariavelmente indica a presença de traumatismo relacionado com o parto no sistema reprodutivo ou no sistema gastrintestinal. O diagnóstico precoce seguido de intervenção médica e/ou cirúrgica apropriada geralmente leva a um resultado favorável. Se o tratamento não for instituído até que a égua apresente depressão e febre, com sinais de choque e toxemia, o prognóstico pode ser mais reservado.

Hemorragia periparto

O suprimento arterial para o útero é auxiliado pelo mesométrio (ligamento largo). O principal suprimento sanguíneo para o útero é da artéria uterina, um ramo da artéria ilíaca externa. A artéria uterina tem um ramo cranial que supre o corno uterino proximal e um ramo caudal que supre o corno uterino distal e o corpo uterino. A artéria ovariana menor emite um ramo uterino que se anastomosa no corno proximal com os vasos craniais da artéria uterina. A artéria urogenital é um ramo da artéria pudenda interna e dá origem à artéria uterina caudal junto com os vasos do reto, do ureter, da bexiga, da uretra e da vagina. A artéria uterina caudal supre a porção lateral da vagina cranial e continua além do colo do útero para se ramificar no corpo uterino, onde se anastomosa com o ramo caudal da artéria uterina.[4,828,829] A hemorragia desses vasos, especialmente da artéria uterina de grande diâmetro, é uma causa significativa de sinais cólicos periparturientes e morte em éguas multíparas mais velhas.[811,826,829-831] No entanto, um estudo retrospectivo de 73 casos sugere que a hemorragia periparturiente pode ocorrer em éguas de qualquer idade ou paridade e que pode ser ocasionalmente observada antes do parto.[832] Em um estudo de 98 mortes pós-parto, quase 40% foram causadas por ruptura da artéria uterina.[826] A ruptura pode estar em qualquer lugar ao longo do vaso, tem 2 ou 3 cm de comprimento e é paralela ao eixo longo da artéria. De modo geral, não há evidências de um aneurisma predisponente.[826] Uma associação com baixos níveis séricos de cobre foi proposta como uma razão para a fragilidade dos vasos em éguas idosas.[833]

Parece haver uma predileção pela ruptura do vaso uterino do lado direito. Sugeriu-se que a extensão do deslocamento cecal do útero gestante para a esquerda pode ser suficiente para aumentar a tensão nos vasos do ligamento largo direito.[826,830] Embora o maior estresse da distocia possa aumentar as chances de ruptura arterial, muitos casos ocorrem em éguas com parto aparentemente sem intercorrências. A hemorragia dos vasos hipertrofiados que suprem o útero gestante pode ser rapidamente fatal, em especial em caso de ruptura da artéria diretamente na cavidade peritoneal. A égua pode ser encontrada morta ou moribunda com mucosas pálidas, taquicardia (até 140 bpm) e taquipneia. Tentativas heroicas de administrar transfusões de sangue, expansores de plasma e fluidoterapia associada podem salvar a vida de algumas éguas valiosas, mas os custos podem ser proibitivos.[204]

Se o sangramento estiver contido no ligamento largo, a égua pode apresentar tremores e sinais de dor extrema (ansiedade, sudorese e cólica), talvez pelo alongamento do ligamento largo à medida do desenvolvimento do hematoma.[204,811,826] A princípio, a cor das mucosas pode não mudar por causa da compensação vascular, e esses primeiros sinais de cólica são frequentemente confundidos com o desconforto típico da contração uterina pós-parto. No entanto, a hemorragia significativa torna as mucosas pálidas e aumenta o tempo de preenchimento capilar. Essas éguas devem ser monitoradas com cuidado, pois o hematoma pode se romper fora do mesométrio e levar a uma rápida exsanguinação.[830]

Se houver suspeita de ruptura de uma artéria, a égua não deve ser perturbada mais do que o necessário para realizar um exame. Em muitos casos, adiar ou até renunciar à palpação retal pode ser prudente. Embora o exame interno revele informações diagnósticas valiosas, ultrassonografia transabdominal, abdominocentese e avaliação do hematócrito podem ser suficientes para confirmar o episódio hemorrágico agudo. A avaliação ultrassonográfica transabdominal revela sangue livre na cavidade abdominal se o hematoma lacerar o ligamento largo. O rompimento do ligamento largo após a ruptura da artéria uterina invariavelmente leva à observação de sangue à punção, com um alto número de hemácias no fluido peritoneal.[197] A amostra centrifugada tem uma aparência rosa ou hemolisada quando há hemoperitônio. Um esfregaço que revela hemácias fagocitadas indica hemorragia em vez de contaminação durante a coleta da amostra. Mesmo que um coágulo contenha a maior parte da hemorragia no ligamento largo, geralmente há uma perda considerável de sangue na cavidade peritoneal. O primeiro hemograma durante um episódio hemorrágico agudo pode ser confuso, pois a perda relativa de hemácias e plasma pode não provocar alterações imediatas no hematócrito. A contração esplênica também provoca o aumento transiente do hematócrito.

A rigor, éguas com suspeita de hemorragia aguda não devem ser transportadas porque o movimento pode desestabilizar o coágulo e ser fatal. Qualquer tratamento de suporte deve ser administrado no estábulo até a estabilização da égua. O potro deve ser mantido em segurança nas proximidades, para que a égua não fique angustiada.

A maioria das recomendações para o tratamento da hemorragia pós-parto em éguas baseia-se na sabedoria coletiva de médicos experientes e em metodologias extrapoladas da literatura sobre traumatismo humano. A abordagem adotada é regida pelos equipamentos e conhecimentos especializados disponíveis e pelas restrições financeiras. Em alguns casos, um estado hipotensivo extremo pode realmente oferecer a melhor chance de sobrevida (abordagem conservadora), enquanto em outros casos uma tentativa de restaurar as pressões intravasculares e o volume circulatório podem ser indicados. A abordagem conservadora é limitar a égua hipotensa a uma baia escura e silenciosa, com distúrbios mínimos. Em alguns casos, um tampão de plaquetas-fibrina possibilita a vedação da laceração vascular quando a pressão arterial cai. Tranquilizantes (especialmente acetilpromazina) devem ser usados com cautela, pois qualquer queda induzida da pressão arterial pode exacerbar o choque hipovolêmico. Alguns veterinários usam a reanimação hipotensiva, administrando um agente vasodilatador em conjunto com a fluidoterapia IV. A ideia é fazer a reposição volumétrica ao mesmo tempo que a pressão arterial média continua baixa. Em situações de risco de vida, qualquer coisa que possa estabilizar a égua vale a pena, mas o profissional deve considerar a possibilidade de impedir a resolução do hematoma pela rápida expansão do volume sanguíneo e pela elevação da pressão sanguínea. A necessidade de apoio ao débito cardíaco e oxigenação deve ser equilibrada com a perspectiva de aumento da pressão arterial que pode exacerbar a hemorragia.

Embora onerosa, uma abordagem terapêutica agressiva ocasionalmente salva a vida de uma égua valiosa. Em caso de choque e deterioração rápida, um grande cateter IV deve ser inserido para a instituição de fluidoterapia substancial. As transfusões de sangue total devem ser administradas de modo lento e, assim, são de pouco benefício para reanimação quando há necessidade de expansão rápida de volume. Uma opção é a administração rápida de 2 a 3 ℓ de solução salina hipertônica seguida de 10 a 20 ℓ de SLR durante um período de 2 a 4 horas. Uma alternativa à salina hipertônica é a alta pressão oncótica exercida pelos coloides (p. ex., 3 ℓ de hidroxietilamido). Os fluidos sintéticos de transporte de oxigênio comercializados são muito caros. A oxigenação suplementar pode ser feita com insuflação nasal a uma taxa de fluxo de 5 a 10 ℓ/min. Se o hematócrito continuar a cair para menos de 15%, transfusões de sangue total (6 a 8 ℓ por várias horas) podem ser necessárias. Os benefícios são fornecimento de células transportadoras de oxigênio, fatores de coagulação e pressão oncótica (albumina).

A administração de uma dose de choque de corticosteroide é indicada. Como o choque hemorrágico pode causar danos de reperfusão isquêmica no intestino e nos pulmões (falência múltipla de órgãos), antibióticos de amplo espectro, antioxidantes e anti-inflamatórios podem ser necessários caso a égua sobreviva à crise hemorrágica inicial. O flunixino meglumina (1,1 mg/kg) é administrado para reduzir as cascatas inflamatórias ativadas pela isquemia e pode ajudar a aliviar o desconforto da égua. A administração de ocitocina em doses baixas (10 a 20 UI) mostra-se controversa, e alguns acham que auxilia a involução uterina, reduzindo o peso sustentado pelos ligamentos. Doses mais altas devem ser evitadas, pois um episódio cólico induzido pode precipitar uma hemorragia fatal. Antifibrinolíticos (ácido aminocaproico e ácido tranexâmico) podem ajudar a estabilização do coágulo. A pentoxifilina aumenta a flexibilidade das hemácias e pode aumentar a oxigenação dos tecidos isquêmicos. Deve-se lembrar que há pouca literatura veterinária revista por pares para validar o uso de alguns desses medicamentos em equinos. Por exemplo, um produto conjugado de estrógeno foi proposto com base em sua capacidade de reduzir o tempo prolongado de sangramento em humanos. No entanto, o benefício, se houver, não seria perceptível até vários dias após o término da crise. Da mesma maneira, relatos informais sugerem que a naloxona (8 mg) pode ser eficaz, mas o conceito foi extrapolado de pequenos animais, e não há estudos controlados em equinos. Uma terapia histórica controversa para promover a hemostasia em equinos é o uso de formalina tamponada a 10% IV, que supostamente melhora a ativação da cascata de coagulação. No entanto, estudos controlados não foram capazes de demonstrar um efeito nos parâmetros de coagulação ou nos tempos de sangramento em cavalos normais.[203] Antibióticos de amplo espectro devem ser administrados para evitar a infecção do hematoma. O Yunnan Baiyao®, um suplemento fitoterápico, tem sido usado por alguns profissionais para facilitar a hemostasia.

Se houver hemorragia na parede do útero, o hematoma intramural pode ser um achado incidental no exame do cio do potro. No entanto, algumas éguas podem apresentar sinais variáveis de desconforto abdominal, até mesmo justificando uma celiotomia exploratória.[834-836] A ruptura de uma artéria na parede uterina por laceração endometrial pode causar hemorragia substancial, em geral com escape de sangue pela vagina. A égua deve ser confinada a um estábulo e tratada com ocitocina em baixas doses. A irrigação uterina é contraindicada, pois interrompe a formação de coágulos e prolonga o episódio hemorrágico. A artéria pudenda interna, um dos ramos terminais da artéria ilíaca interna, dá origem à artéria umbilical e à artéria urogenital antes de terminar em ramos na área perineal e no bulbo vestibular. A pequena artéria vesicular cranial supre o ápice da bexiga antes que o restante da artéria umbilical termine no ligamento redondo da bexiga, em formato de cordão. A artéria urogenital dá origem a um ramo uterino caudal que corre cranialmente no lado da vagina e se ramifica com o ramo caudal da artéria uterina no corpo do útero. A artéria urogenital também fornece ramos para o reto, o ureter, a bexiga caudal e a uretra e continua como artéria vaginal para a porção caudal do sistema reprodutivo.[4,828,829] Um hematoma decorrente desses vasos pode dissecar ao longo do plano fascial da cavidade pélvica e ser observado como um grande inchaço vulvar unilateral.[811] As éguas afetadas geralmente sofrem cólicas violentas. A abscedação de um hematoma retroperitoneal pode tornar-se uma complicação com risco de vida após uma distocia. Portanto, a cobertura antibiótica profilática de amplo espectro é justificada.[826] Éguas com um hematoma retroperitoneal infectado costumam apresentar sinais de toxemia. Nesses casos, o fluido peritoneal apresenta alto teor de proteínas totais (3,0 a 5,0 g/dℓ) e aumento maciço no número de leucócitos (geralmente acima de 100.000 células/μℓ).[197]

Prolapso (eversão) de útero

O prolapso uterino, ou eversão, é uma complicação incomum do parto equino que pode ocorrer até várias horas (e, às vezes, vários dias) após o nascimento do potro.[837] A doença pode ser complicada por eversão (ou prolapso) da bexiga, ruptura uterina ou hérnia intestinal, além de rapidamente fatal, em caso de ruptura da artéria uterina.[200,800,812,826] Se a égua estiver em pé e houver pessoal disponível, instruções devem ser dadas para colocar o útero em um grande saco plástico e elevá-lo ao nível da vulva. Isso pode impedir mais danos ao endométrio e, mais importante, alivia a tensão nos vasos uterinos.[837] A fluidoterapia pode ser indicada, e convém corrigir qualquer déficit de cálcio. A anestesia peridural pode reduzir a quantidade de esforço reflexo provocado por manipulações vaginais, mas não elimina a forte pressão abdominal da égua.[801] A anestesia geral pode ser necessária se a égua exibir desconforto violento ou se o esforço for excessivo. Quaisquer lacerações uterinas devem ser fechadas com suturas absorvíveis. O útero bem lubrificado é então empurrado de volta através da vagina com um movimento de amassamento. As pontas dos dedos podem danificar facilmente o tecido edematoso, e manipular o útero por meio de um saco plástico reduz a probabilidade de ruptura da parede por um dedo.[204] A ultrassonografia auxilia a avaliação de qualquer conteúdo suspeito. A bexiga presa pode ser aspirada com uma agulha calibrosa, porém a alça intestinal pode exigir uma celiotomia medial ventral.

O útero reposicionado deve ser distendido com soro fisiológico estéril para que as pontas dos dois cornos fiquem totalmente estendidas. Doses baixas repetidas (10 a 20 UI a cada 2 h) de ocitocina devem ser administradas para promover a involução uterina. A ausência de extensão completa dos cornos uterinos em uma posição normal dentro do abdome pode causar desconforto, esforço e recidiva do prolapso.[204] As suturas de retenção vulvar não são necessárias caso o útero tenha retornado completamente à sua posição normal, o déficit de cálcio tenha sido corrigido e a terapia com baixa dose de ocitocina tenha sido administrada. Antibióticos de amplo espectro, AINEs e profilaxia do tétano são indicados. A égua deve ser monitorada com cuidado quanto a evidências de hemorragia interna. As éguas acometidas podem sofrer exsanguinação após o reposicionamento do útero. O dano isquêmico no intestino aprisionado é uma possível complicação. O profissional deve estar ciente dos riscos de endometrite-metrite, sepse, endotoxemia e laminite. Dois a 3 dias de terapia intrauterina podem ser necessários, dependendo das condições do endométrio exposto.

Inversão parcial (intussuscepção) do corno uterino

A tração excessiva em um remanescente da membrana fetal retida pode inverter a ponta do corno uterino, o que pode progredir para um prolapso uterino completo.[204] Se apenas o corno for afetado, o comprometimento circulatório e a pressão nas terminações nervosas podem produzir sinais de desconforto abdominal. Assim, as pontas dos dois cornos uterinos devem ser palpadas por via retal à avaliação de um caso de cólica pós-parto. O corno afetado é mais curto que o normal e muito espessado.[800,812] A redução manual por pressão do lúmen uterino pode ser realizada em alguns casos, e a infusão de vários litros de soro fisiológico normalmente assegura a extensão do corno afetado.[800] A ocitocina (10 a 20 UI) deve ser administrada e o fluido é drenado do útero à medida que se contrai. A resolução do problema deve ser confirmada por palpação retal.

Ruptura uterina

Há um risco de lesões iatrogênicas em todos os casos de distocia. O útero deve sempre ser verificado quanto a lacerações evidentes logo após a extração do feto. O reconhecimento precoce é importante porque o prognóstico piora devido ao desenvolvimento de peritonite.[197,810,811,826,838] No entanto, a intervenção obstétrica nem sempre é a causa das lacerações uterinas. Às vezes, o casco do potro pode ser forçado por meio da parede uterina dorsal durante os esforços expulsivos da égua, que pode apresentar uma alça intestinal saindo pelos lábios vulvares. O intestino exposto deve ser lavado com soro fisiológico estéril e reposicionado, mas uma celiotomia medial ventral pode ser necessária para avaliar completamente os danos intestinais e reparar a laceração uterina. Uma lesão mais comum em partos não assistidos é a laceração em direção à ponta do corno uterino gestacional.[199,838] Embora os cascos fetais estejam cobertos com estruturas gelatinosas rígidas que presumivelmente protegem a placenta e a parede uterina, os movimentos vigorosos em pistão dos membros posteriores podem ocasionalmente causar uma ruptura.[402,675,839] Em geral, as éguas acometidas sofrem crises de cólica e ficam deprimidas, febris e anoréticas devido ao desenvolvimento de peritonite. O intervalo entre a ocorrência da laceração e o diagnóstico e o início da terapia tem grande influência no prognóstico de sobrevida.[197,199,204,811,826,838] Nem sempre é possível verificar a integridade uterina apenas pela palpação vaginal. A palpação das pontas dos cornos pode ser especialmente difícil no útero pós-parto. As alterações na cavidade peritoneal dependem da duração da doença, mas, de modo geral, há observação de fluido serossanguinolento a sanguinolento com alto teor de proteína total, aumento do número de leucócitos e bactérias extracelulares e intracelulares.[197,198,838,840]

A avaliação laparoscópica do útero pode confirmar o diagnóstico e fornecer boas informações para determinar a necessidade de cirurgia.[841] A perfuração completa da parede uterina não é necessária para o desenvolvimento da peritonite após danos causados por manipulações obstétricas traumáticas.[842] No entanto, a fetotomia não altera a composição do fluido peritoneal pós-parto se for realizada corretamente.[197]

Se houver suspeita de laceração uterina (parcial ou total), a égua deve receber antibióticos sistêmicos de amplo espectro e AINEs na tentativa de impedir o desenvolvimento de endotoxemia ou outras infecções sistêmicas. A terapia com ocitocina (10 a 20 UI a cada 2 h) promove a involução uterina. A dose pode ser aumentada se a égua não ficar desconfortável. A fluidoterapia deve ser administrada conforme necessário, o que assegura a normalidade dos níveis de cálcio. O tratamento clínico intensivo pode ser suficiente nas pequenas lacerações uterinas dorsais, mas a sutura é justificada na maioria dos casos se os custos não forem uma limitação.[199,838,840,841] As opiniões sobre a necessidade e a utilidade do lavado peritoneal são variáveis.[838,841] Grandes lacerações de espessura total justificam intervenção cirúrgica. Em alguns casos, uma laceração no corpo uterino pode ser suturada às cegas *in situ*, porém, muitas vezes, uma celiotomia medial ventral é a abordagem preferida.[204,736,810,840]

Retenção de membranas fetais e metrite tóxica

A ruptura do cordão umbilical provoca uma interrupção repentina no fluxo sanguíneo pela rede capilar da placenta.[200] Isso reduz o volume tecidual dos microcotilédones, e as ondas rítmicas de contração tubocervical fazem com que as pontas da membrana se separem e invaginem no corno. O processo de descolamento tubocervical em andamento faz com que as membranas sejam passadas de dentro para fora com exposição da superfície alantoide. As membranas devem ser expelidas em até 3 horas após o parto, e a incidência de retenção varia entre 2 e 10% dos partos.[727,843,844] A retenção da membrana tende a ser mais associada à ponta do corno não gestacional e parece estar associada à disfunção do início do processo de separação.[432]

A retenção de membrana é mais comum em circunstâncias com inflamação do tecido (p. ex., aborto, distocia, cesárea). Nesses casos, o edema endometrial pode prender os microcotilédones nas criptas endometriais. Éguas com retenção de membrana podem apresentar nível sérico de cálcio significativamente menor.[845] O número de mastócitos endometriais observados durante o período puerperal é significativamente menor no endométrio de éguas com retenção de membranas fetais.[846] É provável que haja alguma disfunção dos processos normais de maturação relacionados com o sistema endócrino nos microcotilédones. Pode haver uma associação entre a consanguinidade e a alta incidência de retenção de membranas fetais em éguas Frísias.[763,847]

O manejo adequado de uma égua com retenção de membranas fetais varia de acordo com o tempo desde o parto.[848] Embora algumas éguas, especialmente as que parem em ambiente natural, possam não apresentar complicações, recomenda-se a medicação profilática em criações intensivas.[844,849] A contaminação bacteriana nesse ambiente é altamente provável. Se houver desenvolvimento de metrite grave, a inflamação da parede uterina possibilita a entrada de bactérias e toxinas na circulação sistêmica, produzindo sepse e endotoxemia.[842,850] A laminite é uma sequela frequente.[204]

A abordagem para o tratamento de RFMs varia consideravelmente, dependendo da duração do quadro e da presença ou não de metrite com septicemia. Em partos normais e não assistidos, um ou dois tratamentos com ocitocina podem ser suficientes para facilitar a eliminação das membranas retidas. Os restos placentários salientes devem ser amarrados em um nó acima dos jarretes da égua. Recomenda-se uma baixa dose inicial (10 a 20 UI) de ocitocina, pois algumas éguas pós-parto são bastante sensíveis a esse hormônio e podem sofrer um ataque grave de cólica poucos minutos após o tratamento. É provável que doses mais altas sejam contraproducentes por causarem espasmo miometrial em vez das contrações tubocervicais rítmicas desejadas. Se tiver cólica, a égua deve ser sedada para que não role e machuque o neonato. Nesses casos, a próxima dose de ocitocina deve ser reduzida. A resposta de cada égua ao tratamento inicial rege as recomendações posológicas subsequentes de aumentos incrementais de 10 a 20 UI a cada 30 minutos a 2 horas.

A distensão do saco corioalantoide com fluido, conhecida como *técnica de Burns*,[851] promove a expulsão da membrana (5 a 30 min) na maioria das éguas que sofreram distocias. Uma grande vantagem é que a expulsão das membranas fetais intactas remove todos os contaminantes que possam ter sido introduzidos pelos procedimentos obstétricos.[851]

A técnica funciona apenas se uma sonda nasogástrica estéril puder ser passada além dos fragmentos distais e é melhor executada enquanto as membranas ainda estão frescas. Em casos mais prolongados, a corioalantoide com autólise rápida torna-se friável e geralmente rasga com o aumento da pressão do fluido. Durante o procedimento, as membranas fetais expostas são mantidas firmemente ao redor da sonda, enquanto 12 a 15 ℓ de solução são infundidos. Em seguida, fecha-se a abertura com fita umbilical. O mecanismo exato não é conhecido, mas a expansão do lúmen uterino pode dilatar as criptas endometriais, de modo que o peso das membranas possa atrair os microcotilédones livres de modo atraumático. A liberação endógena de ocitocina pode ser suplementada para melhorar as contrações uterinas.

Como a resposta uterina à ocitocina diminui durante o período pós-parto, a dose pode ser aumentada em pequenos incrementos a cada 2 horas em éguas com retenção das membranas fetais, apesar da terapia inicial. Em éguas hospitalizadas recebendo fluidos IV, cada tratamento com ocitocina pode ser adicionado ao acesso. Outra opção é adicionar ocitocina à bolsa de fluidos em uma dose calculada com base na taxa de fluxo (1 UI/min).[204] No entanto, uma desvantagem dessa abordagem é a necessidade de descarte desses fluidos se a égua ficar desconfortável e ainda precisar de reidratação. O íon cálcio tem papel vital na contratilidade miometrial, e é importante assegurar que seus níveis de cálcio estejam dentro da faixa normal.[768,852] A suplementação com cálcio pode acelerar muito a taxa de eliminação, o que sugere a atuação da hipomotilidade uterina em alguns desses casos.[844] O exercício controlado costuma ser benéfico na promoção da involução uterina, mas nem sempre é possível se a égua estiver hospitalizada ou sendo mantida em um estábulo enquanto se medica o neonato comprometido.

A tração excessiva nas membranas fetais é contraindicada, mas um estudo recente sugere que sua remoção manual cuidadosa pode não ser tão prejudicial quanto se acreditava.[853] A extração das membranas à força inevitavelmente provoca o rompimento da barreira epitelial, tornando o revestimento uterino traumatizado mais suscetível à invasão bacteriana e ao desenvolvimento de metrite.[850] Também é provável que o traumatismo endometrial contribua para o desenvolvimento de fibrose periglandular. Não é incomum que a ponta da membrana se solte e continue bem presa dentro do corno não gestacional.[432] A tração excessiva das membranas também pode causar uma inversão da ponta do corno uterino, com possível progressão para um prolapso uterino completo.

Se as membranas fetais não foram expelidas após 2 dias de terapia de suporte, o tecido autolítico fica mais solto. Uma técnica de torção suave, com tração mínima, no corno associado geralmente possibilita a remoção bem-sucedida de toda a corioalantoide. Tal procedimento funciona melhor durante a distensão do útero durante uma irrigação. Injeções intraplacentárias de colagenase pode ser eficaz no tratamento de RFMs.[854,855]

Éguas com retenção de membranas por 6 a 8 horas ao primeiro exame devem ser submetidas à antibioticoterapia sistêmica.[204] Os medicamentos recomendados para administração sistêmica são ampicilina, gentamicina, canamicina, penicilina, ticarcilina e sulfametoxazol-trimetoprima. Na ausência de remanescente ao exame das membranas, a abordagem terapêutica deve prosseguir como se a membrana inteira ainda estivesse presente. Sinais característicos de metrite tóxica são febre, depressão, anorexia, taquicardia e hiperemia de mucosas. O potro não mamará de maneira adequada, e muitas dessas éguas apresentam pulsos digitais delimitadores e evidências de laminite.

A palpação transretal revela um útero atônico grande, de paredes finas, com quantidades moderadas a grandes de fluido fétido. Um grande volume de fluido tóxico, marrom-avermelhado e aquoso pode acumular-se dentro do útero pós-parto pendular antes que qualquer corrimento vaginal se torne evidente. A anamnese frequentemente revela o descarte das membranas fetais sem verificar sua integridade.

Como é provável que o endométrio esteja necrótico, a terapia deve incluir antibióticos de amplo espectro, medicamentos anti-inflamatórios e fluidos IV, se indicado. A profilaxia do tétano é aconselhável. Uma combinação de penicilina e gentamicina é bastante usada para fornecer cobertura sistêmica de amplo espectro, especialmente contra os coliformes que frequentemente contribuem para endotoxemia e laminite.[856] O flunixino meglumina deve ser administrado para melhorar os efeitos da endotoxemia. De modo geral, é administrada por via IV em dose baixa (0,25 mg/kg a cada 8 h).[204] A fenilbutazona (2 a 4 mg/kg) e camas macias, profundas e suportes acolchoados para os pés ajudam a aliviar a dor na laminite iminente. As radiografias podem ajudar a monitorar as alterações na posição dos ossos do pé. Vasodilatadores, como o maleato de acetilpromazina, podem ser administrados por via IM (0,02 a 0,04 mg/kg a cada 4 a 6 h).[856] Os Capítulos 10 e 12 discutem mais o diagnóstico e o tratamento da endotoxemia e da laminite, respectivamente.

O útero deve ser lavado com soro fisiológico estéril ou solução de iodopovidona bastante diluída ("chá fraco"). A concentração final de iodopovidona não deve exceder 0,1%; isto equivale a 10 mℓ de solução de iodopovidona a 10% (p. ex., Betadine®) em 1 ℓ de soro fisiológico. Se os custos forem preocupantes, 90 mℓ em um balde de 9 ℓ de água limpa podem ser suficientes. Deve-se tomar extremo cuidado para não perfurar a parede uterina inflamada com a sonda. O lavado deve ser repetido até que o fluido eliminado seja relativamente claro. O objetivo da terapia é eliminar toxinas e impedir a rápida proliferação de bactérias, especialmente coliformes e talvez anaeróbios. A administração de antibióticos intrauterinos na égua pós-parto é controversa, pois tem pouca validação científica. A administração intrauterina de antibióticos e antissépticos pode diminuir a atividade fagocítica dos neutrófilos uterinos, e sabe-se que muitos produtos químicos irritam o endométrio nas éguas submetidas à infusão por endometrite.

As propriedades farmacocinéticas de cada medicamento influenciam sua eficácia no útero pós-parto. A maioria dos estudos sobre terapia intrauterina em éguas abordou o tratamento da endometrite em animais não parturientes. A eficácia das formulações de antibióticos em populações bacterianas mistas e *debris* teciduais associados à retenção de membranas fetais na égua ainda deve ser estabelecida. O antibiótico de escolha deve ser adicionado a um grande volume de infusão (2 a 3 ℓ) para assegurar sua distribuição uniforme na superfície endometrial inflamada depois que o lavado tenha removido o fluido tóxico e os resíduos necróticos. A infusão de 2 g de amicacina após o lavado uterino tende a ser clinicamente eficaz. A polimixina B pode ter algum mérito, devido à sua capacidade de ligação à endotoxina. Sabe-se que as formulações de oxitetraciclina em pó e propilenoglicol são irritantes quando infundidas no útero involuto e devem ser evitadas.[6,857] Outros antibióticos sugeridos para a terapia intrauterina pós-parto são ampicilina (3 g), ticarcilina e ácido clavulânico (1 a 3 g) e gentamicina (2 a 3 g). Menos de 60% dos isolados do fluido da metrite parecem sensíveis à ampicilina. Os autores não indicam a terapia antimicrobiana intrauterina na égua pós-parto.

Recentemente, descreveu-se uma técnica que se acredita causar liberação imediata da placenta. Essa técnica consiste na canulação dos vasos do cordão umbilical e no uso de um adaptador para conectar o cateter com uma mangueira de jardim. A água é bombeada para o útero até que a corioalantoide se destaque do endométrio.[858] A taxa de sucesso da liberação imediata da placenta é de 93%.

Complicações gastrintestinais

O esforço prolongado durante a distocia pode forçar a saída de quantidades variáveis de mucosa retal pelo esfíncter anal (prolapso retal de tipo I). O tecido fica sujeito a traumatismo, contaminação e comprometimento vascular. Na ausência de correção imediata, a pressão do esfíncter anal causa congestão venosa e edema. Isso promove mais esforço e rápida deterioração. O prolapso do tipo II envolve a toda ou parte da ampola retal. Um anestésico peridural pode ajudar a diminuir o esforço. A aplicação tópica de glicerina ou dextrose no tecido prolapso pode reduzir o edema.[204] Uma sutura em bolsa de tabaco pode exacerbar o esforço e impedir a defecação.[859] Os laxantes suaves devem ser administrados, e a dieta modificada (p. ex., ração peletizada, volumoso) ajuda a produção de fezes moles.[569]

Prolapsos crônicos podem justificar a ressecção cirúrgica da massa mucosa desvitalizada. Em um prolapso do tipo III, há um prolapso retal de espessura total e intussuscepção do reto peritoneal ou cólon menor. Em um prolapso do tipo IV, o intestino em intussuscepção projeta-se pelo ânus, e há uma vala palpável que pode se estender por vários metros no reto, dependendo do comprimento da intussuscepção.[859-861] A celiotomia medial ventral costuma ser necessária para reduzir a intussuscepção, embora alguns prolapsos menores diminuam após a extração do potro. O mesentério curto que sustenta essa parte do intestino é frequentemente arrancado do cólon. Esses casos têm um prognóstico reservado, conforme a integridade vascular do cólon menor afetado. Tal doença pode desenvolver-se quando apenas 15 a 25 cm de intestino parecem estar prolapsados. Provavelmente, a avulsão ocorre quando o esforço intermitente da égua faz com que mais 10 a 15 cm de intestino saiam pelo reto. Portanto, é fundamental evitar os esforços o mais rápido possível. Se o potro ainda não foi extraído, pode ser melhor anestesiar imediatamente a égua e elevar os quartos traseiros antes de tentar corrigir a causa da distocia.

Nos casos de prolapso retal tratados de maneira conservadora, um dos primeiros sinais clínicos pós-parto pode ser um desconforto atribuível à cólica por impactação. Se houver avulsão do mesocólon, a necrose isquêmica do intestino acometido causará uma peritonite tardia. Como a intervenção precoce é essencial, indica-se a abdominocentese sequencial durante o tratamento conservador de um prolapso retal de tipo III ou IV. A princípio, a composição do fluido peritoneal pode apresentar alterações insignificantes. No entanto, no caso de avulsão, o segmento comprometido do intestino logo perde sua integridade, e números altíssimos de leucócitos podem ser observados em 24 a 48 horas, devido à peritonite.[197] A avaliação laparoscópica do abdome possibilita a determinação imediata da integridade intestinal e o estabelecimento de um prognóstico preciso. Como o cólon afetado não é facilmente acessível para ressecção e anastomose, o prognóstico da maioria dos casos é reservado.

Graus variáveis de impactação descomplicada não são incomuns na égua pós-parto, talvez devido à dor perineal localizada que provoca relutância em defecar.[204] Tratadores astutos notam a ausência de matéria fecal no estábulo. O tratamento com laxantes (p. ex., óleo mineral) e analgésicos geralmente corrige o problema. Dietas laxantes (p. ex., papa de farelo) são eficazes na redução da incidência de constipação intestinal em éguas parturientes.[800] Essas éguas parecem mais suscetíveis ao desenvolvimento de torção do cólon maior.[570,826,862] A torção causa cólica violenta, com distensão abdominal facilmente discernível. O dano isquêmico extenso influencia o prognóstico, porém a intervenção cirúrgica precoce pode aumentar a taxa de sobrevida.[863] Ferimentos nas vísceras abdominais podem ocorrer durante o parto, com subsequente desenvolvimento de sinais moderados a graves de cólica por impactação e peritonite. Ocasionalmente, o mesentério pode ser arrancado de um segmento do intestino, o que causa necrose isquêmica e peritonite. O diagnóstico precoce e uma intervenção cirúrgica imediata podem salvar a vida da égua.[197,737,825-827,864] Uma laceração no mesentério ou no ligamento largo no momento do parto pode proporcionar o encarceramento de um segmento semanas mais tarde.[568,820,826,827,865] Os proprietários devem ser avisados de que a correção cirúrgica só é viável se o segmento do intestino desvitalizado estiver acessível.

Embora as éguas tendam a reduzir a ingestão de alimentos nos dias que antecedem o parto, a diminuição na quantidade de volumoso à disposição pode ajudar a reduzir a incidência de ruptura intestinal.[800] A ponta do ceco é o local mais provável de uma ruptura relacionada com o parto no trato alimentar. À palpação retal, as superfícies serosas inflamadas parecem ásperas, com crepitação discernível. A abdominocentese revela fluido gastrintestinal verde-escuro a marrom, que contém material vegetal e grandes números de neutrófilos. Indica-se a eutanásia porque a ingesta extravasada incita uma peritonite grave, acompanhada por choque séptico, e é provável que a doença seja rapidamente fatal.[826,866-869] A hérnia diafragmática tem sido relatada como uma complicação rara em éguas ao final da gestação.[735,870-872] Os sintomas de cólica são atribuíveis à obstrução com estrangulamento ou tensão no mesentério. Algumas éguas podem apresentar problemas respiratórios. A ultrassonografia transtorácica pode ajudar a confirmar a presença do intestino dentro do tórax.[873] O reparo cirúrgico do defeito nem sempre é possível e há necessidade de ventilação assistida.[871,872]

Lacerações vaginais e prolapso da bexiga

Éguas primíparas são bastante suscetíveis a traumatismo vaginal. As lacerações vaginais tendem a ocorrer durante tentativas imprudentes de resolução da distocia. Embora a maioria das lacerações seja retroperitoneal, essas lesões ainda podem contribuir para o desenvolvimento de vaginite grave, fibrose e, talvez, abscesso. Se houver traumatismo ventral, um cateter urinário deve ser colocado para verificar a integridade da uretra. Em alguns casos, a ligadura de uma artéria seccionada é necessária. Indicam-se cremes emolientes, profilaxia do tétano, antibióticos de amplo espectro e medicamentos anti-inflamatórios. Uma grande preocupação é a possibilidade de hérnia do intestino na vagina se a laceração for imediatamente caudal ao colo do útero, perto da bolsa urogenital.[826,874] Em caso de eventração, o intestino deve ser limpo e examinado quanto a evidências de comprometimento vascular. Se o intestino acometido parecer totalmente normal, deve ser lavado com soro fisiológico estéril e devolvido à cavidade abdominal. Na presença de comprometimento vascular, o prognóstico é reservado e há necessidade de celiotomia medial ventral para facilitar a ressecção. O prolapso de bexiga ocorre quando o órgão é forçado por uma laceração vaginal. A bexiga é rapidamente distendida pelo acúmulo contínuo de urina dos ureteres e da incapacidade de micção, devido à torção da uretra. A superfície serosa edematosa da bexiga pode projetar-se pelos lábios vulvares. O órgão exposto deve ser cuidadosamente limpo e devolvido à cavidade abdominal. A administração de epidural e a aspiração da urina podem ser necessárias para facilitar o reposicionamento. Se possível, a laceração vaginal deve ser suturada após a devolução de qualquer víscera à cavidade abdominal. Em alguns casos, a gravidade do traumatismo impede o fechamento bem-sucedido, e a ferida deve cicatrizar por segunda intenção.[874] A sutura de Caslick reduz a possibilidade de aspiração bacteriana. As éguas podem ficar contidas por vários dias para diminuir o risco de eventos causado pela elevação da pressão intra-abdominal ao deitar.[204] A peritonite iminente deve ser tratada (p. ex., antibióticos de amplo espectro, AINEs). Indica-se a profilaxia do tétano. Sintomas graves de cólica levam à suspeita de comprometimento intestinal.

Eversão da bexiga urinária

A uretra da égua é muito calibrosa e, ocasionalmente, a bexiga pode ser evertida para a vagina após esforço intenso.[875] A projeção da bexiga evertida pelos lábios vulvares provoca o rápido edema da superfície da mucosa exposta e o possível gotejamento de urina da superfície ventral. Uma inspeção mais detalhada revela que a urina pinga das aberturas papiliformes expostas dos ureteres na superfície dorsal do colo da bexiga.[876] A contenção adequada com cachimbo e epidural pode facilitar o reposicionamento. A superfície da mucosa deve ser cuidadosamente limpa, e convém reparar quaisquer defeitos. O lubrificante estéril deve ser aplicado, e massageia-se o órgão friável de volta pela uretra. Em alguns casos, uma incisão no esfíncter uretral pode ser necessária se a mucosa da bexiga estiver muito espessada.[876] Tal incisão deve ser fechada após o reposicionamento da bexiga. Um cateter de Foley pode ser inserido para lavar o lúmen da bexiga e assegurar o reposicionamento completo. Cobertura antibiótica de amplo espectro, AINEs e profilaxia do tétano são indicados.

Ruptura da bexiga urinária

Ocasionalmente, a bexiga pode se romper devido a aumento da pressão intra-abdominal ou traumatismo direto durante o parto.[877-879] Os sinais clínicos são tardios e associados a desequilíbrios eletrolíticos. As éguas afetadas podem apresentar depressão e inapetência, além de ausência de micção. O exame clínico revela taquicardia, taquipneia e diminuição da atividade gastrintestinal. A bioquímica sérica revela níveis séricos elevados de creatinina, ureia e potássio, além da diminuição dos níveis de sódio e cloreto. A avaliação de uma amostra de fluido peritoneal ajuda a confirmar o diagnóstico. O fluido contém níveis elevados de ureia e creatinina e cristais de carbonato de cálcio. A cistoscopia auxilia a avaliação do tamanho e da extensão da lesão da bexiga. Depois da estabilização médica da égua, indica-se o reparo cirúrgico.[820,877-879] Uma abordagem vaginal em pé elimina a necessidade de anestesia geral e possibilita a excelente observação e o reparo de lesões na bexiga em éguas adultas.[879]

Fístulas retovaginais e lacerações perineais

Uma laceração perineal de primeiro grau envolve a mucosa do vestíbulo e a pele dos lábios vulvares. Nas lacerações perineais de segundo grau, há acometimento dos tecidos mais profundos do corpo perineal. As duas lesões podem estar associadas ao parto não assistido de um potro grande ou ser uma sequela de distocia. A laceração pode ser passível de reparo imediato com sutura de Caslick. Alternativamente, o veterinário pode optar por esperar até a granulação da ferida. A égua deve ser tratada com antibióticos de amplo espectro, anti-inflamatórios e profilaxia do tétano. O fornecimento de papa de farelo e a administração de laxantes ou óleo mineral podem facilitar a defecação durante o início do período inflamatório.

As lacerações perineais de terceiro grau geralmente ocorrem em partos não assistidos, quando o casco fetal fica preso no teto da vagina na junção vestibulovaginal. O esforço da égua pode conduzir o casco através da camada retovaginal, e o casco fetal entra no reto. Se o feto for viável, o membro afetado pode ser retirado e o parto continua sem problemas, mas há formação de uma fístula retovaginal. Se o membro continuar dentro do reto, a saída do feto faz com que o membro preso rasgue o corpo perineal e o esfíncter anal. O defeito resultante é chamado de *laceração perineal de terceiro grau*. Essas lesões não respondem bem à intervenção cirúrgica imediata, e a recomendação geral é esperar 4 a 6 semanas antes de tentar a cirurgia reconstrutiva.[820,875,880] Enquanto isso, a égua deve ser tratada com antibióticos de amplo espectro, anti-inflamatórios, profilaxia do tétano e laxantes.

As rupturas retais de grau IV (espessura total) que se comunicam diretamente com a cavidade peritoneal têm prognóstico ruim e podem decorrer do parto.[881,882] As lacerações tendem a ser imediatamente craniais à reflexão peritoneal caudal. Tais casos justificam intervenção imediata, e o reto deve ser protegido para evitar contaminação abdominal durante o transporte para um hospital de referência. Uma técnica em pé que possibilita um reparo fácil e eficaz do fechamento primário com grampos foi descrita.[881]

Hematomas perineais e hematomas vulvares

Grande parte do aumento de volume após manipulações obstétricas prolongadas é edematosa. Laxantes, como óleo mineral oral e papa de farelo, são recomendados para facilitar a passagem de fezes pela área perineal inchada e machucada.[735,806] Hematomas na parede vaginal e nos lábios vulvares não são incomuns, especialmente em éguas primíparas e aquelas com potros muito grandes. É importante diferenciar um hematoma vestibular abaulado de uma eversão ou prolapso de bexiga.[800,829] A aspiração com agulha de hematomas vulvar não é recomendada, devido ao risco de abscesso. Indicam-se antibióticos de amplo espectro e profilaxia do tétano. A maioria dos hematomas resolve-se sem intercorrências, mas alguns hematomas vulvares, vaginais ou pélvicos podem justificar a drenagem em 7 a 10 dias.[735]

Eclâmpsia pós-parto (tetania da lactação)

A eclâmpsia pós-parto, ou tetania da lactação, é extremamente rara em éguas, mas pode ocorrer em animais em lactação intensa. A incidência é maior em raças de tração, porém o autor observou um caso em pônei. A eclâmpsia equina costuma ser associada a algum tipo de estresse (p. ex., mudança no ambiente). Os primeiros sinais são inquietação, taquipneia, olhos arregalados, espasmos, tremores e espasmos clônicos (especialmente diafragmáticos). Os espasmos clônicos gradualmente se tornam mais tônicos e, por fim, a égua pode ser incapaz de continuar em pé. O diagnóstico diferencial é o tétano, mas não há prolapso da membrana nictitante. A doença responde bem à administração IV de gliconato de cálcio.[200]

Técnicas de reprodução assistida para a égua

E. A. Bradecamp

O desenvolvimento de novas técnicas de reprodução assistida para a égua possibilitou a produção de filhotes por éguas inférteis por meio de técnicas reprodutivas ou transferência de embriões.

INJEÇÃO INTRACITOPLASMÁTICA DE ESPERMATOZOIDE

Atualmente, a injeção intracitoplasmática de espermatozoide (ICSI) tornou-se a técnica de reprodução assistida mais usada para obter gestações de éguas que não emprenham sozinhas ou via transferência de embriões. A ICSI também é usada para obter gestações de garanhões com fertilidade muito baixa ou com quantidade limitada de sêmen à disposição. Durante a ICSI, apenas um espermatozoide é escolhido, aspirado em uma agulha de ponta fina e injetado em um oócito maduro. O oócito injetado pode ser transferido para o oviduto de uma receptora ou cultivado para permitir o desenvolvimento embrionário[883] e, em seguida, transferido para uma receptora assim que alcançar o estágio de blastocisto. Cochran *et al.* relataram a primeira ICSI bem-sucedida de um oócito equino com amadurecimento *in vitro*. Os potros nasceram de ICSI usando oócitos amadurecidos *in vivo* ou *in vitro*.[884,885]

Hoje, existem vários laboratórios comerciais de ICSI que recebem éguas para aspiração de oócitos e ICSI. Alternativamente, os oócitos podem ser coletados em um local remoto e enviados para ICSI. Depois, os oócitos fertilizados são cultivados até o estágio de blastocisto. Os embriões podem ser transferidos para receptoras no local, se disponíveis, ou enviados para um plantel de receptoras em outro local.

Os oócitos podem ser coletados a partir de folículos dominantes ou não dominantes pré-ovulatórios. Os oócitos dos folículos pré-ovulatórios são coletados 24 a 36 horas após a administração de hCG (1.500 a 2.500 UI IV) ou deslorelina (1,5 mg, IM) na doadora, 18 a 20 horas antes da ovulação esperada. Portanto, oócitos provavelmente estão na metáfase I ou II. Os critérios para a administração de hCG são os seguintes: (1) folículo com diâmetro superior a 35 mm, (2) tônus cervical e uterino relaxado e (3) edema uterino ou comportamento estral por um período mínimo de 2 dias. Algumas éguas, especialmente as idosas, não respondem ao hCG de maneira consistente. Nesses casos, os autores utilizam acetato de deslorelina (1,5 mg, IM) e, depois de 4 a 5 horas, hCG (2.000 UI IV). Os oócitos foram coletados dos folículos das éguas por laparotomia,[886] colpotomia,[887] punção no flanco[888,889] e aspiração folicular guiada por ultrassonografia.[890,891] Hoje, a maioria dos laboratórios coleta oócitos por punção no flanco ou guiada por ultrassonografia transvaginal.

Para a coleta de oócitos por punção no flanco, coloca-se o trocarte no flanco ipsilateral ao folículo pré-ovulatório na posição aproximada do ovário. O ovário é manipulado pelo reto para o posicionamento do folículo pré-ovulatório contra o fim da cânula. Enquanto estabiliza o ovário pelo reto, o veterinário coloca uma agulha (de calibre 12 a 17) pela cânula até o antro folicular e remove o fluido folicular e o oócito por sucção e lavado delicado do folículo. A aspiração folicular guiada por ultrassonografia transvaginal requer o uso de equipamento ultrassonográfico e transdutor especial. Transdutores lineares, curvilíneos e setoriais foram utilizados. Coloca-se o transdutor em uma caixa com a guia da agulha. As contrações retais podem ser minimizadas pela administração de brometo de propantelina (0,04 mg/kg IV)[892] ou *N*-butilescopolamina ou pelo uso intrarretal de lidocaína antes do procedimento. O veterinário aplica um lubrificante não tóxico no transdutor e posiciona-o contra a parede vaginal anterior, lateral e dorsal ao orifício cervical externo e ipsilateral ao folículo a ser aspirado. O folículo deve ser cuidadosamente posicionado por meio de manipulações transretais com o ápice folicular justaposto ao guia da agulha. A agulha é avançada pelo guia até perfurar as paredes vaginais e foliculares. O laboratório dos autores utiliza uma agulha de duplo lúmen e calibre 12. Aspira-se o fluido folicular do folículo com uma bomba ajustada em aproximadamente 150 mmHg ou sucção com uma seringa grande. Após a remoção do fluido folicular, o profissional lava o lúmen com 50 a 100 mℓ de fluido. Normalmente, uma solução tamponada com fosfato de Dulbecco modificada ou uma solução estéril comercial para lavado de embriões é utilizada. Adiciona-se heparina (10 UI/mℓ) à solução para evitar a coagulação do sangue no aspirado. Com essa técnica, os oócitos são coletados com sucesso entre 70 e 80% dos folículos das doadoras.[892]

A principal vantagem clínica da ICSI é possibilitar o uso de espermatozoides em números limitados ou de baixa qualidade para reprodução. Além disso, permite a prenhez de éguas inférteis que não produziram embriões ou com insucesso à transferência de embriões.

TRANSFERÊNCIA DE OÓCITOS

Embora a primeira transferência bem-sucedida de oócitos tenha sido realizada em 1988, a técnica não foi usada de maneira comercial até o fim dos anos 1990.[892-894] Nesse procedimento, transfere-se o oócito de uma doadora para o oviduto de uma receptora que é inseminada no útero. A fertilização, o desenvolvimento embrionário e o desenvolvimento fetal ocorrem na receptora, prevenindo problemas associados à ovulação ou à genitália tubular das doadoras. A incidência de falha ovulatória aumenta com a idade e durante os meses de outono.[704,895] A exposição prolongada a um ambiente folicular anormal provoca envelhecimento e morte do oócito. Alguns tipos de falhas ovulatórias podem ser detectados à ultrassonografia como uma morfologia atípica do folículo ou do sítio ovulatório. Éguas que repetidamente não ovulam podem fornecer oócitos para transferência se forem coletados antes da ocorrência de alterações deletérias no folículo.[892]

Historicamente, o útero tem sido considerado a principal causa de diminuição da fertilidade na égua. O tratamento de éguas com piometra ou endometrite persistente é caro e, de modo geral, esses animais não geram embriões. Éguas com lacerações cervicais, aderências cervicais ou uterinas ou acúmulo de urina não são boas doadoras de embriões. A disfunção do oviduto é um impedimento raro à fertilidade e pode ocorrer em éguas jovens ou idosas. À coleta de oócitos recentemente ovulados ou embriões por lavado dos ovidutos de éguas idosas (> 20 anos) e jovens (2 a 9 anos) 1 e 4 dias após a ovulação, números significativamente maiores foram obtidos em éguas jovens em comparação com as idosas (26 de 27 [96%] *versus* 17 de 29 [59%], respectivamente).[547] As alterações patológicas dos ovidutos foram analisadas por microscopia eletrônica de varredura, e detectou-se um número significativamente menor de espermatozoides no istmo caudal de éguas subférteis em comparação com as éguas férteis. Os poucos espermatozoides encontrados nos ovidutos das éguas subférteis eram móveis, enquanto os ovidutos das éguas normais continham espermatozoides altamente móveis.[896] Postula-se que as obstruções do lúmen do oviduto são a causa da subfertilidade em algumas éguas. Massas globulares compostas por colágeno de tipo I foram observadas com mais frequência em éguas idosas em comparação com éguas mais jovens.[206] Massas foram encontradas nos ovidutos de 73% (16 de 22) das éguas entre 2 e 22 anos de idade. Em um pequeno número de éguas (3 de 43), as massas ocupavam e distendiam o lúmen do oviduto e podem ter causado infertilidade. O embrião equino continua no oviduto por 5 ou 6 dias antes de entrar no útero. Portanto, problemas no oviduto, como inflamação, podem afetar a viabilidade do embrião.[897]

Doadoras de oócitos

Os requisitos para doadoras de oócitos são mínimos. As infecções uterinas nas éguas doadoras devem ser tratadas para evitar a introdução de um patógeno na cavidade abdominal durante as coletas transvaginais de oócitos. As doadoras devem ter ciclos estrais regulares com crescimento de um folículo pré-ovulatório. A idade da doadora afeta as taxas de sucesso. Quando os oócitos foram coletados dos folículos de doadoras jovens (6 a 10 anos) e idosas (20 a 26 anos) e transferidos para os ovidutos de receptoras jovens (3 a 7 anos), um número significativamente maior de oócitos de doadoras jovens desenvolveu-se em vesículas embrionárias (11 de 12 [92%] *versus* oito de 26 [31%], respectivamente).[552] Observou-se uma incidência mais alta de anomalias morfológicas em oócitos de éguas idosas em comparação com as jovens.[551] Embora éguas jovens sejam melhores candidatas a doadoras de oócitos, éguas mais velhas (≥ 20 anos) são frequentemente usadas em programas comerciais de transferência de oócitos, e obtêm-se as gestações por meio de transferências repetidas.[884]

Cultura e transferência de oócitos

Os oócitos são sensíveis a mudanças de temperatura. Portanto, o veterinário deve aquecer o meio e o equipamento para manusear o oócito a 38,5°C. Na coleta, a solução de lavado é colocada em grandes placas de pesquisa e examinada em lupa para localizar o oócito. Os oócitos coletados pelo menos 30 horas após a administração de hCG para a doadora podem ser transferidos imediatamente no oviduto de uma receptora. Os oócitos costumam ser coletados 24 horas após a administração à doadora e entre 12 e 16 horas antes da transferência. A maioria dos oócitos é cultivada em meio semelhante ao descrito por Carnevale e Ginther.[552] O momento da coleta de oócitos (24 ou 36 horas após a administração de hCG às doadoras) não afetou as taxas gestacionais.[898] Uma modificação desses procedimentos foi a coleta de oócitos 24 horas após a administração de hCG e sua transferência imediata para o oviduto da receptora. O amadurecimento dos oócitos foi concluído no oviduto e, a seguir, as receptoras foram inseminadas (16 horas após a transferência). As taxas gestacionais não foram estatisticamente diferentes em oócitos que amadureceram no oviduto ou em uma incubadora (43% *versus* 57%).[899]

Como o sistema reprodutivo da receptora fornece o ambiente para o transporte de espermatozoides, a fertilização e o desenvolvimento embrionário, as éguas receptoras devem ser jovens (idade ideal de 4 a 10 anos) e ter sistemas reprodutivos normais. Éguas cíclicas ou não tratadas com hormônios têm sido usadas como receptoras de oócitos. Éguas cíclicas usadas como receptoras são sincronizadas com a doadora, e o oócito da própria receptora é removido por aspiração transvaginal ou pelo flanco antes da transferência dos oócitos da doadora.[900] Éguas em anestro e no início da transição são usadas como receptoras durante a estação não ovulatória.[892,901] Na estação de monta, uma dose alta de um agonista de GnRH (4,2 mg de acetato de deslorelina)[902] ou injeções de progesterona e estrógeno (150 mg de progesterona e 10 mg de estradiol)[894] foram administradas para reduzir o desenvolvimento folicular em possíveis receptoras. O ambiente endócrino da égua cíclica é imitado na receptora não cíclica com a administração de estradiol (1,5 a 5 mg/dia, durante 3 a 7 dias) antes da transferência. O estradiol costuma ser administrado para que a receptora apresente colo do útero aberto e relaxado e edema endometrial moderado. A progesterona (150 a 200 mg/dia) ou uma progestina são administradas após a transferência. A prenhez é mantida com a administração de progesterona exógena ou progestinas.[892]

Como os oócitos são transferidos cirurgicamente, a exposição adequada do oviduto é essencial, e éguas com flancos curtos e grossos ou ligamentos largos curtos não são boas candidatas a receptoras. Realiza-se a maioria das transferências de oócitos por meio de uma laparotomia de flanco em pé. A tranquilização, o preparo, o fechamento e o tratamento posterior das receptoras são semelhantes aos métodos já descritos para a transferência de embriões.[903] Em geral, os autores usam uma pipeta de vidro polido a fogo para transferir oócitos. O orifício do oviduto é localizado seguindo o contorno do oviduto ao longo da superfície externa do infundíbulo. Identifica-se a extremidade da estrutura e insere-se a pipeta que contém o oócito no sistema operacional e cuidadosamente ela é avançada de 2 a 3 cm. O oócito e uma quantidade mínima de meio (< 0,1 mℓ) são depositados na região ampular do oviduto, o ovário é delicadamente devolvido à cavidade abdominal e o sítio cirúrgico é fechado.

Inseminação das receptoras

Em um programa comercial de transferência de oócitos, o uso de garanhões com boa fertilidade é essencial, mas o sêmen resfriado de garanhões de fertilidade variável costuma ser utilizado.[892,904] O oócito equino continua viável por cerca de 12 horas após a ovulação natural.[4] Devido a essa vida útil limitada, as receptoras devem ser inseminadas antes e/ou logo após a transferência de oócitos. Receptoras inseminadas somente antes[905,906] ou depois[899] da transferência de oócitos emprenharam. No entanto, na maioria das transferências experimentais, as receptoras foram inseminadas antes da transferência (aproximadamente 12 horas) e após a transferência (aproximadamente 2 horas) com um total de 2×10^9 espermatozoides móveis. Em um programa comercial com doadoras mais velhas e sêmen resfriado de inúmeros garanhões de fertilidade variável, as taxas gestacionais quando as receptoras foram inseminadas antes ou antes e depois da transferência de oócitos foram significativamente maiores do que à inseminação somente depois da transferência (18 de 45 [40%], 27 de 53 [51%] e 0 de 10 [0%], respectivamente).[904] Os resultados sugerem que a inseminação de uma receptora uma vez antes da transferência com pelo menos 1×10^9 espermatozoides com motilidade progressiva de um garanhão fértil é suficiente. No entanto, se a fertilidade do garanhão não for ideal, a inseminação da receptora antes e após a transferência pode ser benéfica.

Após inseminação e transferência, o útero da receptora deve ser examinado à ultrassonografia para a detecção de coleções de fluidos intrauterinos. As receptoras com coleções de fluidos intrauterinos são tratadas como éguas em ovulação, com ocitocina ou PGs, para estimular contrações uterinas ou submetidas a lavado uterino e infusão antimicrobiana.

Sucesso da transferência de oócitos

As taxas gestacionais de transferências comerciais com doadoras mais velhas e sêmen de qualidade variável foram de 27 a 40% por transferência.[892,904] Por outro lado, transferências experimentais sob condições semelhantes usando oócitos de éguas jovens e garanhões férteis resultaram em taxas gestacionais entre 54 e 83% por transferência.[27] No entanto, uma ou mais gestações foram obtidas em mais de 80% das doadoras durante a estação de monta em um programa comercial de transferência de oócitos.[892] Todas essas éguas tinham história de falhas reprodutivas nos programas de reprodução e transferência de embriões, com uma média de 7 anos (variação de 3 a 15 anos) desde a última gestação ou coleta de embriões bem-sucedida.[892]

Amadurecimento e fertilização *in vitro* de oócitos

A fertilização *in vitro* não é tão bem-sucedida repetidamente na égua quanto em muitas outras espécies. Apenas dois potros nasceram após a fertilização *in vitro*.[907,908] Um problema ao tentar estudar procedimentos como a fertilização *in vitro* em equinos é a escassez de oócitos. Os oócitos são frequentemente coletados dos folículos pré-ovulatórios de éguas vivas. A coleta de oócitos de folículos pequenos durante o diestro é menos eficaz em comparação com a coleta de oócitos de folículos pré-ovulatórios.[909] Um estudo[908] coletou oócitos de pequenos folículos e folículos pré-ovulatórios. Os oócitos coletados de pequenos folículos amadureceram *in vitro* por 36 a 38 horas antes da transferência, enquanto os oócitos coletados de folículos pré-ovulatórios foram transferidos imediatamente para o oviduto de uma receptora. As taxas de desenvolvimento embrionário após as transferências foram de 9% para o amadurecimento *in vitro* e 82% *in vivo*. Por outro lado, alguns laboratórios têm tido muito sucesso no desenvolvimento de métodos para a coleta e o amadurecimento de oócitos de pequenos folículos. Colleoni *et al.* relataram uma taxa de recuperação de oócitos de 58% – ou 11 oócitos por sessão de coleta.[910] Hoje, a produção *in vitro* de embriões é melhor com a aspiração de oócitos, seguida por ICSI para fertilização, amadurecimento do embrião *in vitro* e transferência no estágio de blastocisto para uma receptora.

A pesquisa com oócitos de ovários excisados visa a desenvolver um método de recuperação de gametas dos ovários de éguas valiosas que morreram ou foram sacrificadas. Os ovários das éguas podem ser coletados imediatamente após a morte e enviados para uma instituição para recuperação, amadurecimento e transferência de oócitos. Tentou-se essa técnica pela primeira vez em 1999,[892] e foi estabelecida uma gestação que posteriormente sofreu morte embrionária. No entanto, tentativas mais recentes resultaram em gestações e potros saudáveis após o envio de ovários de éguas que foram sacrificadas por várias razões clínicas.[911,912] Atualmente, é prevista a obtenção de uma gestação tardia ou de um de quatro conjuntos de ovários enviados para um laboratório para recuperação de oócitos.

Criopreservação de oócitos e embriões

A criopreservação do oócito equino possibilita a preservação da genética feminina, enquanto a criopreservação do embrião preserva os genomas feminino e masculino. O primeiro potro produzido a partir de um embrião criopreservado nasceu em 1982.[913] Os procedimentos para a criopreservação de embriões foram revisados.[914] A criopreservação de embriões pequenos (mórula ou blastocistos iniciais com menos de 300 μm) gerou taxas gestacionais aceitáveis próximas a 50%.[915,916] A criopreservação de embriões maiores (de tamanho igual ou superior a 300 μm) não costuma ser bem-sucedida. Recomenda-se a coleta de embriões no 6º ou no 6,5º dia após a ovulação.[914] As doadoras de embriões são examinadas 2 vezes/dia para a ovulação ou as coletas de embriões são cronometradas a partir da administração de um agente de indução ovulatória.[917] Nos últimos anos, os procedimentos de vitrificação têm sido usados para a criopreservação de pequenos embriões equinos.[917-919] A vantagem da vitrificação sobre os métodos tradicionais de resfriamento lento inclui a criopreservação, um procedimento rápido (menos de 15 min) que requer equipamento mínimo e gera melhores taxas gestacionais após o descongelamento. Recentemente, uma técnica com aspiração de fluido da cavidade da blastocele antes da vitrificação em embriões maiores foi relatada e apresenta taxas razoáveis de sucesso.[920]

Embora a criopreservação do oócito seja difícil, descreveu-se a fertilização bem-sucedida dos oócitos criopreservados.[921,922] Os primeiros potros nasceram após a criopreservação de oócitos em 2001.[906] O uso clínico da criopreservação de oócitos não foi relatado e não é realizado hoje em dia.

TÉCNICAS DE REPRODUÇÃO ASSISTIDA PARA O GARANHÃO

A fertilidade máxima foi obtida quando éguas férteis foram inseminadas todos os dias durante o estro com 500×10^6 espermatozoides com motilidade progressiva.[923] A inseminação de um número baixo de espermatozoides seria benéfica nos casos de sêmen congelado, suprimento limitado, garanhões subférteis com baixo número de espermatozoides e inseminação de espermatozoides classificados por sexo. A discussão a seguir resume técnicas para inseminações com baixas doses ou assistidas. Uma discussão mais completa sobre o processamento do sêmen do garanhão é feita em um tópico posterior.

Inseminação intrauterina profunda

As contrações uterinas movem o espermatozoide para as pontas dos cornos uterinos em 20 minutos da IA de rotina.[924] O objetivo da inseminação uterina profunda (também conhecida como "inseminação do corno profundo") é aumentar o número de espermatozoides que entram no oviduto ipsilateral à ovulação.[925-927] Introduz-se uma pipeta de inseminação flexível pelo colo do útero até o corno uterino ipsilateral ao folículo pré-ovulatório. A manipulação retal é usada para avançar e posicionar o cateter na ponta do corno uterino no qual os espermatozoides são depositados. Espermatozoides frescos, resfriados e classificados por sexo em volumes que variam de 0,2 a 1,0 mℓ de diluente comercial de sêmen foram utilizados para inseminações intrauterinas profundas. As taxas gestacionais após inseminações intrauterinas profundas com 5×10^6 espermatozoides com motilidade progressiva foram de 30 a 50%[923,928] e, após inseminações com 25×10^6 espermatozoides com motilidade progressiva, variaram entre 57 e 63%.[929,930] No entanto, em um estudo de Woods *et al.*,[930] éguas controles foram inseminadas com espermatozoides com motilidade progressiva de 25×10^6 no corpo uterino, e as taxas gestacionais não se mostraram significativamente diferentes entre inseminações uterinas comuns e profundas. Como as inseminações de controle não foram realizadas em muitos estudos, o verdadeiro benefício da inseminação uterina profunda não foi determinado.

Inseminação histeroscópica

Na inseminação histeroscópica, os espermatozoides são depositados diretamente na papila da junção uterotubal. Um volume mínimo de espermatozoide em diluente (aproximadamente 0,05 a 0,25 mℓ) é usado na inseminação histeroscópica. Os espermatozoides são centrifugados por um gradiente de densidade para a seleção de uma população com alta taxa de motilidade. O número de espermatozoides frescos inseminados variou entre 1 e 10×10^6 espermatozoides com motilidade progressiva, com taxas gestacionais entre 40 e 75%.[928,931-933] Volumes maiores[931] ou números menores de espermatozoides[931] foram associados à diminuição da fertilidade.

Na inseminação histeroscópica, o sêmen é aspirado para um cateter de transferência intrafalópica de gametas equinos (GIFT) (Cook Animal Health, Bloomington, IN, EUA) protegido por uma cânula externa de polipropileno e carregado no canal de trabalho do videoendoscópio. Com o braço com luva estéril na vagina da égua, o operador guia o endoscópio flexível (1,6 m de comprimento) pelo colo do útero até o lúmen uterino; direciona o endoscópio ao longo do corno uterino ipsilateral ao folículo pré-ovulatório; e, ao visualizar a papila da junção uterotubal, extrui a cânula externa e, em seguida, o cateter GIFT interno contendo a suspensão de espermatozoides do canal de trabalho do endoscópio. Quando a ponta do cateter GIFT toca a papila, o operador borbulha o inseminado na superfície da papila.[931]

A inseminação em baixa dose com espermatozoides descongelados maximiza o uso de uma dose convencional congelada (800 a 1.000×10^6 espermatozoides com motilidade progressiva), reduzindo o número de espermatozoides necessários para a inseminação. Usando 5 ou 10×10^6 espermatozoides descongelados com motilidade progressiva, diferentes pesquisadores obtiveram taxas gestacionais entre 33 e 47%.[932,934,935] Alvarenga *et al.*[936] inseminaram éguas de clientes com 100 a 150×10^6 espermatozoides descongelados de 15 garanhões Warmbloods e obtiveram uma taxa gestacional geral de 57%, demonstrando que a inseminação histeroscópica pode ser aplicada imediatamente na indústria equina. As taxas atuais de classificação de espermatozoides em populações portadoras de cromossomo X ou Y são de cerca de 10 milhões de espermatozoides por hora, o que indica a necessidade de inseminações em baixa dose com espermatozoides classificados por sexo. Vários estudos foram realizados com inseminação histeroscópica de espermatozoides classificados por sexo, o que resulta em taxas gestacionais entre 25 e 44%.[932,934]

Transferência intrafalopiana de gametas

Na GIFT, os oócitos e espermatozoides são transferidos para o oviduto da receptora. Em comparação com a transferência de oócitos, a GIFT requer um número baixo de espermatozoides. A primeira GIFT equina de sucesso foi relatada em 1998.[901] Os espermatozoides da GIFT costumam ser selecionados por um gradiente de densidade para a obtenção de uma população com uma alta porcentagem de espermatozoides móveis de morfologia normal, livres de detritos e plasma seminal. Um a 5×10^5 espermatozoides com motilidade progressiva são transferidos com um oócito para o oviduto da receptora. É provável que os procedimentos ideais de GIFT ainda não tenham sido estabelecidos, embora taxas gestacionais de 27 e 82% sejam relatadas.[899,937] A GIFT é uma técnica valiosa para produzir gestações a partir de garanhões subférteis, sêmen congelado e espermatozoides classificados por sexo. No entanto, o tipo de espermatozoide e até os diluentes podem afetar o sucesso da GIFT. As taxas gestacionais da GIFT foram menores ao usar sêmen resfriado ou congelado (25 e 8%, respectivamente) em comparação com as obtidas com sêmen fresco (82%).[938]

CONCLUSÃO

Novas técnicas de reprodução assistida foram desenvolvidas para possibilitar a produção de descendentes de éguas e garanhões que seriam considerados subférteis ou inférteis em procedimentos reprodutivos mais comuns. Embora o custo, a experiência e a disponibilidade desses procedimentos possam ser fatores limitantes ao seu amplo uso no momento, é importante reconhecer seu potencial clínico para a preservação da genética equina valiosa.

O garanhão

Charles F. Scoggin

Este tópico descreve a anatomia, a fisiologia e o manejo do garanhão e discute as patologias associadas ao sistema reprodutivo de cavalos machos.

As doenças que afetam os garanhões geralmente não são diferentes daquelas observadas em outros cavalos, com a evidente exceção das referentes aos órgãos reprodutivos. A incidência de problemas associados à genitália ou às gônadas é inerentemente baixa, pois há proporcionalmente menos cavalos machos inteiros em comparação com fêmeas e castrados. No entanto, na maioria das propriedades, os garanhões são um dos ativos mais valiosos da operação e representam um investimento financeiro muito alto. O tempo fora da reprodução por causa de doenças ou lesões pode ter efeitos significativos e negativos sobre a fazenda e o garanhão. Os problemas devem, portanto, ser tratados de maneira eficiente e adequada para minimizar as perdas financeiras e maximizar a fertilidade. A compreensão da relação entre o sistema reprodutivo e outros órgãos do garanhão possibilita uma avaliação completa para o estabelecimento de um diagnóstico e um plano terapêutico oportunos.

Alguns consideram os garanhões os ativos mais cobiçados e financeiramente relevantes de uma fazenda. Consequentemente, é muito importante mantê-los felizes e saudáveis. A compreensão dos vários atributos anatômicos e fisiológicos dos garanhões possibilita o bom manejo reprodutivo e de saúde.

ANATOMIA REPRODUTIVA

Genitália interna

Testículos

Os garanhões reprodutivamente normais devem ter um par de testículos facilmente palpáveis dentro do escroto. Testículos equinos normais têm forma relativamente ovoide. Cada um dos testículos é orientado, sobretudo, no plano horizontal, com a cabeça e a cauda do epidídimo localizadas em seu polo cranial e seu polo caudal, respectivamente. O corpo do epidídimo corre ao longo do aspecto dorsal de cada testículo. Às vezes, os testículos podem girar até 180° sem nenhum sinal aparente de desconforto ou inchaço. Essa rotação é geralmente temporária, mas pode se tornar permanente. Além disso, deve ser diferenciada da rotação do cordão espermático, descrita posteriormente. Essa rotação é anormal e pode prejudicar a perfusão testicular. Como tal, esse achado deve ser levado em consideração ao realizar uma avaliação reprodutiva em um garanhão reprodutor e devidamente registrado. Um ponto de referência importante é o *ligamento próprio da cauda do epidídimo*, um resquício do gubernáculo fetal. O ligamento próprio liga a cauda do epidídimo ao polo caudal do testículo. Clinicamente, esse ligamento é palpável como um nódulo fibroso que pode ser grande em potros neonatos e confundido com o testículo, além de ser uma boa referência na determinação da orientação relativa do testículo. O *ligamento da cauda do epidídimo* é outro resquício do gubernáculo que liga a cauda do epidídimo à túnica vaginal parietal do escroto e ancora o testículo e o epidídimo ao escroto.

Cada testículo é encapsulado pela túnica albugínea. Essa membrana colágena resistente contém músculo liso que envia trabéculas de suporte para o parênquima testicular, dividindo o testículo em lóbulos adjacentes. Funcionalmente, acredita-se que esse investimento muscular ajude no transporte de esperma e determine o tônus e a turgidez relativos do testículo.[939] Os testículos normais devem ser firmes, mas resistentes à palpação. Testículos moles ou duros são anormais e podem estar associados a inúmeras doenças, como neoplasia, degeneração, infecção e traumatismo.

Cada testículo é composto por vários tipos celulares diferentes. Alguns deles têm funções endócrinas, enquanto outros têm funções exócrinas ou homeostáticas. O parênquima do testículo é responsável por 85 a 90% do volume testicular. É composto pelos túbulos seminíferos e pelo tecido intersticial. Juntas, essas estruturas fabricam, amadurecem e fornecem espermatozoides para a fertilização de gametas femininos.

Os túbulos seminíferos são revestidos por uma camada epitelial (epitélio seminífero) composta por células germinativas e células de Sertoli. As células germinativas estão em vários estágios de desenvolvimento, desde a espermatogônia até as espermátides maduras e são os tipos de células mais importantes. O interstício é formado por células de Leydig e células mioides e compreende cerca de 15% do parênquima.[940]

Devido às suas complexidades, o processo de espermatogênese e os vários estágios das células germinativas são abordados em outro tópico. A seguir, há uma breve descrição das outras células envolvidas na função testicular.

Células de Sertoli. As células de Sertoli são fundamentais para o amadurecimento das células germinativas, atuando como células nutritivas e formando a barreira hematotesticular. Essas células nutrem e auxiliam o desenvolvimento de células germinativas por meio de suas secreções exócrinas que as banham. Essas células também têm importantes funções endócrinas e, por secretarem a proteína ligante de andrógeno (ABP), ativina e inibina, podem influenciar o ambiente hormonal dos testículos. O papel da ABP é a ligação à di-hidrotestosterona (DHT; a forma bioativa da testosterona) para mantê-la em concentrações adequadas nos túbulos seminíferos e no epidídimo, enquanto a ativina e a inibina são responsáveis por estimular ou suprimir o FSH, respectivamente. As células de Sertoli também produzem outras proteínas necessárias para dar apoio e regular a espermatogênese. Entre elas, estão a ceruloplasmina e a transferrina, que atuam como proteínas transportadoras de cobre e ferro, respectivamente, e são necessárias para a função testicular adequada.

A barreira hematotesticular divide o epitélio seminífero em compartimentos basal e adluminal por meio de junções comunicantes e de oclusão formadas entre as células de Sertoli. A principal função dessa barreira é proteger os espermatozoides haploides encontrados nos túbulos seminíferos do sistema imune do hospedeiro que os reconheceria como estranhos. Assim, a barreira é responsável pelo privilégio imunológico do compartimento adluminal dos túbulos seminíferos.

O número de células espermatogênicas e, por fim, a produção total de esperma de um garanhão são determinados pelo número de células que podem ser acomodadas nas junções entre duas células de Sertoli. O número de células de Sertoli aumenta constantemente durante a puberdade e continua a aumentar com a maturidade. O número de células de Sertoli dentro dos testículos do garanhão adulto já foi considerado finito. No entanto, pesquisas recentes sugerem que as células de Sertoli não são estáveis. Em vez disso, seus números flutuam com a estação.[941]

Células de Leydig. As células de Leydig, ou intersticiais, são as principais fontes de produção de testosterona. A produção de andrógenos é mediada, principalmente, pela secreção hipofisária de LH e as células de Leydig contêm muitos receptores de LH. Por meio da produção de esteroides, as células de Leydig são responsáveis pelos mecanismos de *feedback* da hipófise necessários para a manutenção da espermatogênese, as características sexuais secundárias e a libido. A concentração de testosterona na microcirculação testicular é, pelo menos, 10 vezes maior em comparação com a circulação sistêmica. A estação, mas não a idade, parece afetar a produção de testosterona em garanhões adultos, que é mediada por uma alteração no número total de células de Leydig, e não do volume total de células por testículo. Diferentemente das células de Sertoli, os números de células de Leydig não aumentam consideravelmente com a idade, mas o número e o tamanho dessas células podem variar com a estação.[942]

Células mioides. As células mioides parecem essenciais para a boa função testicular. Dão suporte arquitetônico aos túbulos seminíferos e, provavelmente, são importantes no movimento intratesticular do esperma. Além disso, as células mioides também modulam a função das células de Sertoli e Leydig por fatores parácrinos. Um exemplo é a produção do fator mesenquimal PmodS, que demonstrou estimular a liberação de transferrina de células de Sertoli *in vitro*.[943]

Células germinativas. Ao contrário das éguas, os garanhões normais produzem células germinativas de maneira contínua. Esse processo de desenvolvimento de uma célula germinativa diploide para um espermatozoide haploide capaz de fertilizar um gameta requer aproximadamente 57 dias, e o número de células germinativas produzidas está diretamente correlacionado com o volume testicular total.[944] As células germinativas revestem os túbulos seminíferos e podem ser encontradas em diferentes estágios de amadurecimento, desde a espermatogônia de células-tronco diploides até as espermátides haploides quase maduras. O processo de transformação dessas células primordiais em espermatozoides é chamado de *espermatogênese*. A espermatogênese segue uma ordem cronológica no desenvolvimento de células germinativas, mas também é um processo altamente complexo. O processo espermatogênico será revisto mais tarde, quando discutirmos a fisiologia do garanhão.

Interações entre células testiculares. O relacionamento entre as células testiculares é muito importante. As células de Sertoli, por exemplo, interagem de maneira direta com as células germinativas; e as células de Leydig interagem com as células de Sertoli e as células germinais por meio de sinais hormonais. A célula mioide produz, pelo menos, um fator parácrino que interage diretamente com a célula de Sertoli. Fatores moduladores parácrinos e autócrinos, produtos da célula peritubular, parecem ter efeito na função da ABP. Por sua vez, a célula mioide está sob a influência reguladora dos fatores transformadores dos crescimentos α (estimulador) e β (inibidor). Outros fatores envolvidos na comunicação entre células testiculares são colágeno, ativador do plasminogênio, vitamina A, piruvato e carboidratos.[945] A maioria desses produtos e mecanismos não foi investigada extensivamente em garanhões.

Epidídimos

As funções absorventes e secretórias específicas de cada segmento do epidídimo do garanhão continuam sendo objeto de considerável debate e pesquisa. A estrutura histológica do epidídimo muda em suas diferentes regiões; a altura epitelial é maior na região proximal e a altura dos componentes musculares mostra-se maior na região distal.[946] Como os espermatozoides são transportados dos sistemas de ductos para a cabeça, o corpo e a cauda, passam por uma série de alterações morfológicas e fisiológicas que, por fim, os tornam móveis e férteis. São alterações específicas: (1) aquisição da motilidade progressiva, (2) perda da gota citoplasmática, (3) alterações plasmáticas e da membrana acrossômica, (4) estabilização do DNA e (5) alterações metabólicas.[947] Todas essas alterações ocorrem, sobretudo, na parte média e distal do corpo.[947,948] A cauda do epidídimo é o principal local de armazenamento de espermatozoides quase competentes, prontos para a ejaculação.

A reabsorção de fluidos ocorre em todo o epidídimo e em uma taxa constante, o que provoca um aumento significativo na concentração de espermatozoides. Garanhões com ejaculados de alto volume e concentração espermática relativamente baixa e morfologia ruim podem ter disfunção epididimal. No entanto, a associação ainda não foi claramente definida.

Cordão espermático

O cordão espermático que supre cada testículo é envolto pela camada parietal da túnica vaginal, que se estende distalmente do anel inguinal interno. Em cada cordão, estão o ducto deferente correspondente, a artéria testicular, as veias testiculares, os vasos linfáticos e os nervos. O músculo cremaster está situado nas bordas caudolaterais de cada cordão espermático. A artéria testicular, um ramo da aorta abdominal, desce pelo anel inguinal até a borda cranial do cordão espermático de maneira tortuosa e divide-se perto do testículo em vários ramos para suprir o testículo e o epidídimo. Esses pequenos ramos, embutidos na túnica albugínea, entram no parênquima por meio das trabéculas e septos do testículo. Uma rede correspondente de veias sai do testículo e envolve a artéria testicular de maneira tortuosa, formando o *plexo pampiniforme*. Tal disposição de artérias e veias tem papel importante na termorregulação do testículo do garanhão. O plexo pampiniforme torna possível a troca de calor da artéria testicular para o lado venoso e, assim, o sangue arterial testicular é vários graus mais frio que o sangue sistêmico. A distensão anormal das veias do plexo pampiniforme é denominada *varicocele* e uma doença incomum em garanhões. A palpação do cordão espermático de um garanhão acometido revela os vasos dilatados e muitas vezes tortuosos. Em geral, as varicoceles não são dolorosas, mas podem provocar acúmulo de fluidos ao redor das túnicas vaginais. Na maioria das vezes, ocorrem em apenas um lado do cordão espermático e geralmente são diagnosticadas pela observação da dilatação dos vasos do plexo pampiniforme à ultrassonografia. A doença foi identificada em garanhões com sêmen de parâmetros normais.[949]

Glândulas sexuais acessórias

No garanhão, as *glândulas sexuais acessórias* são compostas por glândulas bulbouretrais, próstata, vesículas seminais e ampolas. Suas secreções produzem o plasma seminal que compõe a maior parte do volume ejaculado. As ampolas, que são dilatações do ducto deferente antes da abertura no colículo seminal, também são consideradas um local de armazenamento de espermatozoides.

A exposição curta ao plasma seminal parece ser importante para a função espermática, porém a exposição prolongada aos componentes do plasma seminal pode ser prejudicial à sobrevida dos espermatozoides em alguns garanhões. Os espermatozoides expostos ao plasma seminal de garanhões com plasma seminal "tóxico" logo perdem viabilidade, levando à subfertilidade. Os programas de IA lidam com esse possível efeito prejudicial por meio da diluição do sêmen fresco ou resfriado com diluentes e da centrifugação para a remoção do plasma seminal em sêmen congelado e alguns refrigerados. As operações de monta natural podem combater o plasma seminal tóxico por meio da infusão de diluente de sêmen no útero da égua antes ou depois do acasalamento.

O plasma seminal parece suprimir a resposta inflamatória do endométrio da égua ao esperma após inseminação ou acasalamento natural. Embora as funções dos componentes específicos do plasma seminal ainda sejam bastante obscuras, o fluido suspende o esperma ejaculado e é considerado uma fonte de energia, proteína e outras macromoléculas necessárias para o funcionamento e o metabolismo dos espermatozoides.[950-952] A seguir, discutimos brevemente a anatomia e a funcionalidade das glândulas sexuais acessórias do garanhão.

Glândulas bulbouretrais. Múltiplos dúctulos das glândulas bulbouretrais entram na parede dorsomedial da uretra pélvica caudal aos dúctulos prostáticos. As secreções das glândulas bulbouretrais compõem a maior parte do pré-esperma ou a primeira fração do ejaculado e atuam como agentes de limpeza e estabilização do pH na uretra antes da ejaculação.

Próstata. No garanhão, a próstata é formada por um istmo central e dois lobos laterais localizados nas bordas caudolaterais de cada glândula vesicular. Múltiplos dúctulos prostáticos entram no lúmen da uretra pélvica na parede uretral dorsal lateral ao colículo seminal. As secreções aquosas da próstata contribuem para a fração pré-espermática do ejaculado.

Ampolas. As ampolas são as porções distais aumentadas dos ductos deferentes. Convergem em sentido caudal e passam por baixo da próstata, mas ficam dorsais à uretra pélvica. Nas extremidades distais, continuam pela parede dorsal da uretra, abrindo-se para o colículo seminal ao lado dos ductos excretores das vesículas seminais. As ampolas, além de servirem como área de armazenamento de esperma, têm muitas glândulas tubulares ramificadas localizadas no interior de sua parede espessada.[953]

As ampolas são um local comum de bloqueio por estase de espermatozoides (como em um garanhão sexualmente inativo) ou incapacidade de excreção ativa de espermatozoides. Tal doença é conhecida como *espermostase* ou *obstrução da ampola* e pode causar subfertilidade se não for adequadamente tratada. Ela será discutida mais adiante.

Vesículas seminais. As vesículas seminais ou glândulas vesiculares são estruturas pareadas, piriformes e de paredes finas, situadas lateralmente às ampolas. Às vezes, podem estender-se bem cranialmente até a borda pélvica. As extremidades caudais das glândulas convergem, passando sob a próstata, enquanto estão paralelas às ampolas e terminam no colículo seminal na parede dorsal da uretra. Os ductos das vesículas seminais abrem-se lateralmente aos ductos das ampolas no colículo seminal da uretra. As secreções das vesículas seminais compõem a fração gelatinosa do ejaculado. Volumes maiores de gel podem ser coletados com o aumento da estimulação sexual e conforme a estação. A função específica da fração gelatinosa não é clara. Essa fração deve ser removida no processamento do sêmen para avaliação ou IA. As vesículas seminais são as glândulas mais propensas a infecções bacterianas. O diagnóstico baseia-se na avaliação citológica do sêmen com a presença de leucócitos. O tratamento normalmente é feito com antibióticos locais e sistêmicos, escolhidos conforme os resultados de cultura e antibiograma.

Genitália externa

O pênis e o escroto compreendem a genitália externa de um garanhão normal. O pênis é constituído por músculo liso e envolto em uma bainha de tecido, geralmente chamada de prepúcio. O pênis do garanhão compõe-se de uma raiz, um corpo e uma glande e é musculocavernoso. A base peniana surge no arco isquiático na forma de duas cruras que se fundem distalmente para gerar o único corpo cavernoso do pênis (CCP) dorsal envolto por uma túnica albugínea espessa. O corpo cavernoso, o corpo esponjoso e a glande são os três espaços que compõem o tecido erétil do pênis. O ingurgitamento desses espaços com sangue de ramos das artérias pudendas internas e externas e artérias obturadoras é responsável pela ereção. Os espaços cavernosos no interior do pênis são contínuos às veias responsáveis pela drenagem. O corpo esponjoso origina-se na área pélvica e envolve a uretra peniana em um sulco no lado ventral do pênis e forma a glande na extremidade distal do pênis.[954] A glande cria a forma distinta de sino do pênis do garanhão após a ejaculação.

A extremidade distal da uretra contém um processo uretral distinto, visível no centro da glande e circundado por uma invaginação conhecida como fossa da glande. A fossa glandular apresenta divertículos e um seio uretral. Essa área pode acumular secreções, com formação de "esmegma", cuja coalescência pode gerar concreções semifirmes ("grãos") em um ou todos esses locais. Portanto, o exame cuidadoso e a limpeza dessa área são imprescindíveis durante a avaliação reprodutiva de um garanhão ou antes da reprodução.

O músculo bulboesponjoso e os dois músculos retratores do pênis são ventrais ao pênis do garanhão e percorrem toda a extensão do órgão. O primeiro é responsável pelas contrações ou pulsações rítmicas que ajudam a mover o conteúdo uretral do pênis (sêmen e urina) distalmente durante a ejaculação. Os últimos são responsáveis por devolver o pênis ao prepúcio após a detumescência.

O prepúcio é formado por uma dobra dupla de pele glabra e bem suprida por glândulas sebáceas e sudoríparas. A principal função do prepúcio é conter e proteger o pênis não ereto. A parte externa do prepúcio, ou bainha, começa no escroto e é contínua à ráfia escrotal. A camada interna do prepúcio estende-se caudalmente a partir do orifício para revestir o lado interno da bainha e depois se reflete em sentido cranial até o orifício antes da reflexão caudal para formar a dobra e o anel prepucial. Essa dobra interna adicional possibilita o alongamento considerável (de aproximadamente 50%) do pênis durante a ereção. Na ereção, o orifício prepucial é visível na base do pênis, bem em frente ao escroto, e visualiza-se o anel prepucial perto do eixo médio do pênis.

O pênis e o prepúcio de um garanhão reprodutor podem ser melhor examinados depois da provocação por uma égua no cio, quando é possível observar a ereção completa. O prepúcio e o pênis não devem apresentar lesões vesiculares, proliferativas ou inflamatórias, como as encontradas em cavalos com exantema do coito, carcinoma espinocelular ou habronemíase cutânea. A remoção dos acúmulos de esmegma é necessária para um exame completo das superfícies cutâneas.

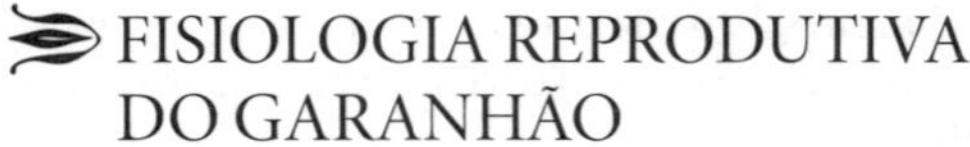

FISIOLOGIA REPRODUTIVA DO GARANHÃO

Diferenciação sexual

A diferenciação sexual dos mamíferos é um processo complexo. O momento certo de diferenciação é fundamental, e uma intrincada série de eventos de sinalização intracelular e extracelular em períodos específicos de desenvolvimento embrionário e fetal deve ocorrer para que a diferenciação sexual prossiga normalmente. A diferenciação sexual é estabelecida pelo sexo cromossômico na fertilização, quando os oócitos com cromossomo X encontram o espermatozoide com cromossomo X ou Y. As vias de desenvolvimento ovariano ou testicular são desencadeadas pela glândula embrionária bipotencial, uma população diversa de células somáticas e germinativas. O fator determinante do testículo, localizado na região Y, é conhecido como região determinante do sexo (*SRY* em humanos e *Sry* em cavalos e outros mamíferos). A presença de *SRY* ativa a via específica do testículo e suprime a via de desenvolvimento genético específico do ovário na maioria dos mamíferos. O leitor deve consultar revisões mais abrangentes sobre esse tema.[955-959] O produto proteico *SRY* é expresso em precursores de células somáticas XY e, em conjunto com o fator esteroidogênico 1 *(SF1)*, atua como um interruptor molecular específico para a regulação positiva da expressão de *SOX9* da família de genes *SOX* (*high-mobility group box* relacionado com *SRY*).[957] A princípio, o *SOX9* é expresso na gônada bipotencial de ambos os sexos, enquanto se regulam negativamente a expressão de *SOX9* em gônadas XX e positivamente a expressão de *SOX9* em gônadas XY de modo significativo. Ao alcançar um certo limiar, os precursores das células somáticas diferenciam-se em células de Sertoli específicas do testículo.[957] A regulação positiva da expressão da proteína *SOX9* também leva a uma série de eventos moleculares para promover a diferenciação testicular, proporcionando as organizações celular e estrutural. A expressão da proteína *SOX9* também é responsável por uma alça de *feedback* negativo para reprimir a expressão de *SRY*. Apesar da interrupção da expressão de *SRY*, a expressão das proteínas *SOX9* e *SF1* continua e é mantida em níveis elevados nas células de Sertoli para promover ainda mais o desenvolvimento dessas células. Fatores e vias de sinalização também importantes na diferenciação das células de Sertoli são a molécula de sinalização *FGF9* (fator de crescimento de fibroblastos) e seu receptor *FGFR2*, além da prostaglandina D_2 (PGD_2). A expressão de *FGF9* é ativada a jusante de *SOX9* e *SRY*. Tanto a *FGF9* quanto a *SOX9* trabalham juntas em uma alça de alimentação positiva em que a proteína *SOX9* é necessária para a regulação positiva da expressão de *FGF9*. Isso mantém a expressão de *SOX9* para promover ainda mais a diferenciação em células de Sertoli.[960] Na ausência de expressão de *FGF9* ou *FGFR2* em camundongos XY, houve perda de expressão de *SOX9* e as células de Sertoli não se desenvolveram, levando à reversão do sexo.[961,962] A regulação positiva de *FGF9* durante o desenvolvimento do testículo também reprime ativamente o sítio de integração 4 do gene feminino MMTV relacionado com *wingless (WNT4)*, que é necessário para o desenvolvimento ovariano.[963] Assim, a expressão de *FGF9* é essencial para o desenvolvimento do testículo.

Outra alça de autorregulação que funciona independentemente de *FGF9* e promove o desenvolvimento das células de Sertoli é a via de sinalização mediada por PGD_2. As células de Sertoli secretam PGD_2, fazendo com que precursores de células somáticas vizinhas expressem e acumulem *SOX9*, gerando mais células de Sertoli.[964] Essa via de sinalização específica, porém, não é essencial para o desenvolvimento do testículo.

Descida testicular

A descida normal dos testículos para o escroto é um tanto variável e normalmente ocorre entre os últimos 30 dias de gestação e os primeiros 10 dias de vida. Em alguns potros, os testículos podem descer para a região inguinal e continuar lá por algum tempo antes da descida completa. A migração adequada dos testículos para o escroto depende de eventos endócrinos e anatômicos. Os andrógenos e o AMH participam da sinalização da descida testicular.[965-968] Acredita-se que a tração do gubernáculo, que liga o polo caudal do testículo à túnica parietal vaginal do escroto, atrai o testículo em desenvolvimento e o epidídimo o interior do anel inguinal.[2]

Criptorquidia é a doença em que um ou ambos os testículos não conseguem descer para o escroto aos 2 anos de idade. É um dos defeitos congênitos mais comuns em potros, porém as causas continuam obscuras e acredita-se que sejam multifatoriais. Um vínculo genético real não foi encontrado, mas há muitas evidências informais sobre certas linhagens familiares em raças específicas cujos machos são propensos à doença. O diagnóstico e o tratamento dessa doença serão discutidos posteriormente.

Puberdade

Define-se tal período como a idade em que um potro é capaz de montar, copular e emprenhar uma égua e geralmente ocorre durante a segunda primavera após o ano de nascimento no hemisfério norte. Deve-se notar que, em alguns casos, potros de apenas 8 meses podem emprenhar éguas. Alguns cavalos de raças grandes (p. ex., raças de tração) podem ter puberdade tardia. A puberdade não deve ser confundida com maturidade sexual. Enquanto a puberdade significa o momento em que um macho pode emprenhar uma fêmea, a maturidade sexual indica o tempo após o desenvolvimento completo das características sexuais secundárias e dos genitais. A puberdade ocorre mais cedo (p. ex., cerca de 2 anos de idade), enquanto a maturidade sexual é alcançada por volta dos 5 anos.

O gerador de pulsos hipotalâmicos é um grupo de células localizadas no núcleo arqueado do hipotálamo.[965] A atividade neuroendócrina desse gerador estimula o início da puberdade por meio da secreção pulsátil de GnRH do hipotálamo, que estimula a secreção de LH e FSH pela hipófise anterior. Estação do ano, idade, raça, estado nutricional e hormônios externos influenciam a puberdade. Em cavalos, a puberdade começa por volta dos 12 a 18 meses e completa-se em 18 a 24 meses, conforme já mencionado.[969]

Endocrinologia

A glândula pineal tem papel significativo na sazonalidade do cavalo. Especificamente, a retina captura informações do fotoperíodo e transporta-as por meio de fibras nervosas até a glândula pineal. Em cavalos, a estimulação do fotoperíodo (ou seja, dias longos) inibe a produção de melatonina. Como a melatonina inibe a liberação de GnRH em cavalos, a supressão da melatonina leva ao aumento dos pulsos de GnRH no hipotálamo. Ao contrário das éguas, os garanhões não passam por uma quiescência reprodutiva completa durante dias curtos e continuam a produzir espermatozoides durante todo o ano. A causa dessa refratariedade parcial do garanhão às mudanças no fotoperíodo não se mostra bem compreendida, mas é provável que seja clinicamente insignificante em garanhões férteis normais.

O hipotálamo, a hipófise e os testículos (eixo HPG) devem trabalhar em sincronia para que o garanhão possa iniciar e manter a produção de espermatozoides. O papel principal do hipotálamo é a produção de GnRH, um peptídeo de 10 aminoácidos secretado em pulsos diários múltiplos e então transportado pelo sistema porta hipotalâmico-hipofisário para a hipófise anterior. Além dos estímulos mediados pela melatonina, o hipotálamo responde a estímulos táteis, olfatórios e visuais.[970]

A hipófise, que está conectada com o hipotálamo por fibras nervosas, tem dois lobos. O lobo anterior apresenta receptores de GnRH. A ligação do GnRH ativa esses receptores e induz a secreção de FSH ou LH. O FSH e o LH atuam nas células de Sertoli e Leydig, respectivamente, estimulando a produção de esteroides e outros hormônios proteicos. Os hormônios peptídicos inibina e ativina regulam a secreção de FSH pela hipófise. Hormônios esteroides produzidos no testículo (p. ex., estradiol, testosterona) são responsáveis pelo *feedback* hipofisário que inibe a secreção de FSH e LH e regula a secreção de GnRH pelo hipotálamo.

Devido à complexidade das interações entre os hormônios, seus tecidos-alvos e outros eventos fisiológicos importantes, ainda não existem métodos para prever a infertilidade de garanhões de maneira precisa. Conforme discutido mais adiante, a farmacoterapia, em especial a suplementação com hormônios exógenos, é empírica, um tanto não confiável e apenas benéfica em certos casos.

Espermatogênese

A espermatogênese descreve uma série de mudanças cronológicas no interior do túbulo seminífero que transforma uma grande espermatogônia redonda diploide em um espermatozoide haploide fértil. Tal processo leva aproximadamente 57 dias em garanhões e não é afetado pela frequência de ejaculação ou estimulação sexual. O processo espermatogênico é brevemente revisto. No entanto, muitas das complexidades estão além do escopo deste capítulo e, assim, o leitor deve consultar revisões sobre esse assunto para obter informações mais aprofundadas.[939,949,971]

O processo começa quando uma espermatogônia A_1 de células-tronco sofre mitose, dando origem a (1) uma segunda espermatogônia A_1 para manter uma população constante de células-tronco e (2) uma espermatogônia A_2. A espermatogônia A_2, por sua vez, dá origem a A_3, A_3 a B_1 e B_1 a B_2. A espermatogênese pode ser dividida em três fases de duração semelhante: *espermatocitogênese*, *divisões meióticas* e *espermiogênese*.

A espermatocitogênese caracteriza-se pelas divisões mitóticas das espermatogônias A e B. As divisões meióticas levam à formação de espermatócitos primários a partir de espermatogônias B_2, seguidas pela formação de espermátides secundárias.

Os espermatócitos leptotenos que se formam logo após a primeira divisão meiótica são protegidos do sistema imune do hospedeiro pela barreira hematotesticular. A espermiogênese caracteriza-se pela transformação de espermatogônias redondas em espermátides alongadas e, por fim, em espermatozoides. Durante a espermiogênese, o acrossoma surge do complexo de Golgi, e há compactação do DNA devido à expressão dos genes da protamina no estágio de espermátide. O fim da espermatogênese caracteriza-se pela *espermiação*, que é a liberação de espermátides alongadas no lúmen do túbulo seminífero e representa a transição para um espermatozoide.[972]

Sazonalidade

Os garanhões estão sujeitos a influências sazonais. Por exemplo, as concentrações de LH e testosterona, a DSO e a libido aumentam durante as épocas do ano que coincidem com períodos de maior exposição à luz ou fotoperíodo.[973-975] No entanto, a reprodução do garanhão não parece ser tão rigidamente regulada pela estação como as éguas. Com oportunidade, os garanhões reproduzem-se o ano todo e são capazes de ejacular espermatozoides normais e alcançar taxas gestacionais adequadas.[973]

Como os garanhões são reprodutores sazonais de longos dias, a exposição a programas de iluminação artificial tem sido usada no manejo de reprodutores comerciais. Acredita-se que esses programas possam acelerar o início do comportamento reprodutivo e melhorar a produção de espermatozoides. Essas estratégias são utilizadas em vários haras comerciais nos EUA. Dois estudos não relataram nenhum efeito prejudicial em garanhões fotoestimulados.[975] Outro estudo demonstrou que a fototerapia aumentou o tamanho testicular e a produção de esperma, porém as mudanças foram transitórias.[976,977] Além disso, alguns garanhões apresentaram uma redução no tamanho dos testículos e nas concentrações de testosterona circulante em junho, o que poderia ter um efeito negativo na eficiência reprodutiva, especialmente em garanhões de fertilidade já questionável.

Comportamento sexual

Garanhões demonstram o comportamento sexual de várias maneiras. Vocalização, bufar, arquear o pescoço, morder/beliscar, golpear e resposta de *flehmen* são sinais típicos associados ao comportamento reprodutivo normal. Dependendo do garanhão, esses sinais pré-copulatórios são expressos com várias frequências e intensidades. *Libido*, ou "desejo sexual", é o vigor com que os garanhões exibem comportamento reprodutivo. A força da libido depende de vários fatores, como genética, manejo, inclusive reprodutivo, estação do ano e estímulos externos (olfatórios, visuais e auditivos), e é altamente variável entre os garanhões. Quando expostos a uma égua em estro, os garanhões devem baixar o pênis em 2 minutos, o que é relatado como o período de "latência para ereção" e tentar montar a égua ou o manequim em 3 a 5 minutos. No coito, os garanhões dão várias (cinco a oito) estocadas pélvicas vigorosas, seguidas por três a cinco estocadas curtas logo antes da ejaculação. Os sinais externos usados para determinar a ocorrência de ejaculação são pulsações uretrais rítmicas e frequentes no pênis (frêmito), queda da cauda e relaxamento da cabeça. Um único garanhão tende a ser consistente em seu comportamento reprodutivo, desde que as condições de acasalamento sejam as mesmas.[978] Exceções a essas regras são garanhões que não copularam antes (ou seja, *garanhões novatos*). Seu comportamento pode ser um tanto errático devido à inexperiência, mas evolui e se estabiliza com o aumento da frequência de reprodução. O controle do comportamento anormal e do garanhão novato é discutido posteriormente.

AVALIAÇÃO CLÍNICA DO GARANHÃO

As avaliações dos garanhões quanto à sua adequação como animais reprodutores são chamadas de exames andrológicos. No entanto, o autor prefere o termo *avaliação reprodutiva do garanhão* (SREs), pois o exame andrológico é comumente associado ao exame de touros quanto à sua virilidade relativa. Os critérios usados para determinar o valor e medir o desempenho reprodutivo dos machos são muito diferentes entre as duas espécies. Portanto, parece razoável usar um termo separado para evitar confusão.

Muitas SREs são realizadas como parte de um exame de pré-compra ou avaliações anuais (normalmente realizadas antes da estação de monta) para o monitoramento da capacidade reprodutiva. Outras indicações para SREs são a queda abrupta na fertilidade ou como cumprimento parcial de um exame de seguro. Um exemplo de formulário típico para registrar os achados de um exame andrológico é mostrado na Figura 19.25.

As recomendações para determinar se um garanhão atende aos critérios para ser considerado *satisfatório* para reprodução foram delineadas no (não mais disponível) *Manual for Clinical Fertility Evaluation*, publicado pela Society for Theriogenology em 1983.

Os padrões para considerar um garanhão como reprodutor satisfatório são a capacidade de:

1. Emprenhar 75% de 40 éguas à monta natural (ou 120 éguas por IA) em uma estação de monta;
2. Produzir ≥ 1 bilhão de espermatozoides com motilidade progressiva e morfologia normal no segundo de dois ejaculados coletados com 1 hora de intervalo;
3. Ter uma largura escrotal total de 8 cm; e
4. Não apresentar defeitos indesejáveis/hereditários.

Os garanhões que não atendem a esses requisitos são considerados *insatisfatórios* com base nas conclusões da avaliação. Nosso conhecimento da fisiologia reprodutiva e do manejo de reprodução avançou muito desde a publicação deste manual, e alguns especialistas reconheceram a necessidade de atualizar os requisitos.[979] Além disso, muitas vezes surgem problemas ao tentar quantificar sistemas biológicos, especialmente quando há mais em jogo do que apenas dinheiro. O garanhão, por exemplo, pode representar certos fatores intangíveis quase impossíveis de calcular. As práticas de manejo da fazenda, de modo consciente ou inconsciente, também podem influenciar a eficiência reprodutiva. Portanto, os dados obtidos no exame andrológico devem ser sempre interpretados com relação às propriedades individuais e às partes interessadas.

Registros de reprodução

É muito importante manter registros de reprodução atualizados e precisos. Tanto os registros gerados por computador quanto os manuais podem ser usados para avaliar e rastrear a eficiência reprodutiva de um garanhão. Além disso, esses registros são inestimáveis para os veterinários ao avaliarem um garanhão por seu desempenho reprodutivo.

No centro de Kentucky, nos EUA, o "Horse Farm Management", fornecido pelo Jockey Club Information Systems (Jockey Club Information Systems, Lexington, KY) é um exemplo de um programa digital que pode rastrear e compilar dados sobre parâmetros reprodutivos passados e atuais. Este programa pode gerar, por exemplo, relatórios sobre o número de éguas emprenhadas, informações sobre as éguas e resumos sazonais de cada garanhão ou de toda a propriedade. Tal informação pode então ser computada para avaliar a eficiência de reprodução e/ou fatores associados ao baixo desempenho.

Exame físico

Os garanhões devem ter mente e corpo sãos para serem adequados para reprodução. Os sistemas orgânicos devem ser avaliados quanto a sinais de doenças ou distúrbios que possam prejudicar o desempenho reprodutivo. Em particular, doenças do sistema musculoesquelético podem impedir significativamente a eficiência reprodutiva, e distúrbios crônicos (p. ex., artrite, laminite) podem encurtar a carreira reprodutiva de um garanhão de maneira considerável. Quando ou se possível, as radiografias basais dos membros distais podem auxiliar a triagem, o monitoramento e o tratamento de problemas ortopédicos.

Convém atenção especial à genitália externa. Indica-se a inspeção visual e manual de todo o pênis, prepúcio e escroto quanto a tamanho, textura, consistência e sinais de dermatite. A medida da largura escrotal total com compassos de calibre ou ultrassonografia auxilia a medida da eficiência reprodutiva. Conforme discutido no próximo tópico, a ultrassonografia é um meio muito importante para a avaliação da anatomia interna do garanhão, especialmente os testículos.

Avaliação da genitália externa

A ultrassonografia dos testículos é uma boa ferramenta diagnóstica para rastreamento de patologias, monitoramento da progressão da doença e previsão da capacidade reprodutiva. A patologia dos testículos é discutida mais adiante, porém, no mínimo, a ultrassonografia e a palpação dos testículos devem ser realizadas para determinar o tamanho, o tônus, a orientação e o caráter dos testículos e estruturas associadas. As medidas de *altura*, *largura* e *comprimento* de cada testículo podem ser obtidas com um transdutor linear padrão retal de 5 MHz ou 7,5 MHz. Tais valores podem ser usados para calcular o volume testicular e, em seguida, estimar a DSO[980] e a frequência de reprodução esperada para testículos desse tamanho.[981] A Tabela 19.11 mostra a relação entre o volume testicular, a DSO e o número esperado de cruzamentos diários em garanhões Puros-Sangues de um programa reprodutivo comercial.

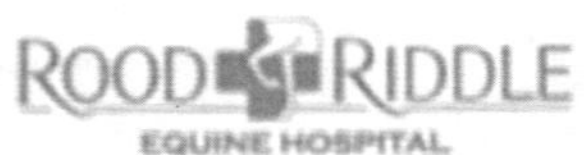

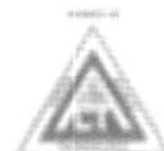

LeBlanc Reproduction Center
2150 Georgetown Road
Lexington, KY 40511

Formulário de exame andrológico

Informações do garanhão	
Nome: escolha um item.	Ano de nascimento: escolha um item.
Raça: TB	Cor: escolha um item.
Uso atual: escolha um item.	Tatuagens ou microchip: clique aqui para inserir o texto.
Local de avaliação:	
Avaliador:	

Histórico de saúde	
Vacinas	Histórico de vermifugação
Doenças: escolha um item. Produto: escolha um item. Data de administração: clique aqui para inserir a data.	Última análise: clique para inserir uma data. Resultado da análise: clique aqui para inserir o texto. Última vermifugação: clique aqui para inserir a data. Vermífugo: escolha um item.
Doenças: escolha um item. Produto: escolha um item. Data de administração: clique aqui para inserir a data.	Último Coggins: clique aqui para inserir a data. Resultado: escolha um item. Laboratório e título: clique aqui para inserir o texto.
Doenças: escolha um item. Produto: escolha um item. Data de administração: clique aqui para inserir a data.	Último hemograma completo/fibrinogênio: clique aqui para inserir a data. Interpretação ou resultado: clique aqui para inserir o texto.
Doenças: escolha um item. Produto: escolha um item. Data de administração: clique aqui para inserir a data.	Última bioquímica sérica: clique aqui para inserir a data. Interpretação ou resultado: clique aqui para inserir o texto.
Doenças: escolha um item. Produto: escolha um item. Data de administração: clique aqui para inserir a data.	Último exame endócrino: clique aqui para inserir a data. Interpretação ou resultado: clique aqui para inserir o texto.
Doenças: escolha um item. Produto: escolha um item. Data de administração: clique aqui para inserir a data.	Culturas de bactérias aeróbias Pênis: clique aqui para inserir o texto. Fossa da glande: clique aqui para inserir o texto. Uretra pré-ejaculatória: clique aqui para inserir o texto. Uretra pós-ejaculatória: clique aqui para inserir o texto.
Doenças: escolha um item. Produto: escolha um item. Data de administração: clique aqui para inserir a data.	
Doenças: escolha um item. Produto: escolha um item. Data de administração: clique aqui para inserir a data.	Problemas anteriores de claudicação: clique aqui para inserir o texto.
Doenças: escolha um item. Produto: escolha um item. Data de administração: clique aqui para inserir a data.	Cirurgias anteriores: clique aqui para inserir o texto.
Doenças: escolha um item. Produto: escolha um item. Data de administração: clique aqui para inserir a data.	Medicamentos atuais: clique aqui para inserir o texto.

Figura 19.25 Exemplo de formulário para exame andrológico. *DSO*, produção diária de espermatozoides (*continua*).

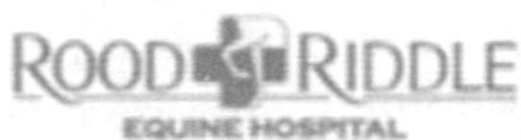
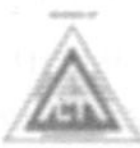

Histórico reprodutivo	
Temporada anterior	Problemas reprodutivos anteriores
Número total de éguas cobertas = clique aqui para inserir o texto.	Problema número 1: clique aqui para inserir o texto.
Número total de coberturas = clique aqui para inserir o texto.	Problema número 2: clique aqui para inserir o texto.
Taxa gestacional sazonal = clique aqui para inserir o texto.	Problema número 3: clique aqui para inserir o texto.
Taxa gestacional/ciclo = clique aqui para inserir o texto.	Problema número 4: clique aqui para inserir o texto.
Número de coberturas/gestação = clique aqui para inserir o texto.	Comportamento reprodutivo anterior: escolha um item.
Número de coberturas/égua = clique aqui para inserir o texto.	Número típico de saltos por égua: escolha um item.

Exames da genitália externa				
Data da realização: domingo, 6 de março de 2016				
Palpação e inspeção visual				
	Pênis/prepúcio	Escroto	Testículo esquerdo	Testículo direito
Tamanho	Escolha um item.	Escolha um item.	Escolha um item.	Escolha um item.
Consistência	Escolha um item.	Escolha um item.	Escolha um item.	Escolha um item.
Outros achados	Clique aqui para inserir o texto.	Clique aqui para inserir o texto.	Clique aqui para inserir o texto.	Clique aqui para inserir o texto.

Achados ultrassonográficos		
	Testículo esquerdo	Testículo direito
Comprimento (cm)	0	0
Largura (cm)	0	0
Altura (cm)	0	0
Volume (cm^3)	0.0	0.0
DSO ($x10^3$)	-1.26	

Exame das glândulas sexuais acessórias	
Data de realização:	
Método usado: escolha um item.	
Glândulas bulbouretrais	Clique aqui para inserir o texto.
Próstata	Clique aqui para inserir o texto.
Vesículas seminais	Clique aqui para inserir o texto.
Ampola	Clique aqui para inserir o texto.
Bexiga	Clique aqui para inserir o texto.

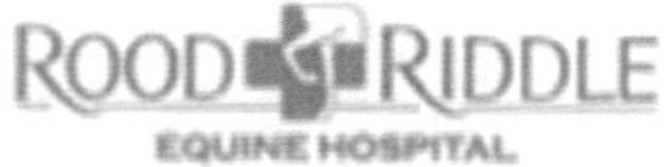
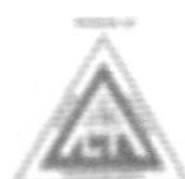

Coleta e avaliação do sêmen			
Data de realização: clique aqui para inserir a data.			
Método de coleta de sêmen: escolha um item.			
Uso de manequim: escolha um item.			
Método de determinação da concentração: escolha um item.			
Método de avaliação da motilidade: escolha um item.			
Uso do diluente de sêmen: escolha um item.	Diluente de sêmen usado: escolha um item.		
	Ejaculado 1	Ejaculado 2	Ejaculado 3
Data e hora			
Libido	Escolha um item.	Escolha um item.	Escolha um item.
Ereção	Escolha um item.	Escolha um item.	Escolha um item.
Número de montas	Escolha um item.	Escolha um item.	Escolha um item.
Capacidade reprodutiva	Escolha um item.	Escolha um item.	Escolha um item.
Aparência macroscópica	Escolha um item.	Escolha um item.	Escolha um item.
Volume do gel			
Volume (sem gel; mℓ)			
Concentração (x 106/mℓ)			
Nº total de espermatozoides			
Motilidade total (%)			
Motilidade progressiva (%)			
Velocidade			

Figura 19.25 (*Continuação*)

Morfologia espermática			
Método de morfologia: escolha um item.			
	Ejaculado 1	Ejaculado 2	Ejaculado 3
% Espermatozoides normais			
% Cabeças destacadas			
% Cabeças anormais			
% Acrossomos anormais			
% Peças médias anormais			
% Caudas dobradas			
% Caudas enroladas			
% Gotículas proximais			
% Gotículas distais			
% Células redondas			
% Outros			

Longevidade dos espermatozoides			
Ejaculado 1		Ejaculado 1	
Método usado: escolha um item.		Método usado: escolha um item.	
Data/hora		Data/hora	
Motilidade total/progressiva		Motilidade total/progressiva	
Data/hora		Data/hora	
Motilidade total/progressiva		Motilidade total/progressiva	
Data/hora		Data/hora	
Motilidade total/progressiva		Motilidade total/progressiva	

Exames auxiliares	
Microscopia eletrônica de varredura	
Integridade da membrana	
Teste de estrutura da cromatina espermática	
Status acrossômico	
Citologia do sêmen	

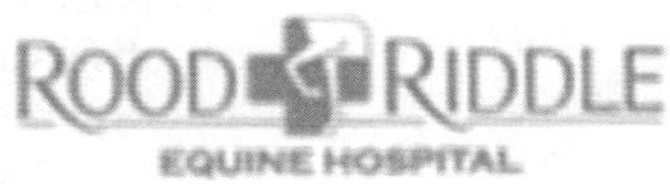

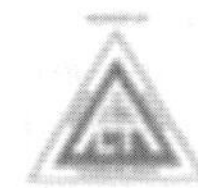

Avaliação geral

Com base nas constatações acima, incluindo – mas não se limitando a – um exame físico cuidadoso, uma revisão completa da capacidade reprodutiva passada e presente e uma avaliação sistemática da genitália e das características seminais deste garanhão, é minha opinião profissional que ele:

Atenciosamente,

Figura 19.25 (*continuação*).

Tabela 19.11 Relação entre o volume testicular, a produção diária de espermatozoides e a frequência diária esperada de acasalamento em garanhões Puros-Sangues em uma operação comercial de reprodução com monta natural.[981]

Estimativa do tamanho do *breeding book* com base em medições testiculares		
Volume testicular (ml)	Intervalo da produção diária esperada de espermatozoides (× 109)	Número de coberturas por dia
200	3,54 a 4,04	2,36 a 2,69
250	4,74 a 5,24	3,16 a 3,49
300	5,97 a 6,44	3,96 a 4,29
350	7,14 a 7,64	4,76 a 5,09

Técnicas específicas para exame do testículo já foram discutidas.[982,983] Começando no aspecto proximal e lateral do colo escrotal com o eixo longo do transdutor paralelo ao chão, o cordão espermático pode ser observado. A disposição do plexo pampiniforme faz com que a aparência do cordão espermático seja mosqueada e heterogênea, e a artéria e as veias testiculares são identificáveis em cortes transversais. Se o equipamento de ultrassonografia tiver função *power* Doppler, a avaliação da vasculatura pode ser realizada e comparada com valores previamente estabelecidos.[984,985] Movendo-se lentamente em sentido distal e cranial até o polo cranial do testículo, o transdutor pode ser orientado em posição vertical (ou seja, eixo longo perpendicular ao solo) e movido caudalmente. A visualização do escroto revela uma fina camada uniforme ecogênica. Um fluido mínimo, se houver, é visível entre a pele escrotal e o parênquima testicular no garanhão normal. No terço cranial do escroto, a cabeça do epidídimo, o parênquima testicular, os vasos sanguíneos do cordão espermático e a veia central do testículo são visíveis.

Conforme o transdutor é movido em sentido caudal, os vasos do cordão espermático desaparecem e a cabeça do epidídimo continua no corpo do epidídimo. A cabeça e o corpo do epidídimo são observados como áreas heterogêneas logo abaixo do cordão espermático. Mais caudalmente, o corpo do epidídimo torna-se indistinto. À exceção da veia central, o parênquima testicular parece uniformemente ecogênico e homogêneo. A veia central é vista como uma pequena área anecoica dentro do parênquima testicular no terço cranial do testículo e não deve ser confundida com uma lesão patológica. A dilatação da veia central pode ser visível em casos de varicocele ou torções do cordão espermático e costuma ser acompanhada por dilatações detectáveis dos vasos do cordão espermático. Lesões bem definidas e hipoecoicas ou hiperecogênicas do parênquima sugerem tumores testiculares.

Depois de atingir o aspecto mais caudal do testículo, o transdutor é girado para ficar de frente para o crânio na posição vertical, o que possibilita o exame da cauda do epidídimo. Essa estrutura é vista como uma área heterogênea com aparência de queijo suíço. A identificação da cauda do epidídimo pode auxiliar o diagnóstico das torções testiculares. Em equinos com torções de 360°, a cauda do epidídimo, embora em sua posição caudal, é mais dorsal devido à tensão no ligamento da cauda do epidídimo pelo ducto deferente.

Alguns garanhões podem ter apenas um testículo, pois o outro ficou retido ou foi removido. Em sua maioria, esses garanhões são bons reprodutores. O testículo funcional cresce em tamanho (ou seja, hipertrofia) e geralmente produz um número adequado de espermatozoides. Esse distúrbio do desenvolvimento, a criptorquidia, é discutido em um tópico posterior.

Avaliação da genitália interna

A maioria das estruturas reprodutivas internas de interesse pode ser mais bem avaliada por palpação retal e ultrassonografia. A maioria dos garanhões tolera bem a palpação transretal com contenção adequada. As estruturas importantes estão localizadas relativamente perto do ânus, na região pélvica caudal, em geral exigindo que o veterinário insira apenas a mão no reto. As glândulas sexuais acessórias, as ampolas e a uretra pélvica são muito mais fáceis de palpar e visualizar em garanhões sexualmente estimulados. A aparência dessas estruturas é descrita a seguir, e o leitor deve consultar outras publicações para obter informações mais detalhadas.[986] A avaliação completa da uretra deve ser realizada por endoscopia, embora a ultrassonografia possa complementar os achados endoscópicos.

Glândulas bulbouretrais. As glândulas bulbouretrais pareadas, embora geralmente não sejam palpáveis pelo reto por causa dos músculos uretrais e bulboglandulares próximos ao arco isquiático, são fáceis de avaliar à ultrassonografia. Estão localizadas de 3 a 4 cm cranialmente ao ânus, lateralmente à uretra pélvica, e são vistas como estruturas ovoides distintas, porém de tamanhos variáveis, com múltiplas regiões hipoecoicas em todo o parênquima.

Próstata. No garanhão, a próstata é formada por um istmo central e dois lobos laterais localizados nas bordas caudolaterais de cada vesícula seminal. Embora nem sempre palpável pelo reto, a próstata é lobulada ou nodular e firme, distinguindo-se das vesículas seminais lisas e de paredes finas medialmente aos lobos prostáticos. Cada lobo prostático mede 5 a 9 cm de comprimento, 2 a 6 cm de largura e 1 a 2 cm de espessura. São observados como dois lobos simétricos e homogeneamente ecogênicos, visíveis lateralmente à área em que a uretra peniana se funde com o colo da bexiga. Dilatações hipoecoicas no parênquima da glândula costumam ser evidentes em um garanhão provocado.

Ampolas. As ampolas são as porções distais aumentadas dos ductos deferentes, medindo 1 a 2 cm de diâmetro e 10 a 25 cm de comprimento. Palpáveis ao longo da linha média do assoalho pélvico sobre o colo da bexiga, convergem caudalmente e passam sob o istmo prostático para terminar no colículo seminal, na parede dorsal da uretra pélvica. Devido à orientação longitudinal das ampolas, às vezes são mais fáceis de encontrar à palpação retal. Pode-se identificá-las à ultrassonografia por seu lúmen central hipoecoico circundado por uma parede uniformemente ecogênica e uma camada muscular externa hiperecogênica. A orientação do transdutor em posição transversal dentro do reto pode gerar uma boa imagem transversal da ampola.

Vesículas seminais. A palpação das vesículas seminais pode ser mais fácil após a estimulação considerável do garanhão, quando são sentidas como estruturas dilatadas e alongadas medindo 12 a 20 cm de comprimento e 5 cm de diâmetro. As vesículas também são facilmente palpáveis em casos de aumento patológico. À ultrassonografia, as vesículas seminais são observadas em corte longitudinal como um saco achatado oval a triangular, dependendo do grau de estimulação sexual. Uma fina parede ecogênica envolve um lúmen contendo fluido de ecogenicidade variável. O aumento da ecogenicidade do fluido da vesícula seminal está associado à fração de gel altamente viscoso produzida por alguns garanhões. As vesículas seminais são as glândulas sexuais acessórias mais sujeitas a infecções bacterianas. O diagnóstico baseia-se na avaliação citológica do sêmen com a presença de leucócitos, muitas vezes em números mais elevados na fração de gel do ejaculado.

Uretra pélvica e peniana. Embora a uretra pélvica possa ser avaliada à ultrassonografia transretal, a identificação de anomalias é incomum. O exame endoscópico costuma ser mais confiável para identificar sítios de hemorragia, lacerações ou superfícies mucosas anormais, além de possibilitar a excelente visualização da bexiga.[987,988] Realiza-se o procedimento com introdução cuidadosa de um endoscópio de 1 m com diâmetro externo de 8 a 9 mm na uretra de um cavalo sedado. O pênis é lavado, e aplicam-se lidocaína em gel e/ou lubrificante estéril ao endoscópio para facilitar a introdução. O médico aplica pressão suave e constante para introduzir 70 a 80 cm do endoscópio na uretra. Deve-se ter cuidado para não inflar a bexiga com muito ar pelo pequeno risco de ruptura.

Os dúctulos para as glândulas bulbouretrais, que são condutos da glândula para o lúmen uretral, são dispostos como duas fileiras de 6 a 10 pequenas aberturas dorsais e abaxiais ao longo da uretra. Os dúctulos prostáticos são dispostos de maneira semelhante e visualizados como dois grupos de pequenas aberturas laterais aos orifícios ejaculatórios do colículo seminal. Os dúctulos da glândula bulbouretral são agrupados cerca de 2,5 a 3 cm caudal às aberturas prostáticas.

O colículo seminal pode ser identificado como uma estrutura arredondada proeminente na face medial da parede dorsal da uretra, cerca de 5 cm caudal à abertura interna da uretra a partir da bexiga. Cada lado do colículo apresenta um orifício do ducto ejaculatório, um pequeno divertículo em forma de fenda onde se abrem os ductos ampulares e os ductos das vesículas seminais. Ao passar o endoscópio por esse orifício, visualizam-se e avaliam-se as vesículas seminais. Amostras para cultura podem ser coletadas em casos de suspeita de vesiculite seminal.[989] Ventrais e craniais ao colículo seminal estão as aberturas das glândulas uretrais. Estas são visíveis posteriormente na porção pélvica alargada da uretra à altura das aberturas da glândula prostática.

Indica-se o exame endoscópico da uretra em garanhões com sinais clínicos sugestivos de patologia da uretra e glândulas sexuais acessórias. Em casos de hemospermia, a área hemorrágica pode ser visualizada com o endoscópio. Tais lesões são mais facilmente identificadas na região do arco isquiático e da uretra distal. Deve-se ter o cuidado de avaliar a mucosa uretral durante o avanço do endoscópio, que causa certa irritação e eritema do revestimento da mucosa. Um falso diagnóstico de uretrite pode ser estabelecido ao se avaliar a mucosa durante a retirada do endoscópio.

Coleta e avaliação do sêmen

Na avaliação reprodutiva de um garanhão, dois ejaculados são coletados com aproximadamente 1 hora de intervalo. As amostras de sêmen são coletadas com o uso de vagina artificial (VA). Os ejaculados são coletados com o garanhão montado em uma égua em estro ou em manequim. Alguns garanhões não ejaculam na VA e, nesse caso, podem cruzar com uma égua em estro, e os gotejamentos são coletados à desmonta. Outros meios de coleta de sêmen são aspiração do útero e vagina de uma égua recém-acasalada, uso de um preservativo grande e ejaculação induzida farmacologicamente.

Vaginas artificiais

Há vários tipos diferentes de VAs no mercado. As VAs são escolhidas por tamanho, custo, frequência de uso e preferência do garanhão. A temperatura e a pressão da VA são dois fatores importantes e podem ser ajustadas de acordo com os garanhões. A maioria dos garanhões prefere temperaturas mais altas, algo como 44°C a 48°C, para a estimulação adequada. A pressão adequada e a lubrificação não espermicida também são fatores importantes para a boa coleta de sêmen.

Em caso de dificuldade de obter uma ejaculação, solucionar os vários aspectos do processo ajuda a identificar o(s) problema(s). Alguns casos podem ser causados pelo posicionamento incorreto da VA, o que coloca o pênis em um ângulo estranho. Outros casos são a baixa temperatura, a lubrificação insuficiente ou o tamanho inadequado da VA. A pressão manual na glande e/ou na base do pênis ou o uso de uma compressa quente podem aumentar a estimulação. A seleção de éguas ovariectomizadas também pode ser importante, pois alguns garanhões podem preferir uma égua em estro natural em vez de uma égua ovariectomizada tratada com estrógeno exógeno.

Modelo de vagina artificial da Colorado State University (CSU). O modelo da CSU é essencialmente um grande tubo de policloreto de vinila (PVC) com uma bolsa de água e um revestimento removível. Possui um filtro embutido para remover detritos e a fração de gel do ejaculado. As vantagens são seu tamanho e sua capacidade de manter temperaturas adequadas em climas frios por longos períodos. Além disso, a relativa rigidez do modelo CSU possibilita o melhor controle de garanhões mais agressivos. No entanto, o tamanho também é uma desvantagem, tornando-o pesado e incômodo. O choque térmico também pode ser um problema, pois o sêmen ejaculado é exposto ao forro dentro da VA (~46°C), mais quente do que o normal e o suficiente para causar dano térmico aos espermatozoides. Por fim, o modelo CSU requer montagem bastante precisa antes do uso, fazendo com que seja um pouco mais caro do que outros modelos discutidos a seguir.

Modelo de vagina artificial do Missouri. A VA equina de Missouri é, provavelmente, o tipo mais popular nos EUA. Ao contrário do modelo CSU, requer menos montagem e é composta por duas camadas moldadas de látex formando uma bolsa d'água. Também pode ser equipada com um filtro embutido e posicionada com um estojo de couro ou neoprene. O modelo de Missouri é muito menos rígido que o modelo CSU, e a maioria dos garanhões ejacula além da bolsa d'água, evitando que o sêmen seja exposto a temperaturas elevadas. Esta VA também possibilita a aplicação de pressão na glande ou na base do pênis, o que pode ser difícil com o modelo CSU, devido à sua relativa rigidez.

Vagina artificial de modelo Hanover. O modelo de Hanover é o mais comum na Europa. É mais curto e tem diâmetro menor do que o modelo CSU, além de ser feito de um revestimento de borracha dura com revestimento interno de borracha. Esta VA funciona bem na maioria dos garanhões. A ejaculação ocorre perto do fim da bolsa d'água. A pressão do modelo de Hanover é fundamental. Esta VA tem abertura excêntrica. Se a VA estiver muito frouxa, a glande não enrugada pode passar pelo anel, e sua dilatação ocorre do outro lado da abertura, o que é doloroso para o garanhão.

Vagina artificial de modelo polonês ou aberto. O modelo polonês é substancialmente diferente dos outros modelos no mercado. A VA aberta possibilita a visualização do processo de ejaculação e a coleta de jatos individuais de pré-esperma, fração rica em espermatozoides ou fração de gel do ejaculado. Esta VA tem sido valiosa no diagnóstico de hemospermia, urospermia, infecções do sistema genital interno e insuficiência ejaculatória.[990] Além disso, esta VA é usada para obter sêmen para uso comercial de garanhões com hemospermia e urospermia, pois a maioria desses animais ejacula sangue ou urina após os primeiros jatos de sêmen rico em espermatozoides. A VA aberta também é utilizada em programas de criopreservação para a obtenção de ejaculados ricos em espermatozoides e sem bactérias. Tal método de coleta também é usado para obter ejaculados "limpos" de garanhões não treinados e que não toleram a lavagem peniana. A VA polonesa também torna possível o uso de altas temperaturas internas sem o risco de danos às células espermáticas, pois a ejaculação geralmente é emitida diretamente em um funil com um receptáculo conectado mantido por uma segunda pessoa. As VAs abertas não são comercializadas nos EUA, mas podem ser feitos à mão com tubos de plástico ou PVC ou ainda removendo a parte cônica do modelo de Missouri e usando apenas o forro de borracha mais interno para formar a bolsa d'água.

Forros descartáveis para vagina artificial. Forros descartáveis de plástico estéril são comercializados para a maioria dos tipos de VAs. Podem ser utilizados para reduzir o risco de exposição do sêmen a resíduos químicos ou látex. Muitos garanhões, porém, opõem-se a esses forros e o número de montagens por ejaculação aumenta. O impulso pode romper o revestimento plástico, que também pode sofrer eversão completa durante a desmontagem. A ejaculação na primeira entrada em uma VA equipada com forro descartável reduz a contaminação bacteriana do sêmen de forma considerável. O aumento do número de entradas ou impulsos na VA, no entanto, também aumenta a contaminação bacteriana do sêmen. Assim, é importante que o garanhão esteja devidamente estimulado e preparado para limitar o número de montas.

Cuidado de vaginas artificiais. A VA deve ser limpa logo após cada uso, retirando-se sujeira, detritos e esmegma, e bem enxaguada com água quente. Se os revestimentos descartáveis não forem usados, os revestimentos de borracha devem ser imersos em álcool 70% por 1 hora ou mais, bem enxaguados com água quente e pendurados em um ambiente seco e sem poeira. Para evitar o acúmulo de resíduos químicos, não devem ser usados sabonetes e desinfetantes nos equipamentos de borracha. Se os revestimentos descartáveis não forem usados ou se a VA e seus revestimentos não forem bem limpos, podem tornar-se fômites eficazes para a disseminação de doenças infecciosas ou venéreas. Por isso, muitas fazendas mantêm uma VA para cada garanhão.

Ejaculação induzida farmacologicamente

Vários protocolos foram publicados para a ejaculação *ex copula* de garanhões, com diversos agentes farmacológicos sozinhos ou em conjunto. Os medicamentos mais usados são xilazina, imipramina e prostaglandinas.[991-994] Geralmente, o sêmen coletado dessa maneira tem baixo volume e alta concentração devido à diminuição da contribuição das glândulas sexuais acessórias. A ejaculação resultante pode ser usada para avaliação, IA ou criopreservação. A incapacidade de obter ejaculados de modo previsível limita a utilidade comercial desses métodos. Em um experimento, a coleta em pôneis foi bem-sucedida em 10 de 24 tentativas com imipramina e xilazina.[992] Em alguns casos em que o garanhão se mostra fisicamente incapaz de montar e copular, é possível obter amostras de sêmen com o auxílio de agentes farmacológicos. A campo, obtém-se o sêmen em 25 a 30% das tentativas. É importante manter o garanhão quieto e sem perturbações, especialmente após a administração da xilazina.

Um protocolo comum é administrar imipramina (2,2 mg/kg VO, uma vez) aproximadamente 2 horas antes da coleta de sêmen prevista.[995] A xilazina (0,2 a 0,3 mg/kg IV) é então administrada. A ejaculação geralmente ocorre logo após a administração da xilazina (p. ex., 1 a 3 min) ou quando o garanhão começa a acordar da sedação (15 a 20 min). Embora bem-sucedido em cerca de 25% das vezes, o procedimento é demorado e imprevisível para os proprietários de éguas. A taxa de sucesso pode aumentar com a alteração das doses.

Outros métodos de coleta de sêmen

Os preservativos têm sido usados em garanhões que têm aversão a ejacular na VA. Devem ser grandes e sem espermicidas. As desvantagens desse método são o alto risco de rompimento do preservativo e a contaminação com detritos. A aspiração do útero e da vagina de éguas recém-acasaladas é outra opção, mas propensa a contaminação. Assim, não se mostra adequada para obter um volume preciso de ejaculação.

Avaliação do sêmen

Este processo envolve a coleta dos ejaculados dos garanhões e a análise de vários parâmetros seminais:

1. Volume e cor: a cor e o volume (em mililitros) do ejaculado devem ser registrados. De modo geral, a cor do ejaculado normal varia de aquosa a branca opalescente cremosa e depende da concentração de espermatozoides por mililitro. Cores ou volumes anormais podem indicar contaminação do ejaculado com sangue, urina ou leucócitos. Os volumes normais de ejaculados de cavalos de raças leves variam de 20 a 250 mℓ, com média de 50 a 60 mℓ.[996] Os fatores que influenciam o volume são o grau de estimulação sexual prévia e as condições da coleta e a presença de material estranho no ejaculado. O volume do ejaculado nem sempre reflete sua qualidade, e outros parâmetros devem ser considerados em função do volume. Quando possível, deve-se distinguir o volume do gel e das porções não gelatinosas do ejaculado. A maioria das VAs pode ser equipada com um filtro embutido para separar essas duas frações.
2. Concentração de espermatozoides: o número de espermatozoides por mililitro deve ser estimado com precisão para o cálculo do número total de espermatozoides no ejaculado e a melhor maneira de processamento do sêmen para uso posterior. A concentração ou densidade do sêmen é relatada em milhões de espermatozoides por mililitro. Os valores médios estão entre 100 e 300 milhões, mas há muitos fatores que podem influenciar a concentração, como estação, frequência de coleta, tamanho testicular e idade. Embora sujeito a uma variação de até 10%, o hemocitômetro de Neubauer é considerado o padrão-ouro para avaliar a concentração de espermatozoides.[997] Embora o hemocitômetro seja considerado o método mais preciso para medir a concentração de espermatozoides, é demorado e, portanto, não utilizado de modo rotineiro. O NucleoCounter SP-100 (Chemometec®, Allerod, Dinamarca) conta os núcleos dos espermatozoides corados com iodeto de propídio fluorescente específico para DNA.[997] A principal vantagem do NucleoCounter é a manutenção da precisão mesmo quando as amostras estão contaminadas com outros detritos, como sangue ou urina. Também é capaz de avaliar a viabilidade do esperma por meio da detecção de espermatozoides sem membrana intacta. A principal desvantagem deste sistema é seu custo significativo. Outros sistemas, como o SpermaCue® (MiniTube, Tieffenbach, Alemanha), o Equine Densimeter® (Animal Reproduction Systems, Chino, CA, EUA) ou o Accucell® (IMV Technologies, L'Aigle, França), são usados. Todos esses sistemas requerem uma amostra muito limpa, livre de partículas estranhas, detritos ou diluente. Todos esses sistemas são precisos e repetíveis na faixa de 100 a 300 milhões de espermatozoides, mas sua precisão diminui fora desses valores.[997] Os sistemas de análise de esperma assistido por computador (CASA, do inglês *computer-assisted sperm analysis*) também podem ser usados para determinação da concentração com uma precisão comparável com os métodos de densimetria. Além de fornecer números de espermatozoides, o sistema CASA relata a motilidade das células e o número de células em movimento rápido e progressivo.
3. Osmolaridade e pH: a osmolaridade do sêmen de garanhão varia entre 290 e 310 mOsm. Valores acima de 350 mOsm podem indicar urospermia, e o nível de creatinina deve ser determinado (a concentração normal de creatinina no sêmen é inferior a 2 ng/mℓ). Valores abaixo de 250 mOsm sugerem

contaminação com água, e valores acima de 500 mOsm refletem possível contaminação por lubrificante. O pH seminal varia entre 6,9 e 7,5, e valores superiores a esses devem levar à suspeita de material estranho no ejaculado ou de um processo infeccioso no sistema reprodutivo do garanhão.

4. Motilidade espermática: a motilidade espermática tem sido usada há muito tempo como método para estimar a porcentagem de espermatozoides viáveis no ejaculado. Vários métodos têm sido usados para avaliar a motilidade dos espermatozoides, mas todos determinam a porcentagem de *espermatozoides móveis totais* (a porcentagem de espermatozoides no ejaculado com qualquer movimento) e a porcentagem de *espermatozoides com motilidade progressiva* (a porcentagem de espermatozoides no ejaculado em movimento linear ou progressivo). O sistema CASA é o padrão-ouro para a avaliação da motilidade dos espermatozoides. Tal modalidade gera valores objetivos de motilidade dos espermatozoides contando e medindo cada célula em quadros definidos. Também fornece dados sobre as características dos espermatozoides, como velocidade linear, linearidade, velocidade do trajeto e deslocamento lateral da cabeça. O custo relativo do sistema CASA pode impedir seu uso por alguns profissionais. Outro método comum é a avaliação visual da motilidade do esperma. Para isso, coloca-se uma gota de sêmen em uma lâmina de microscopia com lamínula e avalia-se o movimento celular em aumento de 200 a 400× à microscopia de contraste de fase. Este é o ensaio mais utilizado para avaliar a motilidade espermática devido à simplicidade e ao baixo custo. No entanto, muitos fatores podem influenciar esse modo de avaliação: julgamento individual, volume da gota, concentração de espermatozoides no ejaculado, grau de contaminação, grau de aglutinação e temperatura. Mesmo sob as condições mais rigidamente controladas, a repetibilidade da avaliação da motilidade visual é baixa entre técnicos e laboratórios. As estimativas de motilidade visual de espermatozoides recém-ejaculados de garanhão foram consideradas responsáveis por apenas 50 a 70% da variação da fertilidade nessa amostra. A correlação é ainda menor ($r = 0,3$) ao se tentar prever a fertilidade de uma amostra de sêmen congelada e descongelada com base na motilidade pós-coleta.[998] Embora a análise do movimento do espermatozoide com computador seja mais objetiva e uma maneira bastante consistente de avaliação dessas células, a motilidade é apenas um fator que influencia a fertilidade do garanhão e não deve ser interpretada de modo exagerado. Além disso, as fórmulas ou configurações para cálculo dos vários parâmetros de motilidade podem diferir entre os sistemas CASA. Assim, a análise de um ejaculado pode ser diferente entre os sistemas CASA usados em cada ejaculado.
5. Longevidade da motilidade dos espermatozoides: a duração da motilidade dos espermatozoides pode ser determinada usando sêmen bruto, não diluído ou com diluente. No sêmen bruto, uma amostra deve ser mantida em temperatura ambiente e avaliada a cada hora até que a motilidade seja inferior a 10%. O sêmen da maioria dos garanhões normais mantém mais de 10% de mobilidade por, pelo menos, 4 horas. O sêmen com diluente deve ser processado, resfriado e armazenado de modo adequado. A seguir, é avaliado a cada 24 horas quanto à porcentagem de espermatozoides totais e com motilidade progressiva.
6. Morfologia do espermatozoide: em qualquer avaliação da morfologia dos espermatozoides, no mínimo 200 células devem ser contadas. Os espermatozoides normais, bem como aqueles com defeitos acrossômicos, em cabeça, peça intermediária, gota e cauda, devem ser registrados de modo específico. Embora apenas 200 células sejam rotineiramente contadas, os espermatozoides com mais de um defeito devem ser registrados para ajudar a avaliação da incidência de defeitos em uma amostra de sêmen específica. As células podem ser avaliadas em montagens úmidas sob microscopia de contraste de fase ou microscopia de contraste de interferência diferencial (CID) após a fixação em solução salina tamponada com formaldeído ou glutaraldeído a 4%. Um antibiótico deve ser adicionado ao fixador se as amostras forem preservadas por períodos mais longos. Alternativamente, as células podem ser avaliadas após a coloração. Uma gota de sêmen é bem misturada com o corante e espalhada em uma lâmina de vidro. As colorações hoje utilizadas são tinta nanquim, eosina-nigrosina, azul de eosina-anilina, Giemsa e Wright, além de outras. O veterinário deve estar ciente de que mudanças graves na osmolaridade da coloração, bem como danos mecânicos, podem alterar a morfologia normal dos espermatozoides. A avaliação morfológica dos espermatozoides pode auxiliar o diagnóstico de certas patologias, pois alguns defeitos estão associados a diferentes regiões anatômicas ou sugerem uma patologia reprodutiva específica. Há várias tentativas de correlacionar a porcentagem de espermatozoides com morfologia normal presentes em um determinado ejaculado com a fertilidade. Infelizmente, o relato da morfologia dos espermatozoides não parece consistente entre os profissionais. Entre os problemas encontrados, estão a definição de normal e anormal à luz da enorme gama de achados e o pouco conhecimento sobre defeitos específicos dos espermatozoides que interferem na fertilidade. Tal problema é ainda pior quando o profissional tenta interpretar os resultados de um veterinário ou de um técnico veterinário. Algumas dessas inconsistências podem ser evitadas pelo registro de defeitos morfológicos específicos, em vez de seu agrupamento como defeitos primários e secundários, pois este último método assume erroneamente a origem dos defeitos dos espermatozoides (testicular e pós-testicular, respectivamente).

A avaliação do sêmen, portanto, gera uma grande quantidade de dados para complementar outros achados do exame. O cálculo do volume total do ejaculado e da concentração produz o número total de espermatozoides na amostra. A determinação da concentração pode ser feita por estudos manuais, fotométricos e fluorescentes. A avaliação de espermatozoides individuais (ou seja, morfologia) é realizada para determinar o número de células de aparência normal. Estudos de longevidade são importantes para o planejamento de acasalamentos e frequência de coletas, mas convém ter cuidado na interpretação dos resultados, pois não representam adequadamente o ambiente do sistema reprodutivo da égua.

Existem técnicas mais avançadas para a avaliação dos espermatozoides do garanhão, como o ensaio da estrutura da cromatina, o teste de edema hiperosmótico, a reação acrossômica e a atividade mitocondrial. De modo alternativo ou complementar, a microscopia eletrônica de transmissão auxilia a avaliação ultraestrutural de espermatozoides individuais, sendo capaz de identificar lesões sutis, porém graves.

Exames hematológicos e endócrinos

Os exames de sangue são parte comum do exame andrológico e geralmente consistem em hemograma completo, fibrinogênio, bioquímica sérica e detecção de vírus da arterite equina (EAV), se indicada. Os exames endócrinos também são comumente realizados e as concentrações de testosterona, estradiol, FSH e LH em repouso são avaliadas. Além da triagem de doenças ou distúrbios subjacentes, esses exames também auxiliam o estabelecimento de valores basais normais em caso de desenvolvimento de uma doença.

O exame endócrino é frequentemente considerado secundário, mas ajuda o diagnóstico de distúrbios específicos. Em particular, possibilita a detecção de problemas testiculares primários, como degeneração testicular. Como a espermatogênese depende de uma rede intrincada de vários sinais autócrinos, parácrinos e endócrinos, as aberrações nas gonadotrofinas circulantes e nos esteroides sexuais podem sinalizar o início da disfunção testicular. A Tabela 19.12 mostra exemplos de como as concentrações séricas de LH, FSH, testosterona e estrógeno conjugado podem diferir por estação em garanhões normais. Diferenças também são observadas ao comparar as concentrações desses hormônios entre garanhões férteis e subférteis. Garanhões subférteis têm concentrações mais altas de gonadotrofina circulante, enquanto o nível de estrógeno conjugado é menor e a testosterona continua relativamente estável independentemente da estação.[999]

Testes microbiológicos

O rastreamento de DSTs também deve ser realizado. As recomendações específicas de triagem de doenças dependem do país onde o cavalo viveu, atualmente reside ou para onde pode ser enviado após a avaliação. De modo geral, *swabs* de cultura de pênis/prepúcio, fossa uretral e uretra (pré e pós-ejaculação) são coletados e submetidos a cultura aeróbia, no mínimo, em um exame andrológico. Durante a estação de monta, testes seriados são realizados para monitorar agentes com potencial patogênico, como *Klebsiella* spp. e *P. aeruginosa*. Em certas áreas dos EUA, garanhões novatos precisam de um título sérico negativo para EVA periodicamente ou imediatamente antes da vacinação. Nos EUA, garanhões recém-importados são submetidos aos testes exigidos pelo USDA-APHIS já descritos. Garanhões importados são rotineiramente submetidos ao exame para CEM por meio da coleta de amostras de *swab* da genitália externa. De acordo com o USDA-APHIS, garanhões reprodutores previamente ativos também precisam do teste reprodutivo de pelo menos duas éguas, que são submetidas a coletas seriadas de *swabs* antes e depois do acasalamento. Vinte e um dias após a última cruza, coleta-se o soro para um teste de CF. O leitor deve consultar mais informações sobre o protocolo de teste no documento *Contagious equine metritis* ("Metrite equina contagiosa") do USDA-APHIS1000. Mais uma vez, o veterinário deve consultar o órgão regulador do país e os regulamentos sobre DSTs de garanhões para determinar quais exames devem ser realizados.

Teste citogenético de marcadores de fertilidade

Este meio particular de avaliar o potencial reprodutivo e a saúde dos garanhões ainda está em sua infância. Desde que o projeto do genoma equino foi concluído em 2007, os pesquisadores descobrem as principais relações entre o DNA e o aparecimento de certas doenças e distúrbios. Isso possibilitou o desenvolvimento de técnicas analíticas sensíveis para monitorar ou diagnosticar várias doenças hereditárias. Discute-se tudo isso em outro capítulo, mas é importante ressaltar a associação genética à reação acrossômica prejudicada (IAR), uma causa conhecida de infertilidade em muitas espécies de mamíferos. Pesquisadores da Texas A&M University, nos EUA, recentemente identificaram um gene de suscetibilidade no cromossomo equino 13, na proteína ligante de FK506 6 *(FKBP6)*, em cavalos com IAR.[1.001] Esse teste pode ser usado na triagem de um possível garanhão ou no diagnóstico de casos de subfertilidade desconhecida. Atualmente, o autor usa o laboratório Animal Genetics Inc. (Tallahassee, FL, EUA) para a maioria dos testes genéticos. O teste de IAR é feito exclusivamente pelo Department of Integrative Biosciences, Texas A&M University (College Station, TX, EUA).

Resumo e epícrise de avaliações reprodutivas de garanhões

Conforme mencionado no início deste tópico, a reprodução do garanhão envolve muitos fatores diferentes. A contabilização de todos eles e da previsão da fertilidade é impossível hoje. Consequentemente, agora parece prática comum não atribuir aos garanhões um *status* particular (p. ex., satisfatório, insatisfatório, deferido), mas resumir os achados e oferecer recomendações para o manejo futuro.

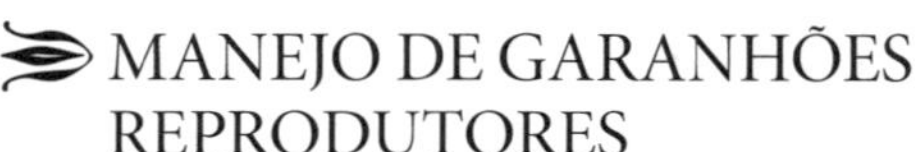

MANEJO DE GARANHÕES REPRODUTORES

Nutrição

Programas nutricionais específicos ficam a critério do haras. Aplicam-se as práticas gerais de criação de cavalos, e é importante considerar o método de reprodução (p. ex., manual, em pasto, coleta com VA). Garanhões em programas de monta natural e *book size* de 60 ou mais éguas podem acasalar 2 a 3 vezes/dia durante vários dias consecutivos, o que cria uma demanda calórica significativa. O fornecimento adequado de volumoso, concentrado balanceado e água doce *ad libitum* é a principal preocupação no manejo dos garanhões. Garanhões reprodutores médios (500 a 600 kg) geralmente consomem 6 a 10 kg de concentrado (12 a 14% proteína) por dia. Novas rações e suplementos devem ser introduzidos gradualmente para evitar distúrbios gastrintestinais.

Tabela 19.12 Efeitos sazonais do hormônio luteinizante, hormônio foliculoestimulante, testosterona e conjugado de estrógeno em garanhões férteis e subférteis.

	Fértil (n = 8)		Subfértil (n = 6)	
Hormônio (ng/mℓ)	**Fora da estação de monta**	**Estação de monta**	**Fora da estação de monta**	**Estação de monta**
Hormônio luteinizante	2,4 ± 0,8	6,6 ± 0,8	9,2 ± 1,4	12,6 ± 2,8
Hormônio foliculoestimulante	4,7 ± 0,5	6,1 ± 0,7	13,6 ± 3,1	14,5 ± 3,3
Testosterona	0,69 ± 0,14	1,14 ± 0,17	0,75 ± 0,08	0,88 ± 0,13
Conjugado de estrógeno	232 ± 29	216 ± 20	169 ± 45	186 ± 59

Os valores são apresentados como média ± erro-padrão. (Adaptada de Roser JF, Hughes JP. Seasonal effects on seminal quality, plasma hormone concentrations, and GnRH-induced LH response in fertile and subfertile stallions. *J Androl.* 1992; 13:214-223.)

Deve-se ter cuidado para não superalimentar garanhões. A obesidade pode ter consequências negativas e, muitas vezes, graves (p. ex., predisposição a cólicas, laminite, doença metabólica) que podem prejudicar o desempenho reprodutivo do garanhão. Além disso, os garanhões não devem sofrer flutuações extremas de peso, pois oscilações consideráveis podem prejudicar a saúde e a fertilidade.

Existem algumas evidências que indicam a eficácia de certos suplementos para melhorar a qualidade do sêmen de garanhões. O oferecimento de OM3FAs é sustentado por evidências experimentais de efeitos positivos. Por exemplo, Brinsko *et al.* relataram melhora nas características de movimento dos espermatozoides em sêmen resfriado e congelado depois que garanhões receberam nutracêutico enriquecido com DHA por 14 semanas.[301] Outro estudo demonstrou aumento das concentrações de OM3FAs no plasma seminal e da produção total de espermatozoides em garanhões alimentados com suplemento de OM3FA, mas nenhuma melhora na motilidade espermática. Os dois estudos usaram uma fonte marítima de OM3FAs.[1.002] Suplementos à base de algas e linhaça são outras fontes de OM3FAs e, pelo menos em relatos informais, parecem mais palatáveis do que aqueles de base marinha. Faltam estudos que descrevam uma relação direta entre o consumo de OM3FAs e a melhora da fertilidade.

Outros suplementos nutricionais usados em garanhões reprodutores são antioxidantes (p. ex., vitaminas C e E) e acetil-L-carnitina. Os antioxidantes podem ser benéficos na redução do estresse oxidativo dos espermatozoides, enquanto a acetil-L-carnitina aumenta a motilidade ao estimular a oxidação de betalipídios nas mitocôndrias dos espermatozoides. Faltam evidências científicas que sustentem o uso desses produtos, mas os relatos informais são geralmente favoráveis. A eficácia dos antioxidantes é um tanto curiosa, pois um estudo mostrou que os ejaculados mais férteis de amostras coletadas à desmonta após a monta natural foram aqueles com maior nível de estresse oxidativo.[1.003] No entanto, a membrana plasmática envolve todo o espermatozoide, de modo que sua integridade relativa está intimamente relacionada com a qualidade do esperma. Como os antioxidantes podem suprimir ou extinguir os efeitos prejudiciais dos radicais livres na peroxidação lipídica,[1.004] a suplementação, em teoria, pode ajudar a melhorar a qualidade do esperma.

Exercício

O exercício é uma parte importante, embora às vezes esquecida, do manejo do garanhão. Os programas devem ser baseados em cada animal e considerar seu peso atual e desejado, solidez, *book size* previsto, meio ambiente e outros problemas de saúde que podem impedir os exercícios adequados. Os exercícios podem ser forçados (p. ex., equitação, redondel, andadores mecanizados) e passivos (p. ex., ficar a pasto por várias horas por dia). Os meios de exercício variam entre as propriedades, porém o objetivo deve ser manter os garanhões em forma e com a mente ocupada, pois a atividade é mental e física. Em humanos, a aptidão física tem vantagens comprovadas na manutenção do vigor e na prevenção de doenças. Portanto, parece lógico, embora um pouco antropomórfico, que os cavalos possam colher os mesmos benefícios.

A duração do exercício forçado costuma ser baseada no nível de aptidão do cavalo, enquanto a manutenção a pasto deve ocorrer em programação regular, com várias horas livres. Diversas criações em grande escala mantêm seus garanhões em treinamento ou continuam a exercitá-los ao longo de suas carreiras. Um experimento mostrou que garanhões submetidos a uma quantidade moderada de exercício apresentaram menor número de espermatozoides de morfologia normal após a atividade em comparação com a amostra obtida antes do exercício. Nenhum outro parâmetro seminal (p. ex., concentração, volume de gel, número total de espermatozoides) diferiu entre as amostras pré e pós-exercício.[1.005]

Se as práticas de manejo da fazenda ou a condição física do cavalo impedirem o exercício ativo, o pasto e o redondel podem ser usados. O tamanho do pasto costuma ser reduzido para não mais do que alguns acres. Baldes de água e ração podem ser colocados em áreas diferentes para incentivar um maior movimento. A participação durante o mau tempo fica a critério da fazenda, porém a maioria dos cavalos é muito resistente a condições ambientais adversas.

Manejo de saúde do plantel

Os cuidados rotineiros odontológicos e com cascos, bem como vacinações e vermifugações específicas, formam uma base sólida para o manejo da saúde geral dos garanhões. Como as considerações anteriores, o manejo da saúde do plantel varia de acordo com a fazenda e sua localização.

O momento da vacinação é importante ao lidar com garanhões reprodutores ativos. Embora seja um risco relativamente baixo, em especial ao considerar os avanços na qualidade das vacinas nas últimas duas décadas, eventos adversos ainda podem ocorrer após as imunizações. Efeitos adversos, sejam de natureza local ou sistêmica, podem prejudicar o desempenho reprodutivo. Por exemplo, o inchaço no sítio de injeção pode causar dor e relutância ao acasalamento. De modo alternativo ou complementar, a febre pode prejudicar a espermatogênese por causa do estresse térmico secundário.

Alguns veterinários optam por limitar ou adiar a vacinação durante a estação de monta. Em geral, o autor dá vacinas de reforço no fim de dezembro ou início de janeiro, para que qualquer problema resultante da vacinação possa ser resolvido antes do início da estação de monta (meados de fevereiro). Os reforços também são dados, mas a intervalos uniformes, no verão e no outono. Como os garanhões são suscetíveis a doenças infecciosas devido ao contato com éguas externas, a vacinação contra a rinopneumonia equina pode ser realizada a cada 2 a 3 meses.

A vacinação de garanhões reprodutores ativos contra EAV, o agente causador da EVA, é necessária em alguns locais porque esse vírus pode ser liberado em fluidos corpóreos, como sêmen e secreções respiratórias. A preocupação mais urgente com a EAV é a possibilidade de surtos de aborto ou morte neonatal em éguas gestantes não imunizadas.[243] O leitor deve entrar em contato com a autoridade sanitária de sua localidade para saber as regras e requisitos relativos à vacinação contra EVA em garanhões reprodutores. Alguns garanhões podem transmitir EAV no sêmen e, assim, o haras deve informar se o animal é portador crônico da doença. As diretrizes para acasalamento de uma égua com um garanhão EAV-positivo são dadas pela American Association of Equine Practitioners.[1006]

Métodos de acasalamento

Monta natural

Também conhecido como acasalamento *manual*, as montas naturais são comuns em operações comerciais de Puros-Sangues em todo o mundo. Resumidamente, quando se identifica uma égua em estro e considera-se adequada para o acasalamento, leva-se ela para o galpão de reprodução, onde é provocada e preparada rotineiramente, com lavagem do períneo. As éguas são normalmente contidas com cabresto e cachimbo, e botas de couro acolchoadas são colocadas nos membros posteriores. Alguns galpões usam uma proteção para o pescoço ou "capa" na coluna cervical da égua para maior proteção. Um exemplo de preparo típico de uma égua para monta natural é mostrado na Figura 19.26. O garanhão é apresentado à égua e provocado até que seja devidamente estimulado. Recebe a permissão para a monta e, ao fazê-lo, o profissional direciona seu pênis para a vagina da égua. À ejaculação, o profissional coloca os dedos na base do pênis para sentir as pulsações e o frêmito característico de emissão ejaculatória. Ao desmontar, o profissional coleta os gotejamentos do pênis, que passa por avaliação microscópica quanto à presença de espermatozoides vivos, oferecendo posterior confirmação da ejaculação. A sequência de eventos é mostrada na Figura 19.27.

Coleta de sêmen com monta em égua viva

A seleção de uma égua ovariectomizada depende da experiência e de maneirismos do garanhão e dos recursos do haras. O garanhão inexperiente, por exemplo, pode precisar ser ensinado a montar na égua pelos quartos traseiros. Este treinamento requer uma égua disciplinada e cooperativa que tolera a monta lateral. Alguns garanhões vocalizam alto no galpão e podem assustar as éguas virgens ou tímidas. A égua precisa tolerar uma certa quantidade de beliscões e mordidas no pescoço, nos ombros, na região do flanco e nos jarretes para ser adequada para alguns garanhões. As éguas com potros ao pé frequentemente protegem seus filhotes e são menos cooperativas. A égua também deve ter tamanho adequado para o garanhão. Na rotina do haras, a dependência de uma égua em estro como montaria é problemática, pois requer estimulação e ultrassonografia para assegurar que esteja no cio. Além disso, em um programa de sêmen resfriado para envio, o haras pode não ter acesso a éguas não prenhes, principalmente ao final da estação de monta. Portanto, algumas instituições mantêm uma ou mais éguas ovariectomizadas para essa função. Essas éguas ovariectomizadas devem ser escolhidas com base em tamanho, tolerância ao manejo e fortes sinais comportamentais de estro como éguas intactas. Uma égua com disgenesia gonadal, cariótipo (XO), pode ser uma boa candidata sem a necessidade de ovariectomia. A maioria das éguas ovariectomizadas tem bom desempenho nessa função durante a contenção com cachimbo ou pressão da gengiva superior. Em alguns casos, a administração de uma dose baixa de cipionato de estradiol (0,5 a 4 mg IM) em intervalos de 3 dias a 3 semanas pode ser necessária para manter a receptividade da égua.

Durante o processo de coleta de sêmen, a égua costuma ser contida com cachimbo. Peias podem ser usadas nos metacarpos posteriores ou jarretes, mas há o risco de o garanhão ficar preso se o procedimento de coleta der errado. As botas de proteção também podem ser colocadas nos membros posteriores para minimizar os danos se a égua bater os pés, e os cascos posteriores sempre devem ser removidos. Os pelos longos da cauda da égua devem ser enrolados para evitar interferência na deflexão e a entrada do pênis na VA.

Manequim

O manequim é uma estrutura para monta do garanhão que geralmente é um barril cilíndrico ou tubo estacionário do tamanho aproximado do corpo de uma égua (Figura 19.28). O cilindro é recoberto com 2,5 a 5 cm de acolchoamento firme. O cilindro acolchoado é coberto por uma capa resistente, não abrasiva e sem rugas. Garanhões que repetidamente montam e desmontam um manequim podem apresentar abrasão na parte medial dos antebraços e carpos. Bandagens podem ser usadas para minimizar o traumatismo. O garanhão deve ser ensinado a desmontar do manequim de maneira controlada, recuando, em vez de desmontar lateralmente. O diâmetro, o comprimento e a altura do manequim devem ser ditados pelo tamanho e pela preferência do garanhão. A maioria dos garanhões de raças leves tolera um diâmetro total de 50 a 60 cm. As escoras do manequim devem ficar longe o suficiente da extremidade de monta para evitar ferimentos nos membros posteriores do garanhão durante a monta e a desmonta. A altura e o ângulo do manequim devem ser ajustáveis para acomodar garanhões mais velhos, com claudicação ou problemas musculoesqueléticos em membros posteriores e animais de estatura variável.[970,1.007]

O manequim deve ficar em uma área de tamanho adequado para a segurança dos tratadores e possibilitar o posicionamento da égua ao lado ou em frente ao manequim em caso de necessidade de maior estimulação. Muitos garanhões são treinados para montar o manequim mesmo na ausência da égua.

Ao usar um manequim para coleta de sêmen, o garanhão deve aproximar-se de maneira controlada, montar na parte traseira dele e usar seus membros anteriores para se estabilizar no cilindro acolchoado. Com o garanhão devidamente posicionado, o profissional aproxima-se do lado esquerdo, desvia o pênis para a VA usando a mão direita, em um movimento de cima para baixo, e estabiliza-se no lado próximo do manequim. Enquanto estiver do lado esquerdo do garanhão (e do manequim), o profissional deflete e estabiliza a base do pênis com a mão direita. Tal prática minimiza possíveis lesões no pênis e no prepúcio durante a investida do garanhão. Alguns manequins são equipados com um VA na extremidade posterior, que funciona bem para alguns garanhões e requer apenas uma pessoa para o procedimento de coleta. A única desvantagem de VAs residentes é o ocasional traumatismo do pênis do garanhão por inserção incorreta. Além disso, alguns garanhões precisam de estimulação manual da glande do pênis, que é mais fácil quando o profissional tem o controle da VA. Garanhões regularmente submetidos à monta natural podem ser difíceis de treinar no manequim. Por esse motivo, certas circunstâncias podem exigir o acesso a uma égua em estro para facilitar a coleta de sêmen.

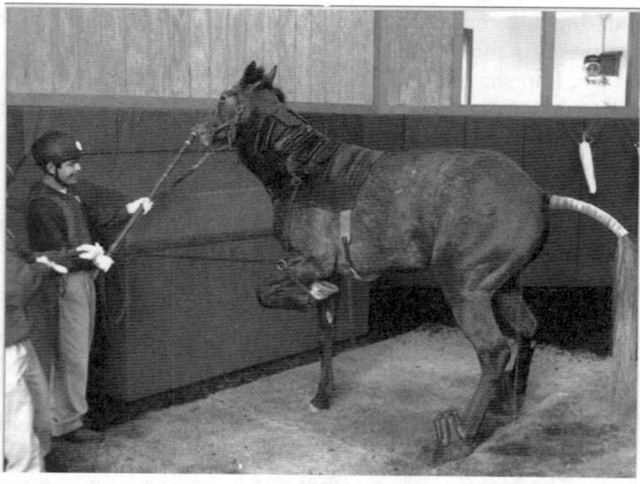

Figura 19.26 Exemplo de contenção de uma égua para monta natural.

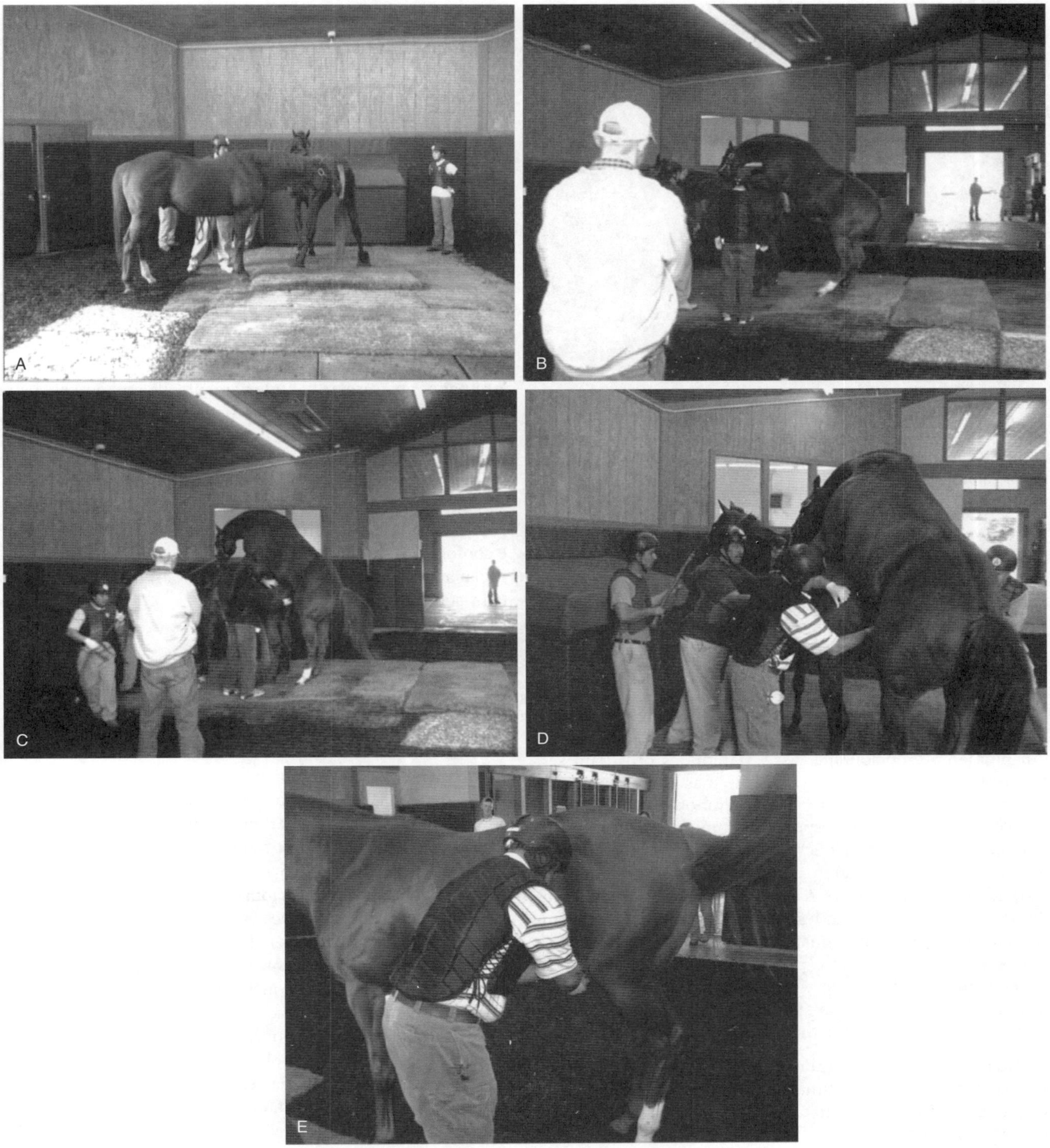

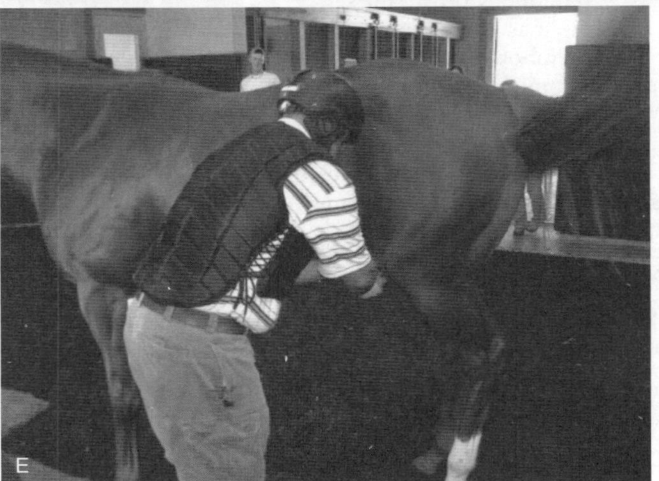

Figura19.27 Sequência de eventos para monta natural.

Medida do desempenho reprodutivo

As fórmulas para avaliar a eficiência reprodutiva de garanhões são apresentadas a seguir. Tais medidas auxiliam a comparação de garanhões de um mesmo haras ou propriedades diferentes. Também oferecem uma visão sobre o manejo reprodutivo e geral e podem ajudar a identificar áreas de preocupação.

Taxa gestacional por ciclo = [(número de nascimentos)/(número de montas) (número de duplas)] (100%)

Taxa gestacional sazonal = [(número total de gestações)/(número total de éguas acasaladas)] (100%)

Taxa gestacional do primeiro ciclo = [(número de nascimentos na primeira monta)/(número total de éguas acasaladas no primeiro ciclo)] (100%)

Montas por gestação = número total de montas/número total de gestações

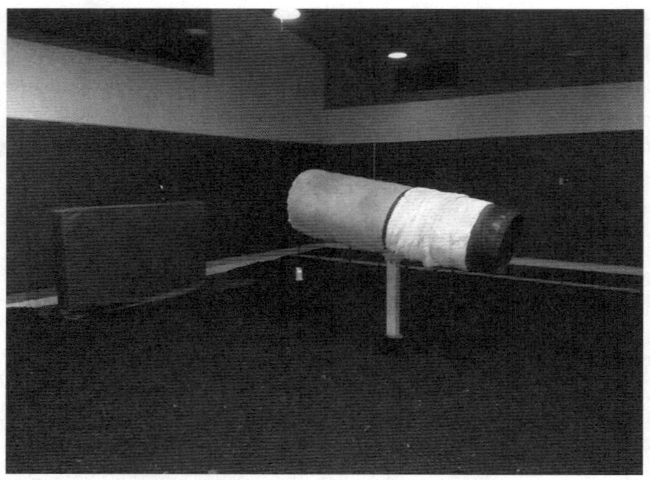

Figura 19.28 Exemplo de manequim para coleta de sêmen de garanhão em um programa de inseminação artificial. O manequim é preso ao solo por apenas uma haste soldada. O corpo, ou corpo do manequim, é reforçado com material macio e não abrasivo para maior conforto.

A organização e a tabulação desses dados são mais comumente feitas de modo eletrônico. Planilhas computadorizadas podem ajudar a coleta e a análise de dados. Tabelas e gráficos comparando vários parâmetros reprodutivos ajudam a resumir e comparar os resultados de uma maneira concisa, mas abrangente, e podem ser usados para monitorar padrões de desempenho reprodutivo.

Garanhão novo

A chegada de um novo garanhão a uma fazenda costuma ser um momento emocionante. Esses garanhões provaram ser superiores em suas respectivas disciplinas e, portanto, são de alto valor financeiro e emocional. Embora exista o desejo de "ver quem são" com respeito ao comportamento reprodutivo, bons profissionais acreditam que é melhor dar-lhes tempo para se familiarizarem com o ambiente antes de iniciar a atividade de reprodução. A documentação e o tratamento de problemas de saúde ou lesões anteriores também devem ser feitos para que o garanhão continue em forma e saudável para a reprodução. Esse período de transição é variável (2 semanas a 2 meses) e deve ser fluido para possibilitar que o garanhão se acomode em sua nova carreira. O período de transição normalmente inclui:

- Quarentena para redução do risco de doenças transmissíveis
- Condicionamento e aclimatação a novos ambientes
- Estabelecimento de rotina
- Exames diagnósticos.

A maioria dos profissionais também está ciente dos vários ajustes mentais pelos quais um garanhão passa durante a transição para um novo ambiente. Além disso, cada garanhão é um indivíduo e deve ser tratado como tal. Os garanhões devem continuar respeitosos para evitar agressões contra seus treinadores e outros cavalos.[1.008] Garanhões novatos devem ser tratados com paciência, reforço positivo e, em alguns casos, perseverança. Punição desnecessária e tratamento rude podem agravar um problema e causar desinteresse reprodutivo.

Após o período de transição, os novos garanhões são introduzidos ao acasalamento por meio de cruzamentos de teste de éguas em cio. Este processo possibilita o condicionamento do garanhão ao procedimento reprodutivo e a avaliação do comportamento reprodutivo e das características do sêmen do garanhão. Uma égua de teste recentemente submetida a exames de detecção de EVA e CEM é preparada como para uma monta natural normal. O garanhão é apresentado à égua e pode cheirar e interagir com ela de maneira respeitosa. Paciência e repetição são necessárias durante o processo reprodutivo de teste porque o acasalamento é uma nova experiência para esses garanhões. Alguns garanhões podem exigir apenas algumas sessões antes que seu treinamento seja considerado satisfatório. Outros podem exigir várias tentativas antes de mostrar qualquer interesse na reprodução. As amostras de desmonta são avaliadas rotineiramente quanto à presença de espermatozoides vivos, móveis e de morfologia normal. Um garanhão é considerado "treinado" ao acasalar voluntariamente, de maneira eficiente e adequada com uma égua. Nas operações de monta natural, o autor prefere primeiro treinar os garanhões, e não a égua. A coleta de todos os ejaculados por meio de VA pode ser realizada posteriormente.

Alguns programas iniciam garanhões novatos sob luzes. Nenhum benefício dessa prática foi comprovado. Curiosamente e conforme já discutido, o aumento do fotoperíodo pode estimular a função reprodutiva e preparar o garanhão para o início bem-sucedido da estação de monta.

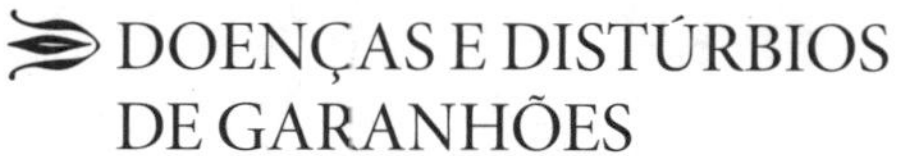

DOENÇAS E DISTÚRBIOS DE GARANHÕES

Comportamento anormal

As manifestações de comportamento anormal são numerosas. A Tabela 19.13 mostra exemplos e possíveis causas do comportamento sexual alterado. McDonnell revisou a incidência de problemas comportamentais em 250 garanhões ao longo de um período de 5 anos.[978] Mais de 50% dos casos apresentaram queixas relacionadas com a baixa libido ou a agressividade excessiva. Destes, quase metade foi descrita em garanhões sem experiência sexual anterior. O restante foi igualmente dividido entre garanhões experientes com baixo interesse sexual e aqueles com maior agressividade. Problemas à monta e disfunção erétil foram responsáveis por 11% das queixas, enquanto problemas ejaculatórios foram responsáveis por 25% do total de casos. Outros problemas, como automutilação e várias estereotipias, foram responsáveis por 11% dos casos relatados.[978]

Tabela 19.13 Sinais de comportamento anormal do garanhão e possíveis causas.

Sinais	Causas
Libido baixa	Dor
Parafilia	Outros problemas de saúde
Timidez	Preferência da égua
Disfunção erétil	Mudanças ambientais
Falha ejaculatória	Mudanças de manejo
Automutilação	Experiência adversa anterior

Os veterinários devem interpretar o comportamento alterado com relação às expectativas da unidade de reprodução.[1.009] Garanhões que requerem 30 minutos ou mais para montar e ejacular ou que precisam de várias montas antes da ejaculação, por exemplo, podem ser considerados inaceitáveis em algumas situações de manejo intensivo. Por outro lado, um garanhão que leva várias horas para conseguir uma ereção, montar e ejacular pode ser considerado normal se ele cruzar com apenas duas ou três éguas durante toda a estação de monta em pasto.

Baixa libido

A ausência de desejo sexual adequado é o problema comportamental mais comum em garanhões reprodutores.[978] Muitos fatores podem estar em jogo, como práticas de manejo e condições ambientais. Por exemplo, garanhões tímidos alojados ao lado de garanhões dominantes podem mostrar ausência de libido devido à percepção de subordinação ao indivíduo dominante. Outros garanhões podem ter aversão ou preferência por uma determinada cor de égua. A ausência de libido pode ser observada em garanhões experientes ao final da estação de monta, principalmente em animais muito utilizados. Tal problema pode ser corrigido diminuindo-se a frequência de monta ou coleta. Garanhões que foram chutados por éguas ou receberam reforço negativo por exibir comportamento sexual durante o desempenho podem apresentar baixa libido. Portanto, é prudente considerar o histórico, a saúde e o manejo do garanhão de muitas perspectivas diferentes ao determinar a causa da baixa libido.

O tratamento de um garanhão com baixa libido deve ser direcionado à correção do problema subjacente, mas a avaliação da natureza do problema costuma ser difícil. Várias alternativas podem ser tentadas, como:

- Troca da égua ou do ambiente
- Monta ou coleta de outro garanhão na presença do animal com baixa libido
- Administração IV de GnRH, 50 μg, 1 a 2 horas antes do acasalamento ou de hCG, 5.000 a 10.000 UI, 1 hora antes do acasalamento
- Administração IV de diazepam ou midazolam em dose de 0,05 mg/kg (máximo de 20 mg) 10 a 15 minutos antes do acasalamento para reduzir a inibição do comportamento sexual em alguns garanhões
- Injeção única de testosterona de ação curta.

A eficácia da maioria desses tratamentos depende do garanhão individual e do(s) problema(s) primário(s). Alguns desses tratamentos podem ter efeitos adversos. Por exemplo, a administração crônica de esteroides, em especial andrógenos, é bem conhecida por prejudicar a espermatogênese.[970] Portanto, o tratamento de garanhões com esteroides exógenos, sobretudo andrógenos, para melhorar a libido deve ser considerado com cuidado com relação aos possíveis riscos e benefícios. Assim, o tratamento é normalmente reservado para os casos de insucessos de outros meios para aumentar a excitação. As recomendações atuais são o tratamento com uma dose inicial de 80 a 100 mg (IM) de cipionato de testosterona e a manutenção das concentrações séricas de 2 a 4 ng/mℓ. O efeito demora a ser observado (5 a 8 dias). Há relatos informais de aplicação tópica de creme de testosterona no pênis para melhorar a estimulação tátil, mas sem estudos rigorosos.

Disfunção erétil

A incapacidade de um garanhão de desenvolver e manter uma ereção normal, apesar da libido normal, pode estar relacionada com questões anatômicas. São possíveis problemas dano vascular associado a lesões traumáticas ou problemas neurológicos associados a outro comprometimento peniano ou lombossacral.[991]

Opções médicas (p. ex., administração de substâncias vasoativas) e cirúrgicas (p. ex., implantes penianos) podem ser consideradas. Infelizmente, há poucos estudos sobre esses métodos. A sildenafila (Viagra®, Pfizer, New York, NY, EUA) tem sido discutida há muito tempo, mas não há uma dose ou efeito relatado em equinos.

Insuficiência ejaculatória

Alguns garanhões apresentam comportamento pré-copulatório normal, monta e coito, porém não conseguem ejacular. Esses garanhões podem ficar exaustos ou frustrados, sendo agressivos com a égua ou os profissionais. Nesse caso, é importante descartar dores musculoesqueléticas ou ortopédicas, como doenças articulares degenerativas. Se houver suspeita, o tratamento experimental com uma dose apropriada de AINE pode ser benéfico. Distúrbios circulatórios, como trombose ilíaca, também foram associados à insuficiência ejaculatória.

Apesar de serem difíceis de diagnosticar, problemas psicológicos podem levar à disfunção ejaculatória. Em muitos casos, a história de um incidente traumático durante o acasalamento está intimamente associada ao início da insuficiência ejaculatória. Se o garanhão se recusa a ejacular apenas em circunstâncias específicas, como em VA ou com uma determinada égua, uma abordagem sistemática é importante para determinar o problema.

Diversas estratégias comportamentais e de manejo foram usadas para ajudar os garanhões a ejacularem.[1.010] Essas estratégias devem ser adaptadas de acordo com a condição física do garanhão (ou seja, garanhões que não conseguem uma ereção completa, com dificuldade de monta, que se recusam a ejacular após a ereção normal, monta, impulso e abaulamento da glande). Nem a monta nem a ereção completa são necessárias para a ejaculação. Garanhões com dificuldade de monta podem ser ensinados a ejacular no chão por estimulação manual do pênis ou com uma VA. Garanhões com problemas de ereção podem ejacular à estimulação peniana adequada. Tal estimulação pode ser feita com elevação da temperatura da VA ou aplicação de toalhas quentes na base do pênis durante a penetração. Também é importante considerar as mudanças de posição e ambiente, égua de estimulação e tratadores antes da instituição da terapia farmacológica.

Os esquemas terapêuticos para a disfunção ejaculatória são empíricos e envolvem aqueles já mencionados para o tratamento de garanhões com baixa libido. Além disso, PGs, ocitocina e xilazina têm sido usados para ajudar os garanhões no processo de ejaculação. A ocitocina e a PG também foram usadas no tratamento da azoospermia causada por obstrução ampular.[1.011] O antidepressivo tricíclico imipramina pode ser administrado para diminuir o limiar de ejaculação em garanhões.[995] Conforme já discutido, o uso desses agentes para o controle de insuficiência ejaculatória no curto ou longo prazo teve sucesso variável.

Automutilação

A automutilação é uma síndrome comportamental altamente complexa que pode incluir mordeduras, pisões e chutes autoinfringidos, fricção e investidas contra objetos. De acordo com McDonnell, há três tipos distintos de automutilação.[1.012] O tipo I representa uma resposta comportamental normal a desconforto físico contínuo ou intermitente sem resolução. O tipo II, observado em garanhões e cavalos castrados, pode ser reconhecido como agressão autodirigida entre machos. Esse comportamento inclui certos elementos das interações naturais típicas de encontros entre dois garanhões, exceto que o próprio garanhão é o alvo de seu comportamento entre machos. O tipo III envolve uma sequência comportamental mais silenciosa, muitas vezes ritmicamente repetitiva ou metódica de uma estereotipia (p. ex., beliscar várias áreas do corpo em um padrão relativamente consistente, pisotear ou chutar ritmicamente um objeto). Alguns pesquisadores especularam que a automutilação tem um componente genético. A prevalência de automutilação de uma forma ou outra foi observada em até 2% dos garanhões domésticos.[1.013] Entre garanhões, a automutilação varia em frequência e intensidade e pode alcançar níveis que ameaçam a fertilidade do animal e até mesmo sua vida.

A avaliação cuidadosa do comportamento do cavalo costuma ser necessária para distinguir o tipo específico de automutilação. A automutilação do tipo I pode ser eliminada pela resolução da fonte de desconforto. Nos tipos II e III, a compreensão do comportamento entre cavalos machos e dos fatores ambientais que desencadeiam a automutilação pode auxiliar a orientar o manejo humano ou a modificação comportamental. A manipulação farmacológica e as alterações nutricionais também podem auxiliar o manejo dessa doença.

Embora a automutilação seja geralmente limitada aos tipos II e III em cavalos pós-púberes, não se limita a animais confinados como algumas estereotipias. Em alguns casos, o problema é exacerbado pela apresentação de uma égua a um garanhão confinado ou pela reprodução na presença de outro garanhão.[1.014] O comportamento compulsivo parece ser mais notório durante a estação de monta.

A automutilação pode ser um problema agravado por estímulos olfatórios. Em alguns cavalos, o cheiro de esterco desencadeia esse comportamento. Os garanhões costumam reconhecer-se erroneamente como uma ameaça, desencadeando o comportamento compulsivo.

O tratamento dessa síndrome complexa depende do tipo de automutilação e de suas causas subjacentes. As possíveis estratégias são controle da dor, cirurgia, exercícios regulares, brinquedos para baias e animais de companhia. Produtos para reduzir os estímulos olfatórios podem ser usados, e a modificação da dieta para diminuir o teor de carboidratos tem sido usada com algum sucesso. O tratamento com suplementos comportamentais, como um produto à base de proteína do leite (Zylkene; Vetoquinol EUA, Inc., Fort Worth, TX, EUA) ou um mimético de feromônio (Confidence EQ; Ceva Animal Health, Lenexa, KS, EUA), pode ajudar alguns garanhões, mas sua eficácia não foi comprovada. As restrições físicas, como suportes de cabeça ou focinheiras, provavelmente levam ao desenvolvimento de outro comportamento automutilante. Em casos extremos, desumanos e refratários, a castração do garanhão eliminou a automutilação do tipo III, porém não dos outros tipos. Portanto, o diagnóstico preciso é um componente essencial do protocolo de tratamento.

Outros problemas comportamentais

Alguns garanhões podem ter características comportamentais ou vícios que prejudicam sua capacidade reprodutiva. Garanhões excessivamente agressivos podem ser muito perigosos, devido à violência contra tratadores ou éguas. Essa agressão pode ser causada por frustração, experiência reprodutiva anterior e/ou possível parafilia. A agressão é mais bem tratada por profissionais experientes e pacientes e pela identificação e eliminação de possíveis condições ambientais e de manejo que levam ao comportamento adverso.

As estereotipias também podem afetar o desempenho reprodutivo. Estirar, andar a esmo, pisotear e chutar a parede são exemplos que podem causar problemas de saúde secundários (p. ex., cólicas, perda de peso, claudicação). Como se acredita serem causadas por tédio, a estimulação mental por meio de atividades de enriquecimento (p. ex., bola de borracha, animal de companhia) pode ajudar. Algumas estereotipias são provocadas por desconforto físico (úlceras, laminite e dor neuropática), e as causas gerais de desconforto devem sempre ser excluídas.

Anomalias do pênis e do prepúcio

Os veterinários devem ser capazes de identificar com precisão as patologias da genitália externa para tomar boas decisões com relação ao tratamento e ao manejo dos garanhões. As afecções adquiridas podem ser reversíveis por meios cirúrgicos ou outros, porém o diagnóstico de doenças irreversíveis ou terminais deve ser bem fundamentado, pois podem ter um efeito significativo na viabilidade reprodutiva. As considerações éticas também são pertinentes porque algumas doenças genéticas podem ter um efeito significativo na raça como um todo.

Doenças do desenvolvimento

Conforme já revisto, o desenvolvimento sexual do embrião equino a um garanhão adulto normal capaz de se reproduzir requer múltiplos fatores genéticos, vias e eventos endócrinos para ocorrer e prosseguir normalmente. Cavalos com anomalias genéticas podem ter diversos genótipos, características anatômicas e comportamentos. As causas mais comuns de defeitos congênitos são hermafroditismo, reversão sexual XY e feminização testicular ou insensibilidade androgênica. Anteriormente descritas como intersexo, agora são chamadas de *distúrbios do desenvolvimento sexual* (DDS).[1.015,1.016]

Os hermafroditas são classificados com base no tipo de tecido gonadal presente. Os hermafroditas verdadeiros têm tecido testicular e ovariano, enquanto os pseudo-hermafroditas têm testículos (pseudo-hermafrodita masculino) ou ovários (pseudo-hermafrodita feminino). Várias combinações de órgãos reprodutivos internos e externos masculinos e femininos podem existir e foram descritas.[1.017,1.018] O DDS mais comumente diagnosticado é o pseudo-hermafrodita masculino, que tem um fenótipo principalmente feminino, mas testículos em vez de ovários. Um quadro clínico comum é uma "égua" com vulva pequena e clitóris extremamente grande ou o que parece ser uma glande do pênis com maior distância anogenital. O cavalo pode apresentar um comportamento semelhante ao de um garanhão, devido à presença de tecido testicular. Os pseudo-hermafroditas femininos são muito menos comuns e caracterizam-se por um fenótipo masculino, mas as gônadas internas são ovários em vez de testículos.

Os cavalos com síndrome de reversão sexual XY caracterizam-se por genitália externa feminina, mas cariótipo 64XY normal. A insensibilidade a andrógenos ou síndrome de feminização testicular é uma doença genética bem caracterizada em seres humanos e em algumas espécies domésticas. Os animais têm um cariótipo XY normal e exibem comportamento masculino, mas têm fenótipo feminino. A síndrome tem duas causas possíveis: uma mutação no gene que codifica o receptor de andrógeno ou uma deficiência na 5-alfarredutase, a enzima responsável pela conversão da testosterona no andrógeno DHT ativo.[1.019] Nas duas situações, o sistema reprodutivo é subdesenvolvido e há predominância do fenótipo feminino.

Defeitos genéticos podem ser diagnosticados de maneira provisória por inspeção visual da genitália externa, palpação retal e ultrassonografia. No entanto, um diagnóstico definitivo requer avaliação citogenética por um laboratório molecular e um citogenético comercial.

A aplasia segmentar dos vasos deferentes ou do ducto epididimal também foi relatada.[1.020] Essa doença pode tornar o garanhão estéril no caso de aplasia bilateral, devido à incapacidade de emitir e ejacular espermatozoides. Outras anormalidades no desenvolvimento gonadal podem levar ao desenvolvimento e/ou ao amadurecimento inadequado das células germinativas.

Fimose é a incapacidade de projetar o pênis e pode ser congênita. Em neonatos, o frênulo peniano costuma ser rompido no início da vida, mas pode persistir. A queixa mais comum é um jato de urina anormal. A inspeção do prepúcio e do pênis do potro revela um frênulo palpável e a glande do pênis é refletida caudalmente. Essa doença costuma ser autolimitada, mas a transecção da banda pode ser realizada para acelerar a resolução.

Doenças adquiridas

A *parafimose* ocorre quando o pênis não consegue se retrair para dentro da bainha. Observa-se tal doença em casos de desnutrição grave ou exaustão, doença neurológica, administração de certos psicoativos e traumatismo. Sozinhas ou combinadas, essas causas culminam em flacidez crônica e edema extenso do pênis.[1.021,1.022] Como o retorno venoso é prejudicado, a doença pode progredir para balanopostite, que inclui o desenvolvimento de ulcerações cutâneas, infecções secundárias e necrose peniana. Os objetivos do tratamento são restaurar o fluxo sanguíneo venoso e reduzir o inchaço e a inflamação. Hidroterapia, massagem, aplicação de emolientes tópicos, anti-inflamatórios e diuréticos podem ser bons tratamentos. Antimicrobianos e corticosteroides também podem ser indicados para evitar infecções secundárias e controlar o edema. O suporte do pênis e do prepúcio é importante para evitar a formação de microtrombos e pode ser realizado com suporte de malha, um dispositivo *probang* ou sutura em bolsa de tabaco (conforme mostra a Figura 19.29).[1.023,1.024] Em alguns casos, o lavado do CCP com solução salina heparinizada ou injeção intracavernosa de fenilefrina pode auxiliar a drenagem do sangue e a retração peniana. Acidentes traumáticos envolvendo o pênis não são incomuns. Cortes com pelos de égua, manequins mal construídos com VAs fixas e flexão grave do pênis ereto podem causar escoriações, lacerações e hematomas graves. Essas feridas são tratadas com medidas de suporte e cirurgia, quando indicadas. A prevenção da contaminação secundária e da formação de aderências é importante. Nos casos de parafimose, também se mostra essencial que a capacidade de micção do garanhão seja avaliada e tratada porque pode rapidamente se tornar uma doença com risco de morte se o dano à uretra peniana impedir a micção.

As doenças adquiridas que causam *fimose*, ou incapacidade de extrusão do pênis do prepúcio, são aquelas que provocam estenose do orifício prepucial. As estenoses podem ser causadas por traumatismos ou crescimentos neoplásicos. Os cavalos têm dificuldade de micção ou jato urinário inadequado. A ressecção cirúrgica da estenose e/ou citorredução dos crescimentos e lesões pode ajudar a resolver a doença. Alguns garanhões reprodutores podem conseguir uma ereção antes da protrusão completa da bainha. Essa doença pode causar desconforto brando e até autotraumatismo. É resolvida acalmando o garanhão, tirando o estímulo sexual e possibilitando a detumescência do pênis.

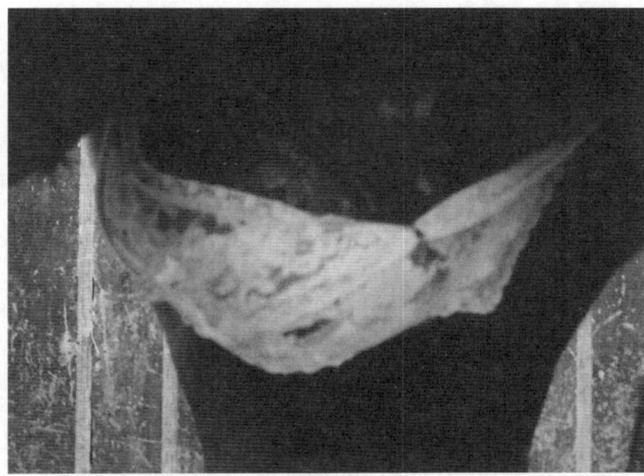

Figura 19.29 Exemplo de uma tipoia peniana com roupas íntimas femininas. O tecido em renda é ideal para possibilitar a passagem de urina e exsudato. Fixa-se a tipoia com tubo de borracha.

O *priapismo* é a ereção persistente na ausência de estimulação sexual. Tem sido comumente associada a tranquilizantes derivados da fenotiazina,[1021,1025,1026] mas pode ocorrer após a administração de qualquer sedativo ou tranquilizante (embora isso seja incomum). O tratamento clínico com a administração por via IV de mesilato de benztropina (8 mg) ou injeção direta do CCP com fenilefrina a 1% (10 mg diluído em 10 mℓ de soro fisiológico) tem sido usado com sucesso para resolver essa doença. O tratamento cirúrgico costuma ser realizado em caso de insucesso do tratamento médico. Consiste na evacuação e na irrigação do CCP com solução salina heparinizada. Uma falectomia parcial também pode ser usada para controlar essa doença em machos castrados.

Doenças neoplásicas

A neoplasia mais comum no pênis é o carcinoma espinocelular. O acúmulo de esmegma no pênis pode ser um fator predisponente para esse tipo de neoplasia.[1.027] Os tumores começam como pequenas placas queratinizadas que progridem lentamente para focos necróticos com exsudato fétido de contaminação bacteriana secundária. O papilomavírus foi sugerido como um fator predisponente, o que é uma hipótese que justifica mais pesquisas.[1.028] O diagnóstico conclusivo baseia-se no exame histopatológico do tecido da região afetada. A doença é tratada com criocirurgia, ressecção do prepúcio ou falectomia.

Verrugas ou papilomas espinocelulares, sarcoides, melanomas, fibromas e lipomas também podem ocorrer no pênis. Crioterapia, vacinas autógenas, agentes quimioterápicos e citorredução cirúrgica têm sido usados com vários graus de sucesso para tratar essas doenças.

Doenças infecciosas

As infecções mais comuns no pênis de garanhões são habronemíase, EHV-3 e papilomavírus bovino (BPV). Lesões dermatológicas secundárias a *Habronema* spp. e à microfilária *Onchocerca cervicalis* são características e comumente chamadas de "feridas de verão". O diagnóstico de habronemíase geralmente é direto, pela observação de lesões características no processo uretral, na glande e na bainha. A terapia entérica e tópica com ivermectina costuma ser eficaz. Os cavalos acometidos são propensos à recidiva, e aqueles com quadros graves podem beneficiar-se do tratamento com corticosteroides. Embora a ocorrência de habronemíase tenha diminuído com o advento e o uso onipresente de avermectinas, houve uma pequena emergência nos últimos anos, que foi atribuída, pelo menos em parte, à possível resistência dos microrganismos aos vermífugos comuns.

O exantema do coito causado por EHV-3 é uma doença venérea contagiosa que afeta garanhões e éguas reprodutoras. Causa lesões características e pode ser facilmente transmitido por cavalos e fômites. O EHV-3 e outras doenças venéreas são abordados em um tópico separado.

A infecção com BPV é um conceito interessante porque foi implicada no aparecimento de sarcoides equinos.[1.029] Consequentemente, o tratamento com agentes antivirais tópicos (p. ex., aciclovir) pode ser benéfico para interromper e até mesmo reduzir o crescimento.

As infecções bacterianas do pênis sempre devem ser interpretadas à luz dos sinais clínicos e dos registros de reprodução. Por exemplo, a genitália externa de garanhões Puros-Sangues comerciais é rotineiramente submetida à cultura para detectar possíveis patógenos. Não é incomum obter crescimento positivo de vários microrganismos, como *E. coli*, *S. zooepidemicus*, *S. equisimilis*, *Staphylococcus aureus*, *Bacillus* spp., *K. pneumoniae* e *P. aeruginosa*.[1.030] Apesar do crescimento positivo, muitos garanhões não apresentam alterações, como mostram a ausência de sinais clínicos e as taxas gestacionais adequadas. No entanto, modificações na microbiota normal fazem com que bactérias que podem ser patogênicas, sobretudo *P. aeruginosa* e *K. pneumoniae*, possam colonizar o pênis e o prepúcio. Esses microrganismos raramente produzem doenças clínicas em garanhões, mas existem controvérsias quanto ao risco de transmissão à égua no momento da reprodução e a possibilidade de causar IE e subfertilidade. Os fatores que contribuem para a colonização do pênis por essas bactérias não foram claramente determinados. A microbiota bacteriana normal da genitália externa do garanhão pode combater a proliferação de patógenos, e a lavagem frequente do pênis, especialmente com sabonetes, pode remover essas bactérias residentes não patogênicas, aumentando a suscetibilidade do pênis e do prepúcio à colonização por microrganismos patogênicos.[1.031] Outros contestam esse conceito, afirmando que o lavado repetido da genitália externa por si só não contribui para o crescimento excessivo de microrganismos patogênicos. O ambiente em que um garanhão está alojado pode influenciar os tipos de microrganismos presentes na genitália externa. O garanhão também pode adquirir esses microrganismos no momento do coito com uma égua que tem uma infecção genital.[1.008] O diagnóstico de colonização patogênica do pênis do garanhão começa com uma avaliação cuidadosa dos registros de reprodução e taxas gestacionais precoces. Uma queda repentina e inexplicável na eficiência reprodutiva deve alertar o profissional sobre um possível problema. O diagnóstico definitivo requer o isolamento dos microrganismos patogênicos das culturas da genitália. Além disso, o isolamento do mesmo microrganismo com resultados de antibiograma semelhantes em éguas recém-acasaladas pode ajudar a confirmar o diagnóstico.

O tratamento da colonização bacteriana patogênica do pênis depende do tipo de bactéria isolada e do método de reprodução. Na IA, recomenda-se o lavado peniano completo antes da coleta de sêmen. O sêmen coletado deve ser filtrado e diluído de maneira adequada em solução com o um antibiótico ao qual a bactéria é sensível. Na monta natural, o pênis deve ser lavado e seco antes ou depois do acasalamento. O manejo da égua também pode ser agressivo (p. ex., lavado uterino, infusões de antibióticos e/ou administração sistêmica de antimicrobianos) se o crescimento for muito preocupante e/ou a égua for suscetível à endometrite induzida pelo acasalamento. Garanhões com colonização peniana por *Klebsiella* ou *Pseudomonas* spp. podem ser submetidos ao lavado com uma solução fraca de HCl ou hipoclorito de sódio. O tratamento sistêmico não é recomendado porque se mostrou pouco compensador na maioria dos casos.

Anomalias do escroto

O escroto equino é uma bolsa flexível e de pele fina com uma camada delgada de pelos curtos, numerosas glândulas sudoríparas e uma espessa camada muscular (túnica dartos). O escroto costuma ser pigmentado com cor escura. A integridade funcional do escroto é vital por causa de seu papel na termorregulação dos testículos.[1.032] Conformação anormal, traumatismo e aumento da espessura podem ter efeitos cosnsideráveis e deletérios na espermatogênese. O escroto é facilmente examinado por inspeção visual e palpação, e a maioria dos garanhões possibilita a avaliação e a palpação com moderação.

Doenças do desenvolvimento

A doença de desenvolvimento mais comum do escroto é a redução do tamanho secundária à criptorquidia unilateral ou bilateral (discutida a seguir). Garanhões com doenças do desenvolvimento também podem apresentar escroto de tamanho menor do que o esperado ou em localização incomum.

Doenças adquiridas

Em geral, insultos traumáticos no escroto ou na área escrotal e outros processos inflamatórios na área genital causam edema escrotal. O veterinário deve identificar as causas do edema para instituir o tratamento adequado. O edema crônico do escroto pode causar escoriações ou feridas que são complicadas por contaminação bacteriana. Os diagnósticos diferenciais do edema escrotal são processos infecciosos sistêmicos, hérnia escrotal, torção do cordão espermático, abscesso ou hematoma escrotal, processos hemorrágicos associados aos testículos ou cordões espermáticos e ascite ou peritonite.

Indica-se um estudo ultrassonográfico em garanhões com edema ou aumento de volume escrotal para a avaliação dos tecidos e conteúdos escrotais. A aspiração percutânea de fluido no tecido escrotal ou entre as túnicas vaginais viscerais e parietais pode auxiliar a caracterização do fluido, mas é associada ao risco de infecção iatrogênica.

Direciona-se o tratamento à remoção da causa primária do edema escrotal e ao controle de qualquer inflamação e edema em andamento. Anti-inflamatórios (p. ex., AINEs, corticosteroides), diuréticos e hidroterapia devem ser instituídos para neutralizar o inchaço e restabelecer a circulação. A antibioticoterapia de amplo espectro pode ser iniciada, e a aplicação de lubrificantes e emolientes ajuda a prevenir dermatites e a combater a infecção bacteriana secundária.[1.033]

A resolução rápida do edema e do aumento de volume escrotal é de extrema importância. A inflamação aguda sistêmica (p. ex., febre) ou local pode causar um insulto térmico dos testículos, o que pode prejudicar a espermatogênese, reduzindo a qualidade do sêmen e a eficiência reprodutiva. A inflamação crônica também pode ser prejudicial, levando à fibrose e à degeneração testicular.

Doenças neoplásicas

Os cânceres do escroto são semelhantes aos que afetam a pele. Sarcoides, carcinoma espinocelular, papilomas e melanoma foram relatados.[1.034] O diagnóstico baseia-se nos sinais clínicos e na histopatologia do tecido acometido. O tratamento combinado com remoção cirúrgica e agentes quimioterápicos parece ser o mais comum.[1.035]

Doenças infecciosas

A anemia infecciosa equina (EIA) e outras doenças infecciosas que causam hipoproteinemia grave podem causar edema escrotal e afetar a fertilidade dos garanhões. A fase aguda da EVA pode causar diferentes graus de edema ventral ou abdominal dependente com acometimento do escroto. O exantema do coito causado pelo EHV-3 também pode afetar o escroto e é discutido posteriormente.

A infecção por *T. equiperdum*, o agente causador da tripanossomíase, também pode causar edema escrotal. É considerada FAD nos EUA, mas observada em equídeos de partes da África, Ásia e, talvez, América do Sul.[246] Conforme discutido mais tarde, a tripanossomíase é transmitida quase exclusivamente pelo coito. A habronemíase mostra-se outra doença parasitária que afeta raramente o escroto e pode ser tratada como descrito para lesões semelhantes no pênis.

Anomalias dos testículos

Conforme já revisto, os principais tipos de células dos testículos são células de Sertoli, Leydig, mioides e germinativas (espermatozoides). Doenças congênitas, adquiridas, neoplásicas e infecciosas que afetam essas células, de modo isolado ou combinado, podem ter consequências significativas na fertilidade. O diagnóstico e o tratamento precoces são essenciais para resolução.

Doenças do desenvolvimento

Vários distúrbios do desenvolvimento dos testículos são discutidos a seguir. Além disso, monorquidia, anorquidia e poliorquidia foram descritas em garanhões.[1.036]

Testículos ectópicos. A gônada que não chega ao escroto e desvia-se do caminho normal de descida é denominada *testículo ectópico*. Esses testículos podem estar localizados no tecido subcutâneo da parte interna da coxa, no abdome ou na região perineal. Às vezes, os testículos criptorquídicos são chamados de testículos ectópicos.[1.037] A fusão esplênico-testicular também foi relatada e representa um caso extremo de testículo ectópico.

Criptorquidia. Esta doença refere-se à ausência de descida total de um (unilateral) ou de ambos (bilateral) os testículos para o escroto até os 2 anos de idade. A criptorquidia é um defeito congênito bastante comum em cavalos e ainda caracterizado conforme a localização do testículo retido (inguinal ou abdominal). Dois estudos retrospectivos registraram 350 casos em um período de 14 anos[1.038] e 500 casos em um período de 23 anos.[1.039] O diagnóstico é bastante simples e estabelecido por palpação e ultrassonografia. A palpação auxilia a confirmar a ausência de um ou de ambos os testículos, enquanto a ultrassonografia ajuda a localizar o testículo retido, possibilitando o planejamento da abordagem cirúrgica específica.

Quando a história de castração de um cavalo é desconhecida, as análises endócrinas são métodos relativamente sensíveis para detectar a presença de tecido testicular. A avaliação da concentração de testosterona em repouso, o teste de estimulação com hCG, as concentrações de sulfato de estrona e as concentrações séricas de AMH foram descritos. O exame endócrino mais comum para avaliar a presença de tecido testicular é a determinação das concentrações basais de testosterona. Valores abaixo de 50 pg/mℓ sugerem ausência de tecido testicular funcional, entre 50 e 100 pg/mℓ são inconclusivos e acima de 100 pg/mℓ sugerem a presença de tecido testicular funcional. Se tais resultados forem inconclusivos, realiza-se o teste de estimulação com hCG, que induz um aumento na secreção e na produção de testosterona pelas células de Leydig testiculares. Nesse teste, há coleta de uma amostra basal de soro, seguida pela administração IV de 5.000 a 10.000 UI de hCG e novas coletas de soro depois de 24 e 48 horas. Um aumento de 2 a 3 vezes na concentração basal de testosterona circulante indica a presença de tecido testicular ativo. Infelizmente, esse teste pode produzir resultados ambíguos quando as amostras pós-tratamento são coletadas muito cedo.[1.040] A recomendação atual é a coleta da amostra pós-tratamento 2 dias após a estimulação com hCG.[1.041] A detecção de AMH é tão ou mais sensível para o diagnóstico de criptorquidia.[968] Requer apenas uma amostra de soro, mas pode sofrer influências sazonais.[1.040]

O tratamento não cirúrgico da criptorquidia deve ser realizado de maneira precoce, com boa seleção dos casos para aumentar a probabilidade de sucesso.[1.042] Quando o testículo estiver localizado dentro do abdome, a remoção cirúrgica é o único meio possível. Testículos retidos devem ser logo tratados pelos seguintes motivos:

1. Os treinadores acreditam que o testículo retido pode ser uma fonte periódica de desconforto.
2. Um testículo retido, embora não produza espermatozoides viáveis, continua hormonalmente ativo, o que pode ter efeitos supressores no testículo normal.
3. Os testículos retidos podem tornar-se neoplásicos com o avanço da idade.

Para aprofundar o último ponto, a incidência relativa de câncer testicular em garanhões é difícil de quantificar com precisão devido ao número relativamente baixo de garanhões idosos. No entanto, a neoplasia testicular pode ter consequências graves na eficiência reprodutiva e na saúde geral. A remoção cirúrgica costuma ser curativa, com o risco relativamente baixo de doença metastática, embora não seja tão incomum.

A reprodução de garanhões com apenas um testículo funcional pode ter sucesso. De modo geral, o testículo funcional sofre hipertrofia. Garanhões jovens férteis podem ter bom desempenho com apenas um testículo. O manejo adequado do *book size* e a seleção de éguas jovens podem favorecer o garanhão, especialmente no início de sua carreira.

Hipoplasia gonadal. Testículos pequenos podem decorrer de uma série de processos complexos subjacentes, como parada espermatogênica e deficiências de células germinativas. A hipoplasia testicular refere-se a gônadas que não alcançam seu tamanho adulto completo e deve ser diferenciada da atrofia gonadal ou degeneração testicular, que é a redução do tamanho testicular depois que a gônada atinge o tamanho adulto completo. A causa da hipoplasia gonadal é complexa, e acredita-se que seja congênita ou adquirida. Embora não esclarecido em cavalos, um componente genético foi identificado em outras espécies.[1.016] De modo geral, a hipertermia testicular, a desnutrição e os desequilíbrios endócrinos – em especial em garanhões jovens tratados com esteroides – podem afetar negativamente o tamanho testicular. É importante lembrar que os testículos não começam a aumentar até os 15 a 18 meses de idade e continuam a crescer até os 4 a 5 anos. A hipoplasia testicular não deve ser confirmada antes que o garanhão tenha 2 a 3 anos. A reprodução de garanhões com gônadas hipoplásicas é desencorajada, mas o valor e o registro de desempenho geralmente superam o esperado. Nesses casos, a implementação de práticas de manejo para maximizar o desempenho reprodutivo do animal é importante e deve incluir a redução do *book size* e o acasalamento apenas uma vez, quando as éguas estiverem próximas da ovulação.

Atrofia gonadal. Também conhecida como *degeneração testicular*, a atrofia gonadal é mais comum no garanhão maduro e pode causar alterações profundas na espermatogênese. A atrofia gonadal e a hipoplasia gonadal devem ser diferenciadas, pois representam processos patológicos distintos. Um exame reprodutivo completo e a anamnese precisa são fundamentais para diferenciar as duas doenças. Deve-se observar as inconsistências entre a produção de espermatozoides medida e estimada (DSO) com base no tamanho do testículo. Testículos pequenos com relação ao epidídimo indicam atrofia. No entanto, anomalias do desenvolvimento, como pênis pequeno e anéis inguinais aumentados, associados a tamanho testicular pequeno, geralmente indicam hipoplasia. A atrofia, ou degeneração, é considerada uma doença adquirida que pode ou não ser reversível, dependendo da causa.

A atrofia testicular pode ser causada pela administração de hormônio exógeno. Historicamente, potros ou garanhões tratados com esteroides anabolizantes para melhorar a recuperação e a massa muscular apresentaram redução no tamanho testicular causada pela supressão da produção endógena de testosterona. O uso de esteroides anabolizantes não é mais comum nos EUA. A progestina sintética, altrenogeste, também pode causar atrofia testicular e redução na qualidade e na quantidade do sêmen.[1.043] Os efeitos prejudiciais sobre a espermatogênese são causados por um aumento nos níveis circulantes de andrógenos que, por sua vez, são responsáveis pelo *feedback* negativo sobre a secreção de LH pela hipófise com o consequente declínio na produção de testosterona. Assim, há comprometimento da função testicular, o que leva a uma redução significativa na produção de esperma. Felizmente, os efeitos negativos dos esteroides na função testicular são considerados reversíveis, pelo menos com relação ao uso de curto prazo.[123] Os efeitos a longo prazo são desconhecidos e precisam de mais estudos.

O diagnóstico de atrofia gonadal requer uma abordagem multimodal, com anamnese precisa, exame físico, avaliação da genitália externa, análise de sêmen e exames endócrinos. Uma indicação precoce de degeneração testicular é a baixa eficiência espermatogênica ou diminuição da produção de espermatozoides com relação ao que se espera pelos cálculos com base no tamanho do testículo. Mais especificamente, esses garanhões podem ter testículos adequados, porém a quantidade e/ou a qualidade dos espermatozoides no ejaculado são baixas e, nas fases iniciais, os testículos podem parecer mais macios. Com a cronicidade, o parênquima testicular é substituído por tecido conjuntivo, o que torna os testículos mais firmes. As células de Leydig e Sertoli e as espermatogônias e os espermatozoides são mais resistentes à degeneração do que as células dos estágios intermediários da espermatogênese. Portanto, a análise do sêmen varia conforme a extensão do dano. Na maioria dos casos, a atrofia gonadal não afeta a libido.

Os exames endócrinos podem ajudar a confirmar o diagnóstico de atrofia gonadal. Em muitos casos, os garanhões apresentam maiores concentrações de FSH circulante, mas menores concentrações de outros hormônios sexuais, como LH, estradiol, testosterona e inibina.[1.044] O uso de AMH é um conceito interessante, porém, até onde o autor tem conhecimento, a utilidade desse ensaio endócrino na avaliação de garanhões com possível degeneração testicular ainda não foi determinada.[968]

O tratamento da atrofia gonadal depende da determinação da causa da degeneração. A retomada da função testicular normal pode ser esperada em casos com brando e relativamente curto. Doenças crônicas e causas idiopáticas têm prognóstico reservado. A redução e a seletividade do *book size* e técnicas avançadas de processamento de sêmen e inseminação podem ajudar a alcançar taxas gestacionais aceitáveis. Há relatos informais do benefício da administração de GnRH em casos em estágios iniciais, mas é improvável que esse tratamento reverta alterações degenerativas. Há uma excelente revisão sobre as estratégias terapêuticas na atrofia gonadal.[1.045]

Doenças adquiridas

Qualquer doença que cause hipertermia ou hipotermia pode causar danos e alterar a função testicular. Exemplos de possíveis causas de degeneração testicular são decúbito prolongado, traumatismo, torções do cordão espermático, rompimento da barreira hematotesticular e consequente produção de anticorpos antiespermatozoides, administração inadequada ou prolongada de esteroides, acúmulos de fluidos, como na hidrocele, e idade avançada. Lesões escrotais que prejudicam a termorregulação testicular normal podem ser um fator significativo na atrofia gonadal. Outros distúrbios adquiridos dos testículos são exposição à radiação, distúrbios nutricionais, em especial aqueles de vitamina A e zinco, e intoxicação por metais pesados, nitrogênio, fósforo e compostos halogenados.

A orquite imunomediada é rara em garanhões. Assim que as espermatogônias entram no estágio de leptoteno durante a fase meiótica, ficam isoladas do sistema imune geral por junções de oclusão entre células de Sertoli adjacentes. Conforme já mencionado, essas junções formam a barreira hematotesticular. O equilíbrio deve ser preciso para que as espermátides em amadurecimento possam migrar para o compartimento adluminal sem provocar uma resposta imunológica. Além da barreira hematotesticular, o interstício testicular tem imunossupressores locais. Os fatores que rompem a barreira hematotesticular com a consequente formação de anticorpos antiespermatozoides são tumores, traumatismos, biopsias e torções do cordão espermático de mais de 360°. A associação entre anticorpos antiespermatozoides e infertilidade, embora relatada em garanhões, deve ser mais investigada.[1.046]

A *hipertrofia* refere-se ao aumento de tamanho das células dos testículos. A causa mais comum de hipertrofia testicular é a remoção ou a retenção abdominal de um testículo que desencadeia o crescimento compensatório da gônada contralateral. A *hiperplasia* refere-se a um aumento no número de células e pode ser focal ou generalizada. A hiperplasia testicular mostra-se rara em garanhões.

Doenças neoplásicas

Com uma frequência estimada de aproximadamente 4%, o câncer testicular é relativamente raro em garanhões. É provável que a baixa ocorrência seja relacionada com o número relativamente baixo de machos inteiros sexualmente maduros em comparação com fêmeas. Os teratomas foram as neoplasias mais comuns (37%), seguidos por tumores de células intersticiais (30%), seminomas (23%), lipomas (7%) e tumores de mastócitos (3%).[1.047] Os teratomas são comuns em potros jovens no momento da castração, o que pode explicar sua incidência super-representada. Os testículos criptorquídicos parecem predispostos a neoplasias, especialmente tumores de células germinativas, como seminomas.[1.047] O risco de metástase é geralmente considerado baixo, mas um autor conheceu dois garanhões que tiveram complicações secundárias e foram a óbito por neoplasias malignas decorrentes de seminomas confirmados. Consequentemente, a garantia de margens excisionais adequadas pela avaliação histopatológica do tecido excisado e a avaliação dos linfonodos regionais dão boas informações para determinar o prognóstico desse garanhão.

O diagnóstico de neoplasia testicular baseia-se em um exame cuidadoso dos testículos e das estruturas relacionadas. Convém palpar o conteúdo escrotal e observar pontos macios ou firmes, nódulos ou assimetria. O exame ultrassonográfico é fundamental para a identificação de lesões não palpáveis sólidas ou cheias de fluido em áreas profundas do estroma testicular. Os achados do espermiograma frequentemente são inespecíficos, mas podem revelar a alta incidência de teratozoospermia (morfologia anormal), astenzoospermia (motilidade deficiente) e/ou a presença de espermátides redondas e outras células testiculares. Os testículos em retenção abdominal podem ser diagnosticados por palpação transretal e transabdominal e ultrassonografia. A orquiectomia unilateral ou bilateral é o tratamento de escolha, independentemente do tipo de tumor. Dependendo do tamanho e da localização do testículo, recomenda-se uma incisão inguinal, no flanco ou na linha média ventral. A ligadura e a remoção do máximo possível do cordão são fortemente recomendadas, e a amostragem de linfonodos regionais pode auxiliar a determinar o risco de doença metastática. A aparência macroscópica da neoplasia testicular pode variar com o tipo de célula primária. Os tumores de células intersticiais geralmente são moles, alaranjados e nodulares, sem demarcação clara com o tecido testicular adjacente. Os seminomas podem variar em cor do branco ao cinza escuro com uma aparência brilhante. A área neoplásica frequentemente se projeta acima do tecido testicular adjacente. Cistos cheios de fluido são observados com frequência. Os tumores de células de Sertoli são geralmente firmes, nodulares e de tom cinza-claro. Os teratomas são facilmente identificáveis pela presença de tecido de diferentes origens (p. ex., osso, pelo). Em última análise, confirma-se o diagnóstico pelo exame histopatológico do tecido acometido.

Doenças infecciosas

A inflamação de um ou de ambos os testículos é chamada de *orquite*. As causas podem ser bacterianas, virais, parasitárias ou assépticas após um traumatismo. A orquite pode ser primária ou secundária a outro distúrbio. É importante diferenciá-la de doenças mais comuns, como periorquite ou edema escrotal, embora possam ser observadas de maneira simultânea. A orquite bacteriana equina pode ser causada por *Brucella abortus*, *Actinobacillus equuli*, *Pseudomonas pseudomallei*, *S. zooepidemicus*, *S. equisimilis*, *Salmonella* spp., *E. coli* e *Staphylococcus* spp. [1.048] As doenças virais EVA e EIA afetam os testículos por causa da associação a febre e edema. Esses vírus também podem ser eliminados no sêmen de garanhões acometidos. Infiltrações linfocíticas focais podem ser observadas em garanhões afetados. A orquite parasitária costuma ser uma sequela da migração de larvas de *Strongylus* spp. [1.049] A doença pode afetar testículos criptorquídicos ou normais, além de túnicas e cordões espermáticos. Uma possível lesão secundária associada a larvas é conhecida como orquite linfocítica focal, que ocorre ao redor dos túbulos seminíferos.[1.050] É diferente da orquite autoimune relatada em camundongos, em que os focos de linfócitos estão localizados exclusivamente na rede testicular e nos dúctulos eferentes. O diagnóstico inicial das lesões do tipo granulomatoso no testículo causadas por estrongilose é ocasionalmente estabelecido à ultrassonografia, mas a identificação histopatológica se mostra necessária para um diagnóstico definitivo. Programas regulares de vermifugação com ivermectina podem ajudar a controlar essas duas doenças.

Anomalias dos epidídimos

Doenças congênitas

Dúctulos com fundos cegos podem formar-se dentro do epidídimo e, provavelmente, representam a ausência de fusão de ductos durante o desenvolvimento embrionário ou fetal. O bloqueio de um número suficiente de túbulos pode causar espermiostase com desenvolvimento de dilatações císticas, formação de granulomas nos epidídimos e redução da fertilidade. Essas dilatações císticas podem ser diagnosticadas por palpação e ultrassonografia.

A aplasia segmentar do ducto mesonéfrico ou agenesia epididimal é raramente relatada em cavalos. Curiosamente, o epidídimo no garanhão não é completamente fundido ao testículo como em outras espécies, o que pode predispô-los à patologia epididimal, como espermatoceles e dilatações císticas. Outras doenças menos comuns são adenomiose e tumores.[1.051] A palpação e a ultrassonografia podem auxiliar o diagnóstico dessas doenças.

Doenças adquiridas

Outras causas de disfunção epididimal podem manifestar-se como acúmulo anormal de espermatozoides na cauda do epidídimo ou disfunção generalizada do epitélio epididimal associada a deficiências na secreção ou na reabsorção de eletrólitos, proteínas ou esteroides. O material acumulado pode tornar-se espesso e obstruir o fluxo normógrado de esperma. A disfunção epididimal, primária ou secundária, pode criar alterações no pH e na osmolaridade do plasma seminal que prejudicam o amadurecimento e a viabilidade dos espermatozoides. Essas doenças podem ser diagnosticadas por coletas de sêmen frequentes (1 ou 2 vezes/dia durante 7 a 10 dias) e avaliação da morfologia e da motilidade dos espermatozoides, bem como pH seminal e análise de metabólitos. A oligospermia e vários graus de teratospermia são comuns. Garanhões com obstrução da cauda do epidídimo tendem a apresentar uma porcentagem incomumente alta de destacamento de cabeças e aglomerados de espermatozoides. Em garanhões normais, o pH do sêmen ejaculado é de 7,4, enquanto aqueles com menores concentrações circulantes de testosterona e estradiol tendem a apresentar pH mais alto.[1.052] Como as glândulas sexuais acessórias contribuem com uma parte significativa do volume do sêmen, distúrbios que acometem essas estruturas também precisam ser descartados.

Doenças infecciosas

Bactérias ou traumatismos na área escrotal podem causar inflamação dos epidídimos. A epididimite infecciosa como doença primária é rara em garanhões e considerada uma sequela de orquite ou de lacerações profundas da área escrotal. A migração de larvas de *Strongylus edentatus* também pode causar epididimite com a consequente formação de granulomas.[1.053] O diagnóstico de epididimite é confirmado por palpação, ultrassonografia, presença de células inflamatórias no ejaculado e crescimento bacteriano em cultura.

Anomalias do cordão espermático

Doenças congênitas

Os termos *hérnia inguinal* e *hérnia escrotal* são frequentemente usados como sinônimos. Estas hérnias referem-se à protrusão dos intestinos ou do omento pelo anel vaginal e à cavidade vaginal. Rupturas do saco vaginal também podem ocorrer. As hérnias inguinais são mais comuns em machos inteiros devido ao rápido fechamento dos anéis após a castração. Causas congênitas e hereditárias foram identificadas[1.054] e um dos autores (CFS) observou-as com maior frequência em cavalos Standardbred. A palpação percutânea e transretal e a ultrassonografia são ideais para diagnosticar hérnias e rupturas inguinais. Em potros, muitas dessas lesões se resolvem de forma espontânea aos 6 meses de idade. A colocação de uma malha ou a redução manual frequente pode acelerar a resolução em alguns cavalos acometidos. Ocasionalmente, o intestino pode ficar encarcerado e sofrer insulto isquêmico, necessitando do fechamento cirúrgico dos anéis e possível ressecção intestinal.

Doenças adquiridas

São problemas vasculares associados ao cordão: torção, varicocele e trombose.[1.055,1.056] A torção do cordão é significativa quando superior a 180°. As torções com menos de 180° costumam ser um achado incidental em cavalos jovens e transitórias, mas podem ser permanentes. As torções com menos de 180° têm pouco significado clínico, especialmente na ausência de outros sinais clínicos. As torções superiores a 270° estão associadas a edema escrotal, dor à palpação, marcha anormal e dor abdominal aguda. O diagnóstico é estabelecido por sinais clínicos, palpação e ultrassonografia. A última modalidade ajuda muito a diferenciar as torções do cordão espermático das hérnias escrotais. O tratamento de escolha na torção do cordão espermático é a hemiorquiectomia, pois o testículo acometido tende a sofrer necrose e deixar de ser funcional.

As varicoceles em garanhões são de significado questionável, especialmente se unilaterais. No entanto, foram associadas à baixa qualidade do sêmen e à subfertilidade em outras espécies.[1.057,1.058] Se for suficientemente grave, a função do plexo pampiniforme (o mecanismo responsável pela troca de calor em contracorrente do sangue que entra e sai dos testículos) pode ser alterada, predispondo os espermatozoides em desenvolvimento à hipertermia. A trombose do cordão umbilical é uma doença mais grave. Os sinais clínicos são semelhantes aos de torções patológicas do cordão espermático, e recomenda-se a castração unilateral. A ultrassonografia é um bom meio diagnóstico, e o Doppler colorido pode ser usado para avaliar o fluxo sanguíneo em caso de suspeita de restrição, trombose ou infarto.

Doenças infecciosas

Doenças e distúrbios do cordão espermático em cavalos idosos são limitados principalmente a infecções e problemas vasculares. Em cavalos inteiros, as causas infecciosas mais comuns seriam a migração de parasita aberrante e vasculite secundária à sepse local ou generalizada. A infecção do cordão espermático pode ocorrer após a castração e é conhecida como *funiculite séptica*, *cordão cicatricial* ou *champignon*. O tratamento consiste em antibioticoterapia sistêmica de amplo espectro e cuidados de suporte. O desbridamento cirúrgico e a remoção dos focos necróticos também são necessários porque a maioria dos casos não se resolve apenas com o tratamento médico.

A migração anormal do parasita para o plexo pampiniforme pode ocorrer ocasionalmente. No entanto, agora é incomum devido ao uso generalizado de avermectinas, que resolveram efetivamente grandes infecções por estrongilo.

Doenças neoplásicas

As doenças neoplásicas são raras e geralmente secundárias a invasão ou metástases. Os seminomas podem invadir o cordão e os cânceres sanguíneos, como o linfoma, também podem metastatizar para o cordão espermático. O diagnóstico é feito com base em sinais clínicos, exames de imagem e histopatologia que os acompanham.

Anomalias das glândulas sexuais acessórias

Doenças congênitas

Os distúrbios congênitos das glândulas sexuais acessórias em cavalos machos inteiros são raros. Em casos de DDS, glândulas infantis ou hipoplásicas podem ser observadas na ausência de estimulação androgênica.

Doenças adquiridas

A doença adquirida mais comum das glândulas sexuais acessórias é a espermiostase ou obstrução de ampolas. Os garanhões com essa doença acumulam esperma. Segundo a teoria atual, estes, quando sujeitos a períodos prolongados de repouso sexual, acumulam uma quantidade anormal de esperma e secreções seminais em suas ampolas e em seus ductos deferentes. A incidência é estimada em cerca de 25% (DD Varner, comunicação pessoal, 2015) e garanhões Puros-Sangues são super-representados na maioria das estimativas. As possíveis causas são a ausência de eliminação de espermatozoides "velhos" na urina (observação não confirmada) e/ou variações anatômicas que causam estenose do lúmen dos ductos deferentes.[83,86]

O diagnóstico requer a coleta sequencial de amostras de sêmen e a avaliação do espermiograma. Os ejaculados podem variar de oligospérmicos a números anormalmente altos de espermatozoides (acima de 30 bilhões). Em garanhões que produzem uma grande quantidade de espermatozoides, um achado característico é a alta frequência de cabeças destacadas à microscopia com contraste de interferência diferencial (DIC). "Agregados" de espermatozoides também podem ser vistos. A ultrassonografia transretal também pode ser usada para avaliar as glândulas sexuais acessórias. As ampolas com obstrução podem apresentar lúmen distendido e até regiões hiperecogênicas proximais ao colículo seminal, o que sugere condensação de material seminal.

Os tratamentos mais comuns para a espermiostase são coletas ou cruzas frequentes e consistentes. A melhora da qualidade seminal de garanhões com essa doença pode levar de 1 a 2 semanas. É importante manter esses garanhões em um cronograma de reprodução regular, caso seja possível. Outras estratégias terapêuticas são a administração de agentes ecbólicos (ocitocina [10 a 20 IU, IM/IV] ou $PGF_2\alpha$ [cloprostenol; 25 a 250 μg, IM]) e a massagem manual das ampolas por via retal. Os casos graves podem ser tratados com lavado normógrado ou retrógrado das ampolas e ductos deferentes. Um autor (CFS) usou fenilefrina (20 mg, diluída em 1 ℓ de SLR IV) em um cavalo com obstrução refratária de ampolas e obteve resultados positivos. Esse tratamento, no entanto, causou sinais moderados de cólica e intensas contrações de corpo inteiro durante e logo após a administração e só deve ser realizado com cautela e consentimento informado dos proprietários.

Doenças neoplásicas

A neoplasia das glândulas sexuais acessórias é rara. Um relato recente da University of Pennsylvania descreveu dois casos de massas prostáticas com diagnóstico confirmado de cistadenoma ou adenocarcinoma prostático.[1.059] A citorredução cirúrgica foi realizada em um cavalo, mas ambos morreram em 9 meses do diagnóstico.

Doenças infecciosas

Embora as infecções das glândulas sexuais acessórias sejam incomuns, pode ocorrer vesiculite seminal unilateral ou bilateral. A infecção bacteriana das vesículas seminais geralmente não é acompanhada por quaisquer sinais clínicos externos. A ejaculação, entretanto, costuma ser turva e de cor alterada, e a avaliação revela um número significativo de leucócitos degenerados. As glândulas podem estar aumentadas, firmes e doloridas à palpação na doença aguda. A ultrassonografia pode ser usada, mas os resultados precisam ser interpretados com cautela, pois o tamanho da vesícula seminal pode variar com a raça, a estação do ano e a estimulação sexual. O diagnóstico de vesiculite seminal deve ser feito por palpação retal, observação de grande número de neutrófilos no sêmen (fração de gel), cultura bacteriana de sêmen e/ou fração de gel e endoscopia da uretra e vesículas seminais. A cultura direta de amostras das vesículas seminais obtidas à endoscopia aumenta a confiança do profissional quanto à importância dos microrganismos observados. O tratamento é difícil e o prognóstico, reservado. Os tratamentos relatados são antibioticoterapia sistêmica e local, bem como a adição de diluentes contendo antibióticos apropriados ao sêmen do garanhão afetado. A avaliação endoscópica é muito útil e pode ser seguida por lavado e infusão local de antibiótico.

As glândulas sexuais acessórias de garanhões sexualmente maduros podem abrigar EAV. Isso leva à eliminação crônica e transmissão do vírus às éguas. Esse vírus e sua doença (EVA) são discutidos posteriormente em um tópico distinto sobre doenças venéreas equinas.

Anomalias do sêmen e espermatozoides

Azoospermia e *oligospermia* descrevem a ausência ou o número anormalmente baixo de espermatozoides em um ejaculado, respectivamente. *Teratospermia* refere-se à presença de um número incomumente grande de defeitos espermáticos individuais, ao passo que *astenospermia* se refere a espermatozoides com mobilidade reduzida. As causas podem ser caracterizadas como de desenvolvimento, adquiridas e infecciosas.

Doenças do desenvolvimento

A azoospermia costuma ser secundária a um distúrbio gonadal ou epididimal. A criptorquidia, a anorquidia e a hipoplasia testicular secundária a um DDS podem levar à baixa produção de espermatozoides. A hipoplasia dos epidídimos e dos ductos deferentes que provocam obstruções do fluxo de saída também pode levar à presença de poucos ou nenhum espermatozoide no ejaculado. O diagnóstico e o tratamento da criptorquidia já foram discutidos. Anomalias de desenvolvimento são frequentemente diagnosticadas por exclusão e testes genéticos (p. ex., cariótipo e estudos moleculares).

Doenças infecciosas e adquiridas

Piospermia. A principal característica dessa doença é a presença de *debris* purulentos, leucócitos e microrganismos patogênicos em um ejaculado. Tal doença costuma ser secundária à infecção ou inflamação dos ductos deferentes, glândulas sexuais acessórias (p. ex., vesículas seminais) e/ou uretra. Após a desmonta do acasalamento natural, as amostras podem ser "contaminadas" por fragmentos celulares e microrganismos. Portanto, deve-se ter cuidado para não interpretar excessivamente os achados nessas amostras, que devem ser analisados com relação ao desempenho reprodutivo atual. Culturas aeróbias do pênis do garanhão, fossa da glande, seio uretral e uretra pré e pós-ejaculação podem ajudar a localização da infecção. A origem do problema também pode ser mais caracterizada pelo fracionamento do ejaculado com VA aberta. Em caso de suspeita de que o garanhão é a causa de problemas de fertilidade relacionados com bactérias em um grupo de éguas, convém obter culturas das fêmeas para determinar se abrigam os mesmos patógenos que o garanhão. As colorações de Giemsa, Wright ou Diff-Quik do sêmen ajudam a identificar o tipo de leucócito presente. O tratamento da piospermia consiste em resolução do problema primário, uso de diluentes de sêmen com antibióticos apropriados e isolamento da fração rica em espermatozoides por centrifugação ou filtração.

Urospermia. As causas gerais de urospermia são doenças neurológicas, doenças ortopédicas, problemas psicogênicos ou comportamentais e alterações idiopáticas. Embora incomum, a ejaculação retrógrada também pode ocorrer.[1.060] O sêmen contaminado com urina é frequentemente detectável por causa das mudanças de cor (amarela), odor (ureia) e volume (aumento). No entanto, quando a urina não é evidente, mas suspeita como contaminante, as concentrações de ureia acima de 30 mg/dℓ e creatinina acima de 2 mg/dℓ no sêmen são diagnósticas de urospermia. O efeito da urina nas células espermáticas não está bem registrado. No entanto, a redução da motilidade e da fertilidade é significativa por causa dos efeitos do meio hiperosmótico e da perda de água pelos espermatozoides. Um autor (JCS) observou vários casos de urospermia em garanhões automutilados. A terapia farmacológica é puramente empírica e limitada a agentes que fecham o colo da bexiga, como os betabloqueadores. Uma abordagem mais comum é o manejo, como incentivar a micção antes da coleta de sêmen e a coleta de sêmen diretamente em um diluente e centrifugação imediata. O ideal é fracionar o ejaculado durante a coleta com VA aberta. Em raças sem permissão de IA, o diluente pode ser infundido no útero e removido em 4 a 6 horas depois. Manter os garanhões em baia com cama nova ou colocar fezes de outro garanhão em sua baia antes da coleta de sêmen pode estimular a micção e, assim, limitar o risco de urospermia.

Hemospermia. A hemospermia caracteriza-se por uma quantidade muito grande de sangue (fresco ou seco) no ejaculado. A presença de hemácias no sêmen pode diminuir a qualidade do sêmen e a fertilidade.[1.061] A diminuição da motilidade progressiva e da integridade da membrana plasmática foi menor nos ejaculados incubados com sangue total em comparação com os controles. Em um relato recente sobre oito casos, a hemospermia foi provocada por fissuras uretrais (três casos), lesões do processo uretral (dois casos), carcinoma espinocelular (um caso) e chute no pênis (um caso) e teve origem desconhecida (um caso).[1.062] Lacerações penianas e habronemíase são outras possíveis causas de hemospermia. Curiosamente, garanhões submetidos à coletados para IA foram super-representados em avaliações sobre essa doença.[1.062,1.063] Se o sítio de sangramento não puder ser encontrado externamente, outro local comum é o ponto em que a uretra pélvica se dobra sobre o ísquio. A uretroscopia realizada logo após a ejaculação pode ser usada para visualizar a uretra peniana e pélvica e identificar a localização de uma laceração. Se a origem do sangramento puder ser identificada na uretra, uma abordagem terapêutica comum é o repouso sexual para possibilitar a remodelamento do tecido. Alternativamente, indica-se uma uretrostomia da área em cavalos que não respondem à terapia conservadora.

A uretrostomia alivia a pressão e torna possível que o sulco da uretra cicatrize por segunda intenção. Alguns dos procedimentos terapêuticos descritos para a urospermia, como fracionamento e extensão, também podem ser considerados.

Doenças sexualmente transmissíveis

Várias DSTs são relevantes tanto do ponto de vista clínico quanto regulatório. Os leitores devem entrar em contato com a autoridade local para obter informações atualizadas ou sempre que houver suspeita de FAD. Perguntas relativas ao manuseio de gametas com possível infecção (p. ex., espermatozoides, embriões) devem ser direcionadas à autoridade regulatória local.

Metrite equina contagiosa

A CEM é uma doença venérea verdadeira causada pela bactéria *T. equigenitalis*, um cocobacilo gram-negativo altamente contagioso.[240] A transmissão via fômites é possível e foi implicada em um surto recente nos EUA.[1064] Os sinais clínicos variam de relativamente inaparentes a secreção vulvar abundante com origem no útero.[241] Os garanhões raramente apresentam sinais clínicos, mas são portadores assintomáticos e o meio de transmissão mais comum porque se mostram muito mais ativos sexualmente. A CEM causa quedas significativas na eficiência reprodutiva, aumentando os custos associados a manejo e cuidados veterinários. O diagnóstico é feito pelo isolamento do microrganismo. Devido à natureza bastante fastidiosa do patógeno, as amostras devem ser enviadas para laboratórios familiarizados com as técnicas de cultura. O tratamento da infecção por *T. equigenitalis* é bastante simples e consiste na limpeza cuidadosa da genitália interna e externa e na aplicação de agentes anti-infecciosos locais. Os EUA passaram por uma reclassificação em seu *status* de país livre de CEM, devido ao surto já mencionado. Nesse país, os leitores devem entrar em contato com o representante local do USDA para obter recomendações atualizadas. Todas as atividades reprodutivas devem ser suspensas até que a triagem adequada e os tratamentos profiláticos sejam realizados antes da introdução do animal em uma população local de reprodução.

Arterite viral equina

A EVA é outra doença com implicações regulatórias importantes. O agente causador é o EAV, um vírus envelopado de RNA de fita simples.[242] Os sinais clínicos são vasculite, edema distal dos membros, febre, rinite, conjuntivite e anorexia. O vírus também pode causar surtos de aborto e pneumonia neonatal grave em rebanhos não imunizados. É transmitido por meio de secreções respiratórias e outros fluidos corpóreos, como sêmen e fluidos/tecidos fetais e fômites. As estimativas atuais sugerem que 30 a 70% dos garanhões expostos apresentam infecção persistente após a exposição ao vírus e podem eliminá-lo de modo constante.[243] Consequentemente, a prevenção da doença é fundamental. A EVA foi quase erradicada em cavalos Puros-Sangues norte-americanos comerciais por triagem e vacinação. Uma vacina de vírus vivo modificado é comercializada nos EUA (Arvac; Zoetis, Parsippany, NJ) e aprovada para uso em garanhões reprodutores. Em algumas raças que permitem IA, a reprodução com sêmen infectado com EAV é possível com a documentação adequada da vacinação da égua. Certos registros de raças e secretarias estaduais têm restrições quanto à vacinação de matrizes e ao uso de sêmen infectado com EAV. Os requisitos estaduais podem ser obtidos com as autoridades regulatórias locais.

Herpes-vírus equino de tipo 3

O EHV-3 é o agente causador do *exantema genital equino*, caracterizado por lesões vesiculares ou semelhantes a varíola na genitália que progridem para a despigmentação cutânea. Hoje, não é considerada uma doença passível de notificação nos EUA. A transmissão é mais comum via coito, mas também pode ocorrer por fômites. A doença clínica manifesta-se, principalmente, como lesões vesiculares e dolorosas na genitália externa de éguas e garanhões. Durante a fase aguda, essas lesões podem causar desconforto durante as avaliações reprodutivas e a monta natural, porém a infecção não tem efeitos duradouros ou significativos sobre a fertilidade.[244] As lesões são caracterizadas por áreas focais de despigmentação, e sua cicatrização leva de 4 a 6 semanas. A limpeza cuidadosa das lesões ativas pode aliviar e reduzir a inflamação. Os relatos de tratamentos antivirais são esparsos. Um autor (CFS) usou creme de docosanol (Abreva; Zoetis, Florham Park, NJ, EUA) em quatro casos com resultados aparentemente bons quanto à resolução da inflamação aguda associada às lesões. No entanto, não houve nenhuma comparação quanto à duração do período de convalescença entre os grupos tratado e controle. A transmissão para outros animais é uma preocupação e parece ser maior durante a fase aguda da doença. Recomenda-se um período de 4 a 6 semanas de repouso sexual para prevenir futuras transmissões e possibilitar a cicatrização das lesões. A retomada da atividade reprodutiva pode ocorrer após a cicatrização das lesões. A recidiva natural desse herpesvírus específico é desconhecida,[245] mas a administração experimental de dexametasona causa a reativação do vírus.[1.065] O controle visa à detecção precoce e ao repouso sexual até que as lesões tenham diminuído. Não há vacina comercial disponível contra EHV-3 nos EUA.

Durina

A durina é uma doença venérea significativa, devido a seu alto nível de morbidade e a seu efeito no transporte internacional de equídeos. O agente etiológico é o protozoário *T. equiperdum*. Os sinais clínicos são febre intermitente, inchaço e presença de secreção na genitália, placas cutâneas e sinais neurológicos.[246] De modo geral, considera-se uma doença crônica e progressiva, mas o decúbito indica a enfermidade terminal. A durina já foi erradicada nos EUA, mas ainda é observada na África, no Oriente Médio, na América do Sul e na América Central. Surtos esporádicos foram relatados na Ásia e na Alemanha.[240] O diagnóstico é estabelecido por sinais clínicos e exames laboratoriais compatíveis. O teste de CF está sujeito a falso-positivos de outras espécies de *Trypanosoma*, e novos métodos de diagnóstico, como tecnologias de ELISA e PCR, estão sendo explorados para exame e triagem. Os animais infectados devem ser retirados da criação e eutanasiados. O tratamento com antiprotozoários tem sido realizado em algumas áreas endêmicas, mas sem comprovação de eficácia. Além disso, é até mesmo desencorajado, devido à preocupação com animais assintomáticos que disseminam a infecção. Os casos suspeitos de tripanossomíase devem ser relatados imediatamente às autoridades regulatórias locais.

Piroplasmose

Já erradicada nos EUA, observa-se a piroplasmose esporadicamente nos últimos anos. Esta doença é causada pelos protozoários *Theileria equi* (anteriormente *Babesia equi*) e *B. caballi*. A transmissão ocorre por meio de um inseto vetor (p. ex., carrapatos) ou fômite mecânico (p. ex., instrumentos inadequadamente higienizados). A piroplasmose também pode ser transmitida de maneira venérea em casos de hemospermia. A piroplasmose cria distúrbios em vários sistemas corpóreos. Os sinais clínicos geralmente são inespecíficos e variam com base na gravidade da doença e na cronicidade. Cavalos que sobrevivem à fase aguda podem tornar-se portadores. O diagnóstico é confirmado com base na observação do microrganismo em esfregaços de sangue e exames sorológicos. O tratamento com medicamentos antiprotozoários não foi comprovado, e a recidiva é uma preocupação.[240] Como outras doenças passíveis de notificação, os casos suspeitos devem ser encaminhados ao escritório local do USDA-APHIS.

Patógenos oportunistas

Várias bactérias aeróbias, como estreptococos β, *E. coli, P. aeruginosa* e *Klebsiella* spp., têm sido associadas a uma baixa eficiência reprodutiva. Embora raramente seja uma causa de doença clínica,[1.066] o crescimento excessivo dessas bactérias pode influenciar as taxas gestacionais, como em éguas suscetíveis. A coleta em série de culturas aeróbias da genitália externa (p. ex., pênis/prepúcio, fossa uretral e uretra pré e pós-ejaculação) é comum no monitoramento de patógenos. A limpeza com água morna e a secagem do pênis antes e depois do acasalamento são boas medidas preventivas e possibilitam a inspeção da genitália em busca de anomalias. O tratamento com antibióticos locais e/ou sistêmicos geralmente não é indicado por medo de afetar a microbiota normal da genitália. A lavagem com sabonetes ou antissépticos pode remover a microbiota normal e selecionar cepas mais resistentes e patogênicas. O ambiente em que o garanhão está alojado pode influenciar os tipos de microrganismos na genitália externa e deve ser considerado. Quando há preocupação com a transmissão de bactérias possivelmente patogênicas, estratégias de reprodução podem ser implementadas para diminuir o risco. No caso de garanhões usados para monta natural, um diluente de sêmen contendo um antibiótico apropriado pode ser infundido no útero antes ou depois do acasalamento. O sêmen de garanhões usados para IA deve ser rastreado quanto à presença de microrganismos e diluído com produto adequado. As éguas acasaladas com esses garanhões devem ser submetidas a lavagens uterinas, infusões e administração de ecbólicos.

Conclusão

Quer sejam do desenvolvimento ou adquiridas na natureza, muitas doenças podem afetar o sistema reprodutivo de cavalos machos inteiros. Indica-se a avaliação cuidadosa de todos os sistemas corpóreos em caso de suspeita de distúrbios do sistema reprodutivo por causa de sua inter-relação com outros órgãos. Também é indicada no exame de um garanhão reprodutor por questões de fertilidade. Nesses casos particulares, o senso de imediatismo é um pouco maior para rápido estabelecimento do diagnóstico e instituição de boas estratégias de manejo para melhorar a eficiência reprodutiva. O exame clínico, o diagnóstico por imagem, os exames endócrinos e a avaliação do sêmen ajudam a alcançar esses objetivos.

REFERÊNCIAS BIBLIOGRÁFICAS

1. Senger PL. *Pathways to Pregnancy and Parturition*. 2nd ed. Pullman: Current Conceptions; 2003.
2. Dyce KM, Sack WO, Wensing CJG. *Textbook of Veterinary Anatomy*. 3rd ed. Philadelphia: Saunders; 2002.
3. Budras KD, Sack WO, Rock S. *Anatomy of the Horse, An Illustrated Text*. 4th ed. Hannover: Schultersche GmbH&Co; 2003.
4. Ginther OJ. *Reproductive Biology of the Mare: Basic and Applied Aspects*. 2nd ed. Cross Plains: Equiservices; 1992.
5. Blanchard TL, Varner DD, Schumacher J, et al. *Manual of Equine Reproduction*. 2nd ed. St. Louis: Mosby; 2003.
6. Youngquist RS, Threlfall WR. *Current Therapy in Large Animal Theriogenology*. 2nd ed. St. Louis: Saunders; 2007.
7. Battut IGdR, A. Nicaise JL, Fieni F, et al. When do equine embryos enter the uterine cavity? An attempt to answer. *5th Int Symp Equine Embryo Transfer Havemeyer Found Monogr Ser No 3*. 2001:66–68.
8. Weber JA, Freeman DA, Vanderwall DK, et al. Prostaglandin E2 hastens oviductal transport of equine embryos. *Biol Reprod*. 1991;45:544–546.
9. Buergelt CD. *Color Atlas of Reproductive Pathology of Domestic Animals*. St. Louis: Mosby; 1997.
10. Kenney RM. Cyclic and pathologic changes of the mare endometrium as detected by biopsy, with a note on early embryonic death. *J Am Vet Med Assoc*. 1978;172:241–262.
11. Kainer RA. Internal reproductive anatomy. In: McKinnon AO, Squires EL, Vaala WE, et al., eds. *Equine Reproduction*. 2nd ed. West Sussex: Wiley-Blackwell; 2011.
12. Sisson S, Grossman JD. *The Anatomy of the Domestic Animals*. 4th ed. Philadelphia: Saunders; 1953.
13. Bradecamp EA. Pneumovagina. In: McKinnon AO, Squires EL, Vaala WE, et al., eds. *Equine Reproduction*. 4th ed. West Sussex: Wiley-Blackwell; 2011.
14. Duquesne F, Pronost S, Laugier C, et al. Identification of *Taylorella equigenitalis* responsible for contagious equine metritis in equine genital swabs by direct polymerase chain reaction. *Res Vet Sci*. 2007;82:47–49.
15. Burkhard J. Transition from anoestrus in the mare and the effects of artificial lighting. *J Agr Sci*. 1946;37:64–68.
16. Huszenicza G, Nagy P, Juhasz J, et al. Relationship between thyroid function and seasonal reproductive activity in mares. *J Reprod Fertil Suppl*. 2000;56:163–172.
17. King SS, Douglas BL, Roser JF, et al. Differential luteolytic function between the physiological breeding season, autumn transition and persistent winter cyclicity in the mare. *Anim Reprod Sci*. 2010;117:232–240.
18. Weedman BJ, King SS, Neumann KR, et al. Comparison of circulating estradiol-17B and folliculogenesis during the breeding season, autumn transition and anestrus in the mare. *J Equine Vet Sci*. 1993;13:502–505.
19. Sharp DC, Grubaugh WR. Use of push-pull perfusion techniques in studies of gonadotrophin-releasing hormone secretion in mares. *J Reprod Fertil Suppl*. 1987;35:289–296.
20. Davis SD, Grubaugh WR, Weithenauer J. Follicle integrity and serum estradiol 17B patterns during sexual recrudescence in the mare. *Biol Reprod Suppl*. 1987;36:143.
21. Donadeu FX, Ginther OJ. Follicular waves and circulating concentrations of gonadotrophins, inhibin and oestradiol during the anovulatory season in mares. *Reproduction*. 2002;124: 875–885.
22. Sharp DC. Vernal transition into the breeding season. In: McKinnon AO, Squires EL, Vaala WE, et al., eds. *Equine Reproduction*. 2nd ed. West Sussex: Wiley-Blackwell; 2011.
23. Tucker KE, Cleaver BD, Sharp DC. Does resumption of follicular estradiol synthesis during vernal transition involve a shift in steroidogenic pathways? *Biol Reprod Suppl*. 1993;1:517.
24. Newcombe JR. The follicle: practical aspects of follicular control. In: Samper JC, Pycock JF, McKinnon AO, eds. *Current Therapy in Equine Reproduction*. St. Louis: Saunders; 2007.
25. McCue PM, Scoggin CF, Lindholm ARG. Estrus. In: McKinnon AO, Squires EL, Vaala WE, et al., eds. *Equine Reproduction*. 2nd ed. West Sussex: Wiley-Blackwell; 2011.
26. Ginther OJ, Gastal EL, Rodrigues BL, et al. Follicle diameters and hormone concentrations in the development of single versus double ovulations in mares. *Theriogenology*. 2008;69: 583–590.
27. Pelehach L. Relationship between uterine edema and estrogen in pony mares. *Biol Reprod*. 1999;60:206.

28. Bastos HB, Kretzmann NA, Santos GO, et al. Gene expression of matrix metalloproteinases and LH receptors in mare follicular development. *Theriogenology*. 2014;82:1131–1136.
29. Martinez-Bovi R, Cuervo-Arango J. Intrafollicular treatment with prostaglandins PGE2 and PGF2α inhibits the formation of luteinised unruptured follicles and restores normal ovulation in mares treated with flunixin-meglumine. *Equine Vet J*. 2016;48:211–217.
30. Pycock JF. Treatment of fluid accumulation. In: McKinnon AO, Squires EL, Vaala WE, et al., eds. *Equine Reproduction*. 2nd ed. West Sussex: Wiley-Blackwell; 2011.
31. Pycock JF, Newcombe JR. The relationship between intraluminal uterine fluid, endometritis, and pregnancy rate in the mare. *Equine Pract*. 1996;18:19–22.
32. McDonnell S. The Equid Ethogram: A Practical Field Guide to Horse Behavior. Eclipse Press, Lexington, KY.
33. Hughes JP, Couto MA, Stabenfeldt GH. Luteal phase ovulations: what are the options? *Proc Annu Meeting Soc Theriogenology*. 1985:123–125.
34. Taverne MAM, van der Weyden GC, Fontijne P, et al. In-vivo myometrial electrical activity in the cyclic mare. *J Reprod Fert*. 1979;56:521–532.
35. Troedsson MHT, Wistrom AOG, Liu IKM, et al. Registration of myometrial activity using multiple site electromyography in cyclic mares. *J Reprod Fert*. 1993;99:299–306.
36. King SS. Autumnal transition out of the breeding season. In: McKinnon AO, Squires EL, Vaala WE, et al., eds. *Equine Reproduction*. 2nd ed. West Sussex: Wiley-Blackwell; 2011.
37. Gygax AP, Ganjam VK, Kenney RM. Clinical, microbiological and histological changes associated with uterine involution in the mare. *J Reprod Fertil Suppl*. 1979:571–578.
38. McKinnon AO, Squires EL, Harrison LA, et al. Ultrasonographic studies on the reproductive tract of mares after parturition: effect of involution and uterine fluid on pregnancy rates in mares with normal and delayed first postpartum ovulatory cycles. *J Am Vet Med Assoc*. 1988;192:350–353.
39. Blanchard TL, Thompson JA, Love CC, et al. Influence of day of postpartum breeding on pregnancy rate, pregnancy loss rate, and foaling rate in Thoroughbred mares. *Theriogenology*. 2012;77:1290–1296.
40. Turner DD, Garcia MC, Miller KF, et al. FSH and LH concentrations in periparturient mares. *J Reprod Fertil Suppl*. 1979;27:547–553.
41. Sargent GF, Pope NS, Kesler DJ. Postpartum LH profile characteristics, estrus and ovulation. The influence of short-term foal removal. *J Equine Vet Sci*. 1988;8:156–160.
42. Botha AE, Schulman ML, Bertschinger HJ, et al. The use of a GnRH vaccine to suppress mare ovarian activity in a large group of mares under field conditions. *Wildlife Research*. 2008;35:548–554.
43. Robinson SJ, McKinnon AO. Prolonged ovarian inactivity in broodmares temporally associated with administration of Equity. *Aust Equine Vet*. 2006;25:85–87.
44. Schulman ML, Botha AE, Muenscher SB, et al. Reversibility of the effects of GnRH-vaccination used to suppress reproductive function in mares. *Equine Vet J*. 2013;45:111–113.
45. Greenhoff GR, Kenney RM. Evaluation of reproductive status of nonpregnant mares. *J Am Vet Med Assoc*. 1975;167:449–458.
46. Hughes J. Clinical examination of the brood mare. *J Reprod Fert Suppl*. 1982;32:637.
47. Sessions-Bresnahan DR, Carnevale EM. The effect of equine metabolic syndrome on the ovarian follicular environment. *J Anim Sci*. 2014;92:1485–1494.
48. Vick MM, Sessions DR, Murphy BA, et al. Obesity is associated with altered metabolic and reproductive activity in the mare: effects of metformin on insulin sensitivity and reproductive cyclicity. *Reprod Fertil Dev*. 2006;18:609–617.
49. Pascoe RR. Observations on the length and angle of declination of the vulva and its relation to fertility in the mare. *J Reprod Fertil Suppl*. 1979;27:299–305.
50. Plumb DC. *Plumb's Veterinary Drug Handbook*. 8th ed. Wiley-Blackwell; 2015.
51. Carleton C. Atypical, asymmetrical, but abnormal? Large ovary syndrome. *Mare Reprod Symp, Annu Conf Theriogenology, Soc Theriogenology*. 1996.
52. Hughes JP, Stabenfeldt GH, Kennedy PC. The estrous cycle and selected functional and pathologic ovarian abnormalities in the mare. *Vet Clin North Am Large Anim Pract*. 1980;2:225–239.
53. Stabenfeldt GH, Hughes JP, Kennedy PC, et al. Clinical findings, pathological changes and endocrinological secretory patterns in mares with ovarian tumours. *J Reprod Fertil Suppl*. 1979;27:277–285.
54. Chopin JB, Chopin LK, Knott LM, et al. Unusual ovarian activity in a mare preceding the development of an ovarian granulosa cell tumour. *Aust Vet J*. 2002;80:32–36.
55. Hinrichs K, Watson ED, Kenney RM. Granulosa cell tumor in a mare with a functional contralateral ovary. *J Am Vet Med Assoc*. 1990;197:1037–1038.
56. Bailey MT, Troedsson MH, Wheato JE. Inhibin concentrations in mares with granulosa cell tumors. *Theriogenology*. 2002;57:1885–1895.
57. Claes AN, Ball BA. Biological functions and clinical applications of anti-Mullerian hormone in stallions and mares. *Vet Clin North Am Equine Pract*. 2016;32:451–464.
58. Piquette GN, Kenney RM, Sertich PL, et al. Equine granulosa-theca cell tumors express inhibin α- and βA-subunit messenger ribonucleic acids and proteins. *Biol Reprod*. 1990;43:1050–1057.
59. White RA, Allen WR. Use of ultrasound echography for the differential diagnosis of a granulosa cell tumour in a mare. *Equine Vet J*. 1985;17:401–402.
60. Hinrichs K, Hunt PR. Ultrasound as an aid to diagnosis of granulosa cell tumour in the mare. *Equine Vet J*. 1990;22:99–103.
61. Ginther OJ, Gastal MO, Gastal EL, et al. Induction of haemorrhagic anovulatory follicles in mares. *Reprod Fertil Dev*. 2008;20:947–954.
62. McCue PM, Squires EL. Persistent anovulatory follicles in the mare. *Theriogenology*. 2002;58:541–543.
63. Ginther OJ, Gastal EL, Gastal MO, et al. Incidence, endocrinology, vascularity, and morphology of haemorrhagic anovulatory follicles in mares. *J Equine Vet Sci*. 2007;27:130–139.
64. Ginther OJ, First NL. Maintenance of the corpus luteum in hysterectomized mares. *Am J Vet Res*. 1971;32:1687–1691.
65. Neely DP, Kindahl H, Stabenfeldt GH, et al. Prostaglandin release patterns in the mare: physiological, pathophysiological, and therapeutic responses. *J Reprod Fertil Suppl*. 1979;27:181–189.
66. Stabenfeldt GH, Hughes JP, Evans JW, et al. Spontaneous prolongation of luteal activity in the mare. *Equine Vet J*. 1974;6:158–163.
67. Stabenfeldt GH, Hughes JP, Wheat JD, et al. The role of the uterus in ovarian control in the mare. *J Reprod Fertil*. 1974;37:343–351.
68. Gajos K, Kozdrowski R, Nowak M, et al. Altered secretion of selected arachidonic acid metabolites during subclinical endometritis relative to estrous cycle stage and grade of fibrosis in mares. *Theriogenology*. 2015;84:457–466.
69. Chandley AC. Chromosome abnormalities as a cause of infertility in mares. *J Reprod Fert Suppl*. 1975;23:377–383.
70. Hughes J. Sex chromosome abnormalities. *J Reprod Fert Suppl*. 1982;32:642.
71. Hughes JP, Benirschke K, Kennedy PC, et al. Gonadal dysgenesis in the mare. *J Reprod Fertil Suppl*. 1975;23:385–390.

72. Bugno M, Klukowska J, Slota E, et al. A sporadic case of the sex-reversed mare (64,XY; SRY-negative): molecular and cytogenetic studies of the Y chromosome. *Theriogenology*. 2003;59:1597–1603.
73. Buoen LC, Zhang TQ, Weber AF, et al. SRY-negative, XX intersex horses: the need for pedigree studies to examine the mode of inheritance of the condition. *Equine Vet J*. 2000;32:78–81.
74. Davies TG. Turner's syndrome (karyotype 63 XO) in a Thoroughbred mare. *Equine Vet Educ*. 1995;7:15–17.
75. Long SE. Chromosome anomalies and infertility in the mare. *Equine Vet J*. 1988;20:89–93.
76. McFeely RA. A review of cytogenetics in equine reproduction. *J Reprod Fert Suppl*. 1975;23:371–374.
77. Villagomez DA, Lear TL, Chenier T, et al. Equine disorders of sexual development in 17 mares including XX, SRY-negative, XY, SRY-negative and XY, SRY-positive genotypes. *Sex Dev*. 2011;5:16–25.
78. Bucca S. Equine fetal gender determination from mid- to advanced-gestation by ultrasound. *Theriogenology*. 2005;64:568–571.
79. Makinen A, Hasegawa T, Makila M, et al. Infertility in two mares with XY and XXX sex chromosomes. *Equine Vet J*. 1999;31:346–349.
80. Bugno M, Slota E, Wieczorek M, et al. Nonmosaic X trisomy, detected by chromosome painting, in an infertile mare. *Equine Vet J*. 2003;35:209–210.
81. Halnan CRE, Watson JI, Pryde LC. Detection by G- and C-band karyotyping of gonosome anomalies in horses of different breeds. *J Reprod Fert Suppl*. 1982;32:626–627.
82. Schnobrich MR, Bradecamp EA, Lear TL. Reproductive findings in two trisomy X (65, XXX) Thoroughbred mares. *Clin Therio*. 2016;8:340.
83. Carnevale EM, Ginther OJ. Relationships of age to uterine function and reproductive efficiency in mares. *Theriogenology*. 1992;37:1101–1115.
84. McKinnon AO, Squires EL, Carnevale EM, et al. Diagnostic ultrasonography of uterine pathology in the mare. *Proc Am Assoc Equine Pract*. 1987;33:605–622.
85. Adams GP, Kastelic JP, Bergfelt DR, et al. Effect of uterine inflammation and ultrasonically-detected uterine pathology on fertility in the mare. *J Reprod Fertil Suppl*. 1987;35:445–454.
86. Watson ED, Stokes CR, David JS, et al. Concentrations of uterine luminal prostaglandins in mares with acute and persistent endometritis. *Equine Vet J*. 1987;19:31–37.
87. Brinsko SP, Rigby SL, Varner DD, et al. A practical method for recognizing mares susceptible to post-breeding endometritis. *Proc Am Assoc Equine Pract*. 2003;49:363–365.
88. Ginther OJ, Garcia MC, Bergfelt DR, et al. Embryonic loss in mares: pregnancy rate, length of interovulatory intervals, and progesterone concentrations associated with loss during days 11 to 15. *Theriogenology*. 1985;24:409–417.
89. Pycock JF. Management of the problem breeding mare. *Proceedings of the Annual Conference, The Society for Theriogenology*. Nashville, TN; 1999.
90. Troedsson MH, Madill S. Clinical examination of the reproductive tract of the mare. *Proceedings of the Annual Conference, The Society for Theriogenology*. Nashville, TN; 1999.
91. Zent WW, Troedsson MH, Xue J. Postbreeding uterine fluid accumulation in a normal population of thoroughbred mares: a field study. *Proc Am Assoc Equine Pract*. 1998;44:64–65.
92. Kenney RM, Ganjam VK. Selected pathological changes of the mare uterus and ovary. *J Reprod Fertil Suppl*. 1975;23:335–339.
93. McDowell KJ, Sharp DC, Grubaugh W, et al. Restricted conceptus mobility results in failure of pregnancy maintenance in mares. *Biol Reprod*. 1988;39:340–348.
94. Eilts BE, Scholl DT, Paccamonti DL, et al. Prevalence of endometrial cysts and their effect on fertility. *Biol Reprod Mono*. 1995;1:527–532.
95. Scherrer N. Treatment of uterine cysts with diode laser photoablation in a Thoroughbred brood mare population. *Proc Am Assoc Equine Pract*. 2015;61:469.
96. Hughes JP, Stabenfeldt GH, Kindahl H, et al. Pyometra in the mare. *J Reprod Fertil Suppl*. 1979;27:321–329.
97. Brown JA, Hodder AD, Benak J, et al. Uterus unicornis in two mares. *Aust Vet J*. 2007;85:371–374.
98. Bracher V, Stone R, Allen WR. Transendoscopic Nd:YAG laser surgery for treatment of intrauterine adhesions in 4 mares. *Equine Vet Educ*. 1994;6:22–26.
99. LeBlanc MM, Neuwirth L, Jones L, et al. Differences in uterine position of reproductively normal mares and those with delayed uterine clearance detected by scintigraphy. *Theriogenology*. 1998;50:49–54.
100. Easley KJ. Diagnosis and treatment of vesicovaginal reflux in the mare. *Vet Clin North Am Equine Pract*. 1988;4:407–416.
101. Bohn AA, Ferris RA, McCue PM. Comparison of equine endometrial cytology samples collected with uterine swab, uterine brush, and low-volume lavage from healthy mares. *Vet Clin Pathol*. 2014;43:594–600.
102. Cocchia N, Paciello O, Auletta L, et al. Comparison of the cytobrush, cottonswab, and low-volume uterine flush techniques to evaluate endometrial cytology for diagnosing endometritis in chronically infertile mares. *Theriogenology*. 2012;77:89–98.
103. Kozdrowski R, Sikora M, Buczkowska J, et al. Effects of cycle stage and sampling procedure on interpretation of endometrial cytology in mares. *Anim Reprod Sci*. 2015;154:56–62.
104. Threlfall WR. Broodmare uterine therapy. *Comp Cont Educ Pract Vet*. 1980;11:S246–S254.
105. Burleson MD, LeBlanc MM, Riddle WT, et al. Endometrial microbial isolates are associated with different ultrasonographic and endometrial cytology findings in Thoroughbred mares. *Proc Am Assoc Equine Pract*. 2010;56:317.
106. Riddle WT, LeBlanc MM, Stromberg AJ. Relationships between uterine culture, cytology and pregnancy rates in a Thoroughbred practice. *Theriogenology*. 2007;68:395–402.
107. Ferris RA, Veir JK, Lappin MR, et al. Development and comparison of sampling techniques for a broad range, semiquantitative polymerase chain reaction assay for detection of bacterial DNA in the equine uterus. *J Equine Vet Sci*. 2014;34:687–693.
108. Hinrichs K, Cummings MR, Sertich PL, et al. Clinical significance of aerobic bacterial flora of the uterus, vagina, vestibule, and clitoral fossa of clinically normal mares. *J Am Vet Med Assoc*. 1988;193:72–75.
109. Petersen MR, Skive B, Christoffersen M, et al. Activation of persistent *Streptococcus equi* subspecies *zooepidemicus* in mares with subclinical endometritis. *Vet Microbiol*. 2015;179:119–125.
110. Blanchard TL, Garcia MC, Hurtgen JP, et al. Comparison of two techniques for obtaining endometrial bacteriologic cultures in the mare. *Theriogenology*. 1981;16:85–93.
111. Millar R, Francis J. The relation of clinical and bacteriological findings to fertility in thoroughbred mares. *Aust Vet J*. 1974;50:351–355.
112. Stratton LG, Corstvet R, Brown J, et al. Isolation of *Klebsiella pneumoniae* from the urogenital tract of experimentally infected mares. *J Reprod Fertil Suppl*. 1979;27:317–320.
113. Conboy HS. Diagnosis and therapy of equine endometritis. *Proc Am Assoc Equine Pract*. 1978;24:165–171.
114. McCue PM, Hughes JP, Jang SS, et al. Antimicrobial susceptibility patterns for equine endometrial isolates. *Calif Vet*. 1991;45:23–26.
115. Ricketts SW, Young AME. Uterine and clitoral cultures. In: McKinnon AO, Voss JL, eds. *Equine Reproduction*. Philadelphia: Lea & Febiger; 1993:234–245.
116. Woolcock JB. Equine bacterial endometritis. Diagnosis, interpretation, and treatment. *Vet Clin North Am Large Anim Pract*. 1980;2:241–251.

117. Knudsen O. Endometrial cytology as a diagnostic aid in mares. *Cornell Vet.* 1964;54:415–422.
118. Riddle WT, LeBlanc MM, Pierce SW, et al. Relationships between pregnancy rates, uterine cytology, and culture results in a Thoroughbred practice in central Kentucky. *Proc Am Assoc Equine Pract.* 2005;51:198–201.
119. Asbury AC. Endometrial biopsy. In: Colahan P, Mayhew I, Merritt A, et al., eds. *Equine Medicine and Surgery*. 5th ed. St. Louis: Mosby; 1999:1097–1100.
120. Couto MA, Hughes JP. Technique and interpretation of cervical and endometrial cytology in the mare. *J Equine Vet Sci.* 1984;4:265–273.
121. Crickman JA, Pugh DG. Equine endometrial cytology: a review of techniques and interpretations. *Vet Med.* 1986;81:650.
122. Ricketts SW. Endometrial biopsy as a guide to diagnosis of endometrial pathology in the mare. *J Reprod Fertil Suppl.* 1975;23:341–345.
123. Ricketts SW. The technique and clinical application of endometrial biopsy in the mare. *Equine Vet J.* 1975;7:102–108.
124. Carleton CL. Basic techniques for evaluating the subfertile mare. *Vet Med.* 1988;83:1253–1261.
125. Dybdal NO, Daels PF, Couto MA, et al. Investigation of the reliability of a single endometrial biopsy sample, with a note on the correlation between uterine cysts on biopsy grade. *J Reprod Fertil Suppl.* 1991;44:697.
126. Bergman RV, Kenney RM. Representativeness of a uterine biopsy in the mare. *Proc Am Assoc Equine Pract.* 1975;21:355–362.
127. Held JP, Rohrback B. Clinical significance of uterine biopsy results in the maiden and non-maiden mare. *J Reprod Fertil Suppl.* 1991;44:698.
128. Kenney RM. Prognostic value of endometrial biopsy of the mare. *J Reprod Fertil Suppl.* 1975;23:347–348.
129. Ricketts SW, Alonso S. Assessment of the breeding prognosis of mares using paired endometrial biopsy techniques. *Equine Vet J.* 1991;23:185–188.
130. Ricketts SW, Alonso S. The effect of age and parity on the development of equine chronic endometrial disease. *Equine Vet J.* 1991;23:189–192.
131. Kilgenstein HJ, Schoniger S, Schoon D, et al. Microscopic examination of endometrial biopsies of retired sports mares: an explanation for the clinically observed subfertility? *Res Vet Sci.* 2015;99:171–179.
132. Woodward EM, Christoffersen M, Campos J, et al. Susceptibility to persistent breeding-induced endometritis in the mare: relationship to endometrial biopsy score and age, and variations between seasons. *Theriogenology.* 2012;78:495–501.
133. Schiemann V. Studies on the uterine distension and intrauterine pressure development during the hysteroscopy of the horse. *School of Veterinary Medicine*. Hannover: University of Hannover; 2001.
134. Bracher V, Allen WR. Videoendoscopic evaluation of the mare's uterus: I. Findings in normal fertile mares. *Equine Vet J.* 1992;24:274–278.
135. Bracher V, Mathias S, Allen WR. Videoendoscopic evaluation of the mare's uterus: II. Findings in subfertile mares. *Equine Vet J.* 1992;24:279–284.
136. Perkins NR, Threlfall WR, Ottobre JS. Pulsatile secretion of luteinizing hormone and progesterone in mares during the estrous cycle and early pregnancy. *Am J Vet Res.* 1993;54:1929–1934.
137. Perkins NR, Threlfall WR, Ottobre JS. Absence of diurnal variation in serum progesterone concentrations in mares. *Theriogenology.* 1993;39:1353–1365.
138. Ginther OJ. Embryonic loss in mares: incidence, time of occurrence, and hormonal involvement. *Theriogenology.* 1985;23:77–89.
139. Knowles JE, Squires EL, Shideler RK, et al. Relationship of progesterone to early pregnancy loss in mares. *J Equine Vet Sci.* 1993;13:528–533.
140. Morgenthal JC, van Niekerck CH. Plasma progestogen levels in normal mares with luteal deficiency during early pregnancy, and in twinning habitual aborters. *J Reprod Fertil Suppl.* 1991;44:728–729.
141. Nagy P, Huszenicza G, Reiczigel J, et al. Factors affecting plasma progesterone concentration and the retrospective determination of time of ovulation in cyclic mares. *Theriogenology.* 2004;61:203–214.
142. Shideler RK, Squires EL, Voss JL, et al. Progestogen therapy of ovariectomized pregnant mares. *J Reprod Fertil Suppl.* 1982;32:459–464.
143. Buff PR, Messer NTt, Cogswell AM, et al. Seasonal and pulsatile dynamics of thyrotropin and leptin in mares maintained under a constant energy balance. *Domest Anim Endocrinol.* 2007;33:430–436.
144. Lowe JE, Baldwin BH, Foote RH, et al. Equine hypothyroidism: the long term effects of thyroidectomy on metabolism and growth in mares and stallions. *Cornell Vet.* 1974;64:276–295.
145. Fitzgerald BP, Davison LA. Thyroxine concentrations are elevated in mares which continue to exhibit estrous cycles during the nonbreeding season. *J Equine Vet Sci.* 1998;18:48–51.
146. Gutierrez CV, Riddle WT, Bramlage LR. Serum thyroxine concentrations and pregnancy rates 15 to 16 days after ovulation in broodmares. *J Am Vet Med Assoc.* 2002;220:64–66.
147. McCue PM. Equine granulosa cell tumors. *Proc Am Assoc Equine Pract.* 1992;38:587–593.
148. Almeida J, Ball BA, Conley AJ, et al. Biological and clinical significance of anti-Mullerian hormone determination in blood serum of the mare. *Theriogenology.* 2011;76:1393–1403.
149. Ball BA, Almeida J, Conley AJ. Determination of serum anti-Mullerian hormone concentrations for the diagnosis of granulosa-cell tumours in mares. *Equine Vet J.* 2013;45:199–203.
150. Ball BA. Applications of anti-Mullerian hormone (AMH) in equine reproduction. *Clin Therio.* 2016;8:278.
151. Allen WR, Mathias S, Lennard SN, et al. Serial measurement of peripheral oestrogen and progesterone concentrations in oestrous mares to determine optimum mating time and diagnose ovulation. *Equine Vet J.* 1995;27:460–464.
152. Daels PF, Ammon DC, Stabenfeldt GH, et al. Urinary and plasma estrogen conjugates, estradiol and estrone concentrations in nonpregnant and early pregnant mares. *Theriogenology.* 1991;35:1001–1017.
153. Monfort SL, Arthur NP, Wildt DE. Monitoring ovarian function and pregnancy by evaluating excretion of urinary oestrogen conjugates in semi-free-ranging Przewalski's horses (*Equus przewalskii*). *J Reprod Fertil.* 1991;91:155–164.
154. Schwarzenberger F, Mostl E, Palme R, et al. Faecal steroid analysis for non-invasive monitoring of reproductive status in farm, wild and zoo animals. *Anim Reprod Sci.* 1996;42:515–526.
155. Kasman LH, Hughes JP, Stabenfeldt GH, et al. Estrone sulfate concentrations as an indicator of fetal demise in horses. *Am J Vet Res.* 1988;49:184–187.
156. Sist MD, Williams JF, Geary AM. Pregnancy diagnosis in the mare by immunoassay of estrone sulfate in serum and milk. *J Equine Vet Sci.* 1987;7:20–23.
157. Henderson KM, Perkins NR, Wards RL, et al. Enzyme immunoassay of oestrone sulphate concentrations in faeces for non-invasive pregnancy determination in mares. *N Z Vet J.* 1999;47:61–66.
158. Ball BA. New diagnostic biomarkers to evaluate late term pregnancy in mares. *Clin Therio.* 2016;8:271.
159. Allen WR. Hormonal control of early pregnancy in the mare. *Vet Clin North Am Large Anim Pract.* 1980;2:291–302.

160. Steiner J, Antczak DF, Wolfsdorf K, et al. Persistent endometrial cups. *Anim Reprod Sci.* 2006;94:274–275.
161. Allen WR, Kolling M, Wilsher S. An interesting case of early pregnancy loss in a mare with persistent endometrial cups. *Equine Vet Educ.* 2007;19:539–544.
162. Crabtree JR, Chang Y, de Mestre AM. Clinical presentation, treatment and possible causes of persistent endometrial cups illustrated by two cases. *Equine Vet Educ.* 2012;24:251–259.
163. Meinert C, Silva JF, Kroetz I, et al. Advancing the time of ovulation in the mare with a short-term implant releasing the GnRH analogue deslorelin. *Equine Vet J.* 1993;25:65–68.
164. Irvine CH. Endocrinology of the estrous cycle of the mare: applications to embryo transfer. *Theriogenology.* 1981;15:85–104.
165. Evans MJ, Irvine CH. Measurement of equine follicle stimulating hormone and luteinizing hormone: response of anestrous mares to gonadotropin releasing hormone. *Biol Reprod.* 1976;15:477–484.
166. Ginther OJ, Wentworth BC. Effect of a synthetic gonadotropin-releasing hormone on plasma concentrations of luteinizing hormone in ponies. *Am J Vet Res.* 1974;35:79–81.
167. Alexander SL, Irvine CHG, Shand N, et al. Is luteinizing hormone secretion modulated by endogenous oxytocin in the mare? Studies on the role of oxytocin and factors affecting its secretion in estrous mares. *Biol Reprod Mono.* 1995;1:361–371.
168. Irvine CH, Alexander SL. A novel technique for measuring hypothalamic and pituitary hormone secretion rates from collection of pituitary venous effluent in the normal horse. *J Endocrinol.* 1987;113:183–192.
169. Alexander SL, Irvine CH. Secretion rates and short-term patterns of gonadotrophin-releasing hormone, FSH and LH throughout the periovulatory period in the mare. *J Endocrinol.* 1987;114:351–362.
170. Alexander SL, Irvine CH, Turner JE. Comparison by three different radioimmunoassay systems of the polymorphism of plasma FSH in mares in various reproductive states. *J Reprod Fertil Suppl.* 1987;35:9–18.
171. Ahima RS, Prabakaran D, Mantzoros C, et al. Role of leptin in the neuroendocrine response to fasting. *Nature.* 1996;382:250–252.
172. Cunningham MJ, Clifton DK, Steiner RA. Leptin's action on the reproductive axis: perspectives and mechanisms. *Biol Reprod.* 1999;60:216–222.
173. Barb CR, Kraeling RR. Role of leptin in the regulation of gonadotropin secretion in farm animals. *Anim Reprod Sci.* 2004;82-83:155–167.
174. Smith GD, Jackson LM, Foster DL. Leptin regulation of reproductive function and fertility. *Theriogenology.* 2002;57:73–86.
175. Barash IA, Cheung CC, Weigle DS, et al. Leptin is a metabolic signal to the reproductive system. *Endocrinology.* 1996;137:3144–3147.
176. McManus CJ, Fitzgerald BP. Effects of a single day of feed restriction on changes in serum leptin, gonadotropins, prolactin, and metabolites in aged and young mares. *Domest Anim Endocrinol.* 2000;19:1–13.
177. Gentry LR, Thompson Jr DL, Gentry Jr GT, et al. The relationship between body condition, leptin, and reproductive and hormonal characteristics of mares during the seasonal anovulatory period. *J Anim Sci.* 2002;80:2695–2703.
178. Giles RC, Donahue JM, Hong CB, et al. Causes of abortion, stillbirth, and perinatal death in horses: 3,527 cases (1986-1991). *J Am Vet Med Assoc.* 1993;203:1170–1175.
179. Hemberg E, Lundeheim N, Einarsson S. Retrospective study on vulvar conformation in relation to endometrial cytology and fertility in thoroughbred mares. *J Vet Med A Physiol Pathol Clin Med.* 2005;52:474–477.
180. Trotter GW, McKinnon AO. Surgery for abnormal vulvar and perineal conformation in the mare. *Vet Clin North Am Equine Pract.* 1988;4:389–405.
181. Schumacher J, Schumacher J, Blanchard T. Comparison of endometrium before and after repair of third-degree rectovestibular lacerations in mares. *J Am Vet Med Assoc.* 1992;200:1336–1338.
182. Studdert MJ. Comparative aspects of equine herpes viruses. *Cornell Vet.* 1974;64:94.
183. Goetz TE, Ogilvie GK, Keegan KG, et al. Cimetidine for treatment of melanomas in three horses. *J Am Vet Med Assoc.* 1990;196:449–452.
184. Phillips JC, Lembcke LM. Equine melanocytic tumors. *Vet Clin North Am Equine Pract.* 2013;29:673–687.
185. Gumber S, Baia P, Wakamatsu N. Vulvar epithelioid hemangiosarcoma with solar elastosis in a mare. *J Vet Diagn Invest.* 2011;23:1033–1036.
186. Katz JB, Evans LE, Hutto DL, et al. Clinical, bacteriologic, serologic, and pathologic features of infections with atypical *Taylorella equigenitalis* in mares. *J Am Vet Med Assoc.* 2000;216:1945–1948.
187. Makloski-Cohorn CL, Embertson RM, Payton ME, et al. Post-operative fertility in mares with cervical defects. *J Equine Vet Sci.* 2014;34:137–138.
188. Gruninger B, Schoon HA, Schoon D, et al. Incidence and morphology of endometrial angiopathies in mares in relationship to age and parity. *J Comp Pathol.* 1998;119:293–309.
189. Lefranc A, Allen WR. Endometrial gland surface density and hyperaemia of the endometrium during early pregnancy in the mare. *Equine Vet J.* 2007;39:511–515.
190. Bracher V, Mathias S, Stocker M. Ultrastructural evaluation of placentation in mares with chronic degenerative endometritis. In: *Second International Conference on Veterinary Perinatology*. Cambridge, England; 1990.
191. Bracher V, Allen WR, McGladdery AJ. Ultrastructural evaluation of naturally occurring and experimentally induced placental pathology in the mare. In: *International Meeting on Disturbances in Equine Foetal Maturation: Comparative Aspects*. Naples, FL; 1991:34.
192. Asbury AC. *Relationship of abnormality of the equine placenta to size, health and vigor of the foal.* In: Annual Meeting of the Society of Theriogenology; 1988:306–310.
193. Katila T. Post-mating inflammatory responses of the uterus. *Reprod Domest Anim.* 2012;47(suppl 5):31–41.
194. Cadario ME, Merritt AM, Archbald LF, et al. Changes in intrauterine pressure after oxytocin administration in reproductively normal mares and in those with a delay in uterine clearance. *Theriogenology.* 1999;51:1017–1025.
195. Watson ED, Sertich PL. Effect of repeated collection of multiple endometrial biopsy specimens on subsequent pregnancy in mares. *J Am Vet Med Assoc.* 1992;201:438–440.
196. Santschi EM, Slone DE. Successful pregnancy after partial hysterectomy in two mares. *J Am Vet Med Assoc.* 1994;205:1180–1182.
197. Frazer G, Burba D, Paccamonti D, et al. The effects of parturition and peripartum complications on the peritoneal fluid composition of mares. *Theriogenology.* 1997;48:919–931.
198. Brooks DE, McCoy DJ, Martin GS. Uterine rupture as a postpartum complication in two mares. *J Am Vet Med Assoc.* 1985;187:1377–1379.
199. Sutter WW, Hopper S, Embertson RE, et al. Diagnosis and surgical treatment of uterine lacerations in mares (33 cases). *Proc Am Assoc Equine Pract.* 2003;49:357–359.
200. Roberts SJ. *Veterinary Obstetrics and Genital Diseases (Theriogenology).* 3rd ed. Woodstock: S.J. Roberts; 1986.
201. Williams NM, Bryant UK. Periparturient arterial rupture in mares: a postmortem study. *J Equine Vet Sci.* 2012;32:281–284.
202. LeBlanc MM. Common peripartum problems in the mare. *J Equine Vet Sci.* 2008;28:709–715.

203. Taylor EL, Sellon DC, Wardrop KJ, et al. Effects of intravenous administration of formaldehyde on platelet and coagulation variables in healthy horses. *Am J Vet Res*. 2000;61:1191–1196.
204. Perkins NR, Frazer GS. Reproductive emergencies in the mare. *Vet Clin North Am Equine Pract*. 1994;10:643–670.
205. Vandeplassche M, Henry M. Salpingitis in the mare. *Proc Am Assoc Equine Pract*. 1977;23.
206. Liu IKM, Lantz KC, Schlafke S, et al. Clinical observations of oviductal masses in the mare. *Proc Am Assoc Equine Pract*. 1990;37:41–45.
207. Arnold CE, Love CC. Laparoscopic evaluation of oviductal patency in the standing mare. *Theriogenology*. 2013;79:905–910.
208. Bennett SD, Griffin RL, Rhoads WS. Surgical evaluation of oviduct disease and patency in the mare. *Proc Am Assoc Equine Pract*. 2002;48:347–349.
209. Zent WW, Liu IK, Spirito MA. Oviductal flushing as a treatment for infertility in the mare. In: *Third International Symposium on Equine Embryo Transfer*. Buenos Aires; 1993.
210. Ortis HA, Foss RR, McCue PM, et al. Laparoscopic application of PGE(2) to the uterine tube surface enhances fertility in selected subfertile mares. *J Equine Vet Sci*. 2013;33:896–900.
211. Inoue Y. Hysteroscopic hydrotubation of the equine oviduct. *Equine Vet J*. 2013;45:761–765.
212. Turner TA, Manno M. Bilateral granulosa-cell tumor in a mare. *J Am Vet Med Assoc*. 1983;182:713–714.
213. Frederico LM, Gerard MP, Pinto CRF, et al. Bilateral occurrence of granulosa-theca cell tumors in an Arabian mare. *Can Vet J-Rev Vet Can*. 2007;48:502–505.
214. McCue PM. Neoplasia of the female reproductive tract. *Vet Clin N Am-Equine Pract*. 1998;14:505–515.
215. Sherlock CE, Lott-Ellis K, Bergren A, et al. Granulosa cell tumours in the mare: a review of 52 cases. *Equine Vet Educ*. 2016;28:75–82.
216. Hinrichs K, Frazer GS, Degannes RVG, et al. Serous cystadenoma in a normally cyclic mare with high plasma testosterone values. *J Am Vet Med Assoc*. 1989;194:381–382.
217. van der Kolk JH, Geelen SNJ, Jonker FH, et al. Hypertrophic osteopathy associated with ovarian carcinoma in a mare. *Vet Rec*. 1998;143:172–173.
218. Sedrish SA, McClure JR, Pinto C, et al. Ovarian torsion associated with granulosa-theca cell tumor in a mare. *J Am Vet Med Assoc*. 1997;211:1152–1154.
219. Troedsson MHT. Breeding-induced endometritis in mares. *Vet Clin N Am-Equine Pract*. 2006;22:705–712.
220. LeBlanc MM, Causey RC. Clinical and subclinical endometritis in the mare: both threats to fertility. *Reprod Domest Anim*. 2009;44:10–22.
221. Hughes JP, Loy RG. Investigations on the effect on intrauterine inoculation of *Streptococcus zooepidemicus* in the mare. *Proc Am Assoc Equine Pract*. 1969;15:289–292.
222. Nielsen JM. Endometritis in the mare: a diagnostic study comparing cultures from swab and biopsy. *Theriogenology*. 2005;64:510–518.
223. Davis HA, Stanton MB, Thungrat K, et al. Uterine bacterial isolates from mares and their resistance to antimicrobials: 8,296 cases (2003-2008). *J Am Vet Med Assoc*. 2013;242:977–983.
224. Troedsson MHT. Uterine clearance and resistance to persistent endometritis in the mare. *Theriogenology*. 1999;52:461–471.
225. Allen WR. Proceedings of the Hughes, John, P. International Workshop on Equine Endometritis - Summary. *Equine Vet J*. 1993;25:185–193.
226. Scoggin CF. Not just a number: effect of age on fertility, pregnancy and offspring vigour in thoroughbred brood-mares. *Reprod Fertil Dev*. 2015;27:872–879.
227. Caslick EA. The vulva and vulvo-vaginal orifice and its relation to genital health of the Thoroughbred mare. *Cornell Vet*. 1937;27:178–187.
228. Pycock JF. How to maximize the chances of breeding successfully from the older maiden mare. *Proc Am Assoc Equine Pract*. 2006;52:245–249.
229. Garlanda C, Dinarello CA, Mantovani A. The interleukin-1 family: back to the future. *Immunity*. 2013;39:1003–1018.
230. Woodward EM, Troedsson MH. Inflammatory mechanisms of endometritis. *Equine Vet J*. 2015;47:384–389.
231. Christoffersen M, Baagoe CD, Jacobsen S, et al. Evaluation of the systemic acute phase response and endometrial gene expression of serum amyloid A and pro- and antiinflammatory cytokines in mares with experimentally induced endometritis. *Vet Immunol Immunopathol*. 2010;138:95–105.
232. Christoffersen M, Woodward E, Bojesen AM, et al. Inflammatory responses to induced infectious endometritis in mares resistant or susceptible to persistent endometritis. *BMC Vet Res*. 2012;8:41.
233. Fumuso E, Aguilar J, Giguere S, et al. Interleukin-8 (IL-8) and 10 (IL-10) mRNA transcriptions in the endometrium of normal mares and mares susceptible to persistent post-breeding endometritis. *Anim Reprod Sci*. 2006;94:282–285.
234. Fumuso EA, Aguilar J, Giguere S, et al. Immune parameters in mares resistant and susceptible to persistent post-breeding endometritis: effects of immunomodulation. *Vet Immunol Immunopathol*. 2007;118:30–39.
235. Woodward EM, Christoffersen M, Campos J, et al. Endometrial inflammatory markers of the early immune response in mares susceptible or resistant to persistent breeding-induced endometritis. *Reproduction*. 2013;145:289–296.
236. Scheller J, Chalaris A, Schmidt-Arras D, et al. The pro- and antiinflammatory properties of the cytokine interleukin-6. *Biochim Et Biophys Acta-Mol Cell Res*. 2011;1813:878–888.
237. Ikuma K, Decho AW, Lau BLT. The extracellular bastions of bacteria - a biofilm way of life. *Nat Educ Knowledge*. 2013;4:2.
238. Ferris RA, Frisbie DD, McCue PM. Use of mesenchymal stem cells or autologous conditioned serum to modulate the inflammatory response to spermatozoa in mares. *Theriogenology*. 2014;82:36–42.
239. Ferris RA. Bacterial endometritis: a focus on biofilms. *Clin Therio*. 2014;6:315–319.
240. Metcalf ES. Venereal disease. In: McKinnon AO, Squires EL, Vaala WE, et al., eds. *Equine Reproduction*. 2nd ed. West Sussex: Wiley-Blackwell; 2011.
241. Timoney PJ. Contagious equine metritis. *Comp Immunol Microbiol Infect Dis*. 1996;19:199–204.
242. Balasuriya UBR, Snijder EJ, Heidner HW, et al. Development and characterization of an infectious cDNA clone of the virulent Bucyrus strain of Equine arteritis virus. *J Gen Virol*. 2007;88:918–924.
243. Holyoak GR, Balasuriya UBR, Broaddus CC, et al. Equine viral arteritis: current status and prevention. *Theriogenology*. 2008;70:403–414.
244. Pascoe RR. The effect of equine coital exanthema on the fertility of mares covered by stallions exhibiting the clinical disease. *Aust Vet J*. 1981;57:111–114.
245. Lu KG, Morresey PR. Infectious diseases in breeding stallions. *Clin Tech Equine Pract*. 2007;6:285–290.
246. Health TCfFSaP. *Dourine*. Ames, Iowa: Iowa State University; 2015.
247. LeBlanc MM, Magsig J, Stromberg AJ. Use of a low-volume uterine flush for diagnosing endometritis in chronically infertile mares. *Theriogenology*. 2007;68:403–412.
248. Nielsen JM, Troedsson MH, Pedersen MR, et al. Diagnosis of endometritis in the mare based on bacteriological and cytological examinations of the endometrium: comparison of results obtained by swabs and biopsies. *J Equine Vet Sci*. 2010;30:27–30.

249. Kenney RM, Doig PA. Equine endometrial biopsy. In: Youngquist RS, Threlfall WR, eds. *Current Therapy in Theriogenology*. 2nd ed. St. Louis: W.B. Saunders; 1986.
250. Card CE. Endoscopic examination. In: McKinnon AO, Squires EL, Vaala WE, et al., eds. *Equine Reproduction*. 2nd ed. West Sussex: Wiley-Blackwell; 2011.
251. Cray C, Zaias J, Altman NH. Acute phase response in animals: a review. *Comp Med*. 2009;59:517–526.
252. Jacobsen S, Jensen JC, Frei S, et al. Use of serum amyloid A and other acute phase reactants to monitor the inflammatory response after castration in horses: a field study. *Equine Vet J*. 2005;37:552–556.
253. Canisso IF, Ball BA, Cray C, et al. Serum amyloid A and haptoglobin concentrations are increased in plasma of mares with ascending placentitis in the absence of changes in peripheral leukocyte counts or fibrinogen concentration. *Am J Reprod Immunol*. 2014;72:376–385.
254. Kavak A, Tuppits U, Orro T, et al. Influence of the level and duration of local inflammatory reaction of mares' uterus to the systemic plasma concentrations of acute phase proteins. *Reprod Domest Anim*. 2012;47. 483–483.
255. Hulten C, Gronlund U, Hirvonen J, et al. Dynamics in serum of the inflammatory markers serum amyloid A (SAA), haptoglobin, fibrinogen and α(2)-globulins during induced noninfectious arthritis in the horse. *Equine Vet J*. 2002;34:699–704.
256. Stoneham SJ, Palmer L, Cash R, et al. Measurement of serum amyloid A in the neonatal foal using a latex agglutination immunoturbidimetric assay: determination of the normal range, variation with age and response to disease. *Equine Vet J*. 2001;33:599–603.
257. Sheldon IM, Noakes DE, Rycroft A, et al. Acute phase protein responses to uterine bacterial contamination in cattle after calving. *Vet Rec*. 2001;148:172–175.
258. Brodzki P, Kostro K, Krakowski L, et al. Inflammatory cytokine and acute phase protein concentrations in the peripheral blood and uterine washings of cows with subclinical endometritis in the late postpartum period. *Vet Res Commun*. 2015;39: 143–149.
259. Jacobsen S, Andersen PH. The acute phase protein serum amyloid A (SAA) as a marker of inflammation in horses. *Equine Vet Educ*. 2007;19:38–46.
260. Nunokawa Y, Fujinaga T, Taira T, et al. Evaluation of serum amyloid A protein as an acute phase reactive protein in horses. *J Vet Med Sci*. 1993;55:1011–1016.
261. Coutinho da Silva MA, Canisso IF, MacPherson ML, et al. Serum amyloid A concentration in healthy periparturient mares and mares with ascending placentitis. *Equine Vet J*. 2013;45:619–624.
262. Krakowski L, Krawczyk CH, Kostro K, et al. Serum levels of acute phase proteins: SAA, Hp and progesterone (P4) in mares with early embryonic death. *Reprod Domest Anim*. 2011;46:624–629.
263. Schnobrich MR, Howard CR, Bradecamp EA. Comparison of serum amyloid A concentrations in Thoroughbred mares experiencing embryonic loss and mares maintaining pregnancy. *Clin Theriogenology*. 2014;6:376.
264. Nash DM, Sheldon IM, Herath S, et al. Markers of the uterine innate immune response of the mare. *Anim Reprod Sci*. 2010;119:31–39.
265. Christoffersen M, Woodward EM, Bojesen AM, et al. Effect of immunomodulatory therapy on the endometrial inflammatory response to induced infectious endometritis in susceptible mares. *Theriogenology*. 2012;78:991–1004.
266. Dell'Aqua JA, Papa FO, Lopes MD, et al. Modulation of acute uterine inflammatory response after artificial insemination with equine frozen semen. *Anim Reprod Sci*. 2006;94: 270–273.
267. Bucca S, Carli A, Buckley T, et al. The use of dexamethasone administered to mares at breeding time in the modulation of persistent mating induced endometritis. *Theriogenology*. 2008;70:1093–1100.
268. Pycock JF, Newcombe JR. Assessment of the effect of three treatments to remove intrauterine fluid on pregnancy rate in the mare. *Vet Rec*. 1996;138:320–323.
269. Cooke CD. Prophylactic intra-uterine antibacterial therapy. *Equine Vet Educ*. 2015;27:554–555.
270. Stout TAE. Fungal endometritis in the mare. *Pferdeheilkunde*. 2008;24:83–87.
271. Dascanio JJ. How and when to treat endometritis with systemic or local antibiotics. *Proc Am Assoc Equine Pract*. 2011;57:24–31.
272. Albihn A, Baverud V, Magnusson U. Uterine microbiology and antimicrobial susceptibility in isolated bacteria from mares with fertility problems. *Acta Vet Scand*. 2003;44:121–129.
273. Van Camp SD, Papich MG, Whitacre MD. Administration of ticarcillin in combination with clavulanic acid intravenously and intrauterinely to clinically normal oestrous mares. *J Vet Pharmacol Ther*. 2000;23:373–378.
274. Bermudez V, Sifontes L, Navarro N, et al. Effects of intrauterine infusion of sodium ceftiofur on the endometrium of mares. *Proc Am Assoc Equine Pract*. 1995;41:261–263.
275. Scofield D, Black J, Wittenburg L, et al. Endometrial tissue and blood plasma concentration of ceftiofur and metabolites following intramuscular administration of ceftiofur crystalline free acid to mares. *Equine Vet J*. 2014;46:606–610.
276. Schnobrich MR, Pearson LK, Barber BK, et al. Effects of intrauterine infusion of a water-based suspension of enrofloxacin on mare endometrium. *J Equine Vet Sci*. 2015;35:662–667.
277. LeBlanc M, Neuwirth L, Mauragis D, et al. Oxytocin enhances clearance of radiocolloid from the uterine lumen of reproductively normal mares and mares susceptible to endometritis. *Equine Vet J*. 1994;26:279–282.
278. Campbell MLH, England GCW. A comparison of the ecbolic efficacy of intravenous and intrauterine oxytocin treatments. *Theriogenology*. 2002;58:473–477.
279. Sharp DC, Thatcher MJ, Salute ME, et al. Relationship between endometrial oxytocin receptors and oxytocin-induced prostaglandin F-2α release during the oestrous cycle and early pregnancy in pony mares. *J Reprod Fertil Suppl*. 1997;109:137–144.
280. Gutjahr S, Paccamonti DL, Pycock JF, et al. Effect of dose and day of treatment on uterine response to oxytocin in mares. *Theriogenology*. 2000;54:447–456.
281. Schramme AR, Pinto CRF, Davis J, et al. Pharmacokinetics of carbetocin, a long-acting oxytocin analogue, following intravenous administration in horses. *Equine Vet J*. 2008;40:658–661.
282. Combs GB, LeBlanc MM, Neuwirth L, et al. Effects of prostaglandin F-2α' cloprostenol and fenprostalene on uterine clearance of radiocolloid in the mare. *Theriogenology*. 1996;45:1449–1455.
283. Nie GJ, Johnson KE, Wenzel JGW, et al. Effect of periovulatory ecbolics on luteal function and fertility. *Theriogenology*. 2002;58:461–463.
284. Vanderwall DK, Woods GL. Effect on fertility of uterine lavage performed immediately prior to insemination in mares. *J Am Vet Med Assoc*. 2003;222:1108–1110.
285. Brinsko SP, Varner DD, Blanchard TL. The effect of uterine lavage performed four hours post insemination on pregnancy rate in mares. *Theriogenology*. 1991;35:1111–1119.
286. Jackson PS, Allen WR, Ricketts SW, et al. The irritancy of chlorhexidine gluconate in the genital tract of the mare. *Vet Rec*. 1979;105:122–124.
287. LeBlanc MM, McKinnon AO. Breeding the problem mare. In: McKinnon AO, Squires EL, Vaala WE, et al., eds. *Equine Reproduction*. 2nd ed. West Sussex: Wiley-Blackwell; 2011.

288. Gores-Lindholm A, Ahlschwede S, Causey R, et al. Effect of intra-uterine infusion of diluted N-acetylcysteine on equine endometrium. *Proc Am Assoc Equine Pract*. 2009;55:326.
289. Bracher V, Neuschaefer A, Allen WR. The effect of intrauterine infusion of kerosene on the endometrium of mares. *J Reprod Fertil*. 1991:706–707.
290. Bradecamp EA, Ahlschwede SA, Cooke JL. The effects of intra-uterine kerosene infusion on endometrial epithelial cilia concentration. *J Equine Vet Sci*. 2014;34:134.
291. Lyle SK, LeBlanc MM, Staempfli SA, et al. How to use a buffered chelator solution for mares with chronic endometritis. *Proc Am Assoc Equine Pract*. 2011;57:16–18.
292. LeBlanc MM. The chronically infertile mare. *Proc Am Assoc Equine Pract*. 2008;54:391–407.
293. Rathgeber R. Acupuncture therapies for equine reproductive disorders. *Hagyard Bluegrass Symposium*. Lexington: Hagyard Equine Medical Institute; 2000.
294. Schofield WA. Use of acupuncture in equine reproduction. *Theriogenology*. 2008;70:430–434.
295. Rogan D, Fumuso E, Rodriguez E, et al. Use of a mycobacterial cell wall extract (MCWE) in susceptible mares to clear experimentally induced endometritis with Streptococcus zooepidemicus. *J Equine Vet Sci*. 2007;27:112–117.
296. Rohrbach BW, Sheerin PC, Cantrell CK, et al. Effect of adjunctive treatment with intravenously administered *Propionibacterium acnes* on reproductive performance in mares with persistent endometritis. *Javma-J Am Vet Med Assoc*. 2007;231:107–113.
297. Pascoe DR. Effect of adding autologous plasma to an intrauterine antibiotic therapy after breeding on pregnancy rates in mares. *Biol Reprod Mono*. 1995;1:539–543.
298. Metcalf ES, Scoggin KE, Troedsson MH. The effect of platelet-rich plasma on endometrial pro-inflammatory cytokines in susceptible mares following semen deposition. *J Equine Vet Sci*. 2012;32:498.
299. Metcalf ES. The effect of platelet-rich plasma (PRP) on intraluminal fluid and pregnancy rates in mares susceptible to persistent mating-induced endometritis (PMIE). *J Equine Vet Sci*. 2014;34:128.
300. Brendemuehl JP, Kopp K, Altman J. Influence of dietary algal N-3 fatty acids on breeding induced inflammation and endometrial cytokine expression in mares bred with frozen semen. *J Equine Vet Sci*. 2014;34:123–124.
301. Brinsko SP, Varner DD, Love CC, et al. Effect of feeding a DHA-enriched nutriceutical on motion characteristics of cooled and frozen stallion semen. *Proc Am Assoc Equine Pract*. 2003;49:350–352.
302. Dascanio JJ, Schweizer C, Ley WB. Equine fungal endometritis. *Equine Veterinary Education*. 2001;13:324–329.
303. Coutinho da Silva MA, Alvarenga MA. Fungal endometritis. In: McKinnon AO, Squires EL, Vaala WE, et al., eds. *Equine Reproduction*. 2nd ed. West Sussex: Wiley-Blackwell; 2011.
304. Rantala M, Attia S, Koukila-Kahkola P, et al. *Cladophialophora bantiana* as an emerging pathogen in animals: case report of equine endometritis and review of the literature. *J Clin Microbiol*. 2015;53:3047–3053.
305. Rota A, Calicchio E, Nardoni S, et al. Presence and distribution of fungi and bacteria in the reproductive tract of healthy stallions. *Theriogenology*. 2011;76:464–470.
306. Ferris RA, Dern K, Veir JK, et al. Development of a broad-range quantitative polymerase chain reaction assay to detect and identify fungal DNA in equine endometrial samples. *Am J Vet Res*. 2013;74:161–165.
307. Carter GR, Chengappa MM. Introduction to the fungi and fungus infections. In: Carter GR, Changappa MM, Roberts AW, eds. *Essentials of Veterinary Microbiology*. Philadelphia: Williams & Wilkins; 1995.
308. Beltaire KA, Cheong SH, da Silva MAC. Retrospective study on equine uterine fungal isolates and antifungal susceptibility patterns (1999-2011). *Equine Vet J*. 2012;44:84–87.
309. Hess MB, Parker NA, Purswell BJ, et al. Use of lufenuron as a treatment for fungal endometritis in four mares. *J Am Vet Med Assoc*. 2002;221:266–267. 240.
310. Tibary A. Dopamine antagonists. In: McKinnon AO, Squires EL, Vaala WE, et al., eds. *Equine Reproduction*. 2nd ed. West Sussex: Wiley-Blackwell; 2011.
311. Murphy BA, Walsh CM, Woodward EM, et al. Blue light from individual light masks directed at a single eye advances the breeding season in mares. *Equine Vet J*. 2014;46:601–605.
312. Ciechanowska M, Lapot M, Malewski T, et al. Implication of dopaminergic systems on GnRH and GnRHR genes expression in the hypothalamus and GnRH-R gene expression in the anterior pituitary gland of anestrous ewes. *Exp Clin Endocrinol Diabetes*. 2008;116:357–362.
313. Brendemuehl JP, Cross DL. Influence of the dopamine antagonist domperidone on the vernal transition in seasonally anoestrous mares. *J Reprod Fertil Suppl*. 2000;56:185–193.
314. Bennett-Wimbush K, Loch WE, Plata-Madrid H, et al. The effects of perphenazine and bromocriptine on follicular dynamics and endocrine profiles in anestrous pony mares. *Theriogenology*. 1998;49:717–733.
315. Mari G, Morganti M, Merlo B, et al. Administration of sulpiride or domperidone for advancing the first ovulation in deep anestrous mares. *Theriogenology*. 2009;71:959–965.
316. Panzani D, Zicchino I, Taras A, et al. Clinical use of dopamine antagonist sulpiride to advance first ovulation in transitional mares. *Theriogenology*. 2011;75:138–143.
317. Webel SK, Squires EL. Control of the oestrous cycle in mares with altrenogest. *J Reprod Fertil Suppl*. 1982;32:193–198.
318. Raz T, Carley SD, Green JM, et al. Evaluation of two oestrus synchronization regimens in eFSH-treated donor mares. *Vet J*. 2011;188:105–109.
319. Meyers-Brown GA, McCue PM, Troedsson MH, et al. Induction of ovulation in seasonally anestrous mares under ambient lights using recombinant equine FSH (reFSH). *Theriogenology*. 2013;80:456–462.
320. Levy I, Duchamp G. A single subcutaneous administration of buserelin induces ovulation in the mare: field data. *Reprod Domest Anim*. 2007;42:550–554.
321. Turner JE, Irvine CH. The effect of various gonadotrophin-releasing hormone regimens on gonadotrophins, follicular growth and ovulation in deeply anoestrous mares. *J Reprod Fertil Suppl*. 1991;44:213–225.
322. Samper JC, Geertsema H, Hearn P. Rate of luteolysis, folliculogenesis and interval to ovulation of mares treated with a prostaglandin analogue on d 6 or 10 of the estrous cycle. *Proc Am Assoc Equine Pract*. 1993;39:169–170.
323. Coffman EA, Pinto CR. A review on the use of prostaglandin F-2α for controlling the estrous cycle in mares. *J Equine Vet Sci*. 2016;40:34–40.
324. Coffman EA, Pinto CRF, Snyder HK, et al. Antiluteogenic effects of serial prostaglandin F-2α administration in cycling mares. *Theriogenology*. 2014;82:1241–1245.
325. Agnew ME, Schnobrich MR, Stromberg A, et al. Pregnancy outcomes in Thoroughbred mares administered different doses of cloprostenol. *Clin Therio*. 2015;7:335.
326. Peltier MR, Robinson G, Sharp DC. Effects of melatonin implants in pony mares. 2. Long-term effects. *Theriogenology*. 1998;49:1125–1142.
327. Brendemuehl JP. Effect of oxytocin and PGF2α on luteal formation, function and pregnancy rates in mares. *Proc Am Assoc Equine Pract*. 2001;47:239–241.
328. Brendemuehl JP. *Influence of oxytocin, PGF2α and cloprostenol administered in the immediate postovulatory period on luteal formation and function in the mare*. San Antonio: Society for Theriogenology Annual Conference; 2000:267.

329. Cuervo-Arango J, Newcombe JR. The effect of hormone treatments (hCG and cloprostenol) and season on the incidence of hemorrhagic anovulatory follicles in the mare: a field study. *Theriogenology*. 2009;72:1262–1267.
330. Irvine CHG, McKeough VL, Turner JE, et al. Effectiveness of a two-dose regimen of prostaglandin administration in inducing luteolysis without adverse side effects in mares. *Equine Vet J*. 2002;34:191–194.
331. Nie GJ, Goodin AN, Braden TD, et al. How to reduce drug costs and side effects when using prostaglandins to short-cycle mares. *Proc Am Assoc Equine Pract*. 2004;50:396–398.
332. Asbury AC. Uterine defense mechanisms in the mare: the use of intrauterine plasma in the management of endometritis. *Theriogenology*. 1984;21:387–393.
333. McCue PM, Lemons SS, Squires EL, et al. Efficacy of progesterone/estradiol implants for suppression of estrus in the mare. *Proc Am Assoc Equine Pract*. 42;42:195–196.
334. Vanderwall DK, Rasmussen DM, Woods GL. Effect of repeated administration of oxytocin during diestrus on duration of function of corpora lutea in mares. *Javma-J Am Vet Med Assoc*. 2007;231:1864–1867.
335. Gee EK, DeLuca C, Stylski JL, et al. Efficacy of medroxyprogesterone acetate in suppression of estrus in cycling mares. *J Equine Vet Sci*. 2009;29:140–145.
336. Card C, Raz T, LeHeiget R, et al. GnRH immunization in mares: ovarian function, return to cycling, and fertility. *Proc Am Assoc Equine Pract*. 2007;53:576–577.
337. Gupta SK, Shrestha A, Minhas V. Milestones in contraceptive vaccines development and hurdles in their application. *Hum Vaccin Immunother*. 2014;10:911–925.
338. Joone CJ, Bertschinger HJ, Gupta SK, et al. Ovarian function and pregnancy outcome in pony mares following immunocontraception with native and recombinant porcine zona pellucida vaccines. *Equine Vet J*. 2017;49:189–195.
339. Storer WA, Thompson DL, Gilley RM, et al. Evaluation of injectable sustained release progestin formulations for suppression of estrus and ovulation in mares. *J Equine Vet Sci*. 2009;29:33–36.
340. James AN, Vogelsang MM, Forrest DW, et al. Efficacy of short-term administration of altrenogest to postpone ovulation in mares. *J Equine Vet Sci*. 1998;18:329–331.
341. Loy RG. Characteristics of postpartum reproduction in the mare. *Vet Clin North Am Equine Pract*. 1980;2:345–359.
342. Camillo F, Marmorini P, Romagnoli S, et al. Fertility at the first postpartum estrous compared with fertility at the following estrous cycles in foaling mares and with fertility in nonfoaling mares. *J Equine Vet Sci*. 1997;17:612–616.
343. Sexton PE, Bristol FM. Uterine involution in mares treated with progesterone and estradiol-17-β. *J Am Vet Med Assoc*. 1985;186:252–256.
344. McKinnon AO, Perriam WJ, Lescun TB, et al. Effect of a GnRH analogue (Ovuplant), hCG and dexamethasone on time to ovulation in cycling mare. *World Equine Vet Rev*. 1997;2:16–18.
345. Roser JF, Kiefer BL, Evans JW, et al. The development of antibodies to human chorionic gonadotrophin following its repeated injection in the cyclic mare. *J Reprod Fertil Suppl*. 1979;27:173–179.
346. Green JM, Raz T, Epp T, et al. Relationships between utero-ovarian parameters and ovulatory response to human chorionic gonadotrophin (hCG) in mares. *Proc Am Assoc Equine Pract*. 2007;53:563–567.
347. Mumford EL, Squires EL, Jochle E, et al. Use of deslorelin short-term implants to induce ovulation in cycling mares during 3 consecutive estrous cycles. *Anim Reprod Sci*. 1995;39:129–140.
348. Barrier-Battut I, Le Poutre N, Trocherie E, et al. Use of buserelin to induce ovulation in the cyclic mare. *Theriogenology*. 2001;55:1679–1695.
349. Ferris RA, Hatzel JN, Lindholm ARG, et al. Efficacy of deslorelin acetate (SucroMate) on induction of ovulation in American Quarter Horse mares. *J Equine Vet Sci*. 2012;32:285–288.
350. Samper JC. Ultrasonographic appearance and the pattern of uterine edema to time ovulation in mares. *Proc Am Assoc Equine Pract*. 1997;43:189–191.
351. Samper JC, Hankins K. Breeding mares with frozen semen in private practice. *Proc Am Assoc Equine Pract*. 2001;47:314–318.
352. Squires EL, Garcia RH, Ginther OJ, et al. Comparison of equine pituitary extract and follicle stimulating hormone for superovulating mares. *Theriogenology*. 1986;26:661–670.
353. McCue PM, Hughes JP, Lasley BL. Effect on ovulation rate of passive immunisation of mares against inhibin. *Equine Vet J*. 1993;25:103–106.
354. Scoggin CF, Meira C, McCue PM. Use of twice-daily step-down dosage of equine pituitary extract for induction of multiple ovulations in mares. *Theriogenology*. 2002;57:771.
355. Squires EL, McCue PM, Vanderwall D. The current status of equine embryo transfer. *Theriogenology*. 1999;51:91–104.
356. Squires EL, McCue PM, Niswender K, et al. A review on the use of eFSH to enhance reproductive performance. *Proc Am Assoc Equine Pract*. 2003;26:360–362.
357. Welch SA, Denniston DJ, Hudson JJ, et al. Exogenous eFSH, follicle coasting, and hCG as a novel superovulation regimen in mares. *J Equine Vet Sci*. 2006;26:262–270.
358. Jennings MW, Boime I, Daphna-Iken D, et al. The efficacy of recombinant equine follicle stimulating hormone (reFSH) to promote follicular growth in mares using a follicular suppression model. *Anim Reprod Sci*. 2009;116:291–307.
359. McNaughten J, Pozor M, Macpherson M, et al. Effects of topical application of misoprostol in mares. *Reprod Domest Anim*. 2014;49:1057–1062.
360. Rigby S, Love C, Carpenter K, et al. Use of prostaglandin E-2 to ripen the cervix of the mare prior to induction of parturition. *Theriogenology*. 1998;50:897–904.
361. Gastal MO, Gastal EL, Torres CA, et al. Effect of PGE2 on uterine contractility and tone in mares. *Theriogenology*. 1998;50:989–999.
362. Allen WR, Wilsher S, Morris L, et al. Laparoscopic application of PGE(2) to re-establish oviducal patency and fertility in infertile mares: a preliminary study. *Equine Vet J*. 2006;38:454–459.
363. Witkowski M, Pawlowski K. Clinical observations on the course of oxytocin- or prostaglandin E2/oxytocin-induced parturition in mares. *Pol J Vet Sci*. 2014;17:347–351.
364. Cole HH, Saunders FJ. The concentration of gonad-stimulating hormone in blood serum and of oestrin in the urine throughout pregnancy in the mare. *Endocrinology*. 1935;19:199–208.
365. Holtan DW, Nett TM, Estergreen VL. Plasma progestogens in pregnant mares. *J Reprod Fertil Suppl*. 1975;23:419–424.
366. Short RV. Progesterone in blood. IV. Progesterone in the blood of mares. *J Endocrinol*. 1959;19:207–210.
367. Ousey JC, Forhead AJ, Rossdale PD, et al. Ontogeny of utero-placental progestogen production in pregnant mares during the second half of gestation. *Biol Reprod*. 2003;69:540–548.
368. Ousey JC. Hormone profiles and treatments in the late pregnant mare. *Vet Clin North Am Equine Pract*. 2006;22:727–747.
369. Esteller-Vico A, Troedsson MHT, Squires EL, et al. Inhibition of estrogen synthesis during the last trimester of gestation: changes in endocrine patterns, fetal growth and uterine artery hemodynamics in mares. *J Equine Vet Sci*. 2014;34:207.
370. Irvine CHG, Sutton P, Turner JE, et al. Changes in plasma progesterone concentrations from days 17 to 42 of gestation in mares maintaining or losing pregnancy. *Equine Vet J*. 1990;22:104–106.

371. McKinnon AO, Lescun TB, Walker JH, et al. The inability of some synthetic progestogens to maintain pregnancy in the mare. *Equine Vet J*. 2000;32:83–85.
372. Vanderwall DE, Williams JL, Wood GL. *Use of a compounded proprietary long-acting progesterone formulation for maintenance of pregnancy in mares*. Columbus, OH: Society for Theriogenology; 2003.
373. Bailey CS, Macpherson ML, Pozor MA, et al. Treatment efficacy of trimethoprim sulfamethoxazole, pentoxifylline and altrenogest in experimentally induced equine placentitis. *Theriogenology*. 2010;74:402–412.
374. Naden J, Squires EL, Nett TM. Effect of maternal treatment with altrenogest on age at puberty, hormone concentrations, pituitary-response to exogenous GnRH, estrous-cycle characteristics and fertility of fillies. *J Reprod Fertil*. 1990;88:185–195.
375. Neuhauser S, Palm F, Ambuehl F, et al. Effect of altrenogest-treatment of mares in late gestation on adrenocortical function, blood count and plasma electrolytes in their foals. *Equine Vet J*. 2009;41:572–577.
376. Palm F, Walter I, Nowotny N, et al. Progestin treatment does not affect expression of cytokines, steroid receptors, oxytocin receptor, and cyclooxygenase 2 in fetal membranes and endometrium from pony mares at parturition. *Theriogenology*. 2013;79:59–68.
377. Chavatte-Palmer P, Arnaud G, Duvaux-Ponter C, et al. Quantitative and qualitative assessment of milk production after pharmaceutical induction of lactation in the mare. *J Vet Intern Med*. 2002;16:472–477.
378. Guillaume D, Chavatte-Palmer P, Combarnous Y, et al. Induced lactation with a dopamine antagonist in mares: different responses between ovariectomized and intact mares. *Reprod Domest Anim*. 2003;38:394–400.
379. Korosue K, Murase H, Sato F, et al. Successful induction of lactation in a barren Thoroughbred mare: growth of a foal raised on induced lactation and the corresponding maternal hormone profiles. *J Vet Med Sci*. 2012;74:995–1002.
380. Love CC, Garcia M, Riera FR, et al. Use of testicular volume to predict daily sperm output in the stallion. *Proc Am Assoc Equine Pract*. 1993;36:15–21.
381. Blanchard TL, Love CC, Thompson JA, et al. Role of reinforcement breeding in a natural service mating program. *Proc Am Assoc Equine Pract*. 2006;52:384–386.
382. Shore MD, Macpherson ML, Combes GB, et al. Fertility comparison between breeding at 24 hours or at 24 and 48 hours after collection with cooled equine semen. *Theriogenology*. 1998;50:693–698.
383. Squires EL, Brubaker JK, McCue PM, et al. Effect of sperm number and frequency of insemination on fertility of mares inseminated with cooled semen. *Theriogenology*. 1998;49:743–749.
384. Ellington JE, Ball BA, Blue BJ, et al. Capacitation-like membrane-changes and prolonged viability in-vitro of equine spermatozoa cultured with uterine tube epithelial-cells. *Am J Vet Res*. 1993;54:1505–1510.
385. Loomis PR. Clinical fertility data for mares inseminated with frozen semen: effects of timing and frequency of insemination. *Havemeyer Found Monogr Ser*. 2003;12:77–80.
386. Vidament A. French field results (1985-2005) on factors affecting fertility of frozen stallion semen. *Anim Reprod Sci*. 2005;89:115–136.
387. Volkmann DH, van Zyl D. Fertility of stallion semen frozen in 0.5-ml straws. *J Reprod Fertil Suppl*. 1987;35:143–148.
388. Sanderson MW, Allen WR. *Reproductive efficiency of thoroughbred mares in the United Kingdom*. Sydney, Australia: Bain Fallon Memorial Lectures; 1987:31–41.
389. Squires E, Barbacini S, Matthews P, et al. Retrospective study of factors affecting fertility of fresh, cooled and frozen semen. *Equine Vet Educ*. 2006;18:96–99.
390. Christoffersen M, Soderlind M, Rudefalk SR, et al. Risk factors associated with uterine fluid after breeding caused by Streptococcus zooepidemicus. *Theriogenology*. 2015;84:1283–1290.
391. Oguri N, Tsutsumi Y. Non-surgical egg transfer in mares. *J Reprod Fertil*. 1974;41:313–320.
392. Foss RR, Wirth N, Schlitz P, et al. Nonsurgical embryo transfer in a private practice (1998). *Proc Am Assoc Equine Pract* 999;45:210–212.
393. McCue PM, Wall JJ, Brink ZA, et al. Live foal rate: effects of embryo transfer and donor mare age. *Reprod Fertil Dev*. 2010;22:247–247.
394. Marinone AI, Losinno L, Fumuso E, et al. The effect of mare's age on multiple ovulation rate, embryo recovery, post-transfer pregnancy rate, and interovulatory interval in a commercial embryo transfer program in Argentina. *Anim Reprod Sci*. 2015;158:53–59.
395. Kelley DE, Gibbons JR, Smith R, et al. Exercise affects both ovarian follicular dynamics and hormone concentrations in mares. *Theriogenology*. 2011;76:615–622.
396. Mortensen CJ, Choi YH, Hinrichs K, et al. Embryo recovery from exercised mares. *Anim Reprod Sci*. 2009;110:237–244.
397. Carnevale EM, Ramirez RJ, Squires EL, et al. Factors affecting pregnancy rates and early embryonic death after equine embryo transfer. *Theriogenology*. 2000;54:965–979.
398. Betteridge KJ, Eaglesome MD, Mitchell D, et al. Development of horse embryos up to 22 days after ovulation - observations on fresh specimens. *J Anat*. 1982;135:191–209.
399. Allen WR, Wilsher S. A review of implantation and early placentation in the mare. *Placenta*. 2009;30:1005–1015.
400. Freeman DA, Weber JA, Geary RT, et al. Time of embryo transport through the mare oviduct. *Theriogenology*. 1991;36:823–830.
401. Allen WR. The physiology of early pregnancy in the mare. *Proc Am Assoc Equine Pract*. 2000;46:338–354.
402. Ginther OJ. Equine pregnancy: physical interactions between the uterus and conceptus. *Proc Am Assoc Equine Pract*. 1998;44:73–104.
403. Betteridge KJ. Embryo morphology, growth, and development. In: McKinnon AO, Squires EL, Vaala WE, et al., eds. *Equine Reproduction*. 2nd ed. West Sussex: Wiley-Blackwell; 2011.
404. Griffin PG, Carnevale EM, Ginther OJ. Effects of the embryo on uterine morphology and function in mares. *Anim Reprod Sci*. 1993;31:311–329.
405. Leith GS, Ginther OJ. Characterization of intrauterine mobility of the early equine conceptus. *Theriogenology*. 1984;22:401–408.
406. Stout TA, Meadows S, Allen WR. Stage-specific formation of the equine blastocyst capsule is instrumental to hatching and to embryonic survival in vivo. *Anim Reprod Sci*. 2005;87:269–281.
407. Stout TA, Allen WR. Role of prostaglandins in intrauterine migration of the equine conceptus. *Reproduction*. 2001;121:771–775.
408. Douglas RH, Ginther OJ. Concentration of prostaglandins F in uterine venous plasma of anesthetized mares during the estrous cycle and early pregnancy. *Prostaglandins*. 1976;11:251–260.
409. Starbuck GR, Stout TAE, Lamming GE, et al. Endometrial oxytocin receptor and uterine prostaglandin secretion in mares during the oestrous cycle and early pregnancy. *J Reprod Fertil*. 1998;113:173–179.
410. Tannus RJ, Thun R. Influence of endometrial cysts on conception rate of mares. *J Vet Med Ser a-Zentralbl Fur Vet Reihe a-Physiol Pathol Clin Med*. 1995;42:275–283.
411. van Ittersum AR. The electrosurgical treatment of endometrial cysts in the mare. *Tijdschr Diergeneeskd*. 1999;124:630–633.

412. Aurich C, Budik S. Early pregnancy in the horse revisited - does exception prove the rule? *J Anim Sci Biotechnol.* 2015;6:50.
413. Wilsher S, Allen WR. Uterine influences on embryogenesis and early placentation in the horse revealed by transfer of day 10 embryos to day 3 recipient mares. *Reproduction.* 2009;137:583–593.
414. Ginther OJ. Local versus systemic utero-ovarian relationships in farm animals. *Acta Vet Scand.* 1981;77:103–115.
415. Ginther OJ. Comparative anatomy of utero-ovarian vasculature. *Vet Scope.* 1976;20:3–17.
416. Ealy AD, Eroh ML, Sharp 3rd DC. Prostaglandin H synthase Type 2 is differentially expressed in endometrium based on pregnancy status in pony mares and responds to oxytocin and conceptus secretions in explant culture. *Anim Reprod Sci.* 2010;117:99–105.
417. Boerboom D, Brown KA, Vaillancourt D, et al. Expression of key prostaglandin synthases in equine endometrium during late diestrus and early pregnancy. *Biol Reprod.* 2004;70: 391–399.
418. Bae SE, Watson ED. A light microscopic and ultrastructural study on the presence and location of oxytocin in the equine endometrium. *Theriogenology.* 2003;60:909–921.
419. Silva LA, Ginther OJ. An early endometrial vascular indicator of completed orientation of the embryo and the role of dorsal endometrial encroachment in mares. *Biol Reprod.* 2006;74:337–343.
420. Silva LA, Gastal EL, Beg MA, et al. Changes in vascular perfusion of the endometrium in association with changes in location of the embryonic vesicle in mares. *Biol Reprod.* 2005;72:755–761.
421. Ginther OJ. Fixation and orientation of the early equine conceptus. *Theriogenology.* 1983;19:613–623.
422. Feo JC. Contralateral implantation in mares mated during postpartum oestrus. *Vet Rec.* 1980;106:368.
423. Griffin PG, Ginther OJ. Uterine morphology and function in postpartum mares. *J Equine Vet Sci.* 1991;11:330–339.
424. Gilbert RO, Marlow CH. A field study of patterns of unobserved foetal loss as determined by rectal palpation in foaling, barren and maiden thoroughbred mares. *Equine Vet J.* 1992;24:184–186.
425. Steven DH, Samuel CA. Anatomy of the placental barrier in the mare. *J Reprod Fertil Suppl.* 1975;23:579–582.
426. Samuel CA, Allen WR, Steven DH. Ultrastructural development of the equine placenta. *J Reprod Fertil Suppl.* 1975;23: 575–578.
427. Samuel CA, Allen WR, Steven DH. Studies on the equine placenta II. Ultrastructure of the placental barrier. *J Reprod Fertil.* 1976;48:257–264.
428. Samuel CA, Allen WR, Steven DH. Studies on the equine placenta. III. Ultrastructure of the uterine glands and the overlying trophoblast. *J Reprod Fertil.* 1977;51:433–437.
429. Whitehead AE, Chenier TS, Foster RA. Placental characteristics of Standardbred mares. *Proc Am Assoc Equine Pract.* 2005;51:215–220.
430. Wooding FB, Fowden AL. Nutrient transfer across the equine placenta: correlation of structure and function. *Equine Vet J.* 2006;38:175–183.
431. Whitwell KE, Jeffcott LB. Morphological studies on the fetal membranes of the normal singleton foal at term. *Res Vet Sci.* 1975;19:44–55.
432. Vandeplassche M, Spincemaille J, Bouters R. Aetiology, pathogenesis and treatment of retained placenta in the mare. *Equine Vet J.* 1971;3:144–147.
433. Canisso IF, Rodriguez JS, Sanz MG, et al. A clinical approach to the diagnosis and treatment of retained fetal membranes with an emphasis placed on the critically ill mare. *J Equine Vet Sci.* 2013;33:570–579.
434. Sibbons P. The role of stereology in the study of placental transfer between fetal foal and mare. *Equine Vet J.* 2006;38:106–107.
435. Gerstenberg C, Allen WR, Stewart F. Cell proliferation patterns during development of the equine placenta. *J Reprod Fertil.* 1999;117:143–152.
436. Allen WR, Gower S, Wilsher S. Immunohistochemical localization of vascular endothelial growth factor (VEGF) and its two receptors (Flt-I and KDR) in the endometrium and placenta of the mare during the oestrous cycle and pregnancy. *Reprod Domest Anim.* 2007;42:516–526.
437. Wilsher S, Allen WR. The effects of maternal age and parity on placental and fetal development in the mare. *Equine Vet J.* 2003;35:476–483.
438. Abd-Elnaeim MM, Leiser R, Wilsher S, et al. Structural and haemovascular aspects of placental growth throughout gestation in young and aged mares. *Placenta.* 2006;27: 1103–1113.
439. Cottrill CM, Jefferslo J, Ousey JC, et al. The placenta as a determinant of fetal well-being in normal and abnormal equine pregnancies. *J Reprod Fertil.* 1991;44:591–601.
440. Rossdale PD, Ousey JC. Fetal programming for athletic performance in the horse: potential effects of IUGR. *Equine Vet Educ.* 2002;14:98–111.
441. Whitwell KE. Investigations into fetal and neonatal losses in the horse. *Vet Clin North Am Large Anim Pract.* 1980;2: 313–331.
442. Jeffcott LB, Whitwell KE. Twinning as a cause of fetal and neonatal loss in Thoroughbred mares. *Comp pathol.* 1973;83: 91–106.
443. Schoon D, Schoon HA, Klug E. Angiosis in the equine endometrium: pathogenesis and clinical correlations. *Pferdeheilkunde.* 1999;15:541–546.
444. Ferreira JC, Canesin HS, Ignacio FS, et al. Effect of age and endometrial degenerative changes on uterine blood flow during early gestation in mares. *Theriogenology.* 2015;84:1123–1130.
445. Tischner M, Klimczak M. The development of Polish ponies born after embryo transfer to large recipients. *Equine Vet J Suppl.* 1989;8:62–63.
446. Allen WR, Wilsher S, Stewart F, et al. The influence of maternal size on placental, fetal and postnatal growth in the horse. II. Endocrinology of pregnancy. *J Endocrinol.* 2002;172:237–246.
447. Peugnet P, Wimel L, Duchamp G, et al. Enhanced or reduced fetal growth induced by embryo transfer into smaller or larger breeds alters post-natal growth and metabolism in pre-weaning horses. *PLoS One.* 2014;9:e102044.
448. Ousey JC, Rossdale PD, Fowden AL, et al. Effects of manipulating intrauterine growth on postnatal adrenocortical development and other parameters of maturity in neonatal foals. *Equine Vet J.* 2004;36:616–621.
449. Allen WR, Wilsher S, Turnbull C, et al. Influence of maternal size on placental, fetal and postnatal growth in the horse. I. Development in utero. *Reproduction.* 2002;123:445–453.
450. Wilsher S, Allen WR. Effects of a *Streptococcus equi* infection-mediated nutritional insult during mid-gestation in primiparous Thoroughbred fillies. Part 1: placental and fetal development. *Equine Vet J.* 2006;38:549–557.
451. Conley AJ. Review of the reproductive endocrinology of the pregnant and parturient mare. *Theriogenology.* 2016;86:355–365.
452. Ferreira-Dias GM, Mateus L. The equine cyclic corpus luteum: microvascularization, luteal cells characterization and function. *Pferdeheilkunde.* 2003;19:585588.
453. Canisso IF, Gallacher K, Gilbert MA, et al. Preovulatory progestogen treatment in mares fails to delay ovulation. *Vet J.* 2013;197:324–328.

454. Betteridge KJ, Waelchli RO, Raeside JI, et al. Changes accompanying spontaneous embryonic loss in nine mares during the first month of pregnancy. *J Equine Vet Sci.* 2014;34:195–197.
455. Canisso IF, Beltaire KA, Bedford-Guaus SJ. Premature luteal regression in a pregnant mare and subsequent pregnancy maintenance with the use of oral altrenogest. *Equine Vet J.* 2013;45:97–100.
456. Allen WR, Hamilton DW, Moor RM. The origin of equine endometrial cups. II. Invasion of the endometrium by trophoblast. *Anat Rec.* 1973;177:485–501.
457. Allen WR, Moor RM. The origin of the equine endometrial cups. I. Production of PMSG by fetal trophoblast cells. *J Reprod Fertil.* 1972;29:313–316.
458. Enders AC, Liu IK. Lodgement of the equine blastocyst in the uterus from fixation through endometrial cup formation. *J Reprod Fertil Suppl.* 1991;44:427–438.
459. Enders AC, Liu IK. Trophoblast-uterine interactions during equine chorionic girdle cell maturation, migration, and transformation. *Am J Anat.* 1991;192:366–381.
460. Stewart F, Lennard SN, Allen WR. Mechanisms controlling formation of the equine chorionic circle. *Biol Reprod Mono.* 1995;1:151–159.
461. Antczak DF, Allen WR. Maternal immunological recognition of pregnancy in equids. *J Reprod Fertil Suppl.* 1989;37:69–78.
462. Lunn P, Vagnoni KE, Ginther OJ. The equine immune response to endometrial cups. *J Reprod Immunol.* 1997;34:203–216.
463. Antczak DF, Allen WR. Invasive trophoblast in the genus Equus. *Ann Immunol (Paris).* 1984;135D:325–331.
464. Clegg MT, Boda JM, Cole HH. The endometrial cups and allantochorionic pouches in the mare with emphasis on the source of equine gonadotrophin. *Endocrinology.* 1954;54:448–463.
465. Stewart F, Allen WR, Moor RM. Pregnant mare serum gonadotrophin: ratio of follicle-stimulating hormone and luteinizing hormone activities measured by radioreceptor assay. *J Endocrinol.* 1976;71:471–482.
466. Evans MJ, Irvine CH. Serum concentrations of FSH, LH and progesterone during the oestrous cycle and early pregnancy in the mare. *J Reprod Fertil Suppl.* 1975;23:193–200.
467. Zavy MT, Vernon MW, Sharp 3rd DC, et al. Endocrine aspects of early pregnancy in pony mares: a comparison of uterine luminal and peripheral plasma levels of steroids during the estrous cycle and early pregnancy. *Endocrinology.* 1984;115:214–219.
468. Daels PF, Albrecht BA, Mohammed HO. Equine chorionic gonadotropin regulates luteal steroidogenesis in pregnant mares. *Biology of Reproduction.* 1998;59:1062–1068.
469. Daels PF, Chang GC, Hansen B, et al. Testosterone secretion during early pregnancy in mares. *Theriogenology.* 1996;45:1211–1219.
470. Daels PF, Demoraes JJ, Stabenfeldt GH, et al. The corpus luteum: source of estrogen during early pregnancy in the mare. *J Reprod Fertil.* 1991;44:501–508.
471. Walt ML, Stabenfeldt GH, Hughes JP, et al. Development of the equine ovary and ovulation fossa. *J Reprod Fertil Suppl.* 1979;27:471–477.
472. Canisso IF, Ball BA, Esteller-Vico A, et al. Changes in maternal androgens and oestrogens in mares with experimentally-induced ascending placentitis. *Equine Vet J.* 2017;49:244–249.
473. Pashen RL. Maternal and fetal endocrinology during late pregnancy and parturition in the mare. *Equine Vet J.* 1984;16:233–238.
474. Scholtz EL, Krishnan S, Ball BA, et al. Pregnancy without progesterone in horses defines a second endogenous biopotent progesterone receptor agonist, 5α-dihydroprogesterone. *Proc Natl Acad Sci U S A.* 2014;111:3365–3370.
475. Holtan DW, Nett TM, Estergreen VL. Plasma progestins in pregnant, postpartum and cycling mares. *J Anim Sci.* 1975;40:251–260.
476. Rossdale PD, Ousey JC, Cottrill CM, et al. Effects of placental pathology on maternal plasma progestogen and mammary secretion calcium concentrations and on neonatal adrenocortical function in the horse. *J Reprod Fertil Suppl.* 1991;44:579–590.
477. Rossdale PD, McGladdery AJ, Ousey JC, et al. Increase in plasma progestogen concentrations in the mare after foetal injection with CRH, ACTH or betamethasone in late gestation. *Equine Vet J.* 1992;24:347–350.
478. Liggins GC, Fairclough RJ, Grieves SA, et al. Parturition in the sheep. *Ciba Found Symp.* 1977;47:5–30.
479. Haluska GJ, Currie WB. Variation in plasma concentrations of oestradiol-17 β and their relationship to those of progesterone, 13,14-dihydro-15-keto-prostaglandin F-2α and oxytocin across pregnancy and at parturition in pony mares. *J Reprod Fertil.* 1988;84:635–646.
480. Rossdale PD, Ousey JC, Chavatte P. Readiness for birth: an endocrinological duet between fetal foal and mare. *Equine Vet J Suppl.* 1997;24:96–99.
481. Silver M. Prenatal maturation, the timing of birth and how it may be regulated in domestic animals. *Exp Physiol.* 1990;75:285–307.
482. Liggins GC. Adrenocortical-related maturational events in the fetus. *Am J Obstet Gynecol.* 1976;126:931–941.
483. Brendemuehl JP, Williams MA, Boosinger TR, et al. Plasma progestogen, triiodothyronine, and cortisol concentrations in postdate gestation foals exposed in utero to the tall fescue endophyte Acremonium coenophialum. *Biol Reprod Mono.* 1995;1:53–59.
484. Lovell JD, Stabenfeldt GH, Hughes JP, et al. Endocrine patterns of the mare at term. *J Reprod Fertil Suppl.* 1975;23:449–456.
485. Cudd TA, LeBlanc M, Silver M, et al. Ontogeny and ultradian rhythms of adrenocorticotropin and cortisol in the late-gestation fetal horse. *J Endocrinol.* 1995;144:271–283.
486. Liggins GC, Thorburn GD. Role of the fetal pituitary-adrenal system and placenta in the initiation of parturition. In: Lamming GE, ed. *Marshall's Physiology of Reproduction.* London: Chapman & Hall; 1993.
487. Chavatte P, Rossdale PD, Tait AD. 11β-Hydroxysteroid dehydrogenase (11BHSD) in equine placenta. *Proc Am Assoc Equine Pract.* 1995;41:264–265.
488. Ousey JC, Kolling M, Kindahl H, et al. Maternal dexamethasone treatment in late gestation induces precocious fetal maturation and delivery in healthy Thoroughbred mares. *Equine Vet J.* 2011;43:424–429.
489. Fowden AL, Silver M. Comparative development of the pituitary-adrenal axis in the fetal foal and lamb. *Reprod Domest Anim.* 1995;30:170–177.
490. Pashen RL, Allen WR. The role of the fetal gonads and placenta in steroid production, maintenance of pregnancy and parturition in the mare. *J Reprod Fertil Suppl.* 1979;27:499–509.
491. O'Donnell LJ, Sheerin BR, Hendry JM, et al. 24-hour secretion patterns of plasma oestradiol 17β in pony mares in late gestation. *Reprod Domest Anim.* 2003;38:233–235.
492. Bain AM, Howey WP. Observations on the time of foaling in thoroughbred mares in Australia. *J Reprod Fertil Suppl.* 1975;23:545–546.
493. Haluska GJ, Lowe JE, Currie WB. Electromyographic properties of the myometrium correlated with the endocrinology of the pre-partum and post-partum periods and parturition in pony mares. *J Reprod Fertil Suppl.* 1987;35:553–564.
494. Bonafos LD, Carnevale EM, Smith CA, et al. Development of uterine tone in nonbred and pregnant mares. *Theriogenology.* 1994;42:1247–1255.

495. Cross DT, Ginther OJ. Uterine contractions in nonpregnant and early pregnant mares and jennies as determined by ultrasonography. *J Anim Sci*. 1988;66:250–254.
496. Griffin PG, Ginther OJ. Uterine contractile activity in mares during the estrous cycle and early pregnancy. *Theriogenology*. 1990;34:47–56.
497. Kastelic JP, Adams GP, Ginther OJ. Role of progesterone in mobility, fixation, orientation, and survival of the equine embryonic vesicle. *Theriogenology*. 1987;27:655–663.
498. Daels PF, Besognet B, Hansen B, et al. Effect of progesterone on prostaglandin F2α secretion and outcome of pregnancy during cloprostenol-induced abortion in mares. *Am J Vet Res*. 1996;57:1331–1337.
499. Csapo A. Progesterone block. *Am J Anat*. 1956;98:273–291.
500. Fowden AL, Ousey JC, Forhead AJ, et al. Uteroplacental production of 5 α-pregnane-3,20-dione (5 α DHP) in pregnant mares. *Theriogenology*. 2002;58:821–824.
501. Behrendt-Adam CY, Adams MH, Simpson KS, et al. Oxytocin-neurophysin I mRNA abundance in equine uterine endometrium. *Domestic Animal Endocrinology*. 1999;16:183–192.
502. Ousey JC, Freestone N, Fowden AL, et al. The effects of oxytocin and progestogens on myometrial contractility in vitro during equine pregnancy. *J Reprod Fertil Suppl*. 2000;56:681–691.
503. Fowden AL, Silver M. Effects of inhibiting 3 β-hydroxysteroid dehydrogenase on plasma progesterone and other steroids in the pregnant mare near term. *J Reprod Fertil Suppl*. 1987;35:539–545.
504. Dudan FE, Figueroa JP, Frank DA, et al. Frequency distribution and daily rhythm of uterine electromyographic epochs of different duration in pony mares in late gestation. *J Reprod Fertil Suppl*. 1987;35:725–727.
505. McGlothlin JA, Lester GD, Hansen PJ, et al. Alteration in uterine contractility in mares with experimentally induced placentitis. *Reproduction*. 2004;127:57–66.
506. Vivrette SL, Kindahl H, Munro CJ, et al. Oxytocin release and its relationship to dihydro-15-keto PGF2α and arginine vasopressin release during parturition and to suckling in postpartum mares. *J Reprod Fertil*. 2000;119:347–357.
507. Camillo F, Marmorini P, Romagnoli S, et al. Clinical studies on daily low dose oxytocin in mares at term. *Equine Vet J*. 2000;32:307–310.
508. Eroksuz H, Eroksuz Y, Ozer H, et al. Equine goiter associated with excess dietary iodine. *Vet Hum Toxicol*. 2004;46:147–149.
509. Prichard JT, Voss JL. Fetal ankylosis in horses associated with hybrid Sudan pasture. *J Am Vet Med Assoc*. 1967;150:871–873.
510. Schutte JG, van den Ingh TS. Microphthalmia, brachygnathia superior, and palatocheiloschisis in a foal associated with griseofulvin administration to the mare during early pregnancy. *Vet Q*. 1997;19:58–60.
511. Toribio RE, Bain FT, Mrad DR, et al. Congenital defects in newborn foals of mares treated for equine protozoal myeloencephalitis during pregnancy. *J Am Vet Med Assoc*. 1998;212:697–701.
512. Ginther OJ. *Ultrasonic Imaging and Animal Reproduction: book 2* Horses. Cross Plains: Equiservices; 1995.
513. Ginther OJ. *Ultrasonic Imaging and Animal Reproduction: book 1* Fundamentals. Cross Plains: Equiservices; 1995.
514. Stabenfeldt GH, Daels PF, Munro CJ, et al. An oestrogen conjugate enzyme immunoassay for monitoring pregnancy in the mare: limitations of the assay between days 40 and 70 of gestation. *J Reprod Fertil Suppl*. 1991;44:37–44.
515. Henderson K, Stevens S, Bailey C, et al. Comparison of the merits of measuring equine chorionic gonadotrophin (eCG) and blood and faecal concentrations of oestrone sulphate for determining the pregnancy status of miniature horses. *Reprod Fertil Dev*. 1998;10:441–444.
516. Bruck I, Lehn-Jensen H, Yde G. Spontaneous multiple ovulation and development of multiple embryonic vesicles in a mare. *Equine Vet J Suppl*. 1997:63–68.
517. Mancill SS, Blodgett G, Arnott RJ, et al. Description and genetic analysis of three sets of monozygotic twins resulting from transfers of single embryos to recipient mares. *J Am Vet Med Assoc*. 2011;238:1040–1043.
518. Meadows SJ, Binns MM, Newcombe JR, et al. Identical triplets in a thoroughbred mare. *Equine Vet J*. 1995;27:394–397.
519. Short RV. Monozygotic triplets in the mare. *Equine Vet J*. 1995;27:321.
520. Deskur S. Twinning in thoroughbred mares in Poland. *Theriogenology*. 1985;23:711–718.
521. Ginther OJ. Effect of reproductive status on twinning and on side of ovulation and embryo attachment in mares. *Theriogenology*. 1983;20:383–395.
522. Merkt H, Jochle W. Abortions and twin pregnancies in Thoroughbreds: rate of occurrence, treatments and prevention. *J Equine Vet Sci*. 1993;13:690–694.
523. Morel MC, Newcombe JR, Swindlehurst JC. The effect of age on multiple ovulation rates, multiple pregnancy rates and embryonic vesicle diameter in the mare. *Theriogenology*. 2005;63:2482–2493.
524. Newcombe JR. Incidence of multiple ovulation and multiple pregnancy in mares. *Vet Rec*. 1995;137:121–123.
525. Ginther OJ. Twin embryos in mares. I: from ovulation to fixation. *Equine Vet J*. 1989;21:166–170.
526. Allen WR, Brown L, Wright M, et al. Reproductive efficiency of Flatrace and National Hunt Thoroughbred mares and stallions in England. *Equine Vet J*. 2007;39:438–445.
527. Hemberg E, Lundeheim N, Einarsson S. Reproductive performance of thoroughbred mares in Sweden. *Reprod Domest Anim*. 2004;39:81–85.
528. Ginther OJ, Douglas RH, Lawrence JR. Twinning in mares: a survey of veterinarians and analyses of theriogenology records. *Theriogenology*. 1982;18:333–347.
529. Wolfsdorf KE. Management of postfixation twins in mares. *Vet Clin North Am Equine Pract*. 2006;22:713–725.
530. Ginther OJ. The twinning problem: from breeding to day 16. *Proc Am Assoc Equine Pract*. 1983;29:11–26.
531. Pascoe DR, Pascoe RR, Hughes J, et al. Comparison of two techniques and three hormone therapies for management of twin conceptuses by manual embryonic reduction. *J Reprod Fertil Suppl*. 1987;35:701–702.
532. Macpherson ML, Reimer JM. Twin reduction in the mare: current options. *Anim Reprod Sci*. 2000;60-61:233–244.
533. Veronesi MC, Faustini M, Villani M, et al. Plasma concentrations of 15-ketodihydro-PGF(2α), cortisol and progesterone during manual twin reduction in thoroughbred mares. *J Vet Med A Physiol Pathol Clin Med*. 2005;52:411–415.
534. Ginther OJ. Postfixation embryo reduction in unilateral and bilateral twins in mares. *Theriogenology*. 1984;22:213–223.
535. Ginther OJ. Twin embryos in mares. II: post fixation embryo reduction. *Equine Vet J*. 1989;21:171–174.
536. Ginther OJ. Twinning in mares: a review of recent studies. *J Equine Vet Sci*. 1982;2:127–135.
537. Ginther OJ. The nature of embryo reduction in mares with twin conceptuses: deprivation hypothesis. *Am J Vet Res*. 1989;50:45–53.
538. Watson ED, Nikolaopoulos E, Lawler DF. Survival and normal development of an embryo after prostaglandin treatment. *Equine Veterinary Education*. 1997;9:283–285.
539. Cuervo-Arango J, Aguilar JJ, Vettorazzi ML, et al. eCG concentrations, luteal structures, return to cyclicity, and postabortion fertility in embryo transfer recipient mares. *Theriogenology*. 2015;84:1003–1013.

540. Mari G, Iacono E, Merlo B, et al. Reduction of twin pregnancy in the mare by transvaginal ultrasound-guided aspiration. *Reprod Domest Anim*. 2004;39:434–437.
541. Journee SL, de Ruijter-Villani M, Hendriks WK, et al. Efficacy of transvaginal ultrasound-guided twin reduction in the mare by embryonic or fetal stabbing compared with yolk sac or allantoic fluid aspiration. *Theriogenology*. 2013;80:346–349.
542. Rantanen NW, McKinnon AO. *Equine Diagnostic Ultrasonography*. Baltimore: Williams & Wilkins; 1998.
543. Allen WR. Luteal deficiency and embryo mortality in the mare. *Reprod Domest Anim*. 2001;36:121–131.
544. Yang YJ, Cho GJ. Factors concerning early embryonic death in thoroughbred mares in south Korea. *J Vet Med Sci*. 2007;69:787–792.
545. Ball BA, Little TV, Hillman RB, et al. Pregnancy rates at days 2 and 14 and estimated embryonic loss rates prior to day 14 in normal and subfertile mares. *Theriogenology*. 1986;26:611–619.
546. Brinsko SP, Ball BA, Miller PG, et al. In-vitro development of day-2 embryos obtained from young, fertile mares and aged, subfertile mares. *J Reprod Fertil*. 1994;102:371–378.
547. Carnevale EM, Griffin PG, Ginther OJ. Age-associated subfertility before entry of embryos into the uterus in mares. *Equine Vet J*. 1993;25:31–35.
548. Woods GL, Baker CB, Baldwin JL, et al. Early pregnancy loss in brood mares. *J Reprod Fertil Suppl*. 1987;35:455–459.
549. Woods GL, J.A W, Vanderwall DK, et al. Selective oviductal transport and fertilization rate of equine embryos. *Proc Am Assoc Equine Pract*. 1991;37:197–201.
550. Vanderwall D. *Early embryonic loss in the mare: current perspectives*. San Antonio: Society for Theriogenology; 2000.
551. Carnevale EM, Uson M, Bozzola JJ, et al. Comparison of oocytes from young and old mares with light and electron microscopy. *Theriogenology*. 1999;51:299–299.
552. Carnevale EM, Ginther OJ. Defective oocytes as a cause of subfertility in old mares. *Biol Reprod Monogr*. 1995;1:209–214.
553. Ball BA, Little TV, Weber JA, et al. Survival of day-4 embryos from young, normal mares and aged, subfertile mares after transfer to normal recipient mares. *J Reprod Fertil*. 1989;85:187–194.
554. Vogelsang SG, Vogelsang MM. Influence of donor parity and age on the success of commercial equine embryo transfer. *Equine Vet J Suppl*. 1989;8:71–72.
555. Woods GL, Hillman RB, Schlafer DH. Recovery and evaluation of embryos from normal and infertile mares. *Cornell Vet*. 1986;76:386–394.
556. Ball BA, Hillman RB, Woods GL. Survival of equine embryos transferred to normal and subfertile mares. *Theriogenology*. 1987;28:167–174.
557. Squires EL, Imel KJ, Iuliano MF, et al. Factors affecting reproductive efficiency in an equine embryo transfer programme. *J Reprod Fertil Suppl*. 1982;32:409–414.
558. Morris LH, Allen WR. Reproductive efficiency of intensively managed Thoroughbred mares in Newmarket. *Equine Vet J*. 2002;34:51–60.
559. Janosi S, Huszenicza G, Kulcsar M, et al. Endocrine and reproductive consequences of certain endotoxin-mediated diseases in farm mammals: a review. *Acta Veterinaria Hungarica*. 1998;46:71–84.
560. Daels PF, Stabenfeldt GH, Hughes JP, et al. Evaluation of progesterone deficiency as a cause of fetal death in mares with experimentally induced endotoxemia. *Am J Vet Res*. 1991;52:282–288.
561. Daels PF, Starr M, Kindahl H, et al. Effect of *Salmonella typhimurium* endotoxin on PGF-2 α release and fetal death in the mare. *J Reprod Fertil Suppl*. 1987;35:485–492.
562. Daels PF, Mohammed HO, Odensvik K, et al. Effect of flunixin meglumine on endogenous prostaglandin F2 α secretion during cloprostenol-induced abortion in mares. *Am J Vet Res*. 1995;56:1603–1610.
563. Daels PF, Besognet B, Hansen B, et al. Efficacy of treatments to prevent abortion in pregnant mares at risk. *Proc Am Assoc Equine Pract*. 1994;40:31–32.
564. Ousey JC. Peripartal endocrinology in the mare and foetus. *Reprod Domest Anim*. 2004;39:222–231.
565. LeBlanc MM. Equine perinatology: what we know and what we need to know. *Anim Reprod Sci*. 1996;42:189–196.
566. Santschi EM, Leblanc MM. Fetal and placental conditions that cause high-risk pregnancy in mares. *Compend Contin Educ Pract Vet*. 1995;17:710–721.
567. Daels PF, Stabenfeldt GH, Hughes JP, et al. Effects of flunixin meglumine on endotoxin-induced prostaglandin F2 α secretion during early pregnancy in mares. *Am J Vet Res*. 1991;52:276–281.
568. Slone DE. Treatment of pregnant mares with colic: practical considerations and concerns. *Compend Contin Educ Pract Vet*. 1993;15:117–120.
569. White NA. *The Equine Acute Abdomen*. Philadelphia: Lea & Febiger; 1990.
570. Boening KJ, Leendertse IP. Review of 115 cases of colic in the pregnant mare. *Equine Vet J*. 1993;25:518–521.
571. Santschi EM, Slone DE. Maternal conditions that cause high-risk pregnancy in mares. *Compend Contin Educ Pract Vet*. 1994;16:1481-&.
572. Santschi EM, Slone DE, Gronwall R, et al. Types of colic and frequency of postcolic abortion in pregnant mares: 105 cases (1984-1988). *J Am Vet Med Assoc*. 1991;199:374–377.
573. Dwyer RM, Garber LP, Traub-Dargatz JL, et al. Case-control study of factors associated with excessive proportions of early fetal losses associated with mare reproductive loss syndrome in central Kentucky during 2001. *J Am Vet Med Assoc*. 2003;222:613–619.
574. Choate BA, Rieske LK. Life history and age-specific mortality of eastern tent caterpillar (Lepidoptera : lasiocampidae). *Ann Entomol Soc Am*. 2005;98:496–502.
575. Morehead JP, Blanchard TL, Thompson JA, et al. Evaluation of early fetal losses on four equine farms in central Kentucky: 73 cases (2001). *J Am Vet Med Assoc*. 2002;220:1828–1830.
576. Sebastian M, Gantz MG, Tobin T, et al. The mare reproductive loss syndrome and the eastern tent caterpillar: a toxicokinetic/statistical analysis with clinical, epidemiologic, and mechanistic implications. *Vet Ther*. 2003;4:324–339.
577. Swerczek TW. Saprotrophic fungi and bacteria and commensal bacteria that infect frost-damaged pastures may be contributing to gut microbial overgrowth and lesions associated with the mare reproductive loss syndrome. *J Equine Vet Sci*. 2002;22:234–237.
578. Taylor JR. Theory of ammonia toxicity as the mechanism of abortion in the mare reproductive loss syndrome. *J Equine Vet Sci*. 2002;22:237–239.
579. Cohen ND, Carey VJ, Donahue JG, et al. Case-control study of late-term abortions associated with mare reproductive loss syndrome in central Kentucky. *J Am Vet Med Assoc*. 2003;222:199–209.
580. Cohen ND, Carey VJ, Donahue JG, et al. Descriptive epidemiology of late-term abortions associated with the mare reproductive loss syndrome in central Kentucky. *J Vet Diagn Invest*. 2003;15:295–297.
581. Cohen ND, Donahue JG, Carey VJ, et al. Case-control study of early-term abortions (early fetal losses) associated with mare reproductive loss syndrome in central Kentucky. *J Am Vet Med Assoc*. 2003;222:210–217.
582. Cohen ND, Carey VJ, Donahue JG, et al. Temporality of early-term abortions associated with mare reproductive loss syndrome in horses. *Am J Vet Res*. 2005;66:1792–1797.

583. Potter DA, Foss L, Baumler RE, et al. Managing Eastern tent caterpillars *Malacosoma americanum* (F) on horse farms to reduce risk of mare reproductive loss syndrome. *Pest Manag Sci*. 2005;61:3–15.
584. Thompson JA, Brown 2nd SE, Riddle WT, et al. Use of a Bayesian risk-mapping technique to estimate spatial risks for mare reproductive loss syndrome in Kentucky. *Am J Vet Res*. 2005;66:17–20.
585. Seahorn JL, Slovis NM, Reimer JM, et al. Case-control study of factors associated with fibrinous pericarditis among horses in central Kentucky during spring 2001. *J Am Vet Med Assoc*. 2003;223:832–838.
586. Bernard WV, LeBlanc MM, Webb BA, et al. Evaluation of early fetal loss induced by gavage with eastern tent caterpillars in pregnant mares. *J Am Vet Med Assoc*. 2004;225: 717–721.
587. Webb BA, Barney WE, Dahlman DL, et al. Eastern tent caterpillars (Malacosoma americanum) cause mare reproductive loss syndrome. *J Insect Physiol*. 2004;50:185–193.
588. McDowell KJ. MRLS update. *Equine Dis Q*. 2008;17:5.
589. Donahue JM, Sells SF, Bolin DC. Classification of *Actinobacillus* spp. isolates from horses involved in mare reproductive loss syndrome. *Am J Vet Res*. 2006;67:1426–1432.
590. Cawdell-Smith AJ, Todhunter KH, Anderson ST, et al. Equine amnionitis and fetal loss: mare abortion following experimental exposure to Processionary caterpillars (*Ochrogaster lunifer*). *Equine Vet J*. 2012;44:282–288.
591. Hong CB, Donahue JM, Giles Jr RC, et al. Equine abortion and stillbirth in central Kentucky during 1988 and 1989 foaling seasons. *J Vet Diagn Invest*. 1993;5:560–566.
592. Smith KC, Blunden AS, Whitwell KE, et al. A survey of equine abortion, stillbirth and neonatal death in the UK from 1988 to 1997. *Equine Vet J*. 2003;35:496–501.
593. Bucca S. Diagnosis of the compromised equine pregnancy. *Vet Clin North Am Equine Pract*. 2006;22:749–761.
594. Canisso IF, Ball BA, Erol E, et al. Comprehensive review on equine placentitis. *Proc Am Assoc Equine Pract*. 2015;61:490–509.
595. Lyle SK. Immunology of infective preterm delivery in the mare. *Equine Vet J*. 2014;46:661–668.
596. Donahue JM, Williams NM. Emergent causes of placentitis and abortion. *Vet Clin North Am Equine Pract*. 2000;16:443–456, viii.
597. Bolin DC, Donahue JM, Vickers ML, et al. Equine abortion and premature birth associated with *Cellulosimicrobium cellulans* infection. *J Vet Diagn Invest*. 2004;16:333–336.
598. Canisso IF, Ball BA, Erol E, et al. Attempts to induce nocardioform placentitis (*Crossiela equi*) experimentally in mares. *Equine Vet J*. 2015;47:91–95.
599. Hong CB, Donahue JM, Giles Jr RC, et al. Etiology and pathology of equine placentitis. *J Vet Diagn Invest*. 1993;5:56–63.
600. Erol E, Jackson CB, Steinman M, et al. A diagnostic evaluation of real-time PCR, fluorescent antibody and microscopic agglutination tests in cases of equine leptospiral abortion. *Equine Vet J*. 2015;47:171–174.
601. Newman D, Donahue M. Equine leptospirosis. *J Equine Vet Sci*. 2007;27:424–425.
602. Szeredi L, Haake DA. Immunohistochemical identification and pathologic findings in natural cases of equine abortion caused by leptospiral infection. *Vet Pathol*. 2006;43:755–761.
603. Donahue JM, Smith BJ, Donahoe JK, et al. Prevalence and serovars of leptospira involved in equine abortions in central Kentucky during the 1990 foaling season. *J Vet Diagn Invest*. 1992;4:279–284.
604. Timoney JF, Kalimuthusamy N, Velineni S, et al. A unique genotype of *Leptospira interrogans* serovar *Pomona* type *kennewicki* is associated with equine abortion. *Vet Microbiol*. 2011;150:349–353.
605. Bernard WV, Bolin C, Riddle T, et al. Leptospirosis on a central Kentucky horse farm: preventive measures following a case of abortion. *Proc Am Assoc Equine Pract*. 1990;36: 335–336.
606. Patterson-Kane JC, Donahue JM, Harrison LR. Placentitis, fetal pneumonia, and abortion due to *Rhodococcus equi* infection in a Thoroughbred. *J Vet Diagn Invest*. 2002;14:157–159.
607. Tortschanoff M, Aurich C, Rosengarten R, et al. Phase and size variable surface-exposed proteins in equine genital mycoplasmas. *Vet Microbiol*. 2005;110:301–306.
608. Bolon B, Buergelt CD, Cooley AJ. Abortion in two foals associated with *Nocardia* infection. *Vet Pathol*. 1989;26:277–278.
609. Bryant UK. Equine placentitis: common causes and newly emerging pathogens. *Equine Dis Q*. 2008;17:4.
610. Johnson AK, Roberts JF, Hagan A, et al. Infection of an equine placenta with a novel mycobacterial species leading to abortion. *J Vet Diagn Invest*. 2012;24:785–790.
611. Duarte PC, Conrad PA, Barr BC, et al. Risk of transplacental transmission of *Sarcocystis neurona* and *Neospora hughesi* in California horses. *J Parasitol*. 2004;90:1345–1351.
612. Locatelli-Dittrich R, Dittrich JR, Richartz RR, et al. Investigation of *Neospora* sp. and *Toxoplasma gondii* antibodies in mares and in precolostral foals from Parana State, Southern Brazil. *Vet Parasitol*. 2006;135:215–221.
613. McDole MG, Gay JM. Seroprevalence of antibodies against *Neospora caninum* in diagnostic equine serum samples and their possible association with fetal loss. *Vet Parasitol*. 2002;105:257–260.
614. Pitel PH, Romand S, Pronost S, et al. Investigation of Neospora sp. antibodies in aborted mares from Normandy, France. *Vet Parasitol*. 2003;118:1–6.
615. Villalobos EM, Ueno TE, de Souza SL, et al. Association between the presence of serum antibodies against Neospora spp. and fetal loss in equines. *Vet Parasitol*. 2006;142:372–375.
616. Dubey JP. Neosporosis in cattle. *Vet Clin North Am Food Anim Pract*. 2005;21:473–483.
617. Kligler EB, Shkap V, Baneth G, et al. Seroprevalence of *Neospora* spp. among asymptomatic horses, aborted mares and horses demonstrating neurological signs in Israel. *Vet Parasitol*. 2007;148:109–113.
618. Balasuriya UB. Equine viral arteritis. *Vet Clin North Am Equine Pract*. 2014;30:543–560.
619. Balasuriya UB, Evermann JF, Hedges JF, et al. Serologic and molecular characterization of an abortigenic strain of equine arteritis virus isolated from infective frozen semen and an aborted equine fetus. *J Am Vet Med Assoc*. 1998;213:1586–1589, 1570.
620. Glaser AL, de Vries AA, Rottier PJ, et al. Equine arteritis virus: a review of clinical features and management aspects. *Vet Q*. 1996;18:95–99.
621. Metcalf ES. The role of international transport of equine semen on disease transmission. *Anim Reprod Sci*. 2001;68: 229–237.
622. Szeredi L, Hornyak A, Palfi V, et al. Study on the epidemiology of equine arteritis virus infection with different diagnostic techniques by investigating 96 cases of equine abortion in Hungary. *Vet Microbiol*. 2005;108:235–242.
623. Timoney PJ, McCollum WH. Equine viral arteritis: further characterization of the carrier state in stallions. *J Reprod Fertil Suppl*. 2000;56:3–11.
624. MacLachlan NJ, Balasuriya UBR, Rossitto PV, et al. Fatal experimental equine arteritis virus infection of a pregnant mare: immunohistochemical staining of viral antigens. *J Vet Diagn Invest*. 1996;8:367–374.
625. Paweska JT. Effect of the South African asinine-94 strain of equine arteritis virus (EAV) in pregnant donkey mares and

duration of maternal immunity in foals. *Onderstepoort J Vet Res*. 1997;64:147–152.
626. Timoney PJ, McCollum WH. Equine viral arteritis. *Can Vet J*. 1987;28:693–695.
627. Wada R, Fukunaga Y, Kanemaru T, et al. Histopathological and immunofluorescent studies on transplacental infection in experimentally induced abortion by equine arteritis virus. *J Vet Med Ser B-Infect Dis Vet Public Health*. 1996;43:65–74.
628. Leon A, Fortier G, Fortier C, et al. Detection of equine herpesviruses in aborted foetuses by consensus PCR. *Vet Microbiol*. 2008;126:20–29.
629. Vickers ML. Equine herpes virus abortions. *Equine Dis Q*. 2001;10:3–4.
630. Kydd JH, Townsend HG, Hannant D. The equine immune response to equine herpesvirus-1: the virus and its vaccines. *Vet Immunol Immunopathol*. 2006;111:15–30.
631. Kydd JH, Wattrang E, Hannant D. Pre-infection frequencies of equine herpesvirus-1 specific, cytotoxic T lymphocytes correlate with protection against abortion following experimental infection of pregnant mares. *Vet Immunol Immunopathol*. 2003;96:207–217.
632. Gilkerson JR, Whalley JM, Drummer HE, et al. Epidemiological studies of equine herpesvirus 1 (EHV-1) in Thoroughbred foals: a review of studies conducted in the Hunter Valley of New South Wales between 1995 and 1997. *Vet Microbiol*. 1999;68:15–25.
633. Smith KC, Whitwell KE, Blunden AS, et al. Equine herpesvirus-1 abortion: atypical cases with lesions largely or wholly restricted to the placenta. *Equine Vet J*. 2004;36:79–82.
634. Smith KC, Whitwell KE, Mumford JA, et al. Virulence of the V592 isolate of equid herpesvirus-1 in ponies. *J Comp Pathol*. 2000;122:288–297.
635. Smith DJ, Hamblin AS, Edington N. Infection of endothelial cells with equine herpesvirus-1 (EHV-1) occurs where there is activation of putative adhesion molecules: a mechanism for transfer of virus. *Equine Vet J*. 2001;33:138–142.
636. Smith KC, McGladdery AJ, Binns MM, et al. Use of transabdominal ultrasound-guided amniocentesis for detection of equid herpesvirus 1-induced fetal infection in utero. *Am J Vet Res*. 1997;58:997–1002.
637. Smith KC, Mumford JA, Lakhani K. A comparison of equid herpesvirus-1 (EHV-1) vascular lesions in the early versus late pregnant equine uterus. *J Comp Pathol*. 1996;114:231–247.
638. Drummer HE, Reynolds A, Studdert MJ, et al. Application of an equine herpesvirus 1 (EHV1) type-specific ELISA to the management of an outbreak of EHV1 abortion. *Vet Rec*. 1995;136:579–581.
639. van Maanen C, Willink DL, Smeenk LAJ, et al. An equine herpesvirus 1 (EHV1) abortion storm at a riding school. *Veterinary Quarterly*. 2000;22:83–87.
640. Ostlund EN. The equine herpesviruses. *Vet Clin N Am-Equine Pract*. 1993;9:283–294.
641. Slater J. Equine herpesviruses. In: Sellon DC, Long MT, eds. *Equine Infectious Diseases*. 2nd ed. St. Louis: Elsevier; 2014.
642. Tashjian RJ. Transmission and clinical evaluation of an equine infectious anemia herd and their offspring over a 13-year period. *J Am Vet Med Assoc*. 1984;184:282–288.
643. Vest DJ, Cohen ND, Berezowski CJ, et al. Evaluation of administration of West Nile virus vaccine to pregnant broodmares. *J Am Vet Med Assoc*. 2004;225:1894–1897.
644. Hendry JM, Lester GD, Hansen PJ, et al. Patterns of uterine myoelectrical activity in reproductively normal mares in late gestation and in mares with experimentally induced ascending placentitis. *Theriogenology*. 2002;58:853–855.
645. LeBlanc MM, Giguere S, Brauer K, et al. Premature delivery in ascending placentitis is associated with increased expression of placental cytokines and allantoic fluid prostaglandins E-2 and F-2 α. *Theriogenology*. 2002;58:841–844.
646. Stawicki RJ, Ruebel H, Hansen PJ, et al. Endocrinological findings in an experimental model of ascending placentitis in the mare. *Theriogenology*. 2002;58:849–852.
647. Macpherson ML. Treatment strategies for mares with placentitis. *Theriogenology*. 2005;64:528–534.
648. Mays MBC, LeBlanc MM, Paccamonti D. Route of fetal infection in a model of ascending placentitis. *Theriogenology*. 2002;58:791–792.
649. Graczyk J, Macpherson ML, Pozor M, et al. Treatment efficacy of trimethoprim sulfamethoxazole and pentoxifylline in equine placentitis. *Anim Reprod Sci*. 2006;94:434–435.
650. Rebello S, Macpherson M, Murchie T, et al. The detection of placental drug transfer in equine allantoic fluid - Abstracts. *Theriogenology*. 2005;64:776–777.
651. Rebello SA, Macpherson ML, Murchie TA, et al. Placental transfer of trimethoprim sulfamethoxazole and pentoxifylline in pony mares. *Anim Reprod Sci*. 2006;94:432–433.
652. Macpherson ML, Giguere S, Hatzel JN, et al. Disposition of desfuroylceftiofur acetamide in serum, placental tissue, fetal fluids, and fetal tissues after administration of ceftiofur crystalline free acid (CCFA) to pony mares with placentitis. *J Vet Pharmacol Ther*. 2013;36:59–67.
653. Santschi EM, Papich MG. Pharmacokinetics of gentamicin in mares in late pregnancy and early lactation. *J Vet Pharmacol Ther*. 2000;23:359–363.
654. Murchie TA, Macpherson ML, LeBlanc MM, et al. Continuous monitoring of penicillin G and gentamicin in allantoic fluid of pregnant pony mares by in vivo microdialysis. *Equine Vet J*. 2006;38:520–525.
655. Garfield RE, Kannan MS, Daniel EE. Gap junction formation in myometrium: control by estrogens, progesterone, and prostaglandins. *Am J Physiol*. 1980;238:C81–C89.
656. Macpherson ML. Diagnosis and treatment of equine placentitis. *Vet Clin North Am Equine Pract*. 2006;22:763–776.
657. Ousey J, Rossdale PD, Palmer L, et al. Effects of progesterone administration to mares during late gestation. *Theriogenology*. 2002;58:793–795.
658. Chavatte PM, Rossdale PD, Tait AD. Modulation of 3-β-Hydroxysteroid Dehydrogenase (3-β-Hsd) Activity in the Equine Placenta by Pregnenolone and Progesterone Metabolites. *Equine Vet J*. 1995;27:342–347.
659. Zent WW, Williams NM, Donahue JM. Placentitis in Central Kentucky broodmares. *Pferdeheilkunde*. 1999;15:630–632.
660. Bostedt H. The use of a β 2-mimetic agent (clenbuterol) in equine pregnancy disorders and obstetrics. *Tierarztl Prax*. 1988;16:57–59.
661. Card CE, Wood MR. Effects of acute administration of clenbuterol on uterine tone and equine fetal and maternal heart rates. *Biol Reprod Mono*. 1995;1:7–11.
662. Palmer E, Chavatte-Palmer P, Duchamp G, et al. Lack of effect of clenbuterol for delaying parturition in late pregnant mares. *Theriogenology*. 2002;58:797–799.
663. Bailey CS, Heitzman JM, Buchanan CN, et al. B-mode and Doppler ultrasonography in pony mares with experimentally induced ascending placentitis. *Equine Vet J*. 2012;44:88–94.
664. Bailey CS, Sper RB, Schewmaker JL, et al. Uterine artery blood flow remains unchanged in pregnant mares in response to short-term administration of pentoxifylline. *Theriogenology*. 2012;77:430–436.
665. Wolc A, Bresinska A, Szwaczkowski T. Genetic and permanent environmental variability of twinning in Thoroughbred horses estimated via three threshold models. *J Anim Breed Genet*. 2006;123:186–190.
666. Ginther OJ, Griffin PG. Natural outcome and ultrasonic identification of equine fetal twins. *Theriogenology*. 1994;41:1193–1199.
667. Cassar TIY, Fallon LH, Martinez EH, et al. Segmental ossification of involuted yolk sacs in equine umbilical cords. *Anim Reprod Sci*. 2006;94:439–442.

668. Williams NM, Donahue JM, Bolin DC. Equine placental pathology: kentucky perspective. In: Powell DG, Furry D, Hale G, eds. *Workshop on the Equine Placenta*. Lexington: University of Kentucky; 2003:88–92.
669. Schlafer DH. The umbilical cord: lifeline to the outside world: structure, function, and pathology of the equine umbilical cord. In: Powell DG, Furry D, Hale G, eds. *Workshop on the equine Placenta*. Lexington: University of Kentucky; 2003.
670. Frazer GS. Umbilical cord compromise as a cause of abortion. *Equine Veterinary Education*. 2007;19:535–537.
671. Whitwell KE. Equine placental pathology: the Newmarket perspective. In: Powell DG, Furry D,Hale G, eds. *Workshop on the Equine Placenta*. Lexington: University of Kentucky; 2003.
672. Williams NM. Umbilical cord torsion. *Equine Dis Q*. 2002;10:3–4.
673. Ginther OJ. Equine physical utero-fetal interactions: a challenge and a wonder for the practitioner. *J Equine Vet Sci*. 1994;14:313–318.
674. Ginther OJ, Griffin PG. Equine fetal kinetics: presentation and location. *Theriogenology*. 1993;40:1–11.
675. Ginther OJ, Williams D, Curran S. Equine fetal kinetics: entry and retention of fetal hind limbs in a uterine horn. *Theriogenology*. 1994;41:795–807.
676. Ginther OJ. Equine fetal kinetics: allantoic-fluid shifts and uterine-horn closures. *Theriogenology*. 1993;40:241–256.
677. Vandeplassche M, Lauwers H. The twisted umbilical cord: an expression of kinesis of the equine fetus. *Anim Reprod Sci*. 1986;10:163–175.
678. Ricketts SW, Barrelet A, Whitwell KE. A review of the causes of abortion in UK mares and means of diagnosis used in an equine studfarm practice in Newmarket. *Pferdeheilkunde*. 2001;17:589–592.
679. Whitwell KE. Morphology and pathology of the equine umbilical cord. *J Reprod Fertil Suppl*. 1975;23:599–603.
680. Snider TA. Umbilical cord torsion and coiling as a cause of dystocia and intrauterine foal loss. *Equine Veterinary Education*. 2007;19:532–534.
681. Holder RD. Equine fetal sexing. In: Robinson NE, ed. *Current Therapy in Equine Medicine 5*. Philadelphia: Saunders; 2002.
682. Curran S, Ginther OJ. Ultrasonic fetal gender diagnoses during months 5 to 11 in mares. *Theriogenology*. 1993;40:1127–1135.
683. Renaudin CD, Gillis CL, Tarantal AF. Transabdominal ultrasonographic determination of fetal gender in the horse during mid-gestation. *Equine Vet J*. 1999;31:483–487.
684. Ryan PL, Christiansen DL, Hopper RM, et al. Evaluation of systemic relaxin blood profiles in horses as a means of assessing placental function in high-risk pregnancies and responsiveness to therapeutic strategies. *Ann N Y Acad Sci*. 2009;1160:169–178.
685. Ryan PL, Vaala WE, Bagnell CA. Evidence that equine relaxin is a good indicator of placental insufficiency in the mare. *Proc Am Assoc Equine Pract*. 1998;44:62–63.
686. Santschi EM, Leblanc MM, Weston PG. Progestogen, estrone sulfate and cortisol concentrations in pregnant mares during medical and surgical disease. *J Reprod Fertil*. 1991:627–634.
687. Riddle T. Preparation of the mare for normal parturition. *Proc Am Assoc Equine Pract*. 2003;49:1–5.
688. Ousey JC, Houghton E, Grainger L, et al. Progestogen profiles during the last trimester of gestation in Thoroughbred mares with normal or compromised pregnancies. *Theriogenology*. 2005;63:1844–1856.
689. van Niekerk CH, Morgenthal JC. Fetal loss and the effect of stress on plasma progestogen levels in pregnant Thoroughbred mares. *J Reprod Fertil Suppl*. 1982;32:453–457.
690. Houghton E, Holtan D, Grainger L, et al. Plasma progestogen concentrations in the normal and dysmature newborn foal. *J Reprod Fertil Suppl*. 1991;44:609–617.
691. Rossdale PD, Ousey JC, McGladdery AJ, et al. A retrospective study of increased plasma progestogen concentrations in compromised neonatal foals. *Reprod Fertil Dev*. 1995;7:567–575.
692. Hoffmann B, Gentz F, Failing K. Investigations into the course of progesterone, oestrogen and eCG concentrations during normal and impaired pregnancy in the mare. *Reprod Domest Anim*. 1996;31:717–723.
693. Ousey J, McGladdery A. Clinical diagnosis and treatment of problems in the late pregnant mare. *In Pract*. 2000;22:200–207.
694. Bucca S, Fogarty U, Collins A, et al. Assessment of feto-placental well-being in the mare from mid-gestation to term: transrectal and transabdominal ultrasonographic features. *Theriogenology*. 2005;64:542–557.
695. Kelleman AA, Luznar SL, Lester GD, et al. Evaluation of transrectal ultrasonographic combined thickness of the uterus and placenta (CTUP) in a model of induced ascending placentitis in late gestation in the pony mare. *Theriogenology*. 2002;58:845–848.
696. Renaudin CD, Liu IKM, Troedsson MHT, et al. Transrectal ultrasonographic diagnosis of ascending placentitis in the mare: a report of two cases. *Equine Vet Educ*. 1999;11:69–74.
697. Troedsson MHT. Transrectal ultrasonography of the placenta in normal mares and in mares with pending abortion: a field study. *Proc Am Assoc Equine Pract*. 1997;43:256–258.
698. Morris S, Kelleman AA, Stawicki RJ, et al. Transrectal ultrasonography and plasma progestin profiles identifies feto-placental compromise in mares with experimentally induced placentitis. *Theriogenology*. 2007;67:681–691.
699. Williams NM, Donahue JM. Nocardioform placentitis. *Equine Dis Q*. 2000;9:5–6.
700. Williams NM, Donahue JM. Placentitis in mares. *Equine Dis Q*. 1998;6:4.
701. Pipers FS, Adams-Brendemuehl CS. Techniques and applications of transabdominal ultrasonography in the pregnant mare. *J Am Vet Med Assoc*. 1984;185:766–771.
702. Reef VB, Vaala WE, Worth LT, et al. Ultrasonographic assessment of fetal well-being during late gestation: development of an equine biophysical profile. *Equine Vet J*. 1996;28:200–208.
703. Reef VB, Vaala WE, Worth LT, et al. Ultrasonographic evaluation of the fetus and intrauterine environment in healthy mares during late gestation. *Vet Radiol Ultrasound*. 1995;36:533–541.
704. Reef VB. *Equine Diagnostic Ultrasound*. Philadelphia: Saunders; 1998.
705. Reef VB, Vaala WE, Worth LT, et al. Transcutaneous ultrasonographic assessment of fetal well-being during late gestation: a preliminary report on the development of an equine biophysical profile. *Proc Am Assoc Equine Pract*. 1996;42:152–153.
706. Luukkanen L, Katila T, Koskinen E. Some effects of multiple administration of detomidine during the last trimester of equine pregnancy. *Equine Vet J*. 1997;29:400–402.
707. Pipers FS, Zent W, Holder R, et al. Ultrasonography as an adjunct to pregnancy assessments in the mare. *J Am Vet Med Assoc*. 1984;184:328–334.
708. Colles CM, Parks RD, May CJ. Foetal echocardiography in the mare. *Equine Vet J*. 1978;10:32–37.
709. Holmes JR, Darke PGG. Foetal electrocardiography in the mare. *Vet Rec*. 1968;82:651–655.
710. Renaudin CD, Gillis CL, Tarantal AF, et al. Evaluation of equine fetal growth from day 100 of gestation to parturition by ultrasonography. *J Reprod Fertil Suppl*. 2000;56:651–660.
711. Turner RM, McDonnell SM, Feit EM, et al. Real-time ultrasound measure of the fetal eye (vitreous body) for prediction of parturition date in small ponies. *Theriogenology*. 2006;66:331–337.

712. Barber JA, Troedsson MH. Mummified fetus in a mare. *J Am Vet Med Assoc*. 1996;208:1438–1440.
713. Burns TE, Card CE. Fetal maceration and retention of fetal bones in a mare. *J Am Vet Med Assoc*. 2000;217:878–880, 845.
714. Frazer GS, Embertson R, Perkins NR. Complications of late gestation in the mare. *Equine Vet Educ*. 1997;9:306–311.
715. Ross J, Palmer JE, Wilkins PA. Body wall tears during late pregnancy in mares: 13 cases (1995-2006). *J Am Vet Med Assoc*. 2008;232:257–261.
716. Vandeplassche M, Bouters R, Spincemaille J, et al. Dropsy of the fetal sacs in mares: induced and spontaneous abortion. *Vet Rec*. 1976;99:67–69.
717. Koterba AM, Haibel GK, Grimmet JB. Respiratory distress in a premature foal secondary to hydrops allantois and placentitis. *Compend Contin Educ Pract Vet*. 1983;5:S121–S125.
718. Waelchli RO, Ehrensperger F. 2 related cases of cerebellar abnormality in equine fetuses associated with hydrops of fetal membranes. *Vet Rec*. 1988;123:513–514.
719. Stich KL, Blanchard TL. Hydrallantois in mares. *Compend Contin Educ Pract Vet*. 2003;25:71–75.
720. Christensen BW, Troedsson MHT, Murchie TA, et al. Management of hydrops amnion in a mare resulting in birth of a live foal. *JAVMA-J Am Vet Med Assoc*. 2006;228:1228–1233.
721. Honnas CM, Spensley MS, Laverty S, et al. Hydramnios causing uterine rupture in a mare. *J Am Vet Med Assoc*. 1988;193:334–336.
722. Macpherson ML, Chaffin MK, Carroll GL, et al. Three methods of oxytocin-induced parturition and their effects of foals. *J Am Vet Med Assoc*. 1997;210:799–803.
723. Bain AM, Wolfsdorf KE. Placental hydrops. In: Robinson NE, ed. *Current Therapy in Equine Medicine*. 5th ed. St. Louis: Elsevier; 2003:301–302.
724. Hendriks WK, Stout TAE, van der Weijden GC. Spinal cord trauma in a recently foaled Friesian mare as a complication of ventral abdominal rupture. *Equine Vet Educ*. 2007;19: 247–250.
725. Hanson RR, Todhunter RJ. Herniation of the abdominal wall in pregnant mares. *J Am Vet Med Assoc*. 1986;189:790–793.
726. Frazer GS, Perkins NR, Blanchard TL, et al. Prevalence of fetal maldispositions in equine referral hospital dystocias. *Equine Vet J*. 1997;29:111–116.
727. Vandeplassche M, Spincemaille J, Bouters R, et al. Some aspects of equine obstetrics. *Equine Vet J*. 1972;4:105–109.
728. Chaney KP, Holcombe SJ, LeBlanc MM, et al. The effect of uterine torsion on mare and foal survival: a retrospective study, 1985–2005. *Equine Vet J*. 2007;39:33–36.
729. Spoormakers TJ, Graat EA, ter Braake F, et al. Mare and foal survival and subsequent fertility of mares treated for uterine torsion. *Equine Vet J*. 2016;48:172–175.
730. Vandeplassche M. Selected topics in equine obstetrics. *Proc Am Assoc Equine Pract*. 1992;38:623–628.
731. Ruffin DC, Schumacher J, Comer JS. Uterine torsion associated with small intestinal incarceration in a mare at 126 days of gestation. *J Am Vet Med Assoc*. 1995;207:329–330.
732. Barber SM. Complications of chronic uterine torsion in a mare. *Can Vet J*. 1995;36:102–103.
733. Frazer GS, Perkins NR, Constable PD. Bovine uterine torsion: 164 hospital referral cases. *Theriogenology*. 1996;46:739–758.
734. Pascoe JR, Meagher DM, Wheat JD. Surgical management of uterine torsion in the mare: a review of 26 cases. *J Am Vet Med Assoc*. 1981;179:351–354.
735. Pascoe JR, Pascoe RR. Displacements, malpositions, and miscellaneous injuries of the mare's urogenital tract. *Vet Clin North Am Equine Pract*. 1988;4:439–450.
736. Perkins NR, Robertson JT, Colon LA. Uterine torsion and uterine tear in a mare. *J Am Vet Med Assoc*. 1992;201:92–94.
737. Ragle CA, Southwood LL, Galuppo LD, et al. Laparoscopic diagnosis of ischemic necrosis of the descending colon after rectal prolapse and rupture of the mesocolon in two postpartum mares. *J Am Vet Med Assoc*. 1997;210:1646–1648.
738. Bowen JM, Gaboury C, Bousquet D. Non-surgical correction of a uterine torsion in the mare. *Vet Rec*. 1976;99:495–496.
739. Wichtel JJ, Reinertson EL, Clark TL. Nonsurgical treatment of uterine torsion in seven mares. *J Am Vet Med Assoc*. 1988;193:337–338.
740. Adams SB. Rupture of the prepubic tendon in the mare. *Equine Pract*. 1979;1:17–19.
741. Doyle AJ, Freeman DE, Sauberli DS, et al. Clinical signs and treatment of chronic uterine torsion in two mares. *J Am Vet Med Assoc*. 2002;220:349–353, 323.
742. Frazer GS. Differential diagnosis for vaginal haemorrhage in the mare. *Equine Vet Educ*. 2005;17:153–155.
743. Prell M, Ellerbrock RE, Canisso IF. Hemorrhagic vulvar discharge caused by vestibule trauma in a nonpregnant Thoroughbred mare. *J Equine Vet Sci*. 2016;43:44–47.
744. White RA, Gerring EL, Jackson PG, et al. Persistent vaginal haemorrhage in five mares caused by varicose veins of the vaginal wall. *Vet Rec*. 1984;115:263–264.
745. DeLuca C, Dascanio JJ, Berry DB. Nd : YAG laser treatment of a vestibulovaginal varicosity in a 15-year-old pregnant mare. *J Equine Vet Sci*. 2007;27:217–220.
746. Schumacher J, Schumacher J, Schmitz D. Macroscopic haematuria of horses. *Equine Vet Educ*. 2002;14:201–210.
747. Laverty S, Pascoe JR, Ling GV, et al. Urolithiasis in 68 horses. *Vet Surg*. 1992;21:56–62.
748. DeBowes RM, Nyrop KA, Boulton CH. Cystic calculi in the horse. *Compend Contin Educ Pract Vet*. 1984;6:S268–S276.
749. Fischer Jr AT, Spier S, Carlson GP, et al. Neoplasia of the equine urinary bladder as a cause of hematuria. *J Am Vet Med Assoc*. 1985;186:1294–1296.
750. Brendemuehl JP. *Fescue and agalactia: pathophysiology, diagnosis and management*. San Antonio: Society for Theriogenology; 2000:25–32.
751. Cross DL, Redmond LM, Strickland JR. Equine fescue toxicosis: signs and solutions. *J Anim Sci*. 1995;73:899–908.
752. Putnam MR, Bransby DI, Schumacher J, et al. Effects of the fungal endophyte *Acremonium coenophialum* in fescue on pregnant mares and foal viability. *Am J Vet Res*. 1991;52:2071–2074.
753. Boosinger TR, Brendemuehl JP, Schumacher J, et al. Effects of short-term exposure to and removal from the fescue endophyte *Acremonium coehophialum* on pregnant mare and foal viability. *Biol Reprod Mono*. 1994;1:61–67.
754. McCann JS, Caudle AB, Thompson FN, et al. Influence of endophyte-infected tall fescue on serum prolactin and progesterone in gravid mares. *J Anim Sci*. 1992;70:217–223.
755. Ireland FA, Loch WE, Worthy K, et al. Effects of bromocriptine and perphenazine on prolactin and progesterone concentrations in pregnant pony mares during late gestation. *J Reprod Fertil*. 1991;92:179–186.
756. Ryan PL, Bennett-Wimbush K, Vaala WE, et al. Systemic relaxin in pregnant pony mares grazed on endophyte-infected fescue: effects of fluphenazine treatment. *Theriogenology*. 2001;56:471–483.
757. Cross DL, Anas K, Bridges WC, et al. Clinical effects of domperidone on fescue toxicosis in pregnant mares. *Proc Am Assoc Equine Pract*. 1999;45:203–206.
758. Evans TJ, Youngquist RS, Loch WE, et al. A comparison of the relative efficacies of domperidone and reserpine in treating equine "fescue toxicosis". *Proc Am Assoc Equine Pract*. 1999;45:207–209.
759. Redmond LM, Cross DL, Strickland JR, et al. Efficacy of domperidone and sulpiride as treatments for fescue toxicosis in horses. *Am J Vet Res*. 1994;55:722–729.
760. Paccamonti DL. Milk electrolytes and induction of parturition. *Pferdeheilkunde*. 2001;17:616–618.

761. Valera M, Blesa F, Dos Santos R, et al. Genetic study of gestation length in Andalusian and Arabian mares. *Anim Reprod Sci*. 2006;95:75–96.
762. Hodge SL, Kreider JL, Potter GD, et al. Influence of photoperiod on the pregnant and postpartum mare. *Am J Vet Res*. 1982;43:1752–1755.
763. Sevinga M, Barkema HW, Stryhn H, et al. Retained placenta in Friesian mares: incidence, and potential risk factors with special emphasis on gestational length. *Theriogenology*. 2004;61:851–859.
764. Heidler B, Aurich JE, Pohl W, et al. Body weight of mares and foals, estrous cycles and plasma glucose concentration in lactating and non-lactating Lipizzaner mares. *Theriogenology*. 2004;61:883–893.
765. Marteniuk JV, Carleton CL, Lloyd JW, et al. Association of sex of fetus, sire, month of conception, or year of foaling with duration of gestation in standardbred mares. *J Am Vet Med Assoc*. 1998;212:1743–1745.
766. Davies Morel MC, Newcombe JR, Holland SJ. Factors affecting gestation length in the Thoroughbred mare. *Anim Reprod Sci*. 2002;74:175–185.
767. Ousey JC, Dudan F, Rossdale PD. Preliminary studies of mammary secretions in the mare to assess foetal readiness for birth. *Equine Vet J*. 1984;16:259–263.
768. Rook JS, Braselton WE, Nachreiner RF, et al. Multi-element assay of mammary secretions and sera from periparturient mares by inductively coupled argon plasma emission spectroscopy. *Am J Vet Res*. 1997;58:376–378.
769. Ley WB, Bowen JM, Purswell BJ, et al. The sensitivity, specificity and predictive value of measuring calcium carbonate in mares' prepartum mammary secretions. *Theriogenology*. 1993;40:189–198.
770. Macpherson ML. *Induction of parturition*. San Antonio: Society for Theriogenology; 2000:51–58.
771. Ousey JC, Delclaux M, Rossdale PD. Evaluation of three strip tests for measuring electrolytes in mares' pre-partum mammary secretions and for predicting parturition. *Equine Vet J*. 1989;21:196–200.
772. Camillo F, Cela M, Grassi F, et al. Day-time management of the foaling mare: use of a rapid mammary Ca++ determination followed by a low dose of oxytocin. *Int Congress Anim Reprod*. 1992:883–885.
773. Cash RS, Ousey JC, Rossdale PD. Rapid strip test method to assist management of foaling mares. *Equine Vet J*. 1985;17:61–62.
774. Brook D. Evaluation of a new test kit for estimating the foaling time in the mare. *Equine Pract*. 1987;9:34–36.
775. Newcombe JR, Nout YS. Apparent effect of management on the hour of parturition in mares. *Vet Rec*. 1998;142:221–222.
776. Canisso IF, Ball BA, Troedsson MH, et al. Decreasing pH of mammary gland secretions is associated with parturition and is correlated with electrolyte concentrations in prefoaling mares. *Vet Rec*. 2013;173:218.
777. Ellerbrock RE, Canisso IF. How to interpret pH profiles from mammary gland secretions in mares. *Proc Am Assoc Equine Pract*. 2016;62:187–192.
778. Korosue K, Murase H, Sato F, et al. Comparison of pH and refractometry index with calcium concentrations in preparturient mammary gland secretions of mares. *J Am Vet Med Assoc*. 2013;242:242–248.
779. Alm CC, Sullivan JJ, First NL. The effect of a corticosteroid (dexamethasone), progesterone, oestrogen and prostaglandin F2α on gestation length in normal and ovariectomized mares. *J Reprod Fertil Suppl*. 1975;23:637–640.
780. Hillman RB. Induction of parturition in mares. *J Reprod Fertil Suppl*. 1975;23:641–644.
781. Jeffcott LB, Rossdale PD. A critical review of current methods for induction of parturition in the mare. *Equine Vet J*. 1977;9:208–215.
782. Purvis AD. The induction of labor in mares as a routine breeding farm procedure. *Proc Am Assoc Equine Pract*. 1977;23:145–160.
783. Ousey JC, Kolling M, Allen WR. The effects of maternal dexamethasone treatment on gestation length and foal maturation in Thoroughbred mares. *Anim Reprod Sci*. 2006;94:436–438.
784. Alm CC, Sullivan JJ, First NL. Induction of premature parturition by parenteral administration of dexamethasone in the mare. *J Am Vet Med Assoc*. 1974;165:721–722.
785. First NL, Alm CC. Dexamethasone-induced parturition in pony mares. *J Anim Sci*. 1977;44:1072–1075.
786. Rossdale PD, Pashen RL, Jeffcott LB. The use of synthetic prostaglandin analogue (fluprostenol) to induce foaling. *J Reprod Fertil Suppl*. 1979;27:521–529.
787. Pashen RL. Oxytocin: the induction agent of choice in the mare? *J Reprod Fertil Suppl*. 1982;32:645.
788. Villani M, Romano G. Induction of parturition with daily low-dose oxytocin injections in pregnant mares at term: clinical applications and limitations. *Reprod Domest Anim*. 2008;43:481–483.
789. van Niekerk FE, van Niekerk CH. The effect of dietary protein on reproduction in the mare. II. Growth of foals, body mass of mares and serum protein concentration of mares during the anovulatory, transitional and pregnant periods. *J S Afr Vet Assoc*. 1997;68:81–85.
790. van Niekerk FE, van Niekerk CH. The effect of dietary protein on reproduction in the mare. VII. Embryonic development, early embryonic death, foetal losses and their relationship with serum progestogen. *J S Afr Vet Assoc*. 1998;69:150–155.
791. van Niekerk FE, van Niekerk CH. The effect of dietary protein on reproduction in the mare. VI. Serum progestogen concentrations during pregnancy. *J S Afr Vet Assoc*. 1998;69:143–149.
792. van Niekerk FE, van Niekerk CH. The effect of dietary protein on reproduction in the mare. V. Endocrine changes and conception during the early postpartum period. *J S Afr Vet Assoc*. 1998;69:81–88.
793. Gee EK, Firth EC, Morel PC, et al. Articular / epiphyseal osteochondrosis in Thoroughbred foals at 5 months of age: influences of growth of the foal and prenatal copper supplementation of the dam. *N Z Vet J*. 2005;53:448–456.
794. Practitioners AAoE. *Vaccination guidelines*. Lexington, KY: American Association of Equine Practitioners; 2017.
795. Embertson RM, Bernard WV, Hance SR, et al. Hospital approach to dystocia in the mare. *Proc Am Assoc Equine Pract*. 1995;41:13–14.
796. Frazer GS, Perkins NR, Embertson RM. Normal parturition and evaluation of the mare in dystocia. *Equine Vet Educ*. 1999;11:41–46.
797. Vandeplassche MM. The pathogenesis of dystocia and fetal malformation in the horse. *J Reprod Fertil Suppl*. 1987;35:547–552.
798. Jeffcott LB, Rossdale PD. A radiographic study of the fetus in late pregnancy and during foaling. *J Reprod Fertil Suppl*. 1979:563–569.
799. Ginther OJ, Williams D. On-the-farm incidence and nature of equine dystocias. *J Equine Vet Sci*. 1996;16:159–164.
800. McKinnon AO, Voss JL. *Equine Reproduction*. Philadelphia: Lea & Febiger; 1993.
801. LeBlanc MM, Norman WM. Sedation and anaesthesia of the mare during obstetrical manipulations. *Proc Am Assoc Equine Pract*. 1992;38:619–622.
802. Frazer GS, Perkins NR, Embertson RM. Correction of equine dystocia. *Equine Vet Educ*. 1999;11:48–53.
803. Walton A, Hammond J. The maternal effects on growth and conformation in Shire horse-Shetland pony crosses. *Proc R Soc B*. 1938;125:311–335.

804. Grubb TL, Riebold TW, Huber MJ. Comparison of lidocaine, xylazine, and xylazine/lidocaine for caudal epidural analgesia in horses. *J Am Vet Med Assoc.* 1992;201:1187–1190.
805. Norton JL, Dallap BL, Johnston JK, et al. Retrospective study of dystocia in mares at a referral hospital. *Equine Vet J.* 2007;39:37–41.
806. Taylor PM. Anaesthesia for pregnant animals. *Equine Vet J Suppl.* 1997:1–6.
807. Embertson RM. The indications and surgical techniques for caesarean section in the mare. *Equine Vet Educ.* 1992;4:31–36.
808. Byron CR, Embertson RM, Bernard WV, et al. Dystocia in a referral hospital setting: approach and results. *Equine Vet J.* 2003;35:82–85.
809. Maaskant A, de Bruijn CM, Schutrups AH, et al. Dystocia in Friesian mares: prevalence, causes and outcome following caesarean section. *Equine Vet Educ.* 2010;22:190–195.
810. Fischer AT, Phillips TN. Surgical repair of a ruptured uterus in five mares. *Equine Vet J.* 1986;18:153–155.
811. Rossdale PD. Differential diagnosis of postparturient hemorrhage in the mare. *Equine Vet Educ.* 1994;6:135–136.
812. Hooper RN, Blanchard TL, Taylor TS, et al. Identifying and treating uterine prolapse and invagination of the uterine horn. *Vet Med.* 1993;88:60–65.
813. Frazer GS. Fetotomy technique in the mare. *Equine Vet Educ.* 2001;13:195–203.
814. Frazer GS. Review of the use of fetotomy to resolve dystocia in the mare. *Proc Am Assoc Equine Pract.* 1997;43:262–268.
815. Bierschwal CJ, deBois C. *The Technique of Fetotomy in Large Animals.* Bonner Springs: VM Publishing; 1972.
816. Carluccio A, Contri A, Tosi U, et al. Survival rate and short-term fertility rate associated with the use of fetotomy for resolution of dystocia in mares: 72 cases (1991-2005). *J Am Vet Med Assoc.* 2007;230:1502–1505.
817. Nimmo MR, Slone Jr DE, Hughes FE, et al. Fertility and complications after fetotomy in 20 brood mares (2001-2006). *Vet Surg.* 2007;36:771–774.
818. Schambourg MA, Laverty S, Mullim S, et al. Thoracic trauma in foals: post mortem findings. *Equine Vet J.* 2003;35:78–81.
819. Baldwin JL, Cooper WL, Vanderwall DK. Dystocia due to anterior presentation with unilateral or bilateral hip flexion posture ("dog-sitting" presentation) in the mare: incidence, management and outcomes. *Proc Am Assoc Equine Pract.* 1991;37:229–241.
820. Aanes WA. Surgical management of foaling injuries. *Vet Clin North Am Equine Pract.* 1988;4:417–438.
821. Auer JA, Stick JA. *Equine Surgery.* 3rd ed. St. Louis: Saunders; 2006.
822. Hodder AD, Ball BA. Theriogenology question of the month. Fetal hydrocephalus. *J Am Vet Med Assoc.* 2008;232:211–213.
823. Hausberger M, Henry S, Larose C, et al. First suckling: a crucial event for mother-young attachment? an experimental study in horses (*Equus caballus*). *J Comp Psychol.* 2007;121:109–112.
824. Gunduz MC, Kasikci G, Kaya HH. The effect of oxytocin and PGF2α on the uterine involution and pregnancy rates in postpartum Arabian mares. *Anim Reprod Sci.* 2008;104:257–263.
825. Dart AJ, Pascoe JR, Snyder JR. Mesenteric tears of the descending (small) colon as a postpartum complication in two mares. *J Am Vet Med Assoc.* 1991;199:1612–1615.
826. Dwyer R. Postpartum deaths of mares. *Equine Dis Q.* 1993;2:5.
827. Livesey MA, Keller SD. Segmental ischemic necrosis following mesocolic rupture in postparturient mares. *Compend Contin Educ Pract Vet.* 1986;8. 763-&.
828. Getty R. *Sisson and Grossman's The Anatomy of the Domestic Animals.* 5th ed. Philadelphia: Saunders; 1975.
829. Lofstedt R. Haemorrhage associated with pregnancy and parturition. *Equine Vet Educ.* 1994;6:138–141.
830. Pascoe RR. Rupture of the utero-ovarian or middle uterine artery in the mare at or near parturition. *Vet Rec.* 1979;104:77.
831. Rooney JR. Internal hemorrhage related to gestation in the mare. *Cornell Vet.* 1964;54:11–17.
832. Arnold CE, Payne M, Thompson JA, et al. Periparturient hemorrhage in mares: 73 cases (1998-2005). *J Am Vet Med Assoc.* 2008;232:1345–1351.
833. Stowe HD. Effects of age and impending parturition upon serum copper of thoroughbred mares. *J Nutr.* 1968;95:179–183.
834. Shideler RK, Squires EL, Trotter G, et al. Uterine hematoma in a mare. *J Equine Vet Sci.* 1990;10:187-&.
835. Wenzel JGW, Caudle AB, White NA. Treating for uterine intramural hematoma in a horse. *Vet Med.* 1985;80:6669.
836. Pycock JF. Uterine haematoma in 2 mares. *Equine Vet Educ.* 1994;6:132–134.
837. Causey R, Ruksznis D, Miles R. Field management of equine uterine prolapse in a Thoroughbred mare. *Equine Vet Educ.* 2007;19:254–259.
838. Mogg TD, Hart J, Wearn J. Postpartum hemoperitoneum and septic peritonitis in a Thoroughbred mare. *Vet Clin North Am Equine Pract.* 2006;22:61–71.
839. Dascanio JJ, Ball BA, Hendrickson DA. Uterine tear without a corresponding placental lesion in a mare. *J Am Vet Med Assoc.* 1993;202:419–420.
840. Hooper RN, Schumacher J, Taylor TS, et al. Diagnosing and treating uterine ruptures in mares. *Vet Med.* 1993;88:263–270.
841. Hassel DM, Ragle CA. Laparoscopic diagnosis and conservative treatment of uterine tear in a mare. *J Am Vet Med Assoc.* 1994;205:1531–1533.
842. Blanchard TL, Bierschwal CJ, Youngquist RS, et al. Sequelae to percutaneous fetotomy in the mare. *J Am Vet Med Assoc.* 1983;182:1127.
843. Vandeplassche M, Bouters R, Spincemaille J, et al. Observations on involution and puerperal endometritis in mares. *Ir Vet J.* 1983;37:126–132.
844. Provencher R, Threlfall WR, Murdick PW, et al. Retained fetal membranes in the mare: a retrospective study. *Can Vet J.* 1988;29:903–910.
845. Sevinga M, Barkema HW, Hesselink JW. Serum calcium and magnesium concentrations and the use of a calcium-magnesium-borogluconate solution in the treatment of Friesian mares with retained placenta. *Theriogenology.* 2002;57:941–947.
846. Welle MM, Audige L, Belz JP. The equine endometrial mast cell during the puerperal period: evaluation of mast cell numbers and types in comparison to other inflammatory changes. *Vet Pathol.* 1997;34:23–30.
847. Sevinga M, Vrijenhoek T, Hesselinks JW, et al. Effect of inbreeding on the incidence of retained placenta in Friesian horses. *J Anim Sci.* 2004;82:982–986.
848. Blanchard TL, Varner DD. Therapy for retained placenta in the mare. *Vet Med.* 1993;88:55–59.
849. Sertich PL. Periparturient emergencies. *Vet Clin North Am Equine Pract.* 1994;10:19–36.
850. Blanchard TL, Elmore RG, Kinden DA, et al. Effect of intrauterine infusion of Escherichia coli endotoxin in postpartum pony mares. *Am J Vet Res.* 1985;46:2157–2162.
851. Burns SJ, Judge NG, Martin JE, et al. Management of retained placenta in mares. *Proc Am Assoc Equine Pract.* 1977;23:381–390.
852. Martin KL, Hoffman RM, Kronfeld DS, et al. Calcium decreases and parathyroid hormone increases in serum of periparturient mares. *J Anim Sci.* 1996;74:834–839.
853. Sevinga M, Hesselink JW, Barkema HW. Reproductive performance of Friesian mares after retained placenta and manual removal of the placenta. *Theriogenology.* 2002;57:923–930.

854. Haffner JC, Fecteau KA, Held JP, et al. Equine retained placenta: technique for and tolerance to umbilical artery injections of collagenase. *Theriogenology*. 1998;49:711–716.
855. Fecteau KA, Haffner JC, Eiler H. The potential of collagenase as a new therapy for separation of human retained placenta: hydrolytic potency on human, equine and bovine placentae. *Placenta*. 1998;19:379–383.
856. Blanchard TL, Varner DD, Scrutchfield WL, et al. Management of dystocia in mares: retained placenta, metritis, and laminitis. *Compend Contin Educ Pract Vet*. 1990;12:563–569.
857. Lock TF. Antibiotic distribution in tissues of the reproductive tract of the mare. *J Am Vet Med Assoc*. 1981;179. 255–255.
858. Meijer M, Macpherson ML, Dijkman R. How to use umbilical vessel water infusion to treat retained fetal membranes in mares. *Proc Am Assoc Equine Pract*. 2015;61:478–484.
859. Turner TA, Fessler JF. Rectal prolapse in the horse. *J Am Vet Med Assoc*. 1980;177:1028–1032.
860. Jacobs KA, Barber SM, Leach DH. Disruption of the blood supply to the small colon following rectal prolapse and small colon intussusception in a mare. *Can Vet J*. 1982;23: 132–134.
861. Blythman WG. Rectal prolapse in a foaling mare. *Vet Rec*. 1988;122:471–472.
862. Hance SR, Embertson RM. Colopexy in broodmares: 44 cases (1986-1990). *J Am Vet Med Assoc*. 1992;201:782–787.
863. Embertson RM, Cook G, Hance SR, et al. Large colon volvulus: surgical treatment in 204 horses (1986-1995). *Proc Am Assoc Equine Pract*. 1996;42:254–255.
864. Dart AJ, Pascoe JR. Mesenteric tear of the distal jejunum as a periparturient complication in a mare. *Aust Vet J*. 1994;71: 427–428.
865. Edwards GB. A review of 38 cases of small colon obstruction in the horse. *Equine Vet J Suppl*. 1992;13:42–50.
866. Dart AJ, Hodgson DR, Snyder JR. Caecal disease in equids. *Aust Vet J*. 1997;75:552–557.
867. Donelan E, Sloss V. Two cases of rupture of the large intestine in the mare associated with unassisted parturition. *Aust Vet J*. 1972;48:413–414.
868. Voss JL. Rupture of the cecum and ventral colon of mares during parturition. *J Am Vet Med Assoc*. 1969;155:745–747.
869. Platt H. Caecal rupture in parturient mares. *J Comp Pathol*. 1983;93:343–346.
870. Auer DE, Wilson RG, Groenendyk S, et al. Diaphragmatic rupture in a mare at parturition. *Equine Vet J*. 1985;17:331–333.
871. Bristol DG. Diaphragmatic hernias in horses and cattle. *Comp Cont Educ Pract Vet*. 1986;8:S407–S412.
872. Hance SR, Clem MF, Debowes RM, et al. Intraabdominal hernias in horses. *Comp Cont Educ Pract Vet*. 1991;13:293299.
873. Hartzband LE, Kerr DV, Morris EA. Ultrasonographic diagnosis of diaphragmatic rupture in a horse. *Vet Radiol*. 1990;31:42–44.
874. Tulleners EP, Richardson DW, Reid BV. Vaginal evisceration of the small intestine in three mares. *J Am Vet Med Assoc*. 1985;186:385–387.
875. Singh P, Bugalia NS. Surgical management of a third degree perineal laceration and eversion of the bladder in a mare. *Vet Rec*. 2001;148:786–787.
876. Mansmann R, McAllister E, Pratt P. *Equine Medicine and Surgery*. Santa Barbara, CA: American Veterinary Publications; 1981.
877. Nyrop KA, Debowes RM, Cox JH, et al. Rupture of the urinary bladder in 2 postparturient mares. *Comp Cont Educ Pract Vet*. 1984;6:S510–S513.
878. Jones PA, Sertich PS, Johnston JK. Uroperitoneum associated with ruptured urinary bladder in a postpartum mare. *Aust Vet J*. 1996;74:354–358.
879. Rodgerson DH, Spirito MA, Thorpe PE, et al. Standing surgical repair of cystorrhexis in two mares. *Vet Surg*. 1999;28:113–116.
880. Kasikci G, Horoz H, Alkan S, et al. A modified surgical technique for repairing third-degree perineal lacerations in mares. *Acta Vet Hung*. 2005;53:257–264.
881. Kay AT, Spirito MA, Rodgerson DH, et al. Surgical technique to repair grade IV rectal tears in post-parturient mares. *Vet Surg*. 2008;37:345–349.
882. Welland LM. Transmural rectal intestinal evisceration associated with parturition in a primiparous mare. *Can Vet J*. 2003;44:740–742.
883. Squires EL, Wilson JM, Kato H, et al. A pregnancy after intracytoplasmic sperm injection into equine oocyte matured in vitro. *Theriogenology*. 1996;45:306.
884. Cochran R, Meintjes M, Reggio B, et al. Live foals produced from sperm-injected oocytes derived from pregnant mares. *J Equine Vet Sci*. 1998;18:736–740.
885. McKinnon AO, Lacham-Kaplan O, Trounson AO. Pregnancies produced from fertile and infertile stallions by intracytoplasmic sperm injection (ICSI) of single frozen-thawed spermatozoa into in vivo matured mare oocytes. *J Reprod Fertil Suppl*. 2000;56:513–517.
886. Vogelsang MM, Kraemer DC, Bowen MJ, et al. Recovery of equine follicular oocytes by surgical and nonsurgical techniques. *Theriogenology*. 1986;25:208.
887. Hinrichs K, Kenney RM. A colpotomy procedure to increase oocyte recovery rates on aspiration of equine preovulatory follicles. *Theriogenology*. 1987;27:237–237.
888. Hinrichs K, Kenney DF, Kenney RM. Aspiration of oocytes from mature and immature preovulatory follicles in the mare. *Theriogenology*. 1990;34:107–112.
889. Palmer E, Duchamp G, Bezard J, et al. Recovery of follicular fluid and oocytes of mares by nonsurgical puncture of the preovulatory follicle. *Theriogenology*. 1986;25:178.
890. Cook NL, Squires EL, Ray BS, et al. Transvaginal ultrasound-guided follicular aspiration of equine oocytes. *Equine Vet J*. 1993;25:71–74.
891. Carnevale EM, Ginther OJ. Use of a linear ultrasonic transducer for the transvaginal aspiration and transfer of oocytes in the mare. *J Equine Vet Sci*. 1993;13:331–333.
892. Carnevale EM, Squires EL, Maclellan LJ, et al. Use of oocyte transfer in a commercial breeding program for mares with reproductive abnormalities. *J Am Vet Med Assoc*. 2001;218:87–91, 37.
893. McKinnon AO, Carnevale EM, Squires EL, et al. Heterogeneous and xenogeneous fertilization of in vivo matured equine oocytes. *J Equine Vet Sci*. 1993;8:143–147.
894. Hinrichs K, Provost PJ, Torello EM. Treatments resulting in pregnancy in nonovulating, hormone-treated oocyte recipient mares. *Theriogenology*. 2000;54:1285–1293.
895. Carnevale EM, Bergfelt DR, Ginther OJ. Follicular activity and concentrations of FSH and LH associated with senescence in mares. *Anim Reprod Sci*. 1994;35:231–246.
896. Scott MA, Liu IKM, Overstreet JW. Sperm transport to the oviducts: abnormalities and their clinical implications. *Proc Am Assoc Equine Pract*. 1995;41:1–2.
897. Tsutsumi Y, Suzuki H, Takeda T, et al. Evidence of the origin of the gelatinous masses in the oviducts of mares. *J Reprod Fertil*. 1979;57:287–290.
898. Hinrichs K, Betschart RW, McCue PM, et al. Effect of time of follicle aspiration on pregnancy rate after oocyte transfer in the mare. *J Reprod Fertil Suppl*. 2000;56:493–498.
899. Carnevale EM, Maclellan LJ, da Silva MAC, et al. Comparison of culture and insemination techniques for equine oocyte transfer. *Theriogenology*. 2000;54:981–987.
900. Coutinho da Silva MA, Carnevale EM, Maclellan LJ. Injection of blood into preovulatory follicles of equine oocyte

transfer recipients does not prevent fertilization of the recipient's oocyte. *Theriogenology*. 2002;57:538.
901. Carnevale EM, Alvarenga MA, Squires EL, et al. *Use of noncycling mares as recipients for oocyte transfer and GIFT*. Nashville, TN: Annual Conference of the Society for Theriogenology; 1999:44.
902. Carnevale EM, Checura CH, Coutinho da Silva MA, et al. Use of deslorelin acetate to suppress follicular activity in mares used as recipients for oocyte transfer. *Theriogenology*. 2001;55:358.
903. Squires EL, Seidel GE. Collection and transfer of equine embryos In: 08 ARaBLBN, ed. Fort Collins, CO: Colorado State University, 1995.
904. Carnevale EM, Maclellan LJ, da Silva MAC, et al. Equine sperm-oocyte interaction: results after intraoviductal and intrauterine inseminations of recipients for oocyte transfer. *Anim Reprod Sci*. 2001;68:305–314.
905. Scott TJ, Carnevale EM, Maclellan LJ, et al. Embryo development rates after transfer of oocytes matured in vivo, in vitro, or within oviducts of mares. *Theriogenology*. 2001;55:705–715.
906. Maclellan LJ, Carnevale EM, da Silva MAC, et al. Pregnancies from vitrified equine oocytes collected from super-stimulated and non-stimulated mares. *Theriogenology*. 2002;58:911–919.
907. Palmer E, Bezard J, Magistrini M, et al. In vitro fertilization in the horse. A retrospective study. *J Reprod Fertil Suppl*. 1991;44:375–384.
908. Franz LC, Squires EL, O'Donovan MK, et al. Collection and in vitro maturation of equine oocytes from estrus, diestrus and pregnant mares. *J Equine Vet Sci*. 2001;21:26–32.
909. Bezard J. In vitro fertilization in the mare. In: *International Scientific Conference on biotechnics in Horse Reproduction*. Crakow, Poland; 1992:12.
910. Colleoni S, Barbacini S, Necchi D, et al. Application of ovum pick-up, intracytoplasmic sperm injection and embryo culture in equine practice. *Proc Am Assoc Equine Pract*. 2007;53:554–559.
911. Carnevale EM, Maclellan LJ, da Silva MAC, et al. Pregnancies attained after collection and transfer of oocytes from ovaries of five euthanatized mares. *J Am Vet Med Assoc*. 2003;222:60–62.
912. Carnevale EM, Coutinho da Silva MA, Preis KA, et al. Establishment of pregnancies from oocytes collected from the ovaries of euthanized mares. *Proc Am Assoc Equine Pract*. 2004;50:531–533.
913. Yamamoto Y, Oguri N, Tsutsumi Y, et al. Experiments in the freezing and storage of equine embryos. *J Reprod Fertil Suppl*. 1982;32:399–403.
914. Seidel Jr GE. Cryopreservation of equine embryos. *Vet Clin North Am Equine Pract*. 1996;12:85–99.
915. Slade NP, Takeda T, Squires EL, et al. A new procedure for the cryopreservation of equine embryos. *Theriogenology*. 1985;24:45–58.
916. Lascombes FA, Pashen RL. Results from embryo freezing and post ovulation breeding in a commercial embryo transfer programme. *Havemeyer Found Monogr Ser No 3: Equine Embryo Transfer*; 2000.
917. Eldridge-Panuska WD, di Brienza VC, Seidel Jr GE, et al. Establishment of pregnancies after serial dilution or direct transfer by vitrified equine embryos. *Theriogenology*. 2005;63:1308–1319.
918. Carnevale EM, Eldridge-Panuska WD, Caracciolo di Brienza V. How to collect and vitrify equine embryos for direct transfer. *Proc Am Assoc Equine Pract*. 2004;50:402–405.
919. Hudson J, McCue PM, Carnevale EM, et al. The effects of cooling and vitrification of embryos from mares treated with equine follicle-stimulating hormone on pregnancy rates after nonsurgical transfer. *J Equine Vet Sci*. 2006;26:51–54.
920. Choi YH, Hinrichs K. Vitrification of in vitro-produced and in vivo-recovered equine blastocysts in a clinical program. *Theriogenology*. 2017;87:48–54.
921. Hochi S, Fujimoto T, Choi YH, et al. Cryopreservation of equine oocytes by 2-step freezing. *Theriogenology*. 1994;42:1085–1094.
922. Vatja G. Vitrification of oocytes and embryos of domestic animals. *Anim Reprod Sci*. 2000;60–61:357.
923. Householder DD, Pickett BW, Voss JL, et al. Effect of extender, number of spermatozoa and HCG on equine fertility. *J Equine Vet Sci*. 1981;1:9–13.
924. Katila T, Sankari S, Makela O. Transport of spermatozoa in the reproductive tracts of mares. *J Reprod Fertil Suppl*. 2000;56:571–578.
925. Rigby S, Derczo S, Brinsko SP, et al. Oviductal sperm numbers following proximal uterine horn or uterine body insemination. *Proc Am Assoc Equine Pract*. 2000;46:332–334.
926. Senger PL, Becker WC, Davidge ST, et al. Influence of cornual insemination on conception rates in dairy cattle. *J Anim Sci*. 1988;66:3010–3016.
927. Seidel GE, Allen CH, Johnson LA, et al. Uterine horn insemination of heifers with very low numbers of nonfrozen and sexed spermatozoa. *Theriogenology*. 1997;48:1255–1264.
928. Brinsko SP, Rigby SL, Lindsey AC, et al. Pregnancy rates in mares following hysteroscopic or transrectally-guided insemination with low sperm numbers at the utero-tubal papilla. *Theriogenology*. 2003;59:1001–1009.
929. Buchanan BR, Seidel GE, McCue PM, et al. Insemination of mares with low numbers of either unsexed or sexed spermatozoa. *Theriogenology*. 2000;53:1333–1344.
930. Woods J, Rigby S, Brinsko S, et al. Effect of intrauterine treatment with prostaglandin E-2 prior to insemination of mares in the uterine horn or body. *Theriogenology*. 2000;53:1827–1836.
931. Morris LHA, Hunter RHF, Allen WR. Hysteroscopic insemination of small numbers of spermatozoa at the uterotubal junction of preovulatory mares. *J Reprod Fertil*. 2000;118:95–100.
932. Lindsey AC, Bruemmer JE, Squires EL. Low dose insemination of mares using non-sorted and sex-sorted sperm. *Anim Reprod Sci*. 2001;68:279–289.
933. Leao KM, Alvarenga MA, Puolli-Filho JN. Hysteroscopic insemination in mares with low sperm number. *Theriogenology*. 2002;57:381.
934. Morris LHA, Allen WR. Hysteroscopic uterotubal insemination of mares with low numbers of spermatozoa. *Anim Reprod Sci*. 2001;68:330.
935. Alvarenga MA, Leao KM. Hysteroscopic insemination of mares with low number of frozen thawed spermatozoa selected by percoll gradient. *Theriogenology*. 2002;58:651–653.
936. Alvarenga MA, Trinque CC, Lima MM. Utilization of hysteroscopy for the application of stallion frozen semen in commercial programs. *REv Bras Reprod Anim*. 2001;25:361.
937. Coutinho da Silva MA, Carnevale EM, Maclellan LJ. Embryo development rates after oocyte transfer comparing intrauterine or intraoviductal insemination and fresh or frozen semen in mares. *Theriogenology*. 2001;55:359.
938. Coutinho da Silva MA, Carnevale EM, Maclellan LJ. Oocyte transfer in mares with intrauterine or intraoviductal insemination using fresh, cooled, and frozen stallion semen. *Theriogenology*. 2004;61:705.
939. Amann R. Functional anatomy of the adult male. In: McKinnon AO, Squires EL, Vaala WE, et al., eds. *Equine Reproduction*. West Sussex: Wiley-Blackwell; 2011.
940. Swierstra EE, Gebauer MR, Pickett BW. Reproductive physiology of the stallion. I. Spermatogenesis and testis composition. *J Reprod Fertil*. 1974;40:113–123.
941. Johnson L, Thompson Jr DL, Varner DD. Role of Sertoli cell number and function on regulation of spermatogenesis. *Anim Reprod Sci*. 2008;105:23–51.

942. Johnson L, Thompson Jr DL. Seasonal variation in the total volume of Leydig cells in stallions is explained by variation in cell number rather than cell size. *Biol Reprod.* 1986;35:971–979.
943. Whaley PD, Chaudhary J, Cupp A, et al. Role of specific response elements of the c-fos promoter and involvement of intermediate transcription factor(s) in the induction of Sertoli cell differentiation (transferrin promoter activation) by the testicular paracrine factor PModS. *Endocrinology.* 1995;136:3046–3053.
944. Johnson L, Tatum ME. Temporal appearance of seasonal changes in numbers of Sertoli cells, Leydig cells, and germ cells in stallions. *Biol Reprod.* 1989;40:994–999.
945. Knobil E, Neill JD. *The Physiology of Reproduction.* New York: Raven Press; 1994.
946. Goyal HO. Morphology of the bovine epididymis. *Am J Anat.* 1985;172:155–172.
947. Amann RP. Function of the epididymis in bulls and rams. *J Reprod Fertil Suppl.* 1987;34:115–131.
948. Crabo B. Studies on the Composition of Epididymal Content in Bulls and Boars. *Acta Vet Scand.* 1965;22(suppl 5):1–94.
949. Little TV, Holyoak GR. Reproductive anatomy and physiology of the stallion. *Vet Clin North Am Equine Pract.* 1992;8: 1–29.
950. Gebauer MR, Pickett BW, Faulkner LC, et al. Reproductive physiology of the stallion. VII. Chemical characteristics of seminal plasma and spermatozoa. *J Anim Sci.* 1976;43: 626–632.
951. Lindholmer C. The importance of seminal plasma for human sperm motility. *Biol Reprod.* 1974;10:533–542.
952. Aurich JE, Kuhne A, Hoppe H, et al. Seminal plasma affects membrane integrity and motility of equine spermatozoa after cryopreservation. *Theriogenology.* 1996;46:791–797.
953. Pozor AM, McDonnell SM. Ultrasound evaluation of stallion accessory sex glands. *Annu Meeting Soc Theriogenology.* 1996.
954. Johnson L, Amann RP, Pickett BW. Maturation of equine epididymal spermatozoa. *Am J Vet Res.* 1980;41:1190–1196.
955. DiNapoli L, Capel B. SRY and the standoff in sex determination. *Mol Endocrinol.* 2008;22:1–9.
956. Sekido R, Lovell-Badge R. Sex determination and SRY: down to a wink and a nudge? *Trends Genet.* 2009;25:19–29.
957. Sekido R, Lovell-Badge R. Sex determination involves synergistic action of SRY and SF1 on a specific Sox9 enhancer. *Nature.* 2008;453:930–934.
958. Svingen T, Koopman P. Building the mammalian testis: origins, differentiation, and assembly of the component cell populations. *Genes Dev.* 2013;27:2409–2426.
959. Eggers S, Ohnesorg T, Sinclair A. Genetic regulation of mammalian gonad development. *Nat Rev Endocrinol.* 2014;10: 673–683.
960. Kim Y, Kobayashi A, Sekido R, et al. Fgf9 and Wnt4 act as antagonistic signals to regulate mammalian sex determination. *PLoS Biol.* 2006;4:e187.
961. Colvin JS, Green RP, Schmahl J, et al. Male-to-female sex reversal in mice lacking fibroblast growth factor 9. *Cell.* 2001;104:875–889.
962. Kim Y, Bingham N, Sekido R, et al. Fibroblast growth factor receptor 2 regulates proliferation and Sertoli differentiation during male sex determination. *Proc Natl Acad Sci U S A.* 2007;104:16558–16563.
963. Jameson SA, Lin YT, Capel B. Testis development requires the repression of Wnt4 by Fgf signaling. *Dev Biol.* 2012;370: 24–32.
964. Wilhelm D, Martinson F, Bradford S, et al. Sertoli cell differentiation is induced both cell-autonomously and through prostaglandin signaling during mammalian sex determination. *Dev Biol.* 2005;287:111–124.
965. Levy JB, Husmann DA. The hormonal control of testicular descent. *J Androl.* 1995;16:459–463.
966. Johnson AD, Gomes WR, VanDemark NL. *The Testis.* New York: Academic Press; 1970.
967. Claes AN, Ball BA, Almeida J, et al. Detection of serum anti-Mullerian hormone concentrations as a method for diagnosis of cryptorchidism in the horse. *Proc Am Assoc Equine Pract.* 2011;57:56.
968. Claes A, Ball BA, Almeida J, et al. Serum anti-Mullerian hormone concentrations in stallions: developmental changes, seasonal variation, and differences between intact stallions, cryptorchid stallions, and geldings. *Theriogenology.* 2013;79:1229–1235.
969. Johnson L, Varner DD, Thompson Jr DL. Effect of age and season on the establishment of spermatogenesis in the horse. *J Reprod Fertil Suppl.* 1991;44:87–97.
970. Samper JC. *Equine Breeding Management and Artificial Insemination.* 2nd ed. St. Louis: Saunders; 2009.
971. Amann RP. The cycle of the seminiferous epithelium in humans: a need to revisit? *J Androl.* 2008;29:469–487.
972. Cupps PT. *Reprod Domest Anim.* 5th ed. New York: Academic Press; 1991.
973. Pickett BW, Voss JL. Management of shuttle stallions for maximum reproductive efficiency - Part 1. *J Equine Vet Sci.* 1998;18:212–224. 226-227.
974. Pickett BW, Voss JL, Clay CM. Management of shuttle stallions for maximum reproductive efficiency - Part 2. *J Equine Vet Sci.* 1998;18:280–287.
975. Clay CM, Squires EL, Amann RP, et al. Influences of season and artificial photoperiod on stallions - luteinizing hormone, follicle stimulating hormone, and testosterone. *J Anim Sci.* 1988;66:1246–1255.
976. Burns PJ, Jawad MJ, Weld JM, et al. Effects of season, age and increased photoperiod on reproductive hormone concentrations and testicular diameters in thoroughbred stallions. *J Equine Vet Sci.* 1987;4:202–208.
977. Clay CM, Squires EL, Amann RP, et al. Influences of season and artificial photoperiod on stallions - testicular size, seminal characteristics, and sexual behavior. *J Anim Sci.* 1987;64:517–525.
978. McDonnell SM. Normal and abnormal sexual behavior. *Vet Clin N Am-Equine Pract.* 1992;8:71–89.
979. Love CC. The stallion breeding soundness evaluation: revisited. *Soc Theriogenology Annu Conf*; 2011.
980. Love CC, Garcia MC, Riera FR, et al. Evaluation of measures taken by ultrasonography and caliper to estimate testicular volume and predict daily sperm output in the stallion. *J Reprod Fertil.* 1991:99–105.
981. Blanchard TL, Brinsko SP, Love CC, et al. How to use testicular measurements for first-season subfertility insurance considerations in Thoroughbred stallions. *Proc Am Assoc Equine Pract.* 2008;54:374–379.
982. Love CC. Ultrasonographic evaluation of the testis, epididymis, and spermatic cord of the stallion. *Vet Clin North Am Equine Pract.* 1992;8:167–182.
983. Pozor M. Diagnostic applications of ultrasonography to stallion's reproductive tract. *Theriogenology.* 2005;64:505–509.
984. Pozor MA. Evaluation of testicular vasculature in stallions. *Clin Tech Equine Pract.* 2007;6:271–277.
985. Pozor MA, McDonnell SM. Color Doppler ultrasound evaluation of testicular blood flow in stallions. *Theriogenology.* 2004;61:799–810.
986. Little TV, Woods GL. Ultrasonography of accessory sex glands in the stallion. *J Reprod Fertil Suppl.* 1987;35:87–94.
987. Sullins KE, Traub-Dargatz JL. Endoscopic anatomy of the equine urinary tract. *Comp Contin Educ Pract Vet.* 1984;6:S663–S668.
988. Tibary A. Endoscopy of the reproductive tract in the stallion. In: Samper JC, Pycock JF, McKinnon AO, eds. *Current Therapy in Equine Reproduction.* St. Louis: Elsevier; 2007: 214–219.

989. Mancill SS. Clinical and sub-clinical seminal vesiculitis in the stallion. *Equine Vet Educ*. 2010;22:220–222.
990. Tischner M, Kosiniak K. Techniques for collection and storage of stallion semen with minimal secondary contamination. *Acta Vet Scand*. 1992;88:83–90.
991. McDonnell SM. Ejaculation: physiology and dysfunction. *Vet Clin N Am-Equine Pract*. 1992;8:57–70.
992. McDonnell SM, Odian MJ. Imipramine and xylazine-induced ex copula ejaculation in stallions. *Theriogenology*. 1994;41:1005–1010.
993. Turner RMO, Mcdonnell SM, Hawkins JF. Use of pharmacologically induced ejaculation to obtain semen from a stallion with a fractured radius. *J Am Vet Med Assoc*. 1995;206:1906–1908.
994. Blanchard TL, Varner DD, Brinsko SP, et al. Azoospermia in stallions: determining the cause. *Compend Contin Educ Vet*. 2012;34:E2.
995. McDonnell SM, Garcia MC, Kenney RM, et al. Imipramine-induced erection, masturbation, and ejaculation in male horses. *Pharmacol Biochem Behav*. 1987;27:187–191.
996. Jarrige R, Martin-Rosset W. *Le Cheval. Reproduction, Selkection, Alimentation*. Paris: INRA; 1984.
997. Hansen C, Vermeiden T, Vermeiden JP, et al. Comparison of FACSCount AF system, Improved Neubauer hemocytometer, Corning 254 photometer, SpermVision, UltiMate and NucleoCounter SP-100 for determination of sperm concentration of boar semen. *Theriogenology*. 2006;66:2188–2194.
998. Amann RP. Computerized evaluation of stallion spermatozoa. *Proc Am Assoc Equine Pract*. 1987;32:453–477.
999. Pickett BW, Voss JL, Bowen RA, et al. Seminal characteristics and total scrotal width (TSW) of normal and abnormal stallions. *Proc Am Assoc Equine Pract*. 1987;33:487–518.
1000. USDA-APHIS. *Contagious equine metritis*. Riverdale, MD: USDA-APHIS; 2014.
1001. Raudsepp T, Mccue ME, Das PJ, et al. Genome-wide association study implicates testis-sperm specific FKBP6 as a susceptibility locus for impaired acrosome reaction in stallions. *PloS Genetics*. 2012;8:e1003139.
1002. Harris MA, Anderson C, Webel S. Effect of feeding an omega-3 rich supplement on the fatty acid composition and motion characteristics of stallion spermatozoa. *19th Equine Science Society Symposium*; 2005.
1003. Gibb Z, Lambourne SR, Aitken RJ. The paradoxical relationship between stallion fertility and oxidative stress. *Biol Reprod*. 2014;91:77.
1004. Halliwell B, Gutteridge J. *Free Radicals in Biology and Medicine*. 5th ed. New York: Oxford University Press; 2015.
1005. Taylor MJ, Evans JW, Householder DD, et al. Reproductive parameters of breeding stallions in response to a moderate physical conditioning program. *Proc Fifteenth Equine Nutr Physiol Symp*. 1997:104–109.
1006. AAoE Practitioners. *AAEP guidelines for breeding a mare to an equine arteritis virus-shedding stallion*. Lexington, KY: AAEP; 2017.
1007. Kenney RM, Cooper WL. Therapeutic use of a phantom for semen collection from a stallion. *J Am Vet Med Assoc*. 1974;165:706–707.
1008. Varner DD. Handling the breeding stallion. *Proc Am Assoc Equine Pract*. 2005;51:498–505.
1009. McDonnell SM. Reproductive behavior of stallions and mares: comparison of free-running and domestic in-hand breeding. *Anim Reprod Sci*. 2000;60:211–219.
1010. Love CC. Semen collection techniques. *Vet Clin N Am-Equine Pract*. 1992;8:111–128.
1011. Love CC, Riera FL, Oristaglio RM. Sperm occluded (plugged) ampullae in the stallion. *Soc Theriogenology*. 1992:117–125.
1012. McDonnell SM. Practical review of self-mutilation in horses. *Anim Reprod Sci*. 2008;107:219–228.
1013. Luescher UA, McKeown DB, Dean H. A cross-sectional study on compulsive behaviour (stable vices) in horses. *Equine Vet J Suppl*. 1998;27:14–18.
1014. McDonnell SM, Turner RM, Diehl NK. Modifying unruly breeding behavior in stallions. *Compend Contin Educ Vet*. 1995;17:411–417.
1015. Ocal G. Current concepts in disorders of sexual development. *J Clin Res Pediatr Endocrinol*. 2011;3:105–114.
1016. Ono M, Harley VR. Disorders of sex development: new genes, new concepts. *Nat Rev Endocrinol*. 2013;9:79–91.
1017. Frandson RD, Epling GP, Davis RW. A case report: arrested testicular development in the horse. *J Am Vet Med Assoc*. 1960;137:255–257.
1018. Estrada A, Samper JC, Lillich JD, et al. Azoospermia associated with bilateral segmental aplasia of the ductus deferens in a stallion. *J Am Vet Med Assoc*. 2003;222:1740–1742, 1707.
1019. Sinclair AH, Berta P, Palmer MS, et al. A gene from the human sex-determining region encodes a protein with homology to a conserved DNA-binding motif. *Nature*. 1990;346:240–244.
1020. Blanchard TL, Woods JA, Brinsko SP. Theriogenology question of the month. Azoospermia attributable to bilateral epididymal hypoplasia. *J Am Vet Med Assoc*. 2000;217:825–826.
1021. Pearson H, Weaver BMQ. Priapism after sedation, neuroleptoanalgesia and anesthesia in the horse. *Equine Vet J*. 1978;10:85–90.
1022. Klug E, Deegen E, Lazarz B, et al. Effect of adrenergic neurotransmitters upon the ejaculatory process in the stallion. *J Reprod Fertil Suppl*. 1982;32:31–34.
1023. Brinsko SP, Blanchard TL, Varner DD. How to treat paraphimosis. *Proc Am Assoc Equine Pract*. 2007;53:580–582.
1024. Koch C, O'Brien T, Livesey MA. How to construct and apply a penile repulsion device (probang) to manage paraphimosis. *Proc Am Assoc Equine Pract*. 2009;55:338–341.
1025. Sharrock AG. Reversal of drug-induced priapism in a gelding by medication. *Aust Vet J*. 1982;58:39–40.
1026. Lucke JN, Sansom J. Penile erection in the horse after acepromazine. *Vet Rec*. 1979;105:21–22.
1027. Elce YA. The aetiopathogenesis of squamous cell carcinomas in horses. Where are we? *Equine Veterinary Education*. 2009;21:17–18.
1028. Smith MA, Levine DG, Getman LM, et al. Vulvar squamous cell carcinoma in situ within viral papillomas in an aged Quarter Horse mare. *Equine Vet Educ*. 2009;21:11–16.
1029. Chambers G, Ellsmore VA, O'Brien PM, et al. Association of bovine papillomavirus with the equine sarcoid. *J Gen Virol*. 2003;84:1055–1062.
1030. Hoyumpa AH, McIntosh AL, Varner DD, et al. Normal bacterial flora of equine semen: antibacterial effects of amikacin, penicillin, and an amikacin-penicillin combination in seminal extender. *Int Congress Anim Reprod*. 1992:1427–1429.
1031. Bowen JM, Tobin N, Simpson RB, et al. Effects of washing on the bacterial flora of the stallion's penis. *J Reprod Fertil Suppl*. 1982;32:41–45.
1032. Blanchard TL, Bretzlaff KN. Identifying, treating and preventing scrotal skin disorders of large animals. *Vet Med*. 1990;85:290–294.
1033. McKinnon AO. Some selected diseases of the breeding stallion. Rio Cuarto: Congreso Argentino de Reproduccion Equina 3; 2013:53–63.
1034. Brinsko SP. Neoplasia of the male reproductive tract. *Vet Clin North Am Equine Pract*. 1998;14:517–533.
1035. Theon AP. Intralesional and topical chemotherapy and immunotherapy. *Vet Clin North Am Equine Pract*. 1998;14:659–671, viii.
1036. Earnshaw RE. Polyorchidism. *Can J Comp Med Vet Sci*. 1959;23:66.

1037. Perkins NR, Frazer GS, Threlfall WR. Testicular prosthesis in a Quarterhorse stallion: a case report. *Theriogenology.* 1996;45:535–540.
1038. Stickle RL, Fessler JF. Retrospective study of 350 cases of equine cryptorchidism. *J Am Vet Med Assoc.* 1978;172: 343–346.
1039. Cox JE, Edwards GB, Neal PA. An analysis of 500 cases of equine cryptorchidism. *Equine Vet J.* 1979;11:113–116.
1040. Claes A, Ball BA, Corbin CJ, et al. Anti-Mullerian hormone as a diagnostic marker for equine cryptorchidism in three cases with equivocal testosterone concentrations. *J Equine Vet Sci.* 2014;34:442–445.
1041. Murase H, Saito S, Amaya T, et al. Anti-Mullerian hormone as an indicator of hemi-castrated unilateral cryptorchid horses. *J Equine Sci.* 2015;26:15–20.
1042. Brendemuehl JP. Effects of repeated hCG administration on serum testosterone and testicular descent in prepubertal thoroughbred colts with cryptorchid testicles. *Proc Am Assoc Equine Pract.* 2008;52:381–383.
1043. Stout TAE. Modulating reproductive activity in stallions: a review. *Anim Reprod Sci.* 2005;89:93–103.
1044. Roser JE. Regulation of testicular function in the stallion: an intricate network of endocrine, paracrine and autocrine systems. *Anim Reprod Sci.* 2008;107:179–196.
1045. Turner RMO. Pathogenesis, diagnosis, and management of testicular degeneration in stallions. *Clin Tech Equine Pract.* 2007;6:278–284.
1046. Boyle M. Immune related infertility in the stallion? *Equine Vet J.* 1990;22:67–69.
1047. Pugh RCB. *Pathology of the Testis.* Oxford: Blackwell; 1976.
1048. McEntee M. *Reproductive Pathology of Domestic Animals.* San Diego: Academic Press; 2012.
1049. Smith JA. The occurrence of larvae of *Strongylus edentatus* in the testicles of stallions. *Vet Rec.* 1973;93:604–606.
1050. Tung KSK. Pathogenesis of autoimmune orchitis. *Annu Meeting Soc Theriogenology;* 1991.
1051. Kaufman DG, Nagler HM. Specific nonsurgical therapy in male infertility. *Urol Clin North Am.* 1987;14:489–498.
1052. Thompson Jr DL, Pickett BW, Squires EL, et al. Sexual behavior, seminal pH and accessory sex gland weights in geldings administered testosterone and(or) estradiol-17 β. *J Anim Sci.* 1980;51:1358–1366.
1053. Held JP, Prater P, Toal RL, et al. Sperm granuloma in a stallion. *J Am Vet Med Assoc.* 1989;194:267–268.
1054. Schneider RK, Milne DW, Kohn CW. Acquired inguinal hernia in the horse: a review of 27 cases. *J Am Vet Med Assoc.* 1982;180:317–320.
1055. Gerona GR, Sikes JD. Effects of elevated scrotum temperature on spermatogenesis and semen characteristics. *J Dairy Sci.* 1970;53:659.
1056. Threlfall WR, Carleton CL, Robertson J, et al. Recurrent torsion of the spermatic cord and scrotal testis in a stallion. *J Am Vet Med Assoc.* 1990;196:1641–1643.
1057. Evers JL, Collins JA. Assessment of efficacy of varicocele repair for male subfertility: a systematic review. *Lancet.* 2003;361:1849–1852.
1058. Razi M, Malekinejad H. Varicocele-induced infertility in animal models. *Int J Fertil Steril.* 2015;9:141–149.
1059. Knobbe M, Levine D, Habecker P, et al. Prostatic masses in geldings: two cases. *J Equine Vet Sci.* 2012;32:628–633.
1060. Brinsko SP. Retrograde ejaculation in a stallion. *J Am Vet Med Assoc.* 2001;218:551–553.
1061. Moller G, Azevedo LR, Trein CR, et al. Effects of hemospermia on seminal quality. *Anim Reprod Sci.* 2005;89:264–267.
1062. Pearson LK, Campbell AJ, Tibary A. How to diagnose and treat hemospermia: a review and case series. *Proc Am Assoc Equine Pract.* 2013;59:40–50.
1063. Sullins KE, Bertone JJ, Voss JL, et al. Treatment of hemospermia in stallions: a discussion of 18 cases. *Compend Contin Educ Pract Vet.* 1988;10:13961403.
1064. Erdman MM, Creekmore LH, Fox PE, et al. Diagnostic and epidemiologic analysis of the 2008-2010 investigation of a multi-year outbreak of contagious equine metritis in the United States. *Preventive Veterinary Medicine.* 2011;101:219–228.
1065. Barrandeguy M, Vissani A, Olguin C, et al. Experimental reactivation of equine herpesvirus-3 following corticosteroid treatment. *Equine Vet J.* 2008;40:593–595.
1066. Cerny KL, Little TV, Scoggin CF, et al. Presence of bacteria on the external genitalia of healthy stallions and its transmission to the mare at the time of breeding by live cover. *J Equine Vet Sci.* 2014;34:369–374.

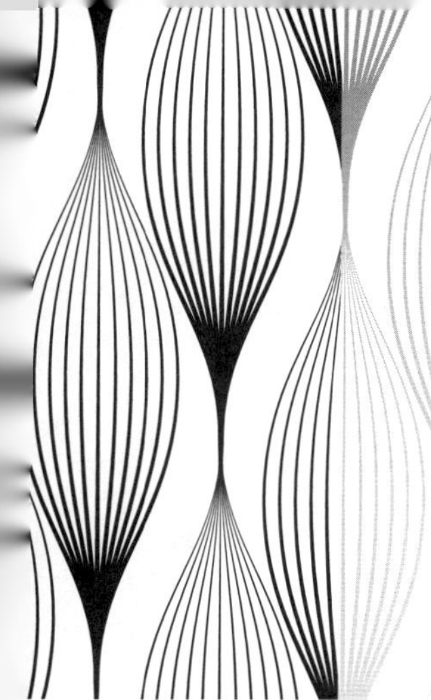

CAPÍTULO 20

Distúrbios dos Potros

Harold C. McKenzie III

NEONATOLOGIA EQUINA

O cuidado médico de potros neonatos avançou muito nos últimos 50 anos, graças aos esforços pioneiros de muitos indivíduos e grupos de pesquisa e à sofisticação cada vez maior da medicina veterinária como um todo. Embora o campo da neonatologia humana tenha dado orientações extremamente importantes com relação à fisiologia e fisiopatologia do neonato e continuará a fazê-lo, passamos a compreender aspectos fundamentais sobre as características únicas dessa população especial. As bases da neonatologia equina foram construídas nas primeiras descrições de doenças específicas em potros por pesquisadores clínicos, como septicemia, doença articular e icterícia hemolítica,[1-4] bem como a síndrome do potro *dummy* (tonto) e a síndrome do desconforto respiratório (RDS, do inglês *respiratory distress syndrome*) associada à deficiência primária de surfactante.[5,6] Nossa compreensão da fisiologia do feto e do neonato equino também cresceu muito, em grande parte devido aos esforços de um grupo de pesquisadores do Reino Unido.[5-23] O crescimento drástico da base de conhecimento[24-29] provocou muito interesse na melhora dos cuidados para neonatos equinos, principalmente por causa dos investimentos substanciais de tempo, energia e dinheiro no longo processo de concepção, gestação, parto e desenvolvimento juvenil. Os proprietários queriam muito otimizar a sobrevida do potro e esse interesse, junto com a capacidade crescente de prestar bons cuidados a esses animais, provocou o desenvolvimento de unidades de terapia intensiva (UTIs) neonatais em todo o mundo na década de 1980. Desde então, há um aumento constante em nossa compreensão e capacidade de tratar potros em estado crítico com sucesso. Isso levou a uma melhora dramática não apenas da probabilidade de sobrevida, mas também de crescimento dos potros sobreviventes, que se tornam indivíduos saudáveis, capazes de realizar a função pretendida.[30] Nossa base de conhecimento em neonatologia equina continua a crescer, e o objetivo deste capítulo é dar uma visão geral e atual desse campo, bem como mostrar alguns *insights* derivados da medicina humana.

AVALIAÇÃO, MONITORAMENTO E TRATAMENTO FETAL

Os esforços dos proprietários, tratadores e veterinários para maximizar o sucesso reprodutivo equino vão muito além da concepção bem-sucedida. Deve-se prestar muita atenção a diversas influências antes, durante e depois da gestação. Dentre essas influências estão vários fatores de risco maternos, placentários e fetais. A avaliação dessas variáveis e o monitoramento de mudanças durante a gestação permitem a instituição de terapias médicas para minimizar alguns riscos ou pelo menos assegurar a implementação de algumas estratégias de manejo para reduzir o risco de problemas durante ou após o parto.

Com relação aos fatores de risco maternos, deve-se começar com uma avaliação detalhada do histórico reprodutivo da égua, inclusive da saúde endometrial antes do acasalamento; problemas durante a concepção; histórico de vacinação; possibilidade de gestação gemelar; duração das gestações anteriores; número de potros anteriores; número de partos bem-sucedidos; histórico e tipos de distocia; e a ocorrência de quaisquer problemas com outros potros após o nascimento, como isoeritrólise neonatal.[31] Além disso, vários fatores maternos devem ser avaliados durante a gestação, inclusive subnutrição ou supernutrição, doenças (especialmente cólicas ou outros estressores graves) e anomalias endócrinas ou metabólicas. Anomalias físicas, como rupturas de músculos da parede abdominal ou do tendão pré-púbico, representam riscos graves para a mãe e o feto. A torção uterina representa uma situação com risco de morte para a égua e o feto e, se a correção for bem-sucedida, o feto deve ser considerado de alto risco durante a gestação.

Embora possa ser muito difícil avaliar os fatores de risco da placenta, isso é essencial porque o feto é totalmente dependente da mãe para o suprimento de energia e oxigênio. Doenças, como a endometriose, e a gestação gemelar podem reduzir a área de superfície disponível para a fixação da placenta, o que prejudica a transferência de nutrientes e metabólitos entre o feto e a mãe e pode causar retardo do crescimento intrauterino (RCIU). A disfunção da placenta pode ser provocada por anomalias, como descolamento da placenta, placentite, edema placentário, hidropisia e inflamação ou lesão vascular.[31] A exposição da égua a quaisquer possíveis causas infecciosas de aborto ou a ingestão materna de festuca infestada por endófitos também pode representar graves fatores de risco para o feto.[32,33] Em geral, as anomalias placentárias não são associadas a sinais externos, mas distensão abdominal excessiva, secreção vulvar e desenvolvimento prematuro do úbere podem sugerir a sua presença. Vários fatores fetais também podem complicar a gestação, inclusive malformações fetais (congênitas ou do desenvolvimento), mau posicionamento fetal, gemelaridade, exposição a agentes infecciosos e isoeritrólise neonatal.

A identificação de quaisquer possíveis fatores de risco caracteriza a gestação como de alto risco, exigindo a avaliação da égua, da placenta e do feto. A avaliação da égua deve incluir exame físico completo, com atenção especial à genitália externa e ao úbere. O abdome deve ser avaliado quanto a sinais de aumento excessivo, edema ventral ou aspecto pendular. Evidências de doença sistêmica (febre, taquicardia, taquipneia, anomalias em mucosas etc.) orientam a avaliação diagnóstica para determinar o foco e a gravidade da inflamação. Um hemograma completo e a bioquímica sérica podem ser úteis nesse sentido. A avaliação do trato reprodutivo deve incluir exame retal, se possível, bem como exame vaginal e ultrassonografia transretal e transabdominal. Isso permite a detecção de anomalias, como secreção cervical, torção uterina, hidropisia e ruptura de tendão pré-púbico.

A ultrassonografia permite a avaliação completa da placenta quanto à sua inserção e espessura, além da ecogenicidade dos líquidos fetais.[34-36] A abordagem transabdominal permite exames longos e a avaliação completa do útero, da placenta e do feto.[37] Exames ultrassonográficos transabdominais e transretais devem ser realizados após 4 meses de gestação para assegurar a avaliação completa. Após 6 meses de gestação, a ultrassonografia transretal também pode ser usada para monitoramento regular de variáveis, como frequência cardíaca, diâmetro ocular e atividade do feto.[38] Embora a ultrassonografia transretal não permita a visualização de todas as estruturas fetais, é muito útil durante o final da prenhez, pois o corpo uterino caudal é o local mais comum de desenvolvimento de placentite ascendente.[35] A medida da espessura combinada do útero e da placenta (CTUP) é um bom indicador de anomalias placentárias, mas essa avaliação deve ser realizada apenas em áreas da placenta que não estão em contato com o feto. Embora a CTUP possa ser determinada pelo exame transabdominal, essa abordagem é mais desafiadora por causa das variações no local medido, bem como a possibilidade de compressão da placenta pelo contato com o feto.[39] É preferível medir a CTUP em um exame transretal, em um local próximo à junção cervicoplacentária, em que um ramo da artéria uterina pode ser visualizado entre o útero e a bexiga, usando-se a média de várias medidas.[36] A CTUP normal é de 0,6 cm aos 7 meses de gestação, menos de 0,8 cm aos 9 meses, menos de 1 cm aos 10 meses e até 1 a 1,2 cm no final da gestação.[36,40] É importante lembrar que, embora o aumento da CTUP possa sugerir anomalias placentárias, não representa um achado definitivo. Há relatos de aumento da CTUP que não foi associado a patologia placentária e, inversamente, a placentite ascendente nem sempre está associada a um aumento de CTUP.[35,36,41] Embora a CPTU também possa ser influenciada por raça e paridade, o limite superior de 1,2 cm representa um ponto de corte razoável na maioria das raças leves e em Warmbloods.[42] O descolamento da placenta pode estar associado ao acúmulo de exsudato entre as superfícies placentárias e uterinas, que é tipicamente hiperecoico à ultrassonografia.

Além da CTUP, vários outros parâmetros ultrassonográficos podem ser usados para avaliação e monitoramento do feto de alto risco. A viabilidade fetal pode ser avaliada pela frequência cardíaca e pelo ritmo cardíaco fetal, além de padrões de atividade fetal e respostas fetais à estimulação. As frequências cardíacas fetais mudam ao longo da gestação, tendendo de altas, de 135 ± 6 batimentos por minuto (bpm) em 91 a 120 dias de gestação, a 67 ± 12 bpm em 330 a 360 dias de gestação.[43] A frequência cardíaca fetal pode sofrer alterações transitórias, que provavelmente não indicam sofrimento fetal, a menos que persistam. A taquicardia ou bradicardia persistente pode ser uma indicação de morte fetal iminente.[44,45] A frequência cardíaca fetal deve aumentar durante os períodos de atividade fetal e depois retornar aos intervalos normais. A frequência cardíaca e o ritmo cardíaco fetal foram, por muito tempo, avaliados por eletrocardiografia fetal, mas essa técnica caiu em desuso devido à grande disponibilidade, facilidade de uso e alto valor diagnóstico da ultrassonografia. Um relato recente descreveu o uso de um equipamento de eletrocardiografia por telemetria para monitoramento da frequência cardíaca fetal e sua variabilidade; essa ferramenta talvez seja promissora no futuro.[46] Um perfil biofísico com base na avaliação ultrassonográfica fetal foi desenvolvido para uso no final da gestação e inclui frequência cardíaca fetal, atividade fetal, diâmetro aórtico fetal, CTUP, contato uteroplacentário e profundidade máxima do líquido alantoide.[43,45,47]

Depois de estabelecer que a gestação é de alto risco, sobretudo se houver anomalias uteroplacentárias ou fetais indicativas de risco ou presença de comprometimento fetal, o próximo desafio é determinar se, quando e como intervir de maneira adequada. Por causa do amadurecimento muito tardio do feto equino nas últimas 1 a 2 semanas de gestação, combinado à dificuldade de determinação da prontidão fetal para o nascimento, a indução do parto raramente é aconselhável. É muito melhor, na maioria das situações, tentar dar suporte ao feto *in utero* da melhor maneira possível enquanto o parto normal é aguardado.[48] Na presença de complicações que ameacem a sobrevida da mãe, a cesárea ou a indução do parto pode ser indicada, embora a sobrevida do potro deva ser considerada altamente improvável. A outra situação em que a intervenção pode ser indicada é se o feto está próximo do termo e a égua sofre de uma doença, como cólica grave, que coloca em risco a sobrevida fetal. Novamente, porém, o prognóstico de sobrevida do potro continua ruim.

O manejo médico da gestação de alto risco tem dois objetivos: o primeiro é o tratamento da doença primária, se possível, e o segundo é o tratamento de suporte do feto no útero e para a manutenção da gestação. A doença primária mais observada em éguas é a placentite, e o tratamento específico consiste na administração de antimicrobianos e anti-inflamatórios. A terapia antimicrobiana, embora seja de natureza tipicamente empírica, deve se basear em fármacos capazes de alcançar concentrações terapêuticas no útero. Sulfametoxazol-trimetoprima, penicilina e gentamicina alcançam bons níveis no líquido alantoide, mas a sulfametoxazol-trimetoprima é mais utilizada devido à facilidade de administração oral e ao baixo custo.[49,50] O ceftiofur ácido livre cristalino (CCFA), embora atraente do ponto de vista de facilidade de administração e custo, não alcançou concentrações terapêuticas na placenta ou nos líquidos fetais e não foi eficaz em um modelo experimental de placentite bacteriana.[51]

A terapia anti-inflamatória, na maioria dos casos, é composta de flunixino meglumina e pentoxifilina, embora outros agentes, como ácido acetilsalicílico e corticosteroides, tenham sido investigados. Embora a sua eficácia na placentite seja incerta, a terapia anti-inflamatória é bastante utilizada. A flunixino meglumina é o agente mais usado por ser um potente anti-inflamatório não esteroide (AINE), mas não está claro se alcança concentrações terapêuticas na placenta ou no útero.[52] Outros anti-inflamatórios têm sido pesquisados, embora um estudo não tenha observado nenhum benefício na adição de um anti-inflamatório (dexametasona e ácido acetilsalicílico) à terapia com sulfametoxazol-trimetoprima na placentite bacteriana induzida experimentalmente.[53] Os corticosteroides têm sido estudados porque, além dos seus efeitos anti-inflamatórios, sua ação de aceleração do amadurecimento fetal humano é interessante.[54] A administração de corticosteroides a éguas no final da gestação acelerou o amadurecimento fetal em um estudo experimental, mas não há relatos sobre o uso dessa abordagem terapêutica na prática clínica.[55]

Os tratamentos que podem ser benéficos no suporte à gestação incluem progestágenos exógenos, tocolíticos e agentes que promovem a oxigenação do feto. A suplementação com progestágeno pode ter uma infinidade de efeitos, inclusive efeitos antiprostaglandinas, mas principalmente tocolíticos. O progestágeno mais utilizado é o altrenogeste, uma progesterona sintética, embora a progesterona injetável seja às vezes usada.[43] Embora a administração desses agentes seja um tanto controversa, a terapia com altrenogeste obteve algumas indicações de eficácia na redução das perdas fetais por placentite bacteriana.[56-58] O clembuterol, um β_2-simpatomimético, induziu o relaxamento uterino durante o final da gestação, mas tem ação curta, de apenas 2 horas.[52] Por isso, o clembuterol é mais utilizado em casos agudos, como no tratamento da distocia durante o preparo para uma cesariana ou parto assistido.[59]

Os tratamentos que podem melhorar a oxigenação fetal no útero e durante o parto assistido são a administração de pentoxifilina e oxigênio intranasal à égua. Além de sua ação anti-inflamatória, a pentoxifilina tem efeitos reológicos, que podem aumentar a oxigenação da placenta, melhorando a microcirculação.[60] A administração intranasal de oxigênio (10 a 15 ℓ/min) a uma égua prenhe aumenta a pressão parcial de oxigênio e a saturação de oxigênio no sangue arterial que irriga a placenta e pode melhorar a oxigenação do feto.[30] A vitamina E tem sido utilizada no manejo de gestações de alto risco como antioxidante e é administrada por via oral a éguas prenhes.[30]

No momento, a combinação de sulfametoxazol-trimetoprima, flunixino meglumina e pentoxifilina continua a ser o protocolo mais utilizado para o tratamento médico da placentite bacteriana na égua. De modo geral, em éguas com gestações de alto risco, é fundamental que um plano bem elaborado seja desenvolvido para lidar não apenas com o parto, mas também com o potro de alto risco, caso sobreviva. O ideal é que essas éguas fiquem alojadas em instalações que ofereçam acompanhamento 24 horas, com equipe disponível para lidar com eventualidades de maneira adequada e em tempo hábil. Todo o equipamento necessário deve estar organizado e à disposição imediata. Discussões exaustivas com proprietários e profissionais devem ocorrer antes de qualquer crise para que todos os envolvidos saibam as prioridades, os procedimentos autorizados e se o enfoque é a vida da égua ou do potro.

EXAME DO POTRO NEONATO

Ao avaliar um neonato equino, é importante lembrar que os primeiros minutos e horas após o nascimento são um período de profunda adaptação e que os parâmetros normais de avaliação mudam continuamente durante essa fase. Todos os sistemas corporais do potro estão em transição do ambiente intrauterino protegido, em que muitas de suas funções eram desempenhadas principalmente pela égua, por meio da placenta, para o ambiente externo, em que esses sistemas assumem total responsabilidade pela manutenção da homeostase. O tempo necessário para essa transição varia de acordo com o sistema corporal, e as adaptações exigidas pelo sistema cardiopulmonar são as mais importantes. Ao nascimento, os pulmões devem se expandir e eliminar os líquidos para que haja troca gasosa; esse processo deve ser coordenado com uma mudança no fluxo sanguíneo para a circulação pulmonar. Caso todos os elementos dessa transição não ocorram em alguns minutos, o potro não consegue sobreviver no ambiente externo. As adaptações exigidas pelos sistemas nervoso, musculoesquelético, endócrino, alimentar e termorregulador são igualmente importantes, mas ocorrem por um longo período após o nascimento.

Há uma série de alterações endócrinas no período periparturiente e essas alterações são essenciais para o preparo de vários sistemas corporais, como pulmões, trato gastrintestinal, rins e fígado, para as funções que serão desempenhadas após o nascimento.[61] Dentre elas a mais importante parece ser a ativação do eixo hipotalâmico-hipofisário-adrenal (HPA). Esse processo começa cerca de 5 dias antes do nascimento, quando a concentração de cortisol fetal passa a aumentar rapidamente.[17] Esse aumento prepara o corpo para muitos dos processos, que podem ter pouca ou nenhuma função no útero, mas são essenciais para a sobrevida após o nascimento, como respiração, conservação renal de sódio e metabolismo da glicose.[62] As concentrações séricas de cortisol continuam a aumentar nas primeiras horas após o nascimento, antes de retornar aos valores basais normais por volta de 1 dia de vida em potros saudáveis.[63] Potros muito prematuros (< 320 dias de gestação) têm baixas concentrações de cortisol ao nascer, que não aumentam de maneira adequada nas primeiras 2 horas de vida.[64] Além das alterações no eixo HPA, também há aumentos nos níveis circulantes de catecolaminas, insulina, glucagon e hormônios tireoidianos (T_3, T_4) logo após o parto.[62]

O sistema neurológico do feto equino está totalmente desenvolvido e funcional porque a natureza precoce dos potros ao nascer requer a habilidade imediata de deambular e viver de modo independente.[65] O feto é mantido em um estado de sono *in utero* por meio de uma combinação de fatores inibidores, que incluem fatores físicos como calor, redução da estimulação tátil e flutuabilidade, e fatores químicos, como as altas concentrações circulantes e/ou cerebrais de adenosina, prostaglandina D_2 e dos neuroesteroides pregnana, alopregnanolona e pregnanolona.[65,66] Esses neuroesteroides inibidores são sintetizados a partir da progesterona, principalmente na placenta durante o final da gestação; após o parto, suas concentrações no neonato normal logo diminuem, quase sempre nas primeiras 48 horas de vida.[67,68] Essa perda de inibição cerebral, combinada com a estimulação potente por causa do trânsito no canal do parto, o início da respiração e múltiplos estímulos externos (luz, frio, superfícies duras, espaço ilimitado, gravidade etc.), leva a um aumento rápido da atividade e consciência do neonato.[66]

Ao passar pelo canal do parto, o tórax do neonato sofre compressão significativa, o que ajuda a retirar o líquido das vias respiratórias. Quando os pulmões começam a inflar, a ação do surfactante aumenta a eliminação do líquido das vias respiratórias e mantém a estabilidade alveolar e a insuflação pulmonar. Antes do nascimento, a circulação fetal ignora funcionalmente a circulação pulmonar, desviando-se do ducto arterioso e do forame oval. Assim que o potro começa a respirar, a resistência na vasculatura pulmonar diminui de drasticamente, permitindo que o sangue da artéria pulmonar entre na vasculatura pulmonar em vez de passar pelo canal arterial para a aorta. Com o aumento da pressão no lado esquerdo do coração, o forame oval se fecha, impedindo o desvio de sangue do átrio direito para o esquerdo. O fechamento completo do canal arterial pode levar vários dias e não é incomum ouvir um sopro do tipo "maquinário" associado à persistência do canal arterial em potros durante os primeiros 1 a 3 dias de vida. A persistência do forame oval é rara em potros.

As primeiras respirações do potro ocorrem principalmente em resposta ao rápido aumento de dióxido de carbono na corrente sanguínea após a perda das trocas gasosas da placenta. É provável que a perda de prostaglandinas derivadas da placenta que suprimem a respiração *in utero* também contribua, assim como o início de estímulos táteis e o frio associados ao ambiente externo.[69] A respiração espontânea pode começar assim que o tórax sair do canal do parto e deve se iniciar 1 minuto após o nascimento. As primeiras respirações podem ser bastante exageradas por causa dos altos níveis de dióxido de carbono e do grau de esforço necessário para a primeira expansão pulmonar. Após essas primeiras respirações, a maioria dos potros continua a apresentar frequências respiratórias altas, de 50 a 75 movimentos por minuto (mpm) durante os primeiros 20 a 30 minutos de vida. A frequência respiratória diminui para cerca de 30 a 40 mpm e continua bastante estável pelo restante dos primeiros 2 dias de vida. Por volta dos 2 a 3 dias de idade, a maioria dos potros apresenta frequências respiratórias em torno de 20 mpm. O padrão respiratório dos potros é muito mais exagerado do que o observado em cavalos adultos; a inspiração e a expiração exigem esforço respiratório ativo por causa da grande flexibilidade da parede torácica do potro.

Logo após o nascimento, em geral o potro é bradicárdico, com frequências cardíacas de 60 a 80 bpm.[8] A frequência cardíaca logo aumenta, alcançando 150 a 175 bpm em torno de 40 a 60 minutos após o nascimento; as frequências cardíacas mais altas são quase sempre associadas às primeiras tentativas do potro de se levantar.[70] A frequência cardíaca então diminui de modo gradual, com valor em repouso de 120 a 150 bpm 1 a 2 horas após o nascimento, passando para 100 a 120 bpm 3 horas após o nascimento. Com 1 dia de idade, a frequência cardíaca normal em repouso fica entre 80 e 100 bpm. Por causa do amadurecimento relativamente tardio do eixo HPA no feto equino, o sistema cardiovascular não parece estar totalmente desenvolvido ao nascimento em comparação a outras espécies.[71] Assim, o neonato não apresenta respostas barorreceptoras bem desenvolvidas e é suscetível à hipotensão, sobretudo se for prematuro.[71]

A égua começa a interagir com o potro logo após o parto, usando estímulos vocais e táteis. O potro normal deve responder à estimulação logo após o nascimento; além disso, por volta dos 20 a 30 minutos de vida, o potro deve responder a estímulos visuais com os movimentos apropriados oculares e de cabeça.[72] Em 40 minutos, o potro deve responder aos estímulos auditivos com orientação independente dos pavilhões auriculares na direção do estímulo.[72] Por causa dos riscos associados ao decúbito prolongado em potros nascidos em ambiente natural, é imperativo que os animais logo se levantem e andem. O potro normal fica em decúbito esternal por poucos minutos após o nascimento. Começa a se esforçar para ficar em pé 30 minutos após o nascimento e deve conseguir fazê-lo sem ajuda em 60 a 120 minutos.[73] Esse tempo pode variar conforme a raça do animal; pôneis ficam em pé em menos de 60 minutos e potros de raças maiores, como Puro-Sangue, precisam de 30 a 60 minutos a mais.[9] Ao ficar em pé, o potro exibe algum grau de incoordenação e dismetria, com os membros em posição mais aberta, ou seja, os membros anteriores mais à frente e os posteriores estendidos para trás.[72] Uma vez em pé, o potro normal logo ganha coordenação e começa a circular a égua e tentar arrancos de velocidade em 1 a 2 horas.[74]

Alguns potros apresentam lassidão do tendão flexor ao nascer, observada principalmente como boletos caídos.[75] A maioria desses potros apresenta apenas anomalias brandas a moderadas, em geral consistindo em balançar para trás sobre os calcanhares e a parede caudal do casco, o que causa hiperextensão dos metacarpos e desvio do pé para cima.[76] Os potros acometidos logo se recuperam, com força e atividade crescentes durante os primeiros dias de vida.[77] Em casos raros, os potros podem apresentar anomalias musculoesqueléticas mais dramáticas, como a conformação "varrida pelo vento", com deformidades angulares em membros anteriores ou posteriores. Um membro apresenta deformidade em valgo, enquanto o membro oposto tem uma deformidade em varo correspondente. Exceto na presença de anomalias ósseas subjacentes, a maioria desses casos se resolve com o tempo e a atividade.

O potro normal começa a exibir comportamento de sucção logo após o nascimento, mesmo quando ainda deitado, e deve ser capaz de mamar sem ajuda em 1 hora após ficar em pé. Potros que precisam de mais de 3 horas para começar a mamar são considerados anormais. A boa amamentação representa vários desafios para o potro neonato, começando pela necessidade absoluta de ficar em pé e deambular para acessar o úbere. Os potros muito fracos ou aqueles com problemas musculoesqueléticos ou neurológicos têm grande dificuldade em mamar por esse motivo. Uma vez capaz de se levantar, o potro deve localizar o úbere, o que provavelmente requer uma combinação de habilidades visuais e olfatórias. A ingestão de leite é um processo neurológico bastante complexo, começando com a captura do teto pelos lábios, seguida pela coordenação da língua, faringe, laringe, epiglote e esôfago para que o leite entre no trato gastrintestinal e não no trato respiratório. Além do possível impacto adverso da fraqueza muscular ou disfunção neurológica nesse processo, anomalias físicas, como fenda palatina ou cistos subepiglóticos, podem interferir na passagem normal do leite.

O trato gastrintestinal deve passar por uma série de mudanças para acomodar e usar o colostro e o leite ingeridos. Durante as primeiras 12 a 24 horas após o nascimento, o intestino delgado continua permeável a macromoléculas, principalmente imunoglobulinas, permitindo a absorção dos anticorpos ingeridos com o colostro. A absorção ocorre por vários mecanismos, inclusive pinocitose, transporte linfático e exocitose. O período de absorção máxima corresponde às primeiras 12 horas após o nascimento; em torno de 50% das imunoglobulinas ingeridas são absorvidas nesse período.[78] Doze a 18 horas após o nascimento, a eficiência da absorção diminui de maneira substancial e apenas 28% das imunoglobulinas ingeridas são absorvidas; essa taxa de absorção não é influenciada de modo adverso pela ingestão prévia de macromoléculas.[78] Embora alguma absorção possa ocorrer depois de 18 horas, a sua eficiência continua a diminuir e é praticamente abolida às 36 horas de vida.

Após a perda do fornecimento de glicose derivada da mãe pela placenta, o potro deve assumir o controle homeostático da glicemia. Isso é bastante difícil porque a ingestão de nutrientes passa de um modo contínuo, em que a égua garante um suprimento contínuo e regulado de glicose em todos os momentos, para a ingestão calórica intermitente com base na ingestão de leite. O pâncreas deve assumir a responsabilidade pela manutenção da normoglicemia por meio da produção diferencial de glucagon e insulina. Essas alterações acentuadas no metabolismo energético nem sempre ocorrem sem problemas e, infelizmente, o potro possui reservas de energia limitadas na forma de glicogênio e gordura. Por isso, há hipoglicemia nas primeiras 1 a 2 horas de vida, mesmo em neonatos normais; potros doentes são suscetíveis à hipoglicemia grave, se privados da ingestão calórica por algumas horas. A resposta metabólica do potro é aumentar a produção de glucagon, epinefrina e cortisol e suprimir a produção de insulina, elevando a glicemia. A glicogenólise fornece uma fonte imediata de glicose, mas o potro apresenta pouquíssimos estoques de glicogênio hepático, de modo que a gliconeogênese logo se torna a principal via de produção endógena de glicose. A regulação da glicose tende a ser prejudicada em potros prematuros ou dismaturos, que são suscetíveis à hipoglicemia patológica na ausência de suplementação dietética ou parenteral apropriada.

Ao nascimento, o potro faz a transição do ambiente intrauterino normalmente estéril para um ambiente repleto de microrganismos patogênicos e não patogênicos. A colonização dos vários tecidos expostos ao ambiente externo é rápida, começando durante o parto. Esse fenômeno é muito importante no trato gastrintestinal, em que a atividade microbiana é essencial para a funcionalidade total do sistema imune local e da digestão. A colonização se dá por meio da exposição ambiental e é provavelmente facilitada pelo comportamento coprofágico comum nos potros. As imunoglobulinas e oligossacarídeos do colostro podem atuar na regulação da composição da flora gastrintestinal ao influenciar a capacidade de fixação de certas bactérias à superfície da mucosa e a opsonização de algumas bactérias, facilitando a resposta imune da mucosa a esses microrganismos.[79] Por volta de 2 a 4 semanas de idade, a população microbiana passa a apresentar composição e complexidade semelhantes à da mãe do potro, o que indica uma transição para o padrão adulto em prontidão para a transição de uma dieta à base de leite para uma dieta à base de volumoso.[80,81]

A termorregulação pode ser um desafio para o neonato devido à transição do ambiente uterino para o que é tipicamente um ambiente externo muito mais frio. Esse desafio é aumentado pela presença de um pelame inicialmente úmido, o que aumenta as perdas térmicas para o meio ambiente; além disso, o potro apresenta uma grande área de superfície em relação à massa corporal e ao armazenamento mínimo de gordura. O potro saudável tem uma alta taxa metabólica de repouso em comparação ao adulto e, no período neonatal imediato, a taxa metabólica é o dobro ou triplo da taxa basal devido às altas concentrações de T_3, T_4 e cortisol.[82] Essa alta taxa metabólica permite a produção endógena substancial de calor para alcançar e manter a normotermia. Essa produção de calor metabólico requer aportes substanciais de energia na forma de gorduras e carboidratos derivados do colostro e do leite, reforçando a enorme necessidade da boa e rápida amamentação para os potros. Outro mecanismo importante para a produção de calor no período neonatal imediato é a termogênese dos tremores. Isso parece ainda mais significativo porque os potros não parecem ter termogênese sem tremores devido aos estoques mínimos ou inexistentes de gordura marrom.[83] Os potros também usam abordagens comportamentais para termorregulação, variando desde a manutenção do decúbito esternal para minimizar as perdas de calor até a atividade vigorosa ao tentar ficar de pé e deambular, o que gera uma quantidade substancial de calor.

PREMATURIDADE, DISMATURIDADE E RETARDO DO CRESCIMENTO INTRAUTERINO

As anomalias da gestação estão associadas a um risco substancial para os potros, tanto como síndrome primária quanto como fator de risco para várias outras síndromes. Infelizmente, essas anomalias da gestação, que também foram denominadas *ausência de preparo para o nascimento*, podem ser difíceis de caracterizar devido à duração altamente variável da gestação equina.[84] Em seres humanos, a definição mais aceita de prematuridade é o nascimento mais de 21 dias antes do termo. Esse conceito também foi aplicado a cavalos e o parto antes de 320 dias de gestação foi considerado prematuro.[85] Infelizmente, a duração da gestação equina é muito menos consistente em comparação à gestação humana; potros vivos foram obtidos com períodos gestacionais entre 286 e 380 dias (média de 344 dias) em éguas Puros-Sangues e entre 313 e 370 dias (média de 339 dias) em éguas Warmbloods.[86-88] As raças de pôneis costumam ter gestações de duração semelhante, de 337 a 343 dias.[89] Embora existam relatos informais de gestações de mais de 365 dias em éguas de tração, uma descrição recente sugere que a duração média da gestação nessas raças é apenas 5 dias superior à observada em raças leves.[90] Além da influência racial, diversas variáveis influenciam a duração da gestação, inclusive o sexo e o peso do feto, a idade e a paridade da égua e fatores ambientais, como mês de concepção ou parto, nutrição materna e clima.[88]

Por causa da dificuldade em definir um momento específico indicativo de maturidade fetal, a prematuridade equina deve ser considerada tanto uma caracterização física e funcional quanto temporal. O tamanho e o aspecto físico do potro são características importantes relacionadas à prematuridade. Corpo pequeno e baixo peso ao nascer, junto com testa proeminente e arredondada, pelame sedoso, entrópio e orelhas caídas, são achados comuns em potros prematuros. Alguns potros acometidos podem apresentar língua bem avermelhada e mucosas um tanto pálidas. Lassidão flexural e periarticular também são comuns, embora alguns potros prematuros possam apresentar contratura do carpo ou boleto. A ossificação incompleta dos ossos cuboides dos carpos e tarsos também é um achado comum em potros prematuros e essas áreas são suscetíveis à lesão por esmagamento quando os potros acometidos ficam de pé e deambulam. Esse risco pode ser minimizado pela limitação do tempo em que esses potros podem continuar em pé e minimização de seu nível de atividade.

Sob uma perspectiva funcional, em geral os potros prematuros exibem fraqueza generalizada e têm grande dificuldade em ficar em pé sem assistência. Os potros acometidos costumam ter problemas de termorregulação, metabolismo de glicose e de função cardiovascular, pulmonar, gastrintestinal e renal. Os problemas de termorregulação são provavelmente causados por respostas endócrinas inadequadas à mudança do ambiente uterino para o ambiente externo. A regulação anormal da glicose também é indicativa de disfunção endócrina, talvez pela menor produção de insulina ou insensibilidade periférica a ela. A disfunção cardiovascular costuma provocar hipotensão persistente e pouco responsiva à terapia pressora. A permeabilidade vascular também pode ser maior e causar deslocamentos de líquido da vasculatura para o interstício. Por isso, o suporte de líquidos e a administração de inotrópicos e vasopressores devem ter como objetivo a manutenção da perfusão e não de uma determinada faixa de pressão arterial. Caso contrário, há risco de sobrecarga de líquidos e outras complicações. A disfunção respiratória pode ser causada por deficiência de surfactante, mas também com frequência está associada à diminuição do impulso respiratório, fraqueza dos músculos respiratórios, complacência elevada da parede torácica e baixa complacência pulmonar. A disfunção gastrintestinal é, em geral, provocada por problemas de motilidade, o que pode causar distensão, cólica e diarreia. A disfunção renal pode se manifestar principalmente como diminuição do débito urinário em vez de azotemia, e deve-se ter cuidado para evitar a sobrecarga de líquidos nesses pacientes.

A avaliação clinicopatológica pode auxiliar na caracterização desses potros. A leucopenia causada por neutropenia e linfocitose faz com que a razão entre neutrófilos e linfócitos (razão N:L) fique abaixo de 1 enquanto o valor normal é superior a 2. Essa reversão da razão N:L é uma característica muito utilizada para a definição da prematuridade equina e está diretamente associada ao comprometimento da função adrenocortical.[91] Esse comprometimento da função adrenal ocorre porque o amadurecimento do eixo HPA costuma acontecer nos últimos dias de gestação e continua nas primeiras semanas e talvez até meses após o nascimento.[64,92-95] Assim, potros prematuros exibem baixas concentrações séricas de cortisol ao nascer e concentrações elevadas de hormônio adrenocorticotrófico (ACTH).[92] Os potros prematuros não produzem concentrações adequadas de cortisol em decorrência da menor resposta adrenal ao ACTH endógeno. Além disso, esses animais também apresentam menor resposta ao ACTH exógeno. A avaliação da resposta ao ACTH exógeno pode ajudar a caracterização de potros como prematuros, embora haja um subconjunto de potros a termo clinicamente doentes que também podem exibir respostas inadequadas no teste de estimulação com ACTH.[96-98] Embora não específicas para a prematuridade, outras alterações clinicopatológicas podem ser observadas, como hipoxemia e hipercapnia arterial, hipoglicemia, acidose e anemia macrocítica normocrômica de baixo grau.

Em geral, a dismaturidade se refere a potros nascidos aparentemente a termo, mas com as características de prematuridade já discutidas. A dismaturidade é com mais frequência secundária à insuficiência placentária, causando RCIU.[99] A insuficiência placentária pode ser causada por doença placentária, separação placentária ou gemelaridade. Outras causas de RCIU são subnutrição materna ou doença sistêmica. A pós-maturidade deve ser diferenciada da dismaturidade e se refere a potros nascidos após o termo. Esses potros permaneceram no útero por um período excessivo, na maioria dos casos por causa da ingestão materna de festuca infectada com o fungo endófito *Acremonium coenophialum*.[32] As características físicas associadas à pós-maturidade são peso normal a alto ao nascer e porte grande, mas com má condição corporal. Os potros acometidos também podem apresentar contratura flexora, pelame longo e erupção total dos incisivos. Esses animais podem compartilhar uma série de outras características funcionais com potros prematuros, inclusive redução da termorregulação, anomalias no metabolismo de glicose e alterações da função gastrintestinal e renal.

A gravidade das anomalias associadas à prematuridade está, em certa medida, associada à duração da doença predisponente que levou ao parto prematuro. Potros que sofreram estresse prolongado no útero causado por doença placentária podem estar surpreendentemente "prontos para o nascimento" por causa da estimulação da produção endógena de cortisol e do amadurecimento precoce do sistema endócrino.[100] Em casos raros, esses potros podem sobreviver com intervenção médica agressiva, mesmo se tiverem mais de 286 dias de idade gestacional, com base na experiência pessoal do autor. Em potros que não sofreram estresse no útero e com alguma doença de início agudo que leve ao parto prematuro, a probabilidade de "despreparo" ao nascimento é muito maior e as anomalias clínicas são mais dramáticas. É improvável que esses potros sobrevivam caso nasçam mais de 2 semanas antes da data prevista.

A sobrevida da maioria dos potros prematuros e dismaturos requer intervenção médica e cuidados de suporte. Como essas doenças afetam todos os sistemas corporais, a avaliação deve ser completa. Devido às grandes semelhanças clínicas entre esses potros e aqueles a termo com sepse, a diferenciação das síndromes pode ser difícil. Já que potros prematuros e dismaturos também são mais suscetíveis à sepse, o clínico deve supor a presença de infecção bacteriana na maioria dos casos. A terapia antimicrobiana de amplo espectro deve ser instituída. Recomendações específicas para o tratamento e suporte do potro gravemente doente são discutidas em detalhes nas seções relevantes deste capítulo.

O prognóstico de sobrevida de potros com prematuridade, pós-maturidade e dismaturidade é bom com os cuidados apropriados. As taxas de sobrevida podem ser altas, de 80 a 85%, e muitos desses potros irão "alcançar" os seus pares e chegar a ter tamanho adulto e função normais. É importante, no entanto, que os proprietários de potros muito prematuros (menos de 300 dias de gestação) entendam que, se sobreviverem à idade adulta, esses animais provavelmente não alcançarão tamanho e morfologia normal de adulto e é improvável que possam ser atletas.

Prevenção

A melhor abordagem para a prevenção das anomalias da gestação é o monitoramento cuidadoso da prenhez para a identificação de quaisquer doenças que possam afetar a viabilidade fetal ou levar ao parto prematuro. O tratamento precoce de infecções placentárias com antimicrobianos, anti-inflamatórios e progesterona (altrenogest) pode aumentar a duração da gestação e minimizar as anomalias associadas ao parto prematuro. A indução do parto deve ser evitada sempre que possível, mas, caso seja necessária, deve-se ter cuidado para que seja realizada em éguas com gestação de duração bem conhecida. A remoção de éguas de pastos com festuca infectada com endófitos, combinada com a administração de antagonistas do receptor de dopamina (domperidona), pode diminuir o risco de dismaturidade.

REANIMAÇÃO NEONATAL

Embora a necessidade de reanimação de um potro seja incomum, a natureza crítica dessa intervenção exige que todos os profissionais sejam devidamente treinados para reconhecer quando e como fazê-la. Os equipamentos e medicamentos apropriados devem estar organizados e à pronta disposição antes do evento para que não haja retardo em sua instituição. Em potros, a parada cardiorrespiratória (PCR) geralmente começa com uma parada respiratória, que leva à parada cardíaca causada por asfixia. Isso acontece porque a doença cardíaca primária é muito rara em potros. Essa é uma situação muito diferente daquela observada na maioria dos pacientes humanos, nos quais a parada cardíaca costuma ser o principal fator inicial.[101] Por isso, o protocolo de reanimação de potros difere substancialmente da abordagem utilizada em pacientes humanos. O estabelecimento de uma via respiratória desobstruída e o fornecimento de suporte ventilatório, e não as compressões cardíacas, são as prioridades em potros (Boxe 20.1).

O primeiro desafio é reconhecer quais potros precisam de reanimação, porque a intervenção precoce antes da parada cardíaca está associada a uma probabilidade muito maior de sucesso, de até 50%.[102] A situação em que há maior probabilidade de necessidade de reanimação é o parto devido à ocorrência de asfixia no útero ou durante a distocia; o potro pode ter ficado preso por um período prolongado e não ser capaz de respirar normalmente sem reanimação.[30] Os sinais clínicos que podem indicar a necessidade de reanimação no período pós-parto imediato são ausência de respiração, respiração ofegante irregular, frequência respiratória inferior a 10 mpm, frequência cardíaca inferior a 40 bpm, flacidez muscular irregular ou ausente ou ausência de resposta à estimulação tátil.[103] Outras situações em que a reanimação pode ser necessária são doença pulmonar primária, choque séptico, hipovolemia, acidose metabólica, hiperpotassemia, hipoglicemia, reflexo vasovagal e hipotermia.[102,104] É importante reconhecer que o prognóstico para a reanimação bem-sucedida e a sobrevida do paciente é muito menor na presença dessas condições por causa da gravidade da doença sistêmica e da probabilidade de falência múltipla de órgãos. Embora a reanimação do paciente seja possível, a probabilidade de sobrevida é muito baixa a menos que a doença subjacente possa ser tratada. As causas cardíacas de PCR em potros podem incluir dano miocárdico secundário à hipoxia ou sepse grave, miocardite, defeitos cardíacos congênitos, endocardite com embolia arterial coronariana e tamponamento cardíaco.[102,104]

O monitoramento direto do potro durante o parto pela equipe veterinária é improvável, exceto em casos de distocia e gestações de alto risco com hospitalização. A avaliação da função respiratória e cardiovascular do potro deve começar durante o parto. Em caso de observação de mecônio, o trato respiratório superior do potro deve ser aspirado imediatamente, de preferência ainda no canal de parto e antes da primeira respiração. Após o parto, a sucção da traqueia pode ser necessária caso haja grande quantidade de mecônio ou sua detecção no trato respiratório superior. A sucção mecânica é desencorajada porque ela costuma ser muito agressiva e pode piorar a hipoxemia e a bradicardia causada por reflexos vagais; se utilizada, o tempo de sucção deve ser limitado a não mais que 5 a 10 segundos. Após o parto, o potro pode respirar algumas vezes, mas deve estabelecer um padrão de respiração regular em 30 segundos. O ofegar persistente, a respiração com a boca aberta e a dificuldade respiratória grave podem indicar obstrução grave ou total das vias respiratórias superiores, como atresia coanal bilateral, deslocamento dorsal do palato mole ou estenose das narinas. A estimulação tátil, como a secagem vigorosa com toalhas, pode ajudar a estimular o início da respiração. Um exame rápido deve ser realizado durante esse período para identificar quaisquer defeitos congênitos que tornariam a reanimação inadequada ou desumana. Se o potro não começar a respirar de maneira espontânea e regular, as vias respiratórias precisam ser estabelecidas imediatamente e o suporte básico de vida (SBV) deve ser implementado. A melhor abordagem para o estabelecimento de vias respiratórias é a utilização de uma sonda nasotraqueal com balão (*cuff*); esse procedimento é mais fácil quando a cabeça do potro é colocada em posição estendida. Devido à urgência da situação, no máximo duas tentativas de colocação de sonda nasotraqueal devem ser permitidas, até o máximo de 15 segundos. Se a intubação nasotraqueal não for bem-sucedida, deve-se proceder de imediato à intubação orotraqueal ou traqueotomia. Na ausência de sondas nasotraqueais, a ventilação boca-a-narina pode ser utilizada, porque o potro respira obrigatoriamente pelas narinas. Deve-se ter cuidado para ocluir a narina oposta manualmente para evitar extravasamento de ar desse local durante a ventilação; a eficácia da ventilação pode ser facilmente avaliada por meio do monitoramento da elevação do tórax durante o procedimento.[104]

Após a intubação, a ventilação deve ser fornecida com um dispositivo de reanimação manual valvulado autoinflável (Ambu Inc., Ballerup, Dinamarca) a 10 mpm com volume corrente de 10 mℓ/kg.[104] É muito difícil limitar as respirações a essa frequência baixa; porém, por causa do estresse e da excitação da reanimação, que em muitos casos leva a frequências de ventilação acima de 60 mpm. Infelizmente, a ventilação excessiva diminui o retorno cardíaco e a perfusão coronária e foi associada a desfechos desfavoráveis.[105] Outro desafio é o monitoramento do volume corrente, porque há uma enorme variedade de reanimadores manuais à disposição, todos com diferentes volumes internos e fornecendo quantidades variáveis de ar dependendo de quanto são comprimidos. Por isso, é melhor monitorar a ventilação observando a excursão torácica durante o procedimento, lembrando que a ventilação agressiva é contraindicada. Embora seja um tanto controverso, pode haver algum benefício em ventilar o potro neonato com oxigênio a 100% por um breve período (1 minuto) logo após o parto para estimular a reversão da circulação fetal persistente.[30,106] No entanto, não há indicação para a administração contínua de concentrações suprafisiológicas de oxigênio, que podem realmente ser prejudiciais. O fornecimento de ar ambiente é mais apropriado em potros sem disfunção respiratória subjacente.[104] Após 30 segundos de ventilação assistida, interrompa o procedimento e observe se há respiração espontânea enquanto avalia a função cardiovascular e monitora os batimentos cardíacos. Na presença de frequência cardíaca de 50 ou mais (ou entre 40 e 50, mas aumentando),[104] mas não de respiração, retome as ventilações, parando a cada 2 minutos para monitorar os esforços espontâneos ou antes, se tais esforços forem óbvios. Até 90% dos potros que precisam de reanimação ao nascimento respondem apenas ao suporte ventilatório, sem necessidade de outros tratamentos.[30]

Na ausência de batimentos cardíacos ou se a frequência cardíaca for muito baixa, inicie imediatamente as compressões torácicas já que toda demora pode ser muito prejudicial. Não gaste mais do que 10 segundos tentando avaliar a função cardíaca; o risco associado a compressões torácicas desnecessárias é menor do que a ausência de compressões em um animal que precisa delas. Coloque o potro em decúbito lateral em uma superfície firme e palpe-o rapidamente para a detecção de fraturas de costela antes de iniciar as compressões. Se houver fraturas unilaterais de costela, posicione o potro com o lado acometido para baixo; na existência de fraturas bilaterais, coloque o lado com mais fraturas craniais voltado para baixo.[104] O profissional responsável pelas compressões deve se posicionar na face dorsal do potro, com os joelhos contra a coluna, o que impede o deslocamento do animal durante o procedimento. As duas mãos devem ser utilizadas, com uma fechada em punho e colocada com a palma para baixo sobre o coração do potro e a outra mão colocada em cima do punho fechado. Os braços devem ser mantidos retos, usando o peso da parte superior do corpo para conduzir as compressões. Aconselha-se uma frequência alta, de 100 compressões por minuto.[102] A profundidade da compressão é de difícil medição, mas recomenda-se "empurrar com força".[104] As compressões torácicas devem ser interrompidas brevemente a cada 2 a 3 minutos para monitorar a presença de batimentos cardíacos, mas devem ser retomadas em 10 segundos. O procedimento deve ser ajustado caso haja apenas um único indivíduo para iniciar a reanimação de um paciente que precisa de compressões torácicas. Se o paciente não estiver intubado, recomenda-se a aplicação de 30 compressões torácicas a cada duas ventilações; no paciente intubado, recomenda-se a aplicação de compressões torácicas contínuas, sem esforços ventilatórios.[104] Embora não seja viável na reanimação com um único profissional, na presença de diversos socorristas, um cateter intravenoso (IV) deve ser colocado durante os esforços de reanimação para permitir a administração de medicamentos ou líquidos.

Na ausência de resposta ao SBV, medidas mais agressivas (suporte avançado de vida) são indicadas. O suporte avançado pode incluir a administração de fármacos e a instituição do monitoramento aprimorado. Muitos medicamentos têm sido usados empiricamente na reanimação do potro, mas nenhum foi estudado de maneira específica. A utilidade de muitos desses agentes é discutível, seja por serem direcionados à disfunção cardíaca primária, que é rara em potros, ou por não serem mais empregados na reanimação cardiopulmonar (RCP) humana. O medicamento com maior probabilidade de uso é a epinefrina, embora isso seja debatido de modo contínuo na literatura humana.[107] A epinefrina é administrada em dose de 0,01 mg/kg IV a cada 3 a 5 minutos. Na ausência de acesso IV, a epinefrina pode ser administrada por via intratraqueal em dose de 0,1 mg/kg, de preferência diluída em um pequeno volume (3 a 5 mℓ) de água ou solução salina estéril.[104] A vasopressina tem substituído ou sido combinada com a epinefrina na RCP.[108] Deve ser administrada como dose única de 0,6 U/kg IV após a primeira dose de epinefrina.[102] O doxapram é bastante utilizado na reanimação de potros como estimulante respiratório, mas é contraindicado porque não reverte a apneia secundária, além de diminuir o fluxo sanguíneo cerebral e aumentar o consumo cerebral de oxigênio.[104,109] A atropina e o glicopirrolato também têm sido usados na reanimação de potros, mas como o alto tônus vagal é uma causa improvável de bradicardia, o benefício desses tratamentos não é claro. Parece improvável que a administração de uma dose única de atropina possa ser prejudicial; se usada, porém, a atropina deve ser dada em dose de 0,02 mg/kg IV. Corticosteroides, gliconato de cálcio, lidocaína, sulfato de magnésio e bicarbonato de sódio, embora possam ser indicados no tratamento da parada cardíaca primária, não são recomendados na reanimação de rotina de potros neonatos nesse momento.[104]

Desfibrilação

A desfibrilação é indicada em casos de fibrilação ventricular e taquicardia ventricular sem pulso. O acesso ao equipamento apropriado, porém, tende a ser limitado. A ampla disponibilidade de desfibriladores elétricos automatizados humanos pode alterar essa situação, mas, no momento, não existem estudos publicados sobre o seu uso em potros. As compressões cardíacas e a ventilação devem continuar até o momento da desfibrilação e ser reiniciadas logo depois. A carga inicial deve ser 2 J/kg, com aumento para 4 J/kg nas tentativas subsequentes.[102] A desfibrilação representa perigo para o operador e toda pessoa em contato com o potro; por isso, os profissionais devem receber treinamento apropriado antes do uso de um desfibrilador.

Monitoramento da reanimação

O estado do paciente durante a reanimação é extremamente dinâmico, exigindo reavaliação constante. O monitoramento do retorno da circulação e da respiração espontâneas sem interferir no próprio processo de reanimação pode ser difícil. Após o início dos esforços de reanimação, a função cardíaca e respiratória deve ser reavaliada em intervalos de 2 a 3 minutos, a menos que o potro mostre sinais óbvios de resposta (Boxe 20.1). O monitoramento via eletrocardiografia pode ser desafiador, porque a atividade elétrica não necessariamente representa uma contratilidade cardíaca efetiva, um fenômeno denominado *atividade elétrica sem pulso*. Os esforços respiratórios são observados com muito mais facilidade e sua eficácia é avaliada de modo subjetivo. Uma técnica que pode facilitar muito o monitoramento durante a reanimação é o monitoramento do CO_2 expirado ($EtCO_2$) se a capnografia estiver à disposição. O sensor é colocado na sonda endotraqueal e o monitoramento em tempo real é prontamente realizado. O $EtCO_2$ normal em repouso em um paciente saudável com respiração espontânea é de cerca de 40 mmHg (35 a 45 mmHg), enquanto o CO_2 em ar ambiente é 0,3 mmHg. Durante a reanimação, o $EtCO_2$ deve ser mantido em 10 mmHg, indicando um grau adequado de perfusão e ventilação. Na reanimação bem-sucedida, há um rápido aumento de $EtCO_2$ em direção à faixa normal, indicando a melhora da perfusão e da ventilação. Uma diminuição no $EtCO_2$ durante a reanimação indica ventilação e perfusão inadequadas, exigindo a reavaliação do procedimento. Se nenhuma resposta for detectada após 10 a 15 minutos de reanimação, é extremamente improvável que o paciente responda a esforços adicionais.

Suporte pós-reanimação

Após a reanimação bem-sucedida, o paciente deve ser considerado de alto risco devido à presença de alguma doença primária e à probabilidade de lesão hipóxica secundária.[110] O monitoramento e os cuidados médicos adequados são essenciais durante esse período. Os potros devem receber insuflação intranasal de oxigênio umidificado de 5 a 10 ℓ/min até a estabilidade com função cardiopulmonar adequada. A fluidoterapia é provavelmente benéfica para assegurar a normovolemia e apoiar a função cardiovascular. Deve-se ter cuidado para evitar a super-hidratação, pois esses pacientes podem ser suscetíveis ao desenvolvimento de edema pulmonar. A terapia vasopressora e inotrópica pode ser indicada se a função cardiovascular for inadequada. A administração de glicose é importante, sobretudo em neonatos, mas deve-se ter cuidado para evitar a hiperglicemia. Na reanimação a campo, deve-se considerar seriamente o encaminhamento imediato do potro para uma instalação equipada para prestar cuidados intensivos.

BOXE 20.1 Fluxograma de reanimação cardiopulmonar

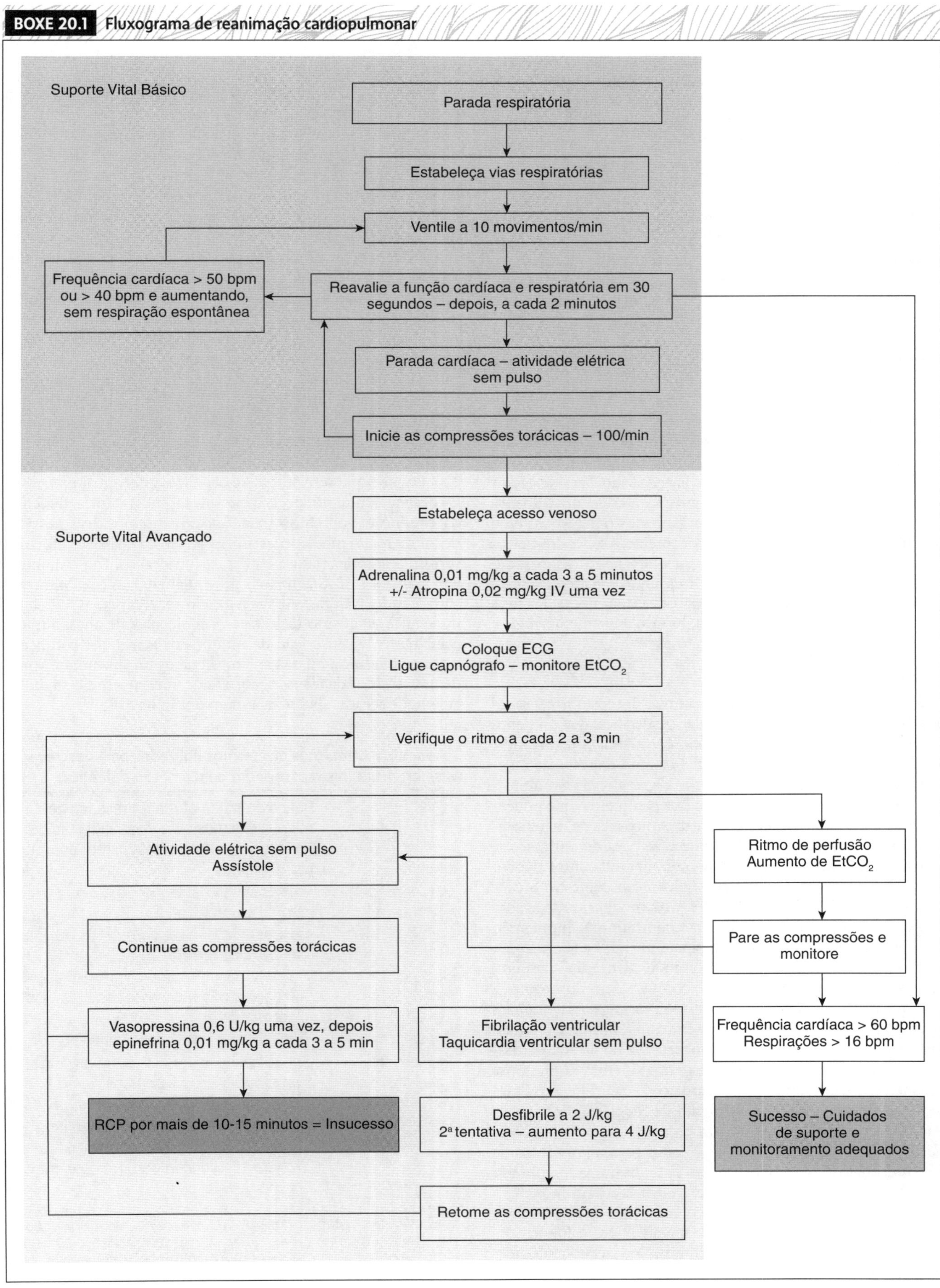
Suporte Vital Básico
Parada respiratória
Estabeleça vias respiratórias
Ventile a 10 movimentos/min
Frequência cardíaca > 50 bpm ou > 40 bpm e aumentando, sem respiração espontânea
Reavalie a função cardíaca e respiratória em 30 segundos – depois, a cada 2 minutos
Parada cardíaca – atividade elétrica sem pulso
Inicie as compressões torácicas – 100/min
Suporte Vital Avançado
Estabeleça acesso venoso
Adrenalina 0,01 mg/kg a cada 3 a 5 minutos +/- Atropina 0,02 mg/kg IV uma vez
Coloque ECG
Ligue capnógrafo – monitore $EtCO_2$
Verifique o ritmo a cada 2 a 3 min
Atividade elétrica sem pulso
Assístole
Continue as compressões torácicas
Vasopressina 0,6 U/kg uma vez, depois epinefrina 0,01 mg/kg a cada 3 a 5 min
RCP por mais de 10-15 minutos = Insucesso
Fibrilação ventricular
Taquicardia ventricular sem pulso
Desfibrile a 2 J/kg
2ª tentativa – aumento para 4 J/kg
Retome as compressões torácicas
Ritmo de perfusão
Aumento de $EtCO_2$
Pare as compressões e monitore
Frequência cardíaca > 60 bpm
Respirações > 16 bpm
Sucesso – Cuidados de suporte e monitoramento adequados

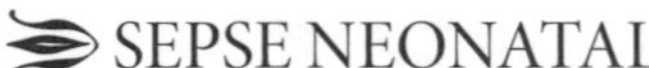

SEPSE NEONATAL

O manejo de neonatos equinos em estado crítico é extremamente desafiador, mas houve avanços imensos no cuidado desses animais nas últimas décadas. O declínio gradual nas taxas de mortalidade de potros hospitalizados nos últimos 30 anos, embora provavelmente devido a uma série de fatores além dos avanços terapêuticos, é uma forte evidência do progresso alcançado. As taxas de sobrevida de potros hospitalizados na América do Norte têm lentamente subido, de cerca de 60% na década de 1980 para perto de 70% na década de 1990 e depois para 70 a 80% na década de 2000.[111-116] Por mais encorajadores que esses números sejam, é importante notar que as taxas de sobrevida em potros com sepse são menores do que em todos os potros doentes hospitalizados. Na década de 1980, apenas 26% dos potros com sepse sobreviviam, mas estudo mais recente, de 2006, relatou a sobrevida de 57% dos potros com sepse.[117,118] Esse número é comparado às taxas de sobrevida de potros doentes hospitalizados, mas sem sepse, de 75 a 95%.[118,122] O prognóstico relativamente ruim de potros com sepse é causado por muitos fatores, dentre eles o fato de que a sepse representa uma resposta inflamatória sistêmica à infecção ou lesão e pode logo progredir para choque séptico e morte, apesar do tratamento agressivo. Tradicionalmente, o termo *septicemia* é usado para se referir a esse processo em neonatos equinos e descreve uma doença sistêmica com existência de microrganismos patogênicos e/ou suas toxinas no sangue.[123,124] Historicamente, a sepse dos potros era causada por infecções bacterianas gram-negativas disseminadas; no entanto, ficou claro que uma síndrome idêntica pode ocorrer em pacientes com infecções bacterianas gram-positivas ou mistas, infecções virais, trauma, hipovolemia, hemorragia e reações imunológicas e medicamentosas.[125-127]

Fisiopatologia

As anomalias associadas à síndrome clínica de sepse são causadas por uma resposta inflamatória inata inespecífica, que foi denominada *síndrome da resposta inflamatória sistêmica* (SIRS).[125] A SIRS representa uma fase terminal comum da resposta inflamatória, caracterizada pela ativação maligna global de múltiplas vias pró-inflamatórias, e é marcada por parâmetros que podem ser facilmente definidos em pacientes clínicos. Essas manifestações da doença são as mesmas utilizadas para definir a sepse, mas a descoberta de que muitos estímulos diferentes podem induzir essa resposta levou à sua redefinição como SIRS causada por infecção (Tabela 20.1).[128,129] As mudanças associadas à SIRS podem provocar choque, caracterizado por hipotensão grave que não responde à fluidoterapia intravenosa (Boxe 20.2). O choque pode causar hipoperfusão e disfunção orgânica, impedindo a manutenção da homeostase sem intervenção. Esse processo é denominado *síndrome de disfunção de múltiplos órgãos* (MODS).[125] A MODS representa uma síndrome progressiva em que a primeira disfunção é observada no sistema cardiovascular; a seguir, há o acometimento dos sistemas respiratório, hepático, gastrintestinal, renal, cardíaco e neurológico. Esses processos levam ao desenvolvimento de hipotensão refratária, acidose láctica e oligúria e podem provocar a morte. Os critérios de SIRS foram propostos há 15 anos para a população de potros neonatos e são embasados em critérios humanos, usando informações relacionadas aos valores normais em equinos.[124,130] Esses critérios foram empregados em uma série de estudos com potros clinicamente doentes desde aquela época e foram correlacionados a aumentos na concentração de lactato e na mortalidade.[130,131] Um relato recente propôs a revisão dos critérios de SIRS com base na idade e nos conhecimentos derivados dos novos critérios de SIRS pediátrica humana, incorporando as mudanças nos valores normais decorrentes do crescimento dos potros (Tabela 20.2).[132]

A inflamação representa a resposta dos tecidos à lesão ou à presença de microrganismos. Desempenha um papel vital porque aumenta o movimento das células fagocíticas e moléculas de defesa, como imunoglobulinas e componentes do sistema complemento, da corrente sanguínea para o sítio de infecção ou lesão. O primeiro passo nesse processo é o reconhecimento da lesão tecidual ou da invasão microbiana. O trauma ou a invasão microbiana provoca lesão tecidual; as células danificadas liberam ou produzem padrões moleculares associados ao dano, e esses mediadores podem desencadear uma resposta inflamatória não específica.[133] Alternativamente, componentes de células bacterianas específicas, denominados *padrões moleculares associados a patógenos* (PAMPs), podem ser reconhecidos por células imunes que produzem mediadores inflamatórios, levando ao início de uma resposta inflamatória e sua subsequente amplificação.[133,134] Alguns dos PAMPs que podem ser reconhecidos pelo sistema imune são lipopolissacarídeo (LPS; endotoxina), exotoxinas de bactérias gram-negativas, peptidoglicano, ácidos lipoteicoicos, enterotoxinas ou exotoxinas superantigênicas de bactérias gram-positivas.[124,135] O desenvolvimento de uma resposta inflamatória depende da produção, sobretudo pelo fagócito mononuclear ativado, de numerosos mediadores inflamatórios, inclusive citocinas pró-inflamatórias (fator de necrose tumoral α [TNF-α], interleucina [IL]-1, IL-6), enzimas pró-inflamatórias (óxido nítrico sintase induzível, fosfolipase A_2, ciclo-oxigenase 2 [COX-2]) e moléculas de adesão (selectinas e moléculas de adesão intercelular).[136] A transcrição de muitos dos genes que codificam esses mediadores, ou das enzimas que os produzem, depende de um ativador da transcrição, o fator nuclear κB, e essa molécula pode ser um alvo para a intervenção na SIRS.[137-139]

Tabela 20.1 Definições dos termos utilizados para descrever as síndromes clínicas associadas à inflamação sistêmica.

Infecção	Resposta inflamatória à presença de microrganismos ou à invasão de tecido hospedeiro normalmente estéril por microrganismos
Bacteriemia/ septicemia	Existência de bactérias viáveis na corrente sanguínea
SIRS	Resposta sistêmica a uma série de insultos clínicos graves
Choque	Hipotensão induzida por SIRS refratária à reanimação hídrica e associada à hipoperfusão
Sepse	SIRS causada por infecção
Sepse grave	Sepse associada à disfunção orgânica, hipoperfusão ou hipotensão
Choque séptico	Choque induzido por sepse
MODS	Alteração da função de órgãos em um paciente com doença aguda que requer intervenção para manutenção da homeostase

MODS, síndrome de disfunção de múltiplos órgãos; SIRS, síndrome da resposta inflamatória sistêmica. (Adaptada de Nathens AB, Marshall JC. Sepse, SIRS e MODS: What's in a name? *World J Surg*. 1996; 20(4):386-391; Bone RC, Grodzin CJ, Balk RA. Sepse: a new hypothesis for pathogenesis of the disease process. *Chest*. 1997; 112(1):235-343.)

BOXE 20.2 Fisiopatologia do choque no potro neonato

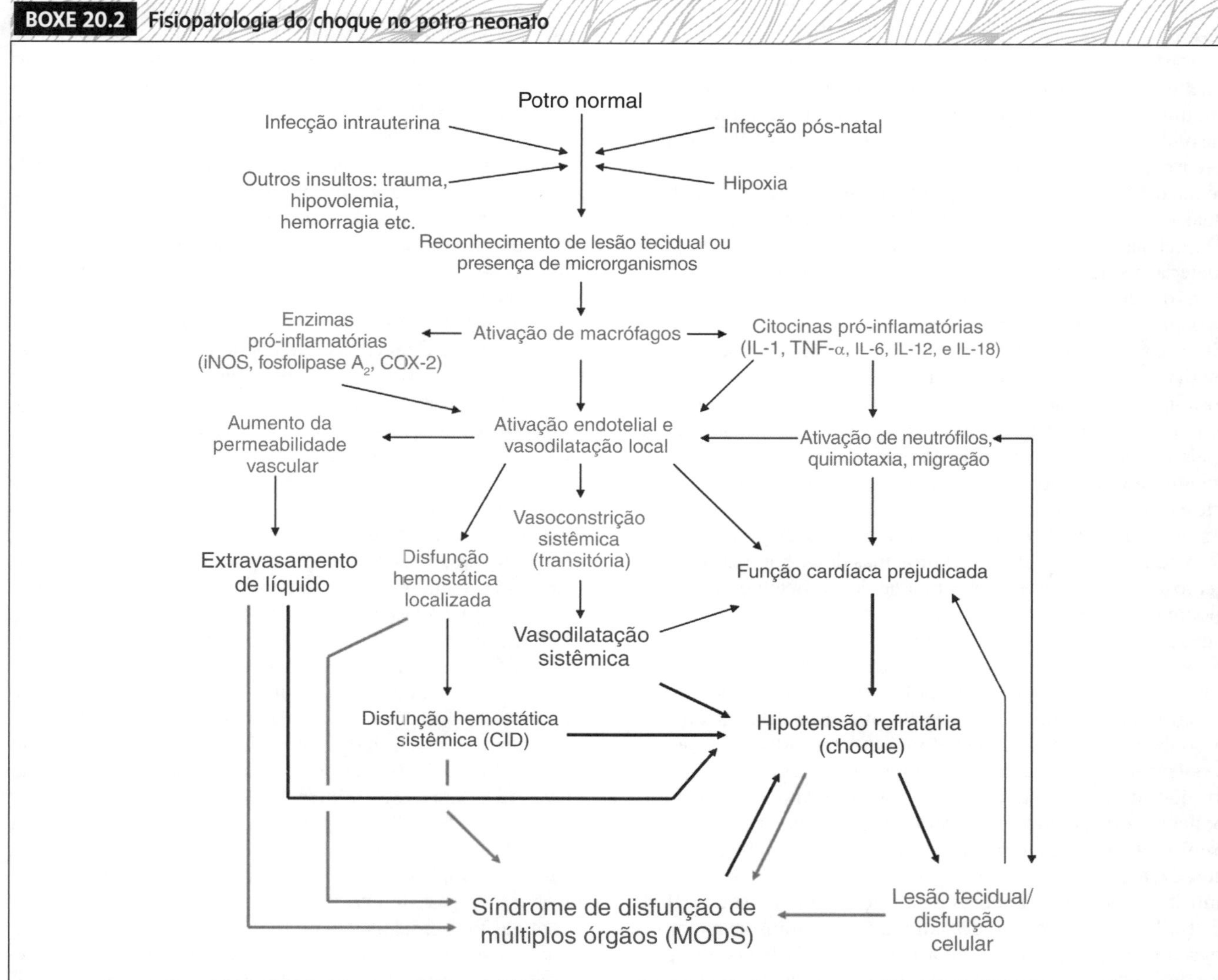

COX-2, ciclo-oxigenase-2; CID, coagulação intravascular disseminada; IL, interleucina; iNOS, óxido nítrico sintase induzível; TNF, fator de necrose tumoral. (Adaptado de McKenzie HC, Furr MO. Equine neonatal sepse: the pathophysiology of severe inflammation and infection. *Comp Contin Educ Pract Vet.* 2001; 23:661-672.)

Tabela 20.2 **Critérios propostos para o diagnóstico da síndrome de resposta inflamatória sistêmica em potros (pelo menos três dos seguintes critérios devem ser observados e um deles deve ser a temperatura ou o número de leucócitos anormal).**

Parâmetro	Neonato (do nascimento aos 3 dias)	Neonato (4 a 14 dias)	Juvenil (15 dias a 6 meses)	Desmame (7 meses a 1 ano)
Febre ou hipotermia	> 39,2°C ou < 37,2°C	> 39,2°C ou < 37,2°C	> 39,2°C ou < 37,2°C	> 39,2°C ou < 37,2°C
Taquicardia (batimentos/min)	> 115	> 120	> 96 > 44	> 60 > 20 > 12,5 ou < 4
Taquipneia (movimentos/min)	> 56	> 56	> 44	> 20
Leucocitose (× 10^3), leucopenia ou > 5% de neutrófilos bastonetes	> 14,4 ou < 6,9	> 12,5 ou < 4	> 12,5 ou < 4	> 12,5 ou < 4
Lactato no sangue venoso (mmol/ℓ)	> 5	> 2,5	> 2,5	> 2,5
Glicemia no sangue venoso (mg/dℓ)	< 50	< 50	< 50	< 50

De Wong DM, Wilkins PA. Defining the systemic inflammatory response syndrome in equine neonates. *Vet Clin North Am Equine Pract*. 2015; 31(3):463-381.

É importante compreender que embora a infecção bacteriana possa ser responsável pelo início de uma resposta inflamatória, o processo inflamatório em si é causado apenas pela produção de mediadores endógenos. As primeiras alterações observadas em uma resposta inflamatória são causadas principalmente pela vasodilatação local e pelo aumento da permeabilidade vascular, decorrentes dos efeitos de mediadores vasoativos liberados pela célula danificada ou infectada. Ao chegar ao sítio de lesão tecidual, os neutrófilos e macrófagos fagocitam o material estranho e as células do tecido danificado ou morto e tentam destruir o material fagocitado. Além disso, os macrófagos liberam uma série de fatores que aumentam a resposta imune, inclusive as citocinas pró-inflamatórias IL-1, TNF-α, IL-6, IL-12 e IL-18. Essas citocinas pró-inflamatórias aumentam a produção de mediadores inflamatórios secundários, como os derivados de fosfolipídios (prostaglandinas, tromboxano A_2 e leucotrienos) e as espécies reativas de oxigênio (ROS), exacerbando ainda mais a resposta inflamatória. As manifestações sistêmicas de inflamação/infecção (febre, letargia, mal-estar, perda de apetite e caquexia) são causadas principalmente por TNF-α e IL-1. As citocinas IL-6, IL-1 e TNF-α iniciam a resposta de fase aguda, com aumento da produção de proteínas de fase aguda (fibrinogênio, amiloide A sérico, plasminogênio, complemento, haptoglobina, ceruloplasmina, ferritina, proteína C reativa etc.) pelo fígado.[140] Essas substâncias são importantes em muitas fases da resposta a estímulos inflamatórios, inclusive ativação do sistema complemento, coagulação, fibrinólise, transporte de substâncias na corrente sanguínea, inibição de proteases de neutrófilos e modulação da resposta inflamatória.[141] A resposta de fase aguda é essencial para a inflamação, cicatrização e adaptação a estímulos nocivos. A resposta de fase aguda também possui um componente anti-inflamatório contrarregulador, que normalmente minimiza e resolve a resposta inflamatória a estímulos localizados. Essa resposta contrarreguladora consiste em mediadores anti-inflamatórios, inibidores da ativação de macrófagos (IL-4, IL-10, IL-13, corticosteroides adrenais, fator transformador do crescimento β e prostaglandina E_2), antagonistas dos receptores de citocinas pró-inflamatórias (antagonistas do receptor de IL-1) e receptores solúveis de citocinas pró-inflamatórias (receptor solúvel de IL-1 de tipo II e receptores solúveis de TNF).[142] O equilíbrio entre esses componentes pró-inflamatórios e anti-inflamatórios é muito importante na determinação das características da resposta inflamatória, porque a atividade excessiva do componente anti-inflamatório pode causar imunossupressão durante ou após uma resposta inflamatória grave, que foi denominada *síndrome da resposta anti-inflamatória compensatória*.[125]

Em moderação, as mudanças associadas a uma resposta inflamatória são protetoras, provocando o aumento da morte de micróbios por mecanismos específicos e não específicos ao antígeno, estimulação imunológica generalizada e aumento da atividade dos sistemas necessários para a cicatrização do tecido danificado. A SIRS, a forma maligna excessiva das respostas inflamatórias e de fase aguda, é caracterizada pela atividade sistêmica de numerosos mediadores pró-inflamatórios. Todos esses mediadores representam componentes da resposta inflamatória normal a um estímulo localizado, mas a atividade sistêmica deles pode causar uma resposta excessiva e muitas vezes prejudicial. Um dos primeiros efeitos observados na SIRS é a ativação endotelial generalizada, que aumenta a produção de mediadores vasoativos e altera a homeostase vascular. As citocinas inflamatórias são responsáveis pela ativação do endotélio, e as células ativadas produzem citocinas inflamatórias, bem como quantidades maiores de óxido nítrico (NO), prostaglandinas e endotelina 1.[143] As células endoteliais ativadas se retraem, afastando-se umas das outras, o que aumenta o tamanho dos poros intercelulares e permite o aumento da permeabilidade vascular; além disso, essas células aumentam sua produção de fator tecidual e fator de von Willebrand, provocando trombose localizada e adesão plaquetária.[144]

Um dos primeiros efeitos sistêmicos é a vasoconstrição pulmonar que causa hipertensão pulmonar.[145] Essa fase é seguida por hipotensão sistêmica, decorrente da diminuição do tônus arterial, o que reduz a pós-carga do ventrículo esquerdo; combinada com a vasodilatação das grandes veias, há diminuição do retorno venoso e da pré-carga do ventrículo direito. Esses efeitos podem progredir para a síndrome de choque hiperdinâmico, com aumento da frequência e do débito cardíaco como mecanismos compensatórios para manter a perfusão tecidual.[146] Essa resposta compensatória é prejudicada pela redução na pré-carga ventricular esquerda, resultante da diminuição da resistência vascular periférica, combinada com a redução da contratilidade cardíaca.[147] As mudanças que ocorrem na microvasculatura contribuem ainda mais para o comprometimento da perfusão do tecido. A vasoconstrição arteriolar se deve ao comprometimento dos sistemas autorreguladores normais por citocinas inflamatórias e endotelina 1, associado ao aumento da produção de substâncias vasoconstritoras. A adesão de neutrófilos ao endotélio e o aumento de volume das células endoteliais reduzem ainda mais o fluxo sanguíneo. O acúmulo de fibrina e a agregação de plaquetas e hemácias secundária à ativação do sistema de coagulação provocam oclusão vascular e, assim, hipoperfusão tecidual. Alguns tecidos sofrem *shunt*, enquanto o aumento da permeabilidade vascular provoca extravasamento de líquido intravascular para o espaço intersticial, contribuindo ainda mais para a hipotensão e hipovolemia e o desenvolvimento de edema tecidual. A alteração progressiva da microcirculação pode representar a "via final comum" da lesão relacionada à SIRS, o que contribui ou causa MODS.[148]

A ativação da coagulação ocorre principalmente por meio da via extrínseca, e a lesão endotelial secundária à degranulação de neutrófilos aumenta a adesão plaquetária.[149] No estado normal, o acúmulo excessivo de fibrina seria evitado pela ação da plasmina, o mediador primário da fibrinólise. Na presença de SIRS, o sistema fibrinolítico é suprimido devido ao aumento da concentração plasmática do inibidor do ativador do plasminogênio de tipo 1, o inibidor primário da fibrinólise.[150] A ativação disseminada do sistema de coagulação, combinada com o comprometimento da fibrinólise e com a depressão dos inibidores da coagulação, pode causar uma coagulopatia de consumo e levar à coagulação intravascular disseminada (CID).[150,151] Vários relatos demonstraram que evidências clinicopatológicas e histopatológicas de coagulopatia são comuns em potros com sepse, e esses achados estão associados a um mau prognóstico de sobrevida.[152-156]

Em última análise, a progressão desses processos que afetam o sistema cardiovascular acaba por levar ao choque. Este ocorre quando a função cardiovascular está gravemente comprometida a ponto de a hipotensão não poder ser corrigida com a administração intravenosa de líquidos, exigindo o uso de agentes inotrópicos e/ou vasopressores.[157] O choque representa a disfunção cardiovascular grave associada a SIRS e é um componente primário da MODS. É provável que o desenvolvimento da MODS seja o resultado da disfunção cardiovascular que leva à hipoperfusão de tecidos associada a alterações no metabolismo celular que comprometem a distribuição e captação de oxigênio.[158] A hipoxia tecidual se manifesta como aumento da taxa de extração de oxigênio e acidose metabólica por aumento da produção de lactato. A disfunção pulmonar se manifesta como hipoxemia refratária, talvez provocada por aumento da permeabilidade vascular pulmonar, formação de microtrombos, lesão epitelial pulmonar, edema pulmonar e comprometimento da produção de surfactante.[159] A disfunção renal se manifesta como azotemia e oligúria, e essa insuficiência renal aguda é provavelmente causada por mudanças na distribuição do fluxo sanguíneo intrarrenal por alterações microvasculares, com ou sem hipotensão sistêmica.[158] A disfunção gastrintestinal se manifesta principalmente pela presença de íleo, mas também pode levar à perda da função normal de barreira da mucosa gastrintestinal. O comprometimento da barreira mucosa pode contribuir ainda mais para a patogênese da MODS por translocação bacteriana ou absorção de endotoxina.[160] A disfunção hepática se manifesta como hiperbilirrubinemia e, em alguns casos, aumento da atividade sérica das enzimas hepáticas (sorbitol desidrogenase [SDH] e aspartato aminotransferase [AST]).[158] A disfunção hepática pode ser causada por hipoperfusão, mas pode ser aumentada pela produção de mediadores inflamatórios pelas células de Kupffer do fígado secundária às ações de mediadores sistêmicos ou estímulos derivados do trato gastrintestinal.[161] A disfunção do sistema nervoso central (SNC) é frequentemente observada e pode se manifestar como depressão, com possível progressão para encefalopatia séptica, com lesão neuronal extensa.[162] O desenvolvimento de coagulopatia de consumo (CID) também pode ser considerado um componente da MODS, e não um mero processo fisiopatológico que contribui para o desenvolvimento da falência de órgãos.

Fatores de risco para o desenvolvimento de sepse neonatal

Vários fatores aumentam a probabilidade de septicemia em neonatos equinos. Esses fatores de risco podem incluir histórico de placentite, corrimento vulvar pré-natal, distocia, doença materna, parto prematuro ou tardio, separação placentária prematura, parto induzido, falha de transferência de imunidade passiva (FTIP) parcial ou completa, más condições sanitárias, cuidado umbilical inadequado, transporte prolongado da égua prenhe e doença neonatal localizada (uveíte anterior, diarreia, pneumonia, artrite infecciosa e feridas abertas).[163,164] A transferência inadequada de imunidade passiva (concentração sérica de IgG abaixo de 800 mg/dℓ) é um importantíssimo fator de risco para o desenvolvimento de septicemia e morte em potros; o risco de infecção e morte aumentam de proporcionalmente à diminuição das concentrações de IgG (ver seção Distúrbios Imunológicos).[165] O neonato equino pode ser infectado por microrganismos patogênicos por numerosas vias, embora o feto possa ser exposto no ambiente intrauterino a microrganismos que invadiram a placenta ou cruzaram a barreira placentocorial e ganharam acesso direto à corrente sanguínea do potro. As bactérias associadas à doença placentária podem entrar no líquido amniótico e invadir o trato respiratório e o trato gastrintestinal do feto. Após o nascimento, a infecção pode ser causada por contaminação do coto umbilical, ingestão ou inalação ou ser secundária a feridas.[123,164]

Quadro clínico e identificação do neonato séptico

Em geral, os primeiros sinais clínicos associados à sepse no neonato são vagos e inespecíficos. Os potros podem apresentar depressão, letargia e ausência parcial ou completa do comportamento de mamar. Taquicardia e taquipneia também são sinais comuns, mas não observados de modo consistente. Os sinais de inflamação sistêmica podem incluir anomalias mucosas, com prolongamento do tempo de preenchimento capilar e aspecto vermelho-escuro ou injetado. Petéquias podem ser observadas nas mucosas ou na pele da face interna do pavilhão auricular. A febre não é observada de maneira consistente, pois os potros neonatos podem apresentar problemas de termorregulação e a hipotermia não é rara nessa população. Outros sinais de infecção localizada, como diarreia, derrame articular (com ou sem claudicação), doença ou desconforto respiratório, claudicação, uveíte, convulsões, abscessos subcutâneos, onfalite ou persistência do úraco, podem estar presentes.[164] A avaliação diagnóstica adicional por ultrassonografia pode ajudar a identificar inflamação ou infecção pulmonar, articular ou fisária e acometimento interno dos remanescentes umbilicais.

A avaliação clinicopatológica do potro doente pode apoiar a suspeita de sepse. Os potros neonatos com sepse apresentam números menores de leucócitos, neutrófilos e linfócitos e números maiores de neutrófilos segmentados e monócitos em comparação com potros controles saudáveis de mesma idade.[152] A azotemia é observada com frequência, mas ela pode refletir a insuficiência placentária (hipercreatininemia espúria) em vez de sepse neonatal ou insuficiência renal.[114,166] A azotemia tende a ser resolvida com facilidade com o tratamento padrão, a menos que haja doença renal subjacente ou uroperitônio.[166] Anomalias glicêmicas são comuns em potros com sepse; a hipoglicemia é a mais comum.[131] Essa hipoglicemia provavelmente se deve à diminuição da ingestão de leite e aos estoques endógenos limitados de energia, mas também pode estar associada à SIRS. A gasometria arterial é extremamente útil e revela a presença de acidose, que pode ser metabólica, respiratória ou mista. A hipoxemia e/ou hipercapnia também pode ser identificada, quase sempre em pacientes em estado mais grave. A medida da concentração de lactato sanguíneo é cada vez mais realizada devido à disponibilidade de aparelhos portáteis e a hiperlactatemia é um achado comum.[167-169] As concentrações sanguíneo de lactato são consistentemente mais altas em potros neonatos normais do que em cavalos adultos normais durante as primeiras 24 a 72 horas de vida; os potros normais apresentam valores de até 5 mmol/ℓ nas primeiras 24 horas.[20,64] Em um relato recente, valores altos, de 10,2 mmol/ℓ, foram observados logo após o nascimento.[167] Nesse estudo, as concentrações de lactato diminuíram de maneira contínua ao longo dos primeiros 3 dias de vida, mas a concentração média às 72 horas ainda era ligeiramente elevada em relação às concentrações normais em adultos, de 1,7 mmol/ℓ. A medida seriada do lactato sanguíneo pode auxiliar a avaliação da resposta do potro à terapia, porque a ausência de normalização do lactato ao longo do tempo foi associada a um prognóstico ruim para a sobrevida.[170]

O exame mais definitivo para identificação *antemortem* do neonato equino com septicemia ainda é a hemocultura, que deve ser realizada em todo neonato equino com suspeita clínica de sepse, de preferência antes da administração de terapia antimicrobiana. A hemocultura tem sensibilidade bastante baixa, com resultados falso-negativos em até 37% dos casos de septicemia fatal.[171] É provável que a taxa de falso-negativos seja muito mais alta em potros com doença menos grave que se recuperam com a terapia antimicrobiana. Por isso, recomenda-se a coleta de várias amostras para maximizar a sensibilidade da hemocultura, mas a maioria dos isolados estava presente na primeira amostra. Além disso, a necessidade de terapia antimicrobiana imediata geralmente faz com que somente uma amostra seja coletada. Embora recomende-se a coleta de amostra para hemocultura antes do início da terapia antimicrobiana, há evidências em pacientes humanos de que um atraso na instituição da terapia antimicrobiana de mais de 3 horas desde o início dos sinais clínicos está associado a aumento da morbidade e mortalidade; assim, as recomendações atuais sugerem um atraso de não mais de 1 hora.[172-175] No encaminhamento, a maioria dos potros apresenta sinais de sepse por mais tempo do que isso e, portanto, a coleta precoce de hemocultura e o início da terapia antimicrobiana são essenciais. Por isso, é aconselhável iniciar a terapia antimicrobiana a campo, antes do encaminhamento, se o transporte para o centro de referência levar mais de 30 minutos. Embora isso possa diminuir a probabilidade de obtenção de uma hemocultura positiva, o benefício do tratamento precoce provavelmente supera a perda de informações diagnósticas. Também é importante obter culturas bacterianas de áreas suspeitas de infecção durante o tratamento devido a possíveis resultados falso-negativos à hemocultura ou infecção nosocomial. As amostras apropriadas dependem do sistema afetado, mas podem incluir aspirado transtraqueal, sangue, urina, líquido sinovial, líquido peritoneal, líquido cefalorraquidiano e remanescentes umbilicais após a ressecção cirúrgica.

Embora microrganismos gram-positivos tenham sido mais associados a infecções neonatais nos últimos 30 anos, as bactérias mais isoladas em potros infectados são gram-negativas (Tabela 20.3).[120,171,176-182] Microrganismos gram-positivos isolados de potros infectados são frequentemente observados em infecções mistas com gram-negativos e as espécies estreptocócicas são mais comuns. Outros microrganismos associados à inflamação sistêmica grave em neonatos equinos são o herpesvírus equino de tipo 1 (EHV-1) e a arterite viral equina.[183,184] Também é possível que a hipoxia grave que causa encefalopatia hipóxico-isquêmica (EHI; encefalopatia neonatal [NE], asfixia neonatal e síndrome do potro *dummy*) seja um fator etiológico para a indução de SIRS no neonato equino.[185]

A identificação rápida do neonato séptico é extremamente importante para assegurar a instituição do tratamento apropriado e determinar o prognóstico de sobrevida. Essa identificação ainda é difícil, porque os neonatos que apresentam anomalias clínicas condizentes com sepse (SIRS) podem apresentar resultados negativos à hemocultura e ausência de evidências de foco de infecção. As tentativas de identificar neonatos equinos com septicemia incluíram o desenvolvimento de um sistema de pontuação de sepse combinando informações da anamnese, dados objetivos e medidas subjetivas para geração de uma representação numérica das condições do paciente.[24,117] Usando um valor de corte maior ou igual a 12, a sensibilidade e a especificidade da versão modificada desse sistema de pontuação foram, respectivamente, de 93 e 86%. Infelizmente, a especificidade e a sensibilidade nem sempre são tão altas; um estudo subsequente descobriu que o escore de sepse modificado teve sensibilidade de 67%, especificidade de 76%, valor preditivo positivo (VPP) de 84% e valor preditivo negativo (VPN) de 55%.[186] Os autores desse relato sugeriram que esse sistema de pontuação talvez deva ser adaptado a cada UTI em que é aplicado para a obtenção de sensibilidade e especificidade razoavelmente altas. Em outro estudo, o sistema modificado de pontuação de sepse não conseguiu prever a sepse em 49% dos potros com bacteriemia.[178] Um estudo mais recente sobre a aplicação do sistema modificado de pontuação de sepse em uma grande população de 1.065 potros propôs um valor de corte revisto superior a 7, com sensibilidade de 84,4% e especificidade de 41,8% em comparação ao valor original maior ou igual a 12, que obteve sensibilidade de 56,4% e especificidade de 73,4%.[187]

Tabela 20.3 Microrganismos isolados de potros com sepse/septicemia e frequência de isolamento.

	Microrganismo	Isolados antes de 2000	Isolados depois de 2000
Gram-negativos	*Escherichia coli*	30,6 a 56	22,4
	Klebsiella pneumoniae	3,7 a 12,9	0,8 a 5,7
	Actinobacillus spp.	8 a 30	6,5 a 12,4
	Enterobacter spp.	3,5 a 14	3,2 a 8,1
	Pseudomonas aeruginosa	2 a 4,7	2,9
	Citrobacter spp.	4,7	–
	Pasteurella spp.	3,7	–
	Salmonella spp.	2,8 a 5	3,4
	Serratia marcescens	2,8 a 3,7	–
	Acinetobacter spp.		5,6
Gram-positivos	Estreptococos beta-hemolíticos	1,2 a 8,8	10,6
	Outros estreptococos	5,9 a 7,1	4,1
	Staphylococcus spp.	2,8 a 4,8	6,3 a 9,7
	Clostridium spp.	2,4 a 3,7	1,6
	Enterococcus spp.	4,6 a 14	12 a 12,1

De Brewer B, Koterba A. Bacterial isolates and susceptibility patterns in foals in a neonatal intensive care unit. *Comp Contin Educ Pract Vet*. 1990; 12(12):1773-1781; Koterba AM, Brewer BD, Tarplee FA. Clinical and clinicopathological characteristics of the septicaemic neonatal foal: review of 38 cases. *Equine Vet J*. 1984; 16(4):376-382; Stewart AJ *et al*. Actinobacillus sp. bacteriemia in foals: clinical signs and prognosis. *J Vet Intern Med*. 2002; 16(4):464-471; Theelen MJ *et al*. Temporal trends in prevalence of bacteria isolated from foals with sepse: 1979-2010. *Equine Vet J*. 2014; 46(2):169-173; Wilson WD, Madigan JE. Comparison of bacteriologic culture of blood and necropsy specimens for determining the cause of foal septicemia: 47 cases (1978–1987). *J Am Vet Med Assoc*. 1989; 195(12):1759-1763; Russell CM *et al*. Blood culture isolates and antimicrobial sensitivities from 427 critically ill neonatal foals. *Aust Vet J*. 2008; 86(7):266-271.

Em última análise, nenhuma pontuação de sepse pode substituir o julgamento clínico, e esses sistemas devem ser utilizados como um auxílio diagnóstico na identificação de indivíduos de alto risco, levando-se em consideração suas limitações.[163,188] Há interesse no uso do amiloide sérico A (SAA) como biomarcador precoce e preciso de infecção bacteriana em potros neonatos. Um dos primeiros relatos sugeriu um ponto de corte superior a 100 mg/ℓ como altamente sugestivo de infecção.[189] Em um estudo recente não publicado, Jokisalo *et al.*[104] descobriram que o ponto de corte superior a 100 mg/ℓ obteve sensibilidade de 68,6%, especificidade de 68,5% e VPN de 87%.[190] Infelizmente, 11 de 36 potros considerados sépticos naquele estudo tinham concentrações de SAA abaixo de 25 mg/ℓ e nove de 36 potros com sepse tinham concentrações de SAA menores que 10 mg/ℓ. Isso indica que baixas concentrações de SAA não descartam a possibilidade de sepse bacteriana.[190] Outros possíveis biomarcadores de sepse em potros, como IL-1β, proteína C reativa plasmática e haptoglobina, foram investigados, mas não parecem ser fatores preditivos fortes ou precisos de sepse.[191,192] Embora as anomalias na glicemia e na concentração de lactato sejam comuns em potros com sepse, esses biomarcadores parecem ser mais úteis na determinação do prognóstico do que na identificação do neonato séptico.[126,131,193]

Por causa da dificuldade de identificação definitiva dos neonatos com infecção bacteriana, é correto pressupor que todos os potros de alto risco com doença clínica apresentam sepse.[194] A terapia antimicrobiana precoce agressiva é indicada e, embora seja associada a alguns riscos, eles são muito menores do que os riscos relacionados à suspensão do tratamento em um paciente com sepse secundária a infecção bacteriana. O primeiro esquema antimicrobiano deve fornecer cobertura de amplo espectro, inclusive contra microrganismos comumente identificados na população ou região. Embora uma discussão detalhada sobre a terapia antimicrobiana possa ser encontrada na seção sobre antimicrobianos deste capítulo, uma abordagem inicial razoável é o uso de penicilina ou ampicilina combinada com um aminoglicosídeo, como a amicacina. Se houver preocupações em relação à insuficiência renal, o aminoglicosídeo pode ser substituído por uma cefalosporina de terceira geração. A monoterapia com uma cefalosporina de terceira ou quarta geração pode ser uma alternativa razoável à terapia combinada, em especial em pacientes com desidratação grave, mas pode não fornecer cobertura total contra patógenos gram-positivos.

Manejo

O manejo do neonato séptico pode ser difícil devido à necessidade de monitoramento constante e cuidados substanciais de enfermagem. A fluidoterapia é indicada na reanimação e estabilização de potros clinicamente enfermos e pode, a princípio, ser realizada com *bolus* intermitentes de 20 mℓ/kg administrados em 10 a 30 minutos. Essa administração em geral precisa ser acompanhada pela fluidoterapia de manutenção (consultar seção Fluidoterapia em Potros). A presença de hipotensão refratária a líquidos pode exigir a administração de inotrópicos e vasopressores (ver Terapia Inotrópica e Vasopressora). O suporte respiratório é benéfico e, na maioria dos casos, consiste na insuflação intranasal de oxigênio umidificado de 5 a 10 ℓ/min por meio de uma cânula nasal. Estimulantes respiratórios (cafeína e doxapram) podem ser benéficos em potros com diminuição do impulso respiratório. Se essas intervenções não forem adequadas, a ventilação mecânica pode ser necessária. Outros tratamentos podem incluir a administração de plasma hiperimune, seja para suplementação de imunoglobulinas, suporte coloidal ou tratamento de SIRS. Anti-inflamatórios são ocasionalmente utilizados, em especial AINEs, mas corticosteroides são administrados em caso de suspeita de insuficiência corticosteroide associada à doença grave (CIRCI) (ver as seções Terapia Anti-inflamatória e Analgésica e Distúrbios Endócrinos). Contudo, deve-se ter cuidado com o uso de terapias anti-inflamatórias em potros em estado crítico, devido ao risco de úlcera gastrintestinal ou lesão renal. A terapia gastroprotetora com inibidores da bomba de prótons não costuma ser utilizada nos primeiros dias de vida em virtude do possível aumento da suscetibilidade a infecções nosocomiais, mas o sucralfato pode ser uma opção razoável (ver seção Distúrbios Gastrintestinais). A administração de heparina de baixo peso molecular e/ou plasma fresco ou congelado tem sido sugerida para o tratamento de coagulopatias em potros em estado crítico.[190,195]

Os cuidados de enfermagem são um dos aspectos mais importantes do tratamento de potros com sepse. Os potros devem ser mantidos aquecidos e secos, o que pode ser difícil em pacientes deitados por causa da micção e defecação. A colocação de cateter urinário deve ser considerada apesar do risco de infecções do trato urinário, pois facilita muito os cuidados de enfermagem, diminui o desenvolvimento de úlceras de decúbito e permite o monitoramento do débito urinário. Os potros em decúbito devem ser mantidos em posição esternal tanto quanto possível para minimizar o desenvolvimento de atelectasia no pulmão dependente; além disso, devem ser virados em intervalos não superiores a 2 horas. A alimentação de potros com sepse pode ser difícil em caso de anomalias da função gastrintestinal, e a nutrição parenteral pode ser necessária (consultar seção Suporte Nutricional para o Potro). A glicemia deve ser monitorada com frequência, em especial em potros que recebem suporte nutricional parenteral. O desenvolvimento de hiperglicemia persistente pode exigir a administração de insulina. Se possível, os potros devem ser pesados diariamente; este pode ser outro meio de monitorar a retenção de líquidos.

Prognóstico

Os custos associados ao tratamento intensivo dos potros acometidos são substanciais e, por isso, é importante nos esforçarmos para estabelecer um prognóstico preciso de sobrevida e função atlética a longo prazo. A ampla gama de indicadores prognósticos que podem ser utilizados para avaliar as chances de sobrevida de um potro gravemente doente dificulta a determinação precisa e rápida do prognóstico. Clínicos experientes conseguem fazer estimativas precisas de sobrevida, mas, como o nível de experiência e o desempenho dos médicos são variáveis, houve grande interesse no desenvolvimento de um sistema de pontuação que pudesse ser utilizado de modo prospectivo para melhorar a precisão do prognóstico. Em 1992, Hoffman *et al.* realizaram um estudo de variáveis preditivas de sobrevida em potros neonatos hospitalizados.[111] Esse estudo identificou retrospectivamente duas variáveis preditivas, o hiato aniônico e a pressão parcial venosa de oxigênio (Pv_{O_2}). Aplicados de maneira prospectiva em uma população de 48 potros, esse modelo teve VPP para sobrevida de 62% e VPN de 100%. Em 1997, Furr *et al.* realizaram um estudo semelhante, desenvolvendo uma equação para a previsão do desfecho em uma população de 99 potros neonatos hospitalizados.[112] Os autores identificaram diversas variáveis associadas à não sobrevida, mas seu modelo, em última análise, reteve um conjunto diferente de variáveis preditivas, que eram a frequência cardíaca, a temperatura retal e o número de neutrófilos. Esse modelo apresentou VPP de 78% e VPN de 78% na população retrospectiva. Aplicado de maneira prospectiva em duas populações de potros hospitalizados, o modelo obteve um desempenho diferente, com VPP de 93% e VPN de 72% em uma população, e VPP de 83% e VPN de 44% na outra. Isso provavelmente foi causado por diferenças fundamentais nos tipos de casos encaminhados e no momento de internação em duas instituições distintas.

Rohrbach *et al.* realizaram um grande estudo multicêntrico para a criação de um modelo preditivo da probabilidade de alta hospitalar em potros internados com menos de 7 dias de idade.[196] As variáveis retidas nesse modelo foram idade do potro, capacidade de ficar de pé, presença de reflexo de sucção, número de leucócitos, concentração sérica de creatinina e hiato aniônico. Esse modelo apresentou VPP de 95% e VPN de 65% na população retrospectiva. Aplicado de modo prospectivo, o modelo demonstrou VPP de 90% e VPN de 46%. Rohrbach *et al.* também relataram a precisão da previsão clínica do desfecho, que foi de 83% na população retrospectiva, em oposição a 81% no modelo matemático; no entanto, as previsões não foram bem correlacionadas. Curiosamente, ao combinar a previsão inicial do clínico com o resultado do modelo, a precisão da estimativa de sobrevida melhorou em 12%.[196] Outro estudo multicêntrico foi realizado por Dembek *et al.*, que desenvolveram um sistema de pontuação de sobrevida para potros em estado crítico.[115] Seu modelo final reteve seis variáveis, que eram extremidades frias, prematuridade, dois ou mais sítios de infecção/inflamação, concentração de IgG, glicemia e número de leucócitos. Essas variáveis foram pontuadas de acordo com seus respectivos valores, e a soma das pontuações individuais gera a pontuação final de sobrevida (Tabela 20.4). Uma pontuação de 0 foi associada a uma probabilidade de sobrevida de 3%, enquanto a pontuação máxima de 7 foi relacionada a uma probabilidade de sobrevida de 97% (Tabela 20.5). A escala de sobrevida do potro (FSS) foi prospectivamente validada usando-se a pontuação maior ou igual a 4 para previsão de sobrevida e menor que 4 para previsão de morte, gerando valores de VPP de 91% e VPN de 86%. Potros com FSS de 4 a 5 tinham 24,2 mais chances de sobreviver do que potros com pontuação inferior a 4, e potros com 6 a 7 pontos tinham 91 vezes mais chance de sobreviver.[115] Mais recentemente, Giguère *et al.* relataram um estudo retrospectivo, que examinou os fatores associados à sobrevida em uma população de 1.065 potros hospitalizados durante 26 anos em um hospital de referência acadêmica.[116] As variáveis retidas em seu modelo incluíram hemocultura positiva, neutropenia, hipotermia, bicarbonato, P_{CO_2}, presença de doenças ortopédicas infecciosas e escore de sepse. A sensibilidade desse modelo foi de 97%, com 75% de especificidade. De particular interesse foi o aumento nas chances de sobrevida em potros nascidos na década de 1990, que eram 2,2 vezes maiores em comparação aos nascidos na década de 1980, enquanto potros nascidos na década de 2000 tinham 3,4 vezes mais chances de sobrevida em comparação àqueles nascidos na década de 1980.[116]

Tabela 20.4 Sistema de pontuação de sobrevida proposto por Dembek *et al.*[115]

Variável	Valor	Pontos	Valor	Pontos	Pontuação
Extremidades frias	Não	2	Sim	0	
Prematuridade (< 320 dias)	Não	1	Sim	0	
> 2 sítios de infecção/ inflamação	Não	1	Sim	0	
IgG (mg/dℓ)	< 400	0	≥ 400	1	
Glicemia (mg/dℓ)	< 80	0	≥ 80	1	
Leucócitos × $10^3/\mu\ell$	≤ 4	0	> 4	1	

De Dembek KA *et al*. Development of a likelihood of survival scoring system for hospitalized equine neonates using generalized boosted regression modeling. *PLoS One*. 2014; 9(10):e109212.

DISTÚRBIOS NEUROLÓGICOS

Fraqueza e comportamento anormal são sinais comuns em potros clinicamente doentes e podem estar associados a disfunção neurológica; no entanto, também podem ser causados diversas outras doenças. Por isso, a avaliação completa de potros anormais é extremamente importante. Essa avaliação deve incluir a anamnese completa (inclusive histórico reprodutivo e de saúde da mãe) e a realização de um exame físico completo, que deve conter uma avaliação neurológica detalhada. O primeiro objetivo da avaliação neurológica é verificar a presença de disfunção neurológica verdadeira e, depois, estabelecer a localização neuroanatômica de quaisquer lesões. Essa informação é, então, utilizada para direcionar outros esforços diagnósticos e terapêuticos.

O primeiro estágio do exame neurológico deve ser a avaliação do comportamento e do nível de alerta do potro. Ao fazer isso, porém, é importante lembrar o desenvolvimento normal e a progressão comportamental do neonato. Nas primeiras horas após o parto, os potros exibem aumentos bastante dramáticos na consciência, força e coordenação, bem como percepção e interação com seu ambiente. Portanto, é importante entender em que ponto devem estar ao longo desse *continuum* com base no tempo desde o nascimento. A maioria dos potros consegue ficar em pé 1 a 2 horas após o nascimento e é comum que suas primeiras tentativas sejam mal coordenadas e às vezes malsucedidas. A postura inicial é ampla, com oscilação proeminente para frente e para trás. No entanto, uma vez que o potro consegue se levantar, uma rápida melhora na deambulação deve ser observada e o neonato começa a procurar o úbere da égua. O reflexo de sucção deve estar presente minutos após o nascimento e o comportamento de sucção deve ser ativo, mesmo em potros deitados e sem acesso ao úbere. A maioria dos potros mama 1 a 3 horas após o nascimento, mas esse período pode variar de 0,5 a 7 horas. As mamadas devem durar de 1 a 5 minutos e normalmente são seguidas por períodos de sonolência, decúbito dorsal e sono.[197] Os potros ficam cada vez mais coordenados e confiantes ao longo dos primeiros dias de vida e evitam manipuladores, se possível. Uma vez contidos, tendem a lutar com vigor, mas relaxam quando comprimidos em seu longo eixo.[198] Essa resposta de relaxamento é bastante pronunciada nas primeiras horas após o nascimento.[199]

Tabela 20.5 Probabilidade de sobrevida utilizando o sistema de pontuação de Dembek *et al.*[115]

Pontuação total	Probabilidade de sobrevida (%)
0	3
1	8
2	18
3	38
4	62
5	82
6	92
7	97

De Dembek KA *et al*. Development of a likelihood of survival scoring system for hospitalized equine neonates using generalized boosted regression modeling. *PLoS One*. 2014; 9(10):e109212.

O próximo estágio do exame é a avaliação da conformação, postura e marcha do potro. A cabeça deve estar acima do plano horizontal quando o potro estiver em pé, sem nenhuma inclinação ou rotação.[197] Os potros flexionam bastante a articulação atlanto-occipital e tendem a mover a cabeça com movimentos bruscos, que podem se assemelhar à disfunção cerebelar no adulto.[198] A marcha do potro deve ser avaliada pela observação do movimento espontâneo e sem restrições, o que pode ser facilitado pela condução da mãe e observando como o neonato a segue.[200] O neonato pode parecer um tanto dismétrico em comparação a um adulto, mas em geral isso melhora com exercícios.[201] Os potros normalmente têm uma marcha "saltitante" e hipermétrica um tanto exagerada em comparação a adultos.[197]

O exame dos nervos cranianos é semelhante ao realizado em adultos e começa pela observação da expressão, tônus muscular e simetria facial. O toque no septo nasal e na parte interna do canal auditivo deve provocar um comportamento de evitação, ajudando a avaliação da sensibilidade facial. Os reflexos de movimento devem ser avaliados com toques delicados de pinça hemostática no pavilhão auricular, nos cantos mediais e laterais dos olhos e nas comissuras labiais.[197] Os olhos devem ser examinados quanto à orientação, tamanho da pupila e reflexos pupilares à luz. O globo geralmente apresenta um desvio ventromedial, que desaparece em 1 mês de vida.[198] A pupila é um tanto arredondada ao nascimento, mas os reflexos pupilares diretos e consensuais à luz, embora um pouco lentos a princípio, são observados em potros normais no primeiro dia de vida.[202] Os reflexos fotomotores também devem estar presentes. A resposta à ameaça não está presente ao nascimento, mas se desenvolve em 1 a 2 semanas de vida.[202] Mesmo na ausência de resposta à ameaça, a maioria dos potros mostra evitação visual, movendo a cabeça para longe de um gesto ameaçador em direção ao olho.[197] Os olhos devem ser avaliados quanto à presença de nistagmo e, embora os movimentos laterais da cabeça produzam um nistagmo fisiológico normal, o nistagmo espontâneo com a cabeça estacionária é anormal.[197] O reflexo da sucção e o tônus da mandíbula devem ser avaliados com a inserção de um dedo enluvado na boca. O potro também deve ser observado à amamentação, prestando muita atenção aos movimentos de deglutição na região faríngea e à regurgitação nasal após a mamada.

O teste do reflexo cervicofacial ao longo do pescoço e do reflexo cutâneo do tronco ao longo do tórax permite a avaliação dos reflexos espinais longos. Em caso de anomalias, a sensibilidade cutânea segmentar deve ser avaliada. A maior avaliação dos reflexos espinais deve ser realizada após a colocação do potro em decúbito lateral, o que também permite uma melhor análise do tônus muscular dos membros. O tônus extensor deve ser substancial, mas a flexão dos membros, com pressão suave e persistente, deve ser possível. Os reflexos do tríceps, extensor radial do carpo, bíceps, patelar, ciático e gastrocnêmio devem ser analisados e são mais pronunciados do que em adultos. O potro deve responder à pressão na planta do casco e à flexão do membro superior com uma resposta extensora, conhecida como reflexo de impulso extensor.[197] O reflexo flexor ou de retirada deve ser observado em resposta a um beliscão na pele do membro distal; a maioria dos potros exibe uma resposta extensora cruzada, com extensão simultânea do membro oposto.[197] Esse reflexo extensor cruzado deve estar ausente após as primeiras 3 semanas de vida.[200]

Embora a maioria dos potros com disfunção neurológica apresente sinais generalizados, como anomalias comportamentais, convulsões, depressão, baixa afinidade pela égua e ausência de sucção, os achados do exame neurológico podem ser usados para avaliar a natureza e a gravidade da disfunção e dar a localização neuroanatômica de quaisquer lesões existentes (Tabela 20.6).

Tabela 20.6 Localização neuroanatômica conforme os resultados do exame neurológico.

Avaliação	Vias	Principais sinais de distúrbios
Comportamento	Prosencéfalo (principalmente cérebro)	Menor afinidade com a mãe, inquietação, pressão de cabeça, andar compulsivo
Alerta	Todo o cérebro	Letargia, estupor, semicoma, coma
Evitação nasal	Nervo craniano Va, ponte, córtex cerebral	Hipoalgesia facial
Evitação visual	Nervo craniano II, tálamo, córtex cerebral	Cegueira
Posição da cabeça	Nervo craniano VIII, rombencéfalo	Inclinação da cabeça, girar, inclinação do corpo, andar em círculos, ataxia, nistagmo
Posição e movimento dos olhos	Nervos cranianos III IV, VI e VIII, mesencéfalo, rombencéfalo	Estrabismo, nistagmo
Reflexo nasopalpebral	Nervos cranianos V e VII, ponte, rombencéfalo	Paralisia facial, hipoalgesia facial, ausência de reflexos de movimento
Reflexo fotomotor	Nervo craniano II, subcórtex, mesencéfalo, nervo craniano VII	Ausência de reflexo de fotomotor
Reflexo pupilar à luz	Nervo craniano II, mesencéfalo, nervo craniano III	Ausência do reflexo pupilar à luz
Sucção	Nervos cranianos V, VII e XII, ponte, rombencéfalo, cérebro	Sucção fraca ou ausente
Deglutição	Nervos cranianos IX e X, rombencéfalo	Refluxo de leite pelo focinho

(*continua*)

Tabela 20.6 Localização neuroanatômica conforme os resultados do exame neurológico (*continuação*).

Avaliação	Vias	Principais sinais de distúrbios
Reflexo cervicofacial	Nervos espinais cervicais e medula espinal, nervo craniano VII (rombencéfalo)	Reflexo cervicofacial diminuído
Reflexo cutâneo do tronco	Nervos espinais torácicos e medula espinal, plexo braquial, nervo torácico lateral	Diminuição do reflexo caudal à lesão da medula espinal
Sensibilidade cutânea	Nervos periféricos, medula espinal, córtex cerebral	Hipoalgesia/anestesia cutânea
Marcha	Nervo craniano VIII, cerebelo, rombencéfalo, medula espinal, nervos periféricos	Ataxia
Força de membros	Medula espinal, nervos periféricos	Fraqueza dos membros à altura da lesão ou caudal a ela
Reflexo flexor (pélvico), patelar e ciático	Medula espinal, nervos periféricos (L3-S2)	Fraqueza em membros pélvicos, diminuição ou ausência de reflexos
Reflexo flexor (torácico), bicipital e tricipital	Medula espinal, nervos periféricos (C6-T2)	Fraqueza de membros torácicos acompanhada ou não de fraqueza em membros pélvicos, diminuição ou ausência de reflexos
Reflexo anal/caudal	Medula espinal, cauda equina, nervos periféricos (S2-cóccix)	Diminuição ou ausência de reflexos

De MacKay RJ. Neurologic disorders of neonatal foals. *Vet Clin North Am Equine Pract*. 2005; 21:387-406, vii.

Alguns distúrbios

Encefalopatia neonatal e encefalopatia isquêmica hipóxica

Em seres humanos, a NE é uma síndrome clinicamente definida de disfunção cerebral neonatal, manifestada por dificuldade com o início e a manutenção da respiração, depressão do tônus e dos reflexos, níveis subnormais de consciência e convulsões.[203] A NE representa uma categorização muito ampla, que abrange todo neonato com sinais neurológicos, independentemente da etiologia. Esse termo passou a ser usado na literatura equina há pouco tempo.[65,185,197,204] A EHI é um tipo específico de NE tipicamente associada a eventos adversos periparto que provocam episódios de hipoxia cerebral e isquemia. Uma ampla variedade de termos foi utilizada como sinônimo de EHI em referência aos potros acometidos, inclusive síndrome de desajuste neonatal, síndrome de asfixia perinatal e síndrome do potro *dummy*, andarilho e ladrador.[185,205] O quadro clínico associado à EHI pode variar de modo acentuado, desde anomalias comportamentais brandas até anomalias neurológicas graves, inclusive cegueira central, convulsões, coma e morte.[206] Infelizmente, esses sinais clínicos não são específicos para a EHI, e o diagnóstico é feito com base na eliminação de outras possíveis etiologias. Na verdade, a confusão associada à nomenclatura reflete os desafios clínicos de determinação da etiologia da disfunção neurológica no neonato, porque há muito tempo se sabe que muitos potros com os sinais clínicos típicos de EHI não têm evidência documentada de asfixia ou um evento hipóxico-isquêmico.[65,207] O fato de muitos potros acometidos logo se recuperarem e não demonstrarem sequelas neurológicas, diferentemente do que ocorre com bebês humanos, reforça ainda mais esse dilema.[65] Há evidências de que elevações nas concentrações de neuroesteroides podem estar associadas à NE em alguns casos, em especial naqueles sem histórico discernível de hipóxia.[65,67,68,205,208,209] Uma nova técnica de "compressão" foi relatada principalmente para auxiliar a contenção do potro e, embora apenas informal, essa técnica poderá ter algum benefício na moderação de concentrações excessivas de neuroesteroides inibidores e na melhora da consciência do potro.[199]

Com a introdução do termo *NE* na medicina humana, houve um esforço para restringir o termo *EHI* ao subconjunto de casos de NE com evidências de uma causa hipóxico-isquêmica; essa abordagem é usada aqui.[203] Múltiplas doenças foram associadas à asfixia periparto e EHI em potros, inclusive distocia, indução do parto, cesariana, placentite, separação prematura da placenta, aspiração de mecônio, gemelaridade, infecção *in utero*, doença grave ou cirurgia materna e gestação pós-termo.[185,210,211] Os potros acometidos podem parecer normais ao nascimento, mas em geral exibem disfunção neurológica nas primeiras 72 horas de vida.[65] Os sinais clínicos de EHI podem ser muito variáveis, mas podem incluir alterações comportamentais (perda de afinidade pela égua, comportamento inadequado de amamentação, perda de consciência do ambiente, pressão da cabeça e vocalização anormal), alteração do estado mental (depressão, estupor, sonolência, dificuldade de despertar e coma), disfunção dos nervos cranianos (perda do reflexo de sucção, baixo tônus da língua, protrusão da língua e disfagia) e disfunção do SNC (hipotonia, tremores, hipertonia, *deficits* proprioceptivos, cegueira central, padrões respiratórios irregulares, opistótono e convulsões).[65,185,210-213] Duas categorias principais de potros acometidos por EHI foram descritas. Os potros da categoria 1 nascem normais, mas desenvolvem sinais nas primeiras 48 horas de vida, enquanto os potros da categoria 2 são anormais desde o nascimento e costumam apresentar fatores de risco documentados para EHI.[197] O acometimento de vários sistemas é comum, porque a lesão hipóxica prejudica a maioria dos sistemas corporais. O trato gastrintestinal e o sistema renal parecem mais suscetíveis, mas os sistemas cardiovascular, pulmonar, hepático e endócrino podem ser afetados.

A fisiopatologia da lesão hipóxica é complexa e pode variar até certo ponto em diferentes sistemas corporais, mas o foco aqui é o sistema nervoso. O primeiro insulto da hipoxia tecidual inicia uma cascata de eventos deletérios. Primeiro, há uma mudança em direção ao metabolismo anaeróbio que leva à depleção das reservas de fosfato de alta energia (trifosfato de adenosina [ATP]), acúmulo de lactato e falha da homeostase celular.[204] A redução da atividade das bombas transcelulares que dependem de ATP leva ao acúmulo intracelular de sódio, cálcio e água.[214] A despolarização da membrana provoca liberação do potente aminoácido excitatório glutamato, que se acumula no espaço extracelular. O glutamato, então, age no receptor N-metil-D-aspartato (NMDA), abrindo os canais de NMDA, o que potencializa o influxo de cálcio nos neurônios e contribui para a lesão neuronal.[215] Essa cascata de eventos leva ao desenvolvimento e à perpetuação da excitotoxicidade, que acaba por causar a morte de neurônios e lesão cerebral.[204,214] A hipoxia e a reperfusão subsequente também aumentam a produção de ROS e NO e, em última análise, levam ao processo conhecido como *lesão de reperfusão*, com mais danos teciduais devido à morte celular e ativação de cascatas apoptóticas.[204,214] A lesão tecidual inicia uma resposta inflamatória, com aumento do fluxo sanguíneo local e da permeabilidade vascular, que pode ocasionar o desenvolvimento de edema. A infiltração de células inflamatórias provoca mais lesões teciduais e regulação positiva da produção de ROS.[185,216] Maiores concentrações de neuroesteroides foram documentadas em potros acometidos, mas seu papel na fisiopatologia da EHI não é claro porque essas moléculas podem ter efeito neuroprotetor.[65,66,68] Caso o grau ou a duração da hipoxia não sejam excessivos, a lesão pode apresentar um padrão bifásico, em que a fase aguda inicial é estabilizada e seguida por uma fase latente contínua, que provoca deterioração clínica mais grave depois de várias horas.[214]

O diagnóstico de EHI é difícil por causa da grande sobreposição entre os sinais clínicos associados à EHI e outras causas de NE, como já discutido. Infelizmente, não há um exame definitivo para EHI e, portanto, o diagnóstico é estabelecido com base na anamnese, no quadro clínico e na eliminação de outras possíveis causas. Outros exames diagnósticos utilizados em bebês humanos são eletroencefalografia (EEG) e modalidades de imagem, como tomografia computadorizada (TC) e ressonância magnética (RM).[204] A realização de EEG em potros não sedados é difícil, e a interpretação pode ser confundida pelo movimento do paciente ou pela sedação, limitando a utilização dessa modalidade. O teste de resposta evocada auditiva do tronco encefálico é bastante utilizado em UTI neonatais humanas para auxiliar a avaliação da função do SNC e o diagnóstico de EHI; essa técnica foi descrita e validada em potros.[217,218] Um relato recente descreveu os achados de RM associados a um suposto caso de NE em um potro, e a crescente disponibilidade de RM em centros de referência em equinos pode fazer com que essa seja uma modalidade útil no futuro.[219] Tem havido um grande interesse na identificação de biomarcadores de EHI em bebês humanos, e dois possíveis biomarcadores da doença foram investigados em potros.[206,220] Um estudo recente mediu a concentração plasmática das formas axonais fosforiladas do neurofilamento H (pNF-H) e da ubiquitina C-terminal hidrolase 1 (UCHL1) e descobriu que o desempenho diagnóstico de UCHL1 foi significativamente maior do que o de pNF-H; a sensibilidade e a especificidade de UCHL1 para diagnóstico de EHI neonatal foram de 70 e 94%, respectivamente.[206] No entanto, esse teste não está disponível para uso clínico no momento.

A prevenção de EHI é difícil por causa da natureza oculta da lesão em muitos casos, mas todo o possível deve ser feito para identificar éguas em risco de doença sistêmica ou placentária durante a gestação e instituir o tratamento e o monitoramento apropriados. A observação atenta de éguas em risco durante o parto pode permitir intervenção e assistência rápidas, se necessárias. Os potros devem ser observados com atenção durante e após o parto quanto a sinais de sofrimento ou disfunção neurológica e os cuidados de suporte ou reanimação devem ser instituídos.[185] Os potros que apresentam atividade convulsiva nas primeiras 24 horas de hospitalização demonstraram desfechos piores do que aqueles sem atividade convulsiva.[205] O prognóstico de sobrevida em potros com doença não complicada que sobrevivem aos primeiros 5 dias de vida e apresentam melhora neurológica durante esse período parece ser bom.[185]

Encefalopatia associada à sepse

A disfunção cerebral decorrente da inflamação sistêmica grave secundária à infecção, mas sem infecção evidente do SNC ou outros tipos de encefalopatias, foi denominada *encefalopatia associada à sepse* (EAS).[221] Essa síndrome também é conhecida como encefalopatia séptica e disfunção cerebral associada à sepse.[222] Acredita-se que a EAS represente uma causa negligenciada de disfunção neurológica em pacientes humanos devido à dificuldade em diagnosticar uma doença que não tem marcadores clínicos ou biológicos precisos; a situação é provavelmente semelhante à observada na NE de potros.[223] Em seres humanos, o espectro clínico da EAS pode incluir sinais que variam de anomalias comportamentais brandas e estados alterados de sono a distúrbios graves de consciência e até coma.[224] A fisiopatologia da EAS parece envolver lesão direta da célula neuronal, disfunção mitocondrial e endotelial, distúrbios da neurotransmissão e alterações da homeostase neuronal do cálcio.[223,224] Por causa da sobreposição substancial entre os quadros clínicos de EHI e EAS e a frequência de sepse na população de potros em estado crítico, a EAS deve ser considerada uma possível causa de NE nesses animais.

Distúrbios convulsivos

As convulsões são uma manifestação comum de disfunção neurológica em neonatos humanos e equinos.[65,225] As convulsões em potros podem ser idiopáticas, resultado de distúrbios primários do SNC, ou secundárias a várias doenças em outros sistemas corporais ou a uma doença difusa. As convulsões são definidas como alterações anormais, estereotipadas e paroxísticas na função neurológica e podem incluir alterações comportamentais, disfunção motora, disfunção autônoma e perda de consciência.[226] A atividade convulsiva indica disfunção neurológica do prosencéfalo associada à atividade elétrica anormal. Os neonatos parecem mais suscetíveis à atividade convulsiva devido à excitabilidade relativa do cérebro em desenvolvimento combinada com o alto risco de lesão cerebral no período neonatal.[227] O diagnóstico da atividade convulsiva é embasado principalmente nos sinais clínicos, mas pode ser difícil em decorrência dos sinais sutis em alguns casos e a possibilidade de confusão com outras doenças que alteram o comportamento do paciente, a função neurológica ou o nível de consciência. Os sinais sutis podem incluir movimentos oculares anormais, tremores, alongamento excessivo, tônus extensor excessivo, hiperestesia e respiração apnêustica, enquanto os sinais evidentes de convulsões geralmente são nistagmo rápido, movimentação estereotipada dos membros, hiperextensão e movimentos excessivos da boca.[198] Traumas físicos inexplicáveis podem ser evidências de atividade convulsiva não observada. A confirmação da atividade convulsiva é obtida pelo EEG, mas isso pode ser difícil em potros. O tratamento específico pode não ser necessário em indivíduos com sinais muito sutis ou raros de atividade convulsiva, mas é claramente indicado em pacientes com atividade convulsiva generalizada e repetida. Os potros com atividade convulsiva nas primeiras 24 horas de hospitalização demonstraram desfechos piores do que aqueles que não apresentam atividade convulsiva.[205]

Meningite bacteriana

A meningite bacteriana é uma doença incomum, mas parece ser mais frequente em potros do que em adultos.[228] Ocorre em 2,6 a 10% dos potros com sepse e está associada a altas taxas de mortalidade.[25,176,228,229] Os achados clínicos mais comuns da meningite bacteriana em potros são letargia, fraqueza, decúbito dorsal, redução do reflexo de sucção, anomalias em reflexos pupilares à luz, hiperestesia, dor cervical, febre, cegueira, convulsões e coma.[228,230,231] Os achados clinicopatológicos podem incluir FTIP, neutropenia ou neutrofilia e hiperfibrinogenemia e, na maioria das vezes, reflete a inflamação sistêmica relacionada à sepse.[197,228,230,231] O diagnóstico definitivo é feito por meio da análise do líquido cefalorraquidiano, com observação de pleocitose neutrofílica (número total de células nucleadas superior a 7 células/μℓ) e alta concentração de proteína total (TP) (TP acima de 120 mg/dℓ) na maioria dos casos.[232,233] A degeneração celular é muito observada no líquido cefalorraquidiano, junto com bactérias intracelulares.[197,233] A meningite é com mais frequência causada pelos mesmos tipos de bactérias associados à sepse neonatal, em especial *Escherichia coli, Actinobacillus* spp., *Klebsiella* spp., *Streptococcus* spp. e *Salmonella* spp. [228,233,234] O tratamento é intensivo e feito com antimicrobianos capazes de alcançar concentrações terapêuticas no SNC; o ideal é que seja orientado pelos resultados da cultura.[235] É improvável que medicamentos como penicilina, ceftiofur e aminoglicosídeos sejam eficazes devido à baixa penetração; portanto, outros fármacos devem ser considerados, como ceftriaxona, cefepima, cefotaxima, imipeném, cloranfenicol e rifampicina (como adjunto).[235] Como muitas das lesões no SNC causadas por meningite são secundárias à resposta inflamatória, há uma justificativa para o uso anti-inflamatórios. A administração de corticosteroides como terapia adjuvante em pacientes humanos foi associada a uma redução nas sequelas neurológicas, mas não alterou a mortalidade.[236,237] O prognóstico de sobrevida em potros submetidos ao tratamento apropriado é reservado a mau, dependendo da gravidade dos sinais clínicos.[228]

Traumatismo

O traumatismo deve sempre ser considerado na avaliação do potro com sinais neurológicos de início agudo. O traumatismo cranioencefálico pode estar associado a contusões na região dos ossos frontais ou parietais ou ser secundário a trauma na nuca ou na região temporal quando o potro se vira para trás.[197] A lesão vertebral também pode ser observada e estar associada à colisão do potro com um objeto imóvel. Os sinais externos de traumatismo podem não ser óbvios, e estudos de imagem podem ser necessários para confirmação. O exame físico pode revelar abrasões superficiais, dor à palpação das áreas afetadas, aumento de volume dos tecidos moles, crepitação ou sangramento das narinas ou orelhas. O tratamento é principalmente de suporte, com estabilização das lesões ósseas, se possível. A terapia anti-inflamatória e antioxidante pode ser benéfica, mas a administração de corticosteroides não é recomendada. A terapia antimicrobiana apropriada é indicada em caso de possibilidade de contaminação do SNC.

Botulismo

O botulismo é uma síndrome de paralisia flácida, causada pelas neurotoxinas produzidas por *Clostridium botulinum*. A maioria dos casos equinos está associada às toxinas B e C, embora casos do tipo A tenham sido relatados.[238] Em potros, a síndrome é considerada de natureza tóxico-infecciosa, em que o animal ingere esporos do ambiente que germinam no trato gastrintestinal e disseminam a toxina, em oposição à forma mais comum de "envenenamento por volumoso" associada à ingestão de uma toxina pré-formada, como em adultos.[239] A toxina do botulismo atua na área pré-sináptica da junção neuromuscular, inibindo a liberação do neurotransmissor acetilcolina. Nos casos graves, os potros podem ser encontrados mortos, mas o desenvolvimento repentino de fraqueza, tremores e disfagia em animais previamente saudáveis é mais comum.[238] A deterioração progressiva é tipicamente observada, mesmo com tratamento apropriado, e a paralisia respiratória é a causa da morte na maioria dos casos. O diagnóstico é tipicamente presuntivo com base na anamnese e no quadro clínico, já que a confirmação requer a demonstração de esporos e/ou toxinas nas fezes dos indivíduos acometidos, o que pode ser difícil. Um bioensaio em camundongos foi validado para o diagnóstico de botulismo em cavalos e potros.[240] Esse ensaio é altamente específico em potros, com especificidade e VPP de 100%, mas exibe baixa sensibilidade (53%) e baixo VPN (52%).[240] O tratamento é embasado na administração de antitoxina e em cuidados de suporte. Os potros em decúbito tendem a morrer, a menos que recebam suporte ventilatório na forma de ventilação mecânica, que pode ser necessária por até 2 semanas.[238] Com cuidado rápido e adequado, o prognóstico de sobrevida em casos de botulismo dos tipos B e C é bom.[238] O botulismo do tipo A foi associado a sinais clínicos mais graves e uma taxa de letalidade mais alta, mas um relato recente descreveu o tratamento bem-sucedido de um potro com essa doença.[241]

Tétano

O tétano é uma síndrome de paralisia espástica, causada pela neurotoxina tetanoespasmina, produzida por *C. tetani*. Embora raro devido ao uso disseminado de vacinas de toxoide tetânico, casos recentes foram relatados em potros.[242,243] Em geral, essa síndrome afeta potros com mais de 7 dias de idade e está associada ao desenvolvimento de infecção anaeróbia local, sobretudo nos remanescentes umbilicais.[244] A tetanoespasmina impede a liberação do neurotransmissor inibidor GABA pelos interneurônios espinais, levando à desinibição dos neurônios motores espinais, o que causa atividade motora excessiva e paralisia espástica.[245] Os sinais clínicos primários são rigidez, atividade autônoma excessiva e espasmos musculares episódicos, que provocam trismo, espasmo facial, protrusão da terceira pálpebra e disfagia. A progressão leva ao decúbito e a morte é geralmente causada por insuficiência respiratória. O tratamento do tétano é composto de administração de antitoxina tetânica, cuidados de suporte, controle dos espasmos musculares e controle da fonte.[242,246] O controle dos espasmos musculares é frequentemente obtido com benzodiazepínicos, administrados como necessário ou em infusão contínua (CRI). O sulfato de magnésio é uma opção acessível e viável aos benzodiazepínicos em seres humanos e pode ser razoável em potros.[197] O controle da fonte pode envolver excisão cirúrgica ou drenagem do sítio de infecção combinada com a terapia antimicrobiana. A penicilina tem sido o tratamento padrão, mas o metronidazol também pode ser utilizado. O prognóstico de sobrevida é bom nos casos que não progridem para decúbito dorsal, mas é ruim assim que o potro se deita, embora sucessos tenham recentemente sido relatados.[242,243]

Encefalopatias metabólicas

Existem vários distúrbios metabólicos que podem prejudicar a função neurológica e causar lesão neurológica em potros, como hipoglicemia, hiponatremia e hipernatremia, hipocalcemia, hiperbilirrubinemia e hiperamonemia. A hipoglicemia é comum em potros em estado crítico e a hipoglicemia grave está associada à não sobrevida à alta hospitalar.[131] A hipoglicemia persistente e grave está associada à degeneração neuronal nos sistemas nervosos central e periférico, mas, curiosamente, esse fenômeno é observado apenas em pacientes humanos tratados com insulina ou com hiperinsulinemia.[247,248] Embora a hipoglicemia a curto prazo possa não causar lesão permanente, certamente pode causar disfunção neurológica e prejudicar outros sistemas corporais. Portanto, deve ser resolvida por meio da suplementação com dextrose.[249,250]

Os distúrbios de sódio são bastante comuns em potros em estado crítico, mas não costumam estar associados à disfunção neurológica, a menos que sejam muito graves ou que a concentração sérica de sódio sofra mudanças agudas e dramáticas. Essas mudanças rápidas na concentração de sódio causam alterações drásticas de líquidos nos tecidos do SNC. A hiponatremia pode ser associada ao desenvolvimento de edema cerebral, enquanto a hipernatremia pode causar uma síndrome de desmielinização osmótica.[250] A hiponatremia é mais comum que a hipernatremia e os sinais neurológicos são observados principalmente quando as concentrações de sódio são inferiores a 120 mEq/ℓ.[249,251] As manifestações neurológicas de hiponatremia podem incluir anomalias de postura ou marcha, depressão, cegueira ou convulsões.[252,253] O tratamento desses distúrbios envolve a correção dos desequilíbrios subjacentes de sódio/água corporal, porque a hiponatremia representa um excesso de água livre e a hipernatremia indica um *deficit* de água livre.[254] A hiponatremia deve ser tratada com a administração de líquidos relativamente hipertônicos em comparação à osmolalidade plasmática. Embora a literatura sugira que a correção inicial deva ser rápida e seguida por uma correção mais lenta, uma abordagem mais conservadora pode ser apropriada em potros.[249] A hipernatremia deve ser tratada com líquidos relativamente hipotônicos, mas de modo gradual (menos de 0,5 mEq/ℓ/h).[249]

A hipocalcemia costuma ser assintomática, mas pode estar associada a tetania e convulsões.[254] Reduções rápidas na concentração de cálcio ionizado parecem associadas a sinais clínicos em potros em estado crítico.[250] Uma síndrome de convulsões hipocalcêmicas foi descrita em potros jovens, geralmente de 2 a 5 semanas de idade.[255,256] Acredita-se que essa doença seja causada por hipoparatireoidismo primário.[249,256]

A bilirrubina é capaz de atravessar a barreira hematencefálica, especialmente quando suas concentrações plasmáticas são muito altas e em neonatos, cuja barreira hematencefálica é mais permeável. A bilirrubina é neurotóxica e pode causar disfunção neurológica e dano cerebral irreversível, uma síndrome clínica denominada *kernicterus* (encefalopatia bilirrubínica).[257,258] A causa mais importante de icterícia clínica em neonatos equinos é a isoeritrólise neonatal (NI). O tratamento da NI é discutido em outra parte deste capítulo, mas é composto principalmente de cuidados de suporte e transfusões de sangue. Esses tratamentos não resolvem a hiperbilirrubinemia, que só pode ser reduzida com a plasmaférese terapêutica.[258]

A hiperamonemia foi associada à disfunção neurológica em potros e cavalos adultos. Os sinais clínicos associados à hiperamonemia são depressão, cegueira, perambulação sem rumo, pressão da cabeça, ataxia, girar em círculos, decúbito dorsal e morte.[259-262] A hiperamonemia pode ser secundária à insuficiência hepática, *shunts* portossistêmicos ou aumento da produção gastrintestinal de amônia (hiperamonemia intestinal).[259-262] Um distúrbio suspeito de representar a síndrome de hiperornitinemia-hiperamonemia-homocitrulinúria (HHH), um defeito genético no ciclo da ureia que provoca hiperamonemia persistente, foi relatado em potros Morgans.[263] A hiperamonemia intestinal é quase sempre associada a sinais clínicos de doença gastrintestinal.[261]

Distúrbios congênitos

Hidrocefalia

A hidrocefalia é uma condição causada por uma deficiência na drenagem de líquido cefalorraquidiano por defeitos congênitos ou inflamação, que provoca a compressão do cérebro devido ao aumento da pressão intracraniana.[264,265] Essa doença é considerada invariavelmente fatal e rara em cavalos, mas pode ser mais frequente em Frísios.[265] O diagnóstico costuma ser presuntivo e confirmado no exame *post mortem*, mas a TC e a RM podem ser usadas para o diagnóstico definitivo *antemortem*, se necessário.[266]

Malformação occipitoatlantoaxial

Potros com malformação occipitoatlantoaxial geralmente apresentam paresia e ataxia em todos os quatro membros; em alguns casos, porém, podem nascer mortos ou em coma.[197] Os potros podem inclinar a cabeça ou apresentar anomalias de postura; além disso, o movimento da cabeça pode revelar um som de clique e os *deficits* neurológicos podem variar de inaparentes a graves a ponto de causar tetraplegia.[197,267] A doença é familiar em Árabes, mas também pode ocorrer em outras raças.[267] O diagnóstico costuma ser confirmado à radiografia, embora a mielografia com contraste, a TC ou a RM possam ser úteis em alguns casos.[268,269] Os potros com sinais clínicos são tipicamente submetidos à eutanásia devido ao mau prognóstico a longo prazo.

Abiotrofia cerebelar

A abiotrofia cerebelar equina é uma doença neurodegenerativa que afeta o cerebelo e provoca ataxia, tremores de cabeça e perda de equilíbrio.[270,271] A abiotrofia cerebelar é relativamente rara em cavalos e, embora possa ocorrer em várias raças, é mais comum em Árabes. É herdada como um traço autossômico recessivo e os sinais clínicos são geralmente detectáveis entre 4 semanas e 6 meses de idade.[270-272] O diagnóstico é tipicamente presuntivo e embasado na associação entre raça e quadro clínico, mesmo porque o diagnóstico definitivo *antemortem* é difícil.

Epilepsia

Uma síndrome de epilepsia idiopática juvenil (EIJ) foi descrita em potros Árabes de linhagem egípcia.[273,274] Essa síndrome é caracterizada por convulsões tônico-clônicas recorrentes e se assemelha à síndrome de convulsão neonatal familiar benigna humana.[275] Os sinais clínicos de EIJ começam nos primeiros dias a meses de vida, mas a doença parece ser autolimitada e se resolve por volta de 1 a 2 anos de idade.[273,275]

Narcolepsia e cataplexia

A narcolepsia equina é caracterizada por ataques de sono paroxísticos e os animais acometidos podem continuar em pé. A cataplexia representa a perda completa do tônus muscular combinada com a arreflexia e leva ao decúbito.[276] A narcolepsia sem cataplexia foi descrita em cavalos Puros-Sangues, Warmbloods e Islandeses e, em alguns casos, pode apresentar um componente familiar.[276,277] A narcolepsia com cataplexia é muito rara, mas foi descrita em cavalos.[276,278]

Tratamento da encefalopatia neonatal

Devido à ampla gama de doenças associadas ao desenvolvimento de NE em potros, não existe uma estratégia terapêutica única. Essa discussão se concentra nos tratamentos direcionados à prevenção da lesão do SNC e normalização da função do sistema nervoso. Potros com NE geralmente sofrem de inflamação sistêmica grave, e as recomendações terapêuticas específicas, cuidados de suporte, controle de infecção, correção de distúrbios metabólicos e normalização das funções cardiovasculares, pulmonares, gastrintestinais e renais em neonatos em estado crítico são abordadas em detalhes em outra parte deste capítulo.

O primeiro objetivo é a estabilização sistêmica do paciente, porque a restauração e a manutenção da perfusão do SNC são essenciais para garantir o fornecimento adequado de oxigênio e glicose. A fluidoterapia intravenosa é frequentemente necessária para corrigir a hipovolemia e dar apoio à função cardiovascular, mas vasopressores e inotrópicos podem ser necessários para normalizar a pressão arterial. Contudo, é importante evitar a hidratação excessiva ou hipertensão, pois elas podem exacerbar a lesão do SNC.[185,279] A normalização da glicemia também é importante, mas deve-se ter cuidado para evitar a hiperglicemia, porque potros em estado crítico podem ser intolerantes a infusões de dextrose. A suplementação de oxigênio intranasal é recomendada em potros fracos, em decúbito ou com hipoxemia arterial documentada, para melhora da oxigenação. Transfusões de sangue podem ser necessárias em pacientes anêmicos pelo mesmo motivo.

O segundo objetivo é controlar a atividade convulsiva, caso existente. O tratamento específico pode não ser necessário em indivíduos com sinais muito sutis ou raros de atividade convulsiva, mas é claramente indicado em pacientes com atividade convulsiva generalizada e repetida. Os benzodiazepínicos (diazepam e midazolam) são o tratamento de primeira escolha para o controle de convulsões agudas em potros devido ao rápido início de ação e efeitos depressivos mínimos (Tabela 20.7).[30,198] Doses em *bolus* intravenoso são usadas para o controle de episódios de convulsão única, mas a administração de midazolam em CRI pode ser usada para o controle de convulsões persistentes, assim como fenobarbital, pentobarbital e brometo de potássio. O fenobarbital pode causar depressão substancial do SNC quando administrado pela primeira vez, mas é geralmente bem tolerado, mesmo com uso prolongado. Os níveis séricos de fenobarbital devem ser monitorados quando utilizados a longo prazo para assegurar sua permanência na faixa terapêutica, de 5 a 30 μg/mℓ em potros.[280] O pentobarbital só deve ser usado em casos de *status epilepticus* (mal epiléptico), que não pode ser controlado com outros medicamentos e está associado a um risco substancial de depressão respiratória e cardiovascular profunda. A fenitoína tem cinética imprevisível e não é muito utilizada, mas foi sugerida como anticonvulsivante em potros. O brometo de potássio pode ser útil na manutenção a longo prazo de potros com epilepsia porque tem menos efeitos colaterais do que o fenobarbital e é bem tolerado. As concentrações plasmáticas eficazes em outras espécies são de 70 a 240 mg/dℓ, mas esses valores não foram validados em potros.[281]

O próximo objetivo é controlar as lesões contínuas do SNC e prevenir danos futuros. A hipotermia é considerada o padrão de cuidado no tratamento de neonatos humanos com EHI. Para tanto, o corpo inteiro do paciente é resfriado a 33,3 a 35°C, embora abordagens seletivas de resfriamento da cabeça também possam ser empregadas.[214] Uma revisão sistemática recente confirmou que a hipotermia terapêutica é benéfica em bebês humanos com EHI por reduzir a mortalidade sem aumentar a incapacidade neurológica a longo prazo dos sobreviventes.[282] Existem algumas complicações associadas à hipotermia, em especial o resfriamento excessivo, problemas cutâneos, alteração do metabolismo de medicamentos e maior risco de convulsão durante o reaquecimento.[283] A logística da hipotermia terapêutica em potros, inclusive as técnicas apropriadas de resfriamento, escolha do paciente e duração do procedimento, deve ser definida antes da aplicação clínica dessa abordagem na medicina equina.

Tabela 20.7 Fármacos utilizados no controle de convulsões em potros.

Fármaco	Dose	Via	Frequência	Comentários
Diazepam	0,1 a 0,4 mg/kg	IV	Como necessário	Controle de convulsões a curto prazo
Midazolam	0,04 a 0,1 mg/kg	IV	Como necessário	Controle de convulsões a curto prazo
	0,02 a 0,06 mg/kg/h	IV	CRI	Para convulsões persistentes
Fenobarbital	2 a 10 mg/kg	IV	12 h	Para convulsões persistentes
	3 a 10 mg/kg	VO	12 h	Monitore as concentrações séricas
Pentobarbital	2 a 10 mg/kg	IV	Dose única	Para *status epilepticus* – tenha cuidado
Fenitoína	1 a 5 mg/kg	IV VO	4 h, até 6 doses	–
	1 a 5 mg/kg	VO	12 h	
Brometo de potássio	10 mg/kg	VO	8 h	Monitorar as concentrações séricas
	60 mg/kg	VO	24 h	

CRI, infusão em taxa contínua; IV, via intravenosa; VO, via oral. (De Wilkins PA. Disorders of foals. In: Reed SM, Bayly WM, Sellon DC, eds. Equine Internal Medicine. St. Louis, MO: Saunders Elsevier; 2010; Morresey PR. Neurological conditions and seizure management. AAEP Focus on the First Year of Life. 2014; 29-35; Wong D, Wilkins PA, Bain FT et al. Neonatal encephalopathy in foals. *Comp Contin Educ Pract Vet*. 2011; 33:E5; Magdesian KG. Foals are not just mini horses. In: Cole C, Bentz B, Maxwell L, eds. Equine Pharmacology. Oxford, UK: Wiley-Blackwell; 2015. p. 99-117.

Uma série de abordagens farmacológicas neuroprotetoras têm sido usadas empiricamente em potros com EHI, mas o seu uso não foi validado (Tabela 20.8). Um dos medicamentos mais utilizados por décadas tem sido o dimetilsulfóxido (DMSO), por sua suposta capacidade de eliminação de radicais livres e efeitos anti-inflamatórios, talvez reforçados pela facilidade de administração e baixo custo.[284] O DMSO tem efeitos osmóticos e diuréticos, que podem auxiliar a redução da pressão intracraniana e, segundo relatos, bloqueia a ativação do canal de sódio, suprime o influxo de cálcio e evita a morte celular excitotóxica por glutamato.[284] Por mais promissor que pareça, na verdade há pouca ou nenhuma evidência científica de eficácia em relação ao tratamento de EHI com DMSO e não existe consenso clínico sobre o seu uso.[30,211] O manitol foi administrado para a redução do edema cerebral, mas também não há evidências de eficácia dessa modalidade terapêutica, que não é muito utilizada.[185] O tratamento com sulfato de magnésio tem sido promissor por causa dos seus efeitos antagonistas do receptor NMDA; além disso, o magnésio pode estabilizar as membranas celulares, inibir a produção de radicais livres e reduzir a inflamação secundária do SNC e as lesões associadas.[285] O uso de sulfato de magnésio em potros com EHI foi relatado e o tratamento parece ser bem tolerado, embora doses excessivas possam causar fraqueza muscular e hipotensão.[279] Não há dados disponíveis sobre a sua eficácia em potros e, embora existam alguns estudos com resultados encorajadores, essa abordagem terapêutica ainda é pré-clínica em bebês humanos com EHI.[285,286] A pentoxifilina, um inibidor da fosfodiesterase, tem efeitos anti-inflamatórios e imunomoduladores e pode melhorar a perfusão tecidual local.[287] A pentoxifilina pode inibir a produção de TNF-α em potros com NE.[185] A administração de antioxidantes pode ser benéfica no tratamento da inflamação do SNC e as vitaminas C, E e tiamina (vitamina B_1) foram administradas a potros com EHI.[65] O alopurinol é um antioxidante que se mostrou promissor em bebês humanos, mas sua utilização ainda é pré-clínica.[288] A administração de alopurinol foi sugerida em potros com EHI, mas não há relatos de seu uso.[185] Diversos outros tratamentos foram investigados na EHI neonatal humana e alguns parecem promissores, como a inalação de xenônio como agente antiexcitotóxico, administração de melatonina como antioxidante, eritropoetina como fator de crescimento e a terapia com células-tronco.[204,289,290]

DISTÚRBIOS RESPIRATÓRIOS

A doença do trato respiratório inferior é comum em potros e é responsável por morbidade e mortalidade substanciais. Os potros são suscetíveis ao desenvolvimento de doenças respiratórias causadas por complexas interações entre fatores imunes inatos e uma série de fatores de risco. Os fatores imunes são a possível FPTI, o retardo da produção endógena de imunoglobulinas e problemas nas respostas imunológicas. Os fatores de risco em neonatos incluem sepse sistêmica, anomalias congênitas, aspiração de mecônio, aspiração de leite e traumatismo ao nascimento. Os fatores de risco em potros mais velhos são o estresse do desmame, o preparo para vendas e transporte e o confinamento em condições de superlotação ou na presença de poeira, com grande exposição a possíveis patógenos respiratórios.

Desconforto respiratório

Existem várias síndromes associadas ao desconforto respiratório em potros e podem ter diversas causas. As características definidoras mudam com a idade devido ao amadurecimento normal da função pulmonar do neonato e, em certa medida, à natureza mutável dos insultos, que provocam desconforto respiratório. O achado de desconforto respiratório agudo logo após o nascimento está provavelmente associado a distúrbios extrapulmonares que causam obstrução respiratória superior, como atresia coanal bilateral, estenose das narinas, edema ou colapso laríngeo grave, deslocamento dorsal do palato mole, cistos subepiglóticos ou anomalias pulmonares congênitas graves.[30] Anomalias cardíacas congênitas, como mau posicionamento dos grandes vasos, resultando em graves *shunts* da direita para a esquerda, também podem ser observadas.[30]

Tabela 20.8 Fármacos utilizados no tratamento de doenças do sistema nervoso central.

Fármaco	Dose	Via	Frequência	Comentários
DMSO	0,1 a 1 g/kg como solução a 10%	IV	12 a 24 h	Hemólise, desidratação, restrições da OSHA
Manitol	0,25 a 2 g/kg como solução de 20% ao longo de 15 a 20 min	IV	12 a 24 h	Desidratação
Sulfato de magnésio	0,05 mg/kg/h (ataque) 0,025 mg/kg/h	IV	CRI	Pode precipitar outros líquidos
Pentoxifilina	10 mg/kg	VO	12 h	–
Gabapentina	3 a 5 mg/kg	VO	6 a 8 h	–
Alopurinol	44 mg/kg	VO	Uma vez nas primeiras 4 h	–
Vitamina E	5.000 UI	VO	24 h	–
Vitamina C	100 mg/kg	IV VO	24 h	–
Tiamina	1 a 20 mg/kg	IV	Adicionada a líquidos	–

CRI, infusão em taxa contínua; DMSO, dimetilsulfóxido; IV, via intravenosa; OSHA, Occupational Safety and Health Administration (EUA); VO, via oral. De Wilkins PA. Perinatal asphyxia syndrome. In: Sprayberry KA, Robinson NE, eds. Robinson's Current Therapy in Equine Medicine. St. Louis, MO: Elsevier Saunders; 2015:732-736; Wong D, Wilkins PA, Bain FT et al. Neonatal encephalopathy in foals. *Comp Contin Educ Pract Vet*. 2011; 33:E5.

Lesão pulmonar aguda e síndrome do desconforto respiratório agudo

No desconforto respiratório, além do período pós-parto imediato, a situação pode ser confundida pela ampla gama de etiologias e espectro das síndromes clínicas. Embora isso seja observado na medicina humana e veterinária há muitos anos, uma abordagem de consenso para essa situação só foi desenvolvida na medicina veterinária na última década.[291] Os termos *lesão pulmonar aguda* (ALI) e RDS aguda (ARDS) foram originalmente desenvolvidos na medicina humana para se referir a uma síndrome de insuficiência respiratória associada a edema pulmonar não cardiogênico, diminuição da complacência pulmonar e incompatibilidade ventilação/perfusão.[292,293] Essas síndromes estão associadas a uma resposta inflamatória exagerada e autoperpetuante, que provoca graves danos aos tecidos pulmonares. O líquido rico em proteínas do edema se acumula nos alvéolos e no interstício, o que compromete as trocas gasosas e causa hipoxemia.[294] A ALI e a ARDS não são síndromes primárias e sempre são secundárias a outras doenças. Em seres humanos, os fatores de risco para desenvolvimento de ALI e ARDS incluem processos que provocam lesão pulmonar direta (pneumonia, aspiração de conteúdo gástrico, inalação de fumaça, contusão pulmonar e afogamento) e lesão pulmonar indireta (sepse não pulmonar, pancreatite, transfusões múltiplas e traumatismo grave).[294]

A avaliação precisa da função respiratória em neonatos requer gasometria arterial e a pronta disponibilidade de analisadores portáteis melhorou muito o acesso a essa importante ferramenta diagnóstica. O manejo de potros em estado crítico sem essa informação é extremamente difícil, porque é importante na avaliação inicial, formulação de um plano terapêutico adequado, monitoramento da resposta ao tratamento e prognóstico. As amostras são mais facilmente coletadas em decúbito lateral, usando a artéria metatársica lateral e a artéria braquial ou transversa da face. A amostragem deve ser realizada logo após a colocação do potro em decúbito lateral, e o paciente deve retornar à posição esternal ou em pé assim que possível, já que o decúbito lateral prejudica muito a oxigenação arterial (10 a 14 mmHg). Do ponto de vista diagnóstico, esse impacto pode ser abordado com a utilização dos intervalos de referência apropriados, derivados de potros submetidos à coleta de amostras em decúbito lateral (Tabela 20.9). O outro elemento importante que deve ser considerado na interpretação dos dados da gasometria arterial em potros neonatos são as mudanças na função pulmonar que ocorrem ao longo dos primeiros dias de vida. Os potros neonatos têm um pequeno grau de *shunt* que causa hipoxemia relativa e menor responsividade à suplementação de oxigênio em comparação a adultos. Esse fenômeno também é mostrado na Tabela 20.9.

As anomalias gasosas mais identificadas em potros neonatos são hipoxemia com normocapnia ou hipocapnia e hipoxemia com hipercapnia. A hipoxemia pode ser causada por vários mecanismos: hipoventilação, incompatibilidade ventilação/perfusão, difusão prejudicada, *shunts* intrapulmonares ou extrapulmonares (cardíacos) e diminuição da concentração de oxigênio no ar inspirado (altitude elevada ou configuração inadequada do ventilador). Potros neonatos fracos e em decúbito tendem a apresentar hipoventilação, enquanto a presença de inflamação intrapulmonar ou deficiência de surfactante causa incompatibilidade ventilação/perfusão substancial e *shunt* intrapulmonar. A inflamação grave e o edema pulmonar podem comprometer a difusão, enquanto os *shunts* extrapulmonares são mais associados à persistência da circulação fetal ou a anomalias cardíacas. A princípio, potros com pneumonia geralmente apresentam hipoxemia profunda, mas o desenvolvimento de hipercapnia e acidose respiratória indica piora substancial da função pulmonar e está associada ao mau prognóstico de sobrevida.[111,295]

Em pacientes humanos, a ALI é caracterizada por início agudo, presença de infiltrados pulmonares bilaterais em radiografias torácicas, menor razão entre a pressão parcial de oxigênio (Pa_{O_2}) e a fração inspirada de oxigênio (Fi_{O_2}) no sangue arterial menor ou igual a 300 mmHg e pressão arterial pulmonar em cunha inferior a 18 mmHg ou ausência de evidências clínicas de hipertensão atrial esquerda.[292] A ARDS representa um grau mais crítico de disfunção e é caracterizada pelos mesmos critérios, mas com razão Pa_{O_2}/Fi_{O_2} mais baixa, menor ou igual a 200 mmHg.[292] Terminologia e definições semelhantes foram propostas para potros com desconforto respiratório.[291] Múltiplas classificações foram definidas, inclusive RDS neonatal equina (NERDS), ALI neonatal equina (EqNALI), ARDS neonatal equina (EqNARDS), ALI veterinária (VetALI) e ARDS veterinária (VetARDS).[291] Os critérios diagnósticos dessas síndromes são mostrados nos Boxes 20.3 a 20.5.

Embora o termo *NERDS* seja novo, a síndrome de desconforto respiratório grave e progressiva em potros nas primeiras 24 horas de vida foi reconhecida há pelo menos 50 anos.[5] A NERDS é muito semelhante à RDS em bebês humanos, que é causada pela deficiência primária de surfactante associada ao parto prematuro.[291] O surfactante tem três funções primárias no pulmão: prevenir a atelectasia no final da expiração, aumentar a complacência pulmonar e facilitar o recrutamento de vias respiratórias colapsadas.[296] A deficiência de surfactante causa atelectasia progressiva e diminuição da complacência pulmonar, piora da incompatibilidade ventilação/perfusão por *shunt* intrapulmonar e talvez extrapulmonar, hipoventilação e aumento do esforço respiratório. Se não tratada, há o desenvolvimento de hipoxia e hipercapnia progressivas e, em última instância, insuficiência respiratória.[296]

Tabela 20.9 Valores normais de gasometria arterial em potros.[a]

Idade gestacional	Idade pós-natal	PaO_2	$PaCO_2$	pH
Termo	2 min	56,4 ± 2,3	54,1 ± 2	7,31 ± 0,02
	15 min	57,5 ± 3,6	50,4 ± 2,7	7,32 ± 0,03
	30 min	57 ± 1,8	51,5 ± 1,5	7,35 ± 0,01
	60 min	60,9 ± 2,7	47,3 ± 2,2	7,36 ± 0,01
	2 h	66,5 ± 2,3	47,7 ± 1,7	7,36 ± 0,01
	4 h	75,7 ± 4,9	45 ± 1,9	7,35 ± 0,02
	12 h	73,5 ± 3	44,3 ± 1,2	7,36 ± 0,02
	48 h	74,9 ± 3,3	46,1 ± 1,1	7,37 ± 0,01
	4 dias	81,2 ± 3,1	45,8 ± 1,1	7,40 ± 0,01
	7 dias	86,9 ± 2,2	46,7 ± 1,1	7,37 ± 0,01
Prematuro	0,5 a 11 h	53,7 ± 1,5	55,3 ± 3,6	7,21 ± 0,05

Adaptada de Wilkins PA. Disorders of foals. In: Reed SM, Bayly WM, Sellon DC, eds. *Equine Internal Medicine*. St. Louis, MO: Saunders Elsevier; 2010:1311-1363; Stewart JH, Rose RJ, Barko AM. Respiratory studies in foals from birth to seven days old. *Equine Vet J*. 1984; 16:323-328; Rose RJ, Rossdale PD, Leadon DP. Blood gas and acid-base status in spontaneously delivered, term-induced and induced premature foals. *J Reprod Fertil Supl*. 1982; 32:521-528.

BOXE 20.3 Definição da síndrome de desconforto respiratório equino neonatal

Etiologia: deficiência primária de surfactante por problema no metabolismo de surfactante pulmonar no final do amadurecimento do feto.

O diagnóstico requer o atendimento de todos os critérios listados a seguir:

1. Hipoxemia persistente combinada com a hipercapnia progressiva
   a. Hipoxemia definida como $Pao_2 < 60$ mmHg com o potro respirando ar ambiente e em decúbito lateral
2. A existência de pelo menos um dos três fatores de risco:
   a. Idade gestacional muito baixa: menos de 290 dias de idade gestacional ou menos de 88% da duração média das gestações anteriores da égua
   b. Indução do parto
   c. Cesárea
3. Ausência de desenvolvimento de padrões respiratórios normais logo após o parto: desenvolvimento/persistência de respiração paradoxal nas primeiras horas de vida, taquipneia persistente
4. Aspecto em vidro de relógio nas radiografias de tórax em perfil com ≤ 24 horas de idade (em pé ou decúbito lateral)
5. Ausência de evidências de inflamação fetal
   a. Números totais e diferenciais normais de leucócitos, concentração de fibrinogênio normal para a idade gestacional
6. Descarte de doença cardíaca congênita como causa de hipoxemia

Adaptado de Wilkins PA, Otto CM, Baumgardner JE *et al*. Acute lung injury and acute respiratory distress syndromes in veterinary medicine: consensus definitions: the Dorothy Russell Havemeyer Working Group on ALI and ARDS in Veterinary Medicine. *J Vet Emerg Crit Care*. 2007; 17:333-339.

O tratamento da NERDS é difícil devido à indisponibilidade das intervenções primárias utilizadas em bebês humanos na medicina equina (surfactante exógeno) ou sua realização apenas em centros terciários de referência (ventilação mecânica). Devido aos benefícios da terapia com surfactante em seres humanos com RDS,[297] essa intervenção é de grande interesse em potros. No entanto, a experiência pessoal do autor e as poucas referências a essa terapia na literatura sugerem que o seu efeito é de curta duração, com necessidade de repetição frequente. Isso dificulta a justificativa do gasto significativo caso haja surfactante à disposição.[298,299] Curiosamente, uma das principais mudanças no manejo de neonatos humanos com RDS foi impulsionada pelo reconhecimento de que a ventilação mecânica por meio de intubação endotraqueal, embora salve muitas vidas, também está associada a possíveis complicações agudas graves e disfunção pulmonar a longo prazo.[300] Dentre as complicações agudas estão traumatismo do trato respiratório superior devido à intubação, aumento do risco de infecções do trato respiratório inferior, barotrauma e volutrauma pulmonar, síndromes de extravasamento de ar (pneumotórax) e complicações hemodinâmicas por comprometimento do retorno venoso. A principal complicação a longo prazo é a displasia broncopulmonar.[301] Por isso, as formas não invasivas de suporte respiratório são bastante utilizadas em bebês humanos com RDS, o que inclui todas as formas de suporte respiratório não administradas com tubo endotraqueal.[302]

BOXE 20.4 Definição da lesão pulmonar aguda veterinária e síndrome do desconforto respiratório agudo

Pelo menos um dos quatro primeiros critérios deve ser atendido; o critério cinco é uma medida recomendada, mas opcional.

1. Início agudo (< 72 horas) de taquipneia e desconforto respiratório em repouso
2. Fatores de risco conhecidos
3. Evidência de extravasamento capilar pulmonar sem aumento da pressão capilar pulmonar[a] (um ou mais dos seguintes):
   a. Infiltrados bilaterais/difusos em radiografias torácicas (mais de um quadrante por lobo)
   b. Gradiente de densidade dependente bilateral à TC
   c. Líquido proteináceo nas vias respiratórias condutoras
   d. Aumento da quantidade de água pulmonar extravascular
4. Evidências de troca gasosa ineficiente (um ou mais dos seguintes):
   a. Hipoxemia sem PEEP ou CPAP e com Fio_2 conhecida
      i. Razão Pao_2/Fio_2
      ii. ≤ 300 mmHg para VetALI
      iii. ≤ 200 mmHg para VetARDS
      iv. Aumento do gradiente alveolar-arterial de oxigênio
      v. Mistura venosa (*shunt* não cardíaco)
   b. Aumento da ventilação do "espaço morto"
5. Evidências de inflamação pulmonar difusa
   a. Neutrofilia na amostra do lavado transtraqueal/broncoalveolar
   b. Biomarcadores de inflamação em lavado transtraqueal/broncoalveolar
   c. Imagem molecular (PET)

[a]Ausência de evidências de edema cardiogênico (um ou mais dos seguintes): PAOP < 18 mmHg (cavalo adulto). Ausência de evidências clínicas ou diagnósticas que indiquem insuficiência cardíaca esquerda, inclusive ecocardiografia.

CPAP, pressão positiva contínua em vias respiratórias; TC, tomografia computadorizada; Fio_2, fração inspirada de oxigênio; PAOP, pressão de oclusão da artéria pulmonar; PEEP, pressão expiratória final positiva; PET, tomografia por emissão de pósitrons; VetARDS, síndrome do desconforto respiratório agudo veterinário; VetALI, lesão pulmonar aguda veterinária. De Wilkins PA, Otto CM, Baumgardner JE et al. Acute lung injury and acute respiratory distress syndromes in veterinary medicine: consensus definitions: the Dorothy Russell Havemeyer Working Group on ALI and ARDS in Veterinary Medicine. *J Vet Emerg Crit Care*. 2007;17:333-339.

A forma mais simples e fácil de suporte respiratório não invasivo em potros é a administração intranasal de oxigênio umidificado via cânula intranasal. Embora o uso de uma única cânula seja frequente, pode não fornecer o fluxo de oxigênio suficiente; nesse caso, uma segunda cânula pode ser colocada na narina oposta, com fácil distribuição de taxas combinadas de fluxo de até 20 ℓ/min.[303] Uma possível desvantagem da colocação de cânula bilateral é a possibilidade de causar algum grau de obstrução respiratória superior em potros pequenos, prejudicando a expiração e a eliminação de CO_2. Esse efeito, porém, não foi detectado quando essa técnica foi investigada em potros saudáveis.[303] Se a canulação nasal não for possível ou não alcançar taxas adequadas de fluxo, um cateter intratraqueal pode ser usado para insuflação de oxigênio, mas isso raramente representa algo mais do que uma solução a curto prazo.[304]

Embora a insuflação de oxigênio possa ser extremamente útil, é improvável que seja suficiente em potros com deficiência respiratória grave secundária à deficiência de surfactante causada por colapso alveolar progressivo e piora da incompatibilidade ventilação/perfusão. Nos casos mais graves, a ventilação mecânica representa o único meio viável de suporte respiratório e essa técnica será discutida em detalhes mais adiante. No entanto, estratégias de suporte respiratório não invasivo que fornecem pressão de distensão positiva contínua, como a pressão positiva contínua nas vias respiratórias (CPAP), são bastante utilizadas em neonatos humanos com RDS e demonstraram reduzir a insuficiência respiratória e a mortalidade.[305] Existem alguns relatos mais antigos de técnicas de suporte ventilatório não invasivo para potros com ventiladores mecânicos e prongas nasais ou máscaras faciais.[306,307] Um relato recente descreveu a adaptação de um dispositivo comercial de CPAP humano com máscara facial para uso em potros.[308] Os autores relataram que, embora a CPAP e a suplementação de oxigênio não pressurizado com máscara facial normalizassem a hipoxemia pré-tratamento, a extração de oxigênio e a eliminação de CO_2 foram maiores com CPAP em frequência respiratória menor em comparação à administração de oxigênio não pressurizado. Os dois tratamentos foram associados ao desenvolvimento de hipercarbia modesta, mas sem efeitos adversos. Essa modalidade de tratamento é promissora em potros com NERDS, mas há necessidade de maior avaliação nos indivíduos acometidos.

As síndromes de EqNALI e EqNARDS representam um subconjunto de ALI e ARDS que ocorre em potros na primeira semana de vida. Os critérios para EqNALI/EqNARDS diferem daqueles para ALI/ARDS devido às mudanças na eficiência das trocas gasosas pulmonares durante o desenvolvimento dos animais. O diagnóstico dessas síndromes é fundamentalmente semelhante ao de VetALI e VetARDS, à exceção do uso de uma escala específica para a idade das razões Pao_2/Fio_2 com base na gasometria em potros respirando ar ambiente e posicionados em decúbito lateral, como tipicamente observado na prática clínica. É importante lembrar que EqNALI/EqNARDS não é um diagnóstico primário e os potros acometidos podem estar sofrendo de uma ampla gama de doenças. A sobreposição à NERDS é certamente possível, mas a sepse e a pneumonia bacterianas são as doenças mais comuns em potros dessa idade. Outras possíveis etiologias são aspiração de mecônio e de leite, pneumonia viral, pneumonia fúngica ou trauma torácico; todas são abordadas em detalhes nas seções a seguir.

O tratamento de EqNALI/EqNARDS se concentra principalmente na hipoxemia e hipercapnia enquanto busca a correção da etiologia primária, quando possível. O suporte respiratório pode ser feito com oxigênio intranasal, CPAP ou ventilação mecânica, dependendo da gravidade da disfunção pulmonar. Em razão da extensa inflamação existente, pode haver indicação de terapia anti-inflamatória. É improvável que AINEs sejam suficientes, mas há evidências em seres humanos adultos com SDRA[309,310] e em potros mais velhos com VetARDS[311,312] de que a terapia com corticosteroides pode ser benéfica. Embora protocolos terapêuticos específicos não tenham sido definidos, trabalhos recentes sugeriram que a administração de hidrocortisona em dose de 1 a 4 mg/kg IV por dia dividida em quatro a seis doses pode ser apropriada para potros com sepse e CIRCI. Essa abordagem, porém, não foi investigada em potros com sepse ou EqNALI/EqNARDS.[313-315] Devido à probabilidade de infecção bacteriana nessa faixa etária, o tratamento antimicrobiano de amplo espectro também é indicado, junto com a fluidoterapia criteriosa e cuidados de suporte.

BOXE 20.5 Definição da síndrome de lesão pulmonar aguda neonatal/síndrome de desconforto respiratório em equinos

Idade pós-natal	Pao_2 normal (mmHg)	Razão normal Pao_2/Fio_2 (mmHg)	Valor de corte de Pao_2/Fio_2 (mmHg) para NALI	Valor de corte de Pao_2/Fio_2 (mmHg) para NARDS
60 min	60,9 ± 2,7	> 300	< 175	< 115
12 h	73,5 ± 3	> 350	< 200	< 140
24 h	67,6 ± 4,4	> 350	< 200	< 140
48 h	74,9 ± 3,3	> 350	< 200	< 140
4 dias	81,2 ± 3,1	> 400	< 250	< 160
7 dias	90 ± 3,1	> 430	< 280	< 190

Esses valores são para VetALI/VetARDS, mas obedecem à seguinte adaptação da razão Pao_2/Fio_2 dependente da idade em potros a termo em decúbito lateral respirando ar ambiente (Fio_2 = 0,21), com base nos valores normais de Pao_2, conforme a idade em condições semelhantes. Fio_2, fração inspirada de oxigênio; NALI, lesão pulmonar aguda neonatal; NARDS, síndrome de desconforto respiratório agudo neonatal; VetALI, lesão pulmonar aguda veterinária; VetARDS, síndrome do desconforto respiratório agudo veterinário. De Wilkins PA, Otto CM, Baumgardner JE et al. Acute lung injury and acute respiratory distress syndromes in veterinary medicine: consensus definitions: the Dorothy Russell Havemeyer Working Group on ALI and ARDS in Veterinary Medicine. *J Vet Emerg Crit Care*. 2007; 17:333-339.

As descrições mais definitivas de desconforto respiratório agudo em potros foram associadas à pneumonia broncointersticial em indivíduos com 1 a 12 meses de idade.[311,312,316,317] Os potros acometidos parecem clinicamente normais até apresentarem desconforto respiratório agudo ou serem encontrados mortos.[311] Alguns casos podem ter histórico de doença respiratória prévia associada à deterioração clínica súbita.[293] Ao exame físico, os potros apresentam depressão, letargia e inapetência, e o desconforto respiratório grave é caracterizado por taquicardia, taquipneia e dilatação das narinas. Um padrão paradoxal de respiração pode ser observado, em que o tórax e o abdome se movem de maneira oposta um ao outro e não de maneira sincronizada durante a inspiração e a expiração. A ausculta pode revelar sons anormais generalizados, com sibilos e estertores proeminentes; alternativamente, os sons pulmonares podem ser muito baixos a ausentes, com detecção somente dos sons das vias respiratórias maiores. Febre e hiperemia de mucosas também são comuns. Deve-se ter cuidado ao auscultar o coração por completo, o que pode ser difícil na presença de sons respiratórios anormais difusos, para descartar uma causa cardíaca de edema pulmonar. A avaliação clinicopatológica é importante tanto no que se refere à função pulmonar quanto para a identificação da doença primária. A gasometria arterial é extremamente útil e deve ser realizada antes do início da insuflação de oxigênio intranasal, se houver indicação clínica. O hemograma completo e a determinação da concentração de fibrinogênio e SAA auxiliam a caracterização da gravidade da inflamação sistêmica; grandes elevações nos números de leucócitos ou nos níveis de fibrinogênio ou SAA, embora não sejam definitivas, podem sugerir infecção por *Rhodococcus equi*.[318,319]

A imagem torácica é extremamente útil no estadiamento da inflamação pulmonar e na identificação de processos patológicos primários subjacentes. A ultrassonografia torácica é realizada com facilidade e pode gerar informações importantes, como a presença de atelectasia grave, derrame pleural ou abscessos pulmonares. A inflamação pulmonar difusa, como ocorre na ALI, é observada como espessamento da pleura visceral e projeções ecogênicas dispostas perpendicularmente à superfície do pulmão (artefatos em cauda de cometa).[320] As radiografias torácicas fornecem informações muito mais detalhadas sobre a gravidade e a extensão da inflamação pulmonar e uma imagem de qualidade razoável pode ser obtida com equipamento digital portátil.[321] As anomalias radiográficas observadas em potros acometidos podem variar de um padrão intersticial difuso a um padrão alveolar coalescente focal ou difuso, com vários broncogramas aéreos. Radiografias seriadas podem ser muito úteis no monitoramento da progressão da doença e da resposta ao tratamento.[293,321] A existência de abscessos pulmonares à ultrassonografia ou radiografia torácica é fortemente sugestiva de *R. equi*, mas não é definitiva.[318] Imagens de TC do tórax para a avaliação de potros com doença pulmonar também foram recentemente relatadas.[321,322] A TC fornece informações muito mais detalhadas sobre a natureza e o grau das alterações pulmonares, mas atualmente é realizada em apenas algumas instituições especializadas.

Os potros com VetALI/VetARDS costumam apresentar pneumonia bacteriana primária, mas outras causas são possíveis, como pneumonia viral. Um aspirado transtraqueal deve ser realizado, a menos que o paciente esteja muito instável para ser submetido ao procedimento. Essa amostra pode fornecer evidências citológicas importantes quanto ao tipo e à gravidade da inflamação pulmonar e à presença de bactérias extracelulares e intracelulares. Além disso, deve ser submetida a cultura bacteriana e antibiograma. A inflamação neutrofílica está tipicamente presente, e a detecção de cocobacilos intracelulares gram-positivos nos macrófagos pulmonares é uma forte evidência de *R. equi*.[318] A reação em cadeia de polimerase (PCR) de aspirados traqueais pode confirmar a presença de *R. equi*.[323] O tratamento de potros com ALI/ARDS deve se concentrar na hipoxemia, na doença primária, no controle da resposta inflamatória excessiva e nos cuidados de suporte. A insuflação intranasal de oxigênio, já descrita, deve ser iniciada o mais rápido possível em potros com desconforto respiratório e representa o meio principal de suporte respiratório nesses animais mais velhos. A terapia antimicrobiana deve ter como alvo os patógenos bacterianos mais prováveis com base na avaliação geral. Em potros mais jovens, com possível sepse, a terapia antimicrobiana de amplo espectro é recomendada. Em potros mais velhos, o tratamento empírico deve abordar a possível presença de *R. equi*. A terapia anti-inflamatória sistêmica agressiva, com corticosteroides potentes, como dexametasona e succinato sódico de metilprednisolona, demonstrou ser a intervenção mais importante para a sobrevida dos potros acometidos.[311,312,324] A terapia com corticosteroides deve ser gradualmente reduzida, conforme a melhora do quadro clínico, em vez de ser rapidamente interrompida. O tratamento prolongado foi benéfico em pacientes humanos com ARDS.[310] A terapia broncodilatadora tem sido usada em potros acometidos por causa da gravidade do desconforto respiratório, mas a broncoconstrição não é uma característica proeminente da ARDS. Além disso, a administração de broncodilatador pode, na verdade, piorar a incompatibilidade ventilação/perfusão e causar deterioração clínica ou até morte.[293] Se utilizada, a terapia broncodilatadora só deve ser administrada após a instituição da insuflação nasal de oxigênio e o médico deve estar preparado para lidar com mudanças repentinas no estado clínico. O uso da via inalatória para a administração de corticosteroides e broncodilatadores em pacientes com disfunção pulmonar grave e incompatibilidade ventilação/perfusão substancial tende a ser pouco recompensador devido à penetração e distribuição pulmonar insuficientes; portanto, a via sistêmica é recomendada. O prognóstico de sobrevida em potros acometidos é ruim a reservado. A administração precoce e agressiva de corticosteroides e a terapia antimicrobiana oferecem a melhor chance de sobrevida.[324]

Hipertensão pulmonar persistente

A hipertensão pulmonar persistente do neonato (HPPN), também conhecida como persistência da circulação fetal, é uma síndrome caracterizada por aumentos contínuos na resistência vascular pulmonar. A maior resistência vascular pulmonar, talvez combinada com a diminuição da função ventricular direita, provoca *shunt* da direita para a esquerda pelo ducto arterioso e/ou forame oval.[325] A HPPN pode ser idiopática, mas, em bebês humanos, está mais associada à doença pulmonar, como aspiração de mecônio, asfixia perinatal, deficiência de surfactante e pneumonia.[326] Em potros, a HPPN também pode ser secundária à sepse sistêmica, hipoxemia ou acidose.[327,328] A fisiopatologia da HPPN é complexa, mas representa fundamentalmente a disfunção dos fatores reguladores do tônus vascular pulmonar. Deve-se suspeitar de HPPN em todo neonato com hipoxemia hipercápnica progressiva ou refratária. É preciso ter cuidado para descartar a presença de anomalias cardíacas congênitas que podem provocar *shunt* extrapulmonar de sangue e outras causas de insuficiência respiratória hipoxêmica, como sepse ou pneumonia infecciosa. Deve-se suspeitar de HPPN em casos de hipoxemia sem um aumento significativo de Pa_{O_2} após a instituição de oxigenoterapia intranasal. O diagnóstico definitivo pode ser difícil, mas a ultrassonografia pode ajudar muito o descarte de anomalias cardíacas congênitas e a detecção da doença pulmonar primária.

O tratamento da HPPN é difícil, mas depende da abordagem simultânea de quaisquer fatores predisponentes ou subjacentes e da hipoxia grave. Potros que não respondem bem à insuflação nasal de oxigênio precisam de intubação e ventilação mecânica com oxigênio a 100%.[30] Isso pode ajudar o tratamento da hipoxia e talvez estimular o relaxamento vascular pulmonar.[327,328] Após um breve período de hiperóxia, recomenda-se a redução gradual da concentração de oxigênio inalado para que a Pa_{O_2} fique entre 60 e 100 mmHg.[325] Os fármacos que abordam diretamente a vasoconstrição pulmonar são bastante utilizados em neonatos humanos, mas o óxido nítrico inalado (NOi) é o único vasodilatador pulmonar aprovado para uso humano. O sucesso do tratamento com NOi em potros foi relatado,[327] mas infelizmente é impraticável na maioria dos casos porque requer ventilação mecânica e equipamento especializado para introdução do gás NO no circuito do ventilador[328]. O sildenafila (Viagra, Pfizer Inc., Nova York, EUA), um inibidor da fosfodiesterase de tipo 5, foi usado em seres humanos e é considerado eficaz.[326,329] Há relatos informais de uso de sildenafila em potros com HPPN, em dose de 0,5 a 2,5 mg/kg VO, até a cada 4 horas, começando com doses mais baixas para evitar o desenvolvimento de hipotensão sistêmica.[330] Embora apoiado por apenas um relato de caso em humanos, o uso de pentoxifilina, um inibidor não seletivo da fosfodiesterase, como adjuvante pode ser digno de consideração em potros devido à disponibilidade, ao baixo custo e ao bom perfil de segurança.[331,332]

Doenças congênitas do trato respiratório superior

Existem vários distúrbios congênitos do trato respiratório superior em potros, embora nenhum seja comum. Dentre eles estão desvio de septo, atresia coanal, fenda palatina, cistos nasofaríngeos e cistos subepiglóticos.[333] O desvio de septo pode ser lateral ou de rotação; em casos moderados a graves, causa obstrução significativa das vias respiratórias superiores.[334] O reparo cirúrgico é possível, mas deve ser considerado um procedimento de resgate, porque o prognóstico para a função atlética é ruim.[334] A atresia coanal é rara em potros; é caracterizada por estreitamento unilateral ou bilateral dos tecidos moles ou obstrução completa do aspecto caudal das passagens nasais.[335] Os potros nascidos com obstrução completa bilateral morrem sem intervenção rápida para o estabelecimento de vias respiratórias em razão da natureza da respiração nasal obrigatória dos equinos.[333] Potros com atresia coanal unilateral geralmente ficam sem diagnóstico por muito tempo.[336] De modo geral, o diagnóstico é estabelecido por endoscopia, mas a TC tem sido útil em alguns casos.[336] A correção cirúrgica é viável, mas o prognóstico de desempenho é reservado por causa do estreitamento persistente das vias respiratórias em muitos casos. As deformidades na fenda palatina são raras e citadas em apenas 0,1 a 0,8% dos potros.[337] A maioria dos potros acometidos apresenta sinais clínicos de disfagia durante a amamentação, inclusive tosse ou escape nasal de leite, mas sem consistência.[338] A pneumonia por aspiração é uma complicação comum. O principal sítio acometido é o palato mole, e o defeito pode variar de um pequeno foco até a ausência quase total do palato mole. A endoscopia facilita o diagnóstico, embora a correção cirúrgica seja teoricamente possível. A abordagem é difícil e o resultado incerto, em especial nos grandes defeitos.[337] Há um relato recente de reparo transoral assistido por endoscopia bem-sucedido em um potro.[339] Os cistos subepiglóticos também são raros em potros, mas, quando existentes, podem interferir no posicionamento epiglótico, levando ao deslocamento persistente do palato, disfagia grave e pneumonia por aspiração.[333,340] O diagnóstico é feito principalmente por exame endoscópico, embora a visualização possa ser difícil caso o cisto esteja abaixo do palato. Radiografias e TC podem auxiliar a detecção dessas lesões. O tratamento compreende a remoção do cisto, por meio de laringotomia ou abordagem endoscópica nasal ou oral.[333]

Aspiração de mecônio

A síndrome de aspiração de mecônio (SAM) é definida como desconforto respiratório em um potro, com presença de mecônio no líquido amniótico ao nascimento e cujos sintomas não podem ser explicados por outras etiologias. O mecônio pode contaminar o líquido amniótico antes, durante ou logo após o parto e acredita-se que isso ocorra principalmente em resposta à hipoxia fetal que leva ao estresse fetal. A hipoxia também pode fazer com que o feto respire de modo ofegante, facilitando a introdução de mecônio no trato respiratório ainda no útero. A aspiração de mecônio também pode ocorrer nas primeiras respirações após o nascimento. A presença de mecônio no líquido amniótico não assegura o desenvolvimento de SAM; apenas 2 a 9% dos bebês humanos nascidos com líquido amniótico tingido por mecônio desenvolveram a doença.[341] Diversos mecanismos fisiopatológicos causam disfunção pulmonar devido à contaminação do trato respiratório inferior por mecônio, inclusive obstrução mecânica das vias respiratórias, aprisionamento aéreo regional, inativação do surfactante, deslocamento do surfactante, pneumonia e alveolite químicas e hipertensão pulmonar persistente.[327,341]

Se houver suspeita de aspiração de mecônio, o material existente nas passagens nasais e na faringe pode ser aspirado, mesmo enquanto o potro está no canal de parto. Em caso de suspeita de contaminação mais grave, sugere-se a intubação nasotraqueal seguida de aspiração asséptica, embora seja necessário tomar cuidado para evitar contaminação do trato respiratório inferior ou sucção excessivamente zelosa. A suplementação de oxigênio intranasal é recomendada, mas a ventilação mecânica é necessária em casos mais graves e está associada a prognóstico ruim. Nesses casos, a ventilação mecânica é difícil por causa do grau de inflamação pulmonar e comprometimento das vias respiratórias, bem como devido à gravidade da incompatibilidade ventilação/perfusão e às estratégias para minimizar o barotrauma, como ventilação com CPAP e ventilação mandatória intermitente sincronizada (SIMV), que podem ser úteis.[342,343] A administração de surfactante e o lavado pulmonar com surfactante diluído parecem ser eficazes em neonatos humanos com SAM, mas não são utilizados em potros rotineiramente.[344] A terapia anti-inflamatória pode ser benéfica em decorrência da inflamação pulmonar substancial associada à SAM. A pentoxifilina tem se mostrado promissora em modelos animais, parece segura em potros e é administrada sem dificuldade.[345,346] Os corticosteroides de administração inalatória ou sistêmica são bastante utilizados em bebês humanos com SAM.[347,348] Embora a aspiração de mecônio não esteja associada à pneumonia bacteriana primária, os potros acometidos são suscetíveis à infecção bacteriana secundária, e a terapia antimicrobiana de amplo espectro é recomendada.

Aspiração de leite

Os potros neonatos podem aspirar leite para o trato respiratório inferior de modo secundário a uma série de doenças; no entanto, é mais comum que a aspiração seja secundária à fraqueza generalizada, insuficiência do reflexo de sucção ou disfagia relacionada à prematuridade ou NE.[349] Esse risco pode ser exacerbado por tentativas de dar mamadeira a potros com esses problemas. Outras possíveis causas de aspiração são anomalias físicas, como cistos subepiglóticos, fenda palatina, megaesôfago, estenose esofágica, compressão esofágica por anomalias vasculares ou deslocamento dorsal persistente do palato mole.[342,349,350] Anomalias funcionais da faringe, laringe e esôfago que provocam aspiração foram associadas à disfunção faríngea de etiologia desconhecida, ao botulismo e à paralisia periódica hipercalêmica.[342,349,351] A colocação incorreta de tubos nasoesofágicos para alimentação também foi associada à instilação direta de leite nos pulmões, levando à pneumonia por aspiração. A detecção da aspiração de leite pode ser difícil porque alguns potros acometidos podem não tossir ou apresentar regurgitação nasal do leite. O diagnóstico é embasado em informações da anamnese, que revelem episódios de regurgitação do leite pelas narinas, achados de exame físico que demonstrem anomalias nos sons respiratórios inferiores e evidências clinicopatológicas de inflamação sistêmica (leucograma inflamatório e hiperfibrinogenemia ou aumento de SAA) e disfunção pulmonar (hipoxemia arterial).[342] O exame endoscópico do trato respiratório superior pode revelar anomalias estruturais da faringe, da laringe ou do esôfago, sugestivas de aspiração ou ainda detectar uma disfunção faríngea. Radiografias torácicas geralmente revelam um padrão alveolar com ou sem broncogramas aéreos no pulmão caudoventral ou ainda na região peri-hilar.[321] É importante tentar identificar e corrigir a causa da aspiração para evitar novos episódios. A colocação de um tubo nasoesofágico para alimentação permite a administração segura de leite enquanto se aguarda a correção do distúrbio subjacente. Antimicrobianos de amplo espectro são indicados para o tratamento da pneumonia bacteriana que acompanha a aspiração de leite e sua administração pode ser necessária por várias semanas.

Taquipneia transitória

A taquipneia idiopática ou transitória foi relatada em potros das raças Clydesdale, Puro-Sangue e Árabe e costuma ser observada em climas quentes e úmidos.[352] Acredita-se que seja causada por imaturidade ou disfunção dos mecanismos de termorregulação.[327] Em geral, os potros acometidos são saudáveis ao nascimento e têm idade gestacional normal, mas desenvolvem hipertermia e taquipneia em idades variáveis.[342] É fundamental que outras possíveis causas de doença respiratória sejam excluídas antes do estabelecimento do diagnóstico de taquipneia idiopática, porque as consequências da suspensão do tratamento antimicrobiano podem ser graves. O tratamento é direcionado principalmente ao controle da hipertermia e pode incluir tosquia corporal, banhos de álcool e mudança para um ambiente fresco e sombreado.[342] Na maioria dos potros, a doença é autolimitada e se resolve em alguns dias a semanas.

Fraturas de costelas, pneumotórax e hemotórax

Fraturas de costelas são um problema bastante comum, tendo sido relatadas em 3 a 5% da população geral de potros neonatos e em até 30% dos potros atendidos em UTI neonatal.[353] As costelas fraturadas podem causar uma série de traumatismos nas vísceras torácicas, inclusive contusões pulmonares e lacerações em pulmões, grandes artérias, coração ou diafragma. Pneumotórax, hemotórax e hérnia diafragmática podem ser decorrentes desses insultos traumáticos, e a lesão miocárdica é invariavelmente fatal. As fraturas de costelas podem ser únicas, mas costumam ser múltiplas, em especial nas costelas adjacentes de um lado do tórax. O sítio mais comum de lesão é a junção costocondral ou imediatamente dorsal a ela.[354] O tórax instável, ou movimento paradoxal da parede torácica, pode ser observado após a fratura de várias costelas e a movimentação da região afetada para dentro durante a inspiração e para fora durante a expiração, contrariando os movimentos das partes intactas da parede torácica. As fraturas de costelas são comumente encontradas no exame físico pela palpação da lesão em si ou detecção de crepitação no sítio acometido. A ausculta também pode revelar sons de trituração ou "clique" na área da fratura. A confirmação do diagnóstico deve ser feita por ultrassonografia porque essa modalidade é muito mais sensível do que a radiografia para esse fim.[355] A ultrassonografia também pode ser usada para documentar a presença de ar, sangue ou vísceras abdominais no interior da cavidade torácica, embora a radiografia possa ajudar essa avaliação. O tratamento depende das estruturas acometidas e da gravidade das complicações observadas. A maioria das fraturas de costela com deslocamento mínimo, em especial aquelas que envolvem a junção costocondral, podem ser tratadas de maneira conservadora com repouso em baia e evitando pressão na área afetada à manipulação do potro. O pneumotórax brando a moderado pode não exigir intervenção, mas o ar existente de modo substancial no interior da cavidade pleural causa desconforto respiratório e deve ser evacuado. A colocação de um cateter torácico permanente facilita a drenagem contínua. Em caso de fratura de várias costelas, sobretudo se houver projeções ósseas afiadas expostas e com risco de lesão interna, o reparo cirúrgico pode ser indicado.[356] O hemotórax pode ser fatal devido à compressão pulmonar e/ou anemia grave por perda de sangue, e o tratamento deve se concentrar na causa primária da hemorragia e na estabilização e no suporte do paciente.[357]

Infecções virais

A pneumonia viral é incomum em potros neonatos, mas foi associada a EHV-1, EHV-4, vírus da influenza equina (EIV), vírus da arterite equina (EAV) e adenovírus equino (EAdV). As infecções por EHV-1 em potros neonatos são graves e tipicamente fatais, apesar do tratamento agressivo. Um dos desafios associados a esses casos é a dificuldade de detecção de EHV-1, porque os sinais clínicos são muito semelhantes aos da sepse neonatal. Os potros podem nascer um pouco mais cedo e com pouco ou nenhum aviso de parto iminente; de modo geral, a placenta é macroscopicamente normal.[328] Surtos em fazendas foram relatados.[184,358,359] Os sinais clínicos são associados à insuficiência cardiovascular e respiratória, com grave congestão e icterícia em mucosas. As anomalias clinicopatológicas são leucopenia grave com neutropenia, neutrófilos de morfologia tóxica e linfopenia. A combinação de leucopenia grave e icterícia pode ser sugestiva de infecção por EHV-1.[183] O exame da medula óssea revela depleção das linhagens de células mieloides. Muitos potros acometidos apresentam dilatação da vasculatura retiniana com hiperemia do disco óptico. O diagnóstico é confirmado com mais facilidade por testes de PCR de secreções nasais ou sangue total. O tratamento com aciclovir foi tentado e parece ter alguma eficácia em potros com doença menos grave.[184] Por causa maior biodisponibilidade do valaciclovir em cavalos adultos, esse medicamento pode representar uma melhor opção em potros com infecção por EHV-1.[328,360] O EHV-4 parece ser uma causa rara de doença neonatal e está mais associado a aborto ou natimortalidade, mas foi relacionado com mortalidade neonatal por doença multissistêmica.[361,362]

As infecções por EIV em potros neonatos não são comuns, em especial em áreas endêmicas com vacinação rotineira de éguas, já que os potros são protegidos pelos anticorpos maternos no colostro.[363-366] Há relatos de surtos após a introdução do EIV em populações não experimentadas.[364,366] A infecção por EIV em potros suscetíveis está associada à pneumonia broncointersticial grave, causadora de desconforto respiratório.[364] O diagnóstico *antemortem* é firmado por PCR das secreções nasais. Não há tratamento específico para a infecção por EIV.

As infecções neonatais por EAV estão associadas à pneumonia intersticial grave, que foi relatada como uniformemente fatal.[367-369] Casos solitários e surtos em fazendas foram relatados.[367,368,370-372] Os sinais clínicos associados à infecção neonatal por EAV são graves e principalmente respiratórios. Os primeiros sinais são edema, fraqueza e depressão, evoluindo para desconforto respiratório terminal, embora morte aguda também tenha sido relatada.[368,372] O acometimento gastrintestinal foi documentado em alguns casos, mas não está presente de maneira consistente.[367,369] As anomalias clinicopatológicas não são específicas da infecção por EAV, mas em geral incluem leucopenia e trombocitopenia.[368] Não há tratamento antiviral específico para EAV e, apesar das tentativas de terapia médica agressiva, não há relatos de tratamento bem-sucedido de infecções neonatais por EAV. O diagnóstico da infecção por EAV é confirmado com mais facilidade por testes de PCR de sangue, secreções respiratórias ou tecidos (pulmão, rim e baço).[372]

As infecções por EAdV são raras em potros imunocompetentes, e a principal preocupação se refere aos indivíduos imunocomprometidos. A síndrome mais bem descrita associada a infecções por EAdV é em potros Árabes com síndrome da imunodeficiência combinada grave, embora uma síndrome semelhante possa ocorrer em potros de pônei Fell com imunodeficiência não identificada.[373-375] Dois EAdVs distintos foram identificados: o EAdV1 é onipresente e facilmente isolado de potros e cavalos normais e doentes, enquanto o EAdV2 é isolado apenas de potros com doença do trato respiratório superior e diarreia.[373,376,377] A infecção experimental de potros saudáveis com EAdV foi associada à pneumonia, independentemente da raça.[378,379] Há um teste de PCR para EAdV1 e EAdV2, mas deve-se ter cuidado com a interpretação porque EAdV1 é com frequência detectado em animais normais. A confirmação do diagnóstico pode exigir evidências histopatológicas de infecção por EAdV ou isolamento do vírus.[373]

As infecções respiratórias virais são mais comuns em potros mais velhos do que em neonatos. Nessa faixa etária, a doença respiratória foi associada a EHV-1, EHV-4, EIV e EAV.[380] Os sinais clínicos das infecções por EHV e EIV nessa faixa etária são muito semelhantes e consistentes aos relatados em cavalos adultos. Em geral, os sinais clínicos incluem tosse seca e febre, embora uma secreção nasal mucopurulenta também possa ser observada. A presença dessa secreção, porém, pode ser sugestiva de infecção bacteriana secundária. As infecções por EIV e EHV em potros mais velhos tendem a ser muito menos graves do que em neonatos e, em última instância, são autolimitadas. Uma rara forma vasculotrópica pulmonar fatal de infecção por EHV-1 também foi descrita em cavalos jovens.[381] As infecções por EAV costumam causar febre e sinais respiratórios semelhantes, mas é comum os indivíduos acometidos apresentarem edema ventral e de membros substancial, secundário à vasculite.[369]

O possível papel de herpes-vírus gama, EHV-2 e EHV-5, na pneumonia do potro é intrigante, mas não foi esclarecido. Os dois vírus são onipresentes nas populações equinas de todo o mundo e os potros são infectados nos primeiros meses de vida.[382] De modo geral, considera-se que a infecção em potros não causa sinais clínicos, mas a infecção natural e experimental por EHV-2 foi associada a faringite crônica branda a grave.[383] Outros sinais de doença do trato respiratório superior, como linfadenopatia, febre branda e rinite, podem estar associados a infecções naturais.[384-387] Existem algumas evidências intrigantes de que o EHV-2 pode exacerbar infecções bacterianas no trato respiratório inferior; há relatos de que o uso de uma vacina contra EHV-2 protegeu potros da pneumonia por *R. equi*.[388,389] A infecção natural de potros com EHV-2 foi associada a febre e alterações imunopatológicas semelhantes às observadas em adolescentes humanos com mononucleose infecciosa causada pelo vírus Epstein-Barr.[390] Além disso, o genoma do EHV-2 contém um homólogo de IL-10, além de codificar várias outras proteínas que podem ter efeitos imunomoduladores e predispor o paciente a infecções bacterianas.[382] O papel patogênico de EHV-5 é mais evidente e esse vírus foi convincentemente associado à síndrome de fibrose pulmonar multinodular em equinos.[391-394]

Doenças fúngicas

Embora a pneumonia fúngica seja muito rara em potros neonatos, algumas doenças precisam ser discutidas nessa população. A infecção *in utero* por *Histoplasma capsulatum* foi associada a placentite, aborto e infecção congênita.[395,396] Os potros acometidos apresentam doença multissistêmica, inclusive pneumonia granulomatosa.[395] O diagnóstico *antemortem* é difícil, mas pode ser facilitado por aspirado traqueal ou citologia do lavado broncoalveolar, com detecção de microrganismos semelhantes a leveduras (3 a 5 μm de diâmetro) em macrófagos.[342] A sorologia também é útil. A égua e o potro devem ser positivos para anticorpos anti-*Histoplasma*, que podem ser detectados por imunodifusão em gel de ágar.[328] Embora o tratamento com anfotericina B tenha sido bem-sucedido em adultos infectados, não há relatos de sucesso terapêutico em potros neonatos.[328]

Embora as infecções por *Candida* spp. sejam um grande problema em pacientes humanos em terapia intensiva, parecem raras em potros. A candidíase sistêmica foi relatada em potros, mas infecções superficiais das mucosas (aftas) parecem ser mais comuns.[397-400] A existência de infecções superficiais pode estar relacionada ao desenvolvimento de infecções sistêmicas; portanto, essas lesões devem ser levadas a sério, com rápida instituição do tratamento. Essa preocupação é reforçada pelo fato de que os sinais clínicos associados à candidíase sistêmica são indistinguíveis daqueles observados na sepse bacteriana.[400] O diagnóstico de candidíase sistêmica é confirmado por hemocultura do microrganismo. O tratamento com anfotericina B por via intravenosa IV e/ou fluconazol por via oral foi bem-sucedido; o fluconazol é preferido.[400]

Pneumonia parasitária

Após a ingestão dos ovos larvados de *Parascaris equorum*, as larvas infectantes emergem no lúmen intestinal e migram pelo fígado e pelos pulmões antes de serem tossidas e novamente ingeridas, voltando ao intestino delgado, onde amadurecem e se tornam adultas.[401] A passagem pelos pulmões está associada a inflamação substancial e os potros infectados podem apresentar sinais clínicos de doença respiratória inferior durante essa migração.[402] A infestação é, em última análise, autolimitada e os sinais pulmonares raramente requerem tratamento médico. Por causa das preocupações com a possível cólica secundária à obstrução intestinal pelos parasitas adultos, é recomendado que potros com suspeita de pneumonia parasitária sejam vermifugados. A ivermectina é tradicionalmente recomendada, mas o surgimento generalizado de cepas resistentes à lactona macrocíclica levou à recomendação de uso de benzimidazois ou derivados de pirimidina.[401] Infelizmente, a resistência a essas classes também foi demonstrada, exigindo o monitoramento dos indivíduos por contagens de ovos nas fezes para garantir a eficácia da terapia anti-helmíntica.[403]

Infecções bacterianas

Potros neonatos

A pneumonia bacteriana em neonatos é mais associada à disseminação hematogênica secundária à bacteriemia, mas também pode ser secundária a infecção *in utero* ou aspiração de mecônio ou leite. As bactérias causadoras de pneumonia neonatal normalmente são as mesmas envolvidas na sepse neonatal, em especial bactérias gram-negativas. No entanto, a prevalência de infecções gram-positivas parece estar aumentando e infecções mistas também são observadas.[404] O isolado mais comum é *E. coli*, mas *Klebsiella* spp., *Actinobacillus* spp., *Pasteurella* spp., *Salmonella* spp., *Streptococcus* spp., *Enterococcus* spp. e *Staphylococcus* spp. também são observados com certa frequência.[25,171,176,178,180,181] O sucesso do tratamento depende do suporte rápido e eficaz da função respiratória, com correção da hipoxemia, controle da inflamação sistêmica e pulmonar e terapia antimicrobiana adequada. Infelizmente, a princípio, a escolha do antimicrobiano é quase sempre empírica, mas a coleta de amostras de hemocultura antes do início da terapia antimicrobiana é encorajada para confirmação da presença de bactérias e orientação da terapia antimicrobiana futura com base nos resultados do antibiograma. Os aspirados transtraqueais não costumam ser realizados em potros neonatos devido à dificuldade técnica e possível piora do desconforto respiratório. Esses aspirados podem ajudar muito o diagnóstico, sobretudo quando a infecção respiratória é secundária à aspiração.[404] Por causa da possibilidade de infecções polimicrobianas e mistas, a terapia de amplo espectro é recomendada. De modo geral, consiste em um betalactâmico (penicilina) combinado com um aminoglicosídeo, mas uma cefalosporina de terceira geração, como o ceftiofur, pode representar uma escolha melhor devido à sua penetração pulmonar superior.[328]

Potros mais velhos

A pneumonia é comum em potros de 1 a 6 meses de idade e é a principal causa de morte nessa faixa etária.[405] O agente etiológico mais comum de pneumonia bacteriana nesses potros mais velhos é *Streptococcus equi* subespécie *zooepidemicus*, um microrganismo comensal do trato respiratório superior normal. Potros dessa faixa etária podem ser suscetíveis ao desenvolvimento de infecções respiratórias por redução dos níveis de imunoglobulinas maternas e retardo da produção endógena de imunoglobulinas e, talvez, menores respostas imunológicas a patógenos. Outros fatores de risco em potros mais velhos são o estresse do desmame e o preparo e transporte para vendas e o confinamento em condições de superlotação ou na presença de poeira, com grande exposição a possíveis patógenos respiratórios. A infecção secundária por microrganismos gram-negativos não é incomum e, nesse caso, os potros podem apresentar resposta insatisfatória ao tratamento ou deterioração clínica durante a terapia. Infecções virais por EHV-1, EHV-4 e EIA podem causar inflamação e lesão pulmonar, enquanto outras infecções virais, como EHV-2, podem prejudicar diretamente as respostas imunes pulmonares, facilitando o desenvolvimento de pneumonia bacteriana secundária.

O segundo agente mais comum de pneumonia nessa faixa etária é *R. equi*, um cocobacilo gram-positivo intracelular facultativo. Esse microrganismo foi isolado pela primeira vez de potros com pneumonia piogranulomatosa na Suécia em 1923 e foi originalmente denominado *Corynebacterium equi*.[406] Embora seja conhecido como *R. equi* há várias décadas, a nomenclatura taxonômica desse microrganismo ainda é debatida e os nomes alternativos *Prescottella equi* e *Prescottia equi* foram recentemente propostos.[407,408] A terminologia convencional, *R. equi*, será usada aqui. *R. equi* é considerado uma bactéria ubíqua com distribuição mundial,[409] embora um estudo recente sugira que pode não estar presente na Islândia.[410] Todos os isolados capazes de causar doenças em potros carregam um plasmídeo, que codifica uma proteína associada à virulência (VapA). Embora VapA seja necessária para a virulência, não é suficiente sozinha e outros genes codificados por plasmídeo também influenciam a virulência.[349] A pneumonia por rodococos é ocasionalmente vista como uma doença esporádica, mas é mais comum em fazendas endêmicas, em geral com variação anual substancial da incidência.[411] Em fazendas endêmicas, até um terço dos potros é afetado por doenças clínicas e até 50% desses animais podem morrer.[412] Nos potros, a via mais provável de infecção é a inalação, e altas concentrações de *R. equi* virulento no ar são positivamente associadas ao desenvolvimento de pneumonia.[413,414] Altas densidades populacionais de éguas e potros também foram relacionadas a um aumento da incidência de pneumonia por rodococos.[415,416] Concentrações mais altas de *R. equi* foram detectadas em baias e celeiros, ao contrário de pastos e piquetes;[417,418] isso pode dar suporte à sugestão de que a poeira está associada a um aumento na incidência de infecção por rodococos.[419]

As infecções por *R. equi* são raras em cavalos adultos, a menos que sofram de algum tipo de imunodeficiência. A natureza ubíqua de *R. equi* no ambiente sugere que os potros são, de algum modo, suscetíveis à infecção por esse microrganismo. Vários estudos investigaram as respostas imunológicas dos potros, mas os resultados foram inconclusivos e não há evidências claras de uma imunodeficiência relacionada à idade que os torne suscetíveis.[420,421] Estudos recentes investigaram possíveis predisposições genéticas às infecções por rodococos, com alguns achados intrigantes. Polimorfismos nos genes da transferrina e *SLC11A1* foram associados à pneumonia por rodococos em potros Puros-Sangues e Árabes, respectivamente.[422,423] Mais recentemente, uma região do cromossomo 26 que contém o gene *TRPM2*, associado à função dos neutrófilos, foi positivamente relacionada à pneumonia por rodococos e potros com um único polimorfismo de nucleotídio nessa região tinham três a quatro vezes mais probabilidade de desenvolver doença clínica do que seus companheiros de plantel.[424]

Devido à natureza oculta dessa doença, tem havido um enorme interesse em identificar potros infectados o mais cedo possível, para que o tratamento possa ser instituído com rapidez. Para esse fim, vários programas de triagem para detecção precoce de potros infectados foram investigados, inclusive o monitoramento seriado de exames físicos, números de leucócitos, ensaios de fibrinogênio, concentração de SAA e teste quantitativo de VapA por PCR em fezes, mas nenhum se mostrou eficaz do ponto de vista clínico.[349,425] A sorologia também não foi recompensadora,[426] embora haja relatos recentes de que a medida de IgG(T) sérica específica para VapA possa auxiliar a identificação de potros infectados, embora isso exija maior validação em campo.[410,427] Programas de rastreamento ultrassonográfico foram desenvolvidos e demonstraram que um grande número de potros tinha lesões pulmonares na ausência de sinais clínicos.[428] Em virtude da ampla implementação desses protocolos de rastreamento ultrassonográfico em fazendas endêmicas, as infecções subclínicas por *R. equi* se tornaram a forma mais comum dessa doença.[429] Essa abordagem também levou ao tratamento de muitos potros nos quais as lesões pulmonares provavelmente teriam se resolvido espontaneamente, contribuindo para o desenvolvimento de resistência aos macrolídeos.[430,431]

A pneumonia por *R. equi* clinicamente evidente é insidiosa, apresentando sinais condizentes com infecção do trato respiratório inferior. Febre, letargia, tosse, taquipneia e dispneia são sinais clínicos comuns. A dispneia pode ser grave, com abertura das narinas e esforço expiratório abdominal proeminente. Embora relativamente raras, alguns potros podem apresentar uma forma subaguda e grave de doença respiratória, condizente com ARDS. Os potros com doença grave podem ser encontrados mortos.[429] Em geral, a ausculta revela estertores difusos e sibilos, com sons proeminentes das vias respiratórias (estertores), causados pelo acúmulo de exsudato na região torácica cranial. O exame de reinalação não costuma ser necessário por causa da proeminência dos sons pulmonares anormais e é contraindicado em animais com desconforto respiratório. É importante realizar um exame completo nos potros acometidos, pois distúrbios extrapulmonares são comuns,[432] sobretudo diarreia, enterotiflocolite ulcerativa, sinovite imunemediada presumida, linfadenite ou abscedação intra-abdominal e uveíte.[432] A gasometria arterial é muito importante na avaliação do grau de disfunção pulmonar e deve ser realizada antes do início da insuflação de oxigênio intranasal, se clinicamente apropriado. Hemograma completo, concentração de fibrinogênio e de SAA ajudam a caracterizar a gravidade da inflamação sistêmica, e elevações nos números de leucócitos ou níveis de fibrinogênio ou SAA, embora não sejam definitivas, podem ser sugestivas de infecção por *R. equi*.[318,319] O monitoramento em série desses valores pode ajudar a avaliação da resposta ao tratamento e determinar sua duração.

A imagem torácica é muito útil no estadiamento do grau de inflamação pulmonar e no apoio ao diagnóstico de infecção por *R. equi*. Estudos seriados de imagem podem auxiliar muito o monitoramento da progressão da doença e da resposta terapêutica. A ultrassonografia torácica é realizada com facilidade e é muito eficaz para detecção de consolidação pulmonar periférica ou abscessos, mas não é capaz de detectar lesões axiais, a menos que lesões periféricas estejam presentes.[349] Apesar dessas limitações, a ultrassonografia é a técnica de imagem mais utilizada na avaliação de potros com suspeita de pneumonia por *R. equi* devido à combinação de boa disponibilidade, facilidade de execução e utilidade diagnóstica. A ultrassonografia abdominal também deve ser realizada em potros com suspeita de pneumonia por *R. equi* devido à frequência de distúrbios extrapulmonares abdominais. As radiografias torácicas, porém, fornecem informações mais detalhadas sobre a gravidade e a extensão da doença pulmonar e devem ser consideradas em casos mais graves, principalmente porque imagens de qualidade razoável podem ser obtidas, com equipamento radiográfico digital portátil.[321] As anomalias radiográficas observadas podem incluir um padrão intersticial ou alveolar difuso, linfadenopatia traqueobrônquica, abscessos intrapulmonares e derrame pleural. Um sistema de pontuação foi desenvolvido para avaliar a gravidade do padrão alveolar, do padrão intersticial, da linfadenopatia traqueobrônquica, do derrame pleural e o número de opacidades nodulares e lesões cavitárias em potros acometidos.[433] Os potros com pontuações medianas mais altas ($\geq$ 15) apresentavam menor probabilidade de sobrevida (razão de possibilidades [*odds ratio*, OR] de 6,15, intervalo de confiança [IC] de 95% de 1,35 a 28,2) em comparação a potros com pontuação menor. Somente a gravidade do padrão alveolar e o número de lesões cavitárias foram associados à diminuição da sobrevida. Deve-se ter cuidado para evitar a interpretação excessiva dos estudos de imagem, sobretudo da ultrassonografia torácica, porque muitas das lesões detectadas podem se resolver sem intervenção terapêutica. Um estudo recente em uma fazenda endêmica descobriu que 80% dos potros apresentaram evidências ultrassonográficas de consolidação pulmonar ou formação de abscesso, mas apenas 21% desenvolveram pneumonia por *R. equi* clinicamente aparente.[434] Por causa dessa preocupação, um sistema de pontuação por ultrassonografia torácica foi adotado em vários estudos terapêuticos prospectivos da pneumonia por rodococos na tentativa de identificar os potros que mais precisam do tratamento.[431,435-438] Esse sistema de pontuação define um abscesso pulmonar como uma área hipoecoica focal com diâmetro $\geq$ 1 cm e o número de abscessos identificados é registrado junto com o diâmetro de cada abscesso. O diâmetro de cada abscesso é totalizado para produzir uma pontuação total de abscesso em centímetros. Potros com pontuação total inferior a 8 ou 10 cm normalmente não recebem tratamento.

Após a conclusão de quaisquer estudos de imagem, um aspirado transtraqueal deve ser realizado, a menos que o paciente esteja muito instável para ser submetido ao procedimento. Essa amostra pode fornecer evidências citológicas importantes sobre o tipo e a gravidade da inflamação pulmonar e a presença de bactérias extracelulares e intracelulares. Essa amostra também deve ser submetida a cultura bacteriana e antibiograma. A inflamação neutrofílica profunda com degranulação de neutrófilos é tipicamente observada, e a detecção de cocobacilos gram-positivos intracelulares nos macrófagos pulmonares é uma forte evidência da presença de *R. equi*.[318] O teste de PCR em aspirados traqueais também pode confirmar a infecção por rodococos porque a cultura costuma ser negativa, mesmo quando bactérias intracelulares são observadas no exame citológico.[323] O teste quantitativo de PCR em fezes foi recentemente investigado em uma fazenda endêmica e foi considerado útil no diagnóstico de *R. equi* em potros com sinais clínicos de pneumonia. Embora esses resultados sejam preliminares, essa técnica pode ser utilizada caso a obtenção de aspirados traqueais não seja possível.[439]

O tratamento de potros com pneumonia por rodococos deve se concentrar no tratamento do desconforto respiratório e da infecção. Animais com dispneia devem, se possível, receber oxigênio. A administração de AINEs pode auxiliar o controle da febre, e os animais afetados devem ser mantidos em uma área fresca e sombreada, se possível, devido ao risco de exacerbação da hipertermia fisiológica. A terapia antimicrobiana da pneumonia por rodococos foi embasada na combinação de um macrolídeo e rifampicina por mais de 30 anos, abordagem que foi validada por uma declaração de consenso recente do American College of Veterinary Internal Medicine (ACVIM).[440] Embora a eritromicina tenha sido o primeiro macrolídeo empregado, foi suplantada por azitromicina e claritromicina por diversas razões, inclusive administração menos frequente, melhor distribuição e farmacocinética, bem como evidências de mais eficácia em um estudo retrospectivo.[420,441,442] Há interesse na utilização da gamitromicina para o tratamento de infecções por *R. equi* em potros porque sua farmacocinética permite a administração intramuscular 1 vez/semana.[443] Um estudo recente relatou que a gamitromicina não foi inferior à combinação de azitromicina e rifampicina, embora também relate que 58% dos potros tratados com gamitromicina apresentaram reações adversas, consistindo em cólica ou claudicação do membro posterior após a administração do medicamento. Essas reações são provavelmente causadas por irritação tecidual pelo fármaco.[435] A possível eficácia do macrolídeo tulatromicina foi investigada, mas, apesar dos primeiros relatos encorajadores,[437] sua farmacocinética é inaceitável e, além disso, esse medicamento demonstrou ser ineficaz.[436]

A rifampicina tem sido utilizada combinada com a terapia com macrolídeos com base na evidência *in vitro* de efeitos sinérgicos com a eritromicina e evidências limitadas de maior eficácia do tratamento.[440] Um estudo recente comparou a eficácia de uma combinação de azitromicina-rifampicina com a azitromicina isolada e descobriu que os dois tratamentos foram superiores ao placebo, mas não diferiram em eficácia.[436] Apesar dessa evidência de eficácia, a combinação foi questionada devido à interferência da rifampicina na absorção de macrolídeos após a coadministração.[444,445] Ainda é recomendado o uso de rifampicina combinada com um macrolídeo para ajudar a minimizar o desenvolvimento de cepas resistentes, porque essas combinações mostraram ter concentrações de prevenção de mutantes menores do que qualquer um dos macrolídeos ou a rifampicina isoladamente.[440,446] Relatos do surgimento de cepas de *R. equi* resistentes a macrolídeos e rifampicina, especialmente em fazendas endêmicas, em que um grande número de potros recebeu tratamento para lesões pulmonares subclínicas identificadas em exames ultrassonográficos de triagem, reforçam a necessidade dessa abordagem.[430,447,448] Na verdade, pode-se questionar a necessidade de tratar potros sem formas mais graves da doença clínica; estudos recentes acerca da eficácia do tratamento também relataram que 78 a 88% dos potros controles não tratados se recuperaram sem intervenção.[431,435] O prognóstico de sobrevida e função atlética em potros com pneumonia por *R. equi* é bom, de 60 e 54%, respectivamente.[349] Infelizmente, as chances de sobrevida são aproximadamente sete vezes menores em potros infectados com cepas resistentes a macrolídeos.[448]

A redução da incidência de infecções por rodococos em fazendas endêmicas é tentada há muitos anos, mas sem identificação de nenhuma abordagem altamente eficaz. Em muitas fazendas, a prevenção é embasada na administração de plasma hiperimune, apesar de algumas evidências conflitantes em relação à eficácia e a aceitação generalizada de que, mesmo no melhor dos casos, a proteção é incompleta.[449-453] Apesar do custo, da dificuldade de administração e da possibilidade de complicações, é provável que a administração de plasma hiperimune continue a ser utilizada na prevenção até o desenvolvimento de abordagens melhores. Estratégias quimioprofiláticas com azitromicina e maltolato de gálio foram pesquisadas; a azitromicina produziu resultados conflitantes e o gálio não demonstrou evidências de eficácia.[438,454,455] Contudo, o uso profilático de macrolídeos deve ser desencorajado devido ao surgimento de cepas resistentes em locais com grande número de potros tratados com esses medicamentos.[430] Em última análise, a vacinação representa a estratégia de prevenção ideal, mas, apesar das pesquisas intensivas, ainda não há nenhuma vacina eficaz.[420,456]

Terapêutica respiratória

Broncodilatadores

Em potros com disfunção ou desconforto respiratório, os broncodilatadores podem ter alguma utilidade no aumento do diâmetro das vias respiratórias, na diminuição do trabalho respiratório e na melhora da ventilação. Essa utilidade é limitada, porém, porque a broncoconstrição não parece ser proeminente na ARDS.[457] O outro fator que limita a vantagem da terapia broncodilatadora é o risco de piora do grau de incompatibilidade ventilação/perfusão por causa do aumento da ventilação de áreas do pulmão que são mal perfundidas. O possível benefício da terapia broncodilatadora pode ser determinado por um teste de resposta ao medicamento sob monitoramento clínico rigoroso. Em decorrência do risco de agravamento da hipoxemia, é melhor realizar o teste em potros já recebendo oxigênio por insuflação nasal, mas, no mínimo, o oxigênio deve estar à disposição em caso de deterioração clínica. Dê uma dose única de um broncodilatador de ação curta, de preferência por inalação em vez de via sistêmica e, em seguida, monitore a resposta clínica, idealmente com gasometria arterial repetida.[324] Se a resposta do paciente for favorável, com diminuição do esforço respiratório e melhora da oxigenação arterial, a terapia broncodilatadora pode continuar. Com relação à escolha do broncodilatador, as metilxantinas (aminofilina e teofilina), embora encontradas com facilidade, não são recomendadas devido a seus efeitos sistêmicos e índice terapêutico estreito.[458] De modo geral, o uso de aerossóis é preferido; essa aplicação direcionada permite o uso de doses menores, reduzindo o risco de intoxicação sistêmica. Os agonistas β_2-adrenérgicos (albuterol e clembuterol) são administrados com facilidade e podem ter outros benefícios, inclusive aumento da depuração mucociliar. O albuterol é barato, e a formulação com inalador de dose medida (MDI) é a mais empregada (Tabela 20.10). Esse medicamento tem ação relativamente curta, de 1 a 2 horas. O broncodilatador anticolinérgico brometo de ipratrópio (Atrovent, Boehringer Ingelheim) tem ação mais longa do que o albuterol (6 a 8 horas) e pode ser utilizado sozinho ou combinado com um agonista β_2 (Combivent, Boehringer Ingelheim). O ipratrópio é comercializado apenas como aerossol, MDI ou solução para nebulização.

Antimicrobianos em aerossol

A administração direcionada de medicamentos antimicrobianos no trato respiratório é de interesse porque alcança concentrações locais muito altas, capazes de permitir uma resposta mais rápida, ao mesmo tempo em que minimizam o risco de toxicidade sistêmica.[459] Embora faltem estudos controlados em cavalos, há evidências na medicina humana de que a administração de antimicrobianos em aerossol como adjuvante da terapia sistêmica é bem tolerada e pode melhorar os desfechos em certos subconjuntos de pacientes.[460,461] Embora vários medicamentos antimicrobianos tenham sido administrados por nebulização de maneira empírica no cenário clínico, apenas alguns foram investigados em equinos, inclusive ceftiofur, cefquinoma, gentamicina e marbofloxacina.[459,462-466] Em cavalos, esses medicamentos em aerossol alcançam altas concentrações respiratórias, foram bem tolerados e parecem seguros. Curiosamente, os dois antimicrobianos inalatórios mais utilizados em cavalos são o ceftiofur e a gentamicina[458] (ver Tabela 20.10). Vários dispositivos são usados para a aerossolização desses fármacos, inclusive nebulizadores de jato e ultrassônicos. Contudo, os nebulizadores de malha vibratória recentemente desenvolvidos produzem os aerossóis mais uniformes e de tamanho apropriado de uma ampla variedade de fármacos. O lançamento de um nebulizador de malha vibratória integrado a um dispositivo de máscara facial projetado especificamente para cavalos (Flexineb, Nortev, Galway, Irlanda) facilitou muito a administração rotineira de medicamentos em aerossol no ambiente clínico ou a campo.

Tabela 20.10 Fármacos inalatórios para o tratamento do trato respiratório.

Classe	Fármaco	Dose	Via	Frequência (horas)
Broncodilatador	Albuterol	90 a 180 μg (potros jovens)	MDI, Neb	2 a 6
		360 μg (idade de desmame)		
	Brometo de ipratrópio	18 a 36 μg	MDI, Neb	8 a 12
	Brometo de ipratrópio com albuterol	18 a 36 μg ipratrópio, 90 a 180 μg albuterol	MDI, Neb	8 a 12
Antimicrobiano em aerossol	Ceftiofur	2,2 mg/kg	Neb	24
	Gentamicina	2,2 mg/kg	Neb	24

MDI, inalador de dose medida; Neb, nebulização. (Adaptada de Wilkins PA, Lascola KM. Update on interstitial pneumonia. *Vet Clin North Am Equine Pract*. 2015; 31:137-157; Mckenzie HC. Treating foal pneumonia. *Comp Equine*. 2006; 47-53.)

Ventilação mecânica

As metas do suporte ventilatório mecânico são a obtenção e manutenção da troca gasosa pulmonar adequada, a redução do trabalho respiratório e a minimização do desconforto e da angústia do paciente.[467,468] A ventilação mecânica dá suporte de pressão e volume para alcançar a ventilação minuto adequada e controla a composição dos gases inspirados para fornecer oxigênio suficiente para a oxigenação arterial. Os pacientes que precisam de ventilação mecânica em geral apresentam hipercapnia arterial e/ou hipoxemia arterial. O tratamento da hipercapnia, definida como $Paco_2$ maior que 60 mmHg, é fundamentalmente aumentar a ventilação alveolar por meio da elevação da frequência e/ou profundidade respiratória. No início do tratamento, alguns médicos utilizam estimulantes respiratórios para aumentar os esforços ventilatórios do paciente e tentar evitar a necessidade de ventilação mecânica. No entanto, se a terapia com estimulantes respiratórios não conseguir resolver a hipercapnia ou se a hipercapnia for mais grave ($Paco_2$ acima de 70 mmHg), deve-se considerar a instituição de ventilação mecânica. A intervenção precoce é preferível, porque a hipercapnia prolongada não beneficia o paciente. Além disso, a duração da necessidade de ventilação mecânica tende a ser menor com a intervenção precoce.

O tratamento de hipoxemia, definida aqui como Pao_2 de menos de 60 mmHg, começa pelo aumento da fração de oxigênio inspirado (Fio_2) por meio da suplementação com oxigênio por insuflação intranasal. Entretanto, esse tratamento é inadequado em pacientes com hipoventilação significativa ou incompatibilidade ventilação/perfusão. A ventilação mecânica permite uma Fio_2 muito mais alta do que a alcançada com a insuflação, de até 100%, elevando a tensão de oxigênio alveolar de maneira drástica. A ventilação mecânica também auxilia o aumento da ventilação minuto por meio do controle da frequência e do volume respiratório e o recrutamento de alvéolos para participação nas trocas gasosas. Outro benefício é a diminuição do esforço necessário para a respiração, que pode ser dramaticamente aumentado em face da doença pulmonar, o que permite uma redução substancial nas necessidades de energia e oxigênio do paciente. Isso também pode aliviar o sofrimento do paciente e proporcionar mais conforto.

Em pacientes equinos, o suporte ventilatório mecânico é indicado apenas em algumas situações básicas. A primeira delas é a ausência de impulso respiratório normal, como no neonato com obnubilação ou em coma, ou a redução do esforço ventilatório, como no botulismo. A ventilação desses tipos de pacientes é mais fácil porque os pulmões não estão doentes e a função pulmonar é relativamente normal. O prognóstico de sobrevida desses potros é excelente após a instituição precoce da ventilação mecânica.[469,470] Uma situação muito diferente é o paciente com doença pulmonar grave, que causa insuficiência respiratória, como um potro com sepse grave, ARDS, aspiração de mecônio ou pneumonia grave. Nesses pacientes, a existência de doença pulmonar provoca alterações profundas na função pulmonar, sobretudo na forma de aumento da resistência pulmonar e diminuição da complacência dinâmica. Assim, a ventilação desses pacientes é muito mais difícil. O prognóstico de sobrevida nessa população de potros é muito mais reservado. A decisão de instituição da ventilação mecânica pode ser angustiante devido a preocupações com relação ao prognóstico, custo para o proprietário, possíveis complicações e o fator de intimidação associado ao manuseio do equipamento. Infelizmente isso pode retardar o início da terapia, o que diminui muito a probabilidade de sucesso. O desenvolvimento de alguma familiaridade com o processo de ventilação mecânica por parte da equipe de terapia intensiva neonatal tende a favorecer o uso precoce da ventilação mecânica. Sessões de treinamento para familiaridade com a configuração do ventilador e suas configurações iniciais são muito importantes, assim como um guia ilustrado sobre o preparo do circuito e a sua conexão ao paciente.

A ventilação com pressão positiva (PPV) gera uma pressão positiva nas vias respiratórias, que é utilizada para superar a resistência ao fluxo de ar proveniente das próprias vias respiratórias, dos pulmões e da parede torácica. A PPV invasiva depende de intubação para o estabelecimento de vias respiratórias para a troca gasosa e auxilia a prevenção da aspiração de secreções do trato respiratório superior ou do conteúdo estomacal refluído. A intubação deve ser feita com o paciente consciente pela via nasal e é mais fácil quando a cabeça está em extensão total. As sondas nasotraqueais com diâmetro externo de 7 a 10 mm podem ser utilizadas na maioria dos potros equinos e devem ter balão. A maior sonda que possa ser introduzida no trato respiratório superior sem trauma deve ser utilizada. Deve-se ter cuidado para que a ponta da sonda esteja localizada na porção cervical da traqueia, já que é possível inseri-la com muito mais profundidade, com a sua colocação em um brônquio maior e ventilação de apenas um pulmão. Após o posicionamento final da sonda, o balão deve ser insuflado apenas com pressão suficiente para manter a vedação durante a PPV, pois a pressão excessiva pode causar lesão traqueal e necrose. A sonda deve ser ancorada na cabeça do paciente para evitar a sua remoção inadvertida durante o movimento. Isso pode ser feito com um pedaço de fita umbilical preso ao centro da sonda; as extremidades da fita são presas a uma faixa elástica colocada em torno do focinho ou a uma cabeçada de algodão macio. As sondas endotraqueais devem ser trocadas no mínimo a cada 12 a 24 horas, pois há acúmulo de secreções respiratórias e exsudato no lúmen tubular, o que impede o fluxo de gás e pode causar obstrução. A presença de grandes quantidades de exsudato pulmonar pode exigir a troca ainda mais frequente da sonda.

Os gases do ventilador devem ser devidamente pré-tratados antes da administração ao paciente que sejam umidificados e aquecidos, evitando lesões na mucosa respiratória. Isso pode ser feito com um umidificador ativo, normalmente um componente do ventilador mecânico. Esses dispositivos são muito eficazes na umidificação e no aquecimento de grandes volumes de gases. Infelizmente, os gases tendem a resfriar ao passarem pela tubulação do ventilador até o paciente, o que causa condensação substancial (chuva) dentro do circuito, que deve ser drenada de periodicamente. Esse efeito é acentuado se a temperatura ambiente for baixa. Também é possível utilizar um umidificador passivo, que consiste em um dispositivo de filtro de troca de calor e umidade (HME), colocado entre o circuito do ventilador e o paciente.[469] Esses dispositivos são eficazes em potros pequenos, mas podem não ser adequados em indivíduos com mais de 70 kg, com necessidade de suplementação com um umidificador ativo a frio no circuito do ventilador.[469] A principal limitação dos filtros de HME é a tendência a entupimento com secreções das vias respiratórias, o que pode causar obstrução e falha da ventilação mecânica.[470,471] Por isso, o autor normalmente usa filtros de HME apenas por períodos curtos, como no início da ventilação mecânica, dependendo da umidificação ativa no restante do processo.

As configurações do ventilador devem ser estabelecidas antes de conectar o paciente para evitar a superinsuflação inadvertida dos pulmões. Embora existam vários modos diferentes, a maioria dos ventiladores tem algumas configurações básicas, que são bastante universais, inclusive Fio_2, volume corrente, fluxo de pico e frequência respiratória. A Fio_2 deve ser definida no nível mínimo necessário para manter a Pao_2 adequada, mas não inferior ao O_2 atmosférico (0,21 ou 21%). O volume corrente é o volume de gás fornecido a cada respiração controlada pela máquina e deve ser definido de modo que o pico de pressão inspiratória (PIP) não exceda 25 a 35 cm H_2O para evitar trauma nos tecidos pulmonares. O fluxo de pico é a taxa máxima de fluxo de gás fornecida pelo ventilador durante a fase inspiratória da ventilação. Picos de fluxo muito altos causam insuflação excessivamente rápida dos pulmões e altos picos de pressão nas vias respiratórias. O baixo pico de fluxo torna a fase inspiratória excessivamente longa, levando à perda de sincronia com o ventilador, em especial em frequências respiratórias altas. Boas configurações iniciais para esses parâmetros são Fio_2 de 0,5 (0,3 a 1), volume corrente de 5 mℓ/kg (até 8 mℓ/kg), fluxo de pico de 70 ℓ/min (60 a 80 ℓ/min) e frequência respiratória de 20 a 30 mpm.[469] Esses valores podem precisar de ajustes após a instituição da ventilação, e a resposta à ventilação deve ser monitorada com cuidado. Outras variáveis que podem ser controladas com o ventilador são a pressão expiratória final positiva (PEEP), que deve ser definida em 3 a 5 cm H_2O, sensibilidade de disparo (–2 cm H_2O), pressão de suporte (8 a 10 cm H_2O) e razão inspiração:expiração (razão I:E = 1:2).

Há uma gama imensa de modos de ventilação mecânica, mas o modo ideal é aquele que mantém o volume corrente e a ventilação minuto em níveis consistentes e adequados em pressões moderadas das vias respiratórias, está sincronizado com os esforços respiratórios do paciente, responde às demandas do paciente e permite o menor esforço respiratório possível.[468] Essa discussão é limitada aos modos de ventilação mecânica mais utilizados. A SIMV é uma modificação da ventilação assistida controlada, que ainda fornece uma taxa mínima definida de respirações obrigatórias, que são rigidamente determinadas; no entanto, o ventilador tenta, se possível, sincronizar essas respirações com os esforços inspiratórios do paciente. A principal vantagem desse modo é a sua boa tolerância devido à sincronização das respirações obrigatórias com o esforço do paciente. Além disso, a SIMV assegura uma frequência respiratória mínima em pacientes com esforços respiratórios variáveis ou que apresentam períodos de apneia. A limitação da SIMV é que as respirações espontâneas não são suportadas pelo ventilador e exigem um alto grau de esforço inspiratório pelo paciente. A ventilação com suporte pressórico (PSV) permite o controle completo de todos os aspectos do ciclo ventilatório pelo paciente, à exceção do limite de pressão. Nesse modo, cada respiração do paciente é auxiliada por uma pressão auxiliar predefinida, que é interrompida quando a taxa de fluxo fica abaixo de uma certa fração do pico de fluxo no final da inspiração. Isso permite que o paciente determine o tamanho da respiração e a taxa de fluxo inspiratório, diminuindo o trabalho respiratório de maneira substancial. O risco da PSV é a ausência de frequência respiratória mínima obrigatória assegurada pelo ventilador. As limitações da SIMV e da PSV podem ser superadas pela SIMV com suporte pressórico (SP). A SIMV garante a frequência respiratória mínima e o PS dá suporte de pressão das respirações iniciadas pelo paciente para vencer a resistência inerente do circuito do ventilador e do tubo endotraqueal. A CPAP é utilizada para fornecer uma pressão positiva nas vias respiratórias durante todo o ciclo ventilatório. A pressão fornecida é normalmente o nível de PEEP selecionado pelo médico. A CPAP é frequentemente combinada com o PS para ajudar a superar a resistência do circuito e diminuir o trabalho respiratório.

De modo geral, ao ventilar um paciente, é desejável não apenas fornecer as necessidades ventilatórias mínimas do paciente, mas também usar o equipamento para recrutar regiões mal ventiladas do pulmão para que voltem a participar da troca gasosa. A manobra de recrutamento mais utilizada é PEEP, que mantém a pressão positiva dentro do circuito ventilatório durante a expiração e entre as respirações para prevenir o colapso alveolar que pode ocorrer durante períodos de pressão negativa. Com o tempo, a presença de PEEP mantém abertos os alvéolos, que são "recrutados" durante o ciclo inspiratório, o que permite uma melhora gradual da capacidade funcional dos pulmões. Isso pode ocasionar aumentos substanciais de Pao_2 e permitir a diminuição de Fio_2.[472] Ao prevenir o colapso alveolar cíclico e a PEEP de reabertura, a quantidade de lesão pulmonar induzida por cisalhamento também pode diminuir.[472] O uso de PEEP nem sempre é benigno, pois pode causar compressão do sistema venoso intratorácico e reduzir o retorno cardíaco, com efeitos prejudiciais sobre o débito cardíaco. No início da ventilação mecânica, é razoável utilizar PEEP na maioria dos pacientes, sobretudo em configurações moderadas, porque os benefícios parecem superar os possíveis efeitos negativos.

A ventilação mecânica é um processo muito dinâmico que requer a participação substancial do médico na supervisão da instalação e do ajuste do equipamento. O bom monitoramento é fundamental para a eficácia da ventilação mecânica e não pode ser superestimado. Os dois aspectos mais importantes do monitoramento são a avaliação da mecânica pulmonar e da função pulmonar. Na avaliação da mecânica pulmonar, o que é realmente analisado é a interação entre o ventilador mecânico e o paciente, e os três parâmetros mais importantes são a pressão de acionamento, o volume corrente e o fluxo de ar corrente. Os parâmetros primários da função do ventilador e da interação ventilador/paciente são PIP e o volume corrente (V_T). Esses parâmetros estão inter-relacionados, porque o aumento das pressões é associado à elevação do volume corrente em pulmões saudáveis dentro dos limites fisiológicos normais. Em pacientes ventilados, em especial aqueles com doença pulmonar substancial, muitas vezes essa relação é anômala: pressões normais geram volumes correntes inadequados ou pressões excessivamente altas são necessárias para alcançar o V_T desejado. O monitoramento contínuo do PIP é extremamente importante, pois diminuições repentinas podem indicar extravasamento do circuito, falha do ventilador, suprimento de gás inadequado ou extravasamento no manguito do tubo endotraqueal.[469] Aumentos de PIP podem indicar obstrução do tubo endotraqueal por torção, acúmulo de exsudato, broncospasmo ou pneumotórax.[469]

O outro aspecto importante é o monitoramento da função pulmonar, que consiste fundamentalmente na avaliação da ventilação pulmonar no modo de eliminação de CO_2 e da oxigenação pulmonar no modo da tensão arterial de oxigênio. A avaliação da oxigenação pulmonar depende principalmente da Pao_2 medida, porque Fio_2 é conhecida. No paciente com função pulmonar normal, deve haver um aumento linear de Pao_2 com o aumento de Fio_2, mas essa relação é perdida na presença de doença pulmonar causada por incompatibilidade ventilação/perfusão. A presença de *shunts* intrapulmonares, decorrentes da perfusão de regiões mal ventiladas dos pulmões, faz com que Pao_2 seja inferior ao esperado. Uma meta razoável de Pao_2 é entre 80 e 100 mmHg ou um pouco mais alto, porque valores acima de 150 mmHg não são benéficos e constituem uma indicação para diminuição de Fio_2. O objetivo é usar a Fio_2 mais próxima do ar ambiente (0,21) que alcance a Pao_2 desejada. Os valores de Fio_2 acima de 50% estão associados à intoxicação da mucosa respiratória por oxigênio. Outras informações podem ser derivadas do conhecimento de $EtCO_2$ determinado à capnografia. O $EtCO_2$ é representativo de $Paco_2$ em pacientes com função pulmonar normal, em geral 2 a 5 mmHg menor que $Paco_2$.[469] Reduções em $EtCO_2$ indicam diminuição da perfusão pulmonar secundária a diminuições no débito cardíaco ou a aumentos na resistência vascular pulmonar.[469]

Um aspecto importante do monitoramento clínico é verificar o acúmulo de exsudato no tubo endotraqueal a cada troca, o que deve ser feito pelo menos 1 vez/dia (com mais frequência se houver exsudato abundante). Um aumento na quantidade de exsudato no interior do tubo ou uma mudança no caráter do exsudato para um aspecto mais purulento pode ser uma indicação precoce de pneumonia associada à ventilação mecânica (VAP). O exsudato de aspecto hemorrágico no tubo pode sugerir lesão pulmonar associada ao ventilador (VILI) ou piora da inflamação pulmonar causada por outros insultos.

A ventilação mecânica é inerentemente não natural e não fisiológica e pode causar anomalias em muitos sistemas corporais. A PPV, sobretudo na forma de PEEP excessiva, pode diminuir o retorno venoso de maneira substancial, levando ao comprometimento do débito cardíaco. Isso é muito grave, em especial no paciente em estado crítico, que tende a apresentar menor débito cardíaco. A presença de um tubo endotraqueal tem vários possíveis efeitos adversos. Em primeiro lugar, o tubo aumenta a resistência das vias respiratórias por causa de seu lúmen longo e estreito e aumenta o trabalho respiratório associado à respiração espontânea. Em segundo lugar, a presença do tubo endotraqueal modifica as funções normais de proteção do trato respiratório superior e pode permitir o acesso de microrganismos patogênicos ao trato respiratório. As infecções que surgem por essa via são chamadas de *VAP* e a probabilidade de seu desenvolvimento aumenta conforme a duração da ventilação mecânica. A presença de inflamação secundária ao próprio processo de ventilação mecânica também aumenta a probabilidade de VAP, assim como o comprometimento da função imunológica do paciente associado à doença sistêmica. Os microrganismos envolvidos na VAP são quase sempre de natureza nosocomial, o que pode estar associado a um padrão de aumento da resistência aos antimicrobianos, complicando o tratamento da doença. A ceftazidima em aerossol foi eficaz na prevenção de VAP em pacientes humanos, ao mesmo tempo em que atenuou a resposta pró-inflamatória no pulmão.[473] O autor fez uma observação subjetiva de diminuição da frequência de VAP em potros submetidos à ventilação mecânica e nebulização de amicacina em aerossol pelo circuito do equipamento a partir de 24 horas do início do procedimento.

A VILI deve ser considerada inevitável e o objetivo fundamental do médico é minimizar sua gravidade. Existem três tipos básicos de VILI: barotrauma, volutrauma e atelectotrauma.[474] Em pacientes com complacência pulmonar insuficiente e áreas de atelectasia pulmonar, a alta pressão inspiratória positiva pode ser necessária para a ventilação adequada, o que causa superdistensão das regiões ventiladas do pulmão (volutrauma local).[475] O volutrauma é causado pelo excesso de capacidade residual funcional fisiológica normal das regiões ventiladas do pulmão, levando ao desenvolvimento de edema pulmonar e início/amplificação da resposta inflamatória local. A PEEP é um tanto protetora, pois parece retardar o desenvolvimento do edema pulmonar, a menos que também seja excessiva a ponto de contribuir para a hiperinsuflação e causar mais danos.[476] O atelectotrauma é provocado pela abertura e pelo fechamento repetidos das unidades pulmonares durante a ventilação corrente e essencialmente representa uma síndrome de lesão de baixo volume, desencadeando uma resposta inflamatória.[474] Ao avaliar que os pulmões são suscetíveis a lesões de alto e baixo volume, é evidente que a ventilação mecânica ideal é alcançada dentro de uma faixa bastante estreita de volumes correntes e que essa faixa pode variar extremamente de paciente para paciente.

A descontinuação da ventilação mecânica (*desmame*) pode ser a parte mais desafiadora de todo o processo. Em pacientes humanos, essa fase pode levar até 50% do tempo de ventilação mecânica.[477] Pode-se argumentar que o processo de desmame começa assim que o paciente é colocado no ventilador, porque o clínico sempre tenta identificar o nível mínimo de suporte necessário para manter a ventilação e a oxigenação adequadas. Ao minimizar o grau de suporte, pode-se acelerar a recuperação da força e resistência dos músculos da respiração (ou minimizar sua perda). Ao mesmo tempo, há um aumento na capacidade de identificação de quando o paciente não precisa mais de suporte ventilatório. A redução gradual do nível de suporte de pressão e o aumento do nível de sensibilidade do gatilho podem constituir um desafio progressivo da capacidade de ventilação autônoma do paciente. Em última análise, porém, a determinação da prontidão para a remoção do ventilador é subjetiva e a questão só pode ser respondida por um desafio de extubação. Isso é preferível a simplesmente remover o paciente do ventilador sem retirar o tubo endotraqueal, já que o tubo, em si, causa resistência significativa ao fluxo de ar e aumenta o trabalho respiratório do paciente. Na maioria dos casos, a insuflação intranasal de oxigênio deve ser realizada logo após a retirada do tubo, a menos que o paciente tenha mantido a oxigenação normal em Fio_2 de 0,21 ainda no ventilador. Deve-se tomar cuidado também para que o paciente esteja totalmente preparado para a reintubação imediata caso o desafio não seja bem-sucedido e haja necessidade de reinstituição da ventilação mecânica. Os desfechos primários do desafio são frequência respiratória, esforço respiratório e gasometria arterial. Alguns pacientes podem apresentar problemas em minutos, outros em horas. Vários desafios podem ser necessários por um período de horas a dias antes que se tenha certeza de que o paciente pode ser mantido sem suporte ventilatório.

DISTÚRBIOS GASTRINTESTINAIS

Cólica

A cólica é uma queixa comum em potros.[478,479] Infelizmente, a avaliação de potros com cólica pode ser frustrante por causa do quadro clínico comum associado à dor abdominal aguda, apesar das muitas possíveis etiologias subjacentes. Potros tipicamente demonstram mais a dor abdominal do que cavalos adultos. Os sinais de cólica em potros podem variar de muito inespecíficos, como taquicardia, taquipneia, anorexia, agitação e bruxismo, a mais clássicos, como distensão abdominal, decúbito, rolar e decúbito dorsal.[480] Dentre as causas de cólica em potros neonatos estão impactação de mecônio, enterocolite infecciosa e não infecciosa, dismotilidade associada a outras doenças, obstruções do intestino delgado com estrangulamento, anomalias congênitas, intussuscepções, hérnias, úlcera gástrica ou duodenal, aerofagia, obstruções por corpo estranho, intolerância à lactose, lesão hipóxica e torção ovariana ou testicular.[480] As causas da cólica em potros mais velhos são semelhantes, mas também incluem doenças, como impactação de ascarídeos, deslocamentos, estenoses pilóricas ou duodenais, aderências abdominais e obstruções sem estrangulamento, como fecálitos. A dor não intestinal pode causar sinais clínicos indistinguíveis da cólica verdadeira em potros. Essa dor pode ocorrer no tórax, fígado ou trato urogenital e ser causada por distensão associada ao uroperitônio ou à inflamação não gastrintestinal, como peritonite.

O exame de potros com cólica é um pouco facilitado por seu tamanho pequeno, que permite o reposicionamento e a palpação abdominal externa, bem como um exame ultrassonográfico completo. A incapacidade de realização de um exame retal além da palpação digital pode ser uma limitação frustrante. Assim como em adultos, os primeiros objetivos da avaliação da cólica são a estabilização do paciente e a diferenciação dos casos que requerem tratamento cirúrgico ou médico. Embora a maioria dos casos de cólica em potros possa ser tratada clinicamente com sucesso, alguns precisam de intervenção cirúrgica imediata, em especial a obstrução por estrangulamento do intestino delgado.[479] A existência de diarreia geralmente indica que o tratamento médico será suficiente, mas pode ser observada em associação a um problema cirúrgico. A dor implacável, que é mal controlada com analgésicos, é um forte indício de um problema cirúrgico, assim como em adultos. A distensão intestinal grave no exame ultrassonográfico, particularmente causada por líquido ou mistura de líquido e gás em vez de apenas gás, também pode sugerir a existência de uma lesão cirúrgica.

A causa mais comum de obstrução intestinal em potros neonatos é a impactação de mecônio.[480,481] O mecônio é uma mistura de secreções glandulares, muco, bile, líquido amniótico digerido e células epiteliais. Normalmente, deve ser expelido nas primeiras horas de vida, após as primeiras mamadas do potro. A ingestão de colostro pode auxiliar a expulsão de mecônio devido aos seus efeitos laxantes. Em um estudo recente, porém, a não ingestão de colostro não teve efeito na eliminação de mecônio em comparação a potros alimentados com sucedâneo.[482] O mecônio não eliminado até as 12 horas de vida tende a causar obstrução intestinal, em geral à altura do cólon menor ou da entrada pélvica.[481,483] A distensão intestinal e abdominal progressiva se desenvolve ao longo de horas, secundária ao acúmulo de gás ou à obstrução. A massa de mecônio pode ser identificada à palpação manual do abdome, mas a ultrassonografia é um meio mais sensível e específico para esse fim. Em alguns casos, a radiografia retrógrada com contraste pode confirmar a presença e o nível da obstrução e descartar outras causas de obstrução, como defeitos congênitos. A administração de um enema pode ser feita tanto como intervenção terapêutica quanto como teste diagnóstico e está indicada em todos os casos de suspeita de impactação de mecônio. Os enemas de fosfato de sódio são bastante usados por serem comercializados em um preparado pré-misturado para seres humanos, que é administrado com facilidade. No entanto, deve-se ter cuidado para evitar a hiperfosfatemia causada pela utilização excessiva e, por isso, esse tipo de enema não deve ser aplicado mais do que duas vezes nas primeiras 24 horas de vida. Enemas de água com sabão administrados por fluxo de gravidade também têm sido utilizados com frequência, mas não devem ser repetidos por causa da probabilidade de irritação retal e eficácia limitada.

O tipo mais eficaz de enema para o tratamento da impactação de mecônio é o enema de retenção de acetilcisteína.[481] Estes enemas podem ser preparados com 8 g de acetilcisteína comercial (pó de *N*-acetil-L-cisteína, Sigma-Aldrich, St. Louis, MO, EUA) em uma solução de 20 g de bicarbonato de sódio em 200 mℓ de água. Existem enemas comerciais de acetilcisteína para potros (http://www.scahealth.com/e-z-pass-foal-enema-kit.html). O potro é colocado em decúbito lateral, contido e sedado, se necessário. Um cateter de Foley 30 Fr com balão de 30 mℓ é colocado 2,5 a 5 cm no reto e o balão é enchido, com cuidado para que a insuflação não seja excessiva. A solução de acetilcisteína é infundida por fluxo de gravidade em um volume de 100 a 200 mℓ e deixada no reto por 30 a 45 minutos.[481] Como esse tipo de enema não parece ser muito irritante, esse procedimento pode ser repetido até três vezes, em geral em intervalos de 12 a 24 horas. Outros tratamentos que auxiliam o manejo de potros acometidos são a fluidoterapia intravenosa para a resolução de quaisquer *deficits* e necessidades de manutenção contínua, bem como a terapia analgésica. A administração de butorfanol pode ser suficiente para controlar o desconforto em muitos potros, mas os indivíduos com mais dor podem precisar de flunixino enquanto o tratamento médico é realizado. Casos refratários ao manejo médico podem exigir correção cirúrgica da impactação de mecônio, mas isso é raro desde a introdução dos enemas de acetilcisteína.[481]

A infestação por lombrigas (*P. equorum*) é uma doença comum entre potros, com prevalência em torno de 40%.[484] A maioria dos potros não apresenta evidências de infestação, mas os sinais clínicos associados à presença desse parasita podem incluir letargia, anorexia, diminuição do ganho de peso, tosse, hipoproteinemia, secreção nasal, cólica por impactação gastrintestinal e, ocasionalmente, ruptura ou perfuração do intestino delgado.[485,486] Os sinais de cólica são provocados pela obstrução aguda do intestino delgado por uma grande carga parasitária; na maioria dos casos, a cólica está associada à administração recente de medicamentos anti-helmínticos, mas pode estar associada a um fator de estresse, como transporte ou desmame.[485] É comum cavalos com impactação do intestino delgado por *P. equorum* apresentarem anomalias intestinais secundárias, causadas por obstrução luminal, inclusive vólvulo ou intussuscepção do intestino delgado, e a intervenção cirúrgica é em muitos casos necessária para prevenir a ruptura intestinal.[486,487] Em decorrência do aumento da resistência de *P. equorum* aos anti-helmínticos mais utilizados, em especial às lactonas macrocíclicas, parece provável que a prevalência dessa doença venha a subir.[403,488-490]

Embora os defeitos congênitos do trato gastrintestinal sejam raros, devem ser excluídos durante a avaliação do neonato com cólica por causa das semelhanças do quadro clínico com a impactação de mecônio. Os defeitos congênitos mais comuns são atresia do cólon, reto ou ânus. Os potros acometidos costumam ser atendidos nas primeiras 2 a 48 horas de vida e exibem sinais de cólica aguda e progressiva e distensão abdominal.[338] Além dos sinais de cólica (taquicardia, taquipneia, decúbito, rolar e anorexia), podem apresentar tenesmo. Não há eliminação de material fecal nem presença de mecônio nos líquidos de enema que foram administrados. A atresia anal é prontamente diagnosticada por exame visual e palpação digital, enquanto a identificação de lesões retais e colônicas é mais difícil.[491] A ultrassonografia pode ajudar a demonstração da distensão ou do sítio de lesão, mas raramente é capaz de caracterizá-la. A radiografia retrógrada com contraste pode auxiliar a maior caracterização da lesão e diferenciar a atresia da impactação de mecônio. A colonoscopia pode ajudar o diagnóstico de lesões no cólon terminal e no reto. Esse procedimento pode ser realizado sob sedação em pé e o uso de brometo de *n*-butil escopolamina (Buscopan, Boehringer Ingelheim Vetmedica Inc., St. Joseph, MO, EUA) demonstrou auxiliar a visualização.[492] Em última análise, a exploração cirúrgica pode ser a única maneira de estabelecer um diagnóstico definitivo de atresia coli. A correção cirúrgica da atresia anal é direta e quase sempre bem-sucedida, embora a função do esfíncter anal possa ser anormal.[491] A atresia anal pode ser acompanhada de malformações penianas (hipospadia), que também exigem correção cirúrgica.[493] A ressecção cirúrgica e a anastomose foram tentadas em alguns casos de atresia coli, em que a lesão era acessível, mas os desfechos foram ruins.[491] É provável que isso seja causado por outros distúrbios neurológicos e de motilidade subjacentes e significa que essa doença deve ser considerada invariavelmente fatal.

A aganglionose congênita, ou síndrome do overo branco letal, é uma síndrome que afeta potros American Paint Horse brancos, nascidos de acasalamentos overo-overo, embora tenha sido relatada em um potro com um progenitor Quarto de Milha de cor sólida.[494] Essa síndrome ocorre quando os potros recebem uma cópia mutante do gene do receptor B da endotelina (*EDNRB*, gene do overo branco letal) de cada progenitor.[495,496] Os potros acometidos sofrem de aganglionose do intestino delgado distal e do intestino grosso, o que provoca ausência de motilidade intestinal e, consequentemente, cólica.[494] Trabalhos recentes sugerem que a inervação extrínseca também pode ser afetada.[497] Nem todos os potros nascidos de acasalamentos entre overos são acometidos; portanto, deve-se ter cuidado para assegurar que o potro não apresenta uma simples impactação de mecônio antes de se tomar uma decisão definitiva. Uma PCR mutagenicamente distinta foi recentemente desenvolvida para a detecção do genótipo *EDNRB* em equinos.[498]

Diarreia

A diarreia é um problema comum em potros, com morbidade e mortalidade substanciais.[405] Está associada a uma série de possíveis mecanismos fisiopatológicos e muitas etiologias, o que dificulta o diagnóstico e o manejo. Síndromes de etiologias não infecciosas, bem como etiologias bacterianas, virais, protozoárias e parasitárias, são relatadas em potros. Embora muitas das doenças associadas à diarreia possam afetar potros de todas as idades, algumas, como enterocolite necrosante (NEC) e disfunção entérica associada à asfixia, são observadas principalmente em neonatos, enquanto outras, como a enteropatia proliferativa, são vistas em potros mais velhos, em idade de desmame.

A diarreia por cio do potro é uma doença branda e autolimitada, observada em indivíduos de 5 a 15 dias de idade e está temporalmente associada à ocorrência do primeiro cio da égua após o parto. Essa associação temporal tem causalidade implícita, mas não é o caso. Potros criados com sucedâneo também apresentam diarreia durante esse período, e a análise da composição do leite das éguas não revelou nenhuma mudança que possa precipitar esse quadro.[499] Os potros acometidos são clinicamente normais, à exceção da diarreia, e continuam alertas e com bom apetite. Parece mais provável que as mudanças que ocorrem no trato gastrintestinal em relação à ingestão de alimentos sólidos e ao desenvolvimento da microbiota fecal sejam responsáveis pela diarreia.[500,501] Além disso, pode haver hipersecreção da mucosa do intestino delgado, que é inadequadamente compensada pela absorção colônica imatura e contribui para a diarreia do cio do potro.[502] A diarreia em um potro dessa idade deve ser encarada com seriedade devido à possibilidade de rápida progressão clínica. Qualquer sinal de doença sistêmica, embotamento ou inapetência deve levar a uma avaliação rápida para diagnóstico de uma doença mais grave do que a diarreia do cio do potro que possa justificar a intervenção médica.

Uma causa comum de diarreia em potros neonatos hospitalizados é a disfunção gastrintestinal associada à asfixia perinatal. Os potros acometidos geralmente têm fatores de risco associados, como distocia, parto por cesárea, problemas umbilicais durante o parto ou alguma causa de oxigenação inadequada logo após o parto.[503] Esses potros podem apresentar dismotilidades que causam íleo, refluxo gastroduodenal, intolerância à alimentação enteral, distensão abdominal, cólica e diarreia.[503] Evidências de síndrome de asfixia perinatal podem ser observadas em outros sistemas corporais, sobretudo no sistema neurológico. Os potros acometidos devem ser considerados suscetíveis ao desenvolvimento de sepse e um quadro semelhante pode ser observado em potros que sofrem de sepse, provavelmente em virtude da presença de inflamação sistêmica grave. Por isso, a terapia antimicrobiana de amplo espectro é indicada nesses casos.

Outra doença que afeta potros neonatos hospitalizados é a NEC. Essa síndrome é o distúrbio mais frequente e letal em bebês humanos prematuros e está associada ao rompimento da barreira intestinal, causando necrose intestinal, falência múltipla de órgãos e morte.[504] A NEC foi relatada esporadicamente em potros por muitos anos, mas parece ser uma doença subdiagnosticada.[505-511] Muitos agentes infecciosos, não apenas bactérias, mas também vírus e espécies de fungos, foram associados à NEC em seres humanos.[512] Embora a maioria dos casos relatados em potros tenha sido associada à presença de diversas bactérias patogênicas, a causa da NEC continua sendo um tema de muita discussão na literatura humana e não está claro se é de fato uma doença infecciosa. Parece provável que a fisiopatologia seja multifatorial, com uma interação complexa entre imaturidade intestinal, instabilidade hemodinâmica, inflamação, fatores genéticos, alimentação com sucedâneos e disbiose.[513-515] O quadro clínico pode ser semelhante ao descrito para os distúrbios associados à asfixia já mencionados e, certamente, esses potros podem ser considerados em risco de desenvolvimento de NEC. Em um relato recente, potros com diagnóstico de NEC com frequência apresentaram cólica ou diarreia, mas esses sinais estavam ausentes na maioria dos potros acometidos.[511] Outras anomalias associadas à NEC foram prematuridade, refluxo gástrico, distensão abdominal, fezes com sangue e pneumonia.[511] Curiosamente, os autores desse relato não encontraram evidências de uma associação entre espécies de *C. difficile, C. perfringens* ou *Salmonella* e a NEC.

O diagnóstico de NEC é estabelecido por evidências radiográficas ou ultrassonográficas de gás intramural na parede intestinal (pneumatose intestinal) ou evidências cirúrgicas ou *post mortem* de necrose gastrintestinal.[511] Embora até 80% dos neonatos humanos acometidos sobrevivam, a presença de NEC está associada a um prognóstico ruim de sobrevida em potros.[511,513] O tratamento de potros com NEC é similar ao de qualquer potro em estado crítico e inclui fluidoterapia intravenosa e terapia antimicrobiana de amplo espectro. Por causa da possibilidade de desencadeamento ou piora da NEC pela alimentação enteral, recomenda-se que ela seja evitada em potros com cólica, íleo ou refluxo. A nutrição parenteral é necessária até que a alimentação enteral possa ser reintroduzida de modo gradual. Estudos em seres humanos sugeriram que uma abordagem de nutrição enteral mínima, em vez de retirada completa da alimentação enteral, usando menos de 20 mℓ/kg/dia durante os primeiros dias e então passando paulatinamente para níveis normais ao longo de vários dias, parece ser bem tolerada e segura.[516,517] Estudos em seres humanos demonstraram que o leite materno protege bebês com baixo peso ao nascer da NEC e, por isso, faz sentido usar o leite de égua para alimentar o potro, se possível.[503,518] A terapia com metronidazol pode ser indicada devido ao relato de associação entre NEC e a infecção por *Clostridium* em potros. No entanto, um relato recente em seres humanos declara que o tratamento com metronidazol pode não prevenir a deterioração clínica em casos de NEC.[519]

Outras causas de diarreia não infecciosa podem incluir intolerância alimentar, em especial durante a alimentação com sucedâneos em vez de leite de égua.[503,520] Isso pode ocorrer devido à presença de produtos que são mal digeridos por potros nos sucedâneos, como maltodextrinas, xarope de milho, oligossacarídeos ou polímeros de glicose.[520] A irritação gastrintestinal secundária à ingestão de areia, cascalho ou sujeira também pode causar diarreia por irritação mecânica da mucosa.[521]

Causas infecciosas de diarreia

A causa mais comum de diarreia infecciosa em potros é o rotavírus, que é detectado nas fezes em 20 a 77% dos casos.[522-524] O coronavírus equino foi associado a doenças clínicas em cavalos adultos[525] e foi detectado nas fezes de potros com diarreia, mas o papel desse vírus na doença dos potros não foi esclarecido.[524,526-528] O EAdV2 também foi detectado nas fezes de potros com diarreia, mas o real papel do adenovírus no desenvolvimento da doença não é claro, sobretudo em indivíduos imunocompetentes.[529-532] Existem relatos mais antigos de partículas semelhantes a parvovírus identificadas em potros com diarreia, mas não há nenhuma outra evidência sobre o possível papel patogênico de tais microrganismos nesses animais.[533,534]

A patogênese da diarreia por rotavírus é multifatorial. Esse microrganismo é frequentemente detectado combinado com outros possíveis patógenos gastrintestinais. O rotavírus infecta as pontas das vilosidades epiteliais do duodeno, jejuno e íleo, mas não o epitélio da cripta.[523] O vírus se replica dentro do epitélio das vilosidades e é liberado após a lise celular, que provoca a destruição da célula infectada e a descamação das pontas das vilosidades. Isso leva à perda da capacidade de absorção normal das vilosidades, mas o epitélio da cripta secretora continua intacto; a má absorção provavelmente contribui para o desenvolvimento de diarreia. A lesão das vilosidades também diminui a produção de dissacaridases, em especial lactase, que pode prejudicar a digestão da lactose e contribuir para o desenvolvimento de diarreia por mecanismos osmóticos. Outros fatores que participam do desenvolvimento da diarreia por rotavírus podem ser a atividade de enterotoxinas virais, a inibição do cotransporte de sódio-glicose, a desregulação da homeostase do cálcio e a ativação do sistema nervoso entérico.[523]

Clinicamente, a diarreia por rotavírus tende a ocorrer em grandes grupos de éguas e potros; esses últimos em geral têm de 5 a 35 dias de idade.[535] A princípio, os potros apresentam anorexia e depressão, que progridem com rapidez para diarreia aquosa profusa e aguda. Os potros acometidos podem logo ficar desidratados e muitos desenvolvem anomalias eletrolíticas e acidose metabólica. Embora a morbidade associada às infecções por rotavírus seja alta devido à natureza bastante contagiosa do patógeno, o prognóstico de sobrevida é bom. O tratamento é em geral de suporte e sintomático, mas a fluidoterapia intravenosa costuma ser necessária para a resolução dos *deficits* de líquidos e eletrólitos. As soluções eletrolíticas balanceadas são mais eficazes por causa da presença comum de hiponatremia e hipocloremia. Os potros em estado grave também podem se beneficiar de um breve período de repouso enteral (1 a 2 dias), o que exige o fornecimento de nutrição parenteral até que a alimentação possa ser reintroduzida. A suplementação com a enzima lactase (Lactaid, McNeil Nutritionals, LLC, Ft. Washington, PA, EUA) em dose de 9.000 U (um comprimido) por via oral a cada 3 a 8 horas pode melhorar a digestão do leite em potros que continuam com a égua ou durante o reinício da amamentação.[503] O diagnóstico da diarreia por rotavírus é firmado pela detecção de partículas virais por microscopia eletrônica, isolamento viral, ensaio imunoenzimático (ELISA), testes de imunocromatografia e PCR com transcriptase reversa em tempo real (RT-PCR). Desses testes, a imunocromatografia e a RT-PCR são os mais rápidos e fáceis, além de terem alta sensibilidade e especificidade.[523,536] O controle de surtos de diarreia por rotavírus pode ser difícil, sobretudo em ambientes lotados devido à natureza altamente contagiosa do vírus, sua persistência no ambiente e resistência a desinfetantes.[523] A prevenção pode ser facilitada pela vacinação materna, que tem sido associada a uma redução na frequência e gravidade da diarreia por rotavírus em fazendas endêmicas. Há uma vacina comercial de aprovação condicional para uso provisório (vacina contra rotavírus equino, Zoetis, Kalamazoo, MI, EUA).

As principais bactérias envolvidas na diarreia do potro são *C. difficile* e *C. perfringens*. É difícil explicar a relação entre esses microrganismos e as doenças clínicas, já que um ou ambos podem ser identificados em animais normais, bem como em indivíduos doentes. Os dois microrganismos, porém, são isolados com frequência significativamente maior de potros com enterocolite em comparação com potros saudáveis.[506,509,522,537-540] Na diarreia associada a *C. difficile* (CDAD), é comum haver um histórico de terapia antimicrobiana; é provável que *C. difficile* represente o agente primário da diarreia associada a antimicrobianos (AAD) em potros.[541] No entanto, casos espontâneos de CDAD são observados sem exposição a antimicrobianos, tanto esporadicamente quanto em surtos.[509,537,542,543] Outros fatores de risco que podem predispor potros à CDAD são hospitalização, estresse, alterações dietéticas ou inanição, transporte, intubação nasogástrica e tratamento cirúrgico ou médico.[544] Os sinais clínicos e a gravidade da CDAD podem ser bastante variáveis. O principal sinal clínico de CDAD é a diarreia, que pode ser aquosa ou sanguinolenta, geralmente acompanhada de sinais de inflamação sistêmica e hipovolemia (hiperemia de mucosas, aumento do tempo de preenchimento capilar, febre, taquicardia e taquipneia) e, às vezes, distensão abdominal e cólica.[545] Infelizmente, esses sinais são inespecíficos e, embora a CDAD possa ser suspeita com base na anamnese e no quadro clínico, a confirmação do diagnóstico requer a realização de exames laboratoriais. Como animais normais podem ser portadores do microrganismo, com frequência de cepas não patogênicas, a cultura não auxilia o diagnóstico de CDAD. A virulência de *C. difficile* depende da síntese de toxina A (TcdA) e toxina B (TcdB) e há evidências que sugerem que as duas são importantes no desenvolvimento da doença clínica.[546,547] Outra toxina, denominada transferase de *C. difficile* (CDT), também parece influenciar a virulência; as cepas produtoras de CDT foram relacionadas com uma mortalidade mais elevada em pacientes humanos.[547] O diagnóstico de CDAD é confirmado pela detecção de TcdA e/ou TcdB nas fezes do indivíduo acometido, em geral com um ELISA comercial (*C. difficile* Tox A/B II, Techlab, Inc., Blacksburg, VA, EUA) ou RT-PCR.[524,541]

C. perfringens também foi associado à enterocolite em potros. Essa síndrome costuma ser bastante grave, com altas taxas de mortalidade.[508] Os tipos A e C de *C. perfringens* foram implicados nesses casos, mas a forma mais grave da doença está tipicamente associada ao tipo C e, de modo geral, os potros acometidos não respondem ao tratamento.[508] *C. perfringens* produz quatro toxinas principais, mas a β-toxina parece ser a principal responsável pela lesão intestinal.[509] Uma nova toxina formadora de poros β, NetF, foi recentemente descrita e associada à NEC grave em cães e potros.[548,549] Os fatores de risco podem incluir nascimento em terra, areia ou cascalho e alojamento em baias ou lotes secos nos primeiros dias de vida. Os sinais clínicos são semelhantes aos da CDAD, mas os potros acometidos podem apresentar sinais mais pronunciados de inflamação sistêmica e choque devido à enterotoxemia. Há alguns relatos de diarreia hemorrágica, que pode ser de natureza transitória. O diagnóstico de enterocolite por *C. perfringens* pode ser difícil, porque o microrganismo pode ser observado nas fezes de potros saudáveis. A cultura fecal positiva combinada com achados compatíveis à anamnese e com o quadro clínico pode indicar esse diagnóstico, já que potros saudáveis costumam eliminar quantidades muito baixas do microrganismo. A coloração de Gram de amostras de fezes também pode dar suporte ao diagnóstico caso demonstre altos números de bastonetes ou esporos gram-positivos grandes. Há ensaios comerciais para a detecção de enterotoxina fecal, mas de sensibilidade insatisfatória.

O tratamento da CDAD e da enterocolite por *C. perfringens* é principalmente de suporte, como em outras causas de enterocolite. A cobertura antimicrobiana de amplo espectro é indicada, mesmo em situações de suspeita de ADD, pelo risco de bacteriemia secundária à inflamação e lesão da parede intestinal. A administração de metronidazol representa a terapia primária específica para infecções por clostrídios, mas há relatos de cepas de *C. difficile* resistentes a esse fármaco.[550] Um estudo farmacocinético recente sugere que as doses de metronidazol utilizadas em potros devem ser revistas para 10 mg/kg por via oral a cada 12 horas para neonatos e 15 mg/kg por via oral a cada 12 horas para indivíduos com 10 a 12 dias de idade.[551] Após essa idade, vale a recomendação atual, de 15 mg/kg por via oral a cada 8 horas. Outro tratamento que pode ter algum benefício na CDAD é composto de adsorventes de administração entérica, como esmectita di-tri-octaédrica.[552] A terapia com probióticos é interessante devido aos resultados positivos em pacientes humanos, mas os estudos limitados não sustentam a eficácia desses agentes na diarreia do potro.[553,554]

Várias outras bactérias foram associadas à diarreia em potros, inclusive *Salmonella* spp., *E. coli, Enterococcus* spp., *Aeromonas* spp. e *Bacteroides fragilis*, mas o estabelecimento de uma causa pode ser difícil.[531,555-558] Como a diarreia é uma anomalia clínica comum associada à sepse em potros, é importante estar ciente da possível participação de bactérias, mesmo que não na forma de um patógeno entérico primário. Um estudo retrospectivo descobriu que, dos potros com menos de 30 dias de idade com diarreia, 50% eram bacterêmicos à internação, reforçando ainda mais essa preocupação.[120] As hemoculturas devem ser coletadas rotineiramente à internação desses animais, não apenas para confirmar a bacteriemia, mas também para fornecer informações sobre a sensibilidade aos antimicrobianos.

R. equi, embora primariamente seja um patógeno respiratório, costuma provocar infecções extrapulmonares e foi associado à doença entérica, em especial em potros mais velhos.[558] Diarreia, enterotiflocolite ulcerativa, formação de abscessos abdominais, linfadenite mesentérica e peritonite foram relatadas.[432] Em um estudo, 33% dos potros com infecções por *R. equi* apresentavam diarreia e, em metade desses indivíduos, a diarreia só começou após o início do tratamento da infecção primária.[432]

A enteropatia proliferativa equina (EPE) é uma doença infecciosa que afeta cavalos jovens, principalmente potros de 2 a 8 meses de idade.[559,560] A EPE é causada pela bactéria intracelular obrigatória *Lawsonia intracellularis*. Essa doença causa mudanças estruturais dramáticas no epitélio da mucosa do intestino delgado devido à proliferação das células epiteliais da cripta. Essas alterações ocasionam o desenvolvimento de uma enteropatia, com perda de proteínas, que pode causar graus variáveis de hipoalbuminemia, hipoproteinemia, edema ventral, letargia, diarreia, febre, perda de peso e cólicas.[561,562] O diagnóstico de enteropatia proliferativa é estabelecido pela combinação de sinais clínicos (edema ventral), anomalias clinicopatológicas (hipoalbuminemia), ultrassonografia abdominal, sorologia com imunoperoxidase em monocamada e PCR fecal para detecção de DNA de *Lawsonia*.[563] O tratamento deve ser feito com antimicrobianos lipofílicos administrados por 3 semanas, como tetraciclinas (oxitetraciclina, doxiciclina ou minociclina), macrolídeos (azitromicina e claritromicina) ou cloranfenicol.[564] A rifampicina tem sido combinada com macrolídeos, mas não parece necessária para a resposta clínica positiva. Quanto à prevenção, infelizmente, os anticorpos adquiridos de maneira passiva não influenciam a ocorrência de EPE subclínica ou clínica.[565] Resultados promissores em relação à prevenção foram observados com a administração intrarretal de uma vacina avirulenta comercial contra *L. intracellularis* para suínos, que demonstrou levar à proteção completa contra EPE e reduziu a eliminação nas fezes.[566] O prognóstico de sobrevida com o tratamento apropriado é bom, mas os animais acometidos costumam apresentar uma diminuição na taxa de crescimento e, assim, podem ficar em ligeira desvantagem frente a seus pares por vários meses.[560] Relatos recentes detalharam uma forma mais grave de EPE associada a desfechos fatais, mas esses casos parecem ser raros.[567,568]

O papel patogênico de *Cryptosporidium* spp. na diarreia do potro tem sido objeto de debate devido à eliminação do microrganismo por animais normais; no entanto, vários estudos o implicam em casos esporádicos e surtos.[569-572] Embora a espécie mais identificada seja *C. parvum*, outro *Cryptosporidium* (o genótipo equino) foi identificado em cavalos, seres humanos e bezerros.[573,574] Em geral, os potros acometidos não apresentam inflamação sistêmica substancial e a doença é autolimitada. A diarreia aquosa profusa pode necessitar de fluidoterapia intravenosa, além da terapia de suporte de rotina. Essa doença tem óbvio potencial zoonótico e, assim, as precauções apropriadas de biossegurança são indicadas para proteção dos indivíduos em contato. De fato, um relato recente detalhou um surto de criptosporidiose humana em estudantes de medicina veterinária após a exposição a potros infectados em uma unidade de perinatologia equina.[575] O diagnóstico é tradicionalmente embasado na identificação de oocistos nas fezes com técnicas de coloração acidorresistentes, mas a RT-PCR pode ser realizada. Além disso, há ensaios comerciais rápidos e fáceis de imunofluorescência (Xpect *Giardia*/Cryptosporidium Test, Thermo Scientific, Waltham, MA; Merifluor Cryptosporidium/*Giardia*, Meridian Bioscience, Inc., Cincinnati, OH, EUA).

Strongyloides westeri é um nematoide transmitido aos potros principalmente pela via transmamária. Embora haja suspeita de que esse microrganismo seja a causa da diarreia em potros jovens, parece provável que a doença clínica só seja observada na presença de números muito altos de parasitas.[503,569] O controle é habitualmente feito por meio da administração de ivermectina à égua logo após o parto. A prevalência desse parasita, porém, parece estar aumentando, talvez devido à diminuição da administração de ivermectina a potros por preocupações com a resistência de *P. equorum* a esse fármaco.[576]

Úlcera gástrica

A úlcera gástrica é comum em potros, com prevalência entre 22 e 57%.[577-580] Os sinais clínicos associados à úlcera gástrica em potros costumam ser inespecíficos e podem incluir diarreia, cólica, rolar, inquietação, decúbito dorsal, salivação excessiva, bruxismo e anorexia.[581] Por isso, o diagnóstico não deve ser embasado apenas na clínica, mas também no exame gastroscópico. Além de confirmar a presença de úlcera gástrica, o exame gastroscópico permite a caracterização completa do sítio acometido e da gravidade das lesões. Técnicas não invasivas para o diagnóstico de úlcera gástrica em potros são interessantes, mas não estão bem validadas e não fornecem informações detalhadas sobre a extensão e a gravidade da úlcera gástrica.

O maior desafio associado ao diagnóstico e ao tratamento de úlcera gástrica em potros é o fato de que muitos dos animais com lesões evidentes à endoscopia não apresentam quaisquer sinais clínicos que sugiram disfunção ou desconforto.[580] Portanto, o significado clínico da úlcera gástrica em alguns potros e a necessidade de tratamento não são claros. Apesar disso, há uma grande preocupação relacionada ao risco de perfuração intestinal secundária à progressão de úlceras gástricas clinicamente silentes, que é fatal.[582] Por isso, a terapia profilática contra úlceras é frequentemente administrada a potros com doença clínica ou em tratamento com AINEs. A eficácia dessas abordagens profiláticas não foi confirmada em potros clinicamente enfermos, e a resposta de potros doentes à terapia de supressão de ácidos é menos consistente em comparação a animais saudáveis.[583] De fato, dois grandes estudos retrospectivos relataram que a prevalência de úlcera gástrica no exame *post mortem* de potros hospitalizados não estava relacionada à administração ou não de tratamentos profiláticos.[578,584] Infelizmente, a supressão profilática de ácidos pode estar associada a alguns riscos e estudos em seres humanos documentaram um maior risco de pneumonia e CDAD em pacientes hospitalizados fora da UTI tratados com esses medicamentos.[585,586] Os inibidores de bomba de prótons (IBPs) são mais potentes do que os antagonistas do receptor de histamina 2 (H2RAs); por isso, os IBPs parecem associados a um risco maior dessas complicações.[587,588] Em pacientes humanos internados em UTI, não parece haver maior risco de pneumonia ou diferenças na mortalidade geral associada à supressão de ácido, mas o uso de IBPs está relacionado a um risco maior de CDAD.[586] Um estudo multicêntrico recente descobriu que a terapia supressora de ácido em potros hospitalizados foi associada a um risco maior de diarreia indiferenciada, mas não de CDAD.[589] Juntos, esses dados sugerem que esses medicamentos devem ser evitados e o tratamento, limitado aos potros com doença documentada que o requeira.

A fisiopatologia da úlcera gástrica em potros é provavelmente complexa e multifatorial e pode diferir entre as regiões da mucosa escamosa e glandular do estômago. No estômago, há uma interação constante entre fatores de proteção e agressão. Os fatores de proteção mantêm a saúde da mucosa gástrica pela promoção do fluxo sanguíneo mucoso, produção de muco, bicarbonato e prostaglandina E_2, promoção de fatores de crescimento epitelial, restituição de células epiteliais, inervação gástrica aferente e motilidade gastroduodenal. Os fatores de agressão, que incluem ácido gástrico, sais biliares, pepsina e numerosas enzimas, induzem e exacerbam a lesão epitelial gástrica. Como a produção de ácido gástrico é altamente variável em potros neonatos e o ambiente intragástrico costuma ser alcalino,[583] parece provável que a úlcera seja causada pela supressão dos fatores de proteção e não pela produção excessiva de ácido. Hipoxia perinatal, doença sistêmica ou administração de AINEs podem causar isquemia da mucosa gástrica, prejudicando os fatores locais de proteção e predispondo o paciente ao desenvolvimento de úlcera de mucosa. A úlcera pode ocorrer na mucosa escamosa e/ou glandular e se estender até o duodeno e/ou esôfago. As síndromes clínicas associadas são a úlcera subclínica clinicamente significativa, a úlcera perfurante e a síndrome da úlcera gastroduodenal (GDUS). Esse esquema talvez deva ser expandido para incluir a úlcera gastresofágica, embora essa doença seja mais associada à esofagite de refluxo secundária ao retardo do esvaziamento gástrico induzido por GDUS. A classificação da úlcera como subclínica ou clínica pode ser desafiadora e não é embasada apenas no número e na gravidade das lesões identificadas à avaliação gastroscópica. Em vez disso, deve considerar a anamnese e os sinais clínicos associados a esses achados. O diagnóstico de perfuração também pode ser difícil e não se baseia apenas na avaliação gastroscópica devido ao aspecto superficial às vezes benigna dessas lesões. Por isso, a ultrassonografia abdominal e a abdominocentese são importantes para confirmar a presença de perfuração. O diagnóstico de GDUS tem como base a avaliação gastroscópica combinada com a presença de um ou mais dos sinais de úlcera gástrica já listados, embora sinais de obstrução do fluxo gástrico, como ptialismo e bruxismo, sejam mais comuns com esse diagnóstico.

A GDUS é mais frequente em potros de 2 a 6 meses de idade; os potros acometidos são mirrados, com ventre abaulado e pequenos em relação a seus pares.[590] O exame ultrassonográfico é indicado em potros com suspeita de GDUS, pois permite a avaliação não invasiva da distensão gástrica e duodenal. Na presença de distensão gástrica, uma sonda nasogástrica deve ser utilizada para extrair o líquido e facilitar a avaliação gastroscópica. As anomalias gastroscópicas mais observadas em pacientes com GDUS incluem esofagite, úlcera gástrica escamosa e glandular, úlcera pilórica e estenose pilórica. Em geral, o exame do duodeno não é possível em virtude da presença de estenose pilórica. O tratamento de potros acometidos é difícil e requer manejo intensivo. A descompressão gástrica frequente é necessária, assim como a nutrição parenteral devido à incapacidade de alimentação do potro. Cuidados de suporte, inclusive a administração intravenosa de líquidos, antimicrobianos e analgésicos, também são indicados. A terapia de supressão de ácido é necessária e costuma ser acompanhada de gastroprotetores e procinéticos. Embora o manejo médico possa auxiliar a resolução do retardo do esvaziamento gástrico, muitos potros acometidos apresentam fibrose grave e constrição do piloro e duodeno, necessitando de correção cirúrgica. O objetivo da correção cirúrgica é desviar o fluxo do piloro e do duodeno proximal, o que normalmente exige gastrojejunostomia. A cirurgia é desafiadora e o sucesso provavelmente depende de intervenção precoce, experiência cirúrgica e bons cuidados pós-operatórios.[590] Os resultados cirúrgicos relatados melhoraram ao longo do tempo e a publicação mais recente demonstrou 100% de sobrevida até a alta hospitalar e 50% de sobrevida a longo prazo.[591]

Os pilares do tratamento da úlcera gástrica em potros são os medicamentos supressores de ácido, principalmente os H2RAs cimetidina e ranitidina e o IBP omeprazol (Tabela 20.11). Os efeitos de supressão de ácido dos H2RAs são variáveis e menos dramáticos em comparação a IBP, mas esses medicamentos podem ser eficazes a ponto de facilitar a cicatrização da úlcera.[592] Por causa dos melhores efeitos de supressão de ácido do omeprazol, esse medicamento se tornou a base do tratamento da úlcera gástrica em equinos.[593] A administração em potros pode ser desafiadora devido à ausência de uma forma específica, mas o produto comercializado para uso em adultos pode ser administrado por via oral em dosagem apropriada para o peso corporal. Não há formulação de omeprazol para administração intravenosa em potros que não podem tomar medicamentos por via oral, mas a farmacocinética IV de outro IBP, o pantoprazol, foi

Tabela 20.11 Fármacos utilizados na profilaxia e no tratamento de distúrbios gástricos em potros.

Classe	Fármaco	Dose (mg/kg)	Via	Frequência (horas)
H2RA	Ranitidina	6,6	VO	8
		1,5 a 2	IV	6
IBP	Omeprazol – tratamento	4	VO	24
	Omeprazol – prevenção	1	VO	24
	Pantoprazol	1,5	IV	24
Protetor de mucosa	Sucralfato	20 a 80	VO	6 a 12
Análogo de prostaglandina E1	Misoprostol	2 a 5 μg/kg	VO	8 a 12
Antiácidos	Hidróxido de alumínio/magnésio	120 a 240 mℓ	VO	4 a 8

H2RA, antagonistas do receptor de histamina 2; IV, via intravenosa; VO, via oral; IBP, inibidor de bomba de prótons.

determinada nesses animais.[594] Outros tratamentos incluem aderentes de mucosa, como sucralfato, e antiácidos orais, como hidróxido de alumínio e magnésio. O sucralfato se dissocia no ambiente ácido do estômago em octassulfato de sacarose e hidróxido de alumínio. O octassulfato de sacarose se liga à mucosa ulcerada e diminui a exposição do tecido ao ácido clorídrico, podendo também interferir na atividade das enzimas pépticas.[595] O sucralfato parece seguro e é bem tolerado e é provável que represente uma boa abordagem para a prevenção de úlceras em potros neonatos hospitalizados em comparação a um IBP. O misoprostol, um análogo da prostaglandina E_1, foi utilizado na tentativa de melhorar a cicatrização da úlcera por aumentar a secreção epitelial de muco, a secreção de bicarbonato e o fluxo sanguíneo da mucosa.[596] O misoprostol também pode aumentar o reparo epitelial por meio do fechamento das junções de oclusão após a restituição epitelial de regiões desnudas da mucosa.[597]

DISTÚRBIOS UROGENITAIS

Anomalias no trato urogenital são comuns em potros e podem ser congênitas ou adquiridas. As doenças adquiridas podem ser secundárias a causas infecciosas, tóxicas, traumáticas ou iatrogênicas. As doenças urogenitais podem representar o distúrbio primário ou ser secundárias a outras patologias. Em alguns casos, os sinais clínicos podem estar diretamente associados ao distúrbio urogenital, mas de modo geral os sinais são inespecíficos, como depressão e má condição corporal. Os achados à avaliação clinicopatológica podem ser normais, mas os casos com comprometimento da função renal ou retenção de urina são caracterizados por azotemia e anomalias eletrolíticas. A azotemia é geralmente observada como uma elevação na concentração sérica de creatinina, mas, em doenças mais crônicas ou insidiosas, o aumento de ureia pode ser mais proeminente. As anomalias eletrolíticas séricas podem incluir hiponatremia, hipocloremia e hiperpotassemia. A acidose metabólica também é comum. O exame de urina de potros normais revela hipostenúria por produção de urina diluída, com densidade específica de 1,010 ou menos. A urina de potros com disfunção renal pode ser hipostenúrica, isostenúrica (gravidade específica de 1,010) ou concentrada e hiperestenúrica (gravidade específica superior a 1,010), dependendo da doença. A proteinúria transitória é típica ao nascimento, mas deve se resolver nos primeiros dias de vida em potros normais, e cilindros não devem ser observados.

Distúrbios congênitos

Distúrbios congênitos do trato urinário são bastante raros em potros, mas, dentre esses, a displasia ou hipoplasia renal é a mais relatada.[598-604] Essa doença não foi associada a nenhuma predisposição familiar ou racial em equinos. A exposição *in utero* a fármacos ou toxinas pode causar displasia renal e há relatos da doença em potros nascidos de éguas com mieloencefalite protozoária equina tratadas com pirimetamina, trimetoprima, sulfonamidas, ácido fólico e vitamina E.[605] A displasia ou hipoplasia renal pode representar um achado incidental em um potro ou cavalo adulto jovem atendido por outros problemas. De modo geral, não há azotemia, a menos que a função renal tenha diminuído pelo menos 65 a 75%, devido às reservas substanciais de função renal normalmente observadas. Nos casos com acometimento renal bilateral, retenção de urina ou de cronificação da doença, há maior probabilidade de achados clínicos e clinicopatológicos condizentes com a insuficiência renal. Pacientes com acometimento unilateral tendem a permanecer assintomáticos. O tratamento da displasia ou hipoplasia renal bilateral em geral não é compensador.

Animais com displasia/hipoplasia renal podem apresentar polaciúria, disúria, estrangúria e incontinência, mas esses sinais são mais comuns em doenças como ectopia uretereal.[606-608] Os ureteres ectópicos podem estar associados à escaldadura por urina causada pela incontinência urinária. A intervenção cirúrgica, embora muitas vezes desafiadora, é a única opção para o tratamento dos casos de ureter ectópico; a realocação da abertura ureteral é a intervenção primária. A hematúria é raramente associada a distúrbios urogenitais congênitos, mas pode ser associada a malformações arteriovenosas renais.[609] Houve suspeita de anomalias congênitas da bexiga em alguns casos de uroperitônio,[610,611] mas não há evidências de uma origem congênita verdadeira em equinos ou outras espécies.[612] As hérnias umbilicais podem estar presentes ao nascimento, mas costumam ser pequenas e desaparecem sem intervenção. Hérnias maiores, geralmente com mais de 3 cm de tamanho, podem exigir reparo cirúrgico, mas não há pressa para realizar esse procedimento desde que a hérnia continue facilmente redutível. As hérnias inguinais também podem ser observadas ao nascimento, mas também são pequenas e facilmente redutíveis. O tratamento médico conservador, que consiste em redução frequente e repetida ou colocação de faixas para manter a redução, costuma ser bem-sucedido na resolução de pequenas hérnias. Defeitos inguinais maiores podem permitir herniação substancial do intestino delgado e quase sempre requerem reparo cirúrgico.

Uroperitônio

O acúmulo de urina na cavidade peritoneal representa uma das afecções urogenitais mais comuns em potros jovens, sendo observado em até 2,5% dos neonatos hospitalizados.[613] A maioria dos casos ocorre nos primeiros dias de vida e está associada à ruptura da parede da bexiga.[614,615] O sítio mais comum de falência da parede da bexiga é a parede dorsal e acredita-se que a maioria dos casos ocorra durante o parto. A etiologia proposta é a bexiga fetal muito cheia, que se rompe sob as intensas pressões durante o trânsito pelo canal de parto. A obstrução do fluxo de urina pelo úraco durante o parto pode contribuir para altas pressões intravesiculares. Essa teoria é apoiada por relatos informais de distensão vesical ao exame ultrassonográfico fetal em potros, com subsequente ruptura de bexiga após o nascimento. A ruptura de bexiga pode ter alguma predileção por sexo, com maior número de machos acometidos logo após o nascimento; nos casos de desenvolvimento mais tardio, porém, não parece haver diferença entre os sexos.[612] No entanto, nem todos os casos de uroperitônio estão associados à ruptura primária da bexiga, já que rupturas de ureter e úraco também podem causar uroperitônio. A princípio, a ruptura ureteral causa acúmulo de urina no espaço retroperitoneal, que progride para uroperitônio depois de vários dias. A ruptura de úraco pode estar associada a infecção e necrose do remanescente umbilical e, por isso, esses potros podem ser atendidos um pouco mais tarde do que aqueles com ruptura da bexiga.

O diagnóstico de uroperitônio é embasado em anamnese, exame físico, patologia clínica e ultrassonografia. Os sinais clínicos associados ao uroperitônio podem variar de acordo com o sítio de extravasamento, mas em geral os potros acometidos apresentam depressão, fraqueza e sinais de hipovolemia. A diferenciação entre esses casos e a sepse neonatal pode ser difícil e, de fato, muitos potros acometidos podem apresentar sepse além de uroperitônio.[613] A velocidade de desenvolvimento dos sinais clínicos está com frequência associada ao tamanho do defeito e à taxa de extravasamento de urina para o espaço peritoneal; pequenos defeitos vesicais ou extravasamento ureteral retroperitoneal muitas vezes não se tornam clinicamente óbvios por vários dias a 1 semana após o parto. Alguns potros com uroperitônio apresentam edema ventral, embora esse achado seja mais proeminente em animais com trauma umbilical e acúmulo subcutâneo de urina. Potros com acúmulo retroperitoneal de urina podem apresentar estrangúria antes do desenvolvimento de uroperitônio, e aqueles com defeitos uretrais tendem a demonstrar edema subcutâneo substancial na região perineal. Alguns potros com uroperitônio apresentam distensão ou desconforto abdominal, mas, fora isso, estão em boas condições físicas. A palpação ou o balotamento do abdome podem ajudar a detectar o acúmulo de líquido na cavidade peritoneal. O quadro clinicopatológico clássico do potro com uroperitônio é azotemia, com aumento da concentração sérica de creatinina e (menos confiável) ureia. A azotemia costuma ser acompanhada de hiperpotassemia, hiponatremia, hipocloremia e acidose metabólica. A hiperpotassemia é causada pela reabsorção de quantidades substanciais de potássio, enquanto a hiponatremia e a hipocloremia são decorrentes da reabsorção de água da urina no interior do abdome. É provável que essas mudanças sejam mais pronunciadas por causa da dieta à base de leite dos potros; o leite contém concentrações relativamente altas de potássio (25 mEq/ℓ) e é relativamente pobre em sódio (12 mEq/ℓ).[616] A hiperpotassemia pode ser fatal devido à possibilidade de bradiarritmias. Um eletrocardiograma (ECG) deve ser realizado em todos os potros com uroperitônio ou hiperpotassemia de qualquer causa. Os achados típicos do ECG na hiperpotassemia progridem de ondas T com picos e encurtamento do intervalo QT para aumento do intervalo PR e perda de ondas P e, então, alargamento do complexo QRS, parada cardíaca e morte.[617] Outras possíveis sequelas cardíacas da hiperpotassemia são bloqueio atrioventricular de terceiro grau, fibrilação ventricular e contrações ventriculares prematuras. Esse padrão clássico de anomalias eletrolíticas não é uma característica observada em potros hospitalizados que desenvolvem uroperitônio durante a fluidoterapia intravenosa com soluções eletrolíticas balanceadas.[612,613]

A ultrassonografia é o principal exame para a avaliação do uroperitônio. Não só possibilita a confirmação da presença de líquido livre no espaço peritoneal, mas também avalia o grau de acúmulo de líquido e investiga possíveis sítios de extravasamento de urina. O líquido livre dentro do abdomecaracteriza-se por ser hipoecoico a levemente hiperecoico. Várias alças do intestino delgado ou outras estruturas intra-abdominais podem estar suspensas no líquido livre contido no abdome. A parede dorsal da bexiga é o sítio mais comum de ruptura; essa área deve ser examinada com cuidado já que, em alguns casos, as margens livres do defeito são observadas sem dificulade. É importante lembrar que pode haver mais de um sítio de extravasamento de urina, seja da própria bexiga ou do úraco, ureteres ou uretra. Embora a ultrassonografia não seja tão útil na avaliação de defeitos ureterais ou uretrais, o exame completo do trato urinário deve ser realizado para detecção de quaisquer defeitos nos rins ou ureteres que podem não ser observados se apenas a bexiga e o úraco forem avaliados. A radiografia com contraste pode ser necessária para identificar outros sítios de extravasamento além da bexiga ou úraco.

A confirmação definitiva de uroperitônio requer abdominocentese. A creatinina se difunde mal pela membrana peritoneal semipermeável; assim, a concentração de creatinina no líquido peritoneal é pelo menos o dobro da concentração sérica. A abdominocentese é uma técnica importante para o diagnóstico e o tratamento, pois permite a drenagem da urina acumulada na cavidade peritoneal. A remoção desse líquido ajuda a controlar a hiperpotassemia e minimiza a absorção de potássio da cavidade peritoneal. A drenagem também diminui a pressão exercida no diafragma e na cavidade torácica, auxiliando a resolução de qualquer taquipneia, dispneia ou desconforto respiratório. A abdominocentese deve ser realizada com uma cânula de teto ou cateter urinário para cadelas em aço inoxidável ou com um tipo de cateter de demora, como Foley ou cateter peritoneal com ponta em cogumelo. Essa abordagem minimiza o risco de trauma nas vísceras abdominais e permite a manipulação e a manutenção seguras do cateter durante a drenagem do abdome. Deve-se ter cuidado ao administrar a fluidoterapia apropriada antes e durante a drenagem do abdome para evitar hipovolemia decorrente da remoção desse líquido do terceiro espaço. A drenagem deve ser mantida até o reparo cirúrgico, porque sua interrupção prematura permite o novo acúmulo de urina no interior do abdome.

Embora o manejo médico tenha sido descrito, o tratamento do uroperitônio é principalmente cirúrgico, já que o sítio de extravasamento de urina deve ser identificado e submetido à correção ou remoção cirúrgica. A correção da hipovolemia e dos distúrbios eletrolíticos antes da cirurgia é essencial para minimizar o risco de complicações anestésicas. O mais importante desses distúrbios é a hiperpotassemia por causa do risco de desenvolvimento de distúrbios cardíacos. A hiperpotassemia é tratada por meio da administração de líquidos intravenosos sem potássio, sobretudo soluções salinas isotônicas (0,9%) ou hipotônicas

(0,45%). A dextrose é normalmente adicionada aos líquidos a uma taxa de 5% para ajudar a redução das concentrações séricas de potássio, por estimular o movimento do íon do compartimento extracelular para o intracelular. Em casos graves, porém, a administração de insulina exógena (0,1 U/kg) pode ser necessária para a redução substancial das concentrações séricas de potássio. A administração de bicarbonato de sódio pode auxiliar a diminuição das concentrações séricas de potássio e o tratamento da acidose metabólica hiponatrêmica concomitante.[617] O gliconato de cálcio também pode ajudar a diminuir os efeitos negativos da hiperpotassemia.[617] Recentemente, sugeriu-se que a frequência de complicações anestésicas durante a correção cirúrgica do uroperitônio é menor do que anteriormente relatado, talvez devido à menor gravidade dos distúrbios eletrolíticos, à melhor estabilização pré-operatória ou ao uso de anestésicos inalatórios mais seguros (em especial, o isoflurano).[612]

O prognóstico de sobrevida de potros com uroperitônio não complicado secundário à ruptura da bexiga é bom, enquanto o prognóstico para potros com distúrbios ureterais ou uretrais é menos favorável. O retardo na identificação de potros acometidos e a presença de doença concomitante, especialmente sepse, pioram o prognóstico de sobrevida.[612,613]

Distúrbios umbilicais

O umbigo representa o canal primário para a troca de nutrientes e oxigênio entre a mãe e o feto e é o principal local de saída da urina fetal. O cordão umbilical consiste em duas artérias (que transportam sangue mal oxigenado para longe do coração fetal e uma veia que leva sangue relativamente mais oxigenado da placenta para o coração fetal) e o úraco (que conecta a bexiga urinária fetal à cavidade alantoide).[618] Após o segundo estágio do parto, o umbigo se estreita e se separa em um ponto de 2 a 3 cm da parede corporal, habitualmente em cerca de 10 minutos se a égua e o potro não forem perturbados.[619] A perda de uma pequena quantidade de sangue neonatal é normal após a separação do cordão, mas o seu volume deve ser mínimo e cessar em alguns minutos. Se a égua se levantar cedo demais, pode ocorrer separação prematura do cordão umbilical ou lesão do cordão umbilical. A ruptura subcutânea do úraco pode provocar o acúmulo substancial de urina nos tecidos da parede abdominal, com provável necessidade de ressecção cirúrgica dos remanescentes umbilicais. Após a separação da placenta, as estruturas umbilicais se tornam imediatamente vestigiais e, no potro normal, os remanescentes umbilicais atrofiam nos primeiros meses de vida.

Um dos distúrbios umbilicais mais comuns é a persistência do úraco, com drenagem de urina para o ambiente externo. Embora isso possa ocorrer logo após a separação do cordão, é mais comum vários dias após o nascimento e é associado a infecções umbilicais. A doença sistêmica e o estresse associado ao manejo de potros doentes também podem predispor o paciente à persistência do úraco, que pode ser observada apenas como umidade no remanescente umbilical externo ou ser associada a um fluxo de urina. A escaldadura urinária da parede abdominal e do aspecto medial dos membros posteriores pode ocorrer de modo secundário. Nesses casos, a realização de ultrassonografia é importante para determinar a presença de anomalias internas, como infecções de remanescentes umbilicais, associadas à persistência do úraco. O manejo conservador, que consiste na limpeza tópica do umbigo externo e no monitoramento rigoroso do desenvolvimento de infecção, costuma ser suficiente, embora a resolução completa possa levar de dias a semanas em alguns casos. Se houver suspeita de algum componente infeccioso, a terapia antimicrobiana sistêmica apropriada é indicada. A cauterização química com bastões de nitrato de prata é muito utilizada e pode acelerar o fechamento do úraco remanescente, sobretudo nos casos brandos e em estágio inicial. O uso excessivo de nitrato de prata pode causar necrose tecidual local e precipitar o desenvolvimento de infecção. Em caso de insucesso do manejo conservador, a excisão cirúrgica dos remanescentes umbilicais é indicada, mas esse raramente é um problema que precisa ser tratado com urgência, em especial em um potro com doença sistêmica ou de outra natureza.

As infecções dos remanescentes umbilicais também são comuns e podem assumir várias formas. Os potros acometidos podem parecer clinicamente normais ou apresentar sinais de inflamação sistêmica (febre, leucocitose, hiperfibrinogenemia e elevação de SAA). A infecção das estruturas umbilicais externas leva à formação de abscesso local, com edema, inflamação e exsudação da área do umbigo externo. A infecção também pode causar invasão local, com acometimento da parede corporal. Em geral, abscessos umbilicais externos podem ser tratados com drenagem e terapia antimicrobiana sistêmica. As infecções de remanescentes umbilicais internos podem ocorrer em todas as três estruturas umbilicais distintas: o úraco (a infecção do úraco é chamada de *uraquite*), as artérias umbilicais (a infecção das artérias umbilicais é denominada *onfaloarterite*) e a veia umbilical (a infecção da veia umbilical é designada por *onfaloflebite*). Tradicionalmente, acredita-se que as infecções de remanescentes umbilicais sejam secundárias à contaminação externa do umbigo, com migração ascendente de bactérias. É provável que isso ocorra em alguns casos e, por isso, a limpeza e a desinfecção apropriadas do remanescente externo são importantes. A limpeza excessiva ou o tratamento com agentes cáusticos podem, na verdade, aumentar o risco de infecção ascendente; portanto, moderação é fundamental. Há possibilidade de bacteriemia secundária a infecções umbilicais, com disseminação para outros locais. A infecção de estruturas remotas, sobretudo estruturas sinoviais e placas de crescimento, tem sido associada a infecções de remanescentes umbilicais. Embora as estruturas umbilicais possam representar o sítio primário de infecção, algumas dessas infecções podem, na verdade, ser secundárias a doenças sistêmicas e à bacteriemia, e e não decorrentes de contaminação externa.

O exame ultrassonográfico dos remanescentes umbilicais é bem descrito e pode ser realizado com transdutor linear ou curvo e frequência de 5 a 7,5 MHz; imagens de melhor qualidade podem ser obtidas com transdutor linear de 10 a 12 MHz.[620] Todas as quatro estruturas umbilicais (úraco, veia e par de artérias) podem ser facilmente visualizadas no remanescente externo à medida que saem da parede corporal. Internamente, as artérias umbilicais são encontradas ventral e lateralmente ao úraco e à bexiga e seguem em sentido caudal e profundo em direção às suas origens nas artérias ilíacas. São estruturas de paredes espessas e devem ter diâmetro inferior a 13 mm.[621] Embora as artérias ainda possam ser pulsáteis em potros muito jovens, devem se contrair e estar imóveis por volta das 24 horas de vida. Em alguns casos, o lúmen pode estar cheio de sangue coagulado. O úraco se estende do ápice da bexiga até o coto umbilical e o lúmen é tipicamente colapsado e de difícil avaliação. Uma projeção transversal do úraco e das artérias umbilicais feita no ápice da bexiga deve ter diâmetro total inferior a 25 mm.[621] A veia umbilical segue em sentido cranial do umbigo externo até o fígado e está localizada ao longo da linha média, muito perto da parede abdominal. A veia é uma estrutura de parede fina e pode conter líquido anecoico em seu lúmen. A veia deve medir menos de 5 a 10 mm de diâmetro.[621] Em caso de infecção, essas estruturas apresentam lúmen preenchido por material de ecogenicidade variável, parede espessa e aumento do tamanho geral.[622,623] A avaliação completa é importante porque várias estruturas podem ser acometidas pelo processo infeccioso.

O tratamento de infecções dos remanescentes umbilicais pode ser médico ou cirúrgico. Em geral, o tratamento médico é o preferido e a administração dos antimicrobianos de amplo espectro adequados costuma ser bem-sucedida na resolução da infecção. O tratamento por várias semanas e o monitoramento ultrassonográfico contínuo são necessários para a resolução completa. Em casos com combinação de infecção do remanescente umbilical e de outros sítios, pode haver um senso de urgência para remoção cirúrgica dos remanescentes umbilicais, mas o estresse da anestesia geral e cirurgia abdominal pode ser contraproducente. A estabilização do paciente e a instituição de terapia antimicrobiana antes da cirurgia podem ser benéficas. A terapia antimicrobiana de amplo espectro é indicada, de preferência com medicamentos orais, devido à necessidade de tratamento prolongado na maioria dos casos. A presença de gás em estruturas internas ao exame ultrassonográfico ou odor fétido representa uma indicação para a adição de metronidazol ao esquema terapêutico. Nos casos refratários à terapia medicamentosa, a excisão cirúrgica dos remanescentes umbilicais internos afetados é indicada. O exame ultrassonográfico pré-operatório completo auxilia o desenvolvimento do plano cirúrgico e pode revelar áreas profundas de infecção na veia ou artérias umbilicais que podem não ser removidas cirurgicamente. O tratamento médico contínuo pode ser indicado nessa situação, mas a marsupialização da veia ou das artérias umbilicais pode ser realizada para permitir a drenagem externa e a possível lavagem das estruturas infectadas.[624-626]

Lesão renal aguda e insuficiência renal aguda

A lesão renal aguda pode ser secundária a doença sistêmica, exposição a toxinas ou obstrução pós-renal. A mais comum dessas etiologias é a doença sistêmica, anteriormente denominada *nefropatia vasomotora*, embora a fisiopatologia real desses casos não seja bem compreendida.[627] Parece provável que haja uma interação complexa entre as respostas cardiovasculares sistêmicas, tônus vasomotor local, mediadores inflamatórios sistêmicos e locais, disfunção microvascular e respostas locais do tecido renal que diminuem a função renal. Essa diminuição na função renal pode representar uma resposta de autoproteção dos rins, em que a diminuição da demanda de energia e oxigênio por esses órgãos pode ajudar a melhorar a sobrevida e a recuperação do tecido.[628] As causas tóxicas mais comuns de lesão renal em potros são de natureza iatrogênica, como os antimicrobianos aminoglicosídeos e a oxitetraciclina (administrados no tratamento da contratura de tendão).[629] A lesão renal associada a não esteroides é relativamente incomum em potros. É provável que isso ocorra porque esses fármacos não são administrados com muita frequência nesses animais, embora isso possa mudar com o aumento do uso de AINEs específicos para COX-2 em potros. Outras causas de lesão renal induzida por toxina são a hemoglobina liberada devido à NI e a mioglobina liberada por miopatias, mais comumente a doença do músculo branco. A obstrução pós-renal é bastante rara em potros e está em muitos casos associada a anomalias congênitas.

O diagnóstico de lesão renal aguda é complicado pela pouca sensibilidade dos biomarcadores mais utilizados da função renal, a concentração sérica de creatinina e ureia. Em decorrência da reserva renal substancial, é provável que uma lesão substancial já tenha ocorrido quando alterações nesses marcadores são clinicamente detectadas. A ureia é tão insensível que é de uso limitado na avaliação de lesão renal aguda em potros; no entanto, aumentos simultâneos substanciais nas concentrações séricas de ureia e creatinina sérica são preocupantes. A creatinina sérica, apesar de sua baixa sensibilidade, continua a ser o melhor biomarcador da função renal em potros. Embora haja um grande interesse na identificação de biomarcadores mais sensíveis da função renal, nenhum foi caracterizado em potros. A interpretação das concentrações séricas de creatinina em potros neonatos é complicada pela hipercreatininemia espúria, que pode ser causada por insuficiência placentária ou hipoxia neonatal.[166] Embora potros com hipercreatininemia espúria tenham elevações semelhantes da concentração sérica de creatinina em comparação a potros com insuficiência renal aguda, os níveis séricos de creatinina em potros com hipercreatininemia espúria tendem a diminuir em 50% nas primeiras 24 horas de tratamento e se normalizam em 72 horas.[166] A maneira mais eficaz de melhorar a sensibilidade da concentração sérica de creatinina é tornar-se mais crítico quanto à avaliação dessas alterações. Mesmo que os valores continuem dentro da faixa normal publicada, uma elevação de apenas 0,3 mg/dℓ acima do valor basal pode ser indicativa de diminuição da função renal. Como a creatinina sérica pode estar elevada por causas pré-renais, é importante avaliá-la com frequência para determinação da resposta à terapia e detecção de tendências de aumento o mais cedo possível.

Devido às limitações da concentração sérica de creatinina como marcador da função renal e, mais especificamente, da taxa de filtração glomerular (TFG), uma avaliação mais precisa desta última pode ser importante em alguns casos. O marcador exógeno iohexol foi validado em potros, mas não há ensaios comerciais.[630] A determinação do *clearance* de creatinina endógena é, na verdade, bastante simples em potros com cateter urinário de demora e sistema de coleta de urina. Para tanto, uma amostra de soro basal é obtida para determinação de creatinina enquanto a bolsa de coleta de urina é esvaziada; a seguir, a urina é coletada de modo cronometrado por pelo menos várias horas, idealmente mais de 24 horas. Ao final desse tempo, uma segunda amostra de soro é obtida para determinação da concentração sérica de creatinina. O volume coletado de urina é medido com precisão e uma amostra representativa de urina é submetida à determinação da creatinina. O *clearance* de creatinina endógena é calculado com a fórmula:[631]

clearance de creatina endógena (mℓ/min/kg)
= ([creatinina] na urina/[creatinina] no plasma)
× (débito urinário [mℓ]/tempo [minutos])/peso corporal [kg]

Os valores relatados de *clearance* de creatinina endógena em potros normais são de 1,78 a 2,17 mℓ/min por quilograma.[630,632,633]

A urinálise pode ajudar a detecção de lesão renal aguda, mas a interpretação pode ser difícil por causa das mudanças temporais na composição da urina neonatal e das influências da fluidoterapia e de outros tratamentos nos constituintes da urina. A gravidade específica da urina é normalmente hipostenúrica (< 1,010) em potros bem hidratados e deve aumentar (> 1,012) em potros desidratados. A isostenúria (gravidade específica de 1,010) pode indicar perda da função renal, mas uma determinação seriada pode ser necessária para confirmar a incapacidade renal de diluição ou a concentração de urina por alterações no estado de hidratação. A proteinúria é normalmente observada nas primeiras 24 horas de vida, mas deve estar ausente, a menos que haja lesão renal. Na urina alcalina, a proteinúria espúria branda (1+) pode ser observada no exame com fita reagente. Potros doentes costumam apresentar urina ácida, facilitando a interpretação desse achado em comparação a adultos. O exame de enzimúria tem sido defendido como um indicador precoce de lesão renal em potros, sobretudo em relação à γ-glutamil transferase urinária (GGT). Essa avaliação usa a razão GGT/creatinina (GGT urinária/creatinina urinária × 100), que corrige os efeitos de diluição. Elevações da razão GGT:creatinina urinária acima de 25 são sugestivas de lesão tubular proximal, mas esse teste não tem boa especificidade. Infelizmente, elevações da razão GGT:creatinina são esperadas em potros submetidos ao tratamento sistêmico com aminoglicosídeos e a magnitude do aumento não está bem correlacionada ao grau de lesão renal.[634]

O tratamento da insuficiência renal aguda é principalmente de suporte. Todo o possível deve ser feito para remover a exposição à suposta causa de lesão renal aguda. A fluidoterapia é uma indicação característica, tanto para corrigir qualquer desidratação ou hipovolemia existente quanto para induzir diurese. O monitoramento cuidadoso do débito urinário é indicado para a detecção de possível oligúria ou anúria, e a colocação de um cateter urinário com sistema de coleta de urina é extremamente útil nesse aspecto. Isso pode ser difícil no paciente ambulatorial, mas é facilmente realizado sem dificuldades em potros em decúbito. A produção de urina em um potro normal de 4 dias de idade é de cerca de 6 mℓ/kg/h, mas esse valor deve aumentar em resposta à fluidoterapia.[632] O monitoramento de "entradas" e "saídas" deve ser realizado de maneira rotineira, com o objetivo de excreção de pelo menos dois terços dos líquidos administrados. Caso contrário, a ocorrência de sobrecarga de líquidos é provável. A terapia diurética é indicada caso a produção de urina seja inadequada após o restauro da normovolemia e correção da hipotensão sistêmica. A furosemida parece segura e é bem tolerada. Além de seus efeitos diuréticos de alça, a furosemida pode, na verdade, diminuir as demandas metabólicas renais por supressão do *feedback* tubuloglomerular. A dose recomendada de furosemida varia de 0,5 a 1 mg/kg IV a cada 8 a 12 horas a 1 a 2 mg/kg a cada 30 a 120 minutos durante 6 horas.[185,635] A administração em CRI também foi usada em potros com base em esquemas terapêuticos desenvolvidos para cavalos adultos, começando com uma dose de ataque de 0,12 mg/kg IV, seguida por 0,12 mg/kg/h em CRI.[636] Diuréticos osmóticos podem ser empregados se a furosemida for ineficaz. É comum a administração de DMSO a potros com suspeita de NE e, além de seus efeitos de eliminação de radicais livres, tem alguns efeitos diuréticos osmóticos. O manitol pode ser utilizado como um diurético osmótico mais potente, em dose de 0,5 a 1,0 g/kg IV como solução a 20% em 20 minutos.[185] Em caso de insucesso da terapia médica, a terapia renal substitutiva (diálise) pode ser considerada. A hemodiálise é o padrão-ouro e foi realizada em potros, mas é raramente feita em pacientes equinos devido ao custo e à falta de acesso aos equipamentos apropriados.[629] Embora sejam quase sempre menos eficazes que a hemodiálise, a diálise peritoneal e a diálise torácica foram realizadas em potros e são muito mais viáveis na maioria dos ambientes clínicos.[635]

Distúrbios endócrinos

O potro em estado crítico está sob forte estresse fisiológico. O corpo responde a esse estresse com uma série complexa e integrada de adaptações neuroendócrinas e humorais para dar suporte às principais funções hemodinâmicas, imunológicas e metabólicas. O eixo HPA, o eixo simpático-adrenomedular, o eixo hipotalâmico-hipofisário-tireoidiano (HPTA) e o eixo somatotrópico são essenciais nessa resposta.

Função e disfunção do eixo hipotalâmico-hipofisário-adrenal

A ativação do eixo HPA aumenta a secreção de hormônio liberador de corticotropina (CRH) e arginina vasopressina (AVP) do núcleo paraventricular do hipotálamo. O CRH é o estímulo primário para a produção e secreção de ACTH pela hipófise anterior, enquanto a AVP atua de modo sinérgico ao CRH para aumentar a secreção de ACTH. O ACTH é secretado na circulação sistêmica e interage com as células da zona fasciculada das glândulas adrenais, que então produzem cortisol. O cortisol não é armazenado nas glândulas adrenais; é liberado na circulação sistêmica logo após ser produzido. Apenas o cortisol não ligado, ou "livre", é biologicamente ativo e, no adulto normal, a grande maioria do cortisol na circulação está unido à globulina ligante de cortisol (CBG), com quantidades muito menores ligadas à albumina.[637] Os potros apresentam fração de cortisol livre muito maior (58 ± 8 ao nascimento até 33 ± 6 aos 7 dias de idade) do que cavalos adultos (7 ± 3) ou bebês humanos (32 ao nascimento a 19% aos 3 meses de idade).[638] Aumentos na fração de cortisol livre podem estar associados à inflamação localizada ou sistêmica, porque o cortisol ligado pode ser liberado da CBG pela elastase de neutrófilos.[639] A concentração de cortisol ativo também é regulada nos tecidos pela ação de duas isoformas da enzima 11β-hidroxiesteroide desidrogenase (11β-HSD). A 11β-HSD1 gera principalmente cortisol ativo a partir de cortisona inativa, enquanto a 11β-HSD2 converte o cortisol ativo em cortisona inativa.[640] O cortisol não ligado alcança os tecidos por difusão e entra na célula, onde se liga ao receptor intracelular de glicocorticoide (GR). O complexo cortisol-GR se transloca para o núcleo, onde exerce efeitos genômicos (regulação da transcrição do gene) e não genômicos (proteína-proteína).[309] Em doenças graves, o cortisol é importante no apoio à função cardiovascular, regulação das respostas imunológicas e aumento da disponibilidade de glicose como fonte de energia.

Diversas abordagens são usadas para a avaliação da função do eixo HPA na saúde e na doença. Dentre elas estão a determinação das razões entre neutrófilos e linfócitos, das concentrações séricas basais de cortisol, das concentrações basais de ACTH e da razão entre ACTH e cortisol, além dos testes de estimulação com ACTH que medem a capacidade das glândulas adrenais de produzir cortisol (delta cortisol). No entanto, há uma série de desafios associados à avaliação do eixo HPA.[641] O primeiro é que a ativação e a resposta do eixo HPA são altamente dinâmicas, com mudanças rápidas em curto tempo e variações substanciais até mesmo de hora em hora. O segundo desafio é que a medida das concentrações séricas totais de cortisol não reflete a porção livre biologicamente ativa e a determinação da fração de cortisol livre ativo é tecnicamente difícil, demorada e de pouca disponibilidade no ambiente clínico. A terceira é que a concentração de cortisol na circulação não fornece informações relacionadas ao nível tecidual ou celular da molécula, onde é ativa. O quarto desafio é que o teste de estimulação com ACTH, seja em dose alta ou baixa, pode não representar uma avaliação precisa da função do eixo HPA em condições críticas. Por fim, pode haver variação substancial entre os ensaios de cortisol, dificultando muito a comparação dos resultados de técnicas diferentes[114] e questionando o uso de valores específicos de cortisol sérico como indicadores da função ou disfunção do eixo HPA.

O amadurecimento da função do eixo HPA no feto equino é tardio, ocorrendo nos últimos dias antes do nascimento e continuando nas primeiras semanas de vida.[64,92,93,642] Assim, os potros prematuros tendem a apresentar disfunção do eixo HPA, que se manifesta como baixas concentrações séricas de cortisol apesar do aumento das concentrações séricas de ACTH. Esses achados são indicativos de menor resposta ao ACTH na adrenal, o que também é indicado pelas menores respostas desses potros prematuros ao teste de estimulação com ACTH.[64,91,92] A razão entre neutrófilos e linfócitos foi observada por Rossdale *et al.* como um marcador substituto de fácil determinação para a concentração de cortisol basal em potros. A razão inferior a 1 sugere disfunção do eixo HPA em potros prematuros, enquanto a razão superior a 2 foi associada à função HPA adequada em potros a termo.[92] No entanto, potros normais a termo também apresentam algumas evidências de desenvolvimento incompleto do eixo HPA, porque exibem respostas menores ao ACTH endógeno e aos testes de estimulação com ACTH em dose baixa e alta em comparação a cavalos adultos.[64,642] Após o nascimento, as concentrações séricas de cortisol e ACTH alcançam o pico na primeira hora de vida e, em seguida, diminuem gradualmente ao longo de 6 a 12 horas, ficando abaixo dos níveis observados em cavalos adultos.[638,643]

A correlação entre a disfunção do eixo HPA e a prematuridade equina levou a um interesse nessa área da medicina equina, mas poucos trabalhos foram feitos até a década passada. Essa renovação de interesse se deu principalmente pelos resultados de um extenso trabalho em seres humanos sobre o papel do eixo HPA em condições críticas.[644] O conceito de insuficiência adrenocortical relativa (RAI) foi desenvolvido e definido como uma resposta inadequada do cortisol para o grau da doença.[645] A RAI é considerada uma doença transitória e reversível e foi associada a respostas pró-inflamatórias exageradas em doenças, como sepse, ARDS e trauma grave. Os possíveis mecanismos de RAI incluem a supressão do eixo HPA no hipotálamo, hipófise ou adrenal.[646] Vários estudos associaram a RAI a um aumento no risco de morte em pacientes humanos em estado crítico.[647] Estudos subsequentes com suplementação de corticosteroides demonstraram uma tendência de diminuição da mortalidade e melhora da responsividade a vasopressores, o que reforçou ainda mais o conceito de RAI em condições críticas.[648-650] O diagnóstico de RAI continuou difícil, porém, devido à ampla gama de critérios utilizados em diferentes estudos. O critério mais aceito foi o nível sérico total de cortisol aleatório inferior a 10 mg/dℓ ou de delta cortisol inferior a 9 mg/dℓ após a estimulação com ACTH.[651]

Vários estudos em potros saudáveis caracterizaram a função normal do eixo HPA nessa população.[95,642,652] As concentrações basais de cortisol sofrem mudanças substanciais relacionadas à idade e faixas etárias normais foram relatadas. Infelizmente, as mudanças rápidas ao longo do tempo e a alta variabilidade de uma única medida de cortisol significam que a aplicação da concentração de cortisol basal como um marcador clínico de RAI não pode ser recomendada no momento.[315] A resposta ao teste de estimulação com ACTH em baixa e alta dose também foi examinada e, embora as doses de ACTH variassem entre alguns estudos, havia um padrão consistente de diferenças relacionadas à idade na resposta ao ACTH, e as respostas mais profundas foram observadas logo após nascimento.[95,642,653] Intervalos de referência relacionados à idade foram relatados para testes de estimulação com ACTH em dose baixa e em doses baixas e altas pareadas.[95,642]

Vários estudos foram realizados em potros com doença clínica para determinar a ocorrência de RAI na sepse. O primeiro relato de insuficiência adrenal transitória em um potro com sepse foi publicado em 1998. O animal desse relato tinha uma concentração sérica basal de cortisol baixa e resposta inadequada ao teste de estimulação com ACTH em altas doses.[654] Gold *et al.* relataram que potros com sepse tinham concentrações médias de cortisol e ACTH mais altas do que potros normais, além de razões ACTH/cortisol mais altas em comparação a indivíduos normais.[655] Castagnetti *et al.* relataram que potros com sepse não sobreviventes tinham concentração de ACTH e razão ACTH/cortisol mais altas à internação do que potros saudáveis ou com sepse sobreviventes.[656] Curiosamente, Wong *et al.* não relataram diferença nas concentrações basais de cortisol ou ACTH ou nas razões ACTH/cortisol entre potros normais e clinicamente doentes.[96] Naquele estudo, porém, um pequeno número de potros exibiu baixas concentrações basais de cortisol e ACTH ou respostas inadequadas à estimulação com ACTH sugestivas de RAI. Hurcombe *et al.* relataram que as concentrações de ACTH, cortisol e AVP aumentaram em potros com sepse, em comparação a potros doentes, sem sepse e normais.[121] Os autores também observaram que as concentrações de ACTH, cortisol e AVP eram maiores em potros doentes e não sépticos do que em potros saudáveis. Alguns potros com sepse desse estudo exibiram concentrações séricas de cortisol baixas ou normais, apesar da concentração elevada de ACTH, que foi considerada sugestiva de RAI.[657] Hart *et al.* examinaram uma população de potros hospitalizados e uma população de potros saudáveis de mesma idade.[97] Descobriram que 46% dos potros hospitalizados tinham uma concentração basal de cortisol muito baixa e 52% respondiam de maneira inadequada à estimulação com altas doses de ACTH. Houve uma correlação significativa entre a resposta inadequada à estimulação com alta dose de ACTH e choque e MODS em potros hospitalizados, bem como uma correlação à redução da sobrevida em um subconjunto de potros com sepse. Armengou *et al.* relataram que potros com sepse não sobreviventes apresentavam concentrações de cortisol e razões ACTH/cortisol mais altas que potros sobreviventes.[114] Embora não existam relatos examinando o papel da resistência aos corticosteroides do tecido periférico no desenvolvimento de CIRCI em potros, um estudo recente em cavalos adultos com SIRS descobriu que a menor afinidade de ligação de GR foi associada à não sobrevida e uma tendência a aumento da razão ACTH/cortisol.[658] O papel da resistência aos corticosteroides do tecido periférico de potros deve ser investigado.

A variabilidade nesses estudos com equinos reflete os desafios observados na medicina humana na aplicação das concentrações basais de cortisol e os resultados dos testes de estimulação com ACTH em doses altas e baixas no diagnóstico de RAI. O uso de concentrações basais de cortisol e teste de estimulação com ACTH não é mais recomendado em pacientes humanos em cuidados intensivos.[659-661] Do mesmo modo, hoje não há consenso em relação às características diagnósticas dessa doença em potros.[662] Por causa dessas dificuldades e da crescente percepção de que não é possível determinar a atividade real do cortisol em tecidos, um novo termo foi desenvolvido na medicina humana: CIRCI. A CIRCI é a atividade celular de corticosteroide inadequada para a gravidade da doença do paciente.[309] As recomendações atuais em medicina humana em relação ao diagnóstico de CIRCI são embasadas em critérios clínicos e não em exames diagnósticos. A CIRCI deve ser suspeita em pacientes com hipotensão refratária à reposição de líquidos e terapia vasopressora; esses indivíduos devem ser tratados com hidrocortisona. A resposta positiva à terapia com hidrocortisona pode ser favorável ao diagnóstico de CIRCI.[309,660]

Há pouquíssimas informações sobre o tratamento de potros com CIRCI. Os resultados de vários estudos em pacientes humanos demonstraram que a administração de corticosteroides em baixas doses no choque séptico está associada à melhora hemodinâmica e a uma menor necessidade de terapia vasopressora, mas não está claro se essa intervenção aumenta a sobrevida.[663] Com base na experiência humana, parece razoável reservar a terapia com corticosteroides para os potros com suspeita de CIRCI e hipotensão refratária a líquidos e resistente a vasopressores.[190,662,664,665] O possível papel da reposição de corticosteroides pode ser apoiado pelo estudo recente sobre os fatores associados à não sobrevida em potros com NE. Esse estudo relatou que a hipotensão persistente que requer a administração de vasopressor e/ou inotrópico foi significativamente associada à não sobrevida.[666] As recomendações para administração de corticosteroides em potros são embasadas sobretudo na medicina humana, já que nenhum protocolo terapêutico específico foi investigado nesses animais.[667] As recomendações humanas atuais são o uso de doses fisiológicas de hidrocortisona. Essa abordagem imita melhor a dinâmica normal dos corticosteroides, em vez de usar altas dosagens suprafisiológicas ou medicamentos de ação prolongada, como prednisolona ou dexametasona.[315] A administração de doses graduais de hidrocortisona (1,3 mg/kg/dia dividido a cada 4 horas IV) por 3,5 dias em potros saudáveis de 2 a 6 dias de idade pode ter efeitos anti-inflamatórios benéficos, sem nenhum efeito adverso aparente na imunidade inata.[313] A produção endógena diária de cortisol e a farmacocinética da hidrocortisona foram estudadas em potros neonatos; a dose apropriada de hidrocortisona para potros com suspeita de CIRCI pode estar na faixa de 1 a 3 mg/kg/dia.[314] Isso é ligeiramente inferior à dose de 2 a 4 mg/kg/dia (dividida em dois a quatro *bolus* IV por dia) hoje recomendada na medicina humana;[309] desde então, sugere-se que uma dose razoável de hidrocortisona para potros pode ser 1 a 4 mg/kg/dia, divididos em quatro a seis *bolus* IV diários.[315] A duração apropriada da terapia não foi determinada em potros, mas em seres humanos a interrupção precoce do tratamento com hidrocortisona é deletéria, e a administração prolongada (7 a 10 dias) com subsequente redução das doses é recomendada.[646,668]

Função e disfunção do eixo hipotalâmico-hipofisário-tireoidiano

A produção de hormônios tireoidianos é regulada pelo hipotálamo, que libera o hormônio liberador de tireotrofina (TRH) no sistema porta hipofisário. O TRH, então, estimula as células tireotrópicas da hipófise anterior a liberar o hormônio tireoestimulante (TSH) na circulação sistêmica. O TSH regula a síntese e a liberação dos hormônios pela tireoide. Esses hormônios são armazenados na tireoide como o precursor da tiroglobulina, que é clivado para produzir tri-iodotironina (T_3) e tiroxina (T_4) sob a influência do TSH. T_3 e T_4, então, entram na circulação sistêmica. Na circulação, os hormônios da tireoide estão unidos a uma globulina ligante e outras proteínas, inclusive a albumina. T_4 tem atividade mínima e é essencialmente um pró-hormônio. É convertido em T_3, a principal forma ativa do hormônio tireoidiano, nos tecidos. Apenas os hormônios tireoidianos não ligados e livres podem ser transportados para a célula, onde se ligam a receptores específicos no núcleo e, subsequentemente, influenciam a transcrição gênica. Os efeitos dos hormônios tireoidianos são extensos, mas envolvem principalmente o aumento da taxa metabólica e da função cardiovascular e a termogênese.[643]

A avaliação da função do HPTA depende sobretudo da medida das concentrações basais de TSH e/ou hormônios tireoidianos (T_3, T_4, T_3 livre, T_4 livre e T_3 reverso). Essa abordagem é complicada pelas mudanças relacionadas à idade nas concentrações desses hormônios em potros neonatos, bem como pelas muitas influências de outros fatores não tireoidianos. Além disso, as concentrações circulantes refletem pouco a atividade desses hormônios no tecido. O teste de estimulação é difícil devido à falta de disponibilidade imediata de TRH ou TSH e não é prático no ambiente clínico. Em potros neonatos, as concentrações de hormônio tireoidiano são muito maiores ao nascimento do que em cavalos adultos.[669-674] Essas concentrações elevadas diminuem gradualmente até os níveis adultos ao longo de vários meses. Apenas alguns estudos mediram TSH em potros neonatos e descobriram que as concentrações não eram elevadas; em vez disso, eram semelhantes aos níveis observados em cavalos adultos.[674,675] Isso sugere que o eixo HPTA é diferente em potros, talvez por causa do aumento da atividade do TSH ou da sensibilidade do receptor ao TSH. Essa alteração no eixo HPTA pode ser responsável pelo rápido crescimento dos potros nos primeiros meses de vida e pela alta capacidade termogênica neonatal.[669,674]

A disfunção do eixo HPTA foi descrita em potros neonatos e é causada por hipotireoidismo congênito, prematuridade e doença sistêmica. Uma síndrome de hipotireoidismo congênito e dismaturidade foi descrita pela primeira vez em potros neonatos no oeste do Canadá em 1981.[676,677] Essa síndrome está associada à hiperplasia da tireoide (bócio), aumento do tempo gestacional, dismaturidade e numerosas anomalias musculoesqueléticas, inclusive deformidades flexurais em membros, ruptura do tendão extensor digital comum, ossificação incompleta do cuboide, prognatismo mandibular e fechamento incompleto da parede abdominal.[676,678-684] Suspeita-se que essa síndrome esteja associada ao aborto em alguns casos.[685] Os níveis de hormônio tireoidiano nos potros acometidos podem ser baixos ou normais, mas a resposta à estimulação com TSH é menor.[686,687] Embora a etiologia seja desconhecida, suspeita-se que essa síndrome esteja associada à exposição a algum agente causador e investigações epidemiológicas sugeriram o aumento da ingestão de nitrato na dieta ou a exposição à mostarda.[643,678,682] Outros possíveis fatores de risco são a ingestão inadequada de iodo ou selênio.[682,688] O prognóstico de sobrevida em potros acometidos é ruim; os sobreviventes tendem a apresentar diversas anomalias ortopédicas graves.[680] O hipotireoidismo congênito também foi relatado em potros de mães com deficiência ou excesso de iodo na dieta; os potros acometidos geralmente apresentam bócio proeminente.[689-691] A exposição *in utero* de potros à festuca infectada com endófito *(A. coenophialum)* foi associada a sinais clínicos de hipotireoidismo após o nascimento e a menores concentrações circulantes diminuídas de T_3.[32,692]

Potros prematuros apresentam hipotireoidismo porque têm concentrações de hormônio tireoidiano bem mais baixas em comparação a potros saudáveis a termo.[82,671] Isso pode ser análogo à síndrome de hipotiroxinemia transitória da prematuridade, que foi descrita em bebês humanos.[693,694] Um relato descreveu que potros prematuros e a termo hospitalizados tinham concentrações mais baixas de T_3 em comparação a potros saudáveis a termo, enquanto potros prematuros tinham concentrações mais baixas de T_4 do que qualquer grupo de potros a termo.[674] A existência de doença sistêmica também está associada ao hipotireoidismo em potros prematuros e a termo e isso foi denominado *síndrome do eutireoidiano doente* ou *síndrome da doença não tireoidiana* (NTIS). A NTIS é bem descrita em seres humanos, cães e gatos e há evidências crescentes de sua ocorrência em potros e cavalos adultos.[671-674,695,696] A NTIS em potros doentes é caracterizada principalmente por baixas concentrações de T_3.[674] Acredita-se que os mecanismos subjacentes à NTIS estejam associados ao estado pró-inflamatório causado pela doença, mas é possível que estejam relacionados à diminuição da ingestão de alimentos, já que o jejum induz NTIS em seres humanos saudáveis.[697,698] Esse fenômeno pode representar uma resposta apropriada e benéfica à doença crítica, pelo menos nos estágios agudos, e não exigir nenhuma intervenção além do tratamento da doença primária.[697,699]

Disfunção do eixo somatotrópico e regulação de energia

Como já discutido, o amadurecimento do sistema endócrino do potro é incompleto ao nascimento e continua por semanas a meses após o parto. Isso também ocorre com os sistemas que regulam o metabolismo energético em potros.[700] Esses sistemas são muito complexos, envolvendo respostas neuroendócrinas (cortisol, vasopressina e hormônio tireoidiano), somatotrópicas (hormônio do crescimento [GH] e fator de crescimento insulina-símile 1 [IGF-1]), simpatoadrenais (epinefrina e norepinefrina) e pancreáticas (insulina e glucagon), bem como sinais vindos dos estoques de gordura (leptina e adiponectina) e do trato gastrintestinal (grelina).[701] O eixo somatotrópico é estimulado pela liberação hipotalâmica de hormônio liberador do hormônio do crescimento e inibido pela liberação de somatostatina.[702] As células somatotrópicas da hipófise anterior respondem a esses sinais aumentando ou diminuindo a liberação de GH. Os efeitos do GH são mediados principalmente por IGF-1, que é produzido pelo fígado e tem efeitos semelhantes sobre a insulina ao regular a glicemia, reduzindo a gliconeogênese hepática e estimulando a captação, a utilização e o armazenamento de glicose.[703] A secreção de GH é estimulada pela grelina e está sob controle de *feedback* negativo de IGF-1 e leptina.

A resposta simpatoadrenal é estimulada por estresse fisiológico e hipoglicemia e leva à liberação de epinefrina pela glândula adrenal.[704] O efeito metabólico da epinefrina é aumentar a disponibilidade de substrato energético, inibindo a secreção de insulina pancreática e aumentando a secreção de glucagon, interferindo nos efeitos da insulina nos tecidos, estimulando a glicogenólise hepática e aumentando a lipólise. Os hormônios pancreáticos insulina e glucagon são mediadores essenciais da glicemia. A insulina é produzida pelas células β em resposta à hiperglicemia, e o glucagon é produzido pelas células α em resposta à hipoglicemia. A insulina tem uma infinidade de efeitos, principalmente de redução da glicemia, inclusive aumento da captação de glicose dependente de insulina em tecidos, como músculo e tecido adiposo, aumento da síntese de glicogênio, aumento da síntese de gordura e diminuição da gliconeogênese e da lipólise. O glucagon atua em oposição à insulina e aumenta a glicemia, a glicogenólise, a gliconeogênese e a lipólise. A adipocina leptina participa do controle do apetite e os seus níveis aumentam após a ingestão de alimentos e o aumento da gordura corporal total. A adiponectina é negativamente correlacionada à gordura corporal total e possui algumas atividades semelhantes ao glucagon. A grelina atua sobretudo para aumentar a ingestão de alimentos e estimular a secreção de GH.

A hipoglicemia é um achado comum em neonatos equinos em estado crítico, talvez por causa dos estoques limitados de energia endógena e da menor ingestão enteral.[131,705,706] Deve-se ter cuidado ao interpretar a glicemia em potros neonatos, porém, que é relativamente baixa (50 a 60% da glicemia materna) no período pós-parto imediato, especialmente antes da primeira mamada.[707] A hipoglicemia foi associada repetidas vezes a um risco maior de não sobrevida em potros em estado crítico, embora diferentes critérios diagnósticos tenham sido adotados para defini-la.[118,131,708,709] Hollis *et al.* observaram uma associação entre a gravidade da hipoglicemia e o risco de não sobrevida; cada aumento de 18 mg/dℓ de um ponto de corte de 50 mg/dℓ foi associado a um aumento da chance de sobrevida até a alta de 3,4 vezes (IC de 95%, 2,1 a 5,4).[131] Em um estudo, a porcentagem de sobreviventes foi menor entre potros com glicemia menor ou igual a 120 mg/dℓ (31%) em comparação a potros com glicemia superior a 120 mg/dℓ (55,6%).[708] Um segundo estudo, entretanto, não encontrou nenhum padrão relevante do ponto de vista clínico de alteração na glicemia ao comparar potros neonatos sépticos e doentes, não sépticos, a controles saudáveis.[114] Os potros com sepse apresentaram glicemia mediana ligeiramente menor do que os controles, mas continuaram dentro da faixa de referência normal. O tratamento da hipoglicemia em potros doentes é essencial quando documentada e deve ser abordado pelo fornecimento imediato de suporte nutricional, seja por via enteral e/ou parenteral, como adequado a cada caso (ver a seção Suporte Nutricional para o Potro).

A hiperglicemia também é comum em potros em estado crítico; segundo um estudo, 36,5% dos potros apresentaram hiperglicemia à internação, semelhante à taxa de hipoglicemia (34,4%).[131] Esse estudo relatou que a hiperglicemia extrema (> 180 mg/dℓ) foi associada a um risco maior de não sobrevida, similar à situação relatada em neonatos humanos e cavalos adultos com doença abdominal aguda.[710-713] Curiosamente, Barsnick *et al.* descreveram achados diferentes, porque, em seu estudo, todos os potros com sepse com glicemia elevada (até 329 mg/dℓ) sobreviveram.[709] A resistência à insulina pode atuar no desenvolvimento da hiperglicemia, embora muitos outros fatores possam contribuir para o seu desenvolvimento, como já discutido. Concentrações elevadas de insulina foram associadas à mortalidade em potros em estado crítico, o que pode ser uma indicação de resistência à insulina nos indivíduos com doença mais grave.[709] A resistência à insulina não parece ser uma característica comum de doença crítica em potros, porém, porque animais doentes com ou sem sepse apresentaram sensibilidade normal à insulina nos estudos que investigaram esse fenômeno.[114,709]

Tem havido um enorme interesse e debate na medicina humana em relação às intervenções terapêuticas para o controle da hiperglicemia em pacientes gravemente enfermos. A princípio, a regulação rígida da glicemia (entre 80 e 110 mg/dℓ) foi defendida na medicina humana,[714] mas essa abordagem demonstrou ser deletéria devido à hipoglicemia frequente, resultante da administração de insulina. Uma abordagem mais permissiva é hoje recomendada, com manutenção da glicemia entre 145 e 180 mg/dℓ.[715] Essa abordagem tenta evitar a necessidade da administração agressiva de insulina, minimizando episódios de hipoglicemia, ao mesmo tempo em que reconhece que a hiperglicemia de estresse é uma resposta fisiológica normal e importante para maximizar o aporte de energia a tecidos não dependentes de insulina, como cérebro, intestino, hemácias e rins.[716,717] O objetivo principal deve ser evitar hipoglicemia grave que exceda o limiar renal, que, em potros, é provavelmente acima de 180 mg/dℓ.[718] A terapia com insulina pode ser necessária para alcançar esse objetivo e vários esquemas foram descritos, inclusive administração em *bolus* intermitente ou infusões intravenosas em CRI[30,643,718-720] (ver seção Suporte Nutricional para o Potro). A instituição da terapia com insulina deve ser levada a sério, pois requer monitoramento frequente da glicemia e intervenção rápida para evitar a hipoglicemia até a estabilização, o que pode levar várias horas.[720]

Outros indicadores de alterações na regulação da energia que foram investigados em potros são triglicerídeos (TG), ácidos graxos não esterificados (NEFAs), GH, IGF-1, leptina e glucagon. Embora nossa compreensão do papel desses fatores na doença crítica neonatal em equinos ainda esteja em desenvolvimento, esses estudos fornecem informações valiosas sobre as complexidades envolvidas e algumas indicações dos possíveis benefícios da análise dessas variáveis. Barsnick *et al.* relataram que potros com sepse tinham concentrações mais altas de glucagon e TG do que potros saudáveis, mas não encontraram diferença nas concentrações de leptina entre os grupos.[709] No entanto, esse estudo associou concentrações menores de leptina à mortalidade. Em uma publicação posterior, Barsnick *et al.* observaram que potros com sepse tinham concentrações mais altas de grelina, GH e TG e menores concentrações de IGF-1 e glicose em comparação a potros saudáveis, e esses achados provavelmente estavam relacionados à inanição e a um balanço energético negativo.[721] Potros doentes e sem sepse apresentavam maiores concentrações de GH e TG e menores concentrações de IGF-1 do que as observadas em potros saudáveis. A razão GH:IGF-1 foi maior em potros doentes com e sem sepse do que em potros saudáveis e foi maior em não sobreviventes. Esse achado foi indicativo de resistência do eixo somatotrópico em potros com doença clínica.[721] Panzani *et al.* relataram que as concentrações de IGF-1 não diferiram entre potros saudáveis e doentes, mas aumentaram com o tempo em todos os grupos, enquanto as concentrações de NEFAs foram maiores em potros doentes em alguns momentos.[672] Armengou *et al.* também relataram que as concentrações de NEFAs foram maiores em potros doentes do que em potros saudáveis, mas não encontraram diferenças nas concentrações de TG entre os grupos.[114] Embora a intervenção direta no eixo somatotrópico não pareça ser indicada,[722] esses achados apoiam a importância de corrigir o balanço energético negativo que existe em muitos potros em estado crítico.

 DISTÚRBIOS IMUNOLÓGICOS

Falha de transferência de imunidade passiva

O distúrbio de imunodeficiência mais comum em cavalos é a falha de transferência de imunidade passiva (FTIP), que é a não ingestão ou absorção adequada de imunoglobulinas do colostro pelo potro.[723,724] Isso é de extrema importância porque os potros são essencialmente agamaglobulinêmicos ao nascimento devido à incapacidade de transferência de macromoléculas pela placenta epiteliocorial difusa equina da mãe para o feto.[725] A FTIP é considerada o principal fator de risco para o desenvolvimento de infecção e morte em potros no primeiro mês de vida, e a sua incidência foi estimada em 3 a 24%.[726] A FTIP pode ocorrer por vários mecanismos, inclusive não ingestão de volumes adequados de colostro no período neonatal inicial, perda de colostro antes da ingestão devido à lactação prematura, baixa concentração de imunoglobulina colostral e absorção inadequada de colostro pelo trato gastrintestinal neonatal.[725,727] O momento da ingestão do colostro é muitíssimo importante, porque a capacidade gastrintestinal neonatal de absorção de macromoléculas é máxima ao nascimento, mas diminui rapidamente nas primeiras 24 horas de vida.

O diagnóstico de FTIP não pode ser feito clinicamente e exige a determinação da concentração sérica de IgG no potro nas primeiras 18 a 24 horas de vida. O teste padrão-ouro para a quantificação de imunoglobulinas é a imunodifusão radial única, mas requer um período de incubação prolongado, o que o torna de pouca utilidade no ambiente clínico. Há vários tipos de testes rápidos de triagem para a estimativa das concentrações de IgG nos potros, inclusive coagulação em glutaraldeído, turbidez em sulfato de zinco, imunoensaio turbidimétrico, aglutinação em látex e imunoensaios enzimáticos, bem como medida das concentrações séricas de globulina ou TP.[727-735] A escolha do teste é embasada em sua precisão, tempo, custo e facilidade de realização.[733] Vários estudos indicaram que as concentrações séricas de globulina podem ser empregadas para estimar a concentração de IgG, mas parece que os pontos de corte devem ser estabelecidos em cada laboratório clínico devido às variações metodológicas.[733,736,737] O imunoensaio enzimático é bastante utilizado em razão do seu desempenho diagnóstico aceitável como teste de triagem (alta sensibilidade), combinado com a simplicidade e rapidez de realização.[733] A interpretação dos resultados de IgG tem sido objeto de grande interesse nos últimos 40 anos e pode ser um ponto de confusão devido aos diferentes critérios diagnósticos e metodologias. Um relato recente indicou o valor tradicional de corte superior a 800 mg/dℓ como indicativo de transferência adequada de imunidade passiva (TAIP) e descobriu que, em uma grande população de potros hospitalizados, valores abaixo de 800 mg/dℓ foram proporcionalmente associados à mortalidade.[165] Esse estudo também relatou uma equação de regressão que poderia ser utilizada para estimar a concentração sérica de IgG a partir das concentrações séricas de TP, albumina e globulina com bom desempenho diagnóstico (IgG = −241,4 × [albumina] + 462 × [globulina] + 222,8 × [TP] − 370,3).[165] Essa estimativa pode ser aplicada em situações na ausência de testes específicos para determinação da concentração sérica de IgG.

O tratamento de FTIP depende, até certo ponto, do estado clínico e do ambiente do potro. Em caso de suspeita ou conhecimento da ingestão de quantidades inadequadas de colostro, a administração enteral precoce de colostro materno ou armazenado pode ser eficaz; no entanto, não se deve presumir que esse tratamento resulte em TAIP e o monitoramento de IgG sérica ainda é indicado.[738] Um potro clinicamente normal examinado em uma propriedade de pequeno porte pode não precisar de tratamento se o valor de IgG estiver entre 400 e 800 mg/dℓ (FTIP parcial), enquanto um valor de menos de 400 mg/dℓ (FTIP completo) é indicação para o tratamento. Se o potro apresentar algum sinal de doença clínica ou for examinado em ambiente hospitalar, todo valor de IgG inferior a 800 mg/dℓ é uma indicação para tratamento. Este consiste no fornecimento de suplementação de IgG, na maioria das vezes pela administração intravenosa de plasma equino, porque em geral os resultados dos exames não estão prontos até o momento em que a suplementação enteral provavelmente seria eficaz. A dose para administração intravenosa de plasma é embasada na gravidade do *deficit* do potro, mas não é precisa por causa da enorme variabilidade no teor de IgG no plasma equino comercial.[724] Na prática clínica, pode-se esperar que a administração de 1 ℓ de plasma forneça um aumento de cerca de 200 mg/dℓ na IgG sérica.[739]

A menos que plasma com maior concentração de IgG seja utilizado, pode ser difícil administrar plasma suficiente para a normalização completa da IgG sérica em potros gravemente afetados devido ao risco de sobrecarga de volume, bem como ao custo do tratamento. Assim, a dose inicial máxima de plasma em geral é de 2 ℓ.[740] É importante monitorar o efeito do tratamento por repetidas medições da IgG sérica para assegurar que não há necessidade de tratamento adicional, em especial em potros com doença grave, que podem apresentar catabolismo contínuo de IgG associado à doença sistêmica.[740]

Isoeritrólise neonatal

A NI é a causa mais comum de icterícia em potros neonatos. É um distúrbio imunogenético de destruição das hemácias do potro por anticorpos maternos pré-formados contra hemácias, ingeridos com o colostro. Esses anticorpos maternos são produzidos em resposta à exposição da égua a antígenos de hemácias "estranhas" por várias possíveis vias, inclusive patologia placentária, que permite a exposição a hemácias fetais durante a gestação, exposição a hemácias do potro durante o parto ou transfusões de sangue administradas à égua.[741] As incompatibilidades de grupo sanguíneo entre a égua e o potro são observadas quando o potro herda um antígeno de grupo sanguíneo do pai que a égua não possui. É provável que essas incompatibilidades sejam causadas pela grande quantidade de antígenos de grupos sanguíneos equinos, com uma incidência estimada de 14%, embora a incidência relatada de NI seja de apenas 1% em Puro-Sangue e 2% em Standardbred.[122,742,743] Isso ocorre porque os antígenos de grupos sanguíneos, em sua maioria, não são imunogênicos potentes nessas condições de exposição. Alguns fatores do grupo sanguíneo são muito imunogênicos, e o fator Aa do sistema A e o fator Qa do sistema Q são historicamente associados à maioria dos casos de NI.[742] Relatos mais recentes documentaram o envolvimento de outros aloantígenos, talvez como resultado de uma melhor capacidade de detecção desses outros fatores ou diferenças na composição racial da população equina local.[119,744] A incidência de NI em mulas é muito maior do que em cavalos, com estimativas de até 10%, por causa da existência de um antígeno de hemácias específico de burro ("fator burro") que os cavalos não têm.[745,746]

De modo geral, os potros com NI são clinicamente normais ao nascimento e começam a apresentar sinais clínicos com 2 a 5 dias de vida, embora intervalos de até 12 dias tenham sido relatados.[119] Os sinais clínicos de NI são decorrentes de anemia e hipoxia tecidual e incluem letargia progressiva, fraqueza, taquipneia e taquicardia. A princípio, as mucosas dos potros acometidos são claras; depois, porém, há o desenvolvimento de icterícia, embora os potros possam morrer antes disso em casos peragudos.[741] Com a progressão da doença, há dispneia e atividade semelhante a convulsões, talvez causadas por *kernicterus* em casos com hiperbilirrubinemia grave. Pode haver pigmentúria devido à hemólise grave. Os potros acometidos são anêmicos, embora a magnitude da anemia possa ser mascarada pela hemoconcentração simultânea ao primeiro atendimento.[119] Embora a maioria dos potros apresente hematócrito entre 10 e 20%, a anemia pode ser grave, com relatos de hematócrito muito baixo, de 5%.[119,741] A trombocitopenia também pode ser observada e esse achado parece ser mais comum em potros de mulas.[741,747] A gasometria venosa revela diminuição da concentração de oxigênio venoso e saturação em razão do aumento da extração de oxigênio nos tecidos. Há acidose metabólica provocada pela acidose láctica decorrente do metabolismo anaeróbio do tecido, com aumento da produção de lactato. A hiperbilirrubinemia, causada principalmente por maiores concentrações de bilirrubina indireta, é uma característica consistente. No entanto, a concentração elevada de bilirrubina direta é observada em alguns animais acometidos, talvez por lesão hepática secundária à hipoxia ou intoxicação por ferro devido ao acúmulo de bilirrubina.[119,122] Maiores concentrações de SDH também foram associadas à anemia grave (hematócrito inferior a 11%) em potros com NI, indicando ainda mais a ocorrência de lesão hepatocelular em potros gravemente afetados.[119] A hemoglobinemia e a hemoglobinúria podem ser pronunciadas, e a nefropatia pigmentar que leva à insuficiência renal aguda pode ser observada em casos graves.

Em muitos casos, o diagnóstico é tem como base a anamnese e os sinais clínicos, mas a confirmação é importante porque existem outras causas de anemia hemolítica em potros neonatos, inclusive CID associada à sepse, hemólise induzida por bactérias e causas iatrogênicas, como transfusão incompatível de sangue ou plasma.[119] O diagnóstico definitivo é estabelecido pela demonstração de anticorpos contra os antígenos de hemácias do potro no colostro ou soro da égua. Isso pode ser feito por meio de testes de aglutinação ou lise; esses últimos são considerados mais confiáveis.[743] A prova hemolítica cruzada com soro da égua e hemácias do potro, com complemento exógeno, é considerada o teste de escolha. A identificação dos fatores específicos de hemácias também pode ser realizada por meio de painéis de hemácias que representam todos os grupos sanguíneos conhecidos.[741] Apesar de suas limitações, os testes de aglutinação são bastante utilizados por serem rápidos e fáceis. Uma prova cruzada de soro da égua com hemácias do potro sem a adição de complemento exógeno tem a aglutinação em vez de hemólise como ponto final e é menos sensível que a prova cruzada hemolítica. O teste de antiglobulina direto (Coombs) pode ser utilizado para demonstrar a existência de anticorpos na superfície das hemácias do potro, mas pode não ter sensibilidade. O teste mais realizado é o de aglutinação do potro ictérico (JFA), que é simples e rápido. O teste de JFA é realizado com a utilização de hemácias do potro e colostro da égua e a aglutinação é o ponto final. Infelizmente, o teste de JFA pode não ter sensibilidade e especificidade e é mais útil na prevenção de NI do que em seu diagnóstico.

O tratamento da NI é determinado pela gravidade da anemia e pelos sinais clínicos. Casos moderados requerem principalmente cuidados de suporte, restrição de exercícios e monitoramento rigoroso. O estresse no manuseio do potro deve ser evitado. Se o potro tiver menos de 24 horas de idade, deve ser impedido de mamar até que o risco de ingestão adicional de anticorpos tenha passado. A avaliação precisa desse intervalo pode ser difícil, mas não deve exceder 24 horas por causa da diminuição do teor de anticorpos maternos no leite e da absorção gastrintestinal no potro. O monitoramento em série com teste de JFA pode ser utilizado para a avaliação do declínio de aloanticorpos maternos no leite, indicando a segurança do reinício da amamentação.[748] O potro precisa receber suporte nutricional durante esse período, o que é realizado com mais facilidade com uma sonda de alimentação permanente. A suplementação de IgG com colostro de outra égua ou plasma congelado é necessária para a transferência passiva adequada. Apesar de algumas preocupações relatadas na literatura, a retenção do colostro não parece ter nenhum efeito deletério no desenvolvimento gastrintestinal de potros.[749] A fluidoterapia intravenosa apoia a função cardiovascular, a perfusão tecidual e a diurese, minimizando os possíveis efeitos nefrotóxicos da hemoglobina. Contudo, a administração da fluidoterapia deve ser feita de maneira conservadora, para evitar a hemodiluição, em especial nos casos mais graves. A plasmaférese foi eficaz no tratamento de potros com hiperbilirrubinemia grave secundária a NI.[258]

O tratamento adicional é indicado na presença de evidências de choque por hipoxia tecidual, o que é mais provável em potros com hematócritos muito baixos (< 10 a 12%), mas não deve ter como base apenas esse valor. Nesses casos, a decisão de tratar pode ser apoiada pela observação de taquicardia e taquipneia persistente ou progressiva e demonstração de diminuição da tensão venosa mista de oxigênio.[750,751] O tratamento desses potros é direcionado à restauração da capacidade de transporte de oxigênio do sangue e à melhora da oxigenação dos tecidos. A insuflação intranasal de oxigênio é prontamente realizada, mas pode ser de benefício limitado porque normalmente a saturação de oxigênio não é diminuída. A única outra maneira de melhorar a oxigenação é a transfusão de hemácias que não serão danificadas pelos aloanticorpos maternos. As hemácias transfundidas provavelmente só persistirão na circulação do potro por alguns dias, mas o objetivo da transfusão é dar suporte enquanto o potro produz hemácias suficientes. Na situação ideal, um doador "universal" conhecido, negativo para Aa e Qa, pode ser utilizado, mas a identificação desses animais é muito difícil e sua disponibilidade é baixa. Na maioria dos casos, a égua representa o doador mais lógico e, após a lavagem para remover os aloanticorpos presentes no soro, suas hemácias podem ser transfundidas para o potro. A maneira mais eficaz de lavar as hemácias maternas é por centrifugação, que muitas vezes não está disponível. A sedimentação por gravidade em uma série de hemácias maternas anticoaguladas com a utilização de solução salina isotônica estéril, com remoção e descarte do sobrenadante, é fácil e tem eficácia razoável, mas demorada (várias horas) e, nesse período, o estado clínico do potro pode se deteriorar. Há relatos da administração de hemoglobina bovina polimerizada (Oxyglobin, Biopure Corporation, Cambridge, MA, EUA) como sendo uma alternativa de reforço da capacidade de transporte de oxigênio. Esse produto é interessante por ser estável no armazenamento e poder ser administrado com rapidez.[119,750,752] Esses relatos trazem evidências conflitantes sobre a possível segurança dessa abordagem, já que a administração de hemoglobina bovina foi associada a maus resultados em alguns casos. Não está claro se esse é o resultado da administração do produto ou da seleção de casos, com tratamento de potros afetados com mais gravidade.[752] Nas transfusões de sangue, o volume a ser administrado ao potro deve ser mínimo; a administração de mais de 4 ℓ de sangue está associada ao desenvolvimento de insuficiência hepática (OR 19,5).[122] Reforçando essa preocupação está a descoberta de que a administração de cada unidade adicional de sangue aumenta as chances de não sobrevida em 8,4 vezes.[122]

O tratamento mais eficaz da NI é a prevenção. A tipagem sanguínea da égua pode ser realizada antes do acasalamento para a caracterização completa dos grupos sanguíneos; na ausência de fatores Aa e/ou Qa, há risco de sensibilização da égua.[741] Os testes para a identificação dos aloanticorpos específicos produzidos por uma égua com potro afetado por NI podem ser combinados com a tipagem sanguínea do pai para prever riscos futuros.[753] No entanto, isso raramente é feito e é mais simples realizar o teste de JFA no momento em que o potro nasce, antes de permitir a amamentação. Quando realizado dessa maneira, o teste de JFA é razoavelmente diagnóstico e o resultado negativo permite a amamentação.[748,754] Na ausência de resultados do teste de JFA, todo potro nascido de uma égua que já teve um potro com NI deve ser considerado de alto risco; o potro deve ser amordaçado ao nascer e não deve mamar nas primeiras 24 horas de vida. É provável que a transferência passiva adequada de imunoglobulinas tenha ocorrido nos potros clinicamente afetados. Ainda assim, como medida preventiva, todos os potros privados de colostro materno devem receber imunoglobulinas na forma de *pool* de colostro, administrado por via enteral, ou plasma fresco congelado, administrado por via intravenosa.

Trombocitopenia e neutropenia aloimune neonatal

A trombocitopenia aloimune neonatal (NAIT) e a neutropenia aloimune neonatal (NAN) parecem ser raras em equinos, mas foram relatadas em cavalos e mulas.[747,755-759] Uma síndrome de dermatite ulcerativa, trombocitopenia e neutropenia também foi descrita em potros.[760] Porém, é possível que a incidência dessas doenças seja subestimada porque a neutropenia e a trombocitopenia são achados comuns em pacientes gravemente enfermos, secundárias a vários outros mecanismos.[761] A fisiopatologia de NAIT e NAN é muito semelhante à de NI: os potros acometidos ingerem aloanticorpos maternos contra antígenos de plaquetas ou neutrófilos, que são destruídos ou removidos da circulação. O diagnóstico dessas doenças é embasado na demonstração de trombocitopenia ou neutropenia persistente na ausência de outras doenças que possam causar essas anomalias, como a sepse bacteriana. Os potros com NAIT podem parecer clinicamente normais ou apresentar hemorragias na forma de petéquias ou sangramento prolongado nos sítios de punção venosa. De modo geral, os potros com NAN são clinicamente normais, mas estão predispostos a infecções bacterianas secundárias, que podem causar sinais clínicos de inflamação local ou sistêmica. A confirmação do diagnóstico clínico requer a demonstração de anticorpos ligados às plaquetas (NAIT) ou neutrófilos (NAN) do paciente. Testes diretos com anticorpos fluorescentes, ELISA, testes imunorradiométricos e citometria de fluxo foram utilizados para a confirmação do diagnóstico.[747,755-759,762]

O tratamento de NAIT é de suporte na maioria dos casos, embora transfusões de sangue total ou plasma rico em plaquetas possam ser administradas a potros com diátese hemorrágica clínica.[763] O cuidado de suporte é indicado em potros com NAN, embora o fator estimulador de colônia de granulócitos humano recombinante possa ser administrado para aumentar a produção de neutrófilos endógenos.[758,759] Como os potros com NAIT e especialmente NAN parecem mais suscetíveis a infecções bacterianas secundárias, a terapia antimicrobiana de amplo espectro apropriada é indicada. As duas doenças são, em última análise, autolimitantes, porque os aloanticorpos agressores são consumidos e eliminados da circulação. A terapia imunossupressora foi proposta, mas não parece ser indicada nessas doenças.

DISTÚRBIOS HEPÁTICOS

Os distúrbios hepáticos são incomuns em potros, mas há uma ampla gama de etiologias possíveis. A insuficiência hepática verdadeira é rara e a disfunção hepática é o distúrbio mais comum. A detecção e o diagnóstico de doença hepática em potros são difíceis porque os sinais clínicos são inespecíficos e com frequência relacionados a uma doença primária. Esses sinais inespecíficos podem incluir anorexia, depressão, febre, perda de peso e dor abdominal. A icterícia pode ser observada, mas não é específica para disfunção hepática e pode ser secundária a anorexia, hemólise intravascular ou extravascular, sepse ou doença sistêmica grave. Nos casos com acometimento hepático mais grave, qualquer um ou todos os seguintes podem ser observados: sinais do SNC, distúrbios hemorrágicos, edema, ascite, diarreia ou dermatite. O diagnóstico definitivo requer exame clinicopatológico, com determinação de, no mínimo, atividades enzimáticas séricas e bilirrubina conjugada e não conjugada, mas pode incluir ácidos biliares séricos, amônia sérica e tempo de protrombina. Outras anomalias bioquímicas que podem dar suporte, mas não são específicas para doença hepática, são hipoglicemia, acidose metabólica, baixa concentração de ureia e policitemia. O exame ultrassonográfico também pode ser muito importante, pois permite a avaliação do parênquima hepático e a detecção de anomalias estruturais. A biopsia hepática, embora raramente realizada em potros, pode auxiliar o diagnóstico, o planejamento terapêutico e o prognóstico.

A interpretação do perfil bioquímico pode ser difícil em potros jovens porque as atividades de algumas enzimas hepáticas e outros parâmetros são muito diferentes em comparação a cavalos adultos (Tabela 20.12). A atividade sérica de fosfatase alcalina (ALP) tem as elevações mais marcantes em comparação a adultos, com valores até 10 vezes maiores na primeira semana de vida. Isso se deve principalmente ao metabolismo ósseo, que diminui com rapidez durante o primeiro mês de vida e, em seguida, cai de modo gradual até a faixa observada em adultos, por volta dos 6 meses de idade.[707,764,765] A atividade sérica de GGT aumenta de maneira transitória durante a segunda semana de vida e, em seguida, volta à faixa normal de adultos, com cerca de 1 mês de idade.[766,767] As concentrações de AST aumentam um pouco após a primeira semana de vida, mas continuam semelhantes aos valores de adultos.[707,764] Os valores de SDH e glutamato desidrogenase (GLDH) não diferem significativamente com a idade.[707,768] As concentrações séricas de ácidos biliares também aumentam ao nascimento, mas diminuem de paulatinamente até as faixas normais de adultos durante as primeiras 6 semanas de vida. A hiperbilirrubinemia neonatal está bem documentada em potros e está associada sobretudo ao aumento da concentração de bilirrubina total.[707] Essa elevação se resolve de modo gradual e os valores são semelhantes aos intervalos normais para adultos após a primeira semana de vida. As concentrações de bilirrubina direta são baixas ao nascimento, mas aumentam até os intervalos normais de adultos após os primeiros dias de vida.[769] As enzimas séricas específicas do fígado, SDH, GLDH e GGT, são de maior utilidade na avaliação do potro com disfunção hepática em comparação às enzimas não específicas ALP e AST. A GGT é específica do fígado e do trato biliar, enquanto SDH e GLDH são de origem hepatocelular.

Distúrbios adquiridos

Doença de Tyzzer

A doença de Tyzzer é uma síndrome êntero-hepática, que afeta potros de 7 a 42 dias de idade, com choque séptico de início rápido e morte, geralmente em 2 a 48 horas.[770,771] A manifestação primária dessa doença é uma hepatite bacteriana peraguda. Essa enfermidade é bem descrita em potros, com vários casos documentados nos EUA e em outros países nos últimos 40 anos.[772-778] O agente causador da doença de Tyzzer é *C. piliforme*, uma bactéria intracelular, sempre em formato de bastonete, gram-negativa, pleomórfica, móvel e formadora de esporos, encontrada no solo e no esterco.[779] A epidemiologia é mal compreendida, mas, como a doença não afeta cavalos adultos, é provável que esses portadores contaminem o ambiente e haja transmissão fecal-oral subsequente.[770] Um dos fatores de risco para essa doença é a sazonalidade, com risco 7,2 vezes maior entre 13 de março e 13 de abril.[770] Potros nascidos de éguas jovens (com menos de 6 anos de idade) não residentes também apresentam risco maior, talvez devido à ausência de exposição anterior, com produção deficiente de anticorpos colostrais e transferência inadequada de imunidade passiva.[770]

A doença de Tyzzer em geral afeta potros saudáveis, que podem simplesmente ser encontrados mortos, em especial aqueles mais jovens. De modo geral, os sinais clínicos são inespecíficos, como letargia, anorexia, desidratação, icterícia, febre, cólica, diarreia e convulsões, seguidas por rápido início de decúbito, fraqueza, coma e morte.[771,776] O diagnóstico *antemortem* é difícil e tem como base anamnese, sinais clínicos e achados clinicopatológicos. O teste de PCR pode auxiliar o diagnóstico precoce e específico,[771] mas os resultados podem não estar disponíveis a tempo devido à rápida progressão da doença. O exame clinicopatológico costuma demonstrar leucopenia grave, com desvio à esquerda, trombocitopenia, hipoglicemia acentuada, acidose metabólica grave e elevação da concentração sérica de fibrinogênio e bilirrubina total, indireta e direta.[771,779] Há grande aumento das enzimas hepatocelulares AST e SDH, mas os níveis de GGT e ALP estão tipicamente dentro dos limites normais.[768,771] O exame ultrassonográfico do fígado revela hepatomegalia acentuada, com alta ecogenicidade do parênquima hepático, ou talvez um padrão vascular aumentado.[623,771] O tratamento é extremamente difícil por causa da natureza grave e aguda da doença e o prognóstico deve ser considerado ruim. No entanto, há relatos de tratamento bem-sucedido de três casos suspeitos e um caso confirmado da doença.[770,771,780] O tratamento consiste na administração de antimicrobianos, como penicilina ou ampicilina combinada com um aminoglicosídeo, fluidoterapia para correção de distúrbios eletrolíticos e acidobásicos, suporte nutricional parenteral e cuidados de suporte.[771,780]

Tabela 20.12 Parâmetros bioquímicos em potros durante o primeiro mês de vida.

Parâmetros bioquímicos	Unidades	1 dia	7 dias	1 mês
Fosfatase alcalina	IU/ℓ	< 2.670	< 1.170	< 866
γ-Glutamil transferase	IU/ℓ	< 33	< 98	< 44
Sorbitol desidrogenase	IU/ℓ	< 21	< 18	< 6
Aspartato aminotransferase	IU/ℓ	< 340	< 620	< 440
Glutamato desidrogenase	IU/ℓ	< 27,5	< 17	–
Bilirrubina total	mg/dℓ	< 4,5	< 3,3	< 1,7
Bilirrubina direta	mg/dℓ	< 0,35	< 0,7	< 0,6
Amônia	µg/dℓ	–	< 60	–
Ácidos biliares	µmol/ℓ	< 82	< 30	< 17

Adaptada de Axon JE, Palmer JE. Clinical pathology of the foal. *Vet Clin North Am Equine Pract*. 2008; 24:357-385, vii; Divers TJ, Byars TD. Hepatic disease. In: McKinnon AO, Squires EL, Vaala WE *et al*., eds. *Equine Reproduction*. West Sussex, UK: Wiley-Blackwell; 2011. p. 409-415; Barton MH, LeRoy BE. Serum bile acids concentrations in healthy and clinically ill neonatal foals. *J Vet Intern Med*. 2007; 21:508-513; Armengou L, Jose-Cunilleras E, Rios J *et al*. Metabolic and endocrine profiles in sick neonatal foals are related to survival. *J Vet Intern Med*. 2013; 27:567-575.

Hepatite bacteriana

Outras bactérias além de *C. piliforme* podem causar doença hepática e estão comumente associadas à inflamação sistêmica grave e bacteriemia. Esses casos, porém, em geral não se manifestam como doença hepática primária. Esses potros tendem a apresentar sepse em estado crítico e o acometimento hepático é secundário.[781] *Actinobacillus* spp. e *S. equi* subespécie *zooepidemicus* foram relatados na hepatite bacteriana aguda de potros jovens.[768,781] A espiroqueta *Bartonella henselae* foi recentemente associada à colangio-hepatite supurativa grave em um potro, que foi tratado com sucesso com sulfametoxazol-trimetoprima e rifampicina, juntamente com S-adenosilmetionina e pentoxifilina, por seus possíveis efeitos antifibróticos e antioxidantes.[782] A leptospirose foi associada à icterícia e morte em potros de 10 dias de idade[783] e *Leptospira interrogans* sorovar Pomona parece ser uma causa rara de doença hepática em potros neonatos.[784] A colangio-hepatite ascendente e a obstrução do ducto biliar foram associadas à estenose duodenal resultante da úlcera gastroduodenal grave (GDUD).[785-787] Procedimentos de revascularização cirúrgica eficazes foram descritos em potros com retardo do esvaziamento gástrico associado à GDUD, mas o prognóstico para potros com acometimento hepático parece ser reservado.[591,78]

Herpes-vírus equino 1

A infecção por EHV-1 do feto quase a termo pode resultar no parto de um potro inviável com doença hepática, respiratória e/ou gastrintestinal.[358,788] Os potros acometidos, em sua maioria, são prematuros e apresentam icterícia grave no primeiro exame. O exame clinicopatológico geralmente demonstra leucopenia grave, causada por neutropenia e linfopenia, que pode ser mais grave do que em potros com sepse.[183] Pode haver hiperbilirrubinemia, embora sua magnitude possa ser menor do que o esperado, com base na icterícia profunda, observada clinicamente.[183,184] De modo geral, não há aumento na atividade sérica das enzimas hepáticas, o que é surpreendente frente à gravidade da necrose hepática detectada no exame *post mortem*.[183] Embora o acometimento hepático seja proeminente na maioria dos potros acometidos, a morte é quase sempre causada por uma doença respiratória grave em 1 a 5 dias após o nascimento.[184] O tratamento com aciclovir foi associado a uma melhora na sobrevida em um relato, embora o valaciclovir possa representar uma escolha melhor devido a sua biodisponibilidade superior em cavalos adultos após a administração oral.[184,789]

Lipidose hepática

A lipidose hepática pode ser secundária à hiperlipemia em potros neonatos, mas parece ser mais comum em raças em miniatura.[790-792] Em geral, a hipertrigliceridemia (> 500 mg/dℓ) é uma consequência de um balanço energético negativo, resultante da inanição ou anorexia causada por alguma outra doença primária e, se não resolvida, pode progredir para hiperlipemia, com lipemia macroscópica característica do soro.[709,793] O acúmulo de gordura no fígado pode ocorrer com rapidez, resultando em lipidose hepática. As atividades das enzimas hepáticas podem ser aumentadas, mas isso não é observado de modo consistente.[790,791] Os sinais clínicos de lipidose hepática podem ser atribuídos à doença primária, mas também incluir depressão grave, convulsões, cegueira e edema ventral.[768] O tratamento deve ser direcionado à resolução de qualquer doença primária e correção do balanço energético negativo com nutrição parenteral. A administração de insulina é, na maioria dos casos, essencial para a resolução da hiperlipemia e permitir a nutrição parenteral adequada.

Isoeritrólise neonatal

A NI é a causa mais comum de hiperbilirrubinemia em potros, e a doença hepática pode se desenvolver por causa de lesão hepatocelular decorrente do acúmulo excessivo de bilirrubina, hipoxia anêmica e/ou intoxicação por ferro.[119,122] As atividades de bilirrubina total e direta, AST, ALP e SDH podem ser maiores em potros com NI. Potros com menores volumes de hemácias tendem a apresentar os maiores valores de SDH, sugerindo a presença de lesão hepática no primeiro atendimento.[119] Um estudo relatou que potros que receberam várias transfusões de sangue (4 ℓ ou mais) tiveram 19,5 vezes mais probabilidade de desenvolver insuficiência hepática do que aqueles que receberam volumes menores de hemoderivados.[122] Acredita-se que várias transfusões de sangue podem causar sobrecarga de ferro, levando à intoxicação.[122,794] A administração de mesilato de deferoxamina, um quelante de ferro, diminuiu o acúmulo de ferro hepático em potros saudáveis submetidos a transfusões de sangue.[794] Embora o uso desse medicamento em potros com NI não tenha sido relatado, os resultados desse estudo sugerem que a administração de deferoxamina a potros com NI começando antes da transfusão pode ajudar a reduzir a lesão hepática associada ao ferro.[784,794]

Intoxicação por ferro

A administração oral de fumarato de ferro é uma causa muito bem descrita de lesão hepática em potros. O maior risco de toxicidade está associado à administração de ferro antes da primeira mamada, provavelmente devido à presença de fatores de proteção no colostro ou no leite, que diminuem a hepatotoxicidade do ferro administrado após o início da amamentação.[795-797] Quando o ferro é dado ao nascimento e antes da ingestão de colostro, os sinais clínicos costumam se manifestar em 2 a 5 dias e estão principalmente associados à hepatoencefalopatia. Convulsões, depressão profunda, pressão da cabeça, ataxia e comportamento anormal são comuns. A icterícia em geral está presente no momento do início dos sinais neurológicos. O exame clinicopatológico revela elevação das concentrações de bilirrubina, GGT, ALP, SDH e amônia.

Doenças hereditárias ou congênitas

Doença de armazenamento de glicogênio de tipo IV

A doença de armazenamento de glicogênio de tipo IV, uma deficiência hereditária recessiva fatal da enzima ramificadora de glicogênio, foi descrita em potros Quartos de Milha.[798] Os sinais clínicos associados a essa doença são variáveis, de natimortalidade a fraqueza progressiva, deformidades flexurais transitórias dos membros, decúbito persistente, convulsões e insuficiência respiratória ou cardíaca.[798] Os potros acometidos são leucopênicos e normalmente têm altas atividades de AST e GGT, além de elevação de creatinoquinase (CK), causada pela patologia muscular. A lesão genética é uma mutação *nonsense* de base única na enzima ramificadora de glicogênio codificada pelo gene GBE1.[799,800] Um estudo relatou que em torno de 2,5% das mortes fetais e neonatais precoces em raças relacionadas ao Quarto de Milha eram homozigotas para o alelo GBE1 mutante, sugerindo que essa síndrome tem um impacto clinicamente relevante na eficiência reprodutiva desses animais.[801]

Hiperamonemia persistente

A hiperamonemia persistente associada à encefalopatia foi descrita em potros Morgan com 4 a 7 meses de idade.[263,802] Os potros acometidos apresentam início agudo de sinais clínicos logo após o desmame, que podem incluir coma, cegueira e convulsões. As concentrações de enzimas hepáticas podem estar ligeiramente elevadas, mas a patologia hepática é modesta. Os níveis de amônia no sangue são muito altos (300 a 600 μmol/ℓ) e acredita-se que essa síndrome esteja relacionada a um distúrbio hereditário do metabolismo hepático da amônia e talvez de outros aminoácidos.[803] O defeito metabólico pode se assemelhar à síndrome de HHH em seres humanos.[263] Embora alguns potros possam sobreviver à primeira crise encefalopática, a síndrome é considerada fatal e pode provocar uma crise hemolítica terminal.[768]

Fibrose congênita

Uma síndrome de fibrose hepática congênita foi descrita nas raças Swiss Franches-Montagnes e Swiss Frieberger.[804,805] O início dos sinais clínicos é súbito e os potros acometidos apresentam icterícia, encefalopatia, distensão abdominal e cólica. Febre e taquipneia também são comuns. Há relatos de leucocitose por neutrofilia e aumento das concentrações séricas de GGT, ALP e ácido biliar. A histopatologia revela fibrose portal difusa em ponte, com numerosos ductos biliares pequenos e irregulares, que às vezes são císticos.[805]

Shunts *portossistêmicos*

Os *shunts* portossistêmicos são uma anomalia congênita incomum em potros, que permitem o *shunt* de sangue diretamente da circulação porta para a circulação sistêmica.[806-808] Os *shunts* podem ser intra- ou extra-hepáticos, únicos ou múltiplos.[807] Os sinais clínicos de encefalopatia não costumam se desenvolver até 6 a 12 semanas de idade. O diagnóstico é embasado na anamnese, em especial idade de início, e na presença de sinais encefalopáticos com atividades séricas normais das enzimas hepáticas, mas com elevações marcantes da concentração sérica de amônia. O diagnóstico pode ser confirmado por ultrassonografia hepática ou por um estudo com microbolhas, em que 10 mℓ de soro fisiológico agitado são injetados no baço durante o monitoramento do rápido aparecimento de bolhas à ecocardiografia simultânea.[808] A TC, a portografia com contraste positivo e a portocintilografia transretal também podem auxiliar a confirmação do diagnóstico.[784] O reparo cirúrgico bem-sucedido com técnicas de bandagem para oclusão progressiva foi descrito.[807,808]

 DISTÚRBIOS MUSCULARES

Miopatia por armazenamento de polissacarídeos

A miopatia por armazenamento de polissacarídeo (PSSM) foi descrita pela primeira vez em Quartos de Milha e raças similares, como Paint e Appaloosa, mas hoje é reconhecida em algumas raças de tração, Warmbloods e raças leves.[809-813] A PSSM é caracterizada pelo acúmulo anormal de glicogênio no músculo esquelético associado a lesão muscular após o exercício físico. Essa síndrome foi associada a uma mutação autossômica dominante de penetrância incompleta no gene *GYS1*, que codifica a enzima glicogênio sintase do músculo esquelético.[814] Essa mutação foi identificada em mais de 30 raças de cavalos, embora em frequências altamente variáveis e prevalências maiores em Quartos de Milha e Belgas.[814-819] A PSSM é raramente relatada em potros porque continua subclínica, sobretudo em animais confinados em estábulos.[820] A única indicação da presença da síndrome pode ser o aumento da atividade sérica de CK, a menos que os potros sejam submetidos a um período de atividade por esforço ou apresentem doenças concomitantes. Normalmente, a doença não é reconhecida até que os indivíduos acometidos estejam maduros o suficiente para serem colocados em treinamento ou trabalho.[820] Os sinais clínicos podem variar de dor muscular e anomalias da marcha em Warmbloods a fraqueza progressiva e atrofia muscular em raças de tração, enquanto os Quartos de Milha podem sofrer de rabdomiólise aguda por esforço.[815,821] Em adultos, o diagnóstico é embasado em biopsia muscular, mas, em potros, o teste genético é preferido.[822] Exercícios diários no pasto e uma dieta balanceada, com baixo teor de amido e gorduras para o potro e sua mãe, são provavelmente benéficos ao manejo dos indivíduos acometidos.[822]

Deficiência de enzima ramificadora de glicogênio

A deficiência da enzima ramificadora de glicogênio representa uma causa importante de natimortalidade e morte neonatal precoce em Quartos de Milha e Paints.[798,801,822] A síndrome é causada por uma mutação no gene *Gbe1* e provoca grave comprometimento da homeostase da glicose.[800] O quadro clínico é variável e os potros nascidos vivos são fracos e hipotérmicos. Embora muitas vezes respondam positivamente à amamentação assistida ou com mamadeira, hipoglicemia intermitente e convulsões podem se desenvolver, a menos que os potros mamem com regularidade.[823] Outros sinais clínicos são febre, taquipneia e taquicardia. Esse espectro inespecífico de sinais clínicos pode dificultar a diferenciação desses potros daqueles com sepse neonatal.[824] Insuficiência respiratória e morte súbita podem ser observadas mesmo com exercícios leves a moderados.[823] A avaliação clinicopatológica pode revelar leucopenia, hipoglicemia intermitente e elevações persistentes das atividades de CK, AST e GGT.[822] Apesar dos cuidados de suporte, a doença é fatal e a maioria dos potros sucumbe por volta de 6 a 8 semanas; não há relatos de sobrevida além das 18 semanas de idade.[822,823] Há um teste genético para o diagnóstico dessa doença.[801]

Miodegeneração nutricional (doença do músculo branco)

A miodegeneração nutricional (NMD) é uma doença degenerativa não inflamatória, observada principalmente em potros com menos de 30 dias de idade. Afeta os músculos esqueléticos e cardíacos e está associada a baixas concentrações séricas de selênio e vitamina E.[825-829] A deficiência primária de vitamina E e selênio parece ocorrer na égua e, por esse motivo, a NMD é mais observada em áreas com solos, volumosos e grãos com baixo teor de selênio.[830] Essas áreas incluem as regiões Nordeste, Noroeste, Meio-Atlântico e dos Grandes Lagos dos EUA. O quadro clínico da NMD pode ser agudo ou subagudo. A forma subaguda está associada à fraqueza muscular, enquanto a forma aguda está associada à fraqueza rapidamente progressiva, que causa decúbito e morte em poucos dias.[831] A disfagia é um achado comum na forma subaguda e está relacionada ao acometimento dos músculos envolvidos na preensão, mastigação e deglutição. Pode contribuir para o desenvolvimento de FTIP e pneumonia por aspiração.[828] De modo geral, os casos graves apresentam acometimento do miocárdio e da musculatura respiratória, o que contribui para a insuficiência cardiovascular e respiratória e leva à morte.[822] O diagnóstico de NMD é embasado em sinais clínicos e aumento das atividades de enzimas musculares (CK e AST), diminuição da atividade da glutationa peroxidase e resposta ao tratamento com vitamina E e selênio.[828,830] Anomalias eletrolíticas profundas podem ser observadas, inclusive hiperpotassemia, hiponatremia, hipocloremia e hipocalcemia. A hiperpotassemia talvez contribua para a parada cardíaca em potros gravemente afetados. Pode haver mioglobinúria, e a nefropatia pigmentar pode levar ao desenvolvimento de insuficiência renal aguda. Biopsias musculares podem dar suporte ao diagnóstico de NMD, mas o diagnóstico *antemortem* mais definitivo requer avaliação da concentração de vitamina E e selênio ou da atividade da glutationa peroxidase.[828] O exame *post mortem* revela uma miodegeneração bilateral simétrica, com um aspecto seco e pálido dos músculos acometidos. O tratamento exige cuidados de suporte e fluidoterapia intravenosa para correção de hipovolemia, distúrbios eletrolíticos, acidose metabólica e diurese. Potros disfágicos precisam de suporte nutricional, seja por sonda nasogástrica permanente ou via parenteral. A suplementação com vitamina E e selênio é essencial para o tratamento de potros acometidos (Tabela 20.13). A forma injetável de selênio também contém vitamina E, mas em uma concentração insuficiente; assim, os potros também devem receber vitamina E injetável ou oral. Embora o prognóstico inicial seja reservado, os potros que recuperam a capacidade de ficar em pé têm prognóstico mais favorável.[823] A NMD pode ser prevenida pelo oferecimento de dieta com teores adequados de vitamina E e selênio a éguas e pela administração parenteral profilática de vitamina E e selênio a potros neonatos de áreas endêmicas.

TERAPIA ANTIMICROBIANA PARA POTROS

A presença de infecção bacteriana focal ou sistêmica documentada, como artrite séptica, pneumonia, enterocolite, meningite ou infecções de remanescentes umbilicais, representa uma indicação clara para a terapia antimicrobiana em potros. Infelizmente o quadro clínico nem sempre é tão simples. Por causa do risco de septicemia em todo neonato comprometido, geralmente é melhor presumir a presença de infecção bacteriana em vez de permitir que o paciente piore ainda mais enquanto se aguarda a confirmação do diagnóstico.[194] A terapia agressiva com antimicrobianos está indicada caso haja probabilidade ou suspeita de infecção bacteriana. Embora a terapia antimicrobiana seja associada a alguns riscos, principalmente AAD, esses são bastante superados pelos riscos relacionados à suspensão do tratamento específico em um paciente com sepse secundária à infecção bacteriana. A instituição precoce da terapia antimicrobiana empírica apropriada reduz a mortalidade em pacientes humanos com choque séptico[832] e, embora não haja evidências publicadas, a experiência clínica em potros neonatos também apoia essa conclusão.[833]

Tabela 20.13 Tratamentos medicamentosos utilizados em nutrição.

Fármaco	Dose	Via	Frequência (horas)
Vitamina E (de preferência na forma de acetato de DL-alfatocoferol)	2 a 6 IU/kg	VO	24
Selênio	0,055 a 0,067 mg/kg	IM (profunda)	Uma vez
	Dose total de 1 mg	VO	24

IM, via intramuscular; IV, via intravenosa; VO, via oral.

A instituição da terapia antimicrobiana deve considerar alguns conceitos farmacológicos básicos. O primeiro conceito é se o antimicrobiano escolhido é apropriado para o provável alvo da terapia. Para tanto, é preciso saber o mecanismo de ação do fármaco e como se relaciona às diferentes classes de bactérias e suas sensibilidades inerentes. Em segundo lugar, como o medicamento deve ser administrado e essa via de administração pode levar às concentrações terapêuticas adequadas no local acometido? Alguns fatores influenciam muito nossa capacidade de administrar antimicrobianos com eficácia em alguns sítios de infecção e não os considerar prejudica o tratamento. As características físicas e farmacológicas dos diferentes antimicrobianos e suas interações com vários tecidos também têm influência significativa na eficiência e eficácia do tratamento de infecções bacterianas. A via e a frequência de administração também devem ser consideradas, em especial se o tratamento for feito por profissionais leigos ou proprietários.

A obtenção de concentrações terapêuticas no sítio de infecção pode ser difícil, sobretudo quando o fármaco precisa atravessar uma barreira epitelial (SNC, olho, pulmão, trato biliar etc.). Fármacos altamente lipossolúveis tendem a se distribuir nos tecidos de maneira mais completa, enquanto os hidrossolúveis tendem a se distribuir principalmente na água extracelular e penetram mal no epitélio. A presença de inflamação aumenta a permeabilidade tecidual das barreiras epiteliais; no entanto, a resolução da inflamação permite a restituição epitelial. Isso pode limitar a capacidade dos medicamentos hidrossolúveis de manter as concentrações terapêuticas no trato respiratório durante a cura, o que pode causar infecções recorrentes.

As características farmacodinâmicas dos diferentes antimicrobianos também influenciam a via e a frequência de administração. As duas classes fundamentais de antimicrobianos são os fármacos dependentes de tempo e de concentração. A eficácia dos antimicrobianos dependentes de tempo, como os betalactâmicos, exige que a concentração no sítio de infecção seja mantida acima da concentração inibidora mínima (CIM) durante o maior intervalo de tratamento possível. Fármacos dependentes de tempo devem ser administrados por via intramuscular e oral porque a absorção mais lenta produz concentrações séricas mais baixas, mas as concentrações terapêuticas tendem a se manter por períodos mais longos. O uso de CRI para a administração de medicamentos dependentes de tempo pode produzir a farmacocinética ideal e é viável no ambiente hospitalar com bombas eletrônicas de infusão. A eficácia dos medicamentos dependentes de concentração requer altas concentrações séricas de pico (mais de 10 vezes a CIM para os aminoglicosídeos), mas não precisa de altas concentrações ao longo do intervalo de tratamento. Esses compostos devem ser administrados por via intravenosa ou tópica para alcançar altas concentrações de pico, com longos intervalos de tratamento.

Também é importante lembrar que os potros diferem dos cavalos adultos em vários aspectos, que podem influenciar a escolha da terapia antimicrobiana. Em primeiro lugar, o teor de água corporal total é substancialmente maior em potros do que em cavalos adultos, o que normalmente exige o aumento das doses de fármacos hidrossolúveis. As doses de aminoglicosídeos, por exemplo, costumam ser até o dobro em potros em comparação a adultos para compensar esse aumento no volume de distribuição. Além disso, os sistemas hepático e renal dos potros neonatos não estão amadurecidos por completo, sobretudo durante a primeira semana de vida, o que pode prejudicar a eliminação de certos medicamentos metabolizados ou excretados por essas vias. Os diferentes tipos de toxicidades associadas ao uso de antimicrobianos em potros também devem ser considerados, como o risco de artropatia por administração de fluoroquinolonas (devido ao rápido crescimento das cartilagens).

A terapia antimicrobiana tem algumas vantagens em potros. A maioria dos antimicrobianos administrados por via oral é absorvida com mais eficácia em potros do que em adultos, o que permite o uso mais amplo dessa via. Além disso, os potros parecem ter menor risco de AAD, provavelmente porque ainda não fizeram a transição completa para a fermentação intestinal. Por fim, alguns desses antimicrobianos têm custo proibitivo em cavalos adultos por causa da dose total necessária, mas, em potros, a despesa é muito menor.

Alvos terapêuticos

Os isolados mais encontrados variam um pouco, com base no local específico de infecção e nos fatores predisponentes associados à doença. No entanto, a análise de estudos retrospectivos sobre isolados de potros neonatos com bacteriemia revela alguns padrões. Nos últimos 30 anos, as bactérias mais isoladas de hemoculturas de potros infectados foram gram-negativas.[25,123,171] Os microrganismos gram-positivos representaram menos de 20% dos isolados de potros infectados e foram tipicamente encontrados em infecções mistas com microrganismos gram-negativos.[25,123] Embora parte da variação nos padrões de bactérias isoladas de potros possa ser causada por diferenças regionais, a porcentagem de isolados gram-positivos parece ter aumentado.[177] Vários estudos relataram um aumento no número de isolados gram-positivos, variando de 30 a 43% do total.[180,181] Essa mudança temporal nos padrões de isolados destaca a necessidade de considerar os prováveis patógenos presentes na formulação do plano antimicrobiano empírico inicial. Com base nos relatos mais recentes, *E. coli* continua a ser o isolado mais comum, seguido por *Enterococcus* spp., *Actinobacillus* spp., *Streptococcus* beta-hemolíticos, *Staphylococcus* spp. e *Enterobacter* spp. [180,834] Infelizmente, os padrões de sensibilidade aos antimicrobianos dos microrganismos isolados de potros bacterêmicos mudou. Embora possa haver algum debate quanto à força motriz dessas mudanças nos padrões de sensibilidade antimicrobiana, não há dúvida de que o fenômeno é real. Alguns relatos anteriores mencionaram a presença de alguns isolados resistentes a vários antimicrobianos,[120,177] mas publicações recentes demonstraram um número substancial de microrganismos multirresistentes (MDR) (até 38% dos isolados).[180,182] As definições variam um pouco entre as referências, mas, de modo geral, os microrganismos MDR são resistentes a três ou mais dos principais antimicrobianos de um painel de sensibilidade. Na medicina humana, estudos recentes caracterizaram o mais comum e problemático dos microrganismos MDR como o grupo ESKAPE, que inclui *Enterococcus faecium*, *Staphylococcus aureus*, *Klebsiella pneumoniae*, *Acinetobacter baumanii*, *Pseudomonas aeruginosa* e *Enterobacter* spp.[835] Esse grupo de patógenos é responsável pela maioria das infecções nosocomiais em hospitais humanos e todos são rotineiramente resistentes aos antimicrobianos mais utilizados atualmente.[836] O aumento da prevalência de microrganismos MDR exigirá o uso meticuloso de antimicrobianos para limitar a disseminação desses patógenos. O risco associado a esses microrganismos também reforça a necessidade da amostragem apropriada para cultura (sangue, líquido sinovial, líquido cefalorraquidiano, efusões de cavidades corporais etc.) para ter certeza dos patógenos envolvidos e ajustar a terapia antimicrobiana de maneira adequada.

Antimicrobianos

Betalactâmicos

Os antibióticos betalactâmicos interagem com as proteínas ligantes de penicilina e interferem na síntese da parede celular bacteriana. Isso leva à formação de paredes celulares defeituosas, que são osmoticamente instáveis; a morte celular é provocada por lise celular. Dentre esses fármacos estão as penicilinas, as penicilinas sintéticas, as cefalosporinas e os carbapenens. Modificações da molécula básica de penicilina ou cefalosporina alteram a atividade antimicrobiana; as penicilinas sintéticas e cefalosporinas de terceira geração, por exemplo, são eficazes contra um maior espectro de gram-negativos. A estabilidade contra betalactamases também pode ser aumentada, como nos carbapenens. Os betalactâmicos são antimicrobianos dependentes de tempo e devem estar presentes nos tecidos em concentrações maiores que a CIM durante a maior parte, de preferência todo, do intervalo entre doses.

A penicilina G é o antimicrobiano betalactâmico mais utilizado na medicina equina e exibe boa eficácia contra muitos microrganismos gram-positivos e anaeróbios, mas o seu espectro gram-negativo é limitado. A penicilina G demonstra boa sinergia com os aminoglicosídeos, sendo útil em abordagens terapêuticas combinadas. A penicilina procaína é administrada por via intramuscular, enquanto as soluções aquosas de penicilina sódica ou potássica são administradas por via intravenosa (Tabela 20.14). A penicilina G procaína é facilmente encontrada e barata, mas a necessidade de injeções intramusculares repetidas a torna menos desejável em potros neonatos, cuja massa muscular é mínima. As penicilinas potássicas ou sódicas têm custo diário bem maior do que a penicilina procaína, mas são bastante utilizadas em potros hospitalizados com acesso venoso imediato. Há relatos de administração de penicilina potássica ou sódica por via intravenosa em CRI, o que pode favorecer a farmacocinética desses compostos dependentes de tempo.[833] A toxicidade das penicilinas é baixa e associada principalmente a reações adversas à injeção intravenosa ou intra-arterial inadvertida da preparação intramuscular, a penicilina G procaína; é provável que essas reações adversas sejam causadas pela procaína e não pela penicilina, embora reações anafiláticas tenham sido relatadas.[837]

Tabela 20.14 Doses de antimicrobianos para potros.

Fármaco	Dose	Via	Frequência (horas)
Aciclovir	16 a 20 mg/kg	VO	8
Amicacina	25 a 30 mg/kg (neonatos)	IV	24
	20 a 25 mg/kg (2 a 4 semanas)		
	7 a 14,5 mg/kg (desmama)		
Amicacina	8 mg/kg	Aerossol	24
Ampicilina sódica	10 a 20 mg/kg	IV, IM	8
Amoxicilina tri-hidratada	10 a 20 mg/kg	IM	8
	20 a 30 mg/kg	VO	6 a 8
Azitromicina	10 mg/kg	VO	24 h por 5 dias, depois a cada 48 h
Cefazolina	25 mg/kg	IM	6 a 8
Cefepima	11 mg/kg	IV, IM	8
Cefpodoxima proxetila	10 mg/kg	VO	6 a 12
Ceftiofur sódico	5 mg/kg	IV	12
	2,2 mg/kg	IM	12 a 24
	1,5 mg/kg/h	IV	CRI
	2,2 mg/kg	Aerossol	24
Ceftiofur ácido livre cristalino	6,6 mg/kg	IM	96 (duas doses)
Cefotaxima	50 a 100 mg/kg	IV	6
Cefalexina	30 mg/kg	VO	8
Ceftriaxona	25 mg/kg	IV	12
Cloranfenicol	50 mg/kg	VO	6
Claritromicina	7,5 mg/kg	VO	12
Doxiciclina	10 mg/kg	VO	12
Eritromicina	25 mg/kg	VO	6 a 8
Fluconazol	8 mg/kg (ataque)	VO	Uma vez
	4 mg/kg (manutenção)	VO	12
Gentamicina	11 a 13 mg/kg (neonatos)	IV, IM	24
	6,6 mg/kg (idade de desmame)		
Gentamicina	2,2 mg/kg como solução de 50 mg/mℓ	Aerossol	24
Imipeném/cilastatina	5 a 10 mg/kg	IM	12
	10 a 20 mg/kg	IV	6
Metronidazol	10 mg/kg (neonatos)	VO	12
	15 mg/kg (10 a 12 dias de idade)	VO	12
	15 mg/kg (mais de 2 semanas)	VO	8
Minociclina	4 mg/kg	VO	12
Penicilina G	20.000 IU	IM (penicilina procaína)	12 (IM)
		IV (penicilina K ou Na)	6 (IV)
Rifampicina	5 a 10 mg/kg	VO	12 a 24
Sulfadiazina-trimetoprima	30 mg/kg	VO	12
Ticarcilina	44 mg/kg	IV	6
Valaciclovir	27 mg/kg (ataque)	VO	8
	18 mg/kg (manutenção)	VO	12

CRI, infusão em taxa contínua; IM, via intramuscular; IV, via intravenosa; VO, via oral.

A ampicilina e a amoxicilina são penicilinas sintéticas com melhor atividade contra bactérias gram-negativas devido à melhor penetração na parede celular externa. Têm eficácia um pouco inferior à da penicilina G em relação a bactérias gram-positivas. A ampicilina é bastante usada como alternativa à penicilina no tratamento da sepse neonatal, em geral combinada com a amicacina.[177,194,834,838] Outros betalactâmicos ocasionalmente utilizados em potros são as penicilinas contra *Pseudomonas* e os carbapenens. Esses medicamentos têm espectro gram-negativo superior e são empregados principalmente nos casos em que aminoglicosídeos não podem ser administrados ou no tratamento de patógenos resistentes aos aminoglicosídeos. Esses fármacos devem ser restritos a infecções documentadas por microrganismos MDR sensíveis. A penicilina mais usada contra *Pseudomonas* é a ticarcilina, que é quase sempre combinada com o ácido clavulânico.[839,840] O ácido clavulânico causa a inativação irreversível dependente de tempo de muitas betalactamases, aumentando a atividade da ticarcilina contra os microrganismos produtores dessas enzimas. O imipeném, um dos carbapenens, tem sido usado em potros para o tratamento de infecções por microrganismos MDR. O imipeném é combinado com a cilastatina, que retarda a sua eliminação renal e permite a diminuição da frequência de administração.[841]

Cefalosporinas

As cefalosporinas são tradicionalmente agrupadas em "gerações" de acordo com sua ordem de descoberta e seu espectro de ação. Os medicamentos de primeira geração exibem espectro primariamente gram-positivo, enquanto as gerações subsequentes têm espectro gram-negativo crescente e diminuições correspondentes no espectro gram-positivo. Os medicamentos de quarta geração são considerados de amplo espectro. A cefalosporina mais administrada a cavalos é o ceftiofur, um medicamento de terceira geração.[842] Seu espectro é bastante amplo, com ênfase na cobertura de gram-negativos. Devido a esse espectro de atividade, o ceftiofur tem sido bastante utilizado como monoterápico no tratamento inicial de potros. A segurança relativa do ceftiofur em potros estimulou essa abordagem, pois permite ao clínico evitar a terapia combinada, inclusive com aminoglicosídeos. Infelizmente, alguns estudos recentes documentaram resistência frequente ao ceftiofur em microrganismos isolados de potros e parece haver uma tendência de aumento da resistência com o passar do tempo, sobretudo entre bactérias entéricas gram-negativas.[180,834] A administração de ceftiofur sódico em CRI também foi investigada e parece produzir farmacocinética adequada.[843] O ceftiofur também é comercializado em uma forma de liberação lenta, que contém CCFA. A administração subcutânea de CCFA produz farmacocinética apropriada para bactérias altamente sensíveis em potros.[844] A diarreia autolimitada foi relatada em 66% dos potros tratados com CCFA, mas isso não parece ser um problema clínico associado a esse fármaco. A administração subcutânea repetida de CCFA (13,2 mg/kg) em intervalos de 48 horas por quatro doses mantém as concentrações terapêuticas apropriadas em potros.[845] Outras cefalosporinas podem ser usadas em potros, como cefquinoma, ceftriaxona, cefpodoxima proxetila, cefotaxima, ceftazidima e cefepima. A cefquinoma é uma cefalosporina de quarta geração, aprovada na Europa para o tratamento de potros com septicemia causada por *E. coli*, mas não é comercializada nos EUA.[846] A cefquinoma é administrada em dose de 1 mg/kg IV ou intramuscular (IM) a cada 12 horas para o tratamento de infecções por patógenos muito sensíveis, mas uma dose maior, de 4,5 mg/kg IV a cada 12 horas, é indicada para patógenos com CIM mais alta.[847] A cefpodoxima proxetila é um medicamento de terceira geração, administrada por via oral, mas, infelizmente, o seu custo tende a limitar a sua utilidade.[833] A cefepima é um medicamento de quarta geração, que pode auxiliar o manejo de infecções por microrganismos MDR.[848]

Aminoglicosídeos

Os aminoglicosídeos ainda são o principal componente do arsenal do clínico de equinos, apesar de seu potencial bem descrito de nefrotoxicidade. Isso acontece porque os aminoglicosídeos são bactericidas, têm espectro principalmente gram-negativo e demonstram boa sinergia com antimicrobianos betalactâmicos.[634] A penetração dos aminoglicosídeos em bactérias é, em parte, um processo de transporte dependente de oxigênio e realizado por difusão passiva. Essa dependência do transporte por oxigênio torna os anaeróbios resistentes aos aminoglicosídeos. A difusão passiva é responsável pela dependência de altas concentrações teciduais para alcançar altas concentrações intracelulares. As vias de administração e/ou esquemas terapêuticos associados a altas concentrações de pico no sítio de infecção, como aumento do intervalo entre doses, estão relacionados a melhores respostas clínicas.[849] Os maiores intervalos de tratamento diminuem o risco de nefrotoxicidade, embora ainda haja eficácia clínica devido ao prolongamento da morte bacteriana, mesmo depois que a concentração de aminoglicosídeo fica abaixo da CIM para o microrganismo-alvo. Esse fenômeno é denominado *efeito pós-antibiótico*. O maior intervalo entre doses também diminui o desenvolvimento de resistência antimicrobiana adquirida e adaptativa em razão das altas concentrações de pico e o tempo abaixo da CIM.[634]

Os potros neonatos têm menores taxas de depuração do medicamento, o que requer maiores intervalos terapêuticos, mas esses valores chegam aos níveis de adultos nas primeiras semanas de vida.[634] Os neonatos também têm maiores volumes de distribuição em comparação aos adultos, o que exige doses substancialmente maiores para alcançar o pico desejado de concentrações séricas. Um estudo recente acerca da farmacocinética da gentamicina em potros indicou que a sua administração deve ser feita em doses de 12 mg/kg IV a cada 36 horas em potros com menos de 2 semanas de idade, enquanto uma dose mais baixa, de 6,6 mg/kg IV a cada 24 horas, foi estimada como adequada para potros com 2 semanas de idade ou mais.[850] Devido à imprevisibilidade da farmacocinética dos aminoglicosídeos em potros doentes, recomenda-se o monitoramento terapêutico para garantir a obtenção do pico de concentração sérica e das concentrações mínimas apropriadas. O pico de concentrações séricas é normalmente monitorado 30 minutos após a administração da dose intravenosa, enquanto as concentrações mínimas são determinadas logo antes da dose subsequente. Essa abordagem é eficaz, mas pode não ter sensibilidade para a detecção da menor depuração do fármaco. Além disso, em decorrência do momento de coleta da amostra, os resultados do ensaio não são conhecidos até depois da administração da próxima dose, o que pode atrasar o ajuste da dosagem ou intervalo, se indicado. Outra abordagem é a obtenção de amostras de soro 30 minutos e 8 horas após a administração do medicamento, o que pode melhorar a estimativa da depuração e permitir o ajuste mais rápido do protocolo terapêutico.[634]

Sulfonamidas potencializadas

Os compostos de sulfa potencializados são muito comuns na medicina equina por causa de seu amplo espectro, via de administração oral e acessibilidade. Sua farmacodinâmica é dependente de tempo e os seus efeitos são considerados bactericidas. As sulfas potencializadas se distribuem bem nos tecidos. A toxicidade é mais associada a distúrbios da flora gastrintestinal e ao desenvolvimento de colite. Embora esses medicamentos não sejam apropriados para a terapia inicial de potros com sepse, podem ser muito eficazes em microrganismos sensíveis.

Tetraciclinas

As tetraciclinas são bacteriostáticas e de amplo espectro, com atividade contra uma grande variedade de bactérias e protozoários, além de *Mycoplasma* e *Rickettsia*. Esses compostos são de natureza dependente de tempo. Os compostos mais empregados são a oxitetraciclina e a minociclina. A toxicidade foi associada a distúrbios da flora gastrintestinal em adultos, mas esses eventos parecem raro em potros. Como as tetraciclinas são eliminadas principalmente pelo trato urinário, há o risco de intoxicação em animais com insuficiência renal.

Doses muito altas de oxitetraciclina são administradas a potros com contratura tendínea e a administração repetida ou imprudente foi associada à nefrotoxicidade.[629] A injeção intravenosa rápida de oxitetraciclina foi relacionada ao colapso em cavalos, talvez pela quelação do cálcio no sangue. Por isso, a oxitetraciclina é administrada em doses de 6 a 8 mg/kg, por via intravenosa lenta, durante 30 minutos, 2 vezes/dia, geralmente diluída em 0,5 a 1 ℓ de soro fisiológico. A doxiciclina não é mais usada por causa da menor disponibilidade e do maior custo. A minociclina passou a ser bastante utilizada em cavalos devido à farmacocinética superior em comparação à doxiciclina e ao custo mais razoável. Embora nenhum estudo farmacocinético tenha sido realizado em potros, a minociclina é administrada empiricamente em doses para adultos.[851]

Macrolídeos

Os macrolídeos (eritromicina, azitromicina e claritromicina) são considerados bacteriostáticos, têm amplo espectro de ação e se acumulam nos tecidos, sobretudo nos pulmões.[852] São mais utilizados no tratamento da pneumonia por rodococos em potros. Os macrolídeos são eliminados pelo metabolismo hepático e podem afetar a farmacocinética de outros medicamentos metabolizados pelo sistema P450. A administração de eritromicina em potros com pneumonia por rodococos foi associada a hipertermia e diarreia frequentes; por isso, esse medicamento não é mais usado com esse fim em grande parte dos EUA. Hoje, a azitromicina e a claritromicina são os macrolídeos mais utilizados em potros. A rifampicina é tipicamente associada a macrolídeos no tratamento da pneumonia por rodococos devido aos seus possíveis efeitos sinérgicos. A combinação de claritromicina-rifampicina foi mais eficaz que a eritromicina-rifampicina ou azitromicina-rifampicina no tratamento da pneumonia por rodococos.[441] Apesar de décadas de experiência clínica que apoiam a eficácia da combinação de macrolídeos e rifampicina, há evidências recentes de que a coadministração de rifampicina com macrolídeos inibe substancialmente a absorção de macrolídeos.[444,445] As recomendações atuais apoiam o uso contínuo de combinações macrolídeo-rifampicina no tratamento da pneumonia por rodococos em potros.[349] Tem havido interesse no uso do macrolídeo gamitromicina em potros devido à farmacocinética favorável após injeções intramusculares 1 vez/semana. A gamitromicina não foi inferior à combinação de azitromicina e rifampicina no tratamento da pneumonia por rodococos em potros.[435,443]

Rifamicinas

A rifampicina é um antibiótico macrocíclico e é utilizado principalmente em potros como adjuvante aos macrolídeos para o tratamento da pneumonia por rodococos. Pode ser combinada com outros antibióticos para o tratamento de abscessos, mas nunca deve ser usada sozinha devido ao risco de rápido desenvolvimento de resistência antimicrobiana. Além do uso no tratamento de infecções por rodococos, a rifampicina foi eficaz contra estafilococos.

Cloranfenicol

O cloranfenicol se distribui bem nos tecidos e tem amplo espectro de ação, inclusive contra bactérias gram-positivas e gram-negativas, bem como *Rickettsia, Mycoplasma* e anaeróbios. O cloranfenicol tem meia-vida curta e é um medicamento dependente de tempo, que requer administração frequente (intervalos de 6 horas).[853] Nos últimos 50 a 60 anos, o cloranfenicol passou a ser ilegal em animais de consumo por causa do possível desenvolvimento de anemia aplásica fatal, não dependente de dose em seres humanos. Devido ao uso mínimo, muitos tipos de bactérias apresentam baixos níveis de resistência ao cloranfenicol e, assim, esse fármaco pode ser importante no tratamento de microrganismos MDR. Curiosamente, o uso de cloranfenicol foi proposto em pacientes humanos infectados por microrganismos MDR apesar do risco de anemia aplásica.[854] Independentemente disso, o risco de anemia aplásica em seres humanos que manuseiam o cloranfenicol exige instruir o cliente a evitar o contato com o medicamento em aerossol ou o contato direto com as mucosas. Em animais, intoxicações parecem raras e são associadas à supressão reversível ou irreversível da medula óssea. O florfenicol está intimamente relacionado ao cloranfenicol, mas não foi associado à anemia aplásica em seres humanos e é aprovado para uso em animais de consumo. A administração de florfenicol a cavalos adultos foi associada à colite aguda e é contraindicada, mas isso não foi descrito em potros. Existem relatos informais de uso clínico bem-sucedido de florfenicol em potros em intervalos de 24 a 48 horas; no entanto, um estudo farmacocinético recente sugeriu que um intervalo mais curto, de 10 horas, pode ser apropriado.[833,855]

Fluoroquinolonas

As fluoroquinolonas têm espectro relativamente amplo, com excelente atividade contra microrganismos gram-negativos, mas atividade mínima contra estreptococos. São bactericidas e penetram muito bem nos tecidos. As fluoroquinolonas exibem efeitos bactericidas dependentes do pico de concentração e de efeitos pós-antibióticos prolongados, semelhantes aos aminoglicosídeos. Assim, podem ser administradas em doses relativamente altas e frequência reduzida. O enrofloxacino é a fluoroquinolona mais utilizada em cavalos, mas é contraindicada em potros em razão dos efeitos adversos no amadurecimento da cartilagem.[856] A marbofloxacino foi usada em potros e parece ser segura, embora nenhum estudo controlado tenha confirmado essa impressão clínica.[833,857]

Metronidazol

O metronidazol é um antimicrobiano nitroimidazol, altamente eficaz contra microrganismos anaeróbios. Devido ao espectro anaeróbio limitado da maioria dos outros antimicrobianos em potros, o metronidazol é bastante utilizado em caso de suspeita ou confirmação de infecção por microrganismos anaeróbios nesses animais. Um estudo farmacocinético recente detectou influências dependentes da idade na cinética do metronidazol em potros e sugeriu diversas doses ao longo das primeiras 2 semanas de vida.[551]

Administração em aerossol

Antimicrobianos administrados em aerossol alcançam altas concentrações na superfície da mucosa respiratória, minimizando o desenvolvimento de efeitos colaterais sistêmicos. Outras possíveis vantagens da administração de medicamentos no trato respiratório inferior por aerossolização são reduzir a dose total administrada, evitar os efeitos colaterais sistêmicos e o rápido início de ação.[463] Contudo, a administração de antimicrobianos por aerossolização tem limitações, inclusive problemas técnicos e irritação pulmonar, bem como o custo do equipamento necessário e o tempo para a administração. Vários antimicrobianos foram investigados para a administração em aerossol em cavalos, inclusive gentamicina, ceftiofur, cefquinoma e marbofloxacino. Tanto a gentamicina quanto o ceftiofur são bem tolerados e podem ser administrados como aerossóis.[459,466]

FLUIDOTERAPIA EM POTROS

Um dos maiores dilemas de um clínico ao avaliar um potro doente se refere à indicação da fluidoterapia. A determinação da necessidade de fluidoterapia deve considerar as suas diversas indicações. A indicação mais comum é a correção de depleção de volume ou desidratação. Outras indicações podem ser a correção de desequilíbrios eletrolíticos específicos, o fornecimento de suporte coloidal, a correção de distúrbios acidobásicos, a restauração da capacidade de transporte de oxigênio e a administração de imunoglobulinas. Em muitos casos, há mais de uma dessas indicações e deve-se ter cuidado ao avaliar o paciente, pois as mudanças no estado clínico ao longo do tempo podem levar ao surgimento de uma ou mais novas indicações para a fluidoterapia, mesmo que outras possam ter sido resolvidas.

A próxima questão em relação à fluidoterapia é o tipo de líquido necessário. A escolha da composição do líquido depende de múltiplas variáveis, que incluem o objetivo principal da fluidoterapia e considerações específicas ao paciente e à via de administração, além de considerações práticas. O clínico deve determinar a via mais apropriada para a fluidoterapia no paciente, o que também pode influenciar a decisão em relação aos tipos de líquidos a serem administrados. A quantidade de fluidoterapia a ser administrada também deve ser determinada, principalmente com base no *deficit* de líquidos do paciente e na necessidade de manutenção e reposição de perdas contínuas. A duração prevista da fluidoterapia pode ser mais difícil de avaliar na formulação de um plano de tratamento, mas representa um fator importante na decisão da maneira de administrar os líquidos e os seus possíveis custos. Por fim, o médico deve desenvolver um plano para monitorar a fluidoterapia em andamento e determinar quando ela não é mais necessária.

Critérios para fluidoterapia

O primeiro desafio é a avaliação precisa do estado de hidratação. Os parâmetros típicos utilizados na avaliação da hidratação clínica durante um exame físico são cor das mucosas, tempo de preenchimento capilar, tempo de enchimento jugular, qualidade do pulso, temperatura dos membros, estado mental e produção de urina. Esses parâmetros representam, fundamentalmente, indicadores de perfusão e não de hidratação, o que é uma distinção importante, visto que existem situações, como o choque cardiogênico ou vasodilatador, em que um paciente bem hidratado pode apresentar perfusão muito baixa. O termo *desidratação*, na verdade, se refere a situações em que há um *deficit* corporal total de água pura. Os sinais clínicos mais usados para a avaliação da desidratação são turgor cutâneo aumentado, mucosas pegajosas e olhos fundos. Infelizmente a avaliação do turgor cutâneo em potros é difícil, e um estudo recente em cavalos adultos indicou que esse também não é um estimador confiável do estado de hidratação clínica nessa população.[858] Uma visão mais aprofundada do estado de hidratação pode ser obtida pela medida da gravidade específica da urina, que deve estar na faixa de 1,010 a 1,001 no potro devidamente hidratado. Valores superiores a 1,010 indicam que o potro está retendo água e provavelmente não apresenta hidratação adequada. A produção de urina é outro bom parâmetro, mas pode ser de difícil avaliação em potros não submetidos ao monitoramento contínuo. O potro normal deve urinar pelo menos uma vez a cada 2 horas. Uma avaliação mais precisa do débito urinário só é possível em potros com cateter urinário, que permite a coleta e medida da urina. A produção de urina deve ser maior que aproximadamente dois terços da ingestão total de líquidos, inclusive todas as infusões intravenosas e quaisquer líquidos entéricos ou alimentares. A hipotensão, determinada pela pressão arterial média (PAM) inferior a 60 mmHg, pode ser uma indicação de hipovolemia, mas também pode ser causada por diminuição do débito cardíaco ou excesso de capacitância venosa. O paciente hipotenso que não responde à reposição volêmica deve receber vasopressores e/ou inotrópicos (ver a seção Terapia com Inotrópicos e Vasopressores).

Para determinar a presença de hipovolemia e/ou desidratação, considere a distribuição de líquido no corpo. Nos potros neonatos, a água corporal total (TBW) é substancialmente maior do que em cavalos adultos, com valores de 75 e 67%, respectivamente.[859] A TBW está presente em dois compartimentos primários, o líquido intracelular (FIC) e o líquido extracelular (FEC); este último é subdividido em líquido intersticial e volume plasmático. Em potros neonatos, o FEC e o FIC representam, cada um, cerca de metade da TBW e o volume plasmático representa cerca de um quarto do FEC. A TBW é determinada sobretudo pelo teor corporal total de sódio, que está intimamente relacionado à concentração de sódio no FEC e é regulado pela ingestão ou eliminação de sódio.[860] As diminuições na concentração plasmática de sódio (hiponatremia) são indicativas de excesso relativo de água livre e/ou de redução no teor de sódio corporal total. Os rins respondem eliminando água enquanto retêm sódio, o que restaura a concentração normal de sódio e a TBW. Aumentos na concentração plasmática de sódio representam uma perda de água livre e estimulam a sede, levando à ingestão de água e correção do *deficit* de TBW.

Tipos de líquidos

Depois de determinar que o paciente precisa de líquidos, o próximo desafio é escolher os tipos de líquidos que devem ser administrados. Existem muitas opções de líquidos, enquadradas em três categorias amplas: soluções cristaloides, coloides e de transporte de oxigênio. As soluções cristaloides contêm eletrólitos e não eletrólitos (como a dextrose), capazes de se difundir através da parede capilar para o interstício, enquanto as soluções coloides contêm moléculas maiores que não se difundem com facilidade e tendem a continuar no interior do lúmen vascular. As soluções de transporte de oxigênio contêm hemácias ou outras substâncias capazes de transportar oxigênio dos pulmões para os tecidos. Na maioria das situações, o líquido mais adequado é uma solução cristaloide. Essas soluções são classificadas com base em sua tonicidade em relação ao plasma normal como isotônicas, hipertônicas ou hipotônicas.

Líquidos isotônicos contendo eletrólitos têm pouca influência no volume do FIC, mas expandem o volume do FEC e do sangue circulante. Como esses líquidos contêm grandes quantidades de sódio, uma parte substancial do líquido é retida no corpo, a menos que os rins excretem o sódio e a água juntos. A sobrecarga de sódio pode causar hipernatremia, que foi associada ao aumento da mortalidade e da gravidade da doença em pacientes humanos.[861] Além do teor substancial de sódio das soluções eletrolíticas isotônicas, há também uma boa quantidade de cloreto. Isso é mais pronunciado no soro fisiológico (solução salina isotônica, NaCl a 0,9%), que contém 154 mEq/ℓ de sódio e cloreto (Tabela 20.15). Embora o teor de sódio seja apenas ligeiramente suprafisiológico, a quantidade de cloreto é muito maior do que a normalmente observada no plasma. Em alguns pacientes, a eliminação renal de cloreto é menor e inadequada para essa alta carga de cloreto.[862] A administração excessiva de cloreto está associada ao desenvolvimento de acidose metabólica hiperclorêmica, inflamação, hipotensão e desfechos renais adversos em pacientes humanos.[861] Líquidos mais fisiológicos, como solução de lactato de Ringer (LRS), Plasma-Lyte A e Normosol-R, contêm concentrações menores de cloreto, simulando melhor as concentrações séricas normais. A dextrose a 5% em água é uma exceção a essas regras por ser um líquido cristaloide isotônico sem eletrólitos, utilizado principalmente para a reposição de *deficits* hídricos corporais totais.

Os líquidos cristaloides hipertônicos apresentam concentrações de eletrólitos maiores que o plasma e têm menos indicações para o seu uso. O principal cristaloide hipertônico é a solução salina hipertônica, que é usada para a expansão do volume de sangue circulante. Esse efeito é causado pelo deslocamento do líquido do espaço intersticial para a circulação, mas é muito transitório devido à rápida difusão da carga de sódio da circulação para o interstício. Outro cristaloide hipertônico bastante utilizado é o bicarbonato de sódio hipertônico, que é normalmente administrado para corrigir a acidose metabólica. Ao fornecer sódio sem cloreto, essa solução trata diretamente da acidose de íons fortes, como a acidose metabólica hiponatrêmica. É menos utilizado no tratamento de outros tipos de acidose metabólica, como a acidose láctica, e deve-se ter cuidado ao administrar essa solução a potros com ventilação reduzida devido ao aumento da produção de dióxido de carbono e possível agravamento da acidose respiratória.

As soluções cristaloides hipotônicas contêm muito menos sódio e cloreto do que os líquidos isotônicos. Isso pode ser muito útil, pois a menor carga de sódio diminui o risco de retenção de água e formação de edema e a menor carga de cloreto reduz o risco de acidose metabólica hiperclorêmica. Por isso, os cristaloides hipotônicos são mais utilizados na fluidoterapia de manutenção, em que há menor necessidade de reposição de eletrólitos e mais necessidade de fornecimento de água. O uso de líquidos de reanimação, como LRS e Normosol-R/Plasma-Lyte A, na terapia de manutenção em potros foi associado ao desenvolvimento de hipernatremia e hipercloremia, o que reforça essa preocupação.[863] Como os pacientes em fluidoterapia de manutenção muitas vezes têm ingestão dietética reduzida, há uma necessidade maior de suplementação de potássio e os líquidos de manutenção têm, portanto, maiores concentrações de potássio. Há preocupações de que a administração de líquidos hipotônicos possa causar lise das hemácias e, por isso, os líquidos de manutenção geralmente têm dextrose para que a tonicidade da solução fique em uma faixa fisiológica mais apropriada. Após a administração, a dextrose é metabolizada e não tem impacto nas mudanças de líquidos no corpo. O uso de dextrose a 5% em água representa uma alternativa aos líquidos cristaloides hipotônicos para a terapia de manutenção em potros; essa solução não contribui com sódio porque não contém eletrólitos. Isso é problemático porque há uma necessidade contínua de eletrólitos devido às perdas renais, gastrintestinais e insensíveis. Por isso, a dextrose a 5% em água não deve ser utilizada sozinha e em geral é combinada com soluções cristaloides poliônicas isotônicas para a reposição de quaisquer *deficits* eletrolíticos, bem como perdas contínuas.

Os coloides são líquidos com moléculas relativamente grandes, com menor capacidade de difusão pela membrana capilar. Isso permite que exerçam pressão coloide oncótica dentro da circulação, levando a mudanças de líquido do interstício para a vasculatura e expandindo o volume de sangue circulante. Os coloides também ajudam a reter os líquidos administrados na vasculatura por mais tempo em comparação aos cristaloides. A solução coloide mais administrada é o plasma equino fresco congelado, que contém albumina como coloide primário. A albumina, embora seja o coloide mais fisiológico, também tem tamanho relativamente pequeno e se difunde no espaço do líquido intersticial, onde exerce efeito coloidal, com possível exacerbação do desenvolvimento de edema. O sangue é outro coloide natural. Além do efeito coloidal da albumina, o sangue ainda fornece hemácias para melhorar a capacidade de transporte de oxigênio e a oxigenação dos tecidos. Outra solução com capacidade de transporte de oxigênio é a hemoglobina bovina polimerizada ultrapurificada. Esse produto tem efeitos coloides, mas isso não é o principal motivo de seu uso. A hemoglobina polimerizada teve eficácia clínica aparente em potros e cavalos em doses de 2 a 5 mℓ/kg.[750,752] Esse produto não é comercializado nos EUA, apenas na Europa (Oxyglobin, Dechra Veterinary Products, Shrewsbury, Reino Unido).

Tabela 20.15 **Composição de soluções de líquidos intravenosos comumente administradas em potros.**

	Tipos de Líquido							
Componentes	Plasma	Soro fisiológico (0,9%)	Solução de Lactato de Ringer	Plasma-Lyte A/ Normosol-R	Plasma-Lyte 56/ Normosol-M com 5% de dextrose	Dextrose a 5% em água	Dextrose a 50% em água	Solução salina a 7,2%
Na^+ (mEq/ℓ)	140	154	131	140	40	–	–	1.232
Cl^- (mEq/ℓ)	104	154	111	98	40	–	–	1.232
K^+ (mEq/ℓ)	5	–	5,4	5	13	–	–	–
Mg^{2+} (mEq/ℓ)	1	–	1	3	3	–	–	–
Ca^{2+} (mEq/ℓ)	2,2	–	2	–	–	–	–	–
Dextrose (g/ℓ)	–	–	–	–	50	50	500	–
Bicarbonato (mEq/ℓ)	25	–	–	–	–	–	–	–
Lactato (mEq/ℓ)	1	–	29	–	–	–	–	–
Gliconato (mEq/ℓ)	–	–	–	23	–	–	–	–
Acetato (mEq/ℓ)	–	–	–	27	16	–	–	–
Osmolaridade (mOsm/ℓ)	285	309	278	295	363	253	2.525	–

Coloides sintéticos, como hetastarch (hetamido) e pentastarch (pentamido), são estáveis em armazenamento e não requerem coleta ou descongelamento antes da administração; por isso, são muito úteis em pacientes em estado crítico. De modo geral, os coloides sintéticos são mais baratos do que o plasma equino congelado e podem ter efeito coloide mais duradouro do que a albumina. Há preocupações de que os coloides sintéticos, sobretudo o hetastarch, possam interferir na coagulação, em especial em pacientes com inflamação sistêmica grave, que já podem apresentar disfunção coagulativa subclínica. As preparações de hetastarch de nova geração têm peso molecular inferior e graus menores de substituição molar, com melhores perfis de segurança.[864] Mais preocupante ainda são as evidências recentes da medicina humana de que a reanimação com soluções de hetastarch pode estar associada a um risco maior de lesão renal aguda e mortalidade.[865] Embora não existam estudos abordando essas questões, em medicina veterinária recomenda-se a administração de soluções de hetastarch apenas em pacientes com necessidade comprovada de coloides e, talvez, combinadas com plasma equino, e não como líquido primário de reanimação ou coloide único. As soluções de hetastarch não devem ser administradas em doses superiores a 5 a 10 mℓ/kg e a dose cumulativa deve ser restrita a não mais de 20 mℓ/kg.

Via de administração

O próximo desafio é determinar a via de administração dos líquidos. A via mais fisiológica é a enteral, mas pode ser fácil ignorar a sua utilidade, especialmente em pacientes hospitalizados. De modo geral, se o intestino for funcional, essa via deve ser usada pelo menos para um componente apropriado da fluidoterapia. A administração enteral é limitada ao volume que pode ser administrado e à taxa de absorção de líquido, tendo menos importância no paciente em estado crítico. No entanto, pode ser muito útil na administração da fluidoterapia de manutenção. A terapia enteral também pode ser menos dispendiosa e mais prática no ambiente de campo para o tratamento de paciente com doença de menor gravidade. A via intravenosa gera resultados mais rápidos porque permite a administração rápida de grandes quantidades de líquidos e é a mais administrada em pacientes estado crítico. O acesso intravenoso está associado a alguns riscos, principalmente complicações associadas ao cateter, como tromboflebite e aspiração de embolia aérea. A administração subcutânea ou intraperitoneal de líquidos não é bem tolerada em pacientes equinos, e essas vias são raramente usadas.

Todas essas decisões podem ser afetadas por considerações práticas relacionadas à administração da fluidoterapia. O estabelecimento do acesso intravenoso pode ser difícil no neonato doente, em especial a campo. Embora cateteres com estiletes sejam bastante utilizados, podem ser difíceis de colocar em potros hipotensos e são suscetíveis a dobras ou deslocamento por movimento do animal e manuseio frequente. Esses cateteres são mais usados para administração de líquidos a curto prazo em potros normotensos. Os cateteres com estilete mais empregados são feitos de Teflon, que pode ser mais irritante para a veia do que outros materiais, mas também há cateteres com estilete de poliuretano (MILA International, Inc., Erlanger, KY; Arrow, Teleflex Inc., Wayne, PA, EUA). Os cateteres com fio, embora um pouco mais complexos em relação à colocação, são mais fáceis de usar em pacientes hipotensos e mais fáceis de manter por longos períodos. Esses cateteres são normalmente feitos de poliuretano, que é menos trombogênico que o Teflon. Os cateteres com fio de silicone são os menos trombogênicos e raramente são utilizados em potros. Os cateteres com fio também são comercializados em comprimentos maiores (20 cm) do que os cateteres com estiletes (13 cm). Essa característica é importante em potros em estado crítico, permitindo a colocação de maneira quase tão profunda quanto um acesso venoso central, o que pode diminuir o risco de irritação vascular associada à administração de soluções hipertônicas ou medicamentos irritantes. Os cateteres com fio podem ter vários lúmens, o que também pode ser importante em pacientes em estado crítico por permitir a administração de nutrição parenteral ou medicamentos por um lúmen diferente daquele usado para a administração de líquidos IV. A desvantagem desses cateteres de múltiplos lúmens é principalmente o seu grande diâmetro externo, o que pode dificultar a sua colocação e aumentar o risco de complicações locais ou vasculares.

A administração enteral de líquidos pode ser realizada por sonda nasogástrica, mas essa abordagem é mais útil para a administração de algumas doses de líquidos, já que a intubação repetida pode representar uma intervenção muito estressante. A manutenção da sonda nasogástrica também é problemática por causa da irritação local da faringe e da interferência na alimentação voluntária. Se a administração enteral repetida for prevista, então deve-se considerar seriamente a colocação de uma sonda de alimentação enteral permanente (14 Fr × 125 cm, MILA International, Inc., Erlanger, KY, EUA). O pequeno diâmetro externo dessas sondas permite a ingestão voluntária contínua de alimento ou água. Essa sonda facilita muito a administração de vários pequenos *bolus* de líquidos entéricos ou leite com o mínimo de estresse do paciente. Uma discussão mais aprofundada sobre alimentação enteral pode ser encontrada na seção Suporte Nutricional para o Potro, mais adiante neste capítulo.

Dose

O médico também deve determinar o volume de líquidos a ser administrado e a duração da fluidoterapia. Os fatores que devem ser considerados na determinação da quantidade de líquidos a administrar são o volume necessário para a manutenção da função corporal normal, a magnitude do *deficit* líquido existente e as perdas contínuas associadas à doença (diarreia, refluxo), além de quaisquer perdas insensíveis (suor). Ao projetar a fluidoterapia, é importante considerar o plano de manutenção de líquidos separadamente do plano de reposição de líquidos, que inclui a reposição de *deficits* existentes e perdas contínuas. Os tipos de líquidos utilizados para esses fins são diferentes e o uso inadvertido de líquidos de manutenção para reposição, ou vice-versa, pode prejudicar o paciente. Os requerimentos de líquido de manutenção em potros podem ser calculados de duas maneiras. A maneira tradicional é com base no valor aceito de 3 a 5 mℓ/kg/h (75 a 120 mℓ/kg/dia) como a necessidade de líquido de manutenção. O principal problema dessa abordagem é representar uma faixa muito ampla, que pode causar sobrecarga de líquido se não for monitorada com cuidado. A segunda maneira para a determinação das necessidades de líquidos de manutenção foi proposta com base na fórmula de Holliday-Segar, com taxa de administração de líquidos mais "seca" e conservadora. O cálculo é o seguinte: para os primeiros 10 kg de peso corporal, 100 mℓ/kg/dia de líquidos são administrados, depois 50 mℓ/kg/dia para cada quilograma de 11 a 20 kg de peso corporal e, em seguida, 25 mℓ/kg/dia para cada quilograma de peso corporal acima de 20 kg.[190,866] Em um potro de 50 kg, esse cálculo produz uma taxa de manutenção de 2.250 mℓ/dia, ou 94 mℓ/h, o que equivale a 1,9 mℓ/kg/h.[866] Ao formular o plano terapêutico, não se esqueça de incorporar outras fontes de líquido que podem ser administradas ao potro, como a alimentação enteral, as infusões de fármacos e a nutrição parenteral. É fácil ignorar essas fontes, que podem constituir uma proporção significativa da ingestão diária de líquidos.

A outra consideração no planejamento da fluidoterapia de manutenção é a necessidade contínua de eletrólitos, particularmente sódio e potássio. A hipernatremia e a hipercloremia são complicações prováveis da administração de soluções isotônicas de reposição para fins de manutenção.[863] Essas soluções também contêm quantidades de potássio que são inadequadas para manutenção. As soluções cristaloides hipotônicas de manutenção são, portanto, mais apropriadas. A taxa diária recomendada de suplementação de sódio em potros é inferior a 3 mEq/kg, a menos que as perdas renais de sódio sejam elevadas.[866] A administração de uma solução de manutenção como o Plasma-Lyte® 56 a 1,9 mℓ/kg/h fornece em torno de 2 mEq/kg de sódio por dia. É importante lembrar que o potro provavelmente recebe sódio de outras fontes, na forma de infusões de fármacos, lavados de cateteres, soluções de nutrição parenteral, plasma ou coloides sintéticos. As necessidades diárias de manutenção de potássio são bastante altas em potros que não estão sendo amamentados, já que o leite contém altos níveis desse íon. A suplementação de potássio de 1 a 3 mEq/kg/dia é um ponto de partida razoável. As soluções de manutenção hipotônicas, como Plasma-Lyte® 56, contêm bem mais potássio do que as soluções de reposição (13 mEq/ℓ contra 5 mEq/ℓ, respectivamente), mas esse valor ainda é insuficiente para o neonato e há necessidade de suplementação. A adição de 20 a 40 mEq/ℓ de cloreto de potássio a uma solução de manutenção hipotônica é um bom ponto de partida para a suplementação. Deve-se ter cuidado para não administrar um líquido com essa quantidade de suplementação de potássio com muita rapidez, porque a administração de potássio a uma taxa maior que 0,5 mEq/kg/h pode causar complicações cardíacas por hiperpotassemia.

Com a utilização dos indicadores de perfusão clínica já mencionados (cor das mucosas, tempo de preenchimento capilar, tempo de enchimento jugular, frequência cardíaca e qualidade do pulso), pode-se obter uma estimativa aproximada do grau de desidratação clínica (Tabela 20.16). Essa abordagem produz estimativas de desidratação entre 5% e > 10%; esses valores podem ser usados para a estimativa do *deficit* de líquido. Por exemplo, um potro de 50 kg com uma estimativa clínica de 5% de desidratação precisa de 2,5 ℓ de líquidos (50 kg × 0,05 = 2,5 kg de líquido) para a reposição do *deficit*. O exame clinicopatológico pode ajudar a refinar a estimativa do *deficit* de líquidos e variáveis, como hematócrito, concentração plasmática total de proteínas, gravidade específica da urina e concentração sérica de ureia, creatinina e lactato, podem trazer informações importantes (Tabela 20.17). O hematócrito aumenta com a hipovolemia, mas pode apresentar elevações menos acentuadas com a desidratação. A concentração total de proteínas normalmente aumenta com a hipovolemia e a desidratação, mas pode não ter sensibilidade em pacientes com hipoalbuminemia e/ou hipoglobulinemia. A gravidade específica da urina é um marcador bastante sensível de desidratação e tem grande utilidade clínica. As concentrações de ureia e creatinina são indicadores de hipovolemia e diminuição da perfusão, e não de desidratação. Tanto a ureia quanto a creatinina são marcadores relativamente insensíveis de redução da perfusão, em especial a ureia, e só começam a aumentar com diminuições substanciais da TFG. A concentração sérica de lactato pode ser um marcador mais sensível de perfusão, mas também pode ser elevada em resposta à menor utilização de oxigênio pelos tecidos ou à diminuição da depuração hepática da molécula. A pressão venosa central (PVC) pode ser muito útil na avaliação do estado de líquido do potro. Essa medida é tecnicamente desafiadora, mas é viável com equipamentos limitados. Se o potro tiver um cateter sobre fio de 20 cm, a ponta do cateter é central o bastante, permitindo a determinação da PVC aproximada. Com o potro em decúbito lateral, toda a fluidoterapia em andamento é interrompida durante a medida. Um manômetro de água ou transdutor de pressão eletrônico pode ser usado e a posição zero no manômetro deve ser definida aproximadamente à altura da base do coração. O manômetro é preparado com solução salina heparinizada estéril e, em seguida, aberto para o cateter IV. Pequenas flutuações de pressão devem ser observadas com as respirações, e a medida feita é a média aproximada dessa faixa.

Tabela 20.16 Avaliação clínica do estado de hidratação.

Grau de desidratação	Turgor cutâneo	Tempo de preenchimento capilar	Mucosas
< 5%	1 a 3 s	< 2 s	Ligeiramente pegajosas
5 a 10%	3 a 5 s	2 a 3 s	Pegajosas
> 10%	> 5 s	> 3 s	Secas

Tabela 20.17 Parâmetros clínicos e fisiológicos para a avaliação e o monitoramento do estado de hidratação.

Parâmetros	Hidratação excessiva	Hidratação ideal	Hidratação insuficiente
Frequência cardíaca	–	80 a 120	> 140
Frequência/esforço respiratório	Tendência de alta	< 56	–
Hematócrito	20	35 a 45	> 45 (aumentando)
Proteína total (g/dℓ)	< 3	5 a 8	> 8
Produção de urina (mℓ/kg/h)	> 2	1 a 2	< 0,5
Gravidade específica da urina	–	1.005 a 1.010	> 1.012
Lactato plasmático (mmol/ℓ)	–	< 2	> 5 (neonato) > 2,5 (mais de 4 dias)
Edema periférico	Sinais óbvios	Pode ser observado em alguns potros	–
Pressão venosa central (cm H_2O)	> 8 a 12	3 a 8	Negativa a 5
Ureia/creatinina	–	Normal	Crescente

O plano de reposição pode ser formulado após a determinação do *deficit* de líquidos existente. Um líquido isotônico de reposição (LRS, Normosol-R e PlasmaLyte A) é apropriado para esse fim, como já discutido. Lembre-se de que a reposição do *deficit* é associada ao suporte contínuo de líquidos de manutenção já descrito. Em vez de simplesmente dividir o *deficit* de líquidos calculado e administrá-lo ao longo de um determinado tempo (ou seja, 2,5 ℓ ao longo de 12 h), é melhor administrar *bolus* de líquidos de reposição a 20 mℓ/kg (p. ex., 1 ℓ para um potro de 50 kg) durante 10 a 30 minutos e então reavaliar o estado do paciente e determinar a necessidade de mais *bolus*. Alguns potros podem exigir mais do que a reposição de seu *deficit* calculado, mas deve-se tomar cuidado para não exceder a dose total de 60 mℓ/kg, a menos que haja razões clínicas convincentes para tanto, como perdas contínuas. A administração excessiva de fluidoterapia em *bolus* foi associada a desfechos desfavoráveis em pacientes humanos.[867,868] O paciente que continua hipotenso com mais de 60 a 80 mℓ/kg de reposição de líquidos deve ser considerado não responsivo à fluidoterapia e a instituição da terapia com inotrópicos e/ou vasopressores deve ser seriamente aventada (ver a seção Terapia com Inotrópicos e Vasopressores). A reavaliação do estado de hidratação do paciente e a resposta à fluidoterapia envolvem todos os parâmetros já discutidos; medidas seriadas são essenciais nesse processo.

A terapia de reposição aborda as perdas contínuas de líquidos do paciente. A determinação da magnitude dessas perdas é mais arte do que ciência devido à dificuldade de mensuração. Em muitas situações clínicas, o potro não tem um cateter urinário e, assim, a avaliação das perdas renais é inteiramente empírica e com base na frequência de micção e no volume percebido. A avaliação das perdas gastrintestinais é semelhante, mas a estimativa das perdas causadas pela sudorese é extremamente difícil. Os líquidos utilizados para reposição dessas perdas devem ser soluções isotônicas balanceadas, já que são acompanhados de perdas eletrolíticas. Caso o potro pareça urinar e defecar normalmente e não suar de maneira óbvia, não há indicação para maior reposição. Nos potros com perdas maiores dessa natureza, *bolus* intermitentes de 10 a 20 mℓ/kg de líquidos de reposição podem ser adicionados. O monitoramento da fluidoterapia em andamento é muito importante e requer avaliação frequente para assegurar que os objetivos terapêuticos estão sendo alcançados e evitar o desenvolvimento de resultados adversos, como sobrecarga de líquidos. A avaliação repetida dos indicadores clínicos do estado de hidratação e perfusão é fácil e muito valiosa no monitoramento da fluidoterapia porque a normalização desses parâmetros é evidência de eficácia terapêutica.

TERAPIA COM INOTRÓPICOS E VASOPRESSORES

Fatores hemodinâmicos, como depleção de volume, baixo débito cardíaco ou vasodilatação inadequada, causam hipotensão sistêmica, que pode provocar hipoperfusão de órgãos por reduções na pressão de perfusão e consequências graves para os sistemas gastrintestinal e renal.[869] A perfusão tecidual pode ser auxiliada pela administração intravenosa de líquidos para o tratamento da hipovolemia e melhora do retorno venoso ao coração, fornecendo pré-carga adequada para dar suporte ao débito cardíaco. A reposição de líquidos é sempre a primeira intervenção nos potros acometidos. Embora muitos potros com hipotensão respondam bem à administração intravenosa de líquidos, um subconjunto desses casos não responde à fluidoterapia e requer maior suporte da pressão arterial. Nesses casos, o tratamento com inotrópicos e vasopressores pode ser indicado para aumentar a contratilidade cardíaca e a pós-carga, respectivamente. A administração desses agentes exige que o potro esteja em um ambiente hospitalar com monitoramento rigoroso da função hemodinâmica e a disponibilidade de bombas de infusão eletrônicas para CRIs precisas. O monitoramento da pressão arterial é absolutamente essencial e pode ser realizada por meios diretos (cateter arterial) ou indiretos (manguito oscilométrico de cauda). Na maioria dos casos, a abordagem indireta é utilizada porque a colocação e a manutenção de cateteres arteriais em potros podem ser muito complexas. Embora os dados obtidos de medida direta sejam superiores, os desafios técnicos tornam essa abordagem impraticável. As técnicas indiretas não são ideais porque podem ser imprecisas e afetadas pelo tamanho e pela colocação do manguito de cauda, mas são aceitáveis para uso clínico, principalmente no monitoramento de tendências da PAM ao longo do tempo.[870,871]

Pode ser difícil determinar o ponto em que um paciente requer maior suporte de pressão arterial. Em pacientes humanos, exceder o nível crítico inferior da PAM, de 60 a 65 mmHg, é vital para manter o fluxo sanguíneo cerebral, coronário e renal.[872] Um objetivo principal do tratamento de potros em estado crítico, portanto, é manter a PAM acima de 60 mmHg, embora esse nível não indique necessariamente perfusão tecidual adequada.[130,873,874] Não há vantagem aparente em alcançar uma PAM mais alta, o que pode ser prejudicial devido à distribuição alterada do fluxo sanguíneo, que diminui a perfusão de alguns tecidos.[718,872] É fundamental usar outros indicadores de perfusão tecidual, inclusive frequência cardíaca, estado mental, tensão venosa central de oxigênio, débito urinário, estado acidobásico e tendências na concentração sanguínea de lactato, porque foi sugerido que potros neonatos podem ter resposta fisiológica diferente à hipotensão em comparação a cavalos adultos.[873] Ao instituir o tratamento com inotrópicos ou vasopressores, é aconselhável começar com a dose mais baixa (Tabela 20.18) e monitorar a resposta terapêutica antes de aumentar a dose, já que é impossível prever a resposta de um paciente. A meia-vida curta desses agentes significa que a resposta à terapia pode ser avaliada rapidamente, muitas vezes em apenas 10 a 15 minutos, reforçando a necessidade de monitoramento contínuo do paciente.

A dobutamina é um inotrópico positivo bastante utilizado para tratar hipotensão em potros neonatos e em geral representa a primeira linha de escolha[30,875] (Tabela 20.19). O agonista do β-adrenorreceptor aumenta a contratilidade miocárdica e, portanto, o débito cardíaco, por meio de sua ação nos receptores β1. A estimulação simultânea de receptores β2 também pode produzir vasodilatação periférica e esplâncnica. Esse efeito vasodilatador pode ser improdutivo porque pode reduzir a resistência vascular sistêmica e a PAM; assim, a dobutamina pode não ser a escolha ideal como agente único no tratamento da hipotensão refratária a líquidos.[876] Por esse motivo, a dobutamina é normalmente combinada a um vasopressor em pacientes humanos.[877] O benefício do efeito vasodilatador da dobutamina é melhorar a perfusão esplâncnica quando combinada a vasopressores.[876] Ao aumentar a contratilidade miocárdica, a dobutamina também eleva a demanda miocárdica de oxigênio, o que pode ser um problema em pacientes com oxigenação já comprometida. Outra preocupação com a dobutamina é a possibilidade de taquicardia e arritmias devido à estimulação dos receptores β1, sobretudo em doses mais altas.[877]

Tabela 20.18 Doses de agentes inotrópicos e vasopressores.

Agente	Dose
Dopamina	3 a 20 μg/kg/min
Dobutamina	1 a 20 μg/kg/min
Norepinefrina	0,1 a 2 μg/kg/min
Vasopressina	0,1 a 2 mU/kg/min
Epinefrina	0,2 a 2 μg/kg/min

Adaptada de Palmer J. Update on the management of neonatal sepse in horses. *Vet Clin North Am Equine Pract*. 2014; 30:317-336, vii; Dickey EJ, McKenzie H 3rd, Johnson A *et al*. Use of pressor therapy in 34 hypotensive critically ill neonatal foals. *Aust Vet J*. 2010; 88:472-477; Tennent-Brown, BS, Seahorn, JL. Inotrope and vasopressor therapy. In: Southwood LL, Wilkins PA, eds. *Equine Emergency and Critical Care Medicine*. Boca Raton, FL: CRC Press; 2015:675-684.

Tabela 20.19 Alvos dos inotrópicos e vasopressores.

Agente	α1	β1	β2	Dopaminérgico	Vasopressina 1
Dopamina	+++	++++	++	+++++	0
Dobutamina	+	+++++	+++	0	0
Norepinefrina	+++++	+++	++	0	0
Vasopressina	0	0	0	0	+++++
Epinefrina	+++++	+++	+++	0	0
Fenilefrina	+++++	0	0	0	0

0 = sem afinidade significativa; + a +++++ = afinidade mínima a máxima. (Adaptada de Pollard S, Edwin SB, Alaniz C. Vasopressor and inotropic management of patients with septic shock. *P T*. 2015; 40:438-450.)

A dopamina era utilizada como agente de primeira linha na medicina humana e veterinária por causar estimulação dose-dependente de uma ampla variedade de receptores, com atividade dopaminérgica em baixas doses, atividade β1 e β2 em doses moderadas e atividade α1 em altas doses. Por meio da estimulação de receptores dopaminérgicos, baixas doses de dopamina aumentam a perfusão renal e esplâncnica, embora isso não tenha se mostrado benéfico na prevenção de falência de órgãos em pacientes humanos.[878] Em doses mais altas, a dopamina aumenta a contratilidade cardíaca, a vasoconstrição e a frequência cardíaca, que tendem a elevar a PAM.[877] Infelizmente, a resposta vasopressora à dopamina é menos pronunciada e menos consistente do que a obtida com a norepinefrina.[879] Na comparação dos efeitos inotrópicos da dopamina e da dobutamina em neonatos humanos hipotensos, a dopamina foi menos eficaz na restauração do fluxo sanguíneo.[880] Em doses altas (acima de 20 μg/kg/min), a dopamina pode causar vasoconstrição venosa pulmonar e redução da perfusão esplâncnica.[30] Por todas essas razões, a dopamina é agora muito menos usada em cuidados intensivos em seres humanos ou equinos.

A norepinefrina é principalmente um agonista do receptor alfa-adrenérgico, mas também tem alguns efeitos β1 e β2. A norepinefrina induz vasoconstrição arterial e venosa, o que eleva a PAM, o volume sanguíneo circulante efetivo, o retorno venoso e a pré-carga, além de causar aumento mínimo da frequência cardíaca ou do volume sistólico.[881] Apesar das preocupações históricas com relação à possível hipoperfusão esplâncnica, a norepinefrina é agora considerada o agente pressor de primeira linha em pacientes humanos hipotensos.[877] As atuais diretrizes humanas recomendam a administração de norepinefrina como agente único no início do tratamento, com adição de dobutamina em caso de persistência da hipoperfusão apesar da PAM adequada.[175] A norepinefrina é eficaz no aumento da PAM e do débito urinário em potros hipotensos que não responderam tanto à administração de líquidos quanto à terapia com dobutamina.[130] Outro estudo comparou os efeitos da norepinefrina isolada e da combinação de norepinefrina e dobutamina com um tratamento controle de infusão de solução salina.[882] Tanto a norepinefrina quanto a norepinefrina-dobutamina aumentaram a pressão arterial e a resistência vascular sistêmica e diminuíram a frequência e o índice cardíacos em comparação à solução salina, sem nenhum efeito sobre a função renal. A norepinefrina-dobutamina resultou em pressões arteriais mais altas do que a norepinefrina sozinha. Essa abordagem combinada é agora muito empregada no tratamento de potros com hipotensão refratária.

Nos últimos anos, na medicina humana, o AVP (hormônio antidiurético) ganhou popularidade no controle do choque vasodilatador e da parada cardíaca, apesar das preocupações sobre a possível hipoperfusão esplâncnica em doses mais altas.[883] Essa preocupação com relação à hipoperfusão esplâncnica se deve à observação desse efeito com doses altas de vasopressina em um estudo que examinou os efeitos da dobutamina, norepinefrina e vasopressina em potros anestesiados saudáveis com hipotensão induzida.[875] Embora a vasopressina tenha diversos efeitos envolvendo vários receptores e vias, controla a pressão arterial, principalmente por vasoconstrição, por causa das suas ações no receptor da vasopressina 1.[884] A vasopressina tem efeitos vasoconstritores mais potentes nas arteríolas maiores do que a norepinefrina, o que pode explicar a sua eficácia mesmo em pacientes refratários à terapia padrão com catecolaminas.[885] A vasopressina também interage de maneira positiva com a hidrocortisona no tratamento do choque refratário em seres humanos.[175] Quando utilizada como tratamento do choque vasodilatador, a vasopressina diminuiu a frequência cardíaca, melhorou a hemodinâmica geral e reduziu a necessidade de inotrópicos.[886] Uma meta-análise recente determinou que a terapia com vasopressina em pacientes humanos em choque séptico era segura, auxiliava o desmame das catecolaminas e estava associada à redução da mortalidade.[887] O consenso na medicina humana parece ser que a vasopressina é uma escolha de segunda linha razoável como vasopressor em pacientes sem resposta positiva à terapia com norepinefrina.[877]

Existem alguns relatos informais do uso de vasopressina como um vasopressor de segunda linha em cuidados intensivos em equinos. Segundo Collins *et al.*, a vasopressina começou a ser usada como a terapia de primeira linha em potros com hipotensão refratária a líquidos.[30,718,888] No momento, há apenas um relato publicado sobre a administração de vasopressina a potros clinicamente enfermos.[889] Nesse relato, os efeitos da norepinefrina ou vasopressina nas respostas cardiovasculares e no balanço hídrico foram comparados em um grupo de 34 potros com hipotensão refratária à fluidoterapia e à dobutamina. Dezoito potros foram tratados com vasopressina, enquanto 16 potros receberam norepinefrina. Seis dos potros no grupo da vasopressina não responderam à terapia com norepinefrina, que foi retirada antes do início da terapia com vasopressina. A gravidade da doença foi pronunciada e semelhante entre os grupos, com concentração média de lactato de 10,5 ± 4,4 mmol/ℓ no grupo da vasopressina e 9,6 ± 4,6 mmol/ℓ no grupo da norepinefrina. Os dois grupos também apresentaram escores de sepse semelhantes à internação, com média de 15,9 ± 6,1 no grupo da vasopressina e 16,1 ± 4,5 no grupo da norepinefrina. A administração de vasopressina foi associada a um aumento significativo da PAM e do débito urinário, bem como uma diminuição acentuada na frequência cardíaca, enquanto a administração de norepinefrina foi relacionada a um aumento significativo na PAM. A taxa de sobrevida geral nesse estudo foi de apenas 38%, provavelmente refletindo a doença sistêmica grave existente nessa população, evidenciada pelos escores de sepse à internação e concentrações de lactato. A sobrevida foi semelhante à observada em um relato anterior da mesma instituição, de apenas 40% em potros com concentrações de lactato acima de 6 mmol/ℓ.[126] Os autores desse relato também descrevem o aumento do uso de vasopressina como terapia de primeira linha em potros com hipotensão refratária.[889]

Outros agentes pressores são a epinefrina e a fenilefrina, fortes agonistas dos receptores adrenérgicos que podem ter efeitos negativos na perfusão esplâncnica e renal.[890] A epinefrina é uma catecolamina com potente atividade nos receptores beta-adrenérgicos e alfa-adrenérgicos. A epinefrina aumenta a PAM ao elevar o débito cardíaco e o tônus vascular e, em pacientes humanos, é considerada a primeira alternativa à combinação de norepinefrina e dobutamina.[877] No entanto, a epinefrina foi associada a hiperglicemia, hipopotassemia, lipólise, taquicardia, diminuição da perfusão esplâncnica, aumento da concentração de lactato e da agregação plaquetária.[30,877] A fenilefrina tem atividade α1 potente, mas não possui efeitos cardíacos, e provoca constrição da vasculatura arterial periférica.[877] A fenilefrina é usada principalmente em pacientes com arritmias por administração de dobutamina e/ou norepinefrina e tem pouca aplicação em cuidados intensivos em equinos neonatos.

Embora não seja um vasopressor em si, a hidrocortisona em baixas doses melhorou a resposta aos vasopressores e diminuiu a duração da terapia vasopressora em pacientes humanos com choque.[891,892] Os mecanismos responsáveis por esse efeito não são claros, mas não parecem estar associados à insuficiência primária de corticosteroides. Em vez disso, parece que os corticosteroides causam uma melhora direta na responsividade vasopressora dos vasos periféricos, porque a hidrocortisona aumenta o volume sanguíneo, o tônus vascular e a reatividade endotelial aos vasopressores.[893] Uma discussão completa sobre a terapia de reposição de hidrocortisona pode ser encontrada na seção anterior, Distúrbios Endócrinos.

TERAPIA ANTI-INFLAMATÓRIA E ANALGÉSICA

As indicações para terapia anti-inflamatória no potro são numerosas. Na maioria das vezes, esses compostos são empregados para regular a febre e a inflamação local, reduzindo o desconforto do paciente, mas há situações em que também são necessários para o controle da inflamação sistêmica. A classe primária de anti-inflamatórios usados em potros são os AINEs, que consistem em fármacos que inibem a síntese do ácido araquidônico por meio da inibição da COX. Em geral, esses medicamentos exibem efeitos antipiréticos, anti-inflamatórios e analgésicos.[894] Há também vários medicamentos no grupo AINEs que possuem efeitos em outras vias além do metabolismo do ácido araquidônico. A segunda classe de anti-inflamatórios são os corticosteroides (anti-inflamatórios esteroidais [AIEs]). Esses medicamentos têm potentes efeitos anti-inflamatórios e imunossupressores dose-dependentes, mas, de modo geral, pouca atividade antipirética ou analgésica.[665] Em situações em que o objetivo principal é a analgesia, os AINEs podem ser usados, mas os opioides fornecem analgesia sem a preocupação com a toxicidade gastrintestinal e renal associada a muitos AINEs. Embora não sejam muito utilizados em potros neonatos, outros analgésicos, como quetamina e lidocaína, podem ser benéficos no tratamento de potros mais velhos com dor refratária intensa.

Os AINEs podem ser inibidores não específicos da COX, como fenilbutazona e flunixino meglumina, inibidores mais seletivos da COX-2, como cetoprofeno, e inibidores específicos de COX-2, como meloxicam e firocoxib. A inibição inespecífica de COX pode estar relacionada a efeitos colaterais, inclusive úlcera gastrintestinal e lesão renal.[895] A fenilbutazona foi associada experimental e clinicamente à toxicidade em potros[895,896] e parece ter índice terapêutico estreito nessa população. Além disso, a administração das doses apropriadas de fenilbutazona a potros pode ser difícil devido ao seu tamanho pequeno e à composição dos medicamentos comercializados. Por tudo isso, a fenilbutazona é raramente usada em potros. No entanto, a flunixino meglumina administrada por via parenteral em doses apropriadas demonstrou ser segura em potros, mesmo quando utilizada por várias semanas,[897,898] o que é comprovado pela experiência clínica. A flunixino meglumina é administrada sobretudo em potros com inflamação sistêmica grave, desconforto grave ou febre persistente. É importante observar que o metabolismo e a eliminação de AINEs podem ser reduzidos em potros neonatos, o que pode exigir aumentos na dose ou prolongamento do intervalo terapêutico.[899-901] Por isso, recomenda-se que os inibidores não específicos da COX sejam usados com cautela no neonato com doença clínica, em especial em potros com inflamação sistêmica grave, hipovolemia ou risco de úlcera gástrica.

Em teoria, medicamentos como o cetoprofeno e o carprofeno deveriam ser mais seguros para uso em potros porque são mais seletivos para COX-2 do que fenilbutazona e flunixino. Embora não haja nenhuma evidência revista por pares que apoie a alegação de menor toxicidade, ambos foram utilizados em potros com aparente segurança.[902,903] A farmacocinética do cetoprofeno foi estudada em potros e a dose e os intervalos de tratamento recomendados naquele relato são maiores em comparação aos usados em cavalos adultos[899] (Tabela 20.20). O ibuprofeno também foi estudado em potros e foi considerado seguro quando administrado por até 6 dias.[904] Não existem relatos publicados sobre a farmacocinética do carprofeno em potros.

Os AINEs altamente específicos para COX-2 que foram estudados em cavalos e potros são o meloxicam e o firocoxib; esse último apresentou o maior grau de especificidade para COX-2. O firocoxib tem farmacocinética favorável e é seguro em potros quando administrado por via oral ou intravenosa.[905,906] O firocoxib demonstrou ser eficaz em dores musculoesqueléticas e viscerais em cavalos,[907,908] mas a sua eficácia analgésica não foi avaliada em potros. Curiosamente, parece que o firocoxib pode ser mais eficaz para a dor musculoesquelética do que para a dor visceral, mas isso não foi avaliado de maneira científica. O meloxicam é comercializado para uso equino na Europa, mas hoje é aprovado para administração apenas em pequenos animais nos EUA. A farmacocinética e a segurança do meloxicam foram avaliadas em potros[909] e nenhuma evidência de toxicidade gastrintestinal ou renal foi detectada. Curiosamente, o meloxicam foi eliminado com mais rapidez em potros do que em cavalos adultos, o que é bastante diferente do que ocorre com outros AINEs. Por esse motivo, os autores desse estudo recomendaram a administração de meloxicam a cada 12 horas em potros, em vez de 24 horas.[909]

Vários medicamentos anti-inflamatórios têm sido usados em potros, além dos inibidores de COX. A dipirona (metamizol) tem sido bastante utilizada em cavalos como analgésico, antipirético e antiespasmódico e, clinicamente, parece segura em dose única em potros com dor abdominal. O paracetamol foi muito pouco administrado em cavalos devido ao risco de hepatotoxicidade, mas relatos recentes sugerem que pode ser seguro e eficaz como analgésico.[910] Embora a dipirona e o paracetamol tenham alguns efeitos inibidores da COX, essa via não é considerada a principal responsável por seus efeitos terapêuticos.[911,912] A hipótese atual é que esses medicamentos atuam principalmente por meio de outras vias, inclusive os sistemas serotoninérgico, opioide e canabinoide.[913,914] A dipirona e o paracetamol são às vezes combinados a AINEs mais tradicionais para melhora dos efeitos analgésicos,[915] mas há poucos relatos sobre essa abordagem em equinos.[912]

Tabela 20.20 Doses de anti-inflamatórios e analgésicos utilizados em potros.

Fármaco	Dose	Via	Frequência (horas)
Ácido acetilsalicílico	10 a 100 mg/kg	VO	24
Butorfanol	0,1 mg/kg (até 8 semanas de idade)	IV, IM	PRN
Carprofeno	0,7 mg/kg (adultos)	VO	24
Dexametasona	0,01 a 0,02 mg/kg 0,05 a 0,2 mg/kg	IM IV VO	24 a 48
Dimetilsulfóxido	0,5 a 1 mg/kg como solução a 10% ao longo de 30 a 60 min	IV	12 a 24
Firocoxib	0,1 mg/kg 0,09 mg/kg	VO IV	24
Flunixino	0,25 a 0,5 mg/kg 1 mg/kg	IV VO	8 12 a 24
Hidrocortisona	0,17 a 0,67 mg/kg (dose total, 1 a 4 mg/kg/dia)	IV	4 a 6
Ibuprofeno	25 mg/kg	VO	12
Quetamina	0,4 a 1,2 mg/kg/h	IV	CRI
Cetoprofeno	2,2 mg/kg 3,3 mg/kg (< 24 h)	IV	24
Lidocaína	1,3 mg/kg (ataque) 0,05 mg/kg/min (CRI)	IV	CRI
Meloxicam	0,6 mg/kg	VO	12
Succinato sódico de metilprednisolona	1 mg/kg	IM IV (lenta)	12 a 24
Fenilbutazona	1,1 a 2,2 mg/kg	IV VO	12 a 24
Polimixina B	6.000 U/kg em solução salina	IV	8
Succinato sódico de prednisolona	0,25 a 2,5 mg/kg 0,8 a 5 mg/kg	IV	6, PRN
Prednisolona	1 a 2,2 mg/kg	VO	12 a 24
Pentoxifilina	10 mg/kg (adultos)	VO	12
Tramadol	3 mg/kg	IV	Não definida

CRI, infusão em taxa contínua; IM, via intramuscular; IV, via intravenosa; VO, via oral; PRN, conforme necessário.

Além dos AINEs, outros fármacos podem apresentar efeitos anti-inflamatórios, como a pentoxifilina e o DMSO. A pentoxifilina é um inibidor da fosfodiesterase que demonstrou ter efeitos anti-inflamatórios abrangentes. É utilizada com frequência em cavalos adultos com inflamação sistêmica grave.[916] Embora a farmacocinética da pentoxifilina não seja conhecida em potros, é usada nesses animais em doses para adultos.[185] O DMSO é um eliminador de radicais livres bastante utilizado em cavalos e potros com inflamação localizada ou sistêmica grave, apesar da relativa ausência de evidências de eficácia.[917] Quando administrado por via intravenosa em diluição apropriada, o DMSO parece seguro e é bastante usado em potros com suspeita de sofrer de NE.[185] Embora não seja um anti-inflamatório tradicional, o antimediador polimixina B é ocasionalmente utilizado em potros com SIRS por ter capacidade de ligação à endotoxina circulante e inibir a regulação positiva da resposta inflamatória.[917,918] Um estudo recente realizado em potros saudáveis com endotoxemia induzida experimentalmente descobriu que a administração de polimixina B a 6.000 U/kg IV a cada 8 horas atenuou alguns dos efeitos clínicos e clinicopatológicos da endotoxemia.[919] A polimixina B pode ser nefrotóxica e, assim, recomenda-se cautela ao considerar sua utilização em potros hipovolêmicos em estado crítico.

A administração de AIEs a potros não é indicada com frequência e deve ser restrita a síndromes clínicas em que a inflamação localizada ou sistêmica devastadora deve ser controlada. Em potros com pneumonia intersticial, ALI ou ARDS, os AIEs são essenciais para a regulação negativa da inflamação pulmonar e o restauro da função pulmonar, representando a terapia farmacológica primária para essas doenças.[324] Essa síndrome é discutida em detalhes na seção anterior, Distúrbios Respiratórios. Potros gravemente doentes podem sofrer de CIRCI, que está associada a desfechos clínicos insatisfatórios.[667] Essa síndrome é discutida em detalhes em uma seção anterior, Distúrbios Imunológicos. A terapia de reposição de cortisol com administração frequente de pequenas doses de hidrocortisona pode ter benefícios anti-inflamatórios e fisiológicos em potros com CIRCI e não parece interferir no funcionamento do sistema imunológico inato.[313,315]

Se o objetivo principal da terapia for analgesia independente dos efeitos anti-inflamatórios, há uma série de alternativas. Para analgesia a curto prazo, os agonistas α2-adrenérgicos, como a xilazina e a detomidina, são bastante utilizados porque são muito eficazes no controle da dor intensa. As limitações dos agonistas α2-adrenérgicos são sedação profunda e diminuição da motilidade gastrintestinal.[920] Por outro lado, pode-se considerar o uso de um agonista ou agonista/antagonista opioide. O butorfanol, um agonista/antagonista opioide, é o fármaco mais usado por ser seguro e encontrado com facilidade. As limitações do butorfanol são principalmente a sedação substancial e a ação curta após a administração em *bolus*. A administração de butorfanol em CRI gera um efeito analgésico muito mais estável e pode diminuir os efeitos sedativos. Agonistas opioides, como tramadol e fentanila, são raramente utilizados em potros, mas podem auxiliar o tratamento de dores musculoesqueléticas graves e crônicas.[921,922] A lidocaína é um anestésico local, mas quando administrada de maneira sistêmica em CRI pode fornecer analgesia eficaz, sobretudo para dor visceral. Não está associada a efeitos sedativos, mas pode causar sinais neurológicos se administrada de modo excessivo. Em um estudo recente, a lidocaína alcançou concentrações sistêmicas menores em potros do que em cavalos adultos, mas parecia ser segura e clinicamente eficaz.[923] A quetamina é um agente dissociativo mais empregado para a indução e/ou manutenção da anestesia geral, mas tem efeitos analgésicos quando administrada em doses mais baixas como CRI.[920]

SUPORTE NUTRICIONAL PARA POTROS

O desenvolvimento de um plano nutricional apropriado ao tratamento de um potro doente pode ser difícil, pois é preciso assegurar o aporte energético e nutricional para o metabolismo basal e a função imunológica e, em condições ideais, também o crescimento. Este deve ser um processo simples, em que o número de calorias requeridas pelo potro é calculado e, a seguir, há determinação do volume da solução de nutrientes e a administração dessa fonte nutricional pela via apropriada. Infelizmente, os requerimentos energéticos para potros doentes não são bem compreendidos e variam entre os pacientes. Além disso, a capacidade do potro de metabolizar bem os nutrientes fornecidos não é certa porque a idade e o grau da doença afetam a produção de hormônios metabólicos, bem como a capacidade tecidual de resposta à estimulação hormonal. Outra dificuldade é a determinação do valor calórico do leite da égua, e a formulação exata de sucedâneos, como o leite artificial, nem sempre é conhecida. Em última análise, a responsabilidade de formulação do melhor plano possível com as informações disponíveis e do monitoramento cuidadoso do potro recai sobre o médico. Isso garante o atendimento das metas do plano nutricional e minimiza o risco de complicações.

Os requisitos nutricionais do potro e a composição da dieta mudam substancialmente durante a transição para o desmame, exigindo uma consideração cuidadosa do estágio de crescimento na formulação de um plano nutricional. Ao nascimento, o potro passa de um suprimento nutricional contínuo da mãe, através da placenta, para a absorção intermitente dos nutrientes ingeridos. Ao mesmo tempo, o metabolismo do neonato não pode mais depender da glicemia materna para manter a normoglicemia, e o pâncreas assume a responsabilidade de regular a homeostase da glicose. Essas alterações dramáticas no metabolismo energético nem sempre ocorrem com tranquilidade e o potro possui reservas limitadas de energia, na forma de glicogênio e gordura. Assim, a hipoglicemia é frequente até mesmo no neonato normal, e potros com doença clínica são suscetíveis à hipoglicemia profunda, caso sejam privados da ingestão calórica mesmo por algumas horas.

As necessidades calóricas do potro normal são consideráveis. Esses animais apresentam não apenas necessidades metabólicas basais altas, mas também precisam manter uma taxa de crescimento de até 2,5% do peso corporal por dia no período neonatal. Isso significa que o requerimento calórico dos neonatos é grande, de 150 quilocalorias por quilo de peso corporal por dia (kcal/kg/dia), mas diminui gradualmente para cerca de 120 kcal/kg/dia às 3 semanas de idade e depois para 80 a 100 kcal/kg/dia em 1 a 2 meses de idade.[924,925] Um estudo mais recente sugeriu que os requerimentos energéticos reais de potros de 2 a 6 meses de idade podem ser 10 a 20% menores que esses valores.[926] Como essas medidas são dadas em termos de peso corporal do potro, é importante perceber que, à medida que o requerimento calórico por quilograma diminui, o peso corporal do potro aumenta; assim, a necessidade calórica total aumenta com a idade. A primeira fonte de energia para o potro é o leite de égua, que possui um teor de lactose substancialmente maior do que o leite de vaca, mas com menor teor de gordura. Com base em matéria seca, o leite de égua tem, em média, cerca de 64, 22 e 13% de açúcar, proteína e gordura, respectivamente, em comparação a 38, 26 e 30% de açúcar, proteína e gordura, respectivamente, no leite de vaca. A maior parte do teor energético do leite da égua, portanto, deriva de carboidratos. Assim, a boa produção endógena de insulina pelas células β pancreáticas é necessária para o metabolismo e a utilização adequada desses carboidratos pelo potro.

O amadurecimento da função das células β pancreáticas é muito tardio no feto equino e depende do aumento normal da concentração de cortisol circulante fetal, o que ocorre nos últimos dias da gestação.[927] Esse aumento do cortisol pré-parto é essencial para muitos aspectos do preparo do potro para o nascimento, tanto em termos de função endócrina quanto respiratória e cardiovascular. Após o nascimento, há um amadurecimento gradual da resposta endócrina aos carboidratos ingeridos. Pôneis neonatos normais apresentaram menor depuração de glicose após a administração de glicose exógena no primeiro dia de vida, sugerindo um grau de resistência à insulina.[928] Aos 10 dias de idade, esses animais apresentaram aumento da depuração de glicose, mas essa resposta continuou inferior à observada em adultos normais. Esse amadurecimento gradual pode ser uma resposta apropriada às mudanças na composição do leite de égua, pois o colostro contém pouca lactose, e no volume de leite ingerido, que é menor no primeiro dia de vida do que nos dias subsequentes.[924,928]

A partir do segundo dia de vida, os potros começam a ingerir pequenas quantidades de feno, gramíneas e grãos, ao mesmo tempo que ingerem as fezes maternas, o que provavelmente fornece a flora microbiana inicial necessária para a digestão desses alimentos. É improvável que os grãos e o volumoso sejam digeridos por completo até várias semanas de idade, quando o potro inicia a transição gradual de uma dieta à base de leite para uma dieta à base de volumoso. A quantidade de leite produzida pela égua alcança o pico por volta dos 2 meses de lactação e, então, tem início um declínio constante, que continua até o momento do desmame. Por isso, é preciso que as necessidades nutricionais do potro comecem a depender da ingestão crescente de alimentos sólidos. Ao mesmo tempo, a função do intestino posterior do potro aumenta e é provável que seja completa por volta dos 3 a 4 meses de idade. Aos 6 meses de idade, o potro recebe menos de 30% dos requerimentos nutricionais totais na forma de leite, o que facilita muito a transição dietética ao desmame. À medida que a função do intestino grosso do potro aumenta, o substrato energético primário passa dos carboidratos absorvidos no intestino delgado para os ácidos graxos voláteis absorvidos no intestino grosso.

Ao avaliar o neonato doente, deve-se sempre lembrar que as patologias podem ter começado no útero. Doenças maternas, desnutrição materna, exposição materna a toxinas, placentite e insuficiência placentária podem influenciar muito o desenvolvimento e o amadurecimento do metabolismo fetal. Estudos que investigam o papel do ambiente uterino "restrito" no desenvolvimento fetal demonstraram comprometimento vitalício do crescimento e desenvolvimento dos potros acometidos.[929] Por outro lado, um ambiente uterino "luxuoso" no útero pode aumentar as taxas de crescimento até os 3 anos de idade.[929] A influência da dieta materna é importante, pois uma dieta rica em carboidratos solúveis no final da gestação contribuiu para uma diminuição na sensibilidade à insulina dos potros aos 160 dias de idade.[930] Está claro que há possíveis efeitos metabólicos ao longo da vida, secundários a esse efeito da "programação pré-natal", que podem contribuir para o desenvolvimento tardio de doenças metabólicas.[931] Essa programação pré-natal pode afetar a capacidade do neonato de metabolizar os nutrientes de maneira adequada no ambiente clínico; potros de um ambiente placentário comprometido podem apresentar resistência à insulina e intolerância a carboidratos.

Como já discutido, o aumento do cortisol fetal no término da gestação é essencial para o amadurecimento final do metabolismo energético, e muitos potros prematuros não passam por esse aumento na concentração de cortisol fetal; portanto, são incapazes de responder normalmente às mudanças metabólicas pós-natais. A hipoglicemia, complicada pela diminuição das reservas endógenas de energia, e o comprometimento da amamentação, por fraqueza, depressão e/ou dificuldade de se levantar, são comuns nesses potros. Após a administração de nutrientes pelas vias enteral ou parenteral, é provável que esses potros sejam intolerantes a carboidratos por causa da diminuição da produção endógena de insulina, o que causa hiperglicemia profunda. Os potros com inflamação sistêmica, como a associada à septicemia, também podem apresentar hiperglicemia por resistência à insulina e intolerância a carboidratos. O manejo desses potros pode exigir soluções de nutrição parenteral contendo lipídios e/ou a administração de insulina exógena para obter aporte calórico adequado.

A determinação das verdadeiras necessidades calóricas do potro com doença clínica é um dos maiores desafios no planejamento de uma estratégia nutricional. Historicamente, acreditava-se que a doença crítica criava uma situação "hipermetabólica", em que o paciente tinha maiores requerimentos calóricos em razão do maior consumo de energia dos tecidos. No entanto, os requerimentos calóricos do potro doente não parecem ser tão grandes quanto se pensava,[932] porque há uma redução na taxa metabólica geral por diminuição do nível de atividade e redução temporária na taxa de crescimento. A calorimetria indireta de potros neonatos com doença clínica demonstrou que o seu requerimento calórico em repouso é de apenas 45 a 50 kcal/kg/dia, ou seja, um terço daquela observada em potros normais, ativos, em crescimento.[933,934] À medida que esses potros se recuperam, os seus requerimentos calóricos aumentam de modo gradual para cerca de 65 a 70 kcal/kg/dia, similar ao observado em potros controle de mesma idade.[934]

No neonato em estado crítico, pode ser preferível buscar uma abordagem hipocalórica para tentar evitar que o potro entre em estado catabólico grave; no entanto, é preciso aceitar que nem todas as necessidades nutricionais do paciente podem ser atendidas.[935,936] De fato, o suporte nutricional agressivo pode causar superalimentação, cujos riscos facilmente superam os possíveis benefícios da nutrição. A administração excessiva de carboidratos aumenta a geração de dióxido de carbono e pode piorar a hipercapnia em potros com função respiratória comprometida. A administração excessiva de carboidratos também causa hiperglicemia, considerada um estímulo pró-inflamatório, e foi associada à piora do desfecho em condições críticas em seres humanos.[937,938] A superalimentação de proteínas aumenta o catabolismo proteico e pode levar à potencialização e/ou ao desenvolvimento de azotemia.[938] A administração excessiva de lipídios pode causar hipertrigliceridemia.[719] Ao contrário dos riscos de superalimentação, há poucas evidências em pacientes humanos de que o suporte nutricional hipocalórico a curto prazo (vários dias) leve a desfechos desfavoráveis em comparação a dietas projetadas para atender às necessidades metabólicas do paciente.[935,936] Há algumas evidências que sugerem que essa abordagem, sobretudo em relação à manutenção do controle glicêmico apropriado, está associada a menores taxas de complicações e melhores desfechos.[937]

A primeira etapa no desenvolvimento de um plano nutricional envolve a seleção da via de administração. Em geral, o suporte nutricional por via enteral é preferido por duas razões. Em primeiro lugar, este é o meio mais natural e fisiologicamente correto de nutrição. Em segundo lugar, a mucosa intestinal é parcialmente dependente dos produtos da digestão para a obtenção de energia e nutrientes. Uma avaliação completa da função gastrintestinal é necessária antes da instituição do suporte nutricional enteral. Isso inclui ausculta abdominal, verificação de refluxo gástrico e, possivelmente, radiografia e ultrassonografia abdominal para a avaliação da motilidade e das dimensões intestinais. Potros com evidências de disfunção gastrintestinal, como refluxo gástrico, distensão intestinal, aumento da espessura da parede intestinal e íleo, dificilmente toleram a alimentação enteral. Uma abordagem conservadora para a alimentação enteral também é indicada a potros prematuros ou imaturos, passíveis de apresentar desenvolvimento incompleto do trato gastrintestinal. Potros com síndrome de asfixia perinatal podem ser intolerantes à alimentação enteral por causa do íleo e da disfunção decorrente de lesão isquêmica intestinal.

O leite de égua é o substrato preferido para alimentação enteral. É altamente digerível e, é evidente, possui o equilíbrio correto de nutrientes para o crescimento e desenvolvimento normais. Os substitutos comerciais de leite de égua podem ser utilizados, mas são produtos de origem bovina e têm digestibilidade menor. Isso aumenta o risco de disfunção intestinal associada à alimentação enteral. O leite de vaca semidesnatado (2% de gordura) com adição de 20 g/ℓ de dextrose (equivalente a 40 mℓ de solução de dextrose a 50% por litro) pode ser usado na ausência de leite de égua ou sucedâneo. Os potros que não conseguem mamar podem ser alimentados com mamadeira, tigela ou sonda nasogástrica. Muitos potros doentes e em decúbito têm reflexo de sucção fraco e/ou descoordenado e, assim, devem receber leite por sonda de alimentação.

O uso de uma sonda permanente de pequeno calibre e a alimentação de pequenos volumes em intervalos frequentes (p. ex., a cada 20 minutos) são preferíveis à passagem repetida de uma sonda nasogástrica em intervalos de 1 a 2 horas. Os grandes *bolus* podem sobrecarregar a capacidade digestiva, e a colocação repetida de uma sonda gástrica é um estresse desnecessário para o potro. Outra vantagem das sondas permanentes de pequeno calibre é a não interferência na alimentação voluntária e na ingestão de água. Assim, a sonda pode ser mantida enquanto o potro faz a transição para voltar a mamar da égua. A sonda de alimentação deve ser inserida com o potro em decúbito esternal e o posicionamento correto no esôfago deve ser confirmado por radiografia ou endoscopia. A sonda pode ser presa às narinas externas por suturas. A cada alimentação, é importante verificar se a sonda ainda está no lugar e se não há refluxo. O potro deve ficar em decúbito esternal ou em pé durante a alimentação. O leite deve ser administrado por fluxo de gravidade, seguido de uma pequena quantidade de água limpa para enxaguar a sonda. A sonda deve ser fechada entre as mamadas para evitar a aspiração de ar e trocada a cada 1 a 2 dias para reduzir o risco de infecção do trato gastrintestinal.

A taxa inicial sugerida de administração de leite é de 2 a 3 mℓ/kg de peso corporal por hora, ou 100 a 150 mℓ/h para um potro de 50 kg (Tabela 20.21). Isso fornece 2,4 a 3,6 ℓ de leite para um potro de 50 kg durante as primeiras 24 horas de suporte enteral. Líquidos com dextrose podem ser administrados por via intravenosa para aumentar o aporte calórico durante a transição para o nível adequado de alimentação enteral. A taxa de alimentação pode ser aumentada de modo gradual ao longo dos próximos 2 a 3 dias (p. ex., aumento para 4 a 5 mℓ/kg/h no dia 1 e, em seguida, para 6 a 8 mℓ/kg/h no dia 3), o que representa uma ingestão total diária de 10 a 15% do peso corporal. Ao mesmo tempo, o suporte calórico intravenoso (dextrose) pode ser gradualmente retirado. É provável que esse nível de alimentação atenda aos requerimentos calóricos de repouso de potros hospitalizados. Dependendo da velocidade de melhora clínica e do tempo de internação, o volume da alimentação pode aumentar para 20 a 22% do peso corporal por dia, o que se aproxima da ingestão de leite de potros neonatos saudáveis. O monitoramento clínico deve incluir avaliações frequentes da função gastrintestinal, inclusive refluxo gástrico, ruídos intestinais, distensão abdominal e quantidade e qualidade das fezes. Refluxo gástrico, distensão abdominal, cólica, diarreia ou constipação intestinal podem indicar intolerância à alimentação enteral e a necessidade de ajustes no programa alimentar, como diminuição no volume ou na frequência. Em alguns casos, há preocupações com relação à capacidade do trato gastrintestinal do potro de digerir e absorver lactose, como nas infecções por rotavírus, que provavelmente reduzem a produção de lactase pelos enterócitos. Nessas situações, a enzima lactase pode ser adicionada ao leite ou sucedâneo, na proporção de 9.000 U (um comprimido) por alimentação. Volumes adicionais de líquido enteral podem ser necessários em potros com diarreia, e uma solução enteral isotônica balanceada simples pode ser formulada com 5,6 g de sal de cozinha (NaCl), 0,6 g de sal *light* (50% NaCl, 50% KCl) e 3,4 g de bicarbonato de sódio ($NaHCO_3$) por litro de água.[939]

De modo geral, a via enteral é preferida[940,941] por ser mais natural e fisiologicamente desejável; além disso, as células epiteliais que revestem o intestino são, em parte, dependentes dos produtos da digestão para a obtenção de energia e nutrientes. Infelizmente há várias situações que podem impossibilitar a nutrição enteral em um potro ou causar intolerância ao volume de nutrição enteral necessário para o suporte ao metabolismo basal e o crescimento. Essas situações variam desde o neonato em estado crítico com complicações gastrintestinais até o potro lactente com enterocolite grave. A rápida instituição da nutrição parenteral pode auxiliar a prevenção do desenvolvimento de desnutrição proteica/calórica e *deficits* energéticos substanciais. As limitações do suporte nutricional parenteral são causadas principalmente pelo seu custo e risco de complicações secundárias. Dentre essas complicações estão hiperglicemia, hipertrigliceridemia, tromboflebite e maior risco de sepse.

O objetivo principal da nutrição parenteral, como em todo tipo de suporte nutricional, é, no mínimo, fornecer as calorias adequadas para suporte do metabolismo basal e, idealmente, dar suporte adicional para permitir o crescimento contínuo. Uma meta inicial razoável para a administração de nutrição parenteral no potro é de 30 a 40 kcal/kg/dia. Embora esse nível de suporte calórico não atenda totalmente aos requerimentos teóricos do neonato saudável, está próximo aos requerimentos calóricos em repouso de potros hospitalizados.[924,933] Nesse caso, a nutrição parenteral é puramente um suporte temporário para evitar que o potro entre em um estado catabólico grave, em que há aumento do catabolismo e uso de aminoácidos para a produção de energia.[720,924,942] O não fornecimento do suporte nutricional adequado também pode ter uma influência negativa substancial na resposta imunológica.[942-944] A suplementação parenteral a curto prazo (menos de 24 horas) pode ser feita com administração intravenosa de soluções de carboidratos e não requer que o paciente receba uma fonte nutricional balanceada composta de carboidratos, aminoácidos e lipídios. No entanto, a nutrição parenteral administrada por um período mais longo deve utilizar uma fórmula mais completa.

As soluções com carboidratos são o meio mais simples de suporte calórico intravenoso para potros. Várias soluções com 5% de dextrose podem ser usadas, como água com 5% de dextrose, LRS com 5% de dextrose, solução salina a 0,45% com 5% de dextrose, Normosol-M com 5% de dextrose (Hospira, Lake Forest, IL, EUA) e Plasma-Lyte 56 com 5% de dextrose (Baxter Healthcare Corp., Deerfield, IL, EUA). As soluções com dextrose não devem ser utilizadas na reanimação inicial com líquidos, pois é quase certeza que haverá fornecimento de quantidades excessivas de dextrose a um potro com qualquer grau de desidratação, causando hiperglicemia profunda. Após a reanimação inicial com líquidos, soluções contendo eletrólitos, bem como dextrose (solução salina a 0,45% com 5% de dextrose, Normosol-M com 5% de dextrose e Plasma-Lyte 56 com 5% de dextrose), podem ser usadas como líquidos primários na terapia de manutenção em potros com perdas contínuas mínimas. A água com 5% de dextrose não é a escolha ideal como solução de manutenção devido à ausência de eletrólitos e é mais utilizada no fornecimento de água livre a pacientes com doenças hiperosmolares. O teor calórico de uma solução de dextrose a 5% é 0,17 kcal/mℓ; portanto, uma taxa de infusão de 10 mℓ/kg/h fornece cerca de 40 kcal/kg/dia (0,17 kcal/kg/h × 24 h/dia = 41 kcal/kg/dia). Essa taxa de infusão é mais do dobro da taxa de manutenção para um neonato. Além disso, deve-se sempre tomar cuidado ao ajustar a infusão de soluções com 5% de dextrose em resposta às mudanças no estado de líquidos do paciente. Isso evita a administração de quantidades excessivas de dextrose, em especial em potros prematuros ou muito doentes, que provavelmente não tolerem bem essas soluções.

Tabela 20.21 Recomendações alimentares para potros neonatos e em crescimento.

Idade do potro (dias)	Requerimentos energéticos	Volume de leite da égua ou sucedâneo	Porcentagem de peso corporal para alimentação
0 a 1	50 a 150 kcal/kg/dia	2 a 3 mℓ/kg/h	5 a 7%
2 a 3	100 a 150 kcal/kg/dia	4 a 5 mℓ/kg/h	10 a 12%
4 a 7	150 kcal/kg/dia	6 a 8 mℓ/kg/h	14 a 20%
8 a 30	120 kcal/kg/dia	9 a 10 mℓ/kg/h	22%
30 ao desmame	80 a 100 kcal/kg/dia	Diminuição gradativa e substituição por alimento sólido	–

Como alternativa, uma solução de dextrose a 50% pode ser administrada sem maior diluição com a utilização de uma bomba de infusão, desde que haja administração simultânea de líquidos isotônicos para diluição e evitar lesão endotelial causada pela natureza hipertônica dessa solução. A solução de dextrose a 50% deve ser evitada na ausência de uma bomba de infusão, porque é muito fácil administrar uma quantidade excessiva de dextrose inadvertidamente e causar hiperglicemia. O teor calórico da solução de dextrose a 50% é de 1,7 kcal/mℓ; portanto, uma taxa de infusão de 1 mℓ/kg/h dessa solução fornece cerca de 40 kcal/kg/dia (1,7 kcal/kg/h × 24 h/dia = 41 kcal/kg/dia). Essa baixa taxa de infusão significa que as necessidades primárias de líquido do paciente podem ser atendidas com um líquido isotônico com eletrólitos sem dextrose, cuja velocidade de administração pode ser alterada em resposta a mudanças no estado de líquido do paciente sem preocupações relacionadas ao plano nutricional. No final das primeiras 24 horas de tratamento, o plano de fluidoterapia e o plano nutricional devem ser revistos para determinar se o paciente pode começar a depender do líquido enteral e da ingestão nutricional ou se há necessidade de manutenção do tratamento parenteral. Como os líquidos com dextrose são uma fonte nutricional bem incompleta, não devem ser utilizados como fonte nutricional primária por mais de 24 horas. O suporte nutricional parenteral contínuo exige a formulação de uma solução mais completa, com aminoácidos e talvez lipídios.

Um aspecto importante da nutrição parenteral a longo prazo (mais de 24 horas) para potros é a inclusão de uma fonte de proteína. A resposta metabólica à lesão e sepse é o aumento da degradação de proteínas no tecido muscular. Essa resposta catabólica pode ser reduzida pelo fornecimento de uma fonte de nitrogênio ou aumento da ingestão calórica. A razão recomendada é de 100 a 200 calorias não proteicas por grama de nitrogênio.[945] A inclusão de lipídios na formulação de nutrição parenteral permite o fornecimento de um maior número de calorias por unidade de volume em comparação a soluções contendo apenas dextrose. Outra vantagem das emulsões lipídicas é que são isotônicas; portanto, moderam a hipertonia da nutrição parenteral e talvez diminuam o risco de tromboflebite. Infelizmente as soluções de nutrição parenteral com lipídios são mais caras e o risco de complicações pode ser maior.[946] A hiperlipidemia pode ser associada à administração de lipídios a potros, mas não parece causar efeitos adversos.[719,946] As emulsões lipídicas estão sujeitas a contaminação e promovem o crescimento bacteriano. Por causa desses riscos, os acessos intravenosos de administração de soluções com lipídios devem ser trocados todos os dias, o que aumenta muito os custos do tratamento. Em um relato recente, a nutrição parenteral com lipídios forneceu 40 a 92 kcal/kg/dia (média = 63 kcal/kg/dia) para os potros, contra somente 25 a 66 kcal/kg/dia (média = 41 kcal/kg/dia) de uma solução à base de dextrose.[719]

Existem duas abordagens básicas para a formulação de nutrição parenteral para potros. A primeira abordagem envolve a determinação exata das necessidades metabólicas previstas do paciente, seguida pelo desenvolvimento de uma formulação que atenda a todas elas de maneira bastante precisa, usando uma mistura de dextrose, aminoácidos e lipídios. Essa abordagem é bastante complexa e deve ser executada em uma planilha computadorizada para auxiliar a realização dos vários cálculos. A segunda abordagem é mais prática e consiste no uso de duas fórmulas básicas de nutrição parenteral (Tabela 20.22). Uma dessas soluções, que deve ser usada a curto prazo, é composta de dextrose a 50% e aminoácidos a 8,5% (Solução I). A segunda solução incorpora uma fonte de energia lipídica e é preferida para administração a longo prazo ou para potros pouco tolerantes à dextrose infundida (Solução II). A Solução I é formulada com 2.000 mℓ de dextrose a 50% (Dextrose 50%, Baxter Healthcare Corp., Clintec Nutrition Division, Deerfield, IL, EUA) e 2.000 mℓ de aminoácidos a 8,5% (Travasol 8,5%, Baxter Healthcare Corp., Clintec Nutrition Division, Deerfield, IL, EUA), enquanto a Solução II é formulada com 1.500 mℓ de dextrose a 50%, 500 mℓ de lipídios a 20% (Intralipid 20%, Baxter Healthcare Corp., Clintec Nutrition Division, Deerfield, IL, EUA) e 2.000 mℓ de aminoácidos a 8,5%.[719] A densidade calórica da Solução I é de 1,02 kcal/mℓ e da Solução II, 1,08 kcal/mℓ. A Solução I tem 125 calorias não proteicas por grama de nitrogênio (NPC/gN) e a Solução II tem 131 NPC/gN. Um preparado comercial multicâmara estável, fácil de usar e idêntico à Solução I, é fabricado para uso humano e é considerado econômico e prático em potros (Clinimix 4.25/25 sem sulfito [aminoácidos a 4,25% em dextrose a 25%] injetável, Baxter Healthcare Corp., Clintec Nutrition Division, Deerfield, IL, EUA).

Uma bomba de infusão eletrônica deve sempre ser utilizada na administração da nutrição parenteral porque a taxa deve ser rigidamente controlada e os ajustes devem ser feitos de modo simples e preciso. A administração excessiva facilmente induz hiperglicemia grave que, em outras espécies, foi associada a complicações graves e aumento do risco de morte.[947] Todas as soluções utilizadas para nutrição parenteral são hipertônicas e podem causar lesão ao endotélio vascular, aumentando o risco de tromboflebite. Por esse motivo, recomenda-se que as soluções de nutrição parenteral sejam administradas por meio de um cateter de poliuretano de permanência longa, com 20 cm de comprimento, colocado na veia jugular, que constitui um acesso "central" na maioria dos potros. O uso de um cateter de múltiplos lúmens permite que um lúmen seja dedicado à infusão da nutrição parenteral, minimizando os riscos de contaminação. O manejo do cateter é extremamente importante durante a nutrição parenteral, e o sítio e a veia de colocação devem ser monitorados pelo menos 2 vezes/dia para detecção de calor, inchaço ou exsudação. O aumento da resistência ao fluxo de líquido no cateter pode ser uma indicação de trombose mais profunda na vasculatura e quase sempre exige a colocação de um cateter em um sítio alternativo, como a veia jugular oposta, uma veia cefálica ou uma veia torácica lateral.

Tabela 20.22 Formulação de soluções para nutrição parenteral.

Fórmula	Composição	Densidade calórica (kcal/mℓ)	Calorias não proteicas/gN
1	1.500 mℓ de dextrose a 50%, 1.500 mℓ de aminoácidos de 8,5%	1,02	125
2	1.500 mℓ de dextrose a 50%, 500 mℓ de lipídios a 20%, 2.000 mℓ de 8,5% de aminoácidos	1,08	131

Todos os componentes das soluções de nutrição parenteral devem ser misturados de maneira estéril antes da administração. A bolsa com a nutrição parenteral final deve ser coberta com um saco plástico marrom durante a administração para protegê-la da luz, que pode degradar os aminoácidos da solução. A taxa de infusão (em mℓ/h) é calculada com base no valor desejado de kcal/kg/dia a ser administrado. Uma meta inicial razoável é de 40 a 60 kcal/kg/dia. A taxa de infusão inicial de soluções de nutrição parenteral deve ser de 25% da taxa final calculada e aumentar de modo gradual a cada 1 a 3 horas após o monitoramento da glicemia para assegurar a ausência de hiperglicemia (glicemia acima de 150 mg/dℓ). Se o paciente tolerar bem a nutrição parenteral e mantiver a glicemia em níveis normais ou próximos, a taxa de administração de nutrição parenteral pode aumentar até o máximo de 50 a 60 kcal/kg/dia.[948] Para a interrupção da nutrição parenteral, recomenda-se a redução gradual, com diminuição da taxa de infusão em incrementos de 25 a 50% a cada 4 a 6 horas durante a introdução gradativa da alimentação enteral. É importante que o monitoramento da glicemia seja mantido durante esse processo para detectar ou prevenir o desenvolvimento de hipoglicemia.

O potro deve ser monitorado com frequência, sobretudo no início da nutrição parenteral. Esse monitoramento deve incluir um exame físico geral, com muita atenção ao estado neurológico e à função respiratória. A temperatura retal também deve ser monitorada com cuidado, pois a febre é uma manifestação precoce comum de infecção sistêmica. A glicemia deve ser monitorada com frequência, inicialmente de hora em hora, até a estabilização do paciente com a taxa apropriada de infusão de nutrição parenteral. A seguir, o monitoramento deve ser feito a cada 3 a 6 horas durante o primeiro dia de terapia. A frequência de monitoramento da glicemia depende da estabilidade do paciente e pode precisar ser maior em pacientes críticos, mas não ser necessária por até 12 horas em pacientes estáveis. O monitoramento do débito urinário e da concentração de glicose na urina pode auxiliar a detecção de hiperglicemia. Embora o limiar renal real de glicose não seja bem descrito em potros, a glicosúria e a diurese são tipicamente observadas quando a glicemia é superior a 180 mg/dℓ. O monitoramento clinicopatológico adicional deve consistir em hemogramas completos e bioquímica sérica, 1 vez/dia, em pacientes críticos; esses exames, porém, podem ser realizados a cada 48 a 72 horas em pacientes mais estáveis. Os eletrólitos séricos devem ser monitorados pelo menos 2 vezes/dia. Deve-se prestar atenção especial às concentrações séricas de potássio porque podem diminuir rapidamente, em especial em potros tratados com insulina. A produção de urina deve ser monitorada continuamente e combinada com o monitoramento intermitente da concentração de glicose na urina, devido ao risco de diurese e glicosúria induzidas por hiperglicemia. O ideal é uma avaliação diária do peso corporal para garantir que o potro esteja pelo menos mantendo o peso durante a nutrição parenteral. Potros que recebem soluções de nutrição parenteral com lipídios devem ser monitorados quanto ao desenvolvimento de hipertrigliceridemia.[719,949]

Terapia com insulina

O potro em estado grave tende a apresentar intolerância a carboidratos, o que pode dificultar muito alcançar até mesmo uma taxa conservadora de administração de nutrição intravenosa. Essa situação pode ser resolvida com o uso de uma solução de nutrição parenteral contendo lipídios, mas, em caso de insucesso, a única alternativa é a administração de insulina exógena. A administração de insulina ao neonato não deve ser realizada de maneira leviana porque impõe demandas adicionais tanto ao clínico quanto à equipe de enfermagem para assegurar a ausência de hipoglicemia profunda. A administração subcutânea intermitente de insulina pode oferecer algumas vantagens em termos de simplicidade técnica, custo e moderação dos efeitos, mas não permite mudanças na dose a curto prazo. A dose recomendada de insulina subcutânea em potros é de 0,1 a 0,5 UI de insulina regular a cada 12 horas.[950] Um relato retrospectivo de nutrição parenteral em potros descreveu doses de insulina subcutânea de 0,02 a 0,1 IU/kg a cada 6 a 24 horas.[949] Essa abordagem não é recomendada porque os riscos de hipoglicemia e hiperglicemia são maiores do que com o uso de CRIs e pode ser muito mais difícil alcançar a homeostase glicêmica com os *bolus* intermitentes de insulina.

O uso de CRI para a administração de insulina permite a ação bastante rápida e é um meio simples de ajuste da dose. Por causa da saturação gradual dos receptores celulares de insulina, o efeito máximo da insulina em CRI não é observado até cerca de 90 minutos após o início da infusão. A resposta à alteração da taxa de infusão ocorre em um tempo semelhante. Portanto, deve-se ter cuidado para evitar alterar a taxa de infusão de soluções de nutrição parenteral logo após a modificação da infusão de insulina. Uma taxa inicial de infusão de 0,07 UI/kg/h de insulina regular é bem tolerada e pode representar um bom ponto de partida em potros intolerantes à nutrição parenteral.[720,951] Essa dose foi derivada de um estudo retrospectivo de potros submetidos à nutrição parenteral, que relatou doses iniciais de insulina entre 0,014 e 0,2 IU/h, com média de 0,065 IU/kg/h.[719] Curiosamente, naquele estudo, as doses mais altas de insulina continuaram muito semelhantes, de 0,015 a 0,2 IU/kg/h, com média de 0,07 UI/kg/h. Alguns defendem começar com doses mais baixas em potros, como 0,01 IU/kg/h.[952] Essa abordagem conservadora é muito segura, com menos risco de hipoglicemia do que a dose mais alta, mas pode demorar mais para que a dose seja titulada em um nível alto o suficiente para controlar a hiperglicemia. Doses de insulina ainda mais baixas foram relatadas e uma pesquisa retrospectiva recente descreveu infusões de insulina em doses de 0,0016 a 0,018 IU/kg/h.[949]

Portanto, a infusão inicial de insulina de 0,01 a 0,07 UI/kg/h representa um bom ponto de partida. Ao fazer o "ajuste fino" do tratamento com insulina, é melhor evitar alterações simultâneas na taxa de infusão de nutrição parenteral, porque isso pode ter um efeito de "montanha-russa", em que a glicemia aumenta e cai de maneira descontrolada em virtude do retardo da resposta corporal a essas mudanças[720] (Boxe 20.6). O monitoramento da glicemia deve ser realizado pelo menos de hora em hora durante as primeiras 2 a 3 horas após o início da administração de insulina em CRI. Em caso de persistência da hiperglicemia (glicemia acima de 150 mg/dℓ) além das primeiras 2 horas de administração de insulina, essa infusão pode ser aumentada em 50%, seguida pelo monitoramento de glicemia de hora em hora por mais 2 a 3 horas. Esse procedimento para aumentar a taxa de infusão de insulina pode ser repetido se houver persistência da hiperglicemia. Por outro lado, em caso de hipoglicemia (glicemia abaixo de 60 mg/dℓ), um *bolus* de 0,25 a 0,5 mℓ/kg de solução de dextrose a 50% deve ser administrado por via intravenosa durante 3 a 5 minutos. A glicemia deve ser reavaliada a cada 30 minutos por pelo menos 90 minutos para garantir que a hipoglicemia não volte a ocorrer. Se a hipoglicemia reaparecer, um segundo *bolus* de dextrose é administrado e a taxa de infusão de insulina é reduzida em 50%. O monitoramento cuidadoso é, então, necessário por mais 60 a 90 minutos para assegurar que a hipoglicemia não volte a ocorrer e que não haja desenvolvimento de hiperglicemia. De modo geral, outras alterações na taxa de infusão de insulina não são necessárias

BOXE 20.6 Protocolo para o monitoramento e a regulação da insulina administrada em infusão em taxa contínua para potros

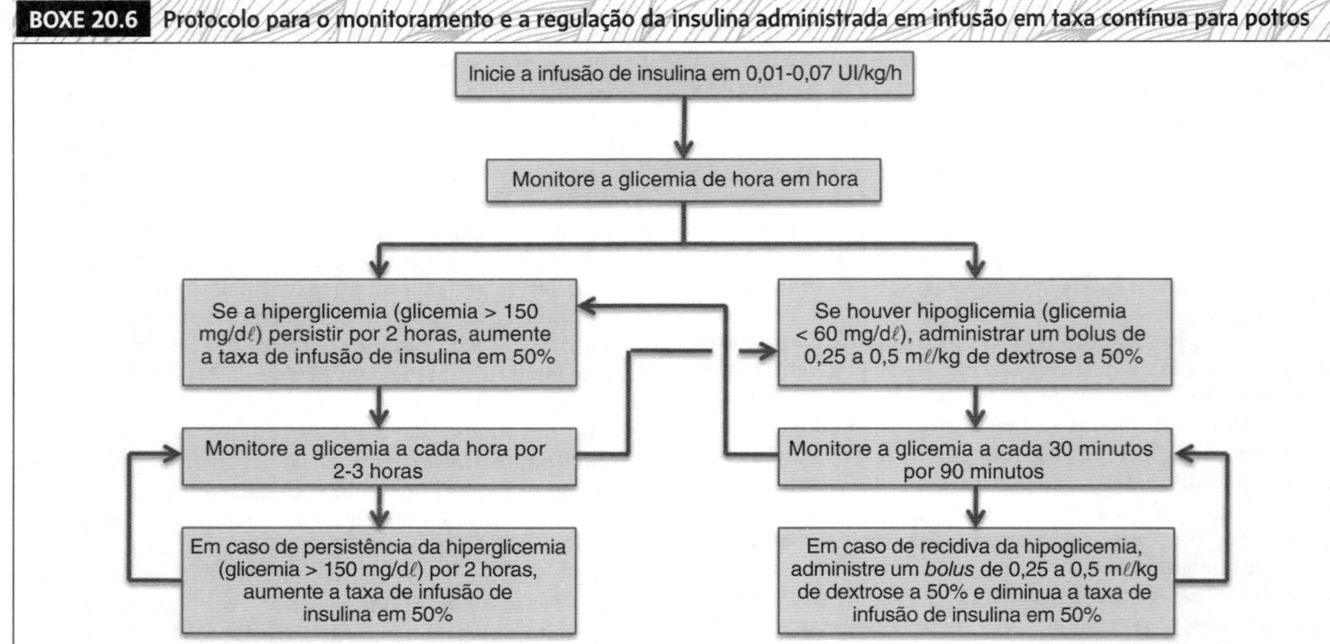

Adaptado de McKenzie HC 3rd, Geor RJ. Feeding management of sick neonatal foals. *Vet Clin North Am Equine Pract*. 2009; 25:109-119, vii.

porque um estado estacionário foi alcançado, em que o nível de glicemia é estável e a nutrição parenteral é administrada como desejado. A reavaliação do paciente é indicada se for constatada uma maior resistência à insulina (com a necessidade de aumentar a administração de insulina para evitar a hiperglicemia), pois pode haver uma deterioração geral do estado do paciente acompanhada de um aumento da inflamação sistêmica. Para interromper o tratamento com insulina, a taxa de administração deve ser gradualmente diminuída em paralelo à taxa de nutrição parenteral. No entanto, a resposta do paciente às mudanças na taxa de infusão de insulina pode demorar a acontecer. É preciso dar tempo para que ocorra. É fundamental que a interrupção das infusões de insulina seja acompanhada de algum tipo de nutrição enteral. Pode ser sensato interromper a nutrição parenteral e a administração de insulina por períodos mais longos (24 a 36 horas) do que o necessário em um potro submetido apenas à nutrição parenteral para prevenir distúrbios glicêmicos.

REFERÊNCIAS BIBLIOGRÁFICAS

1. Schofield FW. Sulfamethazine in the treatment of joint ill in the foal. *Can J Comp Med Vet Sci*. 1948;12:305.
2. Doll ER, Hull FE. Observations of hemolytic icterus of newborn foals. *Cornell Vet*. 1951;41:14–35.
3. Doll ER, Mc GW. Septicemic infections of newborn foals. *Vet Med*. 1951;46:123–127.
4. Platt H. Septicaemia in the foal. A review of 61 cases. *Br Vet J*. 1973;129:221–229.
5. Rossdale PD, Pattle RE, Mahaffey LW. Respiratory distress in a newborn foal with failure to form lung lining film. *Nature*. 1967;215:1498–1499.
6. Rossdale PD. Clinical studies on 4 newborn thoroughbred foals suffering from convulsions with special reference to blood gas chemistry and pulmonary ventilation. *Res Vet Sci*. 1969;10:279–291.
7. Mahaffey LW, Rossdale PD. A convulsive syndrome in newborn foals resembling pulmonary syndrome in the newborn infant. *Lancet*. 1959;1:1223–1225.
8. Rossdale PD. Clinical studies on the newborn thoroughbred foal. II. Heart rate, auscultation and electrocardiogram. *Br Vet J*. 1967;123:521–532.
9. Rossdale PD. Clinical studies on the newborn thoroughbred foal. I. Perinatal behaviour. *Br Vet J*. 1967;123:470–481.
10. Rossdale PD. Blood gas tensions and pH values in the normal thoroughbred foal at birth and in the following 42h. *Biol Neonat*. 1968;13:18–25.
11. Rossdale PD. Abnormal perinatal behaviour in the thoroughbred horse. *Br Vet J*. 1968;124:540–553.
12. Rossdale PD. PH and Pco2 of equine amniotic fluid at the time of birth. *Biol Neonat*. 1968;12:378–380.
13. Rossdale PD. Measurements of pulmonary ventilation in normal newborn thoroughbred foals during the first three days of life. *Br Vet J*. 1969;125:157–161.
14. Rossdale PD. The adaptive processes of the newborn foal. *Vet Rec*. 1970;87:37–38.
15. Rossdale PD. Some parameters of respiratory function in normal and abnormal newborn foals with special reference to levels of paO_2 during air and oxygen inhalation. *Res Vet Sci*. 1970;11:270–276.
16. Rossdale PD. Modern concepts of neonatal disease in foals. *Equine Vet J*. 1972;4:117–128.
17. Rossdale P, Silver M, Comline RS, et al. Plasma cortisol in the foal during the late fetal and early neonatal period. *Res Vet Sci*. 1973;15:395–397.
18. Arvidson G, Astedt B, Ekelund L, et al. Surfactant studies in the fetal and neonatal foal. *J Reprod Fertil Suppl*. 1975:663–665.
19. Johnson P, Rossdale PD. Preliminary observations on cranial cardiovascular changes during asphyxia in the newborn foal. *J Reprod Fertil Suppl*. 1975:695–699.
20. Kitchen H, Rossdale PD. Metabolic profiles of newborn foals. *J Reprod Fertil Suppl*. 1975:705–707.
21. Palmer AC, Rossdale PD. Neuropathology of the convulsive foal syndrome. *J Reprod Fertil Suppl*. 1975:691–694.
22. Pattle RE, Rossdale PD, Schock C, et al. The development of the lung and its surfactant in the foal and in other species. *J Reprod Fertil Suppl*. 1975:651–657.

23. Nathanielsz PW, Rossdale PD, Silver M, et al. Studies on fetal, neonatal and maternal cortisol metabolism in the mare. *J Reprod Fertil Suppl.* 1975:625–630.
24. Brewer BD, Koterba AM, Carter RL, et al. Comparison of empirically developed sepsis score with a computer generated and weighted scoring system for the identification of sepsis in the equine neonate. *Equine Vet J.* 1988;20:23–24.
25. Koterba AM, Brewer BD, Tarplee FA. Clinical and clinicopathological characteristics of the septicaemic neonatal foal: review of 38 cases. *Equine Vet J.* 1984;16:376–382.
26. Kosch PC, Koterba AM, Coons TJ, et al. Developments in management of the newborn foal in respiratory distress 1: evaluation. *Equine Vet J.* 1984;16:312–318.
27. Koterba AM, Drummond WH. Nutritional support of the foal during intensive care. *Vet Clin North Am Equine Pract.* 1985;1:35–40.
28. Koterba AM, Drummond WH, Kosch P. Intensive care of the neonatal foal. *Vet Clin North Am Equine Pract.* 1985;1:3–34.
29. Koterba AM, Kosch PC. Respiratory mechanics and breathing pattern in the neonatal foal. *J Reprod Fertil Suppl.* 1987;35:575–585.
30. Wilkins PA. Disorders of foals. In: Reed SM, Bayly WM, Sellon DC, eds. *Equine internal medicine.* St. Louis: Saunders Elsevier; 2010:1311–1363.
31. Bucca S. Diagnosis of the compromised equine pregnancy. *Vet Clin North Am Equine Pract.* 2006;22:749–761.
32. Putnam MR, Bransby DI, Schumacher J, et al. Effects of the fungal endophyte *Acremonium coenophialum* in fescue on pregnant mares and foal viability. *Am J Vet Res.* 1991;52:2071–2074.
33. Blodgett DJ. Fescue toxicosis. *Vet Clin North Am Equine Pract.* 2001;17:567–577.
34. Bailey CS, Heitzman JM, Buchanan CN, et al. B-mode and Doppler ultrasonography in pony mares with experimentally induced ascending placentitis. *Equine Vet J Suppl.* 2012:88–94.
35. Morris S, Kelleman AA, Stawicki RJ, et al. Transrectal ultrasonography and plasma progestin profiles identifies fetoplacental compromise in mares with experimentally induced placentitis. *Theriogenology.* 2007;67:681–691.
36. Renaudin CD, Troedsson MH, Gillis CL, et al. Ultrasonographic evaluation of the equine placenta by transrectal and transabdominal approach in the normal pregnant mare. *Theriogenology.* 1997;47:559–573.
37. Baska-Vincze B, Baska F, Szenci O. Transabdominal ultrasonographic evaluation of fetal well-being in the late-term mare and cow. *Acta Vet Hung.* 2014;62:439–451.
38. Murase H, Endo Y, Tsuchiya T, et al. Ultrasonographic evaluation of equine fetal growth throughout gestation in normal mares using a convex transducer. *J Vet Med Sci.* 2014;76:947–953.
39. Bucca S, Fogarty U, Collins A, et al. Assessment of feto-placental well-being in the mare from mid-gestation to term: transrectal and transabdominal ultrasonographic features. *Theriogenology.* 2005;64:542–557.
40. LeBlanc MM. Identification and treatment of the compromised equine fetus: a clinical perspective. *Equine Vet J Suppl.* 1997:100–103.
41. Bucca S. Equine fetal gender determination from mid- to advanced-gestation by ultrasound. *Theriogenology.* 2005;64:568–571.
42. Hendriks WK, Colenbrander B, van der Weijden GC, et al. Maternal age and parity influence ultrasonographic measurements of fetal growth in Dutch Warmblood mares. *Anim Reprod Sci.* 2009;115:110–123.
43. Bucca S. Ultrasonographic monitoring of the fetus. In: McKinnon AO, Squires EL, Vaala WE, et al., eds. *Equine reproduction.* 2nd ed. West Sussex, UK: Wiley-Blackwell; 2011:39–54.
44. Parkes RD, Colles CM. Fetal electrocardiography in the mare as a practical aid to diagnosing singleton and twin pregnancy. *Vet Rec.* 1977;100:25–26.
45. Reef VB, Vaala WE, Worth PL, et al. Ultrasonographic assessment of fetal well-being during late gestation: development of an equine biophysical profile. *Eq Vet J.* 1996;28:200–208.
46. Baska-Vincze B, Baska F, Szenci O. Fetal heart rate and fetal heart rate variability in Lipizzaner broodmares. *Acta Vet Hung.* 2015;63:89–99.
47. Adams-Brendemuehl C, Pipers FS. Antepartum evaluations of the equine fetus. *J Reprod Fertil Suppl.* 1987;35:565–573.
48. Feijó LS, Curcio BR, Haetinger C, et al. Maturidade de potros nascidos de éguas com placentite (Maturity of foals from the mares with placentitis). *Arquivo Brasileiro de Medicina Veterinária e Zootecnia.* 2014;66:1662–1670.
49. Murchie TA, Macpherson ML, LeBlanc MM, et al. Continuous monitoring of penicillin G and gentamicin in allantoic fluid of pregnant pony mares by in vivo microdialysis. *Equine Vet J.* 2006;38:520–525.
50. Rebello SA, Macpherson ML, Murchie TA, et al. Placental transfer of trimethoprim sulfamethoxazole and pentoxifylline in pony mares. *Anim Reprod Sci.* 2006;94:432–433.
51. Macpherson ML, Giguere S, Hatzel JN, et al. Disposition of desfuroylceftiofur acetamide in serum, placental tissue, fetal fluids, and fetal tissues after administration of ceftiofur crystalline free acid (CCFA) to pony mares with placentitis. *J Vet Pharmacol Ther.* 2013;36:59–67.
52. Cummins C, Carrington S, Fitzpatrick E, et al. Ascending placentitis in the mare: a review. *Ir Vet J.* 2008;61:307–313.
53. Christiansen DL, Moulton K, Hopper RM, et al. Evidence-based medicine approach to develop efficacious therapies for late-gestation mares presenting with uterine infections using an experimentally-induced placentitis model. *Anim Reprod Sci.* 2010;121:S345–S346.
54. Msan AK, Usta IM, Mirza FG, et al. Use of antenatal corticosteroids in the management of preterm delivery. *Am J Perinatol.* 2015;32:417–426.
55. Ousey JC, Kolling M, Kindahl H, et al. Maternal dexamethasone treatment in late gestation induces precocious fetal maturation and delivery in healthy Thoroughbred mares. *Equine Vet J.* 2011;43:424–429.
56. Bailey CS, Macpherson ML, Pozor MA, et al. Treatment efficacy of trimethoprim sulfamethoxazole, pentoxifylline and altrenogest in experimentally induced equine placentitis. *Theriogenology.* 2010;74:402–412.
57. Macpherson ML, Bailey CS. A clinical approach to managing the mare with placentitis. *Theriogenology.* 2008;70:435–440.
58. Macpherson ML. Treatment strategies for mares with placentitis. *Theriogenology.* 2005;64:528–534.
59. Gastal MO, Gastal EL, Torres CA, et al. Effect of oxytocin, prostaglandin F2 alpha, and clenbuterol on uterine dynamics in mares. *Theriogenology.* 1998;50:521–534.
60. Geor RJ, Weiss DJ, Burris SM, et al. Effects of furosemide and pentoxifylline on blood flow properties in horses. *Am J Vet Res.* 1992;53:2043–2049.
61. Fowden AL, Li J, Forhead AJ. Glucocorticoids and the preparation for life after birth: are there long-term consequences of the life insurance? *Proc Nutr Soc.* 1998;57:113–122.
62. Fowden AL, Forhead AJ, Ousey JC. Endocrine adaptations in the foal over the perinatal period. *Equine Vet J Suppl.* 2012:130–139.
63. Silver M. Prenatal maturation, the timing of birth and how it may be regulated in domestic animals. *Exp Physiol.* 1990;75:285–307.
64. Silver M, Ousey JC, Dudan FE, et al. Studies on equine prematurity 2: post natal adrenocortical activity in relation to plasma adrenocorticotrophic hormone and catecholamine levels in term and premature foals. *Equine Vet J.* 1984;16:278–286.

65. Tennent-Brown BS, Morrice AV, Reed S. The equine neonatal central nervous system: development and diseases. *Vet Clin North Am Equine Pract*. 2015;31:587–600.
66. Diesch TJ, Mellor DJ. Birth transitions: pathophysiology, the onset of consciousness and possible implications for neonatal maladjustment syndrome in the foal. *Equine Vet J*. 2013;45: 656–660.
67. Houghton E, Holtan D, Grainger L, et al. Plasma progestagen concentrations in the normal and dysmature newborn foal. *J Reprod Fertil Suppl*. 1991;44:609–617.
68. Aleman M, Pickles KJ, Conley AJ, et al. Abnormal plasma neuroactive progestagen derivatives in ill, neonatal foals presented to the neonatal intensive care unit. *Equine Vet J*. 2013;45:661–665.
69. Hillman NH, Kallapur SG, Jobe AH. Physiology of transition from intrauterine to extrauterine life. *Clin Perinatol*. 2012;39:769–783.
70. Machida N, Yasuda J, Too K. Auscultatory and phonocardiographic studies on the cardiovascular system of the newborn Thoroughbred foal. *Jpn J Vet Res*. 1987;35:235–250.
71. O'Connor SJ, Gardner DS, Ousey JC, et al. Development of baroreflex and endocrine responses to hypotensive stress in newborn foals and lambs. *Pflugers Arch*. 2005;450:298–306.
72. Waring GH. *Horse behavior*. 2nd ed. Norwich, NY: Noyes Publications/William Andrew Publishing; 2003.
73. Campitelli S, Carenzi C, Verga M. Factors which influence parturition in the mare and development of the foal. *Appl Anim Ethology*. 1982;9:7–14.
74. Grogan EH, McDonnell SM. Mare and foal bonding and problems. *Clin Tech Equine Pract*. 2005;4:228–237.
75. Kidd JA, Barr ARS. Flexural deformities in foals. *Eq Vet Educ*. 2002;14:311–321.
76. Trumble TN. Orthopedic disorders in neonatal foals. *Vet Clin North Am Equine Pract*. 2005;21:357–385. vi.
77. Embertson RM. Congenital abnormalities of tendons and ligaments. *Vet Clin North Am Equine Pract*. 1994;10:351–364.
78. Raidal SL, McTaggart C, Penhale J. Effect of withholding macromolecules on the duration of intestinal permeability to colostral IgG in foals. *Aust Vet J*. 2005;83:78–81.
79. Vendrig JC, Fink-Gremmels J. Intestinal barrier function in neonatal foals: options for improvement. *Vet J*. 2012;193:32–37.
80. Earing JE, Durig AC, Gellin GL, et al. Bacterial colonization of the equine gut: comparison of mare and foal pairs by PCR-DGGE. *Adv Microbiol*. 2012;2:79–86.
81. Kuhl J, Winterhoff N, Wulf M, et al. Changes in faecal bacteria and metabolic parameters in foals during the first six weeks of life. *Vet Microbiol*. 2011;151:321–328.
82. Silver M, Fowden AL, Knox J, et al. Relationship between circulating tri-iodothyronine and cortisol in the perinatal period in the foal. *J Reprod Fertil Suppl*. 1991;44:619–626.
83. Ousey JC. Physiology and metabolism in the newborn foal with reference to orphaned or sick foals. In: Miraglia N, Martin-Rosset W, eds. *Nutrition and feeding of the broodmare*. The Netherlands: Wageningen Academic Publishers; 2006:416.
84. Leadon DP, Jeffcott LB, Rossdale PD. Behavior and viability of the premature neonatal foal after induced parturition. *Am J Vet Res*. 1986;47:1870–1873.
85. Rossdale PD. Clinical view of disturbances in equine foetal maturation. *Equine Vet J Suppl*. 1993:3–7.
86. Sato K, Miyaki M, Sugiyama K, et al. An analytical study of the duration of gestation in horses. *Jap J Zoo Tech Sci*. 1973;44: 375–379.
87. Kuhl J, Stock KF, Wulf M, et al. Maternal lineage of warmblood mares contributes to variation of gestation length and bias of foal sex ratio. *PLoS One*. 2015;10. e0139358.
88. Davies Morel MC, Newcombe JR, Holland SJ. Factors affecting gestation length in the Thoroughbred mare. *Anim Reprod Sci*. 2002;74:175–185.
89. Bos H, van der May GJW. Length of gestation periods of horses and ponies belonging to different breeds. *Livest Prod Sci*. 1980;7:181–187.
90. Aoki T, Yamakawa K, Ishii M. Factors affecting gestation length in heavy draft mares. *J Eq Vet Sci*. 2013;33:437–440.
91. Rossdale PD, Silver M, Ellis L, et al. Response of the adrenal cortex to tetracosactrin (ACTH1-24) in the premature and full-term foal. *J Reprod Fertil Suppl*. 1982;32:545–553.
92. Rossdale PD, Ousey JC, Silver M, et al. Studies on equine prematurity 6: guidelines for assessment of foal maturity. *Equine Vet J*. 1984;16:300–302.
93. Silver M, Fowden AL. Prepartum adrenocortical maturation in the fetal foal: responses to ACTH. *J Endocrinol*. 1994;142: 417–425.
94. Ousey JC, Rossdale PD, Fowden AL, et al. Effects of manipulating intrauterine growth on post natal adrenocortical development and other parameters of maturity in neonatal foals. *Equine Vet J*. 2004;36:616–621.
95. Wong DM, Vo DT, Alcott CJ, et al. Adrenocorticotropic hormone stimulation tests in healthy foals from birth to 12 weeks of age. *Can J Vet Res*. 2009;73:65–72.
96. Wong DM, Vo DT, Alcott CJ, et al. Baseline plasma cortisol and ACTH concentrations and response to low-dose ACTH stimulation testing in ill foals. *J Am Vet Med Assoc*. 2009;234:126–132.
97. Hart KA, Slovis NM, Barton MH. Hypothalamic-pituitary-adrenal axis dysfunction in hospitalized neonatal foals. *J Vet Intern Med*. 2009;23:901–912.
98. Castagnetti C, Rametta M, Tudor Popeia R, et al. Plasma levels of ACTH and cortisol in normal and critically-ill neonatal foals. *Vet Res Commun*. 2008;32(suppl 1):S127–S129.
99. Han VK. Pathophysiology, cellular and molecular mechanisms of foetal growth retardation. *Equine Vet J Suppl*. 1993:12–16.
100. Lyle SK. Immunology of infective preterm delivery in the mare. *Equine Vet J*. 2014;46:661–668.
101. Varvarousis D, Varvarousi G, Iacovidou N, et al. The pathophysiologies of asphyxial vs dysrhythmic cardiac arrest: implications for resuscitation and post-event management. *Am J Emerg Med*. 2015;33:1297–1304.
102. Palmer JE. Neonatal foal resuscitation. *Vet Clin North Am Equine Pract*. 2007;23:159–182.
103. Slovis NM. Field techniques for resuscitation of foals. *AAEP Focus on the first year of life proceedings*. 2014:6–9.
104. Jokisalo JM, Corley KT. in the neonatal foal: has RECOVER changed our approach? *Vet Clin North Am Equine Pract*. 2014;30:301–316. vii.
105. Aufderheide TP, Lurie KG. Death by hyperventilation: a common and life-threatening problem during cardiopulmonary resuscitation. *Crit Care Med*. 2004;32:S345–S351.
106. van Vonderen JJ, Narayen NE, Walther FJ, et al. The administration of 100% oxygen and respiratory drive in very preterm infants at birth. *PLoS One*. 2013;8. e76898.
107. Atiksawedparit P, Rattanasiri S, McEvoy M, et al. Effects of prehospital adrenaline administration on out-of-hospital cardiac arrest outcomes: a systematic review and meta-analysis. *Crit Care*. 2014;18:463.
108. Wenzel V, Lindner KH. Vasopressin combined with epinephrine during cardiac resuscitation: a solution for the future? *Crit Care*. 2006;10:125.
109. Plunkett SJ, McMichael M. Cardiopulmonary resuscitation in small animal medicine: an update. *J Vet Intern Med*. 2008;22: 9–25.
110. Corley KT, Axon JE. Resuscitation and emergency management for neonatal foals. *Vet Clin North Am Equine Pract*. 2005;21:431–455. vii.
111. Hoffman AM, Staempfli HR, Willan A. Prognostic variables for survival of neonatal foals under intensive care. *J Vet Intern Med*. 1992;6:89–95.

112. Furr M, Tinker MK, Edens L. Prognosis for neonatal foals in an intensive care unit. *J Vet Intern Med.* 1997;11:183–188.
113. Borchers A, Wilkins PA, Marsh PM, et al. Association of admission L-lactate concentration in hospitalised equine neonates with presenting complaint, periparturient events, clinical diagnosis and outcome: a prospective multicentre study. *Equine Vet J Suppl.* 2012:57–63.
114. Armengou L, Jose-Cunilleras E, Rios J, et al. Metabolic and endocrine profiles in sick neonatal foals are related to survival. *J Vet Intern Med.* 2013;27:567–575.
115. Dembek KA, Hurcombe SD, Frazer ML, et al. Development of a likelihood of survival scoring system for hospitalized equine neonates using generalized boosted regression modeling. *PLoS One.* 2014;9. e109212.
116. Giguère S, Weber EJ, Sanchez LC. Factors associated with outcome and gradual improvement in survival over time in 1065 equine neonates admitted to an intensive care unit. *Equine Vet J.* 2015.
117. Brewer BD, Koterba AM. Development of a scoring system for the early diagnosis of equine neonatal sepsis. *Equine Vet J.* 1988;20:18–22.
118. Peek SF, Semrad S, McGuirk SM, et al. Prognostic value of clinicopathologic variables obtained at admission and effect of antiendotoxin plasma on survival in septic and critically ill foals. *J Vet Intern Med.* 2006;20:569–574.
119. Boyle AG, Magdesian KG, Ruby RE. Neonatal isoerythrolysis in horse foals and a mule foal: 18 cases (1988-2003). *J Am Vet Med Assoc.* 2005;227:1276–1283.
120. Hollis AR, Wilkins PA, Palmer JE, et al. Bacteremia in equine neonatal diarrhea: a retrospective study (1990-2007). *J Vet Intern Med.* 2008;22:1203–1209.
121. Hurcombe SD, Toribio RE, Slovis N, et al. Blood arginine vasopressin, adrenocorticotropin hormone, and cortisol concentrations at admission in septic and critically ill foals and their association with survival. *J Vet Intern Med.* 2008;22:639–647.
122. Polkes AC, Giguere S, Lester GD, et al. Factors associated with outcome in foals with neonatal isoerythrolysis (72 cases, 1988-2003). *J Vet Intern Med.* 2008;22:1216–1222.
123. Paradis MR. Update on neonatal septicemia. *Vet Clin North Am Equine Pract.* 1994;10:109–135.
124. McKenzie HC, Furr MO. Equine neonatal sepsis: the pathophysiology of severe inflammation and infection. *Compend Contin Educ Vet.* 2001;23:661–672.
125. Bone RC, Sibbald WJ, Sprung CL. The ACCP-SCCM consensus conference on sepsis and organ failure. *Chest.* 1992;101: 1481–1483.
126. Corley KT, Donaldson LL, Furr MO. Arterial lactate concentration, hospital survival, sepsis and SIRS in critically ill neonatal foals. *Equine Vet J.* 2005;37:53–59.
127. Taylor S. A review of equine sepsis. *Equine Veterinary Education.* 2015;27:99–109.
128. Nathens AB, Marshall JC. Sepsis, SIRS, and MODS: what's in a name? *World J Surg.* 1996;20:386–391.
129. Bone RC, Grodzin CJ, Balk RA. Sepsis: a new hypothesis for pathogenesis of the disease process. *Chest.* 1997;112:235–243.
130. Corley K, Amoroso L, McKenzie HC, et al. Initial experience with norepinephrine in neonatal foals. *Vet Emerg Crit Care.* 2000;10:267–277.
131. Hollis AR, Furr MO, Magdesian KG, et al. Blood glucose concentrations in critically ill neonatal foals. *J Vet Intern Med.* 2008;22:1223–1227.
132. Wong DM, Wilkins PA. Defining the systemic inflammatory response syndrome in equine neonates. *Vet Clin North Am Equine Pract.* 2015;31:463–481.
133. Wiersinga WJ, Leopold SJ, Cranendonk DR, et al. Host innate immune responses to sepsis. *Virulence.* 2014;5:36–44.
134. de Jong HK, van der Poll T, Wiersinga WJ. The systemic pro-inflammatory response in sepsis. *J Innate Immun.* 2010;2:422–430.
135. Werners AH, Bryant CE. Pattern recognition receptors in equine endotoxaemia and sepsis. *Equine Vet J.* 2012;44: 490–498.
136. Adrie C, Pinsky MR. The inflammatory balance in human sepsis. *Intensive Care Med.* 2000;26:364–375.
137. Liu SF, Malik AB. NF-kappa B activation as a pathological mechanism of septic shock and inflammation. *Am J Physiol Lung Cell Mol Physiol.* 2006;290:L622–L645.
138. Auphan N, DiDonato JA, Rosette C, et al. Immunosuppression by glucocorticoids: inhibition of NF-kappa B activity through induction of I kappa B synthesis. *Science.* 1995;270:286–290.
139. Bohrer H, Nawroth PP. Nuclear factor kappaB—a new therapeutic approach? *Intensive Care Med.* 1998;24:1129–1130.
140. Samols D, Agrawal A, Kushner I. Acute phase proteins. In: Oppenheim JJ, Feldman M, eds. *Cytokine Reference Online.* London, UK: Academic Press; 2002:1–16.
141. Gabay C, Kushner I. Acute-phase proteins and other systemic responses to inflammation. *N Engl J Med.* 1999;340:448–454.
142. Karima R, Matsumoto S, Higashi H, et al. The molecular pathogenesis of endotoxic shock and organ failure. *Mol Med Today.* 1999;5:123–132.
143. Morris DD. Endotoxemia in horses. A review of cellular and humoral mediators involved in its pathogenesis. *J Vet Intern Med.* 1991;5:167–181.
144. Wort SJ, Evans TW. The role of the endothelium in modulating vascular control in sepsis and related conditions. *Br Med Bull.* 1999;55:30–48.
145. Lavoie JP, Madigan JE, Cullor JS, et al. Haemodynamic, pathological, haematological and behavioural changes during endotoxin infusion in equine neonates. *Equine Vet J.* 1990;22:23–29.
146. Liepert D, Rosenthal M, Thomas S. Shock: a comparative physiologic approach to mechanisms and therapy. Seminars in Anesthesia. *Periop Med and Pain.* 1999;18:1–14.
147. Astiz ME, Rackow EC. Septic shock. *Lancet.* 1998;351:1501–1505.
148. Sheagren JN. Mechanism-oriented therapy for multiple systems organ failure. *Crit Care Clin.* 1989;5:393–409.
149. Weiss DJ, Rashid J. The sepsis-coagulant axis: a review. *J Vet Intern Med.* 1998;12:317–324.
150. Levi M. Diagnosis and treatment of disseminated intravascular coagulation. *Int J Lab Hematol.* 2014;36:228–236.
151. Moore JN, Barton MH. An update on endotoxaemia Part 1: mechanisms and pathways. *Equine Vet Educ.* 1998;10: 300–306.
152. Barton MH, Morris DD, Norton N, et al. Hemostatic and fibrinolytic indices in neonatal foals with presumed septicemia. *J Vet Intern Med.* 1998;12:26–35.
153. Bentz AI, Palmer JE, Dallap BL, et al. Prospective evaluation of coagulation in critically ill neonatal foals. *J Vet Intern Med.* 2009;23:161–167.
154. Dallap Schaer BL, Epstein K. Coagulopathy of the critically ill equine patient. *J Vet Emerg Crit Care (San Antonio).* 2009;19: 53–65.
155. Cotovio M, Monreal L, Armengou L, et al. Fibrin deposits and organ failure in newborn foals with severe septicemia. *J Vet Intern Med.* 2008;22:1403–1410.
156. Armengou L, Monreal L, Tarancon I, et al. Plasma D-dimer concentration in sick newborn foals. *J Vet Intern Med.* 2008;22:411–417.
157. Roy MF. Sepsis in adults and foals. *Vet Clin North Am Equine Pract.* 2004;20:41–61.
158. Osterbur K, Mann FA, Kuroki K, et al. Multiple organ dysfunction syndrome in humans and animals. *J Vet Intern Med.* 2014;28:1141–1151.
159. Standiford TJ, Ward PA. Therapeutic targeting of acute lung injury and acute respiratory distress syndrome. *Transl Res.* 2015;167:183–191.

160. Sertaridou E, Papaioannou V, Kolios G, et al. Gut failure in critical care: old school versus new school. *Ann Gastroenterol.* 2015;28:309–322.
161. Jarrar D, Chaudry IH, Wang P. Organ dysfunction following hemorrhage and sepsis: mechanisms and therapeutic approaches (Review). *Int J Mol Med.* 1999;4:575–583.
162. Streck EL, Comim CM, Barichello T, et al. The septic brain. *Neurochem Res.* 2008;33:2171–2177.
163. Brewer B. Neonatal infection. In: Koterba AM, Drummond WH, Kosch PC, eds. *Equine clinical neonatology*. Philadelphia: Lea and Febiger; 1990:296–317.
164. Sanchez LC. Equine neonatal sepsis. *Vet Clin North Am Equine Pract.* 2005;21:273–293. v.
165. Liepman RS, Dembek KA, Slovis NM, et al. Validation of IgG cut-off values and their association with survival in neonatal foals. *Equine Vet J.* 2015;47:526–530.
166. Chaney KP, Holcombe SJ, Schott 2nd HC, et al. Spurious hypercreatininemia: 28 neonatal foals (2000-2008). *J Vet Emerg Crit Care (San Antonio).* 2010;20:244–249.
167. Castagnetti C, Pirrone A, Mariella J, et al. Venous blood lactate evaluation in equine neonatal intensive care. *Theriogenology.* 2010;73:343–357.
168. Tennent-Brown B. Blood lactate measurement and interpretation in critically ill equine adults and neonates. *Vet Clin North Am Equine Pract.* 2014;30:399–413. viii.
169. Sheahan BJ, Wilkins PA, Lascola KM, et al. The area under the curve of l-lactate in neonatal foals from birth to 14 days of age. *J Vet Emerg Crit Care (San Antonio).* 2015;26:305–309.
170. Borchers A, Wilkins PA, Marsh PM, et al. Sequential L-lactate concentration in hospitalised equine neonates: a prospective multicentre study. *Equine Vet J Suppl.* 2013:2–7.
171. Wilson WD, Madigan JE. Comparison of bacteriologic culture of blood and necropsy specimens for determining the cause of foal septicemia: 47 cases (1978-1987). *J Am Vet Med Assoc.* 1989;195:1759–1763.
172. Barie PS, Hydo LJ, Shou J, et al. Influence of antibiotic therapy on mortality of critical surgical illness caused or complicated by infection. *Surg Infect (Larchmt).* 2005;6:41–54.
173. Kumar A, Roberts D, Wood KE, et al. Duration of hypotension before initiation of effective antimicrobial therapy is the critical determinant of survival in human septic shock. *Crit Care Med.* 2006;34:1589–1596.
174. Castellanos-Ortega A, Suberviola B, Garcia-Astudillo LA, et al. Impact of the Surviving Sepsis Campaign protocols on hospital length of stay and mortality in septic shock patients: results of a three-year follow-up quasi-experimental study. *Crit Care Med.* 2010;38:1036–1043.
175. Dellinger RP, Levy MM, Rhodes A, et al. Surviving sepsis campaign: international guidelines for management of severe sepsis and septic shock: 2012. *Crit Care Med.* 2013;41: 580–637.
176. Brewer B, Koterba A. Bacterial isolates and susceptibility patterns in foals in a neonatal intensive care unit. *Compend Contin Educ Pract Vet.* 1990;12:1773–1781.
177. Marsh PS, Palmer JE. Bacterial isolates from blood and their susceptibility patterns in critically ill foals: 543 cases (1991-1998). *J Am Vet Med Assoc.* 2001;218:1608–1610.
178. Stewart AJ, Hinchcliff KW, Saville WJ, et al. *Actinobacillus* sp. bacteremia in foals: clinical signs and prognosis. *J Vet Intern Med.* 2002;16:464–471.
179. Corley KT, Pearce G, Magdesian KG, et al. Bacteraemia in neonatal foals: clinicopathological differences between Gram-positive and Gram-negative infections, and single organism and mixed infections. *Equine Vet J.* 2007;39:84–89.
180. Russell CM, Axon JE, Blishen A, et al. Blood culture isolates and antimicrobial sensitivities from 427 critically ill neonatal foals. *Aust Vet J.* 2008;86:266–271.
181. Theelen MJ, Wilson WD, Edman JM, et al. Temporal trends in prevalence of bacteria isolated from foals with sepsis: 1979-2010. *Equine Vet J.* 2014;46:169–173.
182. Toombs-Ruane LJ, Riley CB, Rosanowski SM, et al. Antimicrobial sensitivity of bacteria isolated from neonatal foal samples in New Zealand (2004 to 2013). *Eq Vet J.* 2015;47:3.
183. Perkins G, Ainsworth DM, Erb HN, et al. Clinical, haematological and biochemical findings in foals with neonatal equine herpesvirus-1 infection compared with septic and premature foals. *Equine Vet J.* 1999;31:422–426.
184. Murray MJ, del Piero F, Jeffrey SC, et al. Neonatal equine herpesvirus type 1 infection on a thoroughbred breeding farm. *J Vet Intern Med.* 1998;12:36–41.
185. Wong D, Wilkins PA, Bain FT, et al. Neonatal encephalopathy in foals. *Compend Contin Educ Vet.* 2011;33. E5.
186. Corley KTT, Furr MO. Evaluation of a score designed to predict sepsis in foals. *J Vet Emerg Crit Care.* 2003;13:149–155.
187. Weber EJ, Sanchez LC, Giguere S. Re-evaluation of the sepsis score in equine neonates. *Equine Vet J.* 2015;47:275–278.
188. van Nieuwenhoven EJ, Lefering R, Neugebauer E, et al. Clinical relevance of sepsis scores. *Langenbecks Arch Surg.* 1998;383: 11–14.
189. Stoneham SJ, Palmer L, Cash R, et al. Measurement of serum amyloid A in the neonatal foal using a latex agglutination immunoturbidimetric assay: determination of the normal range, variation with age and response to disease. *Equine Vet J.* 2001;33:599–603.
190. Dunkel B, Corley KTT. Pathophysiology, diagnosis and treatment of neonatal sepsis. *Equine Veterinary Education.* 2015;27:92–98.
191. Castagnetti C, Mariella J, Pirrone A, et al. Expression of interleukin-1beta, interleukin-8, and interferon-gamma in blood samples obtained from healthy and sick neonatal foals. *Am J Vet Res.* 2012;73:1418–1427.
192. Zabrecky KA, Slovis NM, Constable PD, et al. Plasma C-reactive protein and haptoglobin concentrations in critically ill neonatal foals. *J Vet Intern Med.* 2015;29:673–677.
193. Wilkins PA, Sheahan BJ, Vander Werf KA, et al. Preliminary investigation of the area under the L-lactate concentration-time curve (LACArea) in critically ill equine neonates. *J Vet Intern Med.* 2015;29:659–662.
194. Wichtel ME, Buys E, DeLuca J, et al. Pharmacologic considerations in the treatment of neonatal septicemia and its complications. *Vet Clin North Am Equine Pract.* 1999;15:725–746.
195. Armengou L, Monreal L, Delgado MA, et al. Low-molecular-weight heparin dosage in newborn foals. *J Vet Intern Med.* 2010;24:1190–1195.
196. Rohrbach BW, Buchanan BR, Drake JM, et al. Use of a multivariable model to estimate the probability of discharge in hospitalized foals that are 7 days of age or less. *J Am Vet Med Assoc.* 2006;228:1748–1756.
197. MacKay RJ. Neurologic disorders of neonatal foals. *Vet Clin North Am Equine Pract.* 2005;21:387–406. vii.
198. Morresey PR. Neurological conditions and seizure management. *AAEP Focus on the first year of life.* Proceedings 2014:29–35.
199. Toth B, Aleman M, Brosnan RJ, et al. Evaluation of squeeze-induced somnolence in neonatal foals. *Am J Vet Res.* 2012;73:1881–1889.
200. Adams R, Mayhew IG. Neurological examination of newborn foals. *Equine Vet J.* 1984;16:306–312.
201. Adams R, Mayhew IG. Neurologic diseases. *Vet Clin North Am Equine Pract.* 1985;1:209–234.
202. Enzerink E. The menace response and pupillary light reflex in neonatal foals. *Equine Vet J.* 1998;30:546–548.
203. Kurinczuk JJ, White-Koning M, Badawi N. Epidemiology of neonatal encephalopathy and hypoxic-ischaemic encephalopathy. *Early Hum Dev.* 2010;86:329–338.

204. Dickey EJ, Long SN, Hunt RW. Hypoxic ischemic encephalopathy—what can we learn from humans? *J Vet Intern Med.* 2011;25:1231–1240.
205. Gold JR. Perinatal asphyxia syndrome. *Equine Veterinary Education.* 2015.
206. Ringger NC, Giguere S, Morresey PR, et al. Biomarkers of brain injury in foals with hypoxic-ischemic encephalopathy. *J Vet Intern Med.* 2011;25:132–137.
207. Vaala WE. Peripartum asphyxia. *Vet Clin North Am Equine Pract.* 1994;10:187–218.
208. Holtan DW, Houghton E, Silver M, et al. Plasma progestagens in the mare, fetus and newborn foal. *J Reprod Fertil Suppl.* 1991;44:517–528.
209. Rossdale PD, Ousey JC, McGladdery AJ, et al. A retrospective study of increased plasma progestagen concentrations in compromised neonatal foals. *Reprod Fertil Dev.* 1995;7: 567–575.
210. Green S. Current perspectives on equine neonatal maladjustment syndrome. *Comp Cont Educ Pract Vet.* 1993;15:1550–1552.
211. Furr MO. Perinatal asphyxia in foals. *Comp Cont Educ Pract Vet.* 1996;18:1342–1351.
212. Bernard WV, Reimer JM, Cudd T, et al. Historical factors, clinicopathologic findings, clinical features, and outcome of equine neonates presenting with or developing signs of central nervous system disease. *41st AAEP Convention.* 1995:221–224.
213. Vaala W. Peripartum asphyxia syndrome in foals. *45th AAEP Convention.* 1999:247–253.
214. Douglas-Escobar M, Weiss MD. Hypoxic-ischemic encephalopathy: a review for the clinician. *JAMA Pediatr.* 2015;169:397–403.
215. Johnston MV. Excitotoxicity in neonatal hypoxia. *Ment Retard Dev Disabil Res Rev.* 2001;7:229–234.
216. Hagberg H, Mallard C, Ferriero DM, et al. The role of inflammation in perinatal brain injury. *Nat Rev Neurol.* 2015;11:192–208.
217. Aleman M, Madigan JE, Williams DC, et al. Brainstem auditory evoked responses in an equine patient population. Part II: foals. *J Vet Intern Med.* 2014;28:1318–1324.
218. Lecoq L, Gains M, Blond L, et al. Brainstem auditory evoked responses in foals: reference values, effect of age, rate of acoustic stimulation, and neurologic deficits. *J Vet Intern Med.* 2015;29:362–367.
219. Wong DM, Jeffery N, Hepworth-Warren KL, et al. Magnetic resonance imaging of presumptive neonatal encephalopathy in a foal. *Equine Veterinary Education.* 2016.
220. Lv H, Wang Q, Wu S, et al. Neonatal hypoxic ischemic encephalopathy-related biomarkers in serum and cerebrospinal fluid. *Clin Chim Acta.* 2015;450:282–297.
221. Zhang QH, Sheng ZY, Yao YM. Septic encephalopathy: when cytokines interact with acetylcholine in the brain. *Mil Med Res.* 2014;1:20.
222. Hosokawa K, Gaspard N, Su F, et al. Clinical neurophysiological assessment of sepsis-associated brain dysfunction: a systematic review. *Crit Care.* 2014;18:674.
223. Chaudhry N, Duggal AK. Sepsis associated encephalopathy. *Adv Med.* 2014;2014:762320.
224. Oddo M, Taccone FS. How to monitor the brain in septic patients? *Minerva Anestesiol.* 2015;81:776–788.
225. Tekgul H, Gauvreau K, Soul J, et al. The current etiologic profile and neurodevelopmental outcome of seizures in term newborn infants. *Pediatrics.* 2006;117:1270–1280.
226. Shetty J. Neonatal seizures in hypoxic-ischaemic encephalopathy—risks and benefits of anticonvulsant therapy. *Dev Med Child Neurol.* 2015;57(suppl 3):40–43.
227. Glass HC. Neonatal seizures: advances in mechanisms and management. *Clin Perinatol.* 2014;41:177–190.
228. Viu J, Monreal L, Jose-Cunilleras E, et al. Clinical findings in 10 foals with bacterial meningoencephalitis. *Equine Vet J Suppl.* 2012:100–104.
229. Sanchez LC, Giguere S, Lester GD. Factors associated with survival of neonatal foals with bacteremia and racing performance of surviving Thoroughbreds: 423 cases (1982-2007). *J Am Vet Med Assoc.* 2008;233:1446–1452.
230. Moore BR. Bacterial meningitis in foals. *Comp Cont Educ Pract Vet.* 1995;17:1417–1420.
231. Pellegrini-Masini A, Livesey LC. Meningitis and encephalomyelitis in horses. *Vet Clin North Am Equine Pract.* 2006;22:553–589. x.
232. Corley K, Stephen J. *The equine hospital manual.* 1st ed. Oxford: Blackwell; 2008.
233. Furr MO. Bacterial infections of the central nervous system. In: Furr MO, Reed S, eds. *Equine neurology.* Oxford: Wiley-Blackwell; 2008:187–194.
234. Seino K. Central nervous system infections. In: Sellon D, Long M, eds. *Equine infectious diseases.* 1st ed. Oxford: Elsevier; 2007:46–57.
235. Mitchell E, Furr MO, McKenzie HC. Antimicrobial therapy for bacterial meningitis. *Equine Veterinary Education.* 2007;19: 316–323.
236. Ogunlesi TA, Odigwe CC, Oladapo OT. Adjuvant corticosteroids for reducing death in neonatal bacterial meningitis. *Cochrane Database Syst Rev.* 2015;11. CD010435.
237. Brouwer MC, McIntyre P, Prasad K, et al. Corticosteroids for acute bacterial meningitis. *Cochrane Database Syst Rev.* 2015;9. CD004405.
238. Wilkins PA, Palmer JE. Botulism in foals less than 6 months of age: 30 cases (1989-2002). *J Vet Intern Med.* 2003;17:702–707.
239. Stratford CH, Mayhew IG, Hudson NPH. Equine botulism: a clinical approach to diagnosis and management. *Equine Veterinary Education.* 2014;26:441–448.
240. Johnson AL, McAdams-Gallagher SC, Aceto H. Accuracy of a mouse bioassay for the diagnosis of botulism in horses. *J Vet Intern Med.* 2016;30:1293–1299.
241. Prutton JS, Magdesian KG, Plummer A, et al. Survival of a foal with type A botulism. *J Vet Intern Med.* 2016;30:675–678.
242. Mykkanen AK, Hyytiainen HK, McGowan CM. Generalised tetanus in a 2-week-old foal: use of physiotherapy to aid recovery. *Aust Vet J.* 2011;89:447–451.
243. Simonen T, Järvimaa TA. Foals recovery from tetanus. *Finnish Vet J.* 2001;12:696–700.
244. MacKay RJ. Tetanus. In: Sellon DC, Long MT, eds. *Equine infectious disease.* St. Louis: Saunders; 2007:376–380.
245. Cook TM, Protheroe RT, Handel JM. Tetanus: a review of the literature. *Br J Anaesth.* 2001;87:477–487.
246. Rodrigo C, Fernando D, Rajapakse S. Pharmacological management of tetanus: an evidence-based review. *Crit Care.* 2014;18:217.
247. Auer RN. Hypoglycemic brain damage. In: McCandless DW, ed. *Metabolic encephalopathy.* New York: Springer; 2009.
248. Mohseni S. Neurologic damage in hypoglycemia. *Handb Clin Neurol.* 2014;126:513–532.
249. Divers TJ. Metabolic causes of encephalopathy in horses. *Vet Clin North Am Equine Pract.* 2011;27:589–596.
250. Johnson AL, Gilsenan WF, Palmer JE. Metabolic encephalopathies in foals – pay attention to the serum biochemistry panel! *Equine Veterinary Education.* 2012;24:233–235.
251. Hardefeldt LY. Hyponatraemic encephalopathy in azotaemic neonatal foals: four cases. *Aust Vet J.* 2014;92:488–491.
252. Arroyo LG, Vengust M, Dobson H, et al. Suspected transient pseudohypoaldosteronism in a 10-day-old quarter horse foal. *Can Vet J.* 2008;49:494–498.
253. Lakritz J, Madigan J, Carlson GP. Hypovolemic hyponatremia and signs of neurologic disease associated with diarrhea in a foal. *J Am Vet Med Assoc.* 1992;200:1114–1116.

254. Espay AJ. Neurologic complications of electrolyte disturbances and acid-base balance. *Handb Clin Neurol.* 2014;119:365–382.
255. Beyer MJ, Freestone JF, Reimer JM, et al. Idiopathic hypocalcemia in foals. *J Vet Intern Med.* 1997;11:356–360.
256. Schwarz B, van den Hoven R. Seizures in an Arabian foal due to suspected prolonged transient neonatal hypoparathyroidism. *Equine Veterinary Education.* 2012;24:225–232.
257. Loynachan AT, Williams NM, Freestone JF. Kernicterus in a neonatal foal. *J Vet Diagn Invest.* 2007;19:209–212.
258. Broux B, Lefere L, Deprez P, et al. Plasma exchange as a treatment for hyperbilirubinemia in 2 foals with neonatal isoerythrolysis. *J Vet Intern Med.* 2015;29:736–738.
259. Stickle JE, McKnight CA, Williams KJ, et al. Diarrhea and hyperammonemia in a horse with progressive neurologic signs. *Vet Clin Pathol.* 2006;35:250–253.
260. Dunkel B, Chaney KP, Dallap-Schaer BL, et al. Putative intestinal hyperammonaemia in horses: 36 cases. *Equine Vet J.* 2011;43:133–140.
261. Unt VE, McSloy A, Kerbyson N, et al. Gastrointestinal hyperammonaemia in a 35-day-old Warmblood-cross filly. *Equine Veterinary Education.* 2012;24:387–391.
262. Ness SL, Kennedy LA, Slovis NM. Hyperammonemic encephalopathy associated with portal vein thrombosis in a thoroughbred foal. *J Vet Intern Med.* 2013;27:382–386.
263. McConnico RS, Duckett WM, Wood PA. Persistent hyperammonemia in two related Morgan weanlings. *J Vet Intern Med.* 1997;11:264–266.
264. Ojala M, Ala-Huikku J. Inheritance of hydrocephalus in horses. *Equine Vet J.* 1992;24:140–143.
265. Sipma KD, Cornillie P, Saulez MN, et al. Phenotypic characteristics of hydrocephalus in stillborn Friesian foals. *Vet Pathol.* 2013;50:1037–1042.
266. Oey L, Muller JM, von Klopmann T, et al. Diagnosis of internal and external hydrocephalus in a warmblood foal using magnetic resonance imaging. *Tierarztl Prax Ausg G Grosstiere Nutztiere.* 2011;39:41–45.
267. Mayhew IG, Watson AG, Heissan JA. Congenital occipitoatlantoaxial malformations in the horse. *Equine Vet J.* 1978;10: 103–113.
268. Rosenstein DS, Schott 2nd HC, Stickle RL. Imaging diagnosis—occipitoatlantoaxial malformation in a miniature horse foal. *Vet Radiol Ultrasound.* 2000;41:218–219.
269. Viu J, Armengou L, Jose-Cunilleras E, et al. Cranioencephalic malformation with atlanto-occipital luxation in an Andalusian neonate foal. *J Vet Intern Med.* 2010;24:639–642.
270. Dungworth DL, Fowler ME. Cerebellar hypoplasia and degeneration in a foal. *Cornell Vet.* 1966;56:17–24.
271. Brault LS, Penedo MC. The frequency of the equine cerebellar abiotrophy mutation in non-Arabian horse breeds. *Equine Vet J.* 2011;43:727–731.
272. DeBowes RM, Leipold HW, Turner-Beatty M. Cerebellar abiotrophy. *Vet Clin North Am Equine Pract.* 1987;3:345–352.
273. Aleman M, Gray LC, Williams DC, et al. Juvenile idiopathic epilepsy in Egyptian Arabian foals: 22 cases (1985-2005). *J Vet Intern Med.* 2006;20:1443–1449.
274. Mittel L. Seizures in the horse. *Vet Clin North Am Equine Pract.* 1987;3:323–332.
275. Lichter-Peled A, Polani S, Stanyon R, et al. Role of KCNQ2 and KCNQ3 genes in juvenile idiopathic epilepsy in Arabian foals. *Vet J.* 2013;196:57–63.
276. Bathen-Nothen A, Heider C, Fernandez AJ, et al. Hypocretin measurement in an Icelandic foal with narcolepsy. *J Vet Intern Med.* 2009;23:1299–1302.
277. Ludvikova E, Nishino S, Sakai N, et al. Familial narcolepsy in the Lipizzaner horse: a report of three fillies born to the same sire. *Vet Q.* 2012;32:99–102.
278. Mayhew IG. *Large animal neurology.* 2nd ed. West Sussex, UK: Wiley-Blackwell; 2008.
279. Wilkins PA. Perinatal asphyxia syndrome. In: Sprayberry KA, Robinson NE, eds. *Robinson's current therapy in equine medicine.* St. Louis: Elsevier Saunders; 2015:732–736.
280. Magdesian KG. Intensive care medicine. In: Higgins AJ, Snyder JR, eds. *The equine manual.* Philadelphia: W. B. Saunders Co; 2006:1255–1326.
281. Magdesian KG. Foals are not just mini horses. In: Cole C, Bentz B, Maxwell L, eds. *Equine pharmacology.* Oxford, UK: Wiley-Blackwell; 2015:99–117.
282. Jacobs SE, Berg M, Hunt R, et al. Cooling for newborns with hypoxic ischaemic encephalopathy. *Cochrane Database Syst Rev.* 2013;1. CD003311.
283. Sarkar S, Barks J. Management of neonatal morbidities during hypothermia treatment. *Semin Fetal Neonatal Med.* 2015;20: 97–102.
284. Jacob SW, de la Torre JC. Pharmacology of dimethyl sulfoxide in cardiac and CNS damage. *Pharmacol Rep.* 2009;61:225–235.
285. Galinsky R, Bennet L, Groenendaal F, et al. Magnesium is not consistently neuroprotective for perinatal hypoxia-ischemia in term-equivalent models in preclinical studies: a systematic review. *Dev Neurosci.* 2014;36:73–82.
286. Bhat MA, Charoo BA, Bhat JI, et al. Magnesium sulfate in severe perinatal asphyxia: a randomized, placebo-controlled trial. *Pediatrics.* 2009;123:e764–e769.
287. Liska DA, Akucewich LH, Marsella R, et al. Pharmacokinetics of pentoxifylline and its 5-hydroxyhexyl metabolite after oral and intravenous administration of pentoxifylline to healthy adult horses. *Am J Vet Res.* 2006;67:1621–1627.
288. Chaudhari T, McGuire W. Allopurinol for preventing mortality and morbidity in newborn infants with hypoxic-ischaemic encephalopathy. *Cochrane Database Syst Rev.* 2012;7. CD006817.
289. Juul SE, Ferriero DM. Pharmacologic neuroprotective strategies in neonatal brain injury. *Clin Perinatol.* 2014;41:119–131.
290. Wu Q, Chen W, Sinha B, et al. Neuroprotective agents for neonatal hypoxic-ischemic brain injury. *Drug Discov Today.* 2015;20:1372–1381.
291. Wilkins PA, Otto CM, Baumgardner JE, et al. Acute lung injury and acute respiratory distress syndromes in veterinary medicine: consensus definitions: The Dorothy Russell Havemeyer Working Group on ALI and ARDS in Veterinary Medicine. *J Vet Emerg Crit Care.* 2007;17:333–339.
292. Bernard GR, Artigas A, Brigham KL, et al. Report of the American-European Consensus conference on acute respiratory distress syndrome: definitions, mechanisms, relevant outcomes, and clinical trial coordination. Consensus Committee. *J Crit Care.* 1994;9:72–81.
293. Dunkel B. Acute lung injury and acute respiratory distress syndrome in foals. *Clin Tech Equine Pract.* 2006;5:127–133.
294. Han S, Mallampalli RK. The acute respiratory distress syndrome: from mechanism to translation. *J Immunol.* 2015;194: 855–860.
295. Bedenice D, Heuwieser W, Solano M, et al. Risk factors and prognostic variables for survival of foals with radiographic evidence of pulmonary disease. *J Vet Intern Med.* 2003;17: 868–875.
296. Holme N, Chetcuti P. The pathophysiology of respiratory distress syndrome in neonates. *Pediatr and Child Health.* 2012; 22:507–512.
297. Subiramanian S, Sweet DG. Management of neonatal respiratory distress syndrome. *Pediatr and Child Health.* 2012;22: 518–522.
298. Freeman KP, Cline JM, Simmons R, et al. Recognition of bronchopulmonary dysplasia in a newborn foal. *Equine Vet J.* 1989;21:292–296.
299. Wilkins PA, Seahorn T. Acute respiratory distress syndrome. *Vet Clin North Am Equine Pract.* 2004;20:253–273.

300. Bancalari E, Claure N. Non-invasive ventilation of the preterm infant. *Early Hum Dev*. 2008;84:815–819.
301. Abubakar KM. Complications of mechanical ventilation. In: Elzouki AY, Harfi HA, Nazer HM, et al., eds. *Textbook of clinical pediatrics*. 2nd ed. Berlin: Springer; 2012:251–256.
302. Deis JN, Abramo TJ, Crawley L. Noninvasive respiratory support. *Pediatr Emerg Care*. 2008;24:331–338. quiz 339.
303. Wong DM, Alcott CJ, Wang C, et al. Physiologic effects of nasopharyngeal administration of supplemental oxygen at various flow rates in healthy neonatal foals. *Am J Vet Res*. 2010;71: 1081–1088.
304. Hoffman AM, Viel L. A percutaneous transtracheal catheter system for improved oxygenation in foals with respiratory distress. *Equine Vet J*. 1992;24:239–241.
305. Ho JJ, Subramaniam P, Davis PG. Continuous distending pressure for respiratory distress in preterm infants. *Cochrane Database Syst Rev*. 2015;7. CD002271.
306. Hoffman AM, Kupcinskas RL, Paradis MR. Comparison of alveolar ventilation, oxygenation, pressure support, and respiratory system resistance in response to noninvasive versus conventional mechanical ventilation in foals. *Am J Vet Res*. 1997;58:1463–1467.
307. Koterba AM, Haibel GK, Grimmet JB. Respiratory distress in a premature foal secondary to hydrops allantois and placentitis. *Compend Contin Educ Pract Vet*. 1983;5:S121–S125.
308. McKean R, Raidal SL, Nielsen SG, et al. Novel continuous positive airway pressure system for respiratory support of foals. *61st AAEP Convention*. 2015:47–48.
309. Marik PE, Pastores SM, Annane D, et al. Recommendations for the diagnosis and management of corticosteroid insufficiency in critically ill adult patients: consensus statements from an international task force by the American College of Critical Care Medicine. *Crit Care Med*. 2008;36:1937–1949.
310. Meduri GU, Bridges L, Shih MC, et al. Prolonged glucocorticoid treatment is associated with improved ARDS outcomes: analysis of individual patients' data from four randomized trials and trial-level meta-analysis of the updated literature. *Intensive Care Med*. 2015;42:829–840.
311. Lakritz J, Wilson WD, Berry CR, et al. Bronchointerstitial pneumonia and respiratory distress in young horses: clinical, clinicopathologic, radiographic, and pathological findings in 23 cases (1984-1989). *J Vet Intern Med*. 1993;7:277–288.
312. Dunkel B, Dolente B, Boston RC. Acute lung injury/acute respiratory distress syndrome in 15 foals. *Equine Vet J*. 2005;37: 435–440.
313. Hart KA, Barton MH, Vandenplas ML, et al. Effects of low-dose hydrocortisone therapy on immune function in neonatal horses. *Pediatr Res*. 2011;70:72–77.
314. Hart KA, Dirikolu L, Ferguson DC, et al. Daily endogenous cortisol production and hydrocortisone pharmacokinetics in adult horses and neonatal foals. *Am J Vet Res*. 2012;73:68–75.
315. Hart KA. Review of critical illness-related corticosteroid insufficiency in the neonatal foal. *AAEP Focus on the first year of life*. 2014:51–56.
316. Buergelt CD, Hines SA, Cantor G, et al. A retrospective study of proliferative interstitial lung disease of horses in Florida. *Vet Pathol*. 1986;23:750–756.
317. Prescott JF, Wilcock BP, Carman PS, et al. Sporadic, severe bronchointerstitial pneumonia of foals. *Can Vet J*. 1991;32:421–425.
318. Leclere M, Magdesian KG, Kass PH, et al. Comparison of the clinical, microbiological, radiological and haematological features of foals with pneumonia caused by *Rhodococcus equi* and other bacteria. *Vet J*. 2011;187:109–112.
319. Passamonti F, Vardi DM, Stefanetti V, et al. *Rhodococcus equi* pneumonia in foals: an assessment of the early diagnostic value of serum amyloid A and plasma fibrinogen concentrations in equine clinical practice. *Vet J*. 2015;203:211–218.
320. Sprayberry KA. Ultrasonographic examination of the equine neonate: thorax and abdomen. *Vet Clin North Am Equine Pract*. 2015;31:515–543.
321. Lascola KM, Joslyn S. Diagnostic imaging of the lower respiratory tract in neonatal foals: radiography and computed tomography. *Vet Clin North Am Equine Pract*. 2015;31:497–514.
322. Schliewert EC, Lascola KM, O'Brien RT, et al. Comparison of radiographic and computed tomographic images of the lungs in healthy neonatal foals. *Am J Vet Res*. 2015;76:42–52.
323. Muscatello G. *Rhodococcus equi* pneumonia in the foal—part 2: diagnostics, treatment and disease management. *Vet J*. 2012;192:27–33.
324. Wilkins PA, Lascola KM. Update on interstitial pneumonia. *Vet Clin North Am Equine Pract*. 2015;31:137–157.
325. Jain A, McNamara PJ. Persistent pulmonary hypertension of the newborn: advances in diagnosis and treatment. *Semin Fetal Neonatal Med*. 2015;20:262–271.
326. Nair J, Lakshminrusimha S. Update on PPHN: mechanisms and treatment. *Semin Perinatol*. 2014;38:78–91.
327. Wilkins PA. Lower respiratory problems of the neonate. *Vet Clin North Am Equine Pract*. 2003;19:19–33. v.
328. Lester GD. Respiratory disease specific to the neonate. In: McKinnon AO, Squires EL, Vaala WE, et al., eds. *Equine reproduction*. West Sussex, UK: Wiley-Blackwell; 2011:586–591.
329. Shah PS, Ohlsson A. Sildenafil for pulmonary hypertension in neonates. *Cochrane Database Syst Rev*. 2011. CD005494.
330. Corley KT, Jokisalo JM. Evaluation of the compromised neonatal foal. In: Robinson NE, ed. *Robinson's current therapy in equine medicine*. 7th ed. St. Louis: Elsevier Saunders; 2015: 717–721.
331. Lauterbach R. Pentoxifylline treatment of persistent pulmonary hypertension of newborn. *Eur J Pediatr*. 1993;152:460.
332. De Luca D, Piastra M, Tosi F, et al. Pharmacological therapies for pediatric and neonatal ALI/ARDS: an evidence-based review. *Curr Drug Targets*. 2012;13:906–916.
333. Wilkins PA. Congenital abnormalities of the respiratory system. In: McKinnon AO, Squires EL, Vaala WE, et al., eds. *Equine reproduction*. 2nd ed. West Sussex, UK: Wiley-Blackwell; 2011:609–614.
334. Robertson JT. Surgical correction of wry nose in newborn foals. *Equine Veterinary Education*. 2010;22:462–466.
335. Aylor MK, Campbell ML, Goring RL, et al. Congenital bilateral choanal atresia in a Standardbred foal. *Equine Vet J*. 1984;16:396–398.
336. Bienert-Zeit A, Ohnesorge B. Congenital bilateral choanal stenosis in a warmblood foal. *Vet Rec*. 2011;169:232b.
337. Barakzai SZ, Fraser BS, Dixon PM. Congenital defects of the soft palate in 15 mature horses. *Equine Vet J*. 2014;46:185–188.
338. Ryan CA, Sanchez LC. Nondiarrheal disorders of the gastrointestinal tract in neonatal foals. *Vet Clin North Am Equine Pract*. 2005;21:313–332. vi.
339. Krause HR, Koene M, Rustemeyer J. Transoral endoscopically assisted closure of cleft palate in foals. *Plast Reconstr Surg*. 2008;122:166e–167e.
340. Stick JA, Boles C. Subepiglottic cyst in three foals. *J Am Vet Med Assoc*. 1980;177:62–64.
341. Swarnam K, Soraisham AS, Sivanandan S. Advances in the management of meconium aspiration syndrome. *Int J Pediatr*. 2012;2012:359571.
342. Vaala W. Disorders of respiration. In: Smith BP, ed. *Large animal internal medicine*. 5th ed. St. Louis: Elsevier Mosby; 2015:266–270.
343. Wu R, Tian ZF, Zheng GF, et al. Treatment of neonates with meconium aspiration syndrome by proportional assist ventilation and synchronized intermittent mandatory ventilation: a comparison study. *Minerva Pediatr*. 2015;68:262–268.
344. El Shahed AI, Dargaville PA, Ohlsson A, et al. Surfactant for meconium aspiration syndrome in term and late preterm infants. *Cochrane Database Syst Rev*. 2014;12. CD002054.

345. Harris E, Schulzke SM, Patole SK. Pentoxifylline in preterm neonates: a systematic review. *Paediatr Drugs*. 2010;12:301–311.
346. Korhonen K, Kiuru A, Svedstrom E, et al. Pentoxifylline reduces regional inflammatory and ventilatory disturbances in meconium-exposed piglet lungs. *Pediatr Res*. 2004;56:901–906.
347. Garg N, Choudhary M, Sharma D, et al. The role of early inhaled budesonide therapy in meconium aspiration in term newborns: a randomized control study. *J Matern Fetal Neonatal Med*. 2016;29:36–40.
348. Mokra D, Mokry J. Glucocorticoids in the treatment of neonatal meconium aspiration syndrome. *Eur J Pediatr*. 2011;170: 1495–1505.
349. Reuss SM, Cohen ND. Update on bacterial pneumonia in the foal and weanling. *Vet Clin North Am Equine Pract*. 2015;31:121–135.
350. Berlin D, Shaabon K, Peery D. Congenital oesophageal stricture in an Arabian filly treated by balloon dilation. *Equine Veterinary Education*. 2015;27:230–236.
351. Holcombe SJ, Hurcombe SD, Barr BS, et al. Dysphagia associated with presumed pharyngeal dysfunction in 16 neonatal foals. *Equine Vet J Suppl*. 2012:105–108.
352. Barr BS. Respiratory disorders. In: Bernard WV, Barr BS, eds. *Equine pediatric medicine*. London: Manson Publishing Ltd; 2012:169–202.
353. Wilkins PA. Other disorders of breathing. In: McKinnon AO, Squires EL, Vaala WE, et al., eds. *Equine reproduction*. 2nd ed. West Sussex, UK: Wiley-Blackwell; 2011:597–600.
354. Schambourg MA, Laverty S, Mullim S, et al. Thoracic trauma in foals: post mortem findings. *Equine Vet J*. 2003;35:78–81.
355. Jean D, Picandet V, Macieira S, et al. Detection of rib trauma in newborn foals in an equine critical care unit: a comparison of ultrasonography, radiography and physical examination. *Equine Vet J*. 2007;39:158–163.
356. Downs C, Rodgerson D. The use of nylon cable ties to repair rib fractures in neonatal foals. *Can Vet J*. 2011;52:307–309.
357. Groover ES, Wooldridge AA. Equine haemothorax. *Equine Veterinary Education*. 2013;25:536–541.
358. Hartley WJ, Dixon RJ. An outbreak of foal perinatal mortality due to equid herpesvirus type 1: pathological observations. *Equine Vet J*. 1979;11:215–218.
359. McCartan CG, Russell MM, Wood JL, et al. Clinical, serological and virological characteristics of an outbreak of paresis and neonatal foal disease due to equine herpesvirus-1 on a stud farm. *Vet Rec*. 1995;136:7–12.
360. Maxwell LK, Bentz BG, Bourne DW, et al. Pharmacokinetics of valacyclovir in the adult horse. *J Vet Pharmacol Ther*. 2008;31:312–320.
361. Smith KC, Blunden AS, Whitwell KE, et al. A survey of equine abortion, stillbirth and neonatal death in the UK from 1988 to 1997. *Equine Vet J*. 2003;35:496–501.
362. O'Keefe JS, Alley MR, Jones D, et al. Neonatal mortality due to equid herpesvirus 4 (EHV-4) in a foal. *Aust Vet J*. 1995;72:353–354.
363. Britton AP, Robinson JH. Isolation of influenza A virus from a 7-day-old foal with bronchointerstitial pneumonia. *Can Vet J*. 2002;43:55–56.
364. Patterson-Kane JC, Carrick JB, Axon JE, et al. The pathology of bronchointerstitial pneumonia in young foals associated with the first outbreak of equine influenza in Australia. *Equine Vet J*. 2008;40:199–203.
365. Peek SF, Landolt G, Karasin AI, et al. Acute respiratory distress syndrome and fatal interstitial pneumonia associated with equine influenza in a neonatal foal. *J Vet Intern Med*. 2004;18:132–134.
366. Miller WMC. Equine influenza. Further observations on the "coughing" outbreak. *Vet Rec*. 1965;77:455–456.
367. Vaala WE, Hamir AN, Dubovi EJ, et al. Fatal, congenitally acquired infection with equine arteritis virus in a neonatal thoroughbred. *Equine Vet J*. 1992;24:155–158.
368. Del Piero F, Wilkins PA, Lopez JW, et al. Equine viral arteritis in newborn foals: clinical, pathological, serological, microbiological and immunohistochemical observations. *Equine Vet J*. 1997;29:178–185.
369. Bell SA, Balasuriya UBR, MacLachlan NJ. Equine viral arteritis. *Clinical Techniques in Equine Practice*. 2006;5:233–238.
370. Doll ER, Kr E, Bryans JT. An outbreak of abortion caused by the equine arteritis virus. *Cornell Vet*. 1957;47:69–75.
371. Golnick W, Michalska Z, Michalak T. Natural equine viral arteritis in foals. *Schweiz Arch Tierheilkd*. 1981;123:523–533.
372. Szeredi L, Hornyak A, Denes B, et al. Equine viral arteritis in a newborn foal: parallel detection of the virus by immunohistochemistry, polymerase chain reaction and virus isolation. *J Vet Med B Infect Dis Vet Public Health*. 2003;50:270–274.
373. Bell SA, Leclere M, Gardner IA, et al. Equine adenovirus 1 infection of hospitalised and healthy foals and horses. *Equine Vet J*. 2006;38:379–381.
374. Richards AJ, Kelly DF, Knottenbelt DC, et al. Anaemia, diarrhoea and opportunistic infections in Fell ponies. *Equine Vet J*. 2000;32:386–391.
375. Studdert MJ. Primary, severe, combined immunodeficiency disease of Arabian foals. *Aust Vet J*. 1978;54:411–417.
376. Studdert MJ, Blackney MH. Isolation of an adenovirus antigenically distinct from equine adenovirus type 1 from diarrheic foal feces. *Am J Vet Res*. 1982;43:543–544.
377. Horner GW, Hunter R. Isolation of two serotypes of equine adenovirus from horses in New Zealand. *N Z Vet J*. 1982;30:62–64.
378. Gleeson LJ, Studdert MJ, Sullivan ND. Pathogenicity and immunologic studies of equine adenovirus in specific-pathogen-free foals. *Am J Vet Res*. 1978;39:1636–1642.
379. McChesney AE, England JJ, Whiteman CE, et al. Experimental transmission of equine adenovirus in Arabian and non-Arabian foals. *Am J Vet Res*. 1974;35:1015–1023.
380. Dunowska M, Wilks CR, Studdert MJ, et al. Equine respiratory viruses in foals in New Zealand. *N Z Vet J*. 2002;50:140–147.
381. Del Piero F, Wilkins PA, Timoney PJ, et al. Fatal nonneurological EHV-1 infection in a yearling filly. *Vet Pathol*. 2000;37:672–676.
382. Hartley CA, Dynon KJ, Mekuria ZH, et al. Equine gammaherpesviruses: perfect parasites? *Vet Microbiol*. 2013;167:86–92.
383. Blakeslee Jr JR, Olsen RG, McAllister ES, et al. Evidence of respiratory tract infection induced by equine herpesvirus, type 2, in the horse. *Can J Microbiol*. 1975;21:1940–1946.
384. Borchers K, Wolfinger U, Ludwig H, et al. Virological and molecular biological investigations into equine herpes virus type 2 (EHV-2) experimental infections. *Virus Res*. 1998;55:101–106.
385. Dunowska M, Howe L, Hanlon D, et al. Kinetics of Equid herpesvirus type 2 infections in a group of Thoroughbred foals. *Vet Microbiol*. 2011;152:176–180.
386. Fu ZF, Robinson AJ, Horner GW, et al. Respiratory disease in foals and the epizootiology of equine herpesvirus type 2 infection. *N Z Vet J*. 1986;34:152–155.
387. Murray MJ, Eichorn ES, Dubovi EJ, et al. Equine herpesvirus type 2: prevalence and seroepidemiology in foals. *Equine Vet J*. 1996;28:432–436.
388. Nordengrahn A, Rusvai M, Merza M, et al. Equine herpesvirus type 2 (EHV-2) as a predisposing factor for *Rhodococcus equi* pneumonia in foals: prevention of the bifactorial disease with EHV-2 immunostimulating complexes. *Vet Microbiol*. 1996;51:55–68.
389. Varga J, Fodor L, Rusvai M, et al. Prevention of *Rhodococcus equi* pneumonia of foals using two different inactivated vaccines. *Vet Microbiol*. 1997;56:205–212.

390. Brault SA, Blanchard MT, Gardner IA, et al. The immune response of foals to natural infection with equid herpesvirus-2 and its association with febrile illness. *Vet Immunol Immunopathol.* 2010;137:136–141.
391. Pusterla N, Magdesian KG, Mapes SM, et al. Assessment of quantitative PCR for equine herpesvirus-5 in blood, nasal secretions and bronchoalveolar lavage fluid for the laboratory diagnosis of equine multinodular pulmonary fibrosis. *Equine Vet J.* 2015.
392. Schwarz B, Klang A, Bezdekova B, et al. Equine multinodular pulmonary fibrosis (EMPF): five case reports. *Acta Vet Hung.* 2013;61:319–332.
393. Marenzoni ML, Passamonti F, Lepri E, et al. Quantification of Equid herpesvirus 5 DNA in clinical and necropsy specimens collected from a horse with equine multinodular pulmonary fibrosis. *J Vet Diagn Invest.* 2011;23:802–806.
394. Wong DM, Belgrave RL, Williams KJ, et al. Multinodular pulmonary fibrosis in five horses. *J Am Vet Med Assoc.* 2008;232: 898–905.
395. Rezabek GB, Donahue JM, Giles RC, et al. Histoplasmosis in horses. *J Comp Pathol.* 1993;109:47–55.
396. Szeredi L, Tenk M, Janosi S, et al. A survey of equine abortion and perinatal foal losses in Hungary during a three-year period (1998-2000). *Acta Vet Hung.* 2008;56:353–367.
397. Gross TL, Mayhew IG. Gastroesophageal ulceration and candidiasis in foals. *J Am Vet Med Assoc.* 1983;182:1370–1373.
398. McClure JJ, Addison JD, Miller RI. Immunodeficiency manifested by oral candidiasis and bacterial septicemia in foals. *J Am Vet Med Assoc.* 1985;186:1195–1197.
399. Hutchison JM. Candidiasis in foals. *J Am Vet Med Assoc.* 1994;205: 1114–1115.
400. Reilly LK, Palmer JE. Systemic candidiasis in four foals. *J Am Vet Med Assoc.* 1994;205:464–466.
401. Reinemeyer CR. Diagnosis and control of anthelmintic-resistant *Parascaris equorum. Parasit Vectors.* 2009;2(suppl 2):S8.
402. Srihakim S, Swerczek TW. Pathologic changes and pathogenesis of *Parascaris equorum* infection in parasite-free pony foals. *Am J Vet Res.* 1978;39:1155–1160.
403. von Samson-Himmelstjerna G. Anthelmintic resistance in equine parasites - detection, potential clinical relevance and implications for control. *Vet Parasitol.* 2012;185:2–8.
404. Leguillette R. Bacterial and viral respiratory disease of the neonate. In: McKinnon AO, Squires EL, Vaala WE, et al., eds. *Equine reproduction.* 2nd ed. West Sussex, UK: Wiley-Blackewll; 2011:601–608.
405. Cohen ND. Causes of and farm management factors associated with disease and death in foals. *J Am Vet Med Assoc.* 1994;204:1644–1651.
406. Magnusson H. Spezifische infecktiose pneumonie beim fohlen. Ein neuer eitererreger beim pferd. *Arch Wiss Prakti Tierheilk.* 1923;50:22–38.
407. Jones AL, Sutcliffe IC, Goodfellow M. Proposal to replace the illegitimate genus name Prescottia Jones et al. 2013 with the genus name Prescottella gen. nov. and to replace the illegitimate combination Prescottia equi Jones, et al. 2013 with Prescottella equi comb. nov. *Antonie Van Leeuwenhoek.* 2013;103: 1405–1407.
408. Garrity GM. Conservation of *Rhodococcus equi* (Magnusson 1923) Goodfellow and Alderson 1977 and rejection of *Corynebacterium hoagii* (Morse 1912) Eberson 1918. *Int J Syst Evol Microbiol.* 2014;64:311–312.
409. Takai S. Epidemiology of *Rhodococcus equi* infections: a review. *Vet Microbiol.* 1997;56:167–176.
410. Sanz MG, Oliveira AF, Loynachan A, et al. Validation and evaluation of VapA-specific IgG and IgG subclass enzyme-linked immunosorbent assays (ELISAs) to identify foals with *Rhodococcus equi* pneumonia. *Equine Vet J.* 2016;48:103–108.
411. Chaffin MK, Cohen ND, Martens RJ, et al. Foal-related risk factors associated with development of *Rhodococcus equi* pneumonia on farms with endemic infection. *J Am Vet Med Assoc.* 2003;223:1791–1799.
412. Muscatello G, Anderson GA, Gilkerson JR, et al. Associations between the ecology of virulent *Rhodococcus equi* and the epidemiology of *R. equi* pneumonia on Australian thoroughbred farms. *Appl Environ Microbiol.* 2006;72:6152–6160.
413. Kuskie KR, Smith JL, Wang N, et al. Effects of location for collection of air samples on a farm and time of day of sample collection on airborne concentrations of virulent *Rhodococcus equi* at two horse breeding farms. *Am J Vet Res.* 2011;72:73–79.
414. Cohen ND, Chaffin MK, Kuskie KR, et al. Association of perinatal exposure to airborne *Rhodococcus equi* with risk of pneumonia caused by *R equi* in foals. *Am J Vet Res.* 2013;74:102–109.
415. Chaffin MK, Cohen ND, Martens RJ. Evaluation of equine breeding farm management and preventative health practices as risk factors for development of *Rhodococcus equi* pneumonia in foals. *J Am Vet Med Assoc.* 2003;222:476–485.
416. Cohen ND, Carter CN, Scott HM, et al. Association of soil concentrations of *Rhodococcus equi* and incidence of pneumonia attributable to *Rhodococcus equi* in foals on farms in central Kentucky. *Am J Vet Res.* 2008;69:385–395.
417. Muscatello G, Gerbaud S, Kennedy C, et al. Comparison of concentrations of *Rhodococcus equi* and virulent *R. equi* in air of stables and paddocks on horse breeding farms in a temperate climate. *Equine Vet J.* 2006;38:263–265.
418. Cohen ND, Kuskie KR, Smith JL, et al. Association of airborne concentration of virulent *Rhodococcus equi* with location (stall versus paddock) and month (January through June) on 30 horse breeding farms in central Kentucky. *Am J Vet Res.* 2012;73:1603–1609.
419. Giguere S, Prescott JF. Clinical manifestations, diagnosis, treatment, and prevention of *Rhodococcus equi* infections in foals. *Vet Microbiol.* 1997;56:313–334.
420. Cohen ND. *Rhodococcus equi* foal pneumonia. *Vet Clin North Am Equine Pract.* 2014;30:609–622.
421. Perkins GA, Wagner B. The development of equine immunity: current knowledge on immunology in the young horse. *Equine Vet J.* 2015;47:267–274.
422. Mousel MR, Harrison L, Donahue JM, et al. *Rhodococcus equi* and genetic susceptibility: assessing transferrin genotypes from paraffin-embedded tissues. *J Vet Diagn Invest.* 2003;15:470–472.
423. Halbert ND, Cohen ND, Slovis NM, et al. Variations in equid SLC11A1 (NRAMP1) genes and associations with *Rhodococcus equi* pneumonia in horses. *J Vet Intern Med.* 2006;20:974–979.
424. McQueen CM, Doan R, Dindot SV, et al. Identification of genomic loci associated with *Rhodococcus equi* susceptibility in foals. *PLoS One.* 2014;9. e98710.
425. Madrigal RG, Shaw SD, Witkowski LA, et al. Use of serial quantitative PCR of the vapA gene of *Rhodococcus equi* in feces for early detection of *R. equi* pneumonia in foals. *J Vet Intern Med.* 2016;30:664–670.
426. Giguere S, Hernandez J, Gaskin J, et al. Performance of five serological assays for diagnosis of *Rhodococcus equi* pneumonia in foals. *Clin Diagn Lab Immunol.* 2003;10:241–245.
427. Sanz MG, Villarino N, Ferreira-Oliveira A, et al. VapA-specific IgG and IgG subclasses responses after natural infection and experimental challenge of foals with *Rhodococcus equi. Vet Immunol Immunopathol.* 2015;164:10–15.
428. McCracken JL, Slovis NM. Use of thoracic ultrasound for the prevention of *Rhodococcus equi* pneumonia on endemic farms. *55th Annual Convention AAEP.* 2009:38–44.
429. Giguere S, Cohen ND, Chaffin MK, et al. *Rhodococcus equi*: clinical manifestations, virulence, and immunity. *J Vet Intern Med.* 2011;25:1221–1230.

430. Burton AJ, Giguere S, Sturgill TL, et al. Macrolide- and rifampin-resistant *Rhodococcus equi* on a horse breeding farm, Kentucky. *USA. Emerg Infect Dis.* 2013;19:282–285.
431. Venner M, Astheimer K, Lammer M, et al. Efficacy of mass antimicrobial treatment of foals with subclinical pulmonary abscesses associated with *Rhodococcus equi. J Vet Intern Med.* 2013;27:171–176.
432. Reuss SM, Chaffin MK, Cohen ND. Extrapulmonary disorders associated with *Rhodococcus equi* infection in foals: 150 cases (1987-2007). *J Am Vet Med Assoc.* 2009;235:855–863.
433. Giguere S, Roberts GD. Association between radiographic pattern and outcome in foals with pneumonia caused by *Rhodococcus equi. Vet Radiol Ultrasound.* 2012;53:601–604.
434. Chaffin MK, Cohen ND, Blodgett GP, et al. Evaluation of ultrasonographic screening parameters for predicting subsequent onset of clinically apparent *Rhodococcus equi* pneumonia in foals. *59th Convention AAEP.* 2013:267–268.
435. Hildebrand F, Venner M, Giguere S. Efficacy of gamithromycin for the treatment of foals with mild to moderate bronchopneumonia. *J Vet Intern Med.* 2015;29:333–338.
436. Venner M, Credner N, Lammer M, et al. Comparison of tulathromycin, azithromycin and azithromycin-rifampin for the treatment of mild pneumonia associated with *Rhodococcus equi. Vet Rec.* 2013;173:397.
437. Venner M, Kerth R, Klug E. Evaluation of tulathromycin in the treatment of pulmonary abscesses in foals. *Vet J.* 2007;174:418–421.
438. Venner M, Reinhold B, Beyerbach M, et al. Efficacy of azithromycin in preventing pulmonary abscesses in foals. *Vet J.* 2009;179:301–303.
439. Shaw SD, Cohen ND, Chaffin MK, et al. Estimating the sensitivity and specificity of real-time quantitative PCR of fecal samples for diagnosis of *rhodococcus equi* pneumonia in foals. *J Vet Intern Med.* 2015;29:1712–1717.
440. Giguere S, Cohen ND, Chaffin MK, et al. Diagnosis, treatment, control, and prevention of infections caused by *Rhodococcus equi* in foals. *J Vet Intern Med.* 2011;25:1209–1220.
441. Giguere S, Jacks S, Roberts GD, et al. Retrospective comparison of azithromycin, clarithromycin, and erythromycin for the treatment of foals with *Rhodococcus equi* pneumonia. *J Vet Intern Med.* 2004;18:568–573.
442. Suarez-Mier G, Giguere S, Lee EA. Pulmonary disposition of erythromycin, azithromycin, and clarithromycin in foals. *J Vet Pharmacol Ther.* 2007;30:109–115.
443. Berghaus LJ, Giguere S, Sturgill TL, et al. Plasma pharmacokinetics, pulmonary distribution, and in vitro activity of gamithromycin in foals. *J Vet Pharmacol Ther.* 2012;35:59–66.
444. Peters J, Block W, Oswald S, et al. Oral absorption of clarithromycin is nearly abolished by chronic comedication of rifampicin in foals. *Drug Metab Dispos.* 2011;39:1643–1649.
445. Peters J, Eggers K, Oswald S, et al. Clarithromycin is absorbed by an intestinal uptake mechanism that is sensitive to major inhibition by rifampicin: results of a short-term drug interaction study in foals. *Drug Metab Dispos.* 2012;40:522–528.
446. Berghaus LJ, Giguere S, Guldbech K. Mutant prevention concentration and mutant selection window for 10 antimicrobial agents against *Rhodococcus equi. Vet Microbiol.* 2013;166:670–675.
447. Takai S, Takeda K, Nakano Y, et al. Emergence of rifampin-resistant *Rhodococcus equi* in an infected foal. *J Clin Microbiol.* 1997;35:1904–1908.
448. Giguere S, Lee E, Williams E, et al. Determination of the prevalence of antimicrobial resistance to macrolide antimicrobials or rifampin in *Rhodococcus equi* isolates and treatment outcome in foals infected with antimicrobial-resistant isolates of *R equi. J Am Vet Med Assoc.* 2010;237:74–81.
449. Giguere S, Gaskin JM, Miller C, et al. Evaluation of a commercially available hyperimmune plasma product for prevention of naturally acquired pneumonia caused by *Rhodococcus equi* in foals. *J Am Vet Med Assoc.* 2002;220:59–63.
450. Higuchi T, Arakawa T, Hashikura S, et al. Effect of prophylactic administration of hyperimmune plasma to prevent *Rhodococcus equi* infection on foals from endemically affected farms. *Zentralbl Veterinarmed B.* 1999;46:641–648.
451. Hurley JR, Begg AP. Failure of hyperimmune plasma to prevent pneumonia caused by *Rhodococcus equi* in foals. *Aust Vet J.* 1995;72:418–420.
452. Madigan JE, Hietala S, Muller N. Protection against naturally acquired *Rhodococcus equi* pneumonia in foals by administration of hyperimmune plasma. *J Reprod Fertil Suppl.* 1991;44:571–578.
453. Martens RJ, Martens JG, Fiske RA, et al. *Rhodococcus equi* foal pneumonia: protective effects of immune plasma in experimentally infected foals. *Equine Vet J.* 1989;21:249–255.
454. Chaffin MK, Cohen ND, Martens RJ. Chemoprophylactic effects of azithromycin against *Rhodococcus equi*-induced pneumonia among foals at equine breeding farms with endemic infections. *J Am Vet Med Assoc.* 2008;232:1035–1047.
455. Chaffin MK, Cohen ND, Martens RJ, et al. Evaluation of the efficacy of gallium maltolate for chemoprophylaxis against pneumonia caused by *Rhodococcus equi* infection in foals. *Am J Vet Res.* 2011;72:945–957.
456. Giles C, Vanniasinkam T, Ndi S, et al. *Rhodococcus equi (Prescottella equi)* vaccines: the future of vaccine development. *Equine Vet J.* 2015;47:510–518.
457. Roch A, Hraiech S, Dizier S, et al. Pharmacological interventions in acute respiratory distress syndrome. *Ann Intensive Care.* 2013;3:20.
458. Mckenzie HC. Treating foal pneumonia. *Compend Equine.* 2006:47–53.
459. McKenzie 3rd HC, Murray MJ. Concentrations of gentamicin in serum and bronchial lavage fluid after once-daily aerosol administration to horses for seven days. *Am J Vet Res.* 2004;65:173–178.
460. Ioannidou E, Siempos II, Falagas ME. Administration of antimicrobials via the respiratory tract for the treatment of patients with nosocomial pneumonia: a meta-analysis. *J Antimicrob Chemother.* 2007;60:1216–1226.
461. Kollef MH, Hamilton CW, Montgomery AB. Aerosolized antibiotics: do they add to the treatment of pneumonia? *Curr Opin Infect Dis.* 2013;26:538–544.
462. McKenzie 3rd HC, Murray MJ. Concentrations of gentamicin in serum and bronchial lavage fluid after intravenous and aerosol administration of gentamicin to horses. *Am J Vet Res.* 2000;61:1185–1190.
463. McKenzie HC. Characterization of antimicrobial aerosols for administration to horses. *Vet Ther.* 2003;4:110–119.
464. Art T, de Moffarts B, Bedoret D, et al. Pulmonary function and antimicrobial concentration after marbofloxacin inhalation in horses. *Vet Rec.* 2007;161:348–350.
465. Winther L, Baptiste KE, Friis C. Antimicrobial disposition in pulmonary epithelial lining fluid of horses, part III. Cefquinome. *J Vet Pharmacol Ther.* 2011;34:482–486.
466. Fultz L, Giguere S, Berghaus LJ, et al. Pulmonary pharmacokinetics of desfuroylceftiofur acetamide after nebulisation or intramuscular administration of ceftiofur sodium to weanling foals. *Equine Vet J.* 2015;47:473–477.
467. McKenzie HC. Monitoring and treating the respiratory system. In: Corley KTT, Stephen J, eds. *The equine hospital manual.* Oxford: Blackwell; 2008:457–483.
468. Donn SM, Sinha SK. Newer techniques of mechanical ventilation: an overview. *Semin Neonatol.* 2002;7:401–407.
469. Palmer JE. Ventilatory support of the critically ill foal. *Vet Clin North Am Equine Pract.* 2005;21:457–486. vii-viii.
470. Wilkins PA, Palmer JE. Mechanical ventilation in foals with botulism: 9 cases (1989-2002). *J Vet Intern Med.* 2003;17:708–712.

471. Morgan-Hughes NJ, Mills GH, Northwood D. Air flow resistance of three heat and moisture exchanging filter designs under wet conditions: implications for patient safety. *Br J Anaesth*. 2001;87:289–291.
472. Tobin MJ. Mechanical ventilation. *N Engl J Med*. 1994;330: 1056–1061.
473. Wood GC, Boucher BA, Croce MA, et al. Aerosolized ceftazidime for prevention of ventilator-associated pneumonia and drug effects on the proinflammatory response in critically ill trauma patients. *Pharmacotherapy*. 2002;22:972–982.
474. Attar MA, Donn SM. Mechanisms of ventilator-induced lung injury in premature infants. *Semin Neonatol*. 2002;7:353–360.
475. Tobin MJ. Advances in mechanical ventilation. *N Engl J Med*. 2001;344:1986–1996.
476. Dreyfuss D, Saumon G. Role of tidal volume, FRC, and end-inspiratory volume in the development of pulmonary edema following mechanical ventilation. *Am Rev Respir Dis*. 1993;148:1194–1203.
477. MacIntyre NR. Respiratory mechanics in the patient who is weaning from the ventilator. *Respir Care*. 2005;50:275–286. discussion 275–286.
478. Furr M. Evaluation of colic in the neonatal foal. In: Robinson NE, ed. *Current therapy in equine medicine*. 4th ed. Philadelphia: WB Saunders; 1997:627–631.
479. Mackinnon MC, Southwood LL, Burke MJ, et al. Colic in equine neonates: 137 cases (2000-2010). *J Am Vet Med Assoc*. 2013;243:1586–1595.
480. Palmer JE. Colic and diaphragmatic hernias in neonatal foals. *Equine Veterinary Education*. 2012;24:340–342.
481. Pusterla N, Magdesian KG, Maleski K, et al. Retrospective evaluation of the use of acetylcysteine enemas in the treatment of meconium retention in foals: 44 cases (1987-2002). *Equine Veterinary Education*. 2010;16:133–136.
482. Palm F, Nagel C, Bruckmaier RM, et al. Clinical parameters, intestinal function, and IGF1 concentrations in colostrum-deprived and colostrum-fed newborn pony foals. *Theriogenology*. 2013;80:1045–1051.
483. Knottenbelt DC, Holdstock N, Madigan JE. *Equine neonatology: medicine and surgery*. Edinburgh: Saunders; 2004.
484. Lyons ET, Tolliver SC, Collins SS. Field studies on endoparasites of Thoroughbred foals on seven farms in central Kentucky in 2004. *Parasitol Res*. 2006;98:496–500.
485. Southwood LL, Baxter GM, Bennet DG, et al. Ascarid impaction in young horses. *Comp Cont Educ Pract Vet*. 1998;20:100–106.
486. Cribb NC, Cote NM, Boure LP, et al. Acute small intestinal obstruction associated with *Parascaris equorum* infection in young horses: 25 cases (1985–2004). *N Z Vet J*. 2006;54:338–343.
487. Tatz AJ, Segev G, Steinman A, et al. Surgical treatment for acute small intestinal obstruction caused by *Parascaris equorum* infection in 15 horses (2002-2011). *Equine Vet J Suppl*. 2012:111–114.
488. Lyons ET, Tolliver SC, Ionita M, et al. Evaluation of parasiticidal activity of fenbendazole, ivermectin, oxibendazole, and pyrantel pamoate in horse foals with emphasis on ascarids *(Parascaris equorum)* in field studies on five farms in Central Kentucky in 2007. *Parasitol Res*. 2008;103:287–291.
489. Reinemeyer CR. Anthelmintic resistance in non-strongylid parasites of horses. *Vet Parasitol*. 2012;185:9–15.
490. Armstrong SK, Woodgate RG, Gough S, et al. The efficacy of ivermectin, pyrantel and fenbendazole against *Parascaris equorum* infection in foals on farms in Australia. *Vet Parasitol*. 2014;205:575–580.
491. Epstein KL. Congenital causes of gastrointestinal disease. *Equine Veterinary Education*. 2014;26:345–346.
492. Hunter B, Belgrave RL. Atresia coli in a foal: diagnosis made with colonoscopy aided by N-butylscopolammonium bromide. *Equine Veterinary Education*. 2010;22:429–433.
493. Nelson BB, Ferris RA, McCue PM, et al. Surgical management of atresia ani and perineal hypospadias in a miniature donkey foal. *Equine Veterinary Education*. 2015;27:525–529.
494. Lightbody T. Foal with Overo lethal white syndrome born to a registered quarter horse mare. *Can Vet J*. 2002;43:715–717.
495. Metallinos DL, Bowling AT, Rine J. A missense mutation in the endothelin-B receptor gene is associated with lethal white foal syndrome: an equine version of Hirschsprung disease. *Mamm Genome*. 1998;9:426–431.
496. Santschi EM, Purdy AK, Valberg SJ, et al. Endothelin receptor B polymorphism associated with lethal white foal syndrome in horses. *Mamm Genome*. 1998;9:306–309.
497. Giancola F, Gentilini F, Romagnoli N, et al. Extrinsic innervation of ileum and pelvic flexure of foals with ileocolonic aganglionosis. *Cell Tissue Res*. 2016;366:13–22.
498. Ayala-Valdovinos MA, Galindo-Garcia J, Sanchez-Chipres D, et al. New test for endothelin receptor type B (EDNRB) mutation genotyping in horses. *Mol Cell Probes*. 2016;30:182–184.
499. Johnston RH, Kamstra LD, Kohler PH. Mares' milk composition as related to "foal heat" scours. *J Anim Sci*. 1970;31: 549–553.
500. Kuhl J, Winterhoff N, Wulf M, et al. Changes in fecal bacteria and occurrence of diarrhea during the first 6 weeks of life in foals born to mares supplemented with oral β-carotene. *Animal Reproduction Science*. 2010;121:371–373.
501. Sgorbini M, Nardoni S, Mancianti F, et al. Foal-heat diarrhea is not caused by the presence of yeasts in gastrointestinal tract of foals. *Journal of Equine Veterinary Science*. 2008;28:145–148.
502. Masri MD, Merritt AM, Gronwall R, et al. Faecal composition in foal heat diarrhoea. *Equine Vet J*. 1986;18:301–306.
503. Magdesian KG. Neonatal foal diarrhea. *Vet Clin North Am Equine Pract*. 2005;21:295–312. vi.
504. Good M, Sodhi CP, Hackam DJ. Evidence-based feeding strategies before and after the development of necrotizing enterocolitis. *Expert Rev Clin Immunol*. 2014;10:875–884.
505. Yager JA. The pathogenesis of *Rhodococcus equi* pneumonia in foals. *Vet Microbiol*. 1987;14:225–232.
506. Jones RL, Adney WS, Alexander AF, et al. Hemorrhagic necrotizing enterocolitis associated with *Clostridium difficile* infection in four foals. *J Am Vet Med Assoc*. 1988;193:76–79.
507. Cudd T, Pauly TH. Necrotizing enterocolitis in two equine neonates. *Comp Cont Educ Pract Vet*. 1987;9:88–89.
508. East LM, Savage CJ, Traub-Dargatz JL, et al. Enterocolitis associated with *Clostridium perfringens* infection in neonatal foals: 54 cases (1988-1997). *J Am Vet Med Assoc*. 1998;212:1751–1756.
509. Uzal FA, Diab SS, Blanchard P, et al. *Clostridium perfringens* type C and *Clostridium difficile* co-infection in foals. *Vet Microbiol*. 2012;156:395–402.
510. Warner SL, Boggs J, Lee JK, et al. Clinical, pathological, and genetic characterization of *Listeria monocytogenes* causing sepsis and necrotizing typhlocolitis and hepatitis in a foal. *J Vet Diagn Invest*. 2012;24:581–586.
511. de Solis CN, Palmer JE, Boston RC, et al. The importance of ultrasonographic pneumatosis intestinalis in equine neonatal gastrointestinal disease. *Equine Vet J Suppl*. 2012:64–68.
512. Grishin A, Papillon S, Bell B, et al. The role of the intestinal microbiota in the pathogenesis of necrotizing enterocolitis. *Semin Pediatr Surg*. 2013;22:69–75.
513. Neu J. Necrotizing enterocolitis: the mystery goes on. *Neonatology*. 2014;106:289–295.
514. Stewart CJ, Cummings SP. Gut bacteria and necrotizing enterocolitis: cause or effect? *Trends Microbiol*. 2015;23:332–333.
515. Lim JC, Golden JM, Ford HR. Pathogenesis of neonatal necrotizing enterocolitis. *Pediatr Surg Int*. 2015;31:509–518.
516. Hay Jr WW. Strategies for feeding the preterm infant. *Neonatology*. 2008;94:245–254.
517. Ramani M, Ambalavanan N. Feeding practices and necrotizing enterocolitis. *Clin Perinatol*. 2013;40:1–10.

518. Chowning R, Radmacher P, Lewis S, et al. A retrospective analysis of the effect of human milk on prevention of necrotizing enterocolitis and postnatal growth. *J Perinatol.* 2016;36:221–224.
519. Luo LJ, Li X, Yang KD, et al. Broad-spectrum antibiotic plus metronidazole may not prevent the deterioration of necrotizing enterocolitis from stage II to III in full-term and near-term infants: a propensity score-matched cohort study. *Medicine (Baltimore).* 2015;94. e1862.
520. Paradis MR. Nutritonal support: enteral and parenteral. *Clin Tech Eq Pract.* 2003;2:87–95.
521. Ramey DW, Reinertson EL. Sand-induced diarrhea in a foal. *J Am Vet Med Assoc.* 1984;185:537–538.
522. Frederick J, Giguere S, Sanchez LC. Infectious agents detected in the feces of diarrheic foals: a retrospective study of 233 cases (2003-2008). *J Vet Intern Med.* 2009;23:1254–1260.
523. Bailey KE, Gilkerson JR, Browning GF. Equine rotaviruses—current understanding and continuing challenges. *Vet Microbiol.* 2013;167:135–144.
524. Slovis NM, Elam J, Estrada M, et al. Infectious agents associated with diarrhoea in neonatal foals in central Kentucky: a comprehensive molecular study. *Equine Vet J.* 2014;46:311–316.
525. Fielding CL, Higgins JK, Higgins JC, et al. Disease associated with equine coronavirus infection and high case fatality rate. *J Vet Intern Med.* 2015;29:307–310.
526. Traub-Dargatz JL, Gay CC, Evermann JF, et al. Epidemiologic survey of diarrhea in foals. *J Am Vet Med Assoc.* 1988;192:1553–1556.
527. Guy JS, Breslin JJ, Breuhaus B, et al. Characterization of a coronavirus isolated from a diarrheic foal. *J Clin Microbiol.* 2000;38:4523–4526.
528. Navas de Solis C, Foreman JH. Transient diabetes mellitus in a neonatal Thoroughbred foal. *J Vet Emerg Crit Care (San Antonio).* 2010;20:611–615.
529. Corrier DE, Montgomery D, Scutchfield WL. Adenovirus in the intestinal epithelium of a foal with prolonged diarrhea. *Vet Pathol.* 1982;19:564–567.
530. Mair TS, Taylor FG, Harbour DA, et al. Concurrent cryptosporidium and coronavirus infections in an Arabian foal with combined immunodeficiency syndrome. *Vet Rec.* 1990;126:127–130.
531. Browning GF, Chalmers RM, Snodgrass DR, et al. The prevalence of enteric pathogens in diarrhoeic thoroughbred foals in Britain and Ireland. *Equine Vet J.* 1991;23:405–409.
532. Davis E, Rush BR, Cox J, et al. Neonatal enterocolitis associated with coronavirus infection in a foal: a case report. *J Vet Diagn Invest.* 2000;12:153–156.
533. Baker JC, Ames TR. Total parenteral nutritional therapy of a foal with diarrhoea from which parvovirus-like particles were identified. *Equine Vet J.* 1987;19:342–344.
534. Biermann U, Herbst W, Krauss H, et al. [Electron microscopic detection rate of enteral viruses in diarrhea of dogs, cats, calves, swine and foals in the year 1988—electron microscopic study results]. *Berl Munch Tierarztl Wochenschr.* 1989;102:412–414.
535. Conner ME, Darlington RW. Rotavirus infection in foals. *Am J Vet Res.* 1980;41:1699–1703.
536. Mino S, Kern A, Barrandeguy M, et al. Comparison of two commercial kits and an in-house ELISA for the detection of equine rotavirus in foal feces. *J Virol Methods.* 2015;222:1–10.
537. Jones RL, Adney WS, Shideler RK. Isolation of *Clostridium difficile* and detection of cytotoxin in the feces of diarrheic foals in the absence of antimicrobial treatment. *J Clin Microbiol.* 1987;25:1225–1227.
538. Traub-Dargatz JL, Jones RL. *Clostridia*-associated enterocolitis in adult horses and foals. *Vet Clin North Am Equine Pract.* 1993;9:411–421.
539. Weese JS, Staempfli HR, Prescott JF. A prospective study of the roles of *Clostridium difficile* and enterotoxigenic *Clostridium perfringens* in equine diarrhoea. *Equine Vet J.* 2001;33:403–409.
540. Medina-Torres CE, Weese JS, Staempfli HR. Prevalence of *Clostridium difficile* in horses. *Vet Microbiol.* 2011;152:212–215.
541. Diab SS, Songer G, Uzal FA. *Clostridium difficile* infection in horses: a review. *Vet Microbiol.* 2013;167:42–49.
542. Magdesian KG, Hirsh DC, Jang SS, et al. Characterization of *Clostridium difficile* isolates from foals with diarrhea: 28 cases (1993-1997). *J Am Vet Med Assoc.* 2002;220:67–73.
543. Diab SS, Rodriguez-Bertos A, Uzal FA. Pathology and diagnostic criteria of *Clostridium difficile* enteric infection in horses. *Vet Pathol.* 2013;50:1028–1036.
544. Baverud V, Gunnarsson A, Karlsson M, et al. Antimicrobial susceptibility of equine and environmental isolates of *Clostridium difficile. Microb Drug Resist.* 2004;10:57–63.
545. Weese JS, Toxopeus L, Arroyo L. *Clostridium difficile* associated diarrhoea in horses within the community: predictors, clinical presentation and outcome. *Equine Vet J.* 2006;38:185–188.
546. Kuehne SA, Cartman ST, Minton NP. Both, toxin A and toxin B, are important in *Clostridium difficile* infection. *Gut Microbes.* 2011;2:252–255.
547. Vedantam G, Clark A, Chu M, et al. *Clostridium difficile* infection: toxins and non-toxin virulence factors, and their contributions to disease establishment and host response. *Gut Microbes.* 2012;3:121–134.
548. Mehdizadeh Gohari I, Parreira VR, Timoney JF, et al. NetF-positive *Clostridium perfringens* in neonatal foal necrotising enteritis in Kentucky. *Vet Rec.* 2016;178:216.
549. Mehdizadeh Gohari I, Kropinski AM, Weese SJ, et al. Plasmid characterization and chromosome analysis of two netF+ clostridium perfringens isolates associated with foal and canine necrotizing enteritis. *PLoS One.* 2016;11. e0148344.
550. Jang SS, Hansen LM, Breher JE, et al. Antimicrobial susceptibilities of equine isolates of *Clostridium difficile* and molecular characterization of metronidazole-resistant strains. *Clin Infect Dis.* 1997;25(suppl 2):S266–S267.
551. Swain EA, Magdesian KG, Kass PH, et al. Pharmacokinetics of metronidazole in foals: influence of age within the neonatal period. *J Vet Pharmacol Ther.* 2015;38:227–234.
552. Weese JS, Cote NM, deGannes RV. Evaluation of in vitro properties of di-tri-octahedral smectite on clostridial toxins and growth. *Equine Vet J.* 2003;35:638–641.
553. John J, Roediger K, Schroedl W, et al. Development of intestinal microflora and occurrence of diarrhoea in sucking foals: effects of *Bacillus cereus* var. *toyoi* supplementation. *BMC Vet Res.* 2015;11:355.
554. Schoster A, Staempfli HR, Abrahams M, et al. Effect of a probiotic on prevention of diarrhea and *Clostridium difficile* and *Clostridium perfringens* shedding in foals. *J Vet Intern Med.* 2015;29:925–931.
555. Myers LL, Shoop DS, Byars TD. Diarrhea associated with enterotoxigenic *Bacteroides fragilis* in foals. *Am J Vet Res.* 1987;48:1565–1567.
556. Walker RL, Madigan JE, Hird DW, et al. An outbreak of equine neonatal salmonellosis. *J Vet Diagn Invest.* 1991;3:223–227.
557. Holland RE, Sriranganathan N, DuPont L. Isolation of enterotoxigenic *Escherichia coli* from a foal with diarrhea. *J Am Vet Med Assoc.* 1989;194:389–391.
558. Mallicote M, House AM, Sanchez LC. A review of foal diarrhoea from birth to weaning. *Equine Veterinary Education.* 2012;24:206–214.
559. McGurrin MK, Vengust M, Arroyo LG, et al. An outbreak of *Lawsonia intracellularis* infection in a standardbred herd in Ontario. *Can Vet J.* 2007;48:927–930.
560. Frazer ML. *Lawsonia intracellularis* infection in horses: 2005-2007. *J Vet Intern Med.* 2008;22:1243–1248.

561. Lavoie JP, Drolet R, Parsons D, et al. Equine proliferative enteropathy: a cause of weight loss, colic, diarrhoea and hypoproteinaemia in foals on three breeding farms in Canada. *Equine Vet J.* 2000;32:418–425.
562. Pusterla N, Gebhart C. Equine proliferative enteropathy caused by *Lawsonia intracellularis. Equine Veterinary Education.* 2009;21:415–419.
563. Pusterla N, Gebhart C. *Lawsonia intracellularis* infection and proliferative enteropathy in foals. *Vet Microbiol.* 2013;167:34–41.
564. Atherton RP, McKenzie HC. Alternative antimicrobial agents in the treatment of proliferative enteropathy in horses. *J Eq Vet Sci.* 2006;26:535–541.
565. Page AE, Stills Jr HF, Horohov DW. The effect of passively acquired antibodies on *Lawsonia intracellularis* infection and immunity in the horse. *Equine Vet J.* 2015;47:655–661.
566. Pusterla N, Vannucci FA, Mapes SM, et al. Efficacy of an avirulent live vaccine against *Lawsonia intracellularis* in the prevention of proliferative enteropathy in experimentally infected weanling foals. *Am J Vet Res.* 2012;73:741–746.
567. Arroyo LG, Ter Woort F, Baird JD, et al. *Lawsonia intracellularis*-associated ulcerative and necro-hemorrhagic enteritis in 5 weanling foals. *Can Vet J.* 2013;54:853–858.
568. Page AE, Fallon LH, Bryant UK, et al. Acute deterioration and death with necrotizing enteritis associated with *Lawsonia intracellularis* in 4 weanling horses. *J Vet Intern Med.* 2012;26:1476–1480.
569. Netherwood T, Wood JL, Townsend HG, et al. Foal diarrhoea between 1991 and 1994 in the United Kingdom associated with *Clostridium perfringens,* rotavirus, *Strongyloides westeri* and *Cryptosporidium* spp. *Epidemiol Infect.* 1996;117:375–383.
570. Cole DJ, Cohen ND, Snowden K, et al. Prevalence of and risk factors for fecal shedding of *Cryptosporidium parvum* oocysts in horses. *J Am Vet Med Assoc.* 1998;213:1296–1302.
571. Grinberg A, Oliver L, Learmonth JJ, et al. Identification of *Cryptosporidium parvum* "cattle" genotype from a severe outbreak of neonatal foal diarrhoea. *Vet Rec.* 2003;153:628–631.
572. Grinberg A, Pomroy WE, Carslake HB, et al. A study of neonatal cryptosporidiosis of foals in New Zealand. *N Z Vet J.* 2009;57:284–289.
573. Ryan U, Xiao L, Read C, et al. Identification of novel *Cryptosporidium* genotypes from the Czech Republic. *Appl Environ Microbiol.* 2003;69:4302–4307.
574. Burton AJ, Nydam DV, Dearen TK, et al. The prevalence of *Cryptosporidium,* and identification of the *Cryptosporidium* horse genotype in foals in New York State. *Vet Parasitol.* 2010;174:139–144.
575. Galuppi R, Piva S, Castagnetti C, et al. *Cryptosporidium parvum:* from foal to veterinary students. *Vet Parasitol.* 2016;219:53–56.
576. Lyons ET, Tolliver SC. Prevalence of patent *Strongyloides westeri* infections in Thoroughbred foals in 2014. *Parasitol Res.* 2014;113:4163–4164.
577. Murray MJ, Grodinsky C, Cowles RR, et al. Endoscopic evaluation of changes in gastric lesions of Thoroughbred foals. *J Am Vet Med Assoc.* 1990;196:1623–1627.
578. Elfenbein JR, Sanchez LC. Prevalence of gastric and duodenal ulceration in 691 nonsurviving foals (1995-2006). *Equine Vet J Suppl.* 2012:76–79.
579. Okai K, Taharaguchi S, Orita Y, et al. Comparative endoscopic evaluation of normal and ulcerated gastric mucosae in thoroughbred foals. *J Vet Med Sci.* 2015.
580. Murray MJ, Murray CM, Sweeney HJ, et al. Prevalence of gastric lesions in foals without signs of gastric disease: an endoscopic survey. *Equine Vet J.* 1990;22:6–8.
581. Murray MJ. Gastroduodenal ulceration in foals. *Equine Vet Educ.* 1999;11:199–207.
582. Becht JL, Byars TD. Gastroduodenal ulceration in foals. *Equine Vet J.* 1986;18:307–312.
583. Sanchez LC, Lester GD, Merritt AM. Intragastric pH in critically ill neonatal foals and the effect of ranitidine. *J Am Vet Med Assoc.* 2001;218:907–911.
584. Barr BS, Wilkins PA, Del Piero F, et al. Is prophylaxis for gastric ulcers necessary in critically ill equine neonates? A retrospective study of necropsy cases 1989-1999. *18th American College of Veterinary Internal Medicine Forum.* 2000:705.
585. Herzig SJ, Howell MD, Ngo LH, et al. Acid-suppressive medication use and the risk for hospital-acquired pneumonia. *JAMA.* 2009;301:2120–2128.
586. Buendgens L, Bruensing J, Matthes M, et al. Administration of proton pump inhibitors in critically ill medical patients is associated with increased risk of developing *Clostridium difficile*-associated diarrhea. *J Crit Care.* 2014;29(696):e611–e695.
587. Alhazzani W, Alenezi F, Jaeschke RZ, et al. Proton pump inhibitors versus histamine 2 receptor antagonists for stress ulcer prophylaxis in critically ill patients: a systematic review and meta-analysis. *Crit Care Med.* 2013;41:693–705.
588. MacLaren R, Reynolds PM, Allen RR. Histamine-2 receptor antagonists vs proton pump inhibitors on gastrointestinal tract hemorrhage and infectious complications in the intensive care unit. *JAMA Intern Med.* 2014;174:564–574.
589. Furr M, Cohen ND, Axon JE, et al. Treatment with histamine-type 2 receptor antagonists and omeprazole increases the risk of diarrhoea in neonatal foals treated in intensive care units. *Equine Vet J Suppl.* 2012:80–86.
590. Sprayberry KA. Gastroduodenal ulcer syndrome in foals. In: Robinson NE, Sprayberry KA, eds. *Robinson's current therapy in equine medicine.* St. Louis: Saunders Elsevier; 2014: 753–757.
591. Coleman MC, Slovis NM, Hunt RJ. Long-term prognosis of gastrojejunostomy in foals with gastric outflow obstruction: 16 cases (2001-2006). *Equine Vet J.* 2009;41:653–657.
592. Sanchez LC, Lester GD, Merritt AM. Effect of ranitidine on intragastric pH in clinically normal neonatal foals. *J Am Vet Med Assoc.* 1998;212:1407–1412.
593. Sanchez LC, Murray MJ, Merritt AM. Effect of omeprazole paste on intragastric pH in clinically normal neonatal foals. *Am J Vet Res.* 2004;65:1039–1041.
594. Ryan CA, Sanchez LC, Giguere S, et al. Pharmacokinetics and pharmacodynamics of pantoprazole in clinically normal neonatal foals. *Equine Vet J.* 2005;37:336–341.
595. Geor RJ, Petrie L, Papich MG, et al. The protective effects of sucralfate and ranitidine in foals experimentally intoxicated with phenylbutazone. *Can J Vet Res.* 1989;53:231–238.
596. Sangiah S, MacAllister CC, Amouzadeh HR. Effects of misoprostol and omeprazole on basal gastric pH and free acid content in horses. *Res Vet Sci.* 1989;47:350–354.
597. Blikslager AT. Misoprostol: is it safety or a lack of understanding that prevents its more frequent usage? *Equine Veterinary Journal.* 2013;45. 8–8.
598. Andrews FM, Rosol TJ, Kohn CW, et al. Bilateral renal hypoplasia in four young horses. *J Am Vet Med Assoc.* 1986;189:209–212.
599. Brown CM, Parks AH, Mullaney TP, et al. Bilateral renal dysplasia and hypoplasia in a foal with an imperforate anus. *Vet Rec.* 1988;122:91–92.
600. Zicker SC, Marty GD, Carlson GP, et al. Bilateral renal dysplasia with nephron hypoplasia in a foal. *J Am Vet Med Assoc.* 1990;196:2001–2005.
601. Jones SL, Langer DL, Sterner-Kock A, et al. Renal dysplasia and benign ureteropelvic polyps associated with hydronephrosis in a foal. *J Am Vet Med Assoc.* 1994;204:1230–1234.
602. Gull T, Schmitz DG, Bahr A, et al. Renal hypoplasia and dysplasia in an American miniature foal. *Vet Rec.* 2001;149:199–203.
603. Naylor RJ, Mair TS, Last R. Severe hyperkalaemia associated with renal dysplasia in a 2-day-old foal. *Equine Veterinary Education.* 2009;21:358–363.

604. Gilday RA, Wojnarowicz C, Tryon KA, et al. Bilateral renal dysplasia, hydronephrosis, and hydroureter in a septic neonatal foal. *Can Vet J*. 2015;56:257–260.
605. Toribio RE, Bain FT, Mrad DR, et al. Congenital defects in newborn foals of mares treated for equine protozoal myeloencephalitis during pregnancy. *J Am Vet Med Assoc*. 1998;212:697–701.
606. Ordidge RM. Urinary incontinence due to unilateral ureteral ectopia in a foal. *Vet Rec*. 1976;98:384.
607. Houlton JE, Wright IM, Matic S, et al. Urinary incontinence in a shire foal due to ureteral ectopia. *Equine Vet J*. 1987;19:244–247.
608. Schott HC. Ectopic ureter - a leaky problem no matter how you look at it! *Equine Veterinary Education*. 2011;23:603–605.
609. Schott 2nd HC, Barbee DD, Hines MT, et al. Clinical vignette. Renal arteriovenous malformation in a quarter horse foal. *J Vet Intern Med*. 1996;10:204–206.
610. Pascoe RR. Repair of a defect in the bladder of a foal. *Aust Vet J*. 1971;47:343–344.
611. Wellington JK. Bladder defects in newborn foals. *Aust Vet J*. 1972;48:426.
612. Dunkel B, Palmer JE, Olson KN, et al. Uroperitoneum in 32 foals: influence of intravenous fluid therapy, infection, and sepsis. *J Vet Intern Med*. 2005;19:889–893.
613. Kablack KA, Embertson RM, Bernard WV, et al. Uroperitoneum in the hospitalised equine neonate: retrospective study of 31 cases, 1988-1997. *Equine Vet J*. 2000;32:505–508.
614. Behr MJ, Hackett RP, Bentinck-Smith J, et al. Metabolic abnormalities associated with rupture of the urinary bladder in neonatal foals. *J Am Vet Med Assoc*. 1981;178:263–266.
615. Richardson DW, Kohn CW. Uroperitoneum in the foal. *J Am Vet Med Assoc*. 1983;182:267–271.
616. Vaala W. Manifestations and management of disease in foals: distended and/or painful abdomen. In: Lester G, ed. *Large animal internal medicine*. 5th. ed. St. Louis: Elsevier Mosby; 2015:273–278.
617. Love EJ. Anaesthesia in foals with uroperitoneum. *Equine Veterinary Education*. 2011;23:508–511.
618. Morresey PR. Umbilical problems. *AAEP Focus on the First Year of Life*. 2014:18–21.
619. Morresey PR. The placenta. In: McKinnon AO, Squires EL, Vaala WE, et al., eds. *Equine reproduction*. 2nd ed. Ames: Wiley-Blackwell; 2011:84–95.
620. Magri M. Ultrasonography of umbilical structures. In: Kidd JA, Lu KG, Frazer ML, eds. *Atlas of equine ultrasonography*. Oxford, UK: John Wiley & Sons, Ltd; 2014.
621. Reef VB. *Equine diagnostic ultrasound*. Philadelphia: WB Saunders; 1998.
622. McAuliffe SB. Abdominal ultrasonography of the foal. *Clinical Techniques in Equine Practice*. 2004;3:308–316.
623. Porter MB, Ramirez S. Equine neonatal thoracic and abdominal ultrasonography. *Vet Clin North Am Equine Pract*. 2005;21:407–429. vii.
624. Steiner A, Lischer CJ, Oertle C. Marsupialization of umbilical vein abscesses with involvement of the liver in 13 calves. *Vet Surg*. 1993;22:184–189.
625. Edwards 3rd RB, Fubini SL. A one-stage marsupialization procedure for management of infected umbilical vein remnants in calves and foals. *Vet Surg*. 1995;24:32–35.
626. Lopez MJ, Markel MD. Umbilical artery marsupialization in a calf. *Can Vet J*. 1996;37:170–171.
627. Toth-Heyn P, Drukker A, Guignard JP. The stressed neonatal kidney: from pathophysiology to clinical management of neonatal vasomotor nephropathy. *Pediatr Nephrol*. 2000;14:227–239.
628. Gomez H, Ince C, De Backer D, et al. A unified theory of sepsis-induced acute kidney injury: inflammation, microcirculatory dysfunction, bioenergetics, and the tubular cell adaptation to injury. *Shock*. 2014;41:3–11.
629. Vivrette S, Cowgill LD, Pascoe J, et al. Hemodialysis for treatment of oxytetracycline-induced acute renal failure in a neonatal foal. *J Am Vet Med Assoc*. 1993;203:105–107.
630. Gonda KC, Wilcke JR, Crisman MV, et al. Evaluation of iohexol clearance used to estimate glomerular filtration rate in clinically normal foals. *Am J Vet Res*. 2003;64:1486–1490.
631. Corley K, Hollis AR. Monitoring and treating the urogenital system. In: Corley K, Stephen J, eds. *The equine hospital manual*. Chichester, UK: Blackwell Publishing; 2008:736.
632. Brewer BD, Clement SF, Lotz WS, et al. A comparison of inulin, para-aminohippuric acid, and endogenous creatinine clearances as measures of renal function in neonatal foals. *J Vet Intern Med*. 1990;4:301–305.
633. Holdstock NB, Ousey JC, Rossdale PD. Glomerular filtration rate, effective renal plasma flow, blood pressure and pulse rate in the equine neonate during the first 10 days post partum. *Equine Vet J*. 1998;30:335–343.
634. McKenzie HC, Furr MO. Aminoglycoside antibiotics in neonatal foals. *Compend Contin Educ Vet*. 2003;25:457–469.
635. Divers T, Perkins G. Urinary and hepatic disorders in neonatal foals. *Clin Tech Eq Pract*. 2003;2:67–78.
636. Johansson AM, Gardner SY, Levine JF, et al. Furosemide continuous rate infusion in the horse: evaluation of enhanced efficacy and reduced side effects. *J Vet Intern Med*. 2003;17:887–895.
637. Arlt W, Stewart PM. Adrenal corticosteroid biosynthesis, metabolism, and action. *Endocrinol Metab Clin North Am*. 2005;34:293–313. viii.
638. Hart KA, Barton MH, Ferguson DC, et al. Serum free cortisol fraction in healthy and septic neonatal foals. *J Vet Intern Med*. 2011;25:345–355.
639. Perogamvros I, Ray DW, Trainer PJ. Regulation of cortisol bioavailability—effects on hormone measurement and action. *Nat Rev Endocrinol*. 2012;8:717–727.
640. Cooper MS, Stewart PM. 11Beta-hydroxysteroid dehydrogenase type 1 and its role in the hypothalamus-pituitary-adrenal axis, metabolic syndrome, and inflammation. *J Clin Endocrinol Metab*. 2009;94:4645–4654.
641. Venkatesh B, Cohen J, Cooper M. Ten false beliefs about cortisol in critically ill patients. *Intensive Care Med*. 2015;41:1817–1819.
642. Hart KA, Heusner GL, Norton NA, et al. Hypothalamic-pituitary-adrenal axis assessment in healthy term neonatal foals utilizing a paired low dose/high dose ACTH stimulation test. *J Vet Intern Med*. 2009;23:344–351.
643. Hines MT. Endocrine abnormalities. In: McKinnon AO, Squires EL, Vaala WE, et al., eds. *Equine reproduction*. West Sussex, UK: Wiley-Blackwell; 2011:524–532.
644. Annane D, Sebille V, Troche G, et al. A 3-level prognostic classification in septic shock based on cortisol levels and cortisol response to corticotropin. *JAMA*. 2000;283:1038–1045.
645. Beishuizen A, Thijs LG. Relative adrenal failure in intensive care: an identifiable problem requiring treatment? *Best Pract Res Clin Endocrinol Metab*. 2001;15:513–531.
646. Marik PE. Critical illness-related corticosteroid insufficiency. *Chest*. 2009;135:181–193.
647. Venkatesh B, Cohen J. Adrenocortical (dys)function in septic shock - a sick euadrenal state. *Best Pract Res Clin Endocrinol Metab*. 2011;25:719–733.
648. Briegel J, Kellermann W, Forst H, et al. Low-dose hydrocortisone infusion attenuates the systemic inflammatory response syndrome. The Phospholipase A2 Study Group. *Clin Investig*. 1994;72:782–787.
649. Bollaert PE, Charpentier C, Levy B, et al. Reversal of late septic shock with supraphysiologic doses of hydrocortisone. *Crit Care Med*. 1998;26:645–650.
650. Annane D, Sebille V, Charpentier C, et al. Effect of treatment with low doses of hydrocortisone and fludrocortisone on mortality in patients with septic shock. *JAMA*. 2002;288:862–871.

651. Annane D, Maxime V, Ibrahim F, et al. Diagnosis of adrenal insufficiency in severe sepsis and septic shock. *Am J Respir Crit Care Med*. 2006;174:1319–1326.
652. Hart KA, Ferguson DC, Heusner GL, et al. Synthetic adrenocorticotropic hormone stimulation tests in healthy neonatal foals. *J Vet Intern Med*. 2007;21:314–321.
653. Stewart AJ, Wright JC, Behrend EN, et al. Validation of a low-dose adrenocorticotropic hormone stimulation test in healthy neonatal foals. *J Am Vet Med Assoc*. 2013;243:399–405.
654. Couetil LL, Hoffman AM. Adrenal insufficiency in a neonatal foal. *J Am Vet Med Assoc*. 1998;212:1594–1596.
655. Gold JR, Divers TJ, Barton MH, et al. Plasma adrenocorticotropin, cortisol, and adrenocorticotropin/cortisol ratios in septic and normal-term foals. *J Vet Intern Med*. 2007;21:791–796.
656. Castagnetti C, Veronesi MC. Prognostic factors in the sick neonatal foal. *Vet Res Commun*. 2008;32(suppl 1):S87–S91.
657. de Jong MF, Molenaar N, Beishuizen A, et al. Diminished adrenal sensitivity to endogenous and exogenous adrenocorticotropic hormone in critical illness: a prospective cohort study. *Crit Care*. 2015;19:1.
658. Hoffman CJ, McKenzie 3rd HC, Furr MO, et al. Glucocorticoid receptor density and binding affinity in healthy horses and horses with systemic inflammatory response syndrome. *J Vet Intern Med*. 2015;29:626–635.
659. Baker CF, Barks JD, Engmann C, et al. Hydrocortisone administration for the treatment of refractory hypotension in critically ill newborns. *J Perinatol*. 2008;28:412–419.
660. Dellinger RP, Levy MM, Rhodes A, et al. Surviving Sepsis Campaign: international guidelines for management of severe sepsis and septic shock, 2012. *Intensive Care Med*. 2013;39:165–228.
661. Venkatesh B, Cohen J. The utility of the corticotropin test to diagnose adrenal insufficiency in critical illness: an update. *Clin Endocrinol (Oxf)*. 2015;83:289–297.
662. Creedon JM. Controversies surrounding critical illness-related corticosteroid insufficiency in animals. *J Vet Emerg Crit Care (San Antonio)*. 2015;25:107–112.
663. Patel GP, Balk RA. Systemic steroids in severe sepsis and septic shock. *Am J Respir Crit Care Med*. 2012;185:133–139.
664. Fielding CL, Magdesian KG. Sepsis and septic shock in the equine neonate. *Vet Clin North Am Equine Pract*. 2015;31:483–496.
665. Castagnetti C, Mariella J. Anti-inflammatory drugs in equine neonatal medicine. Part II: corticosteroids. *Journal of Equine Veterinary Science*. 2015;35:547–554.
666. Lyle-Dugas J, Giguere S, Mallicote MF, et al. Factors associated with outcome in 94 hospitalised foals diagnosed with neonatal encephalopathy. *Equine Vet J*. 2016.
667. Hart KA, Barton MH. Adrenocortical insufficiency in horses and foals. *Vet Clin North Am Equine Pract*. 2011;27:19–34.
668. Marik PE. Glucocorticoids in sepsis: dissecting facts from fiction. *Crit Care*. 2011;15:158.
669. Irvine CH, Evans MJ. Postnatal changes in total and free thyroxine and triiodothyronine in foal serum. *J Reprod Fertil Suppl*. 1975:709–715.
670. Chen CL, Riley AM. Serum thyroxine and triiodothyronine concentrations in neonatal foals and mature horses. *Am J Vet Res*. 1981;42:1415–1417.
671. Himler M, Hurcombe SD, Griffin A, et al. Presumptive nonthyroidal illness syndrome in critically ill foals. *Equine Vet J Suppl*. 2012:43–47.
672. Panzani S, Comin A, Galeati G, et al. How type of parturition and health status influence hormonal and metabolic profiles in newborn foals. *Theriogenology*. 2012;77:1167–1177.
673. Pirrone A, Panzani S, Govoni N, et al. Thyroid hormone concentrations in foals affected by perinatal asphyxia syndrome. *Theriogenology*. 2013;80:624–629.
674. Breuhaus BA. Thyroid function and dysfunction in term and premature equine neonates. *J Vet Intern Med*. 2014;28:1301–1309.
675. Berg EL, McNamara DL, Keisler DH. Endocrine profiles of periparturient mares and their foals. *J Anim Sci*. 2007;85:1660–1668.
676. Doige CE, McLaughlin BG. Hyperplastic goitre in newborn foals in Western Canada. *Can Vet J*. 1981;22:42–45.
677. McLaughlin BG, Doige CE. Congenital musculoskeletal lesions and hyperplastic goitre in foals. *Can Vet J*. 1981;22:130–133.
678. Allen AL, Doige CE, Fretz PB, et al. Hyperplasia of the thyroid gland and concurrent musculoskeletal deformities in western Canadian foals: reexamination of a previously described syndrome. *Can Vet J*. 1994;35:31–38.
679. Breuhaus BA. Disorders of the equine thyroid gland. *Vet Clin North Am Equine Pract*. 2011;27:115–128.
680. Koikkalainen K, Knuuttila A, Karikoski N, et al. Congenital hypothyroidism and dysmaturity syndrome in foals: first reported cases in Europe. *Equine Veterinary Education*. 2014;26:181–189.
681. Kreplin C, Allen A. Alberta. Congenital hypothyroidism in foals in Alberta. *Can Vet J*. 1991;32:751.
682. Allen AL, Townsend HG, Doige CE, et al. A case-control study of the congenital hypothyroidism and dysmaturity syndrome of foals. *Can Vet J*. 1996;37:349–351, 354-348.
683. Allen A. Congenital hypothyroidism in foals. *Can Vet J*. 2001;42:418.
684. Gawrylash SK. Thyroid hyperplasia and musculoskeletal deformity in a standardbred filly in Ontario. *Can Vet J*. 2004;45:424–426.
685. Allen AL. Hyperplasia of the thyroid gland and musculoskeletal deformities in two equine abortuses. *Can Vet J*. 1995;36:234–236.
686. McLaughlin BG, Doige CE, McLaughlin PS. Thyroid hormone levels in foals with congenital musculoskeletal lesions. *Can Vet J*. 1986;27:264–267.
687. Hines MT, Gay C, Talcott C. Congenital hypothyroidism and dysmaturity syndrome of foals: diagnosis and possible risk factors. *15th ACVIM Forum*. 1997:363–364.
688. Hines MT, Doles J, Gay C, et al. Thyroid hyperplasia and musculoskeletal deformity in neonatal foals. *14th ACVIM Forum*. 1996:544–545.
689. Drew B, Barber WP, Williams DG. The effect of excess dietary iodine on pregnant mares and foals. *Vet Rec*. 1975;97:93–95.
690. Irvine CH. Hypothyroidism in the foal. *Equine Vet J*. 1984;16:302–306.
691. Eroksuz H, Eroksuz Y, Ozer H, et al. Equine goiter associated with excess dietary iodine. *Vet Hum Toxicol*. 2004;46:147–149.
692. Boosinger TR, Brendemuehl JP, Bransby DL, et al. Prolonged gestation, decreased triiodothyronine concentration, and thyroid gland histomorphologic features in newborn foals of mares grazing *Acremonion coenophialum*-infected fescue. *Am J Vet Res*. 1995;56:66–69.
693. Fisher DA. Thyroid function in premature infants. The hypothyroxinemia of prematurity. *Clin Perinatol*. 1998;25:999–1014. viii.
694. Williams FL, Visser TJ, Hume R. Transient hypothyroxinaemia in preterm infants. *Early Hum Dev*. 2006;82:797–802.
695. Hilderbran AC, Breuhaus BA, Refsal KR. Nonthyroidal illness syndrome in adult horses. *J Vet Intern Med*. 2014;28:609–617.
696. Breuhaus BA, Refsal KR, Beyerlein SL. Measurement of free thyroxine concentration in horses by equilibrium dialysis. *J Vet Intern Med*. 2006;20:371–376.
697. Van den Berghe G. Non-thyroidal illness in the ICU: a syndrome with different faces. *Thyroid*. 2014;24:1456–1465.
698. de Vries EM, Fliers E, Boelen A. The molecular basis of the non-thyroidal illness syndrome. *J Endocrinol*. 2015;225:R67–R81.

699. DeGroot LJ. The non-thyroidal illness syndrome. In: DeGroot LJ, Beck-Peccoz P, Chrousos G, eds. *Endotext (Internet)*. South Dartmouth, MA: MDText.com, Inc.; 2015.
700. Barsnick RJ, Toribio RE. Endocrinology of the equine neonate energy metabolism in health and critical illness. *Vet Clin North Am Equine Pract*. 2011;27:49–58.
701. Barsnick R. *Hormones of energy metabolism in critically Ill foals: insulin, glucagon, leptin, adiponectin, ghrelin and growth hormone*. Graduate School of The Ohio State University. Columbus, OH: The Ohio State University; 2010:59.
702. Renaville R, Hammadi M, Portetelle D. Role of the somatotropic axis in the mammalian metabolism. *Domest Anim Endocrinol*. 2002;23:351–360.
703. Simpson HL, Jackson NC, Shojaee-Moradie F, et al. Insulin-like growth factor I has a direct effect on glucose and protein metabolism, but no effect on lipid metabolism in type 1 diabetes. *J Clin Endocrinol Metab*. 2004;89:425–432.
704. Silver M, Fowden AL. Sympathoadrenal and other endocrine and metabolic responses to hypoglycaemia in the fetal foal during late gestation. *Exp Physiol*. 1995;80:651–662.
705. Stammers JP, Hull D, Leadon DP, et al. Maternal and umbilical venous plasma lipid concentrations at delivery in the mare. *Equine Vet J*. 1991;23:119–122.
706. Fowden AL, Mundy L, Ousey JC, et al. Tissue glycogen and glucose 6-phosphatase levels in fetal and newborn foals. *J Reprod Fertil Suppl*. 1991;44:537–542.
707. Axon JE, Palmer JE. Clinical pathology of the foal. *Vet Clin North Am Equine Pract*. 2008;24:357–385. vii.
708. Gayle JM, Cohen ND, Chaffin MK. Factors associated with survival in septicemic foals: 65 cases (1988-1995). *J Vet Intern Med*. 1998;12:140–146.
709. Barsnick RJ, Hurcombe SD, Smith PA, et al. Insulin, glucagon, and leptin in critically ill foals. *J Vet Intern Med*. 2011;25: 123–131.
710. Wintergerst KA, Buckingham B, Gandrud L, et al. Association of hypoglycemia, hyperglycemia, and glucose variability with morbidity and death in the pediatric intensive care unit. *Pediatrics*. 2006;118:173–179.
711. Sung J, Bochicchio GV, Joshi M, et al. Admission hyperglycemia is predictive of outcome in critically ill trauma patients. *J Trauma*. 2005;59:80–83.
712. Hassel DM, Hill AE, Rorabeck RA. Association between hyperglycemia and survival in 228 horses with acute gastrointestinal disease. *J Vet Intern Med*. 2009;23:1261–1265.
713. Hollis AR, Boston RC, Corley KT. Blood glucose in horses with acute abdominal disease. *J Vet Intern Med*. 2007;21: 1099–1103.
714. van den Berghe G, Wouters P, Weekers F, et al. Intensive insulin therapy in critically ill patients. *N Engl J Med*. 2001;345: 1359–1367.
715. Investigators N-SS, Finfer S, Chittock DR, et al. Intensive versus conventional glucose control in critically ill patients. *N Engl J Med*. 2009;360:1283–1297.
716. Boonen E, Van den Berghe G. Endocrine responses to critical illness: novel insights and therapeutic implications. *J Clin Endocrinol Metab*. 2014;99:1569–1582.
717. Marik PE, Bellomo R. Stress hyperglycemia: an essential survival response! *Crit Care*. 2013;17:305.
718. Palmer J. Update on the management of neonatal sepsis in horses. *Vet Clin North Am Equine Pract*. 2014;30:317–336. vii.
719. Krause JB, McKenzie 3rd HC. Parenteral nutrition in foals: a retrospective study of 45 cases (2000—2004). *Equine Vet J*. 2007;39:74–78.
720. McKenzie 3rd HC, Geor RJ. Feeding management of sick neonatal foals. *Vet Clin North Am Equine Pract*. 2009;25:109–119. vii.
721. Barsnick RJ, Hurcombe SD, Dembek K, et al. Somatotropic axis resistance and ghrelin in critically ill foals. *Equine Vet J*. 2014;46:45–49.
722. Mesotten D, Van den Berghe G. Changes within the growth hormone/insulin-like growth factor I/IGF binding protein axis during critical illness. *Endocrinol Metab Clin North Am*. 2006;35:793–805. ix-x.
723. Sellon DC. Secondary immunodeficiencies of horses. *Vet Clin North Am Equine Pract*. 2000;16:117–130.
724. Giguere S, Polkes AC. Immunologic disorders in neonatal foals. *Vet Clin North Am Equine Pract*. 2005;21:241–272. v.
725. Jeffcott LB. Some practical aspects of the transfer of passive immunity to newborn foals. *Equine Vet J*. 1974;6:109–115.
726. Crisman MV, Scarratt WK. Immunodeficiency disorders in horses. *Vet Clin North Am Equine Pract*. 2008;24:299–310. vi.
727. Clabough DL, Conboy HS, Roberts MC. Comparison of four screening techniques for the diagnosis of equine neonatal hypogammaglobulinemia. *J Am Vet Med Assoc*. 1989;194: 1717–1720.
728. Rumbaugh GE, Ardans AA, Ginno D, et al. Measurement of neonatal equine immunoglobulins for assessment of colostral immunoglobulin transfer: comparison of single radial immunodiffusion with the zinc sulfate turbidity test, serum electrophoresis, refractometry for total serum protein, and the sodium sulfite precipitation test. *J Am Vet Med Assoc*. 1978;172:321–325.
729. Kent JE, Blackmore DJ. Measurement of IgG in equine blood by immunoturbidimetry and latex agglutination. *Equine Vet J*. 1985;17:125–129.
730. Beetson SA, Hilbert BJ, Mills JN. The use of the glutaraldehyde coagulation test for detection of hypogammaglobulinaemia in neonatal foals. *Aust Vet J*. 1985;62:279–281.
731. Saikku A, Koskinen E, Sandholm M. Detection of hypogammaglobulinaemia in neonatal foals using the glutaraldehyde coagulation test. *Zentralbl Veterinarmed B*. 1989;36:168–174.
732. Pusterla N, Pusterla JB, Spier SJ, et al. Evaluation of the SNAP foal IgG test for the semiquantitative measurement of immunoglobulin G in foals. *Vet Rec*. 2002;151:258–260.
733. Metzger N, Hinchcliff KW, Hardy J, et al. Usefulness of a commercial equine IgG test and serum protein concentration as indicators of failure of transfer of passive immunity in hospitalized foals. *J Vet Intern Med*. 2006;20:382–387.
734. McCue PM. Evaluation of a turbidimetric immunoassay for measurement of plasma IgG concentration in foals. *Am J Vet Res*. 2007;68:1005–1009.
735. Wong DM, Giguere S, Wendel MA. Evaluation of a point-of-care portable analyzer for measurement of plasma immunoglobulin G, total protein, and albumin concentrations in ill neonatal foals. *J Am Vet Med Assoc*. 2013;242:812–819.
736. Tscheschlok L, Venner M, Howard J. Comparison of IgG concentrations by radial immunodiffusion, electrophoretic gamma globulin concentrations and total globulins in neonatal foals. *Equine Vet J*. 2016.
737. Fouche N, Graubner C, Howard J. Correlation between serum total globulins and gamma globulins and their use to diagnose failure of passive transfer in foals. *Vet J*. 2014;202:384–386.
738. Nath LC, Anderson GA, Savage CJ, et al. Use of stored equine colostrum for the treatment of foals perceived to be at risk for failure of transfer of passive immunity. *J Am Vet Med Assoc*. 2010;236:1085–1090.
739. LeBlanc MM. Immunologic considerations. In: Koterba AM, Drummond WH, Kosch PC, eds. *Equine clinical neonatology*. Philadelphia: Lea & Febiger; 1990:280.
740. Vivrette SL. Assesmment and modification of passive transfer. In: McKinnon AO, Squires EL, Vaala WE, et al., eds. *Equine reproduction*. West Sussex, UK: Wiley-Blackwell; 2011:346–352.
741. Johnson JR. Neonatal isoerythrolysis. In: McKinnon AO, Squires EL, Vaala WE, et al., eds. *Equine reproduction*. 2nd ed. West Sussex, UK: Wiley-Blackwell; 2011:353–360.
742. Bailey E. Prevalence of anti-red blood cel antibodies in the serum and colostrum of mares and its relationship to neonatal isoerythrolysis. *Am J Vet Res*. 1982;43:1917–1921.

743. Becht JL. Neonatal isoerythrolysis in the foal. 1. Background, blood group antigens, and pathogenesis. *Comp Cont Educ Pract Vet.* 1985;5:S591–S596.
744. de Graaf-Roelfsema E, van der Kolk JH, Boerma S, et al. Nonspecific haemolytic alloantibody causing equine neonatal isoerythrolysis. *Vet Rec.* 2007;161:202–204.
745. Brumpt E. Considerations defavorables a l'hypothese de l'etiologie parasitaire de la jaunisse des muletons: jaundice in the newly born mule foals not caused by babesia infections. *Ann Parasitol Hum Comp.* 1947;22:5–10.
746. McClure JJ, Koch C, Traub-Dargatz J. Characterization of a red blood cell antigen in donkeys and mules associated with neonatal isoerythrolysis. *Anim Genet.* 1994;25:119–120.
747. Traub-Dargatz JL, McClure JJ, Koch C, et al. Neonatal isoerythrolysis in mule foals. *J Am Vet Med Assoc.* 1995;206:67–70.
748. Uner AG, Kaya G, Oltu A. Prevention of predicted neonatal isoerythrolysis with jaundice foal agglutination test in a newborn foal. *Turkish Journal of Veterinary & Animal Sciences.* 2012;36:734–736.
749. Palm F, Kuhl J, Walter I, et al. Colostrum withdrawal is without effect on duodenal development in newborn foals. *Journal of Equine Veterinary Science.* 2015;35:584–590.
750. Perkins GA, Divers TJ. Polymerized hemoglobin therapy in a foal with neonatal isoerythrolysis. *J Vet Emerg Crit Care.* 2001;11:141–146.
751. Sprayberry KA. Neonatal transfusion medicine: the use of blood, plasma, oxygen-carrying solutions, and adjunctive therapies in foals. *Clin Tech Eq Pract.* 2003;2:31–41.
752. Hollis AR, Corley KTT. Initial experience of ultrapurified bovine haemoglobin use in horses. *Equine Veterinary Education.* 2011;23:562–568.
753. Tocci LJ, Ewing PJ. Increasing patient safety in veterinary transfusion medicine: an overview of pretransfusion testing. *J Vet Emerg Crit Care (San Antonio).* 2009;19:66–73.
754. Blackmer JM, Paccamonti D, Eilts B, et al. Strategies for preventing neonatal isoerythrolysis. *Compendium on Continuing Education for the Practicing Veterinarian.* 2002;24:562.
755. Buechner-Maxwell V, Scott MA, Godber L, et al. Neonatal alloimmune thrombocytopenia in a quarter horse foal. *J Vet Intern Med.* 1997;11:304–308.
756. Ramirez S, Gaunt SD, McClure JJ, et al. Detection and effects on platelet function of anti-platelet antibody in mule foals with experimentally induced neonatal alloimmune thrombocytopenia. *J Vet Intern Med.* 1999;13:534–539.
757. Sockett DC, Traub-Dargatz J, Weiser MG. Immune-mediated hemolytic anemia and thrombocytopenia in a foal. *J Am Vet Med Assoc.* 1987;190:308–310.
758. Davis EG, Rush B, Bain F, et al. Neonatal neutropenia in an Arabian foal. *Equine Vet J.* 2003;35:517–520.
759. Wong DM, Alcott CJ, Clark SK, et al. Alloimmune neonatal neutropenia and neonatal isoerythrolysis in a Thoroughbred colt. *J Vet Diagn Invest.* 2012;24:219–226.
760. Perkins GA, Miller WH, Divers TJ, et al. Ulcerative dermatitis, thrombocytopenia, and neutropenia in neonatal foals. *J Vet Intern Med.* 2005;19:211–216.
761. Agueda S, Rocha G, Ferreira F, et al. Neonatal alloimmune neutropenia: still a diagnostic and therapeutical challenge. *J Pediatr Hematol Oncol.* 2012;34:497–499.
762. Sellon DC. Thrombocytopenia in horses. *Eq Vet Educ.* 1998;10: 133–139.
763. Dunkel B. Platelet transfusion in thrombocytopenic horses. *Equine Veterinary Education.* 2013;25:359–362.
764. Bauer JE, Harvey JW, Asquith RL, et al. Clinical chemistry reference values of foals during the first year of life. *Equine Vet J.* 1984;16:361–363.
765. Hank AM, Hoffmann WE, Sanecki RK, et al. Quantitative determination of equine alkaline phosphatase isoenzymes in foal and adult serum. *J Vet Intern Med.* 1993;7:20–24.
766. Patterson WH, Brown CM. Increase of serum gamma-glutamyltransferase in neonatal Standardbred foals. *Am J Vet Res.* 1986;47:2461–2463.
767. Bauer JE, Asquith RL, Kivipelto J. Serum biochemical indicators of liver function in neonatal foals. *Am J Vet Res.* 1989;50:2037–2041.
768. Divers TJ, Byars TD. Hepatic disease. In: McKinnon AO, Squires EL, Vaala WE, et al., eds. *Equine reproduction.* West Sussex, UK: Wiley-Blackwell; 2011:409–415.
769. Barton MH, LeRoy BE. Serum bile acids concentrations in healthy and clinically ill neonatal foals. *J Vet Intern Med.* 2007;21:508–513.
770. Fosgate GT, Hird DW, Read DH, et al. Risk factors for *Clostridium piliforme* infection in foals. *J Am Vet Med Assoc.* 2002;220:785–790.
771. Borchers A, Magdesian KG, Halland S, et al. Successful treatment and polymerase chain reaction (PCR) confirmation of Tyzzer's disease in a foal and clinical and pathologic characteristics of 6 additional foals (1986-2005). *J Vet Intern Med.* 2006;20:1212–1218.
772. Swerczek TW, Crowe MW, Prickett ME, et al. Focal bacterial hepatitis in foals: preliminary report. *Mod Vet Pract.* 1973;54:66–67.
773. Whitwell KE. Four cases of Tyzzer's disease in foals in England. *Equine Vet J.* 1976;8:118–122.
774. Yates WD, Hayes MA, Finell GR, et al. Tyzzer's disease in foals in western Canada. *Can Vet J.* 1980;21:63.
775. Carrigan MJ, Pedrana RG, McKibbin AW. Tyzzer's disease in foals. *Aust Vet J.* 1984;61:199–200.
776. Scarratt WK, Saunders GK, Welker FH, et al. *Bacillus piliformis* infection (Tyzzer's disease) in two Virginia foals. *Eq Vet Sci.* 1985;5:135–138.
777. Shirakawa T, Maruyama K, Nakamura N, et al. Tyzzer's disease in a foal. *Nihon Juigaku Zasshi.* 1989;51:444–446.
778. St Denis KA, Waddell-Parks N, Belanger M. Tyzzer's disease in an 11-day-old foal. *Can Vet J.* 2000;41:491–492.
779. Swerczek TW. Tyzzer's disease in foals: retrospective studies from 1969 to 2010. *Can Vet J.* 2013;54:876–880.
780. Peek SF, Byars TD, Rueve E. Neonatal hepatic failure in a Thoroughbred foal: successful treatment of a case of presumptive Tyzzer's disease. *Equine Vet Educ.* 1994;6:307–309.
781. Haggett EF, Magdesian KG, Kass PH. Clinical implications of high liver enzyme activities in hospitalized neonatal foals. *J Am Vet Med Assoc.* 2011;239:661–667.
782. Setlakwe EL, Sweeney R, Engiles JB, et al. Identification of *Bartonella henselae* in the liver of a thoroughbred foal with severe suppurative cholangiohepatitis. *J Vet Intern Med.* 2014;28:1341–1345.
783. Hodgin EC, Miller DA, Lozano F. *Leptospira* abortion in horses. *J Vet Diagn Invest.* 1989;1:283–287.
784. Davis JL. Liver disease in foals. In: Smith BP, ed. *Large animal internal medicine.* St. Louis: Elsevier Mosby; 2015:851–853.
785. Orsini JA, Donawick WJ. Hepaticojejunostomy for treatment of common hepatic duct obstructions associated with duodenal stenosis in two foals. *Vet Surg.* 1989;18:34–38.
786. Buote M. Cholangiohepatitis and pancreatitis secondary to severe gastroduodenal ulceration in a foal. *Can Vet J.* 2003;44:746–748.
787. Zedler ST, Embertson RM, Bernard WV, et al. Surgical treatment of gastric outflow obstruction in 40 foals. *Vet Surg.* 2009;38:623–630.
788. Bryans JT, Swerczek TW, Dr W, et al. Neonatal foal disease associated with perinatal infection by equine herpesvirus 1. *J Eq Med Surg.* 1977;1:20–26.
789. Garre B, Shebany K, Gryspeerdt A, et al. Pharmacokinetics of acyclovir after intravenous infusion of acyclovir and after oral administration of acyclovir and its prodrug valacyclovir in healthy adult horses. *Antimicrob Agents Chemother.* 2007;51:4308–4314.

790. Hughes KJ, Hodgson DR, Dart AJ. Hyperlipaemia in a 7-week-old miniature pony foal. *Aust Vet J*. 2002;80:350–351.
791. Tan RH, Hughes KJ, Hodgson DR. Hyperlipaemia, neonatal isoerythrolysis and hepatocellular necrosis in a 3-day-old Thoroughbred foal. *Aust Vet J*. 2005;83:740–741.
792. Mogg TD, Palmer JE. Hyperlipidemia, hyperlipemia, and hepatic lipidosis in American miniature horses: 23 cases (1990-1994). *J Am Vet Med Assoc*. 1995;207:604–607.
793. Dunkel B, McKenzie 3rd HC. Severe hypertriglyceridaemia in clinically ill horses: diagnosis, treatment and outcome. *Equine Vet J*. 2003;35:590–595.
794. Elfenbein JR, Giguere S, Meyer SK, et al. The effects of deferoxamine mesylate on iron elimination after blood transfusion in neonatal foals. *J Vet Intern Med*. 2010;24:1475–1482.
795. Divers TJ, Warner A, Vaala WE, et al. Toxic hepatic failure in newborn foals. *J Am Vet Med Assoc*. 1983;183:1407–1413.
796. Acland HM, Mann PC, Robertson JL, et al. Toxic hepatopathy in neonatal foals. *Vet Pathol*. 1984;21:3–9.
797. Mullaney TP, Brown CM. Iron toxicity in neonatal foals. *Equine Vet J*. 1988;20:119–124.
798. Valberg SJ, Ward TL, Rush B, et al. Glycogen branching enzyme deficiency in quarter horse foals. *J Vet Intern Med*. 2001;15:572–580.
799. Ward TL, Valberg SJ, Lear TL, et al. Genetic mapping of GBE1 and its association with glycogen storage disease IV in American Quarter horses. *Cytogenet Genome Res*. 2003;102:201–206.
800. Ward TL, Valberg SJ, Adelson DL, et al. Glycogen branching enzyme (GBE1) mutation causing equine glycogen storage disease IV. *Mamm Genome*. 2004;15:570–577.
801. Wagner ML, Valberg SJ, Ames EG, et al. Allele frequency and likely impact of the glycogen branching enzyme deficiency gene in Quarter Horse and Paint Horse populations. *J Vet Intern Med*. 2006;20:1207–1211.
802. Divers TJ, Tennant BC, Murray MJ, et al. Unusual cases of liver disease in Morgan foals. *Gastroint Viewpnt*. 1994;2:6.
803. Divers TJ. The equine liver in health and disease. *61st Annual Convention AAEP*. 2015:66–103.
804. Haechler S, Van den Ingh TS, Rogivue C, et al. Congenital hepatic fibrosis and cystic bile duct formation in Swiss Freiberger horses. *Vet Pathol*. 2000;37:669–671.
805. Drogemuller M, Jagannathan V, Welle MM, et al. Congenital hepatic fibrosis in the Franches-Montagnes horse is associated with the polycystic kidney and hepatic disease 1 (PKHD1) gene. *PLoS One*. 2014;9. e110125.
806. Buonanno AM, Carlson GP, Kantrowitz B. Clinical and diagnostic features of portosystemic shunt in a foal. *J Am Vet Med Assoc*. 1988;192:387–389.
807. Fortier LA, Fubini SL, Flanders JA, et al. The diagnosis and surgical correction of congenital portosystemic vascular anomalies in two calves and two foals. *Vet Surg*. 1996;25:154–160.
808. Hug SA, Guerrero TG, Makara M, et al. Diagnosis and surgical cellophane banding of an intrahepatic congenital portosystemic shunt in a foal. *J Vet Intern Med*. 2012;26:171–177.
809. Valberg SJ, Cardinet 3rd GH, Carlson GP, et al. Polysaccharide storage myopathy associated with recurrent exertional rhabdomyolysis in horses. *Neuromuscul Disord*. 1992;2:351–359.
810. Firshman AM, Baird JD, Valberg SJ. Prevalences and clinical signs of polysaccharide storage myopathy and shivers in Belgian draft horses. *J Am Vet Med Assoc*. 2005;227:1958–1964.
811. McCue ME, Ribeiro WP, Valberg SJ. Prevalence of polysaccharide storage myopathy in horses with neuromuscular disorders. *Equine Vet J Suppl*. 2006:340–344.
812. Valentine BA, Credille KM, Lavoie JP, et al. Severe polysaccharide storage myopathy in Belgian and Percheron draught horses. *Equine Vet J*. 1997;29:220–225.
813. Valentine BA, McDonough SP, Chang YF, et al. Polysaccharide storage myopathy in Morgan, Arabian, and Standardbred related horses and Welsh-cross ponies. *Vet Pathol*. 2000;37:193–196.
814. Naylor RJ. Polysaccharide storage myopathy – the story so far. *Equine Veterinary Education*. 2015;27:414–419.
815. McCue ME, Valberg SJ, Miller MB, et al. Glycogen synthase (GYS1) mutation causes a novel skeletal muscle glycogenosis. *Genomics*. 2008;91:458–466.
816. McCue ME, Anderson SM, Valberg SJ, et al. Estimated prevalence of the type 1 polysaccharide storage myopathy mutation in selected North American and European breeds. *Anim Genet*. 2010;41(suppl 2):145–149.
817. McCoy AM, Schaefer R, Petersen JL, et al. Evidence of positive selection for a glycogen synthase (GYS1) mutation in domestic horse populations. *J Hered*. 2014;105:163–172.
818. Baird JD, Valberg SJ, Anderson SM, et al. Presence of the glycogen synthase 1 (GYS1) mutation causing type 1 polysaccharide storage myopathy in continental European draught horse breeds. *Vet Rec*. 2010;167:781–784.
819. Stanley RL, McCue ME, Valberg SJ, et al. A glycogen synthase 1 mutation associated with equine polysaccharide storage myopathy and exertional rhabdomyolysis occurs in a variety of UK breeds. *Equine Vet J*. 2009;41:597–601.
820. De La Corte FD, Valberg SJ, MacLeay JM, et al. Developmental onset of polysaccharide storage myopathy in 4 Quarter Horse foals. *J Vet Intern Med*. 2002;16:581–587.
821. Corley KTT. Metabolic disorders in foals. *Equine Veterinary Education*. 2012;24:392–395.
822. McKenzie EC, MacLeay JM. Muscle disorders. In: McKinnon AO, Squires EL, Vaala WE, et al., eds. *Equine reproduction*. 2nd ed. West Sussex, UK: Wiley-Blackwell; 2011:463–468.
823. Valberg SJ. A review of the diagnosis and treatment of rhabdomyolysis in foals. *48th Annual AAEP Convention*. 2002:117–121.
824. Sponseller BT, Valberg SJ, Ward TL, et al. Muscular weakness and recumbency in a Quarter Horse colt due to glycogen branching enzyme deficiency. *Equine Veterinary Education*. 2003;15:182–187.
825. Gabbedy BJ, Richards RB. White muscle disease in a foal. *Aust Vet J*. 1970;46:111–112.
826. Hamir AN. White muscle disease of a foal. *Aust Vet J*. 1982;59:57–58.
827. Higuchi T, Ichijo S, Osame S, et al. Studies on serum selenium and tocopherol in white muscle disease of foal. *Nihon Juigaku Zasshi*. 1989;51:52–59.
828. Katz L, O'Dwyer S, Pollock P. Nutritional muscular dystrophy in a four-day-old Connemara foal. *Ir Vet J*. 2009;62:119–124.
829. Streeter RM, Divers TJ, Mittel L, et al. Selenium deficiency associations with gender, breed, serum vitamin E and creatine kinase, clinical signs and diagnoses in horses of different age groups: a retrospective examination 1996-2011. *Equine Vet J Suppl*. 2012:31–35.
830. Dill SG, Rebhun WC. White muscle disease in foals. *Comp Cont Educ Pract Vet*. 1985;7:S627–S635.
831. Lofstedt J. White muscle disease of foals. *Vet Clin North Am Equine Pract*. 1997;13:169–185.
832. Liang SY, Kumar A. Empiric antimicrobial therapy in severe sepsis and septic shock: optimizing pathogen clearance. *Curr Infect Dis Rep*. 2015;17:493.
833. Corley KTT, Hollis AR. Antimicrobial therapy in neonatal foals. *Equine Veterinary Education*. 2009;21:436–448.
834. Theelen MJ, Wilson WD, Edman JM, et al. Temporal trends in in vitro antimicrobial susceptibility patterns of bacteria isolated from foals with sepsis: 1979-2010. *Equine Vet J*. 2014;46:161–168.
835. Rice LB. Federal funding for the study of antimicrobial resistance in nosocomial pathogens: no ESKAPE. *J Infect Dis*. 2008;197:1079–1081.
836. Boucher HW, Talbot GH, Bradley JS, et al. Bad bugs, no drugs: no ESKAPE! An update from the Infectious Diseases Society of America. *Clin Infect Dis*. 2009;48:1–12.

837. Olsen L, Ingvast-Larsson C, Brostrom H, et al. Clinical signs and etiology of adverse reactions to procaine benzylpenicillin and sodium/potassium benzylpenicillin in horses. *J Vet Pharmacol Ther*. 2007;30:201–207.
838. Henson S, Barton M. *Bacterial isolates and antibiotic sensitivity patterns from septicemic neonatal foals: a 15 year retrospective study (1986–2000)*. Dorothy R Havemeyer Foundation Neonatal Septicemia Workshop III. Talloires, France: Dorothy R Havemeyer Foundation; 2001.
839. Wilson WD, Spensley MS, Baggot JD, et al. Pharmacokinetics and bioavailability of ticarcillin and clavulanate in foals after intravenous and intramuscular administration. *J Vet Pharmacol Ther*. 1991;14:78–89.
840. Sweeney RW, Beech J, Simmons RD. Pharmacokinetics of intravenously and intramuscularly administered ticarcillin and clavulanic acid in foals. *Am J Vet Res*. 1988;49:23–26.
841. Orsini JA, Moate PJ, Boston RC, et al. Pharmacokinetics of imipenem-cilastatin following intravenous administration in healthy adult horses. *J Vet Pharmacol Ther*. 2005;28:355–361.
842. Meyer S, Giguere S, Rodriguez R, et al. Pharmacokinetics of intravenous ceftiofur sodium and concentration in body fluids of foals. *J Vet Pharmacol Ther*. 2009;32:309–316.
843. Wearn JM, Davis JL, Hodgson DR, et al. Pharmacokinetics of a continuous rate infusion of ceftiofur sodium in normal foals. *J Vet Pharmacol Ther*. 2013;36:99–101.
844. Hall TL, Tell LA, Wetzlich SE, et al. Pharmacokinetics of ceftiofur sodium and ceftiofur crystalline free acid in neonatal foals. *J Vet Pharmacol Ther*. 2011;34:403–409.
845. Pusterla N, Hall TL, Wetzlich SE, et al. Pharmacokinetic parameters for single- and multi-dose regimens for subcutaneous administration of a high-dose ceftiofur crystalline-free acid to neonatal foals. *J Vet Pharmacol Ther*. 2016.
846. Rohdich N, Zschiesche E, Heckeroth A, et al. Treatment of septicaemia and severe bacterial infections in foals with a new cefquinome formulation: a field study. *Dtsch Tierarztl Wochenschr*. 2009;116:316–320.
847. Smiet E, Haritova A, Heil BA, et al. Comparing the pharmacokinetics of a fourth generation cephalosporin in three different age groups of New Forest ponies. *Equine Vet J Suppl*. 2012:52–56.
848. Gardner SY, Papich MG. Comparison of cefepime pharmacokinetics in neonatal foals and adult dogs. *J Vet Pharmacol Ther*. 2001;24:187–192.
849. Kashuba AD, Nafziger AN, Drusano GL, et al. Optimizing aminoglycoside therapy for nosocomial pneumonia caused by gram-negative bacteria. *Antimicrob Agents Chemother*. 1999;43:623–629.
850. Burton AJ, Giguere S, Warner L, et al. Effect of age on the pharmacokinetics of a single daily dose of gentamicin sulfate in healthy foals. *Equine Vet J*. 2013;45:507–511.
851. Schnabel LV, Papich MG, Divers TJ, et al. Pharmacokinetics and distribution of minocycline in mature horses after oral administration of multiple doses and comparison with minimum inhibitory concentrations. *Equine Vet J*. 2012;44:453–458.
852. Villarino N, Martin-Jimenez T. Pharmacokinetics of macrolides in foals. *J Vet Pharmacol Ther*. 2013;36:1–13.
853. Brumbaugh GW, Martens RJ, Knight HD, et al. Pharmacokinetics of chloramphenicol in the neonatal horse. *J Vet Pharmacol Ther*. 1983;6:219–227.
854. Civljak R, Giannella M, Di Bella S, et al. Could chloramphenicol be used against ESKAPE pathogens? A review of in vitro data in the literature from the 21st century. *Expert Rev Anti Infect Ther*. 2014;12:249–264.
855. Tohamy MA, Radi AM. Bioavailability and pharmacokinetics of florfenicol in healthy foals. *J Egypt Soc Pharmacol Exp Ther*. 2008;29:529–538.
856. Vivrette S, Bostian A, Bermingham E, et al. Quinolone induced arthropathy in neonatal foals. *47th Annual American Association of Equine Practitioners Convention*. 2001:376–377.
857. Tohamy MA, El-Gendy AAM. Some pharmacokinetic aspects and bioavailability of marbofloxacin in foals. *Beni-Suef University Journal of Basic and Applied Sciences*. 2013;2: 46–50.
858. Pritchard JC, Burn CC, Barr AR, et al. Validity of indicators of dehydration in working horses: a longitudinal study of changes in skin tent duration, mucous membrane dryness and drinking behaviour. *Equine Vet J*. 2008;40:558–564.
859. Fielding CL, Magdesian KG, Edman JE. Determination of body water compartments in neonatal foals by use of indicator dilution techniques and multifrequency bioelectrical impedance analysis. *Am J Vet Res*. 2011;72:1390–1396.
860. Mange K, Matsuura D, Cizman B, et al. Language guiding therapy: the case of dehydration versus volume depletion. *Ann Intern Med*. 1997;127:848–853.
861. Besen BA, Gobatto AL, Melro LM, et al. Fluid and electrolyte overload in critically ill patients: an overview. *World J Crit Care Med*. 2015;4:116–129.
862. Kumar G, Walker E, Stephens R. Intravenous fluid therapy. *Trends in Anaesthesia and Critical Care*. 2014;4:55–59.
863. Buchanan BR, Sommardahl CS, Rohrbach BW, et al. Effect of a 24-hour infusion of an isotonic electrolyte replacement fluid on the renal clearance of electrolytes in healthy neonatal foals. *J Am Vet Med Assoc*. 2005;227:1123–1129.
864. Myburgh JA. Fluid resuscitation in acute medicine: what is the current situation? *J Intern Med*. 2015;277:58–68.
865. Perel P, Roberts I, Ker K. Colloids versus crystalloids for fluid resuscitation in critically ill patients. *Cochrane Database Syst Rev*. 2013;2. CD000567.
866. Palmer JE. Fluid therapy in the neonate: not your mother's fluid space. *Vet Clin North Am Equine Pract*. 2004;20:63–75.
867. Maitland K, George EC, Evans JA, et al. Exploring mechanisms of excess mortality with early fluid resuscitation: insights from the FEAST trial. *BMC Med*. 2013;11:68.
868. Polderman KH, Varon J. Do not drown the patient: appropriate fluid management in critical illness. *Am J Emerg Med*. 2015;33:448–450.
869. Divers TJ, Whitlock RH, Byars TD, et al. Acute renal failure in six horses resulting from haemodynamic causes. *Equine Vet J*. 1987;19:178–184.
870. Nout YS, Corley KTT, Donaldson LL, et al. Indirect oscillometric and direct blood pressure measurements in anesthetized and conscious neonatal foals. *Journal of Veterinary Emergency and Critical Care*. 2002;12:75–80.
871. Giguere S, Knowles Jr HA, Valverde A, et al. Accuracy of indirect measurement of blood pressure in neonatal foals. *J Vet Intern Med*. 2005;19:571–576.
872. LeDoux D, Astiz ME, Carpati CM, et al. Effects of perfusion pressure on tissue perfusion in septic shock. *Crit Care Med*. 2000;28:2729–2732.
873. Corley KT. Monitoring and treating hemodynamic disturbances in critically ill neonatal foals. Part 1: haemodynamic monitoring. *Eq Vet Educ*. 2002;14:270–277.
874. Kato R, Pinsky MR. Personalizing blood pressure management in septic shock. *Ann Intensive Care*. 2015;5:41.
875. Valverde A, Giguere S, Sanchez LC, et al. Effects of dobutamine, norepinephrine, and vasopressin on cardiovascular function in anesthetized neonatal foals with induced hypotension. *Am J Vet Res*. 2006;67:1730–1737.
876. Corley KT. Inotropes and vasopressors in adults and foals. *Vet Clin North Am Equine Pract*. 2004;20:77–106.
877. Pollard S, Edwin SB, Alaniz C. Vasopressor and inotropic management of patients with septic shock. *P T*. 2015;40:438–450.
878. Van den Berghe G, de Zegher F. Anterior pituitary function during critical illness and dopamine treatment. *Crit Care Med*. 1996;24:1580–1590.
879. Meadows D, Edwards JD, Wilkins RG, et al. Reversal of intractable septic shock with norepinephrine therapy. *Crit Care Med*. 1988;16:663–666.

880. Osborn DA, Paradisis M, Evans N. The effect of inotropes on morbidity and mortality in preterm infants with low systemic or organ blood flow. *Cochrane Database Syst Rev*. 2007. CD005090.
881. Herget-Rosenthal S, Saner F, Chawla LS. Approach to hemodynamic shock and vasopressors. *Clin J Am Soc Nephrol*. 2008;3:546–553.
882. Hollis AR, Ousey JC, Palmer L, et al. Effects of norepinephrine and a combined norepinephrine and dobutamine infusion on systemic hemodynamics and indices of renal function in normotensive neonatal thoroughbred foals. *J Vet Intern Med*. 2006;20:1437–1442.
883. Russell JA. Bench-to-bedside review: vasopressin in the management of septic shock. *Crit Care*. 2011;15:226.
884. Mutlu GM, Factor P. Role of vasopressin in the management of septic shock. *Intensive Care Med*. 2004;30:1276–1291.
885. Friesenecker BE, Tsai AG, Martini J, et al. Arteriolar vasoconstrictive response: comparing the effects of arginine vasopressin and norepinephrine. *Crit Care*. 2006;10. R75.
886. Jerath N, Frndova H, McCrindle BW, et al. Clinical impact of vasopressin infusion on hemodynamics, liver and renal function in pediatric patients. *Intensive Care Med*. 2008;34:1274–1280.
887. Serpa Neto A, Nassar AP, Cardoso SO, et al. Vasopressin and terlipressin in adult vasodilatory shock: a systematic review and meta-analysis of nine randomized controlled trials. *Crit Care*. 2012;16. R154.
888. Collins NM, Axon JE, Palmer JE. Shock. In: McKinnon AO, Squires EL, Vaala WE, et al., eds. *Equine reproduction*. West Sussex, UK: Wiley-Blackwell; 2011:136–146.
889. Dickey EJ, McKenzie 3rd H, Johnson A, et al. Use of pressor therapy in 34 hypotensive critically ill neonatal foals. *Aust Vet J*. 2010;88:472–477.
890. De Backer D, Creteur J, Silva E, et al. Effects of dopamine, norepinephrine, and epinephrine on the splanchnic circulation in septic shock: which is best? *Crit Care Med*. 2003;31:1659–1667.
891. Gordon AC, Mason AJ, Perkins GD, et al. The interaction of vasopressin and corticosteroids in septic shock: a pilot randomized controlled trial. *Crit Care Med*. 2014;42:1325–1333.
892. Venet F, Plassais J, Textoris J, et al. Low-dose hydrocortisone reduces norepinephrine duration in severe burn patients: a randomized clinical trial. *Crit Care*. 2015;19:21.
893. Hoen S, Mazoit JX, Asehnoune K, et al. Hydrocortisone increases the sensitivity to alpha1-adrenoceptor stimulation in humans following hemorrhagic shock. *Crit Care Med*. 2005;33:2737–2743.
894. Castagnetti C, Mariella J. Anti-inflammatory drugs in equine neonatal medicine. Part I: nonsteroidal anti-inflammatory drugs. *Journal of Equine Veterinary Science*. 2015;35:475–480.
895. Traub JL, Gallina AM, Grant BD, et al. Phenylbutazone toxicosis in the foal. *Am J Vet Res*. 1983;44:1410–1418.
896. Leveille R, Miyabayashi T, Weisbrode SE, et al. Ultrasonographic renal changes associated with phenylbutazone administration in three foals. *Can Vet J*. 1996;37:235–236.
897. Carrick JB, Papich MG, Middleton DM, et al. Clinical and pathological effects of flunixin meglumine administration to neonatal foals. *Can J Vet Res*. 1989;53:195–201.
898. Traub-Dargatz JL, Bertone JJ, Gould DH, et al. Chronic flunixin meglumine therapy in foals. *Am J Vet Res*. 1988;49:7–12.
899. Wilcke JR, Crisman MV, Scarratt WK, et al. Pharmacokinetics of ketoprofen in healthy foals less than twenty-four hours old. *Am J Vet Res*. 1998;59:290–292.
900. Crisman MV, Wilcke JR, Sams RA. Pharmacokinetics of flunixin meglumine in healthy foals less than twenty-four hours old. *Am J Vet Res*. 1996;57:1759–1761.
901. Wilcke JR, Crisman MV, Sams RA, et al. Pharmacokinetics of phenylbutazone in neonatal foals. *Am J Vet Res*. 1993;54:2064–2067.
902. Barr BS. Pharmacology. In: Bernard WV, Barr BS, eds. *Equine pediatric medicine*. London: Manson Publishing Ltd; 2012:322–346.
903. Magdesian KG. Neonatology. In: Orsini JA, Divers TJ, eds. *Equine emergencies: treatment and procedures*. 4th ed. St. Louis: Elsevier Saunders; 2014:528–564.
904. Breuhaus BA, DeGraves FJ, Honore EK, et al. Pharmacokinetics of ibuprofen after intravenous and oral administration and assessment of safety of administration to healthy foals. *Am J Vet Res*. 1999;60:1066–1073.
905. Hovanessian N, Davis JL, McKenzie 3rd HC, et al. Pharmacokinetics and safety of firocoxib after oral administration of repeated consecutive doses to neonatal foals. *J Vet Pharmacol Ther*. 2014;37:243–251.
906. Wilson KE, Davis JL, Crisman MV, et al. Pharmacokinetics of firocoxib after intravenous administration of multiple consecutive doses in neonatal foals. *J Vet Pharmacol Ther*. 2016. In press.
907. Cook VL, Meyer CT, Campbell NB, et al. Effect of firocoxib or flunixin meglumine on recovery of ischemic-injured equine jejunum. *Am J Vet Res*. 2009;70:992–1000.
908. Doucet MY, Bertone AL, Hendrickson D, et al. Comparison of efficacy and safety of paste formulations of firocoxib and phenylbutazone in horses with naturally occurring osteoarthritis. *J Am Vet Med Assoc*. 2008;232:91–97.
909. Raidal SL, Edwards S, Pippia J, et al. Pharmacokinetics and safety of oral administration of meloxicam to foals. *J Vet Intern Med*. 2013;27:300–307.
910. West E, Bardell D, Morgan R, et al. Use of acetaminophen (paracetamol) as a short-term adjunctive analgesic in a laminitic pony. *Vet Anaesth Analg*. 2011;38:521–522.
911. Rezende RM, Franca DS, Menezes GB, et al. Different mechanisms underlie the analgesic actions of paracetamol and dipyrone in a rat model of inflammatory pain. *Br J Pharmacol*. 2008;153:760–768.
912. Foreman JH, Foreman C, Bergstrom B. Medical alternatives to conventional cyclooxygenase inhibitors for treatment of acute foot pain in a reversible lameness model in horses. *J Vet Intern Med*. 2015;29:1280.
913. Graham GG, Davies MJ, Day RO, et al. The modern pharmacology of paracetamol: therapeutic actions, mechanism of action, metabolism, toxicity and recent pharmacological findings. *Inflammopharmacology*. 2013;21:201–232.
914. Jasiecka A, Maślanka T, Jaroszewski JJ. Pharmacological characteristics of metamizole. *Polish Journal of Veterinary Sciences*. 2014;17:207–214.
915. Merry AF, Gibbs RD, Edwards J, et al. Combined acetaminophen and ibuprofen for pain relief after oral surgery in adults: a randomized controlled trial. *Br J Anaesth*. 2010;104:80–88.
916. Fugler LA, Eades SC, Moore RM, et al. Plasma matrix metalloproteinase activity in horses after intravenous infusion of lipopolysaccharide and treatment with matrix metalloproteinase inhibitors. *Am J Vet Res*. 2013;74:473–480.
917. Sykes BW, Furr MO. Equine endotoxaemia—a state-of-the-art review of therapy. *Aust Vet J*. 2005;83:45–50.
918. Barton MH, Parviainen A, Norton N. Polymyxin B protects horses against induced endotoxaemia in vivo. *Equine Vet J*. 2004;36:397–401.
919. Wong DM, Sponseller BA, Alcott CJ, et al. Effects of intravenous administration of polymyxin B in neonatal foals with experimental endotoxemia. *J Am Vet Med Assoc*. 2013;243:874–881.
920. Elfenbein JR, Robertson SA, MacKay RJ, et al. Systemic and anti-nociceptive effects of prolonged lidocaine, ketamine, and butorphanol infusions alone and in combination in healthy horses. *BMC Vet Res*. 2014;10(suppl 1):S6.
921. Knych HK, Steffey EP, Casbeer HC, et al. Disposition, behavioural and physiological effects of escalating doses of intra-

venously administered fentanyl to young foals. *Equine Vet J.* 2015;47:592–598.

922. Knych HK, Steffey EP, White AM, et al. Effects of age on the pharmacokinetics of tramadol and its active metabolite, O-desmethyltramadol, following intravenous administration to foals. *Equine Vet J.* 2014:1–7.
923. Ohmes C. *The disposition of lidocaine during a 6-hour intravenous infusion to young foals.* Department of Clinical Sciences, College of Veterinary Medicine. Manhattan, KS: Kansas State University; 2014:67.
924. Ousey JC, Holdstock NB, Rossdale PD, et al. How much energy do sick neonatal foals require compared with healthy foals? *Pferdeheilkunde.* 1996;12:231–237.
925. Ousey JC. Thermoregulation and the energy requirement of the newborn foal, with reference to prematurity. *Equine Vet J Suppl.* 1997:104–108.
926. Mack JK, Remler HP, Senckenberg E, et al. Influence of the amount of concentrate feeding on concentrate intake and development of body weight and growth parameters of suckling foals from birth until the 6th month of life. *Tierarztl Prax Ausg G Grosstiere Nutztiere.* 2012;40:150–156.
927. Fowden AL, Gardner DS, Ousey JC, et al. Maturation of pancreatic beta-cell function in the fetal horse during late gestation. *J Endocrinol.* 2005;186:467–473.
928. Holdstock NB, Allen VL, Bloomfield MR, et al. Development of insulin and proinsulin secretion in newborn pony foals. *J Endocrinol.* 2004;181:469–476.
929. Allen WR, Wilsher S, Tiplady C, et al. The influence of maternal size on pre- and postnatal growth in the horse: III Postnatal growth. *Reproduction.* 2004;127:67–77.
930. George LA, Staniar WB, Treiber KH, et al. Insulin sensitivity and glucose dynamics during pre-weaning foal development and in response to maternal diet composition. *Domest Anim Endocrinol.* 2009;37:23–29.
931. Forhead AJ, Ousey JC, Allen WR, et al. Postnatal insulin secretion and sensitivity after manipulation of fetal growth by embryo transfer in the horse. *J Endocrinol.* 2004;181:459–467.
932. Ousey J. Total parenteral nutrition in the young foal. *Equine Vet Educ.* 1994;6:316–317.
933. Paradis MR. Caloric needs of the sick foal: determined by the use of indirect calorimetry. *Dorothy Havemeyer Foundation Neonatal Septicemia Workshop (III).* 2001:1–5.
934. Jose-Cunilleras E, Viu J, Corradini I, et al. Energy expenditure of critically ill neonatal foals. *Equine Vet J Suppl.* 2012:48–51.
935. Boitano M. Hypocaloric feeding of the critically ill. *Nutr Clin Pract.* 2006;21:617–622.
936. Marik PE, Hooper MH. Normocaloric versus hypocaloric feeding on the outcomes of ICU patients: a systematic review and meta-analysis. *Intensive Care Med.* 2016;42:316–323.
937. Dandona P, Mohanty P, Chaudhuri A, et al. Insulin infusion in acute illness. *J Clin Invest.* 2005;115:2069–2072.
938. Klein CJ, Stanek GS, Wiles 3rd CE. Overfeeding macronutrients to critically ill adults: metabolic complications. *J Am Diet Assoc.* 1998;98:795–806.
939. Lopes MAF, Hepburn RJ, McKenzie HC, et al. Enteral fluid therapy for horses. *Comp Cont Educ Pract Vet.* 2003;25: 390–397.
940. Ousey JC, Prandi S, Zimmer J, et al. Effects of various feeding regimens on the energy balance of equine neonates. *Am J Vet Res.* 1997;58:1243–1251.
941. Settle CS, Vaala WE. Management of the critically ill foal: initial respiratory, fluid and nutritional support. *Equine Vet Educ.* 1991;3:49–54.
942. Furr MO. Intravenous nutrition in horses: clinical applications. *20th Annual ACVIM Forum.* 2002:186–187.
943. Lopes MA, White 2nd NA. Parenteral nutrition for horses with gastrointestinal disease: a retrospective study of 79 cases. *Equine Vet J.* 2002;34:250–257.
944. Naylor JM, Kenyon SJ. Effect of total caloric deprivation on host defense in the horse. *Res Vet Sci.* 1981;31:369–372.
945. Hansen TO. Nutritional support: parenteral feeding. In: Koterba AM, Drummond WH, Kosch PC, eds. *Equine clinical neonatology.* Philadelphia: Lea and Febiger; 1990:747–762.
946. Hansen TO. Parenteral nutrition in foals. *32nd Annu Conv AAEP.* 1986:153–156.
947. Hays SP, Smith EO, Sunehag AL. Hyperglycemia is a risk factor for early death and morbidity in extremely low birth-weight infants. *Pediatrics.* 2006;118:1811–1818.
948. Tillotson K, Traub-Dagartz JL, Morgan PK. Partial parenteral nutrition in equine neonatal clostridial enterocolitis. *Comp Cont Educ Pract Vet.* 2002;24:964–969.
949. Myers CJ, Magdesian KG, Kass PH, et al. Parenteral nutrition in neonatal foals: clinical description, complications and outcome in 53 foals (1995-2005). *Vet J.* 2009;181:137–144.
950. Stratton-Phelps M. Nutritional management of the hospitalised horse. In: Corley KTT, Stephen J, eds. *The equine hospital manual.* Oxford: Blackwell; 2008:261–311.
951. Han JH, McKenzie HC, McCutcheon LJ, et al. Glucose and insulin dynamics associated with continuous rate infusion of dextrose solution or dextrose solution and insulin in healthy and endotoxin-exposed horses. *Am J Vet Res.* 2011;72:522–529.
952. Buechner-Maxwell VA. Nutritional support for neonatal foals. *Vet Clin North Am Equine Pract.* 2005;21:487–510. viii.

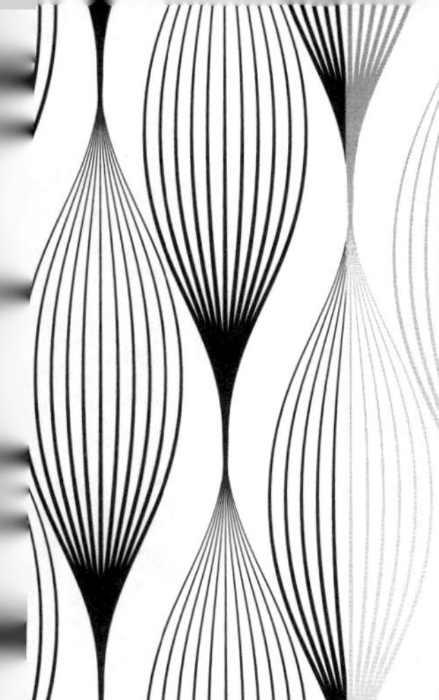

CAPÍTULO **21**

Problemas Toxicológicos

Patricia Talcott

A dose produz a toxina. Em teoria, quase tudo que um cavalo encontra em sua rotina diária pode agir como veneno, mas, na prática, não é assim. Há um número finito de substâncias orgânicas e inorgânicas que podem representar um risco para os cavalos devido a seu ambiente típico e essas substâncias serão enfocadas neste capítulo. Muitas toxinas têm como alvo sistemas orgânicos específicos; portanto, as toxinas são divididas pelo principal sistema acometido. No entanto, é preciso lembrar que muitas toxinas têm como alvo múltiplos sistemas orgânicos; assim, os sinais clínicos da doença podem refletir mudanças em mais de um sistema. É muito raro que os sinais clínicos associados à intoxicação sejam patognomônicos para uma determinada substância tóxica. O médico precisa estar ciente de que diagnósticos diferenciais não tóxicos (p. ex., doenças infecciosas, inflamatórias, nutricionais, tumorais) devem ser considerados em um paciente com uma suposta intoxicação. Uma excelente anamnese é essencial para confirmar uma intoxicação, porque muitas toxinas, como as vegetais, não fazem parte da rotineira dos laboratórios de diagnóstico veterinário. As intoxicações comuns observadas em cavalos são causadas por toxinas vegetais, cianobactérias (ou seja, algas azuis), pesticidas e aditivos alimentares.

Intoxicações relacionadas ao trato gastrintestinal

Muitos agentes tóxicos induzem sinais de doenças gastrintestinais e a maioria das intoxicações confirmadas em equinos é decorrente de exposições orais. Os sinais clínicos da doença variam de brandos a superagudos e com risco de vida. A determinação de que uma intoxicação é a causa de um problema como diarreia ou cólica pode ser difícil, demorada e relativamente cara.

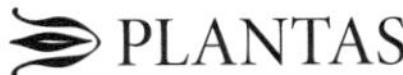

PLANTAS

Carvalho (*Quercus* spp.)

Sinais clínicos

As flores, botões, folhas, caules e bolotas do carvalho podem ser tóxicos para muitos animais. A maioria dos relatos de intoxicação em grandes animais refere-se a bovinos, mas há raros casos em equinos. Os sinais clínicos atribuídos à intoxicação por bolotas em cavalos são dor abdominal intensa de início agudo, tenesmo, diarreia hemorrágica e borborigmos intestinais pronunciados. Partes da bolota podem ser observadas nas fezes. Ocasionalmente, cavalos são encontrados mortos; outros sinais relatados são hemoglobinúria e elevação da frequência cardíaca e da frequência respiratória.

Fisiopatologia

A intoxicação por carvalho é atribuída a um grupo de compostos estruturalmente semelhantes chamados *galotaninos* e seus metabólitos. O ácido digálico é o principal metabólito ativo produzido pelos taninos do carvalho. A fermentação bacteriana converte o ácido digálico em ácido gálico e pirogalol, ambos considerados tóxicos.[1] O pirogalol e o ácido gálico são tóxicos para os túbulos renais e causam necrose tubular aguda, anúria, anomalias eletrolíticas e uremia.[1,2] O pirogalol também provoca gastrenterite hemorrágica, hemorragia subcutânea e hemólise. Acredita-se que o próprio ácido tânico aumente a permeabilidade vascular e cause hemorragia e perda de líquido para os espaços corporais.[1]

Diagnóstico

O diagnóstico da intoxicação por carvalho é fundamentado em sinais clínicos compatíveis e no histórico de possível exposição à árvore. Na existência de quantidades adequadas de volumoso, os cavalos parecem achar grandes quantidades de folhas e bolotas de carvalho desagradáveis; portanto, a maioria dos cavalos com carvalhos em seu ambiente não desenvolve intoxicação. A ocorrência da intoxicação é mais provável quando condições anormais e fatores ambientais (p. ex., ausência de acesso ao volumoso ou ração normal) fazem com que os cavalos tenham acesso a grandes quantidades de folhas, botões e bolotas de carvalho.

Os achados laboratoriais compatíveis com a intoxicação por carvalho são desidratação ou hemoconcentração em vários graus, azotemia, hiperfosfatemia, hipocalcemia e hipoproteinemia. Achados anormais na urina podem incluir sangue oculto, proteinúria e cilindros. Um aumento no teor de equivalente de ácido gálico na urina também foi usado para indicar a exposição a carvalhos.[1] No entanto, os carvalhos não são a única planta que pode conter esses taninos e os níveis normais e tóxicos de ácido gálico na urina não foram estabelecidos em grandes animais.

Os achados de necropsia sugestivos de intoxicação por carvalho são efusão pericárdica, torácica e peritoneal, edema gastrintestinal e mesentérico e palidez e aumento de volume renal, com formação de protuberância à superfície de corte. O trato intestinal pode conter grandes quantidades de pedaços de bolotas e partes de carvalho; além disso, há relatos de úlceras de cólon.[1]

Tratamento e manejo específicos

Não há antídoto específico para a intoxicação por carvalho. Os animais não devem ter mais acesso ao carvalho. O tratamento do animal em estado grave visa a manutenção do equilíbrio hídrico e acidobásico e a correção de quaisquer anomalias eletrolíticas. O tratamento básico é a administração intravenosa de líquidos para promover a diurese. Esse tratamento deve ser suplementado com cálcio, bicarbonato e outros eletrólitos, como necessário. O médico deve tentar a evacuação do trato intestinal com óleo mineral ou outro laxante adequado.

O prognóstico dos cavalos acometidos é reservado. Há pouquíssimas informações sobre as taxas de mortalidade dos equinos afetados, mas há relato de morte causada pela ingestão de bolotas.[1]

Mamona (*Ricinus communis*)

Sinais clínicos

A mamona contém ricina, uma proteína fitotoxina que atua como enzima proteolítica potente com qualidades antigênicas significativas.[2] Em equinos, o início dos sinais clínicos é geralmente precedido por um período latente de horas a dias. Os envenenamentos com mamona são raros em equinos e a intoxicação é provavelmente provocada pela mistura inadvertida de bagas ou material vegetal à fonte de alimentação. A baga deve ser partida pela mastigação para causar problemas; a baga ingerida intacta passa pelo trato gastrintestinal sem intercorrências, pelo menos em cães.

Segundo a literatura, os sinais clínicos mais comuns de intoxicação por mamona são dor abdominal em graus variáveis, diarreia, depressão, incoordenação, sudorese profusa e aumento da temperatura corporal. Espasmos musculares, convulsões e contrações cardíacas proeminentes são ocasionalmente observadas. Em caso de absorção de ricina em quantidade suficiente, os sinais de choque e anafilaxia são predominantes.[2,3] A morte pode ocorrer 24 a 36 horas após a ingestão.

A ricina é considerada tóxica para cavalos. Uma referência cita 0,1 μg/kg de ricina como dose letal[2] e uma segunda fonte indica que 25 g de mamona são letais.[3] Uma publicação de 1945 descreve sete mortes atribuídas à intoxicação por mamona em um estábulo de 48 cavalos em Londres, em 1931.[4] O número exato de cavalos acometidos não foi relatado. Uma revisão da literatura sugere que a intoxicação por mamona (ricina) em seres humanos e cães não é tão letal quanto relata a literatura do início do século 20.[5,6] Não se sabe se isso é verdade em cavalos.

Fisiopatologia

O extrato de óleo da baga de mamona contém ácido ricinoleico. No intestino delgado, o ricinoleato reduz a absorção líquida de líquidos e eletrólitos e estimula o peristaltismo.[7] O resíduo fibroso da semente contém a toxalbumina hidrossolúvel ricina. A ricina é absorvida pelo trato gastrintestinal e é uma potente inibidora da síntese de proteínas. A ricina contém duas cadeias polipeptídicas. A cadeia B, uma lectina, se liga à superfície celular para facilitar a entrada da toxina na célula. A cadeia A interrompe a síntese de proteínas ao ativar a subunidade ribossômica 60S. As propriedades de aglutinação de hemácias da ricina são independentes desses efeitos tóxicos.[8]

Diagnóstico

O diagnóstico é feito por uma combinação de histórico de exposição à planta, sinais clínicos e a identificação de sementes em alimentos, conteúdo gástrico ou fezes. Poucos laboratórios analisam o teor de ricina em urina e outras amostras.[8]

Tratamento

A ricina não tem antídoto específico. O tratamento inicial visa combater o choque, aliviar a dor abdominal e evacuar o intestino. A manutenção do equilíbrio hidreletrolítico é importante. Vários sedativos e analgésicos podem ajudar a controlar a dor abdominal, caso presente. A administração oral de laxantes e protetores, como óleo mineral e carvão, pode ser indicada. Anti-histamínicos também são recomendados.[2]

Caruru-de-cacho (*Phytolacca americana*)

Sinais clínicos

A intoxicação por caruru-de-cacho, uva-de-rato ou erva-tintureira é incomum em equinos. No entanto, segundo um texto, os cavalos apresentam irritação gastrintestinal e desconforto abdominal como sinais clínicos primários, como é relatado em outras espécies animais. A planta também produz uma sensação de queimação nas mucosas orais e pode causar uma crise hemolítica. As mortes atribuídas à ingestão de caruru-de-cacho são atribuídas à insuficiência respiratória e convulsões.[2]

Fisiopatologia

A planta contém fitolacina, um poderoso irritante gastrintestinal que, em seres humanos, causa sintomas que vão desde uma sensação de queimação no trato alimentar até gastrite hemorrágica grave. Cinco mitógenos inespecíficos com atividade hemaglutinante e mitótica foram isolados. A concentração dessas substâncias na planta é variável conforme a estação de crescimento. Esteroides não cardíacos e glicosídeos triterpenoides (saponinas) também estão presentes em quantidades significativas, mas seu papel na intoxicação por caruru-de-cacho é desconhecido.[8] As saponinas podem potencializar a intoxicação gastrintestinal e produzir vasodilatação quando administradas por via parenteral.

Diagnóstico e tratamento

Não há exame diagnóstico específico. Os cavalos com suspeita de intoxicação devem ser tratados de modo sintomático e de suporte. O médico deve tentar evacuar o trato gastrintestinal usando laxantes. Adsorventes como carvão e protetores podem ser úteis. Em caso de desenvolvimento de crise hemolítica, a terapia auxiliar, como transfusões de sangue total, pode salvar vidas. O equilíbrio hidreletrolítico deve ser mantido na tentativa de prevenir ou minimizar a nefrose induzida por hemoglobina ou hipoxia.[2]

Erva-moura, erva-gardiniana, maria-pretinha (*Solanum* spp.)

Sinais clínicos

Várias espécies de *Solanum* foram incriminadas como causas de intoxicação em equinos. No entanto, essas plantas raramente são uma fonte de intoxicação natural nesses animais. Os sinais clínicos relatados estão associados ao sistema gastrintestinal e ao sistema nervoso central (SNC). Os principais sinais gastrintestinais observados são salivação, dor abdominal, aumento do borborigmo e diarreia. Os sinais de disfunção do SNC são midríase, embotamento, depressão, fraqueza e paralisia progressiva, que podem causar prostração e morte.[2,9,10]

Fisiopatologia

A solanina é uma substância tóxica encontrada em espécies de *Solanum*; é um glicoalcaloide hidrossolúvel capaz de produzir irritação local[2,3,8] e é pouco absorvido pelo trato gastrintestinal. A administração intravenosa de solanina causa fibrilação ventricular em coelhos, enquanto a administração intraperitoneal provoca inibição branda a moderada da atividade específica e não específica da colinesterase.[8] A exposição a plantas do gênero *Solanum* pode potencializar os efeitos da ivermectina em equinos.[11] Acredita-se que as alterações neuronais do citoesqueleto com subsequente interferência do desenvolvimento axonal nas células de Purkinje podem ser relevantes na patogênese das lesões cerebelares observadas em bovinos intoxicados por *Solanum*.[12]

Diagnóstico e tratamento

Não há exame diagnóstico específico para confirmar o diagnóstico de intoxicação por *Solanum*. A avaliação microscópica do tecido cerebral *post mortem* pode revelar degeneração cortical cerebelar com vacuolações pericárias, edema axonal e morte celular, principalmente de células de Purkinje.[12] Os animais com suspeita de intoxicação devem ser submetidos ao tratamento sintomático e de suporte. A evacuação do trato gastrintestinal com laxantes e protetores pode ser indicada. O carvão vegetal também foi recomendado para o tratamento de intoxicação em seres humanos.[8] O clínico deve monitorar o estado hidreletrolítico e acidobásico dos animais acometidos e fazer as correções necessárias.

Estramônio, figueira-do-inferno, trombeteira (*Datura* spp.)

Sinais clínicos

Várias espécies de *Datura* crescem em toda a América do Norte e todas podem causar sinais de intoxicação em animais de grande porte. No entanto, essas plantas raramente são uma fonte de intoxicação natural em cavalos, provavelmente por causa da falta de palatabilidade da planta fresca.[9,10] Um relato de intoxicação aguda em equinos foi relacionado à contaminação intensa da ração por sementes de *Datura* spp. De acordo com esse relato, um cavalo foi afetado de forma grave e morreu por ruptura do estômago e das alças intestinais cheias de gás. Um segundo cavalo foi tratado por vários dias antes de ser submetido à eutanásia. Os sinais clínicos observados no equino tratado foram distensão abdominal com alças intestinais cheias de gás, íleo prolongado, midríase, taquicardia, hiperpneia e ressecamento de mucosas.[13]

Fisiopatologia

As substâncias tóxicas encontradas em *Datura* spp. são os alcaloides do tropano atropina (uma mistura racêmica de D-hiosciamina e L-hiosciamina) e escopolamina (L-hioscina).[9,10,13] Essas substâncias exercem um efeito antimuscarínico por inibição competitiva com a acetilcolina por sítios receptores, o que leva à atenuação da resposta fisiológica das junções neuroefetoras aos impulsos nervosos parassimpáticos. O bloqueio dos receptores muscarínicos de diferentes tecidos é responsável pelos vários sinais clínicos observados.

Diagnóstico e tratamento

Suspeita-se de intoxicação em animais com sinais compatíveis com a superdosagem de atropina (p. ex., pupilas dilatadas, taquicardia, mucosas pegajosas e secas, ruídos intestinais diminuídos). A identificação de sementes ou material vegetal na ingesta, lavado gástrico ou alimentos podem auxiliar o diagnóstico. O tratamento é principalmente sintomático e inclui a remoção imediata dos alimentos ou plantas agressores, evacuação do trato gastrintestinal e cuidados de suporte. O uso de pilocarpina e fisostigmina para neutralizar os efeitos semelhantes à atropina desses alcaloides foi recomendado por alguns, mas é um tratamento considerado controverso.[9,10]

 AGENTES DIVERSOS

Dioctil sulfosuccinato de sódio

O dioctil sulfosuccinato de sódio (DSS) é um agente tensoativo aniônico usado no tratamento da constipação intestinal e impactação intestinal em equinos. A dose recomendada de DSS é de 17 a 66 mg/kg, com dose máxima de 200 mg/kg.[2,14]

Sinais clínicos

Em equinos, os sinais de superdosagem começam em 60 a 120 min. Os primeiros sinais são inquietação e aumento dos ruídos intestinais, acompanhados de aumento constante das frequências cardíaca e respiratória. Em seguida, há dor abdominal, diarreia aquosa e desidratação e os cavalos apresentam deterioração gradual, ficam em decúbito lateral e morrem em 14 a 72 horas.

Fisiopatologia

Muitas informações sobre a ação farmacológica do DSS continuam incertas.[7] O principal órgão acometido é o intestino delgado, que sofre desnudamento epitelial, atrofia das vilosidades e edema e congestão da submucosa. O DSS pode causar descolamento epitelial ao diminuir a tensão superficial nas membranas basais das células epiteliais intestinais.[15] O descolamento permite a perda de líquidos e eletrólitos para o lúmen intestinal. O epitélio perde sua capacidade de absorção e o efeito osmótico do conteúdo intestinal aumenta a perda de líquido para o lúmen. O extenso dano à mucosa aumenta muito a suscetibilidade do cavalo à endotoxemia. A morte rápida é causada por choque hipovolêmico, endotoxemia e colapso circulatório por perda de líquidos e eletrólitos para o lúmen intestinal.

Diagnóstico e tratamento

O diagnóstico de intoxicação por DSS depende da observação dos sinais clínicos já mencionados, juntamente com histórico de administração oral de DSS. Não existe antídoto específico para o DSS e, após o início dos sinais clínicos, o tratamento visa dar apoio à circulação e combater os efeitos da endotoxina sistêmica. O tratamento específico do colapso circulatório e da endotoxemia é abordado em outros textos, mas soluções eletrolíticas, suplementação eletrolítica, corticosteroides, anti-inflamatórios não esteroidais (AINEs), bicarbonato e protetores gastrintestinais podem ser administrados por via oral.

Arsênico inorgânico

O arsênico é encontrado em uma série de produtos, inclusive inseticidas, herbicidas, desfolhantes, raticidas mais antigos, parasiticidas para animais de grande porte, medicamentos, preservativos de madeira, pigmentos de tinta, detergentes e certos materiais de isolamento.[14,16] A exposição de cavalos ao arsênico é provavelmente causada pela ingestão de volumoso contaminado ou tratado ou pelo contato acidental com pesticidas armazenados ou descartados de maneira inadequada.[16] A exposição por meio de escoras de madeira tratada com arsênico não é significativa. No entanto, se a madeira tratada com arsênico for queimada, a ingestão das cinzas contaminadas pode causar problemas.

Sinais clínicos

Os sinais clínicos associados à intoxicação por arsênico são essencialmente os de um irritante gastrintestinal grave. A maioria das intoxicações é provocada pelas formas inorgânicas de arsênico e os sinais são semelhantes em todas as espécies animais.

Em casos agudos, os animais podem ser encontrados mortos sem sinais premonitórios. Os sinais agudos de intoxicação são cólicas graves, marcha cambaleante, fraqueza, salivação, diarreia que pode conter sangue ou fragmentos da mucosa e sinais de choque que indicam colapso cardiovascular. A morte geralmente ocorre em 1 a 3 dias.[14,16,17] No envenenamento subagudo, os animais podem viver vários dias, apresentando sinais de depressão, anorexia, cólica, diarreia que pode conter sangue e muco, poliúria seguida de anúria e choque antes da morte. Cavalos envenenados por aplicação tópica de arsênico podem ter bolhas e edema na pele.[14] O envenenamento crônico por arsênico é raro em animais domésticos.

Fisiopatologia

Muitos fatores atuam no desenvolvimento da intoxicação por arsênico em equinos. De modo geral, cavalos debilitados, fracos ou desidratados são mais suscetíveis à intoxicação do que animais normais. A formulação do composto (os arsênios trivalentes são mais tóxicos do que as formas pentavalentes), a solubilidade do composto, a via de exposição, a taxa de absorção do trato gastrintestinal e a taxa de metabolismo e excreção por cada animal podem influenciar a intoxicação.[14] As preparações mais perigosas são aquelas com arsênio trivalente altamente solúvel, geralmente trióxido ou arsenito. O arsenito de sódio é 3 a 10 vezes mais tóxico do que o trióxido de arsênio. Em equinos, as doses letais orais totais médias são de 10 a 45 g de trióxido de arsênio e de 1 a 3 g de arsenito de sódio.[14,16]

As formas solúveis de arsênico são absorvidas por todas as superfícies corporais. Os arsênicos menos solúveis são mal absorvidos pelo trato gastrintestinal e essencialmente excretados inalterados nas fezes. Após a absorção, o arsênico trivalente é logo excretado pela bile para o intestino e o arsênio pentavalente é excretado pelos rins. Independente da forma trivalente ou pentavalente, todas as ações principais podem ser atribuídas ao arsênio trivalente.[14]

Acredita-se que os efeitos de todos os arsênicos sejam decorrentes da reação com grupos sulfidrilas nas células, de modo muito semelhante ao chumbo. O arsênio trivalente atua principalmente por combinação aos dois grupos sulfidrila do ácido lipoico, inativando, assim, esse cofator essencial para a descarboxilação enzimática dos cetoácidos piruvato, cetoglutarato e cetobutirato. Ao inativar o ácido lipoico, o arsênico inibe a formação de acetil, succinil e propionil coenzima A. Assim, há bloqueio do metabolismo de gordura e carboidratos e da respiração celular.[14,16] O arsênio trivalente pode inativar grupos sulfidrilas de enzimas oxidativas e o grupo sulfidrila da glutationa e outros monotioís e ditiois essenciais. O arsênico também tem ação corrosiva local no intestino.[16]

O arsênico parece preferir tecidos ricos em enzimas oxidativas, como fígado, rim e intestino. As células endoteliais capilares desses órgãos parecem sensíveis ao arsênico, que relaxa os capilares e aumenta a permeabilidade capilar. Os vasos sanguíneos com músculo liso em suas paredes também se dilatam. No trato intestinal, a mucosa descama facilmente devido ao acúmulo de líquido na submucosa. No rim, há degeneração tubular renal.[16]

Diagnóstico

Os sinais clínicos já descritos devem levar à suspeita de envenenamento por arsênico inorgânico. Os achados laboratoriais *antemortem* são condizentes com danos gastrintestinais, hepáticos e renais. As fezes podem conter sangue, muco e aumento do número de leucócitos. As concentrações séricas das enzimas hepáticas sorbitol desidrogenase, lactato desidrogenase (LDH), aspartato aminotransferase (AST) e γ-glutamiltransferase (GGT) podem estar aumentadas e a urina pode conter proteínas, hemácias e cilindros. A concentração de arsênico na urina dos animais acometidos geralmente é superior a 2 partes por milhão (ppm), mas esse valor é bastante variável.[14]

Os achados *post mortem* são característicos de gastrenterite grave, como lipidose e necrose hepática. Fígado, rins, estômago, conteúdo intestinal, leite, sangue e urina de cavalos com suspeita de envenenamento por arsênico devem ser avaliados quanto às concentrações do composto.

Tratamento

A terapia específica para a intoxicação por arsênico é o dimercaprol (também conhecido como BAL, do inglês *British Anti-Lewisite*). Esse agente quelante forma um complexo atóxico com o arsênico que é excretado com facilidade. No entanto, o BAL pode mobilizar o arsênico armazenado nos tecidos e causar uma exacerbação inicial dos sinais clínicos, aumentando a circulação do arsênico para o intestino e o fígado. O BAL também pode ser tóxico em doses suficientes. Os sinais de superdosagem são tremores, convulsões, coma e morte. Em cavalos, a dose recomendada é de 3 mg/kg por via intramuscular como uma solução a 5% em uma solução de benzoato de benzila a 10% em óleo de amendoim. Essa dose é administrada a cada 4 horas nos primeiros 2 dias, a cada 6 horas no terceiro dia e 2 vezes/dia nos 10 dias seguintes até a recuperação.[16]

O tiossulfato de sódio também tem sido recomendado no tratamento da intoxicação por arsênico, mas sua eficácia é questionável. A dose recomendada para cavalos é de 20 a 30 g por via oral em 300 mℓ de água, mais 8 a 10 g por via intravenosa em uma solução de 10 a 20%.[16]

O cuidado sintomático dos animais acometidos inclui a evacuação do trato gastrintestinal com laxantes e a administração oral de demulcentes para revestir o trato intestinal. Os índices hidreletrolíticos e acidobásicos devem ser avaliados e, se necessário, corrigidos. A diurese fluida intravenosa agressiva é defendida por muitos para manter a hidratação adequada e aumentar a excreção urinária de arsênico. Por causa do possível desenvolvimento de endotoxemia decorrente das lesões intestinais e hepáticas, a administração profilática de flunixino meglumina na dose de 0,25 mg/kg a cada 8 horas pode ser benéfica. Outras terapias para prevenção de choque e colapso cardiovascular também podem ser indicadas.

Alumínio

Um relato descreve uma incidência inesperadamente alta de cavalos da mesma fazenda com sinais clínicos compatíveis com enterite granulomatosa e níveis muito altos de alumínio em vários órgãos e tecidos corporais dos animais acometidos.[17] Os sinais clínicos incluíram perda de peso com ou sem diarreia, hiperqueratose, coronite ulcerativa e déficits neurológicos compatíveis com mielopatia estenótica cervical. As anomalias laboratoriais incluíram hipoalbuminemia e elevação da concentração sérica de fosfatase alcalina em alguns cavalos. Todos os indivíduos apresentaram evidências histológicas de inflamação granulomatosa do trato gastrintestinal em diversos graus de gravidade e distribuição. Os granulomas ocorreram na mucosa, submucosa e serosa dos intestinos delgado e grosso e nos linfonodos abdominais, áreas portais do fígado e pâncreas. O alumínio foi encontrado nos granulomas e em níveis elevados no tecido renal e hepático.

A exposição ambiental crônica ao alumínio foi postulada como causa para a doença. Fatores ambientais (p. ex., pH do solo, umidade, plantas) podem influenciar a biodisponibilidade do alumínio e sugeriu-se que a exposição repetida poderia induzir hipersensibilidade ao metal nesses cavalos. Em seres humanos, o alumínio é conhecido por induzir granulomas não imunológicos (corpo estranho) e imunológicos após a administração de vacinas contendo o metal e produtos de hipossensibilização.[18,19] A associação entre altas concentrações ambientais de alumínio e aumento da incidência de inflamação granulomatosa generalizada em cavalos justifica a realização de mais estudos. Essa é uma doença clínica muito rara.

Derivados de petróleo

Cavalos podem ser expostos a quantidades excessivas de petróleo cru (óleo cru) ou seus derivados por meio da contaminação dos pastos com subprodutos dessa indústria ou por aplicação iatrogênica, já que esses compostos são usados como agentes transportadores em muitos inseticidas.

Sinais clínicos

Os sinais mais associados à ingestão de derivados de petróleo são essencialmente relacionados à disfunção gastrintestinal e respiratória. Os derivados de petróleo são irritantes para as mucosas; assim, os principais sinais de disfunção gastrintestinal são salivação e fezes líquidas. As fezes, na verdade, podem conter óleo ou substâncias oleosas. Os casos crônicos também podem apresentar anorexia e perda de peso por dias a semanas.

Os sinais de disfunção respiratória são uma manifestação comum de exposição excessiva ao petróleo. A aspiração de óleos ou gases é irritante para o tecido pulmonar e é provável que a pneumonia por aspiração seja a consequência mais grave da intoxicação por petróleo.[14] Os sinais de intoxicação são aumento da respiração, anorexia, depressão, perda de peso, febre em grau variável e possível aumento da secreção nasal.

Os produtos aplicados de forma inadvertida à pele podem causar algum grau de comprometimento respiratório, mas tendem a provocar sinais relacionados à absorção excessiva de hidrocarbonetos.[16] Os agentes de aplicação tópica também podem causar sinais associados a irritantes de contato.

Fisiopatologia

A intoxicação por óleo cru está correlacionada à gasolina, nafta e querosene. O óleo cru rico nesses destilados de baixa temperatura é mais tóxico do que o petróleo com grande quantidade de enxofre, mas menos destilados de baixa temperatura.[16] Os derivados de petróleo são irritantes para as mucosas e sua oleosidade dificulta sua remoção da pele e das mucosas; além disso, é praticamente impossível retirá-los do epitélio respiratório. Uma vez aspirados, são foco para o desenvolvimento de pneumonia por corpo estranho que pode progredir para a pneumonia com abscesso, pleurite e efusão pleural e morte.

Diagnóstico

O histórico de possível exposição, sinais clínicos e sinais fisiopatológicos são importantes para o estabelecimento do diagnóstico. O conteúdo suspeito (conteúdo gastrintestinal ou fezes) pode ser misturado com água; o óleo, se existente, flutua para a superfície e é facilmente visualizado. Os métodos de química analítica podem ser ocasionalmente usados para identificação de um óleo, mas são difíceis e poucos laboratórios os oferecem de forma rotineira.[14]

Tratamento

O tratamento é de suporte. O trato gastrintestinal deve ser evacuado e protegido com laxantes e demulcentes. Os produtos aplicados na pele podem ser removidos com água morna e sabão, com enxágue completo. Produtos como removedores de graxa, usados por mecânicos na limpeza das mãos, podem ser experimentados para remoção dos compostos lipossolúveis. O tratamento da pneumonia por aspiração pode ser frustrante e cuidados de suporte, como líquidos, eletrólitos, AINEs e terapia antimicrobiana de amplo espectro devem ser instituídos.

Eslaframina

A eslaframina é um alcaloide indol produzido por *Rhizoctonia leguminicola*, um fungo que infecta o trevo vermelho, a alfafa e outras leguminosas.[15,16,20] *R. leguminicola* é um fungo onipresente no solo que infecta certas leguminosas em condições de muita chuva ou umidade.[20] A toxina pode sobreviver e persistir no feno seco e enfardado.[14]

Sinais clínicos

O sinal clínico mais comum é salivação excessiva caracterizada por saliva clara, viscosa e abundante.[20] A salivação pode começar 30 a 60 minutos após a ingestão do alimento contaminado e a resposta a uma alimentação pode persistir por até 24 horas ou mais. Outros sinais clínicos relatados com menos frequência são anorexia, poliúria e, às vezes, diarreia aquosa.[14] Há relato de um caso de aborto em uma égua afetada.[20] Os sinais clínicos geralmente diminuem 48 a 96 horas após a remoção do alimento contaminado da dieta.[14]

Fisiopatologia

Aparentemente, a eslaframina é ativada pelos microssomas do fígado após a absorção. O composto ativo parece ter efeitos histaminérgicos diretos ou, talvez, um efeito de liberação de histamina, o que é confirmado em estudos com animais de laboratório, com melhor resposta clínica aos anti-histamínicos do que à atropina.[16]

Diagnóstico

A combinação de sinais clínicos agudos de salivação excessiva juntamente com distúrbios digestivos e identificação de trevo/alfafa na dieta (e uma resposta positiva à remoção do alimento agressor) é suficiente para estabelecimento do diagnóstico. A eslaframina pode ser detectada em alimentos, mas, de modo geral, esses testes são desnecessários.[14]

Tratamento

Normalmente, não há necessidade de tratamento específico. Os animais tendem a se recuperar sem intercorrências 48 a 96 horas após a retirada do volumoso contaminado.[14] A administração de atropina e anti-histamínicos tem sido sugerida para ajudar o controle dos sinais clínicos,[14,16] mas sua eficácia é questionável.

Pentaclorofenol

São raros os casos documentados de cavalos intoxicados com pentaclorofenol. No entanto, como o pentaclorofenol era usado como preservativo de madeira e porque outros animais domésticos, inclusive bovinos e suínos, foram envenenados, é preciso descrever alguns aspectos dessa toxina. A exposição ocorre quando o cavalo ingere água de um recipiente contendo pentaclorofenol ou se deita sobre a madeira recentemente tratada ou solo contaminado.

Os clorofenois (inclusive o pentaclorofenol) geralmente não são hidrossolúveis, mas são solúveis em óleos e solventes orgânicos.[16,21] O pentaclorofenol é volátil e pode liberar vapores tóxicos.[16] Os clorofenois são rapidamente absorvidos pelo trato gastrintestinal, inalação e pele intacta e logo excretados pelos rins.[16,21]

Vários fatores influenciam a intoxicação por clorofenois. Alta temperatura ambiente, atividade física, má condição corporal, veículos com solvente orgânico ou oleoso, exposição anterior e hipertireoidismo aumentam a gravidade da intoxicação em seres humanos e outras espécies animais. Baixas temperaturas, medicamentos antitireoidianos e aumento da gordura corporal ajudam a diminuir a intoxicação.[16]

Os clorofenois causam intoxicação por desacoplamento da fosforilação oxidativa nos sítios mitocondriais de produção de energia. Os clorofenois diminuem ou bloqueiam a síntese de trifosfato de adenosina (ATP) em seus sítios de produção sem alterar a cadeia de transporte de elétrons. A energia livre da cadeia de transporte de elétrons é então convertida em calor corporal. O aumento da temperatura corporal suplanta os mecanismos de dissipação de calor e o metabolismo aumenta. A cadeia de transporte de elétrons responde usando mais oxigênio na tentativa de produzir ATP, mas grande parte da energia livre é liberada como mais calor corporal. Por fim, a demanda de oxigênio supera o suprimento e as reservas de energia se esgotam.[16]

Sinais clínicos

Os sinais clínicos, se observados, podem incluir febre, taquicardia, dispneia, sudorese, letargia, incoordenação, fraqueza, cianose, colapso e morte. Os casos de menor gravidade podem apresentar principalmente sinais de hipertermia e deficiência de oxigênio.[16] A administração de altas doses de pentaclorofenol para fêmeas prenhes também pode causar mortes embrionárias e fetais, mas esse composto não é teratogênico.[14]

Diagnóstico e tratamento

A intoxicação por pentaclorofenol foi associada à combinação de sinais clínicos e níveis sanguíneos da molécula acima de 40 ppm. Não há tratamento específico, mas sugere-se que a diurese salina seja útil em certos casos de intoxicação humana.[14]

Cloratos

Os sais de clorato (clorato de sódio ou clorato de potássio) são usados como herbicidas e desfolhantes. Os cavalos podem ser expostos ao pastar em áreas recentemente pulverizadas ou ao ingerir clorato de sódio erroneamente administrado como cloreto de sódio como aditivo alimentar. A intoxicação por clorato em qualquer espécie animal é rara.

Sinais clínicos

Os primeiros sinais são de irritação gastrintestinal, em especial cólicas e diarreia. Hematúria e hemoglobinúria também são observadas no início da doença. Em poucas horas, o cavalo pode apresentar dispneia, cianose e aumento do esforço respiratório. A morte pode ocorrer de forma repentina, sem sinais óbvios.[14]

Fisiopatologia

Os cloratos são logo absorvidos pelo intestino e continuam a exercer seus efeitos prejudiciais enquanto presentes.[14,16] A dose de 250 g é relatada como letal para cavalos.[14]

Os cloratos causam alterações tóxicas por três diferentes mecanismos de ação:

1. Irritação direta do trato gastrintestinal.
2. Oxidação da hemoglobina em metemoglobina.
3. Indução de hemólise.

A metemoglobinemia e a hemólise causam grave comprometimento da capacidade de transporte de oxigênio no sangue. Este efeito pode ser grave a ponto de causar morte por anoxia.[16]

Diagnóstico

A metemoglobinemia extensa e prolongada observada nos animais acometidos deve provocar a suspeita de envenenamento por clorato. O histórico de exposição a cloratos também deve acompanhar esses sinais clínicos antes do estabelecimento de um diagnóstico presuntivo. A análise de sangue, urina ou líquido ocular pode ajudar a determinar a concentração de cloratos; como esses compostos normalmente não são encontrados em animais, sua existência em uma amostra confirma o envenenamento caso os sinais clínicos, o histórico, as lesões e a resposta à terapia também sugiram esse diagnóstico.[16]

Tratamento

Depois do diagnóstico, o clínico deve imediatamente procurar a fonte de clorato e removê-lo do ambiente do cavalo. A metemoglobinemia é tratada com azul de metileno na dose de 4,4 mg/kg administrado como solução a 1% por gotejamento intravenoso. Essa dose pode ser repetida em 15 a 30 minutos na ausência de resposta clínica.[2,16] Outras medidas terapêuticas recomendadas são lavagem gástrica com tiossulfato de sódio a 1% e administração oral de protetores intestinais e demulcentes.[2,14] A transfusão de sangue e a suplementação de oxigênio podem ser benéficas em certos casos.[16]

Piriminil (Vacor)

O piriminil não é mais comercializado, mas era usado como rodenticida. Relatos de intoxicação em cavalos são raros[22] e não há relatos de morte por ingestão de piriminil.[22,23]

Sinais clínicos

Os sinais relatados em equinos são fasciculação muscular grave, sudorese profusa, desidratação e midríase com baixa resposta pupilar. Fraqueza em membros posteriores, ataxia, inapetência persistente e dor abdominal também foram relatadas.[22] A hiperglicemia é um achado laboratorial bastante consistente.[14,22]

Fisiopatologia

O piriminil é absorvido pelo trato gastrintestinal e excretado na urina. O piriminil é um antagonista da nicotinamida, mas seu mecanismo de ação exato não é conhecido.[2,14,23] Além disso, o piriminil danifica as células betapancreáticas e diminui a captação de glicose pelas hemácias.

Diagnóstico

O diagnóstico presuntivo é fundamentado em sinais clínicos compatíveis e histórico de exposição ao rodenticida.

Tratamento

A terapia específica para a intoxicação por piriminil é a nicotinamida. No entanto, o uso desse medicamento em seres humanos parece ser eficaz apenas quando instituído até 1 hora após a ingestão do piriminil. A dose relatada é de 50 a 100 mg de nicotinamida por via intramuscular a cada 4 horas por até oito injeções. Essa dose é seguida por 25 a 50 mg VO, 3 a 5 vezes/dia, por 7 a 10 dias.[14] Outros tratamentos que podem ser benéficos são a lavagem gástrica e a administração oral de óleo mineral e carvão ativado.[14,23] Aparentemente, os cavalos acometidos se recuperam, já que não há registro de mortes causadas pela intoxicação por piriminil.

Tetraclorodibenzodioxina

As dibenzodioxinas policloradas pertencem a um grande grupo de isômeros que diferem quimicamente apenas no número e localização dos átomos de cloro no núcleo da dioxina. No entanto, seu potencial tóxico é bastante variável entre as espécies animais. Dos 75 isômeros possíveis de dibenzodioxina policlorada, o isômero específico designado 2,3,7,8-tetraclorodibenzodioxina (TCDD; dioxina) é o mais tóxico e, de modo geral, considerado a molécula sintética mais tóxica conhecida. A TCDD já foi um contaminante de certos herbicidas e é um subproduto de alguns processos de fabricação e combustão de produtos químicos.[14] Também pode ser encontrada no solo como composto natural ou resultado de contaminação por resíduos industriais. As dioxinas foram encontradas no caulim usado como aglutinante em rações para grandes animais. Atualmente, as dioxinas são mais um problema de resíduos nos tecidos de animais de produção do que um perigo toxicológico. O produto químico é um contaminante altamente estável no meio ambiente, com meia-vida no solo de cerca de 1 ano.[24]

Sinais clínicos

Em um surto, os primeiros sinais começaram 4 dias após a exposição e incluíram dor abdominal, polidipsia, anorexia, perda de peso grave, alopecia, úlceras cutâneas e orais, conjuntivite, edema dependente, rigidez articular e laminite. No total, 85 cavalos foram expostos, 58 ficaram doentes e 43 morreram. A duração da doença variou de 4 a 132 semanas nos cavalos em estado terminal; aqueles com exposição mais intensa apresentaram doença mais curta (média de 32 semanas) do que os demais (média de 74 semanas). Além disso, éguas prenhes sofreram abortos e muitos potros expostos apenas *in utero* morreram ao nascer ou logo depois.[24] Outros sinais relatados foram hemorragia gastrintestinal com necrose e ulceração da mucosa gastrintestinal, hemorragia cerebrovascular, hepatotoxicidade e atrofia do timo e de linfonodos periféricos.[14,24]

Fisiopatologia

A TCDD é logo absorvida por via oral e dérmica e, então, parece retida principalmente no fígado e tecido adiposo. O mecanismo de ação da TCDD em vários órgãos não está bem definido. A TCDD induz oxidases microssomais de função mista no fígado e no rim e sintetase de ácido δ-aminolevulínico hepático e hidrocarboneto de aril hidroxilase, mas o papel desses processos na indução da intoxicação por TCDD ainda precisa ser elucidado.[14] A TCDD também induz imunossupressão, causando atrofia do timo e de linfonodos periféricos.

Diagnóstico

Uma combinação dos sinais clínicos descritos e possível exposição a produtos derivados de óleo industrial deve provocar suspeita de intoxicação por TCDD. O teor de dioxina é confirmado em vários tecidos por meio de cromatografia gasosa e líquida e espectroscopia de massa, mas poucos laboratórios oferecem esse serviço, que geralmente é caro.[14]

Dentre as lesões hepáticas observadas à necropsia de vários cavalos, estavam evidências microscópicas de estase biliar, necrose de hepatócitos, proliferação do ducto biliar e fibrose extensa, em especial ao redor das veias centrais, mas mínima nos lóbulos hepáticos periféricos. Outras alterações microscópicas observadas foram espessamento de paredes vasculares e proliferação endotelial nos vasos sanguíneos menores de vários órgãos.[24]

Tratamento

Não há antídoto conhecido para a intoxicação por TCDD após o desenvolvimento de sinais clínicos. A partir disso, o clínico pode oferecer apenas cuidados sintomáticos e de suporte, além de tomar todas as precauções para prevenir a laminite. O carvão ativado parece se ligar fortemente à TCDD e inibir sua absorção; portanto, se houver ingestão conhecida, a administração oral imediata de carvão ativado pode ter efeitos benéficos, reduzindo a quantidade absorvida.[14]

Intoxicação por cantaridina

A intoxicação por cantaridina é decorrente da ingestão de besouros (cantáridas) mortos que ficam presos no feno durante a coleta. Essencialmente, todos os relatos são de cavalos alimentados com feno de alfafa ou produtos de alfafa, mas existem relatos informais de intoxicação equina pela ingestão de feno de gramínea. Mais de 200 espécies de cantáridas habitam o território continental dos EUA, mas a intoxicação é causada principalmente por besouros do gênero *Epicauta*.[25] Dependendo da espécie de besouro, a ingestão de apenas meia dúzia de insetos pode ser problemática. A forma líquida da cantaridina é suspeita de envenenamento criminoso de cavalos.

A cantaridina é o único princípio tóxico e está contida na hemolinfa, na genitália e talvez em outros tecidos do besouro. A cantaridina é uma substância altamente irritante que causa acantólise e formação de vesículas em contato com a pele ou mucosas; é absorvida pelo trato gastrintestinal e rapidamente excretada pelo rim. O armazenamento do feno não parece reduzir a intoxicação por cantaridina.[25]

Sinais clínicos

Os sinais associados à intoxicação são muitos e dependentes da dose. Os cavalos intoxicados por uma dose mínima podem apresentar somente sinais de letargia, anorexia e, às vezes, poliúria, enquanto cavalos que ingerem doses letais podem apresentar sinais de choque profundo, irritação gastrintestinal e urinária, disfunção miocárdica e hipocalcemia/hipomagnesemia.[25,26] O início e a duração dos sinais clínicos variam de horas a dias, mas os cavalos que sucumbem à cantaridina geralmente morrem em 48 horas. Os animais que sobrevivem por mais de 48 horas têm melhor prognóstico de recuperação se não surgirem complicações.

Os sinais clínicos mais observados são graus variados de dor abdominal, anorexia, letargia e submersão repetida do focinho em água ou ingestão frequente de pequenas quantidades de água. A frequência respiratória e a frequência cardíaca estão elevadas e as contrações cardíacas ocasionalmente são fortes a ponto de serem observadas na parede torácica. As mucosas são congestas e cianóticas e o tempo de preenchimento capilar é prolongado. As fezes podem ter consistência aquosa, mas raramente contêm sangue ou muco. A sudorese profusa é típica dos casos mais graves e pode ser um sinal de dor abdominal intensa. Os cavalos acometidos costumam fazer tentativas frequentes de urinar. A urina é macroscopicamente normal no início da doença, mas depois pode ficar tingida de sangue ou conter coágulos de sangue. A hematúria macroscópica, caso existente, geralmente ocorre nos estágios finais da doença. Os sinais menos comuns são *flutter* diafragmático sincrônico, erosões das mucosas gengivais e orais e, às vezes, marcha curta e rígida, semelhante à observada na miosite aguda. A morte súbita também foi relatada.[25]

Fisiopatologia

O mecanismo de ação da cantaridina em nível celular não foi elucidado por completo. A acantólise e a formação de vesículas são decorrentes do rompimento de membranas celulares. A cantaridina não tem efeito direto nas membranas, mas parece interferir com as enzimas oxidativas ligadas às mitocôndrias. Esses sistemas enzimáticos participam diretamente no transporte ativo através da membrana plasmática e sua alteração provoca a morte celular por mudanças significativas na permeabilidade de membrana.[25]

O desenvolvimento de choque hipovolêmico e dor é rápido em cavalos acometidos de forma mais grave. A transferência normal de líquidos, nutrientes e eletrólitos pela mucosa intestinal é interrompida devido às alterações morfológicas induzidas pela cantaridina. Embora o dano tubular renal não seja grave o suficiente para causar morte, as alterações no epitélio tubular renal também podem estar relacionadas ao desenvolvimento de anomalias acidobásicas e hidreletrolíticas.[25,26]

A hipoproteinemia surge mais tarde, provavelmente devido à perda de proteínas pela mucosa intestinal danificada. Também há perda de proteínas para o espaço peritoneal e de uma pequena quantidade pela urina.[25]

A hipocalcemia e hipomagnesemia profundas que podem ocorrer em muitos cavalos não foram explicadas por completo. A perda e/ou alteração da homeostase de cálcio é a explicação mais provável, pois o início agudo da doença elimina a ingestão reduzida como possível causa. O cálcio pode ser perdido pela urina e pelo suor, mas também em sua forma ligada às proteínas pela parede intestinal danificada. O influxo de cálcio intracelular também pode ser observado em certos tecidos. Não se sabe se a cantaridina tem efeito nos sítios de ligação do cálcio às proteínas ou células.[25]

Na maioria dos equinos, a baixa gravidade específica da urina pode ser causada pela diminuição da permeabilidade dos ductos coletores à água. Outros achados, entretanto, indicam um insulto patológico brando como causa da baixa gravidade específica da urina. Entre esses achados estão o fato de que a baixa gravidade específica é repentina, horas após a exposição à toxina; a normalização da gravidade específica em 2 a 4 dias em cavalos sobreviventes; a observação somente de alterações brandas a moderadas em outros exames de função renal; o caráter brando das lesões histológicas renais e a ausência de associação de insuficiência renal aguda ou crônica à intoxicação por cantaridina em equinos.[25]

A necrose miocárdica pode ser observada *post mortem* e causada pelo efeito direto da cantaridina no músculo cardíaco. Alterações intracelulares relacionadas à dose, com acometimento de mitocôndrias, cristas, cromatina nuclear, retículo sarcoplasmático e miofibrilas, foram observadas no músculo cardíaco de coelhos que receberam cantaridina. Um mecanismo proposto para essas alterações é o transporte excessivo de cálcio para as células miocárdicas, provocando uma sobrecarga intracelular do íon. Essa sobrecarga pode provocar uma deficiência de fosfato de alta energia na célula, o que causa necrose e morte celular.[25]

Diagnóstico

O médico deve considerar a intoxicação por cantaridina em cavalos com sinais de dor abdominal, letargia ou poliúria e alimentados com feno de alfafa ou produtos de alfafa. O diagnóstico pode ser feito quando os cavalos apresentam sinais clínicos e achados laboratoriais compatíveis com intoxicação por cantaridina e há besouros no feno. Como a identificação dos besouros no feno pode ser difícil, é preciso atenção. A cantaridina pode ser detectada por meio de várias técnicas.[25,27] As amostras a serem testadas são soro, urina, rim e conteúdo estomacal de cavalos com suspeita de intoxicação por cantaridina.

Os achados laboratoriais não são patognomônicos, mas normalmente revelam várias anomalias. O hematócrito e as concentrações séricas de proteínas aumentam no início da intoxicação, mas a hipoproteinemia tende a se desenvolver após cerca de 24 horas. A hipopotassemia branda pode ser observada, mas não é uma característica marcante dessa doença. A concentração de ureia pode sofrer elevação moderada e, nas fases iniciais, quase sempre há hiperglicemia.[25]

As concentrações séricas de cálcio e magnésio podem diminuir de forma significativa em alguns cavalos e continuar baixas por mais de 48 horas na ausência de tratamento. De modo geral, a urina contém hemácias e tem baixa densidade específica, mesmo em caso de desidratação clínica. Os achados no líquido peritoneal são aumento da concentração de proteínas, mas níveis de fibrinogênio e números de leucócitos relativamente normais. A pesquisa de sangue oculto nas fezes costuma ser positiva. A atividade sérica de creatinoquinase (CK) pode estar elevada em cavalos com doença mais grave e pressagia o prognóstico desfavorável.[25] Embora não sejam diagnósticos, os achados laboratoriais de hipocalcemia e hipomagnesemia prolongadas e concentração elevada de CK podem ajudar a diferenciar a intoxicação por cantaridina de outras causas de crise abdominal aguda.

Tratamento

Não há antídoto específico para a cantaridina. Em caso de suspeita, todos os alimentos possivelmente contaminados devem ser removidos do ambiente do cavalo e todo o feno deve ser examinado quanto à presença de besouros.

Cavalos com suspeita de intoxicação por cantaridina devem receber óleo mineral o mais rápido possível. O óleo ajuda a evacuar o intestino e pode reduzir a quantidade de cantaridina disponível para absorção, já que essa molécula é lipossolúvel. O carvão ativado administrado por meio de sonda nasogástrica também pode ter efeitos benéficos.[25]

Os líquidos devem ser administrados por via intravenosa durante toda a doença para corrigir a desidratação e promover a diurese. Diuréticos também podem ser administrados após a normalização volumétrica. De modo geral, analgésicos são necessários devido à gravidade da dor abdominal e os glicocorticoides podem ser usados para ajudar o tratamento do choque. O gliconato de cálcio deve ser administrado para elevar a concentração sérica de cálcio e os déficits calculados de magnésio devem ser repostos por infusão intravenosa lenta.[25]

Fósforo

O fósforo elementar pode estar nas formas vermelha e branca. O fósforo vermelho é usado na fabricação de fertilizantes e fósforos de segurança e é considerado inerte e relativamente não tóxico. O fósforo branco foi usado como rodenticida e pode ser encontrado em pastas a 1,5 a 5%. A dose tóxica relatada para cavalos é de 0,5 a 2,0 g.[14] Essa é uma intoxicação rara em grandes animais.

Sinais clínicos

As manifestações tóxicas do envenenamento por fósforo geralmente ocorrem em três fases: os sinais tóxicos começam horas após a ingestão; a seguir, há um período latente de 48 horas a vários dias, quando o animal pode parecer ter se recuperado; e, por fim, os sinais reaparecem com maior gravidade.

Os primeiros sinais são caracterizados por fortes dores abdominais e irritação gastrintestinal, com episódios ocasionais de diarreia. As fezes podem conter sangue. Arritmias cardíacas podem ocorrer durante essa fase e, se a dose for suficientemente alta, cianose, choque, incoordenação e coma podem ser observados e o animal morre antes do desenvolvimento do segundo e terceiro estágios.[14]

O período de latência pode ser de 48 a 96 horas após o início dos sinais clínicos; durante esse tempo, o animal pode parecer normal. O terceiro estágio é caracterizado pela recorrência de forte dor abdominal e os sinais de disfunção hepática podem se tornar evidentes. Pode haver icterícia e tendência a sangramento em gengiva, estômago, intestino ou rim.[14]

Fisiopatologia

O fósforo é absorvido pelos tratos gastrintestinal e respiratório. Embora a exposição cutânea possa causar irritação ou queimadura cutânea, não há absorção por essa via. O mecanismo de ação do fósforo é desconhecido, mas sabe-se que causa irritação e necrose do tecido acometido. O fósforo também provoca vasodilatação periférica.[14]

Diagnóstico e tratamento

As anomalias clinicopatológicas refletem os danos hepáticos e renais. A hipoglicemia pode ser pronunciada e as concentrações de enzimas hepáticas, como AST, LDH e sorbitol desidrogenase, estão elevadas. O dano renal é refletido pelo aumento das concentrações de ureia e creatinina. Albumina, sangue e altas concentrações de aminoácidos podem ser observados na urina. A concentração de fósforo no sangue geralmente é normal. Embora o fósforo elementar possa ser detectado nos tecidos, com o tempo, uma grande parte pode ser oxidada a fosfatos, dificultando a confirmação do envenenamento por meios químicos.[14]

Não há antídoto específico para a intoxicação por fósforo. A terapia é essencialmente sintomática e de suporte.

Tálio

O tálio é tóxico para todos os animais, inclusive seres humanos, mas relatos clínicos de intoxicação são extremamente raros. No entanto, uma dose oral de acetato de tálio de 27 mg/kg foi sugerida como letal para cavalos.[16] O tálio era usado como rodenticida; porém, atualmente, sua utilização é limitada e restrita apenas a agências governamentais.

Sinais clínicos

A ingestão de tálio pode causar síndromes agudas, subagudas ou crônicas. Na forma aguda, os animais geralmente começam a apresentar sinais clínicos 1 a 4 dias após a ingestão. Os primeiros sinais são de insulto gastrintestinal grave, como vômito ou regurgitação, diarreia hemorrágica grave, dor abdominal e anorexia. A dificuldade respiratória é aparente no início da doença e paralisia motora e tremores podem ocorrer. Sinais sugestivos de disfunção renal também podem ser observados.[14]

A forma subaguda geralmente se manifesta 3 a 7 dias após a ingestão. Os sinais de desconforto gástrico e distúrbios motores são menos marcantes do que na forma aguda, mas persistem por mais tempo. Essa forma é caracterizada por eritema e pústulas cutâneas. O eritema pronunciado das mucosas orais também parece ser exclusivo dessa intoxicação. Outros sinais clínicos observados são conjuntivite, queda de pelos e lesões cutâneas com crostas. Infecções bacterianas secundárias também podem ser observadas.[14]

O estágio crônico surge em 7 a 10 dias. Os sinais de disfunção gastrintestinal e do sistema nervoso são brandos, mas a perda de pelos e a pele seca e escamosa tornam-se pronunciadas.[14]

Fisiopatologia

O tálio é logo absorvido pelo trato intestinal ou pela pele e se distribui por todos os tecidos do corpo, embora níveis mais elevados sejam observados nos rins e no fígado; é excretado principalmente nas fezes e, em menor grau, na urina. Além disso, o tálio passa por um ciclo êntero-hepático de reabsorção e excreção.[16]

Acredita-se que o tálio se combine com as enzimas sulfidrilas mitocondriais em um sítio específico, porém desconhecido, no metabolismo do enxofre. O tálio, portanto, interfere na fosforilação oxidativa no interior das células. Algumas evidências sugerem que o tálio é trocado por potássio principalmente nas células musculares e nervosas e tem um efeito necrosante no trato intestinal, nos rins e, ocasionalmente, no cérebro.[14,16]

Diagnóstico

A intoxicação por tálio é suspeita com base nos sinais clínicos. A urina pode ser analisada quanto ao teor de tálio. O achado de tálio em tecidos, em qualquer quantidade, é diagnóstico, mas os níveis hepáticos e renais tendem a ser mais elevados em comparação aos demais tecidos.

Tratamento

A terapia de quelação usando difeniltiocarbazona (ditizon) em dose de 70 mg/kg administrada por via oral 3 vezes/dia foi recomendada em cães.[14] No entanto, os gatos reagem a esse agente de forma adversa. Seu efeito em cavalos não é conhecido.

O cloreto de potássio pode auxiliar a eliminação do tálio. Pode ser administrado por via intravenosa ou oral, mas a via oral é contraindicada em animais também tratados com um agente de troca iônica.

O tálio pode ser aprisionado no intestino com o agente de troca iônica cianoferrato (II) férrico de potássio (potássio-azul da Prússia). Experimentalmente, o potássio-azul da Prússia não é absorvido pelo trato intestinal e imobiliza o íon tálio por troca com sua porção de potássio. Imobilizado, o tálio não é facilmente liberado do potássio-azul da Prússia e há aumento da excreção fecal de tálio.[16]

Outras formas de terapia sintomática são protetores intestinais e demulcentes, suporte de líquidos e eletrólitos, analgésicos, carvão ativado oral e cuidados gerais de enfermagem.[16]

Intoxicações que causam sinais de estimulação do sistema nervoso central

O tratamento de cavalos com sinais de estimulação do SNC pode ser uma das situações mais difíceis e desafiadoras enfrentadas pelo veterinário de equinos. O controle dos sinais pode ser difícil e as emoções dos clientes muitas vezes ficam à flor da pele ao ver um cavalo com sinais graves ou incontroláveis, como hiperexcitabilidade, anomalias exageradas na marcha e convulsões. De modo geral, a ênfase clínica imediata é a minimização do risco ou da gravidade do trauma autoinduzido. O diagnóstico etiológico pode ser difícil e demorado.

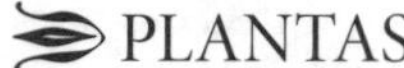

PLANTAS

Astrágalos

Uma síndrome nervosa em cavalos, bovinos e ovinos é, há muito tempo, associada ao consumo de plantas dos gêneros *Astragalus*, *Swainsona* e *Oxytropis*, também conhecidas por seu nome em inglês, *locoweed*. Esse grupo de plantas é grande. Mais de 300 espécies de *Astragalus* crescem na América do Norte. No entanto, nem todas as espécies de *Astragalus* e *Oxytropis* são tóxicas e algumas produzem volumosos nutritivos para grandes animais.[28]

As espécies tóxicas de astrágalo produzem três síndromes diferentes em grandes animais. Algumas espécies contêm nitroglicosídeos que causam metemoglobinemia e inibição competitiva de certas enzimas celulares; outras acumulam níveis tóxicos de selênio; e um terceiro grupo contém alcaloides que causam locoísmo.[28,29] O primeiro grupo de plantas é de menor importância para os equinos e aquelas que concentram selênio são discutidas na seção sobre a intoxicação por esse mineral. A discussão a seguir refere-se ao locoísmo como síndrome clínica.

As espécies de astrágalo que foram associadas ao locoísmo são *Astragalus lentiginosus*, *Astragalus mollissimus*, *Astragalus wootonii*, *Astragalus thurberi*, *Astragalus nothoxys*, *Oxytropis sericea*, *Oxytropis lambertii* e *Oxytropis saximontana*.[28] Outras espécies de *Astragalus* incriminadas como causas de doenças são *Astragalus argillophilus*, *Astragalus bisulcatus* e *Astragalus earlei*.[28] Geograficamente, os astrágalos são encontradas do oeste ao sul do Canadá, oeste dos EUA e norte do México.[28]

Sinais clínicos

Os astrágalos causam vários problemas em grandes animais, inclusive disfunção neurológica e reprodutiva, emagrecimento e redução da resposta a estímulos.[28] Os sinais típicos exibidos pelos cavalos acometidos são andar lento e cambaleante, letargia, mau estado geral, emagrecimento, incoordenação muscular e nervosismo, especialmente sob estresse. O cavalo acometido pode tornar-se solitário, difícil de controlar, e pode ter problemas para comer e beber. Alguns animais podem apresentar supressão da atividade sexual. O comprometimento visual também é observado em alguns cavalos, e sabe-se que éguas que ingerem astrágalo durante a prenhez abortam ou produzem potros com várias deformidades em membros.[29,30] Nas intoxicações crônicas, os cavalos geralmente não podem ser usados para cavalgada ou tração por causa da imprevisibilidade de seu comportamento.[28]

Os sinais clínicos surgem 2 a 4 semanas a 2 meses após o cavalo começar a ingerir astrágalos. Algumas dessas plantas são consideradas intragáveis pelos cavalos, mas, assim que começam a ingeri-la, parecem tornar-se viciados e passam a procurá-la. O vício pode se estender às estações subsequentes e, assim, os sinais clínicos podem piorar de forma progressiva em anos sucessivos, caso os animais continuem a ingerir a planta.[29] Os cavalos acometidos podem recuperar-se em caso de interrupção da alimentação ou pastoreio antes da emaciação excessiva e oferecimento de volumoso nutritivo.[28] No entanto, a síndrome pode causar a morte dos cavalos com intoxicação crônica.[29]

Fisiopatologia

Os alcaloides da indolizidina swainsonina e swainsonina N-óxido foram sugeridos como os princípios tóxicos de astrágalos.[29] Esses alcaloides foram recuperados pela primeira vez de espécies de *Swainsona* na Austrália.[28,29] As evidências sugerem que esses alcaloides são, na verdade, micotoxinas ou toxinas produzidas por endófitos localizados na planta. A swainsonina inibe a α-manosidase, uma enzima lisossomal essencial no metabolismo celular dos oligossacarídeos. Assim, há acúmulo de oligossacarídeos ricos em manose nos lisossomos, o que interrompe a função celular. Esses acúmulos são visíveis microscopicamente como vacúolos intracitoplasmáticos. A vacuolização das células tubulares corticais renais pode ocorrer até 4 dias após o início da ingestão de astrágalos e os neurônios do SNC, inclusive as células de Purkinje, podem mostrar vacuolização em 8 dias. Os vacúolos desaparecem logo depois da interrupção do consumo nos estágios iniciais da doença, mas, se o pastejo for prolongado, o dano celular é permanente. A alimentação contínua da planta por 30 dias ou mais provoca a vacuolização de quase todos os tecidos do corpo, exceto músculos esqueléticos e cardíacos.[29]

Os sinais neurológicos são decorrentes da vacuolização dos axônios, células da glia e células de Purkinje do cerebelo e córtex cerebral. A perda de peso e o emagrecimento são provocados pelo comprometimento de fígado, pâncreas, tireoide e paratireoides. A vacuolização das células da retina e a diminuição do lacrimejamento são responsáveis pelo comprometimento da visão em alguns animais. Os vacúolos também são observados em linfonodos, placenta, testículos e linfócitos.[28,29] A patogênese e as lesões do locoísmo são semelhantes às da manosidose, uma doença hereditária de armazenamento lisossomal de bovinos Angus e Murray Gray.[29]

Diagnóstico e tratamento

Alguns laboratórios determinam a atividade de swainsonina e manosidase em diversas amostras biológicas. O diagnóstico é suspeito em cavalos que apresentam sinais clínicos compatíveis com locoísmo e histórico de exposição à planta. Os exames laboratoriais não são específicos e espera-se que seus resultados sejam condizentes com disfunção de múltiplos órgãos. Lesões microscópicas de vacuolização intracitoplasmática em vários órgãos, inclusive no SNC, são compatíveis com o diagnóstico de locoísmo.[28,29] Linfócitos periféricos com vacúolos intracitoplasmáticos também são considerados indicativos de locoísmo na existência de sinais clínicos.[29]

Não há cura para cavalos com locoísmo crônico que apresentam sinais clínicos há algum tempo. Os casos brandos geralmente se resolvem em 1 a 2 semanas após a interrupção da ingestão; assim, a recuperação do locoísmo depende da rápida identificação da síndrome e da prevenção do consumo posterior de astrágalos. A reserpina foi sugerida para alívio de alguns dos sinais clínicos de locoísmo em equinos.[29]

Ergotismo nervoso

Há duas formas de ergotismo em animais domésticos, uma forma nervosa ou convulsiva (rara) e uma forma gangrenosa. O ergotismo equino parece raro (nos EUA, a doença parece mais frequente em bovinos e suínos), mas a forma nervosa é muito mais comum em cavalos do que a forma gangrenosa.[31,32] O ergotismo é causado por uma série de alcaloides de *Claviceps purpurea*, um fungo que infecta grãos, como trigo, cevada, centeio e aveia, e gramíneas selvagens, como *Elymus repens*, *Bromus inermis*, *Thinopyrum intermedium*, *Poa* spp. e

Elymus canadensis. A massa fúngica, ou esclerócio, substitui a semente da planta e pode ter a mesma configuração geral, mas é maior, de cor escura e dura. O ergotismo raramente é preocupante nas estações secas, mas o crescimento abundante de fungos pode ocorrer durante os períodos de chuva.[4] Embora casos bem documentados de ergotismo equino causado por *C. purpurea* sejam escassos na literatura, uma síndrome nervosa típica de envenenamento por *Claviceps paspali* foi observada em cavalos na Austrália. No entanto, nesses animais, a causa sugerida dos sinais clínicos foram as micotoxinas tremorogênicas em *C. paspali*, e não os alcaloides do ergot.[33]

Sinais clínicos

O primeiro sinal de ergotismo nervoso em animais é a vertigem ou marcha instável. Essa fase pode ser interrompida por convulsões, paralisia posterior temporária e sonolência.[31] Outros efeitos comportamentais descritos são incoordenação, claudicação, dificuldade respiratória, salivação excessiva e diarreia.[32]

Fisiopatologia

Cerca de 40 alcaloides diferentes foram isolados de *C. purpurea*. Todos esses alcaloides são derivados do composto tetracíclico 6-metilergolina, uma base de ácido lisérgico com estrutura semelhante a várias aminas biogênicas, como dopamina, serotonina e norepinefrina.[31,34] Os alcaloides do ergot de maior potência farmacológica são ergonovina, ergotamina, ergotsina, ergocristina, ergocriptina e ergocornina.[31] Além disso, tirosina, triptofano, tiramina, histamina, histidina, colina e acetilcolina foram isolados do esclerócio do ergot, mas seu significado clínico é incerto.[34]

O mecanismo usado pelos alcaloides do ergot para indução de sinais do SNC em cavalos não foi elucidado. A bromocriptina é o protótipo dos alcaloides do ergot que afetam o SNC em seres humanos. A bromocriptina é um agonista da dopamina de ação prolongada com efeitos estimulantes centrais e que pode causar hipotensão. Outro alcaloide do ergot, a isoergina (amida de ácido lisérgico), tem um décimo da potência de alteração mental do composto estruturalmente relacionado dietilamida de ácido lisérgico (LSD). Acredita-se que o LSD produza alucinações por uma série de ações agonistas e antagonistas complexas em vários neurotransmissores centrais de monoamina, em especial a serotonina.[34]

Diagnóstico e tratamento

O diagnóstico de ergotismo nervoso em cavalos é fundamentado principalmente em sinais clínicos e na eliminação de outras causas de estimulação do SNC. Os alcaloides do ergot podem ser quantificados na ração suspeita.[31]

Não existe um antídoto específico para a intoxicação por alcaloides do ergot. O tratamento de cavalos acometidos é amplamente sintomático. As recomendações para o controle são o uso de ração livre de ergot, rotação de pastos, aração profunda (porque o cultivo raso e a semeadura deixam o esclerócio perto da superfície do solo, onde podem germinar com mais facilidade) e o corte das gramíneas ao redor para limitar a propagação do fungo no cultivo.[32] As gramíneas do pasto que podem estar infestadas com ergot devem ser cortadas antes do desenvolvimento das sementes, que são substituídas por *Claviceps*, assim como os grãos.

Cianobactérias

O envenenamento por cianobactérias em grandes animais não é incomum em muitos lugares. A maioria dos casos de intoxicação envolve outros animais que pastam, principalmente bovinos e ovinos, mas os cavalos são considerados suscetíveis.[35] A intoxicação pode ocorrer em épocas que favorecem o crescimento de algas na superfície da água. Os fatores que mais favorecem o crescimento rápido de algas são uma fonte de nutrientes (p. ex., nitrogênio, fosfato, sulfato), condições climáticas brandas e o aumento da temperatura da água. Portanto, a ocorrência de intoxicação é mais provável durante os períodos de clima quente (ou seja, final da primavera até o outono), quando a superfície da água pode estar contaminada pelo escoamento de fertilizantes ou resíduos orgânicos ricos em nitrogênio, como os de confinamentos.[35,36] No entanto, é importante observar que intoxicações causadas por cianobactérias foram relatadas nos meses de inverno no Hemisfério Norte. Em áreas mais temperadas, a proliferação de cianobactérias pode ocorrer durante todo o ano.

Muitos gêneros de cianobactérias são sabidamente tóxicos: *Anabaena*, *Aphanizomenon*, *Microcystis (Anacystis)*, *Coelosphaerium*, *Cylindrospermopsis*, *Gloeotrichia*, *Lyngbya*, *Nodularia*, *Planktothrix (Oscillatoria)*, *Nostoc*, *Raphidiopsis* e *Umezakia*; entretanto, os três primeiros são os mais preocupantes na medicina veterinária. As toxinas produzidas por cianobactérias são neurotóxicas ou hepatotóxicas; portanto, os sinais de envenenamento são tipicamente neurológicos ou hepáticos, mas raramente ambos são observados em um animal (embora haja certa mistura). A maioria das contaminações tem uma cianobactéria predominante. *Microcystis (Anacystis)* produz a hepatotoxina microcistina e *Anabaena* e *Aphanizomenon* sintetizam as neurotoxinas anatoxina a e anatoxina a(s).

Sinais clínicos

Os sinais comuns de envenenamento por cianobactérias do gênero *Microcystis (Anacystis)* são dor abdominal de aparecimento rápido, diarreia, tremores musculares, dispneia, cianose, prostração e morte. Os animais que sobrevivem vários dias podem apresentar diarreia hemorrágica, tremores musculares, sinais de lesão hepática e fotossensibilização secundária.[35,36] Animais expostos a cianobactérias neurotóxicas tendem a desenvolver sinais em alguns minutos (menos de 1 hora) após a ingestão e podem apresentar início rápido de disfunção do SNC com convulsões, prostração e morte.

Fisiopatologia

As espécies *Anabaena* e *Aphanizomenon* podem conter o alcaloide de baixo peso molecular anatoxina-a. Essa toxina imita a ação da acetilcolina. A morte é causada por parada respiratória. Algumas espécies de *Aphanizomenon* podem produzir pequenas quantidades de neurotoxina (saxitoxina) e pelo menos três compostos tóxicos similares de estrutura desconhecida.[34,35] A saxitoxina bloqueia a condutância do sódio pelas membranas excitáveis, o que posteriormente interrompe o potencial de ação do nervo. A saxitoxina causa morte por paralisia neuromuscular respiratória.[35] Esses microrganismos também podem produzir anatoxinas, que inibem a atividade da acetilcolinesterase. As cianobactérias das espécies *Microcystis* podem produzir a hepatotoxina cíclica microcistina.[34,35] A causa imediata da morte é o choque hemorrágico decorrente de necrose hepatocelular maciça e colapso do parênquima hepático.[37]

Diagnóstico e tratamento

Existem métodos analíticos para isolamento e identificação de cianobactérias e das toxinas em animais acometidos (conteúdo gástrico, fígado) ou água suspeita. Como as concentrações de cianobactérias e toxinas podem variar enormemente em um período curto, a recuperação do microrganismo ou da toxina da água nem sempre é possível quando os animais apresentam sinais clínicos. O diagnóstico pode ser fundamentado no histórico de exposição a uma fonte de água na existência de condições que favorecem o supercrescimento de cianobactérias, juntamente com o aparecimento de sinais clínicos compatíveis e detecção da toxina na análise de tecidos e água. Cianobactérias específicas podem ser detectadas em amostras de água, o que pode dar suporte ao diagnóstico caso a análise de toxinas não seja viável.[35]

Não há antídoto específico e os animais geralmente são encontrados mortos antes que o tratamento possa ser iniciado.[35] O crescimento de algas na superfície da água pode ser controlado por diversos herbicidas e sulfato de cobre. O tratamento da água com esses compostos deve ser feito de maneira segura para todos os animais suscetíveis.

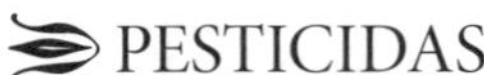

PESTICIDAS

Inseticidas inibidores da colinesterase

Os pesticidas inibidores da colinesterase, os carbamatos, são compostos de derivados cíclicos ou alifáticos do ácido carbâmico e muitos são comercializados.[35,38] Uma lista parcial desses compostos inclui carbarila, aldicarbe, carbofurano, metiocarbe, metomil e oxamil. Os carbamatos são logo absorvidos pelos pulmões, trato gastrintestinal e pele. Os carbamatos não se acumulam em nenhum tecido em particular, mas atravessam a placenta de ratas e deprimem a acetilcolinesterase fetal; não são metabolizados com rapidez em fetos.[38] Em seres humanos, os carbamatos geralmente penetram mal a barreira hematencefálica e, portanto, causam poucos sinais no SNC.[34] Os efeitos dos carbamatos não requerem ativação pelas enzimas hepáticas. Os dados de intoxicação são incompletos para vários animais domésticos, mas as doses letais dos diferentes compostos variam de menos de 1 mg até várias centenas de mg/kg de peso corporal. Os carbamatos não são estáveis no ambiente e são bastante insolúveis em água; solventes orgânicos e óleos, porém, podem transportar os compostos através das barreiras celulares.[38] É importante observar que nem todos os chamados pesticidas carbamatos inibem a atividade da colinesterase; é preciso determinar exatamente a qual carbamato o animal foi exposto para saber seu mecanismo de ação.

Sinais clínicos

Os sinais clínicos podem começar alguns minutos a várias horas após a exposição, dependendo do cenário de ocorrência. O quadro clínico tende a durar menos de 36 a 48 horas e o animal sucumbe ou se recupera nesse período.[35,38]

Os sinais de intoxicação em cavalos refletem a superestimulação colinérgica muscarínica e nicotínica. Os sinais sugestivos de superestimulação colinérgica muscarínica são salivação profusa, distúrbios gastrintestinais graves caracterizados por hipermotilidade, dor intensa, cólicas abdominais e diarreia, lacrimejamento excessivo, miose, sudorese, dispneia, cianose e incontinência urinária e fecal. Os animais acometidos também podem tossir com frequência por causa do acúmulo excessivo de secreções do trato respiratório. Os sinais de superestimulação nicotínica são a estimulação excessiva dos músculos esqueléticos. Os músculos da face, pálpebras e língua, além da musculatura geral, podem sofrer espasmos. Alguns animais apresentam sinais de tetania generalizada e andam com membros rígidos. Essa hiperatividade pode ser seguida por fraqueza e paralisia dos músculos esqueléticos.[35]

Os sinais de acometimento do SNC em animais domésticos destinados ao consumo humano podem incluir hiperatividade, que reflete a estimulação excessiva do SNC; no entanto, os animais domésticos raramente apresentam crises convulsivas (embora isso possa ocorrer em exposições a altas doses). A depressão do SNC é considerada mais comum do que a estimulação.[35]

Fisiopatologia

Os carbamatos induzem a estimulação excessiva do sistema nervoso parassimpático ao inibir a acetilcolinesterase e a pseudocolinesterase. Os pesticidas carbamatos ocupam os sítios aniônicos e esteráticos da acetilcolinesterase; esses últimos são carbamilados. A acetilcolinesterase pode hidrolisar os pesticidas carbamatos, mas a uma taxa mais lenta em comparação à acetilcolina. Portanto, os carbamatos são inibidores reversíveis da acetilcolinesterase, mas a intoxicação ocorre quando a quantidade de pesticida é grande o suficiente para que a taxa de carbamilação da acetilcolinesterase exceda a taxa de hidrólise do pesticida pela enzima.[38] Assim, a acetilcolina se acumula nas regiões neuroefetoras e sinápticas, levando aos sinais clínicos de superestimulação parassimpática.

A estimulação contínua das glândulas secretoras é responsável pela salivação excessiva e pelo acúmulo de líquido no trato respiratório e no lúmen intestinal. O edema pulmonar extenso pode ser observado e, junto com a broncoconstrição, causar a morte dos animais acometidos.[35]

Os carbamatos são removidos da circulação em grande parte por hidrólise espontânea do complexo carbamato-colinesterase. Além disso, as esterases sanguíneas podem inativar uma parte do carbamato circulante e certas enzimas microssomais hepáticas decompõem os compostos horas após a exposição.[34,38] Os sinais clínicos associados à intoxicação por carbamato geralmente são de curta duração, com a recuperação em menos de 36 a 48 horas na maioria dos animais.

Diagnóstico e tratamento

É mais provável que o diagnóstico seja fundamentado em um histórico de possível exposição, sinais clínicos e resposta ao tratamento com atropina. As análises químicas de amostras biológicas para detecção de resíduos de carbamato podem ser recompensadoras; o achado do pesticida no conteúdo estomacal, no fígado ou em amostras de ração pode confirmar o diagnóstico.[35]

A atividade da colinesterase no sangue e no tecido cerebral também pode ser usada como ferramenta de triagem para determinar a exposição a esse grupo de compostos (pode-se observar uma falsa inibição em pacientes anêmicos). No entanto, deve-se ter cautela ao interpretar esses resultados porque os níveis terapêuticos recomendados de carbamatos aplicados a animais podem causar alguma depressão da atividade da colinesterase sanguínea. Por causa da reversibilidade da ligação, não se pode descartar uma exposição ao carbamato caso a atividade da colinesterase seja considerada normal. Na opinião de um autor, os sinais clínicos de intoxicação aguda por carbamato estão associados à atividade da colinesterase sanguínea de menos de 50 a 75% dos valores normais. Como a inativação da colinesterase pelos carbamatos envolve uma ligação muito mais fraca e menos estável em comparação aos organofosforados, as amostras de sangue de animais suspeitos não devem ser diluídas e é preciso refrigerá-las e analisá-las o mais rápido possível.[35]

Os animais acometidos devem ser tratados o mais rápido possível. O tratamento inicial deve consistir em sulfato de atropina a 0,2 mg/kg de peso corporal. Essa dose inicial deve ser dividida, com administração de aproximadamente um quarto da dose por via intravenosa e o restante por via subcutânea ou intramuscular. Doses repetidas de atropina podem ser necessárias, mas usadas apenas para neutralizar os sinais parassimpáticos. Os tremores do músculo esquelético podem não responder à atropina.[35]

Os adsorventes administrados por via oral, como o carvão ativado, podem ser úteis na ligação do pesticida ingerido e os catárticos aquosos podem auxiliar ainda mais a evacuação do trato intestinal. É provável que o óleo mineral não deva ser administrado por via oral em casos suspeitos, porque os solventes e óleos orgânicos podem transportar o composto através das barreiras celulares. Os animais submetidos à exposição dérmica devem ser lavados com água e sabão e bem enxaguados. As oximas, como a pralidoxima, são de benefício questionável no tratamento da intoxicação por carbamatos e seu uso pode piorar a doença.[35,38] O custo desses fármacos pode ser um fator proibitivo em seu uso em equinos.

Organofosforados

Os pesticidas organofosforados são cada vez mais usados. Alguns dos usos típicos desses compostos são inseticidas e parasiticidas para animais, inseticidas para plantas, nematocidas em solo, fungicidas, herbicidas e desfolhantes, repelentes de insetos e quimioesterilizantes.[38] A intoxicação equina pode ser causada de várias maneiras, já que esses produtos são utilizados com muita frequência em seu ambiente.

Há uma grande variedade de compostos organofosforados e a intoxicação varia muito entre os compostos e entre as espécies animais. Osweiler *et al.*[35] compilaram uma boa lista de vários compostos organofosforados e suas intoxicações. Além das variações na intoxicação causada pelos compostos organofosforados, vários fatores físico-químicos também podem influenciá-la. A intoxicação desses compostos diminui conforme sua degradação por sol, água, micróbios, álcalis ou íons metálicos, como ferro ou cobre. O aumento na intoxicação pode ocorrer por ativação ao armazenamento, um processo de formação espontânea de isômeros altamente tóxicos de certos pesticidas em solventes polares ou água. Essa reação é acelerada pelo calor. Paration, malation, fention, clorpirifós, diazinon e coumafós são alguns dos compostos que podem sofrer esse tipo de ativação ao armazenamento.[38] Os fenômenos de ativação ao armazenamento são bons motivos para uso apenas de preparações recentes de compostos organofosforados em equinos.

Outros fatores que podem influenciar a intoxicação de um determinado composto organofosforado são a temperatura ambiente (temperaturas mais altas podem aumentar a intoxicação por certos compostos), o veículo de dispersão do pesticida, a idade e o sexo do animal e outros produtos químicos. Os efeitos combinados de dois organofosforados podem ser sinérgicos ou antagonistas e fármacos que competem com os organofosforados por esterases-alvo, como succinilcolina, fenotiazina e procaína, podem aumentar a intoxicação por organofosforado. Além disso, os fármacos com propriedades de bloqueio neuromuscular (p. ex., anestésicos inalatórios, magnésio iônico, alguns antibióticos aminoglicosídeos e bloqueadores neuromusculares despolarizantes e não despolarizantes) também podem aumentar a intoxicação por organofosforados. Os organofosforados são pouco hidrossolúveis, mas são solúveis em solventes orgânicos, gorduras e óleos. Os veículos oleosos ou solventes orgânicos também podem facilitar a absorção cutânea dos organofosforados.[38]

Sinais clínicos

Os sinais clínicos de intoxicação por organofosforados são semelhantes aos da intoxicação por carbamatos e, em essência, se devem à superestimulação do sistema nervoso parassimpático, músculos esqueléticos e SNC.

A superestimulação de sítios colinérgicos muscarínicos provoca salivação abundante e lacrimejamento, secreção nasal serosa ou seromucosa, aumento dos sons respiratórios e tosse por broncoconstrição e excesso de secreções brônquicas, distúrbios gastrintestinais graves, com aumento de motilidade, dor abdominal e diarreia, bradicardia, miose, transpiração e micção frequente. Os sinais de superestimulação colinérgica nicotínica são fasciculações musculares, tremores, espasmos e marcha rígida. Os sinais do SNC são ansiedade, inquietação e hiperatividade.[35,38] Se a exposição não for grave o suficiente para causar a morte do cavalo, a recuperação completa pode levar vários dias; compostos com maior teor de cloro podem ser armazenados nas reservas de gordura e, portanto, têm meia-vida mais longa.[38]

Fisiopatologia

Os organofosforados podem ser absorvidos pelo trato gastrintestinal, pelos pulmões e pela pele. Após a absorção, se distribuem por todo o corpo, mas a maioria não se acumula em nenhum tecido específico. Muitos dos organofosforados devem ser ativados por enzimas oxidativas microssomais hepáticas antes de se tornarem inibidores potentes da esterase. O fosforotiolato e os organofosforados da classe dos fosfatos não precisam de ativação e podem inibir as esterases imediatamente após a entrada na corrente sanguínea.[38]

Os organofosforados são inibidores irreversíveis da colinesterase verdadeira e da pseudocolinesterase em mamíferos. Esses compostos fosforilam irreversivelmente o sítio esterático das colinesterases de todo o corpo. Assim, a acetilcolina endógena não é inativada e se acumula nas junções neuromusculares, em sítios pós-ganglionares parassimpáticos no músculo liso, no músculo cardíaco e nas glândulas, em todos os gânglios autônomos e em sinapses colinérgicas do SNC. O resultado é a superestimulação desses sítios, responsável pelos sinais clínicos de intoxicação.[35,38]

Quantidades letais de organofosforados causam morte pelos efeitos combinados de superestimulação nicotínica, muscarínica e colinérgica central ou paralisia de receptor. Dentre esses efeitos, estão hipotensão, bradicardia, broncoconstrição e secreção brônquica excessiva, disfunção dos músculos respiratórios, cianose e depressão respiratória central. Na verdade, o animal morre por asfixia.[38]

A desintoxicação de organofosforados é realizada principalmente por esterases séricas e hepáticas. No entanto, outras enzimas no fígado e outros tecidos podem atacar os pesticidas em taxas que dependem da classe do composto e da espécie e idade do animal. Metabólitos hidrossolúveis podem se formar rapidamente e o pesticida é logo excretado na urina.[35,38]

Diagnóstico e tratamento

A intoxicação por organofosforados deve ser suspeita quando há histórico de possível exposição nas últimas 48 horas e sinais característicos de superestimulação parassimpática. Os resíduos de organofosforados podem ser analisados em tecidos ou espécimes corporais e em outros materiais suspeitos.

A atividade da colinesterase no sangue ou no tecido cerebral é uma ferramenta de triagem rápida que pode ajudar a determinar se um animal foi exposto a quantidades excessivas de um inibidor da colinesterase. Valores de atividade de colinesterase no sangue ou no cérebro inferiores a 50 a 75% do normal podem ser compatíveis com a exposição do animal a organofosforados em excesso ou outros inibidores da colinesterase (uma falsa inibição pode ser observada em pacientes anêmicos). Níveis terapêuticos de organofosforados ou carbamatos podem causar certa depressão da atividade da colinesterase sanguínea; assim, esses resultados devem ser considerados com cautela.[35,38]

O tratamento para controle da superestimulação muscarínica requer a administração imediata de sulfato de atropina a 0,2 mg/kg de peso corporal. Aproximadamente um quarto dessa dose deve ser administrado por via intravenosa e o restante deve ser administrado por via subcutânea ou intramuscular. A repetição dessa dose pode ser necessária em intervalos de 3 a 6 horas. Como a atropina não bloqueia os efeitos colinérgicos nicotínicos, o cavalo pode continuar a apresentar sinais de fasciculação muscular ou tremores.[35,38] A atropina deve ser usada com muito cuidado em equinos para não causar mais complicações, como estase intestinal em caso de superdosagem.

As oximas, como a pralidoxima e o cloreto de pralidoxima, atuam especificamente no complexo organofosforado-enzima para liberar essa última e reagem de forma direta com o organofosforado para formar um complexo não tóxico que é excretado na urina. No entanto, o uso desses produtos em cavalos pode não ser economicamente viável. A dose recomendada varia entre 20 mg/kg e 25 a 50 mg/kg e é administrada de forma lenta como solução a 20% por via intravenosa durante vários minutos. A atropina melhora a ação das oximas e, assim, deve ser administrada antes. O tratamento com oximas pode ser repetido em caso de reaparecimento dos sinais.[38]

Outras medidas terapêuticas são a remoção da fonte, se possível; o uso de carvão ativado administrado por via oral; laxantes para ajudar a evacuação do intestino; a lavagem com água e sabão e enxague abundante em caso de exposição cutânea; e o suporte, com administração de líquidos e eletrólitos, se necessário. Os medicamentos que não devem ser usados no tratamento da intoxicação por organofosforados são tranquilizantes à base de fenotiazina, succinilcolina e morfina.[35,38]

Organoclorados

Atualmente, o uso de pesticidas organoclorados é limitado e bastante restrito por causa de sua persistência no meio ambiente e sua incorporação na cadeia alimentar. No entanto, certos agentes ainda são empregados, principalmente como inseticidas de contato e ectoparasiticidas.[35,38,39] Entre esses compostos estão lindano, aldrin, dieldrina, endosulfan, endrin e metoxicloro.

Os inseticidas organoclorados são pouco hidrossolúveis, mas são solúveis em óleos e solventes orgânicos. Veículos oleosos ou solventes orgânicos podem facilitar a penetração do inseticida pela pele intacta. Como esse grupo de compostos também é caracterizado pela volatilidade, a exposição ao pesticida pode ocorrer por meio da inalação de formas vaporizadas.[38] Por se acumularem nos tecidos corporais, principalmente no tecido adiposo, os sinais de intoxicação podem ser causados por exposição repetida a quantidades menores ou por uma única dose elevada.[39] A intoxicação é muito variável entre os diferentes compostos e Osweiler *et al.*[35] tabularam a intoxicação por diversos organoclorados em várias espécies animais.

Sinais clínicos

De modo geral, os organoclorados agem como estimulantes difusos (menos comumente como depressores) do SNC. Os sinais surgem minutos a dias após a exposição. Os sinais exibidos podem ser progressivamente graves ou fulminantes.[35] A princípio, o animal pode ser hipersensível, apreensivo ou beligerante. Essas aberrações comportamentais podem progredir para uma postura anormal ou comportamento frenético ou maníaco. Os primeiros sinais nervosos podem ser hipersensibilidade e fasciculações musculares que começam ao redor da cabeça e na área facial e progridem em sentido caudal até os membros posteriores. Esses espasmos musculares podem ser intermitentes ou contínuos. A seguir, há convulsões tônico-clônicas que podem causar a morte ou períodos intermitentes de depressão do SNC. Manifestações autônomas, como salivação abundante, midríase, diarreia, micção e bradicardia ou taquicardia com arritmias, podem ser observadas. Alguns animais podem perder a coordenação e tropeçar ao caminhar, andar sem rumo ou em círculos. Outros sinais notáveis podem ser aumento da frequência e profundidade da respiração e sons de líquidos nos pulmões. A morte pode ocorrer em minutos, horas ou dias ou não ocorrer.[35,38,39]

Fisiopatologia

Os pesticidas organoclorados entram no corpo por via gastrintestinal e, com menor frequência, pelas vias respiratórias e por absorção cutânea. Assim que entram na corrente sanguínea, acredita-se que se liguem às lipoproteínas séricas e se distribuam por todo o corpo. Por fim, há um equilíbrio, com concentração variável de pesticidas entre os diferentes compartimentos corporais. A maior parte do pesticida absorvido é armazenada na gordura, mas o cérebro e o feto também podem acumular quantidades significativas.[35,38]

O tecido adiposo é o principal tecido de armazenamento de organoclorados e, assim, pode reter alguns desses compostos por um período prolongado. O pesticida é mobilizado lentamente a partir da gordura, o que pode ser responsável por sua existência no sangue e no leite por semanas a meses após uma única exposição.[38]

Os organoclorados são decompostos pelas enzimas microssomais hepáticas e o pesticida e seus metabólitos são excretados na urina, bile, leite e fezes. Esse primeiro estágio de eliminação é bastante rápido e pode ser responsável por 40 a 50% da excreção nos primeiros 3 a 4 dias após a exposição.[38]

O mecanismo de ação exato de todos os organoclorados é desconhecido, mas essas moléculas são estimulantes inespecíficos do SNC. Um mecanismo sugerido é a fácil entrada de alguns desses compostos nas membranas neurais e o prolongamento do tempo de abertura de determinados canais de sódio da membrana durante a despolarização. Além disso, o efluxo de potássio da célula é interrompido. O efeito líquido desses desequilíbrios de íons é uma diminuição do potencial de repouso transmembrânico, o que diminui o limiar de disparo e aumenta a excitabilidade neuronal.[38]

A concentração de amônia livre e glutamina cerebral ocorre em todo o cérebro, mas não se sabe se essas mudanças são causa ou efeito do problema no fluxo de sódio-potássio. No entanto, o início e o desaparecimento das convulsões em animais estão correlacionados ao aumento e diminuição da concentração cerebral de amônia.[38]

A depressão associada a alguns organoclorados pode ser causada por bloqueio despolarizante rápido dos neurônios do sistema de ativação reticular. A despolarização excessiva dos neurônios medulares pode ser responsável pela insuficiência respiratória, que é a causa usual de morte na intoxicação por pesticidas organoclorados. Acredita-se que os tremores musculares na intoxicação por organoclorados sejam em parte de origem central e em parte provocados pelos efeitos despolarizantes diretos nos nervos motores periféricos.[38]

Diagnóstico e tratamento

O diagnóstico presuntivo pode ser estabelecido pelo histórico de exposição a um inseticida e pelos sinais compatíveis com a intoxicação. As amostras de tecido podem ser analisadas para detecção de resíduos do composto específico. No entanto, é importante ter cautela ao interpretar esses resultados porque algumas dessas moléculas podem ser encontradas na gordura de animais normais devido à exposição a pequenas concentrações no ambiente. No entanto, as concentrações em ppm podem ter significado diagnóstico se o histórico e os sinais clínicos forem consistentes com o envenenamento por organoclorados. As concentrações cerebrais e hepáticas dessa categoria de pesticidas são relatadas como mais bem correlacionadas à intoxicação do que as concentrações na gordura corporal.[38] Outras amostras teciduais adequadas são sangue, leite, rim e conteúdo gastrintestinal.[35]

Como não há antídoto específico para os organoclorados, o tratamento é sintomático. Nos animais com convulsões ou hiperatividade neuromuscular, a administração intravenosa de hidrato de cloral ou pentobarbital pode ser feita de forma cuidadosa até o efeito desejado. Doses sedativas desses dois agentes controlam a maioria dos sinais comportamentais, nervosos e locomotores. A sedação geralmente pode ser interrompida após 24 a 48 horas.

A exposição oral deve ser tratada com catárticos salinos e um adsorvente, como carvão ativado. Na exposição por via cutânea, o animal precisa de um banho completo com água e sabão, seguido de enxágue meticuloso. Como em todos os casos de intoxicação por pesticidas, a fonte de contaminação deve ser eliminada, se possível.[35,38]

Estricnina

Atualmente, a estricnina é usada principalmente como rodenticida. Embora a estricnina seja encontrada em muitos pontos de venda, os casos de intoxicação equina não são comuns.[35,38,40] A dose letal oral aproximada em cavalos é de 0,5 mg/kg.[35]

Sinais clínicos

As manifestações clínicas da intoxicação por estricnina podem surgir com rapidez, em 10 minutos a 2 horas após a ingestão. Os primeiros sinais são apreensão, nervosismo e rigidez muscular. A seguir, há rigidez e espasmos tetânicos que podem aparecer de forma espontânea ou ser desencadeados por estímulos como som, toque ou luz. Esses espasmos tetânicos podem variar de alguns segundos a um minuto ou mais e são caracterizados por extrema rigidez do músculo extensor. A apneia geralmente acompanha os espasmos. Às vezes, há períodos intermitentes de relaxamento entre as crises, mas sua frequência diminui com a progressão do quadro clínico. Em casos letais, os espasmos convulsivos tornam-se mais frequentes até a morte durante uma convulsão ou decorrente de exaustão e anoxia. O episódio clínico completo tende a durar menos de 2 horas.[35,38] Outros sinais relatados em cavalos são sudorese, incoordenação, prostração, convulsões e morte cerca de 2 horas após a exposição.[38]

Fisiopatologia

A estricnina é rapidamente absorvida pelo trato intestinal, mas não pelo estômago. A natureza alcaloide do composto promove sua ionização em meio ácido; portanto, a absorção gástrica é mínima.[35] Uma vez absorvida, a estricnina se distribui por todo o corpo. A estricnina não se acumula em tecidos, mas concentrações detectáveis podem ser encontradas no sangue, urina, fígado e rim.[35,38] A estricnina é metabolizada no fígado por enzimas microssomais hepáticas e excretada na urina com seus metabólitos.[35] A excreção de estricnina é rápida e a maior parte da dose letal é eliminada em 24 horas.[38]

A glicina é um neurotransmissor inibidor na medula espinal e no bulbo que reduz ou modula a atividade dos neurônios motores eferentes. O objetivo desse efeito modulador é proporcionar a contração e atividade muscular suave e coordenada, adequadas e consistentes com os requisitos de locomoção e respiração. A estricnina antagoniza a glicina de forma competitiva, bloqueando sua captação em sítios pós-sinápticos em receptores na medula espinal e no tronco cerebral. Esse bloqueio é responsável pela hiperexcitação de grupos musculares por ausência de inibição normal. Há atividade reflexa muscular, mas de maneira descontrolada. Todos os músculos estriados são afetados, mas os músculos extensores mais potentes tendem a predominar e produzir rigidez generalizada e convulsões tônicas.[35,38]

Diagnóstico e tratamento

O diagnóstico presuntivo de envenenamento por estricnina pode ser estabelecido com base no histórico de possível exposição, rigidez característica dos membros e recuperação rápida (*i. e.*, menos de 24 horas em muitos casos) em animais submetidos ao tratamento precoce e agressivo. O diagnóstico pode ser confirmado por análise de amostras de tecido. O conteúdo do estômago é a melhor amostra para análise.[35,38] Muitas iscas comerciais de estricnina contêm grãos (p. ex., trigo, aveia, cevada, sorgo) tingidos de vermelho ou verde; sua visualização no conteúdo estomacal indica o envenenamento por estricnina como diagnóstico diferencial.

O tratamento da intoxicação por estricnina é sintomático porque não há antídoto específico. O cavalo deve ser mantido em um ambiente silencioso com estimulação mínima. A manutenção do relaxamento e a prevenção da asfixia são extremamente importantes. Soluções de pentobarbital ou hidrato de cloral devem ser administradas por via intravenosa para produzir sedação. A anestesia completa do cavalo geralmente não é necessária ou desejada. Outros medicamentos têm sido recomendados em cães e devem ser eficazes em equinos. Esses medicamentos são os relaxantes musculares de ação central metocarbamol (150 mg/kg IV) e guaifenesina (110 mg/kg IV), repetidos conforme necessário; diazepam para controle das convulsões; e anestésicos inalatórios, se necessário.[35] A oxigenoterapia e a ventilação assistida podem ser necessárias em alguns animais.

Outros agentes benéficos são o carvão ativado administrado por via oral e seguido por um laxante para evacuação do intestino. A acidificação da urina com cloreto de amônio oral a 132 mg/kg também pode aumentar a excreção de estricnina, mas sua eficácia não está bem documentada. Embora as doses tóxicas de estricnina possam ser eliminadas do corpo em um período curto, pode ser necessário manter o relaxamento e a sedação por 24 a 48 horas.[35]

Metaldeído

O metaldeído é usado principalmente como moluscicida em iscas de caramujos e lesmas em áreas costeiras e baixas. As iscas são geralmente na forma de farinha, *pellets* e líquidos e são colocadas em torno de plantações, jardins ou plantas ornamentais.[35,38] Os cavalos podem ser envenenados por exposição inadvertida a sacos ou recipientes de iscas. Não encontramos nenhum estudo específico da intoxicação em equinos, mas os relatos indicam que os cavalos podem ser mais suscetíveis à intoxicação do que os cães, nos quais a dose letal mediana (DL_{50}) oral aguda pode ser pequena, de 60 a 100 mg/kg.[38] Em dois relatos distintos, cavalos morreram após a ingestão de apenas 60 mg/kg e 120 mg/kg.[41,42] Experimentalmente, um potro de 1 ano com parasitose morreu após a exposição a 0,1 mg/kg.[42]

Sinais clínicos

Em equinos, os sinais clínicos surgem de forma aguda, em até 1 hora após a exposição; sudorese excessiva, salivação abundante, inquietação, hiperestesia, incoordenação e taquicardia podem ser observados. Um cavalo apresentou espasmos musculares violentos pouco antes de morrer.[41] Outros sinais são fasciculações musculares, espasmos clônicos e movimentos respiratórios rápidos e profundos.[42] A morte é rápida (3 a 5 horas) em cavalos expostos a uma quantidade letal de metaldeído[41,42] e acredita-se que seja provocada por insuficiência respiratória aguda.[38] Os cães também apresentam sinais de convulsões e temperatura corporal elevada.[35,38]

Fisiopatologia

O metaldeído é logo absorvido pelo trato gastrintestinal. O ácido clorídrico gástrico aumenta sua decomposição em acetaldeído, e o metaldeído e o acetaldeído são absorvidos e atravessam a barreira hematencefálica. O mecanismo exato de ação do metaldeído ainda não foi elucidado.[38]

Diagnóstico e tratamento

Um histórico de possível exposição a um moluscicida associado aos sinais clínicos apropriados pode levar a um diagnóstico presuntivo de intoxicação por metaldeído. O conteúdo gástrico pode ser analisado para detecção de metaldeído ou acetaldeído; o estômago pode ter odor semelhante ao de formaldeído.[35,38]

Não há antídoto para o metaldeído. O tratamento é sintomático e composto por sedação, remoção do composto do estômago e suporte, com manutenção adequada de líquidos, eletrólitos e estado acidobásico. Sedativos como xilazina, acepromazina e diazepam podem ajudar a controlar o comportamento convulsivo. O metocarbamol pode controlar os espasmos e as fasciculações musculares e o óleo mineral pode ser administrado por via oral para evacuação do trato gastrintestinal.[35,38]

Metiocarbe

Esse moluscicida causou intoxicação em dois cavalos: um morreu e o outro se recuperou por completo.[43,44] Em cada caso, a quantidade ingerida foi estimada em 100 a 125 g de um preparo a 4% em peso por volume.

Sinais clínicos

O aparecimento dos sinais foi rápido, começando alguns minutos após a ingestão. Tremores musculares que se agravaram, sudorese profusa e salivação foram observados. Os dois cavalos apresentaram aumento das frequências cardíaca e respiratória e o animal sobrevivente também exibiu sinais de desconforto abdominal. Os sinais clínicos diminuíram gradualmente até terminarem depois de cerca de 12 horas no cavalo sobrevivente.[44] No caso fatal, o cavalo morreu cerca de 12 horas após apresentar os primeiros sinais. Os achados *post mortem* incluíram congestão pulmonar generalizada grave com acúmulo de espuma nas vias respiratórias e uma série de grandes áreas hemorrágicas espalhadas por todo o trato intestinal.[43] O metiocarbe é um composto carbamato inibidor da colinesterase; os leitores podem consultar a seção sobre pesticidas carbamatos e organofosforados para obter mais informações.

Tratamento

O antídoto específico para metiocarbe é o sulfato de atropina.[43,44] A administração pode ser repetida se necessário. A terapia de suporte é sugerida, além de sedativos, soluções de cálcio e óleo mineral.[44]

4-Aminopiridina

A 4-aminopiridina é usada comercialmente como repelente de aves e é misturada a grãos antes de sua distribuição. No único caso relatado de intoxicação por 4-aminopiridina, os cavalos foram expostos a milho com a substância.[45]

Sinais clínicos

Os dois cavalos acometidos começaram a apresentar sudorese abundante, convulsões graves, anomalias comportamentais e vibração rápida da terceira pálpebra. Ambos morreram em até 2 horas após o início dos sinais clínicos e cerca de 8 horas após a ingestão do milho contaminado. Nenhuma lesão específica foi observada à necropsia. A dose letal estimada de 4-aminopiridina nesses dois cavalos foi de 2 a 3 mg/kg de peso corporal.[45]

Fisiopatologia

O mecanismo pelo qual a 4-aminopiridina causa a morte não foi elucidado. No entanto, essa substância atravessa a barreira hematencefálica e pode aumentar a liberação de acetilcolina e outros neurotransmissores das terminações nervosas pré-juncionais,[38,46] o que tem efeito estimulador do SNC.

Diagnóstico e tratamento

O diagnóstico de suspeita de intoxicação é confirmado pela análise do material suspeito e do conteúdo estomacal dos cavalos acometidos.[45] Não há antídoto específico para a intoxicação por 4-aminopiridina, mas os cavalos acometidos podem ser submetidos à terapia de suporte e administração oral de óleo mineral para melhorar a evacuação do trato intestinal. Por causa do mecanismo de ação desse composto, os depressores do SNC, como o fenobarbital, parecem ter algum valor no tratamento dos sinais neurológicos. No entanto, a eficácia desse tratamento é desconhecida.

Levamisol

O levamisol não é bastante utilizado como anti-helmíntico em equinos, principalmente por causa de sua eficácia limitada na destruição de estrôngilos e a proximidade entre sua dose tóxica e a dose terapêutica. No entanto, o levamisol é efetivo na eliminação de vermes pulmonares, ascarídeos e oxiúros adultos de cavalos. Também tem sido usado em seres humanos e outras espécies animais na tentativa de melhorar a função do sistema imunológico.

Sinais clínicos

Os sinais clínicos associados à intoxicação por levamisol ocorrem em até 1 hora após a administração e são hiperexcitabilidade, tremores musculares, hiperatividade, sudorese excessiva e lacrimejamento. A seguir, os animais podem ficar em decúbito, mas aqueles que se recuperam geralmente parecem normais 12 horas após a exposição.[47-49] Os efeitos adversos são mais prováveis após a injeção subcutânea do que a administração oral.[49] A dose tóxica de 20 mg/kg está próxima da dose terapêutica de 15 mg/kg, e 20 mg/kg pode causar a morte de alguns cavalos.[38]

Diagnóstico e tratamento

O diagnóstico é suspeito com base nos sinais clínicos sugestivos de intoxicação por levamisol e na exposição conhecida. Não há antídoto específico e, assim, o tratamento é de suporte. A maioria dos animais se recupera sem intercorrências após a administração de uma dose subletal.

Dissulfeto de carbono

Atualmente, o dissulfeto de carbono é raramente usado como anti-helmíntico, mas foi bastante empregado no tratamento de infestações por *Parascaris equorum* e espécies de *Gastrophilus*.[50] O dissulfeto de carbono é um produto manufaturado usado como solvente de resinas, pesticidas e ceras e para remoção de graxas. É também bastante utilizado como fumigante para controle de insetos em grãos armazenados.[35] O dissulfeto de carbono é um solvente de gordura excepcional e, no estado puro, é um líquido volátil límpido e incolor, com um odor aromático adocicado que lembra o de repolho em decomposição. O produto químico é bem absorvido pela pele e pelos pulmões e após a ingestão.[34,35]

Sinais clínicos

Os sinais relatados de intoxicação aguda em animais são dispneia e cianose, tremores espasmódicos, colapso vascular, prostração, convulsões, coma e morte.[35] Os sinais referentes à irritação local após a inalação podem incluir salivação e tosse. Um produto combinado de piperazina-dissulfeto de carbono e fenotiazina causou sinais transitórios de tranquilização excessiva e marcha instável quando administrado a 226,8 gramas por 45 kg de peso corporal.[50] Não se sabe se algum desses efeitos estava diretamente relacionado ao dissulfeto de carbono. A exposição crônica causa alterações neuropsiquiátricas, neuropatias periféricas e disfunção dos nervos cranianos em seres humanos,[34] mas a exposição crônica em cavalos é improvável.

Fisiopatologia

Como o dissulfeto de carbono é um poderoso solvente de gordura, o contato local com a pele provoca eritema e dor e o contato prolongado produz queimaduras químicas e vesiculação.[34] O composto é irritante para as mucosas se inalado ou ingerido.[34]

Em nível celular, o dissulfeto de carbono bloqueia processos enzimáticos ao reagir com compostos nucleofílicos, inclusive piridoxamina, monoamina oxidase no cérebro e dopamina descarboxilase. O dissulfeto de carbono se liga a enzimas microssomais, o que reduz sua atividade e causa necrose hepática centrolobular. Além disso, o dissulfeto de carbono quela o cobre e o zinco e, assim, pode produzir distúrbios no equilíbrio de microelementos.[34]

Diagnóstico e tratamento

Não há exame diagnóstico específico para animais com suspeita de intoxicação por dissulfeto de carbono. Em um relato, os animais acometidos tinham maiores concentrações de ureia e bilirrubina, aumento das atividades séricas de AST e alanina aminotransferase e aumento da concentração sérica de colesterol. Os cavalos acometidos também apresentaram menores concentrações séricas de iodo e magnésio ligados a proteínas.[50]

Em seres humanos, o teste de iodo-azida auxilia a identificação de metabólitos de dissulfeto de carbono na urina,[34] mas a eficácia desse procedimento para uso diagnóstico em cavalos não é conhecida. O tratamento da intoxicação envolve principalmente a remoção da fonte e o cuidado sintomático (Boxe 21.1).

BOXE 21.1 Regras gerais relativas ao tratamento de suspeitas de intoxicação

1. Remoção da substância tóxica ou do animal do meio ambiente
2. Remoção da toxina do corpo do animal, se possível
3. Limpeza da pele ou superfície de contato com agentes adequados se a via de exposição for cutânea
4. Evacuação do trato gastrintestinal por meios apropriados se a contaminação for causada por ingestão da toxina
5. Manutenção das funções corporais e processos fisiológicos normais por meio de medidas básicas de cuidados de suporte, como administração de líquidos e correção do pH sanguíneo e da concentração de eletrólitos
6. Eliminação da toxina do sistema do animal com a maior rapidez possível
7. Medidas para evitar a reexposição ou nova contaminação do animal pela substância tóxica

AGENTES DIVERSOS

Nicotina

A nicotina é um alcaloide contido nas folhas do tabaco. Embora a intoxicação possa ser causada por ingestão de quantidades excessivas de folhas de tabaco ou tabaco curado em cigarros ou charutos, essa via de intoxicação é provavelmente rara em equinos. Os cavalos são mais propensos à intoxicação por ingestão ou exposição ao sal sulfato de nicotina.[35,38] Uma solução concentrada de sulfato de nicotina (Blackleaf 40) foi usada para controle de insetos que se alimentam de folhas e, ocasionalmente, como *spray* local para controle de certos ectoparasitas.[35,39] Os cavalos podem ingerir essa substância em caso de derramamento, em recipientes abertos ou folhas borrifadas com o produto.[38] A exposição tópica pode ocorrer quando os cavalos são alojados em estábulos onde este produto foi usado para controle de ácaros.[51] A dose letal de nicotina em cavalos é de 100 a 300 mg.[35]

Sinais clínicos

Os sinais de intoxicação por nicotina são de início rápido, geralmente poucos minutos após a exposição. A princípio, os sinais observados são aqueles de superestimulação colinérgica (como excitação, aumento da respiração e salivação). Também podem ocorrer aumento do peristaltismo e diarreia.[35,39] Esses sinais são transitórios e logo seguidos por letargia, fraqueza muscular e ataxia, respiração lenta e superficial e aumento da frequência cardíaca. Convulsões também podem ser observadas. Em casos fatais, esses sinais evoluem para colapso, coma e morte minutos a horas após o início dos sinais clínicos.[35,38,39]

Fisiopatologia

A nicotina é absorvida pela mucosa oral, trato respiratório e trato gastrintestinal (à exceção do estômago) e pela pele intacta.[34,35] Se ingerida, a nicotina também pode exercer uma ação cáustica rápida e direta na mucosa da boca, garganta, esôfago e estômago.[35] A nicotina é metabolizada principalmente no fígado e excretada na urina com seus metabólitos. Em seres humanos, a acidificação da urina aumenta muito a depuração da nicotina e seus metabólitos.[34]

A princípio, e apenas por um curto período, a nicotina estimula os gânglios do sistema nervoso autônomo, as junções neuromusculares e algumas sinapses no SNC por despolarização da membrana pós-sináptica.[34,35] Na intoxicação, no entanto, a estimulação é rapidamente seguida por um bloqueio do tipo despolarizante de todos esses receptores colinérgicos nicotínicos.[34,35,38] Grandes doses causam paralisia descendente do SNC e a morte é decorrente da insuficiência respiratória por paralisia do diafragma e dos músculos torácicos.[35,38] Os efeitos de uma dose subletal devem diminuir em algumas horas.[38]

Diagnóstico e tratamento

Não há nenhuma lesão diagnóstica à necropsia. No entanto, o odor distinto de nicotina pode estar presente no conteúdo do estômago.[35,38] É possível avaliar urina, sangue, fígado, rim e outros tecidos quanto ao conteúdo de nicotina em casos suspeitos.[35]

O tratamento geralmente é ineficaz devido ao curso rápido da intoxicação. Porém, como não existe um antídoto específico para a intoxicação por nicotina, os cavalos acometidos devem ser submetidos ao tratamento sintomático. Em caso de exposição cutânea, recomenda-se a lavagem com água e sabão, seguida por enxágue completo.[35] Após a exposição oral, cavalos acometidos podem ser tratados com laxantes orais na tentativa de reduzir a absorção da toxina. O carvão ativado também pode ser benéfico na adsorção de nicotina residual no trato intestinal.[35,39] O sulfato de atropina não tem valor no tratamento dessa intoxicação, pois não protege os receptores nicotínicos vitais nos músculos respiratórios e no SNC dos efeitos da nicotina.[38] A respiração artificial torna-se o único meio de manter a vida quando a depressão respiratória atinge um nível crítico. Esse último esforço é geralmente ineficaz.[38]

Amônia

A intoxicação de equinos por amônia pode ocorrer de duas maneiras: por exposição primária ao gás amônia ou por metabolismo secundário da ureia em amônia (ver a seção Ureia e Substâncias Nitrogenadas Não Proteicas).[34,35] A exposição primária a concentrações tóxicas de gás amônia é provavelmente rara em cavalos, embora esse seja o poluente do ar mais encontrado em altas concentrações em instalações para animais. As concentrações de amônia em estábulos podem ser irritantes para cavalos, mas é provável que nunca atinjam valores letais. Outra fonte de intoxicação por amônia pode ser a amônia anidra comprimida usada como fertilizante agrícola. O derramamento ou uso acidental de *spray* de amônia anidra perto de estábulos para cavalos e outros grandes animais pode ter resultados desastrosos e letais.[35] Os seres humanos podem detectar o odor de amônia na concentração de 30 ppm; a irritação ocular e nasal ocorre perto de 50 ppm e a disfunção pulmonar grave se dá em concentrações superiores a 1.000 ppm. A morte imediata ocorre em concentrações próximas a 1.500 ppm.[34]

Sinais clínicos

Os sinais associados a baixas concentrações de amônia no ar são de irritação nos olhos e no trato respiratório. Lacrimejamento excessivo, respiração superficial, tosse e secreção nasal são achados comuns. Concentrações mais altas podem induzir laringospasmo e edema pulmonar.[34] A exposição à amônia anidra pode causar deficiência visual, perda permanente da visão, doenças respiratórias e queimaduras cutâneas.[35]

Fisiopatologia

A amônia é um gás alcalino irritante, altamente hidrossolúvel, que causa necrose liquefativa em altas concentrações.[34] Como a amônia é altamente hidrossolúvel, reage com as mucosas dos olhos e do trato respiratório.[35]

Diagnóstico e tratamento

O diagnóstico de intoxicação por amônia aérea é fundamentado principalmente no histórico e nos achados do exame físico. A avaliação laboratorial tem pouco valor para estabelecimento do diagnóstico de exposição por inalação,[35] mas pode auxiliar a determinação do grau de lesão no trato respiratório.

O tratamento envolve a remoção da fonte de exposição. As doenças oftálmicas ou do trato respiratório associadas à exposição grave devem ser tratadas de acordo.

Ureia e substâncias nitrogenadas não proteicas

A ureia e outras substâncias nitrogenadas não proteicas, inclusive vários sais de amônio, são adicionadas às rações de ruminantes como fonte de nitrogênio não proteico porque esses animais usam esses compostos para suprir grande porcentagem de seus requisitos de nitrogênio proteico. A ureia também é usada como fertilizante e substituto do sal no derretimento da neve e do gelo.[35,38] Os cavalos são pouco suscetíveis a essa intoxicação e é altamente improvável que ingiram ureia pura ou em alimentos em quantidades suficientes para causar sinais clínicos.[35,39] No entanto, os cavalos são mais suscetíveis à intoxicação causada pela ingestão de sais de amônio,[35] que pode ocorrer após exposição acidental a essas substâncias. Em cavalos, a ureia é letal quando ingerida em dose de 4 g/kg de peso corporal, enquanto os sais de amônio são letais em dose de 1,5 g/kg de peso corporal.[38] A ureia e outras formulações de nitrogênio não proteico são tóxicas para os animais simplesmente porque são hidrolisadas em amônia, que é responsável pelos distúrbios associados à intoxicação.

Sinais clínicos

O espectro e a intensidade dos sinais de intoxicação por ureia em ruminantes são variáveis; é provável que o mesmo ocorra em equinos. De modo geral, a progressão clínica é aguda e rápida, de minutos a horas após o consumo.[35] Ocasionalmente, os animais são encontrados mortos ou podem morrer logo após exibir sinais de fraqueza, dispneia, cólicas, inchaço e convulsões tônicas terminais. Outros sinais podem ser observados, além de anomalias comportamentais, como inquietação e apatia. A seguir, os animais podem apresentar excitação e até beligerância. Sinais nervosos, como hiperestesia, tremores e contrações e espasmos musculares, também podem ocorrer. Os distúrbios do sistema nervoso autônomo podem incluir salivação, bradicardia, hipertensão e cólicas graves. Os sinais mais terminais podem ser aumento da frequência respiratória, dispneia, arritmias cardíacas, existência de espuma na cavidade oral e cianose. Convulsões tônico-opistotônicas intermitentes também podem ser observadas perto da morte. O início dos sinais pode variar de 10 minutos a 4 horas e a morte geralmente ocorre algumas horas após a exposição.[38]

Fisiopatologia

A ureia é hidrolisada em amônia pela ação da enzima urease. Essa reação é acelerada por um pH alcalino, como observado no ceco equino. Nesses animais, a ureia é absorvida pelo intestino delgado e excretada na urina. A intoxicação é causada apenas pela ureia em quantidade excessiva que atinge o ceco e pode sofrer hidrólise.[39]

Em animais normais, a amônia liberada de fontes de nitrogênio não proteicas pode estar na forma de íon amônio. Esse íon é solúvel, mas sua carga impede sua absorção significativa pelas membranas. A amônia também é solúvel; no entanto, por não ter carga iônica, pode ser absorvida pelas membranas e entrar na corrente sanguínea.[38] A amônia é um subproduto normal do metabolismo tecidual e, nos hepatócitos, é convertida em ureia pelo ciclo da ureia ou é incorporada ao ácido glutâmico na síntese de glutamina. A intoxicação se deve à absorção de uma quantidade de amônia que excede a capacidade de conversão.[38]

Acredita-se que o mecanismo primário da intoxicação por amônia seja a inibição do ciclo do ácido cítrico, mas não se sabe exatamente como isso ocorre.[38] A saturação de amônia do sistema de síntese de glutamina inibe o ciclo do citrato, diminuindo seus intermediários e, assim, a produção de energia e a respiração celular. À falência do ciclo do citrato provoca disfunção celular. Os déficits de energia e respiração celular podem causar danos ultraestruturais, com alterações degenerativas e morte celular. O papel da amônia nos sinais de encefalopatia é controverso e não é bem compreendido.[51]

As anomalias laboratoriais associadas à intoxicação por amônia são elevação da concentração sérica de amônia, potássio, fósforo, ácido láctico, da glicemia e da atividade sérica da enzima hepática AST. O débito urinário diminui e o hematócrito aumenta em razão da insuficiência cardíaca e choque iminente.[38]

Na intoxicação por ureia e envenenamento por compostos de amônio, a causa final de morte é inconsistente. A insuficiência cardíaca pode ser induzida por hiperpotassemia ou a fibrilação ventricular pode ser provocada pelos efeitos miocárdicos da própria amônia. As convulsões podem ser prolongadas e responsáveis pela anoxia fatal. O edema pulmonar pode ser um fator complicador em alguns casos. Postula-se também que a morte seja decorrente da asfixia.[38]

Diagnóstico e tratamento

Animais que morrem por intoxicação por amônia não apresentam lesões características. Estase venosa generalizada e congestão de órgãos podem ser observadas, assim como edema pulmonar e petéquias e equimoses dispersas. Um forte odor de amônia pode estar presente, mas é provável que seja mais característico de ruminantes do que de monogástricos.[38]

Os sinais clínicos e o histórico podem ajudar a estabelecer o diagnóstico. A presença de amônia no sangue e no líquido ocular pode ser avaliada em laboratório, mas os resultados devem ser interpretados com cuidado.[38] O armazenamento da amostra, o tempo entre a morte e a coleta da amostra e o tempo entre a coleta e a análise podem influenciar a concentração de amônia no sangue. As amostras de tecido devem ser imediatamente congeladas para análise.[35] Alimentos suspeitos também podem ser analisados quanto ao teor de ureia ou nitrogênio total.

O tratamento geralmente não é recompensador devido à rapidez do quadro. Como não há antídoto específico para a amônia, a terapia é principalmente sintomática. Laxantes administrados por via oral, como óleo mineral, podem ser benéficos. Quaisquer déficits volumétricos ou anomalias acidobásicas ou eletrolíticas devem ser corrigidas. As convulsões podem ser controladas com pentobarbital e as vias respiratórias devem ser mantidas desobstruídas. A ventilação assistida, se necessária, é geralmente inútil devido à baixa taxa de sobrevida dos animais em estado grave.[38]

Intoxicações que causam sinais relacionados à depressão do sistema nervoso central

Como nas intoxicações com outros sinais clínicos primários, pode ser difícil determinar a origem da depressão do SNC. A principal tarefa é descartar a existência de doença craniana primária. Isso pode ser difícil mesmo com exames avançados de diagnóstico por imagem. A menos que o histórico ou os sinais clínicos sejam definitivos, o diagnóstico de um problema tóxico é frequentemente presuntivo.

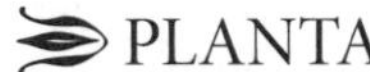

PLANTAS

Falsa-acácia, acácia-bastarda ou robínia (*Robinia pseudoacacia*)

A falsa-acácia, acácia-bastarda ou robínia foi descrita como tóxica para cavalos.[52,53] O princípio tóxico é classificado como lectina e é encontrado nas sementes, seiva, raízes, madeira, folhas e casca da planta. A lectina tem sido usada na pesquisa citológica devido à sua capacidade de estimulação da biossíntese de glicoproteínas e proliferação celular em linfócitos de várias espécies animais.[54] Os cavalos podem ser intoxicados pela ingestão da casca. Relata-se que pequenas quantidades de lectina precipitam a doença clínica.[53]

Os sinais clínicos relatados são depressão mental, fraqueza, paralisia posterior, frequência cardíaca irregular, mucosas pálidas e anorexia. Desconforto abdominal e diarreia em vários graus também podem ser evidentes.[52,53]

Não há exame diagnóstico definitivo para esta intoxicação. O tratamento da suspeita de intoxicação é principalmente sintomático e deve incluir a remoção da fonte, evacuação do trato intestinal e manutenção da normalidade de líquidos, eletrólitos e equilíbrio acidobásico. Acredita-se que o espinheiro-da-Virgínia (*Gleditsia triacanthos*), de aspecto muito similar à falsa-acácia, não seja tóxico. No entanto, o autor está ciente de um cavalo que ingeriu uma grande quantidade de sementes de espinheiro-da-Virgínia e apresentou cólicas agudas e impactação.

Samambaia (*Pteridium aquilinum*)

A samambaia é mais comum em áreas florestadas e campos queimados ou abandonados no norte e oeste dos EUA.[53] A intoxicação pode ocorrer em qualquer época do ano, mas a probabilidade de consumo da planta é maior no final do verão e no outono por causa da escassez de outros volumosos. Porém, os cavalos também podem adquirir o gosto pela planta nos pastos ou quando é incorporada à cama. Os cavalos também podem ser intoxicados pelo feno contaminado com grandes quantidades de samambaias. A planta inteira é considerada tóxica.[52]

Sinais clínicos

Os sinais de intoxicação surgem após o consumo por 30 a 60 dias ou mais. Os cavalos também podem apresentar sinais mesmo que não tenham ingerido samambaia por 2 a 3 semanas.[52] Os sinais mais relatados são incoordenação, que pode progredir para ataxia grave; anomalias posturais, inclusive arqueamento das costas, agachamento e postura em base ampla; fasciculações musculares, que podem evoluir para tremores graves; e bradicardia com arritmias cardíacas no início da doença, embora a taquicardia seja mais prevalente na fase terminal. Os estágios terminais da doença são caracterizados por opistótono e convulsões clônicas.[52,53] Um relato também descreve um cavalo com sinais de cólica e anemia hemolítica aguda.[55]

Fisiopatologia

O agente da samambaia que é tóxico para cavalos é a tiaminase.[52,53] A samambaia também contém ptaquilosídeo,[56] que é capaz de induzir supressão da medula óssea, hematúria e carcinomas, e um β-glicopiranosídeo que pode aumentar a liberação de histamina endógena.[53] O significado desses dois últimos compostos no desenvolvimento da intoxicação equina é desconhecido. A tiamina é fundamental no metabolismo de carboidratos, gorduras e proteínas e atua como cofator nas vias enzimáticas responsáveis pela produção de energia. A tiamina é um cofator importante na descarboxilação do piruvato em acetilcoenzima A, que posteriormente entra no ciclo do ácido tricarboxílico.

A deficiência de tiamina interrompe esses processos de energia celular e limita certas vias metabólicas do metabolismo do piruvato, o que provoca o acúmulo sistêmico de diversos metabólitos, inclusive piruvato e lactato.

Diagnóstico e tratamento

O histórico e sinais clínicos auxiliam o estabelecimento do diagnóstico. Não há lesões ou anomalias laboratoriais patognomônicas, mas alguns achados são aumento da concentração sanguínea de piruvato e diminuição dos níveis plasmáticos de tiamina e transcetolase eritrocitária.[53]

Os cavalos acometidos devem receber tiamina em dose de 0,25 a 0,5 mg/kg de peso corporal por via intravenosa, subcutânea ou intramuscular por vários dias. A princípio, a tiamina pode ser administrada em dose de 5 a 10 mg/kg por via intravenosa, mas essa dose deve ser diluída em líquidos e dada de forma lenta por causa da frequência das reações adversas da administração intravenosa de tiamina. De modo geral, a deficiência de tiamina pode ser prevenida pela suplementação dietética com levedura ou cereais em grão.[53]

Cavalinha (*Equisetum arvense*)

A cavalinha, também chamada de milho-de-cobra, erva-carnuda, rabo-de-rato, cauda-de-raposa, rabo-de-cobra, cana-de-jacaré, erva-canudo, lixa-vegetal, cola-de-cavalo, tem distribuição geográfica semelhante à da samambaia. Assim como a samambaia, o *Equisetum* não tem gosto para os cavalos e a intoxicação é geralmente causada pela contaminação do feno.[52,53] A tiaminase é o princípio tóxico do *Equisetum* e os sinais clínicos, a patogênese e o tratamento são praticamente idênticos aos da samambaia.[52,53] Os problemas clínicos são provocados por grandes quantidades na dieta.

Asclepiadáceas (*Asclepias* spp.)

Várias espécies de *Asclepias* são tóxicas para grandes animais.[53,57] Os sinais clínicos estão comumente associados aos sistemas nervoso, respiratório, gastrintestinal e cardíaco. As plantas frescas são consideradas desagradáveis pelos animais e não costumam ser consumidas, mas podem ter sido incorporadas ao feno. Os animais acometidos apresentam pulso rápido e fraco, dispneia, perda de controle muscular e espasmos musculares. Salivação, distensão abdominal e convulsões também podem ocorrer.[53,57] A maioria dos animais que atingem o estágio convulsivo morre.[57] Numerosos compostos foram isolados de espécies de *Asclepias*, inclusive resinoides e glicosídeos cardioativos. Um resinoide produz espasmos do músculo liso do trato gastrintestinal.[53] O mecanismo de ação das outras toxinas não foi elucidado. Não há antídoto específico,[53] mas os cuidados de suporte, inclusive a evacuação do trato gastrintestinal, são indicados.

Cardo-estrelado amarelo (*Centaurea solstitialis*) e centáurea russa (*Acroptilon repens*)

Tanto o cardo-estrelado amarelo quanto a centáurea russa causam encefalomalácia nigropálida em equinos. Há suspeita de que *Centaurea melitensis* também cause essa doença. Essas plantas são encontradas em grande parte do oeste dos EUA e são mais abundantes em pastos não irrigadas durante as estações secas do verão e outono. As duas plantas têm requisito mínimo de umidade e, portanto, podem ser as únicas a continuarem verdes na estação seca. Consequentemente, a maioria dos envenenamentos ocorre durante os meses de verão ou outono.[53,58,59]

Os cavalos aparentemente rejeitam essas plantas na existência de vegetação mais adequada; a doença não é comum em animais em pastos melhorados ou naturais.[59] No entanto, há relatos de alguns cavalos que procuram essas plantas de maneira seletiva.[53] Os cavalos podem ingeri-las, de forma ocasional ou frequente, sem adoecer; a exposição contínua e prolongada é necessária para o desenvolvimento da intoxicação em condições experimentais. Pesquisas mostraram que os cavalos devem consumir uma quantidade de 59 a 200% de seu peso corporal de cardo-amarelo e 59 a 63% de seu peso corporal de centáurea russa por 3 a 11 semanas contínuas antes do desenvolvimento de sinais clínicos. As plantas retêm sua capacidade tóxica quando secas e incorporadas ao feno. Animais de todas as idades podem ser afetados, mas os cavalos mais jovens parecem mais suscetíveis à doença. Um estudo relatou uma idade média de cerca de 2 anos em cavalos acometidos.[59] Os equídeos parecem ser os únicos animais que desenvolvem encefalomalácia nigropálida quando expostos a essas plantas.

Sinais clínicos

O aparecimento dos sinais é sempre repentino, começando com graus variáveis de comprometimento da ingestão de sólidos e líquidos. De modo geral, não há movimentos coordenados de preensão, mastigação e deglutição. Os cavalos acometidos não conseguem mastigar de maneira adequada e impelir o alimento para o fundo da boca. Alguns cavalos podem apresentar somente problemas de preensão, enquanto outros são incapazes de comer. A maioria dos cavalos, entretanto, parece ser capaz de engolir se a ração ou a água chegarem à faringe posterior. Os cavalos com doença mais grave podem tentar beber por imersão profunda da face na água na tentativa de forçar sua entrada na faringe posterior.[53,59-61]

A hipertonia dos músculos faciais é um sinal característico, principalmente quando o alimento é oferecido.[53] O cavalo tende a manter a boca parcialmente aberta com os lábios retraídos, com expressão facial fixa. A língua pode sair da boca e muitos cavalos exibem movimentos constantes de mastigação.[53,61]

Outros sinais característicos são perda de peso, depressão branda a moderada e bocejos. A maioria dos cavalos pode ser despertada logo da sonolência por meio de estimulação branda. Poucos animais podem apresentar marcha lenta, sem rumo ou em círculos no início da doença. A marcha é geralmente normal, mas déficits ocasionais são aparentes, com rigidez, lentidão, ataxia, tetraparesia e déficits proprioceptivos conscientes.[53,61] Em casos de exposição prolongada, a marcha pode ser vacilante e arrastada por causa da fraqueza. A sensibilidade e os reflexos parecem normais e os animais são afebris.[61]

Cavalos com doença menos grave podem adotar meios incomuns de alimentação, com acúmulo de alimento na boca. Esses animais podem sobreviver por meses, mas não houve recuperação completa em casos confirmados da doença. Em alguns casos, no entanto, os sinais residuais podem tornar-se quase indetectáveis.[59] Os cavalos acometidos morrem por inanição e desidratação.

Fisiopatologia

A patogênese das lesões cerebrais necróticas é desconhecida, mas acredita-se que essas plantas contenham uma substância especificamente tóxica ou não tenham algum componente nutricional necessário para a saúde e o bem-estar dos cavalos.[60,61] Várias lactonas e poliacetilenos sesquiterpênicos foram isolados dessas plantas, mas seu significado ainda não foi esclarecido.[62] A dipirona foi postulada como o agente incitante.

Diagnóstico e tratamento

O diagnóstico *antemortem* da encefalomalácia nigropálida é fundamentado principalmente na observação dos sinais clínicos e na exposição prolongada do cavalo às plantas pelo pasto ou feno com contaminação grave. A ressonância magnética pode identificar lesões características em imagens ponderadas em T1, T2 e densidade de prótons. Essas lesões não são realçadas pela administração de gadolínio-ácido dietilenotriaminopentacético (DTPA).[63] Os achados característicos à necropsia são amolecimento simétrico unilateral ou, mais comumente, bilateral e necrose em áreas do globo pálido e da substância nigra. Essas áreas tendem a ser bem definidas e podem ser cavitárias.[53,61]

Não existe tratamento conhecido. A prevenção requer manter os cavalos longe da planta e fornecer volumoso adequado.

Astrágalos (*Astragalus* spp.)

As variantes de *Astragalus miser* são encontradas principalmente no oeste dos EUA, do norte do México ao Canadá e são uma causa importante de intoxicação de ruminantes. Há relatos de casos de intoxicação de equinos por esse grupo de plantas, mas não descrições de lesões.[64]

Em ruminantes, a doença é caracterizada principalmente por depressão geral, embotamento mental, incoordenação e, por fim, paralisia dos membros posteriores. Desconforto respiratório, cianose e colapso agudo também podem ser observados. Formas agudas e crônicas da síndrome são relatadas.[64]

O princípio tóxico, conhecido como *miserotoxin*a, é um β-D-glucosídeo de 3-nitro-1-propanol, que é metabolizado no trato intestinal no composto altamente tóxico 3-nitro-1-propanol. A miserotoxina é decomposta em nitrito inorgânico e uma cadeia lateral de três carbonos. O nitrito é responsável pela produção de metemoglobinemia em animais, mas não é a causa principal de morte.[64]

Não há antídoto específico recomendado. O envenenamento é evitado pelo controle das plantas com herbicidas e impedindo que grandes animais pastem a planta.

AGENTES DIVERSOS

Propilenoglicol

O propilenoglicol é usado como diluente de medicamentos injetáveis e como precursor da glicose no tratamento da hipoglicemia em ruminantes. Cavalos podem ser intoxicados pelo uso inadvertido de propilenoglicol em caso de confusão com preparado de parafina líquida de aspecto semelhante. Relatos de intoxicação equina são raros.[65,66]

O propilenoglicol tem baixa toxicidade oral em seres humanos. Aproximadamente 45% da dose absorvida é excretada inalterada pelo rim e o restante é metabolizado pela álcool desidrogenase hepática em acetato, piruvato e lactato.[67]

Sinais clínicos

Os sinais adversos ocorrem 10 a 30 minutos após a exposição a uma dose tóxica de propilenoglicol. Os primeiros achados são salivação e sudorese profusa, ataxia, depressão e taquipneia. Outros sinais são cianose, convulsões e coma.[65] A diarreia também foi relatada em um cavalo experimentalmente tratado com uma grande dose de propilenoglicol.[66] A morte ocorreu 1 a 3 dias após a ingestão de quantidades excessivas do produto.[65,66]

Fisiopatologia

O propilenoglicol é metabolizado pela álcool desidrogenase hepática para formar acetato, lactato e piruvato. Uma grande exposição provoca acúmulo de quantidades excessivas desses produtos, o que causa acidose láctica sistêmica grave.[67] Os sinais clínicos e os achados toxicológicos são decorrentes dos efeitos dessa acidemia grave em vários órgãos e tecidos.

A DL_{50} oral aguda para cavalos não foi estabelecida, mas as doses para ratos, coelhos e cães são de 32, 18 e 9 mℓ/kg, respectivamente. Um cavalo de 450 kg morreu após a intubação com 3,8 ℓ (7,6 mℓ/kg) de propilenoglicol,[65] mas outros equinos sobreviveram a essa dose. Sinais tóxicos foram relatados em cavalos que receberam 1,9 a 7,6 ℓ de propilenoglicol, mas a única morte ocorreu em um animal tratado com 7,6 ℓ.[66]

Diagnóstico e tratamento

A exposição ao propilenoglicol pode ser confirmada pela análise química do soro e da urina (não comumente realizada por laboratórios de diagnóstico). Os achados à necropsia associados à intoxicação por propilenoglicol podem ser mínimos.[65] O cavalo que recebeu 7,6 ℓ apresentou descamação da mucosa gástrica, enterocolite difusa, congestão renal e edema cerebral.[66] Os achados histopatológicos geralmente são necrose hepática, necrose tubular renal e infartos, edema perivascular do miocárdio e edema pulmonar.[65,66]

Como não há antídoto específico, o tratamento da intoxicação por propilenoglicol visa aliviar a acidemia grave e dar cuidados de suporte para outros órgãos e tecidos que possam ser comprometidos. Soluções de bicarbonato de sódio devem ser administradas para tratar a acidose. Quando possível, o pH do sangue deve ser monitorado para ajuste da administração de bicarbonato como necessário. Líquidos intravenosos devem ser administrados para ajudar a diurese e manter o volume normal. A função pulmonar e renal deve ser avaliada minuciosamente e precauções devem ser tomadas para prevenir a exacerbação do edema pulmonar. Essas precauções podem exigir o uso de diuréticos e monitoramento cuidadoso da administração de líquidos.

As concentrações séricas de eletrólitos devem ser mantidas em intervalos normais e a oxigenoterapia pode ser benéfica em equinos com taquipneia e cianose. O carvão ativado foi recomendado no tratamento da intoxicação humana.[67]

Triclopir

O triclopir é um herbicida para controle de espécies de árvores em faixas de servidão de estradas, áreas industriais e locais de plantio florestal. Os cavalos podem ser expostos ao herbicida nos pastos tratados com o produto de forma inadequada. Essa intoxicação é rara.

Um estudo experimental determinou o nível tóxico de triclopir em pôneis. Pôneis que receberam 60 mg/kg/dia durante 4 dias não apresentaram nenhum sinal clínico de doença. Pôneis que receberam 300 mg/kg/dia durante 4 dias desenvolveram sinais clínicos. Esse estudo indicou que a dose tóxica em pôneis foi cinco vezes a ingestão máxima estimada para a maior dose recomendada como herbicida.[68] Portanto, o envenenamento pelo uso adequado desse herbicida é improvável.

Sinais clínicos

Os primeiros sinais de depressão e diminuição da motilidade gastrintestinal foram observados no quarto dia do experimento. Outros sinais observados foram ataxia, fraqueza, tremores musculares, aumento da frequência respiratória, mucosas cianóticas e temperatura corporal normal a ligeiramente elevada. Alguns pôneis ficaram deitados conforme os sinais clínicos progrediam. Dois pôneis morreram no quinto e no sexto dia do experimento e dois outros foram sacrificados no quinto dia. Os dois pôneis restantes apresentaram doença branda e se recuperaram.

Não houve nenhuma mudança significativa na bioquímica sérica. As lesões macroscópicas à necropsia consistiam em palidez hepática e inchaço e palidez renal; alguns cavalos apresentavam excesso de líquido intestinal. As alterações microscópicas foram brandas, de hepatose e nefrose inespecíficas.[68]

Fisiopatologia

O mecanismo pelo qual o triclopir produz doença clínica em cavalos não foi elucidado.

Diagnóstico e tratamento

A intoxicação causada por triclopir parece altamente improvável em circunstâncias naturais.[68,69] O diagnóstico de casos suspeitos é fundamentado nos sinais clínicos e no histórico de exposição ao herbicida. Não há antídoto específico. Os indivíduos acometidos requerem cuidados de suporte e sintomáticos.

Leucoencefalomalácia (doença do milho mofado)

A leucoencefalomalácia equina, uma doença esporádica em cavalos, pôneis, burros e mulas, tem distribuição mundial. A doença é geralmente sazonal e a maioria dos casos ocorre do final do outono ao início da primavera. Os surtos foram associados a um período de crescimento seco seguido por um período úmido.[70,71]

Essa doença é causada pela micotoxina fumonisina B_1, um metabólito do *Fusarium moniliforme*. Os equídeos geralmente são afetados pela ingestão de milho ou derivados infectados com *F. moniliforme*, mas a doença também foi associada ao consumo de dietas comerciais.[70-73] Os grãos infectados costumam ter cor rosa a marrom-avermelhada. Grãos danificados e partes da espiga podem ter concentração de fumonisina muito maior do que os grãos íntegros.[71,73] Alimentos com menos de 10 ppm de fumonisina B_1 não foram associados a doenças, mas concentrações maiores que 10 ppm podem ser letais para cavalos.[74]

Sinais clínicos

Há duas síndromes clínicas associadas à intoxicação por fumonisina. A mais comum é a síndrome neurotóxica clássica, mas a hepatotoxicose também é observada em alguns cavalos. Animais mais velhos podem ser mais suscetíveis do que aqueles mais jovens e os sinais clínicos tornam-se evidentes cerca de 3 a 4 semanas após a ingestão diária de ração contaminada. O início dos sinais é geralmente abrupto e a morte ocorre em 2 a 3 dias.[70,71] Ocasionalmente, cavalos com pouco ou nenhum sinal premonitório são encontrados mortos.[70]

A princípio, a síndrome neurológica é caracterizada por incoordenação, andar a esmo, anorexia intermitente, letargia, depressão, cegueira e pressão da cabeça. A seguir, pode haver hiperexcitabilidade, beligerância, agitação extrema, sudorese profusa e *delirium*.[70,71] Decúbito e convulsões clônico-tetânicas podem ser observadas antes da morte. Há relatos de recuperação de episódios agudos, mas alguns cavalos continuam a apresentar déficits neurológicos.[71]

Os sinais clínicos associados à síndrome hepatotóxica são edema de lábios e narinas, sonolência, icterícia intensa e petéquias nas mucosas, respiração abdominal e cianose. Os cavalos acometidos também apresentam sinais clínicos agudos e morrem em horas a dias.[70,71]

Fisiopatologia

As lesões macroscópicas típicas da leucoencefalomalácia equina são necrose liquefativa e degeneração dos hemisférios cerebrais, mas alterações degenerativas no tronco cerebral, cerebelo e medula espinal também podem ocorrer.[70-73] As áreas necróticas podem variar em tamanho e as regiões adjacentes à necrose costumam ser edematosas e rarefeitas.[71,72] As lesões podem ser unilaterais ou bilaterais.

As lesões hepáticas macroscópicas geralmente não são pronunciadas. O fígado pode estar ligeiramente inchado, com coloração marrom-amarelada e focos ou nódulos irregulares espalhados por todo o parênquima. Entre as anomalias histológicas observadas no fígado estão necrose e fibrose centrolobular, infiltração gordurosa de hepatócitos, fibrose porta, estase biliar e proliferação do ducto biliar.[70-72]

O mecanismo responsável por essas mudanças não foi bem elucidado, mas pode estar relacionado com o metabolismo da esfinganina e da esfingasina. As lesões cerebrais podem ser induzidas pela ingestão prolongada de pequenas quantidades de milho infectado, enquanto a ingestão de quantidades maiores pode produzir hepatotoxicose fatal em um período mais curto.[71,75]

Vários metabólitos de *F. moniliforme* foram identificados em alimentos associados a surtos de leucoencefalomalácia equina. Esses são fusarina C, moniliformina, ácido fusárico, 2-metoxi-4-etilfenol, fumonisina B_1 e fumonisina B_2.[72,73] Há pouquíssimas informações sobre a intoxicação por fumonisina B_2, mas a moniliformina, o ácido fusárico e o 2-metoxi-4-etilfenol não causam leucoencefalomalácia quando injetados por via intravenosa em burros. Seu papel na patogênese das lesões hepáticas da leucoencefalomalácia equina também é desconhecido. No entanto, as síndromes neurológicas e hepatotóxicas podem ser produzidas pela administração oral e intravenosa de fumonisina B_1.[72]

Diagnóstico e tratamento

O diagnóstico de leucoencefalomalácia equina foi fundamentado principalmente na observação de sinais clínicos e no histórico de exposição a milho mofado. Lesões *post mortem* típicas, caso existentes, ajudam a confirmar o diagnóstico.

As anomalias clinicopatológicas são inespecíficas e geralmente indicam algum grau de disfunção hepática. Há relato de aumento das concentrações séricas de bilirrubina, AST, GGT e LDH.[70,72,75] As anomalias do líquido cefalorraquidiano podem incluir aumento do número de células nucleadas totais e da concentração de proteínas e proteína básica de mielina.[71,75]

Há métodos analíticos para detecção de fumonisina em alimentos; aqueles com mais de 10 ppm de fumonisina B_1 não são seguros para cavalos.[74] Como a doença requer exposição bastante prolongada ao milho contaminado, amostras representativas de ração devem ser enviadas para análise. O alimento que está sendo ingerido pode não estar contaminado.

O tratamento da leucoencefalomalácia equina é, em grande parte, de suporte. Os cavalos hiperexcitáveis devem ser sedados para minimizar lesões autoinfligidas e em seus tratadores. A terapia de suporte para disfunção hepática deve ser instituída caso a lesão hepática seja evidente. Alguns cavalos podem necessitar de administração forçada de alimentos e água se ficarem incapazes de comer e beber. Manitol ou DMSO podem ser administrados para auxiliar a resolução do edema cerebral e laxantes e carvão ativado podem ser administrados para eliminar toxinas já no trato digestivo, embora sua utilidade seja provavelmente mínima porque esta doença não é uma intoxicação aguda. Os alimentos contaminados devem ser removidos imediatamente de todos os cavalos expostos, e os animais devem ser transferidos para pastos sem acesso ao milho. As medidas preventivas são o fornecimento de alimentos adequados e o armazenamento de grãos, principalmente milho, em condições que desencorajam o crescimento de fungos.

Tricotecenos

Os tricotecenos são um grupo de compostos sintetizados principalmente por *Fusarium tricinctum* e outras espécies de *Fusarium*. Apenas quatro dos aproximadamente 40 derivados de tricoteceno foram encontrados naturalmente em alimentos para animais. Esses quatro são toxina T-2, desoxinivalenol, diacetoxiscirpenol e nivalenol.[76,77] Desses, encontramos apenas um relato de intoxicação por T-2 em cavalos na literatura.[77] Esse grupo de micotoxinas causa principalmente problemas gastrintestinais em outros animais, em especial bovinos.

No surto relatado, os cavalos apresentaram sinais clínicos e anomalias laboratoriais semelhantes aos da leucoencefalomalácia equina causada pela fumonisina B_1. As lesões macroscópicas em cavalos necropsiados também foram semelhantes às observadas na leucoencefalomalácia equina. *F. tricinctum* foi isolado de todas as amostras suspeitas de ração e a toxina T-2 foi detectada em concentrações variáveis em todas as amostras examinadas. Outros metabólitos de *Fusarium* detectados nesse surto foram HT-2, verrucarina A e J e roridina A. A toxicidade desses metabólitos em grandes animais ainda não foi determinada.[77]

Chumbo

O chumbo é uma das substâncias tóxicas mais comuns na clínica veterinária (principalmente em bovinos), mas é uma rara causa de envenenamento em cavalos. Os materiais que podem servir como fonte de intoxicação por chumbo para animais são tintas à base de chumbo, massa e materiais de calafetagem, graxas, linóleo, gasolina com chumbo, solda de chumbo sólido, materiais para telhados, asfalto, baterias de automóveis descartadas e efluentes industriais que contaminam águas ou volumosos. A água do encanamento de chumbo também pode ser uma fonte de intoxicação.[53,76]

A intoxicação pode ser aguda ou crônica, dependendo da quantidade de chumbo ingerida e do tempo de ingestão. Em equinos, a intoxicação por chumbo geralmente é crônica e associada a algum tipo de contaminação do volumoso.[78,79] A folhagem próxima às fundições de chumbo tende a conter chumbo em excesso e há relatos de que gramíneas localizadas perto de rodovias movimentadas contêm altas concentrações de chumbo.[53,79] Os cavalos parecem ser muito mais sensíveis do que os bovinos à exposição prolongada a baixas doses de chumbo, mas são muito menos sensíveis do que os bovinos à exposição de curto prazo a grandes doses.[76,78] A dose letal aguda total oral de acetato de chumbo em cavalos é de 500 a 750 g, mas a ingestão de 1 a 7 mg/kg/dia durante um período de dias, semanas ou meses pode causar intoxicação crônica.[76]

Vários fatores podem influenciar a intoxicação por chumbo em equinos. Animais jovens ou desnutridos são mais suscetíveis do que aqueles mais velhos; o chumbo sólido não é tão tóxico quanto os sais mais solúveis, que são absorvidos com maior facilidade; e a exposição simultânea a chumbo e cádmio aumenta a gravidade dos sinais clínicos do envenenamento por chumbo. Além disso, o chumbo pode interagir com outros minerais, influenciando a intoxicação. Altos níveis dietéticos de cálcio diminuem a absorção gastrintestinal de chumbo.[53,76,79]

Sinais clínicos

Os sinais clínicos de intoxicação por chumbo em cavalos se devem principalmente à disfunção do nervo periférico. Os nervos motores são mais suscetíveis e a perda de percepção sensorial é mínima nos cavalos acometidos. A princípio, os cavalos acometidos podem parecer fracos ou apresentar incoordenação branda. A depressão e a perda de peso tornam-se aparentes e pioram durante a progressão da doença. Há paralisia laríngea e faríngea, disfagia, disfonia e déficits proprioceptivos. A progressão do quadro pode causar flacidez do esfíncter retal, paresia do lábio inferior e dificuldade de preensão, mastigação e deglutição. A pneumonia por aspiração decorrente de disfagia e regurgitação alimentar é comum e tremores musculares finos podem ser observados de maneira intermitente. Nas fases terminais, os cavalos podem apresentar incoordenação grave, anorexia, emaciação e paralisia faríngea e esofágica quase completa, o que impossibilita a deglutição de alimento ou água, além de convulsões. Cólicas e diarreia podem ser aparentes, mas não são comuns.[53,78,79] A progressão desses sinais de doença pode levar semanas.

O chumbo da dieta atravessa a barreira placentária e as éguas expostas de forma crônica ao chumbo no final da prenhez podem dar à luz potros prematuros ou pequenos e fracos. Esses potros têm maior risco de desenvolvimento de complicações secundárias.[78]

Fisiopatologia

O chumbo entra no corpo principalmente por ingestão. O chumbo inorgânico não consegue penetrar a pele com facilidade, mas as formas orgânicas, como o chumbo tetraetila e o chumbo tetrametila, são absorvidas pela pele. No entanto, a exposição de cavalos a compostos orgânicos de chumbo parece rara. Balas de chumbo metálico alojados nos tecidos não se dissolvem porque o pH do tecido é muito alto.[76]

O chumbo metálico e o sulfeto de chumbo são menos absorvidos do que os sais de acetato, carbonato, hidróxido, óxido e fosfato. Menos de 10% do chumbo ingerido é absorvido pelo trato gastrintestinal de adultos; no entanto, em caso de ingestão de quantidades suficientes de sais solúveis, muito mais chumbo pode passar para o sangue. Mesmo que a absorção intestinal seja ineficiente, aumentos nas concentrações de chumbo no sangue podem ocorrer 3 horas após a administração.[53,76]

Depois da absorção, grande parte do chumbo é transportada pelas membranas das hemácias, onde se liga irreversivelmente às proteínas dessas células. Muito do chumbo remanescente se liga à albumina e apenas uma pequena parte do chumbo absorvido fica realmente livre no soro. O chumbo não ligado está em equilíbrio com o chumbo ligado às hemácias e à albumina e a distribuição para vários tecidos ocorre a partir da fração livre.

Grande parte do chumbo do sangue é removida pelo fígado. Nesse órgão, acredita-se que ocorra retenção celular do chumbo por sua ligação a proteínas citoplasmáticas chamadas *metalotioneínas*. O chumbo também se acumula no córtex renal, onde fica preso como inclusões intranucleares de proteinato de chumbo nas células epiteliais tubulares. O chumbo não ligado é excretado no leite e ultrapassa a barreira placentária e barreira hematencefálica para se distribuir em muitos tecidos do corpo.[76]

O chumbo livre fica imobilizado e se liga à substância óssea, em especial na região fisária, por um mecanismo desconhecido. No entanto, o osso é considerado o "escoadouro" de chumbo e, por fim, pode conter mais de 90% da carga corporal total do mineral. A deposição de chumbo no osso é um processo lento e gradual, que requer a redistribuição do mineral de outros tecidos moles. Dessa maneira, o osso atua como um mecanismo de desintoxicação na exposição crônica a pequenas concentrações. O osso, porém, não consegue reter uma quantidade infinita de chumbo e a saturação pode provocar o aparecimento repentino dos sinais de intoxicação devido ao aumento das concentrações no sangue e nos tecidos moles após a exposição contínua.[76]

Acredita-se que a bile e as fezes sejam as vias primárias de excreção de chumbo. As fezes podem conter chumbo não absorvido e aquele que passou pela circulação êntero-hepática. As secreções gastrintestinais, inclusive as secreções pancreáticas, também podem atuar na eliminação de chumbo do corpo.[53,76]

O mecanismo de ação celular do chumbo ainda não foi elucidado. Os efeitos tóxicos conhecidos do chumbo são a inibição de grupos sulfidrila de enzimas essenciais para o metabolismo celular e a inibição da síntese de heme. O chumbo também é conhecido por diminuir as concentrações locais dos microelementos essenciais cobre, ferro e zinco. Esses microelementos têm funções importantes nas enzimas mitocondriais e a interferência do chumbo pode prejudicar a respiração celular, a fosforilação oxidativa e o complexo de ATP sintetase.[76]

Acredita-se que a neuropatia periférica associada à intoxicação por chumbo em cavalos seja causada pela desmielinização segmentar do nervo periférico, que impede a condução do impulso nervoso e contribui para os sinais clínicos observados. Especula-se que os efeitos metabólicos inibidores do chumbo sejam responsáveis pela desmielinização.[76,78]

O chumbo é conhecido por danificar a barreira hematencefálica e as células endoteliais capilares, o que causa edema e hemorragia cerebral. Além disso, a barreira hematencefálica danificada pode permitir a entrada de solutos citotóxicos na substância cerebral.[76] Não se sabe se esses mecanismos têm algum efeito importante no desenvolvimento dos sinais clínicos observados em equinos.

A inibição da síntese do heme é um aspecto importante da intoxicação por chumbo em várias espécies animais. Esse mecanismo patológico também ocorre em equinos, mas seu significado na progressão geral da doença é limitado. A interferência no metabolismo do heme e a alteração funcional de outras proteínas eritrocitárias reduzem a meia-vida das hemácias, o que pode provocar anemia normocrômica normocítica, que é geralmente marginal nos cavalos acometidos (hematócrito entre 25 e 30%).[78,79] A anemia também pode ser acompanhada por hemácias nucleadas e corpúsculos de Howell-Jolly no sangue periférico.[79]

Duas enzimas na via de síntese do heme particularmente suscetíveis ao chumbo são ácido δ-aminolevulínico desidratase (ALA desidratase) e ferroquelatase. A inibição da ALA desidratase reduz os níveis de porfobilinogênio nas hemácias e provoca acúmulo de ALA desidratase, que é excretada na urina. A interferência com a ALA desidratase também pode ser parcialmente responsável pelos danos cerebrais associados à intoxicação por chumbo em algumas espécies. A inibição da ferroquelatase limita a formação de heme a partir da protoporfirina, o que provoca acúmulo de porfirinas não metabolizadas. Essas moléculas são a protoporfirina I, que é retida nas hemácias; as uroporfirinas, que são excretadas na urina; e as coproporfirinas, que são excretadas nas fezes. O chumbo também interfere na atividade 5'-nucleotidase específica da pirimidina, o que é responsável pelo pontilhado basofílico nas hemácias afetadas.[53]

Outra implicação importante da intoxicação por chumbo é a possível imunossupressão decorrente de sua ação nas respostas imunes humorais e celulares.[53,76]

Diagnóstico e tratamento

A confirmação da suspeita de envenenamento por chumbo é baseada na determinação das concentrações de chumbo no sangue ou nos tecidos. Os níveis sanguíneos de 0,3 ppm ou mais são diagnósticos em cavalos com sinais clínicos, mas não refletem a gravidade do envenenamento.[78,79] Concentrações de chumbo acima de 5 ppm no fígado e rim e 30 ppm nos ossos são consideradas diagnósticas de intoxicação em equinos.[76]

Nos casos de intoxicação crônica, no entanto, os valores de chumbo no sangue podem estar dentro da faixa de referência. Em tais casos, o diagnóstico de intoxicação pode ser auxiliado pela administração de ácido etilenodiamino tetra-acético (EDTA) dissódico de cálcio, que quela o chumbo nas reservas ósseas e aumenta a concentração de chumbo no sangue. Os complexos solúveis de chumbo são então excretados na urina, com um aumento resultante de muitas vezes na concentração urinária de chumbo poucas horas após a administração de EDTA.[53,76,77] A dose recomendada de EDTA dissódico de cálcio é 75 mg/kg IV.[53]

Dentre as aberrações clinicopatológicas, estão o aumento das concentrações eritrocitárias de ALA e porfirinas e diminuição da atividade da ALA desidratase eritrocitária. Há maiores quantidades de coproporfirinas, uroporfirinas e ácido aminolevulínico na urina, mas a determinação de ALA desidratase eritrocitária é considerada mais diagnóstica em comparação à concentração urinária de ALA desidratase.[53,76,78] O aumento da concentração sanguínea de zinco protoporfirina também foi documentado em um cavalo acometido.[80] De modo geral, essas análises não são executadas rotineiramente por laboratórios de diagnóstico veterinário.

As anomalias hematológicas em cavalos acometidos são a anemia marginal frequentemente acompanhada por metarubricitos e corpúsculos de Howell-Jolly no sangue periférico.[53,79] Anisocitose, poiquilocitose, hipocromasia, policromasia e pontilhado basofílico também podem ser observados. Essas alterações são sugestivas, mas não patognomônicas, da intoxicação por chumbo em equinos.[53] A concentração de chumbo no solo e nos volumosos também pode ser determinada. O envenenamento de cavalos foi associado a níveis de chumbo acima de 300 ppm no volumoso.[53,78]

O tratamento deve incluir a eliminação imediata da fonte de chumbo, se possível, e o início imediato da terapia de quelação. O EDTA dissódico de cálcio é o quelante de escolha; quela o chumbo ósseo, mas não o chumbo ligado ao tecido. O chumbo quelado então se torna solúvel e é excretado pelo rim. Os estoques ósseos insaturados se reequilibram com o chumbo nos tecidos moles. O EDTA dissódico de cálcio pode ser administrado por infusão intravenosa lenta na dose de 75 mg/kg de peso corporal diariamente durante 3 a 5 dias. Um período de 2 dias sem tratamento permite o reequilíbrio entre tecido mole e osso e, em seguida, o tratamento é dado por mais 5 dias, se necessário. Um esquema alternativo é a administração de 110 mg/kg IV, 2 vezes/dia, durante 2 dias. Depois de um período de 2 dias sem tratamento, esse mesmo esquema pode ser repetido. A seguir, a decisão de continuar a terapia com EDTA deve ser baseada nas concentrações de chumbo no sangue e nos exames de função renal pós-tratamento.[53]

A terapia adicional deve incluir suporte nutricional e hídrico. Embora a administração de tiamina tenha sido defendida com a terapia de quelação em animais de pequeno porte e ruminantes,[53] sua eficácia em cavalos com intoxicação por chumbo não foi investigada. A suplementação dietética de cálcio ou sulfato de sódio-magnésio pode ter alguns efeitos benéficos, ajudando a reduzir a absorção gastrintestinal de chumbo.

Os métodos que visam reduzir a exposição ao chumbo e prevenir a intoxicação são o corte apropriado e o descarte de volumoso contaminado, cultivo ou queima de restolho e adição de cal ao solo.[78] O uso de alfafa como volumoso também pode ser benéfico, talvez devido ao alto teor de cálcio na alfafa, já que esse alimento dificulta a produção experimental da intoxicação equina; além disso, o maior teor de cálcio dietético diminui a absorção gastrintestinal de chumbo.[53,78]

Intoxicações que causam sinais relacionados aos sistemas cardiovascular e hemolinfático

Certas plantas e ionóforos são as causas mais frequentes de problemas cardíacos em equinos. Manifestações associadas à hemólise e anemia também podem ser observadas.

PLANTAS

Oleandro (*Nerium* spp.)

Sinais clínicos

De acordo com a maioria das pesquisas, a morte súbita é o sinal mais comum atribuído ao envenenamento por oleandro. Alguns relatos sugerem que cavalos acometidos apresentam letargia, inapetência e sinais ocasionais de dor abdominal.[81,82] Diarreia profusa, aquosa, catarral ou com sangue também pode ocorrer algumas horas após a ingestão.[83] Irregularidades cardíacas, inclusive bradicardia e taquicardia alternadas, podem ser acompanhadas por diversas arritmias.[83,84] Os membros do cavalo podem parecer frios ao toque e as mucosas podem ser pálidas. Sudorese profusa e espasmos musculares são seguidos de fraqueza e morte. A morte pode ocorrer menos de 12 horas após a ingestão. Problemas semelhantes são associados à exposição à dedaleira (*Digitalis* spp.), outra planta que contém o glicosídeo cardenolídeo.

A planta verde é aparentemente intragável para os cavalos. A maioria das intoxicações ocorre pela incorporação de folhas a cortes de gramíneas que são oferecidos aos cavalos. A secagem não afeta a toxicidade das folhas; assim, as folhas incorporadas ao feno também podem ser tóxicas. De acordo com relatos, a dose de oleandro verde de 0,005% do peso corpóral é letal.[81]

Fisiopatologia

O oleandro comum contém vários glicosídeos cardíacos, que são encontrados em todas as partes da planta.[81,83,85] Esses glicosídeos (oleandrina, digitoxigenina, neriína, folinerina, rosagenina) inibem o sistema Na^+, K^+-adenosina trifosfatase (ATPase), o que causa hiperpotassemia, anomalias de condução e arritmias ventriculares. Não se sabe exatamente quais glicosídeos ou metabólitos provocam anomalias específicas devido à farmacocinética indefinida dessas moléculas.[85]

Diagnóstico e tratamento

A exposição à planta e os sinais clínicos mencionados devem levar à suspeita de intoxicação por oleandro. A rapidez do aparecimento dos sinais clínicos ou a descoberta de animais mortos pode impedir qualquer tratamento efetivo. A terapia sintomática deve ser instituída nos animais com suspeita de intoxicação. Medidas de descontaminação, como evacuação do trato intestinal com laxantes e enemas, podem ser úteis. Atropina e propranolol são recomendados, mas devem ser usados com extremo cuidado.[83,84] Líquidos com cálcio não devem ser usados porque podem aumentar os efeitos do glicosídeo no miocárdio.[81] As alterações *post mortem* podem incluir gastrenterite, necrose miocárdica focal e necrose renal.

Raiz-de-cobra-branca (*Eupatorium rugosum*) e *Isocoma wrightii*

Casos de intoxicação por raiz-de-cobra-branca foram relatados principalmente na metade oriental dos EUA, de Michigan ao sul ao Alabama e ao leste.[86] O princípio tóxico é o tremetol, um álcool lipossolúvel e de alto peso molecular.[86,87] O envenenamento por tremetol é mais prevalente em anos secos ou quando os pastos são de má qualidade. A toxina é excretada de forma lenta e, portanto, tende a se acumular. Por causa desse efeito cumulativo, pequenas doses repetidas podem provocar intoxicação, assim como uma única exposição maior à planta. A quantidade total de planta verde entre 1 e 10% do peso corporal pode ser letal para cavalos.[86] O princípio tóxico continua na planta seca após o congelamento.[88] No sudoeste dos EUA, *Isocoma wrightii* é a fonte de tremetol e a ingestão dessa planta produz a mesma síndrome clínica da intoxicação por raiz-de-cobra-branca.

Sinais clínicos

Depressão, marcha rígida com cruzamento frequente dos membros posteriores e sudorese abundante e irregular parecem ser os sinais mais profundos de intoxicação por tremetol. Outros achados observados com menor frequência são tremores musculares, principalmente dos ombros e membros, respiração difícil ou superficial, temperatura corporal normal a subnormal, dilatação pupilar, arritmia cardíaca e urina de cor escura.[86,88]

O tempo de aparecimento dos sinais é bastante variável, de menos de 2 dias a até 3 semanas após a última exposição à planta. A maioria dos cavalos com sinais clínicos morre. A recuperação é rara e geralmente prolongada e incompleta. No entanto, há um relato de dois cavalos que aparentemente se recuperaram por completo da suspeita de intoxicação por tremetol.[86] De modo geral, a morte ocorre em 1 a 3 dias após o aparecimento dos sinais clínicos.[86]

As anomalias laboratoriais observadas são hematúria, hemoglobinúria e proteinúria, elevações brandas na atividade sérica de fosfatase alcalina, alta concentração de AST e elevação significativa da atividade sérica de CK. Acidose, hiperglicemia e glicosúria também foram documentadas.[86,88]

Os achados *post mortem* são principalmente degeneração tubular renal branda e necrose, colite não supurativa, congestão pulmonar, aumento da quantidade de líquido pleural e peritoneal e alterações vacuolares centrolobulares moderadas a graves no fígado. Outros achados significativos são pericardite e degeneração e necrose miocárdica extensa e irregular. Hemorragia epicárdica extensa e minúscula também foi relatada.[86,88] Um relato de caso também descreveu degeneração multifocal moderada do músculo esquelético.[86]

Fisiopatologia

O mecanismo pelo qual o tremetol causa as lesões e sinais mencionados ainda não foi elucidado.

Diagnóstico e tratamento

O diagnóstico de intoxicação por tremetol é fundamentado na observação dos sinais clínicos descritos e anomalias clínico-patológicas concomitantes. Além disso, evidências de exposição dos cavalos às plantas devem estar presentes e, quando disponíveis, os achados de necropsia devem ser compatíveis com aqueles descritos para a intoxicação por tremetol. A detecção de tremetol em amostras suspeitas não é realizada de forma rotineira, mas pode ser solicitada.[86]

O tratamento é sintomático. Seu objetivo principal é a remoção imediata da exposição às plantas e o oferecimento de cuidados de suporte. O trato gastrintestinal deve ser evacuado com laxantes, como óleo mineral. O carvão ativado também foi sugerido como benéfico na remoção da toxina.[88] Com base nas anomalias histopatológicas observadas, a diurese volumétrica parece apropriada e as concentrações de eletrólitos e o equilíbrio acidobásico devem ser mantidos em valores normais. Todos os cavalos acometidos devem receber volumoso adequado e bastante água doce.

Bordo (*Acer* spp.)

Várias espécies de bordo foram documentadas como causadoras de hemólise em cavalos; no entanto, devido à sua ampla distribuição, o bordo vermelho é a espécie mais identificada. Todos os bordos devem ser considerados um risco possível para equídeos. A intoxicação do cavalo por folhas da árvore de bordo vermelho é um distúrbio sazonal que ocorre durante os meses de verão e outono, principalmente no leste dos EUA.[89,90] Folhas frescas parecem não representar problemas para os equinos, mas folhas murchas ou secas são tóxicas e o congelamento noturno e o armazenamento de folhas secas por 30 dias não alteram sua toxicidade.[91] Experimentalmente, as folhas secas são tóxicas quando administradas em dose de 1,5 mg/kg de peso corporal.[90,91] Acredita-se que as toxinas existentes nas folhas do bordo vermelho sejam galotaninos e ácido gálico, que são convertidos no intestino equino em pirogalol. A síndrome clínica é composta por anemia hemolítica aguda com metemoglobinemia e produção de corpos de Heinz.[89-92] A intoxicação por bordo vermelho foi identificada em cavalos[92] e zebras-de-Grevy;[93] os cavalos ingerem as folhas mesmo na presença de outro volumoso adequado. Burros e mulas devem ser considerados suscetíveis aos efeitos tóxicos do bordo.

Sinais clínicos

Os sinais de intoxicação geralmente começam até 48 horas após a ingestão. Há início agudo de letargia, anorexia, fraqueza e depressão. O aumento da frequência cardíaca e da frequência respiratória é típico e não há febre. Duas características importantes observadas na maioria dos cavalos acometidos são a presença óbvia de mucosas ictéricas, pálidas ou amarronzadas e a coloração acastanhada do sangue e da urina. Muitos cavalos parecem cianóticos e petéquias em mucosas foram relatadas. Sinais de insuficiência renal aguda secundária também foram documentados.[92] A morte geralmente ocorre 3 a 7 dias após a ingestão.[89-92] A taxa de mortalidade em casos experimentais e de ocorrência natural é de aproximadamente 60%.[94,94a]

Os sinais anteriormente mencionados são representativos de casos naturais de intoxicação. Em um estudo experimental, entretanto, dois padrões de intoxicação foram observados. Um grupo de pôneis que receberam folhas secas acumuladas antes de 15 de setembro exibiu sinais da síndrome hemolítica típica e morreu 3 a 5 dias depois. Pôneis que receberam folhas coletadas após 15 de setembro morreram em 18 horas após a administração e apresentaram apenas sinais clínicos de cianose e depressão.[91] A razão para essa disparidade de sinais não foi relatada.

Fisiopatologia

A síndrome clínica é relacionada ao dano agudo às hemácias, o que produz uma anemia hemolítica aguda com metemoglobinemia e produção de corpos de Heinz. O mecanismo de dano às hemácias não foi determinado, mas essas anomalias hematológicas são características de um oxidante.[90-92] O ácido gálico e os taninos foram implicados como possíveis compostos tóxicos nas folhas do bordo vermelho.[94b]

Os corpos de Heinz são precipitados intracelulares de hemoglobina oxidada e decorrentes de lesão oxidante nas hemácias. Danificam a membrana eritrocitária e causam hemólise intravascular e extravascular. A hemólise intravascular se deve à alteração das funções da membrana das hemácias relacionadas ao transporte ativo e passivo de íons. A hiperpermeabilidade altera o gradiente osmótico da hemácia e provoca sua ruptura. A hemólise extravascular ocorre quando as hemácias danificadas são removidas da circulação pelas células do sistema reticuloendotelial.[89,90,92]

A metemoglobina se deve à oxidação da forma ferrosa do ferro da hemoglobina em forma férrica. Uma certa oxidação direta da hemoglobina em metemoglobina ocorre de forma natural, mas as hemácias são capazes de reduzir a metemoglobina de volta em hemoglobina. A produção excessiva de metemoglobina ocorre em condições de estresse oxidativo excessivo ou prejuízo da redução da metemoglobina.[89,91] Embora a metemoglobina em si não cause hemólise, é incapaz de transportar oxigênio e, portanto, contribui para a hipoxia. Em quantidades suficientes, a metemoglobina confere uma coloração marrom ao sangue periférico e às mucosas.

Diagnóstico e tratamento

A intoxicação por folha de bordo ocorre em condições bastante específicas, mas é caracterizada pelo início agudo de anemia hemolítica com metemoglobinemia e produção de corpos de Heinz. Os sinais e condições clínicas típicas de intoxicação por folha de bordo devem ser observados antes do estabelecimento do diagnóstico.

As anomalias hematológicas observadas em cavalos acometidos são anemia moderada a grave (hematócrito inferior a 10% em cavalos em estado grave), hemoglobinemia, metemoglobinemia, corpos de Heinz, anisocitose, hiperbilirrubinemia e aumento da fragilidade eritrocitária. A bioquímica sérica pode revelar depleção eritrocitária de glutationa reduzida e aumento das concentrações séricas de LDH, creatina fosfoquinase, AST e sorbitol desidrogenase.[89-92] Hipercalcemia transitória foi observada em alguns cavalos[89] e aumentos nas concentrações de ureia e creatinina são esperados em cavalos com insulto renal significativo secundário à hemólise.[92] A urinálise pode indicar vários graus de hemoglobinúria, hematúria, bilirrubinúria e proteinúria.[89-91]

O tratamento de cavalos acometidos é principalmente sintomático. A exposição às folhas do bordo vermelho deve ser eliminada imediatamente e os cavalos acometidos devem ser mantidos em um ambiente calmo e tranquilo. A oxigenoterapia pode ser benéfica em alguns casos e transfusões de sangue podem ser administradas a indivíduos em estado graves.

A administração balanceada de líquidos é importante para manter a função renal e auxiliar a diurese, já que os cavalos acometidos são bastante suscetíveis ao desenvolvimento de nefrose por hemoglobina e insuficiência renal aguda. Os parâmetros eletrolíticos e acidobásicos devem ser monitorados e as anomalias são corrigidas conforme necessário. A insuficiência renal aguda deve ser tratada da maneira adequada.

Outras terapias sintomáticas sugeridas são intubação nasogástrica com carvão ativado para auxiliar a ligação à(s) toxina(s); dexametasona para ajudar a estabilizar as membranas das hemácias e diminuir a fagocitose das células danificadas; e administração de ácido ascórbico (30 mg/kg) IV 2 vezes/dia para redução do dano oxidativo às hemácias. Não se sabe se a dexametasona aumenta o risco de laminite em cavalos acometidos e a eficácia do ácido ascórbico é questionável.[94] Um estudo associou o tratamento com dexametasona ao aumento do risco de morte.[94a]

A doença é prevenida evitando a exposição de cavalos às folhas secas de bordo.

Cebola (*Allium* spp.)

A intoxicação por cebola em cavalos é um evento raro e ocorre quando os animais são alimentados com grandes quantidades de cebolas descartadas (de fazendas comerciais) ou são forçados a comer cebolas selvagens por causa da inadequação do volumoso à disposição. Os cavalos parecem evitar essas plantas caso recebam volumoso de boa qualidade.[95,96] Os princípios tóxicos das cebolas, dissulfeto de *n*-propila e sulfóxido, afetam apenas as hemácias circulantes e causam lesão oxidativa, com formação de corpos de Heinz e subsequente desenvolvimento de anemia hemolítica. Cavalos em estado grave sucumbem à intoxicação por cebola por causa da anemia grave ou insuficiência renal secundária à nefropatia hipóxica.

Os sinais clínicos, os achados laboratoriais e a patogênese da anemia são semelhantes aos da intoxicação por folha de bordo, à exceção de que a formação de metemoglobina não parece ser tão pronunciada na intoxicação por cebolas. As carcaças de cavalos que morrem devido a essa intoxicação podem apresentar odor de cebola à necropsia.[95]

Os cavalos acometidos podem se recuperar em caso de remoção da fonte de cebola e se a anemia não for grave. O tratamento é principalmente sintomático e deve incluir a remoção da fonte de cebolas e o fornecimento de volumoso adequado. Os hematínicos têm pouco valor, mas a oxigenoterapia e as transfusões de sangue podem ser indicadas em animais em estado mais grave.

A manutenção da função renal é importantíssima porque os cavalos acometidos são suscetíveis ao desenvolvimento de nefropatia hipóxica secundária. Líquidos balanceados devem ser administrados para promover a diurese e corrigir as anomalias eletrolíticas e acidobásicas. Diuréticos devem ser usados com cautela, mas podem ser valiosos em equinos com sobrecarga volumétrica.

Teixo (*Taxus* spp.)

Existem teixos nativos e ornamentais em todo o hemisfério norte; mas, de longe, a grande maioria das intoxicações em cavalos é relacionada ao consumo acidental de arbustos ornamentais. Teixos são arbustos perenes comumente usados em paisagismo ao redor de casas e propriedades. Os cavalos podem ser expostos ao ingerir a planta diretamente, seja por meio de acesso acidental aos arbustos ou aparas ou oferecimento por vizinhos bem-intencionados. Essas plantas são populares em paisagismo porque continuam verdes durante todo o ano e requerem pouca manutenção além de cortes ocasionais.

Fisiopatologia

Todas as partes da planta são tóxicas (exceto o arilo carnudo vermelho que cerca a semente) e a secagem não influencia a toxicidade. Acredita-se que as taxinas cardiotóxicas interfiram na condução cardíaca atrioventricular e causem bloqueio cardíaco, talvez por inibição das correntes de sódio e cálcio nas células cardíacas e/ou efeitos nos canais de potássio.[97] Essa inibição diminui a taxa de contração ventricular, além de diversas arritmias cardíacas e morte por parada cardíaca na diástole.[97]

Sinais clínicos

Os cavalos podem entrar em colapso de forma abrupta e morrer, com pouco ou nenhum sinal premonitório. Às vezes, cavalos morrem com material vegetal na cavidade oral. O colapso e a morte podem ocorrer poucos minutos após a ingestão de uma dose letal (aproximadamente 0,1 a 0,5% do peso corporal). Às vezes, fraqueza, tremores, ataxia e dispneia podem ser observados imediatamente antes do colapso e da morte. Em muitos casos, os cavalos são encontrados mortos.

Diagnóstico e tratamento

O diagnóstico depende muito da identificação do material vegetal na boca ou no conteúdo do estômago e vários laboratórios de diagnóstico podem detectar os alcaloides taxinos. Microscopicamente, há áreas de necrose multifocal no tecido cardíaco, principalmente nos ventrículos e nos músculos papilares. Lesões semelhantes foram relatadas em bovinos expostos a teixo japonês.[98]

O tratamento é raramente possível devido ao início agudo dos sinais clínicos, colapso e morte. A evacuação e a descontaminação do conteúdo gastrintestinal com óleo mineral e carvão ativado são apropriadas, assim como cuidados básicos sintomáticos e de suporte, caso o animal sobreviva ao insulto inicial. Bezerros que sobreviveram a uma exposição não letal a teixo morreram vários dias depois e apresentaram alterações histológicas de fibrose miocárdica.[99] É possível que o mesmo aconteça em cavalos.

AGENTES DIVERSOS

Derivados de cumarina

A cumarina é normalmente encontrada em algumas espécies de trevo doce e não tem ação anticoagulante. No entanto, certos bolores existentes na planta podem converter cumarina em dicumarol; daí o termo *envenenamento por trevo doce e mofado*. O dicumarol também foi detectado na erva-de-cheiro (também chamada de erva-santa, amargoso e feno-de-cheiro; *Anthoxanthum odoratum*). Os derivados cumarínicos são bastante usados como anticoagulantes; a bisidroxicumarina (dicumarol) e a 3-(α-acetonilbenzil)-4-hidroxicumarina (varfarina sódica) foram os primeiros anticoagulantes orais desenvolvidos a partir da cumarina.[87] Esses compostos de primeira geração são usados terapeuticamente como anticoagulantes e rodenticidas. Vários anticoagulantes são comercializados, representando compostos de primeira e segunda geração. Em cavalos, a varfarina foi usada no tratamento de distúrbios trombóticos, como tromboflebite, e da doença navicular.[100,101] Os cavalos podem apresentar sinais de intoxicação durante o tratamento com varfarina caso a concentração terapêutica seja excedida. A exposição de cavalos a anticoagulantes usados como rodenticidas em torno de edifícios ou áreas de armazenamento de alimentos é rara, mas pode ocorrer. Rodenticidas anticoagulantes de segunda geração (p. ex., brodifacum e bromadiolona) foram desenvolvidos por causa da resistência adquirida de roedores aos compostos de primeira geração. Como não existem indicações para o uso de brodifacum como medicamento veterinário ou humano, a intoxicação é causada por ingestão acidental.[102] As doses tóxicas exatas para cavalos não foram determinadas.

Sinais clínicos

Os sinais clínicos de intoxicação por anticoagulantes são principalmente os de uma diátese hemorrágica. O início dos sinais é geralmente agudo e há hematomas, epistaxe, anemia, fraqueza, palidez ou equimoses das mucosas. Hematúria e melena podem ser observadas; além disso, a hemorragia em vários compartimentos corporais pode causar sinais secundários devido à disfunção do órgão ou tecido acometido. Ocasionalmente, os animais são encontrados mortos.[103] Múltiplas doses fracionadas de compostos de primeira geração administradas ao longo de vários dias podem ser mais tóxicas para cavalos do que uma única dose maior.[100] O brodifacum, porém, difere da varfarina porque uma única dose oral pode causar doença e até ser letal (DL_{50} estimada de 1 a 2 kg por cavalo adulto).[102,104]

O aparecimento dos sinais clínicos é tardio. Em um modelo experimental, o efeito hipotrombogênico da anticoagulação com varfarina foi observado 60 horas após uma dose aguda.[105] Esse efeito persistiu por cerca de 30 horas. O efeito do brodifacum, entretanto, é muito mais longo e pode persistir por semanas, apesar de sua meia-vida de 1,22 dia.[102] Em um estudo experimental, cavalos que receberam uma dose única de brodifacum (0,125 mg/kg de massa corporal) apresentaram aumento do tempo de tromboplastina parcial ativada (TTPA) às 24 horas e do tempo de protrombina (TP) em uma fase 48 horas após a exposição. Esses valores voltaram aos níveis basais no dia 12. No entanto, em dois cavalos, os tempos de coagulação só voltaram ao normal depois de 23 dias. Nesses cavalos, a concentração plasmática máxima de brodifacum foi observada 2 a 3 horas após a administração oral. Além disso, quatro dos seis cavalos do experimento apresentaram sinais clínicos de depressão, anorexia e perda de peso.[104]

Fisiopatologia

A varfarina é rapidamente absorvida pelo trato gastrintestinal, mas também pode ser administrada por via intravenosa para fins terapêuticos.[87,100] Uma vez absorvida, a varfarina liga-se fortemente (mais de 90%) às proteínas plasmáticas e parte é armazenada no fígado.[87,100,105] O grau de ligação do anticoagulante à proteína não é conhecido em equinos, mas pode ser semelhante ao de outras espécies.[102] A varfarina é hidroxilada pelas enzimas hepáticas em compostos inativos que são eliminados pelo rim. Os metabólitos não têm efeito anticoagulante[87] e a meia-vida biológica da varfarina em equinos é de aproximadamente 13 horas.[102] As cumarinas também atravessam a placenta e são secretadas no leite.[87]

A ligação da varfarina às proteínas é reversível e a molécula farmacologicamente inativa ligada à proteína atua como reservatório. A porção não ligada continua em níveis razoavelmente constantes no plasma.[87,100]

Vários fatores podem influenciar a quantidade de varfarina livre no soro. Fármacos ligados a proteínas, como fenilbutazona, hidrato de cloral e sulfonamidas, podem aumentar a intoxicação por varfarina, deslocando a molécula dos sítios proteicos. Isso aumenta a razão de fármaco em forma livre que, então, é capaz de exercer seu efeito farmacológico.[87,103] Os corticosteroides e a tiroxina podem diminuir a dose terapêutica de varfarina, aumentando o catabolismo do fator de coagulação e a afinidade do sítio do receptor.[100]

Certos fatores fisiológicos também podem aumentar a intoxicação por varfarina. A hipoalbuminemia pode reduzir o número de sítios de ligação à disposição, aumentando assim a quantidade de fármaco livre. A disfunção hepática pode impedir o metabolismo dos anticoagulantes e as baixas quantidades de vitamina K na dieta podem predispor à intoxicação.[87]

Alguns medicamentos reduzem a resposta terapêutica a uma determinada dose de varfarina. Barbitúricos, rifampicina e cloranfenicol induzem a atividade das enzimas microssomais hepáticas, acelerando o metabolismo da varfarina. A interrupção da administração desses fármacos durante o tratamento com varfarina pode causar intoxicação.[87,100] Da mesma maneira, a ingestão excessiva de vitamina K ou sua administração pode reduzir ou inibir os efeitos anticoagulantes da varfarina.[100]

A varfarina atua como anticoagulante por inibir a produção dos fatores de coagulação II, VII, IX e X, que são dependentes da vitamina K. A vitamina K é um cofator na síntese dos fatores de coagulação II, VII, IX e X e atua em todos os precursores dessas moléculas para converter resíduos de glutamil em resíduos de γ-carboxiglutamil. Durante esse processo de carboxilação, a vitamina K_1 é convertida em vitamina K_1 2,3-epóxido, um metabólito inativo. Esse epóxido retorna à forma de vitamina K_1 ativa pela ação da enzima microssomal vitamina K_1 epóxido redutase. Os anticoagulantes cumarínicos inibem a vitamina K_1 epóxido redutase, criando, assim, uma deficiência de vitamina K_1. Isso diminui a produção e causa deficiência dos fatores de coagulação dependentes da vitamina K.[85] O início tardio da ação dos anticoagulantes derivados da cumarina deve-se a essa inibição da síntese do fator de coagulação, e não a um efeito direto no mecanismo de coagulação em si.

Os vários fatores de coagulação do sangue têm diferentes meias-vidas plasmáticas. O fator VII tem meia-vida mais curta do que os outros fatores de coagulação; assim, a primeira indicação laboratorial de intoxicação anticoagulante é o aumento de TP. À medida que os outros fatores de coagulação se esgotam, o TTPA também aumenta.[100] Os cavalos submetidos a tratamento com varfarina devem ser monitorados quanto ao desenvolvimento de anomalias de coagulação. O aumento de TP em 1,5 a 2 vezes o valor basal foi sugerido como intervalo efetivo de anticoagulação. No entanto, alguns cavalos mantidos nessa faixa podem apresentar sinais de hemorragia.[101] Na verdade, relatos em equinos sugerem que o fator IX pode ser eliminado da circulação com maior rapidez do que o fator VII, indicando que o TTPA seria o ensaio de coagulação mais sensível após a exposição desses animais a anticoagulantes.[102]

Diagnóstico e tratamento

O diagnóstico da intoxicação por varfarina ou outro anticoagulante derivado da cumarina é fundamentado na exposição ao composto, presença de diátese hemorrágica e aumento de

TTPA e TP. O número de plaquetas, a concentração de fibrinogênio e do produto de degradação da fibrina (FDP) e a atividade da antitrombina III continuam dentro de suas respectivas faixas normais.[100,101] No entanto, 50% dos cães expostos a doses tóxicas de rodenticidas anticoagulantes apresentam aumento de fibrinogênio e FDPs.

Sangue, conteúdo hepático, estomacal e intestinal e fezes podem ser submetidos à análise para detecção de resíduos de anticoagulantes. As amostras devem ser congeladas para transporte para o laboratório.[103,105]

Em cavalos intoxicados por varfarina, a interrupção do tratamento com o fármaco ou sua remoção do meio ambiente é de importância primária. O óleo mineral pode ser usado para aumentar a excreção fecal de qualquer tipo de varfarina ingerido por via oral. A vitamina K_1 deve ser administrada em dose de 300 a 500 mg por via subcutânea a cada 4 a 6 horas até que o TTPA e o TP retornem aos seus valores basais (de modo geral, em 5 a 7 dias). Depois disso, o TTPA e o TP devem ser monitorados diariamente por 3 a 4 dias para assegurar a estabilidade. A via subcutânea de administração de vitamina K_1 é preferível devido à possibilidade de reações adversas após a injeção intravenosa ou intramuscular. A injeção intravenosa de vitamina K_1 pode causar inquietação transitória, taquipneia, taquicardia, sudorese e reações anafiláticas.[106,107]

A administração intramuscular de vitamina K_1 é associada a tempos de resposta erráticos e, portanto, pode ser inadequada em um paciente com hemorragia.[106] Doses alternativas de vitamina K_1 são 0,3 a 0,5 mg/kg por via intravenosa; uma dose superior a 0,5 mg/kgpor via intravenosa foi sugerida para inibir a atividade da cumarina por vários dias.[100] Se a via intravenosa for escolhida, a vitamina K_1 deve ser diluída em dextrose a 5% ou soro fisiológico e administrada de forma lenta.[103]

Em cavalos intoxicados com rodenticidas anticoagulantes de longa ação, o tratamento com vitamina K_1 pode ser necessário por 2 a 4 semanas ou até que o estado de coagulação seja normalizado, 2 a 3 dias após a última dose administrada. Os cavalos acometidos receberam vitamina K_1 (2,5 mg/kg) por via subcutânea a cada 12 horas por 36 horas e, em seguida, por via oral duas vezes ao dia.[102]

Se o sangramento for grave, sangue ou plasma fresco administrado por via intravenosa pode ser necessário para controlar a hemorragia e ajudar a correção da hipovolemia. Outras medidas de suporte, como uso de faixas e manutenção do animal em um ambiente tranquilo, podem ser úteis. O feno de alfafa pode ser uma fonte natural de vitamina K_1.[102] A disfunção orgânica induzida por hemorragia e hipoxia deve ser tratada como adequado. O prognóstico para cavalos intoxicados com compostos anticoagulantes é bom em caso de identificação precoce e instituição da terapia apropriada. Nos pacientes sintomáticos, o prognóstico depende muito da gravidade, local e extensão da perda de sangue.

Para prevenir a intoxicação por varfarina, a exposição ao produto deve ser minimizada; além disso, o uso terapêutico do medicamento em equinos precisa ser monitorado com cuidado. As contraindicações ao seu uso são qualquer sugestão clínica ou laboratorial de doença hepática, hipoproteinemia ou outra doença que possa aumentar o risco de intoxicação. O médico deve avaliar o uso concomitante de outros medicamentos que podem influenciar o desenvolvimento de intoxicação e reavaliar a dose de varfarina em caso de alteração de outros medicamentos concomitantes. Além disso, a possibilidade de lesão traumática em cavalos submetidos à terapia com varfarina deve ser minimizada.

Dimetilsulfóxido

O dimetilsulfóxido (DMSO), um subproduto da indústria do papel, é um líquido incolor originalmente usado como solvente industrial. É um composto polar que se mistura facilmente com álcool etílico e muitos solventes orgânicos; é extremamente higroscópico e pode absorver mais de 70% do seu peso em água do ar. O DMSO apresenta certa atividade antimicrobiana e antifúngica, mas seu principal uso terapêutico é como anti-inflamatório e agente de transporte transdérmico.[108] Recentemente, o DMSO foi usado como diurético e teve resultados promissores no tratamento do traumatismo agudo de crânio e medula espinal.[108,109]

A toxicidade sistêmica do DMSO é considerada baixa e seu maior potencial tóxico parece decorrente de sua combinação a outros agentes.[110] No entanto, em um estudo experimental, a infusão rápida de DMSO em concentrações de 20 a 40% causou hemólise, hemoglobinúria, diarreia, tremores musculares e sinais de cólica em alguns cavalos.[111] A DL_{50} do DMSO não foi estabelecida em equinos, mas, como dose intravenosa única, varia entre 2,5 e 9,0 g/kg em várias espécies animais.[110] A dose de 1 g/kg IV foi sugerida para uso em equinos. Essa dose deve ser diluída em solução a 10 a 20% e administrada por via intravenosa de forma lenta.[109,110]

O DMSO produz hemólise quando administrado por via intravenosa em concentrações de 20 a 50% ou mais.[108-110] A hemólise grave pode predispor os cavalos ao desenvolvimento de nefrose hipóxica. Concentrações de 10% ou menos são consideradas adequadas para injeção intravenosa em equinos.[108,109,111] Além disso, o aumento da adesão de leucócitos e a precipitação de fibrinogênio foram relatados após a administração de concentrações acima de 50%.[108]

O DMSO é um inibidor brando da colinesterase e seu uso concomitante com organofosforados ou outros inibidores da colinesterase não é recomendado.[108,110] O DMSO também é conhecido por induzir a liberação de histamina dos mastócitos, mas o significado desse fenômeno não foi esclarecido.[110]

A aplicação tópica de DMSO pode causar reações cutâneas. Graus variáveis de eritema, prurido, ressecamento, endurecimento e descamação da pele normal podem ser evidentes. Essas reações geralmente são autolimitadas e tendem a diminuir com aplicações repetidas.[110]

O maior risco de intoxicação por DMSO é provavelmente uma consequência do seu uso concomitante com outros agentes tóxicos ou potencialmente tóxicos. O DMSO pode auxiliar o transporte de vários compostos tóxicos pela pele, induzindo, assim, a intoxicação pelo agente transportado. Por exemplo, a intoxicação por mercúrio foi relatada em um cavalo com uma bolha após a aplicação tópica de DMSO e mercúrio em um dos membros.[112] Nesses casos, a reação tóxica específica deve ser tratada de maneira adequada. Não há antídoto específico para a intoxicação por DMSO, que deve ser sempre usado de forma criteriosa e consciensiosa. Sua administração deve ser feita com os cuidados já mencionados.

Bicarbonato

O bicarbonato de sódio é um dos agentes alcalinizantes mais usados em animais, inclusive cavalos. O bicarbonato de sódio é indicado especificamente para tratamento da acidose metabólica aguda e grave devido ao seu rápido efeito no pH sanguíneo após a administração intravenosa.[113] O bicarbonato de sódio também tem sido usado em cavalos de corrida para tratamento de miopatias por esforço e na tentativa de prevenir a rabdomiólise. Recentemente, a administração de bicarbonato de sódio em cavalos de alto desempenho foi investigada por causa de seu possível papel na limitação ou prevenção da acidose láctica sistêmica para aumento do nível de desempenho.[114,115] Os efeitos adversos do bicarbonato se devem à administração muito rápida, em quantidades excessivas ou na existência de certas anomalias sistêmicas.

Sinais clínicos

Os animais, inclusive cavalos, com superdosagem aguda de bicarbonato podem apresentar sinais de *delirium*, depressão e coma. A alcalose rapidamente induzida também foi associada a arritmias cardíacas.[113]

Cavalos de enduro ou corrida com depleção de volume e perda excessiva de eletrólitos pelo suor geralmente apresentam alterações clinicopatológicas de hipopotassemia, hipocloremia, hipocalcemia e alcalose metabólica. O tratamento desses cavalos com bicarbonato provoca efeitos deletérios dramáticos. Esses animais podem apresentar sinais de fasciculação muscular, *flutter* diafragmático sincrônico, bruxismo e diminuição da frequência respiratória. Além disso, podem apresentar evidências clínicas de maior desidratação, como aumento do tempo de preenchimento capilar, retardo da distensibilidade jugular e diminuição do turgor cutâneo e do pulso arterial.[115]

Fisiopatologia

A administração rápida ou excessiva de bicarbonato de sódio tem sido associada a hiperosmolalidade extracelular, hemorragia intracraniana e acidose do líquido cefalorraquidiano. A hiperosmolalidade é causada por hipernatremia, já que o bicarbonato de sódio se dissocia em íons de sódio e íons de bicarbonato. Um aumento abrupto na osmolalidade sérica pode causar hemorragia intracraniana à medida que a água intracelular passa para o espaço extracelular. Esse acúmulo de líquido extracelular pode causar ingurgitamento dos espaços perivasculares, com subsequente rompimento das veias da ponte e hemorragia. A acidose do líquido cefalorraquidiano é provocada pela rápida difusão do dióxido de carbono produzido nesse líquido. O dióxido de carbono entra no líquido cefalorraquidiano de maneira quase instantânea, estabelecendo novos níveis de estado estacionário em minutos. O íon bicarbonato, no entanto, entra no líquido cefalorraquidiano de forma lenta e leva horas ou dias para atingir novos níveis de estado estacionário. Com a administração de bicarbonato de sódio, uma quantidade crescente do dióxido de carbono produzido entra no líquido cefalorraquidiano, de forma desproporcional, mais do que o íon bicarbonato. Assim, o líquido cefalorraquidiano torna-se ácido.[116] Acredita-se que esses mecanismos, individual ou coletivamente, sejam responsáveis pelo desenvolvimento dos sinais clínicos observados com a administração rápida ou excessiva de solução de bicarbonato de sódio.

Outro efeito da alcalose é uma mudança para a esquerda da curva de dissociação da oxi-hemoglobina. Esse deslocamento para a esquerda indica um aumento da afinidade da hemoglobina pelo oxigênio, com diminuição na quantidade de oxigênio disponível para uso celular. Essa mudança na afinidade da hemoglobina pelo oxigênio foi associada a arritmias cardíacas após a alcalose rapidamente induzida.[113]

Cavalos submetidos a exercícios intensos ou tratados com furosemida (principalmente como medicação pré-corrida para hemorragia pulmonar induzida por exercícios) são suscetíveis ao desenvolvimento de alcalose metabólica hipoclorêmica e hipopotassêmica. A administração de bicarbonato de sódio a esses cavalos com depleção de volume e eletrólitos, além de alcalose metabólica, pode causar outra série de eventos deletérios. Dentre eles, estão a maior redução do volume de líquido circulante e o desenvolvimento de hiperosmolalidade sérica; anomalias eletrolíticas, como hipernatremia, hipopotassemia, hipocloremia e hipocalcemia; e piora da alcalose metabólica.[115]

O bicarbonato de sódio em excesso produz hiperosmolalidade por hipernatremia, já que se dissocia em íons de sódio e bicarbonato. A hipopotassemia é parcialmente explicada pelo deslocamento intracelular de potássio em resposta à alcalose metabólica e o íon bicarbonato se soma à alcalose já existente. A administração de furosemida causa perda urinária de potássio, cloreto e cálcio, e a sudorese também pode causar perda significativa de cloreto e cálcio. Além disso, a infusão intravenosa rápida de bicarbonato de sódio a 5% em cavalos normais provoca hipocloremia.[117]

As fasciculações musculares e o *flutter* diafragmático observados em alguns cavalos provavelmente são decorrentes da hipocalcemia.[115] A concentração sérica total de cálcio pode estar dentro da faixa normal, mas a alcalose reduz a quantidade de cálcio ionizado circulante. Como o cálcio ionizado é responsável pela função neuromuscular, a redução dessa fração pode causar sinais clínicos de hipocalcemia.

Diagnóstico e tratamento

Cavalos tratados com soluções de bicarbonato de sódio devem ser cuidadosamente monitorados quanto a sinais clínicos de alcalose. O pH sanguíneo obviamente está elevado, mas a infusão rápida de bicarbonato de sódio ou o uso excessivo em cavalos que já apresentam perda de líquidos e eletrólitos pode causar uma série de alterações clinicopatológicas. Os cavalos acometidos geralmente apresentam aumento de hematócrito e concentrações séricas de proteína total, bicarbonato e sódio. Além disso, hipopotassemia, hipocloremia e hipocalcemia são comuns.

O tratamento de cavalos acometidos envolve a interrupção da administração de bicarbonato e a correção da alcalose e das anomalias eletrolíticas. A administração de cloreto de potássio é indicada em cavalos com alcalose metabólica hipopotassêmica e hipoclorêmica e é muito mais efetiva na correção dessas anomalias eletrolíticas do que o cloreto de sódio. O cloreto de potássio também causa um declínio imediato e significativo do pH do sangue venoso nesses cavalos.[115]

Aparentemente, as soluções hipertônicas de bicarbonato de sódio não devem ser usadas em cavalos desidratados. O uso concomitante de furosemida e bicarbonato de sódio também parece ser contraindicado; se necessário, deve ser feito com extremo cuidado, observação atenta e avaliação laboratorial. O bicarbonato de sódio não deve ser misturado a líquidos com cálcio devido à formação de complexos insolúveis. O uso de bicarbonato de sódio por via oral em equinos submetidos a exercícios intensos de curta duração continua controverso.

Ionóforo (monensina)

A monensina é um dos vários compostos biologicamente ativos categorizados como antibióticos ionóforos (outros são lasalocida, salinomicina, narasina, lailomicina, maduramicina e virginiamicina) porque podem formar complexos lipossolúveis com cátions metálicos específicos e transportá-los através de membranas biológicas. A monensina é produzida pelo fungo *Streptomyces cinnamonensis* e é seletiva no transporte de íons sódio e potássio entre os espaços intracelulares e extracelulares.[103,118,119] A monensina é usada rotineiramente como coccidiostático em aves e aditivo alimentar para melhorar a eficiência alimentar em bovinos confinados ou não. Os cavalos são os animais domésticos mais sensíveis à intoxicação por monensina. A DL_{50} e talvez dose única tóxica aguda de monensina para equinos é de 1 a 2 mg/kg.[103]

Sinais clínicos

Há várias síndromes de intoxicação, que parecem relacionadas à dose. A intoxicação peraguda pode manifestar-se como hemoconcentração grave e progressiva, choque hipovolêmico e morte poucas horas após a ingestão. A forma aguda do distúrbio é caracterizada por aversão parcial a completa a alimentos, dor abdominal, diarreia aquosa ocasional, sudorese profusa intermitente, rigidez, fraqueza muscular progressiva (especialmente nos membros posteriores), ataxia progressiva, taquicardia, hipotensão, dispneia e poliúria. Cavalos acometidos podem mostrar sinais clínicos por 1 a 4 dias antes da morte.[119-121] Os cavalos que sobrevivem a doses subletais de monensina apresentam redução do desempenho atlético, mau estado geral e insuficiência cardíaca. Arritmias cardíacas, inclusive fibrilação atrial e taquicardia, pulso jugular proeminente e efusão pleural e pericárdico são aparentes.[103] A hemólise intravascular também pode ocorrer em grau limitado, mas é um achado incomum.[118]

Fisiopatologia

A ação primária da monensina é o transporte seletivo de íons de sódio e potássio entre os espaços intracelulares e extracelulares. Dois mecanismos foram sugeridos para explicar a ação tóxica.

De acordo com uma teoria, a monensina interage com o mecanismo que regula a entrada de potássio nas organelas celulares, em especial nas mitocôndrias.[103] Baixas concentrações de monensina provocam acúmulo líquido de potássio na célula, enquanto doses mais altas causam perda líquida de potássio da célula.[118] Como hidrólise do ATP pela mitocôndria requer potássio, é possível que a monensina a iniba. Assim, há diminuição da produção celular de energia, que causa disfunção e morte celular.[103,118]

A segunda hipótese sugere que o aumento da concentração intracelular de cálcio é responsável pela morte celular. Quando a concentração intracelular de cálcio aumenta, as mitocôndrias são forçadas a manter a homeostase do íon por meio do sequestro do excesso. Isso requer energia, que pode ter prioridade sobre a produção de ATP. As mitocôndrias ficam sobrecarregadas com cálcio, o que inibe a fosforilação oxidativa e diminui a produção de energia para bombear o cálcio para fora da célula. Quando os níveis intracelulares de cálcio atingem um nível crítico, há liberação de enzimas de degradação, aumento de volume da mitocôndria e do retículo sarcoplasmático e, assim, necrose e morte celular.[103,118]

O coração é o principal órgão-alvo da intoxicação por monensina. Estudos de microscopia eletrônica em pôneis com intoxicação aguda por monensina revelaram alterações estruturais nas células miocárdicas condizentes com dano mitocondrial grave.[122] Em cavalos que ingerem uma dose subletal de monensina, o sarcolema do miocárdio é danificado e substituído por tecido fibroso no processo de cicatrização. As lesões miocárdicas são caracterizadas microscopicamente por miofibras claras, perda de estrias, degeneração vacuolar multifocal e áreas dispersas de necrose. O resultado é um coração estruturalmente enfraquecido que pode sucumbir ao estresse, o que causa colapso agudo. Outras lesões que podem ser observadas são efusões pericárdicas, pleurais e peritoneais, hemopericárdio e hemorragia epicárdica. Os cavalos com intoxicação crônica também podem apresentar congestão hepática com necrose centrolobular e degeneração hidrópica dos túbulos renais.[103,118]

Diagnóstico

A intoxicação por monensina é suspeita em cavalos com sinais clínicos de recusa de alimento, desconforto abdominal, fraqueza muscular e insuficiência cardíaca, além de histórico de possível exposição a alimentos contaminados. A monensina pode ser detectada em alimentos, soro, fígado, conteúdo gastrintestinal e fezes.

As anomalias clinicopatológicas são não patognomônicas, mas são sinais precoces de hemoconcentração grave e desidratação em cavalos com a forma peraguda da doença. As concentrações séricas de potássio e cálcio podem diminuir de maneira moderada nas primeiras 12 a 16 horas, mas depois tendem a voltar aos níveis normais. Os níveis de ureia e creatinina são elevados em cavalos com a doença aguda, mas se normalizam em animais sobreviventes. Outras enzimas com aumento da atividade sérica são CK, AST e as frações isoenzimáticas de LDH 1 (com origem no músculo cardíaco) e 2 (com origem nas hemácias). A bilirrubina sérica total também pode estar elevada.[103,118] Os níveis de troponina geralmente aumentam e são associados a anomalias ecocardiográficas.

Dentre os achados anormais da urina, está a diminuição progressiva da osmolalidade urinária durante as primeiras horas da doença.[103] Além disso, são observados aumentos na atividade urinária de enzimas tubulares renais, como γ-glutamiltransferase e N-acetilglucosaminidase. As anomalias da urinálise tendem a ser bem correlacionadas ao grau de lesão renal e são indicadores inespecíficos de dano renal.

Tratamento

Não há antídoto específico para a monensina. Cavalos que ingeriram grandes quantidades de monensina devem ser submetidos ao tratamento precoce e agressivo com líquidos para combater a hemoconcentração e o choque hipovolêmico. A análise de eletrólitos e do equilíbrio acidobásico deve ser realizada, se possível, para correção de quaisquer alterações. O intestino do cavalo deve ser evacuado com laxantes administrados por via oral, como óleo mineral; o carvão ativado pode ajudar a diminuir a absorção de monensina. Os cavalos acometidos devem ser mantidos em ambientes silenciosos e sem estresse por semanas após a exposição para permitir a cicatrização da lesão miocárdica.[103,118] A administração de selênio e vitamina E deve ser considerada; esses compostos conferiram proteção parcial contra os efeitos tóxicos da monensina em suínos.

Os glicosídeos digitálicos nunca devem ser usados em cavalos em estado grave por serem sinérgicos à monensina e imediatamente fatais para as células do músculo cardíaco. Esses glicosídeos digitálicos só podem ser usados, com muito cuidado, semanas após a recuperação do episódio tóxico. Da mesma maneira, o cálcio não deve ser administrado a cavalos em estado grave por duas razões. Primeiro, a hipocalcemia sérica é transitória e a concentração sérica de cálcio tende a se normalizar em 24 horas. Além disso, o cálcio pode ser perigosamente irritante para um miocárdio já danificado.[118]

É importante observar que os cavalos acometidos são suscetíveis a lesões cardíacas, que geralmente são permanentes. A avaliação crítica da função cardíaca e da integridade de qualquer cavalo previamente intoxicado que esteja destinado a retornar a alguma forma de esforço atlético deve ser criteriosa.

Ionóforo (lasalocida)

A lasalocida, outro antibiótico ionóforo carboxílico, é um produto de fermentação do fungo *Streptomyces lasaliensis* que é usado comercialmente como coccidiostático de aves e aditivo alimentar para melhorar a eficiência alimentar e o ganho de peso em ruminantes.

Sinais clínicos

Os sinais observados em cavalos que receberam quantidades tóxicas de lasalocida são semelhantes aos da intoxicação por monensina. Os cavalos acometidos exibem letargia, ataxia, paresia e paralisia com aversão parcial a completa à alimentação. Em decúbito, alguns cavalos se levantam com ajuda. A maioria dos cavalos que sobrevivem parecem normais 2 a 3 dias após a exposição. A dose mais baixa relatada como causa de morte foi de 15 mg/kg de peso corporal, mas a DL_{50} oral única de lasalocida foi estimada em 21,5 mg/kg. A morte ocorreu entre 31 e 96 horas após a administração oral.[123]

Os resultados de um estudo de intoxicação alimentar indicaram que as rações de aves com concentrações aprovadas de lasalocida (75 a 125 g por tonelada métrica) não são tóxicas ou letais para cavalos. Esse estudo revelou que os cavalos reduziram voluntariamente seu consumo de ração com o aumento das quantidades de lasalocida no alimento e se recusaram a comer a pré-mistura comercial oferecida no lugar de sua ração normal.[123]

Fisiopatologia

O mecanismo de ação da lasalocida é considerado semelhante ao da monensina. A lasalocida é o menos tóxico dos ionóforos e difere da monensina por aceitar cátions divalentes e monovalentes.[87]

Diagnóstico

Não há sinal ou achado laboratorial patognomônico da intoxicação por lasalocida. Em cavalos com suspeita, os alimentos, conteúdo estomacal, soro, fígado e fezes podem ser analisados para detecção de lasalocida.

Achados laboratoriais anormais em cavalos acometidos podem incluir hipocalcemia, hipofosfatemia e hipopotassemia no início da doença (em 24 horas de exposição), mas esses valores voltam ao normal 120 horas após a ingestão. A atividade sérica da AST tende a ser aumentada, assim como a glicemia e as concentrações séricas de bilirrubina total e troponina. Ocasionalmente, a concentração de ureia aumenta.[123] Alterações ecocardiográficas e eletrocardiográficas podem ser observadas.

Tratamento

O tratamento inicial deve incluir a remoção de todas as fontes alimentares suspeitas e a administração oral de laxantes e carvão ativado para aumentar a evacuação do trato gastrintestinal e diminuir a absorção da lasalocida. Outros cuidados de suporte não específicos podem ser úteis, mas é provável que os cavalos que recebem uma dose subletal se recuperem com assistência mínima. Em caso de administração inadvertida de uma dose letal, laxantes orais e adsorventes, como carvão ativado, podem ajudar a ligar a lasalocida e reduzir a quantidade absorvida. A administração de selênio e vitamina E antes do aparecimento dos sinais pode ajudar a reduzir a gravidade dos sinais clínicos assim que ocorrerem.

Ionóforo (salinomicina)

A salinomicina é um ionóforo, também comercializado como coccidiostático, mais parecido com a monensina do que com a lasalocida. A salinomicina tem afinidade iônica principalmente para os íons de sódio e potássio e seu modo de ação e efeitos celulares são semelhantes aos da monensina.[87]

Em um relato de cavalos acometidos, os sinais clínicos foram semelhantes aos das outras intoxicações por ionóforo. Os sinais clínicos foram aversão alimentar parcial a total, depressão, sudorese ocasional, cólica, dispneia, fraqueza, ataxia e decúbito. Ocasionalmente, os cavalos mostraram redução de desempenho por várias semanas após a exposição, mas muitos daqueles que entraram em decúbito foram submetidos à eutanásia. As anomalias clínico-patológicas foram elevações das atividades séricas de CK, AST e fosfatase alcalina.[124]

O diagnóstico de intoxicação por salinomicina é dificultado pelo fato de nenhum dos sinais clínicos ser patognomônico. No entanto, alimentos suspeitos, conteúdo gastrintestinal, soro, fígado e fezes podem ser analisados quanto à existência e quantidade de salinomicina.

O tratamento é principalmente sintomático, já que não há antídoto específico. A evacuação do intestino com laxantes e o uso de carvão ativado podem ajudar a reduzir a quantidade de material tóxico absorvido. O equilíbrio hídrico e os índices eletrolíticos e acidobásicos devem ser mantidos dentro dos intervalos normais. A administração de selênio e vitamina E deve ser considerada. Os cavalos acometidos geralmente requerem uma convalescença prolongada e a possibilidade de cardiomiopatia persistente deve ser considerada.[124] Os cavalos acometidos devem ser submetidos a um exame cardíaco rigoroso antes de retornar aos eventos de desempenho.

Nitratos e nitritos

Os nitratos são um componente importante no ciclo natural do nitrogênio e, como tal, estão presentes no solo, na água subterrânea, nos volumosos, nas forragens, nas plantações, nas ervas daninhas, nos tecidos animais e nos excrementos. Os nitratos também são bastante usados em fertilizantes. O consumo de plantas, alimentos ou água com altas quantidades de nitritos pode causar intoxicação. Os nitratos sofrem decomposição microbiana em nitritos; assim, a intoxicação por nitrito é causada pela ingestão de alimento ou água após a decomposição de nitratos em grandes quantidades de nitritos. Essa decomposição pode ocorrer em palheiros úmidos, bebedouros, tanques agrícolas, silagens e pocilgas. O nitrito também é administrado por via intravenosa para tratamento do envenenamento por cianeto e seu uso excessivo pode causar intoxicação.[87] É importante observar que o envenenamento por nitrato é comum em ruminantes, mas raro em cavalos e outros monogástricos. Como já mencionado, o risco é associado à exposição de equinos ao nitrito pré-formado.

Na maioria dos animais, a exposição primária ao nitrito deve-se ao consumo de plantas. Muitos vegetais e volumosos são conhecidos como acumuladores de nitrato e vários fatores influenciam a absorção de nitratos pelas plantas. A concentração vegetal de nitrato é maior quando o solo apresenta baixo pH, baixo teor de molibdênio, enxofre ou fósforo e baixa temperatura; também é elevada pela seca, aeração do solo, diminuição da luz e uso de herbicidas à base de ácido fenoxiacético, como ácido 2,4-diclorofenoxiacético. O acúmulo de nitrato e nitrito em lagos e águas subterrâneas é causado pelo escoamento de solos ricos em nitrato ou por contaminação direta com nitratos e nitritos.[87,103] Os nitratos e nitritos são hidrossolúveis e são facilmente transportados de lotes de confinamento, pocilgas e áreas fertilizadas para o solo e, subsequentemente, para plantas, poços e lagoas.

O aspecto mais importante dos nitratos é a facilidade de sua conversão microbiana em nitritos. O nitrito é responsável pelos principais sinais associados à intoxicação no envenenamento por nitrato.

Sinais clínicos

Embora os casos sejam aparentemente raros, os cavalos são suscetíveis à intoxicação por nitrato. Experimentalmente, uma dose oral de 1 g/kg de nitrato de potássio causou doença, mas não a morte em equinos. No entanto, os nitritos têm sido associados à morte de cavalos em condições de campo.

Em animais monogástricos, a ingestão de nitrato produz irritação gastrintestinal com êmese/regurgitação ou enterite. A concentração suficiente de nitrato pode causar salivação, diarreia, cólica e micção frequente.

Os sinais de envenenamento agudo por nitritos geralmente começam 30 minutos a 4 horas após a ingestão de ração ou água com alto teor desses compostos. Os sinais mais característicos são aqueles relacionados à insuficiência respiratória, como dispneia, cianose, pulso rápido e fraco e ansiedade. O esforço pode exacerbar esses sinais e induzir tremores musculares e colapso. O cavalo pode ter convulsões clônicas terminais. O sangue dos animais acometidos geralmente apresenta cor marrom ou chocolate por causa da formação de metemoglobina, o que confere aspecto cianótico ou pálido às mucosas. A morte pode ocorrer em várias horas ou até 12 a 24 horas após a ingestão.[87,103]

Fisiopatologia

Os nitritos são rapidamente absorvidos do trato gastrintestinal para a corrente sanguínea. O íon nitrito atua diretamente no músculo liso vascular, onde causa relaxamento, e entra nas hemácias em troca do íon cloreto. O nitrito também pode atravessar a placenta e entrar nas hemácias fetais, que são muito sensíveis à molécula. A meia-vida biológica do nitrato no sangue equino é de 4,8 horas. Apenas pequenas quantidades de nitrato ou nitrito se ligam às proteínas plasmáticas.[87,125]

O nitrito causa intoxicação aguda por dois mecanismos. A ação primária do nitrito é interagir com a hemoglobina para formar *metemoglobina*. Uma molécula de nitrito interage com duas moléculas de hemoglobina, causando a oxidação da hemoglobina ferrosa normal em hemoglobina férrica, que é chamada de metemoglobina. A metemoglobina não transporta oxigênio para os tecidos e, após a formação de quantidades suficientes, pode ocorrer deficiência grave de oxigênio. Os sinais clínicos tornam-se evidentes quando os níveis de metemoglobina se aproximam de 30 a 40% e a morte ocorre após a oxidação de 80 a 90% da hemoglobina em metemoglobina.[87,103] No entanto, a morte pode ocorrer em animais ativos com apenas 50 a 60% de metemoglobina.[87]

Normalmente, a metemoglobina é convertida de volta em hemoglobina ferrosa por dois sistemas de enzimas redutoras. Essa conversão é lenta e, em casos de intoxicação por nitrato, a formação de metemoglobina excede em muito a capacidade desses sistemas enzimáticos de regeneração da hemoglobina.[87]

A segunda ação do nitrito é o relaxamento direto do músculo liso, principalmente do músculo liso vascular. Não se sabe o mecanismo desse relaxamento, mas as alterações fisiológicas ocasionadas pela ação vasodilatadora do nitrito são hipotensão arterial pulmonar, venosa central e arterial sistêmica e diminuição do débito cardíaco. Essas alterações podem contribuir para a anoxia tecidual e aumentar a falta de oxigênio nos tecidos já iniciada pela metemoglobina.[87]

Diagnóstico e tratamento

O diagnóstico de intoxicação por nitrato ou nitrito é fundamentado em sinais clínicos compatíveis, existência de metemoglobinemia, histórico de exposição a plantas, água ou fertilizantes com nitrato ou nitrito e quantificação de nitrato no sangue, plasma ou soro. As determinações de metemoglobina no sangue devem ser realizadas logo após a coleta, já que essa molécula não é estável em sangue refrigerado heparinizado por mais de algumas horas. No entanto, o sangue misturado a um tampão de fosfato preserva a metemoglobina e permite o envio para um laboratório de diagnóstico. Amostras de volumoso, feno e água podem ser analisadas quanto ao teor de nitrato ou nitrito, bem como outros líquidos corporais, como líquido ocular coletado após a morte.[103]

O tratamento visa reduzir a metemoglobina de volta a hemoglobina. Os casos brandos podem recuperar-se de maneira espontânea após a remoção da fonte tóxica e se tiverem tempo suficiente para ocorrência dos processos normais de redução da metemoglobina. O azul de metileno pode ser usado para tratamento dos cavalos com doença mais grave em uma dose sugerida de 4,4 mg/kg, administrada por via intravenosa lenta como uma solução a 1% em soro fisiológico. A dose pode ser repetida em 30 minutos se a resposta clínica for insatisfatória. É preciso cuidado, porém, porque quantidades excessivas de azul de metileno podem causar oxidação direta de hemoglobina em metemoglobina. O azul de metileno é convertido em azul de leucometileno por um sistema dependente de $NADPH_2$. O leucometileno então reduz a metemoglobina em hemoglobina. Nessa reação, o azul de leucometileno é oxidado de volta a azul de metileno, mas pode ser reconvertido em azul de leucometileno, desde que haja $NADPH_2$ suficiente à disposição. A saturação desse sistema $NADPH_2$ por azul de metileno pode provocar a oxidação direta da hemoglobina em mais metemoglobina.[87] Devido à dificuldade de obtenção de azul de metileno, o ácido ascórbico foi sugerido como uma alternativa menos eficaz.

Outras terapias inespecíficas são transfusão de sangue, oxigenoterapia e laxantes, como óleo mineral, para auxiliar na evacuação do trato gastrintestinal.[87]

Cianeto

Cianeto de hidrogênio (HCN), cianeto, ácido cianídrico e *ácido prússico* são termos que se referem à mesma substância tóxica. Os cavalos são expostos principalmente pela ingestão de certas plantas que contêm glicosídeos cianogênicos, mas compostos com cianeto também têm sido usados como fumigantes, rodenticidas e fertilizantes.[87,103]

Diversas plantas podem acumular grandes quantidades de cianeto ou glicosídeos cianogênicos e são descritas de maneira mais completa em outra publicação.[126] A hidrólise desses glicosídeos cianogênicos forma HCN livre. As células vegetais contêm enzimas de degradação que podem hidrolisar esses glicosídeos, mas, em condições naturais, as enzimas são espacialmente separadas dos glicosídeos nas células intactas. Danos às células vegetais por murchamento, congelamento ou retardo de crescimento permitem a degradação enzimática do glicosídeo.[103] A hidrólise rápida e liberação de HCN ocorrem apenas após a perda da estrutura celular vegetal. A exposição do glicosídeo a um meio ácido ou a maceração da planta no trato intestinal também provoca hidrólise e subsequente formação de HCN.

Vários fatores podem influenciar o potencial tóxico das plantas cianogênicas. O controle de glicosídeos cianogênicos e enzimas de degradação por um gene dominante permite a criação seletiva de vegetais com baixo potencial cianogênico. Assim, o teor cianogênico das diferentes espécies e variedades de volumoso é variável. A capacidade de remoção genética de plantas com alto potencial cianogênico é um dos motivos pelos quais a intoxicação por cianeto vegetal é incomum. A grama-do-sudão e a grama Johnson são volumosos historicamente problemáticos em grandes animais. A fertilização com alto teor de nitrogênio, o desequilíbrio de nitrogênio e fósforo no solo e a seca também podem influenciar o teor de cianeto nas plantas.[103]

A maior parte da atividade cianogênica da planta está nas folhas e sementes; as plantas imaturas e de crescimento rápido tendem a apresentar maiores níveis de glicosídeos. Condições que danificam a planta, como seca, murchamento ou congelamento, podem permitir a combinação mais rápida de glicosídeo e enzima, aumentando sua toxicidade. Outros fatores que podem afetar a toxicidade são o tamanho do animal, a velocidade de ingestão, o tipo de alimento ingerido junto com o cianogênio e a existência de enzimas de degradação ativas na planta e no trato digestivo do cavalo.[103]

Sinais clínicos

Como o cianeto é um veneno muito potente e de ação rápida, os animais acometidos geralmente são encontrados mortos. Os sinais clínicos podem variar de taquipneia branda e ansiedade a respiração ofegante e excitação comportamental. Salivação, lacrimejamento, tremores musculares, defecação, micção e midríase podem ser evidentes. A seguir, há prostração, convulsões clônicas e morte. As mucosas podem ter cor vermelha brilhante e o sangue pode ser vermelho cereja brilhante, embora isso não seja comumente relatado. Os sinais clínicos podem durar apenas alguns minutos a horas, mas cavalos que sobrevivem por mais de 90 a 120 minutos após a exposição geralmente sobrevivem.[84,87,103,126]

Fisiopatologia

O HCN é rapidamente absorvido pelo trato gastrintestinal ou pelos pulmões. Após a absorção, o tiossulfato endógeno se combina ao íon cianeto para formar o tiocianato, que é relativamente inofensivo. Essa reação ocorre no fígado e em outros tecidos e o tiocianato produzido é excretado na urina. Outro mecanismo de desintoxicação inerente é a inativação do HCN na corrente sanguínea por meio da combinação ao ferro férrico da metemoglobina. No entanto, como uma pequena quantidade de metemoglobina é normalmente existente no sangue e os estoques endógenos de tiossulfato podem ser esgotados com rapidez, esses dois mecanismos endógenos de desintoxicação são logo superados em casos de intoxicação clínica.[103]

O íon cianeto em excesso reage com o ferro trivalente (férrico) da citocromo oxidase para formar um complexo estável de cianidecitocromo oxidase. O ferro mantido na forma férrica impede o transporte de elétrons e paralisa a cadeia de respiração celular. Como consequência, a hemoglobina é incapaz de liberar seu oxigênio para o sistema de transporte de elétrons, o que causa hipoxia celular. Isso ocorre apesar da grande concentração de oxigênio na corrente sanguínea. A citocromo oxidase está mais concentrada em tecidos com alta taxa metabólica oxidativa, como o SNC e o músculo cardíaco. Todos os tecidos podem ser afetados por essa falta de oxigênio utilizável, mas a morte é causada principalmente por anoxia cerebral.[87,103] A DL_{50} oral aguda de HCN é de 2 a 2,3 mg/kg e a ingestão rápida de material vegetal equivalente a cerca de 4 mg/kg é considerada letal.[87]

Diagnóstico e tratamento

O envenenamento por cianeto deve ser considerado em animais que consomem plantas cianogênicas e apresentam sinais agudos de falta de oxigênio e sangue vermelho vivo (raramente presente). A existência de cianeto é confirmada quimicamente e pode ser detectada em amostras de volumoso, sangue, fígado, músculos, cérebro e coração. Todas as amostras devem ser congeladas o mais rápido possível e enviadas.[87,103] Materiais vegetais com mais de 200 ppm de HCN e concentrações no cérebro e no miocárdio ventricular acima de 100 mg/100 g de peso úmido são considerados significativos.[87]

O tratamento visa separar o complexo cianeto-citocromo oxidase, com a subsequente remoção do complexo cianeto, e aumentar o tiossulfato disponível na corrente sanguínea. O nitrito de sódio desloca a molécula de cianeto da enzima citocromo e transforma parte da hemoglobina em metemoglobina, que então compete com a citocromo oxidase pelo íon cianeto. Neste processo, a metemoglobina e o íon cianeto formam cianometemoglobina e a citocromo oxidase é subsequentemente regenerada. O nitrito de sódio deve ser usado com cautela por causa da possibilidade de produzir intoxicação por nitrito, mas pode ser administrado por via intravenosa em doses que variam de 6 mg/kg, administradas como solução a 20%,[87] a 15 a 25 mg/kg.[87]

O tiossulfato de sódio reage com o íon cianeto no sangue ou liberado da cianometemoglobina e forma tiocianato, que é essencialmente inofensivo e excretado na urina. O tiossulfato de sódio também pode ser administrado por via intravenosa em doses que variam de 60 a 660 mg/kg, como uma solução a 20%,[84] a 1,25 g/kg. A obtenção de nitrito de sódio e tiossulfato não é fácil; assim, esses compostos são raramente usados no tratamento de animais clinicamente acometidos. Em pequenos animais, um *kit* comercial contendo um precursor da vitamina B_{12}, hidroxocobalamina, é atualmente recomendado. Outro tratamento recomendado inclui grandes doses de óleo mineral. O cobalto no preparado de vitamina B_{12} pode se ligar ao cianeto na circulação e o óleo mineral auxilia a evacuação do trato gastrintestinal. Animais que sobrevivem 24 horas geralmente não precisam de tratamento adicional.[87]

Fluoroacetato de sódio (composto 1080)

O fluoroacetato de sódio e a fluoroacetamida são altamente tóxicos para muitas espécies animais. Têm sido usados como rodenticidas e no controle de predadores e, devido à sua toxicidade, seu uso nos EUA é altamente restrito. Os compostos são inodoros, insípidos, hidrossolúveis e normalmente incorporados a iscas compostas de pedaços de cenoura, pão, farelo ou carnes. Nos EUA, esses compostos costumam ser misturados com um corante antes de sua colocação em iscas. Os cavalos podem ser intoxicados pela exposição inadvertida a essas iscas.[87,103]

Sinais clínicos

Em herbívoros, o fluoroacetato de sódio causa sinais principalmente relacionados à disfunção cardíaca. O início dos sinais geralmente ocorre 30 minutos a 2 horas após a ingestão. Os sinais são agudos e progridem de forma rápida e violenta. Arritmias cardíacas significativas com pulso rápido e fraco e fibrilação ventricular são achados típicos. Os cavalos podem apresentar cambaleios, tremores, inquietação, micção e defecação. Gemidos e bruxismo podem ocorrer com sudorese profusa e sinais de cólica. Convulsões terminais também podem ser observadas. A fibrilação ventricular é a causa da morte e alguns cavalos podem ser encontrados mortos sem sinais externos de trauma.[87,103]

Fisiopatologia

O fluoroacetato é logo absorvido pelo trato gastrintestinal, pulmões ou feridas abertas, mas não pela pele intacta. Após a absorção, o fluoroacetato se distribui por todo o corpo e não se acumula em nenhum tecido específico. A DL_{50} oral aguda de fluoroacetato em cavalos é de 0,35 a 0,55 mg/kg.[87]

Depois da entrada nas células, o fluoroacetato pode substituir a acetilcoenzima A, combinando-se com o oxaloacetato para formar fluorocitrato. O fluorocitrato compete com o citrato pelo sítio ativo da aconitase, uma enzima do ciclo de Krebs, e inibe a succinato desidrogenase, que catalisa o metabolismo do succinato. A inibição dessas duas enzimas e o subsequente acúmulo de citrato bloqueiam o ciclo de Krebs, causando diminuição do metabolismo da glicose, dos estoques de energia e da respiração celular. Essas ações ocorrem em todas as células, mas órgãos com altas taxas metabólicas (p. ex., cérebro, trato gastrintestinal e coração) são afetados com maior gravidade.[85,87,103]

O curto período de latência entre a ingestão e o início dos sinais se deve à conversão do fluoroacetato em fluorocitrato, mais tóxico. Portanto, o acúmulo de níveis tóxicos de fluorocitrato requer algum tempo.[103]

Diagnóstico e tratamento

O diagnóstico da intoxicação por fluoroacetato é fundamentado principalmente no histórico de possível exposição, sinais clínicos compatíveis e ausência de outros achados patológicos. A detecção laboratorial desses compostos pode ser difícil, mas iscas suspeitas, conteúdo estomacal, rim e urina são as melhores amostras para avaliação.[87,103] O aumento significativo dos níveis renais de citrato sugere a intoxicação por composto 1080.[87]

As anomalias laboratoriais em animais acometidos podem incluir hiperglicemia e acidemia láctica.[103] No entanto, esses achados são inconclusivos e acompanham muitas doenças equinas.

O tratamento é de suporte e, aparentemente, não recompensador em cavalos que já apresentam sinais de intoxicação. A descontaminação intestinal pode ser tentada com óleo mineral administrado por via oral e carvão ativado. A hipocalcemia pode ser corrigida com gliconato de cálcio ou cloreto de cálcio. O monoacetato de glicerol em dose de 0,1 a 0,5 mg/kg por via intramuscular de hora em hora foi sugerido, mas pode não ser efetivo após o início dos sinais clínicos.[84,103]

Intoxicações que causam sinais relacionados ao epitélio, sistema esquelético e estado corporal geral

As intoxicações que causam esses sinais clínicos podem ser as de diagnóstico mais difícil. Os sinais geralmente são brandos ou moderados e bastante inespecíficos. Em alguns casos, o histórico é inespecífico e é difícil avaliar a possibilidade de exposição a uma toxina.

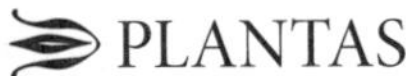

PLANTAS

Nogueira-preta ou nogueira-negra (*Juglans nigra*)

A ingestão de aparas e extratos aquosos de nogueiras-pretas é responsável por uma síndrome tóxica em equinos caracterizada por início agudo de laminite e graus variáveis de edema em membros.[127-130]

Sinais clínicos

Os cavalos começam a apresentar sinais de intoxicação 10 a 12 horas após a colocação de cama com lascas de nogueira-preta. Os sinais primários são de laminite, com relutância de movimentação, mudança de peso de membro para membro, aumento do pulso digital e da temperatura do casco e resposta positiva ao exame com pinças de casco. A laminite pode variar de branda a grave.[127-129] Outro achado característico é o edema em membros, que pode tornar-se pronunciado. Outros sinais observados são aumento da frequência respiratória com dilatação das narinas, anorexia e letargia e dor abdominal.[128] A remoção da cama após o desenvolvimento dos sinais clínicos faz com que o prognóstico para recuperação total seja bom.[127,128] A ingestão da planta *Berteroa incana* por cavalos pode provocar a mesma síndrome clínica.

Fisiopatologia

O princípio tóxico não foi identificado. A juglona, uma naftoquinona encontrada nas raízes, cascas e nozes de nogueiras-pretas, foi sugerida como agente causador.[127-129] Outros trabalhos mostraram, porém, que uma toxina hidrossolúvel que não a juglona, encontrada no cerne da madeira, tem maior probabilidade de ser responsável pelos sinais clínicos.[129] O mecanismo de ação dessa toxina solúvel não foi elucidado por completo, mas aumenta, de modo reversível, a vasoconstrição de vasos digitais isolados *in vitro* induzida pela administração de epinefrina com hidrocortisona.[130]

Diagnóstico e tratamento

O diagnóstico de laminite induzida por nogueira-preta é fundamentado principalmente na ingestão conhecida da planta e no subsequente desenvolvimento de sinais clínicos. O tratamento da laminite é abordado em outra parte desse texto, mas o prognóstico de recuperação é favorável após a rápida remoção da cama contaminada. Lascas de nogueira-preta não devem ser usadas como cama para cavalos.

Jasmim selvagem (*Cestrum diurnum*)

Cestrum diurnum (jasmim selvagem) é uma planta tropical a subtropical nativa das Índias Ocidentais que foi introduzida e bastante cultivada como ornamento nas partes mais quentes dos EUA, como Flórida, Texas e sul da Califórnia. A planta cresce rapidamente a partir das sementes. Os pássaros podem contribuir para sua propagação devido ao seu apetite por frutos maduros que contêm sementes. A planta é naturalizada no Havaí e na Índia. Também se multiplica ao longo de cercas, margens de estradas e pastos e campos negligenciados. Os cavalos apresentam sinais de doença após a ingestão da planta por várias semanas a meses.[131]

Sinais clínicos

Os cavalos acometidos apresentam principalmente perda de peso e claudicação. A perda de peso ocorre ao longo de várias semanas a meses, apesar do apetite normal. A claudicação geralmente é de gravidade crescente e pode começar com rigidez generalizada. Por fim, as articulações do boleto podem ficar excessivamente estendidas e há o desenvolvimento de cifose. Os tendões flexores, em especial o ligamento suspensor, são sensíveis à palpação. A claudicação pode ficar grave a ponto de justificar a eutanásia.[131] Sinais de insuficiência renal também podem ser observados em alguns casos.

Fisiopatologia

C. diurnum e alguns outros membros da família Solanaceae contêm um potente glicosídeo esteroide com atividade semelhante à da vitamina D. O agente tóxico é um glicosídeo de 1,25-di-hidroxicolecalciferol (1,25[OH]$_2$D$_3$) encontrado nas folhas da planta.[132,133] Normalmente, a vitamina D_3 é adquirida da dieta ou produzida na pele por uma reação dependente da luz ultravioleta. A vitamina D_3 é hidroxilada no fígado para produzir 25-hidroxicolecalciferol, que é subsequentemente hidroxilado no rim em 1,25(OH)$_2$D$_3$. Esse composto é a forma mais ativa da vitamina; aumenta a absorção de cálcio e estimula a produção de proteínas ligantes de cálcio no intestino.[132]

A taxa normal de produção de 1,25$(OH)_2D_3$ é regulada por um mecanismo de *feedback* negativo. A privação de cálcio ou fósforo estimula a produção de 1,25$(OH)_2D_3$, enquanto a existência de cálcio ou fósforo em quantidades adequadas diminui essa síntese.[132]

O fornecimento exógeno de 1,25$(OH)_2D_3$, como a ingestão de *C. diurnum*, interrompe este mecanismo natural de *feedback*. Como consequência, há síntese excessiva de proteína ligante de cálcio no intestino e absorção de quantidades excessivas de cálcio e fósforo. Se a carga de cálcio exceder a capacidade de excreção do rim, há mineralização dos tecidos moles (calcificação distrófica) e osteopetrose.[132] Em equinos que ingeriram quantidades tóxicas de *C. diurnum*, a calcificação dos tendões flexores, ligamento suspensor e outros tecidos elásticos parece predominar à deposição de cálcio em outros tecidos moles. Acredita-se que a osteopetrose seja causada por hipercalcemia prolongada e elevação secundária da calcitonina.[131]

Diagnóstico e tratamento

O diagnóstico de intoxicação é suspeito em cavalos com perda de peso, claudicação e acesso prolongado a *C. diurnum*. Esse é um problema muito incomum. Os cavalos acometidos geralmente são hipercalcêmicos, mas a concentração sérica de fósforo é normal. A disfunção renal, se existente, pode ser caracterizada por elevações nas concentrações de ureia e creatinina. A análise da urina pode indicar aumento da excreção fracionada de sódio, potássio e fósforo, com outros achados laboratoriais associados à insuficiência renal. O acesso a *C. diurnum* deve ser proibido.

Ervilhaca peluda (*Vicia villosa*)

Há um relato de suspeita de intoxicação por ingestão de ervilhaca peluda.[134] O cavalo acometido era uma fêmea mestiça de 1 ano de idade que precisou ser submetida à eutanásia por causa da grave perda de peso e úlcera de córnea bilateral com perfuração.

Os sinais clínicos foram perda de peso apesar do bom apetite, flutuação da temperatura corporal, edema subcutâneo que começou ao redor dos lábios e se espalhou pelo resto do corpo e úlcera de córnea bilateral com perfuração.

Os únicos achados laboratoriais anormais foram elevação das concentrações séricas de LDH e AST 2 semanas após o início dos sinais clínicos. As lesões histológicas consistiram em inflamação granulomatosa multifocal a difusa do coração, pulmões, rins, pele, linfonodos, íleo, cólon, músculo esquelético e coroide.

A substância tóxica não foi identificada e nenhuma terapia específica foi recomendada. Uma doença tóxica semelhante é ocasionalmente observada em outros animais que consomem ervilhaca. A maioria dos casos de intoxicação ocorre entre abril e julho.

Plantas fotossensibilizadoras

Muitas plantas podem causar reações fotossensíveis em equinos. Algumas plantas contêm substâncias fotodinâmicas que são absorvidas pelo trato gastrintestinal de forma intacta ou metabolicamente alterada em um composto ativo (plantas fotossensibilizadoras primárias). Outras plantas podem causar fotodermatite após disfunção hepática; nesses casos, a toxina fotodinâmica é um metabólito normalmente excretado na bile (fotossensibilidade secundária). Por causa do dano hepático induzido pela planta, esses metabólitos entram na circulação e a subsequente interação com a luz é responsável pela manifestação clínica da doença. O Boxe 21.2 lista plantas[135-137] conhecidas pela indução de fotossensibilização em herbívoros.

BOXE 21.2 Plantas que induzem fotossensibilização em herbívoros

Fotossensibilizadores primários
Ammi majus (âmio-maior): contém furocumarinas
Astragalus cicer (astrágalos)
Avena fatua (aveia-doida, aveia-dos-pássaros, aveia-brava, aveia-louca ou balanco)
Brassica spp. (gênero do repolho e das mostardas)
Cooperia pedunculata
Cymopterus watsonii (salsa primavera): contém furocumarinas
Erodium spp.
Fagopyrum sagittatum (trigo-sarraceno): contém o derivado da naftodiantrona fagopirina
Heracleum spp.
Hypericum perforatum (erva-de-são-joão): contém o derivado da naftodiantrona hipericina
Lotus spp. (trevo)
Medicago (alfafa)
Azevém perene
Família Poaceae (aveia, *Cenchrus* spp., capim-bermuda, *Echinochloa* spp., *Eriochloa* spp., cevada, centeio, *Alopecurus* spp., *Bromus* spp., *Hordeum* spp., *Setaria* spp., sorgo, trigo, azevém)
Polygonum spp. (sanguinária)
Ricinus communis (mamona)
Rutaceae
Spenosciadium spp.
Thamnosma spp.
Trifolium spp. (trevo)
Umbelliferae
Zephyranthes spp. (lírio-do-vento, zefirantes)

Fotossensibilizadores secundários ou hepatógenos
Agave lecheguilla (lecheguilla)
Cianobactérias
Brachiaria brizantha
Brassia hyssopifolia
Brassica napus (colza)
Holocalyx glaziovii (alecrim-de-campinas)
Lantana spp. (lantana, chumbinho, camará, cambará, margaridinha)
Lippia rehmanni (erva-cidreira-de-arbusto)
Myoporum laetum (mióporo ou mióporo-acuminado)
Narthecium ossifragum
Nolina texana (pata-de-elefante)
Panicum spp. (capim macaricam, grama-de-castela, capim colonião)
Pithomyces chartarum e *Pithomyces minutissima*
Senecio spp. (tasneirinha, erva-de-são-tiago, cinerária, cardo-morto)
Tetradymia canescens
Tetradymia glabrata
Tribulus terrestris

Outros fotossensibilizadores
Avena (aveia)
Euphorbia maculata
Kochia scoparia (cochia, mirabela, berverde ou valverde)
Medicago (alfafa)
Polygonum spp. (sanguinária)
Sorgo vulgare (grama-do-sudão)
Trifolium (trevo)
Vicia spp. (ervilhacas)

Sinais clínicos

Os sinais de fotossensibilização são semelhantes, independentemente da causa, e têm gravidade variável. Os fatores que influenciam a gravidade dos sinais são a quantidade de pigmento reativo existente na pele em um determinado momento; o grau de exposição à luz de comprimento de onda apropriado e a gravidade do dano hepático nos casos de fotossensibilização hepatógena.[137]

Inquietação e desconforto geralmente são os primeiros sinais observados. O eritema pode ser aparente, seguido por edema das áreas afetadas. A formação de bolhas e a subsequente exsudação de soro e formação de crostas ocorrem durante a progressão da doença. De modo geral, os locais acometidos doem quando tocados e os animais costumam tentar se proteger da luz solar direta.[135,137]

As áreas claras ou não pigmentadas da pele são mais afetadas, em especial a face, o nariz, as costas, a área inguinal e a faixa coronária. Animais em estado grave também podem apresentar comprometimento de áreas pigmentadas da pele; autotraumatismo e infecções bacterianas secundárias podem ser decorrentes de tentativas de esfregar as áreas acometidas. Os cavalos podem perder partes da pele que se desprendem em grandes placas coriáceas.[135,137]

Fisiopatologia

As plantas que causam fotossensibilização primária contêm um agente fotodinâmico que é absorvido intacto pelo trato gastrintestinal ou que posteriormente sofre alteração metabólica em um composto ativo. As plantas fotossensibilizantes secundárias induzem danos hepáticos de magnitude suficiente para inibir a depuração adequada dos agentes fotodinâmicos. Normalmente, essas toxinas fotodinâmicas são metabólitos excretados na bile. Lesões hepáticas ou reduções do fluxo biliar permitem a entrada desses metabólitos na circulação. A filoeritrina, um produto normal da decomposição da clorofila, é considerada a única substância fotodinâmica importante em casos de fotossensibilização secundária.[138] Esses agentes fotodinâmicos então circulam por todo o corpo até chegarem aos capilares dérmicos.

A interação da luz ultravioleta de onda longa com esses agentes fotodinâmicos nos capilares cutâneos provoca a excitação química dessas substâncias. Isso provoca a formação de radicais livres altamente inflamatórios, que degradam as membranas fosfolipídicas, as proteínas polipeptídicas e os ácidos nucleicos celulares.[135,139] Esses processos rompem as células e, em última análise, são responsáveis pelas lesões dérmicas associadas a essa intoxicação.

Diagnóstico e tratamento

Os sinais clínicos de fotossensibilidade são bastante típicos e raramente são confundidos com outros distúrbios cutâneos. Os cavalos acometidos devem ser minuciosamente avaliados para detecção de hepatopatia, já que a fotossensibilidade primária e a fotossensibilidade secundária produzem os mesmos sinais clínicos. Se houver doença hepática, sua causa deve ser determinada para instituição do tratamento apropriado.

Os agentes fotodinâmicos primários podem ser identificados por vários sistemas de ensaio biológico, mas isso raramente é feito. Há um ensaio em camundongos e um ensaio microbiano com *Candida albicans*, mas, mais uma vez, são raramente realizados.[135]

Não há tratamento específico para fotodermatite. Os cavalos devem ser protegidos da luz solar direta até a cicatrização das lesões cutâneas e remoção da planta agressora do ambiente. Vários agentes tópicos podem ser usados para facilitar a cicatrização da pele. A dermatite bacteriana superficial deve ser tratada com antibióticos e a terapia com AINEs pode ser benéfica nos primeiros estágios da doença.

Festuca alta (*Festuca arundinacea*)

O agente causador do distúrbio associado ao consumo de festuca alta é *Neotyphodium coenophialum*[140] (antes identificado como *Acremonium coenophialum*), um fungo endófito que não pode ser visto a olho nu que cresce no caule, nas folhas e nas sementes da planta.[141,142] Esse endófito é nativo em muitas áreas dos EUA e pode contaminar até 90% das pastagens de festuca de certas regiões.[141]

Sinais clínicos

Cavalos que pastam ou são alimentados com feno de festuca alta podem desenvolver uma doença denominada *queda de verão* ou *síndrome do verão*.[135,143] O distúrbio é caracterizado por anorexia, perda de peso, pelame de má qualidade, febre e hipersalivação. Além disso, as éguas podem apresentar diversos distúrbios relacionados à prenhez e à reprodução. Os achados típicos são a placenta espessa e resistente, gestação prolongada, aborto, nascimento de potros mortos ou fracos e alta mortalidade perinatal de potros.[144] As éguas frequentemente apresentam agalactia, retenção de placenta e problemas reprodutivos.[135,139,141]

Fisiopatologia

O fungo produz várias toxinas, inclusive peraminas, lolinas e alcaloides ergopeptínicos. As peraminas não têm efeito aparente na saúde animal, mas as lolinas (*N*-acetil lolina e *N*-formil lolina) existentes em *Neotyphodium* são alcaloides da pirrolizidina. No entanto, a hepatotoxicidade característica dos alcaloides da pirrolizidina não foi observada na intoxicação por festuca alta em nenhuma espécie.[142]

Os alcaloides ergopeptínicos parecem responsáveis pela maioria das anomalias associadas à intoxicação por festuca. Ergotamina, ergosina, ergovalina, ergoína, ergocristina, ergocriptina e ergocornina foram isoladas, mas ergovalina e ergosina são os mais proeminentes. Acredita-se que a ergovalina seja responsável por 84 a 97% da concentração de ergopeptina na festuca alta infectada. A concentração de alcaloides do ergot na festuca alta tende a aumentar com fertilização com nitrogênio e estresse hídrico e a intoxicação varia de estação para estação e ano a ano, dependendo da porcentagem de endófitos, estresse hídrico, fertilização com nitrogênio e provavelmente outros fatores.[142]

A agalactia ocorre por vários motivos. Em primeiro lugar, as ergopeptinas são agonistas do receptor de dopamina D_2 e acredita-se que a dopamina seja o principal inibidor da secreção de prolactina no corpo. Em segundo lugar, os alcaloides do ergot inibem a secreção do hormônio adrenocorticotrófico, o que reduz a concentração de cortisol fetal que, subsequentemente, diminui a secreção de progesterona pela placenta. Terceiro, esses alcaloides diminuem a ligação do estradiol ao tecido, o que pode aumentar a concentração sérica de 17β-estradiol[142] (normalmente, as concentrações séricas de estradiol diminuem perto do parto). A interação de níveis apropriados de prolactina, progesterona e 17β-estradiol desempenha um papel importante no preparo da glândula mamária para a lactação. A combinação de baixas concentrações de prolactina e progesterona e alto nível de 17β-estradiol é provavelmente a principal causa da agalactia e comprometimento do desenvolvimento do úbere em éguas afetadas.

O período de gestação pode ser prolongado porque as ergopeptinas parecem bloquear a atividade do hormônio liberador de corticotropina no potro, o que impede a produção fetal de hormônio adrenocorticotrófico e cortisol. Como a alta concentração de cortisol fetal sinaliza o parto para a égua, a ausência de produção fetal de hormônio liberador de corticotropina, hormônio adrenocorticotrófico e cortisol pode contribuir para os longos períodos de gestação nas éguas acometidas.[142]

Suspeita-se que as anomalias placentárias frequentemente observadas sejam associadas à vasoconstrição. Edema, fibrose e degeneração mucoide das artérias foram observados na placenta das éguas afetadas.[143] Essas alterações foram consideradas causadas pela anoxia associada à vasoconstrição. A ergovalina e a *N*-acetilolina existentes na festuca infectada têm propriedades vasoconstritoras.[142]

Os alcaloides do ergot também podem ter efeitos negativos na implantação do óvulo fertilizado no endométrio, reduzindo a eficiência reprodutiva das éguas acometidas. Os efeitos das ergopeptinas na implantação equina são inconclusivos, mas a ergocriptina, a ergocornina, a ergosina e a ergovalina podem interromper a prenhez precoce em ratas.[142]

Potros nascidos vivos de éguas afetadas podem apresentar hipotireoidismo (e dismaturidade), embora o mecanismo responsável por isso seja desconhecido.[144] É provável que a alta mortalidade perinatal dos potros também seja influenciada pela agalactia e pela produção insuficiente de anticorpos colostrais, o que provoca falha de transferência passiva, septicemia e retardo de crescimento.[142]

Diagnóstico e tratamento

O diagnóstico geralmente é empírico, fundamentado em sinais clínicos e acesso a pastos ou feno de festuca no final da gestação. As éguas acometidas tipicamente apresentam redução das concentrações séricas de prolactina e progesterona e altos níveis de 17β-estradiol. Os potros acometidos podem apresentar diminuição das concentrações séricas de tri-iodotironina, hormônio adrenocorticotrófico, cortisol e progestágenos totais. Amostras de feno e pastos também podem ser avaliadas quanto à existência de endófitos e ergovalina.[142]

O tratamento de éguas prenhes após a data de parto deve incluir a remoção da festuca o mais rápido possível. A domperidona administrada por via oral 1 vez/dia na dose de 1,1 mg/kg durante os últimos 15 dias de gestação pode ajudar a estabelecer o desenvolvimento do úbere e a lactação. As éguas pós-parto podem receber domperidona (1,1 mg/kg VO) 1 vez/dia durante vários dias na tentativa de estimular a produção de leite.

A prevenção requer a remoção das éguas dos pastos ou feno de festuca durante o final da gestação. Em um estudo, a remoção da festuca da dieta aos 300 dias de gestação não foi associada a nenhum problema em éguas.[143] Portanto, o período mais crítico de exposição à festuca infectada em éguas prenhes parece ser os últimos 30 dias de prenhez. As autoridades locais ou regionais podem fornecer informações importantes sobre os métodos atuais de manejo de pastagens infectadas.

Berteroa incana

A intoxicação equina por ingestão de *B. incana* foi relatada pela primeira vez em 1992.[145,146] Essa planta é um membro da família Cruciferae (mostarda) e pode ter comportamento anual, semestral ou perene. *B. incana* cresce principalmente no nordeste e centro-norte dos EUA e Canadá, mas também é relatado nos estados de Oklahoma, Washington, Oregon, Idaho e Califórnia e na Europa. A planta tende a florescer em condições de seca, geada e pastoreio excessivo e em áreas de solo pobre.[146,147] A intoxicação foi relatada em cavalos que consumiram feno ou pastos contaminados ou ainda aveia com sementes de *B. incana*.[145-148] Os casos são mais prevalentes nos meses de verão após a ingestão de feno recém-preparado, mas a intoxicação foi associada à alimentação com feno armazenado por 9 meses.[146]

Sinais clínicos

Nem todos os cavalos expostos a *B. incana* desenvolvem sinais clínicos de intoxicação. Estima-se que 45% dos cavalos expostos à planta a campo não desenvolveram quaisquer sinais de doença. No entanto, os sinais clínicos mais comuns observados em condições de campo e experimentais foram febres de intensidade variável, edema em um a quatro membros e laminite. Há raros relatos de cavalos com laminite e rotação das falanges distais. Esses sinais geralmente começam 24 horas após a ingestão (embora esse período varie dependendo da quantidade de material vegetal ingerido) e, na maioria dos casos, diminuem em 2 a 4 dias após a remoção da fonte.[146] Outros sinais observados foram letargia, diarreia no curto prazo e desconforto abdominal.[148] Parto precoce e aborto são ocorrências raras em éguas prenhes.[145,147] Alguns raros cavalos são afetados de modo mais grave e exibem sinais clínicos de endotoxemia, choque hipovolêmico, insuficiência renal aguda e rotação ventral das falanges distais. Esses animais podem morrer por causa da intoxicação.[146,148]

Éguas prenhes podem ser mais suscetíveis à intoxicação e apresentar sinais clínicos mais graves. Em um relato, 23 de 29 éguas desenvolveram febre, taquicardia, taquipneia, edema distal em membro e laminite branda a grave.[147] Dessas éguas, 15 subsequentemente desenvolveram diarreia moderada a profusa com sangue, desidratação, dor abdominal, hematúria e oligúria. Quatro dessas éguas foram sacrificadas e, em duas, a necropsia revelou hemoperitônio, hemotórax e rotação ventral das falanges distais. Três das éguas abortaram de forma espontânea, mas nenhuma anomalia foi observada na placenta ou nos fetos.

Fisiopatologia

O agente tóxico em *B. incana* ainda não foi determinado,[146] nem seu mecanismo de ação. No entanto, a destruição das hemácias parece ocorrer por hemólise ou algum outro mecanismo.[146,147] Nenhuma anomalia laboratorial consistente foi observada em um ensaio alimentar experimental e na maioria dos casos a campo.[146] No entanto, os achados laboratoriais em cavalos em estado mais grave são hemólise significativa, elevações nas concentrações séricas de creatinina, ureia, fósforo, fosfatase alcalina, AST, CK, sorbitol desidrogenase e bilirrubina total, neutropenia, proteinúria, hematúria, hemoglobinúria e sangue oculto nas fezes e no líquido gástrico.[146-148] Não se sabe quais dessas anomalias são diretamente causadas pela toxina e quais são decorrentes da deterioração fisiológica de vários órgãos.

Diagnóstico e tratamento

O diagnóstico é suspeito com base no histórico de exposição à planta e nos sinais clínicos. Nenhuma terapia específica é indicada, mas o acesso à planta deve ser imediatamente impedido e todo o feno e grãos contaminados devem ser descartados. O tratamento sintomático com líquidos, AINEs e evacuação do trato gastrintestinal deve ser instituído. O carvão ativado (1 a 3 g/kg por meio de sonda nasogástrica) foi sugerido para ajudar a prevenir a absorção da toxina desconhecida.[148] A administração intravenosa de DMSO deve ser feita com cautela porque pode causar hemólise intravascular, agravando a destruição das hemácias pela toxina.[146,148] A maioria dos cavalos se recupera sem intercorrências em 2 a 4 dias após a remoção da planta e a instituição dos cuidados de suporte.

AGENTES DIVERSOS

Iodo

A intoxicação por iodo ou iodismo é uma causa raramente relatada de intoxicação em equinos. Essa intoxicação é mais provavelmente causada pela administração iatrogênica de substâncias com iodo. Muitas rações contêm iodo na forma de vários sais iodados, iodeto de sódio e iodeto de potássio; além disso, compostos de iodeto orgânico, como a di-hidroiodeto de etilenodiamina, são usados no tratamento de várias doenças.[135,149]

Sinais clínicos

Alopecia generalizada não pruriginosa e descamação cutânea difusa foram relatadas em um cavalo que recebeu 45 g de di-hidroiodeto de etilenodiamina 2 vezes/dia durante 14 dias.[150] Outros sinais clínicos relatados são bócio após ingestão excessiva de iodo, aumento das secreções do trato respiratório, rinorreia, tosse intermitente não produtiva e lacrimejamento excessivo.[135,138,150] Éguas prenhes que recebem quantidades excessivas de iodo podem ter potros fracos com aumento de volume das glândulas tireoides. Esses potros têm uma alta taxa de mortalidade.[135]

Fisiopatologia

As formas orgânicas e inorgânicas de iodo são absorvidas rápida e quase completamente pelo trato gastrintestinal na forma iônica e se distribuem por todo o corpo. O iodo é excretado principalmente na urina, mas quantidades menores são encontradas em fezes, suor e leite.[138,149] O único papel metabólico conhecido do iodo é sua participação na síntese dos hormônios tireoidianos, a tiroxina e a tri-iodotironina.[138]

Os sais de iodo, orgânicos ou inorgânicos, ingeridos por via oral em doses mais altas estimulam os receptores nervosos na parede do estômago. Isso estimula o nervo vago e causa secreção reflexa pelas células do trato respiratório superior.[138,151] A ingestão excessiva de iodo faz com que a formação de iodo orgânico da tireoide chegue ao máximo e, depois, sofra um declínio acentuado. O excesso de iodo também inibe a liberação de iodo orgânico da tireoide após a estimulação pelo hormônio estimulador da tireoide. Isso aumenta a quantidade e viscosidade das secreções do trato respiratório e ocasional desenvolvimento de bócio.[151] Não se sabe o mecanismo que provoca o desenvolvimento das lesões dérmicas associadas ao iodismo.[150]

Diagnóstico e tratamento

O diagnóstico de iodismo é fundamentado no histórico de exposição a altos níveis de iodo por um período prolongado e nos sinais clínicos de secreção nasal, lacrimejamento excessivo, tosse intermitente não produtiva, alopecia generalizada não pruriginosa e descamação cutânea. As concentrações séricas de iodo, que são elevadas em casos de iodismo, podem ser medidas, mas diminuem rapidamente e se aproximam dos níveis basais alguns dias após a interrupção da exposição ao iodo.[138] Os cavalos acometidos podem apresentar concentrações séricas de tiroxina e tri-iodotironina abaixo dos valores normais.[150]

O tratamento consiste na remoção da fonte de iodo. Como o iodo é logo mobilizado e excretado dos tecidos, os sinais clínicos tendem a diminuir rapidamente após o término da exposição.[138,149,150]

Acidentes ofídicos

As serpentes venenosas da América do Norte pertencem às famílias Crotalidae (víboras), Elapidae (najas) e Viperidae (víboras verdadeiras). Em seres humanos, a maioria das picadas de cobras venenosas é infligida por membros da família Crotalidae, e é provável que o mesmo ocorra em cavalos. Dessa família, *Crotalus* (cascavéis), *Agkistrodon* (serpente-mocassim-cabeça-de-cobre) e *Sistrurus* (massasauga) são os três gêneros mais envolvidos em acidentes ofídicos em bovinos. A cobra-coral-oriental (*Micrurus fulvius*) e a cobra-coral-do-Arizona (*Micruroides euryxanthus*) são dois membros da família Elapidae nativa dos EUA, mas representam apenas cerca de 3% dos acidentes ofídicos relatados em seres humanos.[135,152]

O veneno injetado na presa ajuda a digestão e reduz muito o tempo de digestão completa da serpente. A quantidade de veneno injetada em um determinado momento está sob controle voluntário. Grandes quantidades são injetadas em presas maiores ou quando a serpente tenta se defender. Nem todas as picadas causam envenenamento e estima-se que as cascavéis não injetem veneno em até 20% das picadas (conhecidas como picadas secas).[135,152]

O veneno de cobra é uma mistura altamente complexa de enzimas, lipídios, aminas biogênicas, aminoácidos livres, íons metálicos, proteínas e polipeptídeos. A maioria desses venenos contém até 25 frações diferentes, mas muitas delas ainda não foram identificadas. A composição do veneno e suas propriedades tóxicas variam entre as espécies de *Crotalus* e entre os indivíduos da mesma espécie. Os fatores que influenciam a composição do veneno são idade, tempo desde a última alimentação e fatores sazonais relacionados a mudanças nos padrões alimentares ou respostas fisiológicas, como hibernação. A DL_{50} em camundongos expostos ao veneno de espécies de *Crotalus* varia de 0,23 mg/kg para *Crotalus scutulatus* a 3,77 mg/kg para *C. ruber ruber*. A DL_{50} em camundongos para *A. contortrix* e *A. piscivorus* é de 10,92 mg/kg e 4,17 mg/kg, respectivamente.[152] Essa grande variação na dose e na composição química do veneno é responsável pela gama extrema de respostas fisiológicas dos animais a essas substâncias.

Sinais clínicos

As picadas de cobra em cavalos são mais comuns na região do focinho, mas também podem ocorrer nos membros ou em outras partes do corpo. Os sinais clássicos observados na maioria dos cavalos são o início agudo de inchaço e edema no local da picada. O focinho e as passagens nasais podem ficar inchados a ponto de dificultar muito a respiração, com necessidade de traqueotomia. A epistaxe também pode ser aparente. A princípio, marcas de presas podem ser evidentes, mas logo desaparecem devido ao aumento de volume. A alteração da cor da pele no sítio de inoculação é uma ocorrência comum em muitas cascavéis, mas raramente ocorre em picadas de *A. contortrix* e *C. scutulatus*.[135] Vários graus de necrose podem ser observados no sítio acometido, bem como infecções bacterianas secundárias. Na experiência do autor, picadas em extremidades distais são associadas a um longo período de convalescença e claudicação residual.

As manifestações sistêmicas dos acidentes ofídicos podem ser aparentes após a inoculação intravascular ou perivascular do veneno. Em um estudo retrospectivo sobre acidentes com cascavéis em 32 cavalos, as manifestações incluíram febre, taquicardia, taquipneia, arritmia cardíaca, anemia hemolítica, trombocitopenia, hemorragia, trombose em sítios de punção venosa, cólica, diarreia e disfunção de preensão e mastigação. Dentre os problemas crônicos, estavam doenças cardíacas, pneumonia, laminite, paralisia faríngea e complicações da ferida. O problema crônico mais comum nesses cavalos foi a doença cardíaca.[153] A dispneia pode ser decorrente do edema pulmonar por congestão passiva após hipotensão vascular ou precipitação de êmbolos pulmonares. A fasciculação muscular pode ser evidente.[135] O veneno de *C. scutulatus* produz paralisia respiratória que pode causar morte em seres humanos.[152] A taxa de mortalidade geral em 32 cavalos com quadro agudo por picadas de *C. viridis* foi de 25%.[153]

O veneno de corais produz sinais neurológicos em seres humanos, com morte em 24 horas em decorrência da depressão respiratória, hipotensão e colapso cardiovascular.[152] No entanto, as cobras precisam de contato prolongado (30 segundos ou mais) para introduzir o veneno na pele de sua presa. Portanto, a exposição de cavalos a esse veneno parece improvável, exceto em circunstâncias bastante incomuns.

Fisiopatologia

Os venenos de Crotalidae são ricos em enzimas. As proteases causam danos graves aos tecidos ao digerir proteínas e peptídeos e a hialuronidase permite a rápida disseminação tecidual do veneno por meio da hidrólise do ácido hialurônico do tecido conjuntivo. A L-aminoácido oxidase, as hidrolases de éster de L-arginina e a 5'-nucleotidase também podem contribuir para a destruição do tecido. As fosfolipases A, B, C e D hidrolisam lipídios e causam hemólise ao destruir a lecitina nas membranas das hemácias. Além disso, interrompem a neurotransmissão nas junções pré-sinápticas e pós-sinápticas. Outras enzimas existentes no veneno de crotalídeos são ribonuclease, desoxirribonuclease, transaminase, fosfomonoesterase, fosfodiesterase, ATPase, DNAse, fosfatase alcalina, fosfatase ácida e endonuclease.[152]

O veneno de crotalídeos contém vários polipeptídeos além das enzimas. Esses polipeptídeos são proteínas de baixo peso molecular, 5 a 20 vezes mais letais do que o veneno bruto em modelos animais, e não apresentam atividade enzimática. Estão presentes em maiores concentrações no veneno de najas em comparação a cascavéis e são responsáveis principalmente por discrasias sanguíneas e coagulopatias. Pequenos peptídeos são parcialmente responsáveis pela geração de coagulação intravascular disseminada e uma fração do veneno da cascavel (*C. horridus horridus*) causa agregação plaquetária e consequente trombocitopenia. Além disso, os venenos de *C. scutulatus* e *C. helleri* contêm uma cardiotoxina direta.[152]

O veneno de cascavel contém substâncias com propriedades anticoagulantes, pró-coagulantes e fibrinogenolíticas induzidas por plasminogênio. A coagulopatia que ocorre em um determinado caso é variável e depende do teor dos diversos componentes do veneno e da dose inoculada. A atividade anticoagulante do veneno de crotalídeos parece ser causada por ligação reversível à protrombina. Enzimas semelhantes à trombina produzem hipofibrinogenemia e aumento da concentração de FDPs. Também são capazes de converter diretamente o fibrinogênio em fibrina, o que pode levar à formação excessiva de fibrina e rápida coagulação intravascular disseminada. A ação fibrinolítica do veneno crotalídeo é direta ou indireta, por meio da ativação do plasminogênio endógeno.[135,152]

Diagnóstico e tratamento

O diagnóstico de acidente ofídico geralmente depende dos sinais clínicos e do acesso a serpentes venenosas. As anomalias laboratoriais que podem ser observadas em cavalos acometidos são trombocitopenia, hipofibrinogenemia, anemia, prolongamento de TP e TTPA, hematúria, proteinúria e mioglobinúria.[135,152]

Os cavalos acometidos devem ser mantidos calmos e quietos. A incisão sobre as marcas das presas e a sucção são raramente indicadas e provavelmente têm valor mínimo, exceto logo após a picada, porque o veneno é absorvido quase imediatamente pelos tecidos circundantes. A traqueotomia é indicada em cavalos com edema excessivo e inchaço da cabeça e narinas externas a ponto de prejudicar a respiração. Compressas frias podem ter algum efeito benéfico se aplicadas de forma precoce e por curtos períodos. A aplicação prolongada ou excessiva de frio, porém, pode aumentar a necrose do tecido. A terapia com soro específico é comumente em acidentes ofídicos humanos, mas, de modo geral, é considerada desnecessária em cavalos devido à baixa taxa de mortalidade, aos custos e à disponibilidade de outros tratamentos. Uma exceção pode ser o cavalo ou potro extremamente valioso.

A profilaxia do tétano e a antibioticoterapia sistêmica devem ser instituídas. Antimicrobianos de amplo espectro devem ser usados porque microrganismos gram-positivos e gram-negativos são encontrados na boca das víboras da América do Norte. Os microrganismos mais isolados são *Proteus vulgaris, Escherichia coli, Corynebacterium* spp., *Streptococcus* spp. e Enterobacteriaceae.[152]

Os AINEs não devem ser usados durante os primeiros estágios após a picada, pois podem aumentar os defeitos hemostáticos primários frequentemente induzidos por venenos de serpente. A administração de AINEs pode ser instituída em fases posteriores, para ajudar a reduzir a dor, o inchaço e a inflamação. Os corticosteroides devem ser usados com cautela porque podem diminuir a eliminação de FDPs da vasculatura periférica pelo sistema reticuloendotelial e a suscetibilidade à infecção da ferida. No entanto, os corticosteroides podem auxiliar o tratamento de choque hipotensivo grave em animais jovens ou pacientes com envenenamento intravenoso. A heparina também foi considerada útil em casos de formação de trombo.[135]

Animais com hipotensão sistêmica e disritmias cardíacas devem ser tratados de modo adequado, com administração intravenosa de líquidos e plasma e de medicamentos antiarrítmicos específicos.

Flúor

A intoxicação equina por flúor parece ser rara.[154] Embora a intoxicação aguda e crônica por flúor tenha sido descrita em vários animais, a fluorose crônica parece mais comum. Nesses casos, as fontes comuns de flúor são volumosos sujeitos à contaminação aérea por indústrias próximas, como fundições de alumínio, siderúrgicas ou fábricas de fertilizantes que aquecem materiais com flúor e liberam fluoretos; água potável com excesso de flúor; suplementos alimentares e aditivos vitamínicos e minerais com alta concentração de flúor; e vegetação cultivada em solos com altos níveis de flúor.[138]

Os animais normalmente ingerem pequenas quantidades de flúor ao longo de suas vidas. O flúor se acumula no corpo devido à ingestão de quantidades constantes ou crescentes. A intoxicação crônica pode ser causada por ingestão prolongada de níveis altos o suficiente. Em equinos, a tolerância dietética a longo prazo ao flúor é de 40 a 60 ppm.

O flúor é absorvido quase totalmente pelo trato gastrintestinal. Uma vez absorvido, cerca de metade é logo excretada na urina e a outra metade é armazenada nos ossos e dentes. O flúor se acumula nos tecidos calcificados, mas, depois do término da exposição, o flúor ósseo se esgota de maneira lenta ao longo de meses ou anos.

Sinais clínicos

A fluorose crônica é rara em equinos. Em um caso suspeito, o cavalo apresentou perda de peso crônica com meses de duração, retardo de crescimento, dificuldade de mastigação e deformação, alteração de cor e ausência de incisivos decíduos. O cavalo também não apresentava alguns pré-molares e molares decíduos.[154] Anomalias dentárias clássicas relatadas em outras espécies são hipoplasia, aspecto mosqueado e coloração amarronzada do esmalte, além de desgaste irregular dos dentes.[138] Outros sinais associados à fluorose crônica em outras espécies são hiperostose, aumento de volume e rugosidade dos ossos acometidos, claudicação intermitente e rigidez generalizada, pelagem seca e áspera e diminuição do peso e da produção de leite.[154] Por causa da natureza insidiosa da fluorose crônica, é importante lembrar que pode haver um lapso de tempo entre a ingestão excessiva de flúor e o aparecimento dos sinais clínicos.

Fisiopatologia

O excesso de flúor produz anomalias dentárias durante o desenvolvimento. Acredita-se que o principal efeito do flúor seja o retardo e alteração da mineralização normal do pré-esmalte, pré-dente e pré-cemento. Níveis elevados de flúor parecem causar danos ameloblásticos e odontoblásticos específicos. A matriz depositada por essas células danificadas não aceita os minerais normalmente e, assim, há mineralização defeituosa da raiz do dente. Com o dente totalmente formado, os ameloblastos perdem sua capacidade construtiva e as lesões do esmalte não podem ser reparadas. No entanto, os odontoblastos podem produzir dentina secundária para compensar as deficiências causadas pelo excesso de flúor.[138] A coloração marrom a preta dos dentes afetados é provocada pela oxidação de material orgânico nos dentes.

A patogênese das lesões ósseas associadas à intoxicação por flúor ainda é debatida. Segundo uma teoria, os altos níveis de flúor geram uma matriz inadequada e mineralização óssea defeituosa e irregular. Outra teoria é que os radicais hidroxila na estrutura cristalina da hidroxiapatita são substituídos por íons de flúor, o que diminui as dimensões da rede cristalina. Os resultados patológicos da fluorose esquelética são dissociação de sequências normais de osteogênese, produção de osso anormal, aceleração da remodelação óssea e, ocasionalmente, da reabsorção óssea.[138]

Diagnóstico e tratamento

O diagnóstico de fluorose crônica é fundamentado principalmente em achados clínicos e histórico de possível exposição a fluoretos. A fluorose é confirmada pela análise dos tecidos esqueléticos ou dentários quanto ao conteúdo de flúor e avaliação da concentração de flúor na urina. A água e a ração consumida pelos animais também devem ser analisadas quanto ao teor de flúor.

O tratamento da fluorose crônica é composto principalmente pela restrição alimentar de substâncias com flúor. Sulfato de alumínio, cloreto de alumínio, aluminato de cálcio, carbonato de cálcio e fosfato desfluorado têm sido usados para reduzir os efeitos tóxicos do flúor, mas nenhuma substância impede completamente os efeitos tóxicos da ingestão de altas quantidades de fluoretos.

Zinco

A exposição dietética excessiva ao zinco pode ser um problema em cavalos jovens em crescimento. As fontes de zinco em excesso geralmente são a contaminação do solo e do volumoso por óxido de zinco de fundições.[155,156] Sinais clássicos de deficiência de cobre associados foram produzidos pela alimentação experimental de potros jovens com quantidades elevadas de zinco.[157,158] Equinos com esqueletos maduros não parecem suscetíveis aos efeitos dos pastos contaminados com zinco.[158]

Sinais clínicos

Os sinais associados à deficiência de cobre induzida por zinco são aumento de volume na região fisária dos ossos longos, início gradual de claudicação e rigidez que pode tornar-se grave a ponto de causar relutância a se levantar do decúbito lateral, aumento de volume das articulações por efusão sinovial, mau estado geral e perda de peso apesar do apetite normal.[155-157] A anemia também pode se desenvolver em casos mais crônicos.[157] Os edemas articulares são típicos daqueles cavalos acometidos por osteocondrose dissecante, e cavalos com deficiência de cobre também apresentam osteocondrose generalizada grave.[155,156,158]

Fisiopatologia

Em cavalos, essa doença realmente parece ser uma manifestação de deficiência de cobre, com desenvolvimento subsequente de doença da cartilagem articular induzida por hipocupremia.[155,158] O cobre é um cofator essencial para a lisil oxidase, uma enzima envolvida na formação de ligações cruzadas de colágeno. A deficiência de cobre interfere no metabolismo do colágeno e causa a produção de tecido conjuntivo fraco. Isso permite fraturas da cartilagem articular e da fise de crescimento na zona de células hipertróficas, produzindo a síndrome clínica da osteocondrite dissecante.

O mecanismo da deficiência de cobre induzida por zinco não foi compreendido por completo, mas é mais provável que se deva à absorção alterada pelo trato gastrintestinal. Experimentalmente, a necropsia de potros acometidos revelou alto teor de cobre hepático apesar da baixa concentração sérica de cobre, sugerindo que o primeiro não estava à disposição para a produção de ceruloplasmina ou não poderia ser mobilizado com rapidez suficiente para ser usado por outros tecidos.[158] O excesso de zinco estimula a produção de metalotioneína, uma proteína da célula intestinal que se liga a zinco, cobre e outros íons metálicos bivalentes em excesso e facilita sua excreção na bile, nas fezes e na saliva. O cobre tem uma afinidade maior pela metalotioneína do que o zinco e o aumento da produção de metalotioneína, com subsequente ligação ao cobre, pode provocar deficiência de cobre por meio do aumento de sua excreção.[159]

Diagnóstico e tratamento

A osteocondrite deve ser tratada de forma adequada. O diagnóstico da ingestão excessiva de zinco pode ser difícil, pois o mineral é logo excretado após a absorção e suas concentrações no sangue e nos tecidos tendem a diminuir rapidamente para níveis normais após a interrupção da ingestão. As concentrações de zinco no fígado, rim e soro podem ser medidas, mas amostras fecais podem ser mais adequadas. Os suprimentos alimentares e a água também podem ser avaliados quanto ao teor de zinco.[160]

O tratamento de cavalos acometidos visa restaurar a concentração adequada de cobre na dieta e remover a fonte de zinco em excesso. Dietas com 7,7 mg de cobre e 250 mg de zinco por quilograma de peso seco foram suficientes para manter as concentrações séricas normais de cobre e zinco e não induziram doença em potros tratados. Dietas com 1.000 mg/kg ou mais de zinco causaram hipocupremia e subsequente osteocondrose dissecante quando administradas a potros por um período de várias semanas.[158] A osteocondrose dissecante pode ser tratada cirurgicamente.

Selênio

A intoxicação equina por selênio é geralmente causada pela ingestão prolongada de plantas com quantidades excessivas do mineral. A intoxicação pode ocorrer em cavalos que pastam em solo com altos níveis de selênio e ingerem plantas acumuladoras de selênio que crescem em solos com quantidades mínimas do mineral.[160-163] A intoxicação aguda também pode ocorrer em caso de superdosagem acidental de suplementos de selênio adicionados às rações ou administrados por injeção parenteral.[164] Em equinos, a dose tóxica oral única aguda de selênio administrada como selenito de sódio está entre 3,3 e 6 mg/kg.[160,165]

Sinais clínicos

Três síndromes diferentes são atribuídas à intoxicação por selênio: a intoxicação aguda e duas formas crônicas, descritas como "doença alcalina". Os sinais de intoxicação aguda surgem 6 horas após a ingestão e são sudorese, diarreia, taquicardia, taquipneia, febre branda, letargia e cólicas brandas a graves. Os sinais clínicos são atribuídos ao efeito do selênio no coração (necrose miocárdica) e no pulmão (necrose pulmonar e edema). A morte pode ocorrer em 24 horas e alguns cavalos apresentam obnubilação antes da morte. A pressão de cabeça antes da morte é sugerida como um sinal clássico de selenose aguda.[160,165]

A intoxicação crônica por selênio é causada pela ingestão frequente, durante semanas a meses, de plantas. Os sinais associados a essa síndrome são andar sem rumo ou em círculos, fraqueza muscular, incoordenação, dificuldade respiratória e redução da visão. Em casos clássicos, há cegueira, seguida por paralisia e morte.[166] Segundo alguns, o quadro clínico de cambaleio e cegueira não se deve ao selênio, mas à polioencefalomalácia associada à ingestão excessiva de enxofre.

A doença alcalina, o quadro mais comum de selenose crônica em cavalos, é provocada pela ingestão de plantas seleníferas. Os sinais podem se desenvolver semanas a meses após a exposição. A princípio, há claudicação e aumento de volume das regiões da banda coronária, assim como anorexia e depressão branda. Esses sinais progridem para fissura transversal da parede do casco distal à banda coronária e claudicação. Por fim, os cascos podem se soltar. A perda de pelos da crina e da cauda ocorre porque os fios se tornam quebradiços e se partem com facilidade, daí o termo *doença da cauda curta*. O comprometimento das funções reprodutivas e imunológicas também pode ser observado.[161-164]

Fisiopatologia

O selênio é logo absorvido pelo trato gastrintestinal, mas suas formas orgânicas geralmente são retidas em maiores quantidades do que as formas inorgânicas. A eliminação ocorre rapidamente por meio de urina, suor, fezes e ar expirado. O clínico também deve reconhecer o casco e o pelame como vias de excreção, pois há deposição do excesso de selênio nessas estruturas.[164] Esse último fato tem implicações diagnósticas importantes.

O selênio atua em vários processos enzimáticos e fisiológicos. Os efeitos tóxicos do selênio têm sido associados à sua afinidade de reação com resíduos de aminoácidos contendo enxofre, como a cisteína, que são incorporados em glicoproteínas e polipeptídeos biologicamente ativos. Assim, vários selenossulfetos são formados como substitutos de pontes dissulfídicas.[167]

Diagnóstico e tratamento

Um diagnóstico presuntivo de intoxicação por selênio pode ser feito com base em sinais clínicos típicos e histórico de possível exposição iatrogênica na forma de suplementação ou ingestão de plantas. O clínico pode tentar fazer um diagnóstico definitivo com base na análise do teor de selênio no sangue, soro, pelos e casco. Na selenose fatal aguda, a concentração de selênio no sangue pode exceder 1 ppm.[160,165] A concentração de selênio acima de 5 ppm em pelos e na parede do casco é considerada diagnóstica de selenose.[160,161,163] Também é possível medir a concentração de selênio em amostras de fígado e rim.

A terapia é composta por remoção da fonte de selênio, tratamento sintomático das lesões e bons cuidados de enfermagem. A administração oral de naftaleno, em dose de 4,5 g/dia durante 5 dias, com intervalo de 5 dias e repetição por mais 5 dias, foi sugerida em cavalos adultos; no entanto, não é comumente feita e sua eficácia é questionável.[160,161] A prevenção da selenose foi tentada com a adição de cobre,[164] metionina[168] ou arsenito de sódio[160,161] à dieta de animais em risco.

Ergotismo gangrenoso (*Claviceps purpurea*)

Claviceps purpurea é um fungo parasita que invade o ovário em desenvolvimento da flor das gramíneas e os grãos de cereais. Esse fungo comumente parasita centeio, aveia, trigo e gramíneas da espécie *Poa pratensis*, que estão mais frequentemente associados a surtos de ergotismo gangrenoso. O fungo substitui o ovário por um corpo oblongo de cor entre marrom escuro e roxo chamado *esclerócio*. Os esclerócios são ligeiramente maiores que as sementes inteiras e seu crescimento é promovido por condições quentes e úmidas. Os cavalos são raramente acometidos por essa doença, em parte por causa da natureza desagradável dos alimentos afetados e da remoção da maioria dos elementos fúngicos durante o processamento comercial dos grãos.

Sinais clínicos

Os sinais de intoxicação podem tornar-se aparentes após a ingestão de alimentos infectados por vários dias ou semanas. Um dos primeiros sinais observados em animais expostos a altos níveis de ergot é a recusa de alimentos. A gangrena seca de extremidades é o sinal clássico associado à intoxicação por *C. purpurea* e pode afetar membros, focinho, pavilhões auriculares e cauda. Os primeiros sinais de intoxicação são claudicação e extremidades frias. Os membros posteriores geralmente são afetados primeiro, com edema e sensibilidade na área do boleto. Os tecidos envolvidos tornam-se escuros e uma linha transversal de demarcação pode formar-se entre a pele normal e as partes distais do membro. Por fim, o casco, os ossos e tecidos associados podem se desprender. Essa mesma sequência pode ocorrer no focinho, nos pavilhões auriculares e na cauda. Os sinais gangrenosos podem ser precedidos por cólicas e constipação intestinal ou diarreia. Os possíveis efeitos subagudos são depressão, anorexia parcial, mau estado geral e aumento do pulso e da frequência respiratória.[169] Abortos também podem ocorrer.

Fisiopatologia

Os principais alcaloides tóxicos do ergot são um grupo de ergopeptídeos de estruturas semelhantes. São absorvidos de forma lenta e incompleta pelo trato gastrintestinal, atingindo o pico de concentração plasmática em cerca de 2 horas. O fígado é o principal local de metabolismo e aproximadamente 90% dos metabólitos são excretados na bile. Pequenas quantidades de alcaloides não metabolizados são excretadas na urina. A concentração total e as proporções dos alcaloides do ergot existentes no esclerócio podem variar conforme as espécies e condições ambientais.

A ergotamina, o mais abundante dos alcaloides, é um polipeptídeo derivado do ácido lisérgico. Os diversos efeitos fisiológicos do ergot são causados principalmente por misturas de levoisômeros de ergotamina, com quantidades menores de acetilcolina, histamina e tiramina.[169]

A ergotamina é uma substância vasoativa que causa constrição arterial e venosa. A ergotamina também pode danificar o endotélio capilar. Os efeitos combinados de vasoconstrição e dano endotelial produzem aumento da pressão arterial, diminuição do fluxo sanguíneo nas extremidades, estase vascular, trombose e, por fim, gangrena.[169]

O grupo de alcaloides da ergotoxina produz bloqueio alfa-adrenérgico e antagoniza a 5-hidroxitriptamina. Isso aumenta a pressão arterial em razão da vasoconstrição periférica, principalmente nos vasos pós-capilares.[169]

Diagnóstico e tratamento

O diagnóstico presuntivo de ergotismo é fundamentado em sinais clínicos e exclusão de outras doenças. Uma pessoa experiente pode logo identificar os esclerócios de ergot nos grãos. No entanto, após a trituração ou peletização da ração, o ergot só pode ser reconhecido por exame microscópico ou análise química de alcaloides. Os alcaloides do ergot podem ser identificados e quantificados por métodos cromatográficos e uma amostra dos grãos deve ser obtida para análise sempre que possível.

Não existe tratamento específico para ergotismo gangrenoso. O grão contaminado deve ser removido e os animais acometidos devem ser mantidos aquecidos para evitar a vasoconstrição induzida pelo frio nas extremidades. A terapia de suporte, na forma de antibióticos e analgésicos, pode ser indicada. Anti-alfa-adrenérgicos, como acepromazina, isoxsuprina, fenoxibenzamina e similares, podem ser administrados para promover a vasodilatação.[139]

Intoxicações que causam sinais relacionados à doença ou disfunção hepática

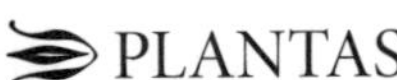

PLANTAS

Alcaloides pirrolizidínicos

A intoxicação por alcaloides pirrolizidínicos é causada pelo consumo de plantas que contêm várias dessas substâncias. Os cavalos podem ficar intoxicados após ingerir plantas frescas ou secas incorporadas ao feno. Como acontece com muitas plantas tóxicas, porém, esses vegetais geralmente são intragáveis para a maioria dos cavalos, embora certas condições possam torná-las mais apetitosas. Essa intoxicação é caracterizada por um distúrbio crônico e progressivo manifestado por sinais de insuficiência hepática. As plantas que mais causam intoxicação em cavalos são *Senecio jacobaea* (tasneirinha, erva-de-são-tiago; também conhecida como *Jacobaea vulgaris*), *Senecio vulgaris* (cardo-morto), *Senecio longilobus* e *Cynoglossum officinale* (língua-de-cão).[169,170] Outras plantas que contêm alcaloides pirrolizidínicos, mas não são comumente associadas a doenças clínicas em cavalos, são *Amsinckia intermedia* (asterídeas), *Crotalaria* spp. (xiquexique), *Echium plantagineum* (borrago-do-campo, flor-roxa, chupa-mel) e *Heliotropium europaeum* (heliotrópio comum).

Sinais clínicos

Os sinais de intoxicação por alcaloides pirrolizidínicos em cavalos são essencialmente relacionados à insuficiência hepática. Os sinais mais observados são perda de peso de semanas a meses de duração, icterícia e anomalias comportamentais. As alterações comportamentais indicam hepatoencefalopatia e podem incluir andar a esmo, ataxia, lamber objetos inanimados, cegueira, pressão da cabeça e agressão incomum. Convulsões e coma podem preceder a morte. Os sinais clínicos de comportamento anormal geralmente são um evento terminal e têm início agudo.[170,171] Outros sinais relatados com menos frequência são diarreia, fotossensibilização de áreas não pigmentadas da pele, hemoglobinúria e dispneia inspiratória.[170,172] Aborto e baixa tolerância ao exercício (redução do desempenho atlético) também foram observados em cavalos após a ingestão de quantidades subletais.[173] Como a intoxicação por essas plantas está relacionada à disfunção hepática, os sinais clínicos podem não ser aparentes por semanas a meses após a ingestão. Um evento hemolítico é comum na insuficiência hepática equina em estágio terminal.

Fisiopatologia

Vários alcaloides pirrolizidínicos são encontrados em diversas espécies vegetais e algumas plantas podem conter muitos alcaloides. Essas substâncias são absorvidas pelo trato gastrintestinal e transportadas para o fígado, onde são metabolizadas pelas enzimas microssomais hepáticas em pirróis. Esses pirróis podem então fazer ligações cruzadas com ácido desoxirribonucleico (DNA) de fita dupla e ligar-se a proteínas e ácido nucleico nos hepatócitos.[169,170]

A reticulação do DNA tem efeito antimitótico nos hepatócitos. Os hepatócitos não podem se dividir e se transformam em megalócitos. Ao morrerem, essas células são substituídas por tecido fibroso em vez de hepatócitos normais. A ligação da proteína e do ácido nucleico provoca a inibição da síntese de proteínas citoplasmáticas. Essas alterações podem acelerar a morte dos hepatócitos e causar necrose centrolobular. Por fim, há desenvolvimento de insuficiência hepática por causa da morte hepatocelular progressiva e fibrose subsequente.[169,170] A progressão da doença provoca fibrose generalizada. A doença é fatal após a formação de pontes de tecido conjuntivo entre as áreas portas.[169]

A variação na dose e frequência de administração de alcaloides amplia o espectro das lesões hepáticas. A intoxicação aguda por doses altas tende a causar necrose centrolobular com hemorragia; no entanto, esse tipo de exposição é extremamente raro. Doses crônicas tendem a causar morte hepatocelular nas áreas portas, juntamente com megalocitose, fibrose, hiperplasia biliar e oclusão das veias hepáticas.[169,170] Acredita-se que a insuficiência hepática seja responsável pelos sinais clínicos observados na intoxicação por alcaloides pirrolizidínicos.

A dose tóxica de *Senecio* seco é estimada em 5% do peso corporal do cavalo. Essa quantidade não precisa ser ingerida de uma só vez, pois os efeitos são cumulativos. A dose total de alcaloides consumidos determina o efeito tóxico, independentemente do tempo desde que os alcaloides foram ingeridos.[169,170]

Diagnóstico e tratamento

A maioria dos casos de intoxicação por alcaloides pirrolizidínicos é diagnosticada com base no histórico, sinais clínicos compatíveis, atividades séricas de enzimas hepáticas e achados de biopsia hepática. Durante o dano hepatocelular ativo, no início da doença, as concentrações de sorbitol desidrogenase e LDH geralmente estão elevadas, mas diminuem para os valores normais quando o cavalo apresenta os sinais clínicos.

As atividades séricas de GGT, fosfatase alcalina e AST tendem a ser altas ao longo da doença. A concentração sérica de ácidos biliares também é relatada como elevada em cavalos acometidos. A concentração sérica de bilirrubina tende a ser elevada em estágios avançados da doença e a hipoglicemia e a hipoalbuminemia são raramente observadas, exceto na doença hepática grave.[169,170,172,173]

Outros exames que podem ser úteis do ponto de vista diagnóstico e prognóstico são a determinação da razão entre aminoácidos de cadeia ramificada e aminoácidos aromáticos no soro. Os aminoácidos de cadeia ramificada isoleucina, leucina e valina são catabolizados principalmente no músculo e os aminoácidos aromáticos fenilalanina e tirosina são catabolizados principalmente no fígado. A razão entre esses aminoácidos (de cadeia ramificada ou aromática) diminui progressivamente a partir do valor normal em cavalos com intoxicação por alcaloides pirrolizidínicos. Há pouca chance de sobrevida se essa razão estiver abaixo da faixa normal e os cavalos continuarem expostos a plantas com alcaloides. Alguns cavalos acometidos também apresentaram redução dramática nessa razão logo antes da morte.[174] Os achados à biopsia hepática, uma tríade de fibrose, proliferação do ducto biliar e megalocitose, são altamente sugestivos de intoxicação por alcaloides pirrolizidínicos. A biopsia hepática também pode ajudar a estabelecer o prognóstico, pois a existência de fibrose hepática avançada ou generalizada indica prognóstico ruim.[169,170]

As amostras de ração podem ser analisadas quanto ao teor de alcaloides pirrolizidínicos, mas esse processo é demorado e desnecessário.[169] A detecção de pirrol no tecido hepático pode auxiliar a confirmar a exposição à planta nos primeiros estágios da doença; no entanto, essa análise é oferecida por apenas alguns laboratórios.

Não existe tratamento específico para a intoxicação por alcaloides pirrolizidínicos. Os cavalos acometidos podem sobreviver se não forem expostos a plantas com alcaloides e receberem dieta adequada. No entanto, alguns cavalos ainda podem mostrar sinais de doença hepática apesar do término da exposição há algum tempo. O tratamento específico da insuficiência hepática aguda e crônica é discutido em outro texto.

A prevenção requer impedir o acesso a pastos ou alimentos contaminados com plantas que contêm alcaloides pirrolizidínicos.

Trevos (*Trifolium hybridum, Trifolium pratense*)

Os trevos são membros da família Leguminosae. *T. hybridum* e *T. pratense* são trevos perenes, frequentemente são encontrados em porcentagens variáveis em pastos e misturas de sementes com gramíneas. Essas plantas são muito resistentes ao frio e toleram bem solos úmidos, ácidos ou argilosos mal drenados; por isso, com o passar do tempo, muitas vezes superam outras gramíneas.

A doença hepática associada a essas duas espécies de trevos foi relatada apenas em equinos. A ração que causou doença hepática em cavalos foi fornecida com segurança a bovinos adultos. As intoxicações podem ser causadas pela ingestão de pasto ou feno contaminado. O princípio tóxico é desconhecido, mas acredita-se que seja uma micotoxina associada ao fungo *Cymodothea trifolii*. Quantidades muito pequenas de trevo, de apenas 20%, foram associadas a sinais de envenenamento. Dependendo da porcentagem de trevo na dieta, os sinais clínicos da doença podem ser observados 2 a 4 semanas após a primeira exposição.

Sinais clínicos

Os primeiros sinais são lesões de fotossensibilidade secundária. Queimaduras de sol em áreas não pigmentadas do corpo, mucosas e córnea são comuns. Essas lesões são caracterizadas por aumento de volume, vesículas, eritema, edema, úlceras e, por fim, crostas. Essa doença foi descrita na literatura como trifoliose ou envenenamento por orvalho e considerada uma dermatite de contato. Atualmente, é reconhecida como uma forma de fotossensibilização hepatógena.

A progressão da doença leva ao desenvolvimento de sinais inespecíficos de doença hepática, como diminuição do apetite, perda da condição corporal, fraqueza, lentidão, perda de peso e alterações no pelame. Casos graves podem apresentar sinais neurológicos agudos, como depressão, andar a esmo e em círculos, pressão da cabeça, ataxia, bocejos, ranger de dentes e cólicas. A rápida progressão para decúbito, coma e morte foi relatada.

Diagnóstico e tratamento

A maioria dos diagnósticos de envenenamento por *T. hibridum* e *T. pratense* é baseada na confirmação da exposição à planta e na observação de alterações clinicopatológicas e lesões histológicas à biopsia ou necropsia. Aumentos significativos em GGT, aspartato transaminase, sorbitol desidrogenase e fosfatase alcalina são comuns. As concentrações séricas de ácido biliar e bilirrubina também aumentam, embora a icterícia proeminente não seja uma característica consistente. As concentrações de amônia no sangue também costumam ser elevadas, enquanto os hemogramas costumam ser normais. A análise de urina pode revelar bilirrubinúria.

O fígado geralmente parece aumentado à ultrassonografia e apresenta textura e bordas irregulares. Essa característica fez com que essa doença fosse chamada de "doença do fígado grande". No entanto, essa alteração nem sempre é observada e fígados fibróticos pequenos e encolhidos também foram descritos.

As lesões microscópicas relatadas são proliferação do ducto biliar e fibrose perilobular, centrolobular e periporta. A gravidade desses achados depende do tempo e pode mudar dependendo da exposição (aguda ou crônica). As alterações inflamatórias são brandas, com edema hepatocelular e vacuolização discretos, além de necrose sutil e mínima. A megalocitose branda foi relatada em alguns casos.

Especialistas treinados na identificação de plantas podem facilmente determinar sua existência em uma amostra de volumoso ou feno.

Cogumelo (*Amanita* spp.)

Um relato descreve a intoxicação fatal de um cavalo pela ingestão de cogumelos (*Amanita* spp.).[175] Os cogumelos aparentemente são intragáveis para as espécies de grandes animais, mas o cavalo desse relato também sofria de meningioangiomatose, um tumor benigno raro das meninges e do cérebro. Os autores especularam que a existência do tumor pode ter alterado o comportamento alimentar do animal, levando ao consumo de cogumelos.

Sinais clínicos

O cavalo descrito apresentou início agudo de depressão, pressão da cabeça, ataxia e decúbito repetido com dificuldade para se levantar. Antes do início da doença hepática, muitos animais envenenados apresentam sinais de desconforto gastrintestinal. Sinais clínicos de choque, inclusive hipotermia, má perfusão capilar e pulso fraco, também foram aparentes. O cavalo foi submetido à eutanásia por causa da deterioração contínua e falta de resposta à terapia de suporte.

Fisiopatologia

Algumas espécies de cogumelos *Amanita* contêm vários peptídeos cíclicos biologicamente ativos, como amatoxinas, falotoxinas, falolisina e antaminida. Alguns desses peptídeos afetam a polimerização da actina e fazem com que os hepatócitos percam a organização citoesquelética e as ligações celulares, o que resulta em dissociação hepatocelular e necrose. As amanitinas são peptídeos que inibem a polimerase II do ácido ribonucleico (RNA) no núcleo celular, impedindo a transcrição do DNA e a subsequente síntese proteica. O resultado é necrose hepática submassiva aguda, existente no cavalo descrito.

Diagnóstico e tratamento

No caso relatado, o diagnóstico foi fundamentado em achados histológicos de necrose hepática submassiva, início agudo de sinais clínicos e existência de cogumelos parcialmente digeridos no conteúdo estomacal. Nenhuma terapia específica é recomendada, embora a evacuação imediata do trato gastrintestinal associada a cuidados de suporte pareça prudente. A quantidade de cogumelos ingeridos parece ser o principal indicador prognóstico. A absorção de quantidades suficientes da toxina faz com que o prognóstico seja ruim. O coma hepático é frequente em outras espécies e a necrose renal também foi relatada. As amatoxinas podem ser detectadas em várias amostras biológicas (urina, rins).

 AGENTES DIVERSOS

Ferro

A intoxicação equina por ferro é rara e pode ser causada pela superdosagem iatrogênica de produtos injetáveis ou orais administrados a potros ou do consumo acidental de suplementos com ferro. A suplementação com ferro pode ser feita com formulações injetáveis e orais, e há mais de 100 diferentes preparações no mercado.[176] Ferro dextrana, polissacarídeo de ferro, sorbitol de ferro e citrato de amônio férrico são as preparações injetáveis comercializadas. As formulações orais são sais de ferro, como sulfato ferroso, citrato e citrato de amônio; sulfato, cloreto, glutamato, lactato, fumarato e carbonato ferroso; e fosfato férrico com citrato de sódio. Os compostos quelatados de ferro têm cerca de um quarto da toxicidade de outros compostos. Algumas formas de ferro apresentam maior biodisponibilidade do que outras.

A toxicidade do ferro aumenta de acordo com a via de administração; é menor por via oral e aumenta na administração intramuscular e intravenosa. Como a maioria dos animais não apresenta um mecanismo de excreção de ferro, a intoxicação depende da quantidade do mineral já existente no corpo.

Sinais clínicos

Duas síndromes de intoxicação por ferro em animais são relatadas. Uma síndrome peraguda é representada por morte súbita minutos a horas após a injeção. Essa síndrome pode se assemelhar a uma reação anafilática, mas seu mecanismo é desconhecido. Uma reação subaguda caracterizada por depressão progressiva, icterícia e desorientação que leva ao coma e morte parece ser a síndrome mais típica observada em equinos.[176-178]

Fisiopatologia

Experimentalmente, 5 a 10% de algumas formas orais de ferro são absorvidos no intestino delgado, principalmente no duodeno e no jejuno, por um sistema de transferência mucosa de taxa limitada. As formas ferrosas são mais absorvidas do que as formas férricas, mas ambas podem ser absorvidas em estado ionizado. Os fosfatos reduzem a absorção de ferro, e uma dieta rica em açúcar aumenta a absorção. Uma vez absorvido, o ferro se liga à transferrina no soro.[176]

Doses tóxicas de ferro administradas por via oral sobrecarregam o mecanismo de controle da absorção do mineral no intestino, o que provoca uma absorção massiva. A intoxicação ocorre quando os níveis séricos de ferro excedem a capacidade de ligação à transferrina. O ferro livre na circulação danifica os vasos sanguíneos, pode causar erosão e úlceras no estômago e no intestino, causa necrose hepatocelular e degeneração gordurosa do miocárdio e pode provocar edema cerebral.[176,179] Em cavalos, a insuficiência hepática parece ser a causa da morte.[178]

Em nível celular, o excesso de ferro causa extensa peroxidação de lipídios nas membranas biológicas. Um declínio resultante na razão entre ácidos graxos insaturados e saturados aumenta a rigidez da membrana, reduz o potencial de membrana e aumenta a permeabilidade a vários íons, provocando a ruptura da membrana. As organelas intracelulares mais danificadas são as mitocôndrias e as membranas lisossomais e sarcoplasmáticas.[180] A alta concentração sérica de ferro também inibe a conversão de fibrinogênio em fibrina induzida por trombina, o que prejudica a coagulação e intensifica qualquer processo hemorrágico.[178] Histologicamente, os fígados acometidos são caracterizados por tamanho pequeno, proliferação proeminente do ducto biliar, fibrose periporta e necrose hepatocelular.[179]

Diagnóstico

A medida da concentração sérica de ferro é o melhor método para confirmar o diagnóstico de intoxicação.[176] Além disso, o histórico de administração de ferro associado a sinais clínicos e evidências laboratoriais de dano hepatocelular e colapso cardiovascular é altamente sugestivo de intoxicação.

Os achados laboratoriais anormais são prolongamento de TTPA e TP, altas concentrações de aminoácidos aromáticos (tirosina, fenilalanina, triptofano, metionina), concentração plasmática elevada de amônia e aumento da atividade das enzimas hepáticas fosfatase alcalina e GGT. Além disso, a alta razão entre aminoácidos aromáticos e aminoácidos de cadeia ramificada e o teor elevado de bilirrubina sérica total podem ser observados.[177]

Tratamento

O tratamento da intoxicação peraguda por ferro geralmente não é recompensador. Os sinais clínicos evidentes geralmente indicam lesão orgânica importante. Não há tratamento específico conhecido para cavalos com intoxicação por ferro. O tratamento de cães acometidos incluiu suporte com glicose e norepinefrina e administração oral de óxido de magnésio para formação de complexos com o ferro ingerido. Experimentalmente, um quelante específico de ferro férrico, a deferoxamina, foi usado na dose de 0,75 mg/kg/min IV para quelar o ferro circulante em cães. Esse medicamento deve ser administrado de modo lento, por gotejamento intravenoso, pois pode causar uma queda acentuada da pressão arterial. Extensores de plasma e líquidos intravenosos também têm sido usados para neutralizar o choque cardiovascular existente em alguns cães.[176]

Em casos de intoxicação humana, lavagem gástrica, agentes quelantes e catárticos (sulfato de sódio e sulfato de magnésio) têm sido usados. A administração de soluções orais de bicarbonato para diminuir a absorção de ferro é controversa e o carvão ativado é dado por via oral para absorção do complexo ferro-deferoxamina, embora não se ligue bem ao ferro livre.[179]

O quelante de escolha na intoxicação humana é a deferoxamina. A deferoxamina é administrada por via intravenosa até o efeito máximo; sua meia-vida plasmática é de cerca de 1 hora. A deferoxamina é metabolizada pelo fígado, mas o complexo ferro-deferoxamina é excretado pelos rins.[179] Outros quelantes de ferro são usados em humanos (deferiprona e deferasirox), mas ainda não foram avaliados em equinos.

Aflatoxina

A aflatoxicose é um distúrbio raramente documentado em cavalos, com pouquíssimos casos clínicos relatados na literatura.[181-183] Nesses casos, a intoxicação foi relacionada a alimentos contaminados, mas há relatos experimentais de alimentação forçada com material contaminado por aflatoxina.[184,185]

As aflatoxinas são metabólitos tóxicos produzidos principalmente pelos fungos *Aspergillus flavus* e *Aspergillus parasiticus*. Essas leveduras são onipresentes e encontradas em alimentos armazenados. Não são inerentemente toxigênicas, mas podem crescer rapidamente e produzir grandes quantidades de aflatoxina em condições ambientais adequadas de temperatura e umidade. Essas leveduras crescem em muitos alimentos, mas cereais em grãos, farelo e bagaço de algodão e amendoim parecem ser os mais afetados.[186]

Essas leveduras produzem cinco aflatoxinas principais: B_1 e B_2, que fluorescem em azul sob luz ultravioleta de comprimento de onda longo; G_1 e G_2, que apresentam fluorescência verde; e M_1, existente no leite. B_1 é a mais importante por causa da sua toxicidade e abundância em condições naturais.[186]

As aflatoxinas são um grupo de compostos policíclicos insaturados que com um núcleo cumarínico acoplado a um sistema bifurano reativo e uma pentenona ou lactona. Essas toxinas são insolúveis em água e resistentes ao calor; são rapidamente absorvidas pelo trato gastrintestinal e ligadas à albumina sérica. A maioria das toxinas é removida da corrente sanguínea no fígado, onde as aflatoxinas se ligam a macromoléculas como DNA, sítios de ligação de esteroides endoplasmáticos e certas enzimas nos hepatócitos. No fígado, há produção de diversos metabólitos em velocidades variáveis entre as espécies. Os metabólitos podem ser conjugados lipossolúveis ou hidrossolúveis e são excretados na bile. Pelo menos alguns dos metabólitos passam por um ciclo êntero-hepático de absorção e excreção. As aflatoxinas e seus metabólitos são excretados na urina e nas fezes e sua eliminação completa pode levar vários dias. As aflatoxinas não são armazenadas em nenhum tecido em particular, à possível exceção do fígado e dos rins.[186]

As aflatoxicoses agudas e crônicas são relatadas em diversas espécies animais, inclusive seres humanos. No entanto, os relatos clínicos de doenças equinas são relacionados principalmente à intoxicação aguda. A DL_{50} oral aguda de aflatoxina B_1 em cavalos é de 2 mg/kg ou mais. Um autor relatou sinais de hepatopatia tóxica e distúrbios gastrintestinais em cavalos que consumiram ração com 2 a 50 partes por bilhão (ppb) de aflatoxina B_1. A toxicidade das aflatoxinas é aumentada pela riboflavina, exposição à luz e uma dieta pobre em proteínas, colina e vitamina B_{12}.[186]

Sinais clínicos

Os sinais clínicos associados à aflatoxicose aguda são anorexia, aumento de temperatura, aumento da frequência cardíaca e da frequência respiratória, ataxia, depressão, letargia, convulsões, icterícia, cólica e tenesmo, fezes com sangue e morte. Esses sinais foram observados em equinos submetidos à intoxicação experimental com aflatoxina em doses de 2 a 5 mg/kg. Os sinais começaram 4 horas após a administração e as mortes ocorreram 68 horas a 32 dias após a intoxicação.[182,184,185] Outro sinal observado em uma intoxicação natural foi hemorragia subcutânea.[182]

A concentração de aflatoxina B_1 no alimento necessária para causar sinais de aflatoxicose crônica em cavalos não foi estabelecida e relatos de aflatoxicose crônica não foram encontrados na literatura. Em outras espécies, os sinais de aflatoxicose crônica são redução da eficiência alimentar, pelame áspero, anemia, anorexia, depressão, icterícia branda e, ocasionalmente, aborto.[186] Deve-se observar que os experimentos indicaram que alguns cavalos recusam grãos contaminados com mofo e que animais em boas condições corporais podem ser menos suscetíveis ao desenvolvimento de aflatoxicose do que aqueles em más condições.[182,184]

Fisiopatologia

Acredita-se que a citotoxicidade hepática das aflatoxinas esteja relacionada à sua ligação a macromoléculas intracelulares. A aflatoxina B_1 se liga ao DNA nuclear para inibir a síntese de RNA, o que subsequentemente inibe a síntese de enzimas intracelulares e outras proteínas. A aflatoxina também interage com os sítios de ligação esteroide no endoplasma do ribossomo, o que causa desagregação ribossômica. Os metabólitos da aflatoxina B_1 também podem ligar-se a macromoléculas celulares e a maior parte da citointoxicação por aflatoxina B_1 parece ser causada pela interação com alguns desses metabólitos, e não pela toxina em si. Acredita-se que esse comprometimento da síntese de proteínas e a capacidade de mobilização de gorduras causem as primeiras lesões de necrose hepática e degeneração gordurosa do fígado.[176]

É possível que outros mecanismos serem responsáveis pelos demais sinais e lesões observados na aflatoxicose. As aflatoxinas são conhecidas por serem cancerígenas; além disso, podem ser imunossupressoras e inibir a síntese de proteínas de coagulação. Os mecanismos responsáveis por essas alterações não foram bem descritos.[186]

Diagnóstico e tratamento

O diagnóstico definitivo de aflatoxicose pode ser difícil por causa da inespecificidade de muitos sinais clínicos, que pode mimetizar muitas outras doenças. Cavalos submetidos à intoxicação experimental apresentam elevações nas concentrações séricas de AST, alanina aminotransferase, GGT, iditol desidrogenase e arginase.[182,184,185] Outras anomalias laboratoriais são hipoglicemia, hiperlipidemia, linfopenia e TP elevado.[181,182,185]

À necropsia, as lesões macroscópicas geralmente consistem em graus variáveis de degeneração e necrose hepática, hemorragias em petéquias nas vísceras e enterite hemorrágica.[181,182,185] Outras lesões observadas à necropsia são encefalomalácia dos hemisférios cerebrais, degeneração miocárdica, infiltração gordurosa do rim e hemorragia subcutânea e intramuscular.[181,182] As anomalias histopatológicas podem incluir degeneração gordurosa e necrose de hepatócitos, hiperplasia do ducto biliar, fibrose periporta e infiltração de células inflamatórias no fígado. Dentre as lesões renais, estão acúmulo de lipídios nas células epiteliais tubulares dos túbulos proximais e precipitação de proteínas no lúmen tubular.[181,185]

Embora os metabólitos das espécies de *Aspergillus* fluoresçam sob luz ultravioleta, a fluorescência em amostras de alimentos suspeitos não é patognomônica. Diversos métodos analíticos podem ser usados para avaliação definitiva do teor de aflatoxina em amostras de alimentos.[182] Também é possível quantificar a aflatoxina em tecidos animais, embora essa análise não seja feita rotineiramente em laboratórios de diagnóstico.[181,185] A detecção de resíduos em tecidos pode ser negativa por causa do longo período entre a exposição e o óbito do paciente. A cultura de fungos não é diagnóstica.[186]

O tratamento é principalmente sintomático e deve incluir a remoção do material contaminado da ração. Recomenda-se uma dieta com baixo teor de gordura, de fácil digestão e com teor proteico adequado. A suplementação com múltiplas vitaminas pode ser benéfica e o tratamento da disfunção orgânica específica deve ser instituído. Em cavalos com intoxicação aguda, a administração oral de carvão tem sido recomendada.[186] A prevenção da doença requer o armazenamento de alimentos em um ambiente adequado que desencoraje o crescimento de fungos e o oferecimento de alimentos não contaminados.

Intoxicações que causam sinais relacionados ao sistema urinário

A detecção da doença renal pode ser difícil, independentemente da causa. Enquanto a nefrotoxicidade associada à administração de medicamentos em equinos é bem estabelecida e reconhecida, aquela associada à ingestão de plantas é menos comumente detectada, o que dificulta o diagnóstico definitivo. Embora metais pesados como cádmio e mercúrio sejam conhecidos por seus efeitos nefrotóxicos, os sinais clínicos são inespecíficos e o diagnóstico é estabelecido apenas com exames para descartar ou excluir especificamente esses problemas.

PLANTAS

Intoxicação por oxalato

A fonte mais comum de oxalatos para grandes animais são as plantas, em especial as da família Chenopodiaceae. Essas plantas contêm quantidades variadas de oxalatos solúveis, geralmente na forma de sais de sódio ou potássio. No entanto, como as plantas que contêm oxalatos (Boxe 21.3) são intragáveis para os cavalos, a intoxicação por oxalato associada a plantas é rara.

BOXE 21.3 Plantas com grandes quantidades de oxalatos solúveis.

Amaranthus spp.	Amaranto, bredo, caruru
Beta vulgaris	Beterraba, beterraba-sacarina
Chenopodium album	Erva-formigueira-branca
Halogeton glomeratus	Halogeton, amante-salgado
Oxalis spp.	Erva-canária, erva-azeda-amarela, trevo-azedo, azedinhas
Portulaca oleracea	Beldroega comum, baldroega, onze-horas
Rheum rhaponticum	Falso ruibarbo, ruibarbo inglês ou rapôntico
Rumex spp.	Azeda, labaça
Salsola kali	Barrilha-espinhosa, barrilheira, barrilheira-espinhosa, gramata, soda, soda-espinhosa ou trago-espinhoso
Sarcobatus vermiculatus	*Greasewood*

Das plantas listadas no Boxe 21.3, *Halogeton* e *Sarcobatus* parecem ser as mais implicadas em animais a pasto no oeste dos EUA.[187]

Como os oxalatos se acumulam nas plantas durante a estação de crescimento, a incidência de intoxicação pode ser mais alta nos meses de outono e inverno.[188] O teor de oxalato é maior nas folhas, menor nas sementes e mínimo no caule. A dose tóxica não fatal de oxalato de sódio para cavalos adultos é de aproximadamente 200 g/dia durante 8 dias.[187]

Sinais clínicos

Os cavalos acometidos podem começar a mostrar sinais de depressão, cólicas brandas a moderadas, fraqueza muscular e marcha irregular 2 a 6 horas após a ingestão. A fraqueza pode progredir para decúbito lateral, inconsciência e morte em 10 a 12 horas. Alguns animais podem apresentar convulsões antes do óbito.[187] Os sinais clínicos de intoxicação aguda observados são típicos de hipocalcemia.

Fisiopatologia

Os oxalatos se combinam aos íons de cálcio no soro para formar oxalato de cálcio insolúvel. Isso provoca uma hipocalcemia funcional nos casos agudos, com alterações comportamentais e anomalias neuromusculares.

A ingestão aguda e crônica de oxalatos pode causar insuficiência renal. Cristais insolúveis de oxalato de cálcio podem se alojar nos túbulos renais, produzindo bloqueio tubular e necrose. Os oxalatos também podem se cristalizar na vasculatura e infiltrar as paredes dos vasos sanguíneos, o que causa necrose e hemorragia.[187]

Diagnóstico e tratamento

Em casos de intoxicação aguda, as anomalias clínico-patológicas são hipocalcemia moderada a significativa e alterações eletrolíticas variadas. A urinálise pode revelar a existência de cristais de oxalato de cálcio característicos ao exame microscópico. A insuficiência renal iminente também é caracterizada por aumentos nas concentrações de ureia e creatinina.[187]

O tratamento geralmente tem pouco valor após o aparecimento dos sinais clínicos. O gliconato de cálcio pode ser administrado por via intravenosa, mas geralmente causa apenas alívio temporário dos sinais. Soluções eletrolíticas balanceadas são indicadas para auxiliar a diurese, e os diuréticos também podem ter efeitos benéficos em pacientes com sobrecarga de volume. A prevenção requer a remoção das plantas e o fornecimento de fontes adequadas de alimento.[187]

Sorgo

A ingestão de espécies de sorgo e certos híbridos de grama-do-sudão foi associada ao desenvolvimento de uma síndrome de ataxia-cistite.[189,190] Isso é, porém, muito raro. A intoxicação se deve ao pastoreio dessas plantas. Há mais casos quando a planta é jovem e cresce rapidamente, mas as plantas maduras e de crescimento secundário também foram incriminadas. Cavalos alimentados com feno bem curado de espécies de sorgo não desenvolveram sinais de intoxicação. A incidência de intoxicação pode ser maior nas estações de média a alta precipitação, mas nenhum caso foi identificado após a data da primeira geada. Os sinais de intoxicação podem se desenvolver após um período de pastoreio de 1 semana a vários meses.[189]

Sinais clínicos

Os sinais clínicos primários são os de ataxia posterior e incontinência urinária ou cistite. Os sinais neurológicos geralmente surgem primeiro e começam como ataxia posterior e incoordenação. Os cavalos acometidos podem balançar de um lado para o outro se forçados a se mover e os sinais tendem a piorar à montaria. Ocasionalmente, os membros posteriores podem cair quase até o solo e a paralisia flácida da cauda e dos membros posteriores pode desenvolver-se em 24 horas após o início dos sinais neurológicos. Os cavalos acometidos continuam alertas e afebris e têm apetite, pulso e frequência respiratória normais. As éguas frequentemente apresentam abertura e fechamento contínuos da vulva e relaxamento dos músculos perineais. Nos garanhões, o pênis é relaxado e estendido.[189,190]

A incontinência urinária exibida por gotejamento contínuo de urina é proeminente em ambos os sexos, e a escaldadura cutânea orna-se pronunciada. A bexiga urinária geralmente está distendida e atônica, o que causa cistite moderada a grave. A uretrite e a ureterite também podem se desenvolver e a pielonefrite ascendente é uma causa comum de morte. Outros sinais clínicos são aborto e nascimento de potros com artrogripose.[189,190]

Fisiopatologia

Os sinais clínicos são decorrentes da degeneração axonal e desmielinização das fibras nervosas da medula espinal, principalmente nos segmentos lombar e sacral. Não se sabe exatamente qual a substância tóxica das espécies de sorgo responsável por essas alterações. A maioria das espécies de sorgo é cianogênica e contém quantidades variadas de HCN. A exposição a múltiplas doses subletais de HCN foi sugerida como indutora de degeneração axonal e desmielinização.[189] Outra hipótese é que o sorgo contenha precursores latrogênicos e que essa intoxicação seja provocada pela ingestão de nitrilos latrogênicos presentes em plantas de crescimento rápido.[187,190]

Diagnóstico e tratamento

O diagnóstico de ataxia-cistite de sorgo é baseado principalmente nos sinais clínicos, histórico de pastoreio das plantas e exclusão de outras causas conhecidas de ataxia ou paresia posterior. Não há exame diagnóstico específico. A cistite e a pielonefrite são diagnosticadas por métodos laboratoriais comuns.

Não há tratamento específico. O alimento ofensivo deve ser imediatamente removido. Depois disso, os cavalos acometidos tendem a apresentar melhora gradual ao longo de várias semanas a meses, mas a recuperação completa pode não ocorrer. O tratamento de suporte e sintomático deve incluir a antibioticoterapia apropriada de infecções bacterianas do trato urinário e o tratamento tópico da dermatite causada pela urina. A descompressão manual periódica da bexiga urinária pode ser útil. O cateterismo e a aspiração frequente do conteúdo da bexiga podem ser necessários para ajudar a resolução da cistite.

AGENTES DIVERSOS

Vitaminas D_2 e D_3

Os cavalos conseguem atender às suas necessidades de vitamina D se forem expostos ao sol ou tiverem acesso a volumosos curados pelo sol. Embora os requisitos dietéticos para equinos não tenham sido estabelecidos, um nível máximo de segurança de 44 UI/kg de massa corporal por dia foi proposto para alimentação no longo prazo (mais de 60 dias).[191] A maioria dos casos de intoxicação por vitamina D é iatrogênica, decorrente do uso excessivo de suplementos vitamínicos ou de alimentos suplementados de formulação inadequada. A ingestão de *C. diurnum* (jasmim selvagem) também pode causar intoxicação por vitamina D porque essa planta contém um glicosídeo metabolicamente ativo de 1,25-di-hidroxicolecalciferol (ver a seção sobre Jasmim Selvagem [*C. diurnum*] nesse capítulo).

As vitaminas D_2 (ergocalciferol) e D_3 (colecalciferol) podem ser tóxicas, mas essa última é muito mais ativa e provoca lesões mais graves, com maior distribuição tecidual, do que uma dose equivalente de vitamina D_2.[192,193] Outras variáveis que podem afetar a intoxicação são a duração do tratamento e a via de administração. Altas concentrações de cálcio na dieta também podem aumentar os efeitos do excesso de vitamina D. O efeito da suplementação de vitamina D é cumulativo e os sinais de intoxicação podem ocorrer semanas após seu início.

Sinais clínicos

Os sinais clínicos da intoxicação por vitamina D estão associados ao comprometimento dos sistemas renal, cardiovascular e musculoesquelético. Os sinais são depressão, anorexia, fraqueza, poliúria e polidipsia, sopros cardíacos e taquicardia, rigidez dos membros com redução de mobilidade e decúbito dorsal. A calcificação de tendões, ligamentos e outras estruturas de tecidos moles pode ser palpável ao exame físico.[192] O exame ultrassonográfico dessas estruturas também pode demonstrar a mineralização anormal dos tecidos.

A intoxicação por quantidades excessivas de vitamina D_3 é decorrente da extensa mineralização distrófica, e não por qualquer toxicidade inerente à própria molécula. Os tecidos moles mais afetados são os rins, o endocárdio, as paredes dos grandes vasos sanguíneos, os tendões e os ligamentos.[192,193]

Os achados laboratoriais associados à intoxicação variam de acordo com o sistema orgânico acometido, mas, de modo geral, são hipercalcemia e hiperfosfatemia persistentes, embora esta última possa não ser muito pronunciada. A concentração sérica de cálcio pode continuar dentro da faixa normal em alguns cavalos. Outras evidências laboratoriais de insuficiência renal crônica podem tornar-se evidentes com a progressão da intoxicação. O diagnóstico definitivo é estabelecido pelas concentrações séricas de vitaminas D_2 e D_3 e 1,25-di-hidroxicolecalciferol.[193]

Tratamento

O tratamento da intoxicação por vitamina D deve incluir a remoção de todas as fontes exógenas da molécula. Um quelante catiônico, como o fitato de sódio, pode reduzir a absorção intestinal de cálcio, mas sua eficácia não foi determinada. A terapia sintomática para insuficiência renal deve ser instituída, caso necessário. A recuperação pode levar meses em casos de menor gravidade,[193] mas, de modo geral, o tratamento não é recompensador em animais com mineralização excessiva.

Bissulfito sódico de menadiona (vitamina K_3)

A vitamina K_3 é uma causa relatada de insuficiência renal aguda em cavalos, mas foi retirada do mercado nos EUA. Sinais de intoxicação foram evidentes em 6 a 48 horas após a administração na dose recomendada pelo fabricante, de 2,2 a 11 mg/kg IV ou intramuscular.[194] Os sinais clínicos foram depressão, anorexia, cólica, hematúria e estrangúria. Azotemia, anomalias eletrolíticas, proteinúria e isostenúria também eram aparentes. As lesões patológicas à necropsia foram aquelas de necrose tubular aguda. Fibrose intersticial e insuficiência renal crônica também foram observadas em um cavalo.[194] O tratamento de cavalos acometidos é sintomático para insuficiência renal aguda ou crônica.

Cádmio

A intoxicação por cádmio é rara em cavalos, mas foi observada em animais criados perto de operações de fundição.[195]

A contaminação ambiental do solo e do volumoso por cádmio e zinco foi a causa da ingestão excessiva.

Os cavalos acometidos exibiram sinais de fraqueza, claudicação e articulações inchadas. Alguns desses sinais foram atribuídos ao excesso de zinco na dieta, mas os cavalos também apresentavam osteoporose e nefrocalcinose pronunciadas que, com a proteinúria, são achados típicos de intoxicação por cádmio em seres humanos.[195]

As concentrações séricas de zinco e potássio estavam elevadas nesses cavalos e a concentração sérica de magnésio estava baixa em um potro. As concentrações de sódio, cálcio, cloreto e bicarbonato também eram menores. A nefrocalcinose extensa foi caracterizada por perda multifocal dos túbulos corticais, que foram substituídos por depósitos densos de cristais de fosfato de cálcio.

O cádmio induz alterações nas células tubulares renais proximais por um mecanismo desconhecido. No entanto, o aumento do número de lisossomos e o inchaço mitocondrial nas células tubulares proximais são as primeiras alterações. De modo geral, a proteinúria é a primeira anomalia observada em seres humanos e animais de laboratório. A exposição crônica contínua pode causar fibrose e atrofia por nefrite intersticial, causando o desenvolvimento de insuficiência renal crônica.[196] A exposição ao cádmio pode ser confirmada pela análise do sangue e de vários tecidos biológicos, inclusive fígado e rim.

Em seres humanos, o tratamento é essencialmente de suporte, sendo imperativa a eliminação da exposição ao cádmio. Dados de pesquisa sugerem um possível papel benéfico de preparações de zinco, complexo de vitamina B e níquel, mas sua eficácia clínica não foi comprovada.[196]

Mercúrio

O mercúrio existe em diversas formas orgânicas e inorgânicas. Ambas podem ser tóxicas para cavalos, mas os casos recentemente relatados são de intoxicação aguda por aplicação cutânea tópica de mercúrio inorgânico.[197,198] A ingestão de ração ou grãos contaminados com conservantes à base de mercúrio orgânico foi a fonte de intoxicação nos anos anteriores.

Os equinos podem apresentar intoxicação aguda ou crônica. A dose tóxica aguda de mercúrio inorgânico em adultos é de 5 a 10 g.[187] Experimentalmente, a intoxicação crônica por mercúrio inorgânico foi produzida pela ingestão de cloreto de mercúrio, em dose de 0,8 mg/kg/dia, durante um período de 14 semanas.[199] A intoxicação crônica por mercúrio orgânico também foi experimentalmente produzida pela alimentação com metilmercúrio em dose de 0,4 mg/kg/dia durante 10 semanas.[200]

Sinais clínicos

Os sinais da intoxicação por vários compostos mercuriais diferem, mas todos são associados a algum grau de disfunção renal. A intoxicação aguda por mercúrio inorgânico pode causar sinais de insuficiência renal aguda, inclusive oligúria e depressão, além de irritação gastrintestinal. Estomatite ulcerativa, salivação excessiva, cólica e diarreia são achados comuns associados a distúrbios do trato gastrintestinal.[197,198] A intoxicação crônica por mercúrio inorgânico pode causar ulceração oral, redução do apetite e perda de peso, alopecia, dificuldade respiratória progressiva, aumento gradual da produção de urina e azotemia terminal.[199] A intoxicação crônica por mercúrio orgânico provoca disfunção neurológica caracterizada por déficits proprioceptivos, dermatite exsudativa, relutância de movimentação, redução do apetite e perda de peso, embotamento e alterações renais com aumento constante da concentração de ureia e glicosúria.[200]

Fisiopatologia

Os compostos inorgânicos de mercúrio são absorvidos pelos pulmões e pelo trato gastrintestinal, mas pouco pela pele. Depois da ingestão e absorção, esses compostos se acumulam no fígado e, principalmente, nos rins. Algumas formas de mercúrio orgânico são degradadas no corpo em formas inorgânicas, que também se acumulam nos rins antes da excreção.[187]

O mercúrio inorgânico é observado em níveis elevados nas células tubulares renais proximais. A metalotioneína, uma proteína ligante com baixo peso molecular, é sintetizada em 48 horas após a exposição a metais pesados. Essa proteína se liga aos íons de mercúrio no retículo endoplasmático das células epiteliais tubulares e, em seguida, os libera de forma lenta. Essa liberação lenta de mercúrio sequestrado pode causar danos contínuos às células tubulares após a remoção da fonte de mercúrio.[201] Consequentemente, o desenvolvimento de nefropatia por mercúrio parece ser uma função da quantidade de mercúrio ligado a proteínas e concentrado nos túbulos renais. O mercúrio ligado pode persistir nos rins por várias semanas após a exposição.[188] A intoxicação aguda provoca necrose tubular maciça e insuficiência renal aguda e a exposição crônica pode causar fibrose intersticial renal, levando ao desenvolvimento de insuficiência renal crônica.

O metilmercúrio pode ser biotransformado no corpo em mercúrio inorgânico, mas também se acumula no cérebro em uma extensão muito maior do que outras formas de mercúrio.[187] Não se sabe bem o mecanismo exato pelo qual o metilmercúrio e outros alquilmercuriais danificam o sistema nervoso.[200]

Em nível celular, o mercúrio se combina com grupos sulfidrila nas células. Assim, os sistemas de enzimas sulfidrilas essenciais para o metabolismo celular e a respiração são inibidos, o que causa morte celular.

Diagnóstico e tratamento

A intoxicação por mercúrio é suspeita em cavalos com sinais clínicos compatíveis e histórico de exposição. As anomalias laboratoriais são semelhantes às de outras causas de insuficiência renal aguda ou crônica e doenças gastrintestinais irritativas. O diagnóstico definitivo geralmente é fundamentado nas concentrações de mercúrio no sangue, nos rins e no fígado.[187] Amostras de estômago e intestino também podem ser analisadas em casos agudos.

O tratamento da intoxicação por mercúrio requer a remoção da fonte. Na intoxicação aguda, a evacuação do intestino com um laxante brando pode ser útil. A administração oral de 500 g de carvão ativado pode ajudar a bloquear a absorção de mercúrio, mas sua eficácia não foi demonstrada. O dimercaprol (usado para inativação do mercúrio circulante) pode ser administrado em uma dose de 3 mg/kg IM a cada 4 horas nos primeiros 2 dias, quatro vezes no terceiro dia e 2 vezes/dia nos 10 dias seguintes até a recuperação completa.[197] Outros princípios terapêuticos para insuficiência renal aguda ou crônica também devem ser seguidos. O tratamento da intoxicação crônica por mercúrio geralmente não é compensador.

REFERÊNCIAS BIBLIOGRÁFICAS

1. Anderson GA, Mount ME, Vrins AA, et al. Fatal acorn poisoning in a horse: pathologic findings and diagnostic considerations. *J Am Vet Med Assoc*. 1983;182:1105–1110.
2. Smith BP, ed. *Large animal internal medicine*. 4th ed. St. Louis: Mosby; 2009.
3. Robinson NE, ed. *Current therapy in equine medicine*. 6th ed. St. Louis: Saunders; 2009.
4. McCunn J. Castor bean poisoning in horses. *Vet J*. 1945;101:136.
5. Rauber A, Heard J. Castor bean toxicity re-examined: a new perspective. *Vet Hum Toxicol*. 1985;27:498–502.
6. Albretsen JC, Gwaltney-Brant SM, Khan SA. Evaluation of castor bean toxicosis in dogs: 98 cases. *J Am Anim Hosp Assoc*. 2000;36:229–233.
7. Gilman AG, Rall TW, Nies AS, et al. *Goodman and Gilman's the pharmacological basis of therapeutics*. 8th ed. Elmsford, NY: Pergamon Press; 1990.
8. Ellenhorn MJ, Schonwald S, Ordog G, et al. *Ellenhorn's medical toxicology: diagnosis and treatment of human poisoning*. 2nd ed. Philadelphia: Lippincott Williams & Wilkins; 1997.
9. Hart CR, Garland T, Barr AC, et al. *Toxic plants of Texas*. College Station: Texas Agricultural Extension Service; Texas A&M University System; 2001.
10. Knight AP, Walter RG. *A guide to plant poisoning of animals in North America*. Jackson, WY: Teton NewMedia; 2001.
11. Garland T, Barr AC, eds. *Toxic plants and other natural toxicants*. New York: CAB International; 1998.
12. Verdes JM, Marquez M, Calliari A, et al. A novel pathogenic mechanism for cerebellar lesions produced by *Solanum bonariense* in cattle. *JVDI*. 2015;27(3):278–286.
13. Schulman ML, Bolton LA. Datura seed intoxication in two horses. *J S Afr Vet Assoc*. 1998;69:27–29.
14. Osweiler GD, Carson TL, Buck WB, et al. *Clinical and diagnostic veterinary toxicology*. 3rd ed. Dubuque, IA: Kendall/Hunt; 1985.
15. Moffatt RE, Kramer LL, Lerner D, et al. Studies on dioctyl sodium sulfosuccinate toxicity: clinical, gross and microscopic pathology in the horse and guinea pig. *Can J Comp Med*. 1975;39:434–441.
16. Riviere JE, Papich MG, eds. *Veterinary pharmacology and therapeutics*. 9th ed. Philadelphia: Wiley-Blackwell; 2010.
17. Pace LW, Turnquist SE, Casteel SW, et al. Acute arsenic toxicosis in five horses. *Vet Pathol*. 1997;34:160–164.
18. Fogarty U, Perl D, Good BS, et al. A cluster of equine granulomatous enteritis cases: the link with aluminum. *Vet Hum Toxicol*. 1998;40(5):297–305.
19. Garcia-Patos V, Pujol RM, Alomar A, et al. Persistent subcutaneous nodules in patients hypersensitized with aluminum-containing allergen extracts. *Arch Dermatol*. 1995;131:1421–1424.
20. Sockett DC, Baker JC, Stowe CM. Slaframine *(Rhizoctonia leguminicola)* intoxication in horses. *J Am Vet Med Assoc*. 1982;181:606.
21. Exon JH. A review of chlorinated phenols. *Vet Hum Toxicol*. 1984;26:508–520.
22. Russel SH, Monin T, Edwards WC. Rodenticide toxicosis in a horse. *J Am Vet Med Assoc*. 1978;172:270–271.
23. Peoples SA, Maddy KT. Poisoning of man and animals due to ingestion of the rodent poison, vacor. *Vet Hum Toxicol*. 1979;21:266–268.
24. Kimbrough RD, Carter CD, Liddle JA, et al. Epidemiology and pathology of a tetrachlorodibenzodioxin poisoning episode. *Arch Environ Health*. 1977;32:77–86.
25. Schmitz DG. Cantharidin toxicosis in horses. *J Vet Intern Med*. 1989;3:208–215.
26. Schoeb TR, Panciera RJ. Blister beetle poisoning in horses. *J Am Vet Med Assoc*. 1978;173:75–77.
27. Ray AC, Kyle ALG, Murphy MJ, et al. Etiologic agents, incidence, and improved diagnostic methods of cantharidin toxicosis in horses. *Am J Vet Res*. 1989;50:187–191.
28. James LF, Hartley WJ, Van Kampen KR. Syndromes of *Astragalus* poisoning in livestock. *J Am Vet Med Assoc*. 1981;178:146–150.
29. Knight AP. Locoweed poisoning. *Compend Cont Educ Pract Vet*. 1987;9:F418.
30. McIlwraith CW, James LF. Limb deformities in foals associated with ingestion of locoweed by mares. *J Am Vet Med Assoc*. 1982;181:255–258.
31. Burfening PJ. Ergotism. *J Am Vet Med Assoc*. 1973;163:1288–1290.
32. Hintz HF. Ergotism. *Equine Pract*. 1988;10:6.
33. Wyllie TD, ed. *Mycotoxic fungi, mycotoxins, mycotoxicoses*. New York: LG Moorehouse; 1978.
34. Ellenhorn MJ, Schonwald S, Ordog G, et al. *Ellenhorn's medical toxicology: diagnosis and treatment of human poisoning*. 2nd ed. Philadelphia: Lippincott Williams & Wilkins; 1997.
35. Osweiler GD, Carson TL, Buck WB, et al. *Clinical and diagnostic veterinary toxicology*. 3rd ed. Dubuque, IA: Kendall/Hunt; 1985.
36. Zin LL, Edwards WC. Toxicity of blue-green algae in livestock. *Bovine Pract*. 1979;14:151.
37. Steyn PS, Vleggaar R, eds. *Mycotoxins and phycotoxins: a collection of invited papers presented at the sixth International IUPAC Symposium on Mycotoxins and Phycotoxins*. Amsterdam: Elsevier Science; 1986.
38. Riviere JE, Papich MG, eds. *Veterinary pharmacology and therapeutics*. 9th ed. Philadelphia: Wiley-Blackwell; 2010.
39. Smith BP, ed. *Large animal internal medicine*. 4th ed. St. Louis: Mosby; 2009.
40. Lilley CW. Strychnine poisoning in a horse. *Equine Pract*. 1985;7:7.
41. Sutherland C. Metaldehyde poisoning in horses. *Vet Rec*. 1983;112:64–65.
42. Harris WF. Metaldehyde poisoning in three horses. *Mod Vet Pract*. 1975;56:336–337.
43. Edwards HG. Methiocarb poisoning in a horse. *Vet Rec*. 1986;119:556.
44. Alexander KA. Methiocarb poisoning in a horse. *Vet Rec*. 1987;120:47.
45. Ray AC, Dwyer JN, Fambro GW, et al. Clinical signs and chemical confirmation of 4-aminopyridine poisoning in horses. *Am J Vet Res*. 1978;39:329–331.
46. Kitzman JV, Wilson RC, Hatch RC, et al. Antagonism of xylazine and ketamine anesthesia by 4-aminopyridine and yohimbine in geldings. *Am J Vet Res*. 1984;45:875–879.
47. Drudge JH, Lyons ET, Swerczek TW. Critical tests and safety studies on a levamisole-piperazine mixture as an anthelmintic in the horse. *Am J Vet Res*. 1974;35:67–72.
48. DiPietro JA, Todd KS. Anthelmintics used in treatment of parasitic infections of horses. *Vet Clin North Am Equine Pract*. 1987;3:1–14.
49. Marriner S. Anthelmintic drugs. *Vet Rec*. 1986;118:181–184.
50. Glenn MW, Burr WM. Toxicity of a piperazine-carbon disulfide-phenothiazine preparation in the horse. *J Am Vet Med Assoc*. 1972;160:988–992.
51. Morris DD, Henry MM. Hepatic encephalopathy. *Compend Cont Educ Pract Vet*. 1991;13:1153.
52. Robinson NE, ed. *Current therapy in equine medicine*. 6th ed. St. Louis: Saunders; 2009.
53. Smith BP, ed. *Large animal internal medicine*. 4th ed. St. Louis: Saunders; 2009.
54. Fleischmann G, Rudiger H. Isolation, resolution and partial characterization of two *Robinia pseudoacacia* seed lectins. *Biol Chem Hoppe Seyler*. 1986;367:27–32.
55. Kelleway RA, Geovjian L. Acute bracken fern poisoning in a 14-month-old horse. *Vet Med Small Anim Clin*. 1978;73:295–296.

56. Hintz HF. Bracken fern. *Equine Pract.* 1990;12:6.
57. Sperry OE, Dollahite JW, Hoffman GO, et al: Texas plants poisonous to livestock, Texas Agricultural Experiment Station Pub No. B-1028, College Station, TX, Agricultural Extension Service.
58. Farrell RK, Sande RD, Lincoln SD. Nigropallidal encephalomalacia in a horse. *J Am Vet Med Assoc.* 1971;158:1201–1204.
59. Young S, Brown WW, Klinger B. Nigropallidal encephalomalacia in horses caused by ingestion of weeds of the genus *Centaurea. J Am Vet Med Assoc.* 1970;157:1602–1605.
60. Mettler FA, Stern GM. Observations on the toxic effects of yellow star thistle. *J Neuropathol Exp Neurol.* 1963;22:164–169.
61. Cordy DR. Nigropallidal encephalomalacia in horses associated with ingestion of yellow star thistle. *J Neuropathol Exp Neurol.* 1954;13:330–342.
62. Stevens KL, Wong RY. Structure of chlororepdiolide, a new sesquiterpene lactone from *Centaurea repens. J Nat Prod.* 1986;49:833.
63. Sanders SG, Tucker RL, Bagley RS, et al. Magnetic resonance imaging features of equine nigropallidal encephalomalacia. *Vet Radiol Ultrasound.* 2001;42:291–296.
64. James LF, Hartley WJ, Van Kampen KR. Syndromes of *Astragalus* poisoning in livestock. *J Am Vet Med Assoc.* 1981;178:146–150.
65. Dorman DC, Haschek WM. Fatal propylene glycol toxicosis in a horse. *J Am Vet Med Assoc.* 1991;198:1643–1644.
66. Myers VS, Usenik EA. Propylene glycol intoxication of horses. *J Am Vet Med Assoc.* 1841;155:1969.
67. Ellenhorn MJ, Schonwald S, Ordog G, et al. *Ellenhorn's medical toxicology: diagnosis and treatment of human poisoning.* 2nd ed. Philadelphia: Lippincott Williams & Wilkins; 1997.
68. Osweiler GD. Toxicology of triclopyr herbicide in the equine. *Proc Am Assoc Vet Lab Diagn.* 1983;26:193.
69. Whisenant SG, McArthur ED. Triclopyr persistence in northern Idaho forest vegetation. *Bull Environ Contam Toxicol.* 1989;42:660.
70. Buck WB, Haliburton JC, Thilsted JP, et al. Equine encephalomalacia: comparative pathology of naturally occurring and experimental cases. *Proc Am Assoc Vet Lab Diagn.* 1979;22:239.
71. McCue PM. Equine leukoencephalomalacia. *Compend Cont Educ Pract Vet.* 1989;11:646.
72. Marasas WFO, Kellerman TS, Gelderblom WCA, et al. Leukoencephalomalacia in a horse induced by fumonisin B1 isolated from *Fusarium moniliforme. Onderstepoort J Vet Res.* 1988;55:197–203.
73. Wilson TM, Ross PF, Rice LG, et al. Fumonisin B1 levels associated with an epizootic of equine leukoencephalomalacia. *J Vet Diagn Invest.* 1990;2:213–216.
74. Ross PF, Rice LG, Reagor JC, et al. Fumonisin B1 concentrations in feeds from 45 confirmed equine leukoencephalomalacia cases. *J Vet Diagn Invest.* 1991;3:238–241.
75. Brownie CF, Cullen J. Characterization of experimentally induced equine leukoencephalomalacia (ELEM) in ponies *(Equus caballus):* preliminary report. *Vet Hum Toxicol.* 1987;29:34–38.
76. Riviere JE, Papich MG, eds. *Veterinary pharmacology and therapeutics.* 9th ed. Philadelphia: Wiley-Blackwell; 2010.
77. Gabal MA, Awad YL, Morcos MB, et al. Fusariotoxicoses of farm animals and mycotoxic leucoencephalomalacia of the equine associated with the finding of trichothecenes in feedstuffs. *Vet Hum Toxicol.* 1986;28:207–212.
78. Burrows GE. Lead poisoning in the horse. *Equine Pract.* 1982;4:30.
79. Burrows GE, Borchard RE. Experimental lead toxicosis in ponies: comparison of the effects of smelter effluent–contaminated hay and lead acetate. *Am J Vet Res.* 1982;43:2129–2133.
80. Kowalczyk DF, Naylor JM, Gunson D. The value of zinc protoporphyrin in equine lead poisoning: a case report. *Vet Hum Toxicol.* 1981;23:12–15.
81. Knight AP. Oleander poisoning. *Compend Cont Educ Pract Vet.* 1988;10:262.
82. Oleander poisoning in equines. *J R Army Vet Corps.* 1971;42:8.
83. Robinson NE, ed. *Current therapy in equine medicine.* 6th ed. St. Louis: Saunders; 2009.
84. Smith BP, ed. *Large animal internal medicine.* 4th ed. St. Louis: Mosby; 2009.
85. Ellenhorn MJ, Schonwald S, Ordog G, et al. *Ellenhorn's medical toxicology: diagnosis and treatment of human poisoning.* 2nd ed. Philadelphia: Lippincott Williams & Wilkins; 1997.
86. Olson CT, Keller WC, Gerken DF, et al. Suspected tremetol poisoning in horses. *J Am Vet Med Assoc.* 1984;185:1001.
87. Riviere JE, Papich MG, eds. *Veterinary pharmacology and therapeutics.* 9th ed. Philadelphia: Wiley-Blackwell; 2010.
88. Smetzer DL, Coppock RW, Ely RW, et al. Cardiac effects of white snakeroot intoxication in horses. *Equine Pract.* 1983;5:26.
89. Tennant B, Dill SG, Glickman LT, et al. Acute hemolytic anemia, methemoglobinemia, and Heinz body formation associated with ingestion of red maple leaves by horses. *J Am Vet Med Assoc.* 1981;179:143–150.
90. Divers TJ, George LW, George JW. Hemolytic anemia in horses after the ingestion of red maple leaves. *J Am Vet Med Assoc.* 1982;180:300–302.
91. George LW, Divers TJ, Mahaffey EA, et al. Heinz body anemia and methemoglobinemia in ponies given red maple *(Acer rubrum L.)* leaves. *Vet Pathol.* 1982;19:521–523.
92. Plumlee KH. Red maple toxicity in a horse. *Vet Hum Toxicol.* 1991;33:66–67.
93. Weber M, Miller RE. Presumptive red maple *(Acer rubrum)* toxicosis in Grevy's zebra *(Equus greyvi). J Zoo Wildl Med.* 1997;28:105–108.
94. Corriher CA, Parviainen AKJ, Gibbons DS, et al. Equine red maple leaf toxicosis. *Compend Cont Educ Pract Vet.* 1999;21:74–80.
94a. Alward A, Corriher CA, Barton MH, et al. Red maple (*Acer rubrum*) leaf toxicosis in horses: a retrospective study of 32 cases. *J Vet Intern Med.* 2006;20:11974–1201.
94b. Agrawal K, Ebeler JG, Altier C, et al. Identification of protoxins and a microbial basis for red maple (*Acer rubrum*) toxicosis in equines. *J Vet Diagn Invest.* 2013;25:112–119.
95. Pierce KR, Joyce JR, England RB, et al. Acute hemolytic anemia caused by wild onion poisoning in horse. *J Am Vet Med Assoc.* 1972;160:323–327.
96. Hutchison TWS. Onion toxicosis. *J Am Vet Med Assoc.* 1978;172:1440.
97. Burrows GE, Tyrl RJ. *Toxic plants of North America.* 2nd ed. Ames, IA: John Wiley & Sons; 2013.
98. Sula MJM, Morgan S, Bailey KL, et al. Characterization of cardiac lesions in calves after ingestion of Japanese yew *(Taxus cuspidate). JVDI.* 2013;25(4):522–526.
99. Burcham GN, Becker KJ, Tahara JM, et al. Myocardial fibrosis associated with previous ingestion of yew (*Taxus* sp.) in a Holstein heifer: evidence for chronic yew toxicity in cattle. *JVDI.* 2013;25(1):147–152.
100. Vrins A, Carlson G, Feldman B. Warfarin: a review with emphasis on its use in the horse. *Can Vet J.* 1983;24:211–213.
101. Scott EA, Byars TD, Lamar AM. Warfarin anticoagulation in the horse. *J Am Vet Med Assoc.* 1980;177:1146–1151.
102. McConnico RS, Copedge K, Bischoff KL. Brodifacoum toxicosis in two horses. *J Am Vet Med Assoc.* 1997;211:882–886.
103. Osweiler GD, Carson TL, Buck WB, et al. *Clinical and diagnostic veterinary toxicology.* 3rd ed. Dubuque, IA: Kendall/Hunt; 1985.
104. Boermans HJ, Johnstone I, Black WD, et al. Clinical signs, laboratory changes and toxicokinetics of brodifacoum in the horse. *Can J Vet Res.* 1991:21–27.
105. Thijssen HHW, van den Bogaard AEJM, Wetzel JM, et al. Warfarin pharmacokinetics in the horse. *Am J Vet Res.* 1983;44:1192–1196.

106. Byars TD, Greene CE, Kemp DT. Antidotal effect of vitamin K1 against warfarin-induced anticoagulation in horses. *Am J Vet Res*. 1986;47:2309–2312.
107. Mount ME, Feldman BF, Buffington T. Vitamin K and its therapeutic importance. *J Am Vet Med Assoc*. 1982;180:1354–1356.
108. Alsup EM, DeBowes RM. Dimethyl sulfoxide. *J Am Vet Med Assoc*. 1984;185:1011–1014.
109. Blythe LL, Craig AM, Appell LH, et al. Intravenous use of dimethyl sulfoxide (DMSO) in horses: clinical and physiologic effects. *Proc Am Assoc Equine Pract*. 1986;32:441–446.
110. Brayton CF. Dimethyl sulfoxide (DMSO): a review. *Cornell Vet*. 1986;76:61–90.
111. Blythe LL, Craig AM, Christensen JM, et al. Pharmacokinetic disposition of dimethyl sulfoxide administered intravenously to horses. *Am J Vet Res*. 1986;47:1739–1743.
112. Schuh JCL, Ross C, Meschter C. Concurrent mercuric blister and dimethyl sulfoxide (DMSO) application as a cause of mercury toxicity in two horses. *Equine Vet J*. 1988;20:68–71.
113. Hartsfield SM, Thurmon JC, Benson GJ. Sodium bicarbonate and bicarbonate precursors for treatment of metabolic acidosis. *J Am Vet Med Assoc*. 1981;179:914–916.
114. Lawrence L, Kline K, Miller-Graber P, et al. Effect of sodium bicarbonate on racing Standardbreds. *J Anim Sci*. 1990;68:673.
115. Freestone JF, Carlson GP, Harrold DR, et al. Furosemide and sodium bicarbonate-induced alkalosis in the horse and response to oral KCl or NaCl therapy. *Am J Vet Res*. 1989;50:1334–1339.
116. Posner JB, Swanson AG, Plum F. Acid-base balance in cerebrospinal fluid. *Arch Neurol*. 1965;12:479–496.
117. Rumbaugh GE, Carlson GP, Harrold D. Clinicopathologic effects of rapid infusion of 5% sodium bicarbonate in 5% dextrose in the horse. *J Am Vet Med Assoc*. 1981;178:267–271.
118. Amend JF, Mallon FM, Wren WB, et al. Equine monensin toxicosis: some experimental clinicopathologic observations. *Compend Cont Educ Pract Vet*. 1980;11:S173.
119. Matsuoka T. Evaluation of monensin toxicity in the horse. *J Am Vet Med Assoc*. 1976;169:1098–1100.
120. Blomme EAG, La Perle KMD, Wilkins PA, et al. Ionophore toxicity in horses. *Equine Vet Educ*. 1999;11:153–158.
121. Bila CG, Perreira CL, Gruys E. Accidental monensin toxicosis in horses in Mozambique. *J S Afr Vet Assoc*. 2001;72:163–164.
122. Mollenhauer HH, Rowe LD, Cysewski SJ, et al. Ultrastructural observations in ponies after treatment with monensin. *Am J Vet Res*. 1981;42:35–40.
123. Hanson LJ, Eisenbeis HG, Givens SV. Toxic effects of lasalocid in horses. *Am J Vet Res*. 1981;42:456–461.
124. Rollinson J, Taylor FGR, Chesney J. Salinomycin poisoning in horses. *Vet Rec*. 1987;121:126–128.
125. Schneider NR, Yeary RA. Nitrite and nitrate pharmacokinetics in the dog, sheep, and pony. *Am J Vet Res*. 1975;36:941–947.
126. Kingsbury JM. *Poisonous plants of the United States and Canada*. Englewood Cliffs, NJ: Prentice-Hall; 1964.
127. Ralston SL, Rich VA. Black walnut toxicosis in horses. *J Am Vet Med Assoc*. 1983;183:1095.
128. Uhlinger C. Black walnut toxicosis in ten horses. *J Am Vet Med Assoc*. 1989;195:343–344.
129. Minnick PD, Brown CM, Braselton WE, et al. The induction of equine laminitis with an aqueous extract of the heartwood of black walnut *(Juglans nigra)*. *Vet Hum Toxicol*. 1987;29:230–233.
130. Galey FD, Beasley VR, Schaeffer D, et al. Effect of an aqueous extract of black walnut *(Juglans nigra)* on isolated equine digital vessels. *Am J Vet Res*. 1990;51:83–88.
131. Krook L, Wasserman RH, Shively JN, et al. Hypercalcemia and calcinosis in Florida horses: implication of the shrub, *Cestrum diurnum*, as the causative agent. *Cornell Vet*. 1975;65:26–56.
132. Keeler RF, Van Kampen KR, James LF, eds. *Effects of poisonous plants on livestock*. New York: Academic Press; 1978.
133. Hughes MR, McCain TA, Chang SY, et al. Presence of 1,25-dihydroxy-vitamin D3-glycoside in the calcinogenic plant *Cestrum diurnum*. *Nature*. 1977;268:347–349.
134. Anderson CA, Divers TJ. Systemic granulomatous inflammation in a horse grazing hairy vetch. *J Am Vet Med Assoc*. 1983;183:569–570.
135. Smith BP, ed. *Large animal internal medicine*. 4th ed. St. Louis: Mosby; 2009.
136. Osweiler GD, Carson TL, Buck WB, et al. *Clinical and diagnostic veterinary toxicology*. 3rd ed. Dubuque, IA: Kendall/Hunt; 1985.
137. Kingsbury JM. *Poisonous plants of the United States and Canada*. Englewood Cliffs, NJ: Prentice-Hall; 1964.
138. Johnson AE. Toxicologic aspects of photosensitization in livestock. *J Natl Cancer Inst*. 1982;69:253–258.
139. Riviere JE, Papich MG, eds. *Veterinary pharmacology and therapeutics*. 9th ed. Philadelphia: Wiley-Blackwell; 2010.
140. Glenn AE, Bacon CW, Price R, et al. Molecular phylogeny of *Acromonium* and its taxonomic implications. *Mycologia*. 1996;88:369–383.
141. Putnam MR, Bransby DI, Schumacher J, et al. Effects of the fungal endophyte *Acremonium coenophialum* in fescue on pregnant mares and foal viability. *Am J Vet Res*. 1991;52:2071–2074.
142. Blodgett DJ. Fescue toxicosis. *Vet Clin North Am Equine Pract*. 2001;17(3):567–577.
143. Poppenga RH, Mostrom MS, Hascheck WM, et al. Mare agalactia, placental thickening, and high foal mortality associated with the grazing of tall fescue: a case report. In Proceedings of the twenty-seventh annual meeting of the American Association of Veterinary Laboratory Diagnosticians. *Fort Worth, TX*; 1984: Texas, pp 325–336.
144. Boosinger TM, Brendemuehl JP, Bransby DL, et al. Prolonged gestation, decreased triiodothyronine concentration, and thyroid gland histomorphologic features in newborn foals of mares grazing *Acremonium coenophialum*–infected fescue. *Am J Vet Res*. 1995;56:66–69.
145. Ellison SP. Possible toxicity caused by hoary alyssum *(Berteroa incana)*. *Vet Med*. 1992;87(5):472–475.
146. Goer RJ, Becker RL, Kanara EW, et al. Toxicosis in horses after ingestion of hoary alyssum. *J Am Vet Med Assoc*. 1992;201(1):63–67.
147. Hovda LR, Rose ML. Hoary alyssum *(Berteroa incana)* toxicity in a herd of broodmare horses. *Vet Hum Toxicol*. 1993;35(1):39–40.
148. Kanara EW, Murphy MJ. Ingestion of hoary alyssum as a cause of laminitis in horses, In Proceedings of the thirteenth annual meeting of the American College of Veterinary Internal Medicine. Lake Buena Vista, FL; 1995:571–573.
149. Stowe CM. Iodine, iodides, and iodism. *J Am Vet Med Assoc*. 1981;179:334–336.
150. Fadok VA, Wild S. Suspected cutaneous iodism in a horse. *J Am Vet Med Assoc*. 1983;183:1104–1106.
151. Schwink AL. Toxicology of ethylenediamine dihydriodide. *J Am Vet Med Assoc*. 1981;178:996–997.
152. Ellenhorn MJ, Schonwald S, Ordog G, et al. *Ellenhorn's medical toxicology: diagnosis and treatment of human poisoning*. 2nd ed. Philadelphia: Lippincott Williams & Wilkins; 1997.
153. Dickinson CE, Traub-Gargatz JL, Dargatz DA, et al. Rattlesnake venom poisoning in horses: 32 cases (1973–1993). *J Am Vet Med Assoc*. 1996;208:1866–1871.
154. Stewart KA, Genetzky RM. Odontodysplasia in a horse. *Mod Vet Pract*. 1984;65:87.
155. Gunson DE, Kowalczyk DF, Shoop CR, et al. Environmental zinc and cadmium pollution associated with generalized osteochondrosis, osteoporosis, and nephrocalcinosis in horses. *J Am Vet Med Assoc*. 1982;180:295–299.

156. Messer NT. Tibiotarsal effusioin associated with chronic zinc intoxication in three horses. *J Am Vet Med Assoc*. 1981;178: 294–297.
157. Willoughby RA, MacDonald E, McSherry BJ, et al. Lead and zinc poisoning and the interaction between Pb and Zn poisoning in the foal. *Can J Comp Med*. 1972;36:348–359.
158. Bridges CH, Moffitt PG. Influence of variable content of dietary zinc on copper metabolism of weanling foals. *Am J Vet Res*. 1990;51:275–280.
159. Ringenberg QS, Doll DC, Patterson WP, et al. Hematologic effects of heavy metal poisoning. *South Med J*. 1988;81: 1132–1139.
160. Ruckebusch Y, Toutain PL, Koritz GD, eds. *Veterinary pharmacology and toxicology*. Lancaster, England: MTP Press; 1983.
161. Hultine JD, Mount ME, Easley KJ, et al. Selenium toxicosis in the horse. *Equine Pract*. 1979;1:57.
162. Crinion RAP, O'Connor JP. Selenium intoxication in horses. *Ir Vet J*. 1978;32:81.
163. Traub-Dargatz JL, Knight AP, Hamar DW. Selenium toxicity in horses. *Compend Cont Educ Pract Vet*. 1986;8:771.
164. Dewes HF, Lowe MD. Suspected selenium poisoning in a horse. *N Z Vet J*. 1987;35:53–54.
165. Stowe HD. Effects of copper pretreatment upon the toxicity of selenium in ponies. *Am J Vet Res*. 1980;41:1925–1928.
166. James LF, Van Kampen KV, Hartley WJ. *Astragalus fisulcatus:* a cause of selenium or locoweed poisoning. *Vet Hum Toxicol*. 1983;25:86–89.
167. Painter EP. The chemistry and toxicity of selenium compounds, with special reference to the selenium problem. *Chem Rev*. 1941;28:179.
168. Sellers EA, Vou RW, Lucas CC. Lipotropic agents in liver damage produced by selenium or carbon tetrachloride. *Proc Soc Exp Biol Med*. 1950;75:118–121.
169. Smith BP, ed. *Large animal internal medicine*. 4th ed. St. Louis: Mosby; 2009.
170. Knight AP, Kimberling CV, Stermitz FR, et al. *Cynoglossum officinale* (hound's-tongue): a cause of pyrrolizidine alkaloid poisoning in horses. *J Am Vet Med Assoc*. 1984;185:647–650.
171. Giles CJ. Outbreak of ragwort *(Senecio jacobea)* poisoning in horses. *Equine Vet J*. 1983;15:248–250.
172. Pearson EG. Liver failure attributable to pyrrolizidine alkaloid toxicosis and associated with inspiratory dyspnea in ponies: three cases (1982–1988). *J Am Vet Med Assoc*. 1991;198: 1651–1654.
173. Lessard P, Wilson WD, Olander HJ, et al. Clinicopathologic study of horses surviving pyrrolizidine alkaloid *(Senecio vulgaris)* toxicosis. *Am J Vet Res*. 1986;47:1776–1780.
174. Gulick BA, Liu IKM, Qualls CW, et al. Effect of pyrrolizidine alkaloid-induced hepatic disease on plasma amino acid patterns in the horse. *Am J Vet Res*. 1980;41:1894–1898.
175. Frazier K, Liggett A, Hines M, et al. Mushroom toxicity in a horse with meningioangiomatosis. *Vet Hum Toxicol*. 2000;42(3): 166–167.
176. Osweiler GD, Carson TL, Buck WB, et al. *Clinical and diagnostic veterinary toxicology*. 3rd ed. Dubuque, IA: Kendall/Hunt; 1985.
177. Divers TJ, Warner A, Vaala WE, et al. Toxic hepatic failure in newborn foals. *J Am Vet Med Assoc*. 1983;183:1407.
178. Arnbjerg J. Poisoning in animals due to oral application of iron with description of a case in a horse. *Nord Vet Med*. 1981;33:71.
179. Ellenhorn MJ, Schonwald S, Ordog G, et al. *Ellenhorn's medical toxicology: diagnosis and treatment of human poisoning*. 2nd ed. Philadelphia: Lippincott Williams & Wilkins; 1997.
180. Hershko C. Mechanism of iron toxicity and its possible role in red cell membrane damage. *Semin Hematol*. 1989;26:277–285.
181. Angsubhakorn S, Poomvises P, Romruen K, et al. Aflatoxicosis in horses. *J Am Vet Med Assoc*. 1981;178:274–278.
182. Asquith RL, Edds GT. Investigations in equine aflatoxicosis. *Proc Am Assoc Equine Pract*. 1980;26:193–200.
183. Greene HJ, Oehme FW. A possible case of equine aflatoxicosis. *Vet Toxicol*. 1975;17:76.
184. Aller WW, Edds GT, Asquith RL. Effects of aflatoxins in young ponies. *Am J Vet Res*. 1981;42:2162–2164.
185. Bortell R, Asquith RL, Edds GT, et al. Acute experimentally induced aflatoxicosis in the weanling pony. *Am J Vet Res*. 1983;44:2110–2114.
186. Riviere JE, Papich MG, eds. *Veterinary pharmacology and therapeutics*. 9th ed. Philadelphia: Wiley-Blackwell; 2010.
187. Osweiler GD, Carson TL, Buck WB, et al. *Clinical and diagnostic veterinary toxicology*. 3rd ed. Dubuque, IA: Kendall/Hunt; 1985.
188. Hulbert LC, Oehme FW. *Plants poisonous to livestock*. 3rd ed. Manhattan, KS: Kansas State University; 1968.
189. Adams LG, Dollahite JW, Romane WM, et al. Cystitis and ataxia associated with sorghum ingestion by horses. *J Am Vet Med Assoc*. 1969;155:518–524.
190. Van Kampen KR. Sudan grass and sorghum poisoning of horses: a possible lathyrogenic disease. *J Am Vet Med Assoc*. 1970;156:629–630.
191. *Nutrient requirements of horses*. Washington, DC: National Academy of Sciences; 1989.
192. Harrington DD. Acute vitamin D2 (ergocalciferol) toxicosis in horses: case report and experimental studies. *J Am Vet Med Assoc*. 1982;180:867–873.
193. Harrington DD, Page EH. Acute vitamin D3 toxicosis in horses: casereportsandexperimentalstudiesofthecomparativetoxicityofvitamins D2 and D3. *J Am Vet Med Assoc*. 1983;182:1358–1369.
194. Rebhun WC, Tennant BC, Dill SG, et al. Vitamin K3–induced renal toxicosis in the horse. *J Am Vet Med Assoc*. 1984;184:1237–1239.
195. Gunson DE, Kowalczyk DF, Shoop CR, et al. Environmental zinc and cadmium pollution associated with generalized osteochondrosis, osteoporosis, and nephrocalcinosis in horses. *J Am Vet Med Assoc*. 1982;180:295–299.
196. Roxe DM, Krumlovsky FA. Toxic interstitial nephropathy from metals, metabolites, and radiation. *Semin Nephrol*. 1988;8: 72–81.
197. Schuh JCL, Ross C, Meschter C. Concurrent mercuric blister and dimethyl sulfoxide (DMSO) application as a cause of mercury toxicity in two horses. *Equine Vet J*. 1988;20:68–71.
198. Markel MD, Dyer RM, Hattel AL. Acute renal failure associated with application of a mercuric blister in a horse. *J Am Vet Med Assoc*. 1984;185:92–94.
199. Roberts MC, Seawright AA, Ng JC, et al. Some effects of chronic mercuric chloride intoxication on renal function in a horse. *Vet Hum Toxicol*. 1982;24:415–420.
200. Seawright AA, Roberts MC, Costigan P. Chronic methylmercurialism in a horse. *Vet Hum Toxicol*. 1978;20:6.
201. Massry SG, Glassock RJ, eds. *Massry and Glassock's textbook of nephrology*. 4th ed. Baltimore: Lippincott Williams & Wilkins; 2001.

Índice Alfabético

B

S

T

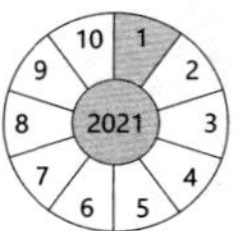

2021
1
2
3
4
5
6
7
8
9
10